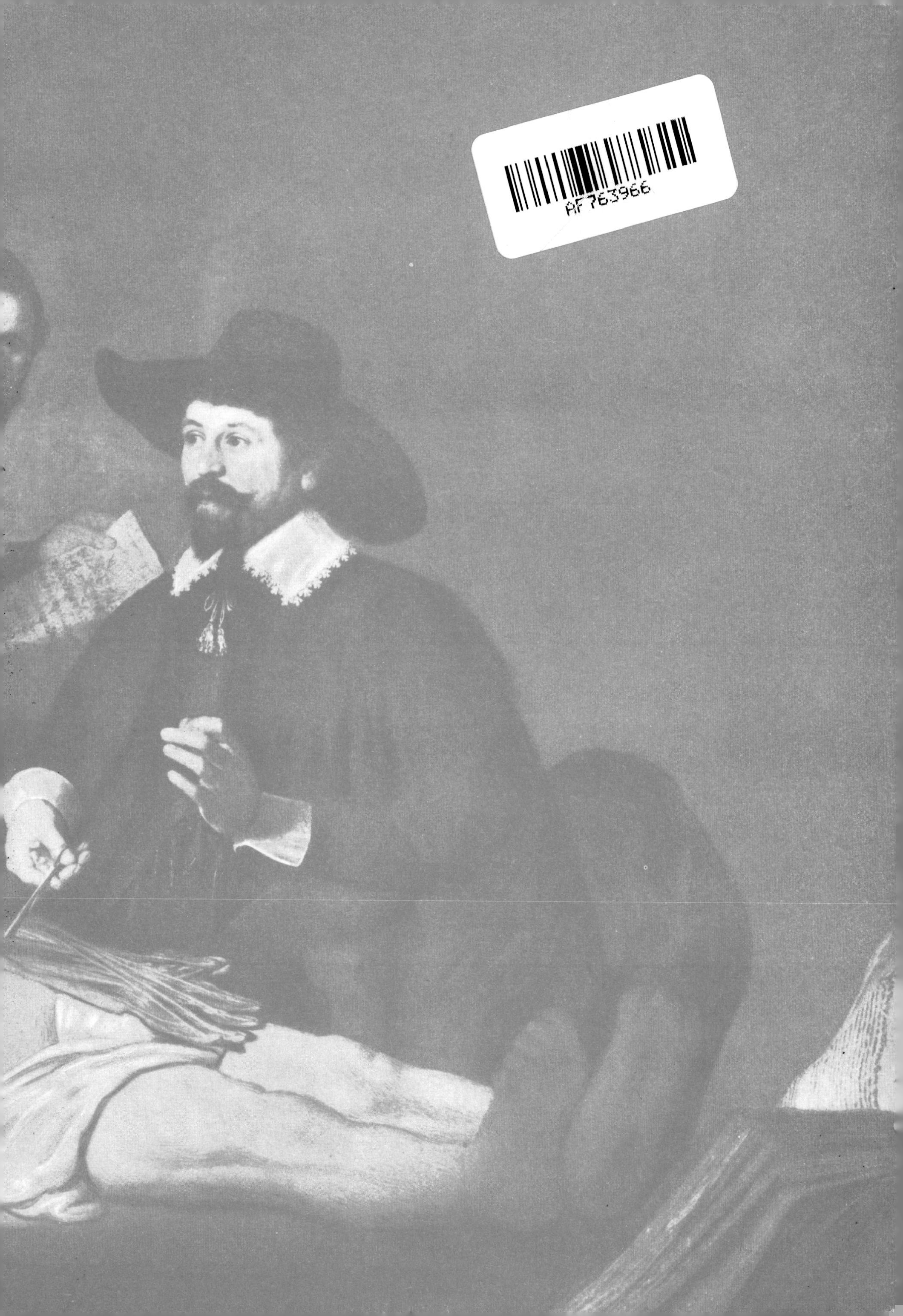

LAROUSSE
MÉDICAL

Pages de garde : au début de l'ouvrage, « la Leçon d'anatomie » de Rembrandt (musée d'Amsterdam); à la fin, Retransmission par télévision d'une opération chirurgicale.

Phot. Giraudon et U. S. I. S.

LAROUSSE MÉDICAL

illustré

édition entièrement refondue
et augmentée d'un supplément
du
LAROUSSE MÉDICAL ILLUSTRÉ
publié sous la direction du Dr GALTIER-BOISSIÈRE
avec la participation de
nombreux spécialistes

JE SÈME À TOUT VENT

UN FASCICULE DE 8 TRANSPARENTS EN
COULEURS SUR L'ANATOMIE HUMAINE

•

40 HORS-TEXTE EN COULEURS

•

61 PLANCHES EN NOIR

•

2 123 GRAVURES

LIBRAIRIE LAROUSSE, PARIS
17, rue du Montparnasse, et boulevard Raspail, 114

ont collaboré à cet ouvrage :

MM. les docteurs F. ALLARD. C. BADIN. A. BARRÉ. BERTHET. A. BERTILLON. BIENAIMÉ. BLOCH-LAÎNÉ. F. CALOT. CAMUS. H. CHATELLIER. A. CHERVIN. A. COLLIN. DEGRAIS. A. DEHOUVE. F. DELBARRE. C. et J. DUCROQUET. DUFOURMENTEL. DUGUET. DUHAMEL. A. DURAND. FLOERSHEIM. G. DE FRUMERIE. Th. GAILLARD. P. GALLOIS. GARSAUX. P. GASTINEL. M. GAUTRELET. GIRAUDEAU. GIROUD. P. JACOB. D. LABBÉ. R. DE LA FÜYE. R. LAMY. LASSABLIÈRE. LEGRAIN. LÉPRONT R. LEROY. C. LIAN. LOGRE. MILLON. MILOVANOVICH. MISSONNIER. J. MURAT. L. PASCAULT. PAUTRAT. PERTUISET. B. PIERQUIN. A. POLACK. PUIG. RAFINESQUE. RICHEZ. RIMÉ. P. ROBIN. C. ROEDERER. J. ROUGET. J.-Ch. ROUX. R. SAINTON. SANDOZ. SCHREIBER. G. TARDIEU. TERRIS. TISSOT. TOURAINE. B. VALLANCIEN. VALUDE. VERCHÈRE. WICKHAM.

MM. J. BASSET. BELOT. CRÉPIEUX-JAMIN. F. FONTAN. F. FOURGON. J. GALTIER-BOISSIÈRE. GRENET. HUILLARD. R. IBOS. LECOINTRE. P. MANCEAU. F. MARBOUTIN. MOINE. THOLLON.

Le présent volume appartient à la dernière édition (revue et corrigée) de cet ouvrage. La date du copyright mentionnée ci-dessous ne concerne que le dépôt à Washington de la *première* édition.

ISBN 2-03-008500-6

PRÉFACE

En ce milieu du XXe siècle, on s'efforce de mettre la plupart des domaines du savoir à la portée du grand public. Or, il n'en est pas qui touche l'homme de plus près ou l'intrigue davantage que la médecine, et il serait paradoxal que cette science demeurât fermée à nos lecteurs.

Des progrès substantiels marquent ces vingt-cinq dernières années : on vit mieux et plus longtemps qu'au début de notre siècle; la mortalité infantile a décru de moitié en moins de trente ans. Enfin, du stade curatif nous voici passés à celui de la prévention, et l'on ne peut dire auquel des deux nous sommes aujourd'hui le plus redevables : l'examen systématique, par exemple, offre des chances réelles non seulement de guérir le tuberculeux dépisté précocement, mais aussi d'épargner à sa famille et à ceux qui l'approchent la contamination qui les guettait.

Pourtant, si souhaitable qu'elle paraisse, la vulgarisation en matière médicale pose un problème plus délicat que ceux soulevés dans d'autres domaines scientifiques. En dépit du sérieux qu'elle peut et doit présenter, elle s'est souvent trouvée critiquée, non peut-être du fait de ses auteurs, mais plutôt en raison de la façon dont en usèrent ceux auxquels elle était destinée...

C'est pour éclairer ces derniers que nous leur offrons en tête de cet ouvrage — qui n'a d'autre ambition que de les bien servir et de se révéler en cela le digne continuateur du premier LAROUSSE MÉDICAL ILLUSTRÉ, *dirigé par le Dr Galtier-Boissière — les lignes qui suivent.*

Ce nouveau LAROUSSE MÉDICAL ILLLUSTRÉ *est destiné à l'homme bien portant comme au malade. En dehors de ce vaste public, il pourra être lu avec intérêt et profit par les infirmières, les assistantes sociales, certains spécialistes et tous ceux qui, sans être médecins, vivent et travaillent en leur compagnie. C'est à eux particulièrement que sont destinés les nombreux conseils pratiques qu'offrent aussi bien une illustration très variée (voyez, par exemple, la planche « sang ») que le texte très sûr de la pose des ventouses, de la pratique des injections, etc.*

Si l'ouvrage a été rédigé en fonction de l'immense audience à laquelle il est destiné, c'est-à-dire en se mettant à la portée de celle-ci par un choix judicieux des matières et l'adoption d'un style clair et précis, on n'a toutefois rien sacrifié de l'exactitude scientifique. Nous n'en voulons d'autre témoin que les huit transparents en couleurs représentant l'anatomie humaine : cette suite de planches, si elle est éminemment spectaculaire, n'en est pas moins d'une stricte vérité, puisqu'elle reproduit dans toute leur précision les éléments et les rapports de notre corps.

L'actuel LAROUSSE MÉDICAL ILLUSTRÉ a voulu saisir la médecine, science en évolution constante, dans son état présent; en un mot, il s'annonce aussi totalement à jour qu'il est permis de l'être dans un domaine tellement mouvant. Ajoutons que notre ambition est de le demeurer dans l'avenir... et pourtant, on approfondit toujours mieux la pathologie et ses raisons profondes, la thérapeutique s'enrichit rapidement de produits sans cesse plus actifs, et il faut encore tenir compte de maladies nouvelles liées, hélas! aux conditions modernes de l'existence, aux progrès industriels, à l'accroissement même de la vitesse. C'est ainsi qu'on a vu apparaître la silicose, le benzolisme et certains troubles engendrés par l'aviation à hautes performances, qui retiennent aujourd'hui l'attention des chercheurs.

Un livre, comme un outil, ne concède son plein rendement qu'employé dans le sens et les limites que lui confère sa structure. Mais si l'utilisateur doit savoir borner son ambition, il peut, en échange, exiger intégralement tout ce qu'il est raisonnable d'attendre de son outil.

Ainsi, pour l'être bien portant et qui veut le demeurer, les règles de l'hygiène — voyez sommeil, sport, puériculture — sont nettement tracées. Et pour le curieux, l'amateur de problèmes médicaux, le LAROUSSE MÉDICAL ILLUSTRÉ se présente comme une encyclopédie des questions de cet ordre, dans laquelle il se renseigne à son gré sur les sujets les plus divers touchant l'anatomie, la médecine, la chirurgie et l'obstétrique. On acquiert de cette façon, somme toute désintéressée, des connaissances générales tout aussi valables que celles dont se pique l'« honnête homme » en matière de littérature, de beaux-arts, de physique, etc. Le corps humain ne représente-t-il pas, à lui seul, un champ d'exploration immense et passionnant?

Aux yeux du malade, le LAROUSSE MÉDICAL ILLUSTRÉ n'offre pas moins d'intérêt, mais la prudence s'impose : il ne faut pas tenter d'en user pour faire soi-même le diagnostic de son mal ou pour entreprendre son propre traitement. Cet examen et cette opération constituent, en effet, le domaine du médecin, et celui-ci est irremplaçable. En revanche, à l'aide de notre ouvrage, le patient pourra comprendre ce que recherche le praticien par les différents gestes de son examen; il saura quels sont les signes qu'il a poursuivis en inspectant son corps, quel organe il a voulu palper; il saisira les différences de tonalité décelées par l'oreille du docteur lors de la percussion, l'intérêt de l'auscultation des poumons et du cœur. Enfin, quand s'impose un examen complémentaire, l'intéressé appréciera la valeur d'une étude radiographique, d'une analyse d'urine, d'un examen sanguin ou d'un électrocardiogramme. S'il y a urgence, avant l'arrivée du médecin, on trouvera les premiers soins à donner en cas d'hémorragie, de traumatisme, de fracture ou d'asphyxie...

L'homme n'est pas forcé de se livrer au docteur comme le primitif au magicien ou l'animal au vétérinaire : il a le droit, s'il le désire et dans les limites que lui imposent ses connaissances, d'essayer de comprendre. Il est aussi juste qu'il soit un *peu au courant des difficultés contre lesquelles luttent médecins et chirurgiens; son estime pour eux ne pourra que s'en trouver accrue.*

Dans le même ordre d'idées, le malade documenté sera moins étranger aux actions pharmacodynamiques sur son propre corps des diverses drogues qui lui auront été prescrites. Pour les spécialités, le LAROUSSE MÉDICAL ILLUSTRÉ *a néanmoins fait preuve d'une grande discrétion, et il a préféré ne pas les citer à leur place alphabétique. La raison en est d'abord qu'il n'y a pas lieu d'encourager le malade à se soigner lui-même; ensuite, que les spécialités — qui constituent, aujourd'hui, la majorité des médicaments — se comptent par milliers et que leur liste, par suite de créations nouvelles, est sujette à de constantes variations; enfin, mais c'est important, notre volonté de bannir tout ce qui pourrait revêtir l'apparence d'un conseil en ce domaine, ou d'une publicité. Mentionnons-nous parfois, au fil d'un article, un produit, c'est à titre d'exemple et non pour le préconiser de préférence à d'autres. Toutefois, il existe en général dans toute spécialité un corps à l'action dominante qui, lui, est traité à sa place alphabétique : ainsi trouvera-t-on à* ballote *l'utilité thérapeutique de cette plante, tandis que* Ballotyl *n'est pas cité.*

Nous donnons pour certaines maladies une étude de l'évolution et des complications; celles-ci, quoique fondées, ne doivent pas être interprétées à la lettre. En effet, s'il faut signaler, par exemple, que la grippe peut revêtir dans certains cas une forme mortelle, cela n'implique heureusement pas que toute grippe soit fatale!

Nous terminerons par un agréable devoir, celui de remercier tous ceux qui, de façon permanente ou épisodique, nous ont aidés de leur plume ou de leur crayon, de leurs conseils ou par leur documentation. Citons d'abord le docteur M. Gautrelet, qui n'épargna pas ses soins à une mise au point délicate; les dessinateurs S. Dupret, S. Littre, A. Marait, A.-M. Tamagno, et le docteur H.-K. Wagner, qui ont allié le réalisme à l'exactitude. Sachons gré de leur compétente amabilité aux services de l'Assistance publique de Paris, ainsi qu'aux divers constructeurs d'instruments et d'appareils de chirurgie, de prothèse, de radiologie, etc., qui ont bien voulu ne nous ménager ni leurs conseils ni leur temps.

Si nous ne pouvons nommer ici tout le monde, que tous y trouvent au moins en pensée l'expression de notre gratitude.

LES ÉDITEURS

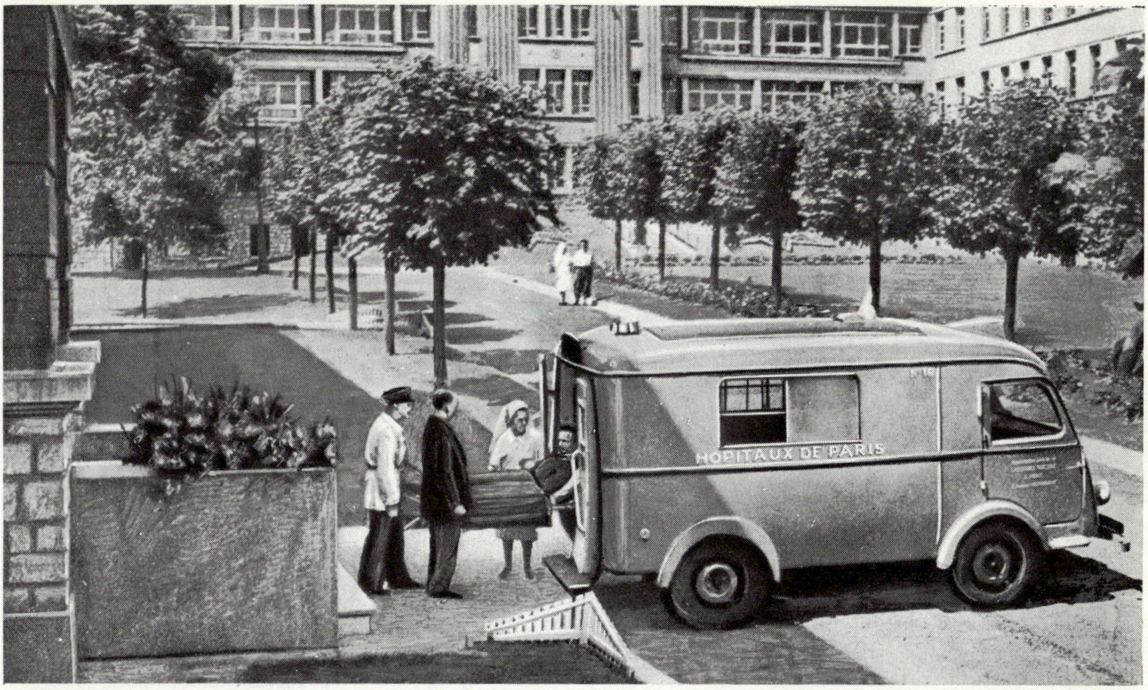

AMBULANCE (Cl. Assistance publique à Paris.)

LAROUSSE MÉDICAL
ILLUSTRÉ

A

A ou aa (abréviation du mot grec *ana*, autant de chacun). — La lettre *A*, ou plus souvent les lettres *aa*, ou *āā*, ou encore *ana*, placées dans une ordonnance après une accolade embrassant plusieurs médicaments, signifient que le chiffre les suivant s'applique à chacun d'eux.

Exemple : terpine } codéine } .... aa 0 g 05
signifie : terpine .... 0 g 05
codéine .... 0 g 05.

ABAISSE-LANGUE. — Instrument destiné à déprimer la langue afin d'examiner la bouche ou la gorge.

On utilise des abaisse-langue métalliques ou en verre, à stériliser après emploi, et des abaisse-langue en bois qu'on détruit après usage. Certains abaisse-langue portent une lampe électrique avec réflecteur (*fig.* 1).

En l'absence de tout abaisse-langue, on peut utiliser la partie aplatie du manche d'une grande cuiller.

Si l'on a affaire à un enfant qui se refuse à l'examen, il suffit de lui pincer les narines avec les doigts de la main gauche pour qu'il entrouvre instinctivement la bouche : on en profite pour introduire l'abaisse-langue, dont le contact provoque, par réflexe, l'ouverture plus complète de la bouche.

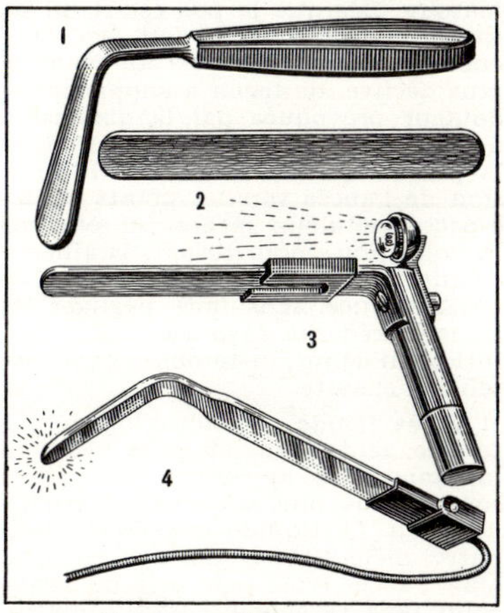

FIG. 1. — Abaisse-langue.
1. Métallique; 2. En bois; 3. A lumière électrique; 4. En matière plastique transparente avec source lumineuse intérieure.

ABAISSEUR. — Nom donné à certains muscles, à cause de leur action : *abaisseurs* de l'aile du nez, des lèvres, de la mâchoire inférieure, de la pupille.

ABASIE (du gr. *a* priv., et *basis*, marche). — Trouble du système nerveux se produisant le plus souvent chez les hystériques, et caractérisé par l'impossibilité de la marche normale, bien qu'il n'existe pas de paralysie musculaire. Il coïncide souvent avec l'impossibilité de la station verticale ou *astasie* (v. ce mot).

ABATTEMENT. — Dépression morale et physique pouvant être le résultat d'une déficience psychique, d'une hémorragie ou d'une maladie.

ABATTOIRS. — La surveillance des grands abattoirs de ville est relativement facile, bien que l'installation de ces établissements soit souvent défectueuse; dans les campagnes, elle est absolument nulle.

Il y aurait grand intérêt à supprimer toutes les tueries particulières et à créer des abattoirs répondant à une circonscription donnée, de façon qu'aucune viande ne soit livrée au public sans avoir été examinée par un vétérinaire. V. VIANDES.

Aménagement de l'abattoir. — Il doit être placé à la périphérie ou, de préférence, en dehors de la ville. La pièce où se fera l'abattage sera dallée et le sol présentera une inclinaison légère des quatre faces, se dirigeant vers le milieu où se trouve aménagé un récipient d'évacuation destiné à recevoir le sang et les déjections; les murs seront en pierre dure ou revêtus d'un enduit imperméable, en vue des lavages à la lance et de la désinfection, notamment avec l'hypochlorite de chaux. Les déchets solides seront recueillis dans des récipients métalliques enlevés chaque jour. De grandes baies disposées sur les deux faces opposées de l'abattoir permettront une aération constante, et les bords de la toiture devront dépasser les murs de beaucoup, afin d'entretenir la fraîcheur indispensable à la conservation des viandes. Les resserres où l'on entreposera celles-ci seront distinctes des salles d'abattage, qui ont besoin d'être très éclairées, tandis que les pièces d'emmagasinage, qui doivent surtout avoir une température basse, seront à l'abri de la lumière.

Tout abattoir devra être pourvu d'une organisation frigorifique pour conserver les viandes plusieurs jours, quelle que soit la température extérieure.

ABCÈS (du lat. *abcedere*, s'écarter). — Collection de pus dans une cavité, creusée par une inflammation, limitée par les tissus voisins et une coque de tissu inflammatoire.

On distingue les *abcès superficiels :* dans le tissu sous-cutané, constituant un phlegmon circonscrit; dans le tissu ganglionnaire, formant une adénite. Les *abcès profonds* siègent dans les viscères : abcès du cerveau, du poumon, etc. Enfin, les abcès peuvent diffuser de la superficie vers la profondeur (panaris profond secondaire) ou fuser de la profondeur vers la peau.

Les abcès peuvent siéger :

Dans le tissu cellulaire sous-cutané, réalisant un phlegmon circonscrit.

Dans le tissu ganglionnaire, réalisant une adénite pure ou un adénophlegmon s'il y a atteinte simultanée du tissu cellulaire avoisinant;

Dans les viscères : cerveau, organes respiratoires, tube digestif, appareil génito-urinaire.

Ces abcès peuvent avoir comme origine soit une lésion locale (piqûre, hématome), soit une lésion des tissus avoisinants (lymphangite, phlébite, infection osseuse [ostéite, périostite, ostéomyélite]), soit un foyer infectieux à distance (abcès métastatique par bactériémie, septicémie ou septico-pyohémie).

Suivant la rapidité du processus inflammatoire qui dépend de la nature du germe, on les divise en *abcès chauds* ou *aigus*, et *froids* ou *chroniques*. A ces derniers se rattachent les *abcès migrateurs*, qui s'étendent loin du point où ils s'étaient primitivement formés.

Abcès chauds. — L'abcès chaud est caractérisé par les quatre signes : douleur, tumeur, chaleur, rougeur.

Ces abcès amincissent les parois des vaisseaux qui passent auprès d'eux et peuvent amener leur rupture; ils tendent à s'ouvrir à l'extérieur (peau ou muqueuse), évoluant vers la fistulisation.

SIGNES. Rougeur, tuméfaction de la peau, douleurs pulsatiles et lancinantes accompagnées de frissonnements et de fièvre. Si l'abcès est suffisamment superficiel, en appuyant un doigt de chaque main, latéralement, sur la partie malade, on a la

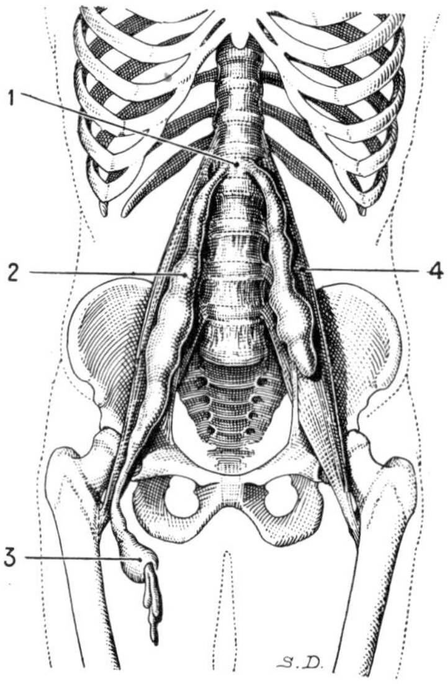

FIG. 2. — Abcès.
1. Vertèbre malade; 2. Abcès ossifluent; 3. Abcès ouvert; 4. Muscle psoas.

sensation d'un déplacement du liquide (fluctuation). L'abcès s'ouvre spontanément — si l'on n'intervient pas dès que le pus est constitué — en donnant une fistule, petite, qui ne permet pas l'évacuation totale du pus et doit être évitée par l'incision.

TRAITEMENT. L'application de compresses imbibées d'eau oxygénée ou alcoolisée (alcool à 90° et eau à parties égales), les pansements humides très chauds, les bains peuvent faire avorter l'abcès à sa période inflammatoire. Dès que le pus est réuni en foyer (fluctuation), il doit être évacué; incision au bistouri au point le plus déclive, de façon à supprimer la douleur provoquée par la distension des tissus et à éviter l'ulcération de la peau, les décollements et l'extension de l'abcès vers les points où les espaces celluleux lâches lui ouvrent la voie (phlegmon diffus). Drainage; ensuite, lavages et pansements. Les antibiotiques, sans faire négliger les soins précédents, favoriseront la résolution au début, lutteront contre l'extension ensuite.

Abcès froids. — Collection de pus formée lentement et sans réaction inflammatoire apparente. Ces abcès sont dus, le plus souvent, au bacille de Koch. Le liquide est séreux, jaunâtre, mêlé à des grumeaux caséeux. Mais l'abcès froid peut être dû beaucoup plus rarement à des suppurations à mycoses, à bacilles d'Eberth.

SIGNES. Gonflement mou sans modification de la couleur de la peau, l'accroissement étant très lent; il n'y a ni fièvre ni douleur. Le pus peut se résorber ou, au contraire, s'évacuer au-dehors; la peau devient alors rosée, sensible, et s'ulcère en un ou plusieurs points. Les parois ayant peu de tendance à la cicatrisation, une *fistule* se forme, dans certains cas, et s'éternise.

Les *abcès ossifluents* (*fig.* 2) sont généralement précédés de douleurs au niveau des points malades (os, articulations) d'où la collection purulente est partie pour apparaître sous la peau, très loin de là (région antérieure de la cuisse pour une tuberculose d'une des vertèbres lombaires).

TRAITEMENT. I. *Général.* — Climatique (mer et héliothérapie); rayons ultraviolets. Mise au repos du foyer. Reconstituants. Vitamines D. S'il y a lieu, antibiotique correspondant à la nature bactériologique de l'abcès froid.

II. *Local.* — Eviter l'ouverture spontanée. Quand le pus est formé, ponction à distance, en peau saine, aux points non déclives (c'est-à-dire tels que le pus ne continue pas à s'écouler par l'orifice de ponction sous l'effet de la pesanteur et en créant une fistule). On évacue le pus par ponction et on injecte au besoin un liquide modificateur (éther iodoformé à 5 p. 100) ou un antibiotique (isoniazide, streptomycine).

Abcès de fixation. — Injection sous-cutanée, dans le flanc ou la région antéro-externe de la cuisse, d'essence de térébenthine (1 à 3 cm^3), dans le but de provoquer artificiellement un abcès pour dériver et *fixer* les éléments nocifs d'une infection ou d'un empoisonnement.

Cette méthode, surtout utilisée autrefois dans les septicémies, l'urémie, etc., est beaucoup moins employée depuis l'apparition des sulfamides et des antibiotiques.

ABDOMEN (du lat. *abdere*, cacher). — L'abdomen, ou ventre, est la grande cavité qui forme la moitié inférieure du tronc.

I. ABDOMEN (conformation et fonctions) [planche I, en couleurs]. — **Structure.** — L'abdomen est limité *en haut* par le muscle diaphragme, qui sépare le ventre de la poitrine; *en arrière*, au milieu, par les vertèbres, en dehors, par des muscles qui se continuent sur les parties *latérales* et *antérieures*, s'insérant en haut au thorax, en bas au bassin, et qui assurent à ces parois la dilatabilité nécessaire pour la respiration, le travail digestif, le développement de la vessie et de la matrice. Ces muscles (*fig.* 3) sont, de chaque côté, le *grand droit* de l'abdomen et le *pyramidal* qui occupent la partie antérieure, puis trois muscles superposés de l'extérieur vers l'intérieur : le *grand oblique*, le *petit oblique* et le *transverse*, qui correspondent plus particulièrement aux parties latérales comme masse charnue, mais dont les tendons dilatés en aponévroses vont s'entrecroiser sur la *ligne blanche*, à l'imitation des fibres musculaires, constituant ainsi une gaine au muscle grand droit.

La forme générale de la cavité est ovoïde, l'extrémité inférieure étant entourée par le bassin. Les différences individuelles sont fréquentes; sans parler des changements permanents qui persistent, après la grossesse, en une distension morbide des parois, il

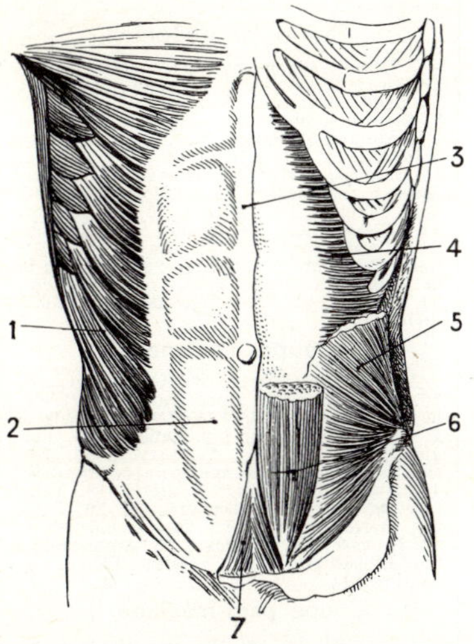

FIG. 3. — Muscles superficiels et profonds de l'abdomen.

1. Grand oblique; 2. Grand droit recouvert de son aponévrose; 3. Ligne blanche; 4. Transverse; 5. Petit oblique; 6. Grand droit; 7. Pyramidal.

existe dans la configuration générale de l'abdomen des modifications de forme variant avec les individus, l'âge, l'état de maigreur ou d'embonpoint. Pour les uns, la partie la plus saillante répond à l'ombilic; pour les autres, c'est la région sous-ombilicale ou sus-pubienne; enfin, il existe une forme de ventre à triple saillie verticale : l'une, médiane, répond à la ligne blanche, et les deux autres aux bords externes des muscles droits.

Si une personne maigrit après avoir été très grasse, la peau forme des plis transversaux épais, étagés l'un sur l'autre. Les éraillures que l'on constate sur la surface de la peau sont les traces cicatricielles d'une distension antérieure du ventre par une grossesse ou par une tumeur (*vergetures*).

Paroi antérieure. — Afin de localiser les lésions abdominales, on divise la paroi antérieure en traçant des lignes purement conventionnelles (*fig.* 4) : deux verticales et deux horizontales divisant respectivement la largeur et la hauteur de l'abdomen en trois bandes grossièrement égales. Ces lignes circonscrivent ainsi 9 régions : 1° *en haut,* au milieu, l'*épigastre ;* sur les côtés, les *hypocondres ;* 2° *au centre,* au milieu, la *région ombilicale ;* sur les côtés, les *flancs ;* 3° *en bas,* au milieu, la *région hypogastrique ;* sur les côtés, les *fosses iliaques.*

Parois latérales (v. pl. I, en couleurs). — Les parois latérales sont en grande partie recouvertes par les dernières côtes. Du côté droit, elles protègent, de haut en bas, le foie, le côlon ascendant. Du côté gauche, elles recouvrent la rate, en arrière, puis le côlon transverse et descendant. Dans l'espace libre entre le thorax et le bassin se trouvent, des deux côtés, les anses de l'intestin grêle.

Paroi postérieure (v. pl. I, en couleurs). — Elle répond, en arrière, de chaque côté de la colonne vertébrale, aux deux reins, puis, à droite, à l'extrémité du foie et au côlon ascendant, à gauche, à l'extrémité de la rate, au côlon descendant et à une petite partie de l'intestin grêle.

Organes contenus dans l'abdomen. — La cavité abdominale contient : 1° des *organes digestifs* (la terminaison de l'œsophage, qui traverse un anneau du diaphragme; l'estomac, derrière lequel est le pancréas; le foie, l'intestin grêle; le gros intestin); 2° des *organes urinaires* (les reins, les uretères, la vessie); 3° des glandes à *sécrétion interne,* les glandes surrénales, qui coiffent la partie supérieure des reins; 4° des *organes génitaux féminins* (ovaires, trompes, utérus et vagin) ou *masculins* (vésicules séminales et prostate); 5° des *organes sanguins* (la rate; l'aorte abdominale, qui traverse le diaphragme par un anneau différent de celui de l'œsophage, descend le long de la colonne vertébrale et a de nombreuses branches; la veine cave inférieure et les multiples branches qui la constituent; la veine porte, qui draine vers le foie le sang veineux du tube digestif); 6° des *organes lymphatiques* (citerne de Pecquet et partie initiale du canal thoracique); 7° le *péritoine,* membrane séreuse qui entoure les différents organes digestifs.

Fonctions. — En dehors de leur rôle dans les mouvements du tronc, les muscles de l'abdomen ont une action : 1° *respiratoire,* notamment dans les expirations brusques et rapides, dans les expirations complexes (cri, chant, voix, toux); 2° *évacuatrice* des divers réservoirs contenus dans le ventre, en contribuant à assurer la défécation, la miction et l'accouchement.

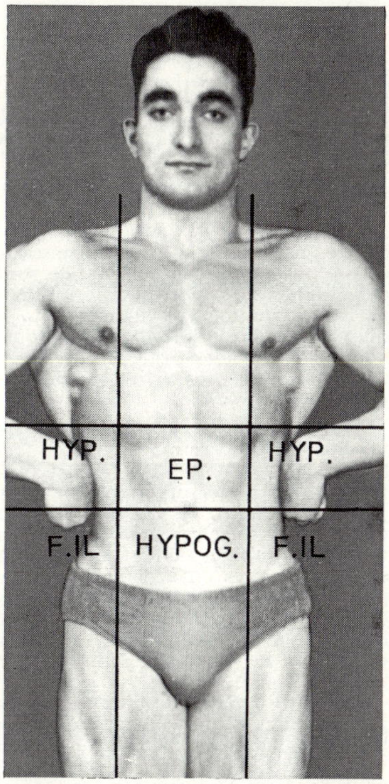

FIG. 4. — Régions de l'abdomen.

HYP. Hypocondres; EP. Epigastre; F. IL. Fosses iliaques; HYPOG. Région hypogastrique.

(*Phot. Rollet.*)

II. ABDOMEN (affections traumatiques). — Il en existe trois variétés. Mais reconnaître sitôt après l'accident qu'une contusion est uniquement superficielle est pratiquement impossible. La contusion la plus bénigne peut entraîner des lésions profondes. Toute contusion de l'abdomen exige une surveillance stricte.

Contusions superficielles. — CAUSES ET SIGNES. Produites par des coups et n'atteignant que la paroi de la cavité, elles se réduisent à un épanchement de sang entre la peau et les muscles (ecchymose).

TRAITEMENT. Repos, compresses d'eau chaude, liniment chloroformé.

Contusions profondes. — CAUSES. Percussion (coups de pied de cheval, choc, explosion de projectiles), contusion, écrasement par une roue, etc.

Les organes lésés peuvent être le tube digestif (estomac, intestin), le foie, la rate, les reins, les gros vaisseaux, et, quand ces organes sont remplis, la vessie, l'utérus gravide.

EFFETS. Deux graves accidents peuvent survenir : une *hémorragie* par rupture des vaisseaux mésentériques, du foie, de la rate, du rein.

Des *accidents septiques* par perforation de l'estomac, de l'intestin peuvent entraîner une péritonite.

Dans les deux cas, il faut intervenir. Dans le doute, intervention exploratrice.

SIGNES. Le blessé peut être en état de *shock,* de *collapsus ;* il est pâle et froid, couvert de sueurs, respirant à peine; le pouls est petit, rapide ou ralenti. En cas d'*hémorragie,* le malade pâlit de plus en plus, ses muqueuses sont blanches; le pouls devient filiforme, la tension basse; la soif, le besoin d'air sont intenses; agitation. Le ventre est douloureux, souvent ballonné.

En cas de *perforation,* contracture ou défense musculaire de la paroi, météorisme, accélération du pouls et des mouvements respiratoires, vomissements indiquant un début de réaction péritonéale; douleur fixe en un point. On observe assez fréquemment des troubles urinaires (rétention, anurie).

TRAITEMENT. Intervention d'urgence, laparotomie. Suture des perforations; hémostase des organes qui saignent.

Avant l'intervention, sans la retarder, traitement du choc (perfusion de sang, de plasma). Après l'intervention, antibiotiques et réanimation.

Plaies pénétrantes. — CAUSES. Armes blanches ou à feu, cornes de ruminants.

SIGNES. Ceux des contusions profondes avec, en cas de lésion de viscères creux, pertes de matières ou d'urines par la plaie.

TRAITEMENT. Toute plaie pénétrante doit être explorée chirurgicalement; l'intensité et la nature des lésions dictent l'attitude du chirurgien.

III. ABDOMEN (variations de volume). — L'abdomen peut être *rétracté,* par exemple dans les méningites tuberculeuses ou certaines péritonites tuberculeuses. Il prend la forme dite *en bateau,* dépression centrale entourée par les saillies des côtes et du bassin. L'abdomen peut être *distendu* par : 1° des gaz (aérophagie ou aérocolie, pneumopéritoine) ; 2° du *liquide* épanché dans le péritoine (*ascite*), décelé par une matité, surtout aux points déclives, mobile avec les mouvements du malade, ou une sensation de flot perçue par une des mains appliquée sur la paroi latérale de l'abdomen, tandis que l'autre donne une chiquenaude du côté opposé. Cette ascite peut se rencontrer dans certaines péritonites tuberculeuses, dans des affections du foie, des reins, dans l'anasarque. Enfin la distension abdominale peut être aussi due à un cancer secondaire du péritoine, aux péritonites à leur phase terminale; elle peut être causée par des affections des viscères, un méga ou un dolichocôlon, une entérite, une occlusion, un kyste de l'ovaire, un gros fibrome, le rachitisme chez l'enfant. Elle peut être due aussi à la grossesse.

ABDOMINALE (Ceinture). — Il en existe plusieurs variétés, suivant le but à atteindre et les régions à soutenir. La matière employée est également diverse : coutil, caoutchouc, cuir, peau, métal.

Hypogastrique. — Elle a pour but de presser sur le bas-ventre *de bas en haut* pour soutenir la masse intestinale, et surtout de remédier aux *ptôses* de l'estomac. Une telle ceinture, lorsqu'elle est bien en place, doit permettre de constater à l'examen radioscopique un relèvement de l'estomac et particulièrement du pylore. La ceinture à sangles obliques (*fig.* 5) prend ses points d'appui *entre les saillies osseuses* du bassin. Les ceintures abdominales peuvent être munies de pelotes pneumatiques gonflées d'air à volonté. V. CEINTURE.

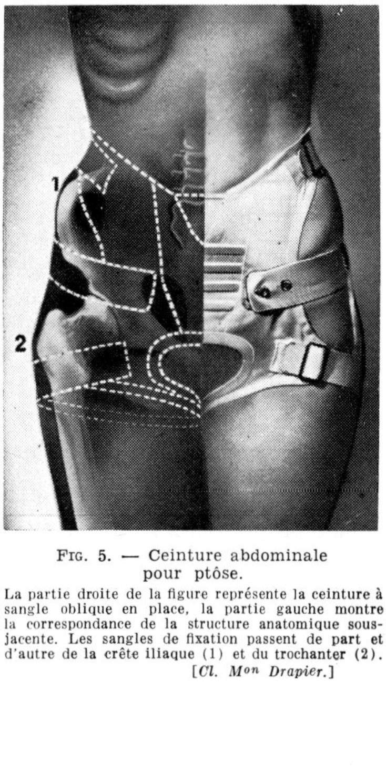

FIG. 5. — Ceinture abdominale pour ptôse.

La partie droite de la figure représente la ceinture à sangle oblique en place, la partie gauche montre la correspondance de la structure anatomique sous-jacente. Les sangles de fixation passent de part et d'autre de la crête iliaque (1) et du trochanter (2). [*Cl. Mon Drapier.*]

Pour rein flottant. V. REIN (maladies) : *Rein flottant.*

Pour relâchement des symphyses. — La ceinture est en cuir moulé et ferré; un dispositif spécial permet d'exercer progressivement une forte compression, de façon à empêcher toute disjonction. V. ESTOMAC, ÉVENTRATION, GROSSESSE, HERNIE.

ABDOMINO-GÉNITAL (Nerf). — Branche du plexus lombaire; du premier nerf lombaire naissent deux branches nerveuses à trajets sensiblement identiques, le *grand* et le *petit abdomino-génital.* V. pl. à NERFS.

ABDUCTEUR, ABDUCTION (du lat. *ab,* qui exprime l'écartement, et *ducere,* mener). — L'*abduction* est le mouvement qui écarte un membre du tronc, un doigt quelconque du médius, une partie du corps de son

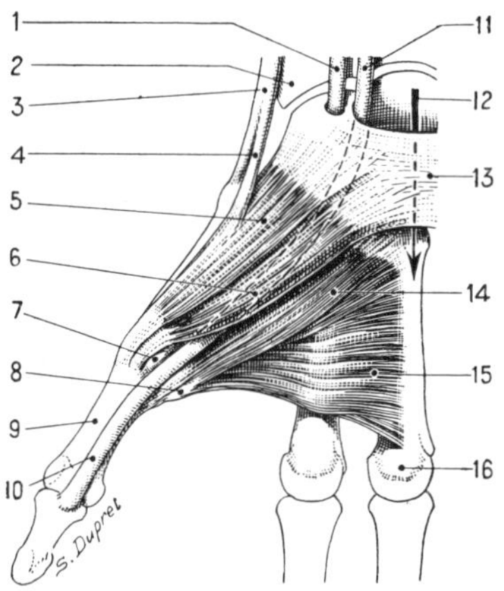

FIG. 6. — Muscles du pouce. (*D'après Latarjet.*)

1. Grand palmaire; 2. Styloïde du radius; 3. Tendon du long abducteur du pouce; 4. Son expansion au court abducteur du pouce; 5. Court abducteur du pouce; 6. Court fléchisseur du pouce; 7. Os sésamoïde externe; 8. Os sésamoïde interne; 9. 1re phalange du pouce; 10, 11. Long fléchisseur du pouce; 12. Tunnel carpien; 13. Ligament annulaire du carpe; 14. Adducteur oblique du pouce; 15. Adducteur transverse du pouce; 16. 3e métacarpien.

centre. Le muscle qui exécute cette action, le nerf qui la commande sont des *abducteurs.* Plusieurs muscles portent le nom d'abducteur : à la main, il existe le *long* et le *court abducteur du pouce* (*fig.* 6) ; au pied, l'*abducteur du gros orteil* et l'*abducteur du petit orteil.*

ABEILLE. — L'abeille et les insectes de son groupe (bourdon, frelon, guêpe) portent à l'extrémité postérieure du corps un aiguillon, long de 5 à 6 mm, se terminant par quinze ou seize petites dentelures crochues, qui empêchent son retour en arrière après enfoncement dans la peau; aussi l'abeille laisse-t-elle d'ordinaire son dard dans la plaie, ainsi que les glandes qui y sont annexées, et meurt de l'arrachement de son arme.

Le *venin des abeilles* jouit de propriétés hémolytiques, anticoagulantes; il cause une hypotension artérielle et une constriction des bronches. Il peut conférer l'immunité, comme on l'observe chez les apiculteurs.

SIGNES. Localement, on note autour de la piqûre une papule urticarienne

Légendes de la planche I

Thorax et abdomen

1. Muscle sterno-hyoïdien; 2. Muscle omo-hyoïdien; 3. Clavicule; 4. Aorte ascendante; 5. Orifice aortique; 6. Muscles pectoraux; 7. Bord droit du cœur; 8. Orifice tricuspide; 9. Niveau du diaphragme; 10. Foie; 11. Petit épiploon; 12. Vésicule biliaire; 13. Pylore; 14. Duodénum; 15. Côlon transverse; 16. Grand épiploon sectionné; 17. Côlon ascendant; 18. Cæcum; 19. Iléon; 20. Appendice; 21. Vessie; 22. Os hyoïde; 23. Larynx; 24. Glande thyroïde; 25. Trachée; 26. 1re côte; 27. Orifice pulmonaire; 28. Bord gauche du cœur; 29. Orifice mitral; 30. Sternum; 31. Estomac; 32. Côlon descendant; 33. Anses grêles.

Coupe médiane I

1. Moelle cervicale; 2. Vertèbres cervicales; 3. Œsophage; 4. Veine cave supérieure; 5. Vertèbres dorsales; 6. Vertèbres lombaires; 7. Sacrum; 8. Rectum; 9. Langue; 10. Epiglotte; 11. Os hyoïde; 12. Larynx; 13. Trachée; 14. Isthme thyroïdien; 15. Sternum; 16. Aorte; 17. Ventricule droit; 18. Veine cave inférieure; 19. Diaphragme; 20. Foie; 21. Aorte abdominale; 22. Grand droit; 23. Estomac; 24. Pancréas; 25. Anses grêles; 26. Promontoire; 27. Vessie; 28. Pubis; 29. Prostate.

Coupe para-médiane II

1. Ventricule gauche; 2. Diaphragme; 3. Foie; 4. Grand droit; 5. Estomac; 6. Pylore; 7. Côlon transverse; 8. Anses grêles; 9. Vaisseaux iliaques externes; 10. Poumon gauche; 11. Cardia; 12. Capsule surrénale; 13. Pancréas; 14. Rein gauche; 15. Os iliaque; 16. Nerf sciatique.

Coupe III

1. Sternum; 2. Médiastin antérieur; 3. Artère pulmonaire (rouge); 4. Poumon gauche; 5. Omoplate; 6. Bronche gauche; 7. Aorte descendante; 8. Œsophage; 9. Ventricule droit; 10. Poumon droit; 11. Orifice aortique; 12. Veine cave supérieure; 13. Veines pulmonaires; 14. Bronche droite; 15. Vertèbre dorsale.

Coupe IV

1. Estomac; 2. Pancréas; 3. Rate; 4. Artère et veine rénales gauches; 5. Rein gauche; 6. Cône terminal de la moelle épinière; 7. Paroi abdominale antérieure; 8. Foie; 9. Veine cave inférieure; 10. Aorte abdominale; 11. Rein droit; 12. 12e vertèbre dorsale.

Coupe V

1. Aorte abdominale; 2. Estomac; 3. Angle duodéno-jéjunal; 4. Rein gauche; 5. Côlon descendant; 6. 3e vertèbre lombaire; 7. Pylore; 8. Duodénum; 9. Vésicule biliaire; 10. Foie; 11. Veine cave inférieure; 12. Rein droit.

Coupe VI

1. Plexus brachial; 2. Clavicule; 3. Artère sous-clavière; 4. Nerf pneumogastrique; 5. Aorte ascendante; 6. Artère pulmonaire; 7. Veines pulmonaires gauches; 8. Nerf phrénique gauche; 9. Artère sous-clavière; 10. Veine sous-clavière; 11. 1re côte; 12. Sympathique thoracique; 13. Crosse de l'aorte; 14. Ligament artériel; 15. Branche gauche de l'artère pulmonaire; 16. Bronche gauche; 17. Aorte descendante; 18. Veine petite azygos; 19. Diaphragme.

Coupe VII

1. Artère et veine sous-clavières; 2. Poumon droit sectionné en partie et écarté; 3. Paroi thoracique postérieure; 4. Pédicule pulmonaire; 5. Ligament triangulaire; 6. Diaphragme; 7. Plexus brachial; 8. Clavicule; 9. 1re côte; 10. Veine cave supérieure; 11. Nerf phrénique droit; 12. Paroi thoracique antérieure; 13. Aorte ascendante; 14. Ventricule droit.

Coupe VIII

1. Côlon descendant; 2. Côlon transverse; 3. Paroi abdominale antérieure; 4. Artère et veine iliaques primitives gauches; 5. Uretère droit; 6. Crête iliaque; 7. 5e vertèbre lombaire; 8. Nerf de la queue de cheval; 9. Sacrum; 10. Côlon ascendant.

Coupe IX

1. Vaisseaux fémoraux; 2. Symphyse pubienne; 3. Cordon spermatique gauche; 4. Orifice urétral; 5. Prostate; 6. Capsule articulaire; 7. Grand trochanter; 8. Col du fémur; 9. Ischion; 10. Releveur de l'anus; 11. Rectum; 12. Vésicules séminales; 13. Nerf sciatique.

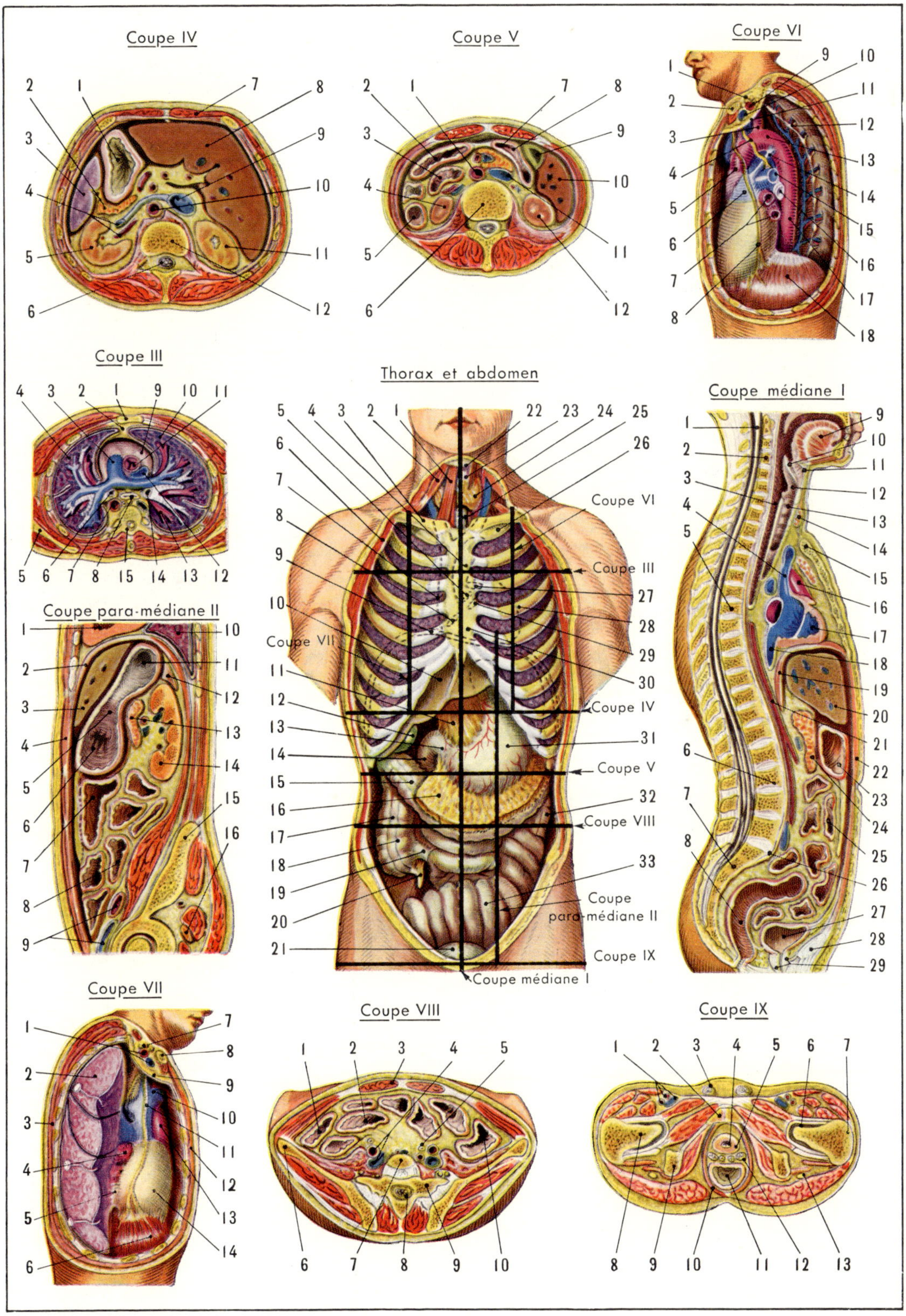

Réalisation du Dr Gautrelet.

S. Dupret, Del.

VISCÈRES DE L'ABDOMEN ET DU THORAX

avec prurit plus ou moins intense. En cas de piqûres multiples, on peut voir des placards urticariens rouges, étendus, avec bouffissure et œdème. A la suite de piqûre de la langue ou du pharynx peut survenir un œdème de la glotte provoquant l'asphyxie.

TRAITEMENT. Extraire le dard sans le casser, appliquer une compresse humide imprégnée de teinture d'aloès, ou un anti-histaminique. Traitement anti-histaminique général et toniques si nécessaire.

Venin (Traitement par le). — V. APINISATION.

ABERRATION (du lat. *aberrare*, s'écarter). — Anomalie, irrégularité dans l'aspect, la structure, la conformation, l'action des organes ou l'exercice d'une faculté : *aberration des sens, du jugement*.

Aberration du sens génésique. — V. HOMOSEXUALITÉ.

Aberration chromosomique. — Anomalie de la forme ou du nombre des chromosomes, pouvant être congénitale (mongolisme p. ex.) ou acquise.

ABLATION. — Action de retrancher une partie malade, plus particulièrement un tissu anormal (tumeur, exostose). V. EXÉRÈSE.

ABLUTION. — Lavage plus ou moins général du corps. V. PEAU, HYDROTHÉRAPIE.

ABORTIF (du préf. *ab*, et du lat. *ortus*, naissance). — Qui fait avorter.

Médicament abortif. — Substance à laquelle on attribue la propriété de provoquer l'avortement.

Traitement abortif. — Médication qui a pour but de faire avorter une maladie à son début. C'est ainsi que la *blennorragie*, la *syphilis* (v. ces mots) peuvent être arrêtées dans leur évolution, si un traitement actif intervient dans les premières heures ou les premiers jours de l'affection.

ABOULIE (du gr. *a* priv., et *boulê*, volonté). — Réduction ou absence complète de volonté chez un individu qui est en état de penser et d'exécuter un acte, mais a perdu le pouvoir de décision, ses désirs étant devenus trop faibles ou l'ordre à donner exigeant une concentration intellectuelle impossible. L'aboulie est une des formes de l'*obsession* (v. ce mot).

ABRINE. — Principe actif toxique du jéquirity. Cette toxalbumine est moins nocive par voie digestive que par voie cutanée; elle cause une vive irritation sur la muqueuse de la cornée et elle a été employée comme traitement de la conjonctivite granuleuse ou trachome.

ABSENCE. — Arrêt momentané de la pensée, sous l'action de la fatigue, de l'ivresse, de l'opium ou d'une maladie cérébrale, notamment de l'épilepsie.

ABSINTHE (gr. *apsinthion*). — Plante de la famille des composacées; on distingue trois variétés : la grande absinthe, dite officinale (*Artemisia absinthium*), qui croît à l'état sauvage dans les lieux arides et montueux; l'absinthe maritime (*Artemisia maritima*), qu'on trouve sur les plages maritimes de l'Europe et dans les marais de Saintonge; l'absinthe romaine (*Artemisia pontica*), plus petite, particulière au midi de l'Europe.

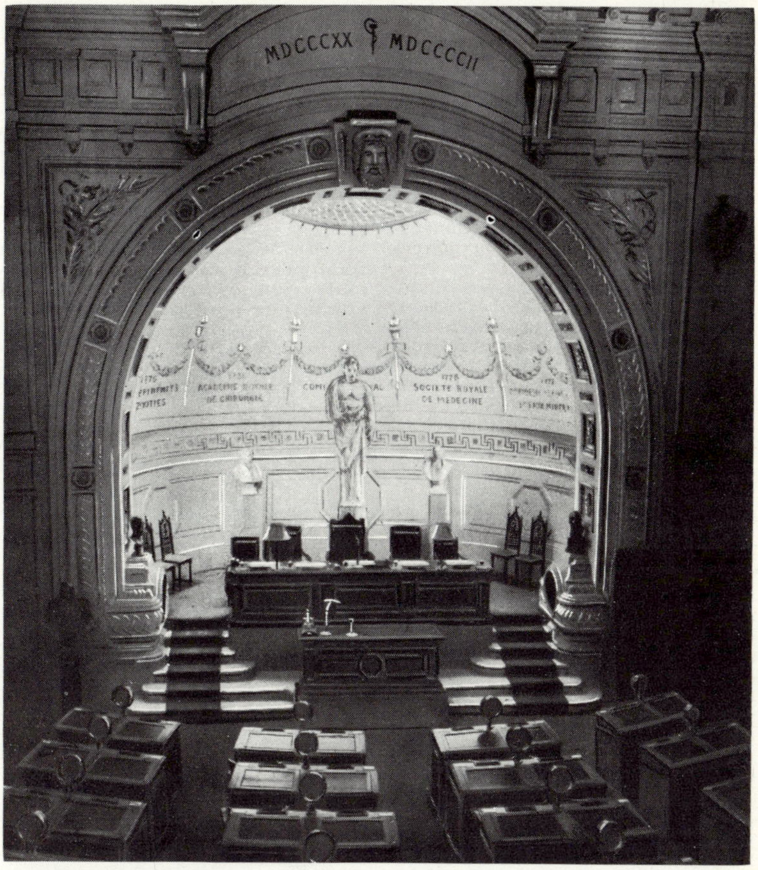

FIG. 7. — Salle des séances de l'Académie de médecine à Paris. (*Phot. Goldner.*)

Les feuilles et les fleurs contiennent en outre un principe amer, l'*absinthe*.

L'absinthe entre dans la composition de l'*alcoolat* et des *espèces vulnéraires*. C'est un tonique et un stimulant énergique employé dans la chloro-anémie, les convalescences, l'inappétence. Elle agit aussi comme fébrifuge, vermifuge et emménagogue, sous forme de poudre (1 à 4 g), d'extrait (1 à 2 g), de teinture (2 à 8 g), de sirop (10 à 50 g).

L'absinthe, dont l'utilisation est interdite depuis 1922, entrait dans la composition de la liqueur fabriquée en distillant des feuilles d'absinthe, de badiane, d'anis, de fenouil, d'hysope, ou en additionnant d'essence de ces plantes un alcool plus ou moins rectifié. Un litre d'absinthe à 70° contenait 2 g d'essence.

Intoxication (absinthisme). — L'essence d'absinthe, nuisible à la dose de 1 à 3 dixièmes de cm^3 par kg, appartient au groupe des essences épileptisantes. L'usage quotidien et prolongé de l'absinthe entraîne, à côté des signes communs avec l'alcoolisme, des convulsions épileptiformes, des troubles de la sensibilité (hyperesthésie), des crampes musculaires.

TRAITEMENT. Suppression du poison. Lait, opium, chloral. Hydrothérapie. V. ALCOOL.

ABSORPTION. — Il existe plusieurs variétés d'absorptions : absorption des produits de la digestion par l'intestin (v. DIGESTION) [les phénomènes de *carence* sont souvent dus à des défauts d'absorption digestive]; absorption des gaz par le poumon (v. RESPIRATION).

ABSTINENT. — Individu qui n'absorbe aucune boisson fermentée ou distillée.

ACACIA. — Arbre de la famille des papilionacées habitant les pays chauds (Egypte, Sénégal, Indes). Le suc de l'écorce d'*A. catechu* est astringent et constitue une variété de cachou. Les écorces d'acacia, surtout employées en tannerie, sont utilisées aussi comme astringent en gargarismes, en lotions, avec une décoction d'écorce d'*A. decurrens*. On extrait des fleurs d'*A. farnesiana* (mimosa) une essence d'odeur agréable.

ACADÉMIE DE MÉDECINE. — L'Académie de médecine fut fondée, par ordonnance royale, en 1820. Elle tient ses séances publiques dans son hôtel de la rue Bonaparte, près de l'Ecole des beaux-arts (*fig.* 7).

Elle comprend 125 *membres titulaires* répartis en huit sections : médecine et spécialités médicales, chirurgie, accouchements et spécialités chirurgicales, hygiène et épidémiologie, sciences physiques, chimiques et naturelles, médecine vétérinaire, pharmacie, et enfin membres libres, membres non résidants. Elle comprend aussi 20 *associés étrangers*, 120 *correspondants nationaux*, 60 *correspondants étrangers*.

L'Académie est chargée de donner son avis sur les questions générales et les questions d'hygiène publique qui lui sont soumises par le gouvernement, et de rédiger, le cas échéant, des instructions pour prévenir et supprimer les épidémies. Elle autorise ou interdit l'usage des sérums ou vaccins, des eaux minérales; elle a la haute surveillance sur la vaccine, et délivre de nombreux prix aux auteurs de travaux d'hygiène, de médecine et de chirurgie, écrits spontanément ou donnés comme sujets de concours.

L'Académie de médecine possède un service de vaccine; des vaccinations gratuites (antivariolique, antidiphtérique, antitétanique) ont lieu régulièrement. L'Académie possède également un laboratoire d'analyse des eaux minérales et un laboratoire de contrôle des médicaments antivénériens.

ACANTHOSE (du gr. *akanthos*, épine). — Epaississement des cellules épineuses du corps muqueux de Malpighi (V. PEAU). On l'observe dans les verrues, les végétations, le lichen plan.

ACANTHOSIS NIGRICANS (du gr. *akanthos*, épine, et du lat. *nigricans*, noircissant). — Maladie de la peau caractérisée par des placards symétriques à la nuque, aux aisselles, à l'ombilic, aux extrémités. La peau est fortement pigmentée, noirâtre, rugueuse, mamelonnée, inégale, couverte d'élevures planes. On note souvent une chute de cheveux; les ongles sont cassants; la langue montre parfois une hypertrophie des papilles.

TRAITEMENT. Pommade salicylée, galvanocautère ou neige carbonique. Extrait buvable de cortico-surrénale en traitement interne.

ACARE. — V. GALE.

ACARIENS. — Arthropodes de la classe des arachnides, dont certains sont parasites de l'homme. Ils ont un abdomen non segmenté, fusionné avec le céphalothorax; leur bouche est armée d'un rostre et ils ont quatre paires de pattes à l'état adulte. Les *larves*, en sortant de l'œuf, ne possèdent que trois paires de pattes (larves hexapodes), et, après une mue, ces larves se transforment en *nymphes* octopodes, qui ont aussi quatre paires de pattes, comme l'adulte, mais n'ont pas d'organes sexuels.

Les principaux acariens parasites de l'homme sont les *demodex*, les *sarcoptes*, les *tyroglyphes*, les *poux*, les *rougets*, les *ixodes*, les *argas*, les *dermanysses* (v. ces mots).

ACAULIOSE. — Mycose occasionnée par une mucédinée du genre *acaulium*, et due à une érosion par une piqûre d'épine ou un végétal portant le champignon.

ACCÈS (lat. *accessus*). — Ensemble de troubles thermiques d'origine commune se produisant à des intervalles variables. La période de santé intercalaire constitue l'apyrexie ou l'*intermission*, d'où le nom de *fièvre intermittente* dont les accès se décomposent en trois phases : froid, chaleur, sueur.

ACCIDENTS D'AUTOMOBILE. — V. *Supplément*.

ACCIDENTS DU TRAVAIL. — Evénement imprévu et soudain survenu du fait ou à l'occasion du travail, et qui provoque dans l'organisme une lésion ou un trouble fonctionnel permanent ou passager.

Législation. — En France, la matière est actuellement régie par la loi du 30 octobre 1946, qui confie le monopole de l'assurance aux organismes de Sécurité sociale dans les professions non agricoles pour lesquelles n'a pas été prévu un régime spécial. L'assurance est obligatoire pour les salariés et volontaire pour les nonsalariés de ces professions. Le Code rural prescrit des dispositions différentes pour les salariés et les nonsalariés des professions agricoles.

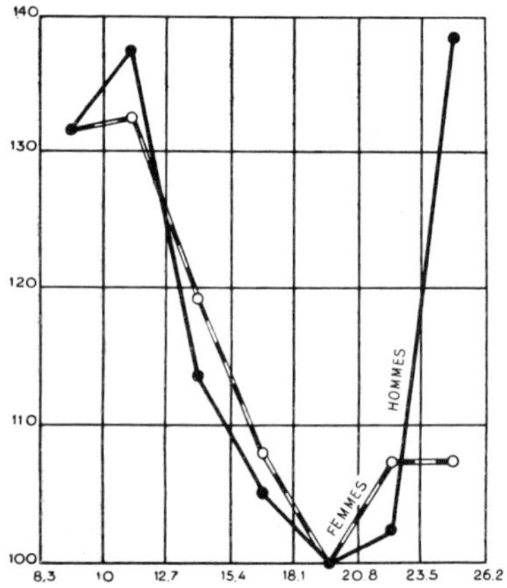

FIG. 8. — Accidents du travail.

Fréquence des accidents secondaires (en ordonnée) en relation avec la température (en abscisse) dans les fabriques de munitions anglaises.
(*D'après* « Œuvres et maîtres d'œuvre ».)

Soins aux accidentés du travail. — Les prestations en nature, servies sans limitation de durée, comportent : les frais médicaux, chirurgicaux, pharmaceutiques et d'analyses, d'hospitalisation et de cure thermale, de prothèse et d'orthopédie (grand et petit appareillage), de prothèse dentaire, de réadaptation fonctionnelle, de rééducation professionnelle et de reclassement. En principe, ces frais sont assumés directement par l'organisme assureur (tiers payant) et sans ticket modérateur. Divers frais de déplacement et de séjour, ainsi que des indemnités compensatrices de perte de salaire peuvent également être versés.

Incapacité temporaire. — Lorsque le médecin traitant ordonne un arrêt de travail, l'assuré perçoit une indemnité journalière égale à la moitié de son salaire (dans la limite d'un maximum égal à 1 p. 100 de la rémunération annuelle soumise aux cotisations de la Sécurité sociale); à partir du 29e jour d'arrêt du travail, le montant de l'indemnité est porté aux deux tiers du salaire. Tous les trois mois, des revalorisations sont possibles.

Consolidation. — On désigne ainsi le moment où n'existe plus d'évolution appréciable de la blessure. A partir de cette date, l'accidenté n'a plus droit ni aux soins ni à l'indemnité journalière.

Incapacité permanente. — A partir du moment de la consolidation, l'accidenté peut être guéri ou conserver une incapacité permanente, totale ou partielle. V. INCAPACITÉ.

En pareil cas, il reçoit une rente, revalorisable annuellement, dont le montant est tout ensemble fonction de l'importance de l'incapacité et du salaire d'activité.

Rechute. — Dans les deux ans qui suivent la guérison ou la consolidation, la victime ou la caisse ont le droit de demander la révision du taux.

Décès. — Le décès de l'accidenté donne droit à indemnité pour la famille de la victime.

Formalités. — L'employeur remet au blessé une feuille spéciale que ce dernier transmet au médecin de son choix, l'informant ainsi de la nature de l'accident.

Un certificat est rédigé par le médecin (sur imprimé spécial) et indique, outre la nature de la blessure, les conséquences auxquelles on doit logiquement s'attendre. Il est envoyé par le médecin à la caisse de Sécurité sociale, cependant qu'un double est remis au blessé. V. *fig.* à CERTIFICAT.

Lors de la guérison ou de la consolidation, deux certificats seront aussi établis par le médecin pour les mêmes destinataires. Ces certificats indiqueront s'il y a ou non incapacité permanente, partielle ou totale.

La *prévention des accidents du travail* est fondée sur des statistiques (recueillies par le ministère du Travail) sur leurs causes et circonstances, leur fréquence et leur gravité.

Une bonne partie des accidents résulte de causes facilement évitables : chute de l'ouvrier dans l'atelier et chutes de pièces.

Le médecin d'entreprise est non seulement membre du comité d'hygiène et de sécurité, mais il en est l'organisateur, l'animateur et l'administrateur.

ACCOMMODATION. — V. à ŒIL (maladies) : *Troubles de la réfraction*, et ACCOUCHEMENT.

ACCOUCHEMENT (du lat. *accubare*, se mettre au lit). — Expulsion hors de la mère : 1° d'un enfant, soit spontanément, soit à l'aide d'instruments (*accouchement proprement dit*); 2° des annexes du fœtus, soit naturellement, soit artificiellement (*délivrance*).

L'accouchement est dit *à terme* lorsqu'il survient après neuf mois de grossesse (V. GROSSESSE), *prématuré* avant cette date, mais toutefois après six mois, époque avant laquelle il y a non pas accouchement, mais *avortement*. Il est *tardif* si le temps du terme est prolongé de quelques jours (la date du début de la grossesse est du reste le plus souvent incertaine; le Code civil accepte un maximum de trois cents jours).

Phénomènes mécaniques. — Présentations. — Pour être expulsées, les trois portions principales du corps de l'enfant : tête, épaules, hanches (la tête étant la plus grosse et surtout la moins réductible dans ses diamètres), ont à effectuer six mouvements. Ces mouvements sont accomplis sous l'effet de la contraction involontaire et douloureuse du muscle utérin d'abord; puis, ensuite, se conjuguent les forces de contraction du muscle utérin et

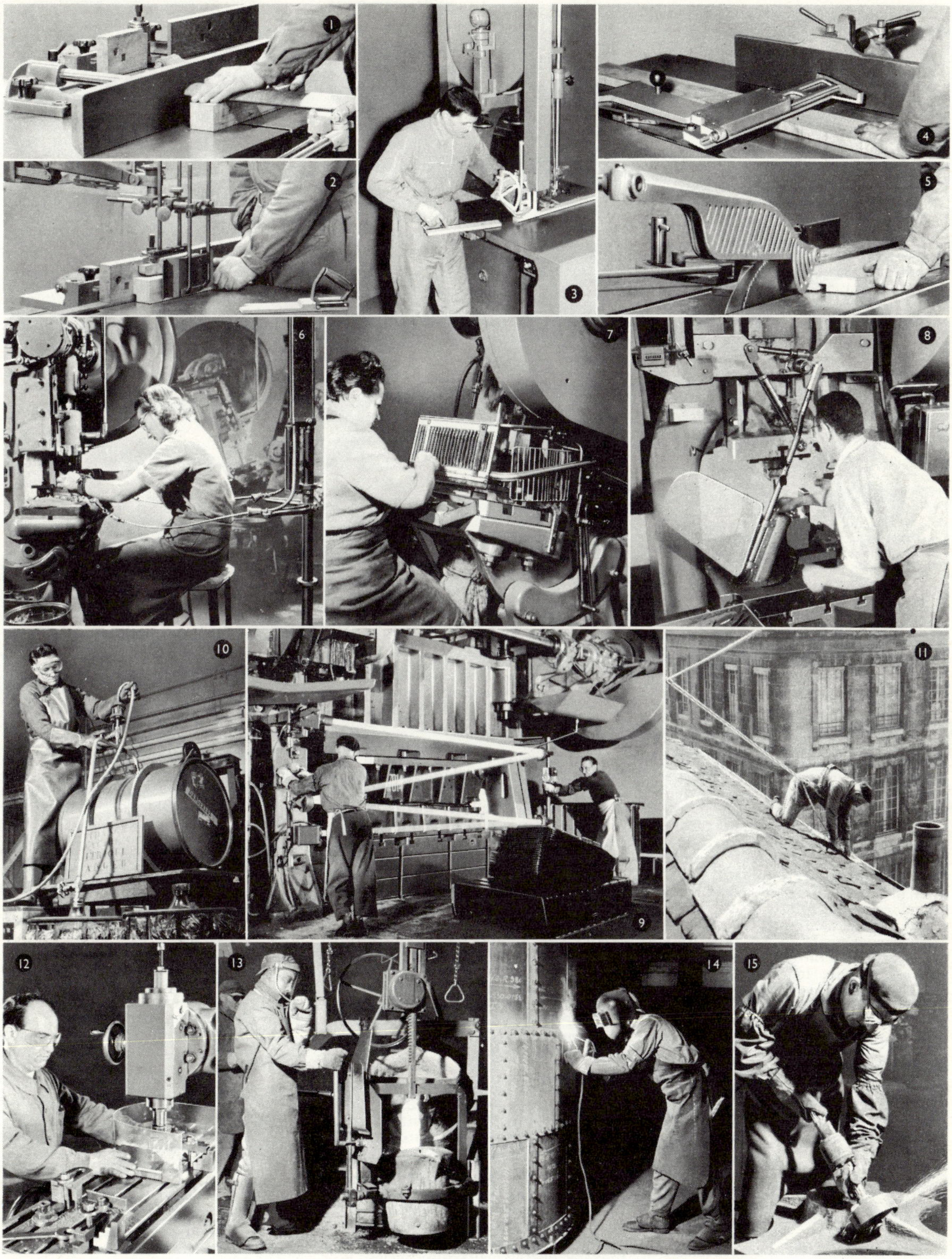

Divers types de matériels de protection du personnel.

1. Protecteur pour dégauchisseuse monté sur une machine combinée; 2. Protecteur pour toupie à arbre vertical; 3. Protecteur pour scie à ruban; 4. Protecteur à pont pour dégauchisseuse; 5. Protecteur pour scie circulaire à table; 6. Protecteur à bracelets sur une presse à découper, tirant les mains en arrière lors de la mise en action de la presse; 7. L'abaissement du protecteur conditionne la mise en marche de la presse; 8. Protecteur à volet du type « chasse-mains »; 9. Presse à emboutir dont la mise en marche nécessite l'emploi des deux mains des deux opérateurs; ce système comporte en outre un dispositif photo-électrique dont l'interruption du faisceau lumineux arrête instantanément la descente du coulisseau; 10. Equipement et siphon de sécurité à amorçage indirect pour transvasement des acides; 11. Ceinture de sécurité anti-chute pour travaux en hauteur; 12. Protection de la zone de travail sur une machine à fraiser; 13. Ouvrier bien protégé remplissant une poche de coulée; 14. Equipement de protection pour un soudeur à l'arc; 15. Ouvrier ébarbeur correctement protégé.

(Institut national de sécurité pour la prévention des accidents du travail.)

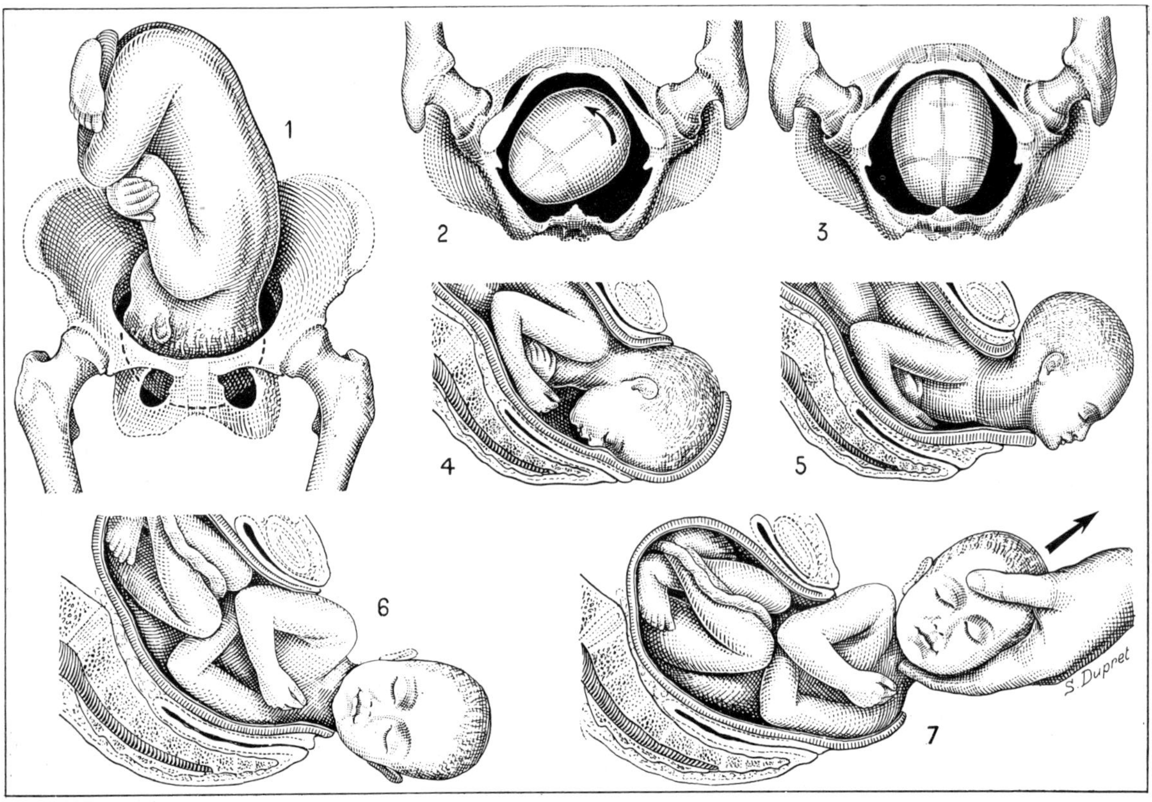

FIG. 9. — Phénomènes mécaniques de l'accouchement.

1. Tête fœtale engagée (vue de face) ; 2. Tête fœtale engagée en occipito-iliaque gauche antérieure (vue de dessous) ; 3. Tête fœtale en occipito-pubienne, après rotation (vue de dessous) ; 4. Coupe antéro-postérieure du bassin : dégagement de la tête; 5. Tête dégagée; 6. Epaule droite sous la symphyse; 7. Traction manuelle : dégagement de l'épaule gauche.

les forces de contraction volontaire des muscles abdominaux quand l'accoucheur a demandé à la parturiente de *pousser* (*fig.* 9).

1° *Accommodation de la tête au détroit supérieur.* — Ce mouvement tend à mettre le plus petit diamètre de la tête fœtale en rapport avec le plus grand diamètre du bassin maternel (pour ceci flexion et rotation de la tête fœtale sont nécessaires);

2° *Engagement.* — La tête fœtale est engagée quand le diamètre bipariétal a franchi le détroit supérieur du bassin maternel (c'est-à-dire, plus simplement, quand la tête est descendue dans l'excavation pelvienne);

3° *Rotation de la tête.* — La tête s'est engagée dans le bassin en position oblique. Elle y tourne de telle sorte que l'occiput fœtal vient se placer sous le pubis maternel (dans les cas normaux);

4° *Dégagement.* — C'est la sortie de la tête hors de la mère;

5° *Rotation du tronc.* — Opération destinée à placer le diamètre des épaules dans l'axe pubis-sacrum;

6° *Expulsion du tronc.*

Ces divers mouvements, qui constituent le *travail* de l'accouchement, s'effectuent en distendant les cavités traversées; ils sont donc plus ou moins difficiles et douloureux suivant la partie du corps de l'enfant qui tend à s'engager, à se présenter la première.

Dans l'accouchement normal, c'est l'occiput (*présentation du sommet* [*fig.* 10]). Cette partie s'adapte particulièrement bien aux diamètres du bassin, et comme elle est la plus volumineuse, une fois celle-ci sortie, le reste passe facilement. Mais l'enfant peut se présenter par la *face* (2) [qui est une présentation défléchie de la tête] ou par le *siège* (3), dont il existe deux grandes variétés : *a*) siège *complet,* l'enfant étant assis en tailleur sur le segment inférieur de l'utérus; *b*) siège *décomplété,* quand les membres inférieurs sont redressés, formant attelle au-devant du tronc, ce qui allonge la durée du travail, l'expulsion étant plus difficile sans cependant être défavorable. Plus grave est la présentation de l'*épaule* (4), où l'accouchement naturel est impossible.

FRÉQUENCE RELATIVE DES PRÉSENTATIONS : 90 p. 100 de présentations du sommet, 7 p. 100 de présentations du siège, 2 p. 100 de présentations de l'épaule, 1 p. 100 de présentations de la face.

Il est absolument indispensable d'examiner toute femme enceinte, et, lors des derniers examens, on précisera la présentation, afin d'utiliser, en cas de présentation anormale, les moyens obstétricaux appropriés. Voir VERSION.

Phénomènes physiologiques. — Il semble que ce soit sous l'influence de facteurs hormonaux à point de départ hypophysaire que l'utérus se contracte.

Effets de la contraction utérine. — 1° *Formation du segment inférieur* (V. SEGMENT); 2° *Dilatation du col,* qui s'efface, puis s'agrandit pour former un orifice d'un diamètre de 9 cm 5. (L'émission des glaires sanguinolentes se fait au moment de la dilatation et correspond à l'expulsion du bouchon muqueux du col.) C'est en contrôlant l'ouverture du col, par le toucher vaginal, que l'accoucheur suit la marche de l'accouchement. Il est classique en obstétrique d'user, pour caractériser les dimensions de l'ouverture progressive du col, des comparaisons imagées de 50 centimes, 1 fr., 2 fr., petite paume, grande paume, et complète, quand la dilatation est à son maximum; 3° *Formation de la poche des eaux,* c'est-à-dire la saillie, à travers l'orifice dilaté de l'utérus, des membranes qui forment la coque de l'œuf humain et qui sont distendues par le liquide amniotique dans lequel baigne l'enfant. La poche se rompt spontanément ou est déchirée par l'accoucheur; 4° *Expulsion du fœtus.*

Modificateurs de la contraction utérine. — Certaines substances ont une action excitatrice de la contraction musculaire : ergot de seigle et ergotine, extrait de lobe postérieur d'hypophyse. D'autres substances inhibent la contraction utérine : les anesthésiques, la morphine. Certaines préparations commerciales d'extrait d'opium, de chlorhydrate de papavérine et de barbiturique abaissent le seuil du tonus musculaire et atténuent les douleurs.

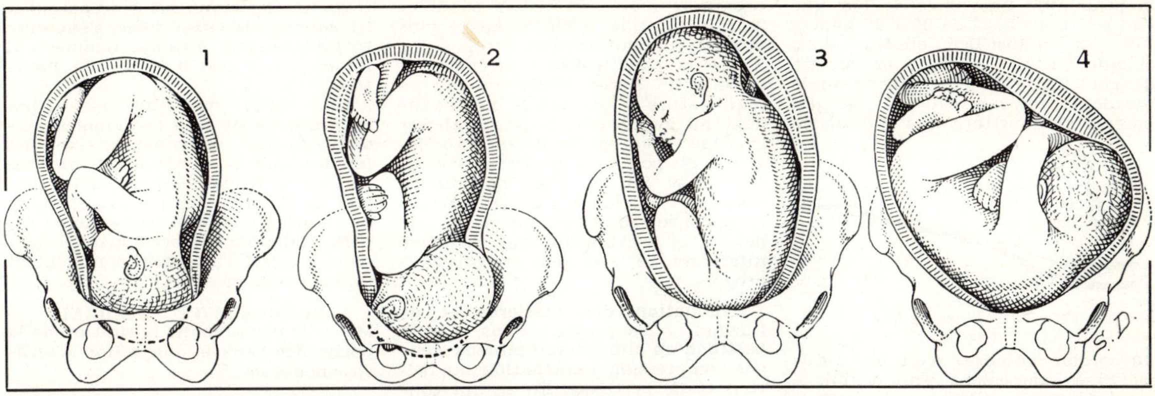

FIG. 10. — Présentations de l'enfant au moment de l'accouchement.
1. Par l'occiput; 2. Par la face; 3. Par le siège; 4. Par l'épaule.

Signes précurseurs. — L'accouchement se produit en moyenne neuf mois et dix jours après la date des dernières règles.

L'apparition des douleurs annonce le début du travail. Mais il peut exister un faux travail avec des douleurs et, parfois même, début de dilatation; puis tout s'arrête pour quelques heures ou quelques jours.

Dans la journée de l'accouchement : 1° La femme ressent des *douleurs* provoquées par les contractions utérines. Ces douleurs ont les caractères suivants : elles sont *générales,* s'étendant à toute la surface de l'utérus; *involontaires,* mais pouvant être influencées par les émotions et par des frictions sur le ventre; *intermittentes,* se reproduisant à des intervalles de plus en plus rapprochés (toutes les 20, puis toutes les 15, les 10, les 5 minutes) et pouvant s'arrêter quelquefois pendant plusieurs heures pour reprendre ensuite; d'*intensité* plus ou moins grande à mesure que le temps s'écoule, d'où leur dénomination de mouches, de préparantes, d'expulsatrices (accompagnées du besoin de pousser), de conquassantes, souvent les plus pénibles, au moment du passage terminal de l'enfant dans le vagin ou la vulve; 2° Il se produit une expulsion des *glaires* décrites précédemment; 3° On constate l'*écoulement d'un liquide aqueux* (liquide amniotique), par rupture de la poche des eaux, qui s'effectue soit lentement et en petite quantité, soit brusquement et en quantité notable. Cet écoulement annonce le plus souvent la dilatation complète du col.

L'aspect du liquide qui s'écoule lors de la rupture de la poche des eaux doit être clair. S'il est teinté, éventuellement « purée de pois », c'est qu'il y a souffrance fœtale, confirmée par de la tachycardie.

Durée. — Elle varie considérablement suivant qu'il s'agit du premier accouchement (primipare) ou que la femme a eu déjà plusieurs enfants, suivant la conformation du bassin, la vigueur de l'accouchée, la grosseur de l'enfant; en moyenne 12 h chez les primipares, 6 h chez les multipares, mais peut être réduite à une 1/2 h ou s'étendre à 36 h.

Préparatifs en vue de l'accouchement. — I. *Pour la femme :* 1° Prendre un lavement pour débarrasser l'intestin, et uriner; 2° Ne pas manger, prendre seulement du bouillon, des grogs légers, pas de vin; 3° Mettre une chemise propre; 4° Se coucher dès le début des douleurs ou tout au moins dès qu'elles deviennent très rapprochées;

II. *Soins matériels :* 1° Choisir une pièce grande, bien éclairée, bien aérée, où meubles et tentures seront réduits au minimum; 2° Entretenir dans la pièce une température de 16° à 17°; 3° Le lit devra être, de préférence, d'une seule personne, aussi dur que possible, et placé au milieu de la chambre. On recouvrira le lit : d'un drap; de la *garniture inférieure,* formée d'une toile cirée fixée à ce drap par des épingles doubles et d'une alaise (drap plié en plusieurs doubles); de la *garniture supérieure,* formée d'une seconde toile cirée et d'une seconde alaise (*fig.* 11); 4° On placera dans la pièce : un bassin; des draps disposés en alaise pour changer ceux qui pourraient être salis, ou simplement pour soulever le siège à un moment donné; un paquet d'ouate hydrophile aseptique dans son enveloppe; 5° On entretiendra sur le feu une grande bassine d'eau et on aura d'avance une dizaine de litres d'eau froide ayant bouilli.

III. *Pour l'enfant :* Avoir dans la pièce, à portée de la main : 1° du gros *fil* de soie stérilisé ou ayant bouilli et trempé dans un liquide antiseptique, ou une pince à forcipressure pour la ligature du cordon; 2° un récipient et du savon pour laver l'enfant (la taille du récipient devra être telle qu'on puisse y baigner l'enfant en cas de nécessité [v. MORT, *Mort apparente*]); 3° une serviette-éponge pour l'essuyer; 4° une layette.

IV. *Pour la garde :* Elle aura soin de se laver soigneusement les mains et les ongles avec une brosse et du savon.

Soins pendant le travail. — S'il se produit des *crampes,* frictionner les cuisses et les jambes, fléchir et étendre successivement les orteils.

Si la femme le désire, la laisser marcher pendant les premières douleurs.

Couvrir la femme de façon qu'elle ne se refroidisse pas.

Dès que le travail commence, savonner la vulve et la raser : c'est indispensable pour éviter les infections des suites de couches. Une fois rasée, badigeonner la vulve avec un tampon imbibé de mercurescéine. Ne rien faire de plus. Attendre le médecin.

Ligature du cordon et premiers soins à donner à l'enfant. — Lier le cordon environ *2 minutes* après l'expulsion, à *deux travers de doigt* de l'ombilic, en serrant assez fortement pour que le fil se perde dans un sillon profond. On fait un premier nœud après avoir entouré le cordon, puis on l'entoure de nouveau, et on en fait un second sur l'autre face; couper le cordon au-dessus du nœud, tamponner la section avec de l'iode ou de la mercurescéine, puis recouvrir d'une compresse stérile (*fig.* 12). [La ligature du cordon se fait souvent au ras de

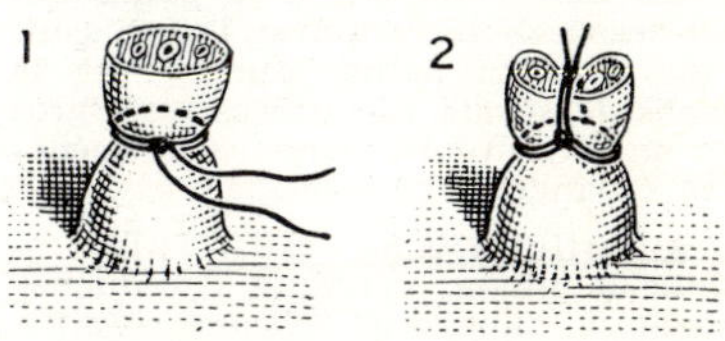

FIG. 12. — Ligatures du cordon ombilical.
1. Ligature simple; 2. En bouchon de champagne.

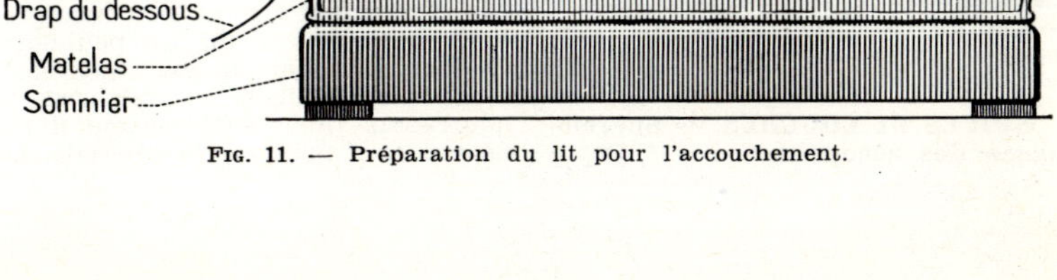

FIG. 11. — Préparation du lit pour l'accouchement.

la peau avec une pince de Bar que l'on retire au bout de 36 à 48 heures (*fig.* 13).] Instiller ensuite dans chaque œil une solution de nitrate d'argent au 1/100 (contre l'ophtalmie purulente du nouveau-né). Ne pas baigner l'enfant tant que la cicatrice

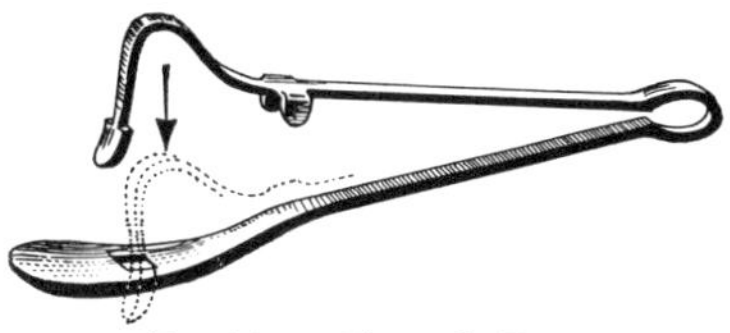

FIG. 13. — Pince de Bar.

du cordon ombilical n'est pas obturée. Peser exactement l'enfant, puis le placenta dès la délivrance.

Délivrance. — L'expulsion des organes annexés temporaires qui ont entretenu la vie de l'enfant pendant son séjour dans l'utérus, et qui dès lors sont devenus inutiles, s'opère en un temps variable, souvent au bout d'une 1/2 h à 1 h. Si l'expulsion n'est pas survenue au bout de 2 h, en informer immédiatement le médecin, qui pourra être amené à faire une délivrance artificielle.

Normalement, la délivrance s'effectue en trois temps : 1° décollement du placenta et des membranes; 2° expulsion de ces éléments hors de l'utérus; 3° expulsion hors du vagin.

Il est formellement contre-indiqué de tirer sur le cordon pour hâter la délivrance. Conserver avec le plus grand soin tout ce qui a été expulsé; le montrer à l'accoucheur afin qu'il constate le plus tôt possible si l'ensemble est bien complet.

Après l'accouchement complet. — SOINS : 1° Faire une toilette externe de la vulve au savon, essuyer avec des compresses stériles, mettre une garniture très propre après badigeonnage à la mercurescéine; 2° Position allongée, jambes non écartées.

Dès que l'accouchement est terminé, l'utérus se rétracte et revient au volume d'une grossesse de 4 mois. Son fond est à peu près au niveau de l'ombilic; il a encore à ce moment une hauteur de 20 cm et un poids de 1 500 g; il doit tomber à 7 cm et 70 g.

On doit percevoir, à la palpation, au-dessus de la symphyse, l'utérus, du volume d'un poing, dur : c'est le *globe de sûreté*. Si l'utérus reste gros et mou, prévenir d'urgence le médecin : danger d'hémorragie.

ACCOUCHEMENT MULTIPLE. — Pour la phase précédant l'accouchement, v. GROSSESSE : *Grossesse multiple*. L'accouchement a lieu le plus souvent à 8 mois 1/2, assez fréquemment encore de 7 mois 1/2 à 8 mois.

Exceptionnellement, la durée du travail peut être normale, mais, en général, elle est plus longue, par suite de la faiblesse des contractions de l'utérus trop distendu.

Effectuer une radiographie pour préciser le mode de présentation des deux enfants.

Toute femme présentant une grossesse gémellaire doit accoucher en clinique ou à l'hôpital.

SUITES DE COUCHES. — **Surveillance des accouchées.** — 1° Repos calme; le moins de visites possible; 2° Alimentation d'abord légère, puis normale au bout de deux à trois jours. Eviter la constipation; lavement si besoin; 3° Noter matin et soir la température et prendre le pouls pendant au moins quinze jours. Alerter le médecin en cas de fièvre, d'accélération du pouls ou de pertes d'odeur fétide; 4° En l'absence de complications, il y a intérêt à faire faire à l'accouchée des mouvements de flexion et d'extension des membres inférieurs. Le lever sera précoce mais progressif.

Evacuation des matières et de l'urine. — La présence dans le petit bassin d'un utérus volumineux gêne par compression l'évacuation du rectum et de la vessie. En ce qui concerne l'intestin, un lavement glycériné ou l'absorption d'un laxatif en aura raison. Pour la vessie, il conviendra d'être patient et de ne sonder qu'après 24 h et avec toutes les précautions d'asepsie.

Soins locaux. — *Pour les parties maternelles.* Toilette vulvaire, matin et soir; changer les garnitures, badigeonner la vulve avec un antiseptique faible, comme le mercurochrome.

Pour l'abdomen. Bandage de corps avec bandages élastiques larges.

Pour les seins, voir à ALLAITEMENT.

Hémorragies. — Après l'accouchement, la femme perd normalement un peu de sang, les *lochies,* pendant quelques jours; puis ces pertes disparaissent jusqu'au retour de couches. V. DÉLIVRANCE, PUERPÉRALE (Infection).

Choc obstétrical. — Etat nerveux, rappelant le choc des grands blessés, survenant après l'accouchement ou la délivrance et caractérisé par une pâleur, une tendance syncopale, une sensation de mort prochaine, une hypotension artérielle; cet état dramatique se prolonge souvent 24 h avec des alternatives de haut et de bas. Puis, dans le choc simple, tout rentre dans l'ordre. Si le choc est dû à une lésion utérine (inversion, hémorragie, rupture), l'état grave se prolonge et peut, en l'absence de traitement, se terminer par la mort.

TRAITEMENT. En attendant le médecin, maintenir la malade tête basse en surélevant le pied du lit; réchauffement par des bouillottes, frictions énergiques. Tonicardiaques. Injections intraveineuses de sérum glucosé; injections d'huile camphrée et d'adrénaline. Transfusion de sang. Oxygénothérapie.

Lactation. — La *montée laiteuse* se manifeste du 2e au 4e jour par la fluxion des seins : ceux-ci augmentent beaucoup de volume, deviennent très sensibles et sont bourrés de noyaux durs. Leur poids provoque une gêne qui n'est soulagée que par la tétée ou lorsque, à la suite d'applications de compresses imbibées d'eau chaude, le lait prend sa couleur blanche définitive et s'écoule facilement.

Les ganglions de l'aisselle peuvent temporairement être un peu engorgés, devenir durs et même un peu douloureux. Le mamelon est étalé, souvent assez difficile à saisir par le nourrisson, quelquefois même il est nécessaire d'employer la téterelle. La trayeuse électrique est à déconseiller. La montée laiteuse peut s'effectuer très doucement chez des femmes qui feront peu à peu d'excellentes nourrices.

Les règles ne reparaissent pas immédiatement chez les femmes pendant qu'elles nourrissent. Chez les femmes qui ne nourrissent pas, les règles (*retour de couches*) reviennent vers la sixième semaine; la régression de l'utérus est d'ordinaire moins rapide. L'allaitement accompagné d'absence de règles n'empêche nullement une nouvelle grossesse.

ACCOUCHEMENT MÉDICAL. — Méthode comprenant la rupture de la poche des eaux et l'injection d'antispasmodiques.

ACCOUCHEMENT DIRIGÉ. — Méthode plus employée actuellement, qui associe aux gestes précédents l'emploi de substances ocytociques (extrait de lobe postérieur d'hypophyse).

ANALGÉSIE OBSTÉTRICALE. — Elle est réalisée par l'inhalation d'une petite quantité d'anesthésique, ce qui permet l'élimination d'une partie de la douleur sans perte de conscience.

D'autres analgésies, l'anesthésie générale peuvent être employées associées à diverses manœuvres.

ACCOUCHEMENT SANS DOULEUR (méthode psychoprophylactique). — Technique très différente des précédentes, qui se propose d'éliminer la douleur sans l'aide d'aucune médication; elle est fondée sur un *principe* : les phénomènes douloureux sont anormaux et dus à des réflexes conditionnés par la terreur et l'idée même que la femme doit mettre son enfant au monde dans la douleur. La *pratique* associe :

1° la suppression de la crainte par l'enseignement des éléments d'anatomie et de physiologie;

2° l'enseignement aux futures mamans d'une technique rationnelle et active d'accouchement qui favorise les véritables efforts expulsifs et élimine les efforts parasites et antagonistes nuisibles.

Actuellement, on tend à utiliser une méthode mixte, qui associe aux principes de la méthode psychoprophylactique et à l'éducation des mères les commodités de l'analgésie obstétricale.

ACCOUCHEMENT PROVOQUÉ. — A l'opposé des méthodes précédentes, elle met en marche artificiellement le processus physiologique puis se termine en règle comme un accouchement dirigé.

ACCOUCHEMENT ÉLECTRIQUE. — Méthode ayant pour but de supprimer ou tout au moins d'atténuer les douleurs provoquées par les contractions utérines, et de hâter les délais de l'accouchement en sollicitant les contractions par tétanisation due au passage de courant électrique.

DÉCLARATION DE L'ACCOUCHEMENT (v. NAISSANCE). — Si la mère a accouché hors de son domicile, la déclaration incombe à la personne chez laquelle a eu lieu l'accouchement (*C. civil,* art. 56).

ACCOUCHEMENT CLANDESTIN. — La loi permet aux mères d'accoucher sans déclaration légale. Si elle impose aux médecins, aux sages-femmes ou à toute autre personne présente l'obligation de déclarer, à défaut du père, la naissance dans les trois jours, elle n'oblige pas à donner le nom de la mère ni à révéler la filiation, lorsque celle-ci n'a été connue que dans des circonstances confidentielles. La discrétion est légitime dans le cas où la révélation du lieu de l'accouchement peut conduire à la découverte du nom de la mère. Dans ce cas, on peut se contenter de déclarer à l'officier de l'état civil de la commune ou de l'arrondissement où l'enfant est né : « Tel jour, à telle heure, est né un enfant de tel sexe, auquel on a donné tels noms. » A Paris, où le médecin de l'état civil se rend à domicile pour constater la naissance de l'enfant, il est d'usage, quand la mère qui n'est pas mariée veut garder le secret, d'indiquer à la mairie l'adresse à laquelle cette femme est accouchée. Le médecin de l'état civil inscrit l'enfant comme né de « père et mère non dénommés » ou comme né de mère inconnue seulement, si le père se fait régulièrement connaître.

ACCOUTUMANCE. — Un même médicament administré chaque jour, à la même dose, pendant assez longtemps, ne produit plus aucun effet. C'est ainsi que le café, le thé sont facilement supportés en grande quantité par certaines personnes. L'usage prolongé d'un purgatif qui, au début, libérait l'intestin, rend ce médicament inactif au bout de quelque temps. Il y a *accoutumance.*

On peut, par échelons successifs, arriver à faire supporter au malade une dose très élevée, qui, chez un sujet non entraîné, pourrait faire apparaître des troubles graves, parfois mortels. Les sujets habitués aux arsenicaux, les opiomanes, les morphinomanes et les héroïnomanes arrivent ainsi à supporter des doses extraordinaires de poison : 1 g 50 d'acide arsénieux, 4 g de morphine par jour, sans en être autrement incommodés.

Bien plus, si on supprime brusquement le toxique habituel, on voit apparaître des symptômes graves, dits *symptômes d'abstinence;* il s'est créé chez le sujet un véritable besoin anormal, pathologique.

ACCUMULATEURS. — Les accumulateurs dégagent des gaz sulfuriques, provoquant une toux incessante et un catarrhe des voies respiratoires. Ces gaz peuvent aussi occasionner des hémorragies nasales et des bronches, et user l'émail des dents.

ACCUMULATION DES MÉDICAMENTS. — L'absorption régulière et prolongée d'un médicament peut faire éclater soudainement des symptômes d'intolérance et d'intoxication, tels qu'on les observerait après une dose exagérée du médicament. Les doses successivement ingérées se sont additionnées, *accumulées,* et ont réagi brusquement, comme si leur somme avait été absorbée en une seule fois. Ex. : digitaline.

ACÉPHALE (du gr. *a* priv., et *kephalê,* tête). — Fœtus monstre, naissant sans tête.

ACÉPHALOCYSTE (étym. précédente, et *kustis,* vésicule). — Vésicule sans tête d'une hydatite. V. ÉCHINOCOQUE.

ACÉTATES. — Combinaison d'une base avec l'acide acétique. V. AMMONIAQUE, CUIVRE, MERCURE, PLOMB, POTASSE : *Acétate de potasse,* SODIUM.

ACÉTIQUE (Acide). — Incolore et transparent, il est volatil, et doit donc être conservé en flacons bouchés à l'émeri. On l'emploie comme stimulant en inspirations dans les syncopes, les migraines.

Les *sels anglais* sont des cristaux de sulfate de potassium imbibés d'acide acétique.

En applications locales, on peut employer l'acide acétique pur ou dilué dans l'eau comme caustique contre les verrues, végétations, en frictions dans la pelade.

L'*acide pyroligneux,* sous-produit de la distillation du bois, contient 50 p. 100 d'acide acétique; on l'a utilisé en lotions antiseptiques.

ACÉTONE. — Liquide inflammable incolore, à saveur brûlante et à odeur de coing ou de chloroforme.

C'est un solvant des matières organiques très utilisé (vernis à ongles). Il n'est plus employé en médecine. Sa présence dans le sang et l'urine est possible. (V. ACÉTONÉMIE et ACÉTONURIE.)

ACÉTONÉMIE (de *acétone,* et du gr. *haima,* sang). — Etymologiquement, c'est la présence d'acétone dans le sang. En fait, on entend par acétonémie la présence dans le sang d'acétone et de corps cétoniques : acide diacétique, et β-hydroxybutyrique.

Ces corps cétoniques sont un stade de l'utilisation des graisses par l'organisme, et ils sont normalement détruits par les tissus.

Chez le diabétique, qui utilise mal les sucres (manque d'insuline), il se produit une utilisation compensatrice plus grande de graisses.

Mais la destruction des corps cétoniques finit par ne plus suffire à la demande et ces produits toxiques s'accumulent. Leur acidité finit par n'être plus compensée, et alors se produit l'*acidose* (v. ce mot) et le coma.

L'acétonémie **chez l'enfant** est relativement fréquente. Elle peut : être permanente (v. DIABÈTE) ; être accidentelle à la suite d'un jeûne prolongé, de vomissements, d'efforts musculaires intenses, de fièvre brutale; constituer une véritable maladie (*vomissements périodiques avec acétonurie*).

Trois signes permettent le diagnostic : l'odeur de l'haleine (pomme de reinette), l'acétonurie, le dosage des corps cétoniques dans le sang.

TRAITEMENT DE LA CRISE. Repos, sédatifs, diète ou thé léger sucré, puis régime sans graisse. En cas de vomissement, belladone, antinauséeux, réhydratation sucrée et salée, toniques.

TRAITEMENT DE FOND. Repos psychique, vie physique active, éviter les graisses.

ACÉTONURIE (de *acétone,* et du gr. *ouron,* urine). — Existence dans l'urine d'acétone, décelée par son odeur spéciale et qui s'exhale aussi par l'haleine. Elle existe du reste dans l'urine en très faible quantité (5 à 30 mg) à l'état normal, s'accroît par une alimentation très azotée, à la suite de fatigues, d'émotions ou d'un régime trop carné, et aussi dans certaines dyspepsies, notamment infantiles, enfin et surtout dans le diabète grave. L'acétonurie se décèle par la réaction de Lieben et de Legal (une acétonurie modérée, moins de 1 g, peut se voir en dehors de tout état d'acidose). La présence d'acide diacétique est reconnue par la réaction de Gerhardt. L'existence et l'évaluation de l'acide β-hydroxybutyrique se déduisent de celles de l'acétone et de l'acide diacétique, car sa recherche est moins facile (polarimètre).

ACÉTOPYRINE (Acéto-salicylate d'antipyrine). — Poudre blanchâtre prise en cachets (1 à 3 g par jour) contre les névralgies, les migraines, la sciatique et le rhumatisme.

ACÉTYLCHOLINE. — Substance douée d'un pouvoir vaso-dilatateur énergique; ralentit les mouvements du cœur et détermine la contraction des muscles lisses et striés.

L'acétylcholine joue le rôle de médiateur chimique au niveau des centres nerveux. Au point de connexion des neurones, la présence d'acétylcholine en quantité nécessaire et suffisante est indispensable au fonctionnement normal de l'activité.

Utilisée dans les troubles vasculaires (maladie de Raynaud, spasmes artériels), l'artérite sénile ou diabétique, l'artérite oblitérante, la claudication intermittente et dans la tachycardie paroxystique. A employer avec prudence dans les grandes hypertensions, ainsi qu'au cours d'un ictus; constitue la médication classique du ramollissement cérébral.

DOSES. Injections sous-cutanées de 10 à 60 cg par jour. Peut être associée à la papavérine.

ACÉTYLÈNE. — Gaz incolore, d'odeur alliacée, très inflammable.

On a employé comme anesthésique l'acétylène purifié.

L'acétylène amène rapidement la perte de la sensibilité, et, quand on a cessé les inhalations de gaz, la connaissance revient en quelques minutes. Ce gaz, qui s'administre à l'aide d'un masque, ne présente pas les dangers du chloroforme et de l'éther, mais sa grande inflammabilité a fait renoncer à son usage.

ACHE (Céleri des marais). — Plante de la famille des ombellifèracées (*Apium graveolens*) qui vit dans les marais du midi de la France. La souche et les racines renferment des principes aromatiques stimulants du tube digestif et diurétiques. L'ache entre dans la composition du sirop des cinq racines. Le suc des feuilles a des propriétés fébrifuges (infusion 5 g par litre).

Le *céleri* est une variété cultivée (*Apium dulce*); son essence, assez abondante dans les fruits, a la réputation d'aphrodisiaque.

ACHILLE (Tendon d'). — Tendon d'insertion des muscles postérieurs de la jambe (jumeaux et soléaire) sur le calcanéum. V. MUSCLES. Sa rupture est une des ruptures tendineuses les plus fréquentes. Elle peut être totale ou partielle, marquée par la douleur, l'impossibilité d'étendre le pied sur la jambe volontairement, la dépression totale ou latérale.

ACHOLIE (du gr. *a* priv., et *kholê*, bile). — Suppression de la sécrétion biliaire.

Acholie pigmentaire. — Absence de sécrétion des pigments biliaires (décoloration des fèces).

ACHOLURIQUE (Ictère). — Variété d'ictère caractérisée par l'absence de pigments biliaires dans l'urine.

ACHONDROPLASIE (du gr. *a* priv., *khondros*, cartilage, et *plassein*, façonner). — Dystrophie osseuse caractérisée par une macrocéphalie et une micromélie. Cette variété de nanisme aux membres courts s'observe dès la naissance et est compatible avec la vie; les sujets arrivent à l'âge adulte avec un développement normal du corps, du cerveau et des organes génitaux. Les troubles du squelette sont constants; ils sont dus à la calcification du cartilage de conjugaison, l'ossification périostée demeurant normale.

SIGNES. Les membres courts sont forts, les os solides, les muscles vigoureux; la main petite, charnue, en trident; la tête, au vaste front saillant, est large, le tronc puissant, le dos plat, le bassin est étroit, en antéversion; on note une lordose lombaire accentuée.

CAUSE. Probablement d'origine endocrinienne.

TRAITEMENT. Essai d'opothérapie thyroïdienne.

ACHORION (du gr. *akhôr*, gomme). — Champignon parasite du favus.

ACHROMATIQUE, ACHROMATISME (du gr. *a* priv., et *khrôma*, couleur). — Les lentilles (*fig.* 14) qui forment les verres des lunettes ou des

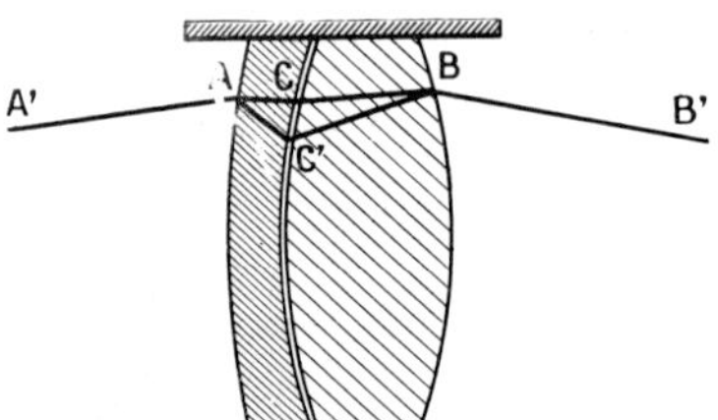

FIG. 14. — Lentille achromatique (coupe). A. Lentille en *crown-glass*; B. Lentille en *flint-glass*; A'ACBB'. Trajet d'un rayon lumineux.

jumelles doivent être rendues achromatiques, c'est-à-dire débarrassées d'irisations colorées fatiguant les yeux.

ACHROMATOPSIE (du gr. *a* priv., *khrôma*, couleur, et *opsis*, vue). — Impossibilité de distinguer d'autres nuances dans les couleurs que les sombres et les clairs.

ACHROMIE (du gr. *a* priv., et *khrôma*, couleur). — Décoloration de la peau produite par absence ou insuffisance de pigment. Elle peut être *congénitale* (albinisme) ou *acquise*, en cas d'atrophie cutanée, de lésion de la peau (vitiligo).

ACHYLIE (du gr. *a* priv., et *khulos*, suc). — Absence de suc gastrique (pepsine et acide chlorydrique). Elle peut entraîner des troubles digestifs (diarrhée). C'est un signe de l'anémie de Bienner.

ACIDE. — Substance solide, liquide ou gazeuse jouissant de la propriété de former des sels avec les bases.

Acide éthacrynique. — Diurétique puissant, rapide, bref; c'est un diurétique d'urgence.

Acide niflumique. — Anti-inflammatoire non stéroïdique.

ACIDO-CÉTOSE. — Etat organique où sont associées l'acétonémie et l'acidose. Elle est réalisée le plus souvent par le diabète grave avec dénutrition et le coma diabétique.

ACIDOSE. — Etat caractérisé par une diminution de la *réserve alcaline* du plasma (au-dessous de 40 vol. CO_2). Cette acidose est compensée quand le pH demeure normal; elle est décompensée et devient grave quand la réserve alcaline tombe au-dessous de 30 et que le pH est diminué (de 7,3 à 7); elle aboutit alors au coma. V. PH.

On distingue une **acidose gazeuse**, due à un excès d'acide carbonique dans le sang artériel, et qui s'observe dans les asphyxies, l'anesthésie à l'éther, les affections à ventilation pulmonaire ralentie (tuberculose, emphysème, pneumonie avec cyanose).

L'**acidose non gazeuse** ou **fixe**, due à un déficit du sang en bicarbonates, s'observe dans certaines intoxications (mercurielle, arsenicale, phosphorée ou par les salicylates), dans certaines néphrites par rétention des phosphates acides, l'urémie, le jeûne; mais la cause la plus fréquente est le diabète grave.

Les symptômes sont *nerveux* : hébétude, fatigue physique, angoisse, vertiges; *digestifs* : anorexie, vomissements; *respiratoires* : odeur acétonique de l'haleine, respiration de Kussmaul ou simplement très ample.

L'un quelconque de ces signes doit surtout, s'il apparaît chez un diabétique, faire redouter le coma et rechercher l'acétone dans les urines.

TRAITEMENT. Administration d'alcalins (bicarbonate de soude) à hautes doses (80 à 100 g par jour); régime pourvu d'hydrocarbones; et surtout traitement étiologique : dans le diabète, en particulier, insuline à très haute dose.

ACINUS (au plur. *acini*) [du gr. *akinos*, grain de raisin]. — Les minuscules grains de raisin qui forment les *glandes* dites *en grappe* (*fig.* 15) sont la réunion d'un groupe de culs-de-sac microscopiques aboutissant à un conduit excréteur commun. C'est dans ces culs-de-sac que se produit la sécrétion, par fonte

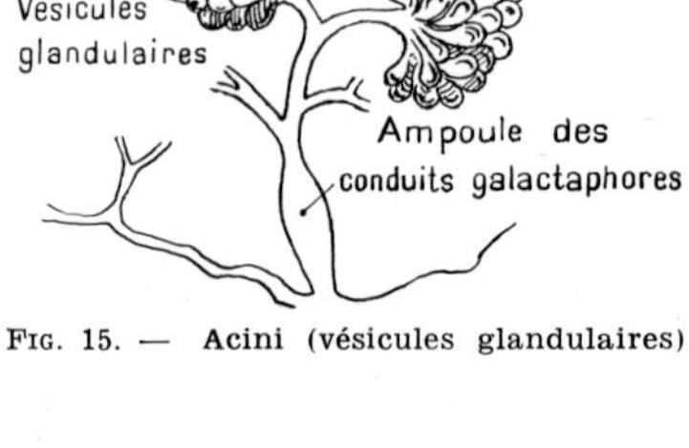

FIG. 15. — Acini (vésicules glandulaires).

de cellules de la paroi. Les conduits excréteurs se réunissent deux à deux pour aller aboutir dans un canal central. On emploie aussi ce terme pour les vésicules du poumon.

ACMÉ (du gr. *akmê*, le plus haut point). — Phase d'une maladie pendant laquelle les symptômes ont atteint leur plus grande intensité.

ACNÉ (du gr. *akmê*, pointe, par déformation du *m*). — Affection inflammatoire des glandes pilo-sébacées sur peau séborrhéique. On en distingue plusieurs variétés.

Acné juvénile polymorphe. — Cette acné apparaît généralement vers la puberté, disparaît avant la trentaine, pour reparaître souvent vers la cinquantaine. Sur une peau séborrhéique, cette tendance étant établie en recueillant une empreinte

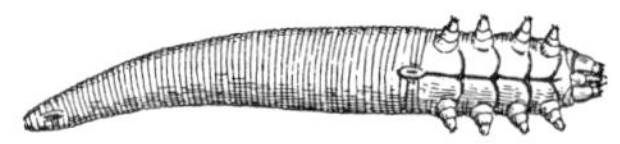

FIG. 16. — Demodex.

huileuse avec un papier de soie, apparaissent des comédons marqués par un point noir, qui indique l'orifice du follicule pileux. Quand on presse, on énuclée un filament blanchâtre, vermiforme, formé de sébum et contenant parfois des larves d'un acare, le *Demodex folliculorum* (*fig.* 16).

Ces comédons peuvent s'enflammer, sans chaleur ni douleur, et donner naissance à une petite élevure rouge (*acné papuleuse*), ou à des pustules superficielles ou profondes (*acné pustuleuse*), dont le pus renferme des staphylocoques.

Cette acné siège sur les régions séborrhéiques, c'est-à-dire au centre de la face, au front, aux tempes, aux parties antérieure et postérieure du thorax.

Les acnéiques sont souvent de gros mangeurs; ils ont des troubles digestifs ou intestinaux, une mauvaise circulation, un déséquilibre des glandes endocrines, et parfois des fosses nasales en mauvais état.

RÉGIME. Supprimer les épices, les sauces, les graisses, la mie de pain, le café et le thé. Viandes grillées ou rôties. Manger lentement en mastiquant bien.

TRAITEMENT. I. *Général.* — Combattre les troubles digestifs, hépatiques; surveiller la constipation.

L'autohémothérapie et les divers vaccins sont peu actifs.

Injections intraveineuses de 0,01 g de sulfate de cuivre tous les deux jours; mais ce traitement n'est pas toujours bien toléré.

Vitamines A et D, associées au calcium. Hormones sexuelles inversées : injections de testostérone chez la femme et d'œstradiol chez l'homme.

Injections d'antigène méthylique dilué, puis pur, à doses croissantes.

Injections de bismuth à petites doses.

II. *Local.* — Dégraisser la peau avec de l'alcool camphré ou de la liqueur d'Hoffmann. Lotions ou pommades au soufre, au camphre. Dans les acnés pustuleuses graves, méthode exfoliante au savon noir et soufre. Rayons ultraviolets. Exceptionnellement rayons X.

ACONIT. — Plante vivace de la famille des renonculacées. La seule espèce officinale est l'aconit napel (*Aconitum napellus*), qui croît dans les lieux ombragés des régions montagneuses.

On utilise la feuille fraîche ou sèche et la racine sèche, qui contiennent un alcaloïde très toxique, l'*aconitine*.

L'aconit est un sédatif de la douleur (névralgies du trijumeau, sciatique, tics douloureux); c'est aussi un anticongestif employé dans les bronchites, congestions pulmonaires, laryngites, angines, la grippe, l'asthme, la coqueluche.

On peut utiliser soit la teinture de racines d'aconit (X à XX gouttes, et par 24 h LX gouttes), soit l'alcoolature de feuilles (XXX à L gouttes, et par 24 h CLX gouttes).

Intoxication. — La dose minimum mortelle d'aconitine oscille autour d'un milligramme. Les premiers symptômes sont des picotements et fourmillements siégeant autour du nez, aux lèvres, à la langue, puis sur toute la face, avec impression de gonflement des lèvres et de la tête; les fourmillements s'étendent ensuite à tout le corps; la sensibilité, d'abord exacerbée, s'émousse; angoisse extrême, sensation de froid, gorge sèche, soif intense, troubles de l'audition et de la vue; syncopes, pouls petit; la mort survient au milieu d'une asphyxie progressive. Evolution très rapide, en quelques heures.

TRAITEMENT. Lavage d'estomac avec une solution iodo-iodurée ou tannique. Permanganate de potasse en solution à 1 p. 2 000. Alcool, huile camphrée, digitale; respiration artificielle.

ACORE. — Roseau aquatique (*Acorus calamus*) de la famille des aracées, qui croît dans les marais de Normandie et de Bretagne. Son rhizome contient des principes toniques et stomachiques. Employé en poudre, infusion, teinture ou extrait.

ACOUMÈTRE (du gr. *akouô*, j'entends, et *metron*, mesure). — Pour mesurer l'étendue de l'audition, on emploie des diapasons, ou acoumètres. Les *audiomètres* donnent des mesures plus précises.

ACOUSTIQUE (Cornet). — Appareil qui renforce les sons, les ondes sonores étant enfermées dans un tube et conduites jusque dans l'oreille. Il sert aux personnes ayant une ouïe insuffisante. De préférence aux cornets acoustiques, on emploie actuellement des *appareils de correction auditive*.

ACOUSTIQUE (Nerf). — V. à AUDITIF (Nerf).

ACRÉMONIOSE. — Mycose observée chez l'homme; due à l'*acremonium*.

Cette mucédinée détermine l'apparition de gommes sous-cutanées avec arthrite du genou et mauvais état général simulant la fièvre typhoïde.

La guérison a été obtenue avec l'iodure de potassium comme dans les autres mycoses.

ACRIDINE. — Substance organique de synthèse qui est la base de diverses matières colorantes antiseptiques.

L'*acriflavine* ou *trypaflavine*, poudre chocolat qui est toxique pour les trypanosomes (maladie du sommeil); sa solution au millième a été employée en lavage des plaies de guerre et dans la blennorragie;

L'acriflavine neutre détruit le staphylocoque et le gonocoque; employée en injections intraveineuses dans les septicémies, la blennorragie;

Le *rivanol*, poudre jaune antiseptique employée en solution contre la blennorragie;

L'*atébrine*, poudre jaune utilisée contre le paludisme.

ACRO-ASPHYXIE ou ACROCYANOSE (du gr. *akron*, extrémité, et *kuanosis*, teinte bleue). — Rougeur violacée, bleuâtre, siégeant en permanence aux mains et à la partie inférieure des jambes, la partie supérieure offrant souvent un aspect de livedo; la teinte bleue existe parfois au nez et aux oreilles, traduisant une stase veineuse. Cette affection s'observe surtout chez les jeunes filles et les jeunes femmes : elle débute à la puberté. Les mains sont violacées, froides, humides, parfois mouillées de sueur. L'acrocyanose augmente par l'émotion, par le froid.

CAUSES. Lymphatisme, déséquilibre endocrinien

TRAITEMENT. Bains chauds, arsenic, huile de foie de morue, calcium. Opothérapie ovarienne, posthypophysaire. Cures thermales (Bagnoles).

ACROCÉPHALIE (du gr. *akron*, pointe, et *kephalê*, tête). — V. OXYCÉPHALIE.

ACRODERMATITES (du gr. *akron*, extrémité, et *derma*, peau). — Affection cutanée des extrémités.

Acrodermatite chronique atrophiante. — Atrophie cutanée des extrémités ou au niveau des articulations. La peau est amincie, ridée, de coloration rose ou violacée.

ACRODYNIE (du gr. *akron*, extrémité, et *odunê*, douleur) [Maladie de Selter, de Feer]. — S'observe chez les enfants de 1 à 14 ans, en particulier de 3 à 4 ans.

SIGNES. Début insidieux; l'enfant devient grognon, irritable, triste; il refuse de manger. *Douleurs* violentes par crises aux mains et aux pieds; *troubles nerveux :* irritabilité, abattement; *myasthénie; transpiration* abondante, *tachycardie* (140-160); hypertension artérielle. Evolution par poussées, parfois rechutes, complications; infection cutanée, ulcération buccale, sphacèle, gangrène cutanée, mutilation des doigts.

Dans 10 p. 100 des cas, mort par épuisement, cachexie ou bronchopneumonie.

TRAITEMENT. Isolement. Alimentation riche en vitamines et acides aminés. Rayons ultraviolets; bains carbo-gazeux; diathermie abdominale, ondes courtes. Vaccin ou sérum antistreptococcique, uroformine, salicylate de soude, trypaflavine. Radiothérapie du sympathique, des surrénales. Extrait thyroïdien, hypophysaire, thymique.

ACROMÉGALIE (du gr. *akron*, extrémité, et *megas, megalos*, volumineux). — Maladie apparaissant après la puberté, caractérisée par une augmentation considérable de volume des extrémités (tête, mains, pieds) portant sur tous les tissus et tous les diamètres, et due à un adénome éosinophile de l'*hypophyse* (v. ce mot).

ACROMÉLALGIE (du gr. *akron*, extrémité, *melos*, membre, et *algos*, douleur). — Affection due à des troubles du sympathique et se caractérisant par des douleurs paroxystiques des extrémités.

ACROMION (du gr. *akron*, sommet, et *ômos*, épaule). — Apophyse qui prolonge en dehors l'épine de l'omoplate; elle s'articule avec l'extrémité externe de la clavicule et donne attache aux muscles deltoïde et trapèze. V. à OMOPLATE.

ACROPARESTHÉSIE (du gr. *akron*, extrémité, *para*, faux, *listhêsis*, sensibilité). — Syndrome douloureux, picotements et fourmillements du bout des doigts avec engourdissement et diminution de la sensibilité tactile.

ACROPHOBIE (du gr. *akron*, sommet, et *phobos*, peur). — Terreur qui se produit chez certains nerveux lorsqu'ils se trouvent sur un lieu élevé. V. OBSESSION.

ACTÉE. — Plante de la famille des renonculacées. La racine de l'actée en épi (*Actaea spicata*) est un purgatif violent; sa poudre a été utilisée contre les poux et la gale.

A. C. T. H. — V. HYPOPHYSE (*lobe antérieur*) et *Supplément*.

ACTINIE (du gr. *actis*, rayon) [anémone de mer]. — Cœlentérés venimeux, vivant dans les mers d'Extrême-Orient ou dans les parages de la Grèce, et causant des accidents cutanés chez les baigneurs ou les *pêcheurs d'éponges*, dont la peau vient au contact de leurs appareils à venin : prurit, œdème, brûlure, rougeur.

TRAITEMENT. I. *Préventif*. — S'enduire le corps de matières grasses.

II. *Curatif*. — Adrénaline, camphre, éphédrine.

ACTINOBACILLOSE. — Maladie voisine de l'*actinomycose*, fréquente chez le bœuf, caractérisée par la présence de grains jaunes pourvus de massues, et due à l'*actinobacille*.

ACTINOMYCOSE (du gr. *actis*, rayon, et *myces*, champignon). — Affection connue depuis longtemps chez le bœuf (sarcome de la mâchoire, des vétérinaires), chez le cheval, le mouton et le porc. Elle est observée

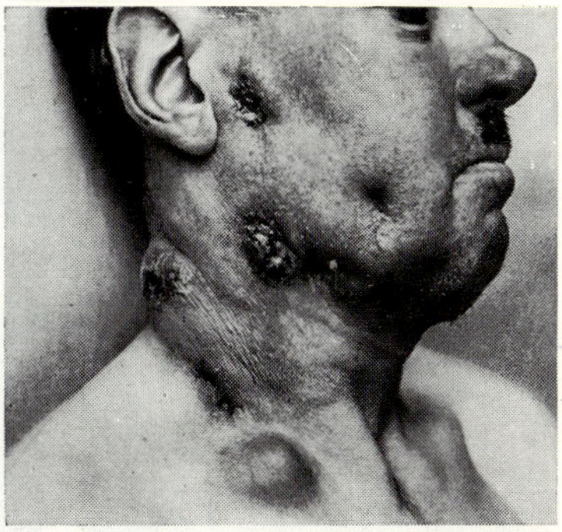

FIG. 17. — Actinomycose de la face.

également chez l'homme. L'affection peut être causée par plusieurs pa-

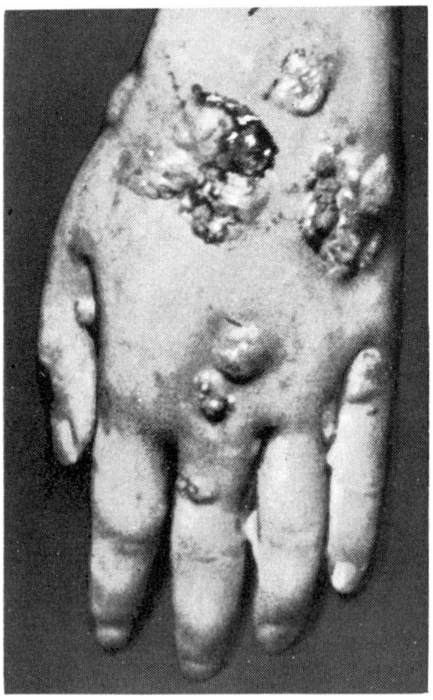

FIG. 18. — Actinomycose de la main.

rasites (*actinomyces* ou *nocardia bovis, cohnistreptothrix Israeli*).

Actinomycose cervico-faciale. — C'est la forme la plus fréquente chez l'homme (60 p. 100) ; elle débute sur le maxillaire inférieur, au niveau d'une dent cariée; une tumeur dure se forme; les mâchoires sont immobilisées par un *trismus* assez douloureux. La tumeur se ramollit, s'ulcère, et le pus s'évacue au-dehors (*fig.* 17).

Actinomycose pleuro-pulmonaire (13 p. 100). — Primitive ou secondaire, elle simule une bronchite chronique et la tuberculose pulmonaire. Le champignon se retrouve dans les crachats.

Actinomycose abdominale (15 p. 100). — Elle peut se localiser sur divers viscères (cœur, appendice, rectum) ; primitive ou secondaire.

Actinomycose cérébrale (4 p. 100). — Mortelle, rare en France.

TRAITEMENT. Rarement chirurgical, sauf dans les formes intestinales et pleuro-pulmonaires (drainage, excision).

Dans les formes cutanées, iodure de potassium à haute dose et radiothérapie locale. Injections intraveineuses de solution de lugal.

Dans les formes graves, sulfamides, pénicilline (2 à 3 millions d'unités).

ACTINOTHÉRAPIE (du gr. *actis, actinos*, rayon, et *therapeia*, traitement). — Emploi thérapeutique des agents physiques émettant des radiations : rayons ultraviolets, lumineux et infrarouges. Les rayons les plus employés sont les rayons ultraviolets (*uvéthérapie*). V. RAYONS ULTRAVIOLETS.

ACUITÉ VISUELLE. — V. ŒIL.

ACUPUNCTURE (du lat. *acus*, aiguille, et *punctura*, piqûre). — Thérapeutique extrême-orientale millénaire qui consiste, comme son nom l'indique, à enfoncer superficiellement dans le tissu cellulaire sous-cutané, sur certains points précis de la peau, disposés en lignes ou méridiens, de fines aiguilles d'or ou d'argent, et à les laisser en place pendant un laps de temps qui peut varier de quelques secondes à plusieurs heures, selon l'effet recherché. L'acupuncture de ces points cutanés, qui sont douloureux, soit spontanément, soit à la pression du doigt, produit, par une action dite « réflexe » ou de répercussivité, un effet de tonification (si l'aiguille est en or ou en métal de couleur jaune sur un point tonifiant) ou de sédation (si l'aiguille est en argent ou en métal de couleur blanche sur un point sédatif) sur un organe troublé ou sur une fonction dérythmée. Chacun de ces points d'acupuncture correspond en conséquence à un ensemble de symptômes morbides variés, associés à des modalités précises (*fig.* 19).

On peut ajouter à l'action physique des aiguilles une action électrique. V. ÉLECTROPUNCTURE.

Cette méthode, encore pratiquée en Extrême-Orient, remonte à la plus haute antiquité.

Lorsqu'un point quelconque de la peau est douloureux, il suffit de le piquer, même superficiellement, pour que la douleur diminue ou disparaisse, probablement en raison d'une libération d'histamines.

D'autre part, la suppression de l'élément « douleur » a un effet extraordinaire de « répercussivité » sur l'organe troublé ou

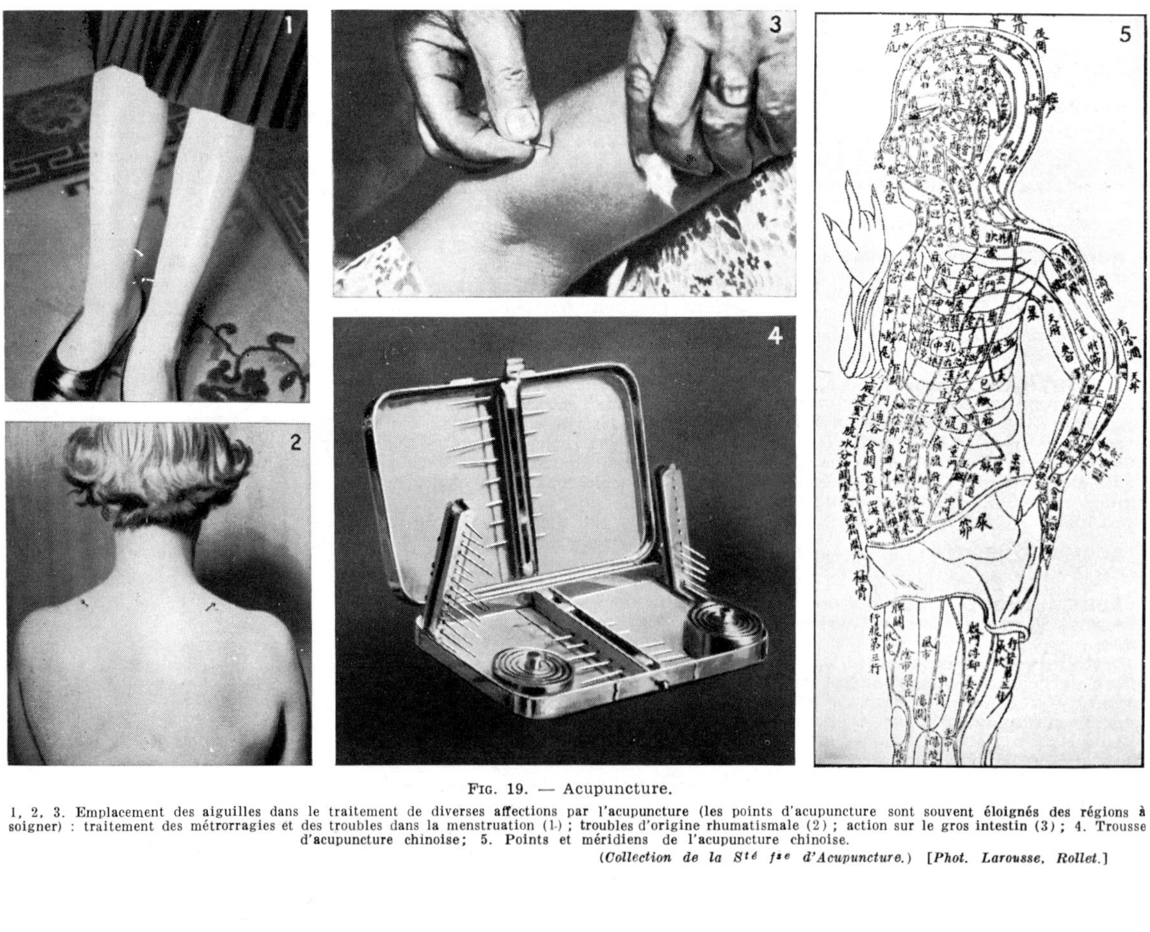

FIG. 19. — Acupuncture.

1, 2, 3. Emplacement des aiguilles dans le traitement de diverses affections par l'acupuncture (les points d'acupuncture sont souvent éloignés des régions à soigner) : traitement des métrorragies et des troubles dans la menstruation (1) ; troubles d'origine rhumatismale (2) ; action sur le gros intestin (3) ; 4. Trousse d'acupuncture chinoise; 5. Points et méridiens de l'acupuncture chinoise.

(*Collection de la Sté fse d'Acupuncture.*) [*Phot. Larousse, Rollet.*]

même lésé, responsable de cette douleur. Il a donc suffi que des piqûres sur certains points cutanés douloureux aient fait disparaître ou apparaître un ou plusieurs symptômes quelconques pour que les Chinois, observateurs patients et minutieux, aient transmis à leurs contemporains, puis à leurs successeurs, l'action réflexe de tel point sur tel organe déterminé.

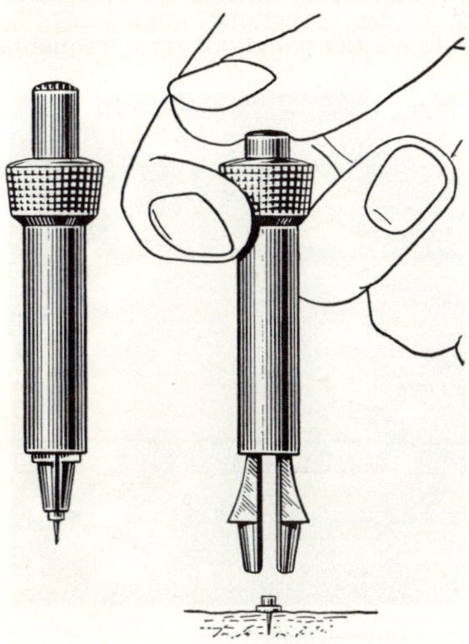

FIG. 20. — Acupuncture à demeure.
Pose d'une aiguille. (*Doc. de La Fuÿe-Walter.*)

La théorie du *Inn-Yang* constate qu'il existe, dans la nature en général, et chez l'homme en particulier, deux forces antagonistes, dont l'équilibre est la règle du monde et constitue la santé des êtres vivants : la force *Yang*, positive, accélératrice, hypertensive, tonifiante, qui correspond à notre système grand sympathique; la force *Inn*, négative, hypotensive, calmante, qui correspond à notre système pneumogastrique.

Les points cutanés douloureux, tonifiants, calmants ou à actions spéciales, sont répartis sur 14 lignes verticales plus ou moins parallèles appelées méridiens. Les uns, externes, sont *Yang*, les autres, internes, sont *Inn*, et correspondent à un organe *Yang* ou *Inn*, ou à une fonction physiologique déterminée.

Les aiguilles d'or ont une action *Yang* tonifiante, les aiguilles d'argent ont une action *Inn* calmante.

Les Chinois régularisent en somme le cours de l'énergie vitale, en agissant par leurs aiguilles sur cet influx nerveux.

Les points d'acupuncture peuvent donc être très éloignés de la région malade ou douloureuse (*fig.* 19).

Le temps de pose des aiguilles peut, dans certains cas de douleurs rebelles, être élevé à plusieurs heures, ou même plusieurs jours : c'est, dans ce cas, la technique de l'***acupuncture à demeure.*** **(Voir** ci-dessous.)

INDICATIONS. Douleurs aiguës ou chroniques, sciatiques, lumbagos, névralgies, migraines, contractures, spasmes, certaines formes de surdités, et, en général, tous les troubles **fonctionnels.**

Acupuncture à demeure. — Technique qui consiste à introduire, à l'aide d'une pince spéciale, de fines et petites aiguilles d'argent à tête plate, stérilisées, sur les points douloureux *rebelles* (*fig.* 20).

Les aiguilles à demeure ainsi placées ne gênent en aucune façon les activités du patient.

ADAMANTINOME (du gr. *adamas*, émail). — Tumeur embryonnaire envahissante et destructive résultant d'une transformation maligne des bourgeons dentaires au niveau du maxillaire inférieur.

ADAPTATION. — V. à ACCLIMATATION et à ŒIL (Structure et conformation de l') : *Réfraction.*

ADAPTATION (Maladies de l'). — V. *Supplément.*

Adaptation (Syndrome général de l'). — V. *Supplément.*

ADDISON (Maladie d'). — V. à SURRÉNALES (Maladie des glandes) : *Maladie d'Addison.*

ADDUCTEURS (du lat. *ad*, vers, et *ducere*, conduire). — Muscles ayant pour fonction de rapprocher certaines parties de l'axe du corps.

Adducteurs de la cuisse. — Muscles profonds de la cuisse au nombre de trois; le *moyen* et le *petit* s'insèrent en haut sur le pubis, le *grand* se détache de la tubérosité iliaque et de la branche ischio-pubienne; tous trois se terminent en bas sur la ligne âpre du fémur. L'insertion fémorale du grand adducteur ménage des orifices qui livrent passage à des vaisseaux; le plus grand (*anneau du 3ᵉ adducteur*) laisse passer les vaisseaux fémoraux. Innervés par le nerf obturateur et le sciatique, les adducteurs portent la cuisse en dedans (adduction) [*fig.* 21].

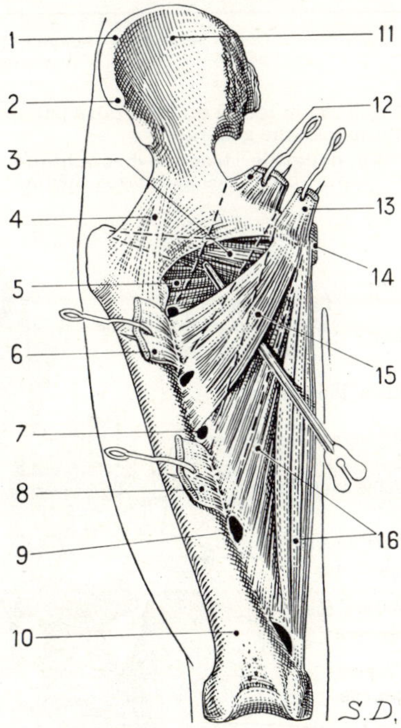

FIG. 21. — Muscles adducteurs de la cuisse. (*D'après Testut, modifié.*)

1. Os coxal; 2. Epine iliaque antéro-supérieure; 3. Obturateur externe; 4. Articulation coxo-fémorale; 5. Portion supérieure du grand adducteur; 6. Insertion fémorale du pectiné; 7. Orifices vasculaires; 8. Insertion fémorale du premier adducteur; 9. Anneau du grand adducteur; 10. Fémur; 11. Fosse iliaque interne; 12. Portion supérieure du pectiné; 13. Portion supérieure du premier (ou moyen) adducteur; 14. Pubis; 15. Deuxième (ou petit) adducteur; 16. Troisième (ou grand) adducteur.

Il existe à la main et au pied de petits *muscles adducteurs du pouce, du petit doigt,* et *du gros orteil.*

ADÉNIE. — V. LYMPHADÉNIE.

ADÉNITE. — Inflammation des ganglions lymphatiques, petites glandes où se réunissent un certain nombre de vaisseaux lymphatiques. Les groupes ganglionnaires les plus importants sont au niveau de l'aisselle, où convergent les lymphatiques du membre supérieur et du sein, au pli de l'aine (lymphatiques du membre inférieur et des organes génitaux externes), au cou, au-dessous du maxillaire inférieur (lymphatiques de la tête).

Adénite aiguë. — CAUSES. Parfois infection directe; en général, cependant, la porte d'entrée de l'infection est à distance et la propagation se fait par les lymphatiques : on trouve alors dans le territoire des lymphatiques, qui dépendent des ganglions atteints, une plaie, souvent une simple écorchure ou une légère excoriation.

Des adénites aiguës peuvent s'observer, en outre, au cours d'une *maladie générale,* d'une fièvre éruptive en particulier (scarlatine, rubéole), ou être en apparence *primitives,* comme dans la mononucléose infectieuse ou adénolymphoïdite aiguë bénigne.

Cette adénite aiguë présente deux stades dans son évolution; d'abord engorgement : le ganglion est gros, ferme, rouge-brun, puis parfois suppuration à l'intérieur et autour des ganglions.

SIGNES. I. *Généraux.* — Douleurs, fièvre, parfois malaise général.

II. *Locaux.* — Au début, un seul ganglion est gros, douloureux, roulant sous le doigt, puis plusieurs (le premier infecté, qui est celui recevant directement les lymphatiques, reste en général plus gros). Si la suppuration se produit, la douleur s'exagère; la peau, jusqu'alors normale, s'œdématie, devient rouge, adhère aux ganglions; peu à peu apparaît la fluctuation; c'est ainsi que se constitue l'*adénophlegmon* circonscrit qui, si l'on n'intervient pas, s'ouvre spontanément. Quelquefois, forme plus grave, dite *diffuse d'emblée;* le pus franchit alors la zone ganglionnaire et fuse à distance.

Parmi les adénites aiguës doivent rentrer les adénites (*bubons*), le plus souvent inguinales, observées au cours de maladies vénériennes : blennorragie, chancre mou, maladie de Nicolas-Favre. Mais, si le bubon blennorragique généralement ne suppure pas, le bubon chancrelleux suppure rapidement et, une fois ouvert, se cicatrise vite si on le soustrait à toute contagion.

TRAITEMENT. Tout d'abord soigner la cause de l'adénite : si l'adénite est purement inflammatoire, teinture d'iode, pansements humides; si l'adénite est suppurée, incision qui, dans les cas d'adéno-phlegmon diffus, doit être large; ouvrir tous les clapiers. Drainer si nécessaire. Dans le cas de phlegmon sous-aponévrotique, se fonder plus sur l'œdème cutané que sur la fluctuation; aux deux stades, employer les antibiotiques généraux. (V. ABCÈS.)

Adénite chronique. — On observe souvent *chez l'enfant* des petits ganglions mobiles au cou ou à la nuque; ils représentent une réaction vis-à-vis d'infections banales (otite, blépharite, conjonctivite, carie dentaire, amygdalite) ou bien s'accompagnent de grosses amygdales ou de végétations adénoïdes.

Ces enfants lymphatiques deviennent parfois des *scrofuleux.*

Chez l'adulte, une pléiade ganglionnaire sans tendance à la suppuration accompagne souvent un chancre syphilitique; à la période secondaire, les ganglions sont généralisés, en particulier à la nuque et à l'épitrochlée. A la période tertiaire, on peut observer des gommes ganglionnaires. V. SYPHILIS.

L'adénopathie chronique d'apparence primitive peut reconnaître plusieurs causes :

La *tuberculose,* surtout dans les ganglions trachéo-bronchiques et dans les ganglions du cou, tendant alors à la suppuration et à la fistulisation (écrouelles). V. COU;

Le *cancer.* Les ganglions sont durs, mobiles et localisés (langue, pharynx; le ganglion sus-claviculaire gauche est fréquent dans le cancer de l'estomac et de l'œsophage).

On pensera éventuellement au *sarcome,* aux *leucoses,* aux *leucémies,* à la *lymphogranulomatose maligne* (maladie de Hodgkin), à la *maladie de Besnier-Boeck-Schaumann.*

TRAITEMENT. Variable suivant la cause. Ablation du foyer infectieux dans le cas d'adénite banale. Si elle est tuberculeuse, traitement général par les antibiotiques antituberculeux, ponction d'antibiotiques, héliothérapie en l'absence de tuberculose pulmonaire. En cas de syphilis, traitement spécifique (v. SYPHILIS). Quant aux autres maladies, chacune doit être traitée de façon particulière.

ADÉNOÏDES (Végétations), ADÉNOÏDITE. — V. NEZ (Maladies du).

ADÉNOÏDISME. — Ensemble des manifestations locales et des troubles généraux que l'on rencontre habituellement chez les sujets porteurs de végétations adénoïdes et qui persistent après l'opération.

L'adénoïdisme pré- et post-adénoïdien et les rhino-bronchites descendantes, qui en sont souvent la conséquence, dépendent de la glossoptose, et ne peuvent guérir définitivement que par la réduction de celle-ci.

ADÉNOLIPOMATOSE SYMÉTRIQUE. — Trouble de la nutrition qui se manifeste par des tuméfactions lipomateuses diffuses localisées le plus souvent au cou, puis aux aisselles, à l'abdomen, aux aines, symétriquement par paires, ou impaires et médianes. Il s'agit seulement, en général, d'une difformité, mais elle peut provoquer des accidents de compression : gêne respiratoire, toux et voix rauque.

CAUSES. Elles sont peu connues : tuberculose, alcoolisme, goutte, syphilis, insuffisance thyroïdienne.

L'ablation chirurgicale des tumeurs peut amener la guérison.

ADÉNOLYMPHOÏDITE AIGUË. — V. MONONUCLÉOSE : *Mononucléose infectieuse.*

ADÉNOME (du gr. *adên,* glande, et *omê,* qui signifie tumeur). — Tumeur bénigne due à la prolifération d'un épithélium glandulaire *normal,* ce qui la distingue des épithéliomas où la prolifération des cellules est *anormale.* Mais un adénome peut dégénérer.

On peut observer ces adénomes au niveau de la peau, dans le parenchyme glandulaire (sein, prostate, pancréas, foie, rein, testicule, ovaire, thyroïde, parathyroïde, surrénale, hypophyse).

ADÉNOPATHIE (du gr. *adên,* glande, et *pathos,* maladie). — Augmentation de volume pathologique des ganglions. Elle peut être satellite d'une lésion locale ou bien faire partie d'une maladie générale.

Adénopathie trachéo-bronchique. — Hypertrophie des ganglions médiastinaux voisins de la trachée et des bronches (*fig.* 23) s'observant surtout chez l'enfant. La radiographie pulmonaire montre souvent des ombres arrondies péri-hilaires qui représentent des ganglions augmentés de volume. Ces ganglions sont fréquents après une inflammation aiguë (bronchite, pneumonie) du poumon.

En outre, toutes les affections chroniques pulmonaires (pneumoconiose,

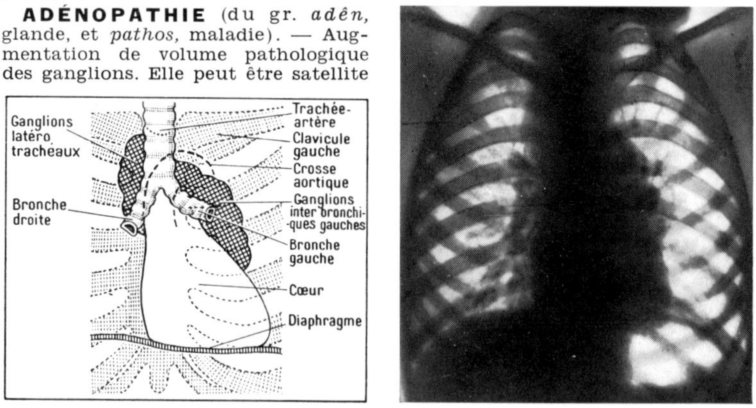

FIG. 22. — Adénopathie trachéo-bronchique.
(*Radiographie d'après Sergent.*)

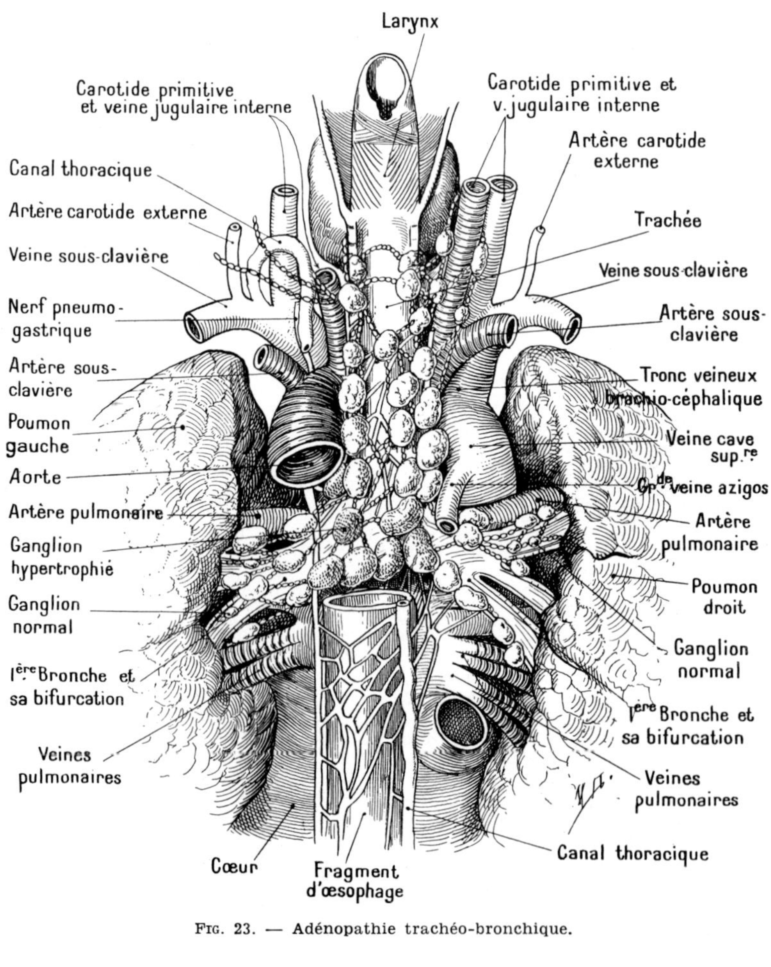

FIG. 23. — Adénopathie trachéo-bronchique.

syphilis, lymphadénome) peuvent donner des ombres trachéo-bronchiques. L'une des causes les plus fréquentes de l'adénopathie trachéo-bronchique est la tuberculose (surtout les primo-infections).

L'augmentation de volume des ganglions provoque la compression des organes voisins : tissus pulmonaires, canaux bronchiques, vaisseaux sanguins, nerfs.

Les adénopathies superficielles sont généralement découvertes au hasard d'un examen. L'adénopathie trachéo-bronchique, en revanche, est révélée par la radiographie (*fig.* 22).

ÉVOLUTION. Courte dans les cas aigus, elle suit la marche de la maladie causale dans les affections chroniques.

ADÉNO-PHLEGMON (du gr. *adên,* glande, et *phlegô,* je brûle). — Abcès ganglionnaire s'étendant au tissu cellulaire voisin. Superficiel ou profond, ordinairement circonscrit et alors rapidement curable, mais pouvant être diffus comme complication des affections infectieuses, notamment de la scarlatine, ou des piqûres avec des instruments sales.

ADÉNO-SARCOME. — Prolifération à la fois de l'épithélium de la glande (V. ADÉNOME) et du tissu conjonctif évoluant suivant le type embryonnaire. V. SARCOME.

ADHÉRENCE (du lat. *adhaerere,* être attaché). — Union d'organes ou de parties d'organes qui normalement doivent rester indépendants. Les adhérences peuvent être congénitales (prépuce et gland) ; succéder à une inflammation (symphyse pleurale), à une brûlure, à un processus cancéreux et surtout à une intervention. Ce sont ces dernières qui, lorsqu'elles sont péritonéales, peuvent donner des troubles (occlusion) et doivent être levées chirurgicalement.

ADIADOCOCINÉSIE (du gr. *a* priv., *diadokos,* successif, et *kinesis,* mouvement). — Diminution de la faculté d'exécuter rapidement des mouvements volontaires successifs. V. à CERVELET (Maladies du).

ADIE (Syndrome d'). — Immobilité de la pupille (*pupille tonique*) ; habituellement, d'un seul côté.

La pupille malade paraît plus dilatée que la saine; elle ne réagit pas à la lumière, mais réagit nettement à la convergence. Elle se dilate ou se contracte sous l'influence des collyres à l'atropine ou à l'ésérine.

Parfois, on constate en même temps une abolition des réflexes tendineux.

Il importe de bien distinguer ce syndrome du signe d'Argyll-Robertson.

CAUSES. Obscures : encéphalite épidémique, infection à virus neurotrope, traumatisme crânien, alcoolisme chronique, hérédo-syphilis, syphilis ancienne inactive.

TRAITEMENT. Si la mydriase est gênante, instillations de collyre à la pilocarpine au 1/100.

ADIPEUX (Tissu) [du lat. *adeps,* graisse]. — Le tissu adipeux est formé de cellules qui contiennent des gouttelettes de graisse; celle-ci peut être résorbée à peu près complètement, sans que la cellule cesse d'exister (elle se plisse seulement quelquefois). Le tissu adipeux se trouve surtout sous la peau et au pourtour des organes; il représente en moyenne un vingtième du poids du corps.

ADIPOSE DOULOUREUSE ou MALADIE DE DERCUM. — Affection rare et exclusive à la femme (40 à 60 ans), caractérisée par une obésité générale très développée, mais respectant les extrémités, avec crises douloureuses au niveau des masses graisseuses, une grande faiblesse, des douleurs de tête, du délire et des hallucinations.

ADIPSIE (du gr. *a* priv., et *dipsa,* soif). — Diminution ou manque complet de soif.

ADJUVANT. — Médicament destiné à accroître l'action d'un autre : lactose avec lait, sirop de tolu associé à du sirop de térébenthine.

ADOLESCENCE (du lat. *adolescere,* grandir). — Période de la vie qui s'étend de la puberté à l'âge où la croissance est à peu près terminée. Elle commence un peu plus tôt chez la femme (12 à 13 ans) que chez l'homme (14 à 15 ans) ; elle se termine aussi chez elle de 19 à 20 ans, au lieu de 21 à 22.

Cette période est marquée, en dehors des manifestations de la puberté, par une croissance souvent très rapide et qui peut fatiguer les jeunes gens si l'on exagère soit le travail physique (abus des sports), soit le travail intellectuel. Une nourriture reconstituante est alors particulièrement nécessaire. V. aussi à CROISSANCE et PUBERTÉ.

ADONIS. — Renonculacée comparable aux anémones. Plusieurs espèces (*A. aestivalis, A. automnalis, A. anomala*) ont des propriétés vésicantes.

L'espèce officinale est *A. vernalis,* qui contient divers glucosides, ayant des propriétés sédatives, diurétiques et toni-cardiaques se rapprochant de celles de l'ouabaïne.

ADOUCISSANT. — Médicament calmant les tissus irrités (lait, huile).

ADRÉNALINE. — Hormone de la partie médullaire de la glande surrénale. Elle produit les mêmes phénomènes que l'excitation du sympathique : c'est un sympathomimétique parfait. Tonique cardiaque brutal, vasoconstricteur intense, hypertenseur et bronchodilatateur très rapide, elle est très active, mais très vite détruite dans l'organisme par des enzymes spécifiques.

Son action est indéfiniment renouvelable et inversée par certains médicaments (yohimbine).

Elle est sécrétée non seulement par la médullo-surrénale, mais aussi par tous les organes sympathiques.

On la prépare synthétiquement, mais, en dépit de son importance physiologique, c'est un médicament peu employé.

L'effet vasoconstricteur est utilisé contre les hémorragies nasales et pharyngées, les hémorroïdes qui saignent. L'effet bronchique est employé dans l'asthme en association avec l'extrait de posthypophyse.

Enfin, on l'utilise comme dernier recours dans les syncopes de l'anesthésie et les crises nitritoïdes, par voie intraveineuse et même intracardiaque.

Elle est contre-indiquée par voie sous-cutanée et intramusculaire, et dans l'anesthésie au chloroforme.

ADULTE (du lat. *adultus,* formé). — Période de la vie qui s'étend de l'adolescence (20 à 22 ans) à la vieillesse. Le développement est complet : c'est la *phase d'état,* de maturité, où l'individu a, en général, le maximum de ses facultés.

ADYNAMIE (du gr. *a* priv., et *dunamis,* force). — Prostration complète, physique et morale. La fièvre typhoïde est le type des maladies adynamiques.

ÆGAGROPILE ou EGAGROPILE (du gr. *aigagros,* chèvre sauvage, et *pilos,* laine foulée). — Tumeur formée de poils et de débris végétaux, qu'on trouve parfois dans l'estomac des ruminants, et plus rarement dans celui de l'homme.

AÉRATION. — V. CHAUFFAGE, HABITATION, HYGIÈNE.

AÉRIUM. — Etablissement de cure affecté aux enfants qui sont exposés à la tuberculose, mais qui, ayant une cuti négative, ne relèvent pas du préventorium.

Il s'agit d'enfants relevant d'une affection médicale ou chirurgicale entraînant une longue convalescence, d'enfants dont l'état général est atteint ou qui doivent être soustraits à la contamination et séparés du milieu familial.

AÉROBIE (du gr. *aêr,* air, et *bios,* vie). — Nom donné par Pasteur aux microbes ne pouvant vivre qu'au contact de l'air, l'oxygène étant nécessaire à leur existence.

AÉRO-IONISATION. — Méthode de traitement par les ions électriques de l'air, utilisée dans les maladies nerveuses (névrose, migraines) et en dermatologie (troubles trophiques, sensitifs).

On préconise les ions négatifs seulement, par courant de haute tension, dans l'asthme, l'hypertension, l'insomnie, et en endocrinologie.

AÉRONAUTIQUE (Médecine). — Science moderne due aux exigences de la technique aéronautique, d'une part sur l'organisme des pilotes et des passagers, d'autre part sur la mise au point des œuvres, matériaux et appareillages.

L'*individu* doit être adapté aux efforts sollicités par le vol, variables selon la vitesse et l'altitude. La diminution de pression atmosphérique (de l'ordre de 50 p. 100 à 5 000 mètres) se répercute sur la tension pulmonaire en oxygène (de l'ordre de 21 p. 100). L'abaissement de la température est considérable. D'où effort d'adaptation et mise au point d'un groupe de dispositifs parfaitement réglés. L'hyperventilation pulmonaire, le chauffage, la psychotechnique permettent de préserver l'aviateur contre les troubles, dénommés *mal des montagnes* ou *mal des aviateurs* (v. ces mots).

Ces *troubles* sont : l'essoufflement, les palpitations avec tachycardie, des nausées, les céphalées, un état de dépression pouvant atteindre la torpeur, la surdité, la cécité, et, à grande altitude, la syncope, parfois suivie de mort.

Outre la vitesse et l'altitude, les causes

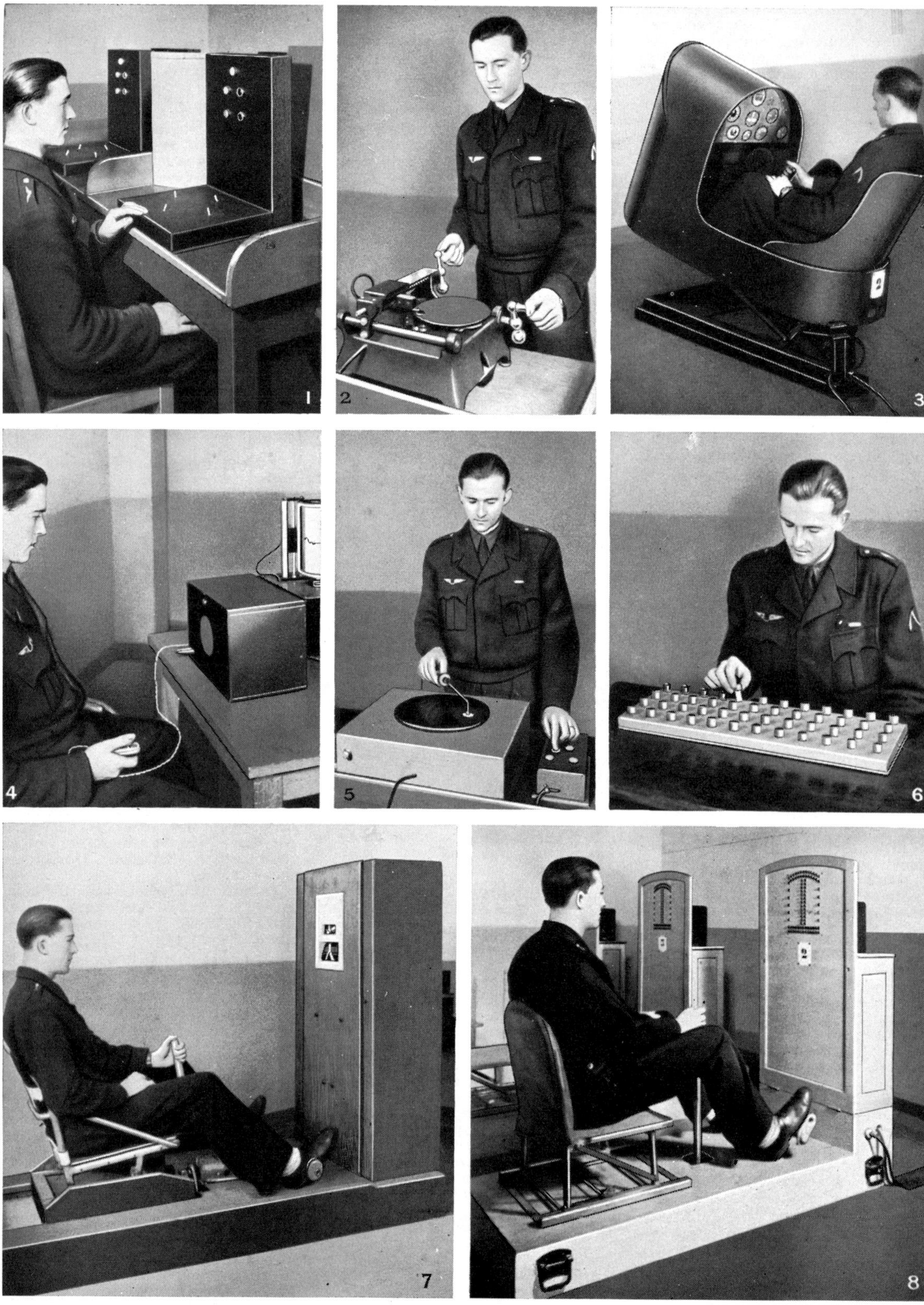

Médecine aéronautique.

Tests du service de sélection et d'orientation du personnel de l'Armée de l'air. 1. Temps de réaction avec discrimination; 2. Coordination bi-manuelle; 3. Commande du palonnier; 4. Temps de réaction avec inscription (appareil Simonnet-Blanchard); 5. Poursuite circulaire avec attention diffusée; 6. Dextérité des doigts; 7. Coordination des mouvements de pilotage sur appareil du médecin-colonel Placidi; 8. Coordination complexe. (*Phot. Larousse.*)

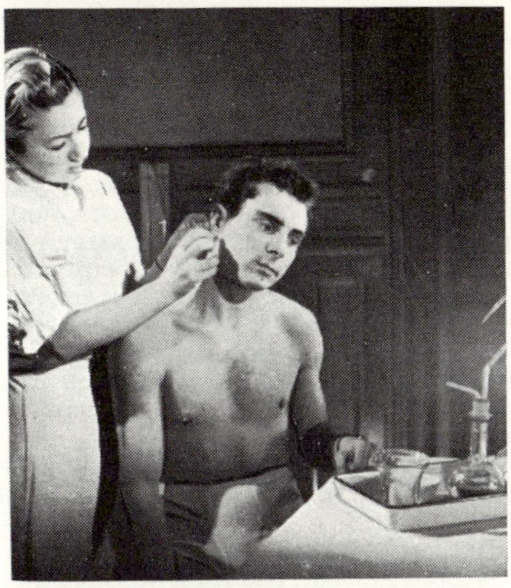

Prise de sang pour la mesure du temps de saignement.

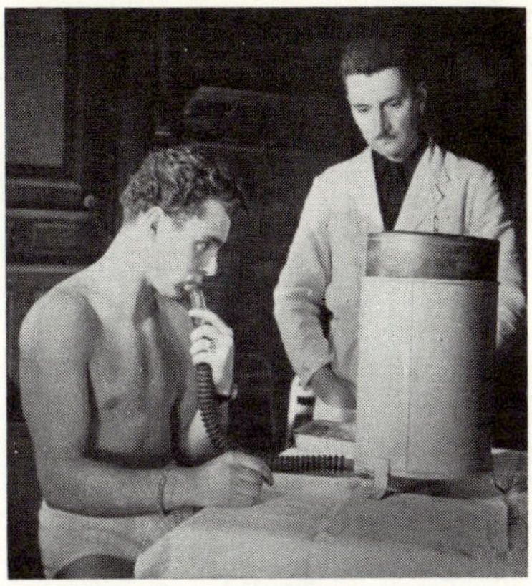

Mesure de la capacité des poumons au spiromètre.

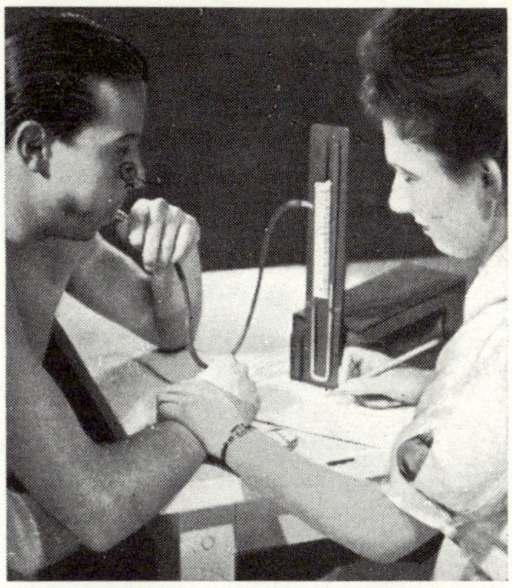

Recherche de la résistance cardiaque à l'effort. (Test des 40 mm de mercure.)

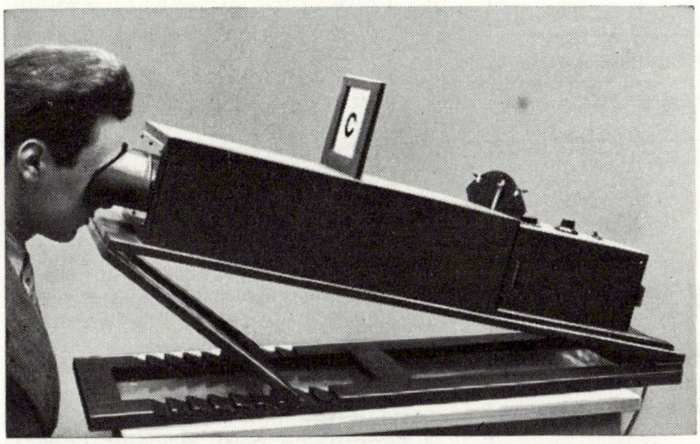

Mesure de la vision nocturne au moyen de l'adaptomètre de Wilson.

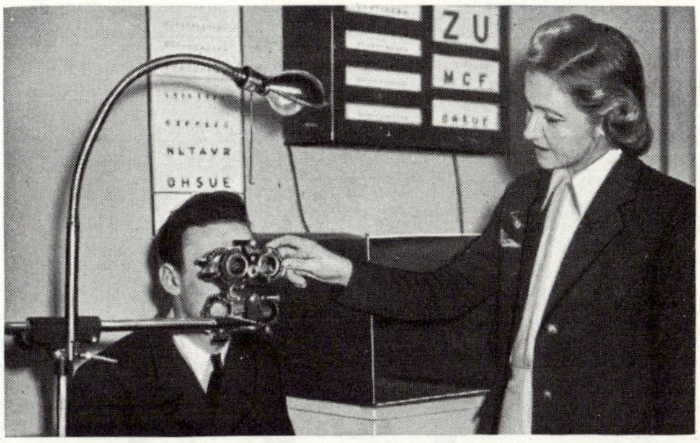

Recherche des déséquilibres oculo-moteurs (hétérophories) à l'aide du phoromètre.

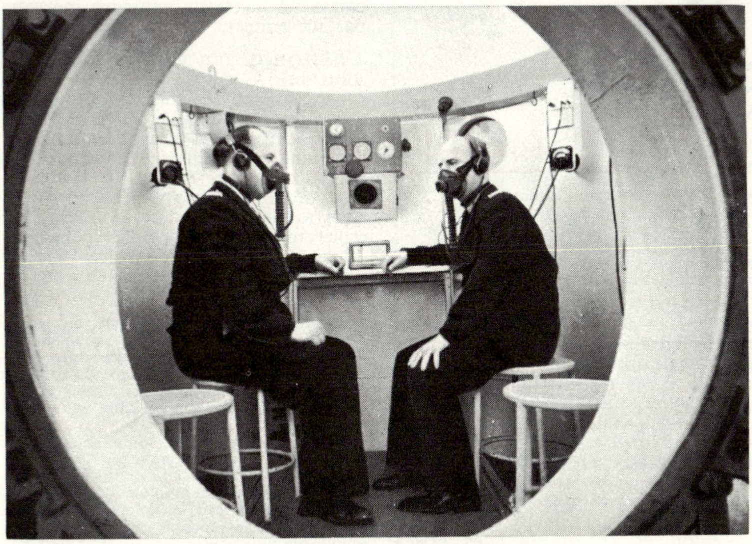

Epreuve de tolérance à l'altitude subie en caisson pneumatique à dépression atmosphérique et à abaissement de température.

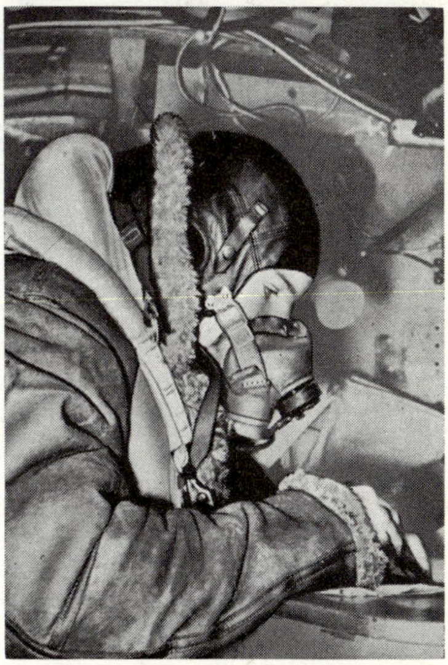

Appareil inhalateur d'oxygène pour les hautes altitudes.

(Phot. Larousse et Service cinématographique de l'Air.)

Médecine aéronautique.

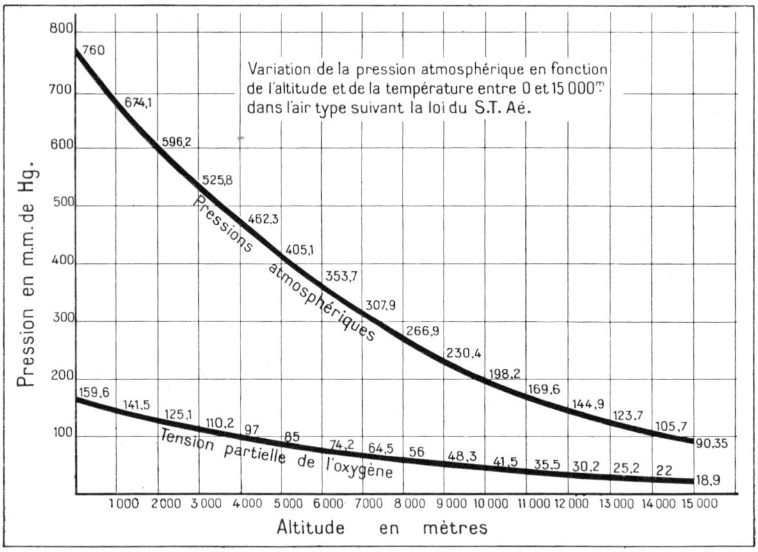

FIG. 24. — Variation de la pression atmosphérique en fonction de l'altitude et de la température.

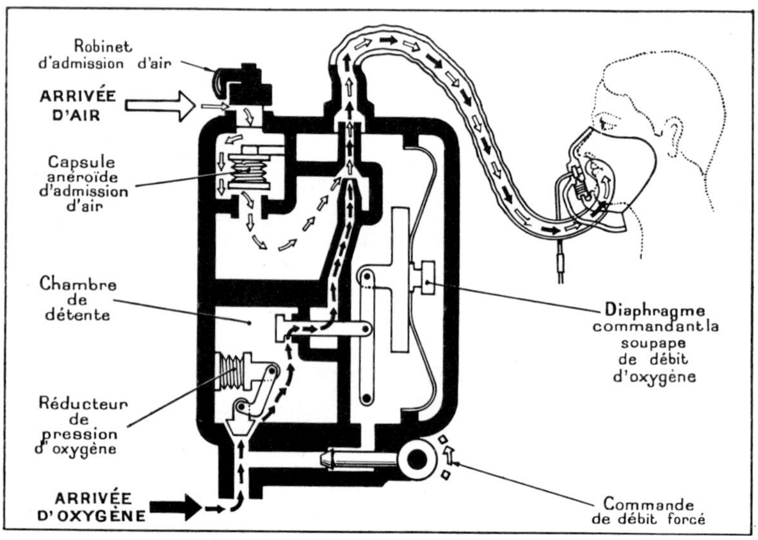

FIG. 25. — Schéma d'appareil inhalateur d'oxygène pour aviateurs.

essentielles de ces troubles sont l'accélération ou le ralentissement, le changement brutal, même minime, d'altitude, enfin les rotations.

Le virage serré, bloquant le sang dans les carotides, peut provoquer l'anémie cérébrale et la cécité par le « voile noir » au niveau de la rétine.

La *sélection* du personnel navigant s'explique donc par l'exigence des aptitudes professionnelles : sélection médicale en vue d'évincer les sujets tarés, les déficients organiques; sélection psycho-physiologique en vue de rechercher les aptitudes favorables à la spécialité postulée par le candidat (pilote, observateur, photographe) ; la sélection morale (hôtesse) [tabl. II et III]).

Le *matériel* doit être constamment en état et parfaitement réglé : altimètre, appareil inhalateur d'oxygène, trousse de secours.

Les *liaisons internationales* posent enfin des problèmes d'hygiène, en raison du risque de transmission des maladies (diffusion de la peste, du choléra, du typhus, de la fièvre jaune, etc.). D'où la nécessité de vaccination préventive et de « démoustication », ensemble de précautions prévues par des conventions internationales.

AÉROPHAGIE (du gr. *aêr,* air, et *phagein,* manger). — Déglutition inconsciente et involontaire de l'air, qui s'accumule dans l'estomac. Le malade a des déglutitions bruyantes en série et une sécrétion salivaire exagérée : il avale à la fois l'air et sa salive. Quelques heures plus tard, il a une sensation pénible de distension de l'estomac, que soulage l'émission de gaz par *éructations;* une partie de l'air peut traverser le pylore, arriver au côlon et déterminer des crises douloureuses courtes aux angles coliques (*aérocolie*).

La *radioscopie* de l'estomac montre une poche à air augmentée de volume; la grosse tubérosité remonte parfois au-dessus de la pointe du cœur.

Cette forme n'est pas grave, mais elle peut devenir à la longue une habitude, un tic.

Plus sérieuses sont les formes qui évoluent par crises prolongées en distendant l'estomac; le malade accuse souvent une *dyspnée* et des *crises angineuses* par refoulement des poumons et du cœur. Un spasme du pylore peut accompagner l'aérophagie chez les nerveux. Parfois les éructations font défaut, les gaz dilatent l'estomac à l'extrême, entraînant une douleur vive, une oppression et une angoisse précordiale très accentuée (aérophagie bloquée).

CAUSES. Il s'agit le plus souvent de malades nerveux, souvent de grands fumeurs qui avalent de l'air en avalant leur salive. Dans certains cas, l'aérophagie est fonction de spasmes du pylore ou de troubles organiques : cholécystite, ulcère, gastrite.

TRAITEMENT. De la cause, et symptomatique : charbon. Manger lentement; supprimer le pain frais et la mie. Boire entre les repas en s'aidant d'une pipette de verre ou d'une paille. Sieste allongée après les repas avec poche de caoutchouc ou compresses chaudes sur l'estomac pendant la digestion. A la fin du repas, infusion de badiane sucrée.

Gymnastique respiratoire le matin à jeun et avant chaque repas; augmenter progressivement le nombre des séances. En cas d'aérophagie bloquée, le malade sera soulagé par la position ventrale qui dégage l'œsophage comprimé par le foie, ou mieux par la position génupectorale, la tête rejetée en arrière. Dans les cas extrêmes, sonde anti-aérophagique munie d'une poire aspiratrice.

L'aérophagie peut survenir chez le nourrisson. V. VOMISSEMENT : *Vomissements habituels.*

AÉROPHOBIE (du gr. *aêr,* air, et *phobos,* peur). — Sensation pénible causée à certains malades nerveux par un courant d'air sur la peau.

AÉROSOL (du gr. *aêr,* air, et *sol,* solution). — On désigne sous ce nom toute substance solide ou liquide, qui, dispersée dans l'air, y est extrêmement divisée et y acquiert momentanément une vitesse très grande. Ces particules, grâce à leur friction violente dans l'atmosphère, se chargent électriquement et sont animées d'un mouvement brownien; elles pénètrent dans les voies respiratoires et s'y fixent après avoir perdu leur charge électrique.

La solution employée doit être pulvérisée, c'est-à-dire divisée en fines gouttelettes, grâce à l'action d'un courant d'air comprimé sur une colonne liquide. La division et le nombre des gouttes sont fonction de divers facteurs, tels la pression et le débit de l'air comprimé.

Les gouttelettes trop volumineuses doivent être captées, sinon elles pourraient provoquer des réactions d'intolérance : toux, oppression. On emploie à cet effet des appareils consistant en une série d'obstacles disposés en chicane (*fig.* 26). On peut remplacer l'air comprimé comme agent nébulisateur par de l'oxygène comprimé dans des tubes à haute pression; on combine ainsi l'oxygénothérapie avec les micro-brouillards thérapeutiques.

Les aérosols médicamenteux peuvent exercer une *action générale,* car si l'on respire un certain temps un aérosol vrai thérapeutique, on retrouve rapidement la

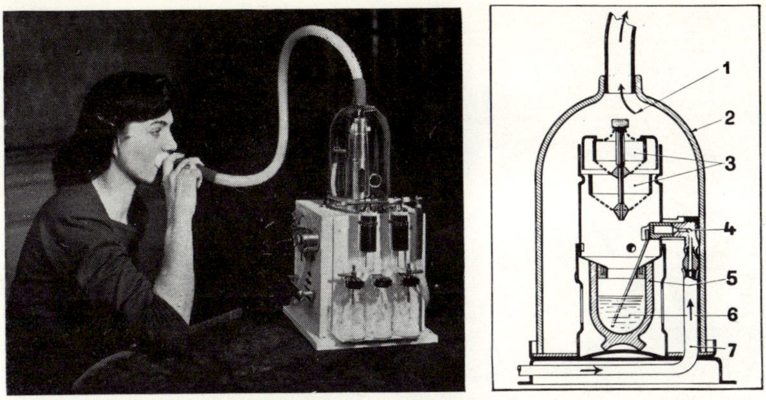

FIG. 26. — Séance d'aérosolthérapie.

A droite, coupe de l'aéroliseur : 1. Passage des aérosols dans le tuyau inhalateur; 2. Cloche de détente; 3. Filtre; 4. Gicleur; 5. Godet à solution; 6. Solution; 7. Arrivée d'air comprimé.

(*Cl. Cie Gle des Aérosols.*)

substance dans le sang; l'action variera naturellement suivant le corps employé : vaso-constrictrice ou dilatatrice, tonicardiaque, diurétique.

Localement, son action s'exerce sur le parenchyme pulmonaire, soit comme pneumo-constricteur (pilocarpine, choline), soit comme dilatateur (adrénaline, éphédrine, benzédrine, adrianol).

On peut utiliser l'action générale des aérosols chez les cardiaques, les asthéniques hypotendus, les agités ou les déprimés, soit par inhalation par masque individuel, soit par séjour prolongé en chambre de brouillard.

L'action locale pneumodilatatrice est employée dans le stade postopératoire pour empêcher l'atélectasie pulmonaire, et surtout dans le traitement de l'asthme. Parmi les substances médicamenteuses utilisées comme aérosols, on emploie surtout l'ouabaïne chez les insuffisants cardiaques, l'alcoolature de pin sylvestre, la théophylline chez les asthmatiques, le chlorhydrate de benzylimidazoline dans les acrocyanoses, livedo, maladie de Raynaud, l'ichtyol dans les expectorations broncho-pulmonaires chroniques, la pénicilline, les autres antibiotiques et les antiseptiques pulmonaires dans les abcès du poumon, la dilatation des bronches, les bronchopneumopathies chroniques.

AÉROTHÉRAPIE (du gr. *aêr,* air, et *therapeia,* traitement). — V. à BAIN : *Bain d'air.*

AÉROTHERMOTHÉRAPIE (du gr. *aêr,* air, *thermê,* chaleur, et *therapeia,* traitement). — Traitement par l'air chaud.

ÆTHUSE (*Æthusa cinapium*). — Petite ciguë. V. CIGUË.

AFFECTION (du lat. *afficere,* affaiblir). — Synonyme de *maladie.* Certains médecins font une distinction entre *maladie* et *affection ;* la *maladie* serait un état général dont l'*affection* serait une localisation. (Ex. : La *tuberculose* est une maladie, la *tuberculose pulmonaire* est une affection.)

AFFÉRENT (Vaisseau) [du lat. *afferre,* apporter]. — Vaisseau lymphatique apportant la lymphe à un ganglion. V. LYMPHATIQUE.

AFFINITÉ MORBIDE (du lat. *affinis,* voisin). — Maladies pouvant coexister ou se succéder, l'une rendant plus facile l'invasion de l'autre : la rougeole facilite la tuberculose; le cancer se développe volontiers sur des lésions syphilitiques ou tuberculeuses.

AFFRONTEMENT. — Rapprochement des lèvres d'une plaie, de façon que les tissus coupés soient sur le prolongement les uns des autres. La suture qui pénètre profondément peut seule donner ce résultat.

AFFUSION (du lat. *affundere,* verser sur). — Procédé hydrothérapique qui consiste à verser, avec un récipient à large ouverture, ou en exprimant une grosse éponge, de l'eau froide ou chaude sur une partie du corps ou sur le corps tout entier d'un malade placé nu, debout ou assis, dans une baignoire.

Affusions froides. — DISPOSITIF. Mettre ou non les pieds dans un vase rempli d'eau chaude. Faire suivre l'affusion d'un essuyage énergique, de friction au gant de crin ou à l'alcool camphré, puis transporter le malade au lit et l'envelopper dans une couverture de laine, ou habillement rapide et exercice en plein air.

MODE D'ACTION. Effet *stimulant* (eau à 12°, durée 1 à 3 minutes) ; — effet *sédatif* (eau 14° à 16°, durée 10 à 15 minutes) ; — effet *mixte* (eau 14° ou 16°, durée 5 minutes).

INDICATIONS. Fièvres typhoïde, intermittente (v. PALUDISME), éruptives, notamment scarlatine; névrose; congestion.

Affusions chaudes. — 1° *Sédatives,* de 25° à 30°; 2° *stimulantes,* au-dessus de 30°.

INDICATIONS. Mêmes maladies que pour les affusions froides.

AGACEMENT DES DENTS. — Sensation d'irritation des dents produite par la mastication de fruits acides (groseille, grenade, pomme verte), de légumes acides (oseille). Elle peut succéder aussi à des vomissements acides, notamment au cours de la grossesse.

TRAITEMENT. Gargarisme avec de l'eau de Vals ou de l'eau bicarbonatée.

AGALACTIE (du gr. *a* priv., et *gala,* lait). — Absence de lait dans les seins, chez une accouchée.

AGAR-AGAR. — Ce terme comprend plusieurs algues floridées des mers asiatiques (*Cellidum, Euchema, Gracilaria*), donnant avec l'eau une gelée incolore, insipide et inodore, la *gélose.*

Purgatif à la dose de 5 à 10 g par jour; on peut lui associer de l'extrait de malt ou du cascara.

ÂGE. — La vie humaine a été divisée en trois périodes correspondant à son évolution : croissance, état, déclin.

La première, la *jeunesse,* comprend elle-même la *première enfance* jusqu'à la deuxième dentition, où commence la *seconde enfance,* qui se termine à 12 ou 14 ans, époque de la puberté; alors débute l'*adolescence,* qui s'étend jusqu'à 20 ou 22 ans.

La deuxième, l'*âge adulte,* s'étend de 22 à un âge très variable selon les individus (50, 60, 70 ans) et aboutit à la troisième, la *vieillesse.*

Pendant la première enfance, les maladies les plus à craindre sont celles dépendant de l'alimentation et du froid; pendant la seconde enfance, ce sont les affections épidémiques : rougeole, scarlatine, variole, coqueluche; enfin, durant l'adolescence, la fièvre typhoïde, et les troubles consécutifs à la puberté.

Le vieillard subit des atrophies organiques (cataracte, surdité, hémorragie et ramollissement cérébral, emphysème pulmonaire).

La dose de médicament doit être proportionnée à l'âge : certains médicaments ne doivent jamais être donnés aux enfants (purgatifs drastiques, sirop de belladone). De nombreux rapports existent entre les deux phases opposées de la vie, enfance et vieillesse, notamment au point de vue de la nécessité d'alimenter les malades, la diète étant alors particulièrement affaiblissante.

Âge critique. — V. à RÈGLES : *Ménopause.*

Âge mental. — Conjointement à l'*âge chronologique,* qui se mesure en années à partir de la naissance, il est possible d'attribuer un *âge mental* à l'enfant en fonction de sa réussite dans un test d'intelligence déterminé. Cet âge représente le niveau de développement intellectuel atteint par l'enfant. L'âge mental d'un enfant normal équivaut à son âge chronologique, et cela signifie qu'il réussit les mêmes épreuves que la plupart des enfants de son âge réel.

AGÉNÉSIE (du gr. *a* priv., et *genesis,* génération). — Impossibilité d'engendrer ou arrêt partiel de développement.

AGGLUTINATIF (du lat. *agglutinare,* coller). — Substance employée : 1° pour rapprocher les bords d'une plaie; 2° pour maintenir fixe un emplâtre ou un pansement; 3° pour préserver du frottement des draps une partie de la peau excoriée, à la fois par une mauvaise circulation et par une compression trop prolongée due au séjour au lit. Les agglutinatifs les plus usités sont : le *diachylon* ou *sparadrap,* la *baudruche gommée,* le *collodion.*

AGGLUTINATION. — **Agglutination microbienne.** — Agglomération en quelques amas assez volumineux (*fig.* 28) des microbes qui, normalement, étaient isolés et mobiles (*fig.* 27), sous l'action d'agglutinines existant : 1° avec le sérum d'un animal immunisé par vaccination contre ledit microbe (pneumocoque cholérique) ; 2° avec le sérum d'un malade

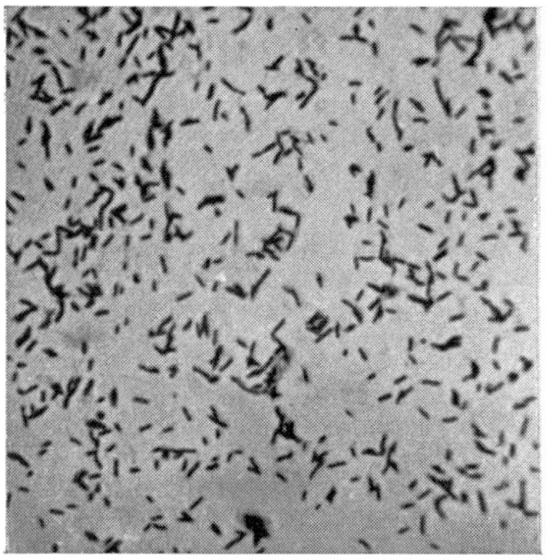

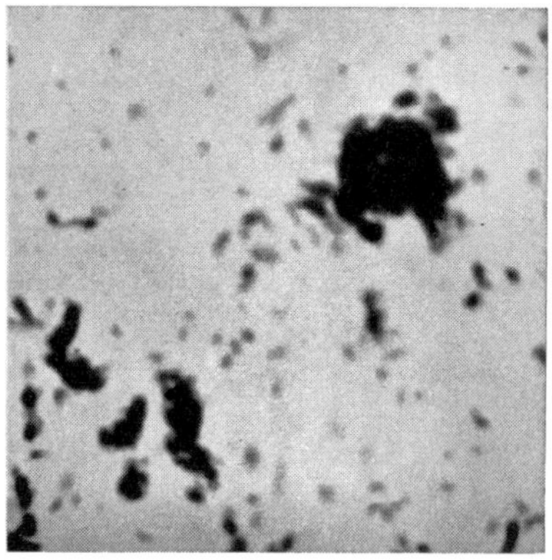

Agglutination microbienne.

FIG. 27. — Bacilles d'Eberth uniformément répartis dans le champ du microscope (gr. 1050).

FIG. 28. — Les mêmes bacilles d'Eberth agglutinés par un sérum de malade atteint de typhoïde (gr. 1050).

atteint de la maladie produite par ce microbe (réaction de Widal pour la fièvre typhoïde).

Ce phénomène existe aussi avec les spores de certains champignons, le sporotrichum par exemple (*sporo-agglutination*). On mélange une goutte du sérum du malade soupçonné de mycose avec XXX, L ou C gouttes d'une émulsion de spores du champignon; au bout d'une heure, les spores s'immobilisent et s'agglutinent (mycose).

Agglutination sanguine. — Les globules rouges d'une espèce animale peuvent être agglutinés par le sérum de certains individus de même espèce (*iso-agglutinines*). Dans des cas rares, on a noté une *auto-agglutination* du sang recueilli en dehors des vaisseaux.

L'*iso-agglutination* constitue un phénomène d'une importance capitale, car elle est à la base de la détermination des *groupes sanguins*, qui joue un rôle essentiel dans la *transfusion* du sang. V. TRANSFUSION.

AGGLUTININES. — Anticorps spécifiques se formant dans le sang d'un animal infecté par un microbe donné, le choléra par exemple, et ayant la propriété d'immobiliser, en les groupant en amas, les microbes contenus dans un bouillon de culture. Chaque microbe entraîne la formation d'une agglutinine spécifique; ceci a été démontré pour le bacille d'Eberth, et c'est sur la présence d'une agglutinine dans le sang des typhiques qu'est fondée la méthode du séro-diagnostic de Widal. Les hématies peuvent également produire des agglutinines. Il existe dans le sérum sanguin des agglutinines actives sur l'agglutinogène correspondant de certains globules rouges. V. AGGLUTINATION : *Agglutination sanguine*.

Agglutinines froides. — V. *Suppl.*

AGGLUTINOGÈNE. — Substance portée par la paroi des globules rouges. C'est l'agglutinogène qui, en face de certaines agglutinines, provoque l'agglutination sanguine. Voir AGGLUTINATION : *Agglutination sanguine*.

AGITATION. — Etat dans lequel les malades effectuent des mouvements continuels et désordonnés. L'absorption d'une boisson calmante (tilleul), l'ouverture ou tout au moins l'entrebâillement de la fenêtre, la réalisation de l'obscurité absolue et l'allégement des couvertures calmeront l'agitation (V. SOMMEIL). Pour les malades plus gravement atteints, les médicaments calmants seront nécessaires; éventuellement camisole de force dans le *delirium tremens*.

AGITÉS. — Nom donné aux fous qui, par la rapidité et la continuité d'actes violents, peuvent être dangereux. V. DELIRIUM, MANIE, FOLIE.

AGNOSIE (du gr. *a* priv., et *gnosis*, connaissance). — Ensemble des troubles dans la compréhension de la nature des choses, de la signification des objets, sans atteinte des voies sensorielles, sans trouble de la perception simple. Les malades voient et perçoivent les éléments du monde extérieur, mais ils ne les reconnaissent plus, ils sont incapables d'en saisir et d'en indiquer la destination, l'usage, l'utilité.

Lorsque l'agnosie porte sur la vision, on dit qu'il y a *agnosie visuelle* : le malade peut perdre la faculté de retrouver son chemin, de s'orienter dans sa propre maison.

Si l'agnosie porte sur l'audition, il y a *surdité psychique*.

L'*agnosie tactile* constitue la *stéréoagnosie*.

Dans le demi-sommeil, le trouble profond porte le nom de *syndrome d'Elpénor*.

Enfin, la combinaison des agnosies partielles aboutit à l'*agnosie générale*, où le malade semble avoir oublié l'usage des objets usuels et s'en sert à contresens. V. APRAXIE.

AGONIE (du gr. *agôn*, combat). — L'agonie est la lutte terminale contre la mort. L'intelligence et le sentiment persistent dans certains cas jusqu'à la cessation de la vie; mais, le plus souvent, la fixité du regard, l'absence d'expression des traits, le râle bruyant qui rend toute parole impossible, la petitesse et l'intermittence du pouls semblent attester que les fonctions végétatives subsistent seules. Puis, peu à peu, les lèvres pâlissent, le refroidissement du nez, des pieds et des mains s'étend au reste du corps et, progressivement, le sentiment et le mouvement cessent. Dans l'agonie des maladies fébriles, la température de l'aisselle reste toujours très élevée, et, dans certains cas, peu après la mort, elle s'élève même de 1°.

L'agonie est souvent longue dans certaines maladies du cœur et du poumon. Il peut même se produire, dans l'insuffisance aortique, une sorte d'arrêt de la vie, le pouls devenant très rare et presque insensible; puis, peu à peu, les battements reprennent et le malade sort de cette torpeur pour vivre encore quelques heures, parfois quelques jours.

CONDUITE A TENIR PAR LES ASSISTANTS. Ne pas oublier que, malgré toutes les apparences, l'agonisant est en état d'entendre parfaitement ce qu'on dit autour de lui; si le goût, l'odorat et la vue se sont affaiblis, il conserve souvent jusqu'à la fin une grande acuité de l'ouïe. Ne prononcer donc aucune parole imprudente, mais, s'il semble entendre, le réconforter par des encouragements. Ne pas trop le couvrir de couvertures s'il est en sueur, mais éviter, d'autre part, qu'il ait froid. Essuyer les lèvres avec un linge trempé dans un liquide frais et débarrasser la bouche des glaires qui gênent la respiration. Avoir soin de ne donner à boire que par cuillerée, car le liquide peut tomber dans le larynx et étouffer le malade.

Si l'on peut espérer un retour à la vie, essayer des révulsifs (sinapismes sur les jambes, frictions d'alcool). Mais, si le médecin a reconnu que tout espoir a disparu, ne pas persécuter le mourant par des médications intempestives. (Voir à MORT pour les signes de la fin de l'existence.)

AGORAPHOBIE (du gr. *agora*, place, et *phobos*, peur). — Angoisse qui étreint certains nerveux (V. OBSESSION) lorsqu'ils se trouvent sur une place ou dans un endroit non circonscrit par des maisons ou même simplement un *endroit découvert*. Certains agoraphobiques ne peuvent pas traverser une rue.

AGRAFES. — On utilise en chirurgie des agrafes métalliques pour réunir les plaies. La forme la plus classique est l'agrafe de Michel

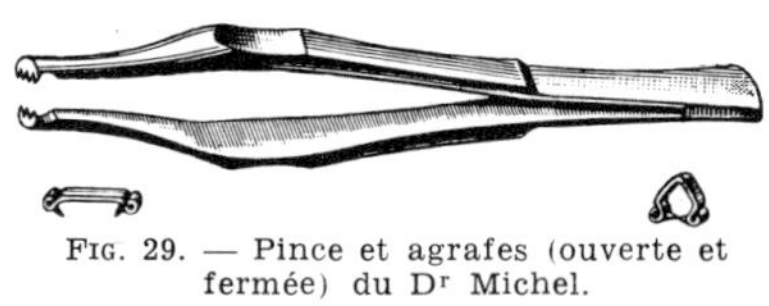

FIG. 29. — Pince et agrafes (ouverte et fermée) du Dr Michel.

(*fig.* 29). Leur application n'est pas douloureuse; on les utilise sans endormir les malades. La cicatrice est très minime.

AGRANULOCYTOSE. — Affection grave décrite chez la femme par Schultze en 1922.

SIGNES. Début fébrile, angine, pouls rapide, asthénie, oligurie, albuminurie, dyspnée, torpeur, vomissements, *diarrhée;* éruptions diverses. *Angine ulcéro-gangréneuse* ou ulcérations diphtéroïdes et gangréneuses sur le pharynx, la bouche, l'anus. Ictère sans décoloration des matières.

L'examen du sang montre une *leucopénie* (500 leucocytes par mm^3), et surtout une *disparition presque complète des leucocytes granuleux*, avec persistance des mononucléaires.

Evolution fréquente vers la mort en cinq à douze jours.

S'observe surtout chez la femme, entre vingt-cinq et trente-cinq ans.

CAUSE. Obscure : insuffisance de fonctionnement de la moelle osseuse.

Syndromes agranulocytaires. — Depuis que Schultze a décrit cette affection, on a observé de nombreux cas de syndromes voisins, ne survenant pas exclusivement chez la femme. Il semble que des causes multiples, infectieuses ou toxiques, sidèrent la moelle osseuse, rendue incapable de créer des leucocytes granuleux. Actuellement, on a reconnu le rôle de certains médicaments (pyramidon, chloramphénicol, etc.).

Ce syndrome a été aussi observé à la période terminale des *anémies graves,* de la leucémie aiguë, de la granulomatose maligne.

Ces formes secondaires n'ont pas la même gravité que la forme primitive de Schultze. Quoique grave, ce syndrome peut se terminer par la guérison; les accidents infectieux et buccopharyngés régressent et le nombre des leucocytes augmente rapidement. Mais les récidives ne sont pas rares.

TRAITEMENT. Médication visant à stimuler l'hémopoïèse. Transfusion sanguine tous les 3 à 5 jours. Radiothérapie de la moelle osseuse sur les épiphyses (genoux, épaules) et au sternum. Injection d'extrait hépatique, de vitamines B_2 et B_{12}; injection d'acide nucléique, 10 à 20 cm^3 quatre fois par jour. Sulfate d'adénine. Injection intramusculaire de suspension leucocytaire préparée par centrifugation de 100 à 150 cm^3 de sang humain normal. Acide follique-pyridoxine.

Pour débloquer la moelle osseuse, injection de rose Bengale ou de rouge Congo. Transfusion médullaire : injection de 2 cm^3 de pulpe sternale d'un sujet sain dans le sternum du malade.

Médication anti-infectieuse, notamment antibiotiques.

AGRAPHIE (du gr. *a* priv., et *graphein,* écrire). — Difficulté ou impossibilité d'écrire, non par défaut de mouvement de la main, mais par absence de coordination des centres cérébraux, de la pensée, de la mémoire et de l'expression écrite des mots. V. APHASIE et CERVEAU.

AGUEUSIE (du gr. *a* priv., et *geusis,* goût). — Anesthésie gustative ou absence de perception des saveurs.

AÏ. — V. à SÉREUSES : *Synovites.*

AIGREMOINE (Eupatoire). — Plante herbacée de la famille des rosacées, qui pousse le long des chemins; elle est employée sous forme d'infusion (20 g par litre) en gargarisme comme astringent.

AIGREURS. — Renvois de gaz (éructations) ou de liquides en petite quantité, à odeur et saveur acides assez pénibles, qui viennent de l'estomac et se produisent plus généralement après le repas.

CAUSES. Dyspepsie, gastralgie des anémiques et des hystériques, ulcère et cancer de l'estomac. Grossesse et suralimentation chez les nourrissons.

TRAITEMENT. I. *Pour les grandes personnes.* — Eaux alcalines (Vichy, Vals).

II. *Pour les nourrissons.* — Une à deux cuillerées à soupe d'eau alcaline, données avant le sein ou dans le biberon, et espacement des tétées.

AIGUË (Maladie) [du lat. *acutus,* pointu]. — Affections qui ont pour caractère l'intensité et la variabilité des symptômes. En général, la durée en est assez courte et ne dépasse pas un ou deux mois (fièvre typhoïde, fièvres éruptives, rhumatismes aigus); mais, dans certains cas (fièvre intermittente), les accès aigus peuvent être interrompus par de longues périodes de calme.

AIGUILLE. — Lame ou tige métallique ordinairement pointue, mais dont certains modèles sont mousses à leur extrémité (*fig.* 30).

Les aiguilles sont destinées à être introduites dans les tissus mous.

Il en existe des types multiples selon leur usage :

1° *Aiguilles à suture et ligature.* Les aiguilles à *suture* peuvent être à *chas* mobile, comme l'aiguille de Reverdin, soit à chas fermé, comme l'aiguille de Doyen, soit à chas ouvert; celles-ci sont peu employées, car elles risquent d'accrocher les tissus.

Pour les *ligatures,* comme dans l'aiguille de Deschamps, l'extrémité est mousse, l'instrument devant passer sous les artères, et pourvue d'un chas dans lequel passe le fil servant à lier le vaisseau. On utilise aussi des aiguilles ordinaires enfilées (droites ou courbes);

2° *Aiguilles à injections et ponction.* Les aiguilles à *injections hypodermiques* et *intramusculaires* se font en acier nickelé, en nickel pur ou en platine iridié; leur longueur varie de

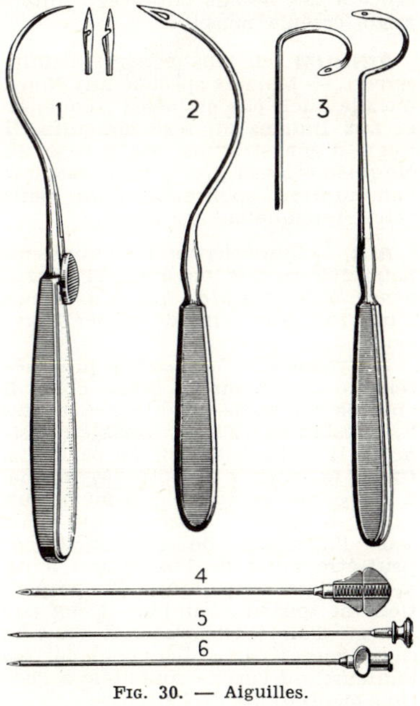

FIG. 30. — Aiguilles.

1. Aiguille de Reverdin; 2. Aiguille de Doyen; 3. Aiguille de Deschamps; 4, 5. Aiguilles pour ponction lombaire; 6. Aiguille pour ponction d'ascite.

5 à 7 cm, leur biseau est allongé, leur diamètre de 7/10 de mm.

Pour les *injections intraveineuses,* les aiguilles ont un biseau plus court, elles sont moins longues et ont un diamètre de 8/10 à 12/10 de mm; leur embase peut être variable, tantôt carrée, tantôt plate.

Les aiguilles pour *ponction lombaire* ont une longueur de 7 cm et un diamètre de 10/10 de mm. Parfois ces aiguilles possèdent un mandrin rigide calibré;

3° *Aiguilles d'acupuncture.* V. ACUPUNCTURE;

4° *Aiguilles diverses.* V. ÉLECTROTHÉRAPIE, RADIUMTHÉRAPIE, TATOUAGE.

C'est improprement que certains instruments sont quelquefois appelés aiguilles. V. TROCART, VACCINOSTYLE.

Aiguille dans les chairs (Introduction d'une). — La figure 31 montre la radiographie d'un doigt dans lequel

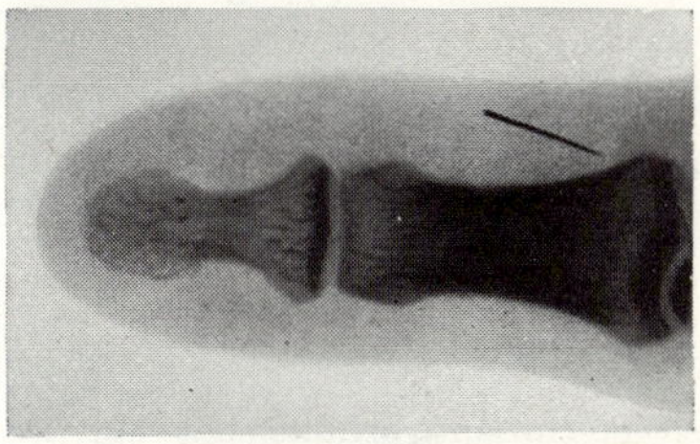

FIG. 31. — Aiguille dans un doigt, décelée par la radiographie.

un morceau d'aiguille a pénétré. Suivant les difficultés de l'opération et les troubles produits, on procédera ou non à l'enlèvement de ce fragment.

AIL. — Plante bulbeuse de la famille des liliacées (*Allium sativum*), cultivée dans les jardins potagers. L'ail est riche en huile volatile soufrée et contient divers sulfures d'allyle. La cuisson lui fait perdre ses propriétés excitantes.

L'ail a des propriétés vermifuges (contre les ascarides et les oxyures, soit ingéré en nature, soit en lavements).

Ses propriétés vaso-dilatatrices et hypotensives le font utiliser dans l'hypertension sous forme de suc stabilisé ou de teinture au 1/5, X à XV gouttes trois fois par jour.

L'essence s'éliminant par le poumon, on a employé l'alcoolature de bulbe frais (XXV gouttes par jour) comme préventif des complications pulmonaires grippales, comme modificateur des sécrétions bronchiques fétides dans la gangrène pulmonaire, dans la coqueluche.

L'ail entre dans la composition du *vinaigre antiseptique des quatre voleurs,* employé comme préservatif des maladies contagieuses.

Les bulbes des autres aulx, de l'oignon (*A. cepa*), du poireau (*A. porrum*), de l'échalote (*A. escalonicum*) sont aussi des stimulants puissants, mais moins actifs que l'ail. L'oignon est employé par les Arabes comme aphrodisiaque.

AIMANT. — L'électro-aimant est utilisé en ophtalmologie pour l'extraction de petits éclats de fer dans le globe oculaire (*fig.* 32 et 33).

L'emploi de ces appareils n'est pas sans danger. Leur puissance même offre des risques et l'on a vu des éclats produire des déchirures intempestives des membranes oculaires en

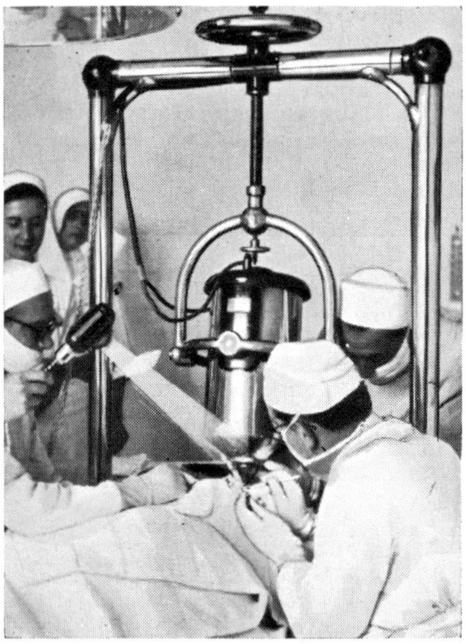

FIG. 32. — Extraction d'un éclat de fer dans le globe oculaire à l'aide d'un électro-aimant à grande puissance.
(*Cl. Hospices civils de Lyon.*)

se précipitant brutalement sur les pôles de l'aimant lors de la mise en marche du courant excitateur. L'électro-aimant de Haab exerce, sur un éclat de fer de 1 g, une force attrac-

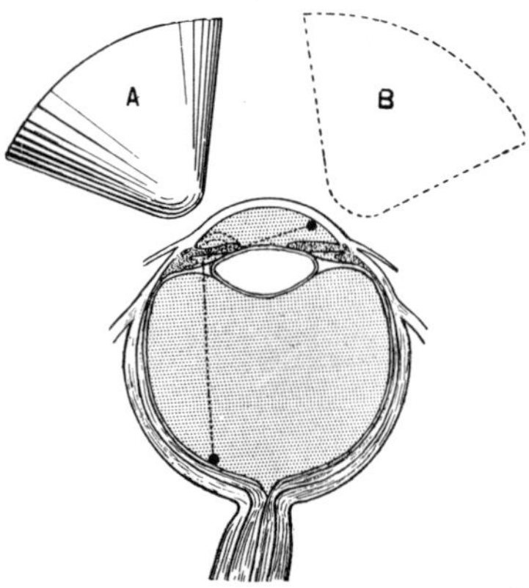

FIG. 33. — Schéma du trajet suivi par le corps étranger de l'œil dans la chambre antérieure. A et B, première et seconde position du pôle de l'électro-aimant.
(*D'après Morax.*)

tive de 337 g s'il est placé à 5 mm, de 173 g s'il est à 10 mm, et de 105 g s'il est à 15 mm.

AINE. — Dépression entre le ventre et la cuisse (pli de l'aine) [*fig.* 34], qui correspond à l'*arcade crurale* constituée par l'aponévrose d'insertion du muscle grand oblique.

C'est le lieu de passage des gros vaisseaux (artère et veine fémorales) et du nerf crural, qui, du bassin, vont irriguer et innerver le membre inférieur.

Artère et veine fémorales passent à travers l'*anneau crural,* par lequel peut s'insinuer l'intestin (*hernie crurale*), tandis qu'au-dessus de l'arcade crurale se trouve l'*anneau inguinal* par lequel peut passer la *hernie inguinale.* V. HERNIE.

Un peu au-dessous de l'arcade crurale se jette dans la veine fémorale, en dessinant une crosse, la veine saphène interne, qui ramène le sang des parties superficielles du membre inférieur.

A côté des vaisseaux se trouvent des ganglions lymphatiques qui reçoivent les lymphatiques du membre inférieur, des organes génitaux et de l'anus; une plaie ou une inflammation de ces régions entraîne une augmentation de volume de ces ganglions (*adénite*), qui peuvent arriver à suppuration (*bubon*).

La peau de la région inguinale est mince et riche en glandes sébacées et sudoripares, et dans cette région chaude et humide peuvent végéter des champignons qui donnent nais-

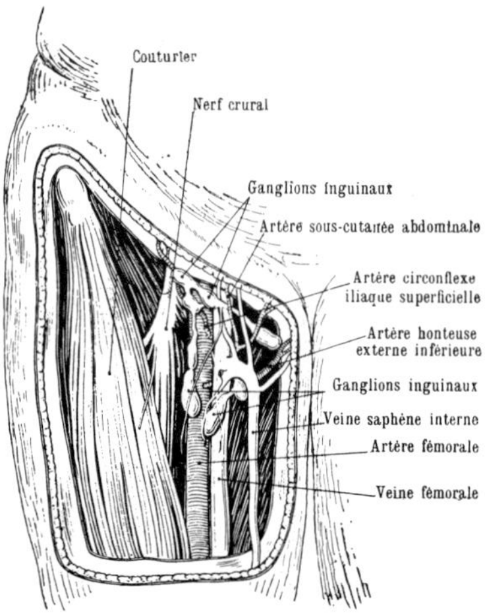

FIG. 34. — Anatomie de l'aine.

sance à des lésions cutanées : intertrigo, eczéma marginé.

AÏNHUM (en langue nègre signifie *serrer*). — Maladie spéciale aux Noirs, chez lesquels elle est assez fréquente, et aux Indiens du sexe masculin. Il s'agit d'une stricture de la base du cinquième orteil, qui a pour résultat l'amputation spontanée d'un petit orteil, quelquefois des deux.

AIR. — COMPOSITION. L'air contient, pour 100 parties environ, 21 d'*oxygène,* 78,06 d'*azote,* qui n'a aucun autre rôle que celui de diluer l'oxygène.

L'oxygène est l'*aliment* le plus nécessaire à l'homme, celui dont il absorbe un poids supérieur à toutes les substances qu'il est capable d'assimiler. Il régénère le sang et, par suite, toutes les parties de notre organisme.

L'oxygène renferme lui-même un oxyde d'oxygène, l'*ozone,* qui naît sous l'influence de l'électricité et peut-être aussi de l'oxydation lente des matières organiques. Sa proportion est toujours minime (1 mg par 100 m³ d'air); elle s'accroît dans la campagne et particulièrement sur les hauteurs, où l'ozone contribue à l'action bienfaisante de l'altitude.

L'air contient aussi une combinaison de l'oxygène avec du carbone, l'*anhydride carbonique.* La proportion normale d'*anhydride carbonique* est faible (3 à 4 pour 10 000 litres d'air) ; ce gaz est le résultat de toutes les combustions : bois, charbon, fermentation, respiration des hommes et des animaux jour et nuit, respiration des végétaux, la nuit seulement. Pendant la période de lumière, la chlorophylle des plantes absorbe, au contraire, le carbone de l'anhydride et dégage de l'oxygène. Il en résulte que l'assainissement des maisons, des villes est favorisé par le voisinage de jardins, d'arbres.

L'air renferme encore des traces d'*hydrogène* (0,01 p. 100), de *gaz rares* (néon, crypton, hélium, xénon et argon [94 p. 10 000]), des traces d'*acides nitreux et nitrique,* d'*ammoniac* après les orages, des *émanations radio-actives* et de la vapeur d'eau.

Tel est l'*air chimiquement pur,* qu'on respire en pleine campagne.

Dans les villes, l'atmosphère est polluée et on peut trouver de la fumée, du *gaz carbonique* (CO_2) en quantité supérieure à la normale (4,4 p. 10 000 dans les rues de Paris, 12 p. 10 000 dans le métropolitain).

On y trouve également de l'*oxyde de carbone* (CO), gaz particulièrement toxique et sans odeur, de l'acide formique, des composés chlorés, sulfurés.

Dans les salles où sont réunis un grand nombre d'individus (ateliers, bureaux, casernes, cinémas, théâtres), la viciation de l'air est extrême et cet air confiné peut arriver à ne plus contenir que 16 p. 100 d'oxygène au lieu de 21, et à renfermer 1 p. 100 de gaz carbonique, sans parler d'une forte proportion de vapeur d'eau et de gaz toxiques.

L'atmosphère contient en proportion variable des corpuscules en suspension : des *poussières,* formées de matières minérales, organiques, végétales ou animales, des cendres au voisinage des cheminées d'usine.

Parmi ces poussières, on trouve des substances comme le duvet, les poils, les plumes, les débris épidermiques, des corpuscules vivants constitués soit par des *moisissures,* spores de champignon, ordinairement saprophytes, soit par des *microbes* qui peuvent être pathogènes (staphylocoques, streptocoques, bacilles tuberculeux, diphtérique, vibrions septique et cholérique), qui proviennent de sécrétions ou d'excrétions d'individus malades.

L'air de la *place de la Concorde* donne à 7 heures du matin 640 bactéries par m³, à midi 23 000 et à 7 heures du soir 88 000.

A la *campagne,* et surtout dans les lieux élevés, le taux des microbes est infime (12 par m³ et même nul à 2 000 m).

L'air de la *mer* est aussi pur que celui des hauts sommets (3 microbes à Berck-Plage) ; en pleine mer, l'air est aseptique.

Air comprimé. — V. CAISSONS ET SCAPHANDRES.

Air (**Bain d'**). — V. à BAIN.

Air chaud (**Douches d'**). — V. THERMOTHÉRAPIE et DOUCHES.

AIR (**Mal de l'**). — V. AÉRONAUTIQUE (Médecine).

AIRELLE (Myrtille, brimbelle). — Petit arbuste de la famille des Ericacées (*Varcinium Myrtillus*), à feuilles de buis, dont les fruits sont des baies bleu pourpre, contenant du sucre et des traces d'acides citrique et malique; les feuilles contiennent de l'acide quinique.

Les baies sont employées comme astringent en infusion (30 à 60 g par litre) ; en extrait (1 à 2 g), en pilules, en sirop, en teinture.

DANGERS. Ne pas confondre les baies d'airelle avec les fruits vénéneux de la belladone, qui sont plus noirs, plus gros, plus luisants, d'un goût fade et nauséabond, tandis que les baies d'airelle ont une saveur aigrelette et n'ont pas de calice persistant.

AISSELLE (du lat. *axilla,* aisselle). — Cavité placée au-dessous de la jonction du bras et de l'épaule (*fig.* 35).

I. Aisselle (conformation). — L'aisselle est limitée en avant par le bord des muscles pectoraux, en arrière par les muscles grand dorsal et grand rond, en dedans par la poitrine, en dehors par le bras. Remplie par un abondant tissu cellulaire qui entoure l'artère et la veine axillaires, l'ensemble des nerfs qui constituent le plexus brachial et de nombreux ganglions lymphatiques, elle est recouverte par une peau mince contenant une grande quantité de glandes sébacées et sudoripares qui sécrètent une sueur alcaline d'une odeur particulière.

II. Aisselle (affections chirurgicales). — **Abcès.** Ils peuvent être superficiels, sous-cutanés ou profonds; ils sont dus habituellement à

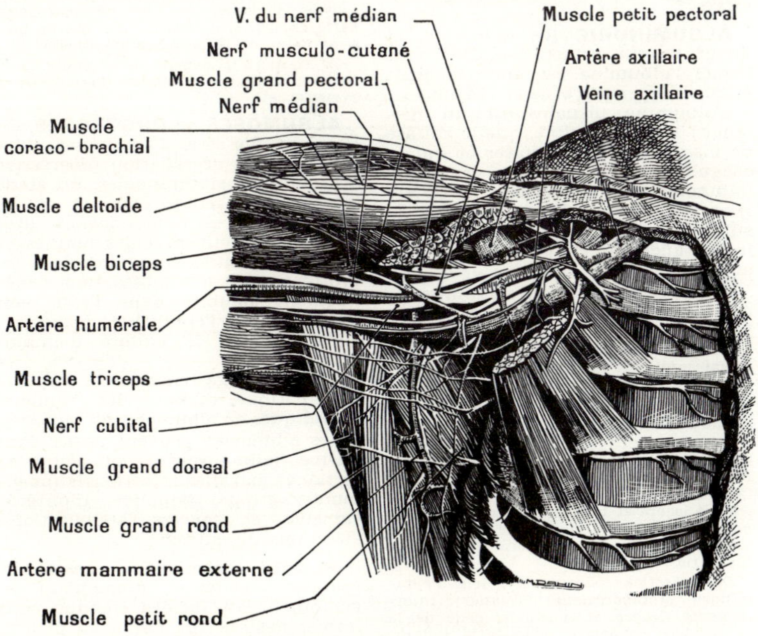

FIG. 35. — Anatomie de l'aisselle.

une insuffisance de propreté, à un intertrigo, à une écorchure avec un objet sale.

On appelle *abcès tubéreux* de l'aisselle ou *hidrosadénite* une infection des glandes sudoripares par le staphylocoque doré.

Après une période de gêne et de tension apparaît une rougeur, puis une nodosité de la grosseur d'une noisette; la peau rougit, s'ulcère, laissant s'écouler un pus crémeux sans bourbillon. Récidives possibles par poussées successives de dix jours environ.

TRAITEMENT. I. *Préventif.* — Lavages savonneux fréquents pour éviter les récidives; badigeonnages à l'alcool iodé, au mercurochrome.

II. *Curatif.* — Incision. Sulfamides, pénicilline et autres antibiotiques. Radiothérapie, électrocoagulation.

Adénite. — Tumeur dure, douloureuse, due à l'inflammation d'un ganglion axillaire; dans la *forme aiguë,* la nodosité roule d'abord sous le doigt, puis la peau rougit, avec frissons et fièvre. Il importe d'inciser rapidement, car le pus peut fuser en profondeur.

Dans la *forme chronique,* il s'agit d'une tumeur dure, indolente, qui, après un temps assez prolongé, peut amener un abcès qui s'accroît lentement, sans réaction fébrile. Des lésions osseuses dues à la tuberculose peuvent aussi en être l'origine.

Anévrisme. — Il a les caractères ordinaires de l'anévrisme et provoque des névralgies dans les bras.

AIX-EN-PROVENCE (Bouches-du-Rhône). — Eaux thermales simples (20°-36°) où domine le carbonate de chaux (10 à 23 cg).

INDICATIONS. Troubles circulatoires veineux, rhumatisme; cure de diurèse, affections gynécologiques.

AIX-LES-BAINS (Savoie). — Eaux hydro-sulfurées calciques chaudes (45° à 46°). Débit des sources : 6 millions de litres par jour.

COMPOSITION. L'eau, limpide, légère au goût, la minéralisation étant faible (0,49, dont moitié environ de carbonates alcalins et de sulfates alcalins), très radio-active, contient 1,19 de gaz rares (argon, néon) et 0,037 d'hélium p. 100 en volume. Elle est onctueuse par l'abondance de matière organique.

MODE D'EMPLOI. La cure est essentiellement externe et consiste en *douche-massage* générale ou locale; on y adjoint des *bains de vapeur* (étuves locales), des bains en baignoire ou en piscine. *Boues* locales.

INDICATIONS. Rhumatismes chronique, articulaire ou musculaire, goutte, arthritisme, arthrite sèche, névralgies et névrites. Les boues ont les mêmes indications. Les bains de vapeur conviennent aux suites de phlébite avec empâtement, œdème et raideurs.

CONTRE-INDICATIONS. Arthropathies aiguës, tuberculose, affections cardiaques, maladies du rein, affections respiratoires, eczéma aigu.

AJACCIO. — Chef-lieu de la Corse. *Station d'hiver* à habiter d'octobre à mai. La température y varie, en automne-hiver, entre 19° (octobre) et 9° (janvier).

INDICATIONS. Bronchites et phtisie sèche chez les éréthiques.

CONTRE-INDICATIONS. Bronchites avec sécrétion abondante, rhumatisme, goutte.

AJMALINE. — Alcaloïde, extrait de *Rauwolfia serpentina,* qui régularise le rythme cardiaque. L'ajmaline est employée dans le traitement des palpitations, des extrasystoles, de la tachycardie paroxystique et même de la tachycardie ventriculaire.

On la prescrit par voie orale sous forme de comprimés et, dans les cas graves, par voie intraveineuse.

ALAISE. — Drap de lit, hors de service ou du moins usagé, de façon

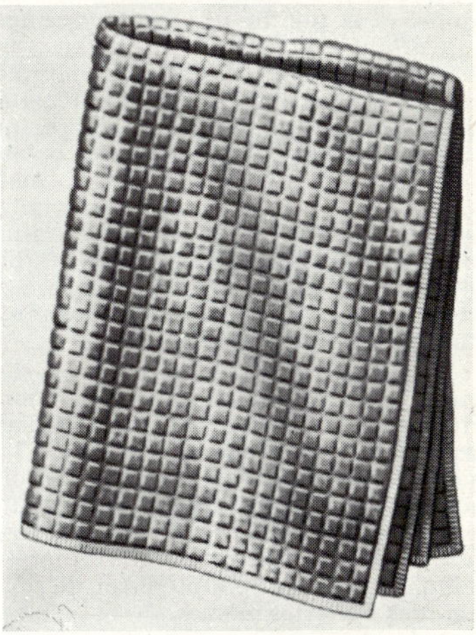

FIG. 36. — Alaise en tissu caoutchouté.

à être d'un contact doux, qu'on place, plié en plusieurs doubles, au-dessous des malades et des accouchées, au-dessus du drap ordinaire qu'il protège du contact du sang, du pus, etc. Il existe également des alaises en tissus caoutchoutés, imperméabilisés ou en matières plastiques (*fig.* 36).

ALALIE (du gr. *a* priv., et *lalein,* parler). — V. APHÉMIE.

ALASTRIM (du portugais *alastrar,* se répandre). — Maladie infectieuse existant en Afrique du Sud (chez les

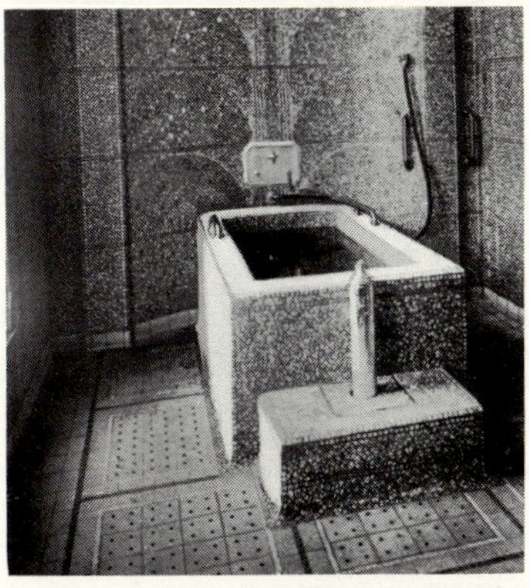

FIG. 37. — Salle de bains et douches-massages de luxe du nouvel établissement thermal d'Aix-les-Bains.

Cafres) et au Brésil. A été observée aussi en Europe (variole blanche).

Cette fièvre éruptive rappelle l'éruption de la variole avec ses vésico-pustules disséminées, mais les signes généraux sont très atténués. Pronostic bénin; mortalité inférieure à 1 p. 100.

Agent pathogène inconnu.

La vaccination jennérienne ne paraît pas empêcher l'évolution de l'alastrim.

ALBINISME (du lat. *albus*, blanc). — Etat anormal datant de la naissance et résultant de l'absence complète ou partielle du pigment : 1° dans la *peau*, qui est d'un blanc fade et couverte de cheveux et poils blancs ou blanc-jaune; 2° dans l'*iris*, qui est rose pâle; 3° dans la *choroïde*, qui donne à la pupille une couleur rouge.

L'*albinisme vrai*, généralisé, est héréditaire en récessivité simple, c'est-à-dire qu'il se voit habituellement chez des frères et sœurs, ou chez des cousins, ou chez des oncles ou tantes des sujets atteints, mais non chez leurs ascendants directs. Il s'accompagne souvent d'autres anomalies telles que petite stature, faible robustesse, douceur de caractère, arriération mentale, cataracte congénitale, longévité réduite.

L'albinisme existe chez toutes les races, notamment chez les races nordiques, mais on en rencontre également dans la race noire, chez les négresses et les nègres, qui sont alors dits *pies*. L'accommodation visuelle est gênée et les rayons lumineux mal supportés, d'où nécessité de fermer en grande partie les paupières et de porter des lunettes bleues.

ALBUGO. — V. à ŒIL : *Taies*, et LEUCONYCHIE.

ALBUMINATE. — Combinaison de l'albumine avec des oxydes métalliques. Le type est l'*albuminate de fer*, qui est une préparation bien assimilable. V. à ALBUMINE

ALBUMINE, MATIÈRES ALBUMINOÏDES (syn. PROTIDES, v. *Supplément*). — Sous ce terme, on groupe un grand nombre de substances d'origine animale ou végétale qui sont essentiellement composées de carbone (50 p. 100), d'oxygène (21 p. 100), d'azote (15 p. 100), d'hydrogène (7 p. 100) et de traces de soufre. Ces corps sont nombreux, souvent mal définis chimiquement, mais le dernier stade de leur hydrolyse produit des acides aminés (v. AMINÉS [Acides]). Ce qui les caractérise à l'égard des autres substances organiques (lipides, glucides), c'est leur richesse en azote. Ils tiennent donc un rôle prépondérant et indispensable dans le catabolisme et le métabolisme azoté de l'organisme (pour la croissance de l'enfant et l'entretien de l'adulte.)

Les *protides* comprennent les *protéides* et les *acides aminés*.

Les *protéides* sont soit des *holoprotéides*, ou *protéines* qui ne fournissent par hydrolyse que des acides aminés, soit des *hétéroprotéides*, qui contiennent en outre d'autres substances chimiques.

Toutes les albumines donnent des réactions caractéristiques.

Réaction xanthoprotéique : coloration jaune pâle après addition d'acide nitrique à froid.

Réaction du biuret : coloration violette après addition de lessive de soude et de quelques gouttes de sulfate de cuivre à 1 p. 100.

Matières albuminoïdes simples ou peptides. — Ces substances fournissent par hydrolyse uniquement des acides aminés.

Matières albuminoïdes complexes. — Leur molécule est formée par des acides aminés et aussi par d'autres substances.

Eau albumineuse. — Elle est préparée en délayant quatre blancs d'œuf pour un litre d'eau. On l'utilise comme antidiarrhéique et antidote des poisons minéraux (comme liquide de lavage gastrique ou en ingestion). Incompatibilité avec alcool et acides.

ALBUMINO-RÉACTION. — V. CRACHATS.

ALBUMINURIE (de *albumine*, et du gr. *ourein*, uriner). — Etat dans lequel l'albumine est anormalement éliminée en nature dans l'urine.

L'albumine urinaire est un mélange : 1° de *globuline*, que le sulfate de magnésie fait précipiter et qui se coagule lentement sans grumeaux (albumine non rétractile) ; 2° de *sérine*, qui n'est pas précipitée par le sulfate de magnésie et se coagule instantanément en grumeaux (albumine rétractile).

CAUSES. **L'albuminurie vraie** se divise en *albuminurie d'origine rénale* et en *albuminurie fonctionnelle*.

L'ALBUMINURIE RÉNALE constitue le symptôme capital de la *néphrite aiguë* ou *chronique*, c'est-à-dire d'une altération plus ou moins profonde du rein.

Elle se rencontre encore au cours :

Des infections aiguës : scarlatine, diphtérie, rhumatisme, érysipèle, fièvre typhoïde, rougeole, variole, grippe, oreillons, angines. Cette albuminurie, dite *fébrile*, est habituellement légère et fugace, conséquence d'une néphrite passagère et curable. Parfois elle peut passer à la chronicité (scarlatine, diphtérie).

Des infections chroniques : telle l'albuminurie *prétuberculeuse* (Teissier), intermittente, légère et matinale, celle de la *tuberculose* confirmée, celle de la *syphilis* secondaire ou tertiaire, qui peut atteindre des doses considérables (10-20 g par litre), celle du *paludisme*, au déclin des accès fébriles.

Des intoxications : empoisonnement par le *plomb*, l'*arsenic*, le *phosphore*, le *sublimé ;* usage prolongé de certains médicaments (*cantharides*, salicylate de soude, antipyrine, sulfonal, copahu, etc.).

Des auto-intoxications : l'albumine peut apparaître à la fin de la *grossesse*, chez les *goutteux*, les *diabétiques*, les *obèses*.

L'ALBUMINURIE FONCTIONNELLE est bénigne et spontanément curable; elle dépasse rarement le gramme; elle est discontinue et souvent cyclique ; la perméabilité rénale est intacte

On peut, avec Teissier, diviser les albuminuries fonctionnelles en plusieurs groupes :

a) *A. transitoire*, temporaire, des sujets bien portants, à la suite de fatigue, d'émotions vives, de bain froid ; albuminurie d'origine nerveuse des neurasthéniques, des épileptiques ;

b) *A. intermittente cyclique :* A. prégoutteuse à cycle mésodiurne, A. à cycle matinal ;

c) *A. orthostatique*, se produisant dès la station debout et cessant trois quarts d'heure après que le malade a repris le décubitus dorsal ; parfois associée à de la dilatation gastrique, à un rein mobile, à de la lordose ;

d) *A. digestive*, d'origine gastrique, gastro-intestinale, hépatique, survenant, par exemple, à la suite d'ingestion abondante d'aliments azotés et notamment d'œufs ;

e) *A. fonctionnelle de cause indéterminée :* A. dite de *croissance*. A. *intermittente à grandes oscillations*, apparaissant et disparaissant sans cause appréciable, parfois au moment des règles chez la femme, à la suite d'un travail intellectuel prolongé ; A. par *débilité rénale* (Castaigne), conséquence d'une hérédité rénale non directe, mais souvent collatérale.

A. d'*effort*, chez les sportifs (football, etc.).

Les **fausses albuminuries** sont dues au mélange dans l'urine d'un liquide albumineux (sang, pus, sperme) ; ces cas sont fréquents chez les femmes leucorrhéiques, les hommes atteints de blennorragie ou de prostatite.

VALEUR DE L'ALBUMINURIE. L'albuminurie à elle seule ne suffit pas pour fixer sur la nature de la lésion rénale. Des examens complémentaires sont nécessaires, tels la mesure de la tension artérielle, l'examen du culot urinaire (cylindres, hématies, leucocytes, l'épreuve du bleu de méthylène, de la chlorurie, de l'azotémie, afin de préciser l'état de la perméabilité rénale.

TRAITEMENT. Il dépend de la cause. V. à CŒUR (maladies), à REINS (maladies), à SYPHILIS, etc.

ALBUMOSES ou PROTÉOSES. — Il existe une série d'albumoses. Elles sont, dans la dégradation progressive des matières albuminoïdes, un stade intermédiaire entre celles-ci et les peptones (ces peptones devant ultérieurement donner acides aminés et autres substances contenues dans les protides). Les albumoses sont généralement solubles dans l'eau, non coagulables à l'ébullition, mais précipitables par le sulfate d'ammoniaque.

La pepsine gastrique et la trypsine pancréatique divisent les aliments protidiques en albumoses et peptones.

Les albumoses peuvent passer dans l'urine (albumosurie) au cours de certaines maladies infectieuses (pneumonie, grippe, typhoïde, diphtérie, tumeurs et cancers, suppurations, affections digestives).

ALCALI (arabe *kali*). — Les alcalis (potasse, soude et ammoniac) se combinent aux acides étendus pour former des sels. Ils virent au bleu la teinture de tournesol rougie par un acide. Très caustiques, on les utilise pour cautériser la peau ou détruire certaines tumeurs.

Alcali volatil. — V. AMMONIAQUE.

ALCALINES (Eaux). — Pour les *eaux minérales naturelles*, v. à EAUX MINÉRALES (Eaux minérales alcalines).

Alcaline (Réserve). — V. RÉSERVE ALCALINE.

Alcalins (Sels). — Combinaison d'un acide et d'une base ayant une réaction alcaline, c'est-à-dire ayant les caractères chimiques des alcalis. Les principaux sels alcalins employés en médecine sont les carbonates, acétates, citrates, sulfates de potasse, de soude, de lithine, d'ammoniaque.

MODE D'ACTION. Les carbonates à petite dose se dédoublent dans l'estomac sous l'action de l'acide chlorhydrique du suc gastrique. On les emploie dans les maladies de l'estomac, notamment lorsqu'il y a excès d'acidité (renvois, dyspepsie acide), et du

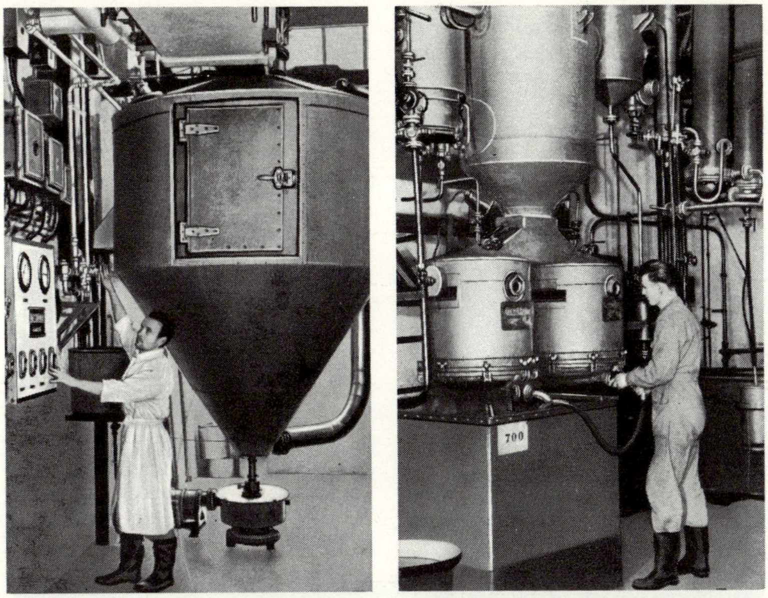

FIG. 38. — Fabrication des alcaloïdes. *A gauche*, sécheur-atomiseur; *à droite*, évaporateur. (*Doc. Dausse. Phot. O. D. F.*)

foie, la goutte, la gravelle, les coliques des reins, le muguet, les affections de la peau, le rhumatisme, la diathèse urique.

On les utilise aussi dans les empoisonnements par les acides, et dans l'acidose du coma diabétique.

ALCALOÏDES. — Principes basiques azotés contenus dans les plantes, les uns solides, les autres liquides; ces alcaloïdes sont combinés à des acides, en général organiques. Un même végétal peut renfermer deux ou plusieurs alcaloïdes, tels le quinquina, le pavot, l'ipéca, le tabac. Un grand nombre de ces alcaloïdes ont pu être reconstitués synthétiquement : telles sont l'aconitine, l'atropine, l'hyoscyamine, la cocaïne, la nicotine, la pilocarpine.

Les alcaloïdes sont le plus souvent des substances toxiques très efficaces qui doivent être maniées avec prudence; quelques-uns, comme l'aconitine, peuvent causer des accidents graves, même mortels si on dépasse la dose normale de quelques dixièmes de milligramme.

Les génalcaloïdes sont des composés alcaloïdiques de toxicité plus faible que celle des alcaloïdes, dont ils dérivent par fixation d'un atome d'oxygène sur un atome d'azote.

Les génalcaloïdes sont employés comme excitants du parasympathique; dans le traitement du parkinsonisme (v. CERVEAU), contre la raideur, l'hypertonie musculaire, et contre les spasmes digestifs.

ALCALOSE. — Etat causé par une augmentation de la *réserve alcaline* du plasma sanguin.

L'*alcalose non gazeuse* ou *fixe* (augmentation des bicarbonates et phosphates alcalins du sang artériel) s'observe après l'injection ou l'ingestion d'alcalins en excès; dans les vomissements acides répétés (ulcère, sténose du pylore), dans la phosphaturie, la tétanie infantile, les états anxieux.

L'*alcalose gazeuse* (diminution des acides volatils du sang artériel) se rencontre dans le mal des montagnes, le mal des aviateurs, l'intoxication oxycarbonée, l'asthme, l'anoxémie, l'hyperventilation pulmonaire. L'alcalose donne des accidents bénins et passagers, à l'inverse des acidoses.

ALCOOL (de l'arabe *al*, le, et *cohol*, chose subtile). — Corps dérivés des hydrocarbures par la substitution d'un oxhydryle OH à un atome d'hydrogène.

ACTION DE L'ALCOOL. L'alcool a d'abord un rôle excitant sur le sys-

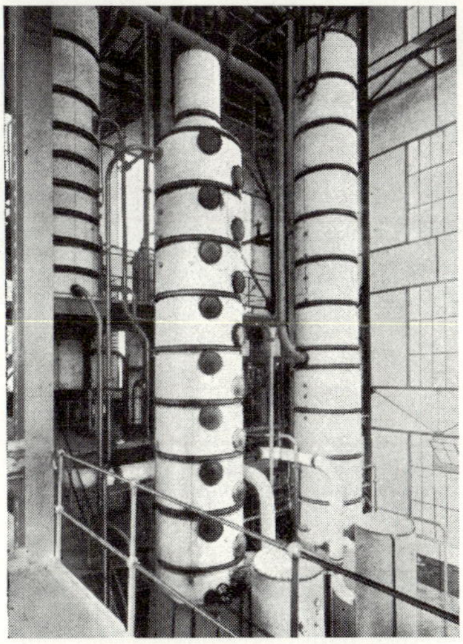

FIG. 39. — Colonnes pour la distillation de l'alcool. (*Doc. Cie Fives-Lille.*)

tème nerveux, mais à cette action succèdent des phénomènes de dépression : les mouvements du cœur et des poumons, la capacité du travail des muscles, l'activité intellectuelle, d'abord accrus, s'abaissent ensuite au-dessous de la normale.

L'alcool est, à petite dose, un aliment imparfait et, à forte dose, un poison. Il peut être utilisé à des fins énergétiques, mais ne sert ni à la lutte contre le froid ni au travail musculaire. Il ne peut jouer un rôle que dans la respiration élémentaire. Consommé avec excès, il intoxique les cellules nerveuses, puis les autres tissus.

Il est éliminé, suivant les cas, en acide carbonique, ou en nature par les reins (2 p. 100) et surtout par les poumons (5 p. 100).

USAGE INTERNE. L'alcool n'est plus guère utilisé en thérapeutique. On l'emploie encore sous forme de potions cordiales (grog, potion de Todd), dans les états d'adynamie, surtout chez les enfants, mais toujours à petites doses; l'alcool intraveineux est utilisé dans l'intoxication alcoolique pour éviter une privation trop brutale du toxique dans certaines circonstances.

L'alcool sert aussi de dissolvant pour nombre de médicaments. V. ALCOOLAT, ALCOOLATURE, ALCOOLÉ.

USAGE EXTERNE. L'alcool est employé comme *antiseptique* pour le pansement des plaies, des contusions, pour la *désinfection du champ opératoire* et l'*antisepsie des mains du chirurgien*.

A titre de *stimulant général*, il est employé en frictions contre l'état syncopal, ou comme excitant local.

ALCOOL MÉTHYLIQUE. — Liquide limpide, incolore, bouillant à 64°.

INTOXICATION. Habituellement d'ordre professionnel par inhalation chez les ouvriers travaillant à la préparation du formol; des couleurs d'aniline, des laques et vernis, les apprêteurs de chapeau de feutre, les ébénistes. A remplacé frauduleusement l'alcool éthylique dans la fabrication d'apéritifs.

SIGNES. Etat ébrieux, céphalée, vertiges, nausées, vomissements, dyspnée en cas d'ingestion massive.

En cas d'intoxication progressive par petites doses répétées : céphalée, asthénie, bourdonnements d'oreilles, conjonctivite, amblyopie, puis état ébrieux, dépressif, avec sueurs froides, syncope. Parfois coma avec contractures, mort. La cécité par névrite optique est fréquente.

TRAITEMENT. Saignée, suivie de transfusion du sang; inhalations de carbogène ou d'oxygène; injections de vitamines B et C; injections intraveineuses de sérum bicarbonaté.

ALCOOL OCTYLIQUE NORMAL (Octanol). — Liquide huileux découvert dans l'essence de la grande berce, dans le panais et la fougère mâle.

Utilisé comme hypotenseur, hémostatique, sédatif, antispasmodique, diurétique, on l'emploie en injection intraveineuse : 10 cm^3 de la solution à 1 p. 10 000 d'octanol (octensanol), en particulier pour les désintoxications éthyliques.

ALCOOLAT. — Résultat de la *distillation* d'un mélange de substances végétales fraîches ou sèches avec de l'alcool pur ou additionné d'eau. Ex. : *alcoolat de menthe, de citron*.

ALCOOLATURE. — Médicament obtenu par action dissolvante de l'alcool (à haut titre) sur les substances végétales fraîches ou stabilisées, qui cèdent ainsi leurs principes actifs. Ex. : *alcoolature d'aconit.*

ALCOOLÉ ou TEINTURE. — Solution concentrée (habituellement à 1/15), ou macération de certaines substances dans l'alcool à 60° ou 90°. Ex. : *teinture d'iode,* de *gentiane,* de *noix vomique.*

ALCOOLÉMIE ou TAUX D'ALCOOL DANS LE SANG. — Celui-ci est proportionnel à la quantité d'alcool ingéré, compte tenu de l'heure d'ingestion, mais l'alcoolémie est supérieure à même dose d'alcool absolu pour les boissons alcooliques concentrées, l'ingestion à jeun; elle est variable selon les sujets, plus faible chez les sujets habitués.

Grossièrement : 1 g à 1,50 g correspondent au début d'ébriété; 2 g à l'ivresse; 3 à 4 g au coma.

La loi du 18 juin 1955 autorise l'officier de paix à requérir un médecin après un accident de la voie publique, en cas de blessure ou de mort, pour examen et prélèvement de sang. Le dossier comprend alors l'observation de l'officier, celle du médecin, le taux de l'alcoolémie. Lorsqu'il est compris entre 0,80 g et 1,20 g, l'automobiliste est en contravention; audessus de 1,20 g, il commet un délit.

ALCOOLISATION. — Injection d'alcool à 90° dans un nerf (trijumeau p. ex., en cas de névralgie).

ALCOOLISME. — Ensemble des troubles, immédiats ou lointains, résultant de l'intoxication, aiguë ou chronique, par l'alcool.

L'*alcoolisme chronique* est dû à l'ingestion habituelle et immodérée des vins ou des boissons alcooliques quelles qu'elles soient. Seule compte la quantité d'alcool absolu contenu dans la boisson. C'est ainsi que l'intoxication peut être obtenue par l'ingestion d'une quantité de vin supérieure à un litre par jour, aussi bien que par la prise quotidienne de quelques apéritifs.

La nature de la boisson semble cependant intervenir : les liqueurs à essence (absinthe, porto, cocktail) semblent donner plus de polynévrites, le vin plus de cirrhoses alcooliques.

Outre les dégats organiques graves souvent mortels, l'alcoolisme favorise la criminalité, augmente la fréquence des accidents. C'est dire la nécessité de la lutte sociale entreprise contre lui.

Comme causes sociales on a : *a*) la *fabrication industrielle des alcools,* qui les met à la portée des bourses les plus modestes; *b*) les *préjugés :* beaucoup de personnes croient que l'alcool donne de la force; *c*) la *misère :* on boit pour oublier le malheur; *d*) la *profession :* garçons de café, représentants, forgerons, mineurs, chauffeurs; *e*) l'*état politique :* les débits sont d'excellents lieux de propagande électorale; *f*) l'*hérédité.*

FORMES DE L'ALCOOLISME. — Il y en a deux : l'*alcoolisme aigu,* et l'*alcoolisme chronique.*

Alcoolisme aigu. — L'ivresse peut être provoquée par des doses d'alcool très différentes d'un sujet à un autre, selon la susceptibilité. Au début, l'ivresse se manifeste par des *troubles psychiques :* certains sujets ont le « vin triste », pleurent facilement, parfois même tentent de se suicider. D'autres ont le « vin gai », ils rient, chantent, parlent beaucoup, le plus souvent d'une voix pâteuse et embarrassée.

Parfois, il existe un véritable délire mystique, érotique ou de persécution.

La démarche est titubante, ébrieuse.

Puis l'ivresse peut aboutir à un *coma* plus ou moins profond (sujet *ivre-mort*) avec parfois des vomissements ou des crises épileptiformes; de ce coma, le sujet sortira au bout d'un temps plus ou moins long, fatigué, la bouche pâteuse, ayant perdu le souvenir de ce qui s'est passé.

Alcoolisme chronique. — Il s'installe insidieusement et sans manifestations apparentes.

A côté de la dose d'alcool, il faut insister sur le rôle du régime (carence protidique et vitaminique), qui aggrave l'intoxication.

Certains sujets, très sensibles, deviennent des *alcooliques chroniques* avec des doses faibles d'alcool ou de vin; d'autres supportent sans dommage apparent des doses considérables d'alcool.

Le *faciès* de l'alcoolique est animé, subictérique, ses doigts *tremblent.* Il accuse des *troubles digestifs,* langue saburrale, inappétence, *pituites* le matin à jeun (nausées suivies du rejet de quelques gorgées d'un liquide filant, clair ou bilieux); il a des *crampes* dans les mollets; son sommeil est agité, peuplé de *cauchemars* professionnels ou de visions d'animaux et de précipices.

L'estomac, douloureux, est le siège d'une gastrite qui peut ultérieurement dégénérer en cancer. Le foie est atteint de *cirrhose,* en général du type atrophique, les épistaxis sont fréquentes. En dehors des crampes, des douleurs dans les jambes, les *réflexes,* d'abord vifs, sont abolis, et on observe le type de la *polynévrite alcoolique* avec steppage; parfois des *troubles psychiques* viennent se surajouter (psychose de Korsakoff). On note souvent des troubles visuels, cardiaques (tachycardie, myocardite).

Les *troubles du caractère* sont fréquents; l'alcoolique est sombre, méfiant, irritable, coléreux, violent, avec des périodes de dépression qui peuvent le conduire au suicide. C'est un amoral, mauvais époux, mauvais père, mauvais ouvrier.

Sur ce fond d'alcoolisme chronique peuvent se greffer des *accidents aigus* ou *subaigus,* à l'occasion d'un excès d'alcool, d'un surmenage, d'une fatigue, d'une infection intercurrente (pneumonie). A ce moment peut éclater une crise de *delirium tremens* ou d'*alcoolisme subaigu.* Cet accès dure plus longtemps que l'ivresse, cinq à huit jours en moyenne.

Evolution. Toujours grave, si le malade ne s'amende pas.

La *mort* peut être la conséquence d'une crise de *delirium tremens;* elle peut aussi être due à une complication viscérale (cirrhose du foie, myocardite, néphrite chronique, ictus cérébral). La pneumonie est particulièrement grave chez l'alcoolique, et la tuberculose pulmonaire particulièrement fréquente : l'alcool fait le lit de la tuberculose. Mais même sans complications, l'alcoolique évolue spontanément vers la *déchéance* physique, intellectuelle et morale, qui le conduira à la cachexie et à la mort.

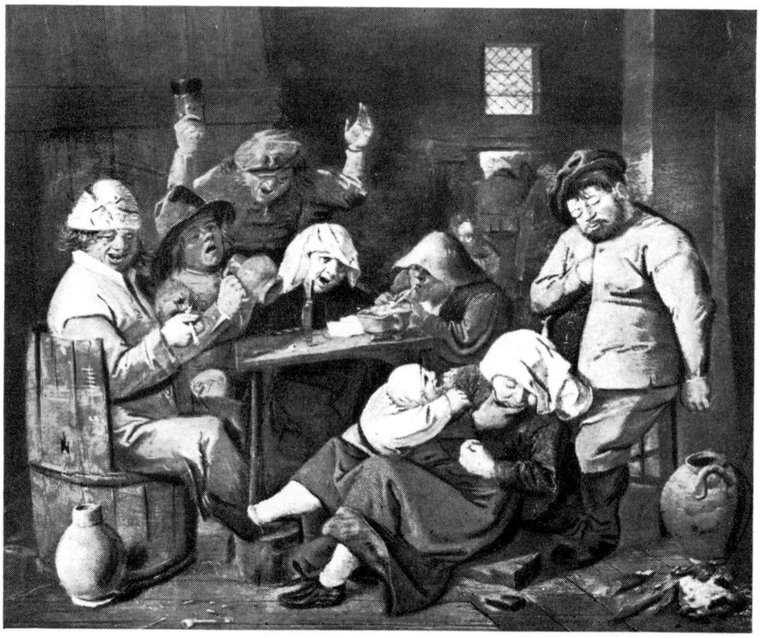

Fig. 40. — Les Buveurs. (*Tableau de Brouwer, musée d'Amsterdam.*)

Alcootest. — C'est un appareil qui évalue la teneur en alcool de l'air expiré; il contient un réactif qui vire, sous l'influence de l'alcool, du jaune au vert sur une longueur d'autant plus grande que l'imprégnation éthylique est plus forte; il est utilisé quand on soupçonne un sujet d'être

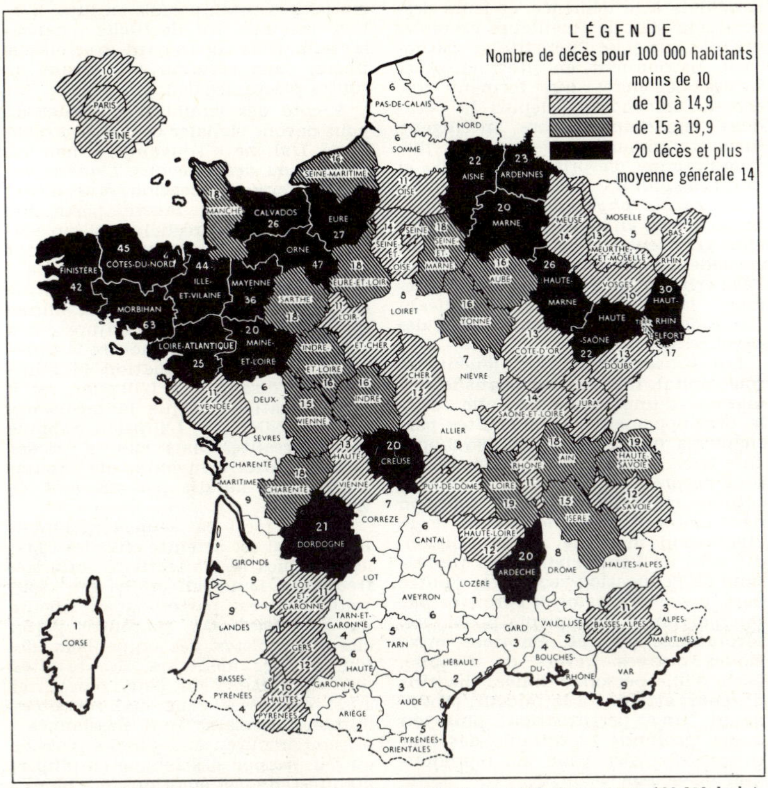

FIG. 41. — Mortalité par alcoolisme aigu et chronique en 1956 (taux pour 100 000 hab.). *(Carte dressée par M. Moine, Institut national d'hygiène.)*

en état d'ivresse. Positif, il justifie un dosage de l'alcoolémie dont l'intérêt du point de vue médico-légal est grand, notamment pour établir la responsabilité dans les accidents.

TRAITEMENT. Contre la crise d'alcoolisme aiguë, on préconise le café fort ou même les vomitifs pour hâter l'élimination de l'alcool.

En cas de *délirium tremens* : réhydratation massive, réserpine surtout, tranquillisants, neuroleptiques, voire alcool par intraveineuses et A.C.T.H. Les antibiotiques permettent de lutter contre une pneumonie éventuelle. Pour la cirrhose et la polynévrite, *l'arrêt précoce de l'intoxication* permet la guérison; en outre dans la cirrhose régime riche en viande et pauvre en graisse, vitamines B_1 et C, les extraits hépatiques, méthionine et choline, dérivés de la cortisone. En cas de polynévrite, la strychnine et la vitamine B_1 sont indiquées.

Les cures de désintoxication permettent d'obtenir d'excellents résultats chez les malades désirant sincèrement se débarrasser de leur toxicomanie. On utilise avec succès l'alcool intraveineux, l'apomorphine, l'antabuse (v. ces mots).

Conséquences sociales. — On a noté depuis longtemps le parallélisme entre la consommation de l'alcool et le nombre des *aliénés*.

Les rapports entre l'alcoolisme et la *criminalité* sont indiscutables : un grand nombre de crimes sont commis sous l'influence de l'ivresse : coups et blessures (27 p. 100), parricides (21 p. 100), assassinats (18 p. 100), meurtres (17 p. 100), incendies (16 p. 100), viols et attentats à la pudeur (15 p. 100).

Le nombre des *suicides* est plus considérable chez les alcooliques.

L'alcoolisme a un retentissement certain sur les *divers accidents*.

Accidents de la voie publique : dans les accidents d'automobile, l'ivresse ou l'alcoolisme interviennent dans 7 p. 100 des cas pour les conducteurs et 11 p. 100 des cas pour les piétons accidentés. Un certain nombre d'accidents de chemin de fer en France peuvent être chaque année attribués à l'ivresse (agents chargés de la manœuvre des signaux, des aiguilles, des appareils électriques).

Lutte sociale contre l'alcoolisme. Elle débute en France et est encore plus théorique que pratique. Selon la loi la justice devrait rechercher, condamner et désintoxiquer les alcooliques. En fait, les efforts actuels portent surtout sur la propagande en faveur des boissons non alcoolisées, contre l'usage immodéré du vin et sur la législation concernant la responsabilité des alcooliques (loi du 10 juin 1955). Il faut savoir que la mortalité due à l'alcool est très supérieure en France par rapport aux autres pays.

ALET (Aude). — Station d'eaux minérales bicarbonatées calciques faibles (0,270) et sodiques chaudes (31°).

CURE. Boisson; bains.

INDICATIONS. Dyspepsie flatulente, gastralgies, diarrhées, dysenterie, chloro-anémie.

ALÉTRIS. — Plante de l'Amérique du Nord dont le rhizome contient un principe amer, l'*alétrine;* employé comme tonique dans la chlorose, les dyspepsies, comme tonique utérin dans les dysménorrhées, sous forme d'extrait fluide, X gouttes trois fois par jour.

ALEXANDER (Opération d'). — Raccourcissement des ligaments de l'utérus pour redresser cet organe et corriger sa rétroflexion ou rétroversion.

ALEXIE (du gr. *a* priv., et *lexis*, mot). — V. CÉCITÉ VERBALE.

ALGIDITÉ (du lat. *algidus*, glacé). — Refroidissement du corps, pouvant être *général* ou *limité* à la face, aux extrémités, à la peau des membres et du tronc. La température peut s'abaisser de la normale (37°) à 18°, alors que, dans l'aisselle, elle est seulement un peu abaissée, et que, dans l'anus, elle est égale ou supérieure à la normale (38-40°). La peau devient bleuâtre, le pouls est très affaibli et le malade n'urine pas.

TRAITEMENT. Boissons stimulantes chaudes (thé, mélisse, grogs). Enveloppement dans une couverture de laine chaude, au travers de laquelle on frictionne le malade; frictions au gant de crin, massages, bains sinapisés.

Algidité partielle à l'état de santé. — Le refroidissement des mains et des pieds existe d'une façon constante chez certains individus atteints de lymphatisme ou d'insuffisance endocrinienne.

TRAITEMENT. I. *Général.* — Hydrothérapie, hormones, vaso-dilatateurs.

II. *Local.* — Massages, frictions alcoolisées au gant de crin, emploi de chaussettes de laine saupoudrées en dedans de farine de moutarde, opothérapie, hormones, vaso-dilatateurs.

ALGIE (du gr. *algos*, douleur). — V. DOULEURS.

De nombreux mots en sont dérivés : *arthralgie, myalgie, polyalgie :* douleur articulaire, douleur musculaire, douleurs multiples.

ALIBOUR (Eau d') [Terme impropre]. — V. DALIBOUR (Eau de).

ALIÉNATION MENTALE (du lat. *alienus* étrange). — Absence, abolition ou altération partielle ou générale des fonctions psychiques.

L'aliénation mentale n'a pas toujours été envisagée de la même manière et ce n'est que depuis peu de temps que la *psychiatrie*, ou médecine des fous, est devenue réellement une science.

HISTORIQUE. L'histoire de la médecine mentale peut être divisée en quatre époques.

Tout d'abord l'*époque primitive*, qui s'étend des premières origines du monde jusqu'à Hippocrate. Pendant cette période, c'est la superstition qui prédomine; aussi la folie est-elle considérée comme la possession de l'homme par quelque divinité bienfaisante ou vengeresse, et son traitement confié aux mains des prêtres. Ce sont ensuite les périodes hippocratique, alexandrine et gréco-romaine qui constituent l'*époque médicale antique*. Hippocrate, le créateur de la médecine mentale, fut le premier à reconnaître la nature pathologique de la folie, et il s'appliqua à remplacer les méthodes médico-religieuses de son époque par un traitement plus rationnel. Ses successeurs : Hérophile et Eristrate, Asclépiade, Celse, Arétée, Cœlius, Aurelianus et Galien reprirent et développèrent les idées du Père de la médecine.

La troisième époque ou *époque de transition* n'est certes pas la plus brillante. Nous assistons tout d'abord à un retour aux superstitions primitives accommodées aux enseignements de la nouvelle religion. Cette époque va des premiers temps de l'ère chrétienne à la fin du XVIIIe siècle, de Cœlius, Aurelianus et Galien jusqu'à Pinel.

Pinel (1745-1826) inaugura l'*époque moderne* en considérant l'aliéné comme un malade qu'il faut protéger, soigner et tâcher de guérir, et la psychiatrie comme une branche à la fois psychologique, clinique, anatomique, sociologique et morale de la science médicale, ou, pour mieux dire, de la biologie.

CAUSES. Multiples sont les causes qui peuvent acheminer l'individu vers le déséquilibre mental.

Nous les diviserons donc en trois groupes : les causes pathologiques, les causes physiologiques et les causes psychiques.

Les réactions pathologiques sont provoquées par des agents mécaniques physiques, chimiques ou animés.

Ce sont les *intoxications;* les unes *exogènes :* alcoolisme, saturnisme, morphinisme, opiumisme, éthérisme, chloralisme, cocaïnisme, oxy-carbonisme, pellagre; les autres *endogènes :* d'origine gastro-intestinale, hépatique, rénale, cutanée, génitale, thyroïdienne, surrénale, etc., ou bien dues au surmenage, à l'inanition, aux traumatismes, aux opérations chirurgicales, à l'insolation.

A côté des intoxications, nous devons signaler les *infections,* qui jouent un rôle très important dans l'éclosion des psychopathies. Parmi les infections aiguës, nous citerons la fièvre typhoïde, la grippe, la pneumonie, les fièvres éruptives, la diphtérie, l'érysipèle, le choléra; parmi les infections chroniques, nous citerons la syphilis et la tuberculose. Dans toutes ces maladies générales, de nature toxique ou infectieuse, la cellule nerveuse est plus ou moins touchée dans son fonctionnement, et cette atteinte fonctionnelle se traduit par des troubles nerveux ou par des troubles psychiques, mais le plus souvent par les deux à la fois. C'est pourquoi l'étude des maladies mentales ne peut être séparée de celle des maladies nerveuses; nous sommes là en présence d'un complexe biologique organo-psychique qu'étudie la *neuro-psychiatrie.*

A côté de ces maladies générales, certaines ont pour siège le cerveau (tumeur); d'autres se développent au niveau de cet organe à la suite d'un traumatisme crânien.

Parmi toutes ces causes pathologiques, deux doivent retenir l'attention : l'*alcoolisme* et la *syphilis,* principales causes de psychopathies évitables.

L'alcoolique invétéré et le syphilitique insuffisamment traité sont des candidats à la démence, et leurs descendants sont les meilleurs exemples du rôle que joue l'hérédité en pathologie. Ils donnent, en effet, naissance à des dégénérés qui forment une échelle descendante depuis le décadent supérieur, encore intelligent, mais profondément déséquilibré, jusqu'au simple d'esprit, à l'imbécile et enfin à l'idiot.

Les *causes physiologiques* sont très importantes en pathologie mentale : elles gravitent toutes autour de la vie sexuelle. La puberté, la menstruation, l'âge critique, la grossesse, l'accouchement, la lactation donnent souvent lieu à des troubles intellectuels, à des psychoses.

Les *causes psychiques* jouent un rôle capital, non pas tant dans la formation d'une psychose que dans le développement des modalités particulières que revêt cette psychopathie chez tel individu. Ces modalités sont l'expression, d'une part, des habitudes mentales du sujet, fonction des mœurs du pays, de la race, de la civilisation moderne, de la religion, du sexe, de l'état civil, de la profession, de l'éducation reçue; et, d'autre part, des *chocs émotifs* éprouvés par cet individu : événements politiques, révolutions, guerres, émotions mystiques outrées, revers de fortune, perte d'une personne aimée, chagrins d'amour, attentat à la pudeur, provoquant une perturbation plus ou moins profonde et durable des instincts de conservation, de reproduction ou d'association.

SYMPTÔMES. Toutes ces causes pathologiques, physiologiques et psychologiques peuvent altérer les fonctions psychiques, déterminant l'aliénation mentale. Celle-ci se manifeste donc par des troubles de l'intelligence, de l'affectivité et de l'activité normale du sujet atteint par l'une de ces causes ou par plusieurs à la fois, ce qui arrive le plus souvent. L'idéation des psychopathes est très souvent touchée : ces malades ont fréquemment des idées délirantes, c'est-à-dire des idées contraires à l'évidence des faits réels, et sans raison d'être dans la bouche de celui qui parle; ces idées se groupent de façon à former parfois un ensemble homogène.

Le *délire* est généralement en rapport de nature avec le caractère de l'individu et la modalité du choc affectif qui a déclenché la psychose. Dans certains cas, il y a opposition complète entre les idées délirantes et les sentiments du sujet. Les psychiatres voient souvent, dans les états anxieux, des personnes chastes et réservées au plus haut point tomber tout à coup dans un délire absolument érotique et grossier que l'on a appelé *délire par contraste.*

La *mémoire* et l'*attention* des aliénés sont également perturbées. Tantôt la mémoire de ces malades est en état de suractivité morbide, tantôt elle est diminuée ou même abolie, et tantôt elle est pervertie. Et ces malades sont souvent incapables de fixer leur esprit sur des objets déterminés, de lutter contre l'envahissement de leur conscience par des pensées involontaires; ce sont des instables, des distraits; et leur automatisme mental, parfois en lutte avec leur volonté intellectuelle chancelante, parfois collaborant avec elle, se libère, dans certains cas, créant de toutes pièces des délires.

A côté des troubles de l'idéation, nous devons signaler ceux des *perceptions.* L'aliéné a souvent des hallucinations ou des illusions. L'*hallucination* est une perception sans objet; l'*illusion* est la fausse perception d'une perception réelle. Ainsi, un malade entend des voix et pourtant aucun son n'a frappé son oreille : c'est un halluciné. Un autre malade entend le son d'une horloge et affirme qu'on lui a adressé une injure : il a une illusion. Lasègue montre la différence entre l'hallucination et l'illusion, en disant : « L'illusion est à l'hallucination ce que la médisance est à la calomnie. L'illusion s'appuie sur la réalité, mais elle la brode; l'hallucination invente de toutes pièces, elle ne dit pas un mot de vrai. »

Mais ce n'est pas seulement l'intelligence qui est atteinte chez les fous; les troubles de l'affectivité sont très fréquents. Leurs affections sont souvent exaltées, parfois aussi abolies ou perverties. On rencontre parmi eux des égoïstes, des orgueilleux, des fourbes, des menteurs, des révoltés, des vindicatifs; on peut rencontrer aussi des êtres généreux, serviables, humbles. Certains sont passionnés : passion amoureuse et jalouse, passion du jeu, passion des achats. La plupart manifestent des émotions morbides : tristesse passive ou active, crainte, joie, colère concentrée ou impulsive, et enfin anxiété. L'*anxiété,* état intellectuel d'incertitude, de trouble et d'agitation, peut s'accompagner d'une sensation d'*angoisse* avec resserrement à la région précordiale; c'est un symptôme fréquent dans certaines psychonévroses et psychoses, et elle constitue parfois le fondement d'un état pathologique très important à connaître : l'*obsession.*

Cet état est caractérisé « par l'apparition involontaire et anxieuse dans la conscience de sentiments ou de pensées *parasites* qui tendent à s'imposer au moi, évoluent à côté de lui malgré ses efforts pour les repousser, et créent ainsi une variété de dissociation psychique dont le dernier terme est le dédoublement conscient de la personnalité ».

Enfin, la folie se traduit par des troubles de l'activité. Les fous sont tantôt des excités, tantôt des déprimés, et les actes qu'ils accomplissent sont parfois délirants : actes d'impolitesse, de malpropreté, de violence, de destruction, refus de nourriture, suicide, homicide, vol, incendie; ces actes ont souvent le caractère impulsif. Les malades sujets aux impulsions se sentent entraînés par une force interne, impérieuse, à accomplir, avec une rapidité extraordinaire, des actes en contradiction avec leur caractère et les exigences de la vie sociale en commun, actes le plus souvent conscients, parfois inconscients, toujours involontaires, impossibles à inhiber. Ces actes tendent à se répéter sous la même forme par paroxysme ou par accès.

Les aliénés présentent également

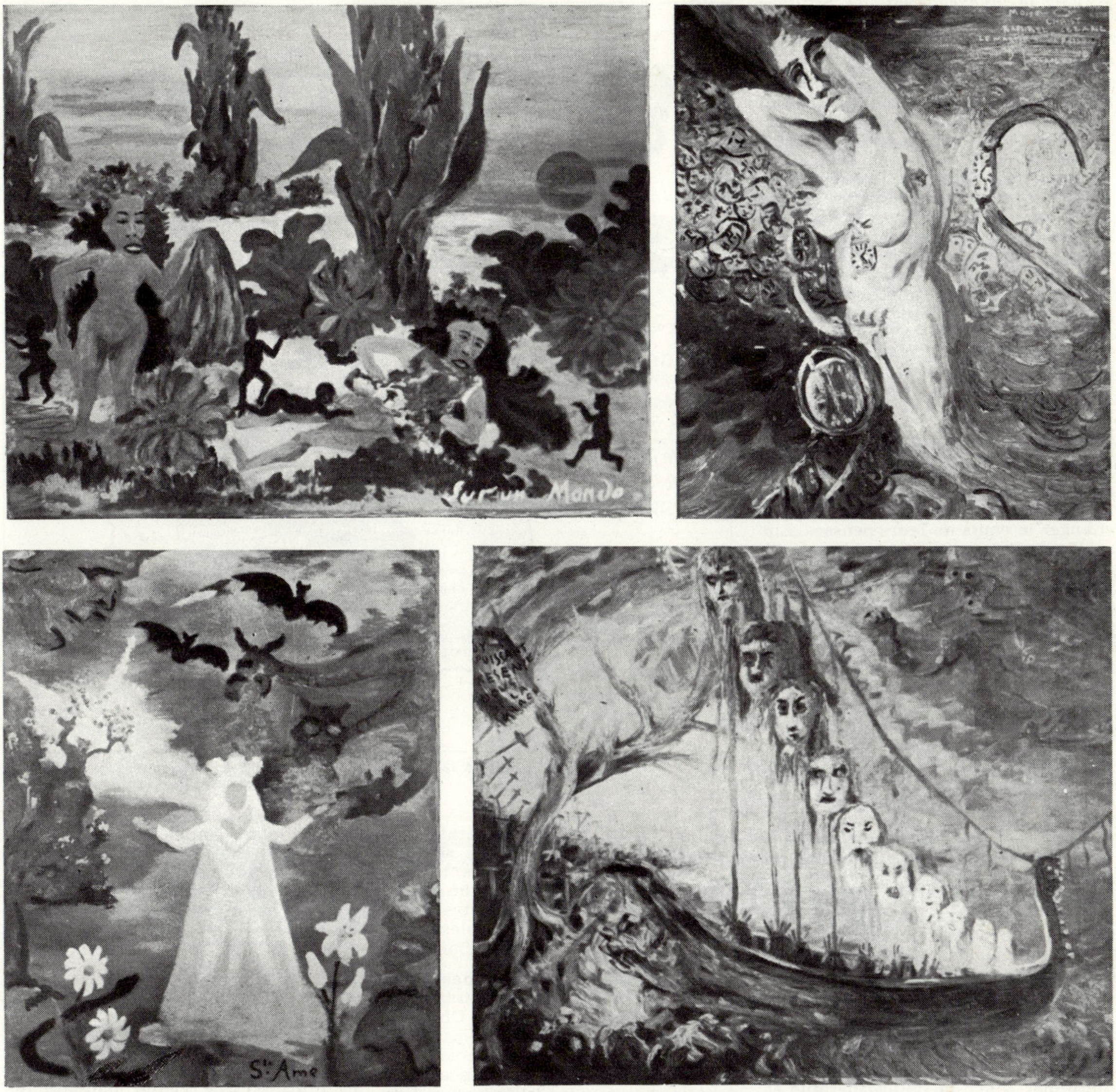

FIG. 42. — Tableaux ayant figuré à une exposition d'artistes aliénés.

assez fréquemment des *troubles de la conscience* et de *la personnalité*.

Signalons, par exemple, les cas si curieux de *personnalités coexistantes ;* la personnalité consciente et la personnalité sous-consciente alternant et se succédant plus ou moins régulièrement.

CLASSIFICATION. Les psychopathies peuvent être divisées en deux grandes classes : les unes sont des *infirmités :* le fonds psychique de l'individu est altéré; les autres sont des *maladies,* des psychoses : c'est le fonctionnement psychique qui est atteint.

Le *fonds psychique* peut être altéré par un trouble dans l'évolution normale des fonctions cérébrales : il y a arrêt de développement et les malades atteints de cette infirmité sont des déséquilibrés, des instables, des obsédés, des impulsifs, des anormaux; ils n'ont aucune affectivité, aucune sociabilité, — ce sont des *dégénérés.*

L'altération du fonds psychique peut consister en un processus d'involution avec affaissement intellectuel global : les malades atteints de cette infirmité sont appelés des *déments.*

Quant aux altérations du fonctionnement psychique, elles peuvent s'accompagner de troubles généraux : le *maniaque* présente de l'excitation, le *mélancolique* de la dépression, et le *confus* de la torpeur. Mais souvent on ne constate chez le malade aucun de ces troubles généraux : on se trouve en présence d'un *halluciné,* ayant conservé sa lucidité et sa mémoire, mais délirant; son délire est limité, systématisé, logique, progressif : un tel malade est atteint d'une *psychose systématisée progressive.*

ÉVOLUTION. Une psychopathie peut guérir; elle guérit d'autant plus facilement que le traitement est plus précoce. Il faut donc dépister la psychose à ses débuts, à la période prodromique.

Il en est de la folie comme du cancer. Si l'on intervient trop tard, on se trouve en présence d'un état chronique incurable.

DIAGNOSTIC. Lorsqu'il se trouve en présence d'un aliéné, le psychiatre commence par l'observer, par noter ses réactions, son attitude, son costume, ainsi que sa morphologie, et il fait un diagnostic « pittoresque ». Parmi les différentes réactions du malade qui permettent d'établir ce diagnostic, il faut noter tout particulièrement les *troubles du langage parlé,* et du *langage écrit,* assez fréquents chez les aliénés.

Parfois le malade s'exprime facilement, avec même une certaine éloquence, et parfois, au contraire, il ne trouve pas ses mots. Certains malades ont un langage décousu, d'autres emploient des mots nouveaux. On remarque souvent des modifications de la *diction expressive;* des modifications du style et de la syntaxe.

Dans le *langage écrit,* les troubles sont également marqués. V. ALIÉNÉS (Langage des).

Le diagnostic pittoresque étant fait, le psychiatre essaie de caractériser la psychopathie devant laquelle il se trouve, de la classer : est-ce une *manie,* est-ce une *confusion mentale?* Ce problème résolu, tous ses efforts vont tendre à rechercher l'étiologie de cette psychose, le mécanisme de son évolution. Grâce à la psychanalyse, il découvrira parfois les causes psychiques (étude des rêves et leur interprétation sexuelle — importance des lapsus) ; grâce aux méthodes biologiques (examen du sang et du liquide céphalo-rachidien — examen du système nerveux), il localisera souvent l'affection et découvrira les causes physico-chimiques de la maladie.

TRAITEMENT. En face d'un aliéné, il faut sans hésitation recourir au médecin et, si possible, à un spécialiste habitué aux aliénés. Lui seul peut avoir autorité et, sans irriter les malades, les contredire s'il y a lieu et changer le cours de leurs pensées. Lui seul peut prescrire des médicaments appropriés, calmants ou autres. Lui seul peut enfin conseiller, en connaissance de cause, le traitement dans la famille ou l'isolement dans une maison de santé. V. ISOLEMENT.

L'aliéné peut guérir, et cette guérison est obtenue, d'une part par l'isolement, et d'autre part par l'emploi d'agents hygiéniques, psychiques, physiques et pharmaceutiques.

L'hygiène des psychopathes doit être surveillée de très près : hygiène du vêtement, de l'alimentation, du coucher. Elle a une importance capitale. La psychothérapie a également une grande influence; elle comprend le traitement moral et la suggestion.

La *suggestion* peut se pratiquer de deux manières : soit pendant la veille, soit pendant l'état hypnotique. La suggestion pendant l'hypnose a en psychiatrie une action très contestable et il est préférable de ne pas l'employer.

Les *agents physiques* sont des auxiliaires précieux en thérapeutique psychiatrique : il faut très souvent en faire usage. Les principaux agents physiques sont : la balnéothérapie et l'hydrothérapie, l'électrothérapie, la massothérapie, la photothérapie.

Une mention à part doit être réservée aux *thérapeutiques de choc :* en particulier *électrochocs,* souvent décisifs dans les cas de dépression mélancolique, *insulinothérapie,* qui donne de remarquables résultats dans la crise de la démence précoce, etc.; la *cardiozolthérapie,* qui a la même indication; la *pyrétothérapie* (choc par élévation thermique, au moyen du Dmelcos, par exemple).

Au choc par pyrétothérapie, on peut rattacher les traitements par *inoculation de maladies infectieuses :* la *malariathérapie,* ou inoculation de la fièvre paludéenne, méthode qui permet d'améliorer très souvent et parfois de guérir la *paralysie générale,* maladie très grave, toujours mortelle jusqu'à l'application de cette thérapeutique (utilement doublée par le traitement antisyphilitique, surtout au moyen des arsenicaux pentavalents).

Enfin, parmi les médicaments utilisés dans le traitement des états psychopathiques, nous devons signaler les purgatifs, les hypnotiques, les calmants, les toniques, les stimulants, les agents opothérapiques et surtout les nouvelles drogues, neuroleptiques et tranquillisants. (V. *Supplément.*)

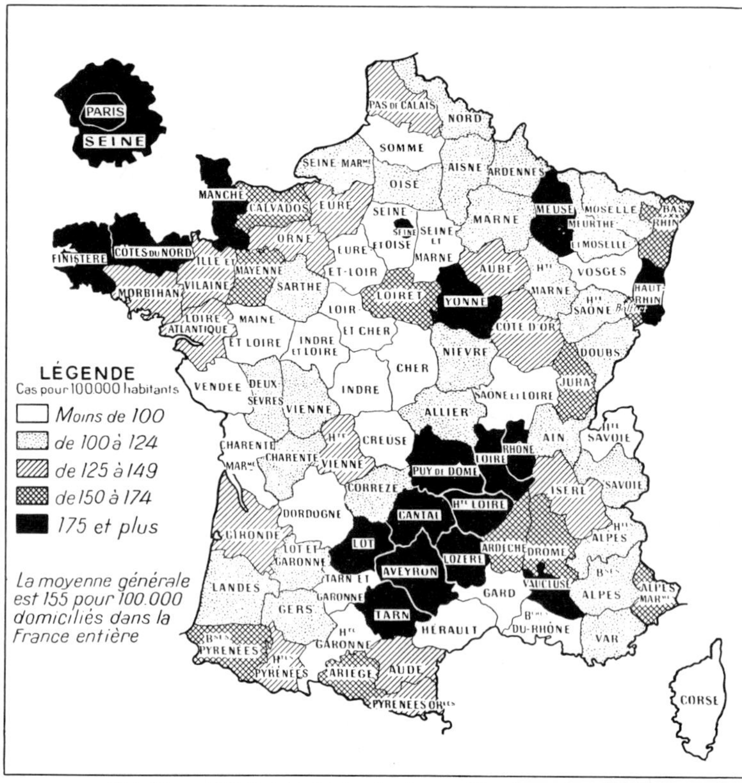

Fig. 43. — Aliénés à la charge de chaque département en 1952.
(Carte dressée par M. Moine, Institut national d'hygiène.)

ALIÉNÉS. — Langage des aliénés. — Il nécessite l'étude du langage écrit et du langage parlé. Chez les idiots et les imbéciles, sa pauvreté est son seul caractère. Les mots péniblement appris sont retenus et gardent le sens que les instructeurs leur ont donné. Chez les aliénés persécutés, le langage se modifie au bout d'un certain temps pour traduire des besoins nouveaux. Les *vampas* désignent une bande d'individus logés dans les souterrains. L'*épine dorsalier* désigne un individu électrisant l'épine dorsale. Les *reluquets* sont des gens qui regardent quand on passe. Chez ces malades, les troubles de l'écriture sont peu marqués; ils écrivent beaucoup (graphorrée). Les déments précoces, paralytiques et séniles donnent les plus beaux exemples de troubles du langage (*dyslogie ;* du gr. *dus,* mal, et *logos,* discours).

Dyslogies par modification de la diction expressive. — Se rencontrent chez les déments précoces et les paralytiques généraux; consistent surtout en intonations théâtrales sentencieuses, modifications du timbre, ton déclamatoire et prétentieux.

Dyslogies par modification du style et de la syntaxe. — Elles peuvent aller depuis l'oubli de certains mots, l'emploi d'un mot pour un autre (chaise pour table : paraphasie), jusqu'au discours incohérent où les mots sont juxtaposés, la phrase, absolument dénuée de sens, étant ou non grammaticalement correcte : « J'ai sauvé le monde sous l'influence des mots par le regard du Très-Haut, dans mon idée hypnotisée par mon souvenir de la grandeur de Jeanne d'Arc sans parapluie. ».

Ou bien le langage est entaché d'enfantillage, de qualificatifs absurdes et inutiles. Une vieille démente demandait qu'on lui apportât, sur son petit lit, sa petite poupée pour en faire son joujou.

Dans le langage écrit, les troubles sont caractéristiques (*fig.* 44). La forme de l'écriture est changée, des majuscules intempestives, l'oubli d'une lettre, d'un mot, le mépris absolu de la ligne droite, la modification de la hauteur des lettres, le tremblement, la fausse ponctuation, les pâtés et les ratures rendent souvent incompréhensible une page écrite où toutes les modifications du langage parlé peuvent se voir. Les déments précoces ont une écriture paraphée prétentieuse et intercalent au hasard de leur pensée de puérils petits dessins. A une période plus avancée des démences, la difficulté de prononcer les mots (*dyslalie*), l'absence de pensée font du langage un bredouillement insensé, inintelligible.

Mariage des aliénés. — V. MARIAGE.

Placement des aliénés. — V. ISOLEMENT.

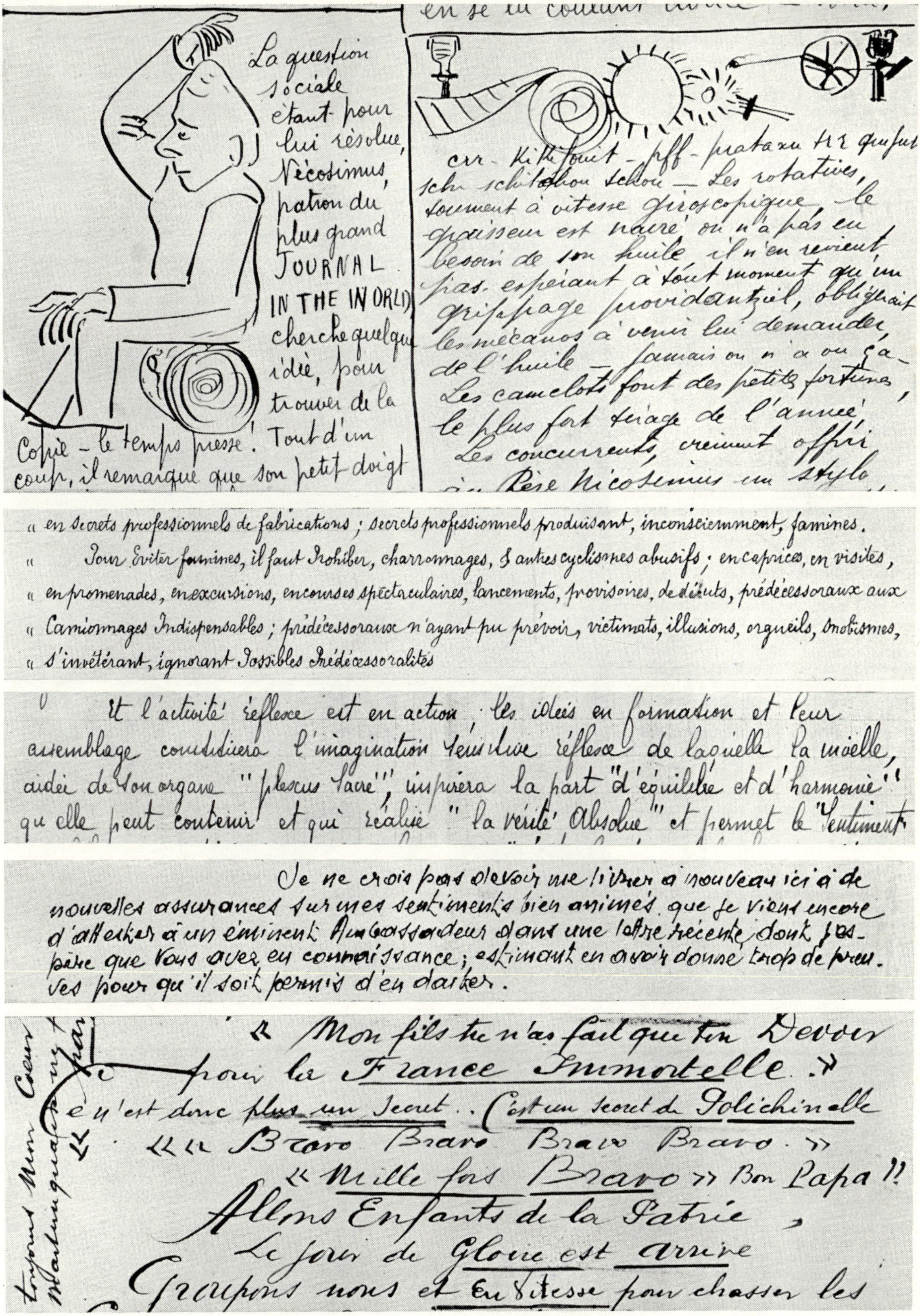
La question sociale étant pour lui résolue, Nécosimus, patron du plus grand JOURNAL IN THE WORLD cherche quelque idée, pour trouver de la Copie — le temps presse ! Tout d'un coup, il remarque que son petit doigt

crr — Kikifouit — pff — prataxu trr quefut tch schitabou schou — Les rotatives tournent à vitesse giroscopique le graisseur est navré on n'a pas eu besoin de son huile il n'en revient pas. espérant à tout moment qu'un grippage providentiel, obligerait les mécanos à venir lui demander de l'huile jamais on n'a vu ça. Les camelots font des petites fortunes, le plus fort tirage de l'année. Les concurrents, crèvent offri... Père Nicosimus un stylo

« en secrets professionnels de fabrications ; secrets professionnels produisant, inconsciemment, famines.
« Pour éviter famines, il faut prohiber, charronnages, & autres cyclismes abusifs ; en caprices, en visites,
« en promenades, en excursions, en courses spectaculaires, lancements, provisoires, de débuts, prédécessoraux aux
« Camionnages Indispensables ; prédécessoraux n'ayant pu prévoir, victimats, illusions, orgueils, snobismes,
« s'invétérant, ignorant possibles prédécessoralités

Et l'activité réflexe est en action, les idées en formation et leur assemblage constituera l'imagination sensitive réflexe de laquelle la moelle, aidée de son organe « plexus sacré », inspirera la part « d'équilibre et d'harmonie » qu'elle peut contenir et qui réalise « la vérité Absolue » et permet le « Sentiment

Je ne crois pas devoir me livrer à nouveau ici à de nouvelles assurances sur mes sentiments bien animés que je viens encore d'attester à un éminent Ambassadeur dans une lettre récente dont j'espère que vous avez eu connaissance ; estimant en avoir donné trop de preuves pour qu'il soit permis d'en douter.

« Mon fils tu n'as fait que ton Devoir pour la France Immortelle. »
Ce n'est donc plus un Secret. C'est un secret de Polichinelle
«« Bravo Bravo Bravo Bravo. »
« Mille fois Bravo » Bon Papa !!
Allons Enfants de la Patrie,
Le jour de Gloire est arrivé
Groupons nous et en vitesse pour chasser les

FIG. 44. — Ecritures et dessins d'aliénés.

ALIMENTAIRES. — **Empoisonnements alimentaires.** — V. BOTULISME, PORC, VIANDES, SALMONELLOSES.

Conserves alimentaires. — Voir CONSERVES.

ALIMENTS. — Ce sont les substances ingérées. Ils fournissent les matériaux nécessaires à la croissance puis à l'entretien de l'organisme, et par combustion l'énergie nécessaire aux processus vitaux. Leur combustion s'effectue dans le tube digestif et dans les tissus.

Toutes les substances qui servent à notre alimentation se composent :

1° De matières albuminoïdes (protides), dans la constitution desquelles entre l'azote, et qui servent à entretenir et à réparer nos tissus, composés essentiellement de protides;

2° De lipides (matières grasses), qui ont une grande valeur énergétique;

3° De glucides (sucre, féculents), surtout utilisés sous forme d'énergie, et qui peuvent être stockés;

4° De sels minéraux, d'eau, et de vitamines.

Dans la plupart des aliments usuels, on trouve une certaine proportion de chacune de ces trois substances. Le pain, par exemple, contient, pour 100 g : 50 g de glucides, 9 g de protides, 8 g de lipides; le reste est constitué par de l'eau et des sels. La viande, au contraire, très riche en protides, contient fort peu de glucides et, pour 100 g de viande, on trouve 17 g de protides, 5 cg de glucides et environ 5 g de lipides; le reste est seulement composé par de l'eau et des sels.

Ces trois sortes de substances doivent être représentées dans l'alimentation normale, et voici les chiffres habituellement admis. Pour un homme adulte, la ration quotidienne doit comporter :

Protides	118 g
Lipides	40 g
Glucides	500 g

Pour la femme, la ration serait moins élevée et comporterait :

Protides	90 g
Lipides	40 g
Glucides	400 g

Certains auteurs estiment qu'on peut réduire considérablement la proportion d'albumine, et qu'il suffit d'environ 1 g d'albumine par kilogramme, soit environ 75 g pour un homme de poids moyen.

On a exprimé en calories la mesure moyenne appliquée aux différentes substances nutritives. La calorie représente la quantité de chaleur nécessaire pour élever de 1 degré un kilogramme d'eau. Par exemple, un gramme d'huile ou de graisse dégage en brûlant 8 calories, c'est-à-dire qu'il peut en brûlant élever de 8° la température de 1 kilogramme d'eau distillée. Or, toute graisse fournira la même quantité d'énergie lorsqu'elle sera absorbée, puis brûlée dans l'organisme.

Il en est de même pour tous les autres aliments; on est donc fondé à dire que la calorie représente l'unité d'énergie nutritive. Ce procédé permet en particulier de savoir très rapidement comment les aliments peuvent se remplacer dans une ration alimentaire; par exemple, 1 litre de lait donne 800 calories, 1 œuf correspond à 75 calories; il faudrait donc 10 œufs environ pour remplacer 1 litre de lait. La ration journalière d'un adulte d'âge et de poids moyens exige 2 200 calories; celle d'un travailleur, 2 700 à 4 500 calories suivant le travail effectué; un adolescent (11 à 17 ans) doit avoir 2 400 à 3 000 calories; une femme enceinte ou qui allaite exige 2 800 à 3 000 calories; un vieillard peut se contenter de 1 800 calories.

Il sera donc facile de calculer la ration en se reportant au tableau donné page 35.

Il ne suffit pas de fixer la quantité de calories à fournir à l'organisme. Toute ration doit comprendre une certaine quantité d'albumine absolument indispensable. Il serait par conséquent impossible de nourrir un individu exclusivement avec du beurre et du sucre, bien que l'on puisse facilement en faire absorber 2 500 calories par jour.

Il est nécessaire, pour l'entretien des tissus, de fournir une certaine dose d'albumine, environ 1 gramme par kilogramme. Cette ration est presque toujours couverte, car l'albumine entre dans la constitution de nos différents aliments.

Parmi les protides, les meilleurs sont ceux dont la composition en *acides aminés* indispensables se rapproche le plus des albumines humaines. Ce sont les *albumines d'origine animale*, celles des viandes et abats, des poissons, des œufs, du lait, des fromages; il faut à un adulte un minimum de 25 g d'albumine d'origine animale. Les *albumines d'origine végétale* sont moins bonnes, surtout pour un individu en croissance, parce que certains acides aminés nécessaires s'y trouvent en quantité insuffisante; mais les protéines végétales peuvent fournir un appoint à l'apport total des protéines.

Un *minimum* de *protides* est indispensable à l'homme; 0g,30 à 0g,60 par jour et par kilogramme est un minimum, mais ce chiffre est très théorique.

Chez l'enfant, 50 p. 100 des albumines du régime doivent être d'origine animale; la caséine du lait et du fromage apporte à elle seule tous les acides aminés indispensables; à son défaut, on fera appel aux albumines de l'œuf, de la viande, et accessoirement des végétaux : blé, avoine, orge, maïs.

Un *minimum* de *glucides* indispensable est de 1 g par kilogramme et par jour. Normalement les glucides doivent constituer 60 à 70 p. 100 de la ration alimentaire de l'homme.

Il faut 1 g de *lipides* par kilogramme et par jour à un adulte, le double pour en enfant.

La ration lipidique minimum est pratiquement nulle, mais qualitativement certains produits sont indispensables, car l'organisme n'en peut faire la synthèse (vitamine F de Burr).

Le beurre, le lait, les laitages, les œufs, les abats sont les principales sources de graisses nécessaires à l'enfant.

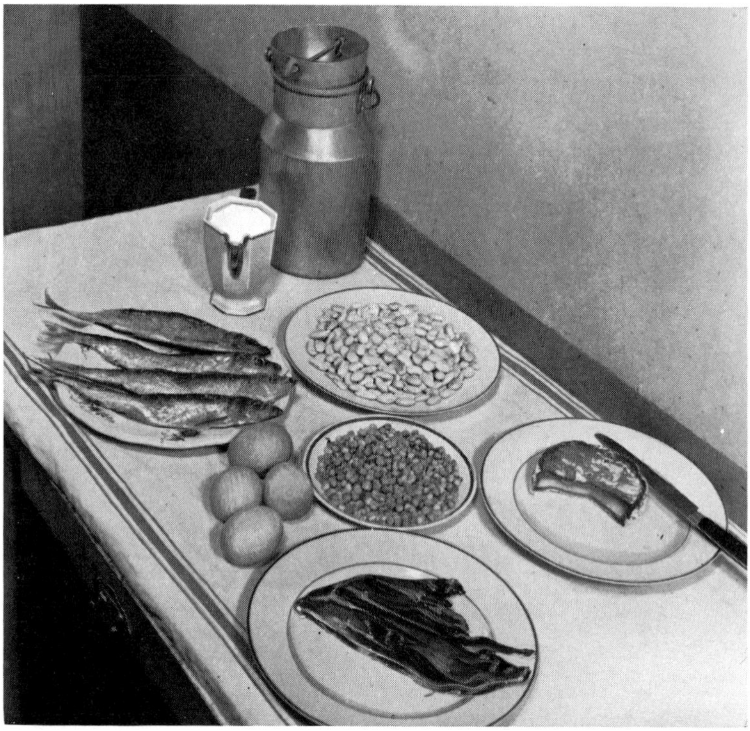

FIG. 45. — Aliments usuels contenant protides, lipides et glucides, indispensables dans l'alimentation normale. (*Phot. A. Roy.*)

Un organisme vivant ne saurait vivre sans une proportion assez considérable de *substances salines :* c'est ce qui explique le goût pour le sel marin, qui doit toujours entrer dans la constitution de la ration alimentaire. Il faut encore beaucoup d'autres substances salines en très petite quantité — quelques centigrammes par jour —, leur présence étant absolument nécessaire.

Le *soufre* et le *phosphore* entrent dans la constitution du protoplasme, des noyaux et des membranes de nos cellules. Ils existent dans notre corps sous forme minérale : sulfates et phosphates. Chez l'adulte, il y a environ 450 g de soufre et autant de phosphore.

Le *calcium* et le *magnésium*, sous forme de phosphates et de carbonates de chaux

POUR 100 GRAMMES D'ALIMENTS	EAU	PROTIDES	GLUCIDES	LIPIDES	CALORIES	ÉLÉMENTS MINÉRAUX	VITAMINES
	g	g	g	g			
ALIMENTS RICHES EN MATIÈRES ALBUMINOÏDES (PROTIDES)							
Viande de bœuf	69	20	0	10	170	Soufre. — Phosphore.	**A** et **B.**
Caséine sèche	10	88	0	0	352	Phosphore. — Calcium.	**O.**
Merlan	82	16	0	0,6	71	Soufre. — Phosphore. — Potassium.	**B.**
Œufs de poule	75	13	0,4	10	144	Soufre. — Phosphore. — Fer.	**A** et **B.**
Fromages (gruyère)	36	30	1,5	29,7	560	Soufre. — Phosphore.	**A** et **B.**
ALIMENTS RICHES EN HYDRATES DE CARBONE (GLUCIDES)							
Pain	35,3	8	54	1	257	Soufre. — Phosph. — Potass. — Calc.	**B, A** et **E.**
Pâtes sèches	11	12	73	1,6	354	Soufre. — Phosph. — Potass. — Calc.	**B, A** et **E.**
Pommes de terre	76	2	20	0,1	90	Potassium.	**A, B** et **C.**
Légumes secs	12,5	23	58	1,5	336	Soufre. — Phosphore. — Potassium.	**B** et **A.**
Riz	13	8	78	0,3	347	Soufre. — Phosphore.	**B.**
ALIMENTS RICHES EN GRAISSES (LIPIDES)							
Lait	86	3,4	4,9	3,7	65	Soufre. — Phosphore. — Calcium.	**A** et **B.**
Beurre	13	0,8	0,5	84	740	Soufre. — Phosph. — Potass. — Calc.	**A** et **B.**
Huile d'arachide	0	0	0	100	900	Traces.	**O.**
Margarine	15,5	1,4	0	83	753	Traces.	**O.**
ALIMENTS RICHES EN CELLULOSE							
Epinards	88	3	4	0,4	32	Potassium. — Calcium. — Fer.	**A, B** et **C.**
Choux	82	1,8	6	0,3	34	Soufre. — Potassium. — Calcium.	**A, B** et **C.**
Carottes	87	1	9	0,3	42	Potassium.	**A, B, C, E.**
Tomates	94	1,9	4	0,3	22	Potassium	**A, B** et **C.**
Laitues	91	1,1	3	0,3	20	Potassium.	**A, C** et **E.**
Pommes	78	0,3	14	0,3	58	Potassium.	**B** et **C.**

TENEUR DE CERTAINS ALIMENTS EN PROTIDES, GLUCIDES, LIPIDES, ÉLÉMENTS MINÉRAUX, ET EN VITAMINES (d'après *MIDY*).

et de magnésie, minéralisent le squelette et les dents. Alors qu'il y a dans l'organisme 970 g de calcium, on n'y trouve que 28 g environ de magnésium.

Le *chlore*, le *sodium* et le *potassium*, dissous dans le suc cellulaire et dans les liquides de l'organisme, contribuent au maintien de la pression osmotique. Leurs teneurs sont respectivement de 125, 180 et 155 g.

En moindre proportion se trouvent : le *fluor*, dans les os et dans l'émail dentaire, auquel il donne une grande dureté et une grande résistance chimique ; le *fer*, décelé depuis longtemps dans l'hémoglobine, et dont on connaît le rôle remarquable dans les phénomènes respiratoires. Dans l'organisme d'un homme adulte, il y a environ 5 g de fluor et 3^{g},5 de fer.

Quant aux *manganèse, zinc, nickel, iode, brome, arsenic,* ils n'interviennent qu'en quantité infinitésimale.

L'organisme humain a besoin par jour de 4^{g},2 de chlore, 5 à 6 g de sodium, 1^{g},5 de potassium, 1 g de phosphore, 1 g de soufre, 1 g de calcium (1^{g},5 chez la femme enceinte), 0^{g},3 de magnésium, quelques milligrammes de fluor, 0^{g},017 de fer et de zinc, 0^{g},002 de cuivre, 0^{g},0025 de manganèse et 0^{g},00025 d'iode.

Le besoin d'éléments minéraux est particulièrement important pour les enfants, en période de croissance ; des quantités relativement très fortes de ces éléments (calcium, phosphore, fer, etc.) sont fixées dans leur squelette et dans leurs autres tissus. Si leur alimentation n'apporte pas ces principes, l'organisme emprunte nécessairement les éléments qui sont indispensables aux organes et au squelette. Les organes se déminéralisent ; les os, les dents se décalcifient.

Le lait de vache et les produits qui en dérivent sont les seules sources abondantes et pratiquement irremplaçables du phosphore et surtout du calcium alimentaires. Un litre de lait de vache contient en moyenne 1^{g},25 de calcium et 0^{g},9 de phosphore, avec un rapport favorable de calcium/phosphore = 1^{g},39. Parmi les fromages, les pâtes fermes (cantal, port-salut, gruyère) sont les plus riches en calcium. Le calcium est encore fourni accessoirement par les escargots, les moules, les crevettes, les haricots en grains, le soja, le cresson, les amandes sèches, les noisettes, la moutarde.

La *cellulose* joue un rôle mécanique dans la digestion ; elle constitue le lest alimentaire et favorise le transit intestinal.

L'*eau* est indispensable à l'homme pour entretenir les éliminations urinaire, cutanée et respiratoire, et assurer le fonctionnement de la régulation thermique. La carence en eau est immédiatement signalée par la soif ; les besoins d'eau sont plus grands chez le nourrisson que chez l'adulte : 180 g par kilogramme et par jour, au lieu de 35 g chez l'adulte.

En dehors de ces divers aliments, l'organisme a besoin d'aliments ferments ou *vitamines* sans lesquels il ne peut se développer. V. VITAMINES.

La viande est-elle nécessaire à l'alimentation et dans quelle proportion ? Il est bien établi que la viande ne représente pas un aliment indispensable à l'homme, dont la croissance est achevée. La santé parfaite est compatible avec un régime strictement végétarien, les albuminoïdes nécessaires à la vie pouvant être largement fournis par les aliments végétaux. L'usage de la viande n'est formellement indiqué que dans certaines maladies (tuberculose).

Carences alimentaires. — Si l'organisme humain ne trouve pas dans l'alimentation un nombre de calories proportionnel à ses besoins d'entretien, de travail, de croissance, il y a carence alimentaire.

Ces carences ne sont pas toujours dues à une *insuffisance d'apport* des principes utiles ; il existe aussi des carences d'*absorption* ou d'*assimilation,* du fait de troubles digestifs par exemple.

Carence en protides et acides aminés. — La carence en protides se traduit par la perte de l'appétit, un arrêt de croissance chez l'enfant, un amaigrissement et une cachexie chez l'adulte.

Ce qui fait la valeur des protides, ce sont les acides aminés qu'ils contiennent et qui sont indispensables à la vie et au développement de l'individu.

Carence en glucides. — Un apport insuffisant entraîne l'apparition de corps cétoniques (acétone, acide diacétique, acide oxybutyrique), qui donnent une odeur spéciale à l'haleine et à l'urine, déterminent de la torpeur, des vomissements et finalement le coma acidosique. L'apport d'hydrates de carbone fait disparaître ces symptômes.

Chez l'enfant, la carence en glucides se traduit par un arrêt de la croissance.

Carence en lipides. — La carence se traduit, chez l'animal, par un arrêt de la croissance, une perte de poids progressive, des lésions cutanées et rénales, et des troubles de l'ovulation chez la femelle.

Carence minérale. — Les substances minérales jouent un rôle important dans les fonctions du corps et leur carence peut provoquer des troubles graves.

En cas de carence calcique, on peut donner aux enfants des biscuits contenant du phosphate tricalcique (30 à 40 cg par biscuit) à la condition d'y joindre de la vitamine D.

L'absence de fer se manifeste plus ou moins rapidement par une anémie croissante, le fer étant indispensable à l'élaboration de l'hémoglobine, matière colorante du sang et agent vecteur de l'oxygène aux tissus.

L'insuffisance d'iode se traduit par un trouble du fonctionnement de la glande thyroïde, qui joue un grand rôle dans la croissance et l'entretien de la vie.

Carence en cellulose. — Cette carence, due à une alimentation riche en farines trop blutées, en pain trop blanc, en légumes décortiqués, se traduit par de l'anorexie, de la constipation.

Carence en eau. — Elle se traduit immédiatement par la soif.

SOUS-ALIMENTATION FORCÉE COLLECTIVE. — V. FAMINE.

I. ALIMENTS (Modes particuliers d'introduction des). — Certains individus doivent être alimentés d'une façon spéciale, par suite de leur résistance ou d'obstacles naturels.

Par le gavage. — Il s'opère avec une sonde molle, de 90 cm de long et de 6 mm de diamètre, qu'on introduit dans la bouche et qu'on pousse jusque dans l'œsophage et l'estomac. Quelquefois, on doit faire passer la sonde par le nez.

On introduit ainsi des liquides ou des préparations d'extraits de viande.

INDICATIONS. Aliénation mentale, hystérie, certaines formes de la tuberculose.

Par une fistule de l'estomac. — Après la gastrotomie pour rétrécissement de l'œsophage ou cancer du cardia, on est obligé de nourrir les malades par une sonde introduite dans une fistule faite à l'estomac, et qu'on maintient ouverte dans ce but.

Par le rectum. — Après avoir débarrassé l'intestin, par un lavement, de son contenu, on introduit une longue canule molle par laquelle on fait passer chaque fois environ 180 à 200 cm³ de liquide contenant en suspension des peptones, de la fécule, du blanc d'œuf, auxquels on ajoute de la pancréatine, de façon à en assurer la digestion, puis du vin. Le tout est absorbé par les parois du rectum.

INDICATIONS. Rétrécissement de l'œsophage, ulcère et cancer de l'estomac. Etat de faiblesse ne permettant pas l'alimentation par la bouche.

II. ALIMENTS (Infection des). — Les causes de pollution des aliments sont multiples; il y a d'abord les *poussières* et les *boues;* il y a les souillures par les *mouches,* qui se sont posées sur les tumeurs ou dans les crachoirs, par les *chiens* (échinococcose), les *chats,* et surtout par les *rats* et les *souris.*

Les individus *porteurs de germes* sont aussi à redouter et peuvent être à l'origine d'épidémies de typhoïde.

Les comestibles exposés dans les épiceries, les pâtisseries, etc., à toutes les poussières, non seulement de l'intérieur mais de l'extérieur de la boutique, qu'il s'agisse de gâteaux, de bouchées à la reine, de fruits secs, de fromages, de charcuterie ou de viandes cuisinées (homards, poulets de rôtisserie) peuvent être dangereux à consommer.

ALITEMENT. — Le séjour prolongé au lit s'impose en général aux malades par leur état de faiblesse. C'est un mode de traitement pour les nerveux, les aliénés, les anémiques; mais l'alitement a de grands inconvénients, lorsqu'il n'est pas nécessaire, pour les vieillards et les convalescents, chez lesquels il produit la perte d'appétit et la constipation, la chute des cheveux, des troubles respiratoires qui disparaissent par la station debout ou tout au moins lorsqu'on assoit le malade dans son lit ou dans un fauteuil (congestion hypostatique). Il est important de faire lever le plus tôt possible les grands opérés et les personnes atteintes de fractures, auxquels un trop long alitement peut donner des troubles cérébraux et pulmonaires.

ALKYLANT. — Les substances alkylantes possèdent la propriété chimique suivante : elles peuvent se lier avec certains groupements de protéines, et notamment avec les nucléoprotéines.

Ces substances sont donc utilisées en chimiothérapie antitumorale (cancers, leucémies).

ALLAITEMENT. — L'allaitement peut être fait par la mère ou par une nourrice (*allaitement naturel*), par une de ces personnes s'aidant du lait d'animal (*allaitement mixte*), ou exclusivement par du lait d'animal (*allaitement artificiel*).

I. ALLAITEMENT NATUREL PAR LA MÈRE. — L'allaitement naturel par la mère qui, dans 90 p. 100 des cas, peut et doit nourrir, est infiniment supérieur à tout autre mode d'alimentation pour le nouveau-né, même s'il ne peut être continué que *quelques mois* et même s'il ne doit être que *partiel.* La première année et surtout les premiers mois de la vie sont les plus dangereux de l'existence entière, et le lait, les soins de la mère donnent à l'enfant le *maximum de chances de survie.*

Sur 10 p. 100 de femmes ne pouvant nourrir, 5 p. 100 sont des personnes dont la sécrétion lactée est nulle, ayant une malformation non amendable par l'emploi de tétines ou sujettes à des crevasses persistantes; le reste comprend les femmes auxquelles leur état de santé interdit de nourrir. V. plus loin.

Avantages pour l'enfant et la mère. — Supériorité du lait naturel. — Le lait de la mère est avantageux : 1° parce que ce lait est *approprié à l'enfant,* tandis que le lait des animaux n'a pas la même composition et que, par suite, il est nécessaire de le modifier; 2° parce que ce lait a la *température* nécessaire, tandis que les autres laits, devant être chauffés, peuvent être pris trop chauds ou trop froids et qu'ils ont déjà subi pour être conservés une première cuisson; 3° parce que le passage du lait s'effectue *directement* du sein à la bouche de l'enfant, tandis que les autres laits nécessitent une série de manipulations et, entre autres, l'intermédiaire d'un flacon, d'une tétine pouvant être salis.

Avantages pour la mère. — Dans leur propre intérêt, toutes les femmes qui ont du lait doivent nourrir. La femme, qui, constituée pour faire une bonne nourrice, n'allaite pas, est fréquemment atteinte par une sorte de dérivation de la nutrition, d'un embonpoint excessif.

Tétée. — Son mécanisme. — Pour téter, le bébé accomplit successivement deux actes (*fig.* 46). Par le premier, la *succion,* il aspire le lait contenu dans le sein, en appliquant ses lèvres sur le mamelon et en rétractant en arrière la langue, d'où un vide relatif dans la bouche.

Par le second, la *déglutition,* il fait passer ce lait de la bouche dans l'œsophage; pendant cette dernière phase, le lait doit traverser le pharynx, vestibule où se trouvent en haut les ouvertures postérieures des fosses nasales, en bas et en avant l'ouverture du larynx, en arrière celle de l'œsophage où il doit pénétrer, en évitant de remonter dans le nez ou de tomber dans le larynx et la trachée.

Pour obtenir ce résultat, le voile du palais se relève et, aidé par ses piliers postérieurs, va fermer les fosses nasales; d'autre part, le larynx (ainsi qu'on peut le sentir sur soi-même en faisant un mouvement de déglutition) remonte et son orifice est fermé par l'abaissement d'un opercule spécial, l'épiglotte. Les voies de l'air sont ainsi obstruées et le passage du lait est facilité : 1° par la langue, qui le pousse en arrière; 2° par la montée de l'œsophage accompagnant le mouvement du larynx, qui s'avance ainsi vers le lait.

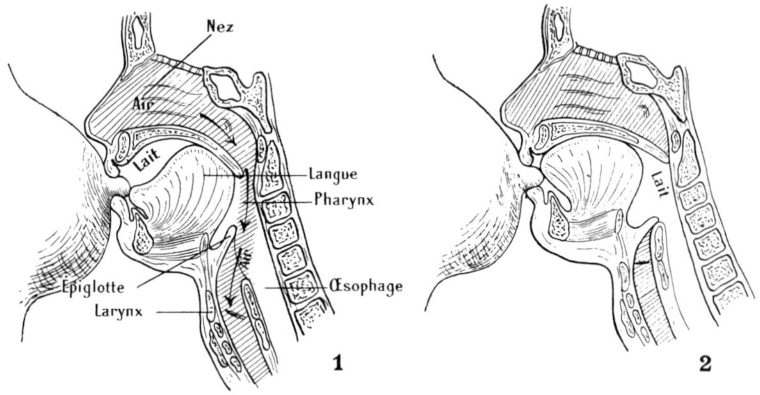

FIG. 46. — Mécanisme de la tétée : 1. Succion; 2. Déglutition.

Une fois cette gorgée de lait avalée par l'œsophage, les voies de l'air se débouchent, et l'air peut de nouveau traverser le pharynx pour pénétrer dans le larynx et le poumon, pendant que l'enfant suce de nouveau une fraction de son repas. On peut s'assurer qu'il déglutit ensuite réellement en sentant le larynx monter sous le doigt.

Précautions pour le mamelon. — Il importe de le préserver pour éviter les *crevasses,* douloureuses, qui sont des foyers d'infection : fièvre, et augmentation de volume du sein.

Pour éviter ces accidents, on aura soin :

1° Peu de temps avant le terme, de tenir les mamelons très propres, en les lavant quotidiennement;

2° Pendant le dernier mois de la grossesse, de frotter le mamelon avec de l'alcool glycériné;

3° De ne laisser l'enfant au sein que le *temps exact* qu'il doit téter et de ne pas le laisser mâchonner le bout du sein, sans utilité, en s'endormant. Laver soigneusement le mamelon *avant* et *après* chaque tétée avec de l'eau bouillie tiède.

Il peut se produire quelquefois sous l'épiderme, par l'action d'un enfant vorace tirant trop fort sur le mamelon, une ecchymose due à un épanchement de sang et qui peut être l'origine de crevasses.

Conditions nécessaires pour la tétée. — *Bouche.* — Lorsque la langue de l'enfant est malade, dans le cas du muguet par exemple, les mouvements de cet organe sont douloureux, et il peut arriver que le bébé se refuse à faire les mouvements de rétraction et d'élongation nécessaires pour effectuer le vide dans la bouche et presser le lait d'avant en arrière.

Les déformations du bec-de-lièvre rendent impossible la succion. Elles n'atteignent pas seulement les lèvres, mais aussi le palais qui, étant entrouvert, laisse la bouche communiquer avec le nez. Il est parfois nécessaire de donner le lait à la cuiller, au compte-gouttes ou à la sonde.

Arrière-gorge. — Le lait qui revient de l'estomac pendant les vomissements peut passer par le larynx au moment où il traverse l'arrière-gorge et provoquer l'asphyxie, surtout si l'enfant est couché sur le dos; il y a donc grande utilité à le faire coucher sur le *côté*, de façon à empêcher l'irruption du lait dans les voies respiratoires.

Fosses nasales et voies aériennes. — Pour que l'enfant tette régulièrement, il faut que la fonction respiratoire s'effectue exclusivement par les fosses nasales, sans quoi il est forcé de s'interrompre de téter pour respirer.

Lorsque ce fait se produit, il convient donc de voir si le nez n'est pas obstrué et de le débarrasser avec un petit tampon d'ouate. Parfois cette obstruction est causée par des végétations adénoïdes que l'on est forcé de faire opérer de façon précoce.

Position de la mère et de l'enfant. — La position de l'enfant pendant la tétée varie suivant celle qu'est obligée de garder la mère. Les premiers jours où elle reste étendue, la maman se couchera un peu sur le côté où elle donne le sein.

Plus tard, lorsqu'elle peut s'asseoir sur son lit, elle place l'enfant transversalement, appuyant la tête de celui-ci sur son bras, au besoin exhaussé un peu par un coussin. Lorsqu'elle a quitté le lit, elle s'assoit (*fig.* 48), en mettant ses pieds sur un tabouret, de façon à élever assez ses genoux pour que l'enfant qui y repose soit à la hauteur des seins sans qu'elle ait besoin d'incliner le buste, ce qui la fatiguerait bientôt. Pour faciliter la sortie du lait, la maman prend son sein à pleine main en plaçant le bout du mamelon entre le doigt du milieu de la main (le médius) et l'index, et avec ces deux doigts presse légèrement sur le sein, de façon à rendre le mamelon plus saillant et faire jaillir quelques gouttes de lait, ce qui excite l'enfant à continuer à sucer et à téter.

Son instinct lui apprend vite ce qu'il doit faire, et s'il s'interrompt (quelquefois en criant), c'est que le sein couvre ses narines et que pour respirer il doit rejeter la tête en arrière. Il suffit alors de presser avec un doigt sur le sein pour permettre à l'air d'arriver à la narine. Si, ce qui arrive quelquefois, l'enfant ne veut pas téter, ou s'il tette d'une façon paresseuse, il est bon de le stimuler en tapotant son épaule ou son siège.

Ne pas le laisser s'endormir au sein.

Nourriture du premier jour. — Le premier jour, l'enfant ne prend presque rien; cependant on peut lui présenter le sein (v. aux articles SEIN et LAIT) trois ou quatre fois dans la journée pour exciter la montée laiteuse.

Fonctionnement de l'allaitement. — **Intervalle des tétées.** — 1° Donner le sein toutes les trois heures;

2° Donner six tétées par vingt-quatre heures, la première à 7 heures du matin, la dernière à 10 heures du soir.

C'est seulement aux enfants de poids insuffisant qu'on donnera une septième tétée à minuit.

Chez les débiles et prématurés, le médecin pourra être amené à prescrire des tétées plus fréquentes;

3° Donner en principe un seul sein à chaque tétée si la sécrétion lactée est suffisante;

4° Ne pas laisser l'enfant téter plus d'un quart d'heure; au bout de ce temps, en effet, le repas est fini, l'enfant n'avale plus que de l'air;

5° Enfin, après chaque tétée, on lavera soigneusement le mamelon avec de l'eau bouillie, ou un mélange à parties égales d'alcool, de glycérine et d'eau bouillie;

6° La surveillance de la croissance se fera par une pesée hebdomadaire. V. CROISSANCE.

Allaitement satisfaisant. — Le bébé qui a pris la ration nécessaire, après avoir tété tranquillement, garde ce qu'il a pris, effectue un renvoi d'air, s'endort ou, remis dans son berceau, ne crie pas et reste un certain temps les yeux ouverts, l'air satisfait, puis ferme les paupières. Son sommeil est calme, sa respiration presque insensible.

Allaitement surabondant. — Si l'enfant prend trop de lait, il vomit.

Tantôt le vomissement a lieu immédiatement après la tétée (*régurgitation*); tantôt il ne se produit que 20 à 40 minutes après la tétée (*vomissement proprement dit*), et alors le lait rendu est à moitié coagulé, forme des grumeaux et répand une odeur aigrelette.

La suralimentation peut être due :

1° A un excès de *qualité* du lait (très rare), qui contient trop de beurre (60 à 85 au lieu de 35 p. 1 000), excès qu'on retrouve dans les selles du nourrisson. On y remédiera en faisant boire abondamment la mère, en réduisant la nourriture et en l'obligeant à des promenades;

2° A un excès de *quantité* du lait. On réduira alors la durée de la tétée suivant ce que la balance montrera que le nourrisson absorbe en dix, cinq ou deux minutes.

La surabondance de lait provoque parfois la diarrhée ou des vomissements.

Allaitement insuffisant. — Il convient de se défier : 1° des enfants qui sucent trop longtemps, mais n'avalent pas : on a vu précédemment qu'ils altèrent le mamelon; en outre, ils dépérissent; 2° des enfants qui pâlissent en tétant : ils s'épuisent sans résultat; 3° des enfants trop *sages* qui tettent longtemps, dorment beaucoup et sont *constipés*.

L'insuffisance d'accroissement peut être due soit à l'insuffisance de

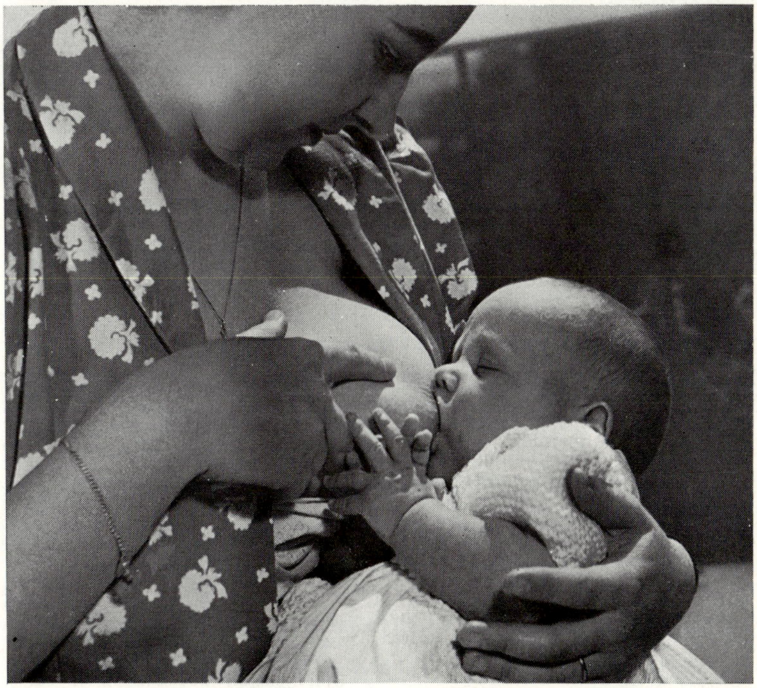

FIG. 47. — Tétée. Position correcte de la mère et de l'enfant.
(*Phot. Landau.*)

quantité de lait, soit, très rarement, à l'insuffisance de sa *qualité,* le liquide contenant trop peu de beurre. La sécrétion peut avoir l'abondance normale ou être même exagérée.

II. ALLAITEMENT NATUREL PAR UNE NOURRICE. — V. à NOURRICE. On y trouvera l'hygiène de la mère nourrice.

III. ALLAITEMENT MIXTE. — L'*allaitement mixte* est celui où la mère s'aide de lait d'animaux, soit d'une façon coutumière parce qu'elle n'a pas assez de lait, soit temporairement au début ou à la fin de la lactation, au moment de ses règles, à l'occasion d'une fatigue ou d'une courte maladie, ou parce que ses occupations l'empêchent de donner régulièrement son lait à l'enfant.

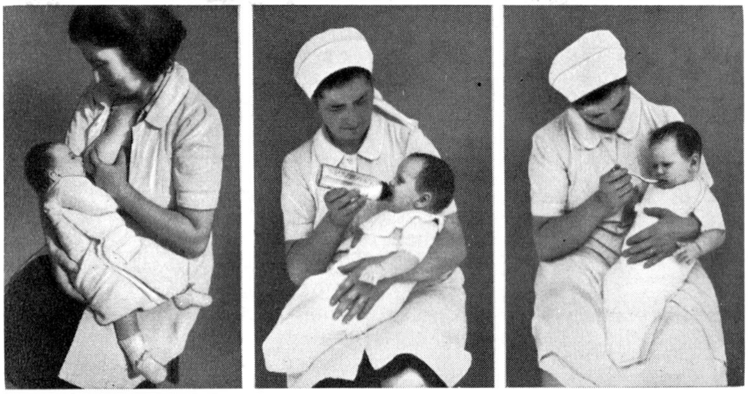

FIG. 48. — Positions pour l'allaitement au sein, au biberon et à la cuiller.

Certaines femmes n'ont pas de lait, mais on doit savoir qu'il vient quelquefois en quantité suffisante seulement après un et même deux mois.

L'allaitement mixte, en conservant au bébé les soins de la mère, a une action très bienfaisante et donne des résultats infiniment supérieurs à l'envoi de l'enfant en nourrice. Il peut être employé dès les premiers jours s'il y a nécessité.

Quantité à donner. — On peut facilement remplacer une ou deux tétées chaque jour par du lait d'animal, mais en ayant soin de ne pas trop espacer les tétées, sans quoi la sécrétion finirait par disparaître. Il convient de ne supprimer qu'une de ces tétées le matin et une l'après-midi, c'est-à-dire de ne pas dépasser six heures sans donner le sein. Ce mode de procéder vers le 6e ou le 8e mois a l'avantage de faciliter le sevrage. Pinard conseille au début de ne donner le lait qu'après avoir mis l'enfant au sein de la mère et comme complément de ce qu'elle a fourni. Le lait maternel fait digérer le lait d'animal.

Lait d'animaux. — On emploie le lait de trois animaux : l'ânesse, la chèvre et surtout la vache. V. à LAIT leur composition comparative.

Anesse. — Lait aujourd'hui très rare et peu usité. Etait bien toléré en raison de sa faible teneur en graisses. Est avantageusement remplacé par les laits industriels spéciaux.

Chèvre. — Le lait de chèvre contient plus de beurre que celui de femme, mais moins de sucre. Le faire bouillir, en raison de la transmission possible de la fièvre de Malte.

Vache. — Le lait de vache se rapproche de la composition du lait de la femme pour le beurre, mais il est moins sucré et contient plus du double de matière albuminoïde.

La composition de ce lait varie, du reste, beaucoup d'une race à l'autre, et même d'une vache à l'autre, suivant l'alimentation qu'elle reçoit.

Les vaches doivent : 1° être saines (le lait de vaches atteintes de fièvre aphteuse ou de tuberculose est dangereux); 2° être nourries normalement (les drêches données en trop grande abondance nuisent au lait). Le lait doit provenir de la *traite complète,* le liquide étant trop aqueux au début et contenant trop de graisse à la fin. Il est préférable de donner le lait mélangé de plusieurs vaches.

MODES D'EMPLOI. Donner le lait de vache, les premiers mois, *coupé* d'eau bouillie. Une règle simple consiste à mettre 25 à 30 g d'eau bouillie, plus un morceau de sucre, au fond de chaque biberon et de compléter la ration nécessaire avec du lait bouilli.

Altération du lait. — Le lait, dans les grandes villes et souvent aussi à la campagne, notamment au moment des villégiatures, où la quantité des demandes augmente alors que la production n'est pas très accrue, ne contient souvent que 30, 20 et même 15 p. 100 de beurre au lieu de 40. Le lait peut avoir été mouillé, écrémé, ou à la fois mouillé et écrémé; la mortalité infantile est en rapport direct avec la mauvaise qualité du lait.

D'autre part, les microbes sont très abondants dans le lait; les uns proviennent de la vache, les autres de la malpropreté de l'air, des doigts, des vases où il est reçu, de l'eau qui y est ajoutée frauduleusement, des gouttelettes qui tombent du couvercle (lorsqu'il ne vient pas d'être lavé à l'eau bouillante), où se concentre la vapeur d'eau qui s'élève du lait pendant son ébullition. Les microbes se multipliant très rapidement, il convient d'autant plus de les détruire, avant que le bébé absorbe ce lait, qu'ils trouveront un champ particulièrement favorable chez les petits enfants.

La congélation et la pasteurisation à 60° *arrêtent* la multiplication des microbes, que peut seule *supprimer* la *stérilisation.*

Stérilisation des biberons. — La stérilisation peut être ou *définitive* ou *temporaire.*

Stérilisation temporaire (24 h). — Elle peut s'effectuer de deux façons :

1° Par l'*ébullition* du lait dans une casserole ouverte, très propre, en se souvenant que le lait *monte* entre 75° et 80°, mais qu'il ne bout qu'à 101°. On doit donc enlever la *peau* au moment où elle apparaît sur le lait et le laisser bouillir ensuite 5 minutes. On le conserve après cela au frais dans un vase couvert, passé préalablement à l'eau bouillie;

2° Par le *chauffage au bain-marie* (*fig.* 50), dans une marmite remplie d'eau, de petites bouteilles contenant chacune la dose de lait nécessaire à un repas de l'enfant et dont l'ensemble forme la dose qu'il prend en un jour. Chaque bouteille est bouchée par une fermeture hermétique en caoutchouc.

L'ébullition de l'eau du bain-marie doit être prolongée pendant 40 minutes, puis les bouteilles qui constituent les *biberons* sont placées dans un endroit frais.

Stérilisation définitive. — Stérilisation où la température du lait est portée à 110°; elle s'effectue industriellement dans des appareils compliqués, impossibles à décrire ici (*fig.* 52).

Précautions à la maison. — Voici les précautions à prendre pour la bonne stérilisation du lait à la maison :

1° La fermeture par le bouchon en caoutchouc doit être *hermétique :* la dépression de ce bouchon en dedans de la bouteille doit donc être persistante. On n'enlèvera ce bouchon qu'au moment de la tétée; 2° Après l'ébullition, les flacons seront conservés dans un endroit frais; 3° Au moment de s'en servir, on plongera le flacon dans de l'eau chaude pour porter son contenu à la température tiède nécessaire, et on appréciera cette température en tâtant simplement la bouteille ou, ce qui est préférable, en absorbant dans une cuiller ou dans le creux de la main quelques gouttes de lait dont on reconnaîtra ainsi le goût; 4° Appliquer alors la tétine, qui, entre temps, aura été conservée dans de l'eau bouillie, après avoir été soigneusement lavée et brossée extérieurement et intérieurement; 5° S'il reste du lait dans le flacon, le jeter, car il a été souillé par les microbes de la bouche, qui ont pénétré par l'ouverture de la tétine; 6° Laver le flacon avec de l'eau carbonatée (cristaux de carbonate de soude) ou savonneuse, puis rincer à grande eau bouillie;

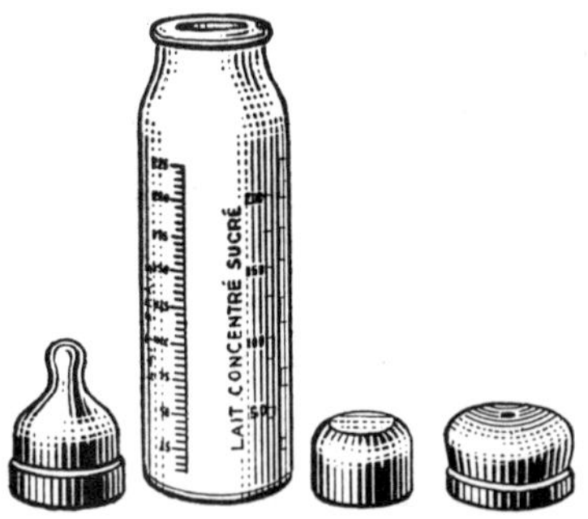

FIG. 49. — Biberon, tétine et bouchons.

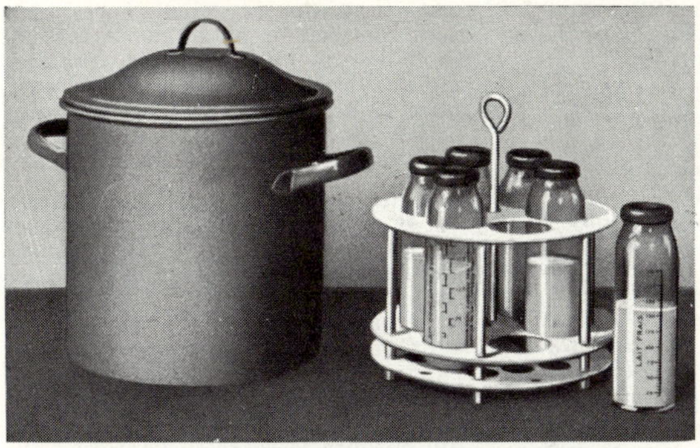

FIG. 50. — Stérilisation temporaire par chauffage au bain-marie. La marmite contient le nombre de biberons correspondant à la ration de lait pour vingt-quatre heures.
(*Phot. Larousse.*)

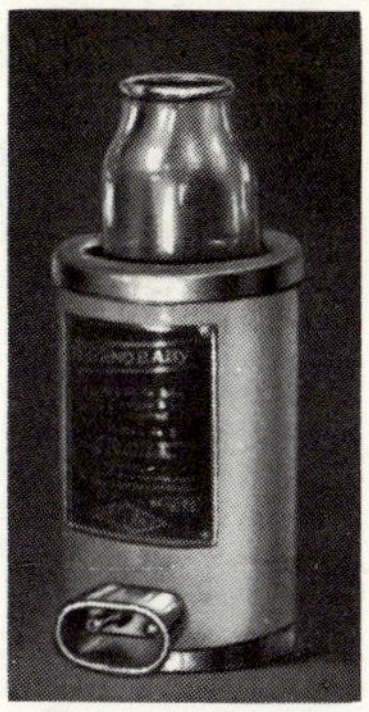

FIG. 51. — Chauffe-biberon électrique par accumulation.
(*Cl. Lempargent.*)

7° Ne se servir d'un lait stérilisé la veille qu'après une nouvelle stérilisation, qu'on ne devra pas répéter. Si le lait n'est pas absorbé cette fois, il convient de le jeter; 8° Si le lait doit être coupé d'eau, faire cette adjonction *avant* la stérilisation.

Les biberons du commerce sont en pratique excellents. Prendre seulement des soins rigoureux de propreté pour leur entretien.

Quant aux sucettes, elles sont à condamner comme malpropres et favorisant l'aérophagie.

Cuiller, timbale. — On peut aussi donner le lait à la cuiller, ou à la timbale, à condition que ces récipients aient été passés *préalablement* à l'*eau bouillante*.

Conditions du lait industriel. — Les conditions à remplir pour les laits stérilisés industriellement sont :

1° Contenir les quantités normales de beurre, sucre, caséine, ce dont on s'assurera par l'analyse; 2° Avoir l'apparence normale; 3° Ne pas dégager de gaz ni de mauvaise odeur à l'ouverture; 4° N'avoir pas mauvais goût. Si le lait doit être coupé, on emploiera de l'eau bouillie préalablement.

On fera tiédir les bouteilles en les trempant dans l'eau chaude au moment de donner le lait à l'enfant.

Lait à préférer. — La stérilisation à la maison au bain-marie sera toujours préférée lorsqu'on a la possibilité de s'assurer que le lait dont on dispose est de bonne qualité. Le flacon contenant le lait, n'étant ouvert que pour la tétée, n'a aucun risque de contamination, tandis que le lait bouilli dans une casserole passe dans deux récipients (verre et bouteille) avant d'être absorbé.

Dans le cas contraire, on emploiera le lait stérilisé industriellement, surtout pendant les grandes chaleurs, ou si l'enfant présente des troubles digestifs. Le lait stérilisé industriellement étant toutefois un lait *mort,* c'est-à-dire privé de ses vitamines, on aura soin — si on l'administre d'une façon prolongée — de donner journellement au bébé une cuillerée à café de jus de fruits sucré (orange, citron, raisin).

Position de l'enfant. — Pour donner le lait, quel que soit le procédé employé, on doit se souvenir que :

1° Il faut aller lentement (la tétée au sein dure dix minutes à un quart d'heure) ;

2° Le bébé doit être tenu verticalement ou un peu obliquement, comme lorsque nous-mêmes nous buvons, sous peine d'avaler de travers;

3° Le lait ne doit pas être trop chaud.

IV. ALLAITEMENT ARTIFICIEL. — Dangers de ce mode d'allaitement. — Si l'allaitement mixte s'opère facilement, même dans les premières semaines, il n'en est pas ainsi de l'allaitement *artificiel,* c'est-à-dire donné exclusivement avec le lait des animaux. Souvent, l'enfant présente une dyspepsie particulière (voir plus loin). Les pesées sont fréquemment irrégulières et inférieures à celles des enfants nourris au sein. Souvent, au contraire, le poids de l'enfant est trop élevé par suite de la suralimentation. Mais ces enfants, gros et blafards, s'amaigrissent en général rapidement au moment du sevrage. Ils sont d'ailleurs peu résistants.

Mode d'allaitement. — Donner du lait coupé, le premier et le deuxième mois à moitié, le troisième mois au tiers, le quatrième mois au quart d'eau bouillie sucrée à 10 p. 100, puis donner le lait pur. Le nombre des repas sera réduit à six par 24 h, de façon à espacer toutes les 3 h dès le début la quantité quotidienne, qui doit être plus faible qu'avec le lait de femme. Ne jamais donner entre 22 h. et 6 h.

A partir du cinquième mois, donner le lait pur sucré à 2 p. 100.

Il importe de n'augmenter que très progressivement la proportion du lait; la suralimentation avec le lait de vache a un effet nuisible plus rapide encore que celle avec le lait de femme, et particulièrement pendant les chaleurs.

De nos jours, les laits industriels (concentrés, en poudre) ont pris une très grande importance pour l'allaitement artificiel ou mixte. V. LAIT.

PROPORTIONS DE COUPAGE DU LAIT		Quantité totale par jour (en g).	Quantité de grammes par tétée.
Lait coupé à moitié.	1er jour	8 à 16	8
	2e —	48 à 72	8 à 12
	3e —	84 à 140	12 à 30
	4e au 7e jour	210 à 280	30 à 40
	7e au 30e —	315 à 530	45 à 90
	2e mois	630 à 670	90 à 100
Lait coupé au tiers.	3e —	700 à 840	100 à 120
Lait coupé au quart.	4e —	700 à 840	100 à 120
Lait pur sucré à 2 p. 100.	5e —	830 à 875	120 à 125
	6e au 9e mois	900 à 1 000	150

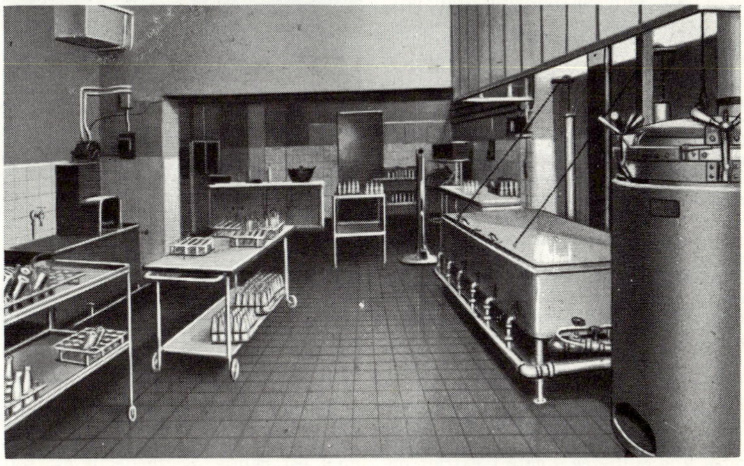

FIG. 52. — Installation de stérilisation à la crèche municipale de Suresnes, permettant le traitement de 1 500 biberons dans une matinée.
(*Cl. Flicotteaux.*)

Dyspepsie du lait de vache chez le nourrisson. — Cette dyspepsie, due à l'usage exclusif du lait de vache, peut se produire avec un lait de bonne qualité, donné dans les conditions normales, mais difficilement assimilé. Les troubles sont plus intenses lorsque la mère ne respecte pas les intervalles entre les biberons, le coupage et les quantités prescrites. Les prématurés, les hérédosyphilitiques alcooliques ou tuberculeux y sont prédisposés.

SIGNES. *Modification des selles.* — Le nombre des évacuations est normal (2 à 3) ou réduit. Les matières sont pâteuses, fermes, homogènes, d'une teinte jaune très pâle, gris blanchâtre; elles ont l'aspect de *mastic de vitrier,* peu humides, parsemées souvent de parcelles de mucus, plus abondantes qu'à l'état normal, fortement alcalines et *fétides.* Quelquefois elles deviennent plâtreuses, dures, sèches, friables.

Au début, l'enfant ne présente aucun trouble, puis l'appétit devient irrégulier, le poids tend à baisser, des vomissements se produisent. La peau devient pâle, un peu jaunâtre ; le corps prend un aspect bouffi, surtout à la face. Pendant le sommeil survient une transpiration abondante de la tête et du cou. Les muscles sont moins fermes. L'enfant est triste, grognon et désire l'immobilité. Quand cette dyspepsie apparaît au cours de la deuxième année, la marche est retardée ou arrêtée.

Si on n'intervient pas, la diarrhée apparaît de huit à vingt jours après, par suite de l'irritation due aux produits issus de la putréfaction, notamment l'ammoniaque et les acides gras, qui provoquent une exagération du péristaltisme et des sécrétions de l'intestin. Des phases de constipation et de diarrhée peuvent se succéder, entraînant un affaiblissement progressif qui peut devenir grave, surtout pendant les quatre premiers mois de la vie.

TRAITEMENT. *Jusqu'au 4e mois.* — S'il y a eu oubli des règles de l'allaitement artificiel (coupage, sucrage, intervalles), y revenir strictement. Si les règles ont été observées, allaitement au sein si possible, ou lait d'ânesse ou lait de vache modifié (babeurre, lait humanisé partiellement digéré faible, lait condensé écrémé et sucré, poudre de lait maigre et demi-maigre additionnée de sucre, lait écrémé, dilué et sucré) ou, à défaut de mieux, lait homogénéisé ou lait de vache stérilisé dilué avec 4 ou 5 parties d'eau sucrée en augmentant progressivement la proportion de lait et en additionnant de ferments digestifs (présure, pepsine, pancréatine, papaïne). Après avoir donné des doses inférieures aux rations normales, on y arrive, puis on revient au lait ordinaire additionné d'eau contenant de la saccharose ou de l'extrait de malt sec.

Entre 4 et 6 mois.—Ajouter au lait modifié 3 ou 4 bouillies maltées (100 g d'eau, 50 g de lait, une cuillerée à café de crème de riz, qu'on fait bouillir 10 minutes; après 2 minutes on y verse une cuillerée à café d'extrait de malt sec, on agite, puis on fait bouillir le tout. On peut la remplacer par une bouillie de farine lactée.

Après 6 mois. — Bouillies aux farines, intercalées entre les prises de lait.

V. ALLAITEMENT (**Echelle de préférence pour les modes d'**). — L'*allaitement maternel* ou au lait de femme (nourrice, lactarium) est le plus favorable et doit être préféré à tout autre mode d'allaitement dans les premiers mois. L'*allaitement artificiel* a pour lui les garanties de sa fabrication industrielle (stérilité), contre lui l'absence de toute vitamine. Le lait de vache exige une préparation stricte qui évite la pollution.

VI. ALLAITEMENT (**Contrôle de l'**). — **Contrôle d'une bonne alimentation.** — Il se fait : 1° Par les *pesées* (v. CROISSANCE) ; 2° Par l'*examen de l'enfant,* dont le visage est rond et plein, les chairs fermes; la peau rose, tendue et marbrée, présente des fossettes; la *suture membraneuse* (*fig.* 53) qui, chez le bébé,

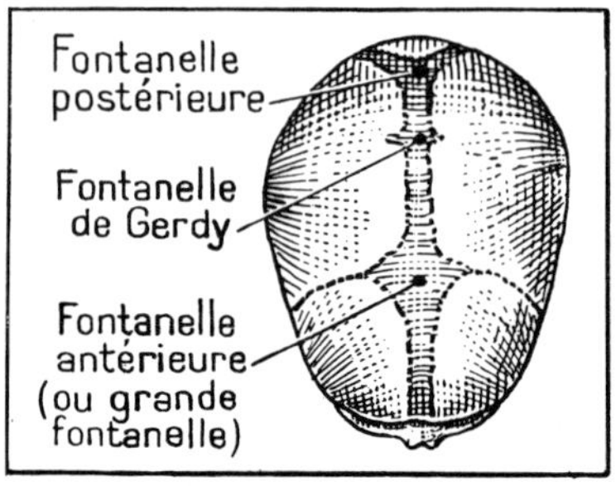

FIG. 53. — Fontanelles et sutures.

recouvre l'espace séparant les os au milieu de la partie supérieure du crâne, est souple, légèrement tendue, large; et la *fontanelle antérieure,* espace qui sert de point de réunion à des os, est, elle aussi, très large

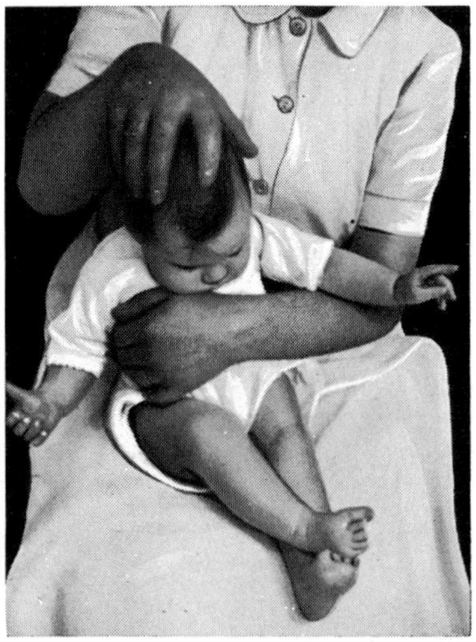

FIG. 54. — Contrôle de l'état des fontanelles.

(3 cm pendant les premiers mois); puis elle se réduit progressivement jusqu'au quinzième mois. Le sommeil est calme. Le médecin est seul apte à toucher aux fontanelles, très délicates chez le nouveau-né; 3° Par l'*examen des selles,* qui, à l'état normal, sont jaunes, homogènes, bien liées, sans odeur et en nombre suffisant chaque jour : 2 à 6 le premier mois, 2 à 4 jusqu'au sixième mois, puis 1 à 2; 4° Par l'*examen des urines,* qui sont transparentes, incolores, sans odeur et abondantes.

Contrôle du mauvais allaitement. — Il se fait : 1° Par les *pesées* (v. CROISSANCE); 2° Par l'*examen de l'enfant,* dont le visage est pâle, les chairs molles, la peau ridée, flasque, la suture si étroite que les os peuvent même chevaucher l'un sur l'autre (indice grave) et que la fontanelle antérieure est déprimée en creux par suite de la résorption du liquide qui entoure le cerveau, l'enfant s'alimentant aux dépens de lui-même. Le nourrisson s'agite et dort mal; 3° Par l'*examen des selles,* qui peuvent être : soit rares, plus consistantes, difficiles à expulser, mais de couleur ordinaire (le bébé est constipé, et si cet état coïncide avec une diminution de poids, il est la marque d'une insuffisance d'alimentation), soit pâles, blanchâtres, parsemées de grumeaux indiquant une insuffisance de digestion de lait, soit liquides, jaunes, puis vertes immédiatement après l'expulsion ou après un certain temps, et fétides (la couleur verte, surtout lorsqu'elle s'accentue et apparaît dès l'évacuation, indique qu'il faut intervenir); 4° Par l'*examen des urines,* qui sont peu abondantes (alimentation insuffisante) ou colorées en jaune et odorantes, indice souvent aussi d'une mauvaise digestion, surtout si l'enfant est nourri exclusivement au sein.

VII. ALLAITEMENT MATERNEL (**Interdiction de l'**). — En principe, l'allaitement maternel est à conseiller tant il est supérieur à tout autre mode d'allaitement pour la croissance de l'enfant (surtout durant les trois à quatre premiers mois) et la prophylaxie de toutes les infections. On n'abandonnera pas l'allaitement sous prétexte que la composition du lait de la mère est « mauvaise ». Cela résulte en général d'analyses superficielles, sinon erronées.

Cependant l'allaitement sera *interdit :*

a) si la mère est tuberculeuse (isoler l'enfant dès la naissance, et pratiquer la vaccination au *B.C.G.*) ;

b) en cas aussi de lésions cardiaques mal tolérées;

c) en cas d'éclampsie ou d'albuminurie; attendre la guérison de ces troubles pour permettre l'allaitement. Ne pas sevrer l'enfant en cas d'abcès du sein; faire têter du côté sain; aspirer mécaniquement le lait du sein malade en attendant la guérison pour reprendre l'allaitement bilatéral.

ALLANTOÏDE. — Organe transitoire du fœtus.

ALLERGÈNE. — Substance capable de produire des phénomènes d'allergie et de déclencher dans l'organisme des crises d'asthme d'origine anaphylactique, des dermatoses (urticaire, eczéma, etc.).

ALLERGIDE. — Affection de nature allergique. On peut observer certaines *allergides cutanées,* allant du simple érythème jusqu'à la formation de nodules dermiques, et à la nécrose du phénomène de Koch.

ALLERGIE (du gr. *allos*, autre, et *ergein*, agir). — Réaction de l'organisme à une nouvelle inoculation d'un antigène ou virus déjà inoculé. Dans les revaccinations, les signes diffèrent de ceux de la vaccination (papule plus petite).

Quand on injecte à un cobaye neuf des bacilles tuberculeux, il se produit un chancre et une adénite. Si, trois semaines plus tard, on injecte au même animal une dose égale de bacilles tuberculeux, il apparaît, au lieu du nodule de la première injection, une ecchymose au bout de trois ou quatre jours, puis une nécrose, qui tend à éliminer les microbes : c'est le *phénomène de Koch*.

Les *réactions allergiques* sont sous la dépendance du système nerveux et sympathique, du système glandulaire et du foie. On peut distinguer deux types de réactions : le *grand choc anaphylactique*, dont l'hypotension est la manifestation essentielle, et les *chocs locaux* variés (urticaires, eczémas, coryzas spasmodiques, asthme, migraines, névralgies, etc.).

La *cause* des manifestations allergiques est parfois facile à trouver : rhume des foins, allergie digestive due à certains aliments; souvent elle est plus difficile à préciser : il faut passer en revue les différents antigènes.

Alimentaires : œufs, lait, chocolat, crustacés, mollusques, poissons, gibier, légumes (choux, épinards), fruits (fraises, melon), pain, certains vins.

Médicamenteux : arsenic, or, antipyrine, iodures, bromures, barbituriques.

Poussières : Pollens, farines, poils d'animaux ou de fourrures, ipéca.

Allergie (Maladie de l'). — V. *Supplément*.

ALLEVARD (Isère). — Station d'eau minérale froide (16°) sulfhydriquée, chlorurée sodique et calcique. A la source, l'eau est d'une blancheur opaline due aux bulles d'acide carbonique qui lui donnent une saveur piquante; elle a l'odeur d'œufs pourris.

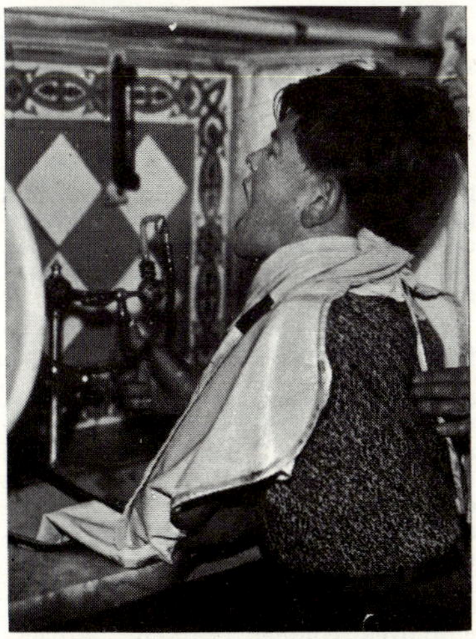

FIG. 55. — Allevard. Séance de pulvérisation.

MODE D'EMPLOI. Boisson 1/4 de verre à 3 verres par jour. Inhalations, froides et tièdes, pulvérisations, douches pharyngiennes, bains locaux et généraux.

INDICATIONS. Affections du nez, de la gorge et des oreilles, surtout de nature inflammatoire (rhino-pharyngites, adénoïdites, laryngites). Séquelles des infections pulmonaires (trachéobronchites chroniques, emphysème). Dermatoses diverses (eczéma, acné, blépharites).

ALLIAIRE. — Plante de la famille des Cruciféracées (*Alliaria officinalis*) qui croît le long des haies, et dont la racine et les feuilles exhalent une odeur d'ail quand on les froisse. Infusion à 20 p. 1 000 employée comme stimulant diurétique.

ALLOPATHIE (du gr. *allos*, autre, et *pathos*, maladie). — Médecine usuelle, par opposition à l'homéopathie. La médecine allopathique traite les contraires par les contraires (*contraria contrariis curantur*), c'est-à-dire les inflammations par des rafraîchissants et *vice versa*.

ALLOPURINOL. — Médicament synthétique qui entrave la formation d'acide urique. L'allopurinol agit en inhibant l'enzyme qui dégrade les bases puriques en acide urique. Il est utilisé dans le traitement de fond de la goutte, sous forme de comprimés. Au début et à l'arrêt du traitement, la colchicine doit lui être associée.

ALLUMETTES (Empoisonnement par les). — V. PHOSPHORE.

ALOÈS. — Médicament formé par le suc épaissi des feuilles de divers *aloès*, plantes de la famille des Liliacées (*A. socotrin, A. du Cap, A. du Natal*). Le suc, dont le principe actif est l'*aloïne*, est employé comme purgatif. Il détermine une congestion intense des organes abdominaux. Contre-indiqué chez les femmes enceintes et les hémorroïdaires.

ALOPÉCIE (du gr. *alopex*, renard chez lequel une maladie amène une chute temporaire des poils). — Chute prématurée et, en général, temporaire des cheveux et quelquefois des poils, provoquée par une maladie. V. CHEVEUX.

ALPHACHYMOTRYPSINE. — Enzyme extrait du pancréas, et doué de propriétés anti-inflammatoires et anti-œdémateuses. Elle s'emploie dans le traitement des hématomes et des œdèmes post-traumatiques.

ALPHAFŒTOPROTÉINE. — Globuline retrouvée parfois dans le sérum de malades porteurs d'un cancer primitif du foie.

ALPINISME. — L'alpiniste fournit des efforts importants dans un milieu où les variations de température sont grandes et où la dépression atmosphérique s'accroît avec l'altitude; ses fonctions pulmonaire et cardiaque doivent être bonnes et adaptées, sinon il est exposé aux dangers du *mal des montagnes*. Il est utile de veiller soigneusement sur l'alimentation. Les repas doivent être nombreux, mais très courts. Un léger repas chaud est indispensable au départ, quelle que soit l'heure de la nuit, et quatre ou cinq repas en tout sont nécessaires par journée de haute montagne. Mais chacun d'eux doit être léger et consommé aux premières sensations d'appétit, sans attendre les réclamations trop impérieuses de l'estomac.

Pour une ascension d'une journée, on emportera du pain, de la viande froide, des œufs durs, du chocolat, des biscuits, des poires, et, comme boisson, du vin blanc mélangé d'eau, du café ou du thé froid.

Pour un séjour de deux à quatre jours, on devra remplacer la viande froide par des conserves de bonne qualité (bœuf, langue, sardines, lait et bouillon concentrés, légumes). On y ajoutera du chocolat granulé, des confitures et du raisin sec.

Contre la réverbération, on emploiera, sous peine de perte temporaire de la vue (cécité des neiges), des lunettes dont les verres auront une teinte fumée extrêmement claire, de façon à ne pas gêner la vue.

Ces verres seront ovales, larges et bombés, munis de toile métallique du côté externe seulement.

ALTITUDE. — Le séjour dans les montagnes ou sur les hauts plateaux peut être suivi d'effets favorables ou nocifs sur l'organisme humain, suivant l'état du sujet et suivant l'altitude.

Cure d'altitude. — On peut diviser les stations d'altitude en trois groupes : 1° *Stations basses*, intermédiaires entre la montagne et la plaine, au-dessous de 1 200 mètres; 2° *Stations d'altitude moyenne*, de 1 200 à 1 800 mètres; 3° *Stations de haute altitude*, 1 800 à 2 600 mètres.

Il existe en outre des stations d'été et d'hiver, ces dernières étant également très fréquentées en été.

Le climat est d'autant plus excitant que l'altitude est plus élevée.

CARACTÉRISTIQUES. Les caractéristiques du climat d'altitude sont les suivantes : diminution de la pression atmosphérique et raréfaction de l'oxygène.

Intensité de la luminosité et de l'insolation; activité des radiations chimiques. Sécheresse et pureté de l'air; état hygrométrique très bas; poussières et germes rares ou inexistants.

INCONVÉNIENTS. Vents, pluies, brouillards à certaines époques : printemps et automne.

ACTION SUR LE SANG ET LA NUTRITION. La diminution de pression a d'abord pour conséquence une diminution des gaz contenus dans le sang, mais celle-ci est rapidement compensée par une *multiplication des globules rouges*, qui accroît considérablement la capacité d'absorption du liquide sanguin pour l'oxygène (un tiers d'augmentation). Le nombre des globules rouges qui, à l'état normal, est de 5 000 000 par mm³ de sang, s'accroît souvent de plus de 1 200 000 après quelques jours, et le chiffre total peut passer ainsi de 4 800 000 à 6 360 000. Le retour à la plaine amène une résorption lente des globules « en excès ».

INDICATIONS. Tuberculose pulmonaire dans les formes peu avancées, torpides et atones, chez les jeunes. Asthme, chlorose, anémies consécutives au paludisme, au séjour dans les pays chauds. Neurasthénie.

CONTRE-INDICATIONS. Tuberculose pulmonaire en évolution avec fièvre, hémoptysies, laryngite, entérite. Malades ayant dépassé la cinquantaine, hypertendus, cardiaques, bronchitiques emphysémateux, qui s'enrhument facilement.

Hautes altitudes. — Le séjour dans les hautes altitudes au-dessus de

3 000 m peut déterminer soit des troubles aigus, le *mal des montagnes* (V. MONTAGNE), soit des accidents lents et chroniques.

On constate des signes d'*érythrémie*, bénins au début : cyanose légère, augmentation du nombre des hématies (8 à 10 millions), du taux de l'hémoglobine (100 à 120), fatigue physique et mentale, dyspnée, céphalée, bourdonnements d'oreilles, troubles visuels passagers, crampes, douleurs articulaires.

Tous ces troubles, qui peuvent durer des mois et des années, disparaissent quand le sujet vient habiter en plaine.

Si, au contraire, le séjour au-delà de 3 000 m se prolonge, les troubles s'amplifient : la cyanose augmente (visage bleu-noir), doigts en baguette de tambour, somnolence, emphysème, toux avec hémoptysie, épistaxis, tachycardie, insuffisance du cœur droit, grosse rate. La mort peut survenir par hémorragie, broncho-pneumonie ou insuffisance cardiaque.

Tous ces troubles sont dus à une insuffisance d'oxygénation, par suite d'un manque d'adaptation à l'altitude. Les races acclimatées qui vivent sur les hauts plateaux des Andes (séjournant parfois jusqu'à 5 000 m) ne présentent aucun trouble général et leur force physique est très développée.

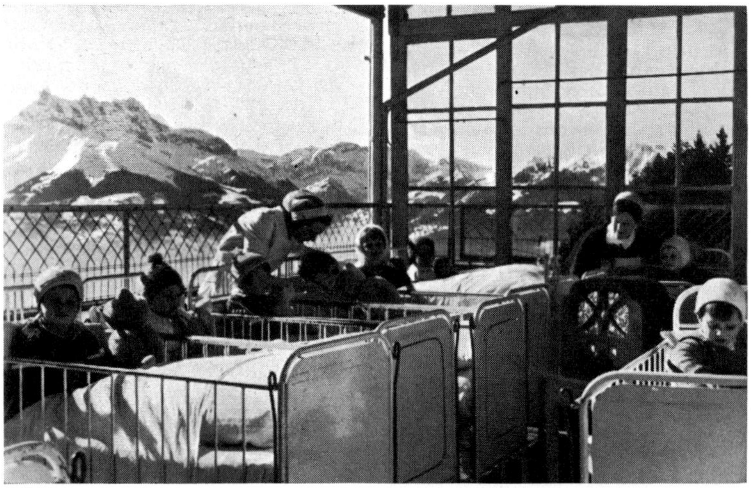

FIG. 56. — Cure d'altitude. Sanatorium des enfants à Leysin (Suisse).
(*Phot. Nicca frères.*)

ALUMINE (Oxyde d'aluminium). — Plusieurs sels sont employés.

Acéto-tartrate d'alumine. — Antiseptique et astringent en solution : 0g,5 à 5 g pour 100 g d'eau.

Boro-tartrate d'alumine ou boral. — Mêmes propriétés en injections à 10 p. 100 dans les otites moyennes.

Hydrate d'alumine colloïdal. — Neutralisant de l'acide chlorhydrique : 1 à 3 g par jour.

Sulfate d'alumine. — Astringent en collyre associé au sulfate de zinc ou en solution à 2 p. 100 dans les otites suppurées.

Sulfate d'alumine de potasse. — V. ALUN.

ALUMINIUM. — On utilise parfois l'aluminium sous forme de plaque ou en poudre pour le traitement des ulcères variqueux, de plaies atones, de brûlures tardant à se cicatriser. Après nettoyage de la plaie à l'éther, on applique la plaque ou la poudre sur la plaie, on recouvre d'une compresse et d'une bande; le pansement sera renouvelé au début tous les deux jours, plus tard on pourra ne le changer que tous les trois à cinq jours.

ALUMINOSE. — Pneumoconiose provoquée par l'inhalation de poussières d'aluminium, de silicate d'alumine (argile), de bauxite, d'émeri; les lésions sont les mêmes que celles de la silicose.

ALUN. — Nom générique donné à des sulfates doubles formés de l'union de sulfate d'alumine, de chrome, de fer ou de manganèse avec un sulfate alcalin (potassium, sodium, ammonium). Il existe plusieurs aluns.

Le plus employé est l'*alun ordinaire*.

L'*alun non desséché* est un astringent et un vaso-constricteur ; employé en solution à 1 ou 2 p. 100 en injections et lavages dans la leucorrhée, la blennorragie et contre les hémorragies externes (eau de Pagliari).

L'*alun desséché* est astringent et caustique ; on l'applique sur les végétations, les verrues (2 g pour 1 g de poudre de sabine).

L'*alun de chrome* a été employé comme sclérosant des varices, sous forme de glycérine chromée, en ampoules de 5 cm³ d'une solution à 1 p. 300.

L'*alun de sodium* et l'*alun d'ammonium* ont les mêmes propriétés que l'alun ordinaire.

ALVÉOLE (du lat. *alveolus*, petite loge). — Il en existe deux sortes.

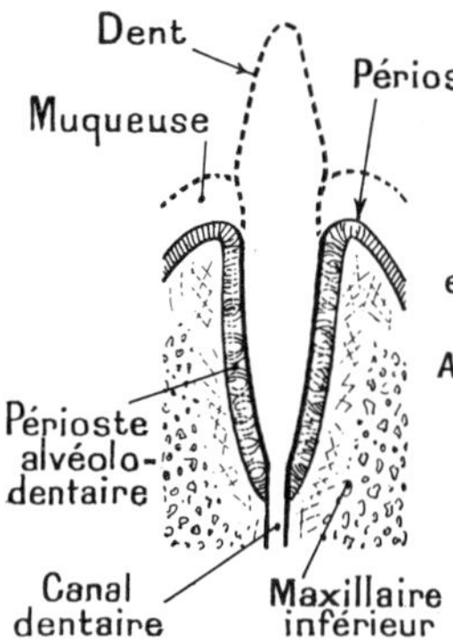

FIG. 57. — Alvéole dentaire.

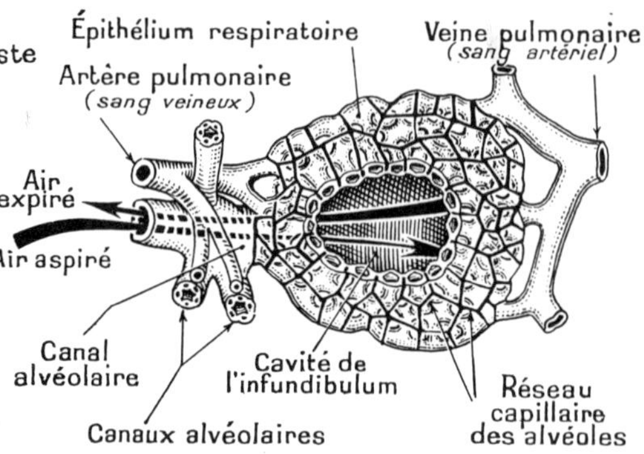

FIG. 58. — Alvéole pulmonaire.

Alvéole dentaire. — Cavité des maxillaires destinée à contenir la dent; elle est tapissée par la gencive, prolongement de la muqueuse de la bouche, et percée à sa partie inférieure pour laisser pénétrer l'artère, la veine et le nerf alvéolaires, qui se rendent à chaque dent (*fig.* 57).

Alvéole pulmonaire. — Cul-de-sac qui termine les dernières ramifications des bronches (*fig.* 58).

ALVÉOLITE. — Inflammation des alvéoles dentaires (périostite alvéolo-dentaire) ou pulmonaires (pneumonie, tuberculose).

AMADOU (du lat. *ad manum dulce*, doux à la main). — Champignons du chêne, du frêne, du saule et du peuplier (*Polyporus fomentarius* et *ignarius*).

PROPRIÉTÉS. Hémostatiques.

AMAIGRISSEMENT. — V. MAIGREUR.

AMANDIER. — Arbre (*Amygdalus communis*) de la famille des Rosacées, originaire de l'Asie Mineure et cultivé en Provence et en Espagne. Le fruit ou drupe contient 1 ou 2 semences ou amandes dont on connaît deux variétés : l'une amère, l'autre douce.

L'une et l'autre contiennent de l'*émulsine*, ferment soluble qui, en présence de l'eau, dédouble un principe spécial aux amandes amères, l'*amygdaline*, en acide cyanhydrique, essence d'amandes amères et sucre.

Amandes amères. — ACTION. Calmante par son acide cyanhydrique.

MODE D'EMPLOI ET INDICATIONS. Lait d'amandes amères (4 à 6 g), eau distillée 1 à 10 g par jour à l'intérieur et en lotions contre les douleurs névralgiques, le prurit. On emploie aussi dans le même dessein une pommade contenant, à quantités égales, essence et beurre de cacao.

Leur émulsion a été préconisée contre les éphélides; l'eau distillée est employée comme l'eau de laurier-cerise.

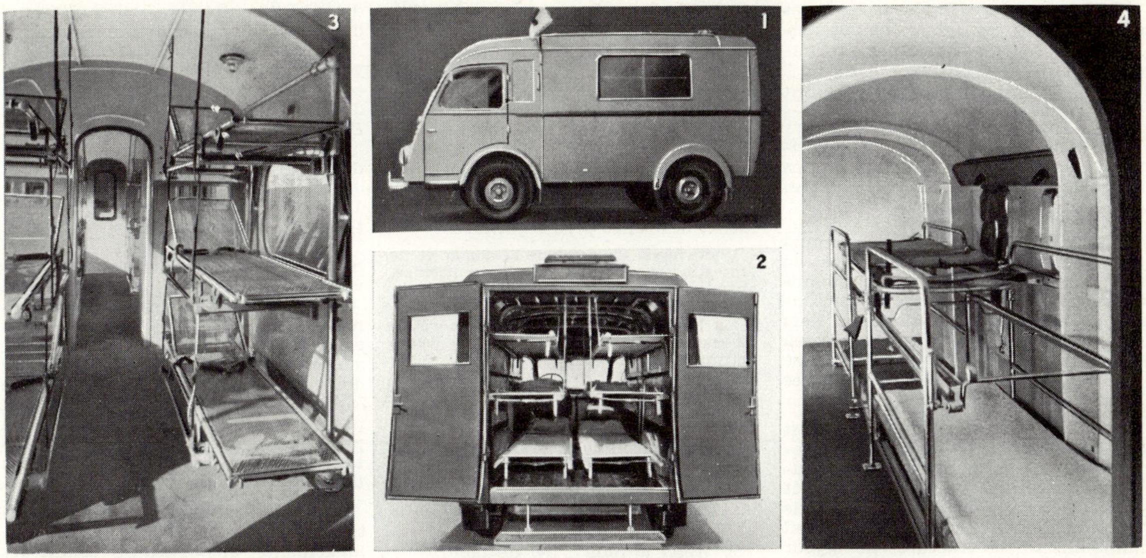

FIG. 59. — Ambulances et transport des blessés.
1. Ambulance automobile pour municipalités ou hôpitaux ; 2. Intérieur d'une ambulance automobile du type sanitaire des armées (10 blessés assis ou 6 couchés) ; 3. Wagon avec brancards normalisés permettant le transport sur le même brancard dans l'ambulance automobile et le train; 4. Aménagement intérieur d'un avion sanitaire pour 4 blessés couchés. (*Cl. Ets Carrier.*)

Amandes douces. — ACTION. Emolliente.

MODE D'EMPLOI. Emulsion faite en versant de l'eau sur les amandes à mesure qu'on les pile. Looch, c'est-à-dire émulsion précédente sucrée et gommée (dans le *looch blanc,* les deux sortes d'amandes sont associées). Sirop (dit d'orgeat). Liniment oléo-calcaire formé d'une partie d'huile d'amandes douces, et de neuf parties d'eau de chaux.

INDICATIONS. Les émulsions, loochs et sirops, dans les maladies de la gorge et des bronches; le liniment, contre les brûlures. V. aussi à LOOCH et LINIMENT.

AMANITE. — Champignon du groupe des Agaricacées. Certaines espèces sont comestibles et excellentes (*A. caesarea, A. rubescens*), mais d'autres sont très vénéneuses (*A. muscaria*) et même mortelles (*A. phalloïdes, A. verna*). V. CHAMPIGNONS.

AMARIL (de l'espagnol ***amarillo,*** jaune) [Poison et typhus]. — Voir JAUNE (Fièvre).

AMASTIE (du gr. *a* priv., et *mastos,* sein). — Absence congénitale de la glande mammaire.

AMAUROSE (du gr. *amauroô,* j'obscurcis). — Affaiblissement ou perte totale de la vision, sans altération des milieux transparents de l'œil, dus à une affection de la rétine, du nerf optique, du cerveau et des méninges. Cet état est produit en général par l'albuminurie, le diabète, la syphilis tertiaire (gommes), l'ataxie locomotrice, la paralysie générale, la méningite, les intoxications (belladone, plomb, tabac). Il peut être la manifestation réflexe d'accidents anciens de l'œil.

AMBARD (Lois et constante urée-sécrétoire d'). — *1re loi d'Ambard.* — Lorsque le rein débite l'urée à une concentration constante, le débit varie proportionnellement au carré de la concentration de l'urée dans le sang.

2e loi d'Ambard. — Lorsque, avec une concentration d'urée constante dans le sang, le sujet débite l'urée à des concentrations variables, le débit de l'urée est inversement proportionnel à la racine carrée de la concentration de l'urée dans l'urine.

3e loi d'Ambard (d'où dérive la formule de la constante urée-sécrétoire). — Dans les expériences où la concentration de l'urée dans le sang et celle de l'urée dans l'urine varient simultanément, le débit uréique varie en proportion directe du carré de la concentration de l'urée dans le sang et en proportion inverse de la racine carrée de la concentration de l'urée dans l'urine.

Normalement, la constante d'Ambard K ne doit pas dépasser 0,09. Elle oscille entre 0,065 et 0,085.

Ce rapport $K = \dfrac{U}{\sqrt{D \times \dfrac{70}{P}\sqrt{\dfrac{C}{25}}}}$.

Toute insuffisance de la fonction rénale élève la valeur de K.

K peut être abaissé dans certains cas : diabète, grossesse, néphrite hydropigène.

Mais K normal signifie seulement qu'il n'y a pas atteinte fonctionnelle; il peut y avoir sur le rein une lésion qui n'altère pas apparemment la fonction rénale.

AMBITIEUX (Délire) [du lat. *ambitiosus*]. — Forme de délire fréquent dans la paralysie générale.

AMBLYOPIE (du gr. *amblus,* obtus, et *ôps,* œil). — Diminution de l'acuité visuelle.

L'amblyopie peut être congénitale, mais le plus souvent elle est provoquée par des intoxications : saturnisme, alcoolisme, tabagisme, azotémie, diabète, etc. On l'observe également dans les états névropathiques : elle est parfois précédée ou accompagnée de *scotomes.* Quand l'amblyopie n'est pas congénitale, elle disparaît généralement avec la cause. C'est le premier degré de l'*amaurose.*

Mesures sociales en faveur des amblyopes. — Au-dessous de 1/20 de vision, on est légalement aveugle. Les grandes villes ont ouvert des classes spéciales pour les enfants dont la vision, après correction, est comprise entre 1/20 et 3/10. L'apprentissage de la lecture s'y fait sur des caractères dont le corps mesure au moins 24 points typographiques (9 mm). On déconseille l'usage de la craie, à cause de la poussière, nuisible aux yeux; on lui préfère le crayon à mine très noire. Beaucoup de professions conviennent aux amblyopes, notamment le jardinage.

Les anomalies de la vision sont une cause fréquente d'insuccès scolaire, dont les éducateurs doivent tenir compte : disposition convenable de l'élève par rapport au tableau noir, bon éclairage, livres appropriés, etc.

AMBULANCE (du lat. *ambulare,* voyager). — Hôpital temporaire d'armée, comprenant des médecins-majors, des aides-majors, des pharmaciens, des officiers d'administration et des infirmiers. Au moment du combat, une ambulance *volante* suit les soldats pour relever et secourir les blessés immédiatement, tandis que l'ambulance de *dépôt* demeure en un point abrité pour recevoir les blessés évacués en arrière.

Automobile spécialement conçue pour le transport des blessés et des malades (*fig.* 59).

Transport par ambulance. — Dans la pratique, il est possible de se procurer une ambulance de plusieurs façons, en vue de transporter un blessé ou un malade.

Les ambulances municipales sont à la disposition du public, sur certificat médical, en demandant les services de la mairie.

Les ambulances des hôpitaux permettent de transporter les malades à l'hôpital sur demande du médecin.

Police-secours, à Paris et dans les grandes villes, est généralement utilisé dans les cas d'urgence (accouchement).

Enfin, les ambulances privées sont très nombreuses.

AMBULANT. — Adjectif exprimant le déplacement des lésions (*érysipèle ambulant*) et des emplâtres (*vésicatoires ambulants*).

AMBULATOIRE. — Fièvre ambulatoire. — La fièvre typhoïde et le typhus peuvent évoluer longtemps chez certaines personnes sans présenter de signes apparents assez nets pour les obliger à prendre le lit. Aussi des accidents graves peuvent-ils se produire, notamment des hémorragies intestinales.

Méthode ambulatoire. — Elle est appliquée au traitement des fractures du membre inférieur (particulièrement celles de la jambe) et consiste à faire marcher le malade très rapidement avec un appareil immobilisant la fracture. Le séjour au lit, en dehors des inconvénients habituels (v. ALITEMENT), a le désavantage de diminuer la vitalité et, par suite, le travail de réparation osseuse.

Traitement ambulatoire. — Opposé au traitement par hospitalisation. — Les malades, tout en continuant à vaquer à leurs occupations, viennent recevoir leur traitement quotidien ou hebdomadaire dans des dispensaires; très usité actuellement dans la cure de certaines affections, comme la syphilis.

AMÉLIE-LES-BAINS (Pyrénées-Orientales). — Station d'eaux minérales sulfurées sodiques, moyennes chaudes.

SOURCES. Il en existe 39, dont la température varie entre 20° et 60°. La sulfuration varie de 0,011 à 0,013. L'eau est très altérable et prend au contact de l'air une couleur bleuâtre, puis blanche.

MODE D'EMPLOI. Boisson, bains, douches, inhalations, pulvérisations. Au début, excitation légère, puis sédation, mais la réaction est moins forte qu'avec les eaux sulfurées fortes.

INDICATIONS. Laryngite et bronchite chroniques, asthme, emphysème, rhumatisme subaigu et chronique, dermatoses non excitables, scrofule, tuberculose des os et des muqueuses, suite de vieilles blessures, syphilis.

La station est organisée pour la cure de la tuberculose pulmonaire, sauf les formes congestives et hémoptoïques.

AMÉNORRHÉE (du gr. *a* priv., *mên*, mois, et *rhein*, couler). — Absence, suppression ou diminution pathologique des *règles* (v. ce mot).

AMERS. — Médicaments, presque tous d'origine végétale, ayant une saveur amère. Ils accroissent la sécrétion de la salive, des sucs gastriques et intestinaux, d'où une augmentation de l'appétit, une digestion plus facile, des selles plus régulières.

INDICATIONS. Maladies de l'estomac et de l'intestin, goutte, fièvres intermittentes, anémie, maladies de la peau.

MODE D'EMPLOI. *Une heure avant les repas*, si on les emploie pour accroître l'appétit; *au cours* ou *après les repas*, si on désire activer la digestion.

Variétés. — 1° *Amers purs* : centaurée, chicorée, colombo, gentiane, germandrée, quassia amara, quinquina, simarouba et oranger amer.

2° *Amers aromatiques* (c'est-à-dire contenant une substance volatile aromatique) : camomille, cascarille, houblon.

3° *Amer animal* : fiel de bœuf.

4° *Amers chimiques* : gouttes amères de Baumé. V. NOIX VOMIQUE.

Dose usuelle : V à XV gouttes. Maximum pour une dose : 25 cg. Pour vingt-quatre heures : 1g,75 (codex). Très toxique (tableau A).

AMÉTROPIE (du gr. *a* priv., *metron*, mesure, et *ôps*, œil). — Vice de réfraction de l'œil (myopie, hypermétropie ou astigmatisme).

AMIBE (du gr. *amoibos*, être changeant). — Protozoaire unicellulaire vivant soit à l'état libre dans l'eau et le sol, soit à l'état de parasite. L'amibe est formée par une masse protoplasmique présentant un *endoplasme* granuleux qui renferme un noyau avec nucléoles, globules graisseux, vacuoles; elle est entourée d'un *ectoplasme* hyalin affecté aux fonctions de relation. De forme sphérique ou ovalaire au repos, l'amibe change facilement d'aspect, car elle émet des prolongements de son ectoplasme (*pseudopodes*) pour ramper ou appréhender les aliments (*fig.* 60). L'amibe se multiplie par bourgeonnements, par division directe ou par enkystement et sporulation.

Certaines amibes vivent chez l'animal et chez l'homme en *saprophytes*, comme l'*Amoeba coli*, qu'on rencontre dans le côlon. Mais d'autres sont *pathogènes*, comme *Entamoeba dysenteriae*, qui est l'agent causal de la dysenterie amibienne et qu'on trouve dans les selles des dysentériques.

A la période aiguë de la maladie, on voit une amibe arrondie de 20 à 30 μ, contenant des hématies et poussant de nombreux pseudopodes : c'est *E. histolytica*.

Dans la phase d'amélioration et dans les manifestations chroniques, on trouve une amibe plus petite, de 15 à 25 μ, ne contenant pas d'hématies : *E. tetragena* et *E. minuta*.

Les amibes dysentériques sont tuées par l'émétine, l'oxyquinoléine, le stovarsol. V. DYSENTERIE.

Au cours de troubles colitiques banaux, sans dysenterie, ou chez d'anciens dysentériques, on trouve une amibe, *Dientamoeba fragilis*, qui ne doit pas être considérée comme un saprophyte banal. L'émétine ne la fait pas disparaître; mais le stovarsol, la pâte de Ravaut amènent la disparition de ces amibes et la guérison des troubles intestinaux.

Amiboïde (Mouvement). — Dilatation, rétraction, production de prolongements analogues à celles des amibes, qu'on constate chez les globules blancs et qui permettent la phagocytose.

AMIBIASE. — Affection causée par des amibes, en particulier par l'*amibe de la dysenterie*.

Amibiase intestinale. — Affection causée par un protozoaire, *Entamoeba dysenteriae*, qui s'observe surtout dans les contrées chaudes et humides, intertropicales, mais elle ne paraît pas s'y acclimater.

L'agent pathogène est une amibe de 20 à 30 μ qui se multiplie dans les tissus par simple division; mais elle possède une forme de résistance au milieu extérieur, le *kyste*.

Outre l'homme, l'amibe peut infecter les animaux : chien, chat, singe; mais ceux-ci interviennent peu dans la propagation de l'amibiase, qui se transmet généralement de personne à personne. Le convalescent d'une dysenterie amibienne véhicule des kystes dans ses selles; et même des sujets sains, vivant dans des pays d'endémicité, peuvent être porteurs de kystes (5 à 30 p. 100).

Souvent les porteurs d'amibes ont des kystes sur leurs mains ou dans la rainure de leurs ongles (contagion *directe*). Ou bien la contagion se fait *indirectement* par les aliments, les légumes lavés dans une eau polluée, les vêtements, le linge, la literie; les kystes peuvent aussi être transportés

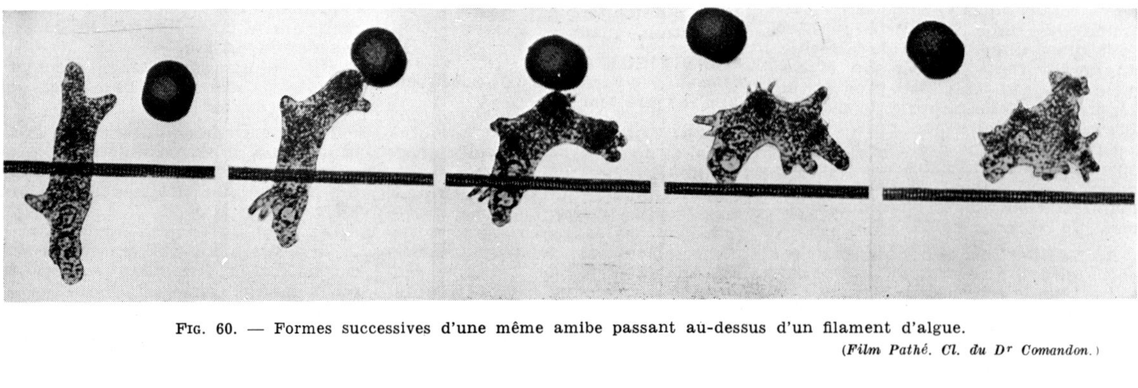

FIG. 60. — Formes successives d'une même amibe passant au-dessus d'un filament d'algue.

(*Film Pathé. Cl. du Dr Comandon.*)

par le vent, les poussières, les mouches.

LÉSIONS. Elles peuvent s'étendre à tout le gros intestin, mais se localisent surtout au cæcum et à la région recto-sigmoïdienne; la muqueuse est enflammée, tuméfiée, hémorragique (*fig.* 61); puis apparaissent des ulcérations plus ou moins

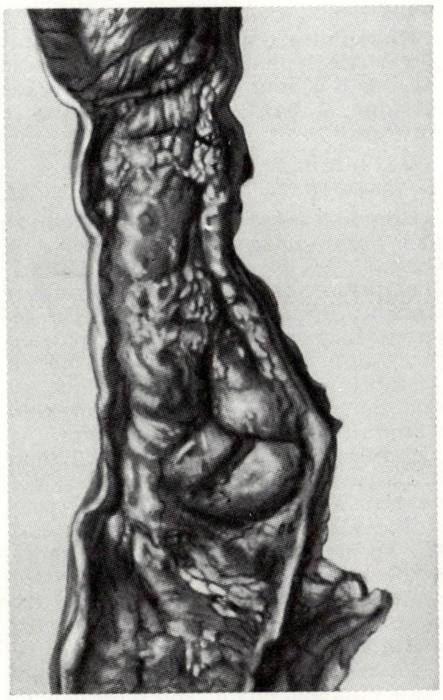

FIG. 61. — Muqueuse intestinale dans la dysenterie amibienne.

profondes et étendues. Généralement, ces lésions se cicatrisent et l'intestin devient scléreux, rigide, parfois rétréci en certains points.

SIGNES. *Forme aiguë.* — Après une incubation variable, le début peut être *brusque,* en pleine santé apparente, ou *insidieux,* succédant à des signes d'entérite banale ou de dyspepsie douloureuse. Puis le malade maigrit; ses selles deviennent plus fréquentes, muqueuses, sanguinolentes, contenant des débris (raclure de boyaux); au nombre de 10 à 12 par vingt-quatre heures; elles sont donc moins fréquentes que dans la dysenterie bacillaire. Le malade se plaint de coliques douloureuses de tout le gros intestin, d'épreintes, de ténesme; les muscles abdominaux sont contractés, le malade est replié sur lui-même. La fièvre est minime. L'amaigrissement progresse; le faciès du malade devient terreux, son asthénie profonde.

Forme chronique. — Alternatives de diarrhée et de constipation, avec coliques, émission de glaires et de sang; altération profonde de l'état général, amaigrissement.

ÉVOLUTION. Si une thérapeutique convenable n'intervient pas, ces deux formes aboutissent à une cachexie avec ou sans fièvre; faiblesse extrême, amaigrissement notable, ventre excavé, langue rouge fendillée, peau sèche, terreuse.

COMPLICATIONS. Perforations intestinales entraînant une péritonite; ulcérations entraînant une hémorragie.

Les amibes peuvent être entraînées par le sang dans divers organes, le foie, les poumons, l'encéphale, les reins.

Amibiase hépatique. — Gros foie douloureux avec fièvre légère (hépatite congestive); parfois hépatite aiguë avec fièvre rémittente à 39-40°, point de côté droit avec irradiations, atteinte de l'état général. Tout peut s'arranger grâce au traitement; mais dans certains cas, l'hépatite devient suppurée : fièvre à grandes oscillations, frissons, distension de l'hypocondre droit; vive douleur à la pression; certaines formes sont plus silencieuses.

L'abcès du foie peut se résorber ou s'enkyster; mais, le plus souvent, il s'ouvre en divers points : dans le poumon droit, dans le péritoine, la plèvre, le tube digestif ou la peau, si une intervention n'a pas été faite pour drainer chirurgicalement l'abcès.

Amibiase pulmonaire (abcès du poumon), **urinaire** (néphrite et cystite), **cutanée** (ulcérations fistuleuses végétantes de la région anale, fessière, lombaire), **encéphalique** (abcès du cerveau). — Crises d'épilepsie réflexes; arthrites rhumatismales.

DIAGNOSTIC. Les signes varient avec la localisation. On recherchera toujours la présence d'amibes dans les selles récemment émises. L'éosinophilie sanguine est habituelle.

PRONOSTIC. Varie suivant les régions, dépend de la précocité du diagnostic et du traitement.

TRAITEMENT. I. *Curatif.* — Mettre le malade au repos et calmer ses souffrances par la codéine, la belladone, la papavérine, l'élixir parégorique.

Détruire les amibes par diverses plantes exotiques : simarouba, ailanthus, brucea (kho-sam), castela, et surtout ipéca en nature (infusion ou décoction de racines) ou sous forme d'injections de *chlorhydrate d'émétine* (une injection de 8 cg à 10 cg, 80 cg par série en surveillant la tension artérielle et le sytème veineux).

Acide iodo-oxyquinolinosulfonique en comprimés, pilules ou lavements.

Iodure double d'émétine et de bismuth : 3 pilules kératinisées de 6 cg pendant douze jours.

Sulfamides. Pénicilline : 200 000 unités par jour pendant huit jours.

Arsenicaux : injections d'arsénobenzènes.

Ethoxy-diamino-acridine : 30 à 75 g par jour par la bouche ou en lavement; vioforme : 75 mg par jour pendant dix jours.

Lavages intestinaux au permanganate, au nitrate d'argent à 1 p. 5 000.

Plâtrage de l'intestin avec le sous-nitrate ou carbonate de bismuth : 10 à 12 g dans un verre d'eau trois fois par jour pendant dix jours.

Dans l'*amibiase chronique,* faire simultanément durant une semaine des injections d'émétine associée à la strychnine, la pénicilline et la sulfaguanidine; puis cure d'émétine seule.

En cas d'abcès du foie, associer au traitement médical le traitement chirurgical : ponction de l'abcès ou intervention toujours assez dangereuse.

II. *Préventif.* — Stériliser l'eau de boisson et éviter les aliments crus. Désinfecter les matières fécales, le linge (V. DÉSINFECTION). Le personnel infirmier se nettoiera sérieusement les mains avant de quitter les salles.

Examiner les selles des convalescents ou des sujets atteints de diarrhée fruste, les isoler et les traiter en cas de résultats positifs.

AMIDE NICOTINIQUE. — Vitamine PP. (V. ce mot.)

AMIDON ou FÉCULE. — Hydrate le carbone (c'est-à-dire composé d'hydrogène, de carbone et d'oxygène) contenu dans les grains de diverses céréales (blé, riz, maïs), dans les tubercules de pommes de terre, dans les rhizomes de manioc.

Suivant son origine, l'amidon porte différents noms : *amidon* quand il provient des céréales, *fécule* quand il est tiré de la pomme de terre, *tapioca* quand il provient du manioc.

L'amidon de blé est constitué par des grains blancs, très petits (visibles seulement à la loupe), arrondis, formés de couches concentriques de forme variable.

La diastase de la salive le transforme en sucre. L'iode colore en bleu l'amidon (iodure d'amidon) et permet ainsi de reconnaître sa présence, même en petite quantité.

ACTION. Nutritive et émolliente.

MODE D'EMPLOI. *Bains :* 800 g d'amidon (300 g par enfant) délayés dans 1 000 g d'eau pure et versés dans la baignoire lentement et en agitant.

Lavements : d'amidon *cru* (amidon : 30 g, délayés dans une décoction de guimauve : 500 g); d'amidon *cuit* (15 g d'amidon à faire bouillir dans 500 g d'eau).

Glycérolé : Solution de 1 g d'amidon dans 15 g de glycérine.

Poudre : Mélange d'amidon à parties égales avec du sous-nitrate de bismuth et du talc, ou avec de la poudre de quinquina.

Cataplasmes : délayer 60 g de fécule dans une quantité d'eau froide, puis verser brusquement ce liquide dans 500 g d'eau bouillante, qu'on laissera encore bouillir huit à dix minutes.

INDICATIONS. 1° de la *poudre,* du *glycérolé,* des *cataplasmes :* irritation avec démangeaisons (coup de soleil, érysipèle, scarlatine, maladies de peau, brûlure légère); 2° des *lavements :* diarrhée.

AMIMIE (du gr. *a* priv., et *mimos,* mime). — Impossibilité de mimer une idée, c'est-à-dire de l'exprimer par des gestes (*amimie motrice*), les membres étant intacts, ou seulement impossibilité de comprendre les gestes d'autrui (*amimie réceptrice*). Cette perte d'une faculté est liée à une lésion du centre cérébral.

AMINÉS (Acides). — Acides renfermant dans leur molécule une fonction acide (COOH) et une fonction amine (NH_2). On utilise comme médicaments un assez grand nombre d'acides aminés : le glycocolle, la sérine, la cystine, la lysine, la phénylalanine, la tyrosine, la thyroxine, l'histidine, le tryptophane. Ils représentent le dernier stade de l'hydrolyse digestive des matières albuminoïdes.

Par simple perte d'acide carbonique (décarboxylation), certains acides aminés engendrent des molécules aminées actives, jouant un rôle dans l'équilibre et l'entretien de l'organisme.

AMINOPHYLLINE (Inophylline, caréna). — V. THÉOPHYLLINE.

AMINOPTÉRINE. — Antagoniste de l'acide folique; cette dernière substance est nécessaire à la synthèse des nucléo-protéines.

Son dérivé, l'améthoptérine, qui est environ dix fois plus actif, a trouvé ses applications électives dans le traitement des leucémies aiguës et dans celui des tumeurs d'origine placentaire et embryonnaire.

AMINOTHIAZOL. — Base aminée provoquant une diminution ou un arrêt complet de la sécrétion thyroïdienne. Médicament antithyroïdien abandonné en France.

AMIODARONE. — Substance utilisée sous forme de chlorhydrate dans le traitement de l'angine de poitrine. Son utilisation nécessite une surveillance du fond d'œil, car elle peut entraîner des dépôts cornéens réversibles après suspension du traitement.

AMITOSE (du gr. *a* priv., et *mitos,* fil). — Division directe de la cellule par étranglements successifs du noyau et du cytoplasme, comme on l'observe chez les amibes, sans formation ni scission de chromosomes. V. CELLULE. C'est un processus plutôt rare, qu'on considère comme un signe de vieillissement des cellules et qu'on remarque dans les processus trop actifs de prolifération cellulaire, notamment dans le cancer.

AMMONIAQUE. — **Ammoniaque gazeuse ou gaz ammoniac** (NH_3). — Gaz incolore, à saveur âcre et brûlante, à odeur vive et piquante, provoquant la suffocation, irritant les yeux et ramenant au bleu la teinture de tournesol rougie; très soluble dans l'eau.

Dans l'organisme, l'ammoniaque existe normalement dans l'urine et dans le sang; elle provient à la fois des albumines des tissus et des aliments; elle ne représente en réalité qu'un terme de passage dans la dégradation des acides aminés dont l'aboutissant normal chez l'homme est l'urée (V. URINE, AZOTE). L'ammoniaque existe dans l'urine à l'état de sels ammoniacaux; cette ammoniaque préformée ne doit pas être confondue avec celle qui pourrait se dégager dans l'urine conservée depuis quelque temps, provenant du dédoublement de l'urée sous l'action du *micrococcus ureae.*

L'homme normal élimine par jour environ 0g,75 d'ammoniaque urinaire préformée; cette excrétion est augmentée à la suite d'un régime carné, d'un exercice musculaire exagéré; elle est diminuée avec un régime végétarien.

Normalement, une partie de l'ammoniaque urinaire est transformée dans le foie en urée. L'accroissement de cette ammoniaque urinaire et la diminution concomitante de l'urée excrétée sont un indice d'*insuffisance du foie.*

L'excès de l'ammoniaque urinaire ou *ammoniurie* peut être la conséquence d'une intoxication acide; elle représente, en effet, une réaction de défense employée par l'organisme pour neutraliser l'excès d'acides présents. L'ammoniurie est donc un *indice d'acidose.*

Ammoniaque liquide (Alcali volatil). — Solution du gaz ammoniac dans l'eau distillée. Pure, c'est un poison très irritant.

MODE D'EMPLOI. L'ammoniaque liquide est employée par voie externe comme caustique, et comme révulsif.

Par voie interne, on verse IV à X gouttes d'ammoniaque dans un verre d'eau, contre l'ivresse, le *delirium tremens.*

Acétate d'ammoniaque (Esprit de Mindererus). — ACTION. Stimulant, sudorifique, diurétique, expectorant.

DOSE. 2 à 6 g dans une potion de 200 g à prendre en vingt-quatre heures (pneumonie, choléra). Chez l'enfant, 0g,25 par année d'âge.

Bromhydrate d'ammoniaque. — V. BROMURE D'AMMONIUM.

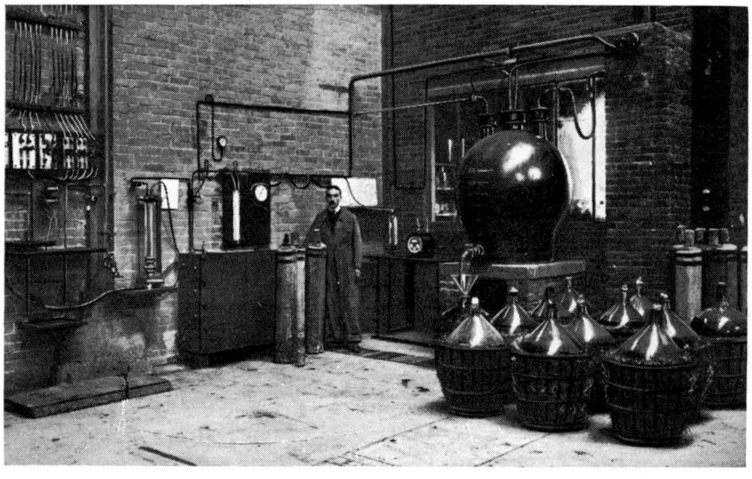

FIG. 62. — Extraction et mise en bonbonnes de l'ammoniaque liquéfiée.
(*Phot. Boyer.*)

Carbonate d'ammoniaque. — Diurétique, modificateur des sécrétions bronchiques : 50 cg à 2 g par jour en potion. Employé en inspiration contre les évanouissements, les migraines, les névralgies faciales, les maux de dents.

Ce sel en morceaux mêlé à de la potasse ou de la chaux, qui en dégage l'ammoniaque, et mis en flacon de poche, constitue les « sels » volatils anglais.

Phosphate d'ammoniaque. — Employé contre la gravelle urique, à la dose de 5 g pour un litre de limonade citrique, à boire par verres dans la journée.

Valérianate d'ammoniaque. — V. VALÉRIANATE.

Empoisonnement et intoxication par l'ammoniaque et ses sels. — CAUSES. 1° *des empoisonnements :* absorption volontaire ou involontaire d'alcali; 2° *des intoxications par les vapeurs ammoniacales :* occupations professionnelles (ouvriers de tanneries, de fabriques d'ammoniaque et de ses sels, de glace, de soude, de murexide, d'engrais; vidangeurs, égoutiers).

SIGNES. I. *Forme aiguë.* — Chaleur brûlante dans la bouche, la gorge, l'estomac; lèvres tuméfiées, toux suffocante, refroidissement général. II. *Forme chronique.* — Rougeurs, douleur dans les yeux, apparition d'une sorte de pellicule blanche devant la cornée : c'est l'ophtalmie dite *mitte* des vidangeurs.

TRAITEMENT. Vinaigre dilué dans l'eau, jus de citron ou d'orange en quantité, puis eau albumineuse, lait, huile d'olive.

AMMONIURIE. — Excès d'ammoniaque dans l'urine. V. AMMONIAQUE.

AMNÉSIE (du gr. *a* priv., et *mnesis,* mémoire). — Réduction ou disparition complète de la mémoire. Elle peut exister dès la naissance, ou se produire au cours de la vie, être transitoire ou permanente, et être due à une maladie ou à un traumatisme du cerveau. Tantôt elle est limitée à un petit groupe d'idées (oubli complet d'une personne), c'est l'*amnésie systématique;* tantôt à une phase de la vie (*amnésie localisée*); tantôt elle porte sur les faits soit antérieurs, soit postérieurs à un accident. Elle est *continue* lorsque la disparition du souvenir d'un acte succède immédiatement à son exécution. Enfin, le souvenir peut ne reparaître que dans l'état où l'on se trouvait lorsque le fait s'est produit (*amnésie de reproduction*). Elle est dite *rétrograde* ou *antérograde* selon son effet sur les faits ayant précédé ou suivi l'accident qui l'a provoquée.

AMNIOS et AMNIOTIQUE (du gr. *amnion,* membrane entourant l'*agneau* [*amnios*] à sa naissance). — Membrane la plus interne des enveloppes de l'œuf humain. Elle contient le *liquide amniotique sécrété* par le *fœtus* (v. ce mot) et qui l'entoure; sa quantité varie entre un demi-litre et un litre. Lorsque la quantité est excessive, il y a *hydramnios;* lorsqu'elle est insuffisante, ***oligohydramnios.*** Sa teinte est laiteuse et blanchâtre, à reflets irisés à l'état normal; si elle devient verdâtre, elle indique que le fœtus souffre, qu'il a rendu son méconium; si elle est rougeâtre, sanguine, il y a eu hémorragie rétro-placentaire; si elle est couleur chocolat, le fœtus est mort depuis quelque temps.

AMNIOSCOPIE. — Examen de la transparence et de la couleur du liquide amniotique, pratiqué à la fin de la grossesse à l'aide d'un endoscope spécial, l'amnioscope. En cas de grossesse prolongée, le liquide est trouble et foncé, ce qui conduit à déclencher l'accouchement. Si le liquide est transparent, on peut faire le diagnostic de la présentation et de diverses anomalies.

AMORPHE (du gr. *a* priv., et *morphê,* forme). — Les matières amorphes sont des tissus accessoires sans forme propre et prenant simplement celle des interstices dans lesquels ils sont placés. On n'y aperçoit au microscope aucun détail cellulaire.

AMPHÉTAMINE. — V. *Supplément.*

AMPHIARTHROSE (du gr. *amphi,* de part et d'autre, et *arthron,* articulation). — Synonyme de *symphyse.* Variété d'*articulation* (v. ce mot).

AMPHIMIXIE (du gr. *amphi,* des deux côtés, et *mixis,* mélange). — Fusion des cellules sexuelles ou gamètes (spermatozoïde et ovule) pour former l'œuf et plus tard l'individu.

AMPHORIQUE (Résonance, Souffle, Respiration). — **Bruit analogue à** celui qu'on produit en soufflant dans une amphore ou carafe à goulot étroit. Le souffle amphorique s'entend à l'auscultation quand le poumon est séparé de la paroi par une cavité gazeuse. V. RESPIRATOIRES (Organes) : *Pneumothorax.*

AMPLIFICATEUR ou **APPAREIL DE CORRECTION AUDITIVE.** — Appareil destiné à renforcer les sons et à les transmettre ainsi renforcés aux centres nerveux auditifs des personnes atteintes de surdité partielle, soit d'une oreille, soit des deux oreilles.

Ces appareils sont de deux catégories : les uns, dénommés amplificateurs *à voie aérienne,* transmettent les sons par la voie habituelle, c'est-à-dire en empruntant le conduit auditif et la chaîne des osselets; les autres, dénommés *à conduction osseuse,* constituent un progrès remarquable dans la prothèse auriculaire.

Leur principe est de transmettre directement les sons au centre nerveux auditif par la boîte crânienne. Il suffit de placer le vibrateur sur l'os mastoïde. Les sons sont ainsi transmis sans aucune déformation, et le sourd peut entendre sans fatigue toutes les conversations, conférences, etc.

Ces appareils sont composés :

1° D'un boîtier, qui comprend un microphone et un amplificateur électronique; l'usage des *transistors,* remplaçant les lampes à vide, a permis d'en réduire considérablement le volume, et le boîtier se dissimule dans une poche ou sous les vêtements féminins (*fig.* 63) ;

2° D'un écouteur minuscule, qui s'introduit dans le pavillon de l'oreille (conduction aérienne), ou d'un vibrateur, qui s'applique derrière le pavillon (conduction osseuse), selon que l'un ou l'autre des deux modes de transmission est le mieux conservé.

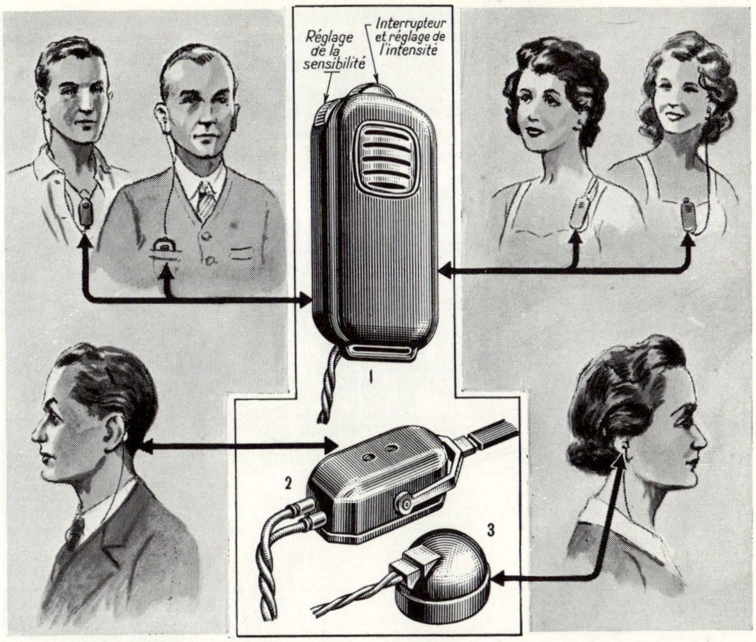

FIG. 63. — Amplificateur microphonique : 1. Boîtier de l'organe émetteur contenant microphone, pile et dispositif d'amplification; 2. Récepteur par conducteur osseux; 3. Récepteur par conduction aérienne. (*D'après doc. Sonotone.*)

AMPLIFICATEUR DE BRILLANCE. — C'est un convertisseur d'image électronique adapté à un écran radioscopique; l'image obtenue est meilleure; sujet et opérateur sont moins exposés aux rayons X.

AMPOULE (du lat. *ampulla,* petite fiole). — Ce mot est employé pour définir : 1° une forme anatomique; 2° une lésion; 3° des récipients pharmaceutiques.

Ampoule (maladie). **I. Ampoule de la peau** (cloche, cloque, phlyctène). — Sorte de petite poche formée par le soulèvement de la partie la plus superficielle de la peau, l'*épiderme,* qui se trouve séparé du *derme* par un liquide exsudé par celui-ci.

CAUSES. 1° pressions et froissements répétés d'un instrument sur la paume de la main (scie, aviron) ; d'une selle sur la fesse, d'une chaussure, à la suite d'une marche très longue et surtout si la chaussure était étroite ou si la chaussette faisait des plis; 2° brûlure; 3° application d'un vésicatoire; 4° maladies de la peau (phase de l'éruption de la variole et de la varicelle, du pemphigus) ; mais le mot « bulle » est, dans ce cas, plus employé.

SIGNES. Les ampoules peuvent être plus ou moins nombreuses. Le liquide est ordinairement clair et transparent et formé seulement de sérosité, mais il peut contenir du sang, par suite de la déchirure d'un capillaire lorsque la pression a été violente et subite (*pinçon*) et même du pus si l'irritation est intense et prolongée. La douleur est vive, surtout au début.

TRAITEMENT. Percer à la partie déclive, ou mieux de part en part, l'ampoule avec une aiguille neuve flambée, de façon à avoir deux ouvertures pour évacuer le liquide. Appliquer une couche de collodion pour empêcher le contact de l'air. L'épiderme se recollera et tombera après s'être reformé dessous. Si l'épiderme a été enlevé, toucher avec du mercurochrome et panser avec de la vaseline boriquée, après avoir lavé la petite plaie.

II. Ampoule variqueuse. — V. VARICES.

Ampoule (pharmacie) [*fig.* 64]. — **Petit ballon scellé, généralement en verre, dans lequel on conserve des médicaments en solutions injectables et maintenues aseptiques.**

La forme et la contenance des ampoules sont très variables. La plus

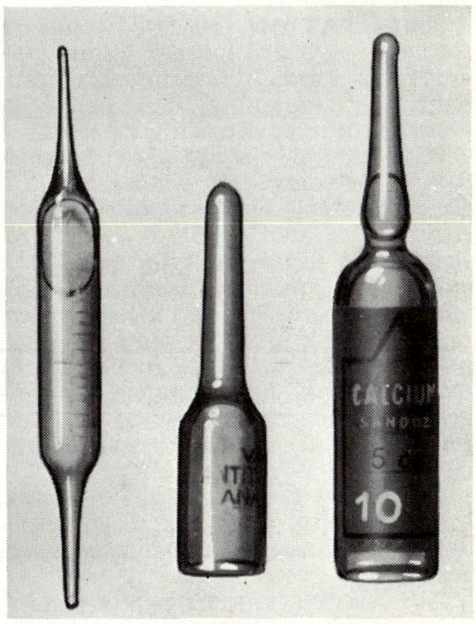

FIG. 64. — Trois types d'ampoules pour médicaments.

employée est un tube de verre étiré à ses deux extrémités en une pointe effilée fermée à la lampe; c'est l'ampoule à deux pointes; d'autres ont

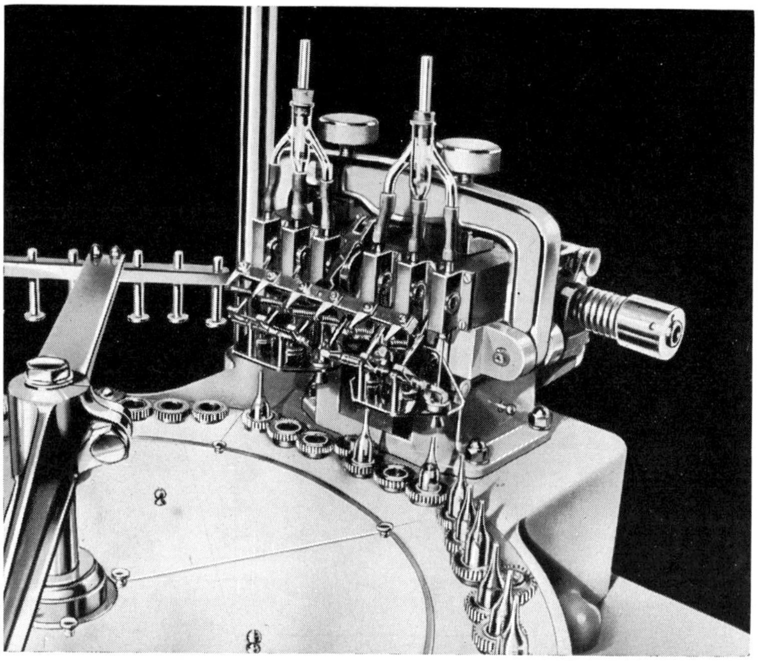

FIG. 65. — Remplisseuse-soudeuse d'ampoules pharmaceutiques.
(Cl. Ets Meyer.)

une partie élargie qui permet de les placer en équilibre sur leur base : ampoules-bouteilles.

Certaines ampoules dites *auto-injectables* permettent l'injection directe du liquide contenu dans l'ampoule sans le secours d'une seringue; l'aiguille s'adapte directement sur l'ampoule.

Ampoule de Vater. — Petite cavité ampullaire creusée dans la muqueuse de la deuxième portion du duodénum, au niveau de laquelle débouche en haut le *canal cholédoque,* en bas le *canal pancréatique* de Wirsung. Voir PANCRÉAS.

AMPUTATION (du lat. *amputare,* couper). — Opération par laquelle on enlève, à l'aide d'instruments tranchants, un membre, une partie de membre, une partie saillante (sein).

CAUSES : 1° *Maladies inflammatoires* (ostéomyélites, tumeur blanche); 2° *Maladies vasculaires* (artérites [v. ce mot]); 3° *Traumatisme* (lorsque la lésion est telle qu'on doit craindre la gangrène des tissus complètement écrasés); 4° *Tumeur cancéreuse;* 5° *Portion d'un membre devenue gênante et inutile* (par suite de malformation congénitale, de gangrène, de cicatrices vicieuses ou d'impossibilité de certains mouvements utiles pour le métier [doigts]).

PRINCIPE. L'amputation ne peut être faite que dans des tissus sains, de façon à assurer une cicatrisation complète.

BUT A ATTEINDRE. La partie conservée (*moignon*) doit être en état de supporter l'application d'appareils prothétiques (v. PROTHÈSE) destinés à remplacer le membre ou la partie du membre disparus. L'extrémité osseuse devra donc être recouverte d'une épaisseur suffisante de muscles pour empêcher la compression de la peau sur l'os. Pour éviter toute lésion de la cicatrice, celle-ci devra, autant que possible, être placée loin du point ordinaire de pression.

PROCÉDÉ. La méthode d'amputation dépend de la nature de la plaie à faire, de la quantité des parties molles et de l'état de la peau (*fig.* 66). Dans la méthode dite *circulaire,* la section de la peau se fait perpendiculairement à l'os, mais il faut avoir soin de couper ensuite obliquement les parties molles de façon à former un moignon important au-dessous de l'extrémité sectionnée de l'os. La cicatrice est alors terminale. Dans la méthode à *lambeaux* (soit un seul, soit plus souvent deux), le couteau est plongé, le dos en haut, à travers les chairs près du point où l'on doit scier l'os : c'est le point de base des lambeaux, et l'on pousse de là le couteau vers l'extérieur, de façon qu'il coupe un lambeau conique à son extrémité. On procède de même ensuite de l'autre côté pour le deuxième lambeau. La cicatrice est termino-bilatérale si les lambeaux sont égaux, latérale si l'un est plus court. Dans la méthode *ovalaire,* les parties molles sont coupées obliquement, en bec de flûte, comme dans l'amputation en *raquette.*

L'amputation se fait soit dans la *continuité* d'un os, soit à une jointure (amputation en *contiguïté* ou *désarticulation*).

PHASES DE L'OPÉRATION. Stérilisation des instruments. *Anesthésie* (v. ce mot), soit générale, soit locale. Hémostase avec la bande élastique d'Esmarch (v. *fig.* à BANDE), dont on entoure le membre de bas en haut, de façon à refouler le sang dans le tronc, et qu'on enlève ensuite en laissant un dernier tour au-dessus du point à amputer, pour comprimer l'artère. Sections successives de la peau, des parties molles et de l'os. Ligature des artères. Suture des muscles et de la peau. Pansement légèrement compressif, visant, suivant le cas, la réunion par première ou seconde intention. V. CICATRISATION et PROTHÈSE.

Douleurs des amputés. — Plus ou moins longtemps après une amputation, l'opéré peut se plaindre de douleurs souvent assez vives se présentant sous trois types :

1° Une douleur (brûlure, écrasement, tiraillement) à topographie fixe dans le membre absent (zone périphérique), douleur localisée, plus ou moins aiguë;

2° Une douleur ou une brûlure énervante du moignon sans retentissement dans le membre absent;

3° Une hyperesthésie superficielle du membre entier d'intensité variable.

TRAITEMENT. Injection intraveineuse de vitamine B_1, 5 à 10 cg. Infiltration ou anesthésique du sympathique, renouvelée 6 à 8 fois par an. Injection intraveineuse lente ou injection intra-artérielle de 10 cm^3 de novocaïne à 1 p. 100. Radiothérapie.

Interventions chirurgicales : sympathectomie périartérielle ou artériectomie, radicotomie postérieure, myé-

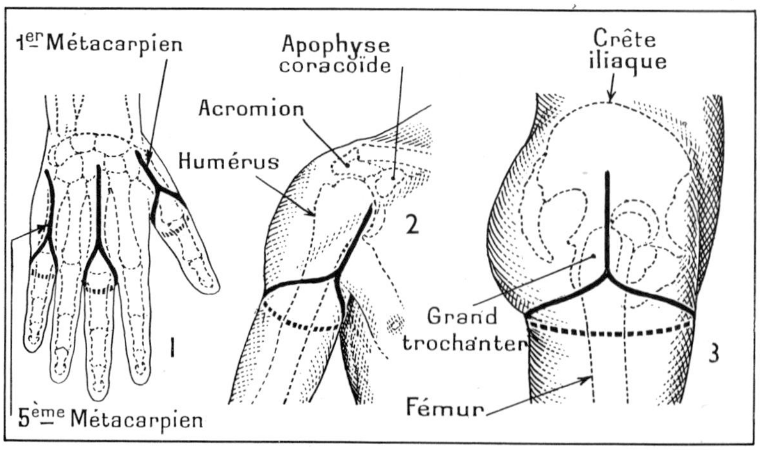

FIG. 66. — Amputation.
1. Tracé des lambeaux de désarticulation des doigts ; 2. Incision en « raquette » pour amputation ou désarticulation de l'épaule; 3. Désarticulation de la hanche.

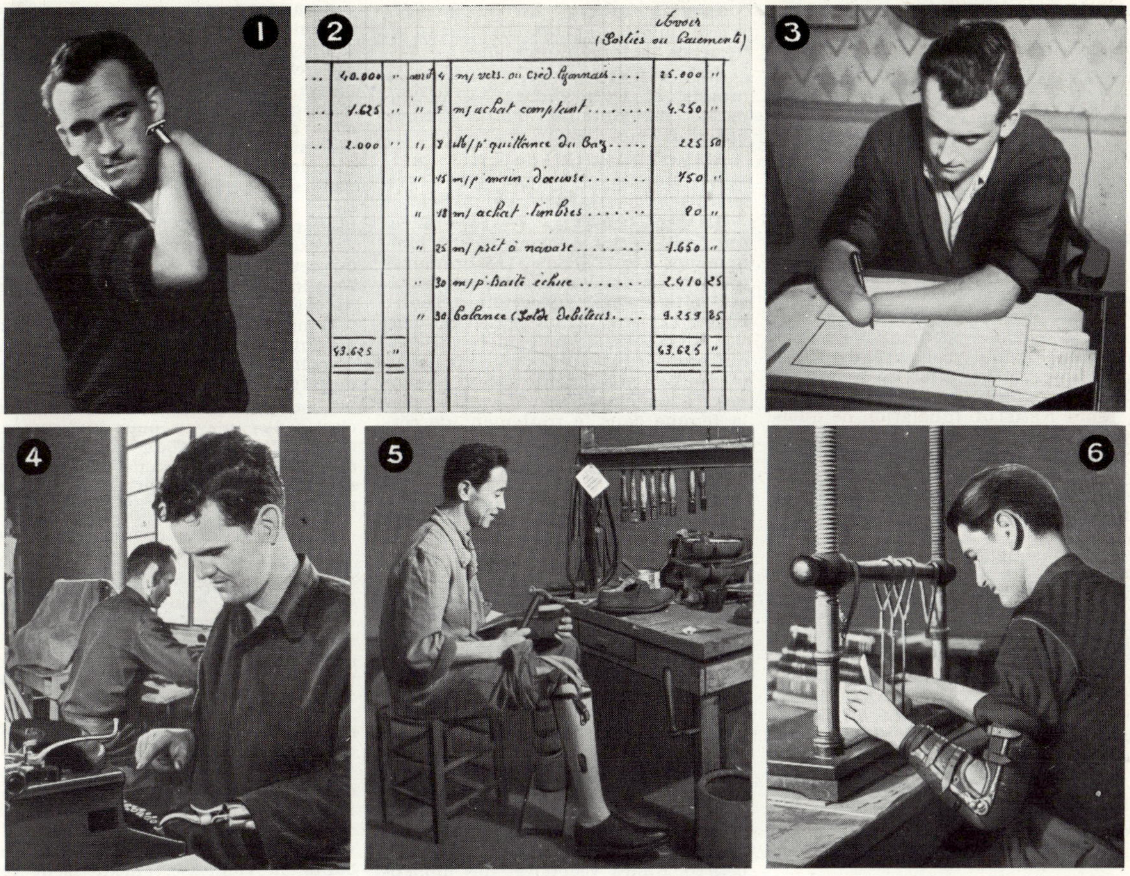

FIG. 67. — Rééducation des amputés.

1 à 3. Amputé des deux mains se rasant à l'aide de ses moignons et écrivant une page de comptabilité, dont on peut voir (figure 2) un extrait; 4. Amputé d'une main tapant à la machine à écrire; 5. Amputé d'une jambe apprenant la cordonnerie; 6. Mutilé d'un bras pratiquant la reliure.

(*Cl. Ecole de rééducation de Saint-Maurice* [1, 2, 3, 5, 6] et *U.S.I.S.* [4]).

lotomie commissurale, leucotomie préfrontale.

Amputation congénitale. — Des membres ou des parties de membres du fœtus peuvent être amputés pendant la vie intra-utérine par l'enroulement du cordon ou par des bandes cicatricielles consécutives à des inflammations de l'amnios. Il convient de remédier à cette situation par l'emploi d'appareils de prothèse.

AMPUTÉS (Rééducation des). — Qu'il s'agisse d'un ouvrier blessé par un accident de travail ou d'un blessé de la guerre, l'utilité d'une rééducation permettant au mutilé de se livrer à un travail rémunérateur s'impose. *Elle ne diminue jamais la pension.*

A condition d'entreprendre, *le plus tôt possible* après la cicatrisation des blessures, des exercices destinés à rendre aux muscles et aux articulations restantes leur maximum de rendement, et en adaptant des appareils de prothèse aux diverses variétés de travail, on peut obtenir des résultats des plus intéressants. 80 p. 100 des mutilés sont rééducables.

Les blessés se répartissent en trois classes : 1° les *blessés améliorables* par des soins immédiats consécutifs ; 2° les *infirmes définitifs rééducables*, réadaptables au travail; 3° les *mutilés graves*, infirmes sans recours.

Voici une liste des emplois pouvant être occupés par les amputés :

Branche commerciale. — ***Comptabilité et dactylographie.*** — Pour les infirmes des membres supérieurs et inférieurs. Apprentissage, six mois en moyenne.

Branche industrielle. — ***Tailleur.*** — Infirmité des membres inférieurs et infirmité incomplète du membre supérieur où la pince serait conservée. Apprentissage, six mois en moyenne.

Cordonnerie. — Infirmes des membres inférieurs. Les deux mains sont nécessaires; néanmoins, avec mutilation partielle d'une main, l'ouvrier pourra se rééduquer. Apprentissage, un an à un an et demi.

Reliure. — Avec deux mains, laminoir, dorure ; avec une main, débrochage, cousage, massicot, presse, rouleaux ou machine à endosser. Apprentissage, un an à un an et demi au maximum.

Serrurerie et petite mécanique, prothèse. — Infirmes des membres inférieurs et infirmes partiels d'une main. Apprentissage, un an à un an et demi au maximum.

Tapis, sparterie, paillage, cannage de chaises, tresses en alfa pour l'agriculture. — Infirmes des membres supérieurs et des membres inférieurs. Apprentissage simple et rapide.

Vannerie. — Amputés d'un membre inférieur. Apprentissage, un an.

Brosserie, horlogerie, bijouterie. — Infirmes des membres inférieurs. Apprentissage, un an et demi.

Compositeur typographe. — Infirmes des membres inférieurs. Apprentissage, six mois.

Branche agricole. — Elle ne peut guère convenir aux amputés d'un membre inférieur, à cause de la difficulté de la marche dans les terres meubles et celle de s'accroupir, mais les amputés d'un membre supérieur peuvent y être employés.

AMUSIE (du gr. *a* priv., et *mousa*, musique). — Suppression de la faculté musicale, pouvant être partielle, c'est-à-dire limitée à la perte de la compréhension des notes écrites ou chantées (*amusie sensorielle*) ou à la perte de la mémoire des mouvements indispensables pour écrire des notes, chanter, jouer d'un instrument (*amusie motrice*), ou générale et s'étendant à la fois aux deux. C'est le cas le plus ordinaire de cette manifestation maladive qui se rattache à l'*aphasie* (v. ce mot).

AMYGDALE et AMYGDALOTOME. — V. à PHARYNX.

AMYLACÉES (Substances). — Substances contenant de l'amidon, comme les céréales, ou de la fécule, comme les pommes de terre.

AMYLASE. — Diastase contenue dans le suc pancréatique. Transforme l'amidon en dextrine et en maltose. V. PANCRÉAS, DIASTASE et DIGESTION.

AMYLASÉMIE. — Taux d'amylase contenue dans le sang. Evalué en unités (50 à 100 U Somogyi à l'état normal), le taux d'amylasémie augmente dans les pancréatites aiguës et dans les oreillons, même quand il n'y a pas de pancréatite au cours de cette maladie.

AMYLE. — Nom d'un radical chimique.

Iodure d'amyle. — Liquide incolore, à odeur éthérée, conservé en ampoules scellées. C'est un accélérateur du cœur.

MODE D'EMPLOI. A respirer pur ou mélangé avec du chloroforme dans la proportion d'un cinquième.

INDICATIONS. Gêne respiratoire chez les artérioscléreux et les cardiaques. Migraine et syncope.

Nitrite d'amyle. — Liquide légèrement jaunâtre, à odeur de fruit assez agréable, toxique, conservé dans des ampoules scellées. C'est un vaso-dilatateur puissant.

MODE D'EMPLOI. Inhalation de quelques gouttes (V à X) sur un mouchoir et aspirations rapides.

INDICATIONS. Angine de poitrine; évanouissements; anémie cérébrale; maladie du cœur; affections nerveuses.

Empoisonnement. — Provoquer des vomissements avec de l'ipéca. Large aération. Maintenir couché. S'il y a menace d'asphyxie : respiration artificielle. Contre-indiqué dans l'artériosclérose et l'athérome.

Salicylate d'amyle. — Liquide incolore d'odeur de trèfle incarnat, employé comme succédané du salicylate de soude dans le rhumatisme articulaire aigu.

AMYLIQUE (Alcool) [ou Huile de pomme de terre]. — Alcool dit « supérieur » parce qu'il bout à 132°; il existe dans les alcools de vin et de betterave, mais surtout dans ceux de céréales et de pomme de terre.

AMYLOBACTER (du gr. *amulon*, amidon, et *bacterion*, bâton). — Bacille anaérobie, agent de la fermentation butyrique. Il joue un rôle important dans la putréfaction des végétaux, en détruisant l'enveloppe de cellulose qui entoure ces tissus et en décomposant les matières ternaires (amidon, sucre).

AMYLOÏDE (Dégénérescence) [du gr. *amulon*, amidon, et *eidos*, forme]. — Infiltration d'un tissu par des sortes de grains amorphes ressemblant à de l'amidon et ayant des réactions semblables à celles de l'amidon, mais en réalité de nature analogue aux albuminoïdes. On trouve cette substance notamment dans le foie, les reins, la rate, les ganglions lymphatiques, les parois des capillaires. V. AMYLOSE.

AMYLOSE (Maladie amyloïde). — Affection grave, mortelle dans 90 p. 100 des cas, caractérisée par la dégénérescence amyloïde de certains organes (reins, foie, rate, ganglions, tube digestif). S'observe chez les malades atteints depuis longtemps d'une suppuration prolongée ouverte, cachectisante (tuberculose chronique).

SIGNES. Albuminurie massive (20 à 30 g par litre). Œdèmes blancs et mous, urines abondantes.

L'examen du sang montre une diminution des protides et une augmentation des lipides.

TRAITEMENT. Traiter la suppuration causale et la tarir.

AMYOSTHÉNIE (du gr. *a* priv., *muon*, muscle, et *sthenos*, force). — Perte de la force musculaire.

AMYOTAXIE (du gr. *a* priv., *muon*, muscle, et *taxis*, ordre). — Mouvements involontaires d'ordre réflexe dus à des névrites.

AMYOTROPHIE (du gr. *a* priv., *muon*, muscle, et *trophê*, nourriture). — Atrophie musculaire. V. MUSCLE.

ANABOLISANTS. — Substances qui facilitent ou augmentent les phénomènes d'anabolisme. Les hormones mâles sont douées de cette propriété, et l'on peut employer certaines d'entre elles à cet effet. On a également réalisé la synthèse de substances voisines, qui ont perdu leur pouvoir virilisant, et qui conservent leur action anabolisante; on emploie ces dernières chez la femme dans le traitement de certaines maigreurs.

ANABOLISME. — Ensemble des réactions biochimiques qui aboutissent à l'édification des tissus à partir des substances résultant de la digestion des aliments. V. MÉTABOLISME.

ANAÉROBIE (du gr. *a* ou *an* priv., *aer*, air, et *bios*, vie). — Un microbe *anaérobie* peut vivre et se reproduire en dehors du contact de l'air. L'oxygène le tue.

ANALEPTIQUES (du gr. *analepsis*, restauration). — Substances contribuant à relever les forces d'un malade. Parmi les analeptiques, les uns sont des *médicaments* (fer, manganèse, phosphate de chaux, chlorure de sodium), les autres sont des *aliments;* ces derniers comprennent des analeptiques gras : lait, œufs, graisses, beurre, huiles végétales; des analeptiques féculents et sucrés : sucre, chocolat, confitures, céréales, orge, avoine, maïs, semoule.

ANALGÉSIE (du gr. *an* priv., et *algos*, douleur). — Suppression des sensations douloureuses avec conservation de la sensation du toucher. Certaines affections nerveuses provoquent l'analgésie seule (*syringomyélie*); une hystérique peut avoir conservé la sensibilité au toucher, à la chaleur, et être pincée et piquée sans douleur.

Généralement, l'analgésie est produite par des médicaments. La suppression de la douleur peut dépendre soit de l'action immédiate du médicament sur les terminaisons nerveuses, soit d'une inhibition sur les centres de perception, qui les rend incapables d'être impressionnés.

Analgésie obstétricale. — V. ACCOUCHEMENT et ANESTHÉSIE.

ANALGÉSIQUE. — Médicament supprimant la douleur.

Les analgésiques à action immédiate sont les *anesthésiques locaux* : action du froid, cocaïne, stovaïne, novocaïne, syncaïne.

Les analgésiques indirects, modificateurs du système nerveux central, sont de divers ordres : des *narcotiques* (opium, morphine, codéine, héroïne, chanvre indien, pavot), des *anesthésiques généraux* (chloroforme, éther, chlorure d'éthyle), des *antithermiques* (acide phénique, acide salicylique, aspirine, acétanilide, antipyrine, pyramidon, hypnal). V. ANESTHÉSIE.

ANALYSE (du gr. *ana*, de nouveau, et *luein*, résoudre). — Décomposition d'une substance, d'un liquide, en ses différents éléments pour en bien connaître la nature. Grâce à des réactifs chimiques appropriés, on isole chacune des matières qui existent normalement ou anormalement dans un liquide (lait, urine, sang, matières vomies, crachats), ou dans des matières solides (fausses membranes; matières fécales).

L'examen microscopique complète ou remplace, dans certains cas, les réactions chimiques (analyse du sang, du sperme, des crachats).

Dans d'autres cas, enfin, il faut pratiquer l'inoculation à des animaux, d'ordinaire des cobayes, des microbes découverts par le microscope.

L'*analyse* peut être *qualitative*, c'est-à-dire n'avoir pour but que de déceler l'existence de certaines substances dans le liquide examiné, ou *quantitative* (poids ou volume de ces substances).

ANAMIRTE. V. COQUE DU LEVANT.

ANAPHASE (du gr. *ana*, à travers, et *phasie*, phase). — Stade de la cinèse pendant lequel les deux chromatides se séparent l'une de l'autre et se dirigent vers chacun des deux asters pour prendre part à la constitution de chacun des deux noyaux-fils.

ANAPHRODISIE (du gr. *an* priv., et *Aphroditê*, Vénus). — Absence de désirs vénériens.

Elle est beaucoup plus fréquente chez la femme que chez l'homme; tantôt complète, tantôt partielle. La constitution du sujet, son genre de vie, des travaux intellectuels absorbants, la vieillesse, anéantissent ces désirs, qui deviennent du reste d'autant moins impérieux qu'ils ont été satisfaits à des dates plus éloignées (habitude volontaire de continence). La peur des maladies vénériennes ou des inquiétudes plus ou moins légitimes sur la santé produisent quelquefois le même résultat.

Des maladies : l'anémie des convalescents, le diabète, les affections nerveuses (tabès) en peuvent aussi être la cause.

TRAITEMENT. Le repos, les calmants et la physiothérapie (hydrothérapie, massages, électricité) apportent souvent le retour à la normale. Dans les cas plus accentués, on a de bons résultats avec le fer, la kola, la strychnine, l'yohimbine, et surtout avec les hormones (testostérone, folliculine).

ANAPHYLAXIE (du gr. *ana*, contraire, et *phulasis*, protection). — Augmentation de la sensibilité de l'organisme à l'égard d'une substance déterminée, par l'introduction d'une dose préalable de cette même substance.

Cette découverte de Ch. Richet et Portier, en 1902, a permis d'expliquer un grand nombre d'accidents morbides (asthme, migraine, eczémas), la maladie du sérum et certaines intoxications alimentaires.

Conditions de l'anaphylaxie. — Pour qu'il y ait anaphylaxie, il faut que soient successivement introduites, dans le milieu intérieur d'un organisme, plusieurs doses, parfois très faibles, d'une substance étrangère à l'organisme dont il s'agit. La pénétration directe, par injection intratissulaire ou intraveineuse, est la condition la plus ordinaire; mais parfois c'est par les muqueuses digestives ou respiratoires que se fait la pénétration des substances capables de sensibiliser et de déclencher le choc anaphylactique (*anaphylaxie spontanée* ou *naturelle* de Widal).

La seconde condition de l'anaphylaxie est qu'il s'écoule un certain temps (période d'incubation) entre le moment où la substance anaphylactisante pénètre pour la première fois dans l'organisme et celui où elle y pénètre pour la seconde fois. Avant le dixième jour, il n'y a pas d'état anaphylactique; du dixième au vingtième jour, cet état va en augmentant, et il est à son maximum à partir du vingtième ou trentième jour. La durée de l'état anaphylactique est longue : six mois, un an, deux ans et même davantage.

Substances anaphylactisantes. — On peut déclencher l'anaphylaxie par l'injection seconde, par voie sous-cutanée, intraveineuse ou rachidienne, d'un sérum thérapeutique, l'injection de toxines animales et bactériennes (anaphylaxie typhique, tuberculine), de liquide de l'ascite (auto-anaphylaxie), de liquide des kystes hydatiques, l'injection intraveineuse de certains médicaments (arsénobenzènes), l'ingestion de lait, d'œufs, de moules, de certains poissons et crustacés, de fraises, de certaines légumineuses, l'inhalation de pollen de graminées, de suint de mouton, de cheval, de lièvre ou de lapin, l'odeur des plumes de volailles, de poudres médicamenteuses, etc.; l'absorption d'un médicament (antipyrine, aspirine, quinine).

Dans la plupart des cas, la substance qui prépare l'état anaphylactique est la même que celle qui, ultérieurement, peut déchaîner les accidents anaphylactiques; en d'autres termes, il y a identité entre les substances *préparantes* et les substances *déchaînantes.*

Le mode d'introduction dans l'organisme peut cependant varier. On voit quelquefois survenir des accidents anaphylactiques après l'injection de sérum diphtérique (sérum de cheval) chez des enfants qui avaient ingéré auparavant de la viande crue de cheval.

Accidents anaphylactiques. — L'*anaphylaxie sérique* (maladie du sérum) se manifeste par des accidents locaux et précoces, généraux (choc) et tardifs.

Accidents locaux précoces : douleur vive avec symptômes pseudo-phlegmoneux au niveau de l'injection (phénomène d'Arthus).

Choc : les accidents se produisent rapidement, de quelques minutes à quelques heures : frissons, tachycardie, collapsus, refroidissement, urticaire, albuminurie, diarrhée, nausées, vomissements, parfois poussée de fièvre.

Accidents tardifs : les plus graves au point de vue clinique et d'autant plus graves qu'ils sont tardifs; ils apparaissent à partir du neuvième ou dixième jour après l'injection et rappellent ceux de la paralysie bulbaire : vomissements, tachycardie, collapsus, syncope, mort.

L'anaphylaxie spontanée ou naturelle est à l'origine de bien des *asthmes*, de *coryzas spasmodiques* et de *rhumes des foins,* dus à une sensibilisation par une substance inhalée (pollen, suint, poudres médicamenteuses) ou par un aliment ingéré (albumines de la viande, du lait, des œufs).

C'est également l'anaphylaxie qui est responsable de certains *accidents d'ordre digestif,* rangés autrefois parmi les intoxications alimentaires, tels que les troubles causés par l'ingestion de moules, crustacés, ou les phénomènes d'intolérance aux œufs, lait, chocolat, fraises, etc.; au début, ce sont de petits accidents, comme l'urticaire et l'œdème de la face ou des paupières (maladie de Quincke). Puis l'ingestion d'une nouvelle dose, même minime, déclenche de grands accidents : douleur abdominale violente, vomissements, diarrhée ou constipation, agitation, dyspnée, torpeur, faciès cholériforme, ventre en bateau, hypothermie et hypotension. Les accidents durent quelques jours, puis rétrocèdent rapidement.

Enfin, l'anaphylaxie relève parfois de l'*absorption d'un médicament,* comme l'antipyrine, l'aspirine, la quinine, le pyramidon. Habituellement, il s'agit d'accidents cutanés (œdème, urticaire, rash scarlatiniforme, polymorphe ou même purpurique); parfois, c'est une crise de coryza spasmodique ou une attaque d'asthme.

Ces phénomènes doivent être bien connus, car on peut actuellement faire bénéficier le malade d'une thérapeutique qui, dans bien des cas, permet la guérison des troubles dont il est atteint.

Mais la démonstration de l'origine anaphylactique d'un accident déterminé est parfois malaisée à fournir. Car les phénomènes de choc ne sont pas spéciaux à l'anaphylaxie et peuvent apparaître avec des caractères identiques chez des organismes non sensibilisés, dès la première introduction de la cause nocive.

Un rapprochement doit être fait, entre l'*anaphylaxie* et l'*idiosyncrasie,* c'est-à-dire la sensibilisation et l'hypersensibilité; ces deux états ont à leur origine le même trouble humoral, la même viciation diathésique, à savoir : l'instabilité de l'équilibre colloïdal, la tendance anormale du plasma sanguin à se laisser altérer dans sa constitution par des causes qui restent sans influence sur les plasmas normaux. L'anaphylaxie est une variété d'idiosyncrasie, car ne fait pas qui veut des accidents d'anaphylaxie spontanée. Parmi les innombrables sujets qui respirent les pollens, l'odeur des animaux, ou qui absorbent des œufs ou de la viande, seuls s'y sensibilisent ceux dont les plasmas présentent cette instabilité particulière qui conduit à la *colloïdoclasie.*

TRAITEMENT. V. ANTIHISTAMINIQUE.

ANAPLASTIE (du gr. *ana,* de nouveau, et *plassein,* former). — Restauration chirurgicale d'une partie détruite au moyen d'un emprunt fait à d'autres parties du même individu ou d'un individu différent. V. CHIRURGIE RÉPARATRICE.

ANARTHRIE (du gr. *an* priv., et *arthron,* articulation). — Forme d'aphasie dans laquelle le malade ne peut articuler les mots. V. APHASIE.

ANASARQUE (du gr. *ana,* à travers, et *sarx,* chair). — Infiltration généralisée du tissu sous-cutané et des séreuses par du liquide plasmatique. Cette infiltration comprend donc les œdèmes, qui tuméfient le tissu sous-cutané, l'infiltration des différentes séreuses (ascite, pleurésie, hydrocèle). Cette infiltration peut être viscérale et intéresser la glotte (danger d'asphyxie), les méninges (œdème cérébral).

CAUSES. L'anasarque peut être *primitive.* Elle est alors due au froid. Plus souvent elle est *secondaire :* on l'observe dans les maladies du cœur (période souvent avancée); l'enflure alors débute par les pieds. Dans les maladies des *reins* (mal de Bright), l'enflure commence au contraire d'ordinaire par les paupières. Dans les maladies du *foie* (cirrhose), l'ascite, ou hydropisie du péritoine, précède l'anasarque. Plus rarement, les maladies *fébriles* comme la rougeole et surtout la scarlatine (période de desquamation), ou le paludisme, s'accompagnent d'anasarque : il en est de même des *états cachectiques* (anémie profonde, tuberculose, cancer, carences).

TRAITEMENT. Régime lacté, régime déchloruré. Frictions sèches et alcooliques. Sudorifiques, diurétiques, purgatifs répétés, de préférence drastiques. Mouchetures avec des aiguilles soigneusement flambées et pansement fait d'une façon très antiseptique (V. DRAIN).

Élévation des membres inférieurs, de façon à faciliter la circulation de retour (coussins mis sous le matelas).

ANASTOMOSE (du gr. *anastomosis,* union de deux bouches). — Abouchement de deux vaisseaux l'un dans l'autre (anastomose de deux artères [*fig.* 68] ou de deux veines).

L'anastomose peut se faire par réunion de deux vaisseaux se continuant

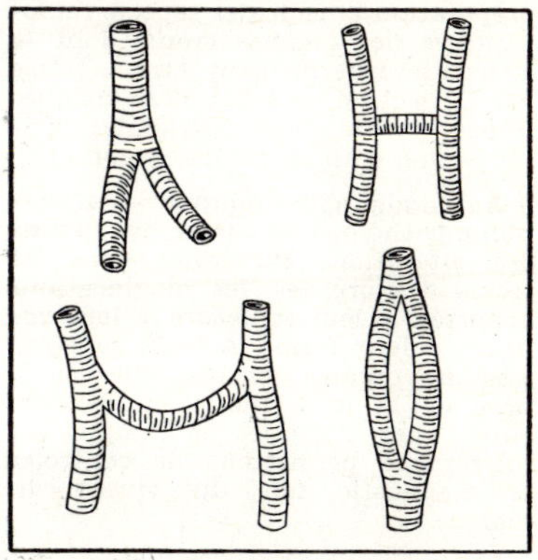

FIG. 68. — Anastomoses des artères.

ensemble à plein canal (anastomose en arcade) ou par un vaisseau court qui unit deux vaisseaux parallèles (anastomose transversale). Les anastomoses permettent de faire des ligatures, sans qu'il y ait arrêt de la circulation au-dessous. On donne aussi ce nom à l'adossement de deux nerfs l'un à l'autre (*fig.* 69).

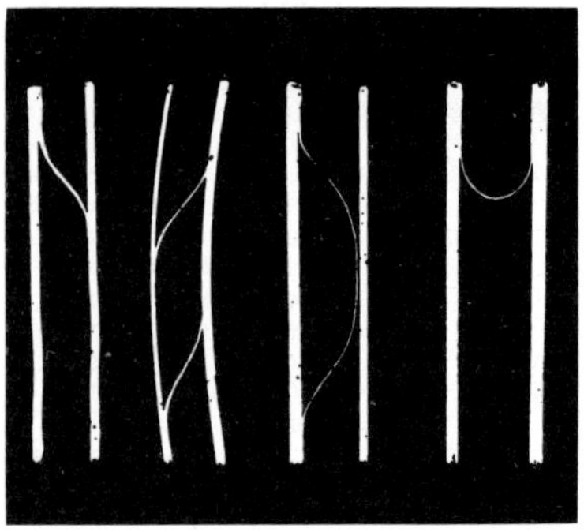

FIG. 69. — Anastomoses des nerfs.

ANATOMIE (du gr. *ana*, à travers, et *tomê*, section). — L'anatomie est la science qui a pour but l'étude de la structure du corps et des rapports des organes entre eux. La base de cette étude est la dissection, d'où son nom. L'anatomie, suivant le point de vue examiné, présente plusieurs divisions.

Anatomie descriptive. — Cette branche de l'anatomie décrit, pour chaque organe, sa position, ses rapports, sa direction, ses dimensions, son poids, sa forme, et se divise elle-même en ostéologie (os), arthrologie (articulations et ligaments), myologie (muscles), angéiologie (cœur, artères, veines, lymphatiques), névrologie (cerveau et nerfs), splanchnologie (viscères).

Anatomie topographique. — L'anatomie topographique décrit chaque région, l'ensemble des organes divers d'une partie déterminée du corps et leurs rapports mutuels. Elle est particulièrement utile au chirurgien.

Anatomie radiologique. — Etude des aspects radiologiques normaux des différents organes et des différentes parties du corps. Elle comprend l'étude des aspects radiologiques sans préparation et celle des aspects radiologiques des organes creux, dont la structure interne peut être précisée par l'injection de substances opaques (repas baryté, hystérographie), par l'injection d'air (encéphalographie).

Anatomie pathologique. — L'anatomie pathologique a pour but l'étude des altérations survenues dans les tissus des organes, les modifications apportées à leur structure, à leur volume, à leur forme, à leurs rapports avec les organes voisins. Elle est la base de la médecine et de la chirurgie. Les autopsies et l'emploi du microscope permettent de contrôler le diagnostic fait du vivant du malade.

ANATOMIQUE (Piqûre). — Piqûre faite avec un instrument (scalpel, bistouri) ayant servi soit à couper un cadavre (dissection, autopsie), soit à faire certains pansements sur une plaie septique.

SIGNES. *Forme aiguë.* — Lymphangite qui part de la piqûre pour remonter rapidement vers la racine du membre, où les ganglions se tuméfient. Frisson violent et fièvre intense (39-40°) avec nausées, vomissements, diarrhée, gêne respiratoire. Le traitement immédiat empêche l'évolution, autrefois très grave.

Forme chronique. — La piqûre, notamment quand elle inocule des bacilles de Koch, peut provoquer l'apparition d'un *tubercule anatomique* à la main ou au poignet. C'est une sorte de saillie à base irrégulière, de la grosseur d'une lentille ou d'un gros pois, gris rougeâtre, donnant lieu à une faible quantité de pus, mais qui s'éternise.

TRAITEMENT. I. *Préventif.* — Ne jamais faire d'autopsie, de dissection ou de pansement avec des écorchures (même la plus minime) ou tout au moins sans les avoir obturées soigneusement avec de la baudruche ou du collodion; porter des gants en caoutchouc.

II. *Immédiat.* — Sucer aussitôt et longuement la plaie, que l'on élargira au besoin. Comprimer le doigt et le faire saigner abondamment, puis panser avec de l'alcool camphré et obturer la petite plaie avec un sparadrap ou de l'albuplast.

III. *Curatif de la forme aiguë.* — Bains prolongés locaux et pansement avec antiseptique léger dans la forme légère. Incision au thermocautère. Sulfamides, pénicilline.

IV. *Curatif de la forme chronique.* — Destruction du tubercule au thermocautère.

ANATOXINE (du gr. *ana*, contraire, et de *toxine*). — Toxine modifiée par l'addition de formol et par un séjour prolongé à l'étuve, modifications qui lui font perdre tout pouvoir toxique, tout en lui conservant ses propriétés antigéniques.

Les anatoxines, comme tout antigène introduit dans l'organisme, font apparaître, sans aucun incident, dans les humeurs des *anticorps*, témoins de l'infection (agglutinines, lysines), et des *antitoxines*, parmi lesquelles les précipitines, qui permettent de doser le pouvoir antitoxique acquis par le sérum du malade, grâce à la réaction de floculation.

La production d'antitoxine par l'anatoxine demande un certain délai. Il est nécessaire de faire trois injections d'anatoxine à quinze jours d'intervalle pour obtenir une immunisation solide et durable.

L'anatoxine possède une action plutôt *préventive* que *curative*.

Anatoxine botulinique. — Employée contre le botulisme, en injection de 1 cm³, suivi deux jours après de 2 cm³ et dix ou quinze jours après de 3 cm³. Le sérum antibotulinique doit toujours y être associé.

Anatoxine diphtérique. — Dosée à 20 unités. Utilisée dans la prévention de la diphtérie chez l'enfant; les réactions étant plus intenses chez l'adulte, on réserve la vaccination aux sujets à Schick positif et en milieu épidémique.

Faire une injection sous-cutanée de 1 cm³, puis une seconde de 2 cm³, à trois semaines d'intervalle. Injection de rappel à 1 cm³.

Anatoxine staphylococcique. — L'anatoxine purifiée (désalbuminée), titrée de 20 à 40 unités par cm³, est employée dans toutes les infections staphylococciques (furoncles, abcès répétés, acné pustuleuse). Il faut se méfier des réactions locales trop vives chez les sujets sensibilisés, et commencer par une injection d'épreuve de 1/20 ou 1/10 de cm³, puis faire progressivement des doses de 1/4, 1/2, 1, 2 cm³, tous les quatre ou cinq jours.

Anatoxine tétanique. — Employée dans la prévention du tétanos en injections sous-cutanées : la première de 1 cm³; la deuxième, de 2 cm³, trois semaines après la première; la troisième, de 2 cm³, trois semaines après la deuxième. Injection de rappel de 2 cm³ après quelques années à l'occasion d'une plaie.

Anatoxine-réaction. — Intradermo-réaction faite au moyen d'une dilution d'anatoxine diphtérique, staphylococcique ou tétanique. Une réaction positive (rougeur au bout de 24 h) indique qu'un sujet est hypersensible aux protéines diphtérique, staphylococcique ou tétanique.

ANCOLIE (Gant de Notre-Dame). — Renonculacée employée rarement comme diurétique. Elle est toxique. V. ACONIT.

ANCONÉ. — Petit muscle situé à la face postérieure du coude; il s'insère d'une part sur l'épicondyle, de l'autre sur l'olécrâne. Innervé par le radial, il étend l'avant-bras sur le bras.

ANDABRE (Aveyron). — Petite station d'eaux minérales bicarbonatées sodiques gazeuses, légèrement ferrugineuses.

INDICATIONS. Maladies de l'estomac, du foie, des reins, goutte.

CURE. Boisson, bains, douches.

ANDERSON (Pilules d'). — Pilules purgatives drastiques, contenant 0g,1 d'aloès et autant de gomme-gutte (2 à 4 par jour).

ANDROGYNE (du gr. *andros*, homme, et *gunê*, femme). — Hermaphrodite.

ANDROGYNIE (du gr. *andros*, homme, et *gunê*, femme). — Pseudo-hermaphroditisme partiel chez l'homme.

Les individus atteints de cette malformation sont des cryptorchides avec certains caractères génitaux apparents féminins et les caractères sexués masculins déformés.

ANDROSTÉRONE. — Hormone mâle. V. TESTICULES.

ANÉMIE (du gr. *an* priv., et *haima*, sang). — Etat morbide défini par l'abaissement, au-dessous du niveau normal, de l'hémoglobine fonctionnelle circulante totale.

En pratique courante, on peut dire approximativement qu'un sujet est anémique lorsqu'il a, dans le sang, moins de 12 g p. 100 ml d'hémoglobine chez la femme, et moins de 13 g p. 100 ml chez l'homme. La numération des globules rouges donne une moins bonne indication sur l'existence ou non d'une anémie (ou, à l'inverse, d'une polyglobulie). En effet, le taux d'hémoglobine indique directement ce qui est disponible pour la fonction, alors que la numération n'indique que le nombre de globules rouges; mais ceux-ci peuvent être petits ou insuffisamment chargés, ou au contraire très volumineux, avec, par conséquent, pour un même nombre de globules rouges, une quantité très différente d'hémoglobine disponible.

Le diagnostic d'une anémie est orienté par les éléments fournis par la formule sanguine :

La C. C. H. M., ou concentration corpusculaire moyenne en hémoglobine : elle exprime le contenu en hémoglobine des hématies. On l'obtient en divisant le résultat du dosage de l'hémoglobine par celui de l'hématocrite. Le résultat normal est compris entre 0,32 et 0,38. Au-dessous de 0,32, il y a hypochromie. Il n'existe pas d'hyperchromie. Ainsi la C. C. H. M. permet de distinguer les anémies *hypochromes* des anémies *normochromes ;*

Le V. G. M. (volume globulaire moyen) peut montrer une microcytose (présence de *microcytes :* v. SANG) ;

Le *taux des réticulocytes,* enfin, permet de dire si l'anémie est ou non *régénérative* ou encore si la moelle est capable de faire face aux besoins accrus de synthèse des globules rouges.

Sur ces seuls éléments, on peut distinguer trois types d'anémies : les anémies *hypochromes,* les anémies *normochromes arégénératives,* les anémies *normochromes régénératives.*

Anémies hypochromes. — Elles imposent le dosage du fer sérique. Le plus souvent, celui-ci est bas, inférieur à 60 γ p. 100 ml : c'est une anémie *hyposidérémique;* ailleurs, ce qui est rare, il est élevé ou normal : c'est une anémie hypochrome *hypersidérémique.*

1° Les *anémies hypochromes hyposidérémiques* sont dues, dans 90 p. 100 des cas, à un saignement chronique (gynécologique, digestif, urinaire, p. ex.) que les examens, cliniques et complémentaires, s'efforceront de retrouver.

Chez l'enfant de moins de 1 an, la carence en fer, due au régime lacté, la prématurité sont souvent en cause. La prescription de fer par la bouche est remarquablement efficace (environ 1 g par jour).

Les anémies hypochromes par carence en fer sont, par contre, très rares chez l'adulte et doivent faire rechercher un saignement méconnu.

Enfin, il est des anémies hyposidérémiques d'origine inflammatoire, que l'on rencontre au cours de maladies rhumatismales inflammatoires, du lupus érythémateux disséminé, etc., dont le traitement est celui de la cause.

2° Les *anémies hypochromes hypersidérémiques* sont rares. Elles ont un taux de sidéroblastes (érythroblastes chargés en fer) voisin de 100 p. 100. Elles peuvent être d'origine toxique (saturnisme p. ex.) ; ailleurs, elles sont génétiques (chez le sujet jeune) ou primitives (chez le sujet plus âgé).

Anémies normochromes arégénératives. — Le caractère arégénératif est affirmé quand le nombre de réticulocytes est inférieur à 120 000 par mm^3. Il commande le *myélogramme* (v. ce mot). Ce dernier peut montrer, p. ex., des *mégaloblastes* affirmant la carence en vitamines B12 ou en acide folique; les causes les plus fréquentes en sont une malabsorption, une dénutrition, une cirrhose; c'est seulement après avoir éliminé ces causes que l'on soupçonnera une *maladie de Biermer* ou anémie pernicieuse. Cette maladie, surtout féminine, débute généralement de façon insidieuse. Dans de nombreux cas, on trouve au moins deux des symptômes de la triade diagnostique classique : la fatigue, des douleurs au niveau de la langue, un engourdissement ou des fourmillements des extrémités. Cependant, d'autres symptômes peuvent masquer ces signes, et le tableau clinique peut suggérer une lésion digestive à cause de l'anorexie, de la diarrhée et de symptômes gastro-intestinaux variés; il peut simuler une atteinte cardiaque de type angineux ou de type défaillance cardiaque; la symptomatologie neurologique, enfin, peut être si marquée qu'elle peut faire envisager une maladie neurologique primitive.

La maladie de Biermer demande, pour être affirmée, l'un des deux signes suivants : achlorhydrie gastrique totale, ou test de Shilling révélant une absorption de la vitamine B12 totalement effondrée et corrigeable par l'adjonction de facteur intrinsèque; elle s'accompagne souvent de symptômes, telle une atrophie des muqueuses digestives, de quelques signes neurologiques discrets, d'une leuconeutropénie et d'une thrombopénie. Son traitement est univoque : vitamine B12 par voie intramusculaire à la dose de 100 γ par jour jusqu'à normalisation de la formule sanguine; puis 100 γ par mois, cette thérapeutique ne devant en aucun cas être interrompue. Ailleurs, le myélogramme est pauvre, témoignant d'une aplasie ou d'une fibrose médullaire, confirmées par la biopsie de moelle; les causes en sont multiples : toxiques (médicaments antinéoplasiques p. ex.), irradiation, tuberculose hématopoïétique, parfois aplasie préleucémique.

Le myélogramme peut être envahi par des cellules cancéreuses (métastase, leucémie aiguë).

Un myélogramme riche ou normal réclame des explorations isotopiques qui préciseront le mécanisme de l'anémie normochrome arégénérative (érythropoïèse inefficace p. ex.).

Anémies normochromes régénératives. — Elles réclament la recherche systématique d'une *hémorragie aiguë* qui peut ne pas être encore extériorisée. L'*hémolyse* ne sera retenue que s'il existe des signes d'hémolyse intravasculaire (hémoglobinémie plasmatique élevée) ou si le taux de bilirubine libre du sérum est franchement élevé; parmi les causes des anémies hémolytiques, nous citerons : les intoxications aiguës professionnelles, les septicémies *post-abortum,* les morsures de serpent, le paludisme, les accidents post-transfusionnels, les déficits enzymatiques globulaires héréditaires, les anomalies qualitatives de l'hémoglobine, etc.

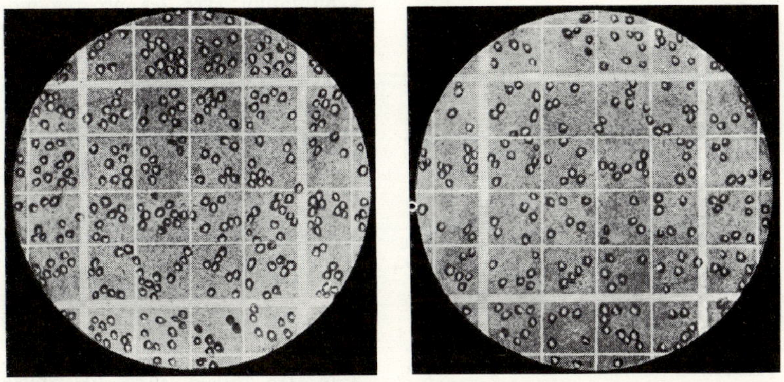

FIG. 70. — Comparaison, au moyen de l'hématimètre, du nombre de globules rouges dans le sang normal (*à gauche*) et dans celui d'un anémique (*à droite*).

ANÉMONE. — Plante vivace de la famille des Renonculacées, douée de propriétés irritantes et vésicantes qui disparaissent par dessiccation. On en connaît plusieurs variétés : *Anemone pratensis, A. nemorosa* ou Sylvie, *A. sylvestris, A. hepatica,* qui a été employée contre les affections du foie.

Mais seule *A. pulsatilla* (Coquelourde), dont on emploie les feuilles et fleurs fraîches, est médicinale. Les anémones doivent leur toxicité à un principe cristallisable, l'anémonine, voisin de la cantharidine.

L'anémone est employée pour calmer la douleur, l'hyperexcitabilité nerveuse et l'éréthisme cardiaque; dans les névralgies, la toux spasmodique, la coqueluche, les douleurs menstruelles, orchitiques.

DOSES. Alcoolature X à L gouttes par jour; anémonine 5 à 10 cg.

ANENCÉPHALE (du gr. *an* priv., et *egkephalos,* cerveau). — Monstre sans cerveau, mais ayant le reste de la tête, ce qui le distingue des acéphales.

ANERGIE (du gr. *an,* privatif, et *ergein,* agir). — Absence d'allergie. Etat de prédisposition, qui prend la place de l'allergie à la suite d'une autre infection (grippe-rougeole) ou au terme d'une maladie. La rougeole est, par exemple, anergisante vis-à-vis de la diphtérie et de la tuberculose.

L'anergie peut s'expliquer par l'absence de production d'antitoxines qui ne neutralisent plus les toxines.

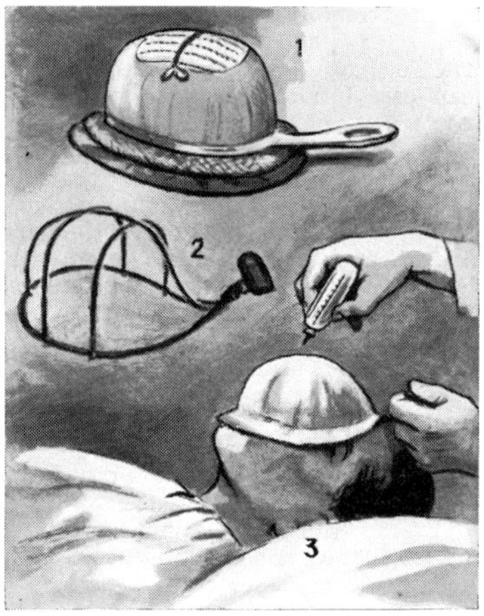

FIG. 71. — Anesthésie en circuit ouvert.
1. Masque à éther de Julliard; 2. Masque de Nicaise pour le chloroforme; 3. Application du masque de Nicaise.

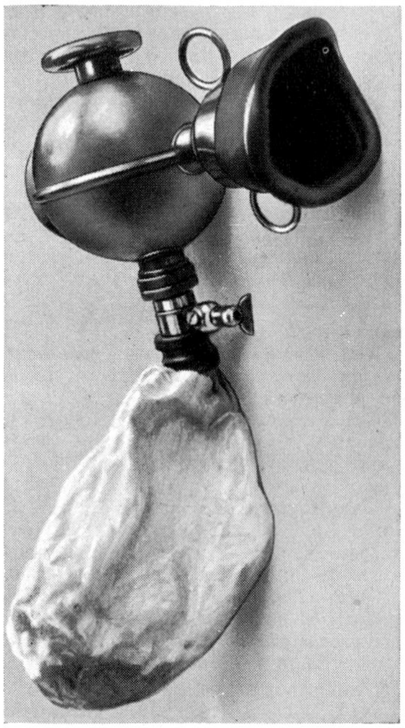

FIG. 72. — Masque d'Ombredanne pour anesthésie en circuit demi-fermé.

ANESTHÉSIE (du gr. *an* priv., et *aisthesis,* sensibilité). — Privation ou affaiblissement de la sensibilité générale ou d'un territoire particulier. L'anesthésie peut être voulue ou non, caractérisant ainsi deux sortes d'anesthésie.

ANESTHÉSIE SPONTANÉE. — Elle survient à la suite de maladie ou de blessure : maladie de la moelle épinière ou du cerveau; blessures des nerfs : contusion, section complète ou incomplète, compression ou englobement du nerf, blessures, gelures, maladies de la peau.

ANESTHÉSIE CHIRURGICALE. — Elle est voulue; son but est de supprimer la perception de la douleur.

La douleur peut être supprimée soit sur toute l'étendue du corps : c'est l'*anesthésie générale;* le sujet, perdant conscience, est plongé dans un sommeil profond; soit dans un territoire déterminé : c'est l'*anesthésie locale;* le sujet reste conscient; seule est supprimée la perception douloureuse de la région choisie.

Ces deux modes d'anesthésie sont obtenus par imprégnation de la cellule nerveuse par un produit toxique qui neutralise les fonctions de la cellule. Mais cette neutralisation n'est que transitoire, et dès que le produit anesthésiant cesse son action la cellule nerveuse reprend ses fonctions.

Pour que cette substance toxique atteigne la cellule nerveuse, il y a plusieurs voies :

1° La *voie directe :* le produit est mis directement au contact des cellules nerveuses à neutraliser et commandant le territoire que l'on veut insensibiliser;

2° La *voie indirecte :* c'est le sang qui sert de vecteur, d'où la nécessité pour l'agent anesthésique de se fixer sur les globules rouges ou de se dissoudre dans le plasma, ou dans les deux à la fois.

L'introduction de ce produit dans le courant sanguin peut s'obtenir de façons différentes :

1° Par passage direct dans le sang : c'est l'*anesthésie intraveineuse;*

2° Par passage à travers une muqueuse, et en particulier à travers la muqueuse rectale : c'est l'*anesthésie par voie rectale;*

3° A travers l'alvéole pulmonaire, par mélange à l'air inhalé : c'est l'*anesthésie par inhalation.*

Dans l'ensemble, le choix du mode anesthésique est fondé sur la nature de l'intervention à pratiquer et l'état général du malade, ce qui conduit à un examen minutieux pré-anesthésique de l'appareil pulmonaire (lésion ancienne ou récente) et de l'appareil cardio-vasculaire (pouls, tension artérielle), de l'état du foie, des reins.

Toute anesthésie passe par plusieurs stades : après une *période d'excitation,* pendant laquelle les idées sont indistinctes, le pouls et la respiration irréguliers, le patient agité, vient la *période d'anesthésie :* disparition des réflexes — le réflexe cornéen étant le dernier à disparaître, signant l'anesthésie —, régularité du pouls ou de la respiration.

Au-delà de cette période, c'est la *phase de collapsus,* que l'on ne doit jamais atteindre et qui témoigne du surdosage.

Des *précautions* sont à observer dans toute anesthésie : ôter les appareils dentaires, garantir les yeux dans une anesthésie par inhalation, maintenir la mâchoire inférieure luxée en avant, facilitant ainsi la respiration et évitant la chute de la langue en arrière.

Il faut avoir à sa portée un ouvre-bouche, une pince à langue et quelques médicaments : coramine, ouabaïne, adrénaline, lobeline, oxygène et gaz carbonique.

Après l'anesthésie, on inclinera la tête de côté en cas de vomissements, on surveillera la respiration du malade, on activera dans la mesure du possible l'élimination du toxique et on évitera le refroidissement.

Des accidents sont possibles, mais très rares :

Syncope blanche, d'origine cardiaque, grave, mais curable parfois par massage du cœur et adrénaline, seulement s'il ne s'agit pas d'une anesthésie au chloroforme;

Syncope bleue, d'origine respiratoire, beaucoup moins grave, curable par la respiration artificielle, l'inhalation d'oxygène ou de carbogène, l'injection de caféine, camphre, coramine ou lobeline.

Après l'anesthésie : vomissements ou albuminurie, ou troubles digestifs, et en particulier hépatiques, ou complications pulmonaires.

Mais tous ces accidents sont réduits au minimum avec les progrès modernes, dont le but essentiel est de diminuer au maximum le *choc anesthésique,* qui entrait avant pour une grande part dans le choc post-opératoire.

Anesthésie par inhalation. — Produits utilisés :

Ether : action assez rapide et peu dangereuse; son plus gros inconvénient est de favoriser les complications pulmonaires par le refroidissement qu'il entraîne;

Chloroforme : action également rapide, mais danger d'accidents cardiaques et, tardivement, de troubles hépatiques;

Protoxyde d'azote : donne une anesthésie très rapide, mais de courte durée; ne peut guère être employé seul dans les anesthésies longues et demandant un relâchement musculaire complet;

Chlorure d'éthyle ou *kélène :* action également très rapide, mais non sans danger;

Cyclopropane : carbure d'hydrogène à action très puissante et d'élimination très rapide. Mais il est inflammable, très coûteux, et demande à être manié par un spécialiste, car il est très dangereux à doses trop fortes.

Tous ces corps peuvent être employés isolément ou mélangés les uns aux autres; le mélange le plus connu et le plus utilisé étant le *Schleich :* chlorure d'éthyle, éther et chloroforme.

D'autre part, actuellement, on fait souvent précéder l'anesthésie d'une *prénarcose :* injection d'un analgésique, tel que morphine ou scopolamine, qui évite en partie au malade, rendu moins conscient, les désagréments du début de l'anesthésie et permet en outre de diminuer les doses de produit anesthésique.

MODE D'ADMINISTRATION. Des améliorations considérables ont été apportées dans le mode d'administration, diminuant considérablement les risques, l'anesthésie ayant été rendue plus contrôlable et adaptable aux besoins particuliers de chaque opéré.

Méthodes anciennes. — a) ***Anesthésie en circuit ouvert.*** — C'est l'anesthésie à la *compresse* simple ou compresse ou linge monté sur masque de Julliard ou de Nicaise (*fig.* 71). Méthode simple consistant à laisser tomber des gouttes d'éther, de chloroforme ou de kélène sur cette compresse appliquée sur la bouche et le nez du patient. Méthode respectant les

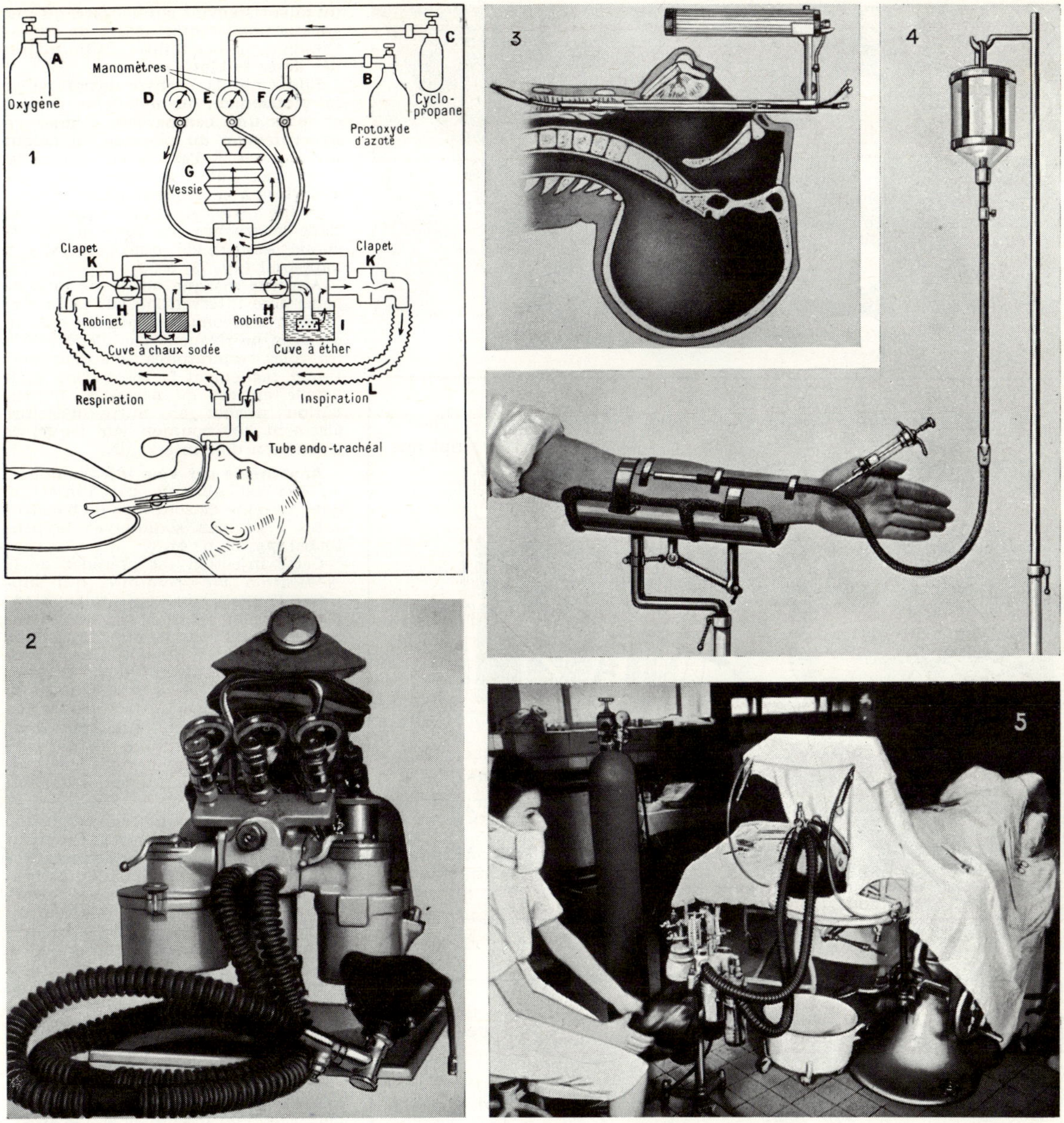

FIG. 73. — Anesthésie générale.
1. En circuit fermé (schéma) ; 2. Appareil d'anesthésie en circuit fermé ; 3. Intubation trachéale ; 4. Par voie intraveineuse ; 5. En circuit fermé, vue générale.

échanges respiratoires, car l'inspiration et l'expiration se font librement à l'extérieur.

Mais cette méthode présente de gros inconvénients : pas de dosage précis; risque de brûler les yeux et la figure du malade; elle répand des vapeurs d'anesthésique dans la salle, avec danger d'explosion s'il existe une source de chaleur.

b) ***Anesthésie en circuit demi-fermé.*** — Cette méthode fut la plus utilisée et l'est encore beaucoup avec le masque d'Ombredanne (*fig.* 72). Dans le ballon se forme un mélange de nouvelles vapeurs anesthésiques venues du masque avec une partie de l'expiration précédente du mélange; celle-ci, contenant de l'anesthésique et du gaz carbonique expiré. Ce gaz carbonique excite la respiration; c'est pourquoi on adapte souvent au masque d'Ombredanne une arrivée de gaz carbonique venant de cartouches de ce gaz liquéfié.

L'appareil d'Ombredanne ne peut servir que pour l'éther ou le mélange de Schleich.

Méthodes nouvelles. — ***Anesthésie en circuit fermé.*** — Le sujet est entièrement isolé du milieu extérieur par un masque étanche relié à un ballon. Au ballon arrivent de l'oxygène et les vapeurs anesthésiantes, dont on peut régler le débit à l'aide de manomètres, et, de plus, le mélange expiré par le malade; sur ce circuit de retour est branchée une cuve à éther, dont on peut régler le débit si l'on veut utiliser ce produit, et une cuve contenant un absorbant du gaz carbonique expiré que l'on peut ou non brancher sur le circuit, suivant le degré de concentration en gaz carbonique que l'on veut obtenir (*fig.* 73, nos 1, 2 et 5).

De nombreux appareils ont été construits dans les pays anglo-saxons pendant la dernière guerre et actuellement en France.

Cette anesthésie a de multiples avantages : utilisation rationnelle de gaz carbonique; administration d'oxygène en quantité suffisante comme cela est indispensable chez les sujets présentant un obstacle quelconque sur le trajet des voies respiratoires, ou

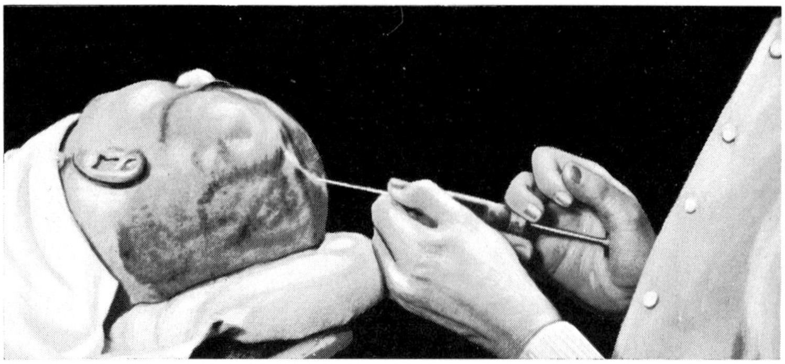

FIG. 74. — Anesthésie régionale, avant trépanation.

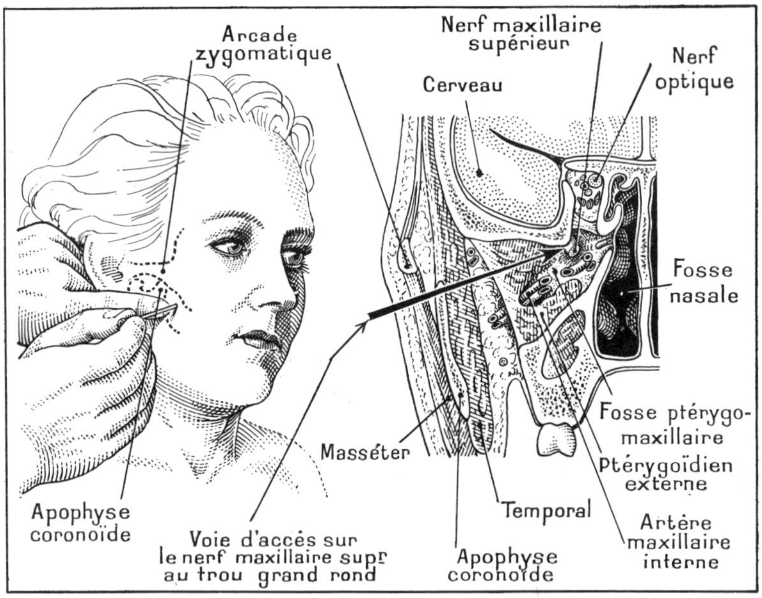

FIG. 75. — Anesthésie du nerf maxillaire supérieur.

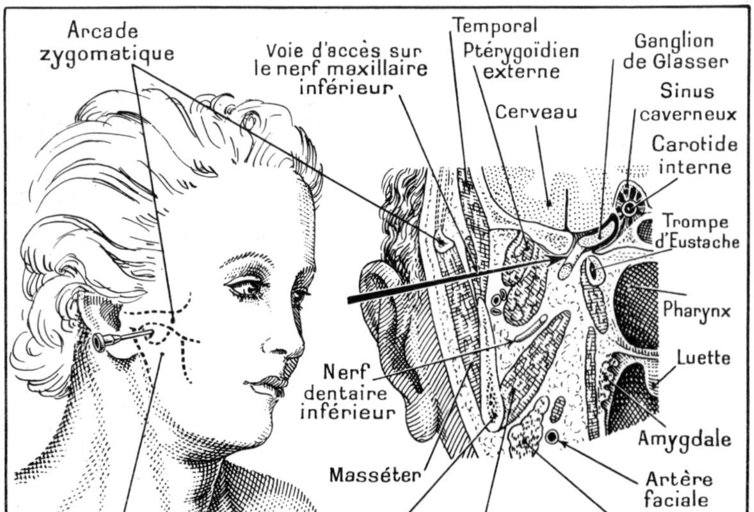

FIG. 76. — Anesthésie du nerf maxillaire inférieur.

un ralentissement circulatoire, ou une anémie importante; dosage de l'anesthésique et possibilité d'administrer des doses faibles.

Elle évite la déshydratation et le refroidissement du malade, et permet en plus une baronarcose : mise en hyperpression du poumon en créant un obstacle à l'expiration complète.

D'autres améliorations ont été apportées à cette méthode : l'*intubation trachéale* consistant à introduire dans la trachée un tube de caoutchouc semi-rigide que l'on relie à l'appareil (*fig.* 73, n° 3).

Ainsi, le masque ne risque plus de gêner une intervention sur la face et la tête; des vomissements, du pus, ou du sang ne risquent pas d'encombrer les voies respiratoires; on peut pratiquer facilement la respiration artificielle en cas de nécessité. L'intubation permet en outre d'exclure aisément un poumon sur lequel le chirurgien doit intervenir.

Anesthésie par voie intraveineuse. — Elle est obtenue par l'injection dans la veine de solutions de barbiturates : l'évipan sodique et le pentothal (*fig.* 73, n° 4).

Cette injection est précédée de la *médication pré-opératoire,* qui supprime l'angoisse pré-opératoire et qui a une action sédative sur le système nerveux; elle consiste dans l'injection d'une association de morphine, scopolamine et éphédrine, dont la dose varie suivant l'âge et la résistance du sujet; en principe, on fait deux injections sous-cutanées, l'une une heure et demie, l'autre une demi-heure avant l'opération; le malade, laissé dans une chambre obscure, s'assoupit progressivement.

Evipan. — On emploie une solution à 10 p. 100, dont on injecte lentement 1 cm^3 à la minute pour les premiers cm^3, en surveillant le malade; la diminution du tonus musculaire peut être appréciée par le degré de relâchement de la mâchoire; la dose anesthésique est approximativement obtenue en doublant la dose nécessaire pour provoquer la chute du maxillaire. En moyenne 6 à 8 cm^3 sont injectés.

Dans les anesthésies prolongées, on recourt aux réinjections.

Pentothal. — On emploie une solution à 2,5 pour 100, qu'on répartit en deux seringues contenant 50 cg de pentothal; on injecte 25 cg; la respiration s'accélère, puis diminue d'amplitude et devient imperceptible, puis les mouvements respiratoires reparaissent et s'amplifient; on réinjecte alors 15 cg en trois ou quatre fois. Il faut en général injecter 40 à 50 cg pour obtenir l'anesthésie chez un adulte normal. La dose moyenne est de 80 cg à 1 g pour une anesthésie d'une heure.

L'anesthésie est maintenue par des réinjections successives, l'aiguille restant en place dans la veine.

Le réveil est calme, sans vomissements; après le réveil, l'opéré tombe habituellement dans une somnolence qui peut durer cinq à six heures.

Ces barbituriques peuvent être utilisés pour une anesthésie de courte durée ou de durée moyenne, ou associés à l'anesthésie par inhalation, évitant les désagréments du masque au début de l'anesthésie à des doses moindres.

Anesthésie générale par voie rectale. — On emploie l'*avertine* ou *rectanol* en lavement, 20 à 30 minutes avant l'intervention. Cette anesthésie nécessite un dosage minutieux, en fonction du poids, de l'âge, du sexe et de l'état général du sujet.

Elle s'emploie seule ou complétée par inhalation.

Anesthésie locale ou locorégionale. — Le médicament essentiel est la *cocaïne*. Celle-ci étant toxique, on lui a substitué des produits de même activité, mais débarrassés de leur nocivité.

D'où toute une série d'alcaloïdes connus sous le nom de novocaïne, syncaïne, allocaïne, butelline, stovaïne, percaïne, dont on obtient des dilutions à concentration voulue.

TECHNIQUE. Cette solution analgésique peut être portée à l'aide d'une aiguille et d'une seringue en n'importe quel point de la voie sensitive correspondant à un territoire déterminé.

Suivant les cas, on peut ainsi faire :

L'*anesthésie cutanée locale :* simple infiltration de la zone de tissu cellulaire sur laquelle on intervient ;

L'*anesthésie tronculaire :* infiltration au voisinage d'un gros tronc nerveux, supprimant ainsi la sensibilité sur tout le territoire de ce nerf.

Ainsi les branches du trijumeau pour les interventions sur la face (*fig.* 75 et 76) ; les

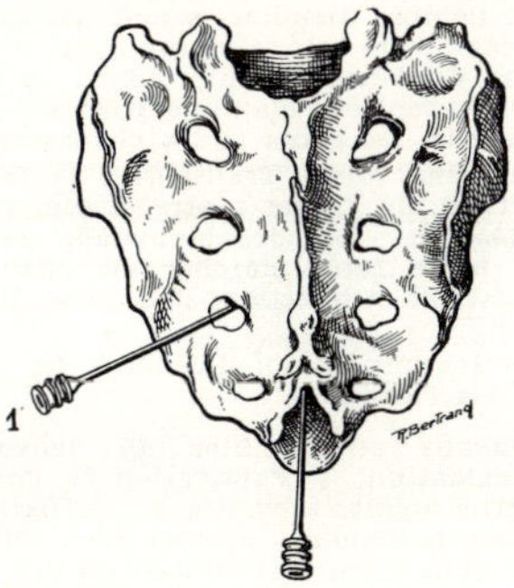

FIG. 77. — Anesthésie régionale.
1. Anesthésie transsacrée ; 2. Anesthésie épidurale.

nerfs intercostaux ou lombaires, les nerfs sacrés, par les trous sacrés postérieurs, pour l'anesthésie du périnée et du bassin (*fig.* 77) ;

L'*anesthésie plexulaire :* anesthésie plus étendue, car un plexus commande plusieurs nerfs ;

L'*anesthésie rachidienne* ou *sous-durale*, qui consiste à injecter par ponction lombaire la solution anesthésique directement au contact des racines nerveuses baignant dans le liquide céphalo-rachidien ;

L'*anesthésie épidurale* (*fig.* 77) : la solution est injectée dans l'espace épidural au niveau de l'extrémité inférieure du canal sacré, anesthésiant en 20 à 25 minutes la partie inférieure du corps.

L'anesthésie locale peut être encore obtenue par le *kélène*, appliqué sur la zone à inciser, le *chlorure de méthyle*, le *chlorhydrate de cocaïne* en badigeonnage.

Anesthésie obstétricale. — Elle consiste à administrer au cours des accouchements du chloroforme, à doses faibles et espacées, produisant une diminution presque complète de la douleur sans perte absolue de la connaissance.

ANESTHÉSISTE. — Personne chargée des anesthésies générales ou locales et qui s'occupe du traitement des accidents qui peuvent en résulter.

L'anesthésiste doit être instruit de toutes les notions physiologiques et pharmacodynamiques que pose à chaque instant l'anesthésie. En outre, il doit connaître la technique opératoire, suivre les gestes du chirurgien, pousser l'anesthésie au moment des temps douloureux, la relâcher quand l'opération permet une anesthésie moins profonde ; l'opéré reçoit le minimum d'anesthésique, et le chirurgien travaille en toute quiétude et sans perte de temps.

ANETH. — Plante (*Anethum graveolens*) de la famille des Ombelliféracées, voisine du fenouil, dont les fruits contiennent une essence douée de propriétés carminatives et stomachiques.

ANÉTODERMIE (du gr. *anetos*, tache, et *derma*, peau). — Taches atrophiques arrondies, violacées ou nacrées, siégeant sur les faces d'extension des membres, le flanc, le dos ; lésions voisines des vergetures rondes.

ANEURINE. — Vitamine B_1.

ANÉVRISME ou ANÉVRYSME (du gr. *aneurusma*, dilatation). — V. ARTÈRES (maladies).

ANÉVRISMORRAPHIE (du gr. *aneurusma*, dilatation, et *raphê*, suture). — Suture de la poche anévrismale. Plusieurs procédés peuvent être employés.

ANGÉIOLOGIE (de *angeion*, vaisseau, et *logos*, discours). — Partie de l'anatomie qui a rapport aux vaisseaux. V. CŒUR et CIRCULATION.

ANGÉITE. — Inflammation vasculaire (artérite, phlébite, lymphangite).

ANGÉLIQUE. — Grande plante herbacée (*Angelica archangelica*) de la famille des Ombelliféracées, dont on utilise la feuille fraîche et la racine sèche.

La plante et les semences contiennent une essence à propriétés excito-stupéfiantes. Utilisée comme tonique, stimulant, antispasmodique.

On l'emploie comme *médicament* sous forme d'infusion de racine (20 g par litre) ou de teinture (2 à 10 g).

La feuille fraîche entre dans la composition de l'*alcoolat vulnéraire ;* la racine dans la formule de l'*alcoolat de mélisse*, le *baume du Commandeur* et le *vin de scille composé*.

L'angélique fait l'objet d'une culture dans certaines régions de France.

ANGIECTASIE (du gr. *angeion*, vaisseau, et *ektasis*, dilatation). — Dilatation vasculaire.

ANGINE (du gr. *angko*, j'étrangle). — V. PHARYNX (maladies).

Angine à monocytes. — V. MONONUCLÉOSE INFECTIEUSE.

Angine de Ludwig. — Phlegmon très grave du plancher de la bouche, qui est tuméfié, dur. Réaction générale.

TRAITEMENT. Sulfamides, pénicilline, incision chirurgicale.

Angine de poitrine. — V. CŒUR (affections médicales).

ANGIOCARDIOGRAPHIE. — Voir *Supplément*.

ANGIOCHOLÉCYSTITE. — Inflammation de la vésicule biliaire et des voies biliaires.

ANGIOCHOLITE (du gr. *angeion*, vaisseau, *kolê*, bile, et de la terminaison *ite* indiquant l'inflammation). — Inflammation des canaux biliaires, soit des gros canaux extra-hépatiques, soit des canalicules intra-hépatiques. V. FOIE.

CAUSES. Elle est ordinairement consécutive à une obstruction biliaire, lithiasique le plus souvent, à une cholécystite lithiasique. Elle peut survenir au cours d'une maladie infectieuse : typhoïde, par exemple.

SIGNES. Il existe parfois une douleur au-dessous du foie, avec contracture de la paroi.

Les signes généraux sont très marqués : troubles digestifs, diarrhée, amaigrissement, asthénie.

On peut observer des *complications* du côté de divers organes : poumon, rein, cœur, ou une pyohémie.

TRAITEMENT. Diète, glace sur le ventre, antispasmodiques et anti-infectieux. Sulfamides. Antibiotiques. Au besoin, tubage duodénal et intervention chirurgicale.

ANGIOGRAPHIE (du gr. *angeion*, vaisseau, et *graphein*, écrire). — Radiographie des vaisseaux après injection d'un liquide opaque aux rayons X. Voir ARTÉRIOGRAPHIE.

ANGIOLUPOÏDE. — Tuberculose cutanée atypique, rangée dans le groupe des sarcoïdes, située de préférence à la face, sur les ailes du nez, et caractérisée par des plaques rouges, saillantes, arrondies ou ovalaires, de 2 cm environ, parcourues de fines télangiectasies et formées de tissu tuberculeux voisin de celui du lupus vulgaire.

TRAITEMENT. Ablation chirurgicale ou électrocoagulation ; cortisone et dérivés.

ANGIOMATOSE. — Maladie générale caractérisée par la présence de multiples angiomes à la surface de la peau ou dans les organes profonds. V. ANGIOME.

ANGIOME. — Tumeur ou tache constituée par des vaisseaux sanguins

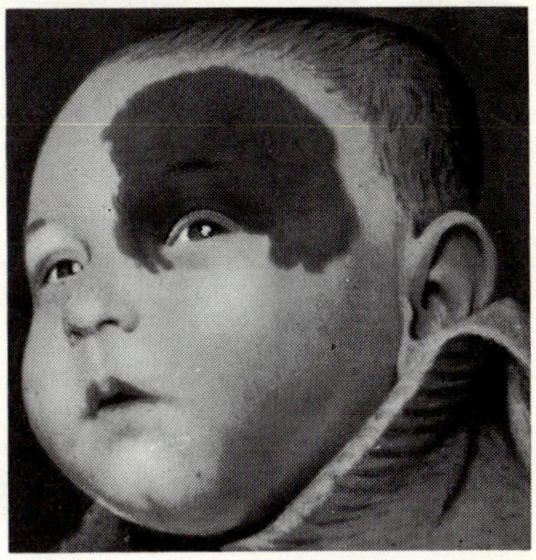

FIG. 78. — Angiome plan.

dilatés ou néoformés ; il est de nature *nævique*, le plus souvent congénital, mais peut apparaître à l'âge adulte. V. NÆVUS, TÉLANGIECTASIE.

On distingue les *hémangiones*, où la dilatation porte surtout sur les veines et les capillaires, et les *lymphangiomes,* dus à une dilatation des vaisseaux lymphatiques.

Hémangiomes. — Ils peuvent revêtir plusieurs aspects :

Angiomes plans (taches de vin, envies) : tache de forme et de dimensions variables, de couleur rose, rouge ou violacée, surtout fréquents à la face et autour des orifices naturels; ils peuvent aussi exister dans les muscles, le foie, le poumon. Très fréquents chez l'enfant à la naissance, ils disparaissent souvent rapidement.

Angiomes tubéreux : ils forment une saillie réductible plus ou moins volumineuse et peuvent déformer les lèvres, le nez, les paupières, les oreilles, la langue; ils s'arrêtent souvent sur la ligne médiane.

L'évolution est variable, certains angiomes guérissant spontanément, d'autres persistant et même progressant.

TRAITEMENT. Ablation chirurgicale dans les petits angiomes ou au contraire dans les gros angiomes tubéreux. Electrolyse, radio- ou radiumthérapie, cryothérapie.

Angiomatose hémorragique héréditaire (Maladie de Rendu-Osler). — Maladie familiale et héréditaire caractérisée dans l'enfance par des épistaxis à répétition, des hémorragies des muqueuses et de la peau; puis, vers l'âge de vingt ans, apparition d'angiomes plans, stellaires ou saillants, parfois gros comme un pois, dont le nombre peut dépasser une centaine, saignant facilement et pouvant amener une anémie grave. Siège à la face, au nez, à la bouche, au scrotum, aux extrémités, parfois dans les viscères, entraînant des hémorragies pulmonaires, stomacales, urinaires, etc.

TRAITEMENT. Neige carbonique, électrolyse.

Maladie de Lindau. — Affection voisine de la précédente, familiale et héréditaire, caractérisée par des angiomes et fibromes de la peau, parfois par des angiomes de la rétine et des angiomes du système nerveux central.

Angiomes stellaires (Nævus vasculaire). — Point central rouge saillant, d'où partent des arborisations télangiectasiques en pattes d'araignée.

TRAITEMENT. Galvanocautère, électrolyse.

ANGOISSE (du lat. *angere,* serrer). — Grande difficulté de respirer, avec sensation de serrement au creux de l'estomac. Elle s'accompagne de pâleur de la face, de refroidissement des extrémités, quelquefois de nausées et finalement de vomissements; émission abondante d'urine. Cet état effraye beaucoup le malade, qui éprouve une *anxiété* intense.

CAUSES. Névroses et psychoses (hystérie, épilepsie, obsessions, neurasthénie, manie et mélancolie), goitre exophtalmique, maladies du bulbe, maladies du cœur (angine de poitrine) ou des organes respiratoires.

Angoisse précordiale. — Dans ce cas, la sensation de resserrement semble se produire au niveau du cœur.

ANGUILLULE (dimin. de *anguille*). — Ver nématode (*Strongyloïde stercoralis*) [*fig.* 79], parasite du tube digestif, qui se présente sous deux formes successives : une *forme intestinale* ou *strongyloïde,* exclusivement femelle, de 2mm,2 de long, qui vit dans la paroi de l'intestin et donne par parthénogenèse une *forme libre* ou *stercorale,* à la fois mâle et femelle, de 1 mm, qui pond des œufs expulsés dans les matières fécales.

Le *mode d'infection* de l'homme est identique à celui de l'ankylostomiase; les larves pénètrent par la peau ou par la bouche. L'adulte habite le duodénum et la première partie du jéjunum.

RÔLE PATHOGÈNE. L'anguillule semble causer en France des troubles divers chez les ouvriers du fond des mines (Gard, Tarn, Aveyron, Puy-de-Dôme, Saône-et-Loire, Lorraine).

SIGNES. Rougeur et prurit cutanés, urticaire causés par la pénétration

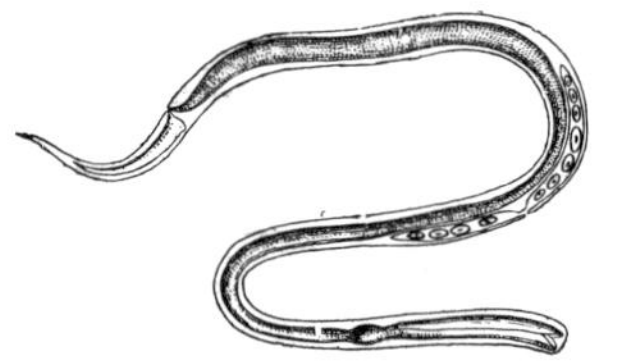

FIG. 79. — Anguillule stercorale.

des larves. Coliques avec selles diarrhéiques rarement sanglantes, parfois constipation; ictère.

L'anguillule est souvent associée à d'autres parasites dans les selles, et l'on s'est demandé si elle était réellement pathogène.

TRAITEMENT. Antihelmintiques habituels : thymol, essence de chénopode, violet de gentiane (15 à 20 cg, en doses fractionnées) seul ou associé à l'émétique. La *prophylaxie* est celle de l'ankylostomiase.

ANGULAIRE (Grossesse). — Position anormale du fœtus par insertion pathologique du placenta dans un coin de l'utérus alors que, normalement, l'œuf se place au fond. V. GROSSESSE.

ANGUSTURE FAUSSE. — Ecorce du vomiquier (*Strychnos nux vomica*) de la famille des Loganiacées, contenant des poisons violents : la strychnine et la brucine. V. NOIX VOMIQUE.

ANGUSTURE VRAIE. — Ecorce d'un arbre de l'Amérique centrale de la famille des Rutacées (*Galipea cusparia*), contenant des alcaloïdes doués de propriétés toniques et stimulantes. Utilisée dans l'anorexie et les dyspepsies comme tonique, stimulant, amer et fébrifuge, soit en infusion ou en décoction à la dose de 15 g par litre dont on prend 1 à 3 verres à bordeaux par jour, soit sous forme d'extrait mou (0g,20 à 0g,60 par jour).

ANHIDROSE (du gr. *a* priv., et *idros,* sueur). — Abolition ou diminution de la sécrétion sudorale.

ANILINE (Amidobenzène ou phénylamine). — Liquide huileux préparé industriellement pour la fabrication des matières colorantes artificielles, en réduisant le nitrobenzène par l'hydrogène naissant.

L'aniline, très toxique, n'est pas employée en médecine, mais on utilise certains dérivés : l'acétanilide, la phénacétine et certains colorants (pyoctanines).

L'aniline est, en effet, remarquable par le nombre de *matières colorantes* qui en dérivent, depuis le violet, le rouge d'aniline (fuchsine) jusqu'au noir d'aniline, en passant par le jaune, le marron, le vert, le bleu. On utilise ces couleurs dans l'industrie; on s'en sert pour fabriquer des encres de couleur, pour colorer bonbons, liqueurs, confitures, sucs de fruits, vins et sirops.

Intoxication par l'aniline et ses composés. — Elle peut s'observer chez les ouvriers qui nettoient les chaudières, plus rarement chez les teinturiers, dans les fabriques de couleurs d'aniline, les fabriques de pilou, qui est imprimé au chlorhydrate d'aniline; par inhalation de vapeurs provenant de l'aniline chauffée (préparation de l'anilarsinate de sodium pour la confection des teintures des fourrures imitation); intoxications accidentelles (chaussures ou gants teints récemment par des couleurs d'aniline, emploi de teinture pour les cheveux ou la barbe, et de l'huile d'aniline pour la désinfection).

SIGNES. L'aniline est un poison du sang par formation de méthémoglobine et un poison du système nerveux.

Cyanose des muqueuses avec teinte ardoisée de la peau; anémie.

Céphalée, vertiges, excitation ébrieuse suivie de somnolence; refroidissement des extrémités avec crampes.

Dans les *formes aiguës :* dyspnée, troubles cardiaques, convulsions, collapsus, coma et mort en quelques jours.

Dans les *cas chroniques :* dermites, hyperhidrose des mains, éruptions, troubles gastro-intestinaux et vésicaux.

HYGIÈNE PRÉVENTIVE. Large *aération* des ateliers. Suppression du travail aux heures très chaudes. Changement immédiat de vêtements après un séjour dans une chaudière imbibée d'aniline, séjour qui en tout cas devra être très court (un quart d'heure à une demi-heure). Interdiction de l'emploi des couleurs d'aniline pour les sous-vêtements, les gants et les chaussures.

PREMIERS SOINS. Transporter le malade au grand air. Lutter contre la somnolence du malade : prendre le malade par les bras et le faire marcher en plein air. Inhalations et injections d'oxygène. Transfusion.

LÉGISLATION. La loi indemnise les maladies par l'aniline.

Travaux susceptibles de provoquer l'intoxication. — Fabrication de l'aniline et autres amines aromatiques; préparation, au moyen d'amines aromatiques, de produits chimiques, matières colorantes, produits pharmaceutiques, accélérateurs de vulcanisation du caoutchouc; teinture de fils, tissus, fourrures, cuirs en noir d'aniline ou autres colorants développés sur fibres, teinture de cheveux au moyen de produit à base de paraphénylène-diamine ou leurs homologues.

DÉLAI DE PRISE EN CHARGE : accidents aigus et dermite : 30 jours. Intoxications subaiguës ou chroniques : 1 an. Tumeurs de la vessie : 5 ans.

ANIMAUX DOMESTIQUES (Dangers des). — V. CANARI, CHAT, CHIEN, OISEAU, PERROQUET, PIGEON, POULE.

ANION (du gr. *ana,* en haut, et *ion*). — Ion qui se dégage autour du pôle positif ou anode : ce sont les radicaux acides.

ANIRIDIE (du gr. *a* priv., et *iris*). — Absence congénitale d'iris, entraînant une grande diminution de l'acuité visuelle.

ANIS ÉTOILÉ. — V. BADIANE.

ANIS VERT. — Plante annuelle de la famille des Ombelliféracées (*Pimpinella anisium*), dont les fruits renferment une essence constituée presque entièrement par l'*anéthol.*

L'essence d'anis a des propriétés stupéfiantes : perte de la mémoire, troubles de la vue, ivresse, et somnolence.

A faible dose, l'anis est un carminatif, un stomachique et un antispasmodique; il excite la contractilité gastro-intestinale et est employé dans les coliques, le météorisme.

Infusion 15 g par litre; poudre 20 cg à 2 g, teinture 1 à 3 g. Entre dans la composition des espèces purgatives et du sirop de salsepareille composé.

ANISOCORIE (du gr. *a* priv., *isos*, égal, et *korê*, pupille). — Inégalité pupillaire.

ANISOCYTOSE (du gr. *a* priv., *isos*, égal, et *kutos*, cellule). — Inégalité de diamètre des globules rouges et des globules blancs. V. SANG.

ANISOMÉTROPIE (du gr. *an* priv., *isos*, égal, *metron*, mesure, et *ôps*, œil). — Réfraction inégale des deux yeux, l'un étant myope et l'autre astigmate, emmétrope, hypermétrope, ou tous les deux ayant la même lésion, mais à degré différent.

CAUSES. *Congénitale* et alors accompagnée d'anomalies diverses, ou *acquise* par suite de plaies ou d'inflammation avant vingt ans (notamment kératites strumeuses, disparition du cristallin à la suite d'opération ou de traumatisme).

SIGNES. Diminution de la vision, l'un des yeux servant exclusivement ou alternativement, avec souvent déviation de l'œil le plus faible.

TRAITEMENT. L'idéal est la correction de chaque œil, mais le plus souvent, lorsque la différence d'acuité est grande, elle est imparfaite et les malades préfèrent traiter leur meilleur œil.

ANITE (du lat. *anus*). — Inflammation de l'anus.

ANKYLOSE (du gr. *agkulôsis*, courbure). — V. ARTICULATIONS (affection médicale).

ANKYLOSTOME (du gr. *agkulos*, courbé, et *stoma*, bouche). — Ver rond nématode, dont les dimensions varient de 8 à 11 mm (mâle), de 10 à 18 mm (femelle). La couleur est blanchâtre en avant, rougeâtre en arrière (sous l'action du sang absorbé), grisâtre après la mort; le corps présente des stries transversales (*fig.* 80).

EVOLUTION. Les femelles, beaucoup plus nombreuses que les mâles, pondent dans l'intestin une quantité énorme d'œufs qui n'ont que cinq centièmes de millimètre, mais ne peuvent se développer que rejetés au dehors dans un milieu humide aéré et tiède (boue des mines, tunnels, rizières).

Œufs et larves enkystés offrent une grande résistance aux agents chimiques et aux sucs digestifs; les larves peuvent vivre ainsi plus d'un an sans altération.

Si la larve pénètre dans un tube digestif (où son évolution peut seule se faire), elle est mise en liberté par le suc gastrique, qui dissout l'enveloppe, et alors devient ver.

ANKYLOSTOMIASE (Uncinariose, anémie des mineurs, des briquetiers). — Affection causée par la présence dans l'intestin grêle du ver parasite *Ankylostoma* ou *Uncinaria duodénalis*. Elle a été découverte par Perroncito pendant le percement du Saint-Gothard. Elle s'observe chez les ouvriers travaillant dans les mines de fond, dans les tunnels, chez ceux qui travaillent la terre humide au voisinage de foyers de chaleur (briquetiers, tuiliers).

Cette maladie des pays chauds (Inde, Indochine, Afrique centrale, Amérique du Sud et Amérique centrale) a envahi l'Italie, l'Allemagne du Nord, la Belgique, le nord de la France.

SIGNES. 1° *De début*. — Apparition des *lésions cutanées* liées à l'introduction des larves : papules, vésicules se transformant plus tard en croûtes (gourme des mineurs);

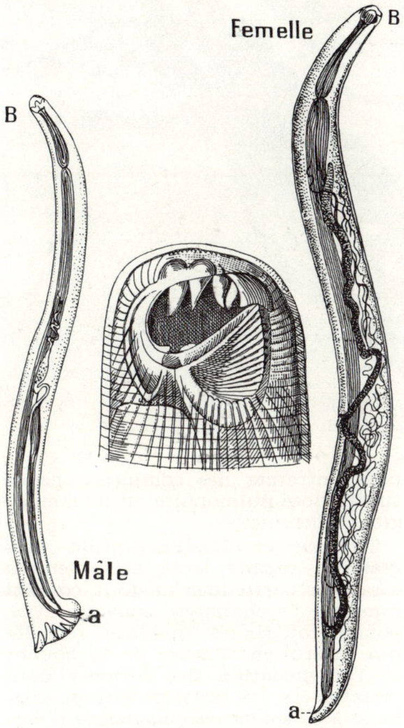

FIG. 80. — Ankylostome duodénal (grossi 5 à 6 fois).
Au centre, bouche de l'ankylostome et ses crochets (très grossie). B. Bouche; *a*. Anus.

2° *D'état*. — Après six semaines ou deux mois, le malade souffre d'une douleur au creux de l'estomac que l'absorption d'aliments soulage; la langue est sale, l'haleine fétide, la constipation opiniâtre avec alternance de diarrhée, et le goût se pervertit (ingestion de substances non alimentaires, de charbon de terre); la fièvre apparaît; les forces disparaissent, les malléoles sont enflées, la faiblesse est extrême.

On constate assez souvent dans les matières des petits grumeaux de sang noir provenant de l'intestin.

L'anémie caractéristique de l'ankylostomiase, toujours assez grave, apparaît après les poussées fébriles.

Le nombre des hématies est considérablement diminué et le taux de l'hémoglobine baisse dans des proportions notables.

Les selles contiennent des centaines de vers, et surtout des œufs, visibles au microscope à un grossissement de 300 diamètres; après guérison, le même examen montre la disparition des vers.

PROPHYLAXIE. Assainissement et asséchement des mines; installations de tinettes mobiles au fond de la mine et de water-closets à la surface, afin d'empêcher le mineur de déféquer dans la mine. Bains-douches, lavoirs, vestiaires en surface.

Education du mineur; interdiction de la mine aux mineurs infectés. Ces mesures, difficiles à appliquer en France, ont donné d'excellents résultats en Allemagne et en Belgique, où l'enkylostomiase a presque complètement disparu.

LÉGISLATION. La loi du 13 juillet 1911 met à la charge des exploitants des mines les dépenses de traitement des mineurs atteints d'ankylostomiase.

TRAITEMENT. Lavements salés; extrait éthéré de fougère mâle, calomel, thymol, tétrachlorure de carbone (1 à 3 g). Fer et arsenic contre l'anémie.

ANNEAU (lat. *annulus*). — Ouverture circulaire ou ovalaire que présentent les muscles et les aponévroses pour le passage de vaisseaux et de nerfs : anneaux *diaphragmatique* (V. DIAPHRAGME), *fémoral* (ou crural), *inguinal*, *ombilical*.

L'*anneau ciliaire* est formé par le muscle ciliaire, qui est placé en arrière de la cornée. V. ŒIL.

L'*anneau de Vieussens* est un relief musculaire encerclant, dans l'oreillette droite, la fosse ovale, dépression de la cloison séparant les deux oreillettes, laquelle remplace le trou de Botal, c'est-à-dire l'ouverture qui existe primitivement entre les deux cavités.

ANNEXE et ANNEXITES. — Les annexes de la matrice sont les trompes et les ovaires; les *annexites*, les maladies inflammatoires de ces organes. V. à FÉMININS (Organes génitaux) : *Ovaires et trompes*.

ANNULAIRE (du lat. *annularius*, en forme d'anneau). — **Cartilage annulaire** (ou cricoïde). — V. LARYNX.

Ligament annulaire. — 1° du *carpe*, du *tarse* : bandelettes fibreuses qui maintiennent en bonne direction les tendons au voisinage du carpe, du tarse; 2° du *radius*, bandelette fibrocartilagineuse qui forme avec la cavité sigmoïde du cubitus une espèce d'anneau dans lequel tourne le radius.

Doigt annulaire. — Quatrième doigt à partir du pouce.

Protubérance annulaire. — Voir CERVEAU.

ANODE. — Electrode positive.

ANOPHÈLE (du gr. *anophêles*, importun). — Moustique (Diptère Nématocère) [*fig.* 81] dont la femelle seule intervient dans la propagation du paludisme.

Elle possède parallèlement à la trompe deux palpes qui ont à peu près la même longueur que celle-ci. Elle pond ses œufs dans les eaux claires et herbeuses; les œufs s'accolent aux herbes; de l'*œuf* sort une *larve* qui, après avoir mué trois fois, se métamorphose et se transforme en *nymphe*, qui vit seulement quelques jours, et l'*adulte* éclôt. L'eau est indispensable pour la ponte et le développement jusqu'au stade adulte. L'adulte pique l'homme généralement la nuit et va ensuite digérer son repas sanguin dans un endroit sombre et chaud.

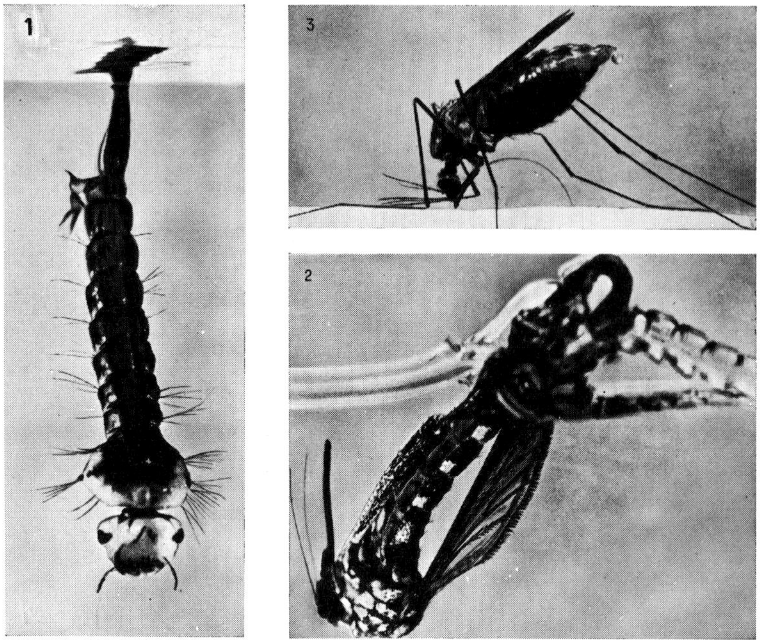

FIG. 81. — Anophèle.
1. Larve; 2. Métamorphose; 3. Adulte en position de morsure. (*Phot. U. S. I. S.*)

L'anophèle, infecté par un sang contenant les parasites du paludisme, est apte à transmettre l'infection probablement pendant toute sa vie.

La prophylaxie du paludisme réside dans la destruction des larves d'anophèles. V. PALUDISME.

ANOPSIE (du gr. *a* priv., et *opsis*, vue). — Privation de la vue. On observe chez les aviateurs une cécité passagère au cours d'acrobaties ou de variations rapides de vitesse.

ANORCHIDIE (du gr. *a* priv., et *orkhis*, testicule). — Absence congénitale d'un ou deux testicules.

ANOREXIE (du gr. *an* priv., et *orexis*, appétit). — Suppression de l'appétit. Il y a lieu de noter que la diminution de l'appétit s'accompagne d'un accroissement de la soif dans l'anorexie des fièvres, qu'elle est un signe grave de la tuberculose, car elle empêche de lutter efficacement contre cette maladie. Elle accompagne souvent la dyspepsie flatulente, la gastrite alcoolique, le cancer (anorexie pour la viande).

L'anorexie peut s'observer aussi chez certaines jeunes filles névropathes (*anorexie hystérique*). Voir ALCOOLISME, ESTOMAC (maladie), FIÈVRE, HYSTÉRIE.

Anorexie mentale. — Maladie caractérisée par un refus systématique des aliments.

Cette affection se rencontre surtout chez les jeunes filles entre 15 et 25 ans. Le prétexte avoué est presque toujours la peur d'engraisser.

L'amaigrissement progressif devient squelettique et peut s'accompagner de constipation, de ralentissement du pouls, d'arrêt du développement sexuel.

L'affaiblissement de l'état général peut entraîner des complications de tuberculose pulmonaire ou de méningite tuberculeuse.

TRAITEMENT. Réalimentation progressive, régime lacté et isolement total, en particulier de tout contact familial. Psychanalyse souvent utile, pour découvrir les complexes refoulés qui interdisent l'usage de la bouche et l'accentuation des formes; dans certains cas, nécessité du *gavage* artificiel à la sonde œsophagienne (l'état psychique s'améliore parallèlement à la reprise de poids).

Anorexigènes. — Médicaments destinés à diminuer l'appétit, ils sont utilisés dans le traitement de l'obésité. Ils sont pour la plupart inscrits au tableau B en raison de leur action stimulante centrale.

ANORMAUX (Enfants). — Les enfants anormaux peuvent être divisés en cinq classes : 1° les *aveugles;* 2° les *sourds-muets,* qui ont des écoles spéciales; 3° les *anormaux médicaux* idiots, crétins, imbéciles, épileptiques, choréiques, paralytiques, hémiplégiques), qui reçoivent à Bicêtre et à la Salpêtrière un enseignement approprié; 4° les *arriérés,* sujets qui, sans pouvoir être classés dans la catégorie précédente, sont en état de débilité mentale, ne possèdent qu'une intelligence ou qu'une responsabilité atténuée ne leur permettant pas d'acquérir à l'école commune et par les méthodes ordinaires la moyenne d'instruction primaire des autres élèves; 5° enfin les *instables,* enfants affectés d'une incohérence de caractère, d'un manque d'équilibre mental, leur rendant insupportable la discipline générale et nécessitant absolument leur éloignement de l'école publique.

Des œuvres et des hôpitaux s'occupent du relèvement de ces enfants.

ANOSMIE (du gr. *a* priv., et *osmê*, odorat). — Diminution ou perte complète de l'odorat, par lésions nasales ou cérébrales.

CAUSES. 1° *Mécaniques :* rétrécissement d'une ou des deux narines, paralysie faciale produisant l'affaissement d'une des narines, obstruction par un polype; 2° *Inflammatoires :* l'anosmie est temporaire dans le coryza, souvent définitive dans l'ozène; 3° *Traumatiques :* lésion des nerfs olfactifs par suite d'une fracture crânienne; 4° *Maladie générale :* tabès, paralysie générale; 5° *Vieillesse.*

ANOXÉMIE (du gr. *a* priv., *oxus* acide, et *haima,* sang). — Déficience de l'organisme en oxygène respiratoire.

CAUSES. Diminution de la tension d'oxygène dans l'alvéole pulmonaire (anoxémie anoxique, qui est l'origine du mal des aviateurs et du mal des montagnes); ralentissement du courant sanguin (anoxémie circulatoire des cardiaques); diminution du pouvoir de fixation et de libération de l'oxygène par le sang (anoxémie anémique, ou encore toxique, oxycarbonée par exemple); ralentissement ou arrêt de la respiration tissulaire (anoxémie tissulaire).

ANTABUSE. — V. *Supplément.*

ANTALGIQUE (du gr. *anti,* contre, et *algos,* douleur). — Qui calme la douleur : position antalgique.

ANTÉFLEXION DE L'UTÉRUS. — Déviation de l'utérus, dans laquelle le fond de l'organe est incliné en avant, tandis que le col garde sa position normale. Voir à FÉMININS (Organes génitaux) : *Utérus.*

ANTÉVERSION DE L'UTÉRUS. — Déviation de l'utérus, dans laquelle le fond est incliné en avant, tandis que le col remonte en arrière et appuie sur le rectum. V. à FÉMININS (Organes génitaux) : *Malformation de l'utérus.*

ANTHÉLIX. — Saillie du pavillon de l'oreille qui va de la conque à la rainure de l'hélix. V. OREILLE.

ANTHELMINTHIQUE (du gr. *anti,* contre, et *helmins,* ver). — Vermifuge. V. VERS.

ANTHRACOSE. — V. POUSSIÈRES (maladies).

ANTHRAX (du gr. *anthrax,* charbon). — Tumeur inflammatoire ayant son origine dans les glandes sébacées de la peau et s'étendant au tissu cellulaire sous-cutané. Il est produit par la multiplication de microbes du pus, notamment du staphylocoque doré. C'est en somme une réunion de *furoncles* (clous).

CAUSES. Il se produit de préférence chez les débilités par l'âge (vieillesse), par les cachexies (albuminurie, tuberculose), par le *diabète* (qu'il révèle souvent). Il convient de noter aussi l'irritation de la peau par le frottement du col, le traumatisme chez les cavaliers, la malpropreté, l'humidité de la peau. L'anthrax est contagieux. Il peut dériver d'autres affections également dues aux staphylocoques (acné, furoncle).

SIGNES. I. *Généraux.* — Fièvre intense (39°-41°), troubles gastro-intestinaux (diarrhée), prostration.

II. *Locaux.* — Tuméfaction circonscrite, dure, rouge, très chaude et douloureuse, qui fait saillie rapidement au-dessus de la peau et présente d'ordinaire le volume d'un œuf. La peau s'ulcère en écumoire, laissant échapper par ses multiples ouvertures du pus sanguinolent et des *bourbillons,* masses grisâtres constituées par la mortification du tissu cellulaire. Siège : partie dorsale du corps, nuque (*fig.* 82), dos, fesses, plus rarement abdomen, lèvres.

ÉVOLUTION. Ordinairement, l'élimination des parties mortifiées se fait rapidement et l'inflammation reste circonscrite, mais, dans d'autres cas, elle a une tendance à s'étendre au voisinage. Si en même temps la fièvre

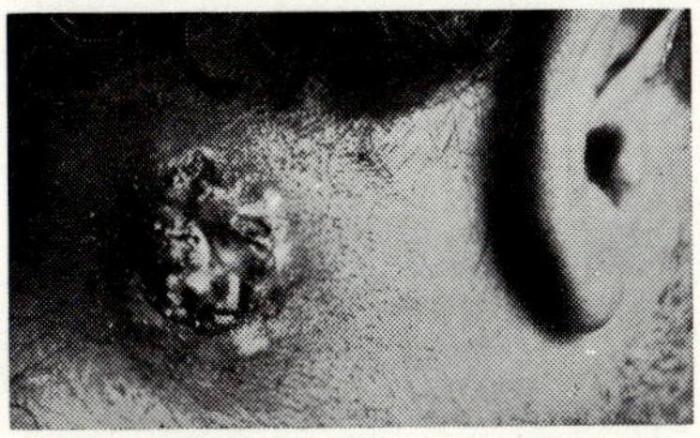

FIG. 82. — Anthrax de la nuque.

tombe, les douleurs s'apaisent et la faiblesse générale s'accroît, la situation devient grave.

Les anthrax, comme les furoncles, de la face et de la lèvre supérieure sont graves.

TRAITEMENT. Eviter les incisions, qui peuvent disséminer les germes.

Pulvérisation à l'eau oxygénée. Sulfamides *per os;* pénicilline en injection locale de 20 000 à 150 000 unités par jour, plusieurs jours de suite. Antibiotiques et antistaphylococciques par voie générale.

La radiothérapie est très souvent utilisée, surtout dans les anthrax de la lèvre supérieure.

On ne négligera pas dans certains cas le bouillon-vaccin de Delbet (propidon) et l'anatoxine antistaphylococcique.

ANTHROPOLOGIE (du gr. *anthropos,* homme, et *logos,* étude). — Etude du groupe humain envisagé dans son ensemble, dans ses détails, et dans ses rapports avec la nature.

ANTHROPOMÉTRIE. — Méthode signalétique précise d'un individu, fondée sur la mensuration de diverses parties du corps, l'étude des empreintes digitales, de la forme du pavillon de l'oreille, etc., employée en pratique policière.

ANTI (du gr. *anti,* contre). — Préfixe indiquant qu'un remède est employé contre tel état ou telle maladie : *antiacide, antilaiteux, antirhumatismal.*

ANTIACIDE. — Médicament supprimant l'acidité par formation d'un sel neutre : alcalins et spécialement le bicarbonate de soude (qui abandonne facilement sa base), oxyde et carbonate de magnésie, craie.

ANTIANAPHYLAXIE (du gr. *anti,* contre, et de *anaphylaxie*). — Méthode visant à combattre les effets de l'anaphylaxie; appelée aussi *désensibilisation* (v. ce mot).

ANTIAPHRODISIAQUE. — Régime ou médicament calmant l'excitation génésique.

ANTIBES. — Chef-lieu de canton des Alpes-Maritimes, port sur la Méditerranée. *Station d'hiver et d'été.*

INDICATIONS. Enfants débiles, lymphatiques, adénoïdiens ; convalescence, vieillesse.

ANTIBIOGRAMME. — V. *Supplément.*

ANTIBIOTIQUE (du gr. *anti,* contre, et *bios,* vie). — Substance qui s'oppose à la vie. Ce terme désigne habituellement, depuis la découverte de la pénicilline, des substances organiques (élaborées par des micro-organismes ou des champignons inférieurs) qui empêchent le développement ou détruisent certaines races de microbes. En réalité, un certain nombre de corps chimiques bien définis (sulfamides, P. A. S., etc.) sont doués de propriétés analogues. Il y a donc lieu de distinguer les antibiotiques fongiques (élaborés par les champignons) et les antibiotiques chimiques.

Certains antibiotiques, comme la *pénicilline,* sont dotés d'une triple action :

1° *bactériostatique :* elle ralentit puis arrête la croissance microbienne;

2° *bactériolytique :* elle provoque une lyse ou dissolution des bactéries;

3° *bactéricide :* elle tue les bactéries.

D'autres antibiotiques, comme l'*auréomycine,* sont surtout bactériostatiques et peu bactériolytiques; les sulfamides, en revanche, sont uniquement bactériostatiques.

On désigne sous le nom de *spectre antibactérien* l'ensemble des germes sensibles à un antibiotique. C'est ainsi que le spectre antibactérien de la pénicilline comprend le staphylocoque, le streptocoque, le méningocoque, le gonocoque de la blennorragie, le tréponème de la syphilis, etc. En revanche, elle est inactive contre le bacille de la fièvre typhoïde, le bacille de Koch, etc.

L'usage abusif de ces précieux médicaments a amené à la longue l'apparition de *résistance* pour tel ou tel antibiotique à l'égard de certaines races de microbes (V. ANTIBIOGRAMME, au *Supplément*). Heureusement, la découverte de nouveaux antibiotiques, l'association de plusieurs antibiotiques permettent de vaincre cette résistance. Le mode d'administration est variable selon l'antibiotique choisi. C'est ainsi que la *streptomycine* est pratiquement inactive par la bouche et doit être injectée par voie intramusculaire, que l'*auréomycine* ne peut être injectée dans le muscle et doit être prise par la bouche, etc. Les antibiotiques doivent donc être prescrits uniquement par un médecin, qui doit en outre surveiller leur action et rechercher la possibilité d'intolérance (éruptions cutanées, troubles digestifs, etc.).

Les principaux antibiotiques fongiques sont : la *pénicilline,* la *chloromycétine* (préparée également par synthèse), la *streptomycine,* l'*auréomycine,* l'*érythromycine,* la *framycétine,* la *magnamycine,* la *bacitracine,* la *tyrothricine,* la *néomycine,* etc. Les principaux antibiotiques chimiques sont : les *sulfamides,* le *P. S. A.,* l'*isoniazide,* les *sulfones,* les *thiosemicarbazones,* etc. Bien d'autres sont à l'étude.

ANTICOAGULANT. — Substance, telle que l'héparine ou le dicoumarol, empêchant ou retardant la formation de caillots sanguins. On l'emploie de manière curative dans le traitement des thromboses veineuses, des artérites, des embolies pulmonaires et de l'infarctus du myocarde.

On peut l'employer également de manière préventive chez les opérés, les accouchées ou les malades alités depuis longtemps, pour éviter la survenue de ces accidents. Au cours de ce traitement, il faut surveiller très attentivement le degré de la coagulabilité sanguine pour éviter des hémorragies qui peuvent survenir quand le pouvoir de coagulation du sang est trop abaissé. On se sert pour cela de deux examens : la mesure du taux de prothrombine et le test de résistance à l'héparine. V. *Supplément.*

ANTICORPS (du gr. *anti,* contre, et du latin *corpus,* corps). — Substances élaborées par les organismes soumis à l'action de certains produits (protides, glucides, lipides) dits antigéniques ou *antigènes.*

On distingue plusieurs types d'anticorps : les *antitoxines* (bacilles de la diphtérie, du tétanos); les *opsonines,* qui ont le pouvoir de faciliter la digestion des microbes par les phagocytes; les *agglutinines,* qui agglutinent les microbes; les *lysines,* qui les dissolvent. V. aussi GAMMA-GLOBULINES, au *Supplément.*

ANTIDOTE (du gr. *anti,* contre, et *dotos,* donné). — Substance qui, en agissant sur le poison, l'empêche de développer son action.

Certains antidotes agissent *mécaniquement* ou *physiquement* en diluant le corps nuisible (eau), en enrobant et entourant le poison (mucilages, corps gras).

Les *antidotes chimiques* donnent le plus souvent avec le poison des combinaisons insolubles : tels le blanc d'œuf, l'albumine et les sels métalliques, le tanin et les alcaloïdes, la chaux et l'acide oxalique, la magnésie et les dérivés arsenicaux solubles. Les corps oxydants, comme le permanganate de potasse, constituent l'antidote des produits organiques : strychnine, morphine, cyanures, venin de vipère.

Enfin, l'antidote peut agir *physiologiquement* par une action inverse : café contre les effets de l'opium, diurétiques, sudorifiques pour faciliter l'élimination du poison par l'urine, par la sueur.

ANTIFÉBRILE. — V. FIÈVRE.

ANTIFUNGIQUE. — V. *Supplément.*

ANTIGÈNE (du gr. *anti,* contre, et *gennan,* engendrer). — Toute substance étrangère à l'organisme (microbe, toxine, etc.) qui, introduite dans celui-ci, y fait naître, par réaction de défense, une substance antagoniste, l'anticorps capable de l'annihiler.

Antigène australia. — Substance retrouvée dans le sérum de 25 à 65 p. 100 des malades suspects d'hépatite infectieuse, et de 50 à 98 p. 100 des malades suspects d'hépatite d'inoculation.

ANTIHÉMORRAGIQUE. — V. HÉMORRAGIE et HÉMOSTATIQUE.

ANTIHISTAMINIQUE. — Corps capable d'atténuer ou de supprimer les effets inhibiteurs de l'histamine (vaso-dilatation capillaire, hypotension, collapsus), le choc histaminique se rapprochant beaucoup du choc anaphylactique.

Il existe plusieurs antihistaminiques de synthèse, tels que, par exemple, l'antistine.

INDICATIONS. Maladie sérique, urticaire, prurit, choc anaphylactique, rhume des foins, coryza spasmodique, asthme, coqueluche, œdème pulmonaire, certains eczémas, zona, migraine.

INCIDENTS. Troubles digestifs, brûlures, nausées, malaise (supprimés par l'administration de sucre). Somnolence, vertiges, ébriété (combattus par l'éphédrine ou la phénédrine).

ANTI-INFLAMMATOIRES. — Qui luttent contre l'inflammation. Se dit de certains médicaments qui diminuent les réactions de l'organisme aux diverses affections. L'aspirine, la phénylbutazone, les dérivés cortisoniques sont *anti-inflammatoires;* ils diminuent la douleur, le malaise dus aux réactions, mais diminuent également les processus de défense de l'organisme. Il faut éviter cette action nuisible par l'association à leur prescription d'antibiotiques, dont ils favorisent d'ailleurs la diffusion.

ANTILAITEUX. — Les infusions diverses ont une action très douteuse. La sécrétion du lait est en réalité diminuée et arrêtée : 1° *au début,* par la compression des seins, à l'aide d'une épaisse couche d'ouate, et l'absence de tétées; 2° *après l'allaitement,* par la raréfaction progressive et la suppression des tétées; la diminution de l'alimentation et l'emploi de purgatifs sont des adjuvants utiles. On peut aussi faire cesser la sécrétion mammaire par des moyens médicamenteux (traitements hormonaux). Voir aussi à ALLAITEMENT et LAIT.

ANTIMOINE. — Métal d'un blanc d'argent, qui renferme souvent comme impureté de l'arsenic.

L'*antimoine métallique* a été longtemps employé comme purgatif.

Actuellement on n'emploie plus que les *sels d'antimoine.*

Oxyde blanc d'antimoine. — Employé comme expectorant en loochs, potions à la dose de 1 à 5 g.

Pentasulfure d'antimoine (Soufre doré d'antimoine). — Médicament expectorant employé à la dose de 0g,05 à 1 g, en pilules.

Oxysulfure d'antimoine ou Kermès minéral (Poudre des Chartreux). — Poudre brune, insoluble dans l'eau.

MODE D'EMPLOI. *Expectorant* à petites doses, 0g,05 à 0g,30. *Vomitif* à haute dose.

ANTINAUSÉEUX. — V. *Supplément.*

ANTIPÉRISTALTIQUE (du gr. *anti,* contre, *peri,* autour, et *staltikos,* capable de se resserrer). — **Mouvements antipéristaltiques.** — Contraction de l'estomac et de l'intestin, se produisant en sens inverse des contractions ordinaires (péristaltiques) et qui font par la suite reculer les aliments et peuvent provoquer des vomissements.

ANTIPHLOGISTIQUE (du gr. *anti,* contre, et *phlox,* flamme). — **Traitement, médicaments antiphlogistiques.** — Régime, procédés et préparations destinés à combattre l'inflammation, soit *directement :* diète, saignées, bains, applications froides ou glacées, cataplasmes, tisanes émollientes mucilagineuses; soit *indirectement :* altérants, antithermiques, évacuants, révulsifs.

ANTIPSORIQUE (du gr. *anti,* contre, et *psora,* gale). — Médicament contre la gale.

ANTIPYRÉTIQUE (du gr. *anti,* contre, et *pur,* feu). — Médicament contre la fièvre.

ANTIPYRINE ou ANALGÉSINE (du gr. *anti,* contre, et *pur,* feu). — Médicament très précieux, se présentant sous forme d'une poudre de cristaux blancs, inodores, légèrement amers, très solubles dans l'eau.

INDICATIONS. 1° *Antifébrile,* notamment dans la grippe, la fièvre typhoïde, la tuberculose, mais doit toujours être donnée à dose fractionnée, de façon à éviter les sueurs abondantes qu'elle produit et qui affaibliraient le malade. On l'associe alors utilement, à quantité égale, au sulfate de quinine; 2° *Contre la douleur* (névralgies, migraine, coliques hépatiques et néphrétiques, rhumatisme aigu et subaigu); 3° *Comme antispasmodique* et *calmant* (coqueluche, chorée, terreurs nocturnes). Dans l'épilepsie, on la donne à dose égale avec du bromure de potassium; 4° *Comme antihémorragique,* notamment dans les saignements de nez, en solution très concentrée ou en poudre prisée comme du tabac.

MODE D'EMPLOI et DOSES. I. *A l'intérieur.* — 0g,50 à 6 g (généralement, moins de 2 g), en paquets, ou mieux en cachets de 0g,50 à 1 g. L'action est accrue et accélérée lorsqu'on prend l'antipyrine dans un peu d'eau, de préférence légèrement bicarbonatée. On évite ainsi d'ordinaire les vomissements (v. plus loin). En lavement, dans 120 g d'eau tiède où l'on a battu un jaune d'œuf. En injection hypodermique, à la dose de 2 cm^3 tous les deux jours, contre la névrite optique.

II. *A l'extérieur.* — Contre les hémorragies locales, en solution à 20 p. 100

CONTRE-INDICATIONS. Asthmatiques, en cas de dépression cardiaque, insuffisance surrénale; nourrices, en raison de l'arrêt de la sécrétion lactée; pendant les règles, à cause de l'effet hémostatique.

ANTISCORBUTIQUES. — Médicaments destinés primitivement à guérir le scorbut, maladie consécutive à un défaut d'hygiène alimentaire, due à l'absence dans l'alimentation de viande fraîche et particulièrement de légumes frais.

Les antiscorbutiques, médicaments d'une valeur incontestable, tombés dans l'oubli, sont à nouveau utilisés grâce aux théories modernes sur les vitamines. Citons le *jus de citron* et *d'orange,* qui figurent d'ailleurs réglementairement dans l'approvisionnement de beaucoup de navires, le *jus de viande,* le *lait cru,* certains *végétaux,* le chou, l'oignon, la pomme de terre, le cresson, le raifort.

ANTISEPSIE (du gr. *anti,* contre, et *sepsis,* putréfaction). — Méthode qui consiste à combattre ou à prévenir les maladies infectieuses en détruisant le microbe causal.

ANTISEPTIQUES. — Substances destinées à détruire ou à arrêter dans leur développement les germes pathogènes qui se trouvent sur les téguments ou dans les cavités en rapport avec l'extérieur.

Pour détruire le microbe, les antiseptiques doivent traverser leur enveloppe externe, ou *ectoplasme,* formée de protides, lipides et glucides, parfois hypertrophiée en *capsule,* avant d'atteindre la *substance nucléaire* centrale. Or, la *résistance* des enveloppes est variable; certains germes sont peu résistants aux antiseptiques (gonocoque, pneumocoque), d'autres plus résistants (bacilles pyocyanique, tuberculeux, microbes sporulés).

L'action d'un antiseptique dépendra de divers facteurs : du nombre, de la variété et de la résistance des microbes ; de sa solubilité, de sa constitution chimique.

Pour mesurer l'*activité antimicrobienne* des antiseptiques, on cherche leur *pouvoir antigénétique,* c'est-à-dire la dose d'antiseptique qui, introduite dans un litre de milieu de culture, est suffisante pour empêcher le développement d'une quantité connue de germes, et d'autre part le *pouvoir antibiotique,* c'est-à-dire la quantité de substance qu'il suffit d'ajouter à un litre d'un milieu déterminé pour tuer en un temps donné une quantité connue de germes.

Ces antiseptiques, qui peuvent d'ailleurs être employés pour la désinfection des locaux (v. DÉSINFECTION), peuvent être liquides, solides ou gazeux.

ANTISPASMODIQUE (du gr. *anti,* contre, et *spasmos,* contraction). — Médicament contre les spasmes, qui souvent sont d'origine nerveuse. Les principaux sont les bromures, la belladone, la jusquiame, le datura, la mélisse, l'oranger, la valériane, le thym, le camphre, le tilleul.

ANTISUDORIFIQUES. — **Antisudorifiques généraux.** — Médicaments employés pour diminuer l'exagération de la sudation, due à un état cachectique (tuberculose, convalescence), à l'arthritisme notamment, ou à l'obésité, et qui peut être seulement nocturne ou se prolonger toute la journée.

MOYENS EXTERNES. Grand air, exercice gradué, frictions sèches, alcooliques ou vinaigrées.

MÉDICAMENTS INTERNES. *Sulfate d'atropine,* un ou deux granules d'un quart de mg, une heure ou deux avant la période où la sudation fait son apparition; *agaric,* 30 cg, tisane ou extrait de sauge.

Antisudorifiques locaux. — Frictions à l'alcool camphré, lotions formolées à 1/10, glycérolé de tanin iodé, poudre de sous-nitrate de bismuth, talc.

ANTITHERMIQUE (du gr. *anti,* contre, et *thermê,* chaleur). — Qui abaisse la température. V. FIÈVRE.

ANTITHROMBOSINE. — Substance formée dans le foie et dans d'autres organes, et circulant dans le sang; antagoniste des coagulants.

ANTITHYROÏDIENS DE SYNTHÈSE. — V. THYROÏDE (maladie) *Goitre exophtalmique,* et OPOTHÉRAPIE.

ANTITOXINE (du gr. *anti,* contre, et de *toxine*). — Anticorps apparaissant dans le sérum des animaux à la suite d'injections répétées et suffisamment espacées d'antigènes divers, soit des toxalbumines (diphtérie, tétanos), soit des toxoprotéines (venin).

Ces anticorps sont doués de propriétés préventives et curatives; les sérums des animaux immunisés leur doivent leurs remarquables propriétés biologiques. Les antitoxines ont des caractères communs avec les diastases et les toxines; elles sont détruites par la chaleur à une température comprise entre 60° et 70°.

ANTIVIRUS. — Substance se formant dans de vieilles cultures de staphylocoques et de streptocoques. On peut isoler celle-ci de ces cultures par filtration. La voie cutanée produit l'immunité la plus solide.

L'antivirus est spécifique; il est sans action sur les autres microbes.

ANTRE. — Excavation d'un organe.

Antre mastoïdien. — Cavité creusée dans l'épaisseur de l'apophyse mastoïde communiquant avec l'oreille moyenne (*fig.* 83) [v. OREILLE].

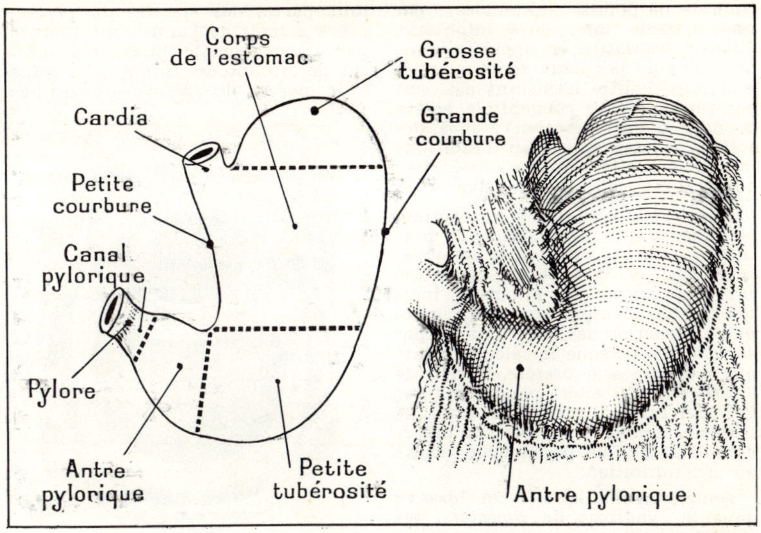

FIG. 84. — Antre pylorique.

Antre pylorique. — Excavation ou poche de la petite tubérosité de l'estomac précédant le pylore (*fig.* 84).

ANTRITE. — Inflammation aiguë ou chronique de l'antre mastoïdien, consécutive à une otite moyenne.

ANTROTOMIE. — Trépanation de l'apophyse mastoïde donnant accès à l'antre mastoïdien.

ANURIE (du gr. *an* priv., et *ouron,* urine). — L'*anurie* s'applique à l'absence d'urine, par arrêt de sécrétion ou obstacle à l'excrétion dans la vessie, c'est-à-dire arrêt en amont. Le terme de *rétention d'urine* (v. URINE) est réservé à l'impuissance de la vessie à se contracter pour évacuer l'urine ou à l'existence d'un obstacle dans l'urètre empêchant cette évacuation. Il arrive assez souvent, du reste, que ces deux causes coexistent.

Anurie par arrêt de sécrétion. — Cet arrêt est ordinairement incomplet (*oligurie*), au moins au début, et peut porter sur la quantité des urines et, par suite, sur toutes les substances qu'elles contiennent ou seulement sur une partie d'entre elles. Les causes qui produisent l'anurie peuvent être dues : 1° à la *baisse de la tension artérielle* (oligurie des cardiaques, anurie succédant à de grandes déperditions aqueuses, comme les diarrhées profuses, les brûlures de grande étendue); 2° à des *lésions rénales,* comme la néphrite diffuse provoquée par le mal de Bright, par une intoxication (sublimé, acide phénique,

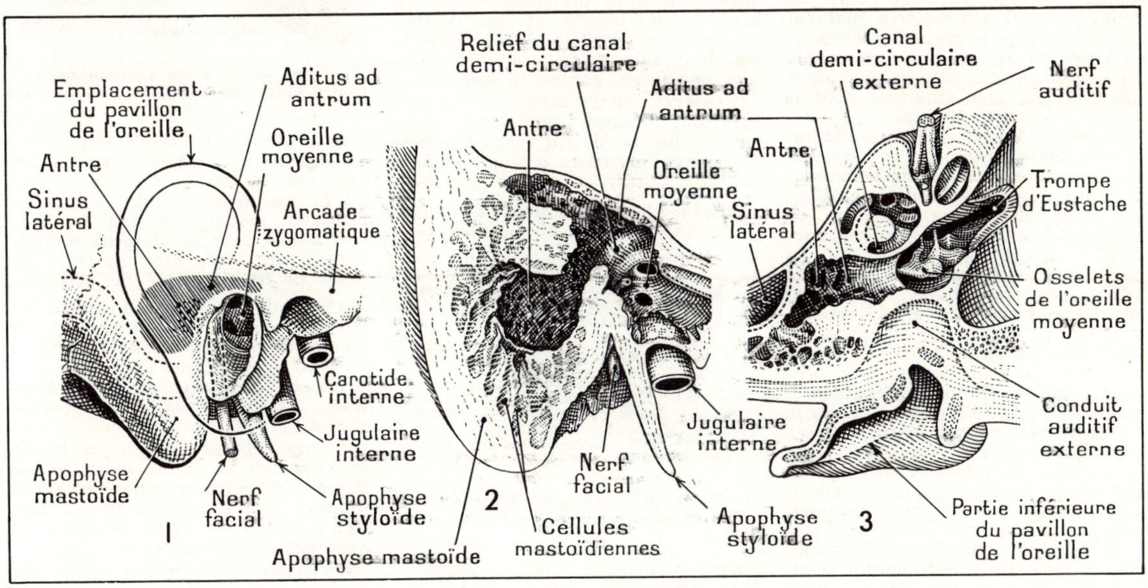

FIG. 83. — Antre mastoïdien.

1. Projection de l'*aditus ad antrum* et de l'antre sur la face externe de la mastoïde droite; 2. Coupe vertico-transversale de la mastoïde droite; 3. Coupe horizontale de l'oreille droite passant par l'*aditus ad antrum* et l'antre.

chlorate de potasse, sulfamides) ; par une maladie infectieuse (diphtérie, rougeole, scarlatine, érysipèle) ; comme des tumeurs des deux reins ou d'un seul rein (l'autre n'existant pas, soit par une anomalie congénitale, soit à la suite d'une opération) ; 3° à des *actions réflexes* (anurie par inhibition) du rein non altéré, anurie consécutive aux traumatismes lombo-pelviens.

Anurie par obstacle à l'excrétion. — Elle se produit d'ordinaire *graduellement,* par suite de la compression des deux uretères par une tumeur (cancer de l'utérus), mais quelquefois *brusquement,* à la suite de l'obstruction des deux uretères par des calculs. Lorsque le calcul n'existe que dans un seul uretère, le rein de l'autre côté est altéré par la lithiase; lorsqu'il est peu altéré, on explique l'anurie, comme il a été dit précédemment, par un phénomène réflexe dû à l'inhibition.

Anurie traumatique.—On l'observe dans le *syndrome de Bywaters,* secondairement à une ischémie musculaire traumatique, à la suite d'une compression de un ou plusieurs membres dans un éboulement ou autre accident. Après une phase d'urines rouges, s'installe une oligurie avec urines albumineuses, puis une anurie complète; la mort peut survenir par azotémie, mais le blessé peut guérir après une polyurie libératrice.

TRAITEMENT. Variable selon la cause; pas de traitement du *mal de Bright ; anurie calculeuse :* antispasmodiques, infiltration lombaire et, si nécessaire, montée de sonde urétérale ; collapsus tensionnel : perfusions, vasoconstricteurs; *anurie toxique :* épuration extrarénale, qui permet de franchir la période anurique passagère. (V. *Supplément.*)

ANUS (mot lat., même sens). — Orifice du rectum.

I. ANUS (structure et fonctions) [*fig.* 85]. — Orifice de la partie terminale de l'intestin, formant un canal de 1 1/2 à 2 cm très dilatable. Il s'ouvre dans le périnée postérieur, en avant du coccyx, dans la gouttière longitudinale qui sépare les deux fesses. Il est plus antérieur chez la femme que chez l'homme.

A l'état de repos, l'anus est réduit à une fente antéro-postérieure; de son pourtour partent en rayonnant quelques plis, les *plis radiés de l'anus,* qui s'effacent par la dilatation de l'orifice et s'exagèrent au contraire par la contraction du sphincter. La peau voisine, ou *marge de l'anus,* est mince, colorée, humide, sans poils; elle est souvent le siège de démangeaisons (*prurit anal*) ou d'eczéma.

La *peau* de l'anus se continue par une zone de transition avec la *muqueuse rectale* au niveau des *valvules semi-lunaires de Morgagni.* V. RECTUM.

L'anus est pourvu d'un *appareil musculaire* portant des fibres lisses circulaires, le *sphincter interne,* et des fibres striées, également circulaires, le *sphincter externe ;* ces muscles, par leur tonicité et leur contraction, ferment l'orifice anal et s'opposent à la sortie continuelle et involontaire des matières contenues dans le rectum. D'autres fibres musculaires striées agissent encore sur l'anus; elles font partie des *muscles du périnée.*

Les *artères* de l'anus sont fournies par l'hémorroïdale inférieure, branche de la honteuse interne; les *veines* font partie du *plexus hémorroïdal*

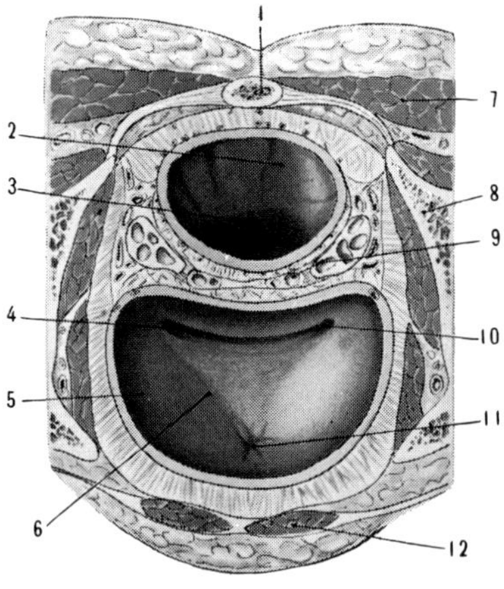

FIG. 85. — Vessie et rectum (coupe transversale à hauteur du coccyx). [*D'après Testut et Jacob.*]

1. Coccyx; 2. Ampoule du rectum; 3. Anus; 4. Orifice de l'uretère droit; 5. Vessie; 6. Trigone vésical; 7. Muscle grand fessier; 8. Bassin; 9. Canal déférent; 10. Orifice de l'uretère gauche; 11. Orifice de l'urètre; 12. Grand muscle droit de l'abdomen.

qui entoure le rectum et dont la dilatation constitue les *hémorroïdes.* Quant au *réseau lymphatique,* très riche, il aboutit aux *ganglions inguinaux* externes, ce qui explique que les lésions inflammatoires de l'anus s'accompagnent toujours d'une adénite inguinale.

Les nerfs de l'anus proviennent du plexus sacré et du plexus hypogastrique.

II. ANUS (maladies et lésions). —

Anomalies (vices de conformation). — CAUSES. Rares, 1 sur 11 000 enfants; elles sont dues probablement à un arrêt de développement sous l'action de l'hérédité, de l'alcoolisme ou de la syphilis; elles coïncident avec d'autres anomalies, comme le pied bot.

VARIÉTÉS. Rétrécissements, imperforation, absence coïncidant avec celle d'une partie du rectum, abouchements anormaux, ordinairement à la vulve (filles), au périné (garçons).

Abcès. Abcès de la marge de l'anus. — CAUSES. Pour les *abcès superficiels*

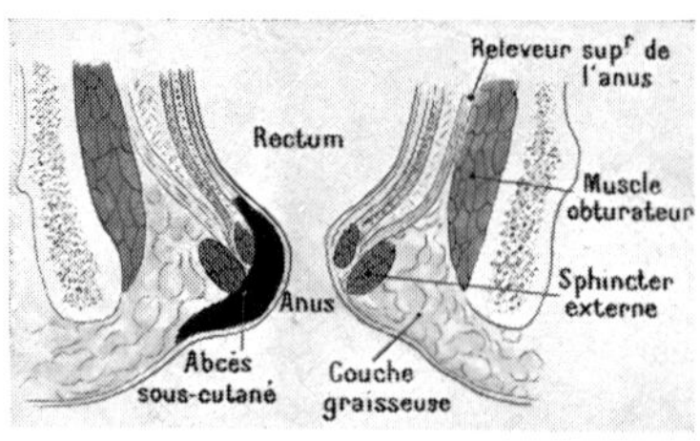

FIG. 86. — Abcès sous-cutané et sous-muqueux de l'anus.

(abcès tubéreux), assez fréquents chez l'homme adulte : contusions, écorchures ou blessures de la région anale, irritation due à l'emploi de linges et papiers grossiers, transpiration abondante à la suite de marches très prolongées, démangeaisons provoquées par des oxyures, irritation par frottement de matières fécales très dures.

Pour les *abcès profonds :* coup de pied, équitation, chute, corps étrangers au rectum, inflammation d'hémorroïdes, surmenage chez les tuberculeux.

SIGNES ET TRAITEMENT. *Abcès tubéreux.* — Tuméfaction presque indolore, circonscrite, de la grosseur d'une noisette, placée près de l'anus et donnant issue, après quatre à cinq jours, à un pus séreux fétide. Cicatrisation assez rapide, sauf chez les tuberculeux.

Abcès proprement dit de la marge de l'anus. — Le plus fréquent. Tuméfaction ayant son siège dans le tissu cellulaire sous-cutané ou sous-muqueux (*fig.* 86), douloureuse (empêchant de s'asseoir et très pénible au moment des selles), s'étendant à plusieurs centimètres de l'orifice anal. L'abcès peut, suivant qu'il a son siège au-dessus ou au-dessous du sphincter, être sous-cutané ou sous-muqueux ou les deux à la fois. Il y a intérêt à ouvrir le plus tôt possible ces abcès, de façon à éviter des décollements et la formation de fistules.

Abcès de la fosse ischio-rectale (*fig.* 87). — Abcès de la région cellulo-graisseuse existant entre le releveur de l'anus et l'os ischion. Au début, douleurs dans le périnée, gêne dans la défécation et la miction. Tuméfaction dure et étendue autour de l'anus. Le pus s'étend, en huit ou dix jours,

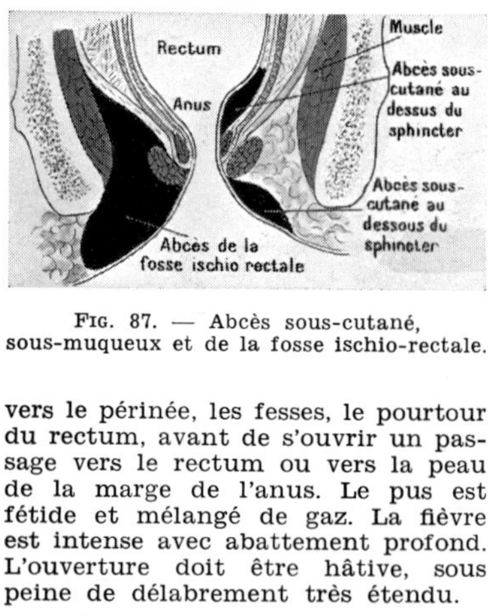

FIG. 87. — Abcès sous-cutané, sous-muqueux et de la fosse ischio-rectale.

vers le périnée, les fesses, le pourtour du rectum, avant de s'ouvrir un passage vers le rectum ou vers la peau de la marge de l'anus. Le pus est fétide et mélangé de gaz. La fièvre est intense avec abattement profond. L'ouverture doit être hâtive, sous peine de délabrement très étendu.

Abcès de l'espace pelvi-rectal supérieur (région graisseuse existant au-dessus du releveur de l'anus). — CAUSES. Affection des organes génito-urinaires (prostate, vésicules séminales, vessie), constipation, hémorroïdes.

SIGNES. Pesanteur dans le bassin, constipation et selles douloureuses, fièvre. Difficulté d'uriner, rétention d'urine. Envahissement de la fosse ischio-rectale et signes de cet abcès avec fistules consécutives.

TRAITEMENT. Opération hâtive évacuant le pus par le rectum avant l'envahissement de la région placée au-dessous.

Cancer. — Il peut être primitif ou secondaire à un cancer de l'ampoule rectale. Il est souvent douloureux (douleurs de type fissuraire), s'accompagne de faux besoins, d'incontinence ou de constipation, et saigne au moindre contact. Il y a une forme tumorale, en chou-fleur, et une forme ulcéreuse fissuraire. L'adénopathie satellite est une adénopathie inguinale. Ce cancer est radiosensible.

Fistules. — CAUSES. Une des variétés d'abcès précédents; hémorroïdes, tuberculose (cause la plus fréquente), syphilis, diabète. L'espace ischio-rectal entre les muscles du releveur de l'anus et l'obturateur interne étant rempli par du tissu cellulo-graisseux (v. *fig.* 88), lorsque

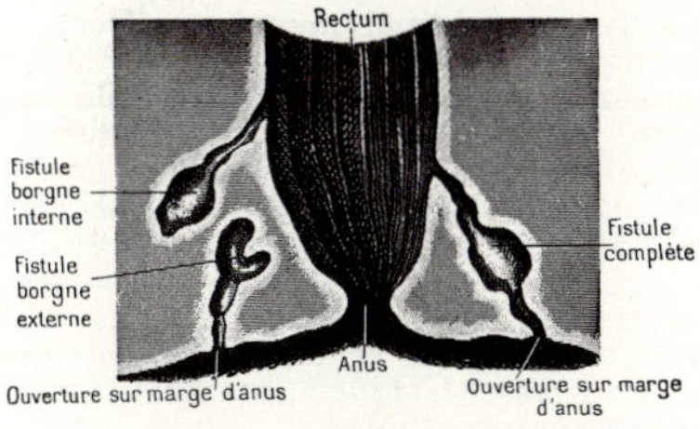

FIG. 88. — Fistules à l'anus.

celui-ci a disparu, a fondu sous forme de pus, la réunion est difficile, les deux muscles étant écartés l'un de l'autre. D'autre part, le tissu, souvent tuberculeux, est de mauvaise cicatrisation, d'autant plus que le passage des matières est irritant.

VARIÉTÉS. Le canal fistuleux chemine, à travers la fesse, du rectum à la marge de l'anus (*fistule complète*), ou peut n'avoir qu'une ouverture, soit sur le rectum (*borgne interne*), assez rare, soit sur la peau (*borgne externe*), ou les ouvertures peuvent être multiples (en pomme d'arrosoir). Le trajet est souvent sinueux, avec dilatation en certains points, et donne lieu à des diverticules de longueur variable, en *terrier de lapin*. Les parois des fistules sont souvent dures, *calleuses*.

SIGNES. Démangeaisons incommodes à l'anus, sentiment de plénitude et quelquefois douleurs assez intenses, surtout lorsque le suintement du pus qui est constaté sur la chemise (borgne externe ou complète), ou seulement sur les matières fécales (borgne interne), est suspendu par l'occlusion temporaire de l'orifice et que le canal est distendu par le pus.

TRAITEMENT. Les fistules à l'anus n'ont aucune tendance à la guérison; bien au contraire, si l'on retarde l'opération, des trajets secondaires risquent de se former, qui accroîtront considérablement la gravité du mal. Suivant leur variété, on peut employer la cautérisation, l'incision simple ou avec excision.

Fissures. — Maladie caractérisée : 1° par une ulcération étroite, allongée, à bords un peu durs, placée entre les plis radiés de la marge de l'anus et donnant lieu à un léger suintement; 2° par un spasme douloureux extrêmement intense se produisant au cours d'une selle ou seulement après celle-ci. Par crainte de cette douleur, le malade retarde autant qu'il peut ses évacuations : d'où une constipation opiniâtre.

CAUSES. S'observe surtout chez la femme, entre 25 et 35 ans, chez les nerveux, les sédentaires, les constipés (excoriations anales causées par les matières fécales trop dures), les hémorroïdaires.

SIGNES. Parfois simple cuisson, mais habituellement douleur progressive comparée à celle d'un fer rouge, qu'aucune position ne soulage; la crise peut se prolonger plusieurs heures, se produire en dehors de la défécation, à l'occasion de la marche, de la toux. La constipation, d'autre part, provoque des troubles digestifs; l'appétit disparaît et le malade maigrit et s'anémie.

TRAITEMENT DES DOULEURS. Bain de siège et bain général, lavement huileux, suppositoire opiacé et belladoné, onction de l'anus avec de la vaseline cocaïnée avant les selles.

TRAITEMENT CURATIF. I. *Physiothérapique.* — Diathermie, haute fréquence, radiothérapie.

II. *Médical.* — Injections au-dessus de la fissure de chlorhydrate double de quinine et d'urée à 5 p. 100 (deux à six piqûres). Traitement des hémorroïdes s'il y a lieu.

III. *Chirurgical.* — Dilatation du sphincter sous anesthésie. Mise à plat de la fissure et des décollements sous-muqueux de la marge sans recourir à la dilatation.

Hémorroïdes. — V. ce mot.

Névralgies. — V. à RECTUM (maladies).

Prurigineuses (Affections). — Le *prurit* (v. DÉMANGEAISON), l'*érythème*, l'*eczéma*, l'*herpès* (v. ces mots) prennent souvent un caractère spécial à l'anus, par suite des démangeaisons extrêmes que produit cette localisation.

Tumeurs. — Il en existe plusieurs variétés.

Forme tumorale du cancer de l'anus. — V. ci-dessus à *Cancer*.

Végétations. Condylomes. — Dans la *végétation*, l'hypertrophie est limitée à une papille dermique et plus ou moins aplatie; dans le *condylome*, elle s'étend à tout le derme d'un pli de la marge anale et forme une tumeur ovalaire ou arrondie.

Ulcérations. — En dehors de l'ulcération de la fissure anale (v. ci-dessus), il existe des ulcérations produites par d'autres causes :

1° Les ulcérations dues à l'*eczéma* et à l'*herpès*, qui constituent plutôt des sortes de gerçures, sont graves surtout comme porte d'entrée de la syphilis;

2° Les ulcérations *tuberculeuses*, rares, ont pour caractères d'être multiples et de prendre un certain développement, avec douleur intense;

3° Les ulcérations du *chancre simple* sont plus fréquentes chez la femme (14 p. 100). La propagation est due souvent au grattage ou à l'écoulement du liquide chancrelleux du vagin à l'anus. Elles sont peu douloureuses, sont assez longues à guérir (souvent deux mois) et peuvent être l'origine d'un rétrécissement. Pansage à l'iodoforme et propreté méticuleuse de la région; traitement du chancre mou;

4° Le *chancre syphilitique* n'est pas très rare à l'anus, surtout chez la femme; les *plaques muqueuses* y sont très fréquentes. Plus rarement, on y observe des syphilides papuleuses;

5° La forme ulcéreuse du *cancer* de l'anus. V. ci-dessus à CANCER.

III. ANUS CONTRE NATURE. — Ouverture spontanée (*accidentelle*) ou faite à l'intestin (*artificielle*), de façon à assurer le cours et l'évacuation des matières fécales (*fig.* 89).

Ouverture accidentelle ou congénitale. — CAUSES. Gangrène et perforation de l'intestin (hernie ou quelquefois suite d'occlusion intestinale) ou blessures de l'intestin normal ou hernié; dans les deux cas, il y a formation d'adhérences solides avec la

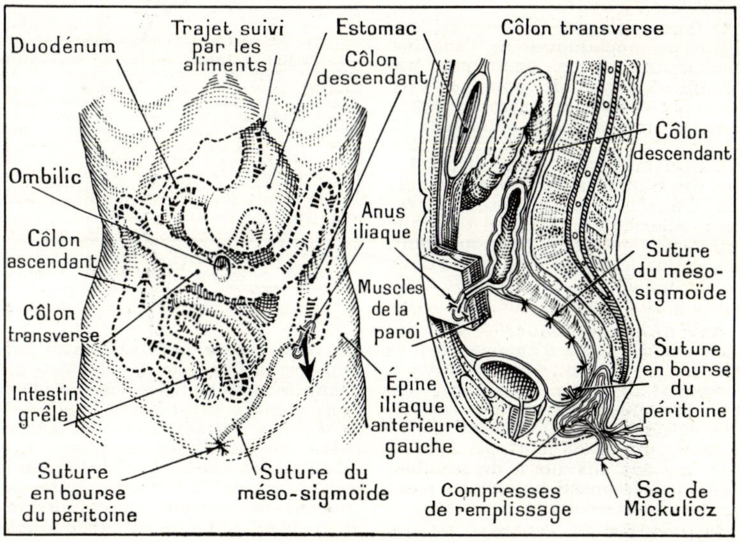

FIG. 89. — Anus contre nature.
A droite : anus iliaque définitif après exérèse du côlon sigmoïde et du rectum; *à gauche :* schéma du trajet alimentaire.

paroi abdominale. — Ouverture congénitale de l'intestin en un point anormal.

SIGNES. Issue des matières à la suite de la chute d'une portion gangrénée de la peau. — Après vingt-quatre heures, nausées, vomissements; ballonnement et douleurs du ventre, puis le calme renaît, les adhérences s'étant produites.

Les substances émises par l'anus artificiel sont plus ou moins digérées, suivant que l'ouverture porte sur une partie de l'intestin plus ou moins éloignée du rectum. Les matières fécales rendues par l'anus normal sont en quantité variable suivant le cas. Différentes complications peuvent se produire (infiltration stercorale dans la paroi abdominale, engorgement de l'entonnoir, sortie de la muqueuse intestinale par l'orifice).

ÉVOLUTION. La guérison peut se faire spontanément s'il n'existe pas d'éperon ou s'il est peu saillant; les matières ne rencontrent pas de difficultés pour passer dans le bout inférieur : d'où occlusion progressive de l'anus artificiel, devenu inutile.

TRAITEMENT. Attendre au minimum deux mois, dans l'espérance de la solution précédente.

Ouverture artificielle. — CAUSES. Imperforation de l'anus, occlusion intestinale, étranglement interne, tumeur du rectum.

OPÉRATION. Ouverture de 7 cm au-dessus du pli de l'aine, suture de l'intestin aux lèvres de la plaie, puis incision de celle-ci entre les deux rangs de points de suture.

ANXIÉTÉ (du gr. *angko*, j'étrangle). — Trouble psychique, d'ordre émotif, caractérisé par un état de doute et d'insécurité. L'*anxiété*, trouble à prédominance idéaliste et à localisation surtout cérébrale, s'accompagne ordinairement d'*angoisse*, trouble à prédominance affective et à localisation surtout sympathique, avec spasmes viscéraux multiples : constriction de la gorge, serrement de cœur, oppression respiratoire, barre au creux épigastrique, etc.

Il faut distinguer l'anxiété et l'angoisse psychopathiques de l'angoisse due à une cause organique, par exemple l'*angine de poitrine*, avec douleur thoracique atroce, rétrosternale, impression de défaillance et de mort imminente; état grave, bien que très améliorable ou même curable par un traitement approprié, tandis que l'angoisse psychopathique est essentiellement bénigne, en tant que manifestation locale, correspondant, non à une lésion organique, aortique ou cardiaque, mais à un simple déséquilibre du sympathique cardiaque.

Anxiété paroxystique. — Caractérisée par des crises d'angoisse, à prédominance cardiaque et respiratoire, survenant, d'ordinaire, la nuit, lors d'un brusque réveil; signes d'émotivité extrême, avec impression d'évanouissement ou de mort par oppression. Est souvent due à des troubles digestifs (aérophagie notamment), sur un terrain d'émotivité exagérée.

TRAITEMENT. Si l'anxieux est un hypotendu : injections intra-musculaires de cortex surrénal, de testostérone, de vitamine C.

L'agitation et l'insomnie seront combattues par le bromure de strontium, la valériane, la passiflore, le crataegus, etc.

Bains chauds de tilleul avant le coucher. Douche tiède le matin vers 10 heures. Chez les grands anxieux avec angoisse : opiacés, laudanum, X à XX gouttes le soir.

AORTE (du gr. *aortê*, vaisseau). — Tronc commun de toutes les artères (*fig.* 90), commençant au ventricule gauche du cœur et se terminant par sa bifurcation en deux artères iliaques.

I. AORTE (direction et structure). — L'aorte se dirige d'abord obliquement en haut, en avant et à droite (*aorte ascendante*), puis se recourbe en crosse (*crosse de l'aorte*), d'où partent les artères de la tête et des membres supérieurs, et descend (*aorte descendante*) sur le côté gauche de la colonne vertébrale en se rapprochant progressivement de la ligne médiane (*aorte thoracique*), qui donne les artères de la poitrine. Puis elle traverse un anneau du diaphragme et devient alors *aorte abdominale*, d'où partent les artères se rendant aux viscères contenus dans le ventre et aux parois de l'abdomen. Elle passe en avant des vertèbres lombaires jusqu'au niveau de la quatrième, où elle se sépare en deux branches pour constituer les *iliaques primitives*, origines des artères des membres inférieurs.

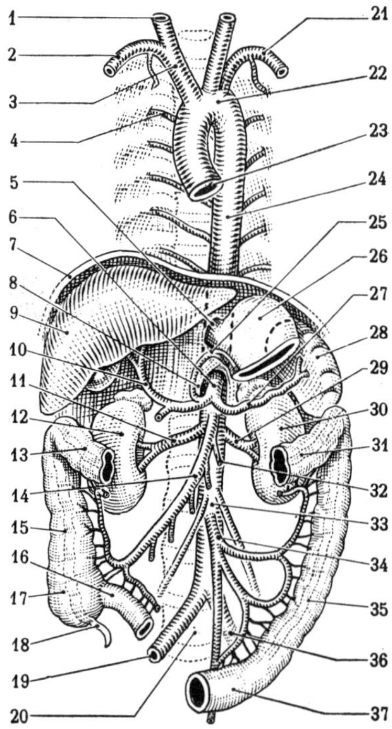

FIG. 90. — L'aorte et ses branches.

1. Carotide primitive droite; 2. Sous-clavière droite; 3. Tronc artériel brachio-céphalique; 4. Artères intercostales; 5. Orifice œsophagien du diaphragme; 6. Tronc cœliaque; 7. Diaphragme; 8. Orifice aortique du diaphragme; 9. Foie; 10. Artère hépatique; 11. Artère rénale droite; 12. Rein droit; 13. Côlon transverse; 14. Mésentérique supérieure; 15. Côlon ascendant; 16. Iléon; 17. Cæcum; 18. Appendice; 19. Iliaque primitive droite; 20. 5e vertèbre lombaire; 21. Sous-clavière gauche; 22. Crosse de l'aorte; 23. Orifice aortique du cœur; 24. Aorte thoracique; 25. Coronaire stomachique; 26. Estomac; 27. Artère splénique; 28. Rate; 29. Artère rénale gauche; 30. Rein gauche; 31. Côlon transverse; 32. Artères de l'intestin grêle; 33. Aorte; 34. Mésentérique inférieure; 35. Côlon descendant; 36. Iliaque primitive gauche; 37. Côlon sigmoïde.

Les *artères iliaques*, en effet, se divisent bientôt chacune en *iliaque interne* (pour les organes contenus dans le bassin) et *iliaque externe*, qui se prolonge dans la cuisse sous le nom d'*artère fémorale*, origine des artères de la jambe et du pied.

Les principales artères que donne l'aorte sont : 1° les artères du cœur ou *coronaires;* 2° au niveau de la crosse, les *carotides primitives* et les *sous-clavières* (à droite, ces deux vaisseaux naissent d'un tronc commun, le *tronc brachio-céphalique ;* à gauche, ils naissent séparément et directement de l'aorte). Les carotides fournissent les artères du cou et de la tête, les sous-clavières se continuent chacune par l'*axillaire* (aisselle), l'*humérale* (bras), la *cubitale* et la *radiale*, les artères de la main; 3° le long de l'aorte descendante : les *artères intercostales*, les artères du foie, de la rate et de l'estomac, les *artères mésentériques* (intestin), *spermatiques* et *rénales*.

A l'origine de l'aorte se trouvent trois renflements en forme d'ampoules qui correspondent aux trois valvules sigmoïdes de son orifice dans le cœur. V. CŒUR.

Pour la *structure* de l'aorte, voir ARTÈRES et CŒUR.

II. AORTE (maladies). — Principal vaisseau de l'organisme chargé de transporter le sang des cavités cardiaques aux artères des viscères et des membres, l'aorte est très fréquemment touchée par les inflammations les plus diverses : *aortite*, quand le vaisseau est peu modifié dans sa forme, et *anévrisme*, quand la destruction des parois est plus profonde et détermine une dilatation localisée.

Aortite. — Suivant l'intensité et la rapidité des lésions, on distingue l'aortite *aiguë* et l'aortite *chronique*.

Aortite aiguë. — Très rare. CAUSES. Maladies microbiennes graves : fièvre typhoïde, variole, pneumonie, scar-

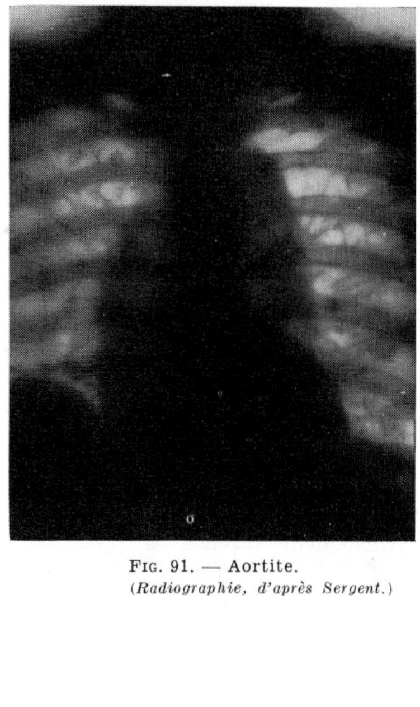

FIG. 91. — Aortite.
(*Radiographie, d'après Sergent.*)

latine, surtout quand ces maladies se compliquent parfois d'invasion sanguine par les microbes (septicémie) qui se fixent alors sur la paroi aortique.

LÉSIONS. Plaques gélatiniformes; ulcérations avec végétations et coagulation du sang au contact, pouvant être à l'origine d'embolies; suppuration.

SIGNES. 1° Le plus souvent, les symptômes d'aortite sont peu apparents au milieu des signes dramatiques de la maladie causale; 2° Dans les maladies moins sévères, des symptômes peuvent apparaître, qui attirent l'attention sur le cœur : *douleurs précordiales* pouvant être tellement intenses qu'elles donnent un tableau d'angine de poitrine, essoufflement avec toux, etc. 3° L'examen montre des modifications des bruits du cœur, avec souffles dans la région de l'aorte.

ÉVOLUTION. La mort est la règle, mais, dans certains cas, les lésions peuvent se cicatriser et donner un tableau d'aortite chronique.

TRAITEMENT. Celui de l'affection causale.

Aortite chronique. — Très fréquente. CAUSES. Deux grandes causes : l'*athérome* et la *syphilis.*

L'*athérome* (v. ARTÉRIOSCLÉROSE) détermine des lésions étendues à toute l'aorte, avec dilatation cylindrique du vaisseau et épaississement de sa paroi. La paroi interne est le siège de plaques, d'abord ramollies, jaunes, puis durcies par la calcification (dépôt de cholestérol, puis de chaux).

La *syphilis* détermine des lésions qui ressemblent à celles de l'athérome, surtout à une phase avancée de la maladie, mais elle est plus segmentaire et plus mutilante.

Dans les deux cas, et surtout dans l'athérome, les lésions sont souvent étendues à tout l'arbre vasculaire, et particulièrement aux artères du cœur (coronaires), du rein (néphrite associée).

SIGNES. La maladie peut être absolument latente et révélée par un examen cardiaque fortuit ou par une complication grave.

Dans d'autres cas, elle se traduit par une *douleur* dans la région du sternum, à type d'endolorissement permanent ou de crises paroxystiques du type de l'angine de poitrine; par un *essoufflement* à l'effort ou nocturne (pseudo-asthme), ou par des signes de *défaillance cardiaque.*

L'*examen radiologique* montre l'élargissement et l'augmentation de l'opacité du vaisseau.

COMPLICATIONS. *Cardiaques.* Insuffisance cardiaque par myocardite associée (v. CŒUR). Coronarite avec angine de poitrine. Infarctus du myocarde;

Artérielles. L'athérome aortique s'accompagne de sclérose artérielle diffuse, en particulier *cérébrale;* l'hypertension artérielle accompagne souvent l'aortite;

Rénales. La néphrite chronique avec augmentation de l'urée sanguine est souvent observée.

TRAITEMENT CAUSAL. Dans l'*athérome :* régime à prédominance de légumes, de fruits. *Iode, soufre.*

Dans la *syphilis :* médication antisyphilitique, compte tenu des tares viscérales associées qui rendent le traitement délicat et à surveiller de près.

En cas de *complications :* médications antispasmodiques, tonicardiaques, etc.

Anévrisme. — CAUSES. Observé habituellement après quarante ans et surtout chez l'homme ; la grande cause, presque exclusive, est la *syphilis,* le plus souvent ancienne et mal soignée.

LÉSIONS. L'anévrisme est une dilatation locale formant un sac, de la

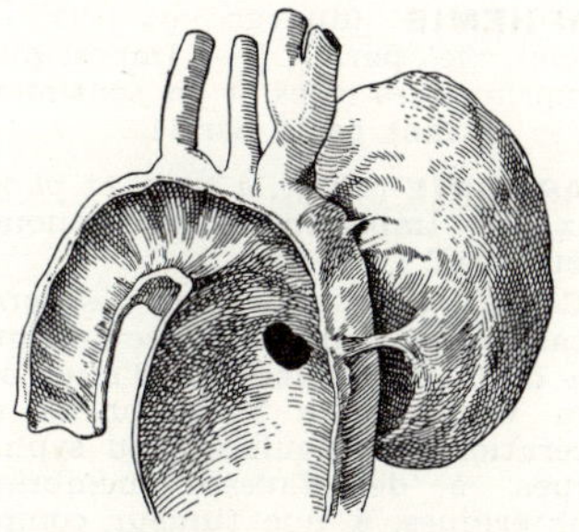

FIG. 92. — Anévrisme de l'aorte.
(La tache noire indique l'ouverture de l'anévrisme.)

grosseur d'une noix à celle d'une tête d'enfant, appendu au vaisseau, le plus souvent à la crosse ou à l'aorte. Cette dilatation s'observe à la faveur d'une destruction très mutilante et localisée des parois de l'aorte.

SIGNES. Il se traduit par des *signes de compression* des organes voisins : *veines* (œdème du thorax avec dila-

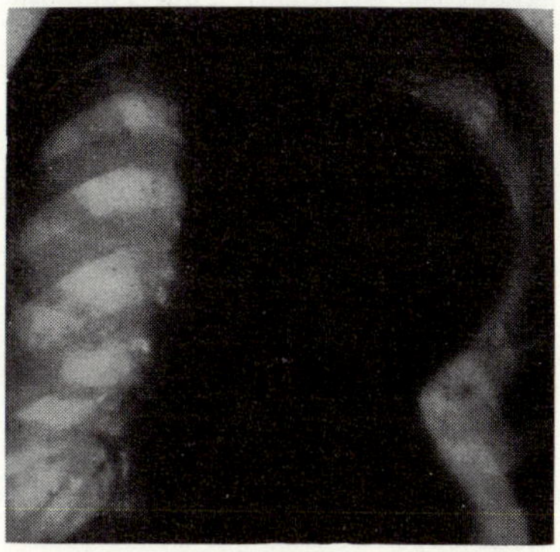

FIG. 93. — Anévrisme de l'aorte, vu de face.
(*Radiographie, d'après Sergent.*)

tation des veines de la paroi) ; *bronches* (essoufflement, bruit respiratoire [cornage], toux) ; *nerfs intercostaux* (douleur à type de névralgie intercostale) ; *nerfs du larynx* (voix rauque bitonale, toux coqueluchoïde) ; *œsophage* (difficulté de la déglutition).

Très souvent, seul l'examen radiologique révèle une déformation battante et expansive de l'image aortique ; mais l'anévrisme peut venir faire saillie sous forme d'une *tumeur* pulsative expansive qui apparaît sous la paroi du thorax après usure des côtes.

COMPLICATIONS. *Mort subite* fréquente par rupture. Angine de poitrine. *Evolution souvent prolongée* et autres localisations de la syphilis : nerveuse, artérielle.

TRAITEMENT. Le traitement causal est le seul de mise; c'est le traitement antisyphilitique, qui n'est pas toujours possible.

III. AORTE (malformations congénitales). — La plus importante est la *coarctation* (rétrécissement de l'isthme aortique). Il s'agit d'une diminution congénitale du calibre en aval de la naissance de la sous-clavière gauche. Cette lésion donne des troubles du développement et des troubles cardiaques, surtout dyspnéiques. Le signe principal en est l'abolition des pouls aux membres inférieurs. La résection du rétrécissement avec rétablissement de la continuité (opération de Crafoord) est le seul traitement actuel. D'autres malformations ont été décrites : *rétrécissement orificiel et sous-orificiel* (de la valvule aortique).

AOÛTAT. — V. ROUGET.

APATHIE (du gr. *a* priv., et *pathos,* passion). — Engourdissement physique et moral rendant insensible et inactif, résultat d'une dépression intense.

APEPSIE (du gr. *a* priv., et *pepsis,* digestion). — Difficulté et même absence complète de la digestion, par insuffisance de suc gastrique.

APÉRITIFS (du lat. *aperire,* ouvrir). — Trousseau a défini justement les liqueurs dites « apéritives » en disant « qu'elles ouvrent l'appétit comme une fausse clé ouvre les serrures », c'est-à-dire en le détruisant.

Ces boissons suppriment l'appétit et gênent la digestion en altérant les liquides (salive, sucs gastrique, pancréatique et intestinal) chargés de transformer les aliments en substances assimilables, provoquant par suite des affections aiguës ou chroniques de l'estomac et de l'intestin. D'autre part, les essences employées pour parfumer ces liqueurs sont des poisons : d'où la rapidité et la gravité de l'alcoolisme chez les buveurs d'apéritifs. V. aussi APPÉTIT.

APÉRITIVES. — I. Plantes (v. pl. en couleurs). — Ce sont la chicorée sauvage, la gentiane, le houblon, l'oranger amer, la tormentille.

II. Racines. — Les cinq racines apéritives sont l'ache, l'asperge, le fenouil, le persil, le petit liseron. On en fait un sirop diurétique.

APEX (mot lat. signif. *sommet*). — Extrémité d'un organe de forme conique, qu'il s'agisse de l'extrémité inférieure d'une dent, du sommet du poumon, de la pointe du rocher, de l'extrémité inférieure du cœur. Adjectif : apical.

APHAKIE (du gr. *a* priv., et *phakos,* lentille). — Absence de cristallin. Cet état résulte d'une luxation du cristallin ou de son extraction, à l'état transparent chez les myopes, ou à l'état opaque à la suite de la cataracte. La disparition du cristallin diminue la réfraction oculaire. Par suite de cette insuffisance de réfraction, le plus souvent l'aphakie entraîne de l'hypermétropie (v. à ŒIL : *Réfraction*) et même de l'hypermétropie élevée. Le myope fort (dont la réfraction était exagérée) devient emmétrope, c'est-à-dire à vue normale, et c'est dans ce but, du reste, qu'on pratique l'extraction du cristallin.

APHASIE (du gr. *a* priv., et *phasis,* parole). — Perte du langage extérieur (aphasies motrices), du langage intérieur (aphasies sensorielles), ou ensemble des deux troubles (aphasies mixtes).

Aphasies motrices. — **1° Anarthrie.** — L'anarthrie réside dans l'impossibilité d'évoquer les mots. La langue,

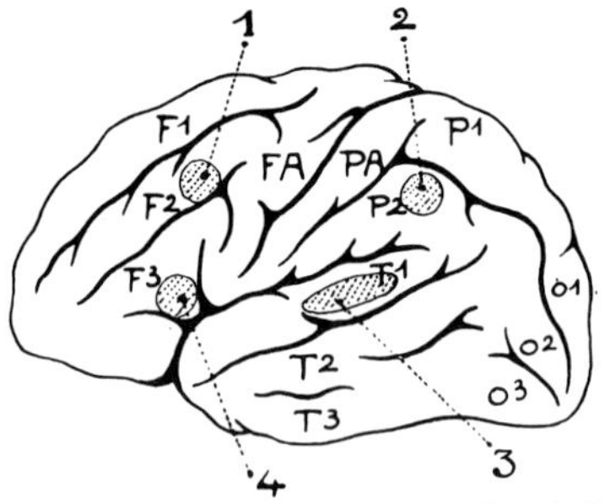

Fig. 94. — Centres de l'aphasie, d'après le thème classique.
1. Centre de l'écriture; 2. Centre visuel verbal; 3. Centre auditif verbal; 4. Centre de la parole.

le voile, le larynx ont gardé leurs mouvements normaux et ne sont pas responsables du trouble de la parole, mais le malade est incapable de désigner du mot propre l'objet indiqué.

2° Agraphie. — L'agraphie est à l'écriture ce que l'anarthrie est à la parole. Lorsqu'il veut écrire spontanément, le malade éprouve des difficultés et écrit un mot pour un autre.

Aphasies sensorielles (Aphasie de Wernicke). — **1° Surdité verbale.** — Alors que, dans l'anarthrie pure, le malade comprend très bien ce qu'on lui dit, mais ne peut s'exprimer, dans la surdité verbale, il ne saisit plus le sens des paroles qu'on prononce devant lui.

2° Alexie. — Impossibilité d'exécuter un ordre écrit.

Aphasies mixtes (Aphasie de Broca). — Troubles atteignant à la fois les langages intérieur et extérieur.

Sens neurologique de l'aphasie. — Chez un droitier, l'aphasie implique une lésion du cerveau gauche, et

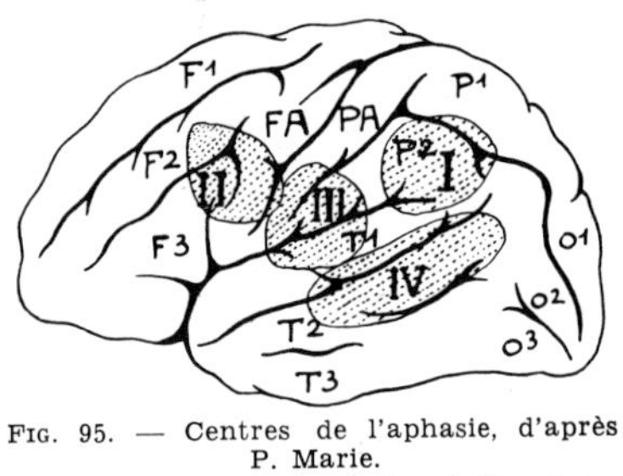

Fig. 95. — Centres de l'aphasie, d'après P. Marie.
I et IV. Zones de l'aphasie; II. Zone de l'anarthrie; III. Zone de l'aphasie globale.

chez un gaucher un lésion du cerveau droit. En principe, l'aphasie motrice est due à une atteinte du pied de la troisième frontale gauche, l'alexie à une atteinte du pli courbe, la surdité verbale à une atteinte temporale.

L'anarthrie est ordinairement due à un foyer localisé dans la zone lenticulaire (capsule externe, capsule interne, corps strié, partie antérieure de la couche optique). V. cerveau.

L'aphasie sensorielle est due à une lésion de la moitié postérieure des deux premières temporales (pli courbe, *gyrus supra marginalis,* et substance blanche sous-jacente à cette zone).

Causes. Une aphasie à début brutal doit faire penser à une cause vasculaire, embolie (par exemple due à un rétrécissement mitral), ramollissement cérébral par artérite syphilitique ou athéromateuse.

APHÉMIE (du gr. *a* priv., et *phêmi,* je parle). — Impossibilité d'exprimer les idées et les sentiments en se servant de la parole.

APHONIE (du gr. *a* priv., et *phonê,* voix). — Impossibilité de prononcer aucun son.

Causes. Boursouflement des cordes vocales, cessation du service des muscles de la voix, à la suite d'une émotion violente, ou bien due à des ulcérations tuberculeuses ou syphilitiques, à des fausses membranes diphtériques, à une tumeur comprimant les nerfs laryngés, à une paralysie des nerfs récurrents. Cette aphonie nerveuse s'observe surtout chez la femme. L'aphonie de guerre s'en rapproche beaucoup; elle est la conséquence d'une émotion ou d'une commotion, d'une brûlure du larynx par le gaz. Sauf dans l'aphonie nerveuse, qui est brusque, l'extinction de la voix est d'ordinaire graduelle.

Traitement. Celui des affections causales (v. larynx, diphtérie, tuberculose, syphilis). Pour l'aphonie nerveuse, on emploiera les antispasmodiques, les révulsifs locaux (notamment l'éponge trempée dans de l'eau très chaude).

APHRODISIAQUE (du gr. *Aphroditê,* Vénus). — Médicament portant aux plaisirs sensuels. Ce sont soit des excitants, soit des stimulants généraux, qui ne sont pas nuisibles à dose modérée, soit des stimulants spéciaux, irritants comme le phosphore et les cantharides, qui, pris à doses répétées ou élevées, sont des poisons très dangereux.

APHTES (du gr. *aptein,* brûler). — Vésicules éphémères suivies d'ulcérations superficielles, qui s'observent à la bouche ou à la vulve.

Stomatite aphteuse. — Débute par l'apparition de vésicules arrondies ou ovalaires, transparentes, puis opaques, blanchâtres, qui crèvent et laissent de petites ulcérations recouvertes d'un exsudat blanc, jaune ou gris, entourées d'une auréole rouge. L'ulcération, très douloureuse, dure en moyenne quatre à cinq jours.

Cause. Avitaminoses : les aphtes peuvent coïncider avec un embarras digestif, une intoxication alimentaire.

La stomatite aphteuse n'a pas de rapport avec la fièvre aphteuse, ni avec l'herpès, qui est inoculable à la cornée du lapin, à l'inverse de l'aphte, qui n'est pas contagieux.

Traitement. Soins de propreté de la bouche; supprimer les dentifrices irritants. Surveiller le régime et, chez l'enfant, la provenance du lait. Lavages de bouche au borate de soude, au chlorate de potasse; attouchements au bleu de méthylène au 1/100, au nitrate d'argent au 1/50, au collutoire arsénobenzolé. Vitamine PP.

Vulvite aphteuse. — S'observe chez l'enfant de deux à cinq ans, à la suite de la rougeole, plus rarement de la coqueluche, varicelle, diphtérie; parfois épidémique.

Les vésicules, qui sont identiques à celles de la bouche, peuvent aboutir à la gangrène, et envahir la région génito-crurale et anale. Durée dix jours environ.

Traitement. Toilette minutieuse de la vulve avec du néol, de l'eau boriquée; poudrer, avec du dermatol, aristol, sulfamides, purs ou additionnés de talc.

Fièvre aphteuse. — Maladie contagieuse, virulente, pouvant s'observer chez certains animaux et chez l'homme.

1° Chez l'animal. — La fièvre aphteuse (*cocotte, mal de bouche*)

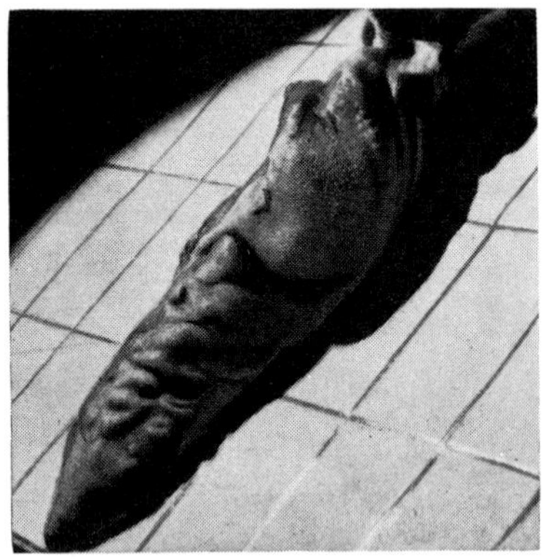

Fig. 96. — Langue de bovin atteint de la fièvre aphteuse. [*Phot. Boyer.*]

frappe surtout les bovidés (*fig.* 96) et les ovidés.

L'agent causal de la fièvre aphteuse semble être un virus *filtrant* très actif, mais peu résistant à la chaleur.

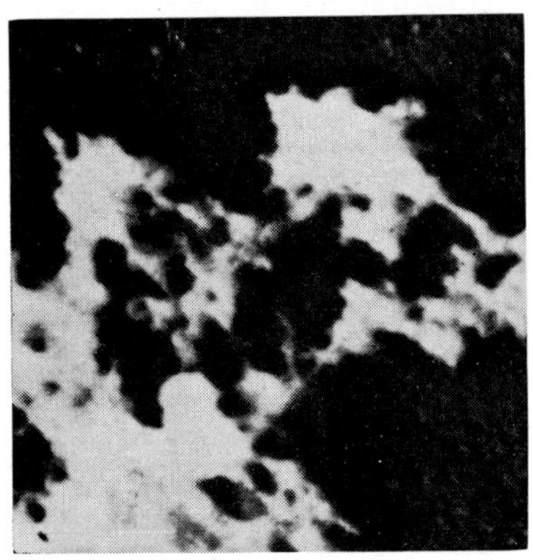

Fig. 97. — Le virus de la fièvre aphteuse (grossissement 50 000). [*Phot. Boyer.*]

2° Chez l'homme. — On admet l'existence de plusieurs virus aphteux inoculables à l'homme.

Le lait et les produits d'animaux aphteux sont contagieux. Le beurre et les fromages blancs frais peuvent être virulents.

La maladie se caractérise, comme chez l'animal, par des signes généraux et par une éruption vésiculeuse, le plus souvent localisée à la bouche, mais pouvant aussi apparaître aux

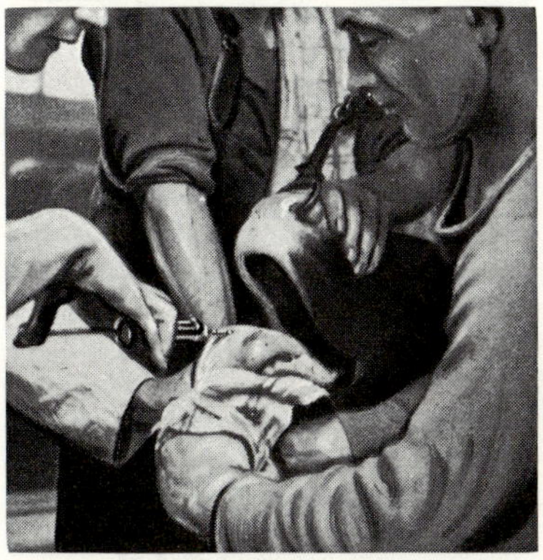

FIG. 98. — Inoculation du virus de la fièvre aphteuse sur la langue d'un bovin. (*Phot. Boyer.*)

mains et aux pieds; elle affecte surtout les enfants. L'affection est habituellement bénigne, mais la convalescence peut être longue et coupée de récidives.

La constatation d'un aphte ou même d'une stomatite aphteuse ne suffit pas pour porter le diagnostic de fièvre aphteuse, en l'absence de moyens certains de laboratoire; il faudra dûment établir la notion de contagion et rechercher si l'inoculation est positive chez l'animal (veau ou porcelet).

TRAITEMENT. Aucun remède (vaccin ou sérum) n'est vraiment efficace et susceptible d'être appliqué à l'homme. Le traitement sera donc essentiellement local (voir plus haut STOMATITE).

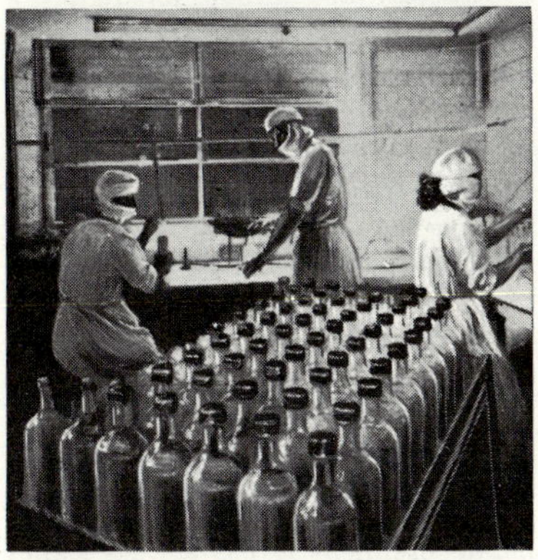

FIG. 99. — Conditionnement des vaccins à l'Institut français de la fièvre aphteuse à Lyon. (*Phot. Boyer.*)

La prophylaxie consiste à interdire la vente de produits d'animaux aphteux : lait, beurre, fromage; la viande ne paraît pas contagieuse.

APHTOSE. — Etat septicémique, voisin de l'herpès, se manifestant par des poussées successives de lésions vésiculo-ulcéreuses du type *aphte*, en divers points du corps : muqueuse buccale avec parfois adénopathie et trismus, muqueuse pituitaire, vulvaire, anale, conjonctivale. Sur la peau : lésions ulcéro-croûteuses creusées en puits; parfois douleurs articulaires; état général mauvais, fièvre à 39°-40°. Guérison en quelques jours; complications viscérales exceptionnelles. Parfois, on observe des aphtes de la bouche et des organes génitaux s'accompagnant de lésions oculaires graves (iritis avec hypopion, kératite, rétinite) et des lésions rappelant l'érythème noueux, une éruption acnéiforme, de l'hydarthrose des genoux, des symptômes cérébraux.

TRAITEMENT. I. *Local.* — Celui des aphtes.

II. *Général.* — Anti-infectieux, sulfamides, antibiotiques.

APICOLYSE (du lat. *apex*, sommet, et du gr. *luein*, délier). — Décollement chirurgical du feuillet pariétal qui entoure le sommet d'un poumon tuberculeux et provoque l'affaissement du sommet malade, dont les lésions peuvent se cicatriser.

APINISATION. — Traitement par le venin d'abeilles. V. VENIN.

APIOL. — V. PERSIL.

APLASIE (du gr. *a* priv., et *plassein*, façonner). — Variété d'atrophie, due à l'arrêt du développement d'un tissu ou d'un organe pendant la vie intra-utérine : telle une aplasie osseuse, artérielle.

Aplasie sanguine. — V. MYÉLOSE APLASIQUE.

APNÉE (du gr. *a* priv., et *pnein*, respirer). — Arrêt plus ou moins prolongé de la respiration.

APOCYNUM. — Plante de la famille des Apocynacées, dont plusieurs espèces (*Apocynum cannabinum*) contiennent dans leur rhizome des glucosides (apocynéine, cymarine) ayant les propriétés de la digitaline. Est utilisée sous forme d'extrait fluide (XX à XXX gouttes par jour) comme toni-cardiaque, diurétique.

La *cymarine*, produit cristallisé, plus soluble que la digitaline, s'emploie uniquement par voie intraveineuse : 1/4 à 1/2 mg par jour pendant 5 jours dans les insuffisances cardiaques droites avec œdème.

APOMORPHINE. — Produit de la déshydratation de la morphine; utilisé sous forme de chlorhydrate. C'est un vomitif puissant et rapide, agissant directement sur les centres nerveux à la dose de 5 mg à 1 cg en injection hypodermique. (C'est le type des vomitifs à action centrale.) Il est employé dans les empoisonnements (par la strychnine en particulier); on l'utilise également dans les cures de désintoxication chez les alcooliques désirant se débarrasser de leur toxicomanie : on développe un *réflexe conditionné* (v. *Supplément*) en dégoûtant le sujet de l'alcool ingéré par des vomissements provoqués grâce à l'apomorphine.

APONÉVROSE (du gr. *apo*, hors de, et *neuron*, nerf, par suite de la confusion faite par les Anciens entre les tendons et les nerfs). — Membrane blanche ou jaunâtre, résistante, dont il existe quatre variétés.

Aponévroses d'enveloppe. — Ces aponévroses forment au-dessous de la peau une sorte de gaine aux membres et à certaines régions, et se dédoublent quelquefois en deux ou même trois feuillets superficiels et profonds : aponévrose *brachiale* au bras, *antibrachiale* à l'avant-bras, *carpienne* au poignet, *palmaire* (deux couches) à la main, *pelvienne* au bassin, *fémorale* à la cuisse, *jambière* à la jambe, *métatarsienne* et *plantaire* au pied, *cervicale* (trois feuillets) au cou, *orbitaire* pour l'œil, *périnale* au périnée. L'aponévrose *abdominale* s'entrecroise avec celle du côté opposé pour constituer la *ligne blanche*. V. ABDOMEN.

Aponévroses musculaires. — Elles enveloppent et isolent chaque muscle.

Aponévroses d'insertion. — Aponévroses de recouvrement musculaire, mais sur lesquelles prennent naissance des fibres d'insertion.

Aponévroses d'intersection. — Interposées dans la longueur des fibres de certains muscles, comme le droit de l'abdomen.

APONÉVROTOMIE (du gr. *aponeurôsis*, aponévrose, et *tomê*, section). — Section chirurgicale d'une aponévrose, en particulier de l'aponévrose plantaire, pratiquée en cas de pied creux.

APOPHYSE (du gr. *apo*, hors de, et *phusis*, croissance). — Eminence s'élevant à la surface d'un os (*fig.* 100);

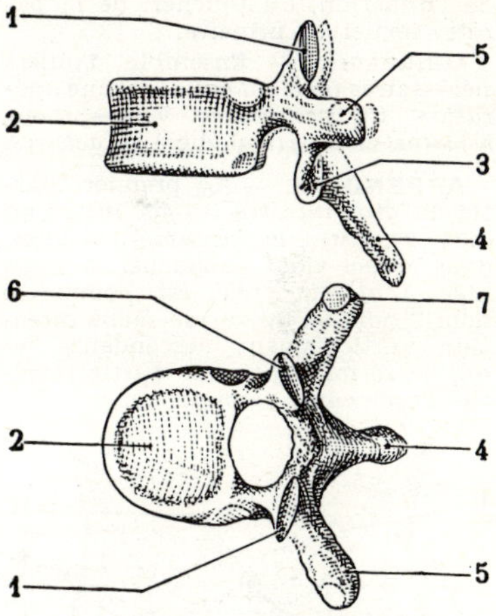

FIG. 100. — Apophyses.
1. Apophyse articulaire supérieure gauche; 2. Corps vertébral; 3. Apophyse articulaire inférieure gauche; 4. Apophyse épineuse; 5. Apophyse transverse gauche; 6. Apophyse articulaire supérieure droite; 7. Apophyse transverse droite.

les unes portent des parties lisses destinées à faire jointure avec un autre os (apophyses *articulaires* et apophyse *odontoïde* de l'axis); les autres servent à des insertions musculaires (apophyses *épineuses* et *transverses* des vertèbres).

APOPHYSITES. — Lésions inflammatoires, apparaissant en pleine croissance, atteignant des noyaux osseux, surtout épiphysaires, souvent en des points où le squelette, plus saillant, est plus exposé aux traumatismes. Elles s'accompagnent de tuméfaction de l'os et des parties molles, mais aboutissent rarement à la suppuration.

Ces lésions doivent être différenciées des lésions tuberculeuses des jointures, afin d'éviter des interventions ou des immobilisations inutiles.

Dans tous ces cas, la radiographie est d'un précieux secours pour le diagnostic (notamment pour l'ostéochondrite).

Le traitement consiste dans le repos au lit et des révulsions. Curetage quand il y a suppuration.

APOPLEXIE (du gr. *apoplessein,* frapper de stupeur). — Coup de bélier vasculaire qui provoque dans la totalité ou la majeure partie d'un viscère une dilatation considérable des vaisseaux (congestion), de l'œdème et des hémorragies étendues.

Ces graves troubles circulatoires privent brutalement l'organe de sa fonction normale. Il existe des *apoplexies cérébrales* (v. *Hémorragie cérébrale* à CERVEAU) ; des *apoplexies pulmonaires* (v. *Infarctus pulmonaire* à POUMON) ; des *apoplexies utéro-placentaires.*

Le terme *apoplexie séreuse* est réservé à l'œdème cérébro-méningé observé parfois au cours des traitements par les arsenicaux.

APPAREIL (du lat. *ad,* à, et *parare,* préparer). — ANATOMIE. Ensemble d'organes de nature différente associés pour une fonction : appareils digestif, respiratoire, de la circulation, de la locomotion, de la vision, de l'ouïe, de l'olfaction, du toucher, de la parole, sexuel et urinaire.

CHIRURGIE. — Ensemble d'objets nécessaires pour un *bandage,* une *opération,* un *pansement.* V. ces mots, à BANDE et à OS (maladies) : *Fractures.*

APPENDICE. — La première partie du *gros intestin* (v. *fig.* 101 et au mot CÆCUM), le *cæcum* (aveugle), dans lequel vient s'aboucher, à angle aigu, l'*intestin grêle,* est, comme le nom l'indique, un cul-de-sac, à direction verticalement descendante, et qui se termine par une partie rétrécie, l'*appendice vermiforme.*

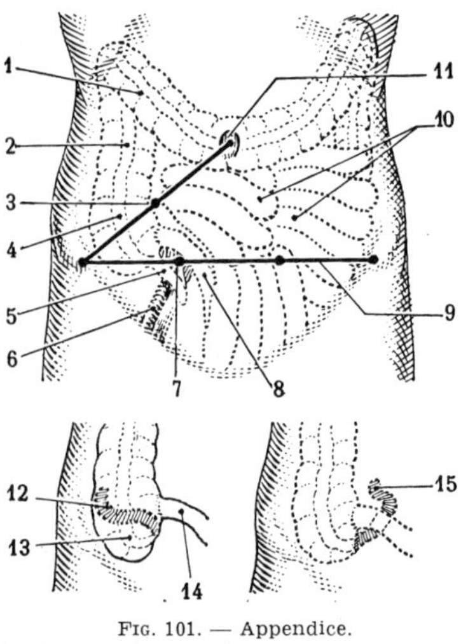

FIG. 101. — Appendice.

1. Côlon transverse ; 2. Côlon ascendant ; 3. Point de Mac Burney (réflexe de sensibilité) ; 4. Cæcum ; 5. Appendice ; 6. Artère iliaque externe ; 7. Point de Lanz (siège de la lésion appendiculaire) ; 8. Iléon ; 9. Ligne bi-iliaque ; 10. Anses grêles ; 11. Ombilic ; 12. Appendice rétro-cæcal ; 13. Cæcum ; 14. Iléon ; 15. Appendice rétro-iléal.

I. APPENDICE (structure et fonctions). — Partie terminale atrophiée du cæcum, cylindrique, de 4 à 12 centimètres ; sa direction est ordinairement flexueuse, en général descendante en dehors ou en dedans du cæcum. Sa cavité, très étroite (3 à 7 mm), communique avec le cæcum par un orifice d'un demi-centimètre environ. Sa structure le prédispose aux irritations, car il est tapissé d'un tissu semblable à celui des amygdales et, comme elles, est sujet aux inflammations chroniques avec poussées aiguës. Ses parois ont un demi-centimètre d'épaisseur.

L'appendice est entouré de tous côtés par le péritoine, cavité séreuse qui réagit à l'occasion des inflammations de cet organe (*appendicite*) et contribue pour une large part aux signes de cette maladie.

II. APPENDICE (maladies et lésions). — **Inflammation de l'appendice ou Appendicite.** — Appelée autrefois typhlite, pérityphlite, phlegmon et abcès de la fosse iliaque, péritonite, colique de miséréré, l'appendicite n'est donc pas une maladie nouvelle.

CAUSES. L'appendicite peut être due :

1° *A des causes locales :* corps étrangers intra-appendiculaires (noyau de fruit par exemple), concrétions stercorales et calcaires, se formant sur place, pouvant être uniques ou multiples, ovoïdes, d'aspect stratifié ; vers intestinaux, trichocéphales et oxyures, créant des érosions infectantes (surtout chez l'enfant et chez la femme enceinte) ;

2° *A des causes de voisinage :* intestinales (constipation, entérocôlite) ; annexielles (salpingite) ;

3° *A des causes générales :* grippe, rougeole, typhoïde, scarlatine, variole, diphtérie, oreillons, pneumonie, érysipèle, angine, rhumatisme.

LÉSIONS. Les microbes trouvés dans l'appendicite sont des pyogènes ordinaires ; le plus fréquent est le *colibacille,* parfois le streptocoque et des microbes anaérobies.

L'inflammation de l'appendice amène un boursouflement des parois, et, par suite, une obstruction plus ou moins complète du canal appendiculaire. Dans certains cas graves, on observe une *perforation,* une *gangrène* de l'appendice. Mais les lésions les plus graves sont celles qui atteignent la séreuse qui l'entoure. Tantôt il y a une simple irritation du péritoine, *inflammation de voisinage,* tantôt il y a évacuation du contenu de l'appendice dans la cavité péritonéale. Deux cas peuvent alors se produire : si l'inflammation préliminaire a été suffisamment longue, des adhérences se sont formées dans la cavité du péritoine au niveau de l'appendice et, lorsque celui-ci crève, son contenu tombe dans une cavité fermée, la *péritonite* est *localisée* par un abcès généralement curable ; si, au contraire, ce contenu tombe dans la grande cavité péritonéale, il y a formation d'une *péritonite généralisée* (extrême urgence chirurgicale).

SIGNES. Elle peut se présenter sous deux grandes formes : appendicite *aiguë* et appendicite *chronique.*

Appendicite aiguë. — Bien qu'elle revête divers aspects, elle nécessite une intervention chirurgicale, dès que le diagnostic est posé, pour éviter la perforation. Les signes essentiels sont : une *douleur* brutale, violente siégeant dans la fosse iliaque droite, au point de Mac Burney, à mi-chemin,

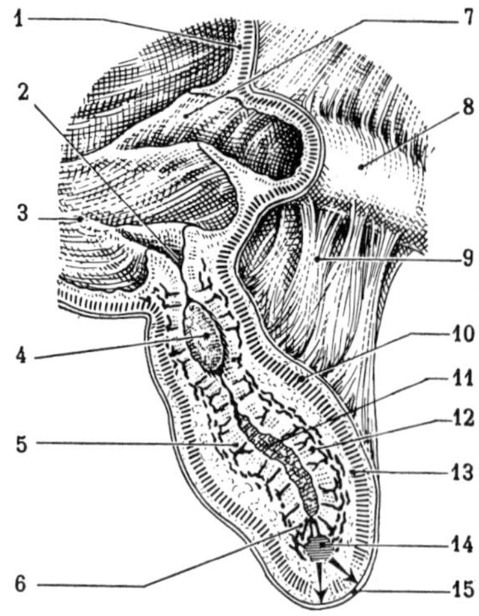

FIG. 102. — Appendicite produite par un corps étranger.

1. Cæcum ouvert ; 2. Orifice de l'appendice ; 3. Cavité cæcale ; 4. Amas de concrétions stercorales ; 5. Folliculite (inflammation des follicules lymphatiques) ; 6. Amas lymphoïde de l'extrémité de l'appendice avec folliculite infectieuse (lésion initiale) ; 7. Orifice de l'iléon ; 8. Iléon ; 9. Méso-appendice avec adhérences ; 10. Musculaire ; 11. Cavité appendiculaire ; 12. Muqueuse ; 13. Sous-muqueuse ; 14. Suppuration évoluant vers le péritoine ; 15. Péritoine appendiculaire.

à droite, de l'ombilic et de la crête de l'os iliaque (*fig.* 101) ; des *nausées* et des *vomissements.*

La température est élevée, le pouls est rapide.

Défense abdominale en ce point et autour, qui se transforme en véritable contracture abdominale lorsqu'il y a *péritonite.*

EVOLUTION. En cas de péritonite, le tableau s'aggrave et la mort survient rapidement.

En cas de crise moins grave, les signes peuvent s'amender. La guérison survient ; il s'agissait d'une simple colique appendiculaire, qui risque d'ailleurs de récidiver. Parfois les signes persistent, bien qu'atténués, et il va se former un *plastron appendiculaire,* qui lui-même se résorbera en *abcès* qu'il faudra ouvrir avant qu'il ne s'ouvre spontanément dans un viscère ou dans le péritoine, complication grave.

Dans certains cas d'*appendicite toxique,* les signes d'intoxication générale prennent le pas sur les signes locaux et la mort est la terminaison habituelle.

Appendicite chronique d'emblée. — La maladie évolue sans épisode aigu ou subaigu. Les signes les plus habituels sont les *troubles gastriques :* appétit capricieux, sensation de pesanteur, quelquefois même de brûlures après le repas, bizarreries de la digestibilité, nausées et vomissements intermittents survenant sans cause appréciable, notamment chez les jeunes enfants, et pouvant être alimentaires ou aqueux; haleine mauvaise et même fétide; constipation opiniâtre, parfois diarrhée, indiquant des fermentations intenses; la langue est sale.

Les troubles nerveux sont fréquents chez les enfants. La douleur (*colique appendiculaire*) dure quelques minutes ou plus longtemps, une heure ou deux, puis disparaît. Pendant l'accès douloureux, le visage pâlit, les traits se contractent. Les douleurs surviennent aussi bien à distance des repas que pendant le cours de la digestion; elles réveillent parfois le malade au milieu de la nuit.

Appendicites anormales. — **Appendicite pelvienne.** — La tuméfaction purulente siège dans le petit bassin, entre la vessie et le rectum, provoquant des troubles urinaires (rétention d'urine), ténesme rectal.

Appendicite à gauche. — Tous les signes physiques sont portés à gauche.

Appendicite à rechutes. — Les crises se répètent en nombre variable, après une phase intercalaire de guérison apparente.

Appendicite claudicante. — Cette forme simule une sciatique ou une coxalgie sans qu'aucun symptôme abdominal (sauf la radioscopie) appelle l'attention.

Complications. Abcès multiples périappendiculaires, pelviens, sous-hépatiques. — Infection du foie, caractérisée par de grands accès de fièvre avec frissons, température de 40°, vomissements, douleurs au creux de l'estomac et dans le côté droit, jaunisse plus ou moins tardive. — Parotidite suppurée. — Pleurésie appendiculaire. Suppurations pulmonaires. — Abcès métastatiques des reins, du cerveau, etc.

Diagnostic. Habituellement facile; quelquefois, pourtant, l'appendicite peut être confondue avec les autres crises douloureuses abdominales, telles que la salpingite droite, la cholécystite, calculeuse ou non, la perforation d'un ulcère du duodénum, le calcul de l'uretère.

En cas de péritonite appendiculaire, il faudra éliminer les péritonites à pneumocoques, les péritonites tuberculeuses, les péritonites gastriques.

Les formes graves ont pu être confondues avec la fièvre typhoïde, l'occlusion intestinale, l'inondation péritonéale par grossesse tubaire.

La radiographie, en montrant la position des organes douloureux, peut rendre des services dans le diagnostic de l'appendicite chronique.

Traitement. Le traitement de l'appendicite a suscité des discussions passionnées. Le traitement médical de l'appendicite n'existe pas : toute appendicite doit être opérée. (V. pl. en couleurs : opération.)

En attendant l'opération, il faut proscrire les purgatifs, qui sont absolument néfastes : les appendicites gangréneuses perforantes sont le plus souvent des appendicites purgées.

Une diète sévère s'impose : on mettra l'appendice et l'intestin au repos en appliquant sur le ventre une vessie d'eau chaude (contre la douleur) ou, au contraire, une vessie de glace (contre l'infection) en ayant soin : 1° d'interposer entre la vessie de glace et la peau, une compresse de tarlatane; 2° de mettre autant de vessies qu'il est nécessaire pour que tout le ventre soit couvert; 3° de renouveler la glace toutes les trois ou quatre heures; d'inspecter la peau et, s'il se produit une tache grisâtre, d'augmenter l'épaisseur de la compresse.

L'opération est indiquée en principe devant toute crise aiguë appendiculaire. Il n'y a qu'une seule contre-indication, le *plastron appendiculaire* (v. *Appendicite aiguë*).

Suites possibles des opérations d'appendicite. — Chez nombre de malades, malgré l'opération enlevant l'appendice, les douleurs reparaissent au même point (fosse iliaque droite), soit pendant la convalescence, soit plusieurs mois après, et s'irradient en diverses directions. Ces phénomènes douloureux se présentent tantôt sous la forme aiguë, tantôt sous la forme chronique.

Certains troubles sont dus à l'existence de brides (*fig.* 103) constituées par des cicatrices d'ancienne péritonite, brides qui affectent les directions les plus diverses, allant de la paroi abdominale ou de la fosse iliaque sur le cæcum, croisant et comprimant les anses de l'intestin et créant parfois aussi un rétrécissement de l'intestin qui gêne le cours des matières et accroît la constipation, naturelle à ces malades, qui était antérieure et souvent l'origine de leur affection.

Cancer de l'appendice. — Tumeur du type épithéliome qui atteint l'appendice chez des sujets jeunes (20 à 30 ans). Revêt l'aspect d'une appendicite banale. Guérison habituelle après ablation de l'appendice.

Tuberculose de l'appendice. — Accompagne habituellement celle du *cæcum* (v. ce mot).

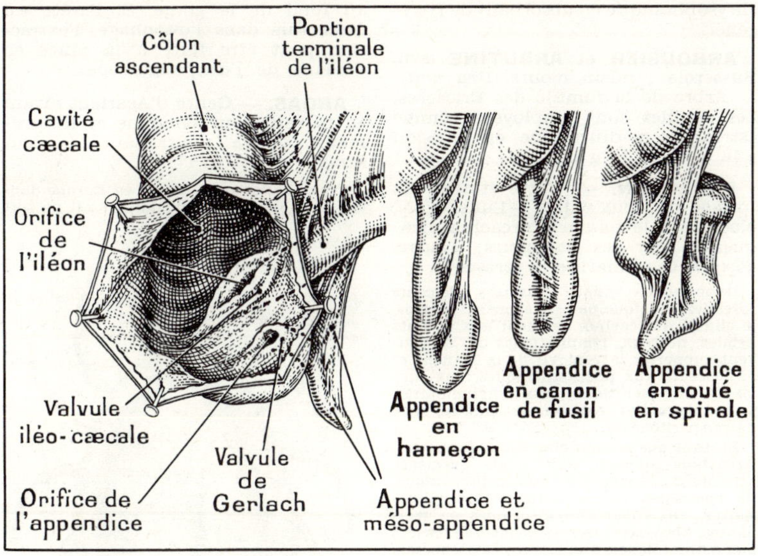

Fig. 103. — Appendicite.
A gauche : Cæcum ouvert; *à droite :* adhérences et rétractions du méso-appendice.

APPÉTIT (du lat. *appetere*, désirer). — L'appétit est le désir et le plaisir de manger. Il s'accompagne généralement du besoin d'aliments (faim), mais peut en être indépendant, car l'appétit peut ne venir qu'en bien mangeant.

Le mode de préparation et de présentation des mets, l'emploi des condiments, la gaieté de la salle où a lieu le repas, son aération et son éclairage ont une action certaine.

L'exercice au grand air, l'abstention de tout aliment (surtout de sucreries) entre les repas, leur régularité et l'habitude quotidienne, à heure fixe, d'évacuation des déchets de la digestion ont aussi une influence certaine sur l'appétit.

Action des maladies. *Diminution de l'appétit.* — La fièvre au-dessus de 39° dans les maladies infectieuses, la cachexie tuberculeuse, la réduction de la sécrétion du suc gastrique (fièvre typhoïde, maladie d'estomac), la diminution de son acidité (cancer) ou son altération par l'alcoolisme ou le tabagisme diminuent ou suppriment même l'appétit. Il en est de même de certaines affections du foie (ictère chronique, cancer du foie, cirrhose atrophique), avec éloignement spécial pour les substances graisseuses. Les grandes émotions, certaines formes de nervosisme, la crainte d'engraisser font aussi disparaître l'appétit. V. anorexie.

Augmentation de l'appétit. — On observe un accroissement de l'appétit chez les diabétiques, les hyperchlorhydriques (ulcère de l'estomac, du duodénum), dans la congestion du foie, certaines variétés de névropathes, d'obsédés et d'aliénés. Voir boulimie, envies.

Traitement. Contre la diminution d'appétit, absorption, une heure avant le repas, d'un grand verre d'eau alcaline faible (Vals) ou de tisane amère (gentiane, quassia). Dans l'hyperchlorhydrie, eaux alcalines fortes (Vichy, Pougues). Contre les troubles des nerveux, rééducation et suggestion.

APRAXIE (du gr. *a* priv., et *praxis*, action). — Perte de la compréhension de l'usage des objets usuels qui se traduit par des actes absurdes, et impossibilité de conformer les mouvements au but proposé, bien que le sujet ne soit ni imbécile, ni délirant, ni ataxique, ni paralysé, qu'il comprenne les ordres qu'on lui donne et reconnaisse les objets qu'il manipule.

On distingue une *apraxie idéatoire,* dans laquelle le malade ne peut concevoir l'acte à exécuter (trouble intellectuel), et une *apraxie idéomotrice,* quand il ne peut concevoir les mouvements nécessaires à cet acte (trouble psycho-moteur).

La caractéristique de l'apraxique est sa perplexité, qu'il traduit en disant : « Je sais bien comment il faut faire, mais je ne peux pas. »

Evolution et traitement. L'apraxie peut être transitoire ou durable. Elle peut être corrigée par la rééducation.

Causes. Anémie ou congestion cérébrale, gommes syphilitiques, tumeur ou ramollissement cérébral. Son siège est le pli courbe de la 2e circonvolution pariétale, le corps calleux. Une lésion de l'hémisphère gauche produit l'apraxie des membres du côté droit et des troubles plus atténués du côté gauche.

APTÈNE. — Elément actif probable dans la formation des antigènes.

APTITUDE MORBIDE. — Prédisposition naturelle à une maladie. Les enfants ont une aptitude pour la diphtérie, les descendants d'un arthritique pour une des manifestations de cette diathèse, les étrangers pour les maladies locales comme la fièvre jaune, contre laquelle les indigènes sont relativement immunisés.

APTYALISME (du gr. *a* priv., et *ptualon,* salive). — Diminution de la salivation (vieillards, neurasthéniques).

APYREXIE (du gr. *a* priv., et *pur,* chaleur). — Absence de fièvre.

Etat apyrétique. — Phase sans fièvre.

ARACHNOÏDE (du gr. *arachnê,* araignée, et *eidos,* ressemblance). — Nom donné, à cause de sa minceur, à l'enveloppe du cerveau intermédiaire à la pie-mère et à la dure-mère. V. MÉNINGES.

ARACHNOÏDITE. — Inflammation des méninges et des espaces arachnoïdiens du cerveau ou de la moelle. Elle peut être soit *localisée* du fait de cloisonnements, et se traduit alors par des signes rappelant ceux des tumeurs de la région correspondante, soit *diffuse,* et donnant lieu à quelques troubles nerveux (céphalée, vertiges, amnésie, phobies).

ARAIGNÉES. — Les araignées (famille des Arachnides) comprennent un certain nombre d'espèces presque toutes venimeuses. Parmi les espèces les plus redoutées figurent celles qui se rattachent aux genres *Latrodectus* (*fig.* 104), *Araneus, Atrax.*

Les *piqûres d'araignée* peuvent déterminer certains accidents parfois assez sérieux.

Signes. Avec certaines araignées comme celles du genre *Latrodectus,* ce sont les *phénomènes nerveux* qui dominent : analgésie au point piqué, hyperesthésie ailleurs; fièvre peu marquée, tremblements, sensation de syncope et de mort. Avec d'autres araignées, du genre *Araneus,* les *signes cutanés* dominent : rougeur, lymphangite, ganglions engorgés, œdème plus ou moins étendu.

On signale en Amérique du Sud des cas mortels.

Traitement. Semblable à celui des morsures de serpents : empêcher la diffusion rapide du poison et le détruire sur place avec du permanganate de potasse, du formol.

Huile camphrée, spartéine, boissons chaudes.

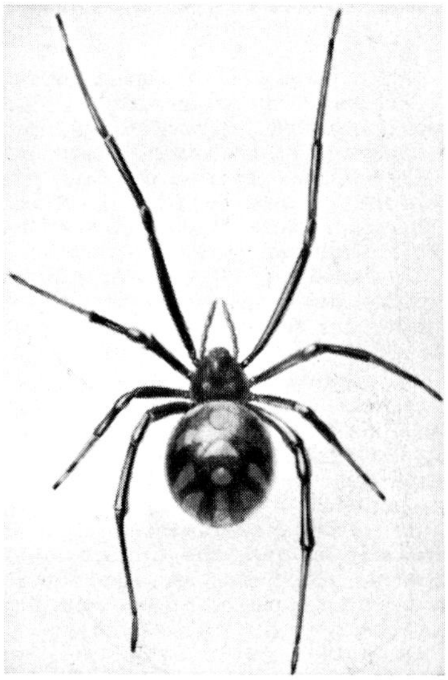

Fig. 104. — Latrodecte.

ARANÉISME. — Envenimation consécutive à une morsure d'araignée.

ARAROBA (Poudre de Goa). — Poudre jaune contenue dans le tronc de l'*Andira Araroba,* arbre du Brésil, de la famille des Papilionacées. Constituée en grande partie par la chrysarobine, qui se transforme en acide chrysophanique en absorbant de l'oxygène.

ARBOUSIER et ARBUTINE (syn. Busserole : raisin d'ours, *Uva ursi*). — Arbre de la famille des Ericacées. Les feuilles sont employées comme astringent et diurétique, en infusion à la dose de 10 g par litre.

ARCACHON. — Cette station est formée de deux villes : l'une, *d'été,* placée sur le bassin d'Arcachon, fréquentée par les baigneurs; l'autre, *d'hiver.* Cure marine et forestière.

Indications. Sédatif par ses éléments forestiers, tonique par ses éléments marins, le climat d'Arcachon convient aux enfants débiles, nerveux, lymphatiques qui ne peuvent supporter le vent vif de la Manche et de l'Océan, aux neurasthéniques, aux surmenés, aux rachitiques, aux ganglionnaires, à la tuberculose osseuse, articulaire, urinaire, péritonéale.

En tant que station climatique forestière, Arcachon convient aux sujets surmenés atteints d'adénopathie trachéo-bronchique, de pleurésies, de reliquats pleuro-pulmonaires, aux tuberculoses torpides ou traînantes, fibro-caséeuses au début, scléreuses ; aux asthmatiques, aux emphysémateux, aux cardiaques bien compensés, aux neurasthéniques.

Contre-indications. Tuberculoses aiguës, granulie, pneumonie caséeuse, phtisie galopante.

ARCIFORME (du lat. *arcus,* arc, et *forma,* forme). — Fibre en forme d'arc. On en trouve dans les aponévroses qui entourent des anneaux.

ARDOISIÈRES. — Danger. Introduction dans le poumon de poussières d'ardoise qui, fixées, produisent l'*anthracosis des ardoisiers.* V. POUSSIÈRES (Maladies causées par les).

AREC. — Palmier (*Areca catechu*) dont la graine ou *noix d'arec* contient plusieurs alcaloïdes toxiques, parmi lesquels l'*arécoline.*

L'*arécoline,* employée sous forme de bromhydrate, excite la sécrétion salivaire.

Doses. 0g,0005 en une fois; 0g,0015 en vingt-quatre heures.

Instillée dans l'œil (solution à 1 ou 2 p. 100), elle provoque du myosis et abaisse la tension oculaire; utilisée dans le glaucome.

ARENARIA. — Plante de la famille des Caryophyllacées (*Arenaria* ou *Spergularia rubra,* sabline rouge), qui contient des principes aromatiques diurétiques et antiseptiques. Employé en décoction, en extra-fluide ou en teinture (5 à 20 g par jour) dans le catarrhe vésical, la gravelle.

ARÉOLE (du lat. *area,* aire). — Surface circulaire entourant soit une partie enflammée, *aréole inflammatoire,* soit un organe, *aréole du mamelon.*

ARÊTE. — Certains poissons ont beaucoup d'arêtes qui se détachent facilement et peuvent, par suite, être avalées. Tel est le cas du merlan, qui à lui seul provoque plus d'accidents de ce genre que tous les autres. Le point d'implantation le plus fréquent est l'amygdale, où l'arête peut être saisie par le médecin, à condition d'avoir une partie suffisante saillant en dehors du tissu. On peut quelquefois aussi la rejeter en provoquant des nausées, par l'introduction du doigt au fond de la gorge. Si l'arête est descendue dans l'œsophage, l'extraction peut être faite à la pince en s'aidant de l'œsophagoscope.

ARGAS. — Genre d'Acariens vivant en parasites sur l'homme et les animaux, et se nourrissant de leur sang.

Argas reflexus. — Il vit en Europe dans les colombiers et les poulaillers; il ne sort

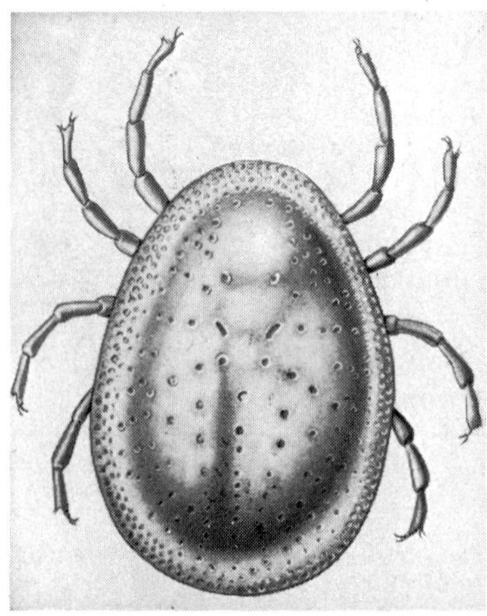

Fig. 105. — Argas. (*D'après Brumpt.*)

que la nuit pour sucer le sang des jeunes poussins ou pigeons, dont il peut provoquer la mort; une fois repu, il peut rester longtemps sans prendre de nourriture.

Traitement. Pour faire lâcher prise aux argas, employer, comme pour les ixodes, la benzine ou la térébenthine. Contre la piqûre, lotions vinaigrées et poudres inertes.

ARGELÈS-GAZOST (Hautes-Pyrénées). — Station d'eaux sulfureuses sodiques froides et bromo-iodurées, dans une vallée assez large, à une altitude de 450 mètres.

INDICATIONS. Etats lymphatiques, affections chroniques des voies respiratoires supérieures; dermatoses, rhumatismes chroniques; affections gynécologiques.

MODE D'EMPLOI. Boissons, bains, pulvérisations, douches.

ARGENT. — Diverses préparations sont employées en médecine :

Albuminate d'argent. — Antiseptique employé contre la blennorragie en solution à 0,50 p. 100.

Azotate ou nitrate d'argent. — Cautérisation des plaies sous forme de crayon; collyre, 1 g pour 100 g dans l'ophtalmie purulente du nouveau-né; l'injection urétrale, 10 cg à 1 g pour 150 g d'eau distillée; en pilules de 1 cg contre les diarrhées, à la dose de 4 par jour.

Empoisonnement. — SIGNES. Vomissements d'une matière blanchâtre noircissant à l'air. — Argyrie.

TRAITEMENT. Faire boire abondamment de l'eau salée, puis vomitifs, eau albumineuse.

Citrate d'argent. — Poudre antiseptique non irritante employée en pommade à 1 p. 100 de vaseline dans le pansement des plaies.

Nucléinate d'argent. — Employé dans les conjonctivites en solution à 10 p. 100.

Protéate d'argent. — Combinaison organique contenant 8 p. 100 d'argent. Poudre jaunâtre employée en pommade, 1 g pour 5 g de lanoline et de vaseline, dans la blépharite, et en injection contre la blennorragie à la dose de 0,50 à 2 p. 100.

Argent colloïdal. — **Argent colloïdal chimique.** — **Soluble dans l'eau.** Employé en solutions à 1 p. 100 pour instillations nasales, injections urétrales, à 1 p. 1 000 en lavages urétraux, en pommades à 1 p. 100, en suppositoires, 5 cg par suppositoire, en pilules de 1 à 10 cg.

Argent colloïdal électrique. — En ampoules stérilisées. Utilisé dans les maladies infectieuses aiguës à la dose de 1 à 20 cm^3 par voie sous-cutanée ou intramusculaire. L'injection intraveineuse de 5 à 10 cm^3 détermine un choc violent avec frisson et a les avantages et les inconvénients de la thérapeutique de choc.

Amalgame d'argent. — **Huile** contenant de l'argent et 40 p. 100 de mercure. Une injection intramusculaire par semaine dans la syphilis.

ARGILE. — Terre formée de silice et d'alumine; conseillée après stérilisation à 15 p. 100, pour le pansement des plaies, qu'elle assèche et désodorise.

ARGYLL-ROBERTSON (Signe d'). — Signe très pathognomonique de la syphilis caractérisé par un myosis stable uni ou bilatéral, ne se modifiant pas sous l'influence des collyres; une abolition totale du réflexe à la lumière, mais une conservation totale du réflexe à l'accommodation et à la convergence. Une fois installé, ce signe ne rétrocède jamais.

Le *syndrome d'Adie* peut quelquefois prêter à confusion avec ce signe. V. ADIE.

ARGYRIE (du gr. *arguros*, argent). — Coloration ardoisée des téguments, due à l'imprégnation de la peau par l'argent métallique, à la suite d'ingestion prolongée de sels d'argent (pilules de nitrate d'argent, par exemple).

ARGYRISME. — Intoxication par les sels d'argent.

ARIBOFLAVINOSE. — Maladie déterminée par la carence en riboflavine (vitamine B_2). V. VITAMINE.

SIGNES. Vascularisation de la conjonctive autour de la cornée; fissures et rhagades de la commissure des lèvres qui peuvent s'infecter (perlèche). Concrétions sébacées au centre de la face et du menton sur peau dure et sèche.

TRAITEMENT. Régime riche en viandes, lait et œufs. Vitamine B_2 par la bouche (2 à 3 mg) ou en injection sous-cutanée.

ARISTOLOCHE. — Plante herbacée de la famille des Aristolochiacées (*A. clematis*) dont la racine a été prônée contre la goutte et le rhumatisme.

ARITHMOMANIE (du gr. *arithmos*, nombre, et *mania*, folie). — Besoin invincible de faire diverses opérations d'arithmétique, sensation d'oppression à la pensée de certains chiffres. V. OBSESSION.

ARMOISE (*Artemisia vulgaris*). — Plante de la famille des Composacées dont les feuilles sont employées en infusion pour faciliter les règles, à la dose de 10 g par litre d'eau. Donne des résultats dans l'aménorrhée des chlorotiques. L'extrait aqueux (pilules de 0g,60 à 2 g par jour) est plus actif.

ARNICA (*Arnica montana*). — Plante de la famille des Composacées; on l'appelle encore tabac des Vosges, plantain des Alpes, bétoine des montagnes.

Les fleurs renferment un principe actif employé sous forme de teinture (1 à 2 g) comme stimulant du système nerveux et musculaire. A l'extérieur, c'est un excitant de la peau employé comme résolutif dans les traumatismes sans plaie. Certaines peaux sont très sensibles à l'arnica, et il faut toujours employer la teinture étendue d'eau sous forme de compresses. Dangereux.

AROMATIQUES (du gr. *aromatikos*, même sens). — Les plantes aromatiques doivent leur parfum pénétrant à la présence de glandes situées en diverses parties (feuille, tige) et contenant des essences ou huiles essentielles. Ce sont les *labiacées* (menthes, lavande, marjolaine, romarin, thym, origan, hysope, sauge, mélisse); les *ombellifères* (anis, cumin, carvi, fenouil, coriandre, persil, cerfeuil, céleri, angélique); les *composacées* (armoise, matricaire, camomille, absinthe).

Bain aromatique. — 500 g des espèces aromatiques enveloppées dans un linge sont mises à infuser une demi-heure dans 10 litres d'eau qu'on verse dans le bain.

ARRHÉNAL. — Méthylarsinate de soude. V. ARSENIC.

ARRIÈRE-CAVITÉ DES FOSSES NASALES. — Partie supérieure du pharynx en arrière de l'ouverture postérieure des fosses nasales. V. NEZ.

ARRIÈRE-FAIX. — Synonyme de *délivre* (v. ce mot).

ARRIÉRÉS. — V. ANORMAUX, IDIOTS, ÉCOLIER.

ARROW-ROOT (mot angl. signif. *racine-flèche*, parce que les Indiens attribuent au suc de la racine le pouvoir de guérir les blessures causées par des flèches empoisonnées). — Fécule d'un blanc pur et brillant, insipide, craquant sous le doigt, obtenue en râpant les organes souterrains de diverses plantes, et utilisée comme aliment léger convenant aux enfants.

L'arrow-root le plus estimé, qui provient des Antilles (Jamaïque, Bermudes, Natal), est extrait des souches de divers *Maranta*.

ARSENIC. — Corps simple qu'on trouve dans la nature à l'état natif ou combiné à du soufre (réalgar. orpiment).

On employait en médecine un grand nombre de dérivés arsenicaux soit métalliques, soit organiques. La découverte des antibiotiques fungiques, en fournissant une arme moins toxique et plus efficace, contre la syphilis, a beaucoup diminué leur importance.

ARSENICAUX MÉTALLIQUES. — **Acide arsénieux.** — C'est le plus actif, mais le plus dangereux des arsenicaux; il n'est presque plus employé : *granulés de Dioscoride* à 1 mg; *liqueur de Boudin :* 10 mg d'acide pour 10 g; *pilules asiatiques; poudre du frère Côme.*

Arsénite de potasse. — *Liqueur de Fowler :* X à XX gouttes par jour.

Arséniate de soude. — *Liqueur de Pearson.* Ces deux derniers arsenicaux peuvent être employés dans les maladies chroniques de la peau et comme tonique dans le lymphatisme à très petites doses.

Arséniate de fer. — Granulés à 1 mg; pilules à 1 cg. Il est employé dans les anémies hypochromes.

Iodure d'arsenic. — V. IODE.

Sulfure jaune d'arsenic (orpiment). — Dangereux, ne doit plus être employé comme épilatoire.

Intoxication par les arsenicaux métalliques. — CAUSES. — *Intoxication collective* d'origine alimentaire par des farines souillées, par la bière ou le vin traités par des produits arsenicaux; *intoxication professionnelle :* utilisation de sels d'arsenic, d'arséniates (vignerons, traitement des pommes de terre), de colorants (tanneurs); *intoxication criminelle* par doses répétées ou dose unique par la mort-aux-rats.

La dose toxique est variable : les vomissements peuvent en soustraire une partie. Il y a des facteurs individuels d'accoutumance. (V. ARSENICOPHAGE.)

C'est en général l'*acide arsénieux* (mort-aux-rats) qui est à l'origine des empoisonnements involontaires ou criminels. La dose suffisante pour produire des accidents est de 6 dixièmes de milligramme par kilogramme de poids du corps : 1 cg pour un enfant de 18 kilogrammes.

SIGNES. *Forme suraiguë.* — Consécutive à l'ingestion massive d'un produit arsenical.

Troubles gastro-intestinaux graves simulant une *attaque de choléra :* vomissements, diarrhée séreuse, soif vive, anurie, refroidissement des extrémités, céphalée, mort rapide.

Forme subaiguë. — Après une phase de troubles gastro-intestinaux, période de rémission avec euphorie (qui indique une inhibition des défenses de l'organisme) ; puis apparaissent des troubles du cœur et des reins, de la dyspnée, de la cyanose, des éruptions cutanées, de l'ictère, de la fièvre. La mort survient par collapsus. Toutefois le malade peut guérir, mais garde quelques séquelles persistantes du côté du cœur et des reins.

Forme chronique (arsenicisme). — Troubles digestifs, albumine, troubles cardiaques et pulmonaires. La peau devient noire (mélanodermie), surtout au cou et aux épaules ; hyperkératose palmo-plantaire, alopécie, ulcérations des pieds et des mains (pigeonneaux).

Polynévrite des membres inférieurs, avec steppage; pied ou main en griffe; paresthésie, hypoesthésie, abolition des réflexes, atrophies musculaires, rétractions tendineuses, cyanose des extrémités.

TRAITEMENT CURATIF. On emploie actuellement le B.A.L. C'est un dérivé soufré qui a la propriété de fixer l'arsenic sur sa molécule.

Intoxication aiguë. — Vomitifs, lavage d'estomac avec de l'eau albumineuse, de l'eau tenant en suspension 1 p. 100 de magnésie calcinée ou une solution de B.A.L. Injection de solution huileuse de B.A.L. par voie générale (ampoules de 2 cm^3 à 10 p. 100) : 3 mg par kilo par injection, 6 injections par jour pendant deux jours, 4 injections par jour, les deux jours suivants.

Intoxication chronique. — Supprimer la cause de l'intoxication, lutter contre les paralysies par la strychnine et rééducation. B.A.L.

TRAITEMENT PRÉVENTIF. Sobriété et propreté, notamment de la bouche; vêtements de travail particuliers, bains fréquents, brossage des dents et des mains avant le repas, qui devra toujours être pris hors de l'atelier; port de gants. Aspiration, par des appareils, de l'hydrogène arsénieux existant dans les locaux du travail.

LÉGISLATION. La loi indemnise les maladies causées par l'arsenic et ses dérivés oxygénés et sulfurés.

Travaux susceptibles de provoquer ces maladies : traitement des minerais arsenicaux, fabrication et emploi de produits insecticides ou anticryptogamiques renfermant des arsenicaux; fabrication et emploi de couleurs et peintures contenant des arsenicaux; emploi de produits arsenicaux (sulfure d'arsenic) en mégisserie et en tannerie : manipulation de peaux qui en sont enduites.

Méthode médico-légale de recherche d'arsenic. — Dans l'intoxication aiguë, on dose l'arsenic dans les vomissements et les urines; dans l'intoxication chronique, dans les urines et les cheveux. Un cheveu pousse de 15 mm par mois. Les urines contiennent de l'arsenic longtemps après l'arrêt de l'intoxication; le B.A.L. provoque une décharge. Les taux normaux sont variables : 1/100 à 1/10 de mg par litre d'urine, 1/10 à 3/10 de mg par kilo de cheveux, 1 à 3 mg dans les viscères. Mais des taux beaucoup plus importants sont possibles sans troubles cliniques; il faut savoir interpréter les résultats.

ARSENICAUX ORGANIQUES. — **Cacodylate de soude.** — MODE D'EMPLOI et DOSES. En pilules (5 à 20 cg par jour), avec interruption comme pour le méthylarsinate; en injection hypodermique (3 à 50 cg) ; en lavement à dose très faible.

Cacodylate de fer. — Contre l'anémie, en pilules (15 à 25 cg par jour), à prendre par la bouche ou en injection (3 à 6 cg par jour).

Méthylarsinate de fer. — Mêmes doses et indications que l'arséniate de fer.

Méthylarsinate de soude. — MODE D'EMPLOI. En granules de 1 cg ou en solutions à absorber par la bouche, ou en injections hypodermiques, de 5 à 10 cg par jour.

INDICATIONS. Emphysème, bronchite chronique, neurasthénie, paludisme, asthénie, état de dénutrition.

Arsénobenzènes pentavalents. — Les arsénobenzènes sont des arsenicaux organiques de la série aromatique. Utilisés, en comprimés, dans le traitement de la dysenterie amibienne, du paludisme, du lichen plan, et, en injections, dans le traitement de la syphilis.

Arsénobenzènes trivalents. — Le premier en date est l'Arsénobenzol, auquel on a préféré le Novarsénobenzol et le Sulfarsénol.

Arsénones (Arsénoxydes). — Composés arsenicaux. Mêmes indications que les arsénobenzols.

Accidents. — Les arsenicaux organiques sont des produits toxiques pouvant causer un certain nombre d'accidents.

Arsenicaux pentavalents : névrite optique, troubles de l'oreille interne (surdité).

Arsenicaux trivalents : congestion intense du visage (crise nitritoïde), suivie parfois de syncope, qui peut être mortelle; mais habituellement la guérison est obtenue après une injection sous-cutanée de 1 cm^3 d'adrénaline au millième. Parfois, vomissements, diarrhée, céphalée.

On a encore observé des *ictères,* de l'albuminurie, des *névrites* avec ou sans paralysie, des accidents sanguins (anémie, purpura, agranulocytose), de l'apoplexie séreuse, des éruptions, etc. Ces accidents ont fait renoncer à l'utilisation de ces corps dans le traitement de la syphilis, qui demandait des cures prolongées et mal supportées.

TRAITEMENT. Pour les accidents légers, adrénaline (XXX gouttes sur un morceau de sucre ou injection sous-cutanée d'une ampoule).

ARSENIC RADIO-ACTIF. — Une des propriétés caractéristiques de l'arsenic est sa fixation par le tissu cutané. Cette électivité fait employer dans le traitement de certains cancers cutanés des isotopes radio-actifs de l'arsenic.

ARSENICALES (Eaux). — V. à EAUX MINÉRALES : *Eaux arsenicales* et BOURBOULE (La), MONT-DORE, PLOMBIÈRES, VALS (source Dominique).

ARSENICISME. — V. ARSENIC (Empoisonnement par l').

ARSENICOPHAGE (du gr. *arsenicon,* arsenic, et *phagein,* manger). — Certains montagnards de la Styrie et du Tyrol arrivent à prendre quotidiennement 10 à 20 cg d'acide arsénieux pour se donner de l'embonpoint et faciliter la marche en montagne.

ARSÉNIÉ (Hydrogène). — Gaz toxique industriel se formant dans la réduction de tous les dérivés oxygénés de l'arsenic.

INTOXICATION. S'observe surtout chez les chimistes, les égoutiers, les ouvriers décapeurs et ceux qui travaillent aux accumulateurs.

L'hydrogène arsénié est un poison hémolytique et un poison du foie.

SIGNES. Douleurs lombaires, troubles gastro-intestinaux, hémoglobinurie, anémie intense, gros foie douloureux, ictère, hémorragies.

Dans les cas graves, aigus, mort en quelques jours.

LÉGISLATION. La loi sur les maladies professionnelles indemnise les accidents aigus (coma) en dehors des cas considérés comme accidents du travail (ictère avec hémoglobinurie).

Travaux exposant aux émanations d'hydrogène arsénié. — Traitement des minerais arsenicaux; préparation et emploi des arséniures métalliques; décapage des métaux; gonflement des ballons avec de l'hydrogène impur.

Délai de prise en charge : 30 jours.

ARSÉNOBENZÈNES. — V. ARSENIC.

ARTÈRES (gr. *artêria,* qui lui-même vient d'*aer,* air, et *terein,* conserver. Ce terme provient d'une erreur d'interprétation résultant de ce qu'après la mort les artères sont vides de

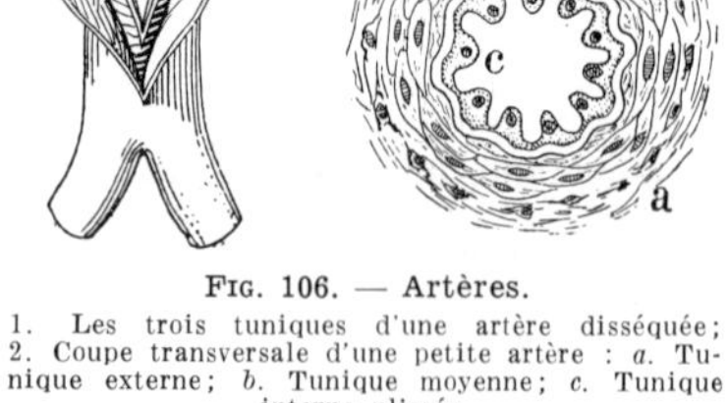

FIG. 106. — Artères.

1. Les trois tuniques d'une artère disséquée; 2. Coupe transversale d'une petite artère : *a.* Tunique externe; *b.* Tunique moyenne; *c.* Tunique interne plissée.

sang). — Les artères sont les vaisseaux qui conduisent le sang lancé par les ventricules du cœur dans toutes les parties de l'organisme. Seules les artères pulmonaires conduisent du sang non oxygéné. Tous les autres vaisseaux artériels contiennent du sang rouge ayant été oxygéné dans le poumon.

I. ARTÈRES (conformation et fonctions) [*fig.* 106]. — La paroi des artères est constituée par trois tuniques : l'*externe* contient des fibres élastiques et adhère mollement aux organes voisins par des fibres très lâches; la *moyenne*, plus épaisse, est composée de fibres élastiques et de fibres musculaires circulaires lisses; l'*interne* (*endartère*) est formée d'une couche de fibres élastiques, tapissées de cellules sur lesquelles glisse le liquide sanguin.

Les artères sont elles-mêmes nourries par des vaisseaux très petits, les *vasa vasorum;* elles sont innervées par des plexus nerveux et des fibres provenant du sympathique.

L'artère origine commune de toutes les artères du corps humain est l'*aorte* (v. ce mot).

II. ARTÈRES (maladies). — On groupe dans ce chapitre deux affections le plus souvent associées chez le même sujet, frappant, l'une les grosses artères : l'*athérome,* l'autre les petites artères : l'*artériosclérose.*

Athérome (du gr. *athêra,* bouillie). — C'est une lésion des artères, caractérisée par l'épaississement des parois, qui deviennent dures (artères

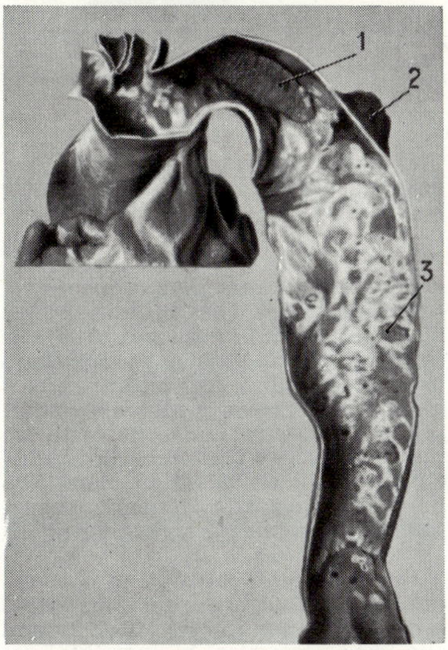

FIG. 107. — Aorte athéromateuse avec anévrisme de la région thoracique postérieure.
1. Thrombus pariétal; 2. Anévrisme; 3. Plaque d'athérome ulcérée.

en tuyau de pipe). Les lésions sont étendues, se généralisent à tout l'arbre artériel et déterminent l'oblitération des artères : d'où ramollissement cérébral ou gangrène.

Artériosclérose (du gr. *artêria,* artère, et *sklêrosis,* durcissement). — C'est une lésion correspondante, surtout fibreuse, atteignant les artérioles des viscères : reins, cerveau, cœur (coronaires).

L'athérome et l'artériosclérose sont souvent associés chez le même individu, et leurs causes sont identiques.

CAUSES. Surtout fréquentes chez l'homme, habituelles chez le vieillard, elles peuvent débuter plus tôt, vers la cinquantaine. Tous les *facteurs de vieillissement prématuré* ont été invoqués à son origine : alcoolisme, sédentarité. *Facteurs prédisposants :* obésité, goutte, diabète, hérédité artérielle. Parmi les *infections,* la syphilis détermine des lésions particulières : aortite, artérite syphilitique. Parmi les *intoxications,* le tabac a une place discutée, alors que le saturnisme est une cause certaine; mais c'est surtout l'*hypercholestérolémie,* par excès de graisses alimentaires, qui est le responsable le plus généralement reconnu.

SIGNES. L'artériosclérose détermine chez le sujet qui en est atteint des symptômes qui doivent attirer l'attention.

Troubles généraux. Les sujets sont amaigris, pâles, fatigués, avec perte de mémoire, somnolence diurne. Ils présentent, en outre, des palpitations, des essoufflements, avec polyurie, pollakiurie, et des crampes.

La gravité est très variable selon l'importance des lésions viscérales.

COMPLICATIONS. Ramollissement cérébral; angine de poitrine; asystolie; urémie; gangrène des membres par artérite, et surtout hypertension.

TRAITEMENT GÉNÉRAL. Régime peu sévère. On évitera une alimentation trop copieuse et trop riche en graisses, en produits riches en cholestérol : cervelles, œufs, abats, conserves; éviter l'alcool; fumer modérément.

Hygiène de vie. — Marche. Exercices modérés. Climat calme, ni grandes altitudes ni climat marin.

Médicaments. — Dans tous les cas, des produits à visée de protection vasculaire peuvent être utilisés. Il faut traiter, quand elles existent, les affections associées : hypertension artérielle, obésité, diabète, troubles lipidiques.

TRAITEMENT DES COMPLICATIONS. *Crénothérapie.* — On s'adressera, suivant les cas, aux eaux thermales de lavage : Contrexéville, Evian, Vittel; Vichy pour les hépatiques; Royat, Bains-les-Bains pour les vasculaires.

Artérite. — Inflammation ou lésion dégénérative d'une artère.

Artérite aiguë. — Elle traduit la fixation sur la paroi artérielle d'une infection.

CAUSES. Surtout la fièvre typhoïde; accessoirement, septicémie, typhus exanthématique, rhumatisme articulaire aigu.

Les artères des membres inférieurs sont le plus souvent touchées.

LÉSIONS. Inflammation de la paroi artérielle; *coagulation du sang;* gangrène.

SIGNES. Début brusque, pâleur, refroidissement, impotence. La douleur est vive, contrastant avec l'insensibilité du membre. Les pulsations artérielles disparaissent et la gangrène ne tarde pas à apparaître avec putréfaction (gangrène humide).

COMPLICATIONS. La mort est la terminaison habituelle. Dans de rares cas d'artérite superficielle, la guérison est possible, principalement dans le cas d'artérite rhumatismale.

TRAITEMENT. Guérison rare par amputation, même précoce.

Artérite chronique oblitérante des membres inférieurs. — CAUSES. Deux causes principales : l'*athérome* (voir plus haut), qui donne l'artérite sénile (après 60 ans), et présénile (entre 40 et 60 ans), et la *syphilis.* Le diabète se complique fréquemment d'artérite. Enfin, chez les jeunes, l'*artérite juvénile,* et une maladie spéciale, la *thrombo-angéite oblitérante des Israélites,* décrite par Léo Bürger, frappent, simultanément, artères, veines et nerfs du membre atteint.

LÉSIONS. A l'altération de la *paroi* artérielle s'associent la formation d'un *caillot* (qui détermine l'oblitération de l'artère) et l'irritation des *tissus voisins,* spécialement les *nerfs* des vaisseaux, d'où les spasmes artériels.

SIGNES. Au début, *troubles sensitifs,* avec *refroidissement* et pâleur du membre.

A la période d'oblitération proprement dite, les douleurs s'accentuent; elles sont de deux ordres : *peroxystiques,* survenant à la marche, à type de crampes, forçant l'arrêt du malade, et disparaissant après un repos de courte durée, pour se reproduire peu de temps après la reprise de la marche : c'est la claudication intermittente; *continues :* c'est la douleur continue de décubitus, survenant la nuit.

A ce moment, l'*arrêt de la circulation* se traduit localement par des troubles de la peau (refroidissement, pâleur, amaigrissement local) et par des signes nets, comme la disparition des battements artériels, perçus en particulier avec l'appareil de Pachon.

A la période de *gangrène,* enfin, l'arrêt circulatoire aboutit à la mortification du membre mal nourri; le pied devient noir, sec et froid, avec chute de la partie correspondante (gangrène sèche) ou infection surajoutée grave (gangrène humide).

COMPLICATIONS. La gangrène retentit sur l'état général, se complique de septicémie, d'aggravation du diabète quand il existe (coma), et de mort dans les cas graves.

TRAITEMENT. Pénicilline dans certaines artérites, comme celle de Bürger. Intervention sur le sympathique.

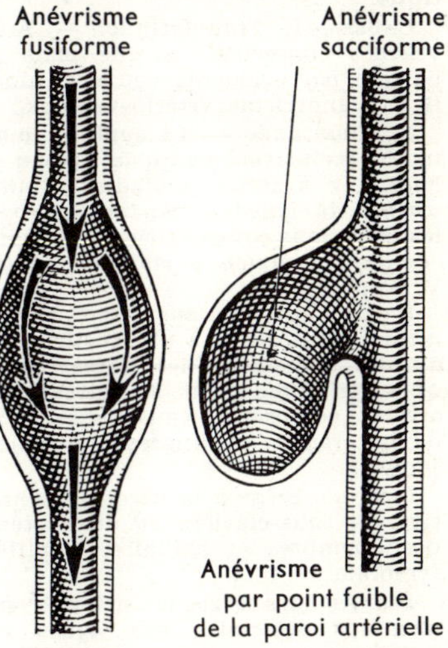

FIG. 108. — Anévrisme artériel.

L'artériographie donne d'utiles renseignements sur le siège de l'oblitération, pour le traitement.

Anévrismes (du gr. *aneurusma,* dilatation). — **Anévrisme artériel.** —

Il se présente comme une poche formée par les parois altérées de l'artère, et dont la cavité, pleine de

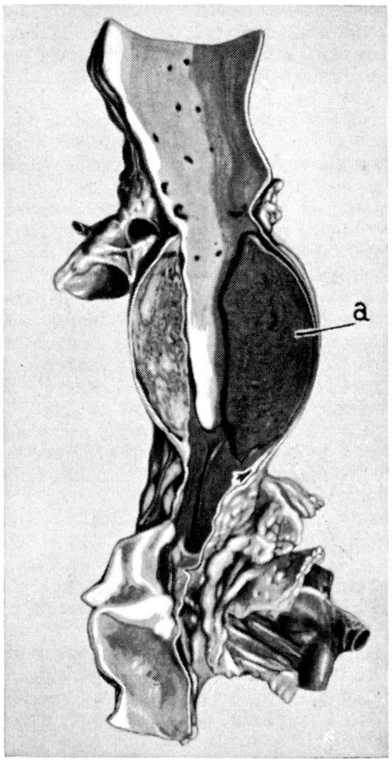

FIG. 109. — Anévrisme sacciforme de l'aorte abdominale.
a, Caillot occupant une grande partie du sac anévrismal.

sang, communique avec la lumière du vaisseau.

Anévrisme artério-veineux. — Il est réalisé par la communication permanente d'une artère et d'une veine, avec ou sans sac anévrismal. Il est presque toujours d'origine traumatique.

CAUSES. I. *Traumatique.* — Anévrismes consécutifs à une plaie de l'artère par accident; souvent, alors, il y a anévrisme artério-veineux.

II. *Spontanée.* — La *syphilis,* mais moins exclusivement qu'au niveau de l'aorte (v. à AORTE [maladies] : *Anévrisme de l'aorte*); *l'artériosclérose; les infections consécutives à des septicémies, notamment la maladie d'Osler.* V. ENDOCARDITE.

Il existe enfin des *anévrismes congénitaux,* consécutifs à une insuffisance du développement des fibres élastiques, principalement au niveau des artères cérébrales (cause essentielle d'hémorragies méningées des sujets jeunes).

LÉSIONS. Siège à la carotide primitive, la sous-clavière et aux artères des membres : axillaire, poplitée, fémorale.

SIGNES. L'anévrisme artériel des membres détermine des signes variables de compression nerveuse (douleurs), veineuse (enflure du membre); il se caractérise par l'existence d'une tuméfaction battante et surtout expansive avec souffle à l'auscultation et frémissement à la palpation. Cette tuméfaction disparaît par compression de l'artère en amont.

Dans le cas d'anévrisme artério-veineux, souffles et frémissements sont particulièrement intenses et continus. Il s'y ajoute une dilatation veineuse alentour, et le pouls est affaibli en aval.

COMPLICATIONS. *Rupture,* avec hémorragie foudroyante; dans le cas d'anévrisme artério-veineux, troubles cardiaques graves.

TRAITEMENT. I. *Médical.* — Traitement de la cause, quand on la trouve, en particulier le traitement antisyphilitique.

Contre la douleur : aspirine, pyramidon; contre l'insomnie, véronal.

II. *Chirurgical.* — Extirpation du sac. Endo-anévrismorraphie, qui vise à

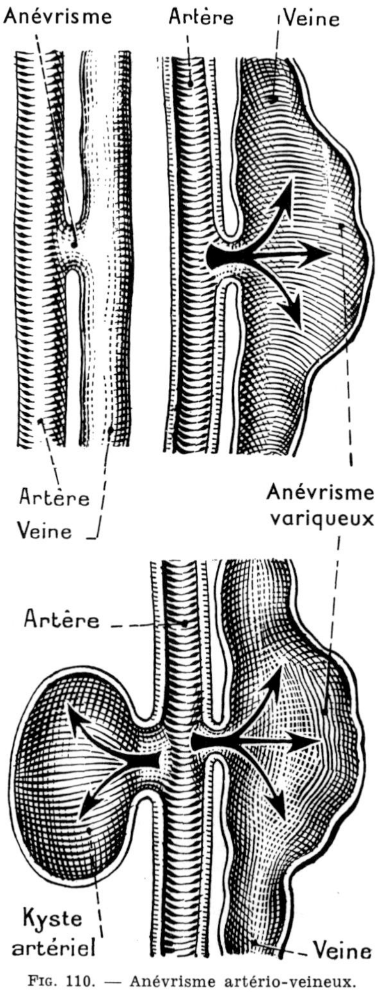

FIG. 110. — Anévrisme artério-veineux.

obturer par voie endovasculaire les orifices des vaisseaux; par des sutures rétablissant la continuité artérielle; injections d'héparine.

Plaies pénétrantes. — Les piqûres avec une fine aiguille n'ont ordinairement aucune suite; avec une grosse aiguille, on peut provoquer une hémorragie parfois grave ou un anévrisme. Les plaies, par coup de couteau, d'une grosse artère sont très graves et souvent mortelles. Dans les plaies contuses par armes à feu ou par écrasement, les tuniques artérielles peuvent se recroqueviller et obturer l'ouverture, et un caillot sanguin boucher l'orifice.

COMPLICATIONS. Anévrisme ou gangrène du membre.

TRAITEMENT. Sur le lieu de l'accident et pendant le transport du

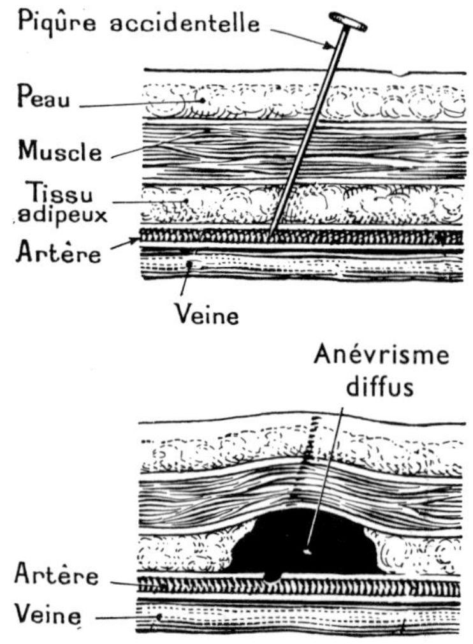

FIG. 111. — Anévrisme par piqûre accidentelle.
En haut, épingle ayant pénétré jusqu'à l'artère.

blessé, il faut arrêter l'hémorragie. L'idéal est la compression digitale de l'artère, quand elle est possible. Si on ne sait la faire, il faut placer un garrot en amont de la plaie artérielle. Mais, au cas où le transport du blessé est long, il faut lever le garrot toutes les dix à quinze minutes pendant quelques secondes (un garrot supprime la circulation collatérale en même temps que la circulation principale et, s'il est laissé en place trop longtemps, la partie du membre sous-jacente au garrot est menacée de gangrène).

Le traitement chirurgical sera, selon les cas : la ligature des deux extrémités du vaisseau, la suture, quand elle est nécessaire et possible; et même une greffe.

ARTÉRIECTOMIE (du gr. *artêria,* artère, et *ektomê,* ablation). — Résection d'un segment artériel et du plexus sympathique qui l'entoure.

L'artériectomie compte parmi les méthodes de contrôle de décès.

On l'utilise également pour le traitement des embolies (embolectomie).

ARTÉRIOGRAPHIE (du gr. *artêria,* artère, et *graphein,* écrire). — Méthode d'exploration découverte par Sicard et consistant dans l'introduction dans les artères de substances opaques aux rayons X pour dessiner la configuration interne des canaux artériels.

INDICATIONS. Artérites, surtout oblitérantes, embolies artérielles, tumeurs vasculaires, anévrismes des membres, tumeurs vasculaires du cerveau.

TECHNIQUE. Introduction par ponctions artérielles de produits iodés huileux ou de produits iodés solubles (*fig.* 112).

RÉSULTATS. Cette méthode, surtout employée pour les artères des membres, permet de préciser le caractère

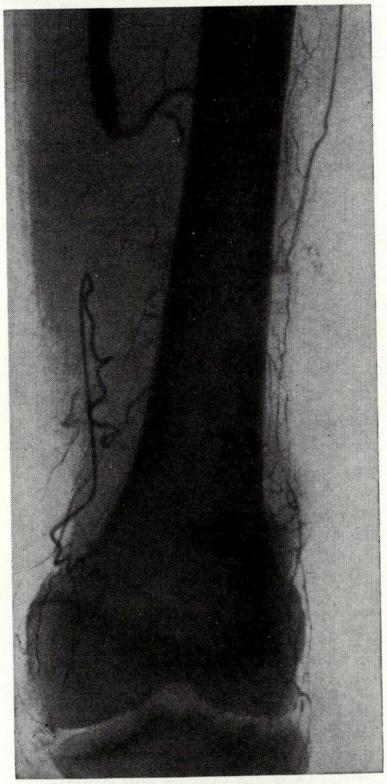

FIG. 112. — Artériographie.
Oblitération de l'artère fémorale.

et l'étendue des lésions, leur siège et l'état des artères collatérales. V. aussi ANGIOCARDIOGRAPHIE et ARTÉRIOGRAPHIE CÉRÉBRALE, au *Supplément*.

ARTÉRIORRAPHIE (du gr. *artêria*, artère, et *raphê*, suture). — Mode de traitement des anévrismes, qui consiste à suturer l'orifice des artères s'ouvrant dans le sac et à obturer ce dernier avec des points de capiton, en conservant, si possible, la lumière du vaisseau ectasié.

ARTÉRIOSCLÉROSE. — V. ARTÈRES (maladies).

ARTÉRIO-VEINEUX (Anévrisme). — Communication entre une artère et une veine. V. à ARTÈRES : *Anévrisme*.

ARTHRALGIE (du gr. *arthron*, articulation, et *algos*, douleur). — Douleur articulaire avec ou sans altération des tissus (rhumatisme, hystérie, traumatisme).

ARTHRECTOMIE (du gr. *arthron*, articulation, et *ektomê*, ablation). — Opération dans laquelle on enlève la capsule articulaire et les fongosités qu'elle peut contenir sans toucher aux os, ce qui la différencie de la résection. (V. aussi SYNOVECTOMIE.)

ARTHRITE. — Inflammation limitée à une articulation ou à plusieurs articulations.

Les arthrites peuvent revêtir différents types : le *rhumatisme articulaire aigu ;* les *arthrites aiguës*, de cause connue ou inconnue, pouvant devenir chroniques ; les *arthrites chroniques d'emblée*.

I. Rhumatisme articulaire aigu (Maladie de Bouillaud). — V. RHUMATISME.

II. Arthrites aiguës. — Elles sont d'origine traumatique ou infectieuse ; rhumatismes infectieux de cause connue ou inconnue.

Arthrite aiguë simple. — CAUSES. 1° par infection directe : *arthrites traumatiques* ; l'agent infectieux est apporté jusqu'à la synoviale par un agent vulnérant accidentel (balle, fracture) ou chirurgical (ponction) ; 2° par infection secondaire succédant à un foyer inflammatoire local voisin (hygroma, ostéomyélite, phlébite, lymphangite, anthrax) : *arthrite par propagation ;* 3° par infection secondaire à une infection générale ou locale très éloignée : *arthrite infectieuse proprement dite*, dans laquelle l'infection articulaire se fait à distance par voie sanguine : pyohémie, blennorragie, infection puerpérale, fièvres éruptives, fièvre typhoïde, oreillons, érysipèle, diphtérie, dysenterie, pneumonie.

SIGNES. Peut se manifester par une douleur au niveau de l'articulation, vive, continue, très exagérée par la pression et surtout par les mouvements (*arthralgie simple*).

Mais, parfois, il se produit un *épanchement séreux ;* le gonflement va en croissant et provoque une déformation de la jointure ; la peau devient rouge, chaude, luisante et tendue, il existe une fluctuation vraie (choc rotulien), parfois un simple empâtement œdémateux ; le membre est immobilisé en position vicieuse ; il se produit un certain degré d'atrophie musculaire ; la fièvre est ordinairement modérée. Cette forme peut se terminer par la guérison complète ou par une légère raideur ou ankylose de la jointure, ou bien, dans certains cas, les signes de phlegmasie locale et les phénomènes généraux peuvent s'accentuer et la maladie évolue vers la *suppuration*.

TRAITEMENT. Si le liquide contenu dans l'articulation n'est pas purulent, d'abord immobilisation, massage des masses musculaires ; quand l'articulation est devenue insensible aux pressions fortes, la masser ; enfin mobilisation douce et progressive. S'il existe du pus, arthrotomie avec drainage très large de l'articulation. Parfois, la résection et l'amputation sont nécessaires.

Le traitement par les sulfamides et les antibiotiques permet de réduire au minimum l'intervention chirurgicale devenue nécessaire.

Arthrite blennorragique. — Une des complications les plus fréquentes de l'infection gonococcique ; elle apparaît à toutes les périodes de la blennorragie, mais surtout pendant la phase aiguë.

Le siège le plus ordinaire est le genou (*fig.* 113), puis viennent le cou-de-pied, les doigts et les orteils, la hanche, le poignet, le coude, l'épaule, l'articulation du sternum avec la clavicule, la colonne vertébrale.

Forme aiguë. — 1° *Arthralgie*, caractérisée seulement par des douleurs articulaires s'atténuant dans les mouvements ; 2° *hydarthrose*, généralement monoarticulaire ; l'épanchement s'installe lentement, insidieusement ; sans réaction générale, ni réaction locale ; épanchement très tenace ; récidives fréquentes ; 3° *arthrite*, manifestation la plus commune, qui peut être soit *polyarticulaire*, rappelant l'attaque de rhumatisme aigu (la

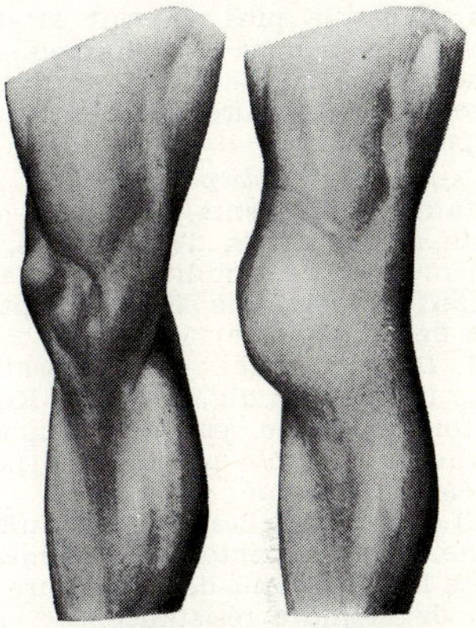

1 2

FIG. 113. — Arthrite blennorragique du genou.
1. Genou normal ; 2. Arthrite.

douleur n'est pas exclusivement articulaire, la tuméfaction occupant les téguments périarticulaires, surtout à la face dorsale du membre), soit *monoarticulaire*, avec chaleur intense, phénomènes généraux et locaux très marqués, et évolution très fréquente vers l'ankylose, soit *purulente*.

Forme chronique. — *Polyarthrite déformante noueuse.* — Cette forme débute habituellement par une poussée aiguë d'un ou de plusieurs doigts ; puis les doigts se déforment, les muscles satellites s'atrophient. Les articulations vertébrales sont souvent atteintes (spondylose).

TRAITEMENT. Immobilisation. Vaccinothérapie, sulfamides en comprimés, pénicilline. Radiumthérapie.

Arthrite syphilitique. — Atteint les grandes articulations, surtout le genou.

VARIÉTÉS. 1° ***A la période secondaire :*** a) *arthralgie ;* b) *arthrite subaiguë* (plusieurs articulations prises, peau tendue, douleur surtout nocturne) ; c) *hydarthrose ;* elle peut devenir chronique, surtout chez la femme. Dans ces diverses formes, l'influence favorable du traitement spécial (v. SYPHILIS) prouve l'origine ; les récidives sont fréquentes ;

2° ***A la période tertiaire :*** a) *synovite gommeuse ;* b) *pseudo-tumeur blanche*, siégeant principalement au genou, avec douleurs, surtout nocturnes, une augmentation de volume des épiphyses, un épanchement qui rend le genou globuleux. Peut se compliquer de fracture spontanée ou d'arthrite purulente ;

3° Dans la ***syphilis héréditaire***, on peut aussi observer : *a*) une *pseudo-tumeur blanche*, entre 8 et 14 ans, atteignant souvent les deux genoux, souvent indolore; *b*) une *ostéo-arthropathie déformante,* apparaissant tardivement, avec hyperostose et tendance à l'ankylose.

Toutes ces formes fréquentes guérissent par le traitement antisyphilitique.

Arthrite tuberculeuse (tumeur blanche). — Caractérisée par la production de fongosités, la tendance à la suppuration et l'envahissement progressif de tous les tissus articulaires. Les points le plus souvent atteints sont : la hanche (v. COXALGIE), le genou, le cou-de-pied, le coude, l'épaule, les jointures du tarse et du carpe.

CAUSES. I. *Prédisposantes.* — Age (enfants, adolescents); terrain (enfants affaiblis, nés d'alcooliques, de tuberculeux, de syphilitiques, enfants venant d'avoir une fièvre éruptive, une fièvre typhoïde).

II. *Déterminantes.* — Colonisation dans la jointure du bacille de Koch, parfois primitive, parfois secondaire à une tuberculose pulmonaire, péritonéale ou osseuse.

III. *Occasionnelles.* — Traumatisme, luxation, entorse; en général, toute lésion faisant de la jointure un lieu de moindre résistance.

SIGNES. Début insidieux; gêne des mouvements; contracture musculaire; diminution d'ampleur des mouvements. A la *période d'état,* douleurs continuelles; mouvements difficiles, contracture, production d'attitudes vicieuses; gonflement local; articulation globuleuse, avec suppression des dépressions normales; peau molle avec lacis veineux bien développé; parfois, pseudo-fluctuation; de plus, atrophie musculaire souvent précoce et tuméfaction des ganglions lymphatiques, satellites de l'articulation malade.

COMPLICATIONS. Abcès froids, fistules, subluxation pathologique.

EVOLUTION. 1° Traitée à temps, la guérison s'effectue en général par ankylose, soit fibreuse et partielle, soit osseuse et totale; il se produit parfois des récidives; 2° dans certains cas, suppuration, qui prolonge la durée de la maladie et constitue une menace soit d'infection générale tuberculeuse, soit de dégénérescence amyloïde des viscères; enfin, si la tuberculose suppurée devient ouverte, il se produit une ou plusieurs fistules, avec possibilités d'infections mixtes.

TRAITEMENT. I. *Général.* — V. TUBERCULOSE.

II. *Non opératoire.* — Immobilisation plâtrée en bonne position pendant dix-huit mois à quatre ans.

Ce traitement orthopédique est surtout utilisé chez l'enfant. Il est utilement complété par une cure héliomarine, à condition d'un état parfait des poumons.

III. *Opératoire.* — Arthrectomie, résection, immobilisation par greffe, comme dans le mal de Pott, amputation. Le traitement chirurgical est la règle chez l'adulte.

III. Arthrites chroniques. — **Elles** s'observent surtout chez des malades ayant eu antérieurement une maladie infectieuse : tuberculose, syphilis, blennorragie, rhumatisme articulaire aigu, infections dentaires.

La synoviale est surtout atteinte au début, puis l'os et le cartilage sont également atteints; la radiographie montre une décalcification plus ou moins marquée.

La maladie évolue souvent par poussées inflammatoires avec fièvre, anémie, fatigue. La terminaison se fait soit vers la guérison, soit vers la dislocation des articulations atteintes ou l'ankylose.

Dans les arthrites, la sédimentation globulaire est nettement accélérée; de plus, la réaction de Vernes à la résorcine donne des chiffres de 30 à 100 au lieu de 17.

Ces divers signes opposent les arthrites aux *arthroses.*

Polyarthrite chronique évolutive (grand rhumatisme déformant). — Cette forme s'observe surtout chez la femme atteinte de troubles menstruels ou aux environs de la ménopause; elle est rare chez l'homme.

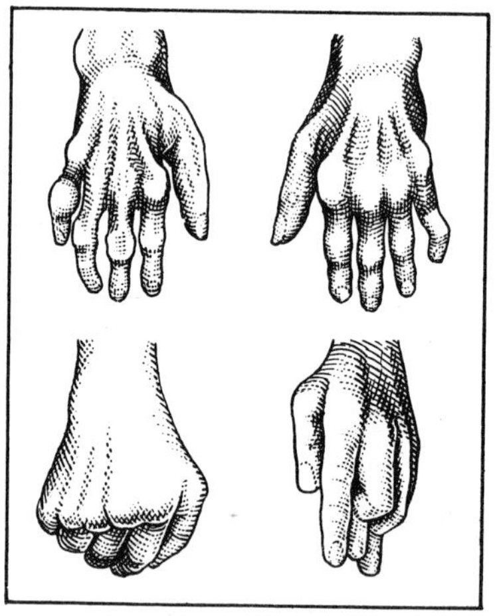

FIG. 114. — Déformations des mains dues à la polyarthrite chronique évolutive.

SIGNES. Troubles généraux (pâleur, amaigrissement, asthénie) ou troubles circulatoires des extrémités (acrocyanose, maladie de Raynaud).

L'affection évolue insidieusement : douleurs locales avec crampes.

Les jointures le plus précocement touchées sont celles des extrémités : les métacarpo-phalangiennes de l'index et du médius (*fig.* 114) [le pouce n'est pris que plus tardivement], les articulations des orteils, puis les poignets, les tibio-tarsiennes, les genoux.

Les radiographies montrent une décalcification épiphysaire au début, puis tout l'os devient poreux, les interlignes articulaires disparaissent, les doigts sont déformés en baïonnette, les orteils en marteau.

Les parties molles juxta-articulaires disparaissent; la peau s'atrophie.

L'état général décline, mais les lésions peuvent régresser et même guérir.

Chez l'enfant, on peut observer une forme de *polyarthrite déformante* ressemblant à celle de l'adulte.

Chez l'enfant de 2 à 8 ans, on observe plus fréquemment le *syndrome de Chauffard-Still :* atteinte symétrique des grosses articulations tuméfiées et déformées avec atrophie musculaire, rétraction tendineuse; grosses adénopathies des aisselles, de l'aine, du cou, ne suppurant pas; gros foie et grosse rate; état général gravement atteint.

Evolution par poussées avec fièvre. Mort par cachexie en quelques mois ou quelques années.

Etiologie indéterminée.

TRAITEMENT. On utilise les antalgiques (aspirine, glaphénine, etc.), les anti-inflammatoires (phénylbutazone, indométhacine et, dans les cas très avancés, corticoïdes). Les sels d'or (s'ils sont supportés) et les dérivés de la chloroquine sont aussi employés.

Rhumatismes tuberculeux. — Certains tuberculeux peuvent faire des arthrites différentes de la tuberculose articulaire; ce sont des phénomènes allergiques.

ARTHRITISME. — Tempérament morbide, diathèse, qui sommeille dans l'enfance et ne s'accuse nettement qu'à l'âge adulte. Chez l'enfant, l'arthritisme est le plus souvent latent; c'est chez l'adulte qu'il se traduit surtout par les grands paroxysmes : l'accès de goutte, l'accès d'asthme, le diabète, la colique hépatique ou néphrétique, la migraine, l'eczéma, etc.

L'hérédité paraît être polymorphe : père goutteux, diabétique, obèse ou migraineux. L'influence du père est prépondérante dans la transmission héréditaire de l'arthritisme, mais non absolue.

Dès la première enfance, à l'époque des premières dents, l'enfant arthritique présente souvent un eczéma de la face.

Plus tard, on pourra voir apparaître la migraine, l'asthme, le diabète. Les enfants arthritiques s'enrhument facilement et présentent alors des toux spasmodiques, pénibles et tenaces, avec pharyngite, laryngo-trachéite, coryza spasmodique avec épistaxis.

Quelques enfants ont un développement anormal du tissu adipeux et sont obèses de bonne heure.

Pendant l'adolescence, on note souvent des poussées d'urticaire, parfois de purpura. Les jeunes filles ont souvent des migraines et des métrorragies au moment de la puberté.

A l'âge adulte, l'aspect extérieur de l'arthritique est souvent caractéristique; son teint est coloré, son embonpoint précoce; ses cheveux rares sont tombés de bonne heure, et parfois la calvitie est complète. L'arthritique se plaint souvent de démangeaisons, et son irritabilité cutanée se traduit par des eczémas tenaces, localisés de préférence aux aisselles, à l'aine, aux creux poplités, à la face palmaire des mains.

Les urines sont hautes en couleur, riches en phosphates et en urates. La gravelle urique est fréquente.

Dans l'âge avancé, les manifestations de l'arthritisme sont graves, car elles atteignent les organes internes et produisent des lésions persistantes. C'est à cette période que les crises de goutte deviennent de plus en plus fréquentes, ainsi que la glycosurie. Le système artériel est souvent touché; l'athérome, la néphrite interstitielle, l'hémorragie cérébrale ne sont pas rares chez les arthritiques.

L'atteinte du rein et du foie est souvent favorisée par une alimentation défectueuse des arthritiques, qui sont souvent de gros mangeurs, faisant abus de la bonne chère et des vins généreux.

La chimie biologique a révélé dans le plasma sanguin des arthritiques l'excès de certaines substances.

L'*acide urique* est augmenté dans de nombreux états arthritiques, dans la goutte en particulier ($0^{g},06$ à $0^{g},12$ au lieu de $0^{g},04$).

L'*acide oxalique*, proche parent de l'acide urique, peut donner lieu à un véritable syndrome d'oxalémie pur ou associé à la lithiase intestinale ou rénale ($0^{g},06$ à $0^{g},07$ au lieu de $0^{g},02$).

Le *cholestérol* peut s'élever chez les goutteux de $1^{g},7$, chiffre normal, à $2^{g},5$ à 3 g ; il commande l'apparition des tophi au même titre que l'acide urique.

La *chaux*, susceptible d'imprégner les artères et les articulations, est peu modifiée dans le sang.

TRAITEMENT. I. *Préventif*. — Régime végétarien : lait, petit-lait, poissons maigres de rivière, pain complet, légumes verts, salades (sauf oseille, épinards), fruits (sauf coings, nèfles, amandes, noix, groseilles), eau pure ou de Vittel, Contrexéville, Evian, vin blanc léger coupé d'eau. Frictions sèches, hydrothérapie, exercices au grand air sous toutes ses formes (gymnastique). En été, s'il y a coïncidence de lymphatisme, eaux de La Bourboule, de Salies-de-Béarn, de Salins; de constipation et d'obésité, Châtelguyon; de digestion difficile, Pougues, Vichy, Vals; d'urines renfermant des dépôts rougeâtres, Evian, Contrexéville, Vittel; de nervosisme, Luxeuil, Néris, Plombières.

II. *Curatif*. — Voir aux diverses maladies qui constituent l'arthritisme.

ARTHRODÈSE (du gr. *arthron*, articulation, et *desis*, liaison). — Opération qui a pour but de provoquer l'ankylose d'une articulation (pied bot, coxalgie).

ARTHRODIE. — Variété d'articulation, où une capsule fibreuse complète la jonction de deux surfaces, dont l'une est peu creuse et l'autre peu saillante.

ARTHRODYNIE (du gr. *arthron*, articulation, et *odunê*, douleur). — Douleur articulaire vague, sans chaleur ni gonflement.

ARTHROGRAMME. — Cliché radiographique obtenu après injection

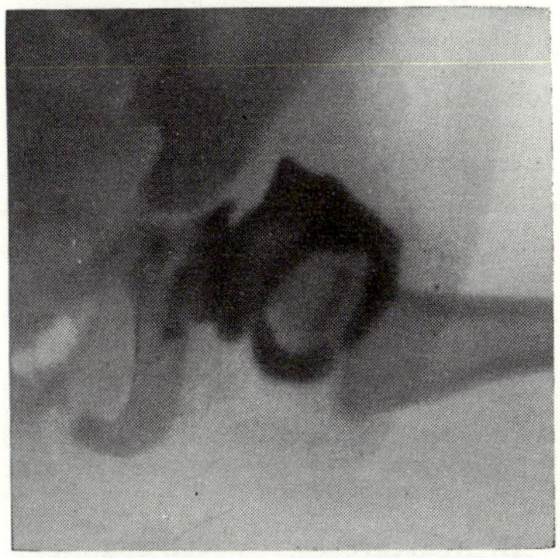

FIG. 115. — Arthrogramme d'une luxation congénitale de la hanche. (*Prof. Leveuf.*)

d'un produit de contraste opaque aux rayons X dans une articulation. Voir ARTHROGRAPHIE.

ARTHROGRAPHIE (du gr. *arthron*, articulation, et *graphein*, écrire). — Moyen moderne de radiographier une articulation, après injection dans celle-ci d'un produit de contraste opaque aux rayons X et de résolution rapide (arthrographie proprement dite) ou insufflation d'air (arthropneumographie).

Cette méthode permet de rendre visibles sur les clichés les éléments non osseux de l'articulation (cartilages, ligaments intra-articulaires, corps étrangers) [*fig.* 115]. Elle permet aussi d'obtenir une image des surfaces articulaires chez l'enfant dont les extrémités osseuses ne sont que partiellement ossifiées, rendant de très grands services, notamment dans le diagnostic précoce des luxations congénitales de la hanche. V. à ARTICULATIONS : *luxations congénitales*.

ARTHROPATHIE (du gr. *arthron*, articulation, et *pathos*, douleur). — Lésion d'une articulation. V. ARTICULATION.

ARTHROPHYTE (du gr. *arthron*, articulation, et *phuton*, plante). — Corps étranger ayant pris naissance dans l'articulation à la suite d'une lésion traumatique ou pathologique de celle-ci.

ARTHROPLASTIE (du gr. *arthron*, articulation, et *plassein*, façonner). — Réfection chirurgicale des surfaces articulaires d'une jointure ankylosée, pour permettre le fonctionnement de cette articulation.

ARTHROSE. — Affection articulaire chronique s'observant surtout chez des sujets âgés, sans antécédents infectieux, mais atteints de troubles de la nutrition (dépôts de cholestérol, d'urate de soude).

Les arthroses ne sont pas des affections inflammatoires comme les arthrites, mais des maladies par dégénérescence articulaire.

Les extrémités osseuses, épaissies et irrégulières, sont surtout atteintes, la synoviale étant ordinairement respectée. On voit sur la radiographie des prolongements épiphysaires en becs de perroquet, des productions cartilagineuses et osseuses néoformées (chondrophytes et ostéophytes), et des corps étrangers articulaires.

L'évolution est froide et torpide, sans poussées inflammatoires.

Arthrose de la hanche (coxarthrie, *morbus coxae senilis*, arthrite sèche de la hanche [*fig.* 116]). — Affection fréquente chez les sujets ayant dépassé la cinquantaine; se développe insidieusement sans cause nettement définie (surmenage fonctionnel de la jointure, obésité).

Elle peut aussi s'observer chez les jeunes, en particulier chez les sujets prédisposés par une lésion locale persistante ayant perturbé le fonctionnement normal de l'articulation, ou l'appui normal des surfaces articulaires, telles que la luxation ou la subluxation congénitales de la hanche (v. LUXATION), la coxa vara ou la coxa valga, les traumatismes de la hanche, les arthrites aiguës ou syphilitiques.

SIGNES. Douleur à la marche, surtout le matin au réveil, quand le malade « dérouille » ses articulations, et le soir après une journée fatigante; souvent le malade accuse une douleur au genou, alors que la lésion est à la hanche.

Les douleurs disparaissent habituellement au repos. La mobilisation

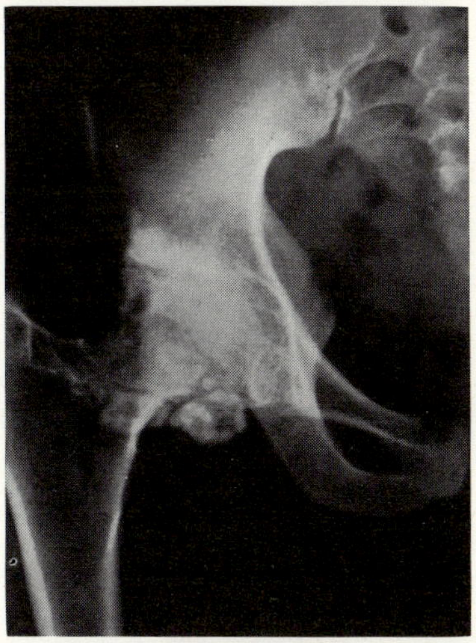

FIG. 116. — Arthrose de la hanche.

de la hanche fait souvent entendre des bruits de craquements.

Claudication due à la douleur provoquée par la marche et au raccourcissement du membre; l'extension, la rotation et l'abduction du membre sont limitées. La radiographie montre des ostéophytes autour de l'articulation et dans la cavité cotyloïde; la tête fémorale est décalcifiée et déformée.

Evolution progressive vers l'ankylose; l'autre hanche peut se prendre à son tour.

Arthrose du genou. — Survient surtout chez les femmes obèses et variqueuses, vers la ménopause.

SIGNES. Douleur vive à la marche ou à la descente des escaliers; quelquefois, un blocage de l'articulation arrête net le malade, sans doute par coincement d'un corps étranger articulaire.

Augmentation de volume du genou.

Mobilité conservée, mais qui provoque de gros craquements.

La radiographie montre des ostéophytes sur les côtés du genou et sur la rotule. L'état général reste bon.

Arthrose des mains et des pieds. — *Nodosités d'Heberden*. — Hypertrophie osseuse avec ostéophytes de la tête des secondes phalanges et de la base des troisièmes phalangettes. Douleurs et gêne articulaire plus ou moins vives, parfois absentes.

Nodosités de Bouchard. — Siègent sur les articulations phalango-phalanginiennes. A la base du pouce et du gros orteil, on trouve parfois une arthrose douloureuse avec ostéophytes et atrophie musculaire.

Arthroses vertébrales. — Siègent surtout en deux endroits de la colonne vertébrale : aux régions cervicale et lombaire (*fig.* 117).

Cervicarthrose. — Raideur de la nuque, craquements lors des mouvements de la tête, névralgies dans les régions cervicale, brachiale, scapulaire et vertébrale.

Lombarthrose. — Douleur sourde de la région lombaire avec sciatique.

TRAITEMENT. I. *Général.* — Iode, soufre; huile iodée en injections intra-

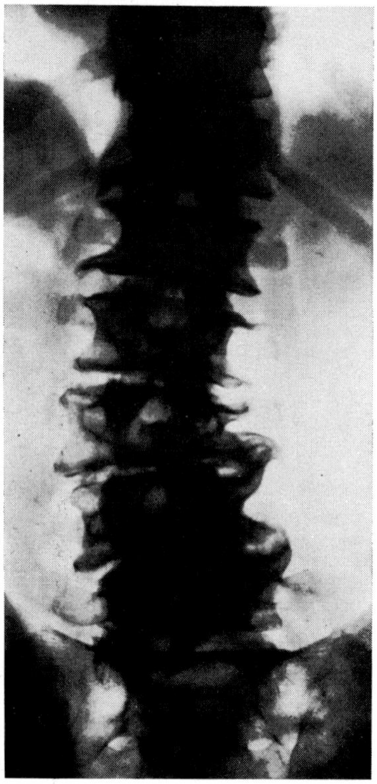

FIG. 117. — **Arthrose vertébrale.**

musculaires ou au voisinage de la jointure douloureuse. Injections d'histamine, de procaïne, d'antipyrine autour de l'articulation.

Rayons X sur les arthroses vertébrales et la coxarthrie.

Diathermie, bains de lumière; mobilisation, massage.

Cure thermale. Eaux sulfureuses, sulfatées calciques, diurétiques, bains de boue.

II. *Chirurgical.* — Parathyroïdectomie dans le rhumatisme vertébral; en cas de coxarthrie, si les douleurs dominent, on peut sectionner les nerfs sensitifs de la hanche; modelage des surfaces articulaires. En cas de lésions avancées, ankylose complète par l'enclouage de l'articulation.

ARTHROTOMIE (du gr. *arthron,* articulation, et *tomê,* incision). — Ouverture d'une articulation. C'est une opération sans danger.

ARTHUS (Phénomène d'). — Quand un lapin reçoit à intervalles rapprochés des doses répétées de sérum, la piqûre peut devenir le siège d'un œdème inflammatoire dès la 3e ou la 4e injection; l'animal maigrit et meurt de cachexie.

Chez l'homme, le sérum de cheval ne produit rien de comparable. Cependant, on a signalé, après des injections de sérum antidiphtérique, de l'œdème local et parfois même de la gangrène. V. ANAPHYLAXIE.

ARTICHAUT. — Plante de la famille des Composacées (*Cynara scolymus*), dont la tige et les feuilles ont de multiples propriétés : antirhumatismales, fébrifuges, laxatives et diurétiques. On a vanté son action cholérétique dans l'ictère et la congestion du foie.

MODE D'EMPLOI. Infusion de feuilles, ou pilules d'extrait de 10 cg (4 à 12 par jour aux trois repas). En spécialité, le *cynara* existe en gouttes, dragées, préparations injectables, suppositoires. On peut associer l'extrait d'artichaut au boldo, aux extraits hépatiques et biliaires, à l'urotropine.

ARTICULATION (du lat. *articulus,* jointure). — **I. ARTICULATIONS (conformation et fonctions).** — Assemblage et mode de jointure d'un ou de plusieurs os ensemble (*fig.* 118). Il existe trois variétés d'articulations, suivant que les os ne sont pas mobiles l'un sur l'autre : *sutures* (os du crâne); le sont peu : *symphyses* (os du bassin), ou peuvent exécuter des mouvements plus ou moins variés l'un sur l'autre : *diarthroses* (os des membres).

Dans les *sutures,* les os sont enclavés l'un dans l'autre par des dentelures (os du front, *frontal,* avec os du sommet du crâne, *pariétaux*), ou juxtaposés (*os pariétaux* avec os *temporaux*). Les ligaments interposés sont très courts; aussi ces os ne sont-ils mobiles qu'avant l'ossification complète (rainure entre les os du crâne chez les nourrissons).

Dans les *symphyses,* les surfaces articulaires sont encroûtées de cartilage, et le ligament qui les réunit est plus long; quelquefois même, il renferme une partie centrale plus molle (disque invertébral), ou même une petite cavité centrale (articulation du pubis) qui permet certains mouvements.

Le type des *diarthroses* est constitué par une surface arrondie roulant sur une surface concave ou cupule, complétée par des ligaments circulaires (articulations de l'épaule et de la hanche). Ces articulations sont mobiles en tous sens; mais celles du

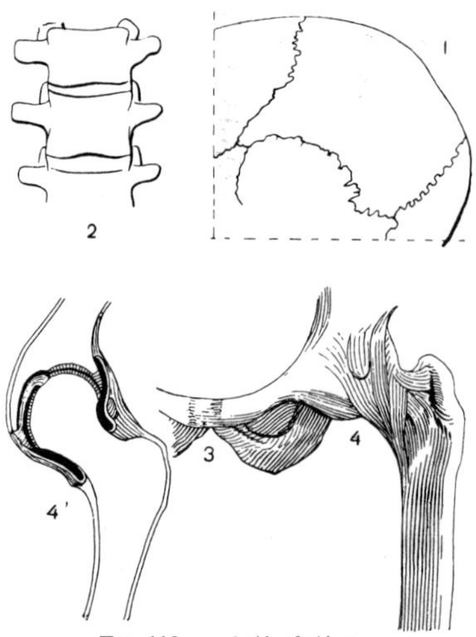

FIG. 118. — **Articulations.**
1. Suture du crâne; 2. Articulations des vertèbres; 3. Symphyse du pubis; 4. Articulation coxo-fémorale et ses ligaments; 4'. Coupe montrant le jeu de l'articulation coxo-fémorale.

coude et du genou ne permettent que le mouvement d'extension et flexion.

Les mouvements que peuvent effectuer les articulations sont : le *balancement* (symphyse et diarthroses peu mobiles), dans lequel une des surfaces articulaires devient oblique par rapport à l'autre; le *glissement* (diarthrose des membres), dans lequel les surfaces articulaires glissent l'une sur l'autre sans perdre le contact.

II. ARTICULATIONS (affections médicales et chirurgicales). — **Arthrite.** — V. ce mot.

Arthrose. — V. ce mot.

Articulation anormale. — Il en existe de deux sortes : les *pseudarthroses* et les *néarthroses.*

I. Pseudarthroses (du gr. *pseudes,* faux). — Articulation qui se constitue entre deux fragments d'un os

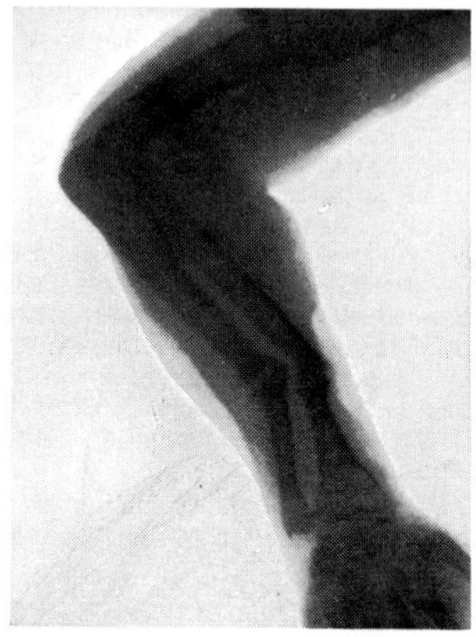

FIG. 119. — **Pseudarthrose.**
(*Radiographie Massiot.*)

fracturé, lorsque la consolidation n'a pu s'opérer (*fig.* 119). Le plus souvent c'est une pseudarthrose fibreuse, mais, quelquefois, il y a formation de cartilage, de synoviale, de capsule fibreuse tenant les deux parties rapprochées, mais mobiles : pseudarthrose fibro-synoviale ou pseudo-enarthrose.

Quelquefois, cette demi-articulation n'existe pas et les deux fragments, arrondis à leurs extrémités, sont séparés par des muscles interposés. Le membre est déformé et ne peut fonctionner normalement.

CAUSES. I. *Locales.* — Mouvement intempestif des malades pendant le travail de consolidation d'une fracture; écartement de deux fragments entre lesquels se trouve un épanchement sanguin ou une partie d'un muscle, d'où impossibilité de coaptation; brisures multiples de l'extrémité de deux fragments.

II. *Générales.* — Scrofule, rachitisme, sénilité.

TRAITEMENT. Frottement des extrémités, résection.

II. Néarthroses. — Articulations formées entre une surface articulaire luxée sans retour et la partie osseuse voisine, qui lui fournit une nouvelle cavité de réception par création autour de la tête articulaire d'un bourrelet osseux. V. à LUXATIONS.

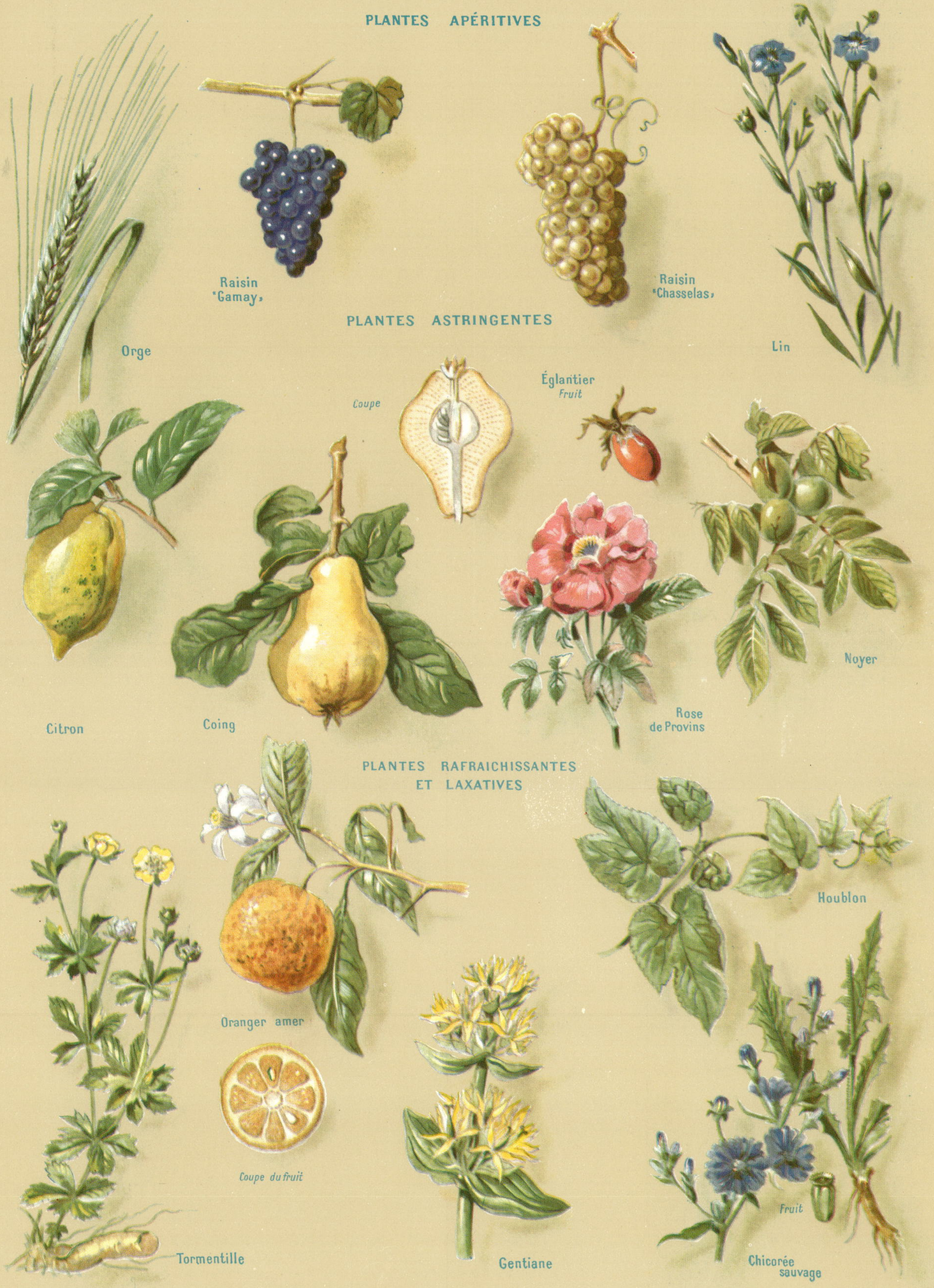

Plantes apéritives, astringentes, laxatives, rafraîchissantes.

Articulation ballottante. — Le relâchement des ligaments fibreux articulaires et des muscles placés au pourtour, par distension ou paralysie, a pour conséquence une mobilité anormale des surfaces articulaires.

Causes. Entorses et luxations répétées, épanchement prolongé dans la synoviale, paralysie des muscles voisins.

Traitement. Application d'un appareil. Electrisation et massage.

Articulation ankylosée (du gr. *agkulos*, courbe). — Abolition complète ou partielle des mouvements

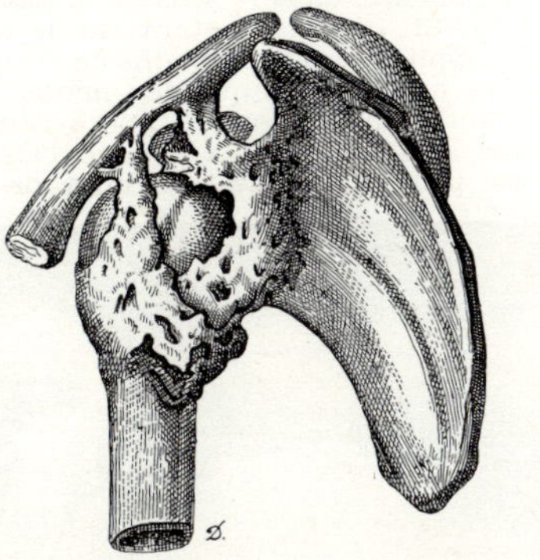

Fig. 120. — Ankylose par jetées osseuses consécutives à une luxation de l'épaule.

d'une articulation mobile due soit à la soudure des os qui la constituent par du tissu osseux (*ankylose vraie* [*fig.* 120]), soit à des modifications périarticulaires comme des cicatrices cutanées, des rétractions des tendons ou des muscles (*ankylose fausse*).

Ankylose vraie. — Causes. Maladie inflammatoire de l'articulation (arthrite tuberculeuse, blennorragique, rhumatismale), traumatisme ayant produit une fracture des surfaces articulaires et formation d'un cal vicieux, immobilisation trop prolongée dans un appareil.

Signes. Nombreuses variétés, de la simple raideur à l'immobilisation absolue. La position dans laquelle se trouve le membre est de grande importance : elle est *bonne* si elle permet la plupart des actes, *mauvaise* dans le cas contraire. Ainsi, bonnes sont les *situations : du coude*, l'avant-bras étant bien fléchi à angle aigu sur le bras; *du poignet*, la main étant en faible extension; *du genou*, la jambe en extension; *du pied*, celui-ci étant en flexion.

Traitement préventif. L'habitude actuelle de mobiliser précocement les articulations voisines d'une fracture a rendu rares les ankyloses.

Traitement curatif. *Ankylose incomplète.* — Le but est la mobilisation ou le redressement en bonne position. On a recours à la mobilisation lente lorsque l'ankylose est consécutive à une inflammation, à la mobilisation brusque, à la suite de séjours trop prolongés dans les appareils. On la complète par des frictions, des massages, des douches de vapeur, des mouvements lents et progressifs auxquels le malade s'astreindra plusieurs fois par jour, avec l'aide d'une personne de sa famille ou avec des appareils dont il existe maintenant un grand nombre. V. mécanothérapie.

Ankylose complète. — Rupture forcée, ostéotomie, résection avec provocation d'une pseudarthrose, c'est-à-dire formation d'une articulation artificielle. Appareils de prothèse.

Cures. Aix-les-Bains, Barèges, Bourbonne, Dax, Luchon, Saint-Amand.

Ankylose fausse. — Le traitement dépendra de la cause. S'il s'agit d'une action nerveuse, comme l'*hystérie*, traiter l'affection. S'il s'agit d'une *lésion tendineuse* ou *musculaire*, suite d'une cicatrice vicieuse, une intervention sanglante sera nécessaire avant que l'immobilisation ait transformé l'ankylose fausse en vraie.

Contusions. — Lésions de la capsule articulaire et des ligaments, sans fracture ni luxation.

Causes. Choc direct ou par contre-coup (chute sur les pieds, contusion de la hanche, sur les mains, contusions de l'épaule).

Signes. Interligne de la jointure douloureuse, surtout lorsqu'on fait se heurter les surfaces articulaires ou qu'on provoque un mouvement.

Traitement. Immobilité peu prolongée, compression, massage.

Corps étrangers ou arthrophytes (du gr. *arthron*, articulation, et *phuton*, plante). — Il en existe deux variétés : les uns sont *extra-articulaires*, et naissent de la capsule articulaire; les autres, *intra-articulaires*, s'infiltrent de tissu cartilagineux et osseux. Leur nombre est variable : souvent un seul, quelquefois 2 à 5, exceptionnellement davantage; leur taille est en sens inverse de leur abondance; ils sont aplatis, ovalaires. Le genou est leur siège habituel, quelquefois le coude, beaucoup plus rarement la hanche, le cou-de-pied, l'épaule.

Causes. Rhumatismes, syphilis.

Signes. Gêne dans l'articulation, puis subitement douleur extrême-

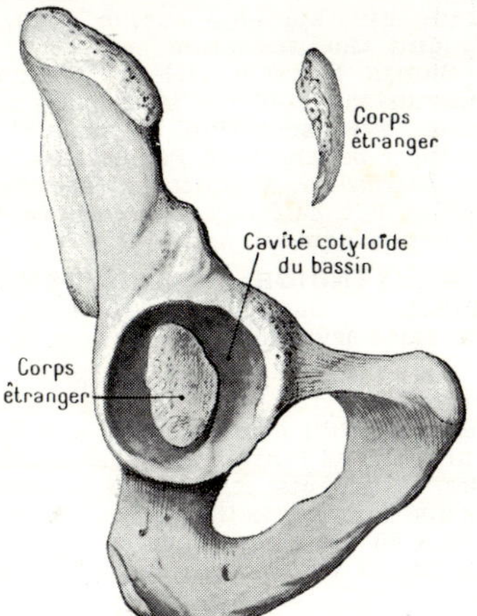

Fig. 121. — Corps étranger dans la cavité articulaire du bassin.

ment vive (coïncidant avec le moment où l'arthrophyte devient libre ou change de position et se place entre les deux surfaces articulaires en produisant un coincement). Elle se calme assez vite, mais se reproduit à intervalle variable à la suite d'un mouvement brusque. L'articulation est souvent un peu gonflée et l'on peut sentir en ce point le corps étranger qui se déplace facilement et disparaît.

Traitement. Incision et extraction.

Entorse. — V. ce mot.

Hémarthrose. — V. ce mot.

Hydarthrose (du gr. *hudor*, eau, et *arthron*, articulation) [vulgairement *épanchement de synovie*]. — Distension d'une articulation par un liquide analogue à celui contenu normalement dans la synoviale, qui tapisse l'intérieur de la jointure, mais plus ou moins modifié et en quantité très accrue.

Signes. *Déformation de la jointure*, qui est augmentée de volume et présente des bourrelets siégeant de chaque côté et au-dessus de la rotule au genou, au-devant des malléoles au cou-de-pied, sur les côtés et en arrière de l'olécrane au coude.

En repoussant avec les deux mains la saillie produite par le gonflement autour de la rotule et en donnant avec le doigt un coup sec sur celle-ci, on sent bien qu'on repousse un liquide avant de choquer le fémur (*choc rotulien*). Les mouvements de l'articulation sont un peu gênés et le membre est maintenu, en général, en demi-flexion. La douleur n'existe qu'en cas de très grande distension de l'articulation et est toujours assez faible.

L'hydarthrose *n'est qu'un symptôme*, survenant au cours de diverses affections. Elle peut reconnaître *une origine :*

1° *traumatique*. Elle peut s'accompagner d'une entorse;

2° *statique*. C'est un signe de fatigue articulaire;

3° *vasculaire*. Chez les cardiaques, les albuminuriques;

4° *diathésique*. C'est le cas le plus fréquent. L'hydarthrose peut être *rhumatismale, blennorragique, syphilitique, nerveuse* (arthropathie tabétique), et surtout *tuberculeuse*.

Evolution. Lente, chronique d'emblée. Récidives fréquentes. Transformation dans certains cas en tumeur blanche. Ankylose ou distension de l'articulation.

Traitement. I. *Local*. — Repos, immobilisation pendant des périodes assez courtes, avec compression ouatée. Application de teinture d'iode.

Pointes de feu. Bains de vapeur sèche ou humide. Ponction simple ou avec injection iodée.

II. *Général*. — Celui de la cause. Même tuberculeuses, les hydarthroses guérissent souvent bien, la lésion étant limitée.

III. *Eaux minérales*. — Barèges, Bourbonne, Dax. En cas d'origine tuberculeuse, séjour prolongé à la mer : Salies-de-Béarn, Biarritz.

Arthropathies nerveuses. — **1° Arthropathies médullaires.** — S'observent dans la *syringomyélie* et le *tabès*.

Rapidement ou lentement apparaît un *gonflement considérable* d'une articulation, qui distend la peau sillonnée de varicosités bleuâtres et déforme le membre. On sent par la palpation une fluctuation qui s'étend bien au-delà de la cavité articulaire. Puis le liquide contenu dans les articulations disparaît, et, en les faisant mouvoir, on provoque des *craquements.* Enfin les ligaments perdent toute action, les extrémités des os s'hypertrophient ou se résorbent, du tissu conjonctif vient remplir les espaces vides. L'articulation se disloque (membre de polichinelle). Ces arthropathies sont indolores.

Dans le tabès, les premières articulations atteintes sont celles des membres *inférieurs* (le genou et la hanche), dans la syringomyélie, celles des membres *supérieurs* (l'épaule et le coude).

TRAITEMENT. Orthopédie, pour empêcher les déformations à craindre.

2° Arthropathies hystériques. — Plus fréquentes chez la femme à la puberté et à l'âge adulte; peuvent s'observer dans tous les milieux sociaux, en particulier chez les accidentés du travail. Siègent surtout à la hanche et au genou.

La cause est toujours la *suggestion,* que celle-ci soit imitative ou traumatique; dans ce cas, l'accident est insignifiant par rapport à l'intensité de l'arthropathie.

Une ou plusieurs jointures peuvent être atteintes. Les principaux signes caractéristiques sont la *douleur* avec hyperesthésie cutanée et la *contracture* qui impose aux articulations des attitudes vicieuses; celles-ci disparaissent pendant le sommeil anesthésique. L'arthrite apparaît brusquement et disparaît de même : durée variable. Le diagnostic est parfois embarrassant avec des arthrites tuberculeuses, la coxalgie.

TRAITEMENT. Surtout suggestion, à l'état de veille ou d'hypnose. Voir HYSTÉRIE.

Luxations. — V. LUXATION.

Plaies. — Le problème essentiel devant toute plaie articulaire est de savoir si elle est pénétrante ou non, c'est-à-dire si elle atteint ou non la cavité synoviale, et, par conséquent, l'articulation proprement dite. Si, dans certains cas, la solution est évidente, ailleurs, le diagnostic de pénétration est d'une extrême difficulté.

Toute plaie articulaire, même apparemment bénigne, peut, si elle est pénétrante, avoir des conséquences sérieuses.

I. Plaies non pénétrantes. — Ces blessures sont à surveiller, car les mouvements articulaires gênent parfois la cicatrisation des plaies, qui peuvent se transformer, par suite de la formation d'escarre, en plaies pénétrantes.

II. Plaies pénétrantes. — CAUSES et LÉSIONS. Les *piqûres* (aiguilles, clous, fleurets) donnent des plaies étroites qui s'oblitèrent immédiatement; les *coupures* (sabres, serpes, couteaux, morceaux de verre ou de faïence) ouvrent une fente large à bords écartés, où l'air pénètre, et qui permet de voir l'intérieur de la jointure; les *plaies contuses* et *par arrachement,* provoquées par une chute, un écrasement ou une arme à feu, présentent des variétés infinies.

SIGNES. La douleur est d'intensité très variable. Ecoulement de sang souvent assez faible; très inconstamment, écoulement de synovie, liquide visqueux, incolore (à moins d'être coloré de sang), assez abondant par les mouvements de l'articulation. En l'absence de traitement, une plaie articulaire pénétrante évolue vers l'arthrite aiguë purulente. V. ARTHRITE.

TRAITEMENT. Si la plaie n'est pas pénétrante, sulfamides locaux et pansement simple. Si un doute persiste, ou si la pénétration est évidente, le traitement est chirurgical : débridement de la plaie, nettoyage. La fermeture de l'articulation est habituelle sous couvert d'un traitement aux antibiotiques et sous une stricte surveillance médicale.

ARUM MACULATUM. — Plante vivace herbacée de la famille des Aroïdacées, appelée aussi pied-de-veau ou gouet. (V. pl. en couleurs à PLANTES DANGEREUSES.)

Son rhizome contient un suc caustique qui, appliqué sur la peau, y produit une vésication.

SIGNES. Diarrhée violente, crampes, convulsions, douleurs stomacales très vives, avec sensation de brûlure à l'arrière-bouche et à l'épigastre.

TRAITEMENT. Vomitifs, lavage d'estomac, lait, café fort, cataplasmes sur la région douloureuse.

ARYTÉNOÏDE et ARYTÉNOÏDIEN. — Cartilage aryténoïde. — Muscles aryténoïdiens. — V. LARYNX.

ARYTHMIE (du gr. *a* priv., et *ruthmos,* rythme). — Troubles dans le rythme du cœur portant à la fois sur la force, l'intervalle et le nombre des battements et, par suite, sur le pouls. Lorsque la fréquence normale (60 à 80 battements par minute) est accrue, il y a *tachycardie;* diminuée, *bradycardie.* V. CŒUR.

ASA FŒTIDA. — Gomme résine extraite de diverses espèces de *Ferula,* Ombellifèracées asiatiques.

Conseillée dans les affections gastro-intestinales avec fermentation, les manifestations spasmodiques, palpitations, convulsions, asthme, dans la dysménorrhée.

MODE D'EMPLOI. *Lavement.* Asa fœtida, 2 g, un jaune d'œuf et 250 g de décoction de guimauve.

Pilules. Asa fœtida et camphre, *aa* 0 g 1; savon, q. s. pour une pilule, dont on prendra une à six.

ASARET. — Plante de la famille des Aristolochiacées (*Asarum europaeum*) dont les feuilles et le rhizome ont été employés comme emménagogue, purgatif ou vomitif, sous forme d'infusion ou d'alcoolature (2 à 4 g).

ASCARIDE (du gr. *ascarizein,* sautiller). — V. LOMBRIC.

ASCITE (du gr. *askos,* outre). — Hydropisie du péritoine (*fig.* 122).

SIGNES. Tuméfaction du ventre qui se distend suivant la position debout ou couchée, dans le sens de la pesanteur. Si, le malade étant sur le dos, on applique les deux mains de chaque côté du ventre, une des mains, en frappant légèrement, donne à l'autre une sensation de flot. Quand l'ascite est peu abondante, on note de la matité au niveau des flancs, alors que la zone centrale de l'abdomen reste sonore à la percussion.

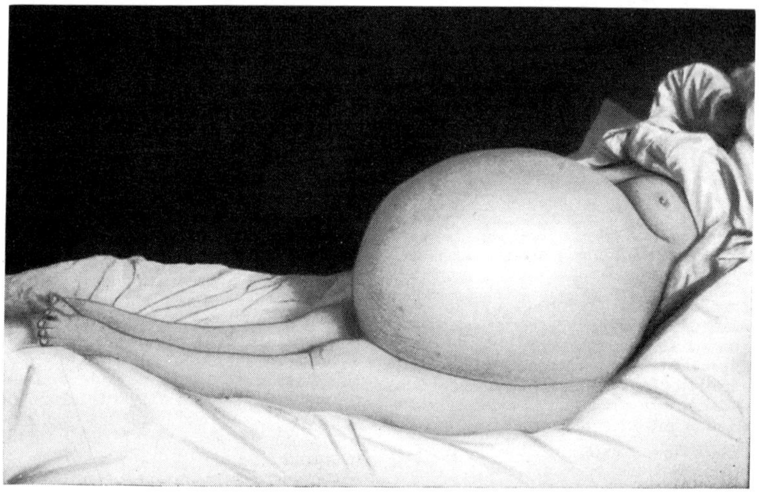

FIG. 122. — Ascite. (*Collection du Dr Meunier, de Tours.*)

CAUSES. Quand l'ascite s'accompagne d'œdèmes généralisés, il s'agit habituellement d'une *néphrite chronique* ou d'une *asystolie.* Quand l'ascite existe sans anasarque, l'épanchement est dû généralement : chez l'enfant, à une *péritonite tuberculeuse;* chez l'adulte, à une *cirrhose hépatique* (alcoolique, syphilitique ou paludéenne), et chez le vieillard, à un *cancer abdominal* généralisé au péritoine.

TRAITEMENT. Celui de la cause et, en outre, purgatifs drastiques, diurétiques, sudorifiques, régime déchloruré. Ponction (paracentèse) le plus tard possible et en ne retirant qu'une partie du liquide. Ce liquide est ordinairement jaune clair, séreux.

ASCLÉPIADE DOMPTE-VENIN. — Plante de la famille des Asclépiadacées (*Asclepias vincetoxicum*) dont la racine est employée comme excitant, vomitif et diurétique.

Entre dans la formule du vin de Scille composé.

ASCOMYCÈTES (du gr. *askos,* petit sac, et *mukês,* champignon). — Groupe de champignons pourvus d'un mycélium cloisonné et dont l'élément essentiel de reproduction est l'*asque,* grande cellule mère produisant dans son intérieur 2, 4 ou 8 *spores*. Les ascomycètes comprennent : 1° des *champignons supérieurs*, dont quelques-uns sont d'excellents comestibles (truffes, morilles), d'autres, qui, comme les helvelles, ont donné lieu à des empoisonnements légers (voir CHAMPIGNONS) ; 2° des *champignons microscopiques*, tels que les levures (saccharomyces, endomyces), qui déterminent le muguet et certaines dermatoses (blastomycoses), les Gymnoascées qui renferment les champignons des teignes (tricophyton, microsporum, achorion), les Carpoascées qui comprennent certaines moisissures (penicillium, aspergillus).

ASCORBIQUE (Acide). — Vitamine C.

ASEPSIE et ASEPTIQUE (du gr. *a* priv., et *sepsis*, putréfaction). — Méthode chirurgicale de traitement dérivant des découvertes pasteuriennes, et qui a pour but la suppression des microbes par une propreté méticuleuse : 1° de la salle d'opération; 2° des mains du chirurgien (brossées au savon et antiseptisées) ; 3° du champ opératoire, savonné, lotionné à l'alcool et à un antiseptique, puis recouvert de compresses bouillies; 4° des instruments passés à l'étuve, à l'autoclave, bouillis pendant une demi-heure dans de l'eau additionnée de sel commun ou de carbonate de soude (qui porte à 104 le degré d'ébullition) ou flambés à l'alcool; 5° des pièces de pansement et de ligature stérilisées et conservées dans des récipients clos jusqu'à l'emploi.

ASIATIQUES (Pilules). — V. à ARSENIC : *Acide arsénieux*.

ASILE D'ALIÉNÉS. — Hôpital pour aliénés. (V. ISOLEMENT.)

ASPERGE (*Asparagus officinalis*). — Plante de la famille des Asparagacées (Pl. en couleurs à SUDORIFIQUES [Plantes]). Les racines sont apéritives (30 g par litre) et les jeunes pousses (turions) diurétiques (sirop de pointes d'asperge). Les asperges sont un aliment rafraîchissant plutôt que nourrissant (elles contiennent 94 p. 100 d'eau). Elles ne conviennent pas aux personnes atteintes d'albuminurie, de gravelle, de maladies de la prostate et de la vessie.

L'asperge entre dans la formule du sirop des 5 racines et dans la constitution des espèces diurétiques.

ASPERGILLOSE. — Affection due au développement d'*aspergillus** (tumeurs sous-cutanées, lésions cutanées).

ASPERGILLUS. — Les aspergillus sont des champignons (ascomycètes) qui se trouvent sur les substances animales et végétales en décomposition. Ils doivent leur nom à leur fructification en pomme d'arrosoir, en goupillon (*Aspergillum*). Certains aspergillus, comme l'*A. fumigatus* (*fig.* 123), peuvent causer des lésions pulmonaires chez certains oiseaux et chez l'homme, lésions qui simulent la tuberculose pulmonaire. V. TUBERCULOSE.

On a extrait de l'*A. fumigatus* un principe antibiotique, l'*aspergilline*, employé en injections intramusculaires dans les différentes staphylococcies : furoncles, anthrax, folliculites, abcès, sinusites, otites.

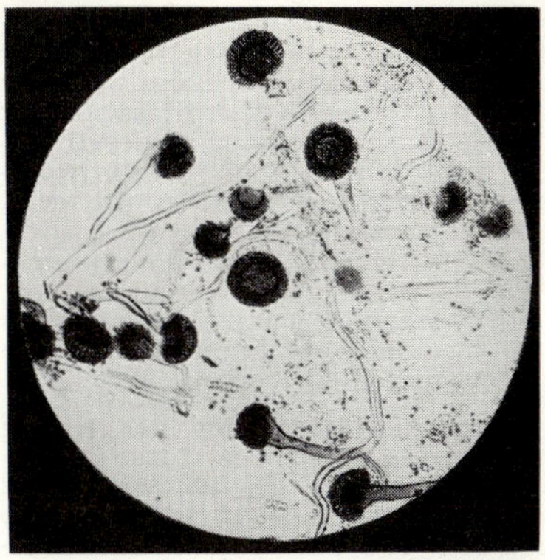

FIG. 123. — Aspergillus fumigatus.

Certains aspergillus peuvent déterminer des tumeurs des pieds, appelées *mycétomes*, et, dans l'Amérique du Sud, provoquer sur la peau des lésions concentriques de colorations variées appelées *caratés*.

ASPERMIE. — Absence de spermatozoïdes dans le sperme.

ASPHYGMIE (du gr. *a* priv., et *sphugmos*, pouls). — Disparition du pouls, pouvant survenir par vasoconstriction sans lésion cardiaque.

ASPHYXIE (du gr. *a* priv., et *sphuxis*, pulsation). — Difficulté ou impossibilité de la respiration, c'est-à-dire de l'absorption d'oxygène et de l'expulsion d'acide carbonique, d'où l'absence de régénération du sang et des tissus.

Asphyxie lente. — Elle est le résultat d'une insuffisance d'air, qui occasionne, suivant le degré de viciation, soit l'*asphyxie lente chronique*, avec anémie profonde pouvant dégénérer souvent en tuberculose, soit des malaises, maux de tête, vertiges, nausées, syncopes.

On observe quelques-uns de ces signes chez les personnes qui, ayant dîné hâtivement, se rendent dans une salle de spectacle (*mal de théâtre*), dont l'aération est mauvaise.

On préviendra la viciation de l'air par des procédés d'aération et de ventilation.

Asphyxie aiguë. — L'arrêt des mouvements respiratoires, avec perte complète de connaissance, peut se produire dans un air vicié; mais, dans la *forme aiguë, rapide*, l'asphyxie est due soit à une constriction de la gorge (strangulation, pendaison), à une action sur le système nerveux (électricité), soit à l'absence plus ou moins rapide d'air respirable (éboulement dans une carrière ou dans une mine, submersion dans l'eau, etc. L'asphyxie peut se compliquer d'une *intoxication* par un gaz nuisible (oxyde de carbone, grisou).

SIGNES COMMUNS. Face gonflée et violacée. Saillie des globes oculaires. Battement des ailes du nez. Ouverture excessive de la bouche avec angoisse. Tremblements convulsifs. Evacuations involontaires. Evanouissement.

TRAITEMENT. *Traction de la langue.* — Les mesures à prendre en cas d'asphyxie aiguë sont : 1° *porter rapidement l'asphyxié au grand air ;* 2° *provoquer le rétablissement de la respiration par les tractions rythmées de la langue* (*fig.* 124). *La mâchoire étant ouverte de force et les dents écartées par l'introduction d'un morceau de bois, saisir la pointe de la langue avec une pince* (*fig.* 125), *les doigts, ou mieux avec un mouchoir* (la prise est plus solide), *et la tirer fortement au dehors* en ligne droite (et non en l'abaissant vers le menton) *16 à 20 fois par minute*, c'est-à-dire autant de fois qu'on respire soi-même, puis la faire chaque fois rentrer dans la bouche. Une certaine résistance de la langue annonce le rétablissement de la respiration, qui est marquée par un léger soulèvement, puis un abaissement de la partie inférieure de la poitrine et une série de hoquets. Il est très important d'agir *vite*, d'agir *longtemps*, car le retour à la vie ne s'obtient souvent qu'après deux heures d'efforts ou plus; 3° pratiquer la respiration artificielle soit par le *procédé Sylvester*, soit par le *procédé Nielsen* ou par le *bouche-à-bouche* (v. ce mot).

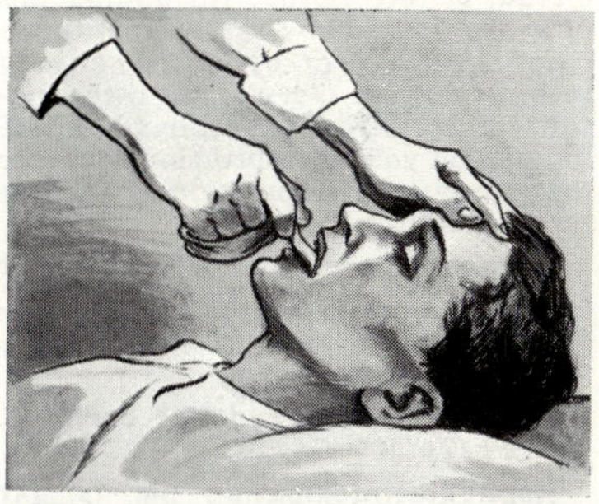

FIG. 124. — Tractions de la langue.

Procédé Sylvester. — Le sujet est placé *sur le dos*, la tête rejetée en arrière, menton vers le ciel. Le sauveteur est à genoux à la tête de la victime, dont il saisit les poignets.

Expiration. Le sauveteur ramène les avant-bras fléchis et les bras du sujet

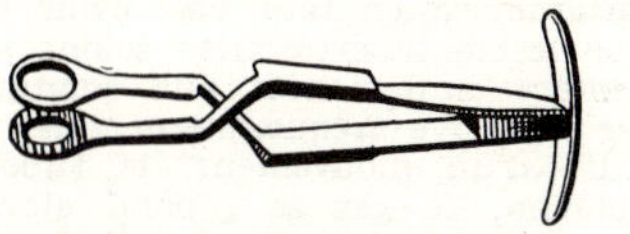

FIG. 125. — Pince tire-langue.

sur la poitrine de celui-ci, qu'il comprime fortement, ce qui chasse l'air des poumons.

Inspiration. Il relève ensuite les membres supérieurs au-dessus de la tête et les ramène jusqu'à terre, ce qui tend les pectoraux et dilate la cage thoracique (v. tableau V).

Procédé Schæfer. — Etendre le malade sur le ventre, bien à plat, la tête inclinée sur le côté, et les bras étendus au-dessus de la tête. Se placer ensuite à califourchon sur lui à la hauteur de ses cuisses et placer les deux mains ouvertes à plat sur son dos, au niveau de la base des poumons (v. tableau V.). Appuyer fortement avec lenteur sur le thorax, puis cesser le mouvement de pression. L'élasticité de la cage thoracique provoque alors l'inspiration. Le rythme doit être de 10 à 20 par minute.

Des inhalations d'oxygène aideront puissamment au succès.

Procédé Nielsen. — Le sujet est placé à plat ventre, comme dans le procédé Schæfer, les coudes écartés et les mains sous le menton; le sauveteur est à genoux à la tête de la victime.

L'*expiration* est obtenue en appuyant avec les deux mains à plat sur le dos, à la hauteur des omoplates et en faisant pression avec son propre corps.

L'*inspiration* est réalisée en lâchant le dos et en relevant les coudes, donc les bras, ce qui tend les pectoraux et provoque l'inspiration. Ce procédé est plus facile à exécuter à deux sauveteurs, l'un pratiquant l'expiration (comme dans la méthode Schæfer), l'autre exécutant l'inspiration par élévation des coudes.

Le *bouche-à-bouche* (v. ce mot) est également une bonne méthode, surtout pour les enfants et les sujets peu corpulents.

SOINS APRÈS LE RETOUR À LA VIE. Coucher le malade dans un lit bien chaud, la tête élevée; lui donner des boissons chaudes, des lavements de café et *surveiller attentivement sa respiration,* car il n'est pas rare, surtout si la période d'asphyxie a été longue, de voir la respiration s'arrêter de nouveau. La respiration artificielle serait alors reprise.

Asphyxie par l'électricité. — Voir ÉLECTROCUTION.

Asphyxie par le gaz carbonique. — V. CARBONIQUE (Acide).

Asphyxie par l'oxyde de carbone. — V. CARBONE (Oxyde de).

Asphyxie-intoxication par le gaz d'éclairage. — L'asphyxie-empoisonnement par le gaz d'éclairage se rapproche beaucoup de celle qui est produite par l'oxyde de carbone.

HYGIÈNE PRÉVENTIVE. Ne pas souffler un bec de gaz, mais le fermer. Ne pas laisser un bec en veilleuse, un courant d'air suffisant alors à l'éteindre. Si on fait emploi d'un tube souple pour conduire le gaz à la lampe, se servir de préférence d'un tube métallique et, en tout cas, avoir soin que les deux extrémités soient *solidement* emmanchées aux conduites, car il arrive fréquemment que, par suite d'un mouvement, le tube se détache; le gaz se répand alors à flot dans la pièce. En cas d'odeur de gaz, établir un courant d'air entre deux fenêtres et ne pas chercher la fuite de gaz avec une lumière.

PRÉCAUTIONS. La personne qui entre dans une pièce contenant de l'oxyde de carbone, des vapeurs de charbon ou de gaz d'éclairage, devra avoir soin : 1° de laisser la porte grande ouverte; 2° de faire une grande aspiration d'air avant de pénétrer dans la pièce; 3° de se boucher le nez et la bouche avec la main; 4° de se précipiter sur la ou les fenêtres et de les ouvrir complètement.

TRAITEMENT. Soustraire rapidement le malade au gaz délétère; le faire asseoir et lui asperger la face d'eau froide. S'il ne respire plus, pratiquer la respiration artificielle. Inhalations de carbogène ou d'oxygène.

Dans les villes, appeler les pompiers, qui possèdent les appareils nécessaires (v. tableau V).

Injection intraveineuse d'huile camphrée ou injection intracardiaque de 1 cm³ de coramine.

Lutter contre la déshydratation par l'injection sous-cutanée quotidienne de 2 litres de sérum salé physiologique et par un goutte-à-goutte rectal d'un litre de sérum glucosé.

ACCIDENT CONSÉCUTIF. Pour les *névralgies,* ne *pas donner* de pyramidon, antipyrine, phénacétine, toxiques des globules, mais des suppositoires avec 10 cg de poudre d'opium.

Asphyxie-intoxication par le gaz des fosses d'aisances, fosses à fumier et égouts. — SIGNES. Ces gaz agissent sur le sang et sur le système nerveux; aussi les troubles sont intenses et rapides. L'individu tombe souvent foudroyé, avec des signes analogues à ceux de l'intoxication carbonée, mais avec une congestion bleuâtre de tout le corps. Fatalement, tous les individus qui pénètrent dans la fosse pour porter secours ont le même sort. Aussi ne *doit-on y pénétrer* qu'après y avoir descendu une *bougie allumée* et avoir constaté qu'elle y brûle, ce qui indique la possibilité de la respiration.

TRAITEMENT. Aux traitements généraux indiqués précédemment (air pur, traction de la langue, oxygène), il convient d'ajouter l'emploi d'un mouchoir imbibé d'eau de Javel, qu'on fait respirer au malade avec précaution. Asperger en outre la figure avec de l'eau vinaigrée froide.

Asphyxie des nouveau-nés. — Voir à MORT : *Mort apparente.*

Asphyxie des noyés. — SOINS PRÉLIMINAIRES. Enlever rapidement les vêtements, en les coupant si c'est nécessaire. Coucher le malade *sur le dos,* en le tournant un peu sur le côté droit; enlever avec le doigt les mucosités ou le sable qui peuvent se trouver dans la bouche; pencher légèrement la tête et essayer de faire rejeter une partie du liquide absorbé en introduisant l'index au fond de la gorge pour provoquer par des vomissements l'expulsion de l'eau qui se trouve dans l'estomac. Puis faire les tractions de la langue. (V. ASPHYXIE AIGUË.)

SOINS ACCESSOIRES. Chaleur par enveloppements, bouillottes, massages, etc., etc.

SOINS APRÈS LE RETOUR A LA VIE. Si l'on s'aperçoit que le noyé *fait des efforts pour respirer,* il faut suspendre, pendant quelque temps, toute manœuvre qui pourrait comprimer la poitrine ou le bas-ventre et contrarier leurs mouvements. Si un noyé, *ayant déjà repris connaissance,* paraît éprouver beaucoup de difficulté à respirer, provoquer des vomissements.

Quand le noyé *est revenu à lui,* il faut le coucher dans un lit chaud.

Si on le transporte à l'hôpital, veiller à le soustraire à l'action du froid.

Asphyxie des pendus. — Couper la corde, *sans attendre la police,* comme on le fait trop souvent, par suite d'un préjugé absurde. Soutenir le corps pour éviter une chute, puis employer le traitement ci-dessus concernant les noyés.

Asphyxie locale des extrémités. — V. MALADIE DE RAYNAUD.

ASPIRATION et ASPIRATEUR. — L'aspiration a pour but d'évacuer un liquide anormal contenu dans une cavité de l'organisme, en mettant

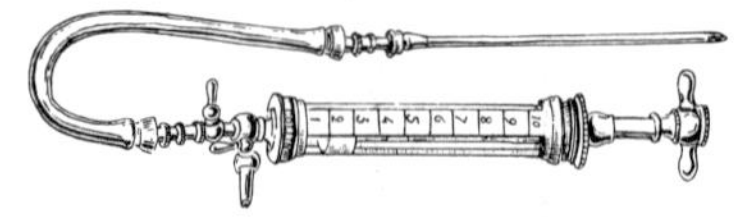

FIG. 126. — Seringue de Calot.

cette cavité en rapport avec un récipient dans lequel on a fait le vide. Une seringue quelconque où l'occlusion est complète permet de réaliser cet objectif, notamment pour les *aspirations exploratrices.*

En cas d'évacuation de petites

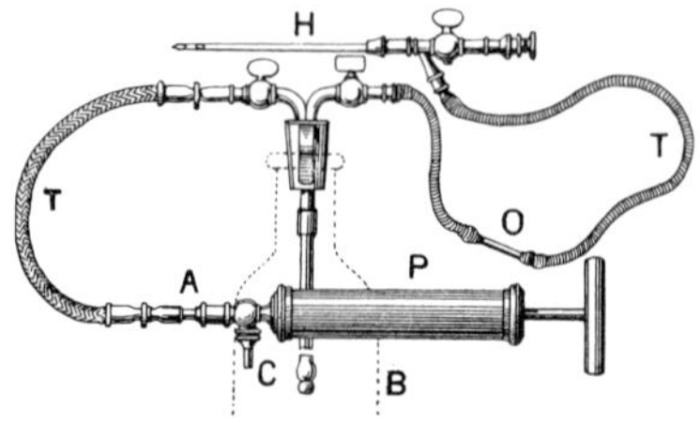

FIG. 127. — Aspirateur du Dr Potain.

quantités de pus, on peut employer la seringue de Calot (*fig.* 126).

Pour les collections liquides impor-

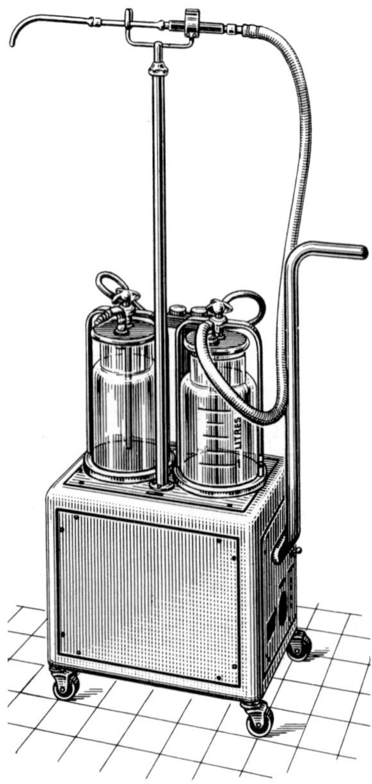

FIG. 128. — Aspirateur électrique.
(Cl. Ets Toury.)

tantes, l'appareil le plus usité est celui de Potain (*fig.* 127). Il se compose essentiellement d'un corps de pompe P avec lequel on fait le vide

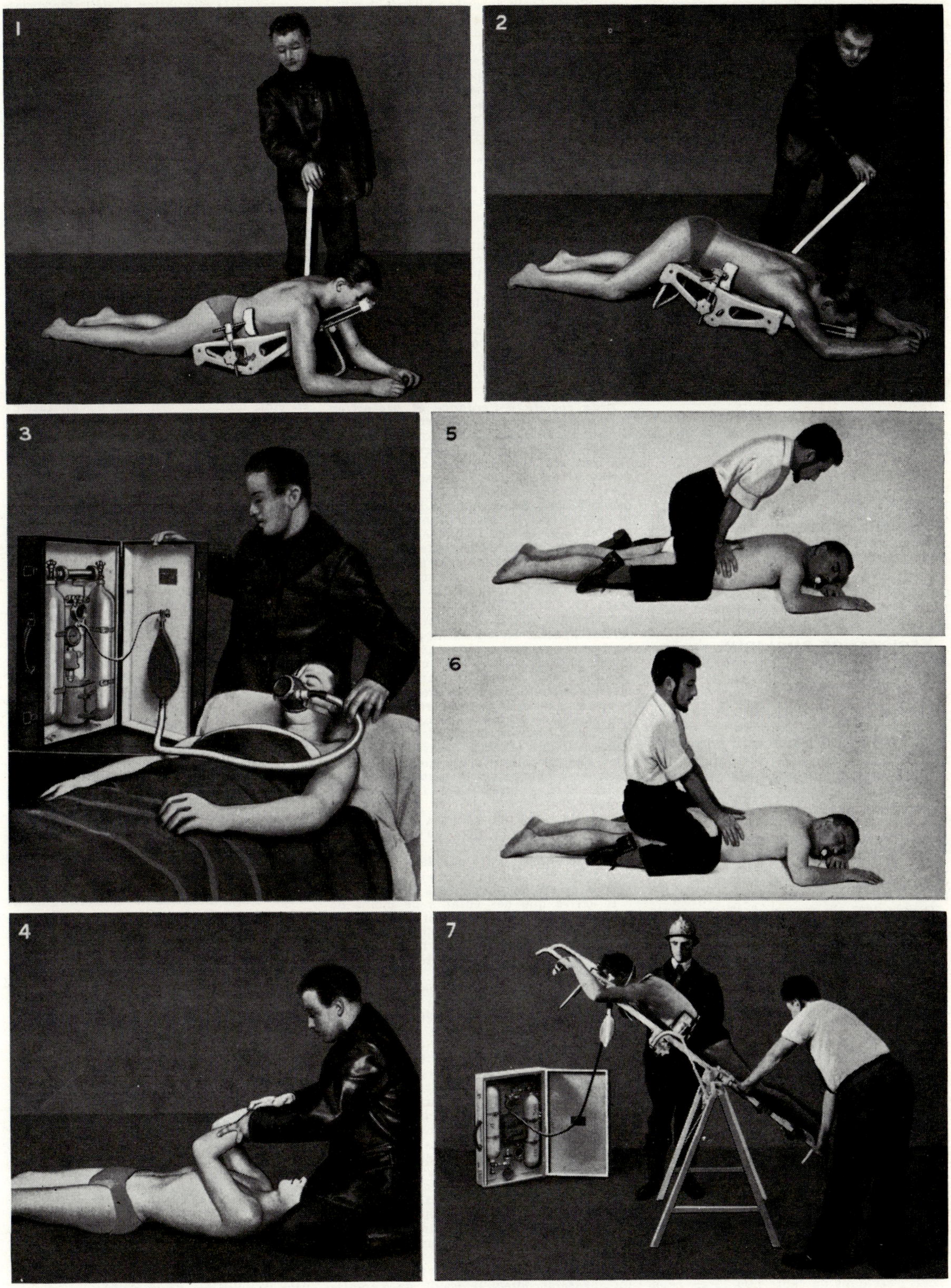

Traitement de l'asphyxie par la respiration artificielle.

1, 2. Appareil du Dr Cot : position haute (1), traitement de l'asphyxie-intoxication; position basse (2), traitement de la syncope; 3. Appareil de Mendet-Commheines, pour inhalations de carbogène ou d'oxygène; 4. Procédé Sylvester; 5, 6. Procédé Schæfer : expiration, inspiration; 7. Procédé Eve.

(*Phot. Rollet, Larousse.*)

dans une bouteille B mise en communication par un tube de caoutchouc T avec une aiguille H, qu'on plonge dans la cavité dont on désire retirer le liquide; celui-ci se trouve ainsi aspiré dans la bouteille. Le tube en verre O permet de voir si le liquide est aspiré.

On utilise maintenant des aspirateurs fonctionnant électriquement (*fig.* 128).

PRINCIPALES APPLICATIONS. Pleurésie, abcès, adénite suppurée, kyste.

Aspiration duodénale continue. — V. DUODÉNUM (modes d'exploration).

ASPIRINE (Acide acétylsalicylique). — Cristaux blancs à saveur agréable; employé comme analgésique, fébrifuge.

Peut être associée à la caféine, au chlorhydrate d'éphédrine, etc.

Ne doit pas être associée à l'antipyrine, à la phénacétine, au pyramidon, à la quinine, à l'urotropine.

DOSE et MODE D'EMPLOI. Un gramme en cachets ou comprimés de 50 cg ou en solution d'eau alcoolisée.

ASSAINISSEMENT. — V. AIR, CITERNE, LATRINES, PALUDISME, VIDANGE, WATER-CLOSET.

ASSIMILATION (du lat. *ad*, à, et *similis*, semblable). — Dernier terme du travail de la digestion après lequel les substances absorbées et apportées dans les tissus par le sang se combinent avec les éléments contenus dans les cellules.

ASSISTANCE PUBLIQUE. — Ensemble des services de secours que dirigent l'Etat, les départements, les communes ou, sous leur contrôle, les établissements publics. Son but est de combattre le paupérisme en venant en aide aux malheureux qui ne pourraient subsister sans son appui ou qui, se trouvant dans une situation précaire, risqueraient d'être écrasés par des charges trop lourdes.

Depuis 1953, la dénomination d' « aide sociale » a été donnée à l'ancienne assistance. Les diverses branches de cette aide sociale sont actuellement régies par le *Code de la famille et de l'aide sociale* et, pour partie, par le *Code de la santé publique*.

Depuis 1893, le recours à l'aide sociale constitue un « droit » pour ceux qui en remplissent les conditions d'attribution.

Domicile de secours. — L'assistance obligatoire entraîne des dépenses qui ne peuvent être couvertes que par les fonds généraux de l'Etat, des départements et des communes. Il importe donc de déterminer exactement quelle collectivité publique aura la charge de tel ou tel assistable. Cette détermination est réalisée par le domicile de secours qui, distinct du domicile civil, s'acquiert automatiquement :

a) par une résidence habituelle de 3 mois ininterrompue dans le département postérieurement à la majorité ou à l'émancipation;

b) par la filiation.

A défaut de domicile de secours, la charge de l'assistance incombe au département où réside l'intéressé au moment de la demande d'assistance ou, s'il s'agit de réfugiés ou de vagabonds, à l'Etat.

Services départementaux d'assistance obligatoire. — Si la plupart des établissements publics d'assistance sont communaux, c'est dans un cadre plus large, celui du département, que sont arrêtées les dispositions générales, et que sont organisés les grands services d'assistance.

Assistance aux aliénés. — Elle a été organisée par les lois des 30 juin 1938 et 3 janvier 1968. Chaque département est tenu d'entretenir un asile d'aliénés (hôpital psychiatrique) ou de passer une convention avec un asile public d'un département voisin. Les aliénés sont internés soit à la demande des intéressés eux-mêmes, de leur famille ou d'un ami (placement volontaire), soit par mesure de sécurité publique, par décision du préfet de police pour Paris, et par arrêté du préfet pour les départements (placement d'office). La gestion des biens de l'aliéné varie suivant le régime de protection adopté par ailleurs. V. INTERNEMENT. Les hôpitaux psychiatriques sont placés sous le contrôle des autorités administratives et judiciaires. Le maire, le préfet, le procureur de la République sont régulièrement informés de tous les mouvements qui interviennent dans un établissement psychiatrique, que le procureur de la République doit visiter à époques fixes. Les hôpitaux psychiatriques publics ayant plus de 1 000 lits doivent obligatoirement posséder un directeur administratif ayant à ses côtés un ou plusieurs médecins-chefs, ou, s'ils ont moins de 1 000 lits, un médecin-directeur responsable, chargé à la fois des fonctions administratives et des fonctions médicales.

Aide sociale à l'enfance et protection maternelle et infantile. — *Service de l'aide sociale à l'enfance.* — Les fonctions de ce service, administré par le directeur départemental de la population et de l'action sociale, portent sur diverses catégories d'enfants abandonnés ou en danger, dont certains font l'objet d'une admission dans le service, où ils se trouvent placés soit sous sa « protection » comme enfants surveillés, enfants secourus, enfants recueillis temporairement ou mineurs mis en garde, soit sous sa « tutelle » comme pupilles de l'Etat. Toutes les admissions sont prononcées sur décision du préfet.

Protection sociale de la naissance. — Le service héberge en « maisons maternelles » les femmes enceintes et les mères accompagnées de leur nouveau-né et en « hôtel familial » les mères exerçant une activité professionnelle extérieure. Les femmes enceintes démunies de ressources suffisantes peuvent, sous certaines conditions, percevoir les allocations mensuelles de l'aide à l'enfance. Par ailleurs, la grossesse ouvre droit aux allocations prénatales, et l'accouchement à l'allocation de maternité. V. SÉCURITÉ SOCIALE (prestations familiales, au *Supplément*).

Enfants secourus. — En cas d'insuffisance des ressources de la mère (ou des parents), des allocations mensuelles (parfois, en outre, un secours de « premier besoin » ou une prime de « légitimation ») peuvent être versées en sus des prestations familiales.

Il arrive que des enfants de moins de 3 ans soient recueillis temporairement par le service (sans rupture des liens avec leur famille), soit en raison de l'indisponibilité momentanée des parents (détention, hospitalisation, maladie grave), soit dans le cadre de la protection sociale de l'enfance en danger (v. ci-dessous), les enfants ainsi recueillis, par décision du préfet, sont assimilés aux « pupilles » en ce qui concerne leur surveillance, leur mode de placement et la gestion de leurs biens. Mais l'obligation alimentaire des parents subsiste, et les prestations familiales peuvent être récupérées directement par le service.

Enfants matériellement et moralement abandonnés. Les enfants trouvés de père et mère inconnus, les enfants abandonnés (délaissés expressément ou de fait) et les orphelins pauvres sont admis comme « pupilles » par le préfet (un bureau d'abandon ouvert de jour et de nuit est à la disposition des parents, qui peuvent demander le secret si l'enfant paraît moins d'un an et disposent d'un délai d'un mois pour revenir sur leur décision d'abandon).

Une décision judiciaire préalable est indispensable lorsqu'il s'agit de l'admission d'enfants « maltraités ou moralement abandonnés » en qualité de « pupilles » ou « mineurs en garde ». La déchéance partielle ou totale des droits de puissance paternelle peut être prononcée (la tutelle est alors assurée par le directeur départemental de la population et de l'aide sociale à l'enfance, assisté d'un conseil de famille de 7 membres : 2 désignés par le conseil général et 5 par le préfet). Les pupilles et enfants mis en garde peuvent éventuellement être remis à leurs parents; pour les enfants mis en garde, une décision judiciaire préalable est nécessaire.

Enfants surveillés. — Les enfants placés par le service hors du domicile de leurs parents sont assimilés aux pupilles.

Enfants en danger dans leur famille. — Ceux de ces enfants qui ne sont pas recueillis temporairement par le service sont considérés comme des enfants surveillés bien que restant au domicile de leurs parents; une action éducative est alors menée auprès de la famille.

Protection maternelle et infantile. — Le Code de la santé publique organise la protection sanitaire et sociale des femmes enceintes, des mères et des enfants de moins de 6 ans. Un service départemental, dont le fonctionnement est assuré par le directeur de la Santé, est chargé de cette protection.

Certificat prénuptial. — V. page 162.

Consultations prénatales. — La femme enceinte doit, pour bénéficier des allocations de toute nature versées par l'Etat, par les collectivités publiques ou les établissements publics, par les caisses de Sécurité sociale, suivre les conseils d'hygiène et de prophylaxie donnés par l'assistante sociale du service. Chaque fois que l'examen de la mère ou les antécédents familiaux le rendent nécessaire, il est procédé, autant que possible au centre de protection maternelle et infantile, à un examen général du père accompagné de tous les examens de laboratoire, sérologiques ou autres, jugés utiles.

La déclaration de grossesse doit être effectuée avant l'expiration du 3e mois de la grossesse. Quatre visites prénatales sont prévues : à la fin du 3e mois, au cours des 6e, 8e et 9e mois de la grossesse (cette dernière depuis 1970).

Surveillance des enfants de moins de 6 ans. Dès sa naissance, l'enfant est pourvu d'un « carnet de santé ». Il fait généralement l'objet d'une surveillance médico-sociale préventive à domicile, assurée par des assistantes sociales ou des puéricultrices, qui peuvent, si nécessaire, provoquer des mesures propres à sauvegarder la santé ou la vie de l'enfant. Ce dernier doit être présenté régulièrement à des consultations de nourrissons.

Certaines vaccinations (v. ce mot) sont obligatoires pour les enfants de moins de 3 ans.

Le placement par les parents de leurs enfants chez une nourrice ou le recrutement d'une nourrice à domicile doivent faire l'objet de deux déclarations (les parents d'une part, la nourrice de l'autre), portées sur deux registres tenus dans les mairies. Les nourrices et gardiennes d'enfants doivent remplir des conditions de moralité et de logement attestées par le maire, un médecin et l'assistante sociale. La surveillance par les assistantes sociales ou les puéricultrices permet de prendre éventuellement toute mesure utile en cas de maladie de l'enfant ou d'insuffisance de la nourrice.

Tous les établissements recevant des enfants de moins de 6 ans font l'objet d'une autorisation préfectorale. Le contrôle médical et technique en est assuré par le directeur départemental de la Santé. Des règles particulières concernent les crèches, les maisons d'enfants à caractère sanitaire, les haltes-garderies et divers autres établisssements.

Protection des enfants d'âge scolaire. — Les enfants de plus de 6 ans sont soumis à un contrôle médical assuré par le service de la Santé scolaire et universitaire du ministère de l'Education nationale dans le cadre d'un programme établi en accord avec le ministère de la Santé.

Bureau d'aide sociale. — Un établissement public est chargé de la gestion de l'aide sociale dans chaque commune ou syndicat de communes. Géré par une commission administrative, présidé par le maire ou le président du syndicat de communes,

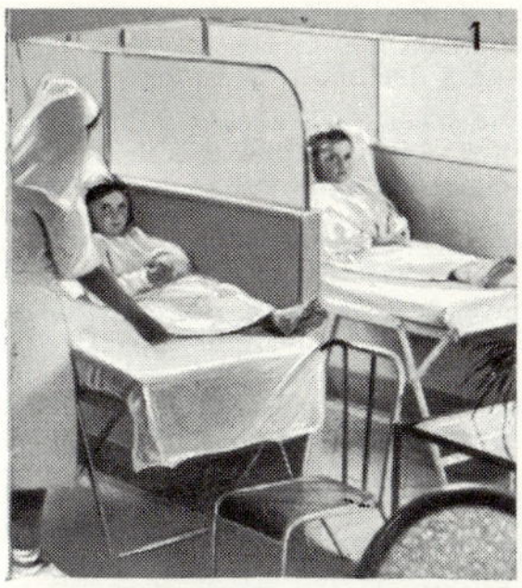

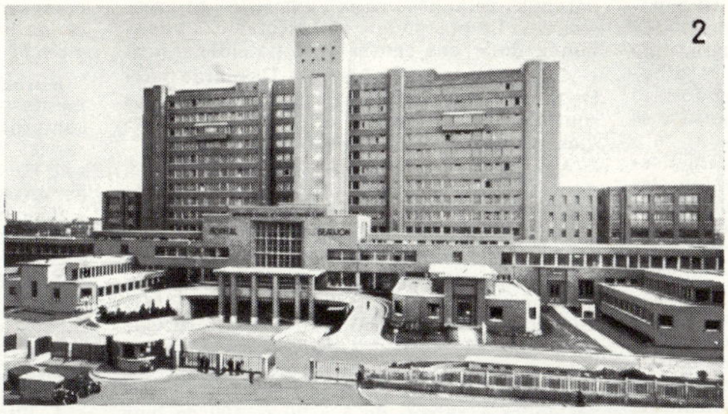

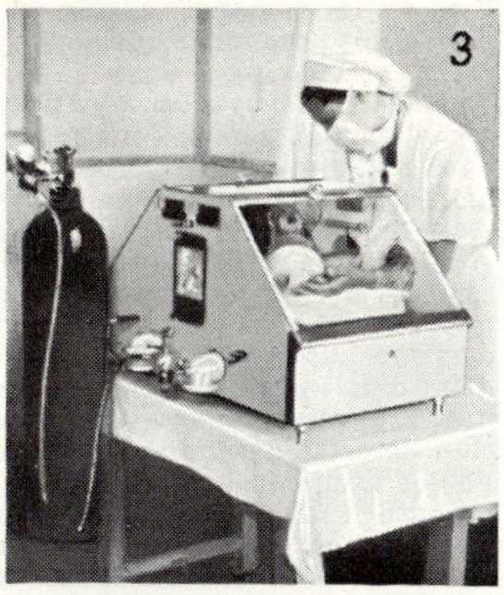

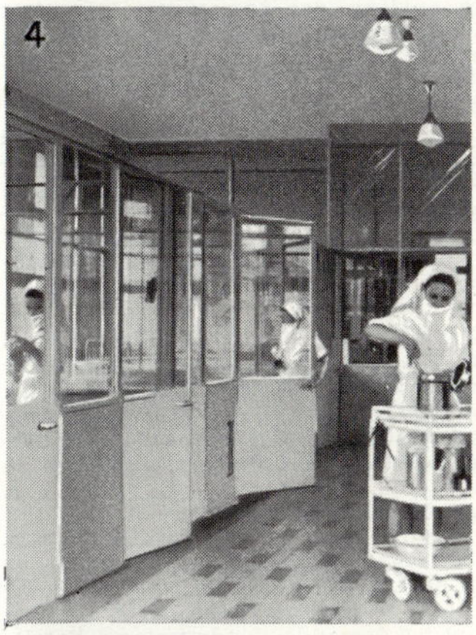

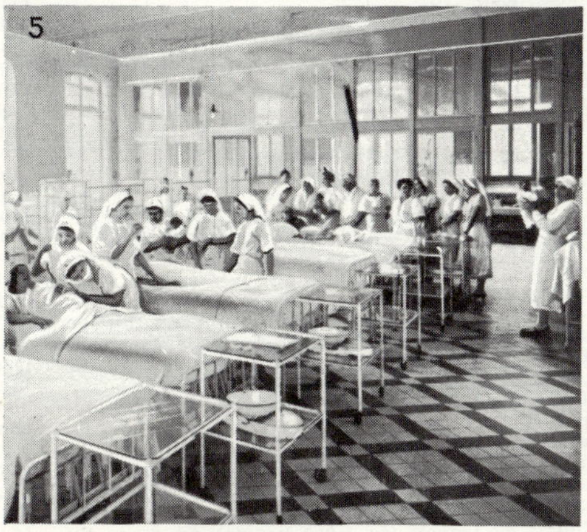

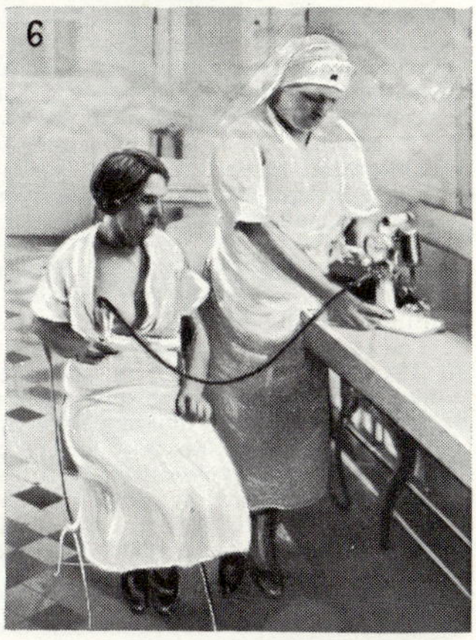

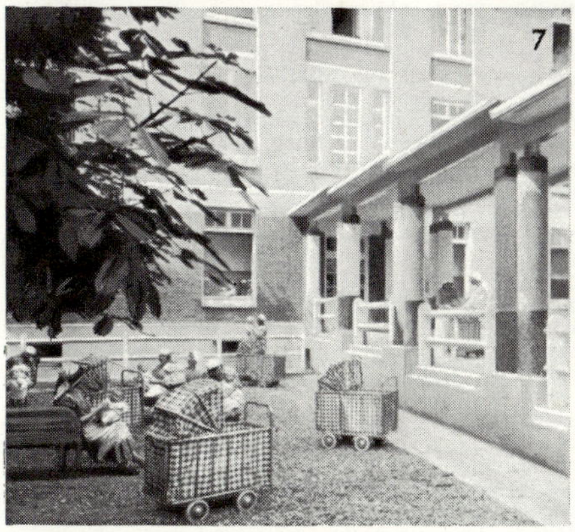

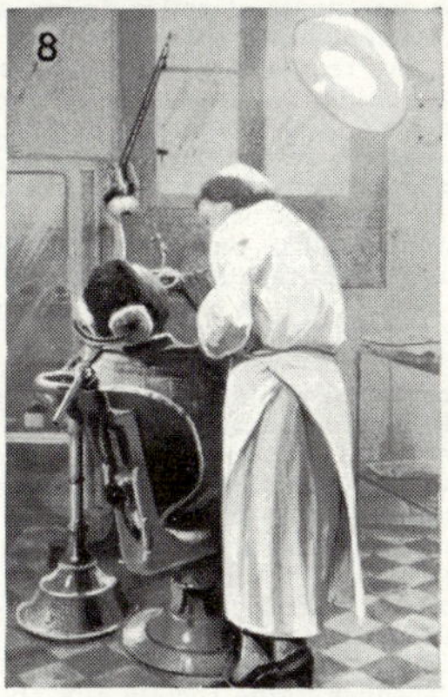

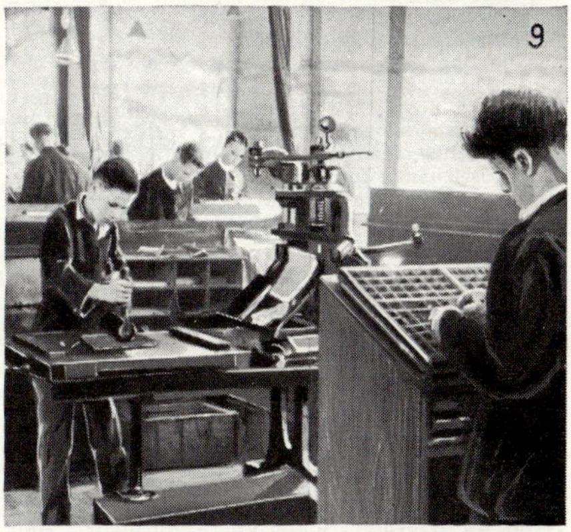

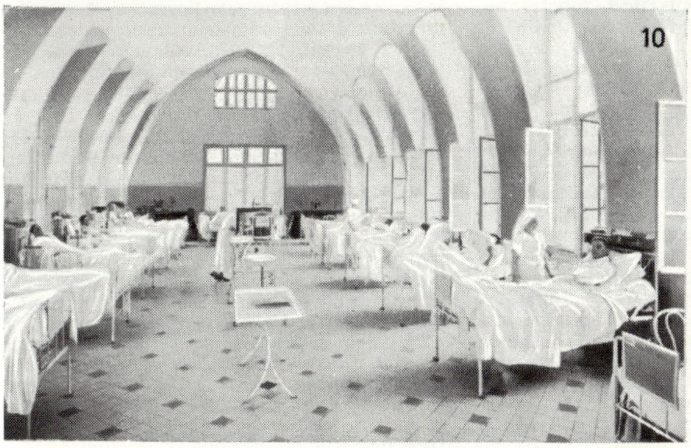

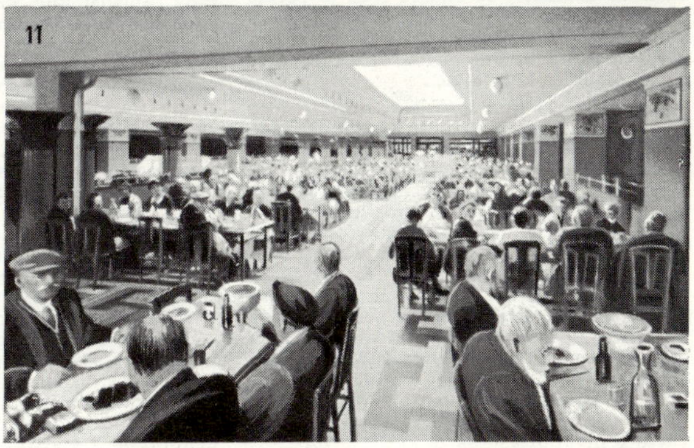

L'Assistance publique à Paris.

Quelques-unes des activités de l'Assistance publique, à Paris. 1. Salle de repos post-opératoire pour enfants (pavillon d'oto-rhino-laryngologie, hôpital Trousseau) ; 2. Un hôpital moderne (Beaujon, à Clichy) ; 3. Couveuse électrique pour prématurés (Ecole de puériculture) ; 4. Crèche climatisée (hôpital des Enfants-Malades) ; 5. Ecole des sages-femmes (hôpital de la Maternité) ; 6. Donneuse de lait (hôpital de la Maternité) ; 7. Maison maternelle (Châtillon-sous-Bagneux) ; 8. Dispensaire d'assistance médicale (soins dentaires) ; 9. Assistance à l'enfance (école d'Alembert, pour les pupilles, atelier de typographie) ; 10. Une salle du pavillon de tuberculeux (hôpital Cochin) ; 11. Assistance aux vieillards (maison de retraite Corentin-Celton).

(Cl. Assistance publique à Paris, et Favart.)

il reçoit les demandes d'admission au bénéfice d'une branche quelconque de l'aide sociale. Ce bureau exerce, en outre, une action de prévoyance, d'entraide et d'hygiène sociale, son action étant coordonnée avec celle des services publics et organismes privés ayant un objet analogue.

Le bureau d'aide sociale établit un dossier sur chaque demande d'admission, les services de la préfecture les instruisent, et une commission d'admission prend une décision susceptible de recours — dans le délai d'un mois de sa notification — devant une commission départementale. La décision de cette dernière peut également faire l'objet d'un recours devant la Commission centrale d'aide sociale, les appels abusifs pouvant toutefois être sanctionnés. En cas d'urgence pour une assistance hospitalière, le président de la commission peut prendre une décision provisoire, qu'il appartient à la commission de ratifier.

Les conditions d'admission portent sur la résidence, la nationalité et les ressources. Le coût de l'aide sociale peut éventuellement être récupéré sur les personnes tenues à l'obligation alimentaire vis-à-vis du demandeur lorsque celles-ci disposent de ressources suffisantes pour justifier cette récupération.

Aide médicale gratuite. — L'aide médicale gratuite, organisée par le Code de la famille et de l'aide sociale, a pris le relais de l'assistance médicale gratuite instituée en 1893, mais, n'étant pas réservée aux indigents, elle est ouverte à des personnes de revenus moyens ou modestes qui, à un moment donné de leur existence, se trouvent dans l'impossibilité de faire face à certaines dépenses de santé, même parfois avec l'aide de la Sécurité sociale. L'aide médicale gratuite comporte l'aide médicale générale, l'aide médicale aux malades mentaux et l'aide médicale aux tuberculeux.

Le bénéficiaire de l'aide médicale à domicile a le libre choix de son médecin et de ses fournisseurs.

L'aide médicale hospitalière ne comporte pas de liberté de choix, le malade devant (sauf cas d'urgence ou de traitement spécial) être hospitalisé dans l'établissement de soins auquel sa commune de résidence est rattachée. L'administration tend à vouloir substituer la formule anglo-saxonne du *home care* à l'aide hospitalière ; le malade est alors soigné à son domicile par le personnel hospitalier.

Le bénéficiaire de l'aide médicale, âgé de 15 ans ou plus, assisté à domicile depuis au moins 3 mois peut, sous certaines conditions, percevoir une allocation mensuelle.

Aide sociale aux personnes âgées. — Les personnes âgées de 65 ans (60 ans en cas d'inaptitude au travail) peuvent, pour insuffisance de ressources, bénéficier de l'aide sociale aux personnes âgées soit sous la forme du placement (chez des particuliers ou dans un établissement), soit sous la forme du versement d'une allocation mensuelle à domicile, ou encore sous la forme d'une aide en services ménagers. Il peut s'y ajouter une allocation de loyer et les divers avantages des titulaires de la carte d'économiquement faible.

Aide sociale aux infirmes, aveugles et grands infirmes. — Toute personne âgée de plus de 15 ans et de moins de 60 ans, atteinte d'une infirmité congénitale ou acquise et reconnue inapte au travail et à une rééducation professionnelle peut postuler, en cas d'insuffisance de ressources, une aide semblable à celle qui est accordée aux personnes âgées.

Les infirmes peuvent bénéficier de la prise en charge de leurs frais de placement dans un centre de rééducation professionnelle ou dans un centre d'assistance par le travail.

Les grands infirmes (80 p. 100 d'incapacité de travail ou davantage) perçoivent des allocations majorées et reçoivent une carte d'invalidité.

Aide sociale en matière de logement et d'hébergement. — Les personnes de moins de 60 ans aux ressources insuffisantes peuvent bénéficier d'une allocation de loyer.

Des centres d'hébergement sont ouverts aux personnes sortant des hôpitaux et aux détenus relâchés sans domicile ni ressources. Le placement obligatoire des vagabonds dans ces centres est possible.

Allocations militaires. — Une aide particulière est accordée aux familles dont les soutiens indispensables effectuent leur service militaire.

Assistance aux chômeurs. — Tandis que, dans les divers cas d'aide sociale énumérés ci-dessus, le secours est obligatoire, en ce qui concerne les chômeurs, l'assistance reste facultative. Il a été constitué, dès le mois d'août 1914, un Fonds national de chômage, qui constitue, depuis 1940, un service d'Etat confondu avec le service public de la main-d'œuvre.

Les communes participent aux charges des allocations de chômage versées à leurs résidents à raison de 5 à 20 p. 100 de leur coût.

Dans les localités où existe un service de la main-d'œuvre (ou une section de ce service), c'est lui qui reçoit les inscriptions de chômage, qui les étudie et qui procède à l'attribution des allocations ainsi qu'aux mesures de contrôle. Dans les localités où ce service n'est pas représenté, les inscriptions sont reçues par le maire et étudiées par le chef du service de la main-d'œuvre le plus proche, les requêtes étant centralisées par une section départementale du Fonds national de chômage qui sert également les prestations aux intéressés.

Pour pouvoir prétendre aux allocations, le requérant doit justifier qu'il a perdu son emploi et qu'il est libre de tout engagement (si son contrat a été résilié à la suite de sa propre faute ou s'il l'a quitté volontairement sans motif légitime, il ne peut être admis qu'après un délai de six semaines) ; il doit se trouver dans l'impossibilité de trouver un emploi bien qu'il ait la capacité et la volonté de travailler ; il doit également prouver qu'il a accompli au moins 150 jours de travail (ou 1 000 heures) au cours des 12 mois précédents et retiré de son activité une rémunération régulière.

Seuls les requérants âgés de moins de 65 ans, justifiant d'une durée minimale de résidence dans la commune de trois mois (un an dans la région parisienne) et de ressources insuffisantes pour assurer leur existence et celle des personnes à leur charge (le plafond est fixé par arrêté préfectoral), peuvent prétendre aux allocations.

On distingue une allocation principale, versée à tout chômeur de plus de 21 ans quelle que soit sa situation de famille et, sous certaines conditions, aux chômeurs âgés de plus de 18 ans, et des majorations complémentaires pour personnes à charge. Le taux de ces allocations varie suivant les localités.

Aucune durée n'a été fixée au service des allocations, mais après chaque année de secours intervient une réduction de 10 p. 100; les trois premiers jours de chômage ne sont pas indemnisés. Il est impossible d'évoquer l'aide sociale aux chômeurs sans rappeler que, depuis 1959, fonctionne, dans les professions représentées au CNPF, un système d'assurance chômage dont les allocations peuvent se cumuler avec celles versées par l'aide sociale ; mais comme il s'agit ici d'assurance, il n'est pas tenu compte des ressources du requérant lors de l'étude de la demande du chômeur. La gestion des fonds est assurée par des ASSEDIC (association pour l'emploi dans l'industrie et le commerce) et par l'UNEDIC (Union nationale interprofessionnelle pour l'emploi dans l'industrie et le commerce).

Etablissements d'assistance. — Les services d'assistance ne peuvent fonctionner qu'avec le concours d'établissements spéciaux. On distingue les établissements publics et les établissements d'utilité publique. Ces derniers, doués de la personnalité morale, indépendants de l'Etat, des départements et des communes, restent en dehors de l'Assistance publique, mais en sont les précieux auxiliaires.

Les établissements publics peuvent être nationaux (Quinze-Vingts, asiles de Vincennes et du Vésinet, Ecoles des jeunes aveugles et des sourds-muets), départementaux, comme la plupart des asiles d'aliénés, communaux, comme les bureaux d'assistance et les bureaux de bienfaisance et, en principe, la plupart des hôpitaux et hospices.

Bureaux de bienfaisance. — Etablissements publics, dotés comme tels de la personnalité civile, les bureaux de bienfaisance, institués par la loi du 7 frimaire an V, devaient être créés dans chaque commune.

Successeurs des bureaux de charité de l'Ancien Régime, ils devaient répartir les secours à domicile et assurer le traitement à domicile des malades indigents, mais la loi du 15 juillet 1893, créant l'assistance médicale gratuite, institua dans chaque commune, sans exception, un bureau d'assistance médicale chargé de ce traitement à domicile des indigents.

A l'heure actuelle, on peut dire que la moitié environ des communes françaises ont un bureau de bienfaisance, mais que, depuis 1893, partout où cet établissement n'existe pas, le bureau d'assistance en exerce les attributions.

En vertu de la loi du 5 avril 1879, modifiée par le décret du 5 novembre 1926, les bureaux de bienfaisance sont administrés par une commission composée du maire, président, de deux membres élus par le conseil municipal et de quatre autres membres nommés par le préfet ou le sous-préfet. Dans les communes dépourvues d'établissements hospitaliers, cette commission est la même que celle du bureau d'assistance.

Dans le cas inverse, la commission administrative du bureau d'assistance est formée par la réunion des commissions administratives du bureau de bienfaisance et du ou des établissements hospitaliers de la commune.

Le rôle des bureaux de bienfaisance consiste en la distribution des secours, en argent ou en nature, aux bénéficiaires relevant de l'assistance facultative. Ils instruisent les demandes d'admission à l'assistance obligatoire aux vieillards, infirmes, incurables, femmes en couches, à l'assistance à la famille. Ils assurent le paiement régulier aux intéressés des allocations auxquelles ils ont droit.

Les bureaux de bienfaisance se sont préoccupés d'instituer des œuvres de protection de la santé publique et de secourir les malheureux, d'une manière de plus en plus efficace, par des consultations de nourrissons, crèches, « gouttes de lait », jardins ouvriers, assistance par le travail, colonies de vacances, bains-douches, fourneaux alimentaires, dispensaires antituberculeux et antivénériens, cantines scolaires, etc., selon leurs revenus et les besoins locaux.

Hôpitaux et hospices. — Les hôpitaux et hospices sont les établissements les plus importants. Leur fonctionnement, réglé dans ses grandes lignes par la circulaire ministérielle du 15 décembre 1899, est arrêté dans chaque commune par une commission administrative, composée comme celle des bureaux de bienfaisance, mais unique pour tous les hôpitaux et hospices. L'un des membres de la commission remplit les fonctions d'ordonnateur. Le receveur municipal ou un receveur spécial sont comptables.

Un hôpital ou un hospice ne peut être créé ou supprimé que par décret pris en Conseil d'Etat (loi du 21 décembre 1941) contresigné par le ministre de la Santé publique et de la Population, après avis des ministères de l'Intérieur et des Finances. Toute transformation ou agrandissement d'établissement hospitalier doit être autorisé par le ministre de la Santé publique et de la Population, sur l'avis des représentants des collectivités locales et d'une commission nationale chargée de l'étude d'un plan d'équipement hospitalier territorial. Ce plan prévoit que les établissements hospitaliers seront classés, dans chaque région sanitaire, par catégories déterminées : les hôpitaux, les centres hospitaliers, les centres hospitaliers régionaux.

La circonscription de chaque établissement hospitalier sera fixée par le préfet, sur avis du directeur régional de la Santé publique.

En attendant que la classification précitée s'étende à l'ensemble du territoire national, retenons qu'actuellement on classe les établissements hospitaliers en : hôpitaux généraux (services de médecine et de chirurgie, consultations externes) ; hôpitaux spéciaux (hôpitaux d'enfants, de contagieux) ; maternités.

A côté des hôpitaux proprement dits, il existe des dispensaires et des établissements hospitaliers antituberculeux (sanatorium, préventorium, aérium).

Les établissements pour vieillards et infirmes portent le nom générique d'hospices. Il convient d'y ajouter les maisons de retraite et les fondations.

Biens et ressources des établissements d'assistance. — Les ressources des établissements d'assistance proviennent de leurs revenus propres, des produits de leur exploitation, de droits qui leur sont spécialement attribués et des dons et legs qu'ils peuvent recevoir.

Les revenus propres sont ceux que procurent les valeurs ou le domaine immobilier appartenant à l'établissement. On distingue le domaine affecté au service public, qui est inaliénable, et le domaine productif de revenus (immeubles, bois, prés, etc.), que l'établissement fait exploiter pour son compte. A ces revenus s'ajoutent les « produits intérieurs », qui consistent : 1° dans le remboursement des frais de séjour par les hospitalisés en situation de payer, ou par leur famille. Ces frais de séjour sont calculés d'après le prix de journée (qui est fixé annuellement) ; 2° dans le travail des administrés, quand ils peuvent prêter leur concours à l'aménagement des salles, aux travaux de propreté, de jardinage, de lingerie; 3° dans les ventes diverses (eaux grasses, matériel réformé, etc.).

Les droits attribués sont des ressources tirées de taxes particulières, assez comparables à un véritable impôt. Parmi les droits attribués ; il faut retenir : le droit des pauvres, dont l'origine remonte au XVIe siècle; le produit des concessions dans les cimetières, dont une part doit revenir obligatoirement aux hospices ; les successions hospitalières, consistant en effets d'habillement, linge, hardes, bijoux, sommes d'argent minimes, à l'exclusion des valeurs mobilières ; le produit des amendes correctionnelles et les confiscations diverses (gibier en temps de chasse prohibée, produits alimentaires saisis pour fraudes et, néanmoins, consommables).

Les dons et legs faits sans charges et sans affectation immobilière sont acceptés par les établissements publics, sans autorisation, mais après avis favorable du conseil municipal ; si cet avis est contraire à l'acceptation, il est statué par arrêté préfectoral. Dans les cas où intervient une réclamation des familles, l'autorisation d'accepter le legs est donnée par décret en conseil d'Etat.

ASSOCIATION DE MÉDICAMENTS. — On distingue les *associations naturelles* (extrait de plante, eau minérale) et les *associations artificielles* créées par le médecin.

La prise de deux médicaments de même action principale permet la diminution de la dose de chacun d'eux et diminue les effets secondaires et toxiques (morphine + chloroforme). Elle permet l'étalement de l'action de deux produits de résorption différente (pénicilline simple et pénicilline retard).

L'association de deux antibiotiques permet, d'une part, d'augmenter le nombre de germes sensibles au traitement quand on ne connaît pas la sensibilité du germe en cause ; d'autre part, elle retarde l'apparition de la résistance du germe aux antibiotiques (streptomycine et isoniazide contre la tuberculose).

Certaines personnes consultent plusieurs médecins à l'insu l'un de l'autre et croient bien faire en associant les médicaments prescrits par chacun d'eux ; quelquefois, elles emploient simultanément les drogues inscrites sur une ancienne ordonnance, d'où un double danger : 1° certaines drogues ont une action identique sous des noms différents ; ex. : *belladone* et *atropine*, *opium* et *morphine* ou *codéine*, et, réunies, peuvent former une dose toxique ; 2° d'autres ont une action inverse et qui, par suite, s'annule; 3° d'autres, en se réunissant dans l'estomac ou l'intestin, peuvent produire des substances nouvelles nuisibles par incompatibilité.

ASSOUPISSEMENT (du lat. *ad*, à, et *sopor*, sommeil). — **Après le repas.** — Cet état indique parfois une digestion stomacale laborieuse. On luttera avec succès contre la somnolence par des ablutions d'eau froide sur le visage, la promenade, l'usage du thé ou du café.

Dans les maladies. — Profond et accompagné de troubles du pouls. Cet état peut être dû à une affection du cerveau, coïncidant : 1° avec une fièvre intermittente, à une forme pernicieuse de paludisme ; 2° avec une fièvre continue, des soubresauts de tendons, à une forme grave de fièvre typhoïde. Souvent signe de diabète.

ASTASIE (du gr. *a* priv., et *statis*, station verticale). — Impossibilité de se tenir debout, sans qu'il y ait de paralysie. Trouble existant dans les affections cérébrales. Il peut être compliqué d'*abasie*.

TRAITEMENT. Rééducation.

ASTER. — Condensation étoilée qui se fait dans le cytoplasme, dès le début de la *cinèse* (v. ce mot).

ASTÉRÉOGNOSIE. — Lésion du cerveau produisant l'impossibilité de reconnaître les objets par le toucher, le malade ayant les yeux fermés.

ASTHÉNIE (du gr. *a* priv., et *stenos*, force). — Faiblesse, difficulté de l'effort, surtout prolongé, symptôme pouvant se produire au début ou au cours de diverses maladies.

TRAITEMENT. Acide phosphorique ; glycérophosphates ; sels de magnésium ; sulfate de strychnine en granulés ou en injections de 1 mg ; caféine (0g,05 deux fois par jour).

Injections intramusculaires de cortex surrénal de 2 mg associé à l'ingestion de comprimés d'acide ascorbique aux repas.

Injections intramusculaires ; ingestion de glossettes de testostérone ou ampoules buvables de sérum activé de taureau ou de génisse.

ASTHÉNOPIE (du gr. *asthenês*, faible, et *ôps*, œil). — Etat d'un œil incapable d'une application soutenue, soit par fatigue accommodative, soit par insuffisance musculaire. V. ŒIL.

ASTHME (du gr. *asthmainein*, être essoufflé). — Syndrome caractérisé par des accès de dyspnée intense, à rythme expiratoire lent, se terminant par l'expulsion de crachats muqueux.

Il faut distinguer l'asthme vrai des asthmes symptomatiques dus à une lésion cardiaque ou rénale, et des dyspnées pseudo-asthmatiques, comme le rhume des foins.

SIGNES. L'accès d'asthme a une évolution assez dramatique. Le malade, qui tout au plus avait éprouvé quelques malaises prémonitoires (mal de tête, courbature), est pris brusquement, dans le milieu de la nuit, d'une sensation de suffocation. Il s'assied sur son lit, se lève, va à la fenêtre. Ses yeux sont hors de la tête, ses lèvres sont violettes, sa face est pâle et couverte de sueur. Il manque d'air. Cependant, sa poitrine est dilatée au maximum, mais l'air qui y est emmagasiné ne se renouvelle pas. L'inspiration est lente et difficile, l'expiration est encore plus pénible. La respiration est sifflante et très ralentie.

Au bout d'un temps variable, une demi-heure, une heure ou même davantage, la dyspnée diminue et le malade commence à expectorer des crachats dits perlés. Peu à peu, ces crachats deviennent de plus en plus fluides, et la crise s'affaiblit progressivement.

Dans l'intervalle des accès, la santé de l'asthmatique peut être normale ; parfois, il peut être atteint de crises de goutte, d'eczéma, d'urticaire, d'entérocôlite, de migraine. Son état mental est souvent anormal ; c'est un névropathe émotif et instable.

Les crises peuvent se répéter, et entre les crises peut s'installer un *asthme permanent*, sous l'apparence d'une bronchite ordinaire avec respiration sifflante et dyspnée ; la suffocation est moindre que dans l'accès d'asthme, mais elle est plus persistante.

COMPLICATIONS. La répétition des accès aboutit à un véritable *état de mal asthmatique*, rarement mortel. Mais l'asthme peut *s'intriquer* avec des signes permanents d'emphysème et de sclérose pulmonaire, de bronchite, qui peut aboutir à une insuffisance cardiaque et à l'asystolie.

Asthme infantile. — Cette variété d'asthme très spécial ne se produit que chez les jeunes enfants, car à 14 ou 15 ans la maladie diffère peu de la forme des adultes. En général, elle se produit entre 2 à 3 ans, ensuite, par ordre de fréquence, entre 1 à 2 ans, puis du 6e au 12e mois, quelquefois même entre 2 et 6 mois.

On note d'abord un léger coryza accompagné de bronchite, marqué par un écoulement nasal et de la toux, puis, brusquement, dans la journée ou la nuit, les mouvements respiratoires se précipitent, l'oppression augmente, la face devient un peu bleuâtre, l'asphyxie semble menaçante.

Pendant la crise, la température est élevée.

Il existe des râles dans la poitrine, assez bruyants souvent pour être entendus à distance.

La situation persiste avec des rémissions et des exacerbations pendant vingt-quatre à quarante-huit heures, puis, peu à peu, l'oppression diminue et l'enfant conserve seulement de la crise passée une toux grasse, humide, pendant quelques jours.

La répétition des crises à des intervalles variant d'une semaine, 15 jours, 1 mois, distingue l'asthme de la bronchite capillaire.

Il existe des formes atténuées : simples coryzas ou éternuements.

A mesure que l'enfant grandit, les crises s'espacent, puis disparaissent.

Quelquefois, certaines affections alternent avec l'asthme : urticaire, eczéma, vomissements acétonémiques.

Plus tard, ces malades souffrent de migraine, de lithiase biliaire et de goutte.

Asthme du vieillard. — Chez le vieillard, asthmatique ancien, on observe habituellement un asthme intriqué. Mais on peut observer chez le vieillard une crise dite de pseudo-asthme, dont la cause est une insuffisance cardiaque (v. CŒUR [maladies]).

CAUSES. Multiples. L'asthme survient chez les sujets qui présentent un *terrain* spécial (v. ARTHRITISME) avec des troubles digestifs, hépatiques, souvent héréditaires, appendiculaires (l'ablation de l'appendice pouvant faire disparaître l'asthme). Les asthmatiques adultes sont souvent atteints de coliques néphrétiques, de migraines ou d'urticaire. Ces troubles sont souvent associés à une instabilité vago-sympathique; l'asthmatique jeune, qui est un vagotonique (ralentissement très marqué du pouls par la pression des globes oculaires), devient un sympathicotonique à un âge avancé. Chez la femme se surajoute souvent un facteur endocrinien dû à un mauvais fonctionnement de l'ovaire, de la thyroïde, de l'hypophyse, de la surrénale.

C'est une *épine irritative* qui localise sur l'appareil respiratoire les manifestations de cet état particulier. L'épine irritative peut être une crête de cloison nasale, des polypes, une adénopathie trachéo-bronchique, une tumeur du médiastin.

C'est une *cause déclenchante* qui provoque la crise d'asthme elle-même (v. ANAPHYLAXIE). Un grand nombre d'asthmatiques sont sensibilisés par des substances albuminoïdes introduites dans l'organisme par ingestion : lait, œuf, viande, poissons, etc.; inhalation de poussières végétales, telles que le pollen de marronniers, platanes, etc., foins; animales, telles que les poils de chat, squames de chevaux, plumes d'oiseau, laine de mouton.

Ils peuvent encore être impressionnés par des parfums, des substances irritantes.

Tous ces troubles et l'asthme sont souvent héréditaires. L'hérédité peut d'ailleurs être polymorphe. Tantôt c'est un père goutteux, diabétique, obèse ou migraineux qui engendre un enfant diabétique, obèse ou migraineux; tantôt ce goutteux n'engendre pas un goutteux, mais un enfant migraineux ou asthmatique.

TRAITEMENT. *En cas de crise :* inhalation de poudres ou cigarettes à base de solanées nitrées. Pulvérisations buccale et nasale avec l'éphédrine, l'adrénaline, en solution faible.

Par la bouche, comprimés d'éphédrine.

Si la crise est violente ou se prolonge, injection sous-cutanée d'évatmine (adrénaline + extrait posthypophysaire) ; éviter les doses élevées et consulter le médecin. On utilise volontiers maintenant la théophylline ou aminophylline.

Ventouses scarifiées.

Si un *état de mal* s'installe : ventouses scarifiées, petites saignées de 100 à 150 g, injection intraveineuse de novocaïne (5 cm³ d'une solution à 1 p. 100), de théophylline. Gardénal (0g,40 par jour) ou injection intraveineuse d'une ampoule de 20 cg. Inhalations d'oxygène. Cortisone et dérivés.

Infiltration du ganglion étoilé, d'un côté.

Si le cœur se fatigue, soutenir le myocarde par le camphre.

TRAITEMENT DE FOND. — 1° *Supprimer l'épine irritative* si elle existe : ablation du polype nasal ou du granulome dentaire, traitement d'une adénopathie trachéobronchique, d'une infection respiratoire;

2° *Supprimer la cause déclenchante :* Par son élimination quand cela est possible (poils d'animaux familiers, poussières végétales) ;

Par désensibilisation : injections répétées à doses croissantes de l'antigène ; cuti-réactions.

3° *Modifier le terrain.* C'est là le traitement habituel; en effet, il est peu fréquent de découvrir une cause déclenchante unique, une épine irritative franche, et il est de règle de voir se succéder différentes causes déclenchantes chez le même malade.

Théophylline, gardénal, antihistaminiques à petites doses de façon permanente ou discontinue.

Régime sans graisse, en évitant certains aliments variables selon le malade. Cures à La Bourboule, au Mont-Dore. Actuellement, on insiste sur les dérivés de la cortisone, deltacortisone en particulier, qui permet un traitement prolongé sans risque de rétention sodée.

ASTICOTHÉRAPIE. — Traitement ancien des plaies et ulcères par les larves de mouches.

On a aussi traité des sinusites, mastoïdites, plaies infectées, anthrax et furoncles.

ASTIGMATISME (du gr. *a* priv., et *stigma,* point). — V. ŒIL.

ASTRAGALE (du gr. *astragalos,* dé). — Os du tarse, le plus élevé, situé entre les deux os de la jambe et le calcanéum, qui le sépare du sol. De forme cubique, il présente un corps terminé en avant par une tête arrondie; la face inférieure présente deux surfaces articulaires pour le calcanéum (*fig.* 129).

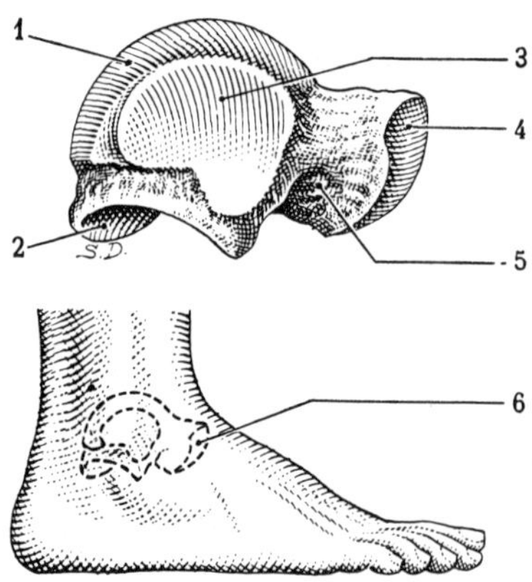

FIG. 129. — Astragale.

1. Poulie astragalienne; 2. Facette articulaire pour le calcanéum; 3. Facette articulaire pour la malléole externe (péroné); 4. Tête de l'astragale; 5. Col de l'astragale; 6. Emplacement de l'astragale.

ASTRINGENT (du lat. *astringere,* resserrer). — Médicaments qui produisent un resserrement des tissus, des capillaires et des orifices. Les principaux sont utilisés contre :

1° Les *hémorragies :* perchlorure de fer, acide gallique, froid (morceau de glace dans l'hématémèse) ;

2° La *diarrhée :* cachou, coing, ratanhia, tanin et ses dérivés, bismuth;

3° Les *sueurs :* alun, atropine;

4° Les *démangeaisons :* eau de rose, tanin;

5° Les *engelures* et les *hémorroïdes :* eau de feuilles de noyer;

6° La *leucorrhée,* la *blennorragie :* tanin, bismuth, sels de cuivre, d'argent, feuilles de noyer, alun;

7° Les *conjonctivites :* crayon au sulfate de cuivre;

8° Les *stomatites* et les *angines :* alun, chlorate de potasse.

On les utilise enfin pour brûler des bourgeons charnus : nitrate d'argent.

ASYNERGIE CÉRÉBELLEUSE (du gr. *a* priv., *san,* ensemble, et *ergos,* travail). — Nom donné à un trouble de la faculté d'*association des mouvements* dérivant d'une lésion du cervelet. Pour marcher, l'individu sain associe les mouvements du pied, de la jambe et de la cuisse à une inclinaison en avant du tronc. Le malade atteint de lésion du cervelet ne peut réaliser cette association; il avance les pieds en avant et sa surface plantaire tout entière frappe le sol avec brusquerie. Il ne peut marcher que si deux aides l'inclinent en avant ou, placés en face de lui, l'attirent en avant. Pour se renverser en arrière, l'individu sain fléchit les jambes sur les pieds, les cuisses sur les jambes et porte les genoux en avant. Le cérébelleux conserve rigides les cuisses et les jambes, et ne peut se courber en arrière qu'en tombant. D'autre part, ne pouvant immobiliser le fémur, il ne peut, étant couché à plat sur le dos, les bras croisés, arriver à s'asseoir sans s'aider de ses mains, chose assez facile pour l'être normal.

Lorsqu'on demande au cérébelleux *assis* de lever le membre inférieur, au lieu de faire ce mouvement d'un seul coup, il fléchit d'abord la cuisse sur le bassin, puis étend brusquement la jambe sur la cuisse.

On doit aussi rattacher à l'asynergie les autres troubles des maladies du cervelet, la *titubation* et le *tremblement,* qui résultent du manque d'association des muscles qui maintiennent l'équilibre ou des muscles antagonistes. V. à CERVELET (maladies).

ASYSTOLIE (du gr. *a* priv., et *sustolê,* systole). — Diminution de la contraction du cœur et dilatation excessive de ses cavités résultant d'une affection du cœur ou d'une gêne de la circulation périphérique. V. à CŒUR (maladies).

ATAVISME (du latin *atavus,* quatrième aïeul). — 1° Ensemble des puissances héréditaires de la race. 2° Réapparition chez un descendant d'un caractère quelconque, physique ou mental, de l'un des ascendants. Ce caractère peut demeurer latent pendant une ou plusieurs générations intermédiaires.

Cette hérédité latente, interrompue, discontinue, se distingue de l'hérédité directe, qui s'applique plus particulièrement à la ressemblance avec le père ou la mère. Certaines maladies, notamment l'obésité, la goutte, le diabète, sont ainsi transmissibles, par exemple, d'un grand-père à un petit-fils, le père restant indemne.

Les lois de Mendel expliquent scientifiquement les caractères héréditaires par croisement.

ATAXIE (du gr. *a* priv., et *taxis*, ordre). — Désordre et incoordination des mouvements volontaires. Ce trouble existe dans le *tabes dorsalis* ou ataxie locomotrice progressive, la maladie de Friedreich ou ataxie héréditaire. V. MOELLE (maladies) et CERVELET : *Hérédo-ataxie cérébelleuse.*

ATÉLECTASIE (du gr. *atelês*, incomplet, et *ektasis*, élargissement).

Atélectasie pulmonaire. — Affaissement de tout ou partie d'un poumon par suite de privation d'air dans les alvéoles. Ainsi, le poumon ressemble au poumon fœtal. L'atélectasie pulmonaire peut exister à la naissance et être la cause de l'asphyxie des nouveau-nés. Chez l'enfant et chez l'adulte, l'atélectasie se voit en cas de compression d'une bronche, compression telle que l'air n'est plus admis dans la bronche. Selon la bronche ainsi oblitérée, tout un poumon ou seulement un lobe pulmonaire seront atélectasiés.

L'atélectasie pulmonaire peut être produite par une bronchite fibreuse, une adénopathie trachéo-bronchique, un cancer bronchique. V. RESPIRATOIRES (Organes) [maladies].

Sur la radio pulmonaire, l'atélectasie se traduit par une opacité de la partie atélectasiée, avec rétraction des côtes et attraction du médiastin.

ATHÉLIE (du gr. *a* priv., et *thêlê*, mamelon). — Absence congénitale du mamelon.

ATHÉROME (du gr. *athera*, bouillie). — V. ARTÈRES.

ATHÉTOSE (du gr. *a* priv., et *thetos*, position fixe). — Mouvements involontaires et spontanés, lents, spasmodiques, qui ressemblent à la reptation du ver. La position debout, les mouvements volontaires, les émotions les exagèrent.

Le *syndrome athétosique* comprend : 1° les mouvements athétosiques; 2° une hypertonie; 3° des spasmes des membres supérieurs et inférieurs; 4° des syncinésies, c'est-à-dire des mouvements involontaires qui viennent accompagner le mouvement volontaire.

On distingue plusieurs types d'athétose, mais toutes sont dues à des lésions du diencéphale.

ATHLÉTISME. — L'athlétisme est le sport de base, complément de la culture physique.

La physiologie de l'athlétisme varie avec les formes d'efforts sollicités :

1° Les *courses de vitesse pure* (100 m, 200 m) demandent un effort très rapide et développent la rapidité d'action des muscles. Elles n'ont pas d'effet nocif pour un organisme normal; 2° les *courses de vitesse prolongée* (400 m) sont des courses très dures, qui nécessitent un cœur sain et entraîné. Les accidents observés dans ces différentes courses sont surtout des ruptures musculaires, particulièrement des muscles du mollet, et les entorses du cou-de-pied. Ces courses doivent être interdites aux sujets âgés; 3° 800 m, 1 500 m, 2 000 m sont des courses moins dures, mais nécessitent un cœur sain, une respiration excellente et développent l'endurance. On peut voir survenir des synovites du cou-de-pied, des fractures des métatarsiens, qui peuvent être la cause de douleurs prolongées, des algies du métatarse, par compression des nerfs, et des hydarthroses du genou; 4° 5 000 m et 10 000 m (cross-country) sont des courses qui nécessitent une intégrité absolue de tous les organes et un entraînement très sérieux. Des accidents cardiaques (surmenage aigu ou chronique) ou des accidents généraux surviennent chez les sujets mal sélectionnés ou mal entraînés : intoxication aiguë des coureurs avec raideur musculaire des jambes, troubles nerveux, tremblements, angoisse précordiale, parfois néphrite transitoire avec albuminurie; 5° le *marathon* (42 km) est une course épuisante, dangereuse, qui doit être réservée à des sujets spécialement choisis; 6° les *sauts* développent particulièrement la détente. Ils peuvent causer des ruptures musculaires aux membres inférieurs surtout et des fractures (malléoles, calcanéum, rotule); 7° les *lancements :* celui du poids développe fortement toute la musculature; celui du *disque* également, mais surtout les muscles obliques de l'abdomen (intérêt pour améliorer la sangle abdominale); celui du *javelot* développe la souplesse et l'adresse. Peu de risques d'accident.

ATHREPSIE (du gr. *a* priv., et *threpsis*, action de nourrir). — Ensemble de troubles liés à une nutrition insuffisante et qui est la suite des gastro-entérites chez les nouveau-nés : diarrhée verdâtre à odeur très désagréable, vomissements répétés, amaigrissement considérable par impossibilité de s'alimenter; éruptions sur les membres inférieurs; muguet, gêne respiratoire, pouls faible, refroidissement du corps. Au cours de l'athrepsie, Nobecourt a décrit un syndrome azotémique inconstant. V. AZOTÉMIE.

CAUSES. Enfants nés avant terme ou de parents maladifs; alimentation inappropriée.

TRAITEMENT. Allaitement rationnel. De préférence, lait de femme additionné de babeurre ou babeurre simple. On y ajoute des injections de sérum isotonique sous-cutanées. Si l'enfant ne garde pas les liquides qu'il ingère, il faut le transporter à l'hôpital, où on pratique une perfusion intraveineuse. V. PERFUSION.

ATHYMIE (du gr. *a* priv., et *thumos*, âme). — Trouble de l'humeur caractérisé par une indifférence totale.

ATHYROÏDE (du gr. *a* priv., et de *thyroïde*). — Absence complète de sécrétion thyroïdienne. V. MYXŒDÈME et THYROÏDE.

ATLAS. — Première vertèbre cervicale de forme spéciale (*fig.* 130) ayant la forme d'un *arc* avec de petits prolongements latéraux et une apophyse épineuse très réduite, le *tubercule postérieur.* Le corps est représenté par l'*apophyse odontoïde* de la deuxième cervicale, ou axis, avec laquelle il s'articule.

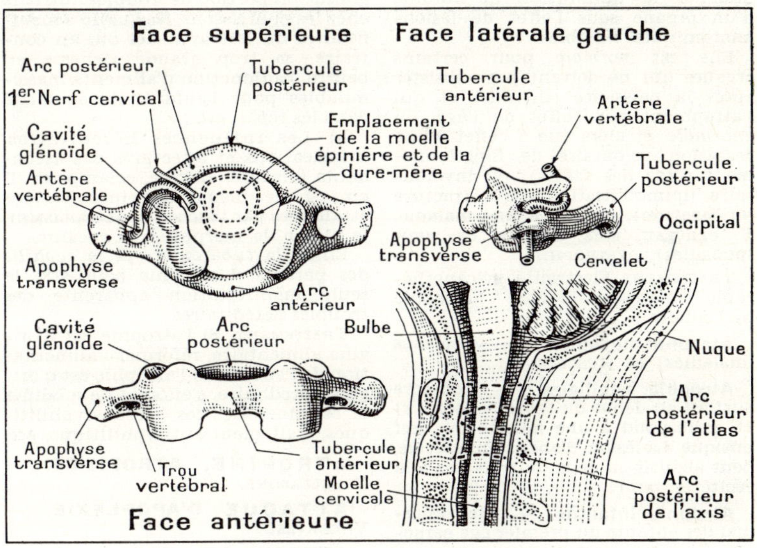

FIG. 130. — Vertèbre atlas.

ATMOSPHÈRE (du gr. *atmos*, vapeur, et *sphaira*, sphère). — Couche gazeuse qui entoure la Terre.

Lorsque l'air est *sec*, le rejet de la vapeur d'eau par la respiration et par la sueur s'effectue plus facilement; c'est le contraire lorsque l'air est *humide.* On supporte mieux un air sec et chaud ou froid qu'un air humide chaud ou froid.

La *pression atmosphérique* a aussi une action sur la santé et probablement sur les épidémies.

ATONIE (du gr. *a* priv., et *tonos*, ressort). — Diminution de la contractilité des tissus.

Atonie utérine. — Lorsque, au cours d'un accouchement, la contraction de la matrice cesse de s'effectuer avec l'énergie suffisante et même complètement, l'expulsion du fœtus ne peut avoir lieu. Des hémorragies peuvent aussi se produire après la délivrance, l'organe restant anormalement relâché.

Atonie gastrique. — Défaut de contraction de l'estomac. L'atonie gastrique se complique parfois de dilatation et de ptôse. V. ESTOMAC.

ATOXYL. — V. à ARSENIC : *Anilarsinate de soude.*

ATRÉSIE (du gr. *a* priv., et *tresis*, trou). — Imperforation ou rétrécissement des voies naturelles (bouche, vagin, anus).

ATRICHIE (du gr. *a* priv., et *trix*, poil). — Absence de poils.

ATROPHIE (du gr. *a* priv., et *trophê*, nourriture). — Diminution notable du volume et du poids d'un ou plusieurs organes, par suite d'un trouble dans leur nutrition. On emploie ce terme, par extension, pour désigner la diminution de volume d'un organe sous l'effet de lésions anatomiques variables.

Elle est *normale* pour certains organes qui ne doivent pas subsister après la naissance (thymus) et qui s'atrophient par l'effet de l'âge, ou *anormale*, et alors due à l'effet d'une cessation volontaire de fonctionnement (bras des fakirs), ou involontaire (immobilisation après fracture ou luxation), ou due à une maladie. V. CERVEAU, FOIE, MOELLE, OS, REIN (maladies), DYSTROPHIE.

TRAITEMENT. Electricité, mécanothérapie, massages contre l'atrophie musculaire.

Atrophie musculaire. — V. MOELLE (maladies) et MUSCLES.

Atrophie papillaire. — S'observe surtout au début du tabès (v. MOELLE) et correspond à une névrite du nerf optique. La lésion, d'abord unilatérale, peut aboutir en deux ou trois ans à la cécité (v. ŒIL).

Atrophie infantile. — Etat anormal des enfants du premier âge caractérisé par un arrêt de développement.

L'atrophie infantile se rencontre rarement chez les enfants élevés au sein, mais surtout chez ceux qui sont nourris artificiellement pendant les premiers mois.

La forme la plus avancée de l'atrophie infantile est appelée *athrepsie;* celle-ci, dans l'immense majorité des cas, ne peut être guérie et entraîne la mort de l'enfant. C'est l'aboutissement des atrophies non soignées. Les atrophiques moyens, mis, au contraire, à un traitement approprié, se rétablissent souvent très vite.

SIGNES. Les atrophiques infantiles sont des enfants ordinairement pâles et anémiés, maigres, présentant un développement au-dessous du développement moyen des enfants de leur âge.

La balance montre, en général, l'accroissement du poids, mais la radiographie mettra en évidence les lésions osseuses rachitiques.

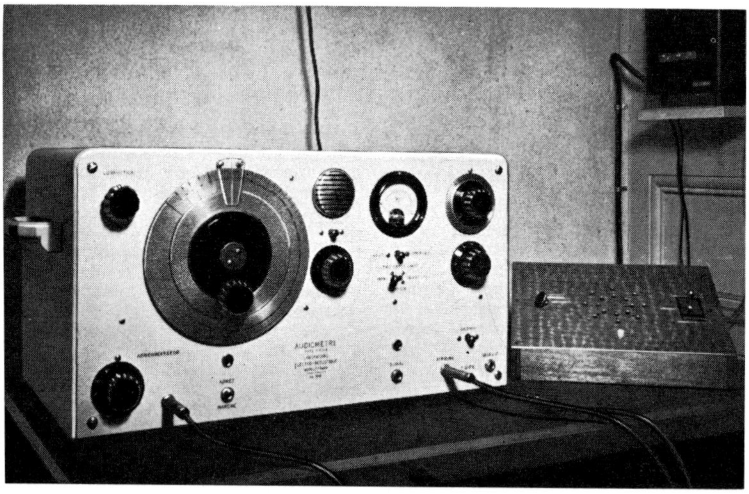

FIG. 131. — Audiomètre électrique. (*Cl. Labre Electro-Acoustique.*)

CAUSES. Très variées :

a) Les fautes d'hygiène alimentaire, la mauvaise hygiène générale, l'inanition par insuffisance de nourriture, la suralimentation, qui occasionne une grande proportion de troubles nutritifs chez les nourrissons, les qualités insuffisantes du lait artificiel ou, au contraire, sa trop grande richesse en beurre, l'adjonction d'aliments inassimilables pour l'enfant, l'irrégularité dans les repas, etc.;

b) Les influences héréditaires, intoxications et affections des ascendants (diabète, anémie, éclampsie). Il en est de même des intoxications étrangères par l'alcool (v. ALCOOLISME), le plomb, la morphine, la cocaïne.

Enfin, la *tuberculose* et la *syphilis* des parents. L'atrophie peut être la seule manifestation apparente des troubles héréditaires.

TRAITEMENT. Si l'atrophie est d'origine alimentaire, réformer l'alimentation de l'enfant. Si l'atrophie est d'origine héréditaire, s'efforcer de modifier le terrain. Chez les hérédo-syphilitiques, traitement antisyphilitique, etc.

ATROPINE, ATROPISME. — V. BELLADONE.

ATTAQUE D'APOPLEXIE. — V. CERVEAU.

ATTAQUE DE NERFS. — V. ÉPILEPSIE.

ATTELLE. — V. FRACTURES.

AUBÉPINE. — Plante de la famille des Rosacées (*Crataegus oxyacantha*), dont la fleur a des propriétés antispasmodiques, hypotensives, et qui est employée comme régulateur du rythme cardiaque.

En infusion, en extrait fluide, 0 g 50 à 1 g, et en teinture, XXX gouttes par jour dans les troubles de la ménopause.

AUDIOGRAMME. — Courbe établie avec l'audiomètre, en relevant le seuil d'audition pour un certain nombre de fréquences. L'audiogramme permet de distinguer les diminutions de l'acuité auditive aux fréquences aiguës, aux fréquences graves, ou les diminutions globales, et par suite d'établir la correction adéquate par un amplificateur approprié.

AUDIOMÈTRE. — Appareil destiné à établir l'audiogramme indiquant le degré de surdité du sujet. Les audiomètres indiquent les courbes osseuses, les courbes aériennes, et examinent le champ auditif de 16 à 32 000 vibrations secondes (*fig.* 131).

AUDITIF (Nerf). — V. OREILLE.

AULUS (Ariège). — Petite station d'eaux minérales *sulfatées calciques*, ferrugineuses, froides et tièdes (17° à 20°). Altitude, 762 m. Saison, 15 mai-15 octobre.

INDICATIONS : arthritisme et artériosclérose; certaines dermatoses.

Eau employée en boisson, hydrothérapie.

AUNÉE. — Plante de la famille des Composacées (*Inula helenium*), dont la racine contient des alcaloïdes, l'inuline et l'hélénine. Son suc âcre est irritant pour la peau.

Employée dans les catarrhes laryngé, pulmonaire et bronchique.

L'*hélénine*, poudre blanche, a des propriétés diurétiques, cholagogues chez les hépato-rénales, et antispasmodiques. Elle tarit les sécrétions bronchiques : infusion de racine d'aunée, ou teinture 5-15 g, extrait mou 1-3 g, extrait fluide 5-10 g.

AURA (mot lat. signif. *souffle*). — Sensation particulière qui annonce une crise nerveuse. V. ÉPILEPSIE, HYSTÉRIE.

AURÉOMYCINE. — Antibiotique isolé en 1948 par le chimiste américain B. Duggar à partir de cultures de *Streptomyces aureofaciens*. Cet antibiotique est presque toujours absorbé par la bouche sous forme de capsules dosées à 0g,25; les doses quotidiennes sont de 1 à 3 g, réparties en 4 ou 6 prises. Il existe également des suppositoires, de la poudre aromatisée pour les enfants, des ampoules injectables par voie veineuse (injections douloureuses). V. *Supplément.*

AURICULAIRES (Réflexes). — V. RÉFLEXE.

AUROTHÉRAPIE (du lat. *aureum*, or, et du gr. *therapeia*, traitement). — Traitement de certaines maladies par les sels d'or. Syn. CHRYSOTHÉRAPIE.

AUSCULTATION (du lat. *auscultare*, écouter). — Action, par le médecin, d'écouter les bruits normaux ou anormaux du cœur ou du poumon. Cet examen est très délicat et demande de longues études comparatives : il est donc exclusivement réservé au praticien.

L'auscultation peut être médiate

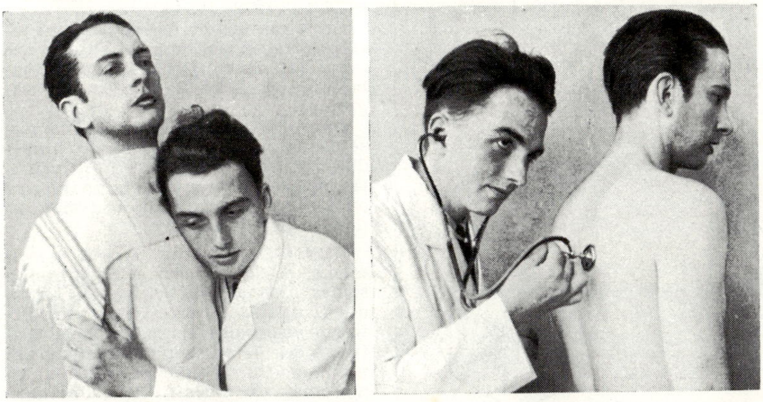

FIG. 132. — Auscultations immédiate et médiate.

(emploi d'un stéthoscope) ou immédiate (application de l'oreille directement sur la poitrine ou le dos du malade) [*fig.* 132].

AUTISME. V. *Supplément.*

AUTOCLAVE (du gr. *autos*, soi-même, et du lat. *clavis*, clef). — Appareil à fermeture hermétique (*fig.* 133) qu'on peut chauffer à une température élevée, de façon à obtenir la *stérilisation* des objets qui y sont placés : pièces de pansement, instruments, bouillons de culture, etc.

AUTODIGESTION. — Digestion, par l'estomac, de ses propres parois par suite de la disparition de l'épithélium protecteur.

AUTOGRAPHISME. — Affection nerveuse dans laquelle des lettres tracées sur la peau avec un instrument mousse s'y montrent d'abord en rouge, puis en blanc et enfin en relief.

AUTOHÉMOTHÉRAPIE. — Réinjection immédiate, dans les muscles des fesses, du sang total prélevé dans une veine; cette méthode de désensibilisation est abandonnée.

AUTO-IMMUNISATION. — C'est l'apparition, chez un sujet, d'auto-anticorps ou d'une réaction d'hypersensibilité retardée, sous l'influence d'auto-antigènes. Normalement, les constituants des organismes ne sont pas antigéniques pour l'individu qui les produit : ce ne sont pas des auto-antigènes. Certains tissus seulement (thyroïde p. ex.) sont cependant des auto-antigènes; enfin, dans des conditions en général pathologiques, des constituants endogènes peuvent devenir antigéniques pour l'individu qui les synthétise.

AUTO-INFECTION. — Infection d'un individu porteur d'un microbe non pathogène qui devient pathogène sous l'action de certaines influences.

AUTO-INTOXICATION. — Attaque des tissus par des substances toxiques qui passent dans le sang à l'état normal et dont la quantité et la nature sont accrues au cours des maladies. Ces toxiques sont créés par fermentations, putréfactions, désassimilation et fatigue musculaire.

Ces poisons ne sont pas nuisibles parce qu'ils sont annulés par des substances antitoxiques. Mais il y a *auto-intoxication* dès qu'il se produit un trouble dans le fonctionnement des cellules ou des organes digestifs, des glandes chargées de neutraliser les toxiques (foie, thyroïde, surrénales) ou d'éliminer à mesure ces poisons (reins, poumons, peau).

Dans le tube digestif, les substances

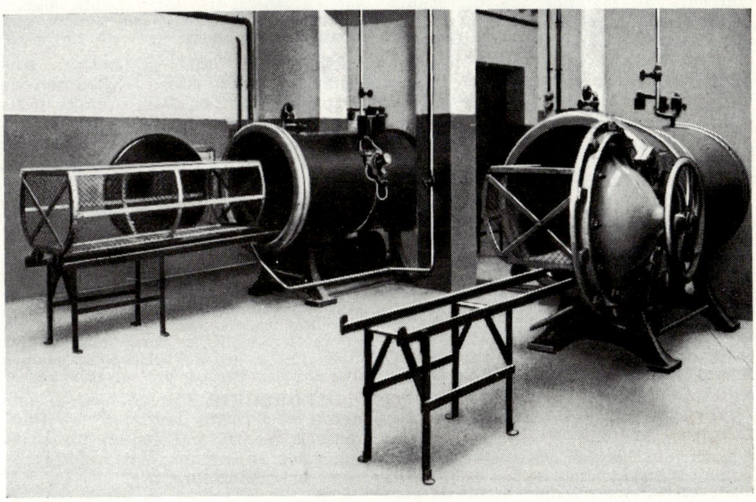

FIG. 133. — Autoclaves. (*Cl. Ets Flicoteaux.*)

les plus toxiques sont dans l'intestin grêle et surtout le duodénum; elles diminuent quand la putréfaction augmente. L'auto-intoxication qui accompagne l'embarras gastrique, la dyspepsie, la dilatation d'estomac, la diarrhée ou la constipation se manifeste par des maux de tête, de la faiblesse allant jusqu'à l'asthénie.

Lorsque le foie est altéré, le rein peut le suppléer en augmentant l'élimination des poisons non neutralisés par les cellules hépatiques, mais le passage de ces poisons altère à son tour les cellules rénales.

Dans les maladies infectieuses (notamment la pneumonie), la toxicité du sang croît à mesure de leur progression; elle est remplacée par celle de l'urine à la convalescence.

AUTOLYSAT (du gr. *autos*, soi-même, et *lusis*, dissolution). — 1° Produit organique dû à des phénomènes d'autolyse qui traverse les membranes cellulaires et se déverse dans le sang.

2° Vaccin préparé avec des toxines microbiennes obtenues par filtration ou par centrifugation des cultures, après macération dans l'eau distillée.

AUTOLYSE (du gr. *autos*, soi-même, et *lusis*, dissolution). — Autodestruction de microbes ou de globules rouges. V. LYSE.

AUTOLYSINE. — Substance détruisant les globules rouges du sang.

AUTOMATISME AMBULATOIRE (du gr. *automatos*, spontané). — Impulsion irrésistible à faire des courses ou des voyages.

Il s'agit généralement d'épileptiques et de névropathes; la fugue est alors inconsciente et ne laisse aucun souvenir. Chez les dégénérés et obsédés neurasthéniques ou psychasthéniques, il y a conscience et souvenir et l'origine est une absence de volonté qui rend le malade incapable de résister au désir. Il en est de même pour les aliénés qui agissent sous l'action de leur délire.

Pendant leurs fugues, les épileptiques peuvent commettre des délits et des crimes.

AUTOMNE (Stations d'). — Localités où la température est agréable pendant l'automne.

Amélie-les-Bains, Arcachon, Biarritz, Evian, Fontainebleau, Lucerne, Montreux.

AUTOMOBILE. — Les voyages en automobile et surtout la conduite du véhicule exigent des aptitudes qui

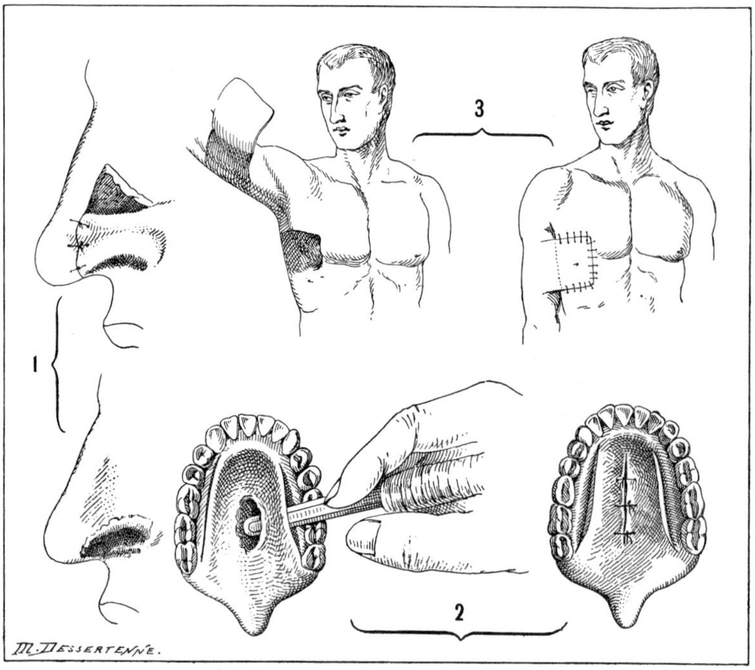

FIG. 134. — Autoplastie.

1. Réparation de l'aile du nez par un lambeau voisin (méthode française) ; 2. Réparation du palais par débridement et rapprochement (méthode française) ; 3. Réparation d'une large perte de substance à la poitrine, au moyen d'un lambeau emprunté au bras (méthode italienne).

relèvent moins de la santé que d'une bonne hygiène et d'un ensemble d'aptitudes physio-psychotechniques.

Du point de vue *hygiénique*, il convient de signaler les digestions pénibles, les fortes chaleurs, les odeurs (essence, huile). Les nausées et vomissements sont favorablement influencés par les antinauséeux.

Du point de vue *psychotechnique* et *physiologique*, les aptitudes sont particulièrement impérieuses dans les traversées de villes, sur les longs parcours et à de grandes vitesses. Les réflexes doivent se révéler satisfaisants, de même que la vue, l'ouïe et le sang-froid.

AUTOPLASTIE (du gr. *autos*, soi-même, et *plassein*, façonner). — Opération chirurgicale dans laquelle on remplace une région détruite par un emprunt aux tissus analogues du même individu (*fig.* 134). Ces tissus sont greffés ailleurs. On choisit de préférence la peau et les muqueuses, en raison de leur extensibilité.

INDICATIONS. Perte de substances par plaie, brûlure, gangrène, ulcération, enlèvement d'une tumeur, modification nécessitée par une difformité congénitale.

PROCÉDÉS. Le lambeau utilisé peut être pris au voisinage immédiat de la lésion. Il n'est pas complètement détaché, mais simplement déplacé, glissé et étiré (méthode française), mais au besoin tordu (méthode indienne) et suturé aux bords de la plaie que l'on doit aviver pour que la *greffe* (v. ce mot) reprenne plus facilement. Dans la méthode italienne, le lambeau est emprunté à une partie éloignée (bras pour le thorax et la tête, cuisse pour l'abdomen) et comme il ne doit être séparé définitivement de son point primitif d'attache qu'après avoir suffisamment de connexion avec son nouveau domicile, les deux régions doivent être maintenues rapprochées un temps assez long.

La réparation du nez se nomme *rhinoplastie*, celle des paupières *blépharoplastie*, de l'oreille *otoplastie*, de la lèvre *cheiloplastie*, du voile du palais *staphyloplastie*. Les résultats donnés par l'autoplastie sont en général très satisfaisants, mais à condition que le malade soit patient. Voir CHIRURGIE RÉPARATRICE.

AUTOPSIE (du gr. *autos*, soi-même, et *opsis*, vue). — Examen de toutes les parties d'un cadavre dans le but généralement de déterminer les causes de la mort. L'ouverture peut être limitée à une partie plus ou moins restreinte du corps.

Les médecins ne peuvent y procéder que : 1° avec le consentement de la famille; 2° après en avoir prévenu l'officier de police; 3° après vérification du décès.

En cas de suspicion de crime, il ne doit être procédé à l'autopsie que sur réquisition du procureur de la République ou, en cas d'urgence, de l'officier de police. Toutes les cavités, dans ce cas, doivent être ouvertes et les mesures prises pour l'examen ultérieur des viscères par un chimiste.

AUTOSCOPIE (du gr. *autos*, soi-même, et *skopein*, regarder). — Phénomène mental par lequel un sujet s'aperçoit lui-même, soit *extérieurement*, soit *intérieurement*.

Il y a là une sorte d'introspection du cœur, des poumons, dont les mouvements s'effectuent d'ordinaire tout à fait inconsciemment.

AUTOSÉROTHÉRAPIE (du gr. *autos*, soi-même, et de *sérothérapie*). — Méthode de traitement d'une maladie infectieuse au moyen de sérum tiré du malade lui-même.

On saigne le malade, puis on laisse former le sérum à l'abri de toute contamination, dans un endroit frais. On le décante au bout de 6 à 12 heures. On injecte alors sous la peau du bras des doses faibles et progressives, de 0^{cm^3},3 à 0,5 le premier jour, 0,5 à 1 cm^3 le lendemain, 1 à 2 cm^3 les jours suivants, en se fondant pour espacer les injections sur les réactions observées.

A la suite de l'injection intraveineuse, il se produit souvent de violentes réactions (frissons, poussée thermique, malaises divers, etc.) d'ordre anaphylactique, le sérum du malade, à la suite des manipulations que le sang a subies, se comportant comme un sérum étranger.

Cette méthode a donné de bons résultats dans l'asthme, le rhume des foins, certaines urticaires, dans la maladie de Quincke, dans certaines migraines.

On préfère habituellement à l'autosérothérapie soit l'injection immédiate du sang de saignée (autohémothérapie), soit l'injection de plasma ou de sang citraté de convalescent (hétéro-hémothérapie).

AUTOSOMES (du gr. *autos*, soi-même, et *soma*, corps). — Chromosomes qui ne sont chargés d'aucun des facteurs qui déterminent la différenciation des sexes, en cela distincts des *hétérochromosomes* ou *gonosomes*. Sur les 23 paires de chromosomes du noyau, chez l'homme, 22 sont des autosomes.

AVALÉS (Objets). — Les jeunes enfants ont très souvent la manie de mettre dans leur bouche tous les objets à leur portée : épingles simples ou de nourrice, boutons, corps métalliques. Il n'est pas toujours aisé de retirer les objets avalés.

Un procédé consiste à faire prendre à l'enfant de l'ouate, soit dans du lait, soit dans de la confiture, puis à le purger quelques heures après. Non seulement le coton enrobe les objets, mais il produit autour d'eux une accumulation de matières fécales qui empêche le tube digestif d'être déchiré par le corps étranger, dont les arêtes sont ainsi enrobées de toutes parts.

Voir aussi : GORGE, JEUX, ŒSOPHAGE : *Corps étrangers*.

AVANT-BRAS. — Partie du membre supérieur placée entre le coude et le poignet (*fig.* 135, 136). Sa forme est arrondie chez la femme, aplatie chez l'homme par suite du plus grand développement des muscles, particulièrement chez les ouvriers, qui présentent en outre des veines plus visibles, les veines profondes étant comprimées par les fortes contractions dues au travail.

Le squelette est constitué par le radius et le cubitus réunis par le ligament interosseux; ils s'articulent ensemble à leurs deux extrémités : en haut avec l'humérus (v. COUDE), en bas avec le carpe (v. POIGNET).

Les *muscles* de la région antérieure sont le rond pronateur, le grand palmaire, le petit palmaire, le cubital antérieur, le fléchisseur commun superficiel et profond des doigts, le long fléchisseur du pouce, le carré pronateur; ceux de la région externe sont le long supinateur, le premier et le deuxième radial, le court supinateur; ceux de la région postérieure sont l'extenseur commun des doigts, l'extenseur propre du cinquième doigt, le cubital postérieur, l'anconé, le long abducteur du pouce, le court et le long extenseur du pouce, l'extenseur propre de l'index. On trouve en outre, en avant, les *coulisses synoviales* des

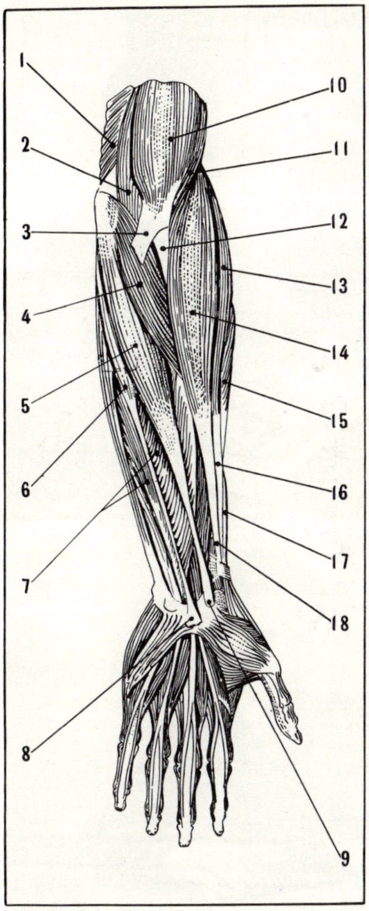

FIG. 135. — Avant-bras, face antérieure.

1. Vaste interne du triceps; 2. Brachial antérieur; 3. Expansion aponévrotique du biceps; 4. Rond pronateur; 5. Grand palmaire; 6. Petit palmaire; 7. Fléchisseur superficiel des doigts; 8. Petit palmaire; 9. Grand palmaire; 10. Biceps; 11. Brachial antérieur; 12. Tendon du biceps; 13. Premier radial externe; 14. Long supinateur; 15. Second radial externe; 16. Tendon du premier radial externe; 17. Long abducteur du pouce; 18. Long supinateur.

tendons fléchisseurs de la main; le tout est enveloppé par l'*aponévrose* de l'avant-bras.

Les *vaisseaux* sont fournis par les artères et veines radiales et cubitales et leurs branches, ainsi que par les veines superficielles de l'avant-bras, la cubitale et la radiale superficielle et la médiane, qui se divise au pli du coude en deux branches : la médiane basilique en dedans et la médiane céphalique en dehors.

Les *nerfs* sont représentés par les nerfs médian, radial et cubital, qui sont profonds, et les branches superficielles du brachial cutané interne et musculo-cutané.

AVERTINE. — Alcool tribromoéthylique. Poudre blanche, soluble dans l'eau, employée comme anesthésique général ou comme anesthésique de base, en association avec l'éther ou le protoxyde d'azote.

S'emploie en *lavement,* en dissolvant extemporanément dans de l'eau à 40° l'avertine en poudre, de façon à faire une solution à 2,5 p. 100. La dose anesthésique est de 10 cg par kilogramme de poids corporel. Le sommeil profond dure une heure et demie, la somnolence huit à dix heures.

Contre-indiquée dans l'insuffisance hépatique.

AVEUGLE. — En France, est également considérée comme aveugle toute personne « dont la vision centrale est nulle ou inférieure à 1/20 de la normale ». La cécité fait l'objet d'une déclaration à la mairie du lieu de la résidence. Pour les mineurs, la déclaration est obligatoire et incombe aux parents, tuteurs ou à toute personne ayant la charge ou la garde du mineur.

CAUSES DE LA CÉCITÉ. Il est difficile de préciser le nombre des aveugles en France, en raison de l'absence de statistiques exactes.

Le *trachome* vient en tête de la statistique mondiale; puis le *glaucome,* congénital ou chronique, ce dernier conduisant sournoisement à la cécité; puis les *lésions du nerf optique,* imputables à la syphilis ou à des affections intra-crâniennes. La *conjonctivite purulente d'origine blennorragique,* les kératites, la myopie font aujourd'hui moins d'aveugles. Beaucoup de cécités ont à la source un *traumatisme* de l'œil (blessures de guerre, accidents de travail).

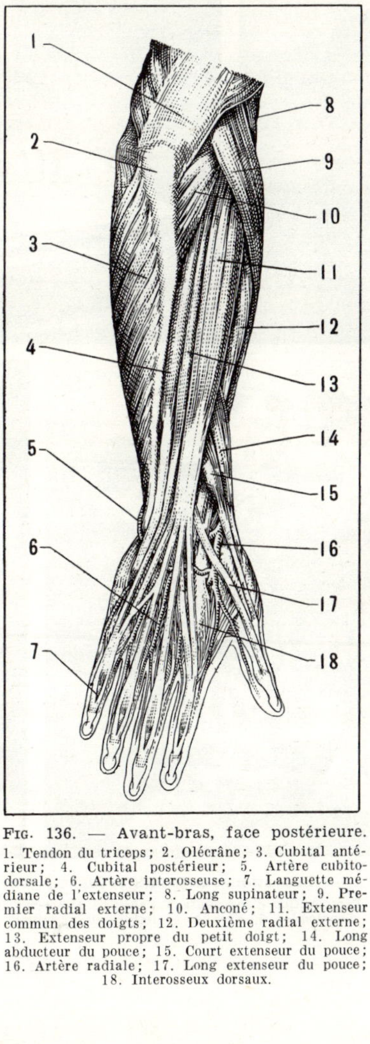

FIG. 136. — Avant-bras, face postérieure.

1. Tendon du triceps; 2. Olécrâne; 3. Cubital antérieur; 4. Cubital postérieur; 5. Artère cubito-dorsale; 6. Artère interosseuse; 7. Languette médiane de l'extenseur; 8. Long supinateur; 9. Premier radial externe; 10. Anconé; 11. Extenseur commun des doigts; 12. Deuxième radial externe; 13. Extenseur propre du petit doigt; 14. Long abducteur du pouce; 15. Court extenseur du pouce; 16. Artère radiale; 17. Long extenseur du pouce; 18. Interosseux dorsaux.

Les renseignements généraux recueillis montrent que : 1° le nombre des aveugles de naissance est faible; 2° à tous âges, il y a plus d'aveugles du sexe masculin que du sexe féminin; 3° la cécité frappe surtout les personnes âgées (les deux tiers des aveugles ont plus de 50 ans).

Aveugles d'âge préscolaire. — Le nombre des bébés aveugles est certainement plus élevé que ne le révèle la statistique. C'est dès l'âge de 3 à 4 mois que commence l'éducation spéciale de l'enfant aveugle ou voué à la cécité.

Cette éducation demande beaucoup de temps, de patience, de savoir et de tact.

Dès le berceau ou pour l'apprentissage de la marche, substituer les stimulants auditifs et tactiles aux excitations visuelles absentes; lutter contre l'installation des habitudes disgracieuses auxquelles prédispose la cécité; plus tard, ne pas confiner l'enfant dans un berceau ou un parc, l'inviter à explorer le milieu ambiant (chambre, appartement, cour, jardin), afin de développer le sens des obstacles, de la distance, de la direction, et de meubler son esprit d'images concrètes; préférer les jeux actifs aux sédentaires; ne pas l'aider à manger, à s'habiller, à faire sa toilette plus longtemps qu'un enfant normal, et exiger de lui les mêmes petits services.

Ne jamais le plaindre pour son infirmité; en parler sans émotion; ne pas le gâter plus que ses frères; ne jamais l'admirer pour ce qu'il réalise sans voir, ni l'humilier lorsqu'il échoue.

Si la famille ne se sent pas en mesure d'assumer cette tâche délicate, solliciter l'entrée de l'enfant dans une classe maternelle pour jeunes aveugles.

Aveugles d'âge scolaire. — Il existe en France une trentaine d'écoles d'aveugles, dont l'Institution nationale des jeunes aveugles, 56, bd des Invalides, à Paris, qui reçoit des enfants originaires de toute la France.

Des exercices appropriés (pliage, modelage, orientation, leçons de choses, etc.) développent l'adresse manuelle, et les suppléances sensori-mentales contribuent à meubler l'esprit d'images qui sont les substituts des images visuelles. L'alphabet Braille, qu'un voyant peut apprendre aisément, est à la base des travaux scolaires. On écrit avec un matériel fort simple (tablette, poinçon) ; on calcule avec de petits cubes portant des chiffres en relief et qu'on dispose dans un casier; des cartes et des figures en relief permettent l'étude concrète de la géographie, de la géométrie, de la physique. L'étude de la dactylographie se fait sur une machine à écrire ordinaire, non modifiée. L'Institution nationale et d'autres écoles françaises conduisent leurs élèves jusqu'au brevet élémentaire. Certains sujets poursuivent leurs études dans les lycées et même dans les facultés.

La scolarité des jeunes aveugles s'étend jusqu'à 21 ans, car toute école d'aveugles est une école professionnelle.

Rééducation des aveugles adultes. — L'âge jusqu'auquel la rééducation est possible varie avec les sujets, la cause de la cécité, les infirmités concomitantes. La loi prévoit le placement des aveugles dans les « établissements d'assistance par le travail », en vue de « l'apprentissage d'un métier ». Les frais d'entretien sont couverts par les allocations d'assistance.

Aveugles assistés. — L'aveugle sans ressources peut, s'il est dégagé de toute obligation scolaire, se faire hospitaliser ou solliciter l' « assistance à domicile ».

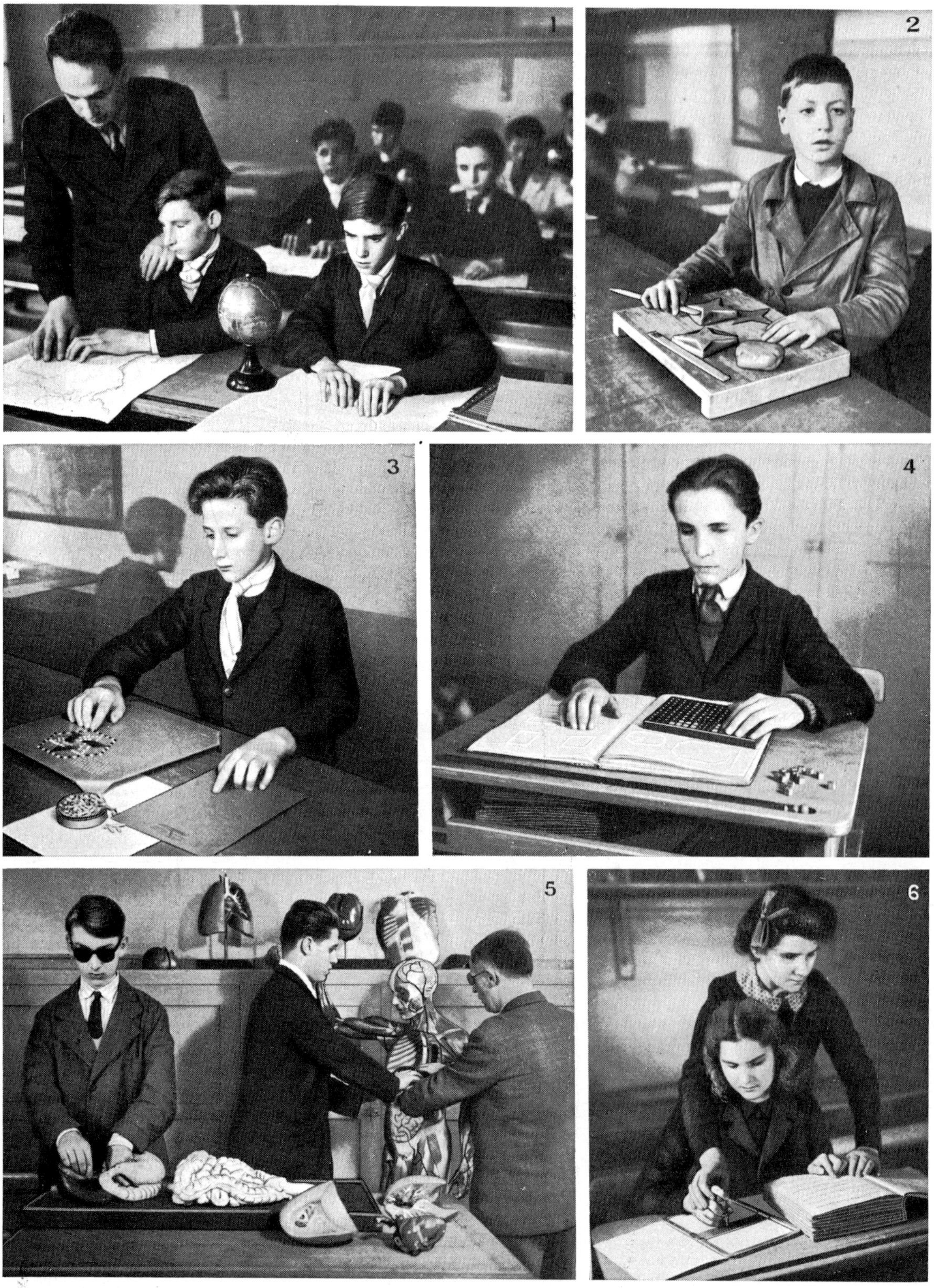

Education des jeunes aveugles.

1. Leçon de géographie; 2. Exercice de modelage; 3. Reproduction d'une figure à l'aide de rivets sur une plaque perforée; 4. Exercice de calcul; 5. Leçon d'anatomie; 6. Exercice de lecture et d'écriture.

(*Cl. Institution nat^le des jeunes aveugles.*)

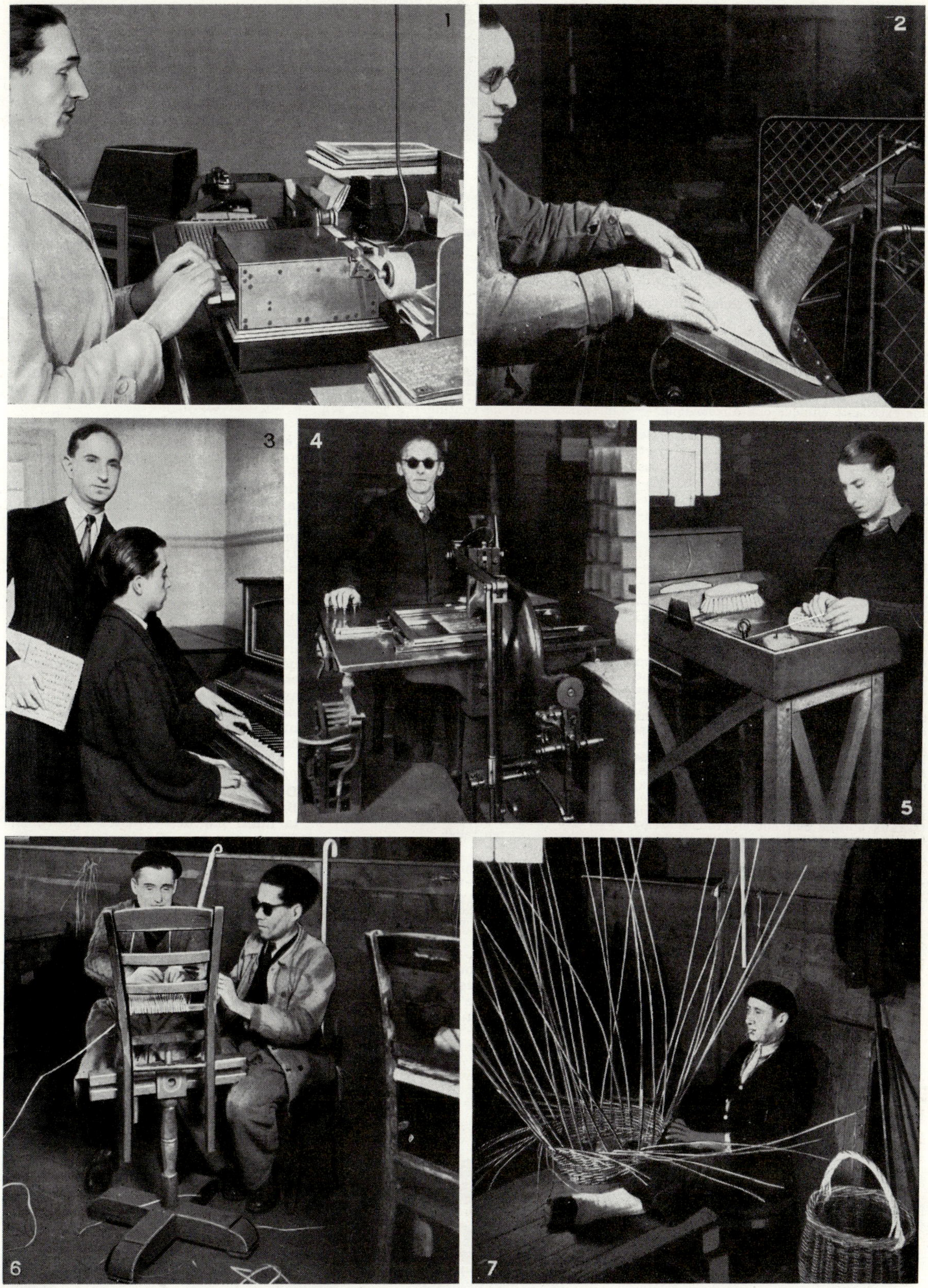

Education et rééducation des aveugles.

1. Aveugle sténotypiste; 2. Aveugle travaillant au tirage des clichés; 3. Leçon de piano par professeur et élève aveugles; 4. Machine à stéréotyper les clichés de zinc destinés aux impressions en Braille; 5. Aveugle brossier; 6. Moniteur enseignant le cannage des chaises; 7. Aveugle vannier.

(Cl. Assoc. Valentin Haüy.)

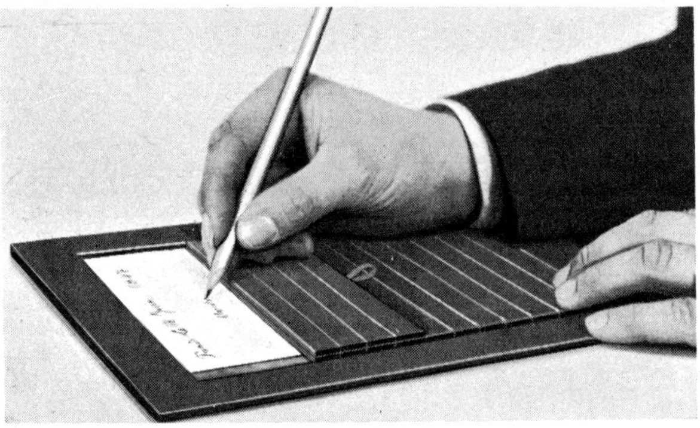

FIG. 137. — Guide-main pour aveugles.

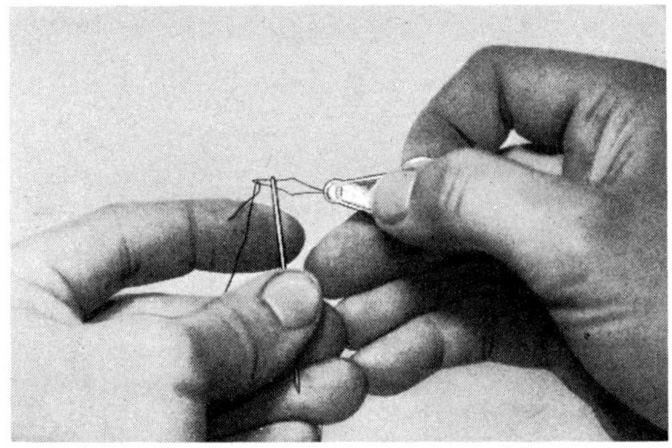

FIG. 138. — Enfile-aiguille pour aveugles.

Les pensionnaires des Quinze-Vingts, 28, rue de Charenton, à Paris, où l'on ne peut être admis avant 40 ans, bénéficient d'un régime d'hospitalisation tout à fait particulier. A l'établissement est adjointe une excellente clinique ophtalmologique.

Aveugles travailleurs. — Dans le dessein de les encourager au travail et de compenser les difficultés inhérentes à la cécité, la loi accorde une « allocation annuelle » aux aveugles besogneux dont les ressources sont comprises entre certaines limites.

Les principales professions exerçables par les aveugles sont celles de : musiciens (professeurs de piano, violon, chant; organistes, chantres, instrumentistes pour soirées et bals) ; accordeurs-réparateurs de piano; marchands d'instruments de musique; masseurs; brossiers, chaisiers, vanniers; téléphonistes (grâce à une adaptation du standard qui le laisse pourtant à la portée d'un opérateur voyant) ; sténotypistes (sur une machine ordinaire avec interlecture, ou sur une machine produisant des bandes en relief) ; professeurs dans des institutions d'aveugles, etc. Des aveugles se sont illustrés dans le barreau, l'université, le journalisme. D'autres se livrent à des activités assez inattendues (tonnellerie, coutellerie, cordonnerie, élevage, vente de bestiaux, représentation commerciale, montage et dépannage de postes de radio). Enfin, certains travaux d'usine leur ont été confiés (rembourrage de coussins, conditionnement, montage d'appareils électriques).

Chez la femme, l'expérience prouve que la cécité n'est pas un obstacle à l'accomplissement de la plupart des travaux domestiques : allumer et entretenir un poêle, utiliser les appareils fonctionnant au gaz et à l'électricité; faire la cuisine, le ménage; laver, repasser; coudre à la main et à la machine, etc. Il est des femmes aveugles qui ont élevé plusieurs enfants. Toutes ces activités ne nécessitent que l'acquisition de savoir-faire et prennent leurs points d'appui sur les suppléances sensorielles. Toute école pour jeunes filles aveugles doit posséder son cours d'enseignement ménager : il y va de l'indépendance de ses élèves sortantes. Rien ne s'oppose à ce qu'une femme qui perd la vue acquière plus tard les techniques qui lui permettront de continuer à jouer son rôle de ménagère et de mère de famille.

Aux métiers d'homme qui leur sont accessibles (musique, massage, téléphone, sténotypie, enseignement, brosserie, chaiserie,

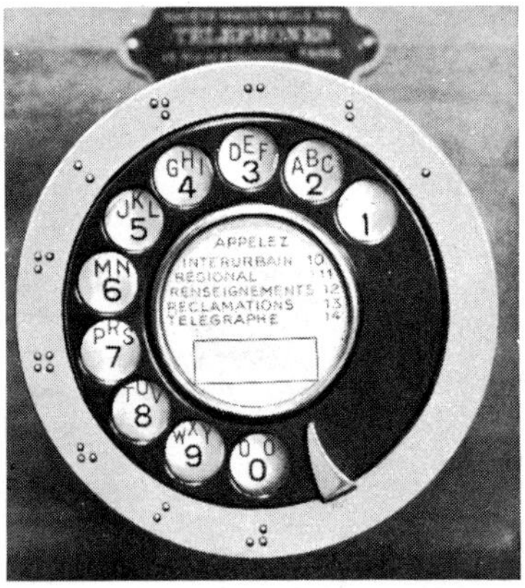
APPELEZ
INTERURBAIN 10
REGIONAL 11
RENSEIGNEMENTS 12
RECLAMATIONS 13
TELEGRAPHE 14

FIG. 139. — Cadran téléphonique avec chiffres en relief.

vannerie fine), les femmes aveugles joignent la pratique du tricot et du crochet. La communauté des Sœurs aveugles de Saint-Paul, 88, rue Denfert-Rochereau, à Paris, reçoit celles qui se sentent attirées vers la vocation religieuse.

Canne blanche. — L'usage de la canne blanche comme signe de la cécité, lancé à Paris par Mlle d'Herbemont, en 1931, s'est généralisé en France et à l'étranger. En France, le port de la canne blanche est réglementé : seules sont autorisées à faire usage de cet insigne les personnes dont la vue est inférieure ou égale à un dixième.

Rôle des œuvres. — L'intervention de l'Etat dans la protection sociale des aveugles laisse encore aux œuvres privées un vaste champ d'action : dépistage et orientation scolaire des enfants déficients de la vue; entretien de bibliothèques Braille; propagande morale en faveur des aveugles, de leurs capacités professionnelles, de leurs besoins intellectuels et matériels; ouverture d'écoles, de centres de réapprentissage, d'établissements d'assistance par le travail; vente d'appareils spéciaux, de livres, de matières premières, sans bénéfice commercial; écoulement des travaux manufacturés par les ouvriers aveugles; prêts ou secours à l'occasion d'une installation, d'un lancement, d'un manque à gagner, de difficultés passagères.

La plus ancienne des œuvres est l'Association Valentin Haüy, 9, rue Duroc, à Paris, avec sa bibliothèque Braille (130 000 volumes transcrits à la main par des copistes bénévoles). Citons encore la Fédération des aveugles civils, 58, avenue Bosquet, et l'Union des aveugles de guerre, 49, rue Blanche, à Paris.

Guide. — A moins que l'aveugle ne le préfère vraiment, ne prenez jamais son bras, laissez-le prendre le vôtre ; ainsi, vous aurez un demi-pas d'avance sur lui; il suivra tous vos mouvements. Partout où il n'y a pas place pour deux personnes de front, laissez-le suivre votre sillage, ne le poussez jamais en avant, veillez seulement à ce que vous ne soyez pas séparé de lui.

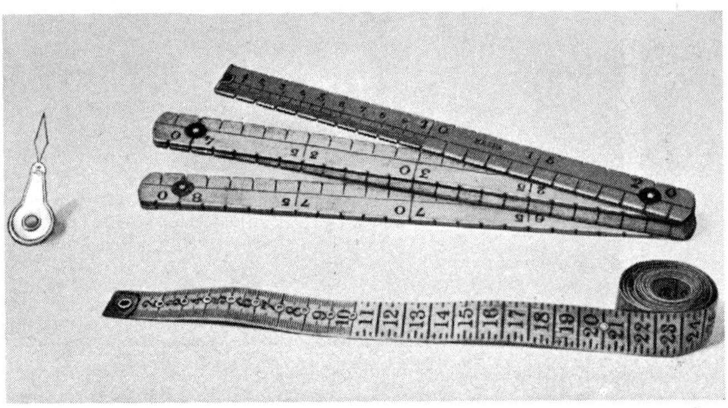

FIG. 140. — Outils pour aveugles.

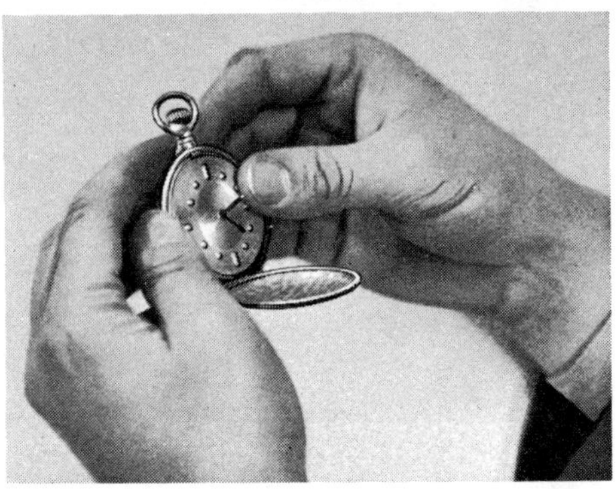

FIG. 141. — Montre pour aveugles.

AVIATION. — V. AÉRONAUTIQUE (Médecine).

AVION. — L'avion, comme tout mode de transport, peut être un *agent de diffusion des maladies transmissibles* par l'intermédiaire de ses passagers, des bagages, ou des insectes qui ont pu pénétrer dans l'appareil.

La convention internationale de La Haye de 1933 et 1945 fixe les mesures à prendre pour la lutte contre les maladies infectieuses, telles que la peste, le choléra, le typhus exanthématique, la variole et la fièvre jaune; elle prévoit l'application aux avions des mesures sanitaires édictées pour les navires; mais la visite sanitaire et la quarantaine se font au départ.

Comme les insectes transportés en avion sont en nombre considérable, la lutte contre les insectes vecteurs de maladies est très importante.

Pour détruire les *moustiques*, on fera des pulvérisations à base de pyréthrine ou de D. D. T. (V. DÉSINSECTISATION). Quant aux mouches, puces, punaises, termites, on les détruira par le bromure de méthyle ou l'acide cyanhydrique.

AVIRON. — L'aviron constitue un exercice athlétique qui peut devenir très dur s'il est pratiqué en course. Sa pratique exige un apprentissage assez long et un entraînement sérieux. V. SPORTS.

Deux lésions sont spéciales au canotage : 1° des écorchures aux fesses; on les traitera par un poudrage aux sulfamides, une pommade antiseptique et un pansement protecteur; 2° des ampoules. En durcissant, la peau fréquemment irritée peut devenir très douloureuse. Passer la pierre ponce, puis enduire de vaseline boriquée.

AVITAMINOSE (du gr. *a* priv., et *vitamine*). — Maladie causée exclusivement par l'insuffisance ou l'absence de vitamines. Son sens est donc plus restreint que celui de « maladie par carence ».

La *vitamine A* est indiquée chez l'enfant dans les troubles de croissance et chez les hypo-alimentés qui ont des troubles oculaires (xérophtalmie et héméralopie) et des infections cutanées. Appliquée en pansements, surtout associée à la vitamine B, elle active la cicatrisation des plaies suppurées.

La *vitamine B_1* donne de bons résultats dans toutes les douleurs, névralgies, sciatiques, zona, douleurs fulgurantes du tabès, arthropathies, dans les polynévrites par béribéri ou alcooliques, diabétiques.

La *vitamine PP* agit dans les dermatoses, comme la pellagre, certains hydroas vacciniformes; dans certaines affections digestives : aphtes récidivantes de la bouche, pyorrhée alvéolaire, certaines glossites, colites et diarrhées chroniques avec asthénie, dans l'insuffisance hépatique.

La *vitamine C* est la vitamine du scorbut, des insuffisances surrénales et de la convalescence en général.

La *vitamine D* est la vitamine des rachitiques, des fractures, de l'ostéomalacie, des fragilités osseuses et de la tétanie aiguë ou chronique.

La *vitamine E* lutte contre la stérilité, les maladies des muscles avec ou sans atrophies et les maladies dégénératives de la moelle. V. VITAMINES.

AVIVEMENT. — Rendre saignants, par le bistouri ou les ciseaux, les bords d'une plaie, en enlevant les productions morbides nuisibles qui se trouvent à leur surface. Cet avivement a, par exemple, pour but de faire une autoplastie, une suture, ou de supprimer un trajet fistuleux.

AVOINE (Gruau d'). — Les grains d'avoine dépouillés de leur enveloppe (gruau) sont écrasés dans un moulin à café et donnent ainsi une farine qui contient p. 100 : 60 de fécule, 4,5 d'albumine, 2,5 de gomme. V. pl. en couleurs à CALMANTES (Plantes).

MODE D'EMPLOI et INDICATIONS. Dans la proportion de 20 g pour 1 litre d'eau, le gruau forme une bouillie qu'on peut, à volonté, concentrer plus ou moins.

Sucrée, elle constitue un aliment agréable, nourrissant, pour les petits enfants et les convalescents, et une tisane adoucissante pour la toux.

AVORTEMENT (lat. *abortus*). — Expulsion d'un produit de conception avant qu'il soit viable. L'avortement est *embryonnaire* avant quatre-vingt-dix jours, *fœtal* jusqu'au septième mois; à partir de cette date, il n'y a plus avortement, mais *accouchement prématuré*, l'enfant étant alors réputé viable au point de vue du Code; en réalité, depuis l'invention des incubateurs, la viabilité est possible depuis six mois.

L'avortement peut être spontané (fausse couche) ou provoqué (médical ou criminel).

Avortement spontané. — L'arrêt dans l'évolution de la grossesse est très fréquent (1 sur 4 d'après certaines statistiques), surtout dans les premières semaines, et notamment au moment de la première cessation des règles.

CAUSES. 1° *Provenant de la mère.* — Les unes sont générales : émotions morales, alimentation insuffisante, maladies fébriles, *syphilis*, albuminurie, tuberculose, intoxications par l'alcool et le plomb, fatigues de toute sorte. Les autres locales : métrite, tumeur de la matrice et de l'ovaire, fausse couche et pelvi-péritonite antérieures, abus des rapports sexuels, trépidation des moyens de locomotion (*automobile*, chemin de fer, voiture mal suspendue), chute, marche trop prolongée.

A côté de toutes ces causes classiques et qui sont souvent indiscutables, les travaux modernes ont révélé la fréquence considérable des fausses couches provoquées soit par un état de déséquilibre endocrinien, soit par la présence d'une incompatibilité sanguine fœto-maternelle due au facteur Rhésus.

2° *Provenant du père.* — *Syphilis*, tuberculose, vieillesse.

3° *Provenant du fœtus.* — Insertion vicieuse du placenta, maladies des membranes enveloppantes.

En cas d'*avortements habituels*, il convient de rechercher la syphilis, une cause maternelle, ou une incompatibilité sanguine due au facteur Rhésus. V. RHÉSUS.

SIGNES. 1° *Des menaces de fausse couche.* — Fatigue générale, douleurs intermittentes dans les reins et au niveau du bas ventre, hémorragie brusque et abondante.

2° *De la fausse couche elle-même.* — Douleurs analogues, mais plus accentuées et plus rapprochées, hémorragie parfois de très grande abondance et d'allure dramatique, parfois au contraire plus tempérée, expulsion de caillots noirâtres et de l'œuf. L'avortement se fait en un temps si la grossesse date de moins de deux mois, en deux temps au contraire (fœtus, puis placenta) si la grossesse est de plus de deux mois.

En pratique, il est essentiel que les malades gardent absolument tous les débris expulsés afin de les montrer au médecin appelé d'urgence. C'est à lui, en effet, de déterminer par l'examen local et des débris expulsés si l'évacuation est complète ou non. C'est la rétention de débris placentaires qui provoque ultérieurement des troubles importants, soit à type d'hémorragie, soit à type d'infection, qui peuvent être graves, voire mortels.

TRAITEMENT PRÉVENTIF. Dès les premiers signes de grossesse, une précaution élémentaire est de se mettre sous surveillance médicale immédiate et périodique. Supprimer ou traiter les causes énumérées plus haut. S'abstenir en particulier de voyages. Médications antisyphilitique, endocrinienne (corps jaune), vitamine E.

TRAITEMENT CURATIF. 1° *Des menaces de fausse couche.* — Repos absolu au lit, chloral, morphine, lavement laudanisé, traitement hormonal judicieux (le plus souvent extraits de corps jaune). — 2° *De l'hémorragie abondante.* — Repos au lit, tête basse, jambes soulevées, immobilité absolue, appel urgent du médecin, qui pratiquera un curetage, l'utérus cessant généralement de saigner quand il est vide. En cas d'hémorragie abondante : injection de sérum salé et glucosé; transfusion si nécessaire.

Avortement provoqué médical. — Egalement appelé *avortement thérapeutique*, cet avortement s'impose dans certains cas *très rares* où la vie de la mère est en danger, du fait de son état de grossesse. C'est parfois le cas de tuberculose avancée, de lésions cardiaques décompensées, d'intoxication gravidique extrême. Les progrès de la médecine moderne en ont réduit considérablement les indications. La loi actuelle exige, avant qu'il soit procédé à un avortement thérapeutique, la réunion d'une triple consultation, dont l'un au moins des membres sera expert près le Tribunal civil. Les deux autres seront un accoucheur et un spécialiste adapté à la variété de l'affection pour laquelle on pratique l'avortement thérapeutique.

Avortement provoqué criminel. — Pratique dangereuse et souvent mortelle, parfois appliquée même en l'absence de grossesse réelle, tout arrêt de règles ne voulant pas dire forcément grossesse. Les substances dites « abortives » provoquent des troubles toxiques parfois mortels, souvent sans amener le résultat désiré.

Quant aux manœuvres locales, elles peuvent déterminer des troubles redoutables : perforations utérines, infection, septicémie à perfringence ou tétanos mortels.

Très graves aussi les injections d'eau de savon, qui peuvent déterminer des lésions d'infarctus utérin nécessitant l'hystérectomie pour sauver la malade.

Dans les hôpitaux, la mortalité pour avortements criminels est élevée, malgré les soins prodigués à des malades malheureusement vues trop tard.

Des complications graves sont, en effet, à craindre : la rétention placentaire, des hémorragies, depuis l'hémorragie foudroyante jusqu'au suintement prolongé indéfiniment; l'infection puerpérale, le tétanos, l'infarctus de l'utérus, de la trompe ou de l'ovaire, des abcès gangréneux de l'utérus ou de l'ovaire, une thrombophlébite suppurée, une perforation utérine.

TRAITEMENT. Il est d'un intérêt vital pour les malades d'être examinées d'urgence par leur médecin, auquel rien ne doit être caché des manœuvres pratiquées, afin de lui permettre d'appliquer le traitement convenable, médical ou chirurgical.

En cas d'*hémorragie* abondante, curetage utérin; en cas d'*infection*, curetage ou curage digital sous anesthésie et traitement général anti-infectieux; en cas de *perforation utérine*, laparotomie d'urgence.

Renseignements juridiques. — L'avortement est l'expulsion prématurée, par des moyens autres que les moyens naturels, du produit de la conception; il est indifférent, au point de vue légal, que ce produit soit mort, vivant ou viable.

Les avortements criminels sont de plus en plus nombreux; on estime en France qu'il y a autant d'avortements que de naissances; leur chiffre annuel dépasse certainement **600 000**.

La loi du 27 mars 1923 a rendu l'avortement justiciable des tribunaux correctionnels.

L'article 317 du Code pénal punit de la réclusion tous ceux qui, par des moyens directs ou indirects : décollement ou perforation, breuvages, médications ou violences, auront provoqué l'avortement d'une femme enceinte, et la femme elle-même si elle y a consenti et si l'avortement s'est ensuivi; s'ils sont médecins ou pharmaciens, ils sont passibles des travaux forcés à temps.

AVULSION. — **Avulsion d'une dent.** — Extraction de cet organe.

AXILLAIRE. — Qui se rapporte à l'*aisselle*. — **Artère axillaire.** — Elle fait suite à la *sous-clavière*, au niveau de la clavicule, traverse en diagonale le creux de l'aisselle et devient *artère humérale* au bord inférieur du grand pectoral. Elle fournit plusieurs branches (acromio-thoracique, mammaire externe, scapulaire inférieure et les deux circonflexes antérieure et postérieure), qui se rendent aux muscles du thorax et du bras.

Veine axillaire. — Née de la réunion des deux *veines humérales*, elle accompagne l'artère et devient *veine sous-clavière* au-dessous de la clavicule; elle reçoit les veines de même nom que les branches de l'artère.

AXIS. — Deuxième vertèbre cervicale (*fig.* 142). Elle s'écarte de la configuration normale des vertèbres cervicales par la présence sur la face supérieure de son corps d'une saillie verticale, la *dent* ou *apophyse odontoïde*, qui représente le corps de l'atlas. Sur cet axis viennent s'insérer, soit sur le corps, soit sur les apophyses épineuses, soit sur les apophyses transverses, un grand nombre des muscles du cou.

La dent de l'axis forme pivot dans

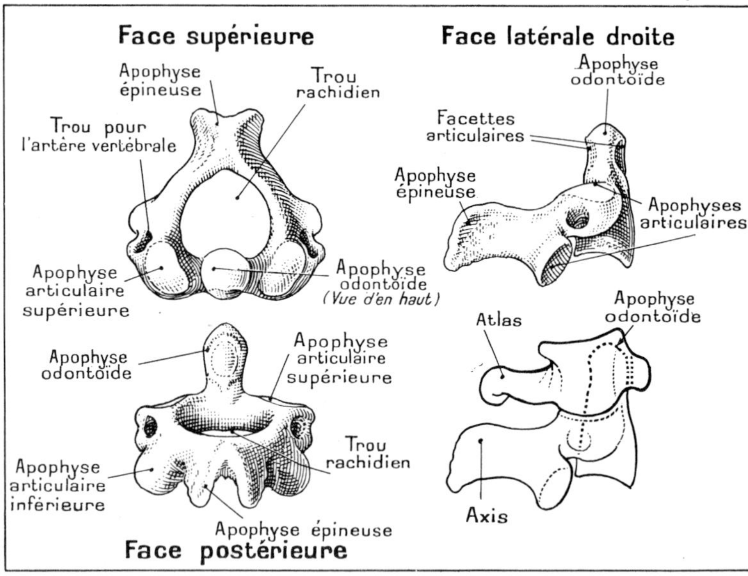

FIG. 142 et 143. — Vertèbre axis (faces supérieure, postérieure et latérale droite).

l'articulation de l'atlas et de l'axis, occupant le centre d'un anneau formé par l'arc antérieur de l'atlas en avant et un ligament fibreux transverse en arrière. V. ATLAS.

AX-LES-THERMES (Ariège). — Station d'eaux minérales sulfurées sodiques (0,26), hyposulfitées, silicatées, alcalines, azotées. Petite ville de 1 300 habitants, au bord de la rivière Ariège. Altitude, 715 mètres.

Sources. Soixante sources ayant une température variant de 18° à 77°,5 et contenant, outre les principes déjà énoncés, des gaz rares, de l'hélium, et dégageant une radioactivité très notable.

MODE D'EMPLOI. Boisson, bains, douches générales et locales, étuves, salle de humage et pulvérisations. On a installé à Ax, sous le nom de *vaporigène*, un appareil destiné au traitement des affections de l'oreille par les vapeurs sulfureuses chaudes sous pression et les gaz radio-actifs.

INDICATIONS. Douleurs rhumatismales, maladies de la gorge et du nez, scrofule, tuberculose cutanée, syphilis, dermatoses chroniques, affections articulaires et périarticulaires, névralgiques, veineuses, respiratoires, génito-urinaires; anémie secondaire au paludisme, à la grippe; séquelles de blessures de guerre.

CONTRE-INDICATIONS. Etats aigus, maladie de cœur mal compensée, tuberculose pulmonaire fébrile, cancer, maladies graves du foie et des reins.

AXONGE. — Substance grasse, blanche, homogène, obtenue par fusion des tissus adipeux accumulés autour des reins du porc, ainsi que la panne (grand épiploon). L'axonge fond vers 41°. Utilisée dans la préparation des pommades et onguents. Elle rancit rapidement; cependant, certaines peaux, atteintes d'eczéma aigu par exemple, ne peuvent pas supporter la vaseline et tolèrent parfaitement l'axonge. Celle-ci doit toujour être employée fraîche, préparée depuis moins de trois jours.

L'axonge est aussi employée pour la fabrication de la pommade au goudron.

L'*axonge benzoïnée* (3 p. 100 de benjoin pulvérisé) se conserve plus longtemps, mais elle peut être irritante. Elle sert à préparer les pommades belladonée, camphrée, mercurielle, soufrée, etc.

AXYPHOÏDIE (du gr. *a* priv., *xiphos*, épée, et *eidos*, forme). — Absence de l'appendice xyphoïde; s'observe assez souvent chez les hérédo-syphilitiques.

AZOOSPERMIE (du gr. *a* priv., *zoon*, animal, et *sperma*, sperme). — Absence de spermatozoïdes dans le sperme.

Elle s'observe chez les eunuques, les cryptorchides; les caractères sexuels secondaires sont absents ou conservés. L'azoospermie peut exister alors que les organes génitaux ont leur aspect normal (hérédo-syphilis, consanguinité) et que les caractères sexuels sont conservés.

AZOTATES. — Combinaison de l'acide azotique avec les bases. Voir ARGENT, BISMUTH, CHAUX, MERCURE, POTASSE, PLOMB, SOUDE.

AZOTE (de a *priv.*, et *zôe*, vie). — Gaz qui se trouve à l'état libre dans l'air atmosphérique (pour 100 litres d'air, il y a 79^{l},2 d'azote et 20^{l},8 d'oxygène).

Ce gaz est incolore, inodore et sans saveur, il n'est pas combustible, il n'entretient pas la vie. Un animal, une plante plongés dans une atmosphère d'azote ne tardent pas à mourir. Et cependant les plantes, comme les animaux, sont composées, en dernière analyse, d'eau, de carbone, d'*azote* et de matières salines. Il faut donc qu'à un moment donné cet azote ait été assimilé sous une forme déterminée par l'être vivant.

Ce sont les matières quaternaires *albuminoïdes* qui fournissent surtout les éléments indispensables à la vie de l'individu.

Les *déchets azotés* de l'organisme résultent essentiellement des produits et de la désassimilation des albuminoïdes. On rencontre ces déchets dans le *sang*, la *sueur*, les *fèces;* mais c'est surtout par la *voie urinaire* qu'ils quittent l'organisme, et l'azote de désintégration tissulaire s'élimine sous forme d'*urée* et accessoirement sous forme d'autres produits (ammoniaque, acide urique, créatinine, acide hippurique) : c'est l'*azote résiduel*. V. URINE, AZOTURIE.

L'azote du sang provient de deux grands groupes azotés : l'urée (13 cg par litre de sang) et l'azote résiduel (11 cg par litre), soit au total 24 cg par litre de sang. Le dosage de cet azote du sang a acquis dans ces dernières années une importance toute spéciale au point de vue du pronostic des affections des reins, du mal de Bright. V. AZOTÉMIE.

AZOTE (Protoxyde d'). — Combinaison d'azote et d'oxygène utilisée pour l'anesthésie lors de petites opérations. Si l'anesthésie est trop prolongée, il peut survenir des signes d'asphyxie, cyanose, stertor, pâleur de la face et mort.

AZOTÉMIE (de *azote*, et du gr. *haima*, sang). — Présence dans le sang de produits d'excrétion azotée (urée, urates, etc.). Le taux normal de l'urée dans le sang oscille entre 0g,2 et 0g,5 par litre. On dit quelquefois qu'il y a azotémie quand le taux de l'urée sanguine dépasse 0,5; on devrait dire qu'il y a hyperazotémie.

Syndrome azotémique (Widal). — Il est réalisé par l'accumulation dans le sang, à un taux excessif, de produits d'excrétion azotée (produits parmi lesquels l'urée est le plus facilement dosable).

Chez le *nourrisson*, l'hyperazotémie existe à la suite d'affections gastro-intestinales aiguës, d'*athrepsie* (v. ce mot). Elle peut tenir sous sa dépendance des symptômes nerveux, qui viennent s'ajouter aux symptômes de l'affection causale (convulsions, contractures, somnolence).

Mais, en fait, le syndrome azotémique est essentiellement le fait de l'*adulte*.

Chez lui, l'azotémie se manifeste par des troubles digestifs : anorexie, langue saburrale, vomissements, diarrhée; une dénutrition entraînant une perte de poids souvent notable, une anémie plus ou moins marquée, une dyspnée de type particulier. Voir CHEYNE-STOKES.

Dans les formes graves, le malade peut être somnolent ou, au contraire, agité, délirant. Des convulsions peuvent se produire. Puis survient le coma, qui, en général, précède de peu la mort.

L'hyperazotémie s'observe surtout dans les *néphrites chroniques*, le *mal de Bright* et dans certaines *néphrites aiguës* infectieuses ou toxiques (voir REINS [maladies]), mais elle se voit aussi au cours des ictères infectieux, des maladies infectieuses aiguës. Plus rarement une hyperazotémie est consécutive à une obstruction des uretères ou à un traumatisme. L'hyperazotémie peut également être consécutive à des diarrhées aiguës ou à des vomissements très répétés.

RÉGIME. *Aliments interdits :* viande, bouillon de viande, poisson, lentilles, pois secs, haricots, fromages qui contiennent plus de 18 p. 100 de matières azotées. *En quantité modérée :* lait, pain, pâtes sans sel, œufs, fruits huileux et amylacées qui contiennent 5 p. 100 de produits azotés. *Autorisés largement :* féculents, légumes aqueux, beurre sans sel, sucre, miel, confitures, fruits, raisins (cure systématique), gâteaux secs, boissons abondantes (eau de Vittel, Evian, Contrexéville, orangeade, citronnade).

Purgatifs répétés. Saignées.

Mais les modalités du traitement varient avec la cause de l'hyperazotémie (v. plus haut).

AZOTEUSES ou NITREUSES (Vapeurs). — Vapeurs formées d'oxydes d'azote, en particulier le *bioxyde d'azote* (NO).

Les gaz peuvent être mortels à une concentration qui ne permet pas d'en soupçonner la présence.

SIGNES. Après inhalation de vapeurs nitreuses, l'ouvrier est oppressé, a une toux spasmodique et une suffocation, puis apparaissent des frissons, des vomissements, des coliques, des troubles pulmonaires (œdème aigu du poumon), parfois une défaillance cardiaque, de la torpeur, le coma.

Cet état grave peut durer plusieurs heures; la mort survient neuf à dix heures après le début de la phase aiguë. Mais la guérison est possible dans les cas bénins; le malade conserve cependant toujours une infirmité respiratoire avec retentissement cardiaque.

CAUSES. Travaux dans les mines, dans les usines d'acide sulfurique, d'acide nitrique, d'azotate de cuivre, profession de graveur à l'eau-forte.

PROPHYLAXIE. Ventilation énergique. Neutralisation des eaux avant évacuation.

TRAITEMENT. Parfois trachéotomie d'urgence. Combattre la bronchite, la pneumonie, application de ventouses, inhalation d'oxygène, administration de lotions émollientes, de gargarismes adoucissants.

AZOTIQUE ou NITRIQUE (Acide). — Liquide blanc très caustique, parfois employé, à tort, pour détruire les verrues.

AZOTURIE (de *azote*, et du gr. *ouron*, urine). — Excrétion de substances azotées (urée, acide urique) en quantité anormale dans l'urine; l'excrétion varie d'ailleurs sous l'influence de l'alimentation. De 20 à 26 g par jour, l'urée peut s'élever à 80 g dans les maladies fébriles (notamment pendant l'accès de paludisme), mais la mesure de l'azoturie a surtout de la valeur dans les affections du foie, car elle permet d'estimer l'activité fonctionnelle de l'organe.

Hyperazoturie. — Elle est fréquente au cours du *diabète pancréatique*, est très marquée dans le *diabète azoturique*, où l'élimination de l'urée, accompagnée d'une polyurie abondante (10 à 12 litres), peut atteindre 120 à 130 g par 24 heures. Cette hyperazoturie des diabétiques maigres ne doit pas être confondue avec celle des diabétiques gras, liée à une alimentation carnée excessive et non à une dénutrition.

Hypoazoturie. — Elle s'observe par dégénérescence dans les maladies du foie, de la cellule hépatique ou son insuffisance fonctionnelle; on l'observe dans la *cirrhose*, l'*ictère grave*. Elle est peu marquée dans l'ictère catarrhal.

Il existe également des variations azoturiques dans les *affections rénales*. La teneur du sang en urée domine le tableau. V. AZOTÉMIE.

L'amaigrissement et la perte de forces sont en rapport avec le degré de l'élimination des matières azotées.

TRAITEMENT. Celui de la maladie en cause.

Rapport azoturique. — Rapport de l'azote de l'urée à l'azote total de l'urine. Normalement, ce rapport est de 80 à 85 p. 100; il augmente s'il existe une lésion rénale, il diminue (75 p. 100) en cas d'insuffisance hépatique.

AZYGOS (du gr. *a*, sans, et *zugos*, pair). — Veines ramenant à la veine cave supérieure le sang provenant des veines intercostales.

La *grande veine azygos* fait suite à la veine lombaire, traverse le diaphragme, s'infléchit en crosse et reçoit la petite azygos.

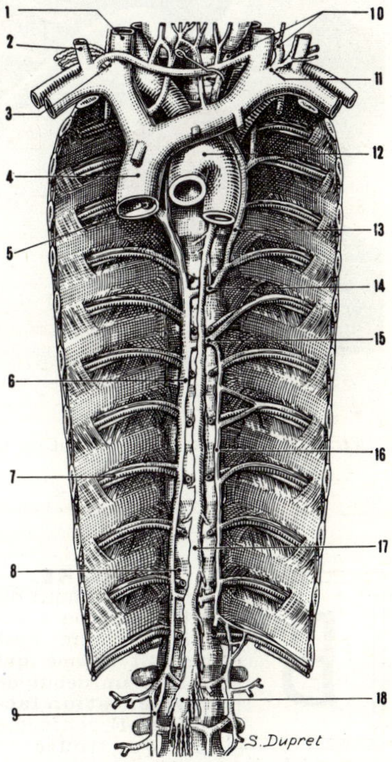

FIG. 144. — Veine grande azygos et ses affluents. (*D'après Testut, modifié.*)

1. Jugulaire interne; 2. Jugulaire externe; 3. Abouchement de la grande veine lymphatique; 4. Veine cave supérieure; 5. Abouchement de la grande veine azygos; 6. Grande veine azygos; 7. Artères intercostales supérieures; 8. Vertèbres dorsales; 9. Veines lombaires ascendantes; 10. Canal thoracique; 11. Son abouchement à la sous-clavière gauche; 12. Crosse de l'aorte; 13. Tronc commun des veines intercostales supérieures gauches; 14. Veine hémi-azygos supérieure; 15. Veine hémi-azygos inférieure; 16. Veine petite azygos; 17. Canal thoracique; 18. Citerne de Pecquet.

La *petite veine azygos* est accompagnée du nerf sympathique gauche et reçoit les veines intercostales gauches (*fig.* 144).

Le système des veines azygos réalise une anastomose entre veine cave supérieure et veine cave inférieure.

AZYME (du gr. *a* priv., et *zumê*, levain). — Le pain azyme est fabriqué sans levain. Il présente peu de trous et forme des plaques blanches unies qui servent à entourer les médicaments à goût désagréable. V. CACHETS.

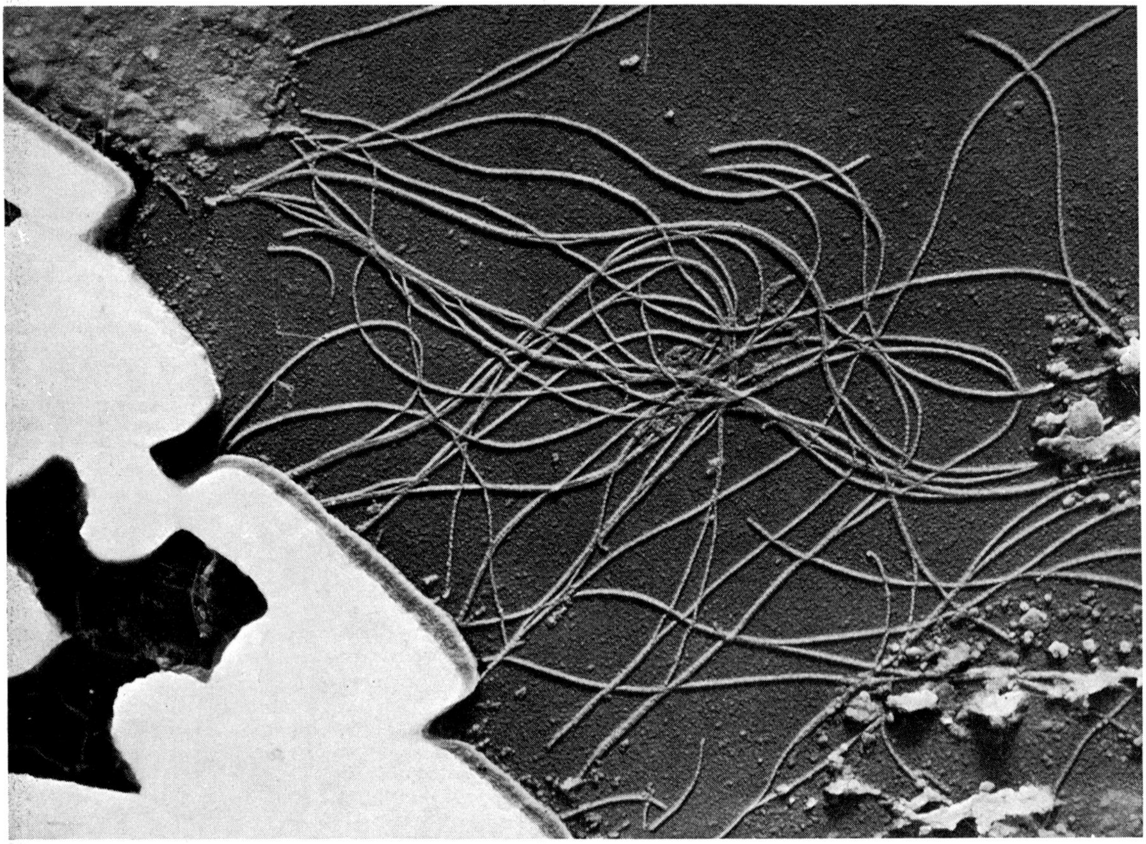

BACILLE DU FOIN (*B. subtilis*) et ses cils (grossis 40 000 fois par le microscope électronique). (*Phot. C. S. I. R. O., Melbourne.*)

B

BABEURRE. — Produit résultant du lait quand on a extrait le beurre; c'est un lait écrémé qui a subi un début de fermentation lactique. Il renferme presque toute la caséine du lait (ce qui le distingue du petit-lait), mais peu de graisse, moins de caséine et de lactose que le lait. Il donne une réaction acide, du fait de la présence d'acide lactique.

Il est utilisé dans l'alimentation des nourrissons atteints de dyspepsies gastro-intestinales, de diarrhée ou d'eczéma d'origine toxi-alimentaire. On peut aussi l'employer chez l'adulte atteint de diarrhée.

Le babeurre, utilisé comme médicament dans les troubles digestifs du nourrisson, ne saurait convenir à une alimentation normale, du fait de sa carence en vitamines liposolubles. Un emploi prolongé du babeurre au-delà de 15 à 20 jours exige donc l'adjonction de ces vitamines.

On peut aussi l'employer sous forme de soupe au babeurre cuite et additionnée de farines et de sucre.

BABINSKI (Signe de). — Signe traduisant l'atteinte du faisceau pyramidal. Une lésion siégeant sur ce trajet est décelée grâce au signe de Babinski : on note alors une *extension* du *gros orteil* et un *écartement* des orteils *en éventail,* quand on exerce un grattage avec une épingle sur le bord externe de la plante du pied. Normalement, au contraire, quand le faisceau pyramidal est intact, tous les orteils se *fléchissent*.

BACILLE (du lat. *bacillum,* bâtonnet). — Variété de bactérie en forme de bâtonnet. V. BACTÉRIE.

BACILLES (Porteur de). — On donne ce nom : 1° à toutes les personnes qui, après avoir eu une maladie contagieuse d'une intensité quelconque, parfois très légère, et bien que ne présentant plus aucun des signes de cette affection, conservent encore ses microbes dans tel ou tel organe (amygdales, nez, rein, vésicule biliaire, intestin) et les expulsent en crachant, en allant à la selle, en toussant et peut-être aussi, dans certains cas, par les débris de leur peau; 2° à des individus qui, ayant été en rapport avec des malades atteints d'une maladie contagieuse, transmettent à d'autres sujets cette maladie sans en avoir souffert eux-mêmes et peuvent créer ainsi un nouveau foyer secondaire loin du foyer primitif; 3° à des personnes en période d'incubation d'une maladie contagieuse, mais dont aucune manifestation n'est encore visible, et qui peuvent répandre autour d'elles les germes nuisibles (fièvres éruptives, coqueluche). Cette contamination se produit d'autant plus facilement qu'il s'agit souvent d'enfants passant plusieurs heures par jour en classe, dans une agglomération d'êtres prédisposés par leur âge à cette contagion spéciale.

Le rôle des porteurs de germes est surtout important dans la transmission de la *fièvre typhoïde*, de la *diphtérie* et de la *méningite cérébro-spinale.* Il est moins important pour le *choléra*.

En ce qui concerne la *fièvre typhoïde,* les 2/3 des convalescents continuent à excréter le bacille d'Eberth pendant trois semaines environ. Cependant, dans 3 p. 100 des cas, cette persistance du bacille devient chronique.

Après la *diphtérie,* le bacille peut demeurer dans la bouche et dans les fosses nasales assez longtemps, en moyenne un mois, parfois davantage.

De même, chez les sujets atteints de *méningite cérébro-spinale,* le méningocoque persiste assez longtemps dans le rhino-larynx. Il existe également chez la plupart des individus qui ont été en contact avec le malade. Ceux-ci peuvent ne pas contracter la maladie et cependant la transmettre à d'autres individus. Il y a donc intérêt, quand il se produit un cas de méningite cérébro-spinale dans une chambrée ou dans une école, à isoler les porteurs de germes et à pratiquer la désinfection de leur rhino-pharynx, par des gargarismes, avec des solutions antiseptiques, en introduisant dans le nez, dans les oreilles, de l'huile mentholée.

Transmission par les insectes. — V. à INSECTES, PUNAISES.

BACILLÉMIE (de *bacille*, et du gr. *haima*, sang). — Présence de bacilles dans le sang circulant. S'observe dans certaines formes de tuberculose, de fièvre typhoïde, etc.

BACILLOSE. — Nom donné parfois à la tuberculose pulmonaire.

BACITRACINE. — Antibiotique d'origine bactérienne isolé à partir d'une culture d'un *Bacillus subtilis* actif sur certains microbes : les cocci pyogènes, les bacilles anaérobies et les bacilles gram positifs aérobies. Toxique en injection (néphrite), peu actif par voie buccale, sauf sur certaines maladies infectieuses du tube digestif (diarrhée infectieuse, colite, certaines dysenteries), la bacitracine est surtout utilisée localement (infections cutanées diverses, plaies, brûlures infectées, sinusites, angines, etc.).

BACTÉRICIDE. — Substance détruisant les *bactéries* (v. ce mot).

BACTÉRIDIE. — Nom réservé à la bactérie du charbon. V. PUSTULE MALIGNE.

BACTÉRIES (du gr. *baktêria*, bâton). — Sous le nom de « bactéries », on comprend des *organismes unicellulaires* (tabl. IX), de dimensions minuscules (en moyenne quelques millièmes de millimètre), d'une grande simplicité structurale, qu'on tend à classer à l'extrême limite du règne végétal, au voisinage des algues bleues (cyanophycées).

L'appellation de « microbes » est trop générale, ce dernier vocable englobant indistinctement tous les êtres microscopiques, tant de nature végétale (bactéries, levures, moisissures, etc.) que de nature animale (sporozoaires, hématozoaires).

Description. — Ce sont les travaux fondamentaux de Pasteur qui ont créé une science spéciale, la *microbiologie*, dont les résultats ont révolutionné, tour à tour, la médecine, la chirurgie, l'hygiène et l'industrie.

Dimensions. — La plupart des bactéries ont des dimensions qui oscillent autour de quelques millièmes de millimètre, visibles seulement, par conséquent, au fort grossissement d'un microscope. Il existe d'ailleurs des microbes visibles seulement au *microscope électronique*. (V. VIRUS.)

Forme. — Les innombrables bactéries actuellement connues offrent des variations de formes infinies. Les unes ont la forme de sphères (*cocci* ou *microcoques*) : elles peuvent être arrondies comme le staphylocoque, réniformes comme le gonocoque, ovoïdes comme le pneumocoque. Les formes en bâtonnet sont appelées *bactéries* quand le bâtonnet est épais et court, à extrémités arrondies, *bacilles* quand le bâtonnet est grêle, à extrémités coupées net; les bâtonnets allongés sont appelés *filaments*; les bâtonnets incurvés, *vibrions* ou *bacilles virgules*. Quand le micro-organisme est ondulé, spiralé, on lui donne le nom de *spirille*.

Structure. — On admet que les bactéries, comme toute cellule vivante, sont constituées par un protoplasme renfermant un noyau et contenu dans une membrane d'enveloppe. Certaines contiennent des granulations graisseuses, amylacées ou albuminoïdes. Plusieurs microbes apparaissent entourés d'une zone hyaline brillante à laquelle on donne le nom de *capsule*. Beaucoup de bactéries ont la propriété de se mouvoir dans les milieux liquides grâce à la présence de *cils vibratiles*.

Reproduction. — Les bactéries se reproduisent de deux manières distinctes : par division directe ou *scissiparité*, comme les cellules animales ou végétales, et par formation de *spores*. La spore, forme résistante de l'individu, est constituée par un grain réfringent, muni d'une membrane propre, au sein même du corps cellulaire de la bactérie; terminale ou centrale, la spore peut persister assez longtemps sous cette forme; mais lorsqu'elle rencontre des conditions favorables, elle germe et reproduit rapidement une bactérie qui, à son tour, peut se multiplier par division et donner ensuite naissance à des spores.

Respiration. — Comme tous les êtres, la plupart des bactéries ont besoin de l'oxygène de l'air pour vivre; ce sont les microbes dits « aérobies » : streptocoque, staphylocoque, bacille typhique, bacille tuberculeux, bacille diphtérique, etc.

A côté des espèces qui utilisent l'oxygène en nature, d'autres bactéries sont susceptibles de vivre dans un milieu privé d'oxygène; Pasteur les désigna sous le nom d'« anaérobies » (vibrion butyrique, bacille butyrique, etc.); ces derniers vivent et se multiplient dans des liquides exempts d'air; mais l'absence d'oxygène n'est, en réalité, qu'apparente; par exemple, le microcoque oxyde l'azote des composés ammoniacaux de la terre et se procure l'oxygène nécessaire en fabriquant des nitrates.

Enfin, de nombreuses espèces sont capables de présenter facultativement l'aérobiose et l'anaérobiose. Le bacille typhique, le microcoque de la mammite des brebis sont des exemples d'aérobies facultatifs, capables de végéter encore en milieu anaérobie.

Température. — La température a une influence marquée sur le développement des bactéries et son optimum varie, suivant les types, entre + 18° et + 40°; pour les espèces pathogènes de l'homme, l'optimum concorde sensiblement avec la température du corps (+ 37°); au-delà, la chaleur a une influence empêchante et bientôt mortelle. En revanche, le froid, qui retarde, ou même qui arrête tout développement, a une action stérilisatrice faible.

Produits d'élaboration. — Comme toutes les cellules, les bactéries jouissent de la propriété d'élaborer des substances variées et d'en rejeter une partie dans le milieu ambiant.

Pigments. — La faculté d'élaborer des pigments est assez fréquente pour légitimer la création d'un groupe de bactéries chromogènes : leur gamme est assez riche; on note, en effet, du rouge, du jaune, du violet, du vert et du bleu, et une même espèce (bacille pyocyanique) peut sécréter plusieurs couleurs.

Parmi les pigments rouges, nous mentionnerons le produit sécrété par le *Micrococcus prodigiosus*, en raison de son intérêt historique : de couleur rouge sang, se développant sur le pain, le lait et les hosties, il a donné lieu, à maintes reprises, à de prétendus miracles.

Ferments solubles. — Nombre de bactéries, dites « zymogènes », élaborent des ferments solubles, véritables agents d'hydratation pour la plupart, agissant en milieu neutre ou faiblement alcalin.

Toxines. — Les bactéries sont capables de sécréter des substances toxiques ou *toxines*, qui interviennent énergiquement dans la production des phénomènes morbides de l'infection qu'elles provoquent. Certaines de ces toxines, exerçant une action nocive sur les globules rouges, les détruisent et les dissolvent : ce sont les *hémolysines*.

Substances phosphorescentes. — Plusieurs espèces de bactéries produisent de la lumière blanche, renfermant, par conséquent, les différentes couleurs du spectre : c'est à ces micro-organismes qu'il faut attribuer le phénomène de la phosphorescence de la viande, de certains poissons, du lait, de l'urine, du pus, de la salive, etc.

Action des divers agents sur les bactéries. — L'action favorisante de la *chaleur* ne se manifeste que dans des limites très restreintes (en moyenne + 20° à + 40°); sauf pour les espèces thermophiles déjà signalées, une température de + 80°, maintenue pendant 30 à 40 minutes, suffit pour entraîner la mort; cependant, nombre de milieux nutritifs, soumis simplement à cette température, peuvent se putréfier; cela tient à ce que les spores, étant infiniment plus résistantes que le microbe lui-même, ne meurent qu'à une température plus élevée.

Le *froid* a pour effet de réduire rapidement la vie des bactéries et, au-dessous de + 10°, celle-ci est pour ainsi dire nulle : on s'explique ainsi la quasi-asepsie des terres polaires et la conservation de la chair des mammouths dans les glaces sibériennes; en revanche, son pouvoir destructeur est faible : un froid de — 200° est incapable de tuer les bactéries. Notons, toutefois, que l'abaissement de la température en modifie la forme et en atténue la virulence.

La *lumière* a, en général, une action empêchante; il en est de même de la *dessiccation*, qui joue un rôle défavorable. Chez les espèces dépourvues de spores, elle les tue en quelques heures; en revanche, les spores résistent des années (charbon, tétanos, septicémie, bacille subtilis).

Enfin, mentionnons les substances antiseptiques (V. ANTISEPTIQUE et STÉRILISATION), qui toutes exercent une action plus ou moins nocive sur les bactéries.

Technique. — L'étude des bactéries comporte trois procédés principaux : 1° les cultures; 2° les injections aux animaux; 3° l'examen microscopique.

Cultures. — Les cultures s'obtiennent en ensemençant le liquide à examiner (pus, sang, etc.) à l'aide

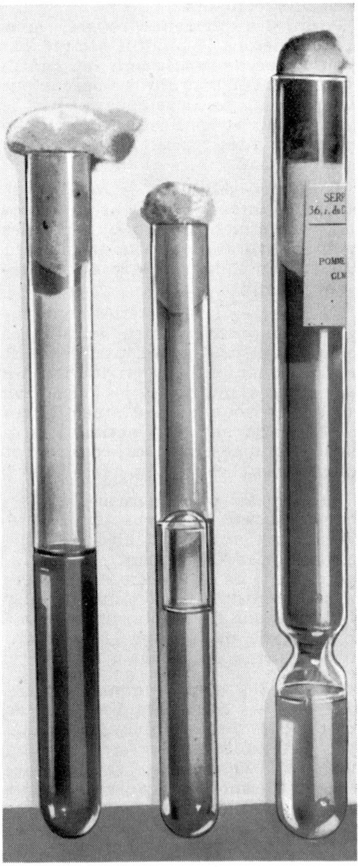

FIG. 145. — Tubes à cultures microbiennes.

1. Tube de bouillon; 2. Tube contenant une cloche permettant de recueillir les gaz de fermentation du milieu nutritif; 3. Tube contenant un fragment de pomme de terre glycérinée pour culture de bacille de Koch.

d'un fil de platine emmanché, préalablement stérilisé, dans des tubes de culture de composition variée; ceux-ci sont mis aussitôt à l'étuve, réglée à + 37°. Si le pus renferme des bactéries, les tubes de culture changent d'aspect; ceux qui contiennent des liquides se troublent, ceux qui sont constitués par une substance solide se chargent de taches ou de stries formées de bactéries. C'est à ce moment qu'il convient de procéder à l'examen bactérioscopique : au moyen du fil de platine stérilisé sus-indiqué, on prélève soit une goutte de liquide, soit un fragment d'une tache qu'on étale sur une lame de verre; on sèche à la flamme; on colore avec une couleur d'aniline (bleu de méthylène, violet de gentiane, thionine, etc.) et on examine la préparation au microscope avec un objectif puissant à immersion (grossissement d'environ 1 200 diamètres), afin de déterminer le microbe en cause

La plupart des microbes, une fois colorés par les divers colorants histologiques (bleus, violets, etc.), se décolorent par l'action des acides et même de l'alcool. Cependant, certains bacilles, tels que ceux de la tuberculose, de la lèpre, etc., ne se décolorent pas; on les appelle pour cette raison *bacilles acido-alcoolo-résistants ;* cette propriété est sans doute due à l'existence d'une sorte d'enduit cireux qui les protège.

Milieux de culture. — Les milieux de culture sont représentés, en général, soit par des bouillons, soit par de la gélatine ou de la gélose peptonisée; on répartit ceux-ci dans des tubes de 26 cm de longueur sur 1 cm,6 de diamètre, bouchés avec un tampon de coton (*fig.* 145); naturellement, récipient et contenu sont stérilisés et doivent demeurer sans modification; dans certains cas, on utilise d'autres milieux tels que le sérum sanguin, indispensable pour le diagnostic du bacille diphtérique; le lait nécessaire pour la différenciation du bacille typhique et du colibacille; le liquide d'ascite, la pomme de terre, la carotte, l'artichaut, etc.

D'autre part, pour les anaérobies, il est indispensable de disposer de milieux privés d'air; on obtient ce résultat en portant à l'ébullition les milieux de culture sus-indiqués après leur avoir incorporé une petite quantité de vaseline, de cire blanche et de paraffine; sous l'influence de la chaleur, les gaz se dégagent et traversent aisément la couche surnageante du corps gras fondu; après refroidissement, ceux-ci forment un cachet imperméable à l'air. Les ensemencements se pratiquent après avoir fait fondre à la flamme d'un bec de gaz la couche de graisse.

On peut avoir affaire à des associations microbiennes, dont il importe de reconnaître les divers éléments constitutifs. A l'aide d'un fil de platine, on ensemence successivement deux tubes contenant le milieu de culture. Le fil se débarrasse de la plus grande quantité dans le tube n° 1. Dans le second tube, les colonies sont en général séparées. On peut aussi séparer les microbes par la gélatine : on ensemence un tube de gélatine fondue (25°), puis on agite le tube et on le refroidit brusquement. Les microbes répartis au sein de la gélatine poussent en colonies séparées.

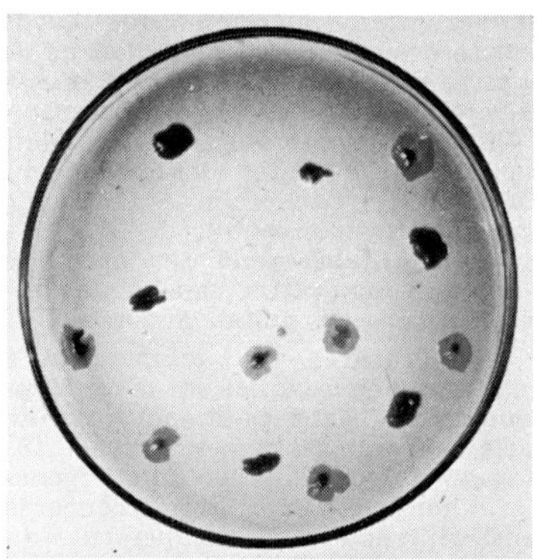

FIG. 146. — Boite de Pétri.

Diverses colonies microbiennes permettant l'isolement des germes.

Lorsqu'il s'agit d'espèces pathogènes pour l'homme, les cultures doivent être maintenues sans interruption à une température d'environ + 37°.

Inoculations aux animaux (v. figure à RAGE). — Celles-ci consistent à injecter, avec la plus rigoureuse antisepsie, sous la peau d'un animal, dans la cavité générale, dans les articulations, dans la plèvre, les produits à étudier; ces inoculations sont suivies d'accidents souvent mortels qui éclairent le diagnostic. Le bacille tuberculeux produit des tubercules; le micro-organisme de la morve, une orchite chez le cobaye; le streptocoque, un abcès à la base de l'oreille chez le lapin, etc.

Rôle des bactéries suivant les milieux. — Bactéries de l'air. — L'analyse bactériologique de l'air atmosphérique se pratique au moyen de bourres de coton stérilisé, renfermées dans des tubes de verre également stérilisés, et sur lesquelles on fait passer un volume d'air déterminé. Le coton joue le rôle de filtre et arrête les germes contenus dans l'air; on utilise ce coton pour ensemencer des milieux de culture; on se rend ainsi compte de la teneur de l'atmosphère en bactéries. V. AIR.

Bactéries des eaux. — A l'inverse de l'air, les eaux douces sont peuplées d'innombrables bactéries qui trouvent dans ce milieu leur nourriture habituelle, et aussi d'espèces étrangères qui s'y trouvent occasionnellement. C'est le cas, notamment, du bacille typhique (v. TYPHOÏDE) dont la diffusion est souvent assurée par l'eau de boisson.

Bactéries du sol. — Les bactéries sont très nombreuses dans le sol, de plusieurs millions à plusieurs milliards par gramme de terre. Par leur activité, elles jouent un rôle considérable dans les transformations chimiques des matières minérales et organiques du sol.

Pour se développer, capter leur nourriture, les bactéries se livrent une lutte sans merci; parmi leurs armes sont les substances toxiques, les substances antibiotiques. Ces dernières ont été utilisées par l'homme dans la lutte contre les bactéries infectieuses.

Enfin, dans le sol se trouvent des bactéries pathogènes pour l'homme, les animaux, les végétaux (B. du tétanos, du charbon, des gangrènes), les *phytomonas,* qui rendent dangereuses les plaies infectées par la terre.

Bactéries des aliments et boissons. — Alors que les levures donnent naissance à la plupart des boissons fermentées, on ne peut guère citer que quelques espèces jouant un rôle utile dans notre alimentation : citons, parmi celles-ci, les acétobactéries (*Bacterium aceti*), qui, en oxydant l'alcool, produisent le vinaigre, et les bactéries à ferment lactique, qui donnent le képhir, le yahourt et le lait caillé bulgare. En revanche, nombre d'entre elles exercent l'action la plus fâcheuse sur nos aliments et nos boissons. Tel est le cas, notamment,

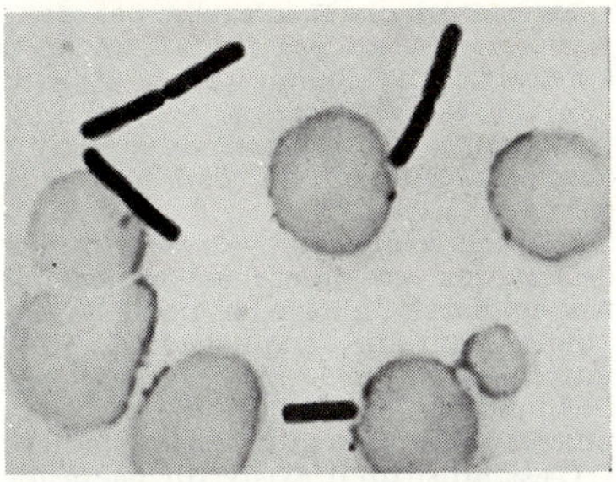

Bactéridie charbonneuse.

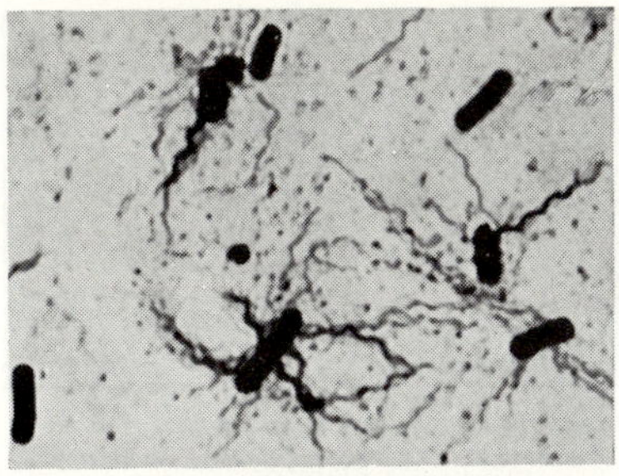

Vibrion cholérique.

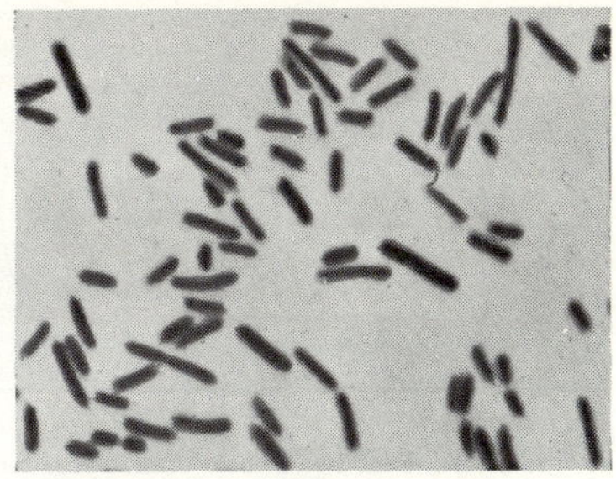

Colibacilles.

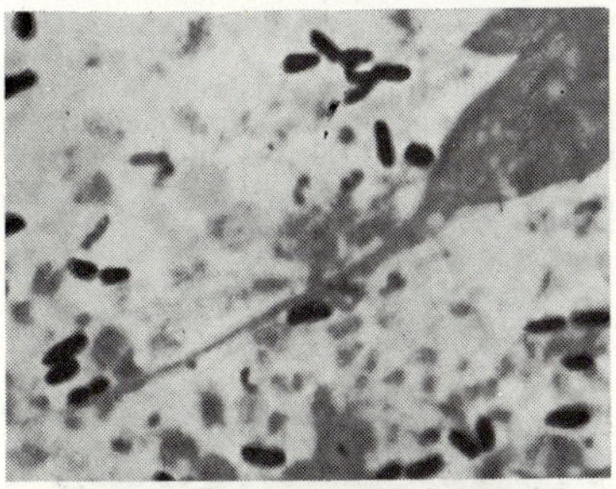

Streptobacilles de Ducrey.

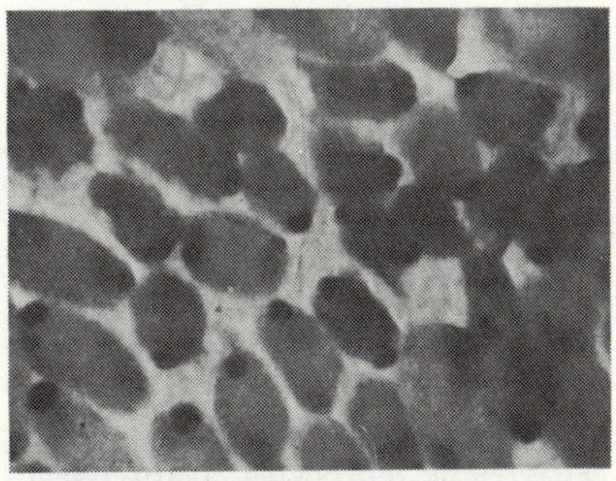

Bactéries de la dysenterie.

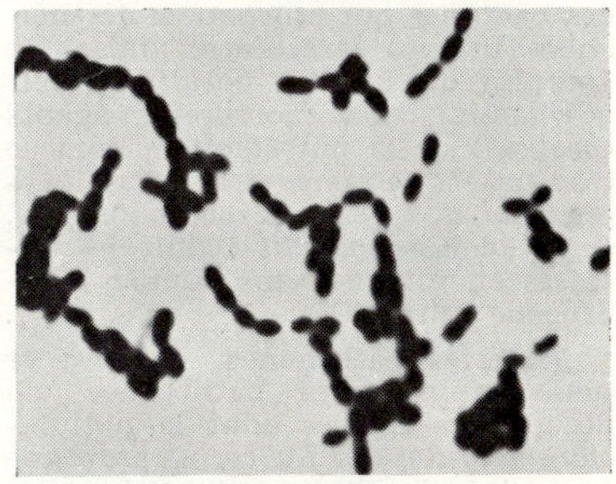

Entérocoques.

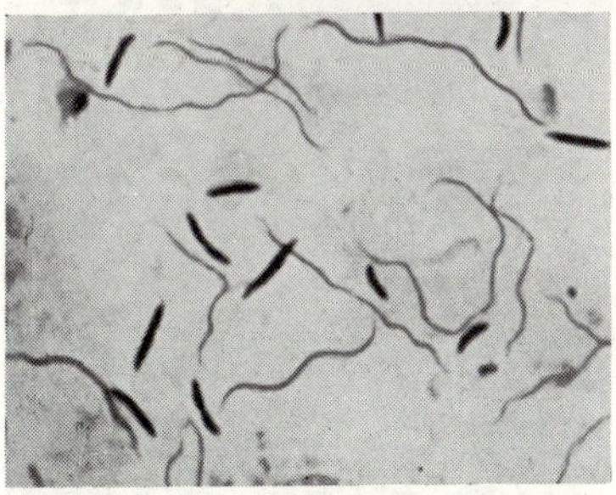

Fusospirilles.

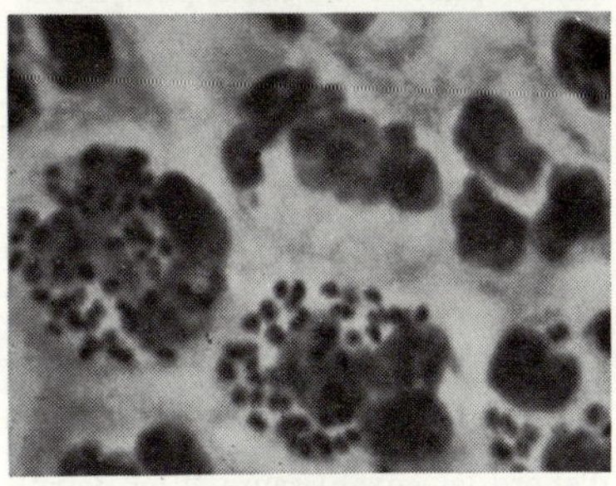

Gonocoques.

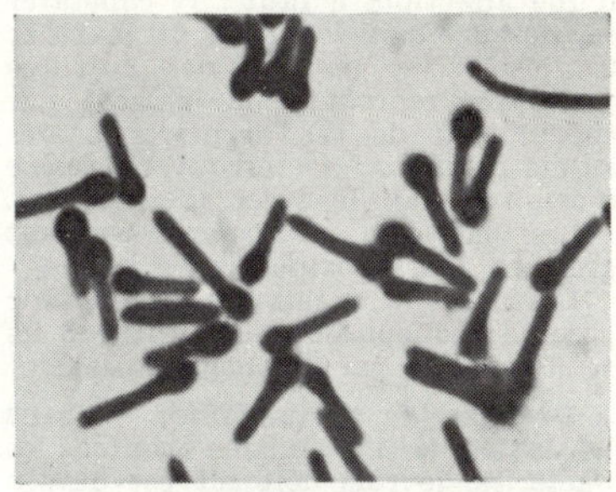

Bacilles du tétanos.

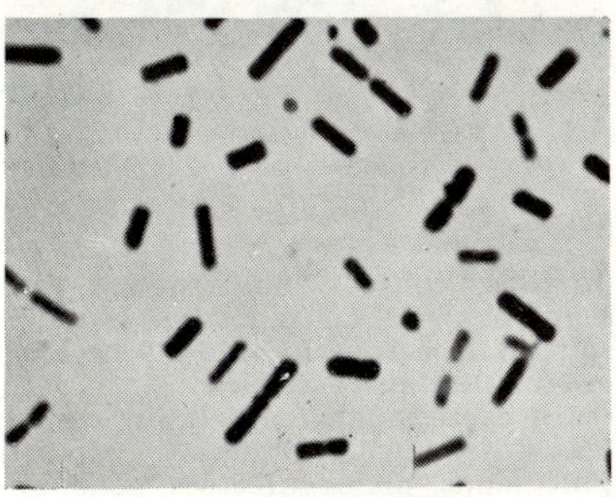

Bacillus perfringens.

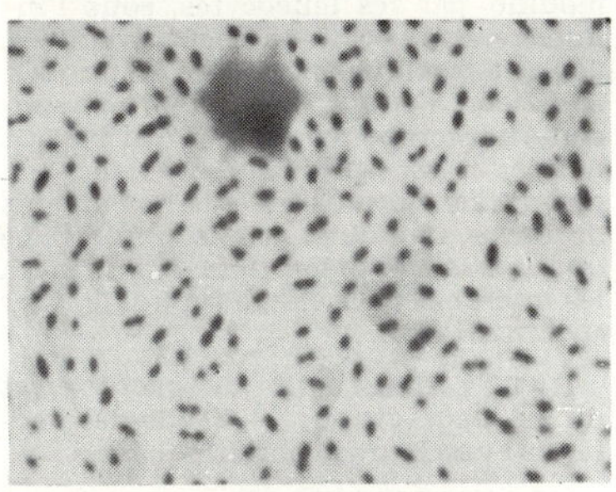

Pneumocoques.

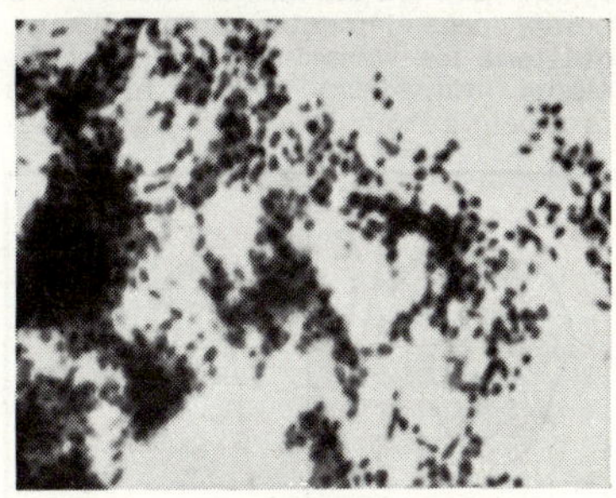

Rickettsies.

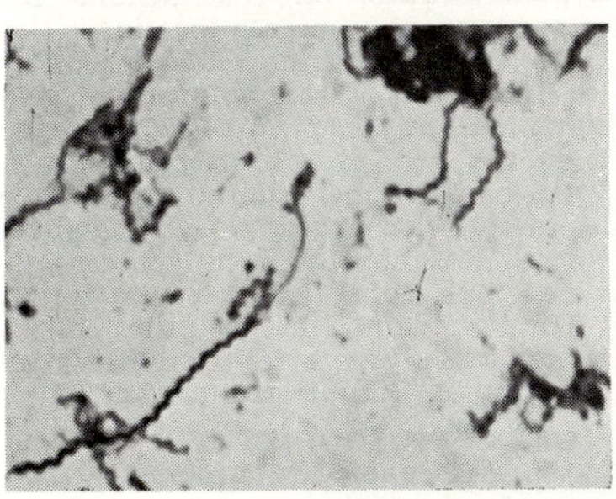

Spirochètes.

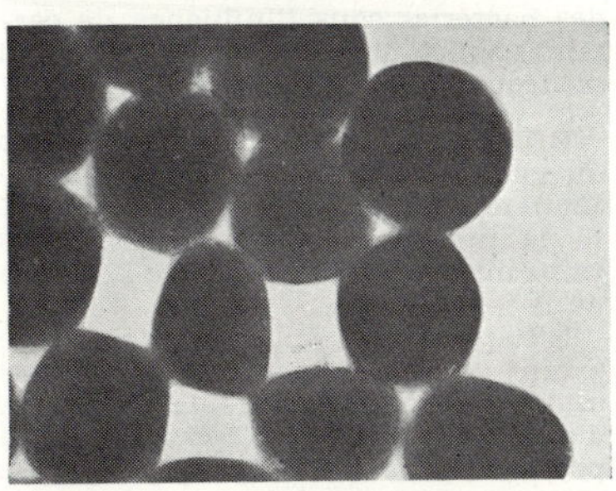

Staphylocoques. (Grossissement : 20 000.)

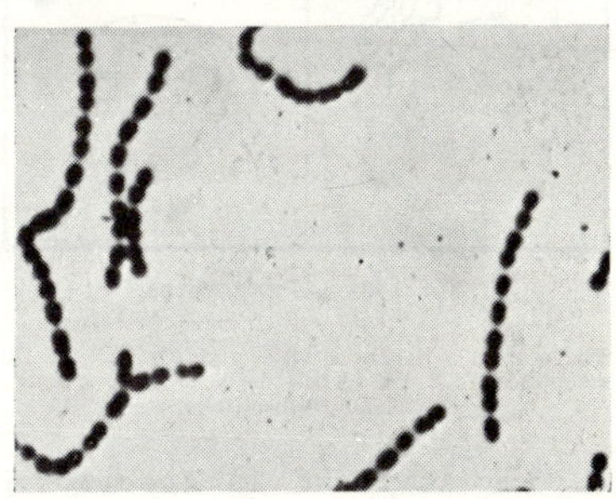

Streptocoques.

Variétés de formes et divers modes de groupement des bactéries. *(Cl. Institut Pasteur.)*

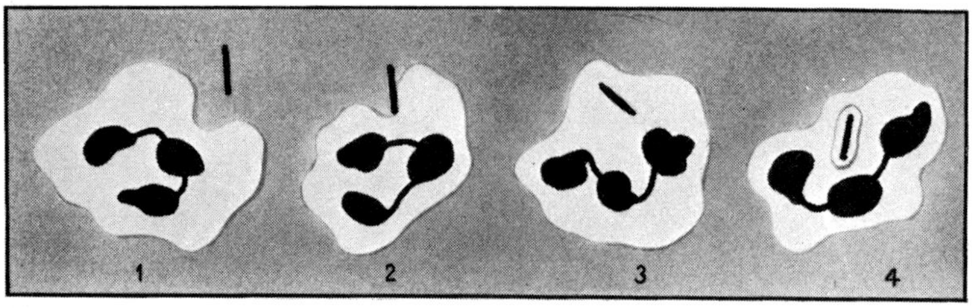

FIG. 147. — Phagocytose.
1. Prolongement d'un globule blanc vers le corps étranger; 2, 3. Absorption du corps étranger; 4. Le corps étranger va se désagréger.

des bactéries qui provoquent les maladies du vin (acescence, graisse et tourne), du *Bacillus botulinus* (voir BOTULISME), des nombreux agents (*proteus*) de la putréfaction, dont le résultat est de ramener les substances organiques à l'état de corps simples.

Le *Bacillus subtilis* réduit les nitrates en nitrines sans donner d'hydrogène sulfuré.

Bactéries pathogènes. — Sous ce nom de bactéries pathogènes, on désigne les espèces dont la pullulation, à l'intérieur du corps, provoque une maladie. Pour qu'une bactérie puisse être considérée comme la cause d'une affection, il faut : 1° constater sa présence dans les tissus du malade; 2° l'isoler et obtenir des cultures pures; 3° reproduire la maladie par inoculation de ces dernières à des sujets normaux; 4° retrouver l'espèce incriminée dans les sujets d'expérience.

Les bactéries pathogènes agissent grâce à leurs toxines.

Les tissus ne se laissent pas envahir comme des bouillons de culture; ils se défendent par la phagocytose.

Défense de l'organisme. — Dans la lutte de l'organisme contre les bactéries, le rôle défensif est dévolu aux globules blancs du sang (leucocytes). Dès qu'un danger menace un point, ces éléments se mobilisent, quittent les vaisseaux, traversent les tissus (*diapédèse*) [v. ce mot], se groupent autour des micro-organismes

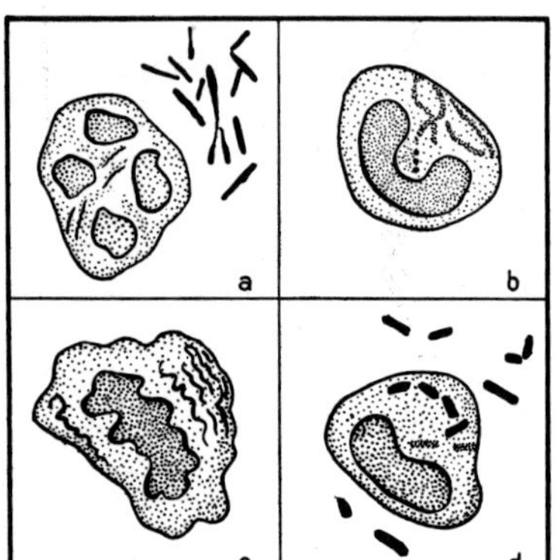

FIG. 148. — Phagocytes.
(*D'après Deschiens.*)
Phagocytose : *a.* Du bacille diphtérique; *b.* Du streptocoque; *c.* Du spirille de la fièvre récurrente; *d.* Du colibacille.

et les absorbent (*phagocytose*) [*fig.* 147]. Les phagocytes (*fig.* 148) montrent même un certain « flair ». Ils choisissent le microbe dangereux à détruire, ils l'attaquent, s'en emparent, l'englobent par leurs pseudopodes et le noient dans leur masse, en se mettant à plusieurs s'il est trop gros; puis « le corps » englobé se désagrège peu à peu et finit par disparaître entièrement : il a été mangé et digéré par les phagocytes. Parfois, l'absorption s'opère en proportion telle qu'ils en sont déformés et qu'ils meurent victimes de leur sacrifice à la cause commune. Le pus des abcès n'a pas d'autre origine; il est dû à la concentration, en un point déterminé, des cadavres de leucocytes, ayant phagocyté des bactéries et n'attendant plus que le sphacèle des tissus pour débarrasser l'organisme de leurs débris.

A côté de ce processus de défense, proprement cellulaire, il faut mentionner l'action bactéricide de certaines humeurs; le sang et la lymphe, notamment, exercent une action toxique sur les bactéries. D'autre part, les tissus les plus divers sont le siège de réactions diverses, aboutissant dans certains cas à la constitution d'un état réfractaire ou d'*immunité*.

Quand des microbes pénètrent dans le sang, les leucocytes sécrètent une substance qui agglutine et précipite d'abord les envahisseurs et les détruit ensuite (anticorps). Le sérum, ainsi modifié par les leucocytes, sous l'influence provocatrice des microbes, devient toxique pour ces microbes. L'anticorps qui se développe est spécial au microbe particulier qui l'a fait naître; il est spécifique. Dès lors, on reconnaîtra qu'un malade est atteint de fièvre typhoïde, par exemple, à ce que son sérum précipitera, agglutinera les microbes de la fièvre typhoïde. Voir AGGLUTINATION.

BACTÉRIOLOGIE (de *bactérie*, et du gr. *logos*, étude). — Etude des bactéries et de leurs propriétés.

BACTÉRIOLYSE (de *bactérie*, et du gr. *luein*, dissoudre). — Destruction des bactéries sous l'influence de certaines substances (*bactériolysines*) qui se trouvent dans le sang.

BACTÉRIOPHAGE (de *bactérie*, et du gr. *phagein*, manger). — Microbe inoffensif pour l'homme et jouissant de la propriété de s'attaquer à certains microbes pathogènes de l'homme et de les détruire.

D'Hérelle a attribué ce phénomène à un germe vivant, capable de se multiplier comme le bacille lui-même, d'un parasite du microbe, doué du pouvoir de le faire se dissoudre. Ce virus, qui ne se laisse cultiver sur aucun milieu, d'Hérelle l'appelle *bactériophage* (*fig.* 149).

Le bactériophage n'existe pas dans la flore intestinale à la naissance; il apparaît chez l'homme vers le 8e jour; l'enfant est ensemencé par les bactériophages qui se trouvent en abondance dans le milieu, dans les eaux en particulier.

La *bactériophagie*, c'est-à-dire la destruction des microbes pathogènes par le bactériophage, a pour conséquence lointaine l'acquisition de l'immunité.

On prépare des cultures de bactériophages adaptés aux diverses maladies :

C'est ainsi qu'il existe un bactériophage spécifique contre les affections à coli, entérocoques (colites, entérites, diarrhées), qui s'emploie en ingestion buccale;

Un bactériophage spécifique contre les affections à coli (colibacilluries, pyélonéphrites, cystites, métrites, sal-

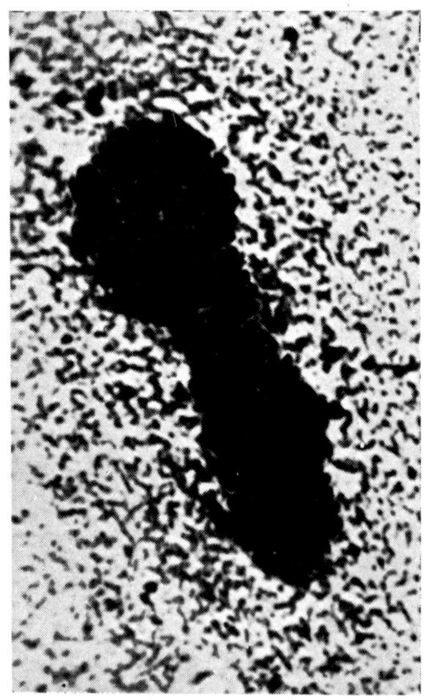

FIG. 149. — Bactériophages.
Le pus, au centre, est attaqué, à la périphérie, par les globules blancs.
(*Phot. Institut Pasteur.*)

pingites, colites, cholécystites), qui s'emploie soit en ingestion buccale, soit en injection hypodermique, soit en instillations vésicales;

Un bactériophage spécifique contre les infections pyogènes (panaris, phlegmons, plaies infectées, acné, sycosis), qui s'emploie en injections hypodermiques, en instillations locales ou en pansements locaux;

Un bactériophage spécifique contre les infections à staphylocoques (furonculose, anthrax), qui s'emploie de la même façon que le précédent;

Un bactériophage spécifique contre les infections du rhinopharynx (grippe, coryza, asthme), qui s'emploie en pulvérisations dans le nez et la gorge;

Un bactériophage spécifique contre les diverses dysenteries bacillaires, qui s'emploie en ingestion buccale.

BACTÉRIOSCOPIE (de *bactérie*, et du gr. *scopein*, examiner). — Examen des bactéries dans les crachats, les urines, les matières fécales, le sang, le pus, ou dans les tissus.

BACTÉRIOSTATIQUE. — Médicament qui suspend la division bactérienne, entraînant ainsi son vieillissement et sa mort si la dose est suffisante.

L'action des antibiotiques est due à leur pouvoir bactériostatique (sulfamides, pénicilline, etc.).

BACTÉRIOTHÉRAPIE (de *bactérie*, et du gr. *therapeia*, traitement). — Thérapeutique qui utilise, à titre de médicaments, des microbes vivants, capables de détruire des germes dangereux.

Mais la seule bactériothérapie qui ait actuellement donné des résultats pratiques est la *bactériothérapie lactique*, mise au point par Metchnikoff. On utilise les laits aigris (képhir, koumis, yahourt) [V. LAIT] et surtout les bouillons lactiques artificiels contenant les divers bacilles lactiques (*B. bulgare, B. paralactique, B. bifidus*). V. LACTIQUE : *Médication*.

BACTÉRIURIE (de *bactérie*, et du gr. *ourein*, uriner). — Présence de bactéries dans l'urine.

BADIANE (Anis étoilé). — Arbre de la famille des Magnoliacées (pl. en coul. à DIGESTIVES [Plantes]) qui croît en Chine et en haut Tonkin (*Illicium verum*) ; on emploie ses fruits étoilés, qui renferment une huile contenant de l'anéthol, comme l'anis. C'est un stimulant digestif employé en infusion (10 à 50 g par litre) ou en teinture (1 à 10 g) dans le ballonnement du ventre, les dyspepsies.

Les fruits de l'*Illicium verum* sont parfois mélangés avec des fruits de l'*Illicium religiosum*, issu du Japon, et qui peut causer des accidents graves.

BAGNÈRES-DE-BIGORRE (Hautes-Pyrénées). — Ville d'eaux sulfatées, calciques ($1^{g},83$), chaudes (28° à 51°) et arsenicales ($1^{mg},5$). Il existe aussi des sources ferrugineuses froides.

INDICATIONS. Arthritisme, rhumatisme chronique, catarrhe des voies respiratoires supérieures, affections gynécologiques, affections douloureuses des psychopathes.

Bains, douches, pulvérisations, humages, aérosols, gargarismes, bains de vapeur. Cure de boisson.

BAGNÈRES-DE-LUCHON. — Voir LUCHON.

BAGNOLES-DE-L'ORNE. — Station d'eaux thermales (27°) faiblement chlorurées, sulfatées sodiques, silicatées et azotées (0,13 de minéralisation totale). Il existe une source ferrugineuse froide à 228 mètres d'altitude, au milieu de forêts. Climat doux. Saison : juin-octobre.

INDICATIONS. Affections du système veineux ; affections gynécologiques, rhumatisme chronique.

CURE. Hydrothérapie externe. Boisson.

BAGNOLS (Lozère). — Petite station d'eaux minérales sulfurées sodiques (0,23 bicarbonate de sodium, 0,14 chlorure de sodium et $1^{cm^3},7$ hydrogène sulfuré) ; chaudes (42°).

CURE. Bains, douches, inhalations, boisson, étuves, massages.

INDICATIONS. Maladies de cœur, rhumatismes ; luxations, entorses.

BAGUENAUDIER. — Arbrisseau de la famille des Papilionacées (*Colutea arborescens*) dont les folioles sont légèrement purgatives et amères ; toute la plante contient du tanin.

BAIGNOIRES. — Les baignoires en zinc ou étamées étant altérées par certaines substances médicamenteuses, notamment par le sublimé et les gaz qui se dégagent dans les bains sulfureux ou iodés, il y a lieu de ne donner cette sorte de bain que dans des baignoires non métalliques (*fig.* 150). Il convient de dire que cette action destructive ne se produit qu'après plusieurs bains et qu'il existe des préparations pour bains sulfureux n'attaquant pas le zinc.

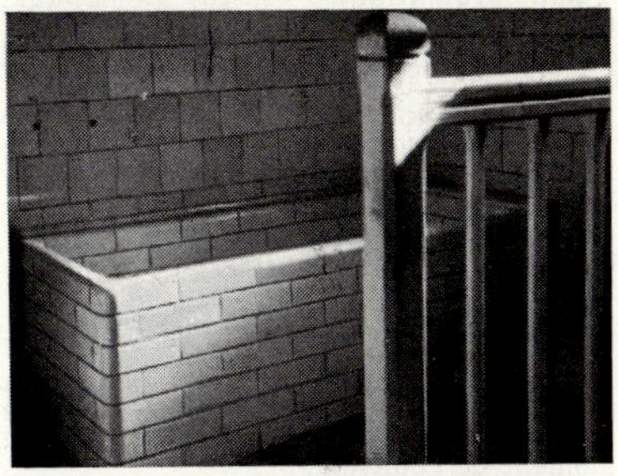

FIG. 150. — Type de baignoire pour bains d'eaux sulfureuses.
(*Cl. Et. thermal d'Uriage.*)

On fabrique, pour le voyage, des baignoires pliantes en caoutchouc, revêtues d'une couverture en étoffe ; malheureusement, ces baignoires n'ont qu'une durée limitée.

On garnit quelquefois de linge le fond de la baignoire ; d'autre part, pour pouvoir maintenir les aliénés agités dans les bains pendant trois à six heures, comme procédé de traitement, on recouvre les baignoires d'une toile qui laisse la tête libre.

BÂILLEMENT. — Inspiration profonde et longue, *involontaire*, avec écartement des mâchoires, et suivie d'une expiration profonde, elle aussi, prolongée et ordinairement bruyante. Il y a, en outre, obturation de la trompe d'Eustache et, par suite, surdité momentanée. Cet acte instinctif a pour effet d'introduire une plus grande quantité d'air dans le poumon et traduit une gêne ou un ralentissement de la respiration dû à la fatigue, au besoin de sommeil, à l'ennui, à la faim, au froid ou à une chaleur excessive, à un état morbide (dyspepsie, gastralgie, etc.), enfin le bâillement peut être dû à l'imitation.

BÂILLON. — Morceau de bois, de liège ou linge en tampon que l'on place entre les dents molaires d'un malade, pour éviter d'être mordu pendant une opération ou pour permettre l'alimentation.

Bâillon dentaire. — Plaque de gutta-percha ou de métal (or, platine) que l'on fixe avec des fils sur une molaire, lorsque, pour ramener en avant une ou plusieurs dents, on veut éviter le contact des dents déviées d'une mâchoire avec celles placées en face d'elles.

BAIN. — Milieu dans lequel on plonge le corps ou l'une de ses parties. Le bain peut être liquide, mou, sec ou gazeux (tabl. X).

Bain liquide. — Il est constitué le plus souvent par l'eau, soit simple, soit chargée de principes médicamenteux, naturels (eaux minérales, eau de mer) ou artificiels. On a cependant employé d'autres substances : lait, sang, huile, moût de raisin, vin, bouillons divers, entrailles.

La quantité d'eau nécessaire pour un bain ordinaire ou d'adulte est de 250 à 300 litres ; pour un adolescent 200 litres, pour un enfant de huit à douze ans 100 litres, pour les jeunes enfants de 25 à 50 litres.

Le bain d'eau, qu'il soit chaud, tiède ou froid, peut être complet, partiel ou local.

Bain complet. — Le *grand bain* ou bain complet consiste à plonger le corps entier jusqu'au cou dans de l'eau à une température bien déterminée contenue dans un baquet, une baignoire, une piscine.

Le malade peut rester complètement immobile dans son bain ou y faire des mouvements, ou bien, au contraire, c'est l'eau du bain qui peut être mise en mouvement. C'est ce qu'on nomme le *bain à eau courante*. Cette action mécanique peut être encore intensifiée si le malade est frictionné ou massé dans son bain (douche sous-marine, massage sous l'eau).

Bains partiels. — On distingue principalement :

Le *demi-bain*, dans lequel le malade est assis dans une baignoire, l'eau du bain atteignant sensiblement la hauteur des hanches ; ce bain est très souvent pris avec frictions ;

Le *bain de siège*, pris dans une petite baignoire, dite « bain de siège », et dans lequel la partie supérieure du corps et les jambes restent hors de l'eau (position assise) ; ils conviennent à certaines affections locales (anus, rectum, prostate) ;

Le *bain de tronc*, qui est le bain de siège plus étendu, dans lequel l'eau vient affleurer au niveau des aisselles du malade placé très incliné en arrière dans la baignoire (position demi-couchée) ;

Le *bain de jambes*, dans lequel l'eau arrive jusqu'au-dessus des genoux ;

Les *bains de bras, de coude, de mains ;*

Les *bains de pieds* ou *pédiluves* sont surtout employés comme révulsifs ; on y met des substances irritantes dont on aide l'action en élevant progressivement la température de l'eau.

Température de l'eau des bains. — L'échelle des températures auxquelles se donnent habituellement les bains est la suivante :

de 0 à 5°	le bain est dit	glacé.
de 5 à 10°	—	très froid.
de 10 à 15°	—	froid.
de 15 à 22°	—	dégourdi ou frais.
de 22 à 27°	—	légèrement tiède.
de 27 à 32°	—	tiède.
de 32 à 34°	—	*neutre.*
de 34 à 37°	—	chaud.
de 37 à 42°	—	très chaud.
de 42 à 45°	—	brûlant.

Pratiquement, on ne donne pas de bain au-dessus de 45°, surtout de bains complets, qui n'atteignent même que tout à fait exceptionnellement cette température ; de même, on a rarement l'occasion d'utiliser de l'eau au-dessous de 5 à 6° pour donner des bains. D'ailleurs, avant de donner un bain à titre thérapeutique, il faut toujours faire préciser la température exacte par le médecin.

EFFETS PHYSIOLOGIQUES. Les effets des bains sur l'organisme sont ceux du chaud et du froid, dont l'eau n'est que le véhicule.

Le bain chaud élève la température du corps, accélère le cœur et la circulation, augmente les mouvements respiratoires et, quand il est très chaud, provoque la transpiration. Le bain chaud prolongé délasse, détend; le bain très chaud un peu prolongé déprime, fatigue. Les bains chauds trop prolongés affaiblissent, débilitent, finissent par ralentir les échanges organiques.

La réaction ultérieure qui fait suite au bain chaud est le refroidissement : les petits vaisseaux périphériques de la peau, distendus par la chaleur du bain, ne reviennent pas tout de suite à leur tonicité moyenne et, par suite, l'organisme perd la chaleur emmagasinée dans le bain et sa chaleur propre; en outre, la production de chaleur de l'organisme est diminuée.

Le bain froid produit des effets contraires : il commence par diminuer le nombre des battements cardiaques et la fréquence de la respiration, mais augmente la force de contraction cardiaque et l'amplitude des mouvements respiratoires; les vaisseaux de la peau sont resserrés, les viscères (intestins, vessie) se contractent plus énergiquement.

Ces *effets primaires* sont suivis d'*effets secondaires* inverses : accélération des battements cardiaques, dilatation des vaisseaux cutanés, accroissement de la production de chaleur.

Le bain froid est considéré comme stimulant, tonique : il accélère les échanges, stimule les fonctions organiques, vivifie, réchauffe par réaction (augmentation de la production de chaleur).

INDICATIONS THÉRAPEUTIQUES. Les bains font partie des applications utilisées en hygiène et en thérapeutique par l'*hydrothérapie* (voir ce mot). Leurs indications, trop souvent méconnues, sont très nombreuses, aussi bien dans les maladies aiguës que chroniques.

Dans les maladies aiguës ou inflammatoires, les bains tièdes, ou légèrement tièdes, sont utilisés pour soustraire de la chaleur au corps, pour calmer ou stimuler l'activité du cœur et de la circulation, pour activer la sécrétion glandulaire et des émonctoires (reins, vessie, intestins).

Dans les maladies chroniques, les bains chauds, froids ou alternatifs rendent service aux goutteux, aux rhumatisants, aux névropathes, à ceux qui souffrent de troubles circulatoires, d'affections abdominales. Les bains locaux tièdes ou froids sont habituellement utilisés dans les inflammations consécutives à des accidents ou à des infections.

Bains médicamenteux, bains d'eaux minérales. — L'adjonction de médicaments à l'eau des bains peut en modifier sensiblement les effets. De même, l'expérience a révélé des propriétés particulières aux différentes eaux minérales administrées sous forme de bains.

Bain alcalin : carbonate de soude 250 g, eau 250 à 300 litres.

Bain d'amidon (antiprurigineux) : délayer 500 à 800 g d'amidon dans une petite quantité d'eau froide et verser le tout dans un bain tiède.

Bain aromatique : espèces aromatiques 500 g, eau bouillante 10 litres; faire infuser pendant une heure, exprimer et ajouter à l'eau du bain.

Bain arsenical : arséniate de sodium 2 à 10 g, gélatine (*ad libit.*) 250 g; ajouter à l'eau du bain. Analogue aux bains de La Bourboule, Mont-Dore, Saint-Honoré (lymphatisme, scrofule).

Bain de Bagnoles-de-l'Orne (troubles de la circulation veineuse) : est vendu en paquets sous le nom de « bain Bagnor ».

Bain de Barèges artificiel : monosulfure de sodium 60 g, chlorure de sodium pur 60 g, carbonate de sodium desséché 50 g; à dissoudre dans l'eau du bain au moment de l'emploi.

Bain cadique : huile de cade 50 g, teinture de quillaya Q. S., jaune d'œuf, eau distillée 250 g; à délayer dans l'eau du bain (contre le psoriasis). On peut remplacer la teinture de quillaya par 25 g de savon noir.

Bain carbo-gazeux (de Royat, Lamalou, Châtelguyon) : sédatif, hypotenseur, vasodilatateur.

A domicile, on peut l'obtenir en versant dans un bain chaud (35°) un sachet de bicarbonate de sodium et un sachet de bisulfate de potassium; la baignoire sera émaillée ou en porcelaine; la chambre sera bien ventilée; durée du bain vingt à vingt-cinq minutes.

Bain émollient : espèces émollientes 2 kg, graine de lin 250 g, eau 5 litres; faire bouillir, passer et verser dans l'eau du bain.

Bain ioduré : iode 10 g, iodure de potassium 20 g, eau 250 g; dissoudre et verser dans l'eau du bain, qu'on prendra dans une baignoire en bois.

Bain de mer artificiel : sel marin gris 8 kg, sulfate de sodium 3kg,5, chlorure de calcium 700 g, chlorure de magnésium 2 950 g, iodure ou bromure de potassium 6 à 8 g, pour un bain de 300 litres. Ce bain, très onéreux, peut être remplacé par des résidus des eaux mères des marais salants ou par la soude de varech raffinée.

Bain de Néris (sédatif) : sulfate de sodium 20 g, chlorure de sodium 20 g, bicarbonate de sodium 80 g.

Bain de Plombières : carbonate de soude 100 g, chlorure de sodium 20 g, sulfate de sodium 60 g, bicarbonate de sodium 20 g, gélatine concassée 100 g. Tremper la gélatine dans l'eau froide (500 g) pendant une heure, puis la chauffer et verser dans l'eau du bain, puis les sels.

Bain de Salins (lymphatisme) : iodure de potassium 2g,5, bromure de potassium 5 g, sulfate de sodium 170 g, chlorure de sodium 330 g, pour un bain de 150 litres (enfants).

Bain de savon : savon blanc 1 kg, eau 3 litres; dissoudre et ajouter à l'eau du bain.

Bain de sel marin : sel commun 5 kg pour un bain.

Bain sulfureux (dermatoses) : trisulfure de potassium solide 100 g, eau 200 g, pour un bain.

On emploie dans certains établissements de bains les deux solutions suivantes : n° 1, monosulfure de sodium cristallisé 125 g, fleur de soufre 60 g, eau distillée 100 g; n° 2, acide sulfurique 12 g, eau commune 250 g; ajouter les deux solutions à l'eau du bain, ce qui donne lieu à un dégagement d'hydrogène sulfuré, tandis que l'eau du bain devient laiteuse par suite du soufre en suspension.

Bain de tilleul (sédatif) : 500 g de fleurs pour un bain (préparer comme le bain aromatique).

Bain de Vichy : bicarbonate de sodium 1 000 g, sulfate de sodium 150 g, chlorure de sodium 50 g, sulfate de magnésium 15 g, chlorure de calcium 150 g, sulfate de fer 2 g, pour un bain de 300 litres. Le plus souvent, le bain de Vichy se réduit à l'emploi de 500 g de bicarbonate de sodium.

Bain de pieds. *Bain de pieds alcalin :* carbonate de potassium 125 g, eau Q.S.

Bain de pieds (saltrates) : persulfate de sodium 5 g, alun de potassium 5 g, bicarbonate de sodium 10 g, carbonate de sodium 80 g. Mettre 50 g de cette préparation dans un bain d'eau bien chaude.

Bain de sel marin : sel commun 125 g, eau Q. S.

Bain sinapisé : farine de moutarde 150 g, eau tiède à 40° Q. S.

Bains d'air chaud. — Les plus employés sont le grand bain ou bain complet, le bain des trois quarts, le demi-bain, les bains de jambes, de pieds, de bras, de tête, et les bains des articulations (coude, genou, épaule).

En applications générales, les bains d'air chaud sont fréquemment prescrits dans le traitement de l'obésité, sous forme de bains dits « turcs » ou « turco-romains », dans lesquels on séjourne, jusqu'à l'apparition de la sueur, dans des salles chauffées de 40° à 50°. Cette sudation est habituellement suivie de massage, frictions, savonnage, douches, piscine.

Mais ces bains turcs pris dans les « hammam » ne conviennent qu'aux personnes robustes non sujettes aux congestions; ils sont contre-indiqués pour les malades dont le système artériel est déficient (artériosclérose, athérome).

Pour ces bains de vapeur sèche, on peut aussi employer le soufre, le cinabre, le benjoin, l'essence de pin.

En applications locales, l'air chaud est le plus souvent employé pour le traitement des affections articulaires et douloureuses et des névralgies.

Bains gazeux. — Ils sont pris dans des étuves qui peuvent être sèches ou humides suivant qu'on y fait pénétrer de l'air chauffé ou de la vapeur d'eau.

Bains de lumière. — Ils consistent dans l'exposition de tout le corps ou d'une partie du corps au soleil (v. HÉLIOTHÉRAPIE) ou à la *lumière artificielle* produite par des lampes à incandescence, des lampes à arc ou des lampes à vapeur de mercure. V. PHOTOTHÉRAPIE, ACTINOTHÉRAPIE.

Bains mous. — Les plus employés sont les *bains de boue* (v. FANGOTHÉRAPIE), appliqués surtout dans certaines stations minérales, Dax, Saint-Amand, Barbotan, Vichy en France, Louèche en Suisse. On a aussi employé autrefois des bains de marc de raisin, de fumier chaud, de dégras d'huile.

Bain russe. — C'est une étuve humide à proximité de laquelle se trouvent une salle d'immersion froide et un salon de repos avec massage.

Bains secs. — Ils sont constitués par du sable, du son, de la cendre chauffés dans lesquels on plonge tout le corps ou seulement une partie.

Bains de vapeur. — Ils peuvent être individuels ou collectifs.

Dans le premier cas, le malade est assis dans une baignoire en bois ou en métal, recouverte de façon à ne laisser passer que la tête au-dehors; la vapeur arrive à la partie inférieure.

Dans les grands établissements de bains, la vapeur est produite dans une pièce par un générateur qui lance la vapeur par des ouvertures donnant dans une autre pièce où se tiennent les malades, qui s'approchent de plus en plus des bouches de vapeur à mesure qu'ils peuvent supporter une plus haute température.

Celle-ci varie de 20° à 70° et plus; la durée habituelle de l'application est de vingt-cinq minutes; mais on peut faire de courtes séances de une à cinq minutes et des séances se prolongeant plusieurs heures. On rafraîchit de temps à autre la tête du malade à l'aide d'éponges imbibées d'eau froide, pour éviter la congestion du cerveau. En sortant du bain, le malade se met au lit pour que la transpiration continue.

Les liquides vaporisés peuvent être l'eau pure, le vinaigre, des décoctés aromatiques, l'essence de térébenthine.

Salles de bains. — Les salles de bains doivent être bien ventilées.

Un chauffe-bain consomme 1 500 litres de gaz environ, et 1 m³ de gaz

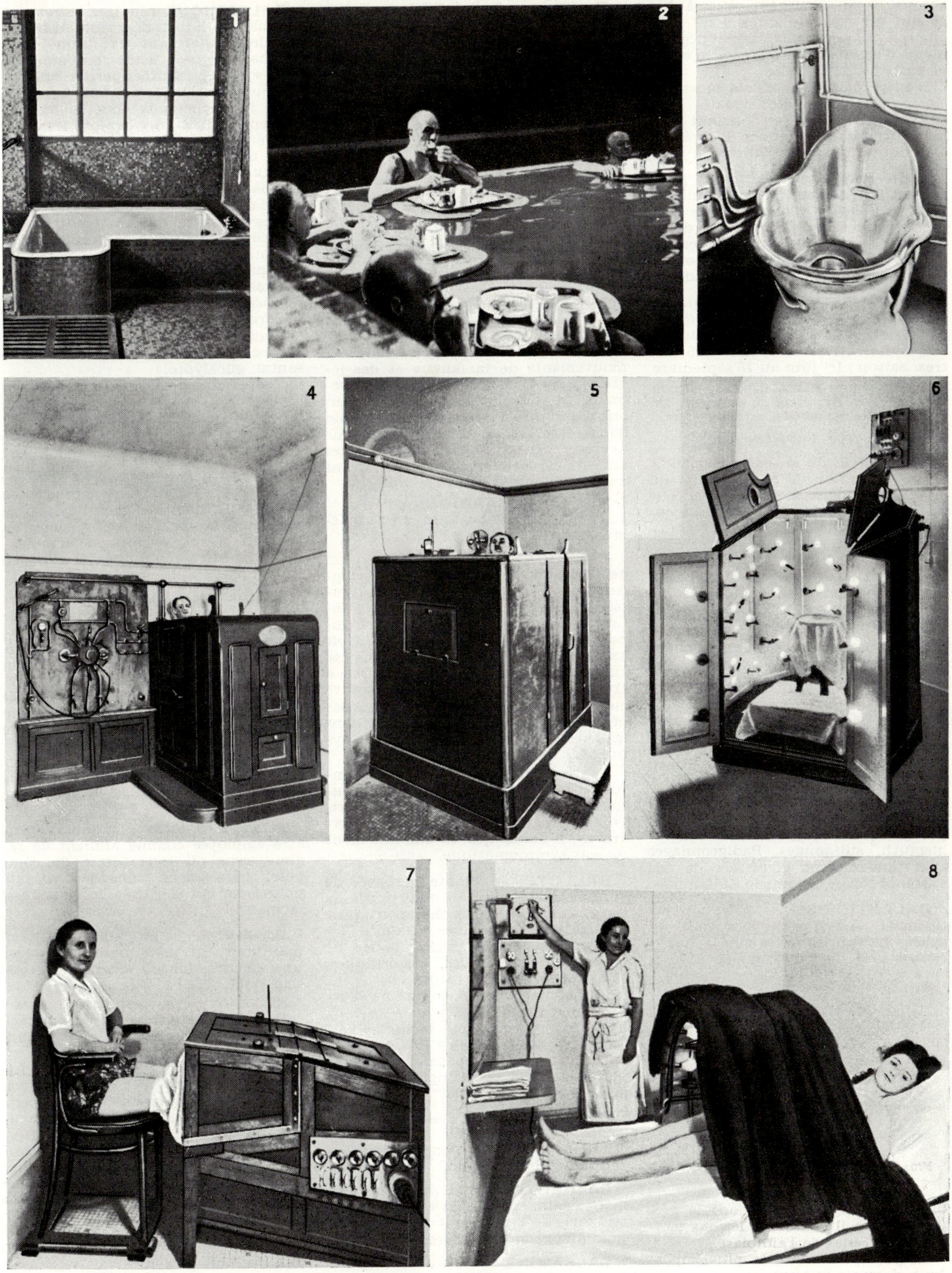

Diverses applications des bains.

1. Demi-bain (Et. thermal du Mont-Dore) ; 2. Bain prolongé en piscine (Loëche-les-Bains) ; 3. Bain de siège; 4. Bain de vapeur (Evian) ; 5. Bain d'air chaud complet (Vichy) ; 6. Bain de lumière complet; 7. Bain d'air chaud local; 8. Bain de lumière local (Vichy).

(*Phot. Lizon* [1]; *Office National de tourisme suisse* [2]; *Société des eaux minérales à Evian* [3, 4, 6]; *Mougins* [5]; *Jasz* [7, 8].)

absorbe 1 m³ d'oxygène, c'est-à-dire ce qui est contenu dans 3 m³ d'air environ. Il y a asphyxie par dégagement d'acide carbonique et d'oxyde de carbone.

D'autre part, des cas de mort par électrocution ont été signalés chez des personnes qui, en prenant leur bain, furent au contact d'appareils électriques. V. ÉLECTROCUTION.

BAIN-MARIE. — Récipient placé sur un feu et rempli d'eau bouillante dans laquelle on plonge le vase contenant la substance qu'on désire chauffer et qui s'altérerait au contact direct du feu. On cuit ainsi, notamment, les substances très volatiles.

BAINS-LES-BAINS (Vosges). — Station d'eaux hyperthermales (32° à 51°), riches en silicates de soude et très radio-actives. Altitude : 405 mètres. Saison : 1er juin au 15 septembre.

MODE D'EMPLOI. Bains, douches, boisson.
INDICATIONS. Hypertension artérielle, angine de poitrine, aortite, artériosclérose.

B. A. L. — V. *Supplément.*

BALANITE (du gr. *balanos,* gland). — Inflammation de la muqueuse du gland coïncidant souvent avec celle du prépuce (*balano-posthite*). S'observe à la suite d'un coït infectant, d'une irritation locale médicamenteuse (salol, sublimé, eau phéniquée), au contact d'urines sucrées (diabète), après absorption de divers toxiques.

SIGNES. *Forme érosive circinée.* — Erosions superficielles polycycliques, limitées par un liséré blanc : odeur fétide. On trouve au niveau des lésions des spirilles, des bacilles courts et des cocci.

Forme ulcéro-membraneuse. — Ulcérations arrondies à fond granuleux, recouvertes d'un enduit sanieux et d'une fausse membrane; on trouve l'association fuso-spirillaire.

TRAITEMENT. Soins minutieux de propreté. Lavages au permanganate de potasse. Poudre avec sous-nitrate de bismuth, sulfamides. Badigeonnages avec une solution glycérinée de novarsénobenzol; pommade sulfamidée.

BALANTIDIOSE. — Affection intestinale analogue à l'amibiase et causée par un infusoire cilié : *Balantidium coli* (fig. 151), de 60 à 70 μ,

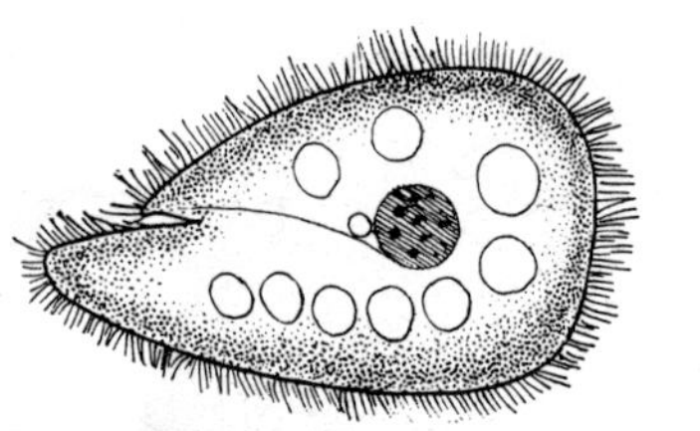

FIG. 151. — Balantidium (très grossi).

qui vit et se reproduit dans le gros intestin, où il cause des lésions semblables à celles de l'amibiase.

Le porc paraît être le plus important réservoir de virus.

SIGNES. Troubles intestinaux rappelant la dysenterie ou l'entérite banale avec selles sanguinolentes pouvant contenir le parasite.

Evolution lente, sans fièvre, avec anémie, cachexie.

TRAITEMENT. I. *Préventif.* — Eviter d'utiliser le fumier de porc pour l'épandage de cultures maraîchères. Propreté des porcheries.

II. *Curatif.* — Celui de l'amibiase intestinale.

BALARUC (Hérault). — Station d'eaux chlorurées sodiques (7 g), chaudes (48°), accessoirement magnésiennes, cupriques, lithinées et bromurées, isotoniques au sérum sanguin.

Située à quelques kilomètres de la mer. Saison : mai, juin, septembre et octobre.

INDICATIONS. Hémiplégies par ramollissement cérébral, myélite. Etats lymphatiques, rhumatisme, affections gynécologiques.
CURE. Bains, douches, injections, boisson. Applications locales des boues de l'étang de Thau.

BALBUTIEMENT. — Trouble de la voix résultant de l'incertitude des mouvements de la langue et des lèvres. Il peut coexister avec le bégayement. La frayeur est sa cause la plus ordinaire, puis l'ivresse. Il existe aussi dans certaines affections du système nerveux central. On débarrasse les enfants de ce défaut en les faisant parler lentement à haute voix.

BALLISTOCARDIOGRAPHIE. — V. CARDIOBALLISTOGRAPHIE, au *Supplément.*

BALLONNEMENT. — Distension de l'abdomen, par suite du développement de gaz dans l'estomac, l'intestin. Ces gaz proviennent de l'absorption d'air dégluti par les névropathes et les neurasthéniques (voir AÉROPHAGIE) ou des fermentations des substances alimentaires absorbées. Outre l'oxygène et l'azote, on y trouve alors de l'*acide carbonique,* qui s'accroît à mesure qu'on descend dans les intestins, de l'*hydrogène,* de l'hydrogène carboné ou sulfuré.

TRAITEMENT. Antispasmodique; infusion d'anis, de camomille, de menthe; absorption de charbon en poudre. Pour le *régime,* voir ESTOMAC et INTESTIN, à moins que ce ballonnement ne soit symptomatique.

BALLOTE. — Plante herbacée de la famille des Labiacées dont plusieurs espèces ont des vertus thérapeutiques. La ballote cotonneuse (*Ballota lanata*) contient une résine douée de propriétés diurétiques, sudorifiques, et dissolvant l'acide urique.

La ballote noire (*B. nigra*) ou *Marrube* noir ou fétide, pousse le long des murs et des haies; le suc et l'alcoolature (XX gouttes 4 fois par jour) ont une action antispasmodique; employée dans la coqueluche, l'anxiété, la neurasthénie.

BALLOTTEMENT. — Mouvement communiqué au fœtus par le médecin, dans l'examen d'une femme enceinte de plusieurs mois. V. GROSSESSE.

BALNÉOTHÉRAPIE (du lat. *balneum,* bain, et du gr. *therapeia,* traitement). — Traitement par les bains, notamment en baignoire.

BALSAMINE. — Plante de la famille des Balsaminacées; la balsamine des jardins (*Impatiens balsamina*) est une plante herbacée qui passe pour vulnéraire; la balsamine des bois (*I. noli-tangere*) est une plante diurétique et émétique à petites doses, âcre et vénéneuse à hautes doses.

BALSAMIQUE (du lat. *balsamum,* baume). — Substances résineuses naturelles renfermant de l'acide benzoïque ou de l'acide cinnamique; elles sont représentées par les *baumes,* d'odeur aromatique souvent agréable, dont les principaux sont le *benjoin* provenant du *styrax benjoin,* le *baume du Pérou* et le *baume de Tolu,* provenant de deux *myroxylon* voisins : le *styrax liquide* et le *liquidambar;* tous ces baumes proviennent de blessures spontanées ou provoquées faites aux arbres résineux qui les contiennent.

A côté des baumes proprement dits, on considère comme faisant partie du groupe des balsamiques des *gommes résines* (gomme ammoniaque), des *térébenthines* (T. du pin ou du sapin, goudron végétal, copahu), certaines *résines* (cubèbe, matico), des *substances aromatiques* (essence de santal, eucalyptol).

Toutes ces substances sont des modificateurs des muqueuses trachéo-bronchiques et génito-urinaires.

BALSAMITE. — Plante herbacée du Midi de la France, de la famille des Synanthérées (*Balsamita suaveolens*), dont l'odeur se rapproche de celle de la menthe (menthe coq ou romaine). Les feuilles et les sommités ont des vertus vermifuges emménagogues, antispasmodiques (2 à 8 g en infusion).

BANANIER. — Grande plante herbacée (*Musa sinensis*) de la famille des Musacées, dont les fruits (bananes), groupés en *régimes,* renferment une masse pulpeuse, mais non juteuse, sucrée et très souvent parfumée. La pulpe contient 15 p. 100 de sucre et 3 p. 100 d'amidon. C'est un mélange sain et nourrissant, et de goût très agréable.

La farine de banane sert à fabriquer un pain spécial, recommandé aux albuminuriques et défendu aux diabétiques.

ALIMENT DE RÉGIME. La banane peut être employée comme aliment de régime, crue ou sous forme de compote, notamment chez les enfants nourris au lait stérilisé. On peut aussi la manger grillée au beurre.

BANDAGE. — Appareil destiné à maintenir un pansement, à exercer une compression ou à servir de soutien (tabl. XI).

RÈGLES DE L'APPLICATION. On devra :

1° Serrer également le bandage dans toute son étendue, de façon qu'il ne se relâche pas;

2° Ne pas trop serrer, sous peine de gangrène par arrêt de circulation (v. figure à GANGRÈNE). On sera averti de l'excès de compression par la couleur bleuâtre persistante et le refroidissement de l'extrémité du membre. En tout cas, la compression devra être d'autant plus modérée que la couche d'ouate interposée entre la peau et le bandage sera plus mince;

3° L'appliquer de bas en haut sur les membres, afin de refouler les liquides vers le centre;

4° Procéder doucement, pour ne pas ébranler la partie douloureuse;

5° Ne dérouler qu'une faible partie de la bande à la fois;

6° Faire l'application de gauche à droite par rapport à soi, le globe tourné vers l'opérateur;

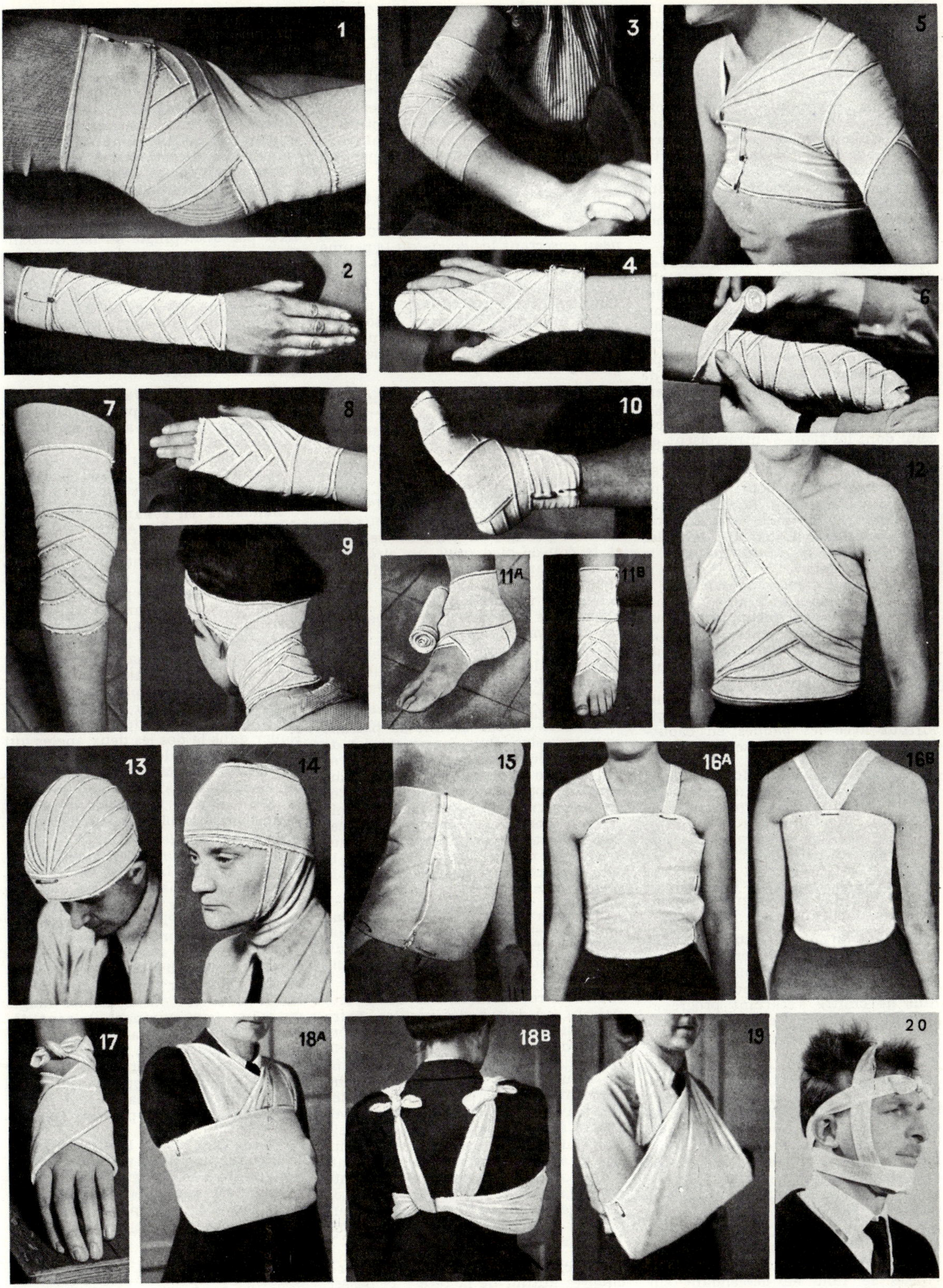

Bandages classiques les plus employés.

Au moyen d'une bande : 1. Bandage de l'aine; 2. Du bras; 3. Du coude; 4. Du doigt; 5. De l'épaule; 6. Bandage renversé; 7. Bandage du genou; 8. De la main; 9. De la nuque; 10. Du pied (chausson); 11. Du pied pour une entorse. A. Début, B. Terminé; 12. Bandage du sein; 13. De la tête (capeline); 14. De la tête pour une mastoïdite. — ***Au moyen d'une pièce de tissu :*** 15. Abdomen; 16 A, 16 B. Thorax; 17. Cravate; 18 A et 18 B. Echarpe de Mayor; 19. Echarpe simple; 20. Fronde.

(*Cl. Ecole d'Infirmières des Peupliers, Croix-Rouge française.*)

7° Au début du bandage, pour maintenir l'extrémité solidement, faire plusieurs tours circulaires qui se recouvrent complètement, tandis que les autres se recouvriront d'un tiers seulement;

8° Fixer l'extrémité terminale par une épingle de sûreté ou en divisant cette extrémité même en deux lanières qu'on noue ensemble, loin de la partie douloureuse.

Pour certains bandages se déplaçant facilement (tête), il y aura avantage à faire quelques points de distance en distance.

Bandages enroulés faits au moyen d'une bande. — Il existe des techniques de base ne constituant pas des bandages à elles seules mais qui, combinées ensemble, permettent de réaliser un appareil s'adaptant parfaitement aux différentes parties du corps.

Le *bandage circulaire* (tours de bande se recouvrant exactement) sert à débuter ou à terminer un bandage.

Le *bandage en huit de chiffre* est celui dont les tours s'entrecroisent en forme de huit.

Le *bandage renversé* (tabl. XI, *fig.* 6) est employé surtout pour réaliser une compression lorsqu'on ne dispose que de bandes rigides (toile, tarlatane) ou pour éviter un flottement dans les tours de bande qu'on désigne sous le nom de « godets ».

Le *bandage récurrent* consiste à faire revenir la bande une ou plusieurs fois sur elle-même pour couvrir une extrémité (doigt).

Le *bandage en spirale* (tours de bande s'élevant progressivement autour d'un membre en recouvrant à moitié le tour précédent et reproduisant la figure d'une spirale) s'emploie surtout avec les bandes en caoutchouc pour réaliser une compression.

Bandage de l'aine (spica de l'aine) [*fig.* 1]. — Double circulaire autour de la taille; huit de chiffre enserrant la cuisse du côté malade et la taille; le croisé à allure descendante arrive au niveau de l'aine.

Bandage du bras (*fig.* 2). — Double circulaire au poignet; huit de chiffre le long du bras.

Bandage du coude (tortue du coude) [*fig.* 3]. — Mettre le bras à angle obtus, faire deux circulaires pleins sur le coude et la saignée, puis des huit de chiffre s'écartant progressivement du coude. Terminer le bandage au-dessus du coude.

Bandage du doigt (*fig.* 4). — Deux circulaires au poignet, puis un tour de bande sur le doigt malade pour maintenir les pièces du pansement. Faire deux ou trois récurrents sur l'extrémité du doigt, maintenu par un circulaire. Terminer par des huit de chiffre autour du doigt et du poignet.

Bandage de l'épaule (spica de l'épaule) [*fig.* 5]. — Pour plaies et abcès de l'aisselle. Deux circulaires autour du thorax, juste sous les aisselles, puis huit de chiffre dont les croisés se font en descendant sur l'épaule malade, un anneau autour du bras malade, l'autre traversant obliquement le dos pour passer sous l'aisselle du côté sain et remonter sur la poitrine.

Bandage du genou (*fig.* 7). — Deux circulaires autour du mollet juste sous le genou. Lancer un jet de bande montant en travers de la rotule sur la cuisse, puis faire un circulaire au niveau où s'arrêtera le bandage. Redescendre pour croiser le premier jet de bande sous la rotule et continuer par des huit de chiffre à allure ascendante. Terminer par un circulaire sur la cuisse.

Bandage de la main (*fig.* 8). — Double circulaire au poignet. Continuer par des huit de chiffre, un anneau enserrant les doigts ou la paume de la main, et l'autre le poignet.

Bandage de la nuque (*fig.* 9). — Pour anthrax et plaies de la nuque. Après un double circulaire autour du cou, faire des huit de chiffre en montant, un anneau enserrant le cou, l'autre le front.

Bandages du pied. — ***Chausson*** (*fig.* 10). — Faire deux circulaires autour du pied dans sa longueur, puis des huit de chiffre montant progressivement pour couvrir tout le pied.

Entorse (*fig.* 11 A et 11 B). — Le pied étant mis à angle droit : 1° Faire un bonnet du talon (*fig.* A) : deux circulaires passant en plein sur le talon et le cou-de-pied, puis un circulaire sous la plante du pied, le bord supérieur de la bande arrivant au ras du talon, et un second autour de la cheville, le bord inférieur arrivant au ras du talon (*fig.* B) ; 2° Faire 3 huit de chiffre en montant, un anneau enserrant le pied, l'autre la cheville. Ce bandage doit être très serré.

Bandage du sein (*fig.* 12). — Deux circulaires autour du thorax passant sous les seins. Puis lancer un jet de bande oblique passant sous le bras et relevant le sein malade. Revenir sur l'épaule opposée et croiser le premier jet dans l'axe du sein. Ce deuxième jet doit exercer une certaine compression. Répéter trois ou quatre fois les croisés en montant jusqu'à ce que le sein soit couvert. Laisser dégager le sein opposé.

Bandage de la tête. — ***Capeline*** (*fig.* 13). — Pansement utile chaque fois qu'il faut couvrir la totalité du crâne : plaies, traitement de la pédiculose.

Deux circulaires autour de la tête passant au-dessus des oreilles. Faire un récurrent sur le milieu de la tête allant de la racine du nez jusqu'à la nuque. Le recouvrir alternativement de récurrents à droite et à gauche s'écartant régulièrement du premier jusqu'à rejoindre le circulaire initial. Passer sur ces récurrents un double circulaire et les maintenir par deux épingles, l'une au milieu du front, l'autre sur la nuque. Pour les enfants ou les malades agités, consolider ce bandage par un circulaire complet sur la tête et sous le menton, formant jugulaire.

Mastoïde (*fig.* 14). — Deux circulaires autour de la tête : 1° passer derrière l'oreille saine, sous le menton, et remonter sur l'oreille malade et le dessus de la tête. Faire un deuxième tour semblable; le maintenir par un circulaire autour de la tête; 2° répéter le premier autant de fois qu'il sera nécessaire pour bien maintenir le pansement au niveau de la mastoïde.

Bandages réalisés à l'aide d'une pièce de tissu. — **Bandages de corps.** — ***Abdomen*** (*fig.* 15) [avec sous-cuisses]. — Pour plaies de l'abdomen et pour réaliser une compression abdominale. La serviette est enroulée très serrée une fois et demie autour de l'abdomen. Empêcher qu'elle ne remonte par la pose de sous-cuisses : bandelettes dont une des extrémités, fixée par une épingle au bas du bandage, passe derrière la cuisse, l'autre extrémité s'attachant à la face latérale du bandage.

Thorax (*fig.* 16 A et 16 B). — Pour fractures des côtes. La serviette est enroulée une fois et demie autour du thorax. Empêcher, à l'aide de bretelles, qu'elle ne tombe.

Bandages en cravate (*fig.* 17). — Bandage d'urgence pour le pied ou la main. Prendre un grand mouchoir, le plier en cravate. Appliquer le milieu du mouchoir sur la plaie, entrecroiser les chefs et nouer les extrémités sur le poignet ou la cheville.

Bandages en écharpe. — *Echarpe de Mayor* (*fig.* 18 A et 18 B). — Immobilisation d'urgence pour une fracture d'humérus et pour luxations de l'épaule. Prendre une écharpe ou un carré de tissu et le plier en triangle. Appliquer les deux angles qui se superposent, un sur chaque épaule. Placer le bras à angle légèrement aigu sur la poitrine, la main à plat, après avoir eu soin de mettre un coussinet de coton sous l'aisselle. Rabattre la base du triangle sur le bras malade et sous l'aisselle du côté opposé. Nouer dans le dos les deux angles qui restent, et réunir leurs chefs aux pointes des épaules. Maintenir ce bandage par deux épingles, l'une pour soutenir la main, l'autre au-dessus du coude pour tendre le biais de l'écharpe.

Echarpe simple (*fig.* 19). — Pour plaies de la main et immobilisation d'urgence pour fractures du poignet et de l'avant-bras. Se réalise avec un triangle. Prendre au besoin un carré plié en deux. Placer un angle sur l'épaule du côté malade, de telle sorte que le bras plié à angle droit repose sur la hauteur du triangle. Rabattre l'autre angle sur l'épaule opposée et nouer dans le cou. Seuls les doigts ou même leur extrémité doivent dépasser de l'écharpe. Faire un pli maintenu par une épingle sur le bord qui soutient la main pour la surélever un peu et faciliter la circulation. Rentrer l'angle droit de l'écharpe le long du bras et le maintenir par une épingle.

Fronde (*fig.* 20). — Pour une partie de la tête, on utilise un rectangle de tissu fendu à ses extrémités. La partie centrale est appliquée sur le pansement, les « chefs » (parties fendues)

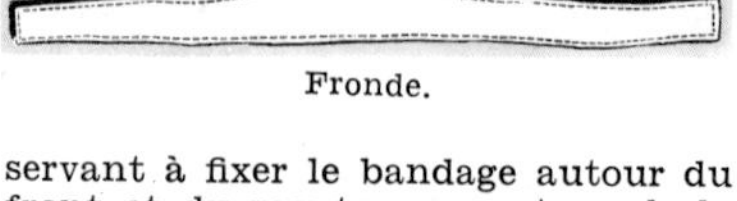

Fronde.

servant à fixer le bandage autour du front et du menton ou autour de la nuque et du menton.

Bandage en T. — Il est formé d'une bande transversale à laquelle sont cousues une ou deux bandes verticales. On l'emploie pour le maintien des pansements entre les cuisses. La partie horizontale sert de ceinture, la partie verticale y est attachée d'une façon fixe en arrière, mobile en avant. Cette dernière peut être *double.*

Bandage en T perforé pour la main. — Il est formé comme les précédents; mais la partie verticale est large et perforée de trous ronds, par lesquels on fait passer les doigts qui, ainsi, sont maintenus en dehors du pansement de la main et, s'il y a lieu, pansés isolément de façon à éviter les adhérences entre deux doigts voisins, lorsque le bandage est destiné à être laissé en place longtemps.

Bandages inamovibles. — Bandage destiné à immobiliser les membres dans une enveloppe d'une seule pièce.

1° **Bandage ouaté.** — Le plus simple des bandages inamovibles est celui qui consiste à entourer le membre d'une couche épaisse d'ouate et à appliquer au-dessus une bande régulièrement disposée.

2° **Bandage silicaté.** — On rend plus fixe encore le bandage précédent en agglutinant les bandes entre elles par l'application d'une couche de *silicate de potasse,* qui a l'avantage de sécher rapidement. On peut réduire dans ce cas la quantité d'ouate.

Lorsqu'on veut l'enlever, on n'a qu'à plonger le membre dans l'eau chaude : l'appareil se ramollit et peut être facilement défait.

3° **Bandage plâtré.** — Il se fait en trempant dans le plâtre des bandes ou de longs morceaux de tarlatane, pliés en plusieurs doubles, et qui sont appliqués sur le membre et maintenus jusqu'à siccité par une bande roulée. Il faut avoir soin d'huiler préalablement le membre pour empêcher l'adhérence des poils, ce qui rendrait très pénible le moment où l'on enlève l'appareil.

Pour plâtrer les bandes, on se sert d'un appareil composé d'un vase contenant une bouillie de plâtre liquide dans laquelle on plonge la bande à plâtrer. Cette bande s'enroule ensuite sur une sorte de bobine que l'on met en mouvement à la main. La bande ainsi préparée doit être employée rapidement afin d'éviter la dessiccation. Actuellement, on utilise des bandes enduites de plâtre sec. On les trempe dans l'eau avant l'usage. Elles sèchent en quelques minutes. Le membre est préalablement recouvert d'un jersey pour éviter que le plâtre n'adhère aux poils.

Bandage amovo-inamovible. — Bandage pouvant être enlevé pour un examen ou un pansement, puis être remis en place aussitôt après. C'est le bandage précédent, coupé avec une cisaille, de façon à pouvoir s'en servir comme une gouttière entourant très exactement le membre. On peut retenir l'appareil avec des bandelettes agglutinantes ou des courroies.

Bandage herniaire. — V. HERNIE.

Bandage orthopédique. — V. ABDOMINALE (Ceinture), COLONNE VERTÉBRALE, ORTHOPÉDIE.

BANDE. — Pièce de linge étroite et longue qu'on emploie roulée sur elle-même.

Le rouleau ainsi constitué porte le nom de *globe;* les extrémités s'appellent les *chefs. Tissus :* Toile, coton, flanelle, caoutchouc, tarlatane. *Dimensions :* La largeur varie de 3 à 30 cm, suivant la partie du corps à recouvrir : 3 à 5 cm pour le doigt, 7 à 10 cm pour les membres et la tête, au-dessus pour le tronc.

Les longueurs s'échelonnent de 1 à 10 mètres.

PROCÉDÉS POUR ROULER UNE BANDE (*fig.* 152). — Replier plusieurs fois un des chefs sur lui-même pour former le début du globe. Puis, suivant la largeur de la bande, on procède différemment.

Bandes étroites. — Saisir le rouleau entre le pouce et l'index de la main gauche, lui imprimer un mouvement de rotation, la main droite tenant bien tendue la bande qui s'enroule au fur et à mesure.

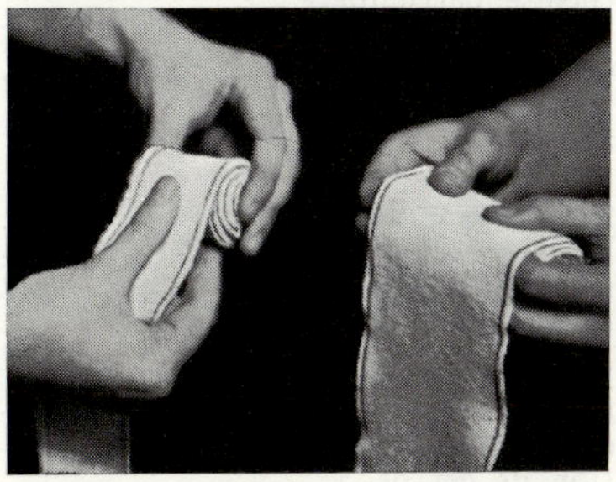

FIG. 152. — Procédés pour rouler une bande. *A gauche :* bande étroite; *à droite :* bande large.

Bandes plus larges. — Saisir le rouleau à pleines mains, lui imprimer un mouvement de rotation, les deux pouces assurant la tension de la bande.

Le globe doit être ferme et bien serré, condition indispensable pour obtenir un bon bandage.

PROCÉDÉ POUR LE NETTOYAGE DES BANDES. — Les faire bouillir dans l'eau savonneuse, les rincer à l'eau claire, les faire sécher et les rouler. Toutes les bandes ayant servi à une plaie suppurée ne devant plus être employées, il est préférable de faire usage, dans ce cas, de bandes de tarlatane, qu'on peut brûler ensuite.

Bandes en crêpe Velpeau. — Bandes en tissu spécial de coton élastique. Ces bandes s'adaptent parfaitement aux régions et ne perdent pas leurs qualités par le lavage, qui doit être fait à l'eau chaude savonneuse.

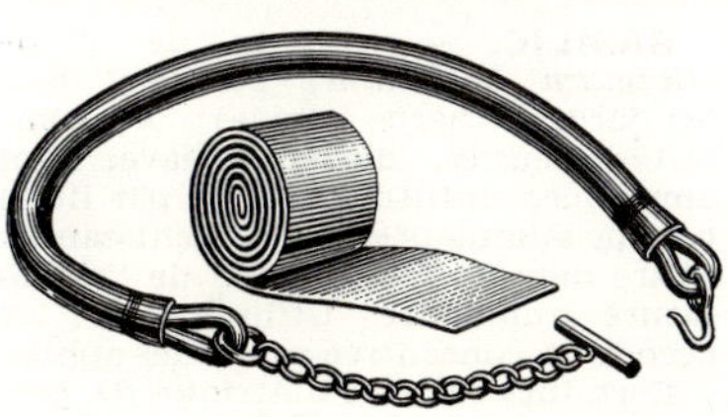

FIG. 153. — Bande et garrot d'Esmarch.

Bande d'Esmarch et de Nicaise (*fig.* 153). — Bande de caoutchouc qu'on roule de bas en haut, avant d'opérer, sur un membre, de façon à le vider de sang; puis, ce liquide étant refoulé dans le tronc, pour en éviter le retour, on fixe un lien ou la bande de Nicaise, bien à la racine du membre, qu'on peut serrer à volonté, et on enlève alors la bande. Les ligatures d'artères et la section des tissus se font ainsi sans hémorragie.

BANDE MOLLETIÈRE. — Bandes de drap longues d'environ 3m,50, larges de 12 cm, aux bords taillés bien parallèlement, et qui s'enroulent autour de la jambe depuis la cheville jusqu'au genou. Les bandes molletières doivent être appliquées sur les jambes *comme des bandes à pansements.*

Une bande molletière bien appliquée ne doit pas être sentie, ni serrer davantage la jambe en un point qu'en un autre; de cette façon, elle ne déterminera aucune constriction.

BANDEAU. — Bandage circulaire fait avec une bande de 2 à 3 mètres et destiné, soit à appliquer un pansement sur un coin du crâne ou du visage, soit à protéger les yeux contre la lumière. Dans ce cas, il doit être maintenu simplement flottant devant les yeux. Pour certains pansements, il est préférable de remplacer le bandeau par des rondelles de tarlatane, fixées sur l'œil avec du collodion. Voir à ŒIL (maladies).

BANDELETTE. — I. Agglutinative. — Bande étroite coupée dans du diachylon et ayant pour but de rapprocher les deux lèvres d'une plaie, de maintenir un vésicatoire ou un pansement. Pour faciliter l'adhérence, on la chauffe légèrement. Les bandelettes taillées dans des emplâtres caoutchoutés sont très adhésives et n'ont pas besoin d'être chauffées.

II. Optique — V. à ŒIL : *Nerf optique.*

BANTI (Maladie de). — V. MALADIES.

BARANY (Epreuve de). — Lorsqu'on injecte de l'eau chaude (42°) ou froide (20°) dans l'oreille d'un individu normal (*fig.* 154), on provoque du *nystagmus horizontal* dirigé du côté

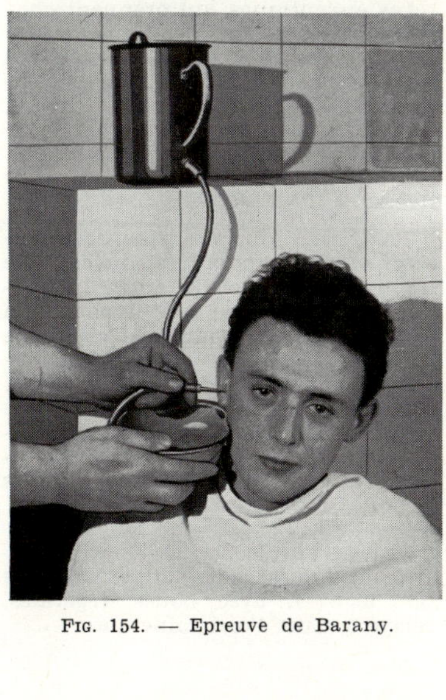

FIG. 154. — Epreuve de Barany.

opposé à l'oreille irriguée. On fait alors lever le sujet, la tête étant en position *directe,* les talons joints : une *chute* se produit du côté de l'oreille en question.

Ce résultat est obtenu avec une quantité d'eau de 10 à 50 cm^3.

S'il y a *exagération* de ces signes, c'est-à-dire s'ils apparaissent avec une quantité d'eau moindre et d'une façon plus intense, il y a des lésions irritatives du labyrinthe.

S'il y a *suppression* du phénomène de Barany, on peut affirmer la destruction complète du labyrinthe ou du nerf auditif.

BARBAZAN (Haute-Garonne). — Station d'eaux sulfatées calciques et magnésiennes, douées de propriétés diurétiques et laxatives.

INDICATIONS. Maladies de la nutrition, goutte, obésité, constipation. Cure de boisson.

BARBE. — La barbe peut être atteinte d'affections contagieuses, notamment de *teigne,* de *pelade,* de *sycosis* (v. ces mots).

BARBITURISME. — Intoxication aiguë ou chronique produite par certains hypnotiques dérivés de l'*acide barbiturique* (véronal, dial).

Les contre-indications relatives sont l'insuffisance cardiaque ou rénale, la sénilité.

Intoxication aiguë légère (doses moyennes répétées). — Sommeil profond; éruptions cutanées de types variés.

Intoxication aiguë massive (empoisonnement volontaire). — Coma précédé de convulsions épileptiformes, pâleur, collapsus, syncope, anurie avec hyperazotémie, arythmie, hypotension.

Complications pulmonaires (dyspnée, pneumonie); infectieuses (colibacillose, cystite); cutanées (éruptions diverses, escarres); nerveuses (polynévrite); oculaires (amaurose). Fièvre souvent élevée. Dans les cas graves, mort en deux à cinq jours.

Intoxication chronique. — Certains toxicomanes prennent régulièrement des barbituriques à petites doses répétées pour obtenir une euphorie, une sensation d'ivresse; parfois, délire hallucinatoire.

Les épileptiques, qui prennent chaque jour, pendant des années, des petites doses de gardénal, ont souvent des troubles psychiques : paresse intellectuelle, déficience de la mémoire, troubles du caractère. Parfois, arthralgies, myalgies, céphalées, vertiges. Souvent, éruptions cutanées de types divers.

TRAITEMENT. Le *maintien des fonctions vitales* impose très souvent une respiration artificielle après intubation endotrachéale; une hypotension peut nécessiter l'administration de métaraminol. L'*élimination du toxique* fait appel, dans tous les comas vus tôt, au grand lavage d'estomac associé à une diurèse forcée (diurèse alcalinisante en cas d'intoxication par barbiturique à élimination lente ou très lente).

BARBOTAN (Gers). — Sources sulfurées sodiques, radio-actives, chaudes (33° à 37°), avec boues végétales, délayées dans l'eau minérale.

INDICATIONS. Séquelles de phlébites, rhumatisme chronique, névralgies.

CURE. Bains à eau courante, bains de vapeur, bains de boues végétales chaudes, douches. Boisson.

BARDANE. — Plante de la famille des Synanthérées (*Lappa major*) [herbe aux teigneux]. On emploie la racine, les feuilles et les semences qu'on récolte d'octobre à février; la plante contient un glucoside et un ferment oxydant actif. Son action sudorifique l'a fait employer contre le rhumatisme (infusion à 20 p. 1 000, sirop).

Comme antifuronculeux, on la prescrit à la dose de 3 g par jour d'extrait mou ou 1 g d'extrait stabilisé, seul ou associé à l'étain.

BARÈGES (Hautes-Pyrénées). — Petite ville d'eaux sulfurées sodiques (0,3) chaudes (32°-44°) à 1 240 m d'altitude. Une matière organique, la *barégine,* donne à ces eaux une onctuosité particulière.

INDICATIONS. Séquelles de blessures, ostéites et arthrites chroniques, lymphatisme, dermatoses torpides.

Barèges artificiel (Bains de). — V. BAIN.

CURE. Hydrothérapie.

BARLOW (Maladie de) — V. SCORBUT : *Scorbut infantile.*

BARRÉES (Dents). — Dents molaires dont l'extraction est difficile; leurs racines adhèrent au maxillaire ou englobent en s'incurvant une portion de cet os.

BARTHOLIN (Glande de) et BARTHOLINITE. — V. FÉMININS (Organes génitaux).

BARYUM. — Métal toxique, ainsi que ses sels.

Carbonate de baryum. — Toxique pour les rats à la dose de 15 à 20 cg, présente peu de danger pour les autres animaux. On fabrique des galettes en mélangeant 20 parties de ce produit à 80 p. 100 de farine; on en dépose des fragments dans les repaires des rats.

Sulfate de baryum. — Opaque aux rayons X, est employé sous forme de *sulfate gélatineux* (gélobarine), qu'il faut délayer dans l'eau additionnée de sirop de gomme ou de gomme adragante avant la radiographie du tube digestif. Doses : 50 à 200 g pour l'examen de l'estomac; 300 à 400 g pour un transit intestinal ou un lavement baryté.

BAS À VARICES. — V. VARICES.

BASEDOW (Maladie de). — Goitre exophtalmique. V. à THYROÏDE (maladie).

BASILIC. — Plante de l'Inde (*Ocimum basilicum*) cultivée dans les jardins (herbe royale); ses sommités fleuries, d'odeur suave, sont employées en infusion (10 g par litre) comme stimulantes et rafraîchissantes. Entre dans la composition de l'alcoolature vulnéraire. Utilisée aussi en décoction concentrée contre les aphtes.

Certaines variétés d'Afrique (*O. gratissimum* et *O. viride*) contiennent du thymol.

BASILIQUES (Veines). — Deux veines superficielles du coude et du bras.

Veine médiane basilique. — Veine superficielle du pli du coude, sur laquelle on pratique les saignées et les injections intraveineuses. Elle provient de la bifurcation de la *veine médiane;* celle-ci se divise en deux branches, l'une externe, la *médiane céphalique,* l'autre interne, la *médiane basilique,* qui rejoint la veine cubitale superficielle pour former la *veine basilique.*

Veine basilique. — Provient de la réunion de la médiane basilique et de la cubitale. Elle chemine sous la peau le long du bord interne du biceps, accompagnée du nerf brachial cutané interne, et se termine dans la veine humérale ou axillaire.

BASIOTRIBE et BASIOTRIPSIE (du gr. *basis,* base, et *tribein,* broyer). Instrument (*fig.* 155) servant à broyer

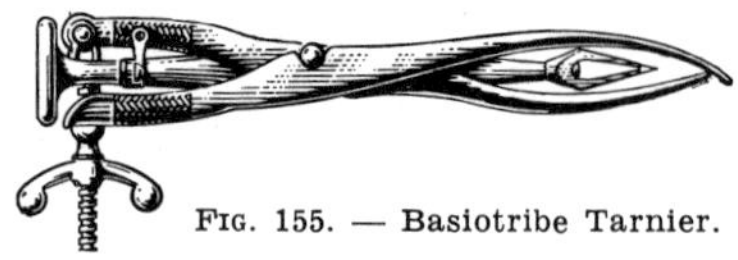

FIG. 155. — Basiotribe Tarnier.

la tête d'un fœtus dans l'utérus, lorsque l'accouchement n'est pas possible.

BASOPHOBIE (du gr. *basis,* base, et *phobos,* peur). — Appréhension morbide chez certains malades (les tabétiques en particulier) de tomber en marchant, ce qui augmente chez eux la difficulté de la marche.

BASSIAN. — Bassin spécial formé d'une plate-forme présentant des dépressions en rapport avec les saillies des os qui s'y appuient. Il en existe en une seule pièce ou en deux : siège

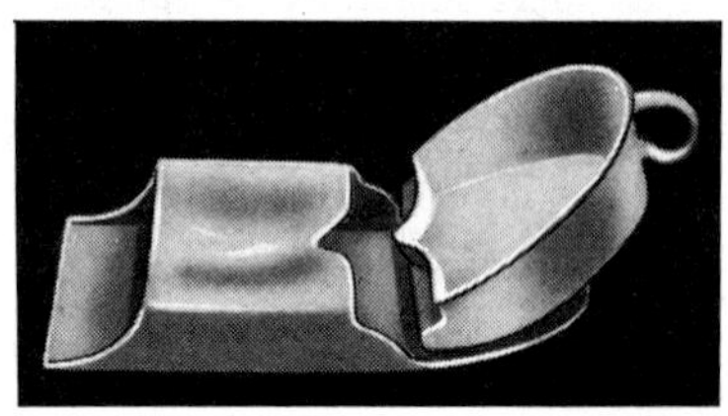

FIG. 156. — Bassian en deux pièces.

et récipient (*fig.* 156). Ce dernier modèle, qui permet l'enlèvement sans dérangement, est commode dans les accouchements, l'enfant étant reçu sur le siège et la délivrance s'effectuant dans le récipient.

BASSIN (anatomie). — Le bassin (*fig.* 157 et 158) est un canal osseux, qui sert de base au tronc et se trouve soutenu par les membres inférieurs. Il est formé par le sacrum et le coccyx en arrière, les os coxaux sur les côtés et en avant; l'os coxal est lui-même constitué par une partie large et plate, l'*iliaque,* qui donne souvent son nom à l'os tout entier, et un anneau présentant deux renflements : l'un antérieur, le *pubis;* l'autre postérieur, l'*ischion.* Au niveau de l'union de l'iliaque avec l'anneau se trouve en dehors une cavité, la *cavité cotyloïde,* qui reçoit la tête du fémur. Les os qui composent le bassin sont réunis par des symphyses. Le bassin est divisé en *grand* et *petit bassin* par une ligne saillante, *détroit supérieur* (ou

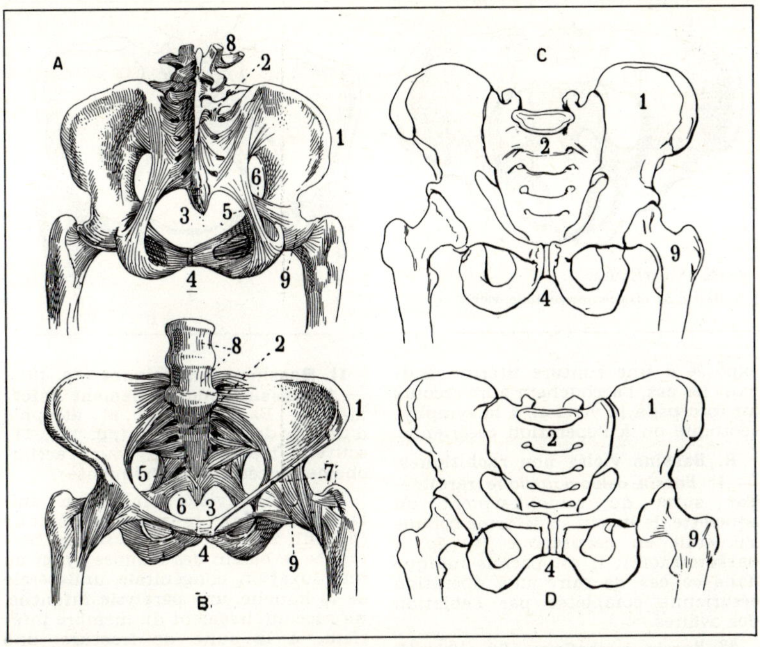

FIG. 157. — A. Bassin avec ses ligaments vus de dos ; B. Bassin avec ses ligaments vus de face ; C. Squelette du bassin (homme) ; D. Squelette du bassin (femme).

1. Os iliaque; 2. Sacrum; 3. Coccyx; 4. Symphyse pubienne; 5. Grand ligament sacro-sciatique; 6. Petit ligament sciatique; 7. Ligament de Fallope ou arcade crurale; 8. Vertèbre lombaire; 9. Tête du fémur.

marge du bassin), que forment la base du sacrum, l'angle sacro-vertébral ou promontoire, le bord de l'iliaque et du pubis.

Le *grand bassin* contient une partie des intestins et les organes génito-urinaires (v. *fig.* à ABDOMEN). Les dimensions du détroit supérieur sont importantes au point de vue de l'accouchement : le diamètre antéro-postérieur doit être de 11 cm, le transversal de 13^{cm},5, les obliques de 12 cm. On a du reste le moyen de mesurer exactement ces dimensions. V. PELVIMÈTRE.

Le diamètre transversal a 1^{cm},5 de plus chez la femme que chez l'homme. Ce développement est plus marqué dans la race blanche que chez les Noires (Topinard). Le sacrum, au contraire, est plus court que chez l'homme.

Le *petit bassin* (ou excavation pelvienne), placé au-dessous du détroit supérieur, a 12 cm de diamètre à sa partie moyenne. Il est limité en bas par le *détroit inférieur* ou périnéal, dont le diamètre antéro-postérieur va de la pointe du coccyx à la partie inférieure de la symphyse pubienne; le transversal, de la partie postérieure et interne d'une tubérosité ischiatique à l'autre; les diamètres obliques, du milieu du grand ligament sacro-sciatique au point de jonction des branches du pubis et de l'ischion. Chacun de ces diamètres a 11 cm, mais l'antéro-postérieur peut s'accroître jusqu'à 12^{cm},5 par le refoulement du coccyx; l'oblique peut s'agrandir aussi légèrement par la dépression des ligaments sacro-sciatiques; le transverse seul ne varie pas.

BASSINS VICIÉS. — Certains bassins ne permettent pas le passage du fœtus par les voies naturelles, en raison de leurs déformations ou de leur disproportion avec le volume des parties fœtales, ces dernières étant variables avec le poids de l'enfant lors de l'accouchement.

En général, l'obstacle se trouve au niveau du détroit supérieur (rachitisme), plus rarement au niveau du détroit inférieur (bassins cyphotiques).

Dans le cas d'engagement impossible de la présentation, la césarienne sera indispensable. Si la tête est engagée, on pourra extraire l'enfant par le forceps à condition que la dilatation du col soit suffisante.

CAUSES DES VICIATIONS DU BASSIN. 1° le *rachitisme*, l'hérédosyphilis, le *mal de Pott* (tuberculose des vertèbres), la *coxalgie*, la luxation congénitale de la hanche, la paralysie infantile; des affections rares, la sacrocoxalgie, la spondylose, l'achondroplasie, l'ostéomalacie.

L'examen externe, s'il est utile, ne donne aucun renseignement sérieux sur les diamètres de la filière osseuse dans laquelle doit passer le fœtus. Les indications précises ne sont données que par l'*exploration interne* avec le ou les doigts (index ou index et médius) ou quelquefois la main (dans ce cas, sous anesthésie) pratiquant le *toucher explorateur et mensurateur* (*fig.* 159). On peut reconnaître ainsi que les parties normalement inaccessibles comme l'angle sacro-vertébral ne le sont plus ou qu'il existe des productions osseuses anormales. On mesure : 1° les diamètres antéro-postérieurs; l'*axe promonto-sous-pubien, mi-sacro-sous-pubien, sous-sacro-sous-pubien* qui doivent avoir respectivement 11, 12 et 11^{cm},5; 2° les diamètres transverses. Ces mensurations ne donnent du reste que des renseignements *approximatifs*, étant donné qu'il n'est pas possible de mensurer les diamètres les plus utiles, c'est-à-dire le promonto-pubien minimum ou antéropostérieur du détroit supérieur et le diamètre transverse du même détroit.

Les rayons X peuvent donner également quelques renseignements sur la forme du bassin.

VARIÉTÉS DE BASSINS VICIÉS. Les bassins viciés peuvent se diviser en deux

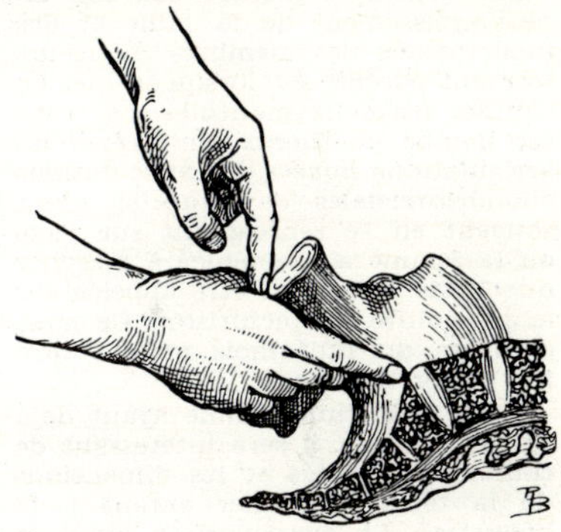

FIG. 159. — Mensuration du diamètre promonto-pubien.

grandes variétés : les bassins *symétriques* et les bassins *asymétriques*.

I. Bassins symétriques. — Les bassins symétriques peuvent être eux-mêmes *rachitiques* ou *non rachitiques*.

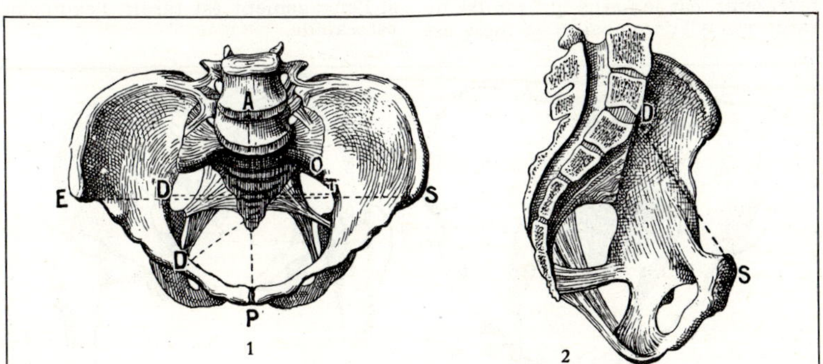

FIG. 158. — Bassin normal.

1. Face antérieure du bassin; E S. Distance des deux épines iliaques antéro-supérieures; A P. Diamètre antéro-postérieur ou détroit supérieur; D T. Diamètre transverse du détroit supérieur; D O. Diamètre oblique du détroit supérieur. — 2. Coupe verticale médiane du bassin : D S. Place du détroit supérieur.

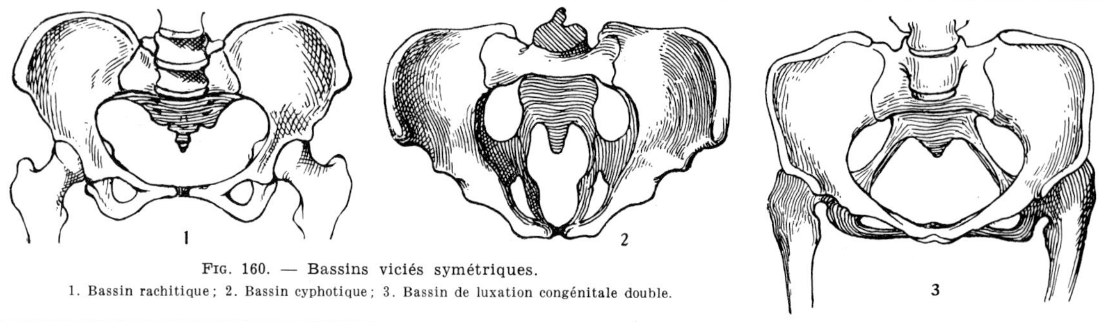

FIG. 160. — Bassins viciés symétriques.
1. Bassin rachitique ; 2. Bassin cyphotique ; 3. Bassin de luxation congénitale double.

A. Bassins rachitiques. — Ce sont les plus fréquents (*fig.* 160). Par suite de la diminution de résistance du tissu osseux, le bassin des rachitiques se déforme sous l'influence des pressions dues à l'action de la pesanteur.

Le bassin rachitique présente deux modifications essentielles : un *rétrécissement* du diamètre antéro-postérieur au détroit supérieur et un *élargissement* du diamètre transverse au détroit inférieur. Si le sacrum est plat, le rétrécissement prend la forme d'un canal. Si le sacrum est excavé le rétrécissement a la forme d'un anneau (*bassin annelé*).

La rachitique montre souvent un raccourcissement de la taille et des incurvations des membres inférieurs formant *parenthèse,* lorsqu'on met en contact les deux malléoles. Le front est bombé, le thorax en carène, les articulations *nouées,* les articulations chondrosternales *en chapelet.* C'est souvent en se renseignant sur l'âge où la femme a commencé à marcher que l'attention peut être appelée sur la possibilité du rachitisme. Ce n'est qu'après dix-huit mois qu'elle aura fait ses premiers pas.

S'il s'agit d'une femme ayant déjà eu des enfants, il sera intéressant de connaître le poids et les dimensions de la tête du dernier enfant à la naissance. La disproportion entre le volume de la tête du fœtus et les diamètres du détroit supérieur peut être appréciée par le *palper mensurateur,* qui permet de voir si le défaut d'engagement de la tête fœtale tient à cette disproportion.

La période d'expulsion peut se prolonger si la tête est trop volumineuse. L'accoucheur doit alors intervenir, car le fœtus qui souffre ne tarde pas à succomber et la mère est exposée à une rupture utérine. Suivant les cas, l'accoucheur aura recours au forceps, à la version, à la symphyséotomie ou à l'opération césarienne.

B. Bassins viciés non rachitiques. — 1° ***Bassin ostéomalacique*** (rare). — Par suite du ramollissement du squelette, le bassin se déforme comme s'il était en caoutchouc (v. *fig.* à OSTÉOMALACIE). Il est parfois indiqué dans ce cas de faire une opération césarienne complétée par l'ablation des ovaires.

2° ***Bassin cyphotique*** (*fig.* 160, 2). — Par suite de la cyphose, due habituellement à un mal de Pott lombaire du jeune âge, la base du sacrum se relève en arrière, agrandissant le diamètre antéro-postérieur du détroit supérieur et rétrécissant le détroit inférieur, notamment le diamètre bi-ischiatique.

L'excavation a, par suite, la forme d'un entonnoir. La difficulté de l'accouchement aura donc lieu lors du dégagement.

Chez les bossues, des troubles cardiaques et respiratoires graves peuvent survenir au cours de la grossesse et nécessiter un traitement médical attentif et un repos très prolongé.

3° ***Bassin vicié par une luxation congénitale des deux hanches*** (*fig.* 160, 3). — On note dans ce cas une antéversion du bassin ; le grand bassin est diminué, le détroit supérieur à peu près normal, le petit bassin peu élevé, mais large, ainsi que le détroit inférieur.

La saillie de la colonne vertébrale lombaire tend à repousser la tête de l'enfant en avant pendant la fin de la grossesse (ventre en besace), mais, si l'engagement est tardif, l'expulsion est rapide.

II. Bassins asymétriques (*fig.* 161). — **1° Bassin congénitalement déformé.** — Bassin aplati et atrophié d'un ou de deux côtés (*fig.* 161, 1) ; souvent très mauvais pour l'accouchement (césarienne fréquente).

2° Bassin vicié par lésion unilatérale d'un membre inférieur (*fig.* 161, 2). — C'est le *bassin des boiteuses,* le bassin des femmes ayant eu une luxation congénitale unilatérale de la hanche, une paralysie infantile, un raccourcissement du membre inférieur, à la suite de fracture, une résection articulaire, une tumeur blanche du pied, du genou ou de la hanche, un pied bot.

L'asymétrie du bassin est due à la déformation de l'os iliaque du côté sain, qui s'aplatit, car il subit tout le poids de la contre-pression du fémur dans la station debout.

Si l'angle sacro-vertébral n'est pas accessible et le bassin non obstrué, la claudication unilatérale étant la seule origine de la déformation du bassin, l'asymétrie est négligeable et l'accouchement a les plus grandes chances de se faire normalement. Si, au contraire, à la viciation pelvienne vient se surajouter du rachitisme, la symphyséotomie ou la césarienne seront indiquées.

3° Bassin scoliotique (*fig.* 161, 3). — La scoliose de la puberté n'a pas d'influence sur le bassin, mais celle de la première enfance peut en avoir une en provoquant une certaine asymétrie. On note un *aplatissement* du côté du bassin correspondant à la convexité de la scoliose. L'accouchement, cependant, s'opère d'ordinaire assez facilement.

BASSIN (vase). — Les bassins sont de deux sortes : les uns, pour les ma-

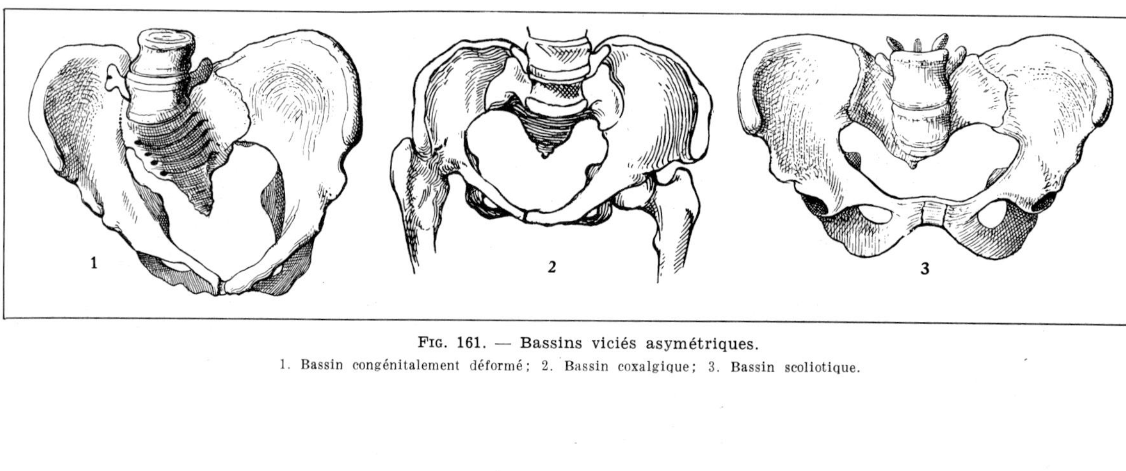

FIG. 161. — Bassins viciés asymétriques.
1. Bassin congénitalement déformé ; 2. Bassin coxalgique ; 3. Bassin scoliotique.

tières fécales, sont plats et ronds (*fig.* 162) ; les autres, pour la toilette féminine, ont la partie arrière fermée pour le siège et la partie avant ouverte et plus élevée de bord; un tube, qu'on met en communication avec un seau au pied du lit, permet d'employer plusieurs litres de liquide sans avoir

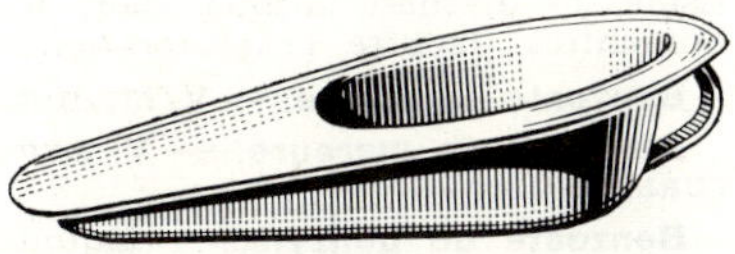

FIG. 162. — Bassin pour selles.

besoin de retirer le bassin. Des coussins, en crin ou en caoutchouc, gonflés d'air, peuvent être placés sur les bassins.

BASSINE (Mal de) ou MAL DE VERS. — Affection de la peau se produisant chez les personnes chargées de dévider des cocons de soie après leur immersion dans des bassines d'eau bouillante ou simplement manipulant les vers sur les claies.

CAUSES. Professionnelles.

SIGNES. Rougeurs, gerçures et même petites cloques remplies de pus, avec démangeaisons intenses, pouvant s'étendre à l'avant-bras. La durée varie de 4 à 15 jours et ces troubles peuvent s'accompagner de fièvre. Une atteinte donne en général l'immunité.

TRAITEMENT. I. *Préventif.* — Usage de gants. Addition de chlorure de chaux au liquide des bassines.

II. *Curatif.* — Lotions astringentes.

BASSINET. — V. REINS.

BAUDRUCHE. — Pellicule mince de l'intestin du bœuf ou du mouton. La baudruche gommée sert à protéger les petites blessures superficielles (coupures, écorchures), mais ne doit être employée qu'après un lavage sérieux de la plaie.

BAUMÉ (Gouttes amères de). — V. NOIX VOMIQUE.

BAUMES. — **Baumes naturels.** — **Baume de Gurgun.** — **Liquide épais** et visqueux fourni par des plantes des Indes, genre *Dipterocarpus*. Importé de l'Inde sous le nom de baume de Copahu.

Baume du Pérou. — Liquide sirupeux brun noirâtre, de forte odeur aromatique, fourni par une légumineuse (*Myroxylon peruiferum*) ; il renferme 70 p. 100 de *cinnaméine*. Modificateur des muqueuses des voies urinaires et surtout des voies trachéo-bronchiques.

Se prescrit dans le catarrhe des voies pulmonaires, dans la bronchite, en pilules, en potion ou sirop.

Employé surtout en usage externe, dans le traitement des dermatoses, comme cicatrisant, antiprurigineux, dans les engelures, les plaies atones. Utilisé également contre la gale chez le nourrisson et la femme enceinte, en pommade à 10 p. 100.

Baume de Tolu. — Extrait par incision de l'écorce d'une légumineuse (*Myroxylon toluiferum*) qui croît en Equateur, en Colombie et au Venezuela.

Employé surtout dans les trachéobronchites et les bronchites (0g,5 à 2 g par jour) en sirop.

Baumes pharmaceutiques. — Préparations diverses (teintures alcooliques, huiles, onguents), mais ayant pour caractère commun d'être des *calmants* de la douleur.

Baume acétique camphré. — Savon et camphre, 4 g pour 30 g d'éther acétique. Frictions contre rhumatismes.

Baume du commandeur. — Alcoolé d'angélique, d'hypericum, de myrrhe, d'oliban, de tolu, de benjoin et d'aloès. Il arrête les hémorragies et accélère la cicatrisation des plaies et des ulcères.

Baume de Fioravanti. — Alcoolat de térébenthine, myrrhe, élémi, cannelle, girofle, gingembre. Contre le rhumatisme chronique.

Baume nerval ou nervin. — Mélange d'huiles d'amandes douces, de muscade, de romarin, de girofle, avec moelle de bœuf, baume de Tolu et alcool. En frictions, dans l'entorse et les douleurs rhumatismales.

Baume opodeldoch. — Mélange de savon blanc, de graisse de veau, d'alcool camphré, d'huiles de thym et de romarin, et d'ammoniaque. En frictions dans l'entorse et les douleurs.

Baume tranquille. — Infusion de plantes narcotiques (belladone, jusquiame, morelle, nicotiane, pavot, stramoine) et de plantes aromatiques (absinthe, hysope, marjolaine, menthe, rue, romarin, sauge, thym) dans de l'huile.

Baume vulnéraire. — Mélange de vin, d'huile, d'eau-de-vie et d'une macération de plantes vulnéraires.

Baume analgésique. — A base de menthol, salicylate de méthyle dans la lanoline ; en frictions dans les douleurs rhumatismales, goutteuses, le lumbago, le torticolis.

Baume Baissade. — A base de camphre, soufre, goudron et huile de chaulmoogra. Employé dans les dermatoses chroniques, d'abord mélangé à une pâte de zinc, puis pur.

Baume Duret. — A base de soufre, goudron de Norvège, camphre, huile de cade, résorcine, gaïacol dans la lanoline. Même emploi que le précédent.

BAVE. — Salive qui s'écoule involontairement de la bouche chez l'enfant et chez les malades atteints de rage, d'épilepsie.

B. C. G. (Bacille Calmette-Guérin). — Vaccin délivré par l'Institut Pasteur pour la vaccination antituberculeuse. V. VACCINATION.

BEAUCENS (Hautes-Pyrénées). — Station d'eaux chlorurées sodiques faibles, lithinées et siliceuses, radioactives; altitude moyenne; ouverte toute l'année.

INDICATIONS. Névrites, névralgies tenaces, sciatiques, lumbago, rhumatisme chronique.

BEAULIEU (Alpes-Maritimes). — Station d'hiver au bord de la Méditerranée, entre Nice et Monaco, bien protégée contre les vents du nord et de l'ouest par les montagnes. Le cap Ferrat, qui s'avance à 4 km dans la mer, présente des promenades boisées à l'abri des vents. Température moyenne 11°.

INDICATIONS. Arthritiques, albuminuriques, diabétiques, convalescents, tuberculeux apyrétiques.

CONTRE-INDICATIONS. Tuberculeux à hémoptysies, nerveux, congestifs, cardiaques.

BÉBÉ. — V. ALLAITEMENT, BIBERON, HABILLEMENT, NOUVEAU-NÉS, NOURRICE, NOURRISSON, PESÉE.

BEC-DE-LIÈVRE. — Malformation congénitale de la lèvre supérieure. V. à BOUCHE (maladies).

BÉCHIQUE (du gr. *bekhos*, toux). — Se dit des tisanes contre la toux.

Fleurs béchiques. — Coquelicot, mauve, pas-d'âne, violette, 10 g pour un litre d'eau.

Fruits béchiques. — Dattes, jujubes, figues, raisins secs.

BÉGAIEMENT. — Troubles de l'élocution. Le bégaiement est une névrose fonctionnelle des organes de la parole, qui débute dans la première enfance. Il est essentiellement intermittent et disparaît complètement dans le chant. Il est accompagné de troubles respiratoires et quelquefois aussi de troubles psychiques. A la différence du type normal, les bègues par commotion bégayent même en chantant.

TRAITEMENT. Le bégaiement est justiciable d'un traitement orthophonique, médico-pédagogique, rationnel et méthodique.

Le traitement du bégaiement consiste dans une thérapeutique fondée sur l'étude pratique des mécanismes divers qui concourent à la formation de la parole, et dans l'application méthodique et raisonnée d'un grand nombre d'exercices de langage destinés à remédier aux difficultés matérielles et psychiques que rencontrent les bègues, soit au commencement des mots ou des phrases, soit dans toute autre circonstance.

Pendant la durée du traitement, il est indispensable de suspendre toutes les occupations habituelles, afin de se consacrer uniquement aux mille détails de la cure. Le succès est certain pour ceux qui sont dociles, attentifs, laborieux, persévérants.

BEL (du nom de *Graham Bell*). — Unité de *sensation auditive;* l'audibilité normale, qui s'étend du minimum au maximum d'audibilité, est divisée en 13 *bels* ou 130 *décibels*.

Deux sons diffèrent d'un bel lorsque leur intensité physique varie de 10 à 1.

BELL (Signe de Charles). — Dans la paralysie faciale *périphérique*, si le malade ferme les yeux, le globe oculaire du côté paralysé se porte en haut et en dehors.

BELLADONE. — Plante de la famille des Solanacées (pl. en coul. à PLANTES DANGEREUSES).

MODE D'EMPLOI. *A l'intérieur.* — S'utilise uniquement en teinture.

Atropine. — Alcaloïde de la belladone, très toxique. Possède les mêmes propriétés que la belladone. C'est un paralysant du parasympathique, un antispasmodique (spasmes digestifs, vésiculaires, urétéraux, bronchiques) ; il tarit les sécrétions (sueurs des tuberculeux), dilate la pupille.

Inconvénients. — La belladone et son alcaloïde peuvent produire chez certains individus une roséole scarlatiniforme avec démangeaisons. V. ROSÉOLE.

Empoisonnement. — L'homme est très sensible à l'effet de l'atropine; une dose de 3 mg peut déterminer des phénomènes toxiques graves, et 0g,1, une intoxication mortelle.

SIGNES. *Sécheresse de la bouche* et *de la gorge,* soif ardente, difficulté d'avaler; accélération du cœur; visage rouge, yeux brillants, vue troublée par la *dilatation des pupilles* devenues insensibles à la lumière. Excitation, céphalée, vertiges, délire, coma, mort. Dans les intoxications chroniques, la convalescence est longue.

PREMIERS SOINS. Vomitifs, lavage de l'estomac avec une solution iodo-iodurée ou tannique, puis alcool, éther, ammoniaque, café fort et chaud; sinapismes aux jambes, bouillottes aux pieds; respiration artificielle *pendant deux heures* si nécessaire (V. ASPHYXIE). — Ne pas donner de pilocarpine.

BELLOSTE (Pilules de). — Pilules purgatives contenant 5 cg de mercure et d'aloès et 17 mg de scammonée.

BENEDIKT (Syndrome de). — Paralysie du moteur oculaire commun avec hémiplégie croisée et tremblement dû à une lésion située au *pédoncule cérébral,* au niveau du noyau du moteur oculaire commun.

BÉNÉMIDE. — V. *Supplément.*

BÉNIGNITÉ. — Forme assez facilement guérissable d'une maladie.

BÉNIQUÉ. — Sonde métallique droite ou courbe, de calibre variable,

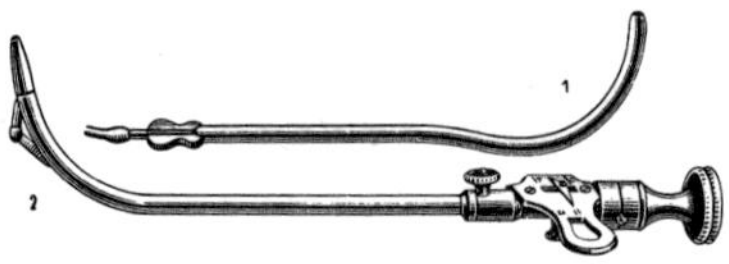

FIG. 163. — Béniqués.
1. Instillateur du Dr Lebreton; 2. Tranchant du Dr Marion.

progressivement croissant, destinée à dilater le canal de l'urètre rétréci (*fig.* 163).

BENJOIN. — Baume naturel obtenu par incision de l'écorce du *Styrax tonkinensis,* de la famille des Styracacées, qui croît au Laos et au Siam. Renferme de l'acide benzoïque et cinnamique.

Employé par voie interne comme modificateur des sécrétions bronchiques, sous forme de poudre (0g,5 à 2 g) ou en sirop. La teinture est employée en fumigations dans les irritations des muqueuses laryngée et bronchique.

Benjoin colloïdal (Réaction du). — Méthode employée dans le diagnostic de la syphilis nerveuse.

BENOÎTE (*Geum urbanum*). — Plante de la famille des Rosacées, dont la racine est employée comme astringent et tonique amer dans les dyspepsies hyposthéniques et les diarrhées; en infusion ou décoction.

BENZÉDRINE. — Corps voisin de l'éphédrine (phénylisopropanolamine). Liquide huileux volatil, préconisé comme vaso-constricteur dans les affections respiratoires. Le sulfate de benzédrine est une poudre blanche, employée comme excitant du système nerveux central, contre la narcolepsie, dans le traitement des psychoses dépressives, du parkinsonisme post-encéphalitique et des intoxications barbituriques. Agit comme la caféine, chez les déprimés et les asthéniques, en donnant un coup de fouet à l'organisme, en facilitant l'association des idées, le travail intellectuel, en aidant l'organisme à supporter des fatigues inaccoutumées.

Dose du sulfate : 1 à 10 cg par jour; l'effet se fait sentir de 1 à 3 heures après l'absorption et dure plusieurs heures.

BENZÈNE ou BENZOL. — Carbure d'hydrogène liquide (C_6H_6). L'industrie l'extrait du goudron de houille, en particulier des huiles de naphte.

Intoxication benzolique. — Elle est rarement due à un accident ou à un suicide; elle est le plus souvent professionnelle. Les femmes et les enfants sont particulièrement sensibles au benzol. Celui-ci pénètre dans l'organisme par les voies respiratoires : un taux de 10 mg par litre d'air est nocif pour l'homme; un taux de 20 à 30 mg peut être mortel.

SIGNES. *Forme aiguë.* — Accidents nerveux graves (excitation, puis dépression, collapsus cardiaque, coma, mort) ou légers (céphalée, vertiges, vomissements, état ébrieux).

Forme chronique. — Altérations sanguines, qu'il faut rechercher systématiquement : anémie avec diminution des globules blancs, en particulier des polynucléaires neutrophiles; asthénie, amaigrissement. Puis, l'anémie progresse (anémie aplastique) avec hémorragies multiples (purpura, hémorragies gingivales, buccales, hématémèses, méléna, métrorragies). Troubles nerveux : céphalée, crampes, parfois polynévrite, névrite optique. Troubles digestifs, fièvre.

ÉVOLUTION. Grave; parfois, les accidents hémorragiques surviennent tardivement, plusieurs mois après la cessation du travail.

TRAITEMENT. Assurer la ventilation des locaux et l'étanchéité des appareils. Prescrire aux ouvriers de porter un masque et de s'enduire les mains de glycérine.

Transfusion du sang : méthode de Whipple. Nucléotides du pentose.

BENZÉNIQUES (Carbures). — V. CARBURES.

BENZOÏQUE (Acide). — Existe naturellement dans un certain nombre de végétaux ou de leurs produits. S'obtient par sublimation du benjoin. Antiseptique faible, solubilise les matériaux de déchets accumulés dans l'organisme; détermine une augmentation de la sécrétion biliaire, fluidifie les sécrétions bronchiques.

DOSES. 0g,5 à 2 g. A doses élevées, provoque des nausées et des vomissements, des sueurs profuses.

Benzoate de soude. — Fluidifiant et éliminateur des sécrétions urinaires dans la trachéo-bronchite, la laryngite; comme antigoutteux, comme antiseptique des voies urinaires (cystites, pyélonéphrites), comme cholagogue dans la lithiase biliaire.

DOSES. 0g,5 à 4 g dans les pyélites, cystites purulentes; dans les infections (fièvre typhoïde), le rhumatisme, la diathèse urique, dans les bronchites (facilite l'expectoration).

Benzoate de lithine. — V. LITHINE.

Benzoate de mercure. — V. MERCURE.

Benzoate de benzyle. — Liquide huileux, incolore, soluble dans l'huile, peu toxique.

Antispasmodique, hypotenseur (relâche les muscles). On emploie sa solution au 1/5 dans l'asthme, la coqueluche, le hoquet persistant, l'angine de poitrine (X à XX gouttes de la solution 3 à 4 fois par jour).

Usage externe. Employé dans le traitement de la gale, associé au savon noir et à l'alcool (badigeonnages avec un pinceau à deux heures d'intervalle). Utilisé en frictions contre le pityriasis versicolor.

BENZOLISME. — V. BENZÈNE.

BENZONAPHTOL. — Poudre blanche cristalline n'ayant pas de goût, ce qui permet de l'administrer aux enfants. Employé comme antiseptique de l'intestin, dans lequel il se dédouble, dans les diarrhées putrides, la fièvre typhoïde.

DOSES. 2 à 4 g par fractions de 30 à 50 cg dans du lait, une potion ou en cachets. (0g,5 à 1 g chez l'enfant.)

BÉQUILLE. — Canne destinée à être placée sous les aisselles des infirmes pour les soutenir. Elle est formée d'une partie transversale (*crosse*) implantée dans une ou deux tiges verticales, terminées à la partie inférieure par un *sabot.* La crosse doit être garnie de crins recouverts de molesquine ou

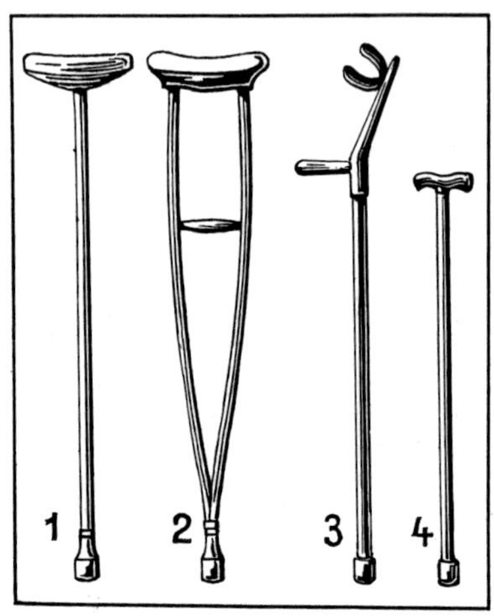

FIG. 164. — Béquilles et béquillons.
1, 2. Béquilles; 3, 4. Béquillons.

de velours, afin d'éviter la compression des nerfs de l'aisselle, qui peut entraîner une paralysie des muscles du membre supérieur. Le sabot, pour atténuer les chocs contre le sol et éviter le glissement, sera garni de caoutchouc ou de cuir (*fig.* 164).

BÉQUILLON. — Canne de malade (*fig.* 164). Les prescriptions données au mot BÉQUILLE relatives au sabot sont applicables au béquillon.

BERCE. — Plante de la famille des Ombellifèracées (*Heracleum sphondylium*) dont la racine a été employée contre l'épilepsie (8 g de poudre). Ses fruits renferment une huile essentielle, contenant de l'alcool octylique primaire, douée de propriétés hypotensives.

Le contact de la plante peut déterminer une dermatite papulo-vésiculeuse.

BERCK-SUR-MER. — Plage du Pas-de-Calais choisie pour l'installation de sanatoriums héliomarins d'enfants, en raison de la douceur de son climat en hiver.

Elle est formée de sable fin, sans aucun galet, et s'allonge sur une longueur de 16 kilomètres, entre deux rivières : aucun cours d'eau ne la traverse dans cet intervalle; le sable est pur et exempt de vase. Elle est exposée directement à l'ouest et, par suite, à ce vent qui souffle presque toute l'année et est souvent vif et même violent, mais rarement froid. Les dunes, qui forment une chaîne continue du nord au sud, la protègent contre les vents d'est et du nord-ouest.

On y traite les tuberculoses ostéo-articulaires sans lésions pulmonaires associées, ainsi que les malformations et suites de traumatismes ostéo-articulaires.

BERGAMOTIER. — Arbre de la famille des Rutacées; variété de citronnier (*Citrus bergamia*), dont les fleurs servent à fabriquer l'eau dite de fleurs d'oranger. Par expression de la partie externe du péricarpe du fruit frais, on obtient une *essence*, qui doit ses propriétés odorantes à l'acétate de linalyle (40 p. 100); ce liquide verdâtre ou jaunâtre, à odeur agréable, entre dans la constitution de l'eau de Cologne.

BÉRIBÉRI. — Maladie endémique dans l'Inde et le Pakistan, l'Indonésie, l'Indochine, l'Annam (*binh thang*), le Japon (*kakke*), le Brésil, le Sénégal, l'Océanie. Elle est due à l'avitaminose B.

SIGNES. La maladie est habituellement précédée de faiblesse des membres inférieurs, d'essoufflement, d'inaptitude au travail. Puis l'affection évolue suivant deux modes différents.

Forme sèche ou paralytique. — Se traduit par des troubles sensitifs (fourmillements, brûlures, anesthésie), puis une paralysie apparaît en divers groupes musculaires, surtout aux membres inférieurs, simulant les troubles du tabès. Parfois, la polynévrite frappe également les membres supérieurs, donnant à la main la forme d'une griffe.

Forme humide, œdémateuse. — C'est le tableau d'une grande asystolie : œdèmes parfois généralisés, gros foie, urines rares, dyspnée très marquée, dilatation du cœur droit. Cette forme grave peut entraîner la mort subite.

Les enfants allaités par une mère béribérique peuvent être atteints de cette forme grave.

ÉVOLUTION. Variable. Certaines formes sont rapidement mortelles; plus souvent la maladie traîne en longueur, laissant à sa suite des paralysies incurables. Les rechutes et récidives sont très fréquentes. La mortalité est rarement inférieure à 15 p. 100 et elle est plus grande dans les races colorées.

CAUSES. Le béribéri est dû à un déséquilibre alimentaire : excès de glucides et insuffisance de vitamines B_1.

TRAITEMENT. Vitamine B_1 par la bouche ou en injections. Emploi de riz non poli; lait, poissons et viandes, soya. Accessoirement extraits hypophysaires et cortico-surrénaux.

Dans les formes cardiaques : ouabaïne, camphre, caféine, spartéine.

Dans les formes chroniques nerveuses : strychnine, quinquina. Massage, électrothérapie.

BESANÇON-LA-MOUILLÈRE (Doubs). — Eaux thermales, chlorurées sodiques fortes (298 g par litre), iodobromurées, captées à Miserey, à 5 km de Besançon.

CURE. Bains à concentration graduée, douches, inhalations, injections.

INDICATIONS. Maladies des enfants (débilité congénitale, anémie, rachitisme, lymphatisme) ; maladies des femmes (métrites, salpingites, stérilité) ; affections chroniques des os et des articulations.

BESREDKA (Méthode de). — Méthode de désensibilisation qui consiste à injecter très lentement de très petites doses de sérum pour rompre l'état anaphylactique sans provoquer d'accidents graves.

Cette méthode est à utiliser de la façon simplifiée suivante, pour éviter les accidents de choc immédiat : d'abord 1/4 de cm^3 de sérum sous la peau, puis 1/2 ou 1 cm^3 une heure plus tard, et, après quatre heures, toute la dose. Ou même, plus simplement encore, on peut lentement injecter sous la peau 5 cm^3, et, s'il n'y a pas d'incident, le reste de la dose un quart d'heure après. V. ANAPHYLAXIE et ANTIANAPHYLAXIE.

BÊTA-BLOQUANTS. — (V. *Supplément* à RÉCEPTEURS.)

BÊTAMÉTHAZONE. — *Corticoïde* (v. *Supplément*) de synthèse possédant les effets anti-inflammatoires des glucocorticoïdes et leurs effets secondaires sans effet minéralocorticoïde : il ne provoque pratiquement pas de rétention d'eau et de sodium.

BÊTE D'AOÛT. — V. ROUGET.

BÉTOINE. — Plante de la famille des Labiacées (*Retonica officinalis*) dont la racine est un éméto-cathartique.

BEURRE. — Matière grasse du lait, séparée, décantée et agglomérée par le barattage. Le beurre contient des glycérides, oléine, palmitine et stéarine, des acides gras : butyrine, caproïne et capryline, 1 p. 100 de caséine et de sels minéraux entraînés avec les globules graisseux.

Le beurre est très altérable, son *rancissement* est rapide, surtout en été, par suite de la présence de ferments microbiens et diastasiques qui transforment la caséine et le lactose.

En lavant plusieurs fois à l'eau le beurre et en le pressant, on obtient les *beurres fins,* qui ne contiennent pas de lactose et peu de caséine et se conservent plus longtemps.

Les *beurres fondus,* obtenus par une fusion au bain-marie suivie de décantation de la matière grasse dans des pots, ne contiennent pas d'eau et sont de conservation facile.

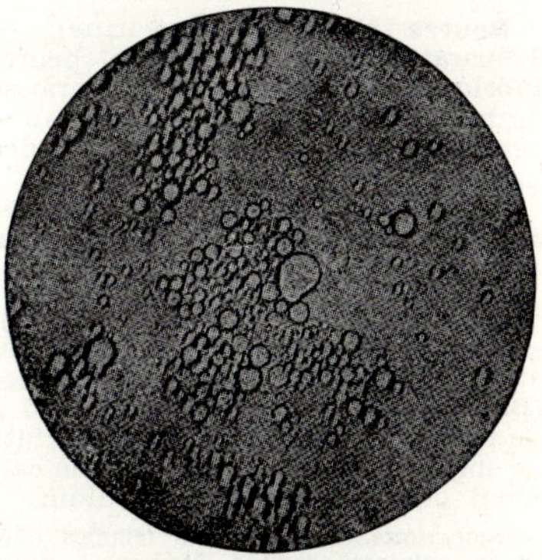

FIG. 165. — Globules du lait vus au microscope.

On peut aussi ajouter du sel pour faciliter la conservation du beurre; le *beurre demi-sel* renferme 2 à 4 p. 100 de sel marin, le *beurre salé* de 4 à 8 p. 100.

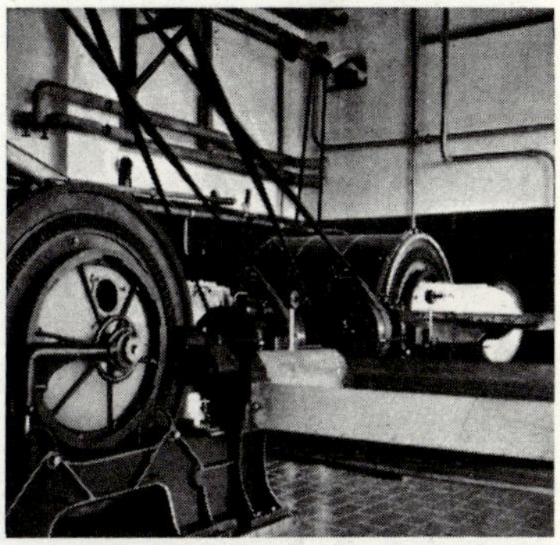

FIG. 166. — Barattage du beurre.
(*Cl. Laiterie parisienne, phot. Ronzel.*)

Le beurre contient les principales vitamines A, D et E; il est très digestible, à la condition d'être fondu et non cuit; par exception, le beurre sera cuit dans la raie au beurre noir, les

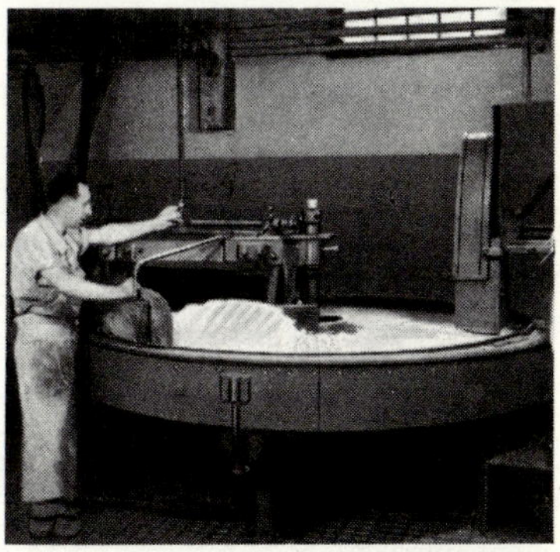

FIG. 167. — Malaxage du beurre.
(*Cl. Laiterie parisienne, phot. Ronzel.*)

acides libérés étant saturés par les bases ammoniacales qu'apporte la raie.

Le beurre convient à la suralimentation des débilités, des tuberculeux, des diabétiques; il est contre-indiqué chez les obèses et les lithiasiques.

Beurre artificiel (Margarine). — Préparation très analogue au beurre fabriquée avec l'oléine de la graisse de bœuf, un peu de lait et de l'huile végétale (sésame, coton), et colorée par du rocou.

Sa digestibilité est à peu près aussi grande que celle du beurre, et son prix est beaucoup moins élevé.

BIARRITZ (Pyrénées-Atlantiques). — Ville de bains de mer (30 000 hab.), station d'hiver et d'eaux minérales (Briscous). Cette eau contient 295 g de chlorure de sodium, 4 g de sulfate de magnésium, 3 g de sulfate de calcium, 0g,17 de bromure de sodium.

INDICATIONS. Maladies des femmes (métrites, salpingo-ovarites, fibromes); maladies des enfants (lymphatisme, prétuberculose, lésions osseuses, adénopathies et fistules tuberculeuses, rachitisme, troubles de croissance, scoliose, séquelles de la paralysie infantile, atrophies musculaires). Neurasthénie.

CONTRE - INDICATIONS. Tuberculose des voies respiratoires; artériosclérose, emphysème avancé.

CURE. Bains, douches, générales et locales (vaginales, nasales, filiformes, compresses d'eaux mères).

BIBERON. — Récipient destiné à permettre l'allaitement artificiel des

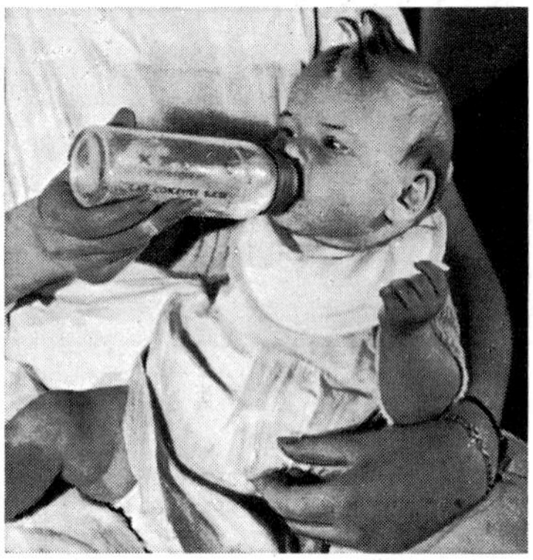

FIG. 168. — Position pour donner le biberon.
(Phot. René-Jacques.)

bébés. Le plus simple et le meilleur est une bouteille de verre blanc qui, suivant l'âge de l'enfant, sera de la contenance de 100 à 150 g. On le coiffe d'une tétine stérilisée en caoutchouc *au moment* de faire boire l'enfant. Le tout est facile à nettoyer; mais il faut avoir chez soi, en vue de la nuit, au moins deux bouteilles de verre.

PROCÉDÉS POUR FAIRE ACCEPTER LE BIBERON. Lorsqu'on substitue le biberon à l'allaitement maternel, pour toutes ou pour quelques-unes seulement des tétées, il arrive fréquemment que l'enfant se refuse d'abord à l'accepter. La raison de cette résistance peut venir de la difficulté qu'éprouve le bébé à tirer le lait, par suite de l'insuffisance de l'ouverture pratiquée à l'extrémité de la tétine. Il convient donc de vérifier préalablement son diamètre et, au besoin, de l'agrandir (sans exagérer cependant cette ouverture, la tétine ne devant pas être transformée en entonnoir). On facilitera, en outre, l'acceptation du biberon en le remplissant de lait tiède, et non trop chaud ou trop froid, et en l'introduisant avec douceur entre les lèvres du bébé.

BICARBONATE. — V. aux bases. Exemple : Bicarbonate de soude, voir SODIUM.

BICEPS (du lat. *bis*, deux, et *caput*, tête). — Nom donné à deux muscles qui, à une de leurs extrémités, possèdent deux tendons pour s'attacher à l'os.

Biceps brachial. — Long muscle du bras, innervé par le musculo-cutané. Ce muscle fléchit le bras sur l'avant-bras.

Biceps crural. — Long muscle de la cuisse innervé par le grand sciatique. Ce muscle fléchit la jambe sur la cuisse. La jambe étant fléchie, il devient extenseur de la cuisse sur le bassin et rotateur de la jambe en dehors.

BICHROMATE DE POTASSE. — Ce sel est très employé dans la teinture et pour certaines piles électriques; il est utilisé aussi comme médicament. V. à POTASSE.

Empoisonnement. — SIGNES. Douleurs dans le ventre. Vomissements violents, dilatation des pupilles, dépression générale, diminution d'urine.

PREMIERS SOINS. Vomitifs, eau albumineuse (V. ALBUMINE). Tisane de gruau, chaleur aux pieds, stimulants, injection de morphine contre les douleurs.

BIDET. — Cuvette, en porcelaine

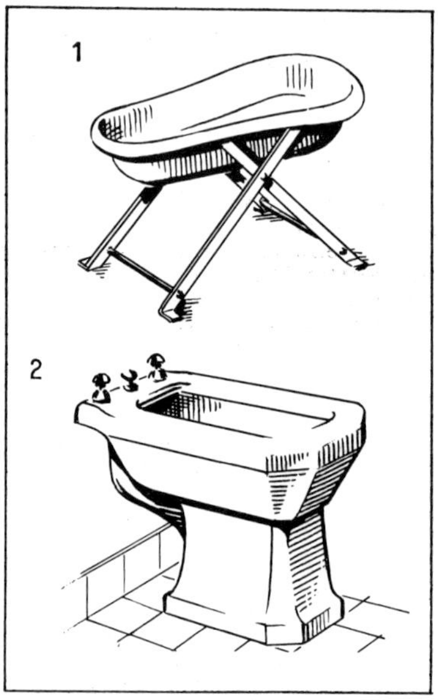

FIG. 169. — Bidets.
1. Pliant en métal; 2. Fixe en porcelaine.

ou en métal, montée sur pied et servant aux ablutions intimes.

BIÈRE. — Boisson obtenue par fermentation alcoolique à partir d'un moût préparé avec du malt d'orge, du houblon, de l'eau et de la levure.

COMPOSITION. La bière contient de 1 à 9 p. 100 d'alcool, 3 à 6 p. 100 de matières albuminoïdes, 0,05 à 2 p. 100 de sucre non fermenté, 3 à 6 p. 100 de dextrine, 12 à 35 cg de sels; la proportion d'eau varie entre 76 et 93 p. 100.

AVANTAGES ET INCONVÉNIENTS. La bière, étant une boisson qui a *bouilli*, ne peut contenir de microbes nuisibles.

Nutritive par les principes alimentaires énumérés précédemment, par ses sels minéraux, notamment les phosphates, *apéritive, diurétique, tonique* et *rafraîchissante* par son houblon, la bière est une boisson recommandable et qu'on conseille particulièrement aux personnes désireuses d'engraisser et aux nourrices, pour lesquelles cependant elle est inférieure au lait. 100 g fournissent 30 à 45 calories.

La dose peut s'élever sans inconvénient à une bouteille par repas pour les bières peu alcoolisées.

La bière est contre-indiquée dans le diabète, l'uricémie, l'atonie gastrique, l'obésité.

Préparations médicamenteuses. — Malt. — La bière contient un ferment digestif, diastase végétale ou *maltine*, qui transforme en sucre assimilable les substances contenant de l'amidon ou de la fécule. On fabrique des bières très chargées en maltine, et on fait des préparations de malt (élixir, poudre, pastilles).

BIERMER (Maladie de). — V. ANÉMIE* NORMOCHROME ARÉGÉNÉRATIVE.

BIGUANIDES. — Hypoglycémiants de synthèse utilisés pour traiter le diabète sucré. Leur effet serait lié à une potentialisation de l'insuline. Ils peuvent engendrer des incidents : nausées et surtout vomissements.

BILE. — Liquide jaune brunâtre, limpide et non filant, sécrété par le foie (800 à 1 000 cm^3 par 24 h). Elle s'écoule d'une manière intermittente dans l'intestin pendant la période digestive. Dans les intervalles, elle s'accumule dans la vésicule biliaire, branchée en dérivation sur la voie biliaire principale, et y subit une concentration, ce qui a permis de distinguer deux biles, une *bile A* ou hépatique, une *bile B* ou vésiculaire.

La bile se compose essentiellement d'eau, de sels biliaires, qui sont des sels alcalins, des acides glycocholique et taurocholique, des acides gras et savons, du cholestérol, de la lécithine, des graisses neutres, de la mucine et des sels minéraux; la proportion de tous ces éléments est beaucoup plus forte dans la bile B que dans la bile A.

La bile et les solutions aqueuses de sels biliaires présentent la propriété de dissoudre les savons et les acides gras libres.

La coloration de la bile tient à un pigment, la *bilirubine,* qui a pour origine la dégradation de l'hémoglobine. La bile déversée dans les matières fécales facilite l'absorption des graisses et contribue à évacuer l'intestin en le faisant contracter régulièrement; elle entrave les putréfactions intestinales.

Les pigments biliaires (bilirubine et son dérivé l'urobiline) peuvent passer dans le sang (*cholémie*) et déterminer de l'ictère ou jaunisse; ils peuvent également passer dans l'urine (*cholurie*).

Les sels biliaires peuvent passer dans l'urine (*cholalurie*).

Bile de bœuf. — La bile de bœuf desséchée est prescrite en pilules ou en ampoules de 0g,1 à 0g,2 (5 par jour) comme laxatif et cholagogue.

BILHARZIOSE (de *Bilharz,* savant qui découvrit le parasite). — Affections provoquées par des vers trématodes du genre *Schistosomum* et contractées à partir d'eaux polluées par des déjections urinaires ou fécales.

On distingue la *bilharziose vésicale* due à *Schistosomum haematobium,* fréquente en Egypte, Afrique tropicale, Madagascar et la Réunion; la *bilharziose intestinale,* due à *Mansoni,* sévissant en Amérique du Sud, aux Antilles; la *bilharziose artérioso-veineuse* due à *S. japonicum,* décelée au Japon et aux Philippines.

BILIEUSE. — V. FIÈVRE.

BILIEUX. — V. CHOLÉMIE.

BILIRUBINE. — Matière colorante de la bile. V. BILE.

BIOMÉTRIE (du gr. *bios,* vie, et *metron,* mesure). — Estimation mathématique des éléments pouvant être mesurés (poids, taille, diamètre du thorax, du crâne, indice nasal, etc.) fournis par un ensemble d'individus appartenant à un même groupement; on pourra en tirer des renseignements utiles pour apprécier une population, une race, une lignée.

BIOPSIE (du gr. *bios,* vie, et *opsis,* vue). — Prélèvement d'un petit fragment d'un tissu vivant pour l'examen microscopique.

La biopsie permet de diagnostiquer avec certitude certaines affections de caractère douteux. Dans les cas de tumeur ulcérée de la langue, par exemple, elle permet de préciser, en quelques heures, s'il s'agit ou non d'un cancer, ce qui a une grande importance pour la précocité du traitement.

BIOTROPISME (du gr. *bios,* vie, et *trepeon,* tourner). — Eveil ou réveil vital d'un micro-organisme latent sous l'influence d'une action exogène, médicamenteuse, physique ou autre.

BIOTYPE. — Individu à génotype homozygote capable d'engendrer des êtres remarquables par la constance de leurs caractères. Ainsi, chez l'homme, on peut différencier des groupes nettement caractérisés de types spéciaux (alpin, nordique, méditerranéen, etc.).

BISCOTTE. — Tranche de pain séchée et dorée par cuisson au four. Les biscottes sont employées pour les panades des bébés et l'alimentation des diabétiques et des obèses. Elles constituent un aliment plus léger et contenant moins d'amidon que la mie ordinaire.

BISCUIT. — Aliment formé d'un mélange de farine, d'œufs et de sucre.

Biscuit de mer. — C'est une sorte de pain très peu levé, qu'on dessèche à l'étuve sous forme d'une galette mince très dure, mais très nutritive.

BISMUTH. — Divers sels de bismuth sont utilisés en médecine.

Sous-nitrate de bismuth. — Poudre blanche, insoluble dans l'eau. Employé comme antidiarrhéique à la dose de 4 à 8 g par jour (pour les enfants, 20 cg par année d'âge) en cachet ou en potion, souvent associé au laudanum et au ratanhia; le bismuth communique aux matières fécales une coloration noire.

INDICATIONS. — Constipation avec signes d'irritation colique, glaires ou sang, côlites ulcéreuses, dysenterie amibiennes, typhlites. Pansement gastrique dans l'ulcère de l'estomac ou du duodénum.

Salicylate de bismuth. — Poudre blanche employée à la dose de 1 à 3 g par jour en cachet de 50 cg comme antidiarrhéique; souvent associé au benzonaphtol.

Carbonate de bismuth. — Poudre blanche insoluble, employée comme sédatif des douleurs gastriques, en pansements de l'estomac sous forme d'un lait contenant 15 g à 20 g pour 150 g d'eau.

Les sels de bismuth dans le traitement de la syphilis. — On utilise les injections de sels bismuthiques dans le traitement de la syphilis sous plusieurs formes de préparations spécialisées.

Le bismuth constitue actuellement le traitement de fond de la syphilis, seul ou associé aux arsenicaux. Certains syphiligraphes l'emploient même comme traitement d'attaque : les accidents syphilitiques régressent aussi vite, et les réactions sérologiques deviennent aussi rapidement négatives qu'avec les arsenicaux; mais le bismuth est beaucoup moins toxique que l'arsenic.

Surveiller la bouche et les urines.

BISTORTE (Renouée). — Plante de la famille des Polygonacées dont le rhizome, deux fois tordu sur lui-même (d'où le nom), est employé comme astringent; en décoction (20 g par litre) ou en pilules (1 à 4 g).

BISTOURI (*fig.* 170). — Couteau employé en chirurgie. Il en existe de formes diverses, droite ou courbe.

Bistouri diathermique ou électrique. — Instrument servant à sectionner les tissus par l'électricité (*fig.* 171).

Le courant des appareils de diathermie peut être réglé de façon telle que l'effet de chaleur soit négligeable, à côté de l'effet de rupture.

Le bistouri diathermique n'a jamais besoin d'être aiguisé, l'action tranchante étant due uniquement au courant électrique. La lame du bistouri est remplacée par un simple fil rigide qui progresse sans effort à travers la peau, les aponévroses, les cartilages, les muscles, mieux que ne ferait le meilleur bistouri. Une légère coagulation arrête les hémorragies capillaires, sauf en cas de section d'un vaisseau important.

Dans les opérations sur les tissus très friables, la section par simple contact évite les tiraillements dus aux pinces et à la pression du couteau.

La dermatologie utilise le bistouri électrique pour les curetages, les scarifications (lupus, chéloïdes), les biopsies, l'ouverture des kystes, des abcès et des bubons.

L'urologie, la chirurgie du cerveau et du poumon, l'oculistique, l'oto-rhino-laryngologie, l'art dentaire emploient également cet appareil pour de multiples petites opérations.

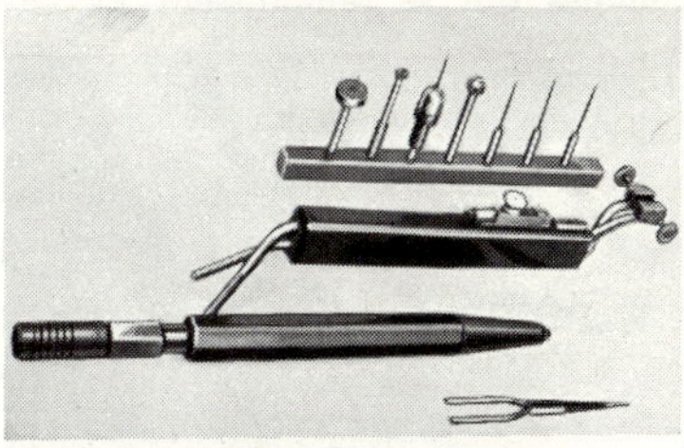

FIG. 171. — Bistouri diathermique.

BIURET (Réaction du). — Voir ALBUMINE.

B. K. — Abréviation pour *bacille de Koch.* V. TUBERCULOSE.

BLANC D'ARGENT, DE CÉRUSE (Blanc de plomb). — V. PLOMB (Carbonate de).

BLANC D'ESPAGNE, DE MEUDON. — V. CHAUX (Carbonate de).

BLANC D'ŒUF. — V. ALBUMINE.

BLANC DE PLOMB. — V. PLOMB.

BLANC DE ZINC. — V. ZINC.

BLASTODERME (du gr. *blastos,* germe, et *derma,* peau). — Membrane primitive de l'embryon. V. FŒTUS.

BLASTOMÈRE (du gr. *blastos,* germe, et *meros,* partie). — Cellule primitive de l'œuf, résultat de la segmentation de l'ovule fécondé.

BLASTOMYCOSES (du gr. *blastos,* germe, et *mukês,* champignon). — Maladies produites par des champignons bourgeonnant ou présentant la forme de *levures,* quelle que soit la place de ces champignons dans la classification, qu'il s'agisse de *saccharomyces, cryptoccus, endomyces, monilia, mycoderma,* etc.

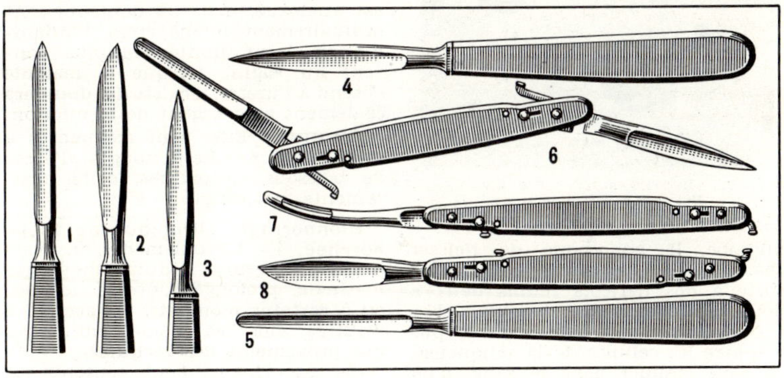

FIG. 170. — Bistouris.
A lame fixe : 1. Dit de « Chassaignac »; 2. Convexe; 3. Droit; 4. Ordinaire; 5. Mousse.
De trousse : 6. Droit et mousse; 7. Boutonné; 8. Convexe.

Blastomycoses des muqueuses. — Parmi ces affections, la plus commune est le *muguet,* dû à l'*Endomyces albicans* (v. BOUCHE).

Blastomycoses de la peau. — Les lésions cutanées peuvent revêtir des aspects multiples : nodules indurés, gommes qui se ramollissent et ab-

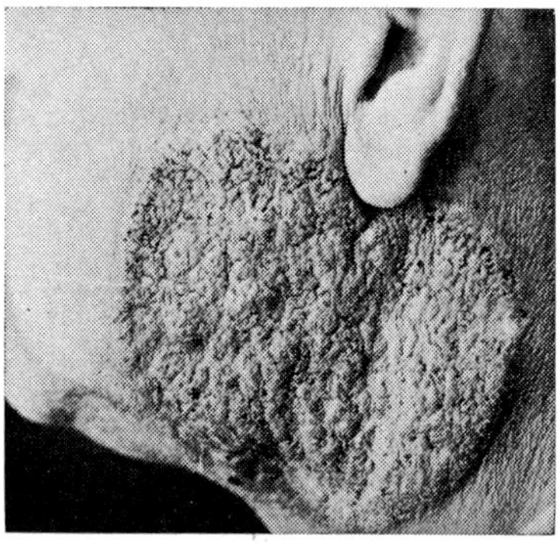

FIG. 172. — Blastomycose de la joue (Pr Brocq).

cèdent, laissant des fistules, tumeurs sous-cutanées, placards verruqueux, etc. (*fig.* 172).

TRAITEMENT. Ablation chirurgicale pour les gros abcès ou destruction des lésions par la cautérisation. Traitement intensif par l'iodure de potassium ou les huiles iodées (lipiodol), le sulfate de cuivre. Arsénobenzènes, sulfamides, pénicilline.

BLENNORRAGIE (du gr. *blenna,* mucus, et *rhagê,* éruption) **et BLENNORRHÉE** (du gr. *blenna,* mucus, et *rhein,* couler). — Maladie contagieuse, succédant en général à des rapports vénériens. Elle est produite par un

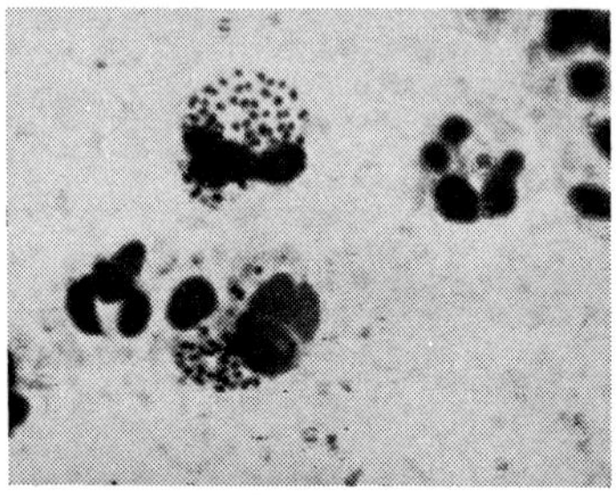

FIG. 173. — Gonocoques.

microbe, le gonocoque de Neisser (*fig.* 173), qui ressemble en quelque sorte à des haricots réunis deux à deux par leurs bords concaves.

Ce microbe se trouve dans le pus et entre les cellules de la muqueuse, et peut circuler dans le sang, d'où l'extension de la maladie aux organes voisins (*orchite, métrite, salpingite*) et plus rarement à ceux éloignés des organes comme le genou (*arthrite blennorragique*) et le cœur (*endocardite blennorragique*). C'est le transport du gonocoque par l'apport d'une parcelle de pus sur les yeux qui provoque l'*ophtalmie purulente.* On le rencontre avec abondance dans l'urètre, chez l'homme, dans le vagin et quelquefois dans l'urètre chez la femme.

La blennorragie peut être produite chez les petites filles, en dehors de tout contact vénérien, par l'emploi d'objets souillés provenant de personnes malades (linges, éponges, canules, thermomètres, etc.). Se méfier dans ces cas des blennorragies chroniques de la mère ou d'une domestique. Ces faits sont très importants au point de vue hygiénique et médicolégal.

Blennorragie urétrale aiguë. — CAUSES. I. *Déterminantes.* — Le plus souvent, le gonocoque est transmis à l'homme dans les rapports sexuels par la femme infectée, atteinte ellemême de blennorragie chronique. Chez la femme, le gonocoque est difficile à déceler, même à l'examen médical, et la fréquence des contaminations masculines s'explique par la confiance de l'homme en la santé d'une partenaire qui ne présente aucun signe de maladie, chez qui le gonocoque, latent durant des mois, après l'infection primitive, dans les repères de l'urètre et de ses glandes, du col de l'utérus, de la glande de Bartholin deviendra virulent et s'extériorisera à l'occasion des règles.

II. *Prédisposantes.* — Fatigues, libations, notamment de bière, blennorragie antérieure.

SIGNES. 1° *Chez l'homme.* — De trois à dix jours après le contact contagieux, se produit une démangeaison à l'extrémité de l'urètre, puis apparaît un écoulement clair, filant au début, mais bientôt épais, jaunâtre et enfin verdâtre. Au moment des mictions, une sensation de cuisson très pénible se répand le long du canal de l'urètre, qui fait saillie, à certains moments, sous forme d'une corde dure, en provoquant d'intenses douleurs. Après une période variable (en moyenne six semaines), l'écoulement redevient jaune et plus liquide, puis disparaît; les douleurs ont cessé plus rapidement, ou du moins se sont grandement atténuées.

2° *Chez la femme.* — L'écoulement est analogue, mais les douleurs sont ordinairement moins vives, l'inflammation étant limitée le plus souvent au vagin; lorsque la maladie s'étend à l'urètre, il existe des douleurs également au moment de la miction.

RECHUTES. Elles sont fréquentes à la suite de marche prolongée, d'excès de boissons alcooliques, coïts, traitements mal dirigés.

Blennorragie chronique ou Blennorrhée. — L'écoulement, du reste incolore, s'éternise. Réduit à une goutte matinale, prolongé toute la journée ou à certains moments, il s'accroît à d'autres sous les mêmes influences qui provoquent des rechutes.

Cet écoulement peut contenir les gonocoques ou d'autres microbes. Parfois, il est amicrobien. Les urines sont souvent troubles, surtout au début de la miction. Elles contiennent des *filaments* plus ou moins nombreux qui peuvent persister durant des années. Ces filaments peuvent contenir des gonocoques.

Cette urétrite chronique est grave, du fait de sa durée, des complications (rétrécissement, prostatite, rhumatisme) et des conséquences sociales (stérilité).

Localisations extra-génitales de la blennorragie. Blennorragie oculaire. — En dehors de l'urétrite, les gonocoques contenus dans le pus blennorragique sont quelquefois la cause d'une *ophtalmie purulente* (v. ŒIL [maladies]), qui peut entraîner la perte de la vision, la maladie se propageant souvent d'un œil à l'autre. Il est donc indispensable de se laver soigneusement les mains après avoir touché à ce pus, dont une infime parcelle suffit pour amener la contagion.

Chez la femme qui accouche alors qu'elle est atteinte d'une blennorragie, le bébé peut être contaminé : la maladie constitue ainsi l'*ophtalmie*

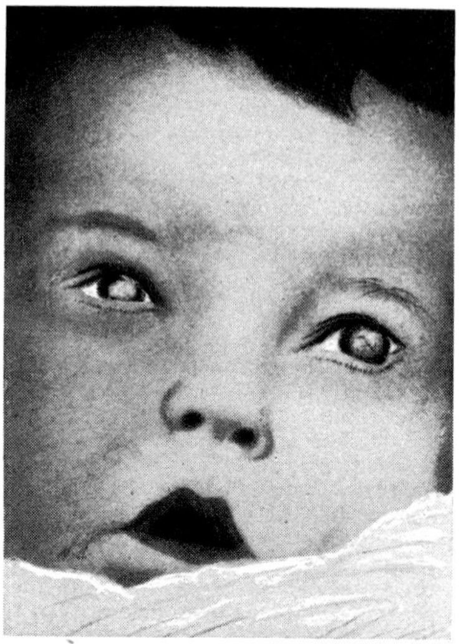

FIG. 174. — Ophtalmie purulente blennorragique chez un nouveau-né, ayant produit la cécité par altération de la cornée. (Atlas de Maitland-Ramsay, Maloine, édit.)

purulente des nouveau-nés; c'est une des origines les plus communes de la cécité de naissance (*fig.* 174).

Ce danger doit être évité par l'instillation dans chaque œil, dès la naissance, de 4 ou 5 gouttes de solution de nitrate d'argent à 1 p. 100.

Complications. — Il faut distinguer les complications *générales* et les complications *génitales,* qui sont différentes selon le sexe.

Complications générales. — Elles étaient fréquentes avant l'apparition de traitements rapidement efficaces.

Les *arthrites gonococciques* aiguës ou chroniques, touchant une ou plusieurs articulations, simples ou suppurées, dont l'évolution la plus favorable était l'ankylose.

Les *septicémies,* souvent mortelles avant les antibiotiques, au cours desquelles apparaissaient des lésions endocardiques, méningées.

Les autres localisations *oculaires, rectales.*

Complications génitales chez l'homme. — Ce peut être la diffusion de l'infection au gland réalisant la *balanite,* au prépuce (*balanoposthite*) avec au maximum un *paraphimosis inflammatoire,* dont le traitement doit être rapide.

Elles peuvent être glandulaires; l'atteinte du testicule (*orchiépididy-*

mite) survient quinze jours après le début de l'urétrite aiguë, parfois après arrêt de l'écoulement; elle débute par des frissons, la fièvre à 40° et une douleur très vive, intolérable, du testicule remontant vers l'aine, l'abdomen.

Les bourses sont augmentées de volume, rouges, chaudes; il existe une tuméfaction épididymaire qui « coiffe » le testicule. Cette tuméfaction régressera sous l'influence du traitement et laissera un noyau dur, régulier.

L'atteinte de la prostate (*prostatite*) se manifeste par les mêmes signes généraux, une pesanteur pelvienne et des troubles urinaires à type de pollakiurie. Elle peut évoluer vers l'abcès. En fait, la véritable complication de ces atteintes est la *stérilité* quand elles sont bilatérales.

Une seule complication chronique, le *rétrécissement*, multiple, en chapelet, qui entraîne des troubles du jet, des gouttes retardataires et est une source constante d'infection; elle est grave, car à l'opposé des complications aiguës elle n'est pas sensible aux antibiotiques et nécessite un long traitement douloureux.

Complications génitales chez la femme. — Diffusion à la vulve (*vulvite*), aux glandes de Skene, de Bartholin, réalisant un abcès chaud qu'il faut inciser. Plus redoutable est la *métrite;* elle est caractérisée par des douleurs, l'existence de « pertes blanches » purulentes; elle peut atteindre le col, le corps, diffuser et donner une *péritonite régionale.* La *salpingite,* qui peut être *aiguë,* très fébrile. Elle peut être *chronique;* elle réalise une véritable infirmité par ses douleurs continuelles, ses règles douloureuses, les pertes et les troubles urinaires d'accompagnement. Ces complications sont à l'origine de *stérilité* chez des femmes jeunes.

Une complication très spéciale à la femme est la *persistance de foyers sans signes cliniques,* qui permettent la dissémination de la maladie en l'absence d'un traitement correct et contrôlé.

Prophylaxie. — **I. Individuelle.** — Eviter les rapports « douteux ». — Préservatifs. — Onction à la vaseline avant le coït. — Uriner après les rapports. — Injection de permanganate de potassium (50 cg par litre d'eau).

II. Sociale : elle dépend surtout de la conscience de chaque individu. Le malade doit toujours se traiter sous contrôle médical, sans refuser les examens bactériologiques. En effet, le traitement au début permet la stérilisation rapide de tous les foyers et évite ainsi toute contamination au prix de quelques jours d'abstinence. Remis à plus tard, le traitement sera plus long, plus désagréable, moins efficace, et le malade chronique deviendra alors un agent de diffusion de la maladie, s'il ne se plie pas à une stricte discipline.

Contrôle bactériologique. — Il doit être pratiqué avant tout traitement pour confirmer le diagnostic clinique. Il doit être répété après la fin du traitement pour vérifier la guérison, au besoin après une réactivation à la bière. Dans les formes chroniques, il doit être répété plusieurs fois avant d'affirmer la guérison. Il consiste en un examen au microscope d'une goutte de sécrétion douteuse; en général, première goutte urétrale du matin.

Traitement de l'urétrite aiguë. — 1° ***Chez l'homme.*** — Le traitement de l'urétrite gonococcique est le plus souvent un traitement-minute : il a pour intérêt de pouvoir être contrôlé dans son application et de suspendre immédiatement le risque de contamination : soit kanamycine en une injection intramusculaire, soit thiamphénicol : 10 comprimés avalés en une minute. Eviter la pénicilline, afin de ne pas masquer une syphilis (qui sera toujours recherchée) et traiter systématiquement la partenaire.

Le traitement des autres urétrites dépend du germe responsable et de sa sensibilité, étudiée sur un antibiogramme. Dans tous les cas, contrôler l'efficacité du traitement par une réactivation : deux instillations urétrales de nitrate d'argent à 1 p. 100 à 48 heures d'intervalle.

2° ***Chez la femme.*** — Traitement général identique. On peut s'aider de lavages urétro-vésicaux. Chaque complication a son propre traitement, parfois chirurgical, et souvent alors délabrant et entraînant la stérilité.

Traitement de l'urétrite chronique. — Dilatations successives à la bougie en gomme ou au béniqué. On commence par une exploration à l'aide d'une sonde spéciale qui donne le calibre. On augmente progressivement le calibre des sondes, que l'on passe tous les quatre à cinq jours jusqu'à l'obtention d'un diamètre suffisant. Une nouvelle cure de dilatation est presque toujours nécessaire après cinq à six mois.

BLÉPHARITE (du gr. *blepharon,* paupière, et de la terminaison *ite,* désignant une inflammation). — Inflammation des paupières. V. *Paupières,* à ŒIL.

BLÉPHAROPLASTIE (du gr. *blepharon,* paupière, et *plastês,* qui façonne). — Restauration d'une paupière à l'aide de la peau du voisinage. Les résultats sont bons lorsque le muscle orbiculaire est conservé.

BLÉPHAROSPASME (du gr. *blepharon,* paupière, et de *spasme*). — Spasme des paupières, soit par contracture (fermeture continue), soit par convulsion (alternative incessante d'ouverture et fermeture). V. *Paupières,* à ŒIL.

BLÉPHAROSTAT (du gr. *blepharon,* paupière, et *statês,* qui arrête). —

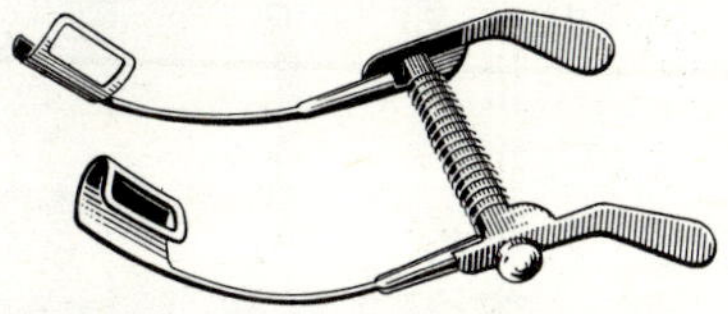

FIG. 175. — Blépharostat.

Fixateur de paupières dans les opérations sur l'œil (*fig.* 175).

BLESSÉ. — Le traitement varie avec la variété de blessure. V. FRACTURE, LUXATION, PLAIE. Le transport des blessés nécessite certaines précautions.

RELÈVEMENT. Agir avec douceur et précaution selon des techniques précises. La partie blessée sera soutenue au-dessus et au-dessous. Si deux personnes peuvent aider, le *brancard* (v. ce mot) étant placé près du blessé, elles se mettent de chaque côté de lui, posent un genou à terre, passent les mains au-dessous du tronc et des membres inférieurs et les entrecroisent mutuellement pour soutenir le blessé, qui les saisit par le cou; les aides se lèvent alors ensemble et transportent le blessé au-dessus du brancard sur lequel ils le déposent doucement. Si une troisième personne est présente, elle glissera le brancard sous le blessé, dès qu'il sera relevé.

TRANSPORT. Le malade est placé sur le dos, ou sur le côté opposé à la blessure. Si la blessure siège au ventre, on fléchira les cuisses pour relâcher les parois de l'abdomen. Les porteurs devront partir d'un pied différent pour diminuer le balancement du brancard, marcher d'un pas régulier, s'efforcer de maintenir le brancard horizontal, porter le blessé la *tête en avant* en gravissant une côte ou un escalier, les *pieds en avant* en les descendant (à moins de fracture des membres inférieurs, auquel cas les pieds doivent toujours être plus élevés).

PLACEMENT SUR UN LIT. Si le lit est étroit, on procède comme ci-dessus pour le brancard; s'il est large, le brancard est déposé le long du lit, la tête du côté de l'oreiller; les porteurs glissent les mains sous le blessé, puis, dès que le brancard est enlevé, ils se rapprochent du lit et déposent doucement le malade. V. GARDE-MALADE.

BLESSURES. — Les variétés de blessures sont au nombre de quatre, d'après l'agent vulnérant qui peut être un instrument contondant, piquant ou tranchant, ou une arme à feu.

Blessures par instruments contondants (poing, bâton, perche, éboulement à la suite d'explosion d'obus ou de mine). — Elles peuvent avoir plusieurs degrés, suivant l'intensité du choc.

Contusion. — Elle se manifeste par une tache noirâtre, *l'ecchymose,* due à une extravasion du sang. Du deuxième au troisième jour, elle prend une coloration bleuâtre, qui passe au vert, puis au jaune orangé et disparaît vers le douzième jour.

Plaie contuse. — L'action vulnérante ayant été plus intense, les tissus sont déchirés, la plaie droite ou étoilée a des bords irréguliers, dentelés. Une ecchymose entoure généralement cette plaie.

Commotion. — Le choc très violent provoque un écrasement des tissus avec gangrène plus ou moins limitée. Si c'est le crâne qui est atteint, de multiples troubles peuvent se produire (v. CRÂNE [lésions et maladies]).

ZONES DANGEREUSES. I. *En avant.* — Les *parties latérales du crâne,* à cause de la fragilité des os qui les composent, la *partie inférieure du thorax,* surtout à gauche, *tout l'abdomen,* la *région supéro-interne des cuisses* et *du pli du coude* (artères importantes et superficielles).

II. *En arrière.* — La *nuque,* la *colonne vertébrale* et la *région des reins.*

Naturellement, tout dépend de l'importance de la contusion.

Blessures par instruments piquants. — CAUSES. Objet pointu, lisse (aiguille, baïonnette, épée, fourche, poinçon) ou irrégulier (clou rouillé).

La piqûre est étroite et profonde, par suite de l'élasticité des tissus; ceux-ci reprennent leur situation première et l'orifice cutané se rétracte et s'efface. Sauf pour les instruments triangulaires, l'empreinte n'est pas caractéristique.

Il n'y a pas d'hémorragie si la plaie n'est pas profonde, mais le risque est l'infection.

Blessures par instruments tranchants. — La plaie est rectiligne, plus longue que large, ses bords sont nets, les angles aigus. Si elle est produite par des ciseaux, il existe un lambeau triangulaire à sommet d'ordinaire mousse; par des tessons de poterie ou de verre, les bords en sont irréguliers.

Blessures par armes à feu. — Les caractères de ces blessures sont très variables suivant la nature de l'arme, sa charge (poudre noire ou sans fumée), le nombre et la nature des projectiles, la distance du tir, d'où souvent la nécessité, pour le médecin expert, de faire des expériences. V. BALLE.

Blessures (Consolidation des). — En matière d'accidents du travail, la consolidation désigne l'état d'une blessure qui s'est réparée en laissant une lésion ou un trouble fonctionnel permanent non susceptible d'amélioration par un traitement.

La date de la *consolidation* de la blessure est celle à laquelle la victime de l'accident sera en mesure de se remettre au travail. V. ACCIDENTS DU TRAVAIL.

BLEU DE MÉTHYLÈNE. — Poudre amorphe brunâtre, soluble dans deux fois son poids d'eau, employée comme médicament et aussi pour apprécier le degré de perméabilité des reins par la teinte verdâtre qu'elle donne aux urines.

Médicament. — ACTION. Analgésique et calmant (angine de poitrine, ataxie, névralgies, notamment sciatique, névrite, rhumatisme, agitation des aliénés); antipaludique; antialbuminurique et diurétique (néphrite, mal de Bright); antidiabétique; antiblennorragique; antiseptique. A été employé également dans le traitement de la lèpre.

CONTRE-INDICATIONS. Affections du cœur, obésité, vieillesse.

Colorant des urines. — On fait prendre au malade une dose de bleu en capsules ou en injection hypodermique dans un muscle. La coloration, à l'état normal, commence à paraître après une demi-heure et arrive à son maximum après quatre heures, puis décroît. Chez les individus atteints de maladies des reins, du foie, nerveuses ou cutanées (herpès), l'élimination et, par suite, la coloration sont retardées et peuvent se produire d'une façon intermittente.

BLEU DE PRUSSE (Ferrocyanure de fer). — Employée pour une encre bleue, la teinture, l'impression. Voir CYANURE.

BLEUE (Maladie). — V. CYANOSE.

BLEUET. — Plante de la famille des Synanthérées (*Centaurea cyanus*), dont l'infusion et la décoction, douées de vertus astringentes, étaient employées contre les ophtalmies.

BLOC OPÉRATOIRE. — Ensemble des locaux et installations exigés par

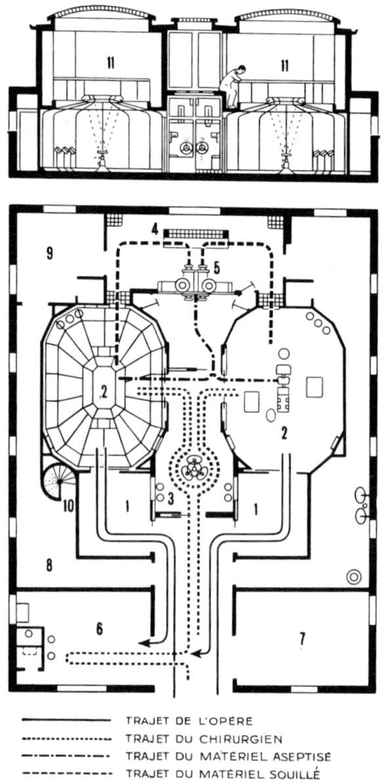

FIG. 176. — Bloc opératoire.

1. Salles d'anesthésie; 2. Salles d'opérations; 3. Salle de lavage; 4. Salle de préparation pour la stérilisation; 5. Autoclaves; 6. Salle de réveil; 7. Salle pour endoscopie et réductions radioscopiques; 8. Salle des médecins; 9. Pharmacie; 10. Accès aux coupoles d'observation; 11. Coupoles d'observation.

un centre chirurgical moderne d'une certaine importance (*fig.* 176).

BOCK. — Récipient en métal émaillé (*fig.* 177), en verre ou en porcelaine, qui porte à sa partie inférieure un tuyau auquel on adapte un tube en caoutchouc. Ce dernier reçoit à son extrémité une pièce formant robinet auquel s'adaptent les embouts pour lavements ou pour les divers genres d'injections externes (lavage des blessures) ou internes (nez, oreille, urètre, vagin).

Selon la hauteur à laquelle on place le bock, on obtient un jet plus ou moins puissant. Le courant d'eau est *continu*, tandis que, dans d'autres appareils, il est intermittent.

AVANTAGES. Il est facile à nettoyer, facile à monter, facile surtout à surveiller, tandis que tous les appareils dont le mécanisme est à l'intérieur marchent souvent mal lorsqu'on en a besoin.

BŒUF. — V. VIANDES.

BOIS (Accidents causés par les bois). — Les *bois exotiques* (bois de Teck, bois des Indes, acajou, ébène), mais aussi les *bois indigènes* (chêne, peuplier, orme), surtout quand ils sont mouillés, peuvent provoquer, par leur contact ou par les poussières qu'ils dégagent, chez les ouvriers du bois (bûcherons, menuisiers, ébénistes), une *dermite* eczématiforme très prurigineuse, localisée aux avant-bras, à la face, à la nuque et aux bourses, une *irritation des muqueuses* (conjonctivite, kératite, catarrhe nasal, éternuements, toux, bronchite) et des *troubles généraux* (asthme, céphalée, nausées, vertiges, somnolence).

Ces troubles, qui paraissent dus à des alcaloïdes contenus dans le bois, ne surviennent que chez des sujets sensibles. La sensibilité du sujet peut s'exagérer à chaque nouveau contact; le plus souvent, il se produit une accoutumance.

Un *test cutané*, fait avec la poussière du bois, peut montrer que le sujet est sensibilisé à tel bois et non à tel autre.

TRAITEMENT. On peut essayer une désensibilisation progressive.

BOIS DE PANAMA. — V. QUILLAJA

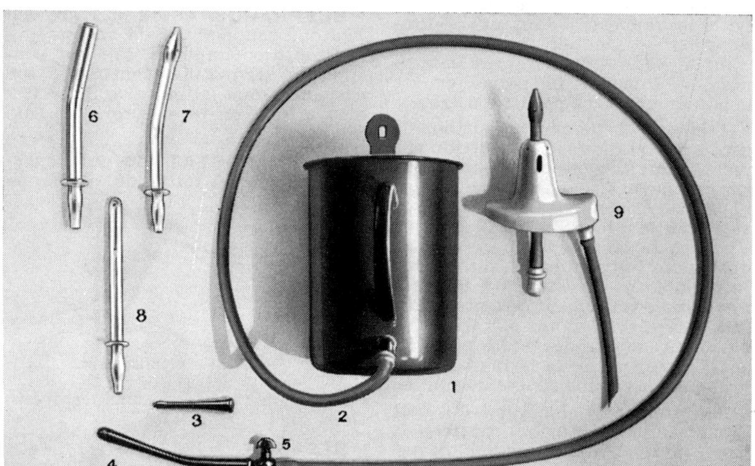

FIG. 177. — Bock et embouts divers.

1. Bock; 2. Tuyau; 3, 4. Canules rectales en caoutchouc durci; 5. Robinet; 6, 7. Canules rectales en verre; 8. Canule vaginale en verre; 9. Canule vaginale à double courant.

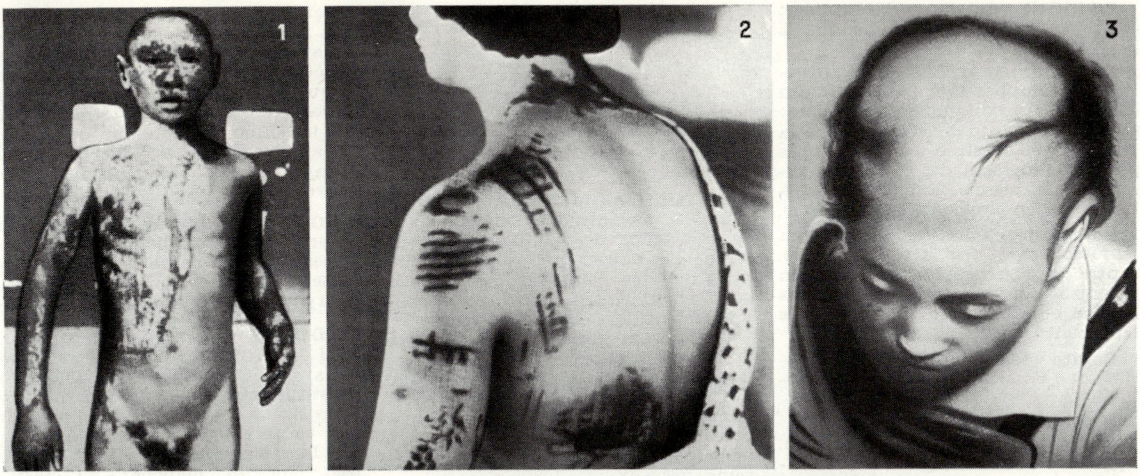

FIG. 178. — Effets provoqués par la bombe atomique.
1. Brûlures limitées aux parties du corps exposées à la chaleur irradiante (d'après J. W. Howland et St L. Warren, *Adv. biol. med phys.*) ; 2. Tatouages provoqués par les « brûlures par l'éclair » (les brûlures correspondent aux zones sombres de la robe) ; 3. Alopécie chez une fillette de Nagasaki exposée aux radiations ionisantes de la bombe (d'après J. J. Timmes, *Nav. Med. Bull.*).
[*Cl. L'arme atomique,* Lt-Colonel P. Genaud, *Dunod,* édit.]

BOISSONS. — Certaines règles sont nécessaires pour l'usage des boissons. Il est nuisible de boire *avant le repas,* car on balaye ainsi les sucs digestifs au moment où ils vont faire leur office; il ne faut pas non plus boire trop aux repas, car on dilue d'une façon excessive ces sucs digestifs et on surcharge l'estomac. Deux à trois verres sont suffisants. La meilleure et la seule boisson *indispensable* est l'eau, mais le vin, la bière, le cidre sont des compléments agréables d'un repas et stimulent les organes digestifs, à condition d'être pris à dose modérée : une bouteille de vin, de bière ou de cidre par jour. V. ACIDULÉ, APÉRITIFS, AROMATIQUES, BIÈRE, CAFÉ, CIDRE, EAU, EAU-DE-VIE, KOLA, LIQUEURS, MATÉ, THÉ, VIN.

Les *boissons chaudes* donnent d'excellents résultats dans certaines maladies d'estomac. V. EAU, ESTOMAC.

BOÎTE DE SECOURS. — V. PHARMACIE DE FAMILLE.

BOL. — Quantité donnée d'un médicament, de consistance molle, qu'on avale dans du pain azyme ou roulé dans une poudre inerte.

BOL ALIMENTAIRE. — Nom donné à la portion d'aliments déglutis en une seule fois.

BOLDO. — Arbre de la famille des Monimiacées, originaire du Chili, dont les feuilles contiennent la *boldine* et la *boldoglucine,* douées de propriétés stimulantes, toniques, cholagogues et laxatives. Employé sous forme de teinture ou extrait fluide (1 à 2 g) ou en infusion à 1 p. 100. La boldine s'emploie en granules de 1 mg (3 à 4 par jour).

BOLET. — Champignon du groupe des Polyporées, à pied central et à chapeau charnu, garni en dessous de nombreux tubes ou pores accolés où se forment les spores. Les bolets comprennent un certain nombre d'espèces comestibles estimées (cèpes). Certaines espèces sont, en revanche, vénéneuses ou suspectes, mais peu dangereuses : elles ont habituellement les pores roses ou rouges, et le pied rouge ou à réseau rouge (*B. satanas, B. erythropus*). V. CHAMPIGNONS.

BOMBE ATOMIQUE. — Bombe utilisant la fission de l'uranium 235 ou du plutonium.

Effets sur l'organisme humain. — Les médecins américains qui ont pu examiner les morts et les survivants de Nagasaki et d'Hiroshima (Japon) où furent lancées, en 1945, les premières bombes atomiques au cours de la Seconde Guerre mondiale, ont constaté que la bombe atomique détermina soit un anéantissement immédiat, soit des effets mortels à retardement (*fig.* 178).

Accidents immédiats. — 120 000 personnes ont été tuées soit par l'effet du déplacement de l'air, soit par des brûlures, soit par l'écrasement des maisons. Sur les sujets à découvert, la mort fut produite par des ruptures de viscères.

La chaleur dégagée par l'éclatement de la bombe amena de graves brûlures, une épilation des cheveux dans un rayon d'environ 1 km et demi du lieu de l'explosion. Dans un rayon de 4 km, on observa des brûlures moins graves; il suffisait d'un mince vêtement pour protéger contre les brûlures; les bâtiments, les murs offrirent une protection efficace. Peu de personnes furent entièrement carbonisées.

Accidents tardifs. — Toute personne qui se trouvait dans un rayon de 1 km et qui n'était pas morte d'écrasement ou de brûlures a succombé, dans les jours ou les mois qui suivirent, sous l'effet des rayons.

Les premiers symptômes furent des troubles digestifs : anorexie, nausées, vomissements, fièvre, chute de cheveux vers le huitième jour.

Puis, apparurent vers le vingt-cinquième jour des manifestations hémorragiques : saignement des gencives, épistaxis, purpura; pâleur extrême et grande fatigabilité. Parfois, ganglions cervicaux augmentés de volume et ictère.

Les rayons s'attaquent plus spécialement à la moelle osseuse, empêchant la formation des globules rouges, des leucocytes granuleux et des hématoblastes.

L'examen du sang montrait des lésions importantes : diminution considérable des globules blancs, pouvant descendre au-dessous de 200 par mm^3; diminution du nombre des globules rouges, pouvant tomber au-dessous du million, diminution des granulocytes et des hématoblastes. Augmentation du temps de saignement, mais temps de coagulation normal.

La thrombopénie est responsable de la mort de nombreux sujets par hémorragies. En somme, les troubles sanguins consistent en une forte anémie et en une agranulocytose, comme dans la maladie des rayons X.

Les rayons γ agissent également sur les *fonctions de reproduction;* toutes les femmes enceintes se trouvant dans un rayon de 2 km du point de chute avortèrent ou donnèrent naissance à des enfants prématurés qui ne tardèrent pas à succomber. Deux mois après l'explosion, le taux des fausses couches était encore de 25 p. 100. Quant aux hommes exposés aux radiations, ils avaient une diminution notable du nombre des spermatozoïdes.

Le *traitement* à instituer réside dans les transfusions répétées de sang et l'injection de fortes doses de pénicilline.

BONAIN (Mélange de). — Liquide épais composé de menthol, acide phénique et cocaïne (parties égales), employé pour anesthésier les muqueuses.

BORAX. — Borate de soude. Voir BORIQUE.

BORBORYGMES (du gr. *borborugma,* murmure). — Gargouillements plus ou moins bruyants dans le ventre, par suite du déplacement de gaz au milieu des liquides de l'intestin. Ils indiquent des troubles digestifs par formation excessive de gaz.

TRAITEMENT. Charbon. V. aussi INTESTIN (maladies), ESTOMAC (maladies).

BORIQUE (Acide). — Médicament antiseptique faible, non toxique à l'extérieur.

MODE D'EMPLOI et INDICATIONS. Poudre, solution, 40 g par litre d'eau bouillante (maximum de solubilité); gaze boriquée, 10 p. 100; pommade, 1 g p. 10 de vaseline. Pansement des plaies, notamment du visage; gargarisme dans angine. Employé aussi à l'intérieur en lavement, 1 à 2 g p. 100.

Borate de chaux. — Employé en paquets de 50 cg avec du sucre, contre la diarrhée infantile, ou en pommade contre les brûlures, l'eczéma (1 g de borate et de glycérine p. 5 de lanoline).

Borate de soude ou **Borax.** — ACTION. Fondant, astringent, résolutif.

DOSE. 0g,5 à 6 g par jour.

MODE D'EMPLOI et INDICATIONS. Aphtes, angines, muguet, en collutoire (borax et miel, quantité égale), ou en gargarisme, 10 p. 100. Contre les gerçures, les démangeaisons, en glycéré, 1 g p. 3 de glycérine.

Entre aussi dans la composition de dentifrices.

Perborate de sodium. — Poudre blanche, très stable quand on la tient à l'abri de l'humidité. Elle résiste à une température de 80°, titre 16 p. 100 d'oxygène actif et donne sur-le-champ une eau oxygénée à 4 vol. 5 d'oxygène environ.

Tartrate borico-potassique (crème de tartre soluble). — Purgatif et diurétique. Limonade, 10 p. 1 000.

BOSSE. — Plusieurs variétés.

Bosse anatomique. — Saillie normale arrondie et lisse d'un os plat : bosses frontale, pariétales, occipitale.

Bosse sanguine. — Tumeur succédant à une contusion (v. ce mot) à la suite d'un choc, lorsqu'un os est immédiatement placé sous la peau de la région frappée; elle est formée par du sang infiltré.

TRAITEMENT. Compresses chaudes.

Bosse des nouveau-nés. — Bosse existant quelquefois sur le crâne des enfants dont l'accouchement a été très long. Elle est formée par l'infiltration d'un liquide séro-sanguin sous la peau, qui est violacée à ce niveau, et disparaît rapidement sans traitement.

Bosse des bossus. — Saillie résultant de la déformation de la colonne vertébrale. V. aussi BOSSUS.

BOSSUS. — Individus atteints d'une déviation de la colonne vertébrale (v. COLONNE VERTÉBRALE) ou de tuberculose des vertèbres (v. MAL DE POTT).

BOTHRIOCÉPHALE. — V. TÉNIAS.

BOTRYOMYCOME. — Petite tumeur rouge, arrondie, lisse ou framboisiforme, pédiculée, siégeant sur les mains ou les doigts, plus rarement au front, aux lèvres (*fig.* 179).

Cette tumeur a la structure d'un bourgeon charnu chronique. On croyait autrefois qu'elle était due à un parasite analogue à celui qui a été décrit sous le nom de *Botryomyces* dans le champignon de castration du cheval. Guérison rapide et complète par l'excision.

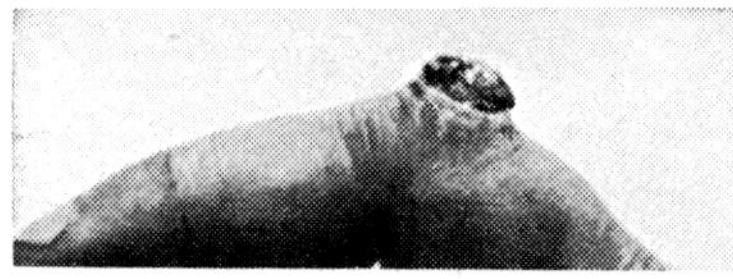

FIG. 179. — Botryomycome de l'index.

BOTULISME (du lat. *botulus*, boudin). — Maladie que l'on contracte en mangeant des aliments de conserve. Le danger est moindre depuis que les conserves consommées sont généralement fabriquées industriellement.

CAUSES. On connaît plusieurs types de bacilles pathogènes pour l'homme; les principaux sont les types A et B, qui sécrètent des toxines différentes donnant naissance à des antitoxines correspondantes. Ces toxines sont principalement toxiques pour le système nerveux.

SIGNES. Le botulisme diffère essentiellement des autres intoxications d'ordre alimentaire par l'absence de fièvre et de signes généraux, par l'absence fréquente, aussi, de signes gastro-entéritiques, du moins bruyants. Au début, douleurs gastriques assez vagues, quelquefois de rares vomissements. La constipation, en revanche, est de règle après une certaine période latente qui peut durer de 24 heures à 2 ou 3 jours.

Les premiers en date sont les *troubles oculaires;* il y a paralysie de l'accommodation (vision trouble des objets proches), mydriase et souvent paralysie de la 3e paire (ptosis, strabisme, ophtalmoplégie). On constate ensuite une sécheresse absolue de la bouche, de la gorge et des fosses nasales, de la paresse de la langue, de la dysarthrie, assez souvent de la paralysie des muscles du voile du palais et du pharynx, d'où dysphagie des plus pénibles; cette paralysie gagne fréquemment les muscles du larynx, d'où aphonie plus ou moins complète.

En même temps, on observe une diminution de la contractilité des muscles volontaires (faiblesse musculaire, sans paralysie vraie), de l'incoordination motrice, avec conservation, mais diminution des réflexes tendineux.

Lorsque la mort doit survenir, nouveaux troubles bulbaires portant sur la respiration, qui devient accélérée, superficielle et dyspnéique.

TRAITEMENT. I. *Préventif.* — N'employer que des conserves stériles; celles-ci doivent toujours être portées au moins à 100°. Dans les conserves à la saumure, celle-ci devra avoir une richesse d'au moins 10 p. 100 en chlorure de sodium. On devra, d'autre part, rejeter impitoyablement de la consommation toute conserve suspecte par son aspect, notamment celles qui présenteront une odeur butyrique ou rance, même légère, ou des signes de fermentation (bulles de gaz, couvercle bombé).

II. *Curatif.* — Lavage d'estomac, purgation saline, sérum artificiel. En cas de forme grave, injecter *immédiatement* un mélange de sérum antibotulinique A et B, par voie intramusculaire ou intraveineuse. Quand le type de bacille est déterminé, injecter 2 cm³ d'anatoxine de ce type, puis 20 à 60 cm³ de sérum antibotulique dans les muscles; continuer les injections sous la peau tous les jours jusqu'à l'arrêt dans la progression des signes oculo-pharyngés; terminer par des injections d'anatoxine de 1 cm³.

Dans les formes légères, 3 ou 4 injections d'anatoxine de 1 cm³ peuvent suffire.

BOUBA. — Terme employé en Amérique du Sud pour désigner diverses affections cutanées : leishmaniose brésilienne, blastomycose bucco-pharyngée, pian, syphilis.

BOUCHE (du lat. *bucca*, bouche). — **I. BOUCHE (structure et fonctions).** — Cet organe (*fig.* 180, 181) constitue la partie supérieure du tube digestif. La bouche est limitée par une voûte osseuse, la *voûte palatine*, qui la sépare des fosses nasales; en bas, par un plancher musculaire formé par le *muscle mylo-hyoïdien*, qui la sépare du cou; latéralement et en avant, elle est limitée par les *arcades alvéolo-dentaires* des deux mâchoires, et, quand celles-ci s'écartent, par un repli musculo-cutané qui passe d'une mâchoire sur l'autre : les *joues;* en avant, elle présente une large fente, l'orifice buccal, limité par deux replis : les *lèvres;* en arrière, elle communique largement avec la cavité pharyngienne, à l'aide d'un orifice circonscrit par le voile du palais et par la base de la langue : l'*isthme du gosier*.

Ainsi limitée, la bouche présente deux portions : l'une très vaste, inscrite dans les arcades alvéolo-dentaires des mâchoires : c'est la *cavité buccale* proprement dite; l'autre, simple espace en fer à cheval, située entre les arcades d'une part, les joues et les lèvres d'autre part : c'est le *vestibule de la bouche*. Le vestibule et la cavité buccale communiquent, quand la mâchoire inférieure est rapprochée de la supérieure, d'abord par les interstices des dents, mais aussi par deux orifices, l'un à droite et l'autre à gauche, situés à la partie la plus reculée des arcades alvéolaires.

II. BOUCHE (hygiène). — La bouche contient un grand nombre de micro-organismes apportés par l'air inspiré, dont quelques-uns sont pathogènes : des streptocoques, des staphylocoques, des pneumobacilles, des pneumocoques et du bacterium coli.

La salive exerce sur les microbes un pouvoir bactéricide qui les empêche de se développer. Il n'en est pas moins nécessaire de venir en aide à cette action par des soins répétés, plus particulièrement chez les individus débilités ou affaiblis par une cause quelconque et chez lesquels la multiplication des microbes a tendance à s'effectuer très rapidement. Ces soins consistent dans : 1° le brossage des dents au réveil, au coucher et après les repas; 2° l'emploi du cure-dent en *bois;* 3° le lavage de la bouche avec une des solutions indiquées ci-après; 4° le traitement des dents cariées et, s'il y a lieu, leur nettoyage par un spécialiste, c'est-à-dire un dentiste. Enfin, la cavité buccale doit servir à l'alimentation et à la parole, mais le moins possible à la respiration, qui doit s'effectuer par le nez.

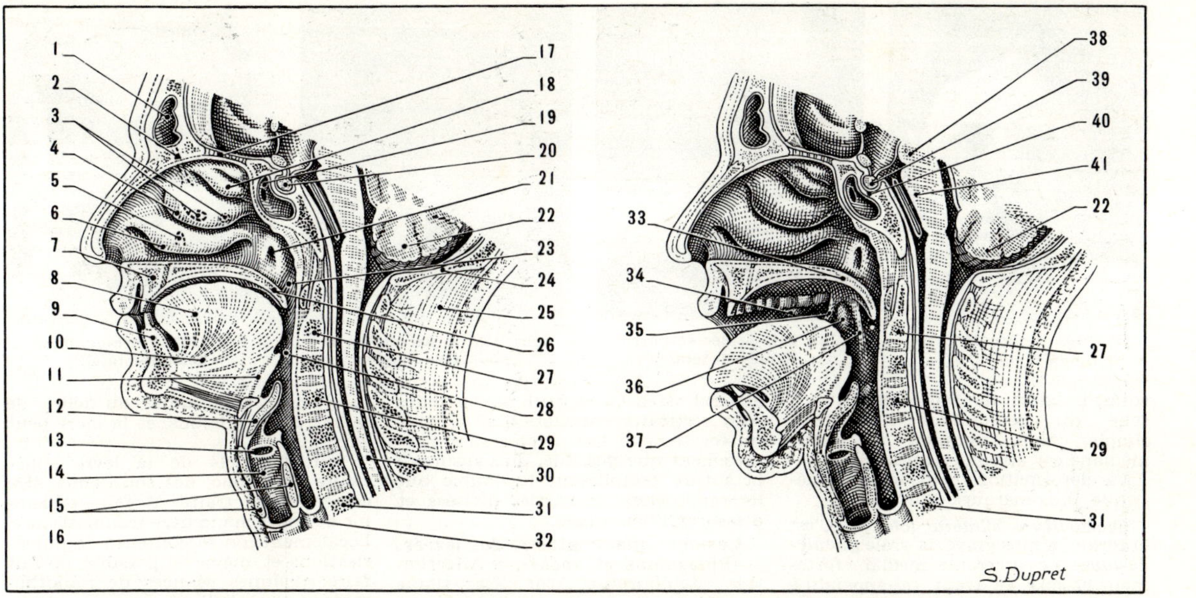

FIG. 180. — Bouche fermée et bouche ouverte (coupe antéro-postérieure vue de côté).

BOUCHE FERMÉE : 1. Sinus frontal; 2. Canal fronto-nasal; 3. Orifices du sinus maxillaire; 4. Cornet moyen; 5. Orifice inférieur du canal nasal; 6. Cornet inférieur; 7. Maxillaire supérieur; 8. Langue; 9. Maxillaire inférieur; 10. Muscle génio-glosse; 11. Tractus thyréo-glosse; 12. Epiglotte; 13. Ventricule du larynx; 14. Larynx; 15. Cartilage cricoïde; 16. Trachée; 17. Lame criblée de l'ethmoïde; 18. Cornet supérieur; 19. Sinus sphénoïdal; 20. Hypophyse; 21. Orifice externe de la trompe d'Eustache; 22. Cervelet; 23. Pharynx nasal; 24. Occipital; 25. Ligament cervical postérieur; 26. Luette; 27. Vertèbre axis; 28. Pharynx; 29. 4e vertèbre cervicale; 30. Moelle cervicale; 31. Vertèbres cervicales; 32. Œsophage. — BOUCHE OUVERTE : 33. Voile du palais; 34. Orifice buccal du canal de Sténon; 35. Pilier antérieur du voile du palais; 36. Amygdale palatine (ou tousille); 37. Pilier postérieur du voile du palais; 38. Protubérance; 39. Corps pituitaire; 40. Selle turcique; 41. Bulbe.

Soins en bonne santé. — On se gargarisera la bouche avec de l'eau contenant un désinfectant et un parfum.

V. aussi à DENTS et à HALEINE.

Soins pendant la fièvre. — Pour éviter que la bouche soit amère, pâteuse, mauvaise, la rincer plusieurs fois par jour avec de l'eau tiède additionnée d'eau dentifrice; gargarisme à l'eau de Vichy, si la salive est acide (dans ce cas, un papier bleu de tournesol, placé dans la bouche, rougit).

Nettoyer les dents avec une brosse, la langue avec un linge imbibé d'un des liquides précédemment indiqués (eau dentifrice, etc.); saupoudrer les petites ulcérations des gencives ou des lèvres avec de l'acide borique en poudre.

III. BOUCHE (affections chirurgicales).

— Les affections chirurgicales de la bouche comprennent les *lésions des lèvres, des joues, du plancher de la bouche, du voile du palais.*

Anomalies des lèvres. — Bec-de-lièvre. — Il existe des fentes médianes (*bec-de-lièvre médian*) et des fentes latérales, malformations exceptionnelles. Le vrai bec-de-lièvre intéresse la lèvre supérieure et s'étend vers la narine.

CAUSES. Cette malformation est un arrêt de développement qui se produit vers le premier mois de la vie intra-utérine, la soudure des bourgeons de la face (*fig.* 182) ne s'effectuant pas. On en ignore complètement les causes. Bien qu'on observe parfois plusieurs cas de bec-de-lièvre dans la même famille, l'influence de l'hérédité est absolument négligeable.

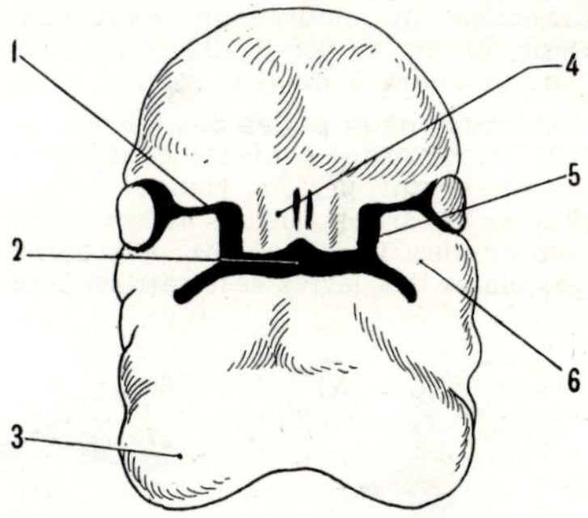

FIG. 182. — Tête de fœtus au quarantième jour de la vie intra-utérine.

1. Sillon lacrymal; 2. Fente intermaxillaire; 3. Bourgeon maxillaire inférieur; 4. Bourgeon frontal; 5. Sillon nasal; 6. Bourgeon maxillaire supérieur.

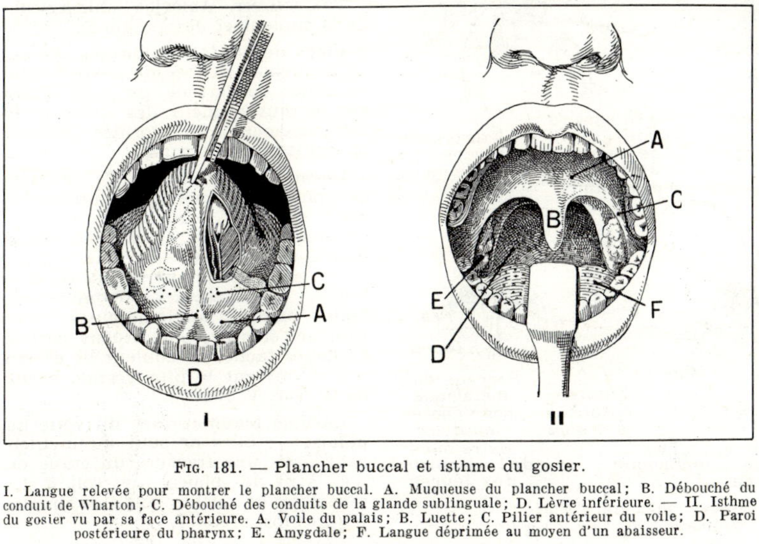

FIG. 181. — Plancher buccal et isthme du gosier.

I. Langue relevée pour montrer le plancher buccal. A. Muqueuse du plancher buccal; B. Débouché du conduit de Wharton; C. Débouché des conduits de la glande sublinguale; D. Lèvre inférieure. — II. Isthme du gosier vu par sa face antérieure. A. Voile du palais; B. Luette; C. Pilier antérieur du voile; D. Paroi postérieure du pharynx; E. Amygdale; F. Langue déprimée au moyen d'un abaisseur.

Il ne semble pas que la syphilis ait un rôle dans sa production.

Il y a quatre variétés de becs-de-lièvre.

Bec-de-lièvre unilatéral simple. — C'est une encoche remontant plus ou moins haut vers la narine. Souvent, elle s'accompagne d'une atrophie des muscles; la narine est étalée, la gencive n'est pas intéressée (*fig.* 183).

Bec-de-lièvre unilatéral total. — Cette forme est la plus fréquente. La fente intéresse la lèvre, la gencive et tout le palais. Le squelette se trouve également lésé (*fig.* 184).

Bec-de-lièvre bilatéral simple. — C'est la forme la plus rare. Des deux

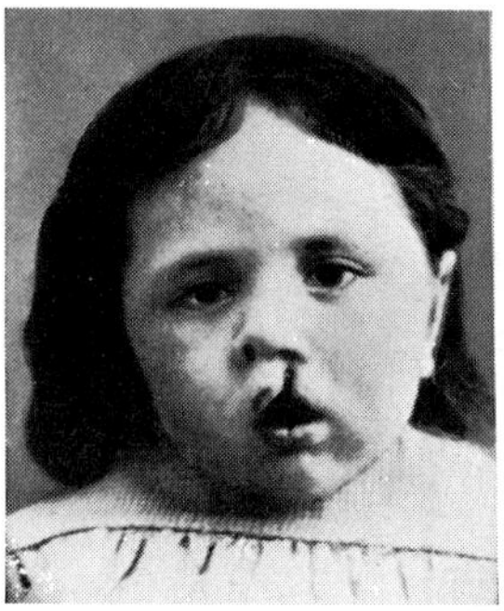

FIG. 183. — Bec-de-lièvre unilatéral simple.

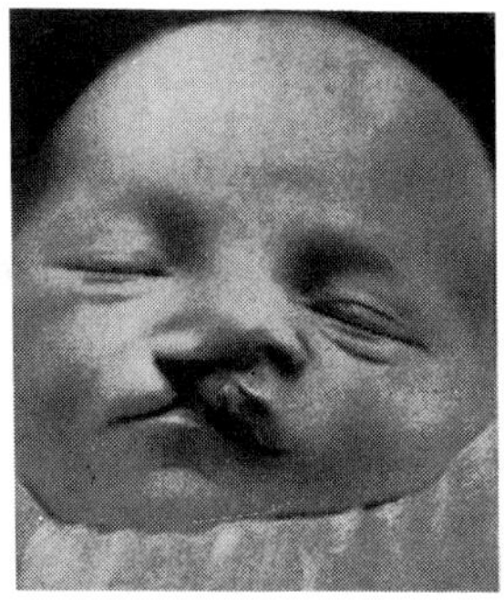

FIG. 184. — Bec-de-lièvre unilatéral total.

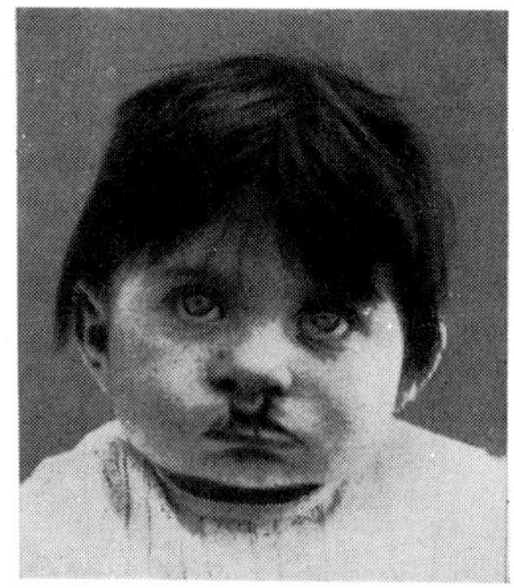

FIG. 185. — Bec-de-lièvre bilatéral simple.

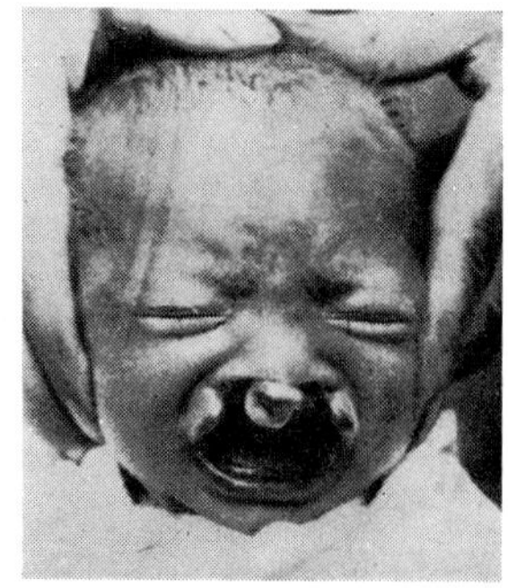

FIG. 186. — Bec-de-lièvre bilatéral total.

côtés, il existe une fente semblable à celle du bec-de-lièvre unilatéral simple. Mais toujours la partie médiane est atrophiée (*fig.* 185).

La déformation peut être asymétrique, plus marquée d'un côté.

Bec-de-lièvre bilatéral total. — C'est la forme la plus grave, la vraie *gueule-de-loup*. Le tubercule médian, fortement basculé en avant, est appendu à l'extrémité du nez, et souvent très atrophié. La division palatine est très large (*fig.* 186).

Généralement, ces enfants ont beaucoup de peine à s'alimenter et meurent souvent peu après leur naissance.

TRAITEMENT. Il faut alimenter l'enfant à la cuillère. On a construit de petits appareils qui facilitent la déglutition.

Âge de l'opération. — On peut opérer dans les premiers mois après la naissance un nourrisson vigoureux. Dans les cas de bec-de-lièvre total, il faut attendre 5 ou 6 mois (*fig.* 187).

Contusions et plaies des lèvres. — Peu importantes sont les contusions des lèvres qui, parfois, viennent compliquer des traumatismes assez graves, comme des fractures du maxillaire. Les plaies des lèvres se cicatrisent en général assez facilement, sauf si elles sont verticales, car alors il se produit un écartement. Désinfecter aussi parfaitement que possible, puis suturer : la suture remplissant le double but de rapprocher les parties divisées et d'assurer l'hémostase.

Lésions inflammatoires des lèvres. — **Phlegmons et abcès.** — Affection très douloureuse, car les tissus constituant la lèvre sont très denses et très serrés.

Furoncles et anthrax. — Leurs symptômes sont les mêmes aux lèvres que partout ailleurs, mais ils peuvent être très graves quand ils siègent sur la lèvre supérieure.

Furoncles et anthrax de la lèvre supérieure. — On nomme ainsi les furoncles situés au-dessus de la lèvre supérieure et sur celle-ci. Leur gravité est due au fait que les veines de cette région se drainent vers la veine angulaire de l'œil, la veine ophtalmique et le sinus caverneux. Si donc, spontanément ou par suite d'un mauvais traitement, l'infection se propage, il faut redouter la méningite purulente ou la septicémie. On sent alors un cordon dur sur le trajet des vaisseaux : il y a un œdème blanc de la face (staphylococcie maligne de la face), de l'exophtalmie, du délire, de la fièvre, des frissons, et la mort peut survenir.

Tout furoncle de la lèvre supérieure doit donc, dès son début, être correctement traité. Il faut s'abstenir de toute manœuvre traumatisante. Localement, on se contente de pulvérisations et, même, si possible, on fait faire quelques séances de radiothérapie. La pénicilline peut être indiquée localement et par voie générale; s'il y a staphylococcie maligne de la face, elle doit être utilisée à fortes doses.

Ulcérations des lèvres. — Elles peuvent être dues à l'irritation produite par une dent déviée, et, dans d'autres cas, à la syphilis ou à la tuberculose.

Tumeur des lèvres. — Parfois, tumeurs érectiles, simples kystes; en général, *épithélioma*.

Se produit surtout chez l'homme après quarante ans, à la lèvre inférieure.

SIGNES. Début soit par une simple verrue que le malade gratte, écorche, soit par une plaque de leucoplasie, qui devient irrégulière, indurée, soit par une fissure à bords indurés. Quel qu'ait été l'aspect initial, la tumeur grossit, s'ulcère, prend un aspect végétant ou rougeâtre, détruisant alors peu à peu la lèvre et pouvant même la perforer complètement. V. CANCROÏDE.

TRAITEMENT. Ablation chirurgicale de la tumeur et des ganglions.

Vices de conformation des lèvres. — En dehors du bec-de-lièvre étudié au début de l'article, on peut observer le renversement des lèvres et le rétrécissement de l'orifice buccal, congénitaux ou acquis.

Lésions des joues. — Ce sont soit des plaies qui méritent simplement d'être signalées, parce que, si le canal de Sténon est lésé, il se produit une fistule salivaire (v. SALIVAIRES [glandes]), soit des tumeurs épithéliomateuses, fibromateuses, lipomateuses, mais, surtout, angiomateuses : ces tumeurs érectiles constituent parfois de larges taches de couleur lie de vin qui recouvrent la plus grande partie de la face. V. NÆVUS.

Lésions traumatiques du voile du palais. — Elles ne sont qu'un incident dans une fracture du crâne ou bien sont des plaies dues soit à des tentatives de suicide, soit à de simples piqûres (os, arête.)

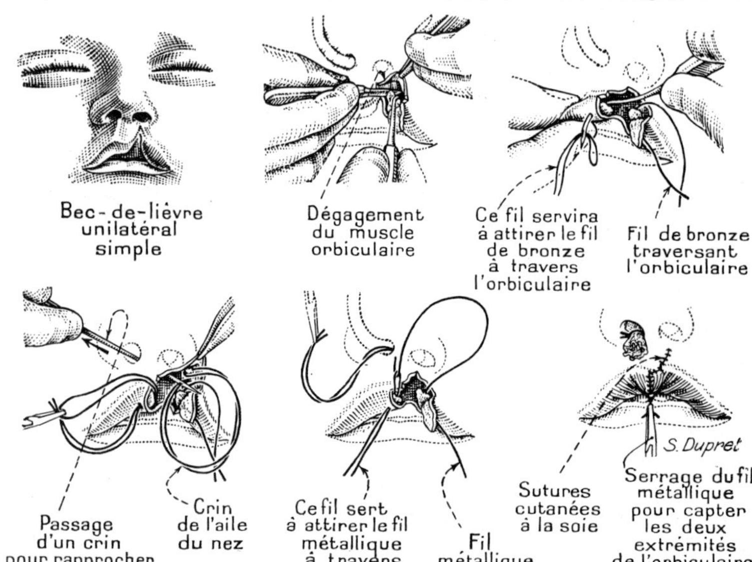

FIG. 187. — Opération du bec-de-lièvre unilatéral simple.
(*Technique du Dr Veau, par le Dr Récamier.*)

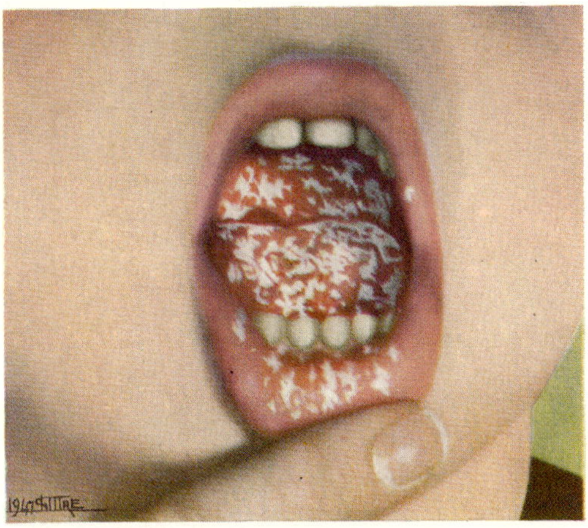

MUGUET

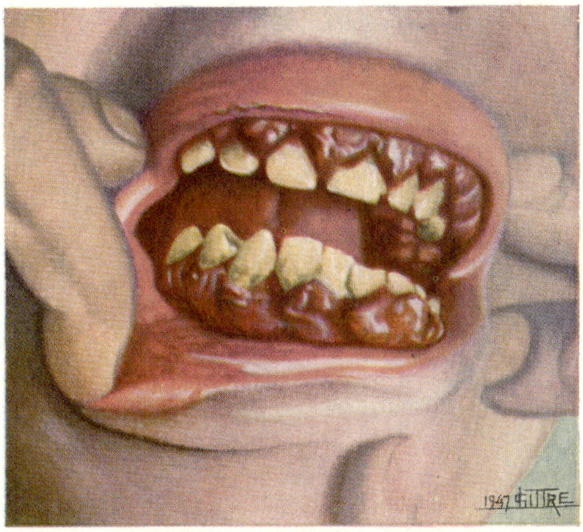

STOMATITE SCORBUTIQUE

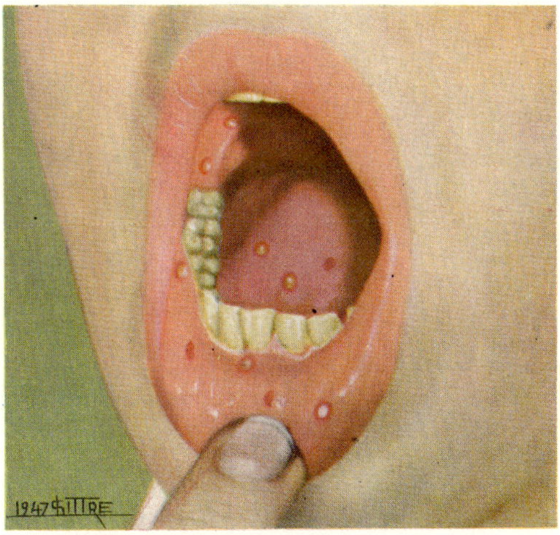

STOMATITE APHTEUSE

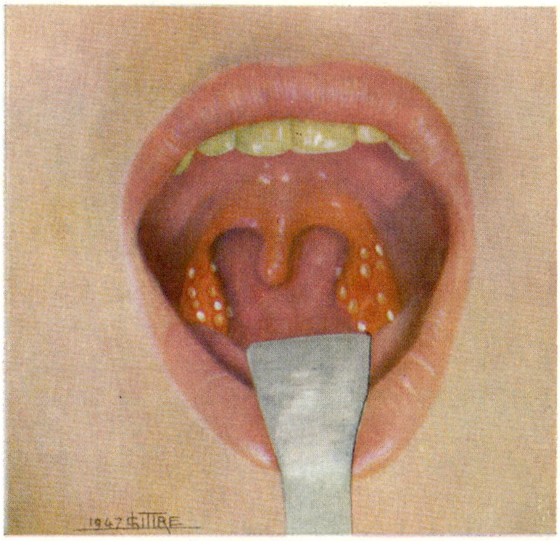

ANGINE HERPÉTIQUE

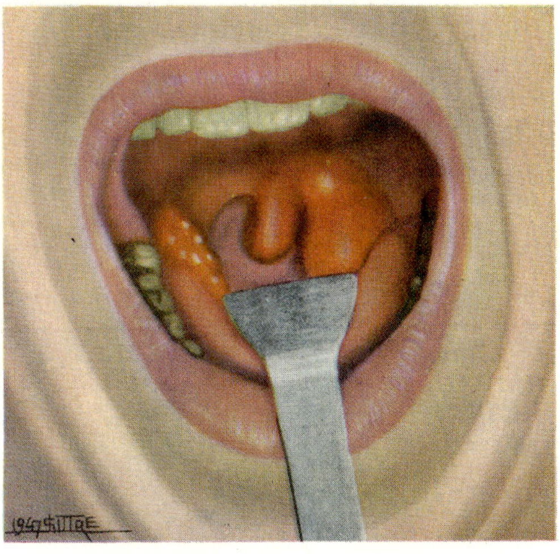

AMYGDALITE (Abcès amygdalien)

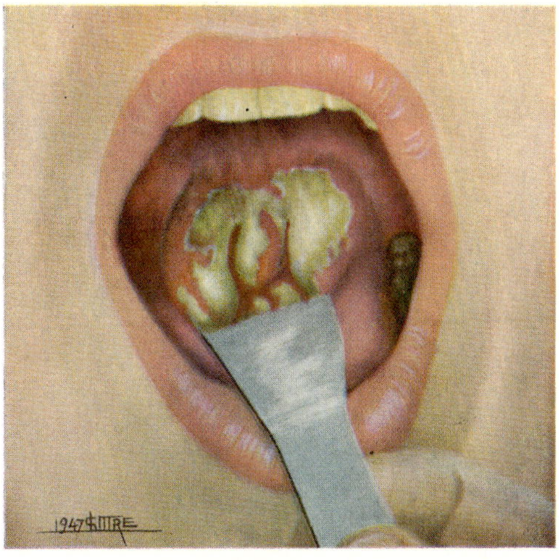

ANGINE DIPHTÉRIQUE

MALADIES DE LA BOUCHE

Lésions inflammatoires du voile du palais. — Elles peuvent être dues à un traumatisme, parfois à une périostite dentaire, mais, le plus souvent, elles sont d'origine diathésique (tuberculose, syphilis) et caractérisées par de la douleur, du gonflement, de la rougeur au siège de l'inflammation. Peu à peu, le gonflement augmente et la fluctuation devient perceptible.

Abcès. — Ils sont, en général, voisins du bord alvéolaire et présentent les troubles suivants : douleur variable, fièvre, état général grave; à l'examen, on constate une bosselure rouge, tendue, luisante, au niveau de laquelle il existe de la fluctuation : l'incision s'impose.

Gommes syphilitiques. — Elles sont assez fréquentes, peu douloureuses et ne se traduisent que par une gêne de la déglutition, avec reflux des aliments par le nez. A l'examen, parfois tumeur bien limitée, parfois véritable syphilome diffus du voile qui, dans son ensemble, est épaissi, rouge, luisant. Tout se termine par une ulcération et la perforation du palais.

Paralysies du voile du palais. — V. DIPHTÉRIE.

Tumeurs du voile du palais. — Très rare : polype, angiome, kyste, lipome, myxome, enchondrome, ostéome, fibrome, sarcome, épithélioma. En général, *tumeurs mixtes*.

SIGNES. Début insidieux. A l'examen : tumeur arrondie, lisse ou bosselée, qui est située sur l'un des côtés du voile; la muqueuse qui la recouvre est généralement saine. Peu à peu, la tumeur augmente de volume et finit par obstruer l'isthme du gosier, amenant des troubles de la phonation et de la déglutition. Enfin, tardivement, la muqueuse s'ulcère sans douleur.

TRAITEMENT. Enucléation de la tumeur.

Vices de conformation du voile du palais. — Le palais peut être perforé à la suite de traumatisme, ou au cours de la tuberculose et surtout de la *syphilis :* la perforation du voile du palais est très fréquente au cours de la syphilis tertiaire et de la syphilis héréditaire. Une fois constituée, la perforation persiste indéfiniment; cependant, traitée, elle cesse de s'agrandir : ses bords se cicatrisent, mais la lésion, en elle-même, demeure; on instituera un traitement général (v. SYPHILIS) et local palatoplastie).

Division palatine congénitale. — Cette malformation est beaucoup plus grave que le bec-de-lièvre, car elle est difficile à opérer. L'élocution ne sera jamais normale.

FORMES. La division palatine peut exister seule (*fig.* 188), intéressant le voile et la voûte, sur une longueur variable. Mais, le plus souvent, la division palatine accompagne le bec-de-lièvre.

SIGNES. Les troubles fonctionnels sont toujours très marqués. La déglutition est gênée et, souvent, les aliments, les boissons passent par le nez. Les enfants trouvent d'eux-mêmes les artifices pour remédier à ces accidents. Mais c'est la phonation qui est le plus troublée. La gravité de ces

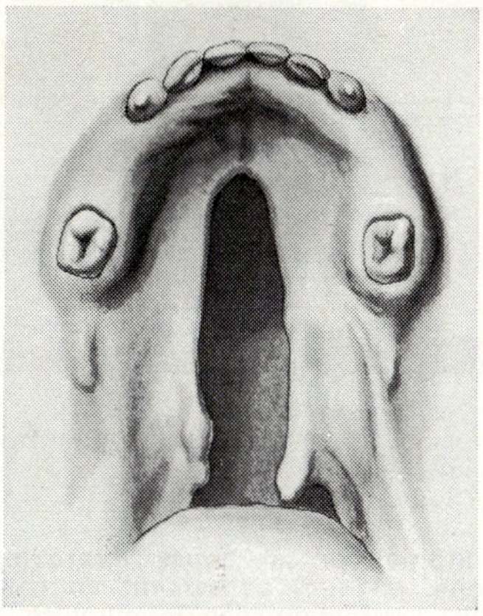

FIG. 188. — Division congénitale du voile du palais.

troubles n'est pas en rapport avec la largeur de la fente. Les enfants parlent très tard. Certains sons ne sont pas prononcés ou tellement déformés qu'ils sont méconnaissables. Les *d, k,*

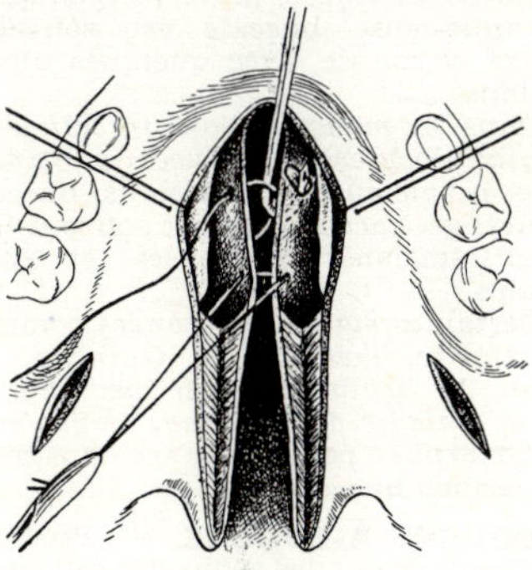

FIG. 189. — Mode de réfection du voile du palais.

p, gu sont les plus modifiés. L'enfant est généralement incompréhensible, sauf pour ses parents.

TRAITEMENT. Souvent, il faut deux ou trois opérations pour fermer une fente (*fig.* 189). Après l'opération, les opérés parlent aussi mal qu'avant. Il faut leur apprendre à parler; ils doivent s'exercer à prononcer les sons défectueux; ils doivent s'habituer à parler lentement.

On peut opérer à tout âge une division palatine. Mais, chez l'adulte et chez l'adolescent, les muscles sont atrophiés, le résultat fonctionnel est toujours moins bon que chez l'enfant.

L'idéal serait d'opérer avant que l'enfant ne parlât. Malheureusement, l'opération présente un certain degré de gravité. On opère donc entre dix-huit mois et deux ans.

Avec un palais refait convenablement, on parle toujours mieux qu'avec un appareil.

Phlegmon du plancher de la bouche. — Il peut être bénin, circonscrit ou bien gangréneux nécrosant, parfois diffus, toxique (angine de Ludwig), avec intoxication grave massive de l'organisme et mort; il s'agit habituellement, dans ce dernier cas, de sujets débilités, alcooliques, diabétiques.

CAUSES. Dent cariée, calculs salivaires.

SIGNES. Au début de l'angine de Ludwig, ce sont soit des symptômes généraux, soit des symptômes locaux qui attirent l'attention : une tuméfaction diffuse envahit rapidement tout le plancher et le cou; elle est peu douloureuse, mais dure comme de la pierre, et refoule la langue, d'où impossibilité de mâcher et d'avaler; écoulement de salive au dehors, gêne respiratoire. Etat général très grave. Vers le septième jour, il se produit une mortification des tissus envahis, puis des escarres laissant des perforations par où s'éliminent un liquide sanieux et des débris sphacélés; finalement, septicémie ou complications : broncho-pneumonie, œdème de la glotte; l'affection peut aussi se propager au voisinage.

TRAITEMENT. Au début, bains de bouche analgésiques, sulfamides, pénicilline.

Incision large, drainage, irrigations au dakin.

Cancer du plancher. — Le plus souvent secondaire à un cancer de la langue, du maxillaire inférieur ou de la glande sous-maxillaire.

Kyste du plancher. Grenouillette. — V. SALIVAIRES (Glandes).

IV. BOUCHE (stomatites). — Inflammation de la bouche. (V. pl. en couleurs.)

Stomatite aphteuse. Aphtes et Fièvre aphteuse (du gr. *aphtein,* brûler). — V. APHTES.

Stomatite herpétique. — L'herpès buccal accompagne souvent l'herpès cutané : érosions groupées en bouquet ou confluentes, avec ganglions tuméfiés et douloureux.

Stomatite catarrhale. — Consécutive à des aliments épicés, des dentifrices irritants, une éruption dentaire, au cours du diabète, de l'urémie.

SIGNES. Muqueuse rouge douloureuse, parfois tuméfiée.

Parfois, enduit muco-membraneux, blanc jaunâtre ou grisâtre des lèvres, joues et langue; peut s'accompagner d'impétigo de la face, des lèvres ou perlèche (*stomatite impétigineuse*).

TRAITEMENT. Traiter les causes. Lavages fréquents. Gargarismes calmants et antiseptiques (eau de guimauve avec 4 p. 100 d'acide borique). Collutoires boratés. Sulfamides.

Badigeonnage de la bouche avec un tampon imbibé d'eau oxygénée ou de bicarbonate de soude à 2 p. 100.

Stomatite crémeuse ou muguet (ce nom vient de la ressemblance de la lésion avec la fleur du muguet). —

CAUSE DÉTERMINANTE. Multiplication d'un champignon parasite, *Candida albicans,* qui forme un enduit membraneux, blanc ou grisâtre, d'une épaisseur de 1 à 2 mm, n'adhérant pas d'ordinaire à la muqueuse et s'en détachant facilement. La manifestation principale du muguet est dans la bouche. On le rencontre plus rarement à la vulve, dans le vagin, à l'anus, et même quelquefois sur le mamelon, chez les nourrices.

CAUSES PRÉDISPOSANTES. Dans la *première enfance,* le muguet est associé à des troubles digestifs, à l'entérite, à une mauvaise alimentation, à un biberon mal lavé, à l'athrepsie. Chez les *vieillards,* le muguet apparaît à la suite des maladies chroniques affaiblissantes (cancer, suppuration prolongée), quelquefois aussi des maladies aiguës (fièvre typhoïde, cystite, pneumonie). La maladie est contagieuse entre individus affaiblis.

SIGNES. La muqueuse de toute la bouche est sèche, rouge, luisante; un enduit blanchâtre crémeux apparaît en forme de plaques sur la langue, ou sur la face interne des joues, le voile du palais, les amygdales, le pharynx.

La déglutition chez le nouveau-né est difficile : il refuse bientôt le sein; chez l'adulte, la mastication est, en outre, douloureuse.

MARCHE ET ÉVOLUTION. Lorsque le muguet n'est pas lié à un mauvais état général, il guérit facilement; au contraire, chez l'enfant athrepsique ou l'adulte atteint d'une affection grave, il est plus sévère.

TRAITEMENT. I. *Préventif.* — Propreté méticuleuse des biberons, du sein de la nourrice, de la bouche de l'enfant.

II. *Curatif.* — Enlever les plaques de muguet en les frottant avec un linge; laver la bouche avec des alcalins (eau de Vichy, attouchements légers avec un tampon d'ouate imbibé de solution antiseptique).

Stomatite ulcéro-membraneuse. — CAUSES. Cette stomatite peut atteindre les enfants de 4 à 10 ans et les adultes. Elle est due à l'association fusospirillaire de Vincent.

SIGNES. Après quelques jours de fièvre et de malaise, la muqueuse est rouge, tuméfiée, et présente de petites ulcérations d'abord saillantes, violacées, puis déprimées, grisâtres, facilement saignantes, à bords irréguliers. Elles sont localisées particulièrement près des dernières molaires, aux gencives, puis aux joues, aux lèvres, plus rarement à la langue, au voile du palais, aux amygdales. Fièvre plus ou moins intense. La lésion est généralement unilatérale.

EVOLUTION. La cicatrisation des ulcérations s'opère du 8e au 15e jour si le malade est soigné; dans le cas contraire, les ulcérations peuvent se prolonger des mois. L'affection peut envahir l'arrière-gorge.

TRAITEMENT. Isolement des malades et éloignement des individus sains. Gargarismes au chlorate de potasse (4 à 6 g p. 100 d'eau), attouchement des ulcérations avec une solution de nitrate d'argent à 1 p. 100.

Applications locales de novarsénobenzol; sulfamides.

Stomatite gangreneuse ou Noma (du gr. *nemein,* ronger). — Gangrène de la bouche, d'origine microbienne, pouvant se produire à tout âge, mais plutôt chez les enfants de 2 à 5 ans, et presque toujours à la suite ou dans le cours d'une maladie générale : rougeole, scarlatine, typhoïde, etc. Les antibiotiques en ont pratiquement supprimé l'existence.

Stomatite diphtérique. — Une stomatite couenneuse avec fausses membranes épaisses, fibrineuses, accompagne parfois une angine ou une laryngite diphtérique. V. DIPHTÉRIE.

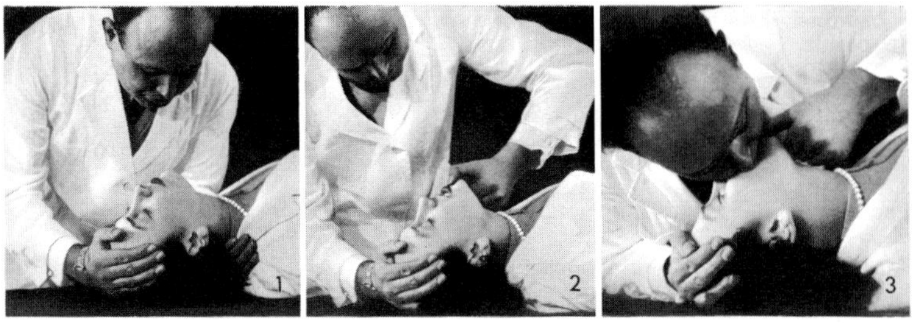

FIG. 190, 190 *bis*, 191. — Bouche-à-bouche.

1. Elévation du cou et rejet de la tête en arrière; 2. Ouverture de la bouche; 3. Insufflation (nez obturé par la joue du sauveteur). [*Phot. Service nat. de la Protection civile.*]

Stomatites au cours d'intoxications. — Elles s'observent au cours d'un traitement par le mercure, le bismuth, l'or, l'arsenic, par l'antipyrine, l'iode, le brome, ou d'une intoxication par le plomb.

Stomatites au cours de maladies générales. — Le *scorbut,* la *pellagre* s'accompagnent souvent de lésions buccales.

Dans l'*urémie,* le *diabète* grave, les *états cachectiques,* la *fièvre typhoïde,* la muqueuse buccale est souvent rouge, vernissée, avec quelques ulcérations.

Dans la *mononucléose infectieuse,* l'*agranulocytose,* la *leucémie,* l'*anémie pernicieuse,* des lésions buccopharyngées accompagnent souvent les manifestations angineuses et linguales.

Certaines *maladies cutanées,* comme l'*urticaire,* l'*œdème de Quincke,* le *zona,* le *lichen plan,* le *pemphigus* et la *maladie de Duhring,* l'*érythème polymorphe* peuvent s'accompagner de lésions buccales.

BOUCHE-À-BOUCHE. — Procédé de réanimation des asphyxiés qui consiste à insuffler l'air expiré par le sauveteur dans la bouche du sujet asphyxié.

POSITION DU SUJET. En principe, sur le dos; toutefois, d'autres positions imposées par les circonstances sont possibles (sujet coincé sous un éboulement, etc.), à condition de bien renverser la tête en arrière.

GESTES À ACCOMPLIR. Le sauveteur se place à genoux près de la tête et réalise les gestes suivants :

1° *Hyperextension de la tête.* Il renverse la tête fortement en arrière tout en passant une main sous la nuque, qu'il soulève;

2° *Ouverture de la bouche.* Elle se fait en agissant sur le menton. Un doigt enroulé d'un mouchoir est ensuite passé dans la bouche pour évacuer les mucosités, vomissements ou corps étrangers. Puis le nez est pincé entre le pouce et l'index. Le maxillaire inférieur est « luxé » (tiré) en avant, pour éviter la chute de la langue en arrière;

3° *Insufflation.* Le sauveteur place sa bouche sur celle du sujet et souffle fortement et longuement. Il doit effectuer 15 à 16 mouvements complets par minute; pour cela, il compte mentalement, lentement : 1 — 2 pour l'inspiration du sujet (correspondant à son expiration);

4° *Expiration.* Le sauveteur relève sa bouche et reprend sa respiration pendant que l'expiration du sujet se fait d'elle-même. Le sauveteur compte 3 — 4 pour l'expiration du sujet, puis il recommence l'insufflation.

ENFANTS. Facile sur les petits enfants, le bouche-à-bouche peut englober le nez, la bouche du sauveteur étant placée sur la bouche et le nez de l'enfant, dont la tête est bien renversée en arrière. Chez l'adulte dont la bouche est obstruée ou inaccessible, on peut pratiquer le *bouche-à-nez.* Il faut alors bien fermer la bouche du sujet, pencher la tête en arrière, tirer le maxillaire inférieur en avant (le luxer) et souffler dans le nez au même rythme que pour le bouche-à-bouche.

BOUES (Bains de). — V. BAINS : *Bains mous,* BARBOTAN, DAX, SAINT-AMAND, FANGOTHÉRAPIE.

BOUFFÉES DE CHALEUR. — Sensation de chaleur au visage se produisant et disparaissant rapidement pour reparaître parfois de nouveau, après un intervalle plus ou moins long. Elles sont l'indice d'une difficulté de la *digestion* (v. *Dyspepsie,* à ESTOMAC), d'une insuffisance d'aération, surtout après un gros repas, d'une poussée de fièvre, ou bien elles relèvent de troubles dus à la ménopause. V. RÈGLES.

BOUFFISSURE. — Gonflement sans rougeur, dû à une infiltration de sérosité. V. ŒDÈME.

BOUGIES. — Petits cylindres pleins, de grosseur et de grandeur variables, grêles et flexibles, effilés en cône par un bout et destinés à être introduits dans les canaux naturels (œsophage, urètre) soit pour y porter

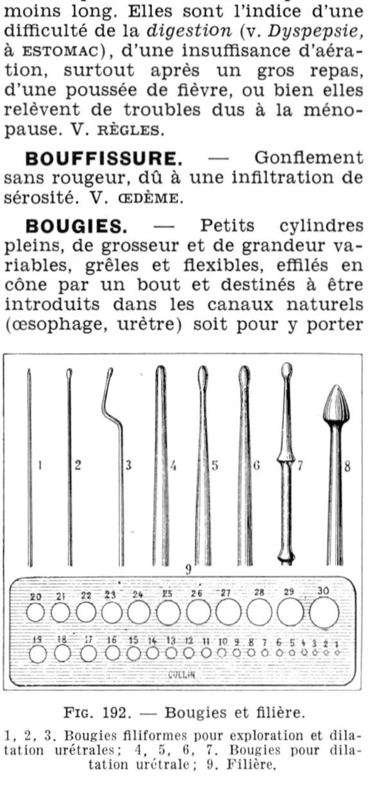

FIG. 192. — Bougies et filière.

1, 2, 3. Bougies filiformes pour exploration et dilatation urétrales; 4, 5, 6, 7. Bougies pour dilatation urétrale; 9. Filière.

un médicament (*bougies médicamenteuses*), soit pour les explorer et constater le ou les points où existe un rétrécissement, soit encore pour les dilater (*bougies exploratrices* et *dilatatrices*).

Bougies exploratrices et dilatatrices (*fig.* 192). — **I. De l'œsophage.** — L'exploration et la dilatation se font avec la bougie de Bouchard, de Richet, ou de Verneuil. V. figure à ŒSOPHAGE.

II. De l'urètre. — Les unes sont rigides, *métalliques* (de préférence en étain, qui peut être légèrement courbé), de forme cylindrique et graduées par tiers de millimètre, de manière à permettre une dilatation très progressive.

Les autres sont *molles*, en *gomme élastique*. Elles sont faites avec de l'huile de lin épaissie par l'ébullition, à laquelle on ajoute de la litharge, de l'huile de térébenthine et du caoutchouc. Il y a plusieurs formes : celles *à boules* sont terminées par un cône plus ou moins allongé; d'autres sont *coniques, cylindriques,* avec un rétrécissement de 1 cm avant l'extrémité, qui est terminée par un bout lisse arrondi. La graduation varie de un demi-millimètre par numéro. Une filière permet de contrôler cette graduation. Les bougies ont 16 cm de longueur.

MODE D'EMPLOI. Suivant le cas, on introduit une ou plusieurs bougies après les avoir enduites d'huile goménolée stérilisée et on les laisse un temps très variable. V. à URÈTRE : *Rétrécissement de l'urètre.*

Cette introduction, très délicate, doit être faite exclusivement par le médecin, sous peine de complications.

Bougies médicamenteuses. — Elles sont employées dans la blennorragie et sont formées de glycérine solidifiée dans laquelle on incorpore toutes sortes de médicaments : belladone, iodoforme, nitrate d'argent, santal. Ces bougies ont pour but de guérir l'affection en imbibant longuement de médicament la région malade. Des bougies à la cocaïne sont quelquefois utilisées pour anesthésier très rapidement le canal avant la dilatation.

MODE D'EMPLOI. La bougie est trempée dans de l'eau tiède, sur les trois quarts de sa longueur, à partir de l'extrémité la plus mince par laquelle elle doit être introduite. Ceci fait, le médecin pousse doucement la bougie dans l'urètre jusqu'à ce qu'elle ne déborde pas de plus de 1 ou 2 cm. S'il éprouve de la résistance, il tâtonne sans jamais forcer. C'est là une opération délicate et qui ne doit être faite que par le praticien.

BOUILLIE (du lat. *bullire*, bouillir). — Aliment composé d'une farine délayée habituellement dans du lait, plus rarement dans de l'eau ou dans un autre liquide; sa consistance après la cuisson est celle d'une pâte plus ou moins épaisse.

La bouillie occupe une place importante dans l'alimentation du nourrisson. Elle peut être prescrite également aux enfants plus âgés et aux adultes comme aliment de régime dans certaines maladies du tube digestif (dyspepsies, entérites, etc.).

Bouillies ordinaires. — Ce sont celles qu'on donne au nourrisson normal. Les féculents qu'elles renferment complètent utilement le régime lacté, mais leur digestion ne s'effectue d'une façon satisfaisante que lorsque le tube digestif est assez avancé dans son développement et qu'en particulier la salive est assez abondante et assez active. Il convient donc de ne donner les bouillies ni trop tôt ni trop tard.

A quel âge donner la première bouillie? — La première bouillie pourra être donnée à l'enfant en remplacement d'une tétée lorsque son poids de naissance aura été doublé. C'est donc *à partir* de cette date, vers le *sixième mois* environ, qu'on pourra faire entrer les farines dans le régime alimentaire du nourrisson normal. Il y a intérêt à préparer le nourrisson à la digestion de bouillies, en lui donnant dès le troisième mois, avec son biberon, une *décoction* (v. ce mot) farineuse.

Chez certains enfants à développement retardé, et en particulier chez ceux élevés au biberon, on attendra souvent le neuvième mois et parfois davantage avant d'administrer la première bouillie. Cependant, on peut être amené à donner des bouillies de façon précoce et parfois dès le quatrième mois — sous une forme modifiée — lorsque les bébés présentent des troubles digestifs avec intolérance pour le lait.

Préparation des bouillies. — La première bouillie devra être *légère*. On choisira une farine de digestion facile et bien acceptée par l'enfant : arrow-root, crème de riz, tapioca, orge ou froment. La première bouillie doit en outre être *fluide*. Pour atteindre ce but, il suffit de ne pas dépasser la dose d'une cuillerée à café de farine. Cette bouillie peut être administrée au biberon à condition que les trous de la tétine soient suffisamment larges. Toutefois, il est préférable d'habituer d'emblée les enfants à prendre la bouillie à la cuillère.

Pour les premières bouillies, on délaiera une cuillerée à café de farine dans 50 g d'eau, puis on ajoutera 125 g de lait. On mettra à la cuisson pendant un quart d'heure en agitant continuellement avec une cuillère en bois, puis on ajoutera une cuillerée à café de sucre en poudre et une pincée de sel.

Cette première bouillie a la même valeur alimentaire que 150 g de lait de vache pur. Au bout d'une quinzaine de jours, si elle est bien supportée, elle sera donnée deux fois dans les vingt-quatre heures, de telle sorte qu'une seconde tétée ou un second biberon seront remplacés par une seconde bouillie claire.

Un peu plus tard, on augmentera la valeur nutritive de la bouillie en délayant une cuillerée à dessert de farine dans 50 g d'eau et en ajoutant 150 g de lait. On choisira les mêmes farines que précédemment et on pourra, en outre, donner à l'enfant de la farine de maïs ou de la farine d'avoine, l'une et l'autre plus riches en graisse.

De temps à autre, pour donner plus de goût à la bouillie, on peut associer à l'une des farines précédentes une demi-cuillerée à café de cacao ou de chocolat en poudre, mais il est préférable de ne pas avoir recours systématiquement à cette pratique, de peur que l'enfant ne refuse ensuite la moindre bouillie non chocolatée.

Au cours de la seconde année, les bouillies, sans dépasser le chiffre de deux par jour, seront associées aux autres aliments du sevrage : purées, panades, œufs, pâtes, épinards, compotes, fruits cuits, etc. Ces bouillies contiendront une plus forte quantité de lait (180 à 200 g), de farine (une cuillerée à soupe) et de sucre (deux cuillerées à café).

Le choix des farines sera varié. On peut joindre des farines composées de bonne marque. Ajouter à la bouillie un peu de beurre ou un peu de jaune d'œuf, si l'enfant a dépassé quinze mois.

Bouillies modifiées. — Le régime des farineux est habituellement très recommandable chez les nourrissons atteints de diarrhée. Lorsqu'ils ont plus d'un an, ils peuvent être alimentés avec des purées, et même, à partir de dix-huit mois, avec des pâtes; les plus petits — de moins d'un an — ne sont pas encore en état de supporter ces aliments, mais on peut les mettre au régime hydro-carboné en leur donnant des bouillies modifiées. Ces bouillies offrent l'avantage de permettre la suppression momentanée du lait, habituellement mal toléré par l'intestin. En outre, les bouillies modifiées peuvent souvent être administrées avant l'âge où normalement les bouillies ordinaires figurent au menu du nourrisson. Les bouillies à l'eau, au bouillon de légumes ou au babeurre peuvent être données à partir du sixième mois; la bouillie maltosée encore plus tôt, à partir du quatrième.

Bouillie à l'eau. — La bouillie à l'eau peut être prescrite à partir du sixième mois aux nourrissons atteints de *dyspepsie*, de *diarrhée*, de *gastro-entérite*, lorsque les phénomènes aigus sont passés. Certains médecins la prescrivent éventuellement à partir du 4e mois, mais en utilisant une bouillie *maltosée* de la façon décrite plus loin.

La bouillie à l'eau est souvent donnée au début, en même temps que des biberons à l'eau de riz ou au bouillon de légumes. Lorsque l'état de l'enfant s'améliore, on ajoute progressivement et très prudemment du lait, au besoin par cuillerées à café seulement, si on craint une intolérance accentuée à l'égard de ce dernier produit.

Bouillie au bouillon de légumes. — Cette bouillie présente les mêmes avantages et les mêmes indications que les bouillies à l'eau. On la prépare en délayant de la farine dans du bouillon de légumes. V. LÉGUMES : *Bouillon de légumes.*

Bouillie au babeurre. — Le babeurre est un excellent aliment de régime, facile à préparer à domicile à l'aide d'une baratte. Le babeurre, privé presque en totalité de sa graisse, est facile à digérer, mais il est peu nutritif. L'administration du babeurre pur entraîne souvent une amélioration des troubles digestifs, mais avec état stationnaire ou même abaissement du poids. Pour compenser la suppression du beurre, il faut, en conséquence, ajouter au babeurre des hydrates de carbone sous forme de sucre, de féculents, ou des deux associés. A partir du quatrième ou du cinquième mois, on pourra donner de la bouillie de babeurre qu'on prépare en ajoutant, à 1 litre de *babeurre acide*, 20 g de farine et 80 g de sucre.

Pour faire une bonne bouillie de babeurre, il faut se servir d'une casserole de porcelaine et d'une cuillère en bois. Comme farine, on prend du riz, du froment, de l'orge ou de la fécule de pomme de terre. On délaie la farine à froid dans le babeurre qu'on verse en agitant continuellement. On porte ensuite sur feu doux, de manière à n'obtenir l'ébullition qu'au bout d'une demi-heure. Durant la cuisson, il faut avoir bien soin de brasser continuellement avec un fouet à crème pour obtenir des grumeaux de caséine aussi fins que possible et un mélange presque homogène. A la fin de la cuisson, on porte à l'ébullition pendant quelques minutes, on retire du feu et on ajoute le sucre.

Bouillie maltosée ou maltée. — La bouillie maltosée est un très bon produit de régime pour les nourrissons dyspeptiques ou convalescents de troubles gastro-intestinaux aigus. C'est une bouillie rendue *liquide* et *semi-digérée* par addition de la diastase, extraite de l'orge germée ou malt, vendue dans le commerce sous des noms divers (maltase, maltea, etc.). Des procédés récents ont simplifié considérablement son mode de préparation et mis son emploi à la portée de toutes les mères.

Pour préparer une *bouillie maltosée de régime,* on commence par faire une bouillie avec 100 g d'eau, 50 g de lait, une cuillerée à dessert de farine (crème de riz de préférence), une pincée de sel. On fait cuire cinq minutes pour obtenir une bouillie épaisse, puis on procède au maltosage en ajoutant à la bouillie, trois minutes après l'avoir retirée du feu, une cuillerée à café d'extrait de malt cristallisé ou sirupeux. On mélange soigneusement; la liquéfaction est réalisée très rapidement. On remonte ensuite la température jusqu'à l'ébullition, que l'on maintient pendant une minute. On sucre enfin la bouillie en ajoutant une cuillerée à café bien pleine de sucre ordinaire en poudre.

La bouillie maltosée peut être préparée pour chaque repas ou bien pour les vingt-quatre heures. Il suffit, dans ce cas, de multiplier les doses par le nombre de bouillies à donner et de maintenir au frais.

La proportion d'eau ou de lait varie suivant les circonstances, mais il importe que le lait soit donné à faible dose et en quantité moindre que l'eau si la bouillie maltosée est prescrite comme aliment de régime à un nourrisson qui présente une intolérance au lait ordinaire.

BOUILLON. — Liquide provenant de l'ébullition lente sur feu doux de 1 kg de bœuf, de 400 g de légumes (carottes, navets, poireaux, cerfeuil, panais) et 10 g de sel dans 4 litres d'eau. (Il contient des matières extractives qui jouent un rôle dans l'action stimulante, réconfortante du bouillon.)

Bouillon aux herbes. — Boisson laxative, formée d'une poignée d'oseille, de laitue et de cerfeuil, qu'on fait bouillir avec très peu de sel et de beurre, et qu'on prend après un purgatif. On peut le remplacer par du thé léger.

Bouillon de légumes. — V. LÉGUMES.

BOUILLON DE CULTURE. — Liquide dont on se sert en bactériologie pous ensemencer les microbes. Sa constitution est la suivante : eau, 1 litre; viande de bœuf hachée, 500 g; peptone, 10 g; sel marin, 5 g. Faire bouillir, filtrer et stériliser.

BOUILLON-BLANC (Molène, herbe de Saint-Fiacre). — Plante de la famille des Verbascées (*Verbascum thapsus*) [V. pl. en couleurs à CALMANTES (Plantes)]. Fleurs et feuilles sont employées en tisane, comme calmant de la toux, à la dose de 10 à 30 g par litre en infusion (passer sur un linge pour éviter les poils des fleurs). A l'extérieur, on l'emploie comme adoucissant, en décoction (30 à 60 g) ou en cataplasme.

BOUILLON-VACCIN. — Bouillon de culture dans lequel ont poussé des microbes qu'on a inactivés. Après filtration, le bouillon-vaccin est un liquide jaune, qui renferme un antivirus.

Appliqués directement sur les lésions, les bouillons-vaccins vaccinent localement les cellules réceptives presque instantanément.

Il existe des bouillons-vaccins à un seul microbe (antistaphylococciques, gonococciques) ou à plusieurs microbes.

BOULEAU. — Arbre de la famille des Cupuliféracées (*Betula alba*), dont l'écorce résineuse jouit de propriétés diurétiques et fébrifuges et s'emploie dans les affections rhumatismales et goutteuses, la lithiase rénale, les œdèmes cardio-rénaux, l'azotémie.

BOULET (Vent du). — Ensemble de lésions dues aux compressions provoquées par l'explosion de projectiles puissants.

Le sujet, qui se trouve au voisinage d'un point d'éclatement, subit d'abord une *compression* peu marquée, puis une *décompression* presque instantanée. Placé plus loin (5 à 10 mètres du point d'éclatement) dans la zone de *vibration,* il éprouve encore une commotion, mais moins intense. Si l'explosion a lieu à l'intérieur de tranchées ou dans une maison, c'est-à-dire en un espace clos plus ou moins complètement, l'action de l'explosif est plus intense. Il est accru aussi si l'explosif en quantité limitée (grenade) est lancé au contact de l'individu.

Principales lésions. — **Hémorragies.** — Dans le canal rachidien, dans l'oreille interne, dans la rétine, sous la conjonctive, dans le poumon, le nez, la vessie, le cerveau.

Troubles pulmonaires. — Gêne respiratoire avec une impression de constriction au niveau de la paroi antérieure du thorax; en même temps, le malade est pris d'une quinte de toux suivie d'une hémoptysie abondante d'un demi-verre. A la suite de ce rejet brusque de sang, il expectore, durant une quinzaine de minutes, quelques autres crachats sanglants, et, une demi-heure après l'accident, tout rentre dans l'ordre. Lorsque l'explosion est plus violente et plus voisine, la mort peut être rapide.

On a observé également la rupture des deux poumons chez des blessés se trouvant à proximité d'un point d'explosion d'obus de gros ou de moyen calibre.

Choc émotionnel. — Perte de connaissance suivie d'hébétude, d'hallucination, d'amnésie, de confusion mentale et d'états psychasthéniques divers, de crises d'épilepsie et d'hystérie. Surdité et cécité transitoires ou non, avec lésion des organes auditifs ou visuels.

Rupture du tympan. — Douleur en coup de couteau et bourdonnements d'oreille, diminution de l'audition; peut guérir en quelques semaines.

Troubles moteurs. — Paralysies des membres inférieurs ou hémiplégie. Contractures affectant tout l'organisme, mais prédominant au cou et au tronc; le malade est comme soudé; torticolis névropathique, dos courbé par contracture des muscles abdominaux et dorso-lombaires.

Tremblements rythmés prédominant au cou ou aux membres supérieurs.

Troubles sensitifs. — Anesthésie, hyperesthésies variables.

Mutité temporaire par paralysie ou contraction des muscles du larynx.

Rétention d'urine plus ou moins passagère.

BOULIMIE (du gr. *boulimos,* faim exagérée). — Sensation de faim s'accompagnant d'angoisse dès que la digestion dans l'estomac est terminée.

CAUSES. On peut l'observer aussi comme premier signe du diabète, de la phosphaturie, et surtout de la tuberculose; au cours de la grossesse et au début de la convalescence; chez les enfants ayant des vers intestinaux.

TRAITEMENT. Traitement général de la cause et prise répétée de petites quantités d'aliments.

BOULON. — Mince tige métallique filetée introduite entre deux os fracturés, et serrée sur ceux-ci par deux écrous qui permettent d'obtenir

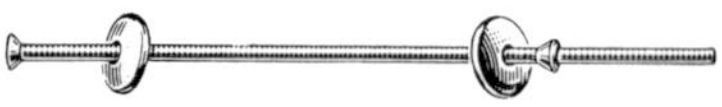

FIG. 193. — Boulon.

une coaptation exacte des fragments. On l'utilise quand il est indispensable d'éviter le moindre écart entre deux os fracturés : fractures de la cheville, par exemple (*fig.* 193).

BOULONNAGE. — Mode de contention de certaines fractures du tibia et de la cheville à l'aide d'un *boulon* (v. ce mot) métallique et d'écrous.

BOULOU (Le) [Pyrénées-Orientales]. — Station d'eaux bicarbonatées sodiques gazeuses fortes et, en outre, ferrugineuses et arsenicales.

CURE. Boissons, bains.

INDICATIONS. Dyspepsies, diarrhée chronique, affections du foie, gravelle, coliques néphrétiques; eczéma, diabète, paludisme.

BOURBILLON. — Débris sphacélés du derme qui existent au centre du furoncle, de l'anthrax.

BOURBON-LANCY (Saône-et-Loire). — Ville d'eaux chlorurées sodiques (1g,25), bicarbonatées mixtes, iodurées et arsenicales, chaudes (46° à 58°), radio-actives.

INDICATIONS. Algies diverses; rhumatisme, goutte, maladies du cœur, palpitations, hypertension artérielle, affections gynécologiques.

CURE Hydrothérapie, bains, douches. Boisson.

BOURBON - L'ARCHAMBAULT (Allier). — Ville d'eaux chlorurées sodiques (2g,24), bicarbonatées (1g,33), bromo-iodurées arsenicales, chaudes (51°), radio-actives.

Saison : 1er juin-1er septembre. Une source (Jonas) est froide, ferrugineuse, bicarbonatée calcique, sulfatée calcique et magnésienne.

INDICATIONS. Rhumatismes, goutte, paralysies, séquelles de blessures de guerre, affections gynécologiques.

CURE. Bains, douches, étuvation. Boisson.

BOURBONNE (Haute-Marne). — Ville d'eaux chlorurées sodiques, bromurées, lithinées, ferrugineuses, avec traces de manganèse et d'arsenic; elles sont radio-actives, isotoniques, chaudes (55° à 66°).

INDICATIONS. Maladies des os, des muscles et articulations; rhumatisme, goutte, névralgies, paralysies périphériques.

CURE. Bains, émanations radio-actives. Boisson.

BOURBOUILLE. — Affection coloniale fréquente chez les Européens, pendant la saison humide et chaude, avec sueurs profuses. C'est une éruption miliaire papulo-vésiculeuse, prurigineuse, qui peut s'accompagner de squames légères, dans lesquelles on a trouvé des éléments mycéliens du genre *Monilia*.

TRAITEMENT. Boire peu; éviter la marche aux heures chaudes; bains de mer contre-indiqués. Saupoudrer avec talc, oxyde de zinc, acide borique.

BOURBOULE (LA) [Puy-de-Dôme]. — Ville d'eaux arsenicales (0g,028), chlorurées sodiques (3 g), bicarbonatées sodiques (1g,86), chaudes (60°), radio-actives.

INDICATIONS. *Enfants* anémiques, scrofuleux, ganglionnaires, eczémateux, adénoïdiens, asthmatiques. Chez l'*adulte* : asthme, rhinite spasmodique, paludisme, diabète, dilatation des bronches, psoriasis, dermatoses prurigineuses.

CURE. Boisson, bains, douches, inhalations, humages, pulvérisation, douches filiformes; douches d'émanation radio-active.

CONTRE-INDICATIONS. Tuberculose pulmonaire, affections fébriles aiguës.

BOURDAINE (*Rhamnus frangula*). — Arbrisseau de la famille des Rhamnacées, dont l'écorce, qui contient de la franguline, est employée comme purgatif contre la constipation habituelle, à la dose de 1 g à 1g,5 en poudre sous forme de cachet ou en décoction (3 à 5 g d'écorce desséchée pour 150 g d'eau bouillante qu'on parfume avec un peu de zeste d'orange); faire bouillir vingt minutes et filtrer; à prendre le soir au coucher. Extrait fluide de bourdaine, 1 à 2 g, à prendre également au coucher.

BOURDONNEMENTS D'OREILLE. — Bruits qu'on croit entendre, sans qu'une cause extérieure réelle les produise.

CAUSES : 1° Troubles vasculaires (ischémie ou hyperhémie dans le domaine de l'artère auditive interne);

2° Variations de la tension des liquides intra-labyrinthiques : *a*) tout phénomène capable de comprimer, par l'intermédiaire du tympan, de la chaîne des osselets, la périlymphe et l'endolymphe (soufflet sur le pavillon, détonation au voisinage du méat, cérumen, corps étranger); *b*) troubles de l'oreille moyenne (catarrhe tubaire, épanchements de la caisse); *c*) troubles de l'oreille interne (otosclérose);

3° Intoxication par la quinine, le salicylate de soude;

4° Lésions localisées au limaçon, hémorragies, lésions diverses de dégénérescence;

5° Troubles nerveux dynamiques de tout l'appareil de perception dans les névroses (hystérie, neurasthénie).

TRAITEMENT. Celui de la cause.

BOURGEONS CHARNUS. — Petites saillies rougeâtres qui apparaissent à la surface des plaies et peu à peu l'envahissent complètement; elles sont formées d'une matière amorphe, de cellules embryonnaires arrondies. On lutte contre l'exubérance des bourgeons charnus par la cautérisation au nitrate d'argent ou par des applications d'emplâtre de Vigo.

BOURGEONS DE SAPIN. — Voir PINS : *Pin sauvage*.

BOURRACHE. — Plante de la famille des Borraginacées (*Borrago officinalis*). [V. pl. en coul. à SUDORIFIQUES (Plantes).] Indiquée dans les affections pulmonaires aiguës, les néphrites, soit sous forme de suc frais obtenu en broyant tiges et feuilles (50 g par jour), soit sous forme d'extrait aqueux (1 à 2 g) ou d'extrait fluide (4 à 6 g), de sirop (10 à 50 g); entre dans le sirop de salsepareille composé.

BOURSE À PASTEUR. — Petite Crucifère (*Thlaspi bursa pastoris*) employée parfois comme hémostatique.

BOURSES. — Nom vulgaire du *scrotum*.

BOURSES SÉREUSES. — Voir SÉREUSES.

BOUT DE SEIN ou TÉTINE. — Le bout de sein artificiel (*fig.* 194) est composé d'une tétine en caoutchouc et d'une cupule en verre. Il

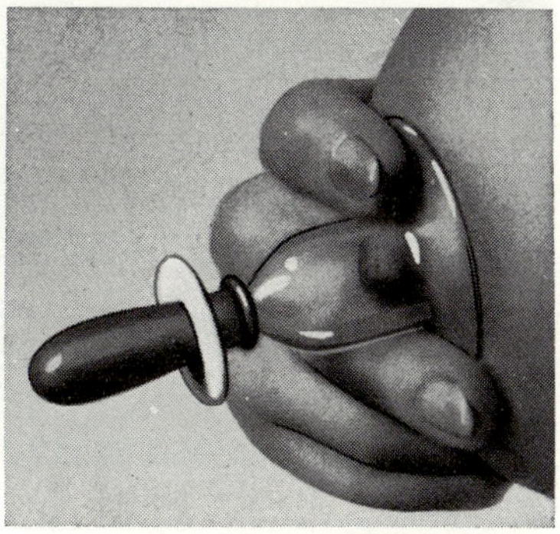

FIG. 194. — Bout de sein.

sert à faire téter les enfants lorsque le mamelon n'est pas assez long, ou que les gerçures du sein rendent la lactation difficile et pénible.

La tétine doit être lavée soigneusement dans l'eau bouillie après chaque tétée et être conservée dans de l'eau également bouillie, additionnée de 4 g de bicarbonate de soude par litre.

BOUTEILLE ISOLANTE. — On se sert souvent d'une bouteille isolante pour conserver chaud ou tiède du lait destiné aux enfants. Or, le lait conservé dans ces conditions se coagule au bout de 6 à 8 heures par suite d'une fermentation butyrique due à une ébullition d'une durée insuffisante et de son introduction dans la bouteille seulement après refroidissement. Cette coagulation rend ce lait inutilisable et même dangereux.

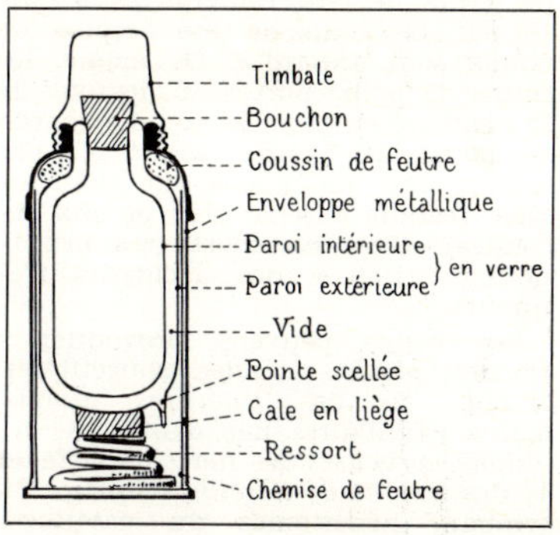

FIG. 195. — Coupe d'une bouteille isolante.

Il est nécessaire de faire bouillir le lait 20 minutes et de le verser *bouillant* dans la bouteille. La conservation ne doit pas être trop prolongée.

BOUTON D'HUILE. — V. ÉLAÏOCONIOSE.

BOUTON DE MURPHY. — Voir MURPHY.

BOUTON D'ORIENT (Bouton du Nil, d'Alep, Clou de Biskra, de Gafsa). — Affection causée par le *Leishmania tropica*, qui sévit dans les pays riverains de la Méditerranée, surtout en septembre, octobre et novembre.

La transmission se fait surtout par le *phlébotome*, accessoirement par les mouches et les moustiques. Le *chien*, dans tout le Bassin méditerranéen, est fréquemment atteint de leishmaniose cutanée, et constitue un réservoir de virus pour l'homme.

SIGNES. La durée d'*incubation* est variable, de quinze jours à trois ans et plus. Le bouton siège habituellement sur les parties découvertes pendant la nuit, à la face, aux avant-bras, aux poignets, aux jambes. Il débute comme un petit furoncle, puis devient un tubercule rouge foncé, couvert de croûtes, et s'ulcère au centre.

TRAITEMENT. I. *Préventif*. — Eviter les piqûres d'insectes. Surveiller les chiens malades.

II. *Curatif*. — Pansements pour éviter l'infection secondaire. Cautérisation à l'hypochlorite de chaux; neige carbonique. Emétique en injections intraveineuses; arsénobenzènes en injections intraveineuses.

BOUTONS. — Saillies arrondies de la peau disparaissant après un temps variable. On désigne sous ce nom plus particulièrement une *papule* (saillie dure), mais on le donne quelquefois aussi, par extension, aux vésicules, aux pustules, aux diverses éruptions des maladies de la peau et des fièvres éruptives (ROUGEOLE, VARIOLE).

BOWEN (Maladie de). — Affection cutanée du type *dyskératose*, apparaissant à tout âge, évoluant lentement et aboutissant finalement à un cancer en nappe végétante et érosive et qui peut donner lieu à des métastases ganglionnaires et viscérales.

TRAITEMENT. Radiothérapie inopérante. Ablation chirurgicale le plus tôt possible.

BOXE. — La *boxe anglaise* consiste en coups de poing portés avec force, les mains étant bandées et entourées de gants de cuir rembourrés à l'intérieur. Les coups de tête, de pied, de coude sont interdits. De même, les coups de poing portés au-dessous de la ceinture ou dans le dos. Le match se gagne aux points (avantages par round) ou par knock-out (l'adversaire restant à terre plus de dix secondes). C'est un sport très brutal, donnant lieu à des accidents fréquents.

Les coups peuvent provoquer : 1° des *plaies* (arcades sourcilières, lèvres) ; 2° des *fractures* (doigts, mains, maxillaires, nez, dents) ; 3° des *lésions nerveuses* des nerfs de la face ; 4° des *lésions de l'oreille* (rupture du tympan, hématomes du pavillon). Chez les professionnels, le pavillon est épaissi, déformé. C'est l'oreille en chou-fleur, qui, avec les lèvres épaissies et le nez aplati, donne le faciès spécial aux boxeurs; 5° des *lésions oculaires* (décollement traumatique de la rétine, cataracte traumatique, qui aboutissent parfois à la cécité uni- ou bilatérale).

Le « knock-down », chute à terre, est causé soit par un coup décisif, soit par ébranlement général.

Les accidents mortels ne sont pas rares. Ils surviennent par fracture du crâne ou lésion interne; leur fréquence chez les adolescents devrait faire interdire les combats avant vingt ans.

Malgré sa brutalité, la boxe est un très beau sport, qui exige musculature, souffle, souplesse, vitesse et puissance.

La culture physique des boxeurs, l'entraînement au combat constituent un moyen de tout premier ordre d'acquérir et de développer ces qualités. La pratique permet de se rapprocher du type du boxeur : jambes et cuisses musclées, mais fines, taille fine, muscles abdominaux puissants, torse bien développé, épaules larges, musculature du torse, des bras et du cou plus forte proportionnellement que celle des membres inférieurs, mais sans excès nuisant à la rapidité.

BRACHIAL (du lat. *brachium*, bras). — **Aponévrose brachiale.** — Aponévrose qui entoure le bras.

Muscle brachial antérieur. — Il s'insère en haut sur l'humérus. Innervé par le musculo-cutané, il fléchit l'avant-bras sur le bras, comme le biceps.

Nerf brachial cutané interne. — Deuxième branche du plexus brachial, ce nerf accompagne l'artère axillaire, puis la veine basilique, et se distribue à la peau de la région interne du bras et de la moitié interne de l'avant-bras; c'est un nerf sensitif.

Plexus brachial. — Entrelacement nerveux formé par les branches antérieures des quatre dernières paires des nerfs cervicaux et du premier dorsal. Il envoie des branches au muscle sous-clavier, au grand et au petit pectoral, aux muscles de l'épaule, et se termine par six branches : le nerf circonflexe, le brachial cutané interne, le musculo-cutané, le médian, le radial et le cubital.

Brachiocéphalique. — Tronc brachiocéphalique artériel. — C'est le plus volumineux de tous les troncs qui émanent de la crosse aortique : sa longueur est d'environ 3 cm et son diamètre de 15 mm. De l'aorte, il se porte en haut, en dehors et en arrière jusqu'à la partie postérieure de l'articulation sterno-claviculaire droite, où il se termine en se bifurquant en deux branches, l'une ascendante, la *carotide primitive droite,* l'autre transversale, la *sous-clavière droite.*

Troncs veineux brachiocéphaliques. — Ils naissent, en arrière de l'articulation sterno-claviculaire, de la réunion de la *veine sous-clavière* et de la *jugulaire interne* qui lui apportent le sang veineux de la tête et du membre supérieur. Les deux troncs droit et gauche se réunissent vers le premier cartilage costal droit en un tronc unique qui est la *veine cave supérieure.* Le tronc droit mesure environ 8 cm, le tronc gauche 6 cm.

BRACHYCÉPHALE (du gr. *brakhus,* court, et *kephalê,* tête). — Crâne semblant tronqué à sa partie postérieure chez les Finnois, Lapons, Hongrois, Slaves, Turcs (Europe), Mongols (Asie). V. CRÂNE.

BRACHYDACTYLIE (du gr. *brakhus,* court, et *daktulos,* doigt). —

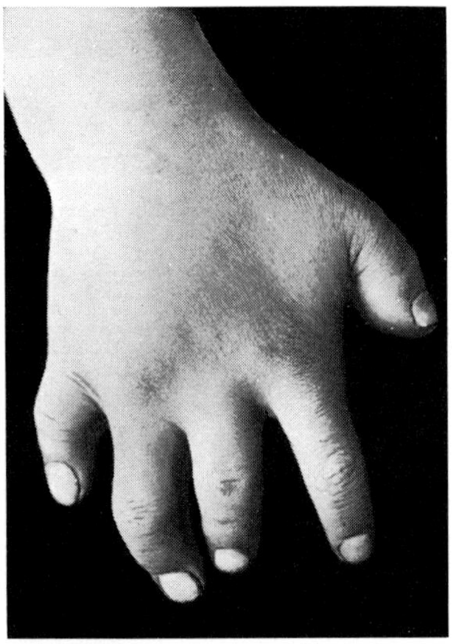

FIG. 196. — Brachydactylie.

Conformation vicieuse des doigts, qui sont trop courts (*fig.* 196). Cette malformation peut être congénitale et familiale.

BRADYCARDIE (du gr. *bradus,* lent, et *kardia,* cœur). — Symptôme physiologique ou pathologique, caractérisé par la lenteur anormale du pouls.

Le pouls battant normalement à 72 pulsations à la minute, tout sujet qui présentera des pulsations notablement moins nombreuses dans le même laps de temps peut être considéré comme atteint de bradycardie.

Certaines personnes ont un pouls qui bat, normalement, moins de 60 fois par minute.

Lorsque la bradycardie est *pathologique,* elle peut être *transitoire* ou *permanente.* V. CŒUR.

BRADYPEPSIE (du gr. *bradus,* lent, et *pepsis,* coction). — Digestion lente.

BRAI. — Résidu de la fabrication du goudron minéral ou végétal.

Le brai de houille est nocif. Les ouvriers qui manipulent ce brai ou fabriquent des agglomérés au moyen de ce brai sont exposés à des *épithéliomas* ulcérés des organes génitaux ou résultant de la transformation de plusieurs papillomes des mains, bras, visage, thorax. On peut aussi observer des lésions oculaires, *conjonctivites bénignes,* et des *dermites chroniques* et *récidivantes* devenant très douloureuses dès l'exposition au soleil.

La loi prévoit l'indemnisation pour des lésions : le délai de prise en charge est de vingt ans pour les épithéliomas, sept jours pour les lésions oculaires et les dermites.

BRAISE. — Charbon incomplètement brûlé, qui dégage beaucoup d'oxyde de carbone; sa combustion est dangereuse dans une chambre close.

BRANCARD (Civière). — Assemblage de pièces de bois et de toile destiné à porter un blessé ou un malade (*fig.* 197).

Brancard ordinaire ou Civière. — Il est formé de deux hampes et de deux traverses constituant un cadre sur lequel une toile est tendue; deux bretelles y sont adaptées pour les deux porteurs. On y ajoute un léger matelas, un coussin, et on recouvre le tout par une toile destinée à préserver le malade contre le vent et la curiosité des passants.

Brancard roulant. — L'adaptation de roues permet à un seul homme de traîner un malade, à condition que les routes soient bonnes. Une disposition spéciale permet de plier ce brancard de façon qu'il occupe peu de place.

Brancard d'urgence. — On peut improviser un brancard avec une toile (sac), deux perches, deux fusils et deux traverses (échalas ou rondins de fagot). Une botte de paille ou de foin sert d'oreiller.

Il faut essayer la solidité du brancard avant d'y placer le blessé. Les

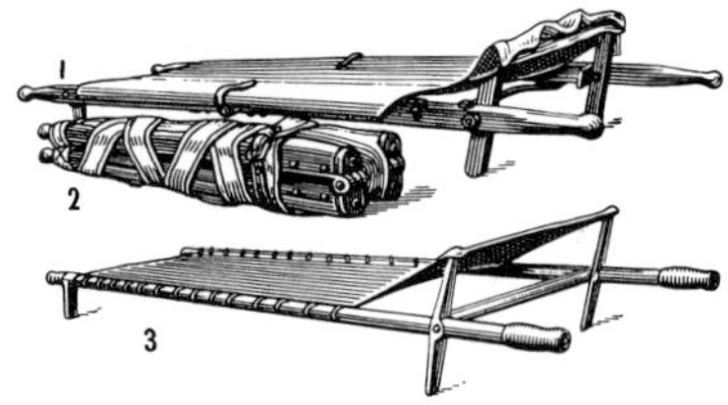

FIG. 197. — Brancards.
1, 2. Type pliant réglementaire (modèle de l'armée); 3. Semi-rigide.

voitures d'ambulance possèdent des modes de suspension élastique des brancards. Pour le relèvement du blessé, voir BLESSÉ.

BRANCHIAUX (Arcs) et FENTES BRANCHIALES. — Formation embryonnaire dont une partie, le premier arc, constituera les mâchoires supérieure et inférieure, le marteau des osselets de l'oreille; le deuxième,

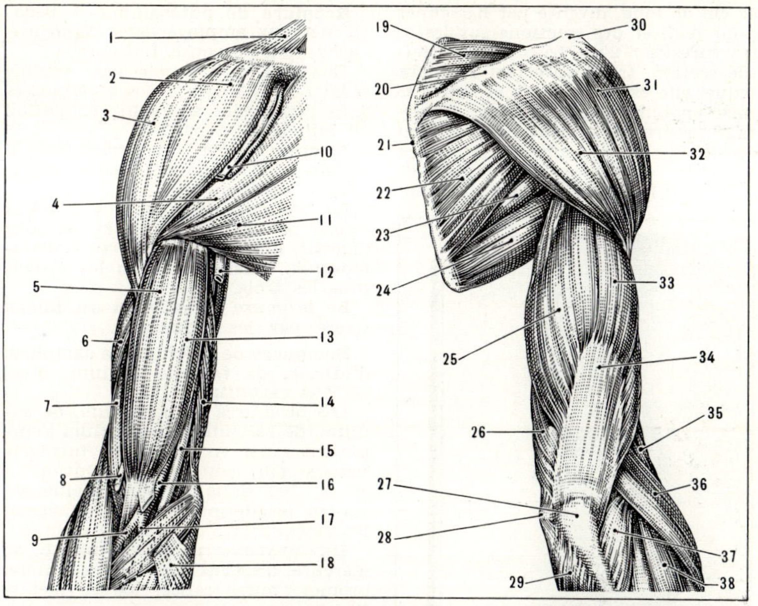

FIG. 200. — Bras (faces antérieure et postérieure).

FACE ANTÉRIEURE : 1. Trapèze; 2. Faisceau antérieur du deltoïde; 3. Faisceau externe du deltoïde; 4. Faisceau claviculaire du grand pectoral; 5. Long biceps; 6. Vaste externe du triceps; 7. Brachial antérieur; 8. Nerf musculo-cutané; 9. Artère radiale; 10. Veine céphalique et artère acromiale; 11. Faisceau sternal du grand pectoral; 12. Veine basilique; 13. Court biceps; 14. Vaste interne du triceps; 15. Nerf médian; 16. Artère humérale; 17. Artère cubitale; 18. Expansion aponévrotique du biceps. — FACE POSTÉRIEURE : 19. Sus-épineux; 20. Epine de l'omoplate; 21. Bord spinal de l'omoplate; 22. Sous-épineux; 23. Petit rond; 24. Grand rond; 25. Longue portion du triceps; 26. Vaste interne du triceps; 27. Olécrâne; 28. Epitrochlée; 29. Cubital postérieur; 30. Acromion; 31. Portion externe du deltoïde; 32. Portion postérieure du deltoïde; 33. Vaste externe du triceps; 34. Tendon du triceps; 35. Long supinateur; 36. Premier radial externe; 37. Anconé; 38. Extenseur commun des doigts.

l'apophyse styloïde, les muscles qui s'y attachent, et les petites cornes de l'os hyoïde; le troisième, l'os hyoïde et la langue; le quatrième, le larynx. Ces arcs entourent donc la cavité bucco-pharyngienne.

BRANCHIOME. — Tumeur rare, maligne, développée aux dépens des

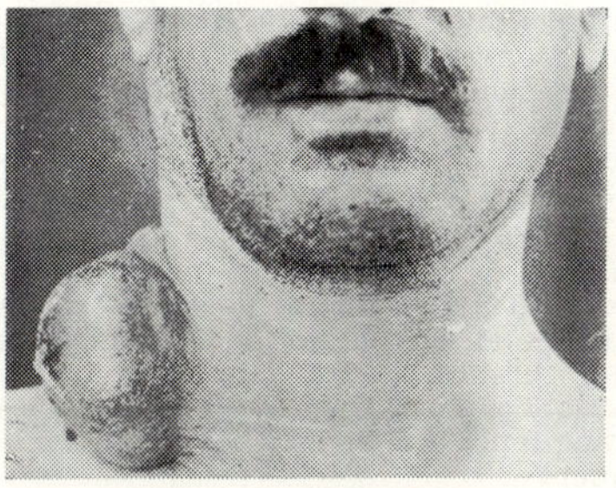

FIG. 198. — Branchiome.
(Musée de l'hôpital Saint-Louis.)

débris restés inclus lors de la régression des arcs branchiaux, c'est-à-dire à la face et au cou.

SIGNES. Tumeur apparaissant à la région de la carotide. Mobile, puis s'immobilisant à mesure qu'elle croît de volume, dure, puis ramollie, elle se fixe aux tissus voisins. Cette tumeur est douloureuse, gêne la respiration, la déglutition et la parole.

TRAITEMENT. Extirpation précoce.

BRAS (lat. *brachium*) [*fig.* 199, 200]. — Partie du membre supérieur qui va de l'épaule au coude. Le squelette du bras est constitué par l'*humérus*.

Outre les muscles de l'épaule qui s'y insèrent, notamment le *deltoïde*, qui l'écarte de la poitrine, le *grand pectoral*, qui l'en rapproche, l'humérus est couvert en avant par les muscles biceps brachial, coraco-brachial et brachial antérieur; en arrière

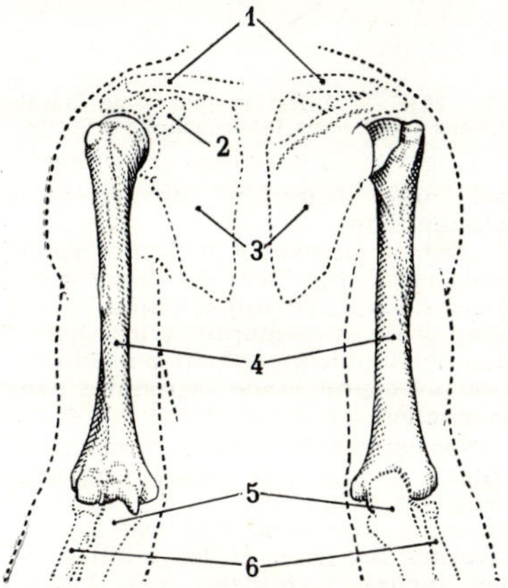

FIG. 199. — Bras (vue antérieure et postérieure de l'humérus).
1. Clavicule; 2. Coracoïde; 3. Omoplates; 4. Humérus; 5. Cubitus; 6. Radius.

par le triceps brachial; tous ces muscles sont enveloppés par l'*aponévrose du bras*.

Les *vaisseaux* nourriciers sont fournis par l'artère et la veine humérales et leurs branches, qui sont profondes; plus superficielles sont la veine basilique en dedans, la veine céphalique en dehors. Les *nerfs* profonds sont des branches du plexus brachial, le médian, le cubital en avant, le radial en arrière; superficiellement, cheminent le brachial cutané interne, le musculo-cutané et des branches du circonflexe.

BRASSIÈRE. — V. HABILLEMENT. *Habillement des bébés.*

BRAYER. — Bandage herniaire. V. HERNIE.

BREDOUILLEMENT. — Trouble mental consistant dans la confusion des images verbales, confusion qui détermine à son tour une mauvaise appropriation verbale et, par suite, de l'incoordination musculaire. Ce trouble doit être soigné, comme les tics, par la *rééducation psychique* (voir ÉDUCATION), les muscles fonctionnant mal parce qu'ils sont mal commandés par les centres nerveux.

BRIDE ABDOMINALE. — V. *Supplément.*

BRIDE PULMONAIRE. — V. *Supplément.*

BRIDES (Savoie). — Station d'eaux minérales sulfatées sodiques (0g,16), magnésiennes (0g, 52), sulfatées calciques et chlorurées sodiques faibles.

L'eau de Brides a une action laxative à dose modérée, purgative et décongestionnante à haute dose; elle est cholagogue et fortement diurétique.

CURE. Boisson, balnéation, culture physique, massage, hydrothérapie.

INDICATIONS. Obèses, gros mangeurs (gros foie), pléthoriques (cœur gras), anémiques, fatigués. Insuffisance et congestion du foie, cholécystites chroniques, atonie intestinale, entérocolites, colibacillose.

CONTRE-INDICATIONS. Mal de Bright, artériosclérose, aortite, tuberculose, états fébriles.

BRIGHT (Mal de). — Maladie chronique des reins à laquelle on a donné le nom d'un médecin anglais qui l'a le premier bien décrite. V. REINS.

BRISCOUS (Eau de). — Voir BIARRITZ.

BROCHAGE. — Mode de contention d'une fracture, ou de traction sur les os à l'aide d'une *broche* (v. ce mot).

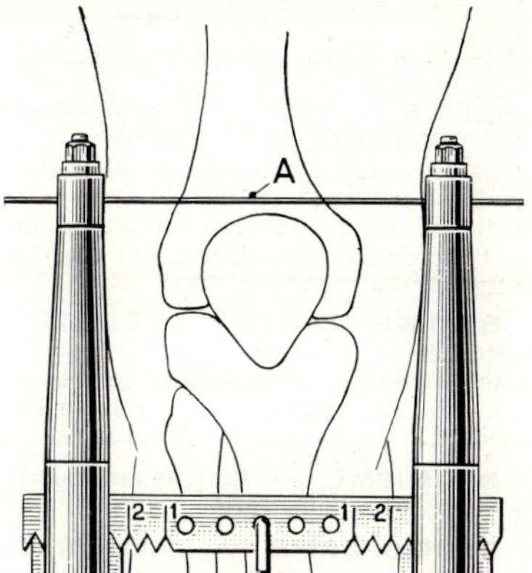

FIG. 201. — Broche et étrier de Kirschner.
A. Broche. 1, 2. Réglage d'écartement.

BROCHE. — Instrument formé d'un fil métallique d'acier inoxydable de 1 à 2 mm de diamètre et de

30 cm de long, inventé par Kirschner pour réaliser des tractions sur les os fracturés (*fig.* 201). La broche, de faible section, traumatise peu l'os dans lequel elle est introduite, et, après sa mise en tension par un *étrier* à serrage progressif, devient parfaitement rigide. Elle permet ainsi d'exercer des tractions continues importantes (de 2 à 10 kg) sur les os fracturés pour

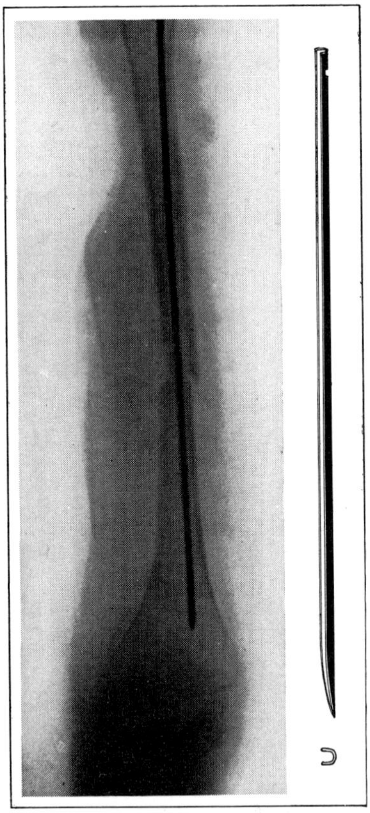

FIG. 202. — Brochage médullaire d'une fracture de l'humérus chez un enfant. (*A droite*, broche et sa section.)
(*Doc. Profr Leveuf.*)

obtenir la réduction du déplacement. Les broches de Kirschner peuvent aussi être employées pour le *brochage intramédullaire* des fractures diaphysaires des os de faible diamètre (radius, cubitus) ou des os longs des enfants, selon un procédé analogue à l'*enclouage* des fractures des os longs de l'adulte (*fig.* 202).

BROMHIDROSE ou **BROMIDROSE.** — Affection caractérisée par une sécrétion abondante de sueur malodorante, surtout à la plante du pied et à la paume de la main.

BROMISME. — Empoisonnement. V. BROMURES.

BROMOFORME. — Liquide incolore, d'odeur et de saveur analogues à celles du chloroforme. Il calme les toux de la coqueluche, de la grippe.

Entre dans la composition du sirop de bromoforme composé, de l'eau bromoformée saturée, employée contre les gastralgies, les vomissements.

BROMURES. — Médicaments calmants.

Bromure de potassium. — Sédatif nerveux employé dans l'épilepsie, l'excitation nerveuse, l'insomnie.

DOSES. 1 à 2 g par jour comme sédatif, 4 à 8 g en doses réfractées dans l'épilepsie; à prendre en potion au milieu des repas.

A doses élevées et prolongées, il aurait une action dépressive sur le muscle cardiaque.

Le *bromure de sodium* est mieux toléré par le myocarde et le tube digestif, ainsi que le *bromure d'ammonium*. Quelquefois, on les associe tous les trois.

Le *bromure de calcium* est mieux toléré par les enfants.

Bromures de calcium, de camphre, d'éthyle, de fer, de lithium, d'or. — V. à CALCIUM, etc.

Les bromures de potassium, de sodium, de calcium, de strontium s'emploient aussi en injections intraveineuses (10 cm³ d'une solution à 10 p. 100 dans du sérum glucosé) contre les dermatoses prurigineuses, les déséquilibres du système végétatif.

INCOMPATIBILITÉS. Sel de plomb, de mercure, d'argent; sels acides, chlore, brome, graisse rance, iodure métallique.

INCONVÉNIENTS. L'absorption et l'élimination des bromures se font lentement. Après un usage prolongé, leur élimination complète ne s'opère qu'au bout d'un temps assez long. Il est donc sage d'en interrompre l'emploi quelques jours tous les mois.

Bromure de méthyle. — V. MÉTHYLE.

Empoisonnement ou Bromisme. — L'administration prolongée de bromures par la bouche (épilepsie, potion calmante pour faire dormir un enfant agité) peut entraîner des troubles, que ne donnent pas habituellement les injections intraveineuses de bromure.

SIGNES. Sécheresse de la bouche, larmoiement, ivresse bromique, puis hébétude, amaigrissement. Lésions cutanées survenant sur les membres et surtout à la face, nodosités suintantes, végétantes, acnéiformes.

TRAITEMENT. Suppression du bromure.

BRONCHECTASIE ou **BRONCHIECTASIE** (du gr. *brogkhos*, gorge, et *ektasis*, dilatation). — V. RESPIRATOIRES (Organes) : *Maladies*.

BRONCHES. — V. RESPIRATOIRES (Organes).

BRONCHIOME (Épistome). — Tumeur mixte développée aux dépens des glandes de la paroi des grosses bronches; elle infiltre la paroi bronchique et forme des bourgeons qui obturent la lumière de la bronche.

BRONCHIQUE. — **Artères bronchiques.** — Ces artères nourricières du poumon sont ordinairement au nombre de trois, deux pour le côté gauche, une pour le côté droit; elles naissent de la portion la plus élevée de l'aorte thoracique, soit isolément, soit par des troncs communs; elles gagnent la face postérieure de la bronche correspondante, se dirigent vers le hile du poumon, et abandonnent des rameaux aux divisions bronchiques, aux artères et veines pulmonaires, aux ganglions lymphatiques, au tissu pulmonaire et aux plèvres.

Veines bronchiques. — Elles accompagnent les artères et reçoivent le sang des bronches de gros et moyen calibre, des parois des artères et veines pulmonaires, du poumon et des ganglions lymphatiques.

Ganglions bronchiques. — Disséminés tout autour des bronches, ces ganglions reçoivent les lymphatiques du poumon et des bronches; de dimensions variables, d'un grain de mil à une amande, ils sont souvent colorés en noir à partir de vingt ans, par les poussières charbonneuses apportées par les lymphatiques.

Plexus bronchique ou pulmonaire. — Vaste plexus nerveux entourant les bronches en avant et en arrière et provenant de l'anastomose des branches du pneumogastrique avec des filets nerveux émis par les ganglions du sympathique thoracique.

BRONCHITE et BRONCHO-PNEUMONIE. — V. RESPIRATOIRES (Organes) : *Maladies*.

BRONCHOCÈLE (du gr. *brogkhos*, gorge, et *kêlê*, hernie). — Tumeur gazeuse du cou en rapport avec une bronche.

BRONCHOGRAPHIE. — Radiographie de l'arbre bronchique opacifié

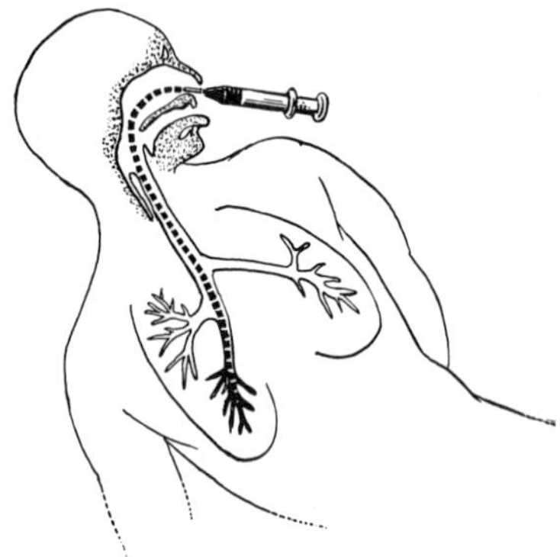

FIG. 203. — Injection par voie nasale d'huile iodée dans les bronches. (*Cl. Guerbet.*)

par une injection intratrachéale d'huile iodée.

On peut introduire le liquide par la *voie nasale* (*fig.* 203) ou *directement dans la trachée* après piqûre de la peau et de la membrane crico-thyroïdienne, ou encore en poussant l'injection avec une *sonde* introduite dans la trachée.

Normalement, l'arbre bronchique injecté donne une image rappelant celle d'une branche d'arbre dont les rameaux sont constitués par les différentes bronches et les feuilles par les taches terminales des lobules bronchiques (*fig.* 204).

La bronchographie est indiquée dans diverses affections : *dilatation des bronches, abcès* et *tumeurs du poumon, corps étrangers des voies aériennes*, etc.

On peut ainsi se rendre compte de l'existence de territoires bronchiques imperméables au lipiodol, du refoulement des bronches par une tumeur, de l'élargissement ou des déformations des ombres bronchiques.

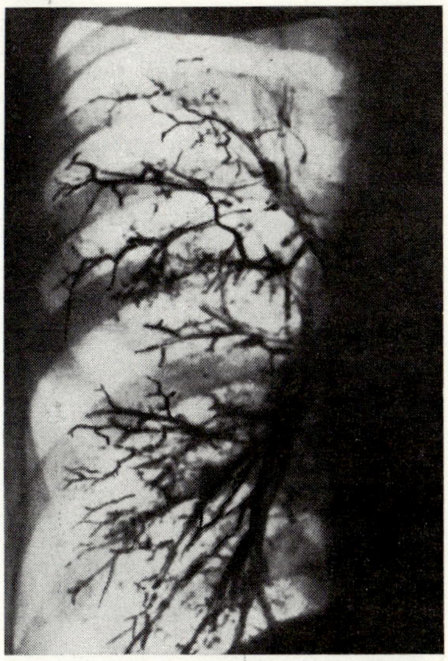

FIG. 204. — Bronchographie du poumon droit. (*Cl. Guerbet.*)

BRONCHOLITHE (du gr. *brogkhos,* gorge, et *lithos,* pierre). — Calculs se formant dans les bronches et pouvant produire des symptômes simulant une bronchite ou même la tuberculose pulmonaire (notamment des crachements de sang) jusqu'à ce qu'ils soient éliminés.

BRONCHOPHONIE (du gr. *brogkhos,* gorge, et *phônê,* voix). — Retentissement exagéré de la voix à l'auscultation du poumon. S'observe dans les condensations pulmonaires.

BRONCHOPLÉGIE (du gr. *brogkhos,* gorge, et *plessein,* frapper). — Paralysie des bronches.

BRONCHO-PNEUMONIE. — Voir RESPIRATOIRES (Organes) : *Maladies.*

BRONCHORRAGIE (du gr. *brogkhos,* gorge, et *rhêgnumi,* je romps). — Hémorragie des bronches. Voir *Hémoptysie,* à HÉMORRAGIE.

BRONCHORRHÉE (du gr. *brogkhos,* gorge, et *rhein,* couler). — V. ce mot à RESPIRATOIRES (Organes) : *Maladies.*

BRONCHOSCOPIE (du gr. *brogkhos,* gorge, et *skopein,* regarder). — Méthode d'investigation permettant la vision de l'aspect interne de la trachée et des grosses bronches. Le *bronchoscope* comprend un tube rectiligne et creux muni d'une source lumineuse, que l'on introduit par la bouche dans la trachée. Différents systèmes optiques permettent la vision directe et latérale. La photographie et la cinématographie sont possibles.

Cette méthode bénigne exige l'anesthésie du larynx et de la trachée avant l'introduction du tube. Elle ne permet pas de voir les petites bronches.

EMPLOI. La bronchoscopie est utilisée pour *diagnostiquer* les obstructions trachéo-bronchiques, les hémoptysies, les suppurations broncho-pulmonaires; pour *préciser* les lésions bronchiques avant les interventions pulmonaires; elle permet le *prélèvement de pus,* la *biopsie,* les *instillations bronchiques.*

BRONCHOSPASME. — Contraction spasmodique des bronches.

BRONCHOTOMIE (du gr. *brogkhos,* gorge, et *tomein,* couper). — Incision du larynx ou de la trachée pour l'extraction d'un corps étranger.

BRONZÉ (Diabète). — V. DIABÈTE.

BRONZÉE (Maladie). — V. à SURRÉNALES (Capsules) : *Maladies.*

BROUILLARDS MÉDICAMENTEUX. — Méthodes employées dans le traitement des affections respiratoires, v. AÉROSOL, BOURBOULE (LA), MONT-DORE.

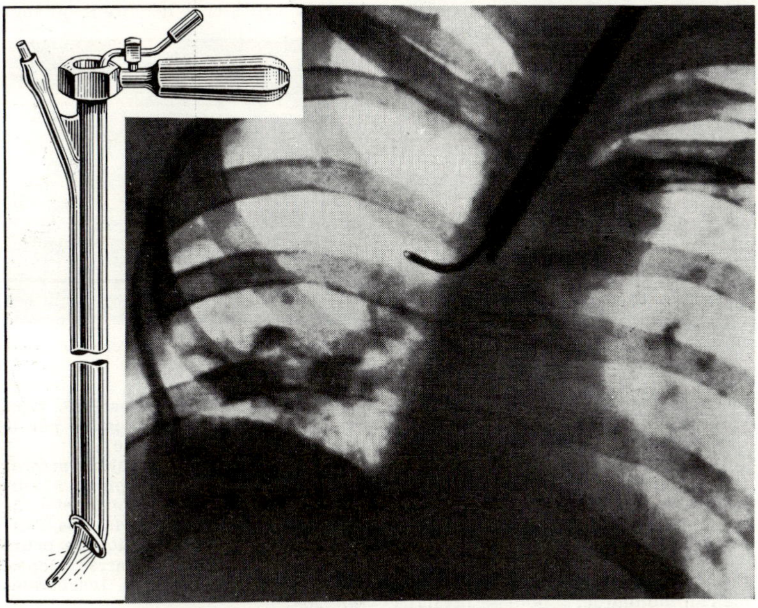

FIG. 205. — Bronchoscopie.
Radiographie montrant le bronchoscope dans la bronche souche et le tube aspirateur dans la bronche du lobe supérieur. *A gauche,* détail du bronchoscope.

BRUCELLOSE. — Maladie infectieuse causée par un germe découvert par Bruce dans la rate de sujets morts de fièvre de Malte.

On a décrit trois espèces de germes de genre *Brucella.*

Brucella melitensis existe dans les espèces caprine et ovine; il est l'agent de la *fièvre ondulante* de l'homme.

Brucella abortus bovis est moins virulent pour l'homme que le précédent, sauf aux Etats-Unis et au Danemark.

Brucella abortus suis détermine très rarement des fièvres ondulantes humaines.

La forme la plus importante des brucelloses est la *mélitococcie,* appelée aussi *fièvre de Malte, fièvre ondulante, fièvre méditerranéenne.*

Mélitococcie. — D'abord localisée dans le Bassin méditerranéen, cette maladie infectieuse est actuellement cosmopolite. Apparue dans le Languedoc méditerranéen, la maladie s'est répandue dans toute la France (*fig.* 206).

SIGNES. Incubation de 5 à 17 jours, insomnie, mal de tête, fatigue générale, douleurs lombaires et dans les membres à un degré léger.

La fièvre évolue par *poussées* de 15 à 25 jours, séparées par des périodes d'*apyrexie* de 10 jours environ, et cela pendant 2, 3, 4 mois et parfois davantage; cette *courbe ondulante* est caractéristique; elle s'accompagne de sueurs, de douleurs articulaires et musculaires, et parfois d'*orchite.* Le foie et la rate sont ordinairement hypertrophiés; urines rares, foncées; troubles digestifs; signes de bronchite aiguë ou de congestion pulmonaire.

Troubles cardiaques : endocardite, rarement myocardite.

Troubles nerveux : névralgies diverses, sciatique, paraplégie flasque, ou paresthésies transitoires, avec troubles visuels ou auditifs, troubles psychiques, asthénie, amnésie.

Douleurs articulaires : arthralgies passagères, mono-arthrites aiguës.

L'*évolution* de la maladie est bénigne, mais longue; l'immunité est faible et les récidives sont fréquentes. Les arthropathies peuvent immobiliser le malade durant de longs mois.

Le diagnostic clinique de la maladie étant souvent difficile, il devra toujours être contrôlé par des *examens de laboratoires* compétents; les trois méthodes employées sont l'hémoculture, dont la réponse demande plusieurs jours, le séro-diagnostic, qui donne une réponse plus rapide (le taux d'agglutination doit être au moins de 1/80), et l'intradermo-réaction.

CAUSES. La maladie est transmise à l'homme surtout par la chèvre et la brebis, parfois par la vache. Le lait et les fromages frais sont les responsables de la contamination par voie digestive, surtout le lait et les fromages de chèvres et brebis, animaux infectés par le *Brucella melitensis.*

TRAITEMENT. I. *Curatif.* — Purées, œufs, viandes, boissons abondantes.

Les antibiotiques doivent être donnés en cures prolongées; pour les localisations viscérales : association de dérivés cortisoniques.

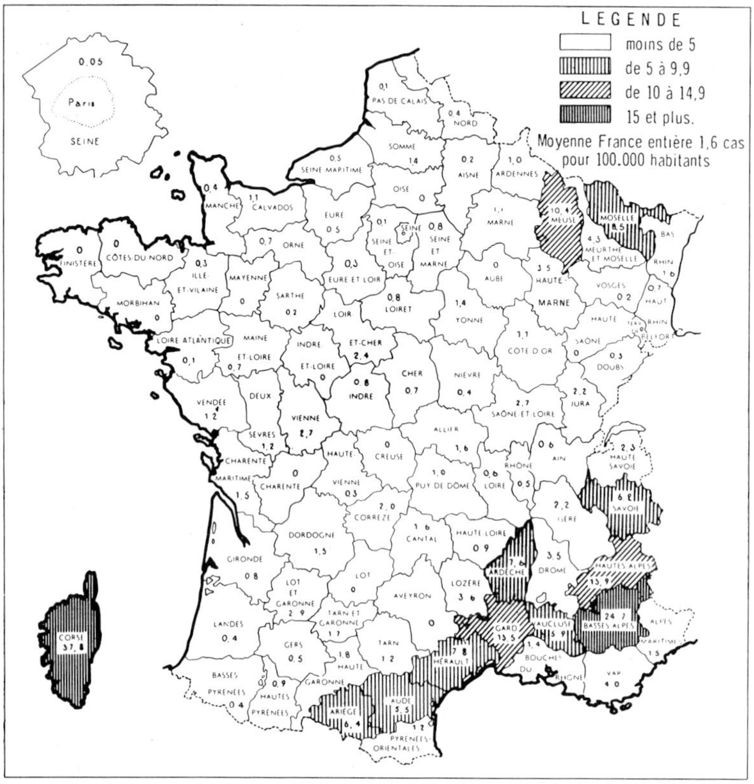

FIG. 206. — Mélitococcie. Nombre de cas en 1956 pour 100 000 habitants.
(*Carte dressée par M. Moine, Institut national d'hygiène.*)

II. *Préventif.* — Isolement du malade et ébullition des cuillers, verres, tasses, etc.; désinfection du linge de corps et des draps; recueillir les urines, fèces et crachats dans des récipients renfermant des antiseptiques. Déclaration obligatoire des cas observés chez l'homme et chez l'animal.

Faire bouillir le lait et ne pas consommer de fromages *frais,* s'ils n'ont pas été faits avec du lait pasteurisé. S'abstenir de crudités provenant de potagers ou vergers suspects.

Hygiène corporelle soignée de ceux qui sont exposés aux atteintes de la maladie.

BRUCINE. — V. NOIX VOMIQUE.

BRUITS. — Bruits physiologiques et pathologiques. — Bruits du cœur. — Bruits normaux perçus par l'oreille à l'auscultation du cœur. V. CŒUR.

Bruit de galop. — Bruit anormal du cœur, qui donne à l'auscultation l'impression d'un redoublement du premier bruit et simule le rythme à trois temps du galop d'un cheval. S'observe dans la néphrite chronique, certaines myocardites.

Bruit de clapotage gastrique. — V. CLAPOTAGE.

Bruit de succussion. — En agitant le thorax du malade assis qu'il ausculte, le médecin entend un bruit de vague, caractéristique de la présence d'air et de liquide dans la plèvre (hydro-pneumothorax).

Bruit d'airain. — En percutant deux pièces de monnaie sur la paroi antérieure du thorax, le bruit parvient à l'oreille qui ausculte la partie postérieure avec un timbre éclatant, caractéristique du pneumothorax.

Affections professionnelles provoquées par les bruits. — Il s'agit des déficits de l'audition, irréversibles. Elles sont indemnisables. Le délai de prise en charge est de trois mois, sous réserve d'une durée d'exposition au risque variable avec le travail effectué.

BRÛLURES. — Lésions produites par la chaleur et les substances caustiques. Il faut insister sur les deux conséquences de la brûlure : la *lésion locale* et les *troubles généraux,* qui sont variables selon son étendue.

CAUSES : 1° Rayonnement d'une chaleur vive, comme celle du soleil (coup de soleil), d'un four, de la lumière électrique; 2° Gaz et vapeurs (ypérite) : brûlures étendues, mais en général superficielles; 3° Liquides : brûlures profondes et larges (l'huile et l'eau salée brûlent plus que l'eau simple); brûlures des muqueuses rectale et vaginale par injections et lavements trop chauds; des muqueuses buccale, pharyngienne, par boissons bouillantes; 4° Corps solides : la brûlure se limite au point d'application; elle est donc peu étendue, mais profonde (cependant, s'il s'agit de vêtements, les brûlures sont étendues); 5° Agents chimiques qui agissent d'autant plus sur les tissus qu'ils sont plus avides d'eau : *acides* azotique, phénique, sulfurique, etc.; *alcalis,* tels que l'ammoniaque, la potasse, la chaux vive; les corps qui entrent en combustion, comme le phosphore, forment dans la plaie de véritables brûlots.

SIGNES. I. *Locaux.* — En se fondant sur la profondeur des lésions, on divise les brûlures en trois degrés :

Premier degré (simple érythème) : rougeur vive diffuse disparaissant momentanément sous la pression du doigt, avec tuméfaction appréciable et

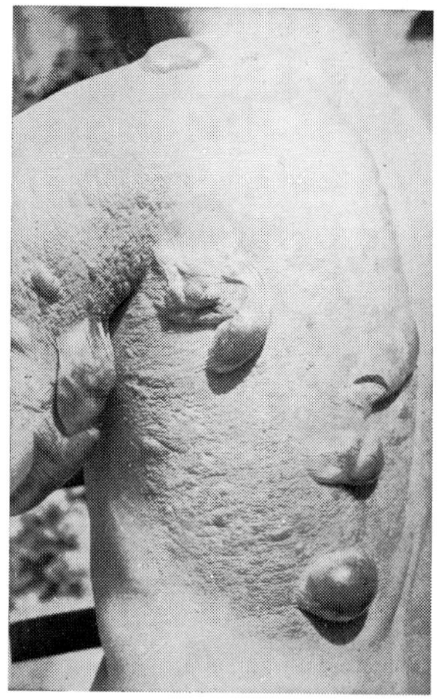

FIG. 207. — Brûlures du premier et du deuxième degré datant de trois jours et causées par l'ypérite. (*Phot. du Dr Gougerot.*)

douleur cuisante; très rapidement, la cuisson diminue et la desquamation épidermique apparaît;

Deuxième degré (la brûlure n'atteint que l'épiderme) : douleur vive, brûlante, puis, après quelques heures, au milieu de la surface rouge, apparaissent des cloques (phlyctènes), dont le contenu est clair, limpide; bientôt, celles-ci se déchirent ou sont

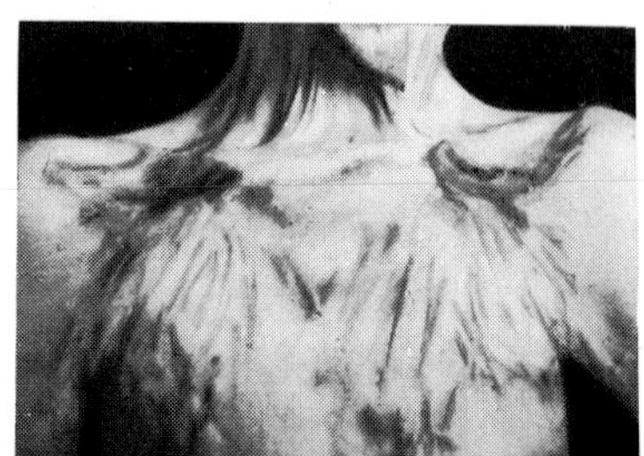

FIG. 208. — Brûlures du troisième degré causées par une bombe au phosphore.

percées; l'épiderme se dessèche, puis tombe; cicatrice rouge, visible par le froid et la chaleur (*fig.* 207);

Troisième degré (la brûlure atteint la couche cornée de Malpighi); peut être plus ou moins profonde et toucher les muscles, l'os, les viscères. Tantôt phlyctènes larges, à liquide brun, sanguinolent, tantôt escarres sèches, grises, noires ou jaunes, insensibles (*fig.* 208).

Il est difficile de préciser le degré d'une brûlure grave au premier examen. C'est pourtant de lui que dépend non pas la vie du malade, mais la rapidité de la cicatrisation : celle-ci est vite réalisée dans les brûlures des deux premiers degrés, toujours lentes dans celles du troisième degré, exposant ainsi à l'infection locale, régionale et générale. Cette infection retentit à son tour sur la cicatrisation ; elle la retarde, l'empêche, favorise les hémorragies secondaires et les cicatrisations vicieuses (hypertrophique, chéloïdienne).

Le siège est aussi un facteur important ; à la face, cicatrices inesthétiques et infection conjonctivale ; aux plis de flexion, cicatrices rétractiles.

II. *Généraux.* — Ils sont en rapport avec l'étendue de la brûlure. Douleur, accélération du pouls, sécheresse de la langue, nausées, vomissements. Si la surface brûlée est très étendue : agitation, insomnie, délire, anurie, lenteur de la respiration, mort. Ce qui compte, quant au pronostic vital, c'est l'étendue de la brûlure. Une brûlure, même du premier degré, si elle est très étendue, est une brûlure pouvant entraîner la mort.

Accidents adynamiques tardifs. — Ils relèvent de plusieurs facteurs : troubles de la nutrition, anémie secondaire, déficience rénale avec acidose, infection.

Brûlures du premier degré et de petite surface. — Liniment oléocalcaire, tulle gras, ou simple pansement stérile.

Brûlures graves. — Dans les autres brûlures, qui sont toujours graves, il faut relever le blessé en touchant le moins possible aux lésions, le réchauffer et au besoin le diriger vers un centre spécialisé en l'absence de soins médicaux immédiats.

L'examen aura lieu en salle d'opération après avoir calmé la douleur par injection de morphine et lutté contre le choc par la mise en train de perfusions (voir plus loin). Selon les cas, on recourt, après nettoyage des lésions, à la simple protection par des draps stériles, au pansement compressif ou encore aux greffes de peau immédiates.

Traitement des accidents généraux. — Il faut lutter contre le choc en calmant immédiatement la douleur, en réchauffant le malade et surtout en le perfusant : on utilise en général le plasma sanguin. La quantité totale dépendra de l'étendue de la brûlure, que l'on calculera d'après des tables (table de Barkow). On associera au plasma, contre l'infection, les antibiotiques à fortes doses, la séro-vaccination antitétanique ; contre les autres troubles, l'oxygénothérapie, le sérum bicarbonaté au besoin. Pendant les premiers jours, on surveillera l'état général du blessé, en s'aidant d'examens de laboratoire, les urines, la température, et l'état local.

Dans les *brûlures graves* (troisième degré et au-delà), nettoyage précoce avec mise à plat, sous anesthésie générale ; antisepsie locale ; pénicilline.

Surveiller attentivement la cicatrisation pour éviter les rétractions, les adhérences et les difformités. Greffes avec larges lambeaux dermo-épidermiques entre le quinzième et vingt-cinquième jour. Mécanothérapie précoce.

Traitement secondaire. — Il comprend un traitement général et un traitement local.

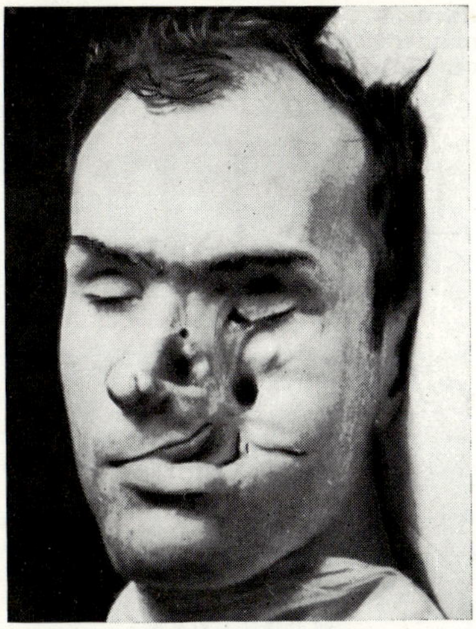

FIG. 209. — Brûlures très graves de la face ayant causé la cécité.

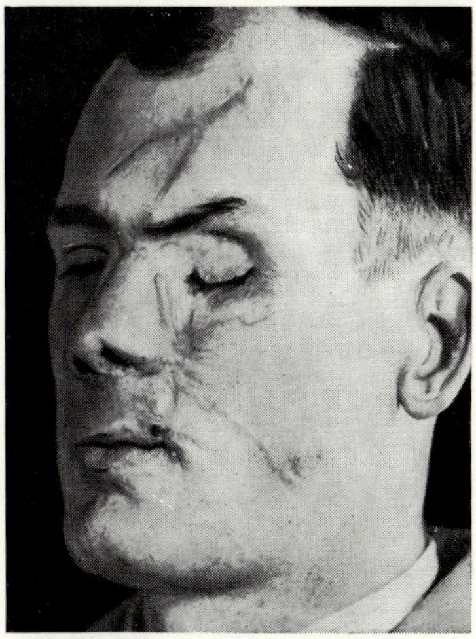

FIG. 210. — Le même visage après réparation au moyen de larges greffes.

Il faut continuer les antibiotiques associés, à hautes doses, car c'est à cette période que l'infection est le plus nocive. Surtout empêcher la dénutrition, qui favorise les retards de cicatrisation par les transfusions de sang, la suralimentation à base de protéines, de vitamines du groupe B surtout.

Localement, on peut lutter efficacement contre le retard de cicatrisation par des greffes. Même partielles, celles-ci seront définitives et serviront de point de départ à la cicatrisation, à l'opposé des greffes immédiates qui ne réalisent qu'un pansement de peau provisoire. De toute façon, la mobilisation sera précoce, complétée au besoin par une petite mécanothérapie. Parfois, on devra traiter les séquelles : cicatrices rétractiles ou vicieuses. Leur ablation sera suivie de greffes cutanées totales. (V. GREFFES.)

Brûlures par les acides. — Laver très abondamment avec de l'eau de savon, de l'eau de chaux, ou de l'eau bicarbonatée, puis panser avec de la gaze trempée dans une de ces solutions.

Brûlures par les alcalis. — Laver abondamment avec de l'eau vinaigrée ou du jus de citron, puis appliquer des compresses.

BRUYÈRE. — Plante de la famille des Ericacées (*Erica vulgaris*), dont les sommités sont employées comme diurétiques, en tisane (15 g par litre), et sous forme d'extrait fluide (1 à 2 cuillerées à café par jour) dans la cystite des prostatiques.

BRYONE (Couleuvrée, navet du diable). — Plante vivace, grimpante (*Bryonia dioica*), de la famille des Cucurbitacées, dont le rhizome charnu, très gros, contient de l'amidon et un principe amer employé comme diurétique et purgatif, à la dose de 1 à 2 g en pilules, de 2 à 4 g sous forme de teinture.

Empoisonnement. — L'absorption des baies rouges ou noires qu'on trouve le long des haies, ou du rhizome, produit des accidents toxiques : nausées, vomissements, diarrhée, vertige, abdomen rétracté, délire.

TRAITEMENT. Ipéca, alcool, éther.

BUBON (du gr. *boubon*, aine). — Inflammation des ganglions lymphatiques (V. ADÉNITE) et plus particulièrement inflammation suppurée des ganglions de l'aine, due à une maladie infectieuse (scarlatine, peste) ou vénérienne.

Bubon pesteux. — V. PESTE.

Bubon chancrelleux. — V. CHANCRE MOU.

Bubon climatérique. — Variété d'adénite survenant d'emblée sans cause appréciable, parmi les équipages des navires séjournant dans la zone tropicale. Reconnu identique à la maladie de Nicolas-Favre. V. LYMPHOGRANULOMATOSE INGUINALE.

BUCCINATEUR (du lat. *buccinare*, jouer de la trompette). — Muscle de la joue, étendu des bords alvéolaires des maxillaires supérieur et inférieur et convergeant vers la commissure labiale. Situé en avant du masséter, il contribue à former la paroi latérale de la bouche. Innervé par le facial, il attire en arrière la commissure labiale. La contraction des deux buccinateurs comprime l'air emmagasiné dans la bouche et le force à s'échapper sous pression par la bouche.

BUCHU. — Plante de la famille des Rutacées dont les feuilles de plusieurs espèces sont employées comme diurétique et sudorifique, à la dose de 1 g en poudre ; prendre de 60 à 200 g d'une infusion à 10 g par litre.

BUFOTHÉRAPIE (du lat. *bufo*, crapaud, et du gr. *therapeia*, traitement). — Emploi thérapeutique du venin de crapaud.

BUGLOSSE. — Plante de la famille des Borraginacées (*Anchusa officinalis*), qui doit son nom à la forme de ses feuilles que l'on a comparées à une langue de bœuf. La buglosse officinale à fleurs bleues a une action sudorifique analogue à celle de la bourrache.

BUGRANE. — Plante épineuse, vivace (*Ononis arvensis*), de la famille des Papilionacées (bougrande, arrête-bœuf). Employée en décoction dans la gravelle, la cystite.

BUIS. — Arbuste ou arbrisseau de la famille des Euphorbiacées (*Buxus sempervirens*), à feuilles persistantes, dont le bois et la racine sont employés comme sudorifique en décoction (50 g par litre) ; ce breuvage a malheureusement une saveur répugnante; utilisé également comme fébrifuge et cholagogue, sous forme de teinture, à la dose de 2 à 4 g par jour.

BULBE RACHIDIEN ou MOELLE ALLONGÉE. — Le bulbe, dont le poids est de 9 g (1/3 de la moelle),

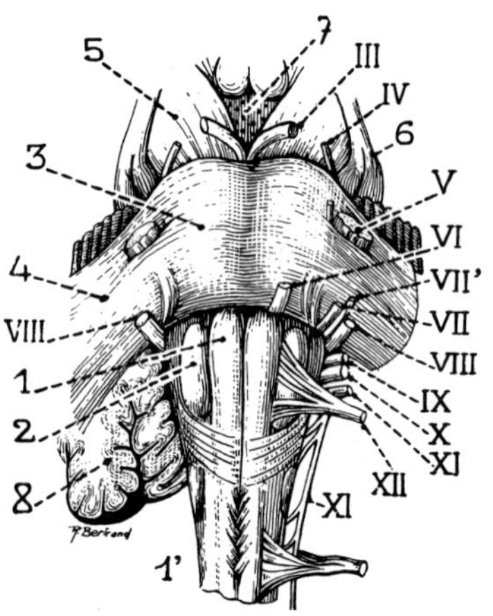

Fig. 211. — Bulbe et protubérance vus par leur face antérieure. (*D'après Testut.*)
1. Pyramide antérieure; 1'. Entrecroisement des pyramides; 2. Olive; 3. Protubérance annulaire; 4. Pédoncules cérébelleux moyens; 5. Pédoncules cérébraux; 6. Bandelettes optiques et corps genouillés; 7. Espace interpédonculaire; 8. Cervelet; III. Moteur oculaire commun; IV. Pathétique; V. Nerf trijumeau; VI. Moteur oculaire externe; VII. Facial; VII'. Intermédiaire de Wrisberg; VIII. Auditif; IX. Glossopharyngien; X. Pneumogastrique; XI. Spinal; XII. Hypoglosse.

constitue la partie supérieure renflée de la moelle épinière; le passage entre elle et le cerveau est le point d'origine de nombreux nerfs crâniens.

I. BULBE (anatomie). — L'extrémité supérieure du bulbe est délimitée en avant et en dehors par la protubérance annulaire dont il est séparé par un sillon; en arrière par le cervelet. La seule limite nette qui existe entre lui et la moelle épinière est formée par les points de sortie des racines de la première paire des nerfs du cou.

La *face antérieure* (*fig.* 211) se termine par une petite fossette triangulaire, le trou borgne de Vicq d'Azyr. De chaque côté du sillon médian se voient deux cordons blancs, les *pyramides antérieures,* qui paraissent continuer en haut les cordons antérieurs de la moelle. Cette face antérieure se distingue de celle de la moelle par ce fait que le sillon antérieur, au lieu d'être continu, est interrompu à son niveau par le passage de forts faisceaux nerveux d'une moitié de l'organe dans l'autre, ce qui constitue l'*entrecroisement des pyramides* (*fig.* 212).

La *face postérieure* (*fig.* 213) continue celle de la moelle; le *cordon postérieur* est divisé en deux faisceaux secondaires, l'un, interne, le *faisceau de Goll,* l'autre, externe, le *faisceau de Burdach.* Ces faisceaux s'écartent à la manière des branches d'un V délimitant un espace losangique, le *plan-*

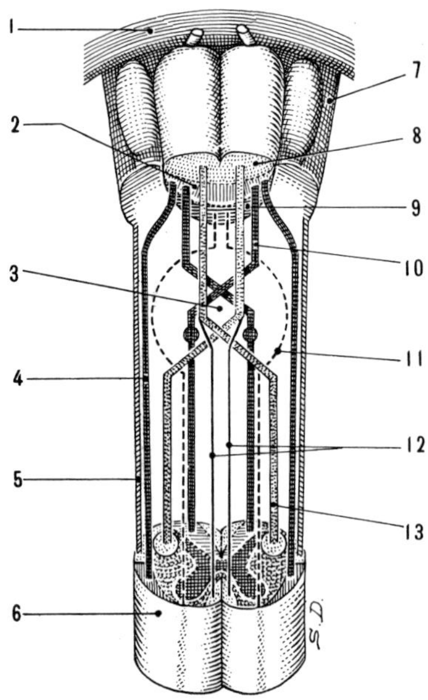

Fig. 212. — Entrecroisement des pyramides. Passage des différents faisceaux dans le bulbe.
1. Protubérance annulaire; 2. Faisceau sensitif (ruban de Reil); 3. Entrecroisement des pyramides; 4. Faisceau de Gowers; 5. Faisceau cérébelleux; 6. Tronçon de moelle cervicale; 7. Bulbe; 8. Faisceau pyramidal; 9. Faisceau fondamental du bulbe; 10. Faisceau sensitif; 11. Faisceau fondamental antéro-latéral; 12. Faisceau pyramidal direct; 13. Faisceau pyramidal croisé. (*D'après Testut.*)

cher du 4e ventricule, dont la moitié supérieure appartient à la protubérance et la moitié inférieure au bulbe,

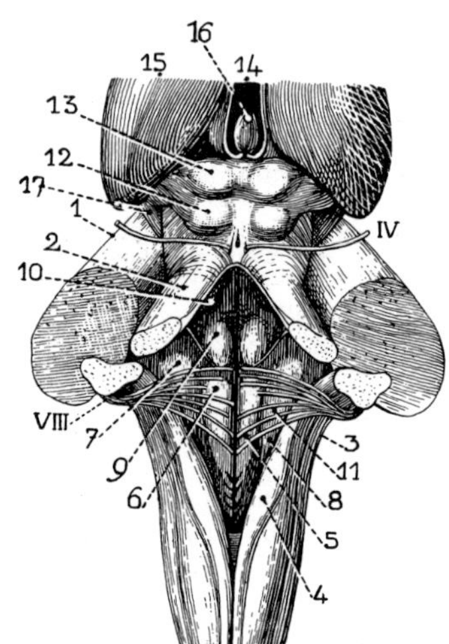

Fig. 213. — Bulbe (face postérieure) et plancher du quatrième ventricule. (*D'après Testut.*)
1. Pédoncule cérébelleux moyen; 2. Pédoncule cérébelleux supérieur; 3. Pédoncule cérébelleux inférieur; 4. Pyramides postérieures; 5. Tige du calamus; 6. Aile blanche interne; 7. Aile blanche externe; 8. Aile grise; 9. Eminentia teres; 10. Locus cæruleus; 11. Barbe du calamus; 12. Tubercules quadrijumeaux postérieurs; 13. Tubercules quadrijumeaux antérieurs; 14. Ventricule moyen; 15. Couche optique; 16. Glande pinéale érignée en avant; 17. Pédoncule cérébral; IV. Nerf pathétique; VIII. Nerf auditif.

la voûte étant formée par le cervelet (*fig.* 214). Sur la ligne médiane se voit un sillon longitudinal qui a été comparé à une plume à écrire, la tige du *calamus scriptorius.* Sur cette tige viennent s'implanter, comme les barbes d'une plume sur leur tige, des filaments blanchâtres (*barbes de calamus* ou *stries acoustiques*) qui se réunissent en dehors pour se jeter dans le nerf auditif.

Une série de prolongements relient le bulbe et la protubérance aux régions voisines : le *pédoncule cérébelleux inférieur* unit le bulbe au cervelet, le *pédoncule cérébelleux moyen* relie les parties latérales du cervelet au bulbe et à la protubérance; le *pédoncule cérébelleux supérieur* unit le cervelet au cerveau.

Les fibres des cordons blancs du bulbe se prolongent à travers la protubérance, puis, arrivées à son bord antérieur, elles forment deux gros faisceaux qui s'écartent de chaque côté pour constituer les *pédoncules cérébraux* qui se rendent dans les deux moitiés du *cerveau* (v. ce mot).

Points d'origine des nerfs bulbaires. — Les nerfs crâniens qui naissent du bulbe sont les suivants :

Le *nerf oculo-moteur externe,* destiné au muscle droit externe de l'œil, émerge près de la ligne médiane du

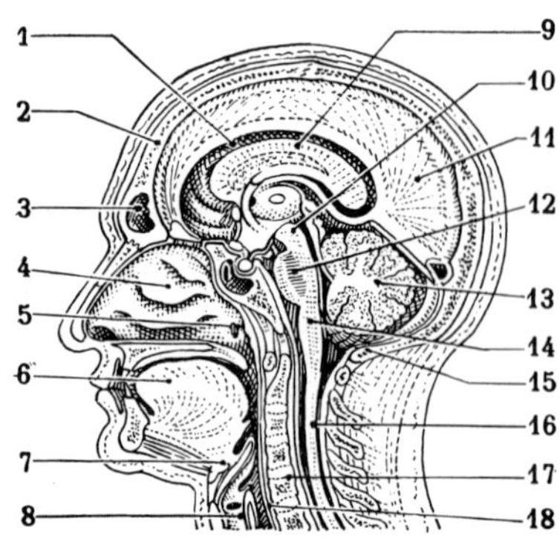

Fig. 214. — Emplacement du bulbe rachidien.
1. Hémisphère cérébral droit; 2. Frontal; 3. Sinus frontal; 4. Fosse nasale droite; 5. Trompe d'Eustache; 6. Langue; 7. Os hyoïde; 8. Larynx; 9. Corps calleux; 10. Pédoncule cérébral; 11. Faux du cerveau; 12. Protubérance annulaire; 13. Cervelet; 14. Bulbe rachidien; 15. Occipital; 16. Moelle cervicale; 17. Colonne vertébrale; 18. Œsophage.

sillon qui se trouve entre le bulbe et la protubérance annulaire.

De ce même sillon, mais plus en dehors, sortent le *nerf facial,* qui va aux muscles de la face, le nerf intermédiaire de *Wrisberg,* qui, après avoir contribué à former la corde du tympan, va se perdre dans le nerf lingual, branche du trijumeau (sensibilité gustative de la langue), enfin le *nerf auditif.*

Du bulbe naissent encore quatre nerfs à la fois sensitifs et moteurs : le *glossopharyngien,* pour la langue et le pharynx, le *pneumogastrique,* qui se distribue à l'œsophage, à l'estomac, au poumon et au cœur, le *spinal,* qui va au larynx, et l'*hypoglosse,* nerf moteur des muscles de la langue.

Enfin, une des racines du *trijumeau* a un trajet intrabulbaire.

Fonctions des nerfs bulbaires. — Les nerfs bulbaires sont donc au nombre de 7 (auxquels il faut ajouter le nerf de Wrisberg, qui complète l'action du glossopharyngien).

L'action du pneumogastrique, qui tient sous sa dépendance la respiration et la circulation, indique le rôle capital du bulbe. Une pointe enfoncée dans le *nœud vital,* près du bec du calamus scriptorius, provoque immédiatement la mort. Dans son voisinage, se trouvent un centre d'arrêt du cœur et un centre du vomissement.

La piqûre du quatrième ventricule près de la ligne médiane, entre les origines du pneumogastrique et de l'acoustique, provoque la *glycosurie simple;* si la piqûre est faite un peu au-dessus, il y a en outre *polyurie;* au-dessus encore, *albuminurie.* Le bulbe contient encore d'autres centres importants en relation avec la faim, la soif, le sommeil, la sécrétion de la salive et de la sudation.

II. BULBE (Troubles dus aux lésions du). — Ils résultent des modifications apportées aux fonctions du bulbe et constituent des *syndromes,* par altération d'un ou de plusieurs noyaux d'un même nerf ou de nerfs crâniens différents.

Par exemple, la luxation de l'atlas, à la suite d'un traumatisme ou par l'évolution d'un mal de Pott, peut provoquer la mort subite.

On distingue différents syndromes bulbaires.

Syndrome cardio-pulmonaire : petitesse et rapidité du pouls, tendance à la syncope avec grande gêne respiratoire.

Inversement, les troubles cardiaques peuvent, du reste, être constitués par la lenteur des contractions du cœur (*pouls lent permanent*).

Il peut aussi se produire des crises d'angine de poitrine (voir CŒUR), de la *tachycardie paroxystique* pouvant être associée à de l'albuminurie et de la glycosurie (diabète bulbaire). On observe rarement des troubles vasomoteurs (asphyxie locale des extrémités).

Syndrome cardio-gastrique : troubles du pouls avec vomissements.

Syndrome de Bonnier : vertiges, dérobement des jambes, bourdonnements d'oreilles, envies de vomir, inégalité des pupilles, strabisme.

Syndrome d'Avellis : paralysie unilatérale du voile du palais et de la corde vocale du même côté, qui entraîne des troubles de la déglutition et de la voix.

Syndrome de Babinski-Nageotte. Par lésion bulbaire unilatérale : troubles cérébelleux, asynergie, latéropulsion, myosis du côté de la lésion (noyau gris) et paralysie avec anesthésie à type syringomyélique du côté opposé.

Syndrome de Jackson : paralysie unilatérale du voile du palais, de la langue et du larynx.

Il convient de noter aussi de la paralysie faciale avec sensations auditives douloureuses, compliquées de diminution ou d'exagération de l'ouïe, des anesthésies ou des névralgies faciales; enfin des paralysies et des troubles sensitifs des membres, par lésion des pyramides siégeant du côté opposé à la lésion, à cause du croisement des fibres nerveuses à ce niveau.

Par suite des connexions du bulbe avec le cervelet, on observe du vertige, de la titubation, de la latéropulsion, du nystagmus, de l'asynergie cérébelleuse (impossibilité d'associer les mouvements).

Ces différents troubles peuvent s'associer les uns aux autres, d'une façon très variée.

La localisation bulbaire de la lésion étant reconnue, il importe d'en préciser la nature exacte.

Dans certains cas, elle est évidente; c'est le cas, par exemple, des infections et toxi-infections, telles que la diphtérie ou la poliomyélite. Dans ce dernier cas, la *paralysie bulbaire* survient souvent après la paralysie des membres (syndrome de Landry).

Dans d'autres cas, la paralysie bulbaire est provoquée par une lésion osseuse (atteinte de l'atlas ou de l'articulation occipito-atloïdienne par un traumatisme) ou l'infection tuberculeuse (mal de Pott sous-occipital).

Dans quelques cas enfin, la lésion bulbaire n'a pas une cause évidente. Deux diagnostics essentiels se posent alors : 1° la compression par une *tumeur,* avec pour sanction l'intervention chirurgicale. Dans les cas heureux où la tumeur n'envahit pas le bulbe, mais le comprime seulement, l'opération permet de sauver le malade;

2° le *ramollissement bulbaire* par lésion artérielle, athéromateuse ou syphilitique. Traitement purement médical. V. CERVEAU.

BULLE. — Soulèvement d'une partie d'épiderme par de la sérosité sous l'action d'une affection de la peau (notamment de pemphigus), de la variole, d'une brûlure ou d'une vaccination.

BUPHTALMIE (Hydrophtalmie) [du gr. *bous,* bœuf, et *ophthalmos,* œil]. — Augmentation considérable du volume de l'œil.

BÜRGER (Maladie de Léo). — Thrombo-angéite oblitérante (v. ce mot).

BURSITE. — Inflammation des bourses séreuses (hygroma).

BURTON (Liséré de). — Liséré gingival ardoisé, situé au collet des dents chez les saturnins. V. PLOMB.

BUSSANG (Vosges). — Station d'eau minérale froide ferrugineuse, gazeuse, contenant 8 mg de carbonate de fer, 1 mg d'arséniate de fer, traces de fer et de manganèse, 1g,78 d'acide carbonique libre. Goût aigrelet. Légère et non constipante.

CURE. Boissons.

INDICATIONS. Chlorose, anémie, lymphatisme, neurasthénie, dyspepsie, débilité.

BUSSEROLLE (*Uva ursi*). — Voir ARBOUSIER.

BUTYRIQUE (Acide). — Acide qui se trouve dans le beurre; liquide incolore, d'odeur désagréable de beurre rance.

Fermentation butyrique. — Transformation de certains corps (sucres, matières amylacées, albumines) en acide butyrique, sous l'influence de divers micro-organismes, spécialement du *Bacillus amylobacter.*

BUTYROMÈTRE. — V. LAIT.

BYSSINOSE (du gr. *bussos,* coton). — Pneumoconiose se traduisant par un catarrhe pulmonaire (pneumonie cotonneuse) observée chez les ouvriers qui travaillent le coton et qui sont exposés à en respirer les poussières (batteurs, cardeurs, débourreurs).

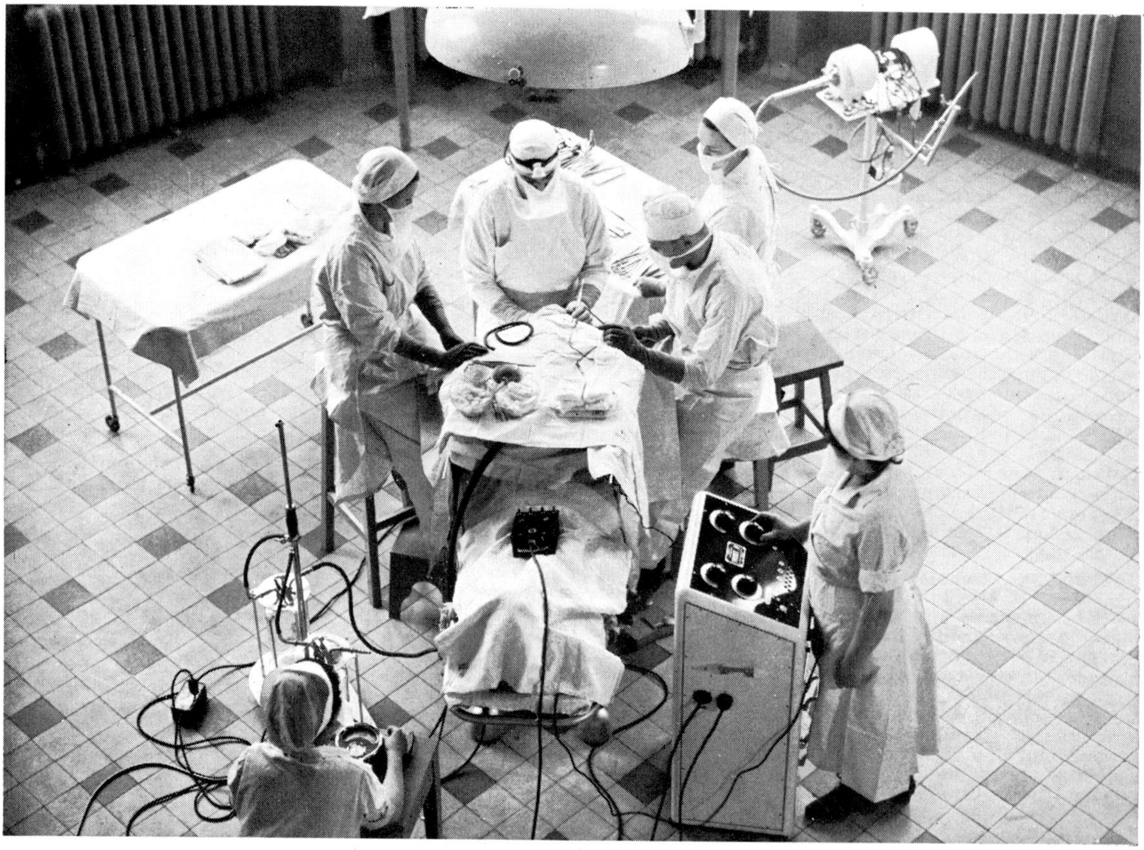

CHIRURGIE

(Phot. Dubure.)

C

CABINETS D'AISANCES (Latrines, water-closets, cabinets). — Les cabinets d'aisances doivent, en raison de leur objet, être soumis à un certain nombre de règles d'hygiène très strictes : être pourvus d'un siphon toujours rempli d'eau, de façon à interposer ce liquide entre les gaz venant de la fosse et l'air de la pièce (l'aération aura lieu par une fenêtre appropriée); être tenus très proprement; ne renfermer aucun objet pouvant être contaminé.

La cuvette des cabinets d'aisances sera en porcelaine ou, mieux, en grès cérame, et aura la forme d'un tronc de cône irrégulier à orifice supérieur ovalaire. Un battant mobile, réduit à une simple couronne en bois verni, recouvrira cette cuvette, afin de réduire au minimum le contact du corps avec le siège et, par suite, la possibilité de souillure (*fig.* 215, 216).

Dans les cabinets fréquentés par de nombreuses personnes (établissements publics), le battant mobile doit être échancré en avant, de façon à éviter la transmission des maladies contagieuses (*fig.* 217).

Dans les appareils de tout-à-l'égout (*fig.* 218), la chasse d'eau doit être de 10 litres. Le liquide s'échappe au pourtour intérieur de la couronne du siège, amené par le tuyau spécial du réservoir. Le système de siphon, placé au-dessous de la cuvette, est analogue à celui des éviers. Le réservoir est alimenté par la canalisation d'eau des villes.

Un autre dispositif, dit « à la turque » (*fig.* 219) est employé pour les latrines publiques. Son seul avantage est de supprimer tout contact du corps avec l'appareil. Il nécessite la position accroupie.

Les cabinets d'aisances et les fosses où s'accumulent les matières doivent être établis autant que possible en dehors des bâtiments proprement dits, afin d'éviter les émanations.

Il importe d'habituer les enfants et les adultes à se laver les mains *chaque fois* qu'ils ont été à la selle, de façon à ne pas devenir des porteurs de *bacilles*.

Le règlement sanitaire de la ville de Paris prescrit notamment les dispositions suivantes :

Tout cabinet d'aisances devra être installé dans un local éclairé et aéré directement.

Dans toute maison à construire, il devra y avoir, par appartement, quelle qu'en soit l'importance, à partir de trois pièces habitables (non compris la cuisine) :

1° Un cabinet d'aisances;

2° Un évier ou poste d'eau comportant robinet d'amenée pour l'eau d'alimentation

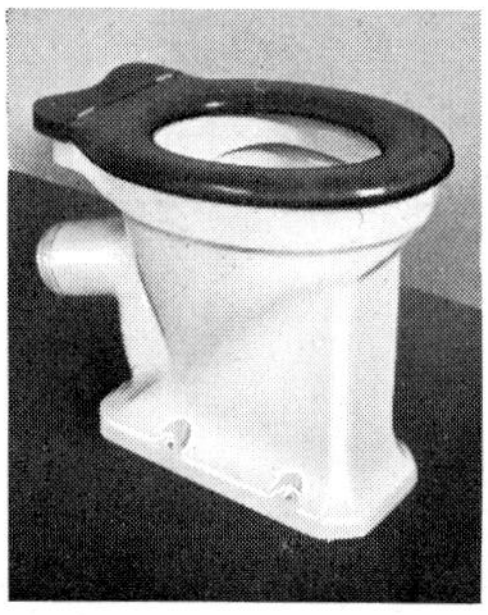

Fig. 215. — Cuvette en porcelaine avec battant mobile.

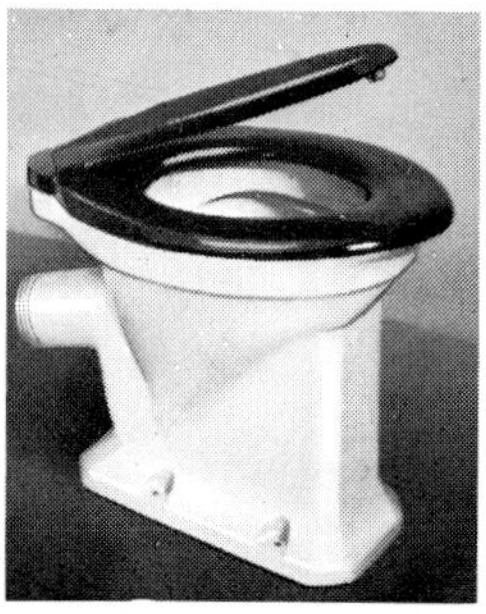

Fig. 216. — Cuvette avec battant mobile et couvercle.

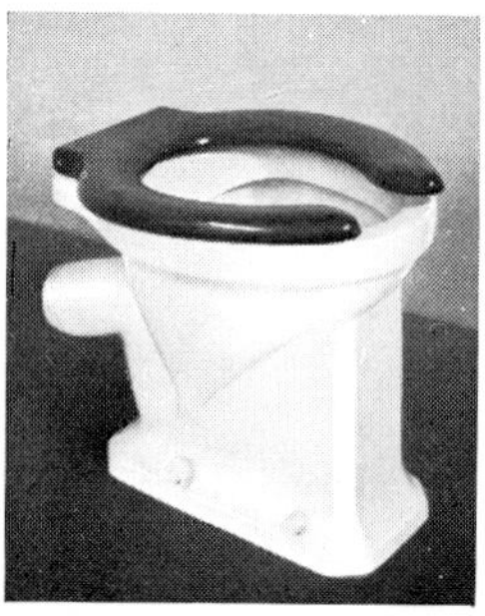

Fig. 217. — Cuvette avec battant mobile échancré.

et vidoir pour l'évacuation des eaux usées.

L'évacuation des matières solides et liquides des cabinets d'aisances, dans les nouvelles constructions, sera faite directement à l'égout public.

Toute cuvette de cabinets d'aisances sera munie d'un appareil formant fermeture hermétique en permanence, afin d'intercepter toute communication entre l'atmosphère des tuyaux de chute et celle des locaux desservis. Le cabinet d'aisances devra être disposé de telle sorte que la cuvette

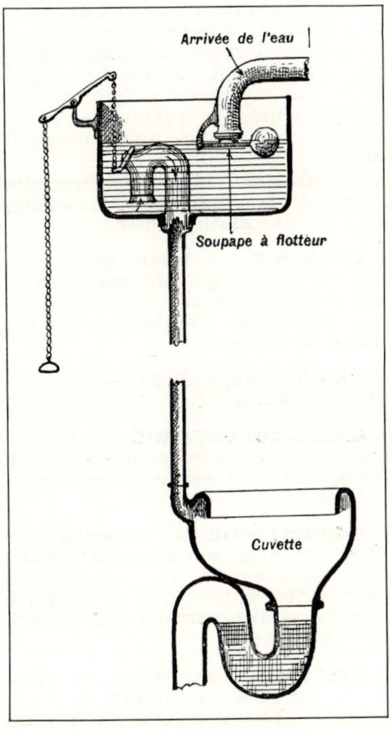

FIG. 218. — Appareil dit « sanitaire » (coupe).

reçoive la quantité d'eau nécessaire pour assurer le lavage complet des appareils et l'entraînement des matières.

CACAO. — Amande du cacaoyer, arbre de la famille des Sterculiacées (*Theobroma cacao*) originaire de l'Amérique. Le fruit a la forme d'un gros concombre. L'amande sert à faire le chocolat et le cacao solubilisés; elle contient 50 p. 100 de matière grasse (beurre de cacao), 8 p. 100 d'amidon, 2 p. 100 de théobromine et de caféine.

Le *beurre de cacao* est dur, jaune pâle, brillant, à odeur de chocolat; il rancit difficilement; il sert à la préparation de suppositoires, et de produits cosmétiques et de parfumerie.

CACHET. — Sorte de petite boîte en deux parties faite avec du pain azyme, qui doit être préparée avec une pâte contenant presque exclusivement de l'amidon de blé (*fig.* 220), et avec laquelle on enveloppe les médicaments d'un goût désagréable.

On colle les bords aplatis des deux parties en les humidifiant légèrement.

PROCÉDÉ POUR AVALER UN CACHET. Tremper le cachet dans l'eau, le poser sur la langue, et prendre une gorgée d'eau dans la bouche. Au début, le cachet est nettement perçu sur la langue; peu à peu l'eau le décolle, et on ne le sent plus dans la bouche; c'est ce moment qu'il faut choisir pour l'avaler.

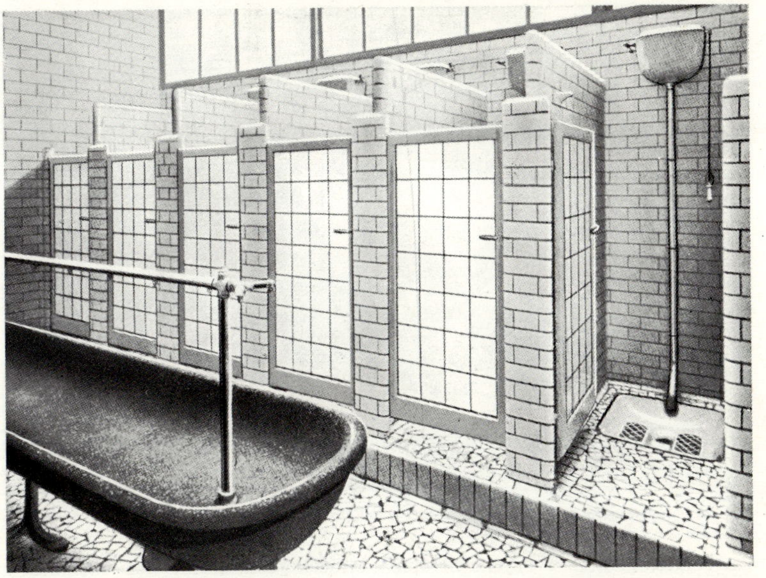

FIG. 219. — Lavabo et cabinets « à la turque » dans une usine. (*Cl. Œuvres et maîtres d'œuvres.*)

CACHEXIE (du gr. *kakos,* mauvais, et *exis,* disposition). — Altération profonde du corps, caractérisée par l'amaigrissement ou par la bouffissure des tissus, la pâleur ou la teinte jaunâtre du visage, un très grand affaiblissement (*fig.* 220).

CAUSES. Elle est le résultat des maladies chroniques graves : rachitisme, scorbut, fièvres intermittentes, neurasthénie, cancer, tuberculose, anémie, maladies du cœur et des reins, syphilis.

Cachexie hypophysaire (Maladie de Simmonds). — La cachexie hypophysaire s'observe surtout chez la femme jeune, parfois après des grossesses difficiles.

Semble due à une atrophie de l'hypophyse antérieure, plus rarement à une tumeur, une infection ou un traumatisme de la région hypophysaire.

SIGNES. Amaigrissement progressif par opposition de la femme à l'ingestion d'une ration alimentaire suffisante : peau sèche, ridée, chute des poils, asthénie profonde; aménorrhée, hypotension, chute du métabolisme basal de 10 à 30 p. 100; hypoglycémie.

TRAITEMENT. Extraits d'hypophyse antérieure à haute dose, ou hormones

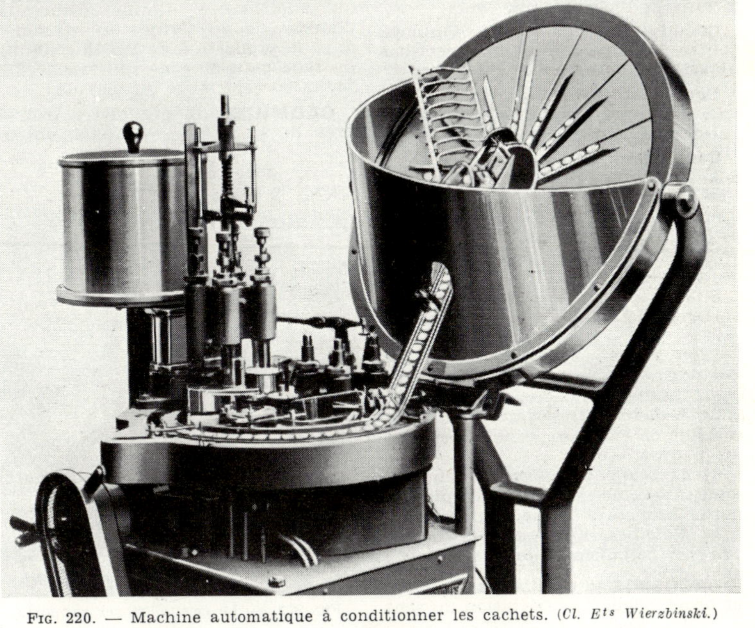

FIG. 220. — Machine automatique à conditionner les cachets. (*Cl. Ets Wierzbinski.*)

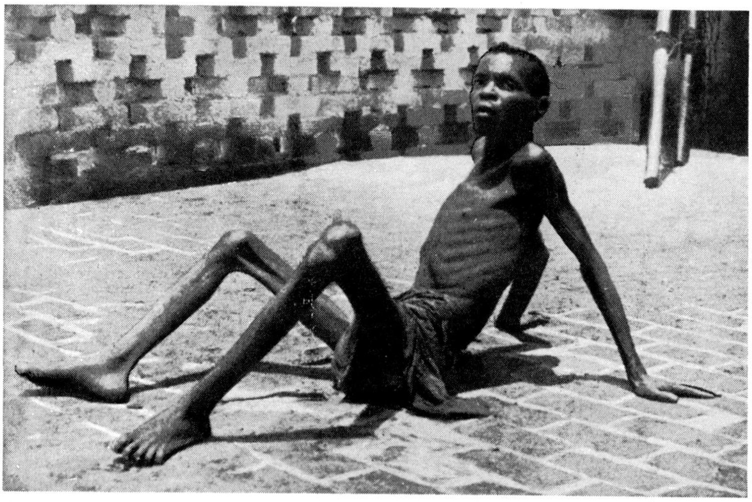

FIG. 221. — Indigène du Cameroun atteint de cachexie. (*Cl. ministère de la France d'outre-mer.*)

surrénales, génitales. Psychothérapie qui impose une ration alimentaire suffisante et l'isolement.

CACHOU. — Extrait du bois d'une légumineuse (*Acacia catechu*) originaire du Bengale et de Bombay. Par sa richesse en *tanin* et en catechine, le cachou est un tonique et un astringent, employé dans la diarrhée, et pour corriger la fétidité de l'haleine.

MODE D'EMPLOI. Tisane, 10 g pour 1 000 g d'eau; poudre, 1 à 4 g; pastilles contenant chacune 10 cg.

CACODYLATES. — Sels de l'acide cacodylique ou diméthylarsinique. Ils ont des effets comparables aux autres arsenicaux, mais moins toxiques. Ils peuvent s'administrer par la voie buccale ou en injections sous-cutanées. Absorbés par la bouche, les cacodylates communiquent à l'haleine, à la sueur et aux fèces une odeur alliacée.

Stimulent la nutrition, augmentent le taux de l'hémoglobine.

Cacodylate de gaïacol. — Employé contre la tuberculose en injections hypodermiques.

Cacodylate de manganèse. — Névrosthénique et antianémique.

DOSES. 2 cg par la bouche.

Cacodylate de soude. — DOSES : 5 à 10 cg par vingt-quatre heures; c'est la dose classique; mais, quelquefois, on utilise des doses beaucoup plus importantes, de façon progressive et en tâtant la susceptibilité du malade.

SIGNES D'INTOLÉRANCE. Céphalées, vertiges, nausées, délire, érythrodermie.

INDICATIONS. 1° *Maladie de la peau :* eczémas secs ou suintants, prurigos, psoriasis, lichens;

2° *Maladies du système nerveux :* maladie de Parkinson, chorée, sclérose en plaques, tabès;

3° *Affections pulmonaires :* emphysème, asthme, congestion pulmonaire, bronchite fétide;

4° *Maladies infectieuses et parasitaires :* paludisme, tuberculose.

CACOSMIE (du gr. *kakos,* mauvais, et *osmê,* odeur). — Déviation du sens olfactif conduisant les malades à aimer les odeurs désagréables, ou perception habituelle d'une mauvaise odeur.

CACTUS GRANDIFLORUS. — Plante de la famille des Cactées dont les feuilles sont employées comme tonique du cœur et pour élever la pression artérielle, sous forme d'extrait fluide : X à LX gouttes, ou de teinture à 1 p. 100, XX à LX gouttes dans la dilatation du cœur, l'insuffisance aortique et les palpitations.

CADAVRE. — V. AUTOPSIE, DÉSINFECTION, MORT, SANG.

CADE (Huile de). — Huile fournie par combustion incomplète du bois d'un arbre de petite taille de la famille des Conifères (*Juniperus oxycedrus*) qui croît dans le midi de l'Europe. Utilisée contre diverses affections cutanées : psoriasis, eczéma chronique, pityriasis du cuir chevelu.

MODE D'EMPLOI. On l'applique pure ou additionnée d'huile d'amandes douces, de glycérine ou d'axonge, dans la proportion de 1 à 15 g d'huile de cade pour 30 g de substances. Tâter la susceptibilité du malade.

CADMIUM (du gr., pierre trouvée près de Cadmée). — Métal obtenu comme sous-produit de la fabrication du zinc pour les recouvrements électrolytiques, pour la fabrication de pièces d'orfèvrerie en alliage avec l'argent, etc.

Intoxication professionnelle. — Les ouvriers travaillant dans les usines de cadmium et d'accumulateurs peuvent être atteints de troubles divers.

Le premier signe d'intoxication est une *coloration* jaune en bandes de l'émail dentaire, qui débute au collet et s'étend au tiers de la dent.

Douleurs osseuses des membres inférieurs rendant la marche impossible. La radiographie montre des stries osseuses sur le fémur, le péroné, le bassin. Fatigue, amaigrissement, anémie.

TRAITEMENT. Guérison en quelques mois par la vitamine D, le calcium et l'extrait parathyroïdien.

CADUQUE. — Partie de la muqueuse utérine qui entoure l'œuf et qui est expulsée avec les autres enveloppes après l'enfant (d'où son nom). V. FŒTUS.

CÆCAL (Appendice). — V. APPENDICE et CÆCUM.

CÆCO-COLOSTOMIE. — Entéro-anastomose entre le cæcum et le côlon descendant, en cas d'obstacle (cancer) du gros intestin.

CÆCOSTOMIE. — Création chirurgicale d'un anus contre nature par abouchement du cæcum à la peau (intervention qui se pratique dans le cas d'obstruction sous-jacente de l'intestin).

CÆCUM (du lat. *caecus,* aveugle). — **I. CÆCUM (structure et fonctions).** — Première partie du gros intestin placée dans la fosse iliaque droite (*fig.* 222, 223). Près de son extrémité prennent naissance l'*appendice* et le *côlon ascendant.* L'intestin grêle s'y abouche à gauche à angle droit en s'invaginant même sous forme de valvule iléo-cæcale.

Sa longueur est de 4 à 8 cm, son diamètre de 5 à 7 cm. Il est situé dans la fosse iliaque droite, maintenu en position par deux replis du péritoine dont la longueur est variable et conditionne la mobilité du cæcum.

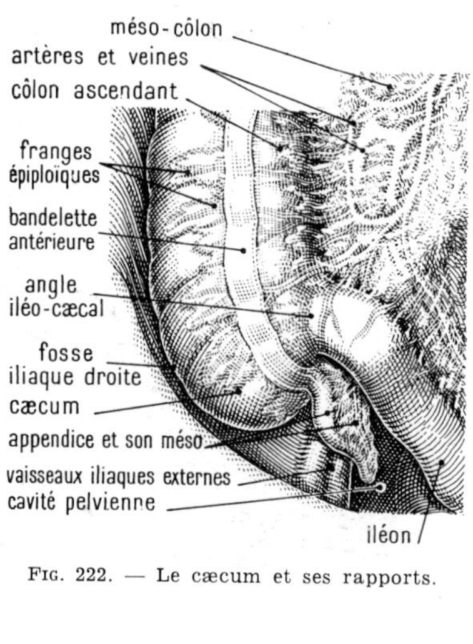

FIG. 222. — Le cæcum et ses rapports.

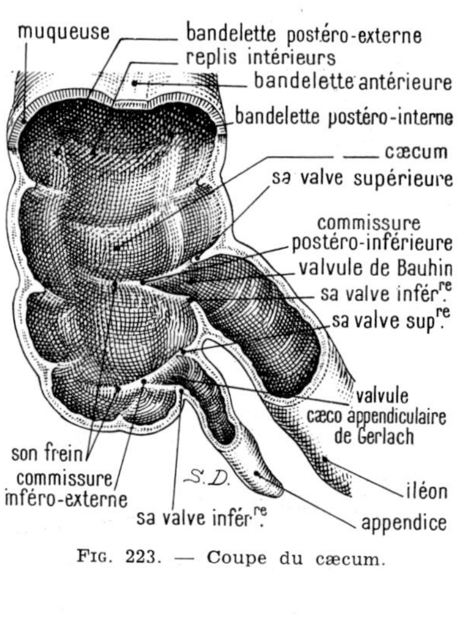

FIG. 223. — Coupe du cæcum.

II. CÆCUM (maladies). — **Cæcum mobile et volvulus du cæcum.** — Par suite d'une mobilité anormale du cæcum, il peut se produire une torsion : crises de coliques avec vomissements. On sent, à la palpation, une anse globuleuse, gargouillante. Les crises se répètent et aboutissent au tableau de l'occlusion intestinale, avec mort rapide, si l'on n'intervient pas chirurgicalement.

Typhlite. — L'inflammation du cæcum s'observe surtout chez les adultes gros mangeurs et sédentaires. Douleurs de la fosse iliaque droite apparaissant plusieurs heures après les repas; endolorissement ou gêne, parfois exacerbations en crises violentes simulant l'appendicite. Alternative de diarrhées et de constipation. Le cæcum est dilaté par les gaz, gargouillant et douloureux.

Peut se compliquer de *pérityphlite*, par inflammation du péritoine qui entoure le cæcum, avec adhérences qui fixent et déforment le cæcum. Crises douloureuses plus vives; signes d'obstruction chronique.

TRAITEMENT. Chirurgical.

Tuberculose du cæcum. — Elle s'observe chez des individus jeunes, indemnes de tuberculose ou porteurs de foyer pulmonaire ou articulaire cicatrisé.

Forme hypertrophique. — Au début, douleurs sourdes dans la fosse iliaque droite, avec diarrhée et constipation, méléna. Puis, apparition d'une tumeur bosselée dans la fosse iliaque. La radiographie, après repas opaque et lavement baryté, montre un défaut de remplissage du segment malade.

Evolution chronique. Les crises douloureuses deviennent de plus en plus fréquentes. La guérison peut s'observer par le repos et par l'ablation chirurgicale de la tumeur; sinon la mort survient par occlusion, cachexie ou atteinte tuberculeuse d'autres organes.

TRAITEMENT. Chaque fois que c'est réalisable, hémi-colectomie droite.

Forme ulcéro-caséeuse. — Au début, douleur, diarrhée abondante et méléna. Poussées de péritonite péri-cæcale aboutissant à des collections purulentes enkystées, d'évolution lente; au bout d'un certain temps, l'abcès s'ouvre à la peau, entraînant une fistule stercorale persistante : parfois, perforation dans l'intestin ou un péritoine cloisonné. Mort dans la cachexie avec fièvre hectique.

Ces lésions ne relèvent habituellement pas de la chirurgie, car souvent la bacillose est beaucoup plus étendue et les lésions pulmonaires associées sont la règle. La thérapeutique actuelle est hygiéno-diététique, et ces malades peuvent en outre bénéficier des antibiotiques modernes.

Actinomycose iléo-cæcale. — Localisation la plus fréquente de l'actinomycose abdominale : c'est une tumeur de la fosse iliaque droite, se fistulisant pour laisser écouler une sérosité. Le traitement est celui de l'actinomycose en général; on peut aussi intervenir chirurgicalement.

Cancer du cæcum. — Tumeur maligne du gros intestin. Apparaît entre 30 à 50 ans par un début latent : douleurs dans la fosse iliaque droite, diarrhée fétide, rares hémorragies intestinales. On sent une tumeur irrégulière, mobile dans la fosse iliaque, confirmée par la radiographie, qui, après lavement baryté, montre une mauvaise imprégnation du cæcum, une traînée noire, irrégulière. Evolution généralement chronique. Parfois, invagination intestinale, ou complications septiques (abcès péricæcal) avec fièvre élevée, continue, douleurs et contracture de la paroi, phlébite et œdème du membre inférieur droit. Métastases exceptionnelles.

TRAITEMENT. Chirurgical précoce.

CAFÉ. — Graine d'un arbrisseau de la famille des Rubiacées (*Coffea*

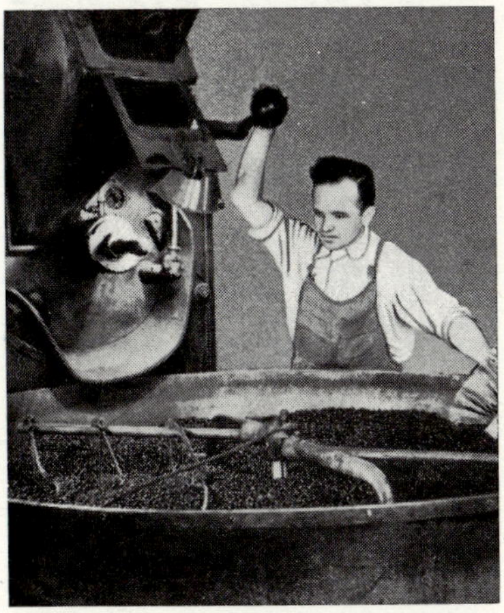

FIG. 224. — Torréfaction du café.
(*Cl. Laiterie parisienne. Phot. Ronzel.*)

arabica), originaire de l'Ethiopie et acclimaté dans les régions chaudes du globe.

INDICATIONS. Le café torréfié a été employé pour masquer l'odeur, la saveur et l'amertume de certains médicaments : huile de foie de morue, sulfate de quinine, sulfate de magnésie, séné. Il a été utilisé comme stimulant dans la somnolence, l'empoisonnement par les narcotiques, la migraine, les névralgies. Le café vert a été employé comme fébrifuge.

CONTRE-INDICATIONS. Enfance, arthritisme, mal de Bright, hypertension, nervosisme.

CAFÉINE. — Alcaloïde existant dans diverses plantes : thé, café, guarana, cacao, noix de cola, maté. A été obtenue synthétiquement par transformation de la théophylline, de la théobromine, de l'acide urique du guano.

Cristaux effilés, blancs, soyeux, solubles dans l'eau.

ACTION. Augmente l'énergie des systoles cardiaques et produit une vasoconstriction périphérique, entraînant une hypertension artérielle et une diurèse plus abondante. A hautes doses, exalte le pouvoir excito-moteur de la moelle, comme la strychnine.

Utilisée comme cardiotonique, diurétique et stimulant des centres nerveux, en potion (30 cg à $1^g,5$ par jour) ou en injections hypodermiques (en soluté à 25 et 40 cg par cm^3).

On emploie aussi des *dérivés* de la caféine, le bromhydrate, le chlorhydrate, le citrate, le valérianate de caféine, aux mêmes doses.

Intoxication. — Caféisme et théisme. — L'abus du café et du thé, dont le principe actif, *caféine* et *théine*, a une composition identique, peut provoquer des accidents aigus ou chroniques, particulièrement chez les prédisposés.

Aux *doses modérées* usuelles, café et thé agissent en accélérant les battements du cœur et en excitant le système nerveux, ce qui est utilisé par les sujets qui ont à fournir un gros effort intellectuel. Ils entraînent l'insomnie.

A *doses fortes*, le café peut entraîner des palpitations (extrasystoles), des troubles digestifs (vomissements, diarrhées), des sueurs, une agitation nerveuse avec délire, hallucinations, titubation, tremblement, parfois convulsions.

Forme chronique. — Elle se produit par l'usage répété et habituel. La dose varie suivant l'âge, le sexe, le tempérament, l'activité de vie; 3 ou 4 tasses par jour peuvent suffire.

SIGNES. *Troubles généraux :* amaigrissement, céphalée, pâleur, fatigue. *Troubles digestifs :* mauvaise digestion, nausées, vomissements. *Troubles cardiaques :* tachycardie, extrasystoles, sueurs, bouffées de chaleur. *Troubles nerveux :* névralgies, prurit, crampes, cauchemars professionnels, excitation ou dépression, hallucinations. A la longue, cachexie et artériosclérose.

L'usage du café est très nuisible aux enfants.

TRAITEMENT. *Traitement de l'intoxication aiguë, et particulièrement par la caféine.* — Faire vomir, puis faire absorber de l'alcool, du champagne. Frictionner les extrémités, masser. Faire une injection de morphine (1 cg).

CAGOT. — Nom donné en Bretagne et dans les Pyrénées à des individus atteints de crétinisme ou de lèpre héréditaire atténuée; ces individus ne se mêlent pas aux autres.

CAILLE-LAIT. — Nom vulgaire des gaillets, genre de plantes de la

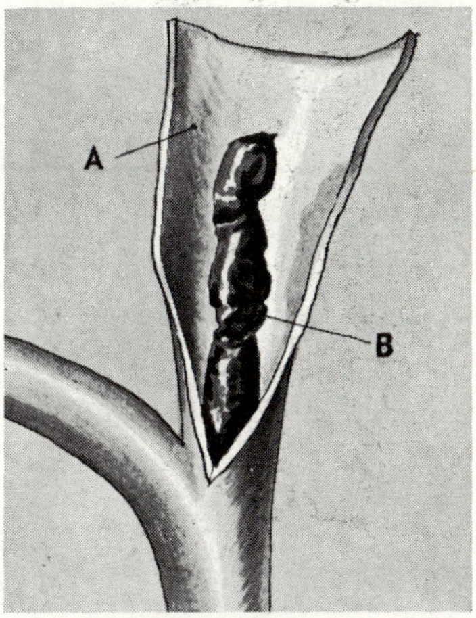

FIG. 225. — Caillot sanguin.
A. Paroi du vaisseau ouverte; B. Caillot.

famille des Rubiacées; le *Galium luteum* est employé pour colorer le beurre en jaune.

CAILLOT (*fig.* 225). — Masse rougeâtre qui résulte de la prise en masse du sang ou coagulation. Physiologiquement, il participe à l'hémostase spontanée en obturant les brèches vasculaires. En fait, l'arrêt spontané d'une hémorragie importante est toujours précaire, car le caillot peut « sauter » à l'occasion d'un mouvement, de la remontée tensionnelle. L'obturation ne devient solide qu'au bout de quelques jours, quand le caillot est devenu fibreux. La formation d'un caillot dans un vaisseau est possible et réalise la thrombose de ce vaisseau en provoquant de gros troubles. (V. PHLÉBITE.)

CAISSONS et SCAPHANDRE (Maladies des). — Les *caissons* employés pour les travaux sous l'eau (piles de pont et jetées, tunnel sous les fleuves) sont des cloches en fer (*fig.* 226), ouvertes à la partie inférieure qui repose sur le sol de la rivière dont l'eau a été chassée au dehors par l'air comprimé. Les caissons sont fermés en haut par des portes à coulisse et communiquent sur le côté avec une petite chambre, le *sas à air,* isolé du caisson et du dehors par des portes métalliques. C'est dans le sas que s'opère, au moment de l'entrée des ouvriers, la *compression* de l'air pour mettre celui de la chambre à l'unisson de celui du caisson, et, au moment de la sortie, la *décompression* de cet air pour le mettre à l'unisson de l'air extérieur. La différence de pression est de 2, 3, 4 kg, chaque kg correspondant à 10 mètres de profondeur d'eau (moyenne, 25 mètres). Pendant la décompression, la température de l'air peut s'abaisser de 22°.

Le *scaphandre* (*fig.* 227, 228) est un vêtement imperméable, complété par un casque muni de glaces; l'air pur est envoyé du navire par une pompe, l'air expiré s'évacue par un tube. Il existe également des scaphandres autonomes avec réserve d'air comprimé dans des tubes portatifs (*fig.* 229).

Accidents. — Pendant le séjour dans l'air comprimé, les *accidents de compression* sont légers : diminution des sensations, sécheresse de la

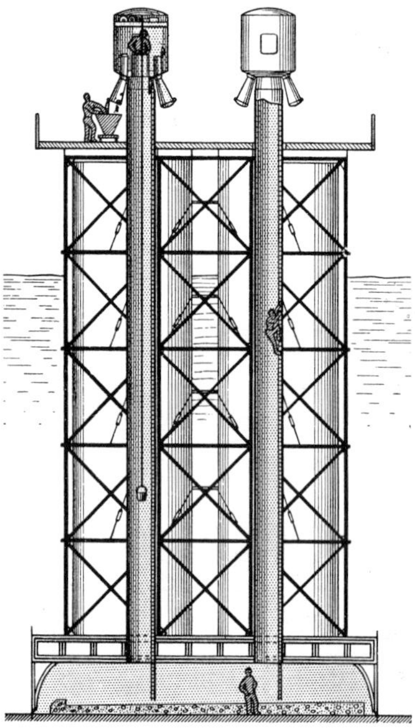

FIG. 226. — Caisson pour travaux sous l'eau.

peau et des muqueuses, puis transpiration, douleurs d'oreilles avec bourdonnements.

C'est surtout à la sortie que peuvent se produire les *accidents de décompression :* bourdonnements d'oreilles, surdité, vertiges, étourdissements, nausées, vomissements, syncopes, aphasie, vives douleurs musculaires, articulaires, prurit, petites tuméfactions gazeuses, troubles labyrinthiques.

Accidents les plus fréquents : parésie ou paralysie des membres inférieurs, anesthésie, rétention d'urine ou des matières.

Les accidents les plus graves, mais très rares, par embolie, sont d'origine bulbaire : asphyxie par apoplexie pulmonaire, syncope et mort subite.

PROPHYLAXIE. Vérifier le mouvement des robinets, des portes et de la pompe.

N'employer que des sujets jeunes (25 à 35 ans), à l'exclusion des bronchiteux, cardiaques, arthritiques, goutteux, neurasthéniques.

La durée de séjour dans l'air comprimé doit être d'autant moindre que la pression est plus forte. Dans les caissons, la durée n'excédera pas deux fois quatre heures jusqu'à 15 m de profondeur, deux fois trois heures entre 15 et 20 m, deux fois deux heures entre 20 et 25 m.

La décompression doit être lente, uniforme, graduellement diminuée avec le nombre d'atmosphères : dix minutes par kg au-dessous de 2 kg; quinze minutes entre 2 et 3 kg, vingt minutes au-dessus de 3 kg.

En cas d'accidents graves, recomprimer immédiatement une atmosphère pauvre en oxygène.

Caisson pneumatique à dépression atmosphérique et à abaissement de température. — Ce genre de caisson, créé en 1922 par Garsaux (*fig.* 230), existe en de nombreux exemplaires en France.

Ses buts sont multiples. On l'utilise notamment pour l'étude des effets des hautes altitudes sur l'organisme, et le traitement de la coqueluche.

CAJEPUT (Essence de). — Essence obtenue par distillation des feuilles et bourgeons de Cajeput (*Melaleuca leucadendron*) de la famille des Myrtacées de la Nouvelle-Calédonie.

Essence verdâtre, d'odeur très forte, à base de cinéol et de terpinol.

Excitant puissant, à la dose de IV à V gouttes sur du sucre.

A l'extérieur, employée en frictions comme rubéfiant et antirhumatismal, soit pure, soit associée à différents

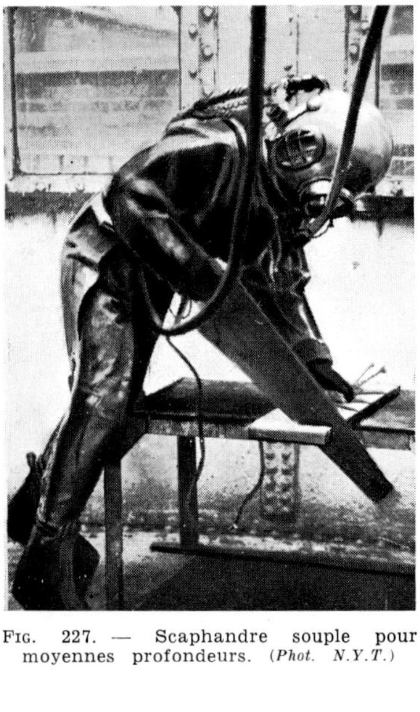

FIG. 227. — Scaphandre souple pour moyennes profondeurs. (*Phot. N.Y.T.*)

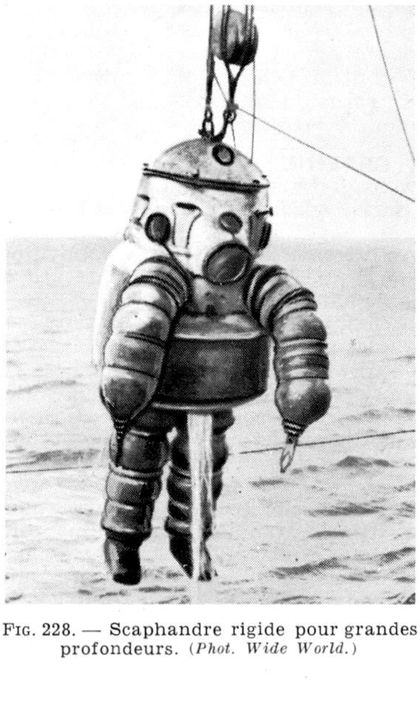

FIG. 228. — Scaphandre rigide pour grandes profondeurs. (*Phot. Wide World.*)

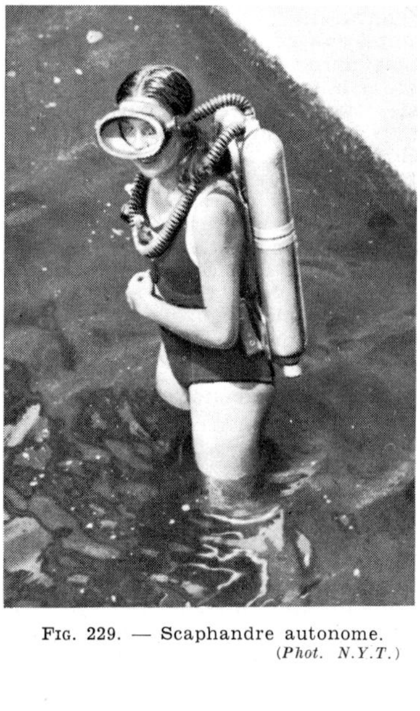

FIG. 229. — Scaphandre autonome. (*Phot. N.Y.T.*)

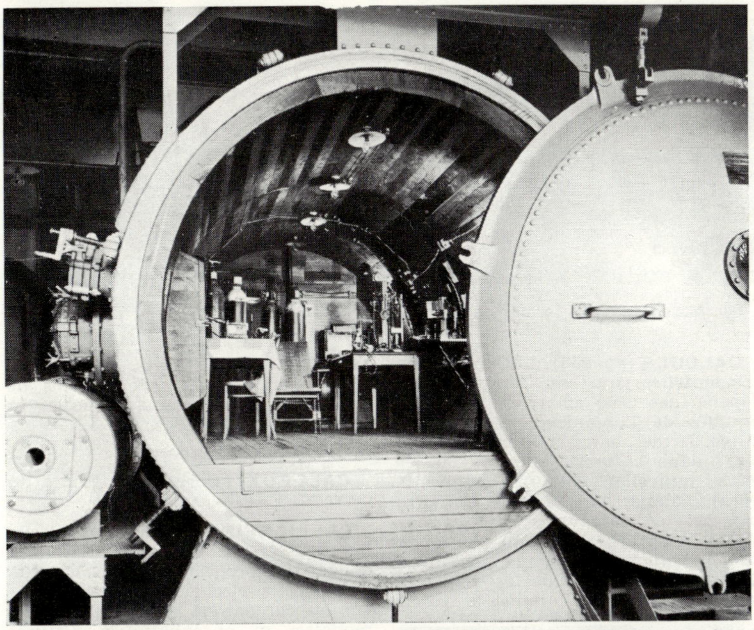

FIG. 230. — Caisson pneumatique du Dr Garsaux (vue intérieure).

baumes contre les douleurs de la goutte et du rhumatisme; le *goménol* est l'essence d'une variété voisine, *Melaleuca viridiflora*.

CAL. — Cicatrice des os, après fracture, par formation d'un tissu nouveau. V. FRACTURE.

CALAMENT. — Plante (*Calamintha officinalis*) de la famille des Labiacées. Jouit de propriétés stimulantes. Son essence entre dans la composition de l'eau d'arquebuse.

CALAMUS AROMATICUS. — Voir ACORE.

CALAMUS SCRIPTORIUS. — Voir BULBE.

CALCAIRE. — **Eau calcaire.** — V. EAU.

Sels calcaires. — V. CALCIUM.

CALCANÉUM. — Os du talon qui soutient tout le poids du corps. Il fait partie du tarse et s'articule au-dessus avec *l'astragale* par deux facettes séparées par une gouttière correspondant à celle de cet os (sinus du tarse), en avant avec le *cuboïde;* en arrière, il donne attache au tendon d'Achille; au-dessous, il présente des tubérosités pour les insertions des muscles superficiels de la plante du pied. (V. *fig.* à PIED.)

Exostoses. — V. à TALALGIE.

Fractures. — CAUSES. Surviennent à la suite d'un violent traumatisme : chute verticale d'une grande hauteur (plus on tombe de haut, plus la fracture est basse); chute sur la pointe des pieds, alors que le triceps sural se contracte avec violence; blessures par balle ou éclat d'obus.

Suivant qu'il s'agit d'un *arrachement* ou d'un *écrasement,* les traits de fractures sont variables (*fig.* 231, 232).

SIGNES. Gonflement de l'arrière-pied, aplatissement du talon avec ecchymoses sous-malléolaires externes et internes et vaste ecchymose plantaire. Douleur très vive à la pression du calcanéum, au trait de fracture.

TRAITEMENT. Réduction de la fracture et maintien en bonne position. Suivant le siège de la fracture, ostéosynthèse, réduction avec broches, contention au moyen de greffes. Application immédiate d'un appareil plâtré.

Marche autorisée après un mois; le talon reste souvent empâté et douloureux pendant six mois et plus; chez le sujet âgé, on note souvent un élargissement du talon et un aplatissement de la plante du pied.

CALCÉMIE (du lat. *calx,* chaux, et du gr. *haima,* sang). — Taux du calcium dans le sang.

La calcémie peut être augmentée dans le rhumatisme chronique, les chéloïdes, et surtout dans la maladie osseuse de Recklinghausen (elle peut atteindre 145 mg). Dans la tétanie, elle peut tomber à 55 mg.

Les malades atteints d'hypocalcémie font soit des manifestations d'ordre humoral (tétanie, spasmophilie), soit d'ordre osseux (ostéomalacie, ostéoporose, rachitisme).

CALCINOSE. — Dépôts abondants et nombreux de sels de chaux dans les tissus.

CALCIUM. — Substance minérale indispensable au corps humain.

La plus grande partie du calcium se trouve dans le tissu osseux (120 à 230 g par kg de poids), tandis que les viscères n'en possèdent que quelques centigrammes ou même quelques milligrammes.

Les besoins de l'adulte en calcium sont variables, en moyenne 1 g par jour, davantage pour le nourrisson. Le lait maternel en apporte 25 à 40 cg par litre; le lait de vache contient 1g,20 de calcium par litre.

La quantité de calcium dont on a besoin journellement dépend de la forme sous laquelle on l'assimile, du rapport qui existe entre le phosphore et le calcium de l'alimentation, de la présence des vitamines D et de certaines hormones (parathyroïde en particulier). Il peut être administré en suppositoire, par voie intramusculaire ou endoveineuse; éventuellement, par la bouche.

La ration de calcium doit être augmentée à la fin d'une maladie infectieuse, au cours d'une maladie chronique (tuberculose) ou en cas de carence alimentaire; pendant la croissance de l'enfant, la grossesse et l'allaitement, les besoins en calcium sont amplifiés; en cas de réparations osseuses, d'ostéoporose, le calcium associé à la vitamine D est indiqué.

Divers sels de calcium sont employés en thérapeutique.

Bromure de calcium. — Employé contre les douleurs d'estomac : 2 à 3 g par dose de 1 g dans de l'eau aux repas. Utilisé aussi en injections intraveineuses en solution à 10 p. 100 dans les dermatoses prurigineuses.

Chlorure de calcium. — Sel déliquescent, employé dans de nombreuses affections comme :

Recalcifiant, dans les retards de croissance de l'enfant, la tuberculose infantile, le rachitisme, la carie dentaire, les entérites; *hémostatique,* dans les hémorragies diverses, comme traitement préventif des hémorragies post-opératoires, dans le purpura, l'hémophilie, les maladies infectieuses hémorragiques; *sédatif* des douleurs nerveuses; *antispasmodique,* dans la spasmophilie, la tétanie, les convulsions, le spasme de la glotte; *antianaphylactique,* dans les accidents sériques, l'asthme, l'urticaire.

Agit sur la *coagulation* du sang; employé aussi comme *diurétique* dans les néphrites

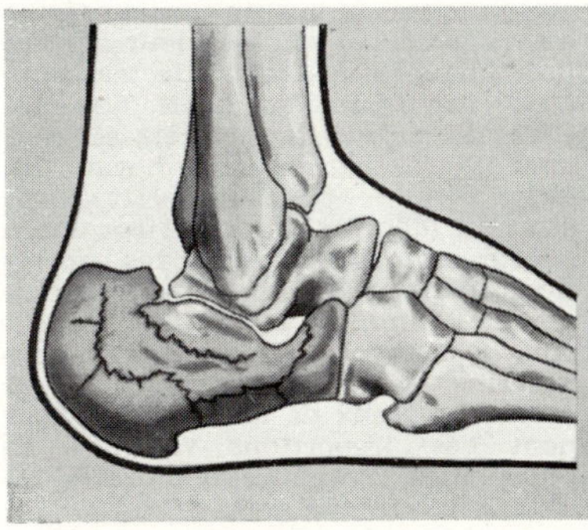

FIG. 231. — Calcanéum. Fracture sous-thalamique du troisième degré (fracture par écrasement).

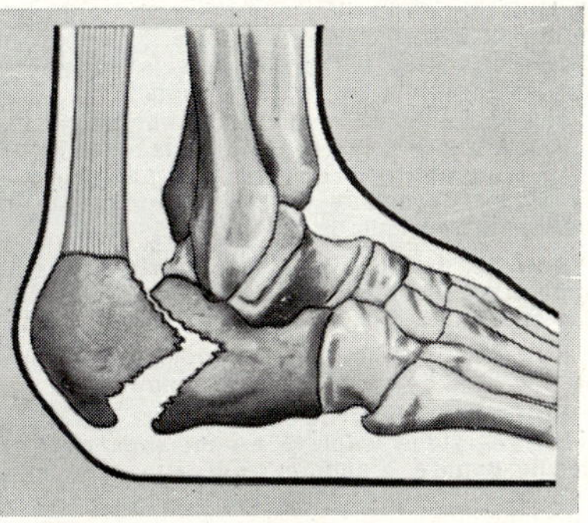

FIG. 232. — Calcanéum. Fracture de la tubérosité postérieure (fracture par arrachement).

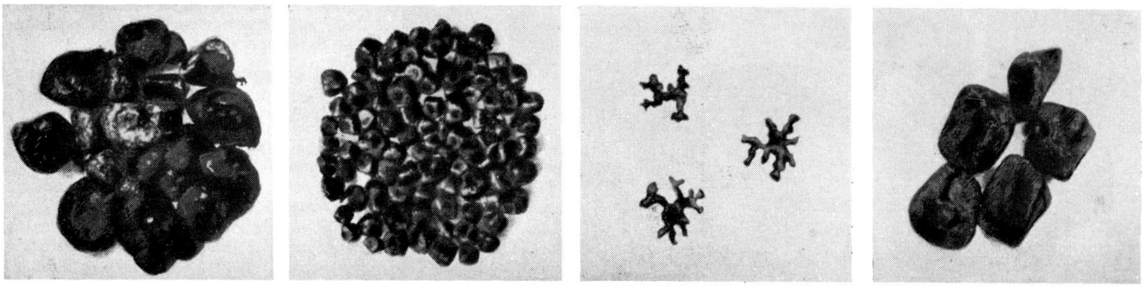

FIG. 233. — Diverses formes de calculs.

avec œdème, les albuminuries fonctionnelles, les diarrhées toxiques.

DOSES. 1 à 4 g par jour par la bouche (goût désagréable) ou en *injections intraveineuses* (parfois chaleur de la face, frisson, fièvre légère).

Fluorure de calcium. — Poudre blanche insoluble dans l'eau. Employé à la dose de 1 mg à 1 cg dans les décalcifications osseuses.

Gluconate de calcium. — V. GLUCONATE.

Lactate de calcium. — Recalcifiant antirachitique, antiprurigineux, anticonvulsivant. 1 à 3 g.

Phosphates de calcium. — Trois formes : *phosphate monocalcique* (phosphate acide de chaux) soluble dans l'eau, 10 à 50 cg chez l'enfant, 25 cg à 2 g chez l'adulte ; entre dans la composition du sirop et du vin iodotanniques phosphatés ; *phosphate bicalcique*, insoluble dans l'eau ; entre dans la composition des sirops de chlorydro- et de lactophosphate de chaux ; *phosphate tricalcique*, insoluble dans l'eau, 1 à 2 g comme recalcifiant, 5 à 10 g comme antiacide ou antidiarrhéique.

Oxyde de calcium ou chaux vive. — Caustique utilisé dans les scarifications ; entre dans la composition du caustique de Filhos.

Eau de chaux. — PRÉPARATION. On verse 40 fois son poids d'eau sur de la chaux éteinte ; puis, après avoir jeté cette eau, on verse sur la chaux 100 fois son poids d'eau distillée et on agite ; lorsque cette solution a déposé, on filtre, et on a l'*eau de chaux médicinale*, qui doit être conservée dans des flacons bien bouchés, pour éviter l'absorption de l'acide carbonique.

DOSE ET INDICATIONS. Comme *antidiarrhéique*, en potion ou en lavement, 100 à 200 g additionnés ou non d'eau de riz et de laudanum. Pour les *brûlures*, on emploie un mélange à parties égales d'eau de chaux et d'huile, dit *liniment oléocalcaire*.

Chlorure de chaux. — Poudre blanc jaunâtre, à odeur de chlore, dont on se sert : 1° Comme désinfectant : on peut en répandre 150 g sur le cadavre (le chlore alors se dégage, mis en liberté par l'action de l'acide carbonique de l'air, qui forme un carbonate) ; on l'utilise aussi pour faire des solutions désinfectantes : *faibles*, 32 g par litre, ou *fortes*, 100 g par litre, avec lesquelles on arrose les matières nuisibles ;

2° Comme médicament : on emploie la solution à 1 g p. 45 g d'eau, à la dose de 12 g pour 150 g d'eau distillée, parfumée avec 25 g de mellite de rose, pour gargarisme antiseptique de la bouche.

Sulfate de chaux. — Utilisé dans les appareils inamovibles pour le traitement des fractures.

Sulfure de calcium. — Employé contre la gale, à la dose de 6 à 8 g en pommade.

Sulfure sulfuré de calcium. — Epilatoire énergique employé en mélange avec de la poudre d'amidon, qui en atténue l'action.

CALCIURIE. — Présence du calcium dans l'urine (15 à 25 cg par litre chez le sujet normal).

CALCULS (*fig.* 233). — Concrétions accidentelles qui se forment aux dépens des sels charriés dans les liquides de l'organisme (urine, bile, salive, larmes, sang et aliments digérés) ; dans la *vessie* (pierre) ou les *reins* (gravelle, coliques néphrétiques) ; dans la *vésicule biliaire* (*fig.* 234) et les *canaux biliaires* (coliques hépatiques) ou au *voisinage des articulations* (calculs uratiques des goutteux) ou dans les *articulations* elles-mêmes) ; dans le canal

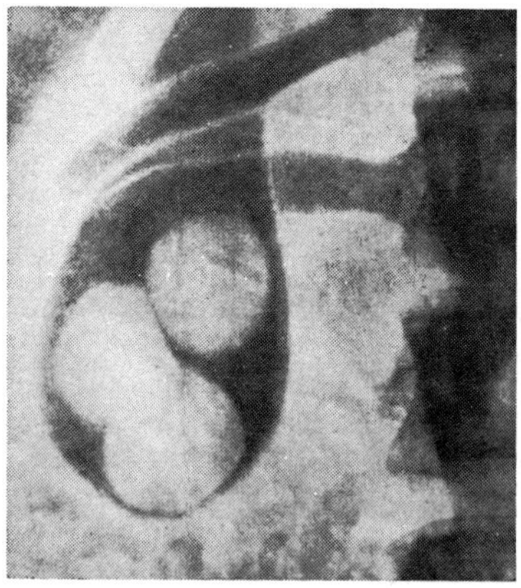

FIG. 234. — Calculs dans la vésicule biliaire.
Ces calculs, formés de cholestérol, sont moins opaques que le corps opacifiant introduit dans la vésicule, et apparaissent en clair sur la radiographie.

des glandes salivaires et des voies lacrymales ; dans l'intestin, et notamment dans le cæcum (appendicite) ; dans la prostate.

Les dimensions des calculs varient d'un grain de sable fin à une masse de près d'un kilo (vessie). Ils peuvent être uniques, ou multiples ; leur forme est en général ovoïde et leur surface lisse, mais ils peuvent affecter toute autre disposition et même être hérissés de saillies ; leur dureté est également très variable. Le noyau est, dans certains cas, un petit corps étranger (aiguille, balle, haricot, etc.).

Leur composition varie : les concrétions goutteuses sont presque exclusivement composées d'urates ; les calculs hépatiques sont formés de cholestérine et des matières colorantes de la bile ; ceux de la vessie contiennent des proportions variables de phosphates, d'oxalates et d'urates, ou d'un seul de ces sels.

CALEBASSE. — Fruit du calebassier (*Crescienta cujete*), de la famille des Bignoniacées. Avec la chair pulpeuse de ce fruit gros comme un melon, on prépare aux Antilles de nombreux médicaments toniques et pectoraux.

CALICE. — V. REINS.

CALLEUX (Corps). — Partie du cerveau. V. CERVEAU.

CALLICRÉINE. — Hormone circulatoire sécrétée par le pancréas et douée de propriétés vaso-motrices. Agit sur la circulation périphérique, sur les coronaires, les vaisseaux pulmonaires et encéphaliques. Utilisée sous le nom de *padutine* en gouttes ou en injections sous-cutanées.

CALLOSITÉ (du lat. *callus*, durillon). — Epaississement de l'épiderme dû à des pressions répétées.

Le *durillon* est une callosité de petite dimension et nettement limitée.

Le *bourrelet calleux* est une callosité étendue.

Le *cor* constitue aussi une callosité, mais sa nature est un peu différente. V. COR, DURILLON, VERRUE.

CALMANTES (Plantes) [V. pl. en couleurs]. — Les plantes qui diminuent ou suppriment : 1° la *toux*, en atténuant le nombre et l'intensité des quintes ; 2° la *douleur*, dans le tube digestif ou à l'extérieur, sont le capillaire de Montpellier, le coquelicot, l'avoine, le bouillon-blanc, l'eucalyptus, la guimauve, l'hysope, la mauve, le pin, le thym, le tilleul, la violette. Quelques-unes sont plus particulièrement pectorales. V. aux noms des diverses plantes.

CALMANTS. — Médicaments adoucissants (toux), antispasmodiques, narcotiques. V. BAIN, CHALEUR, DOULEUR, FROID, PURGATIFS, et aux médicaments : ANALGÉSINE, ANTIPYRINE, BAUME, BELLADONE, BROMURES, CAMPHRE, CATAPLASME, CHLORAL, CHLOROFORME, GLACE, LAURIER-CERISE, OPIUM, ORANGER.

CALOMEL (Protochlorure de mercure). — V. MERCURE.

CALOPHYLLUM. — Arbre de la famille des Guttiféracées (*Calophyllum inophyllum*) croissant à Madagascar et en Extrême-Orient. Cette huile, riche en baumes (cinnamates), constitue un excellent vulnéraire utilisé pour la cicatrisation des ulcères, brûlures, plaies traumatiques et chirurgicales ; comme cette huile se fixe électivement sur les cellules du système réticulo-endothélial, on l'a utilisée comme véhicule de nombreux corps actifs, comme l'iode, l'argent, la morphine.

CALORIE (du lat. *calor*, chaleur). — Unité adoptée, en physique, dans l'évaluation des quantités de chaleur

On mesure la valeur nutritive des aliments en calculant les calories produites par la combustion des principes nutritifs de ces aliments. Voir ALIMENTS.

CALORIFÈRE. — V. CHAUFFAGE.

CALVITIE (du lat. *calvus*, chauve). — Chute définitive des cheveux. V. CHEVEUX.

CAMBO (Basses-Pyrénées). — Station d'hiver. On y vient aussi en avril-mars et en septembre-octobre. Eaux sulfurées calciques froides (2 g) et ferrugineuses.

INDICATIONS. Nerveux, lymphatiques, dyspeptiques, rhumatisants, affaiblis; bronchites humides, anémie, tuberculose, dermatoses (eczéma sec, lichen, psoriasis).

CURE. Boisson, bains, piscine, humage.

CAMISOLE DE FORCE. — Sorte de veste peu employée (*fig.* 235) se fermant par-devant avec une corde,

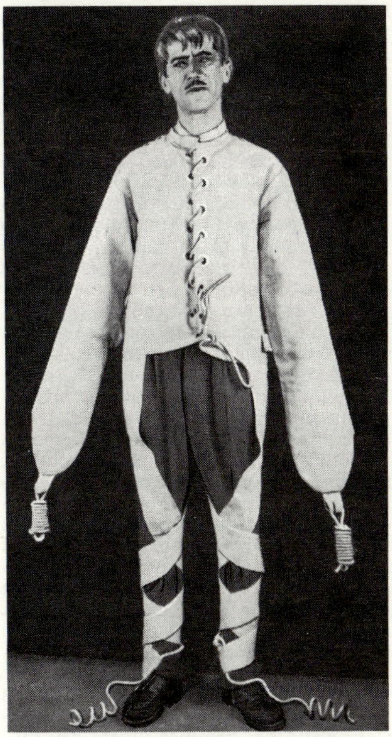

FIG. 235. — Camisole de force.

et dont les manches, prolongées au-delà des mains et sans ouverture, portent une boucle permettant d'y attacher une corde. Des lanières fixées sur la veste permettent d'autres modes d'attache afin d'immobiliser un aliéné agité.

CAMOMILLE. — On désigne sous ce nom diverses plantes, la camomille romaine (*Anthemis nobilis*), la camomille commune (*Matricaria camomilla*), la camomille des champs (*Anthemis arvensis*), de la famille des Composacées (v. pl. en couleurs, à DIGESTIVES [Plantes]), dont les fleurs sont employées comme digestif, calmant, antinévralgique, emménagogue. Elles ont une odeur aromatique assez forte, agréable, une saveur chaude, légèrement amère.

MODE D'EMPLOI : 1° *A l'intérieur*, en tisane, 5 g par litre d'eau, teinture, 4 à 10 g, poudre récemment préparée, 4 à 8 g; 2° *A l'extérieur*, en frictions, seule ou camphrée.

CAMPHRES. — Composés acétoniques qui se rencontrent dans les essences de diverses plantes, le camphrier, la matricaire, le romarin, etc.

MODE D'EMPLOI. *Interne*. — Pilules, potions et lavements. *Solution huileuse* ou éthérée au 1/10 en injections. Les injections répétées, intramusculaires ou sous-cutanées, peuvent donner naissance à des tumeurs huileuses. On préfère l'injection de dérivés solubles (camphosulfonates).

Externe. — Poudre en pansements ou inhalations (cigarettes) ; eau camphrée au 1/10, eau-de-vie camphrée au 1/40 dans de l'alcool à 60°; huile camphrée au 1/10; pommade au 1/5.

ACTION. A petite dose, stimulant respiratoire et cardiaque; à haute dose, excitant énergique, parfois convulsivant.

Par voie externe, antiseptique faible, anesthésique et résolutif; employé contre le prurit, en pommade et en frictions, dans les entorses, luxations, contusions.

En injections sous-cutanées sous forme d'huile camphrée, de solucamphre, dans les états syncopaux, l'atonie du myocarde, les maladies infectieuses, ou même en injections intraveineuses d'huile camphrée dans le choc traumatique ou post-opératoire, les asphyxies.

Bromure de camphre. — Cristaux incolores d'odeur camphrée utilisés dans l'épilepsie, la chorée, les érections douloureuses, l'incontinence nocturne.

DOSE. 20 cg à 2 g en pilules ou en dragées.

Acide camphorique. — Employé contre les sueurs des phtisiques à la dose de 1 à 2 g en cachets.

Empoisonnement. — SIGNES. *Haleine sentant le camphre*, vertiges, troubles de la vue, bruits dans les oreilles, faiblesse extrême, délire, convulsions, refroidissement général, quelquefois envie d'uriner.

PREMIERS SOINS. Faire vomir par chatouillement de la luette ou avec de l'ipéca, puis inhalations d'éther. Réchauffer le corps; frictions.

CAMPIMÈTRE (du lat. *campus*, champ, et du gr. *metron*, mesure). — Instrument destiné à mesurer l'étendue du champ visuel. V. ŒIL.

CAMPING. — Moyen de traitement hygiénique consistant dans la vie au grand air, nuit et jour, par une installation sous des tentes, avec direction médicale.

Une certaine expérience est nécessaire. Le matériel et les vêtements doivent permettre de se préserver efficacement contre les intempéries et les sautes de température.

Se munir d'une légère pharmacie d'urgence contenant, entre autres, du sérum antivenimeux.

Toutes les ordures de cuisine et de ménage seront jetées dans un trou creusé pour cet usage à 100 mètres du camp, et recouvertes de sable ou de terre; de même pour les water-closets.

CAMPTODACTYLIE (du gr. *kamptos*, courbe, et *daktulos*, doigt). — Flexion permanente de l'annulaire ou de l'auriculaire (*fig.* 236). La troisième phalange est fléchie sur la

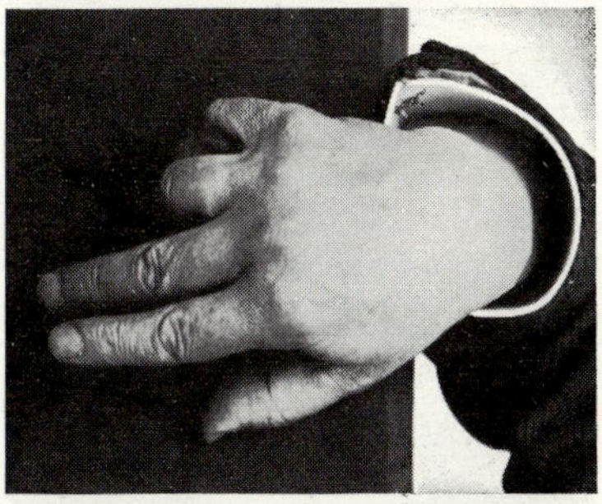

FIG. 236. — Camptodactylie.

deuxième et la deuxième sur la première. Cette lésion permanente et indolore, différente de la maladie de Dupuytren, est plus fréquente chez la femme; elle se produit dès la deuxième enfance.

Pour certains auteurs, elle est le stigmate du neuro-arthritisme; pour d'autres, elle serait, au contraire, un signe de tuberculose.

CANAL ARTÉRIEL. — V. CŒUR : *Développement du cœur*.

CANAL THORACIQUE. — Canal collecteur de la lymphe. (V. LYMPHATIQUES [*vaisseaux*].)

CANARD. — Nom donné à des vases à bec permettant de faire boire

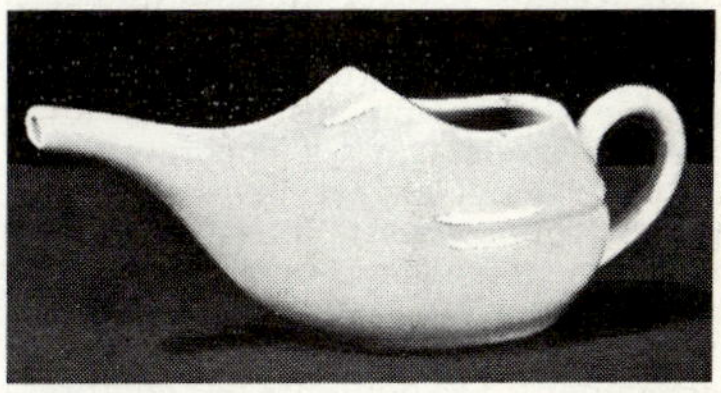

FIG. 237. — Canard.

les malades dans la position couchée (*fig.* 237).

CANCER (du lat. *cancer*, crabe, écrevisse). — Maladie caractérisée par une prolifération désordonnée et indéfinie des cellules d'un organe ou d'un tissu, aboutissant à la formation de tumeurs dites *malignes*.

ÉVOLUTION. Au stade de début, la prolifération des cellules cancéreuses caractérisées par des mitoses anormales est localisée.

Puis le tissu cancéreux pénètre par de multiples effractions dans les tissus voisins, qu'il envahit. De plus, des cellules malignes, se détachant de la tumeur initiale, se propagent par les vaisseaux lymphatiques et vont envahir les ganglions de voisinage. Par voies sanguine et lymphatique, elles vont également se greffer à distance sur des organes éloignés pour y proliférer et y former d'autres tumeurs, nommées métastases, dont la structure reproduit celle de la tumeur primitive.

SIGNES. Au stade initial, le cancer est complètement latent; il ne peut être décelé que par un examen clinique systématique. A un stade déjà plus avancé mais encore précoce, l'alerte est parfois donnée par des signes qui varient suivant la localisation : de petites hémorragies, souvent d'importance minime (expectoration sanglante, vomissement de sang, hé-

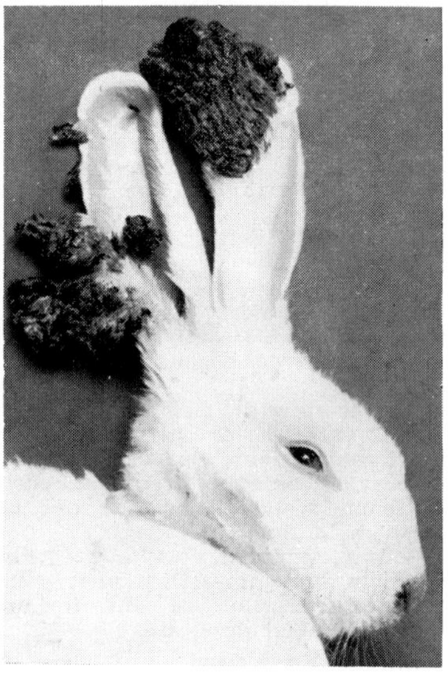

FIG. 238. — Cancer expérimental. Papillome de Schope inoculé à un lapin. (*Phot. Inst. Pasteur.*)

morragie utérine, hématurie, etc.), un nodule (grosseur) d'apparence insignifiante (cancer du sein, du corps thyroïde), une ulcération superficielle (cancer de la langue), etc., peuvent attirer l'attention du malade alors qu'à ce stade il n'y a encore aucune douleur. Parfois c'est un trouble digestif (vomissement, constipation) ou urinaire (rétention d'urine) qui attire l'attention.

A un stade ultérieur, le diagnostic est évident. Les douleurs par compression et l'envahissement des organes voisins apparaissent, puis deviennent intenses. Les hémorragies sont souvent importantes, la fièvre s'installe, l'état général s'altère, aboutissant à plus ou moins longue échéance à un état cachectique.

DIAGNOSTIC. Le seul examen clinique permet, dans certains cas, de déceler le cancer (cancers de la peau, du sein, du col de l'utérus, etc.), mais souvent des examens complémentaires (radiographies avec et sans préparation, endoscopies, frottis, etc.) sont nécessaires. Dans tous les cas, seul l'examen microscopique après biopsie permet d'affirmer avec certitude le diagnostic du cancer et sa variété.

CLASSIFICATION DES CANCERS. Suivant les tissus à partir desquels le cancer se développe, on distingue :

1° *les épithéliomas ou carcinomes.* Ce sont : les cancers de la peau, les épithéliomas malpighiens (des lèvres, de la langue, de l'œsophage, du larynx, du col de l'utérus, etc.), les épithéliomas cylindriques nés aux dépens des épithéliums tapissant les bronches, le tube digestif, le corps de l'utérus, les épithéliomas des parenchymes (sein, prostate, foie, rein, pancréas, thyroïde, surrénale) ;

2° *les sarcomes.* Ce sont les tumeurs malignes des différents tissus conjonctifs : fibrosarcome (tissu conjonctif commun), ostéosarcome (tissu osseux), chondrosarcome (cartilage), hématosarcome (tissu hémolymphopoïétique), etc. ;

3° *les cancers embryonnaires.* Ils naissent de vestiges embryonnaires qui, normalement, n'existent plus après la naissance, tel le néphroblastome ;

4° *les tumeurs du tissu mélanique, ou mélanomes malins.* Elles se développent sur la peau ou la choroïde ;

5° *les cancers du système nerveux central :* gliome, astrocytome, médulloblastome, sympathoblastome.

CAUSES DES CANCERS. Les causes des cancers humains sont encore mal connues. Plusieurs facteurs ont cependant un pouvoir cancérigène : les radiations, certaines substances chimiques, certains virus. Diverses théories ont été élaborées pour attribuer le rôle prépondérant à l'un ou à l'autre de ces facteurs.

Causes physiques. Toutes les radiations ionisantes peuvent provoquer l'apparition des cancers. C'est ainsi que, statistiquement, les sujets soumis fréquemment à de fortes doses de rayons X (radiologues, par exemple) font plus fréquemment des cancers que le reste de la population.

Causes chimiques. Des hydrocarbures aromatiques furent les premiers agents cancérigènes utilisés pour produire des cancers expérimentaux chez l'animal. La suie, le goudron, le tabac, certains sous-produits de l'huile de schiste et du pétrole, l'asbeste (amiante), certains produits utilisés dans l'industrie du chrome et du nickel, la pollution atmosphérique sont actuellement reconnus comme générateurs de cancers. Des substances cancérigènes se forment dans l'organisme lui-même à la suite d'une déviation du métabolisme : dérivés déshydrogénés de la vitamine D, produits d'oxydation des stéroïdes (hormones génitales), dérivés du tryptophane, dérivés xanthiques.

Causes virales. L'emploi du microscope électronique a permis l'observation directe du virus de Rous (sarcome de la poule), puis, successivement, de nombreux autres virus responsables de tumeurs animales. Les adénovirus « 7 », « 12 » et « 18 », prélevés chez l'homme, provoquent chez la souris des cancers à évolution rapide.

Cependant, dans la majorité des cas, on ne peut mettre en évidence avec certitude la cause des cancers humains.

THÉORIES DU CANCER. Différentes hypothèses essaient d'expliquer le mécanisme d'apparition du cancer.

Selon la conception la plus ancienne, il s'agirait d'une maladie de la cellule : la cellule cancéreuse initiale serait soit un vestige embryonnaire, soit une cellule modifiée par une agression (par des agents chimiques ou viraux) qui en altérerait les chromosomes. D'après une autre hypothèse, la maladie cancéreuse serait surtout d'origine tissulaire, la déviation d'un métabolisme entraînant le processus cancéreux. Enfin, selon la théorie biologique, il s'agirait avant tout d'une maladie générale. La localisation à tel ou tel organe se ferait en fonction d'irritations locales. Normalement, il existe constamment dans l'organisme des cellules anormales, mais celui-ci sait s'en débarrasser par des mécanismes immunitaires. La baisse de l'immunité pourrait être la cause du déclenchement de la maladie.

CANCER ET IMMUNOLOGIE. Nos connaissances concernant les relations entre l'hôte et sa tumeur ont progressé ces dernières années, et des réactions immunitaires secondaires à la présence d'un cancer sont maintenant prouvées dans nombre de cas. L'existence d'anticorps circulants a notamment été démontrée par immunofluorescence chez les malades atteints d'ostéosarcome ou présentant des mélanomes malins. Des traitements immunologiques paraissent donc pouvoir être appliqués à certains cancers. Ils semblent en particulier donner des résultats favorables dans les leucémies lymphoblastiques. Pour stimuler les défenses immunitaires de l'organisme, on utilise entre autres moyens l'injection au malade de cellules malignes prélevées sur le sujet lui-même, modifiées par des moyens physiques, ou encore l'administration de divers vaccins.

TRAITEMENTS. La *chirurgie* occupe la première place. Elle permet, lorsque la maladie est diagnostiquée précocement, d'enlever la tumeur avec ses ramifications et, au besoin, ses métastases. Elle nécessite parfois des sacrifices importants.

Les *radiations* permettent également d'obtenir de fréquentes guérisons. On utilise soit les rayons X, soit les rayons α (alpha) et β (bêta) [rayons mous] et les rayons γ (gamma) [rayons pénétrants] produits par le rayonnement de corps radioactifs (radium, bombe au cobalt, isotopes radioactifs). On emploie également d'autres rayonnements corpusculaires (neutrons, électrons) fournis par le cyclotron et le bêtatron. Les méthodes de traitement par les radiations sont variables suivant le type de la tumeur, sa localisation et sa sensibilité aux rayons : radiothérapie locale, radiothérapie de contact, cyclothérapie, curiethérapie.

MÉDICAMENTS ANTICANCÉREUX. Les médicaments anticancéreux appartiennent à des groupes divers. On dis-

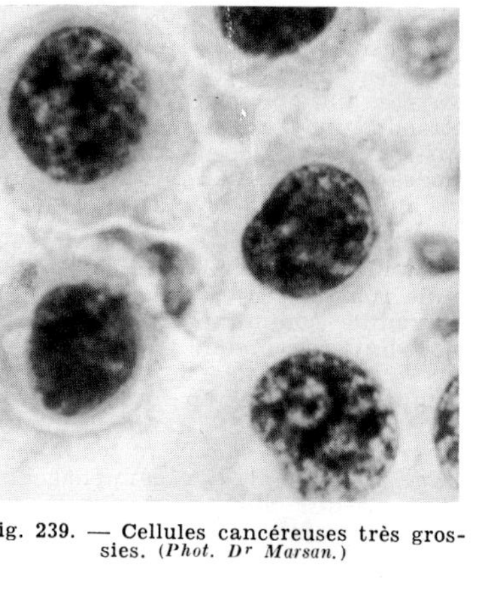

Fig. 239. — Cellules cancéreuses très grossies. (*Phot. Dr Marsan.*)

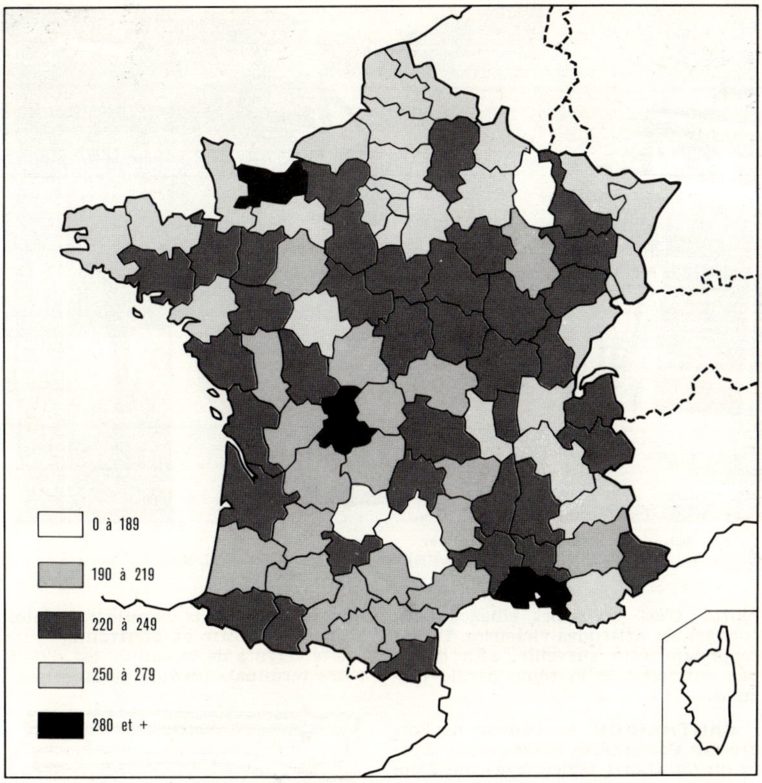

Fig. 240. — Mortalité par cancer en France pour 100 000 habitants en 1967. (d'après l'*Institut national de la Santé et de la Recherche médicale*).

tingue les hormones, les substances extraites de végétaux, les antibiotiques.

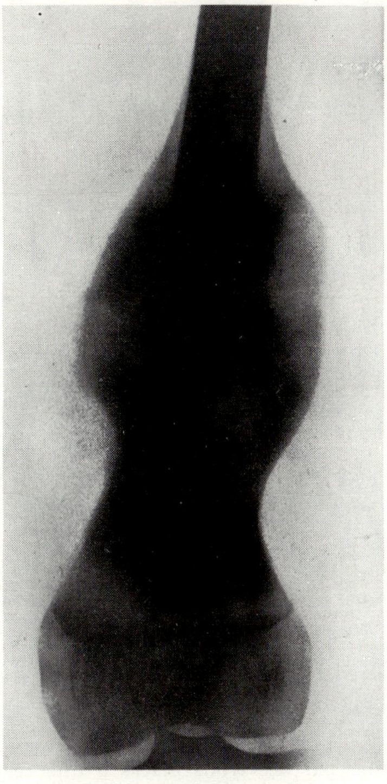

FIG. 241. — Cancer de l'os.

Hormones. — Elles sont utilisées dans le cancer de la prostate (œstrogènes) et du sein (œstrogènes ou androgènes, selon les cas), ainsi que dans les leucémies (dérivés de la cortisone) avec des résultats favorables.

Substances chimiques. — On distingue : les produits dits *alkylants.* Ils agissent en altérant les molécules organiques complexes du noyau des cellules cancéreuses, en y introduisant un radical chimique alkyle. Citons, parmi eux, la moutarde à l'azote (méthyl-bis-chloréthylamine), les phosphoramides (cyclophosphamide, triéthylène-phosphoramide), les éthylène-imine (thiotépa), etc.;

Les *antimétabolites.* Ce sont des substances de constitution moléculaire voisine de la substance à inhiber, qui se substituent dans la cellule aux éléments normaux et bloquent ainsi son métabolisme. L'améthoptérine, la 6-mercaptopurine, l'izathiaprine, le 5-fluoro-uracile sont les plus connus;

L'*asparaginase,* enzyme de découverte récente et ayant un mode d'action assez voisin de celui des antimétabolites, ouvre de grands espoirs (v. *Suppl.*) ;

Les *produits extraits de végétaux.* Ils empêchent la division chromosomique, mais leur mode d'action à l'échelon moléculaire est mal connu. On utilise notamment parmi eux la colchicine (alcaloïde du colchique), la vinblastine (alcaloïde de la pervenche) ;

Les *antibiotiques antimitotiques.* Ils agiraient comme poisons cellulaires et non comme antibiotiques. Citons : l'actinomycine D, la rubidomycine, la rufochromomycine.

Tous ces médicaments sont très actifs, mais toxiques. Ils exigent, lorsqu'on les utilise, de fréquents contrôles du nombre des globules blancs, des globules rouges, des plaquettes. Ils peuvent être utilisés à titre palliatif dans des cancers très avancés, lorsque toutes les autres ressources ont été épuisées, ou, dans certains cas, comme thérapeutique d'appoint à l'exérèse chirurgicale.

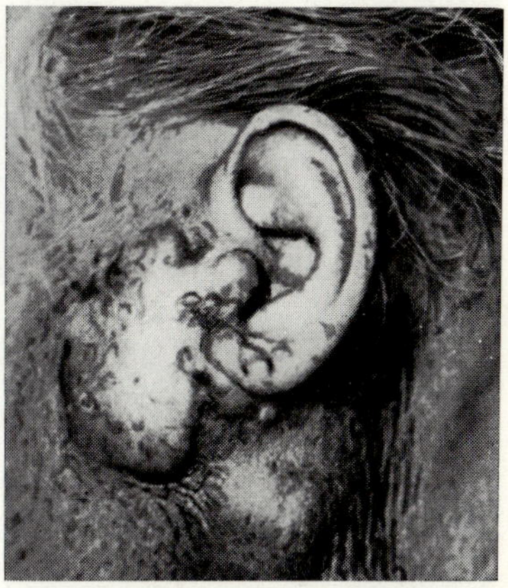

FIG. 242. — Tumeur cancéreuse.

FRÉQUENCE ET ÂGE. La fréquence du cancer est en augmentation certaine, mais il ne vient dans les pays évolués qu'en deuxième place des causes de mortalité, après les maladies cardiovasculaires. En France, 100 000 personnes environ par an décèdent de cancer (soit 21/100 de la mortalité totale). La longévité accrue en raison de l'élévation du niveau de vie, des progrès de la médecine, ainsi que la disparition ou la diminution des grands fléaux expliquent en partie l'augmentation relative de fréquence de cette maladie. D'autre part, l'amélioration des moyens de diagnostic permet des statistiques plus exactes. Bien que n'épargnant ni les enfants ni les vieillards, le cancer atteint avec prédilection les adultes entre quarante et soixante ans.

LUTTE CONTRE LE CANCER. Elle s'effectue dans deux directions : d'une part l'éducation du public, le dépistage précoce, le traitement, et, d'autre part, la recherche expérimentale et la coordination des découvertes. Un Centre international de recherche sur le cancer (C. I. R. C.) a été créé à Lyon, et de nombreux congrès internationaux permettent aux spécialistes de comparer leurs recherches et leurs résultats.

CANCROÏDE (de *cancer,* et du gr. *eidos,* forme). — Cancer de la peau et des muqueuses appartenant au groupe des épithéliomas spinocellulaires. Au début, c'est une petite induration recouverte d'une croûte, qui s'ulcère sous l'influence de grattages. Il se forme bientôt une tumeur arrondie, grosse comme un noyau de cerise ou une noix, qui saigne facilement. Les ganglions correspondants sont rapidement augmentés de volume.

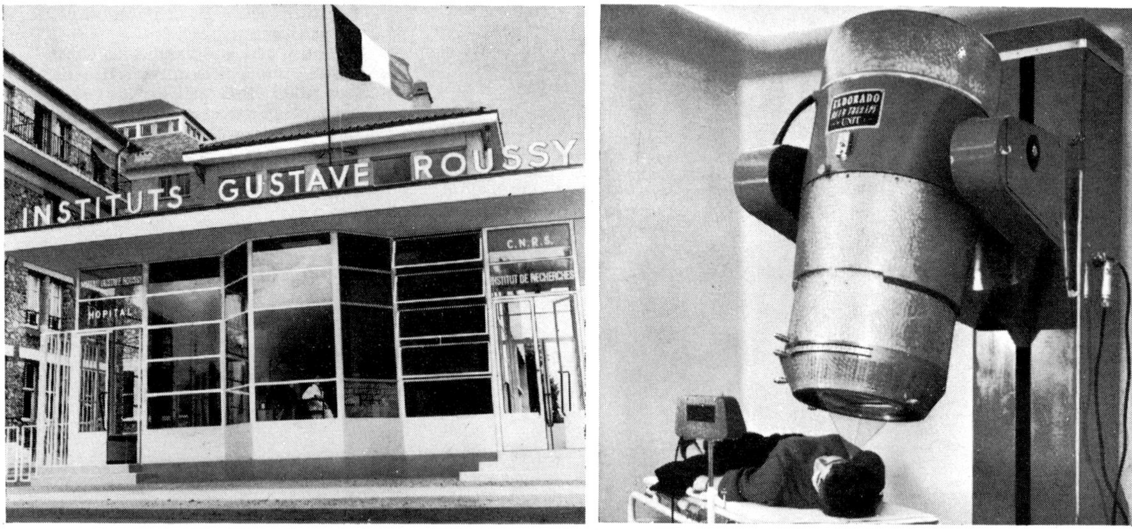

FIG. 243. — La lutte contre le cancer.
A gauche, l'entrée de l'Institut Gustave-Roussy à Villejuif. *A droite,* un appareil de cobalthérapie (doc. C. G. R.).

CANDICIDINE. — V. *Supplément.*

CANDIDOSES. — Mycoses dont le principal agent responsable est un champignon appelé *Candida Albicans.* Dans les conditions naturelles, ce champignon ne vit pas en parasite mais en saprophyte, ou hôte naturel, de l'homme. Il ne devient pathogène que dans des conditions favorables, créées essentiellement par les thérapeutiques nouvelles qui sont apparues lors des deux dernières décennies : antibiotiques, corticoïdes, immunosuppresseurs, radiothérapie, traitements hormonaux, etc.

Les candidoses peuvent être digestives (muguet buccal, œsophagite, muguet gastrique, colite), cutanéo-muqueuses (lésions en plaques de couleur rouge foncé au niveau des grands plis cutanés et des commissures interdigitales), urogénitales (tableau clinique d'uréthrite chez l'homme, de vulvovaginite chez la femme), bronchopulmonaires, etc. Enfin, il existe des septicémies à *Candida* de pronostic grave.

Le diagnostic de laboratoire des infections à *candida* repose sur la recherche, dans les lésions, des champignons par l'examen direct du prélèvement et par l'isolement des *candida* en culture suivi de l'identification de l'espèce.

Les principaux médicaments actifs contre les candidoses sont la nystatine, l'amphotéricine B, la candicidine, la piramicine et la trichomycine.

CANIN. — Petit muscle quadrilatère de la face, s'insérant sur le maxillaire supérieur. Innervé par le facial, il attire la commissure labiale en haut et en dedans.

CANITIE (du lat. *canus,* aux cheveux blancs). — Décoloration généralisée ou partielle des cheveux, généralement due à l'âge.

CANNELLE. — Ecorce aromatique d'un arbre de la famille des Lauracées.

CANOTAGE. — Le canotage fait travailler les muscles dorso-lombaires. C'est un sport efficace pour corriger les attitudes vicieuses. Il doit cependant être surveillé, afin de ne pas surmener le système cardio-vasculaire.

CANTHARIDE. — Insecte de l'ordre des Coléoptères hétéromères (*Lytta* ou *Cantharis vesicatoria*), de 2 cm de long, d'un vert métallique ou

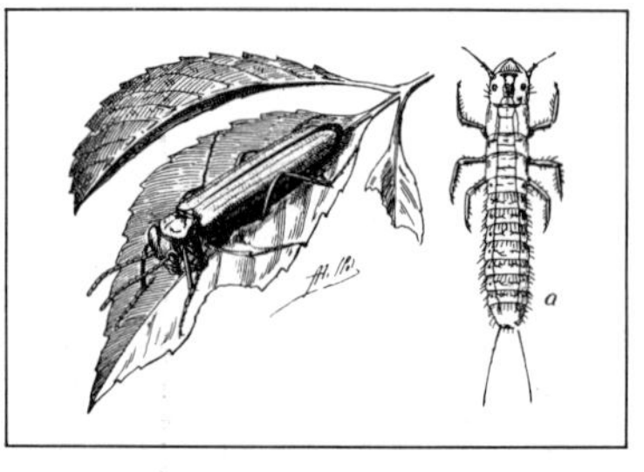

FIG. 244. — Cantharide.
a. Larve.

bleuâtre brillant (*fig.* 244). Il apparaît par essaims en mai-juin sur les feuilles de frêne, troènes et lilas.

La poudre de cantharide, formée de débris d'insectes écrasés, contient une huile verte non vésicante et un principe vésicant, la *cantharidine.*

TRAITEMENT. I. *Interne.* — Diurétique dangereux, employé à très faible dose en cas de paralysie vésicale, et aphrodisiaque.

II. *Externe.* — Emplâtres vésicatoires étendus sur sparadrap recouvert de camphre pour éviter les troubles causés par la cantharidine.

CANTHARIDINE. — Cristaux incolores et inodores employés à la préparation de toiles et papiers vésicants.

CANULES. — Tubes en métal, en bois ou en caoutchouc durci (*fig.* 245), destinés à servir de terminaison à un bock, à une seringue. Le tube peut aussi être introduit par une ouverture faite dans le larynx (canule trachéale). V. TRACHÉOTOMIE et DIPHTÉRIE.

L'ouverture de la canule est d'ordinaire terminale (canule de lavement),

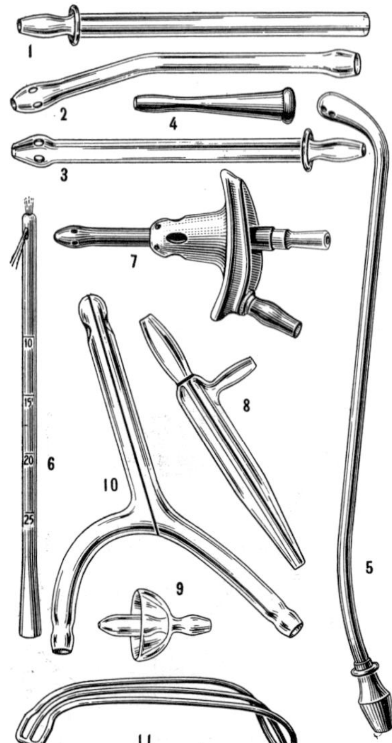

FIG. 245. — Canules.
1. Type Saint-Louis; 2. Olivaire courbe; 3. Olivaire droite; 4. En caoutchouc durci; 5. Rétro-nasale du Dr Vacher; 6. En caoutchouc pour entéroclyse; 7. Vaginale à double courant; 8. Urétrale en verre à double courant; 9. Urétrale en verre avec protecteur, du Dr Tuffier; 10. Rectale à double courant; 11. Canule abaisse-langue du Dr Soresi pour injections intra-trachéales.

mais la sortie du liquide peut s'effectuer par des trous placés à une certaine distance de cette extrémité (canule à injection vaginale) ou encore par une fente circulaire étroite donnant une nappe liquide.

CAOUTCHOUC. — Substance molle et élastique provenant du latex blanchâtre obtenu en pratiquant des incisions sur le tronc et les branches de divers arbres : à Madagascar, ce sont des *Euphorbia*, des *Landolphia ;* en Malaisie, en Indochine, le *Manihot glaziovil ;* en Asie, le *Ficus elastica.*

Emploi. — Le caoutchouc est employé dans le vernis des sondes, des bougies; il sert à faire des tubes, des bas, des suspensoirs, des bandes pour la contention des varices et des hernies, des sparadraps fondants sur tissu élastique.

Action du caoutchouc comme occlusif. — Le caoutchouc agit en isolant les surfaces malades et en excitant énergiquement l'élimination de la sueur, dont il empêche l'évaporation. On l'emploie, à cause de ses propriétés, dans l'eczéma, notamment pour les éruptions de la main. V. GANT DE CAOUTCHOUC.

Hygiène des fabriques de caoutchouc. — V. CARBONE (Sulfure).

CAPILLAIRE. — Variété de fougères : capillaire du Canada (*Adiantum pedatum*) et capillaire de Montpellier (*Adiantum capillus Veneris*).

CAPILLAIRES. — Vaisseaux sanguins, intermédiaires entre les artères et les veines; ainsi appelés par comparaison avec les cheveux (*capillus*). Leur diamètre varie entre 7 millièmes de mm (diamètre d'un globule sanguin) et 14 centièmes de mm.

La circulation capillaire assure la nutrition des tissus en permettant les échanges entre le sang circulant et les tissus périphériques. A travers la paroi des capillaires passent : du sang vers les tissus, l'oxygène, les éléments nutritifs; des tissus vers le sang, le gaz carbonique, les déchets de l'activité tissulaire.

La paroi capillaire permet aussi le passage du plasma, mais s'oppose à celui des éléments figurés du sang (globules). C'est à travers la paroi capillaire que passe le liquide d'œdème, mais l'œdème est la conséquence d'un état sanguin, cardiaque ou rénal et non pas celle d'une lésion capillaire. Celle-ci permet l'irruption hors des vaisseaux de sang total (plasma + globules) et se manifeste cliniquement par le purpura, petites taches rouges sous-épidermiques. Le signe du lacet permet d'apprécier la résistance de la paroi capillaire.

Normalement, les capillaires jouent un rôle dans la régulation de la circulation : ils peuvent se dilater, se contracter et faire varier ainsi la masse du sang circulant. C'est ainsi que l'hémorragie est suivie d'une vasoconstriction généralisée permettant l'irrigation des organes vitaux avec une quantité moindre de sang. Cette régulation est complexe puisqu'elle doit simultanément maintenir le taux de la tension artérielle et assumer les besoins des tissus en oxygène et en éléments nutritifs.

CAPSULE. — Enveloppe à base de gélatine, de forme ovalaire ou sphérique, renfermant des médicaments dont elle masque l'odeur et le goût (térébenthine, santal). Les capsules rondes prennent le nom de *perles.*

CAPSULES SURRÉNALES. — V. SURRÉNALES.

CAPVERN (Hautes-Pyrénées). — Station d'eaux sulfatées calciques (1 g), magnésiennes ($0^{g},55$) et bicarbonatées, contenant accessoirement des sulfates de potassium et de sodium, du chlorure de sodium, du fer, de l'arsenic, du cuivre et du lithium. Eaux tempérées (24°).

INDICATIONS. Arthritisme, goutte, rhumatisme chronique, névralgies, lithiase rénale et biliaire.

CURE. Boisson; hydrothérapie externe.

CARATÈS. — Dermatose fréquente dans l'Amérique centrale et l'Amérique du Sud, causée par un tréponème (*Treponema caracteum*) ressemblant aux tréponèmes du pian.

Après une incubation de quinze jours environ, une papule paraît au lieu d'inoculation du tréponème. Ultérieurement, des taches rouges, brunes, jaunes apparaissent aux parties découvertes, puis envahissent presque tout le corps, lui donnant un aspect bigarré; les taches sont squameuses et parfois parsemées de crevasses. Le tréponème se rencontre en abondance dans ces squames et ces crevasses. Ces taches disparaissent et laissent des cicatrices blanches indélébiles.

La réaction de Wassermann, qui est négative au début de la maladie, devient positive à la période des taches dyschromiques.

TRAITEMENT. Celui de la syphilis : arsenic et bismuth. Le paludisme fait rétrocéder les lésions et disparaître temporairement le tréponème.

CARBOGÈNE. — Mélange de 95 parties d'oxygène et de 5 parties d'anhydride carbonique. Stimulant énergique de la fonction respiratoire.

CARBOGÉNOTHÉRAPIE. — Divers appareils, tel celui de Cot, permettent d'employer le carbogène soit

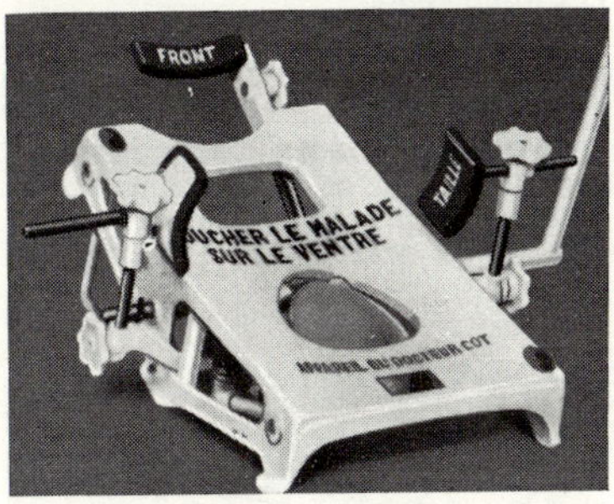

FIG. 246. — Appareil du Dr Cot pour respiration artificielle.

en inhalation, soit en injection sous-cutanée, soit en insufflation chez le nourrisson.

INDICATIONS. Asphyxies accidentelles par l'oxyde de carbone, l'électrocution, la pendaison, la submersion.

Mort apparente du nouveau-né, après avoir enlevé les mucosités.

Comas toxiques par l'alcool, les alcaloïdes, les barbituriques.

Complications pulmonaires des asphyxies et pneumonies post-opératoires, brûlures du poumon par gaz suffocants, crise d'asthme.

Angine de poitrine, états spasmodiques (en injections sous-cutanées).

On peut associer la carbogénothérapie à la *respiration artificielle;* il existe de nombreux appareils, dans ce dessein. Celui de Cot combine la respiration thoracique par des « mains artificielles » (*fig.* 246) réglables appuyant sur la base du thorax avec la respiration abdominale par une pièce comprimant l'abdomen.

CARBONATE. — Sel résultant de la combinaison de l'acide carbonique avec les bases. V. AMMONIAQUE, CALCIUM, FER, LITHINE, MAGNÉSIE, PLOMB, POTASSE, SODIUM.

CARBONE. — V. CHARBON.

CARBONE (Oxyde de). — Gaz incolore et inodore (CO), qui est le type des poisons hématiques globulaires. Il pénètre dans l'organisme par les voies respiratoires et y cause non une intoxication, mais une asphyxie. Il se fixe sur l'hémoglobine des globules rouges, formant avec elle une combinaison stable (*carboxyhémoglobine*), combinaison que l'oxygène pur peut déplacer. Mais l'affinité de l'oxygène pour l'hémoglobine est moins grande que celle de l'oxyde de carbone.

On admet que la mort survient quand les 2/3 de l'hémoglobine sont transformés en carboxyhémoglobine, ce qui se produit quand l'air respiré contient une proportion de 1 p. 500 de CO.

L'oxyde de carbone peut entraîner des intoxications à *doses minimes.*

Intoxication professionnelle. — Usines de métallurgie, fonderies.

Intoxication accidentelle ou volontaire. — Poêles à combustion lente qui tirent mal, poêles mobiles, poêles en fonte perméables au CO; gaz d'éclairage (fuites ou robinets mal fermés), appareils de chauffage, radiateurs, chauffe-bains, cuisinières à gaz.

SIGNES. *Intoxication aiguë.* — Céphalée vive, bourdonnements d'oreilles, bruits de cloche, vue trouble, nausées, vomissements. Si le malade n'est pas secouru, il tombe dans le coma : visage rosé, respiration rapide, saccadée, pouls irrégulier. Mort en quelques heures. Un traitement énergique peut sauver le malade. Complications pulmonaires (œdème du poumon, pneumonie), rénales (albuminurie, urémie), cardiaques (palpitations, arythmie, anémie), cutanées (œdèmes, éruptions diverses, gangrène), nerveuses (parésies d'origine périphérique, bénignes, ou centrale, plus graves).

Intoxication chronique. — Céphalée persistante, névralgies, insomnie, vertiges, nausées, anémie, asthénie.

La preuve de l'intoxication par CO peut se faire en examinant une goutte de sang au *spectroscope :* deux bandes d'absorption entre les raies D et E.

TRAITEMENT. I. *Curatif.* — Faire respirer de l'oxygène ou du carbogène. A Paris et dans les grandes villes, appeler les pompiers. Respiration artificielle. Injections de caféine, d'huile camphrée. Transfusion.

II. *Prophylactique.* — Surveillance attentive des appareils de chauffage, cheminées, tuyaux, robinets.

CARBONE (Sulfure de). — Liquide incolore d'odeur fétide, très inflammable, plus dangereux à manier que l'éther.

USAGES MÉDICAUX. Gale, séborrhée du cuir chevelu.

CARBONE (Tétrachlorure de). — Liquide incolore, neutre, mobile, d'odeur chloroformique, ininflammable et incombustible.

USAGES MÉDICAUX. Antiseptique faible, légèrement anesthésique. Employé *à l'intérieur* dans l'helminthiase (ankylostome, ascaris, strongle).

Contre-indiqué en cas d'affection hépatique ou rénale. En frictions comme parasiticide (poux, lentes), comme véhicule de lotions antiséborrhéiques.

CARBONIQUE (Acide) [CO^2]. — Gaz produit par la combustion *complète* du charbon et par la respiration de l'homme, des animaux et des plantes.

L'anhydride carbonique est l'excitant normal du centre respiratoire qui, du bulbe, commande aux muscles inspirateurs. L'inhalation de CO^2, pur ou associé à l'oxygène (carbogène), constitue donc une arme très efficace contre les états asphyxiques.

Intoxication. — Contrairement à l'oxyde de carbone, le gaz carbonique est relativement peu toxique, même à des taux élevés. La mort survient à 20 p. 100.

CAUSES. Séjour dans des espaces confinés (égouts, mines, puits), caves ou brasseries où fermentent des boissons alcooliques.

SIGNES. Céphalée, vertiges, nausées, vomissements, troubles de la vue et de l'audition, dyspnée, cyanose du visage.

En cas d'intoxication grave, collapsus, syncope, coma, convulsions, mort.

TRAITEMENT. I. *Curatif.* — Le malade étant placé à l'air pur, *la tête et la poitrine* élevées, on lui fait respirer des sels, on opère des tractions de la langue. Inhalation d'oxygène.

II. *Préventif.* — Aération et ventilation des locaux dangereux. Vérifier la présence de CO^2 par une bougie allumée qui s'éteindra, une cage contenant des petits animaux.

USAGES MÉDICAUX. Gaz incolore d'une odeur piquante, d'une saveur aigrelette, soluble dans son volume d'eau à la pression ordinaire. Sa solubilité augmente avec la pression. Fortement comprimé, il peut être liquéfié; l'*acide carbonique liquide,* dont le point d'ébullition est de — 125°, est conservé dans des tubes en fer forgé. La détente brusque de ce gaz ainsi comprimé le solidifie en partie : c'est la *neige carbonique.*

Acide carbonique dissous (Eau de Seltz artificielle). — V. EAU : *Eau gazeuse.*

Les *injections sous-cutanées* d'acide carbonique pur ont été préconisées dans l'angine de poitrine et la claudication intermittente.

Les *inhalations d'acide carbonique* à 5-10 p. 100 ou de gaz thermaux (Royat) sont indiquées dans l'angor, l'insuffisance cardiaque et l'hypertension artérielle.

Le gaz carbonique est employé *à l'extérieur* comme stimulant chez les anémiés, neurasthéniques, artérioscléreux, en *bains carbo-gazeux* naturels ou artificiels, en douches locales, à l'aide d'un siphon.

La neige carbonique comprimée forme un *crayon* dont la température est de — 79°. On l'emploie avec une pression variable sur la peau, pour un contact variant suivant l'effet désiré, entre cinq et quatre-vingts secondes, pour traiter le lupus érythémateux, les épithéliomas superficiels, les kératomes séniles, les chéloïdes et les nævi. V. CRYOTHÉRAPIE.

CARBURES BENZÉNIQUES (dérivés nitrés et chloro-nitrés). — Ces composés chimiques peuvent déterminer des *intoxications professionnelles* dans certaines industries nécessitant l'emploi, la manipulation et la fabrication de ces dérivés.

CARCANIÈRES (Ariège). — Station d'eaux sulfurées sodiques et hyposulfitées, hyper- et mésothermales, située sur la rive gauche de l'Aude, en face d'Escouloubre.

INDICATIONS. Affections trachéo-bronchiques, rhumatisme chronique, maladies de la peau.

CARCINOME. — Variété de cancer (v. ce mot).

CARDAMINE. — Plante de la famille des Cruciféracées (*Cardamine pratensis*), qui croît le long des ruisseaux et dans les prés humides. Appelée aussi cresson élégant ou cresson des prés, elle est recherchée comme dépurative et antiscorbutique.

CARDAMOME. — Fruit de l'*Elettaria cardamomum* (famille des Zingibéracées) renfermant une huile essentielle contenant du terminéol et du cinéol. Employée surtout en Angleterre comme stomachique, carminatif et stimulant, sous forme de poudre (20 cg à 2 g) ou de teinture (50 cg à 3 g).

CARDIA (du gr. *kardia,* cœur). — Ouverture supérieure de l'estomac placée près du cœur. V. ESTOMAC.

CARDIALGIE (du gr. *kardia,* cœur, et *algos,* douleur). — Forme de gastralgie (v. ESTOMAC [maladies]), siégeant à la partie supérieure de l'estomac, aux environs du cardia.

CARDIOBALLISTOGRAPHIE. — V. *Supplément.*

CARDIAQUE. — **Artères, ganglions, nerfs, plexus, veine cardiaques.** — V. CŒUR.

CARDIOGRAMME et CARDIOGRAPHE (du gr. *kardia,* cœur, et *gramma,* écrit, ou *graphein,* écrire). — Le *cardiographe,* de Chauveau et

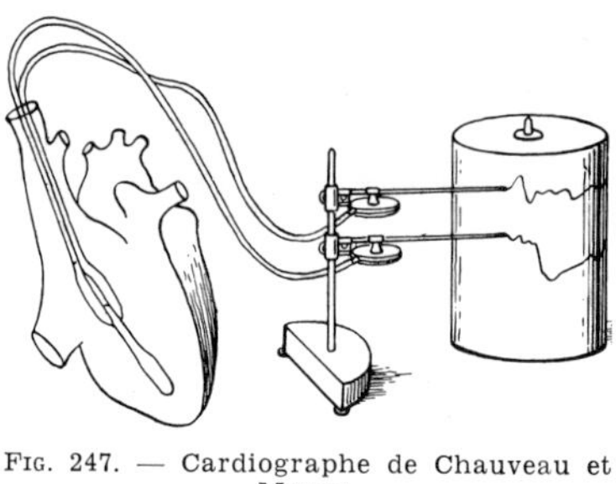

FIG. 247. — Cardiographe de Chauveau et Marey.

Marey (*fig.* 247), est un instrument enregistreur des courbes données par les systoles et les diastoles du cœur. Une *ampoule exploratrice* est soumise au choc de la pointe du cœur, cependant qu'une *ampoule indicatrice* est en rapport avec un levier armé d'une plume. Lorsque la cavité se contracte, l'ampoule, comprimée, lance l'air qu'elle contient dans l'autre, qui ins-

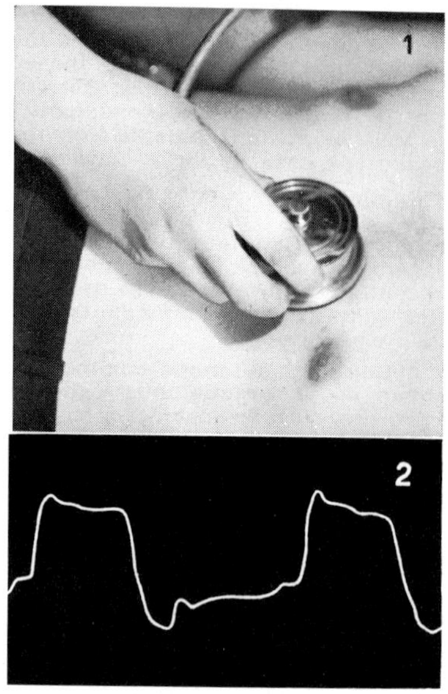

FIG. 248. — Cardiographe de Pachon.
1. Exploration du cœur en décubitus latéral gauche; 2. Tracé recueilli. (*Cl. Ets Boulitte.*)

crit l'action transmise sur une bande de papier (*cardiogramme*) mue par un mouvement d'horlogerie. L'action est inverse dans la diastole. V. CŒUR et ÉLECTROCARDIOGRAMME.

CARENCE (Maladies par) [du lat. *carere,* manquer]. — Maladies déterminées par l'insuffisance ou l'absence dans les aliments usuels et, par suite, dans l'organisme de certains principes essentiels ou *vitamines,* dont l'homme est incapable de réaliser la synthèse, et qu'il doit, par conséquent, recevoir tout formés de l'extérieur.

Le béribéri, le scorbut, le rachitisme sont dus à des carences. On insiste actuellement sur l'effet des traitements antibiotiques. (V. VITAMINES.)

CARIE. — **I. Carie des dents.** — V. DENTS.

II. Carie des os. — V. OS.

CARMINATIFS. — Médicaments qui expulsent les gaz de l'intestin (anis, badiane, mélisse, sauge, fenouil, coriandre). V. à ces mots et pl. en couleurs à DIGESTIVES (Plantes).

CARNÉ (Régime). — Le régime carné (viandes et graisses) a été conseillé pour les diabétiques, mais, malgré l'adjonction de 2 g d'acide lactique, il ne peut être prolongé par suite de la fatigue de l'estomac et de l'intoxication qu'il produit.

CARONCULE. — **I. Lacrymale** (v. ce mot).

II. Myrtiforme. — V. VAGIN.

CAROTIDE (du gr. *karos,* assoupissement) [*fig.* 249]. — Artère ainsi appelée parce que les Anciens pensaient que sa compression produisait l'assoupissement.

Carotides primitives. — La *carotide droite* se détache du tronc brachio-céphalique; la *gauche* naît directement de la crosse aortique, monte le long du cou, accompagnée de la veine jugulaire interne et du nerf pneumo-gastrique, et, arrivée au bord

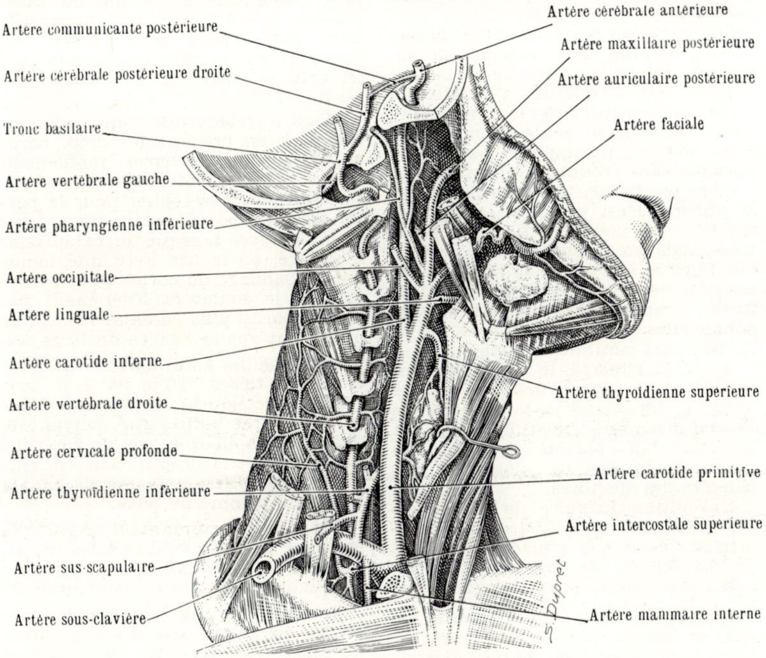

FIG. 249. — Artères carotides.

supérieur du cartilage thyroïde, se divise en deux branches : la *carotide externe* et la *carotide interne.*

Carotide externe. — Née de la carotide primitive, elle donne la thyroïdienne supérieure, la linguale, la faciale, l'occipitale, l'auriculaire postérieure et la pharyngienne inférieure.

Carotide interne. — Elle est particulièrement destinée aux centres encéphaliques et à l'œil.

CAROTIDIEN. — Qui a trait à la carotide.

Plexus carotidien. — Anastomoses de rameaux sympathiques entourant la carotide interne.

Corpuscule carotidien. — Petit ganglion sympathique situé à l'angle de bifurcation de la carotide primitive, au milieu du plexus intercarotidien.

CAROTINÉMIE (du gr. *karoton,* carotte, et *haima,* sang). — Présence de carotène (v. CAROTTE) dans le sang, qui lorsqu'elle est abondante, détermine une coloration jaune des téguments.

CAROTTE. — Plante de la famille des Ombelliféracées (*Daucus carota*) dont la racine contient du *carotène* ou provitamine A. V. VITAMINE.

CARPE. — Partie osseuse du poignet (*fig.* 250) constituée par deux rangées d'os irrégulièrement cuboïdes l'une supérieure, l'autre inférieure. La *rangée supérieure* comprend quatre os, qui sont, de dehors en dedans : le *scaphoïde* E, le plus volumineux de la rangée, en nacelle; le *semi-lunaire* D, en croissant à concavité inférieure; le *pyramidal* C, en forme de pyramide; et le *pisiforme* O, le plus petit. La *rangée inférieure* comprend quatre os : le *trapèze* I situé entre le scaphoïde et le premier métacarpien; le *trapézoïde* H, enclavé entre le scaphoïde, le deuxième métacarpien, le trapèze et le grand os; le *grand os* G, le plus volumineux des os du carpe, qui en occupe le centre; l'*os crochu* ou *unciforme* F, pourvu d'une longue apophyse en crochet. Tous ces os s'articulent d'une part entre eux, et, d'autre part, la première rangée avec l'extrémité inférieure du radius et du cubitus, la rangée inférieure avec les cinq métacarpiens; seul le pisiforme ne s'articule qu'avec le pyramidal.

Des synoviales sont intercalées entre ces os. Les deux faces, et surtout la palmaire, creusée en gouttière, sont sillonnées par des tendons agissant

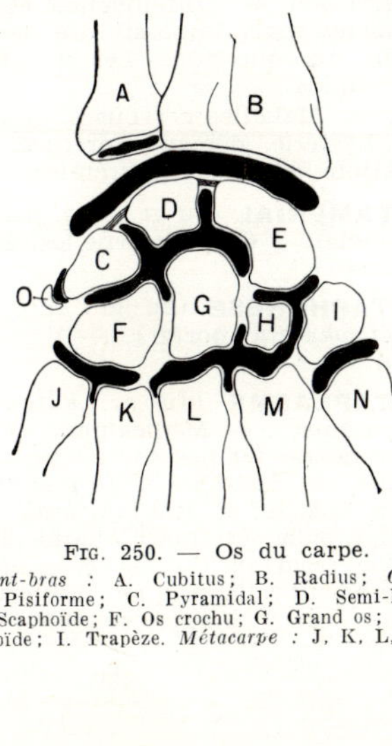

FIG. 250. — Os du carpe.

Avant-bras : A. Cubitus; B. Radius; *Carpe* : O. Pisiforme; C. Pyramidal; D. Semi-lunaire; E. Scaphoïde; F. Os crochu; G. Grand os; H. Trapézoïde; I. Trapèze. *Métacarpe* : J, K, L, M, N.

sur la main et les doigts. Le carpe est le siège de prédilection des kystes synoviaux. V. SÉREUSES.

Lésions traumatiques. — Les plus fréquentes sont la *fracture* du scaphoïde, du grand os, la *luxation* du semi-lunaire en avant et, dans les cas graves, une *dislocation* complète du carpe.

TRAITEMENT. En cas de luxation du semi-lunaire, mettre, sous anesthésie, la main en hyperextension, tirer en bas et refouler d'avant en arrière le semi-lunaire en fléchissant la main. Immobilisation plâtrée.

CARPHOLOGIE (du gr. *karphos,* flocon, et *legein,* recueillir). — Action des doigts qui cherchent automatiquement ou inconsciemment à saisir de petits objets imaginaires ou à ramener les couvertures (signe grave survenant dans les maladies aiguës, la fièvre typhoïde en particulier).

CARRÉ (Muscle). — Nom porté par plusieurs muscles, le *carré du menton* à la face, le *carré pronateur* à l'avant-bras et le *carré crural* au bassin. V. MENTON, AVANT-BRAS et CRURAL.

CARREAU. — V. PÉRITOINE (maladies) : *Péritonite tuberculeuse.*

CARTE CHROMOSOMIQUE. — C'est le type du noyau de la cellule obtenu par photomicrographie de ses chromosomes. Ses anomalies concernent un ou plusieurs tissus, le nombre ou la forme de certains chromosomes.

CARTILAGE. — Tissu résistant, élastique, flexible, blanc ou blanc jaunâtre, qui se dissout par l'ébullition dans l'eau en une variété de gélatine, la *chondrine.* Il est constitué par une

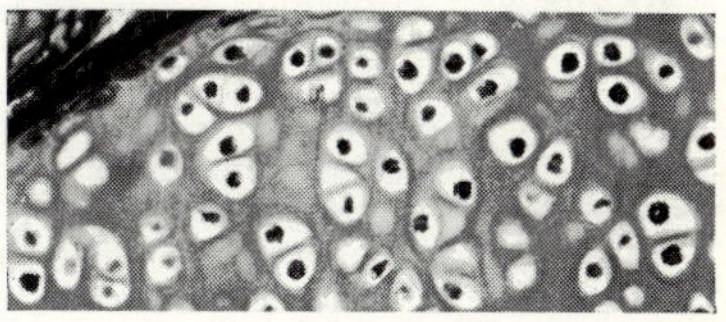

FIG. 251. — Cartilage hyalin (trachée du pigeon).
(*Microphot. L. Plouvier.*)

matière fondamentale amorphe contenant des cavités, les *chondroplastes,* dans lesquelles sont logées des cellules cartilagineuses arrondies ovoïdes ou plus ou moins aplaties.

Le *cartilage hyalin* (squelette de fœtus, cartilage thyroïde et cricoïde [larynx], partie cartilagineuse des côtes, cartilages articulaires) ne contient que ces éléments. Dans le *cartilage élastique* ou *réticulé* (aryténoïdes du larynx, épiglotte, pavillon de l'oreille, trompe d'Eustache), il s'y ajoute dans la substance fondamentale un réseau de fibres élastiques. Ces dernières sont remplacées par des fibres conjonctives dans la troisième variété, les *fibrocartilages.*

CARVI. — Plante de la famille des Ombelliféracées. Toutes les parties sont aromatiques, mais particulièrement la racine et les fruits, qu'on emploie comme condiment et médicament excitant, diurétique et carminatif comme l'anis, à la dose de 3 g.

CARYOCINÈSE (du gr. *karuon*, noyau, et *kinesis*, mouvement). — V. CELLULE.

CASCARA. — Ecorce d'une plante de la famille des Rhamnacées (*Rhamnus purshiana*), qui croît en Amérique du Nord.

ACTION. Laxative.

MODE D'EMPLOI. 0g,50 à 1 g de poudre en cachets ou en pilules.

CASCARILLE. — Ecorce d'un arbre de l'Amérique du Sud, de la famille des Euphorbiacées (*Croton cluteria*), douée de propriétés toniques, excitantes, fébrifuges, antiémétiques. Poudre, 1 à 4 g; teinture, 2 à 10 g; infusé à 10 p. 1 000.

CASCARINE. — Principe actif du cascara, employé comme laxatif, en pilules de 0,05, à la dose de 0,10 à 0,25; à prendre le soir, au coucher.

CASÉEUSE (Dégénérescence) ou CASÉIFICATION (du lat. *caseum*, fromage). — Transformation, sous l'action des bacilles de Koch, des cellules occupant le centre des tubercules en une masse opaque jaunâtre. C'est une forme de nécrose. La masse caséeuse peut soit s'enkyster, soit être éliminée au-dehors après s'être ramollie en laissant après elle une *caverne*.

Pneumonie caséeuse. — Forme de phtisie. V. TUBERCULOSE.

CASÉINE. — Nucléo-albumine constituant la matière albuminoïde du lait.

Employée en pharmacie pour la préparation de caséines iodées ou bromées et d'onguents ou *vernis* servant d'excipient à la résorcine, au soufre, à l'ichtyol; ces vernis ont l'avantage sur les pommades de pouvoir être enlevés par simple lavage à l'eau.

CASSE. — Fruit d'un arbre de la famille des Légumineuses (*Cassia fistula*), qui croît en Egypte, aux Antilles, aux Indes. Sa pulpe est employée comme laxatif doux à la dose de 15 à 60 g; enfants, 3 g par année.

CASSIS. — Arbuste (*Ribes nigrum*) de la famille des Ribésiasées, dont les feuilles sont recommandées contre le rhumatisme chronique en infusion à 5 p. 100 (un demi-litre par jour).

CASTERA-VERDUZAN (Gers). — Station d'eaux sulfatées calciques et magnésiennes, hyperthermales : une source sulfurée calcique, une source ferrugineuse.

INDICATIONS. Dyspepsies hyposthéniques et hypochlorhydriques, atonie intestinale, hépatique, lithiase biliaire, anémie.

CASTLE (Méthode de). — Traitement de l'anémie pernicieuse par des extraits de l'estomac. V. ANÉMIE.

CASTOREUM. — Glandes ou poches renfermant une masse résineuse et compacte, diverticules de la cavité préputiale d'un rongeur, *Castor fiber*. Cette résine a des propriétés antispasmodiques utilisées dans les règles douloureuses et les maladies nerveuses. Pilules à la dose de 5 cg à 1g,5, ou de teinture, 2 à 5 g.

CASTRATION (du lat. *castratus*, même sens). — Ablation chirurgicale, traumatique, ou altération pathologique des glandes qui sécrètent les *hormones* génitales, mâles et femelles, le testicule et l'ovaire.

Chez l'homme, la castration pratiquée *avant la puberté* entrave le développement génital et celui des caractères sexuels secondaires; les sujets, arrivés à l'âge adulte, conservent une morphologie infantile, indifférenciée; ils sont habituellement de grande taille; la soudure épiphysaire des os longs est retardée.

La castration pratiquée *après la puberté* entraîne une raréfaction du système pileux, moustache et barbe; l'obésité est fréquente; l'activité, la force, la combativité, le sens génésique s'émoussent, mais l'impuissance reste souvent incomplète. La vie est possible sans troubles importants.

Chez la femme, la castration *avant la puberté* n'est presque jamais pratiquée, sauf pour des tumeurs génitales. Mais, en Orient, où la castration des fillettes était parfois opérée dans un but servile, les adultes étaient fortes, grandes, sans mamelles, sans poils; elles avaient une voix grave, et des voies génitales atrophiées.

Après la puberté, la castration entraîne des bouffées de chaleur, des vertiges, des sueurs, de la céphalée, de l'insomnie, des modifications de caractère, et parfois des troubles psychasténiques, de l'obésité, des œdèmes des membres.

L'excrétion urinaire de la folliculine est diminuée, mais non supprimée; celle des gonado-stimulines de l'hypophyse est augmentée. V. RÈGLES, HORMONES, STÉRILISATION.

CATABOLISME (du gr. *kata*, en bas, et *ballein*, lancer). — Transformation en énergie des matériaux assimilés par les tissus. V. MÉTABOLISME.

CATAIRE (Frémissement) [du lat. *catus*, chat]. — V. FRÉMISSEMENT.

CATAIRE. — Herbe de la famille des Labiacées (*Nepeta cataria*) ayant l'aspect de la mélisse, et dont l'odeur excite le système nerveux de la gent féline. Stomachique, carminatif, emménagogue; employée avec avantage dans certains cas de toux et de hoquet persistant.

CATALEPSIE (du gr. *katalambanein*, surprendre). — Cessation brusque des mouvements volontaires, sans lésion des muscles. Les membres et le tronc conservent les positions données ou celles dans lesquelles l'individu se trouvait au moment de l'attaque. Conservation de l'intelligence et du sentiment, mais impossibilité de répondre aux questions. Les membres sont souples.

CAUSES. Maladies nerveuses, notamment hystérie, démence précoce, intoxications (alcoolisme, urémie).

CATAMÉNIAL (du gr. *kata*, par, et *mên*, mois). — Qui concerne les règles (v. ce mot).

CATAPHORÈSE (du gr. *kata*, en bas, et *pherein*, porter). — V. IONISATION.

CATAPLASME (du gr. *kataplassein*, enduire). — Médicament externe, formé de farines ou de poudres délayées de manière à former une bouillie épaisse, et que l'on étale sur un linge pour être placé chaud (30 à 35°) ou froid sur la région malade. Au moment d'appliquer les cataplasmes, on y ajoute souvent une substance médicamenteuse. On les renouvelle d'ordinaire de 2 à 6 fois par jour.

MANIÈRE DE LE CONFECTIONNER. 1° Etaler sur une table un morceau de tarlatane ou de mousseline, ne portant ni ourlet ni couture et un peu plus grand que le double du cataplasme désiré; 2° Verser dessus la pâte, puis replier le linge sur lui-même et sur la pâte en faisant glisser celle-ci entre les deux épaisseurs du linge.

MODE D'APPLICATION. Tenir horizontalement en prenant les deux bords opposés, puis renverser rapidement sur la région malade. Si le cataplasme est très grand, le replier pour le porter, en interposant entre deux faces un linge sec. Lorsque le cataplasme est placé, on le fixe avec une bande ou un bandage de corps. Pour l'enlever, on le soulèvera légèrement par un des bords, puis on essuiera la place où il était appliqué avec un linge sec.

Cataplasmes émollients. — Ils sont employés tièdes (30 à 35°) et sont calmants (coliques), résolutifs et maturatifs, c'est-à-dire que, suivant le degré d'inflammation, ils préviennent ou accélèrent la suppuration. On emploie à cet effet la farine de lin, la fécule de pomme de terre.

Cataplasme calmant. — Ajouter à la farine de lin quelques têtes de pavot et quelques feuilles de jusquiame ou quelques gouttes de laudanum.

Cataplasme de moutarde. — Mettre dans l'eau tiède 200 g de farine de moutarde récente, de façon à obtenir une masse consistante.

Cataplasme sinapisé. — Etendre sur un linge un cataplasme de farine de lin; s'assurer, avec le dos de la main, qu'il n'est pas trop chaud, et saupoudrer avec moutarde en poudre.

PRÉCAUTION. Afin d'éviter les brûlures, avoir toujours soin d'essayer la température d'un cataplasme sur le dos de sa main.

CATARACTE (du gr. *katarraktês*, chute, parce que la cataracte était supposée due à la chute d'une tumeur sur les yeux). — Opacification du cristallin. V. *Maladie du cristallin*, à ŒIL.

CATARRHE (du gr. *kata*, en bas, et *rhein*, couler). — *Inflammation aiguë* ou *chronique* des muqueuses, avec augmentation de la sécrétion normale. V. RESPIRATOIRES (Organes), ESTOMAC, INTESTIN, OREILLE, VESSIE.

CATATONIE (du gr. *kata*, en bas, et *tonos*, tension). — Attitude figée, prise soit spontanément (*forme active*), soit imposée par une autre personne (*forme passive*). Les attitudes incommodes sont conservées 20, 30 minutes; la face est sans expression, les contractions de certains de ses muscles ne répondant à aucun sentiment; la sensibilité est atténuée.

Cet état, qui apparaît surtout entre 20 et 30 ans, s'accompagne tantôt d'agitation, tantôt de stupeur; le sujet s'oppose parfois systématiquement à toutes les sollicitations extérieures (*négativisme*) et répète d'une façon monotone les mêmes mots, les mêmes gestes, les mêmes attitudes (*stéréotypie*).

Le plus ordinairement, elle se produit dans la *démence précoce*.

CATÉCHOLAMINE. — Ce terme désigne les hormones de la médullo-surrénale et leurs métabolites urinaires. Leur taux est augmenté dans le phéochromocytome.

CATGUT (Boyau de chat). — Corde de boyau préparée actuellement avec le tissu conjonctif de l'intestin grêle du mouton. Ce produit septique doit être dégraissé par l'éther, le sulfure de carbone, ou, mieux, par l'alcool

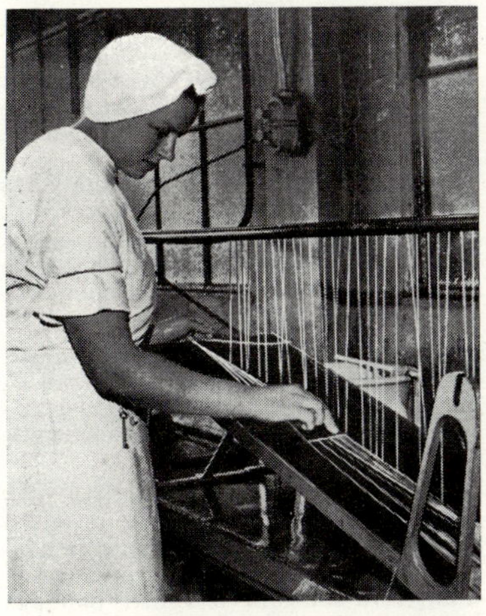

FIG. 252. — Catgut chirurgical. Lavage et refendage des boyaux. (*Phot. Boyer.*)

à 95° à la température de 60° pendant six heures, puis stérilisé soit par tyndallisation à 60° pendant trois jours, huit heures par jour, soit par l'iode.

Il est employé pour faire la ligature des artères ou des viscères et doit se résorber en huit à dix jours. On le livre dans le commerce en cordes de différentes grosseurs, classées de 2 à 10, d'après leur diamètre en dixièmes de millimètre (*fig.* 252).

CATHARTIQUE (du gr. *katharsis*, purgation). — Synonyme de *purgatif*.

CATHÉRÉTIQUE (du gr. *kathairein*, détruire). — Caustique faible. V. CAUSTIQUES.

CATHÉTER ou CATHÉTÉRISME (du gr. *kathienai*, plonger). — Sonde ou bougie, et action de sonder, c'est-à-dire de faire passer une tige creuse fermée (bougie) ou ouverte (sonde) dans un canal étroit : trompe d'Eustache (v. à OREILLE), utérus, canal lacrymal (v. à ŒIL), urètre, œsophage, cœur (v. CATHÉTÉRISME, au *Suppl.*).

CAUCHEMARS. — Rêves pénibles qui se produisent au début ou à la fin du sommeil.

CAUSES. 1° *Circonstances extérieures :* refroidissement ou rayon de soleil dû à l'ouverture d'une fenêtre, bruits dans le voisinage; 2° *Mauvaise position :* bras sur la poitrine, attitude en chien de fusil; 3° *Indispositions :* rhume de cerveau, bouche mauvaise par usage exagéré du tabac, digestion difficile, coucher après gros repas, excès de fatigue physique; 4° *Maladies :* alcoolisme, ténia, maladies nerveuses. *Des cauchemars de même nature, se répétant à intervalles rapprochés,* peuvent être le premier signe d'une maladie et nécessitent un examen médical. V. aussi à SOMMEIL et à TERREURS NOCTURNES.

CAUDAL (du lat. *cauda*, queue). — Qui appartient à la queue.

CAUDÉ. — Pourvu d'une queue.

Noyau caudé. — V. CERVEAU.

CAUSALGIE (du gr. *kausis*, brûlure, et *algos*, douleur). — Affection plus ou moins continue avec des paroxysmes. Elle siège en général aux extrémités.

SIGNES. Brûlures pénibles synchrones au pouls, comme dans un panaris.

La souffrance est exaspérée par la chaleur, rendant impossible le séjour au lit. Le rafraîchissement la calme et certains malades ne peuvent vivre qu'en portant en permanence des linges humides au siège de la causalgie.

TRAITEMENT. Les causalgies ont très souvent à leur origine une *blessure*. Au début, l'ablation d'un petit corps étranger peut suffire à guérir le malade. Quand elles surviennent à la suite d'une *blessure d'un gros tronc nerveux*, la résection du bout du nerf malade et sa suture permettent la guérison.

Plus tard, il faut avoir recours aux infiltrations novocaïniques et aux interventions sur les voies sympathiques : sympathectomies périartérielles ou ganglionnaires. Injection de 2 cm^3 d'alcool à 60° dans le nerf.

CAUSTIQUES (du gr. *kaustikos*, brûlant), **CORROSIFS.** — Substances qui, mises en contact avec le corps, en altèrent, puis en détruisent l'organisation.

VARIÉTÉS. Les caustiques dits *cathérétiques* sont employés pour refréner un excès de bourgeonnement des plaies ou détruire une excroissance de l'épiderme (verrues) ; leur action cautérisante est modérée, soit parce qu'ils sont peu caustiques, comme l'alun calciné, soit, le plus souvent, parce qu'on s'en sert à petite dose et par un simple toucher rapide, comme le nitrate d'argent, les acides azotique et chromique.

Les caustiques *proprement dits* sont : le fer rouge, les acides et les alcalis forts, le chlorure d'antimoine, la pâte arsenicale, la potasse caustique, la chaux vive, le mélange de potasse et de chaux (caustique de Vienne), le chlorure de zinc (pâte de Canquoin), l'ammoniaque concentrée. La partie détruite porte le nom d'*escarre*.

Empoisonnements par les caustiques acides et les alcalis. — SIGNES. Les douleurs sont très vives partout où le corrosif a passé, et notamment dans l'estomac. La substance a laissé sa trace sur les lèvres et dans la bouche sous forme d'une escarre (croûte plus ou moins épaisse de substance mortifiée), qui peut être *noirâtre* (acide sulfurique), *jaunâtre* (acide nitrique), *blanche* (acide chlorhydrique), *grise* (potasse, ammoniaque, eau sédative).

PREMIERS SOINS. En cas d'intoxication par des acides corrosifs, il faut faire absorber des alcalins (eau de chaux, magnésie calcinée, bicarbonate de soude, etc.). En cas d'intoxication par des alcalis, on utilise en contrepoisons des acides très dilués (vinaigre étendu de dix fois son volume d'eau, jus de citron, acide tartrique ou citrique).

Brûlures par les caustiques et les alcalis. — V. BRÛLURES.

CAUTÈRE et CAUTÉRISATION (du gr. *kaiein*, brûler). — Médication qui consiste à brûler superficiellement les tissus pour produire une révulsion ou, d'une façon plus intense, pour détruire les parties morbides ou obtenir une action hémostatique.

Cautérisation chimique. — V. à CAUSTIQUES : *Caustiques cathérétiques*.

Cautérisation par la chaleur. — **Galvanocautère** (*fig.* 253). — C'est un appareil destiné à cautériser les tissus au moyen d'une anse métallique généralement en platine, chauffée au rouge par le passage d'un courant électrique provenant soit d'une batterie de piles au bichromate ou d'accumulateurs, soit d'un petit transformateur.

Le galvanocautère comprend : 1° un *manche porte-cautère* avec interrupteur; 2° une série de *pointes* ou

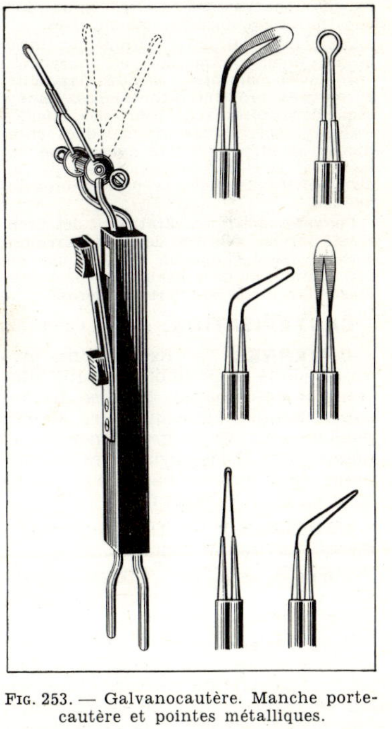

FIG. 253. — Galvanocautère. Manche porte-cautère et pointes métalliques.

d'*anses* métalliques portées à l'incandescence par le passage du courant.

INDICATIONS. Cet appareil est très utilisé pour les pointes de feu fines, pour la cautérisation des amygdales, du nez, des yeux, de la matrice. Il offre l'avantage de pouvoir être introduit froid dans une cavité et d'être chauffé sur place.

Thermocautère (*fig.* 254). — Cet appareil se compose d'une tige creuse d'acier, terminée par une partie plus ou moins amincie en platine, portée au rouge cerise ou blanc par le passage dans la flamme d'une lampe à alcool. On maintient cette température en faisant pénétrer dans la tige, par l'effet d'une soufflerie, de l'essence minérale. Grâce à ces instruments, on

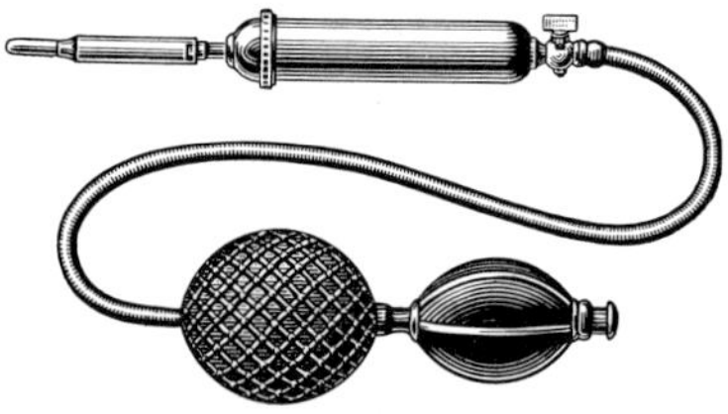

FIG. 254. — Thermocautère.

peut faire en quelques secondes une grande quantité de *pointes de feu,* qui sont d'autant moins douloureuses que la chaleur est plus intense.

INDICATIONS. Hydarthrose, douleurs rhumatismales, arthrite sèche.

Cautérisation par le froid. — Voir CRYOTHÉRAPIE.

CAUTERETS (Hautes-Pyrénées). — Ville d'eaux sulfurées sodiques chaudes, de 32° à 58°, les unes fortes, les autres faibles. Altitude 932 m.

CURE. Boisson, humage, pulvérisations, douches pharyngées, nasales; bains, douches filiformes, insufflations tubaires.

INDICATIONS. Rhinites chroniques purulentes, ozène, adénoïdites et pharyngites chroniques, sinusites, surdité, laryngites chroniques, bronchites chroniques, emphysème, dermatoses (acné, psoriasis, urticaire, eczéma séborrhéique), rhumatismes chroniques, syphilis, affections gynécologiques : métrites, stérilité, dysménorrhée, névralgies pelviennes. Enfants débiles bronchiques.

CONTRE-INDICATIONS. Etat aigu des bronches, formes fébriles de la tuberculose, asthme nasal, affection douloureuse des articulations ou de la peau, dyspepsie goutteuse et constipation, artériosclérose.

CAUTÉRISATION. — V. CAUTÈRE.

CAVERNES. — Excavations produites dans le poumon (le plus souvent aux sommets) par les lésions tuberculeuses. Leur diamètre atteint parfois celui d'une grosse pomme et même plus. Les parois, très irrégulières, sont formées par une coque fibreuse. V. à TUBERCULOSE.

CAVERNEUX. — Tissu qui renferme des cavités spongieuses.

Corps caverneux. — Organes érectiles de la verge. V. MASCULINS (Organes génitaux), et PÉNIS.

Sinus caverneux. — Sac veineux situé de chaque côté de la selle turcique. La cavité du sinus est traversée par la carotide interne, le nerf moteur oculaire externe; dans l'épaisseur de sa paroi externe cheminent le moteur oculaire commun, le pathétique et l'ophtalmique.

CAVES (Veines). — Grosses veines qui ramènent au cœur le sang veineux de la moitié sus-diaphragmatique du corps pour la *veine cave supérieure* (*fig.* 255), et de la moitié sous-diaphragmatique pour la *veine cave inférieure.*

Veine cave supérieure. — Longue de 6-8 cm, s'ouvrant à la partie supérieure et antérieure de l'oreillette droite, la veine cave supérieure est formée de la réunion des deux *troncs veineux brachio-céphaliques,* qui terminent la circulation veineuse du membre supérieur et de la tête.

Les veines du thorax (veines mammaires internes, intercostales, petite azygos) aboutissent au tronc de la *grande veine azygos,* qui traverse le diaphragme, décrit un crochet ou *crosse* par-dessus la bronche droite, et se jette dans la veine cave supérieure.

Veine cave inférieure. — Veine volumineuse de 22-25 cm qui prend naissance au niveau de la quatrième vertèbre lombaire, de la fusion des deux *veines iliaques* primitives droite et gauche.

La veine cave reçoit les veines lombaires, les veines rénales, capsulaires, spermatiques ou ovariennes, la veine ombilicale, les veines sus-hépatiques, qui lui apportent le sang du système porte; elle traverse le diaphragme par un orifice spécial et débouche à la partie postéro-inférieure de l'oreillette droite. V. CŒUR.

CAVUM. — Arrière-cavité des fosses nasales ou pharynx nasal.

CÉCITÉ (du lat. *caecus,* aveugle). — Privation de la vue. V. AVEUGLES.

La cécité peut être causée par des *lésions de l'œil,* soit des membranes nerveuses (rétine, choroïde), soit de la cornée ou du cristallin. Mais elle peut être due aussi à des *lésions cérébrales,* sans lésions oculaires.

On a décrit plusieurs types de cette cécité cérébrale : la *cécité verbale* (alexie), qui est l'impossibilité de comprendre les idées exprimées par l'écriture; le malade continue cependant le plus souvent à pouvoir épeler les mots qu'il ne peut lire; dans la *cécité littérale,* le malade ne peut lire les lettres alphabétiques; dans la *cécité musicale,* il ne comprend pas la notation musicale.

La *cécité psychique* est un trouble dans lequel les malades ne reconnaissent plus leurs parents ou leurs amis; ce trouble a été observé dans l'*aphasie sensorielle.*

CECROPIA. — Arbre de la famille des Urticacées existant aux Antilles et dans l'Amérique du Sud (*Cecropia peltata, C. obtusa*), et dont les feuilles contiennent un alcaloïde ayant les propriétés de la digitale : diurétique, tonicardiaque, il régularise et renforce la contraction cardiaque. Extrait fluide XXX gouttes par jour pendant cinq jours.

CÈDRE (de l'Atlas). — Plante de la famille des Conifères (*Cedrus atlantica*), dont l'essence, liquide jaune, d'odeur et saveur agréables, est employée en dermatologie et dans les affections des voies respiratoires.

MODE D'EMPLOI et DOSE. En solution à 2 ou 3 p. 100, dans l'huile de foie de morue, dans les bronchites; en frictions contre la séborrhée.

CEDRON. — Arbre de la famille des Simarubacées (*Simaba cedron*), qui croît en Colombie, dont les semences ont des vertus fébrifuges. Poudre, 50 cg à 1 g en cachets.

CEINTURES. — Il en existe plusieurs variétés : les unes sont destinées à maintenir l'abdomen, une hernie ombilicale ou une éventration; d'autres à soutenir le ventre pendant une grossesse, ou à lutter contre les troubles produits par la dilatation et la ptôse de l'*estomac.*

Les ceintures visant à atteindre ce but doivent être posées assez bas. V. ABDOMEN, ESTOMAC, HERNIE, GROSSESSE.

Pour la mise en place de la ceinture, on peut commencer à la poser dans la position debout, mais sans la serrer ni gonfler les pelotes. Puis on s'étend sur un lit en se soulevant sur les talons et en glissant au besoin un

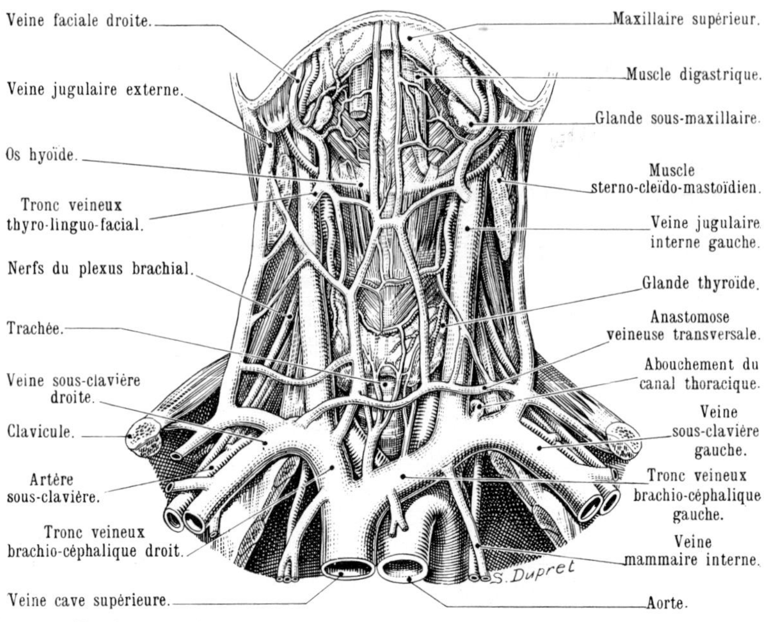

FIG. 255. — Veine cave supérieure et ses affluents. (*D'après Testut, modifié.*)

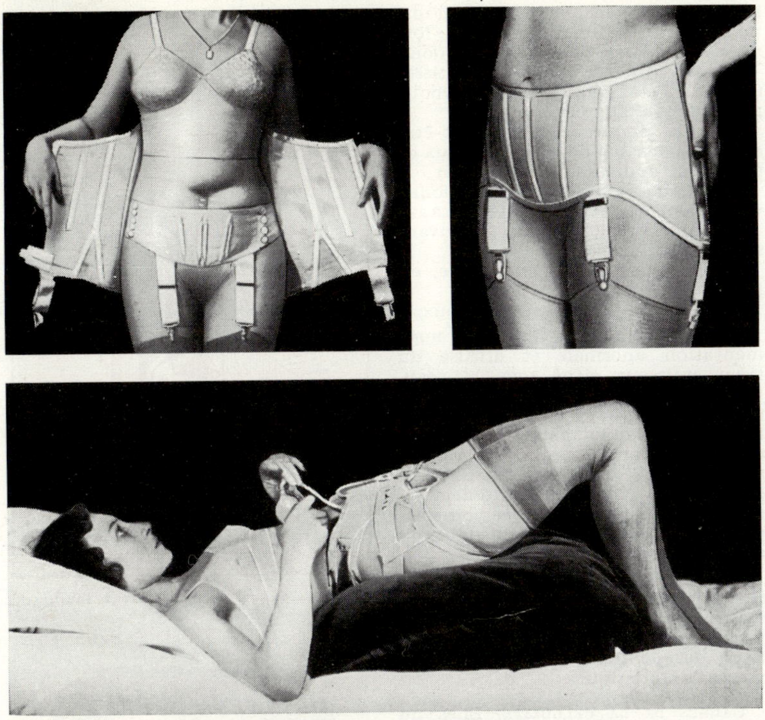

FIG. 256. — Ceintures abdominales.
En bas : Position à prendre pour la mise en place correcte d'une ceinture contre la ptôse des organes abdominaux. (*Cl. Mon Drapier.*)

coussin sous le bassin (*fig.* 256). Ainsi, les organes abdominaux remontent d'eux-mêmes; on peut alors serrer à fond les lacets ou les sangles de fixation.

CELLULE (du lat. *cellula,* petite cavité). — Elément primordial des tissus de l'organisme animal ou végétal, ayant des dimensions variant de cinq millièmes de millimètre à un cinquième de millimètre.

Lorsqu'elle est complète (*fig.* 257), elle est constituée par : 1° une petite

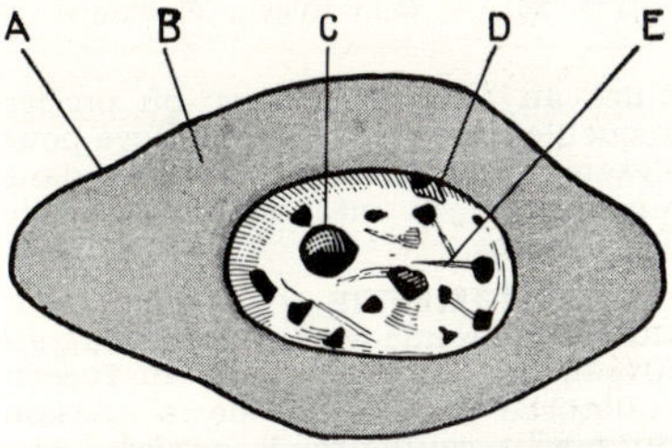

FIG. 257. — Cellule animale (schéma).
A. Membrane d'enveloppe; B. Cytoplasma; C. Nucléole; D. Noyau; E. Chromatine.

masse granuleuse de *protoplasma* ou *cytoplasma.* A sa périphérie, ce protoplasma se condense souvent en formant une *membrane d'enveloppe;* cette membrane peut manquer; 2° plus ou moins au centre, un corps arrondi ou ovale, le *noyau,* qui contient le *nucléole* et des grains irréguliers de *chromatine.* On peut y rencontrer encore de petites *sphères* dites *directrices,* qui jouent un rôle dans la division de la cellule et contiennent des corpuscules, les *centrosomes.*

Le noyau est limité par une membrane. On observe dans celui-ci la *linine,* qui en occupe toute l'étendue; entre les espaces limités par cette charpente se trouve le *suc nucléaire;* on voit enfin de fins granules teintés par les colorants, la *chromatine.*

Lors de la division cellulaire, les *chromosomes* sont le vecteur des qualités héréditaires.

La forme primitive de la cellule est sphérique, mais, par son développement, elle devient cylindrique, polyédrique, étoilée, fusiforme ou allongée.

La cellule est douée de la faculté de mouvement, soit *amiboïde,* lorsque l'enveloppe est absente (globules blancs), soit consistant simplement en déplacement des granulations du protoplasma.

Si on divise (*mérotomie*) en deux parties inégales une cellule, une amibe par exemple, une partie renfermant le noyau, l'autre partie sans noyau, on constate que cette dernière dégénère rapidement et subit une autodigestion; l'autre partie se complète très vite et continue à vivre; le noyau est indispensable à la vie de la cellule. Il en est de même pour les cellules nerveuses et leur cylindraxe; après section d'un nerf, la partie périphérique composée de cylindraxes dégénère, alors que la partie centrale reliée aux cellules nerveuses renfermant les noyaux persiste.

Division cellulaire. — *Toute cellule provient de la division d'une autre cellule;* cette division se fait soit par un mode simple (*division directe*), soit à la suite de processus compliqués (*division indirecte, cinèse* ou *mitose*).

Quand une cellule va entrer en division indirecte (*fig.* 258), on constate des modifications du noyau.

La *mitose* peut se faire suivant deux modes : le *mode équationnel* et le *mode réductionnel.*

Mode équationnel. — Les cellules filles reçoivent autant de chromatine qu'il y en avait dans la cellule mère.

Pendant le temps préparatoire (*prophase*), le spirème va se segmenter en tronçons continus, les *chromosomes,* dont le nombre pair est constant pour une espèce donnée. Chaque chromosome subit à son tour une fissuration longitudinale; ainsi sont formées des *paires chromosomiales,* égales au nombre initial des chromosomes. Autour du *centrosome,* formé par une granulation unique ou par deux grains inclus dans une condensation globuleuse du cytoplasme, la *sphère attractive,* se forment des filaments radiaires rappelant les rayons solaires, l'*aster;* la sphère attractive se divise en deux sphères filles qui se placent aux pôles de la cellule; entre ces deux sphères se tendent des filaments minces réguliers, le *fuseau.*

A la deuxième phase (*métaphase*), les chromosomes se rassemblent en couronne dans un plan perpendiculaire à l'axe des sphères attractives, la *plaque équatoriale;* chaque chromosome oriente son angle ouvert en dehors et son sommet vers l'intérieur.

Puis, les éléments de la paire chromosomiale se séparent, remontent chacun vers une sphère attractive, les nouveaux chromosomes se juxtaposant au voisinage de leur sphère respective (*anaphase*).

Enfin, les chromosomes fusionnent en un spirème et forment un noyau;

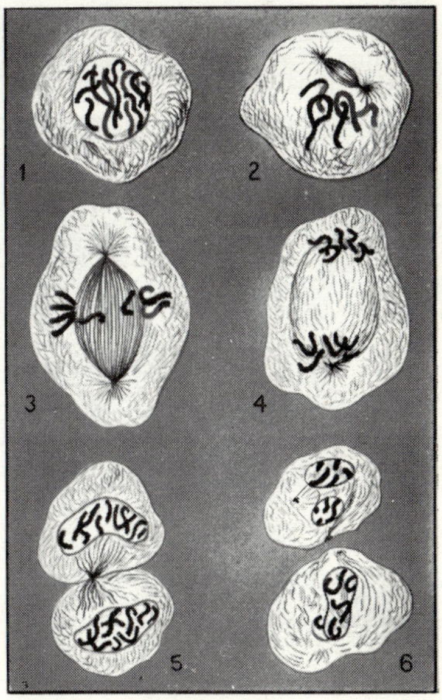

FIG. 258. — Phases de la division cellulaire par caryocinèse.

le cytoplasme s'étrangle au niveau de la plaque équatoriale et forme deux nouvelles cellules filles (*télophase*).

Mode réductionnel (méiose). — Il s'observe seulement pendant la maturation des cellules sexuelles. Les cellules mâles (spermatocytes) et femelles (ovocytes) reçoivent la moitié de la chromatine contenue dans la cellule qui leur donne naissance. Pendant la prophase, la chromatine se transforme en spirème, puis en chromosomes; ceux-ci se groupent par deux en couples ou *gémini,* puis s'accolent étroitement (*synapsis*). La dualité reparaît ensuite et on distingue à nouveau chaque gémini. Ceux-ci se rangent sur la plaque équatoriale (métaphase), puis les chromosomes de chaque gémini se séparent (anaphase). A la télophase, chez le mâle, une cellule mâle (spermatocyte) aboutit à la formation de deux autres cellules renfermant la *moitié du nombre normal* des chromosomes; chez la femelle, il n'y a pas division du cytoplasme de l'ovogonie, mais expulsion de la moitié des chromosomes sous la forme d'un *globule polaire.*

Dans la *division directe* ou *amitose,* noyau et protoplasma s'étranglent par le milieu et les deux cellules se séparent; ce mode de division est plus rare que le précédent.

Cellule géante. — Masse protoplasmique de forme irrégulière, contenant un grand nombre de noyaux, qu'on rencontre dans un certain nombre d'inflammations chroniques, en particulier dans le follicule tuberculeux.

CELLULITE. — Nom impropre (car il n'existe aucun processus inflammatoire dans cette maladie) désignant une modification du tissu conjonctif (généralement sous-cutané), qui est épaissi et douloureux.

I. CELLULITES SUPERFICIELLES. — Ce sont les plus intéressantes, car leur existence est indiscutable.

Formes nodulaires. — Elles constituent une maladie essentiellement féminine et se manifestent par l'apparition progressive de douleurs net-

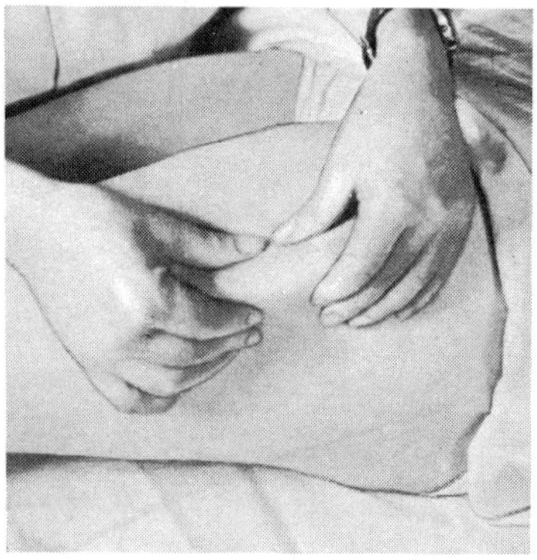

FIG. 259. — Une phase du traitement de la cellulite par massages : le pétrissage.
(*Cl. Ecole d'Assas, Centre d'enseignement de massothérapie.*)

tement localisées, irradiant parfois à distance et d'intensité variable, à type de pincement, de déchirure, de pesanteur. Les douleurs sont souvent exagérées par les mouvements et les contacts; la pression douce les réveille. La palpation permet de constater sous la peau des indurations à contours mal limités, de dimensions variables (d'une noisette à une paume de main) sous forme de nodosités, placards ou cordons.

La cellulite n'a pas de retentissement sur l'état général et ne provoque pas de fièvre. Elle peut siéger :

— à la nuque (elle est peut-être alors responsable de certains maux de tête ou de douleurs dans les bras) ;

— au thorax, le long de la colonne vertébrale, des espaces intercostaux;

— dans la région lombaire, pouvant simuler un lumbago;

— dans la région abdominale, en larges placards;

— à la face interne des genoux.

Forme diffuse. — C'est une augmentation anormale et diffuse du tissu graisseux situé sous la peau. L'infiltration prédomine ou siège à la racine des membres, aux épaules, dans le dos, la région lombaire. Cette forme de cellulite capitonne un peu la peau, sa consistance est grenue et la pression est souvent, mais non obligatoirement, douloureuse. Elle se voit souvent chez les obèses, les insuffisants musculaires.

II. CELLULITE PROFONDE. — Son existence est difficile à affirmer et est sujette à caution. Elle se manifeste par des points douloureux profonds et fixes, des douleurs transitoires assez peu caractéristiques.

CAUSES DE LA CELLULITE. Elles ne sont pas toujours évidentes : terrain arthritique, vie sédentaire, écarts alimentaires, déséquilibres endocriniens variables, influences de la ménopause, des troubles menstruels, etc.

TRAITEMENT. Les massages sont le traitement de choix, surtout pour la forme nodulaire superficielle. Ils doivent être prolongés, doux et progressifs au début, jusqu'à ce que la douleur permette des manœuvres suffisamment énergiques. On traitera la cause si celle-ci est reconnue; dans la forme diffuse, on observera un régime amaigrissant, on fera de la gymnastique. Les cures thermales, les douches, les bains de vapeur peuvent être utiles.

CÉMENT. — Matière qui fait partie de la racine des dents (v. ce mot).

CÉNESTHÉSIE (du gr. *koinos,* commun, et *aisthesis,* faculté de sentir). — Sensations de l'existence de notre propre corps, données par l'ensemble de nos organes, indépendamment des sens spéciaux.

CENTAURÉE. — La petite centaurée (*Erythroea centaurium*), de la famille des Gentianacées, est une petite plante dont toutes les parties sont très amères. En infusion, les sommités fleuries ont des propriétés toniques, stomachiques et fébrifuges.

La racine de la grande centaurée ou centaurée officinale (*Centauroea centaurium*), de la famille des Synanthérées, a des vertus toniques et sudorifiques.

CENTRIFUGEUR (*fig.* 260, 261). — Appareil destiné à réunir les corpuscules solides tenus en suspension dans un liquide. Celui-ci est placé dans des tubes en verre soumis à un très rapide mouvement circulaire à l'aide d'une manivelle ou du courant électrique. La force centrifuge réunit ces corpus-

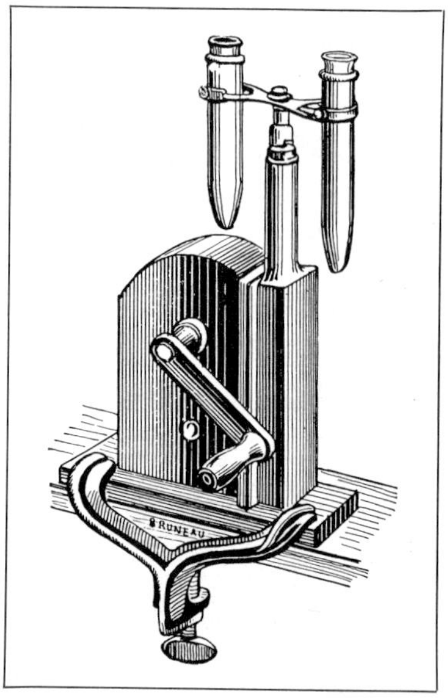

FIG. 260. — Centrifugeur à main.

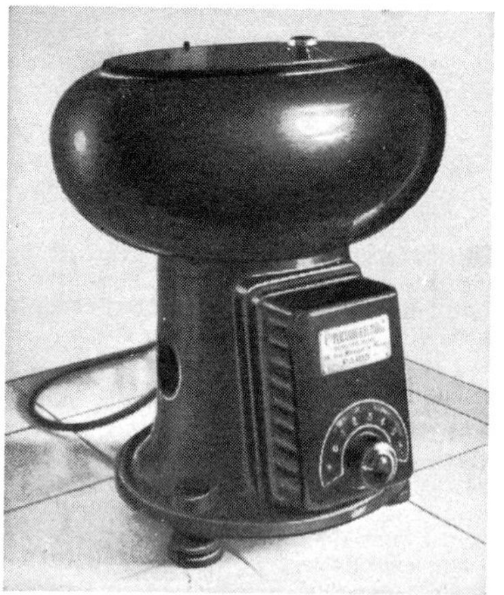

FIG. 261. — Centrifugeur électrique.

cules au fond des tubes, où on les recueille. Ce procédé est employé pour l'examen des cellules contenues dans un liquide normal ou anormal de l'organisme.

CENTROMÈTRE. — Etranglement du chromosome vers son milieu, au niveau duquel il s'attache au fuseau équatorial au moment de la division du noyau cellulaire. V. CINÈSE.

CENTROSOME. — Corpuscule existant dans le cytoplasme à côté du noyau et jouant un rôle dans la division cellulaire. V. CELLULE.

CÉPHALALGIE et CÉPHALÉE (du gr. *kephalê,* tête, et *algos,* douleur). — Douleur continue, mais s'accroissant souvent par accès plus ou moins rapprochés. Elle occupe une étendue variable du crâne ou de la face et s'exaspère sous l'action du bruit, de la lumière, d'un effort quelconque.

La douleur est de caractère variable : sensation de poids, de coups répétés et violents, de constriction, de pulsation, de brûlure.

CALMANTES (Plantes)

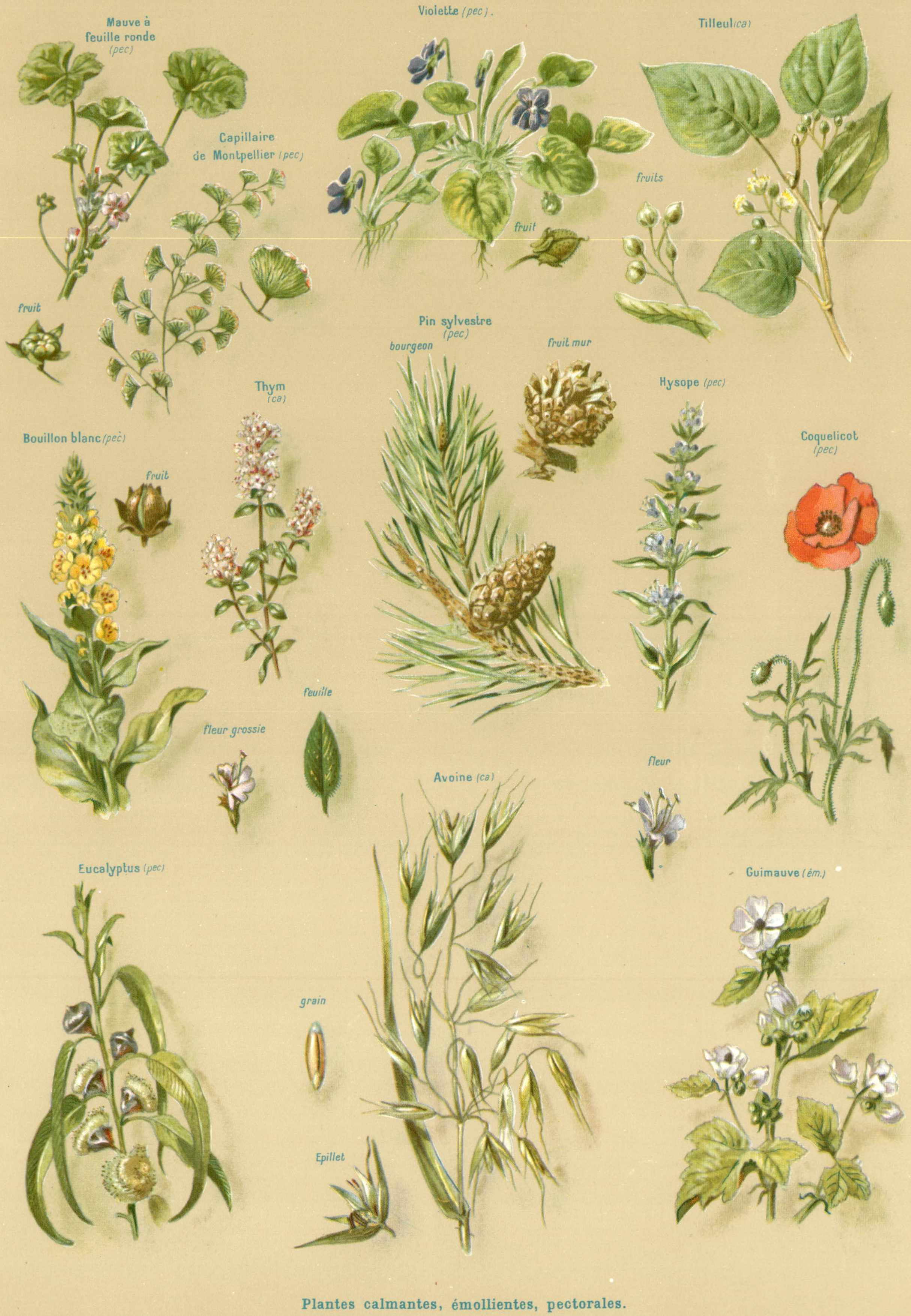

Plantes calmantes, émollientes, pectorales.

Dans les maladies infectieuses, les méningites, elle occupe souvent toute la tête et est précoce; dans l'hystérie, elle occupe la nuque; dans la neurasthénie, le front (en casque); un point spécial dans les tumeurs, et elle est principalement nocturne. Chez les syphilitiques, elle se produit le soir et la nuit, chez les neurasthéniques, au réveil, puis s'atténue, chez les dyspeptiques, après ou avant les repas.

CAUSES. La céphalée doit être distinguée de la *migraine,* s'accompagnant d'un état nauséeux spécial, de troubles vaso-moteurs et de phénomènes oculaires, et de la *névralgie faciale,* unilatérale, avec points douloureux à l'émergence des branches du nerf trijumeau.

La céphalée proprement dite reconnaît des causes multiples qu'il importe de préciser en vue du traitement.

Il faut examiner les urines (albumine, sucre), mesurer la tension artérielle, l'*hypertension* s'accompagnant souvent de céphalée apparaissant au réveil et disparaissant dans la journée.

La *syphilis* se traduit souvent par une céphalée occipitale et *nocturne* (méningite, périostite, gomme du crâne).

Les *affections oculaires* (vices de réfraction, glaucome, iritis), les *affections nasales* (coryza, végétations adénoïdes, sinusites) déterminent constamment des douleurs de tête.

Les *troubles digestifs* sont une cause fréquente de céphalée, soit qu'il s'agisse de dyspepsie avec apparition de la douleur au cours de la digestion, soit que la constipation ou un état saburral accidentel des voies digestives puisse être invoqué.

Les *affections nerveuses* (méningites, tabès, paralysie générale, tumeurs cérébrales) se traduisent par une céphalée persistante, parfois violente, de même que la neurasthénie, l'épilepsie.

Un examen du fond de l'œil montrera s'il existe une *stase papillaire* symptomatique d'une compression intracrânienne (tumeur); une ponction lombaire ou occipitale permettra de déceler une affection encéphaloméningée. Une radiographie du crâne pourra dépister une éventuelle lésion osseuse et un encéphalogramme donnera parfois d'utiles renseignements.

La céphalée peut aussi exister au début des *maladies infectieuses* (fièvre typhoïde, goutte, paludisme), dans l'*intoxication* par le tabac, l'alcool, l'oxyde de carbone.

Parfois, la palpation de la nuque révélera une *cellulite,* qui sera améliorée par le traitement de cette affection.

Enfin, citons la *céphalée de croissance,* chez les enfants qui grandissent rapidement, la *céphalée du surmenage* en cas d'études trop absorbantes, la céphalée par *mauvaise hygiène alimentaire* chez les sédentaires et les gros mangeurs de viande.

TRAITEMENT. I. *De la cause.* II. *Symptomatique.* — Antinévralgiques; antipyrine, aspirine, pyramidon, caféine. Applications sédatives locales.

CÉPHALÉMATOME (du gr. *kephalê,* tête, et *haimatoein,* ensanglanter). — Il en existe deux variétés : la *forme externe* et la *forme interne.*

Forme externe. — Bosse circonscrite, du volume d'une noisette à une orange, fluctuante, non douloureuse et sans *changement de couleur de la peau,* apparaissant deux ou trois jours après l'accouchement. Elle siège sur la tête des nouveau-nés, au niveau des os pariétaux (*fig.* 262). Elle est formée par un épanchement de sang entre

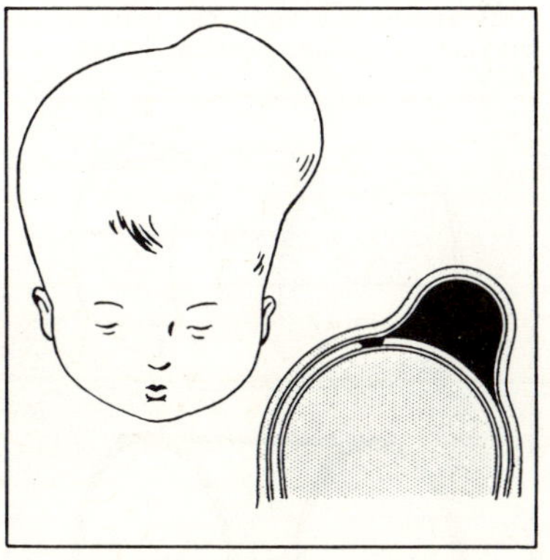

FIG. 262. — Céphalématome.
En bas : coupe.

l'*os* et le *périoste* décollé. L'origine est une compression de la tête fœtale entre le col de la matrice et le bassin.

Habituellement, sa résorption est rapide.

On ne confondra pas le céphalématome avec la *bosse séro-sanguine,* qui apparaît au moment même de la naissance, n'est pas fluctuante et passe d'un os à l'autre, par-dessus une suture, ce qui est impossible pour un céphalématome.

TRAITEMENT. Appliquer sur la tête une couche assez épaisse d'ouate pour éviter les chocs.

Forme interne. — La bosse est alors produite par un épanchement entre la face interne de l'os et la dure-mère décollée.

CÉPHALHYDROCÈLE. — Tumeur fluctuante, arrondie, siégeant sous le cuir chevelu, contenant du liquide céphalo-rachidien enkysté sous les parties molles du crâne et provenant d'une fracture de celui-ci dans la première enfance.

CÉPHALIQUES (Veines). — Veines superficielles de l'avant-bras.

Veine médiane céphalique. — Provient de la bifurcation de la veine médiane au milieu du pli du coude (branche externe) et va se réunir avec la veine radiale superficielle pour former la veine céphalique.

Veine céphalique. — Née de la réunion de la médiane céphalique et de la radiale, elle chemine sous la peau, le long du bord externe du biceps; arrivée à l'aisselle, elle perfore l'aponévrose et se jette dans la veine axillaire.

CÉPHALO-RACHIDIEN (Liquide). — Liquide clair qui se trouve dans la cavité du cerveau (ventricules) et de la moelle, et entre la pie-mère et le feuillet viscéral de l'arachnoïde.

COMPOSITION. Eau, 985; chlorure de sodium, 7; albumine, carbonates alcalins et traces de sucre. *Quantité :* 60 g, s'accroissant après la digestion, diminuant par la diète.

Il sert de régulateur à la circulation cérébrale et médullaire, en compensant l'afflux moins grand du sang.

On peut retirer le liquide céphalo-rachidien par une ponction lombaire, ou sous-occipitale, afin d'examiner son aspect et sa composition.

Le liquide est *clair* dans les méningites tuberculeuses et syphilitiques, dans le tabès et la paralysie générale. Il est *trouble* dans certains états méningés infectieux. Il est *purulent* dans les méningites aiguës à pneumocoques, à méningocoques, à streptocoques. Parfois, le liquide est *hémorragique,* en cas d'hémorragie méningée, de traumatisme, de commotion cérébrale, d'hémorragie cérébrale ayant inondé les ventricules.

En général, au cours d'une ponction lombaire, le liquide s'écoule goutte à goutte à l'état normal. Dans certains cas pathologiques (méningites, tumeurs cérébrales), le jet est plus fort; on note une *hypertension* du liquide, qu'on peut déceler grâce au manomètre de Claude (*fig.* 263). Les chiffres trouvés avec ce manomètre varient de 10 à 15 cm d'eau chez les sujets normaux dans la position couchée. La position assise élève de 8 à 10 cm environ la pression.

La toux, la compression abdominale, la compression des jugulaires font augmenter la pression de 2 à 8 cm. Avec cet appareil, les mouvements respiratoires influencent peu la détermination de la pression. Les oscillations respiratoires n'apparaissent que dans les cas où la pression est élevée, par exemple 30 cm, et elles ne dépassent pas 2 à 3 cm.

Normalement, la compression des veines jugulaires élève la pression du liquide céphalo-rachidien d'environ 20 cm; une élévation nulle, faible ou retardée, indiquerait un blocage médullaire qui s'observe dans les tumeurs de la moelle.

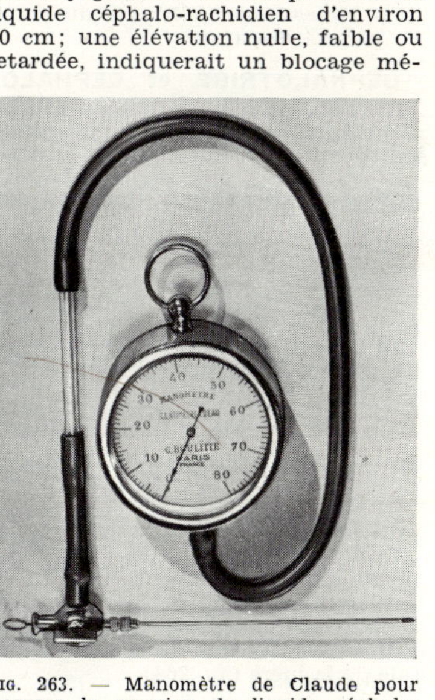

FIG. 263. — Manomètre de Claude pour mesurer la pression du liquide céphalo-rachidien. (*Cl. Ets Boulitte.*)

A l'état normal, le liquide céphalo-rachidien ne contient que quelques cellules *lymphocytes* (1 à 2 par mm³).

Une *lymphocytose* (cellules à un

noyau) plus ou moins abondante (3 à 50 lymphocytes et plus par mm³) peut s'observer dans les méningites tuberculeuses, syphilitiques (tabès, paralysie générale), les méningites infectieuses du zona, des oreillons, de la grippe, de la diphtérie, de la fièvre typhoïde, du saturnisme, du paludisme, etc.

Au contraire, une *polynucléose* est de règle dans la méningite cérébro-spinale à méningocoques, les méningites aiguës à pneumocoques, à streptocoques (d'origine traumatique, otitique).

Les *hématies* se rencontrent en plus ou moins grande abondance dans les liquides hémorragiques.

Le liquide céphalo-rachidien peut, dans certains cas pathologiques, renfermer des *microbes* : méningocoques, pneumocoques, streptocoques dans les méningites aiguës, le bacille de Koch dans la méningite tuberculeuse.

La réaction de Bordet-Wassermann peut être recherchée avec le liquide céphalo-rachidien dans la syphilis nerveuse. La réaction est toujours positive dans la paralysie générale, au début de l'hémiplégie syphilitique; elle est souvent positive dans le tabès et l'hérédo-syphilis nerveuse.

On peut introduire par injection dans le liquide céphalo-rachidien des substances qui passent rapidement dans l'économie, notamment dans le système nerveux, et cette propriété a été utilisée comme méthode de traitement lorsqu'il importe d'agir très vite ou d'une façon intense (sciatique, douleurs tabétiques).

On peut aussi injecter dans le liquide céphalo-rachidien des médicaments (sulfamides, pénicilline, sérum antiméningococcique) dans les méningites.

On peut utiliser aussi cette voie pour l'anesthésie inférieure du corps. V. RACHIANESTHÉSIE.

CÉPHALOTRIBE et CÉPHALOTRIPSIE. — Le céphalotribe (du gr. *kephalê*, tête, et *tribein*, broyer) est un instrument formé de cuillères étroites,

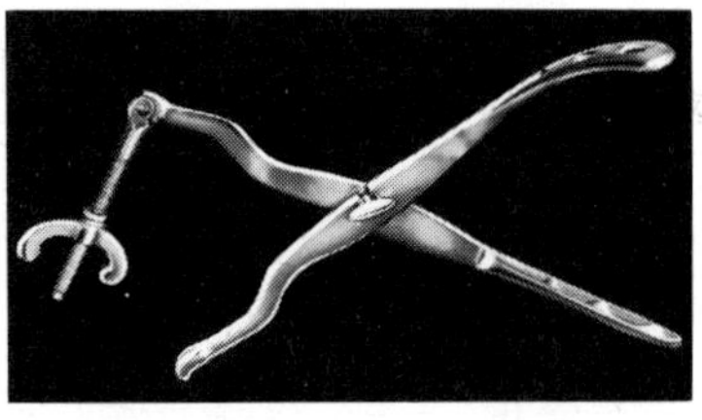

FIG. 264. — Céphalotribe. (*Cl. Mon Drapier.*)

avec lesquelles on peut comprimer la tête d'un fœtus, lorsque, l'accouchement ne pouvant s'effectuer, il est nécessaire de réduire le volume de cette tête (céphalotripsie) pour pouvoir retirer l'enfant de la filière génitale de la mère (*fig.* 264).

CÉRAT. — Médicament externe de consistance molle, dont les éléments principaux sont la cire et l'huile.

Ces préparations, très nombreuses autrefois, ont été peu à peu abandonnées, du fait qu'elles rancissent rapidement. On ne trouve plus au Codex que le *cérat de Galien* (cire blanche, huile d'amande douce, eau de rose), le *cérat à la rose* (cire blanche, vaseline, huile de vaseline, essence de rose, carmin) employé contre les gerçures des lèvres et des seins, et le *cold-cream.*

CERCAIRE. — Embryon d'œufs de distomes.

CERCEAU. — Appareil servant à supporter le poids du drap et des couvertures (*fig.* 265). On peut en fabriquer économiquement avec des

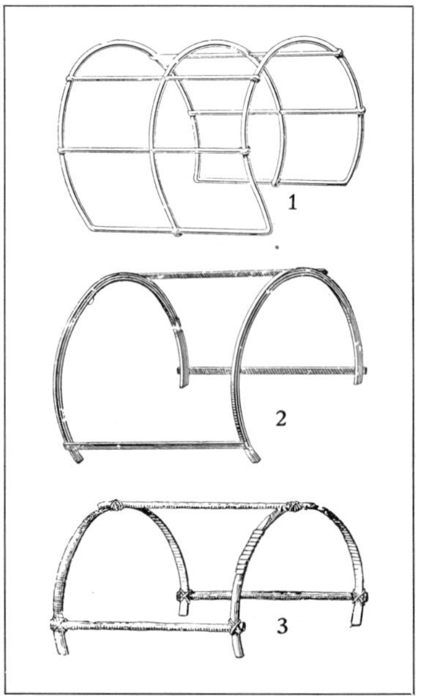

FIG. 265. — Cerceaux.
1. En fer; 2. En jonc; 3. En bois avec des cercles de tonneau.

cercles de tonneau ou avec un cerceau d'enfant coupés en deux et réunis par des lattes.

CÉRÉALES (de *Cérès*, déesse des Moissons). — Graines de graminées et de légumineuses utilisées dans l'alimentation (orge, blé, avoine, riz, maïs).

Céréales décortiquées. — La cuticule qui enveloppe les céréales et les légumineuses contient un ferment nécessaire à leur bonne digestion, et des vitamines; l'emploi de grains décortiqués peut amener des troubles graves. V. AVITAMINOSE, VITAMINE.

CÉRÉBRALE (Matière). — On emploie comme médicament la cervelle du veau ou du mouton, dégraissée et desséchée.

DOSE. De la poudre, 2 à 4 g.

INDICATION. Neurasthénie.

CÉRÉBRALES (Maladies). — V. CERVEAU (maladies).

CÉRÉBROSIDE. — Variété de lipide azoté ne contenant ni soufre ni phosphore, qu'on rencontre surtout dans le tissu nerveux, et aussi dans les spermatozoïdes, les leucocytes, les hématies.

CÉRÉBRO-SPINALE (Méningite). — V. MÉNINGES.

CERTIFICAT MÉDICAL. — Acte officieux rédigé par le médecin, à la demande de l'Etat, d'une administration ou d'un particulier, et destiné à constater un fait d'ordre médical.

Le médecin est libre de refuser de rédiger un certificat, sauf quand il est requis légalement en cas de crime, d'accident sur la voie publique, etc.

Certains certificats doivent être légalisés. Cette légalisation est faite, en matière civile, par le maire ou, à Paris, par le commissaire de police du quartier; en matière administrative, par le préfet ou le sous-préfet.

Le faux certificat ou le certificat de complaisance rend son auteur passible d'une amende ou de la prison (de 1 à 4 ans); si le médecin certifie faussement des maladies ou infirmités propres à dispenser d'un service public (service militaire, fonctions de juré, de témoin), la peine des travaux forcés ou de la réclusion peut être appliquée. Les bénéficiaires d'un faux certificat tombent également sous le coup de la loi.

Peuvent être exécutés sur papier d'ordonnance :

Certificat de vaccine;

Certificat de naissance ou de décès;

Certificat ou rapport médical pour coups, blessures ou meurtres;

Certificat pour constater le décès d'une personne trouvée sur la voie publique, par suite de maladie, d'accident, de meurtre ou de suicide;

Certificat aux nourrices pour obtenir un nourrisson des Enfants assistés;

Certificat constatant l'aptitude des nourrices;

Certificat pour les aliénés sur l'état d'un malade, dans certains cas;

Certificat de maladie ou d'infirmité pour admission dans les hôpitaux ou hospices de vieillards;

Certificat de maladie des membres de sociétés de secours mutuels;

Certificat délivré par les médecins-inspecteurs des écoles pour la réintégration à l'école des enfants relevant de maladies contagieuses;

Certificat d'aptitude physique délivré par les médecins-inspecteurs des écoles pour l'admission des enfants dans les établissements industriels;

Certificat de maladie, de pension, de retraite, de congé délivré par les médecins assermentés quand ces documents concernent des agents remplissant un service actif de l'Etat;

Certificat de maladie délivré par un médecin non assermenté, si le fonctionnaire accomplit un service actif;

Certificat concernant les accidents pendant le travail;

Certificat se rapportant à la Sécurité sociale, aux maladies professionnelles;

Certificat pour soins à donner aux blessés et aux malades de guerre;

Certificat délivré pour avoir une pension de la Caisse nationale des retraites pour la vieillesse, pour avoir une indemnité de la caisse nationale d'assurance en cas de décès ou d'accident;

Certificat délivré pour avoir l'assistance obligatoire aux vieillards, aux infirmes; assistance aux familles nombreuses et femmes en couches.

Le certificat pour l'internement des aliénés est établi sur papier timbré, sauf en cas d'indigence, où il peut être rédigé sur papier libre et porter la mention : « délivré gratuitement ». Ce certificat doit être légalisé et n'est valable que s'il a moins de quinze jours.

CERTIFICAT PRÉNUPTIAL. — Il ne peut être procédé à la publication du mariage qu'après la remise par chacun des futurs époux d'un certificat médical datant de moins de

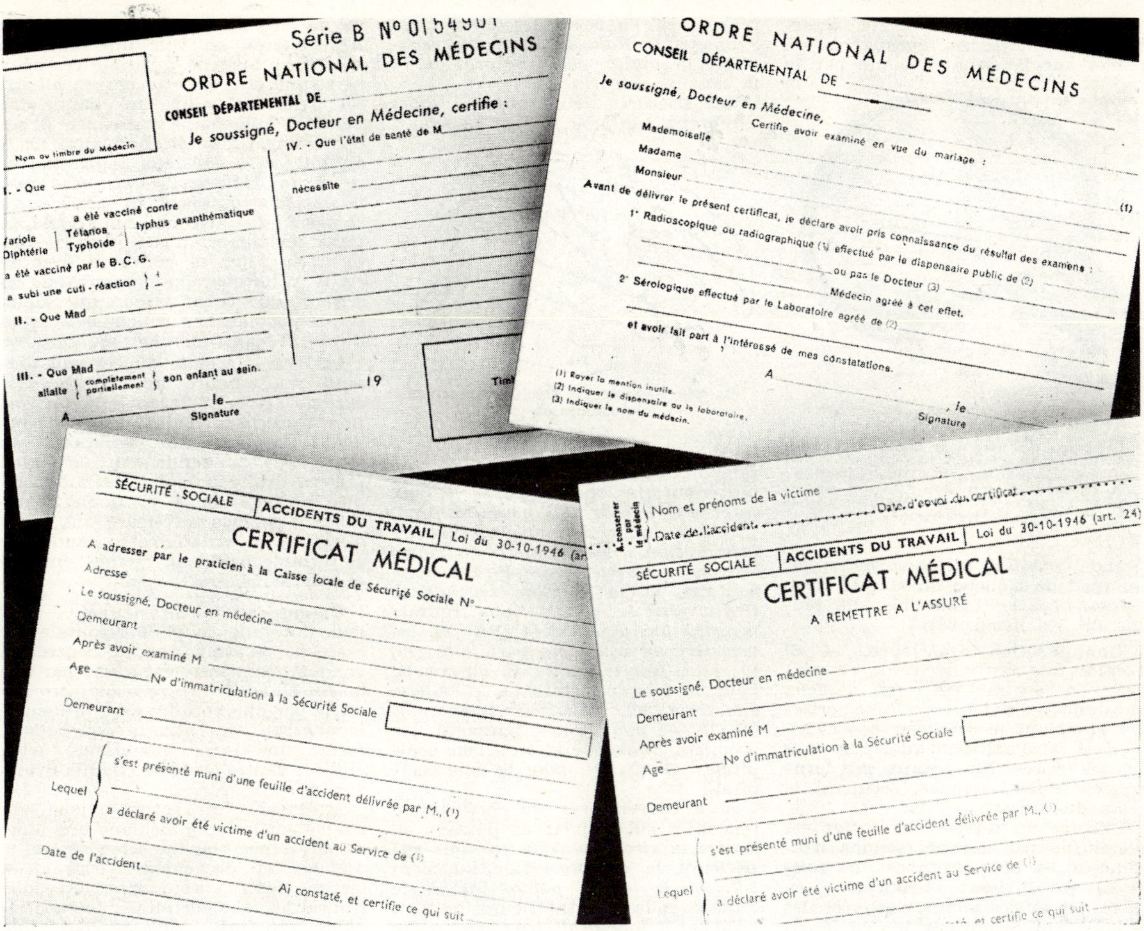
Série B N° 0154901
ORDRE NATIONAL DES MÉDECINS
CONSEIL DÉPARTEMENTAL DE
Je soussigné, Docteur en Médecine, certifie :
Nom ou timbre du Médecin
I. - Que
a été vacciné contre
Variole | Tétanos | typhus exanthématique
Diphtérie | Typhoïde |
a été vacciné par le B.C.G.
a subi une cuti - réaction
II. - Que Mad
III. - Que Mad
allaite { complètement / partiellement } son enfant au sein.
IV. - Que l'état de santé de M
nécessite
A le 19
Signature

ORDRE NATIONAL DES MÉDECINS
CONSEIL DÉPARTEMENTAL DE
Je soussigné, Docteur en Médecine,
Certifie avoir examiné en vue du mariage :
Mademoiselle
Madame
Monsieur
Avant de délivrer le présent certificat, je déclare avoir pris connaissance du résultat des examens :
1° Radioscopique ou radiographique (1) effectué par le dispensaire public de (2)
ou par le Docteur (3)
Médecin agréé à cet effet.
2° Sérologique effectué par le Laboratoire agréé de (2)
et avoir fait part à l'intéressé de mes constatations.
A , le
Signature
(1) Rayer la mention inutile.
(2) Indiquer le dispensaire ou le laboratoire.
(3) Indiquer le nom du médecin.

SÉCURITÉ SOCIALE | ACCIDENTS DU TRAVAIL | Loi du 30-10-1946
CERTIFICAT MÉDICAL
A adresser par le praticien à la Caisse locale de Sécurité Sociale N°
Adresse
Le soussigné, Docteur en médecine
Demeurant
Après avoir examiné M
Age N° d'immatriculation à la Sécurité Sociale
Demeurant
Lequel { s'est présenté muni d'une feuille d'accident délivrée par M., (1) / a déclaré avoir été victime d'un accident au Service de (1)
Date de l'accident
Ai constaté, et certifie ce qui suit

A conserver par le médecin
Nom et prénoms de la victime
Date de l'accident
Date d'envoi du certificat
SÉCURITÉ SOCIALE | ACCIDENTS DU TRAVAIL | Loi du 30-10-1946 (art. 24)
CERTIFICAT MÉDICAL
A REMETTRE A L'ASSURÉ
Le soussigné, Docteur en médecine
Demeurant
Après avoir examiné M
Age N° d'immatriculation à la Sécurité Sociale
Demeurant
Lequel { s'est présenté muni d'une feuille d'accident délivrée par M., (1) / a déclaré avoir été victime d'un accident au Service de (1)
et certifie ce qui suit

FIG. 266. — Certificats médicaux.
En haut : à gauche, certificat de vaccine, d'allaitement, de maladie, etc.; *à droite,* certificat prénuptial; *en bas :* certificats d'accident du travail.

deux mois, attestant qu'il a été *examiné en vue du mariage* (*fig.* 266).

La loi laisse à l'intéressé le libre choix du médecin; mais celui-ci ne peut délivrer le certificat que si un *examen radiographique* des poumons et un *examen sérologique* ont été préalablement effectués.

Le médecin fera part des constatations à l'intéressé et lui en soulignera la portée pour lui, pour son conjoint, pour les enfants à naître; mais en aucun cas il ne pourra opposer son *veto* à la célébration du mariage. Dans les cas graves, le médecin devra confirmer par écrit ses constatations et les conseils qu'il aura donnés.

CÉRUMEN. — Matière cireuse sécrétée par les glandes de la peau du conduit auditif externe. Son accumulation peut amener la surdité. Voir OREILLES (maladies).

CÉRUSE. — V. PLOMB.

CERVEAU et SYSTÈME NERVEUX (V. planches en couleurs et tabl. XII). — **Composition du système nerveux.** — Il est formé : 1° d'organes centraux (cerveau, cervelet, bulbe, moelle épinière); 2° d'organes de transmission, les nerfs, qui partent, les uns du cerveau, *nerfs crâniens,* les autres de la moelle, *nerfs rachidiens.* A ces derniers vient s'ajouter le système sympathique.

Eléments nerveux, leur rôle. — Le cerveau et la moelle se composent de

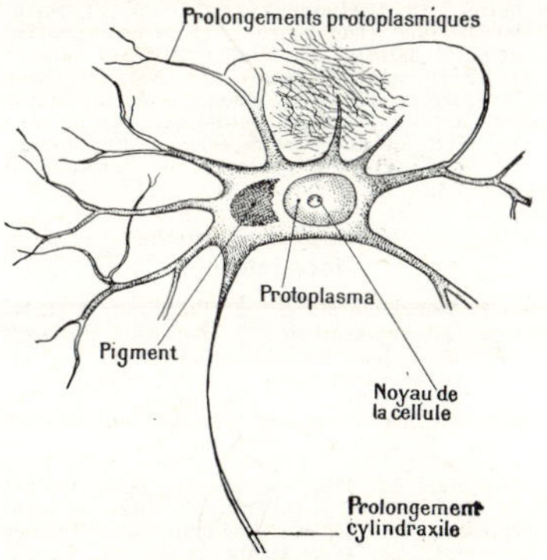

FIG. 267. — Cellule nerveuse.

substance blanche et de substance grise. L'élément fondamental de la substance grise est la *cellule nerveuse.* La cellule nerveuse (neurone) [*fig.* 267] se compose d'un corps protoplasmique pourvu d'un noyau présentant deux sortes de prolongements : 1° des prolongements protoplasmiques courts, ramifiés, dans lesquels l'influx nerveux va de la périphérie vers la cellule; 2° un prolongement cylindraxile unique parcourant d'ordinaire un long trajet sans se ramifier, dans lequel l'influx va de la cellule vers la périphérie; c'est ce prolongement qui, s'enveloppant d'une gaine protectrice, constitue la fibre nerveuse, et se trouve à l'origine des nerfs périphériques.

Enveloppes des organes centraux. — Le cerveau, le cervelet, le bulbe forment une grosse masse enfermée dans le crâne et se continuant avec la moelle placée dans le canal constitué par la colonne vertébrale. Ces organes sont protégés contre les chocs et les pressions par des enveloppes, les *méninges* (v. ce mot).

Entre la pie-mère et l'arachnoïde se trouve, en outre, un liquide dit *céphalo-rachidien* (v. ce mot).

I. CERVEAU (**structure et fonctions**) [*fig.* 267 à 269 et tabl. XII]. — L'*encéphale* se compose d'une partie principale (cerveau proprement dit) reliée à la moelle épinière par ce qu'on appelle le tronc cérébral (*pédoncules cérébraux, protubérance annulaire, bulbe*). En arrière du tronc cérébral, à la face inférieure du cerveau, est le *cervelet.*

Le *cerveau* se compose de deux parties symétriques, les *hémisphères,* séparées sur la ligne médiane par la

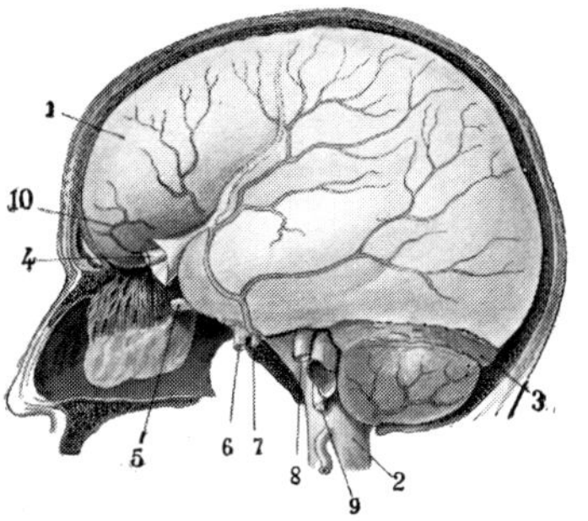

FIG. 268. — Enveloppe extérieure du cerveau, d'après Hirschfeld.

1. Dure-mère crânienne; 2. Dure-mère de la moelle épinière; 3. Sinus latéral; 4. Nerf optique; 5. Nerf maxillaire supérieur; 6. Nerf maxillaire inférieur; 7. Artère méningée moyenne; 8. Artère carotide interne; 9. Nerf pneumogastrique; 10. Artère méningée antérieure.

grande *scissure interhémisphérique,* au fond de laquelle on voit le *corps calleux,* épaisse bande blanche réunissant les hémisphères.

Configuration extérieure. — Si l'on fait une courbe horizontale du cerveau, on voit qu'il est formé de *deux substances* différentes : l'une, *grisâtre,* doublant le manteau des hémisphères et constituant au centre trois masses grises, les noyaux gris centraux; l'autre, *blanche,* occupant le reste du cerveau.

L'écorce du cerveau ou *cortex* est parcourue par des dépressions irrégulières, les unes profondes, les *scissures* qui divisent l'hémisphère en *lobes,* les autres moins marquées, les *sillons,* qui délimitent les *circonvolutions.* Il existe cinq *scissures interlobaires* (*fig.* 269) : les *scissures de Sylvius et de Rolando,* la *scissure occipitale,* la *scissure calloso-marginale* et la *scissure calcarine.*

Ces scissures délimitent les *lobes cérébraux :* le *lobe frontal* en avant,

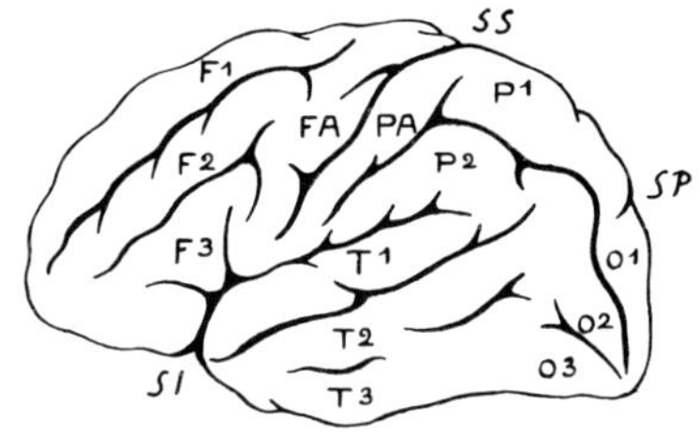

FIG. 269. — Scissures et circonvolutions cérébrales.

le *lobe pariétal* en arrière, le *lobe temporal* au-dessous, le *lobe occipital* postérieur, le *lobe du corps calleux* interne et le *lobe de l'insula* au fond.

Chaque lobe comprend plusieurs *circonvolutions :* les *première, deuxième* et *troisième frontales* (F^1, F^2, F^3), horizontales, et la *frontale ascendante* (FA), verticale, pour le lobe frontal; la *pariétale ascendante* (PA) et les *première* et *deuxième pariétales* (P^1, P^2) ainsi que le *lobule du pli courbe* pour le lobe pariétal; les *première, deuxième* et *troisième temporales* (T^1, T^2, T^3) pour le lobe temporal; les *première, deuxième* et *troisième occipitales* (O^1, O^2, O^3) pour le lobe occipital.

A la face interne du cerveau, on rencontre successivement d'avant en arrière la *circonvolution frontale supérieure,* la *circonvolution du corps calleux,* le *lobule paracental* et le *cuneus.* A la face inférieure, on voit en avant le *lobe orbitaire* et en arrière le *lobe temporo-occipital.* Sur cette même face inférieure, entre les deux hémisphères, on voit une lame de substance blanche qui relie ces deux hémisphères : c'est le *corps calleux.* En arrière se trouve une bandelette blanche qui donne naissance à ses deux angles antérieurs aux *nerfs optiques* et à ses deux angles postérieurs aux *bandelettes optiques :* c'est le *chiasma optique.* En arrière du *chiasma* se trouve une lame grise, le *tuber cinereum,* d'où part la *tige pituitaire,* qui se continue avec le *corps pituitaire* ou *hypophyse.* En arrière du tuber cinereum, deux saillies blanches hémisphériques s'appellent les *tubercules mamillaires.*

La face inférieure du cerveau présente une scissure profonde, la *scissure de Sylvius :* devant elle, on voit une bandelette blanchâtre, la *bandelette olfactive,* se terminant en avant par un renflement, le *bulbe olfactif,* qui repose sur la lame criblée de l'ethmoïde et donne naissance à sa face inférieure aux *nerfs olfactifs;* en arrière, cette bandelette se termine par deux racines, interne et externe.

Configuration intérieure. — Si l'on fait une coupe horizontale du cerveau, on voit que le centre de chaque hémisphère est formé par une masse blanche (*centre ovale*) circonscrite par une bordure grise sinueuse, le *manteau.* Au centre, le *corps calleux* forme une large commissure jetée entre le centre ovale de chaque hémisphère.

Au-dessous du corps calleux, on trouve sur la ligne médiane une lame de substance blanche triangulaire, le *trigone,* et de chaque côté deux larges cavités, s'étendant du lobe frontal au lobe occipital : les *ventricules latéraux,* tapissés par une membrane particulière, l'*épendyme.*

CERVEAU

Légendes du tableau XII

Région occipito-frontale, plan méningien.

1. Dure-mère; 2. Branche antérieure de l'artère méningée moyenne; 3. Sa branche postérieure; 4. Sinus longitudinal supérieur ouvert; 5. Paroi osseuse (occipital); 6. Coupe de la dure-mère; 7. Espace sous-dure-mérien; 8. Paroi osseuse (pariétal); 9. Méninge molle (arachnoïde pie-mère) et ses vaisseaux; 10. Paroi osseuse (frontal).

4e ventricule, après incision médiane du cervelet.

1. Valvule de Vieussens; 2. Hémisphère cérébelleux gauche; 3. 4e ventricule; 4. Corps restiforme; 5. Clava; 6. Sillon médullaire postérieur; 7. Aile blanche externe; 8. Aile blanche interne; 9. Eminentia teres; 10. Centre médullaire formant l'arbre de vie du lobe médian; 11. Nerf pathétique; 12. Corps genouillé externe; 13. Tubercules quadrijumeaux; 14. Glande pinéale.

Coupe du cerveau au niveau du 3e ventricule.

1. Septum lucidum; 2. Noyau caudé; 3. Sillon opto-strié; 4. Couche optique; 5. Habenae; 6. Ventricule moyen ou 3e ventricule; 7. Epiphyse; 8. Bourrelet du corps calleux; 9. Tubercules quadrijumeaux; 10. Cervelet; 11. Prolongement postérieur du ventricule latéral; 12. Circonvolutions occipitales; 13. Radiations optiques; 14. Putamen; 15. Scissure de Sylvius; 16. Avant-mur; 17. Couche optique; 18. Pilier antérieur du trigone; 19. Noyau caudé; 20. Prolongement antérieur du ventricule latéral; 21. Genou du corps calleux; 22. Circonvolutions frontales.

Face inférieure du cerveau.

1. Lobe frontal; 2. Chiasma optique; 3. Lobe temporal; 4. Scissure de Sylvius; 5. Artère basilaire; 6. Protubérance annulaire; 7. Flocculus; 8. Olive; 9. Bulbe rachidien; 10. Vernis inférieur; 11. Hémisphère cérébelleux droit; 12. Nerf grand hypoglosse (12e paire); 13. Nerf spinal (11e paire); 14. Pneumogastrique (10e paire); 15. Glosso-pharyngien (9e paire); 16. Nerf auditif (8e paire); 17. Nerf facial (7e paire); 18. Nerf trijumeau (5e paire); 19. Nerf moteur oculaire externe (6e paire); 20. Nerf pathétique (4e paire); 21. Nerf moteur oculaire commun (3e paire); 22. Nerf optique (2e paire); 23. Nerf olfactif (1re paire).

Hémisphère gauche, face interne.

1. Ventricule moyen; 2. Epiphyse; 3. Scissure calloso-marginale; 4. Bourrelet du corps calleux; 5. Lobe pariétal; 6. Cunéus; 7. Scissure pariéto-occipitale; 8. Lobe occipital; 9. Scissure calcarine; 10. Pôle occipital; 11. Tubercules quadrijumeaux; 12. Aqueduc de Sylvius; 13. Pédoncule cérébral; 14. Tubercule mamillaire; 15. Chiasma optique; 16. Lobe temporal; 17. Pôle frontal; 18. Lobe frontal; 19. Genou du corps calleux; 20. Sinus du corps calleux; 21. Septum lucidum; 22. Trigone cérébral; 23. Commissure grise; 24. Couche optique; 25. Corps calleux.

Hémisphère droit, face externe.

1. Lobe pariétal; 2. Pariétale supérieure; 3. Pariétale inférieure; 4. Scissure perpendiculaire externe; 5. 1re occipitale; 6. Lobe occipital; 7. 2e occipitale; 8. 3e occipitale; 9. Lobe temporal; 10. 2e temporale; 11. 1re temporale; 12. Scissure de Sylvius; 13. 3e temporale; 14. Le cap; 15. Nerf olfactif (1re paire); 16. 3e frontale; 17. 2e frontale; 18. 1re frontale; 19. Scissure de Rolando.

Hémisphère droit, face supérieure.

1. 1re circonvolution frontale; 2. Lobe frontal; 3. 2e frontale; 4. 3e frontale; 5. Frontale ascendante; 6. Scissure de Rolando; 7. Pariétale ascendante; 8. Lobe occipital; 9. Lobe pariétal; 10. Scissure interhémisphérique.

Coupe horizontale des hémisphères au-dessus du corps calleux.

1. Prolongement frontal du ventricule latéral; 2. Noyau caudé; 3. Scissure de Sylvius; 4. Sillon opto-strié; 5. Couche optique; 6. Prolongement occipital du ventricule latéral; 7. Lobe occipital; 8. Plexus choroïde; 9. Corps calleux; 10. Trigone cérébral; 11. Lobe frontal; 12. Scissure interhémisphérique.

Toile choroïdienne et plexus choroïdes, vus d'en haut.

1. Prolongement frontal du ventricule latéral; 2. Noyau caudé; 3. Sillon opto-strié; 4. Couche optique; 5. Ventricule latéral; 6. Bourrelet du corps calleux; 7. Lobe occipital; 8. Piliers postérieurs de trigone éversés; 9. Toile choroïdienne; 10. Plexus choroïdes; 11. Corne d'Ammon; 12. Veine du corps strié; 13. Trigone cérébral; 14. Septum lucidum; 15. Corps calleux; 16. Lobe frontal; 17. Scissure interhémisphérique.

Coupe transversale des hémisphères, au niveau de l'insula.

1. Prolongement frontal du ventricule latéral; 2. Noyau caudé; 3. Noyau antérieur de la couche optique; 4. Scissure de Sylvius; 5. Putamen; 6. Avant-mur; 7. Pallidum; 8. Bras postérieur de l'insula; 9. Capsule interne; 10. Couche optique; 11. Plexus choroïdes; 12. Prolongement sphénoïdal du ventricule latéral; 13. Lobe occipital; 14. Cervelet; 15. Plexus choroïdes; 16, 17. Noyau de la couche optique; 18. Capsule interne; 19. Noyau caudé; 20. Capsule externe; 21. Trigone cérébral; 22. Septum lucidum; 23. Genou du corps calleux; 24. Lobe frontal.

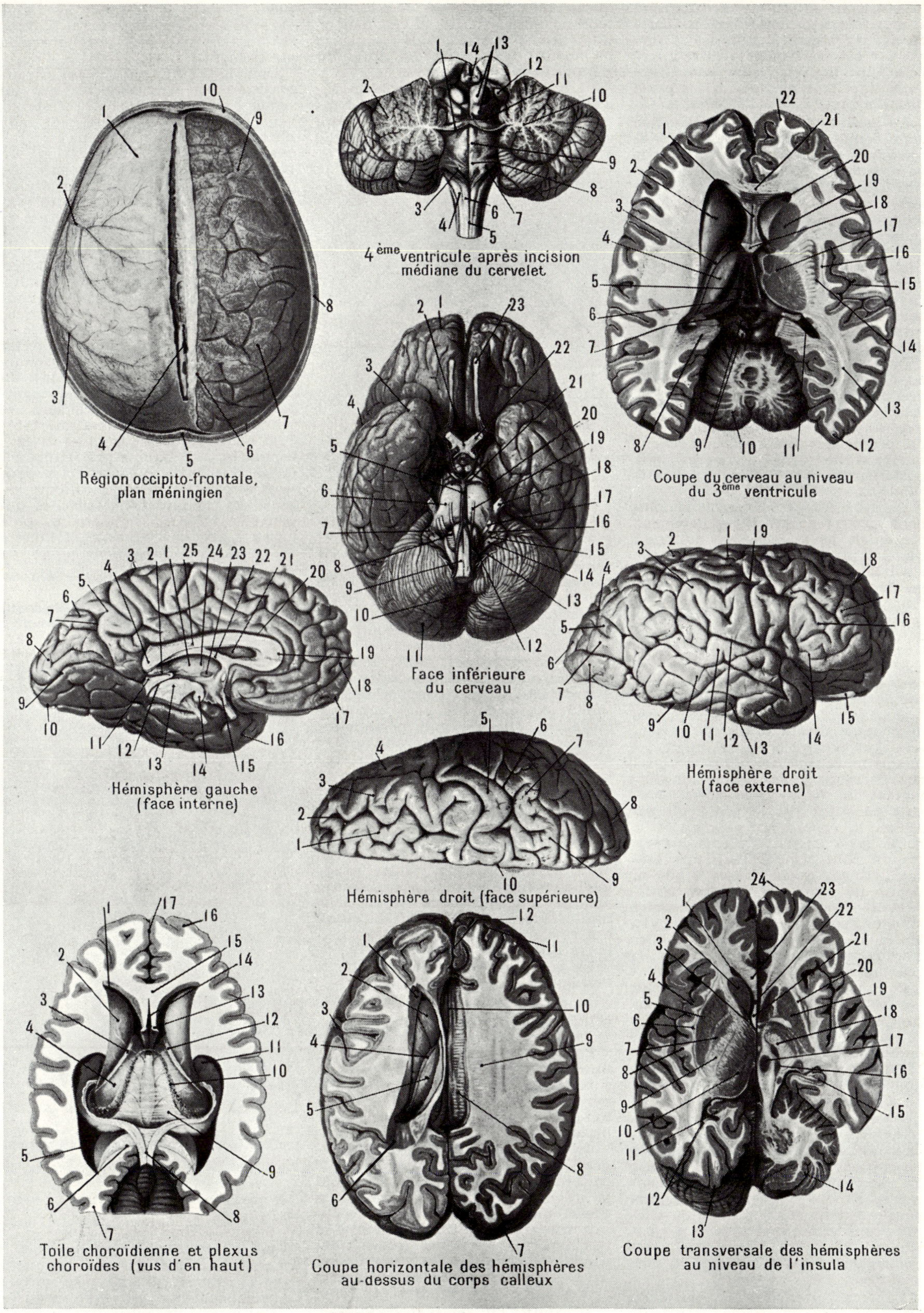

Coupes du cerveau (*voir légende* *p. 164*).

Le trigone est fusionné en arrière avec le corps calleux; il s'en écarte en avant, et dans l'angle dièdre formé par cet écartement vient s'interposer une lame nerveuse mince, occupant la ligne médiane : le *septum lucidum* ou *cloison transparente.*

Au-dessous du trigone, s'étale une lame cellulo-vasculaire, la *toile choroïdienne supérieure,* dans la partie postérieure de laquelle se loge une petite masse conique, la *glande pinéale* ou *épiphyse.* Au-dessous de la toile choroïdienne existe une nouvelle cavité, impaire et médiane, le *ventricule moyen* ou *troisième ventricule;* celui-ci communique avec le *quatrième ventricule* (v. BULBE) par l'*aqueduc de Sylvius* et est relié aux deux ventricules latéraux par les *trous de Monro.* Ces cavités sont remplies de liquide céphalo-rachidien.

De la face interne de chaque hémisphère sort un gros cordon, le *pédoncule cérébral,* placé entre le cerveau et la protubérance.

A la face postérieure et supérieure des pédoncules cérébraux se trouvent quatre saillies (deux antérieures, deux postérieures), les *tubercules quadrijumeaux.*

Les deux pédoncules cérébraux amènent au cerveau des fibres nerveuses provenant de la moelle, du bulbe du cervelet, de la protubérance, reliant ainsi le cerveau aux autres départements du névraxe. Ces fibres se portent les unes directement vers la substance grise de l'écorce, les autres dans des noyaux de substance grise situés de chaque côté de la ligne médiane, les *noyaux centraux* ou *opto-striés.* Ces noyaux sont au nombre de deux pour chaque hémisphère : la *couche optique* ou *thalamus,* située de chaque côté du ventricule moyen, en avant et en dehors des tubercules quadrijumeaux, et le *corps strié,* situé en avant et en dehors du thalamus; un faisceau de fibres blanches constitué par le pédoncule cérébral, la *capsule interne,* divise le corps strié en deux portions, l'une faisant saillie dans le ventricule latéral, le *noyau caudé,* l'autre située en dehors du ventricule, le *noyau lenticulaire.* Une bande de substance blanche recouvre en dehors le noyau lenticulaire, la *capsule externe.* Ces noyaux sont logés au-dessus de la scissure de Sylvius et de l'insula dont les circonvolutions les recouvrent. Les cellules sont en rapport, d'une part, avec les fibres nerveuses des couches corticales des hémisphères par l'intermédiaire de la *couronne rayonnante,* d'autre part, avec les pédoncules cérébraux.

La *protubérance annulaire* ou Pont de Varole est une masse quadrilatère transversale de substance blanche, qui se continue en dehors avec les pédoncules cérébelleux moyens. Sa face antérieure (v. *fig.* à BULBE) repose sur l'occipital; elle est parcourue par un sillon médian où chemine une grosse artère, le tronc basilaire. Plus en dehors, on voit l'émergence des deux racines du nerf trijumeau.

La face postérieure fait partie du plancher du quatrième ventricule (moitié supérieure) ; on y remarque une saillie arrondie, l'*eminentia teres,* qui répond à l'origine du nerf moteur oculaire externe, et, en dehors, une tache bleuâtre (locus cœruleus) où aboutit une partie des fibres du trijumeau (v. *fig.* à BULBE).

La protubérance est séparée en bas du bulbe par un sillon d'où s'échappent quatre nerfs, le moteur oculaire externe, le facial, l'intermédiaire de Wrisberg et l'auditif.

Le *bulbe,* situé au-dessous de la protubérance, n'est que la partie supérieure évasée de la moelle épinière. Il présente à sa face postérieure une large fosse losangique, le quatrième ventricule, qui communique avec le troisième ventricule par l'aqueduc de Sylvius.

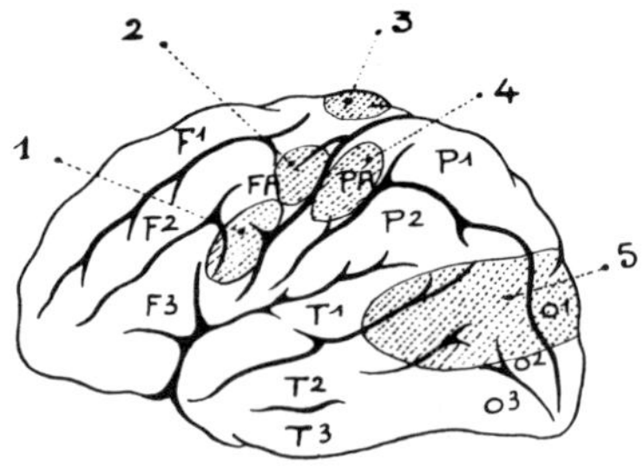

FIG. 270. — Localisations cérébrales.
1. Centre moteur de la face; 2. Centre moteur du membre supérieur; 3. Centre moteur du membre inférieur; 4. Centre sensitif du membre supérieur; 5. Centre visuel.

Les *artères du cerveau* (tabl. XII) viennent de quatre gros troncs, les deux carotides internes et les deux artères vertébrales. Ces vaisseaux donnent naissance, de chaque côté, à trois artères de second ordre : la cérébrale antérieure, la cérébrale moyenne et la cérébrale postérieure, dont les branches, en se ramifiant et en s'anastomosant, forment à la surface de la pie-mère un réseau, d'où partent les fines artères nourricières du cerveau. Si un gros tronc est oblitéré par un caillot (embolie), la circulation ne peut pas toujours se rétablir dans le territoire auquel elle était destinée, et il en résulte un ramollissement. Les veines vont toutes aboutir à des canaux volumineux limités par la dure-mère, les *sinus,* qui rejoignent les deux veines jugulaires internes.

Le poids moyen de la totalité de l'encéphale est de 1 300 à 1 400 g.

Fonctions. — Le cerveau est un centre moteur, mais il est aussi l'organe *de la pensée et de l'intelligence.*

La *substance blanche* du cerveau a un rôle purement conducteur; c'est la substance grise, où siègent les cellules nerveuses ou neurones, qui a le rôle fondamental dans le fonctionnement psychique.

On est parvenu à *localiser* le siège des diverses fonctions cérébrales. A la suite de Broca, qui découvrit en 1861 le siège du centre du langage, on dressa une carte des diverses localisations cérébrales. On ne peut nier l'existence de certaines *localisations cérébrales* concernant la réception des messages sensoriels ou l'exécution des ordres moteurs volontaires (*fig.* 270).

II. CERVEAU (maladies chirurgicales et médicales). — Traumatismes cérébraux. — Les traumatismes crâniens risquent toujours de léser plus ou moins gravement le cerveau. Tout traumatisé doit donc être surveillé étroitement.

Dans les heures qui suivent le traumatisme, on peut observer soit les signes d'une contusion cérébrale, sans indication opératoire, soit ceux d'un hématome, d'un œdème cérébral, qui commandent l'intervention. Ce n'est pas sur le premier examen qu'on peut porter l'indication opératoire, mais sur la constatation, à des examens successifs, d'une aggravation de l'état.

Les guides les plus précieux seront l'appréciation du degré de conscience, le nombre des respirations par minute, qui s'accroît, l'élévation de la température, le ralentissement du pouls.

Les premiers jours passés après le traumatisme, il convient de rester circonspect; des complications tardives peuvent toujours survenir : un hématome sous-dural peut se manifester longtemps après l'accident.

D'autre part, le traumatisme cérébral peut laisser des troubles divers : céphalées, sensations vertigineuses, crises d'épilepsie. Ces troubles peuvent être le fait d'une méningite séreuse ou de brides cicatricielles qui peuvent requérir l'encéphalographie gazeuse par voie lombaire et l'intervention neuro-chirurgicale.

Tumeurs du cerveau. — On en distingue plusieurs types :

Les *gliomes;* les *tumeurs épendymaires;* les *tumeurs choroïdiennes;*

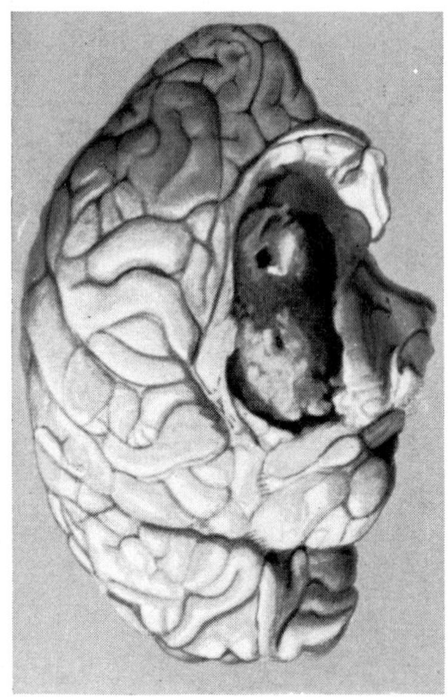

FIG. 271. — Tumeur méningée de l'hémisphère gauche au niveau du lobe pariéto-temporal.

les *neuroépithéliomes;* les *tumeurs méningées.*

SIGNES. Début très variable.

Les *signes d'hypertension crânienne* se traduisent par une céphalée continue et intense, accompagnée souvent de vomissements sans effort, en fusée.

On peut voir apparaître successivement une paralysie atteignant progressivement tout un côté du corps, des troubles intellectuels sans cause apparente et s'installant progressivement, des troubles de la vue progressifs et que le port de lunettes n'améliore pas, des crises d'épilepsie (toute crise d'épilepsie survenant à l'âge adulte doit faire fortement suspecter une tumeur cérébrale), une surdité unilatérale progressive apparue sans raison et en particulier sans otite, une névralgie faciale, des troubles de l'équilibre, une maladresse d'un membre s'aggravant progressivement.

Ces troubles sont naturellement variables suivant la *région* où siège la tumeur.

La *radiographie* montre, en effet, quelquefois une modification de l'image du crâne.

L'*examen du fond de l'œil* permet d'observer un œdème de la papille et une dilatation des veines (*stase papillaire*) [fig. 272].

L'électro-encéphalographie (v. ce mot) permet parfois la localisation précise.

En cas de doute, il faut recourir à la *ventriculographie* (v. ce mot).

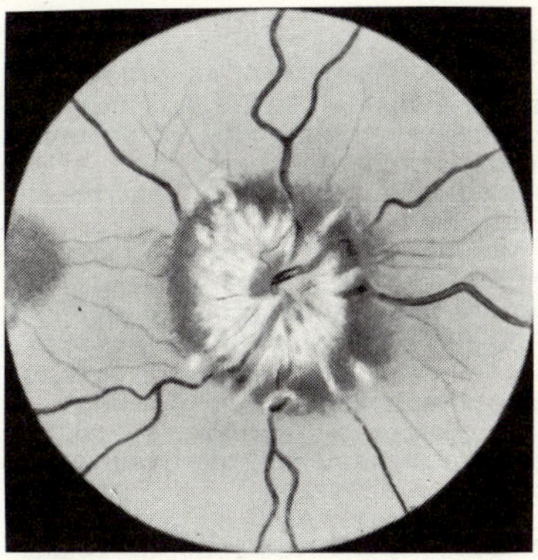

FIG. 272. — Examen du fond de l'œil. Stase papillaire.

Ces diverses recherches permettront un diagnostic rapide, par conséquent un traitement précoce.

TRAITEMENT. On pratique l'*ablation* d'emblée de la tumeur, ou seulement une opération *décompressive*, et, dans un deuxième temps, l'ablation complète de la tumeur. V. NEURO-CHIRURGIE.

Abcès du cerveau. — Habituellement secondaires à une suppuration des cavités crânio-faciales (oto-mastoïdites et sinusites), ou à certains traumatismes crâniens.

SIGNES. Les signes se rapprochent de ceux des tumeurs cérébrales (signes de localisation et d'hypertension intracrânienne); c'est seulement la notion d'une otite chronique, par exemple, qui permet de soupçonner le diagnostic. Le sang montre une hyperleucocytose et une polynucléose. La ponction lombaire donne un liquide normal ou contenant des cellules plus ou moins abondantes.

Complications possibles. — Méningite purulente, coma, hypertension crânienne.

TRAITEMENT. Drainage de l'abcès après trépanation; ponction évacuatrice de l'abcès, suivie d'injection de pénicilline dans la cavité. Ablation de l'abcès en bloc.

Hémorragie cérébrale. — Irruption dans le tissu même du cerveau d'une quantité variable de sang provenant d'une rupture vasculaire. Cette hémorragie progresse parfois jusqu'au ventricule, qu'elle remplit soudainement (inondation ventriculaire), ou jusqu'aux méninges.

CAUSES. Surtout l'hypertension artérielle. Les causes déclenchantes peuvent être le froid, un effort violent ou un excès alimentaire.

SIGNES. Le début en est absolument brutal : c'est l'*ictus apoplectique*. Le malade s'effondre et se trouve immédiatement plongé dans un coma profond. On distingue le coma de l'hémorragie cérébrale des autres comas par le fait que le malade est un grand hypertendu; son visage est vultueux, et surtout il existe une hémiplégie. Les membres du côté opposé à celui de la lésion cérébrale retombent plus lourdement que ceux de l'autre côté. Il existe une paralysie faciale : déviation des traits; la joue se soulève du côté paralysé à chaque expiration, le malade « fume la pipe ».

Ce coma a la marque des comas graves (v. COMA) : le malade n'avale plus, la température est très élevée, la respiration est rapide, profonde, bruyante. La mort survient en général rapidement.

Dans les cas heureux, mais rares, où le malade sort du coma, il faut compter encore avec les complications pulmonaires (broncho-pneumonies), avec les complications urinaires et les complications cutanées.

TRAITEMENT. Pas de médications actives; ni saignée ni injections d'acécoline, qui peuvent aggraver les

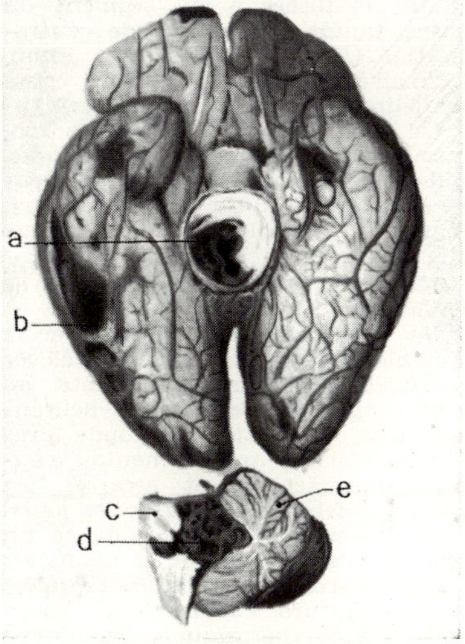

FIG. 273. — Hémorragie cérébrale.
a, Foyer protubérantiel; *b*, Multiples foyers corticaux et pie-mériens; *c*, Protubérance (coupe sagittale); *d*, Inondation sanguine du quatrième ventricule, en continuité avec un foyer hémorragique bulbo-protubérantiel; *e*, Vermis.

accidents cérébraux. *Traiter les complications* : antibiotiques pour éviter les infections pulmonaires, sondages aseptiques, soins de siège pour éviter les escarres, si possible matelas spécial.

Ramollissement cérébral. — Lésion provoquée dans le cerveau par l'oblitération d'une artère. Il peut s'agir d'une maladie propre de l'artère,

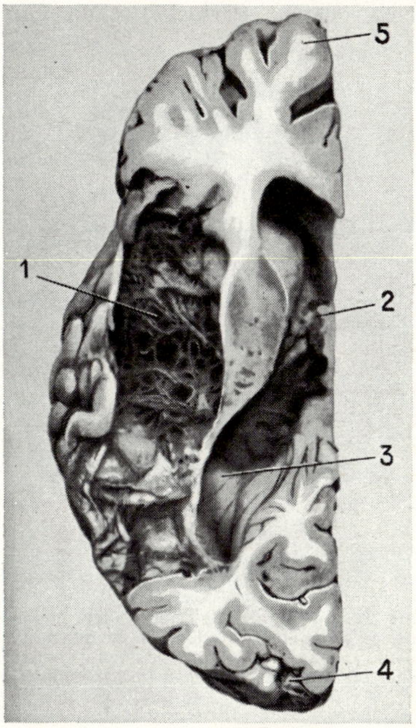

FIG. 274. — Ramollissement cérébral de l'hémisphère gauche. (Coupe horizontale montrant l'extension du ramollissement jusqu'à l'hémiplégie droite avec aphasie de Broca.)
1. Foyer de ramollissement; 2. Trou de Monro; 3. Corne postérieure du ventricule latéral; 4. Pôle occipital; 5. Pôle frontal.
(*D'après une pièce d'Ivan Bertrand.*)

d'une artérite cérébrale, qui aboutit à l'obstruction du vaisseau, à la « thrombose ». Cette artérite elle-même reconnaît deux grandes causes : l'*athérome* (artériosclérose) et la *syphilis*. Accessoirement, embolie partie du cœur gauche secondaire ou rétrécissement mitral et endocardites, en particulier l'endocardite d'Osler.

SIGNES. Le ramollissement cérébral se manifeste en général brusquement par une perte de connaissance plus ou moins complète, en règle plus légère et moins durable qu'au cours de l'hémorragie. On met en évidence les signes d'une atteinte cérébrale en foyer qui diffère selon l'artère oblitérée. Le malade est atteint d'une hémiplégie incomplète, prédominant le plus souvent sur le membre supérieur. Lorsque l'hémiplégie est droite, elle s'accompagne d'aphasie.

Lorsque le ramollissement atteint le tronc cérébral, il provoque un *syndrome alterne*, constitué par une hémiplégie d'un côté et une paralysie d'un nerf crânien du côté opposé, par exemple le *syndrome de Millard Gübler* qui associe à une hémiplégie une paralysie faciale du côté opposé, au cours des artérites syphilitiques.

Les ramollissements cérébraux, dans certains cas, peuvent se produire successivement en des points différents du cerveau, provoquant le syndrome pseudo-bulbaire, puis la démence avec gâtisme.

TRAITEMENT. Tenir le malade en position demi-assise; éviter les escarres.

Nettoyer la bouche deux fois par jour avec un tampon imbibé d'eau bicarbonatée. Révulsion thoracique

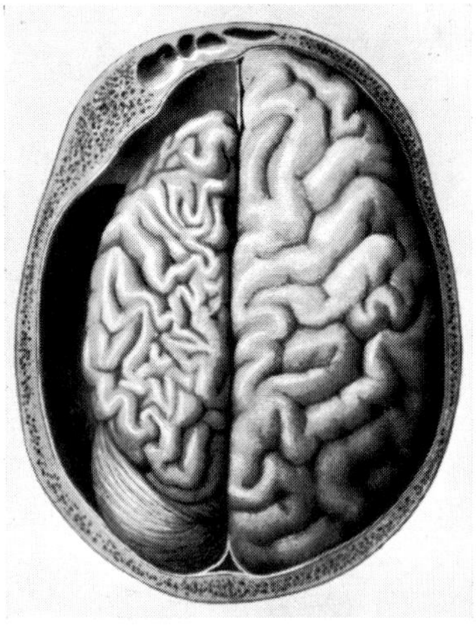

FIG. 275. — Atrophie de l'hémisphère gauche du cerveau chez un homme de quarante-deux ans ayant présenté, dès sa première enfance, une hémiplégie droite incomplète. (*D'après Cruveilhier.*)

(ventouses, cataplasmes); lavement et cathétérisme urinaire en cas de constipation ou de rétention d'urines.

Si le malade ne peut boire, injection sous-cutanée ou intraveineuse de sérum artificiel ou glucosé.

Soutenir le cœur, par l'huile camphrée, la caféine, la spartéine; les injections intraveineuses hypertoniques (sulfate de magnésie à 15-30 p. 100), à la dose de 5 ou 10 cm³, sont indiquées en cas d'œdème cérébral.

S'il s'agit de foyers hémorragiques localisés chez des sujets jeunes, et causant une hémiplégie progressive, l'évacuation chirurgicale de l'hématome spontané intracérébral est indiquée.

Encéphalites épidémiques. — Maladies infectieuses pouvant atteindre l'axe cérébro-spinal.

Encéphalite européenne. — Décrite en 1917 par le Viennois von Economo; il s'agit d'une polioencéphalite disséminée, localisée surtout au cerveau moyen. Epidémique, sans foyers véritables.

Le virus peut siéger dans le nasopharynx et la salive, en dehors des périodes épidémiques, et donner des lésions de peu d'importance (herpès, angine herpétique), mais sa virulence peut s'exagérer et il peut s'attaquer au système nerveux central, donnant naissance à l'encéphalite.

SIGNES. La maladie change souvent de caractère au cours de l'épidémie : au début, c'est la forme avec somnolence et paralysie oculaire qui prédomine; plus tard ce sont les formes choréique, délirante; le type le plus habituel est la *forme avec somnolence;* début brusque avec frissons, céphalée, fièvre, courbature, parfois vomissements. Le malade se plaint souvent depuis deux ou trois semaines de malaises et de fatigue.

La *somnolence* survient souvent insensiblement. Les malades sentent leurs paupières s'alourdir et se fermer malgré eux, ils sont envahis par une torpeur irrésistible. Leur aspect est alors celui d'un individu profondément endormi et non dans le coma; c'est l'impression d'un sommeil léthargique. Si l'on essaie de réveiller le malade, en le secouant légèrement, il sort de sa torpeur pour répondre par quelques monosyllabes, il entrouvre les yeux et retombe dans le mutisme. Parfois, le sommeil est si profond que l'alimentation est impossible et que l'on est obligé d'avoir recours à des lavements nutritifs.

A côté de la forme somnolente, on a observé des cas présentant une parésie des muscles de la nuque ou des membres, allant depuis un simple état asthénique, jusqu'à une paralysie presque complète (*forme paralytique*).

D'autres ont une contracture véritable, la colonne cervicale est rigide, le malade est comme empalé, et, quand cet état coïncide avec du tremblement, il prend l'aspect de la maladie de Parkinson (*forme myotonique*).

Chez certains malades apparaissent des convulsions et parfois même des crises d'épilepsie partielle; d'autres ont des mouvements involontaires rappelant la chorée et l'athétose (*forme choréique*), d'autres encore ont un *tremblement* qui ressemble au tremblement alcoolique.

Certains, au contraire, après une période de douleurs lancinantes, de céphalée, sont atteints de secousses musculaires brèves, rapides, explosives, à type de rythme électrique, qui siègent sur la musculature des membres, de la face et du diaphragme, tantôt localisées à un segment du corps, tantôt à tendance de généralisation (*forme myoclonique*). Enfin, le malade peut présenter des crises de délire onirique (*forme délirante*).

On tend à ranger parmi les formes frustes le *hoquet épidémique,* qui empêche presque complètement le sommeil; il dure quelques jours, mais peut se prolonger pendant plusieurs semaines.

ÉVOLUTION. La mortalité varie de 25 à 35 p. 100.

Le *type aigu mortel* est sévère d'emblée, avec température élevée persistante, léthargie complète ou entrecoupée d'exacerbations délirantes, état d'infection profonde avec haleine fétide, tremblements, troubles sphinctériens et escarres. La mort survient en huit à douze jours.

Contrastant avec lui, il existe un *type subaigu curable* où le début est insidieux, très rarement dramatique; la température s'abaisse rapidement et la courbe thermique se maintient peu élevée; les symptômes s'atténuent, ont des oscillations; la maladie dure des semaines et des mois (2 à 4 mois). Les malades ne guérissent qu'avec une lenteur extrême, conservant pendant longtemps des troubles du caractère, de l'asthénie, des troubles confusionnels ou de la narcolepsie, et surtout une maladie de Parkinson unilatérale, ou à prédominance unilatérale. Ces *séquelles* aggravent le pronostic de la maladie.

TRAITEMENT. Injections intraveineuses d'urotropine à doses fortes (1g,5 à 2 g par jour), de salicylate de soude ou de 20 à 40 cm³ d'une solution d'iodure de sodium à 5 p. 100, par séries alternées de huit à dix jours, longtemps poursuivies.

PROPHYLAXIE. Isolement des malades, désinfection du rhinopharynx et de la bouche de l'entourage du malade.

Encéphalite américaine. — On a observé aux Etats-Unis une encéphalite avec signes aigus méningés, confusion mentale, tremblement, aphasie.

Encéphalite aiguë. — Inflammation aiguë des hémisphères du cerveau.

CAUSES. Au cours de *maladies infectieuses :* coqueluche, rougeole, oreillons, rubéole, grippe, pneumonie, fièvre typhoïde, mélitococcie, zona, septicémie, tuberculose aiguë.

L'encéphalite peut aussi reconnaître une *cause toxique* exogène (intoxication alimentaire, botulisme, champignons, alcoolisme chronique) ou une auto-intoxication (urémie, diabète).

SIGNES. *Encéphalite aiguë infantile* (avant 4 ans). — Fièvre plus ou moins élevée avec troubles digestifs, vomissements précédant ou suivant des convulsions partielles ou généralisées, puis des spasmes.

La *forme convulsive* s'accompagne parfois d'aphasie, de paralysie oculaire ou des membres.

La *forme méningo-encéphalique* présente une raideur de la nuque, de la photophobie, des vomissements.

La *forme paralytique* se traduit par une hémiplégie, une quadriplégie ou une monoplégie.

Certaines formes s'accompagnent de coma, de délire, d'épilepsie, et laissent après elles des psychoses diverses, de l'idiotie.

Les encéphalites infectieuses de l'enfance sont ordinairement bénignes. La gravité tient surtout aux séquelles possibles (épilepsie, idiotie).

Encéphalite aiguë des adultes. — Après des nausées, des vomissements, des maux de tête, du vertige, de la fièvre et un grand frisson, se produit soit une apoplexie, soit une crise épileptiforme. Ces troubles, dans certains cas, peuvent alterner et s'accompagner de délire. Dans une seconde phase, il se produit des paralysies diverses analogues à celles de l'enfance, qui peuvent rétrocéder.

Encéphalite aiguë des vieillards. — L'hémiplégie peut succéder à une pneumonie, qui quelquefois a passé inaperçue, ou être la conséquence d'une crise urémique.

TRAITEMENT. Sérothérapie spécifique, sérum de convalescent; sulfamides, vitamine B_1, pénicilline, injections intraveineuses d'urotropine, injections intraveineuses de salicylate de soude, d'iodure de sodium. Abcès de fixation.

Encéphalopathie infantile. — On comprend sous ce titre une grande variété de lésions (athétose double et hémiathétose, diplégie spasmodique, hémorragie cérébrale, hydrocéphalie, idiotie, méningo-encéphalite, maladie de Little, porencéphalie) qui se pro-

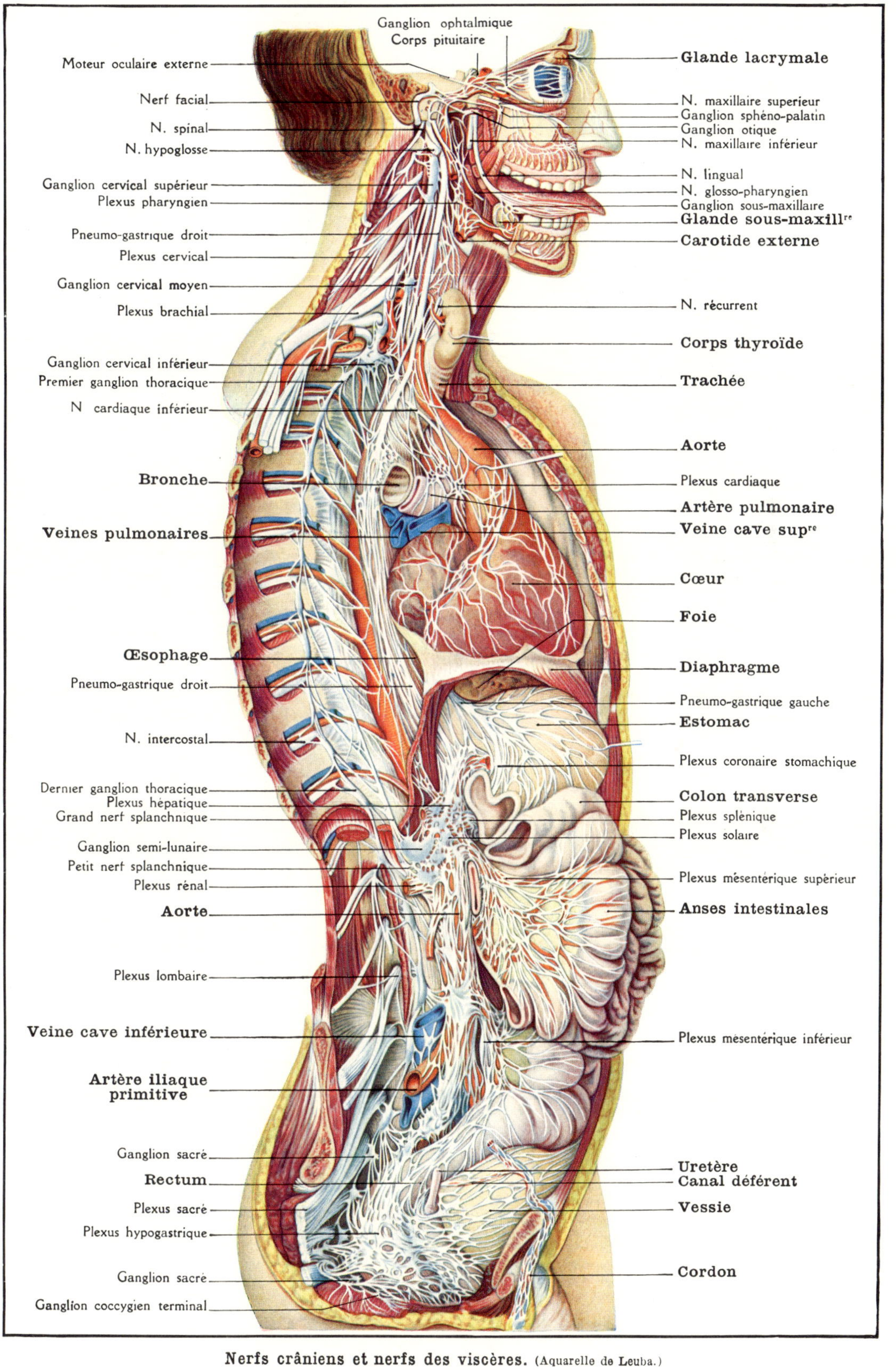

Nerfs crâniens et nerfs des viscères. (Aquarelle de Leuba.)

duisent chez les enfants, de la naissance jusque vers la septième année, et qui, malgré leur origine diverse, présentent des signes analogues.

Ces maladies aboutissent toutes à des troubles paralytiques et mentaux plus ou moins accentués (idiotie).

CAUSES. Accouchement prématuré ou difficile avec la conséquence assez fréquente de ce dernier, l'asphyxie des nouveau-nés. Accidents de la grossesse, maladies infectieuses, alcoolisme des parents, syphilis, intoxication des parents par l'opium ou la cocaïne ou des professions insalubres (plomb, mercure, phosphore). Traumatisme crânien.

Encéphalopathie saturnienne. — V. PLOMB.

CERVELET. — Le cervelet est situé dans l'étage inférieur de la base du crâne, en arrière de la protubérance et des tubercules quadrijumeaux, au-dessus du bulbe, au-dessous du cerveau.

Il est formé d'un *lobe médian* constitué par une série de segments ou d'anneaux qui l'ont fait comparer à un ver à soie, d'où son nom de *vermis;* ce lobe moyen est accompagné latéralement de deux autres lobes, les *hémisphères cérébelleux.* Les sillons du vermis se prolongent sur les lobes latéraux, aussi bien sur la face supérieure séparée des hémisphères cérébraux par une cloison de la dure-mère (*tente du cervelet*) que sur la face inférieure qui repose sur les fosses de l'occipital. Le vermis inférieur se prolonge en avant par une extrémité arrondie, la *luette,* qui s'avance dans le quatrième ventricule.

Du cervelet s'échappent six gros cordons, trois de chaque côté, les *pédoncules cérébelleux,* qui mettent le cervelet en rapport avec les autres parties du névraxe; les pédoncules inférieurs descendent vers le bulbe, les moyens se portent vers la protubérance annulaire, les supérieurs vers les tubercules quadrijumeaux. Le cervelet est formé de substance grise périphérique pénétrant dans de profonds sillons séparant de minces circonvolutions. Sur une coupe, on voit la substance blanche centrale irradiant au centre de ces circonvolutions et formant l'*arbre de vie.* Son poids est de 140 grammes.

Le cervelet est en connexion avec le nerf vestibulaire et préside à l'orientation générale du corps; par ses connections avec la moelle, il contrôle le tonus des muscles qui luttent contre la pesanteur; il contrôle enfin l'activité motrice de l'écorce cérébrale.

Lésions du cervelet. — Le cervelet peut être, comme le cerveau, le siège de lésions très diverses. On peut y rencontrer des *abcès,* à la suite d'une suppuration prolongée, de l'oreille par exemple, des *hémorragies,* des *embolies,* des *scléroses* et des *atrophies,* survenant parfois après un traumatisme ou une infection, des *gommes syphilitiques,* et les diverses *tumeurs* (tubercules, gliomes, sarcomes).

Ces différentes lésions se manifestent par un ensemble de symptômes communs qu'on désigne sous le nom de *syndrome cérébelleux.*

La *céphalée* cérébelleuse siège surtout en arrière du crâne; elle s'accompagne de *vomissements* à type cérébral; les *vertiges* sont presque constants, la *titubation* est de règle, la démarche du malade ressemble à celle d'un homme ivre (*démarche ébrieuse*). Les mouvements involontaires ou commandés ont une *amplitude démesurée;* quand le malade veut exécuter un mouvement, il dépasse le but, il existe un nystagmus.

Les mouvements volontaires successifs ne peuvent plus être exécutés rapidement (*adiadococinésie*); de plus, le malade a perdu la faculté d'accomplir de façon coordonnée les divers mouvements qui constituent un acte (*asynergie*).

Hérédo-ataxie cérébelleuse (maladie de P. Marie). — Affection familiale héréditaire constituée par une atrophie du cervelet.

Le début de l'affection est tardif; celle-ci est plus fréquente chez les femmes et se transmet surtout par elles. Cependant, la maladie peut sauter une, deux ou même trois générations.

SIGNES. La démarche est titubante, le malade s'avance les jambes écartées. La main tremble et plane avant de saisir un objet. Les réflexes rotuliens sont exagérés. Du côté des yeux, on note du ptôsis; le champ visuel est diminué; la parole est lente, hésitante.

La marche de la maladie est progressive.

CERVELLE (de mouton, de porc, de veau). — COMPOSITION et INDICATIONS. Albuminoïdes, 13,26; graisses, 16,33; sels, 0,19; eau, 69,10. C'est un aliment très nutritif, contenant une grande quantité de substances phosphorées (lécithine) et d'autres substances encore mal connues. La cervelle est indiquée dans les états de dénutrition. Elle ne doit pas être donnée aux très jeunes enfants.

ALTÉRATION. La cervelle est d'une conservation difficile. Dans celle du mouton, on trouve quelquefois une *boule d'eau* qui est un kyste contenant la larve du *taenia caenurus.*

CERVICAL (du lat. *cervix,* cou, col). — Qui a trait au cou, ou bien au col utérin ou vésical.

Adénite cervicale. — Inflammation des ganglions lymphatiques du cou.

Aponévroses cervicales. — Il en existe trois feuillets qui séparent les diverses couches de muscles du cou.

Artères et veines cervicales. — Les artères proviennent des sous-clavières et des thyroïdiennes, et se rendent aux muscles du cou; les veines aboutissent aux jugulaires.

Ligaments cervicaux. — Ce sont des ligaments dont l'un, le *ligament antérieur,* recouvre la partie antérieure du corps des vertèbres du cou. Le second, le *ligament postérieur,* adhère à la partie postérieure du corps des vertèbres. Ces deux ligaments contribuent au redressement de la tête.

Nerfs cervicaux. — Ce sont les huit premières paires de *nerfs spinaux* qui naissent de la moelle et traversent les trous de conjugaison pour se rendre dans leurs territoires respectifs; le premier passe entre l'occipital et l'atlas, le huitième entre la septième vertèbre cervicale et la première dorsale.

Au sortir du trou de conjugaison, les nerfs cervicaux se divisent en deux *branches* antérieures et postérieures; les antérieures constituent le *plexus cervical* (v. plus loin), les postérieures se distribuent aux muscles sous-occipitaux, de la nuque et du dos.

Plexus cervical. — Anastomoses formées par les branches antérieures des quatre premiers nerfs cervicaux, et situées en arrière du muscle sterno-cléïdo-mastoïdien. Quinze branches émanent de ce plexus, les unes superficielles (*plexus cervical superficiel*), les autres profondes (*plexus cervical profond*), qui innervent des muscles du cou et de la nuque. La branche la plus longue de ce plexus est le *nerf phrénique* qui innerve le diaphragme : c'est le nerf respiratoire interne.

Sympathique cervical. — V. SYMPATHIQUE.

Vertèbres cervicales. — Au nombre de sept. V. ATLAS, AXIS et à COLONNE VERTÉBRALE.

CERVICITE. — Inflammation du col de l'utérus ou de la vessie. Voir FÉMININS (Organes génitaux) : *Métrite,* et CYSTITE.

CÉSARIENNE (Opération) [du lat. *caesures,* nom donné aux enfants nés

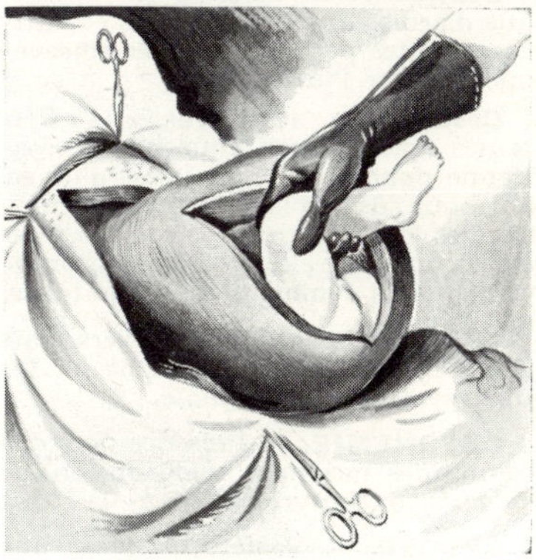

FIG. 276. — Opération césarienne.

par cette opération, pratiquée très antérieurement à César]. — Extraction du fœtus, soit par *voie abdominale,* soit par *voie vaginale.*

La césarienne est une opération très simple.

INDICATIONS. Deux cas peuvent se présenter. Si *la femme est vivante,* les indications de la césarienne sont le bassin rétréci, le bassin cyphotique, le bassin coxalgique, plus rarement le bassin oblique ovalaire, l'existence d'un placenta *praevia,* un fibrome, un kyste de l'ovaire, une éclampsie grave.

Si *la femme est morte* ou aux dernières phases de l'agonie, la césarienne s'impose, à moins qu'on ne soit certain que l'enfant ait succombé. Si la femme est morte d'accident, on peut obtenir un enfant vivant, plusieurs dizaines de minutes après la mort de la mère; si la mère est morte d'une infection ou d'une intoxication, l'enfant a moins de chances de survie.

TECHNIQUE. Les chirurgiens peuvent opter entre deux méthodes : une incision haute sur le corps de l'utérus, une incision basse sur le segment inférieur de l'utérus.

La *césarienne corporéale* haute peut être pratiquée alors que le travail est commencé ou avant tout début de travail. Après incision de la paroi abdominale, on incise l'utérus extériorisé au voisinage du fond. On extrait le fœtus en le saisissant par les pieds et le placenta, on suture l'utérus et on ferme. C'est une opération relativement bénigne pour la mère (6,5 p. 100 de mortalité), excellente pour l'enfant.

Dans la *césarienne basse, segmentaire,* l'utérus est incisé dans son segment inférieur. Cette méthode est préférée à la première par beaucoup d'accoucheurs, car elle expose moins à l'infection puerpérale post-opératoire.

La *césarienne vaginale* consiste en l'extraction du fœtus après incision du segment inférieur et du col utérin.

Indiquée dans les cas où la césarienne abdominale ferait courir trop de risques à la mère, par exemple en cas d'éclampsie, de tuberculose, de décollement prématuré du placenta, de rigidité du col. Il faut pour pratiquer cette opération que l'enfant ne soit pas trop volumineux.

Les complications à craindre proviennent d'une hémorragie, d'une infection, d'une phlébite.

L'introduction dans la thérapeutique d'armes anti-infectieuses et anticoagulantes permet de lutter efficacement contre l'*infection.*

Césariennes itératives. — Certaines femmes sont vouées à la césarienne pour accoucher. Il est d'usage, au bout de trois ou quatre césariennes, de ligaturer les trompes pour éviter une nouvelle grossesse, à condition que la femme soit consentante.

CESTODES. — Ordre de vers plats (Plathelminthes), comprenant les ténias et le bothriocéphale.

CÉTONÉMIE. — Présence de corps cétoniques (acétone, acide diacétique et acide oxybutyrique) dans le sang.

CÉTOSE. — Variété d'acidose due à l'accumulation de corps cétoniques qui s'éliminent par l'urine. V. ACIDOSE.

Normalement, le sang ne renferme que des traces d'acides cétoniques (2 cg au maximum par litre). Il en est de même dans l'urine (4 cg par vingt-quatre heures). Le taux augmente en cas d'acidose.

Il existe dans le diabète une surcharge de l'organisme en corps cétoniques. Ces corps cétoniques peuvent être suffisamment éliminés par les poumons et surtout par les reins; le blocage des reins entraîne l'acidose et joue un rôle dans la genèse du coma diabétique. V. DIABÈTE.

Citons, comme autres causes, le jeûne prolongé, les vomissements acétonémiques, les vomissements incoercibles de la grossesse, l'insuffisance hépatique, certaines intoxications (gardénal, salicylate de soude, arsenic).

CÉVADILLE. — Plante de la famille des Colchicacées (*Schaenocaulon officinale*) [v. pl. en couleurs à DANGEREUSES (Plantes)] contenant de la vératrine. V. ELLÉBORE.

Empoisonnement. — Emploi à dose trop élevée de : 1° la *poudre de cévadille* (toxique à la dose de 1 g) contre la vermine et la gale; 2° la *vératrine* (toxique à la dose de 5 à 10 mg).

SIGNES. Gonflement de la langue, brûlure et constriction à la gorge, soif, salivation, vomissements, coliques avec diarrhée, vertiges, difficulté d'uriner, convulsions, pustules.

TRAITEMENT. Diurétiques, opium, caféine.

CEYSSATITE. — Terre d'infusoires; poudre constituée par des carapaces siliceuses de Diatomées provenant de Ceyssa (Auvergne) ; employée en pommades, seule ou associée à l'oxyde de zinc.

CHAGAS (Maladie de). — Trypanosomiase américaine.

CHAIR CRUE. — V. VIANDE.

CHAIR DE POULE (Peau d'oie, peau ansérine). — Phénomène consistant dans la saillie sur la peau de l'appareil pileux.

MODE D'ACTION. Les muscles redresseurs de poils ou *horripilateurs,* dont les fibres lisses s'insèrent d'une part sur le derme, et d'autre part sur le fond du follicule pileux, se contractent. La contraction de ces muscles, innervés par le sympathique, redresse les poils et détermine une saillie granuleuse de la peau.

CAUSES. I. *Morales.* — Frayeur, parfois sensations désagréables, tactiles ou acoustiques, auditions musicales ou dramatiques; ou simplement le souvenir d'une émotion angoissante ou d'une sensation désagréable.

II. *Physiques.* — *Excitations mécaniques* (piqûres ou frottement avec un corps aigu ou mousse, frôlement, chatouillement) ; *excitations thermiques* chaudes ou froides (enlèvement de la chemise, bloc de glace) ; *excitations électriques* (courants faradiques ou galvaniques, interruptions).

L'adrénaline et la pilocarpine provoquent la chair de poule. Ces diverses réactions sont plus fortes chez les anémiques, les amaigris, les neurasthéniques.

CHALAROSE (de *chalara,* variété de champignon microscopique). — Mycose provoquée par la présence dans les tissus du champignon *Chalara pyogenes.*

SIGNES. Douleurs articulaires et apparition sous la peau de nodules durs et qui deviennent particulièrement douloureux lorsqu'ils se transforment en abcès, d'où sort un pus mal lié contenant le champignon.

TRAITEMENT. Iodure de potassium, comme dans les autres mycoses.

CHALAZION (du gr. *khalaza,* grêlon). — Lésion des paupières. V. ŒIL (maladies) et la planche à ŒIL.

CHALEUR. — Un certain nombre de troubles peuvent être causés par la chaleur.

Sur la *peau,* on note des sudamina, de l'hyperhidrose, de la dyshidrose, des intertrigos.

La chaleur, exagérant la soif, peut provoquer des *troubles digestifs,* des embarras gastriques avec langue saburrale, vomissements, inappétence, constipation ou diarrhée.

Chez le *nourrisson,* un des gros méfaits de la chaleur est la gastroentérite. V. CHOLÉRA INFANTILE et COUP DE CHALEUR.

Les *hautes températures* auxquelles sont astreints les ouvriers de certaines professions (fondeurs, forgerons, lamineurs, chauffeurs, mécaniciens des transports maritimes, boulangers, verriers) exposent ceux-ci à des dangers divers. Outre la fièvre des fondeurs (fièvre de surmenage), on connaît les troubles oculaires (cataracte) des fondeurs et des verriers, les lésions broncho-pulmonaires des boulangers, les coups de chaleur des chauffeurs, se traduisant soit par de l'asthénie, des syncopes avec courbature et crampes, soit par des accidents brutaux à évolution rapide, pouvant entraîner la mort, et rappelant le coup de chaleur du nourrisson.

Ces accidents surviennent surtout chez des sujets effectuant un travail musculaire intensif dans une atmosphère chaude et humide.

Emploi en médecine. — La chaleur peut être utilisée :

1° Pour *aseptiser* l'eau (eau stérile pour pansement, pour le lavage des mains du chirurgien), le linge (étuve à chaleur humide), les instruments chirurgicaux (étuve à chaleur sèche) ;

2° Comme *digestif* : boissons chaudes;

3° Comme *résolutif,* décongestif, donc comme calmant dans différents cas; boule d'eau chaude ; comme compresses chaudes, ceinture de flanelle, rayons infrarouges dans les douleurs d'estomac, au cours de l'évolution d'un abcès. Bains de siège tièdes dans les prostatites, les crises hémorroïdaires;

En fait, il ne s'agit que d'une action *symptomatique* à laquelle il faut associer d'autres traitements.

V. à DOUCHES (Douches d'air chaud), BAIN (Bains d'air chaud), THERMOTHÉRAPIE.

Chaleur animale. — Les êtres vivants produisent de la chaleur, puisque la température de leur corps est supérieure à celle du milieu extérieur.

Certains animaux (mammifères, oiseaux) maintiennent la température de leur corps à peu près constante sous tous les climats; chez d'autres, au contraire (reptiles), la température du corps varie avec la température extérieure, tout en lui restant supérieure. Comme les animaux perdent constamment de la chaleur par conductibilité et par rayonnement, il faut donc qu'il existe dans le corps des centres producteurs de chaleur. Cette *chaleur animale* est causée par les diverses oxydations de l'organisme (travail digestif, travail musculaire).

La transpiration est à la base de la thermo-régulation.

Chaleur (Coup de). — V. COUP DE CHALEUR et INSOLATION.

CHALICOSE (du gr. *khalix,* chaux). — Pneumoconiose due à la silice chez les tailleurs de pierre, les cantonniers, les porcelainiers. V. SILICOSE.

CHALLES (Savoie). — Station d'eaux sulfuro-sodiques *froides*. Altitude, 290 mètres. Ces eaux, les plus riches en monosulfure de sodium (35 cg), contiennent, en outre, une proportion importante de bicarbonate de soude, de bromures et d'iode.

INDICATIONS. Affections des voies respiratoires supérieures, ozène, pharyngite et laryngite chroniques, trachéo-bronchites chroniques, dilatation des bronches, surdité, maladies des adénoïdiens et des amygdaliens.

CONTRE-INDICATIONS. Tuberculose pulmonaire, états à tendance congestive, irritabilité nerveuse, asthme et rhume des foins.

CURE. Boisson, gargarismes, irrigations nasales, inhalations, pulvérisations, bains.

CHAMBRE D'ALLAITEMENT. — Institution réglementée permettant à la mère de conserver son enfant plus près d'elle et de nourrir à l'usine même.

Les mères allaitant leur enfant doivent disposer de trente minutes le matin et de trente minutes l'après-midi pendant une année à partir de la naissance. Le fonctionnement de ces chambres est identique à celui des crèches.

CHAMBRE DE MALADE. — Les dispositions adoptées pour la chambre d'un malade peuvent avoir une importance très grande sur l'évolution de l'affection.

Dimensions et exposition. — Elle doit être spacieuse, aérée et chauffée. Le soleil doit y pénétrer, l'éclairer et produire l'assainissement nécessaire. On préférera l'exposition sur des jardins, si la rue est bruyante.

Suppression des choses inutiles. — Il est nécessaire de supprimer les meubles non indispensables, surtout s'il s'agit d'une affection contagieuse (tentures de lit, tapis, portières, tableaux, bibelots).

Disposition des objets. — Il sera bon, en revanche, d'égayer la pièce par quelques fleurs sans odeur. Les tables seront recouvertes de toile cirée ou au besoin simplement de papier épais.

Sur l'une d'elles, placée près de la porte, on disposera une cuvette contenant en permanence une solution désinfectante au formol ou au sublimé pour le lavage des mains.

Disposition du lit. — Le lit sera bas, plutôt étroit : $0^m,90$ à $1^m,20$, garni de toiles imperméables, éloigné des murailles, et, si possible, disposé en « lit de milieu », de façon qu'on puisse tourner autour.

Le lit horizontal est préférable au cours de la fièvre typhoïde ; on pourra même, s'il s'agit d'une fracture, rendre le plan plus uni en interposant une allonge ou une planche quelconque au-dessous du malade.

Les objets à conserver dans la pièce sont : une carafe d'eau, une grande et une petite cuillère, du papier et de l'encre pour le médecin. Sur la table de nuit, on placera les potions et un crachoir en verre; sous le lit, un bassin. La propreté doit être *méticuleuse*.

Lumière. — La lumière doit être, en général, atténuée pour faciliter le sommeil.

Pendant la nuit, la veilleuse doit être placée de façon que le malade ne puisse la voir.

Température. — En général, une température moyenne de 18° est très bien supportée, mais dans beaucoup de cas elle est trop élevée ou trop basse. Elle est trop élevée pour les malades qui ont plus de 39°,5, pour ceux qui ont de l'insomnie ou de l'agitation cardiaque. Elle est trop faible, au contraire, pour les personnes anémiques, frileuses, dans les maladies des bronches et des poumons.

Il conviendra de veiller à l'abaissement de la température, qui se produit souvent la nuit, en activant le feu, en changeant les boules, en ajoutant des couvertures.

Pour combattre la sécheresse de l'air, nuisible surtout pour les maladies pulmonaires, on ne manquera pas de faire évaporer de l'eau.

Aération. — Dans les cas ordinaires, il suffit de procéder à l'aération trois ou quatre fois par jour. Au besoin, on peut se contenter d'ouvrir celui des battants de la fenêtre qui dirigera l'air dans le sens opposé au lit. On pourra se contenter d'ouvrir la fenêtre de la chambre voisine, si la température ne permet pas l'aération directe. Suivant le cas, on ouvrira ou non la porte de communication. Un paravent pourra, du reste, être utilisé de façon à préserver le malade. Il sera utile d'aérer après le repas et les selles.

Balayage. — Le balayage et l'époussetage se feront avec des linges très légèrement imbibés d'eau. Pendant qu'on y procédera, aussi silencieusement que possible, il sera bon de placer le paravent devant le lit, pour que le malade soit préservé des poussières. On pourra ensuite pulvériser un peu d'essence de térébenthine. S'il a été impossible d'enlever les tapis, un balai mécanique ou un appareil aspirateur s'impose.

V. en outre : CHAUFFAGE, CONTAGION, DÉSINFECTION, GARDE-MALADE, HABITATION, MALADIES.

CHAMPIGNONS. — Plantes cryptogames dont on connaît plusieurs milliers d'espèces, de formes, et de dimensions très variées. Les champignons forment avec les algues, les lichens et les bactéries, l'embranchement des Thallophytes.

I. Champignons supérieurs. — DIVISION. On peut diviser les champignons supérieurs en deux ordres :

1° Les *Basidiomycètes,* qui comprennent, rien que pour la France, près de 2 000 espèces. Ce groupe est caractérisé par l'existence d'un mycélium, ou thalle cloisonné, pourvu d'une membrane cellulosique; la multiplication se fait par spores, naissant sur de grosses cellules mères dites *basides* (qui sont en réalité des œufs). Les deux à quatre spores sont rattachées au pôle supérieur renflé de la baside par des petits pédicelles ou *stérigmates*. A cet ordre appartiennent la plupart des grandes espèces connues sous le nom de champignons à chapeau, telles que les *Agaricacées* (champignon de couche, amanites) pourvues de feuillets, les *Polyporées* (cèpes ou bolets) pourvues de tubes, les *Lycoperdinées* (vesses-de-loup), les *Clavariées*, les *Hydnées*, etc., et quelques champignons parasites (rouilles, charbon, etc.) ;

2° Les *Ascomycètes,* dont le thalle cloisonné est pourvu d'une membrane cellulosique, et dont les spores naissent dans de grandes cellules allongées ou *asques*. A cet ordre appartiennent quelques grandes espèces comestibles (morille, pézize, truffe) et la levure de bière, la moisissure verte, etc.

Comestibilité. — Comparés aux légumes herbacés, les champignons ont une valeur nutritive non négligeable. Mais le champignon est un aliment assez indigeste et doit plutôt être considéré comme un simple condiment; il y a lieu de l'interdire aux estomacs délicats.

Empoisonnement. — Le nombre d'espèces réellement toxiques est infime; il suffit d'apprendre à connaître ces espèces vénéneuses pour éviter tout accident.

Certains accidents peuvent survenir chez des personnes prédisposées, ayant une sensibilité particulière vis-à-vis des champignons, comme d'autres vis-à-vis des moules ou des œufs; d'autres sont consécutifs à l'ingestion de champignons altérés ou avariés et qui renferment des toxines banales communes à tous les aliments avariés.

C'est ainsi que des champignons comestibles, mais cueillis depuis trop longtemps, peuvent devenir indigestes. On a même vu des morilles fraîchement cueillies incommoder ceux qui les avaient consommées.

Non seulement les champignons frais, mais aussi les *champignons secs,* ont pu causer des troubles digestifs.

Un contrôle rigoureux des champignons à l'état frais doit être exercé avant toute mise en conserve afin qu'il ne se glisse pas de champignons nocifs.

Le plus souvent, les empoisonnements sont causés par l'ingestion de *champignons vénéneux,* dont les toxines diffèrent suivant les espèces, et qui déterminent des troubles également variables, qu'on peut classer en plusieurs syndromes.

Syndrome résinoïdien. — Les troubles sont dus à certains mucilages ou résines qu'on rencontre chez certaines *russules* (*R. emetica, R. queletii, R. fellea,* etc.), divers lactaires (*L. torminosus. L. piperatus, L. rufus, L. blennius,* etc.), certains bolets (*B. satanas, B. calopus*), et certaines espèces (*Psalliota xanthoderma, Hypholoma fasciculare,* etc.).

Des troubles analogues ont été signalés après un repas trop copieux de champignons sains ou avariés, ou chez des sujets prédisposés.

SIGNES. Indigestion survenant quelques heures après le repas : nausées, vomissements, diarrhée.

TRAITEMENT. Vomitif ou lavage d'estomac; laudanum contre les coliques. Dans les cas graves, injection de sérum artificiel. Guérison rapide.

Syndrome entolomien. — S'observe après ingestion de *Entoloma lividum, Tricholoma tigrinum* (Jura), *Clitocybe* ou *Pleurotus olearius* (Midi), *Lepiota helveola* (Ouest) ; la substance toxique est inconnue.

SIGNES. Troubles gastro-intestinaux plus ou moins graves, soif intense, prostration, céphalée, crampes, anurie. La mort peut survenir.

TRAITEMENT. Identique au syndrome précédent.

Syndrome panthérinien. — S'observe après ingestion d'*Amanita muscaria* (fausse oronge) et d'*A. panterina,* qui contiennent trois substances toxiques : la choline, la muscarine et la mycéto-atropine.

SIGNES. Début 1 à 5 heures après le repas; vomissements, diarrhée abondante, coliques, anurie; hallucinations visuelles, délire, agitation, ivresse gaie ou furieuse; puis le malade tombe dans un sommeil profond. La guérison est fréquente.

TRAITEMENT. Lavages d'estomac, vomitifs, purgatifs. Chloral, bromure. Pas d'atropine, ni morphine, ni barbituriques.

Syndrome muscarinien. — Causé par la muscarine qui existe chez certains Clitocybes (*C. rivulosa, C. dealbata*), certains Inocybes (*I. patouillardi, I. geophila, I. lanuginosa*), divers bolets (*B. satanas, B. pachypus*).

SIGNES. Embarras gastro-intestinal et, en outre, salivation abondante, sueurs intenses, myosis et troubles de l'accommodation oculaire ; tout disparaît rapidement.

TRAITEMENT. Vomitifs; injection d'un demi à un milligramme d'atropine.

Syndrome phalloïdien. — Le plus grave, puisque la mort survient dans 50 p. 100 des cas. Les champignons mortels

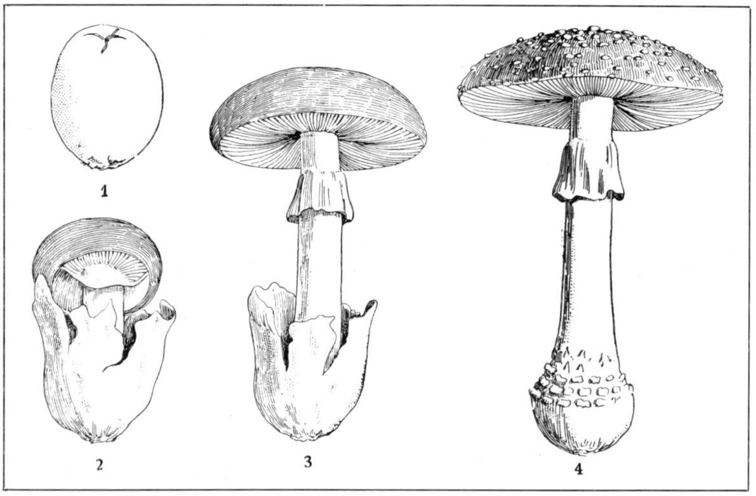

FIG. 277. — Phases successives du développement d'un champignon à volve.
1. Le champignon, complètement entouré de sa volve, a l'aspect d'un œuf; 2. Le champignon, en grandissant, crève sa volve; 3. Traces de la volve autour du pied (oronge); 4. Traces de la volve sur le chapeau (fausse oronge).

appartiennent à l'espèce amanite phalloïde (*Amanita phalloides*) et à l'amanite printanière (*Amanita phalloides*, var. *verna*). La variété *virosa* est assez rare.

Ces trois champignons renferment un principe toxique, la *phalline*, qui agit surtout sur le foie, et un second, qui agit sur les nerfs (*neurotoxine*).

SIGNES. Début tardif 8 à 10 heures après le repas; vomissements incoercibles, nausées, diarrhée sanglante, avec coliques, sueurs, aspect cholérique; yeux enfoncés, nez pincé, pouls filant, anurie, ou urines rares albumineuses; dépression, stupeur, adynamie; intelligence et mémoire conservées jusqu'à la fin. Puis les extrémités se cyanosent, un ictère apparaît, le pouls s'affaiblit et le malade meurt en syncope au bout de 3 à 10 jours, après une rémission trompeuse vers le 2e jour. La mort est due le plus souvent à une dégénérescence du foie avec hémorragie, une néphrite.

Quand le foie est moins touché, le malade peut guérir, mais la convalescence est longue.

TRAITEMENT. Les vomitifs et le lavage d'estomac sont inutiles, car le toxique est déjà passé dans la circulation générale. Purgatifs huileux ou salins; morphine; huile camphrée, strychnine. L'absorption de charbon végétal, de noir animal est également à conseiller.

Mais, le plus souvent, ces divers traitements sont inefficaces et il faut recourir aux méthodes suivantes : injections de 40 cm^3 au moins de sérum antiphallinique (souvent difficile à se procurer); injection intrarectale ou intraveineuse de sérum glucosé à 40 p. 1 000, ou ingestion de sucre pour lutter contre l'hypoglycémie.

Boire de l'eau froide salée (une cuillerée à café de sel pour un verre d'eau); un verre de cette solution toutes les demi-heures, puis toutes les heures, afin de rechlorurer l'organisme; ou encore injections intraveineuses de 20 cm^3 d'une solution hyperchlorurée à 20 ou 25 p. 100.

Prophylaxie des accidents. — La seule prophylaxie efficace est de connaître les trois espèces mortelles. Aussi ne saurait-on trop recommander de multiplier les expositions de champignons, les conférences dans les écoles, d'inculquer aux élèves des écoles primaires et secondaires les notions élémentaires qui permettent de reconnaître les champignons à volve; chaque école devrait posséder une planche coloriée des champignons mortels ou toxiques; ces planches devraient être affichées dans les endroits exposés au public, à la devanture des pharmacies par exemple.

Il n'y a qu'un moyen d'éviter les accidents mortels : apprendre à reconnaître les caractères botaniques des champignons vénéneux.

Parmi eux, les amanites et les volvaires se distinguent des autres genres par la présence d'une *volve* ou les débris d'une volve (*fig.* 277); celle-ci est une sorte de poche, de sac, dans lequel le champignon, à l'état naissant, est enfermé, et qu'il rompt en se développant. Lorsqu'il est arrivé à maturité, les restes de la volve se retrouvent soit sous forme d'un étui, ou sorte de gaine qui entoure la base du pied, soit sous forme de débris adhérents au chapeau, à l'état de taches ou de squames, que l'ongle sépare facilement. D'autre part, le pied garde à sa base l'empreinte de la volve sous l'aspect d'écailles ou de bourrelet, et le plus souvent la base du pied est encore enveloppée par la volve en forme de cornet.

Comme la volve part de la base du pied, il est important de cueillir les champignons *en arrachant avec soin le pied* et non en se servant d'un couteau.

D'autre part, certains champignons présentent sur le pied un *anneau* (collerette ou bague), qui peut être de consistance et d'aspect variables (membraneux, floconneux).

Connaissant ces simples détails, il est facile de caractériser les amanites et les volvaires : les amanites sont des Agaricacées qui possèdent une volve variable et un anneau; les volvaires, au contraire, ont une volve, mais jamais d'anneau.

La *couleur* extérieure des champignons n'est qu'un élément peu important pour les distinguer. La pluie, le jeune âge et la vétusté la modifient grandement. Dans notre planche en couleurs se trouvent les espèces à l'état type, mais en dehors des modifications produites par l'atmosphère, il existe des sous-variétés de teinte un peu différente et aussi nuisibles.

Plus important que la couleur extérieure est le caractère tiré de la *couleur des spores* du champignon. Il suffit d'enfermer l'espèce récoltée dans un cornet de papier qu'on déploie en arrivant, et d'examiner la couleur de la poussière qu'il renferme, ou mieux, au retour, de placer le champignon pendant quelques heures sur une feuille de papier blanc ou coloré, si l'on suppose les spores blanches. On voit alors se déposer, au bout de quelques heures, une poussière blanche, rose, de couleur rouille ou noire.

Les amanites ont des spores blanches, et les volvaires des spores roses. Ce caractère est important pour distinguer des champignons mortels une espèce comestible très répandue, la *psalliote* ou *pratelle*, dont la variété cultivée constitue le champignon de couche. Celui-ci possède un anneau comme l'amanite, mais il n'a pas de volve; ses lames, d'abord blanches, deviennent roses, puis sépia, et ses spores sont noires. Or, les feuillets des amanites dangereuses sont blancs, les volvaires ont des feuillets roses. La confusion est donc facile à éviter.

En résumé, *tous les champignons mortels possèdent une volve*, mais la réciproque n'est pas vraie; tous les champignons à volve ne sont pas mortels, car il est des amanites comestibles et même excellentes (*A. caesarea*, oronge vraie).

II. Champignons inférieurs. — Il existe un grand nombre de champignons, visibles seulement au microscope, qui peuvent être l'origine de maladies (*mycoses*) : ces champignons, qui vivent ainsi en parasites sur l'homme ou sur les animaux, peuvent déterminer des lésions de la peau, des poils, des ongles, des organes internes (poumons, etc.).

Parmi les *Ascomycètes*, nous signalerons les *Endomyces*, les *Saccharomyces*, les *Cryptococcus*, qui peuvent causer des angines (muguet), des otites, des abcès de la peau (blastomycose), etc.

La famille des *Gymnoascées* comprend les champignons de *teignes* et des *crasses* parasitaires : *Trichophyton, Epidermophyton, Microsporon, Achorion.*

Dans la famille des *Périsporiacées*, on trouve les *Aspergillus*, les *Penicillium*, qui causent des affections du poumon (fausses tuberculoses), des oreilles, de la peau (mycétomes).

La famille des *Hyphomycètes* comprend de nombreuses espèces parasites : *Sporotrichum, Acremonium, Hemispora, Monilia, Mycoderma*, qui donnent des lésions cutanées se traduisant par des gommes simulant la tuberculose ou la syphilis.

Pour l'utilisation thérapeutique de produits extraits de ces champignons, voir MYCOTHÉRAPIE.

CHANCRE (du lat. *cancer*, ulcération rongeante). — Petite ulcération ayant tendance à s'étendre et à ronger les parties voisines.

On réserve, en général, le terme *chancre* à une ulcération d'origine vénérienne.

I. Chancre induré ou syphilitique. — V. SYPHILIS.

II. Chancre mou. — CAUSES. Le chancre mou (*chancrelle, chancre simple, chancroïde*) est une maladie vénérienne due à l'introduction dans l'organisme des bacilles de Ducrey (*fig.* 278).

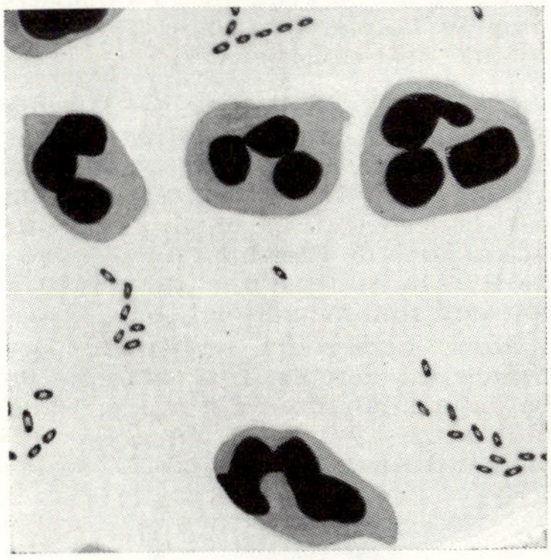

FIG. 278. — Bacille de Ducrey (frottis de chancre mou).

Le chancre mou naît d'un autre chancre mou, le plus souvent par contact immédiat au cours des rapports sexuels, quelquefois par transfert du pus par les doigts, les objets de toilette ou de pansement, à l'occasion de grattage avec les ongles souillés de pus, notamment au cours de la gale.

Sa fréquence, plus considérable dans les grandes agglomérations, subit des oscillations en rapport avec les mouvements de population.

SIGNES. Le chancre mou *n'a pas d'incubation* et s'accuse peu de temps après l'inoculation (*fig.* 279). Dès le deuxième jour apparaît une rougeur inflammatoire, puis une vésicule purulente qui se rompt et laisse une ulcération caractéristique, à fond purulent et jaunâtre, à bords taillés à pic, décollés, reposant sur une base molle, souple, bien différente de la base indurée du chancre syphilitique.

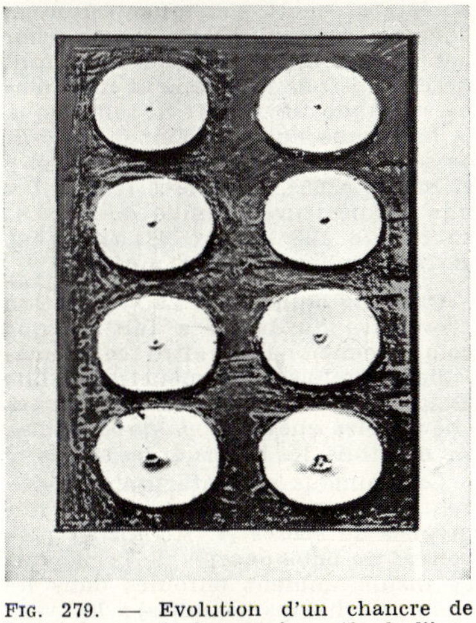

FIG. 279. — Evolution d'un chancre de 24 heures en 24 heures à partir de l'inoculation.

Fréquemment, le malade indure artificiellement cette ulcération par l'application maladroite de nitrate d'argent, de chlorure de zinc, de calomel ou de teinture d'iode que lui ont conseillés un camarade ou un pharmacien. Dans ces cas, il devient très difficile pour le médecin de faire le diagnostic entre un chancre mou et un chancre induré.

Les chancres mous sont habituellement multiples et successifs, par suite des auto-inoculations qui se font spontanément autour de l'ulcération principale; ils sont de dimensions différentes suivant leur âge.

Parfois l'ulcération est peu profonde (*chancre exulcéreux*) ou, au contraire, se forme sur une élevure en plateau (*chancre papuleux*); chez la femme, sur la face interne des cuisses ou sur les lèvres, il peut simuler la folliculite ou l'acné (*ch. folliculaire* ou *acnéiforme*). Dans certains cas, son fond se recouvre d'une couenne grisâtre (*ch. diphtéroïde*). Enfin, il peut affecter la forme d'un *feuillet de livre,* d'une *fissure,* à l'anus, par exemple.

Le chancre mou, en général, guérit en un à trois mois par exhaussement progressif du fond, qui devient rouge et forme une cicatrice indélébile déprimée, rougeâtre, puis blanche.

SIÈGE. Le chancre mou siège habituellement chez l'homme aux organes génitaux (gland, sillon); au niveau du frein, il peut le perforer en tunnel sans le sectionner; plus rarement, il siège dans l'urètre, s'accompagnant d'un écoulement urétral simulant la blennorragie. Chez la femme, il siège à la vulve, vers la fourchette, le clitoris, les petites lèvres, rarement au vagin et au col utérin. On l'observe assez fréquemment à l'anus et au canal anal (*anite chancrelleuse*). Quant au chancre mou extra-génital, il est très rare; on l'a observé aux doigts, à la face (lèvres, bouche, paupières).

EXPÉRIMENTATION. Le pus chancrelleux conserve assez longtemps sa virulence, soit à l'abri, soit au contact de l'air; il la garde également dans l'urine et l'eau; il la perd par la dessiccation et par la chaleur, qui tue le bacille de Ducrey à 45°.

Le pus chancrelleux est très facilement *inoculable* chez l'homme, mais difficilement chez l'animal (singe, chien, chat).

Actuellement, on fait une *intradermoréaction* en injectant dans le derme I ou II gouttes de vaccin antistreptobacillaire; au 4e jour apparaît une papule lenticulaire rouge, si la réaction est positive; mais cette réaction allergique n'apparaît que 8 à 10 jours après le chancre.

Le chancre mou n'est donc pas une lésion locale, mais une maladie générale.

COMPLICATIONS. *Bubon.* — L'inflammation des vaisseaux lymphatiques (*lymphangite*) est assez rare. Beaucoup plus fréquente est l'inflammation de l'aine (*adénite chancrelleuse* ou *bubon*); ce bubon, qui s'observe surtout chez l'ouvrier, à la suite de fatigues, de marches, de travaux pénibles, aggrave le pronostic du chancre mou, en raison de sa longue durée et de sa suppuration. Il se développe ordinairement dans les premières semaines qui suivent l'apparition du chancre, mais il peut être précoce, survenant dès les premiers jours, ou tardif, n'apparaissant que lorsque le chancre est presque cicatrisé ou déjà cicatrisé depuis quelques jours.

Ce bubon est situé du côté du chancre, si celui-ci siège d'un seul côté, mais il peut se produire dans les deux aines, si les chancres sont multiples.

Le bubon inguinal forme une tuméfaction arrondie et saillante, douloureuse au contact et par les mouvements; elle adhère rapidement aux tissus voisins et à la peau. Par le repos, l'inflammation peut se résoudre sans suppuration, mais ordinairement la tuméfaction augmente, devient pâteuse, plus fluctuante; la peau rougit, s'amincit, s'ulcère et laisse écouler un pus épais, jaunâtre, sanguinolent; cette suppuration peut se prolonger fort longtemps, entretenant des fistules difficiles à guérir. Parfois la plaie s'étend et revêt tous les caractères du chancre mou : c'est la *chancrellisation du bubon.* La suppuration du bubon est due soit aux microbes pyogènes vulgaires, soit au bacille de Ducrey lui-même.

Phagédénisme. — Dans certains cas, le chancre dépasse les limites habituelles et continue à s'accroître en dépit de tout traitement : c'est le *phagédénisme;* celui-ci peut s'étendre en surface, gagnant l'abdomen et la cuisse (*phagédénisme serpigineux*), ou bien creuser en profondeur (*phagédénisme térébrant*), pouvant détruire des segments importants des organes génitaux, ulcérer des artères et entraîner des *hémorragies* graves. Ce phagédénisme, qui s'observe surtout chez les individus déprimés, cachectiques, alcooliques, peut durer des semaines et des mois; il est causé par une virulence exaltée du bacille de Ducrey et des germes d'infection secondaire.

Gangrène. — Celle-ci s'observe quand des microbes anaérobies viennent s'associer au ducrey; elle peut se limiter au prépuce, qu'elle peut détruire complètement; mais elle peut aussi mutiler le gland, la verge, s'étendre au scrotum, aux cuisses; l'état général est grave, et la mort peut survenir dans certains cas.

TRAITEMENT. 1° *Du chancre.* — Ne pas cautériser au début avec des antiseptiques (calomel, nitrate d'argent), car ce traitement rend le diagnostic impossible.

Quand le diagnostic est posé, on peut alors appliquer sur le chancre soit des poudres antiseptiques (iodoforme, arsitol), soit des caustiques (chlorure de zinc, iode, acide phénique). La chaleur a été également conseillée (bain local très chaud, air chaud, cautérisation au thermocautère); actuellement, on emploie surtout des applications locales de vaccin ou des sulfamides en poudre ou en solution, soit sur le chancre, soit sur le bubon chancrelleux.

2° *Du bubon.* — Avant la suppuration, repos au lit et applications locales de compresses alcoolisées.

Après la suppuration, incision ou ponction de l'abcès. Actuellement, on préfère la ponction au bistouri, suivie d'une expression énergique et d'une injection de vaseline iodoformée au 1/10 ou d'huile xylolée-iodoformée (*méthode de Fontan*).

On peut aussi injecter du vaccin dans le bubon.

TRAITEMENT GÉNÉRAL. Injections intraveineuses de vaccin antistreptobacillaire (dmelcos), surtout en cas de *bubon chancrelleux;* injection de matières protéiques (lait, sérum de cheval). Ces diverses injections donnent deux ou trois heures une réaction fébrile élevée (40°).

Ingestion de comprimés de sulfamides ou injections intramusculaires de pénicilline.

III. Chancre mixte. — Le chancre mixte, plus fréquent que le chancre mou, résulte de l'inoculation simultanée ou successive en un même point des téguments des deux virus chancrelleux et syphilitique. Comme l'incubation de la syphilis est de 30 à 40 jours, le chancre évolue tout d'abord comme un chancre mou ordinaire, puis, au bout d'un mois environ, ses caractères se modifient; le fond reste sanieux, purulent, mais sa base s'indure, et l'ulcération prend de plus en plus les caractères du chancre syphilitique (v. SYPHILIS). Si l'on ne commence pas le traitement à ce moment, les accidents secondaires ne tardent pas à apparaître.

Mais certains chancres mixtes évoluent jusqu'à leur guérison comme des chancres mous, sans induration, et cependant ils peuvent être suivis, dans les délais habituels de cinq à dix semaines, de syphilides secondaires.

Un chancre mou typique et qui reste mou jusqu'à sa guérison ne permet donc pas d'exclure la possibilité d'une syphilis. Un malade porteur d'un chancre mou doit donc rester sous la surveillance de son médecin pendant plusieurs mois.

Il convient de rechercher à l'ultramicroscope la présence du tréponème de la syphilis dans la sécrétion du chancre mixte, et surtout d'effectuer la réaction de Wassermann chez tout porteur de chancre mou, afin de traiter le malade dès que la réaction sera positive.

CHANCRELLE. — V. CHANCRE : *Chancre mou.*

CHANTERELLE. — Champignon du groupe des Agaricacées dont on connaît deux variétés principales : la chanterelle comestible (*Cantharellus cibarius*) ou girolle, d'odeur agréable, à feuillets jaunes, à pied épais, et la chanterelle orangée (*C. coronilla*) ou fausse girolle, à feuillets orangés, à pied long et grêle, comestible pour les uns, suspecte pour les autres, et qui pousse dans les bois de conifères. (V. pl. en couleurs à CHAMPIGNONS.)

CHANVRE. — Chanvre commun ou textile. — Plante (*Cannabis sativa*) de la famille des Urticacées, cultivée pour l'emploi industriel de la partie textile de sa tige et pour son fruit appelé *chènevis.*

La culture du chanvre expose à des accidents tels que maux de tête, vertiges, vomissements, attribués surtout à l'odeur pénétrante et vireuse de la plante au moment de la floraison.

Intoxication. — L'eau dans laquelle on rouit le chanvre exhale des odeurs très fortes qui peuvent provoquer les mêmes troubles.

Chanvre indien (*Cannabis indica*). — Variété de la plante cultivée, qui acquiert aux Indes une activité physiologique plus considérable. Ses sommités fleuries contiennent une résine, la *cannabine* ou *haschichine,* dont le principe actif est le *cannabinol,* doué de propriétés analgésiques, antispasmodiques et hypnotiques.

Peu employé, parce que dangereux. Extrait gras (solution de 5 p. 100 de cannabine dans le beurre de cacao) 5 cg par jour; teinture de haschichine au 1/10, 50 cg à 1 g.

Haschich (mot arabe signifiant *herbe*). — Préparation à base de chanvre indien, utilisée en Turquie, en Egypte, en Tunisie et en Algérie, où on le fume et le mâche à la manière du tabac, soit seul, soit mêlé à ce dernier.

Intoxication. — Elle peut être aiguë ou chronique.

SIGNES. Engourdissement musculaire, fourmillements. Puis vertiges, sécheresse de la gorge; excitation cérébrale, délire gai, parfois furieux, auquel succède un sommeil calme ou peuplé de cauchemars.

Avec des doses élevées, le délire violent est suivi de stupeur et de coma.

Dans les formes chroniques, le sujet sombre dans la mélancolie, l'indifférence et même la folie à forme de monomanie, avec hallucinations.

Chanvre du Canada. — V. APOCYNUM.

CHAOUL (Méthode de). — Radiothérapie de contact (à courte distance) préconisée dans le traitement de certaines tumeurs cancéreuses.

CHAPEAU (des nouveau-nés). — Sorte de croûte qui couvre la partie supérieure du crâne de beaucoup de nourrissons et qui est formée par une sécrétion sébacée et des poussières. Laver, le matin, avec de l'eau savonneuse.

CHAPELET RACHITIQUE. — Tuméfaction que présentent les côtes à leur jonction avec le cartilage costal chez les rachitiques; la succession de ces tuméfactions de côte en côte sur les parois latérales du thorax constitue le *chapelet rachitique.*

CHARBON. — **Charbon végétal** (Charbon de bois). — Produit de la carbonisation en vase clos de bois non résineux. On utilise habituellement des bois blancs (saule, bouleau, peuplier), plus légers et plus poreux.

Employé comme absorbant, antiputride et désodorisant dans les fermentations gastro-intestinales, les diarrhées fétides, les empoisonnements par les alcaloïdes, les champignons, le phosphore, l'arsenic. Doses : 1 à 20 g par jour.

Utilisé aussi dans la préparation d'*absorbats,* obtenus en agitant le charbon activé dans des solutions médicamenteuses (iode, mercure, argent) ou des atmosphères gazeuses qu'il fixe par absorption et libère ensuite dans l'organisme.

Charbon animal purifié. — Charbon laissé au contact de l'acide chlorhydrique durant douze heures, décanté et lavé à l'eau jusqu'à disparition de la réaction acide. Préconisé comme anti-infectieux.

CHARBON (maladie). — Maladie extrêmement grave, se transmettant des animaux herbivores (notamment du mouton) à l'homme, et produite par la pénétration dans l'économie du microbe de Davaine, qui s'y introduit à la suite d'une dilacération, souvent minime, de la peau.

AGENT INFECTIEUX. Le *Bacillus anthracis* est aérobie. Il a la forme de bâtonnets de cinq à dix millièmes de millimètre, souvent rapprochés en chaînettes par deux ou trois : on les trouve en abondance dans le sang des animaux infectés dès le début de la maladie (*fig.* 280), dans celui de l'homme seulement dans la première période.

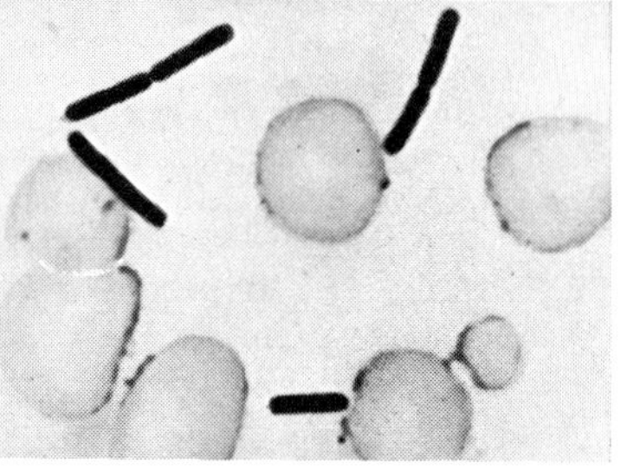

FIG. 280. — Bacilles du charbon dans le sang d'un animal (gross. 1 800).

Les spores n'existent pas, au contraire, pendant la vie chez l'être charbonneux, mais elles abondent après sa mort, chaque bâtonnet donnant naissance à une spore. Pour leur création, deux conditions sont nécessaires : de l'oxygène et une température de 18° à 41°5; alors que la bactéridie ne se développe pas au-dessous de 16° ni au-dessus de 45°, et meurt à 60°, les spores résistent à une température humide de 100° et sèche de 120°; leur vitalité est extrême (plus de vingt ans).

Charbon animal. — La vaccination préventive du bétail a fait presque complètement disparaître cette maladie autrefois très meurtrière. Elle était observée chez les bœufs, les chèvres, les chevaux, et surtout chez les moutons, les lapins et les souris.

Les animaux se contagionnent souvent en mangeant des fourrages imprégnés de *spores* (v. MICROBES) provenant de bêtes mortes de la maladie et insuffisamment enfouies dans les champs (champs maudits); les vers, en remontant vers la surface de la terre, transportent avec eux ces germes nocifs.

Chez le *mouton,* l'animal, qui paraissait jouir d'une santé parfaite, s'arrête tout à coup; il semble étourdi et chancelle; sa bouche se couvre d'écume, il rend des excréments et des urines sanguinolents, puis il tombe et meurt.

Chez les *bovidés,* la maladie est également très rapide (seize heures au maximum). La mort survient chez un animal sain en apparence la veille : le cadavre est ballonné; les naseaux sont remplis de spumosités sanguinolentes. Les signes se montrent dans l'ordre suivant : arrêt de la rumination, frissons, sensibilité des parois thoraciques, agitation, mugissement, diarrhée fétide et sanguinolente; l'animal tombe, se ballonne, s'agite et meurt.

Chez le *cheval,* la marche est plus lente (vingt-quatre heures) : prostration avec coliques, titubation, poil sec, crins s'arrachant avec la plus grande facilité, frissons, irritation, pouls vif, filant; température élevée (41-42°); sang noirâtre, se coagulant mal; muqueuses violacées.

Le charbon peut être transmis longtemps après la mort de l'animal charbonneux. Toutes les parties de l'aninal peuvent donner la maladie : la peau, la viande, le lait, etc.

Charbon humain. — On distingue trois formes d'infection charbonneuse chez l'homme.

Forme cutanée (pustule maligne). — CAUSES. Inoculation par contact avec le bétail contaminé (bergers, agriculteurs, etc.) ; rare depuis la vaccination anticharbonneuse.

Œdème malin. — Des phlyctènes sanguinolentes se montrent de place en place, formant des plaques de sphacèle, livides, puis noirâtres. Cette variété aboutit à des phénomènes d'infection généralisée : fièvre intense, pouls petit, irrégulier, maux de tête, frissons, vomissements, diarrhée, dyspnée, symptômes cholériques, qui se terminent par la mort.

Forme broncho-pulmonaire. — CAUSES. Inhalation de poussières chargées de spores charbonneuses chez les ouvriers manipulant des matières provenant d'animaux morts du charbon.

SIGNES. — Vertiges, somnolence, nausées, avec douleurs resserrant la poitrine et oppression très intense; toux sèche fréquente, crachats contenant le *Bacillus anthracis;* peu de fièvre, puis abaissement de la température du corps. Mort fréquente.

Forme intestinale. — Inoculation par les voies digestives. Les hachis faits avec le foie sont plus dangereux que les hachis préparés avec la viande. Le charbon intestinal est rare.

SIGNES. Prostration, courbature, puis vomissements, diarrhée, ballonnement du ventre, oppression, refroidissement général, mort.

PROPHYLAXIE. Détruire complètement l'animal charbonneux et enfouir ou, mieux, incinérer le cadavre entier. Vaccination du bétail.

Eduquer l'ouvrier en lui faisant connaitre les dangers de sa profession.

TRAITEMENT. Excision ou cautérisation au fer rouge; injections répétées en couronne autour de la pustule d'une solution phéniquée ou iodoiodurée.

CHARBONNIÈRES - LES - BAINS (Rhône). — Ville d'eaux bicarbonatées, ferrugineuses froides, située à 9 km de Lyon.

INDICATIONS. Anémie, chlorose; engorgements ganglionnaires, rhumatismes chroniques.

CONTRE-INDICATIONS. Affections pulmonaires aiguës; maladies du cœur, hypertension.

CURE. Boisson, bains.

CHARCUTERIE et PORC. — La viande de porc est un aliment d'une digestibilité difficile, qui doit être mastiqué lentement et avoir été très cuit, à la fois pour dissocier les fibres et détruire les agents du ver solitaire et du rouget du porc, s'ils existent; le rouget du porc peut être transmis par la voie digestive, mais le plus souvent par blessure ou piqûre de la peau par un os.

Les tissus conjonctifs qui séparent les fibres musculaires du porc peuvent héberger le *Cysticercus cellulosae,* qui donne chez l'homme le ver solitaire (tænia), et des larves de trichines, qui déterminent la trichinose.

Le porc doit être exclu de l'alimentation des eczémateux et, en général, des malades atteints de dermatoses, car il provoque de l'urticaire.

CHARDON. — Ce nom est porté par des plantes appartenant à des familles botaniques différentes.

Chardon bénit. — Plante indigène de la famille des Synanthérées (*Cnicus benedictus* ou *Centaurea benedicta*) dont les capitules solitaires jaunes renferment un principe amer, le *cnicin.* Employé comme tonique, fébrifuge, sédatif de la douleur (rhumatisme, névrites, zona).

Chardon Roland. — V. PANICAUT.

Chardon étoilé. — Plante commune de la famille des Synanthérées (*Centaurea calcitrapa*) dont toutes les parties ont des vertus fébrifuges et la racine des vertus diurétiques.

Chardon Marie. — Plante de la famille des Synanthérées (*Carduus marianus*) dont les feuilles et les graines jouissent de propriétés sudorifiques, fébrifuges, apéritives et stomachiques.

Chardon à foulon. — Plante de la famille des Dipsacées (*Dipsacus fullonum*).

CHARGE (Épreuve de). — Méthode destinée à mesurer la carence de l'organisme en *vitamine C.* On administre chaque jour une grande quantité de cette vitamine (30 cg). Si l'élimination urinaire en vitamine C est faible, c'est que l'organisme est carencé. On a estimé que le sujet est saturé de vitamine C quand l'élimination urinaire atteint 60 à 80 p. 100 de la dose ingérée; la différence entre la quantité ingérée et la quantité rejetée correspond au déficit de l'organisme en vitamine C. Voir VITAMINE.

CHARME. — Arbre de la famille des Castanéacées cupulifères (*Carpinus betulus*) dont la décoction des feuilles peut être employée en gargarismes.

CHASSE. — La chasse est un excellent sport qui allie les avantages de la marche aux exercices légers des bras, et met en œuvre à la fois la vue et l'ouïe. Mais sa pratique réclame quelques précautions.

Conditions de santé. — *Ceux qui ne doivent chasser qu'après conseil médical.* — Cardiaques, emphysémateux, bronchitiques, asthmatiques.

Ceux qui doivent chasser. — Arthritiques, rhumatisants, goutteux, obèses.

Accidents de chasse. — Les accidents tiennent souvent à l'impéritie du chasseur qui néglige de prendre les précautions élémentaires dans le maniement des armes à feu (ne charger qu'au dernier moment, porter le canon vers la terre, tenir l'arme très haut et désarmée quand on franchit un buisson ou un fourré, etc.).

L'accident le plus commun est la blessure par grains de plomb. S'ils sont tirés de loin, à moins qu'ils n'atteignent l'œil (et alors, celui-ci est généralement perdu), la blessure est légère.

On se bornera à appliquer un peu de teinture d'iode sur la petite plaie et à la protéger par une rondelle de quelque emplâtre adhésif, ou par une couche de collodion.

Si le grain est logé superficiellement, on pourra ultérieurement l'extraire avec la curette. Sinon, on le laissera en place. Il faut cependant savoir que des grains de plomb oubliés dans les tissus peuvent provoquer une suppuration locale, voire même une infection générale, et que d'autre part, ils peuvent déterminer des phénomènes d'intoxication lente par le plomb (V. PLOMB) et qui disparaissent rapidement après l'extraction des grains de plomb.

Si le blessé a reçu une charge entière, tirée à courte distance, le cas peut être grave. Avec l'écartement des grains, il peut se former une vaste plaie, hachant les tissus, les nerfs et les vaisseaux, et pouvant provoquer une hémorragie grave. Les blessures du thorax et surtout de l'abdomen présentent ici une gravité extrême. De plus, les grains de plomb sont nombreux : on trouve dans la plaie des débris de la bourre et des vêtements perforés. La plaie est alors sûrement infectée; une laparotomie d'urgence s'impose (V. ABDOMEN: *Plaies pénétrantes*). On pourra pratiquer une piqûre de camphre et placer de la glace sur le ventre pendant le transport.

Si l'hémorragie est plus grave et dépend d'une artère ouverte, il ne faut pas hésiter à ligaturer le membre où elle siège. On le ceinturera, au-dessus de la plaie, avec un lien quelconque, une bretelle, un mouchoir, une ficelle. Le nœud fait, si le sang coule encore, on augmentera la constriction en transformant le lien en garrot, à l'aide d'une tige glissée sous lui et tordue d'un demi-cercle, puis fixée. V. ARTÈRES : *Plaies pénétrantes.*

La plaie sera protégée par un pansement, que l'on peut improviser à l'aide d'un mouchoir trempé dans un alcool quelconque, cognac ou eau de Cologne. V. HÉMORRAGIE.

D'autres blessures accidentelles peuvent guetter le chasseur : déchirure des téguments par des épines, un clou, un pieu, un objet piquant ou coupant quelconque, à l'occasion d'une chute. Désinfecter à la teinture d'iode, mettre un pansement, et si l'objet vulnérant risque d'avoir été souillé par la terre, la poussière ou la boue, penser au tétanos.

Il est souvent utile d'emporter, au cours d'une partie de chasse, une petite boîte de secours contenant un paquet d'ouate et de gaze stérilisées (le pansement individuel du soldat), un peu de teinture d'iode, des sulfamides en poudre, de l'alcool, de l'éther, une ampoule de sérum antitétanique et de sérum antivenimeux (dans les régions à vipères, le même peut servir pour les chiens) et une seringue pour l'injection hypodermique.

CHASTETÉ. — La chasteté, c'est-à-dire l'abstention des relations sexuelles, outre qu'elle préserve les jeunes gens des maladies vénériennes, a une influence des plus favorables sur l'intelligence et la santé générale.

CHAT. — Le chat est l'ennemi du rat, vecteur de nombreuses maladies (V. RAT). Au Japon, en ce qui concerne la *peste*, par exemple, lorsque le nombre de chats est suffisant, les rats diminuent et la peste disparaît. Tout chat fort et robuste, c'est-à-dire bien nourri, chasse le rat, dont l'odeur semble l'irriter. C'est une erreur de croire qu'il faut affamer le chat pour qu'il poursuive les rongeurs.

MALADIES. La gale, la teigne tonsurante, le favus se transmettent du chat à l'homme; il en est de même de la tuberculose. V. à RAGE.

On a observé chez les chats des cas de diphtérie qui ont été suivis d'une épidémie diphtérique atteignant les enfants de la maison où la maladie avait été notée chez ces animaux. Enfin, on peut observer chez le chat le *Dipylidium caninum*. V. à CHIEN.

Il existe une maladie, dite *maladie des griffes de chat*, plus souvent rencontrée chez l'enfant que chez l'adulte. Cette maladie est caractérisée par des adénopathies d'évolution subaiguë aboutissant à la suppuration, guérissant toujours sans cicatrice. L'évolution est parfois fébrile et douloureuse, surtout chez l'adulte. Habituellement, cette maladie est due à une contamination par le chat.

CHÂTAIGNIER (*Castanea vesca*). — Arbre de la famille des Cupuliféracées dont l'écorce a été vantée contre la dysenterie. Son fruit ou graine, la châtaigne, renferme 10 à 15 p. 100 d'amidon, 20 p. 100 de sucre et 5 p. 100 de matières azotées; elle remplace parfois les pommes de terre dans les pays méridionaux.

Un kilogramme de marrons légèrement rôtis contient autant de matières azotées que 500 g de pain.

CHÂTEAUNEUF (Puy-de-Dôme). — Petite ville d'eaux minérales ferrugineuses (protoxyde de fer, 16 à 55 mg), bicarbonatées mixtes (3 g), lithinées, froides et chaudes (38°), contenant une grande abondance d'acide carbonique. Altitude, 380 mètres.

INDICATIONS. Anémie, chlorose, arthritisme, rhumatismes.

CURE. Boisson.

CHÂTELGUYON (Puy-de-Dôme). — Station thermale. Altitude, 400 m. 28 sources chlorurées magnésiennes, accessoirement bicarbonatées, lithinées, ferrugineuses.

INDICATIONS. Constipation, surtout du type atonique, colites chroniques et parasitaires, colibacilloses d'origine intesti-

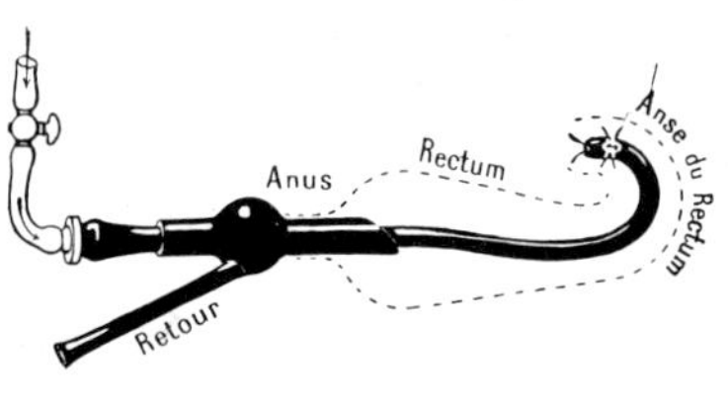

FIG. 281. — Sonde de Châtelguyon pour entéroclyse.

nale (syndrome entéro-rénal); enfants atteints d'entérocolites chroniques, de vomissements avec acétonémie.

CONTRE-INDICATIONS. Tuberculose intestinale, cancers digestifs, entérocolites

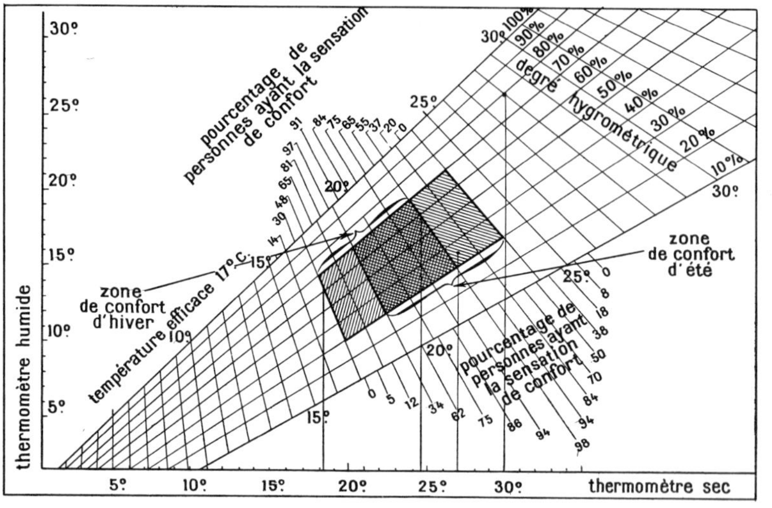

FIG. 282. — Mesure du confort.

Ce diagramme comporte, superposés, deux réseaux de lignes. D'une part, le réseau des lignes donnant le taux d'humidité du local et, d'autre part, celui des températures efficaces. Les températures lues au thermomètre sont portées sur la droite horizontale inférieure du diagramme. EXEMPLE I. Soit un local où le thermomètre indique une température de 30° et où le taux d'humidité est de 80 p. 100. Sur le point 30° de la droite inférieure, nous menons une droite verticale qui coupe la droite d'humidité 80 p. 100 en un point situé sur la ligne de température efficace 28°, cette dernière valeur est la température efficace du local. EXEMPLE II. Température au thermomètre : 27°. Taux d'humidité : 35 p. 100. La température efficace correspondante est de 22°,5. Cette ambiance est dans la zone de confort d'été, mais non dans celle d'hiver; elle satisfait en été 94 p. 100 des Américains. EXEMPLE III. Supposons que nous obtenions, par un chauffage approprié, une température de 27° C; nous voulons savoir entre quelles limites il faut maintenir le taux d'humidité pour rester dans la zone de confort. Nous voyons immédiatement sur le diagramme qu'il faut maintenir ce taux entre les valeurs de 30 p. 100 et de 60 p. 100, si nous voulons être dans la zone de confort d'été. En revanche, la température est trop élevée pour qu'il soit jamais possible d'être dans la zone de confort d'hiver. EXEMPLE IV. Le taux d'humidité est supposé de 60 p. 100; entre quelles limites faut-il maintenir la température du thermomètre pour rester dans la zone de confort d'hiver? Le diagramme indique comme valeurs extrêmes 24° et 19°. La température optimum sera 21°.

aiguës fébriles, dyspepsies hypersthéniques et hyperchlorhydriques.

CURE. Boisson; bains carbo-gazeux, douches, entéroclyse (*fig.* 281), goutte-à-goutte rectal; cataplasme de boue végéto-minérale sur les douleurs coliques, vésiculaires.

CHAUDESAIGUES (Cantal). — Petite ville d'eaux thermales simples, les plus chaudes de France (82°), indéterminées (0,53 de carbonate de soude). Altitude, 750 mètres.

MODE D'EMPLOI. Bains, douches, étuves, inhalations, pulvérisations.

INDICATIONS. Douleurs rhumatismales, engorgements articulaires, ankyloses incomplètes, paralysies, névroses, névralgie, sciatique.

CHAUFFAGE. — LE PROBLÈME PHYSIOLOGIQUE DU CHAUFFAGE. — L'objet du chauffage est de maintenir une enceinte à une température telle que les individus qui s'y trouvent n'éprouvent ni sensation de chaleur ni sensation de froid.

Pour bien saisir le mécanisme du chauffage, il est indispensable de comprendre que le corps humain est une machine thermique qui absorbe et dégage de la chaleur. Cette chaleur est emmagasinée par le corps sous forme d'aliments. Il est d'ailleurs possible d'attribuer à chaque comestible un nombre propre de calories représentant la quantité de chaleur qu'un poids donné de ce comestible est susceptible de fournir au corps humain. On compte qu'un individu normal absorbe 2 000 calories par jour et qu'il les restitue au milieu ambiant d'une façon à peu près continue, au rythme d'environ 80 calories par heure. Cet échange thermique varie d'ailleurs avec l'activité du sujet, l'échange calorifique horaire pouvant atteindre 150 ou 200 calories pour un travail musculaire intense. Il en résulte que, pour un sujet doué d'une activité donnée, les conditions ambiantes de confort optimum seront précisément celles qui favoriseront au mieux ces échanges de calories. En particulier, la température normale du corps humain étant de 37°, comme la chaleur passe toujours du corps le plus chaud vers un corps plus froid, il est nécessaire, pour que l'homme puisse évacuer ses calories, que la température de l'air ambiant soit toujours inférieure à cette valeur; la différence des deux températures doit être d'autant plus importante que l'activité physique de l'individu est plus intense. Ainsi, ne doit-on pas chauffer de la même façon, au sein d'une même entreprise, les bureaux où les employés travaillent assis et les ateliers où les ouvriers ont à exécuter de nombreux mouvements ou déplacements. Le problème ne se limite pas en réalité à une simple question de température, et bien d'autres facteurs interviennent.

En premier lieu, les échanges thermiques du corps humain sont accompagnés de l'évaporation au travers de la peau d'une certaine quantité d'eau, cette évaporation s'accompagnant d'ailleurs d'un refroidissement qui intervient activement dans le bilan des échanges thermiques. L'intensité de cette évaporation dépend non seulement de l'activité musculaire de l'individu, mais aussi du degré d'humidité de l'air ambiant. Ainsi, un air sec, en favorisant cette évaporation, retardera d'autant l'apparition de la sueur. Au contraire, si l'air ambiant est saturé d'humidité, l'eau qui suinte au travers de la peau

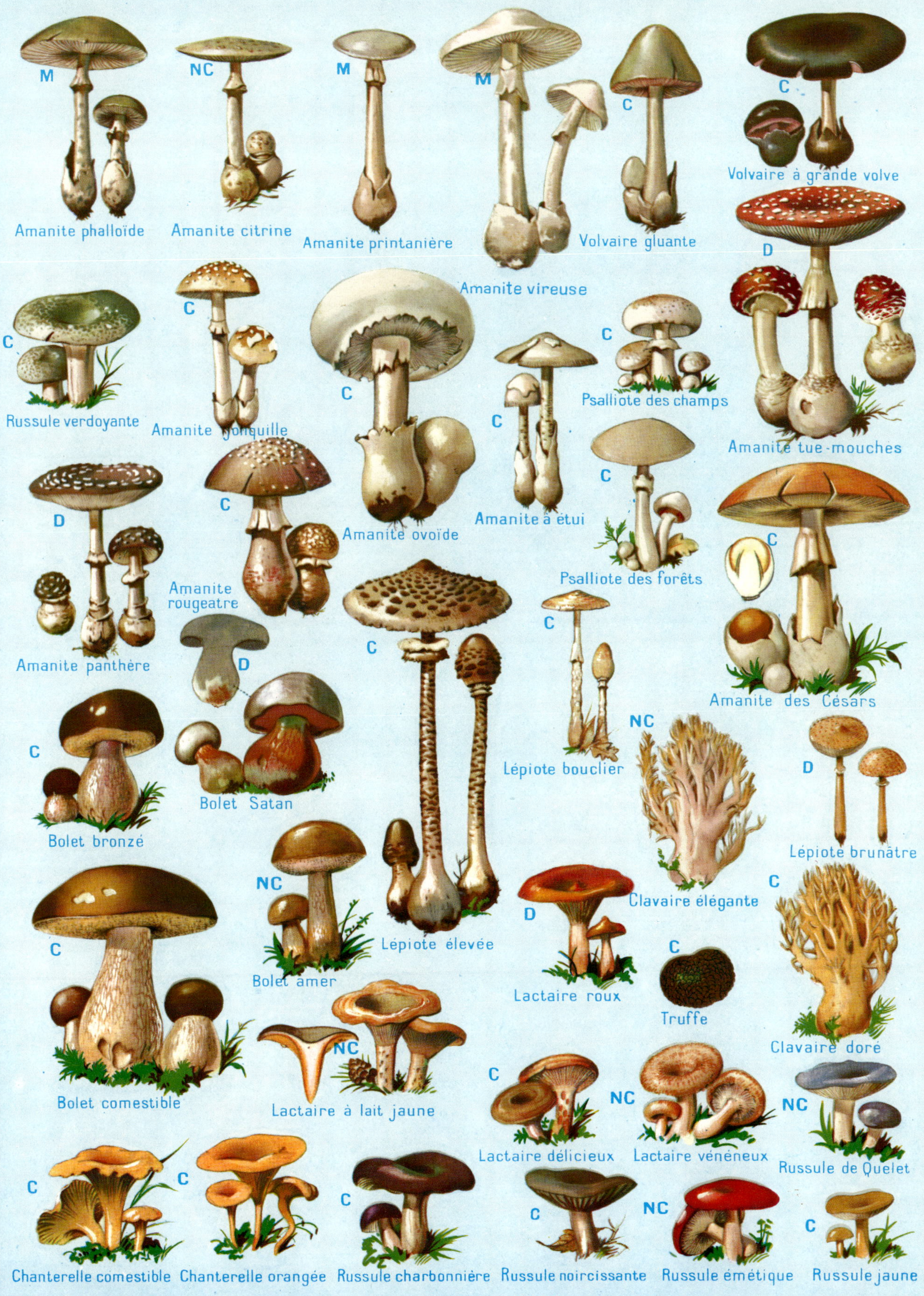
M
Amanite phalloïde
NC
Amanite citrine
M
Amanite printanière
M
Amanite vireuse
C
Volvaire gluante
C
Volvaire à grande volve
C
Russule verdoyante
C
Amanite jonquille
C
Amanite ovoïde
C
Amanite à étui
C
Psalliote des champs
D
Amanite tue-mouches
D
Amanite panthère
C
Amanite rougeatre
C
Psalliote des forêts
C
Amanite des Césars
D
Bolet Satan
C
Lépiote élevée
C
Lépiote bouclier
C
Bolet bronzé
NC
Clavaire élégante
D
Lépiote brunâtre
NC
Bolet amer
D
Lactaire roux
C
Truffe
C
Clavaire doré
C
Bolet comestible
NC
Lactaire à lait jaune
C
Lactaire délicieux
NC
Lactaire vénéneux
NC
Russule de Quelet
C
Chanterelle comestible
C
Chanterelle orangée
C
Russule charbonnière
C
Russule noircissante
NC
Russule émétique
C
Russule jaune

Champignons vénéneux et leurs similaires comestibles.

Mortel (M); Vénéneux dangereux (V); Dangereux (D); Non comestible (NC); Comestible (C).

reste sous forme condensée et s'écoule le long du corps. On comprend alors qu'un sujet donné, doué d'une activité définie, et se trouvant dans une ambiance de température connue, éprouve des sensations fort différentes suivant l'état hygrométrique de l'air. D'une façon générale, un air humide donne une impression de chaleur, et un air sec une impression de froid.

En second lieu, les échanges calorifiques du corps humain avec le milieu ambiant et l'évaporation de l'eau des tissus sont d'autant plus actifs que l'air est animé d'un mouvement plus rapide. Le corps humain se refroidit d'autant plus facilement qu'il se trouve dans un milieu plus agité. De deux pièces à la même température, celle qui paraît la plus froide est celle où l'air est animé de la plus grande vitesse. Ainsi, un ventilateur ne change pas la température d'un local, mais lui donne une impression de fraîcheur en créant des remous d'air.

La sensation de chaleur ou de froid est liée aussi à l'importance et à la nature des vêtements que porte le sujet. Des vêtements trop serrés et trop ajustés nuisent à l'évacuation de l'eau des tissus et favorisent pour autant la formation de la sueur. Il est meilleur, au point de vue thermique, de préférer, au port d'un seul vêtement de grosse laine, celui de plusieurs lainages légers.

Un facteur non négligeable est encore la température des parois des locaux.

En résumé, pour une activité et un vêtement donnés, la sensation de chaleur ou de froid dépend des facteurs suivants : 1° *la température de l'air ;* 2° *le degré d'humidité de l'air;* 3° *la vitesse de l'air aux alentours du corps ;* 4° *la température des parois du local.*

Dans le diagramme donné ci-dessus (voir *fig.* 282), et qui fut établi par l'A.S.H.V.E. (American Society of Heating and Ventilating Engineers), les deux zones hachurées couvrent respectivement les zones de confort d'été et d'hiver. La partie médiane de chacune d'elles correspond à l'ambiance donnant une sensation de confort au pourcentage maximum de personnes (soit, dans le cas présent, 19° en hiver et 21° en été). En France, la température de neutralité varie de 16 à 18°.

Comme nous l'avons vu, les températures intérieures des pièces varient suivant l'activité, l'habillement et même l'âge des individus. Nous donnons ci-après les valeurs des températures efficaces adoptées par la Commission supérieure du chauffage et de la ventilation. Ces températures sont prises à 0m,60 du sol et à 0m,75 des parois.

Salles d'élevage des nourrissons : 22° lorsque les nourrissons sont dévêtus dans la pièce, 18° dans le cas contraire;

Hôpitaux, chambres de malades : 18° (pouvant s'abaisser à 16° pendant la nuit); chambres d'opérés : 19 à 22°; salles de pansements : 19 à 22°; cabinet de consultation : 19 à 21°; salle de radioscopie : 21°; vestibules : 16°;

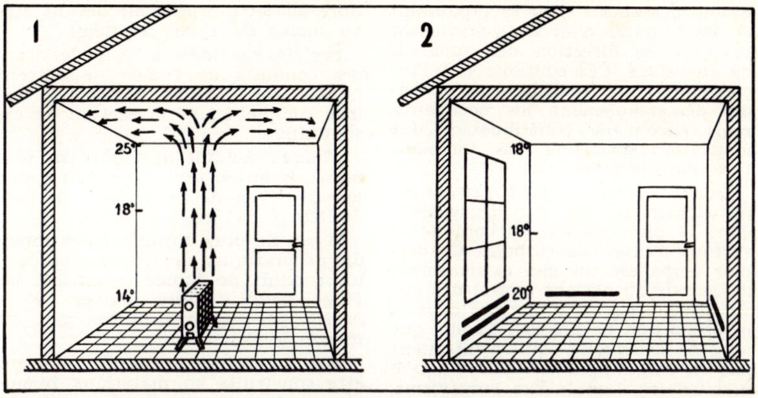

FIG. 283. — Mauvaise et bonne répartition de la température.

1. Mauvaise répartition. Avec une seule source chauffante à haute température, de puissants courants ascendants prennent naissance au-dessus du radiateur et surchauffent la partie supérieure du local. 2. Bonne répartition. Plusieurs sources de chaleur à basse température sont placées aux endroits les plus rationnels (près de la porte, sous la fenêtre). Les températures sont alors réparties à peu près uniformément sur toute la hauteur de la pièce.

Habitations. Salles communes, salles à manger, salon : 16 à 17°; chambres de malades : 18° (16° pendant la nuit) ; chambres à coucher avec déshabilloir-toilette chauffé à 18° ou 20° : 10°; sans déshabilloir : 14°; salle de bains : 22°; cuisine sans fourneau à charbon : 15°; vestibules : 12 à 13°;

Salles de classe, bureaux : 16 à 17°;

Locaux de réunion collective (salles de spectacles, restaurants, etc.) : 12 à 13° lorsque les vêtements d'extérieur sont conservés; 16 à 17° lorsque les vêtements d'extérieur sont enlevés;

Ambiance de travail. Les températures varient avec le vêtement et l'activité des ouvriers. D'une façon générale, pour un ouvrier assis sans dépenser beaucoup d'énergie, la température doit être d'environ 16°; pour un travail très intense, la température peut s'abaisser à 8°.

PRINCIPE DU CHAUFFAGE RATIONNEL. — En premier lieu, la chaleur dégagée doit être uniformément répartie dans la pièce (*fig.* 283). Il est très malsain pour le corps humain de baigner dans un milieu où la température n'est pas uniforme. Il est en particulier fort désagréable d'avoir simultanément la tête en feu et les pieds gelés, ou *vice versa.* Cet inconvénient est fortement marqué lorsque le chauffage est obtenu au moyen de sources de chaleur à haute température. Dans ce cas, l'air est chauffé fortement sur les surfaces de chauffe, monte rapidement vers le plafond, et le haut de la pièce, chaud bien avant la partie inférieure, conserve une température toujours plus élevée.

En second lieu, le chauffage ne doit introduire aucune poussière ni aucune émanation susceptibles de troubler l'organisme.

Si le chauffage est réalisé par des sources à haute température, nous avons vu que tout l'air de la pièce était brassé avec vigueur. De ce fait, de nombreuses poussières existant sur le plancher, sur les meubles ou sur les murs, sont entraînées, et restent en suspension dans l'air, où elles sont susceptibles d'être aspirées par les occupants. La densité de ces poussières est d'ailleurs d'autant plus grande que les courants ainsi créés sont plus rapides. De plus, si ces poussières viennent à passer sur les surfaces très chaudes des corps de chauffe, elles sont immédiatement carbonisées et peuvent donner naissance, sinon à des émanations toxiques, du moins à des odeurs désagréables.

Le choix des emplacements des sources chauffantes ne doit pas être arbitraire. En principe, les sources de chaleur doivent être situées près des sources de refroidissement : fenêtres, murs extérieurs, portes (*fig.* 284).

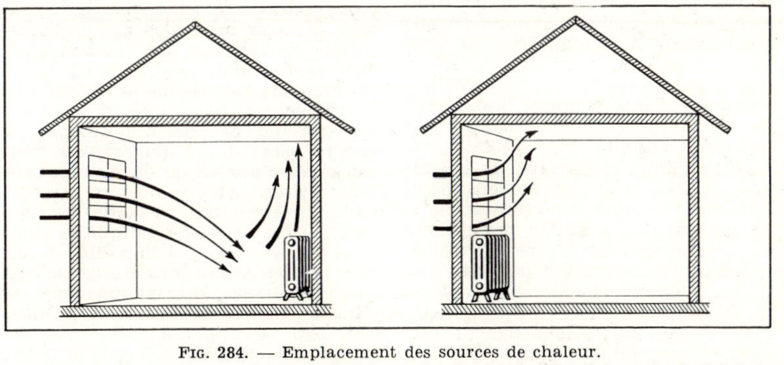

FIG. 284. — Emplacement des sources de chaleur.

A gauche. Mauvais emplacement. La source de chaleur est au fond de la pièce et les courants d'air froid traversent cette dernière en direction des appareils de chauffage. *A droite.* Bon emplacement. La source de chaleur est située près de la source de refroidissement.

Sinon, des appels d'air se produisent et des courants d'air froid traversent la pièce en direction des appareils de chauffage. Ces courants ont l'inconvénient non seulement de refroidir désagréablement les occupants, mais encore de contribuer à une mauvaise répartition des températures dans la pièce.

Quant au danger d'*asphyxie*, il est principalement dû au dégagement dans la pièce de gaz carbonique et surtout d'oxyde de carbone. Ce dernier corps est un gaz extrêmement dangereux; il devient mortel dès que sa dilution dans l'air respiré dépasse la proportion de 2/1 000. Tandis que le gaz carbonique, qui n'entretient pas la respiration, n'a pas d'action destructrice durable sur l'organisme, l'oxyde de carbone, au contraire, fixe définitivement les oxyhémoglobines du sang et les transforme en hémoglobines oxycarbonatées stables, désormais incapables de fixer l'oxygène au niveau des cellules pulmonaires (V. ASPHYXIE). Il est essentiel de se rappeler que l'oxyde de carbone est susceptible de se dégager toutes les fois que l'on brûle dans l'air un combustible : bois, charbon, gaz, mazout, etc. Mais c'est surtout avec le charbon que son apparition est le plus probable et le plus abondante. Il ne faut pas oublier non plus que, contrairement à ce que l'on pense souvent, l'oxyde de carbone n'a pas d'odeur et qu'il est donc difficilement décelable. L'oxyde de carbone est un produit de la combustion incomplète du charbon. Il a donc d'autant plus tendance à se produire que le tirage est plus mauvais, mais il faut aussi noter que, sous l'influence de très hautes températures, le gaz carbonique se décompose à son tour en oxyde de carbone. Il est donc très difficile d'éviter complètement le dégagement de ce gaz toutes les fois que l'on brûle un combustible dans l'air. Pour cette raison, *tout combustible destiné au chauffage et à la cuisson des aliments ne doit être brûlé que dans des cheminées, poêles et fourneaux ayant une communication directe avec l'air extérieur,* même lorsque le combustible ne donne pas de fumée. Parmi les règlements en cours dans le Code de la sécurité, nous relèverons à ce sujet quelques prescriptions concernant les conduits de fumée.

Les cheminées doivent présenter une section et une hauteur convenables pour assurer un tirage suffisant; elles ne doivent comprendre aucune fissure ou communication avec les appartements contigus et doivent déboucher au-dessus des fenêtres voisines. Il est indispensable, à cet effet, de vérifier avant de les utiliser leur isolement absolu.

Les conduits desservant les cheminées, poêles, etc., ne doivent avoir entre eux aucune communication et ne donner lieu à aucun dégagement de tirage ou de fumée à travers leurs parois. Ils doivent dépasser d'au moins 1 mètre la partie la plus élevée de la construction.

Les cheminées d'appartement doivent être munies d'une ventouse d'une section libre suffisante pour l'amenée de l'air extérieur, la section libre de cette prise d'air devant être au moins de 1 cm^2 et demi.

Les clés destinées à régler le tirage des conduits de fumée ne doivent jamais être installées de façon à fermer complètement la section de ces conduits.

Chaque conduit de fumée ne doit desservir qu'un seul foyer et ne doit jamais dévier de la verticale de plus de 30°.

Il est, de plus, formellement interdit de pratiquer des ouvertures dans un conduit de fumée traversant un étage pour y faire arriver de la fumée, des vapeurs ou des gaz, ou même de l'air.

Les conduits de fumée doivent être construits en matériaux homogènes, mauvais conducteurs de la chaleur, de bonne qualité, et résistant parfaitement aux effets du feu et de la chaleur produite.

APPAREILS ET MODES DE CHAUFFAGE. — Nous n'insisterons pas sur le fonctionnement et les descriptions techniques des appareillages; nous envisagerons surtout leurs avantages ou inconvénients physiologiques, que nous étudierons sous le jour des paragraphes précédents.

Cheminées. — Elles constituent le mode de chauffage le plus irrationnel qui soit. D'abord, leur rendement est extrêmement faible, car la plus grande partie de la chaleur qu'elles fournissent s'échappe par les conduits de fumée. Elles ne chauffent guère que par rayonnement et dans une zone restreinte, si bien que, généralement insuffisantes pour chauffer toute une pièce, elles vous « grillent » littéralement lorsqu'on s'en approche et vous laissent glacé dès que l'on s'en écarte.

Les cheminées sont un premier exemple du chauffage à source unique et à haute température. Elles présentent, de ce fait, tous les inconvénients cités à ce sujet. Solidaires des conduits de fumée, leur situation est généralement défectueuse, ces conduits étant le plus souvent placés dans les murs mitoyens des immeubles; de ce fait, les cheminées provoquent des appels d'air qui, en venant des parties froides de la pièce (fenêtres, murs extérieurs, portes, etc.), en traversent toute la partie inférieure, refroidissent les occupants, avant de venir s'engouffrer dans le foyer.

En outre, certaines cheminées sont dangereuses, car elles peuvent ventiler dans la pièce des gaz nuisibles (oxyde de carbone, gaz carbonique). Cet inconvénient peut être dû soit à un mauvais aménagement du conduit de fumée, soit parce que la cheminée est trop ou pas assez profonde, ou encore parce que l'arrivée d'air frais est gênée d'une façon ou d'une autre. Pour éviter, dans la mesure du possible, la formation d'oxyde de carbone, il faut veiller à ce que la combustion soit bien complète. A cet effet, éviter, si l'on brûle du charbon, que l'épaisseur du combustible ne dépasse 7 à 12 cm avec les houilles grasses, 15 cm avec les houilles maigres; veiller aussi à ce que le feu soit aussi égal que possible dans toutes les parties du foyer.

Cheminée simple ou à la Rumford. — Celle-ci se compose d'un foyer peu profond limité en avant par un rideau mobile destiné en s'abaissant à activer le tirage. Elle agit presque exclusivement par rayonnement et ne fournit que 10 p. 100, et même moins, du calorique produit. Lorsque cette cheminée tire mal et fume, il faut incriminer : 1° la trop grande largeur de la cheminée, qui permet à l'air froid de passer dans le tuyau sans être chauffé dans le foyer; 2° l'insuffisance de longueur du tuyau. L'existence de bourrelets aux portes et aux fenêtres, empêchant toute arrivée d'air, nuit au tirage.

Cheminées Fondet et Silberman. — Le rendement est accru de 40 p. 100 au moins par la disposition au fond du foyer d'une rangée de tubes inclinés de bas en haut, d'arrière en avant, et aboutissant à un cylindre

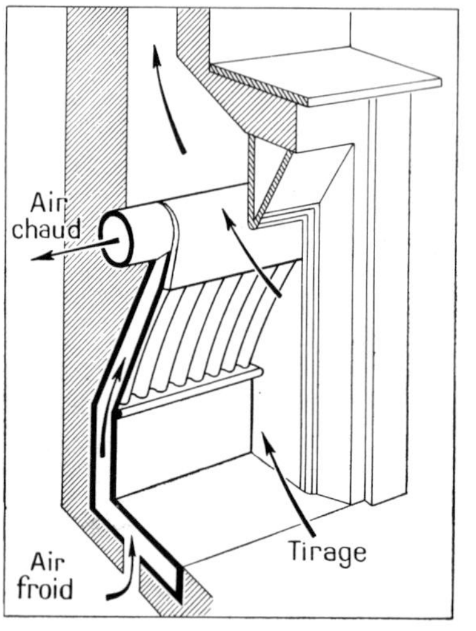

FIG. 285. — Cheminée Fondet-Cordier (schéma).

collecteur qui se termine à des bouches de chaleur placées de chaque côté de la cheminée. L'air du dehors, amené par un tuyau placé sur le plancher, passe dans ces tubes, entre lesquels montent les flammes, et pénètre ensuite dans la pièce qu'il chauffe en la ventilant (*fig.* 285). Les cheminées Silberman, fondées sur le même principe, comportent un caisson creux qui entoure le foyer et dans lequel sont disposées ces chicanes qui assurent, comme précédemment, une circulation d'air. Ce dispositif a l'avantage de pouvoir s'adapter sur une cheminée ordinaire, mais sa qualité est bien inférieure à celle du dispositif précédent.

Poêles. — Au point de vue du rendement calorifique, les poêles présentent déjà une grande amélioration sur les cheminées. Ils ont, toutefois, certains inconvénients : ils sont difficilement réglables et leur mise en route est relativement longue. De ce fait, ils se prêtent mal à un chauffage continu et uniforme.

Le combustible qu'ils utilisent (bois ou charbon) tient de la place et nécessite des manutentions parfois pénibles.

Ils peuvent provoquer des asphyxies.

Ce sont des sources de chaleur à haute température avec tous les inconvénients que ce mode de chauffage implique.

Solidaires des conduits de fumée, leur emplacement ne peut être choisi aux endroits les plus rationnels.

Les poêles sont en tôle, en fonte ou fonte émaillée, en terre cuite ou en faïence. En ce qui concerne les poêles de fonte, un danger doit tout de suite être signalé : la fonte devient poreuse lorsqu'elle est chauffée au rouge, et comme à ces hautes températures la combustion s'accompagne toujours d'un dégagement d'oxyde de carbone, ce dernier gaz, en traversant les parois, peut provoquer de graves accidents.

Certaines précautions ne doivent jamais être oubliées quand on utilise les poêles. En premier lieu, *ces appareils doivent toujours être munis de tuyaux d'échappement qui les mettent directement en communication avec l'extérieur* (généralement par l'intermédiaire des conduits de fumée des habitations). Rappelons aussi que les poêles à charbon et à coke présentent plus de dangers que les poêles à bois, bien que ces derniers répandent souvent une odeur et une fumée plus désagréables que les premiers.

Il y a lieu de proscrire l'emploi des appareils économiques, dits à faible tirage, dans les chambres à coucher et les pièces adjacentes.

Les conduits de fumée doivent présenter des dimensions suffisantes pour assurer un tirage convenable.

Ne jamais oublier, avant de faire fonctionner un poêle, de vérifier l'isolement absolu des tuyaux de cheminée qui le desservent. Il est, en outre, recommandé, avant d'adapter un poêle à une cheminée, de vérifier préalablement l'état de tirage de cette dernière, par exemple à l'aide d'un papier enflammé. Si l'ouverture momentanée d'une communication avec l'extérieur ne lui donne pas l'activité nécessaire, on fera directement un peu de feu dans la cheminée avant d'adapter le poêle, ou, au moins, avant d'abandonner le poêle à lui-même. Il sera bon, de plus, dans le même cas, de tenir le poêle un certain temps avec la plus grande ouverture du régulateur.

Bien tenir clos les orifices de chargement et ventiler largement le local chaque fois qu'il vient d'être procédé à un chargement de combustible.

Noter aussi qu'il est interdit d'adosser des foyers quelconques et, en particulier, des poêles, à des pans de bois ou à des cloisons contenant du bois. Dans les pièces où le sol est constitué par un matériau combustible, les poêles doivent être disposés sur une plate-forme d'une épaisseur suffisante, en matériaux incombustibles, mauvais conducteurs de la chaleur, et dépassant la face des ouvertures verticales du foyer d'au moins 30 cm. Enfin, les poêles doivent être montés sur pieds, de façon qu'au-dessus de la plate-forme il y ait un vide de 8 cm au moins.

Poêles à combustion vive. — Les poêles les plus simples sont constitués par un foyer directement en communication avec la cheminée; ces appareils, dont le prix d'achat est modique, ne sont pas à conseiller, car leur rendement est faible et l'on a tôt fait de dépenser en surplus de combustibles la somme économisée lors de l'achat. Il y a, au contraire, intérêt à se procurer des poêles qui utilisent au maximum la chaleur des gaz de combustion grâce à des chicanes ou des circuits de circulation qui permettent à la plus grande partie des calories produites de se dissiper dans le local (v. tabl. XIII, *fig.* 1, 1*a*, 2, 2*a*).

Poêles à combustion lente. — Ils présentent les avantages d'être économiques et de fournir une température plus douce, donc un chauffage plus rationnel. En contrepartie, les poêles à combustion lente à charbon sont à proscrire, car ils sont la source d'émanations abondantes d'oxyde de carbone.

Poêles à sciure. — Ceux-ci ne présentent pas ce danger. Leur fonctionnement est particulièrement simple, mais il faut prendre garde que la sciure soit bien sèche.

Radiateurs catalytiques. — Ils utilisent la combustion catalytique d'essence « C » par mousse de platine. Leur fonctionnement entraîne une diminution de l'oxygène et une augmentation du gaz carbonique dans des proportions importantes. Ils ne doivent donc pas être utilisés d'une façon permanente dans les pièces sans ventilation en raison des dangers d'asphyxie. Ils sont à déconseiller dans les locaux d'habitation et surtout dans les chambres à coucher.

Radiateurs à gaz. — Le chauffage au gaz constitue une grosse amélioration sur les poêles. D'une façon générale, les qualités dominantes de l'emploi du gaz pour le chauffage sont les suivantes :

a) *Rapidité.* — L'allumage est instantané, ne demande aucune préparation; le chauffage est immédiatement efficace.

b) *Souplesse.* — Dans les appareils les plus ordinaires, le réglage se fait facilement à la main au moyen d'un robinet. Dans les radiateurs plus perfectionnés, des thermostats, que l'on règle à volonté, permettent de maintenir une température donnée dans la pièce. On est alors sûr de ne dépenser que le volume de gaz strictement nécessaire.

c) *Propreté.* — Pas de manipulation salissante. Pas de poussière ni de fumée, pas de suie ni d'entretien journalier.

d) *Absence de dessèchement de l'air.* — La combustion du gaz produit au contraire un peu d'eau, alors que les poêles obligent l'emploi d'un récipient d'eau sur le foyer.

Comme inconvénient, notons surtout la possibilité de diffusion du gaz dans l'atmosphère, soit par suite de la fermeture incomplète des becs, soit par coupure inopinée du gaz (grèves) suivie d'une distribution de nouveau normale. C'est pourquoi, à moins d'utiliser des appareils comportant des dispositifs de sécurité spéciaux, il est recommandé de n'employer le chauffage au gaz (au moins pour les radiateurs indépendants) que pendant le jour, lorsqu'il est possible de les contrôler.

Le chauffage au gaz par *radiateurs indépendants* constitue un mode de chauffage très souple qui convient particulièrement pour les pièces occupées de façon intermittente, par exemple les locaux commerciaux. Il existe trois sortes d'appareils, suivant qu'ils transmettent la chaleur par rayonnement, convection, ou les deux à la fois.

Dans les *appareils à rayonnement,* les radiations calorifiques sont émises par des bûches en matières réfractaires portées au rouge au moyen de brûleurs à flammes bleues. Ces radiateurs conviennent surtout pour le chauffage très intermittent (tabl. XIII, *fig.* 4 et 4*a*).

Les *appareils à convection* sont spécialement conçus pour réchauffer rapidement par contact l'air des pièces où ils se trouvent. Ce sont de véritables poêles, susceptibles d'assurer un chauffage de fond (*fig.* 286, n°s 1 et 2). Ils peuvent être de trois sortes : soit à circulation d'eau, soit à circulation de vapeur, soit enfin à chauffage direct par le gaz de combustion.

Dans les radiateurs chauffant à la fois par rayonnement et par convection, le rayonnement peut ou bien provenir de bougies incandescentes, ou bien être obscur et émis par la façade même du radiateur conçu spécialement à cet effet (tabl. XIII, *fig.* 3, 3*a* et 3*b*). Il est également possible de transformer des poêles ordinaires en radiateurs à gaz, mais cette solution donne évidemment moins de satisfaction qu'un appareil conçu pour le chauffage au gaz.

Bien que présentant beaucoup moins de dangers que les poêles et cheminées, *les radiateurs à gaz doivent être munis de conduits d'évacuation pour les gaz à combustion.* Ils ne peuvent pratiquement, pour cette raison, que se placer près des conduits de fumée. Il est donc impossible de les disposer aux endroits les plus rationnels, et ils constituent, en outre, des sources de chaleur à haute température avec tous les inconvénients que ce mode de chauffage implique.

Radiateurs électriques. — Le chauffage électrique est incontestablement le plus pratique et le plus rationnel, physiologiquement parlant : pas de dangers d'asphyxie, pas de combustibles à entreposer, installation des radiateurs aux endroits les plus propices, possibilité de chauffage à basse température. Malheureusement, c'est un chauffage encore très onéreux et qui, pour cette raison, n'est généralement utilisé que comme chauffage d'appoint intermittent.

Radiateurs à haute température. — Il en existe une très grande variété. Comme pour les radiateurs à gaz, on trouve des appareils à rayonnement, à convection ou à chauffage mixte (rayonnement et convection).

Les plus simples des *appareils à rayonnement* sont constitués par des résistances incandescentes maintenues au foyer d'un miroir parabolique. Destinés uniquement à un chauffage local, ces radiateurs ne jouent qu'un rôle secondaire d'appoint dans le chauffage des habitations (*fig.* 286, n°s 3 et 4).

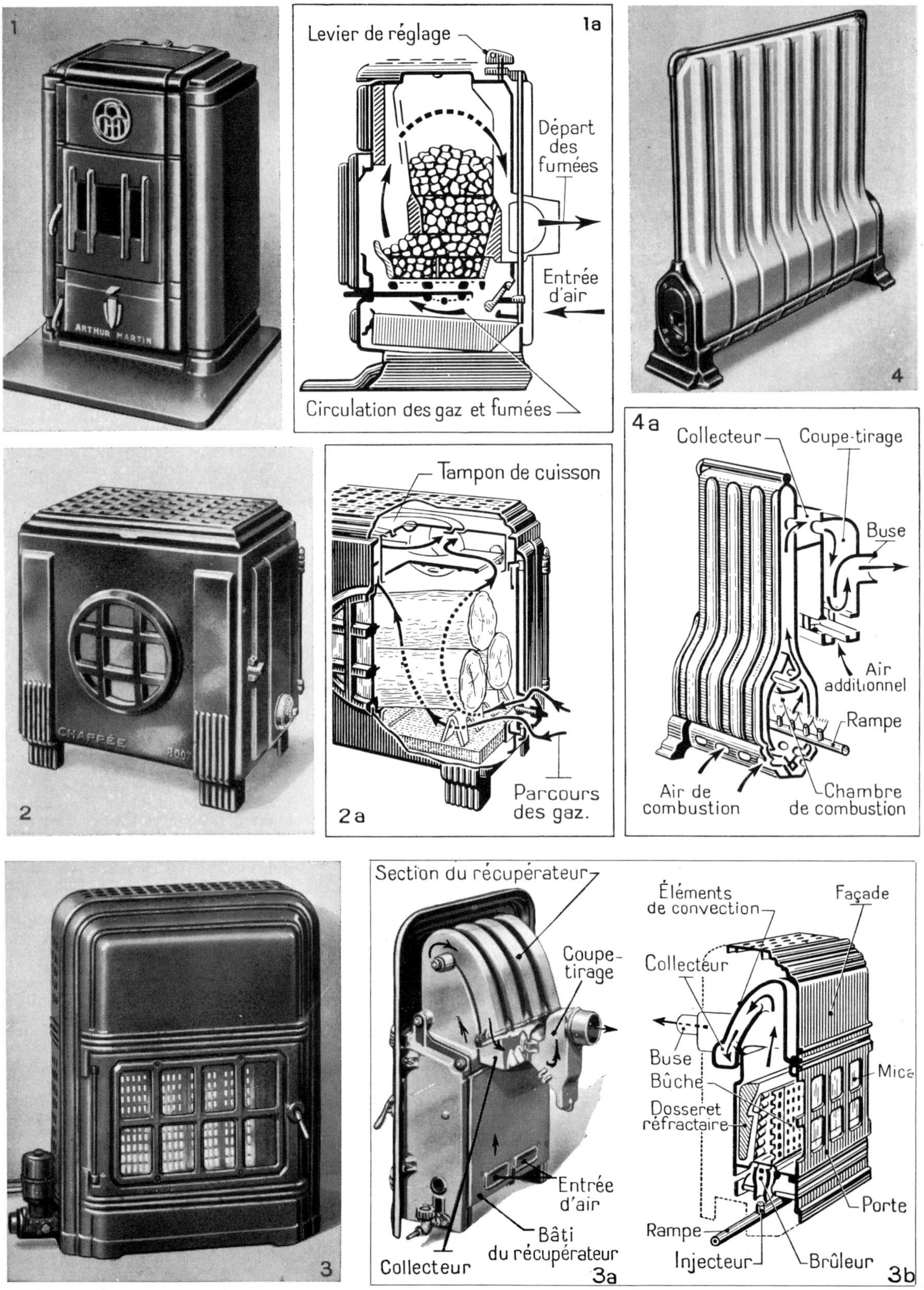

Appareils de chauffage.

POÊLES À COMBUSTION VIVE : 1 et 1 *a*. Poêle à charbon à feu continu (extérieur et coupe) ; 2 et 2 *a*. Poêle à bois à feu continu (extérieur et coupe). RADIATEURS À GAZ : 3, 3 *a* et 3 *b*. Radiateur à rayonnement lumineux et convection (extérieur, intérieur et coupe) ; 4 et 4 *a*. Radiateur à rayonnement sombre et incandescent.

(*Doc. Arthur Martin* [1 et 1 *a*], *Chappée* [2 et 2 *a*], *Gaz et Chaleur* [3, 3 *a* et 3 *b*], *Auer* [4 et 4 *a*].)

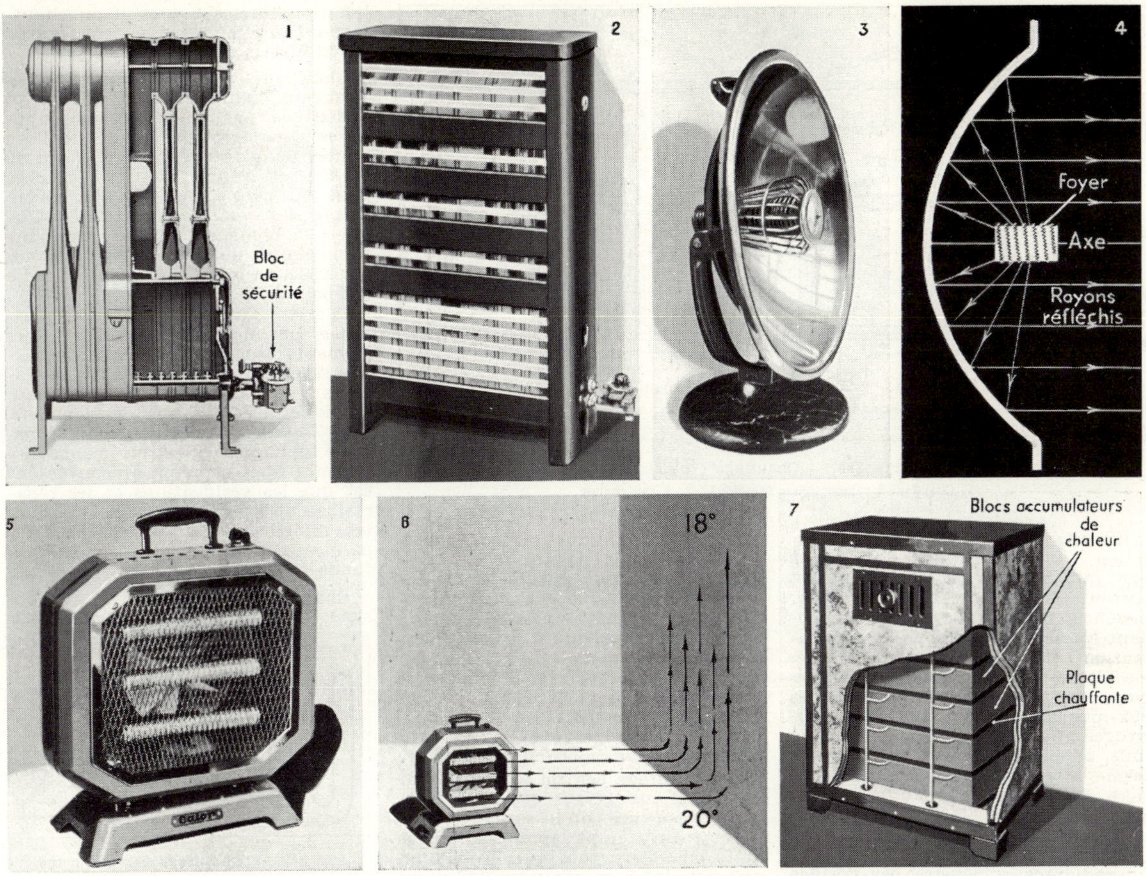

Fig. 286. — Appareils de chauffage.

Radiateurs à gaz : 1, 2. Radiateur à convection (corps de chauffe [1] et enveloppe émaillée [2]). Radiateurs électriques : 3, 4. Radiateur à rayonnement (extérieur [3] et schéma du miroir parabolique [4]) ; 5, 6. Radiateur soufflant à résistance (extérieur [5] et trajet de l'air chaud ventilé [6]) ; 7. Radiateur à accumulation.

(*Doc. Ets J.-P. Blin* [1 et 2]; *Calor* [5].)

Parmi les appareils qui combinent le *chauffage par rayonnement et convection,* signalons en particulier les radiateurs constitués par deux plaques de verre dans lesquelles sont enrobées les résistances métalliques. Un appel d'air froid se produit alors au bas de l'appareil, et un courant ascendant d'air chaud s'établit entre les deux plaques et monte vers la partie supérieure de la pièce.

Pour les chauffages plus importants, il existe de nombreux *appareils à résistances,* lesquelles, portées au rouge ou non, provoquent comme précédemment un courant d'air chaud ascendant. Ce mode de chauffage présente les inconvénients déjà cités et propres aux sources de chaleur à haute température. Pour assurer une répartition plus uniforme de la température, certains radiateurs à grand pouvoir de chauffe sont munis d'un ventilateur qui souffle l'air chaud dans un plan horizontal. Cet air s'étale alors en nappe, occupe la partie basse utile de la pièce et monte ensuite lentement en cédant progressivement sa chaleur aux couches d'air superposées qu'il traverse (*fig.* 286, nos 5 et 6). Il y a là une sensible amélioration, et ce dispositif est plus économique que les précédents. Un inconvénient subsiste : l'entraînement éventuel des poussières par le ventilateur, poussières qui sont ensuite carbonisées sur les résistances, les produits de ces combustions indésirables risquant de dégager des odeurs désagréables. Ce risque est d'ailleurs celui de tous les radiateurs à haute température.

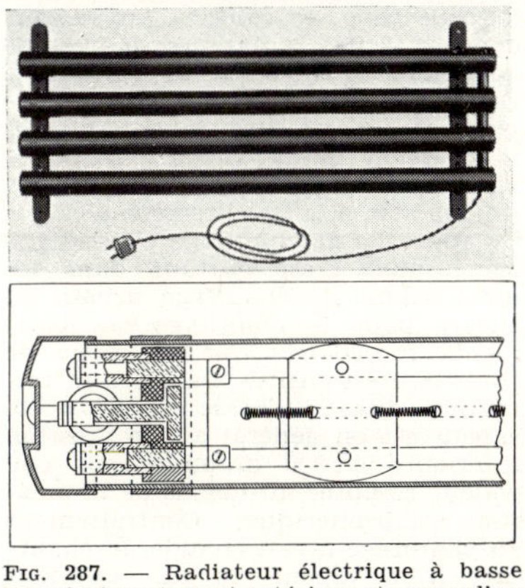

Fig. 287. — Radiateur électrique à basse température (aspect extérieur et coupe d'un élément). (*Doc. Mecano.*)

Radiateurs à basse température. — La solution la plus rationnelle du chauffage électrique consiste à utiliser, pour chauffer une même pièce, plusieurs éléments indépendants, en général des tubes horizontaux à grande surface de chauffe et à basse température, et que l'on dispose aux endroits les plus propices (sous les fenêtres, près des portes, le long des murs extérieurs). La température relativement faible des surfaces, jointe à la disposition horizontale des éléments, présente l'avantage de ne limiter le contact de l'air avec la surface de chauffe que pendant un court moment. Cet air n'absorbe ainsi qu'une faible quantité de chaleur et ne reçoit qu'un pouvoir ascensionnel faible : d'où une répartition homogène des calories; il n'y a aucune carbonisation ni aucun brassage de poussières; l'influence sur le degré d'humidité de la pièce est nulle. Si nous ajoutons que ces appareils sont souvent munis de dispositifs (thermostats) qui assurent la marche automatique de l'installation en maintenant une température donnée à l'avance pour une consommation minimum de courant, nous aurons ainsi montré qu'il s'agit là d'un des modes de chauffage les plus rationnels qui soient (*fig.* 287).

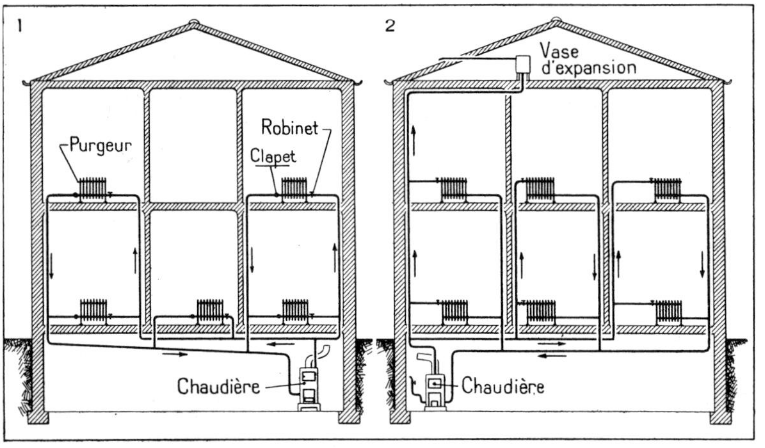

FIG. 288. — Chauffage central.
1. Chauffage à vapeur (basse pression) ; 2. A eau chaude.

Chauffage électrique par accumulation. — Le chauffage électrique par radiateurs à accumulation est surtout intéressant lorsque l'usager bénéficie de tarifs avantageux pendant les heures creuses de la consommation électrique. Des résistances électriques sont enrobées dans des blocs de terre réfractaire enfermés eux-mêmes dans une enveloppe calorifugée (*fig.* 286, n° 8). Pendant la nuit, on branche le radiateur et l'on ferme le registre; les blocs de matière réfractaire s'échauffent alors jusqu'à environ 450°. Aux heures d'utilisation, on ouvre le registre : l'air froid est alors aspiré par le bas du radiateur, y pénètre par l'orifice inférieur, monte à travers les blocs de matière réfractaire qui lui cèdent leurs calories, et s'échappe par l'orifice supérieur pour monter vers les parties supérieures de la pièce. Nous retrouvons donc ici les mêmes inconvénients que pour le chauffage électrique à haute température, avec l'intérêt de l'économie possible sur le prix du courant utilisé.

Chauffage central. — C'est le mode de chauffage le plus répandu dans les villes. Nous passons sous silence la description des chaudières utilisées, pour n'insister, comme précédemment, que sur les avantages ou inconvénients physiologiques des différents systèmes.

Chauffage central à eau chaude. — Dans le *chauffage par thermosiphon*, et *par gravité*, l'eau circule dans un circuit fermé, entièrement rempli d'eau et sous la seule action du chauffage lui-même, qui crée des différences de densité entre les divers points du circuit. Dans ce cas, la température relativement faible des corps de chauffe assure une bonne émission de chaleur, une répartition correcte des températures. En revanche, ces installations nécessitent un grand volume d'eau, sont exposées au risque de gel et occasionnent des frais d'installation coûteux (*fig.* 288).

Chauffage à circulation accélérée par pompe. — Il diffère du précédent par l'adjonction d'une pompe centrifuge qui règle le courant d'eau au gré de l'utilisateur. Les avantages sont les mêmes que précédemment, avec en plus la possibilité d'un réglage plus souple, puisque l'on peut agir sur la vitesse du fluide calorifique. Les frais d'installation sont légèrement inférieurs à ceux du système précédent, mais il y a des risques d'emballement de la chaudière si la pompe vient à s'arrêter accidentellement. Souvent aussi l'adjonction d'une pompe rend le fonctionnement de l'installation bruyant.

Le chauffage central à eau chaude est un chauffage dit *à grande inertie,* c'est-à-dire qu'il faut toujours un certain temps après l'allumage de la chaudière pour que les calories commencent à se répandre utilement dans les pièces. En contrepartie, les radiateurs fournissent de la chaleur un certain temps après l'arrêt de la chaudière. Le chauffage central à eau chaude n'est donc pas très indiqué dans le cas d'un chauffage intermittent, où il est nécessaire, plusieurs fois par jour, d'allumer et d'éteindre l'installation (bureaux, usines, etc.).

Chauffage central à vapeur. — Le générateur de chaleur est une chaudière qui produit de la vapeur d'eau, laquelle cède ses calories, en se condensant, à des radiateurs, et c'est de l'eau qui retourne à la chaudière. Dans les installations dites *à haute pression* (c'est-à-dire dans lesquelles la pression de la vapeur est supérieure à 1 kg), il est rare que la vapeur soit admise directement dans les appareils de chauffage placés dans les locaux. C'est surtout dans les installations de chauffage urbain ou encore pour le chauffage des bâtiments industriels que ce mode de chauffage est utilisé. Dans les installations dites *à basse pression,* la vapeur est en général à une pression inférieure à 300 grammes par cm^2 (valeur comptée au-dessus de la pression atmosphérique). Contrairement au chauffage à eau chaude, le chauffage à la vapeur est un chauffage *à faible inertie,* c'est-à-dire que les radiateurs donnent de la chaleur dès que l'on allume la chaudière. Cette caractéristique le désigne particulièrement pour le chauffage intermittent. Signalons aussi un prix d'installation inférieur à celui du chauffage à eau chaude, et le risque moins grand en cas de gel (*fig.* 288).

Chauffage par panneaux. — Les panneaux chauffants sont en principe constitués par des faisceaux tubulaires dans lesquels circule de l'eau à une température variant entre 40 et 60°, et qui se trouvent enrobés dans du béton (*fig.* 289) ou encore établis dans des corps creux dans lesquels la chaleur se diffuse par l'intermédiaire de lames d'aluminium (*fig.* 290). La température superficielle des panneaux ne doit pas dépasser 25°.

Il existe aussi des panneaux constitués par des tubes adossés à des éléments de fonte, mais ces dispositifs se comportent comme des radiateurs à eau chaude ordinaires. Aussi, ne parlerons-nous que des premiers.

Le chauffage par panneaux constitue un chauffage extrêmement satisfaisant. Son principal inconvénient est que les vérifications et les réparations de l'installation sont rendues très difficiles du fait de l'enrobage des panneaux dans les planchers, les plafonds ou les murs.

Chauffage à air chaud. — Il consiste à introduire dans la pièce, par

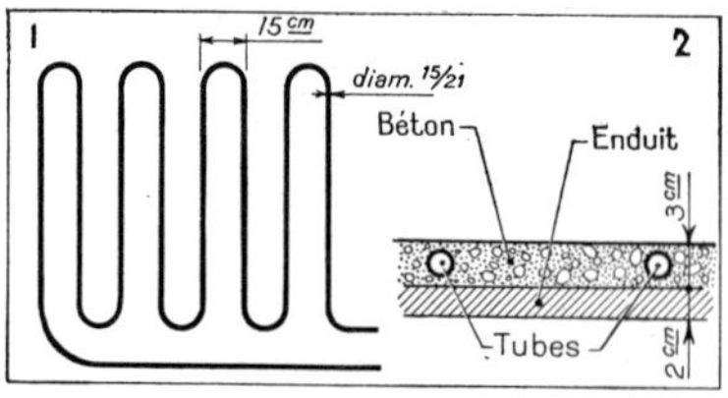

FIG. 289. — Chauffage par panneaux.
1. Disposition des tubulures; 2. Coupe du plancher.

des bouches dites *de chaleur,* une certaine quantité d'air chaud. La circulation de cet air peut être *naturelle,* c'est-à-dire provoquée par l'ascension de l'air chaud dans la partie supérieure du local, ou encore être *accélérée* par un système de ventilateurs : c'est le cas des installations dites de *climatisation* ou de *conditionnement d'air.*

Dans le *chauffage à circulation naturelle,* et qui n'est plus guère uti-

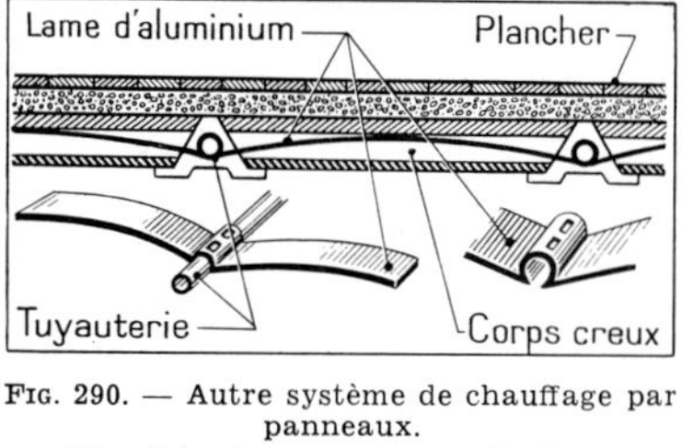

FIG. 290. — Autre système de chauffage par panneaux.
Disposition des corps creux et des lames d'aluminium.

lisé aujourd'hui dans les habitations, l'air chaud introduit peut être pris en totalité à l'extérieur du local à chauffer, ou bien seulement en partie. Dans le premier cas, les perturbations atmosphériques peuvent troubler la circulation de l'air dans la pièce ou même inverser le circuit, ce qui crée un résultat exactement contraire au but recherché.

Le *conditionnement d'air* (ou *climatisation*) est le procédé le plus rationnel de chauffage, mais son prix d'installation est encore très coûteux; son usage ne s'est encore répandu que dans les villes tropicales ou dans certaines salles de spectacles des villes de climat plus tempéré.

Ce procédé consiste à faire circuler une masse d'air déterminée dans un

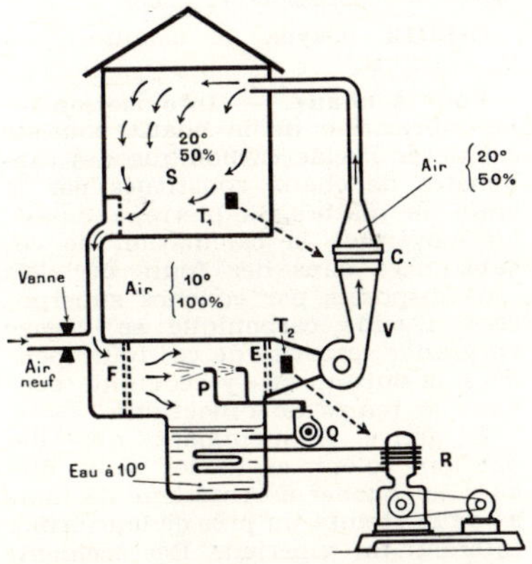

FIG. 291. — Schéma d'une installation de climatisation.

circuit fermé comprenant le local hermétiquement clos et une sorte d'armoire dans laquelle l'air de circulation est ramené constamment aux conditions de température et d'humidité voulues (*fig.* 291).

Tous les organes d'installations sont généralement groupés dans le sous-sol et, le plus souvent, l'air régénéré est ventilé dans la partie supérieure de l'enceinte, puis est aspiré par l'intermédiaire d'ouvertures situées dans la partie inférieure. L'armoire de conditionnement comporte un filtre F qui débarrasse l'air de ses poussières. Une batterie de pulvérisateurs P est alimentée par une pompe Q, qui puise son eau dans un bac maintenu à température voulue par un réfrigérateur R; un ventilateur V assure la circulation de l'air; une batterie chauffante C donne à l'air la température voulue. Le dispositif de régulation est assez complexe; il repose sur l'utilisation de thermostats placés à des points choisis du circuit et qui règlent automatiquement à la fois la température de chauffe de la batterie et celle de l'eau pulvérisée.

La description précédente montre la complexité de l'installation; elle en explique, par conséquent, le haut prix, mais elle met aussi en évidence que seul ce mode de chauffage est capable de maintenir dans une enceinte une ambiance de confort donnée, puisqu'il agit à la fois sur la température de l'air, sur son taux d'humidité, sur son renouvellement, et même sur son degré de pureté (dépoussiérage). Un système de conditionnement simplifié est l'*aérotherme.* C'est un dispositif de climatisation, sans pulvérisation d'eau, c'est-à-dire sans action sur le taux d'humidité de la pièce. D'abord employé seulement pour le chauffage des ateliers et des usines, l'usage de l'aérotherme s'applique aussi aujourd'hui au chauffage des petites maisons. Un ventilateur reprend l'air du local près du sol à travers un filtre et l'insuffle dans le local au-dessus de la tête des occupants. Préalablement à cette insufflation, l'air est passé sur une batterie chauffante qui a porté sa température entre 30 et 50°. Un registre permet d'introduire dans le circuit de l'air frais provenant de l'extérieur. La batterie peut être constituée par des résistances électriques ou par des faisceaux de tubes à ailettes dans lesquels circule de l'eau chaude ou de la vapeur. Cette batterie peut aussi se réduire à un faisceau de caissons dans lesquels circulent les gaz chauds d'un foyer. Dans ce dernier cas, des précautions doivent être prises pour éviter les dangers d'asphyxie présentés par des fissures possibles dans les caissons.

CHAUFFE-VENTRE. — Récipient en métal ou en caoutchouc, recouvert de feutre, dans lequel on introduit de l'eau chaude par une tubulure que ferme un bouchon à vis. Il existe des compresses abdominales chauffantes pourvues d'une résistance électrique et qui s'adaptent à une prise de courant ordinaire.

CHAULMOOGRA (Huile de). — Huile épaisse, jaunâtre, d'odeur et de saveur nauséeuses, fournie dans l'Inde, en Birmanie, en Indochine et aux Philippines par plusieurs arbres de la famille des Bixacées et des Flacourtiacées (*Taraktogenos Kurzii,* divers *Hydnocarpus* et, au Brésil, *Carpotroche brasiliensis*).

Cette huile, qui renferme des acides gras (palmitique, chaulmoogrique, hydnocarpique), est surtout employée contre la lèpre, soit par la bouche en gouttes (X à CCC par jour dans du lait ou dans une infusion de menthe), en capsules de 0g,15 (1 à 4 par jour), soit en lavements, dans du lait chaud, soit en injections intramusculaires (1/2 à 2 cm^3 tous les deux jours) ou en injections intraveineuses de 2 à 4 cm^3 du complexe chaulmoogra - cholestérol. Employée également en emplâtre ou en pommade à 20 p. 100 dans les dermatoses chroniques non irritables : eczéma lichnifié, psoriasis. Détermine souvent de la diarrhée et des vomissements.

Les éthers éthyliques des acides gras de l'huile de *Taraktogenos* (hyrganol, antiléprol) sont employés en capsules de 0g,5 (deux à trois par jour), ou, mieux, en injections intramusculaires fessières : une ampoule de 1 à 2 cm^3 tous les cinq jours.

CHAUSSURES. — Pour bien marcher, le pied doit être garanti contre le froid, et ne pas être blessé par les aspérités du chemin. Il est nécessaire, en outre, que la transpiration toujours abondante (1/4 de la sueur totale du corps), par suite du grand nombre des glandes et de l'activité musculaire et circulatoire résultant de la marche, soit éliminée suffisamment pour éviter l'irritation de la peau, conséquence d'une sorte de macération.

Les conditions à remplir par la chaussure pour répondre à ces desiderata seront une *semelle* assez *épaisse* pour protéger le pied contre les chocs et empêcher l'humidité, en cas de pluie, de pénétrer à l'intérieur du soulier, et assez *large* pour donner une bonne assiette au pied. Quant à l'*empeigne,* c'est-à-dire à la partie de la chaussure qui recouvre le pied, il convient qu'elle soit *souple* pour s'adapter à sa forme, qu'elle soit *ouverte* à sa partie médiane pour contribuer à une nécessaire circulation d'air autour du pied et à l'évaporation de la vapeur d'eau produite par la transpiration. Il faut d'autant moins compter à ce point de vue sur la perméabilité du cuir à l'air de dedans en dehors, qu'on annule celle-ci par les diverses graisses (cirages noirs et jaunes) dont on enduit les chaussures dans un dessein d'élégance et pour empêcher la pénétration de l'eau de pluie.

Chaussures à préférer. — Le soulier bas semble la meilleure chaussure pour la ville. Pour les très longues marches à la campagne, particulièrement dans les terrains sablonneux, qui feraient pénétrer beaucoup de poussière à l'intérieur du soulier bas, on doit lui préférer la chaussure montante, excellente, quoique plus lourde, à condition qu'on ne serre pas trop les lacets (*fig.* 292).

Les semelles de *caoutchouc* ont l'avantage de ne pas s'imprégner de l'humidité du sol, mais ont, en revanche, l'inconvénient de nuire à l'évaporation de la sueur qui, en s'accumulant autour du pied, le fait macérer dans une humidité chaude.

Position rationnelle du pied dans la chaussure. — L'examen d'un pied normal (*fig.* 293) montre que le gros orteil se trouve à peu près dirigé suivant la ligne interne du pied, qui se trouve ainsi presque droite; les orteils sont libres, étalés sur le sol; les points de contact ont lieu principalement aux métatarsiens et au talon; la plante présente une voûte ne reposant pas sur le sol.

Si, maintenant, on compare à ce pied normal la radiographie d'un pied (*fig.* 294) déformé par une chaussure mal faite et étroite, on voit que le gros orteil est rejeté en dedans, que les autres sont recroquevillés, chevauchent les uns sur les autres et sont ramenés vers un axe passant par la pointe de la chaussure.

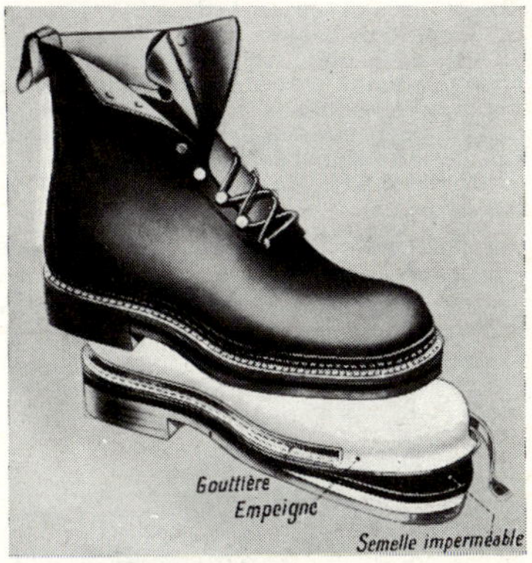

FIG. 292. — Type d'une bonne chaussure de fatigue.

La conséquence de ces faits est que l'appui du pied est défectueux, par suite fatigant, que l'homme marche mal, souffre de petites blessures et de callosités aux points de frottement, de durillons, de luxations des orteils et d'arthrites.

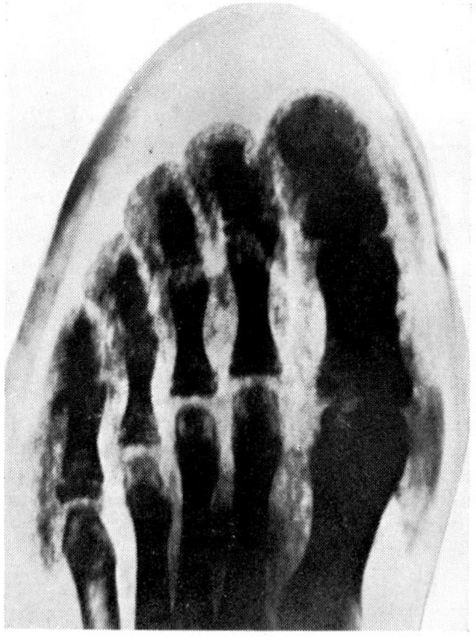

FIG. 293. — Radiographie montrant la position normale des orteils dans une chaussure rationnelle.
(*Doc. Pillot.*)

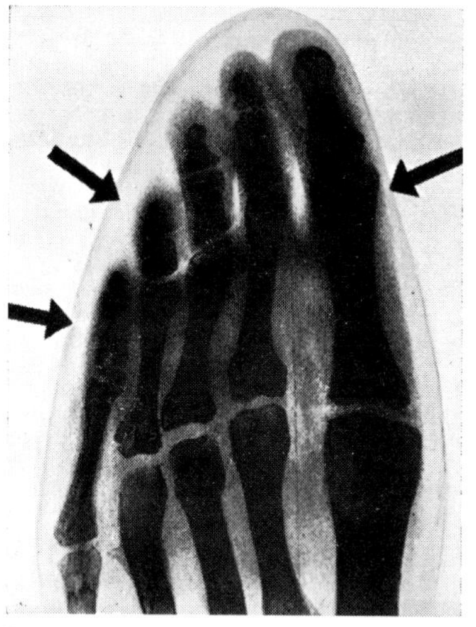

FIG. 294. — Radiographie montrant la déformation des orteils dans une chaussure trop étroite.
(*Doc. Pillot.*)

Il est indispensable que la chaussure soit adaptée à la forme et au fonctionnement de la partie du corps qu'elle recouvre. Pour cela, le pied devra être placé bien d'aplomb sur un cuir à semelle, en ayant soin d'appuyer sur la voûte plantaire, puis on en tracera le contour avec un poinçon mousse dont le manche sera légèrement incliné en dehors. On obtiendra ainsi des chaussures de largeur convenable à la partie antérieure et au bord interne peu infléchi.

La semelle présentera des dépressions pour le talon et la tête du premier métatarsien : on modérera la cambrure ; la semelle devra déborder l'empeigne, mais sans exagération.

Les femmes, pour se grandir, emploient trop souvent des talons hauts et venant s'implanter très en avant (*fig.* 296). Les résultats, dans ce dernier cas, sont des entorses, une courbature de la colonne vertébrale, une déformation des orteils poussés dans la partie pointue de la chaussure. La grandeur du pas est diminuée par la hauteur du talon, augmentée par une semelle allongée et assez rigide ; mais, là encore, il ne faut pas d'exagération, car l'effort produit de la fatigue. V. TENDONS (Affections médicales).

L'empeigne doit avoir sa hauteur maximum au point précédemment indiqué et, avant de rejoindre la semelle en avant du pied, former une saillie assez haute pour que les orteils ne soient pas comprimés ; il devra en être de même au niveau du cou-de-pied.

TEINTURE. Pour la teinture des chaussures, il convient de rejeter les vernis à base d'aniline ou de toluidine, qui causent fréquemment des intoxications. V. ANILINE.

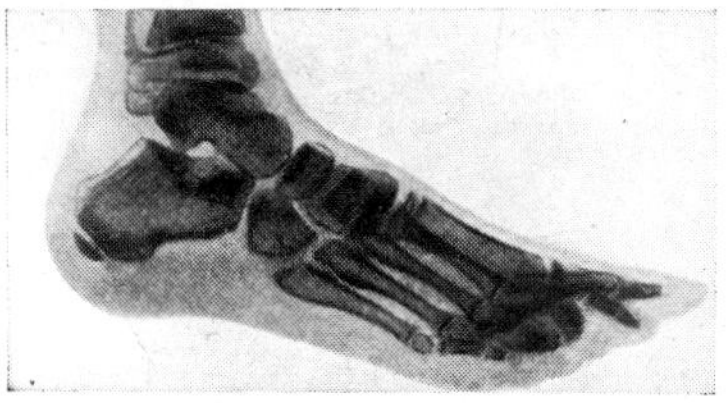

FIG. 295. — Radiographie montrant la position normale d'appui du pied sur le sol.

Bottes, caoutchoucs, sabots. — Les bottes, outre leur poids excessif, réalisent au maximum les inconvénients signalés précédemment, par l'impossibilité qu'elles apportent à la respiration du pied.

Ces défauts sont encore accentués avec les caoutchoucs, qui ne doivent recouvrir qu'une partie du pied et être enlevés dès qu'ils ne sont plus nécessaires.

Les sabots, qui préservent assez bien contre l'eau et sont faciles à quitter et à remettre à la porte de la maison, sont utiles à la campagne, le pied étant recouvert d'un chausson, mais ils ont le désavantage, n'adhérant pas au pied, de rendre la marche incommode.

Inconvénients des chaussures mal faites. — Le port de chaussures qui compriment ou déforment le pied favorise l'apparition de durillons, de cors, d'hygromas, de déviations d'orteils.

L'élévation exagérée des talons amène d'autres troubles. Le port de chaussures à hauts talons entraîne une hyperextension du pied sur la jambe, qui modifie l'équilibre des segments osseux superposés : le tibia est rejeté en arrière pour le maintien de

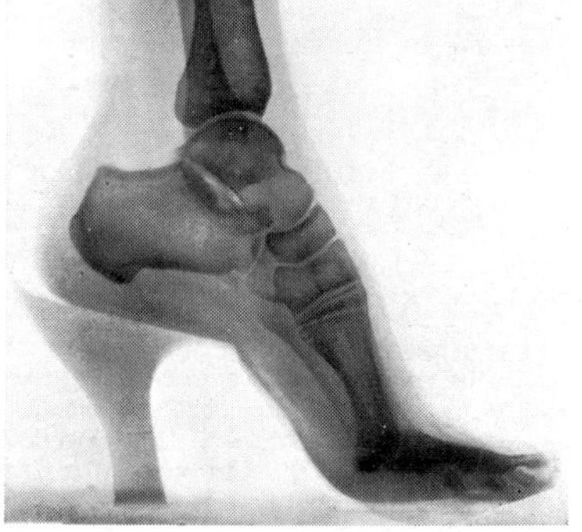

FIG. 296. — Radiographie montrant la déformation du pied par chaussure à talon élevé (Maingot).

l'équilibre, le genou a une tendance à se fléchir ; la nécessité de maintenir le centre de gravité dans la base de sustentation oblige encore le sujet à rejeter la partie supérieure du tronc en arrière, à exagérer la saillie du ventre et la cambrure lombaire (lordose). Cette déviation existe même avec un talon de 5 à 6 cm. Pendant la station debout, la situation du pied sur les talons élevés met anormalement en action le quadriceps de la cuisse, qui provoque alors l'ascension de la rotule.

Signalons enfin les inflammations douloureuses des tendons qui peuvent être la conséquence des hauts talons, et l'existence d'albumine orthostatique provoquée par la lordose, causée elle-même par les hauts talons, et qui disparaît quand on impose la suppression des talons.

CHAUX (Oxyde de calcium). — V. CALCIUM.

Four à chaux. — Intoxication. — La fabrication de la chaux consiste à enlever l'acide carbonique des carbonates de chaux constitués par la craie, le marbre, la pierre à chaux, au moyen de la calcination de ces substances dans des fours où elles sont disposées par couches superposées. L'acide carbonique se dégage en grande quantité de ces fours pendant la cuisson et s'y accumule pendant le temps de l'inactivité.

Il arrive fréquemment que des ouvriers soient asphyxiés pour être allés se coucher à l'intérieur de fours à chaux éteints, ou près de leur orifice inférieur ou supérieur. Des accidents analogues se sont produits dans des maisons attenant à un four à chaux.

Eruptions causées par la chaux. — La chaux produit des éruptions érythémateuses, vésiculeuses, pustuleuses, eczématiformes, dites gale des maçons, des plâtriers, des cimentiers, etc., etc.

CHEILITE (du gr. *kheilos,* lèvre). — Inflammation des lèvres, tantôt aiguë, tantôt chronique (*fig.* 297).

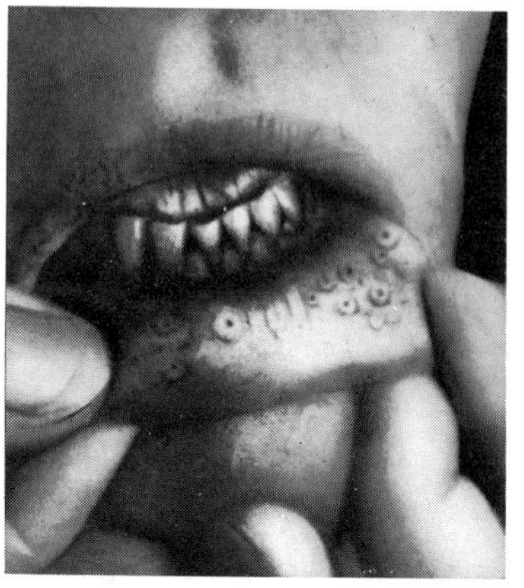

FIG. 297. — Cheilite glandulaire simple.

Cheilite aiguë. — Rougeur, avec gonflement de la lèvre, desquamation et parfois érosions et fissures douloureuses de la muqueuse ; s'observe dans l'eczéma, les éruptions artificielles (bâton de rouge, dentifrices renfermant du salol ou de l'arsenic, soleil), les épidermites microbiennes et mycosiques.

La *cheilite du rouge* est très fréquente ; elle peut être due aux divers composants du bâton : corps gras, parfums, mais surtout colorant (éosine, rhodamine, carmin) ; il suffit souvent de changer de colorant pour voir disparaître la cheilite. Parfois le baiser d'une lèvre rougie peut

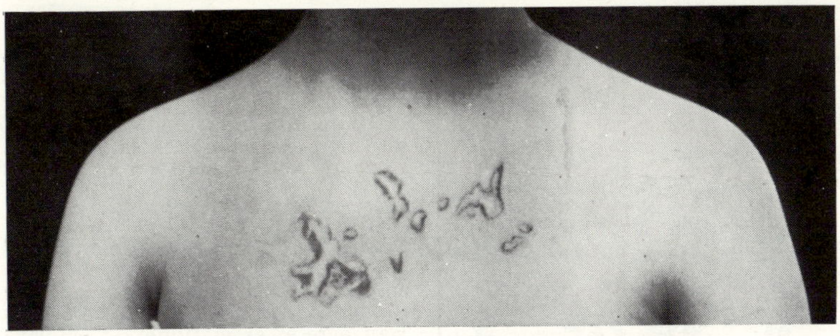

FIG. 298. — Chéloïdes spontanées du thorax.
(*Musée de l'hôpital Saint-Louis.*)

provoquer chez le partenaire des eczémas dans les régions les plus variées.

TRAITEMENT. Compresses calmantes à la racine de guimauve, pulvérisations, beurre de cacao, lotions ichtyolées, cold-cream, pommade au baume du Pérou.

CHEILOPHAGIE (du gr. *kheilos*, lèvre, et *phagein*, manger). — Sorte de tic qui consiste à sucer, mordiller ou pincer ses lèvres, surtout chez l'enfant, pendant l'hiver, à l'occasion de gerçures des lèvres dues au froid.

TRAITEMENT. Enduire la surface gercée de vaseline, à laquelle on incorporera une substance amère comme le quassia amara. Surveiller la personne et l'engager à éviter elle-même l'habitude en question.

Voir aussi à TRICHOCLASTIE, ONYCHOPHAGIE.

CHEILOPLASTIE (du gr. *kheilos*, lèvre, et *plassein*, former). — Restauration d'une des lèvres.

CHÉLATION. — V. *Supplément*.

CHÉLIDOINE. — Plante de la famille des Papavéracées (*Chelidonium majus*) à fleurs jaunes, qui croît le long des murs et dans les décombres; elle contient un latex jaune, âcre, purgatif, qui est employé comme caustique contre les verrues, cors et durillons. Son action sur le cancer est illusoire.

Toute la plante (racine, tige et feuilles) contient plusieurs alcaloïdes (chélidonine, protopine, sanguinarine) qui lui confèrent des vertus diurétiques, narcotiques et analgésiques, surtout dans les gastralgies.

CHÉLOÏDE (du gr. *khêlê*, pince de crabe, et *eidos*, forme). — Tumeur fibreuse dure se développant dans le derme, soit sur une peau saine (*chéloïde spontanée*), soit sur une cicatrice opératoire, de brûlure, de lupus, d'écrouelles (*chéloïde cicatricielle*), soit encore après un traumatisme léger (excoriation, vaccine, perforation du lobule de l'oreille, sangsue vésicatoire, teinture d'iode); elle peut succéder à des furoncles, des syphilides, des pustules d'acné (v. *fig.* 298, 299 et pl. en couleurs).

SIGNES. La tumeur est surélevée, à bords nets, de coloration blanche ou rosée, de consistance dure, cartilagineuse. Elle est parfois le siège de démangeaisons ou d'élancements douloureux. La chéloïde siège surtout chez les sujets jeunes, souvent entachés de tuberculose; elle est plus fréquente dans la race noire. Elle siège surtout sur la poitrine, le cou, aux oreilles; elle est plus rare sur les membres.

La chéloïde tend rarement à la régression spontanée, et persiste le plus souvent indéfiniment.

TRAITEMENT. L'ablation chirurgicale ou la destruction, par des caustiques, est presque toujours suivie de récidive. L'emplâtre de Vigo, les scarifications linéaires quadrillées tous les huit jours donnent de bons résultats, mais la durée du traitement est très longue.

Applications de compresses imbibées d'une solution de pepsine.

Electrolyse, ionisation à l'iodure de potassium. Mais ces procédés sont très longs. Il est préférable de recourir aux méthodes suivantes : cryothérapie; électrocoagulation; radio-

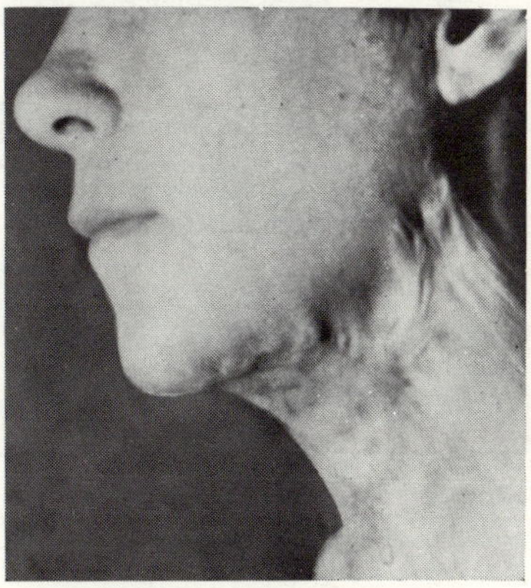

FIG. 299. — Chéloïde cicatricielle.

thérapie, précédée ou non d'ablation chirurgicale de la chéloïde; radiumthérapie.

CHEMINS DE FER (Accidents de). — Ces accidents sont dus, les uns à des défaillances du personnel ferroviaire, les autres à des imprudences des voyageurs.

Le personnel ferroviaire affecté à la

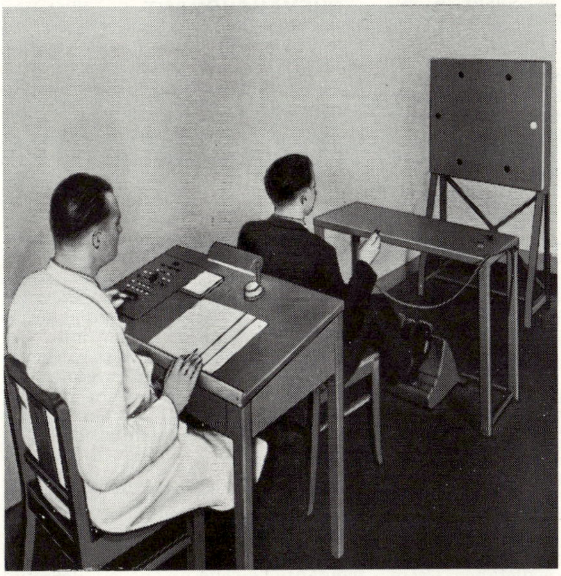

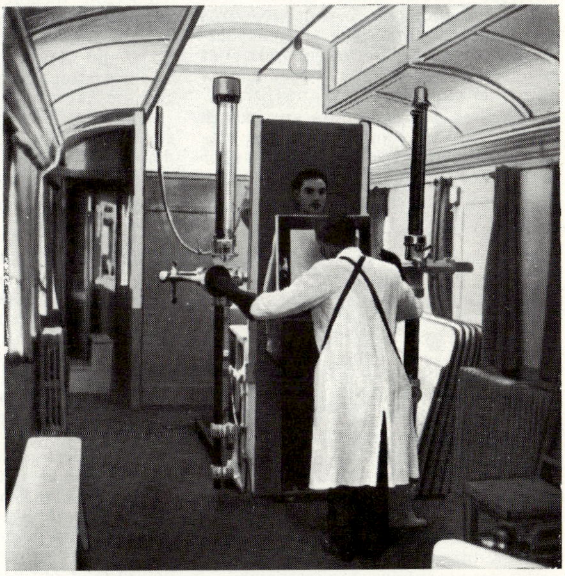

FIG. 300 et 301. — Sélection et surveillance médicale du personnel des chemins de fer.
A gauche : au laboratoire de psychotechnique de la S. N. C. F., test d'attention diffusée. Mesure de l'exactitude des réactions de choix et des excitations visuelles et auditives d'un candidat mécanicien. *A droite :* examen radioscopique du personnel dans un des trains radiologiques de la S. N. C. F.
(*Doc. S. N. C. F. et « Notre Métier ».*)

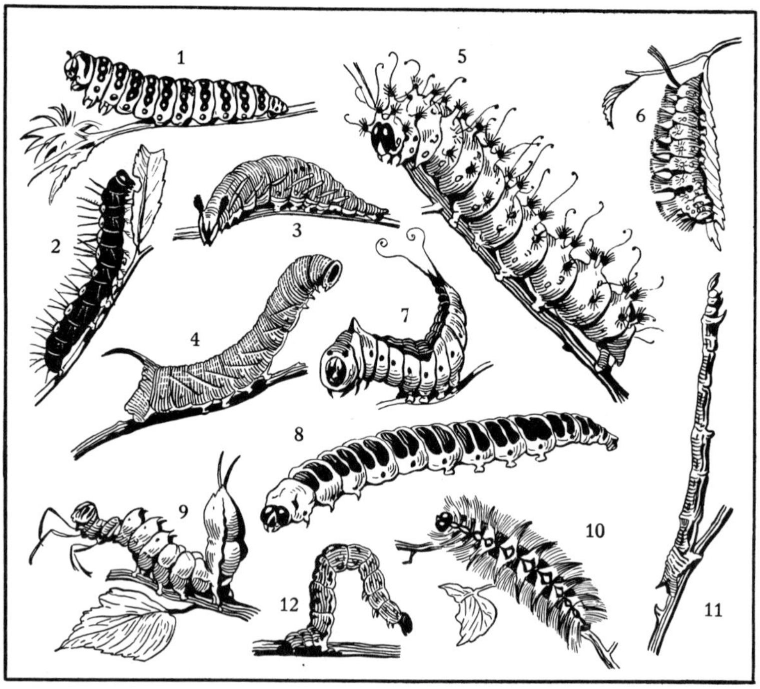

FIG. 302. — Chenilles.

Papillons : 1. Machaon; 2. Vanesse Morio; 3. Grand Mars; 4. Smerinthe demi-paon; 5. Grand paon; 6. Orgye pudibonde; 7. Dicranure vinule; 8. Cossus gâte-bois; 9. Harpye du hêtre; 10. Acronycte de l'érable; 11. Uraptéryx du sureau; 12. Boarmie livide.

sécurité (aiguilleurs, gardes-signaux, mécaniciens, conducteurs d'autorails et de locomotives électriques) est l'objet d'une *sélection* rigoureuse. Il doit être apte à assurer un service régulier sans risque de défaillance. L'intégrité des organes des sens, de la vision en particulier, a une grande importance; autrefois, des accidents graves ont pu être rapportés au daltonisme du mécanicien. Les signaux ont été rendus aussi visibles que possible, de jour et de nuit; les trois couleurs fondamentales sont actuellement le rouge, le rouge orangé et le vert; celles des signaux secondaires étant le violet et le blanc lunaire.

L'examen des candidats aux postes de sécurité est complété par les *méthodes psycho-physiologiques* : tests sensoriels, psychomoteurs, intellectuels, dans le dessein d'éliminer, dans la mesure du possible, la prédisposition aux accidents (*fig.* 300).

Enfin, au cours du service, divers facteurs peuvent intervenir comme causes d'accidents : la fatigue musculaire ou cérébrale et surtout l'alcoolisme.

Aussi tous les agents de sécurité (mécaniciens, chauffeurs, agents des trains, aiguilleurs, gardes-barrière, ouvriers des voies, etc.) sont-ils soumis à des *visites périodiques* (*fig.* 301), dont le but est de déceler des tares organiques, celles qui affectent les fonctions sensorielles et celles qui peuvent faire redouter des troubles momentanés de la conscience ou la mort subite (épilepsie, syphilis nerveuse ou vasculaire, hypertension).

CHEMOSIS (du gr. *kêmê*, trou). — V. à ŒIL : *Maladies de la conjonctive.*

CHÊNE. — Arbre de la famille des Cupuliféracées (*Quercus robur*). L'écorce des jeunes branches contient un tanin (acide quercitannique); pulvérisée (tan), elle sert au tannage des cuirs. La poudre ou *fleur de tan* est employée en raison de ses propriétés astringentes, sous forme de décocté, en gargarismes, en injections (métrite, leucorrhée), en lavements (hémorroïdes) : 50 g pour 1 000. La décoction d'écorce de chêne a été utilisée en pansements.

Le fruit, ou *gland*, moulu et torréfié, prend le nom de « café de gland », qui est stomachique et non excitant comme le vrai café.

L'écorce du chêne-liège (*Quercus suber*) a été employée en décocté comme astringent et son charbon comme antihémorroïdal.

CHÈNEVIS. — V. CHANVRE.

CHENILLE. — Les chenilles, larves vermiformes de lépidoptères, portent fréquemment des poils, des épines, des brosses. Les chenilles ne sont jamais venimeuses, mais certaines, comme la chenille du papillon du chêne (*Thaumetopoea processionea*) ou du pin (*Chetocampa pityocampa*), appelées *chenilles processionnaires*, parce qu'elles se déplacent en longues files, peuvent déterminer une *dermatite prurigineuse*, due à leurs poils urticants par contact direct ou à distance, sur les régions découvertes à peau fine, par la pénétration dans la peau d'une poussière brune, légère, que le vent fait sortir des nids et entraîne à distance. Cette poussière fourmille de poils chitineux vésicants, renfermant une substance toxique voisine de la cantharide.

Le prurit apparaît 2 à 12 heures après la promenade en forêt ou le contact infestant; puis surviennent des papules de prurigo sur la face antérieure des poignets, des avant-bras, au cou, aux oreilles, rarement au thorax. Toutes ces lésions guérissent spontanément en quelques jours.

CHÉNOPODES (Ansérines). — Plantes de la famille des Chénopodiacées, dont plusieurs variétés sont employées. Le chénopode ambroisie (*Chenopodium ambrosioïdes*), de saveur âcre et aromatique, est employé en infusion (thé du Mexique ou d'Espagne, thé des Jésuites) comme topique et stomachique.

Le suc des feuilles, les semences et l'huile volatile des feuilles et sommités du chénopode vermifuge (*Ch. anthelminthicum*), originaire de l'Amérique du Nord, sont employés comme anthelminthiques.

On emploie surtout l'*essence*, dont le principe actif est l'ascaridol, contre les ascaris, les ankylostomes, accessoirement les oxyures et les trichocéphales. Le sujet à jeun prendra en 3 fois, à une heure d'intervalle, I goutte par année d'âge jusqu'à 7 ans, XXX gouttes pour l'adulte, soit sur un morceau de sucre, soit en capsules (chénanthol) ; purgation de sulfate de magnésie 2 heures après la dernière prise.

Cause parfois des bourdonnements d'oreilles et une irritation du tube digestif. Contre-indiquée dans la grossesse et en cas d'insuffisance cardiaque.

Le chénopode Bon-Henri (*Ch. Bonus Henricus*), rafraîchissant et laxatif, est souvent mangé cuit à la manière des épinards (épinard sauvage).

Le chénopode à grappes (*Ch. botrys*), odorant, a des vertus pectorales et vulnéraires.

CHEVAL. — V. à CHAIR, VIANDE, et à SÉRUMS THÉRAPEUTIQUES.

CHEVAUCHEMENT. — Situation réciproque de deux parties d'un os fracturé lorsque l'une d'elles vient se placer le long de l'autre au lieu de se trouver sur son prolongement (*fig.* 303).

CHEVEUX. — Variété de *poils* (v. ce mot) recouvrant la tête.

I. CHEVEUX (structure) [*fig.* 304 à 306]. — Le cheveu naît de l'appareil pilo-sébacé, constitué par un enfoncement, un fourreau de l'épiderme, refoulé en doigt de gant à travers le derme qui lui fait un squelette fibreux extérieur. Ce trou de sonde revêtu d'épiderme est le *follicule pilaire*. Au tiers de sa profondeur, le follicule émet un bourgeon digité qui est la *glande sébacée*, constituée par un amas de cellules épidermiques un peu différenciées, qui, une à une, tombent en *deliquium* huileux à l'orifice de la glande dans le follicule. Par ce point est incessamment versé, autour du poil ou du cheveu, du *sébum*, fluide comme un vernis gras, chargé de lubrifier le cheveu, et qui lui donne un aspect brillant.

L'existence du pigment est indépendante de celle du cheveu; lorsqu'il disparaît (par suite de son absorption par des cellules macrophages), le cheveu blanchit. V. PEAU et POILS.

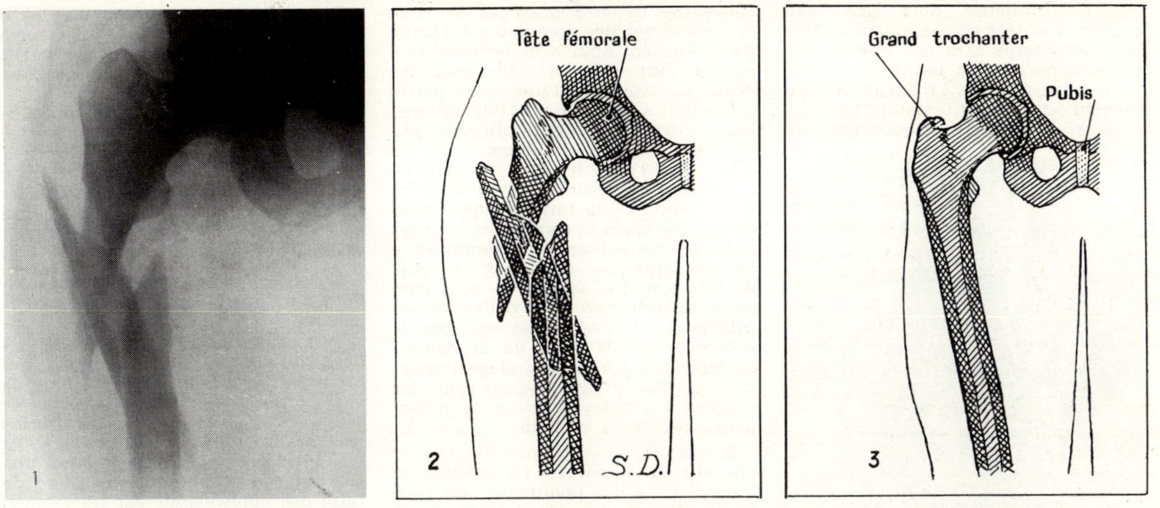

FIG. 303. — Fracture du fémur avec chevauchement des fragments.
1. Radiographie de la fracture; 2. Schéma de la même fracture; 3. Fémur normal.

La matière des cellules est la *kératine*, c'est-à-dire la substance cornée des ongles; elle contient 5 à 8 p. 100 de soufre.

II. CHEVEUX (hygiène du cuir chevelu). — Le cheveu ne pousse que par sa base, grâce à sa papille, qui le crée.

Par conséquent, la coupe et la recoupe du cheveu ne peuvent ni augmenter ni diminuer l'activité des cellules profondes qui le forment.

Cette pratique de la *coupe des cheveux* pour les faire pousser est donc fondée sur des principes erronés.

Influence de la puberté. — L'âge de la formation a sur la chevelure une influence décisive; jusqu'à cette époque, on ignore ce que sera une chevelure.

Il est intéressant de noter également que les maladies du cuir chevelu sont différentes avant et après la formation. Les teignes, qui sont causées par des champignons parasites, sont des affections de l'enfance, que l'âge adulte ne connaît pas. Et, inversement, la calvitie de l'homme, qui peut commencer chez le jeune homme, ne s'observe jamais chez l'enfant; également, elle ne s'observe jamais chez l'eunuque, ce qui montre à quel point l'influence de la formation sexuelle sur la chevelure est capitale.

C'est de 17 à 25 ans environ que l'avenir de la chevelure se décide : c'est là un âge critique pour elle. Dès lors, on peut savoir les hommes qui deviendront chauves. A cette époque, commence, en effet, cette alopécie progressive, différente de forme suivant les sexes, mais qui, dans l'un comme dans l'autre, fait la chevelure de plus en plus pauvre.

Etat séborrhéique. — L'examen d'un grand nombre de chevelures à l'époque de la formation permet de constater entre 10 et 15 ans l'apparition, sans chute de cheveux, d'un état particulier du cuir chevelu qui précède la chute et qui l'annonce. Progressivement, les cuirs chevelus dont l'avenir sera mauvais se couvrent de squames, d'abord sèches, puis grasses.

C'est là ce que les médecins nomment le *pityriasis capitis*, et ce que le public appelle les *pellicules*. Ces pellicules, d'abord sèches, caduques, qui s'effeuillent visiblement, tombent du

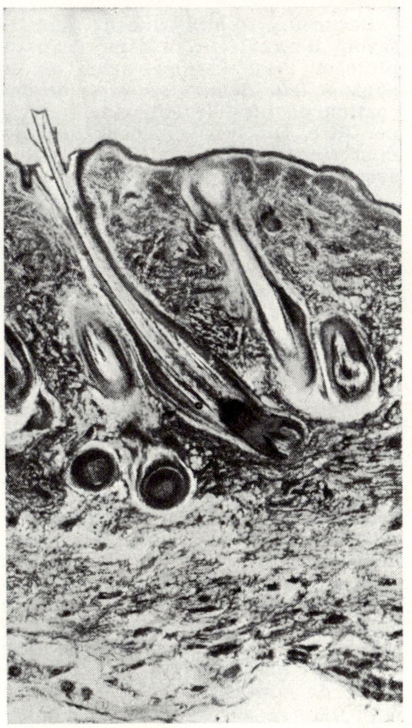

FIG. 304. — Coupe du cuir chevelu montrant la naissance des cheveux.
(*Phot. J. Boyer.*)

cuir chevelu sur les habits de l'enfant; cet état résiste aux soins de propreté, et les pellicules nettoyées se reproduisent indéfiniment.

Après 15 ans, quand s'accomplit la formation dénoncée par la deuxième pousse pilaire du corps et de la barbe chez l'homme, l'état pelliculaire change d'aspect; les pellicules, d'abord sèches, deviendront grasses; au lieu de tomber à travers les cheveux et sur les habits, elles resteront adhérentes; l'ongle les enlève comme une pâte d'abord lamelleuse et, d'année en année, de plus en plus molle.

Le *pityriasis sec* est devenu *stéatoïde*, graisseux. Vers 17-18 ans, ce sera devenu une graisse molle, jaunâtre, souvent malodorante; et, à ce moment, commencera la chute des cheveux qui, d'année en année, s'accentuera.

Plus tard, il n'y aura plus de pellicules. Il n'y aura même plus de graisse concrète, mais une *huile* demi-fluide qui fera les cheveux plats, luisants, et se renouvellera incessamment.

Au pityriasis stéatoïde a succédé la *séborrhée grasse*, et les cheveux, de plus en plus caducs, tomberont d'abord par intervalles, puis constamment et en quantité. Cette dépilation s'accentue au sommet de la tête chez l'homme, y constituant peu à peu la calvitie. Chez la femme, elle se produira non seulement au sommet de la tête, mais aussi sur les régions temporales et, sans constituer de plaques nues, restera diffuse; la chevelure s'éclaircira partout, sans disparaître complètement nulle part.

La thérapeutique de cette affection pelliculaire se borne donc à des traitements simples, mais renouvelés, insuffisants à détruire la maladie, mais capables de la faire disparaître chaque fois pour un temps.

Mesures d'hygiène. — I. *Chez l'enfant.* — L'hygiène du cuir chevelu est simple; elle se résume en *cheveux courts* et *propreté*.

Chez les *petits garçons*, les cheveux courts permettent de voir ce que la propreté doit mieux entretenir. La propreté s'obtient par des savonnages réguliers, qui peuvent être quotidiens sans aucun dommage, contrairement à la vieille idée populaire qui croit que l'eau et le cheveu sont deux ennemis. On choisira de préférence des savons de goudron, de goudron de cade en particulier, et surtout des savons qui ne soient pas trop alcalins.

L'eau savonneuse doit être bien rincée, et la tête suffisamment séchée, sans qu'il faille attacher trop de minutie à ce dernier point.

Chez les *fillettes,* l'hygiène du cuir chevelu est également simple. Le brossage très soigné et bi-quotidien des

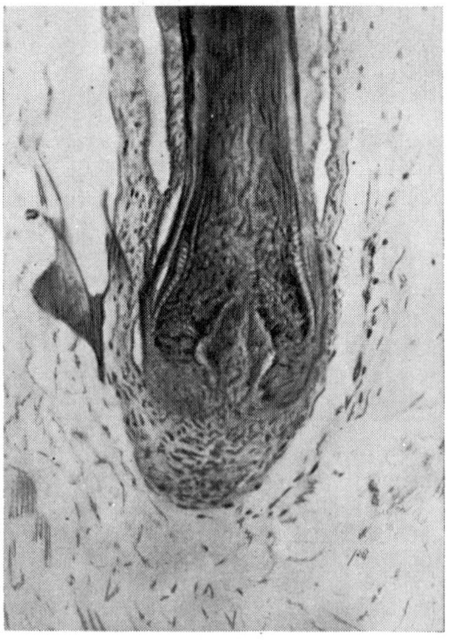

FIG. 305. — Racine du cheveu très grossie. (*Phot. Vitry.*)

cheveux longs pendant cinq minutes et un savonnage mensuel ou bi-mensuel du cuir chevelu suffisent.

Nous n'insisterons pas sur la propriété exclusive des brosses et peignes attribués à chaque enfant; c'est là une notion élémentaire : une brosse à cheveux ne doit, pas plus qu'une brosse à dents, être prêtée à autrui.

En somme, l'hygiène du cuir chevelu, jusqu'à 10 ans, ne présente pas de difficulté. Une propreté stricte de la région suffit simplement.

Nous avons vu que beaucoup de parents craignent à l'excès la sécheresse du cuir chevelu de leurs enfants et couvrent leurs cheveux de graisses et de brillantines.

En réalité, toutes les personnes qui, depuis 17 ans ou 20 ans jusqu'à leur mort, perdent progressivement leur chevelure, la perdent par séborrhée, par flux de graisse, tandis que les chevelures trop sèches gardent presque indéfiniment leurs cheveux secs en nombre égal.

Le cheveu naturellement trop sec peut être laid, mais il est sain et solide. Le cheveu naturellement gras n'est pas beau, et, de plus, il est malade : il tombera. Graisser les cheveux est donc, en général, une mauvaise pratique. Les brillantines, les cosmétiques sont une complication de la toilette et doivent toujours être employés avec une extrême parcimonie. Rien ne se salit comme les cheveux gras : ils recueillent toutes les poussières passantes. Le brossage simple ne suffit plus à les nettoyer; ils salissent les brosses, qui deviennent promptement malpropres. Au moins, cette pratique du graissage doit-elle toujours avoir, comme correctif, des savonnages réguliers.

Entre 5 et 10 ans, on peut voir des chevelures pauvres et sèches. Dans ce cas, employer des pommades à l'huile de cèdre en applications régulières sur le cuir chevelu; une quantité égale au volume d'une très petite cerise doit suffire sur une tête entière; l'appliquer sur le cuir chevelu, par un léger massage du doigt.

II. *Chez l'adolescent et l'adulte.* — L'hygiène du cuir chevelu devient plus complexe du fait de l'apparition fréquente, après la formation, de pityriasis et de séborrhée. Sabouraud a montré que les *goudrons* et leurs dérivés sont les agents les plus sûrs dans le nettoyage des pellicules du pityriasis, et que les *savons,* par le nettoyage qu'ils font de la couche épidermique cornée, où siège l'infection, se placent au premier rang des moyens à employer contre le retour perpétuel de la maladie.

Goudrons. — Appliquer sur le cuir chevelu les goudrons en nature, ou incorporés à des pommades, ou bien encore dissous dans des lotions alcoolisées.

Savonnage. — Pour les savonnages, employer un savon très peu alcalin, presque neutre; point n'est besoin de recourir à des savons médicamenteux, des savons au goudron, par exemple.

Les savons de goudron ne peuvent pas nuire, s'ils ne sont pas trop alcalins, mais ils ne valent pas beaucoup mieux que de bons savons sans goudron.

Beaucoup d'eaux rincent mal le savon, il faut leur préférer l'eau de pluie ou l'eau distillée, quand on le peut. A leur défaut, se servir de décoction de bois de Panama, à 100 g par litre. On s'en sert pour un premier rinçage, et on fait le deuxième avec de l'eau ordinaire.

Séchage. — On étanche d'abord avec des serviettes chaudes l'eau qui ruisselle; puis on place la chevelure devant une source de chaleur quelconque : les meilleurs instruments sont, évidemment, les séchoirs à air chaud pouvant être actionnés par l'électricité.

Chauffage et frisure. — Il ne semble pas que le chauffage du cheveu, au séchoir électrique, par exemple, ait sur le cheveu une influence fâcheuse.

La plus néfaste des frisures est l'ondulation dite « permanente ou frisure indéfrisable » ou « électrique ». Elle est obtenue par le chauffage du cheveu, gaufré d'abord sur des épingles et plongé dans une éprouvette dont le liquide est chauffé par une résistance électrique. La frisure dite « permanente » est la plus malfaisante de toutes, alors que, maniée avec un peu de prudence, elle pourrait être la moins nocive.

Décoloration. — Les premières oxygénations sont prudentes et sages, mais les suivantes le sont beaucoup moins. On s'habitue à une teinte de cheveux plus claire comme à un parfum qu'on porte. Beaucoup de femmes en arrivent à des décolorations très préjudiciables à leurs cheveux.

Teintures. — Toute teinture, même indifférente à la peau, est, au moins légèrement, nuisible au cheveu : elle le fragilise. Sa répétition nécessaire multiplie ses inconvénients. Il n'y a presque pas de chevelures teintes dont les extrémités ne soient cassantes et qui ne perdent progressivement de leur longueur.

Toute teinture est d'autant plus nuisible qu'elle traumatise davantage et plus souvent le cheveu; certaines le sont et par le colorant (nitrate d'argent) et par le fixateur (sulfure de sodium), d'autant plus enfin qu'elles seront faites par certaines mains très maladroitement.

Teintures blondes ou rousses. — Pour ces teintures, on emploie actuellement :

1° L'*eau oxygénée* (solution de bioxyde d'hydrogène dans de l'eau), qui contient 10 à 12 fois son volume de gaz oxygène. On mouille avec cette eau qui, progressivement, transforme les cheveux noirs en châtains, puis en blond doré et en blond pâle. Une fois la teinte obtenue, il suffit de faire des applications sur les racines. Cette teinture, ou plutôt ce décolorant, n'a pas d'effet nuisible sur la santé générale, mais elle rend au bout d'un certain temps les cheveux secs et cassants;

2° Les feuilles de *henné* réduites en poudre qu'on additionne d'eau

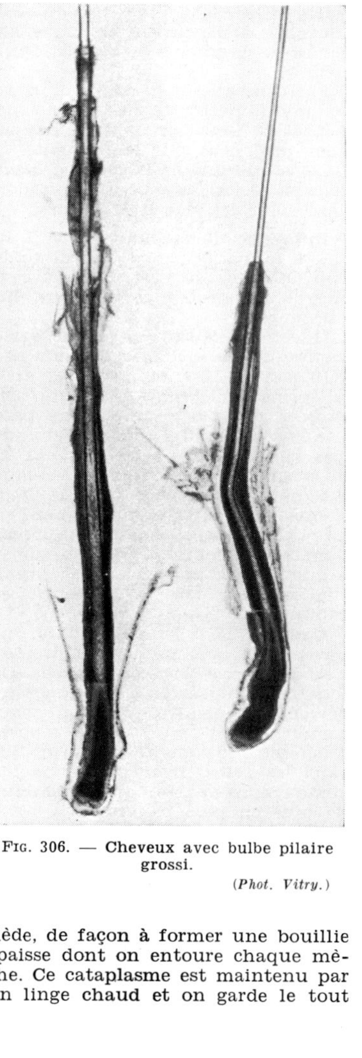

FIG. 306. — Cheveux avec bulbe pilaire grossi. (*Phot. Vitry.*)

tiède, de façon à former une bouillie épaisse dont on entoure chaque mèche. Ce cataplasme est maintenu par un linge chaud et on garde le tout

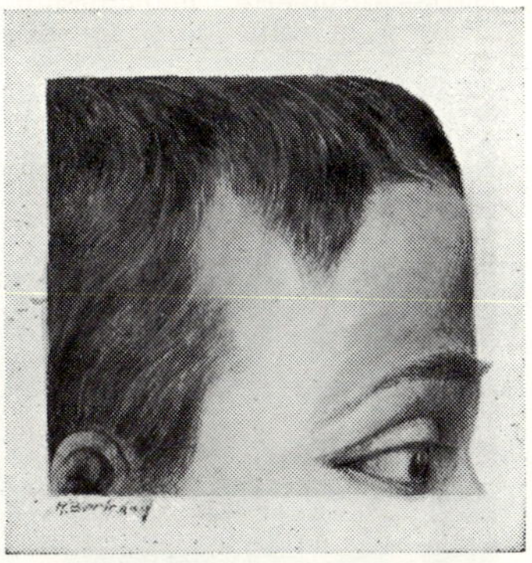

1. — Alopécie congénitale.

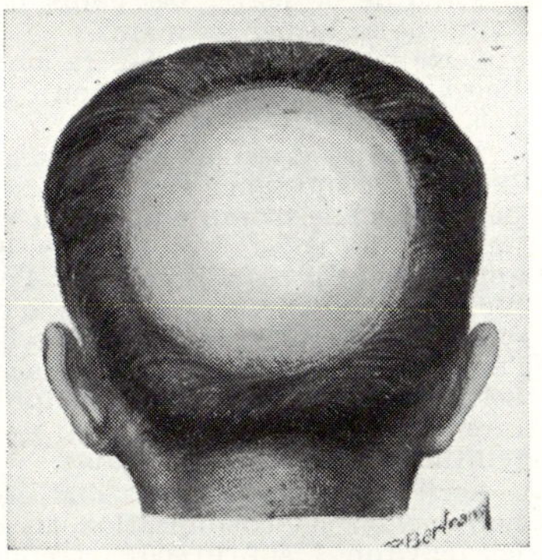

2. — Alopécie consécutive à une application de rayons X.

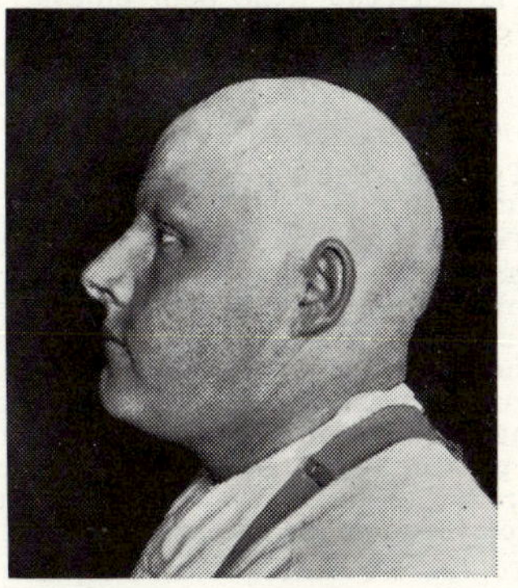

3. — Alopécie consécutive à une explosion d'obus.

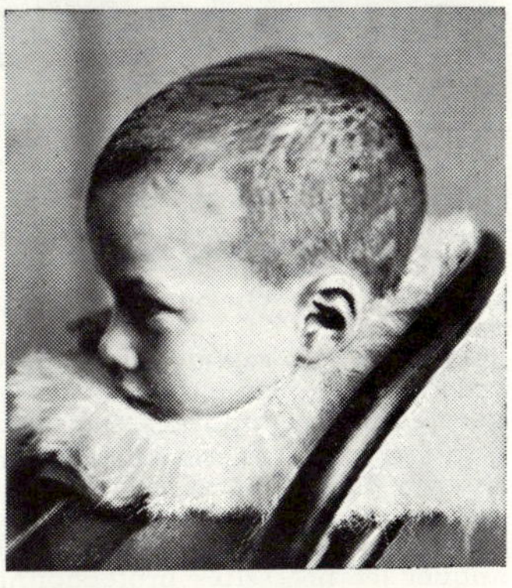

4. — Alopécie post-furonculeuse.

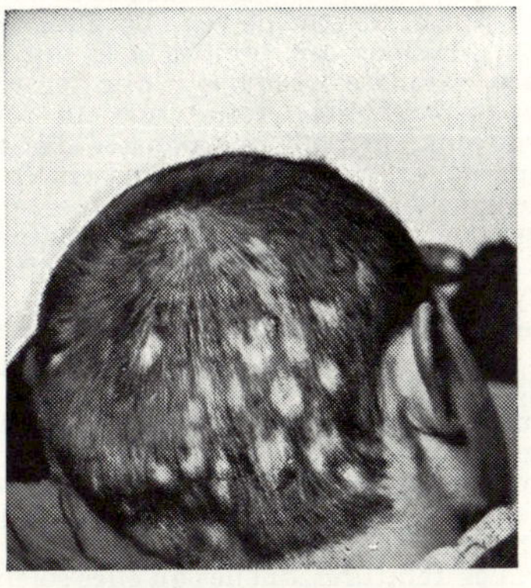

5. — Alopécie en grains de plomb. (Impétigo de Bockhardt.)

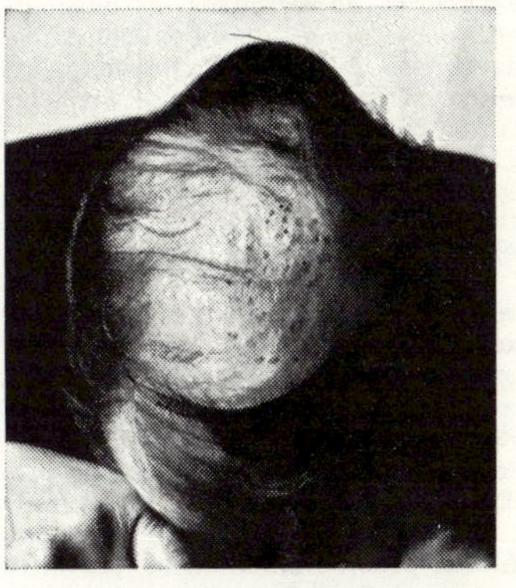

6. — Alopécie séborrhéique.

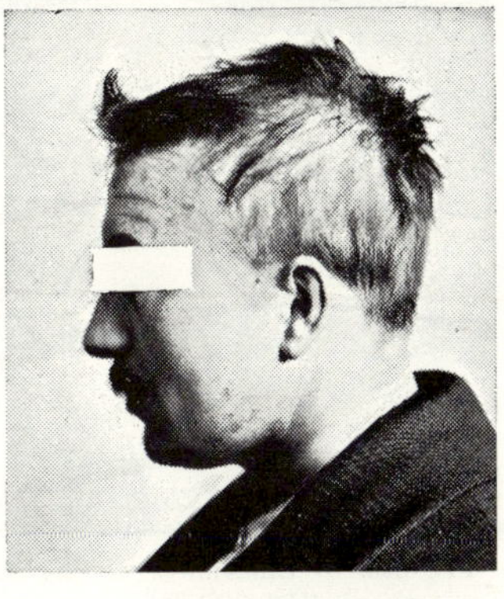

7. — Alopécie syphilitique.
(Clichés du Dr Noiré.)

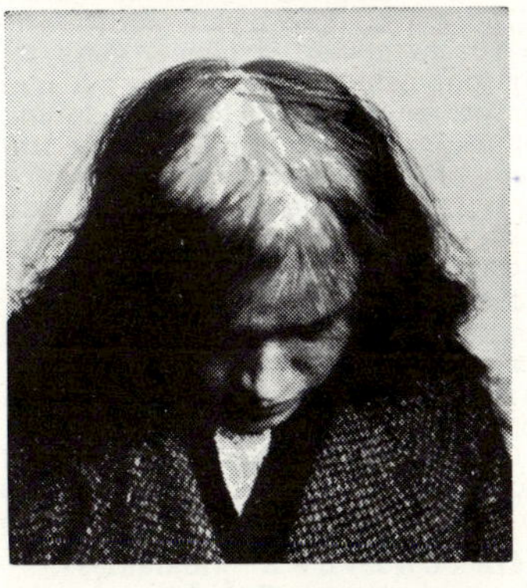

8. — Pseudo-pelade.

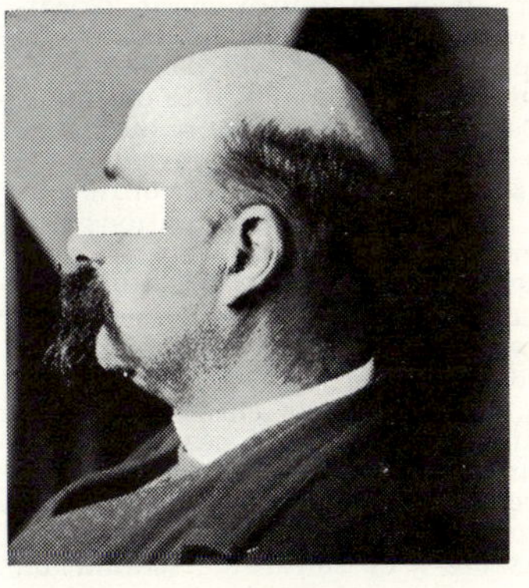

9. — Calvitie.
(Collection du Dr Sabouraud.)

Divers types d'alopécie du cuir chevelu.

2 ou 3 heures, suivant qu'on désire que la teinte soit d'un rouge plus ou moins foncé. On peut aussi y ajouter de la poudre de quinquina rouge. Lorsque la teinte désirée est réalisée, on lave à l'eau tiède pour enlever la pâte qui colle aux cheveux;

3° Les *sels de cobalt* et *de cadmium,* qui teignent en jaune et en acajou; mais ils sont peu employés.

Teinture noire. — Il en existe quatre variétés.

Teinture végétale. — Elle consiste dans l'application successive : 1° pendant 2 heures, du cataplasme de henné précédent; 2° d'un cataplasme d'indigo qu'on doit conserver plusieurs heures chaud et dans l'atmosphère humide d'un bain de vapeur. Ce procédé, qui donne une belle couleur de jais aux cheveux, n'est guère employé qu'en Orient.

Toutes les autres teintures, dites « végétales », sont des tromperies, car le henné ou la noix de galle qui entrent dans leur composition n'y jouent qu'un rôle très accessoire, et les substances actives sont des sels métalliques ou de l'aniline.

Teintures dangereuses à base de plomb et d'argent — Les teintures dangereuses à sels métalliques sont employées sous forme d'une ou souvent de deux solutions qu'on applique alors successivement après un intervalle variable : la première, qui contient le sel métallique, imprègne le cheveu; la seconde, qui renferme des sulfures alcalins ou des produits organiques (d'ordinaire de l'acide pyrogallique), provoque un précipité coloré entre les cellules du cheveu, au moment du mélange des deux substances.

Teintures progressives au plomb. — Elles sont à solution unique, mais qui doit être répétée plusieurs jours et même plusieurs semaines, car elles donnent seulement peu à peu aux cheveux blancs des teintes jaune, brune, rousse et gris noirâtre. La précipitation s'opère par l'existence du soufre dans la kératine du cheveu, qui forme avec le plomb un sulfure noir; mais ce soufre étant d'ordinaire en quantité insuffisante, on emploie des solutions d'acétate de plomb dans de l'hyposulfite de soude.

Cette forme de teinture ne tache pas la peau, mais a l'inconvénient de ne pas résister au lavage et offre tous les dangers des préparations de plomb (tremblement saturnin, coliques de plomb, maux de tête, etc.).

Teintures au nitrate d'argent. — Elles s'effectuent avec deux solutions et donnent une couleur assez noire aux cheveux; mais elles sont caustiques et, tachant la peau, obligent à un lavage avec une solution d'iodure de potassium ou de cyanure; ce dernier produit est un poison violent.

Avec 5 g de sulfure de sodium, on a une coloration noire, car la réduction du nitrate est plus intense; avec la dose de 6 g, on obtient une couleur palissandre foncé.

On dégraisse d'abord soigneusement les cheveux, puis, avec une brosse, on applique la solution n° 1 et, aussitôt après, la solution n° 2; au bout de cinq minutes, on lave la chevelure à l'eau tiède. Appliquer, pendant ces manipulations, une couche de vaseline sur le front pour éviter les taches noires qui, sans cela, pourraient s'y produire par suite de l'écoulement des liquides. De même, il est utile de porter des gants pour éviter de se tacher les mains.

Cette teinture donne très rarement lieu à des accidents d'irritation cutanée, qui sont du reste bénins.

Teinture à base de dérivés d'aniline. — La substance employée est la paraphénylène diamine, seule ou mélangée à des substances voisines. Son application est assez rapide; on l'emploie étendue de partie égale d'eau oxygénée, ou mordancée parfois par l'eau oxygénée pure ou ammoniacale. Les applications ultérieures se font à intervalles de 6 à 8 semaines. Cette teinture supporte l'indéfrisable.

Accidents. Ceux-ci sont dus ordinairement à la sensibilisation du sujet (environ 1 sur 10 000), rarement à une intoxication; on a cependant observé des néphrites graves, parfois mortelles.

La *dermo-épidermite* par sensibilisation débute quelques heures après l'application par des démangeaisons, brûlures, érythème en bordure du cuir chevelu, aux oreilles, à la nuque, aux paupières. Tout peut s'en tenir là et disparaître en trois jours. Le plus souvent, on note une poussée d'eczéma avec vésicules, suintement, œdème blanc et mou de la face, des paupières, qui dure trois semaines. La fièvre est nulle ou peu élevée. Parfois apparaît une impétiginisation secondaire de la face ou à distance.

L'*eczéma professionnel* des coiffeurs, dû aux teintures, siège à la main gauche, dans l'espace interdigital du médius et de l'index, s'étend progressivement, pour rétrocéder avec les congés, reprendre avec le travail; il tend à la chronicité.

Les teintures, quelles qu'elles soient, ou même les simples décolorants (eau oxygénée) peuvent déterminer des chutes de cheveux, sans symptômes.

Traitement. Laver la chevelure avec une solution de sel de cuisine à 150 g par litre d'eau, additionnée de 50 cm³ d'eau oxygénée, deux fois par jour pendant deux jours; il n'est pas ordinairement nécessaire de couper les cheveux. Applications de liniment oléo-calcaire, de cold-cream, de cérat frais à l'eau de Dalibour, cataplasmes d'amidon. Traitement de l'impétigo secondaire, s'il existe.

Prévention. Epreuve de la touche : application sur un point de la nuque, derrière l'oreille, d'un peu de teinture l'avant-veille de la séance. S'abstenir en cas de réaction érythémateuse.

La touche est obligatoire, et le coiffeur est responsable des accidents s'il ne l'a pas pratiquée.

III. CHEVEUX (maladies).

Blanchiment ou Canitie. — A partir de 35 ans, les cheveux et les poils peuvent devenir grisonnants, puis gris, enfin tout à fait blancs. Cette canitie apparaît du reste à un âge fort variable suivant les races, les familles, le sujet et le genre de vie. Les veilles prolongées, les émotions vives peuvent amener une canitie prématurée (*fig.* 307).

L'histoire fournit d'illustres exemples de canitie survenue brusquement à la suite d'une terreur extrême : Ludovic Sforza blanchissant en une nuit lors de sa capture par Louis XII; Marie-Antoinette blanchissant de même à la veille de son exécution.

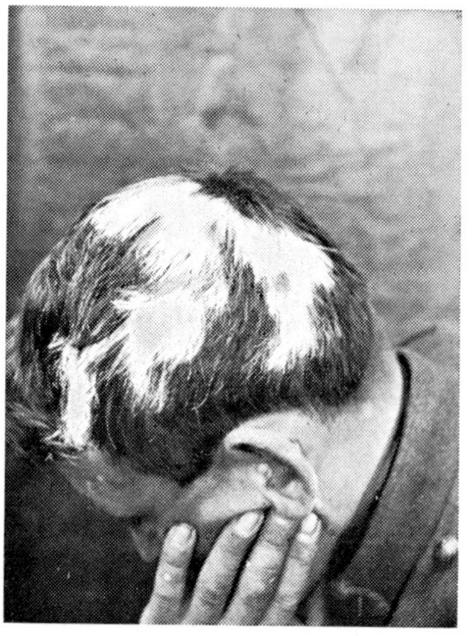

Fig. 307. — Canitie à la suite d'explosion d'une mine.
(*Collection du Dr Debat.*)

Parfois, une canitie partielle succède à une alopécie par pelade ou par érysipèle; les cheveux de repousse sont blancs.

Cette canitie semble due à une destruction des pigments par des phagocytes pigmentophages spéciaux.

Traitement. Les essais de traitement interne par des vitamines et notamment l'acide pantothénique (vit. B_5) restent illusoires. Le seul correctif, auquel les nécessités professionnelles obligent certaines personnes à recourir, consiste dans l'emploi de *teintures.*

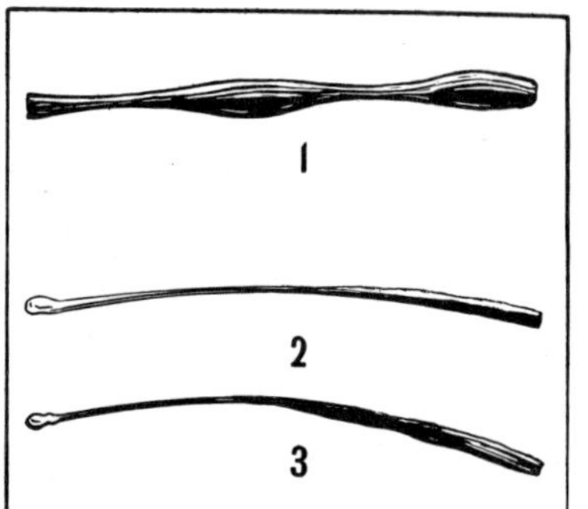

Fig. 308. — Difformités de cheveux (très grossis).
1. Monilithrix; 2, 3, 4. Cheveux peladiques en point d'exclamation.

Nous avons dit que toutes les *teintures* peuvent être nuisibles. Chaque application de teinture doit être précédée et suivie d'un lavage : le premier, fait au savon ou au carbonate de soude, débarrasse les cheveux de la graisse dont ils sont enduits naturellement et qui empêche la teinture de pénétrer; le second enlève l'excès de teinture et les taches sur la peau.

Chute ou Alopécie. — La perte partielle ou généralisée des cheveux n'est qu'un symptôme commun à de nombreuses affections et relève de causes multiples.

Il existe une *alopécie congénitale* (tabl. XIV) qui semble causée par une insuffisance de la sécrétion thyroïdienne. Une variété d'alopécie congénitale est due à une difformité du cheveu, le *monilithrix* (*fig.* 308).

Une alopécie peut accompagner des *maladies du cuir chevelu* (lichen, eczéma, psoriasis, lupus érythémateux, pityriasis, rubra pilaris).

Les *frottements* répétés peuvent causer une chute de cheveux; c'est ainsi que les nouveau-nés présentent souvent une alopécie de la région occipitale de forme ovalaire à grand diamètre transverse, et qui résulte seulement de l'usure des cheveux sur l'oreiller. La pression des peignes, des postiches, des chapeaux, agit de la même façon.

Les *traumatismes* peuvent entraîner des alopécies cicatricielles géométriques, angulaires ou linéaires, gaufrées, déchiquetées suivant leur origine (chute sur l'angle d'un trottoir, coup de pierre, abcès, brûlures).

Dans certains cas, le traumatisme est volontaire. Il s'agit d'enfants qui ont sur les tempes ou au sommet du front de larges plaques irrégulières de dépilation incomplète, criblées de petits points noirs, débris pilaires enchâssés dans la peau. Çà et là sur la plaque, on voit des touffes de cheveux sains, ainsi que des cheveux neufs de diverses grandeurs. Si l'on surveille l'enfant, on voit qu'il s'épile toutes les fois qu'il fixe son attention, quand il travaille, quand il lit.

Certaines *lésions suppurées du cuir chevelu* (pyodermites, folliculites, furoncles [v. tabl. XIV, *fig.* 4], impétigo à staphylocoques) peuvent amener de petites plaques d'alopécie arrondies, multiples, présentant au centre une cicatrice punctiforme; c'est l'alopécie en grains de plomb (tabl. XIV, *fig.* 5).

La *séborrhée* du cuir chevelu entraîne, nous l'avons vu, à la suite des pellicules, une alopécie régionale et progressive qui commence de 20 à 30 ans. Au début, les cheveux tombés sont remplacés par des cheveux de plus en plus grêles, puis par un fort duvet qui peut disparaître à son tour. C'est alors la *calvitie* accomplie; la peau du crâne devient blanche et lisse, brillante et cernée, et semble amincie ou atrophiée (tabl. XIV, *fig.* 9). V. SÉBORRHÉE.

Ce type d'alopécie est assez spécial à l'homme; chez la femme, l'alopécie séborrhéique siège aux tempes et au sinciput, mais elle ne conduit qu'exceptionnellement à la calvitie.

Un grand nombre de *maladies infectieuses* fébriles (fièvre typhoïde, érysipèle, pneumonie, grippe, fièvres éruptives) sont suivies d'une alopécie aiguë et diffuse. La chute des cheveux apparaît 60 à 85 jours après l'état infectieux, dont la température a atteint et dépassé 39°5; cette chute est d'ailleurs proportionnelle à l'élévation de la température au-dessus de 39°5, à la durée de l'état infectieux et de la réaction fébrile; elle dure ordinairement de 4 à 6 semaines.

Cette alopécie infectieuse est proportionnellement bien moins prononcée chez l'enfant que chez l'adulte, et chez l'homme que chez la femme. Elle frappe toute la tête, avec cette réserve qu'elle est notablement moins accusée au segment postérieur du cuir chevelu, tandis qu'elle est particulièrement marquée au vertex et surtout sur les tempes, qui peuvent être presque complètement dégarnies. Elle atteint d'abord, et surtout chez la femme, les plus longs cheveux.

L'alopécie infectieuse peut être presque complète. Même dans un cas des plus prononcés, elle ne détermine jamais de plaques tout à fait chauves. La repousse suit l'arrêt de la chute en quelques semaines (Sabouraud).

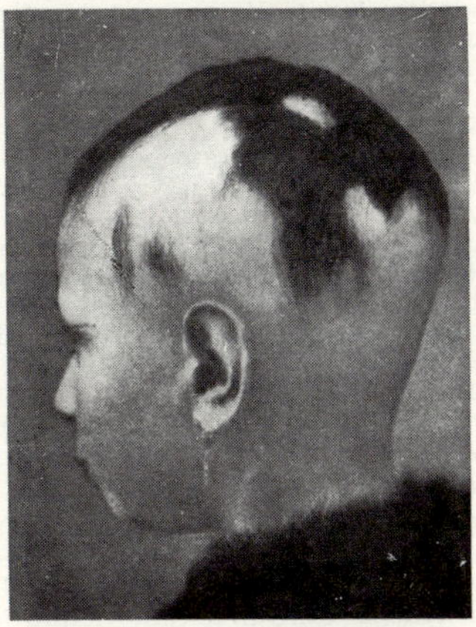

FIG. 309. — Pelade de Celse.
(*Collection du Dr Butte.*)

On note également une chute de cheveux à la suite de l'*accouchement*, des *opérations* graves, de grandes perturbations morales, des *traumatismes* violents.

Les *maladies chroniques*, l'anémie, le diabète, la tuberculose, le cancer, la lèpre, les troubles glandulaires (myxœdème, goitre exophtalmique, castration chez la femme) produisent des alopécies chroniques diffuses et progressives.

La syphilis entraîne presque constamment une chute de cheveux assez notable du troisième au quinzième mois de la maladie.

Certaines *intoxications*, mercurielles, arsenicales, et surtout l'acétate de thallium, causent une alopécie aiguë généralisée, sans lésion du cuir chevelu.

Les *affections parasitaires* du cuir chevelu sont également une cause d'*alopécie*. V. TEIGNE.

Enfin, une des alopécies circonscrites les plus fréquentes chez les enfants et les adultes est l'*alopécie en aires* ou *pelade* (*fig.* 309); tantôt la plaque glabre est unique, tantôt il existe des plaques multiples, distantes ou confluentes, tantôt la pelade est généralisée, allant jusqu'à dépiler tout le tégument. V. PELADE.

On ne confondra pas avec une plaque de pelade l'alopécie consécutive à l'*application de rayons X*.

On ne confondra pas non plus la plaque de pelade vraie avec la *pseudo-pelade* de Brocq, alopécie à plaques multiples très petites, cicatricielles, et définitives, dérivant sans doute de folliculites méconnues.

TRAITEMENT. Celui de la cause : syphilis, séborrhée, etc.

Exciter la repousse du cheveu par une irritation locale : frictions du cuir chevelu une ou deux fois par jour, avec des lotions alcoolisées à base de formol, de quinine ou de pilocarpine, des effluves de haute fréquence, œstrogènes de synthèse en pommade ou par voie buccale.

HYGIÈNE PRÉVENTIVE. Hygiène du cuir chevelu : dégraissage et savonnage hebdomadaires, suivant la technique indiquée précédemment. Les enfants et les hommes devront porter les cheveux courts : l'aération est facilitée et les soins deviendront ainsi plus aisés et n'exigeront que peu de temps.

CHÈVRE (Lait de). — Très riche en matières nutritives, il est employé quand le lait de vache est mal toléré; il contient, par litre, 48 g de beurre, 47 g de lactose et 37 g de caséine et albumine. Il donne 840 calories par litre, alors que le lait de vache en donne 760 et le lait de femme 700. Il est plus riche en beurre, moins riche en lactose, plus riche en caséine. Il est plus blanc que le lait de vache et plus difficile à écrémer, car les globules blancs sont plus ténus.

Il a l'avantage de ne pouvoir donner la tuberculose, qui n'atteint que très rarement la chèvre. Mais il a une saveur et une odeur spéciales qui gênent parfois son utilisation en nature et le rendent indigeste. On l'utilise le plus souvent pour la préparation des fromages.

Le lait cru et les fromages peuvent transmettre la fièvre de Malte.

CHÈVREFEUILLE. — Plante de la famille des Caprifoliacées (v. pl. en couleurs à PLANTES DANGEREUSES).

Les feuilles du chèvrefeuille des jardins (*Lonicera caprifolium*) sont employées en infusion pour gargarismes astringents. Ses fleurs servent à préparer une eau distillée douée de propriétés diurétiques, sudorifiques et béchiques. Certaines espèces, le chèvrefeuille des haies (*L. xylosteum*) et *L. alpigena* donnent des baies rouges aux propriétés éméto-cathartiques; les fleurs et les baies ont amené des troubles graves et même mortels chez des enfants qui en avaient avalé un certain nombre.

Intoxication. — SIGNES. Fatigue, besoin de dormir. Réveil après une heure, la figure congestionnée, avec soif intense. Puis état de stupeur et presque de coma, les yeux à demi ouverts; spasmes cloniques répétés dans les membres. Contractures et fortes convulsions avec lividité de la face, pouls et respiration accélérés. Sueurs très abondantes.

On retrouve dans les selles diarrhéiques les fleurs de chèvrefeuille.

CHEVROTEMENT. — Sorte de petit bêlement de la voix, dû à une convulsion chronique, c'est-à-dire rythmée, de la musculature glottique, qui donne à la voix une oscillation perpétuelle, dont la périodicité est à peu près la même pour toutes les notes.

Le remède est dans la reprise des bonnes attitudes vocales et dans la recherche d'une bonne tenue sonore, dans la suppression de toute préoccupation organique et le dégagement de tout appui glottique (P. Bonnier).

CHEYNE-STOKES. — Noms de deux médecins anglais qui ont appelé l'attention sur l'arrêt de la respiration pendant 20 ou 30 secondes, suivi d'un retour progressivement lent et de plus en plus bruyant des mouvements respiratoires, auquel succède une diminution également progressive aboutissant à un nouvel arrêt.

CAUSES. Altération du sang par urémie ou gêne dans l'arrivée du sang au bulbe rachidien par suite d'affections cardiaques. La méningite tuberculeuse peut provoquer le même trouble (v. DYSPNÉE).

Ce type de respiration peut exister chez le nourrisson sans avoir de signification pathologique.

CHIASMA (du gr. *kiasma*). — Entrecroisement en forme d'X des

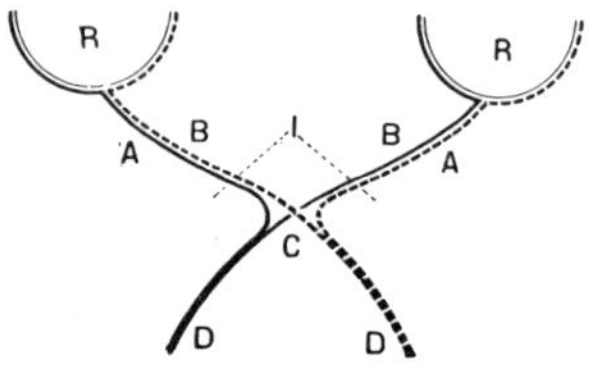

FIG. 310. — Chiasma.
AA. Branches externes; BB. Branches internes; C. Chiasma; DD. Bandelettes optiques; RR. Rétine; I. Nerfs optiques.

bandelettes optiques (*fig.* 310). Voir ŒIL (structure) et CERVEAU.

Syndrome chiasmatique. — Syndrome constitué par le rétrécissement bitemporal du champ visuel, la diminution de l'acuité visuelle et l'atrophie des nerfs optiques. Il s'observe en cas de compression du chiasma par une tumeur hydrophysaire.

CHICORÉE. — Plante de la famille des Synanthérées (*Cichorium intybus*) dont on emploie les feuilles fraîches ou sèches et la racine. Les feuilles sont riches en matières azotées et en sels (sulfates, phosphates de calcium, de potassium, de sodium). La racine sèche contient environ 15 p. 100 d'inuline, 20 à 40 p. 100 de sucres. On en fait un infusé à 10 p. 1 000, un extrait (1 à 10 g), un sirop simple ou composé, doué de propriétés dépuratives, laxatives et stomachiques. Le sirop de chicorée simple est employé comme purgatif chez les enfants, mais, comme son effet est faible, on emploie de préférence, chez l'adulte, le *sirop composé*, qui contient de la rhubarbe et dont on donne 10 à 50 g suivant l'âge.

La *racine* de chicorée, *torréfiée* et *moulue*, est employée comme succédané du café.

La *chicorée cultivée* se mange en salade; la barbe-de-capucin n'est autre que de la chicorée cultivée dans des caves à l'abri de la lumière. On consomme également la chicorée frisée (*C. frisea*), la scarole (*C. latifolia*) et l'endive, pousse étiolée de *C. endivia*.

CHICOT. — Fragment de couronne dentaire. Il y a lieu de l'enlever dès qu'il devient mobile et, par suite, douloureux.

CHIEN. — De nombreuses maladies peuvent être transmises à l'homme par les chiens : la gale, la teigne tonsurante, la teigne faveuse et diverses affections cutanées du chien, causées par des champignons (*Trichophyton, Microsporon, Oospora*).

Les kystes hydatiques proviennent de l'introduction dans l'intestin de l'homme des œufs du *Taenia echinococcus* du chien. Pour cette dernière maladie, les victimes sont les bouchers, les charretiers, les bergers. La transmission s'opère le plus souvent par le léchage des mains ou du visage.

Le chien peut transmettre par le même procédé un autre ténia, le *Dypilidium caninum.* Sans être trop pathogène pour l'homme, il peut déterminer des lésions de la paroi intestinale. Le développement de ce parasite se fait en partie chez les puces.

Différentes puces (*Pulex irritans* et *Ctenocephalus canis*) piquent l'homme aussi bien que le chien.

Chien enragé. — V. RAGE.

Chien sanitaire. — Chien spécialement dressé pour la recherche des blessés sur les champs de bataille. Les chiens sanitaires ont rendu de grands services au cours de la Première Guerre mondiale.

CHIENDENT. — Plante rampante des prairies humides, de la famille des Graminacées (*Agropyrum repens*) [v. pl. en coul. à SUDORIFIQUES (Plantes)]. La tige souterraine ou rhizome contient beaucoup de sels de potasse. Elle est diurétique et rafraîchissante. On l'emploie en tisane par décoction (20 p. 1 000), à laquelle on peut ajouter de l'oxymel, du miel, du sirop de gomme; on en fait aussi un extrait.

Le nom de chiendent vient de ce que les chiens rongent cette plante pour se faire vomir.

CHIFFONNAGE ET CHIFFONS. — Le métier de chiffonnier est un des plus insalubres par suite de la nature du travail (triage des ordures) et des conditions dans lesquelles il est effectué (habitation antihygiénique dans laquelle est fait l'emmagasinage des détritus).

La mortalité des familles habitant les cités de chiffonniers est double de celle de l'ensemble de la population. Le nombre des décès par *tuberculose pulmonaire* est double de la normale; il représente la moitié des décès. Les décès par affections pulmonaires (tuberculose exceptée) sont deux fois et demi plus fréquents et, par méningite tuberculeuse, quadruples.

Par suite de l'*alcoolisme* et de la tuberculose des parents, les enfants meurent en grande quantité de broncho-pneumonie, de convulsions, d'athrepsie. Ils sont couverts de poux et de puces, ce qui les expose aux maladies contagieuses ayant ces parasites comme origine.

Le *choléra*, la *fièvre typhoïde*, le *charbon*, la *peste* causent une grande mortalité parmi les chiffonniers.

C'est dans des agglomérations de

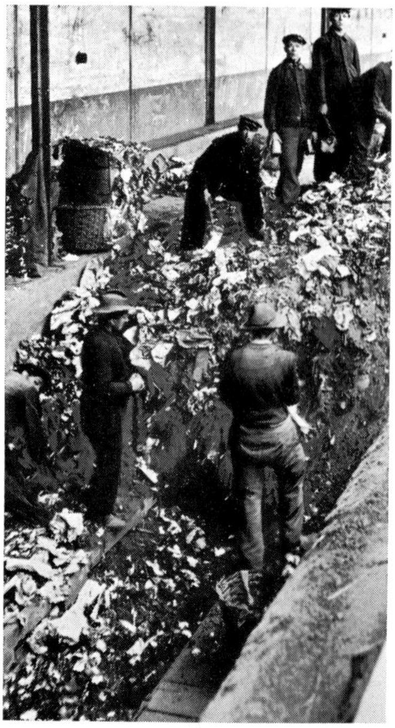

FIG. 311. — Triage des chiffons dans un centre d'incinération des ordures ménagères.
(*Phot. J. Boyer.*)

chiffonniers qu'est née la petite épidémie de peste qui a sévi à Paris en 1920 et 1921.

Les dépôts de chiffons sont classés dans la 3e classe des établissements dangereux, insalubres et incommodes; ils doivent être éloignés des centres habités.

Sous le nom de *maladie de chiffons*, on a décrit une maladie grave qui atteint, dans les fabriques de papiers, les femmes occupées à trier les chiffons blancs : il s'agit d'une forme de charbon.

CHIMIOTAXIE (du gr. *khêmeia*, chimie, et *taxis*, arrangement). — Attraction ou répulsion qu'exercent les sécrétions microbiennes sur les phagocytes.

CHIMIOTHÉRAPIE (du gr. *khêmeia*, chimie, et *therapeia*, traitement). — Méthode thérapeutique établie sur la propriété que possèdent certaines substances chimiques de s'attaquer à des éléments nuisibles (microbes) sans nuire aux cellules de l'organisme. C'est Ehrlich qui parvint le premier à débarrasser un animal infecté de *trypanosomes* en lui injectant un dérivé *arsenical;* l'arsenic s'est montré également actif contre les *spirochétoses*, contre la *syphilis* en particulier; le *sulfate de quinine* contre l'hématozoaire du *paludisme*, l'*or* contre la *tuberculose* et le *rhumatisme* chronique. La *trypaflavine* empêche le développement d'une culture de *streptocoques*. La découverte des *sulfamides*, en 1935, a transformé la chimiothérapie des maladies microbiennes.

CHIMISME GASTRIQUE. — Recherches chimiques portant sur le suc gastrique, après un repas d'épreuve, afin de connaître le titrage de l'acidité totale, le dosage de l'acide chlorhydrique, de l'acide lactique et de la pepsine. V. ESTOMAC.

CHINOIS. — Petites oranges du bigaradier que l'on cueille vertes pour les confire ou les préparer à l'eau-de-vie après les avoir pelées. Les ouvrières qui se livrent à ce travail éprouvent souvent divers malaises (maux de tête, oppression, irritation de la peau des mains). C'est un aliment assez indigeste, à ne prendre qu'en petite quantité.

CHIQUE (Insecte) [*fig.* 312]. — Sorte de puce (*Sarcopsylla penetrans*) de l'Amérique du Sud, de la côte occidentale d'Afrique et de Madagascar. La femelle, qui seule est

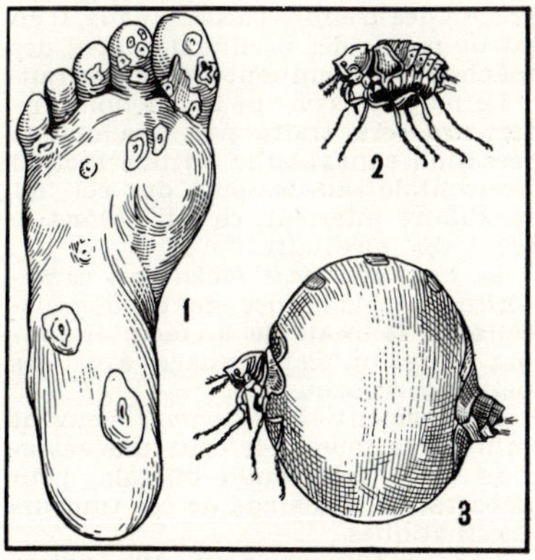

FIG. 312. — Chiques.
1. Pied attaqué par les chiques; 2. Chique mâle; 3. Femelle fécondée.

parasite, mesure 1 mm de longueur; elle se trouve dans le sable et saute sur les parties du corps les plus accessibles (jambes, parfois coudes et fesses chez les indigènes qui se couchent à terre).

Pour déposer ses œufs, la femelle cherche un hôte, habituellement un porc ou un autre animal domestique ou, à leur défaut, l'homme. Elle se gorge de liquide lymphatique et de sang, et son abdomen gonflé d'œufs peut atteindre le volume d'un petit pois.

Après quelques chatouillements et démangeaisons, la piqûre de la chique amène une inflammation des tissus qui peut aboutir à la suppuration : au centre se voit un point noir, le ventre de la chique, et, sous l'influence du grattage, l'abdomen se rompt et les œufs sont mis en liberté. Les piqûres peuvent être nombreuses, juxtaposées et entraîner une nécrose des tissus; on a pu observer de la gangrène et du tétanos à la suite de piqûres de chiques.

TRAITEMENT. I. *Curatif.* — Extirpation du parasite (échiquage) avec une épingle flambée après nettoyage à l'alcool-éther ; mettre une goutte d'une solution antiseptique sur la plaie après extraction.

II. *Préventif.* — Port de chaussures montantes sans lacets du type bottes. Ne pas laisser la nuit les chaussettes sur le sol. Balayage quotidien des cases après arrosage au crésyl.

CHIROMÉGALIE (du gr. *kheir*, main, et *megas*, grand). — Hypertrophie des mains, qui se produit dans l'acromégalie.

CHIROPRAXIE. — V. *Supplément.*

CHIRURGIE. — Partie de la médecine qui concerne les affections où une intervention opératoire peut être nécessaire. Elle s'oppose théoriquement au reste de la médecine, qui utilise des médications.

Législation. — Le grade de docteur en chirurgie a été aboli par la loi du 30 novembre 1892. Les chirurgiens sont donc maintenant des docteurs en médecine qui se sont spécialisés.

Le chirurgien qui pratique une intervention doit être autorisé par le malade. L'opération sur un mineur doit être autorisée par les parents ou tuteurs.

Le chirurgien n'a pas à déclarer au malade les périls médiats ou immédiats qui peuvent résulter de l'opération. Le consentement du malade n'a pas à être donné en cette connaissance; il ne concerne que l'opération elle-même.

Le chirurgien n'est responsable de l'insuccès d'une opération que s'il a commis une faute lourde : imprudence, négligence, ignorance, inobservation des règlements, etc. Une erreur de diagnostic ne constitue pas une faute lourde, et ne peut engager la responsabilité pénale du chirurgien.

La chirurgie a, du fait des progrès récents de la réanimation et de la technique, beaucoup élargi son champ d'action. On peut la diviser, *selon l'organe* ou la *partie de l'organisme* à laquelle elle s'adresse, en : chirurgie abdominale, biliaire, cardiaque, neurochirurgie, chirurgie osseuse, thoracique, vasculaire, etc. (Voir ces mots.)

Nous l'envisagerons ici *selon son but.*

1° La chirurgie peut viser à *supprimer* une infection. C'est le cas des interventions pour appendicite, péritonite, abcès chauds, des interventions sur les tuberculoses osseuses, en particulier sur le mal de Pott de l'adulte. La chirurgie alors doit supprimer le foyer causal si cela est possible (appendicectomie), faciliter le drainage vers l'extérieur du pus, des tissus nécrosés (incision et drainage des abcès). Parfois, elle doit immobiliser le foyer d'infection, parfois, après l'avoir supprimé, elle doit le combler (greffe osseuse dans les ostéites banales ou tuberculeuses). (V. abcès, infection.)

2° Ailleurs, la chirurgie tend à *réparer les dommages d'un traumatisme.* Parmi ceux-ci, les fractures tiennent une grande place, mais les traumatismes de l'abdomen et du thorax sont souvent plus graves encore. Dans ce cas, la chirurgie doit assurer l'arrêt définitif de l'hémorragie, restituer au maximum la fonction du membre (plâtre en bonne position), de l'organe atteint (seul un organe complètement détruit ou dont la présence reste un danger pour le malade sera enlevé (v. chirurgie plastique) ;

3° La chirurgie peut viser à *enlever une tumeur.* Selon la nature de celle-ci (bénigne ou maligne), l'acte chirurgical est plus ou moins étendu : la chirurgie du cancer est toujours large (ablation de la tumeur au-delà des tissus atteints) et comporte le curage des ganglions satellites autant qu'il est possible (v. cancer et tumeur) ;

4° La chirurgie peut viser à *rétablir la fonction physiologique d'un organe.* C'est le cas des interventions pour occlusions, où l'on enlève l'obstacle si c'est possible, des interventions cardiaques — dans le rétrécissement mitral, le chirurgien supprime le rétrécissement qui s'oppose à l'écoulement normal du sang. (V. CŒUR : *Traitement chirurgical.*)

5° On parle de *chirurgie palliative* quand le chirurgien, ne pouvant rétablir la fonction physiologique dans sa totalité, réalise artificiellement une malformation compatible avec la vie sans enlever la lésion (anus contre nature dans les cancers du tube digestif) ;

6° La chirurgie tend parfois à *modifier la physiologie d'un organe ou d'un système :* sympathectomie pour dilater un territoire artériel, castration dans les cancers génitaux, intervention neurologique pour supprimer la douleur;

7° Enfin, la chirurgie peut être destinée à *corriger les malformations :* internes quand elles sont incompatibles avec la vie, externes (*chirurgie réparatrice*) quand elles sont inesthétiques. (V. chirurgie plastique.)

Ces malformations peuvent être acquises ou congénitales, pathologiques ou dues au vieillissement de l'organisme.

Chirurgie plastique. — Branche de l'art chirurgical qui se propose de reconstituer les formes altérées par traumatisme, par malformation, ou simplement les défauts d'esthétique (crâne, face, seins).

La chirurgie plastique emploie tous les procédés de la chirurgie générale, mais en les adaptant à ses buts particuliers.

Les *incisions* y doivent être réduites au minimum à cause de l'importance des cicatrices. On les dissimule autant que possible dans les plis de la peau, les fossettes, les contours d'organes, les régions ombrées ou velues.

Les *sutures* sont faites au moyen d'aiguilles d'une grande finesse, selon des techniques particulières, afin d'éviter la marque du « point ». La suture intradermique et surtout la suture marginale à points séparés sont les procédés de choix.

Les *greffes* (v. ce mot) sont le procédé capital de la chirurgie restauratrice. Elles s'appliquent à presque tous les tissus, mais avant tout à la *peau*, à la *muqueuse*, à l'*os*, au *cartilage* et à la *graisse*.

La peau (sauf l'épiderme) et les muqueuses — tissus de couverture — ne peuvent être transplantées que par *marcottage*, c'est-à-dire que le greffon doit garder un pédicule nourricier tout le temps nécessaire à sa

« prise »; le pédicule sera supprimé (sevrage de la greffe) quand la nutrition sera assurée par la nouvelle implantation.

Tous les autres tissus peuvent être transplantés par greffe libre, parce qu'ils sont entièrement plongés dans un milieu où ils peuvent puiser, par le mécanisme de l'endosmose, les éléments nécessaires à leur vie. C'est le cas du cartilage, du tissu adipeux, de l'os même.

Toutefois, l'épiderme, et même la peau entière à la condition d'être transplantée par fragments de petites dimensions et appliquée sur un champ particulièrement sain, peuvent se greffer sans pédicule. Mais on ne peut escompter des reprises aussi certaines, ni surtout étendues.

C'est le cartilage qui se laisse le plus aisément greffer. Non seulement le transplant est toléré, mais il vit et se greffe réellement. Il n'a aucune tendance à se résorber et ne subit que d'insignifiantes modifications. Le cartilage est, en outre, recommandable pour l'extrême facilité avec laquelle on peut le « menuiser », le découper en lames, en languettes, en arceaux, en baguettes en se servant d'un simple bistouri. Pratiquement, c'est toujours aux cartilages costaux qu'il convient de s'adresser, et même à un petit nombre d'entre eux, les 6e, 7e et 8e. Le prélèvement de ces cartilages n'entraîne jamais aucune conséquence fâcheuse.

On peut utiliser des fragments cartilagineux provenant d'un autre sujet, mais, sauf exception, c'est au sujet lui-même que sont faits les emprunts, et il s'y prête en général de bonne grâce.

La chirurgie plastique comprend deux branches : la chirurgie *réparatrice* et la chirurgie *correctrice*.

I. Chirurgie réparatrice proprement dite ou restauratrice. — Elle se propose de reconstituer les *parties manquantes,* que leur absence soit congénitale (ex. : perte de substance palatine ou labiale du bec-de-lièvre) ou acquise.

Parmi les *malformations congénitales,* certains *angiomes* saillants et pulsatiles peuvent résister au radium et doivent être détruits chirurgicalement; une greffe s'impose.

Le remplacement de la peau de la joue, du front et du menton peut être fait par un prélèvement sur les régions abdominales, fessières, crurales. Pour la paupière, il faut chercher le greffon à la face postérieure du pavillon de l'oreille, où la qualité de la peau est sensiblement la même; pour remplacer un sourcil, on prendra une petite bande du cuir chevelu au voisinage de la nuque.

Le *bec-de-lièvre,* uni- ou bilatéral, relève d'interventions spéciales selon qu'il intéresse les lèvres seules (cheiloplastie) ou qu'il atteint le palais (intervention O.R.L.).

Parmi les *déformations acquises,* les plus fréquentes sont celles de la face (nez, front, pommette), du crâne; elles peuvent être dues à un traumatisme, à une maladie (nez en lorgnette ou en selle de la syphilis), à une intervention chirurgicale (résection d'une tumeur).

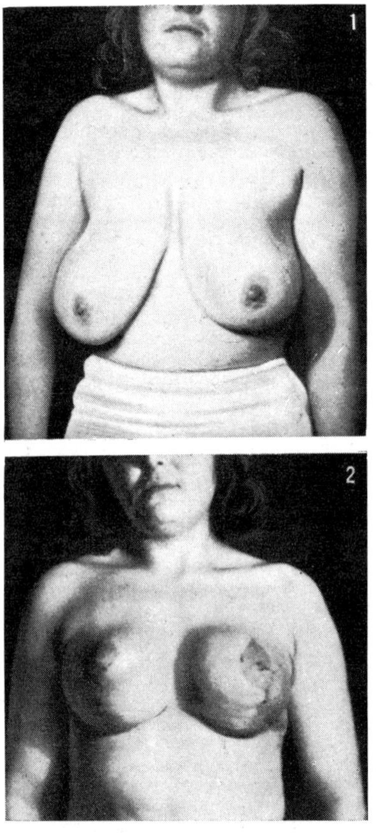

Fig. 313. — Chirurgie plastique.
1, 2. Seins hypertrophiés (avant et après).
(*Coll. Dr Ginestet.*)

On reconstitue le squelette lésé avec du cartilage ou de l'os.

Ces transplants cartilagineux permettent de combler les pertes du crâne et de la face, notamment les brèches frontales, le rebord orbitaire et même le massif maxillaire supérieur.

On peut aussi utiliser dans ce dessein une pièce de *prothèse interne,* soit organique (os mort, ivoire, caoutchouc), soit inorganique (prothèse d'argent ou d'or); ces pièces sont ordinairement bien tolérées, mais il faut savoir que leur élimination peut se produire, même après de longs délais.

Toutes les difformités, toutes les mutilations peuvent ainsi être combattues et souvent parfaitement corrigées ou restaurées (tabl. XV et *fig.* 313).

Les grandes surfaces à formes peu différenciées (joues, front) sont très aisément reconstituées; les parties velues (moustache, barbe, sourcils) le sont également sans grande difficultés. La calvitie peut ainsi, dans une certaine mesure, être compensée par déplacement des téguments restés chevelus.

Les destructions partielles ou totales du nez sont combattues par des *rhinoplasties* actuellement parfaitement réglées.

Les *lèvres,* les *mâchoires* peuvent être reconstituées dans toutes leurs parties; les figures 1 à 8 du tableau XV montrent des exemples de destruction de tout l'arc mandibulaire et de tous les plans mous qui l'entourent, et de leur restauration intégrale.

Il est pourtant des limites aux possibilités chirurgicales. L'*autoplastie* fait alors place à l'*hétéroplastie* ou *prothèse.* Par des pièces artificielles, dans la fabrication desquelles les prothésistes spécialisés ont acquis une grande habileté, on remplace des organes tels que les dents (formes et fonctions), les yeux, le pavillon de l'oreille (esthétique).

Dans les cas de destruction faciale très étendue, on peut également, au moins pendant la durée du traitement réparateur, recourir à l'emploi de masques totaux ou partiels.

II. Chirurgie correctrice. — Encore appelée *cosmétique* ou *esthétique,* elle se propose de rendre leur aspect normal aux *altérations non pathologiques* (*fig.* 313). Dans cette catégorie rentrent les nez exagérément busqués, larges ou plats.

Les *nez* les plus contrefaits peuvent être ramenés à un type classique ou modelés suivant une forme préférée grâce à des greffons cartilagineux. Il en est de même des oreilles décollées, des mâchoires proéminentes ou en retrait.

Le *prognathisme* de la mâchoire inférieure sera traité par une double résection condylienne ou une section horizontale au-dessous du col du maxillaire inférieur, ce qui permet le recul du maxillaire.

La *lipodystrophie faciale* est caractérisée par l'absence de tissu graisseux de la peau de la face; il faudra faire un capitonnage avec des petits cartilages.

Inversement, des *lipomes* peuvent infiltrer la joue et le cou; une résection par voie endo-buccale peut débarrasser le malade de ces tumeurs inesthétiques.

Le *rhinophyma* peut être enlevé par une simple abrasion modelante.

L'*affaissement de la peau des joues* peut être enrayé par des résections péri-auriculaires. Les *rides* du front et de la moitié supérieure de la face peuvent être nivelées par des résections cutanées faites dans le cuir chevelu, ou bien en supprimant l'innervation des muscles frontaux par section ou paralysie des filets nerveux par injection d'alcool ou de formol.

Les *poches palpébrales* sont corrigées par des résections cutanées, associées ou non à la résection des tissus graisseux sous-jacents.

Les *seins* tombants peuvent être redressés grâce à des résections cutanées judicieusement choisies.

On peut corriger les *défauts de coloration* de la peau grâce à des *tatouages* thérapeutiques. Pour les taches hypercolorées, on emploiera deux matières colorantes blanches : le sulfure de zinc et le blanc d'antimoine. S'il faut, au contraire, colorer une tache blanche, on s'adressera aux oxydes de fer, plus ou moins brunis, qui fourniront toute une gamme de combinaisons, depuis le jaune jusqu'au violet, en passant par les bruns et les rouges.

La couleur même de l'œil peut être reconstituée ou modifiée par tatouage de la cornée.

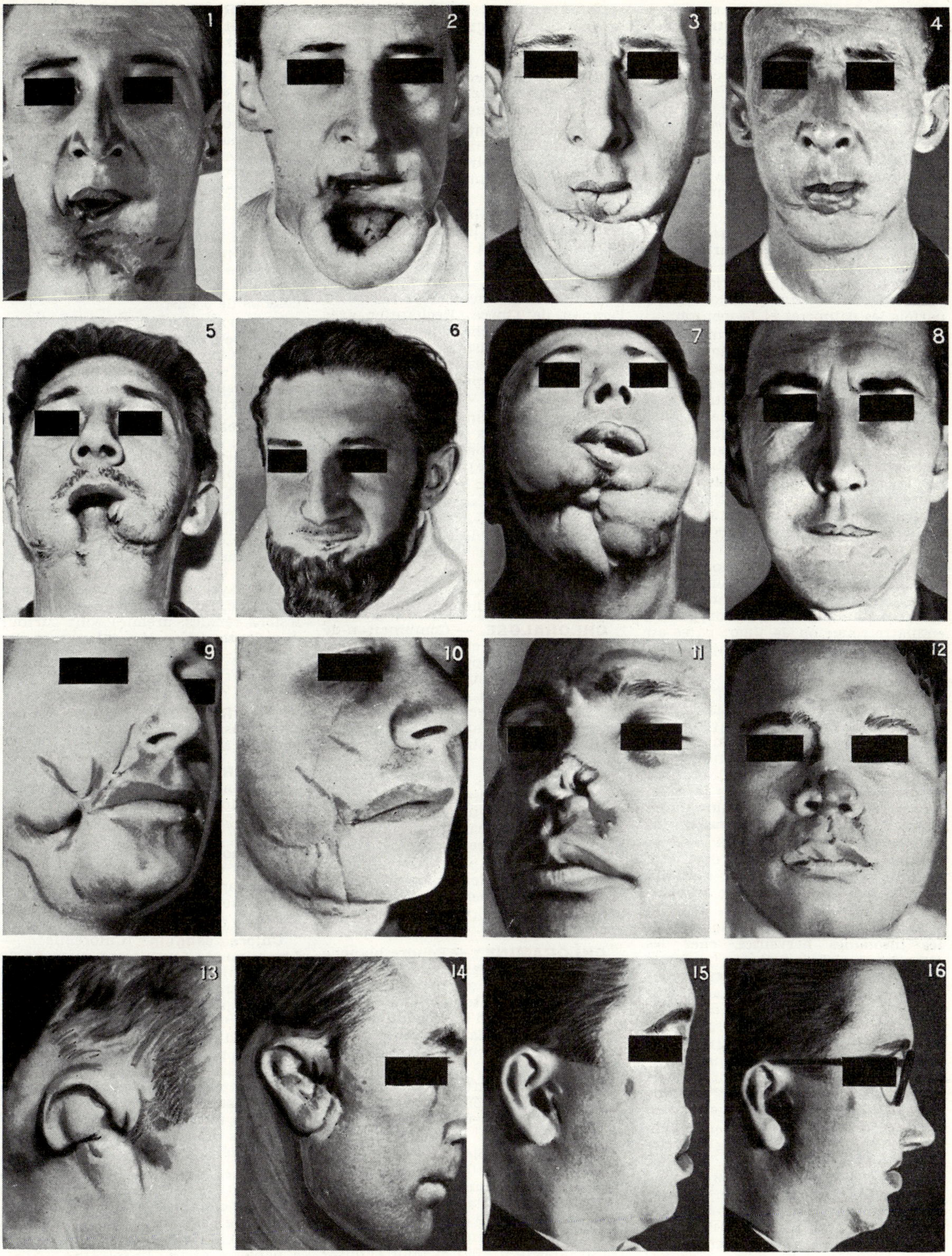

Reconstitution de diverses régions de la face.

1. Région mentonnière totalement détruite, vue avant l'intervention; 2, 3. Deux phases de la reconstitution par greffe et modelages successifs d'un lambeau cylindrique prélevé sur l'abdomen (v. GREFFE) ; 4. Reconstitution terminée; 5, 6. Destruction du maxillaire inférieur; le même sujet avant et après l'intervention (reconstitution par lambeau crânien du cuir chevelu) ; 7, 8. Destruction du plancher de la bouche et du maxillaire, avant (la langue sort par une brèche) et après l'intervention; 9, 10. Reconstitution d'une joue; 11, 12. Reconstitution d'un nez partiellement détruit par une balle; 13, 14. Reconstitution d'une oreille; 15. Destruction totale du nez; 16. Le même sujet après reconstitution au moyen d'un nez artificiel. *(Coll. Dr Ginestet.)*

Des agents physiques (massage, électricité) ou chimiques (injections médicamenteuses) peuvent déterminer quelques modifications utiles dans la structure de la peau, et en particulier des cicatrices.

On s'est beaucoup servi, il y a quelques années, de la *paraffine* pour arrondir les formes trop anguleuses; mais cette substance peut, comme la vaseline, donner naissance à des tumeurs sarcoïdes qui déforment les traits. V. PARAFFINE.

CHLOASMA (gr. *khloasma*). — Taches irrégulières à contour géographique, de couleur jaunâtre ou brun noirâtre, siégeant symétriquement sur le front, les tempes, les joues, parfois les paupières et le menton.

CAUSES. Troubles endocriniens et irritation du sympathique abdominal.

S'observe chez la femme atteinte de troubles des organes génitaux (métrite, salpingite, dysménorrhée), mais surtout chez la femme enceinte (*masque de la grossesse*), chez laquelle la pigmentation persiste jusqu'au retour de la menstruation, parfois même toute la vie. La pigmentation peut s'étendre à la ligne blanche, à l'aréole des seins, à la vulve chez les femmes enceintes brunes.

TRAITEMENT. Eviter l'action de la lumière, traiter les affections génitales, endocriniennes. Lotions décolorantes au sublimé, à l'eau oxygénée; emplâtre rouge ou de Vigo; pâtes au calomel salicylées. Cryothérapie. Vitamines D, P.P.

CHLORAL (Hydrate de). — Composé cristallisé résultant de la combinaison de chloral anhydre avec l'eau. Son odeur rappelle celle du melon; sa saveur est amère et caustique.

Pris à l'intérieur, le chloral se transforme lentement, dans le sang, en formiate alcalin et en chloroforme qui agit sur les centres nerveux, puis s'élimine par le poumon.

Pur, il est irritant et doit être absorbé avec une notable quantité d'eau; aussi est-il caustique à l'extérieur, à 10 p. 100 d'eau.

Employé comme *hypnotique* dans les insomnies nerveuses, chez les alcooliques, les maniaques; comme *anticonvulsif* (éclampsie, tétanos, chorée, empoisonnement par la strychnine); comme *analgésique* (névralgie, gastralgie, règles douloureuses).

A l'extérieur, employé en injections et lavages antiseptiques, comme antiprurigineux, comme vésicant (lotions contre la pelade). Contre-indiqué chez les cardiaques hyposystoliques.

DOSES. 1 à 4 g par jour en potion comme hypnotique; 5 à 8 g chez les alcooliques, les maniaques; on peut atteindre progressivement 8 à 12 g dans le tétanos, l'éclampsie, l'intoxication par la strychnine; dans ces cas d'urgence, on peut faire des injections intraveineuses de 20 cm^3 d'une solution au vingtième, trois à quatre fois par jour.

Le sirop de chloral renferme 1 g de chloral par cuillerée à soupe; il faut toujours le prendre dilué. On administre également le chloral en lavement à la poire (2 à 4 g pour 100 g de lait et 1 jaune d'œuf).

INCOMPATIBILITÉS. Carbonates alcalins, antipyrine, menthol, camphre.

INCONVÉNIENTS. Quelquefois, le chloral provoque l'apparition d'une rougeur à la face, au coude et au genou, pouvant prendre l'aspect d'une scarlatine ou d'une urticaire.

Empoisonnement. — SIGNES. Sommeil profond, enflure de la face, pouls faible, respiration rare, extrémités froides, température générale abaissée.

Une dose globale de plus de 8 g peut déterminer la mort par arrêt du cœur et de la respiration.

PREMIERS SOINS. Réveiller le malade, provoquer des vomissements par le chatouillement de la luette ou l'emploi de l'ipéca. Réchauffer avec des boules d'eau chaude, des frictions sèches, des sinapismes. Café fort en boisson ou, au besoin, en lavement. Respiration artificielle pendant plusieurs heures. V. ASPHYXIE.

Chloral-antipyrine (Hypnal). — Cristaux incolores employés comme hypnotique et analgésique (névralgies dentaires, céphalée) : 2 à 4 g par jour.

Butylchloral. — Produit cristallisé employé comme sédatif et hypnotique : 30 cg à 1 g par jour. On le trouve aussi dans le commerce, associé au pyramidon et spécialisé sous des noms divers.

Chloramide. — Mêmes propriétés et mêmes doses que le butylchloral.

CHLORALOSE. — Combinaison de chloral anhydre et de glucose sec. Hypnotique employé en cachets de 10 cg de demi-heure en demi-heure avec une infusion chaude (40 cg par jour). Est employé en injection intraveineuse pour anesthésier les animaux dans les laboratoires de physiologie.

Contre-indiqué chez les névropathes et dans les affections spasmodiques et convulsives, car il peut déterminer des spasmes et un tremblement avec délire, cyanose et coma.

L'intoxication par la chloralose dans un dessein de suicide détermine un coma avec hyperthermie et hyperazotémie, et une éruption bullo-ulcéreuse.

CHLORAMINE. — Poudre blanche cristalline, soluble dans l'eau, préparée par l'action de l'hypochlorite de soude sur la paratoluène-sulfoamine, produit dérivé d'un résidu de la saccharine. Substance non toxique, ayant un pouvoir bactéricide oxydant et désodorisant.

Antiseptique interne et externe, employé en solution à 1,5 p. 100 pour le traitement des plaies. Des lavages de bouche avec une solution à 1 p. 100 font disparaître l'odeur de l'haleine due à l'ail ou à l'oignon.

On l'emploie aussi en solution à 0,5 p. 100 pour la désinfection des mains; à 0,2 p. 100 en injections vaginales; comme désinfectant des locaux (solution à 10 p. 100) et pour l'épuration de l'eau (1 à 2 cg par litre).

Elle donne de bons résultats dans les troubles gastro-intestinaux avec selles fétides.

DOSE. 0^{g},05 par cachet (4 par jour).

CHLORAMPHÉNICOL. — V. CHLOROMYCÉTINE.

CHLORATE DE POTASSE (Sel de Berthollet). — Cristaux incolores, de saveur légèrement salée, employés en collutoires, gargarismes, lavages buccaux dans les gingivites, stomatites, en solution à 1,5 p. 100. A l'intérieur, 1 à 4 g par 24 heures, en potion, solution ou comprimés, dans les stomatites mercurielles ou bismuthiques, car il s'élimine par la salive. Dans les angines blanches, en gargarismes et collutoires; ou, à l'intérieur, au début de l'angine, une cuillerée à soupe d'une solution de 4 g pour 300 g d'eau, tous les quarts d'heure pendant la première heure, toutes les demi-heures ensuite.

Ne pas l'employer chez l'enfant audessous de 3 ans.

INCOMPATIBILITÉS. Oxydant énergique, ce corps peut provoquer de violentes explosions si on le mélange avec du soufre, du charbon, du tanin, du sucre, des hypophosphites et la plupart des substances organiques.

Intoxication. — Rarement professionnelle au cours de la fabrication d'allumettes suédoises, des explosifs et du noir d'aniline. Résulte ordinairement d'une absorption, par erreur, de doses trop fortes de chlorate de potasse.

Poison du sang, il transforme l'hémoglobine en méthémoglobine et rend les globules rouges impropres à fixer l'oxygène. Les accidents graves (asphyxie, cyanose, hémoglobinurie, lésions rénales, urémie) sont surtout à redouter chez les enfants et les rénaux.

La mort est survenue après l'absorption de 25 gr de ce sel.

CHLORATE DE SOUDE. — Cristaux plus solubles que le chlorate de potasse. Même emploi.

CHLORE (du gr. *khlôros*, vert). — Gaz désinfectant, employé sous forme de solution contenant 2 litres de gaz par litre d'eau, sous le nom de *chlore liquide*.

Son pouvoir désinfectant tient à l'avidité qu'il a pour l'hydrogène : il décompose les substances qui en contiennent pour l'absorber et former de l'acide chlorhydrique.

Chlore sanguin (Chlorémie). — Les aliments fournissent au sang la plus grande partie du chlore; le *plasma* renferme environ 3^{g},60 de chlore par litre, et les globules 1,80; le rapport entre le chlore des globules et celui du plasma est d'environ 0,53.

Ce rapport chloré augmente dans les néphrites chroniques avec azotémie (*hyperchlorémie*); il diminue dans la sténose du pylore, les vomissements répétés, l'occlusion intestinale, les diarrhées profuses (*hypochlorémie*).

Vapeurs de chlore. — Les professions où l'ouvrier est exposé aux vapeurs chloreuses sont : la fabrication de l'eau de Javel, du chlorure de chaux, le blanchiment de la pâte à papier à écrire, la teinture.

Une atmosphère qui en contient 1 p. 100 000 est déjà très irritante, surtout pour les non-accoutumés.

Intoxication. — SIGNES. *Forme aiguë foudroyante.* — Rare, surtout observée quand le chlore a été employé comme gaz de combat. Gêne respiratoire intense, crachements de sang, vomissements, teinte bleue de la face, petitesse du pouls, œdème aigu du poumon.

Forme chronique. — Troubles pulmonaires, oculaires (conjonctivite, blépharite, eczéma palpébral), cutanés (acné, comédon, atteignant la face, le tronc, l'abdomen, les fesses, les organes génitaux), dentaires (coloration jaune des dents et émiettement de l'émail, dû à l'acide chlorhydrique que donne le chlore au contact de la salive et de la vapeur d'eau).

Hygiène préventive. Ventilation, occlusion absolue des appareils.

Traitement. Faire respirer de l'air frais, inhaler des vapeurs d'eau, d'ammoniaque, de chloroforme ou d'éther, afin de diminuer la douleur produite par la toux.

Dérivés chlorés des hydrocarbures. — V. carbone (Tétrachlorure de), tétrachloréthane, trychloréthylène.

Dérivés chlorés de l'éthylène. — V. éthylène.

CHLORÉTONE (Alcool trichlorobutylique). — Poudre blanche à odeur de camphre, employée comme somnifère, à la dose de 50 cg à 1 g, en cachets, dans la folie; ou comme anesthésique local (*anésine* ou *anésone*), à la dose de 2 à 2,5 p. 100.

CHLORHYDRATE. — V. aux bases : ammoniaque, morphine, quinine.

CHLORHYDRIE. — Quantité d'acide chlorhydrique contenue dans les matières en voie de digestion dans l'estomac. Suivant que cette quantité est supérieure ou inférieure à la normale, il y a *hyperchlorhydrie* ou *hypochlorhydrie*.

CHLORHYDRIQUE (Acide). — Gaz soluble dans l'eau. L'*acide officinal* est une solution de gaz à 36 p. 100; c'est un liquide incolore, fumant, très corrosif. L'*acide dilué* est un soluté renfermant 10 p. 100 d'acide pur. Employé à l'intérieur, très dilué, en limonade à 2 p. 1 000 d'acide officinal ou en gouttes (X-XX gouttes pour un verre d'eau sucrée) dans l'hypochlorhydrie; comme caustique, en attouchements sur les ulcérations de la bouche et des gencives.

CHLOROFORME. — Liquide incolore, insoluble dans l'eau, à odeur particulière, à saveur d'abord piquante, puis fraîche.

Le *chloroforme anesthésique* est un chloroforme pur additionné de 5 millièmes de son poids d'alcool absolu.

Action. Calmante, anesthésique (v. anesthésie), antispasmodique. Comme anesthésique, le chloroforme est employé pur ou sous forme de mélange de Schleich (éther 60 cm^3, chloroforme 20 cm^3, chlorure d'éthyle 10 cm^3) pour diminuer les douleurs de l'accouchement, contre l'éclampsie, le tétanos, les crises nerveuses graves.

Dose. A l'intérieur, 1 à 3 g, ordinairement sous forme d'eau chloroformée du Codex (5 p. 1 000). En potion, comme *sédatif des douleurs gastriques et des vomissements* (4 à 5 cuillerées à soupe par jour, diluées dans parties égales d'eau).

En *liniment*, contre les *douleurs*, associée ou non au salicylate de méthyle (5 g p. 50 g).

En *application*, contre le prurit vulvaire (mixture contenant en quantités égales du chloroforme et de l'huile, dont on imbibe un tampon d'ouate).

CHLOROME (du gr. *khlôros*, vert). — Variété rare de sarcome frappant surtout les jeunes. Tumeurs multiples de coloration verte (cancer vert d'Aran) siégeant sur le crâne et parfois à la peau. Evolution rapidement mortelle avec anémie, hémorragies, angine, gonflement de la rate et des ganglions, hyperleucocytose sanguine, comme dans une leucémie.

CHLOROMYCÉTINE. — Antibiotique isolé à partir d'un champignon, *Streptomyces venezuelae*, la chloromycétine est un corps chimiquement défini (chloramphénicol), qui peut être obtenu par synthèse. La chloromycétine a une action remarquable sur la fièvre typhoïde. Mais son action s'étend aussi aux rickettsioses, en particulier au typhus exanthématique.

Les doses utilisées chez l'adulte sont en moyenne de 2 à 4 g par 24 h et le traitement est prolongé de dix à quinze jours en moyenne.

CHLORONAPHTALÈNE. — V. trichloronaphtalène.

CHLOROPHYLLE (du gr. *khlôros*, vert, et de *phullon*, plante). — Pigment vert des feuilles. Seul le dérivé hydrosoluble semble actif. La chlorophylle est surtout préconisée pour désodoriser les mauvaises haleines, les plaies et les ulcères fétides, les odeurs corporelles variées (transpiration, abcès et gangrène pulmonaire, ozène, odeurs menstruelles, etc.). En réalité, les avis sont partagés quant à la vertu désodorisante du produit.

La chlorophylle est utilisée également comme antianémique et cicatrisant.

On l'emploie sous forme de tablettes, de pâte dentifrice, de pommade, de solution injectable.

CHLOROPICRINE (Trichloronitrométhane). — A des propriétés microbicides et parasiticides, qui l'ont fait employer dans la *désinsectisation* et la *dératisation*.

Ce corps doit être manipulé avec prudence par un personnel expérimenté et porteur de masque. Après avoir calfeutré les ouvertures du local à désinfecter, on imprègne de chloropicrine des serviettes-éponges qu'on suspend aussi haut que possible : il faut 10 g de chloropicrine par mètre cube. La volatilisation est rapide et les vapeurs denses s'accumulent dans les parties basses. Au bout de vingt-quatre heures, on ouvre la pièce, qu'on ventile énergiquement.

Une solution de chloropicrine à 1 p. 1 000 peut rendre des services pour la désinfection des fumiers et la destruction de mouches et de larves.

CHLOROSE (du gr. *khlôros*, vert). — Variété d'anémie (chloro-anémie) du type hypochrome; elle peut être primitive ou secondaire.

Chloro-anémies primitives. — *Chlorose des jeunes filles.* — Fréquente autrefois chez la jeune fille entre 15 et 18 ans, lors de l'établissement des règles, cette forme est actuellement très rare.

Toutes les causes d'affaiblissement organique y prédisposaient : mauvaise hygiène, alimentation défectueuse, logis manquant d'air et de lumière, fatigues, chagrins.

Il est possible que la pratique du sport, une vie plus libre, un travail

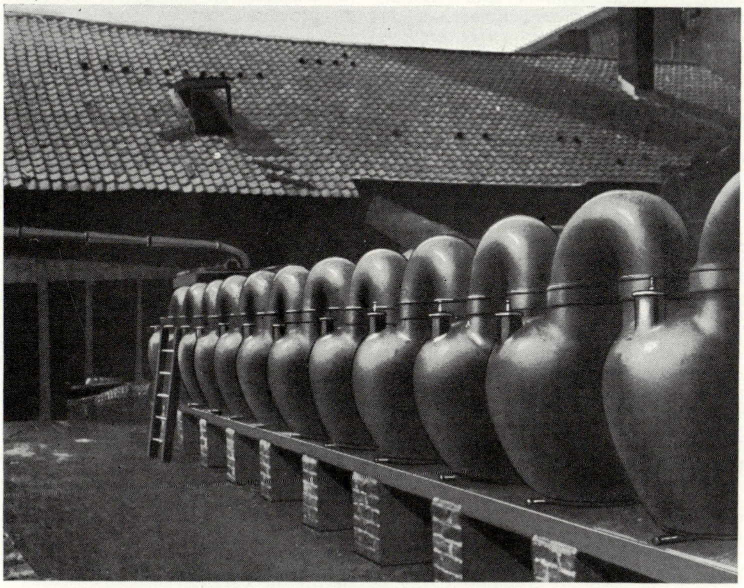

Fig. 314. — Condensation des vapeurs d'acide chlorhydrique.
Les vapeurs circulent dans les grosses tubulures en U surmontant les touries (parcourues en sens contraire par le courant liquide).

moins pénible, une meilleure nourriture aient contribué à faire disparaître cette forme d'anémie.

CAUSES. Trouble du métabolisme du fer lié à un mauvais fonctionnement ovarien; avitaminose C.

SIGNES. La peau des chlorotiques est pâle, avec une teinte jaune verdâtre, marquée surtout sur la figure : les lèvres, les gencives, les conjonctives sont décolorées; la face est bouffie, et cette enflure existe également aux malléoles.

Des hémorragies accroissent encore l'affaiblissement de la malade. Les règles, souvent douloureuses, sont peu abondantes ou même supprimées; dans d'autres cas, au moins au début, elles sont trop abondantes. L'appétit est capricieux, la digestion se fait mal, les vomissements et surtout la constipation sont fréquents. Le moindre effort amène de l'essoufflement.

Le *sang* recueilli par piqûre au bout du doigt est pâle et fluide; le taux de l'hémoglobine est abaissé (entre 30 à 50 p. 100); le fer du sang tombe de 3 g à 2 g et même 1 g. Le nombre des globules rouges est peu modifié, la valeur globulaire est donc abaissée (0,70 à 0,30); les hématies sont souvent petites et déformées. Les temps de saignement et de coagulation et la rétractilité du caillot sont normaux.

EVOLUTION. Chronique, avec rémissions et rechutes. La guérison s'obtient par la médication martiale.

Chloro-anémie de l'adulte. — Cette *anémie hypochrome* s'observe chez des sujets de 30 à 60 ans. Le sang montre les mêmes caractères que dans la forme précédente; mais la pâleur n'est pas verdâtre, et deux nouveaux symptômes apparaissent : une *langue* d'un rouge vif, dépapillée, lisse, luisante (glossite de Hunter) et des *troubles gastriques* (diminution de la pepsine et de l'acide chlorydrique du suc gastrique; aspect pâle et saignant de la muqueuse gastrique visible à la gastroscopie).

Parfois *dysphagie* par atrophie de la muqueuse œsophagienne et rétrécissement de l'orifice supérieur de l'œsophage.

Dans certains cas, prurit vulvaire, ongles fissurés, excavés ou bosselés.

EVOLUTION. Lente avec rechutes; amélioration par le traitement martial intensif.

Chloro-anémie des jeunes enfants. — Enfants de 12 à 20 mois, tristes, apathiques, d'une pâleur cireuse; développement physique retardé; troubles digestifs. Mêmes altérations sanguines que précédemment.

La chloro-anémie est due au manque de fer de l'organisme (oligosidérémie).

Chloro-anémie symptomatique. — Elle s'observe assez fréquemment à la suite de troubles gastro-intestinaux chroniques chez l'enfant âgé, de troubles dyspeptiques chez l'adulte, chez des tuberculeux, des syphilitiques acquis ou héréditaires, au cours du mal de Bright, de maladies du foie, de maladies infectieuses, de vers intestinaux.

TRAITEMENT. *Régime.* Repos au lit au besoin. Alimentation légère et reconstituante (viandes crues ou grillées, légumes verts, fruits riches en vitamines C, lait), réduction du pain et des hydrates de carbone.

La *médication martiale* doit être intensive et à hautes doses : 6 à 8 g par jour en cachets de sous-carbonate de fer, de caséinate, de citrate, de lactate ou de tartrate ferricopotassique. Les eaux arsenicales (La Bourboule), ferrugineuses (Bussang, Luxeuil, Orezza, Forges, Saint-Christau) ne sont efficaces qu'à la source. Séjour à la montagne ou à la mer.

CHLOROTHIAZIDE. — Substance chimique de synthèse, appartenant au groupe des sulfamides, qui possède les propriétés d'augmenter l'excrétion urinaire et de faire baisser la tension artérielle.

CHLORURE. — Pour *chlorure de calcium, de fer, de mercure, de méthyle, de potassium, de zinc,* voir à CALCIUM, FER, MERCURE, MÉTHYLE, POTASSIUM, ZINC.

Chlorure de l'organisme. — Le taux d'élimination urinaire des chlorures est de 10 à 15 g par 24 heures; avec le régime lacté (3 litres de lait) 5 g. V. URINES.

Le liquide céphalo-rachidien contient normalement 7 g p. 1 000 de chlorures; le taux s'abaisse à 5 g environ dans la méningite tuberculeuse.

CHLORURÉMIE (de *chlorure,* et du gr. *haima,* sang). — Certaines néphrites, dites chlorurémiques ou hydropigènes, se manifestent par des œdèmes, dus à l'imperméabilité du rein aux chlorures et à la rétention du sel dans les tissus, où il attire l'eau. Le régime déchloruré s'impose alors. V. REIN (maladies).

CHLORURIE. — Présence de chlorures dans l'urine; le taux, qui varie suivant la quantité de sel ingérée, oscille entre 12 à 14 g par 24 heures.

Epreuve de la chlorurie alimentaire. — Pour dépister une chlorurémie latente et renseigner sur le degré de *rétention chlorurée* en cas de néphrite, on donne au malade une certaine quantité de sel marin et on compare la quantité de sel ingérée et celle qui est éliminée par le rein.

On peut mesurer la *perméabilité du rein aux chlorures :* on donne à un malade non œdémateux, soumis depuis quelques jours à un régime sans sel, 10 g de chlorure de sodium par jour. Normalement, au bout de 3 à 4 jours, l'élimination urinaire se fixe autour de 10 g par jour; quand ce chiffre n'est atteint qu'après plus de 4 jours, ou quand ce chiffre n'est pas atteint, la perméabilité pour les chlorures est diminuée; elle est abolie quand le rein ne rejette qu'une quantité infime de chlorure.

CHOANE (du gr. *koanon,* entonnoir). — Nom donné aux ouvertures postérieures des fosses nasales.

CHOC. — Choc du cœur. — Sensation éprouvée par la main placée au niveau de la pointe du cœur, et qui en réalité n'est pas un véritable choc, mais un soulèvement de la poitrine au moment où le cœur, entrant en contraction (*systole*), durcit tout à coup. V. CŒUR.

Le *choc en dôme,* qu'on observe dans l'insuffisance aortique, est constitué par une modification du choc de la pointe qui donne la sensation d'un globe localisé se durcissant sous la paume de la main.

Choc fœtal. — Mouvement spontané du fœtus, qui apparaît entre le quatrième et le cinquième mois et qui est perceptible seulement au stéthoscope. Sous la pression moyenne de cet instrument, on éprouve à l'instant même où un mouvement se produit une double sensation de *choc* et de *bruit* brusque d'une extrême ténuité, résultat d'un mouvement du fœtus se déplaçant en masse dans le liquide amniotique venant frapper les parois utérines. C'est un signe de certitude de la grossesse, dont l'avantage est de se manifester souvent avant tous les autres. En dehors de ce choc perceptible par le médecin, le fœtus exécute des mouvements actifs spontanément ou sous l'influence d'une légère excitation, comme celle de l'application d'une main froide sur le ventre. L'œil permet de les percevoir facilement.

Choc nerveux. — Ce phénomène se manifeste par la résolution musculaire complète, la pâleur de la peau, l'excavation des yeux, la paresse de l'intelligence, la petitesse et la fréquence du pouls, l'abaissement de la température (35°) et de la tension artérielle, la faiblesse et l'irrégularité de la respiration. Le coma et la mort succèdent rapidement à cet état, ou la température se relève et tous les troubles disparaissent.

Cette sidération des centres nerveux vaso-moteurs s'observe à la suite d'une cause brusque, presque toujours traumatique : soit un *traumatisme* proprement dit, une grande *commotion* ou *contusion,* une *blessure grave* (fractures multiples, brûlures étendues, écrasement, ensevelissement); le choc peut survenir immédiatement ou après un retard de plusieurs heures, soit après une *opération chirurgicale* longue, intéressant particulièrement l'abdomen; soit après un *accouchement* parfois pénible, mais souvent normal, ou après la délivrance; soit enfin après une *forte émotion.*

CAUSES. Paralysie réflexe des centres vaso-moteurs entraînant un effondrement de la tension artérielle et une anémie bulbaire. La viscosité du sang est augmentée, ainsi que l'hémo-concentration : avec 6 millions de globules rouges, le choc est peu grave, mais avec 9 millions, il est mortel.

TRAITEMENT. Injection de plasma; injection intraveineuse soit de sérum ordinaire ou chloruré bicarbonaté, soit de sang citraté dilué dans 2 à 5 fois son volume de sérum. La quantité à injecter, qui pourra être énorme (plusieurs litres en 24 h), dépendra du résultat des numérations globulaires en série.

Oxygénothérapie à 8 litres par minute.

Injection d'huile camphrée, d'adrénaline, de caféine.

Choc anaphylactique. — Dû à des phénomènes d'anaphylaxie et de sensibilisation. Déclenché par une injection de sérum à un sujet qui en avait reçu précédemment, par une injection d'albumine étrangère, de tuberculine, de vaccins, par piqûres de guêpe.

SIGNES. Malaise brusque, palpitations, dyspnée, angoisse, nausées, vomissements, céphalées, vertiges, myalgies et arthralgies. Température élevée (40°), pouls filiforme irrégulier, incomptable, hypotension considérable. Parfois œdèmes, urticaire.

Troubles sanguins : diminution des globules blancs avec inversion de la formule leucocytaire, hypercoagulabilité sanguine.

TRAITEMENT. Injection sous-cutanée d'adrénaline, d'huile camphrée, de caféine. V. ANAPHYLAXIE.

Choc vaccinal. — On a signalé, à la suite de vaccination antityphoïdique, des troubles rappelant le phénomène de choc.

Choc thérapeutique. — Méthode de traitement qui consiste à provoquer une fièvre élevée avec frissons par injection intraveineuse de métaux colloïdaux, de lait, de divers vaccins.

CHOCOLAT. — Produit obtenu en mélangeant du sucre et de la pâte de cacao broyé, celle-ci entrant dans la proportion minimum de 32 p. 100 du produit (décret du 19 décembre 1910).

On peut ajouter au chocolat de faibles quantités de vanille, de cannelle ou de lécithine de soya.

Le chocolat est un aliment nourrissant sous un petit volume (16 g suffisent pour une tasse de lait chaud). Mais l'abondance de graisses le rend d'une digestion difficile; il est constipant. Il n'est pas indiqué chez les arthritiques, les rhumatisants, les lithiasiques et les hépatiques.

CHOLAGOGUE (du gr. *kholê*, bile, et *agein*, chasser). — Médicaments qui facilitent l'évacuation des voies extra-hépatiques.

Les principaux sont :

1° Le *sulfate de magnésie*, 2 à 5 g le matin dans un verre d'eau tiède, ou en injection dans la sonde duodénale;

2° La *peptone*, un cachet de 50 g avant les repas; peut être associée à la magnésie;

3° L'*huile d'olive*, 1 ou 2 cuillerées à soupe le matin au réveil ou le soir en se couchant, ou avant les principaux repas.

Les cholagogues sont voisins des médicaments *cholérétiques*, qui stimulent la sécrétion biliaire.

Sels biliaires (2 à 6 capsules par jour); *huile de Haarlem* (1 capsule de 0,10 le soir); *glycérine* (10 à 20 g le matin); *sulfate de soude* (2 à 5 g le matin); *calomel* (1 à 2 cg le matin). Infusions de feuilles de *boldo* (2 g pour 150 g d'eau le soir), de *menthe*, de *romarin*.

CHOLALATE DE SODIUM. — Cristaux blancs utilisés en injections sous-cutanées de 5 à 10 cg en solution isotonique et en suppositoires, comme hypotenseur.

CHOLALÉMIE. — Quantité de sels biliaires contenus dans le sang : la *cholalémie* augmente dans les ictères par rétention et c'est cette augmentation qui provoque le prurit souvent insupportable de ces affections.

CHOLALIQUE (Acide) [ou Acide cholique]. — Corps constituant des sels biliaires. On l'extrait de la bile.

CHOLALURIE. — Présence dans l'urine de sels biliaires. V. BILE.

CHOLANGIOCYSTOSTOMIE. — Abouchement des conduits biliaires dans la paroi supérieure de la vésicule, en cas d'obstruction du canal hépatique.

CHOLANGIOGRAPHIE (Angiocholégraphie). — Radiographie des voies biliaires extra-hépatiques rendues opaques aux rayons X par diverses substances : composés iodés hydro- ou liposolubles.

Ces divers corps sont injectés avec une seringue dans une sonde introduite dans la fistule biliaire postopératoire, le malade étant à jeun depuis douze heures.

On se rend ainsi compte de toutes les modifications pathologiques des voies biliaires, des altérations du cholédoque, des calculs de la vésicule du cholédoque, des compressions par une pancréatite chronique ou un cancer de la tête du pancréas. V. *Supplément*.

CHOLANGIOSTOMIE (du gr. *kholê*, bile, *angeion*, vaisseau, et *stoma*, bouche). — Abouchement à la peau d'un conduit biliaire en cas d'oblitération des canaux cholédoque et hépatique.

CHOLÉCYSTECTOMIE (de *kholê*, bile, *kustis*, vessie, et *ectomê*, enlèvement). — Ablation de la vésicule biliaire.

CHOLÉCYSTENTÉROSTOMIE (du gr. *kholê*, bile, *kustis*, vessie, *enteron*, intestin, et *stoma*, bouche). — Opération établissant une communication entre la vésicule biliaire et l'intestin, pour remédier à la suppression du passage de la bile par le canal cholédoque obstrué par un calcul.

CHOLÉCYSTITE (du gr. *kholê*, bile, *kustis*, vessie, et la terminaison *ite*, inflammation). — Inflammation de la vésicule biliaire, souvent accompagnée d'une inflammation des canaux biliaires (*angiocholécystite*).

CAUSES. 1° L'*infection*. Le plus souvent, les voies biliaires s'infectent par voie sanguine, au cours de maladies infectieuses et de septicémies; les microbes rencontrés habituellement sont les bacilles typhique et paratyphique, le streptocoque, le colibacille, le pneumocoque, le pneumobacille, les anaérobies (perfringens, ramosus, funduliformis), ceux-ci donnant des formes gangréneuses.

La constipation chronique, les colites, l'appendicite, le tempérament biliaire cholémique, les grossesses répétées prédisposent aux cholécystites.

2° Un *obstacle mécanique* à l'écoulement de la bile. En premier lieu, la *lithiase biliaire*; puis, loin derrière elle, les cancers des voies biliaires, du pancréas, les pancréatites chroniques, les corps étrangers (parasites, vésicules hydatiques, douves), ptôse vésiculaire avec coudure, péricholécystite et périduodénite, compression par adénopathies, tumeurs.

SIGNES. *Forme aiguë*. — Un lithiasique peut être atteint brusquement. Douleur vive dans la région vésiculaire au-dessous du foie, avec fièvre élevée et frissons, contracture de la paroi abdominale; le foie est augmenté de volume dans certains cas; parfois vomissements, léger subictère, urines acajou. Après quelques jours de repos sous la glace, la douleur diminue, la défense musculaire s'atténue et on sent un plastron de péritonite plastique qui diffuse sous le foie. La crise peut durer de 15 jours à 6 semaines; mais les *récidives* sont possibles à la suite de fatigues, de secousses, d'écarts de régime.

Chez un typhique, une recrudescence de la température au deuxième ou troisième septénaire, avec nausées et vomissements, doit attirer l'attention du côté de la vésicule, qui apparaît comme une petite masse ovoïde tendue, douloureuse, au bord inférieur du foie. Après quelques jours de glace, tout s'apaise; mais la cholécystite peut suppurer, entretenant la fièvre, les frissons, les sueurs; elle peut s'ouvrir à la peau, dans un des organes abdominaux; elle peut aussi se perforer dans le péritoine, se traduisant par les signes dramatiques d'une péritonite par perforation. Une opération d'urgence s'impose.

Cette cholécystite peut n'apparaître qu'à la convalescence ou plusieurs mois après la typhoïde; ses signes sont plus francs, mais son évolution est longue, laissant souvent après elle une fistule, une péricholécystite chronique.

Chez la femme enceinte atteinte de constipation ou d'entérocolite, on observe souvent des crises vésiculaires avec douleurs dans l'hypocondre droit, vomissements et fièvre.

Ces cholécystites colibacillaires sont ordinairement bénignes.

Certaines cholécystites aiguës, dues à des microbes anaérobies, affectent une forme grave, *gangréneuse*, et aboutissent souvent à une perforation aiguë de la vésicule.

Forme chronique. — Crises douloureuses au point vésiculaire avec vomissements et troubles digestifs survenant par périodes de 1 ou 2 jours.

Dans l'intervalle des crises, on peut déterminer un point sensible à la pression de la vésicule; la douleur augmente sous l'influence de la toux ou d'une respiration profonde.

Signes d'intolérance pour certains aliments : graisses, fritures, œufs, foie gras, crustacés, chocolat.

L'état général s'altère : amaigrissement, asthénie, caractère irritable, langue sale, teint cholémique.

L'urine contient de l'urobiline et des pigments biliaires au lendemain des crises douloureuses.

La *radiographie directe*, sans préparation de la vésicule, ou, mieux, la *cholécystographie*, le *tubage duodénal*, après injection de solution concentrée de sulfate de magnésie, pourront fournir des renseignements sur l'état de la bile et la présence ou non de calculs.

ÉVOLUTION. Elle peut être indéfiniment prolongée; la tolérance est souvent remarquable chez les sujets âgés; mais les troubles digestifs répétés finissent par altérer l'état général du malade et entraîner un amaigrissement notable. Parfois, un *cancer* peut se greffer sur une vieille cholécystite lithiasique.

TRAITEMENT. Les *cholécystites compliquant une lithiase* vésiculaire imposent la cholécystectomie avec vérification manuelle et radiomanométrique du cholédoque; le traitement médical précède l'intervention : repos au lit, antispasmodiques et antalgiques, antibiotiques à large spectre; les formes suraiguës peuvent nécessiter une rééquilibration hydro-électrolytique par perfusions veineuses; le traitement des *cholécystites aiguës non lithiasiques* est médical : c'est celui de leur cause.

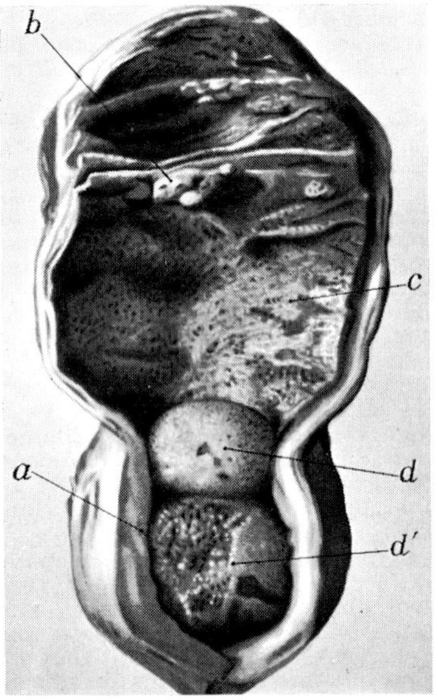

FIG. 315. — Cholécystite chronique calculeuse.
a, Paroi vésiculaire épaissie; b, Végétation hyperplasique de la muqueuse; c, Muqueuse dont le relief * est nettement exagéré; d et d', Calculs.

CHOLÉCYSTOCOLOSTOMIE. — Abouchement direct de la vésicule biliaire dans le côlon.

CHOLÉCYSTODUODÉNOSTOMIE. — Abouchement direct de la vésicule biliaire dans le duodénum.

CHOLÉCYSTOGRAPHIE (du gr. *kholê,* bile, *kustis,* vésicule, et *graphein,* écrire). — Méthode radioscopique due à Graham, fondée sur l'introduction dans l'organisme d'une substance qui, absorbée par le foie et déversée dans la bile, s'y concentre et augmente assez la densité de cette bile pour rendre très apparente la vésicule sur les radiographies (*fig.* 316).

Le médicament employé est le tétraiode, absorbé en trois reprises, à douze heures d'intervalle, ou le bilisélectan, absorbé en une prise.

Quand la vésicule est saine, l'ombre vésiculaire commence à se dessiner vers la quatrième heure après l'injection; elle grandit de la quatrième à la huitième; la visibilité est nette de la seizième à la vingt-quatrième heure.

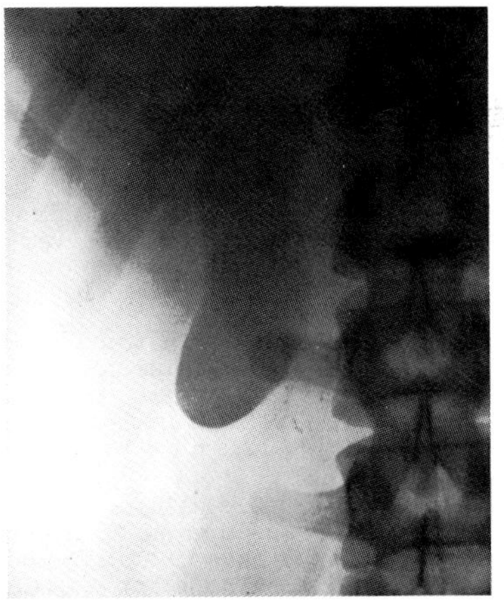

FIG. 316. — Radiographie de la vésicule biliaire. (*Cl. Dr Courtin.*)

Quand la vésicule est pathologique, l'ombre ne peut apparaître en temps voulu, mais ses contours peuvent être irréguliers (cholécystite scléreuse, adhérences); elle peut présenter un aspect non homogène, pommelé, en cocarde (calculs), ou manquer de densité (cholécystite, calculs bourrant la vésicule).

Si l'ombre fait défaut de la huitième à la vingt-quatrième heure, il peut exister une oblitération ou une obstruction du canal cystique (vésicule exclue).

CHOLÉCYSTOSTOMIE (du gr. *kholê,* bile, *kustis,* vésicule, et *stoma,* bouche). — Ouverture et abouchement de la vésicule biliaire à la paroi abdominale.

CHOLÉCYSTOTOMIE (du gr. *kholê,* bile, *kustis,* vésicule, et *tomê,* section). — Incision de la vésicule biliaire, immédiatement suivie de sa suture.

CHOLÉDOCHODUODÉNOSTOMIE. — Anastomose chirurgicale entre le canal cholédoque et le duodénum.

INDICATIONS. Occlusion du cholédoque par un cancer des voies biliaires ou de la tête du pancréas, par une malformation congénitale ou une lésion traumatique; calculs du cholédoque.

CHOLÉDOCHOSTOMIE (du gr. *kholêdokhos,* cholédoque, et *stoma,* bouche). — Abouchement à la peau du canal cholédoque.

CHOLÉDOCHOTOMIE (du gr. *kholêdokhos,* cholédoque, et *tomê,* section). — Incision du cholédoque, suivie de l'expulsion des calculs.

CHOLÉDOQUE (du gr. *kholê,* bile, et *dokhos,* qui conduit). — Conduit biliaire né de la fusion des *canaux cystique* et *hépatique;* il conduit la bile dans la deuxième portion du duodénum. Continuant la direction du canal hépatique, le cholédoque se porte en bas et en dedans, passe derrière la première portion du duodénum, s'engage sous le pancréas et, arrivé à la deuxième portion du duodénum, traverse sa paroi et s'ouvre dans l'intestin au niveau de l'ampoule de Vater. Il mesure 6 à 8 cm. V. FOIE, DUODÉNUM.

Ce canal est constitué par une tunique externe fibro-musculaire et une muqueuse interne formée de cellules cylindriques striées; à son extrémité duodénale, le canal présente des fibres musculaires formant le *sphincter d'Oddi.*

Calcul du cholédoque. — Un calcul peut s'enclaver dans le cholédoque au cours d'une colique hépatique. Après une sédation des douleurs s'installe un ictère par rétention, avec cholalurie, cholurie et décoloration des matières; cet ictère peut varier d'intensité d'un jour à l'autre. Le foie, qui souffre de la rétention biliaire, augmente de volume; il existe parfois une douleur au voisinage de l'ombilic et une fièvre rappelant le paludisme.

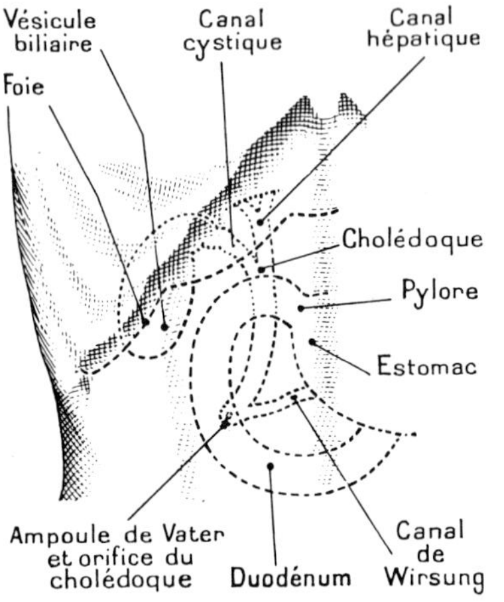

FIG. 317. — Emplacement du cholédoque.

Le *tubage duodénal* montre la présence de la bile en quantité diminuée.

TRAITEMENT. Intervention souvent nécessaire (cholédochotomie), après une préparation du malade pendant quatre à cinq semaines (sérum glucosé, urotropine, salicylate de soude, tubages duodénaux).

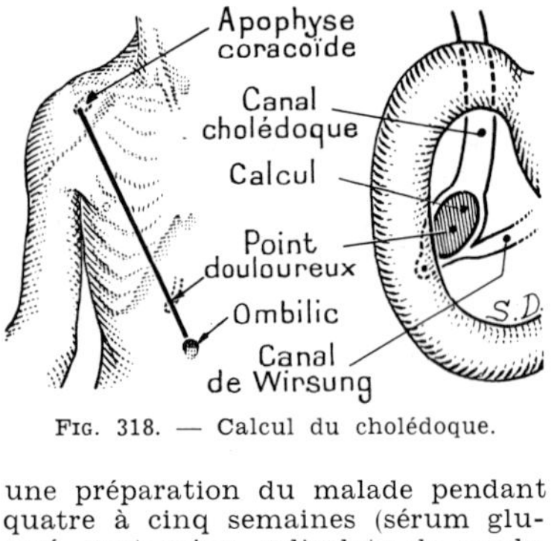

FIG. 318. — Calcul du cholédoque.

CHOLÉIQUE (Acide). — Acide qui se produit dans la saponification de la bile du bœuf sous l'action des alcalis.

CHOLÉLITHIASE (du gr. *kholê,* bile, et *lithos,* pierre). — État d'une vésicule qui contient des calculs. V. FOIE.

CHOLÉMIE (du gr. *kholê*, bile, et *haima*, sang). — Quantité de bilirubine contenue dans le sang. La cholémie normale est de 2 à 3 mg de bilirubine par litre de sang. Quand elle s'élève au-dessus de 6 mg, il y a ictère, avec cholurie.

Certains sujets, plus ictériques que malades, présentent une teinte jaune mat et, de temps en temps, des décharges d'urobiline dans l'urine : c'est l'ancien *tempérament bilieux* qui s'observe souvent chez plusieurs membres d'une même famille (*cholémie familiale*). Cet état cholémique est parfaitement compatible avec une activité normale du sujet. Parfois, cependant, ces sujets sont irritables, emportés, migraineux, neurasthéniques; ils se plaignent souvent de troubles digestifs, de douleurs rhumatismales; ils sont sujets aux hémorragies; leur pouls est ralenti.

Ces malades doivent suivre le régime mitigé des hépatiques; des cures à Evian, Vittel, Contrexéville sont indiquées, ainsi que, de temps en temps, l'ingestion à jeun de 1 cg à 2 cg de calomel.

CHOLÉPÉRITOINE. — Epanchement de la bile dans la cavité péritonéale.

CAUSES. Rupture traumatique des voies biliaires, rupture d'un kyste hydatique du foie. Infections aiguës de la vésicule biliaire avec perforation ou propagation de la péritonite (lithiase biliaire infectée, fièvre typhoïde).

SIGNES. En cas de lésions traumatiques, ictère léger avec ascite.

En cas de péritonite par perforation, douleur vive de la région sous-hépatique, contracture abdominale, teinte subictérique.

La mortalité s'élève de 30 à 50 p. 100.

TRAITEMENT. Intervention chirurgicale rapide; ablation de la vésicule infectée.

CHOLÉRA (étymologie discutée : soit de deux mots grecs : *kholê*, bile, et *rhéo*, je coule; soit du mot hébreu *kholira*, mauvaise maladie).

I. Choléra asiatique. — Maladie épidémique contagieuse, produite par un vibrion, le bacille virgule (*fig.* 319), découvert par Koch. Ces bacilles sont droits ou recourbés en virgule, longs de 6 à 8 millièmes de millimètre et très mobiles. Anaérobies, ils peuvent vivre très longtemps dans les matières fécales, le sol humide, l'eau, le linge humide.

Si on injecte une émulsion à des cobayes *immunisés* contre ces bacilles, les microbes, au lieu de rester mobiles et allongés, dans l'exsudat péritonéal, deviennent rapidement sphériques et granuleux, s'immobilisent et se réunissent en boules, lesquelles ont tendance à se dissoudre dans le liquide ambiant. C'est là le *phénomène de Pfeiffer;* ce phénomène peut aussi s'observer dans un tube à expérience, avec des mélanges de cultures de bacilles et de sérum.

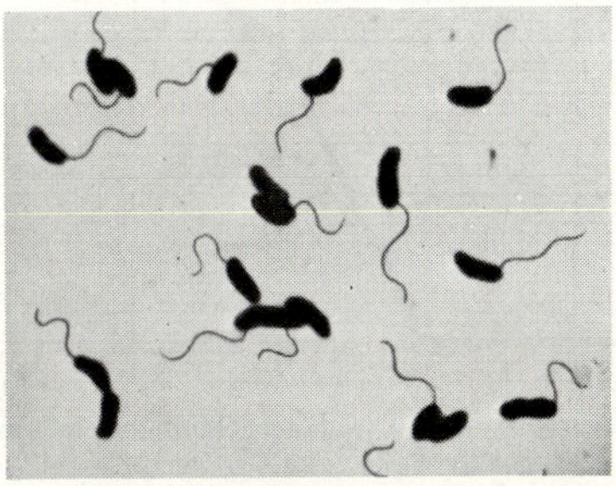

FIG. 319. — Vibrions du choléra (bacilles virgules de Koch) [gross. 1 800].

Origine. — Le choléra est *endémique* aux Indes, dans la province du Bengale, d'où partent les épidémies.

Propagation. — L'homme est le seul réservoir de vibrions. L'*homme malade* héberge le vibrion dans son intestin grêle, d'où il essaime par la diarrhée; les *porteurs de germes* (malades en incubation, convalescents durant 2 à 4 semaines après la fin de la maladie, porteurs sains nombreux en milieu cholérique) peuvent aussi transmettre la maladie.

La contamination indirecte peut également se faire par l'eau des rivières contaminées, par les déjections, les animaux (mouches, poissons, huîtres), les aliments préparés ou servis par des porteurs de germes, les légumes et fruits crus, les objets (vêtements, linge, draps, nattes).

CAUSES PRÉDISPOSANTES. Age (enfants au-dessous de 4 ans, vieillards), alcoolisme, convalescence, alimentation insuffisante, individus non encore acclimatés, misère, agglomération d'hommes : casernes, couvents, hôpitaux, navires, rues étroites, température élevée.

SIGNES. Le temps d'*incubation* du choléra est ordinairement court; il varie de quelques heures à 5 jours. C'est ce temps moyen de 5 jours qui est pris comme point de départ des mesures quarantenaires.

Le choléra évolue habituellement suivant trois phases distinctes :

1° *Diarrhée prémonitoire ou cholérine.* — Les premiers signes apparaissent souvent la nuit; ils consistent dans un nombre plus ou moins grand de selles (4 à 8). Cet état persiste avec une certaine tendance au refroidissement du corps et quelquefois des sueurs assez abondantes;

2° *Choléra proprement dit.* — Chez certains individus, il représente le second stade de la forme précédente, mais souvent débute d'emblée. Les selles deviennent extrêmement fréquentes, et, après la rapide évacuation du contenu primitif de l'intestin, sont constituées par un liquide aqueux incolore et sans odeur, qui s'écoule bientôt comme d'un vase inerte, et dans lequel nagent des flocons blanchâtres, semblables à des grains de riz (*selles riziformes*). Le pouls est presque insensible; la température peut s'abaisser de 5 à 10° (*fig.* 321). Les pieds et les mains sont froids et violacés; en outre, les mains se dessèchent et se plissent.

Des crampes douloureuses existent dans les membres. La peau est glacée, et le malade souffre, au contraire, d'une chaleur extrême à l'intérieur du corps. Les urines sont à peu près supprimées. La respiration devient difficile. Cette période dure de quelques heures à 2 ou 3 jours; plus sa durée est longue, plus le danger de complications devient grand;

3° *Réaction.* — Dans les cas favorables, le refroidissement, l'algidité tendent à s'atténuer; les selles, moins fréquentes, deviennent plus épaisses;

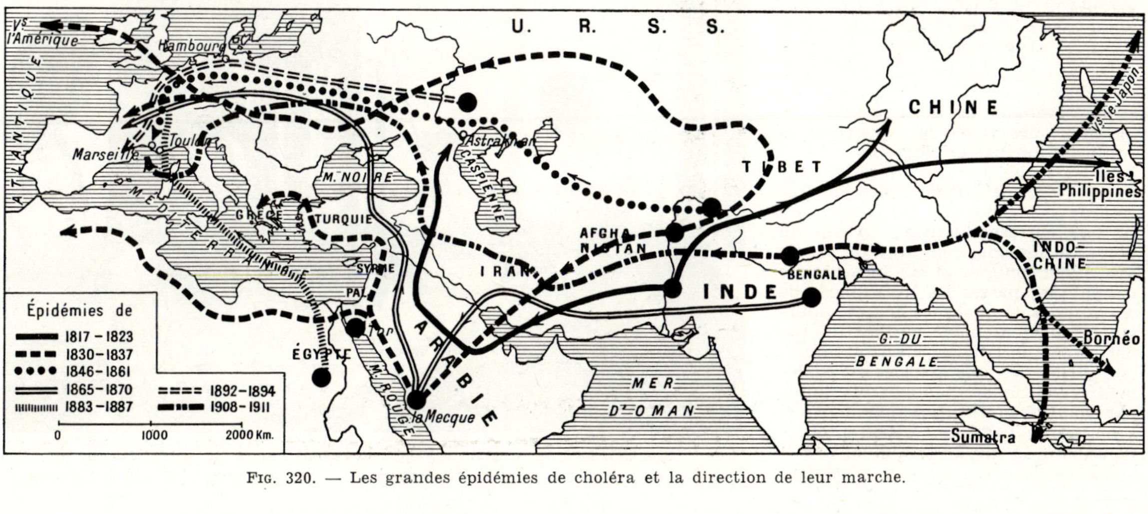

FIG. 320. — Les grandes épidémies de choléra et la direction de leur marche.

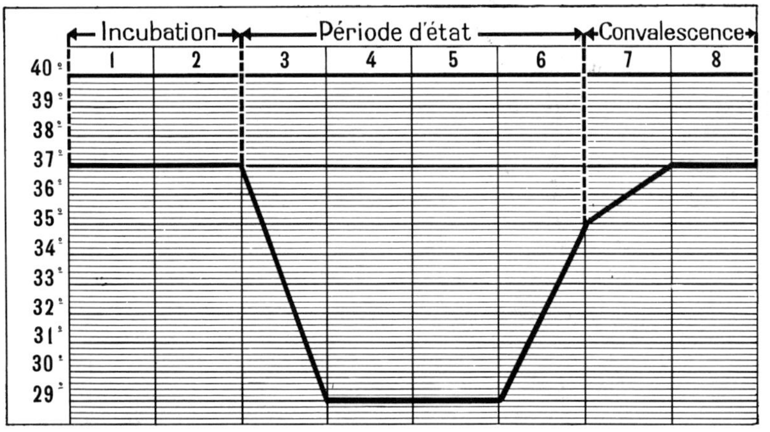

FIG. 321. — Schéma de l'évolution de la température chez un malade atteint du choléra.

l'appétit reparaît; le malade entre en convalescence.

FORMES. Certaines formes de choléra sont légères. Cependant, il existe une *forme foudroyante* (choléra sec) qui enlève le malade en quelques heures; les évacuations ne s'effectuent pas, l'intestin étant paralysé.

COMPLICATIONS. Eruptions purpuriques, scarlatiniformes; tétanie; paralysies musculaires; avortement; ictère; broncho-pneumonie; kératite.

Les causes de la mort sont habituellement l'anurie, la syncope cardiaque ou le collapsus.

TRAITEMENT. Le diagnostic de choléra est facilement évoqué chez un

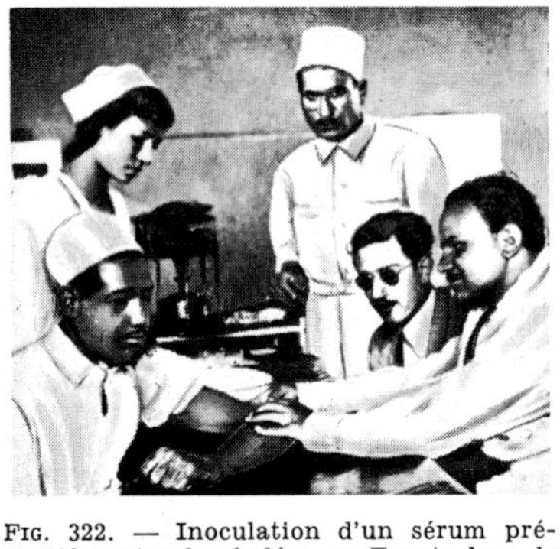

FIG. 322. — Inoculation d'un sérum préventif contre le choléra en Egypte lors de l'épidémie de 1947.
(*Ph. Keystone.*)

sujet revenant de zone d'endémie; l'examen des selles en apportera la confirmation bactériologique.

Le traitement du choléra est dominé par la *rééquilibration hydro-électrolytique* : on installe une perfusion initiale, correspondant au dixième du poids du malade, composée de sérum salé hypertonique et de bicarbonate isotonique; passer les trois quarts de ces liquides en quelques heures; poursuivre plus lentement, en fonction des pertes, l'apport hydro-électrolytique.

L'*antibiothérapie* associée est également essentielle : pendant dix jours, par voie générale, thiamphénicol (20 à 50 mg/kg par jour) ou streptomycine (20 à 40 mg/kg par jour).

Les *cas graves* peuvent nécessiter des perfusions de plasma et une corticothérapie par voie veineuse.

Ce traitement médicamenteux est associé à une *diète* durant la phase d'état, le régime normal étant repris progressivement.

PROPHYLAXIE. I. *Générale.* — Isolement des malades et des porteurs de germes. Destruction des déjections qui seront recueillies dans des récipients contenant du crésylol sodique; désinfection des latrines à l'eau de Javel, des ustensiles par le formol, des linges par ébullition dans l'eau carbonatée. Destruction des larves de mouches par l'huile de schiste (1 kg par m^3). Déclaration obligatoire.

II. *Individuelle.* — Surveillance et épuration des eaux. Ne boire que de l'eau bouillie. Surveillance de l'alimentation, en particulier du lait, des coquillages, poissons, légumes, fruits crus. Se protéger contre les refroidissements, éviter les fatigues.

III. *Spécifique.* — Vaccination préventive par le vaccin de Pasteur (suspension dans l'eau physiologique de vibrions cholériques sélectionnés) : 2 injections de 1 et 2 cm^3 à sept à dix jours d'intervalle chez l'adulte, 1/2 et 1 cm^3 chez l'enfant. Pour revacciner (injection de rappel) : adulte, 1,5 cm^3; enfant, 1 cm^3. En milieu épidémique, l'injection de rappel sera pratiquée tous les six mois.

La vaccination par la bouche peut conférer une certaine immunité; mais la méthode des injections sous-cutanées reste la méthode de choix.

Traitement de tout cas suspect de diarrhée par l'ingestion de bactériophage mixte anticholérique et antidysentérique. Chimiothérapie préventive par la sulfoguanidine, la sulfadiazine.

II. Choléra nostras. — Maladie non transmissible, produite par la multiplication du *colibacille,* et semblant épidémique, par suite de l'abondance des cas, à un moment donné, sous l'action des mêmes causes : abus des vins et des fruits acides et sucrés, ainsi que des boissons froides pendant les chaleurs estivales.

SIGNES. *Forme légère.* — Diarrhée se produisant subitement, se répétant à plusieurs reprises et devenant alors aqueuse. Fièvre et soif faibles. Rechute fréquente, sous l'action d'un écart de régime ou de fatigue.

Forme grave. — Vomissements et diarrhée formée d'aliments mal digérés, puis d'un liquide verdâtre, avec coliques très douloureuses; refroidissement du corps, mouvements convulsifs et tendance à la syncope.

TRAITEMENT. *Forme légère.* — Tisane et lavement de guimauve. Repos et diète.

Forme grave. — Laudanum sur le ventre, potion à l'extrait thébaïque et à l'acide lactique, indiquée pour le choléra asiatique. Bains tièdes. Diète lactée, kéfir.

III. Choléra infantile. — Diarrhée toxique et infectieuse suraiguë

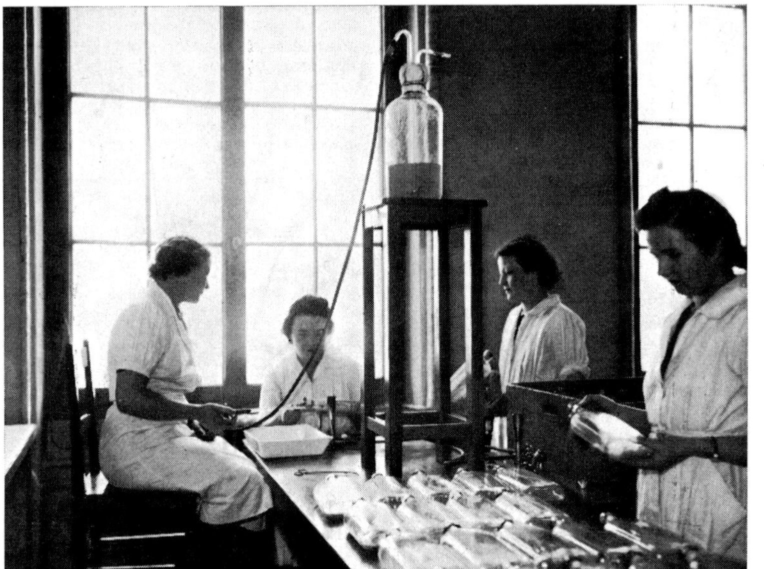

FIG. 323. — Préparation du vaccin anticholérique à l'Institut Pasteur.
(*Ph. Institut Pasteur.*)

qui s'observe chez les nourrissons âgés de moins de deux ans.

SIGNES. L'enfant est pris brusquement d'agitation, de vomissements répétés et de diarrhée grisâtre ou verdâtre, puis aqueuse. Rapidement, l'état général décline, les traits se tirent, les yeux se cernent, la fontanelle se déforme, indiquant la déshydratation de l'organisme; la peau se dessèche, l'enfant s'émacie, la fièvre élevée est tantôt continue, tantôt à oscillations irrégulières; des convulsions surviennent quelquefois.

La durée est habituellement courte et la mort survient au bout de 36 à 48 heures, surtout chez les nouveau-nés. S'il s'agit d'enfants de plus de dix mois, l'infection est moins grave et la guérison peut survenir.

CAUSES. *Le choléra infantile n'apparaît jamais chez les enfants nourris exclusivement au sein :* ce sont les enfants au biberon et les enfants récemment sevrés qui sont le plus atteints; quelques cas concernent des enfants à l'allaitement mixte.

L'influence de la température est prépondérante. C'est une *maladie d'été :* la courbe de la mortalité suit la courbe de la température extérieure; elle augmente quand celle-ci dépasse 28° à 30°. La stérilisation du lait ne suffit pas à mettre l'enfant à l'abri de la maladie.

Le choléra infantile est causé par les nombreux microbes qui pullulent dans l'intestin et qui acquièrent une virulence exaltée : c'est le plus souvent le *colibacille* qui est en cause, puis le *pyocyanique,* le *proteus* et des *anaérobies,* les *B. perfringens, perfoetens.* Ces microbes envahissent le foie et le sang.

TRAITEMENT. Diète hydrique, bouillon de légumes, bouillons lactiques. (V. INTESTIN : *Entérites aiguës.*) En été, rafraîchir les locaux.

CHOLÉRÉTIQUE (du gr. *kholê,* bile, et *erethizo,* j'excite). — Médicament qui augmente et excite la sécrétion biliaire. V. CHOLAGOGUE.

CHOLÉRIFORME. — Diarrhée ou Entérite cholériforme. — Affection caractérisée par des selles liquides, analogues à celles du choléra, et par un refroidissement intense.

CHOLÉRINE. — Nom donné à la forme prémonitoire du choléra asiatique et à la forme légère du *choléra nostras.*

CHOLESTÉATOME (du gr. *kholê,* bile, et *stear,* suif). — Masse formée de cellules pavimenteuses infiltrées de cholestérol, se développant dans l'oreille moyenne après une inflammation de la caisse du tympan.

CHOLESTÉROL (Cholestérine). — Stérol se présentant sous forme de cristaux blancs nacrés, découvert dans les calculs biliaires; il existe dans le cerveau, dans la bile et la plupart des humeurs de l'organisme, le sang en particulier, où il se trouve soit libre, soit combiné à des acides gras.

CHOLESTÉROLÉMIE ou CHOLESTÉRINÉMIE (du gr. *kholê,* bile, *stereos,* solide, et *haima,* sang). — Le taux du cholestérol dans le sang est normalement de 1g,20 à 1g,80 par litre.

La cholestérolémie est indépendante des repas, mais une alimentation riche en lipides l'élève progressivement, alors que la sous-alimentation l'abaisse; elle s'accroît avec l'âge, la grossesse.

La cholestérolémie diminue chez les affaiblis (cancer, syphilis, tuberculose), dans les maladies infectieuses (hépatite aiguë, ictère sans obstruction) ; l'augmentation peut tenir aux aliments végétaux ingérés, à un mauvais fonctionnement de la surrénale, du foie. Le cholestérol peut atteindre 2 à 3 g ou davantage dans la lithiase biliaire, la goutte, l'obésité, les néphrites, la néphrose lipoïdique, l'ictère par obstruction, les maladies cardio-vasculaires, l'hypertension, les artérites, le xanthome. La cholestérolémie est élevée dans le myxœdème.

RÉGIME. *Aliments défendus :* aliments riches en cholestérine : jaune d'œuf (20 g de cholestérine par 1 000), cervelle (20 g), beurre (4 g), mou de veau (3g,50), ris de veau (2g,80), foie de veau (2g,50), cœur de veau (1g,50). Graisses, sauces, crèmes, foie gras. *Aliments permis :* viandes grillées ou rôties, légumes verts, lait écrémé, fruits et sucre, farines, pâtes, riz.

CURES. Vichy, Contrexéville, Vittel, Evian.

TRAITEMENT. Insuline (20 unités par jour avant les repas pendant 15 à 20 jours) chez les diabétiques.

Médication iodée : teinture d'iode, solution de Lugol. Thyroïde en extrait ou thyroxine ; ovaire.

Feuilles d'artichaut et son principe cristallisé, le *cynara :* 1 à 2 g d'extrait par la bouche, en injection intraveineuse ou intramusculaire de 5 à 10 cm^3 d'une solution à 2 p. 100.

CHOLINE (Triméthyloxéthylammonium). — Amino-alcool isolé de la bile de bœuf; existe dans les tissus végétaux de certains champignons (ergot de seigle, levure) et de certaines graines (strophantus, fenugrec), et chez l'homme, dans la paroi intestinale, la bile, soit libre, soit comme corps constituant de certains lipides (lécithines).

C'est un liquide incolore et sirupeux, auquel on attribue le rôle d'hormone stimulant le péristaltisme intestinal; c'est un excitant du parasympathique.

Chlorhydrate de choline. — Sel déliquescent. Employé en injections sous-cutanées de 2 cg tous les 2 jours dans la tuberculose, l'anémie, l'anorexie.

La choline, associée à la méthionine, est utilisée à doses beaucoup plus fortes (2 g) dans l'insuffisance hépatique.

Acétylcholine. — Ether acétique de la choline. Utilisée en injections intramusculaires de 5 à 20 cg, elle abaisse la pression sanguine par dilatation des artérioles.

On considère l'acétylcholine comme le médiateur chimique qui préside à la transmission de l'influx nerveux pour le parasympathique, grâce à une diastase, la *cholinestérase.*

CHOLIQUE (Acide). — V. CHOLALIQUE.

CHOLURIE (du gr. *kholê,* bile, et *ouron,* urine). — Présence dans l'urine de pigments biliaires, soit le pigment vrai, la *bilirubine,* tel qu'il est sécrété par le foie, soit un dérivé plus diffusible, l'*urobiline,* soit les deux ensemble. C'est la conséquence de l'hypercholémie.

CHONDRECTOMIE (du gr. *khondros,* cartilage, et *ektomê,* ablation). — Résection d'un cartilage. Opération pratiquée soit sur les *cartilages costaux,* pour rendre mobiles certains thorax rigides, soit sur les *cartilages de conjugaison* des extrémités des os longs, pour ralentir certaines croissances.

CHONDRINE (du gr. *khondros,* cartilage). — Substance donnée par l'ébullition des cartilages. Elle diffère de la gélatine par l'existence de soufre dans sa composition.

CHONDRITE. — Inflammation d'un cartilage.

CHONDRODYSTROPHIE. — Trouble de l'ossification cartilagineuse. V. ACHONDROPLASIE, DYSCHONDROPLASIE, DYSTROPHIE.

CHONDROMATOSE (du gr. *khondros,* cartilage). — Affection souvent héréditaire chez le garçon, caractérisée par une irrégularité et un retard de l'ossification, avec formation d'enchondromes aux épiphyses des os longs, surtout aux phalanges.

CHONDROME (du gr. *khondros,* cartilage). — Tumeur globuleuse, à surface lisse ou bosselée, de consistance ferme ou élastique, et constituée par du tissu cartilagineux; elle siège surtout sur les os des phalanges digitales, qui sont distendus et réduits à une coque.

Cette tumeur se développe aux dépens des vestiges du cartilage épiphysaire (V. ENCHONDROME), et peut naître par métaplasie au sein du tissu conjonctif.

CHONDROTOMIE (du gr. *khondros,* cartilage, et *tomê,* section). — Section d'un cartilage costal, en particulier le cartilage de la première côte, afin de mobiliser l'articulation chondro-costale et faciliter la guérison d'une tuberculose du sommet. V. TUBERCULOSE.

CHORDITE (du gr. *khordê,* corde). — Inflammation d'une corde vocale.

CHORDOME. — Tumeur maligne développée aux dépens de vestiges embryonnaires de la corde dorsale ou *notochorde,* d'où dérive tout le squelette axial, et siégeant de préférence dans la région sphéno-occipitale, au coccyx ou dans la région dorsale.

CHORDOTOMIE (du gr. *khordê,* cordon, et *tomê,* section). — Section chirurgicale des cordons médullaires, préconisée dans les douleurs intolérables et rebelles (cancer, tabès).

CHORÉES (du gr. *khoreia,* danse). — Affections caractérisées par l'apparition de mouvements involontaires à type spécial.

Chorée de Sydenham (Danse de Saint-Guy). — Maladie de l'enfance, apparaissant surtout de 6 à 12 ans, prédominant chez les filles.

CAUSES. Hérédité, maladies infectieuses aiguës, surtout rhumatisme articulaire. On tend à considérer la chorée comme une *encéphalite,* d'ordinaire légère et curable, se produisant chez des prédisposés nerveux, sous l'action d'une infection (rhumatisme), et dans certains cas de syphilis héréditaire (Milian). Les troubles semblent avoir pour siège fréquent les pyramides et le cervelet.

SYMPTÔMES. Début insidieux, par modifications du caractère, devenu capricieux, inquiet, émotif; puis l'enfant devient maladroit, laisse tomber les objets et s'attire des réprimandes de la part de ses parents. L'écriture est modifiée.

Les mouvements choréiques, d'abord intermittents, deviennent continus et augmentent d'amplitude. Ce sont de grands mouvements désordonnés, irréguliers, arythmiques, illogiques, continuels à l'état de veille, pouvant cesser un instant sous l'influence de l'attention, mais reprenant aussitôt. Ils atteignent non seulement les membres, mais aussi la face, qui grimace continuellement, la langue, qui est animée de grands mouvements gênant la déglutition, la parole.

Il existe deux sortes de mouvements anormaux. Les uns, désordonnés et irréguliers, s'atténuent sous l'action du repos. Les autres, fréquents, surtout aux membres supérieurs et à l'épaule, ne sont pas modifiés par le repos ou la volonté. Les troubles convulsifs prédominent d'ordinaire sur un des côtés du corps et même peuvent être à peu près unilatéraux (hémichorée).

Seuls, les cas graves peuvent s'accompagner d'insomnie. On rencontre quelquefois dans ces cas des troubles mentaux sérieux : hallucinations, délire, folie choréique. On peut alors voir la température du malade s'élever. Ces cas, d'ailleurs exceptionnels, se terminent quelquefois par la mort. En général, la chorée reste apyrétique, et le pronostic est bénin.

La durée moyenne de chaque poussée est de 1 à 3 mois, mais les rechutes sont fréquentes. La gravité augmente avec l'âge du sujet.

COMPLICATIONS. Endocardite laissant une lésion valvulaire indélébile. Plus rarement, des troubles psychiques ou des paralysies (chorée molle) partielles ou généralisées, avec très peu de mouvements; les membres sont flasques et permettent des mouvements d'hyperflexion et d'hyperextension anormaux (membres de polichinelle), l'enfant est « mou comme un chiffon ». L'état général, l'appétit sont conservés.

La guérison est ordinairement rapide.

La chorée devra être distinguée de l'*athétose*, de la *maladie des tics*.

TRAITEMENT. La chorée de Sydenham est une manifestation particulière du rhumatisme articulaire aigu, dont elle partage l'évolution et le pronostic. Aussi, la conduite du traitement est la suivante : isolement strict à l'hôpital, au début, sous surveillance clinique, biologique (vitesse de sédimentation en particulier) et électrocardiogrammes répétés.

Le traitement médicamenteux repose sur la pénicilline : 1 000 000 d'unités par jour pendant dix à quinze jours, puis pénicilline-retard (benzathine-pénicilline) : 1 200 000 unités en injection intramusculaire toutes les trois semaines, au moins jusqu'à l'âge de vingt ans. L'emploi des salicylés ou des corticoïdes n'est pas justifié en dehors de phénomènes inflammatoires ou de complications cardiaques évidentes. Les calmants du système nerveux utilisent les barbituriques (phénobarbital p. ex.) ou les neuroleptiques (butyrophénone par exemple).

Chorée électrique de Bergeron-Henoch. — Maladie caractérisée par des secousses brusques rappelant celles qui sont provoquées par une décharge électrique, et rythmiques.

Peut être de nature épileptique, comme le montrent l'électro-encéphalographie et l'effet curatif des barbituriques.

Chorée variable des dégénérés. — Survient chez des enfants peu développés au point de vue physique et intellectuel; chorée variable, avec mouvements rappelant parfois les tics, susceptible d'arrêt et de recrudescence.

Chorée de Huntington. — Chorée chronique, souvent héréditaire, apparaissant vers 30 ou 40 ans, parfois plus tard, chez des vieillards. Elle s'accompagne de troubles mentaux progressifs d'affaiblissement des facultés intellectuelles, aboutissant à la démence.

Elle est due à une dégénérescence atrophique du cortex et des corps striés (v. CERVEAU). L'encéphalographie montre parfois une dilatation ventriculaire.

Chorée des femmes enceintes. — Analogue à la chorée des enfants, pouvant se prolonger pendant toute la grossesse; l'accouchement prématuré et l'avortement sont fréquents. Survient surtout chez les névropathes et à la suite d'émotions.

Chorée fibrillaire de Morvan. — Affection rare, atteignant surtout les hommes jeunes de 20 à 30 ans.

SIGNES. Début insidieux par douleurs diffuses. Puis, algies continues superficielles ou profondes, avec paroxysmes pénibles. Petites oscillations de quelques fibres musculaires (fibrillations surtout du membre inférieur, mollet et cuisse).

Troubles vaso-moteurs des extrémités, avec rougeur, œdème, sueurs, éruptions cutanées; tachycardie, hypertension artérielle, insomnie, avec parfois troubles psychiques, confusion mentale, délire. Amaigrissement notable; absence de fièvre.

ÉVOLUTION. Bénigne; en quelques mois vers la guérison.

Il s'agit sans doute d'une infection à virus neurotrope, parfois secondaire à une maladie infectieuse ou à une intoxication (par l'or par exemple).

TRAITEMENT. Acécoline, tartrate d'ergotamine, salicylate de soude. Rayons ultra-violets; radiothérapie de la moelle; infiltrations du sympathique.

CHORÉIFORMES (Mouvements). — Mouvements involontaires, analogues à ceux de la chorée, qu'on constate dans quelques maladies nerveuses, notamment dans le *tabès*. V. ce mot à MOELLE (maladies).

CHORIO-ÉPITHÉLIOME. — Tumeur maligne du placenta (*fig.* 324), développée aux dépens de l'épithélium du chorion ovulaire et envahissant l'organisme maternel; elle est souvent

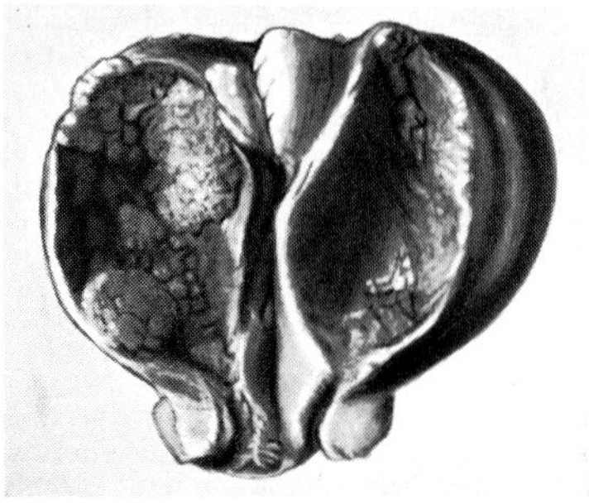

FIG. 324. — Chorio-épithéliome de l'utérus.

précédée d'une môle; ailleurs, elle apparaît au cours d'une grossesse et se traduit par des hémorragies suivies d'avortement et par une augmentation du taux des gonadotrophines urinaires.

TRAITEMENT. Le pronostic du chorio-épithéliome a été nettement amélioré par le traitement chimiothérapique : améthoptérine. En cas d'échec, hystérectomie (ou ablation chirurgicale de l'utérus).

CHORION (du gr. *khorion*, cuir). — **Chorion ovulaire.** — Enveloppe extérieure de l'œuf humain. V. FŒTUS.

Chorion cutané. — Couche profonde de la peau formée de tissu conjonctif. Située au-dessous du corps papillaire, elle contient les vaisseaux et les nerfs.

CHOROÏDE. — Membrane noire existant dans l'œil entre la sclérotique et la rétine. V. ŒIL.

CHOROÏDITE. — Inflammation de la choroïde. V. ŒIL (maladies).

CHOU. — Plante de la famille des Cruciféracées.

EMPLOI THÉRAPEUTIQUE. Le chou, et particulièrement le chou rouge, est employé comme dépuratif et antiscorbutique sous forme de sirop de Boerhaave, qui a joui d'une grande réputation dans les affections de poitrine et les catarrhes chroniques.

Le chou contient une essence sulfurée qui peut favoriser l'évacuation des vers intestinaux.

CONTRE-INDICATIONS. Les principes amers que contient le chou le font défendre dans l'alimentation des nourrices.

Les *choux-fleurs* sont l'inflorescence grenue très volumineuse d'une variété de crucifère : on la mange avant l'épanouissement des boutons. La digestion en est plus facile que celle des feuilles de chou.

CHOUCROUTE. — Chou blanc découpé en lanières, puis empilé dans un tonneau par couches entremêlées de sel et de divers aromates, et comprimé pendant une vingtaine de jours.

La choucroute est un aliment parfois indigeste; néanmoins, il est des estomacs paresseux auxquels cet aliment convient, en raison même de son acidité et de la présence des aromatiques.

CHOU-FLEUR. — V. à CHOU pour *Légumes;* à CONDYLOME pour *Lésion.*

CHROMATE. — V. à CHROME.

CHROMATIDES (du gr. *khrôma*, couleur). — Filaments allongés et parallèles, enroulés l'un dans l'autre en spirale, qui, au nombre de deux, constituent la partie centrale ou *chromonime* de chaque chromosome.

Le long des deux chromatides, et aux mêmes niveaux correspondants, s'étagent les gènes qui déterminent les caractères héréditaires des individus. Au moment de la cinèse, les chromatides se séparent pour former les chromosomes de chacun des deux noyaux fils. V. CINÈSE.

CHROMATOMÈTRE (du gr. *khrôma*, couleur, et *mètre*). — Appareil destiné à mesurer l'acuité visuelle pour les couleurs. V. à ŒIL.

CHROMATOPSIE (du gr. *khrôma*, couleur, et *opsis*, vue). — Acuité visuelle pour les couleurs. V. à ŒIL.

CHROME. — Métal non toxique; mais il n'en est pas de même de ses dérivés.

Anhydride chromique (Acide chromique). — Cristaux rouge foncé déliquescents, solubles dans l'eau. Caustique et oxydant énergique.

A été employé pour détruire les végétations et les verrues, soit pur, soit en solution concentrée (5 g pour 5, 10 et 15 g d'eau) ; en attouchements sur les gencives en solution à 1 p. 10; en badigeonnages à 1 p. 100 comme astringent, antiprurigineux, dans la bromidrose des pieds (il faut éviter de badigeonner de grandes surfaces en raison du danger d'absorption cutanée).

Chromate de plomb (Jaune ou Rouge de chrome). — A servi à colorer des bonbons; peut provoquer des coliques saturnines. V. PLOMB.

Chromate neutre et acide de potassium (Bichromate). — Employés dans de nombreuses industries comme mordants en teinture, tannage du chrome, chromage électrolytique de métaux, industrie du caoutchouc, du cuir, des crayons de couleur, des papiers peints.

Intoxication. — 1° Aiguë. — Par ingestion accidentelle de bichromate de potasse.

SIGNES. Douleurs œsophagiennes et gastriques, vomissements jaunes, parfois sanglants, diarrhées, méléna; troubles urinaires : urines rares, albumineuses, sanglantes; la mort peut survenir dans les convulsions et le coma ou avec des signes de grande azotémie.

TRAITEMENT. Lavage de l'estomac; faire boire du lait contenant du carbonate de magnésie ou de chaux, des blancs d'œuf. Réchauffer les extrémités; toni-cardiaques.

2° Chronique. — *Peau :* ulcération arrondie des doigts (pigeonneau) à bords rouges épaissis, non douloureuse, mais pouvant creuser en profondeur et atteindre l'os. Dermite eczémateuse; chute des ongles; *Muqueuses :* ulcération de la partie inférieure de la cloison nasale, pouvant aboutir à la perforation; s'observe chez 70 à 90 p. 100 des ouvriers, d'une façon précoce (moins de 3 mois après le début du travail). Plus rares sont les ulcérations de la bouche, des amygdales, du voile du palais, du pharynx, de la cornée (kératite).

L'état général s'altère à la longue : amaigrissement, anémie, céphalée, albuminurie, troubles digestifs.

PROPHYLAXIE. Ventilation active des ateliers. Fixation d'une éponge mouillée devant le nez et la bouche; port de vêtements serrés au col et aux poignets, de bottes à hautes tiges. Lavages fréquents avec des solutions de carbonate de potasse ou de soude.

CHROMIDROSE (du gr. *khrôma*, couleur, et *idros*, sueur). — Sueurs colorées, dont beaucoup de cas sont douteux ou simulés.

La coloration paraît due à l'oxydation, au contact de l'air, d'un chromogène contenu dans la sueur; la coloration bleue semble due à la pyocyamine; la coloration rouge, fréquente aux aisselles, semble d'origine microbienne ou mycosique (lepothrix).

CHROMONÈME. — Partie longitudinale, axiale du chromosome, formée par l'enroulement en spirale des deux chromatides, chargée des gènes ou facteurs qui déterminent les caractères héréditaires.

CHROMOSOMES (du gr. *khrôma*, couleur, et *sôma*, corps). — Filaments fins, longs ou courts, qui se colorent

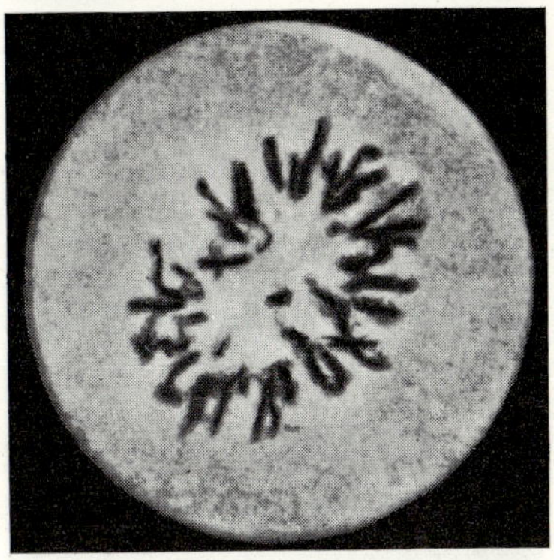

FIG. 325. — Chromosomes de l'homme, réunis en plaque équatoriale pendant la cinèse.
(*Cl. J. Rostand : « les Problèmes de l'hérédité et du sexe. »*)

fortement par les colorants basiques et qui se forment dans le noyau, par condensation, au moment de la division de la cellule. Tordus sur leur axe, en spirale allongée, ils se divisent longitudinalement, pendant la cinèse, en deux chromatides, qui, en se séparant, vont prendre part à la constitution des deux noyaux fils.

Dans chaque chromosome, les gènes, dont les fonctions ou « facteurs » commandent les caractères des diverses parties du corps, se disposent en série linéaire, chaque gène conservant toujours le même siège ou « lieu »; Morgan et ses élèves ont pu ainsi tracer des cartes génétiques des chromosomes. C'est de l'interaction entre les facteurs correspondants de deux chromosomes homologues que résulte le type normal ou anormal de chaque caractère, type qui se transmet héréditairement selon les règles de dominance ou de nécessité. L'homme possède dans chacune de ses cellules 46 chromosomes dont 44 autosomes et 2 hétérochromosomes. Les anomalies peuvent en être numériques (par exemple un chromosome supplémentaire dans le mongolisme) ou de structure : « translocation », « duplication », « inversion », etc.

CHRONAXIE (du gr. *khronos*, temps, et *axia*, valeur). — Temps de passage du courant électrique nécessaire pour obtenir une contraction musculaire avec un courant d'une intensité double de la *rhéobase*, celle-ci étant l'intensité de courant minimum pour obtenir une contraction avec un temps de passage à longue durée. Au-dessous d'un temps de passage du courant-limite pour une intensité donnée, l'excitation électrique d'un nerf ou d'un muscle ne détermine plus de réaction; si l'intensité est fixe, il faut augmenter le temps, et si le temps est fixe, l'intensité.

La chronaxie est donc un moyen précieux d'analyse de l'excitabilité neuro-musculaire; elle renseigne sur la vitesse fonctionnelle de la substance nerveuse. On a pu mesurer les chronaxies motrices, sensitives, sensorielles et psychomotrices (chronaximétrie).

CHRONIQUE (Maladie). — Voir MALADIES.

CHRYSAROBINE (du gr. *khrusos*, or). — Poudre de goa.

Substance provenant du Brésil et contenue dans les cavités du tronc de l'*Andira araroba* (légumineuse) ; poudre jaune, soluble dans le chloroforme et l'éther.

La chrysarobine se transforme en acide chrysophanique en absorbant de l'oxygène. Mêmes usages que l'acide chrysophanique.

CHRYSOPHANIQUE (Acide) [du gr. *khrusos*, or, et *phanein*, paraître]. — Poudre jaune d'or; extrait de la poudre de goa (*Araroba*) ; existe également dans la rhubarbe, le séné, le nerprun, le lichen des murailles (*Parmelia parietina*). Réservé aux usages externes dans les affections cutanées : psoriasis, pityriasis, pelade.

INCONVÉNIENTS. Coloration de la peau en violet, des cheveux en jaune. Irritation quelquefois très vive de la peau. Possibilité d'inflammation de la muqueuse du gland ou de la conjonctive, avec gonflement des paupières et ulcérations de la cornée.

CHRYSOTHÉRAPIE (du gr. *khrusos*, or, et *therapeia*, traitement). — Traitement par les injections de sels d'or.

Longtemps employée dans le traitement de certaines formes de tuberculose pulmonaire (formes fibreuses) avant l'apparition des antibiotiques, la chrysothérapie n'est plus usitée actuellement que dans le traitement des rhumatismes chroniques. Elle ne peut être poursuivie que sous contrôle clinique et biologique strict : recherche de l'intolérance cutanée, de l'albumine dans les urines, surveillance de la formule sanguine (agranulocytoses).

CHUTE. — V. BLESSURES, CHEVEUX, CONTUSIONS, FÉMININS (Organes génitaux), RECTUM (maladies).

CHYLE (du gr. *khulos,* suc). — Partie du chyme qui est absorbée par les vaisseaux chylifères de l'intestin sous forme d'un liquide blanc opaque alcalin contenant des globules graisseux; le reste est rejeté avec les excréments. V. DIGESTION.

CHYLIFÈRES (Vaisseaux). — Lymphatiques spéciaux qui absorbent le chyle dans l'intestin et le transportent dans le canal thoracique, d'où il passe dans le sang. V. DIGESTION.

CHYLOCÈLE. — Epanchement de chyle dans la tunique vaginale par rupture des lymphatiques distendus, dans la filariose.

CHYLOTHORAX. — Epanchement de chyle dans la plèvre, par suite de filariose.

CHYLURIE (du gr. *khulos,* suc, et *ouron,* urine). — Passage du chyle dans l'urine.

SIGNES. Brusque et intense difficulté d'uriner. Emission, goutte à goutte, d'une petite quantité d'un liquide sirupeux. La solidification peut s'opérer à l'intérieur de la vessie ou de l'urètre et le sujet émettra avec difficulté et souffrances. Ces troubles se produisent pendant quelques jours ou quelques semaines, puis disparaissent.

L'urine laiteuse, à l'aspect d'orgeat, contient de l'albumine, du cholestérol, des corpuscules graisseux, des lymphocytes.

Chez la femme, cette émission d'urine chyleuse n'entraîne ni difficulté ni douleurs, l'urètre étant court et dilatable chez elle.

CAUSES. Rupture de vaisseaux lymphatiques (cas le plus fréquent), conséquence soit de la présence dans les vaisseaux sanguins et lymphatiques de la filaire de Bancroft (*chylurie parasitaire*), soit du développement de tumeurs abdominales, de cancer en particulier (*chylurie non parasitaire*).

TRAITEMENT. V. à BILHARZIOSE et FIBROME.

CHYME (du gr. *khumos,* humeur). — Bouillie plus ou moins fluide, résultant de l'action du suc gastrique sur les aliments dans l'estomac. On peut retirer ce chyme gastrique par tubage un certain temps après un repas d'épreuve pour examiner l'action du suc gastrique. Ce chyme acide contient de l'acide chlorhydrique libre et combiné aux protides; son pH est bas (1,5 à 2).

Le pylore déverse le chyme dans le duodénum par petites portions que les enzymes du pancréas et la bile vont neutraliser, car ces deux sécrétions sont alcalines (pH voisin de 8); dans l'intestin grêle (jéjunum), la neutralisation se poursuit avec le suc intestinal, qui est également alcalin. V. DIGESTION.

CICATRICE. — Tissu de nouvelle formation qui répare une perte de substance. La réunion des plaies se fait par une cicatrice linéaire, lorsque la mise en contact des deux parties de la peau a été immédiate; d'où l'utilité de points de suture pour les plaies visibles et d'une asepsie parfaite (cicatrice par première intention).

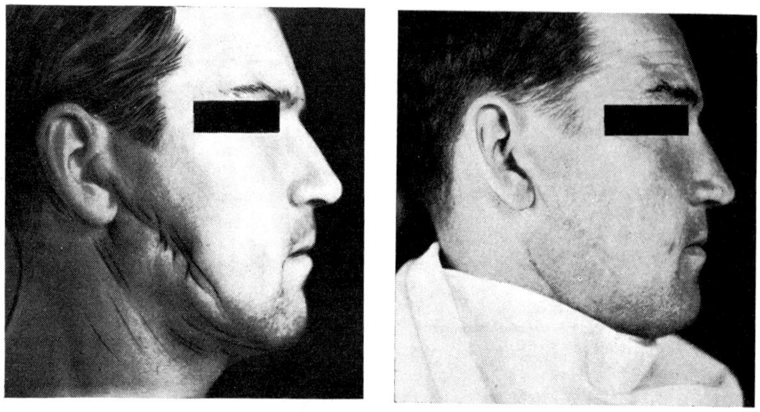

FIG. 326. — Cicatrice déprimée et adhérente de la joue (*à gauche*), disparue à la suite de greffe (*à droite*). (*Cl. Dr Ginestet.*)

Lorsqu'il y a eu suppuration de la plaie, les cicatrices sont ordinairement assez larges et plus ou moins irrégulières. D'abord rougeâtres, elles blanchissent progressivement et deviennent mates. La sensibilité y est ordinairement diminuée, quelquefois accrue, et elles peuvent être le siège de *douleurs* se produisant seulement au moment des changements de temps, de *démangeaisons,* de *névralgies,* par hypertrophie d'une terminaison nerveuse comprise dans la plaie.

Ces cicatrices par deuxième intention peuvent être *inesthétiques* (déprimées, adhérentes aux plans profonds, surtout à la face et au cou) [*fig.* 326]; *rétractiles,* particulièrement graves quand elles siègent à une articulation (mains, doigts) [*fig.* 327], au coude, à l'aisselle, à l'aine, au cou, aux paupières, aux lèvres; *fragiles* (s'ulcérant facilement aux points de frottement); *chéloïdiennes,* épaissies, douloureuses.

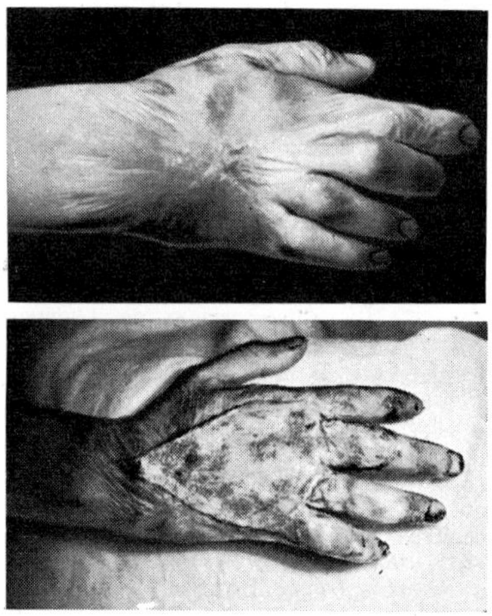

FIG. 327. — Cicatrice rétractile de la main (*en haut*) en voie de disparition à la suite d'une greffe (*en bas*). (*Cl. Dr Ginestet.*)

TRAITEMENT. Cicatrices disgracieuses : excision de la cicatrice, suivie de suture primitive soigneuse.

Cicatrices rétractiles : excision de tous les tissus cicatriciels; greffes et maintien de la correction dans un appareil plâtré, si c'est nécessaire.

Cicatrices fragiles : excision, suivie de greffes.

Cicatrices chéloïdiennes. V. CHÉLOÏDE.

CICATRISATION. — Formation d'une cicatrice. La cicatrisation peut être *immédiate,* les bords de la plaie se réunissant par première intention, ou *médiate* avec suppuration et formation de bourgeons charnus.

CICUTINE. — V. CIGUË.

CIDRE et POIRÉ. — Le cidre et le poiré sont des boissons fermentées, formées par l'adjonction d'une proportion de 15 à 30 p. 100 d'eau au jus de la pomme ou de la poire. Ils sont consommés presque exclusivement en Bretagne et en Normandie.

Altérations naturelles et artificielles. — Le cidre se conserve mal (en général 1 an, exceptionnellement 3 ou 4 ans), surtout lorsqu'il est fabriqué sans soins de propreté, ce qui n'est pas rare. Il *file* ou *tourne au gras, se tue, pousse* ou *se putréfie.*

Contre le gras, on emploiera le cachou (25 g par hl) ; contre la pousse, le transvasement dans un tonneau soufré.

Les *falsifications* les plus fréquentes sont l'addition de glucose ou d'alcool d'industrie, pour diminuer l'acidité, celle d'acide salicylique ou de bisulfite pour assurer la conservation.

Proportion d'alcool; avantages et inconvénients. — La proportion d'alcool dans le cidre varie entre 2 et 8 p. 100, suivant la quantité d'eau ajoutée par le fabricant et, plus tard, par le débitant; le poiré, dont la fabrication est très restreinte, atteint quelquefois 9°.

Le cidre est diurétique et son action favorable sur la régularité des selles est utile chez les constipés; mais c'est une boisson peu rafraîchissante, souvent dure à l'estomac, et qui, chez nombre de personnes, provoque la diarrhée.

Par son acidité, il est souvent nuisible aux dyspeptiques, mais, en revanche, utile aux arthritiques (pléthoriques, goutteux) dont le cœur est intact. Le cidre a souvent une action très nuisible sur les dents, si souvent altérées de bonne heure chez les paysans normands.

CIGARE et CIGARETTE. — Pour les cigares et cigarettes de tabac, voir TABAC.

Cigarettes médicamenteuses. — S'appliquent surtout aux maladies respiratoires. Les plantes médicamenteuses, séchées, sont hachées et roulées dans du papier; sous l'influence de la chaleur, les principes actifs se volatilisent. C'est ainsi qu'on prépare des cigarettes aux feuilles d'eucalyptus, de belladone, de stramoine, de digitale, de sauge, au sel de nitre (cigarettes antiasthmatiques). Chaque cigarette contient 1 g de feuilles.

Dans les toux opiniâtres et les migraines, on peut encore aspirer les vapeurs de camphre ou de menthol au moyen d'une pipette de verre.

CIGUË (lat. *cicuta*). — Nom de plusieurs plantes vénéneuses de la famille des Ombelliféracées (v. pl. en

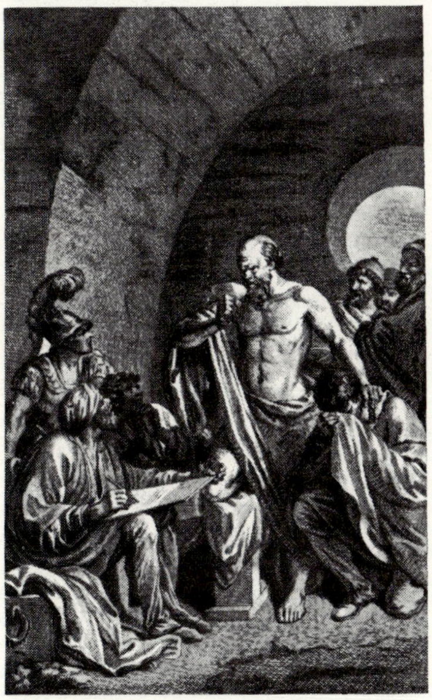

FIG. 328. — La mort de Socrate. *(Gravure illustrant la Philosophie de la Nature de Delisle de Sales.)*

couleurs, à PLANTES DANGEREUSES). On distingue les principales espèces suivantes.

Ciguë vireuse (*Cicuta virosa*). — Ciguë d'eau. C'est une plante très vénéneuse. Fraîche, elle répand une forte odeur d'ache ou de persil; elle contient une huile volatile, le *cicutène*. Il ne faut pas la confondre avec la ciguë aquatique ou phellandrie.

Petite ciguë (*Aethusa cinapium*). — Ciguë des jardins, faux persil, fort commune dans les lieux cultivés, et haute d'environ 50 cm, à tige rameuse, à feuilles découpées comme celles du persil, avec lequel on l'a confondue. Elle semble contenir de la *cicutine* en quantité suffisante pour la rendre dangereuse.

Grande ciguë (*Corium maculatum*). — Ciguë tachetée, ciguë de Socrate; atteint 1 mètre de hauteur; sa tige est parsemée, surtout à la partie inférieure, de taches d'un pourpre violet; elle croît dans les lieux incultes, le long des haies. Elle est surtout vénéneuse dans les pays méridionaux. Cette action toxique est due à plusieurs alcaloïdes, la cicutine ou conicine, la conicéine et la conhydrine contenues surtout dans les fruits ou semences et dans les feuilles. Seule employée en médecine.

MODE D'EMPLOI, ACTION ET DOSES. Poudre de fruits de ciguë (5 à 50 cg), extrait alcoolique (3 à 15 cg) comme analgésique et antispasmodique; emplâtre à 25 p. 100 d'extrait, pommade à 10 p. 100, comme fondant, résolutif et analgésique sur les adénites, les douleurs névralgiques.

Cicutine. — Alcaloïde principal de la grande ciguë. Liquide huileux, à odeur de souris, employé sous forme de bromhydrate.

Bromhydrate de cicutine. — Cristaux incolores employés comme analgésique, anaphrodisiaque et antispasmodique.

DOSES. 1/2 à 2 cg en potion ou en injections hypodermiques, par fractions de 1 mg, dans l'asthme, la coqueluche, le tic douloureux de la face, la laryngite striduleuse.

Empoisonnement. — CAUSES. Les intoxications ont souvent pour origine la confusion avec le persil, auquel la *grande ciguë* (à l'état de début de croissance) et surtout la *petite ciguë* ressemblent beaucoup.

SIGNES. La ciguë (cicutine) agit comme paralysant des extrémités des nerfs moteurs et du pneumogastrique.

Au début, vertiges, bouche sèche, engourdissement avec titubation, dérobement des jambes, troubles de la vue et mydriase, tremblement, hypothermie avec sensation de froid; l'intelligence est respectée jusqu'à la fin (mort de Socrate). La mort survient par paralysie des muscles respiratoires.

TRAITEMENT. Respiration artificielle. Faire vomir en chatouillant la luette ou avec de l'ipéca, puis thé fort en abondance, eau-de-vie, ammoniaque, boule d'eau chaude, frictions énergiques, ingestion de café ou injection de caféine.

CIL. — **Cils des paupières.** — Voir ŒIL.

Cils vibratiles. — Les cils vibratiles des *épithéliums* des muqueuses (*fig.* 329) sont des filaments très minces qui hérissent la surface de ces

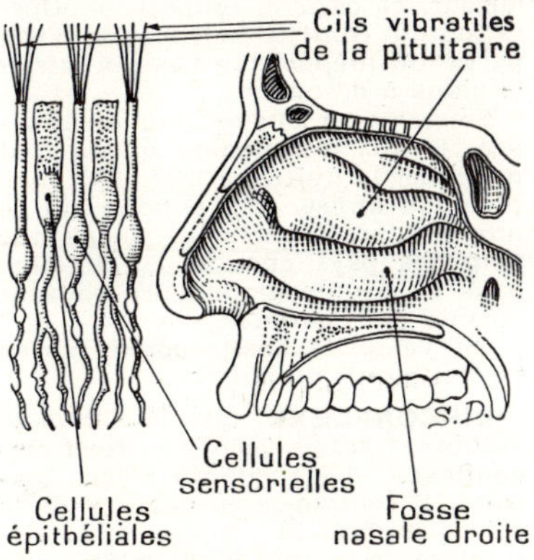

FIG. 329. — Cils vibratiles.

cellules et servent à expulser les corps étrangers (cils de la muqueuse du nez et des bronches).

Ciliaire. — Artères, corps, muscles, nerfs, procès ciliaires, voir ŒIL.

Blépharite ciliaire. — V. ŒIL (Maladies de l').

CIMENT. — Produit obtenu par la calcination de calcaires avec des matières siliceuses ou alumineuses; le ciment est nocif du fait des poussières qui ont une action *mécanique*, irritante par la silice, et *caustique* par la chaux, et du fait du dégagement de chaleur provoqué par le mélange du ciment avec l'eau; ce dégagement de chaleur peut déterminer des brûlures.

Lésions professionnelles. — Irritation des *voies respiratoires*, du nez, de la bouche, par les poussières (épistaxis, perforation de la cloison).

Lésions oculaires. — Conjonctivite, blépharite, ptérygion; brûlures accidentelles par projection de ciment dans l'œil, pouvant laisser des taies cornéennes ou des brides cicatricielles.

Lésions de la peau (main de cimentier). — Ramollissement de l'épiderme palmaire avec ulcérations douloureuses, crevasses, pigeonneau, pyodermites.

Gale du ciment. — Dermite eczématiforme, papuleuse, au début pru-

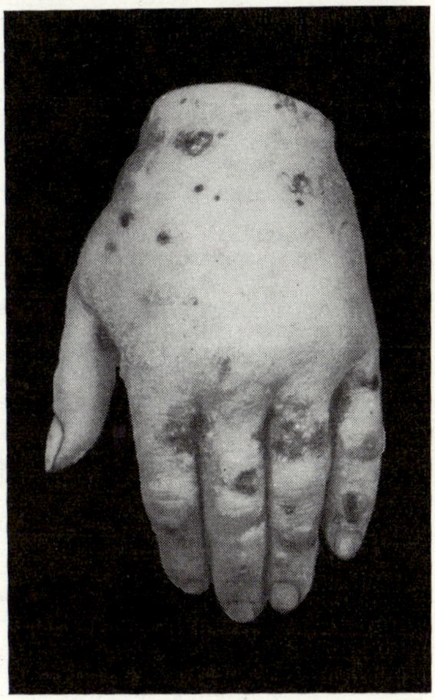

FIG. 330. — Gale du ciment.

rigineuse, principalement la nuit, siégeant entre les doigts, surtout entre le pouce et l'index droits (*fig.* 330). Plus fréquente en été, du fait de la transpiration. Peut survenir chez des ouvriers ayant cessé le travail depuis longtemps; certains sujets sont sensibilisés au ciment (cuti-réactions).

Lésions eczématiformes, pustuleuses, de la nuque, du cou, des épaules, chez les porteurs de sacs de ciment.

TRAITEMENT. I. *Préventif.* — Lavages fréquents, emploi de pommades protectrices avant et après le travail; gants de caoutchouc chez les modeleurs; lunettes protectrices.

II. *Curatif.* — Poudre de talc dans la journée; pâte de zinc le soir, pansements humides en cas de dermite aiguë.

LÉGISLATION. Les lésions cutanées, les dermites primitives et pyodermites, les dermites secondaires eczématiformes (gale du ciment) sont admises au bénéfice de la loi sur les maladies professionnelles et doivent être déclarées. Le délai de responsabilité est d'un an; le pourcentage d'invalidité des lésions secondaires, en tenant compte du changement de profession, peut varier de 10 à 30 p. 100.

CIMETIÈRE. — Terrain servant aux inhumations. Pour l'installation de nouveaux cimetières, il faut choisir un sol meuble non rocheux, perméable à l'eau et à l'air; le sous-sol ne doit pas contenir de nappe d'eau souterraine à faible profondeur; les écoulements souterrains provenant du cimetière ne doivent pas risquer de contaminer les eaux potables utilisées au voisinage. On recommande de rechercher une orientation nord. Les plantations sont utiles dans les cimetières, les arbres jouant le rôle de véritables *drains verticaux*, contribuant à l'assèchement du sol, à la décomposition des produits azotés provenant des cadavres, et purifiant l'atmosphère. Les cercueils seront placés à une profondeur variant de 1m,50 à 2 m. La distance entre les fosses doit être de 30 à 50 cm.

Dans les *caveaux*, les cadavres étant enfermés dans des cellules murées, la décomposition est plus lente. On a recommandé de mettre dans les cases, sous la bière, des matières pulvérulentes (charbon, sciure de bois mélangée à un désinfectant) et d'assurer la ventilation permanente des caveaux.

Dans les *enfeus* (blocs de cases aménagés au-dessus du sol pour recevoir les cercueils et dont les parois sont constituées par des matériaux poreux), la destruction des corps est plus rapide que dans la terre.

CINABRE. — Sulfure rouge de mercure. V. MERCURE.

CINCHONIDINE. — Alcaloïde du quinquina (*Cinchona succirubra*); cristaux anhydres incolores qui servent à préparer plusieurs sels : bromhydrate, iodhydrate et surtout sulfate basique de cinchonidine, dont l'action fébrifuge est moins constante que celle de la quinine. Employé dans le paludisme aux doses doubles des sels correspondants de quinine. A doses élevées, il provoque des nausées, des vomissements, de l'ivresse, des paraplégies, du tremblement.

CINCHONINE. — Alcaloïde du quinquina; extrait des eaux mères de la préparation du sulfate de quinine. S'emploie surtout sous forme de sulfate, cristaux transparents, moins fébrifuges et plus toxiques que le sulfate de quinine.

CINÉMATISATION (des moignons). — Procédé d'amputation permettant d'utiliser les contractions des muscles qui s'inséraient sur la partie amputée pour mouvoir un appareil de prothèse.

CINÈSE (Caryocinèse ou Mitose) [du gr. *kinesis*, mouvement]. — Ensemble des stades par lesquels passent les chromosomes d'un noyau pour former deux noyaux fils au moment de la division cellulaire.

A la *prophase*, les chromosomes deviennent apparents, libres dans le cytoplasme, par fonte de la membrane nucléaire, et se fissurent longitudinalement en deux chromatides. A la *métaphase*, les chromatides s'insèrent par leur centromère, vers leur centre, sur le fuseau équatorial et se séparent l'une de l'autre le long de leurs bras. A l'*anaphase*, les deux chromatides issues d'un même chromosome s'écartent de l'équateur du fuseau et se dirigent chacune vers un pôle différent. A la *télophase*, chacun des deux groupes de chromatides s'est condensé à l'un des pôles pour constituer un noyau fils.

CINÉSIE (du gr. *kinesis*, mouvement). — Art de l'exercice et des mouvements artificiels employés comme traitement. V. GYMNASTIQUE, MÉCANOTHÉRAPIE.

CINÉSITHÉRAPIE. — V. KINÉSITHÉRAPIE.

CINNAMIQUE (Acide). — Quelques sels sont employés en médecine.

Cinnamate de soude (Hétol). — Médicament, extrait du baume du Pérou ou de tolu, employé dans la tuberculose en injection dans les muscles ou dans les veines, à la dose de 1/2 mg à 25 mg par jour.

ACTION. Diminution, puis suppression des crachats, retour de l'appétit.

Cinnamate de benzyle (Ether benzylcinnamique). — Employé également en injection intramusculaire dans le traitement de la tuberculose pulmonaire et cutanée.

CIRCINÉ (du lat. *circum*, autour). — Se dit d'une éruption cutanée dont les éléments constituent un cercle plus ou moins complet (v. pl. en couleurs à SYPHILIS). Cet aspect est commun dans les lésions syphilitiques secondaires ou tertiaires; mais on l'observe aussi dans certains lupus, certains eczémas ou psoriasis, le lichen plan.

Herpès circiné. — Trichophytie cutanée. V. TEIGNES.

CIRCONCISION (du lat. *circum*, autour, et *cædere*, couper). — Opération qui consiste en l'ablation d'une partie du prépuce, de façon à laisser le gland à découvert.

Prescrite par leur religion aux israélites et aux musulmans, qui la font pratiquer le huitième jour et dans la première année. Elle a pour but la propreté locale, particulièrement utile dans les pays chauds, la sécrétion dans la rainure glandulaire pouvant amener des *balanites*.

On l'emploie aussi comme moyen de traitement du *phimosis*.

CIRCONFLEXE (du lat. *circum*, autour, et *flexus*, fléchi). — **Nerf circonflexe.** — Branche du plexus brachial; il contourne en demi-cercle le col chirurgical de l'humérus; le circonflexe est un nerf mixte qui innerve le petit rond, le deltoïde, la peau du moignon de l'épaule et la partie supéro-externe de l'avant-bras. V. à NERFS pour sa névralgie et sa paralysie.

Vaisseaux circonflexes. — **1° De l'aisselle.** — Les deux *artères circonflexes* antérieure et postérieure, branches de l'artère axillaire, se distribuent aux muscles de l'épaule et du bras; la branche postérieure accompagne le nerf et contourne le col chirurgical de l'humérus. Deux *veines circonflexes* accompagnent chaque artère et se jettent dans la veine axillaire.

2° De l'abdomen. — L'*artère circonflexe iliaque* naît de l'artère iliaque externe et distribue ses branches aux muscles de l'abdomen.

3° De la cuisse. — Il existe, en outre, deux petites *artères circonflexes* antérieure et postérieure, branches de l'artère fémorale profonde, qui se distribuent aux muscles de la cuisse.

CIRCONVOLUTION (du lat. *circumvolvere*, entortiller). — Replis de la surface du cerveau, séparés par des sillons, et formés extérieurement par de la substance grise et intérieurement par de la substance blanche. V. CERVEAU.

CIRCULAIRE DU CORDON. — V. CORDON.

CIRCULATION. — V. CŒUR (circulation).

CIREUX et CIREUSE. — **Teint cireux.** — Teint jaunâtre clair des cancéreux.

Dégénérescence cireuse. — Modification des tissus, qui prennent l'apparence de cire. V. AMYLOÏDE.

CIRRHOSE (du gr. *kirros*, roux). — Affection du foie. V. FOIE (maladies).

CIRSOCÈLE (du gr. *kirsos*, varice, et *kêlê*, tumeur). — Synonyme de *varicocèle*. V. MASCULINS (Organes génitaux).

CIRSOÏDE (du gr. *kirsos*, varice, et *eidos*, forme). — Nom donné à certains anévrismes qui ressemblent à des varices.

CISEAU. — Instrument dont on se sert en chirurgie osseuse (*fig.* 331); tige d'acier aplatie et tranchante à une extrémité et sur laquelle on frappe avec un maillet.

CISEAUX. — Instrument constitué par deux lames coupantes sur un des bords, croisées et mobiles sur un axe, (*fig.* 332).

Ils sont *mousses* si l'une ou les deux extrémités sont arrondies; *courbes* lorsque les lames font un angle avec le manche.

CISTERNOGRAPHIE. — V. *Supplément.*

CITRATE. — Citrates de caféine, de fer, de lithine, de magnésie (v. à ces mots), de soude (v. à SODIUM).

CITRIQUE (Acide). — Se présente sous la forme de cristaux translucides. Extrait du citron, il existe aussi dans de nombreux fruits (oranges, bigarades, groseilles, cerises, framboises, myrtilles) qui lui doivent leur acidité. S'emploie à la dose de 2 à 6 g par jour en limonades, sirops, potions, comme antidote des poisons alcalins, comme antiscorbutique dans les boissons acidulées, la potion de Rivière.

CITRON ou LIMON. — Fruit du citronnier (v. pl. en couleurs à APÉRITIVES [Plantes]), arbre de la famille des Rutacées (*Citrus medica* ou *Citrus*

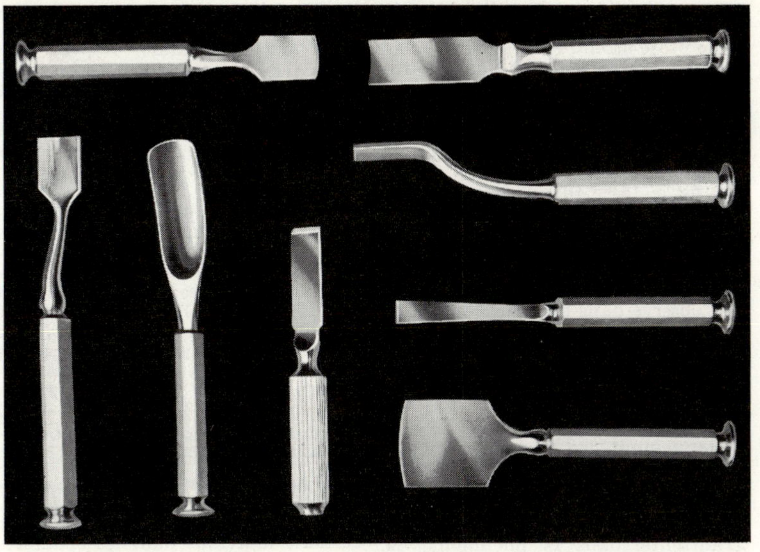

Fig. 331. — Divers types de ciseaux utilisés en chirurgie osseuse.
(*Cl. M^on Drapier.*)

limonum); la pulpe du citron est recouverte d'une écorce, ou *zeste*, présentant de nombreuses glandes remplies d'une essence à odeur pénétrante.

Le citron renferme 30 p. 100 de suc; il est riche en acide citrique (6 à 8 p. 100), en vitamines B, moins riche en vitamines A et C. On retire des pépins une huile grasse et un principe amer (lémonine).

Le suc a des propriétés rafraîchissantes, antiseptiques, astringentes. Le zeste, sec ou frais, est tonique et carminatif. Les semences sont antihelminthiques et fébrifuges.

Mode d'emploi. Comme rafraîchissant, *limonade ordinaire*, faite avec deux citrons pour un litre d'eau. Si on emploie de l'eau bouillante, on obtient de la *limonade cuite*. On emploie aussi dans ce dessein et comme diurétique l'alcoolature de zestes de citron (2 à 15 g) et le sirop de citron pur ou dans une tisane. Le citron entre dans la composition de l'alcoolat de mélisse composé.

Le jus de citron est utilisé comme antiseptique et astringent en badigeonnage sur les diverses régions du pharynx dans les angines, ou à la dose de 2 à 3 cuillerées à café dans le scorbut des enfants et des adultes; enfin, à la dose de plusieurs citrons par jour dans certaines formes de rhumatismes chroniques.

Intoxications. — La décortication des citrons et des oranges peut provoquer : 1° une éruption chez les ouvrières qui se livrent à ce travail (rougeurs, gonflement, vésicules et pustules); 2° du mal de tête, du vertige et des névralgies.

L'absorption de plusieurs citrons par des individus, notamment des enfants, depuis longtemps à jeun, a produit le collapsus avec pâleur du visage et affaiblissement du pouls.

CITROPHÈNE (Citrate de triphénidine). — Poudre blanche cristalline, douée de propriétés analgésiques et antispasmodiques.

Dose. 1 à 6 g par jour dans le rhumatisme, la migraine, les névralgies, l'insomnie nerveuse, la grippe, en cachets de 50 cg ou en potion.

CITROUILLE. — V. potiron.

CIVETTE. — Substance molle, onctueuse, brunâtre, d'odeur très forte, sécrétée par des glandes situées entre l'anus et les parties génitales du chat musqué ou civette (*Viverra civetta*) qui vit en Afrique ou dans l'Inde. A des propriétés antispasmodiques. Utilisé surtout en parfumerie.

CIVIÈRE. — Sorte de brancard couvert d'une toile, employé pour porter les blessés. V. brancard.

CLADIOSE. — Affection cutanée due à un champignon découvert par Br. Bloch.

CLAMP (de l'angl. *to clamp*, fixer). — Sorte de pince (*fig.* 333) à mors souples et longs permettant d'interrompre temporairement le cours du sang dans un vaisseau (clamp vasculaire) ou le cours des matières dans l'intestin (clamp intestinal) sans altérer la paroi de l'organe pincé. Deux clamps placés en amont et en aval du segment du vaisseau ou d'intestin sur

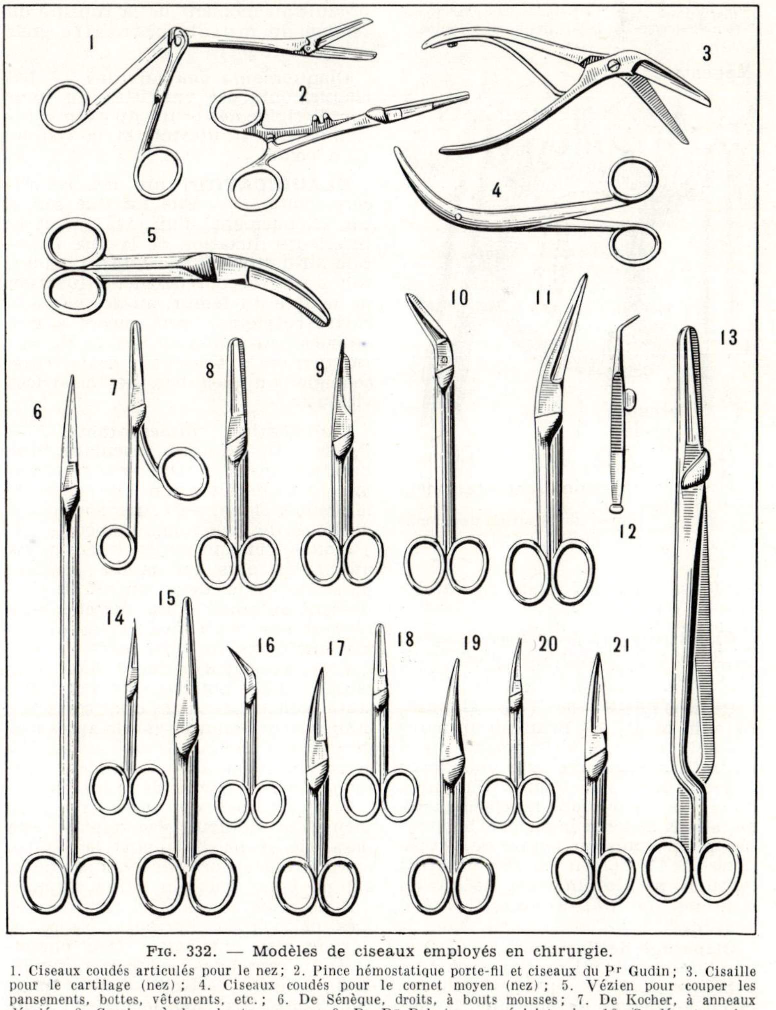

Fig. 332. — Modèles de ciseaux employés en chirurgie.

1. Ciseaux coudés articulés pour le nez; 2. Pince hémostatique porte-fil et ciseaux du Pr Gudin; 3. Cisaille pour le cartilage (nez); 4. Ciseaux coudés pour le cornet moyen (nez); 5. Vézien pour couper les pansements, bottes, vêtements, etc.; 6. De Sénèque, droits, à bouts mousses; 7. De Kocher, à anneaux décalés; 8. Courbes, à deux bouts mousses; 9. Du Dr Delestre pour épisiotomie; 10. Coudés et courbes sur le plat; 11. Spatulés modèle Croix-Rouge; 12. A rotation du Dr Wecker (ophtalmologie); 13. De Dubois, pour détroncation; 14. Droits pour iridectomie; 15. De Mayo, droits; 16. De Graefe, coudés; 17. Courbes, deux bouts pointus; 18. Droits pour strabisme; 19. De Mayo, courbes; 20. Courbes, pour iridectomie; 21. Droits, deux bouts pointus. (*Cl. M^on Drapier.*)

lequel on pratique une intervention chirurgicale permettent donc d'opérer à sec ou d'éviter l'issue des matières

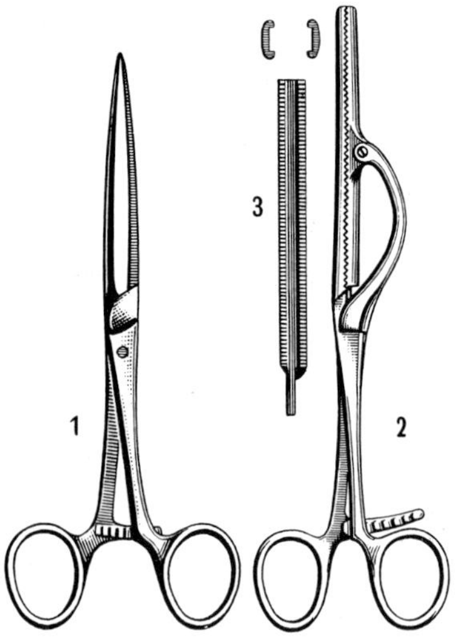

FIG. 333. — Clamps.
1. Clamp intestinal; 2. Clamp souple du Dr Toupet pour l'estomac; 3. Détail des mors et section.

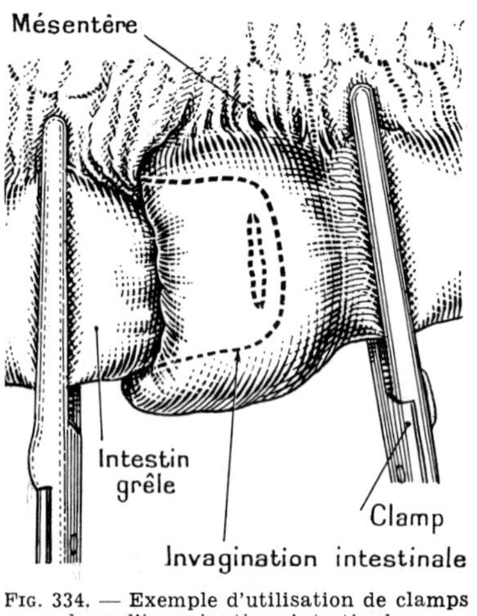

FIG. 334. — Exemple d'utilisation de clamps dans l'invagination intestinale.

septiques dans la plaie opératoire (*fig.* 334).

CLANGOR (du gr. *clango*, je crie). — Résonance métallique d'un bruit du cœur.

CLAPOTAGE (de l'all. *klappen*, faire du bruit). — Bruit dû au mouvement imprimé à l'estomac ou à l'intestin, contenant une abondance de gaz et de liquide. Pour le provoquer, on met le ventre dans le relâchement, en faisant coucher le malade, les jambes pliées, puis on donne de petites tapes sur l'abdomen, ou bien on saisit le sujet par les hanches et on lui imprime un déplacement latéral brusque.

Clapotage de l'estomac. — Quand on obtient ce bruit de clapotage 1 ou 2 heures après le repas, et qu'il est perçu au-dessus de l'ombilic, le fait ne possède aucune signification. Quand le clapotage se produit *plus de 6 heures* après le repas, surtout s'il siège au-dessous de l'ombilic, il s'agit soit d'un rétrécissement du pylore, soit d'une ptôse atonique. Le bruit de clapotage perçu le *matin à jeun* prouve qu'il existe du liquide dans l'estomac : ce qui indique un rétrécissement du pylore ou une hypersécrétion gastrique avec spasme pylorique.

Clapotage intestinal. — La palpation de la fosse iliaque droite révèle parfois une sensation de *gargouillement* qui indique la présence de liquide dans le cæcum (purgatif, diarrhée, lavement). Le clapotage vrai, perceptible par la succussion, est rare. On l'observe dans le cæcum en cas de rétrécissement du gros intestin, et autour de l'ombilic, quand le rétrécissement siège dans l'intestin grêle.

CLAQUEMENT. — Bruit de deux objets qui s'entrechoquent.

Claquement des dents. — Il s'observe dans les grandes émotions (terreur), dans les refroidissements intenses, dans la période de frisson des fièvres, notamment dans la fièvre intermittente, dans la pneumonie, la fièvre urineuse, la fièvre puerpérale.

Claquement tendineux. — Il se produit au moment de la rupture du tendon du muscle plantaire grêle (coup de fouet).

Claquements des valvules. — Les claquements des valvules du cœur sont l'origine des bruits du cœur coïncidant avec la diastole et la systole. V. à CŒUR.

CLAUDICATION (du lat. *claudicare*, boiter). — Elle est due soit à un allongement d'un des membres inférieurs (luxation de la tête fémorale, au-dessous de la cavité cotyloïde), soit à son raccourcissement (luxation de la tête du fémur, au-dessus de la cavité cotyloïde), soit encore à une ankylose du genou en flexion (V. ARTICULATIONS [Maladies des]), une coxalgie, un pied bot, des cicatrices vicieuses.

Claudication intermittente. — CAUSES. Insuffisance vasculaire due habituellement à une artérite des membres inférieurs dont elle constitue le premier signe; ses causes sont celles de l'artérite (athérome, diabète).

SIGNES PRÉCURSEURS. Sensations anormales plus au moins pénibles dans une ou les deux jambes, se produisant au cours d'une marche, surtout si elle est fatigante, et disparaissant après un court repos.

ETAT. Lourdeur d'abord dans une jambe, puis boiterie, douleur ensuite constituée par une sorte de crampe spasmodique, et cela après une promenade, même très courte. Un arrêt fait disparaître la douleur, qui revient dès la reprise de la marche.

Si le malade veut marcher quand même, la douleur s'accroît et une paralysie se produit dans la jambe, assez intense pour provoquer sa chute, s'il ne prend pas un point d'appui.

A ce moment, le pied est froid et très pâle; puis, après un repos, il devient rose, puis rouge vif et chaud, et enfin reprend sa couleur normale. Dans certains cas, ces troubles peuvent apparaître chez le malade, couché, à la suite de mouvements.

PRONOSTIC. Il est fonction du degré d'oblitération artérielle, apprécié par l'oscillométrie et l'état de la circulation collatérale. La gangrène est possible, mais non fatale.

TRAITEMENT. I. *De la cause.* — Suppression du tabac. Limiter les efforts de marche, surtout en terrain montant, marcher lentement. Protéger les jambes contre le froid et l'humidité.

II. *Médical.* — Citrate de soude; insuline chez le diabétique; traitement antisyphilitique. Vaso-dilatateurs : acétylcholine associée à la papavérine ou à l'yohimbine; benzylimidazoline (priscol). Injections intra- ou péri-fémorales de novocaïne à 1 p. 100, d'acétylcholine à 1 p. 100, de vitamine PP (10 cm^3 dans 10 cm^3), de sérum physiologique. Infiltrations novocaïniques du sympathique lombaire.

III. *Physiothérapie.* — Darsonvalisation (V. ÉLECTROTHÉRAPIE) et massage *de haut en bas.*

CLAUSTROPHOBIE (du lat. *claustra*, pièce close, et du gr. *phobein*, craindre). — Terreur qu'éprouvent certains individus dans les chambres fermées.

CLAVAIRE. — Variété de champignons (barbe-de-chèvre, menotte, tripette) dont certaines espèces sont comestibles, bien que coriaces (*Clavaria flava, C. botrytis*), tandis que d'autres (*C. aurea, C. formosa*) sont nettement purgatives chez certains sujets. *C. flava* donne parfois également naissance à des troubles gastro-intestinaux.

CLAVELÉE (du lat. *clavellus*, petit clou). — Maladie contagieuse et inoculable, due à un virus filtrant, spéciale au mouton, et caractérisée par une éruption pustuleuse sur la peau et les muqueuses rappelant la variole. Cette maladie est inoculable au bœuf, au cheval, au porc et à l'homme; elle est voisine de la vaccine, mais non identique. L'inoculation du virus claveleux au mouton l'immunise contre la maladie; il existe également un sérum anticlaveleux préventif.

CLAVICEPS. — V. ERGOT.

CLAVICULE (du lat. *clavicula*, petite clef). — Os long, en forme d'S, qui unit le sternum à l'omoplate et contribue ainsi à constituer l'épaule

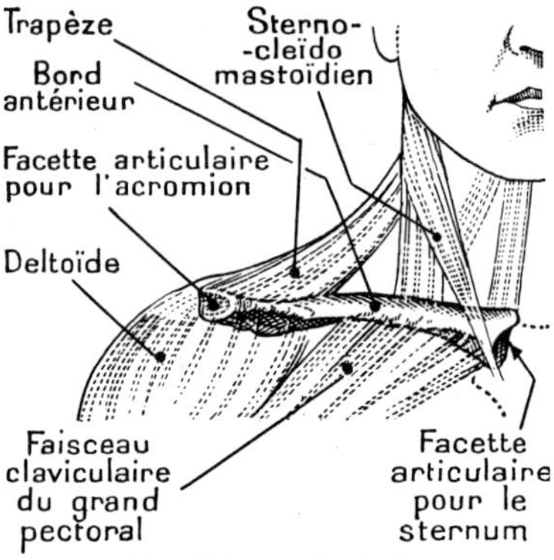

FIG. 335. — Clavicule.

(*fig.* 335). Son développement est en rapport avec le travail musculaire. Pour les lésions, V. FRACTURE et LUXATION.

CLEARANCE. — Mot anglais utilisé depuis 1921 à la suite des travaux de Van Slyke, et qui signifie coefficient d'épuration rénale. C'est le nombre de centimètres cubes de plasma que le rein peut totalement débarrasser d'un corps donné en une minute. En pratique, on ne mesure que la clearance de l'urée, en admettant que les autres clearances varient parallèlement. De mesure plus simple que la constante d'Ambard, la clearance s'y est pratiquement substituée comme méthode d'exploration rénale.

CLERMONT-FERRAND (Puy-de-Dôme). — Station d'eaux minérales ferrugineuses (28 à 32 mg de bicarbonate de fer), bicarbonatées calciques (94 cg à 1,37 de bicarbonate de chaux), froides et tièdes.

MODE D'EMPLOI. Boissons et bains, principalement contre l'anémie.

CLIGNOTEMENT. — Mouvement convulsif et rapide des paupières. C'est un des signes de la fatigue oculaire, de la névralgie du nerf de la 5e paire ou *trijumeau,* d'une ophtalmie, d'une affection cérébrale. Le clignotement, chez les astigmates et les myopes, a simplement pour but de leur faire voir momentanément un objet plus nettement en faisant entrer la lumière par une simple fente. Lorsqu'il prend la forme d'une oscillation (nystagmus des paupières) plus ou moins saccadée et s'exagérant par l'attention, le clignotement devient, chez les mineurs, une maladie dont ils ne peuvent se guérir qu'en changeant leur genre de travail, ou une des complications de la myopie, de l'hypermétropie, de l'albinisme, de l'ataxie.

TRAITEMENT. Celui de la cause, notamment l'anémie des mineurs. Action de la volonté forçant l'œil à regarder fixement et de plus en plus longuement un objet.

CLIMAT. — Ensemble des conditions atmosphériques d'un pays, qui résultent à la fois de la température, du rayonnement solaire, c'est-à-dire de la déperdition de la chaleur solaire par la terre, de l'inégalité de pression de l'air qui détermine le rythme des vents, des précipitations atmosphériques et de l'état hygrométrique, de l'état électrique et ozonique de la région. Tous ces facteurs sont eux-mêmes en rapport avec la latitude, l'altitude et le relief du pays.

CLIMATISATION. — V. CHAUFFAGE : *Chauffage à air chaud.*

CLIMATOLOGIE (du gr. *klima,* climat, et *logos,* étude). — *Climatologie médicale.* — Etude des retentissements physiologiques et pathologiques des climats sur les organismes et des applications thérapeutiques et pathologiques qui en découlent.

Le séjour sous un climat favorable représente un agent important de traitement de diverses affections.

On distingue habituellement : le *climat d'altitude,* ordinairement excitant (v. ALTITUDE) ; le *climat marin,* tantôt excitant, tantôt sédatif (voir MER) ; le *climat de plaine* ou *de coteau,* qui a l'avantage de ne pas avoir de contre-indications et qui convient à toutes les formes de tuberculose, à ceux qui ont besoin d'air et de repos.

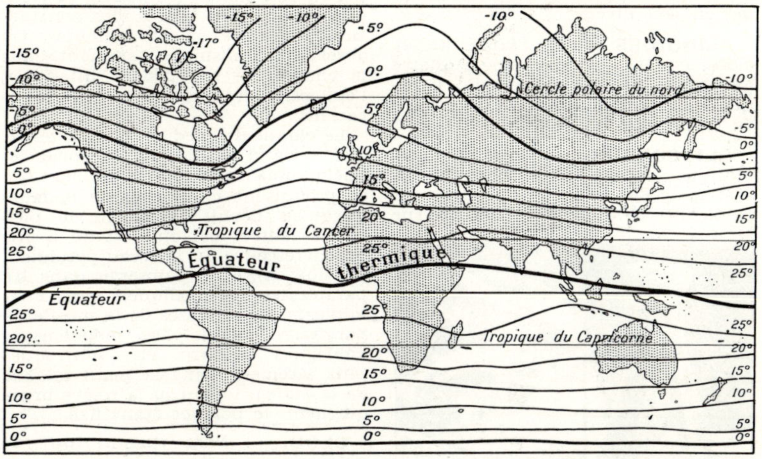

FIG. 336. — Climat. Lignes isothermes (de température semblable).

Certains climats ne peuvent être supportés par les individus vivant sous un climat tempéré qu'après une certaine *adaptation :* tels sont les climats des hauts plateaux et hautes altitudes (v. ALTITUDE), les climats polaires (v. PÔLE), les climats tropicaux (v. TROPIQUE).

Les facteurs saisonniers, cosmiques et météorologiques peuvent également jouer un rôle dans le fonctionnement de l'organisme humain et dans l'apparition de certaines maladies. V. SAISONS, COSMOPATHOLOGIE, MÉTÉOROPATHOLOGIE.

CLINIQUE (du gr. *klinê,* lit). — **Cours cliniques.** — Cours de médecine faits au lit du malade ou à l'amphithéâtre de l'hôpital, d'après les signes présentés par les malades du service.

C'est en réunissant les observations individuelles et en les comparant qu'on arrive à créer le type d'une maladie et, par suite, un enseignement pathologique dans lequel on dégage les caractères généraux de ces maladies. Les cours cliniques sont faits par un professeur titulaire ou agrégé (cliniques générales, chirurgicales et médicales, cliniques spéciales d'accouchements, des maladies cutanées et syphilitiques, gynécologiques, infantiles, mentales, nerveuses, des yeux, des voies urinaires, du larynx et de l'oreille). Des médecins des hôpitaux font aussi des cours libres de clinique sur des parties restreintes de la médecine dont ils se sont fait une spécialité, comme les maladies du cœur et des vaisseaux, les maladies du tube digestif, la radiothérapie.

Cliniques d'accouchements, médicales et chirurgicales. — Centres de soins opératoires ou d'accouchements dans lesquels des médecins reçoivent des malades. Certaines de ces cliniques sont gérées ou partiellement commanditées par des chirurgiens ou des médecins eux-mêmes.

CLINODACTYLIE (du gr. *klinein,* incliner, et *daktulos,* doigt). —

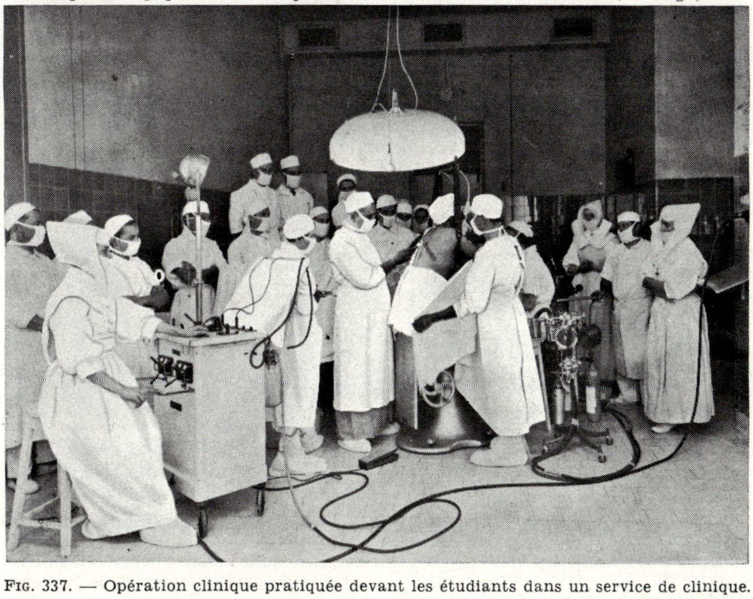

FIG. 337. — Opération clinique pratiquée devant les étudiants dans un service de clinique.
(*Cl. Hospices civils de Lyon.*)

Déviation des orteils, qui sont inclinés en sens divers.

CLINOÏDES (du gr. *klinê*, lit, et *eidos*, aspect). — Nom donné à quatre apophyses de l'os sphénoïde, parce que leur réunion constitue une sorte de lit, la *selle turcique*.

CLITOCYBINE. — Produit antibiotique extrait d'un champignon basidiomycète du genre *Clitocybe*, en particulier de *C. candida*, observé sur

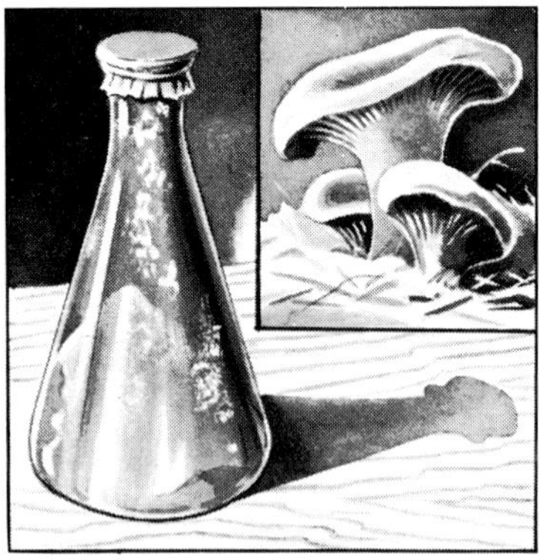

FIG. 338. — Culture de *Clitocybe candida* pour la préparation de la clitocybine. En haut, à droite : *Clitocybe candida*.

les plateaux alpins entre 600 et 1 800 m, où il détermine dans les prés de larges cercles ou ronds de sorcières. La clitocybine paraît voisine de la pénicilline. Elle diffère de cette dernière par son action inhibitrice vis-à-vis des bacilles de Koch, typhique, *coli*, pyocyanique et *Brucella abortus*.

CLITORIS (du gr. *kleitoris*, de *kleio*, je ferme). — Organe érectile de la femme, analogue au gland de l'homme, mais non percé pour le passage de l'urètre. Il est situé au-dessus de la vulve. V. FÉMININS (Organes génitaux).

CLOCHE, CLOQUE. — Synonyme d'*ampoule*.

CLOCHE A PLONGEUR. — V. à CAISSON.

CLOISONNEMENT. — Anomalie qui se produit quelquefois dans des organes creux médians comme la vessie, le vagin et l'utérus, qui se trouvent partagés plus ou moins complètement en deux parties par une cloison.

CLOMIFÈNE. — Substance voisine des œstrogènes de synthèse, et capable de provoquer l'ovulation. Employé pour traiter les stérilités par absence d'ovulation, il donne de bons résultats, mais son emploi nécessite une surveillance biologique stricte. Il provoque parfois des grossesses multiples.

CLONE. — Population descendant d'un organisme unique; ses éléments sont donc tous génétiquement identiques.

CLONIQUE, CLONISME, CLONUS (du gr. *klonos*, agitation). — Alternance brusque, courte et involontaire de contraction et de relâchement d'un ou de plusieurs muscles. Les mouvements cloniques peuvent être associés ou non à des contractions *toniques* ou permanentes. On observe le clonisme, notamment, dans la chorée, les convulsions infantiles, l'épilepsie, l'hystérie, certaines intoxications.

Le *clonus du pied* est constitué par une série d'oscillations du pied (et quelquefois du membre inférieur) qui se produisent chez certains malades lorsqu'on fléchit fortement le pied sur la jambe; cet état est dû à une dégénérescence du faisceau pyramidal (v. MOELLE) et il s'observe dans les paraplégies spasmodiques, dans l'hémiplégie, les scléroses de la moelle, la paralysie générale. Des mouvements analogues peuvent être provoqués plus rarement dans la main (*clonus de la main*), lorsqu'on la relève brusquement, le poignet étant fixé.

CLOU. — Nom vulgaire du *furoncle* (v. ce mot).

CLOU. — Instrument de prothèse métallique, en acier inoxydable, permettant la contention des fractures.

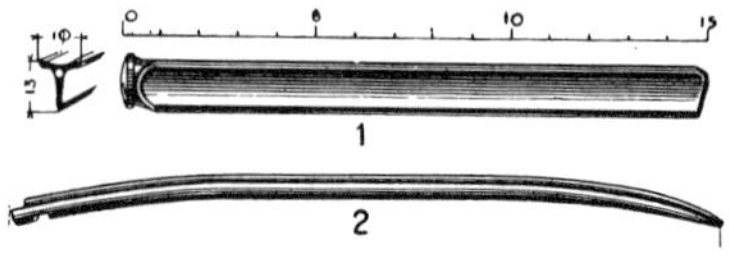

FIG. 339. — Clous.
1. Clou de Smith-Petersen; 2. Broche de Küntscher.

Il en existe deux types bien différents. Le clou à ailette de *Smith-Petersen* est utilisé pour l'enclouage des fractures du col du fémur (v. os : *fractures*). C'est un clou long de 8 à 12 cm, muni d'ailettes latérales augmentant sa surface de contact avec

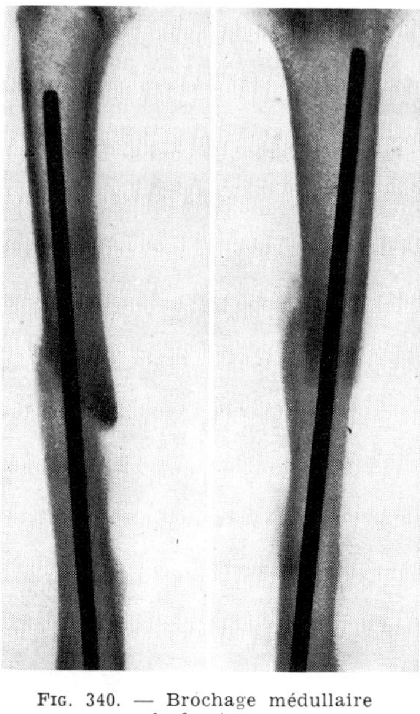

FIG. 340. — Brochage médullaire de fractures.

l'os sans augmenter notablement sa portion d'attaque de l'os. On le met en place soit à ciel ouvert, après ouverture de l'articulation de la hanche, soit après une visée « à peau fermée », en se servant alors d'un compas et d'une équerre de *guidage* (v. ce mot).

Le clou de *Küntscher* est une longue tige d'acier de 10 à 25 centimètres de long, de section circulaire, ou en forme de gouttière, qui est introduit longitudinalement dans le canal médullaire d'un os long pour contenir une fracture diaphysaire. Cette méthode, mise au point en Allemagne pendant la guerre de 1939-1945, avait pour but d'obtenir une prothèse immédiatement solide, permettant de faire lever et marcher les blessés quelques jours après leur fracture.

Chez les enfants, ou dans le cas de fracture d'os de faible diamètre (clavicule, cubitus, radius), on peut remplacer le clou par une broche métallique de faible diamètre (v. BROCHE et BROCHAGE). Les différents modèles de clous, fabriqués en acier inoxydable ou en métal spécial, sont parfaitement tolérés par les os et peuvent être laissés en place très longtemps sans causer aucune gêne. Cependant, il est d'usage de les enlever après la parfaite consolidation de la fracture (3 mois pour les fractures des diaphyses des os longs, 6 mois pour les fractures du col du fémur).

CLOU DE BISKRA. — V. BOUTON D'ORIENT.

CLOU FUMANT. — Cône de substances balsamiques (benjoin, baume de Tolu, santal, cannelle, nitrate de potasse, agglomérés avec du charbon, par de la gomme) qu'on fait brûler pour parfumer une chambre et en chasser la mauvaise odeur. Ce n'est pas un *antiseptique*, mais simplement un *désodorisant*.

CLYSTÈRE (du gr. *kluster*, seringue). — Synonyme de *lavement*.

COAGULATION (du lat. *coagulatio*). — Transformation d'une substance liquide ou demi-liquide *organique*, comme le sang, le blanc d'œuf, en une masse demi-solide ou solide, plus ou moins molle et gélatineuse. Cette coagulation peut s'opérer spontanément au contact de l'air (lymphe, sang, caillot, liquide pleurétique) ou sous l'action de la chaleur ou d'une autre substance (blanc d'œuf).

Coagulation du sang. — Hors des vaisseaux, le sang se coagule normalement en 10 minutes, parfois moins. Puis, au bout d'une heure, le *caillot* se rétracte et gagne le fond du verre; la rétraction est terminée en 12 à 24 h. Le sérum s'exsude et la quantité de sérum exsudé représente environ la moitié du volume du sang. Le caillot est formé des éléments figurés du sang, enfermés dans les mailles de la fibrine.

Le mécanisme de la coagulation est encore obscur.

Le *fibrinogène* est une substance albuminoïde contenue dans le plasma sanguin (4 g par litre) qui est précipitée en *fibrine* sous l'influence d'une nucléo-albumine, le *fibrin ferment* ou *thrombine*.

Cette *thrombine* provient de la transformation du *thrombogène*, ou *prothrombine*, en présence de calcium ionisé et de thromboplastine.

Dans certains cas non physiologiques, les venins et la trypsine peuvent se substituer à la thrombine et, en l'absence de calcium, transformer le fibrinogène en fibrine.

La synthèse de la prothrombine nécessite la *vitamine K* pour sa fabrication par la cellule hépatique.

Certains facteurs accélèrent la coagulation, la chaleur, des substances chimiques appelées *thromboplastines* ou *thrombokinases*, complexes lipoprotéiques, existant dans le cerveau, le poumon et le sang (leucocytes, plaquettes).

D'autres facteurs empêchent la coagulation : la *dicoumarine*, qui s'oppose à l'utilisation de la vitamine K par la cellule hépatique pour la synthèse de la prothrombine; les *décalcifiants* (oxalates, citrates, fluorures), les *antiprothrombines* (enzyme du soya, trypsine), les *antithrombines* (héparine), les *antifibrinogènes* (sulfarsénol, fibrinolysine, permanganate de potasse).

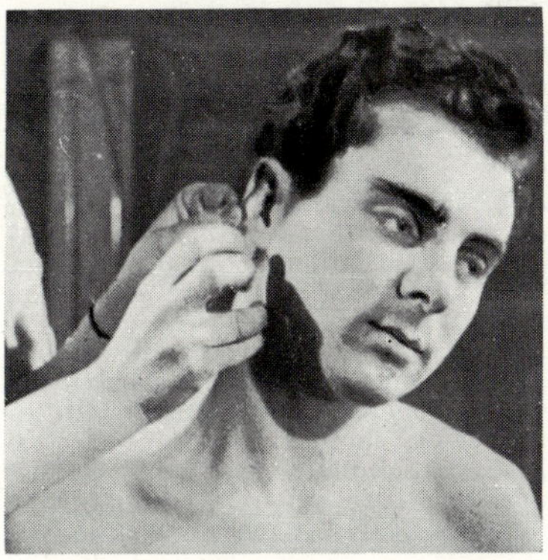

FIG. 341. — Prise de sang au lobule de l'oreille pour la mesure du temps de coagulation.

D'autres agents peuvent retarder ou empêcher la coagulation : les extraits de sangsue, certains venins, les arsénobenzols, mais surtout l'oxalate de soude à 1 p. 1 000, le fluorure de sodium à 2 p. 1 000 et le citrate de soude à 3 p. 1 000.

La coagulation peut être absente dans l'hémophilie; les hématies se sédimentent au fond du verre, et pardessus les leucocytes et les plaquettes.

La coagulation peut être retardée. Si l'on fait une piqûre de 1 mm au lobule de l'oreille, l'hémorragie donnera en une demi-minute une tache de 1 cm de largeur sur un buvard. Toutes les demi-minutes, on applique un buvard sur la piqûre et on note le moment où l'hémorragie cesse. Normalement, c'est au bout de trois minutes (*fig.* 341).

Dans certaines maladies, il y a un retard de la coagulation : ainsi, dans l'*hémophilie familiale*, le sang peut se coaguler seulement au bout de deux à dix heures.

Dans d'autres maladies, le temps de coagulation est normal, mais le temps de *saignement* (v. ce mot) est prolongé : dans les *purpuras*, dans les *hémogénies secondaires* (à une affection du foie ou des reins), dans certaines anémies graves et leucémies.

Dans ces cas, la sédimentation des hématies est déjà avancée quand commence la coagulation du plasma.

La coagulation peut être normale, mais la rétraction du caillot peut être accélérée (grandes anémies) ou manquer (purpura aigu, hémogénie, états hémorragipares).

Si l'on rend le sang incoagulable par le citrate de soude, la sédimentation se fait constamment; elle est normalement de 3 à 5 mm par heure chez l'homme, 4 à 8 mm chez la femme. Il existe de grandes variations au cours des états physiologiques et pathologiques.

COAGULÈNE. — Extrait de plaquettes sanguines, doué de propriétés hémostatiques, employé sous forme d'ampoules buvables (1 à 5 par jour), d'injections sous-cutanées ou intraveineuses (hémocoagulène) ou de poudre pour l'usage externe.

Utilisé comme hémostatique efficace, mais de courte durée, en chirurgie, chez les hémophiles, dans le purpura méléna.

COALTAR (de l'angl. *coal*, charbon, et *tar*, goudron). — Goudron de houille. V. GOUDRON.

COAPTATION (du lat. *cum*, avec, et *aptare*, ajuster). — Remise en place des surfaces des deux parties d'une articulation après luxation, ou mise en rapport des deux fragments d'un os fracturé. Si un muscle s'est interposé, ce qui est reconnu par l'absence de bruit de frottement (crépitation) des deux parties osseuses, il faut pratiquer l'extension continue ou, selon les cas, faire une intervention chirurgicale.

COBALT. — Le cobalt produit un épaississement corné des paumes des mains chez les sujets qui en lavent les minerais.

Cobalt radio-actif. — V. *Supplément*.

COBAYE. — Rongeur mammifère dont l'espèce la plus connue vit en Amérique du Sud sous forme domestiquée (*fig.* 342).

L'élevage du cobaye — ou cochon d'Inde — est surtout pratiqué en vue d'expérimentations biologiques et physiologiques en laboratoire.

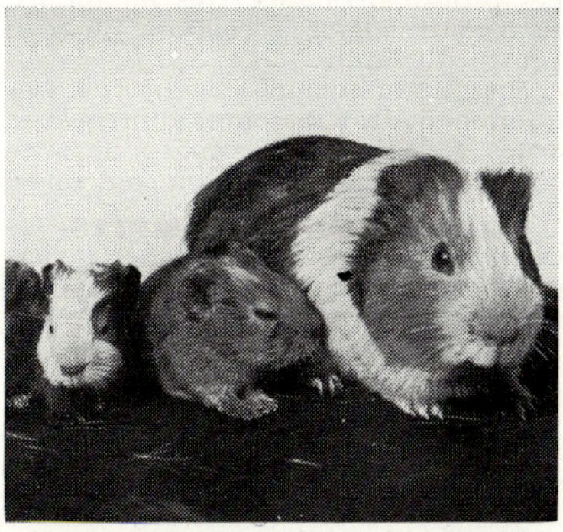

FIG. 342. — Femelle cobaye et ses petits.

COBRA. — Serpent venimeux dont le *venin* a été utilisé en thérapeutique. V. VENIN.

COCA. — Feuilles d'un arbrisseau du Pérou et de Bolivie, de la famille des Linacées, l'*Erythroxylon coca*; le fruit, rouge, est une drupe; les feuilles, ovales, minces, renferment plusieurs alcaloïdes, notamment la *cocaïne*. Quand on mâche des feuilles, on peut résister un certain temps à la fatigue, au sommeil et à la faim. Les feuilles sont employées, en médecine, comme calmant et reconstituant.

MODE D'EMPLOI. Infusion : 5 à 10 g par litre; comme anesthésique local, en gargarisme dans les stomatites, les angines.

Teinture, 5 à 15 g. Le vin contient 10 p. 100 de teinture; la dose est un verre à bordeaux après les repas. Les granules sont une meilleure préparation : 1 cuillerée à café après chaque repas, comme stimulant général dans les états dépressifs.

COCAÏNE. — Principal alcaloïde des feuilles de coca; on la prépare industriellement par synthèse à partir de l'ecgonine. Cristaux incolores, peu solubles dans l'eau (*fig.* 343). Peu employée en nature.

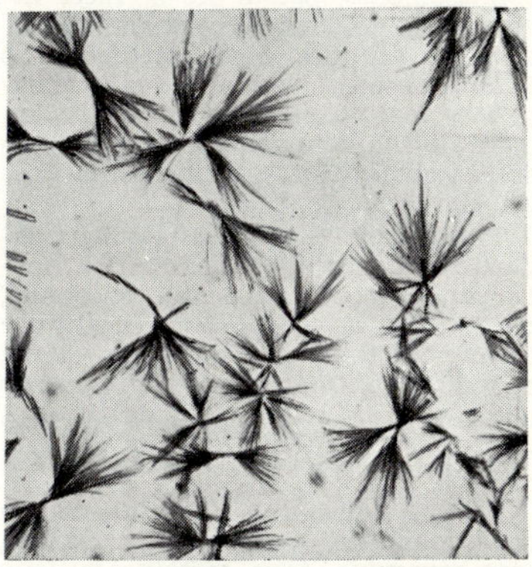

FIG. 343. — Cristaux de cocaïne.

Chlorhydrate de cocaïne. — Cristaux incolores, inodores et de saveur piquante, très solubles dans l'eau.

Puissant *anesthésique* local, qui agit sur les terminaisons nerveuses sensitives. Employé en solution à 0,5-2 g p. 100, en badigeonnages et instillations (larynx, pharynx, nez, œil).

C'est en outre un *vaso-constricteur;* l'anesthésie oculaire s'accompagne d'ischémie et de mydriase (ne pas employer la cocaïne dans le glaucome).

Utilisé dans l'*anesthésie chirurgicale* régionale en solution à 1 p. 100 (3 à 4 injections de 2 cm^3, en tout 8 à 10 cg de cocaïne). Le malade doit être en position horizontale. Comme *anesthésique général*, on l'a employé en injections sous-arachnoïdiennes et épidurales, dans le traitement de la sciatique, du lumbago, de la fissure anale, des névralgies intercostales. On tend à remplacer la cocaïne par ses succédanés, plus maniables.

A l'intérieur, la cocaïne est employée dans les gastrites douloureuses et les vomissements, en solution, potion (1 à 10 cg par fractions de 1 à 2 cg).

CONTRE-INDICATIONS. Cardiaques, artérioscléreux, névropathes, enfants au-dessous de dix ans, vieillards.

TOXICITÉ. La cocaïne demande à être maniée avec prudence; des accidents sérieux ont pu se produire par l'ingestion stomacale de 20 à 30 cg de cocaïne. Un enfant de quatre ans est mort à la suite d'un suppositoire de 25 cg de cocaïne. En anesthésie dentaire, des injections de 5 cg et même moins ont déterminé des accidents. La susceptibilité individuelle a une grande importance.

La cocaïne est inscrite au tableau B des *toxiques* (v. ce mot), et le produit ne doit être délivré que si les prescriptions édictées par la loi du 12 juillet 1916 sont observées.

Intoxication. — Rare sous la forme *aiguë,* due à l'absorption d'une dose excessive de cocaïne ou de l'emploi trop rapide de petites doses. Plus fréquente sous la forme *chronique,* chez les toxicomanes.

Forme aiguë. — Au bout de 10 à 30 minutes, angoisse intense, nausées, vomissements, pâleur de la face, tachycardie, douleur précordiale, dilatation des pupilles, fièvre, urines rares et albumineuses; paresthésies et anesthésies, agitation ébrieuse, confusion mentale, hallucinations; puis collapsus et coma. Mort possible, si la dose est élevée

TRAITEMENT. Lavage d'estomac; tonicardiaques, diurétiques. Faire absorber une décoction d'écorce de chêne, de feuilles de noyer ou tanin pour former un tannate insoluble. — Café, thé, vin de Champagne. Sinapismes aux jambes. Injection de caféine, d'éther, ou inhalation de nitrite d'amyle.

Forme chronique (cocaïnisme ou cocaïnomanie). — Cette intoxication, très répandue dans certains milieux (bars, maisons de nuit) où le commerce de la drogue, de la neige, de la coco se fait couramment, malgré la police, parmi une clientèle de vicieux, de pervers constitutionnels, ou simplement de faibles, incapables de résister à la tentation. La drogue est ordinairement absorbée en prises nasales, mélangée à de l'acide borique.

SIGNES. — Etat passager d'ivresse agréable, sensation d'euphorie, d'exaltation heureuse, loquacité, agitation, qui peut aboutir à des actes inconsidérés, délictueux. L'effet de la cocaïne s'épuise en 12 heures environ, et le cocaïnomane éprouve un *besoin* de la drogue qui se traduit par un état de dépression et d'angoisse.

Au bout d'un certain temps, le malade a de l'insomnie ou des cauchemars, des hallucinations, soit visuelles (animaux), soit tactiles (sensation d'aiguilles, de corps étrangers, d'insectes sur la peau) ; délire systématisé ou onirique pouvant nécessiter l'internement.

L'intoxication cocaïnique conduit, à la longue, le malade vers la déchéance physique et mentale : on a décrit une perforation de la cloison cartilagineuse nasale. Les intoxiqués se reconnaissent à leur teint blafard, leurs yeux excavés, leurs pupilles dilatées, un tremblement des extrémités et des lèvres. La perversion du sens génital est une conséquence de l'excitation génitale.

Le malade maigrit, se cachectise; sa peau se couvre d'excoriations; il meurt de convulsions, de troubles cardiaques ou d'infection intercurrente.

La cocaïne atteint plus que l'individu, elle touche sa descendance et, par conséquent, sa race; un certain nombre d'enfants idiots, microcéphales, débiles, tuberculeux doivent leurs tares à la cocaïnomanie des parents.

TRAITEMENT. Suppression brutale ou progressive du toxique (v. TOXICOMANIE). Isolement du malade, afin qu'il ne soit pas tenté de retourner dans le milieu où il a vécu.

COCCIDIE et COCCIDIOSE (du gr. *kokkos,* graine, et *eidos,* forme) [*fig.* 344]. — Les *coccidies* sont des protozoaires microscopiques en forme de grains ovalaires se reproduisant par spores et qu'on a trouvés en abondance dans les conduits biliaires ou l'épithélium des intestins de certains animaux, comme le lapin sauvage ou domestique.

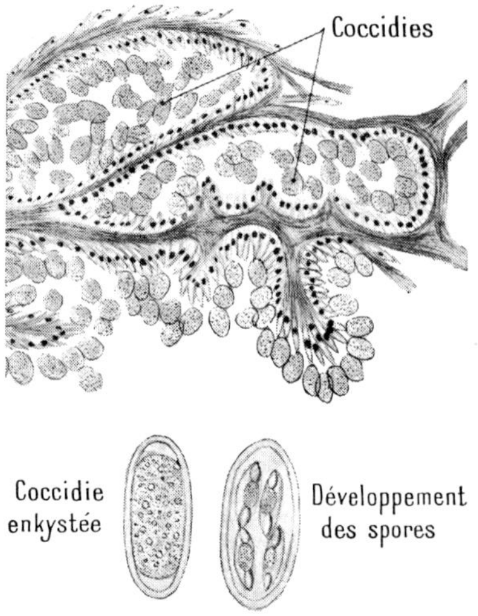

FIG. 344. — Coccidies. Coupe d'un foie de lapin envahi par les coccidies Balbiani.

Le *Coccidium cuniculi* se rencontre à Paris en quantité plus ou moins considérable, chez presque tous les lapins vendus sur les marchés. Quand ces protozoaires sont très nombreux, ils produisent la *coccidiose* ou gros ventre du lapin.

Bien que l'homme absorbe très fréquemment des substances alimentaires crues, souillées par les spores de cette coccidie, les cas d'infection sont rares.

COCCIDIOÏDES IMMITIS. — Champignon de la famille des Coccidioïdacées, à membrane épaisse et contenant des spores.

Granulome coccidioïque de Posadas. — Affection décrite en Amérique, surtout chez les travailleurs agricoles; elle est due au *Coccidioïdes immitis,* qui vit dans le sol et sur les végétaux, et a été vue chez le bœuf.

SIGNES. *Dermatite verruqueuse,* avec lésions papulo-pustuleuses, nodules suppurés, isolés ou en placards sur la peau, rappelant la tuberculose verruqueuse.

Il peut exister des lésions à distance, dans les os, le cerveau, les surrénales, et, en particulier, dans le *poumon,* simulant une tuberculose avec fièvre, amaigrissement, sueurs, hémoptysies, pleurésie; les crachats renferment le parasite.

On a décrit au Brésil une forme spéciale cutanée, buccale et ganglionnaire, sans localisations osseuses ni respiratoires, due à un champignon voisin, le *Paracoccidioïdes brasiliensis.*

PRONOSTIC. Grave, du fait des généralisations, mais la durée peut être de trois à sept ans.

TRAITEMENT. Mal connu : iode, cuivre colloïdal.

COCCO-BACILLE. — Petit bacille court de forme ovalaire.

COCCUS (du lat. *coccus,* grain rouge, pluriel *cocci*). — Bactérie de forme arrondie (streptocoque, staphylocoque, gonocoque, etc.).

COCCYGODYNIE (de *coccyx,* et du gr. *odunê,* douleur). — Arthralgie sacro-coccygienne, plus fréquente chez les femmes.

CAUSES. Chute ou choc (coup de pied) sur le *coccyx.* Accouchement difficile avec ou sans forceps.

SIGNES. Douleur extrêmement vive au moment du traumatisme au niveau de la partie la plus inférieure de la colonne vertébrale. Cette douleur s'atténue et disparaît peu à peu par le repos, mais reparaît dès que le malade fait un mouvement ou un effort : marche, monte ou descend un escalier, veut se tenir debout ou s'asseoir. Pour l'éviter, le malade se couche ou s'assoit sur une seule fesse.

Quelquefois, il existe une ecchymose au niveau du coup. La palpation et le toucher rectal sont très pénibles; ce dernier montre que le coccyx est luxé. La douleur peut persister des années et provoquer la neurasthénie.

TRAITEMENT. Résection du coccyx.

COCCYX (du gr. *kokkux,* coucou) [*fig.* 345]. — Os impair triangulaire, aplati d'avant en arrière, terminant la colonne vertébrale et représentant chez l'homme un rudiment de la queue des animaux. Il est formé de 5 vertèbres atrophiées qui, sauf la première, sont soudées de bonne heure entre elles. Sa base s'articule avec le sacrum; à sa partie postérieure et sur les côtés de cette base, se trouvent deux saillies verticales, les *cornes du coccyx,* qui s'unissent par un ligament avec les cornes du sacrum pour circonscrire un orifice où se termine le canal sacré. C'est par cet orifice que se font les *injections épidurales.*

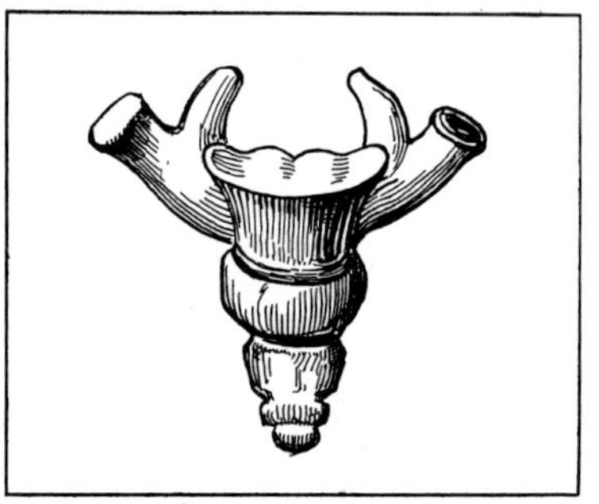

FIG. 345. — Coccyx vu par sa face antérieure.

Les vertèbres coccygiennes atrophiées sont méconnaissables; elles sont réduites au corps; seule la première présente ses apophyses transverses (angles latéraux) et ses apophyses articulaires supérieures (cornes du coccyx).

Sur la face postérieure du coccyx s'insère le muscle grand fessier; sur ses bords, le releveur de l'anus et l'ischio-coccygien; sur son sommet, le sphincter anal.

Le coccyx protège le rectum et joue un rôle assez important en accouchement, rôle qu'il doit à la mobilité de son articulation avec le sacrum. Il peut, en effet, sous l'effort d'une pression antérieure, exécuter un mouvement d'extension qui le porte dans la direction de l'axe du sacrum, et quelquefois même le dirige plus loin en arrière; il est presque toujours mobile chez les femmes, et ne se soude au sacrum que dans un âge avancé. La réunion du coccyx au sacrum, dans l'âge adulte, peut former un obstacle à l'accouchement.

COCHENILLE. — Insecte de la famille des Hémiptères utilisé comme source d'une matière colorante. La cochenille officinale (*Corcus cacti*), dont on pratique l'élevage au Mexique, est desséchée, réduite en poudre rouge qui doit sa propriété tinctoriale à l'acide carminique.

COCHLÉARIA (du lat. *cochlear*, cuiller). — Plante de la famille des Cruciféracées qui croît dans les fossés et les jardins humides.

Les deux espèces les plus employées sont le *Cochléaria officinal* et le *Cochléaria de Bretagne* (*C. armorica*), moutarde des capucins, **raifort sauvage**; les feuilles luisantes, charnues, sont concaves, ressemblant à une cuiller (herbe aux cuillers). La plante exhale une odeur prononcée, rappelant celle de la moutarde. On emploie les feuilles, les sommités fleuries et les racines *fraîches*, comme antiscorbutique et stimulant contre la scrofule. La dessiccation leur fait perdre toute efficacité.

On mâche les feuilles dans les maladies des gencives.

DOSES. Infusion, 20 à 50 g par litre d'eau. Le sirop est pris à la dose de 20 à 60 g, l'alcoolat de 10 à 30 g. Il fait partie de la bière, du sirop et du vin antiscorbutiques, et d'élixirs dentifrices.

COCHON. — V. PORC.

COCHON D'INDE. — V. COBAYE.

COCOTIER. — Palmier élevé (*Cocos nucifera*) qui fournit aux indigènes des régions équatoriales tout ce qui est utile à leur existence : sève sucrée qui, par fermentation, donne du vin, de l'alcool, du vinaigre, de l'huile, du sucre; amandes, lait, crème, beurre; cordes, nattes, toile, bois, etc.

La *noix de coco*, qui a parfois 30 cm de diamètre et pèse plusieurs kilos, contient avant sa maturité un liquide sucré (lait de coco), qui se transforme par la suite en amande, de couleur blanche, formée d'un albumen oléagineux utilisé en pâtisserie. Coupé en quartiers et séché, cet albumen forme le *coprah*, dont on extrait une huile facile à saponifier, employée en savonnerie, mais qui rancit facilement, et une graisse végétale (cocose, végétaline).

Les ouvriers, qui, à Ceylan, manipulent la noix de coco pour en retirer le coprah, sont atteints d'une sorte de *gale* des mains et des membres, causée par un acarien, le *Tyroglyphus castellani*, qui vit dans la poussière de coprah desséché.

CODÉINE. — V. OPIUM.

CODEX.— La pharmacopée française (*Codex medicamentarius*) est le formulaire obligatoire et légal pour le pharmacien, qui doit se conformer à ses formules pour ses préparations *officinales*. Le médecin a le droit de formuler d'autres préparations, dites *magistrales*, non inscrites au Codex.

Le Codex est rédigé par une commission de membres des Facultés de médecine et de pharmacie de Paris, de l'Académie de médecine, du Comité consultatif d'hygiène, de la Société de pharmacie de Paris, de l'Institut Pasteur, de l'Ecole vétérinaire d'Alfort.

Des éditions du Codex paraissent au fur et à mesure des besoins de la thérapeutique; chaque édition nouvelle comporte des suppressions et des additions de médicaments. Mais le médecin peut toujours prescrire des formules d'un Codex antérieur, en précisant la date. Des suppléments périodiques apportent quelques modifications (suppressions et additions).

CŒLIALGIE. — Points douloureux épigastriques et paraombilicaux correspondant à des branches nerveuses du plexus cœliaque. Cette névralgie s'observe chez les dyspeptiques et les névropathes, mais aussi au cours des lésions organiques de l'abdomen.

CŒLIAQUE (du gr. *koilia*, entrailles). — **Tronc cœliaque.** — Artère volumineuse (*fig.* 346) qui

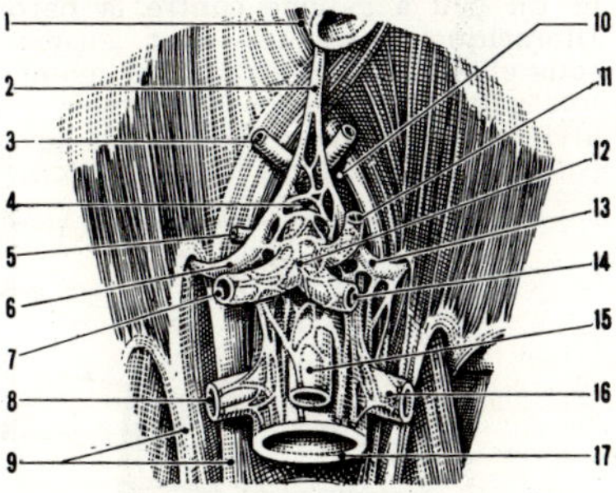

FIG. 346. — Le tronc cœliaque et ses branches.

1. Orifice œsophagien du diaphragme; 2. Pneumogastrique droit; 3. Artère diaphragmatique supérieure droite; 4. Tronc cœliaque; 5. Artère surrénale droite moyenne; 6. Ganglion semi-lunaire droit; 7. Artère hépatique commune; 8. Artère rénale droite; 9. Piliers du diaphragme; 10. Orifice aortique du diaphragme; 11. Artère coronaire stomachique; 12. Plexus solaire; 13. Ganglion semi-lunaire gauche; 14. Artère splénique; 15. Artère mésentérique supérieure; 16. Artère rénale gauche; 17. Aorte abdominale.

naît de l'aorte, à la partie supérieure du ventre, et qui se divise presque immédiatement en artères : coronaires stomachique (estomac), hépatique (foie), splénique (rate).

Plexus cœliaque. — Filets et ganglions du sympathique qui entourent le tronc cœliaque et ses branches.

Maladie cœliaque. — Syndrome décrit par Gee-Herter, observé surtout chez l'enfant, consistant en un défaut d'absorption des lipides et glucides (sprue non tropicale).

SIGNES. Début par troubles digestifs; selles molles, fétides, abondantes, contenant une grande quantité de graisses non digérées. Gros ventre dur ou flasque; côlon dilaté. Amaigrissement, anémie, asthénie.

Signes d'avitaminose : éruptions du type pellagreux, opacifications du cristallin, gingivite, ostéoporose, ostéomalacie.

Arrêt de la croissance, poids faible, nanisme.

COMPLICATIONS. Infection pulmonaire aiguë, tuberculose, septicémie, qui peuvent être mortelles.

CAUSES. Insuffisance pluri-glandulaire, surtout cortico-surrénale. Avitaminose PP.

TRAITEMENT. Régime pauvre en graisses : pommes de terre, farine de caroube, bananes, babeurre. Ferments digestifs, extrait pancréatique. Vitamines A, B, C, D, E, PP.

Opothérapie variée : parathyroïde, hypophyse, thyroïde, et surtout extrait cortico-surrénal.

CŒLIOSCOPIE (du gr. *koilia*, entrailles, et *skopein*, regarder). — Méthode d'exploration de la cavité péritonéale, préalablement insufflée d'air par endoscope introduit par canule sans laparatomie. Syn. PÉRITONÉOSCOPIE, SPLANCHNOSCOPIE.

TECHNIQUE. Après anesthésie locale de la paroi abdominale, au voisinage de la région à examiner, on crée un pneumopéritoine en insufflant un gaz stérile dans la cavité abdominale; puis on introduit un trocart spécial, dont on retire le mandrin, que l'on remplace par un système optique lumineux. On peut explorer ainsi la cavité abdominale, en particulier le foie, la vésicule biliaire, le péritoine, l'utérus et les annexes, et parfois même la rate, l'intestin, l'estomac, l'appendice.

Dans certains cas, la cœlioscopie permet d'y associer, sous le contrôle de la vue, la ponction-biopsie du foie, la ponction de la vésicule (soit pour recueillir de la bile et l'examiner, soit pour faire une cholangiographie [v. CHOLANGIOGRAPHIE, au *Supplément*]).

La cœlioscopie présente l'avantage de ne causer au malade qu'une très petite blessure opératoire, évitant ainsi souvent une laparotomie. Elle permet de préciser la nature d'un gros foie, d'une grosse rate, d'une tumeur abdominale ou pelvienne, etc.

CŒLONYCHIE. — V. KOILONYCHIE.

CŒUR. — Organe central moteur de la circulation. (V. pl. en couleurs, et hors-texte ANATOMIE HUMAINE, en tête du volume.)

I. CŒUR ET CIRCULATION (structure et fonctions). — On entend par *circulation* le mouvement incessant et entretenu par les contractions du cœur du milieu liquide intérieur de l'organisme (sang et lymphe) dans le système des canaux ramifiés constitué par les vaisseaux. Elle assure la nutrition et la vie de tous les éléments organiques. En effet, la vie est une combustion. Nos tissus, pour se renouveler, ont besoin d'être mis en contact : 1° avec du gaz *oxygène*, qui est le *comburant* ou brûleur nécessaire (v. RESPIRATION); 2° avec le liquide, résultat final de la digestion; celui-ci remplace le *combustible*, c'est-à-dire les divers éléments de nos tissus, à mesure qu'ils sont oxygénés, autrement dit brûlés. Le rôle de la circulation consiste, d'une part, à apporter aux tissus l'oxygène absorbé dans le poumon et le liquide nutritif absorbé à la surface de l'estomac et de l'intestin; d'autre part, à emporter les déchets de la nutrition, à leur faire traverser le filtre constitué par les *reins* et à les évacuer dans les urines.

La circulation s'effectue : 1° par un organe de propulsion, le *cœur,* et des vaisseaux nommés *artères, veines, capillaires* qui contiennent un liquide, le *sang;* 2° par d'autres vaisseaux, appelés *lymphatiques,* qui renferment un autre liquide, la *lymphe.*

Cœur. — Configuration extérieure. — Le cœur est une poche musculaire dont les contractions assurent le cours du sang.

Il est entouré par une membrane, le *péricarde* (du grec *peri,* autour, et *kardia,* cœur), constituée par un feuillet fibreux extérieur et une séreuse, c'est-à-dire une sorte de sac sans ouverture dont les deux feuillets accolés sont appliqués sur la surface du cœur. A l'état normal, il n'existe

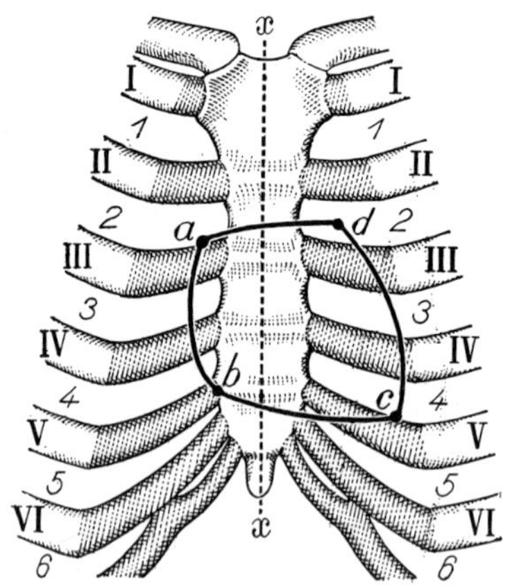

FIG. 347. — L'espace précordial et ses limites chez l'homme.

a, b, c, d. Les quatre points angulaires de l'espace précordial; *x, x.* Ligne médio-sternale; I, II, III, IV, V, VI. Les six premières côtes; 1, 2, 3, 4, 5, 6. Les six premiers espaces intercostaux.

aucun vide entre les deux feuillets; il n'y a de cavité péricardique réelle que lorsque, au cours d'une péricardite, du liquide sécrété par la séreuse vient s'accumuler entre les deux feuillets. Ainsi recouvert de son enveloppe péricardique, le cœur est situé dans la poitrine, entre les deux poumons, couché sur le diaphragme qui le sépare des organes de l'abdomen (foie et estomac).

Le cœur est situé derrière la paroi thoracique, à la face postérieure du sternum et des cartilages costaux (*espace précordial*). Sa projection sur la paroi répond assez bien à un quadrilatère irrégulier (*fig.* 347) dont les angles supérieurs correspondent, à droite, au bord supérieur du troisième cartilage droit, à 1 cm du sternum (*a*), à gauche, au deuxième espace intercostal (*d*) et dont les deux angles inférieurs correspondent, à droite, à l'articulation sternale du cinquième cartilage costal (*b*), et, à gauche, au bord supérieur du cinquième cartilage, à 8 cm du milieu du sternum (*c*) ; c'est là où bat la pointe du cœur.

Sa forme est celle d'une pyramide triangulaire à bords arrondis. Son

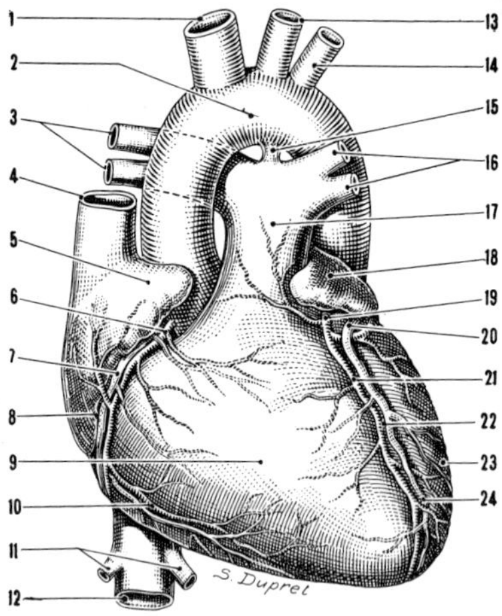

FIG. 348. — Cœur, face antérieure.

1. Tronc artériel brachio-céphalique; 2. Crosse de l'aorte; 3. Branches droites de l'artère pulmonaire; 4. Veine cave supérieure; 5. Auricule droite; 6. Artère coronaire droite; 7. Veine coronaire droite; 8. Sillon auriculo-ventriculaire droit; 9. Ventricule droit; 10. Artère du bord droit du cœur; 11. Veines sus-hépatiques; 12. Veine cave inférieure; 13. Carotide primitive gauche; 14. Sous-clavière gauche; 15. Ligament artériel; 16. Branches gauches de l'artère pulmonaire; 17. Artère pulmonaire; 18. Auricule gauche; 19. Artère coronaire gauche; 20. Grande veine coronaire; 21. Artère interventriculaire antérieure; 22. Sillon interventriculaire; 23. Ventricule gauche; 24. Veine interventriculaire antérieure.

grand axe est presque horizontal; son sommet, cu pointe, dirigé en avant et un peu à gauche contre la paroi thoracique antérieure, bat au-dessous et un peu en dedans du mamelon gauche; de sa base, dirigée en arrière, se détache l'amas des gros *vaisseaux cardiaques* (v. plus loin)

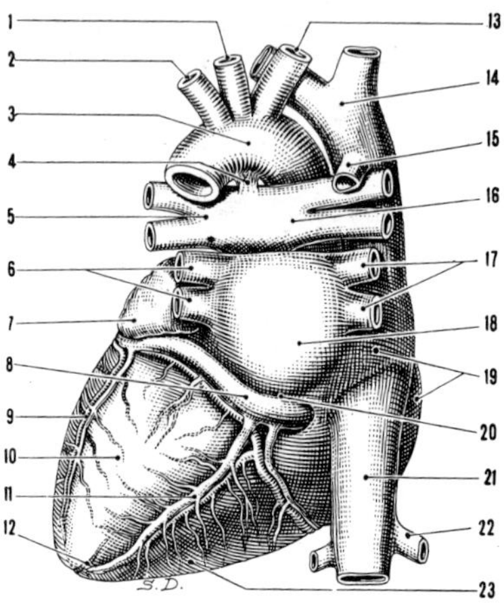

FIG. 349. — Cœur, face postérieure.

1. Carotide primitive gauche; 2. Sous-clavière gauche; 3. Crosse aortique; 4. Ligament artériel; 5. Branche gauche de l'artère pulmonaire; 6. Veines pulmonaires gauches; 7. Auricule gauche; 8. Sinus coronaire; 9. Artère marginale gauche; 10. Ventricule gauche; 11. Veine interventriculaire postérieure; 12. Artère coronaire antérieure; 13. Tronc artériel brachio-céphalique; 14. Veine cave supérieure; 15. Grande veine azygos; 16. Branche droite de l'artère pulmonaire; 17. Veines pulmonaires droites; 18. Oreillette gauche; 19. Oreillette droite; 20. Sillon auriculo-ventriculaire; 21. Veine cave inférieure; 22. Veine sus-hépatique; 23. Ventricule droit.

sur lesquels vient se perdre le feuillet fibreux du péricarde.

Du volume du poing environ (*fig.* 348, 349), le cœur a une teinte rougeâtre, où des dépôts graisseux forment souvent des taches jaunes. Sa surface, lisse, présente un sillon médian vertical et un sillon horizontal, qui répondent à des séparations intérieures.

Configuration intérieure (*fig.* 350 à 352 et pl. en couleurs). — En effet, le cœur ouvert ne montre pas une cavité unique, car une cloison verticale, formée par les cloisons interventriculaire et interauriculaire, et une horizontale, la cloison auriculo-ventriculaire, le subdivisent en quatre cavités secondaires : les deux supérieures, à chacune desquelles est annexé un petit diverticule appelé *auricule,* sont les *oreillettes,* les deux inférieures ou *ventricules* représentent la partie propulsive du cœur.

Dans les parois de ces cavités sont percés des orifices. Un large orifice auriculo-ventriculaire, muni d'une valvule formant soupape, fait communiquer l'oreillette avec le ventri-

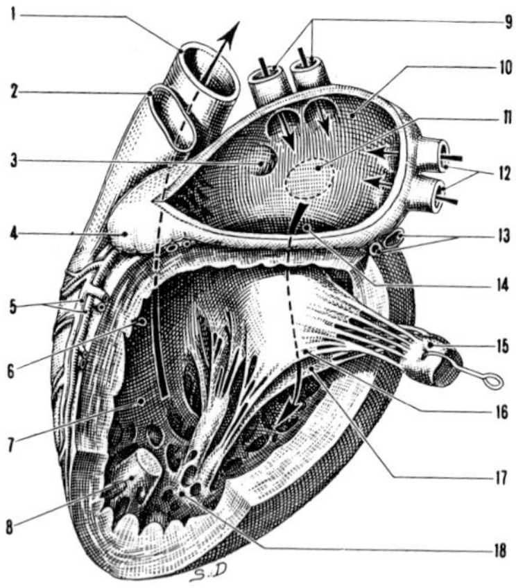

FIG. 350. — Oreillette et ventricule gauches ouverts par leur côté externe.

(*D'après Testut.*)

1. Aorte; 2. Artère pulmonaire; 3. Repli semi-lunaire; 4. Auricule gauche; 5. Vaisseaux coronaires antérieurs; 6. Chambre aortique; 7. Cavité du ventricule gauche; 8. Base du pilier sectionné; 9. Veines pulmonaires droites; 10. Oreillette gauche; 11. Zone de la fosse ovale; 12. Veines pulmonaires gauches; 13. Vaisseaux coronaires postérieurs; 14. Orifice auriculo-ventriculaire; 15. Pilier antérieur sectionné et écarté; 16. Valve interne de la mitrale; 17. Sa valve externe; 18. Pilier postérieur.

cule correspondant. La *valvule auriculo-ventriculaire gauche* ou *mitrale* est formée de deux valves; la *droite,* ou *tricuspide* (à trois pointes), en possède trois. Sur ces valves, qui pendent dans le ventricule, s'attache un bouquet de petits cordages tendineux qui se jettent sur l'extrémité libre des piliers charnus émanés de la paroi des ventricules. Ce dispositif assure le jeu des valvules, qui doivent s'ouvrir dès que cesse la contraction ventriculaire. Dans la paroi des ventricules se trouve aussi l'orifice d'abouchement des deux grosses artères qui partent du cœur : à gauche, l'orifice de l'aorte; à droite, celui de l'artère pulmonaire. Le pourtour de chacun d'eux est garni de trois petits replis membraneux semi-lunaires, en

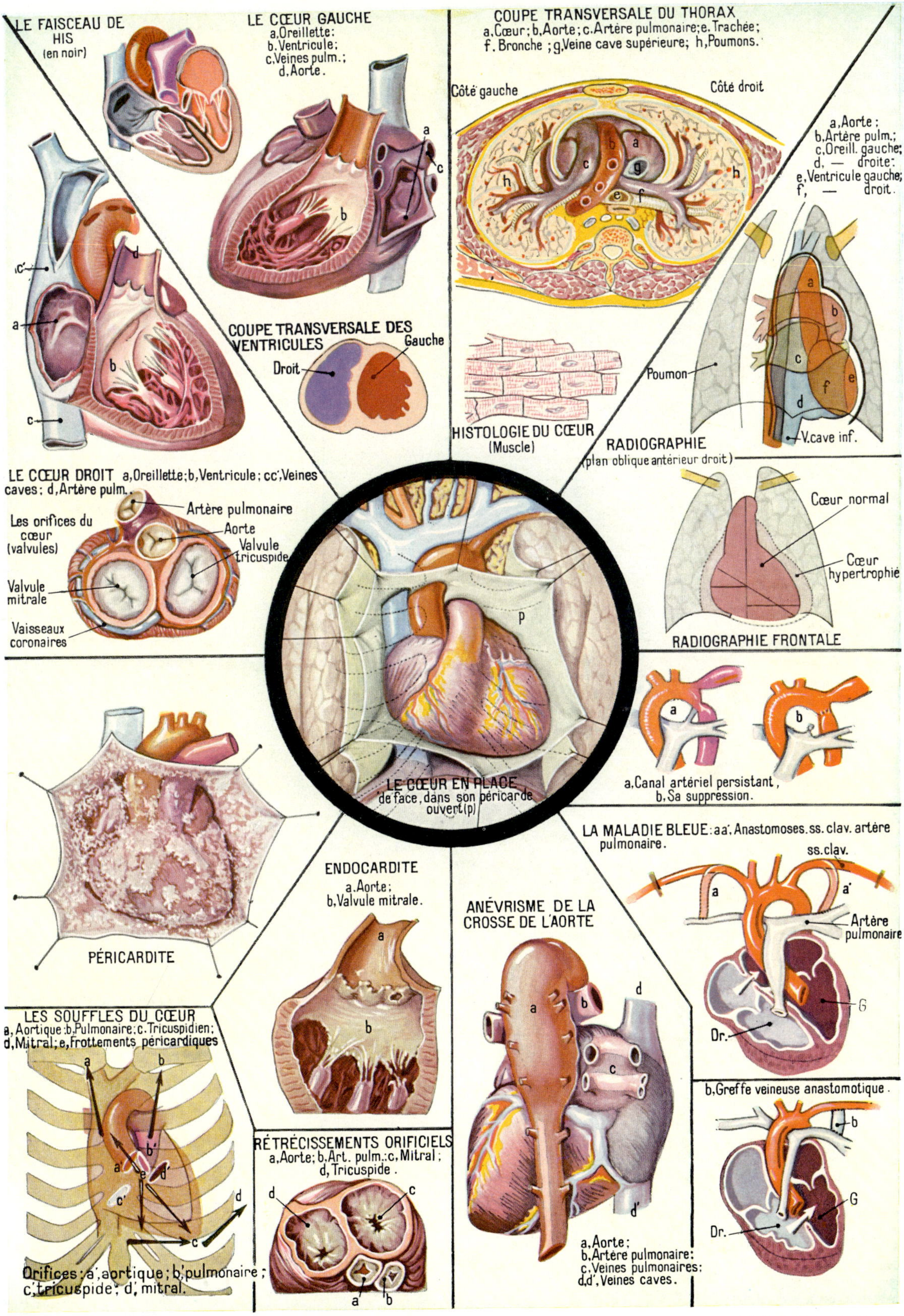

Dr H.-K. WAGNER del.

CŒUR : **Structure et affections.**

nid de pigeon, les *valvules sigmoïdes* (*fig.* 352), qui, fermant l'orifice dès que la contraction ventriculaire est terminée, empêchent ainsi le sang passé dans l'artère de refluer dans le ventricule.

Les oreillettes présentent aussi des orifices, dus à l'abouchement dans ces cavités des grosses veines du cœur : à

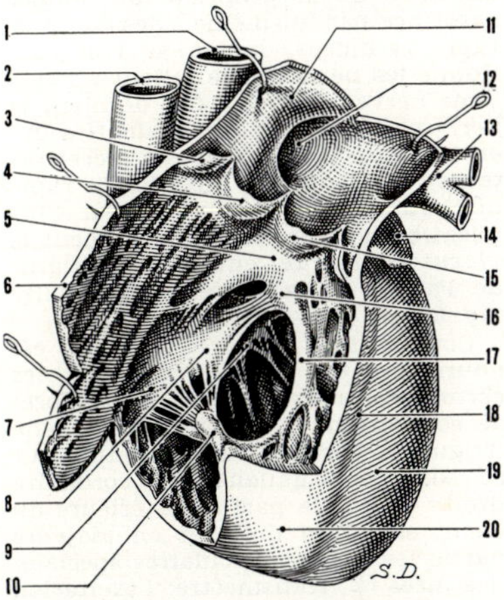

FIG. 351. — Ventricule droit. (Vue antérieure, après incision et écartement en dehors de sa paroi antérieure.)

(*D'après Testut, modifié.*)

1. Aorte; 2. Veine cave supérieure; 3. Valvule sigmoïde antérieure; 4. Valvule droite; 5. Infundibulum; 6. Paroi antérieure du ventricule droit écartée; 7. Valve postérieure de la tricuspide; 8. Sa valve antérieure; 9. Sa valve interne; 10. Pilier antérieur; 11. Artère pulmonaire; 12. Sa branche droite; 13. Sa branche gauche; 14. Auricule gauche; 15. Valvule gauche; 16. Pilier du cône artériel; 17. Faisceau arqué; 18. Sillon interventriculaire antérieur; 19. Ventricule gauche; 20. Ventricule droit.

droite, ceux des deux veines *caves* (supérieure et inférieure) et de la grande veine *coronaire* (veine propre

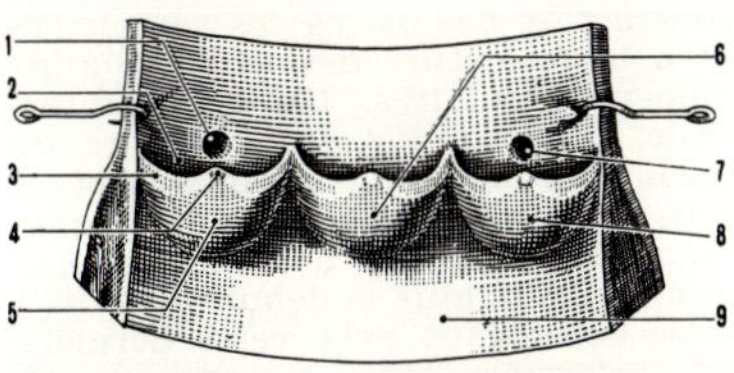

FIG. 352. — Valvules sigmoïdes de l'orifice aortique. (L'aorte a été divisée, suivant son axe, à sa partie antérieure et développée.)

1. Artère coronaire droite; 2. Sinus de Valsalva; 3. Lunules des sigmoïdes; 4. Nodules d'Arantius; 5. Valve droite; 6. Valve postérieure; 7. Artère coronaire gauche; 8. Valve gauche; 9. Canal aortique du ventricule gauche.

du cœur); à gauche, ceux des quatre veines *pulmonaires*.

Gros vaisseaux du cœur. — ***Artère pulmonaire.*** — Cette artère transporte le sang veineux du ventricule droit aux poumons; elle part de la base du cœur, se dirige à droite et en arrière; au bout de 4 à 5 cm, elle se divise en deux branches, l'*artère pulmonaire droite,* qui se rend au poumon droit, et l'*artère pulmonaire gauche,* qui se rend au poumon gauche (*fig.* 353).

Aorte. — Cette grande artère, origine commune de toutes les artères du corps humain, part du ventricule gauche, se dirige en haut et à gauche et, au bout de 3 à 5 cm, se recourbe en crosse pour descendre sur le côté gauche du rachis (v. AORTE). Chez l'adulte, ces deux gros vaisseaux ne communiquent pas entre eux; il n'en

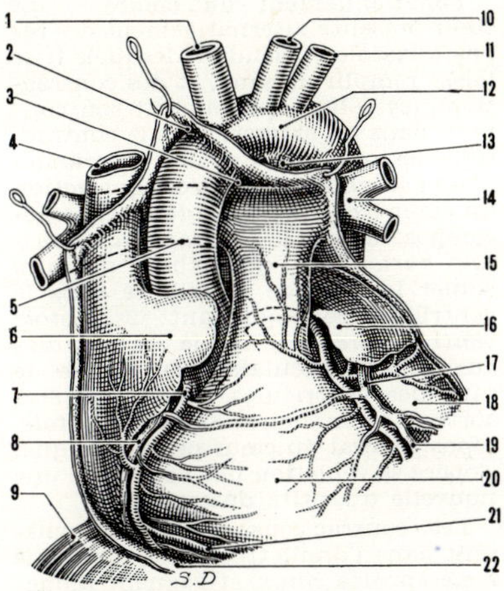

FIG. 353. — L'artère pulmonaire dans ses rapports avec le péricarde.

1. Tronc artériel brachio-céphalique; 2, 3. Cul-de-sac péricardique; 4. Veine cave supérieure; 5. Branche droite de l'artère pulmonaire; 6. Auricule droite; 7. Artère coronaire droite; 8. Veine coronaire droite; 9. Diaphragme; 10. Carotide primitive gauche; 11. Sous-clavière gauche; 12. Crosse de l'aorte; 13. Ligament artériel; 14. Branche gauche de l'artère pulmonaire; 15. Artère pulmonaire; 16. Auricule gauche; 17. Veine coronaire gauche; 18. Ventricule gauche; 19. Veine interventriculaire antérieure; 20. Ventricule droit; 21. Artère du bord droit du cœur; 22. Péricarde.

est pas de même chez le fœtus, où ils sont reliés par le *canal artériel* ou *conduit de Botal* (*fig.* 355).

Veines pulmonaires. — Ces veines ramènent au cœur le sang artérialisé dans les poumons; chaque poumon

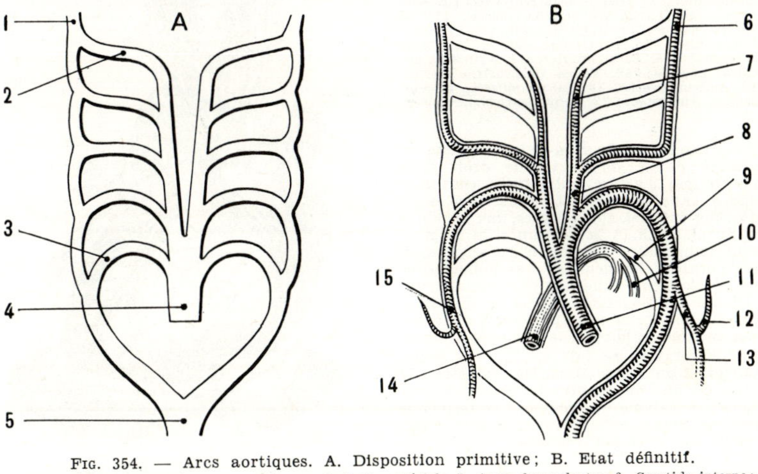

FIG. 354. — Arcs aortiques. A. Disposition primitive; B. Etat définitif.

1. Carotide; 2, 3. Les cinq arcs aortiques; 4. Bulbe artériel; 5. Aorte descendante; 6. Carotide interne; 7. Carotide externe; 8. Carotide primitive; 9. Canal artériel; 10. Branches pulmonaires; 11. Tronc aortique; 12. Artère vertébrale; 13. Sous-clavière; 14. Artère pulmonaire; 15. Sous-clavière.

(*D'après Rathke.*)

possède deux veines pulmonaires, gauche et droite; ces veines, l'une *supérieure,* l'autre *inférieure,* sont très courtes, mais volumineuses, et débouchent à la partie supérieure de l'oreillette gauche.

Veines caves. — Elles sont au nombre de deux : une supérieure ou descendante et une inférieure ou ascendante.

La *veine cave supérieure* résulte de la fusion des deux troncs veineux brachiocéphaliques, au niveau du premier cartilage costal droit, et ramène au cœur le sang veineux de la moitié du corps, située au-dessus du diaphragme. Elle s'ouvre à la partie supéro-antérieure de l'oreillette droite.

La *veine cave inférieure,* tronc commun de toutes les veines de la moitié sous-diaphragmatique du corps, naît, au niveau de la quatrième ou cinquième vertèbre lombaire, de la réunion de deux veines iliaques primitives, chemine le long du côté droit du rachis, traverse le diaphragme par un orifice propre et vient s'ouvrir à la partie postéro-inférieure de l'oreillette droite.

Vaisseaux nourriciers du cœur. — Ils sont représentés par les *artères coronaires,* qui naissent de la crosse aortique et se distribuent, l'artère coronaire gauche au cœur gauche, et la droite au cœur droit; elles entourent le cœur à la manière d'une couronne et sont accompagnées par les veines correspondantes, plusieurs petites, accessoires, et une plus volumineuse, la *grande veine coronaire,* dont la portion terminale, renflée en *sinus,* se termine dans la partie postéro-inférieure de l'oreillette droite.

Développement du cœur. — Le cœur de l'embryon est représenté par le tube cardiaque primitif formé par le *sinus veineux,* qui draine le sang veineux, l'oreillette, le ventricule primitif, le *bulbe du cœur* et le *tronc artériel* commun, d'où partent cinq *paires d'arcs aortiques.* Ce tube cardiaque unique va s'allonger, se recourber en S, et se cloisonner vers la septième ou huitième semaine. Le tronc artériel commun devient l'artère pulmonaire en avant, l'aorte en arrière. Puis le ventricule se divise par une cloison, ou *septum,* musculaire dans sa partie inférieure, mais qui reste membraneuse dans sa partie supérieure. Le bulbe disparaît en s'incorporant aux ventricules; le sinus veineux disparaît en se fondant dans l'oreillette droite; le septum, qui divise l'oreillette, reste incomplet, car le sang du fœtus continue de passer de l'oreillette droite dans l'oreillette gauche par un orifice, le *trou de Botal,* de forme ovale, recouvert par une mince membrane, la *valvule de Vieussens.*

La plus grande partie des arcs

branchiaux disparaissent : les trois premiers participent à la constitution des carotides, le quatrième forme, à gauche, la crosse de l'aorte et, à droite, le tronc brachio-céphalique; quant au cinquième, il disparaît à droite et, à gauche, il forme le canal artériel, qui reste perméable jusqu'à la naissance, s'étendant de l'artère pulmonaire à l'aorte (*fig.* 354).

A la naissance, il existe donc deux *communications* entre la grande et la petite circulation :

le *trou de Botal,* entre les deux oreillettes ;

le *canal artériel* ou *canal de Botal,* qui apporte à l'aorte le sang de l'artère pulmonaire. En effet, dans la vie intra-utérine, les poumons ne fonctionnant pas encore, les branches des artères pulmonaires sont

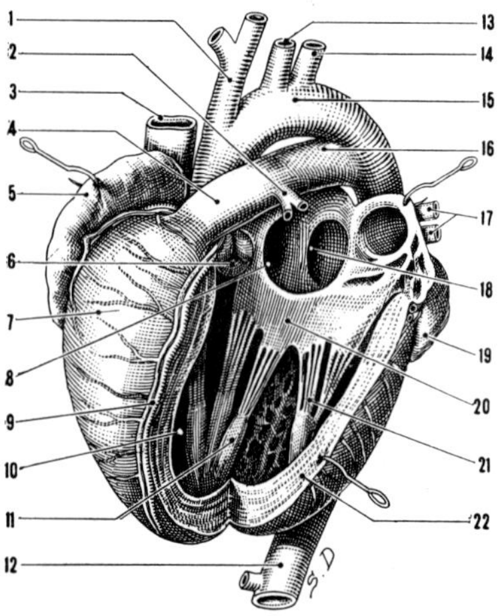

FIG. 355. — Cœur de fœtus (vue antérieure après ouverture longitudinale des cavités gauches).

1. Tronc artériel brachio-céphalique; 2. Branche gauche de l'artère pulmonaire; 3. Veine cave supérieure; 4. Artère pulmonaire; 5. Auricule droite; 6. Valvules sigmoïdes de l'orifice aortique; 7. Ventricule droit; 8. Trou de Botal; 9. Vaisseaux coronaires; 10. Cavité ventriculaire gauche; 11. Ses piliers charnus; 12. Aorte descendante; 13. Carotide gauche; 14. Sous-clavière gauche; 15. Crosse de l'aorte; 16. Canal artériel; 17. Veines pulmonaires gauches; 18. Veines pulmonaires droites; 19. Auricule gauche; 20. Valvule mitrale; 21. Cordelettes tendineuses; 22. Paroi ventriculaire gauche.

très réduites et le sang veineux passe en grande partie du ventricule droit dans l'aorte par l'artère pulmonaire continuée par le canal artériel, et se distribue, mêlé au sang artériel, aux viscères, aux membres et au placenta. A la naissance, la respiration pulmonaire succède à la respiration placentaire : les deux artères pulmonaires se développent, tandis que le canal artériel, qui n'a plus aucun rôle à jouer, s'atrophie, s'oblitère et n'est plus représenté que par un cordon fibreux, le *ligament artériel.*

L'oblitération se fait en 10 à 30 jours, parfois 2 ou 3 ans. Dans les oreillettes, la pression du sang contre la cloison va refouler la valvule de Vieussens et fermer le trou de Botal; cette soudure se fait lentement, en quelques semaines; parfois, à deux ans, la soudure n'est pas achevée. Toute anomalie dans la fermeture entraîne une malformation congénitale.

Structure. — La paroi du cœur, à la surface de laquelle adhère le feuillet interne ou viscéral du péricarde, est beaucoup plus épaisse au niveau des ventricules que des oreillettes. Elle est presque entièrement constituée par des fibres musculaires striées, agencées en plusieurs couches et constituant par leur ensemble le *myocarde.* Enfin, à la face inférieure du myocarde est appliquée une mince membrane, l'*endocarde,* qui tapisse entièrement les cavités cardiaques, recouvre les valvules et se continue avec la tunique interne des gros vaisseaux. V. à CROISSANCE.

Fonctionnement du cœur. — Le cœur présente alternativement des repos (diastoles), pendant lesquels il se laisse remplir de sang, et des contractions (systoles), qui lancent son contenu dans les artères. Mais la contraction des oreillettes et des ventricules n'est pas simultanée, et chaque action du cœur (*révolution cardiaque*) se décompose ainsi : 1° *contraction* ou *systole auriculaire,* qui achève de faire couler le sang de l'oreillette dans le ventricule correspondant; 2° *systole ventriculaire,* qui ferme les valvules auriculo-ventriculaires et chasse le sang des ventricules dans les artères aorte et pulmonaire; 3° enfin *diastole,* repos général du cœur pendant lequel s'opère sa réplétion par l'arrivée d'une nouvelle quantité de sang.

Les contractions cardiaques naissent dans l'oreillette droite, dans une zone appelée *sinus,* et gagnent immédiatement l'oreillette gauche. Des oreillettes, l'incitation motrice se propage aux ventricules par le *faisceau musculo-nerveux de His,* qui, de la partie inférieure de la cloison interauriculaire, descend dans la cloison interventriculaire, où il se divise en deux branches terminales, une pour chaque ventricule. Les contractions cardiaques naissent et se propagent dans des fibres musculaires dont la structure est différente de celles qui constituent la masse du tissu myocardique. Ces fibres musculaires spéciales sont intriquées avec des filets nerveux et des cellules ganglionnaires nerveuses; aussi les physiologistes discutent-ils pour savoir si c'est dans ces fibres musculaires spéciales ou dans les cellules nerveuses intra-cardiaques que naissent les contractions cardiaques. Quoi qu'il en soit, le cœur est doué de la propriété de donner naissance par lui-même à des contractions rythmées, même si l'on sectionne les nerfs qui le relient au système nerveux central. Ces derniers, le *nerf pneumogastrique* (ralentisseur) et les *nerfs sympathiques* (accélérateurs), ne font que modifier la rapidité du rythme cardiaque. Par l'intrication de leurs filets, ils forment le *plexus cardiaque,* entourant l'origine de l'aorte et de l'artère pulmonaire (*fig.* 356).

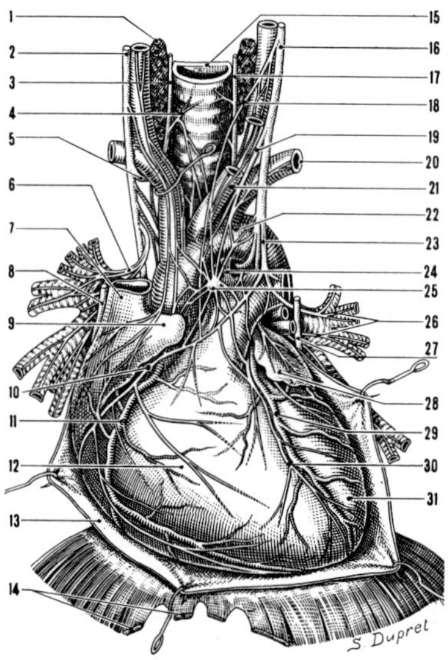

FIG. 356. — Plexus cardiaque et ses branches afférentes.

(*D'après Testut, modifié.*)

1. Lobe thyroïdien droit; 2. Pneumogastrique droit; 3. Nerf récurrent droit; 4. Nerfs trachéens; 5. Nerf récurrent droit; 6. Plexus pulmonaire antérieur; 7. Veine cave supérieure; 8. Nerf phrénique droit; 9. Auricule droite; 10. Branches du plexus cardiaque; 11. Artère coronaire droite; 12. Ventricule droit; 13. Péricarde écarté; 14. Insertions costales du diaphragme; 15. Trachée; 16. Pneumogastrique gauche; 17. Nerf récurrent gauche; 18. Nerf cardiaque supérieur; 19. Nerf cardiaque moyen; 20. Artère sous-clavière gauche; 21. Carotide primitive gauche; 22. Crosse aortique; 23. Nerf cardiaque inférieur; 24. Ligament artériel; 25. Ganglion et plexus cardiaque; 26. Plexus pulmonaire antérieur; 27. Nerf phrénique gauche; 28. Auricule gauche; 29. Artère coronaire gauche; 30. Branches du plexus cardiaque; 31. Ventricule gauche.

Comme tout viscère, le cœur est nourri par des artères spéciales, les *coronaires,* naissant de l'aorte, près de son origine : la coronaire gauche irrigue la partie antérieure du cœur et son bord gauche; la coronaire droite irrigue la partie postérieure du cœur, son bord droit et en majeure partie les fibres musculaires spéciales destinées à transmettre l'excitation motrice (sinus, faisceau de His).

Le nombre des révolutions cardiaques est de 70 environ par minute, plus grand chez l'enfant (130 à la naissance), inférieur à la normale chez certains sujets. Le choc du cœur ou pulsation cardiaque vient traduire objectivement chaque systole ventriculaire. L'auscultation du cœur fait entendre une sorte de tic-tac, rythme particulier dû à la succession cadencée de deux bruits séparés par des intervalles ou silences.

Le premier bruit, de tonalité grave, s'entendant surtout à la pointe du cœur, coïncide avec la systole ventriculaire et serait dû à la fois à la contraction des parois des ventricules et à la fermeture des valvules auriculo-ventriculaires. Un court intervalle, le *petit silence,* le sépare du second bruit; celui-ci, plus bref et plus aigu, est produit par le claquement de fermeture des valvules sigmoïdes et indique le début de la diastole. Coïncidant avec cette dernière, un intervalle bien marqué, appelé *grand silence,* sépare le second bruit du premier bruit de la révolution cardiaque suivante. Une auscultation attentive peut faire entendre, surtout chez les jeunes sujets, dans la région de la pointe du cœur, un bruit sourd inconstant, suivant le deuxième bruit et constituant le troisième bruit du cœur.

Les altérations des valvules se traduisent par des modifications des bruits du cœur, ce qui permet d'en faire le diagnostic.

Circulation (*fig.* 357). — L'appareil circulatoire peut être conçu schématiquement comme une vaste canalisation fermée, constituée par les *artères* (v. ce mot) et les *veines* (v. ce mot), en continuité à leur extrémité centrale par le cœur, à leur extrémité périphérique par les *capillaires* (v. ce mot). Le sang, à l'intérieur de ce système, présente un mouvement circulaire qui n'est pas simple, mais double, car il existe deux territoires vasculaires très distincts, le premier comprenant les vaisseaux et capillaires des poumons, le second ceux de tout le reste du corps.

En effet, le cœur envoie au poumon, par l'artère pulmonaire, le sang veineux contenu dans le ventricule droit. Ce sang, après avoir traversé les capillaires du poumon, où il s'oxygénise et devient artériel, est ramené par les veines pulmonaires dans l'oreillette gauche : c'est là le *cycle de la petite circulation.* Puis, passé

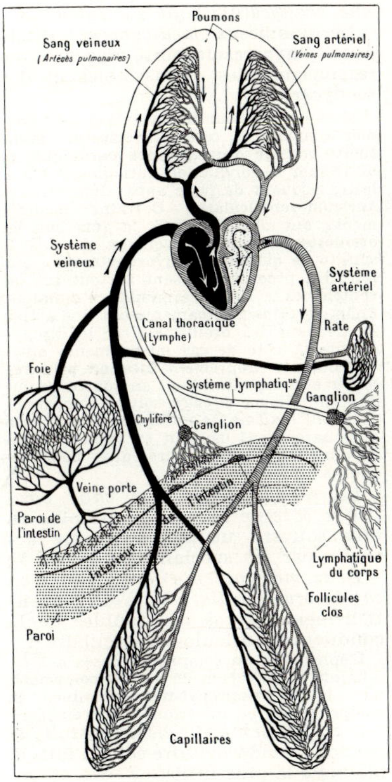

FIG. 357. — Schéma de la circulation et des défenses de l'organisme.
Le foie, la rate, les ganglions servent d'épurateurs de l'organisme, les éléments nuisibles, microbes et poisons, y pouvant être détruits.

de l'oreillette dans le ventricule gauche, ce sang est renvoyé dans la grande circulation, à travers l'aorte et tout l'arbre artériel. Aux extrémités de celui-ci, il traverse les capillaires généraux, cède son oxygène, devient veineux et est ramené par l'arbre veineux dans l'oreillette droite : c'est là le *cycle de la grande circulation.* Passé de l'oreillette droite dans le ventricule correspondant, ce sang veineux est envoyé au poumon, et le double cycle, simultané, recommence, grâce à l'action du cœur, dont le jeu peut être comparé à celui d'une pompe aspirante et foulante à double corps couplé.

Circulation dans les artères. — Bien que l'action de la pompe cardiaque projette le sang dans le système artériel sous forme d'un jet intermittent, le courant sanguin y devient régulier et continu grâce à l'élasticité des artères; en revenant sur elles-mêmes, après s'être laissé dilater par chaque afflux sanguin, celles-ci, en même temps qu'elles aident à la progression du sang, détruisent l'effet de la propulsion saccadée du cœur. Cette dernière ne se manifeste plus que par les pulsations artérielles, ou pouls, causées par le durcissement du vaisseau sous l'influence du changement brusque de pression né dans l'aorte à chaque systole et propagé sous forme d'une onde qui va en s'affaiblissant.

Par suite des ramifications successives des artères, la capacité du système artériel va croissant et la *vitesse du sang* y décroît du cœur aux capillaires, où elle est très minime. La *pression* ou *tension artérielle,* qui diminue d'une façon parallèle, est variable, étant soumise à la fois à la puissance du cœur et à la résistance offerte par le système capillaire, dont les modifications de calibre (resserrement ou vaso-constriction et vaso-dilatation) sont soumises à de très nombreuses conditions.

Circulation dans les veines. — Dans le système veineux, de capacité totale très supérieure à celle du système artériel, la pression du sang est beaucoup plus faible; en outre, vu le rétrécissement progressif de l'arbre veineux, la vitesse du sang augmente des capillaires vers le cœur.

Les facteurs de la progression du sang dans les veines sont : le reliquat de la pression artérielle après la traversée des capillaires par le sang (*vis a tergo*), aidé par la compression des veines, par les contractions des muscles voisins, et par la présence des valvules intérieures qui empêchent le reflux; l'aspiration exercée dans les grosses veines voisines du cœur comme dans tous les organes creux de la poitrine, par suite du vide produit dans les poumons par leur dilatation à chaque inspiration. Mais les veines, comme les artères d'ailleurs, ont une activité propre; ce ne sont pas de simples tubes élastiques; elles sont douées de contractilité qui assure en partie « la circulation de retour » de la périphérie du corps vers le cœur (cœur périphérique).

Circulation lymphatique. — Il existe une troisième circulation, d'ailleurs soumise aux mêmes conditions que la circulation veineuse : c'est la circulation lymphatique. (V. LYMPHE et LYMPHATIQUE.)

Vitesse du sang. — Une molécule de sang met 23 à 25 secondes pour revenir à son point de départ; une minute suffit donc pour que le sang effectue deux tours de la circulation. Ce fait explique la rapidité de l'action des poisons.

La vitesse de la circulation peut être mesurée chez l'homme par l'introduction en un point de la circulation (veine du pli du coude) d'une substance sapide perçue en un point distant du lieu d'introduction (bouche). La vitesse est diminuée dans l'insuffisance cardiaque.

Débit cardiaque. — On peut également mesurer chez l'homme la quantité de sang circulant en une minute à travers les poumons.

II. CŒUR (affections médicales). — Les maladies du cœur peuvent être schématiquement divisées en plusieurs groupes : celles qui sont dues à une atteinte des coronaires, les artères nourricières du cœur : ce sont les *coronarites;* celles qui tiennent à une inflammation de la membrane interne du cœur (endocarde) : les *endocardites;* celles qui relèvent du muscle cardiaque lui-même : les *myocardites;* soit enfin celles qui affectent son enveloppe séreuse : les *péricardites.*

D'autre part, ces lésions ou de simples troubles fonctionnels (sans lésions) peuvent être à l'origine des grands syndromes cardiaques : *insuffisance cardiaque, angine de poitrine, troubles du rythme cardiaque, palpitations, douleurs précordiales, syncope.*

Coronarites. — L'oblitération d'une coronaire est fréquente chez l'homme entre 50 et 60 ans. Elle est due habituellement à une *thrombose* d'une artère athéromateuse, rarement à une embolie; cette oblitération entraîne un *infarctus du myocarde.* Les coronaires peuvent être enflammées sans être oblitérées et les troubles circulatoires peuvent être brusquement compliqués par un *spasme* qui joue un rôle important dans l'*angine de poitrine.*

Angine de poitrine d'effort. — (Angine, mauvaise traduction d'*angor,* angoisse). Elle est caractérisée par la survenue, à l'occasion de l'*effort,* d'une douleur rétrosternale, médiane, constrictive, irradiant dans le membre supérieur gauche ou dans le maxillaire inférieur, obligeant à l'arrêt de l'effort, ou tout au moins à son ralentissement, et cessant avec celui-ci.

L'*examen clinique* vérifie l'absence d'une autre cause possible d'angine de poitrine d'effort telle que :

Une valvulopathie aortique, une aortite syphilitique.

Au terme de cet examen clinique, le plus souvent devant une douleur typique d'angine de poitrine d'effort, on peut affirmer l'existence d'une *athérosclérose coronarienne oblitérante.*

L'électrocardiogramme, non indispensable au diagnostic, apporte les renseignements suivants : tantôt il vient confirmer l'atteinte coronarienne en montrant des troubles de la repolarisation dus à la mauvaise irrigation myocardique; tantôt il est normal : cela s'observe dans plus de la moitié des cas; on est alors autorisé à faire une épreuve d'effort, qui peut faire apparaître les troubles de la repolarisation après l'effort ou, mieux, pendant celui-ci.

Moins fréquemment, la douleur thoracique est atypique du fait de son siège, de ses irradiations ou de sa durée. C'est dans ce cas que l'examen électrique a tout son intérêt. Cependant, l'électrocardiogramme peut rester normal, aussi bien au repos qu'après effort; c'est alors que l'épreuve à la trinitrine prend toute sa valeur diagnostique : la douleur atypique disparaît complètement en deux ou trois minutes après la prise correcte d'une dragée de trinitrine (dragée croquée et gardée dans la bouche).

Dans certains cas, seule la coronarographie (radiographie après injection d'une substance opaque dans les coronaires) permet d'affirmer ou d'infirmer l'atteinte coronarienne.

Le diagnostic d'angine de poitrine d'effort par maladie coronarienne ayant été fait, on groupe les facteurs de risque de l'athérosclérose : l'âge et le sexe du sujet (la maladie est plus fréquente à partir de la cinquantaine, chez l'homme surtout); les troubles du métabolisme lipidique; le diabète; l'hyperuricémie; une hypertension artérielle permanente; l'abus de tabac; l'anxiété, l'hyperactivité professionnelle; l'obésité.

TRAITEMENT. Il comporte : celui du terrain, c'est-à-dire celui des facteurs de risque de l'athérosclérose; la prescription d'une drogue à visée coronarienne : dérivés nitrés, dérivés de la chromone, dérivés de la pyramidine, etc.; trinitrine à croquer et à garder dans la bouche en cas de douleurs. Si les douleurs sont d'apparition récente : mise au repos en chambre pendant dix jours environ et institution d'un traitement anticoagulant par héparine ou antivitamines K.

ÉVOLUTION. Elle est variable.

Les douleurs d'angine de poitrine d'effort restent espacées, permettant la poursuite d'une existence normale. Ailleurs, elles sont plus fréquentes : la vie reste néanmoins acceptable, sous réserve d'une limitation des efforts physiques. Enfin, les douleurs peuvent devenir de plus en plus fréquentes, survenant au moindre effort, voire spontanément; on est alors amené à envisager, surtout chez les sujets relativement jeunes, une solution chirurgicale. Chaque malade est un cas d'espèce : seule une coronarographie permet d'apprécier les possibilités chirurgicales (pontage coronaire : opération qui utilise un greffon anastomosé à l'artère, au-dessus et en dessous de l'oblitération, et qui rétablit ainsi la circulation). Dans d'autres cas, l'aggravation est subite : du jour au lendemain les douleurs deviennent plus fréquentes, plus intenses, moins sensibles à la trinitrine; ces modifications dans les caractères de la douleur font craindre la constitution d'un infarctus du myocarde et commandent la mise au repos du malade et l'administration immédiate d'héparine. Enfin, la mort subite est toujours possible.

Infarctus du myocarde. — Alors que l'angine de poitrine est un syndrome clinique, l'infarctus du myocarde a une définition anatomique : c'est la *nécrose* d'une partie du muscle cardiaque, due à l'athérosclérose oblitérante des coronaires. Sa *gravité* tient : dans l'immédiat, à l'étendue de la nécrose, et surtout à la possibilité de survenue de troubles du rythme ou de la conduction auriculo-ventriculaire; à distance, à la survenue éventuelle d'une nouvelle nécrose ou d'une insuffisance cardiaque.

Le diagnostic clinique de l'infarctus du myocarde est immédiatement envisagé devant le tableau typique réalisé par la *grande crise douloureuse thoracique*. La *douleur* ressemble à celle de l'angine de poitrine d'effort, mais s'en différencie par sa survenue en dehors de tout effort, ses irradiations multiples, sa grande intensité et sa résistance à la trinitrine.

Par ailleurs, elle est souvent associée à des *troubles digestifs* : nausées, vomissements, et également à des sueurs avec pâleur; quant à la *chute tensionnelle*, elle est constante, mais souvent retardée par rapport à la douleur; la *fièvre* est toujours décalée de un à deux jours et est d'autant plus élevée que l'infarctus est plus grave.

Dans la moitié des cas, cette douleur est la première manifestation clinique de l'athérosclérose coronaire; elle pose alors le problème diagnostique des grandes douleurs thoraciques : pneumothorax spontané, péricardite aiguë, dissection aortique, embolie pulmonaire que l'on reconnaît sur leurs signes propres.

Ailleurs, par contre, l'interrogatoire retrouve une angine de poitrine d'effort d'installation récente ou, au contraire, ancienne, mais dont l'aggravation récente aurait dû faire craindre la survenue de l'accident et instituer un traitement préventif par l'héparine.

Mais il n'est pas rare que la *douleur* soit *atypique*, simulant une affection digestive banale, et seul l'électrocardiogramme fera le diagnostic.

Le diagnostic est confirmé par l'*électrocardiogramme*, qui montre des signes d'ischémie, de lésion et de nécrose associés à des degrés divers. Les *dosages enzymatiques* sont surtout précieux lorsque les signes électriques de nécrose sont absents (V. TRANSAMINASE).

TRAITEMENT. Il comporte le repos strict au lit; la lutte contre la douleur nécessitant souvent les opiacés; le traitement anticoagulant (l'héparinothérapie crée une hypocoagulabilité immédiate et est antalgique; l'héparine sera relayée au bout de quelques jours par les antivitamines K); l'alimentation sera peu salée et hypocalorique; les « coronarodilatateurs » et les dérivés nitrés en cas de douleurs.

ÉVOLUTION. Elle se fait souvent sans incident. Elle peut cependant être compliquée :

dans l'immédiat par la survenue d'un collapsus, de troubles du rythme nécessitant le transfert dans un centre spécialisé, d'une insuffisance cardiaque à traiter par régime sans sel, tonicardiaques et diurétiques;

après le dixième jour peut survenir un syndrome de Dressler, réalisant le tableau d'une péricardite aiguë, ou des complications rhumatologiques : ankylose douloureuse de l'épaule gauche p. ex.;

tardivement, on peut observer un anévrisme pariétal ventriculaire gauche, une insuffisance cardiaque, une reprise de la maladie coronaire; enfin, une mort subite est toujours possible.

Arythmies. — Normalement, le cœur bat à 70 pulsations par minute et suivant un rythme régulier. On peut distinguer trois sortes de troubles du rythme : les *rythmes irréguliers*, qui correspondent aux extrasystoles et à l'arythmie complète par fibrillation auriculaire; les *rythmes rapides*, qui se divisent en deux grands chapitres : les tachycardies supraventriculaires, bénignes; les tachycardies ventriculaires traduisant, le plus souvent, une atteinte myocardique sévère; les *rythmes lents*, qui correspondent dans la très grande majorité des cas à un trouble de conduction au niveau du faisceau de His ou de ses deux branches, réalisant un bloc auriculo-ventriculaire.

Devant un malade qui se plaint de palpitations, le *schéma d'examen* est le suivant : on commence par vérifier que le rythme perçu au niveau du pouls radial correspond bien au rythme cardiaque, d'où la nécessité d'ausculter systématiquement le cœur en même temps que l'on prend le pouls; on précise ensuite si le rythme, lent ou rapide, est parfaitement régulier ou si, au contraire, il est irrégulier, ce qui permet une orientation diagnostique tout à fait différente. Lorsque le cœur est rapide, il est utile de recourir à une stimulation vagale, qui a une action bien différente dans chaque cas, permettant de les différencier; cette stimulation vagale consiste en une compression oculaire progressive et soutenue, souvent désagréable pour le malade, ou en un massage répété mais doux de l'un des deux sinus carotidiens, droit ou gauche, pendant cinq à vingt secondes. Enfin, on précise le retentissement éventuel du trouble du rythme sur la circulation : au niveau des artères périphériques (chute de la pression artérielle en rapport avec une baisse du débit cardiaque, parfois collapsus si la maxima tombe au-dessous de 8); au niveau des artères coronaires (apparition de douleurs angineuses en rapport avec la baisse du débit coronaire, secondaire à la chute du débit cardiaque).

Les principaux moyens dont on dispose pour traiter une tachycardie ou une bradycardie sont les suivants.

De nombreux *médicaments* diminuent l'hyperexcitabilité myocardique responsable des extrasystoles et des tachycardies :

Mais ils ont pour inconvénient de déprimer le myocarde, ce qui favorise une éventuelle poussée d'insuffisance cardiaque, et de freiner la conduction auriculo-ventriculaire, risquant de faire apparaître un bloc auriculo-ventriculaire. Certains médicaments ont une action à la fois sur les oreillettes et sur les ventricules, tels le sulfate de quinidine, l'hydroquinidine, etc. D'autres produits agissent surtout sur les ventricules : la procaïnamide, l'ajmaline. Enfin, certains médicaments ont une action élective sur les oreillettes, tel le disopyramide. A côté de ces médicaments antiarythmiques proprement dits, on peut recourir à la digitaline, soit en gouttes (solution au millième de mg), soit en comprimés dosés au dixième de milligramme; ou bien au lanatoside C (surtout en injections intraveineuses); ou encore aux bêta-bloquants.

La régularisation par *choc électrique externe* est en fait de plus en plus souvent utilisée à l'heure actuelle par les spécialistes.

Deux médicaments sont utilisés en cas de bradycardie, c'est-à-dire essentiellement en cas de troubles de la conduction auriculo-ventriculaire :

L'éphédrine, en comprimés dosés à 1 cg, administrée à raison de 4 à 12 comprimés par jour; l'isopropyl-noradrénaline, en comprimés ou en injections intraveineuses.

L'*entraînement électrosystolique* par sonde endocavitaire est, en fait, la méthode la plus utilisée.

Lorsque le rythme est irrégulier. — On distingue l'extrasystolie et l'arythmie complète.

L'extrasystolie. — Qu'elle soit d'origine auriculaire ou ventriculaire, elle donne au malade la sensation d'arrêt cardiaque bref, suivie d'une sorte de bouffée vasomotrice du visage et de coup dans la poitrine, qui correspond à la contraction cardiaque suivant immédiatement l'extrasystole. Elle est, le plus souvent, d'une bénignité totale. Elle est favorisée par l'aérocolie ou l'aérogastrie, qu'il conviendra de traiter. Elle est en outre favorisée par les excitants tels que le thé, le café et le tabac, qu'il faudra également supprimer. C'est seulement en cas d'échec de ces mesures simples que l'on prescrira des antiarythmiques si le trouble est mal supporté par le malade. Le seul intérêt de l'électrocardiogramme dans ces cas est de déterminer l'origine auriculaire ou ventriculaire de l'extrasystole : en effet, lorsqu'elle naît de l'oreillette, elle peut annoncer la survenue ultérieure d'une arythmie complète, alors que les extrasystoles ventriculaires traduisent seulement la neurotonie et n'ont pas de signification réellement pathologique.

L'arythmie complète ou fibrillation auriculaire. — C'est un trouble très fréquent, qui correspond à une activité auriculaire très rapide (600 par minute) avec contractions ventriculaires moins fréquentes (environ 150 à 160). Les conséquences de ce trouble du rythme sont une diminution de l'efficacité cardiaque avec risque d'installation d'une insuffisance cardiaque et risque de thrombose intra-auriculaire gauche, avec possibilité d'embolies périphériques. Trois causes sont systématiquement recherchées : un rétrécissement mitral, une hyperthyroïdie, une maladie artérielle avec hypertension ou angine de poitrine; si aucune étiologie n'est retrouvée, on parle de fibrillation auriculaire idiopathique.

TRAITEMENT. Il est guidé par l'ancienneté de l'arythmie complète. Si elle est ancienne (plus de cinq ans) : digitaline; si elle est récente (moins de cinq ans) : régularisation par choc électrique externe après traitement préalable par les anticoagulants pendant au moins trois semaines.

Devant une tachycardie régulière. — Plusieurs diagnostics sont à envisager :

La tachycardie sinusale. — Elle est reconnue sur un rythme de repos qui ne dépasse pas 140 par minute, que l'effort tend à accélérer et que la compression du sinus carotidien ralentit passagèrement.

Le flutter. — C'est un rythme auriculaire rapide, aux environs de 300 par minute, avec un rythme ventriculaire plus lent : soit à 150 par minute (flutter 2/1), soit à 100 par minute (flutter 3/1). La cause du flutter est la même que celle de la fibrillation auriculaire.

TRAITEMENT. Régularisation par choc électrique externe mieux que digitaline : XXV à XXX gouttes par jour pendant deux ou trois jours.

Les tachycardies paroxystiques. — On les décrit aussi sous le nom de *maladie de Bouveret.* Il s'agit de crises de tachycardie débutant brutalement, donnant au malade l'impression d'un déclic dans la poitrine, durant quelques minutes à plusieurs heures et s'accompagnant d'une sensation de malaise avec fin également brutale. L'électrocardiogramme permet le diagnostic pendant la crise, car le rythme devient brutalement normal par compression du sinus carotidien. Le cœur est parfaitement sain.

TRAITEMENT. On recourt d'abord aux petits moyens : absorption rapide d'un grand verre d'eau froide, ingestion d'une grosse bouchée de mie de pain, compression des globes oculaires, expiration forcée la glotte fermée. En cas d'échec, compression du sinus carotidien, injection intraveineuse de lanatoside C, p. ex.

Les tachycardies ventriculaires. — Ce sont les plus difficiles à reconnaitre en l'absence d'un tracé électrique. Elles surviennent sur un terrain particulier (malade ayant souvent des antécédents coronariens); elles réalisent un rythme cardiaque variant entre 140 et 220, insensible à la compression du sinus carotidien. L'électrocardiogramme, en cas de doute, permet le diagnostic.

TRAITEMENT. Il représente une urgence et impose le recours impératif au choc électrique externe. Ce n'est qu'en cas d'impossibilité de transfert en milieu hospitalier que l'on peut tenter l'injection intraveineuse d'ajmaline ou de procaïnamide, en sachant que ce traitement comporte un risque très réel de mort subite.

Les bradycardies. — Elles sont de plusieurs types.

Lorsque le rythme s'accélère à l'effort, il s'agit souvent d'une bradycardie sinusale ne nécessitant aucun traitement.

Lorsque le rythme ne varie pas, même après un effort important, il s'agit presque certainement d'un *bloc auriculo-ventriculaire complet.* Si le rythme cardiaque est au-dessous de 40 par minute, le diagnostic est pratiquement certain. La tolérance de la bradycardie est d'autant plus mauvaise que le rythme est plus lent, se traduisant par la survenue de syncopes très brèves, à l'emporte-pièce, avec chute brutale.

TRAITEMENT. Il est d'autant plus urgent que le rythme est plus lent. Lorsque le rythme se situe autour de 40 par minute et en l'absence de syncope : éphédrine, p. ex. Si, au contraire, le rythme est très lent et s'il s'est produit plusieurs syncopes : perfusion intraveineuse d'un flacon de 250 ml de sérum glucosé avec isopropylnoradrénaline, en attendant le transfert d'urgence du malade dans un centre spécialisé pour mettre en place une stimulation électrosystolique par pacemaker.

Pouls alternant. — Le pouls est dit *alternant* lorsque les pulsations artérielles sont inégales et se succèdent dans l'ordre suivant : une forte, une faible, une forte, une faible, etc., tandis que les contractions cardiaques sont régulières.

L'alternance du pouls exprime une diminution d'énergie contractile du myocarde, un épuisement cardiaque, qui doit faire craindre l'apparition d'une insuffisance.

Elle est fréquente au début de l'intoxication par la digitaline.

Cœur pulmonaire aigu. — V. *Supplément.*

Cœur pulmonaire chronique. — V. *Supplément.*

Endocardites. — L'endocardite est l'inflammation de l'endocarde, due à l'action de microbes amenés par le sang. Cette inflammation siège presque toujours au niveau des valvules et diffère suivant les cas : si l'endocardite est due au rhumatisme articulaire aigu, elle revêt la *forme bénigne* (*endocardite simple, plastique*). Au niveau des valvules atteintes (*fig.* 358), l'action microbienne produit du gonflement, puis des végétations, sur lesquelles se dépose la fibrine du sang. Ces végétations solides peuvent, dans la suite, se résorber, mais presque toujours elles s'organisent, et la guérison se fait par une cicatrisation fibreuse, qui amène des rétractions et des déformations des valvules, déterminant une perturbation plus ou moins marquée dans leur action. Ces lésions définitives répondent au nom de *valvulite chronique.*

Mais si les microbes, facteurs de l'inflammation endocardique, sont des germes banals (ou très souvent le streptocoque *viridans*) et s'il s'agit d'un sujet de résistance amoindrie, l'endocardite revêt la *forme maligne, végétante,* ou *ulcéreuse.* Les valvu-

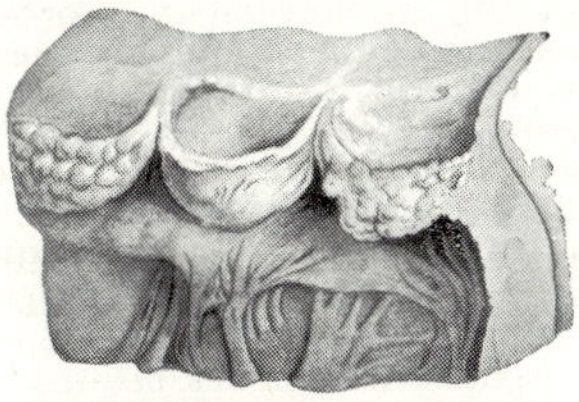

FIG. 358. — Endocardite simple des valvules aortiques. (La valvule du milieu est normale.)

les sont alors le siège de végétations volumineuses, et même d'ulcérations pouvant aboutir à leur perforation.

I. Endocardites aiguës. — ***Endocardites malignes à évolution rapide.*** — Elles surviennent ou bien d'emblée chez un sujet bien portant, ou bien au cours d'une maladie infectieuse, à titre de complication (scarlatine, variole, diphtérie, pneumonie, érysipèle, fièvre puerpérale).

Leur apparition, parfois insidieuse, souvent violente, se traduit par des frissons, une élévation brusque de la température, qui reste à 40° (*forme typhoïde*) ou se reproduit par accès répétés (*forme pyohémique*). Les lésions se traduisent par des palpitations, de la gêne respiratoire, des douleurs précordiales, ou seulement par des souffles dont les caractères varient d'un jour à l'autre, ainsi que par des embolies.

L'hémoculture, permettant de cultiver en bouillon le microbe causal, affirmera le diagnostic.

La mort survient en 1 à 4 semaines en l'absence de tout traitement.

Endocardites malignes à évolution lente (Maladie d'Osler). — Elles surviennent le plus souvent sur un cœur

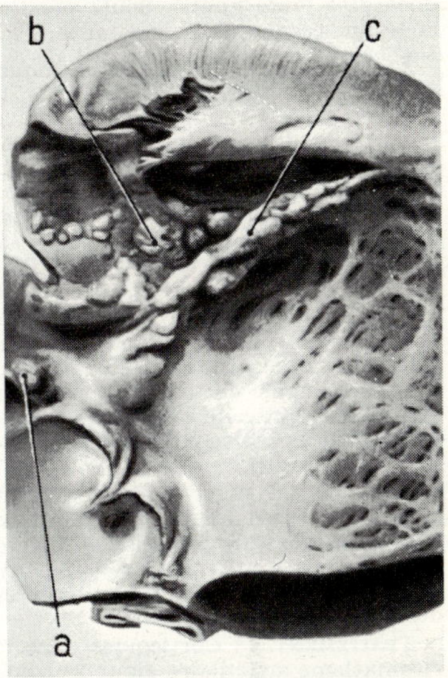

FIG. 359. — Endocardite végétante mitro-aortique.

a, Végétations sur une sigmoïde aortique; *b,* Végétations recouvrant la surface de la valvule mitrale; *c,* Corde tendineuse englobée par des masses végétantes.

déjà atteint (cardiopathie valvulaire chronique, le plus souvent rhumatismale). La fièvre domine la scène clinique; son type en est variable : parfois légère, parfois forte, c'est presque toujours une fièvre capricieuse évoluant depuis longtemps.

Il existe en outre, mais d'une façon inconstante, des douleurs articulaires, de la pâleur, de l'amaigrissement, des sueurs nocturnes.

La rate est souvent augmentée de volume. Parfois, on note des manifestations cutanées (purpura, nodosités douloureuses des doigts ou nodosités d'Osler), des signes neurologiques à type d'hémiplégie ou monoplégie par embolies dans une artère cérébrale.

Mais bien souvent la fièvre est le seul symptôme notoire chez un cardiaque.

L'hémoculture montre souvent (mais non d'une façon constante), après des recherches répétées parfois, le microbe causal : c'est habituellement le *streptococcus viridans,* parfois le *streptococcus faecalis* ou entérocoque. Il est bon d'étudier la résistance de ce microbe aux antibiotiques en pratiquant un *antibiogramme* (v. *Supplément*). Dans les urines, on trouve fréquemment de l'albumine ou des globules rouges, témoins d'une néphrite concomitante.

Autrefois, en l'absence de traitement, la mort survenait au bout de trois mois à deux ans, hâtée parfois par une complication : embolie, anévrismes artériels, insuffisance cardiaque. Les traitements modernes par les antibiotiques permettent d'obtenir un grand nombre de guérisons. On utilise généralement un ou plusieurs antibiotiques (pénicilline, streptomycine, auréomycine, terramycine, chloromycétine, etc.) pendant plusieurs semaines consécutives.

Sous l'influence de ce traitement, la température se normalise, les hémocultures deviennent négatives et l'endocardite lente guérit. Seule persiste la lésion cardiaque préexistante.

Endocardite aiguë bénigne, plastique. — Elle a pour cause principale le rhumatisme articulaire aigu, mais peut se produire au cours de la chorée et de toutes les maladies infectieuses.

Les signes en sont très peu nets; c'est le plus souvent un peu de fièvre, à laquelle on peut voir s'ajouter une légère oppression, de la gêne ou des palpitations.

L'examen quotidien du cœur au cours du rhumatisme articulaire aigu est seul capable de faire percevoir les signes d'atteinte de l'endocarde (modifications des bruits du cœur, souffles cardiaques).

Tout peut rentrer dans l'ordre et la guérison peut être complète, mais, le plus souvent, des lésions définitives de l'orifice valvulaire se constituent, causes des cardiopathies valvulaires de l'endocardite chronique.

TRAITEMENT. 1° Corticoïdes dans le rhumatisme articulaire aigu; 2° tonicardiaques en cas de signes de défaillance cardiaque.

II. Endocardites chroniques. — ***Cardiopathies valvulaires.*** — Ce sont, en premier lieu, les déformations fibreuses des valvules du cœur, laissées par les endocardites guéries. Mais toutes les cardiopathies valvulaires ne sont pas consécutives à l'endocardite, car l'athérome, par ses indurations et ses plaques calcaires, réalise au niveau des valvules des déformations analogues. Toutes empêchent le fonctionnement normal des soupapes que constituent les valvules et dérèglent la circulation intracardiaque, suivant deux modes : 1° l'insuffisance valvulaire, réalisée par l'occlusion imparfaite d'un orifice à valvules rétractées ou déformées, laissant refluer le sang; 2° le rétrécissement orificiel, produit par la diminution de calibre d'un orifice à valvules en partie soudées. Ces lésions, très rares au niveau des orifices du cœur droit, sont au contraire fréquentes au niveau des orifices du cœur gauche.

L'insuffisance et le rétrécissement, qui peuvent coïncider, déterminent des troubles mécaniques auxquels vient remédier une augmentation de force des cavités cardiaques correspondantes due à l'hypertrophie de leurs parois. On dit, alors, que la lésion est *compensée*. Mais, à la longue, le myocarde se fatigue, s'altère et finit par se laisser dilater; c'est l'*insuffisance cardiaque* (v. ce mot).

Affections valvulaires de l'orifice mitral. — L'*insuffisance mitrale* se traduit par un souffle qui siège à la pointe du cœur et se produit pendant la contraction (systole) des ventricules.

Le *rétrécissement mitral* est caractérisé à l'auscultation par l'onomatopée de Durozier, *ffout-tata-rrou;* il s'observe surtout chez la femme, semble dater de l'enfance ou même être congénital. Même dans le cas de rétrécissement mitral datant de l'enfance, c'est le plus souvent le rhumatisme qui est en cause, rhumatisme souvent fruste et presque exclusivement cardiaque.

L'insuffisance et le rétrécissement peuvent être associés (*maladie mitrale*).

Traitement chirurgical du rétrécissement mitral. — V. VALVULOTOMIE, au *Supplément*.

Affections valvulaires de l'orifice aortique. — L'*insuffisance aortique* entraîne la production d'un souffle doux de siège variable (souvent partie moyenne du sternum), qui accompagne le relâchement (diastole) des ventricules. En outre, les pulsations artérielles sont amples et bondissantes. Les deux principales causes sont le rhumatisme et la syphilis.

Le *rétrécissement aortique,* le plus souvent congénital, peut être rarement acquis et, alors en général, associé à une insuffisance.

Affections de l'orifice pulmonaire. — Peu fréquentes. On rencontre surtout le rétrécissement de l'orifice de l'artère pulmonaire; il est le plus souvent congénital.

Affections de l'orifice tricuspide. — Rétrécissement et insuffisance par lésions valvulaires également rares.

TRAITEMENT DES CARDIOPATHIES VALVULAIRES. 1° Pendant toute la période non troublée où le cœur compense sa lésion, régime hygiénique : repos relatif, suppression de tous efforts violents, des fatigues et excès; 2° Pendant la phase troublée, traitement de l'*insuffisance cardiaque* (v. ce mot).

Hypertrophie du cœur. — Augmentation de volume et de force du muscle cardiaque. C'est non une maladie, mais le résultat d'un surcroît de travail du cœur, conséquence d'une lésion cardiaque valvulaire, ou de l'hypertension artérielle.

Insuffisance cardiaque. — Il y a insuffisance cardiaque lorsque le rendement fonctionnel cardiaque est insuffisant à assurer les besoins de la circulation dans toutes les parties de l'organisme.

On décrit trois degrés dans l'insuffisance cardiaque : forme légère ou *dyssystolie,* moyenne ou *hyposystolie,* grave ou *asystolie.*

Dyssystolie. — Gêne respiratoire et palpitations dans les efforts, les émotions, la marche rapide. Peu ou pas de signes physiques à l'examen.

Hyposystolie. — Les signes fonctionnels déjà mentionnés sont plus marqués. Il y a de la congestion des bases pulmonaires (râles sous-crépitants) et du foie (gros et douloureux).

Asystolie. — La gêne respiratoire est très intense, même au repos. Non seulement le foie, les poumons sont congestionnés, mais aussi les reins, d'où le peu d'abondance des urines, fortement colorées et albumineuses. En outre, les jambes sont enflées, parfois l'œdème gagne le tronc, la face, voire le péritoine (ascite), la plèvre.

Ces accidents disparaissent sous l'influence du traitement (purgatifs, ventouses scarifiées, régime lacté, digitale, parfois ouabaïne), mais tendent à se reproduire.

Dyssystolie, hyposystolie et asystolie sont observées dans leur déroulement progressif, tout spécialement dans l'évolution de l'insuffisance cardiaque des mitraux (insuffisance ou maladie mitrale).

Insuffisance ventriculaire. — On distingue dans l'insuffisance cardiaque des caractères propres à la prépondérance de celle due au ventricule gauche ou au ventricule droit.

Insuffisance ventriculaire gauche. — La plus fréquente, consécutive particulièrement à l'hypertension artérielle, aux aortites; se singularise par des accidents d'insuffisance cardiaque, paroxystiques (grandes crises de dyspnée nocturne, *pseudo-asthme* ou même *œdème aigu du poumon* avec expectoration mousseuse rosée, le plus souvent avec une note douloureuse allant jusqu'à l'*angine de poitrine*) ; par des *signes locaux* traduisant la dilatation du ventricule gauche (bruit de galop, souffle d'insuffisance mitrale fonctionnelle).

Si la mort subite ne vient pas clore un accident paroxystique, évolution ultérieure vers l'*asystolie avec œdème* (dilatation cardiaque considérable [cœur de bœuf], pouls alternant).

Insuffisance ventriculaire droite. — Elle est rare, complique les affections congénitales du cœur droit, les lésions de l'artère pulmonaire, les affections pulmonaires chroniques.

Elle est remarquable par l'aspect violacé du visage et des extrémités : cyanose, par l'importance de l'essoufflement et de la congestion du foie. L'évolution devient rapidement fatale.

TRAITEMENT. Saignée, purgatifs, régime lacté, puis hypoazoté, digitale, théobromine, parfois tonicardiaque.

Myocardites. — Si la myocardite chronique, c'est-à-dire l'inflammation lente du muscle cardiaque, est un des éléments habituels de la dilatation du cœur qui détermine son insuffisance au cours des cardiopathies, elle peut s'observer à l'état *aigu* au cours de certaines maladies infectieuses (fièvre typhoïde, diphtérie et surtout rhumatisme articulaire aigu). Dans ce dernier cas, elle peut précipiter la mort au milieu d'un tableau d'insuffisance cardiaque aiguë ou subaiguë.

TRAITEMENT. Celui de l'insuffisance cardiaque qu'elle détermine : ouabaïne, digitaline, camphre, saignée. Dans les cas d'insuffisance cardiovasculaire, tels que le collapsus typhique, l'adrénaline, les extraits surrénaux sont indiqués.

Palpitations. — SIGNES. Les battements de cœur, qui normalement se produisent sans qu'on en ait conscience, deviennent perceptibles : tantôt plus fréquents, tantôt irréguliers, désordonnés. Un évanouissement peut se produire après les accès violents.

CAUSES. Tantôt, elles constituent l'élément principal ou unique du tableau symptomatique : ce sont les *cœurs irritables,* selon l'expression anglo-américaine. Il y a lieu de distinguer des *formes constitutionnelles* et des *formes acquises,* ces dernières étant la conséquence soit d'une maladie aiguë (rhumatisme articulaire aigu, fièvre typhoïde, etc.), soit d'émotions, de commotions, de surmenage.

Tantôt, elles constituent seulement un symptôme d'une autre affection. Toutes les affections cardio-vasculaires entraînent des palpitations. Parmi les affections non circulatoires, il y a lieu de citer spécialement les néphrites, les affections broncho-pulmonaires chroniques, les dyspepsies (aérophagie), les affections des glandes à sécrétions internes (goitre exophtalmique), les névroses (neurasthénie), les anémies, etc.

TRAITEMENT. Aux prescriptions dirigées contre la cause s'ajoutent :

a) les médicaments antinervins (valériane, bromure, etc.) ;

b) les calmants du cœur (aubépine, ésérine, etc.) ;

c) les conseils hygiéniques (éviter le surmenage, les émotions, tous les excitants : café, thé, alcool, vin, mets épicés).

Péricardites. — Inflammation de la double membrane séreuse qui entoure le cœur (*fig.* 360). Sous l'influence d'une infection, la surface

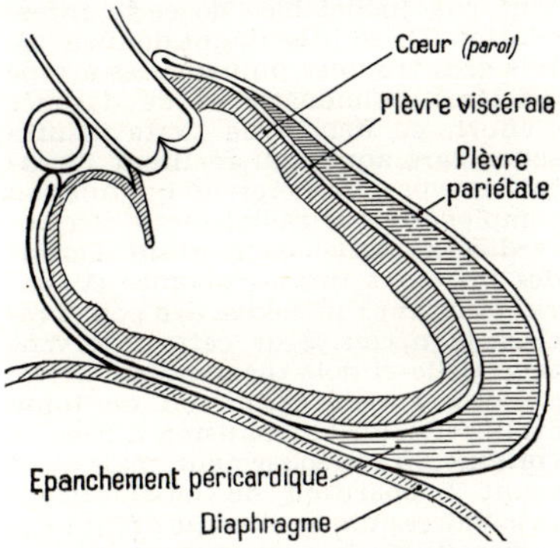

FIG. 360. — Péricardite.

interne des deux feuillets péricardiques s'irrite et se recouvre de dépôts fibrineux : c'est la *péricardite sèche. Si l'inflammation* persiste, du liquide se forme dans la cavité péricardique (*péricardite avec épanchement*). Ce liquide est le plus souvent jaunâtre et limpide (*épanchement séreux*), très rarement hémorragique, parfois trouble (*péricardite purulente*). Telles sont les lésions des péricardites aiguës.

Dans les *péricardites chroniques,* les deux feuillets du péricarde sont épaissis, couverts de plaques et de végétations fibreuses, unis par des brides, quelquefois soudés (*symphyse péricardique*). Ces adhérences s'étendent aux tissus voisins, particulièrement à la paroi thoracique, d'où gêne à la contraction du cœur; c'est la *symphyse externe.* Dans d'autres cas, le péricarde épaissi forme une véritable coque, gênant, non plus la contraction du cœur, mais sa réplétion (*péricardite constrictive*).

Péricardite aiguë. — CAUSES. En premier lieu, rhumatisme articulaire aigu, puis chorée, typhoïde, infections pulmonaires (pneumonie, tuberculose). Enfin péricardite au cours du mal de Bright (origine toxique).

SIGNES. Souvent nuls au début, à part élévation de température. Puis douleurs d'intensité variable au niveau du cœur, parfois névralgie phrénique avec hoquet et vomissements, oppression. L'auscultation fait entendre des frottements péricardiques. Si la péricardite sèche guérit, disparition de ces troubles, qu'on voit au contraire s'aggraver s'il se forme un épanchement (étouffements, cyanose, tendance aux évanouissements, parfois grande difficulté à avaler). L'étendue de la matité cardiaque est considérable; il en est de même de l'ombre cardiaque vue à la radioscopie. Si l'épanchement est purulent, il s'ajoute une fièvre élevée, de l'abattement, parfois du délire.

TRAITEMENT. 1° Traitement de l'infection générale qui a produit la péricardite; 2° Pour celle-ci, révulsion au niveau du cœur (ventouses scarifiées, glace). Digitale, caféine. S'il y a un gros épanchement séreux ou un épanchement purulent, évacuation du liquide par ponction du péricarde, ou par incision chirurgicale.

Péricardite chronique. Symphyse du péricarde. — Les péricardites chroniques succèdent presque toujours à une péricardite aiguë et relèvent des mêmes causes. Elles surviennent parfois d'emblée dans la tuberculose, le mal de Bright, la syphilis.

SIGNES. Restent souvent très longtemps sans occasionner de troubles. Quand la symphyse est constituée, insuffisance cardiaque, qui tend vers l'asystolie irréductible ou récidivante.

Dans le cas de péricardite constrictive, c'est un tableau très spécial d'œdème des membres inférieurs avec stase veineuse et gros foie qu'on observe.

TRAITEMENT. Régime, vie exempte de toute fatigue. Médication iodurée. Révulsion répétée au niveau du cœur (teinture d'iode, pointes de feu).

Enfin traitement de l'asystolie quand elle est installée.

Dans le traitement de la symphyse, on a proposé de faire des interventions chirurgicales : mobilisation de la paroi intercostale par section des cartilages costaux dans le cas de symphyse externe. Décortication du cœur dans le cas de péricardite constrictive.

Maladies congénitales. — ***Rétrécissement de l'artère pulmonaire.*** — Le rétrécissement, rare à l'état pur, ordinairement associé à une autre malformation, siège soit à l'orifice des valvules sigmoïdes, soit 1 à 2 cm plus bas.

Cette malformation peut ne se traduire par aucun symptôme.

Si beaucoup d'enfants atteints de rétrécissement pulmonaire meurent avant la puberté, on peut voir des sujets arriver à l'âge adulte et même à la vieillesse.

Tétralogie de Fallot. — Caractérisée par quatre malformations : le rétrécissement pulmonaire, l'hypertrophie du cœur droit qui en est la conséquence, une communication interventriculaire et un déplacement de l'aorte à droite.

La cyanose, très marquée, n'apparaît souvent qu'au cours de la première année.

Bien que grave, cette affection permet souvent une longue survie.

Transposition artérielle. — Les aspects peuvent en être multiples : position de l'aorte à droite, à cheval sur les deux ventricules ou sur le ventricule droit seul, artère pulmonaire naissant du ventricule gauche; aorte double.

Cyanose très marquée; courte survie.

Communication interventriculaire (maladie de Roger). — Absence de troubles fonctionnels; pas de cyanose, ni dyspnée ni palpitations. Malformation compatible avec une vie normale.

L'examen médical montre un frémissement cataire perceptible à la palpation, un souffle systolique râpeux à l'auscultation derrière le sternum ; la radiographie montre une silhouette cardiaque globuleuse.

Communication interauriculaire (persistance du trou de Botal). — Cette malformation est souvent muette ; parfois cyanose légère, inconstance, avec signes d'insuffisance ventriculaire droite.

Les signes d'auscultation et la radiographie sont peu caractéristiques.

Souvent associée à d'autres malformations.

Persistance du canal artériel. — (V. CŒUR [développement].) Elle est souvent associée à d'autres malformations congénitales. Mais elle peut exister seule et ne se manifester par aucun signe fonctionnel. Cette persistance du canal artériel est souvent tolérée pendant longtemps ; néanmoins, les malades sont exposés à des accidents cardiaques (insuffisance du ventricule droit, endocardite maligne lente).

L'auscultation révèle au médecin un bruit de rouet, murmure continu à renforcement systolique dans le deuxième espace intercostal gauche ; à ce niveau, on sent un frémissement.

TRAITEMENT. Chirurgical : ligature du canal artériel.

Rétrécissement aortique. — Peut siéger soit à l'orifice aortique, soit à l'isthme de l'aorte, au point où la crosse atteint le rachis.

Dans le premier cas, les signes sont ceux du rétrécissement acquis.

Dans le second, on note une dilatation du cœur gauche et de la crosse, une pression artérielle élevée aux membres supérieurs avec hypotension des membres inférieurs, une circulation artérielle complémentaire sur le thorax et l'abdomen.

Ce rétrécissement peut être bien toléré pendant des années ; cependant, dans les 2/3 des cas, les malades meurent entre dix et quarante ans.

Dextrocardies. — La transposition du cœur à droite peut exister seule ou s'accompagner d'une transposition des viscères (foie et appendice à gauche, rate à droite). Elles n'entraînent aucun trouble fonctionnel, sauf quand elles s'associent à d'autres malformations cardiaques.

Hypertrophie cardiaque congénitale. — Rare. Au bout de quelques semaines ou quelques mois, on constate que l'enfant est cyanosé, dyspnéique, avec tirage, cornage, toux. La radiographie montre un cœur globuleux.

Très grave, entraîne la mort au cours de la première ou de la deuxième année par syncope ou asystolie.

III. CŒUR (Radioscopie du). — Le cœur et les gros vaisseaux de la base du cœur étant opaques aux rayons X forment une tache sombre entre la plage claire correspondant aux poumons remplis d'air qui bordent le cœur.

On peut, grâce à certaines précautions techniques, dessiner sur l'écran radioscopique les contours exacts du

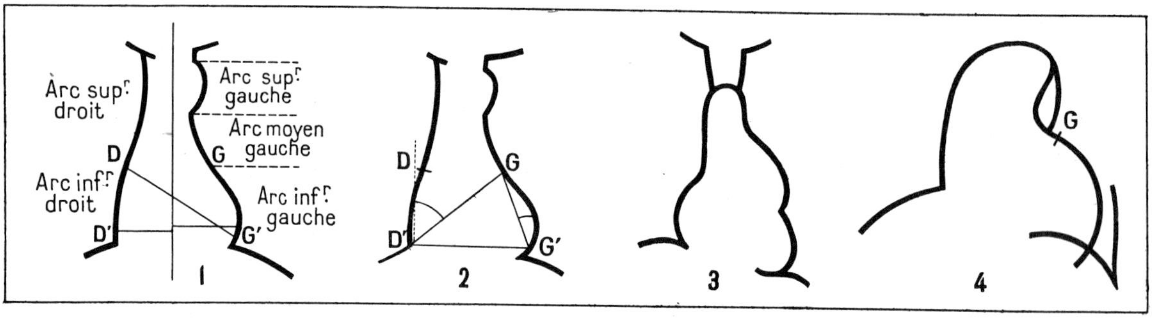

FIG. 361. — Orthoradioscopie du cœur.

1. Orthodiagramme cardiaque frontal. Principales dimensions classiques : Diamètre longitudinal, ligne D G'; Diamètre transversal, somme de deux demi-diamètres transversaux; 2. Orthodiagramme frontal. Principales dimensions adoptées (Lian). Leur valeur chez un adulte sain : *Ventricule gauche,* longueur du bord ventriculaire gauche G G' $<$ 9,6; Flèche du bord ventriculaire gauche $<$ 1,5; — *Ventricule droit.* Corde du corps ventriculaire droit ou corde du bord inférieur D' G' $<$ 12; 3. Orthodiagramme d'un rétrécissement mitral; 4. Orthodiagramme d'une insuffisance aortique syphilitique.

cœur; c'est ce qu'on appelle faire un *examen orthodiagraphique* ou *orthoradioscopique* de l'ombre cardiaque. On peut aussi, pour ne pas déformer l'ombre cardiaque, faire une radiographie à distance (à 2^{m},50) : c'est la *téléradiographie.*

En position frontale (face antérieure du thorax derrière l'écran), un orthoradiogramme du cœur et des gros vaisseaux a la forme suivante (*fig.* 361). L'arc supérieur gauche correspond à la crosse de l'aorte, l'arc moyen gauche à l'artère pulmonaire et à une partie (l'auricule) de l'oreil-

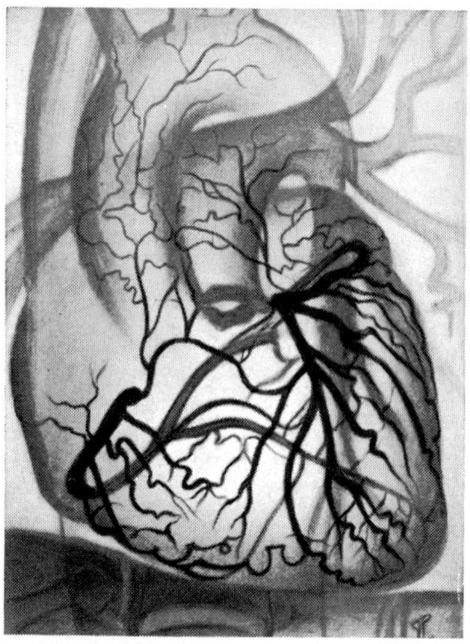

FIG. 362. — Aspect radiographique d'un cœur après injection d'un liquide opaque aux rayons X dans les artères coronaires.

lette gauche, l'arc inférieur gauche au ventricule gauche. L'arc supérieur droit répond à la veine cave supérieure, l'inférieur droit à l'oreillette droite.

En position oblique, on fait apparaître les parties postérieures du cœur : particulièrement, en transverse, l'oreillette gauche (hypertrophiée dans le rétrécissement mitral), en oblique antérieure gauche, le déroulement de l'aorte épaissie (aortite).

La radioscopie du cœur rend ainsi de très grands services dans le diagnostic des affections du cœur, de l'aorte, de l'artère pulmonaire.

IV. CŒUR (**affections traumatiques**). — **Ruptures valvulaires.** — A la suite d'un choc violent sur la paroi thoracique d'une vive compression, on a pu observer des ruptures valvulaires; il s'agit ordinairement des valvules sigmoïdes de l'aorte, plus rarement de la mitrale de la pulmonaire ou de la tricuspide.

SIGNES. Vive douleur précordiale, avec sensation d'angoisse et collapsus; une dyspnée vive persiste les jours suivants, et on entend un souffle variable suivant les cas.

Pronostic grave, mais la cicatrisation valvulaire peut s'observer.

Plaies du cœur. — Plaies par instrument tranchant, par projectile d'arme à feu, par *contusion* du thorax avec fracture de côtes dont un fragment pénètre dans le cœur.

Les projectiles peuvent soit traverser le cœur (orifice d'entrée petit et régulier, orifice de sortie plus gros et déchiqueté), soit, plus rarement, s'arrêter à l'intérieur d'une des cavités.

Les organes voisins (poumon, plèvre, surtout le cul-de-sac gauche, gros vaisseaux) peuvent être lésés simultanément.

SIGNES. Etat de shock, petitesse du pouls, syncope, coma, refroidissement des extrémités, gêne respiratoire. Parfois les troubles sont peu accentués.

L'exploration au stylet est très dangereuse et doit être évitée.

ÉVOLUTION. — Contrairement à ce qu'on croit généralement, la mort immédiate est assez rare (1 sur 6); elle se produit d'ordinaire après quelques heures ou quelques jours par anémie progressive, laissant la possibilité d'une intervention. Enfin, elle apparaît quelquefois assez longtemps après la blessure sous l'action d'un effort rompant la cicatrice.

TRAITEMENT. Il faut opérer le plus rapidement possible. On découvre le cœur par un lambeau ostéo-cutané, on incise le péricarde et on suture le cœur après enlèvement du projectile, avec le concours de la radiographie, s'il y a lieu. Transfusion sanguine.

V. CŒUR (**Réanimation du**). — Lorsque le cœur s'arrête sous l'effet d'une syncope au cours de l'anesthésie ou d'une opération sur cet organe, le procédé le meilleur pour rappeler ses battements semble être le massage direct (à pleines mains).

On comprime le cœur rythmiquement entre les doigts 60 fois par minute. Les résultats ont été assez favorables.

VI. CŒUR (**Traitement chirurgical des maladies du**). — La chirurgie cardiaque a fait des progrès impressionnants et a transformé le pronostic de certaines lésions cardiaques, cela grâce à l'évolution technique de ces dernières années.

Il faut distinguer deux types d'interventions :

1° **Interventions ne nécessitant pas la mise hors circulation du cœur.** — Elles sont désormais classiques.

La *commissurotomie mitrale* est la plus fréquente : elle est utilisée uniquement contre le rétrécissement mitral, où elle rend à l'orifice mitral un diamètre suffisant et supprime ainsi l'obstacle qu'il constituait. En fait, tous les rétrécissement mitraux ne sont pas justiciables de cette intervention. Ce sont ceux qui donnent de très gros troubles pulmonaires à type d'œdème pulmonaire et de dyspnée d'effort, en dehors de toute insuffisance cardiaque, qui réalisent l'indication type. On comprend qu'un bilan complet clinique, radiologique, électrocardiographique, comportant l'étude des pressions intracardiaques (V. CATHÉTÉRISME) soit nécessaire pour préciser la nécessité de cette intervention. Celle-ci doit théoriquement être précoce, après l'extinction de toute évolutivité du rhumatisme qui est à l'origine du rétrécissement, mais aussi avant l'apparition de modifications vasculaires pulmonaires qui diminuent l'efficacité de la commissurrotomie.

TECHNIQUE. (V. *Supplément.*)

Faite dans de bonnes conditions, elle donne de bons résultats. L'indication doit cependant être prise avec prudence et posée par des médecins expérimentés.

La *péricardectomie* est la deuxième grande intervention classique : indiquée dans la péricardite tuberculeuse constrictive, elle est possible grâce à l'existence d'antibiotiques efficaces contre la tuberculose qui empêchent la diffusion de la maladie après l'opération : elle consiste à libérer le cœur de la coque fibro-calcaire rigide qui l'entoure par un véritable « pelage », une décortication du péricarde, qui peut être très épaissi. Ses indications sont limitées à l'adiastolie (absence de

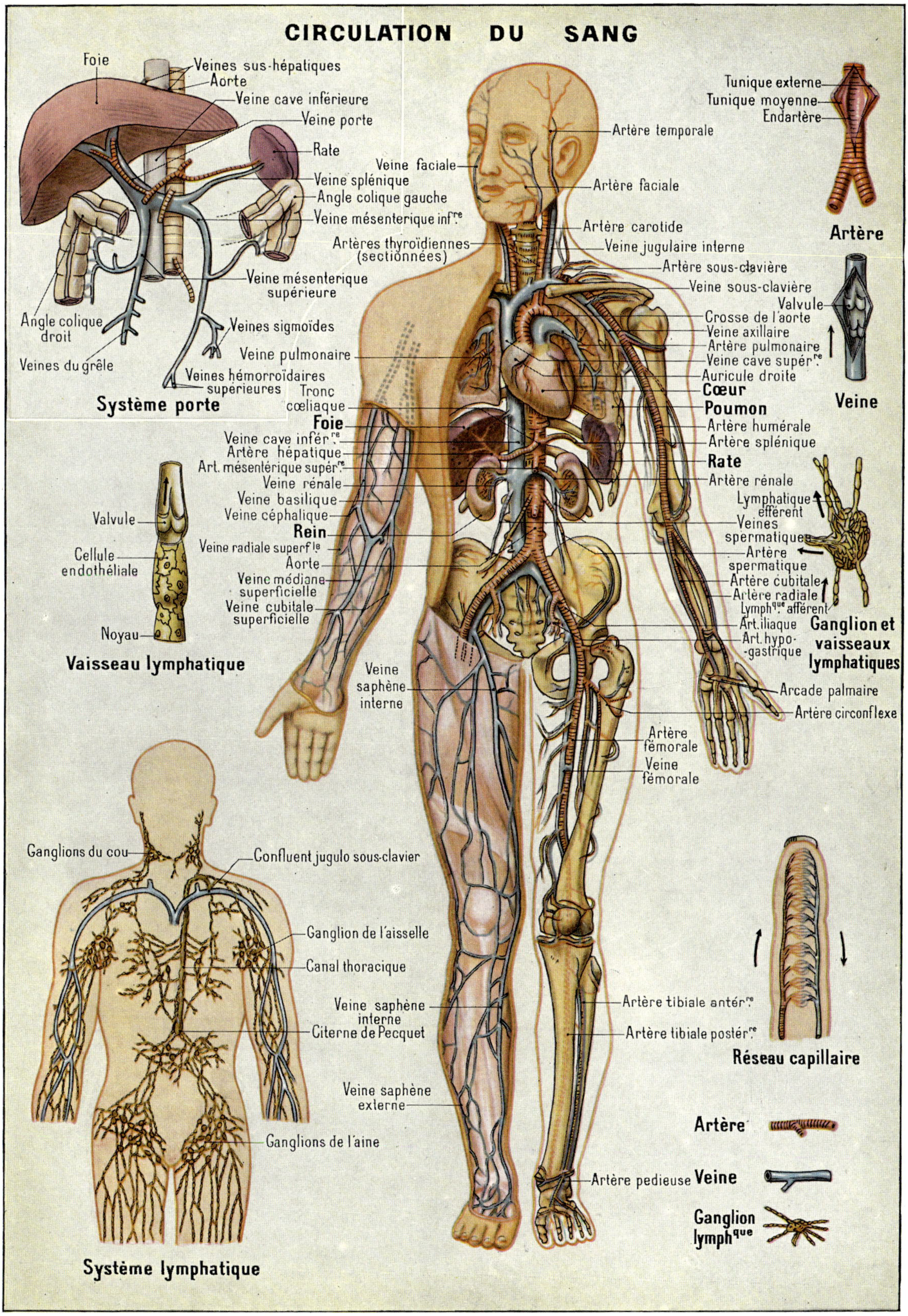

CŒUR ET CIRCULATION (**artères, veines, lymphatiques**).

remplissage suffisant du cœur pendant la diastole) par constriction.

L'*opération de Blalock-Taussig* (*fig.* 363) est indiquée dans la tétralogie de Fallot ; la gravité de celle-ci est due en grande partie à l'insuffisance d'apport de sang aux poumons ; l'intervention, en réalisant une anastomose d'une branche de l'aorte à une artère pulmonaire, fait repasser une partie du sang aortique dans le circuit pulmonaire. En fait, là aussi, toutes les tétralogies ne peuvent être opérées et les indications doivent être précisées avec soin.

La *valvulotomie de Brock* lutte contre la triade de Fallot, qui est caractérisée par le rétrécissement de l'orifice de l'artère pulmonaire. Elle a pour but la dilatation de cet orifice. V. VALVULOTOMIE au *Supplément.*

La *persistance du canal artériel* est traitée par pluriligature plutôt que par résection de ce canal.

La *résection de la sténose de l'aorte* (V. AORTE) est devenue fréquente, complétée par greffe artérielle au besoin. Citons d'autres interventions peu fréquentes et d'indications très discutées : revascularisation du myocarde, commissurotomie aortique, chirurgie des insuffisances valvulaires.

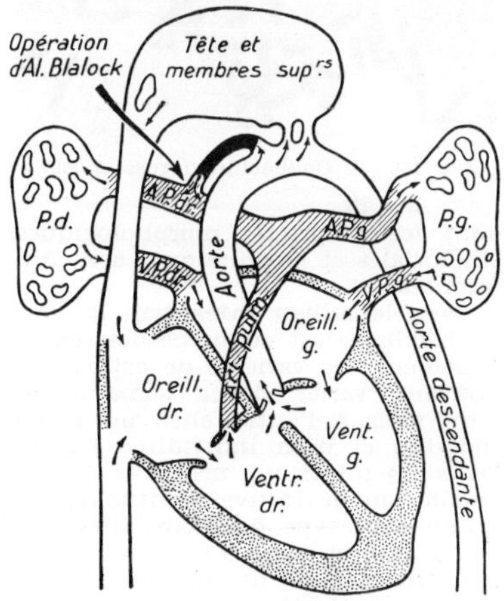

FIG. 363. — L'opération de Blalock.
(*D'après Patel, Leger et Nardi.*)

2° Intervention à cœur ouvert. — La deuxième catégorie d'intervention est d'apparition récente : le principe est très différent, puisqu'il s'agit d'intervention à cœur ouvert, à vue, avec arrêt de la circulation intracardiaque. (V. CHIRURGIE : *Chirurgie à cœur ouvert,* dans le *Supplément.*)

3° Transplantation cardiaque, voir GREFFE.

VII. CŒUR (état pour l'aptitude aux sports). — L'expérience a montré que l'aptitude aux sports ne dépendait pas exclusivement de l'existence ou de l'absence de lésions des valvules du cœur, mais surtout de la valeur fonctionnelle du cœur.

Cependant, l'existence d'une cardiopathie valvulaire, même si elle est bien tolérée, rend dangereuses pour le sujet les fatigues du service armé et des sports violents.

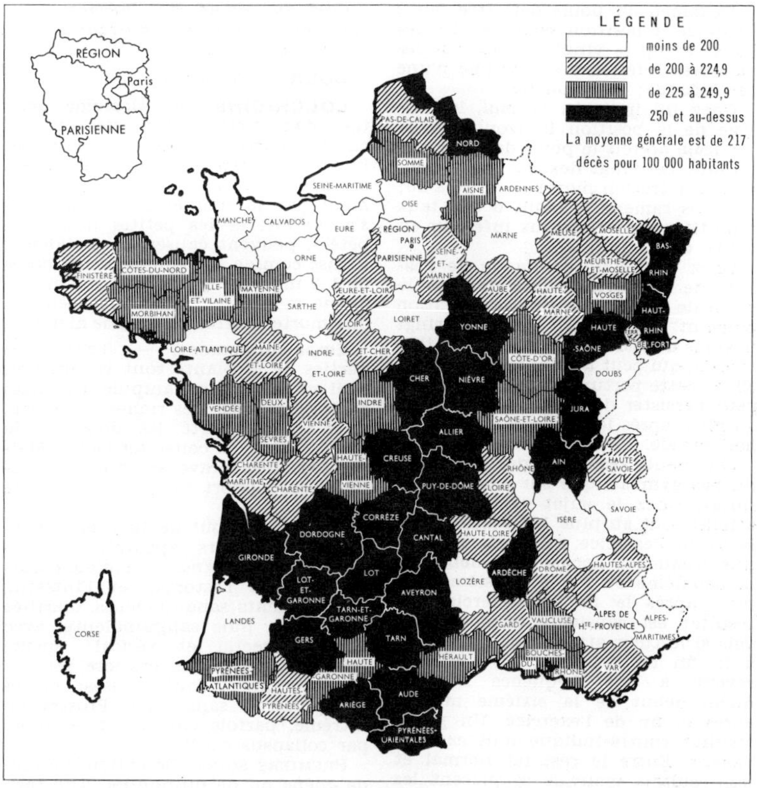

FIG. 364. — Maladies du cœur et de ses annexes. Mortalité pour 100 000 habitants en 1956.
(*Carte dressée par M. Moine, Institut national d'hygiène.*)

En l'absence de tout signe de lésion valvulaire, myocardique ou péricardique, il n'est pas rare qu'un sujet ait cependant des troubles cardiaques rendant impossible ou dangereux pour lui tout exercice pénible. C'est le cas des sujets qui ont à la fois de la tachycardie et de l'oppression marquée pour un effort minime. V. PALPITATIONS.

Pour apprécier la valeur fonctionnelle, donnons les conseils suivants.

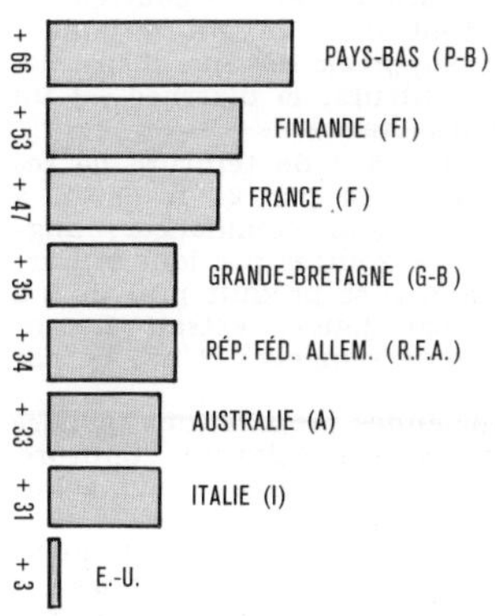

FIG. 365 (*à gauche*). — Variations en pourcentage de la mortalité cardiaque dans divers pays, de 1955 à 1967 (étude portant sur des hommes âgés de 45 à 55 ans).
(*Doc. O. M. S.*)

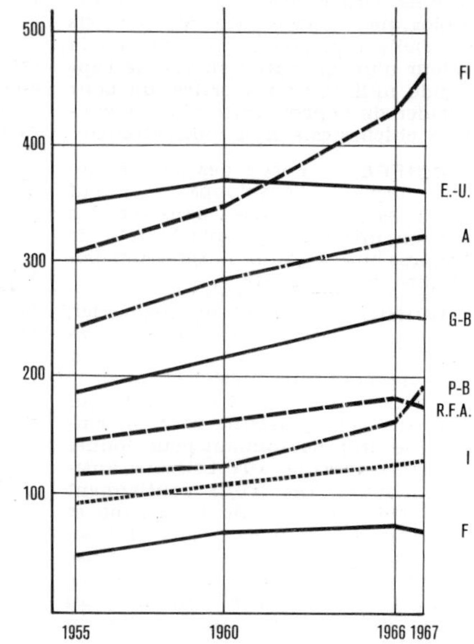

FIG. 365 bis. — Evolution de la mortalité due à l'athérosclérose des coronaires et à la myocardite dégénérative, chez l'homme de 45 à 55 ans, rapportée à 10 000 habitants.
(*Doc. O. M. S.*)

L'examen du pouls doit être fait : 1° dans la position couchée; 2° debout; 3° après vingt flexions sur les membres inférieurs au rythme d'une par seconde; 4° recouché.

Chez un individu *normal*, le passage de la position horizontale à la verticale accroît le pouls de 5 à 8 à la minute. Les vingt flexions provoquent une accélération moyenne de 16 à 20; le repos ramène le pouls à son taux primitif, voire à un taux inférieur en moins de *3 minutes*.

Chez un *débile cardiaque*, le passage de la position horizontale à la verticale détermine une accélération pouvant atteindre 18 à 20. Les vingt flexions déterminent une accélération énorme qui peut atteindre et dépasser 30, et cette perturbation accélératrice peut persister de cinq à dix minutes ou plus, après le retour à la position horizontale.

On peut recommander l'épreuve du pas gymnastique sur place (1 minute). Chez le sujet sain, le cœur atteint tout au plus 120 pulsations à la fin de l'exercice, et il est revenu à une fréquence normale au début de la deuxième ou de la troisième minute après la fin de l'exercice. Le résultat est considéré comme mauvais si le cœur atteint 160 pulsations à la fin de l'exercice, ou s'il n'est revenu à une fréquence normale qu'au début de la sixième minute après la fin de l'exercice. Un pareil résultat contre-indique tout exercice violent. Entre le résultat normal et les résultats mauvais se placent les cas donnant un résultat intermédiaire ou médiocre, qui implique beaucoup de prudence et un entraînement progressif bien surveillé.

Plus encore que ces épreuves, l'examen complet du sujet avec étude des antécédents (notion d'insuffisance cardiaque antérieure, de maladie rhumatismale évolutive), le dépistage des premiers signes d'insuffisance cardiaque (dyspnée d'effort, tachycardie permanente, bruit de galop, hypertrophie cardiaque vue à l'examen radiologique, convergence des tensions artérielles) permettent d'apprécier la valeur d'un myocarde en vue de l'aptitude militaire ou sportive, ou pour décider de l'opportunité d'une opération chirurgicale non indispensable.

COIFFE. — Partie des membranes qui forment l'enveloppe de l'œuf fœtal; elle est expulsée, dans certains cas, en même temps que la tête de l'enfant qui, suivant l'expression populaire, naît « coiffé ».

COING. — Le fruit du cognassier, arbre de la famille des Rosacées (*Cydonia vulgaris*), est employé pour faire des confitures (gelée) et un sirop (1 kg de fruit pour 2 de sucre) qui ont une action astringente; on emploie le sirop notamment pour donner un goût agréable aux boissons antidiarrhéiques. Les fruits contiennent de l'acide malique, de la pectine et du tanin. Les semences cèdent à l'eau un mucilage émollient. Il est utilisé en pharmacie et en parfumerie. Le contact de la plante avec la peau peut déterminer une irritation cutanée.

COL. — Partie rétrécie d'un os ou d'un organe.

Cols du fémur, de l'humérus, du maxillaire, du péroné, du radius; cols de l'utérus, de la vessie. V. aux mots.

COLA. — V. KOLA.

COLCHICINE. — Alcaloïde existant dans toutes les parties du colchique, surtout dans les semences. Poudre jaunâtre, amère, extrêmement toxique (tableau A); s'élimine lentement par le rein et l'intestin, mais *s'accumule*, et les petites doses, répétées, peuvent causer des accidents. Utilisé comme antigoutteux aux doses de 1/2 mg à 2 mg par jour; 20 mg (et même moins) par 24 heures peuvent être mortels; arrêter en cas de diarrhée.

Empoisonnement. — Toutes les parties de la plante sont vénéneuses, et il suffit d'avoir manipulé des styles et des étamines très riches en poison, puis d'avoir porté les doigts à la bouche, pour en constater l'effet. Mais l'intoxication grave est presque toujours en rapport avec une erreur de dose.

SIGNES. Au bout de 10 à 24 h, parfois 3 à 4 jours, apparaît un *syndrome cholériforme* : douleurs cuisantes dans l'estomac et l'intestin, vomissements sanguinolents, diarrhée muqueuse, puis sanguinolente, avec ténesme rectal et vésical; sueurs froides et visqueuses, cyanose, soif intense, crampes douloureuses; urines rares, parfois sanglantes. Prostration extrême, parfois convulsion et mort par collapsus cardiaque.

PREMIERS SOINS. Décoction d'écorce de chêne ou de quinquina. Thé fort, éther, eau-de-vie, puis boissons émollientes.

COLCHIQUE (Narcisse d'automne, Safran bâtard ou sauvage des prés, Lis vert). — Plante (*Colchicum autumnale*) de la famille des Liliacées (voir pl. en couleurs à PLANTES DANGEREUSES), commune dans les prés et pâturages.

On emploie seulement les semences.

ACTION. Le colchique jouit de propriétés *drastiques* et *antigoutteuses;* agit surtout dans la goutte aiguë; doit être supprimé dès que disparaissent les douleurs; la diarrhée est un signe d'intolérance.

DOSES. 1 à 5 g de teinture de semences au 1/10 par 24 h (XXX à XL gouttes pour commencer; augmenter de X gouttes par jour et s'arrêter quand il se produit plus de 3 à 4 selles par jour); extrait hydroalcoolique de semences, 1 à 5 cg par jour.

Les anciennes préparations (poudre de semences, alcoolature, teinture, vin, vinaigre de bulbe) sont abandonnées.

Le colchique est à la base de nombreuses spécialités antigoutteuses : pilules de Lartigue, poudre de Pistoia, liqueur Laville, etc.

COLD-CREAM. — Pommade formée de blanc de baleine, de cire blanche, d'huile d'amandes douces, de teinture de benjoin, d'eau et d'essence de rose. Employée comme adoucissant (irritation de la peau du visage ou des mains), et comme excipient de médicaments. Rancit facilement.

Certaines formules substituent à l'essence d'amandes, de romarin, de bergamote, l'eau de Cologne; on peut y ajouter de la glycérine, du borax, du camphre.

COLECTOMIE (de *côlon*, et du gr. *ektomê*, ablation). — Résection du côlon en totalité ou en partie.

COLIBACILLE. — Le colibacille ou *Bacterium coli commune* est un bâtonnet court et trapu assez mobile, pourvu, comme le bacille d'Eberth, de cils vibratiles (*fig.* 366). C'est un saprophyte de l'intestin de l'homme et des animaux.

L'enfant naît avec un tube digestif stérile, mais qui se peuple de colibacilles pendant les jours qui suivent la naissance. Le colibacille existe aussi normalement dans l'urètre de l'homme et de la femme, dans le vagin, les organes génitaux externes, l'anus.

On admet qu'il existe un grand nombre de variétés de colibacilles,

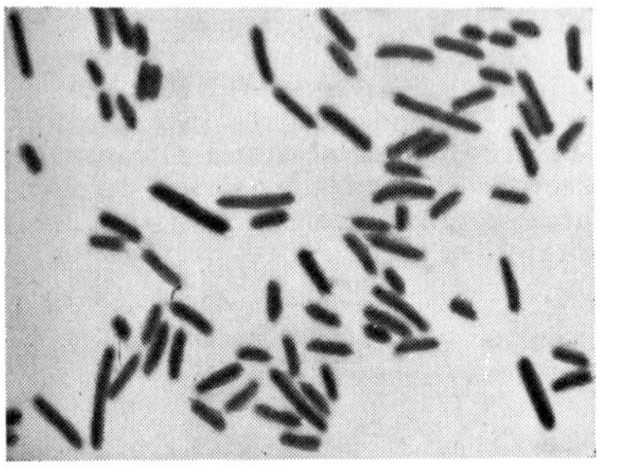

FIG. 366. — Colibacilles (gross. 2 000).

dont les propriétés morphologiques, tinctoriales et biochimiques sont différentes.

Dans le milieu intestinal, la flore colibacillaire est en perpétuel renouvellement, les variétés de colibacilles pouvant varier d'une semaine ou d'un mois à l'autre chez un même individu et d'un individu à l'autre. Dans les infections urinaires à colibacille, on ne trouve habituellement qu'un seul type de colibacilles. Des eaux souillées par des matières fécales peuvent contenir des milliers de colibacilles pathogènes. Mais certaines eaux peuvent renfermer un grand nombre de colibacilles saprophytes non pathogènes; d'où l'intérêt d'une différenciation des diverses espèces de colibacilles.

Sous diverses influences, le colibacille peut devenir agressif et virulent, sa toxicité provenant de deux toxines, l'une *neurotrope*, assez fragile, l'autre *entérotrope*, plus résistante à la chaleur.

COLIBACILLOSE. — Le colibacille, inoffensif quand il séjourne dans l'intestin, devient nocif quand il a franchi la barrière intestinale, à la suite de traumatismes légers, d'une stase prolongée, d'une irritation par des lavements et des purgatifs, par des parasites intestinaux; le point de départ de l'infection est souvent l'appendice.

Le colibacille passe alors dans le sang (*colibacillémie*).

On a trouvé le colibacille dans les infections génitales de la femme : vaginites, métrites, salpingites.

Le colibacille peut exister dans l'urine (*colibacillurie*) au cours de lésions intestinales ou du fait d'un trouble mécanique au niveau du rein, de l'uretère, de la vessie, de la prostate ou de l'urètre, ou bien au cours de la grossesse (pyélonéphrite).

Parfois, l'infection réalise le type du *syndrome entéro-rénal,* où le colibacille est souvent associé à l'entérocoque.

Il existe deux grandes variétés de ce syndrome.

Forme simple. — Cette forme, qui peut évoluer d'une façon aiguë (fièvre à grandes oscillations, pouls rapide), subaiguë ou chronique, se traduit par des *troubles urinaires* (pyurie, hématurie) et *digestifs.*

Forme compliquée. — Elle est compliquée, par des raisons anatomiques, de rétention intestinale ou urinaire. *Rétention intestinale :* rétrécissement d'origine mécanique, infectieuse ou cancéreuse. *Rétention urinaire :* pyélonéphrite gravidique, coudure ou rétrécissement de l'uretère.

Parti de divers points (intestin, voies biliaires, organes génitaux), le colibacille peut pénétrer dans le sang et déterminer des *septicémies* et des *pyohémies* graves, parfois mortelles. Le malade est pris de frissons et de fièvre élevée avec état typhique, état saburral des voies digestives, diarrhée, ictère, parfois purpura. Le colibacille est décelé dans le sang, par hémoculture, et dans les urines. L'infection peut coloniser dans divers organes : pyélonéphrite, angiocholécystite, plus rarement endocardite végétante, broncho-pneumonie, méningite, fièvre puerpérale, abcès du foie, du rein.

TRAITEMENT. Tarir la source du colibacille; désinfection intestinale et urinaire; au besoin intervention chirurgicale, ablation de l'appendice ou de la vésicule biliaire.

Régime alimentaire : suppression des aliments causant de l'intoxication intestinale et variables suivant les individus : hydrates de carbone, graisses, féculents, œufs; surveiller le parasitisme éventuel des matières fécales, la stase colique. Boissons diurétiques abondantes, purgatifs doux : huile de paraffine, graines de lin, psyllium, mucilages, ferments lactiques, charbon. Antiseptiques urinaires.

Acidifier l'urine (pH urinaire de 5,5 défavorable au développement du colibacille) par l'ingestion d'acide phosphorique, de chlorure d'ammonium, d'acide mandélique (12 g par jour) ou de mandélate d'ammonium (8 à 12 g par jour).

Vaccin anticolibacillaire de l'Institut Pasteur. Sulfamides (6 à 8 g par jour au début, puis diminuer). La pénicilline est inefficace. La streptomycine, l'auréomycine, la chloromycétine sont actives, mais on les réserve aux formes graves.

En cas de pyélonéphrite, cathétérisme urétéral, lavage du bassinet, néphrostomie. Cures minérales à Vichy, Plombières, Châtelguyon, Evian, Vittel, Contrexéville, La Preste, Capvern.

COLIMYCINE. — Antibiotique d'apparition récente, isolé au Japon à partir de cultures du bacille *aerobacillus colistinus.*

Actif particulièrement sur des microbes tels le colibacille et le bacille pyocyanique, il est très employé dans les infections urinaires et intestinales.

COLIQUES (du gr. *kôlon,* côlon). — Les coliques proprement dites siègent dans la partie du gros intestin appelée *côlon* (v. ce mot), et résultent d'un obstacle à la progression des matières dans l'intestin.

Coliques appendiculaires. — Voir APPENDICE.

Coliques bilieuses ou hépatiques. — V. FOIE.

Coliques néphrétiques. — Voir REINS.

Coliques d'utérus ou de règles. — V. RÈGLES.

Coliques de miserere. — V. *Occlusion intestinale,* à INTESTIN (maladies).

Coliques des peintres, saturnines, sèches ou de plomb. — Voir PLOMB.

COLITE. — Inflammation du côlon. V. CÔLON.

COLLAGÈNE. — V. *Supplément.*

COLLAPSOTHÉRAPIE (du lat. *collapsus,* affaissement, et du gr. *therapeia,* traitement). — Traitement de certaines affections pulmonaires, la tuberculose en particulier, par diverses méthodes tendant à affaisser le poumon, à le mettre au repos, pour faciliter la cicatrisation des lésions. V. OLÉOTHORAX, PHRÉNICOTOMIE, PNEUMOTHORAX, THORACOPLASTIE, TUBERCULOSE.

COLLAPSUS (du lat. *cum,* avec, et *lapsus,* chute). — Diminution brusque ou rapide de l'activité musculaire ou cérébrale. Souvent pris aujourd'hui au sens de collapsus cardio-vasculaire.

Collapsus cardio-vasculaire. — Prostration brutale avec cyanose et refroidissement, pouls rapide, imperceptible, et chute de la tension artérielle.

Collapsus pulmonaire. — Ischémie et pâleur du poumon refoulé par une pleurésie, un pneumothorax, une tumeur du médiastin.

COLLARGOL. — V. ARGENT : *Argent colloïdal,* et COLLOÏDES.

COLLATÉRALES. — Artères collatérales des doigts et des orteils qui, partant des arcades palmaires et plantaires, montent le long du bord des doigts et des orteils en s'anastomosant entre elles. V. MAIN.

COLLE DE POISSON (Ichtyocolle). — Lames brillantes, incolores ou légèrement jaunâtres, translucides, inodores, préparées avec la vessie natatoire de différents poissons cartilagineux (squales, raies, esturgeons). Sert à préparer le taffetas d'Angleterre (sparadrap d'ichtyocolle).

COLLE MÉDICAMENTEUSE. — Mélange de grenétine (gélatine pure), de gélatine, de glycérine, d'eau et d'oxyde de zinc.

A froid, ces colles ont une consistance solide, et doivent, par suite, être fondues au *bain-marie,* avant l'application, qui doit être faite à température tiède avec un pinceau plat (queue de morue). On peut, avant que la colle ait séché, la fouetter avec des flocons d'ouate. Le revêtement ainsi obtenu est souple, adhérent à la peau, doux au toucher et comparable à une sorte de gant de Suède. On peut y incorporer en toute proportion de l'iodure de plomb, du précipité blanc, du soufre, de l'iodoforme, de la chrysarobine.

ACTION. Les colles sont perméables à la perspiration cutanée; elles décongestionnent la peau et apaisent les démangeaisons. Elles rendent de grands services dans les cas de prurit, prurigo, lichen.

COLLECTION (du lat. *collectio,* réunion). — **Collection purulente.** — Quantité assez grande de pus dans une cavité artificielle ou naturelle du corps.

Collection sanguine. — Synonyme d'*hématome.*

COLLIER. — **Collier d'ambre.** — Un préjugé lui donne un pouvoir préservatif contre diverses maladies.

Collier de Vénus. — Manifestation secondaire de la syphilis. V. SYPHILIS.

COLLIQUATIF (du lat. *colliquescere,* se résoudre en eau). — Se dit de sécrétions (sueurs, diarrhée) particulièrement abondantes.

COLLOBIASE. — Médicament colloïdal obtenu par procédé électrochimique et à base de métaux (or, mercure, bismuth, étain), de métalloïdes (sélénium, soufre), de produits organiques (chaulmoogra, térébenthine). S'emploie en injections intramusculaires ou intraveineuses.

COLLODION. — Solution de fulmicoton (cellulose octonitrique) dans un mélange d'éther et d'alcool. Employé comme agglutinatif pour réunir les lèvres des petites plaies préalablement désinfectées et les recouvrir, pour les préserver des poussières.

En ajoutant 1 g d'huile de ricin à 15 g de collodion, on a le *collodion riciné* ou *élastique,* qui se dessèche plus lentement, mais s'adapte mieux et est plus souple. Très employé autrefois, on lui incorporait divers médicaments : salol, acide salicylique, acide chrysophanique, iodoforme.

Le collodion a reçu de nombreuses applications industrielles (fabrication de fleurs artificielles, cuir artificiel, reliures de livres, celluloïd, photographie).

COLLOÏDAL. — **Solution colloïdale.** — Liquide dans lequel les particules ne sont pas dissoutes, mais en suspension, finement divisées (*micelles*). Cet état de suspension paraît dû à la force répulsive des charges électriques de même signe que possèdent les micelles; si cet équilibre est rompu, les micelles s'agglomèrent en amas ou flocons (floculation). Voir COLLOÏDES.

COLLOÏDES. — **Propriétés biologiques.** — Les colloïdes ne *dialysent* pas; les cristalloïdes dialysent. La gomme arabique (colloïde) passera ainsi 1 000 fois plus lentement que le sucre (cristalloïde) à travers une membrane.

Applications thérapeutiques. — Les métaux colloïdaux sont peu toxiques; ils sont souvent efficaces avec une dose infime de médicament. Ils ont été utilisés dans un certain nombre d'infections aiguës, de septicémies, d'affections chroniques.

Le médicament colloïdal le plus anciennement employé est l'argent colloïdal.

L'*argent colloïdal* obtenu par voie chimique (*collargol*) est un corps noir, soluble dans l'eau; on l'emploie surtout en pommade à 5 p. 30 de vaseline (onguent de Crédé), en suppositoires, en injections ou lavages urétraux.

L'argent colloïdal obtenu par voie électrique s'emploie en injections intraveineuses, sous-cutanées, intramusculaires; on injecte 5 cm^3 chez l'enfant, 10 chez l'adulte en une fois, et on continue les jours suivants. Il titre $0^{g},40$ d'argent métallique pur p. 1 000.

L'argent colloïdal est employé dans les maladies infectieuses : pneumonie, infection puerpérale, érysipèle, grippe, scarlatine grave, fièvre typhoïde, rhumatisme articulaire aigu. Les effets sont variables, mais généralement la température s'abaisse et l'état s'améliore.

On prépare également d'autres médicaments colloïdaux : bismuth, cuivre, étain, iode, mercure, or, platine, palladium, plomb, soufre, rhodium, sélénium, quinine, fer, camphre, chaulmoogra, térébenthine.

Action thérapeutique et accidents. — Les injections intraveineuses de solutions colloïdales dans les infections graves, à température élevée, s'accompagnent souvent d'une réaction violente avec recrudescence de la fièvre et un grand frisson, d'ailleurs passager. Ces accidents doivent être attribués à la *colloïdoclasie*. A la suite de ce *choc colloïdal*, on peut voir souvent les phénomènes graves s'amender et la guérison survenir, alors que toutes les autres médications avaient échoué. Malheureusement, dans certains cas, on note une aggravation des symptômes.

COLLOÏDOCLASIE (de *colloïde*, et du gr. *klasis*, rupture). — Perturbation soudaine survenant dans l'équilibre des colloïdes des humeurs, provoquée par l'introduction brusque, dans la circulation, d'un antigène (albumine hétérogène, solution colloïdale), par voie intraveineuse. Le choc colloïdoclasique se traduit par du collapsus cardiaque et de l'hypotension artérielle, de la dyspnée, de la fièvre, des frissons, et parfois par de l'anurie, des convulsions, de l'herpès, de l'urticaire. Ces troubles apparaissent soudainement quelques heures après l'injection. Ils peuvent être exceptionnellement mortels; ils disparaissent ordinairement avec une extrême rapidité et ne laissent aucune trace dans l'organisme. V. ANAPHYLAXIE.

COLLOÏDOTHÉRAPIE (de *colloïde*, et du gr. *therapeia*, traitement). — Détermination d'un choc dans un dessein thérapeutique, en injectant dans les veines une substance colloïdale.

COLLUTOIRE (du lat. *colluere*, laver). — Préparation de consistance sirupeuse ou semi-liquide, à base de glycérine, sirop de sucre ou miel rosat, destinée à être appliquée sur les gencives ou les parois internes de la bouche. On peut y incorporer des médicaments : borax, bleu de méthylène, acide salicylique, iode, résorcine.

COLLYRE (du gr. *kollura*, pâte non levée). — Médicament destiné à être placé sur l'œil, et plus spécialement sur la conjonctive. Il en existe trois variétés : les collyres *secs*, qu'on insuffle avec une pipette de verre ou un insufflateur, comme le *collyre sec au calomel*, formé de parties égales de calomel et de sucre; les *mous* ou pommades, comme la pommade contre la blépharite; les *liquides*, qu'on verse avec un compte-gouttes, comme les collyres au nitrate d'argent, à la cocaïne, l'atropine, l'ésérine, la pilocarpine.

COLOBOME (du gr. *koloboma*, mutilation). — Fissure congénitale des paupières, de l'iris, de la choroïde ou de la rétine. Peut être étendue à toute la face.

COLOMBO (*Chasmanthera palmata*). — Plante de la famille des Ménispermacées (Ceylan). On emploie la racine, qui est tonique, astringente, amère et stomachique, dans les embarras gastriques, la diarrhée infantile, les affections scrofuleuses.

La racine de colombo contient un principe amer, la *colombine*, et trois alcaloïdes voisins de la berbérine, qui la rendent toxique à hautes doses (dégénérescence graisseuse du foie).

MODE D'EMPLOI. Infusion (10 g par litre); poudre ($0^{cg},50$ à 3 g); vin (30 à 60 g); teinture (V à XV gouttes). V. aussi AMERS.

CÔLON (du gr. *kôlon*, intestin). — Partie du gros intestin dans laquelle s'arrêtent et séjournent les matières fécales avant leur expulsion audehors. (V. *fig.* 367 et pl. en couleurs à ABDOMEN.)

Faisant suite au cæcum, il se porte en haut vers la face inférieure du foie, se coude à angle droit (angle hépatique), se porte transversalement de gauche à droite pour atteindre la partie inférieure de la rate, se coude

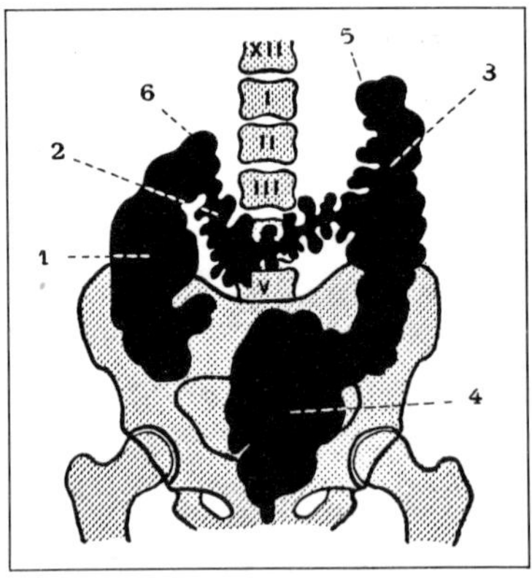

FIG. 367. — Côlon (d'après une radiographie d'Aubourg).
1. Cæcum et côlon ascendant; 2. Côlon transverse; 3. Côlon descendant; 4. Côlon iléo-pelvien; 5. Angle splénique; 6. Angle hépatique.

à nouveau (angle splénique) et descend dans la fosse iliaque gauche; il descend dans le bassin, le parcourt de gauche à droite, puis s'incline en bas et en dedans pour se continuer au niveau de la troisième vertèbre sacrée avec l'extrémité supérieure du rectum. Ces divers changements de direction ont fait diviser le côlon en quatre portions : le *côlon ascendant* ou côlon lombaire droit, le *côlon transverse*, le *côlon descendant* ou côlon lombaire gauche, et le *côlon ilio-pelvien* ou S iliaque, anse sigmoïde.

Le côlon est constitué par quatre tuniques : une *tunique séreuse*, constituée par le péritoine, dont les deux feuillets s'accolent en arrière pour former des ligaments ou *mésocôlon* (ascendant, transverse, descendant, sigmoïde), une *tunique musculeuse*, formée de fibres circulaires et longitudinales, une *tunique celluleuse* ou *sous-muqueuse*, formée de tissu conjonctif, et une *tunique muqueuse* qui ne présente plus, comme dans l'intestin grêle, de valvules conniventes ni de villosités, et qui est formée de cellules cylindriques à plateau strié. Les *artères* du côlon sont fournies par les artères mésentériques, branches de l'aorte; les *veines* mésentériques se rendent au système porte; les *lymphatiques* aboutissent à la citerne de Pecquet; les *nerfs* dépendent du plexus solaire, lombo-aortique et hypo-gastrique.

Colite. — Inflammation aiguë ou chronique de la muqueuse du côlon et, accessoirement, des autres couches de la paroi intestinale; elle se traduit par la présence dans les selles de produits pathologiques : pus, sang, mucus.

CAUSES. Infection microbienne ou parasites.

Certaines colites sont *diffuses* et relèvent d'une infection générale, d'une intoxication (mercure, arsenic, plomb), d'une auto-intoxication (urémie), d'un dérèglement vago-sympathique.

D'autres colites sont *segmentaires*, dues à une lésion locale : cancer, dolichocôlon, polypes, parasites (trichomonas).

SIGNES. *Forme aiguë* — Le type en est la *dysenterie* (v. ce mot).

Forme chronique. — Douleurs abdominales, pesanteur, endolorissement; diarrhée liquide ou pâteuse, matinale ou après les repas, souvent impérieuse; parfois on y trouve du pus, des glaires ou du sang; la diarrhée peut être provoquée par les émotions, le refroidissement, ou par certains aliments.

Ventre rétracté; spasme du côlon gauche douloureux, en corde; parfois, douleurs en poussées, avec vomissements et diarrhée, alternant avec la constipation.

Certaines colites sont *localisées*.

Colite du cæcum (Typhlite). — V. CÆCUM.

Colite de l'S sigmoïde (Sigmoïdite). — Se traduit par une douleur de la fosse iliaque gauche; alternances de diarrhée et de constipation, parfois occlusion intestinale.

D'autres colites sont limitées au *côlon transverse* ou aux *angles coliques*. La radiographie, après repas opaque et lavement baryté, permettra de préciser le siège de ces diverses lésions.

Les colites ne sont pas rares dans l'*enfance :* tantôt il s'agit de petites insuffisances hépatiques se traduisant par une diarrhée extrêmement fétide, entrecoupée de constipation, des urines rares et foncées; tantôt il s'agit d'enfants maigres, nerveux, de souche neuro-arthritique, qui ont des douleurs abdominales vives avec diarrhée muco-membraneuse; chez les enfants de 2 à 3 ans, on peut observer des crises de diarrhée du type dysentériforme; enfin, les constipés habituels peuvent avoir des spasmes coliques douloureux, augmentant au cours des règles chez les filles.

TRAITEMENT. Supprimer la cause, traiter la constipation.

Formes aiguës. — Diète absolue pendant 24 heures (eau de riz) ; puis bouillon de légumes, riz très cuit, semoule, pain grillé, jambon maigre, potages de farines, purées de légumes, pâtes, légumes verts écrasés, fromages non fermentés, gelée de coing, compote de myrtilles.

Grands enveloppements chauds de l'abdomen, belladone, atropine, opium, gardénal, bromure.

Ferments lactiques, charbon, bismuth, stovarsol, sulfaguanidine. Extraits biliaires; opothérapie.

Formes chroniques. — Même régime. A l'intérieur, ferments lactiques ou paralactiques, belladone.

Grands lavages au permanganate, collargol, bleu de méthylène, nitrate d'argent; pansements intestinaux. Diathermie, infrarouges. Cure à Châtelguyon pour les constipés atoniques, et à Plombières pour les spasmodiques.

Dans les *colites chroniques ulcéreuses,* on a proposé des interventions chirurgicales, telles que l'abouchement de l'appendice ou du cæcum à la peau (*appendicostomie, cæcostomie*), qui permet l'irrigation du côlon; la *colostomie,* qui met le côlon au repos absolu, et, dans les cas graves, une ablation partielle du côlon (*colectomie*).

Colite muco-membraneuse. — S'observe surtout chez des névropathes, des anxieux, des goutteux ou lithiasiques, avec déséquilibre du système endocrino-sympathique.

SIGNES. Constipation alternant avec diarrhée; selles foncées ou blanchâtres, rubanées ou ovillées, avec des muco-membranes. Douleurs souvent paroxystiques avec débâcles intestinales, fièvre, palpitations, angoisse, migraine.

Sont parfois associés avec la colite, un syndrome entéro-rénal, dû au colibacille ou à l'entérocoque, et des lésions génitales chez la femme.

EVOLUTION. Chronique, avec amaigrissement et anémie.

TRAITEMENT. Laxatifs huileux (huile de paraffine), extraits biliaires, ferments digestifs (pepsine, pancréatine), ferments lactiques. Pas de lavages d'intestin. Hydrothérapie, papavérine, belladone, éphédrine; repos physique et moral.

Cures thermales, comme précédemment. Infiltration du sympathique.

Diverticules du côlon. — La muqueuse du côlon peut venir faire de petites hernies au niveau des points faibles de la musculature colique et s'enflammer (*diverticulite*). Groupés par 2 ou 3, en grappes ou très nombreux (*diverticulose*), leur grosseur varie d'un pois à une cerise. Ils s'observent surtout chez les sujets âgés, gros mangeurs et constipés chroniques.

SIGNES. Peuvent être absents; parfois crises douloureuses, avec vomissements, nausées, fièvre, contracture abdominale, comme dans l'appendicite. Le tableau peut se compliquer de *périsigmoïdite suppurée,* ou de *péritonite aiguë* par perforation d'un diverticule.

La radiographie donnera des renseignements précieux.

TRAITEMENT. Intervention chirurgicale d'urgence ou après refroidissement. Colectomie.

Péricolite. — Inflammation du péritoine, qui recouvre le côlon, entouré d'une couche fibrineuse, puis de membranes et de brides fibreuses, qui compriment le côlon, le déforment, diminuent sa lumière, entraînant une stase des matières et parfois une véritable occlusion.

CAUSES. Inflammation de la muqueuse du côlon ou d'un autre organe voisin : vésicule biliaire, organes génitaux de la femme; rarement tuberculose.

SIGNES. Douleur de la fosse iliaque droite, comme dans l'appendicite chronique, survenant environ six heures après le repas, exagérée par la fatigue, la défécation. Constipation chronique prononcée, entrecoupée de débâcles; parfois nausées, vomissements.

C'est la radiographie qui permettra un diagnostic certain en montrant des déformations et des coudures de l'intestin.

TRAITEMENT. Intervention chirurgicale, tendant à libérer l'intestin et à réséquer les adhérences. Héliothérapie, uvéthérapie, diathermie, massages.

Mégacôlon. — Dilatation du gros intestin, totale ou segmentaire. On en distingue plusieurs types.

Mégacôlon congénital (Maladie de Hirshprung). — Affection due à l'absence des plexus nerveux intrapariétaux d'un segment rectosigmoïdien; ce segment est dépourvu de péristaltisme (ou achalasique) : il entraîne donc une dilatation du côlon en amont, bien visible sur les radiographies (*fig.* 369).

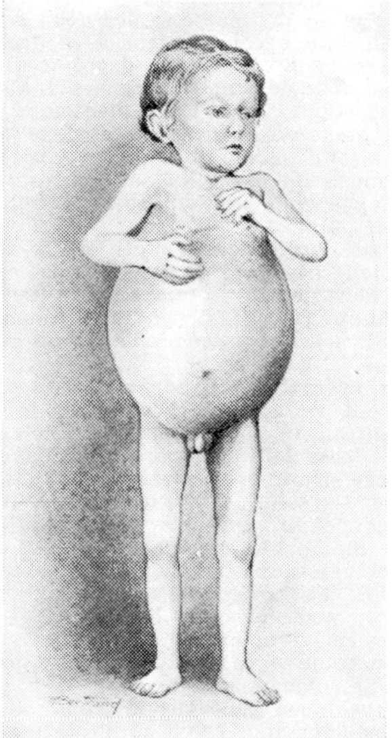

FIG. 368. — Mégacôlon (d'après Apert).

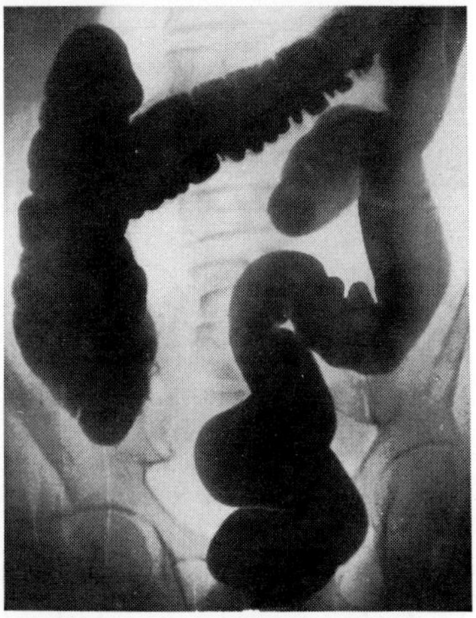

FIG. 369. — Radiographie d'un mégacôlon.

Reconnue le plus souvent chez le jeune enfant, cette affection se traduit par une constipation opiniâtre; à l'examen, une distension parfois considérable de l'abdomen (*fig.* 368) contraste avec l'amaigrissement des membres et du thorax; elle se révèle rarement par une occlusion intestinale aiguë néonatale.

TRAITEMENT. Il est chirurgical (résection du segment colique achalasique) ; habituellement envisagé après la première année, il est donc précédé d'un traitement médical d'attente (régime sans résidus, lavements, etc.).

Mégacôlon secondaire. — Dû à un rétrécissement, une bride, un petit cancer de l'intestin.

Mégacôlon fonctionnel.— Dû à un déséquilibre vago-sympathique, une lésion nerveuse (encéphalite, lésion médullaire), une insuffisance glandulaire (thyroïde) ou une intoxication chronique (morphine, atropine).

Crises douloureuses abdominales, avec constipation et distension du ventre; les troubles disparaissent quand la cause est supprimée.

TRAITEMENT. Régime alimentaire : lait, fromages, œufs, viande. Lavements huileux, salés, donnés avec une grande sonde, lavement électrique; injections de lobe postérieur d'hypophyse, de prostigmine.

Intervention chirurgicale : ablation du côlon (colectomie); section des rameaux et des ganglions sympathiques. Suppression de la cause du mégacôlon fonctionnel.

Dolichocôlon. — Allongement total ou segmentaire du côlon, sans augmentation de son calibre (*fig.* 370). Malformation congénitale dont les signes n'apparaissent ordinairement qu'à l'âge adulte. Constipation opiniâtre, entrecoupée de selles normales. Ballonnement intermittent de la fosse iliaque gauche, avec douleurs sourdes. Parfois, épisode aigu dû à un

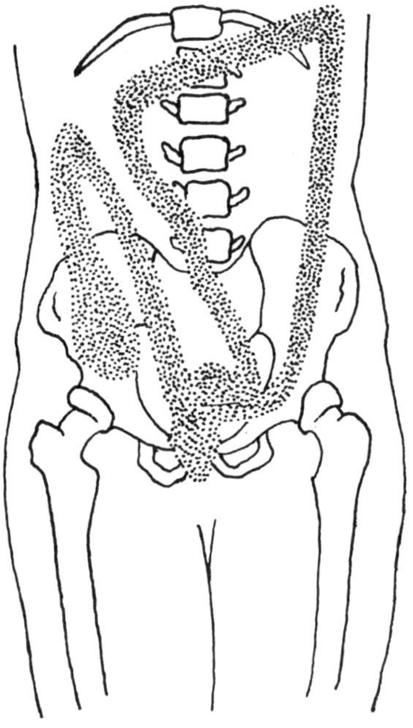

FIG. 370. — Dolichocôlon.
(D'après une radio.)

volvulus de l'anse colique allongée, entraînant les signes graves d'une occlusion intestinale. V. INTESTIN.

Parfois, la latence est complète, à part quelques troubles gastriques, nausées, vomissements; c'est la radiographie qui fait découvrir le dolichocôlon.

TRAITEMENT. Celui de la constipation. Le même que précédemment.

Polypes. — Petites tumeurs, souvent multiples, grosses comme un pois ou une cerise, constituées par la muqueuse intestinale, consécutives ordinairement à une lésion intestinale antérieure, parfois parasitaire (amibes); certaines sont familiales.

SIGNES. Diarrhée liquide, mousseuse, faite de glaires, de pus, de sang; hémorragies au moment de la défécation ou en dehors d'elle. Gêne abdominale, coliques. Amaigrissement, anémie.

Evolution progressive chronique. Pronostic grave, en raison de la fréquence des hémorragies et de la transformation possible en cancer.

TRAITEMENT. Antidiarrhéiques, hémostatiques. Ablation chirurgicale ou au galvanocautère.

Ulcère simple. — S'observe rarement chez des constipés chroniques. Douleurs, constipation, vomissements, parfois hémorragies, perforation brusque entraînant un abcès localisé ou une péritonite généralisée.

TRAITEMENT. Chirurgical.

Tuberculose. — Rarement localisée au côlon, sauf à la partie basse. Diarrhée banale, dysentériforme, avec atteinte de l'état général chez des tuberculeux pulmonaires.

Cancer. — Epithélioma cylindrique, plus rarement sarcome. Peut siéger en divers points du côlon ascendant transverse, aux angles hépatique ou splénique, et au voisinage du cæcum, surtout chez l'homme entre 30 et 50 ans.

Souvent latent au début, ou bien crises coliques, obstructions coliques incomplètes et passagères, aboutissant à des crises d'occlusion aiguës. Tumeur perceptible à travers la paroi abdominale, constipation ou diarrhée, hémorragie intestinale peu fréquente.

La radiographie montre que le lavement baryté s'arrête au niveau du cancer.

EVOLUTION. Chronique, coupée d'accidents d'obstruction. La mort peut être causée par une occlusion aiguë due parfois à un volvulus ou à une invagination, ou par hémorragie. Parfois, complications infectieuses ou métastases, état cachectique.

TRAITEMENT. Chirurgical précoce.

Occlusion. — L'occlusion du côlon est due habituellement à la coudure de l'angle colique gauche ou à l'existence de brides péritonéales.

Volvulus. — La torsion du côlon pelvien est assez fréquente. Les symptômes sont ceux de l'occlusion intestinale. V. INTESTIN.

TRAITEMENT. Laparotomie et détorsion de l'anse.

COLONIES. — Le Français qui doit séjourner dans un territoire de la France d'outre-mer doit bien connaître l'état climatérique et endémique de ce territoire. En effet, la maladie et la mortalité des Européens dans les pays chauds sont dues à des facteurs variables suivant les régions.

Climat suivant les régions. — Sous l'équateur (Guinée, Côte-d'Ivoire, Dahomey, Congo), il n'y a que deux saisons, la saison *chaude, pluvieuse* ou *hivernage*, et la saison *sèche*, ou *belle saison*. Cette dernière est moins chaude que l'autre, mais la différence est peu marquée et n'excède pas 5° à 6°, en moyenne 3°. Ces deux saisons se succèdent sans transition.

Au Sénégal, au contraire, déjà assez éloigné de l'équateur, la différence entre la température des mois peut atteindre 18°, et l'écart entre le jour et la nuit s'élève dans certains cas jusqu'à 21° : 39° à 2 heures de l'après-midi, 18° à 7 heures du matin.

En se rapprochant des tropiques (Antilles, île de la Réunion), les deux saisons intermédiaires commencent à se dessiner.

Entre le 30e et le 40e degré, ces deux saisons sont déjà plus marquées. L'Algérie, par exemple, jouit d'un printemps délicieux qui en fait pendant quelque temps un séjour enchanteur; un véritable automne, un peu pluvieux, il est vrai, sépare l'époque des chaleurs de celle des grandes pluies.

L'état d'*humidité* de l'air est la caractéristique des pays tropicaux, plus encore que l'élévation de la température. Cet état d'humidité de l'air est dû à l'immense évaporation des océans et des grands fleuves.

Les *vents* très chauds et très secs qui viennent des déserts (*siroco* en Algérie, *harmattan* au Sénégal) sont nuisibles à la santé par leur température, par leur extrême siccité et par leur saturation électrique. Ils sont particulièrement à redouter quand ils sont chargés d'une poussière impalpable, comme le *simoun*, ou de débris végétaux, de micro-organismes.

L'*état électrique* de l'air a aussi une action reconnue sur l'organisme : les orages secs tendent à l'extrême le système nerveux, qui se calme au contraire dès que la pluie commence à tomber.

D'une façon générale, le climat des îles est meilleur que celui de l'intérieur des continents, qui, lui-même, l'emporte sur celui de leur littoral.

S'il est obligé d'habiter le littoral, l'Européen choisira un vallon dans une région montagneuse, et évitera le voisinage immédiat de la mer, notamment des points où le mélange des eaux salées et des eaux douces crée des centres de paludisme.

Action du climat tropical sur les fonctions du corps. — *Respiration.* — L'air dilaté par la chaleur contenant moins d'oxygène, l'individu est obligé de compenser cette insuffisance par une augmentation du nombre et de la profondeur des respirations.

Circulation. — Les pulsations sont plus fréquentes; l'accroissement des mouvements du cœur résulte d'une diminution de la pression sanguine, diminution qui est liée à la dilatation des capillaires périphériques sous l'action de la chaleur continue. Conséquence : un engorgement des viscères, qui, lui-même, est l'origine des affections hépatiques et du mauvais fonctionnement des organes digestifs.

Digestion. — Les *troubles dyspeptiques* (perte d'appétit, ballonnement du ventre, constipation) sont la conséquence de l'augmentation de la sécrétion sudorale, qui est au moins doublée (2 litres au lieu d'un). Cette sueur enlève au corps une partie du chlorure de sodium nécessaire à la formation de l'acide chlorhydrique du suc gastrique, ce qui entraîne une diminution dans la faculté digestive de l'estomac.

Sécrétion de la sueur. — La sécrétion de la sueur est accrue dans une proportion considérable et elle éprouve une grande difficulté à s'évaporer dans l'atmosphère, par suite de la saturation de l'air, due aux pluies abondantes de l'hivernage; cette difficulté augmente la température du corps.

Sécrétion rénale. — La dilatation des veines de la peau et l'abondance de la sueur entraînent une diminution de la tension du sang et, par suite, de la sécrétion rénale, qui peut tomber à la moitié de la normale.

Sécrétion du foie. — La bile est augmentée et le travail du foie gêné par suite du trouble que la sécrétion exagérée de la sueur apporte aux fonctions digestives.

Action sur la natalité. — La fécondité est atténuée dans les pays chauds pour les Européens; comme, d'autre part, la mortalité des enfants du premier âge y est considérable et qu'elle est encore grande pour les enfants de 2 à 7 ans, la multiplication des nouveaux colons est difficile. Il est bien entendu qu'on parle ici des premiers arrivants et que, peu à peu, une adaptation au climat, une *créolisation* se produit par sélection des éléments les plus vigoureux.

Cette situation est, en outre, très modifiée lorsque les Français se marient avec des créoles ou avec des indigènes; les métis sont en général très résistants.

L'acclimatation aux pays chauds s'effectue d'autant plus facilement que le colon habite déjà une partie méridionale de la France et notamment la région des Pyrénées (Béarn, Roussillon), puis la Gascogne, le Languedoc, la Provence ou la Corse.

Hygiène. — ***Hygiène privée.*** — L'*acclimatement* est l'adaptation d'un organisme à un nouveau climat. Il ne peut être obtenu qu'en s'astreignant à un ensemble de mesures hygiéniques, dont les principales sont énumérées ci-après :

Aliments liquides. — La première règle a trait aux boissons. L'usage de l'alcool sous les tropiques est un empêchement formel à l'acclimatement. L'usage des spiritueux agit d'abord sur le système digestif. Le foie, à son tour, est atteint, et alors l'organisme se trouve préparé à l'anémie tropicale, à l'hépatite, aux maladies infectieuses comme le choléra, la dysenterie et la fièvre jaune, dont les lésions principales occupent justement le tube digestif.

Le vin n'est pas nuisible, mais à condition de ne boire que des vins légers ne titrant pas plus de 8 p. 100 d'alcool et en quantité très modérée.

L'alcoolisation, même à petites doses, a une influence considérable sur l'affaisse-

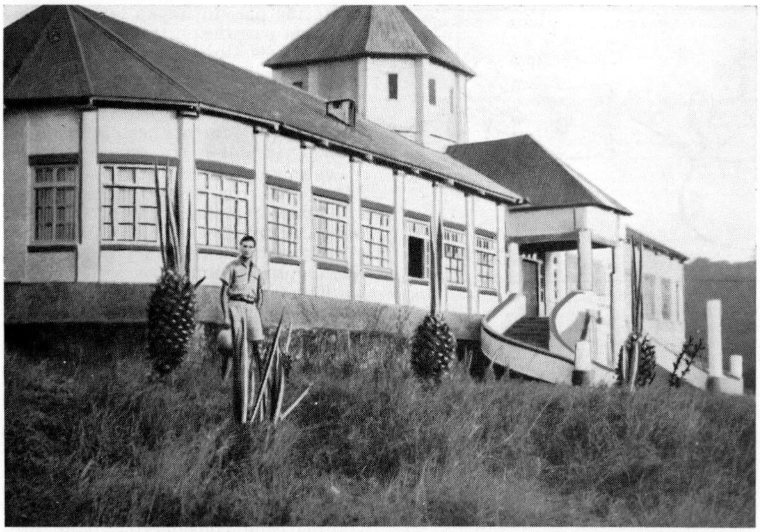

FIG. 371. — Station de repos en haute altitude, à Dalaba (Guinée française).
(*Cl. Ministère de la France d'outre-mer.*)

ment physique et moral des colons, sur les troubles intellectuels si fréquents dans les pays chauds.

La question de l'eau est très importante : celle de rivière n'est pas utilisable pendant l'hivernage, et même pendant la saison sèche : elle n'est acceptable que puisée au-dessus d'une agglomération.

Les seules boissons sûres sont les infusions légères de thé ou d'eucalyptus qui, prises chaudes, désaltèrent très bien. Elles sont bien supérieures à l'eau glacée dont on fait grand abus au détriment de l'intestin, qui réagit sous forme de diarrhée. V. aussi à EAU.

Aliments solides. — En ce qui concerne les *aliments,* le principe fondamental dont l'Européen doit s'inspirer est d'épargner toute fatigue à son estomac; consommer des volailles, du mouton jeune, du bœuf, qu'on mangera rôti et demi-saignant, des œufs, du lait frais ou concentré additionné, s'il y a lieu, d'eau alcaline naturelle ou artificielle, des poissons, des huitres. On s'abstiendra des graisses de viande, on donnera une part importante aux légumes rafraîchissants et aux fruits non acides;

Les *condiments,* particulièrement le curry (coriandre, safran, poivre et piment), rendent de grands services en variant le goût des mets; il y a lieu seulement de n'en pas abuser.

Vêtements. — Ils doivent répondre à de multiples obligations : protéger le corps contre la chaleur, le froid, l'humidité de l'air, contre les poussières et les piqûres des insectes; faciliter l'évacuation de la sueur en modérant son évaporation, de façon à ne pas abaisser brusquement la température du corps.

Le vêtement sera différent le jour et le soir, la température de la nuit étant très froide par l'effet d'un rayonnement nocturne.

Hygiène publique. — Les matériaux usés (eaux ménagères, déchets) et les matières fécales sont à l'origine d'un grand nombre de maladies infectieuses, lorsqu'on ne se préoccupe pas de leur disparition. Il importe au plus haut point que les matières dangereuses soient détruites.

Acclimatement. — L'Européen qui veut aller dans les régions tropicales doit auparavant se faire examiner par un médecin. S'il a une affection du cœur, de l'estomac, de l'intestin ou des poumons, il peut y avoir grand danger dans certaines régions (notamment dans les régions côtières) dont le climat est débilitant pour les personnes atteintes de maladies chroniques ou d'affections subaiguës.

La rapidité actuelle des voyages ne permet plus une adaptation progressive à des climats très différents. La transition brusque d'un climat froid à un climat chaud provoque, de préférence, des maladies de l'abdomen; celle d'un climat chaud à un climat froid, des affections de poitrine.

Il est prudent de ne pas amener dans les pays intertropicaux d'enfants ayant moins de 8 à 10 ans. De 15 à 20 ans, l'acclimatement s'effectue peut-être encore mieux que de 20 à 40. Les hommes plus âgés s'adaptent encore assez bien au climat et les vieillards eux-mêmes ne semblent pas présenter une mortalité supérieure à celle de la métropole.

Les femmes s'acclimatent aussi bien et même, dans certains cas, mieux que les hommes; la nature de leurs travaux devait faire prévoir cette conséquence.

Epoque. — Le futur colon doit prendre ses dispositions pour arriver au début de la saison saine, après la terminaison des chaleurs et de la recrudescence annuelle des affections épidémiques.

Il ne semble pas douteux que des séjours en France, pendant la saison d'été, à des intervalles de quelques années, aient une influence bienfaisante.

Colonies d'aliénés. — Méthode de traitement de l'aliénation mentale consistant dans le travail agricole sous une surveillance progressivement restreinte. Elle donne dans beaucoup de cas un excellent résultat : à Dun-sur-Auron (Cher) pour les femmes et à Ainay-le-Château (Allier) pour les hommes.

Colonies de vacances. — Voir ÉCOLIER.

COLONNE VERTÉBRALE.

— La colonne vertébrale (*fig.* 372, et hors-texte ANATOMIE HUMAINE, en tête du volume), appelée aussi *rachis,* est la longue tige osseuse qui s'étend, à la partie postérieure du tronc, depuis la base du crâne jusqu'au bassin; présentant une très grande souplesse, elle peut se plier aux différents mouvements du corps dans tous les sens.

I. COLONNE VERTÉBRALE (structure et fonctions). — Elle est composée d'une série d'os superposés que l'on appelle *vertèbres* et qui s'articulent les uns avec les autres pour former la tige rachidienne. Celle-ci, percée à son centre d'un véritable canal fermé de toutes parts, sert d'étui protecteur à la moelle épinière.

La colonne vertébrale n'est pas rectiligne; elle présente une série d'incurvations dans le sens antéro-postérieur dont la convexité est dirigée : en haut, vers la partie antérieure; au milieu, vers la partie postérieure; en bas, vers la partie antérieure.

Par de nombreuses saillies, appelées *apophyses,* la colonne vertébrale, axe du corps, donne attache aux muscles qui la font mouvoir ou immobilisent l'omoplate, la tête, le bassin.

Quand ces inflexions sont exagérées, il y a production de déformations vertébrales plus ou moins apparentes, mais toujours inesthétiques : la *cyphose,* exagération de la cambrure de la taille.

Enfin, si les déviations latérales, qui ne sont qu'ébauchées chez le sujet normal, s'exagèrent, la colonne présente la déformation dite *scoliose.*

Suivant la région du tronc à laquelle elle correspond, elle prend les noms de colonne *cervicale* au cou,

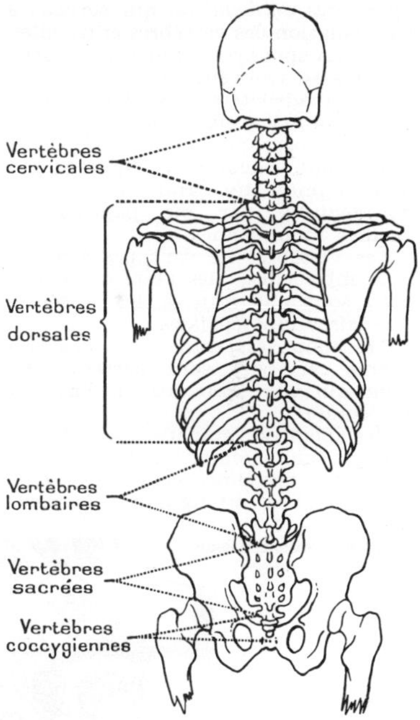

FIG. 372. — Colonne vertébrale.

colonne *dorsale* au niveau du thorax et colonne *lombaire* dans la région abdominale.

Vertèbres. — Les vertèbres sont au nombre de trente-trois : sept pour la région cervicale, douze pour la région dorsale, cinq pour la région lombaire, cinq (soudées) pour le sacrum, et quatre (soudées) pour le coccyx.

Chaque vertèbre se compose d'une masse compacte cylindrique formant sa partie antérieure, le *corps vertébral,* qui présente deux faces : supérieure et inférieure; en arrière du corps est un trou, et ces *trous vertébraux,* en se superposant, forment un long canal, le *canal rachidien,* où

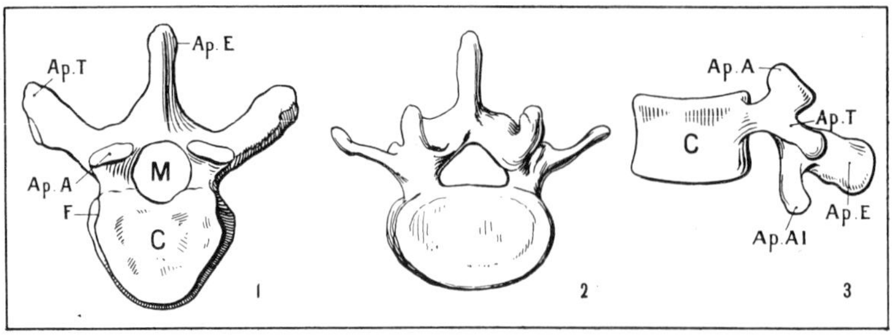

FIG. 373. — Vertèbres.
1. Dorsale; 2. Lombaire (vue par-dessus); 3. Lombaire (vue par côté). C. Corps; M. Trou pour la moelle épinière; ApT. Apophyse transverse; ApA et ApAI. Apophyses articulaires supérieure et inférieure; ApE. Apophyse épineuse; F. Facette costale.

se logent la moelle épinière et ses annexes; en arrière du trou se trouve un prolongement médian, l'*apophyse épineuse,* avec un sommet postérieur en rapport avec la peau et deux faces latérales en rapport avec les muscles spinaux; latéralement existent deux prolongements, les *apophyses transverses,* qui se dirigent transversalement en dehors; de chaque côté du trou existent d'autres prolongements (deux supérieurs, deux inférieurs), les *apophyses articulaires,* qui servent à l'articulation des vertèbres entre elles. Entre les apophyses épineuses et articulaires se trouvent les *lames,* aplaties et quadrilatères; enfin, deux portions amincies ou *pédicules* réunissent le corps aux apophyses; leurs bords sont échancrés et forment par leur réunion un trou, le *trou de conjugaison,* par où passent les racines rachidiennes.

Les vertèbres ne sont pas semblables entre elles : les *vertèbres cervicales* sont plus minces, les *vertèbres lombaires* plus épaisses.

Les apophyses transverses des vertèbres cervicales sont percées d'un trou qui livre passage à l'artère vertébrale.

Les apophyses épineuses sont bifurquées à leur sommet (bituberculeuse) pour les vertèbres cervicales; elles sont longues, triangulaires, dirigées en bas et en arrière pour les vertèbres dorsales; elles sont quadrilatères et horizontales pour les vertèbres lombaires.

Certaines vertèbres ont des caractères propres : ce sont la première cervicale ou *atlas,* la deuxième cervicale ou *axis,* la septième cervicale ou *proéminente* dont l'apophyse épineuse est particulièrement développée; les onzième et douzième dorsales, vertèbres de transition, se rapprochent des vertèbres lombaires; la cinquième lombaire a un corps plus haut en avant qu'en arrière, et ses apophyses articulaires inférieures planes s'articulent avec le sacrum.

Chez l'adulte, la hauteur de la colonne vertébrale est d'environ 75 cm; la série régulière des apophyses épineuses forme la *crête épinière;* certaines de ces apophyses, surtout à la région dorsale, peuvent se dévier à droite ou à gauche; de chaque côté de la crête se trouvent deux *gouttières* profondes où se logent les muscles du rachis.

Les vertèbres sont réunies entre elles par des *articulations.* Entre les corps vertébraux se trouvent les *ligaments interosseux* ou *disques intervertébraux,* sortes de lentilles biconvexes, d'épaisseur variable suivant la région (3 mm au cou, 5 mm au dos, 9 mm aux lombes); chaque disque est formé par un noyau central gélatineux et par une portion périphérique ferme et élastique rappelant le fibrocartilage. A la partie antérieure et postérieure des corps vertébraux se trouvent deux larges ligaments fibreux, les *ligaments vertébraux communs antérieur* et *postérieur* (*fig.* 374).

Les apophyses articulaires sont unies entre elles par une capsule et une synoviale articulaires (arthrodie). Les lames vertébrales sont réunies entre elles par les *ligaments jaunes;* enfin les apophyses épineuses sont réunies les unes aux autres par les *ligaments interépineux,* particulièrement développés au cou, où ce ligament prend une forme triangulaire s'insérant sur l'occipital en haut, sur l'apophyse épineuse de la sixième ou septième cervicale en bas : c'est le *ligament cervical postérieur.* Grâce à ces articulations et à la mobilité des vertèbres les unes sur les autres, la colonne vertébrale est à la fois très souple et très résistante. Il faut un traumatisme considérable pour provoquer une fracture de cette portion du squelette.

Les mouvements les plus étendus sont ceux qui se font dans la direction antérieure (mouvements de flexion). Le rachis permet également des mouvements d'extension (inclinaison postérieure), d'inclinaison latérale et même de torsion ou de rotation. Tous ces mouvements sont provoqués par les muscles extrêmement puissants qui s'insèrent à la colonne vertébrale.

II. COLONNE VERTÉBRALE (déviations). — Cyphose. — Cette

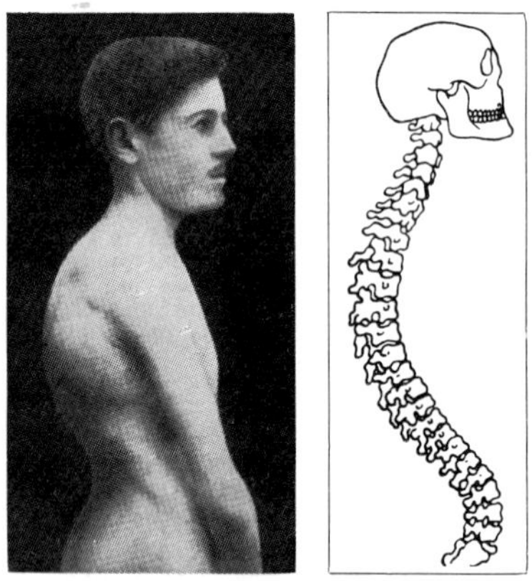

FIG. 375. — Cyphose et squelette de cyphotique.
(*Cl. Mon Drapier.*)

déformation est l'accentuation de l'attitude habituelle de la colonne vertébrale, légèrement convexe en arrière dans la région dorsale (*fig.* 375, 376).

Forme des adolescents. — CAUSES. La cyphose est essentiellement une affection de la seconde enfance et de l'adolescence. Rare dans les 4 ou 5 premières années de la vie, elle a son maximum de fréquence vers l'âge de 11 à 12 ans, à cette période de la vie où l'enfant passe de longues heures incliné sur ses livres et ses cahiers.

SIGNES. Le symptôme principal de la cyphose est le *dos rond.* Cette

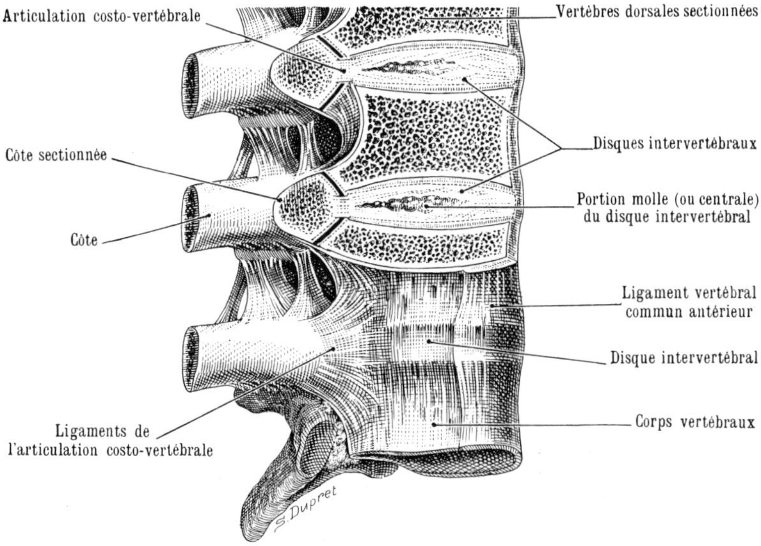

FIG. 374. — Disques intervertébraux et articulation costo-vertébrale.

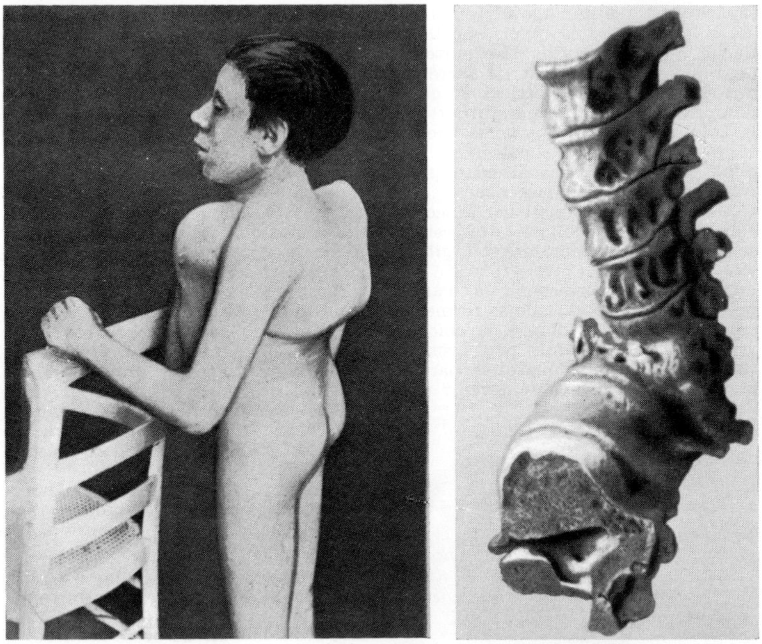

Fig. 376. — Cyphose.
A droite, cyphose anguleuse due à l'effondrement de deux corps verticaux par mal de Pott (tuberculose vertébrale). (*Coll. Musée Dupuytren.*)

altération ne tarde pas à s'accompagner d'autres déformations, telles que la saillie exagérée de la pointe des omoplates, l'aplatissement du thorax à sa partie antérieure, l'inclinaison de la tête en avant. C'est ce dernier symptôme qui attire le plus souvent l'attention des parents : l'enfant se tient mal, selon l'expression le plus souvent employée pour désigner la cyphose commençante. Presque toujours, à la cyphose dorsale s'associe un certain degré de lordose lombaire qui est la compensation, en quelque sorte, de la déformation primitive. Cette lordose existe surtout lorsque la cyphose est déjà ancienne, et principalement lorsqu'elle est irréductible, c'est-à-dire lorsque l'enfant n'arrive pas, au prix d'un effort passager, à redresser sa déformation dorsale. Lorsqu'il cherche à corriger son attitude vicieuse, il ne modifie pas la forme de son dos, il creuse simplement davantage l'ensellure lombaire.

Traitement. Il est certain que la cyphose primitive de l'enfance est beaucoup plus rare chez les enfants vivant au grand air, chez les campagnards, que chez les enfants des villes. On doit donc, pour remédier à cette déformation si choquante, conseiller la vie au grand air, les exercices physiques, les sports, la gymnastique, et réduire au minimum les heures de classe. Lorsque l'enfant est assis pour lire ou écrire, lui faire prendre la meilleure attitude possible, le livre et le cahier reposant sur un pupitre incliné suffisamment élevé. Veiller à ce que le matériel scolaire soit bien adapté à sa taille.

Forme des adultes. — Il existe, à l'âge adulte, d'autres formes de convexité exagérée du dos qui présentent en elles-mêmes beaucoup moins d'importance. C'est ainsi que la plupart des malades atteints d'affections graves des voies respiratoires, de phtisie pulmonaire principalement, sont très souvent cyphotiques. Beaucoup de vieillards, surtout dans les campagnes, finissent par s'incliner considérablement en avant. Mais ce sont là des déformations secondaires qui sont absolument différentes, comme signification et comme valeur, de la cyphose du jeune âge.

Lordose. — L'exagération de la courbure lombaire (*fig.* 377), beaucoup moins importante que la cyphose, est très souvent associée à d'autres déformations de la colonne vertébrale. Siégeant à la région lombaire, elle est fréquemment secondaire à la cyphose dorsale. On la rencontre aussi souvent chez les scoliotiques, surtout chez ceux qui sont atteints de rachitisme.

Il existe une forme beaucoup plus rare de lordose, dite « paralytique », liée à une atrophie soit des muscles spinaux, soit des muscles de la paroi abdominale. Ici, la déformation n'est qu'un des symptômes de la paralysie; elle n'est plus primitive et essentielle.

Certaines formes de tuberculose vertébrale (v. Pott [Mal de]) ressemblent beaucoup à la cyphose essentielle de l'adolescence. Il ne faut donc jamais omettre de demander si l'enfant a éprouvé, à un moment donné, des douleurs dans une région quelconque de la colonne vertébrale. Ce diagnostic différentiel est d'autant plus important à établir que le pronostic est absolument différent et que le traitement est loin d'être le même : mouvement et activité dans le cas de cyphose simple, repos et immobilisation pour le mal de Pott.

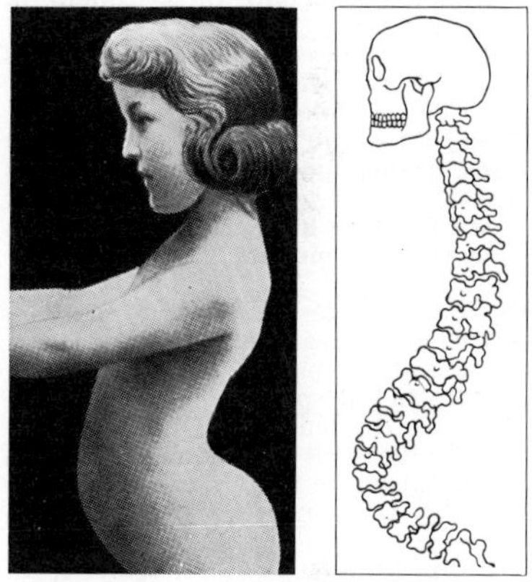

Fig. 377. — Lordose et squelette de lordotique.
(*Cl. Mon Drapier.*)

Scoliose. — Déviation très fréquente du rachis. C'est une maladie du jeune âge qui peut se montrer pendant toute la période d'accrois-

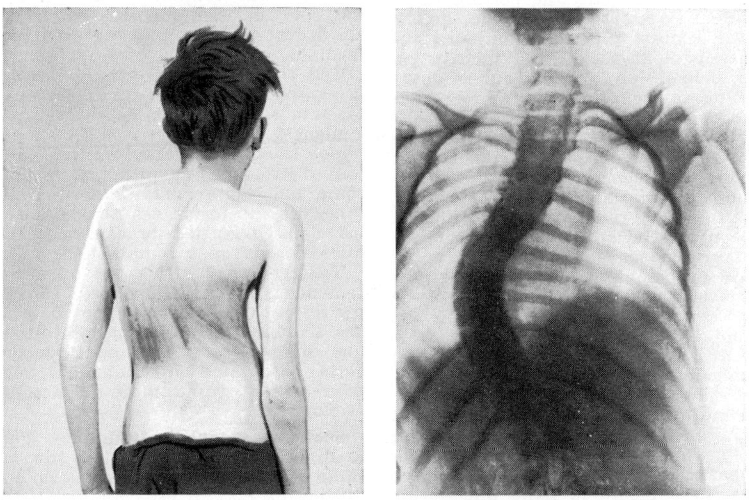

Fig. 378. — Scoliose et squelette de scoliotique.
(*Coll. Ducroquet.*)

sement du squelette, très rarement à l'âge adulte.

CAUSES. On a dit que la scoliose était une maladie de faiblesse. En réalité, à côté d'enfants frêles, chétifs, ayant grandi trop vite, on en rencontre beaucoup d'autres qui sont vigoureux, qui n'ont jamais eu un jour de maladie et dont la croissance s'est faite normalement.

La scoliose, et surtout la forme dite de l'adolescence, est beaucoup plus fréquente chez les filles que chez les garçons.

La scoliose coïncide fréquemment avec le rachitisme. On constate souvent cette association chez les scoliotiques très jeunes.

C'est dans le cours de l'adolescence, surtout entre 9 et 13 ans, qu'apparaît le plus souvent la courbure anormale. Il n'est pas rare, cependant, de la rencontrer beaucoup plus tôt et même dès la première enfance. Elle est alors beaucoup plus difficile à constater.

Les attitudes vicieuses prolongées ou souvent répétées sont certainement une cause fréquente de déviation. C'est ainsi qu'on peut incriminer dans beaucoup de cas les mauvaises positions des écoliers en écrivant, l'attitude dite hanchée quand on est debout, les métiers fatigants forçant le tronc à s'incliner toujours du même côté, le port de paniers lourds d'un bras (blanchisseuses), etc.

Certaines scolioses sont la conséquence des dyspepsies et des gastro-entérites du jeune âge. Beaucoup de scoliotiques ont en même temps de la dilatation de l'estomac, et certains ont des tares nerveuses très accentuées.

Enfin, l'influence de l'hérédité n'est pas niable. Il y a des familles de scoliotiques qui accusent la déformation pendant plusieurs générations. Cette transmission se fait principalement de mère à fille.

SYMPTÔMES. La scoliose est essentiellement caractérisée par une *courbure latérale* de la colonne vertébrale. La courbure vertébrale peut occuper un des segments du rachis ou s'étendre à toute sa hauteur. Lorsqu'elle occupe seulement une portion de la colonne vertébrale, il est rare qu'elle soit unique : presque toujours au-dessus et au-dessous de l'incurvation principale, on trouve d'autres courbures tournées en sens inverse; elles sont appelées *courbures de compensation,* car elles ont pour effet de rétablir plus ou moins complètement l'équilibre général du tronc. La scoliose peut se faire soit vers la droite, soit vers la gauche; mais lorsqu'elle occupe la région dorsale, elle a beaucoup plus souvent sa convexité tournée du côté droit. On désigne le plus souvent une scoliose par le sens de sa convexité; c'est ainsi qu'on dit une *scoliose dorsale droite* pour désigner une scoliose située à la région dorsale et dont la convexité est tournée du côté droit. On peut se rendre compte de la valeur de la déviation latérale du rachis en traçant à l'encre (*fig.* 378) la série des apophyses épineuses, puis, après avoir figuré avec un fil à plomb la ligne que devait suivre la colonne vertébrale normale, mesurer la distance maximum qui sépare les points apophysaires de cette ligne; c'est ce qu'on appelle la flèche de la courbure. Par suite de la torsion que subissent les vertèbres autour de leur axe vertical et de la déformation cunéiforme qui atteint la colonne vertébrale, tout le thorax, et principalement les côtes, ne tardent pas à subir des altérations de forme plus ou moins accentuées.

Alors on voit se constituer le second élément de la scoliose, qui est la saillie costale postérieure ou *gibbosité scoliotique.* Cette gibbosité est latérale; elle correspond à l'angle postérieur des côtes; elle se forme du côté vers lequel s'incurve la colonne vertébrale. Quelquefois peu prononcée, plus ou moins masquée par les parties molles, elle peut devenir plus

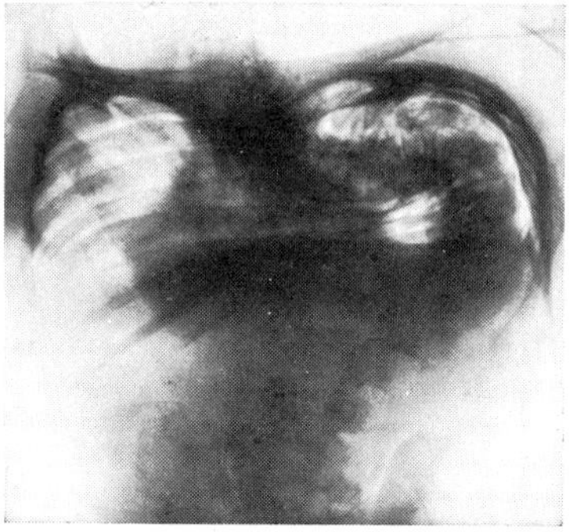

FIG. 379. — Radiographie d'une scoliose.

évidente si on fait incliner l'enfant en avant, de façon à voir son dos à jour frisant.

Du côté opposé, c'est-à-dire du côté de la concavité de la courbure, les côtes, au contraire, se dépriment et peuvent arriver à constituer une véritable anfractuosité.

Le thorax, vu par-devant, est dans ce cas également asymétrique; un des côtés est plus saillant que l'autre. Par suite de ces troubles dans la conformation extérieure de la cage thoracique, les omoplates qui s'appuient dessus perdent de leur symétrie; presque toujours, celle qui est du côté de la gibbosité est plus élevée et plus éloignée de la ligne médiane que celle du côté opposé.

Tels sont les grands symptômes de la *scoliose dorsale* chez un adolescent. Mais la scoliose peut siéger exclusivement à la *région cervicale* ou à la *région lombaire.* Cette dernière est loin d'être rare. Le principal symptôme que l'on constate alors, c'est l'inégalité de forme des deux flancs; les deux triangles brachio-thoraciques ne sont pas semblables.

TRAITEMENT. Il n'y a pas un traitement type de la scoliose, car il n'y a pas une scoliose type. Il y a *des scolioses* qui relèvent de causes fort diverses, et la thérapeutique de cette redoutable affection doit, en premier lieu, tenir compte du facteur étiologie.

Scoliose symptomatique. — Par exemple, certaines déviations de la taille se voient au début ou à la fin du *mal de Pott.* Il est clair que c'est alors la tuberculose vertébrale qu'il s'agira de soigner, et cela par les moyens habituels. Certaines déviations sont causées par le *raccourcissement du membre inférieur;* il faudra, avant tout, exhausser le membre plus court. Certaines sont rattachées à des *attitudes professionnelles défectueuses* (enfant dont l'emploi consistait à tourner une roue située en contrebas du siège sur lequel il était assis), écoliers ou apprentis qui se tiennent en position hanchée. La suppression de la statique vicieuse est naturellement la condition fondamentale de la correction.

C'est également l'amélioration des conditions respiratoires qu'il faut obtenir dans la *scoliose pleurétique* ou celle, si fréquente, qui résulte d'un obstacle prolongé au libre fonctionnement des voies respiratoires.

C'est la *sciatique* ou le *lumbago* qu'il faut d'abord guérir dans les scolioses par contracture des muscles de la masse lombaire.

Ainsi donc, dans la classe si nombreuse des *scolioses symptomatiques,* il s'agit de supprimer la cause avant de modifier l'effet.

Scoliose dite essentielle. — Dans la *scoliose essentielle,* le vrai traitement non plus n'est pas uniforme, car, dans le sein de cette scoliose, il y a lieu de distinguer encore au moins deux causes étiologiques : la scoliose congénitale et la scoliose d'évolution. Les *scolioses congénitales* ne peuvent plus être mises en doute. Toutes, d'ailleurs, ne sont pas visibles à la naissance, et quelques-unes représentent simplement une viciation des germes d'ossification des vertèbres datant de la naissance.

A ces *scolioses osseuses,* un traitement, qu'on pourrait appeler par tuteur et modelage, est plus particulièrement nécessaire. Par exemple, il existe d'assez nombreux cas de coins osseux interposés entre deux vertèbres et surtout à la région lombaire. L'enfant atteint de cette anomalie serait condamné à la flexion latérale fatale, si, dès la constatation de la maladie, on ne combattait la déformation par le décubitus dans un lit plâtré correcteur et par le port d'un corset modelant en celluloïd.

Plus généralement, la scoliose n'apparaît qu'à 4 ou 5 ans, quand elle est causée par le rachitisme, ou vers 10 ou 12 ans, dans une forme qu'on appelle la scoliose essentielle de l'adolescence et qui relève peut-être aussi du rachitisme tardif.

Un *traitement général et hygiénique* est indispensable. Il est à la base de toute lutte antiscoliotique. La vie au grand air, la raréfaction des heures de classe, la nourriture saine et abondante, le repos prolongé ajouteront leurs effets à ceux d'une cure médicamenteuse dont le fer, l'arsenic, le phosphore, la chaux occupent les premières places.

Ensuite vient l'obligation de faire respirer largement, méthodiquement les enfants déviés. Outre l'intérêt d'une pareille mesure au point de vue du développement général par l'effet d'une suractivation des échanges, on provoque ainsi une action locale correctrice qui n'est pas négligeable. Le poumon fait l'effet d'un ressort pressant de dedans en dehors sur les côtes et repoussant, au niveau de la paroi

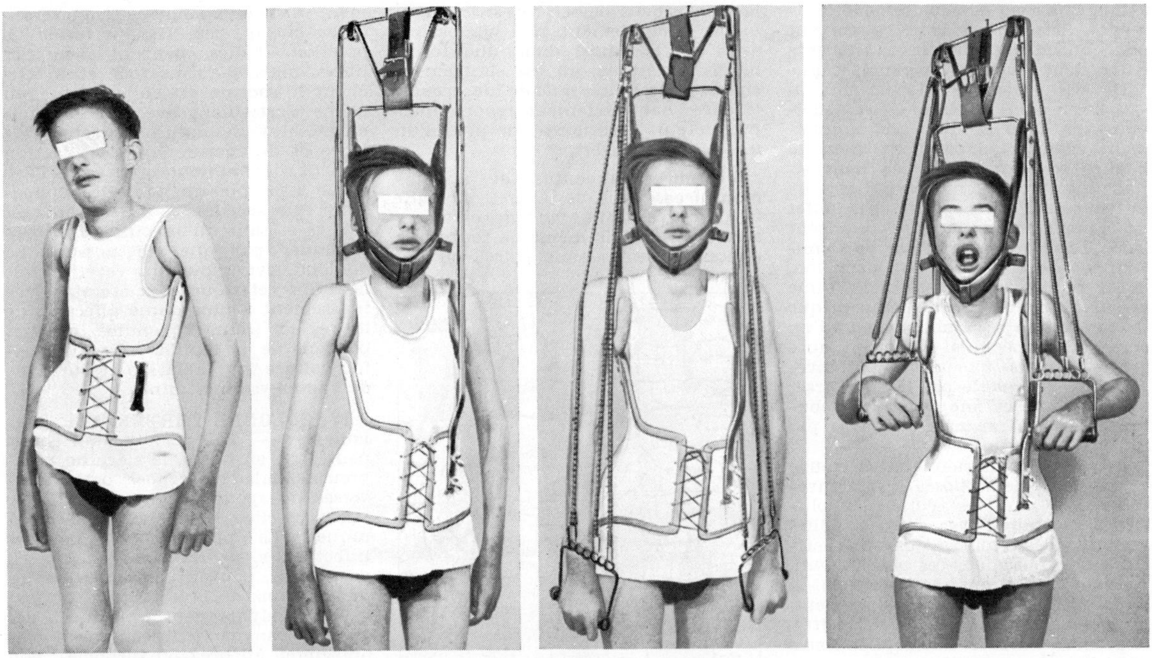

Corset classique en celluloïd permettant la traction dans la scoliose.

Dispositif avec sangle élastique permettant la traction rachidienne continue.

Adaptation d'extenseurs associant une gymnastique respiratoire. Position de traction maximum en inspiration.

Position de repos en expiration.

FIG. 380. — Technique de redressement des courbures vertébrales chez l'adolescent.

(*Coll. Ducroquet-Oblet.*)

thoracique postérieure, celles qui sont situées du côté de la concavité.

Aussi, une *gymnastique respiratoire* méthodiquement conduite, patiemment surveillée, est-elle absolument indispensable. Elle recourra sans doute aux *exercices symétriques* de la gymnastique suédoise, mais aussi à des *mouvements unilatéraux,* lesquels s'efforcent de développer le côté concave. De toutes façons, d'ailleurs, l'assouplissement des articulations costo-vertébrales et costo-sternales est une manœuvre de première importance avant de passer, quelle que soit la forme de la scoliose, à la véritable correction.

La gymnastique respiratoire, la gymnastique suédoise générale, même la gymnastique aux agrès et l'exercice des sports suffisent d'ailleurs à venir à bout de ce qu'on appelle l'*attitude scoliotique*. Il s'agit de jeunes sujets simplement débiles et mal musclés, fatigués par une croissance rapide et qui ont pris de mauvaises habitudes de tenue. Que leur organisme soit stimulé et leur système musculaire développé, la déviation tendra d'elle-même à s'effacer, leur colonne vertébrale retrouvera son équilibre. Ils guériront à peu de frais.

Il en est ainsi, encore, de la plupart des *scolioses dites de premier degré*. Ce sont là soit des scolioses dites totales, c'est-à-dire intéressant la totalité de l'axe rachidien, soit des scolioses régionales, siégeant sur un seul segment du rachis. Ces deux catégories ne constituent que des scolioses à une courbure, encore souple. se corrigeant dans la flexion en avant et dans lesquelles les courbures latérales ne s'accompagnent pas encore de rotation suivant l'axe. La gymnastique générale leur convient parfaitement. Déjà, pourtant, la séance doit comporter un grand nombre de mouvements spéciaux correcteurs unilatéraux. *Ces mouvements sont passifs ou actifs.* Soit, par exemple, une courbure à gauche; le sujet doit être fréquemment accroché par le bras droit à une barre (mouvement passif); il doit tendre en avant et en l'air son bras droit, en arrière sa jambe droite (mouvement actif).

Mais quand la scoliose, au lieu d'être un simple C, présente deux courbures et prend la forme en S ou en double S (*scoliose de deuxième degré*), quand les phénomènes de rotation s'accentuent, il faut se hâter d'intervenir avec plus d'énergie. La suspension fréquente par les mains, la suspension par la tête permettent l'élongation des muscles et des ligaments contracturés ou rétractés. De longues périodes de décubitus sur le plancher doivent couper les occupations scolaires. La gymnastique devient d'une application difficile. Le spécialiste doit seul l'instituer et la surveiller. Cette gymnastique s'efforce, par le moyen de mouvements combinés du bras d'un côté, de la jambe de l'autre, de corriger chacune des courbures synchroniquement ou successivement. Il n'est pas rare qu'une gymnastique mal comprise précipite alors une déviation. C'est à cette époque aussi que se pose la question du corset; le simple corset de coutil baleiné ou armé de ferrures, compliqué parfois de béquillons, est alors de mise.

Plus tard, la déviation s'étant accentuée, le *port d'un corset* plus compliqué peut être mis en question. Le port de ce corset ne saurait, d'ailleurs, au contraire, soustraire l'enfant

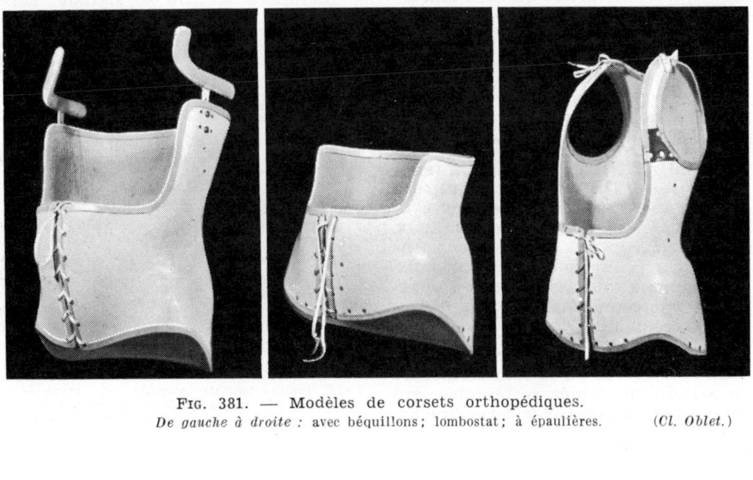

FIG. 381. — Modèles de corsets orthopédiques.
De gauche à droite : avec béquillons; lombostat; à épaulières. (*Cl. Oblet.*)

à la gymnastique, seul remède vraiment efficace. Le corset a surtout pour but d'empêcher les tassements entre deux séances de gymnastique.

De ces *corsets orthopédiques,* il existe d'innombrables modèles. Quelques-uns, bien étudiés, anatomiquement conçus, empaumant bien le bassin, enserrant bien les hanches, fournissent un point d'appui sérieux au thorax. D'autres même, par l'effet de ressorts et de plaques, produisent une pression continue sur le demi-thorax en saillie, sur la côte de melon, et la repoussent dans une certaine mesure. Mais borner la thérapeutique de la scoliose à l'établissement d'un corset orthopédique est une faute grave. Jamais une déviation invétérée n'a été guérie par le seul corset orthopédique et une déviation débutante est généralement aggravée par lui.

A un stade ultérieur, on se trouve en présence de *scolioses graves* invétérées. Ce sont des scolioses à plusieurs courbures avec grosses saillies costales, des scolioses devenues rigides. Que faire dans ces cas? D'abord, pendant un temps prolongé, de la mobilisation, de l'assouplissement, puis les fixer dans un *corset plâtré.* Reprendre ensuite l'assouplissement, puis le corset, et ainsi, d'étape en étape, assurer une amélioration. A quel corset plâtré avoir recours? Selon l'état du malade, au corset amovible que l'on enlève la nuit ou au corset qu'on laisse à demeure.

Dernier procédé en date : corset amovible permettant une traction sur la colonne uniformément, au moins pendant la nuit, ce qui accompagne la croissance en diminuant la courbure progressivement. Corset à n'exécuter qu'après avoir obtenu le minimum de redressement par plâtre avec feutrage progressif, corrigeant la translation latérale du thorax et la gibbosité.

De ces procédés de modelage des scolioses graves, on peut espérer des améliorations satisfaisantes qui portent sur le thorax. Le déjettement peut être corrigé dans une large mesure, la statique générale peut être heureusement modifiée, la gibbosité peut être en partie réduite, le creux du côté concave peut s'atténuer. On peut, pour éviter le port permanent du corset, immobiliser définitivement la colonne vertébrale dans son nouvel état en pratiquant, en fin de croissance, une greffe osseuse chirurgicale.

Aussi, est-ce *dès le début* qu'il faut dépister la scoliose et la traiter avec énergie. Des mesures comme l'inspection orthopédique des écoles et les colonies scolaires représentent un des meilleurs moyens prophylactiques.

III. COLONNE VERTÉBRALE (anomalies). — Les vertèbres qui ont passé d'abord, au cours de leur évolution, par un stade membraneux, puis cartilagineux et s'ossifient ensuite par cinq points principaux, sont, comme tous les organes à développement compliqué, le siège d'anomalies fréquentes.

Spina-bifida. — Une des plus fréquentes consiste en la non-fermeture en arrière des lames vertébrales, qui demeurent écartées. Par cette brèche, la moelle peut passer : c'est le *spina-bifida,* généralement non compatible avec la vie. Mais, dans une forme moins accentuée, on est simplement en présence d'un *spina-bifida occulta* (caché), habituellement ignoré, mais producteur, sans doute, de plus d'un méfait (*fig.* 382, 1).

Vertèbres absentes et supplémentaires. — Une autre anomalie fréquente est l'*absence de certaines vertèbres,* parfois même de toute une région (hommes sans cou), ou, au

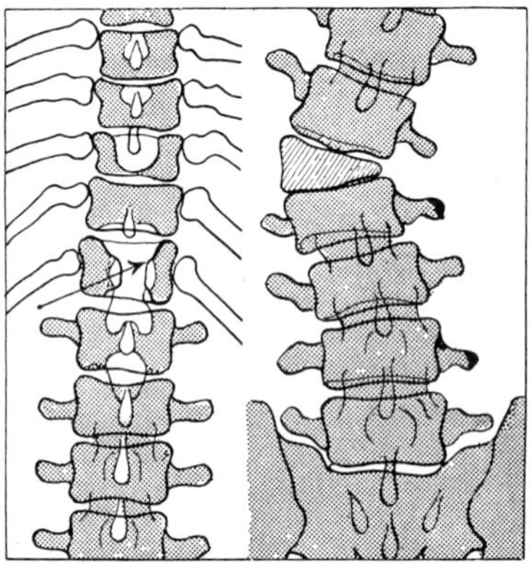

1 2

FIG. 382. — Anomalies de la colonne vertébrale.

1. Spina-bifida; 2. Déviation du rachis par vertèbre cunéiforme.

contraire, la présence de *vertèbres surnuméraires.* Dans ce dernier cas, la vertèbre peut être incomplète : la radiographie ne montre qu'un *coin* interposé entre deux vertèbres saines (*fig.* 382, 2).

D'autres fois, surtout dans les zones de transition, les vertèbres d'une région prennent les caractères de la région voisine. Par exemple, au cou, elles sont prolongées par des côtes (*côtes cervicales*) ou, au bas du dos, se signalent par une absence de côtes.

Sacralisation. — Une de ces anomalies a été fort étudiée au cours de ces dernières années sous le nom de *sacralisation.* La cinquième vertèbre lombaire peut revêtir plus ou moins complètement l'aspect anatomique de la première vertèbre sacrée : elle est « sacralisée ». Elle se signale, surtout dans ce cas, par le développement de ses apophyses transverses. Celles-ci (*fig.* 383, II), en forme de papillon, d'ailes, peuvent demeurer libres, mais, d'autres fois, elles touchent le sacrum ou l'aile iliaque, ou même s'articulent avec eux. Parfois même, il y a soudure de cette vertèbre et du sacrum. La sacralisation devient souvent douloureuse vers l'âge de 20 à 30 ans, quand le développement du sacrum et du bassin est achevé et sans qu'on puisse toujours expliquer par quel mécanisme. La douleur névralgique, qui revêt parfois la forme sciatique et a été attribuée faussement à plus d'une affection de la région (rein, appendice, organes pelviens de la femme), est quelquefois calmée par l'ablation chirurgicale de l'apophyse incriminée.

IV. COLONNE VERTÉBRALE (maladies). — La colonne vertébrale peut être, en outre, le siège de nombreuses maladies (*cancer, ostéites* diverses ou *spondylites*).

Ces ostéites sont aiguës ou chroniques. La plupart des maladies infectieuses, la *fièvre typhoïde* en particulier, peuvent produire des inflammations de la vertèbre.

La spondylite peut être due à des germes banaux (consécutive à des phlegmon, anthrax ou furoncle). Son traitement relève de l'immobilisation plâtrée et des antibiotiques.

Mais plus fréquentes et plus tenaces sont les spondylites chroniques, qui relèvent soit de la *syphilis,* soit surtout de la *tuberculose* (*mal de Pott*) [v. ces mots]. Les spécialistes se sont également beaucoup occupés, depuis quelques années, de déformations progressives, plus marquées à la région lombaire et accompagnées de douleurs, et qui reconnaissent sans doute une origine rhumatismale (*lombarthrie*). L'enraidissement de la région malade est la règle, mais il n'y a pas de déformation accentuée, pas de gibbosité comme dans le mal de Pott, et l'état général n'est pas modifié. La maladie est très longue et la thérapeutique n'offre pas beaucoup de ressources.

Le disque (ou ménisque) qui sépare deux corps vertébraux peut être chassé de sa place normale au cours d'un traumatisme ou d'un effort violent de redressement. Il fait alors *hernie* dans le canal rachidien, comprimant soit la moelle épinière, soit les racines nerveuses qui y aboutissent.

Comme cet accident se produit en général dans la région lombaire, il a

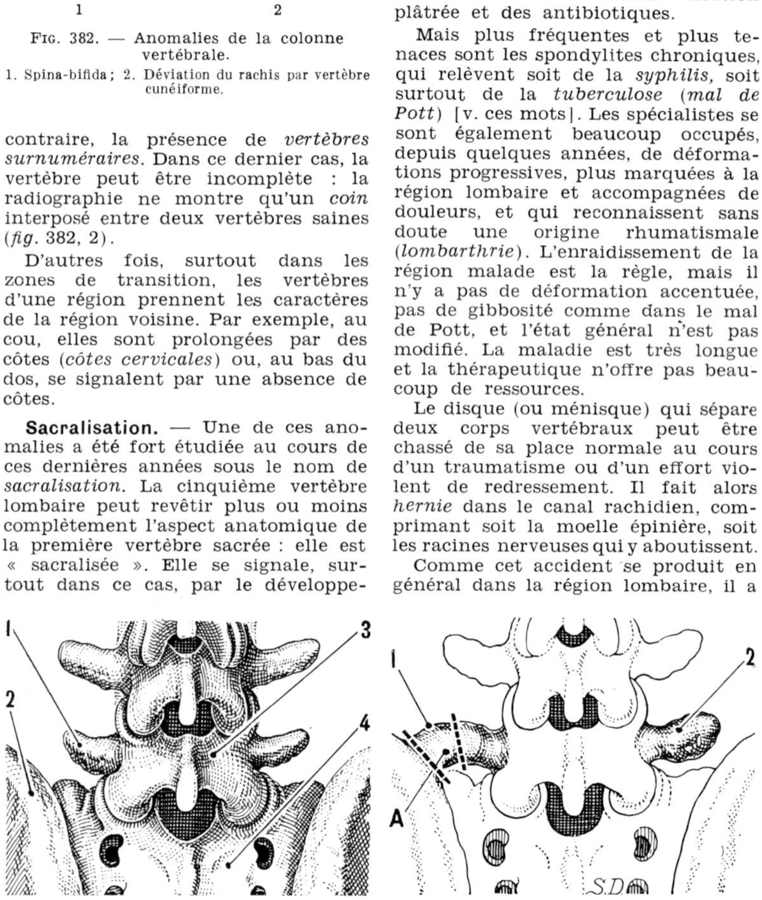

I II

FIG. 383. — Sacralisation.

I. 5e vertèbre lombaire normale : 1. Apophyse transverse; 2. Crête iliaque; 3. 5e vertèbre lombaire; 4. Sacrum. II. Anomalies de la 5e vertèbre lombaire : 1. Apophyse transverse sacralisée (A. portion d'os à enlever) ; 2. Apophyse transverse hypertrophiée.

pour conséquence une névralgie lombaire du sciatique.

TRAITEMENT. Soit essai de manipulations vertébrales (sorte de méthode de réduction manuelle de la hernie), soit cure chirurgicale qui donne souvent une amélioration définitive.

V. COLONNE VERTÉBRALE (intervention chirurgicale). Deux types d'interventions :

1° La *greffe d'Albee :* il s'agit d'une greffe en pont d'un fragment osseux qui permet d'immobiliser, de verrouiller un segment de la colonne vertébrale. Elle est employée dans le mal de Pott, où elle immobilise complètement le rachis au niveau de la lésion tuberculeuse et rend possible un lever plus précoce. C'est une greffe isolée qui n'intervient que comme agent de consolidation.

2° L'*abord direct* d'un foyer tuberculeux rachidien est très différent. Employé dans le mal de Pott de l'adulte, il consiste en un curetage, une ablation totale de la lésion — il est donc réservé à des lésions peu étendues — et est complété par la greffe d'os spongieux qu'on bourre dans la cavité ainsi créée. Il permet théoriquement la stérilisation complète du foyer et mettrait à l'abri des récidives locales.

VI. COLONNE VERTÉBRALE (manœuvres). V. CHIROPRAXIE dans le *Supplément.*

COLOPEXIE (de *côlon,* et du gr. *pexis,* fixation). — Opération consistant dans la fixation de l'anse pelvienne du côlon à la paroi abdominale antérieure ou postérieure. Elle est employée principalement pour supprimer le prolapsus du rectum; quelquefois pour éviter la récidive de la torsion de l'intestin ou après la réduction d'une hernie du côlon par glissement. Elle donne de bons résultats et n'est pas dangereuse (mortalité nulle).

COLOPHANE. — Résidu de la distillation des térébenthines; résine jaune qui a été employée en poudre comme moyen mécanique pour arrêter le sang des piqûres de sangsues. Utilisée dans la fabrication des savons fins de résine.

COLO-SIGMOÏDOSTOMIE. — Entéro-anastomose entre le côlon ascendant ou transverse et l'anse sigmoïde.

COLOSTOMIE (de *côlon,* et du gr. *stoma,* bouche). — Abouchement à la peau du côlon descendant pour créer un anus artificiel.

COLOSTRUM (mot lat.). — Liquide jaunâtre, légèrement purgatif, qui s'écoule du sein chez la femme qui vient d'accoucher. La sécrétion du colostrum commence dès le troisième, quatrième ou cinquième mois de la grossesse. C'est un liquide blanc sale qui coule facilement en pressant sur le mamelon. Dès les premiers jours qui suivent l'accouchement, le colostrum présente une teinte jaunâtre qu'il perd seulement vers le sixième ou huitième jour.

Le colostrum renferme moins de caséine que le lait, mais plus de sels et plus d'albumine, au point de pouvoir se coaguler par la chaleur. Une partie des globules qu'il contient sont plus gros que ceux du lait ordinaire (*fig.* 384). Son absorption par le bébé facilite l'expulsion du méconium.

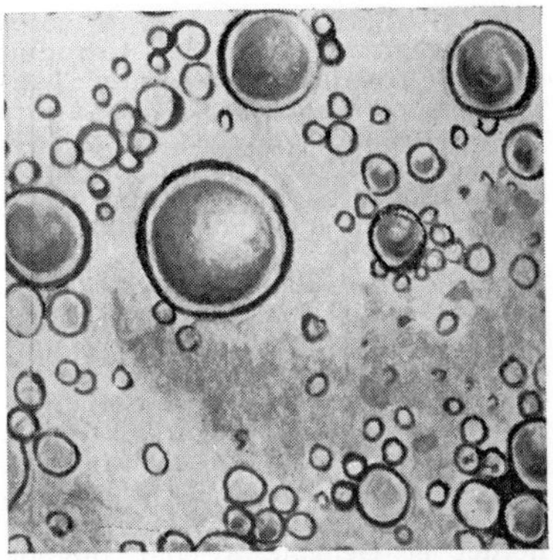

FIG. 384. — Goutte de colostrum, vue au microscope.

COLPOCÈLE (du gr. *kolpos,* vagin, et *kêlê,* hernie). — Abaissement du vagin; il précède celui de l'utérus et détermine en même temps la descente de la vessie (*cystocèle*) et celle de la paroi antérieure du rectum (*rectocèle*). V. FÉMININS (Organes génitaux).

COLPO-HYSTÉRECTOMIE (du gr. *kolpos,* vagin, *hustera,* utérus, et *ektomê,* ablation). — Extirpation de l'utérus et d'une partie du vagin par voie vaginale.

COLPO-PÉRINÉORRAPHIE (du gr. *kolpos,* vagin, *perineos,* périnée, et *raphê,* suture). — Réfection totale du périnée et de la paroi vaginale, en cas de prolapsus des organes génitaux.

COLPOSCOPIE (du gr. *kolpos,* vagin, et *skopein,* regarder). — Examen du col utérin avec une jumelle à prismes munie de plusieurs oculaires et permettant d'obtenir divers grossissements (10 à 40 fois le diamètre). On éclaire vivement le col et on grossit l'image afin de dépister à son début des lésions cancéreuses du col utérin.

COLPOTOMIE (du gr. *kolpos,* vagin, et *tomê,* incision). — Opération destinée à évacuer un abcès au voisinage du vagin. Elle se fait, en général, en arrière (*colpotomie postérieure*), l'abcès se trouvant dans le cul-de-sac de Douglas, entre le vagin et le rectum.

COLUMELLE. — Axe du limaçon. V. OREILLE.

COMA (du gr. *kôma,* sommeil profond, et même, plus précisément, sommeil de l'ivresse). — Le coma est caractérisé par la perte plus ou moins complète de la conscience. Tous les degrés sont possibles entre la conscience normale et le coma le plus profond.

SIGNES. Dans un premier stade, le malade ne s'intéresse plus à ce qui l'entoure, ne répond qu'avec indifférence aux questions, avec lenteur et par monosyllabes. Ses paupières sont à demi baissées et il bâille fréquemment.

A un stade de plus, il dort continuellement, mais on peut encore le réveiller. Souvent déjà, il perd ses urines et ses matières comme le fait le petit enfant.

A un degré plus avancé, même par des sollicitations vives, on ne peut plus éveiller le sujet. Pour apprécier la profondeur du coma, il convient alors de mettre une cuiller pleine d'eau entre les lèvres du malade. Lorsque le coma est très profond, le sujet ne tend plus les lèvres. Le liquide introduit dans la bouche n'est pas avalé, il s'écoule en bavant par les commissures. Ce signe de Vincent indique une atteinte grave de la base du cerveau et laisse présager l'imminence d'accidents graves, si une thérapeutique efficace n'est pas aussitôt mise en œuvre. Si, par exemple, il s'agit d'un blessé du crâne, ce signe indique qu'il faut recourir sans délai à l'intervention neurochirurgicale.

Un sujet, plongé dans un coma profond, a presque toujours des accidents pulmonaires, tensionnels et thermiques qu'il convient de suivre avec une grande attention toutes les heures au moins. C'est ainsi que, lorsque la respiration devient à la fois profonde et s'accélère, passant de son chiffre normal de 16 à la minute à une fréquence de 30, 40 et plus, il faut craindre la survenue prochaine d'un œdème pulmonaire.

De même, il faut surveiller de près la température qui, d'une heure à l'autre, peut s'élever brutalement de 2 ou 3 degrés. Dès qu'elle dépasse 39° ou 39°5, il convient de tout mettre en œuvre (glace, enveloppements frais) pour la faire baisser.

Enfin, la tension artérielle doit être suivie attentivement, car tout malade dans le coma est dangereusement exposé à des accidents mortels de collapsus et de choc.

CAUSES. Un *traumatisme crânien,* une *tumeur cérébrale* peuvent provoquer un coma.

Le coma est aussi le mode de terminaison fréquent d'un grand nombre d'affections.

Comas par lésions cérébrales en foyer. — Les *hémorragies cérébrales* et, à un moindre titre, les *ramollissements,* les *affections méningées* graves et, en particulier, certaines méningites purulentes peuvent provoquer le coma. Il convient de mettre en œuvre aussitôt la pénicilline et les sulfamides en les injectant à la fois par voie générale et par ponction lombaire quand un facteur infectieux est en cause.

La phase de stertor de l'*épilepsie* constitue un coma transitoire.

Comas d'origine toxique. — Les intoxications endogènes : l'*urémie,* l'*acido-cétose diabétique,* provoquent le coma à la fin de leur évolution. Il convient surtout de toujours penser à la possibilité d'un diabète décomposé et faire d'urgence les examens nécessaires (recherche, dans les urines, de glucose et de corps cétoniques, mesure de la réserve alcaline du sang). Un traitement d'urgence par des doses massives d'insuline et par l'absorption de sucre représente, en effet, la seule chance de salut pour le malade. Diverses intoxications exogènes peuvent encore provoquer un coma. Celui de l'*alcool* est bien connu. Il faut souligner, en particulier, l'intoxication *oxycarbonée* (provoquée par le gaz d'éclairage ou les poêles à combustion lente) qui nécessite d'urgence l'inhalation d'oxygène (dans les grands centres, les pompiers sont particulièrement bien outillés pour donner avec la célérité désirable les soins nécessaires) ; l'intoxication par les *barbituriques*, qui exige le lavage d'estomac et l'administration de doses souvent considérables de strychnine.

TRAITEMENT. Celui de la cause.

COMBRETUM. — Feuilles du *Combretum Raimbaulti*, employées en décoction comme tonique, cholagogue, diurétique chez les hépatiques et dans la fièvre bilieuse hématurique. Décoction à 15 g par 1 000. Extrait fluide : XV à XXX gouttes.

COMÉDON. — Petit cylindre vermiforme de matière blanchâtre à sommet souvent noirâtre qu'on extrait par pression de la peau du dos, du front, des joues et du nez. Cocon folliculaire qui renferme de nombreux microbacilles et du sébum. A la face, on y trouve souvent un acarien, le *Demodex folliculorum*.

Les comédons, quand ils existent seuls, constituent l'*acné comédonienne* ou *acné punctata*. Un peu de rougeur et de tuméfaction autour de quelques comédons caractérise l'*acné papuleuse*. V. ACNÉ.

Nævus à comédons. — Variété de nævus, à disposition linéaire ou zoniforme, formé de points noirs gros comme une tête d'épingle, qu'on peut facilement énucléer, et criblant un tissu d'aspect cicatricié et irrégulier.

COMITIAL (Mal). — V. ÉPILEPSIE.

COMMINUTIF (du lat. *comminuere*, briser). — **Fracture comminutive.** — Fracture comportant des fragments petits et nombreux.

COMMISSURES. — *Commissures des lèvres*, leur point de réunion.

Commissures du cerveau, du cervelet, de la moelle. — Tissu nerveux réunissant deux régions.

COMMISSUROTOMIE. — V. VALVULOTOMIE, au *Supplément*.

COMMOTION. — Ebranlement produit dans l'organisme par une chute ou par un choc violent.

Commotion cérébrale. — V. CERVEAU (maladies chirurgicales et médicales).

Commotion électrique. — Contraction provoquée par un courant électrique. V. ÉLECTROCUTION.

COMPAS. — Appareil géométrique permettant de guider un clou dans un col de fémur fracturé, sans avoir besoin d'ouvrir l'articulation de la hanche (v. ÉQUERRE).

COMPENSATION. — Modification qui se produit dans un organe pour obvier à une altération de tissu. En arrière d'un rétrécissement, une cavité (oreillette, ventricule du cœur) s'hypertrophie de façon à lutter contre l'obstacle à la circulation du sang.

COMPÈRE-LORIOT. — V. ŒIL (maladies) : *Orgelet*.

COMPLÉMENT. — Tout corps étranger (microbes, toxines) introduit dans un organisme y détermine l'apparition d'un *anticorps*, c'est-à-dire d'une substance tendant à détruire le corps étranger, ou *antigène ;* cet anticorps est spécifique : il répond à l'antigène qui lui a donné naissance et à lui seul.

Le sérum de l'animal auquel on a injecté des antigènes contient généralement deux sortes d'anticorps : l'une, spécifique, dont il a été parlé ci-dessus, c'est la *sensibilisatrice* ou *ambocepteur ;* l'autre, banale, existant dans tout sérum, c'est l'*alexine* ou *complément*.

Complément (Réaction de fixation du). — Cette réaction, découverte par Bordet et Gengou, a pour but de déceler dans un sérum la présence ou l'absence d'une sensibilisatrice donnée et, par conséquent, de l'antigène qui lui a donné naissance.

Cette réaction biologique très importante est employée pour le diagnostic de la fièvre typhoïde (Widal et Le Sourd), des gonococcies (Müller et Oppenheim), des kystes hydatiques (Weinberg et Parvu), des sporotrichoses (Widal et Abrami), et surtout de la *syphilis* (v. SYPHILIS) [Wassermann, Noguchi].

Cette réaction est assez complexe; on prend d'abord l'antigène suspect (culture, par exemple) dont on ensemence quelques tubes, puis du sérum du malade en observation. Ce sérum est chauffé à 56° C pendant une demi-heure, pour détruire le complément qui est *thermolabile* (les sensibilisatrices sont au contraire *thermostabiles*, c'est-à-dire résistent à la température de 56° C) ; il est ensuite mis au contact de l'antigène; aucun phénomène ne se produit, puisque le complément a été supprimé par le chauffage; mais, si on ajoute une très petite quantité d'un sérum normal, non chauffé (lequel, comme il a été dit, contient le complément), et si le sérum du malade renferme la sensibilisatrice spécifique, le complément va pouvoir se fixer sur l'antigène et le détruire : il y a *fixation du complément*. Si, au contraire, le sérum du malade ne présente pas l'anticorps spécifique à la culture d'antigène utilisée, rien ne se produit : l'ambocepteur manquant, il n'y a pas fixation du complément.

Mais la réaction se complique encore de ce fait que la fixation du complément n'est pas directement visible; il faut donc pouvoir la rendre apparente à l'aide d'une réaction macroscopique. Dans ce dessein, les tubes qui ont servi aux réactions précédentes sont additionnés de sérum hémolytique chauffé à 56° C (pour détruire son complément thermolabile) et des globules rouges que ce sérum hémolyse. Deux cas peuvent alors se présenter : 1° ou le complément est fixé, l'hémolyse n'a pas lieu, le liquide ne se teinte pas en rouge; 2° ou le complément n'est pas fixé, l'hémolyse a lieu, le liquide devient rouge. On dit que la réaction de Bordet-Gengou est *positive* (qu'il y a eu fixation du complément) quand l'hémolyse ne se fait pas; on dit qu'elle est *négative* (ou, en d'autres termes, que le malade n'est pas infecté par l'antigène utilisé) quand, au contraire, l'hémolyse se produit.

COMPLEXE. — Association de plusieurs affections concourant au même effet ou réunies sur la même région.

En psychanalyse, un *complexe* est un ensemble de sentiments inconscients, souvent nés d'une même origine, aboutissant à une même tendance. Dans le *complexe d'infériorité*, le sujet pense et agit comme s'il était inférieur aux autres individus. Le *complexe d'Œdipe* est un attachement inconscient à la mère. Ces complexes sont à l'origine de troubles du caractère, dont la nature est diverse. La psychanalyse a pour but de découvrir ces tendances pour que le sujet puisse les combattre consciemment.

COMPLEXUS. — Muscles de la nuque. Le *petit* et le *grand complexus* renversent la tête en arrière.

COMPLICATION. — Souvent une maladie se complique par adjonction de microbes autres que celui de l'affection originelle; quelquefois aussi par suite d'un refroidissement (bronchite, néphrite), d'un écart de régime (hémorragie intestinale dans la fièvre typhoïde).

COMPRESSE. — Pièce de linge repliée en plusieurs doubles et employée pour les pansements.

VARIÉTÉS. On se sert ordinairement de *gaze* pour couvrir directement la plaie; cependant, on utilise quelquefois aussi, dans ce dessein, des compresses de toile aseptisées et trempées dans un liquide antiseptique. On trouve dans le commerce des compresses en *fibres de verre*, qui ont l'avantage d'être imputrescibles, incombustibles, facilement stérilisables et qui n'adhèrent pas à la plaie.

La compresse *longuette* est repliée quatre fois sur elle-même dans sa longueur. La compresse *graduée* est repliée plusieurs fois sur elle-même, de façon à former une pyramide tronquée : les plis, qui sont de plus en plus petits, sont retenus par un fil; cette compresse est utilisée pour rapprocher les lèvres d'une plaie, comprimer les vaisseaux ou refouler les chairs dans un espace creux.

Compresses humides. — Serviettes trempées dans de l'eau puis essorées. On les place sur la région douloureuse en les recouvrant soit de taffetas gommé ou plastique (imperméables), soit de flanelle ou d'ouate (perméables).

On appelle *compresse de Priessnitz* un linge trempé dans l'eau chaude, appliqué sur le creux de l'estomac et recouvert d'un tissu imperméable. Cette compresse, gardée toute la nuit ou quelques heures, calme les douleurs épigastriques.

Imbibées d'*eau chaude* (38°), les compresses humides ont, en effet, une action calmante souvent très rapide; imbibées d'*eau froide*, elles ont une action sédative moins hâtive, mais provoquent une révulsion utile.

INDICATIONS. Douleurs d'estomac et d'intestins.

COMPRESSEUR. — V. BANDAGE, HÉMORRAGIE, HERNIE.

COMPRESSION. — Action extérieure produite sur une région.

Compression de la moelle. — V. MOELLE.

Compression des anévrismes. — V. ARTÈRE.

Compression pour hémorragie. — V. HÉMORRAGIE.

COMPRIMÉS. — Préparations médicamenteuses solides destinées à être absorbées par la voie buccale, soit en nature, soit en dissolution dans l'eau. Les comprimés pour

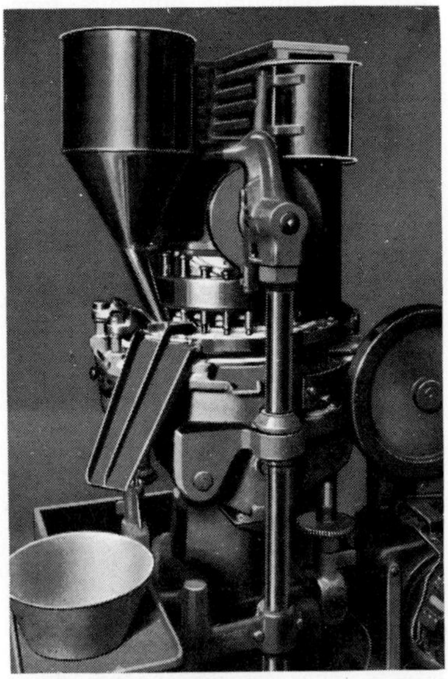

FIG. 385. — Machine à fabriquer les comprimés.

usage externe ne figurent pas au *Codex*, car ils pourraient provoquer des accidents chez les enfants qui les porteraient à leur bouche par mégarde. Ces comprimés sont obtenus en agglutinant par compression des substances médicamenteuses sèches.

COMPTE-GOUTTES. — V. GOUTTES.

CONCOMBRE. — Plante de la famille des Cucurbitacées.

Concombre sauvage (*Momordica elaterium*). — Plante dont la racine contient un principe actif, l'*élatérine*, employée comme purgatif violent.

Concombre cultivé. — Légume peu nutritif, mais rafraîchissant, qu'on mange en salade au début du repas, ou cuit, associé aux viandes. La pulpe est employée comme pommade adoucissante, émolliente, notamment pour la peau du visage (axonge, 10 g; graisse de veau, 6 g; baume de Tolu, 0,02; eau de rose, 100 g; suc de concombre, 12 g).

Le *cornichon* est une variété de concombre dont les fruits, conservés dans le vinaigre, sont employés comme condiments.

CONCRÉTION (du lat. *concrescere*, se condenser). — Production minérale ou organique qui s'établit dans les tissus, à l'intérieur (corps étranger) ou à l'extérieur des articulations (tophus uratique de la goutte) et dans les réservoirs de l'urine ou de la bile (calculs). V. à FOIE et VESSIE (maladies).

CONDIMENTS. — Substances *minérales* (sel commun), *animales* (extrait de viandes et anchois), ou *végétales*, dont la plupart sont peu nutritives par elles-mêmes, mais qui sont ajoutées en petite quantité aux aliments dans le dessein d'accroître l'appétit par leur goût et leur odeur, et souvent aussi de stimuler et faciliter la digestion en excitant la sécrétion des sucs digestifs. Utiles à petite dose, les condiments deviennent nuisibles à dose trop répétée ou trop élevée et fatiguent alors l'estomac, la monotonie entraînant l'abus, notamment dans les pays tropicaux. Ils peuvent alors provoquer la diarrhée ou, au contraire, la constipation.

Il ne sera parlé ici que des *condiments végétaux;* pour les autres, se référer aux noms des substances.

Épices. — On entend par *épices* des plantes ou des parties de plantes qui, en raison de leur teneur en essences diverses, répondent particulièrement au rôle des condiments et sont employées soit crues avec les salades ou les sauces, soit cuites avec les viandes, les légumes ou les gâteaux. Elles agissent par des principes aromatiques ou âcres.

VARIÉTÉS. Les bulbes d'*ail*, d'*échalote*, de *ciboule*, d'*oignon*, les feuilles et les tiges de *céleri*, de *persil*, de *cerfeuil;* le *thym* et la *sarriette;* la *marjolaine*, dont on emploie la plante fleurie entière, séchée et grossièrement pulvérisée; les feuilles fraîches ou desséchées d'*estragon*, de *sauge* (*Salvia officinalis*) et de *laurier* (*laurier-sauce* et *laurier-cerise*); le *gingembre*, la *truffe*.

L'écorce de *cannelle*, les *câpres*, les *clous de girofle*, bourgeons desséchés de *Jamosa caryophyllus*, doivent être complets et descendre tout de suite au fond de l'eau quand on les introduit dans le liquide. (On a fabriqué des clous artificiels au moyen de pâtes imbibées d'essence.) Le *safran*, constitué par les étamines desséchées de *Crocus sitiva*, est souvent falsifié par substitution d'autres crocus. La *vanille* est le fruit imparfaitement mûri de *Vanilla planifolia*.

Le *poivre noir* est constitué par les baies vertes non mûres et desséchées de *Piper nigrum*. Il contient plus de pipérine que le *poivre blanc*, qui provient des baies mûres débarrassées des enveloppes extérieures par macération dans l'eau. Il y a grand intérêt à acheter le poivre en grains, moins facile à falsifier qu'en poudre.

Il en est de même pour le *piment* et le *poivre de Cayenne*, fruits mûrs et desséchés de *Pimenta officinalis* et de *Capsicum annuum*.

Le *fenouil*, le *carvi* ou *kummel*, l'*anis*, la *coriandre* sont des fruits desséchés. La noix *muscade*, la *moutarde blanche* et *noire* proviennent de graines.

Vinaigre et Citron. — Ils agissent par leur acide sur les viandes (marinades) et donnent du goût à des légumes fades (salades), mais leur abus est particulièrement nuisible.

Sucre. — Contrairement aux précédents, le sucre n'est pas seulement un condiment, mais un véritable aliment.

CONDURANGO. — Ecorce de la tige de *Gonolubus condurango* (Asclépiadées). Tonique amer, analgésique, employé contre les douleurs d'estomac, les rhumatismes et les névralgies. Accentue la sécrétion des sucs gastrique, pancréatique, et de la bile. Indiqué dans les dyspepsies atoniques douloureuses. Décoction, 5 p. 100; vin, 30 g par jour; poudre, 1 à 5 g; extrait fluide, $0^{g},50$ à 1 g. On emploie surtout les granulés.

CONDYLE. — Extrémité articulaire, de forme ovalaire, d'un os.

CONDYLOME. — Terme servant à désigner soit des plaques muqueuses syphilitiques papuleuses (condylomes plats), soit des végétations en choux-fleurs (condylomes acuminés) qui sont des tumeurs bénignes de la peau et des muqueuses.

CÔNES MÉDICAMENTEUX. — Préparations pharmaceutiques solides ayant la forme d'un cône et destinées à être brûlées dans la chambre du malade. Ces *cônes fumigatoires* contiennent des médicaments variés : belladone, jusquiame, opium, bourgeons de sapin, benjoin, etc.

CONFUSION MENTALE. — Etat morbide traduisant une toxi-infection corticale subaiguë et caractérisé par des symptômes mentaux accompagnés de troubles généraux. Certains états physiologiques : puberté, menstruation, ménopause, grossesse, accouchement, lactation; certains états pathologiques : artériosclérose, alcoolisme; certains chocs traumatiques, physiques ou psychiques prédisposent à l'apparition de la confusion mentale déclenchée par une cause toxique ou infectieuse parfois assez légère.

SIGNES. La confusion mentale se manifeste par deux séries de troubles psychiques dont l'association, à des degrés variables, conditionne les formes cliniques de l'affection. C'est, d'une part, la lenteur des opérations psychiques avec ses différents degrés : prostration intellectuelle ou torpeur cérébrale, hébétude, stupeur, stupidité; c'est la désorientation, la confusion d'esprit qui a fait donner son nom à la maladie; c'est l'amnésie de fixation : le malade étant incapable d'assimiler, de fixer les choses du moment. — C'est, d'autre part, à côté de cet état asthénique, un état onirique, qui parfois devient prépondérant, constituant le *délire onirique*. Le confus est devenu inapte à toute abstraction, sa pensée ne se réalise plus que par des images comme dans les rêves, et cette kaléidoscopie, née d'états affectifs variés, détermine chez lui l'agitation.

La confusion mentale se manifeste également par des signes physiques : céphalée, insomnie, perte de l'appétit, constipation, amaigrissement, teint terreux et blafard, peau sèche.

Cet état morbide se termine habituellement par la guérison; de toutes les psychoses, la confusion mentale est la plus curable. Mais, parfois, la maladie peut passer à la chronicité : état chronique simple ou type de démence précoce.

TRAITEMENT. Que faire en présence d'un malade atteint de torpeur cérébrale avec onirisme? Il faudra l'aliter, lui administrer des sédatifs, des bains, des toniques; mais il faudra avant tout combattre la cause première, c'est-à-dire l'intoxication ou l'infection, par des purgatifs, des diurétiques et parfois la saignée. On a préconisé également les méthodes psychothérapiques qui, dans certains cas, peuvent donner quelques résultats.

CONGÉLATION. — V. CONSERVATION DES ALIMENTS, FROID, GLACE et GLACIÈRE.

CONGÉNITAL (du lat. *cum*, avec, et *genitus*, engendré).

Lésion congénitale. — Lésion qui apparaît dès la naissance, ou peu après celle-ci, comme conséquence du développement normal ou anormal de l'œuf.

Une affection congénitale n'est pas obligatoirement *héréditaire*. Elle peut, en effet, résulter d'une altération de l'œuf, de l'embryon ou du fœtus par une infection ou une intoxication de la mère, surtout au début de la grossesse (syphilis, variole, rubéole, alcoolisme, etc.). Mais, souvent, elle est héréditaire et apportée à l'œuf par l'un des gamètes (spermatozoïde ou ovule) qui apporte le facteur de cette anomalie dans l'un de ses chromosomes.

CONGESTION (lat. *congestio*, accumulation). — Afflux de sang dans une partie du corps ou un organe (poumon, cerveau, foie, rein, utérus) ou une partie seulement d'un organe, sans altération des vaisseaux où il se produit.

La congestion peut être *active* ou *passive*. Elle est active lorsqu'elle résulte d'une action vasomotrice sous l'action d'une excitation, et a pour siège les artérioles et les capillaires. Elle est passive lorsqu'elle a pour origine une gêne apportée au cours du sang revenant au cœur, et a pour siège les veines.

La congestion active peut être immédiate ou secondaire; en tout cas, elle présente un caractère de défense de l'organisme par apport plus grand de sang et, par suite, de globules blancs ou *phagocytes* chargés de supprimer les éléments nuisibles. Elle s'accompagne d'une exsudation de liquide et de globules hors des vaisseaux. Lorsqu'elle est *immédiate*, c'est-à-dire sous l'action d'une irritation locale, d'une cautérisation de la peau par exemple, de l'introduction de microbes, la dilatation des vaisseaux se produit directement. Elle est dite *secondaire* lorsque cette dilatation est précédée d'une vaso-constriction en un autre point du corps, comme dans le cas du froid qui d'abord fait resserrer les vaisseaux de la peau, alors que les poumons sont au contraire congestionnés. L'emploi des révulsifs cutanés est établi sur ce fait. Les ventouses, en appelant le sang vers la peau, décongestionnent le poumon.

La congestion active peut être disproportionnée à l'effet utile nécessaire, dépasser le but et constituer une maladie (congestion pulmonaire); la dilatation vasculaire peut être excessive et entraîner la rupture des vaisseaux si ceux-ci, étant altérés, ne résistent pas à la pression (congestion, puis hémorragie cérébrale).

Congestion cérébrale. — V. *Supplément*.

Congestion hépatique. — V. à FOIE.

Congestion pulmonaire. — V. à RESPIRATOIRES (Organes).

Congestion rénale. — V. à REINS : *Néphrite aiguë*.

Congestion utérine. — V. à FÉMININS (Organes génitaux).

CONICINE. — V. CIGUË.

CONJONCTIF (Tissu) [Synon. : *aréolaire, cellulaire, connectif*]. — Tissu grisâtre, extensible, existant dans toutes les parties du corps. Il

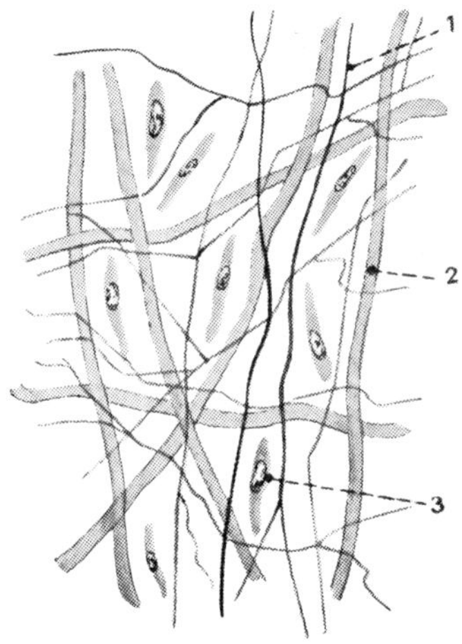

FIG. 386. — Tissu conjonctif.
1. Fibres élastiques en réseau; 2. Fibre conjonctive; 3. Cellule conjonctive.

remplit les vides entre les tissus d'une importance physiologique plus élevée qu'il enveloppe, et les unit (conjonctif, connectif).

Ce tissu est formé par différentes cellules plongées dans une trame fibrillaire. Les *cellules conjonctives* proprement dites sont des éléments étoilés entrant en relation avec les cellules voisines par des prolongements ramifiés (*fig.* 386); ce sont les *fibrocytes* ou *fibroblastes*, quand ils sont jeunes. On trouve, en outre, des *cellules migratrices* amiboïdes ou au repos, au cytoplasme réfringent et au noyau plus petit que celui des fibrocytes : ce sont les *histiocytes* ou *clasmatocytes*.

On les a incorporés avec les cellules réticulo-endothéliales dans un même système, le *système réticulo-endothélial* (v. ce mot).

Le tissu conjonctif présente encore les *labrocytes* ou *mastocytes* dont le cytoplasme renferme des granulations basophiles, les *plasmocytes*, éléments globuleux ou polyédriques à noyau clair excentrique et à grains acidophiles, les *cellules éosinophiles*.

Ces cellules sont plongées dans une substance fondamentale qui donne de la gélatine par hydrolyse, le *collagène*, où l'on trouve des fibres différentes : les *fibres réticulées*, les *fibres collagènes* groupées en faisceaux, les *fibres élastiques*, réfringentes et anastomosées.

Suivant la façon dont se groupent les éléments cellulaires ou les diverses fibres, le tissu conjonctif est dit *lâche, lamelleux, membraneux;* si les cellules dominent, le tissu sera *réticulé;* il sera *adipeux* si les cellules se chargent de graisses. Si les faisceaux conjonctifs dominent, on aura le *tissu tendineux, aponévrotique, fibreux;* les fibres élastiques dominent dans le *tissu elastique;* Bogomoletz a comparé le tissu conjonctif à un milieu interstitiel jouant le rôle de membrane d'échange dans le métabolisme cellulaire; il remplirait plusieurs fonctions : régulation des oxydations cellulaires, accélération de la régénération des tissus, stimulation de la phagocytose et des anticorps, participation à la composition du squelette osseux.

CONJONCTIVE. — Muqueuse qui tapisse l'intérieur de la paupière et la partie extérieure de la sclérotique. V. ŒIL.

CONJONCTIVITE. — Inflammation de la conjonctive. V. ŒIL (maladies).

CONNAISSANCE (Perte de). — Arrêt de la pensée, du mouvement et de la sensibilité sans cessation de la circulation et de la respiration, observé notamment dans l'apoplexie, la compression cérébrale, l'épilepsie, l'évanouissement.

CONSANGUINITÉ (du lat. *cum*, avec, et *sanguis*, sang). — Présence d'un plus ou moins grand nombre de caractères héréditaires identiques, normaux ou pathologiques, visibles ou latents, chez les descendants d'une souche commune. Cette coexistence a d'autant plus de chances de se réaliser que la souche commune est plus rapprochée : 1 sur 2 entre frères et sœurs, 1 sur 8 entre cousins au premier degré, 1 sur 32 entre cousins au deuxième degré, etc.

Si deux sujets consanguins ne présentent aucune anomalie, leur union n'en créera pas et leurs descendants seront normaux. La consanguinité ne présente, dans ce cas, aucun inconvénient; elle a même l'avantage d'empêcher l'introduction d'anomalies dans la lignée et de maintenir la pureté de celle-ci; aussi, est-elle réalisée journellement dans l'élevage et a-t-elle été admise, pour l'homme, dans certains pays, pour les familles royales — pharaons, Incas — chez lesquelles le mariage entre frères et sœurs était licite.

Si les deux sujets consanguins portent, latente, une même anomalie récessive, celle-ci deviendra visible chez un quart des descendants, restera latente chez une moitié et disparaîtra chez le dernier quart. La consanguinité risque donc de faire apparaître une anomalie jusque-là masquée. De plus, et surtout, elle renforce considérablement les chances d'union entre sujets paraissant normaux, mais chargés, à l'état latent, d'une anomalie récessive. Ainsi, si l'on admet que 1 individu sur 30 possède, cachée, l'anomalie de l'albinisme, les chances pour qu'un de ces individus, un homme par exemple, rencontre, dans la population générale, une femme possédant la même anomalie cachée sont de 1 pour 2 500, alors que s'il épouse une cousine germaine, ces chances deviennent de 1 sur 8, c'est-à-dire plus de 300 fois plus grandes

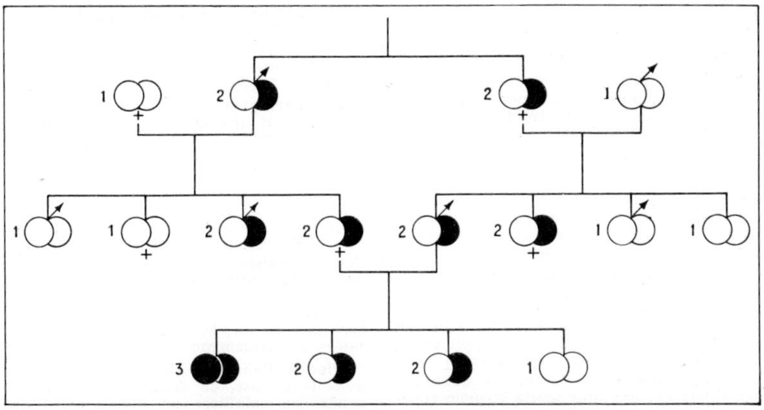

FIG. 387. — Schéma montrant comment un mariage en consanguinité (ici entre deux cousins germains) fait apparaître chez un quart des descendants une anomalie *récessive*, jusque-là restée latente dans cette famille.

1. Homozygotes normaux (donc indemnes de l'anomalie) ; 2. Hétérozygotes (donc paraissant normaux, mais cependant chargés de l'anomalie qui, chez eux, reste masquée par le caractère normal) ; 3. Homozygotes anormaux (présentant, visible, l'anomalie).

Les unions en consanguinité peuvent être utiles si l'anomalie est favorable pour l'espèce en question (élevage en consanguinité des lapins castorrex). Si l'anomalie est une tare, ce qui est beaucoup plus fréquent que l'inverse, la consanguinité est particulièrement nuisible; aussi, a-t-elle été interdite chez l'homme pour les degrés de parenté les plus rapprochés, et condamnée sous le nom d'inceste.

CONSCIENCE (Sentiment de l'existence). — **Affaiblissement de la conscience.** — L'affaiblissement des perceptions conscientes peut être caractérisé par des troubles de la *personnalité* (v. ce mot), où les objets sensibles sont perçus, mais non reconnus, et la *fausse reconnaissance*, où les objets donnent la sensation fausse du *déjà vu*. Ces états sont constatés chez les individus sains, après les fatigues physiques et intellectuelles, les préoccupations morales, et sous l'action de l'alcool. Ils existent à un degré plus élevé chez les malades, comme dans la mélancolie, la démence précoce, la psychasthénie, et enfin l'épilepsie, où ils se produisent aussi bien sous forme d'*aura* que comme conséquence de l'attaque.

Double conscience. — Les hypnotisés, pendant l'état de veille et de sommeil, certains malades nerveux (v. à PERSONNALITÉ [Maladies de la]) peuvent, à des moments divers, vivre une vie tout à fait différente, sans se souvenir de l'une dans l'autre. Se méfier des simulateurs.

CONSEIL D'HYGIÈNE. — Il existe dans chaque département un *Conseil départemental d'hygiène*, se composant de dix à quinze membres (deux conseillers généraux, trois médecins, dont un de l'armée de terre ou de mer, un pharmacien, un ingénieur en chef, un architecte et un vétérinaire) et présidé par le préfet.

A chaque circonscription correspond une *commission sanitaire* de cinq à sept membres, présidée par le sous-préfet; elle comprend nécessairement un conseiller général, un médecin, un architecte ou tout autre homme de l'art, et un vétérinaire.

Les Conseils d'hygiène départementaux et les commissions sanitaires doivent être consultés sur : 1° l'assainissement des localités et habitations; 2° les mesures à prendre pour prévenir et combattre les maladies endémiques, épidémiques et transmissibles; 3° les épizooties et les maladies des animaux; 4° la propagation de la vaccine; 5° l'organisation et la distribution des services médicaux aux malades indigents; 6° les moyens d'améliorer les conditions sanitaires des populations industrielles et agricoles; 7° la salubrité des ateliers, écoles, hôpitaux, maisons d'aliénés, établissements de bienfaisance, casernes, arsenaux, prisons, dépôts de mendicité, asiles, etc.; 8° les questions relatives aux enfants trouvés; 9° la qualité des aliments, boissons, condiments et médicaments livrés au commerce; 10° l'amélioration des établissements d'eaux minérales appartenant à l'Etat, aux départements, aux communes, aux particuliers, et les moyens d'en rendre l'usage accessible aux malades pauvres; 11° les demandes en autorisation, translation ou révocation des établissements dangereux, insalubres ou incommodes; 12° les grands travaux d'utilité publique et de voirie, les constructions d'édifices, écoles, prisons, casernes, ports, canaux, réservoirs, fontaines, halles, établissement des marchés, trottoirs, égouts, cimetières, etc., sous le rapport de l'hygiène publique (décret du 18 décembre 1848 portant création des conseils d'hygiène publique) ; 13° l'alimentation en eau potable des agglomérations; 14° la statistique démographique et la géographie médicale; 15° les règlements sanitaires communaux; 16° généralement toutes les questions intéressant la santé publique, dans les limites de leurs circonscriptions respectives (loi relative à la protection de la santé publique, du 15 février 1902).

Enfin, le *Conseil supérieur* ou *Comité consultatif d'hygiène de France* au ministère de l'Intérieur, comprenant des membres de droit (directeur de l'hygiène au ministère de l'Intérieur, directeur général des Douanes, directeur de l'Enseignement primaire, directeur des Chemins de fer, présidents du Comité technique du service de Santé de l'armée, du Conseil supérieur de santé de la marine, du Conseil supérieur de santé au ministère des Colonies, doyens de la faculté de médecine, de la faculté de pharmacie, etc.) et des membres nommés par le ministre, s'occupe des affaires générales (épidémies, interdiction de certaines substances, amenées d'eau dans les villes de plus de 5 000 habitants et surveillance des eaux captées en dehors de leur département respectif, établissements insalubres, dangereux ou incommodes).

CONSEIL DE RÉFORME. — Le conseil ou *commission spéciale de réforme* est composé d'un général de brigade (en principe, celui qui commande la subdivision), d'un sous-intendant militaire, du commandant de recrutement et du capitaine de gendarmerie ayant voix *délibérative* et, comme experts ayant voix *consultative*, de deux ou quatre médecins militaires. Le conseil de réforme peut proposer au ministre la libération *définitive* du service militaire ou seulement la libération *temporaire*.

Les jeunes soldats qui, avant la mise en route du contingent, se croient susceptibles d'être réformés, doivent en faire la déclaration, dès la réception de leur ordre d'appel sous les drapeaux, au commandant de la brigade de gendarmerie de leur résidence. Celui-ci transmet sans retard les demandes au commandant du bureau de recrutement dont dépend le siège de sa brigade, en les appuyant d'un billet d'appréciation et, si c'est possible, d'un certificat délivré par un médecin.

Le commandant de recrutement convoque ces jeunes soldats devant la commission spéciale, et, si leur maladie est reconnue, ils sont maintenus dans leurs foyers. Les jeunes gens qui, ne s'étant pas présentés au conseil de révision, ont été compris dans le contingent comme bons-absents, peuvent agir de même en adressant un certificat de leur médecin traitant, mais leur négligence leur nuit, car ils ne peuvent être réformés que s'il est absolument impossible de les utiliser dans un service quelconque.

Les hommes qui, à leur arrivée au corps ou pendant la durée de leur séjour sous les drapeaux, sont jugés impropres au service, sont immédiatement proposés pour la réforme et déférés à la commission spéciale.

Il en est de même : 1° pour les militaires dans les hôpitaux et les militaires en position régulière d'absence jugés impropres au service, soit par le médecin traitant de l'hôpital, soit par l'un des médecins chargés de la visite des hommes étrangers à la garnison;

2° Pour les militaires qui, au cours d'un congé ou d'une permission, demandent à être déférés à la commission spéciale de leur résidence.

Réforme définitive n° 1 (libérant complètement du service militaire en temps de paix). — Elle est accordée soit pour infirmités ou mutilations résultant de blessures reçues en service commandé, soit pour infirmités provenant de maladies contractées par le fait des obligations du service militaire, soit, enfin, pour infirmités antérieures à l'incorporation, ne dépendant pas exclusivement d'une circonstance déterminée de service, mais ayant cependant acquis, sous l'influence des conditions spéciales à la vie militaire, un développement entraînant l'incapacité de servir.

Les certificats mentionnent en outre la nécessité de la réforme avec ou sans gratification. Si les blessures ou infirmités viennent à s'aggraver au point de mettre cet homme dans l'impossibilité de pourvoir à sa subsistance, il peut obtenir la transformation de sa réforme en pension de retraite.

La gratification est accordée pour deux ans et renouvelable tant que l'intéressé n'a pas recouvré intégralement l'aptitude au travail, qui, suivant le cas, peut être diminuée d'une proportion variable déterminée par le conseil de réforme.

Ce renouvellement est décidé soit par le conseil de réforme, soit par les membres militaires des conseils de révision, lors de leurs tournées annuelles. Ces conseils déterminent : 1° si la lésion est complètement guérie, ce qui fait supprimer la gratification; 2° si elle est stationnaire, sans espoir de guérison, auquel cas la gratification devient permanente; 3° si elle est susceptible de s'aggraver dans un délai de cinq ans à partir de la cessation d'activité, auquel cas la gratification est alors transformée en pension de retraite.

Réforme définitive n° 2. — Elle est prononcée soit pour des infirmités antérieures à l'incorporation, soit pour des infirmités provenant de maladies ne résultant pas du fait des obligations du service militaire. Ce congé libère du service, mais ne confère *aucun droit*.

Réforme temporaire. — Tout militaire appartenant à l'armée active, qu'il serve pendant ou au-delà de la durée légale du service ou qu'il soit lié par contrat, peut être *réformé temporairement* lorsqu'il est atteint d'une affection qui l'empêche temporairement d'effectuer son service, mais qui est susceptible de guérison.

Les conditions dans lesquelles les jeunes soldats appelés à accomplir leur service militaire peuvent être mis en réforme temporaire sont fixées par l'article 21 de la loi de recrutement (loi du 31 mars 1928, modifiée par la loi du 30 novembre 1950).

De même que pour la réforme définitive, il existe deux catégories de réforme temporaire.

Réforme temporaire par congé n° 1. — Elle est applicable aux appelés qui, postérieurement à leur arrivée au corps, sont atteints d'une affection *imputable au service*. Ceux-ci sont alors placés par la commission de réforme en congé n° 1 de réforme temporaire, mais le temps passé dans cette position compte pour une durée égale de service actif et vient en déduction de leurs obligations militaires d'activité.

Réforme temporaire par congé n° 2. — Elle affecte ceux qui, après avoir été reconnus bons pour le service (armé ou auxiliaire) par le conseil de révision, sont victimes, avant ou après leur arrivée au corps, d'une affection dont la cause *n'est pas reconnue imputable au service*. Les intéressés sont alors placés en congé de réforme temporaire n° 2, mais le temps passé dans cette position ne compte pas comme temps de service et, à l'issue de leur congé, ils doivent accomplir le restant ou la totalité de leurs obligations militaires d'activité. Les jeunes gens réformés temporairement avant leur arrivée au corps (congé n° 2) et reconnus ultérieurement aptes au service peuvent obtenir, sur leur demande, un sursis d'incorporation, accordé suivant les dispositions des articles 22 et 23 de la loi de recrutement.

Dans les deux cas, le congé de réforme temporaire est renouvelable dans les mêmes conditions et suivant les mêmes règles que l'ajournement (soit deux fois).

CONSEIL DE RÉVISION. — L'organisation et les attributions des conseils de révision sont fixées par les articles 17 à 20 de la loi de recrutement du 31 mars 1928. Le conseil de révision est à la fois un organe de vérification des opérations de recrutement et un organe de décision qui statue de façon définitive sur le sort des jeunes gens appelés à accomplir leur service militaire. Siégeant tour à tour dans chaque canton, le conseil de révision est présidé par le préfet du département ou par son représentant. A ses côtés siègent avec voix délibérative un conseiller général, un conseiller d'arrondissement et un officier général ou supérieur désigné par l'autorité militaire. Un officier du recrutement et deux médecins militaires donnent obligatoirement leur avis au conseil. Enfin, le conseil dispose d'une *commission médicale*, organe consultatif formé par trois médecins dont au moins un de réserve, qui examine avant la séance du conseil tous les jeunes gens qui en font la demande.

Le conseil peut ajourner deux années de suite les jeunes gens trop faibles; il exempte complètement (réforme définitive ou réforme temporaire) ceux que leurs infirmités rendent impropres au service militaire, et, enfin, il classe dans les services auxiliaires ceux qui, en raison de certaines défectuosités, ne sont pas aptes au service actif et qui, néanmoins, peuvent être utilement employés aux services de seconde ligne ou de l'arrière.

Aptitude au service militaire. — En ce qui concerne la *vue*, l'aptitude au service armé exige une acuité visuelle supérieure ou tout au moins égale à 1/2 pour un œil et 1/20 pour l'autre œil (après application, s'il y a lieu, de verres correcteurs).

Seront versés dans le service auxiliaire les sujets qui ont une acuité visuelle supérieure ou tout au moins égale à 1/4 pour un œil, celle de l'autre œil étant inférieure à 1/20 ou même complètement abolie.

Les *borgnes* pouvant bénéficier d'une prothèse régulière et possédant de l'autre côté une acuité de 1/4 seront versés ou maintenus dans le service auxiliaire. La perte de la vision d'un œil, l'acuité visuelle de l'autre œil égalant au moins 1/4, entraîne le classement dans le service auxiliaire, toutes les fois que la cécité résulte de lésions éteintes depuis longtemps et non susceptibles de retours offensifs. Dans les autres cas, l'exemption ou la réforme devront être prononcées.

La *myopie* ne dépassant pas huit dioptries (avec verres correcteurs) est compatible avec le service armé.

La myopie supérieure à huit dioptries (avec verres correcteurs) motive le service auxiliaire.

La myopie compliquée de lésions choroïdiennes étendues déterminant une acuité visuelle inférieure à 1/2 pour un œil et 1/20 pour l'autre entraîne l'exemption ou la réforme.

L'*hypermétropie* qui, après correction, n'abaisse pas l'acuité visuelle au-dessous des limites précédentes, est compatible avec le service armé.

L'hypermétropie qui, après correction, n'abaisse pas l'acuité visuelle au-dessous de 1/4 pour 1 œil, 1/20 ou même 0 pour l'autre, motive le classement dans le service auxiliaire.

L'*astigmatisme*, associé ou non à la myopie ou à l'hypermétropie, est compatible avec le service armé, s'il ne s'accompagne pas d'une acuité visuelle inférieure à 1/2 pour un œil et 1/20 pour l'autre.

CONSEIL JUDICIAIRE. — Le conseil judiciaire, c'est-à-dire une forme de tutelle, est imposé aux faibles d'esprit, d'après un jugement où un certificat médical joue le rôle le plus important.

CONSERVATION DES ALIMENTS. — Les microbes (tout au moins les plus nombreux, les *aérobies*) qui se trouvent à la surface des substances alimentaires azotées ont besoin, pour pulluler, du contact de l'air, et il est nécessaire que leur température normale et la quantité d'eau qu'ils contiennent ne soient pas notablement modifiées. On les conserve donc par l'action inverse : mise à l'abri de l'air, dessiccation ou refroidissement, auxquels on ajoute dans certains cas la stérilisation. La réalisation du maximum d'*asepsie* doit être obtenue par une propreté rigoureuse et le choix de morceaux parfaitement sains; on ne doit employer aucune substance chimique *antiseptique*.

Dessiccation. — Le soleil dessèche les légumineuses (haricot, lentille, pois), d'où leur nom de légumes secs, et certains fruits (amandes, pruneaux) ; pour d'autres (julienne de carottes, navet), l'étuve est nécessaire.

La dessiccation est employée aussi pour les poudres de viande et les extraits.

Déshydratation. — Elle consiste à faire descendre le pourcentage d'eau des substances alimentaires à 12 p. 100 environ au lieu de 60 à 90 p. 100 pour que la conservation soit assurée. Ce procédé facilite le stockage des produits végétaux.

Fumage. — La fumée de bois pénètre dans la viande et, par l'action de la créosote et de l'acide pyroligneux qu'elle contient, les conserve temporairement; cependant, ces viandes peuvent se piquer, si l'action n'a pas été suffisante.

Le hareng est d'abord salé, puis fumé; certaines viandes sont, du reste, également salées préalablement.

Mise à l'abri de l'air. — L'*enrobage*, dans la graisse, de viandes cuites (pâtes, confits de volailles) ne donne aussi que des résultats de peu de durée.

Pour les fruits, l'enrobage se fait dans les sirops ou de l'alcool; pour les cornichons, les oignons et les pickles, dans du vinaigre.

Stérilisation par la chaleur. — Le *procédé Appert* consiste à enfermer les aliments préparés dans des vases clos munis d'une petite ouverture destinée au passage de la vapeur. Ces boîtes en fer-blanc sont chauffées de 1 à 2 heures dans un bain d'eau salée bouillant à 108° ou 110°; un grain de soudure ferme l'ouverture d'échappement de la vapeur. La boîte *ne devra être ouverte* qu'au moment de la consommation; la gelée de viande sera ambrée, non rougeâtre, la viande résistante au doigt, d'odeur et de goût agréables. Une boîte bien préparée peut se conserver durant des années.

La *tyndallisation* consiste en des séries de chauffes entre 60° et 90° séparées par des périodes de repos à la température ordinaire. Les produits alimentaires sont ainsi conservés avec leurs vitamines.

La *pasteurisation*, chauffage entre 70° et 80° ou davantage pendant un temps très court, est applicable aux liquides (vins, bière, jus de fruits, lait) et permet une conservation temporaire de ces produits.

Réfrigération. — ***Congélation.*** — La congélation de la viande permet une conservation presque indéfinie, mais il est important que le dégel se fasse lentement dans un local sec et frais. Le goût est conforme à celui de la viande fraîche. Lorsqu'on veut conserver une viande pendant 15 jours, la congélation à 0° est suffisante; pour une plus longue période, il faut congeler d'abord *à cœur* à — 20°, puis maintenir à — 5°.

Réfrigération modérée. — Le procédé de la viande *refroidie* est employé par les bouchers. La température de + 4° à + 8° est obtenue dans des armoires frigorifiques.

Les magasins d'alimentation emploient également des vitrines réfrigérées pour la présentation de leurs marchandises.

Salaison. — Le sel conserve les viandes, à condition qu'elles soient saines; il leur enlève une assez forte proportion d'eau, resserre par suite leurs tissus et les rend d'une moins facile digestion. Il a l'inconvénient, en outre, de faire disparaître au moment du dessalage une partie des substances albuminoïdes et des sels phosphatiques et potassiques, qui passent dans la saumure.

Tantôt (*salaison sèche*) on saupoudre simplement de sel la viande, le poisson, le chou (choucroute), les cornichons; tantôt (*salaison à la pompe*) on les injecte de saumure, à laquelle on ajoute un peu de salpêtre et de sucre pour conserver la couleur rouge (lard salé). Quant aux poissons, on les immerge simplement dans la saumure.

CONSERVES. — Médicaments officinaux de consistance molle, rarement solide, formés d'une substance médicamenteuse d'origine végétale et de sucre.

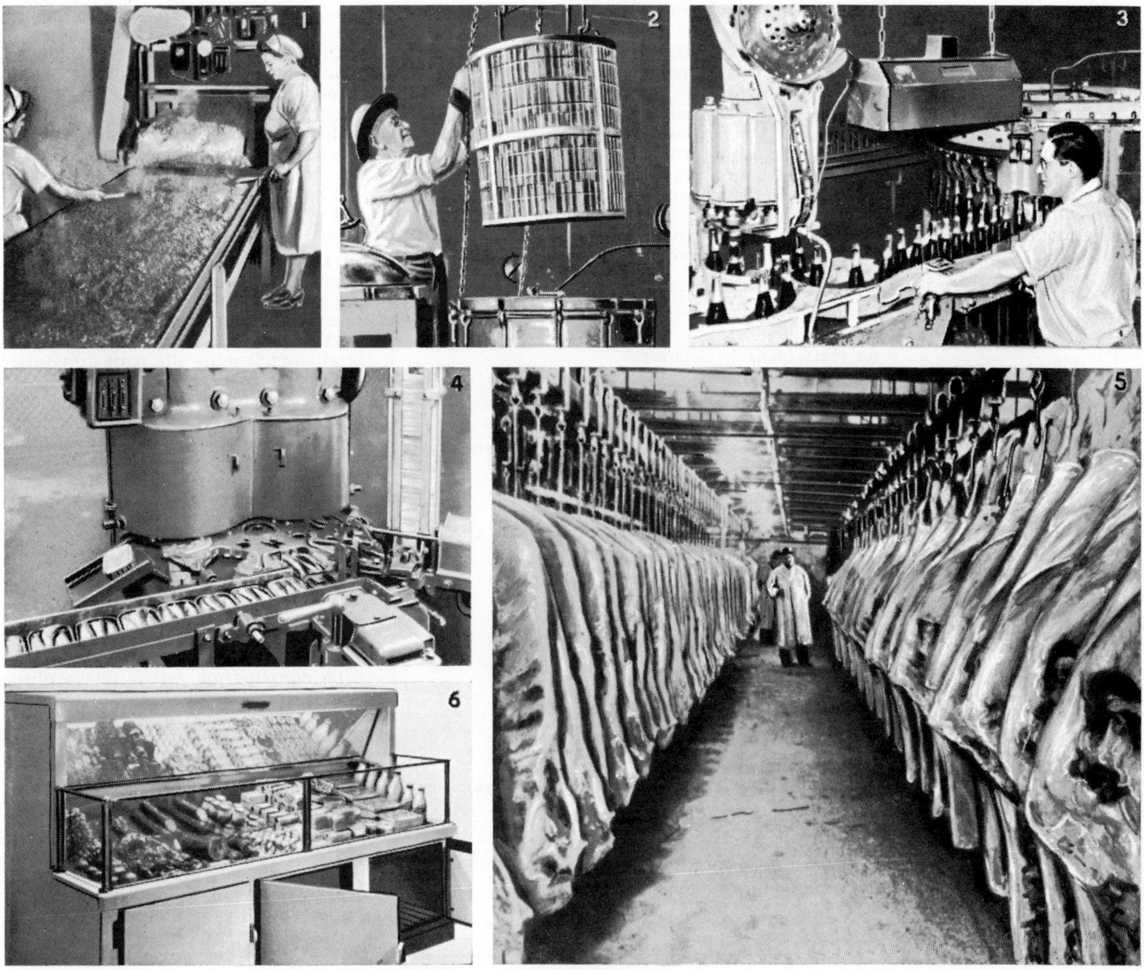

FIG. 388. — Conservation des aliments.
1. Déshydratation de légumes; 2. Stérilisation par la chaleur de viandes en boîtes; 3. Stérilisation par les rayons ultraviolets de jus de fruits en bouteilles; 4. Sertissage de boîtes de sardines; 5. Un grand centre de congélation de viandes; 6. Vitrine réfrigérée dans un magasin d'alimentation.
(*Cl. U.S.I.S.* [1, 2, 3, 5]; *Larousse* [4]; *S.A.T.A.M.* [6].)

On distingue les conserves avec les plantes fraîches (cochléaria, fumeterre, cynorrhodon, laurier-cerise), les conserves avec les plantes sèches par coction (aunée), les conserves avec des plantes sèches pulvérisées (rose rouge, tamarin), les conserves par coction de plantes fraîches dans le sucre ou *condits* (angélique, citrons, oranges).

CONSERVES ALIMENTAIRES. — Elles sont végétales ou animales.

Conserves de végétaux. — Tous les légumes (petits pois, haricots verts) peuvent être conservés. La cuisson faisant disparaître leur coloration verdâtre, on tolère l'addition de faibles doses de sulfate de cuivre ou de matières colorantes végétales. Le botulisme peut être transmis par les conserves de végétaux préparées à froid.

Les végétaux peuvent être conservés par dessiccation et par le froid. Les végétaux déshydratés doivent être trempés au moment de l'emploi dans une eau propre, exempte de souillures; ceux qui sont congelés doivent être consommés dès que possible après leur décongélation.

Conserves de viande. — Les boîtes de conserve mal stérilisées présentent, sous la pression des gaz de fermentation microbienne, un *bombement* qui doit toujours entraîner le retrait de la consommation.

On a accusé l'usage continu des conserves de causer une maladie, la *maladie des conserves,* qui a pu être considérée comme une avitaminose. Cependant, le chauffage à l'abri de l'air pratiqué dans l'industrie des conserves est moins nuisible aux vitamines que la cuisine classique. La vitamine A est très résistante à la chaleur, les vitamines B passent dans le bouillon des conserves, et la vitamine C résiste également à la fabrication.

Fraudes. — Des fraudes peuvent porter sur le poids relatif des diverses parties du contenu des conserves (viande et gelée), sur la nature des viandes employées et sur leur qualité, sur l'addition d'antiseptiques non autorisés, sur les boîtes d'étain trop riches en plomb et en arsenic. Pour les poissons, les fraudes portent sur l'espèce de poisson et la nature de l'huile employée.

Intoxication. — Les procédés pour la conservation à *court terme* (sel, fumage, graisse) peuvent dissimuler l'altération, la putréfaction du produit. Se garder d'absorber des aliments de ce genre lorsqu'ils présentent une odeur douteuse, des taches colorées, et donnent à la coupe une surface humide et molle.

La viande des conserves à *long terme* (cuisson, stérilisation) doit être rosée, avoir bon goût; la graisse doit être blanche et ferme, la gelée bien prise et transparente. Ne pas utiliser de boîtes de conserves dont le couvercle bombe sous l'influence des gaz. V. BOTULISME, SALMONELLOSE.

CONSOMPTION (du lat. *consumere,* consumer). — Affaiblissement progressif des forces avec amaigrissement, résultat d'affections organiques ou d'une altération grave des fonctions du corps.

CONSOUDE (Oreille-d'âne, Langue-de-vache, Herbe-aux-coupures). — Plante (*Symphytum officinale*) de la famille des Borraginacées. La racine, qui contient du tanin, est employée en infusion concentrée et prolongée (100 g par litre) comme astringent dans l'entérite tuberculeuse, en applications externes sur les brûlures et sur les crevasses du mamelon.

CONSTANTES BIOLOGIQUES. — Chiffres ou corrélations approximativement fixes chez l'individu normal, et dont les variations indiquent un état pathologique défini.

Le tableau ci-dessous indique, à titre documentaire, quelques constantes biologiques essentielles.

SANG

1) $\frac{\text{bilirubine directe}}{\text{bilirubine indirecte}} = 0{,}7$ (varie dans les ictères)

2) $\frac{\text{calcium}}{\text{sodium}} = 0{,}30$ (abaissé dans les œdèmes)

3) $\frac{\text{chlorure globulaire}}{\text{chlorure plasmatique}} = 0{,}50$ (varie dans l'acidose, la néphrite, l'alcalose)

4) $\frac{\text{cholestérol}}{\text{sang}} = 1{,}6$ p. 1 000
- + ictère, néphrite, grossesse, myxœdème, diabète, hypertension
- — tuberculose, infections, certains ictères

5) $\frac{\text{cholestérol}}{\text{lécithine}} = 89$ p. 100
- + lithiase
- — affections hépatiques

URINE

1) $\frac{\text{acide urique}}{\text{urée}} = 0^{g},030$ (immuable dans la goutte)

2) acidité totale =
- + fièvres, travaux physiques, diabète
- — cystite, hyperchlorhydrie, pyélonéphrite

3) chlorure de sodium = 12 g p. 24 h.
- + hyperchlorurémie, polyurie, crises post-infectieuses
- — néphrite, cardiopathie, fièvre

4) constante d'Ambard 0,065 à 0,085

5) urée
- + fièvre, diabète, ictère, intoxication
- — affections hépatiques, affections rénales

6) volume total
- + diabète, néphrite, crises post-infectieuses
- — éclampsie, asystolie, diarrhée, intoxication, goutte

CONSTANTE URÉO-SÉCRÉTOIRE. — V. AMBARD.

CONSTIPATION. — Rareté ou insuffisance des évacuations intestinales.

Elle peut exister chez l'adulte et chez l'enfant.

I. Chez l'adulte. — CAUSES. *Fonctionnelles.* — Alimentation insuffisante ou trop carnée, lactée; réduction des boissons; le bol fécal, trop petit, n'excite pas le péristaltisme intestinal. Le fait de résister au besoin d'évacuation intestinale, quand il se fait sentir, finit par émousser ce réflexe, qui disparaît. Insuffisance de la musculature intestinale ou abdominale chez les sédentaires, les femmes ayant eu des grossesses multiples, les vieillards.

Insuffisance endocrinienne : hépatique, hypophysaire, thyroïdienne.

Mécaniques. — Coudure ou sténose intestinale par des adhérences péritonéales, une appendicite, une cholécystite, une péricolite, une ptôse colique, des lésions des annexes de la femme. Rétrécissement de l'intestin par un cancer, une tuberculose; compression par une tumeur du rein ou du petit bassin.

SIGNES. Les selles, rares, sont en boudin, en billes séparées ou agglomérées, dures, parfois entourées de glaires ou de membranes. L'évacuation peut se faire tous les 2-3 jours, ou tous les 8 jours, parfois tous les mois, en cas de mégacôlon.

Le côlon est flasque, distendu (forme atonique) chez les obèses, gros mangeurs, chez les femmes avec entéroptôse et faiblesse de la paroi abdominale.

Le côlon est dur, douloureux, roulant sous le doigt (forme spasmodique), avec abdomen rétracté chez les névropathes.

La radioscopie montre que si l'on donne à un sujet normal un repas opaque (adjonction de 60 à 100 g de sulfate de baryte gélatineux), on constate que ces matières atteignent le cæcum en 4 h 1/2, le coude droit du côlon en 8 à 10 heures, l'S iliaque en 13 à 16 heures; entre 18 à 24 heures, l'ampoule rectale est remplie : l'exonération se fait peu après, vidant le plus souvent le rectum et le côlon descendant.

Chez les sujets *constipés*, l'examen radioscopique a permis de constater que la stase des matières peut être limitée à une des portions du gros intestin (cæcum, côlon, rectum), suivant le point où se produit le retard apporté à cette phase de la digestion.

La constipation *cæcale* et du *côlon droit* (constipation droite) semble résulter surtout de l'atonie, de la dilatation, de la ptôse ou de la mobilité du cæcum; celle du *côlon gauche* (constipation gauche) résulte habituellement d'un spasme sigmoïdien; enfin, celle du *rectum* (dyschésie), qui s'observe fréquemment chez la femme à tous les âges et surtout après des grossesses multiples, chez les vieillards, les hémorroïdaires, constitue un trouble purement mécanique; elle est due à l'inertie du rectum, à une perte de contractilité des muscles pelvirectaux, à des hémorroïdes ou à une fissure anale, qui fait reculer l'exonération pour éviter des douleurs.

COMPLICATIONS. Céphalée, nausées, troubles dyspeptiques, lassitude, vertiges, pâleur, amaigrissement, fétidité de l'haleine. Douleurs abdominales plus ou moins vives, par crises, dues au spasme ou à l'inflammation du côlon. Urines rares. La stase et l'infection stercorale peuvent entraîner une colibacillurie. Hémorroïdes, prurit anal, fissures.

II. Chez le nourrisson. — La constipation peut être *vraie* ou *fausse.*

La *constipation vraie* est fréquente chez les enfants allaités au biberon, surtout avec le lait stérilisé industriellement; mais elle peut apparaître aussi chez les enfants nourris au sein, lorsque la nourrice est elle-même constipée ou que son lait est trop riche en beurre ou en caséine.

Lorsqu'elle se produit au cours du premier mois, qu'elle est persistante et s'accompagne de vomissements répétés, elle peut être due à un rétrécissement du pylore, hypertrophique ou spasmodique.

Dans des cas plus rares, elle a pour origine un étranglement herniaire, une invagination intestinale, l'appendicite, ou une lésion nerveuse (méningite, tumeur cérébrale).

La *constipation fausse* relève d'une insuffisance de l'alimentation, par suite soit de gêne de la succion (débilité, bec-de-lièvre, rhume de cerveau), soit (origine la plus fréquente) de l'absorption d'une quantité de lait trop peu abondante ou d'un lait trop pauvre en lipides et en glucides.

Si la constipation est prolongée, elle irrite le gros intestin, l'enfant est pâle, amaigri, il peut présenter des éruptions diverses (eczéma, strophulus) et une hypertrophie du foie.

Après le sevrage, elle peut entraîner une entérite dysentérique avec selles fétides, parsemées de glaires et de sang.

Hygiène de l'adulte. *Régime.* — Augmenter la proportion des matières inassimilables, laissant d'abondants résidus de cellulose, excitatrice de l'intestin. Consommer pain de son et pain d'épice, *légumes verts, salades cuites* et crues, beaucoup de *fruits* et surtout du raisin, des pruneaux cuits. Le miel, à la dose de 60 à 90 g pour les enfants, de 100 à 150 g pour les adultes, est rafraîchissant et laxatif. Donner des légumes de préférence sous forme de purée. Supprimer les albumines (viande et œufs), qui favorisent la constipation, les mets épicés, faisandés, la charcuterie, le vin, l'alcool, le thé et le café forts, le chocolat.

Régularité de la selle. — S'astreindre avec une régularité absolue à se présenter à la selle le matin, soit au réveil, soit immédiatement après le premier déjeuner, c'est-à-dire à une heure où l'on soit assuré de n'être pas dérangé. Il est utile, plus tard, d'essayer d'avoir une seconde selle avant le coucher; elle facilite le sommeil. Après quelques jours, l'habitude s'installe.

La position souvent défectueuse prise pendant la défécation est parfois un obstacle à l'évacuation de l'intestin. Au lieu de s'asseoir sur un siège placé horizontalement à 40 cm

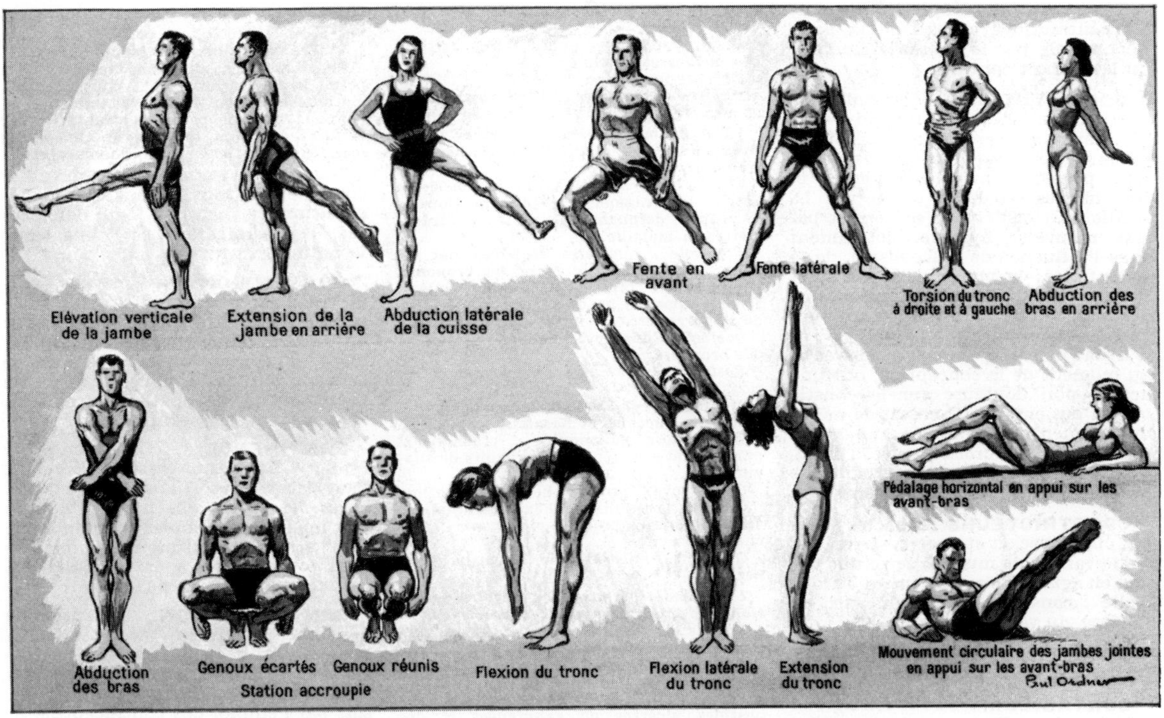
Elévation verticale de la jambe
Extension de la jambe en arrière
Abduction latérale de la cuisse
Fente en avant
Fente latérale
Torsion du tronc à droite et à gauche
Abduction des bras en arrière
Pédalage horizontal en appui sur les avant-bras
Abduction des bras
Genoux écartés
Genoux réunis
Station accroupie
Flexion du tronc
Flexion latérale du tronc
Extension du tronc
Mouvement circulaire des jambes jointes en appui sur les avant-bras

FIG. 389, 390. — Exercices gymnastiques pour combattre la constipation.

au-dessus du sol, le constipé doit s'accroupir, les pieds étant placés sur une marche surélevée de 25 à 30 cm au-dessus du sol. V. DÉFÉCATION.

L'ingestion de fruits, d'un grand verre d'eau ou de lait froid à jeun favorise souvent l'évacuation des matières.

Gymnastique. — Le sujet exécutera chaque matin, au réveil, certains mouvements de gymnastique suédoise, ayant pour but de faire fonctionner les muscles abdominaux (*fig.* 389) ; ou bien encore, étant étendu sur son lit, il s'assoira sans l'aide des mains et répétera ce mouvement plusieurs fois de suite.

Massage. — Le massage et le pétrissage de l'abdomen agissent dans le même sens. Pendant dix minutes, tous les jours ou tous les deux jours, faire un massage, les mains enduites de vaseline ou de talc, suivant la direction du gros intestin, c'est-à-dire à droite, de bas en haut, transversalement en haut, puis de haut en bas.

Exercice. — L'exercice au grand air, la marche sont recommandés après le petit déjeuner et avant les repas; la sédentarité favorise nettement la constipation.

Hydrothérapie. — Douches froides ou écossaises dans la région lombaire, compresses imbibées d'eau froide (forme non douloureuse) ou chaude (forme douloureuse) sur l'abdomen pendant une demi-heure matin et soir.

Hygiène du nourrisson. — *Chez l'enfant au sein.* — On réglementera les tétées toutes les 2 h 1/2 ou 3 heures. En cas d'insuffisance, on complétera par du lait de vache.

On surveillera le *régime de la nourrice* (diminution de la viande, suppression de la charcuterie, des pâtisseries, des sucreries, des épices, du vin, des boissons alcooliques, du thé). Insister sur les légumes verts, les salades cuites, les fruits cuits, les compotes.

Si, malgré cela, la constipation persiste, on donnera 2 à 3 g d'huile de ricin, le matin à jeun, dans un peu de bière, ou de la magnésie hydratée (0,25 à 1 g) le soir, dans un peu d'eau sucrée.

Chez l'enfant au biberon. — On réglementera les repas; on sucrera le lait avec du lactose de bonne qualité, qui est légèrement laxatif.

Si la constipation persiste, on coupera temporairement le lait stérilisé avec un tiers d'eau bouillie ou on le remplacera par du lait bouilli ou du lait cru de provenance sûre.

Chez l'enfant sevré. — On donnera des bouillies à la farine d'orge; on supprimera le cacao et les farines qui en contiennent plus de 10 p. 100; on réduira la proportion du lait.

Vers 18 à 20 mois, on insistera sur les légumes verts passés, les fruits cuits, les compotes; on donnera un quartier d'orange.

TRAITEMENT. I. *Chez l'adulte.* — Prendre dans la journée de l'huile de paraffine, des graines de lin ou de psyllium, de l'agar-agar. Lavements à l'eau, à la glycérine, suppositoires. Les laxatifs et purgatifs végétaux ou minéraux doivent être utilisés avec prudence, sous peine de créer l'accoutumance et d'irriter l'intestin, tels l'huile de ricin, le sulfate de soude, les sels de magnésie.

Purgatifs cholagogues : calomel, extrait de bile, aloès, podophyllin.

Purgatifs drastiques : jalap, scammonée.

Purgatifs cathartiques : séné, bourdaine, grand liseron, bryone, rhubarbe, phénolphtaléine.

En cas de spasme : belladone, hydrothérapie chaude, petits lavements huileux, préparations à base d'atropine, de papavérine.

II. *Chez le nourrisson.* — Ovules ou suppositoires glycérinés ou, au besoin, petits lavements.

Ajouter à chaque biberon une cuillerée à café de :

Citrate de soude ...	2 grammes
Eau distillée	120 —

ou, le matin, à jeun, une cuillerée à café d'huile d'olive pure, de sirop de chicorée ou de pomme de reinette.

CURE HYDROMINÉRALE. Les deux principales stations françaises des constipés sont Châtelguyon et Plombières. Chacune d'elles a ses indications.

A Châtelguyon s'adressent les constipés torpides, anémiés, les nerveux déprimés, les hépatiques, les hypochlorhydriques et les toxémiques.

Plombières est surtout indiqué aux nerveux véritables, aux hyperchlorhydriques, aux malades atteints de constipation douloureuse, avec ptôse viscérale, coudures intestinales, brides, etc.

D'autres stations françaises peuvent rendre des services aux constipés; les unes ont une action stimulante : Brides, Santenay, Aulus, Capvern, les eaux sulfatées calciques des Vosges (Vittel, Contrexéville, Martigny) ; les autres, une action sédative : Néris, Luxeuil, Bains-les-Bains, Bagnères-de-Bigorre, qui utilisent surtout, à la façon de Plombières, la balnéation chaude.

TRAITEMENT ÉLECTRIQUE. Provoquer les contractions actives de la paroi abdominale par le courant faradique ou le courant continu.

CONSTITUTION. — Organisation particulière de chaque individu, d'où résultent son degré de force physique, l'état de ses fonctions, la résistance qu'il possède contre les maladies, et les chances de durée de sa vie. La meilleure constitution se détruit par une mauvaise hygiène, notamment sous l'influence de l'alcoolisme, de la sédentarité; la plus mauvaise s'améliore par une bonne alimentation, une aération intégrale du logement, des exercices quotidiens rationnels.

L'état de santé et l'âge des parents, au moment de la conception, ont une action non douteuse sur la constitution des enfants. Il en est de même de l'alimentation donnée aux nourrissons, de l'endurcissement au froid, du séjour plus ou moins prolongé à la campagne pour les adolescents.

CONSTRICTEURS (Muscles) [du lat. *cum,* avec, et *stringere,* serrer]. — Cette variété de muscles serre une cavité en agissant circulairement autour d'elle : constricteurs du pharynx, de l'urètre, du vagin, de l'anus.

CONSTRICTION DES MÂCHOIRES. — V. MÂCHOIRE.

CONTAGIEUX. — Tout contagieux doit être *isolé.* Dans certains pays, les contagieux sont hospitalisés, quelle que soit leur classe sociale.

A l'hôpital, les services de contagieux doivent être organisés de telle sorte que la contagion intérieure n'y sévisse pas.

Habituellement, on reçoit dans des pavillons distincts ou des salles séparées les diverses maladies : scarlatine, rougeole, diphtérie, typhoïde, érysipèle, poliomyélite. Comme ces maladies ne surviennent pas toutes à la même saison, certaines salles restent vides alors que d'autres sont encombrées. On peut réunir dans une même division ayant plusieurs boxes ou chambres particulières des maladies moins contagieuses et moins fréquentes, telles que : méningite, poliomyélite, fièvre ondulante, paludisme, dysenterie, tétanos.

Certains hôpitaux modernes ont un *isolement individuel,* composé de boxes autonomes ayant chacun deux portes vitrées, donnant l'une sur un couloir intérieur, l'autre sur une galerie extérieure. Chaque box, aux parois lavables, a des cloisons vitrées qui permettent la surveillance et rendent l'isolement moins pénible au malade; le couloir central sert à la distribution des aliments et des médicaments; l'infirmière ouvre la porte de la main gauche, et, de la main droite gantée, donne et saisit les objets utilisés par le malade, les dépose dans un seau métallique qui sera désinfecté ; puis elle change le gant de sa main droite.

Le couloir extérieur est réservé aux visiteurs, qui ne pénètrent jamais dans les boxes.

Après le départ du malade, le box est désinfecté, le sol et les murs lavés à l'eau de Javel, la literie et les objets passés à l'étuve à formol.

CONTAGION (du lat. *cum,* avec, et *tangere,* toucher). — Transmission d'une maladie d'un individu à l'autre et d'un animal à un être humain.

Les principaux modes de transmission des maladies contagieuses sont les suivants.

1° Transmission par les déjections des malades, par certains produits de sécrétions, par le sang infecté.

a) ***Maladies transmises par les matières fécales.***

Fièvre typhoïde : selles ; dans certains cas, urines et crachats.

Dysenterie : selles.

Choléra et maladies cholériformes : selles et matières vomies.

b) ***Maladies transmises par les sécrétions des voies respiratoires, expectorations, crachats, etc.***

Scarlatine : sécrétions du nez et de la gorge ; les fragments d'épiderme, lorsque la peau se desquame, peuvent aussi transmettre la maladie.

Rougeole : matières sécrétées par les yeux, le nez, l'arrière-gorge, les bronches.

Diphtérie : fausses membranes, vulgairement appelées peaux ; sécrétions du nez, de la gorge, etc.

Suette miliaire : sécrétions du nez et des bronches.

Peste pneumonique : crachats et sécrétions nasales.

Méningite cérébro-spinale épidémique : mucosités buccales et nasales.

Tuberculose pulmonaire : crachats et parfois matières fécales et produits de suppuration.

Coqueluche : produits de l'expectoration.

Grippe : produits de l'expectoration.

Pneumonie et broncho-pneumonie : crachats.

Oreillons : mucosités de la bouche et du nez.

c) ***Maladies transmises par les sécrétions, suppurations et desquamations.***

Variole : produits des pustules et surtout croûtes desséchées.

Scarlatine : fragments d'épiderme lorsque la peau se desquame. (V. ci-dessus.)

Peste bubonique : matières issues des pustules ulcérées ou gangrénées et des bubons. (V. également ci-dessus.)

Infections puerpérales : sécrétions vaginales, pus, lochies.

Ophtalmie purulente des nouveau-nés : pus provenant des yeux de l'enfant.

Erysipèle : sérosités et parcelles d'épiderme détachées des surfaces enflammées.

Teigne : pellicules épidermiques du cuir chevelu.

Conjonctivite purulente et ophtalmie granuleuse : sécrétions oculaires.

Maladies vénériennes : transmises par les rapports sexuels.

d) ***Maladies transmises par le sang infecté du malade, transporté par certains petits animaux ou parasites.***

Peste : rats et puces. (V. également ci-dessus.)

Fièvre jaune : moustiques.

Typhus exanthématique : puces, poux, punaises.

Lèpre : puces, poux, etc. (selon toute vraisemblance).

2° Transmission par tout ce qui a pu être souillé par les produits de sécrétions et par les déjections.

Corps du malade.

Ses vêtements, son linge (mouchoirs, chemises, etc.) et sa literie (draps, matelas, oreillers, traversins, couvertures, etc.).

Ses objets de toilette et ses ustensiles de ménage (verres, tasses, cuillères, assiettes, éponges, etc.), ses jouets, livres, etc.

Parois et mobilier de sa chambre (lit, table de nuit, chaises, tapis, rideaux, tentures, murs, portes, fenêtres, etc.).

Siège et abords des latrines ou des water-closets qui auraient été salis par les excréments du malade ; fosses d'aisances, fumiers de fosses à purin où auraient été jetées ou déversées des déjections.

Eaux ménagères provenant notamment de la toilette du malade, du rinçage des ustensiles à son usage et des vases de nuit, du nettoyage de la chambre, du lavage du linge (éviers, vidoirs, bacs de pompes, décharges, rigoles, ruisseaux, fossés), et surtout des sources, puits ou citernes qui auraient été infectés par déversement ou infiltrations de ces eaux.

3° Transmission par les personnes. Les germes peuvent être transmis par les personnes qui ont soigné ou visité le malade, par celles qui ont manié et transporté les objets souillés, si ces personnes ne s'astreignent pas à des mesures de propreté et de désinfection.

4° Transmission par les animaux.

Pour quelques affections telles que la peste, la fièvre jaune, le typhus exanthématique et, selon toute vraisemblance, la lèpre, la maladie peut être transmise par *certains animaux,* tels que les rats et les insectes, moustiques, poux, punaises, etc.

Un certain nombre de maladies contagieuses sont soumises à la *déclaration* (v. ce mot), et, dans ces cas, la désinfection est obligatoire. V. DÉSINFECTION.

CONTENTION. — Moyens employés pour maintenir soit les fragments d'un os fracturé, soit l'issue au-dehors d'une hernie. Naturellement, la contention est précédée de la réduction, de la remise en place de l'intestin ou des parties d'os. V. à FRACTURES et à HERNIE.

CONTINENCE. — Abstinence de rapports sexuels. Nécessaire pendant l'adolescence et, dans l'âge adulte, après des excès; elle peut, prolongée très longtemps, aboutir pour l'homme à un arrêt plus ou moins complet de la fonction, mais a été considérée à tort comme nuisible à la santé.

CONTRACEPTION. — Ensemble des procédés utilisés pour éviter la fécondation de la femme. La contraception peut être réalisée soit par les méthodes d'« abstinence périodique», soit par l'emploi des contraceptifs.

MÉTHODES D'ABSTINENCE PÉRIODIQUE. La *méthode d'Ogino* consiste à éviter les rapports sexuels à la période de ponte ovulaire, qui s'effectue le 15ᵉ jour du cycle menstruel chez les femmes réglées tous les 28 jours. Les spermatozoïdes ayant une survie de 48 heures dans les voies génitales de la femme, l'abstinence doit commencer 2 jours plus tôt (13ᵉ jour). La durée de vie de l'ovule étant de 3 jours, elle doit se poursuivre 3 jours après (18ᵉ jour). Cette méthode est susceptible d'échecs : chez les femmes dont le cycle menstruel est irrégulier, et dans les cas où une cause fortuite change la date de l'ovulation (maladie, émotion violente, ou même rapport sexuel).

La *« méthode des températures »* est plus scientifique, car elle permet de connaître avec précision la date de l'ovulation. La température est prise et notée chaque matin au réveil, avant tout effort. Elle est inférieure à 37 °C (36,6 °C à 36,9 °C) dans les 14 premiers jours du cycle menstruel (qui commence le 1ᵉʳ jour des règles). Elle s'élève brusquement de 2 ou 3 dixièmes le jour de l'ovulation (en général le 15ᵉ jour) et reste à 37,1 °C ou 37,3 °C jusqu'aux règles suivantes. En l'absence de tout état infectieux (rhume, abcès, etc.), l'élévation de température matinale et son maintien donnent la certitude que l'ovulation a eu lieu. Trois jours plus tard, aucune fécondation n'est possible.

CONTRACEPTIFS. Ils consistent soit en procédés mécaniques, s'opposant à la pénétration des spermatozoïdes ou empêchant la nidation de l'œuf, soit en procédés hormonaux (pilule).

Procédés mécaniques. Ce sont :
— les *préservatifs masculins,* qui protègent contre les maladies vénériennes et s'opposent à la progression des spermatozoïdes;

— les *diaphragmes* et les *pommades spermicides,* utilisés par la femme et dont la pose doit être effectuée correctement;
— les *stérilets,* petits objets cylindriques ou torsadés, en matière plastique, qui sont posés par un gynécologue à l'intérieur de l'utérus. Le stérilet doit être remplacé périodiquement.

Procédés hormonaux. Ils sont basés sur l'action inhibitrice de l'ovulation que possède la progestérone et les autres hormones progestatives. Simples d'application, ils consistent à prendre un comprimé par jour pendant 20 ou 21 jours à chaque cycle menstruel. Des contre-indications précises (thromboses, phlébites, diabète, etc.) nécessitent que leur emploi ne soit fait que sur prescription et sous surveillance médicale.

RÉGLEMENTATION. La loi du 28 décembre 1967 permet l'utilisation des méthodes et produits contraceptifs sur prescription médicale. Les produits oraux sont délivrés par le pharmacien à la vue d'une ordonnance ou d'un certificat médical de non-contre-indication. Les mineures doivent posséder le consentement écrit d'un de leurs parents.

CONTRACTILITÉ. — Propriété des fibres musculaires, des spermatozoïdes de se raccourcir dans un sens en augmentant proportionnellement d'épaisseur dans l'autre, c'est-à-dire de changer de forme, mais non de volume.

La contractilité peut se produire soit sous une action nerveuse, soit par le fait d'une excitation mécanique, physique ou chimique (choc, piqûre, électricité, contact d'un acide). V. aussi à MUSCLES.

CONTRACTION. — V. MUSCLES.

CONTRACTURE (du lat. *contrahere,* resserrer). [Convulsion ou spasme *tonique*]. — Contraction continue et involontaire d'un ou plusieurs muscles dont la rigidité est telle qu'ils forment des cordes dures se dessinant sous la peau. Lorsqu'elle porte sur un membre, celui-ci est immobilisé en extension ou flexion plus ou moins forte : à la face, la mâchoire ne peut être ouverte. La contracture peut se produire d'emblée ou succéder à des convulsions ou encore à une paralysie des muscles. Elle cesse sous l'action du chloroforme, ce qui la distingue de la *rétraction musculaire* où il y a altération de la fibre musculaire, tandis que dans la contracture il y a simplement exagération de la fonction.

La contracture peut disparaître aussi sous l'action de l'arrêt de la circulation produite par la bande d'Esmarch, mais seulement après une vingtaine de minutes. La contracture est souvent douloureuse.

CAUSES. Maladies infectieuses (tétanos), intoxications par la strychnine ou l'ergotine, maladies cérébrales (hémorragie cérébrale, tumeur cérébrale, méningites aiguë et tuberculeuse) et ramollissement de la moelle épinière (sclérose), névroses, comme l'épilepsie, l'hystérie (coxalgie ou pied bot hystérique), la tétanie.

A la suite de blessures de guerre, on a observé des contractions réflexes atteignant les tissus cellulaire, musculaire ou osseux, ordinairement sans lésion directe du tronc nerveux, et s'étendant à des territoires musculaires de voisinage indépendants de la région blessée.

Contracture ischémique de Volkmann (Paralysie ischémique). — Rétraction des muscles fléchisseurs des doigts, isolée ou associée à celle des pronateurs, s'observant chez les enfants de 5 à 15 ans, à la suite d'une fracture de l'extrémité inférieure de l'humérus ou des os de l'avant-bras, parfois après des contusions violentes de l'avant-bras. Cette rétraction n'est pas due à un appareil trop serré, mais à la compression des muscles (*fig.* 391).

SIGNES. Ceux d'une paralysie cubitale : début souvent brusque en quelques heures; la peau devient luisante, avec des phlyctènes; le malade accuse de la douleur, de l'engourdissement, des fourmillements dans la main, un gonflement de la

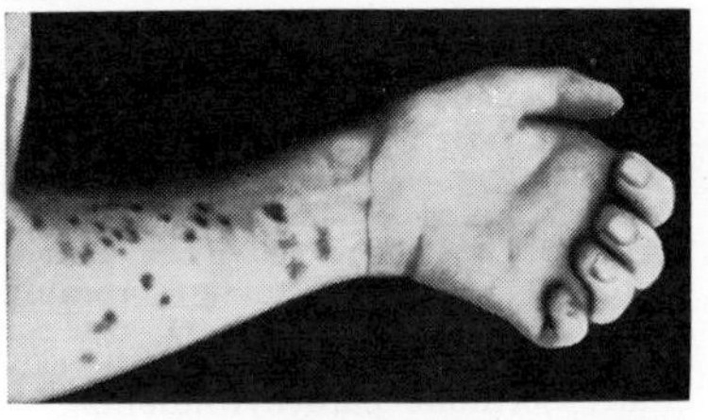

FIG. 391. — Contracture ischémique de Volkmann.

main avec cyanose; on note précocement une *attitude vicieuse :* immobilisation de l'avant-bras dans une position intermédiaire à la pronation et à la supination, doigts en griffe, sauf le pouce, impotence du membre amaigri avec peau amincie, dégénérescence des muscles de la main.

TRAITEMENT. Eviter de réduire brutalement une fracture supra-condylienne du coude; surveillance de l'appareil plâtré; si un gonflement ou la cyanose apparaît, section de l'aponévrose des fléchisseurs.

Quand la griffe est installée, sympathectomie périhumérale.

CONTRE-EXTENSION. — Action pour un aide, de maintenir la partie supérieure d'un membre fracturé ou luxé pendant que le chirurgien, le membre étant étendu, réduit la fracture ou la luxation, en rétablissant les rapports normaux. V. à FRACTURES et à LUXATION.

CONTRE-INDICATION. — Raisons spéciales qui obligent à ne pas exécuter une médication.

CONTRE-OUVERTURE. — Incision en contrebas d'une autre ouverture de la peau, de façon à faciliter l'écoulement du pus.

CONTREPOISON. — Substance capable de neutraliser un poison. V. ANTIDOTE, EMPOISONNEMENT, SÉRUMS THÉRAPEUTIQUES.

CONTREXÉVILLE (Vosges). — Station d'eaux sulfatées calciques (1,22 de sulfate de chaux, 0,292 de sulfate de soude et de magnésie), bicarbonatées (0,789 de bicarbonate de chaux et de magnésie), légèrement ferrugineuses, lithinées et silicatées, froides (11 °C). Altitude, 342 mètres.

MODE D'EMPLOI. Cure de boisson à jeun (eaux de lavage), physiothérapie (hydrothérapie, électricité, massages).

INDICATIONS. Lithiase urinaire, cystite, pyélite; petites insuffisances rénales; lithiase hépatique, cholécystite, petites insuffisances hépatiques; pléthore prégoutteuse et goutte articulaire; dermatoses, hypertension artérielle, obésité arthritique.

CONTRE-INDICATIONS. La cure est entravée par tous les obstacles au cheminement de l'eau à travers l'organisme : dyspepsie, hypertrophie de la prostate, albuminurie.

CONTUSION. — Lésion produite par un choc extérieur, sans solution de continuité dans la peau, et avec extravasation de sang.

VARIÉTÉS. Suivant l'intensité de l'action produite, il existe plusieurs degrés : 1° la déchirure des capillaires produit une *ecchymose,* c'est-à-dire une tache violet foncé qui s'élargit vers les parties déclives et qui, après quelques jours, devient brunâtre, verdâtre, jaunâtre, et enfin disparaît. La douleur s'éteint assez rapidement. Lorsque la contusion frappe une muqueuse mince (conjonctive), le sang conserve sa couleur rouge;

2° Epanchement du sang (*bosse* sur les os) formant une tumeur molle, fluctuante au centre, dure sur les bords, et pouvant se transformer en abcès;

3° La partie contuse, froide, livide, insensible, noircit, se dessèche et forme une escarre gangreneuse que la suppuration élimine;

4° Ecrasement d'une portion importante d'un membre ou d'un membre tout entier, souvent accompagné de syncopes et même de mort.

TRAITEMENT. — Les contusions bénignes guérissent spontanément avec le temps. Un bandage compressif sera avantageusement appliqué; des compresses tièdes soulagent la douleur.

Contusion de l'abdomen. — Voir ABDOMEN.

Contusion cérébrale. — Voir à CERVEAU (maladies).

Contusion de la moelle. — Voir MOELLE.

Contusion du thorax. — Voir THORAX.

CONVALESCENCE (du lat. *cum,* avec, et *valere,* avoir des forces). — Période intermédiaire entre une maladie et le retour à la santé. Le convalescent est particulièrement affaibli après une maladie aiguë, longue, ou une affection chronique supprimant l'alimentation. Sa température est inférieure à la normale (36 °C à 36,5 °C), et il est plus exposé qu'un autre aux contagions des maladies infectieuses, et particulièrement de la tuberculose. Pâle, amaigri, il n'a pas un appétit suffisant pour réparer ses pertes, ou, au contraire, doit résister à un appétit excessif qui pourrait produire des indigestions par l'insuffisance du fonctionnement de l'estomac, des poussées fébriles et, après la fièvre typhoïde, par exemple, des hémorragies de l'intestin, par déchirure de ses parois.

Mode de vie. Le convalescent doit, le plus possible, vivre au grand air, au soleil, en ayant soin de se couvrir de vêtements chauds, car il supporte mal le froid. Il proportionnera progressivement l'exercice aux forces, la fatigue venant rapidement et une syncope pouvant *succéder à un effort violent,* par suite à la fois de l'amaigrissement de ses muscles et de l'affaiblissement de son système nerveux. On devra lui éviter toute émotion, car son cerveau s'excite facilement et son cœur a tendance aux palpitations.

Régime reconstituant après la chute de fièvre. *1er jour,* deux potages au tapioca; *2e jour,* œuf à la coque à midi (sans pain) et jus de viande le soir; *3e jour,* jus de viande matin et soir, à midi huîtres (six), puis pruneaux; *4e jour,* même régime matin et soir, avec merlan ou sole à midi; *5e jour,* côtelette à midi, poisson le soir. Vin de Bordeaux avec Couzan, Saint-Galmier, Vals. Si l'appétit n'est pas satisfait, lait entre les repas.

Puis on fera faire au convalescent, à 10 h et à 5 h, de petits repas supplémentaires, composés de jus de viande, d'un œuf cru, en aidant s'il y a lieu à cette suralimentation par des produits digestifs artificiels (pepsine, suc pancréatique).

Il est très urgent de veiller sur le fonctionnement des selles, qui doivent absolument être quotidiennes. En cas de légère constipation, on agira d'abord par une alimentation rafraîchissante.

Agents physiques. En été, petite et moyenne altitude, puis, l'année suivante, hautes altitudes. Bains de mer. Eaux minérales de Bussang, Orezza, Forges, Cauterets, Luchon. En hiver, stations de la Riviera (Nice, Cannes, Hyères), Pau, Amélie-les-Bains.

CONVALLAMARINE. — V. muguet (*Convallaria maialis*).

CONVULSIONNAIRE. — Nom donné à des personnes qui furent atteintes, au XVIIIe siècle, de spasmes convulsifs et d'insensibilité, sous l'action d'attaques hystériques provoquées par des idées religieuses.

CONVULSIONS (du lat. *convellere,* secouer). — Contraction involontaire et instantanée des muscles (spasme clonique) suivie de relâchement. La succession rapide des mouvements distingue les convulsions des contractures, où la contraction dure toujours un temps assez long.

Convulsions de l'adulte. — Les convulsions peuvent survenir au cours de *maladies fébriles graves :* fièvre typhoïde (forme ataxo-adynamique), choléra, paludisme (accès pernicieux), encéphalite épidémique.

Elles peuvent être consécutives à un *traumatisme du crâne* (fracture, épanchement), à la morsure d'un chien (*rage*), à une blessure souillée (*tétanos*), à une *intoxication aiguë,* volontaire ou accidentelle (strychnine, opium, cocaïne).

Elles peuvent apparaître au moment de l'accouchement chez des femmes albuminuriques (*éclampsie puerpérale*).

Enfin, les convulsions peuvent survenir au cours d'une *intoxication chronique* (urémie, saturnisme, diabète, alcoolisme) ou d'*affections nerveuses* (épilepsie).

Convulsions de l'enfant. — Les convulsions de l'enfant ne constituent pas une entité morbide véritable; ce sont les manifestations de divers états. Elles peuvent ainsi relever d'une *spasmophilie* (v. tétanie), d'un *ictus laryngé* (spasme du sanglot) : c'est alors une convulsion bénigne, consécutive à une émotion ou une colère, précédée d'un sanglot bruyant et d'une immobilisation du thorax en inspiration.

Il peut s'agir de *convulsions symptomatiques* d'une fièvre élevée, d'une méningite, d'une poussée dentaire ou d'une affection digestive (vers intestinaux).

Enfin, le plus souvent, il s'agit d'une *épilepsie* vraie, consécutive à un traumatisme obstétrical, à une hérédo-syphilis ou un hérédo-alcoolisme. L'hérédité névropathique joue naturellement un rôle considérable.

Traitement. Déshabiller l'enfant ou desserrer ses vêtements. Bains tièdes simples ou de tilleul; compresses froides sur le crâne. Lavements à l'antipyrine ou au bromure de potassium; gardénal (1 cg par année d'âge); vitamine D; sels de calcium; hormone parathyroïdienne.

Traitement de la cause.

Hygiène préventive. Surveiller le régime de la nourrice chez le nourrisson. Chez l'enfant plus âgé, surveiller le régime alimentaire, éviter la constipation. Pas d'écarts de régime, aucun excitant : ni thé, ni café, ni aucune boisson alcoolique ou même fermentée; pas de veille. Large aération, exercice physique suffisant, culture intellectuelle prudemment dirigée, bains tièdes le soir, si l'enfant est agité. Abstention du séjour au bord de la mer chez les surexcités.

CONVULSIVANT. — Substance pouvant provoquer des convulsions : *brucine, cocaïne, nicotine,* et surtout *strychnine.*

COORDINATION. — **I. Musculaire.** — Combinaison de contractions des muscles en vue d'une action, les muscles opposés limitant le mouvement au nécessaire.

II. Des idées. — Travail intellectuel, en vue, par exemple, de prendre une décision.

La maladie peut interrompre et supprimer ces deux formes de coordination.

COPAHU (Baume de). — Oléorésine provenant d'incisions faites sur le tronc d'arbres du genre *copaifera,* de la famille des Légumineuses, croissant en Amérique du Sud et au Mexique. Liquide transparent, huileux, d'odeur aromatique.

Employé autrefois en capsules dans la blennorragie ou dans les catarrhes bronchiques (5 à 20 g).

A trop hautes doses, il provoque des éruptions (érythèmes, papulo-vésicules, bulles), localisées ou généralisées, et des néphrites. Les urines répandent une odeur particulière.

COPRAH. — Albumen fendu et desséché de la noix de coco, renfermant 6 p. 100 d'eau et 65 p. 100 de matières grasses. On en retire, soit à froid, soit à chaud, de l'huile riche en acides laurique, palmitique, stéarique, caprique, caprylique, qui a des emplois alimentaires et sert à préparer un savon mou d'huile de coco.

On a observé dans les pays chauds, chez des sujets qui avaient consommé du coprah, des signes d'intoxications (dysenterie, pâleur, asthénie, vertiges, sueurs, crampes, convulsions) et, parfois, la mort.

COPRÉMIE (du gr. *kopros,* fiente, et *haima,* sang). — Passage dans le sang de matières fécales, à la suite de rétention de ces matières, et troubles qui sont la suite de cette intoxication. On donne aussi à cet état le nom de *stercorémie.*

COPROLALIE (du gr. *kopros,* fiente, et *lalein,* parler). — Impulsion morbide à dire et répéter des mots orduriers, qui se produit chez les personnes atteintes d'obsession et chez certains aliénés. V. psychothérapie.

COPROLOGIE (du gr. *kopros,* matières fécales, et *logos,* étude). — Etude chimique et bactériologique des matières fécales.

Les matières fécales ou fèces sont l'aboutissant définitif de tous les actes physiologiques qui constituent la digestion. Leur état est donc en relation directe avec la nature des aliments absorbés, l'intégrité plus ou moins grande du tube digestif, son fonctionnement physiologique, et le fonctionnement des glandes annexes, telles que le foie ou le pancréas.

Les fèces se composent des résidus de l'alimentation et des produits intestinaux tels que le résultat des sécrétions, des excrétions et des débris de mortification cellulaire. Peu de matières alimentaires sont susceptibles d'être absorbées complètement pendant la digestion. Le lait, les œufs et quelques végétaux extrêmement tendres dans toutes leurs parties sont absorbés entièrement. Tous les autres aliments laissent des résidus formés par leurs parties constituantes, inattaquables par les sucs digestifs.

Quand on veut faire un examen spécial et détaillé de l'intégrité du tube digestif d'un sujet, on se trouvera bien, en général, de lui faire absorber un repas dit *d'épreuve,* dont les matériaux, soigneusement dosés et connus au point de vue de la digestibilité et de l'utilisation par l'homme normal, serviront de base pour les comparaisons coprologiques.

Examen macroscopique. — La *couleur* est souvent caractéristique à un aliment impropre ou imparfaitement assimilé.

La selle normale du nourrisson alimenté au sein est d'une belle couleur jaune d'or; elle peut, dans certains cas, affecter la couleur du mastic, ou être d'un blanc pur, et parfois verdir dans des proportions variables, par exemple dans les diarrhées infantiles graves.

Chez l'adulte, les matières excrémentielles d'un sujet normalement alimenté et fonctionnant d'une façon normale au point de vue digestif présentent une couleur presque uniforme, quel que soit son genre d'alimentation. Toutefois, cette coloration affecte une teinte foncée chez les mangeurs de viande, et verdâtre chez les végétariens. La coloration normale des fèces est due à la présence des matières colorantes d'origine biliaire.

L'*odeur* des fèces peut être altérée par les produits de fermentation ou de putréfaction intestinale : c'est dire qu'elle est également d'un intérêt diagnostique appréciable.

Examen chimique. — Cet examen donnera d'abord des renseignements sur la réaction des matières fécales, c'est-à-dire sur leur état d'acidité ou d'alcalinité, ces matières étant, dans la plupart des cas, légèrement acides.

La recherche du sang dans les selles peut rendre des services en cas de cancer ou d'ulcère de l'estomac ou de l'intestin. Le malade sera laissé trois à quatre jours à un régime sans viande, ni poisson, boudin, épinards et lentilles.

La présence d'*albumine* soluble dans les fèces (précipitation par la chaleur) est toujours l'indice d'une lésion grave de la muqueuse intestinale (inflammatoire ou cancéreuse).

L'étude des *résidus de la digestion* donne des renseignements intéressants. Si l'on trouve, en effet, en notable quantité dans les selles des débris de fibres musculaires, de tissu conjonctif, de graisse, de féculents, on conclut à une *insuffisance de la digestion*, tenant soit à une mastication incomplète ou précipitée, soit à une traversée trop rapide de l'intestin, soit à une insuffisance de tel ou tel suc digestif. La présence de *tissu conjonctif* dans les fèces, en quantité anormale, indique une insuffisance digestive de l'estomac.

Les débris de *tissu musculaire* (viande), facilement reconnaissables à leur striation, signifient une insuffisance du pancréas.

Les *graisses* en excès (graisses neutres et cristaux d'acides gras) donnent aux selles un aspect argileux; elles sont dues soit à une *insuffisance pancréatique* (excès de graisses), soit à une *insuffisance de la sécrétion biliaire* (excès d'acides gras).

La présence d'*amidon* ou de *cellulose* (coloration en bleu par une solution iodée) indique une *insuffisance du suc intestinal ou pancréatique*.

Examen microscopique. — Les éléments anormaux que l'examen microscopique peut faire reconnaître dans les matières sont : le mucus, le pus, le sang, les microbes et quelques parasites.

C'est ainsi qu'on pourra reconnaître la présence, dans les selles fraîches, des amibes de la dysenterie et leurs kystes (*fig.* 392,1), des bacilles de la dysenterie (2), du choléra (3), de la fièvre typhoïde et de la tuberculose.

On pourra trouver aussi parfois des flagellés, tels que *Trichomonas intestinalis*.

Enfin, dans les fèces, peuvent être retrouvés les *œufs* de différents *vers intestinaux*, et ces parasites eux-mêmes (tænias, oxyures). V. VERS INTESTINAUX, CONSTIPATION, DIGESTION.

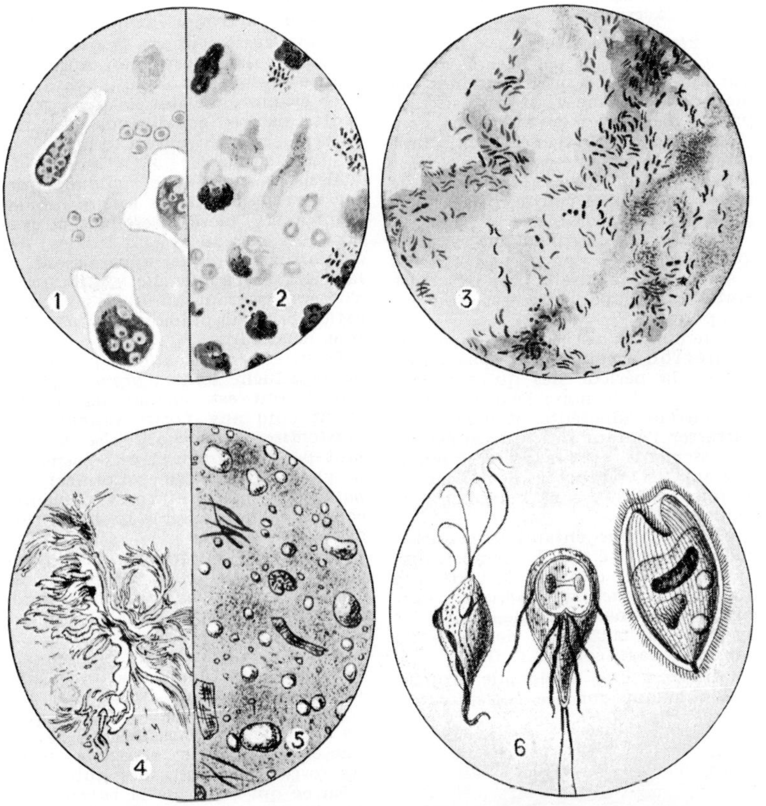

FIG. 392. — Examen des matières fécales au microscope (fort grossissement).
1. Amibes dysentériques dans les selles fraîches; 2. Frottis de fèces de dysenterie bacillaire; 3. Frottis de déjections cholériques (Dopter); 4. Tissu conjonctif dans les fèces; 5. Examen microscopique de fèces dans un cas d'insuffisance pancréatique; 6. Parasites contenus dans les fèces : de gauche à droite, *Trichomonas intestinalis, Lamblia intestinalis, Balantidium coli.*

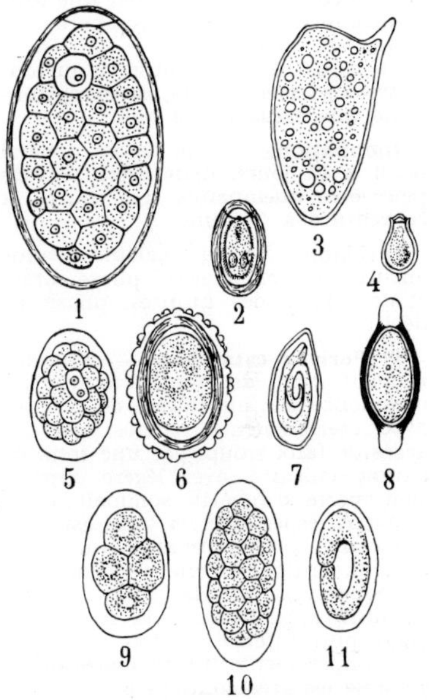

FIG. 393. — Principaux œufs qu'on peut rencontrer dans les matières fécales.
1. *Fasciola hepatica* (grande douve); 2. *Dicrocoelium lanceatum;* 3. *Schistosoma mansoni;* 4. *Opistorchis sinensis;* 5. *Bothriocephalus latus;* 6. *Ascaris lumbricoides;* 7. *Oxyurus vermicularis;* 8. *Tricocephalus;* 9. *Ankylostomum;* 10. *Strongylus;* 11. *Strongyloides.*

COPULATION (du lat. *copulare,* assembler). — Mise en contact des éléments sexuels mâles et femelles dans les organes génitaux.

COQUE DU LEVANT. — Fruit gros comme une petite noisette et ressemblant assez à des baies de laurier ou de sorbier, provenant d'un arbre de la famille des Ménispermacées (*Anamirta paniculata*) croissant aux Indes orientales. Il contient deux alcaloïdes, la *ménispermine* et, surtout, la *picrotoxine,* violent poison doué de propriétés stupéfiantes.

Utilisée par les braconniers pour tuer les poissons : usage d'autant plus dangereux que si ceux-ci ne sont pas vidés immédiatement, ils acquièrent des propriétés toxiques. On s'est servi de la picrotoxine pour falsifier la bière et l'eau-de-vie. (V. pl. en couleurs à PLANTES DANGEREUSES.)

COQUELICOT. — Plante (*Papaver rhoeas*) de la famille des Papavéracées (pl. en couleurs à CALMANTES [Plantes]), dont les fleurs sont adoucissantes, béchiques et sudorifiques. Les pétales contiennent une matière colorante, du mucilage et un alcaloïde voisin de l'opium, la *rhéadine;* l'incision des petites capsules donne un suc laiteux qui se concrète comme l'opium, mais on n'a pas trouvé de morphine.

Employé en infusé (5-10 p. 1 000), en sirop (10-50 g). Entre dans la préparation des espèces pectorales, du sirop d'ipécacuanha composé.

COQUELUCHE. — Nom donné, au xve siècle, à une sorte de grippe pour laquelle les malades se couvraient la tête d'une coqueluche ou capuchon. Actuellement, ce mot désigne une maladie infectieuse épidémique et contagieuse, caractérisée par une toux quinteuse, convulsive, comparée au chant du coq.

La coqueluche s'observe surtout entre 2 et 5 ans; elle est exceptionnelle au-dessus de 12 ans.

Incubation. — Elle est en général de 8 à 12 jours, mais cette période peut être quelquefois très courte et se réduire à 2 jours.

Invasion. — La maladie évolue ensuite en trois phases : phase catarrhale, phase des quintes, phase de déclin.

1° Période catarrhale. — Elle n'a souvent rien de caractéristique et commence par un rhume de cerveau avec éternuements répétés, par un accès de faux croup, par une toux de rhume vulgaire, avec légère oppression, perte d'appétit, sommeil agité. Souvent, cependant, la toux est plus fréquente, plus opiniâtre que dans la toux ordinaire; elle s'accompagne de congestion du visage et de rejet de mucosités filantes; la fièvre devient plus intense, parfois provoque des vomissements. Cette phase de la maladie est très contagieuse.

2° Période des quintes. — Aux signes précédents va s'ajouter un symptôme absolument caractéristique, c'est la *quinte;* après une série de secousses expiratoires, qui durent plusieurs secondes, survient une inspiration bruyante, sifflante et prolongée, c'est la *reprise,* comparable au gloussement de la poule, plutôt qu'au chant du coq, suivant l'expression populaire. La quinte constitue à elle seule presque toute la coqueluche simple, modérée. Dans l'intervalle des quintes, l'enfant joue comme un enfant bien portant.

Le nombre des quintes est très variable : 20 par jour dans les coqueluches moyennes, 40 pour les formes graves, jusqu'à 220 pour les formes très graves. Tantôt elles se produisent surtout le jour, tantôt surtout la nuit.

Pour en éviter le retour, il faut créer le calme autour du petit malade, car le moindre bruit peut les provoquer, notamment les quintes d'un autre malade.

La durée de chaque quinte varie également beaucoup : de quelques secondes à plusieurs minutes; dans ce dernier cas, le nombre des reprises peut être de 20 et même de 30.

Dans certains cas, les quintes sont remplacées, notamment chez les nourrissons et les enfants débiles, par des éternuements spasmodiques assez répétés pour entraîner un commencement d'asphyxie.

Quelle que soit la forme, le pouls est alors très fréquent, à 140 et 160 pulsations, mais il n'y a pas ordinairement de fièvre, à moins de complications pulmonaires, et un grand calme, un sommeil profond, la nuit et même le jour, succèdent à la crise.

Cette période des quintes dure une quinzaine de jours dans les coqueluches faibles, 6 semaines dans les cas moyens, 2 mois dans les cas graves. Il peut, du reste, se produire des recrudescences et des rechutes, à l'occasion d'un refroidissement, d'une fatigue excessive.

3° Période de déclin. — La troisième période, ou période de déclin, qui s'étend sur 2 ou 3 semaines, est marquée par une toux qui se rapproche de plus en plus de celle d'un rhume banal. En général, la durée totale de la maladie est d'autant plus courte que la phase catarrhale ou de début a été plus courte, que la saison est plus favorable.

FORMES. La coqueluche est fréquente chez le *nourrisson;* c'est la maladie contagieuse la plus fréquente après la grippe; elle est souvent compliquée.

L'incubation est courte, ainsi que la période catarrhale (quelques jours), la période des quintes peut durer de 1 à 3 mois; l'expectoration est souvent adhérente, et il faut débarrasser l'enfant des mucosités; les vomissements sont assez fréquents; l'enfant est agité; la fièvre monte parfois à 38-39°, sans complications pulmonaires.

Chez le jeune enfant, la coqueluche est grave. Si la température s'élève, il faut craindre une atteinte du poumon (*pneumocoqueluche*) s'accompagnant de toux incessante, de dyspnée, de battement des ailes du nez, de tirage sous-sternal.

COMPLICATIONS. La langue projetée incessamment sur les incisives est,

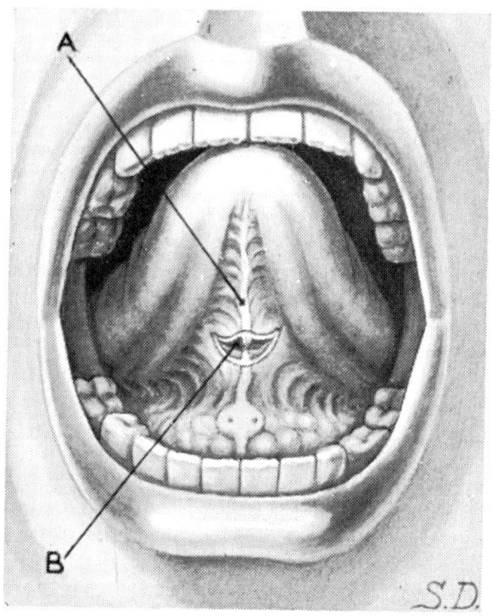

FIG. 394. — Ulcération sublinguale dans la coqueluche.
A. Frein de la langue; B. Ulcération sublinguale.

dans la moitié au moins des cas, *ulcérée* au niveau du frein (*fig.* 394). Cette lésion peut même permettre d'affirmer l'existence de la maladie lorsqu'on n'assiste pas à une quinte caractéristique. Cette petite blessure de la langue peut provoquer de légères hémorragies.

Un trouble plus important est le *rejet des aliments* à la suite des quintes ou même en dehors de celles-ci. L'enfant, ne gardant plus aucune nourriture, s'étiole rapidement. Il peut aussi évacuer involontairement ses urines et ses matières fécales. Dans certains cas, la violence de la toux amène la formation de *hernies,* la sortie au-dehors de la partie inférieure du gros intestin (rectum), des *saignements de nez,* des *hémorragies* sous-conjonctivales, méningées.

Grave également est la *quinte asphyxiante* (laryngospasme). Après une quinte prolongée survient une apnée avec cyanose, un état de mort apparente; parfois, convulsions avec hypertonie, qui peuvent se terminer par la mort subite.

Dans la *coqueluche maligne à forme nerveuse,* la fièvre monte rapidement à 41°; l'enfant est pâle et cyanosé, ses extrémités sont froides; des convulsions toniques apparaissent, et la mort est habituelle. Cette forme s'observe surtout après une complication broncho-pulmonaire, une otite, une mastoïdite.

D'autres complications graves de la coqueluche sont la *broncho-pneumonie,* qui est surtout dangereuse avant cinq ans, l'*otite suppurée,* la *mastoïdite,* l'*encéphalite,* se traduisant par des *convulsions* (spasme de la glotte, crises épileptiformes), les *paralysies,* qui peuvent demeurer comme séquelles après la disparition de la coqueluche.

La *rougeole* est fréquemment associée à la coqueluche; elle prédispose aux complications broncho-pulmonaires et assombrit le pronostic de la coqueluche.

A la convalescence, on peut observer une *dilatation bronchique,* une *adénopathie trachéo-bronchique,* de l'*emphysème pulmonaire,* dans lequel les vésicules pulmonaires ne se rétractent plus, leur élasticité ayant été forcée à la suite des quintes.

En ce qui concerne la *tuberculose,* on admet actuellement que la coqueluche ne fait que précipiter les formes déjà actives, graves par elles-mêmes; elle n'aurait aucune action sur les tuberculoses fixées.

PRONOSTIC. La gravité de la coqueluche dépend du nombre des quintes et de l'apparition des complications infectieuses. Bénigne chez l'adolescent et l'adulte, la coqueluche est surtout grave chez le jeune enfant et s'il y a risque de surinfection.

La mortalité est plus forte dans les villes qu'à la campagne. La cause de cette mortalité est la bronchopneumonie, plus grave que dans la rougeole (70-80 p. 100 de mortalité dans la coqueluche, au lieu de 30 p. 100 dans la rougeole). Comme autres causes de mortalité viennent l'encéphalite (18 p. 100), l'otomastoïdite (6 p. 100), les quintes asphyxiantes (3 p. 100), la pneumonie (1,5 p. 100).

CAUSES. De tout temps, on a considéré la coqueluche comme contagieuse. L'agent causal est un coccobacille de forme ovoïde (*fig.* 395), découvert en 1906, et qui se trouve en quantité énorme au début de la maladie dans les crachats. Il disparaît à partir de la 3e semaine de la période des quintes.

On peut rechercher ce bacille en faisant tousser l'enfant devant une boîte de Petri contenant un milieu spécial (sang défibriné de cheval, extrait glycériné de pomme de terre).

La réaction de déviation du complément est positive dans 80 p. 100 des cas, de la 5e à la 8e semaine. De plus, le sérum des coquelucheux agglutine souvent le microbe spécifique.

Ce bacille est peu résistant : il est tué à 55°. On a pu l'inoculer à des

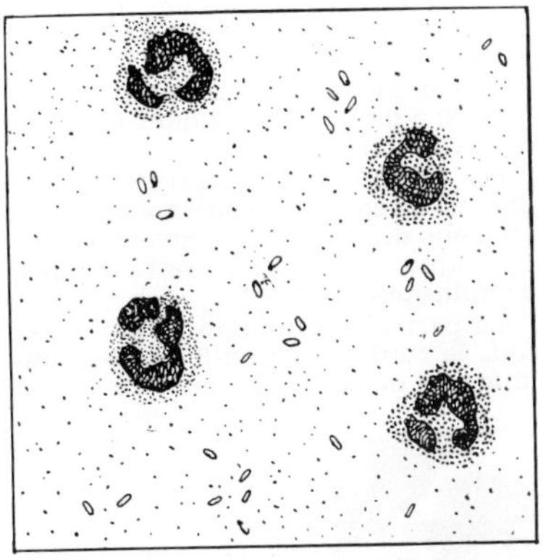

FIG. 395. — Cocco-bacille de la coqueluche.

animaux jeunes (chiens, singes) qui ont présenté une maladie quinteuse analogue à la coqueluche.

Le malade est surtout contagieux à la période catarrhale et au début de la période des quintes, et cesse de l'être à la période d'état. La contagion s'effectue par les particules projetées au moment de la toux; la contagiosité indirecte est très réduite.

En général, la maladie se répand par un cas isolé, par de petites épidémies de maison, de famille ou d'écoles.

Une première atteinte, dans l'immense majorité des cas, donne l'immunité : les cas de récidive sont tout à fait exceptionnels.

PROPHYLAXIE. Les familles doivent éloigner du malade les enfants de moins de 2 ans.

S'il y a deux ou plusieurs coquelucheux dans la même famille, il vaut mieux ne pas les grouper dans la même chambre, car l'un peut avoir une forme compliquée qui peut réagir sur la forme bénigne des autres.

Le nourrisson, qui peut contracter la coqueluche à tout âge, doit être tenu à l'écart de toute personne qui tousse.

Une mère enceinte devra se séparer de son enfant coquelucheux, plus de 15 jours avant l'époque présumée de l'accouchement, pour éviter la contagion de l'enfant à naître. Une mère coquelucheuse devra confier son nouveau-né à une nourrice.

Les règlements scolaires fixent à 30 jours après les quintes de toux la durée d'éviction du malade. **Les frères, sœurs et enfants vivant au foyer infecté ne sont plus soumis aux mesures d'éviction scolaire qui étaient de règle auparavant.**

La désinfection paraît inutile dans la coqueluche, bien qu'elle soit réglementaire. La coqueluche doit être déclarée (décret du 27 sept. 1945).

La vaccination anticoquelucheuse a donné lieu à de multiples travaux et semble être un des meilleurs moyens de prévention. On utilise des suspensions de bacilles en phase I titrant 20 milliards de bacilles par cm³. Trois injections de 1 cm³ chacune (parfois 4 injections, de 1/2, 1, 1 et 1 cm³) sont pratiquées dans le tissu cellulaire sous-cutané de la région scapulaire postérieure (épaule) à 15 jours d'intervalle (minimum (1 mois chez les enfants de moins de 2 ans). On peut très bien associer ce vaccin au vaccin antidiphtérique et antitétanique. Les réactions sont généralement très légères : douleurs au point d'injection, température à 38°. Si les réactions sont intenses, il faut arrêter la vaccination. Les résultats sont bons dans l'ensemble : protection complète le plus souvent, ou, si la maladie est contractée, elle est bénigne. La nécessité de la vaccination existe surtout avant 4 ans, étant donné la gravité de la maladie jusqu'à cet âge.

La *sérothérapie préventive* (*sérum de convalescent* à la dose de 5 à 20 cm³ selon l'âge) doit être pratiquée par voie intramusculaire en pleine période d'incubation, pour éviter la maladie. (Pratiquée à la fin de l'incubation, on n'obtient qu'une séro-atténuation.) Il en est de même du *sérum hyperimmunisé*. Ce dernier provient de sujets adultes ayant subi une vaccination anticoquelucheuse répétée; les doses sont plus importantes (20 cm³ par voie intramusculaire : deux injections à 48 heures d'intervalle).

La sérothérapie préventive s'applique particulièrement aux nourrissons, aux enfants fatigués ou convalescents d'une autre maladie.

TRAITEMENT. Il faut se souvenir que le maximum de contagiosité se situe à la phase catarrhale et pendant la première semaine des quintes.

I. *Hygiénique*. — Le coquelucheux doit vivre dans le calme. Sa chambre doit être vaste, bien aérée, avec une température non excessive (18°). Le malade *gardera le lit en cas de fièvre* et la chambre pendant trois semaines en l'absence de complication. Passée cette date, les sorties seront autorisées par temps sec et chaud. Si les quintes persistent encore après six semaines, le changement d'air est indiqué.

Pendant la toux, on aidera le petit malade à se mettre sur son séant, et on le soutiendra, une main sur le front et l'autre dans le dos.

A la fin de la crise, si l'expectoration est pénible, on facilitera le rejet des matières visqueuses (qui emplissent la bouche des coquelucheux à ce moment) avec le doigt ou avec un linge.

On a intérêt à ne pas restreindre l'*alimentation*, sans forcer ridiculement le malade. La viande, le lait, les œufs, les crèmes sont autorisés.

En cas de quintes suivies de vomissements (quintes émétisantes), on alimentera le malade par petits repas répétés, de préférence après la quinte.

II. *Curatif*. — Eviter l'hospitalisation. Contre la toux, on donnera des doses fractionnées de teinture de drosera, d'æthone (à prendre 1/2 heure avant ou 2 heures après les repas), de teinture de belladone, de gardénal, de bromoforme et surtout d'*antihistaminiques de synthèse* (phénergan). La possibilité d'une quinte asphyxiante nécessite chez le nourrisson la surveillance constante du malade, pour pouvoir au besoin pratiquer la respiration artificielle ou donner de l'oxygène (le mieux est la tente à oxygène).

Les *antibiotiques* (streptomycine, auréomycine, chloromycétine surtout donnent des résultats intéressants s'ils sont institués précocement. Ils ont surtout un grand intérêt dans les coqueluches graves (quintes asphyxiantes) et compliquées (broncho-pneumonie, encéphalite, pneumo-coqueluche). Il en est de même du *sérum hyperimmunisé* (v. plus haut PROPHYLAXIE), qui a une valeur curative indéniable mais à fortes doses (trois injections de 20 cm³ à deux jours d'intervalle chez l'enfant, injection de 10 cm³ tous les jours pendant six jours chez le nourrisson).

Dans l'ensemble, la coqueluche commune de l'enfant de plus de 2 ans ne nécessite pas l'administration de sérum hyperimmunisé ou d'antibiotiques. Au contraire, ces médicaments se justifient en dessous de 4 ans et en particulier chez le nourrisson, au besoin en les combinant. Il en est de même dans les coqueluches graves, les encéphalites et la broncho-pneumonie.

Autrefois, on préconisait l'altitude,

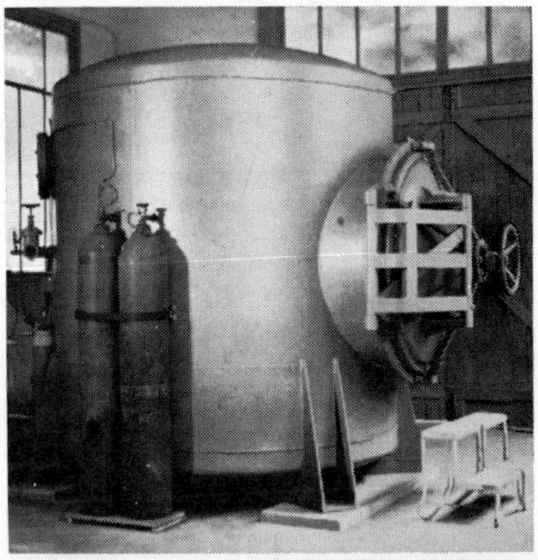

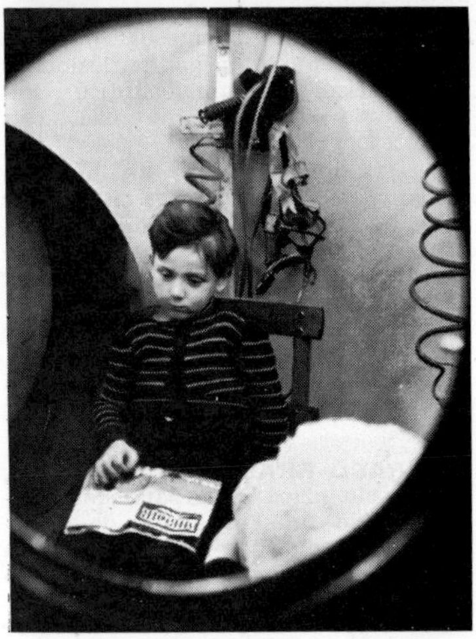

FIG. 396. — Traitement de la coqueluche au moyen du caisson à dépression pneumatique.

En haut, vue du caisson; *en bas*, un enfant en traitement à l'intérieur de l'appareil.

(*Phot. Larousse, Rollet.*)

au besoin par le vol en avion à 4 000 ou 5 000 mètres, la dépression pneumatique en caisson (*fig.* 396). Il semble que les résultats soient inférieurs à ceux du simple *changement d'air*. En hiver, on conseillera le Midi, dans un endroit abrité des vents et de la brise marine; en avril, mai, juin, Arcachon, surtout dans les parties élevées et couvertes de sapins, Biarritz, La Bourboule, Le Mont-Dore, Eaux-Bonnes, Enghien.

COQUELUCHOÏDE (Toux). — Toux quinteuse, spasmodique, rappelant la toux de la coqueluche, et causée par une irritation du nerf pneumogastrique, au cours d'un anévrisme de la crosse de l'aorte, d'une adénopathie trachéo-bronchique, par exemple.

COR. — Epaississement circonscrit de la couche cornée de l'épiderme, s'observant aux pieds, sur les points pressés par des chaussures trop étroites : saillie des articulations phalangiennes des orteils, surtout le cinquième, saillie des métatarsiens, parfois la plante. Le cor est toujours douloureux, soit spontanément, soit par les temps humides. Au centre de

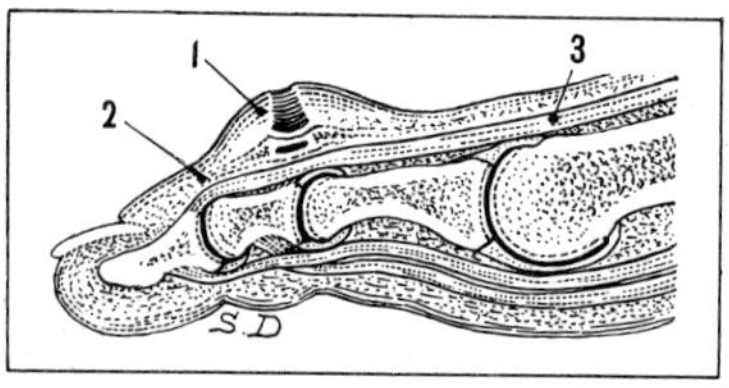

FIG. 397. — Coupe du 5e orteil droit avec cor.
1. Cor; 2. Epiderme; 3. Tendon extenseur.

la couche cornée épaissie, se trouve une sorte de cône qui s'enfonce en profondeur dans le derme. La prétendue racine du cor ne répond à rien de réel.

Œil de perdrix. — C'est un cor interdigital ramolli par la macération.

Non soigné et irrité, le cor peut s'enflammer et donner naissance à une *phlyctène*, un *abcès*, une *lymphangite;* les tissus sous-jacents sont ordinairement le siège de lésions : soit le tissu cellulaire (cellulite), soit la bourse séreuse (hygroma), soit l'os (ostéoporose).

TRAITEMENT. Prendre un bain de pied prolongé le matin et enlever les couches ramollies avec une curette, un instrument mousse ou une pierre ponce. Emplâtre au savon noir, à l'acide salicylique, ou collodion salicylé. Port d'un soulier qui n'appuie pas sur le point osseux profond, quand il existe; au besoin, résection de l'os atteint d'ostéite, dans les cas graves.

CORACO-BRACHIAL (Muscle). — Muscle placé à la partie supéro-interne du bras et allant de l'apophyse coracoïde de l'omoplate à la face interne de l'humérus, au-dessous de sa partie moyenne. Il est innervé par le médian et le musculo-cutané. Il élève le bras, qu'il porte en dedans et en avant.

CORACO-CLAVICULAIRE (Ligament). — Il unit l'apophyse coracoïde de l'omoplate à la clavicule.

CORACOÏDE (du gr. *korax,* corbeau, et *eidos,* forme). — Forte apophyse située sur l'omoplate, entre la cavité glénoïde et l'échancrure coracoïdienne, sur le sommet de laquelle viennent s'insérer le court biceps et le coraco-brachial. Sur son bord interne se fixent le tendon du petit pectoral et parfois le muscle sous-clavier. Des ligaments réunissent l'acromion et la clavicule à l'apophyse coracoïde.

CORDE COLIQUE. — Dans certaines entérocolites, le côlon enflammé forme une corde plus ou moins douloureuse, roulant sous le doigt, qu'on sent parfaitement à travers la paroi abdominale.

CORDE DU TYMPAN. — Branche du nerf facial qui traverse la caisse du tympan (d'où son nom) pour aller s'accoler au nerf lingual et transmettre les sensations du goût de la partie antéro-latérale de la langue. Un rameau se rend à la glande salivaire sous-maxillaire et a une action sur sa sécrétion. V. FACIAL (Nerf).

CORDES VOCALES. — V. LARYNX.

CORDEAU (Signe du). — A l'état normal, une cordelette tendue du milieu de la fourchette du sternum à la symphyse du pubis passe sur l'appendice xiphoïde. En cas de pleurésie, cet appendice est dévié du côté de l'épanchement.

CORDIAL. — Réconfortant, excitant diffusible. V. à POTION.

CORDON OMBILICAL. — Cordon de la grosseur du petit doigt et de 40 à 60 centimètres de longueur à la naissance, qui unit le fœtus à la mère par l'intermédiaire du placenta (voir FŒTUS), vers le centre duquel ordinairement il s'insère. Il y a *insertion vicieuse* lorsque le point de jonction est au bord du placenta. Lorsqu'il n'a que 25 centimètres, il y a *brièveté naturelle*.

Il est constitué par les deux artères et la veine ombilicale, entourées par un tissu analogue à de la gélatine (*gelée de Wharton*), tissu qui, lui-même, est enveloppé par une graisse. Sa solidité est ordinairement assez grande.

Circulaires du cordon. — Lorsque le cordon est très long, il peut s'enrouler deux ou trois fois autour du cou ou, plus rarement, d'une partie quelconque du fœtus, et former ainsi des *circulaires* (*fig.* 398) et des *nœuds*

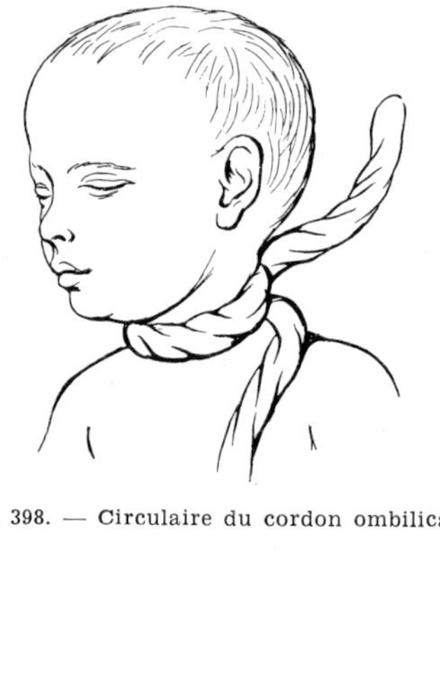

FIG. 398. — Circulaire du cordon ombilical.

dont le serrage est d'ordinaire assez lâche, mais qui, au moment de l'accouchement, sous l'action de la tension du cordon, peuvent amener la mort du fœtus par étranglement.

Dans ce cas, une application de forceps pour extraire rapidement l'enfant peut être salvatrice.

Ligature du cordon. — Le cordon ne doit être coupé qu'une ou deux minutes après que tout battement y a cessé : la ligature immédiate après la venue au monde enlèverait à l'enfant 90 g de sang, répondant à 1 700 g chez l'adulte.

On emploie pour la ligature un cordonnet de soie plat conservé jusqu'au moment de s'en servir dans un flacon aseptique, et qu'on fait bouillir 20 minutes.

La partie moyenne du fil est placée sous le cordon, à 2 ou 3 cm de l'ombilic; les deux bouts sont ramenés en

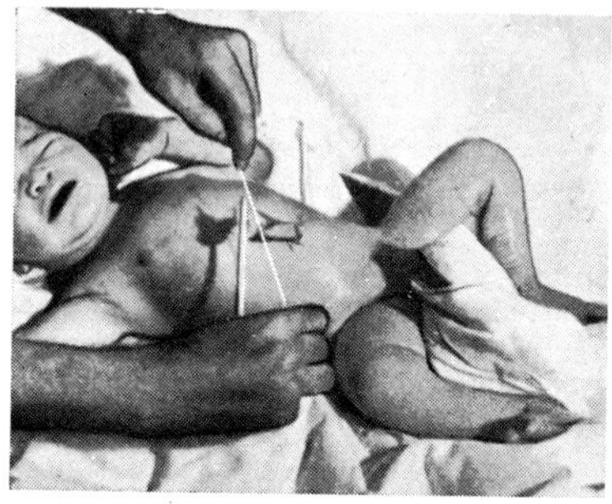

FIG. 399. — Ligature du cordon ombilical.
(*Phot. Agence intercontinentale.*)

haut : l'un d'eux est passé par deux fois à l'entour de l'autre; on serre de manière à écraser la gélatine qui entoure les vaisseaux sanguins et à oblitérer complètement ces vaisseaux. On entoure ensuite et on serre de nouveau le cordon, puis on fait deux nœuds l'un sur l'autre (*fig.* 12).

Comme pansement, appliquer une compresse stérile enduite de teinture d'iode ou de mercurescéine, et entourer l'abdomen d'une bande élastique.

La ligature du cordon se fait souvent au ras de la peau, avec une pince de Bar que l'on retire au bout de 36 à 48 heures (*fig.* 13).

Normalement, le cordon se dessèche en 8 à 15 jours.

Le cordon ne recevant plus de sang, les vaisseaux de l'enfant n'y pénétrant pas, s'atrophie, se dessèche et devient dur, corné. Un sillon, qui se creuse progressivement depuis le début du second jour, le détache du 4e au 7e jour, et une cicatrice s'établit rapidement au niveau de son insertion et devient complète un jour et demi après sa chute. En tout cas, on ne doit exercer aucune traction pour hâter cette chute.

Tant que cette cicatrisation n'est pas opérée, il y a une plaie, par laquelle peuvent pénétrer les microbes; il est, par suite, utile de n'employer pour les bains que de l'eau *bouillie*, ou, mieux, de n'en pas donner à l'enfant jusqu'à la chute du cordon. On se borne à lui laver presque tout le corps, sauf la partie de l'ombilic, avec une éponge.

Lorsque la cicatrisation se fait attendre, il faut nettoyer soigneusement l'ombilic, le bourrer avec de la poudre de *sulfamide,* et le recouvrir d'ouate. N'enlever ce pansement qu'après trois jours; tout sera alors terminé.

Hémorragie du cordon. — Dès et tant que la respiration s'effectue normalement par le poumon, le sang a peu de tendance à refluer par les vaisseaux du cordon; une bonne ligature est cependant nécessaire. Il en est tout autrement lorsque la respiration est gênée ou supprimée temporairement. Une hémorragie peut alors se produire et être d'autant plus grave que souvent on ne s'en apercevra que très tard.

CAUSES. I. *Respiratoire.* — Trop forte compression de la poitrine par le maillot; obturation du nez et de la bouche par l'oreiller, l'enfant étant couché à plat ventre; malformation du cœur gauche.

II. *Tenant au cordon.* — Lorsque celui-ci est très gros, il y a utilité à faire deux ligatures. D'autre part, le cordon en se desséchant se rétracte; par suite, la ligature ne se trouve plus suffisamment serrée et une petite hémorragie peut se produire. Il faut donc, à chaque nettoyage de l'enfant, les premiers jours, surveiller le cordon à ce point de vue et resserrer la ligature si elle s'est relâchée.

TRAITEMENT. Bain chaud, injection de sérum artificiel ou adrénaliné. Refaire surtout une bonne ligature.

Infection. — La plaie ombilicale peut être, si elle est souillée, le point de départ d'infections redoutables, souvent mortelles à cet âge, tels l'érysipèle, le tétanos, diverses septicémies.

Donc, veiller toujours à l'asepsie rigoureuse du cordon dans les 15 premiers jours de la vie.

Procidence du cordon. — Descente du cordon au-devant de la partie fœtale qui se présente.

Les *causes* peuvent être multiples : longueur exagérée du cordon, nœuds ou circulaires du cordon, insertion vicieuse du cordon, hydramnios, petitesse du fœtus, bassin rétréci.

La procidence se produit habituellement à l'occasion de la rupture des membranes.

Les conséquences peuvent être graves pour le fœtus, qui ne tarde pas à souffrir et à s'asphyxier, le cordon étant comprimé entre le fœtus et le bassin. Aussi, la mortalité varie-t-elle de 30 à 75 p. 100.

TRAITEMENT. Si les membranes sont rompues et si la dilatation est complète, l'accoucheur terminera l'accouchement par un forceps ou une version.

Si la dilatation est incomplète, le mieux est d'attendre et de placer la femme en position génu-pectorale.

Si la poche des eaux est rompue, il faut intervenir et terminer l'accouchement le plus vite possible; en cas de dilatation incomplète, tenter la réduction du cordon, soit à la main soit avec une sonde en gomme à laquelle on fixe le cordon avec un lien en anse, ce qui n'est pas toujours facile; en cas d'échec, césarienne basse, si l'enfant est vivant.

CORDON SANITAIRE. — On donne ce nom aux troupes qu'on place autour d'une localité ou d'une région envahie par une épidémie, comme la peste ou le choléra, afin d'éviter le contact des individus sains avec les malades et la diffusion de la maladie.

CORDON SPERMATIQUE. — Voir MASCULINS (Organes génitaux).

CORDOTOMIE ou **CHORDOTOMIE** (du gr. *chordê,* cordon, et *tomê,* section). — Section chirurgicale d'un faisceau antéro-latéral, spinothalamique de la moelle, d'un seul ou des deux côtés, en cas de douleurs intolérables rebelles à tout traitement : cancer, radiculo-névrite, crises gastriques du tabès.

CORIANDRE (du gr. *koris,* punaise). — Plante de la famille des Ombellifèracées (pl. en coul. à DIGESTIVES [Plantes]). Le fruit ou semence est gros comme un grain de poivre; son odeur à l'état frais rappelle la punaise; elle devient agréable et aromatique par la dessiccation. Propriétés excitantes, carminatives, stomachiques. On peut l'employer comme condiment.

DOSE. 1 à 4 g; infusé, 10 p. 1 000. Entre dans la composition des espèces carminatives et de l'alcoolat de mélisse composé.

L'ingestion du suc de la plante fraîche peut causer une ivresse suivie de prostration.

CORNAGE. — Bruit inspiratoire intense et rude, à timbre grave, lié à un rétrécissement du larynx, de la trachée ou même des bronches; il est dû à une lésion interne ou à une compression extérieure, et peut s'accompagner d'un frémissement à la main placée sur la partie antérieure du cou. Il s'accroît sous l'action des efforts, des émotions, de la marche, et se complique souvent de gêne respiratoire et de raucité de la voix.

CAUSES. I. *Cornage transitoire.* — Laryngites diverses, surtout chez l'enfant.

II. *Cornage persistant et intense.* — Cicatrice par lésion chronique (phtisie, syphilis, cancer) ou corps étranger du larynx; compression par un goitre; adénopathie trachéo-bronchique, anévrisme de l'aorte.

CORNE. — Excroissances dures kératinisées, circonscrites de l'épiderme (*fig.* 400), qu'on peut observer dans le jeune âge (elles rentrent alors dans le groupe des nævi congénitaux hyperkératosiques) ou bien chez le

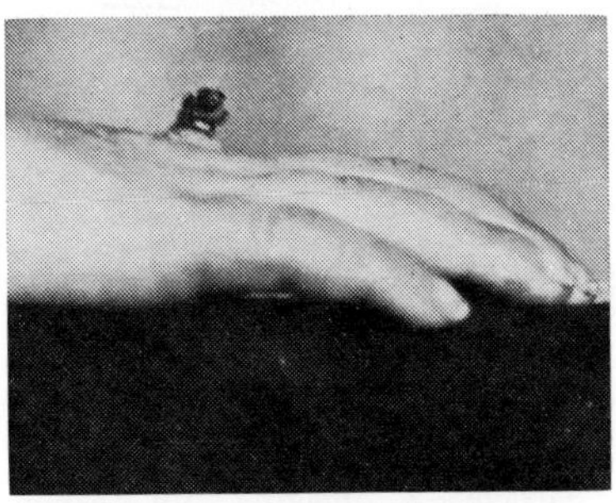

FIG. 400. — Corne cutanée (musée de l'hôpital Saint-Louis).

vieillard : c'est alors un épithéliome. Leur calibre est variable; elles ressemblent parfois à des cornes de bélier, dont elles peuvent avoir l'incurvation; la base est enchâssée dans un ourlet rosé. Ces cornes s'observent en peau saine ou sur kératose sénile, à la face, au cuir chevelu, au gland ou au prépuce. Leur accroissement est lent. Quand on arrache ou irrite ces cornes, elles repoussent et souvent évoluent en épithélioma spino-cellulaire.

TRAITEMENT. Extirpation avec la base d'implantation.

CORNÉE. — Partie transparente de l'enveloppe de l'œil, enchâssée comme un verre de montre dans la sclérotique. Les maladies de la cornée portent le nom de *kératites.* V. ŒIL.

Réflexe cornéen. — Si l'on touche du doigt la cornée ou la conjonctive, les muscles orbiculaires des paupières se contractent et les paupières se ferment. L'abolition du réflexe cornéen est un bon signe d'anesthésie générale.

CORNET ACOUSTIQUE. — Voir ACOUSTIQUE.

CORNETS DU NEZ. — V. NEZ.

CORNICHON. — V. CONCOMBRE.

CORONOGRAPHIE. — Radiographie des artères coronaires.

Les artères coronaires doivent, pour être visibles sur la radiographie, être opacifiées à l'aide d'un produit opaque aux rayons X. A cet effet, on utilise habituellement la technique de Seldinger, qui consiste à introduire dans l'artère fémorale, au niveau de l'aine, un tube spécial qui est poussé jusqu'à l'origine de l'aorte et permet l'injection de la substance à l'abouchement même des coronaires dans l'aorte.

La coronographie permet d'évaluer le degré d'athérosclérose des artères coronaires, de situer le siège et l'étendue de leur oblitération et, éventuellement, de préciser les indications chirurgicales.

CORONAIRE (du lat. *corona,* couronne). — Ce nom provient de la forme contournée des organes.

Artère et veine coronaires. — Artère et veine nourricières du cœur.

Artère coronaire stomachique. — Artère de la partie supérieure de l'estomac, provenant du tronc cœliaque.

Ligament coronaire du foie. — Partie du péritoine entourant le bord postérieur du foie. V. ce mot.

Sinus coronaire. — Sinus entourant la glande pituitaire du cerveau. V. à SINUS.

CORONARITE (du lat. *corona,* couronne). — Artérite des coronaires, entraînant la sténose ou le spasme de ces artères et pouvant déterminer des crises d'angine de poitrine. V. CŒUR (maladies).

CORONILLE. — Plante de la famille des Papilionacées (*Coronilla varia*), dont les graines contiennent un glucoside, la *coronilline,* vantée dans les affections du cœur (20 à 30 cg par jour). Elles renferment, en outre, un principe odorant rappelant la coumarine.

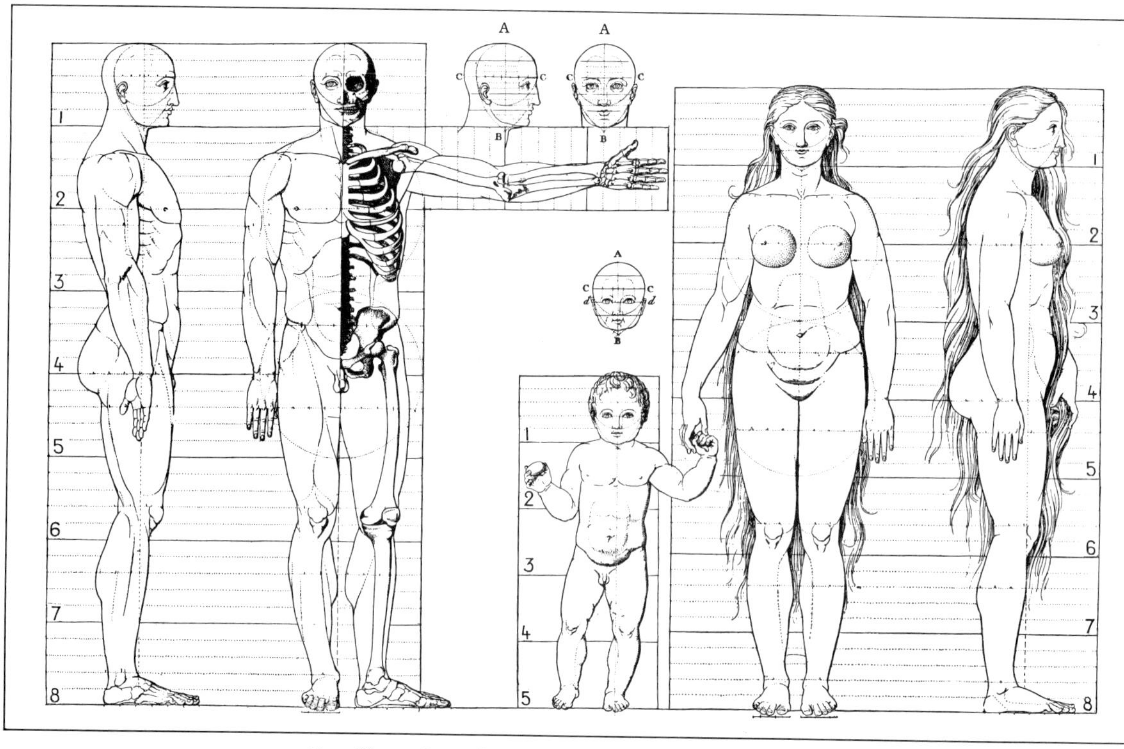

FIG. 401. — Proportions du corps humain, d'après Salvage.
Les proportions sont de 8 têtes pour les corps d'adultes et de 5 têtes pour l'enfant de 3 ans.

CORONOÏDE (du gr. *koronê*, corneille, et *eidos*, forme). — **Apophyse coronoïde du cubitus.** — Forte apophyse située en avant de la grande cavité sigmoïde de l'extrémité supérieure de l'os, la partie postérieure étant formée par l'olécrâne. Sur cette apophyse viennent s'insérer le muscle brachial antérieur, le rond pronateur et les fléchisseurs superficiel et profond des doigts.

Apophyse coronoïde du maxillaire inférieur. — Apophyse située en avant de l'échancrure sigmoïde du bord supérieur de la branche montante du maxillaire, la postérieure étant constituée par le condyle.

Elle donne insertion au muscle temporal.

CORPS CALLEUX. — V. CERVEAU.

CORPS CAVERNEUX. — Voir à MASCULINS (Organes génitaux).

CORPS EN CROISSANT, EN ROSACE. — Formes de l'hématozoaire du paludisme. V. PALUDISME.

CORPS ÉTRANGER. — **Articulaire.** — V. ARTICULATIONS (maladies).

Du conduit auditif. — V. OREILLES.

De la conjonctive et de la cornée. — V. ŒIL.

De la gorge, du larynx, du nez, de l'œsophage, de la trachée, de l'urètre. — V. ces mots.

Du tube digestif. — V. AVALÉS (Objets).

CORPS FLOTTANTS. — Corps étrangers mobiles observés par l'oculiste dans le corps vitré de l'œil et perçus par le malade lui-même. Ils sont formés habituellement par des cellules ou des exsudats inflammatoires ou hémorragiques.

CORPS HUMAIN. — Les proportions du corps humain ont été déterminées. La règle établie, le *canon* (du gr. *kanôn*), est « un système de mesure, tel que l'on puisse conclure des dimensions de l'une des parties à celles du tout et des dimensions du tout à celle de la moindre des parties. »

Le plus célèbre canon grec est celui de Polyclète, dans lequel la tête était contenue sept fois et demie dans la hauteur totale, ce qui répond à la moyenne du corps.

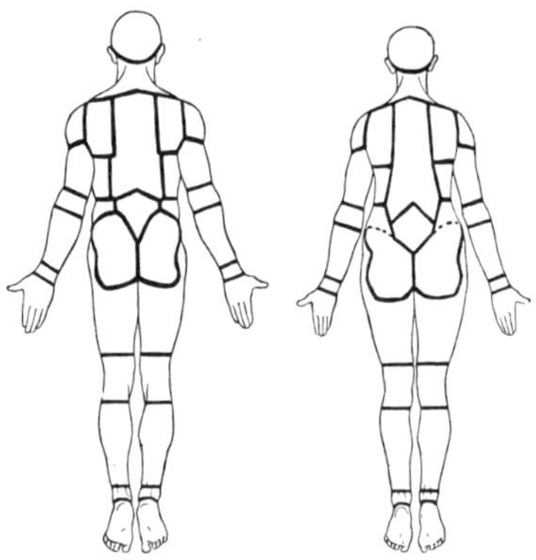

FIG. 402. — Régions postérieures du corps dans les deux sexes. (*D'après Richer et Stratz.*)

Salvage a imaginé un canon (*fig.* 401) répondant à 8 têtes d'homme et de femme, à 5 têtes pour l'enfant de 3 ans. Il partage la tête elle-même en fractions.

Adulte. — Le corps humain présente des différences suivant le sexe (*fig.* 402 à 404). Ces différences sont d'autant plus atténuées que l'état social de la femme est plus inférieur, que son genre de vie s'éloigne moins de celui de l'homme.

Le *squelette* de la femme est ordinairement plus léger, plus petit que celui de l'homme; la différence moyenne est de 10 cm; les os sont plus minces, plus délicats, leurs courbures sont moins prononcées, enfin les saillies et les dépressions destinées à des insertions musculaires sont moins accentuées. Cette atténuation des saillies osseuses est liée à une activité moindre. La femme a des *muscles* moins puissants qu'un homme à vie sédentaire, qui lui-même n'a pas le même nombre de fibres musculaires qu'un forgeron.

Les *formes* sont plus arrondies, la peau plus mince, plus souple, par suite de la prédominance du tissu cellulaire, et notamment des cellules graisseuses, dont une des fonctions principales consiste à protéger les parties saillantes et à combler les interstices. Ce rôle est, du reste, facilité par l'effacement partiel des saillies osseuses. Au point où la peau est intimement unie aux couches profondes, il se produit des dépressions arrondies (fossettes), notamment au menton, aux joues, aux coudes.

La femme atteint la maturité à un âge plus précoce que l'homme : 23 ans au lieu de 25 ans.

Tête. — Le crâne de la femme est plus petit, ce qui lui donne un visage plus arrondi. Les arcades sourcilières sont moins accentuées. Le poids du crâne est inférieur de près de 1/6, celui de la mâchoire de 1/4, celui du cerveau de 1/9. Les poils sont moins développés, la barbe est absente, sauf quelquefois après la ménopause ; en revanche, la chevelure est plus abondante et plus longue : elle peut descendre jusqu'à la ceinture et même jusqu'aux cuisses.

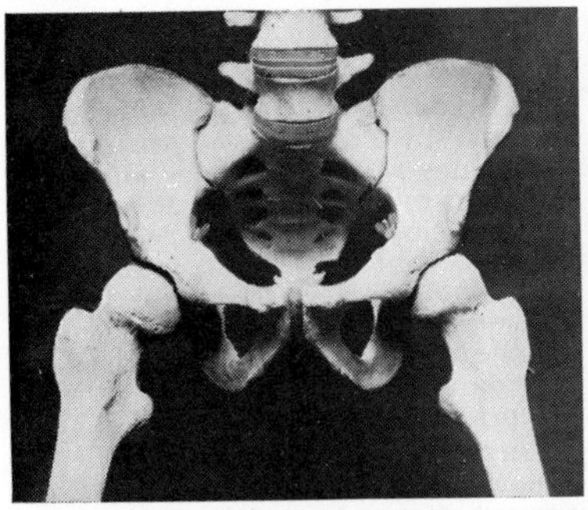

FIG. 403. — Bassin d'homme.

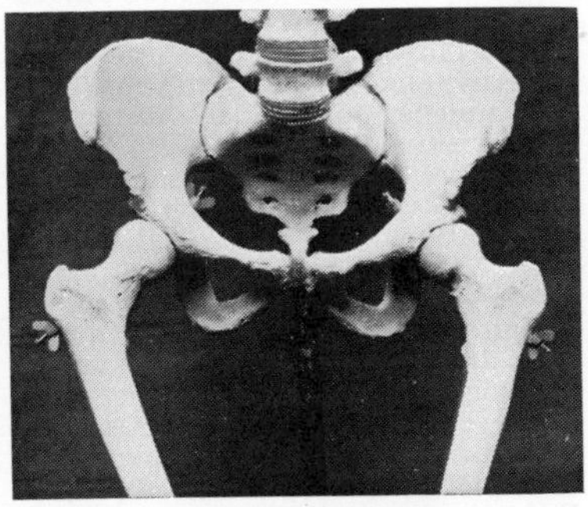

FIG. 404. — Bassin de femme.

On remarque l'importance des saillies et des dépressions sur le bassin de l'homme, l'écartement des trochanters sur celui de la femme. (*D'après les squelettes de la maison Tramond-Rouppert.*)

Tronc. — Le *sternum* de la femme est plus long, les côtes sont plus droites, d'où une diminution de la capacité du *thorax,* qui, de haut en bas, est égal ou plus court que chez l'homme, mais toujours plus étroit dans le sens antéro-postérieur et transversal. La partie *lombaire* de la colonne vertébrale (*fig.* 402) est plus allongée, d'où l'élégance plus grande de la taille. Les reins sont beaucoup plus creux. La région qui subit la transformation la plus caractéristique est le *bassin* (*fig.* 403, 404), qui a près de 1 cm 1/2 de plus en largeur. Le *sacrum* est, au contraire, plus court.

Membres. — La direction plus transversale du col du fémur de la femme accentue l'écartement de ses hanches, l'élargissement de son abdomen. Les membres inférieurs sont, en général, plus longs et les bras plus arrondis.

Chez l'homme, comme chez la femme, le tronc représente un ovoïde à grosse extrémité supérieure; mais, tandis que chez l'homme la différence entre cette large extrémité supérieure et la petite extrémité inférieure est considérable, chez la femme cette différence est beaucoup moindre.

Vessie et urètre. — La capacité de la vessie est plus petite chez l'homme que chez la femme, dont l'urètre est exclusivement urinaire.

Larynx. — Cet organe est moins grand, moins saillant chez la femme, car la pomme d'Adam est nulle, la graisse arrondissant cette région.

	Femme.
Diamètre vertical	36 mm
— transversal	42 —
— antéro-postérieur	26 —
Grande circonférence	112 —

	Homme.
Diamètre vertical	44 mm
— transversal	43 —
— antéro-postérieur	36 —
Grande circonférence	136 —

La différence est donc de 24 mm pour la grande circonférence, de 10 mm pour le diamètre antéro-postérieur, c'est-à-dire celui des *cordes vocales,* qui sont, par suite, notablement plus courtes. Cette moindre longueur correspond à une voix plus élevée. A l'époque de la puberté, la jeune fille subit un accroissement moindre du larynx que les garçons. La voix s'abaisse chez elle de deux tons seulement, alors qu'elle descend d'une octave chez les jeunes gens. Cet accroissement s'arrête en outre plus tôt chez la femme, comme le reste du corps.

Poids du corps. — Il doit être égal, pour l'homme, en kilogrammes, au tour de poitrine multiplié par la hauteur totale du corps et divisé par 240.

Enfant. — Plus l'enfant est dans le premier âge, plus sa tête est grosse comparativement au corps (*fig.* 401) ; mais, en grandissant, de ronde qu'elle était d'abord, elle devient ovale. Ses épaules sont étroites, ses mains très petites, ses pieds courts, ses formes rondes et boursouflées. V. aussi à ARTICULATION, CERVEAU, CŒUR, CROISSANCE, ESTOMAC, FOIE, LARYNX, INTESTIN, UTÉRUS, MOELLE, MUSCLES, OS, CRANE, PEAU, POUMONS, PANCRÉAS.

CORPS JAUNE. — Formation riche en lipoïdes succédant dans l'ovaire à un follicule de Graaf évolué, et dont l'existence varie suivant qu'il s'agit d'un *corps jaune menstruel* ou d'un *corps jaune gravidique.* V. OVAIRE, RÈGLES, SEXUEL (Cycle).

Les extraits de corps jaune renferment plusieurs hormones, dont la plus importante est la *progestérone* ou *lutéine.* V. HORMONE.

Le corps jaune normal de la femme ne renferme qu'un quart de milligramme de lutéine; au huitième mois de la grossesse, le placenta en contient 10 mg. La lutéine engendre dans l'organisme une substance sans action lutéinique, le *prégnandiol,* qui existe dans l'urine de la femme les jours précédant les règles, et surtout dans l'urine de la femme enceinte.

L'*extrait purifié de corps jaune* du commerce est préparé avec des corps jaunes énucléés de truies, purifiés dans le dessein d'en éliminer la folliculine. C'est une huile jaune, avec laquelle on prépare un soluté injectable titré à 1 mg d'extrait par cm³.

Il existe également un *soluté injectable de progestérone,* hormone du corps jaune, obtenu en dissolvant dans l'huile d'olive 1 mg de progestérone cristallisée par cm³.

CORPUSCULE. — **De Meissner ; de Paccini; du tact.** V. PEAU.

CORRÉLATION. — Rapport entre les divers éléments d'un tissu, d'un organe ou d'un organisme, qui assure l'harmonie anatomique ou fonctionnelle de l'ensemble. La plupart des corrélations sont héréditaires et relèvent du développement normal ou anormal de l'embryon (exemples : détails multiples de l'architecture de l'œil, du nez, etc.; arriération mentale du microcéphale). D'autres sont la conséquence de l'adaptation au milieu extérieur (exemple : développement des muscles des jambes et de leurs vaisseaux chez les coureurs, les danseurs).

CORRIGAN (Maladie de). — Insuffisance aortique d'origine rhumatismale. V. CŒUR.

Pouls de Corrigan. — Pouls ample, dépressible, bondissant et régulier, qu'on observe dans l'insuffisance aortique.

CORROSIF. — V. CAUSTIQUES.

CORSE. — Cette île présente des climats très variés : maritime, de demi-altitude et de montagne.

La Corse est très riche en *eaux minérales.*

On y trouve des *eaux ferrugineuses,* groupées au sud de Bastia (Orezza, Alezarni, La Porta), des *eaux sulfurées* calciques froides (Puzzichello) et sodiques chaudes (Pietrapola, Guagno, Caldaniccia, Guitera, Urbalacone, Baracci), enfin des *eaux oligométalliques* (Ornaso, Dirza à Zilia).

CORSET. — Le corset a heureusement disparu de l'habillement féminin; il constituait un défi aux règles les plus élémentaires de l'hygiène.

Corset orthopédique. — Appareil en celluloïd, armé de tuteurs métalliques (*fig.* 405), fabriqué sur mesures

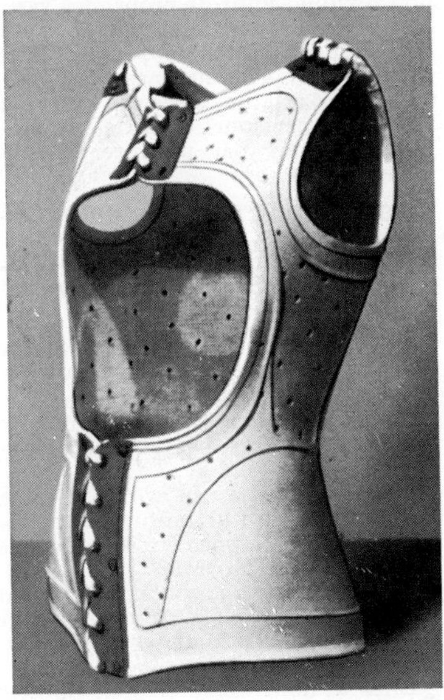

FIG. 405. — Corset orthopédique.
(*Cl. Mon Drapier.*)

ou d'après un moulage plâtré, destiné à maintenir la correction orthopédique des déformations de la colonne vertébrale, en particulier des *scolioses*. On l'utilise aussi à la période de convalescence des fractures ou de la tuberculose de la colonne vertébrale, car il permet la reprise de la marche et d'une certaine activité, tout en prolongeant l'immobilisation du rachis.

CORTICO-PLEURITE. — V. RESPIRATOIRES (Organes) : *maladies*.

CORTICOSTÉRONE, CORTINE. — V. SURRÉNALES.

CORTICO-SURRÉNAL. — Qui concerne l'écorce de la glande surrénale. V. SURRÉNALES.

CORTISONE. — V. SURRÉNALES et *Supplément*.

CORYDALIS. — Plante de la famille des Fumariacées.

La fumeterre bulbeuse (*Corydalis bulbosa*) contient plusieurs principes actifs, la *corydaline*, la *bulbocapnine*. Elle exerce sur le système nerveux un effet inhibiteur analogue à la scopolamine. Employée dans les tremblements, la paralysie agitante, en ampoules de 10 cg, en injections sous-cutanées.

Une autre espèce, *Corydalis formosa*, a des vertus toniques et diurétiques, grâce aux principes actifs, la *chélidonine*, la *corydaline*, contenus dans la racine et le rhizome.

CORYLOPHILLINE. — Principe bactéricide élaboré par *Penicillium corylophilum*; utilisée, en solution au millième, en badigeonnages sur les anthrax, en bains locaux dans les panaris, en injections intranodulaires dans les hidrosadénites de l'aisselle.

CORYNANTHINE. — Alcaloïde isolé de l'écorce d'un arbre qui croît au Cameroun (*Corynanthe Yohimbe*), de la famille des Rubiacées-Cinchonées, comme le quinquina; isomère de l'yohimbine, plus active qu'elle et non toxique. Jouit de propriétés vasodilatatrices, anesthésiantes et antithermiques; inhibe le sympathique. Employée dans les spasmes, les hypertensions d'origine nerveuse : 2 mg, 2 à 3 fois par jour, en séries de 5-10 jours, séparées par un intervalle de même durée.

CORYNÉBACTÉRIUM (du gr. *korunê*, massue). — Bactéries renflées en massue, comme le bacille de la diphtérie et les bacilles pseudodiphtériques.

CORYZA. — Inflammation de la muqueuse nasale. Elle reconnaît des causes multiples.

Le *coryza aigu banal* (rhume de cerveau) s'observe à la suite d'un refroidissement.

Il paraît dû à un virus filtrant différent de celui de l'influenza et favorisant le développement de pyogènes sous l'influence du froid.

Chez l'adulte, l'écoulement nasal s'accompagne parfois de céphalée et de fièvre; mais tout disparaît en quelques jours.

Chez le nourrisson, il peut donner lieu à des complications, qui, parfois, constituent un obstacle momentané au développement de l'enfant : cela tient à ce que les fosses nasales du nourrisson ayant des dimensions très réduites, la tuméfaction de la muqueuse en détermine facilement l'obstruction. Il en résulte des troubles dans l'acte de la déglutition; de là, une gêne dans l'ingestion, des vomissements et une aérophagie excessive. D'autre part, l'absorption d'une grande quantité de mucus rhino-pharyngé cause des troubles digestifs (anorexie, vomissements, diarrhée). Enfin, l'infection nasale, en se propageant aux organes du voisinage, peut amener des accidents infectieux (otites, sinusites, méningites).

D'autres *coryzas aigus* sont *symptomatiques* d'une infection ou d'une intoxication.

La *rougeole* débute toujours par un coryza accompagné d'un catarrhe oculaire qui disparaît avec l'éruption.

La *diphtérie* peut se manifester par un coryza associé à l'angine ou à la laryngite diphtérique. Mais, chez le nourrisson, le coryza peut être l'unique localisation de la diphtérie. Il faudra rechercher la présence du bacille de Loeffler dans les croûtes nasales et instituer rapidement un traitement sérothérapique.

Le *coryza syphilitique* est très fréquent chez les nouveau-nés hérédo-syphilitiques; l'écoulement nasal est bilatéral, séreux, ou séro-purulent; il coexiste souvent avec d'autres manifestations syphilitiques. V. SYPHILIS.

Le *coryza blennorragique* s'observe chez le nourrisson contaminé par des sécrétions de la mère; il coexiste habituellement avec l'ophtalmie. Attouchements avec une solution de nitrate d'argent à 2 p. 100.

L'absorption d'*iodure de potassium* provoque souvent l'apparition d'un coryza aigu.

Certains coryzas ont une *évolution chronique* et relèvent de la *scrofule*, des *végétations adénoïdes*, d'une déviation de la cloison, de corps étrangers du nez, de rhinite atrophique.

TRAITEMENT. I. *Préventif*. — Combattre le refroidissement des pieds; éviter les courants d'air.

Corriger les défectuosités nasales (déviation de la cloison, hypertrophie des cornets).

II. *Curatif*. — Le traitement n'est guère efficace qu'à la phase du début, vaso-motrice : éphédrine, adrénaline et stovaïne associées, naphtazoline en pulvérisations ou en instillations nasales. Pommades à base de vaccins, d'antibiotiques; sulfamides; aconit, belladone, balsamiques, argyrol, protargol.

Le menthol est à déconseiller; on a signalé des cas de mort subite, surtout chez l'enfant, à la suite d'instillation d'huile mentholée au 1/100 dans le nez.

Il faut apprendre l'art de se moucher. V. MOUCHER (Comment on doit se).

Chez le nourrisson, il faudra débarrasser le nez de ses sécrétions avant chaque tétée.

Eviter chez l'adulte les lavages du nez, qui peuvent déterminer une otite.

Coryza spasmodique (Rhume des foins). — V. à NEZ : *Rhinite spasmodique*.

COSMÉTIQUES (du gr. *kosmein*, parer). — Préparations destinées à entretenir la beauté du corps et particulièrement de toutes les parties découvertes : cou, visage, gorge, mains et chevelure (pour les *cheveux*, v. ce mot), et à conserver à la peau la fraîcheur de la jeunesse. V. FACE (massage plastique).

COSMOPATHOLOGIE. — Les *facteurs cosmiques*, qui entraînent parfois de graves perturbations atmosphériques, peuvent aussi agir sur l'organisme humain.

Le *soleil*, à côté de son effet bienfaisant sur l'organisme, peut déterminer des accidents et des affections cutanées multiples. V. HÉLIOTHÉRAPIE.

Inversement, l'absence de soleil, l'ombre, sont également pathogènes, comme le montrent les troubles observés dans la nuit polaire (V. PÔLE). Alors que la menstruation est suspendue dans la nuit polaire, la puberté est précoce dans les pays du soleil.

On a attiré l'attention sur l'influence des *taches solaires* sur des perturbations atmosphériques (orages, cyclones) et telluriques (perturbations du champ magnétique, éruptions volcaniques, tremblements de terre); il en serait de même sur l'organisme humain, si l'on en croit Sardou et Faure, lors du passage des taches solaires au méridien central; dans 84 p. 100 des cas, on note une recrudescence des symptômes ou même des accidents graves au cours d'affections chroniques du cœur, des vaisseaux, du foie, des reins, du système nerveux.

On a signalé une recrudescence de morts subites, de suicides, de crimes absurdes, d'accidents.

Il existe une corrélation entre l'activité solaire et certaines épidémies de choléra, de grippe, de typhus récurrent, certaines psychoses, et la mortalité générale.

L'influence du *jour* et de la *nuit* est certaine sur notre organisme; la rotation de la Terre détermine la forme cyclique de notre activité, qu'il s'agisse de la pression artérielle, du pouls, ou de la diminution d'acide carbonique et de la fixation d'oxygène; la nuit polaire n'arrive pas à modifier ce rythme, pas plus d'ailleurs que la vie inversée des individus qui dorment le jour et veillent la nuit.

Le *crépuscule* exerce une certaine influence dépressive chez quelques sujets : angoisse, mélancolie, douleurs, recrudescence des crises d'épilepsie; au contraire, les crises de paludisme cessent après le coucher du soleil.

C'est la *nuit* qu'on observe surtout la laryngite striduleuse, l'asthme, l'œdème aigu du poumon.

La mortalité est plus grande la nuit que le jour.

Les *saisons* exercent également une action sur l'organisme et sur les maladies. V. SAISONS.

Contrairement aux Anciens, qui attribuaient à la *lune* une action certaine sur la détermination des sexes, la date des naissances, l'apparition des crises d'épilepsie, d'asthme, de migraine, de coliques néphrétiques, d'hémoptysies, d'apoplexie, on estime aujourd'hui que l'influence de la lune sur l'organisme humain ne repose sur aucune base scientifique. Seule, l'apparition des règles chez la femme semble obéir à un rythme lunaire.

L'action des *radiations ultra-pénétrantes* de l'atmosphère est encore à l'étude; on a démontré la présence constante dans l'air d'émanations du radium (radon) et d'émanations du thorium (thoron). Le radon semble avoir une action sédative sur le système nerveux, surtout végétatif, et le thoron une action stimulante sur les organes hématopoïétiques. V. MÉTÉOROPATHOLOGIE.

COSTOTOME (du lat. *costa*, côte, et du gr. *tomein*, couper). — Gros ciseaux courbes dont une lame est

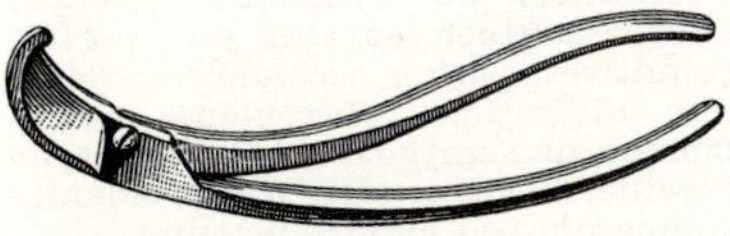

FIG. 406. — Costotome.

convexe et l'autre concave. Ils sont employés pour couper les os, spécialement les côtes (*fig.* 406).

CÔTES. — Os plats de forme incurvée allant obliquement du rachis en arrière au sternum en avant, constituant la cage thoracique. Au nombre de 12 de chaque côté, les 7 premières se terminent sur le sternum, les 3 suivantes s'articulent en avant sur l'un des cartilages situés au-dessous (fausses côtes), les 2 dernières restent libres et indépendantes (côtes flottantes). V. THORAX.

Côtes cervicales. — Anomalie dont la fréquence relative a été reconnue depuis l'emploi de la radiographie (*fig.* 407). Elle consiste dans l'existence d'une côte s'étendant de la septième vertèbre cervicale à la partie supérieure du sternum (côte complète osseuse et cartilagineuse) ou plus ou moins incomplète et

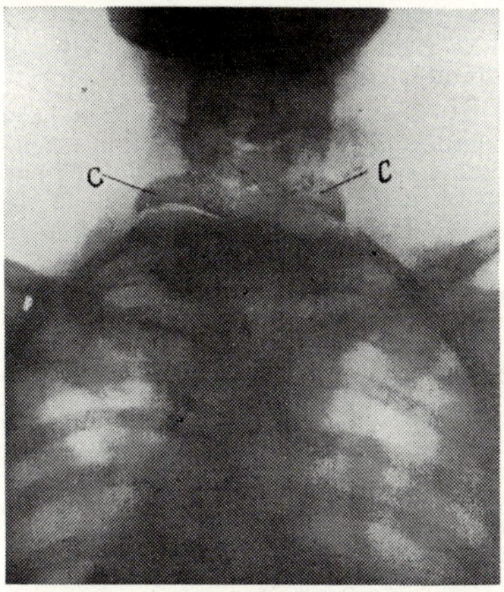

FIG. 407. — Côtes cervicales (C, C).

existant des deux côtés (15 p. 100 des cas), plus souvent d'un seul (de préférence à gauche). On l'observe avec plus de fréquence chez la femme, et elle peut être héréditaire.

D'ordinaire, elle passe inaperçue, ne produisant aucune gêne, mais, dans certains cas, elle est l'origine de douleurs par compression des vaisseaux sous-claviers et des nerfs du plexus brachial, et nécessite alors une ablation. Elle coïncide quelquefois avec la scoliose congénitale.

COTO. — Arbuste de l'Amérique du Nord, de la famille des Rubiacées (*Palicourea densiflora*), dont l'écorce renferme plusieurs principes actifs, la cotoïne, la paracotoïne, la cotelline, douées de propriétés antidiarrhéiques. Teinture au 1/10 (X gouttes par heure chez l'enfant, XXX gouttes chez l'adulte), cotoïne (15-30 cg par jour), paracotoïne (10-30 cg par jour) dans les diarrhées rebelles des tuberculeux, dans les diarrhées infantiles.

COTONNIER. — Arbuste de la famille des Malvacées (*Gossypium herbaceum*), cultivé dans les Etats-Unis, l'Amérique du Sud, l'Egypte, l'Inde, l'Indochine, l'Algérie.

L'*écorce de racine* excite les contractions utérines, comme l'ergot de seigle; employée comme emménagogue et hémostatique utérin sous forme d'extrait alcoolique (2-15 g par jour), de pilules (20-60 cg), de teinture au 1/5 (2-20 g). L'extrait de *semences* a des vertus galactogènes chez les nourrices; il augmente la teneur en beurre et en protéines du lait : extrait sec et pulvérisé (lactagol) 3 à 4 cuillerées à café par jour.

Les semences donnent 15 p. 100 d'huile douce siccative (huile de coton).

Mais le cotonnier est surtout célèbre par le *duvet* issu du tégument de ses graines, le coton.

Le coton égrené est soumis au cardage et donne le *coton cardé* ou *ouate*, employé surtout pour faire de la compression.

Le *coton hydrophile* est du coton cardé privé des matières grasses et résineuses, par immersion dans un bain alcalinisé par la soude; il a ainsi acquis la propriété de se laisser facilement imbiber d'eau. Il peut être stérilisé, et on peut lui incorporer des substances antiseptiques (acide borique, iode, etc.).

Au point de vue chimique, le coton est composé de cellulose à peu près pure.

Coton minéral. — Il est constitué par du verre en fusion étiré en fils aussi ténus que des fils de soie. Résistants et souples, ils sont employés dans les laboratoires pour filtrer les liquides, surtout les solutions acides ou alcalines concentrées.

Ce coton, conduisant très mal la chaleur, a été aussi employé à envelopper les tuyaux et réservoirs d'eau et de vapeur.

COTYLÉDON PLACENTAIRE. — V. PLACENTA.

COTYLOÏDE (Cavité) [du gr. *kotulê*, cupule, et *eidos*, forme]. — Cavité profonde de l'os coxal (hanche), dans laquelle est placée la tête du fémur. Elle est limitée du côté de la face externe de l'os coxal par un rebord ou *sourcil cotyloïdien* formé par la soudure des 3 os : l'ilion, le pubis et l'ischion; entre le pubis et l'ischion existe une *échancrure* convertie en trou par un ligament qui livre passage aux vaisseaux nourriciers de la tête fémorale. Dans la cavité, on trouve deux zones, l'une articulaire, en croissant, l'autre non articulaire, l'*arrière-fond* de la cavité cotyloïde.

COU. — Région du corps intermédiaire à la tête et au tronc.

I. COU (structure et fonctions). — Le cou est limité en bas par la fourchette sternale et la clavicule, en

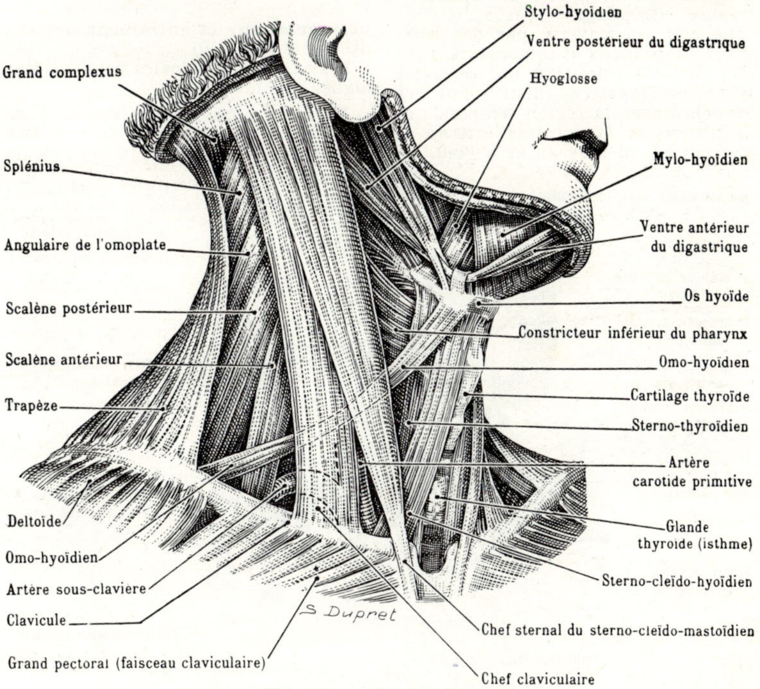

FIG. 408. — Muscles du cou.

haut par la mâchoire inférieure, en arrière par les apophyses mastoïdes.

Le cou peut être divisé en deux parties médianes, sus-hyoïdienne et sous-hyoïdienne, et deux parties latérales, sterno-mastoïdienne et sus-claviculaire. Son squelette est constitué par les sept vertèbres cervicales.

Le cou présente de nombreux *muscles*, qui font mouvoir la tête, la colonne cervicale et l'os hyoïde (*fig.* 408).

Sur la face latérale du cou, on trouve immédiatement au-dessous de la peau le muscle *peaucier*, plus ou moins atrophié, et dont le rôle, très atténué, est d'attirer en bas la peau du menton et la lèvre inférieure (muscle de la terreur, de la souffrance), puis le *sterno-cléido-mastoïdien*, dirigé obliquement de l'occipital vers la clavicule et le sternum, et, profondément, les deux scalènes et le droit latéral de la tête.

De l'os hyoïde partent de nombreux muscles qui, en bas, se dirigent vers le sternum et la clavicule, vers l'omoplate et le cartilage thyroïde; en haut, ils se dirigent vers l'apophyse styloïde et le maxillaire inférieur.

Au-devant du rachis cervical se trouvent trois muscles : les deux droits antérieurs de la tête et le long du cou.

La forme du cou est arrondie chez la femme, tandis que chez l'homme, particulièrement lorsqu'il est maigre, on y voit, sur la partie médiane en avant, la saillie de l'os hyoïde et, au-dessous, celle de la *pomme d'Adam* (cartilage thyroïde du larynx). Les différences de hauteur sont très variables d'un individu à l'autre. Le cou *court* est considéré comme une prédisposition à l'apoplexie. Outre le larynx, le cou contient deux organes qui lui sont spéciaux : la glande thyroïde et le thymus (petit enfant); d'autres le traversent seulement : trachée, œsophage.

Le cou est traversé par des *vaisseaux* volumineux et importants : l'*artère carotide* primitive, qui se divise en *carotide externe* distribuant ses branches dans la région temporale et maxillaire, et la *carotide interne* se distribuant au cerveau et à l'œil. De grosses veines accompagnent les artères, les *veines jugulaires* externe, antérieure, interne et postérieure (*fig.* 409).

Au cou se trouvent de nombreux *ganglions lymphatiques* recevant la lymphe de toutes les régions de la tête et du cou, et qui, par suite, peuvent être enflammés comme conséquence d'une irritation d'une des régions de la peau ou des régions profondes comme l'amygdale et le pharynx.

De gros *nerfs* descendent du cerveau et traversent le cou : les nerfs *pneumogastrique, spinal* et *hypoglosse*, et le *plexus de sympathique*, avec ses trois ganglions cervicaux supérieur, moyen et inférieur et ses rami communicantes.

II. COU (maladies). — Adénites. — Elles sont fréquentes au-dessous

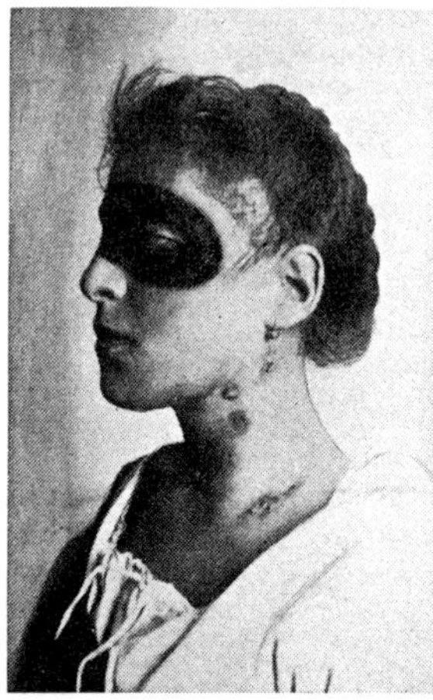

FIG. 410. — Adénite laissant de grosses cicatrices (Calot).

de la mâchoire et entraînent souvent des *abcès* (*fig.* 410).

Les adénites cervicales peuvent être aiguës ou chroniques.

Adénites aiguës. — CAUSES. Elles peuvent résulter de lésions minimes de la face, du cuir chevelu, du nez, de la gorge, des lèvres, des oreilles (boucles d'oreilles); de plaies, d'ulcérations de la langue; elles peuvent survenir au cours de maladies générales : fièvre typhoïde, diabète, rougeole, mais surtout diphtérie et scarlatine.

Parfois, l'adénite devient le point de départ d'un phlegmon (adéno-phlegmon), tels l'adéno-phlegmon sous-maxillaire, fréquent chez l'enfant et souvent d'origine dentaire, et l'adéno-phlegmon de l'angle de la mâchoire, accident fréquent de la dent de sagesse.

Adénites chroniques. — CAUSES. Elles peuvent être dues à la syphilis, à un néoplasme ou, enfin, et c'est le cas le plus fréquent, à la tuberculose. On leur donnait autrefois le nom d'*écrouelles* ou d'*humeurs froides;* dans ce dernier cas, elles sont parfois primitives, parfois secondaires, soit à une ulcération tuberculeuse de la bouche, de l'amygdale, du pharynx, de l'oreille moyenne, soit à une adénite simple plus ou moins ancienne.

SIGNES. V. à ADÉNITE.

EVOLUTION. Les adénites tuberculeuses ne sont pas graves par elles-mêmes, mais sont désagréables par les stigmates qu'elles laissent après elles; il faut à tout prix éviter les cicatrices.

TRAITEMENT. Si parfois on observe une guérison spontanée, le plus souvent le ganglion se ramollit; il faut pratiquer une ponction et une injection modificatrice (éther iodoformé, goménol, dakin, thymol camphré), puis un séton ou un drainage filiforme au crin.

Parfois, enfin, la glande indurée reste indéfiniment stationnaire; il faut alors provoquer soit sa résolution, soit son ramollissement en sauvegardant l'intégrité de la peau. Pommade à l'iodure de plomb, pommade iodée, en frictions. Vitamine D à hautes doses.

Radiothérapie, uvéthérapie, héliothérapie. Stations marines : Berck, plages de la Manche; pour les sujets peu résistants, Côte d'Azur.

L'utilisation des antibiotiques modifie très souvent l'évolution de ces adénites dans un sens favorable.

Anthrax. — Se localise plus particulièrement à la nuque, où il entraîne des douleurs très violentes par suite du peu d'extensibilité de la peau.

Fistules congénitales. — Il en existe deux variétés.

Fistules latérales. — Elles succèdent à l'ouverture d'un kyste épithélial et s'ouvrent soit seulement du côté de la peau (*fistule borgne externe*), en général au niveau du cartilage cricoïde ou à l'angle de la mâchoire, soit des deux côtés (*fistule complète*) et alors à leur partie interne, sur la paroi latérale du pharynx.

SIGNES. Les troubles sont d'ordinaire insignifiants : suintement léger, croûte à l'orifice externe qui empêche l'évacuation continue, d'où à certains moments une évacuation plus importante. Quelquefois, à la suite de l'infection du trajet, il se produit un abcès.

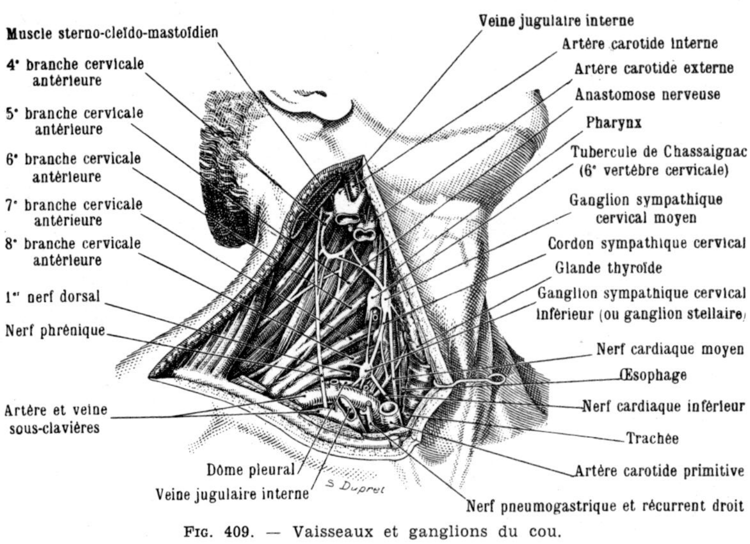

FIG. 409. — Vaisseaux et ganglions du cou.

Traitement. Simples soins de propreté. Si des troubles sérieux se produisent, extirpation complète.

Fistules médianes. — Elles ont leur orifice externe au niveau du larynx.

Plaies. — Profondes, elles sont graves par la possibilité de blessures des gros vaisseaux du cou, de l'introduction de l'air dans les veines, de l'ouverture possible de la trachée. Les plaies transversales ont tendance à un grand écartement des bords, qui s'accroît par l'extension de la tête.

Torticolis. — Contracture des muscles du *cou* (v. ce mot).

Tumeurs. — Leur importance résulte de la compression qu'elles peuvent exercer sur les organes importants de cette région. Les plus fréquentes sont : Des *kystes congénitaux* résultant de la prolifération des cellules de revêtement des arcs branchiaux. Souvent, ils apparaissent au moment de la puberté et restent stationnaires, mais peuvent s'infecter et se transformer en abcès (v. BRANCHIOMES). Leur siège habituel est la région sus-hyoïdienne et sous-hyoïdienne ou le bord antérieur du muscle sterno-cléido-mastoïdien;

2° Des *kystes séreux* formés par des lymphangiomes et qui contiennent un liquide alcalin albumineux; leur développement peut être considérable;

3° Le *lymphadénome* ou le *lymphosarcome*, tumeur maligne à point de départ ganglionnaire;

4° Les *tumeurs vasculaires*, en l'espèce des anévrismes (carotidien, sous-clavier), rares d'ailleurs;

5° Les *tumeurs de la glande thyroïde* ou un *goitre simple*. V. THYROÏDE.

COUCHE. — Serviette servant à entourer la partie inférieure du nourrisson. V. HABILLEMENT.

COUCHE (Fausse). — V. AVORTEMENT.

COUCHES et SUITES DE COUCHES. — V. à ACCOUCHEMENT.

COUDE. — Angle formé par l'articulation du bras avec l'avant-bras, et plus particulièrement par l'apophyse olécrâne du cubitus (*fig.* 411).

Articulation du coude. — L'os du bras, l'humérus, s'articule avec les deux os de l'avant-bras qui, eux-mêmes, s'articulent ensemble.

Les surfaces articulaires en présence sont : Pour l'*extrémité inférieure de l'humérus*, une poulie, la *trochlée humérale*, située en dedans, avec une gorge légèrement inclinée en haut et en dehors; cette trochlée est surmontée en avant par une dépression, la *fosse coronoïdienne*, et en arrière par une dépression plus profonde, la *fosse olécrânienne*. En dehors se trouve une saillie semi-sphérique, le *condyle* ou petite tête humérale; entre le condyle et la trochlée existe une petite *gouttière ;*

Pour l'*extrémité supérieure du cubitus*, une excavation semi-lunaire, la *grande cavité sigmoïde*, formée en avant par une saillie, l'*apophyse coronoïde*, et, en arrière, par une autre saillie, plus volumineuse, l'*olécrâne ;*

Pour l'*extrémité supérieure* du *radius* ou *tête*, une surface arrondie excavée, la cupule ou *cavité glénoïde*, circonscrite par un rebord saillant.

Les moyens d'union sont constitués par une *capsule articulaire* et un *ligament* antérieur, relativement

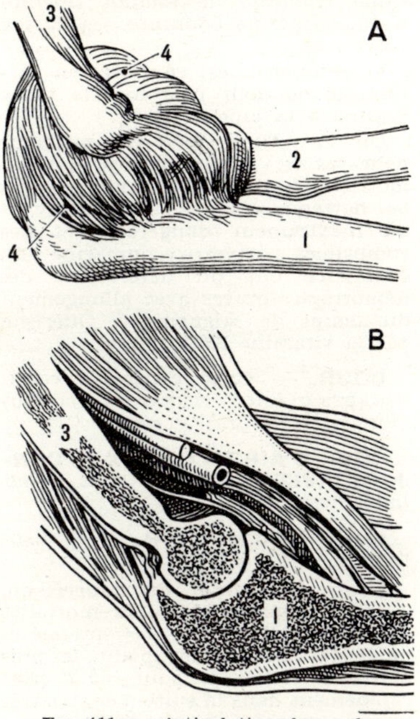

FIG. 411. — Articulation du coude.
A. 1. Cubitus; 2. Radius; 3. Humérus; 4. Ligaments musculaires. — B. Coupe de l'articulation du coude : 1. Cubitus; 3. Humérus.

mince, ainsi que le ligament postérieur, tandis que les deux ligaments latéraux, externe et interne, sont très résistants.

Une *synoviale* tapisse la face profonde de la capsule fibreuse.

A côté de l'articulation du coude, il existe une *articulation radio-cubitale supérieure* qui unit une facette cylindroïde du côté du radius à la *petite cavité sigmoïde* du cubitus, agrandie par un ligament fibreux très résistant, le *ligament annulaire*.

Fractures, luxations. — V. ces mots.

Subluxation incomplète du coude. — Causes. Survient chez le nourrisson ou l'enfant de 2 à 4 ans, dont le poignet ou l'avant-bras a été tiré un peu violemment en lui mettant un vêtement, en le relevant, en lui faisant monter un escalier ou en sautant un ruisseau.

Signes. L'enfant a le bras immobile, pendant le long du corps; l'avant-bras est en pronation dans certains cas, avec un peu de gonflement au niveau du coude. Il remue les doigts, mais ne peut lever le bras. Il souffre dès qu'il essaye de faire le mouvement de supination.

Traitement. Prendre l'avant-bras de l'enfant, le placer vivement dans la supination forcée et dans l'extension. A ce moment, on entend et on perçoit sous le doigt, placé au niveau de l'interligne entre le radius et l'humérus, un petit claquement sec provoqué par la remise en place de la tête du radius. Immédiatement, on fléchit le coude à angle aigu. Souvent l'enfant peut se servir aussitôt de son bras.

Pli du coude. — Pli de flexion de l'avant-bras avec le bras. C'est là que se fait d'ordinaire la saignée des veines du bras au niveau de la veine médiane, qui se divise en médiane basilique et médiane céphalique. Le nerf médian et l'artère humérale passant assez superficiellement, il convient d'éviter de les blesser.

COU-DE-PIED. — Partie supérieure du pied, au niveau de son articulation avec la jambe. Elle présente en avant quatre tendons des muscles allant de la jambe au pied, et, en arrière, le tendon d'Achille.

COULEURS. — Perception des couleurs. — V. DYSCHROMATOPSIE.

Danger des couleurs. — Les couleurs à base de plomb, de mercure et d'arsenic sont, en principe, interdites; aussi a-t-on moins à déplorer qu'autrefois les accidents du saturnisme, de l'hydrargyrisme et de l'arsenicisme professionnels. Ces intoxications sont d'ailleurs régies par la loi sur les maladies professionnelles. V. PLOMB, ARSENIC, MERCURE.

Il est prudent, d'une façon générale, pour les peintres artistes comme pour les peintres en bâtiment, de ne pas porter un pinceau aux lèvres et de se laver soigneusement les mains après le travail. V. aussi à JOUETS.

On a signalé des empoisonnements produits par des gilets de flanelle rouge, des chaussettes de laine rouge, etc.; les couleurs d'aniline permettant de transformer des souliers jaunes en souliers noirs ont souvent causé de graves intoxications. Voir ANILINE.

Des colorants ont été introduits dans nos aliments pour des motifs souvent futiles, par exemple pour rendre plus appétissants certains produits.

La chair à saucisse et la chair servant à fabriquer les saucissons crus ou secs sont additionnées de *cochénille* ou d'*orseille*, pour induire en erreur l'acheteur qui désire retrouver la belle coloration rouge de l'hémoglobine.

On ajoute au sel de salage du *nitrate de potasse*, source de nitrite dans les saumures, afin de donner un ton rosé aux salaisons et au jambon.

On a même toléré le *bicarbonate de soude* dans le sel des salaisons, parce qu'il avive la couleur des chairs salées : or, le bicarbonate de soude favorise les cultures microbiennes dans les viandes hachées et masque leurs altérations.

Le *sulfate de cuivre* est toléré, après avoir été condamné, pour *reverdir* les haricots, les petits pois, les chinois (petites oranges vertes), les prunes, qui jaunissent après avoir été conservés en boîtes suivant le procédé Appert (v. CONSERVES), et pourtant on a établi le rôle destructeur des sels de cuivre vis-à-vis de la vitamine C.

On peut aussi reverdir pois et haricots en les chargeant de chlorophylle extraite d'orties ou d'épinards procédé donnant le goût d'orties.

Les pâtes alimentaires, les produits de pâtisserie (madeleines, pain de Gênes) reçoivent couramment du *jaune naphtol S*, colorant additionné de *ponceau RR*, pour tromper l'acheteur, qui a l'illusion d'avoir une pâtisserie ou une pâte alimentaire aux œufs; parfois, on y ajoute un peu de jaune d'œuf en poudre.

De nombreux aliments (liqueurs, pâtes de fruits, bonbons, décors de pâtisserie) sont colorés artificiellement. V. BONBONS.

De nombreux colorants sont employés dans l'industrie du suc de réglisse, dans celle des confitures, gelées et marmelades.

La gamme des coloris comprend 3 roses (*éosine, érythrosine, rose de Bengale*), 7 rouges (*bordeaux B* et *S, ponceau cristallisé, nouvelle coccine, rouge solide, ponceau RR, écarlate R*), 1 orangé (*orange I*), 3 jaunes (*jaune naphtol S, chrysoïdine, auramine O*), 2 verts (*vert malachite, vert acide J*), 2 bleus (*bleus à l'eau 6B, bleu patenté*), 2 violets (*violet de Paris, violet acide 6B*), l'*indigotine* et l'*alizarine* synthétique avec leurs dérivés sulfonés.

Beaucoup de ces colorants, dérivés du naphtol, proviennent de la distillation de la houille.

Roucou et *cochenille* servent à colorer en jaune plus ou moins rosé les poissons salés et séchés du genre haddock ou saumon; cela évite les dépenses du fumage.

Les fromages sont colorés par l'*orcanette*, tirée des racines d'une Borraginacée, *Alkanna tinctoria*; mais les chimistes préféreraient employer le *Soudan IV*.

On tolère l'addition de *caramel* aux eaux-de-vie et au rhum; de la *cochenille*, du *caramel* et de l'*infusion de chicorée* aux cidres et poirés; du *caramel* et des *extraits de céréales torréfiées* aux vinaigres. Ces vinaigres colorés doivent porter l'étiquette : *coloré*.

Les liqueurs et sirops de fruits (cassis, cerises, merises, groseilles, framboises) traités par un colorant doivent porter la mention : *coloré* ou *fantaisie*. Il en va de même pour les confitures et les gelées.

Les couleurs d'aniline, toutes les matières colorantes organiques contenant des groupes nitrés (telles que le jaune Victoria, l'acide picrique, les couleurs diazoïques) ou du brome (écrine) doivent être prohibées.

Action sur l'organisme. — La *lumière rouge* possède un effet d'excitation; des ouvriers travaillant dans des locaux éclairés à la lumière rouge étaient énervés et prêts à la dispute; ces signes d'excitation disparurent quand on remplaça la lumière rouge par la *verte*.

En revanche, la lumière rouge exerce une action favorable sur la cicatrisation des éruptions cutanées, la variole en particulier.

La couleur *bleue* exerce une action calmante sur le système nerveux; aussi, place-t-on les excités maniaques dans un local tapissé de bleu. Le bleu combat aussi la douleur dans les névralgies, le rhumatisme.

COUMARINE. — Glucoside incolore, cristallisé, d'une odeur aromatique particulière, qui a été trouvé dans un grand nombre de végétaux : le *faham* (thé de l'île Bourbon ou de Madagascar), la *fève Tonka*, semence du *Coumarouna odorata*, de l'Amérique tropicale, le mélilot (mélilotine), l'aspérule odorante, les dattes, l'orchis.

La coumarine est employée en parfumerie ou pour parfumer le tabac destiné à la pipe.

On l'a utilisée en thérapeutique pour ses vertus diurétiques et vasomotrices; à petites doses, elle ralentit les battements du cœur; mais c'est un médicament dangereux, et des comprimés d'hydroxycoumarine du commerce ont pu déterminer des hémorragies graves avec allongement du temps de saignement. Guérison par la vitamine K.

COUP. — Choc contre le corps. V. ARTICULATION, LUXATION, CONTUSION, OS (fracture), PLAIE.

COUP D'AIR AUX YEUX ou CONJONCTIVITE. — V. ce mot à ŒIL (maladies).

COUP DE CHALEUR. — V. INSOLATION.

Coup de chaleur du nourrisson. — Dans tous les pays, la mortalité infantile s'élève dès les premières chaleurs, atteint son point le plus élevé en juillet et août, et décroît rapidement dans la suite. Les étés très chauds s'accompagnent d'une mortalité infantile élevée.

A elle seule, la chaleur détermine chez l'enfant une élévation de température. Lors d'un orage, la température ambiante peut ne pas s'élever, la fièvre cependant apparaît : l'orage seul suffit; souvent, les deux termes (chaleur et orage) sont réunis. Ces accidents dus à la chaleur sévissent surtout dans les milieux hospitaliers, dans les quartiers pauvres, peu aérés, dans les mansardes, les chambres situées sous les toits.

SIGNES. Le coup de chaleur se caractérise essentiellement par l'apparition brusque d'une fièvre élevée (40° à 43°) et des phénomènes cérébraux; l'enfant pâlit, devient inconscient, tombe en somnolence ou a des convulsions. La respiration est profonde et accélérée, le pouls rapide et faible. Parfois, il y a des vomissements et de la diarrhée.

En 24 heures, sous l'influence d'un traitement convenable, l'enfant peut revenir à la santé. Souvent l'évolution est foudroyante : en quelques heures, la mort survient dans le collapsus ou dans une syncope.

TRAITEMENT I. *Préventif.* — Eviter de trop couvrir l'enfant; bien aérer la chambre; si l'enfant a soif, lui donner de l'eau bouillie et non du lait. Placer en permanence des blocs de glace dans la chambre, ce qui amène une réfrigération notable. Dans les hôpitaux modernes, la création de salles climatisées à 22°-24° thermiques et 60°-70° hygrométriques a fait disparaître le coup de chaleur du nourrisson.

II. *Curatif.* — Ouvrir les fenêtres, enlever les couvertures, mettre l'enfant dans un bain frais. S'efforcer de faire boire l'enfant en lui donnant non pas du lait, mais de l'eau pure. Injections sous-cutanées de sérum, de caféine, d'huile camphrée.

COUP DE FEU. — V. PLAIE.

COUP DE FOUET. — Douleur extrêmement vive qui se produit subitement dans le mollet à la suite de la contraction énergique et brusque des muscles extenseurs du pied, notamment au cours d'un saut, d'un faux pas.

Elle s'accompagne rapidement d'un gonflement étendu et volumineux de la jambe, avec apparition d'une tache d'abord bleuâtre, produite par une extravasation sanguine (*ecchymose*), et d'une impuissance plus ou moins complète à mouvoir le membre.

CAUSES. Attribué successivement à la rupture de fibres musculaires (muscles jumeaux, plantaire grêle), à une déchirure de l'aponévrose jambière ou à une rupture du tendon d'Achille; on est porté actuellement à y voir l'effet, au moins dans certains cas, de la déchirure de varices profondes de la jambe, ce qui explique les phlébites et les embolies qui en sont quelquefois la suite.

TRAITEMENT. Immobiliser le membre de façon à faciliter la réunion des parties séparées, appliquer une compresse imbibée d'alcool camphré, puis, après quelques jours, essayer des massages très doux.

COUP DE POIGNARD ABDOMINAL (Douleur en). — Douleur soudaine et intense du ventre, au début d'une péritonite, par perforation d'un viscère creux.

COUP DE SANG. — V. APOPLEXIE.

COUP DE SOLEIL. — V. INSOLATION.

COUPEROSE. — V. ACNÉ.

COUPURE. — Plaie peu profonde par instrument tranchant. L'instrument pouvant être malpropre, il est utile de détruire les germes en faisant saigner et en lavant ensuite avec une solution antiseptique (*eau oxygénée, mercurochrome*). Puis, on réunira les lèvres de la plaie avec du collodion ou de la baudruche gommée.

Comme, malgré les précautions prises, il peut rester des microbes dans la coupure et qu'il en résulterait de la suppuration, il est prudent de faire sauter le collodion ou la baudruche au moindre indice de douleur ou de rougeur.

Pour les coupures plus importantes, voir à HÉMORRAGIE et PLAIE.

COURANT D'AIR. — Arrivée d'air froid sur le corps, soit à l'intérieur d'une pièce (fenêtres ou portes ouvertes de chaque côté de l'individu), soit à l'extérieur.

Elle peut provoquer chez les personnes en sueur et qui restent immobiles, surtout lorsqu'elles ne sont pas endurcies par l'usage des ablutions froides, des névralgies ou des douleurs musculaires (lumbago, douleurs des reins), des rhumes de cerveau, des conjonctivites.

Après un exercice violent, il est utile, surtout si l'on est en sueur et qu'on s'arrête à l'ombre, de se couvrir d'un manteau.

COURANT ÉLECTRIQUE. — Voir ÉLECTRICITÉ et ÉLECTROCUTION.

COURBATURE. — Sensation de fatigue extrême dans le dos et de brisement des membres, avec disparition de l'appétit. Elle peut succéder à un exercice trop longtemps continué et disparaître avec le repos au lit, un bain et une alimentation reconstituante sous un petit volume (viande crue ou jus de viande, œufs crus ou peu cuits).

Si la courbature s'accompagne de fièvre, avec rachialgie, elle peut être le premier signe d'une maladie infectieuse : grippe, paratyphoïde, typhoïde.

COURBE. — Ligne formée par les variations qu'un malade présente au cours d'un ou plusieurs jours dans le

				Dates						
Urine	Resp^ons	Pouls	Temp^re	1	2	3	4	5	6	7
7	70	175	41							
			8							
			6							
			4							
			2							
6	60	150	40							
			8							
			6							
			4							
			2							
5	50	125	39							
			8							
			6							
			4							
			2							
4	40	100	38							
			8							
			6							
			4							
			2							
3	30	75	37							
			8							
			6							
			4							
			2							
2	20	50	36							
			8							
			6							
			4							
			2							
1 lit.	10	25	35							

FIG. 412. — Tableau pour l'inscription des courbes relatives aux urines, à la respiration, au pouls, à la température.

nombre de ses pulsations et de ses respirations, le degré de la température de son corps, la quantité d'albumine, de sucre, d'urée, contenue dans ses urines.

Ces différentes notations sont appliquées avec des crayons de couleur sur un papier quadrillé dont les lignes verticales répondent à des jours divisés en matin et soir, et les lignes horizontales aux chiffres soit de la température possible du corps, 35° à 41°, soit du nombre de respirations ou de pouls, ou encore de la quantité de l'urine.

COURGE. — Plante de la famille des Cucurbitacées (*Cucurbita Pepo*), dont les semences, employées concurremment avec celles des citrouilles et des potirons (*C. maxima*), sont utilisées comme vermifuge et tænifuge inoffensifs chez l'enfant. On peut préparer un électuaire composé de 40 à 60 g de semences mondées avec 30 g d'huile de ricin et 30 g de miel, à prendre en une seule fois dans un verre de lait.

COURSE A PIED. — Exercice de force, la course à pied ne doit pas être pratiquée avant dix-huit ans.

Le vêtement à adopter est le suivant : *maillot* collant au torse et largement échancré à l'attache de l'épaule, qui ne doit pas être couverte; *culotte flottante* se fixant d'elle-même à la ceinture par un ruban élastique et s'arrêtant assez haut au-dessus du genou.

Les souliers doivent être en cuir très souple, assez gras et extrêmement justes : une bonne paire de souliers de course ne doit pas pouvoir être employée utilement avant d'avoir été portée une dizaine de fois auparavant.

Pendant la course, les foulées, d'abord courtes et aussi rapides que possible, s'allongeront peu à peu jusqu'à ce que le coureur soit en plein train. On court sur la pointe des pieds; la jambe ne sera levée que juste ce qu'il faut. V. ATHLÉTISME.

COUSIN. — V. MOUSTIQUES.

COUSSIN. — **De lit** (V. *fig.* à ce mot). — Les coussins de lit ne doivent pas être en plume : celle-ci

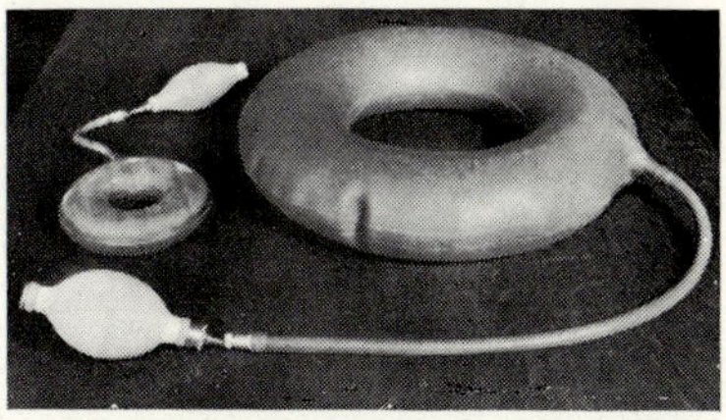

FIG. 413. — Coussin de talon (*à gauche*) et coussin de siège munis de leur poire pour le gonflage.

amène un échauffement de la tête nuisible au sommeil, surtout chez les malades, et a une action possible sur la chute prématurée des cheveux. Il existe pour les alités des modèles de coussins en caoutchouc vulcanisé qu'on gonfle d'air et qui sont analogues aux matelas pneumatiques.

De siège. — Un coussin arrondi (*fig.* 413) de caoutchouc, évidé au centre, est utile en cas d'hémorroïdes, et indispensable en cas d'escarres des fesses (maladies longues).

De talon. — Il est constitué par un tube circulaire de caoutchouc (*fig.* 413), dans l'intérieur duquel on fait reposer doucement le talon lorsqu'il est blessé ou qu'il a tendance à s'ulcérer. La peau d'une moitié d'orange évidée est très conseillée.

COUSSINET. — Coussin de formes diverses qu'on emploie en chirurgie pour soutenir un membre ou pour empêcher sa compression par une attelle dans les *fractures* (v. figure à ce mot). Ces coussinets sont constitués d'ordinaire par des sacs de toile remplis de balle d'avoine qui peut être tassée aux points nécessaires.

Coussinet des phalanges. — Nodule fibreux situé dans le derme et l'hypoderme du dos des articulations phalango - phalanginiennes, formant un coussinet ferme, arrondi, mobile sur le plan osseux; plus fréquent chez l'homme et même chez l'enfant; parfois héréditaire.

Peut être associé à d'autres manifestations fibreuses : maladie de Dupuytren, sclérodermie, induration des corps caverneux, nodosités rhumatismales.

TRAITEMENT. N'est dicté que par des considérations esthétiques : diathermocoagulation, cryothérapie.

COUSSO. — V. KOUSSO.

COUTURIER. — Muscle superficiel de la cuisse, s'insérant en haut sur l'épine iliaque antéro-supérieure de l'os coxal; se portant en bas, en dedans et en arrière, il croise en diagonale la face antérieure de la cuisse et se fixe sur la partie interne de l'extrémité supérieure du tibia. Innervé par le musculo-cutané, il fléchit la jambe sur la cuisse, la cuisse sur le bassin, et porte la cuisse dans l'abduction et la rotation externe (position des tailleurs).

COUVEUSE et INCUBATEUR. — La *couveuse* est un appareil imaginé par Tarnier pour permettre aux enfants nés avant terme ou très malingres de vivre dans une atmosphère d'une température constante.

La couveuse se compose d'une caisse rectangulaire dont les parois sont formées d'épaisses vitres fixées dans les montants. La paroi supérieure forme couvercle; c'est par là qu'on retire l'enfant pour l'alimenter, le changer, l'habiller. La couveuse est formée de deux étages; l'inférieur renferme l'appareil de chauffage qui peut être des boules d'eau chaude, ou bien un réservoir rectangulaire en cuivre, rempli d'eau chaude avec un entonnoir pour introduire l'eau, et un robinet pour permettre l'écoulement. L'enfant repose sur un petit matelas, dans l'étage supérieur, où on suspend un thermomètre et une éponge imbibée d'eau pour assurer l'humidité de l'air. L'air pénètre de l'extérieur dans le compartiment inférieur, s'échauffe au contact de la source chauffante, gagne le compartiment supérieur et s'échappe par une petite cheminée d'appel ou par une série de trous percés sur un côté du châssis supérieur.

L'*incubateur* est un appareil moderne qui a totalement supplanté la couveuse pour l'élevage des grands prématurés. Cet appareil (*fig.* 414) permet un réglage facile de l'humidité, de l'oxygénation et de la température.

L'enfant est isolé dans son incubateur. Il est facilement surveillé à travers les vitres qui le recouvrent. Des orifices latéraux permettent aux puéricultrices de passer les mains à l'intérieur de l'appareil, de façon à pouvoir alimenter ou changer l'enfant sans le sortir de l'incubateur.

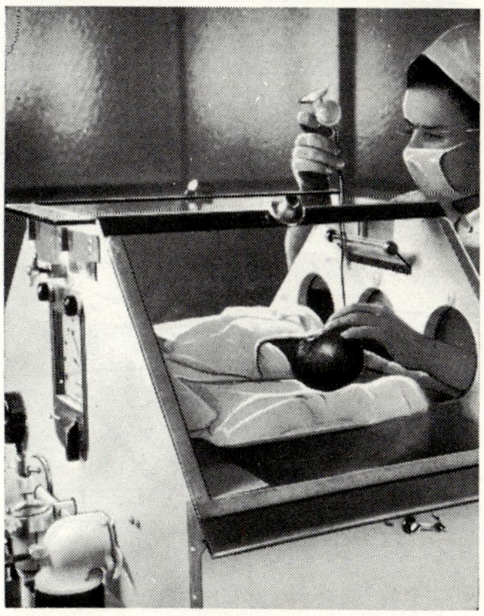

FIG. 414. — Alimentation d'un prématuré dans un incubateur de l'Ecole de puériculture, à Paris.

(*Phot. Rollet.*)

On place en incubateur les grands prématurés. La température de l'incubateur doit être réglée de telle sorte que la température de l'enfant se maintienne à 36° ou 37°.

La surveillance et les soins à donner à l'enfant nécessitent la présence constante d'une personne très qualifiée.

Les nourrissons sont conservés pendant une période qui varie de quinze jours à un mois, suivant le développement qu'ils prennent. A mesure que le bébé grossit, on modifie la température de l'incubateur et le degré d'oxygénation de l'air respiré par l'enfant.

Résultats. Les incubateurs modernes permettent la survie de grands prématurés et réduisent ainsi une des causes essentielles de la mortalité néo-natale. V. aussi à débile.

COWPÉRITE. — Inflammation des *glandes de Cowper,* situées au niveau du bulbe de l'urètre; elle est presque toujours d'origine blennorragique.

COW-POX (de l'anglais *cow,* vache et *pox,* variole). — V. vaccine.

COXAL (Os). — Os de la hanche (*fig.* 415, 416); les deux os coxaux, réunis en avant par la symphyse pubienne et en arrière par le sacrum, constituent le *bassin.*

L'os coxal est formé de 3 pièces, l'*ilion* en haut et en dehors, le *pubis* en avant, et l'*ischion* en bas; tous trois se réunissent au centre de la cavité articulaire, la *cavité cotyloïde,* creusée à la face externe de l'os. Voir cotyloïde.

Au-dessus de la cavité cotyloïde se trouve la *fosse iliaque externe,* sur laquelle viennent s'insérer les muscles grand, moyen et petit fessiers, et le droit antérieur de la cuisse.

Au-dessous de la cavité cotyloïde est le *trou obturateur,* ou *ischio-pubien,* présentant une gouttière par où passent les nerfs et les vaisseaux obturateurs.

La face interne est parcourue par une ligne arrondie et mousse dirigée

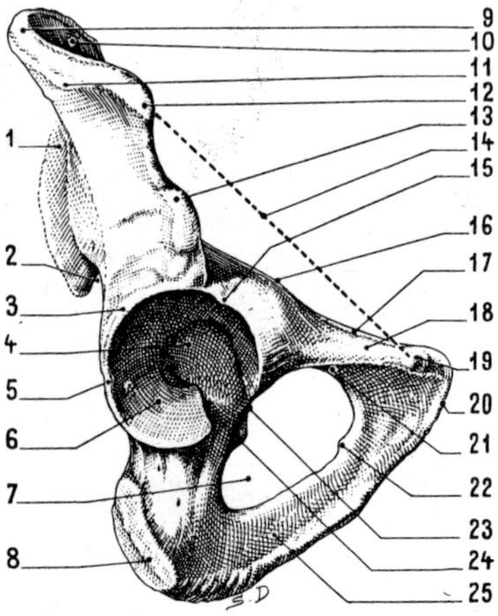

Fig. 415. — Bord antérieur de l'os coxal.
1. Fosse iliaque externe; 2. Grande échancrure sciatique; 3. Sourcil cotyloïdien; 4. Arrière-fond; 5. Echancrure ilio-ischiatique; 6. Cavité cotyloïde; 7. Trou obturateur; 8. Tubérosité ischiatique; 9. Crête iliaque; 10. Fosse iliaque interne; 11. Tubercule du moyen fessier; 12. Epine iliaque antéro-supérieure; 13. Epine iliaque antéro-inférieure; 14. Tracé de l'arcade crurale; 15. Echancrure ilio-pubienne; 16. Eminence ilio-pectinée; 17. Crête pectinéale; 18. Surface pectinéale; 19. Epine du pubis; 20. Pubis; 21. Gouttière sous-pubienne; 22. Tubercule ischio-pubien; 23. Echancrure ischio-pubienne; 24. Tubercule sous-cotyloïdien; 25. Branche ischio-pubienne.

en bas et en avant; au-dessus d'elle est une excavation peu profonde, la *fosse iliaque interne,* où s'insèrent les muscles iliaque et obturateur interne; au-dessous d'elle, on voit la surface d'articulation du sacrum, puis une

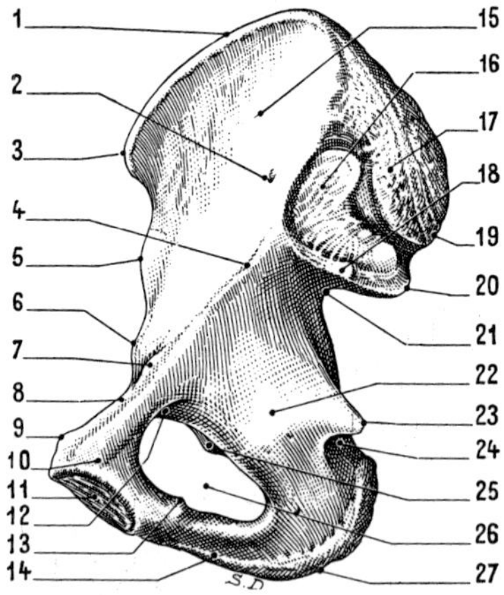

Fig. 416. — Os coxal vu par sa face interne.
1. Bord supérieur ou crête iliaque; 2. Trou nourricier; 3. Epine iliaque antéro-supérieure; 4. Ligne innominée; 5. Epine iliaque antéro-inférieure; 6. Eminence ilio-pectinée; 7. Tubercule du petit psoas; 8. Crête pectinéale; 9. Epine du pubis; 10. Pubis; 11. Facette articulaire pour le pubis du côté opposé; 12. Gouttière sous-pubienne; 13. Tubercule ischio-pubien externe; 14. Branche ischio-pubienne; 15. Fosse iliaque interne; 16. Facette auriculaire pour l'articulation sacro-iliaque; 17. Tubérosité iliaque; 18. Tubercule servant de pivot aux mouvements de mutation du sacrum; 19. Epine iliaque postéro-supérieure; 20. Epine iliaque postéro-inférieure; 21. Grande échancrure sciatique; 22. Crête mousse du détroit moyen; 23. Epine sciatique; 24. Petite échancrure sciatique; 25. Tubercule ischio-pubien externe ou sous-cotyloïdien; 26. Trou ischio-pubien; 27. Ischion.
(*D'après Testut.*)

surface plane correspondant à la cavité cotyloïde, et le trou obturateur.

Le bord antérieur, très accidenté, présente une série de saillies mamelonnées, ou épines, l'*épine iliaque antéro-supérieure,* l'*épine iliaque antéro-inférieure,* la crête pectinéale, le tubercule du petit psoas, l'épine du pubis; sur ces épines viennent s'insérer les muscles de la cuisse.

Le bord postérieur, aussi accidenté, montre les 2 *épines iliaques postérieures,* la vaste *échancrure sciatique* traversée par le muscle pyramidal, les vaisseaux et nerfs fessiers, les nerfs grand et petit sciatiques, une saillie triangulaire, l'*épine sciatique,* la *petite échancrure sciatique,* et une saillie volumineuse, le corps de l'*ischion* ou tubérosité ischiatique, sur laquelle repose le poids du corps dans la position assise.

Le bord supérieur, ou crête iliaque, contourné en S italique, sert d'insertion à de nombreux muscles du dos et de l'abdomen.

COXALGIE. — Arthrite tuberculeuse de la hanche. Elle se rencontre plus particulièrement chez les enfants jeunes ou adolescents, et semble, chez ceux d'entre eux qui en sont atteints, la première manifestation de la *tuberculose.* Elle n'est pas exceptionnelle chez les adultes, mais, le plus souvent, une complication d'une autre tuberculose, notamment pulmonaire.

Causes. Les traumatismes, la fatigue, que les parents mettent souvent en cause, ne sont que des accidents révélateurs de la maladie, qui est toujours due à une inoculation tuberculeuse, pulmonaire ou digestive. Les causes prépondérantes sont : faiblesse générale, croissance rapide, maladies infectieuses (rougeole par exemple).

Signes. Le début est progressif. L'enfant se fatigue vite au jeu ou à la marche, et bientôt boite, surtout en fin de journée. Parfois, l'enfant souffre aussi du genou.

Quand l'enfant se tient debout, il ne s'appuie que sur le membre sain (station hanchée) et, quand il marche, il escamote l'appui sur le membre malade. Quand l'enfant est couché, sa cuisse se fléchit et s'écarte. Les muscles sont atrophiés, la pression sur l'articulation est douloureuse, et les mouvements sont limités. La fosse iliaque contient de gros ganglions durs et indolores. L'examen radiologique montre que les os sont décalcifiés, les contours des surfaces articulaires rongés, et le membre raccourci par disparition des cartilages, qui, normalement, séparent les surfaces articulaires osseuses.

Tous ces signes exigent une immobilisation immédiate de l'articulation, sinon apparaîtront des *complications* (deuxième période de la coxalgie). Du fait de la destruction des surfaces osseuses et de la contracture des muscles qui entourent l'articulation, celle-ci va se fixer dans une *attitude vicieuse.*

La coxalgie est évidente à cette période. L'enfant ne peut plus marcher à cause des douleurs et de l'attitude vicieuse de son membre, ou bien il le fait au prix de déformation de la colonne vertébrale et du bassin qui lui permettent, par *compensation,* d'arriver à poser le pied au sol. C'est

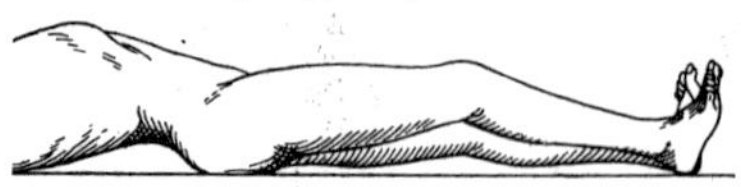

Fig. 417. — Coxalgie droite et attitude vicieuse. Ensellure lombaire. Flexion légère des genoux. Jambe gauche un peu plus courte que la droite. (Dr Calot.)

aussi, à ce moment, qu'apparait une altération importante de l'état général (fièvre, manque d'appétit, amaigrissement). A l'examen, l'important empâtement de la hanche, contrastant avec l'amaigrissement de la cuisse, donne à la région un aspect *en gigot.*

Puis la tête du fémur peut se luxer hors de la surface articulaire du bassin, rongée par la tuberculose et l'usure due aux attitudes vicieuses. Le membre est alors extrêmement raccourci. Il apparaît aussi des *abcès,* soit sur le devant de la cuisse, soit sur le côté, parfois même sous la fesse, abcès froids, indolores, insidieux, à vider par ponction.

Si l'on évite ces accidents, la guérison survient parfois spontanément vers la troisième année, mais au prix d'une *ankylose* qui immobilise définitivement l'articulation en attitude vicieuse.

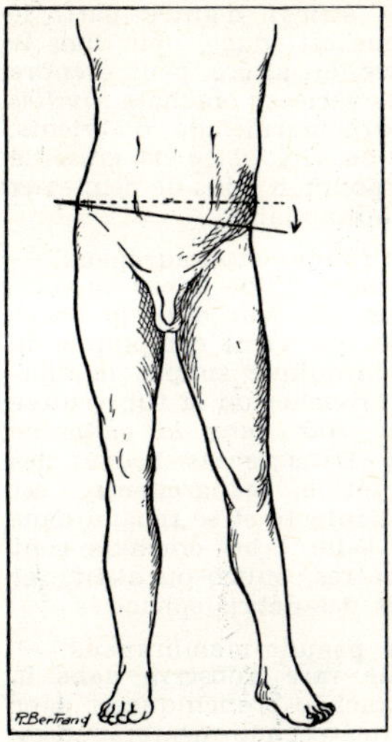

FIG. 418.
Attitude de début de la coxalgie
(cuisse en abduction).

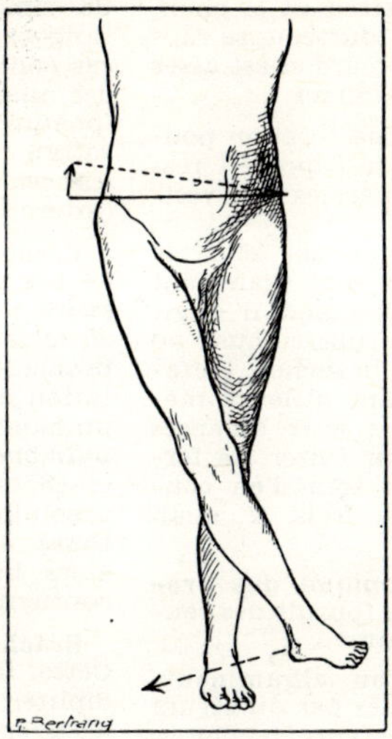

FIG. 419.
Attitude de la 2e période
(cuisse en adduction).

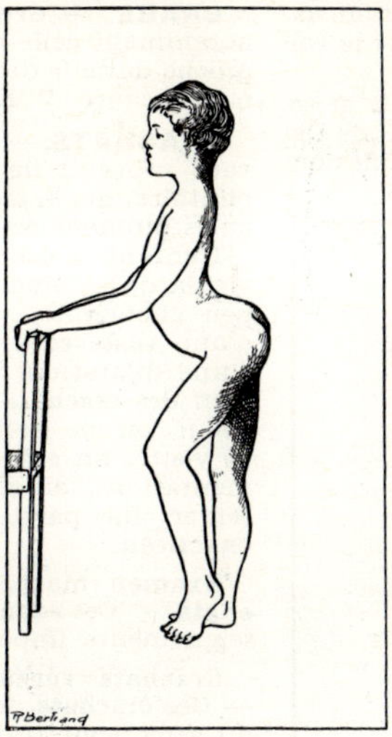

FIG. 420.
Attitude définitive
(ankylose en flexion).

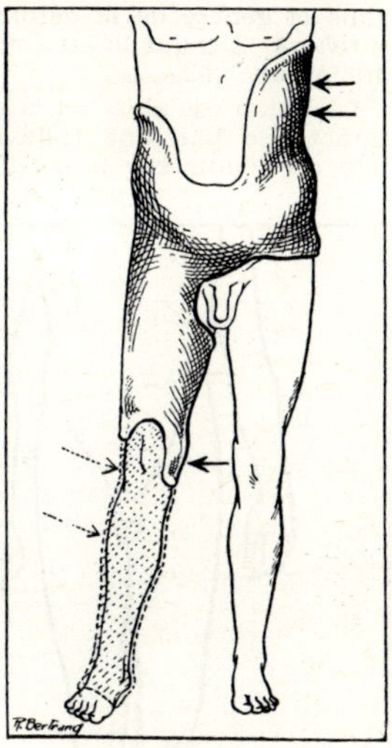

FIG. 421.
Traitement par l'appareil
en plâtre.

TRAITEMENT. *Chez l'enfant.* — Le traitement consiste à immobiliser de manière rigoureuse l'articulation pendant un temps prolongé (plus de deux ans), dans un climat favorable (air marin, soleil). Cette immobilisation, chez l'enfant, ne peut être obtenue que par la pose d'un grand plâtre qui

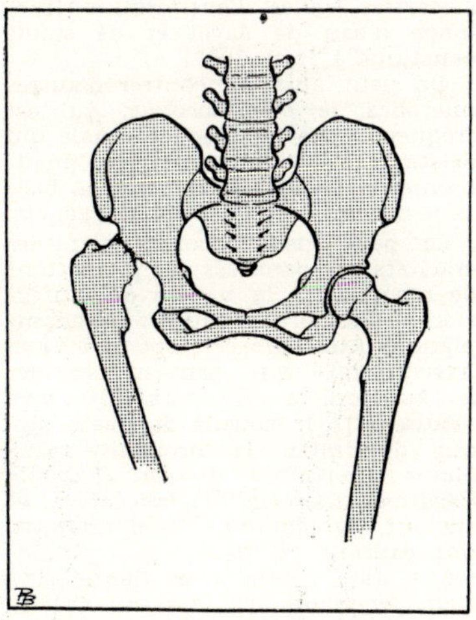

FIG. 422. — Radiographie au stade terminal. La tête fémorale est rongée, ainsi que le col; l'appui ne se fait que sur un moignon osseux. (Dr Rœderer.)

prend tout le bassin et tout le membre jusqu'au pied. Ce plâtre est fendu en long pour permettre la surveillance de la hanche malade et l'héliothérapie.

Chez l'adulte. — La coxalgie n'a aucune tendance à la guérison spontanée, ni même à l'ankylose, qui est une manière de guérir. Aussi, peut-on être amené, lorsque la coxalgie semble refroidie (vers la fin de la deuxième année), à provoquer l'ankylose en immobilisant l'articulation par une opération chirurgicale.

COXA PLANA. — V. OSTÉOCHONDRITE.

COXARTHRIE. — V. ARTHROSE : *Arthrose de la hanche.*

COXA VALGA. — Déformation du col du fémur caractérisée par le redressement, l'ouverture de l'angle qu'il fait avec le corps de l'os (angle qui, normalement, est de 115°) [*fig.* 423]. Cette déformation est, en général, associée à une *antéversion* du col du fémur (c'est-à-dire que celui-ci, au lieu de regarder presque directement en dedans, est dirigé fortement en avant).

La coxa valga accompagne en général une subluxation congénitale de la hanche (V. LUXATION : *Luxation congénitale de la hanche*), qu'elle favorise en empêchant le centrage

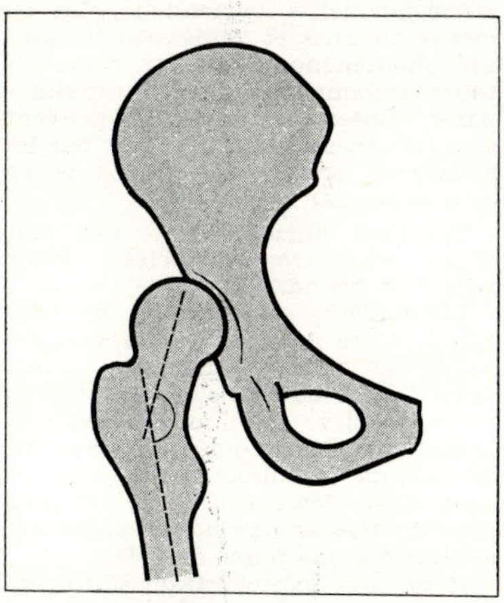

FIG. 423. — Coxa valga.

exact de la tête fémorale dans la cavité articulaire de l'os iliaque.

COXA VARA. — Déformation du col du fémur caractérisée par la fermeture de l'angle qu'il fait avec le corps de l'os (angle qui, normalement, est de 115°) [*fig.* 424 à 426]. Cette déformation peut être secondaire à une fracture, à une lésion infectieuse de l'os, ou à un ramollissement rachitique de l'os chez les très jeunes en-

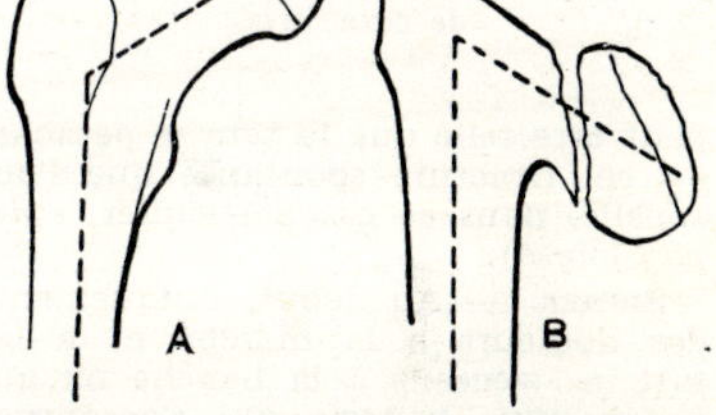

FIG. 424. — Col du fémur normal (A) ; Col fémoral atteint de coxa vara (B).

fants (2 à 4 ans), coexistant alors avec d'autres manifestations du rachitisme, et atteignant symétriquement les deux cols du fémur.

D'autres fois, la coxa vara paraît *essentielle,* c'est-à-dire qu'elle constitue à elle seule une maladie autonome. Elle survient alors chez les

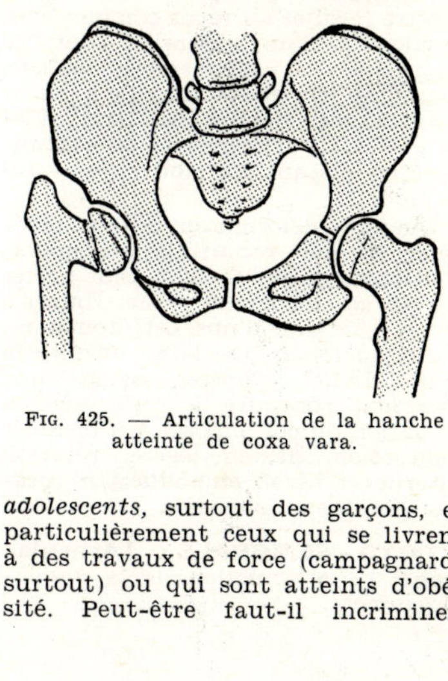

FIG. 425. — Articulation de la hanche atteinte de coxa vara.

adolescents, surtout des garçons, et particulièrement ceux qui se livrent à des travaux de force (campagnards surtout) ou qui sont atteints d'obésité. Peut-être faut-il incriminer, dans la genèse de la déformation, la *surcharge* à laquelle est soumis le col du fémur.

La lésion est alors *unilatérale* et se caractérise par une inflexion de la tête du fémur sur le col. L'inflexion

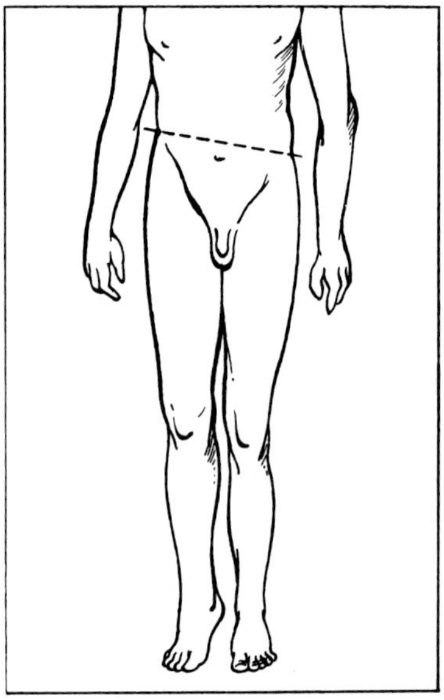

FIG. 426. — Attitude d'un enfant atteint de coxa vara.

peut être telle que la tête se détache du col (fracture spontanée que l'on appelle, dans ce cas particulier, *épiphysiolyse*).

SIGNES. — Au début, uniquement des douleurs à la marche et à la fatigue, siégeant à la hanche ou au genou, puis boiterie qui s'accentue peu à peu, raideur et gêne de l'articulation. La déformation apparaît alors; le membre est dévié en adduction (le genou croise celui de l'autre côté) et en rotation externe (le pied est tourné en dehors); il est raccourci. A l'examen, les mouvements sont limités.

TRAITEMENT. Varie selon la période de l'évolution.

Au début, on peut se contenter de mettre le sujet au repos complet avec application d'une extension continue énergique sur le membre malade, maintenu en abduction. Cela suffit dans les cas bénins. On peut aussi empêcher la déformation de s'accentuer en plaçant un clou dans le col fémoral.

Quand la déformation devient invétérée, on doit recourir à une opération chirurgicale. Celle-ci peut porter sur le col du fémur; plus souvent, on se contente d'une ostéotomie du corps du fémur. On laisse ensuite la consolidation s'opérer selon une direction contraire à celle que la déviation du col imposait au membre (adduction, flexion légère, rotation externe), à savoir en abduction, rotation interne et extension.

COXO - FÉMORALE (Articulation). — Articulation de la *hanche* (v. ce mot).

CRABE. — Crustacé dont la chair, notamment celle du tourteau, se rapproche de celle du homard et est assez nourrissante. V. à CRUSTACÉ.

CRACHATS. — Expectoration pouvant provenir de tout l'appareil respiratoire, des fosses nasales aux vésicules pulmonaires.

L'enfant ne crache pas; chez le vieillard, les crachats sont également peu abondants, sauf quand il s'agit d'une vaste caverne tuberculeuse ou d'une dilatation des bronches. L'examen des crachats étant utile au médecin, on ne doit les jeter qu'après sa visite. En été, pour éviter les fermentations, ou aura soin d'en conserver une partie au frais. V. aussi CRACHOIR.

Examen macroscopique des crachats. — Cet examen fournit des renseignements importants.

Crachats séreux ou albumineux. — Ces crachats, formés par du sérum du sang, sont transparents, incolores, mousseux, parfois rosés, fluides, comme la gomme arabique très liquide. On les trouve dans l'œdème pulmonaire aigu et après une thoracentèse.

Crachats muqueux. — Ils sont formés par la sécrétion inflammatoire des glandes de la muqueuse bronchique; ils sont, eux aussi, transparents, incolores, mais moins liquides que les précédents; ils ont un certain degré de viscosité et sont expulsés au début des bronchites.

A cette variété se rattachent les *crachats perlés* de l'asthme, qui renferment de petits bouchons élastiques analogues à du vermicelle cuit. Voir ASTHME.

Crachats muco-purulents. — Lorsque la lésion devient plus intense, les crachats contiennent plus de débris de la couche superficielle de la muqueuse et une quantité variable de globules blancs qui ont traversé les vaisseaux. Les crachats, dits alors muco-purulents, deviennent plus ou moins opaques et verdâtres; ils sont un phénomène banal au cours de toute inflammation broncho-pulmonaire, bénigne ou grave; ils peuvent être fortement teintés en noir par les poussières (anthracose) ou en jaune ocre (sidérose).

Crachats purulents. — Ces crachats sont très variables comme aspect et abondance.

Les *crachats nummulaires,* de coloration verte, sont isolés les uns des autres et ont la dimension d'une pièce d'un franc; ils s'observent dans la tuberculose pulmonaire cavitaire, la dilatation des bronches, le catarrhe bronchique et pulmonaire.

Au lieu d'être isolés, les crachats peuvent former une *nappe purulente* analogue à une purée de pois.

Enfin, une expectoration purulente peut être rejetée en abondance par les voies respiratoires : ce sont les *vomiques* (v. ce mot).

Crachats sanglants. — Les crachats sanglants peuvent être exclusivement composés de sang, mais, le plus ordinairement, celui-ci est mélangé plus ou moins intimement avec les matières des crachats précédemment décrits, et souvent les sillonne de simples stries; d'autre part, le sang oxygéné est rouge, noir dans le cas contraire, et, altéré, peut prendre des nuances variées : crachats *rouillés* (pneumonie), marmelade d'abricots, safran, lie de vin, gelée de groseille (cancer du poumon), jus de pruneaux (infarctus pulmonaire).

Crachats fétides et gangréneux. — Les crachats d'une odeur repoussante s'observent soit dans la *bronchite fétide,* qui vient compliquer la bronchite chronique simple, la dilatation des bronches ou la tuberculose pulmonaire, *soit dans la gangrène pulmonaire.* Dans ce cas, l'odeur des crachats, fétide, gangréneuse, est absolument infecte et se répand dans toute une salle : les crachats sont alors brunâtres, muco-purulents et contiennent des débris sphacélés.

Crachats pseudo-membraneux. — Cette forme rare s'observe dans la diphtérie trachéo-bronchique et dans les bronchites pseudo-membraneuses.

Examen microscopique des crachats. — Cet examen permet de déceler les *microbes* que renferment les crachats.

Parmi ces microbes, le plus important est le *bacille de Koch,* dont la constatation permet d'affirmer le diagnostic de tuberculose pulmonaire.

Pour faciliter la recherche du bacille de Koch dans les crachats, on peut pratiquer l'examen après *homogénéisation* (centrifugation à grande vitesse de l'expectoration additionnée à parties égales d'antiformine [mélange d'eau de Javel et de soude caustique à 15 p. 100]).

On peut aussi rencontrer d'autres microbes, le *pneumocoque,* qui est fréquent dans les crachats, mais qui existe à l'état pur dans la pneumonie, le bacille de la *peste,* la bactérie du *charbon,* le *streptocoque,* etc.

On peut aussi rencontrer dans les crachats des *parasites* qui permettent de reconnaître la nature de l'infection pulmonaire en cause : des champignons (*Actinomyces, Sporotrichum, Aspergillus*), qui peuvent simuler la tuberculose (v. TUBERCULOSES [Fausses]); le spirille de Castellani, qui détermine la bronchite sanglante; certaines *douves* (*Fasciola hepatical, Dicrocœlium lanceatum,* et surtout *Paragonimus Westermanni*), qui causent la distomatose pulmonaire, avec crachats sanglants, surtout fréquente en Extrême-Orient. On peut aussi trouver des *crochets d'échinocoques,* ou des vésicules qui témoignent de l'existence d'un kyste hydatique.

L'examen microscopique des crachats permet également de se rendre compte des éléments cellulaires (cytologie) de ces crachats : cellules alvéolaires, globules blancs ou rouges, fibres élastiques; parfois, dans le cancer du poumon, on trouve de grandes cellules néoplasiques.

Examen chimique des crachats. — La recherche de l'*albumine* peut rendre des services; en effet, l'albumine existe toujours dans les crachats des tuberculeux, des pneumoniques, des bronchitiques, des albuminuriques, des cardiaques. L'absence d'albumine dans les crachats d'un tousseur indique qu'il n'est certainement pas tuberculeux.

Traitement. De nombreux médicaments agissent sur l'expectoration. Les uns (tolu, goudron, térébenthine, terpine [à petite dose], eucalyptus, créosote, gaïacol, kermès, oxyde blanc d'antimoine, eaux sulfureuses) rendent plus fluides les crachats et en facilitent par suite l'expulsion. Les autres (terpine [à haute dose], belladone, atropine) diminuent l'expectoration en réduisant la partie liquide.

Contagion par les crachats. — Les crachats, non seulement de l'homme malade, mais aussi de l'individu sain, peuvent disséminer les germes de la tuberculose, de la pneumonie, de la grippe, de la diphtérie, de la fièvre typhoïde, de la peste pneumonique, de la méningite cérébro-spinale, de la coqueluche, des oreillons; il est possible, aussi, que l'expectoration de la rougeole, de la scarlatine contienne les éléments infectieux.

La toux projette jusqu'à 80 centimètres les poussières ou des parcelles liquides (gouttelettes de Pflügge) chargées de bacilles qui peuvent transmettre la maladie par inhalation. V. ci-dessous, et DÉSINFECTION.

Désinfection des crachats. — Les crachats doivent donc être reçus dans un crachoir renfermant un désinfectant : eau de Javel, lessive de soude, lysol ou lusoformen à 2 p. 100, crésylol sodique à 2 p. 100, solution savonneuse alcaline de formol.

CRACHEMENT DE SANG. — V. HÉMOPTYSIE.

CRACHOIR. — Instrument destiné à recevoir les crachats; il en existe plusieurs types : les *crachoirs publics,* assez grands, en verre solide,

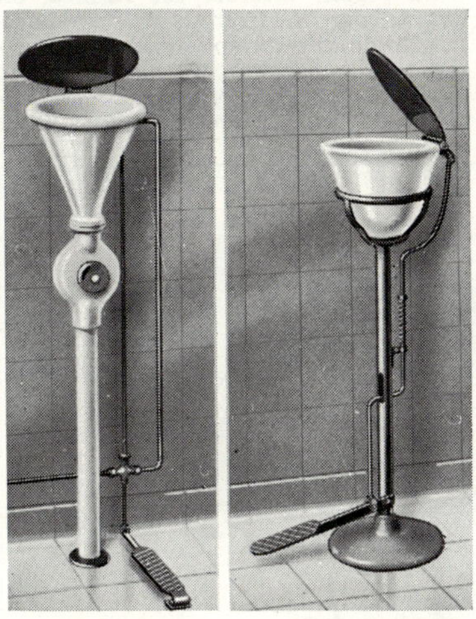

Fig. 427. — Crachoirs collectifs.

enchâssés dans une armure métallique scellée au mur ou reposant sur un support lourd (gares, hôpitaux) [fig. 427]. Il faut proscrire les crachoirs qu'on pose à même le sol, sur lesquels on marche et autour desquels on crache.

Les malades alités auront un *crachoir individuel,* avec couvercle pour empêcher les mouches de se nourrir des crachats; le couvercle sera métal-

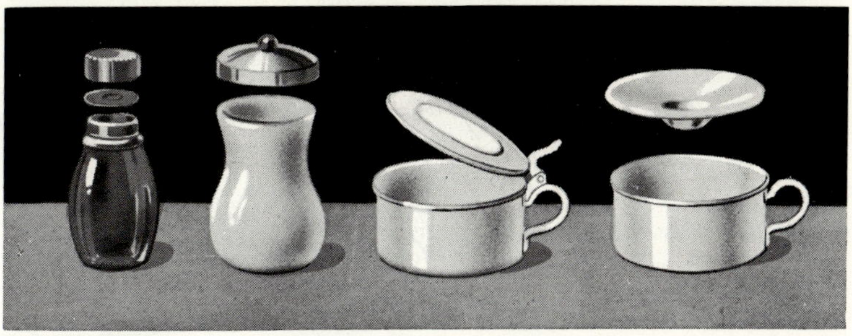

Fig. 428. — Crachoirs individuels.

lique ou, mieux, en carton pouvant être brûlé (*fig.* 428).

Les malades valides auront un crachoir de poche soit en métal, soit en verre, fermé par un couvercle à ressort.

Il en existe des modèles en carton ou en papier d'un prix modique, de façon que contenu et contenant puissent être brûlés.

Les crachoirs doivent être stérilisés chaque jour, soit par la chaleur, soit par des antiseptiques. V. CRACHATS. Le contenu du crachoir sera jeté dans les cabinets ou brûlé.

CRAIE PRÉPARÉE. — Carbonate de chaux, poudre insoluble utilisée contre les douleurs gastriques, et comme recalcifiant; se prescrit également contre la diarrhée.

Dose. 1 à 10 g en cachets ou en paquets.

CRAMPES (de l'all. *krempen,* retrousser). — Contractions involontaires, spasmodiques et douloureuses de certains muscles, notamment de ceux du mollet. Leur durée est, en général, courte, mais elles peuvent se reproduire après un intervalle plus ou moins prolongé. Elles sont surtout fréquentes la nuit et sont dues d'abord à une fausse position, à la compression d'un nerf ou d'une artère; elles peuvent aussi survenir après une fatigue musculaire, une marche forcée, par suite de la présence dans le muscle d'acide lactique provenant du dédoublement du glycogène musculaire.

Les crampes s'observent également dans certaines maladies : fièvre typhoïde, choléra, dysenterie, grippe, diabète, artériosclérose, dans des intoxications alimentaires, et au cours de la grossesse.

Traitement. Obliger le membre à prendre une position inverse de celle qui a été produite par la crampe (se lever et marcher si la crampe se produit dans le mollet). Frictions et massages.

Dans les crampes dues à une fatigue musculaire, diverses *vitamines* rendent des services : la vitamine C (300 mg par jour), qui intervient dans la contraction musculaire comme oxydo-réducteur, peut être donnée à titre préventif à des sujets devant fournir un gros effort physique; la vitamine PP et les vitamines B_1 (aneurine) et B_2 (lactoflavine), cette dernière à hautes doses (15 à 25 mg par jour).

Crampes des écrivains, musiciens, télégraphistes. — Sensation de vive fatigue, de crispation, de raideur et d'engourdissement dans les doigts occupés à un travail spécial, puis difficulté et enfin inaptitude absolue à l'action nécessaire : écrire (écrivains); jouer d'un instrument, particulièrement appuyer sur les touches d'un piano ou les cordes d'une contrebasse (artistes, musiciens), télégraphier.

Au plus fort de la maladie, il peut se produire une contracture des muscles de la main qui est repliée sur l'avant-bras, de telle sorte que la plume vient toucher cette partie du membre. Tout état de fatigue détermine une recrudescence du mal.

Causes. Surmenage professionnel. Travail dans une mauvaise position.

Traitement. Se reposer dès le début de la maladie. Tenir le porte-plume entre l'index et le médius, de façon qu'il repose sur la face radiale dudit médius et y soit maintenu par l'index et le pouce. Employer des porte-plume gros et légers, en liège, avec anneau au-dessus pour l'index.

Ecrire peu, lentement, rond (de façon à utiliser plus de muscles), serrer le poignet avec un lien en caoutchouc et bien soulever l'avant-bras. Les exercices d'escrime, de piano assouplissent un peu les doigts, mais ne donnent qu'un résultat temporaire. Employer un des appareils représentés par la figure 429 et reposer l'une des mains en apprenant (ce qui est en général assez rapide et facile) à écrire de la main gauche, puis

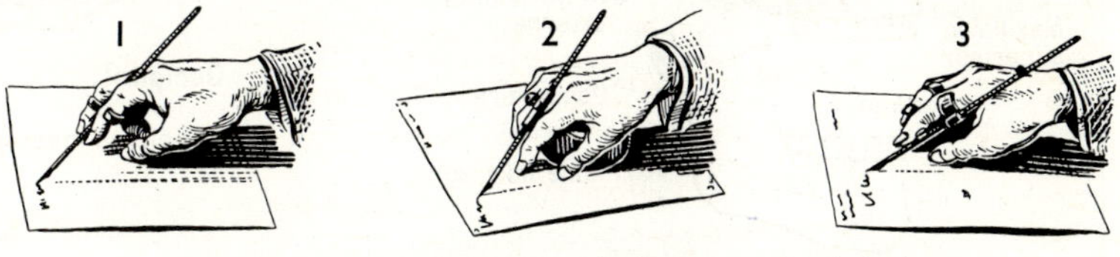

Fig. 429. — Appareils divers contre la crampe des écrivains.
1. Appareil simple du Dr Velpeau; 2. Appareil double du Dr Velpeau; 3. Appareil de Duchenne.

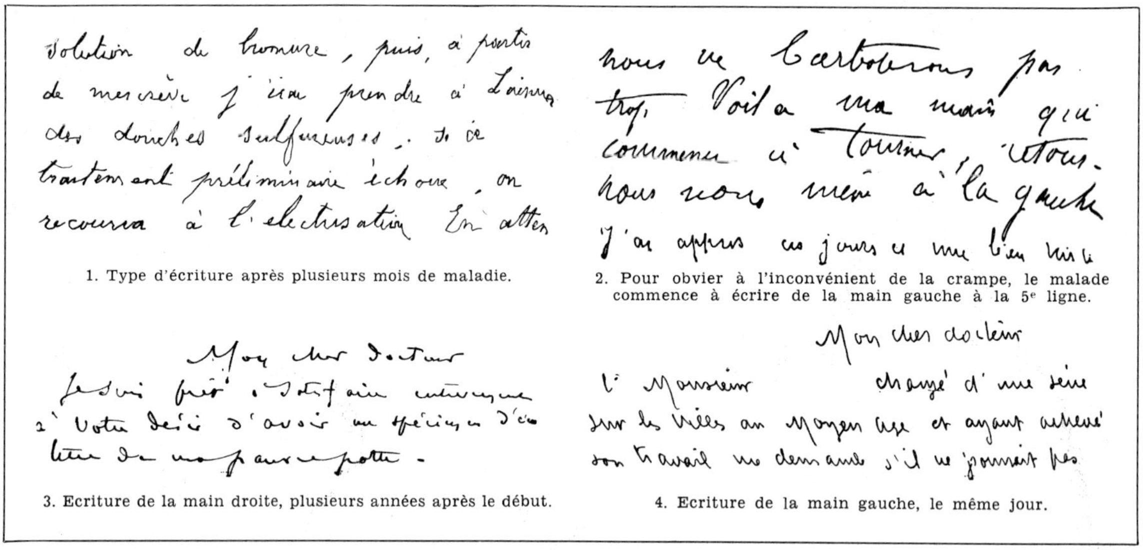

1. Type d'écriture après plusieurs mois de maladie.

2. Pour obvier à l'inconvénient de la crampe, le malade commence à écrire de la main gauche à la 5e ligne.

3. Ecriture de la main droite, plusieurs années après le début.

4. Ecriture de la main gauche, le même jour.

FIG. 430. — Crampe des écrivains. Types d'écritures à divers stades de la maladie.

alternativement des deux (*fig.* 430). Faire la rééducation de l'écriture, c'est-à-dire gymnastique rationnelle des doigts.

Crampe d'estomac. — Douleur très pénible dans l'estomac et semblant due à la contracture des parois de ce viscère. V. à ESTOMAC (maladies) : *Gastralgie.*

Les douleurs d'origine gastrique à type de crampes peuvent être dues à un ulcère de l'estomac ou encore à une dyspepsie hypertonique, mais le diagnostic ne peut être fait que par un médecin.

CRÂNE (du gr. *kranion,* crâne [*fig.* 431 à 435]). — Le crâne est une boîte osseuse ovoïde, à petite extrémité en avant. Elle constitue la partie supérieure et postérieure de la tête, dont les os de la face forment la partie antérieure. A sa partie inférieure et en arrière, il s'articule avec la colonne vertébrale par les surfaces arrondies des condyles occipitaux, qui sont reçus dans les concavités de l'atlas, lui-même articulé avec l'axis.

Ses diamètres sont les suivants : antéro-postérieur, 18 centimètres; vertical, 13; transversal, 14 1/2.

COMPOSITION (*fig.* 431). Le crâne est l'assemblage de : 1° 4 os impairs ou uniques et médians (le *frontal,* l'*ethmoïde,* le *sphénoïde* et l'*occipital*) qui constituent la base et les faces antérieure et postérieure; 2° 4 os pairs ou doubles qui forment les côtés de la boîte : les 2 *temporaux* et les 2 *pariétaux.*

Ces os sont articulés par des sutures formées les unes de dentelures s'engrenant les unes avec les autres (frontal-pariétal) ; les autres simplement juxtaposées (portion écailleuse du temporal).

DISPOSITIONS EXTÉRIEURE ET INTÉRIEURE (*fig.* 432). Le crâne osseux se compose de 3 parties : une supérieure, bombée, la *voûte,* une inférieure, plane, la *base,* une latérale, ou *temporale.*

Vue du dehors, la *voûte* montre les sutures qui unissent les os du crâne entre eux : frontal, les deux pariétaux et l'occipital.

La région latérale est formée, en avant, par le frontal, l'os malaire, la grande aile du sphénoïde; au centre, par le pariétal, le temporal avec ses apophyses zygomatique et mastoïde, et, en arrière, par l'occipital.

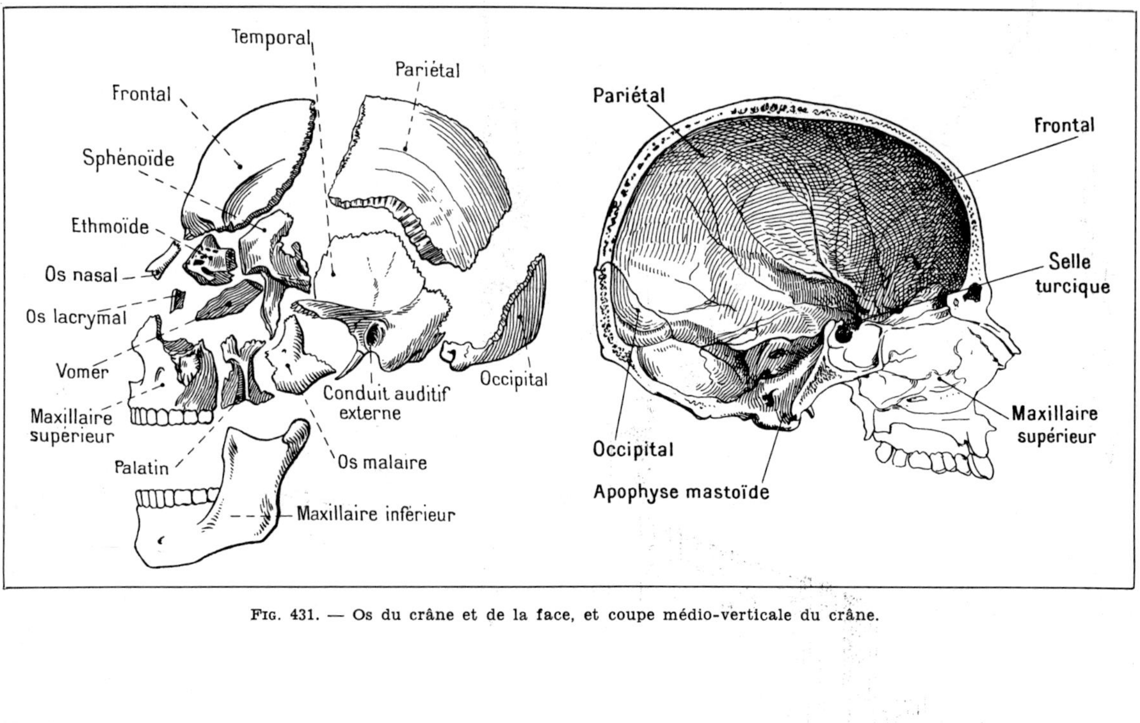

FIG. 431. — Os du crâne et de la face, et coupe médio-verticale du crâne.

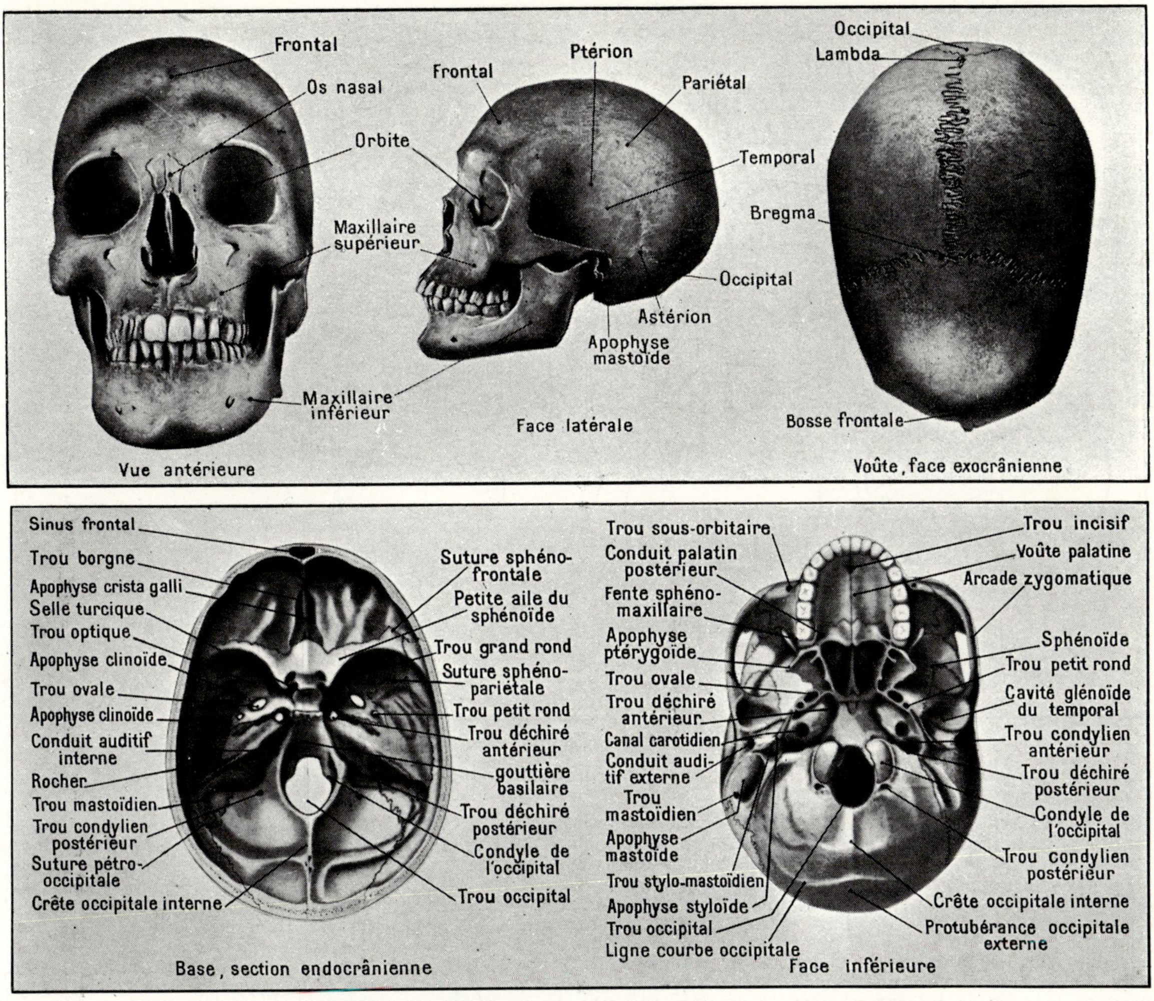

FIG. 432. — Anatomie du crâne.

La *base*, très accidentée, présente une série de mamelons, ou *apophyses*, et d'orifices, ou *trous*, laissant passer les vaisseaux et les nerfs.

A la *partie antérieure*, les os sont représentés par l'épine nasale du frontal, la lame perpendiculaire de l'ethmoïde, la partie inférieure du sphénoïde sur laquelle vient se fixer le vomer; de chaque côté, on voit les trous de la lame criblée de l'ethmoïde par où passent les rameaux du nerf olfactif, l'ethmoïde et l'orbite, avec un certain nombre de trous, le conduit et le trou ethmoïdaux (pour le nerf nasal interne) le trou optique (pour le nerf optique), et la grande fente sphénoïdale (pour le passage des nerfs nasal, lacrymal, frontal, les nerfs moteurs oculaires commun et externe, le pathétique, la veine ophtalmique et une racine du ganglion ophtalmique).

A la *partie moyenne*, on voit au centre la surface basilaire de l'occipital, et sur les côtés des saillies, le condyle de l'occipital, l'apophyse ptérygoïde, l'apophyse styloïde, une dépression, la cavité glénoïde du temporal pour l'articulation temporo-maxillaire, et de nombreux orifices; le conduit auditif externe, les trous, grand rond pour le nerf maxillaire supérieur, petit rond pour les vaisseaux méningés moyens, le trou ovale

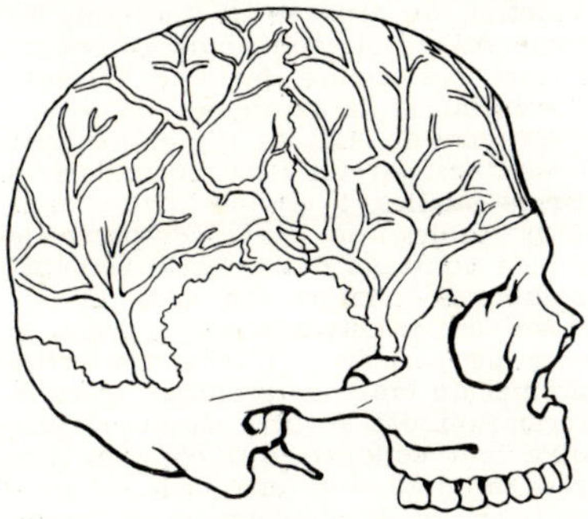

FIG. 433. — Canaux du diploé.

pour le nerf maxillaire inférieur, accompagné d'artère et veine, le trou stylo-mastoïdien pour le nerf facial, le trou déchiré postérieur pour les 3 nerfs glosso-pharyngien, pneumogastrique et spinal, le canal carotidien pour la carotide interne entourée de son plexus veineux et sympathique, le trou condylien antérieur pour le grand hypoglosse, le trou déchiré antérieur pour le nerf vidien, le canal de Jacobson pour le nerf de Jacobson.

La *partie postérieure* est occupée par l'occipital et la partie mastoïdienne du temporal; on y remarque le condyle de l'occipital, qui s'articule avec la cavité glénoïde de l'atlas, le volumineux trou occipital, qui livre passage au bulbe rachidien, entouré des méninges, des artères vertébrales et spinales, des nerfs spinaux et des racines ascendantes de l'hypoglosse. En arrière du trou se trouve l'écaille de l'occipital, avec une saillie, la protubérance occipitale externe, donnant insertion au ligament cervical postérieur et à des muscles de la nuque.

Cette *base du crâne*, vue de l'intérieur, offre *trois étages* :

L'*étage antérieur*, formé par le frontal, les petites ailes du sphénoïde, avec au centre la crête frontale, le trou borgne, où s'enfonce un prolongement de la dure-mère, l'*apophyse crista galli* de l'ethmoïde, où s'attache la faux du cerveau, la gouttière optique, qui aboutit au trou optique;

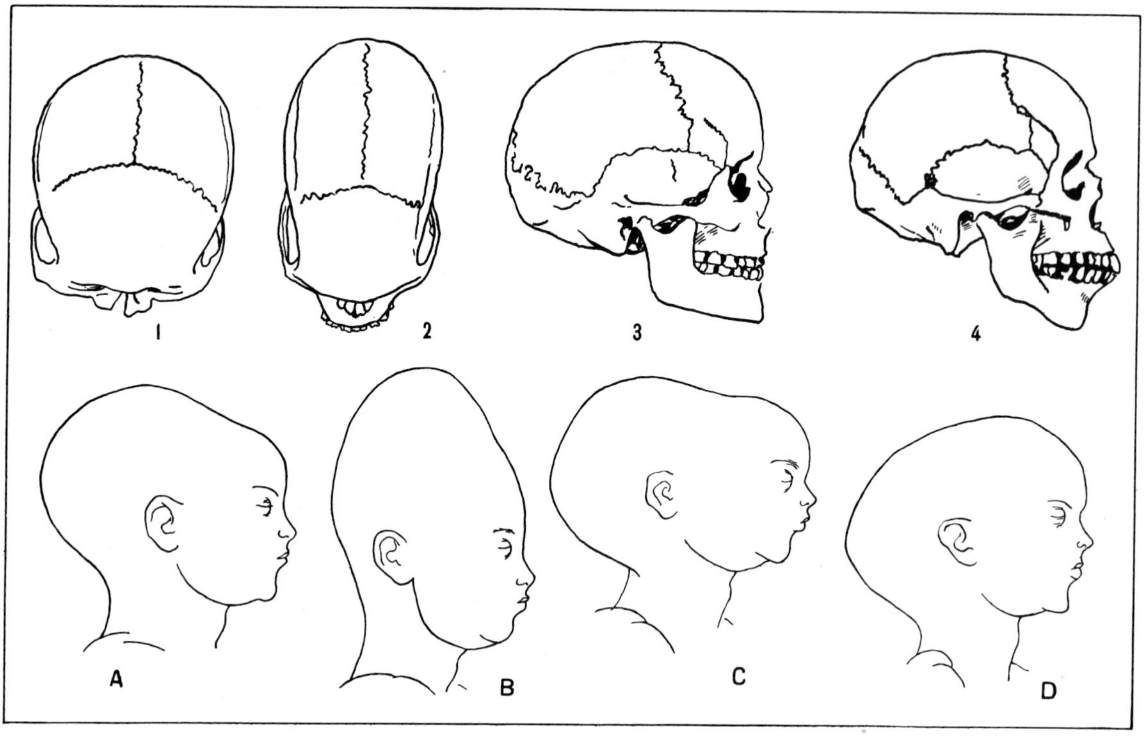

FIG. 434. — Variétés de formes du crâne.

En haut, variétés selon les races : 1. Crâne brachycéphale; 2. Dolichocéphale; 3. Orthognathe; 4. Prognathe. *En bas,* déformation par l'accouchement : A. Présentation par le sommet en occipito-antérieure; B. Même présentation en occipito-postérieure; C. Présentation de face; D. Même présentation par le frontal.

sur les côtés, les gouttières olfactives où reposent les nerfs et bulbes olfactifs, la fente et le trou ethmoïdal;

L'*étage moyen,* présentant, au centre, la selle turcique, ou fosse pituitaire, creusée dans le sphénoïde et limitée en avant par la gouttière et les trous optiques, sur les côtés par la gouttière où sont logés le sinus caverneux et la carotide interne, et aux 4 angles par les 4 apophyses clinoïdes; c'est dans cette selle turcique que vient se loger le corps pituitaire ou hypophyse. Sur les côtés sont les profondes fosses sphéno-temporales parsemées de trous, la fente sphénoïdale, les trous grand, rond, ovale, l'hiatus de Fallope, par où passent les nerfs pétreux superficiels et profonds et une branche de l'artère méningée moyenne, le trou déchiré antérieur et l'orifice interne du canal carotidien;

L'*étage postérieur,* formé par le rocher et l'occipital, et présentant sur la ligne médiane la gouttière basilaire, le trou occipital, la crête occipitale interne, et, sur les côtés, les fosses cérébelleuses, où se logent les hémisphères du cervelet, le conduit auditif interne, qui livre passage aux nerfs facial et auditif et au nerf intermédiaire de Wrisberg, les trous condyliens antérieur et postérieur, le trou déchiré postérieur (v. plus haut).

C'est sur cette base du crâne que repose la face inférieure du cerveau.

Développement du crâne. — Le crâne est primitivement *membraneux ;* vers le deuxième mois, la base est envahie par du cartilage, tandis que la voûte reste membraneuse; des points d'ossification apparaissent à la base; ces points se fusionnent, mais l'ossification de la base n'est complète que vers 6 ou 7 ans. Quant à la voûte, l'ossification est loin d'être complète à la naissance; les os sont séparés par des espaces membraneux non ossifiés, les *fontanelles,* qui sont au nombre de 6; des 2 médianes, l'une, antérieure, se trouve au *bregma,* lieu d'union du frontal des 2 pariétaux (fontanelle bregmatique ou grande fontanelle), l'autre, postérieure, siège au *lambda,* point de convergence des 2 pariétaux et de l'occipital (petite fontanelle ou fontanelle lambdatique) ; enfin, il existe, de chaque côté, 2 fontanelles plus petites, l'une antérieure au point de jonction du frontal, du pariétal, du temporal et du sphénoïde (*ptérion*), l'autre postérieure entre le pariétal, l'occipital et le temporal (*astérion*).

STRUCTURE. Les os du crâne sont constitués par un tissu spongieux, à larges mailles, le *diploé,* inclus dans deux tables, de tissu compact; le diploé contient des canaux veineux, nombreux et larges (*fig.* 433). Le périoste, qui recouvre le crâne, prend le nom de *péricrâne.* L'agrandissement normal du crâne se prolonge après la formation des sutures osseuses, jusqu'à leur soudure, qui n'a lieu que vers 35 ou 40 ans; lorsqu'elle est prématurée, le développement du crâne s'arrête.

Variétés de formes du crâne (*fig.* 434). — Le crâne a des formes très diverses, suivant les races. Les crânes *brachycéphales* (du gr. *brakhus,* court, et *kephalê,* tête) sont peu allongés, presque arrondis, le diamètre en longueur n'étant que de 1/8 plus grand que celui en largeur (rapport : 8 à 7). Ils se divisent en *orthognathes* (du gr. *orthos,* droit, et *gnathos,* mâchoire), dont le rebord alvéolaire et les dents de la mâchoire supérieure forment une saillie peu prononcée (Slaves, Hongrois, Turcs), et en *prognathes* (du gr. *pro,* en avant, et *gnathos*), où la mâchoire supérieure et ses dents, la mâchoire inférieure et ses incisives sont portées obliquement et donnent à la face l'apparence d'un museau (Tartares, Mongols, Malais).

Les crânes *dolichocéphales* (du gr. *dolikhos,* allongé) sont allongés à ovale prononcé, le diamètre en longueur étant supérieur du quart à celui de la largeur (rapport : 9 à 7); les bosses sourcilières sont très développées. Ils se divisent en *orthognathes* (Français, Germains, Scandinaves, Berbères, Indiens, Abyssins) et en *prognathes* (Chinois, Japonais, Noirs, Esquimaux, Indiens).

Tous les enfants naissent *dolichocéphales* à forte prédominance occipitale; plus tard, chez le Blanc, elle devient frontale, tandis qu'elle se transforme en *brachycéphalie* dans les races où cette forme existe chez l'adulte.

Enfin, dans certains cas, le crâne peut être surélevé (*hypsicéphalie*), ou, au contraire, surbaissé (*platicéphalie*).

CRÂNE (lésions et maladies). — **Arrêt de développement du crâne.** — V. ENCÉPHALOCÈLE.

Dystrophies du crâne. — **Crâne en tour, en dôme.** — V. OXYCÉPHALIE.

Crâne olympien. — Crâne à région frontale saillante et élevée.

Crâne natiforme. — Crâne à deux ou quatre bosses saillantes.

Ces dystrophies s'observent le plus souvent associées à d'autres malformations (dents, yeux, etc.) chez des enfants issus de parents *syphilitiques,* alcooliques, tuberculeux, paludiques, etc.

Déformation du crâne par l'accouchement (*fig.* 434). — En raison même de la minceur et de la souplesse des os, de l'existence de sutures et de fontanelles membraneuses, le crâne du nouveau-né subit des déformations pendant l'accouchement. La tête est plus arrondie que normalement dans la présentation du siège; plus allongée diagonalement ou verticalement dans celle du sommet; longitudinalement ou en coin, dans celle de la face.

La forme normale est d'autant plus modifiée que le travail a été plus prolongé. Ces déformations diminuent spontanément après l'accouchement, et le crâne paraît avoir repris sa forme normale en moyenne après quarante-huit heures.

Il est donc inutile et même nuisible d'essayer de modifier la forme du crâne après la naissance; la nature fera le nécessaire.

Cependant, la pression continue peut agir sur la forme du crâne du nourrisson; il est donc utile de le coucher chaque fois sur un côté différent.

Distension du crâne. — V. HYDROCÉPHALIE.

Fracture du crâne. — V. FRACTURES.

Contusion du crâne. — A la suite d'un traumatisme du crâne, le blessé peut être lucide, obnubilé ou comateux. Dans les cas graves, le blessé ne réagit pas au pincement, ne peut déglutir, ses mouvements respiratoires sont accélérés.

Ces troubles de la conscience peuvent traduire un *œdème du cerveau,* qui tend à occuper un volume plus grand que son volume normal et à se ramollir.

La *radiographie* montrera s'il existe une fracture du crâne.

Parfois, il existe des *signes méningés* dus à une hémorragie méningée (céphalée intense, raideur douloureuse de la nuque); la ponction lombaire ramène un liquide tendu, rouge, incoagulable.

Dans certains cas, on note des signes unilatéraux de troubles hémisphériques : hémiplégie ou épilepsie bravais-jacksonienne, hémianopsie, aphasie. Ces troubles peuvent être dus à un hématome soit extradural, soit intracérébral, soit sousdural, à une méningite séreuse, ou à un ramollissement cérébral chez un sujet qui a dépassé la cinquantaine.

TRAITEMENT. L'étude de ces signes fournit au chirurgien des indications opératoires. Des trous de trépan explorateurs permettront de déceler un hématome ou une méningite séreuse et seront le premier temps d'une intervention plus complète; ils pourront révéler chez les blessés avec troubles graves de la conscience un œdème cérébral; dans ces cas, injection intraveineuse de 240 cm^3 de sulfate de magnésie à 15 p. 100 par vingt-quatre heures; strychnine 4-12 mg, ortédrine 10-30 mg.

En cas d'épilepsie, bromure et gardénal; glace en cas de fièvre; trépanation exploratrice. V. FRACTURES.

Ostéites. — Au niveau du crâne, les ostéites chroniques sont rarement *raréfiantes;* elles sont plutôt *hypertrophiantes* et *condensantes,* le tissu compact devenant dur et lourd comme de l'ivoire; c'est ainsi que dans la *maladie osseuse de Paget,* l'épaississement des os du crâne peut prendre des dimensions considérables. V. PAGET.

La tuberculose atteint rarement les os du crâne; en revanche, la *syphilis* tertiaire, acquise ou héréditaire, peut se traduire par un épaississement du périoste et de l'os, avec formations gommeuses, qui peuvent ulcérer le tissu osseux, mettant à nu le diploé, réalisant l'image d'un os vermoulu (*fig.* 435).

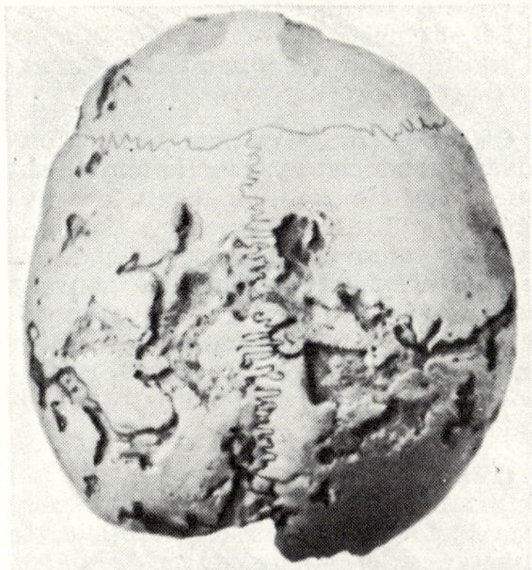

FIG. 435. — Ostéite syphilitique. (*Musée Dupuytren.*)

CRÂNIECTOMIE (du gr. *kranion,* crâne, et *ektomê,* ablation). — Détachement d'un volet osseux du crâne pour exploration ou ablation d'une tumeur de l'encéphale; peut être associée à une crânioplastie.

CRÂNIOLOGIE (de *crâne,* et du gr. *logos,* examen). — Le système de Gall était fondé sur l'examen des saillies du crâne, d'où l'on devait déduire l'intelligence, la sensibilité, les facultés diverses de l'individu. Cette théorie n'est plus soutenable depuis les découvertes sur les localisations cérébrales. V. CERVEAU.

CRÂNIOMÈTRE (du gr. *kranion,* crâne, et *metron,* mesure). — Compas d'épaisseur permettant de mesurer le diamètre du crâne.

CRÂNIO-PHARYNGIOME. — Tumeur kystique congénitale développée aux dépens des vestiges du tractus pharyngo-hypophysaire qui relie le pharynx au lobe antérieur de l'hypophyse. Elle peut rester longtemps latente, mais également donner lieu à des complications révélatrices : neurologiques, endocriniennes (insuffisance hypophysaire, puberté précoce, retard pubertaire, etc.). Les radiographies montrent parfois des calcifications.

TRAITEMENT. Tout crânio-pharyngiome doit être, en principe, opéré par un neurochirurgien entraîné.

CRÂNIOPLASTIE (du gr. *kranion,* crâne, et *plassein,* former). — Application et greffe d'un lambeau ostéopériostique au niveau d'une brèche crânienne, pour faciliter la fermeture de la brèche.

CRÂNIOTABÈS (de *crâne,* et du lat. *tabes,* ramollissement). — Variété de rachitisme caractérisée par la mollesse, la flexibilité du crâne, qui se laisse déformer et amincir ou même percer au niveau des pariétaux ou de l'occipital. V. RACHITISME.

CRÂNIOTOMIE (du gr. *kranion,* et *ektomê,* ablation). — Section des os du crâne, en cas de blessure du crâne ou de tumeur du cerveau.

CRAQUEMENT. — **Craquements pulmonaires.** — Variétés de râles sous-crépitants qu'on entend au sommet des poumons dans la tuberculose pulmonaire au deuxième degré.

Craquements articulaires. — V. à ARTICULATION : *Arthrite sèche.*

CRASE (du gr. *krasis,* mélange). — Constitution.

Crase sanguine. — Propriétés du sang en rapport avec la coagulation. V. SANG.

CRASSES. — On donne ce nom à diverses affections cutanées.

Crasses parasitaires. — Lésions épidermiques causées par des champignons microscopiques, tels le pityriasis versicolore, l'érythrasma, les épidermomycoses, les teignes.

Crasses non parasitaires (Croûtes de lait). — Dermite en forme de calotte du cuir chevelu, due à des sécrétions sébacées anormales; elle favorise les infections locales et peut être la cause d'alopécies plus ou moins étendues. Il ne faut donc pas respecter ces crasses, comme on le fait dans certaines campagnes, mais bien procéder au nettoyage du cuir chevelu.

Crasses séniles (Acné sébacée concrète). — V. KÉRATOSE (kératose sénile).

CRATÆGUS. — V. AUBÉPINE.

CRATÉRIFORME. — En forme de cratère.

CRAVATE. — Bandage très pratique imaginé par Mayor. V. BANDAGES.

CRAW-CRAW. — Nom sous lequel on désigne dans les pays tropicaux, surtout en Afrique occidentale et centrale, une affection prurigineuse, papuleuse ou pustuleuse, qui semble reconnaître des causes diverses, microbiennes ou parasitaires. V. ONCHOCERCOSE.

CRAYONS DE COULEUR (Empoisonnement par les). — V. ANILINE.

CRAYONS MÉDICAMENTEUX. — Cylindres plus ou moins durs, formés soit d'un sel coulé dans une lingotière, soit d'un médicament incorporé dans une pâte molle, durcie ensuite par dessiccation. On les conserve dans des flacons de verre bouchés ou dans la poudre de lycopode.

Sels purs. — **Crayon d'azotate d'argent** (Pierre infernale). — Crayon au permanganate, avec du phosphate disodique comme excipient. Il sert aux cautérisations.

Crayon de sulfate de cuivre. — On ajoute au sel de l'alun. Il sert d'astringent caustique.

Sels incorporés dans un excipient. — La pâte molle est faite habituellement de gomme arabique, de glycérine et d'eau.

Certaines substances peuvent être utilisées sous cette forme: iodoforme, tanin, huile de croton, cocaïne. Ces crayons sont notamment employés pour le traitement des urétrites et des métrites. Ils sont introduits avec une pince dans l'intérieur de l'urètre ou du col de la matrice, où ils fondent peu à peu.

Les *crayons antimigraineux* sont à base de menthol pur ou de menthol et paraffine.

CRÉATINE. — Acide méthylguanidine-acétique se présentant sous forme de cristaux incolores et brillants; il existe dans le muscle, dans la contraction musculaire, dans le sang et dans l'urine, surtout en période de jeûne (20-50 cg).

CRÉATININE. — Anhydride interne du précédent, dérivé de la créatine par perte d'une molécule d'eau. Existe dans l'urine (1 g à 1g,5 par litre) et dans le sang (0g,01 à 0g,025 par litre), augmente chez la femme pendant les règles et la grossesse, les affections aiguës (pneumonie, tétanos, typhoïde) ; diminue dans les états d'affaiblissement de l'organisme (diabète, convalescence, cachexie).

CRÈCHE. — V. PUÉRICULTURE.

CREEPING DISEASE (mots anglais signifiant *maladie rampante*). — Affection cutanée produite par la migration sous la peau de larves de divers parasites, soit de mouches (*Gasterophilus, Hypoderma*), soit d'acariens (*Rhizoglyphus, Tetranychus*), de nématodes (*Ankylostoma, Uncinaria*). Existe dans l'Afrique tropicale, à Madagascar, en Amérique du Nord et du Sud, dans les zones humides et marécageuses.

SIGNES. Tracé linéaire enflammé, rouge, irrégulier et sinueux, parfois entrelacé en arabesques, causé par le sillon creusé dans le derme par la larve qui siège dans la couche de Malpighi.

TRAITEMENT. Applications locales d'essence de chénopode mélangée au tiers avec de l'huile de ricin, du chlorure d'éthyle, de la neige carbonique, une décoction d'une oseille de Guinée.

CRÉMASTER (du gr. *cremaô*, je suspends). — Muscle strié qui relève le testicule. V. à MASCULINS (Organes génitaux).

CRÉMATION (du lat. *cremare*, brûler). — V. INCINÉRATION.

CRÈME (lat. *cremium*). — **Crème de lait.** — Matière épaisse blanchâtre qui s'élève à la surface du lait un certain temps après la traite. Elle contient 30 p. 100 de matières grasses, 4 p. 100 de caséine et 4 p. 100 de sucre (lactose).

La crème est un aliment agréable, nourrissant, mais qui s'altère assez rapidement; aussi doit-elle être mangée fraîche; elle peut, en effet, surtout en été, être le véhicule d'infections dues aux *salmonella*, qui s'y développent assez fréquemment, surtout quand la crème est mélangée avec des œufs.

Crème de lait et riz. — Bouillie faite avec du lait et du riz en poudre. Aliment nourrissant, astringent, utile dans les diarrhées.

Crème pâtissière. — Préparation résultant de l'union du jaune d'œuf et du sucre avec le lait; on peut y adjoindre d'autres substances : chocolat, amandes, vanille, fleur d'oranger, café, cacao, citron.

Les crèmes, surtout en été, ont été l'origine d'empoisonnements. V. INTOXICATION ALIMENTAIRE.

CRÈME (pour la peau). — Pommade de consistance molle contenant une quantité notable d'eau, de glycérine, d'huile d'amandes douces, tels la crème au stéarate de sodium, le cold-cream. Les crèmes ne peuvent pas servir pour un traitement actif, mais elles sont rafraîchissantes et émollientes, et sont facilement supportées par une peau irritée. V. COLD-CREAM, CÉRAT.

CRÈME MÉDICAMENTEUSE. — Substance chimique qui s'agglomère à la surface d'une dissolution de cette substance : *crème de chaux, de soufre, de tartre*. V. CHAUX, SOUFRE, TARTRATE.

CRÉMOMÈTRE. — V. LAIT.

CRÉNOTHÉRAPIE (du gr. *krênê*, source, et *therapeia*, traitement). — Traitement qui utilise les eaux minérales.

CRÉOLINE (Crésyl). — Produit formé d'huiles de goudron de houille débarrassées en partie de leurs phénols par un lavage alcalin et traitées par l'acide sulfurique. Liquide brun foncé à odeur de goudron ou de créosote produisant une émulsion laiteuse dans l'eau. Cette émulsion non irritante, aseptique, a été préconisée dans le traitement de la gale, ainsi qu'en injections vaginales ou lavages à 2 à 10 g par litre.

CRÉOSOTE. — **Créosote végétale ou officinale.** — Liquide oléagineux, incolore, d'odeur spéciale, de saveur brûlante et caustique, extrait du goudron de bois, en particulier du hêtre. Il contient des phénols, des crésylols, du gaïacol, du créosol.

ACTION. Antiseptique des voies respiratoires et anticatarrhal, il diminue la toux et les crachats, qui sont fluidifiés.

La créosote est *contre-indiquée* dans les formes fébriles, hémoptoïques de la tuberculose pulmonaire.

TRAITEMENT. La créosote est employée en topique contre les caries dentaires.

DOSES. *A l'intérieur.* — 50 cg à 1g,5 par jour, par doses de 10 à 25 cg, en pilules, capsules, élixir, vin ou huile de foie de morue créosotée à 10 p. 1 000; injections sous-cutanées huileuses (10 g de créosote pour 140 g d'huile) ; lavements 2 à 4 g.

A l'extérieur. — 5 à 10 g par litre d'eau.

DANGERS. La créosote pure détermine sur la peau une cuisson, une brûlure et même une escarre. Comme elle est irritante pour l'estomac, il faut qu'elle soit diluée. Elle peut causer des *accidents d'intolérance :* torpeurs, vertiges ébrieux, sensation de froid, sueurs profuses et urines noires.

DÉRIVÉS. Il existe de nombreux succédanés de la créosote : le *carbonate de créosote* (créosotal), mieux toléré : 6 g par jour; le *tannate de créosote* (créosal, tannosal) ; 2 à 3 g; le *phosphite de créosote* (phosphotal) : 50 cg à 3 g; le *phosphate de créosote* (phosote) : 2 à 6 g; le *tanno-phosphate de créosote :* 1 à 3 g. Une combinaison de formol et de créosote, sous forme de poudre jaune vert, est employée comme antiseptique intestinal et, à l'extérieur, contre la transpiration des pieds.

Créosote minérale. — Extraite du goudron de houille. Employée parfois contre la carie dentaire, pure ou dissoute dans l'alcool.

CRÉPITATION. — Sorte de pétillement perçu par l'oreille et par le doigt dans certaines conditions : 1° une crépitation rude, *osseuse*, quand on frotte l'un contre l'autre deux fragments d'un os fracturé; 2° une crépitation *amidonnée*, analogue à l'écrasement de l'amidon ou de la neige, qu'on observe dans les synovites quand un tendon se meut dans une gaine enflammée; 3° une crépitation *sanguine*, sorte d'écrasement humide obtenu quand on presse sur un dépôt de sang (hématome); 4° une crépitation *emphysémateuse*, à bulles fines, en cas d'épanchement d'air sous la peau; 5° une crépitation *parcheminée*, notée dans certaines tumeurs cartilagineuses qui se laissent déprimer et relever sous la pression du doigt.

CRESSON. — Nom donné à des plantes différentes.

Cresson ordinaire ou de fontaine. — Herbe aquatique (*Nasturtium officinale*) de la famille des Crucifèracées, contenant du fer, du phosphore et de l'iode; jouit de propriétés antiscorbutiques. On en fait un suc (100 g), un sirop, une conserve; il entre dans la composition du sirop et du vin de raifort composé.

Un des inconvénients du cresson est de donner à certains sujets des douleurs de vessie parfois très pénibles.

Employé souvent cru, comme salade; il doit alors être bien lavé, pour éliminer les parasites qui peuvent adhérer aux feuilles. V. DOUVE.

Cresson élégant ou des prés. — V. CARDAMINE.

Cresson du Para. — Plante de la famille des Synanthérées (*Spilanthes oleracea*), dont les capitules contiennent une essence qui jouit de propriétés antiscorbutiques, sialagogues en alcoolature (5 à 10 g). Utilisé aussi contre les maux de dents.

CRÉSYL. — V. CRÉOLINE.

CRÉSYLOL (Crésol). — Liquide brun, odorant, extrait du goudron de houille; le *crésylol officinal* est un mélange des trois crésylols isomères, ortho, méta et para.

Le *crésylol sodique* est une solution à parties égales de crésylol officinal et de lessive de soude.

Antiseptique et désinfectant en solutions à 1 à 2 p. 100, en lavages et injections.

Il existe de nombreux *dérivés* des crésols.

CRÊTES DE COQ. — V. VÉGÉTATIONS.

CRÉTINISME (du lat. *creta,* à cause de la teinte blanche ou pâle grisâtre des malades). — Arrêt du

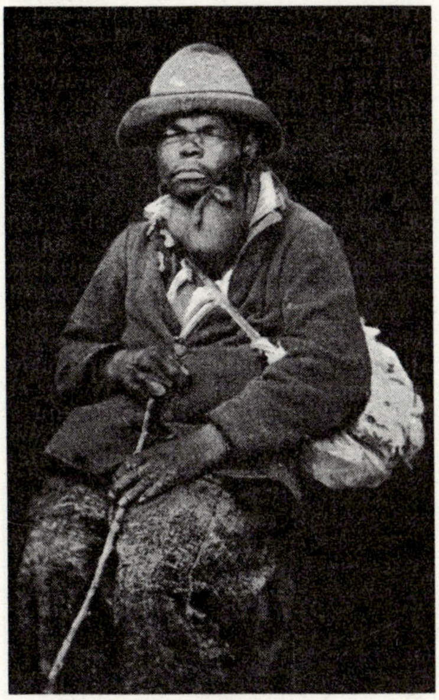

FIG. 436. — Crétin goitreux.

développement de l'organisme, au point de vue intellectuel (idiotie) et corporel (nanisme), en particulier des organes génitaux. Le crétinisme se rapproche du myxœdème congénital, mais il ne s'accompagne pas d'infiltration des téguments. Il existe dans les régions où sévit le goitre endémique (Savoie, Hautes-Alpes, Pyrénées); les deux affections peuvent exister sur le même individu; mais, le plus souvent, le crétinisme s'accompagne d'une atrophie du corps thyroïde.

TRAITEMENT. Opothérapie thyroïdienne.

CREVASSE (Gerçure). — Petite plaie linéaire intéressant l'épiderme et la partie superficielle du derme, à fond rouge vif, ordinairement sèche, parfois suintante, très douloureuse au contact d'un corps étranger. Siège surtout aux mains, à l'extrémité du doigt, aux lèvres, au mamelon du sein chez les nourrices, à l'aine, à l'aisselle, à l'anus, au prépuce chez les diabétiques.

TRAITEMENT. Aux mains, ne rien toucher d'irritant (savon); graisser avec un mélange de lanoline et d'huile d'amandes douces; baume du commandeur; aux lèvres, beurre de cacao et huile d'amandes douces; à l'anus, attouchements au nitrate d'argent et à la cocaïne.

Crevasse du sein. — CAUSES. I. *Déterminantes.* — Salive du nourrisson, fermentation du lait.

II. *Prédisposantes.* — Mamelons courts, peu extensibles.

SIGNES. *Chez la femme.* — Douleurs vives, petites hémorragies, lymphangite, abcès pouvant déterminer la suppression de l'allaitement.

Chez le nourrisson. — Aspirant du sang qu'il ne digère pas, ses selles contiennent du sang noir (mélæna) et deviennent fétides par suite d'entérite, ses fesses rougissent et sa nutrition s'opère mal.

TRAITEMENT. I. *Préservatif.* — Tétées à intervalles *fixes* de 2 heures, puis 2 h 1/2 et 3 heures, et qui ne doivent pas être prolongées plus de 15 minutes. Avant et après chacune, lavage du mamelon et de l'aréole avec une solution tiède bouillie, légèrement savonneuse, contenant 5 g de borate de soude ou 25 cg de permanganate de soude par litre. *Asséchement* soigneux avec un linge très doux.

II. *Curatif.* — Toucher chaque gerçure avec une solution de nitrate d'argent au 1/25 ou avec une goutte de baume du commandeur; panser avec une pâte ichtyolée.

En cas de vives douleurs, badigeonnage de cocaïne. Bien essuyer le liquide avant la tétée.

CRI. — Voix inarticulée et lancée avec effort par une expiration forte et soutenue.

A son entrée dans le monde, le nouveau-né crie. C'est aussi la seule forme de parole du crétin, de l'idiot, du sourd-muet non instruit à parler.

Le cri, volontaire ou involontaire, peut être très varié de ton, d'intensité et de timbre. Il exprime la joie, mais plus souvent encore la douleur, et s'accompagne d'une expression de physionomie qui contribue à en déterminer l'origine. La suppression du

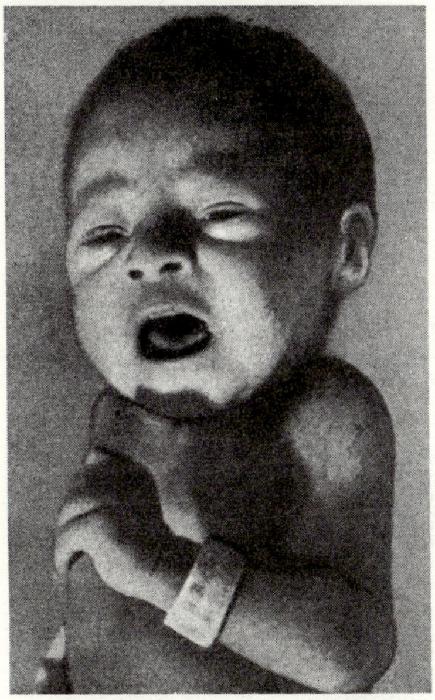

FIG. 437. — Le nourrisson n'a que le cri pour exprimer ses impressions.
(*Phot. Agence Intercontinentale.*)

cri dans la diphtérie est liée à la propagation des fausses membranes à une étendue importante des cordes vocales.

Cri du nourrisson. — Si l'homme adulte a les multiples nuances de la parole pour exprimer toute la variété des impressions désagréables qu'il peut éprouver, le nourrisson n'a, lui, que le cri. Surtout chez les tout-petits, il n'est pas toujours facile d'en interpréter la signification, et seul un examen approfondi rend compte des causes de la souffrance.

Aussitôt né, l'enfant crie. Ce cri ne représente pas autre chose que la première manifestation respiratoire. Ce n'est pas un signe de douleur, mais un acte physiologique indispensable. Qu'un nouveau-né ne crie pas aussitôt, c'est là un signe très important à retenir. Il y a très probablement une hémorragie cérébro-méningée qui risque de laisser des séquelles cérébrales redoutables. Parfois, ce cri tarde tant à venir que l'enfant devient bleu. On doit tout mettre en œuvre (frictions à l'alcool, tractions de la langue) pour déclencher les premiers mouvements respiratoires de l'enfant.

Si l'absence de cri est anormale, l'excès, la prolongation des cris doivent faire penser à la possibilité d'une fracture, en particulier d'une fracture du bras, assez fréquente, et du reste sans gravité.

Voici, au contraire, le nouveau-né calme dans son berceau. Bientôt, il s'endort en respirant normalement. Les cris qu'il poussera quelques heures après seront un appel, l'indice d'une soif qu'il faudra calmer dès le lendemain avec un peu d'eau sucrée.

PÉRIODE D'ALLAITEMENT. — Puis ce sera l'installation des 6 ou 7 tétées quotidiennes. Souvent la tétée sera précédée de cris qui ne feront qu'exprimer encore la soif et la faim. Ces cris sont du reste utiles. Ils permettent à l'enfant d'absorber une plus grande quantité d'air et, partant, d'aiguiser l'appétit.

A cette période, il est fréquent que le petit nourrisson crie la nuit. Il ne faut pas s'en étonner. Alors qu'on habitue l'enfant à une tétée toutes les 3 heures le jour, on le laisse la nuit 9 heures sans lui apporter la moindre nourriture. Bientôt, du reste, il s'habituera à ce rythme curieux que lui impose le sommeil de ses parents, et il dormira également toute la nuit.

Ces cris sont normaux; d'autres ne le sont pas et doivent recevoir une explication.

Il y a d'abord les cris qui suivent la tétée. Bien souvent, ils sont dus à ce que la ration est insuffisante. Chez l'enfant au sein, en particulier, il importe de faire une pesée avant et après la tétée. Parfois, la quantité de la prise est suffisante, mais la qualité du lait est médiocre, ce qui provoque les cris.

Il n'en est cependant pas toujours ainsi. Certains enfants réclament plus qu'il n'est raisonnable de leur octroyer. La sagesse exige de ne pas leur céder, sous peine de voir leur excès d'appétit se transformer plus tard en une anorexie rebelle.

Causes diverses. — Il y a les cris qui témoignent d'un excès de froid ou de chaleur. Il faut y prendre sérieusement garde. Le nourrisson règle mal sa température interne, et il importe qu'il soit toujours à une bonne température extérieure (18° à 22°).

Certains cris doivent faire penser toujours à un état pathologique. Si l'enfant sage jusque-là se met à crier plus ou moins continuellement au cours de la journée, mais de façon nettement anormale, il faut demander aussitôt l'avis d'un médecin. Il peut ne s'agir que d'une simple érythrodermie fessière due à une diarrhée acide; c'est souvent le cas au cours de l'allaitement maternel. Il peut s'agir de coliques traduisant un déséquilibre alimentaire à corriger. Ce peut être une poussée fébrile dont le thermomètre rendra compte, mais à laquelle il faut chercher une explication. Ce peuvent être enfin de sérieuses maladies telles qu'une otite ou une mastoïdite, une méningite, ou encore une hernie étranglée ou une invagination intestinale, qui requièrent l'examen immédiat d'un chirurgien.

En somme, tous les cris de souffrance doivent faire rechercher une maladie possible. Sans doute, ces cris peuvent-ils être dus à une cause sans gravité, par exemple une poussée dentaire, mais on sera avisé de ne se contenter d'une explication rassurante qu'après s'être entouré de la garantie valable qu'apporte l'examen médical.

Mais tous les cris ne sont pas dus à la colère ou à la souffrance. Certains ne sont que l'expression du contentement de l'enfant, un exercice vocal, une sorte de gazouillement servant de préface à la parole.

CRICO-ARYTÉNOÏDIEN. — Muscle s'attachant d'un côté au cartilage cricoïde et de l'autre à l'aryténoïde. V. LARYNX.

CRICOÏDE. — Cartilage à forme d'anneau, placé à la partie inférieure du *larynx* (v. ce mot).

CRICO-PHARYNGIEN. — Muscle allant du cartilage cricoïde au pharynx.

CRICO-THYROÏDIEN. — Membrane et muscle allant du cartilage cricoïde au cartilage thyroïde. V. LARYNX.

CRIN. — **Crin pour ligature.** — Fil pour ligature chirurgicale, non résorbable dans les tissus vivants, contrairement au catgut.

Inventés par les Chinois 3 000 ans avant J.-C., les crins proviennent surtout d'Italie (crin de Florence) ou d'Espagne (dans la campagne de Murcie).

Le crin est obtenu en étirant la glande séricigène de la larve du ver à soie (*Bombyx Mori*). Sa longueur utile est de 30 cm environ; sa grosseur varie de 10 à 50/100 de mm. Assouplis dans une solution phéniquée faible, glycérinée, les crins sont stérilisés à l'autoclave à 120° pendant 30 minutes et mis dans des tubes fermés contenant de l'eau distillée.

Crins. — L'industrie des crins (crins de cheval, de vache, soies de porc) est dangereuse. Ces produits bruts, de provenance étrangère, ont pu causer du *charbon* professionnel; ils doivent être soumis à un étuvage à 103° pendant 1 heure ou séjourner 2 heures dans l'eau bouillante.

CRISE (du gr. *krisis*, jugement). — Changement dans l'évolution d'une maladie, marqué par des modifications importantes.

Disparition brusque et soudaine de manifestations morbides (la lésion locale pouvant persister) par suite de l'élimination ou de la neutralisation de substances toxiques, origine des troubles.

La crise s'effectue souvent la nuit, donnant le matin aux malades une sensation de bien-être par l'effet : 1° *de la chute de la température*, qui peut tomber au-dessous de la normale (vieillards), et nécessite des soins spéciaux; 2° *de la moiteur de la peau, des sueurs abondantes, de l'abondance des urines* (1 à 3 litres au lieu d'un demi-litre à la période d'état), qui deviennent très toxiques par élimination des poisons, de l'urée et des chlorures.

Le pouls devient plus fort, lent, mais quelquefois est temporairement irrégulier. La brusquerie de l'évolution peut passagèrement amener des convulsions chez l'enfant, du délire chez l'adulte, une éruption, notamment de l'herpès, de la diarrhée, un saignement de nez. Dans la pneumonie, la crise est brusque; elle l'est moins dans l'érysipèle, le typhus, la variole. Dans le choléra, la température, qui était au-dessous de la normale, se relève au moment de la crise.

Crise appendiculaire. — V. APPENDICITE.

Crise comitiale. — V. EPILEPSIE.

Crise gastrique. — Douleur gastralgique, généralement accompagnée de vomissements, survenant par accès plus ou moins prolongés, au cours de certaines affections de l'estomac (ulcère de l'estomac, sténose pylorique, maladie de Reichmann), au cours du tabès.

Crise génitale des nouveau-nés. — V. NOUVEAU-NÉ.

Crise hémoclasique. — V. HÉMOCLASIE.

Crise laryngée. — Spasme des muscles adducteurs des cordes vocales avec dyspnée, survenant surtout au cours du tabès.

Crise nerveuse. — On donne ce nom à certains accidents nerveux (convulsions, épilepsie, éclampsie).

Crise nitritoïde. — V. ARSENIC.

CRISPATION (du lat. *crispare*, contracter). — Contraction involontaire et courte d'un muscle. V. CRAMPE.

CRISTAL VIOLET. — V. VIOLET DE MÉTHYLE.

CRISTALLIN (du gr. *krustallos*, cristal). — Sorte de lentille biconvexe placée dans l'œil, derrière la pupille, et servant à concentrer sur la rétine les rayons lumineux venant d'un objet; la forme du cristallin se modifie suivant la distance dudit objet (accommodation).

Pour la description et les fonctions, v. ŒIL; pour les maladies, v. ŒIL (maladies).

CRISTE-MARINE. — Fenouil marin. V. FENOUIL.

CRITIQUE (du gr. *kriticos*, caractérisé par une crise). — **Age critique.** — Epoque où la menstruation cesse chez les femmes; ainsi nommée à cause des troubles divers qu'on observe à cette période de la vie. V. à RÈGLES : *Ménopause*.

Jours critiques. — On croyait autrefois que certains *jours déterminés*, le 7e ou le 9e par exemple, se produisent des *crises*, c'est-à-dire des modifications profondes qui font évoluer la maladie vers la guérison ou l'aggravation. Si le fait est généralement exact pour certaines affections (la pneumonie, par exemple, a sa crise au 8e jour), il ne faut pas attacher à ces dates critiques une précision trop rigoureuse, les dates de ces modifications variant suivant les individus et les formes des affections.

CROCHU (Os). — Quatrième os de la deuxième rangée du carpe. V. CARPE.

CROISSANCE. — Le développement du corps, de la conception à l'âge adulte, se manifeste par une augmentation en *hauteur* ou *taille*, en *poids*, en *force musculaire*, en *capacité respiratoire*.

Taille. — L'être humain grandit jusqu'à 25 et même 30 ans, mais

CROISSANCE DE LA TAILLE

1° du fœtus (de la conception à la naissance).

ÂGE (en semaines)	TAILLE (en cm)	ACCROISSEMENT de taille par semaine entre les deux dates
4e	1,5	0,000
8e	2,5	0,250
12e	10,0	1,375
16e	15,0	1,750
20e	20,0	1,250
24	30,0	2,500
28e	35,0	1,250
32e	40,8	1,250
36e	45,0	1,250
40e	50,0	1,250

2° Du bébé (de la naissance au 12e mois).

ÂGE	TAILLE (en m)	MOYENNE d'accroissement mensuelle
Naissance	0,450 à 0,500	0,000
Fin 1er mois.	0,490 à 0,550	0,050
— 2e —	0,530 à 0,580	0,030
— 12e —	0,700 à 0,800	0,025

3° Dans la petite enfance (de 1 an à la 6e année).

ÂGE	TAILLE (en m)	MOYENNE d'accroissement mensuelle
Fin 1re année.	0,700 à 0,800	0,200
— 2e —	0,800 à 0,900	0,100
— 3e —	0,870 à 0,970	0,070
— 4e —	0,935 à 1,035	0,065
— 5e —	0,995 à 1,095	0,060

4° De la seconde enfance à l'âge adulte (de 6 à 25 ans).

ÂGE	TAILLE (en m)	MOYENNE d'accroissement annuelle
6 ans	1,000	0,056
16 ans	1,550	
20 ans	1,660	0,025
25 ans	1,680	0,004
30 ans	1,685	0,001

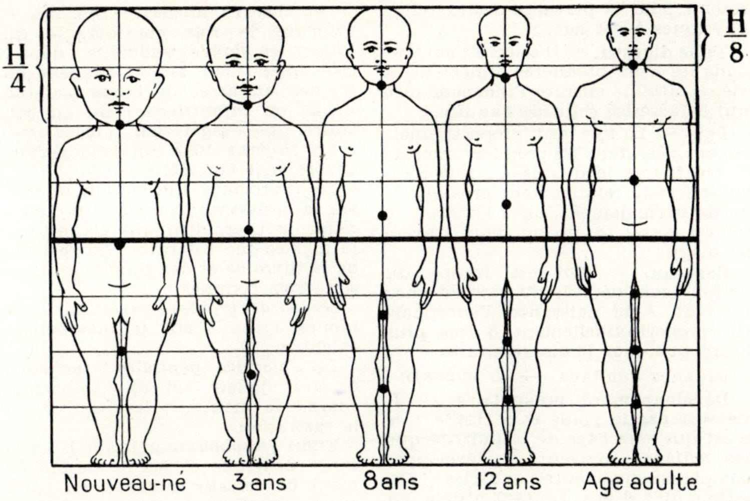

FIG. 438. — Développement comparatif des régions du corps.

l'accroissement va à peu près progressivement en diminuant depuis la conception. Le moment où l'augmentation est au maximum correspond au 3e et au 6e mois lunaire de la vie fœtale : l'accroissement entre la 12e et la 16e semaine est de 7 cm; entre la 20e et la 24e semaine, il atteint 10 cm, soit 2 cm 1/2 par semaine.

C'est surtout par les os que s'opère la croissance; son terme est donc marqué par l'ossification complète des cartilages placés au point de réunion de la partie moyenne de l'os (*diaphyse*) avec les extrémités de cet os (*épiphyses*). L'accroissement de l'os s'opère, en effet, au niveau de ce cartilage dit *de conjugaison*, jusqu'à ce que celui-ci soit entièrement ossifié. L'arrêt de la croissance répond à l'ossification *prématurée* des cartilages de conjugaison.

Pendant les deux premières années de la vie a lieu une période d'accroissement rapide, puis la croissance continue, progressive, de moins en moins forte chaque année, jusque vers l'âge de 10 ans chez la fille, 12 ans chez le garçon. Vient ensuite la *poussée prépubère* où la croissance sera particulièrement rapide. Il y a

CROISSANCE COMPARATIVE
DE LA TAILLE
(D'après les Drs Variot et Chaumet.)

Age.	TAILLE EN CENTIMÈTRES			
	Garçon.		Fille.	
		Différence		Différence
1 à 2	74,2		73,6	
2 à 3	82,7	8,5	81,8	8,2
3 à 4	89,1	6,4	88,4	8,6
4 à 5	96,8	7,7	95,8	7,4
5 à 6	103,3	6,5	101,9	6.1
6 à 7	109,9	6,6	108,9	7,0
7 à 8	114,4	4,5	113,8	4,9
8 à 9	119,7	5,3	119.5	5,7
9 à 10	125,0	5,3	124,7	4,8
10 à 11	130.3	5,3	129,5	5,2
11 à 12	133,6	3.3	134,4	4,9
12 à 13	137,6	4,0	141,5	7,1
13 à 14	145,1	7,5	148,6	7,1
14 à 15	153,8	8,7	152,9	4,3
15 à 16	159,6	5,8	154,2	1,3

donc deux phases d'accroissement rapide, l'une dans les premières années de la vie, l'autre à la période prépubère, séparées par une phase intermédiaire d'accroissement lent.

L'accroissement est plus lent chez la fille et sa taille restera un peu inférieure jusque vers 10 ans.

La poussée prépubère tient surtout à l'accroissement des membres inférieurs; cette *dysharmonie structurale* est la caractéristique de la puberté; ensuite, le buste grandit.

La croissance du *périmètre thoracique* est également irrégulière.

	TAILLE en cm.	PÉRIMÈTRE thoracique en cm.	RAPPORT entre la taille et le périmètre thoracique.
Naissance..	50	31	0,62
1 an	71	37	0,52
2 ans	84	45	0,53
3 —	92	49	0,53
4 —	100	51	0,51
5 —	106	53	0,50
6 —	112	54	0,48
7 —	125	55	0,43
8 —	128	57	0,45
9 —	129	59	0,45
10 —	135	61	0,45
11 —	139	64	0,46
12 —	142	65	0,45
13 —	148	66	0,44
14 —	154	70	0,45
15 —	162	73	0,45
16 —	165	77	0,46
17 —	169	80	0,47
18 —	169	82	0,48
19 —	171	83	0,48
20 —	172	84	0,48
21 —	173	86,5	0,50
22 —	173,5	87,5	0,50
23 —	174	89	0,52
24 —	174,3	89	0,51
25 —	174,4	90	0,52

CROISSANCE COMPARATIVE EN POIDS

1° Du fœtus, de la conception à la naissance.

AGE en semaines.	POIDS en grammes.	ACCROISSEMENT de poids par semaine entre les deux dates.
4e......	1	0,00
8e......	4	0,75
12e......	20	4,00
16e......	120	25,00
20e......	285	41,25
24e......	635	87,50
28e......	1 220	146,25
32e......	1 700	120,00
36e......	2 240	132,50
40e......	3 250	270,00

2° De la naissance à 30 ans chez l'homme et la femme.

AGE	POIDS en kilogrammes.	
	Homme.	Femme.
Naissance	3,000	3,000
1 mois...........	3,700	3,700
2 —	4,500	4,500
3 —	5,250	5,250
4 —	6,000	6,000
5 —	6,500	6,500
6 —	7,000	7,000
7 —	7,500	7,500
8 —	7,900	7,900
9 —	8,300	8,300
10 —	8,660	8,660
11 —	8,960	8,960
1 an	9,550	9,300
2 ans	12,000	11,400
3 —	13,210	12,450
4 —	15,070	14,180
5 —	16,700	15,500
6 —	18,040	16,740
7 —	20,160	18,450
8 —	22,260	19,820
9 —	24,090	22,400
10 —	26,120	24,248
12 —	31,000	30,850
14 —	38,500	38,100
16 —	53,390	44,440
18 —	61,260	53,100
20 —	65,000	54,460
25 —	68,290	55,080
30 —	68,900	55,140

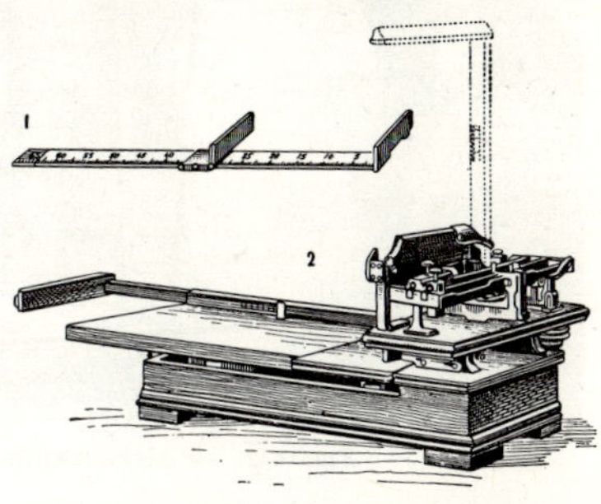

FIG. 439, 440. — Appareils pour la mensuration.
1. Mensurateur des nouveau-nés; 2. Pédiomètre.

Poids. — La croissance pondérale doit suivre la croissance staturale. A la puberté, le poids progressera plus rapidement que la taille, mais sera un peu en retard sur la poussée staturale prépubère, si bien qu'au début de la puberté l'enfant paraît souvent un peu maigre.

Le poids des enfants triple pendant la première année. Dès la deuxième année, l'augmentation progresse plus lentement jusqu'à huit ou dix ans. Dès douze à quatorze ans, l'augmentation annuelle est de plus de trois kilos; elle s'accroît ensuite jusqu'à seize ou dix-huit ans. A ce moment, elle s'arrête chez la femme, mais continue chez l'homme jusqu'à vingt-cinq ou vingt-sept ans. Le poids à vingt ans est égal à celui de la naissance multiplié par 20.

Il est utile de contrôler l'accroissement du poids de l'enfant par une pesée fréquente. Le bébé sera pesé nu, soit avant, soit après son bain, sur

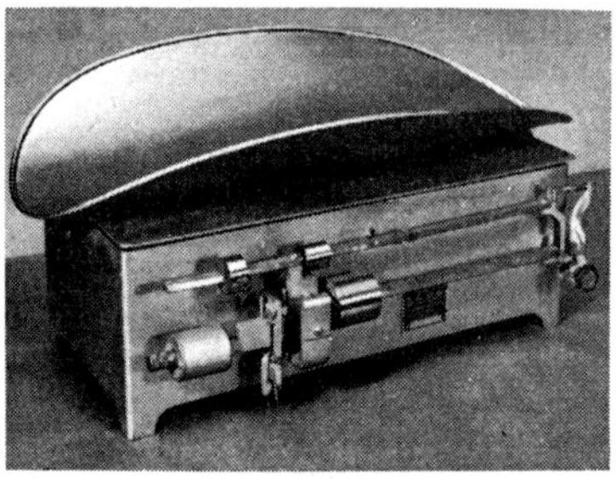

FIG. 441. — Pèse-bébé. (Cl. Testut.)

une balance dite pèse-bébé (*fig.* 441); la pesée de l'enfant se fera sur une bascule ordinaire.

Dentition. — V. DENTS.

Croissance viscérale. — Poumon. — La capacité pulmonaire, qui suit les *variations du périmètre thoracique,* ne s'accroît vraiment qu'après la puberté. On s'en rend compte, grâce au *spiromètre,* qui mesure le volume d'air expiré par le poumon dans une expiration maximum succédant à une inspiration aussi profonde que possible.

Le *type respiratoire,* d'abord *abdominal* dans les deux sexes, devient *costal supérieur* pour les filles et *costal inférieur* pour les garçons. Le rythme respiratoire, normalement rapide à la naissance (40 respirations à la minute), diminue progressivement jusqu'à la puberté pour atteindre le taux de l'adulte (16).

Cœur. — Le cœur double de volume de 18 mois à 4 ans, puis la croissance s'arrête, si bien que l'enfant a un cœur petit. Même à la puberté, l'enfant garde un cœur de petit volume dans un corps d'adulte; c'est là une notion importante à retenir pour la pratique des exercices physiques à cet âge.

Tube digestif. — Il s'accroît surtout dans les deux premières années de la vie, et atteint ensuite l'indépendance qui caractérise celui de l'adulte.

Foie. — Le foie, qui, proportionnellement, pèse dans les premiers mois de la vie fœtale le double du foie d'un adulte, reste relativement gros et déborde normalement, chez l'enfant, le rebord costal de un ou deux travers de doigt.

Cerveau. — On est frappé du volume considérable du cerveau chez l'enfant. A la naissance, l'encéphale est proportionnellement 5 fois plus lourd que chez l'homme adulte.

Organes génitaux. — V. PUBERTÉ.

Développement musculaire. — Il ne suit pas le poids et la taille : ce n'est que vers l'âge de la puberté que les enfants arrivent à développer complètement leurs muscles. On estime qu'à 6 ans, l'enfant a déjà, en moyenne, la moitié de la force qu'il possédera étant devenu adulte.

Pour mesurer le développement musculaire, on emploie un dynamomètre (*fig.* 559), c'est-à-dire qu'on presse sur un ressort qui fait mouvoir une aiguille dont l'extrémité aboutit à un cadran gradué. Cet instrument donne la force musculaire des muscles fléchisseurs de la main, c'est-à-dire d'un nombre assez restreint de muscles.

On peut mesurer la force horizontale ou verticale en opérant des tractions sur un ressort fixé au mur.

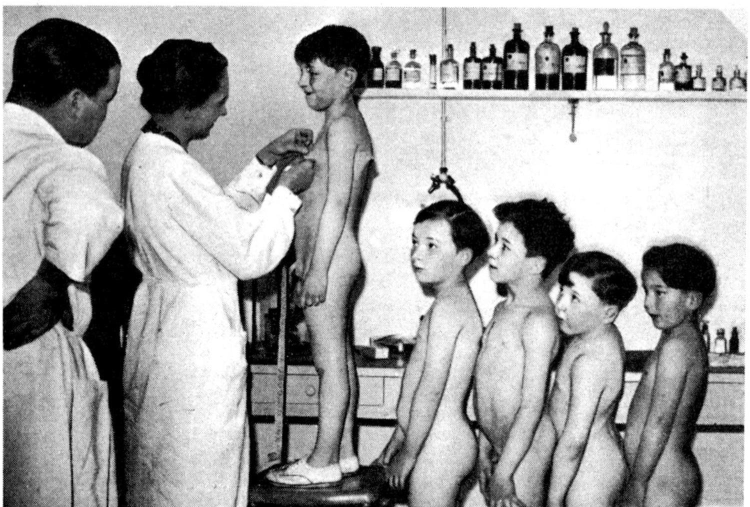

FIG. 442. — Mensuration de l'ampliation thoracique. (Phot. Meurisse.)

Facteurs de croissance. — La croissance est conditionnée par des facteurs divers : l'alimentation, le climat, l'*influence héréditaire.* Celle-ci est très importante; il y a des familles où les hautes tailles sont la règle, d'autres où les petites tailles sont fréquentes.

Les *maladies chroniques* des parents (syphilis, tuberculose, alcoolisme) peuvent entraîner un ralentissement et parfois même un arrêt de la croissance de l'enfant.

Les travaux modernes ont mis en évidence le rôle considérable que jouent les *glandes endocrines* dans la croissance. Leur altération peut entraîner un arrêt de croissance (*nanisme* ou *infantilisme*) ou au contraire une exagération (*gigantisme*).

Le *thymus* joue un rôle certain, encore mal élucidé.

La *thyroïde* a une action certaine sur la croissance, comme le prouve le nanisme thyroïdien qui accompagne le myxœdème infantile; les relations de la thyroïde et des glandes génitales sont bien connues.

Les *parathyroïdes* sécrètent des hormones agissant sur le métabolisme calcique.

Les *glandes génitales* (testicules, ovaires) jouent un rôle important, comme le montrent les résultats de la castration.

Enfin l'*hypophyse* agit sur la croissance physique et sur le développement de certains organes, en particulier les organes sexuels, soit par son hormone de croissance, soit par les stimulines d'autres glandes à sécrétion interne. V. THYMUS, THYROÏDE, TESTICULE, HYPOPHYSE, PARATHYROÏDE.

Croissance psychique. — Il existe un parallélisme entre la croissance physique et la croissance psychique; toutes deux paraissent procéder par poussées; quand la croissance physique est particulièrement active, la croissance intellectuelle paraît marquer un temps d'arrêt. Cependant, souvent les enfants les plus développés physiquement paraissent les mieux doués intellectuellement. Mais il existe toute une catégorie d'enfants chez lesquels la croissance psychique est anormale à des degrés divers. On désigne ces enfants sous le nom d'*anormaux* ou d'*arriérés.* V. ANORMAUX (Enfants), ÉCOLIER.

Incidents de la croissance. — Dans la règle, la croissance s'accomplit sans incidents notables.

Parfois, les enfants se plaignent d'endolorissement des membres, siégeant soit dans la continuité des os (*douleurs de croissance*), soit dans les articulations (pied, genou, hanche, coude). La palpation de l'os montre parfois une localisation précise de la douleur au niveau du cartilage interdiaphyso-épiphysaire, si bien qu'on peut penser à une ostéite épiphysaire atténuée; parfois, on note un certain gonflement de la jointure, et même un peu d'hydarthrose; il peut exister en même temps un léger mouvement fébrile (*fièvre de croissance*). Mais, le plus souvent, on ne constate aucun phénomène appréciable. Au pied, les douleurs sont parfois liées à la forme aplatie de la voûte plantaire (pied plat douloureux des adolescents). La colonne vertébrale peut se déformer (scoliose ou cyphose).

On note chez certains enfants des maux de tête, des troubles digestifs, des signes d'insuffisance respiratoire. Le caractère de l'enfant devient irritable; mais ces troubles sont sans gravité et cèdent facilement au repos, à une bonne hygiène ou à un séjour à la campagne.

TRAITEMENT. I. *Préventif.* — Il y a intérêt à ne pas faire faire aux jeunes enfants de trop longues courses, dont ils ne sentent — sous l'action de l'excitation nerveuse — la fatigue que lorsqu'ils sont revenus chez eux; à empêcher l'excès dans tous les sports et à supprimer tous les exercices gymnastiques ou autres exagérés soit dans leur durée, soit dans l'énergie déployée. *Le défaut d'exercice étiole, l'excès d'exercice rabougrit.*

Ce n'est pas la croissance exagérée qui fatigue, mais la fatigue qui amène la croissance exagérée.

Quand la croissance est trop rapide, c'est-à-dire quand elle dépasse, plusieurs années de suite, 6 à 7 centimètres annuellement, il convient de faire exécuter aux enfants des exercices qui favorisent l'accroissement en *épaisseur*. Si, au contraire, la croissance annuelle est inférieure à 5 centimètres, il y a lieu de mettre les enfants au repos relatif, aux marches modérées, et de ne les laisser jamais se fatiguer. La position habituelle des pieds a une grande importance : si le pied est posé trop en dehors, la plante s'affaisse en dedans, ce qui favorise la formation des pieds plats et de la tarsalgie.

II. *Curatif.* — Il importe d'envoyer l'enfant à la campagne ou à la montagne, de le laisser le plus longtemps possible à l'air, au soleil, en évitant toute fatigue physique ou intellectuelle excessive. En même temps, on prodiguera les toniques alimentaires (jus de viande, œufs, lait, crème, pain complet, poissons, viandes rouges), et sous forme de médication interne (fer, lécithine, coca, kola, quinquina) ou de médication externe (douche écossaise, puis froide, frictions sèches au gant de crin ou avec aspersion d'eau de Cologne, bains salés, bains de mer ou bains sulfureux, suivant le tempérament), enfin on donnera des petites doses de bromure aux enfants nerveux.

CROIX-ROUGE. — Insigne des sociétés de secours aux blessés militaires (*fig.* 443), conformément à la convention de Genève de 1864, à la

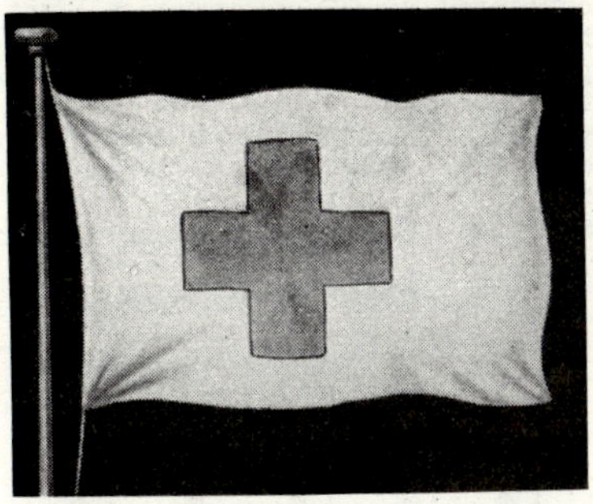

FIG. 443. — Insigne de la Croix-Rouge.

suite du grand courant d'idées humanitaires créé par le Suisse Dunant.

Dans les pays musulmans, la croix est remplacée par le *croissant rouge*.

Par extension, on donne aussi ce nom de *Croix-Rouge* à des sociétés créées à cette époque, et ayant pour objet le secours aux blessés militaires.

Les trois sociétés françaises de la *Croix-Rouge*, la *Société de secours aux blessés militaires*, l'*Union des femmes de France* et l'*Association des dames françaises*, ont été fusionnées par la loi du 8 juillet 1940 sous le nom de *Croix-Rouge française*, et l'ordonnance du 27 avril 1945 l'a rattachée au ministère de la Santé publique, en lui donnant son statut. Elle est administrée par un président et un conseil d'administration de treize membres. Il existe un comité central et, dans chaque département, un délégué accrédité auprès des autorités civiles, militaires et religieuses du département.

La Croix-Rouge a étendu son activité à des œuvres d'assistance : assistance aux victimes de la guerre, assistance sociale, assistance médicale, en créant des colonies de vacances, des œuvres de placement d'enfants à la campagne, des dispensaires de prophylaxie et de médecine préventive et sociale (nourrissons, consultations prénatales, dépistages antituberculeux et vénériens), des secours médicaux aux populations sinistrées (tabl. XVI).

Certains dispensaires sont dotés de matériel radiologique et de laboratoire, et des camions radiophotographiques ont pu visiter des collectivités : usines, groupements scolaires.

CROSSING-OVER (mot angl. signif. *croisement par-dessus*). — Terme de génétique désignant un

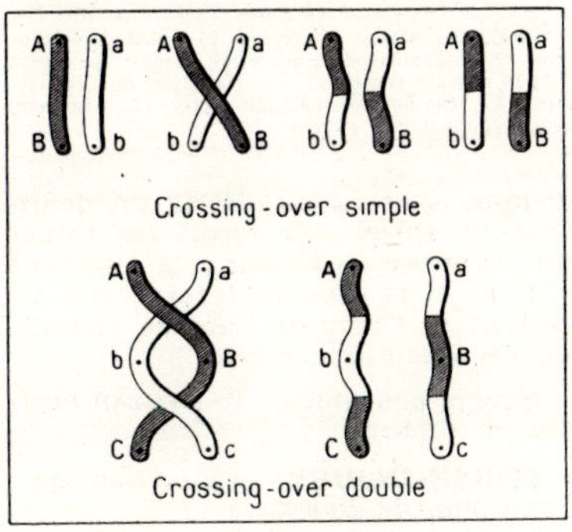

FIG. 444. — Crossing-over.
A, B, C : Gènes de l'un des chromosomes originels; a, b, c : Gènes allèles de l'autre chromosome originel.

processus dont l'hypothèse a été formulée par Th. H. Morgan (1911), et dont la réalité est très généralement admise pour expliquer les échanges de gènes (qui déterminent les caractères héréditaires de chaque individu) entre les chromosomes homologues des cellules sexuelles (*fig.* 444). V. ENJAMBEMENT.

CROTALE. — Variété de serpents très venimeux de l'Amérique du Nord (*fig.* 445) dont le type est le serpent à sonnettes. Ces animaux morts, leurs

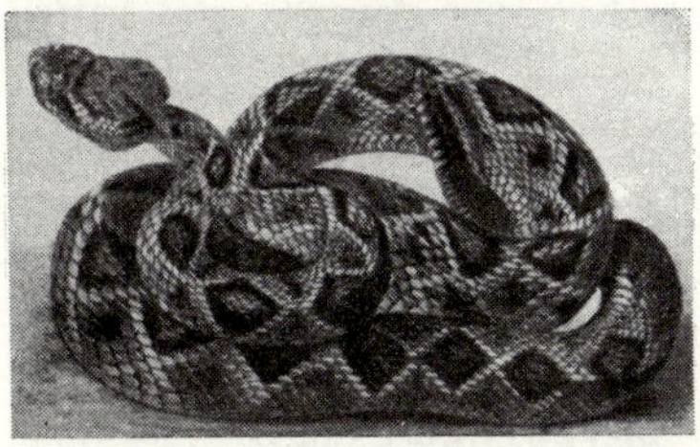

FIG. 445. — Crotale.

têtes, soit séchées, soit conservées dans l'alcool, peuvent contenir un venin encore actif, d'où la nécessité de ne les toucher qu'avec précaution.

Pour le traitement, voir à VENIN.

CROTON. — Arbuste de la famille des Euphorbiacées, qui croît à Ceylan, en Chine, aux Moluques (Croton *Tiglium*), dont les semences quadrangulaires renferment 50 p. 100 d'*huile* douée de propriétés purgatives drastiques (I à II gouttes). Cette huile appliquée sur la peau produit une révulsion intense et douloureuse avec vésico-pustules pouvant laisser de petites cicatrices.

Le transport par les doigts aux yeux y entraîne une inflammation violente.

Empoisonnement — Emploi de doses trop élevées, variables suivant les individus.

L'ingestion de graines ou d'huile donne lieu à une sensation de brûlure dans la gorge, à de l'oppression et à de l'agitation. Quelquefois, il y a des vomissements, mais, plus souvent, des selles aqueuses avec coliques violentes. Le malade souffre de la tête, a des vertiges, de la gêne respiratoire, et tombe dans le collapsus.

TRAITEMENT. Faire vomir. Tisanes émollientes (gruau, orge) ou eau albumineuse. S'il existe de l'abattement, stimulants (grogs, cataplasmes de farine de lin sur le ventre). V. aussi à RICIN.

CROUP. — V. à DIPHTÉRIE (diphtérie laryngée).

Faux croup. — V. à LARYNX (maladies) : *Laryngite striduleuse.*

CROÛTE. — Plaque de durée et d'épaisseur variables résultant de la dessiccation de sérosité, de pus ou de sang, et qui se forme à la surface de la peau, à la suite d'une blessure ou d'une maladie inflammatoire, par suite de la sécrétion d'un liquide muqueux ou purulent : *croûte d'une plaie, croûte variolique, croûte d'eczéma* ou d'*impétigo.*

CRU et CRUDITÉ. — V. à FRUITS, LAIT, LÉGUMES, ŒUF, VIANDE.

CRURAL ou FÉMORAL (du lat. *crus*, cuisse). — **Aponévrose crurale** (ou *fémorale* ou *fascia lata*). — Enveloppe fibreuse qui entoure la cuisse à la manière d'un manchon, depuis le bassin jusqu'au genou. Elle envoie des prolongements qui séparent les muscles entre eux et qui engainent les vaisseaux fémoraux.

Arcade crurale. — Bandelette fibreuse forte et résistante qui s'étend en S italique, de l'épine iliaque antéro-supérieure de l'os coxal à l'épine du pubis. Elle est considérée comme une portion de l'aponévrose du grand oblique, et non plus comme un vrai ligament (*fig.* 446).

Anneau crural. — Large orifice faisant communiquer la cavité abdominale avec le triangle de Scarpa, à la partie antéro-supérieure de la cuisse; il est formé en avant par l'*arcade crurale*, c'est-à-dire le bord inférieur de l'aponévrose d'insertion du grand oblique, en arrière par l'aponévrose qui recouvre le muscle psoas iliaque, en dedans par le bord concave du *ligament de Gimbernat.* Cet anneau livre passage à *l'artère crurale* ou fémorale qui se trouve en dehors; la *veine crurale* est située en dedans de l'artère, puis, dans l'espace qui sépare la veine du ligament de Gimbernat, se trouvent des *troncs lymphatiques* qui remontent de la cuisse au bassin, et un gros ganglion lymphatique, le *ganglion de Cloquet,* à cheval sur le ligament de Gimbernat, et qui, lorsqu'il est enflammé, peut en imposer pour une hernie étranglée. C'est par l'anneau crural que passe l'anse intestinale qui donne naissance à la *hernie crurale.*

Le *nerf crural* ne passe pas par l'anneau crural, mais en dehors de lui, sous l'aponévrose du muscle psoas iliaque.

Muscle carré crural. — Muscle quadrilatère situé à la partie postérieure de la hanche, allant du bord externe de la tubérosité iliaque à l'extrémité supérieure du fémur, en dehors de la crête intertrochantérienne. Innervé par un rameau du plexus sacré, il est rotateur de la cuisse en dehors.

Muscle quadriceps crural. — Muscle volumineux de la cuisse, formé de 4 faisceaux, le *droit antérieur,* qui naît à l'épine iliaque antéro-inférieure et sur le sourcil cotyloïdien, le *vaste externe,* qui naît sur le grand trochanter et sur le tendon du grand fessier, le *vaste interne,* qui s'insère sur la ligne âpre du fémur, et le *crural.* Innervé par le crural, ce muscle est essentiellement le muscle extenseur de la jambe.

Artère crurale ou fémorale. — L'artère crurale va de l'anneau crural à l'anneau du 3e adducteur, qu'elle traverse pour devenir l'artère poplitée.

Nerf crural. — Branche sensitivo-motrice du plexus lombaire. Chemine dans le bassin, dans la gouttière du muscle psoas iliaque, passe sous l'arcade crurale et se divise en 4 branches destinées aux muscles psoas iliaque, quadriceps crural et à la peau de la région antéro-interne du membre inférieur.

Veine crurale. — Elle accompagne fidèlement son artère homonyme, placée d'abord en dehors d'elle, puis en dedans, après avoir décrit un demi-tour de spire; elle reçoit les veines du membre inférieur, la *saphène externe* et la *saphène interne,* qui s'y jettent à 4 cm de l'arcade crurale, en décrivant une *crosse.*

Hernie crurale. — V. ANNEAU CRURAL et HERNIE.

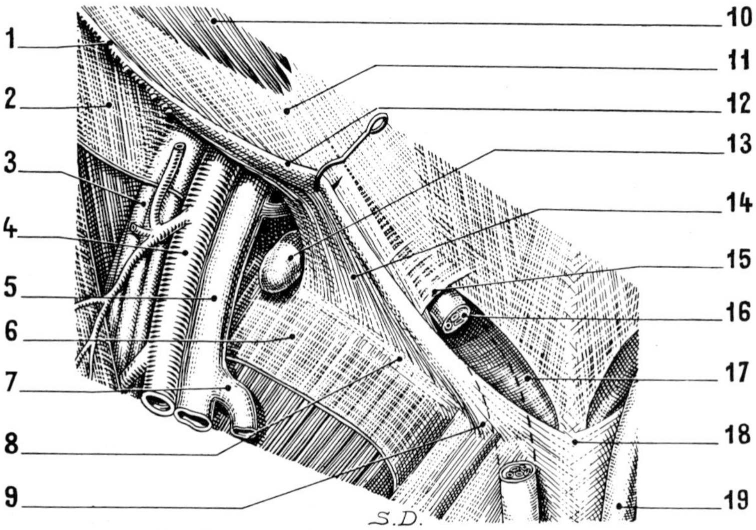

FIG. 446. — Arcade crurale droite, portion interne.
(*D'après Testut,* modifié.)
1. Arcade crurale; 2. Muscle psoas iliaque; 3. Nerf crural; 4. Artère fémorale; 5. Veine fémorale; 6. Muscle pectiné; 7. Crosse de la veine saphène interne; 8. Ligament de Cooper; 9. Epine du pubis; 10. Muscle grand oblique; 11. Son aponévrose; 12. Arcade crurale soulevée; 13. Ganglion de Cloquet; 14. Ligament de Gimbernat; 15. Anneau inguinal externe; 16. Cordon spermatique droit; 17. Ligament de Colle; 18. Pubis; 19. Cordon spermatique gauche.

CRUSH-INJURY

CRUSH-INJURY. — V. SYNDROME : *Syndrome de Bywaters.*

CRUSTACÉS (Crabes, crevettes, écrevisses, homards, langoustes). — Les crustacés sont des aliments assez nourrissants, mais d'une digestion plutôt difficile, et irritent les estomacs délicats, par eux-mêmes et aussi par les sauces très épicées qu'on y ajoute, d'où la possibilité de maux d'estomac et de diarrhée.

Les crustacés sont permis aux glycosuriques. Ils sont interdits, toutefois, aux azotémiques, aux chlorurémiques et aux personnes chez lesquelles leur ingestion a produit une poussée d'urticaire, et, d'une façon générale, aux personnes atteintes d'affections de la peau.

En tout cas, on ne doit manger des crustacés que dans un état parfait de fraîcheur.

Les *coupures* produites par les coquillages ou les carapaces de crustacés donnent souvent lieu à des accidents cutanés simulant l'érysipèle. V. ÉRYSIPÉLOÏDE.

CRYANESTHÉSIE (du gr. *kruos,* froid, et *anesthésie*). — Anesthésie par le froid. V. ANESTHÉSIE.

CRYESTHÉSIE (du gr. *kruos,* froid, et *aisthêsis,* sensibilité). — Perception douloureuse cutanée, consistant en une sensation de froid, de fraîcheur. C'est souvent un symptôme de néphrite chronique ou d'artériosclérose.

CRYOGÉNINE (Phénylsemicarbazide). — Poudre cristalline blanche, un peu amère, employée comme antithermique dans les maladies infectieuses, dans la fièvre hectique des tuberculeux, et comme analgésique (névralgies, migraines). Non toxique, bien tolérée, elle est employée, à la dose de 20 à 50 cg, chez les adultes, avec un maximum de 2 g par jour ($0^g,1$ à $0^g,5$ chez l'enfant), puis à doses décroissantes (fièvre typhoïde, tuberculose).

CRYOSCOPIE (du gr. *kruos,* froid, et *scopein,* examiner). — Etude des corps en solution d'après leur point de congélation. Elle peut donner des renseignements intéressants pour le diagnostic de certaines affections, le point de congélation des liquides de l'organisme (liquide céphalo-rachidien, sérum sanguin, urine) étant différent suivant que ces liquides sont pris chez un individu bien portant ou chez un malade.

CRYOTHÉRAPIE (du gr. *kruos,* froid, et *therapeia,* traitement). — La cryothérapie est l'application du froid au traitement des maladies; mais ce mot est plus spécialement réservé à la congélation des tissus cutanés dans un dessein thérapeutique par le contact direct ou indirect d'un corps réfrigérant.

On a à peu près abandonné le *chlorure d'éthyle* en pulvérisations ou le *mélange de Bengué* (mélange de chlorure d'éthyle et de méthyle), sauf pour l'anesthésie cutanée, ainsi que l'*air liquide,* difficile à manier. On emploie surtout l'*acide carbonique neigeux.*

L'anhydride carbonique CO_2, à l'état gazeux, peut être facilement liquéfié quand il est soumis à une pression de 50 atmosphères à 15° ou de 36 atmosphères à 0°. L'industrie livre à des prix modérés des obus contenant du CO_2 comprimé à l'état liquide. Si on ouvre le robinet, le froid produit par la détente et l'évaporation du jet du liquide suffit à provoquer la solidification d'une partie du liquide sous forme de neige carbonique (flocons blancs légers et fins), tandis qu'une autre partie passe

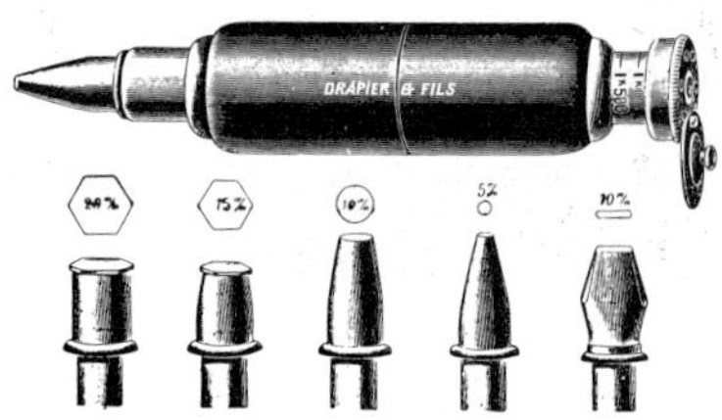

FIG. 447. — Cryocautère du Dr Lortat-Jacob

à l'état gazeux. Cette neige carbonique fond peu à peu et se transforme directement en gaz, sans passer par l'état liquide. La température constante est de — 79°. On peut dissoudre l'acide carbonique neigeux dans l'acétone et verser ensuite le

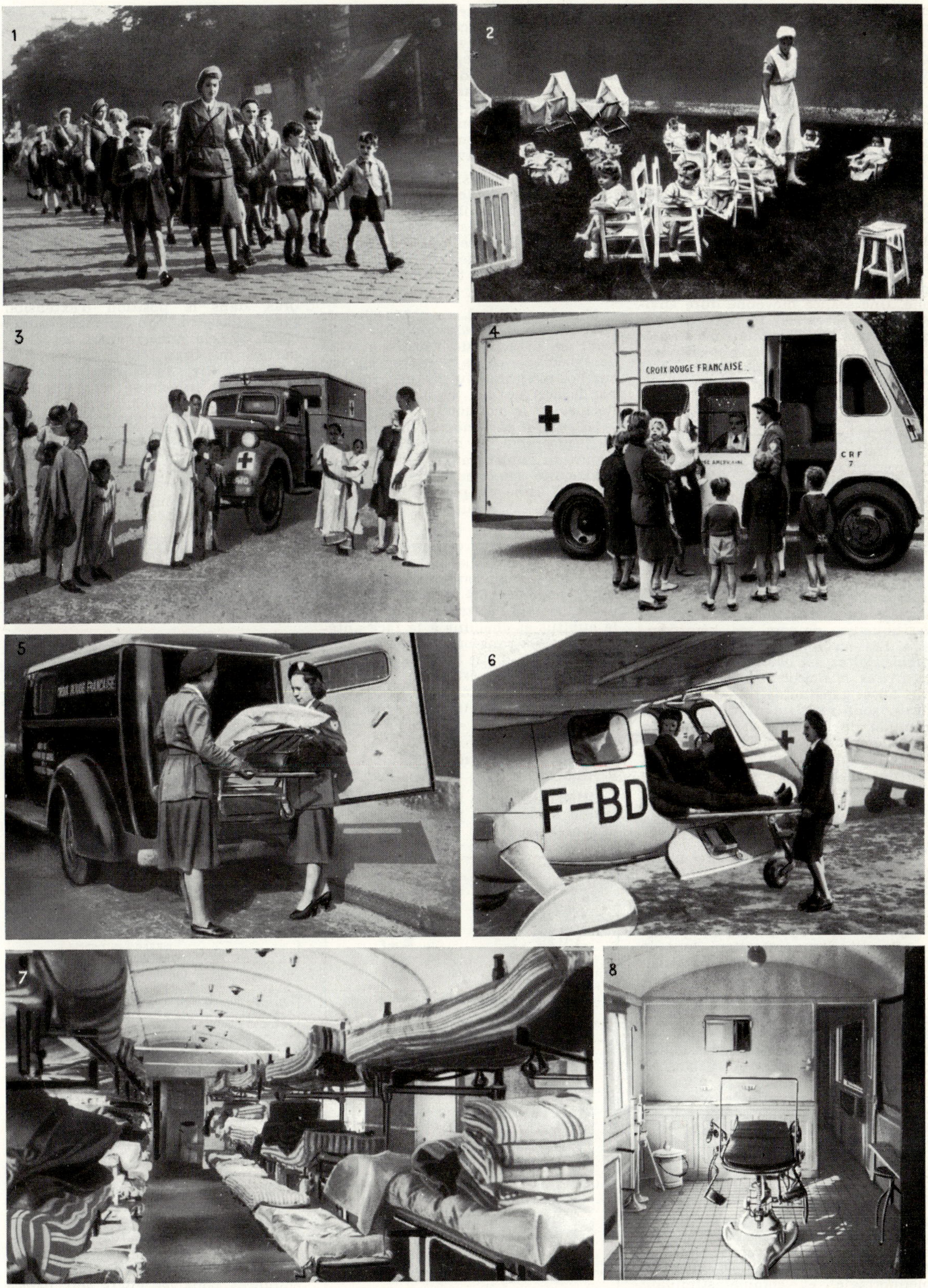

Quelques-unes des activités de la Croix-Rouge française.

1. Secouristes conduisant des enfants en promenade; 2. Garderie d'enfants; 3. Consultation de nourrissons en Afrique-Equatoriale française; 4. Consultation itinérante de nourrissons; 5. Ambulance; 6. Transport sanitaire aérien par infirmières-pilotes secouristes de l'air; 7. Train sanitaire; 8. Wagon sanitaire (compartiment de chirurgie).

(*Phot. C.-R. F.* [1, 3], *Le Boyer* [2], *Vignier* [4], *Reportages photographiques* [5], *Photavia* [6], *A. B. C.* [7, 8].)

mélange dans de petits tubes à parois minces en argent ou en cuivre. Ces cryocautères permettent des applications avec forte compression et sont aseptisables.

Il existe dans le commerce plusieurs types de cryocautères à chargement direct et pointes interchangeables, avec dispositif pour mesurer la pression exercée sur la peau, d'un usage très commode (*fig.* 447).

L'abaissement de la température obtenu par ces différents moyens est de — 80°. Le traitement consiste à appliquer le cryocautère contre les tissus que l'on veut modifier ou détruire. Le temps d'application et la pression dépendent du résultat cherché. Une séance moyenne dure environ vingt secondes; la peau devient dure et blanche immédiatement après l'application, puis reprend ensuite son aspect normal. Les phénomènes de réaction, rougeur, œdème, phlyctènes, apparaissent au bout d'une heure environ et durent de vingt-quatre à quarante-huit heures.

Le traitement n'est pas douloureux, le froid produisant l'anesthésie avant de détruire les tissus. Les soins consécutifs sont ceux des brûlures légères. Les cicatrices sont toujours souples et beaucoup plus esthétiques que par la cautérisation au thermocautère.

INDICATIONS. La cryothérapie est indiquée pour détruire toutes les *productions cornées superficielles,* qu'il s'agisse de verrues, de tuberculose verruqueuse, de cors, de kératodermie. Les *nævi plans verruqueux* ou *pigmentaires,* les *chéloïdes vraies,* les *cicatrices chéloïdiennes* consécutives aux abcès ganglionnaires ou aux brûlures, sont rapidement détruits par l'emploi de la neige carbonique. La cryothérapie est encore indiquée dans le traitement des *lupus érythémateux* ou *tuberculeux,* dans les *épithéliomas cutanés superficiels* limités. On détruit aussi très facilement les *verrues séniles,* qui se transforment si souvent en épithéliomas.

Enfin, on a attiré l'attention sur les bons effets de la cryothérapie pour effacer les *tatouages* de la peau.

CRYPTOGÉNÉTIQUE (du gr. *kruptos,* caché, et *genesis,* génération). — Se dit d'une affection dont la nature échappe aux moyens habituels d'investigation.

CRYPTORCHIDIE (du gr. *kruptos,* caché, et *orkhis,* testicule). — Absence, à la naissance, dans les bourses, d'un ou des deux testicules, qui peuvent être arrêtés dans le ventre ou dans le canal inguinal. Si cette descente ne s'opère pas rapidement, l'organe s'atrophie. V. à MASCULINS (Organes génitaux).

CUBÈBE. — Arbuste de la famille des Pipéracées, croissant aux Indes (*Piper cubeba*), dont le fruit (poivre à queue) a une odeur aromatique, due à une huile volatile douée de propriétés balsamiques et expectorantes. Employé autrefois dans les bronchites chroniques et dans la blennorragie, et comme stimulant stomachique, en poudre, en extrait, en teinture. Peut donner, comme les autres balsamiques, des éruptions cutanées.

CUBITAL. — **Artère cubitale.** — Branche de bifurcation interne de l'artère humérale; naît au milieu du pli du coude, se sépare de la radiale à angle aigu et se dirige en bas et en dedans pour s'anastomoser au poignet avec la radio-palmaire et constituer l'arcade palmaire superficielle; elle distribue des rameaux nourriciers aux muscles de l'avant-bras.

Veines cubitales. — Deux *veines cubitales profondes* accompagnent l'artère cubitale; il existe en outre une *veine cubitale superficielle* et une *cubitale postérieure,* qui reçoivent le sang superficiel de la main et de l'avant-bras, et se terminent dans la veine basilique.

Muscle cubital. — Muscle de l'avant-bras. Le *muscle cubital antérieur* se détache de l'épitrochlée et de l'olécrâne et va s'insérer en bas sur l'os pisiforme du poignet. Innervé par le nerf cubital, ce muscle est un fléchisseur et adducteur de la main.

Le *cubital postérieur,* plus grêle, va de l'épicondyle et de la face postérieure du cubitus au côté interne de l'extrémité supérieure du 5e métacarpien. Innervé par le radial, ce muscle est extenseur et adducteur de la main.

Nerf cubital. — Nerf de l'avant-bras, qui se détache de la racine interne du médian, au niveau de l'aisselle, longe le côté interne du bras, passe derrière l'épitrochlée, contourne le cubitus et chemine à la face antérieure de l'avant-bras jusqu'au poignet, où il se divise en deux branches, profondes et superficielles, pour les muscles de la main. Dans son trajet antibrachial, il a innervé le muscle cubital antérieur et le fléchisseur profond des doigts.

Paralysie du nerf cubital. — V. NERFS.

CUBITUS. — Os long pair et symétrique situé à la partie interne de l'avant-bras, dont il constitue le squelette avec le radius. Son *corps* est triangulaire; sur lui viennent s'insérer un grand nombre de muscles : le fléchisseur profond des doigts, le carré pronateur, l'anconé, le court supinateur, le long abducteur du pouce, le long extenseur du pouce et l'extenseur de l'index; le fléchisseur profond des doigts; le cubital antérieur et postérieur (*fig.* 445).

V. COUDE et POIGNET.

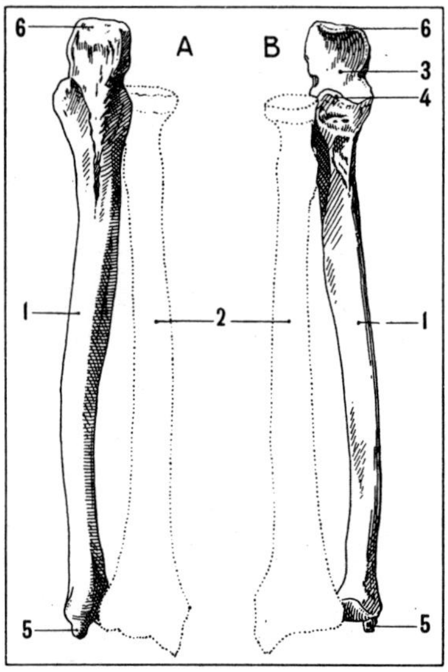

FIG. 448. — Cubitus.
A. Vue postérieure; B. Vue antérieure; 1. Cubitus; 2. Radius; 3. Grande cavité sigmoïde; 4. Apophyse coronoïde; 5. Apophyse styloïde; 6. Olécrâne.

Fracture du cubitus. — V. FRACTURE.

Cubitus valgus et varus. — Déviation de l'avant-bras.

I. Cubitus valgus. — Déviation de l'avant-bras en *dehors* de l'axe du bras, dans la position d'extension avec supination du membre supérieur, l'angle ouvert entre les deux parties du bras étant supérieur à 178° (chiffre maximum normal). L'extrémité inférieure de l'humérus fait saillie en dedans, mais les mouvements des articulations huméro-cubitale et radio-cubitale sont intacts et les surfaces articulaires du coude ont conservé leurs rapports.

CAUSES. Rachitisme. Fracture partielle de l'extrémité inférieure de l'humérus.

II. Cubitus varus (plus fréquent). — Déviation de l'avant-bras en *dedans* de l'axe du bras, dans la position d'extension avec supination. L'avant-bras forme avec le bras un angle ouvert en dedans.

CAUSES. Rachitisme. Fracture sus-condylienne ou condylienne externe de l'humérus.

TRAITEMENT. La flexion de l'avant-bras fait disparaître à peu près entièrement le cubitus valgus et varus. On ne doit opérer qu'en cas de difformité très marquée.

CUILLERÉE. — La dose contenue dans une cuillerée varie beaucoup suivant la nature du médicament administré.

Voici le poids approximatif des diverses cuillerées de médicaments.

	Cuillère.		
	A soupe ou à potage.	A dessert ou à entremets.	A café.
Liquides aqueux et vins	16 g	12 g	5 g
Liquides alcooliques à 60°	12 —	9 —	4 —
Juleps gommeux. Potions	18 —	13,5	5,5
Sirops	21 —	16 g	6 g
Huiles	12 —	9 —	4 —

CUIR. — **Vêtements en cuir.** — Le cuir se laisse pénétrer difficilement par l'eau, d'où son emploi comme gilet ou veste par les personnes exposées par profession à la pluie.

On peut, d'ailleurs, rendre le cuir imperméable en le recouvrant, par couches, d'un enduit composé d'huile de lin, d'essence de térébenthine, de cire jaune et de poix de Bourgogne.

Il est utile que les vêtements de cuir soient très amples et que la peau employée pour les gilets soit percée de trous, ou que le vêtement soit muni de soufflets avec fentes d'aération, afin de permettre l'évaporation de la sueur.

CUIR CHEVELU. — Peau épaisse qui est placée sur le crâne et donne naissance aux *cheveux* (v. ce mot).

Plaies. — Il est utile de raser les cheveux, de désinfecter soigneusement la région, puis d'appliquer un pansement à l'alcool simple ou camphré.

Maladies. — Le cuir chevelu peut être le siège de lésions diverses. Deux cas peuvent se présenter :

S'il y a chute de cheveux, il peut s'agir d'une alopécie en aires ou généralisée (v. CHEVEUX), qui reconnaît des causes multiples, d'une teigne, d'un favus, d'un lupus érythémateux, d'un acné nécrotique;

S'il n'y a pas chute de cheveux, le cuir chevelu peut être couvert de squames furfuracées plus ou moins épaisses, plus ou moins étendues (pityriasis, psoriasis, fausse teigne amiantacée, eczéma), de lésions croûteuses (favus, impétigo, acné nécrotique, syphilides tuberculo-croûteuses).

Le cuir chevelu peut être le siège de petites saillies filiformes, de végétations (*papillomes*), de kystes de la grosseur d'un noyau de cerise à celle d'une noix (*loupes*), de tumeurs molles graisseuses (*lipomes*), de nodosités d'abord dures, puis se ramollissant (*gommes*), de tumeurs dures, multiples et lobulées (*cylindromes*), de tumeurs malignes pouvant s'ulcérer et creuser (*épithéliomas*), de bourrelets ou plissements du cuir chevelu, consécutifs soit à une lésion inflammatoire, ou bien d'origine nævique (*pachydermie vorticellée*).

CUISINIER (Sirop de). — V. à SALSEPAREILLE.

CUISSARD. — Appareil de prothèse destiné à remplacer la cuisse après l'amputation partielle ou totale de cette région. Il constitue la partie

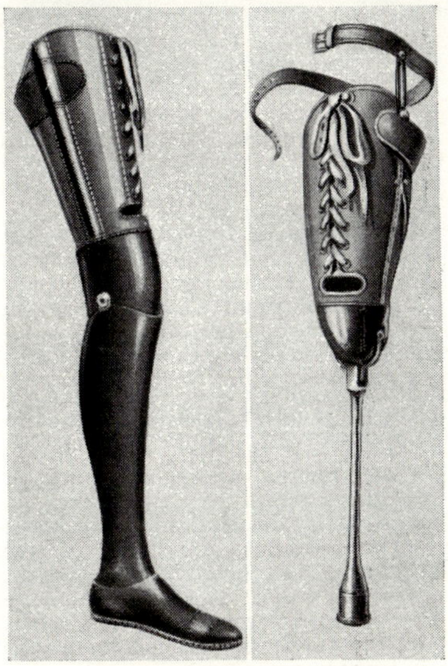

FIG. 449, 450. — Cuissard avec jambe articulée et cuissard avec pilon.
(*Cl. Mon Mayet-Guillot.*)

supérieure d'un membre artificiel (*fig.* 449, 450). V. PROTHÈSE.

Le mot *cuissard* s'applique aussi à des bas à varices enveloppant la cuisse.

CUISSE. (V. planche en couleurs à NERFS et à MUSCLES.) — Partie du membre inférieur qui s'étend du bassin au genou. Ses limites sont : en haut et en avant, le pli de l'aine; en arrière, le pli de la fesse; en bas

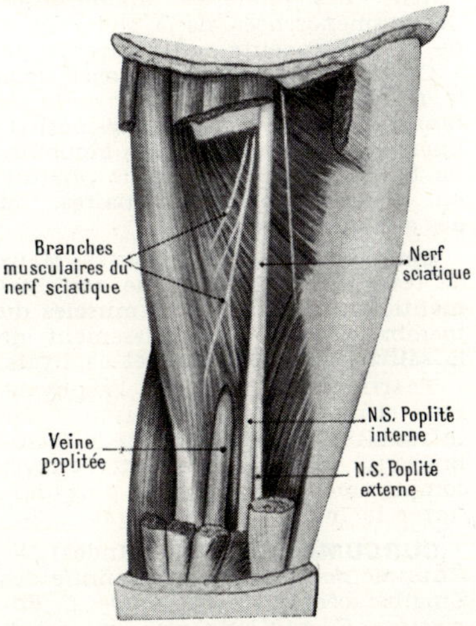

FIG. 451. — Cuisse; trajet du sciatique.

et en avant, la saillie de la rotule formant le genou; en arrière, le pli du jarret.

L'ossature est constituée par le *fémur* (v. ce mot), qui est entouré de onze muscles; ce sont : pour la région antéro-externe, le tenseur du *fascia lata*, le quadriceps crural et le couturier; pour la région postéro-interne, le droit interne, le pectiné, les trois adducteurs de la cuisse, le biceps crural, le demi-tendineux et le demi-membraneux. V. à MUSCLES.

La cuisse est parcourue par les vaisseaux nourriciers, l'*artère* et la *veine crurales;* les muscles sont innervés par le *nerf crural* et le *grand sciatique*, qui se divise en deux branches. La cuisse est limitée en haut par l'*arcade crurale*.

Au haut de la cuisse, au pli de l'*aine* (v. ce mot), on constate la présence de ganglions qui s'enflamment dans les maladies vénériennes ou les plaies du membre inférieur et de l'anus.

CUIVRE. — Métal rouge qui n'a pas d'emploi direct en médecine.

Le *cuivre colloïdal* (cuprion) ou l'*oxyde de cuivre colloïdal* (électrocuprol) ont été employés dans la tuberculose.

Le *caséinate de cuivre,* associé au fer, a été employé dans les anémies.

Tartrate de cuivre et de sodium. — V. TARTRIQUE.

Sulfate de cuivre (Couperose bleue ou vitriol bleu). — Antispasmodique, antiseptique, désinfectant, vomitif, caustique, astringent.

DOSES. *A l'intérieur.* — Comme vomitif, 10 à 30 cg dans une potion contenant 100 g d'eau et 25 g de sirop de menthe, à prendre par cuillerée à soupe toutes les 10 minutes.

A l'extérieur. — Comme astringent, 5 à 10 cg pour 20 g en pommade ou collyre contre la conjonctivite granuleuse. On l'emploie sous forme de crayon (*pierre divine*), dans lequel il est associé à parties égales avec de l'azotate de potasse et de l'alun. Il entre dans la composition de la *liqueur de Villate* et de l'*eau de Dalibour*.

Les propriétés antiseptiques du sulfate de cuivre vis-à-vis du streptocoque en font un médicament précieux en dermatologie, contre l'impétigo, l'echtyma, la furonculose, les dermo-épidermites. On l'emploie en pommades (de 0g,2 à 2 p. 100).

Comme désinfectant, il est employé à la dose de 50 g par litre.

INCOMPATIBILITÉS. Ne pas le donner en même temps que des décoctions astringentes, des sulfures, des sels de plomb, des alcalis et leurs carbonates.

Sulfate de cuivre ammoniacal (Eau céleste). — Antispasmodique contre la chorée, l'épilepsie, la névralgie faciale (15 à 20 cg). A été employé en injections intraveineuses contre les streptococcies cutanées, la fièvre puerpérale, en solutions à 1 p. 400 (5 à 20 cg). Mais des accidents graves ont été observés.

Sels organiques de cuivre. — On a employé le cupro-allyl-thio-urée-benzoate de soude, et le cupro-thio-propanol-sulfonate de sodium, en solution au 100e dans le traitement des polyarthrites chroniques, des spondylarthrites ankylosantes, en injections intraveineuses de 1 à 10 cg, deux par semaine, comme adjuvant des sels d'or.

Glycocollate de cuivre. — V. GLYCOCOLLE.

Empoisonnement. — On a longtemps cru, à la suite de J.-J. Rousseau, à la toxicité du cuivre et de ses composés (vert-de-gris, vitriol bleu) et, au XIXe siècle, on a même condamné à mort et exécuté des individus accusés d'empoisonnement par des composés cupriques. La loi interdisait l'emploi du cuivre pour le reverdissage des légumes de conserves et des cornichons, l'emploi des sels de cuivre pour colorer les bonbons, la confiserie et les boissons alimentaires. Aucun accident grave n'a cependant jamais été observé dans ces cas, où l'on emploie des quantités infimes de sels de cuivre (conservation dans des récipients en cuivre, traitement par la bouillie bordelaise). Or, la saveur cuprique est déjà nettement perçue avec 1 g de sulfate de cuivre par litre, et jamais aucun accident n'a été observé dans ces conditions.

On sait actuellement que le cuivre n'est pas toxique. Les sels de cuivre (oxyde, sulfate) ont surtout des propriétés *émétisantes;* ils font vomir, mais ne tuent pas, surtout s'ils sont ingérés au cours des repas.

Cependant, une ingestion massive de sel de cuivre, surtout si elle est absorbée en dehors des repas, peut causer une intoxication grave.

SIGNES. *Intoxication aiguë.* — Un quart d'heure après l'ingestion, des vomissements violents se produisent : ils ont un *goût d'encre* ou *de métal* et s'accompagnent de sécheresse de la bouche, de resserrements de la gorge, puis de diarrhée. Les vomissements sont verdâtres; en y ajoutant de l'ammoniaque, ils prennent une couleur bleue décelant la présence du cuivre.

TRAITEMENT. Faire absorber une solution de ferrocyanure de potassium à 1 p. 1 000.

Intoxication chronique. — D'origine professionnelle (industrie des piles électriques, galvanoplastie, ébarbeurs, fondeurs de vieux morceaux de cuivre).

Teinte verdâtre des cheveux et des dents. Troubles digestifs : coliques, vomissements, diarrhée; cirrhose pigmentaire du foie discutée.

CULTURE. — Culture de microbes. — Procédé consistant à faire vivre un microbe dans un liquide ou solide approprié (pomme de terre, bouillon, gélatine). V. BACTÉRIES.

Culture physique. — V. EXERCICE, GYMNASTIQUE, SPORTS.

CUMIN. — Plante de la famille des Ombellifératées (*Cuminum cyminum*), dont les semences sont digestives et carminatives.

Elles contiennent une huile essentielle à base de cymène et de cuminol.

Le cumin est employé en Allemagne et en Angleterre comme condiment. Utilisé en infusion (4 à 8 g par litre d'eau), en teinture (1 à 3 g).

CUNÉIFORME (du lat. *cuneus*, coin). — Nom donné à trois os de la deuxième rangée du *tarse* (v. ce mot).

CURAÇAO. — Liqueur faite avec de l'écorce d'oranges amères. Elle a l'inconvénient des prétendus apéritifs et digestifs alcooliques.

CURAGE DE L'UTÉRUS. — Enlèvement de fragments du placenta restés dans l'utérus. Le curage utérin est surtout pratiqué après un avortement. On peut le compléter par une sulfamidothérapie locale en introduisant, après curage, 12 à 24 comprimés de sulfapyridine dans l'utérus.

CURARE. — Sorte de résine provenant d'une plante de la famille des Strychnées, dont les indigènes de l'Amérique du Sud empoisonnent leurs flèches. Elle supprime l'action des nerfs moteurs de la périphérie, d'où impossibilité de contraction des muscles, sans atteindre les centres nerveux, les nerfs sensitifs, ni les muscles eux-mêmes, qui continuent à pouvoir se contracter sous l'effet d'une piqûre. Employé à dose faible contre le tétanos, la rage, avec des résultats douteux.

Le curare a été employé depuis 1940 par les chirurgiens anglo-saxons comme anesthésique pour obtenir une meilleure résolution musculaire au cours des interventions chirurgicales. Ils se servent d'un principe extrait, non du curare, mais d'une strychnée sans strychnine, dont le curare tire son activité. La dose à injecter est d'un mg par kg; son action dure 20 à 30 minutes. Indiqué chez les sujets vigoureux difficiles à endormir, en cas de trismus, de contracture; il ne remplace pas les anesthésiques, mais il évite d'en donner de trop fortes doses; c'est un adjuvant remarquable, produisant un relâchement musculaire complet et rendant possible une anesthésie musculaire moins profonde. V. ANESTHÉSIE.

Comme le curare paralyse les muscles lisses de la trachée et de l'œsophage, il facilite grandement l'endoscopie et l'intubation laryngée et œsophagienne.

Le curare a été aussi préconisé dans le traitement des syndromes avec contractures, des spasmes artériels des membres inférieurs, l'hypertension artérielle, des phlébites douloureuses, des dysménorrhées, de la phase aiguë de la poliomyélite antérieure aiguë.

On peut également employer dans le même dessein des *curarisants de synthèse,* comme le dihydroxy-méthyl-phénoxy-propane, utilisé en ampoules de 10 cm³ contenant 1 g de produit, en injections intramusculaires, ou des suppositoires de 1g,5.

Empoisonnement. — SIGNES. Maux de tête, troubles de la vue, tremblements, puis paralysie des muscles du membre inférieur, accroissement de la salive, refroidissement et asphyxie.

TRAITEMENT. Celui de l'asphyxie, puis stimulants. Si le poison a été introduit par une plaie, lier le membre entre celle-ci et le cœur et laver complètement la blessure, puis desserrer le lien progressivement.

CURCUMA (Safran des Indes). — Rhizome de plantes de la famille des Zingibéracées (*Curcuma longa, C. domestica, C. xanthorrhiza*) qui croissent aux Indes, en Chine, et qui ont des vertus excitantes, diurétiques et cholérétiques; utilisé en Malaisie et en Indochine contre les maladies du foie (atonie, lithiase biliaire).

CURE (du lat. *cura*, soin). — Mode de traitement de certaines maladies.

Cure d'air. — L'air pur possède une action tonique et stimulante; sous son influence, l'appétit renaît,

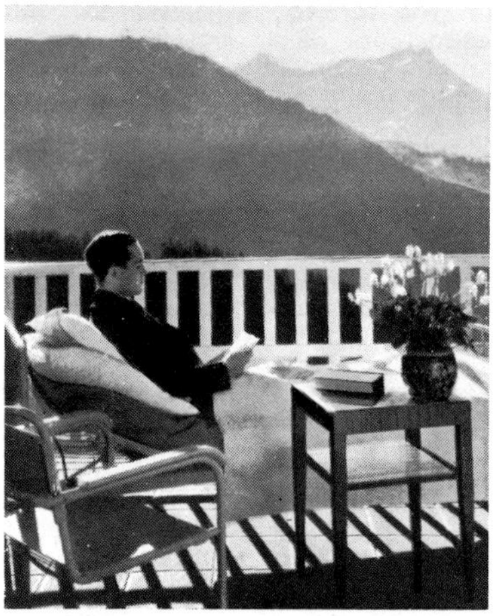

FIG. 452. — Cure d'air et de repos en montagne.
(Phot. Nicca, Leysin.)

le sommeil revient, la ventilation pulmonaire s'effectue plus activement. La cure d'air, à l'abri du vent et de l'humidité, convient au traitement de la tuberculose pulmonaire et de certaines anémies; elle se pratique pendant le jour ou pendant la nuit.

Cure d'air diurne. — Le malade, étendu sur une chaise longue à l'abri du vent et du soleil, soigneusement couvert, fait sa cure d'air dans sa chambre, au jardin, ou sur des terrasses ou des galeries exposées au sud. L'accoutumance est obtenue en augmentant quotidiennement la durée du séjour à l'air libre.

Cure d'air nocturne. — L'aération nocturne s'effectue progressivement : on ouvre d'abord les fenêtres de la chambre voisine, puis celles de la chambre du malade, à condition qu'elles soient à une certaine distance du lit. Le malade sera très soigneusement couvert, et, au moment du lever et du coucher, les fenêtres seront fermées. Il convient de suspendre la méthode pour les nuits de brouillards pénétrants, de tempêtes, de froid très vif.

Cette méthode est contre-indiquée chez les malades cachectiques, atteints de tuberculose avancée, de sueurs profuses, de poussées rhumatismales, ou bronchitiques chez les vieillards.

Cure de diurèse. — Méthode consistant à stimuler la fonction urinaire par l'ingestion régulière de quantités variables d'eaux minérales. Utilisée dans certaines stations (Martigny, Contrexéville, Vittel, Evian, etc.). V. DIURÈSE.

Cure de jeûne. — Suppression des aliments solides pendant une période de 3 ou 4 jours chaque mois dans le traitement de l'obésité.

Cure de raisins. — V. à RAISIN.

Cure de soleil. — V. BAINS : *Bains de lumière*, et HÉLIOTHÉRAPIE.

Cure de sommeil. — V. SOMMEIL, au *Supplément*.

Cure de terrain. — Marche pratiquée chaque jour pendant un temps plus ou moins long sur un terrain de plus en plus montueux; c'est un mode d'exercice conseillé dans le traitement des maladies du *cœur* (notamment des lésions des orifices sans affaiblissement de l'organe), du *poumon* et surtout de l'*obésité*. Ce traitement consiste à augmenter la résistance du malade à l'essoufflement par un exercice qui accroît : 1° les combustions vitales, d'où diminution de la graisse; 2° les sécrétions de la peau et des reins, d'où disparition des hydropisies; 3° l'amplitude de la respiration, l'impulsion du cœur, d'où régularisation de la circulation.

On a comparé à tort la marche sur terrain montueux à la montée d'un escalier. Ce dernier exercice est beaucoup plus fatigant : l'élévation du corps de toute la hauteur d'une marche demande un effort beaucoup plus grand.

Cure radicale des hernies. — V. HERNIES.

CURETAGE. — Action de gratter avec une curette un abcès osseux ou tuberculeux, ou bien une muqueuse malade, comme la muqueuse utérine atteinte d'endométrite, de polype, après dilatation du col, ou encore pour extraire de l'utérus des débris consécutifs à un accouchement ou un avortement.

Curetage utérin. — Le curetage passe dans le public pour une opération aisée dans sa réalisation et anodine dans ses conséquences; il n'en est rien, et le curetage peut entraîner des *complications graves*, parfois mortelles.

Ses *indications* doivent donc être bien précisées, et il ne convient pas de faire un curetage après tout avortement spontané ou provoqué, non compliqué. Il faut réserver le curetage en cas d'abondance et de persistance des *métrorragies*, de *rétention infectée* des membranes ou du placenta. Et même, dans ces cas, le simple repos au lit, la vessie de glace sur l'abdomen, et au besoin les sulfamides suffisent à amener la guérison.

Or, fréquemment après un curetage, dans un utérus infecté, la fièvre, loin de baisser, s'exagère, des frissons apparaissent, et on peut assister à des accidents infectieux locaux (abcès utérin, phlegmon du ligament large, cellulite pelvienne, pyosalpinx) ou généraux (septicémie mortelle) qu'une hystérectomie *in extremis* ne parvient pas à enrayer.

Le curetage est également contre-indiqué en cas de salpingite suppurée, de fibrome utérin, de môle hydatiforme; on risque de faire une *perforation utérine*, pouvant entraîner une péritonite, et seule une hystérectomie d'urgence pourra sauver la malade.

CURETTE (*fig.* 453). — Instrument formé d'une tige d'acier terminée par une sorte de cuillère, soit à bords mousses, lorsqu'il sert à recueillir des

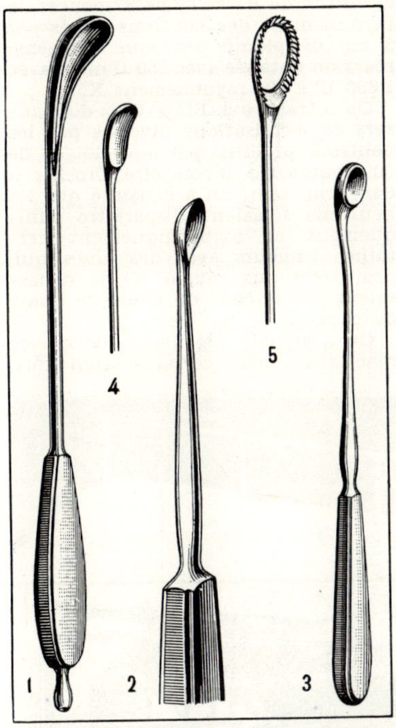

FIG. 453. — Curettes.
1. Pour rétention; 2. A os; 3, 4, 5. Utérines.

corps étrangers dans une cavité (calcul de la vessie), soit à bords plus ou moins tranchants, lorsqu'il est utilisé pour racler une muqueuse ou évider un os.

CURIETHÉRAPIE. — V. RADIUMTHÉRAPIE.

CUSCUTE. — Plante parasite de la famille des Cuscutacées (*Cuscuta epithymum*), douée d'une action carminative, cholagogue, laxative et antigoutteuse; s'emploie en infusion (15 g pour 1 litre) ou en extrait ($0^{g},2$ à $0^{g},4$) sous forme de pilules.

CUSHING (Maladie de). — V. HYPOPHYSE.

CUSSET (Allier). — Station d'eaux minérales froides bicarbonatées sodiques (5 g) et ferrugineuses (0,02 à 0,05). Très voisine de Vichy (3 kilomètres). Altitude, 277 mètres. Indication des eaux carbonatées.

CUTANÉ (du latin *cutis*, peau). — V. à PEAU.

CUTI-RÉACTION. — Dépôt d'une goutte d'un antigène quelconque sur la peau après scarification du derme

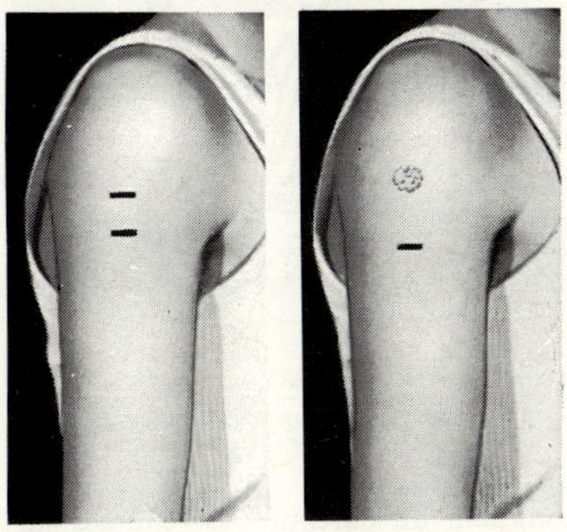

FIG. 454, 455. — Cuti-réaction.
A gauche : deux scarifications sont faites sur le bras aux points marqués d'un trait. Dans l'une sera déposée une goutte d'antigène, l'autre servira de témoin. *A droite :* réaction positive.

avec un vaccinostyle, sans faire saigner (*fig.* 454, 455).

Pour la *tuberculose*, on emploie la tuberculine brute de l'Institut Pasteur; la lecture se fait au bout de deux ou trois jours.

Les indications et les résultats observés sont identiques à ceux de l'*intradermo-réaction* (v. ce mot).

Pour les *états allergiques*, on emploie soit la protéine elle-même dans une goutte de soude décinormale, soit des extraits des protéines suspectes. Cette méthode est très employée aux Etats-Unis, où l'on trouve des boîtes renfermant des centaines d'extraits animaux ou végétaux pour tests cutanés. On fait une réaction témoin avec une goutte de soude décinormale sans protéine. La lecture se fait au bout de 30 minutes. On ne tient compte que des réactions urticariennes, surélevées, papuleuses, d'au moins 5 mm de diamètre.

CUTIS HYPERELASTICA (**syndrome de Ehlers-Danlos**). — Augmentation de l'élasticité de la peau et des ligaments articulaires accompagnée souvent de tumeurs molluscoïdes et de cicatrices cutanées.

CUTIS LAXA. — V. DERMATOLYSIE.

CYANHYDRIQUE ou PRUSSIQUE (Acide). — Liquide extrêmement toxique, bouillant à basse température (26°); aussi n'est-il employé en médecine qu'en solutions très diluées; le soluté officinal est à 2 p. 100; I à II gouttes par dose (V à X gouttes en 24 heures de la solution officinale à 2 p. 100). Entre dans la composition de l'eau de laurier-cerise, du looch blanc, du sirop d'orgeat, de l'eau et essence d'amandes amères.

L'*eau de laurier-cerise* contient de l'acide cyanhydrique provenant de l'hydrolyse de l'amygdaline sous l'influence de l'émulsine : 100 g contiennent 10 cg d'acide pur (2 à 10 g par 24 heures).

L'acide cyanhydrique est employé comme sédatif du système nerveux, de la douleur et de la toux.

Le *cyanure de potassium*, sel cristallisé incolore, a les mêmes propriétés, mais il est peu employé en raison de son extrême toxicité.

Ferrocyanure ferrique (Bleu de Prusse). — Sel moins toxique que les précédents, peu employé en France, mais utilisé en Allemagne et aux Etats-Unis contre le paludisme, l'épilepsie, la chorée (20 à 50 cg 3 fois par jour).

Ferrocyanure de potassium. — Cristaux jaunes. Peu usité en médecine, ce sel sert dans certains pays au traitement des vins, pratique interdite en France.

Cyanure et oxycyanure de mercure. — V. MERCURE.

Empoisonnement. — L'acide cyanhydrique pur est le type des poisons foudroyants, qu'il soit inhalé par voie respiratoire ou absorbé par voie digestive (dose mortelle, 1 mg par kg).

Les *cyanures alcalins* ont également une action toxique rapide et énergique, mais tout dépend de leur état de pureté.

Le *cyanure de potassium* du commerce, qui se décompose au contact de l'air, renferme jusqu'à 50 p. 100 de carbonate de potasse.

Les cyanures, au contact de l'acide chlorhydrique du suc gastrique, donnent de l'acide cyanhydrique; aussi, les cyanures alcalins, de zinc, de mercure, de cuivre sont-ils *toxiques;* au contraire, les ferrocyanures et ferricyanures, le cyanure d'or, stables vis-à-vis de l'acide chlorhydrique, ne sont pas toxiques.

Forme suraiguë. — Après inhalation de vapeur d'acide cyanhydrique, la mort est instantanée; parfois, signes d'œdème du poumon.

Forme aiguë. — Après ingestion de 3 à 5 cg d'acide cyanhydrique, au bout de quelques secondes, douleur aiguë se traduisant par un cri d'angoisse, puis oppression, vomissements, troubles nerveux, paralysie de la respiration et du cœur, coma avec parfois convulsions. Mort en quelques minutes.

Forme subaiguë. — Après ingestion de cyanure de potassium, angoisse, oppression, vertige, convulsions partielles, puis généralisées, mydriase, exophtalmie, asphyxie et mort en quelques heures.

Forme lente. — Cause professionnelle (dorure, teinturerie, galvanoplastie, photographie) : céphalée, nausées, oppression, crampes, angoisse, constriction pharyngée. L'apparition de ces signes commande l'interruption du travail.

TRAITEMENT. Bleu de méthylène, nitrite de soude et hyposulfite de soude en injections intraveineuses; lavage de l'estomac, une cuillerée à café d'eau oxygénée à 12 vol. dans 100 g d'eau à administrer le plus tôt possible après l'ingestion du toxique. Inhalations de carbogène, d'oxygène, tractions rythmées de la langue; piqûres d'éther, caféine, huile camphrée; transfusion sanguine.

CYANOSE (du gr. *kuanos*, bleu). — Teinte bleue, parfois noirâtre, de la peau, due à un trouble circulatoire, et le plus souvent à une affection congénitale du cœur (v. CŒUR : *Maladies congénitales*).

La cyanose débute habituellement dès la naissance, parfois seulement au bout de quelques jours ou quelques semaines. Elle peut rester localisée aux lèvres, aux mains et aux pieds; mais elle se généralise lors des efforts, des mouvements, des cris, du froid.

Les enfants cyanotiques ont souvent des crises d'asphyxie; ils sont frileux, apathiques, présentent des troubles trophiques (phalangettes en baguettes de tambour, ongles bombés) ou d'autres malformations (bec-de-lièvre, hypospadias, cryptorchidie, spina-bifida). Leur sang montre une polyglobulie et une augmentation de la teneur en hémoglobine.

La cyanose est due non pas à une augmentation de l'acide carbonique dans le sang capillaire, mais à une augmentation de l'hémoglobine réduite (5 g p. 100 au lieu de 2 à 3 g).

Cette cyanose ne doit pas être confondue avec l'*acrocyanose* des jeunes filles. V. ACRO-ASPHYXIE.

CYANURE. — V. CYANHYDRIQUE.

CYCLAMEN. — Plante de la famille des Primulacées (*Cyclamen europaeum*) dont la tige souterraine, fraîche, contient un principe purgatif drastique, la *cyclamine*; mais ce principe est toxique et peut provoquer des vertiges, des sueurs froides, des vomissements, des selles sanguinolentes, quand il est absorbé à trop hautes doses. A l'extérieur, le cyclamen peut être employé en onguent pour favoriser la résorption des ecchymoses et des hématomes traumatiques.

CYCLIQUE (du gr. *kuklos*, cercle). — Se dit d'une maladie évoluant par des phases successives, qu'on peut prévoir.

CYCLISME. — Le cyclisme est l'un des sports qui déterminent le plus rarement des accidents cardiaques. La position du cycliste, les bras appuyés sur le guidon, poitrine décontractée respirant librement, est excellente. Le pédalage, effort souple, sans à-coup, n'entraîne presque jamais d'accidents. Les chutes seules peuvent produire des lésions.

Les muscles spécialement intéressés sont naturellement ceux des membres inférieurs, notamment le quadriceps et le mollet (en position de pédalage correct avec la partie antérieure du pied maintenu par le cale-pied), mais aussi ceux de la paroi abdominale et surtout la masse sacro-lombaire, les muscles des reins, qui sont ainsi puissamment tonifiés.

Pratiqué en *promenade*, le cyclisme est un excellent exercice pour tous les âges, surtout pour les personnes âgées.

Il a donné naissance au cyclotourisme, soit à bicyclette, soit à tandem, qui est une forme sportive et agréable du tourisme, souvent complétée par le camping.

Pratiqué comme sport, il comprend : les courses sur route, rendues souvent épuisantes par la trop grande

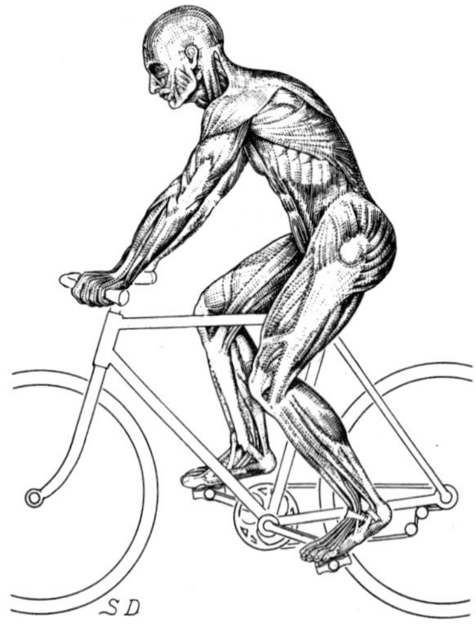

FIG. 456. — Action de la bicyclette sur les muscles de l'homme.

longueur du parcours; les courses sur piste, courses à l'américaine (par équipes de deux coureurs), courses poursuites, courses derrière moto, enfin courses de vitesse pure. Ces dernières surtout, qui demandent un effort intense, forment en général de très beaux athlètes.

CYCLITE. — Variété d'iritis localisée au cercle ciliaire. V. ŒIL.

CYCLOPROPANE (Triméthylène). — Gaz découvert en 1928, et employé comme anesthésique; utilisé soit pur, soit associé à l'oxygène ou à d'autres médicaments : protoxyde d'azote, éther, pentothal, curare. Son action est rapide et agréable. Le cyclopropane constitue l'anesthésique de choix chez la femme enceinte, dans les toxémies gravidiques; il ne produit aucun effet toxique sur la mère et l'enfant.

Il doit être employé avec prudence, car une dose trop poussée aurait des effets nocifs sur le myocarde. Il convient que le circuit de l'appareil soit hermétiquement fermé durant l'emploi d'un bistouri électrique ou d'un cautère, sous peine d'explosion.

CYCLOTHYMIE (du gr. *kuklos*, cercle, et *thumos*, état d'esprit). — Anomalie psychique caractérisée par des alternances d'excitation avec euphorie et instabilité motrice, et de dépression mélancolique. Elle est considérée par certains psychiatres comme une forme atténuée de la folie circulaire ou psychose maniaque dépressive. V. MÉLANCOLIE et MANIE.

CYCLOTRON. — Applications biologiques et médicales. — Les neutrons rapides émis par la cible du cyclotron sont capables d'effets biologiques puissants, supérieurs à ceux des rayons X et γ du radium, et le personnel technique doit se protéger contre les neutrons émis par le cyclotron avec plus de soin encore que contre les rayons X. La peau serait plus sensible au rayonnement des neutrons qu'aux rayons X de 200 kv. A la distance de 70 cm focus-peau du cyclotron de Berkeley de 37 pouces, le rayonnement des neutrons filtrés par 3 cm de plomb provoque la même réaction cutanée avec 250 U.n. qu'avec 1 300 U. r. du rayonnement X.

On a traité aux Etats-Unis des *cancers* de localisations diverses par les neutrons produits par le cyclotron de 60 pouces du laboratoire Crocker à San Francisco; on a constaté que les neutrons faisaient disparaître cliniquement et histologiquement certaines tumeurs avec des doses qui, comparées aux rayons X, ne dépassaient pas le tiers ou même le quart de ceux-ci.

On a signalé cependant, de graves réactions chez certains individus.

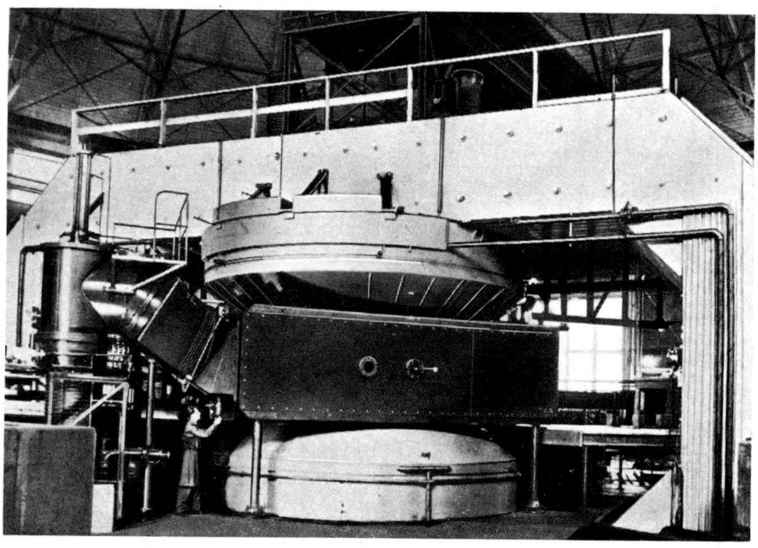

FIG. 457. — Le cyclotron de l'université de Californie à Berkeley (U. S. A.).
(*Cl. U. S. I. S.*)

CYLINDRE URINAIRE. — Substance plus ou moins solide ayant pris la forme cylindrique dans les tubes urinifères des personnes atteintes du mal de Bright. V. REINS (maladies).

La nature des cylindres peut être très différente : ils sont composés d'albumine, de fibrine, d'épithélium agglomérés, de matière granulo-graisseuse. V. URINE et pl. en couleurs.

CYLINDROME. — Variété rare de tumeur à évolution lente, constituée par des amas cylindriques de cellules épithéliales et creusée de cavités remplies d'une substance muqueuse. Siège surtout à la face et au cuir chevelu.

CYMARINE. — V. APOCYNUM.

CYNARINE. — Principe actif de l'artichaut.

CYNOGLOSSE. — Plante commune (langue-de-chien) de la famille des Borraginacées (*Cunoglossum officinale*), dont la racine, très hygroscopique, fournit une poudre jaune brunâtre; cette poudre anodine, légèrement astringente et antidiarrhéique, n'a aucune vertu narcotique, mais elle entre dans la composition des pilules de cynoglosse opiacées.

CYNORRHODON (Gratte-cul). — Faux fruit du rosier sauvage (*Rosa canina*), consistant en une coupe rouge et charnue, qui est l'ancien réceptacle de la fleur, de saveur douceâtre astringente et styptique. Il sert à préparer des confitures et des conserves employées pour la confection des pilules.

La partie charnue des cynorrhodons renferme 25 p. 100 de pectine et est très riche en vitamine C.

CYPHOSE (du gr. *kuphos*, convexe). — V. COLONNE VERTÉBRALE (déviations).

Cyphose hérédo-traumatique. — V. *maladie de Bechterew* à MALADIE.

CYPRÈS. — Arbre de la famille des Conifères (*Cupressus sempervirens*), dont les noix ou galbules renferment de fortes proportions de *tanin* comparable à celui de l'écorce et des feuilles d'hamamélis, et une essence composée de carbures terpéniques. On emploie comme vaso-constricteur un extrait fluide, un extrait mou et une teinture (XX à XXX gouttes par prise, 2 à 4 fois par 24 heures) dans les hémorroïdes, varices, métrorragies, troubles de la ménopause, des pommades ou des suppositoires (0,15 à 0,30 de principe actif). La solution alcoolique d'essence au 1/5 est utilisée en fumigations contre la toux.

CYPRIPEDIUM. — Genre d'Orchidée terrestre, à labelle renflé en forme de sabot (d'où son nom de *sabot-de-Vénus*), cultivée comme plante d'ornement, et dont le contact peut provoquer des éruptions de la face et des mains.

En Amérique, on emploie la racine du *Cypripedium pubescens* comme succédané de la valériane.

CYRTOMÈTRE (du gr. *kurtos*, courbe, et *metron*, mesure). — Appareil permettant de mesurer la circonférence thoracique d'un sujet.

Certains appareils, comme le thoracographe de Dufestel, donnent, en outre, la représentation graphique du thorax en inspiration et en expiration sur un disque de papier.

CYSTALGIE (du gr. *kustis*, vessie, et *algos*, douleur). — Douleur vésicale.

CYSTÉINE. — Acide aminé sulfuré, s'oxydant facilement à l'air en donnant la *cystine*. Il semble jouer un rôle important dans le métabolisme des tissus (formation des acides biliaires, combustion des glucides).

La cortico-surrénale est riche en cystéine; aussi a-t-on proposé des injections intraveineuses de cystéine dans la maladie d'Addison (2 cm^3 d'une solution aqueuse de cystéine à 1 p. 100, stérilisée).

CYSTICERQUE. — V. TÉNIA.

CYSTINE (du gr. *kustis*, vessie). — Provient de l'oxydation de la cystéine, acide aminé sulfuré.

Des dépôts cristallins de cystine peuvent se déposer dans les urines de certains sujets (*cystinurie*) ou même dans les tissus. La cystinurie n'a pas de signification grave; elle témoigne simplement de l'élimination plus abondante des amino-acides, due à un ralentissement des échanges.

CYSTIQUE (du gr. *kustis*, vessie). — **Artère cystique.** — Branche de l'artère hépatique, elle-même branche du tronc cœliaque; elle naît dans le sillon transverse du foie et se distribue sur les faces de la vésicule biliaire.

Canal cystique. — Canal s'étendant de la vésicule biliaire à l'extrémité inférieure du canal hépatique; il se réunit à ce dernier pour former le *canal cholédoque*. Sa longueur est de 3 à 4 cm. Faisant suite au bassinet de la vésicule biliaire, le canal chemine dans le petit épiploon, longé par l'artère cystique, et s'abouche dans le cholédoque en s'accolant à lui sur une étendue de 15 à 25 mm. Il est légèrement flexueux et est tapissé à l'intérieur de nombreuses *valvules* qui rendent son cathétérisme très difficile.

CYSTITE. — Inflammation de la vessie. V. VESSIE (maladies).

CYSTOCÈLE (du gr. *kustis*, vessie, et *kêlê*, hernie). — Hernie de la vessie. V. VESSIE (Affections médicales).

CYSTOSCOPE (du gr. *kustis*, vessie, et *skopein*, examiner). — Sonde vésicale dont le bec porte une petite lampe et un dispositif permettant au médecin de voir l'intérieur de la vessie dans la surface éclairée. V. à ENDOSCOPE et à VESSIE.

CYSTOSTOMIE (du gr. *kustis*, vessie, et *stoma*, bouche). — Abouchement de la vessie à la paroi abdominale, premier temps de la prostatectomie. Cette ouverture transitoire peut devenir définitive et constituer un urètre hypogastrique.

CYSTOTOME (du gr. *kustis*, vessie, et *tomê*, incision). — Instrument employé pour faire la taille de la *vessie* (v. ce mot).

CYTASE (du gr. *kutos*, cellule). — Ferment d'origine leucocytaire destiné à digérer les microbes qui ont pénétré dans les leucocytes (*phagocytose* de Metchnikov).

CYTISE (Cytise à grappes, faux ébénier). — Arbre de la famille des Papilionacées (v. pl. en couleurs à PLANTES DANGEREUSES). Les feuilles, les gousses et les graines de cette plante (*Cytisus laburnum*) ont des propriétés purgatives et même toxiques. L'infusion de feuilles (12 g par litre d'eau) exerce une action cholagogue assez marquée.

Empoisonnement. — Très fréquent. CAUSES. Personnes ayant mangé des fleurs en assaisonnement (la chaleur ne diminue pas le pouvoir toxique), les prenant pour celles d'acacia; enfants ayant sucé ou mâché les semences ou la racine, les prenant pour celles de la réglisse. La simple mastication d'un rameau de cytise peut provoquer des troubles sérieux. Les chèvres qui en ont brouté peuvent donner un lait toxique.

SIGNES. Salivation, sensation de brûlure à la gorge, nausées, vomissements sanguinolents pouvant persister plusieurs heures, douleurs dans l'estomac, coliques, diarrhée; douleurs dans la tête, somnolence, vertige, sensation générale de froid et de faiblesse, difficulté ou impossibilité d'uriner, pouls ralenti, convulsions.

TRAITEMENT. Faire vomir et purger. Réchauffer les membres, appliquer des compresses chaudes sur l'estomac et le ventre. Café, vin, au besoin respiration artificielle.

CYTODIAGNOSTIC (du gr. *kutos*, cellule, et *diagnosis*, discernement). — Méthode découverte par Widal et Ravaut, déterminant la nature d'une maladie d'après l'examen des leucocytes et des cellules épithéliales contenues dans un liquide normal ou anormal de l'organisme : urine, liquide céphalo-rachidien, articulaire, pleurétique, ou de la tunique vaginale.

Ces cellules sont centrifugées, puis étalées sur une lame de verre et colorées s'il y a lieu, de façon à pouvoir être examinées au microscope.

CYTOLOGIE (du gr. *kutos*, cellule, et *logos*, étude). — Etude des éléments cellulaires. V. CYTODIAGNOSTIC.

CYTOPÉNIE. — Insuffisance du nombre de cellules présentes dans le sang ou dans les tissus.

CYTOPLASME. — Protoplasma d'une cellule. V. CELLULE.

CYTOSTÉATONÉCROSE (du gr. *kutos*, cellule, *stear*, graisse, et *nekros*, mort). — Nécrose du tissu adipeux, observée surtout sur la graisse contenue dans l'épiploon et le mésentère au cours des *pancréatites chroniques;* elle peut se traduire par des douleurs épigastriques, des vomissements, de l'abattement et de la glycosurie.

L'*évolution* est longue, durant des semaines et des mois.

CAUSE. Obscure. On constate, après biopsie, la disparition des graisses neutres dans la peau par saponification. On a incriminé des traumatismes, des chocs, le froid, la durée du travail de l'accouchement.

TRAITEMENT. Guérison spontanée. Eviter tout massage et friction.

CYTOTOXIQUE. — Qui peut détruire une cellule.

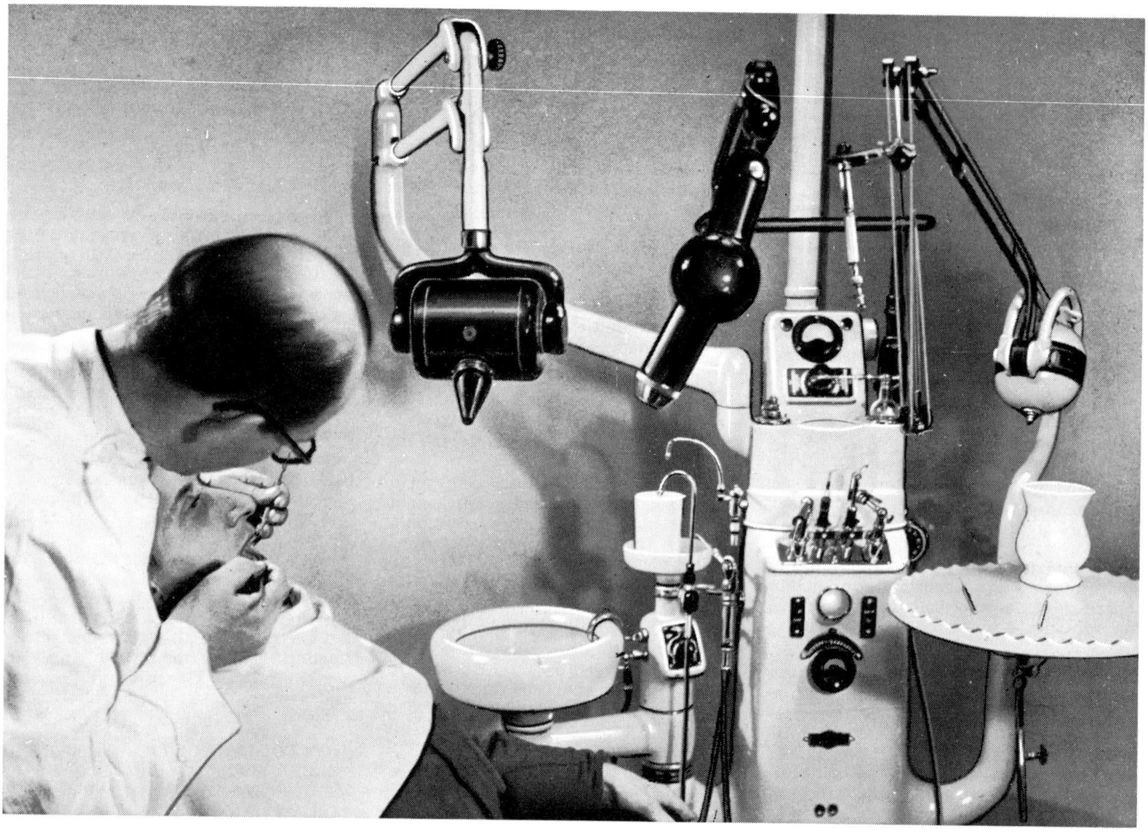

DENTISTE

(Cl. Ets Mourgues et Lemaire. Phot. Larousse.)

D

D. — Dans une ordonnance, D signifie *dose*.

DACNOMANIE (du gr. *dakno,* je mords, et *mania,* folie). — Impulsion qui pousse certains maniaques à mordre.

DACRYADÉNITE (du gr. *dakruon,* larme, et *aden,* glande). — Inflammation de la glande lacrymale. V. ŒIL (*maladies de l'appareil lacrymal*).

DACRYOCYSTECTOMIE (du gr. *dakruon,* larme, *kustis,* sac, et *ektomê,* ablation). — Ablation du sac lacrymal.

DACRYOCYSTITE (du gr. *dakruon,* larme, et *kustis,* sac). — Inflammation du sac lacrymal. V. ŒIL (*maladies de l'appareil lacrymal*).

DACRYOCYSTORHINOSTOMIE (du gr. *dakruon,* larme, *kustis,* sac, *rhinos,* nez, et *stoma,* bouche). — Abouchement, par un orifice pratiqué dans la cloison lacrymo-nasale, du sac lacrymal au méat moyen des fosses nasales, avec suture des muqueuses nasale et lacrymale, en cas de dacryocystite et d'obstruction du canal nasal.

DACRYOLITHE (du gr. *dakruon,* larme, et *lithos,* pierre). — Calcul lacrymal. V. ŒIL (*maladies de l'appareil lacrymal*).

DACTYLITE (du gr. *daktulos,* doigt). — Inflammation d'un doigt.

DACTYLOSCOPIE (du gr. *daktulos,* doigt, et *scopein,* examiner). — Examen de l'empreinte des doigts. V. EMPREINTES.

DAKIN (Solution de). — Solution d'hypochlorite de sodium obtenue par dilution de l'eau de Javel, neutralisée et additionnée de permanganate de potasse.

Utilisée comme antiseptique externe pour l'irrigation continue des plaies.

DALIBOUR (Eau de). — Soluté de sulfate de cuivre et de zinc, portant le nom de Dalibour, chirurgien du XVIIe siècle. Il en existe au Codex deux formules : l'une *faible,* contenant 1 g de sulfate de cuivre et 3g,5 de sulfate de zinc par litre; et l'autre *forte* (10 fois plus forte), qui doit toujours être employée après dilution.

Utilisée dans les streptococcies et staphylococcies de la peau, l'impétigo, les pyodermites, etc., comme antiseptique. Incompatible avec les sulfamides.

DALTONISME. — V. DYSCHROMATOPSIE.

DAMIANA. — Plante de la famille des Turnéracées (*Turnera aphrodisiaca*), qui croît en Californie et au Mexique et qui contient une essence, du tanin et des résines, ayant des propriétés toniques aphrodisiaques, diurétiques et laxatives; extrait fluide, 1 cuillerée par jour; extrait mou aqueux, 30-60 cg.

DANSE. — Exercice physique excellent pour les enfants et les jeunes filles; active la circulation des membres inférieurs, développe les muscles, donne de la grâce et de la souplesse aux mouvements (*fig.* 458), rectifie les attitudes disgracieuses. La danse devrait avoir lieu en plein air et dans la journée, dans une bonne atmosphère physique et morale. Elle devient malheureusement de nos jours un exercice détestable, depuis qu'on la transporte dans la serre chaude des bals, des dancings ou des réunions de nuit.

DANSE DE SAINT-GUY. — Synonyme de *chorée* (v. ce mot).

DANYSZ (Virus de). — Culture d'un bacille voisin du *Bacillus typhi murium,* qui provoque des épizooties mortelles chez les rats, campagnols et souris. Le produit est livré par l'Institut Pasteur en bouteilles de 1 litre; il doit être utilisé dans les 15 jours qui suivent la date de préparation. On ajoute au litre de culture 1 kg de pain rassis en morceaux ou 3 kg de grains concassés, qu'on répartit comme appâts; ceux-ci peuvent être dangereux pour les enfants ou les animaux domestiques qui les consommeraient par mégarde.

DAPHNÉ. — Arbrisseau ou arbuste de la famille des Thyméléacées (pl. en couleurs à PLANTES DANGEREUSES), croissant dans toute l'Europe; il en existe plusieurs espèces : *Daphne gnidium; D. mezereum* (mézéréon, bois gentil), aux belles fleurs rouges donnant des baies rouges, puis noires, grosses comme une groseille; *D. laureola* aux baies noires; *D. thymelaea.*

L'espèce la plus employée, le *garou,* est irritante, purgative, diurétique,

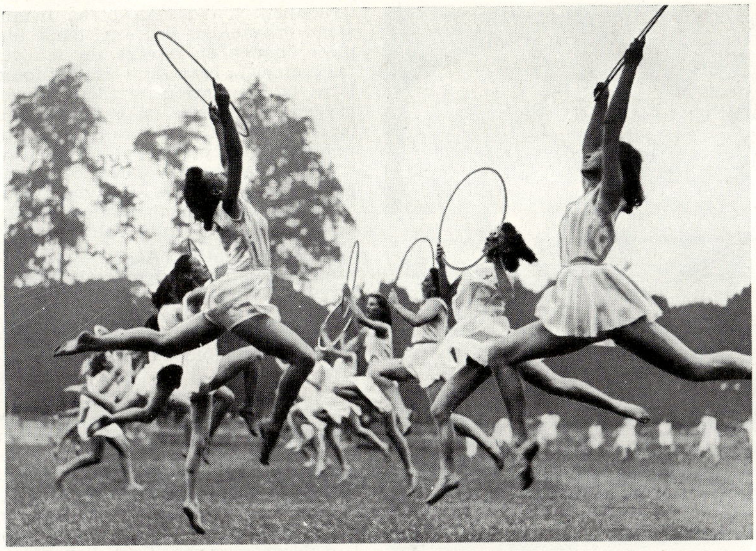

FIG. 458. — Danse rythmique.
(*Phot. France-Reportage.*)

diaphorétique et toxique à hautes doses. Le daphné est surtout utilisé comme épispastique, pour l'entretien des vésicatoires (pommade, papier, taffetas).

Empoisonnement. — SIGNES. Gonflement des lèvres et de la langue, sensation de brûlure à la gorge, difficulté d'avaler, soif, vomissements, selles aqueuses ou sanglantes avec coliques, pissement de sang; engourdissement, pâleur du visage, gêne respiratoire.

TRAITEMENT. Faire vomir, puis prendre des boissons huileuses ou mucilagineuses opiacées.

DARMOUS. — Dystrophie dentaire portant sur les dents de remplacement, observée dans les régions phosphatières de l'Amérique du Nord. Due à une intoxication chronique par le fluor.

DARSONVALISATION (de *d'Arsonval*). — Applications thérapeutiques et expérimentales des *courants de haute fréquence* découverts par d'Arsonval en 1890. V. ÉLECTROTHÉRAPIE.

DARTOS (du gr. *dero*, j'écorche). — Couche de fibres musculaires et de fibres élastiques placée immédiatement au-dessous de l'enveloppe extérieure des testicules, le *scrotum*, auquel le dartos adhère intimement et sur lequel il produit des rides transversales, par suite de sa contraction. Une partie des fibres constitue une cloison séparant les deux testicules. V. à MASCULINS (Organes génitaux).

DARTRE. — Dermatose squameuse. V. PITYRIASIS, PSORIASIS.

DARWINISME. — Théorie élaborée à partir de 1859 par le naturaliste anglais Charles Darwin (1809-1882), et dite de la « sélection naturelle ».

Elle admet la survivance du plus apte, c'est-à-dire de l'individu le mieux armé par quelque modification de l'un de ses caractères (par exemple, puissance des muscles de la course). C'est la « lutte pour la vie ». Cet individu pourra transmettre cet avantage à ses descendants de telle sorte que, dans la suite des générations, l'espèce se trouverait progressivement améliorée.

Cette conception, longtemps en faveur, n'est plus guère admise intégralement, surtout en ce qui concerne l'hérédité des caractères acquis. Elle a cédé la place à la théorie des mutations, c'est-à-dire aux changements brusques de caractères par modifications des facteurs chromosomiens.

DATTES. — Fruit (drupe) du dattier, arbre de la famille des Palmiers, de la forme d'une grosse olive, renfermant un noyau unique. Sa chair, résistante, savoureuse, facile à digérer, renferme 70 p. 100 de saccharose et de sucre interverti; le noyau ou graine, corné, contient des stérols du type ergostérol. Certaines dattes, à maturité, laissent couler un miel abondant, qui est comprimé et connu sous le nom de *pain de dattes*. Les dattes sèches peuvent être réduites en *farine*.

Les dattes constituent un aliment plus nourrissant que le sucre de canne ou de betterave, car elles contiennent, en outre, des sels minéraux et des vitamines A, B et D.

La sève fermentée du palmier-dattier fournit aux Arabes une boisson alcoolique (vin de palmier). Les dattes sont employées en décoction (50 g par litre). Elles font partie de la tisane des *quatre fruits pectoraux* (jujubes, dattes, figues sèches et raisins secs).

DATURA. — V. STRAMOINE.

DAUPHINELLE. — V. STAPHISAIGRE.

DAVIER. — Pince pour arracher les *dents* (v. ce mot). Il en existe diverses variétés, droites ou courbes, appropriées à chaque espèce de dents. La prise se fait d'avant en arrière, près de la racine; la traction, dans le sens de l'axe, avec légère rotation. Ces pinces très solides, à longs bras de leviers et mors très courts, servent également en chirurgie osseuse.

DAX (Landes). — Station thermale particulièrement riche par l'abondance et la variété de ses moyens thermaux, qui comprennent des *eaux chaudes*, des *boues* et des *eaux mères* (*fig.* 459).

Eaux chaudes. — Nombreuses sources d'eaux radio-actives sulfatées calciques et magnésiennes, contenant un peu de potassium, de sodium, de fer, d'iode et de lithium; température variant de 40° à 64°.

En *boisson*, l'eau a une action diurétique; en *bains*, elle a une action sédative.

Boues. — Boues végéto-minérales provenant de l'Adour et constituées par de la silice, de l'alumine, du fer et une abondante végétation de conferves et d'algues. Ces boues naturelles sont rendues hyperthermales et radio-actives par l'eau qui les traverse.

Utilisées en *bains*, mélangées à l'eau thermale dans des piscines individuelles de profondeur variable.

INDICATIONS. Rhumatisme chronique, goutteux, arthritique, infectieux; douleurs musculaires, névralgies, ankyloses articulaires.

CONTRE-INDICATIONS. Crises aiguës de rhumatisme et de goutte, grossesse, tuberculose pulmonaire, albuminurie et diabète graves, insuffisance cardiaque, hypertension.

Eaux salées et eaux mères. — Elles proviennent d'un riche banc de sel gemme situé à 7 km de Dax; ce sont des eaux chlorurées sodiques fortes qui laissent un résidu (*eaux mères*) à l'évaporation.

Employées en *bains généreux*, en applications locales et en *pulvérisations*, dans le lymphatisme de l'enfant, le rachitisme, les tuberculoses locales ganglionnaires, osseuses, articulaires; dans les affections génitales de la femme; dans les affections laryngées, nasales et auriculaires.

CONTRE-INDICATIONS. Arthrites aiguës ou lésions tuberculeuses locales avec fièvre; adénites chaudes; métrites et salpingites aiguës.

D. D. T. — V. DICHLORO-DIPHÉNIL-TRICHLORÉTHANE.

DÉBILE (Nouveau-né). — Tous les enfants pesant à la naissance de 2 300 à 1 000 g (au-dessous de 1 000 g, la survie est tout à fait exceptionnelle) sont des *enfants débiles*, dont la faiblesse nécessite des soins particuliers. Souvent, ces enfants sont nés avant terme; ceux qui sont nés à terme ont une vitalité supérieure, les glandes digestives étant chez eux mieux développées.

Le nouveau-né débile est petit et grêle, sa peau est molle, mais d'un rouge vif, et laisse voir les vaisseaux. Il respire insuffisamment, sa voix est faible et voilée. Il tette mal et ses mouvements sont lents.

L'abaissement normal de température qui suit la naissance, au lieu d'être d'un seul degré et d'être temporaire, atteint souvent chez les débiles 3° ou 4° et davantage, et persiste plusieurs jours.

TRAITEMENT. *Entretien de la chaleur.* — Il est donc indispensable de vêtir les nouveau-nés chaudement dès la naissance : enveloppement dans une couche d'ouate simple, y compris le tour de la tête, puis emmaillotement et bonnet; boules d'eau chaude de chaque côté renouvelées fréquemment; enfin, édredon et feu dans la

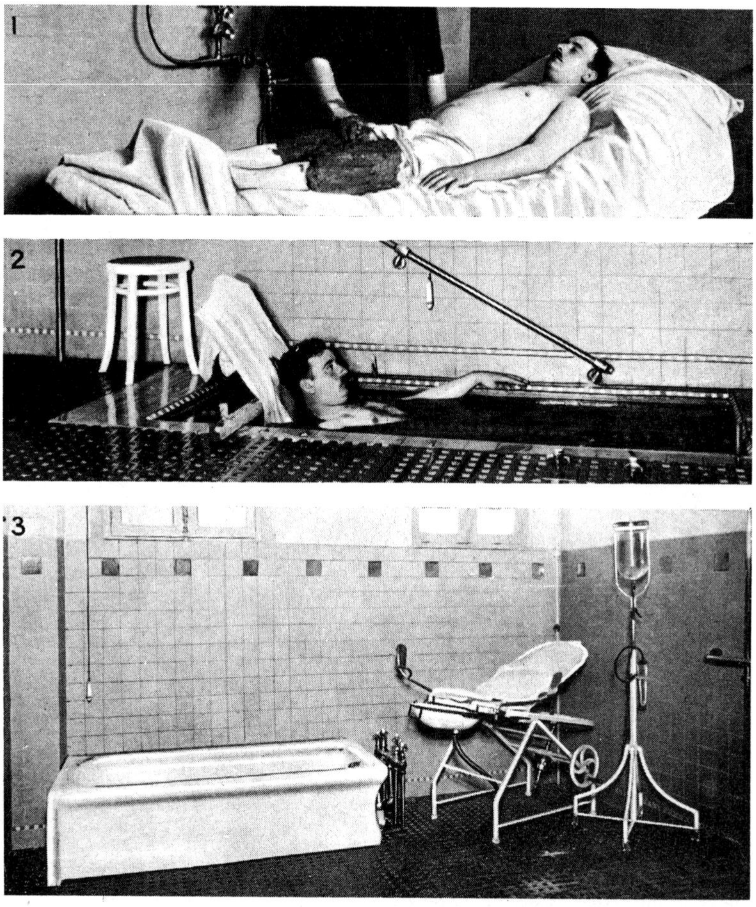

FIG. 459. — Principaux traitements suivis à Dax.
1. Application de boues minérales; 2. Bain complet de boue; 3. Salle de traitement des affections génitales de la femme par les eaux salées.
(*Phot. Albert, Dax.*)

pièce, de façon à maintenir une température de 25°. La mère ou la nourrice ne doit pas séjourner dans la chambre du bébé, cette température étant fatigante pour elle et pouvant nuire à un bon allaitement.

Il est utile, du reste, de se pourvoir le plus vite possible d'une *couveuse* (v. ce mot), dont on maintient au début la température à 30°, puis qu'on abaisse successivement jusqu'à 20°, à mesure que le poids de l'enfant se rapproche de 2 300 grammes. Les débiles y sont simplement couverts d'une chemise, d'une brassière et d'une culotte de laine, de façon à les préserver du refroidissement, si la température de la couveuse venait à s'abaisser accidentellement, et à leur permettre cependant de se mouvoir sans gêne. Il y a avantage aussi à les masser 2 ou 3 fois par jour avec la main enduite d'huile chaude ou d'eau de Cologne. Lorsque la température du bébé est inférieure à 35°, il est nécessaire de lui donner un bain de 20 minutes, dont la température, d'abord d'un degré seulement au-dessus de la sienne, sera progressivement amenée à 38°.

En attendant d'avoir une couveuse, et même pour la remplacer, on peut mettre les débiles et les hypothermiques, soit jour et nuit, soit quelques heures seulement, dans un enveloppement de taffetas gommé, placé au-dessus des vêtements habituels, la tête faisant seule saillie en dehors du taffetas. Dans ces conditions, le bébé, dont le rayonnement extérieur est à peu près supprimé, se réchauffe et arrive à la température normale. On peut modérer cette action, si on le désire, en perçant ce taffetas d'ouvertures.

Allaitement spécial. — Si l'enfant débile doit être allaité par une nourrice, celle-ci conservera son propre enfant jusqu'à ce que le débile ait atteint 3 000 g.

Souvent l'enfant débile n'a pas assez de force pour aspirer le lait; dans ce cas, il faut verser le liquide dans la bouche avec une cuiller, remplie en pressant la mamelle, ou employer le *gavage*.

L'élevage des prématurés a fait des progrès considérables ces dernières années, et surtout pour les grands prématurés, qui doivent être placés dans un incubateur. Les soins doivent être donnés à ces enfants par un personnel très spécialisé (surveillance de la température, alimentation, asepsie). V. COUVEUSE.

COMPLICATION. *Accès de cyanose.* — Les débiles sont souvent sujets à des accès de *cyanose,* pendant lesquels ils deviennent tout à coup bleus. Il faut alors déshabiller l'enfant dans une pièce chaude ou devant un feu vif, frictionner la peau sans trop de force, faire la respiration artificielle avec oxygène, ou même, si c'est possible, mettre l'enfant plusieurs heures sous une tente à oxygène.

CAUSES. Accouchement avant terme par suite de maladie de la mère pendant la grossesse, maladie des parents, notamment la syphilis, l'alcoolisme.

DÉBILITÉ MENTALE. — La débilité mentale est une infirmité d'évolution. Elle représente le premier groupe des états dégénératifs, le second étant constitué par les monstruosités. La débilité mentale se manifeste aussi bien dans l'ordre physique que dans l'ordre psychique, par des déviations embryogéniques, par des stigmates indélébiles, qui peuvent s'accompagner à certains moments de phénomènes épisodiques : névroses et psychoses des dégénérés.

Les débiles peuvent être groupés en plusieurs classes suivant le degré de leur dégénérescence. Tout d'abord, les *dégénérés supérieurs,* qui sont à la frontière du normal et du pathologique.

Une autre classe est constituée par des êtres plus profondément atteints : les *dégénérés moyens,* les faibles d'esprit. Ici, encore, nous retrouvons le même caractère fondamental de l'infirmité d'évolution, le déséquilibre; mais ce déséquilibre est beaucoup plus marqué.

DÉBILITÉ PHYSIQUE. — Faiblesse. Chez les nourrissons et dans le premier âge, la débilité est souvent due, en dehors d'un accouchement prématuré (v. DÉBILE), à une mauvaise alimentation (v. LAIT), à une insuffisance d'air, de soleil, d'exercice, à l'hérédité tuberculeuse, à une maladie chronique. Il en est de même chez l'adulte.

DÉBIT URINAIRE. — Quantité en poids d'une substance éliminée en un temps donné par les urines.

DÉBOÎTEMENT. — V. à LUXATION.

DÉBRIDEMENT. — Opération consistant à ouvrir largement des foyers purulents ou à sectionner une bride qui étrangle un organe, l'intestin par exemple, dans une hernie étranglée.

DÉCALCIFICATION. — Déperdition de calcium dans l'organisme par élimination des sels de calcium.

L'assimilation et la perte des sels de chaux, en particulier des phosphates, constituent ce que l'on appelle le *métabolisme du calcium.*

Au cours de certaines affections, et surtout de la fatigue, il est fréquent de voir les phosphates de chaux s'éliminer du corps par les urines, d'où le trouble plus ou moins intense de celles-ci.

Les os deviennent fragiles et sujets aux fractures ou fêlures, les dents se carient facilement. A un degré avancé, il peut se révéler des affections graves, comme la maladie de Recklinghausen.

On combat la décalcification par l'absorption de calcium, soit par voie buccale, sous forme de glycérophosphate ou de phosphate tricalcique, soit par voie rectale, en suppositoires, soit enfin par voie intraveineuse.

DÉCANTATION. — Mode de clarification d'un liquide par séparation des particules étrangères retenues en suspension ou en émulsion. Le fractionnement s'effectue par simple gravité, les constituants se séparant en fonction de leur densité.

DÉCAPSULATION (du lat. *de*, sans, et *capsula*, enveloppe). — Ablation chirurgicale de la capsule d'un organe, du rein par exemple, dans certains cas de néphrite avec anurie.

DÉCÈS. — L'article 77 du Code civil prescrit à l'officier de l'état civil de se transporter auprès de la personne décédée pour s'assurer du décès. En réalité, le maire délègue un médecin pour procéder à cette constatation.

Le service départemental d'état civil est placé sous l'autorité du médecin inspecteur départemental de la Santé. Le médecin traitant doit rédiger un certificat de décès indiquant la cause du décès, certificat clos et confidentiel, adressé au médecin inspecteur de la Santé.

Si le médecin traitant considère que la mort est suspecte, il peut refuser le certificat, et un médecin officiel sera commis à cet effet.

Les cadavres ne peuvent être inhumés ou incinérés immédiatement après la mort. La loi exige un délai de vingt-quatre heures au moins; ce délai peut être abrégé en cas de maladie contagieuse ou si la décomposition est rapide. Quand le décès survient à bord d'un navire, le corps doit être immergé vingt-quatre heures après le décès. On pratique l'embaumement sur les navires ayant un médecin compétent à bord.

DÉCHAUSSEMENT (des dents). — Situation d'une dent dont la racine n'est plus recouverte par la gencive, qui s'en est décollée. V. GINGIVITE et DENTS.

DÉCHIRURE DU PÉRINÉE. — V. PÉRINÉE.

DÉCHLORURÉ (Régime). — Régime consistant à choisir des aliments peu riches en chlorure de sodium et à ne pas ajouter de sel dans leur préparation, dans le dessein de *faire disparaître* les œdèmes et d'empêcher leur formation.

La richesse des principaux aliments en sel marin est la suivante :

Contiennent moins de 1 g de sel p. 1 000 : la viande, le poisson d'eau douce, tous les végétaux, sauf les épinards et les lentilles; les fruits, le sucre, les confitures et le miel.

Contiennent de 1 g à 1g,5 de sel p. 1000 : les épinards, les lentilles, les pâtes non salées, les œufs, le lait, le beurre.

Contiennent de 4 à 10 g de sel p. 1 000 : le poisson de mer, le pain, le bouillon de viande.

Sont permises dans le régime déchloruré les deux premières catégories d'aliments. Comme il importe de ne pas ajouter de sel aux aliments (on ajoute en moyenne 12 g de sel par jour), on remédiera à la fadeur du régime par des assaisonnements : gelée de viande sans sel, thym, oignons, citron, sucre, sauces béarnaises, hollandaises, mousselines, sans sel.

INDICATIONS. Néphrites chroniques avec œdèmes et rétention chlorurée; maladies de cœur avec asystolie; dans l'épilepsie, l'absence de sel favorise l'action sédative des bromures.

CONTRE-INDICATION. Le régime déchloruré peut provoquer une augmentation du taux de l'urée dans le sang, et on a vu des urémiques présentant des vomissements, de la diarrhée, une *azotémie élevée*, s'améliorer avec l'ingestion ou l'injection sous-cutanée ou intraveineuse de chlorure de sodium, le sang contenant en effet un taux de NaCl inférieur à la normale. Avant de suivre un régime déchloruré, il faut donc savoir s'il y a bien rétention chlorurée, et par conséquent faire doser le taux de NaCl dans le sang, en se rappelant que le chiffre normal de NaCl est de 5g,7 à 6g,2 dans le sérum, et de 4g,5 à 5 grammes dans le sang total.

DÉCIBEL. — Sous-multiple du *bel;* unité de sensation auditive, la plus petite que l'oreille puisse percevoir.

DÉCIDUOME (du lat. *decidua*, caduque, et *ome*, terminaison qui signifie « tumeur »). — Tumeur très rare siégeant dans la matrice et succédant à une grossesse pathologique (môle vésiculaire ayant abouti à un avortement) ou quelquefois normale.

Cette tumeur est encore appelée *chorio-épithéliome* (v. ce mot).

DÉCLARATION. — I. Des naissances. — Enfant vivant. — L'article 55 du Code civil dit que les enfants nouveau-nés doivent être présentés à l'officier d'état civil. En pratique, la déclaration est faite à la mairie, dans les trois jours qui suivent l'accouchement, par le père ou, à son défaut, par le médecin ou la sage-femme qui ont assisté à l'accouchement, mais le médecin n'est pas tenu de donner le nom des père et mère. La constatation est faite sans frais, au domicile de l'accouchée dans les 24 heures, par le médecin de l'état civil.

La non-déclaration est passible d'un emprisonnement et d'une amende.

Embryons et fœtus. — A Paris et dans les grandes villes de province, les médecins et sages-femmes doivent déclarer les fœtus et embryons à l'expulsion desquels ils ont assisté. Un service d'enlèvement de ceux-ci est organisé par l'administration des pompes funèbres. A Paris, la déclaration est obligatoire pour tout fœtus ou embryon ayant atteint l'âge de six semaines, considéré comme celui où l'on peut distinguer l'avortement criminel de l'avortement naturel. Quand ils ont atteint l'âge de quatre mois, les fœtus sont inscrits sur les registres des naissances; dans le cas contraire, ils sont inscrits sur des registres spéciaux.

II. Des décès. — V. DÉCÈS.

III. Des maladies contagieuses. — La loi qui règle l'organisation sanitaire en France, modifiée par des décrets successifs, établit la liste des maladies contagieuses dont la déclaration est obligatoire ou facultative.

Déclaration obligatoire :

1° Fièvres typhoïde et paratyphoïde;
2° Typhus exanthématique et autres rickettsioses;
3° Variole;
4° Scarlatine;
5° Rougeole;
6° Diphtérie;
7° Suette miliaire;
8° Choléra;
9° Peste;
10° Fièvre jaune;
11° a) dysenterie bacillaire;
b) dysenterie amibienne;
12° Toxi-infections alimentaires collectives;
13° Méningite cérébrospinale à méningocoque;
14° Poliomyélite antérieure aiguë;
15° Trachome;
16° Brucellose;
17° Lèpre;
18° Leptospiroses;
19° Psittacose;
20° Tétanos;
21° Typhus récurrent;
22° Coqueluche;
23° Tularémie;
24° Paludisme primaire autochtone;
25° Toxicose infectieuse des enfants du premier âge en collectivité;
26° Teignes;
27° Tuberculose;
28° Charbon;
29° Rage classique;
30° Hépatites présumées virales.

Déclaration facultative :

C. Grippe épidémique;
D. Pneumonie et broncho-pneumonie;
E. Erysipèle et autres streptococcies (sauf scarlatine);
F. Oreillons;
H. Rubéole;
I. Varicelle;
J. Méningites présumées virales (non poliomyélitiques);
L. Infections digestives à salmonelles autres que fièvres typhoïde et paratyphoïde);
M. Infections cutanéo-muqueuses à staphylocoques chez les sujets exerçant une profession susceptible d'entrainer des contaminations.

La déclaration est obligatoire pour le médecin et la sage-femme dès que le diagnostic est établi. Elle est également obligatoire pour le chef de famille ou l'établissement, ou pour toute personne résidant avec le malade ou lui donnant des soins.

La déclaration utilise un carnet à souche avec deux cartes-lettres (*fig.* 460) : le feuillet A est rempli par le médecin; le feuillet B, par le principal occupant des lieux; la maladie est désignée par son numéro ou sa lettre; la déclaration est adressée au médecin du bureau d'hygiène, sous couvert du maire, ou, à défaut, au médecin-inspecteur départemental de la direction de l'action sanitaire et sociale (D. A. S. S.) sous couvert du préfet.

IV. Des maladies vénériennes. — La loi du 31 décembre 1942 prescrit au médecin traitant de déclarer au médecin inspecteur de la Santé les maladies vénériennes récentes; cette déclaration ne comporte que l'indication du diagnostic. Mais le médecin doit indiquer le nom du malade, si celui-ci refuse de se faire soigner, et s'il s'agit de prostituées ou de malades dont le genre de vie peut faire courir des risques de contamination à des tiers. Le médecin doit en outre rechercher la personne contaminatrice et transmettre les renseignements nécessaires à l'autorité sanitaire, qui fera rechercher et traiter cette personne.

V. Des maladies professionnelles. — L'article 12 de la loi du 25 octobre 1919 prescrit au médecin de déclarer toute maladie ayant un caractère professionnel, et comprise dans une liste établie par décret et comprenant toute une série de maladies causées par des agents chimiques, physiques, végétaux, animés, et, en général, toute maladie à caractère professionnel

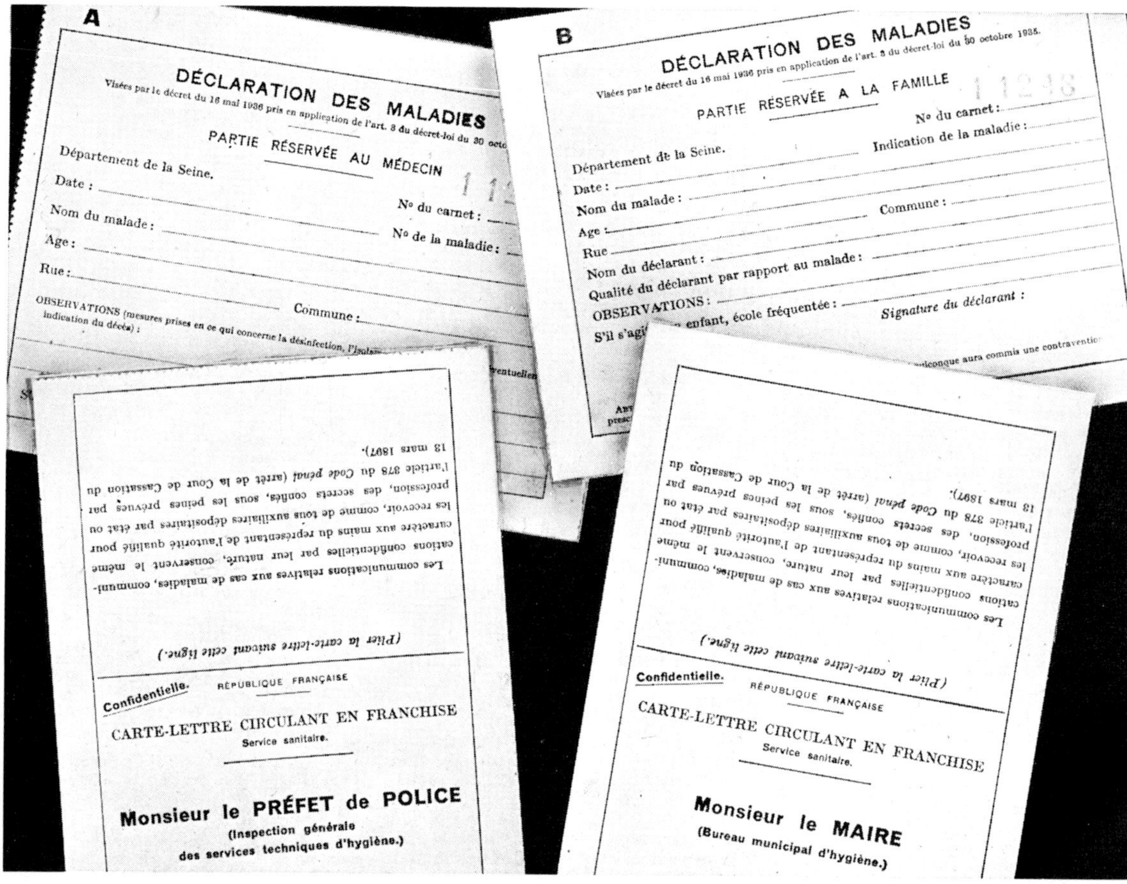

FIG. 460. — Feuilles de déclaration de maladie.

(lésions pulmonaires par inhalation de poussières, surdité causée par les bruits industriels, affections oculaires dues aux sources intenses de chaleur et de lumière, nystagmus des mineurs, etc.).

DÉCOCTION. — Action de faire bouillir un corps dans un liquide; le produit obtenu se nomme *décocté*.

Ce procédé a l'inconvénient d'altérer ou de modifier les propriétés médicinales des substances ou d'introduire des principes nocifs tels que les principes âcres de l'aunée et de la réglisse. La décoction est cependant indiquée quand les corps ne peuvent être dissous que par une action prolongée de l'eau et de la chaleur (semences de céréales, chiendent, gaiac).

Décoction de céréales. — Faire bouillir 3 heures, dans 3 litres d'eau, une cuillerée à soupe de chacune des graines suivantes : blé, orge perlé, maïs concassé, haricots, pois, lentilles; passer, ajouter 1 g de sel pour 200 g de décoction.

On peut donner ces décoctions pures ou faire avec elles une bouillie en y délayant une cuillerée à café de farine de gruau, ou de riz, pour 100 g de décoction, et en chauffant 10 minutes, en remuant constamment.

Ces décoctions sont indiquées chez les nourrissons atteints de gastro-entérites; elles sont peu nutritives, mais elles permettent de prolonger la diète hydrique plus qu'on ne le ferait avec de l'eau simple.

DÉCOLLATION. — Blessure le plus souvent mortelle par instrument coupant portant sur la nuque.

DÉCOLLEMENT. — **Décollement épiphysaire.** — Lésion traumatique des os longs, observée chez l'enfant, consistant en un décollement du cartilage épiphysaire ou une solution de continuité entre la diaphyse et le cartilage de conjugaison.

Décollement de la rétine. — V. ŒIL (maladies).

Décollement du placenta. — V. DÉLIVRANCE.

DÉCOMPRESSION. — V. CAISSON.

DÉCORTICATION (du lat. *de*, sans, et *cortex*, écorce). — Opération chirurgicale qui consiste à enlever une partie de la *plèvre* plus ou moins épaissie, formant une coque fibreuse qui enserre le poumon et ne permet pas son ampliation normale.

DÉCOTINISATION. — V. TABAC.

DÉCUBITUS (du lat. *decubare*, être couché). — Attitude du corps dans la position couchée; le décubitus est le plus souvent *dorsal* chez l'adulte, *ventral* chez l'enfant; il peut être *latéral* chez les pleurétiques, *en chien de fusil* chez les méningitiques.

Le décubitus dorsal prolongé peut, chez les malades chroniques et chez les vieillards, provoquer des escarres au bas du dos, aux points de pression, et des complications pulmonaires.

Décubitus aigu (*decubitus acutus*). — Escarre se produisant à la fesse dans la région du sacrum, chez les personnes atteintes d'une maladie du

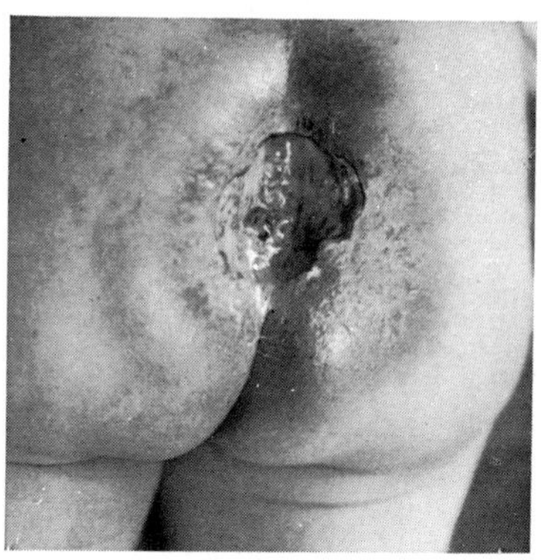

FIG. 461. — Escarre de la région sacrée.

cerveau ou de la moelle épinière (hémorragie ou ramollissement cérébral, paraplégie, etc.), par suite d'altération des nerfs de la peau, de la compression et de l'irritation dues au contact des matières fécales.

SIGNES. Très rapidement (de quelques heures à 5 jours) après la lésion des organes nerveux centraux apparaît, sur la fesse du côté paralysé, une plaque rouge sombre sur une peau gonflée par de l'œdème; puis des bulles se produisent, laissant après elles une cavité qui creuse chaque jour en profondeur. Il en résulte une ou plusieurs escarres plus ou moins profondes, avec sécrétion fétide.

TRAITEMENT. La prévention et la cure des escarres de décubitus reposent sur l'hygiène et la désinfection soigneuse de la peau et sur le changement périodique des points d'appui. L'emploi des matelas pneumatiques alternants (v. MATELAS, *Suppl.*) apporte un élément de grande efficacité. Il convient de nettoyer régulièrement la peau, notamment le siège après les selles ou en cas de perte d'urine, de la désinfecter et de placer le sujet sur un matelas alternant. En cas d'escarre constituée, le nettoyage et la désinfection sont suivis de l'application de pommades cicatrisantes ou de poudres absorbantes, et la plaie est recouverte d'une compresse stérile.

DÉCUSSATION (du lat. *decussatio*, croisement). — Désigne l'entrecroisement des pyramides au niveau du bulbe. (V. *fig.* 212.)

DÉDOUBLEMENT DE LA PERSONNALITÉ. — V. PERSONNALITÉ (Maladies de la).

DÉFAILLANCE (ou Lipothymie). — La défaillance est un état de faiblesse produit par une diminution brusque de l'action du cœur. Elle peut aboutir à l'évanouissement.

DÉFÉCATION (du lat. *de*, hors de, et *faex, faecis*, lie). — Action d'aller à la selle.

Les examens radiologiques, la sigmoïdo-rectoscopie, les examens coprologiques ont permis, dans ces dernières années, d'étudier le phénomène de la défécation normale et pathologique.

Normalement, les matières fécales ne prennent leur aspect et leur consistance vraiment fécaloïde que dans le côlon gauche, et surtout dans la portion iliaque du côlon. La présence de fèces constituées dans le côlon transverse est déjà un signe de constipation. Dans un premier temps (temps pelvien), les matières s'accumulent dans le côlon pelvien; elles y séjournent de 6 à 10 heures, puis, sous l'influence de réflexes, apparaît le besoin d'aller à la selle (deuxième temps, sigmoïdo-rectal).

Normalement, le rectum est complètement vide de matières fécales; au moment de la défécation, les matières fécales contenues dans le côlon sigmoïdien sont apportées dans le rectum par une manœuvre assez curieuse qu'exécute la muqueuse de ce segment intestinal.

La déshydratation des selles se fait également dans le côlon pelvien, et le degré de cette déshydratation est souvent, lorsqu'il est trop grand, une cause de constipation.

A l'*état pathologique*, il peut se produire des troubles divers.

La *dyschésie* est la défécation incomplète, la rétention fécale pelvienne; elle est fréquente chez la femme qui se retient trop souvent d'aller à la selle pour des raisons de convenance sociale, chez les employés, les écoliers qui n'osent pas solliciter l'autorisation nécessaire pour ce besoin.

L'*incontinence des matières* peut résulter de colites graves ou de lésions de la moelle qui suppriment le contrôle du sphincter.

Le *ténesme* est une sensation de tension horripilante, énervante par sa persistance et par l'illusion toujours déçue d'un besoin renouvelé d'exonération. Le ténesme se distingue des *épreintes*, coliques violentes qui précèdent les évacuations dans les colites.

Le *prurit anal* est une affection extrêmement tenace, souvent récidivante. Avant tout traitement purement symptomatique, il faut rechercher une étiologie précise : oxyurose, diabète, intertrigo microbien, hémorroïdes, fissures et fistules anales.

Certains *troubles psychiques* peuvent se greffer sur ces divers phénomènes : le besoin d'aller à la selle, ou, au contraire, la phobie de la garde-robe. V. CONSTIPATION, COPROLOGIE.

DÉFÉRENT (Canal). — V. MASCULINS (Organes génitaux).

DÉFÉRENTITE. — Inflammation du canal déférent.

DÉFICIENCE (du lat. *deficientia*, épuisement). — Insuffisance ou absence de fonctionnement d'un organe.

En génétique, disparition d'un secteur plus ou moins important d'un chromosome, soit par destruction, soit par déplacement (translocation) sur un autre chromosome.

DÉFIGURATION. — Conséquence apparente, permanente et irréparable d'une blessure qui, siégeant à la face, modifie la couleur du visage, sa forme ou ses fonctions d'expression.

La défiguration résulte souvent de brûlures à la face par des caustiques (vitriolage) dans les crimes dits « passionnels ». Les caustiques employés sont les acides sulfurique (vitriol), azotique (eau-forte), chlorhydrique, l'eau de cuivre (60 g d'acide oxalique et 60 g d'acide sulfurique pour 1 litre d'eau).

DÉFLORATION (lat. *defloratis*; du préf. priv. *de*, et de *flos*, fleur). — Perte de l'intégrité de l'hymen (v. FÉMININS [Organes génitaux]). La cause la plus ordinaire de la défloration est le rapport sexuel; parfois, cette défloration est criminelle (viol).

Après le premier rapport sexuel, l'hymen de la femme présente des déchirures irrégulièrement disposées et en nombre variable suivant la forme de l'hymen. Au moment de la déchirure de l'hymen, il se produit une *hémorragie* peu abondante de quelques grammes de sang; elle peut même passer inaperçue; en cas de maladie hémorragique, au contraire, elle peut être très abondante.

La *cicatrisation* des déchirures se fait en cinq à quinze jours, et la forme primitive de l'hymen est conservée; ce n'est qu'après l'accouchement que les lambeaux de l'hymen qui ont persisté se déchirent en de nombreux fragments, et il ne reste plus que de minimes vestiges, qui constituent les *caroncules myrtiformes*.

DÉFORMATIONS. — V. à COLONNE VERTÉBRALE, ÉCOLIER, TABLE-BANC, NOURRISSON.

DÉGÉNÉRESCENCE. — Altération générale de la santé, se produisant : 1° chez un individu, à la suite d'une maladie longue et affaiblissante (alcoolisme, cancer, paludisme, rachitisme, syphilis, tuberculose), de maladies mentales, de misère, de maladies fœtales ou de la première enfance; 2° plus souvent chez un *descendant* de ces malades.

Dégénérescence physique. — Les enfants dégénérés présentent souvent des vices de développement ou stigmates qui offrent des variétés très nombreuses.

On observe fréquemment chez eux des oreilles grandes et détachées, à ourlet et lobe plus ou moins absents, un palais en ogive, un bec-de-lièvre, une mâchoire inférieure repoussée en avant, un goitre, des hernies, l'absence de membre ou parties de membre et autres *monstruosités* (v. ce mot), des anomalies de la peau (nævi, ichtyose, vitiligo, hypertrichose), des anomalies génitales, une asymétrie de la face et du crâne; la taille est souvent réduite.

Les dégénérés sont fréquemment atteints de troubles de la parole (bégaiement), de la digestion (grincement nocturne des dents, rumination), de la circulation (pouls lent), des fonctions génitales et urinaires (puberté tardive, frigidité, perversion génitale, stérilité, incontinence d'urine), des organes des sens (clignotement continuel, myopie, strabisme, surdité, surdimutité, absence d'odorat et de goût).

Dégénérescence mentale. — Elle consiste dans un défaut de développement des facultés intellectuelles ou morales de l'individu. Les fonctions organo-psychiques du sujet sont perturbées dans leur évolution, soit que cette évolution s'arrête en chemin, soit qu'elle suive une route défectueuse. Les organes auxquels sont dévolues les activités psychiques de l'être sont atteints non seulement dans une de leurs modalités d'action, mais dans leur constitution même, et c'est pourquoi ces dégénérescences aboutissent à une infériorité ou à un déséquilibre à la fois organique et psychique.

La dégénérescence peut revêtir deux types. Si le développement psychique s'est fait d'une façon inégale et dissemblable, nous nous trouvons en présence d'un état de *déséquilibration* (v. ce mot), et les infirmes atteints de cette tare sont appelés des *dégénérés supérieurs* ou *dégénérescents*. Si le développement s'est fait d'une façon incomplète, nous sommes alors en présence de monstruosités : état d'*imbécillité* et d'*idiotie* (v. ces mots), et les infirmes atteints de cette tare sont les *dégénérés inférieurs*.

Mais, très souvent, on se trouve en présence d'individus présentant un état mental traduisant à la fois un développement incomplet et un développement défectueux des facultés intellectuelles ou morales. Cet état mixte de dégénérescence, que l'on a appelé *débilité mentale* (v. ce mot), est de beaucoup le plus fréquent; presque toujours, en effet, dans un processus évolutif perturbé, on rencontre les deux modalités : incomplétude et déviation.

Dégénérescence graisseuse. — Transformation en graisse d'une partie d'un muscle ou d'un organe.

Dégénérescence amyloïde. — Voir AMYLOÏDE.

Dégénérescence caséeuse. — Voir CASÉEUSE.

Dégénérescence calcaire (calcification). — Dépôt de carbonate et de phosphate de chaux dans les tissus et les organes.

Dégénérescence wallérienne. — V. NERFS.

Réaction de dégénérescence. — Réaction électrique pathologique des nerfs et des muscles dans certaines affections nerveuses. Cette réaction consiste dans le syndrome suivant : abolition de l'excitabilité faradique et galvanique du nerf; abolition de l'excitabilité faradique du muscle, réaction lente du muscle à l'excitabilité galvanique, la secousse de fermeture étant plus intense avec le pôle positif qu'avec le pôle négatif (réaction inverse). V. ÉLECTRODIAGNOSTIC.

DÉGLUTITION. — Action d'avaler.

DÉGOÛT. — Répugnance pour les aliments qui, dans certains cas, peut prévenir un empoisonnement par des aliments avariés. V. aussi APPÉTIT.

DELCAÏNE. — Isomère de la cocaïne, moins toxique et moins actif; s'emploie comme anesthésique local, en solution de 1 à 5 p. 100.

DÉLIRE. — Le délire est un ensemble homogène d'idées délirantes, c'est-à-dire d'idées entièrement fausses, identifiées à la conscience et qui résistent à la preuve.

Délires aigus. — Ces délires peuvent s'observer au cours d'infections, d'intoxications et de maladies nerveuses.

Certains délires sont *accompagnés de fièvre :* au cours d'*infections générales* (pneumonie, surtout chez l'alcoolique, fièvre typhoïde grave, érysipèle de la face, fièvre puerpérale, grippe, fièvres éruptives, angines chez l'enfant, rhumatisme cérébral, ictère grave); au cours de *maladies cérébro-méningées* (méningites aiguës, méningite tuberculeuse ou syphilitique de l'adulte, encéphalite épidémique); au cours de l'*alcoolisme aigu* (*delirium tremens,* parfois fébrile).

D'autres délires évoluent *sans fièvre :* au cours d'*intoxications* par l'alcool (V. DELIRIUM TREMENS), le plomb, le café, des médicaments (opium, belladone, quinine, morphine et cocaïne [en cas de suppression des piqûres]); au cours de *convalescence* de maladies infectieuses (pneumonie, typhoïde); à la suite d'un accouchement; chez les malades atteints d'insuffisance cardiaque, de diabète acétonémique, d'azotémie, où l'on peut observer certaines formes systématisées, de maladie de Basedow; au cours d'*affections nerveuses* (tabès, tumeurs cérébrales, paralysie générale, épilepsie, polynévrites, manie aiguë).

Il existe de nombreuses formes de délire : délires de grandeur, d'invention, de richesse, de désespoir, de ruine, d'auto-accusation, de transformation; délire ecmnésique, égocentrique, *onirique* (v. ce mot); délire de persécution; délire mystique, érotique, etc.

TRAITEMENT. Repos au lit sous surveillance; hydrothérapie, drap mouillé; bromure, chloral, gardénal, somnifère. (V. DELIRIUM TREMENS.) L'électrochoc donne parfois des guérisons. Traitement de la cause.

DELIRIUM TREMENS. — Le *delirium tremens* (*fig.* 462) est une des formes de la psychose alcoolique

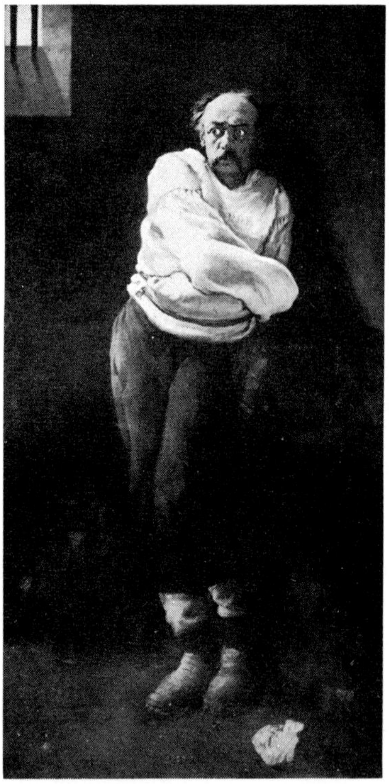

FIG. 462. — *Delirium tremens.*
Tableau d'André Gill.
(Propriété de la Ligue française antialcoolique.)

aiguë. A la suite d'un excès de boisson, d'une émotion, d'une blessure, d'une intervention chirurgicale, d'une maladie fébrile, et particulièrement de la pneumonie, un individu, lourdement intoxiqué et saturé d'alcool, présente soudain de l'incohérence dans les idées et de l'agitation. Son regard se dirige et se fixe sur un coin de la salle et sa physionomie trahit une vive frayeur; il vient d'apercevoir une multitude de rats qui se dirigent vers lui, grimpent sur son lit et s'apprêtent à le dévorer. Alors l'agitation est à son comble, le malade saute à terre, il se met à crier, à vociférer, il tâche de fuir les animaux qui le poursuivent, il se débat, brise tous les objets qui l'entourent, et tout son corps est animé d'un tremblement intense et généralisé.

Cette forme de psychose alcoolique aiguë évolue vers la guérison; mais, parfois, la température s'élève à 40°-41°, des symptômes typhiques apparaissent, l'adynamie s'installe. On se trouve en présence d'un état suraigu, qui se termine par la mort.

TRAITEMENT. L'état d'agitation extrême doit être calmé par l'administration de calmants puissants (mépobamate, diazépines, etc.) en injections intramusculaires toutes les quatre heures. Grâce à ces médicaments, la contention peut être réduite au minimum. La déperdition de liquide qui résulte de l'extrême abondance des sueurs (atteignant plusieurs litres par vingt-quatre heures) nécessite une réhydratation massive. Plusieurs litres de boisson (eau minérale, jus de fruit, bouillon) sont donnés par la bouche au malade. Si l'administration par voie buccale n'est pas possible (vomissements), la réhydratation est faite au moyen de perfusions. Des vitamines, des antibiotiques et des tonicardiaques complètent ces mesures.

Pendant tout le traitement, le malade est isolé dans une pièce éclairée, la pénombre favorisant une recrudescence des hallucinations.

Ce traitement ne peut être réalisé qu'en milieu hospitalier spécialisé.

DÉLIVRANCE ET DÉLIVRE. — La *délivrance* est la phase qui succède à l'accouchement : c'est l'expulsion du *délivre,* ensemble des annexes du fœtus composées du *placenta,* du *cordon* et des *enveloppes* (chorion, amnios, caduque).

Après que l'évacuation de l'enfant s'est opérée, la matrice : 1° se *rétracte,* tassant ainsi les membranes et le placenta; 2° se *contracte,* et par suite rompt les adhérences du placenta, *décolle* celui-ci et les membranes et amène leur chute sur l'orifice de l'utérus, où ils forment un bouchon, puis sont finalement rejetés dans le vagin et ensuite au-dehors. Des contractions des muscles abdominaux facilitent cette expulsion, qui ne s'effectue qu'une *demi-heure* après celle du fœtus et peut être longtemps retardée (6 à 12 heures et quelquefois davantage). On ne *doit donc intervenir* (sauf le cas d'hémorragie) au plus tôt qu'*une demi-heure* après la venue au monde du nouveau-né, c'est-à-dire lorsque le placenta est passé dans le vagin.

Cette expulsion ou *délivrance* peut être *spontanée, naturelle* ou au contraire *artificielle.*

Délivrance spontanée. — La délivrance peut s'effectuer complètement sans que le médecin intervienne. Cette délivrance est dite « spontanée ».

Délivrance naturelle. — Habituellement les premiers temps s'effectuent spontanément et l'accoucheur ou la sage-femme interviennent quand le délivre, complètement décollé, se trouve dans le vagin. Avant toute manœuvre, on s'assure que les adhérences utéro-placentaires ont bien disparu. Puis on pratique une *expression vaginale* en empaumant le fond du corps utérin. La main gauche appliquée sur le fond utérin redresse l'antéflexion utérine et exerce sans brutalité une pression telle que l'utérus chasse devant lui le placenta. Au cours de cette manœuvre, il faut éviter toute traction sur le cordon, car elle risque d'entraîner une rupture des membranes et favorise ainsi une rétention.

Délivrance artificielle. — Elle est réservée à des cas bien précis (hémorragie, rétention). La main, recouverte d'un gant stérile, pénètre dans la cavité utérine et décolle les membranes.

Quel que soit le mode de délivrance, un examen très soigneux du placenta est indispensable, à seule fin de déceler une rétention au plus tôt si elle existe.

Accidents de la délivrance. — Rétention. — La délivrance peut se faire incomplètement; il y a *rétention* d'une partie du placenta ou des membranes soit par sortie trop brusque du placenta, ou délivrance hâtive, soit par altérations du placenta.

SIGNES. S'il y a rétention de membranes, la femme se plaindra de tranchées plus ou moins douloureuses, de pertes sanguinolentes; parfois elle présentera des signes d'infection.

En cas de rétention placentaire, les signes sont plus sérieux : hémorragies parfois graves et infection. Des séquelles peuvent persister : endométrite hémorragique et polypes placentaires.

TRAITEMENT. Extraction manuelle du placenta. Curetage en cas de métrite et de polypes.

Inversion utérine. — Cette complication grave est heureusement rare; l'utérus se retourne en doigt de gant, le plus souvent à la suite de tractions hâtives sur le cordon. Des hémorragies graves, souvent mortelles, en sont la conséquence.

TRAITEMENT. L'accoucheur réduira l'inversion en introduisant la main dans l'utérus.

Hémorragies. — Si la femme perd plus de 600 g de sang lors de la délivrance, l'hémorragie est anormale.

Le sang peut venir d'une déchirure de la vulve, du périnée, du vagin ou du col, ou bien de l'utérus, soit par déchirure ou rupture de celui-ci, soit par insertion vicieuse du placenta, ou encore par inversion utérine et surtout par inertie utérine.

SIGNES. L'hémorragie peut être silencieuse; la femme ne se plaint de rien, et, si on l'examine, on la trouve froide, pâle; son pouls est incomptable. Si on la découvre, on la trouve baignant dans une mare de sang. La perte de sang peut aller de 800 à 1 500 grammes.

Le pronostic dépend de la quantité de sang perdue et d'une infection consécutive possible.

TRAITEMENT. Arrêter l'hémorragie en frictionnant l'utérus et en faisant une injection d'extrait hypophysaire. Si la délivrance n'est pas faite, faire la délivrance artificielle.

Injections intra-utérines à l'eau bouillie chaude (48°) ; tamponnement intra-utérin; compression de l'aorte.

En outre, réchauffer la femme par des linges chauds, relever la tension sanguine par des injections sous-cutanées ou intraveineuses de sérum artificiel.

Transfusion sanguine.

DELTA-CORTISONE. — V. CORTICOÏDES SURRÉNAUX (*Suppl.*).

DELTOÏDE (de *delta,* et du gr. *eidos,* forme). — Muscle triangulaire embrassant le côté externe de l'articulation de l'épaule. Innervé par le circonflexe, le deltoïde est le muscle abducteur et élévateur du bras.

DÉMANGEAISON ou PRURIT. — Sensation subjective de chatouillement, de frôlement, de reptation, qui entraîne le grattage. On discute encore pour savoir si le prurit est sous la dépendance des nerfs sensitifs ordinaires ou du système sympathique.

Le prurit peut être *diffus, généralisé* ou, au contraire, *partiel, régional.* Il est rarement permanent.

C'est surtout le soir, au moment du déshabillage, ou la nuit, à la chaleur du lit, au moment du sommeil, qu'éclate la crise : d'abord minime, le prurit s'accentue; le malade résiste d'abord, puis, vaincu, il cède à un véritable besoin, qui augmente sans cesse, et dont la satisfaction s'accompagne d'une réelle jouissance, d'une sensation voluptueuse; furieusement, il se fait de sanglantes écorchures, et, quand le tégument a été mis à vif, ruisselle de sang, l'apaisement se fait, la crise est terminée; les excitations provoquées causent une certaine douleur, mais les malades la préfèrent à la démangeaison. De telles crises peuvent se produire plusieurs fois durant la nuit; parfois, il existe un véritable *état de mal* empêchant tout sommeil.

Les *conséquences du grattage* sont multiples : excoriations infectées avec pyodermites, hypertrophie des ganglions correspondants, eczéma traumatique, pigmentation brune de la peau, usure des ongles, épaississement de la peau avec aspect strié et quadrillé (lichénification).

CAUSES. I. *Externes.* — Parasites ou plantes (poux, punaises, aoûtats, acares, oxyures, chenilles, poils d'ortie, poil à gratter).

Dermatoses diverses : gale, urticaire, dermatite de Duhring, lichen plan, érythrodermies, lymphadénies, mycosis fongoïdes.

II. *Internes.* — Intoxications : morphine, cocaïne, caféine, arsenic, belladone; abus du café, du thé, des condiments et épices, des moules, des fraises.

Auto-intoxications : diabète (le prurit n'est souvent pas fonction d'une élévation du taux de la glycémie ni de la cholestérinémie) ; ictère (présence dans le sang d'acides biliaires) ; néphrites avec rétention azotée ou chlorurée (le prurit n'est pas fonction du taux de l'urée ni des chlorures) ; goutte, uricémie, constipation ; dysfonctionnement endocrinien, maladie de Basedow; troubles nerveux (tabès, paralysie générale, sclérose en plaques) ; syphilis, anémie hypochrome; répercussion à distance de foyers infectieux localisés, fréquents chez les Anglo-Saxons (pyorrhée alvéolo-dentaire, sinusite, appendicite, amygdalite cryptique, salpingite).

Un prurit isolé peut être le seul signe d'une maladie de Hodgkin : il doit faire rechercher au moindre doute la présence d'adénopathies profondes.

Certains prurits sont *saisonniers,* survenant les uns dans la saison froide, les autres dans la saison chaude.

Prurit sénile. — C'est un des plus opiniâtres; il provoque, à partir de 65 ans, des démangeaisons terribles avec une peau saine.

Prurits localisés. — Démangeaisons vives, parfois intolérables, pouvant retentir sur l'état général; parfois, surtout au début, on ne constate aucune lésion apparente de la peau; plus tard, le grattage produit une lichénification.

Parfois, cependant, on trouve une *cause locale* ou *générale.*

Prurit anal. — Peut être provoqué par des oxyures, des hémorroïdes, des fissures anales, la constipation habituelle, l'eczéma.

Prurit vulvaire. — Provoqué par des végétations, de la vulvo-vaginite à gonocoques, à monilia, à trichomonas, de la leucorrhée, de la cystite, la ménopause, le *kraurosis vulvae,* le diabète.

Prurit du scrotum. — Parfois rebelle et violent, surtout sur le raphé médian; aboutit fréquemment à la lichénification.

Prurit nasal. — Précédé parfois d'un accès d'asthme ou de rhume des foins; provoqué par des vers intestinaux ou par le coryza.

Prurit buccal et péribuccal. — Accompagne parfois une lésion rhinopharyngée, une sinusite, une carie dentaire, une gingivite.

Prurit des mains et des pieds. — Rarement symétrique; il s'observe chez des intoxiqués et des déséquilibrés. Crises avec paroxysmes nocturnes.

Prurit du cuir chevelu. — Peut s'observer en l'absence de toute lésion parasitaire ou autre; devient parfois un véritable tic.

HYGIÈNE. Ne mettre la peau en contact qu'avec de la toile fine et usée.

S'abstenir de tabac, café, thé, chocolat, liqueurs, alcool, vin pur, charcuterie, veau, œufs pas frais, poissons de mer, crustacés, gibier, fromages fermentés, aliments épicés et salés, tomates, fraises, choux et choux-fleurs.

TRAITEMENT. Lotions à l'eau chaude simple ou vinaigrée, coaltar saponiné. Pommades : cold-cream frais, vasolanoline, glycérolé d'amidon, pâte à l'eau ou mentholée. Emplâtres à l'huile de foie de morue. Bains simples ou bains d'amidon. Douches générales froides ou tièdes; douches filiformes. Bains statiques, hydro-électriques. Bromure de potassium, gardénal.

En cas de troubles vagosympathiques, belladone chez les vagotoniques, ergotamine chez les sympathicotoniques. Atophan (2 à 4 g pendant trois à quatre jours) ; antihistaminiques.

Autohémothérapie ou autosérothérapie, hyposulfite de soude.

Injections intraveineuses de bromure de sodium, calcium ou strontium à 10 p. 100. Injections intraveineuses de novocaïne à 1 p. 100.

Yohimbine en injections hypodermiques (une ampoule de 2 cm^3 tous les 2 jours), puis traitement buccal.

Traitement de la cause. — Ferrugineux en cas d'anémie hypochrome; antisyphilitique, endocrinien.

Dans le prurit anal, traiter le diabète, les vers, les fistules ou fissures, les hémorroïdes. Radiothérapie. Injections intradermiques d'histamine; infiltrations locales de solution de novocaïne à 1 p. 200, de quinine-urée, de camphre-acide salicylique (camphrosalyl). Ponction lombaire; injections épidurales de novocaïne.

Dans le *prurit vulvaire* : pommade à base de folliculine. Traitement interne par les hormones mâle ou femelle suivant les cas; haute fréquence, radiothérapie.

Dans les cas graves, rebelles, qui peuvent parfois pousser le malade au suicide, *traitement chirurgical* : résection d'une artère hypogastrique; résection du sympathique, des nerfs honteux internes, du nerf présacré.

Traitement général. — Cure de désintoxication ou de régime. Vie calme au grand air; séjour à la campagne, à la montagne ou à la mer

Cures hydrominérales : Néris, Aix-les-Bains, Plombières, Bourbon-Lancy, Saint-Gervais, La Bourboule. Luxeuil, Bagnères-de-Bigorre, La Roche-Posay.

DÉMARCHE (Troubles de la). — Certains malades atteints d'affections nerveuses ont une démarche caractéristique qui permet souvent de faire le diagnostic de la maladie. C'est ainsi que l'hémiplégique marche en *fauchant* (démarche hélicoïdale), l'hystérique en *draguant*, le tabétique *lance les jambes* et *talonne* (ataxie), l'astasique-abasique *s'effondre* dès qu'il est debout.

Dans les paralysies des extenseurs de membres inférieurs (névrite alcoolique), le malade *steppe*.

Le sujet atteint d'une lésion du cervelet, en particulier du vermis, *titube* comme un homme ivre; dans la sclérose en plaques, la démarche est cérébello-spasmodique; il y a titubation, exagération des réflexes et raideur des membres.

Le malade atteint de paraplégie avec contracture des membres inférieurs marche à l'aide de béquilles; ses pieds ne posent sur le sol que pour permettre aux béquilles d'être ramenées en avant, et le corps oscille d'arrière en avant comme un *pendule*.

Certaines affections chirurgicales entraînent également des troubles de la démarche; dans la luxation congénitale de la hanche, par exemple, le malade marche à la manière d'u *canard*, surtout si la luxation est bilatérale.

DÉMENCE. — La démence est un affaiblissement des facultés intellectuelles et morales, une dissolution définitive de l'être psychique. Cette infirmité d'involution peut survenir dans des conditions très différentes. Tantôt les stigmates de déchéance apparaissent d'une façon soudaine chez un individu ne présentant auparavant aucun trouble mental : nous nous trouvons alors en présence d'une *démence primitive aiguë*. Tantôt enfin, les stigmates de déchéance surviennent au cours d'un état vésanique : c'est alors la *démence secondaire*.

Démences primitives aiguës. — Ces démences font suite souvent à des états confusionnels provoqués par une infection ou une intoxication, et se caractérisent par un état d'affaiblissement spécial et progressif des facultés intellectuelles : indifférence émotionnelle, abolition des désirs, disparition des sentiments de famille, des habitudes de convenance, de propreté, de pudeur, diminution de l'attention spontanée et volontaire, incapacité de l'effort mental, altération de la mémoire, effacement progressif des images mentales avec fixation automatique d'une représentation déterminée. Cet état particulier d'affaiblissement porte le nom de *démence précoce* (*fig.* 463).

La démence précoce revêt différentes formes, et nous pouvons citer

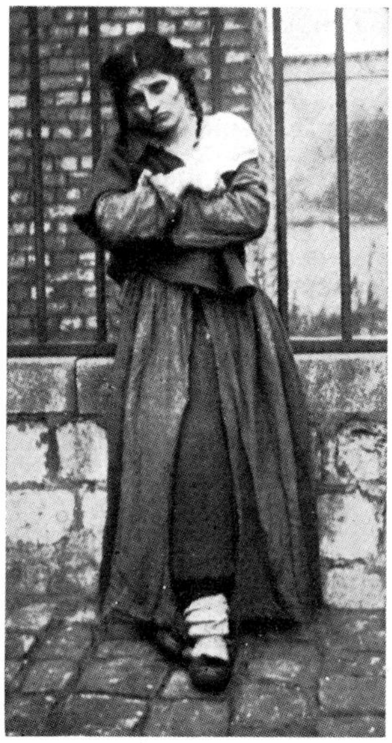

FIG. 463. — Démence précoce.

les démences catatoniques, les démences hébéphréniques et les démences paranoïdes.

Démences catatoniques. — L'état catatonique est constitué par des phases de stupeur et d'agitation, et caractérisé par les phénomènes suivants : négativisme, suggestibilité, stéréotypie.

Le négativisme est une tendance permanente et instinctive à se raidir contre toute sollicitation venue de l'intérieur, quelle qu'en soit la nature.

La suggestibilité, au contraire, est une tendance générale, permanente et instinctive, à adopter toute sollicitation venue de l'extérieur, quelle qu'en soit la nature.

La stéréotypie, enfin, est caractérisée par la durée anormale des impulsions motrices, qu'il s'agisse d'une contracture permanente d'un certain groupe de muscles ou de la répétition d'un même mouvement.

Démences hébéphréniques. — L'état hébéphrénique est constitué, lui aussi, par des phases de dépression et d'agitation et caractérisé par des troubles délirants polymorphes, extrêmement confus, sans tendance à la systématisation, à base d'hallucinations ou d'interprétations délirantes.

Démences paranoïdes. — Dans les démences paranoïdes, comme dans les démences hébéphréniques, il y a des troubles sensuels et des conceptions délirantes mal systématisées; mais, dans les démences paranoïdes les troubles délirants présentent un caractère de fixité beaucoup plus grand que dans les formes précédentes.

Démences primitives chroniques. — Ces démences sont dues aux progrès de l'âge (démence sénile) ou à des altérations organiques du cerveau (démence apoplectique, démence athéromateuse, démence paralytique, démence alcoolique).

De toutes ces démences, la plus caractéristique est la *démence sénile* (*fig.* 464). Elle se manifeste par des signes physiques et par des signes psychiques.

On note souvent chez le dément sénile de l'alopécie, une diminution de l'acuité visuelle, de la surdité, la perte des dents, de l'affaiblissement musculaire, du tremblement, de l'impuissance, du gâtisme. Et un tel malade présente un affaiblissement progressif de ses facultés mentales. L'être psychique tout entier revient vers des états antérieurs; il retourne vers l'enfance. Non seulement sa pensée est sans cesse envahie par des souvenirs anciens qu'il rabâche continuellement, mais la mobilité de son esprit, le manque d'attention et de volonté, l'oubli des convenances, les entraînements instinctifs traduisent le retour à l'activité psychique de l'enfant : processus d'involution. Le dément sénile ayant encore un souffle de vie, mais ne pouvant plus s'adapter au présent, devient essentiellement égoïste. Il se dépouille de sa personnalité morale, perd tout sentiment,

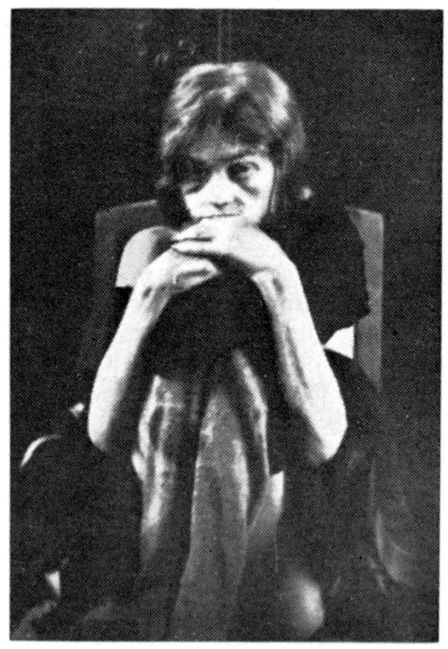

FIG. 464. — Démence sénile.

toute affection, se replie sur lui-même et se réfugie dans le passé. Le dément sénile revit son passé.

Démences secondaires. — Ces démences sont celles qui terminent les diverses psychoses, psycho-névroses, arrêts de développement et, d'une façon générale, tous les états psychologiques qui aboutissent à l'usure des facultés intellectuelles et morales. Les démences secondaires se traduisent par les mêmes symptômes que les démences primitives chroniques.

TRAITEMENT. Certaines formes de démence sont justiciables de l'insulinothérapie. L'électrochoc donne des résultats variables; ceux-ci paraissent meilleurs quand l'électrochoc est associé à l'insuline.

DEMI-FOUS et DEMI-RESPONSABLES. — Les demi-fous se distinguent des sains d'esprit en ce qu'ils sont psychiquement malades. Ce groupe comprend les abouliques, les dissipateurs, les dipsomanes, les érotomanes, les imbéciles, les hypocondriaques, les kleptomanes, les monomanes.

Leur situation nécessiterait l'internement obligatoire sous une surveillance médicale. « Leur responsabilité est limitée. »

DÉMINÉRALISATION. — Elimination par les urines et les fèces d'une quantité exagérée de substances minérales (phosphates, sels de chaux, de potasse, de sodium) ; on l'observe dans les maladies de dénutrition, les cachexies, la tuberculose.

DEMODEX FOLLICULORUM (du gr. *dêmos*, graisse, et *dex*, ver de bois). — Variété d'acare (v. figure à ACNÉ) de 1 à 3/10 de mm qu'on trouve dans les follicules pileux et les glandes sébacées de la peau, notamment de la face (nez), où on le rencontre chez presque tous les sujets, surtout à un âge avancé.

Le demodex est fréquemment observé dans l'acné pustuleuse.

Le demodex ne paraît être chez l'homme qu'un parasite saprophyte sans importance. Il n'en est pas de même chez le chien.

DÉMONOMANIE (du gr. *daimon*, démon, et *mania*, manie). — Délire d'ordre religieux dans lequel le malade éprouve une crainte vive de l'enfer et du démon. Le dément a parfois la conviction d'être possédé du diable, ou bien il se croit voué au culte du diable. V. DÉLIRE.

DÉMORPHINISATION. — Traitement du morphinisme par la suppression graduelle, rapide ou brusque de la morphine. V. à OPIUM : *Morphinisme*, et à TOXICOMANIE.

DENGUE (mot espagnol signifiant « manières guindées », du fait de la démarche raide des malades ; en angl. *dandyfever*). — Maladie épidémique qui sévit surtout dans le Bassin méditerranéen, en Asie Mineure, en Grèce,

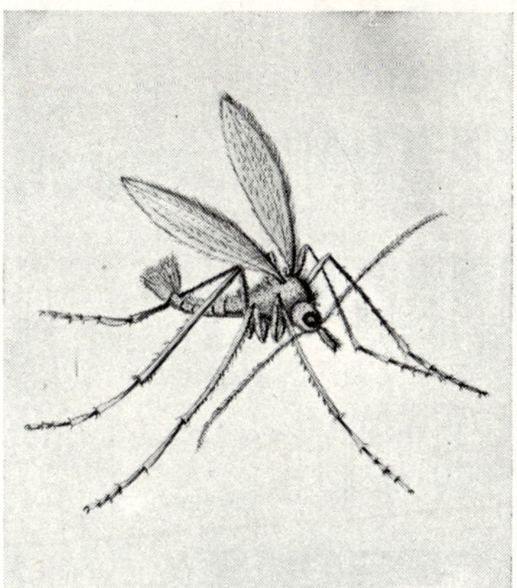

FIG. 465. — *Phlebotomus Papatasii*, propagateur de la dengue.

en Egypte, mais aussi en Afrique et en Amérique tropicale, en Océanie, aux Indes.

Elle survient surtout à la fin de l'été et en automne.

CAUSE. La dengue est due à un virus filtrant et fragile qui habite le sang et le liquide céphalo-rachidien ; il est inoculable à l'homme ; les animaux paraissent réfractaires.

Ce virus est transmis à l'homme par la piqûre d'un moustique, le phlebotome (*Phlebotomus papatasii* [*fig.* 465]).

Ce moustique devient infectant 9 jours après avoir piqué un sujet atteint de la dengue, et il reste capable de la transmettre pendant 115 jours. Endormi par le froid, il peut se réveiller 5 mois après, sans avoir perdu son pouvoir transmetteur.

Les moustiques du genre *Culex* ne paraissent pas transmettre la dengue ; il en est de même pour les punaises et les puces.

SIGNES. L'*incubation* silencieuse est d'environ 7 jours. L'*invasion* est courte, 24 à 48 heures. Le plus souvent, le début se fait brusquement : fièvre à 39° avec quelques frissons et surtout douleurs dorso-lombo-sacrées, parfois intolérables ; céphalée frontale, vomissements ; pouls plutôt ralenti. Vers le deuxième ou troisième jour apparaissent un énanthème buccal et une *éruption* simulant la rougeole, la rubéole ou l'urticaire, suivie d'une poussée de fièvre à 40° à 41° et accompagnée de démangeaisons, surtout palmo-plantaires, puis d'une desquamation furfuracée. Les signes persistent jusqu'au cinquième jour : fièvres, agitation, insomnie, vomissements, asthénie, albuminurie, rate normale. Vers le sixième jour commence la défervescence brusque ou en lysis ; l'asthénie persiste, le pouls est lent, hypotendu. Vers le huitième jour, la fièvre est tombée ; crise sudorale et urinaire ; longue convalescence avec asthénie, tendance syncopale, hypotension.

COMPLICATIONS. Assez rares : hémorragies multiples, éruptions vésiculeuses, bulleuses, troubles cardiaques, albuminurie, délire, parésie, paralysies limitées, convulsions chez l'enfant.

Les rechutes sont rares.

L'*immunité* est de règle, mais elle paraît de courte durée (quelques semaines à un an).

PRONOSTIC. Dépend des complications ; bénin pour la forme normale. La mortalité est de 1 p. 100.

TRAITEMENT. Au début, purgation. Puis repos complet dans une chambre obscure. Aspirine, phénacétine, caféine, adrénaline, strychnine, injections de novarsénobenzol.

PROPHYLAXIE. Lutte contre les moustiques sous leur forme larvaire et adulte, comme on l'a fait pour la fièvre jaune.

Vaccination avec un vaccin atténué par la bile.

DÉNONCIATION. — On observe souvent dans certains états mentaux des idées d'auto- ou d'hétéro-accusation qui ne reposent sur aucune base réelle. C'est ainsi que les mélancoliques, les dégénérés, les hystériques s'accusent parfois de fautes imaginaires, ou en accusent d'autres personnes.

Ces dénonciations relèvent le plus souvent d'un raptus mythopathique. L'enfant anormal prend plaisir à inventer des fables calomnieuses, à porter des accusations graves qui peuvent compromettre les personnes les plus honorables.

DENT (lat. *dens, dentis*). — **I. DENTS (structure).** — Les dents sont des organes durs et blanchâtres implantés sur le bord des maxillaires et destinés à la mastication.

Dans la *première enfance*, jusqu'à l'âge de 6 ans, les dents sont au nombre de 20 (*dents de lait*). Entre 6 et 12 ans, elles tombent pour être remplacées par des *dents permanentes*, au nombre de 28, auxquelles viennent s'ajouter plus tard les 4 dents de sagesse (3es grosses molaires). Elles se divisent d'après leur situation et leur forme en *incisives, canines, prémolaires* et *molaires*. La formule dentaire pour l'une et l'autre dentition est exprimée dans le tableau ci-dessous.

FORMULE DENTAIRE

	Incisives centrales	Incisives latérales	Canines	Prémolaires	Molaires	
Max. sup. .	2	2	2	4	—	Denture temporaire.
Max. inf. .	2	2	2	4	—	
Max. sup. .	2	2	2	4	6	Denture permanente.
Max. inf. .	2	2	2	4	6	

Toutes ces dents se rattachent au même type primordial, le type conique. Chacune d'elles possède une partie visible, la *couronne*, une partie cachée intra-osseuse, la *racine ;* les deux sont séparées par le *collet* (*fig.* 466).

Les dents sont mono- ou pluriradiculaires. Les racines peuvent être

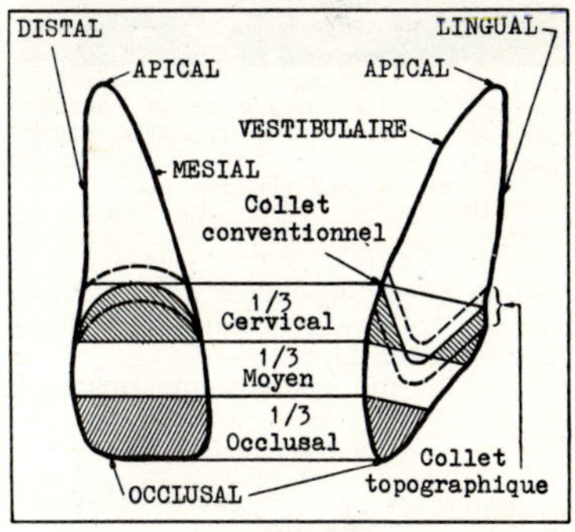

FIG. 466. — Nomenclature des faces des dents.

distinctes ou accolées ; leurs extrémités, plus ou moins effilées, sont percées à leur sommet (*apex*) d'un ou de plusieurs orifices destinés au passage des vaisseaux et des nerfs.

L'ivoire ou *dentine* de la racine est recouvert de *cément ;* la dentine de la couronne est recouverte par une substance brillante, translucide, très dure, d'une épaisseur pouvant atteindre plus d'un millimètre sur certaines parties, l'*émail* (*fig.* 467).

Le collet, ligne de jonction du cément et de l'émail, se trouve normalement recouvert par la muqueuse gingivale (*fig.* 468).

Le centre de la couronne est occupé par une cavité, ou chambre pulpaire, siège du paquet vasculo-nerveux, ou pulpe dentaire, qui se prolonge par des filets radiculaires dans les canaux situés au centre des racines (*fig.* 468).

La dent est fixée au maxillaire dans des cavités alvéolaires par un ligament alvéolo-dentaire, véritable articulation entre la dent et le maxillaire.

Les dents sont disposées sur deux arcades paraboliques, supérieure et inférieure. L'arcade inférieure est inscrite dans l'arcade supérieure.

Chaque dent est séparée de sa voisine par une petite surface nommée *point de contact*.

La couronne de la dent s'élargissant du collet jusqu'au point de contact,

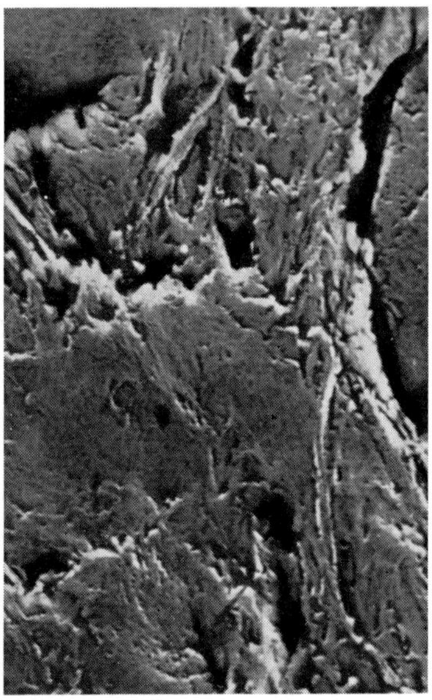

FIG. 467. — La surface de la couronne d'une dent telle qu'elle apparaît, grossie plusieurs milliers de fois au moyen du microscope électronique.
(*Phot. U. S. I. S.*)

chaque dent est séparée de sa voisine par un intervalle triangulaire, l'espace interdentaire.

Dans le mouvement masticatoire,

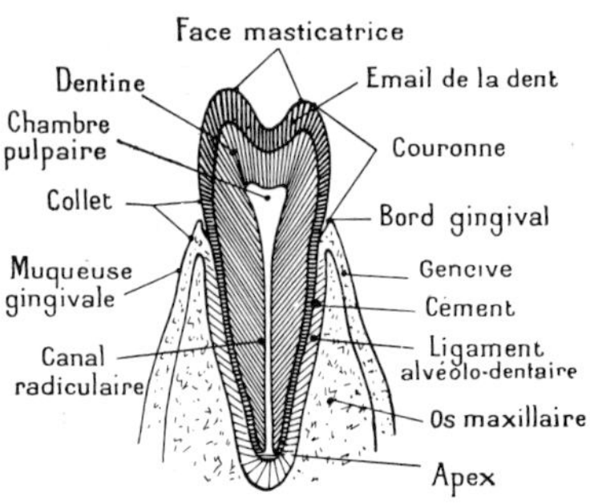

FIG. 468. — Coupe longitudinale d'une dent.
(*Dr P. Robin.*)

acte très complexe qui résulte de l'action combinée des muscles masticateurs, l'arcade inférieure se trouve portée vers l'arcade supérieure. Les

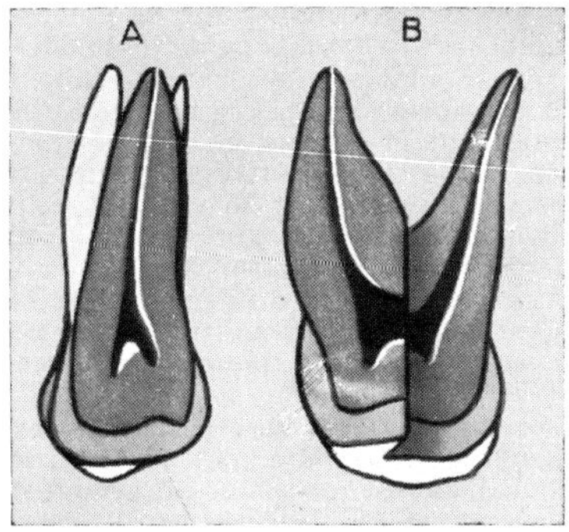

FIG. 469. — Coupe schématique de la première molaire supérieure droite.
A. Coupe mésiodistale ; B. Coupe vestibulolinguale.

surfaces triturantes des dents entrent en contact étroit, les creux, ou *sillons*, recevant les bosselages, ou *cuspides*, antagonistes.

Chaque groupe de dents a une action déterminée : les incisives appréhendent les aliments et les coupent, les canines les déchiquettent, les molaires les broyent.

II. DENTS (sortie) ou **DENTITION**. — Le terme de *dentition* sert à définir la poussée évolutive des dents, qui, du sein des maxillaires, font issue dans la cavité buccale après avoir traversé la gencive. C'est très improprement qu'on l'emploie à la place du terme de *denture* pour désigner l'ensemble des

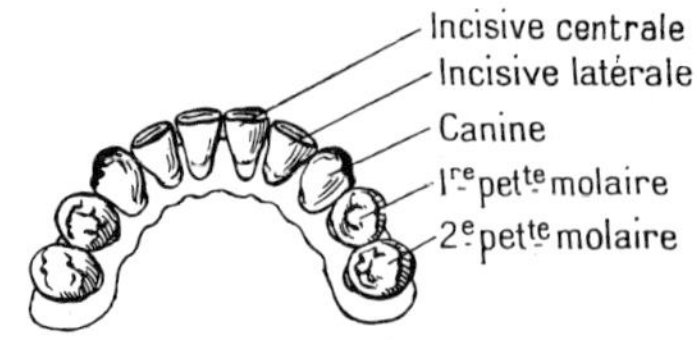

FIG. 471. — Première dentition.

dents ayant normalement évolué et constituant l'arcade dentaire.

L'évolution dentaire s'effectue en trois périodes successives :

1° Du 6e au 30e mois pour les *dents temporaires*, dont l'éruption s'opère schématiquement tous les deux mois et, en principe, dans l'ordre suivant :

Incisives centrales inférieures...	8 mois
Incisives centrales supérieures..	10 mois
Incisives latérales inférieures...	12 mois
Incisives latérales supérieures..	14 mois
Premières molaires	16 mois
Canines	18 mois
Deuxièmes molaires......	20 à 30 mois ;

2° De la 6e à la 12e année pour les *dents permanentes*. Cette période commence par l'éruption des premières molaires et se termine par

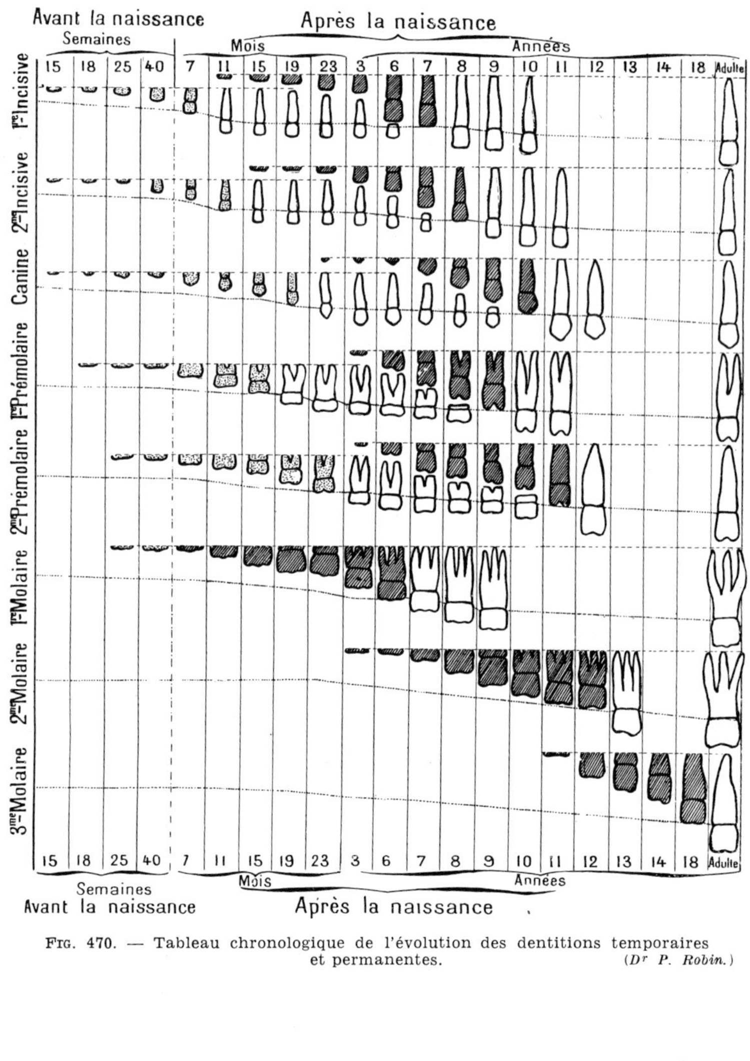

FIG. 470. — Tableau chronologique de l'évolution des dentitions temporaires et permanentes.
(*Dr P. Robin.*)

celle des deuxièmes molaires. Elle se poursuit à la cadence annuelle d'un groupe dentaire venant remplacer les dents caduques correspondantes.

Premières molaires	6 ans
Incisives centrales inférieures....	6 ans
Incisives centrales supérieures ..	7 ans
Incisives latérales	8 ans
Premières prémolaires	9 ans
Canines	10 ans
Deuxièmes prémolaires	11 ans
Deuxièmes molaires	12 ans;

3° A partir de 18 ans, mais généralement entre la vingtième et la vingt-cinquième année, s'opère l'éruption

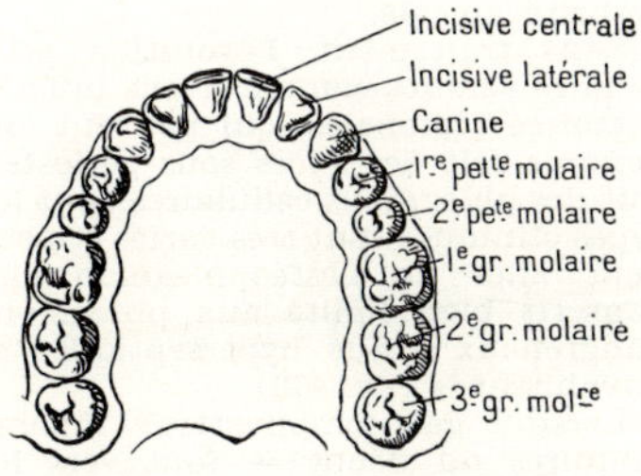

FIG. 472. — Seconde dentition.

des *dents de sagesse;* cette éruption peut se prolonger jusqu'à 40 ans et davantage.

Accidents de la dentition. — On les rencontre surtout aux deux stades extrêmes de l'évolution dentaire : à la première phase ou éruption des dents temporaires, à la dernière phase ou éruption des dents de sagesse.

Le travail de la *première dentition* peut rompre l'équilibre physiologique de l'enfant soit directement, soit indirectement, par aggravation d'un état pathologique antérieur.

Les accidents *directs* sont avant tout *locaux :* prurit dentaire, saliva-

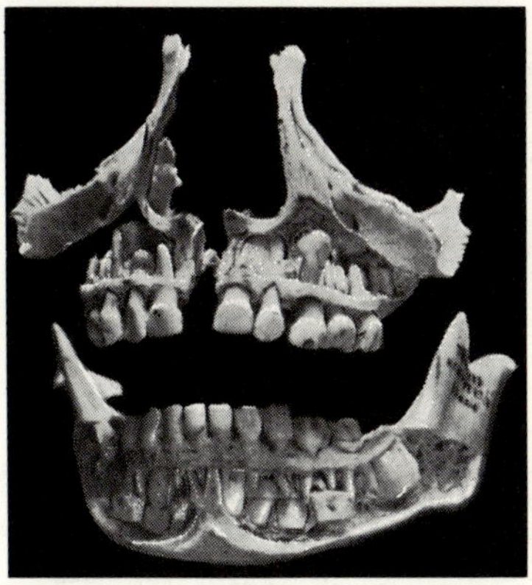

FIG. 473. — Squelette des mâchoires montrant le travail de la seconde dentition. (*D'après une pièce de Tramond-Rouppert.*)

tion exagérée, gingivite. Tout s'arrange et rentre dans l'ordre sitôt la dent apparue. Ils sont encore *régionaux :* écoulement séreux des fosses nasales, rougeur de la face; *généraux :* agitation, cris, insomnie, perte d'appétit, vomissements, diarrhée, toux spasmoïde, coqueluchoïde. Parfois, on observe des poussées fébriles, qui, comme tous les accidents précédents, cessent avec l'éruption.

Les accidents *indirects,* au contraire, ne sont qu'une aggravation d'un état antérieur ou un réveil d'un état *latent :* tel le réveil de l'aggravation d'une conjonctivite, d'une adénoïdite, tels la bronchite, la broncho-pneumonie, la diarrhée, les vomissements chez les enfants prédisposés, l'eczéma, l'urticaire, les convulsions dans l'état spasmodique.

Ces accidents seront évités souvent par une surveillance étroite de toute l'hygiène générale de l'enfant.

La *dent de sagesse inférieure* apparaît entre 18 et 25 ans, mais on peut la voir apparaître bien après. Les accidents qui surviennent au cours de son éruption sont dus à son évolution intra-osseuse et à sa position anatomique (*fig.* 474).

Le stade initial des accidents de dent de sagesse est donc l'infection du sac péricoronaire, la *péricoronarite* simple ou suppurée. Si l'infection persiste plus longtemps, on voit apparaître les complications de la péricoronarite; *complications muqueuses :*

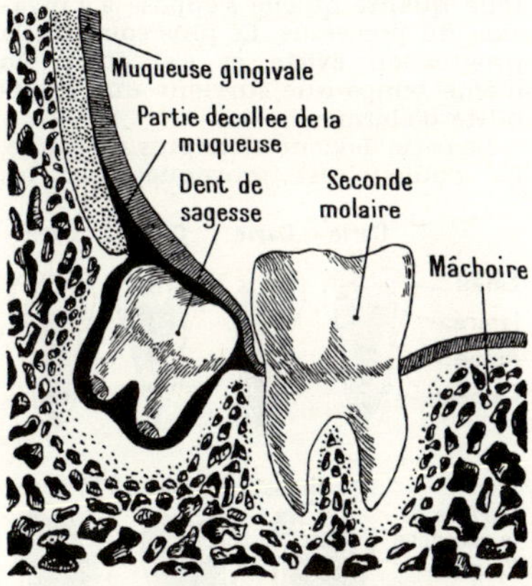

FIG. 474. — Dent de sagesse. (*D'après Ombredanne.*)

stomatite ulcéro-membraneuse, stomatite odontiasique, angine de Vincent; *complications tumorales :* kyste marginal; *complications cellulaires :* phlegmons péri- et sur-amygdalien, phlegmons latéro-pharyngien, temporal, massétérin; cellulite sus-hyoïdienne, abcès migrateur; *complications osseuses :* ostéophlegmon, ostéite, ostéomyélite; *complications ganglionnaires :* adénite ou adénophlegmon sous-maxillaire ou sous-angulo-maxillaire; *complications veineuses :* thrombophlébite du sinus caverneux, d'un pronostic fatal; *complications nerveuses :* synalgies dento-dentaires, troubles réflexes (pelade); *complications générales :* altération de l'état général pouvant aller jusqu'à la septicémie, la pneumonie de déglutition, la cachexie buccale.

III. DENTS (malpositions, malocclusions, malformations. — Le parfait ordonnancement des dents sur leurs arcades et des arcades entre elles n'est pas toujours de règle.

On constate fréquemment des déformations, dont l'étude constitue l'orthodontie ou orthopédie dento-faciale. Les malpositions dentaires, les malocclusions, les malformations maxillaires, dont les causes sont multiples, sont justiciables de traitements très variés.

La dentition doit être surveillée par le spécialiste dès l'apparition des premières dents de lait. Dès ce stade, en effet, la suppression de certaines habitudes permet d'éviter des déformations importantes.

Cette surveillance doit se poursuivre jusqu'à la mise en place de la deuxième dentition, ce qui permet au spécialiste d'intervenir à temps.

La prothèse orthodontique donne la possibilité d'entreprendre un traitement à tous les âges du sujet, jusqu'à ce que le maxillaire ait atteint sa calcification optimum. Cet âge est variable, mais il n'est pas rare de constater la réussite de certains traitements après l'âge de 20 ans.

IV. DENTS (dystrophies). — On désigne sous ce nom les modifications de dimension, de forme, de structure qui sont la signature d'un trouble profond de la nutrition, généralement d'origine toxi-infectieuse, au cours de la calcification du follicule et de la dent elle-même.

Les *dystrophies congénitales* ou *dysplasies* sont dues à une maladie de l'embryon. Ce sont des lésions fixées, cicatricielles. Elles peuvent être totales (nanisme, gigantisme), partielles (érosions coronaires, cuspidiennes, cervicales) ou complexes (syndrome d'Hutchinson). [*Fig.* 475, 476.]

Les dents permanentes et l'émail sont le plus souvent atteints.

Les *dystrophies acquises,* dont l'évolution se poursuit, intéressent plus particulièrement la dentine et les

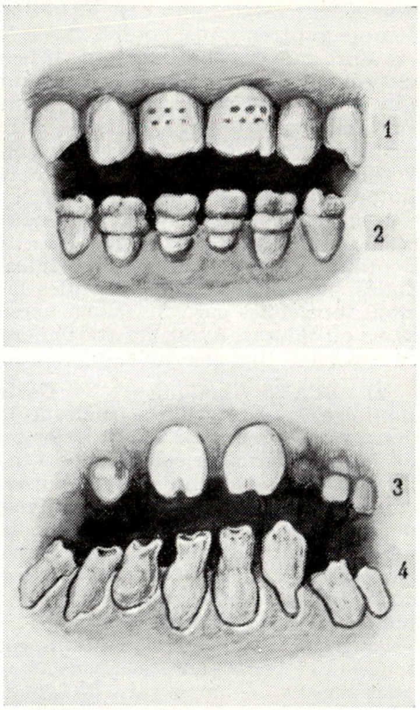

FIG. 475. — Dystrophies dentaires.
1. Erosions en cupule des incisives supérieures; 2. Erosions en gradins des incisives inférieures; 3. Dents en tournevis avec échancrure semi-lunaire; 4. Dents torses (E. Fournier).

dents temporaires. On y trouve tous les grands syndromes de décalcification dentaire : mélanodontie infantile, dysplasie de Capdepont, myolyse, etc.

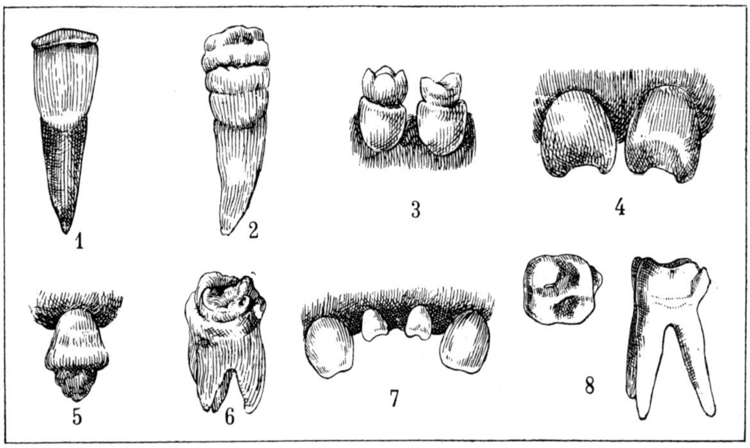

FIG. 476. — Dystrophies dentaires.
1. Erosion linéaire; 2. Dent en gradins; 3. Dent en clou de girofle; 4. Dent d'Hutchinson; 5. Atrophie cuspidienne d'une canine; 6. Atrophie cuspidienne d'une grosse molaire; 7. Microdontisme; 8. Tubercule de Carabelli (E. Fournier).

V. DENTS (traumatismes). — On divise les traumatismes dentaires en : contusions, abrasions, fêlures, fractures, luxations, enfoncements.

Sous l'influence d'un choc peu violent, la dent devient douloureuse à la percussion, à la pression, mobile. S'il n'y a pas eu rupture du paquet vasculo-nerveux, ces signes disparaissent spontanément au bout de quelques jours.

Un choc plus dur, même s'il n'y a pas eu de fêlures ni de fractures, entraîne souvent des lésions ou la rupture du paquet vasculo-nerveux. Même si, localement, la situation semble rentrer dans l'ordre, il est à craindre que des complications infectieuses se déclarent dans un avenir qui peut être très lointain. Aussi, une surveillance attentive doit-elle être maintenue par le spécialiste, qui doit vérifier régulièrement la vitalité de la pulpe.

Les traumatismes dus à une mauvaise articulation, à un engrènement dentaire défectueux, à des habitudes, etc., peuvent entraîner des lésions indélébiles par contusions, abrasions ou fêlures. Aussi, un traitement causal est-il indispensable.

VI. DENTS (maladies). — **Carie dentaire.** — Altération spéciale de la dent caractérisée par sa progression de la périphérie au centre sous l'influence agressive du milieu buccal chimico-microbien; selon l'agressivité de ce milieu, d'une part, et selon la qualité des tissus de la dent, d'autre part, cette altération aboutit à une désintégration plus ou moins complète et rapide de l'organe (*fig.* 477).

La gravité de la carie dentaire est fonction de l'épaisseur des tissus attaqués par elle. La simple carie de l'émail ne se témoigne par aucune douleur ni aucun signe particulier. Ce n'est que l'examen systématique de la denture qui révélera sa présence par une tache ou un sillon qui accroche la sonde. C'est le premier stade de l'affection.

Cette carie peut rester stationnaire si les éléments agressifs sont combattus par une hygiène méticuleuse ou si la calcification profonde est de telle qualité qu'elle s'oppose à l'invasion du processus. Le plus souvent, la progression existe et s'accentue en même temps que survient une sensibilité d'alarme.

La carie devient alors plus profonde. La douleur est provoquée par les

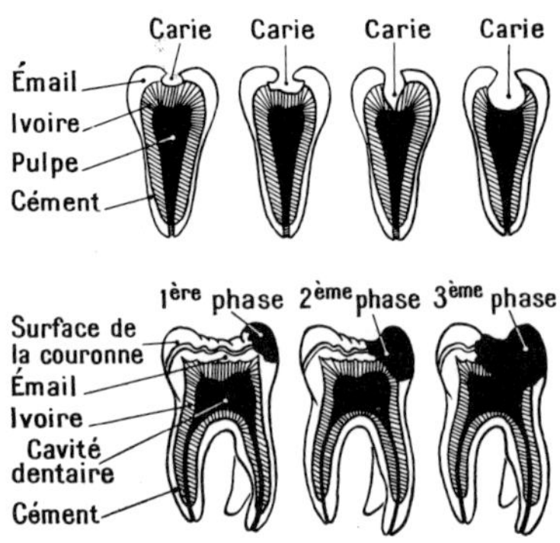

FIG. 477. — Carie des dents.
En haut. Différentes phases de la carie sur une petite molaire; *En bas.* Différentes phases de la carie sur une grosse molaire.

agents physiques ou chimiques : le froid, le chaud, les aliments sucrés ou acides.

Les lésions peuvent atteindre la pulpe dentaire. Dès lors, le caractère des douleurs change. De provoquées, les douleurs surviennent spontanément, surtout dans la position couchée. C'est le tableau de la rage de dents : douleur très vive irradiée, suivant la dent causale, à des régions voisines ou même lointaines, souvent accompagnée de rougeur de la face et de larmoiement. Le calme revient au bout de quelques minutes.

L'évolution des lésions, s'il n'y a pas traitement, se fait vers la gangrène pulpaire. Les douleurs plus sourdes et continues s'irradient largement et leurs localisations sont de plus en plus difficiles. Puis, très souvent, tous les symptômes disparaissent, laissant le malade dans un sentiment de fausse sécurité.

A l'occasion d'un affaiblissement de l'état général, de l'obstruction de la chambre pulpaire ou d'un canal radiculaire par des débris alimentaires, la virulence microbienne, qui était latente, devient aiguë, déterminant alors l'évolution vers les complications aiguës de la gangrène pulpaire.

Complications aiguës. — L'inflammation septique du ligament alvéolo-dentaire se traduit par une sensation de tension au niveau de la dent, qui paraît plus longue que ses voisines. Puis, tous les contacts, même ceux de la langue ou des joues, deviennent douloureux. C'est le stade de la monoarthrite apicale.

Sans traitement, l'évolution peut se faire vers les complications inflammatoires régionales, qui peuvent engendrer soit des abcès sous-périostés, soit des phlegmons cellulaires dont les types cliniques sont très variés et peuvent aller de l'ostéophlegmon circonscrit bien limité aux phlegmons gangréneux diffus hyperseptiques et envahissants (*fig.* 478).

Lorsque les complications inflammatoires du début se font vers les joues, on constate la formation d'une *fluxion dentaire :* c'est le soulèvement des tissus peauciers déterminé par l'inflammation des tissus cellulaires sous-jacents.

Mais l'évolution peut se produire vers les faces internes ou postérieures des maxillaires, avec gêne fonctionnelle souvent considérable, sans fluxion perceptible visuellement : ce sont les formes cliniques les plus graves.

Complications chroniques. — L'infection radiculaire, qui gagne les régions situées au-delà de l'apex, peut se développer sous une forme chronique dont les manifestations restent le plus souvent ignorées du malade : ostéite chronique du maxillaire, avec ou sans fistulisation; tumeurs bénignes du maxillaire (granulomes et kystes).

L'évolution de ces lésions se fait en général à bas bruit. Localement, la

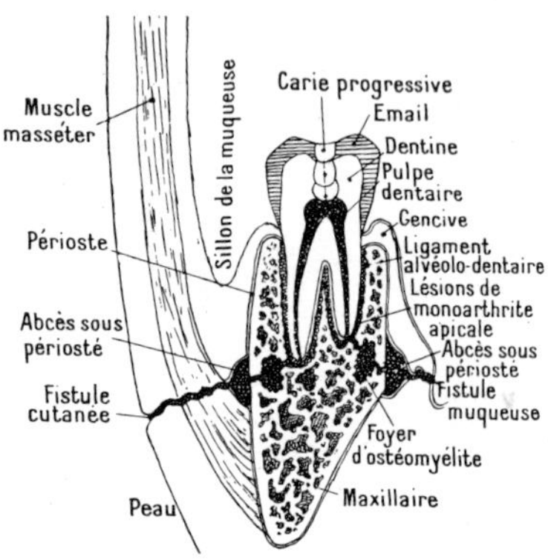

FIG. 478. — Complications aiguës de la carie dentaire.
(*D'après Ombredanne.*)

situation n'inquiète pas le malade, qui ignore les risques de complications plus générales qu'entraîne cette septicémie chronique. L'*infection focale* est réalisée par la présence d'un foyer microbien dont l'activité peut permettre l'ensemencement à distance d'organes lointains.

On constate ainsi des localisations cardiaques, rénales, gastro-intestinales, pulmonaires, oculaires dont l'origine est bucco-dentaire. D'autre part, les kystes, par leur évolution lente, envahissent parfois des régions voisines, tel le sinus maxillaire.

TRAITEMENT. I. *Préventif.* — La prévention de la carie dentaire a pour base l'hygiène bucco-dentaire la plus stricte et l'examen systématique de la denture à intervalles réguliers. En particulier, il est nécessaire de faire examiner les enfants dès l'âge de 3 ans.

Le traitement de toutes les lésions décelées s'impose.

II. *Curatif.* — *Caries de l'émail et de la dentine.* — Dès qu'une fissure ou une cavité est notée, le traitement consiste dans la résection ou dans le curetage des tissus atteints, dans la désinfection des tissus suspects, la préparation d'une cavité du type convenable pour la mise en place de la matière obturatrice choisie (ciments, résines acryliques, amalgames, or).

Caries pénétrantes. — Lorsque les lésions atteignent la pulpe dentaire, il convient de traiter celle-ci, soit en essayant de conserver sa vitalité quand la blessure ou l'infection est légère, soit en procédant à son extirpation faite sous anesthésie ou après une action médicamenteuse dévitalisante (anhydride arsénieux).

L'infection ayant entraîné une gangrène pulpaire sans complications inflammatoires aiguës, le traitement consiste, par des techniques opératoires très variées, à désinfecter les canaux radiculaires et leurs ramifications, puis toute la zone périapicale ensemencée.

Outre la gamme des antiseptiques usuels, on utilise dans ce dessein les agents physiques : ionophorèse, haute fréquence, ozone, et les antibiotiques.

Le traitement des complications inflammatoires aiguës peut permettre dans les cas favorables la conservation de la dent causale.

Les techniques, très variées suivant le cas clinique considéré, peuvent aller du simple drainage par voie radiculaire à l'intervention chirurgicale régionale avec pose de drains à demeure et hospitalisation du malade.

Les formations tumorales, les kystes ou granulomes sont justiciables le plus souvent d'interventions chirurgicales qui consistent, lorsque la situation et l'importance de la tumeur le permettent, à énucléer celle-ci en conservant la dent causale. Mais, dans les cas non favorables, l'extraction est nécessaire.

Polyarthrite expulsive, pyorrhée alvéolo-dentaire, paradentose, alvéolyse, etc. — Tous ces termes désignent les différentes lésions qui peuvent atteindre les tissus de soutien de la dent. La plus connue est la pyorrhée, qui se traduit par la formation de poches ou *clapiers* autour de la dent, avec destruction des tissus ligamentaires et alvéolaires. La suppuration s'installe à demeure dans ces clapiers, et ces foyers infectieux peuvent, comme les infections périapicales, engendrer des ensemencements à distance d'organes lointains.

Localement, la mortification pulpaire *a retro* est fréquente.

L'évolution des lésions conduit à l'ébranlement progressif des dents touchées, qui se trouvent, finalement, expulsées du maxillaire.

A côté de cette forme suppurative, on note plusieurs autres formes cliniques sans clapiers ni pus. Il s'agit alors de résorptions plus ou moins précoces de l'os alvéolaire qui entraînent un déchaussement de la dent. Au stade final d'évolution, la dent est également expulsée du maxillaire.

Les causes de ces lésions sont multiples, mais restent souvent obscures.

L'état général semble jouer un rôle capital, en particulier toutes les fonctions éliminatoires. La muqueuse gingivale et les tissus de soutien de la dent joueraient le rôle d'émonctoire pour les déchets organiques non éliminés.

Localement, les traumatismes articulaires, une hygiène défectueuse, la présence de tartre sont souvent des causes aggravantes, sinon déterminantes.

TRAITEMENT. L'état général doit être particulièrement surveillé. Il faut assurer l'élimination parfaite des déchets organiques.

Après l'élimination complète de tous les points d'irritation gingivale (tartre, obturations débordantes, rétention alimentaire, prothèse défectueuse), il faut supprimer tous les traumatismes articulaires.

De nombreuses méthodes visent ensuite à traiter, d'une part, le foyer infectieux, s'il existe, d'autre part, à reconstituer un tissu de soutien, soit par l'apport d'éléments calciques, soit par la sclérose partielle de certains tissus gingivaux.

Parallèlement, un traitement prothétique est souvent indispensable pour assurer l'immobilisation complète des dents légèrement mobiles.

En règle générale, le succès de ces traitements tient souvent à un diagnostic précoce des lésions, suivi d'un traitement assidu.

Tartre dentaire. — Le tartre dentaire est constitué par la précipitation des phosphate et carbonate de calcium en solution dans la salive.

Ce tartre peut être de consistance et de couleur très variables. Tantôt dur, tantôt friable, il peut être brun noirâtre, jaune ou blanchâtre.

Il siège particulièrement au niveau des orifices des canaux excréteurs des glandes salivaires : faces linguales des incisives inférieures, faces vestibulaires des grosses molaires supérieures. Mais on peut le trouver aussi aux collets de toutes les dents, dans les espaces interproximaux, et, en général, dans les interstices prothétiques.

Une variété un peu spéciale de tartre, que l'on a appelée *tartre sérique*, siège sous le liséré gingival et le long des racines, dans les lésions pyorrhéiques : selon certains auteurs son origine serait sanguine.

Des colonies microbiennes pullulent dans les dépôts tartriques et sont la source de nombreuses complications septiques bucco-dentaires.

Le tartre doit être retiré régulièrement par le spécialiste; les brossages méthodiques et minutieux retardent sa formation.

Enduit dentaire. — Les enfants présentent parfois sur les faces vestibulaires des incisives un enduit d'aspect verdâtre extrêmement adhérent. Il s'agit d'une variété d'algues microscopiques. Un décapage et un polissage très soigneux sont alors nécessaires.

On peut signaler la présence d'enduits et dépôts dans certaines maladies graves.

VII. DENTS (prothèse). — La prothèse dentaire est l'art de remplacer tout ou partie d'un organe en vue d'en assurer le fonctionnement ou de corriger une imperfection à l'aide d'appareils ou de substances n'appartenant pas à l'organisme intéressé.

Reconstitution coronaire. — C'est la restauration dans son intégrité anatomique et physiologique de la partie coronaire d'une dent atteinte d'une perte de substance.

Obturation. — C'est l'insertion dans une cavité convenablement préparée d'une matière obturatrice : ciments à l'oxyphosphate, au silicate; résines acryliques; amalgames d'argent, de cuivre (alliage + mercure); or (aurifications par foulage d'or adhésif, cohésif, scellement de blocs d'or coulés [inlays]); céramique.

A un stade plus avancé de destruction coronaire, on peut utiliser les techniques suivantes.

Couronnes. — Elles sont soit partielles et coulées (onlays métalliques), soit totales : coulées ou le plus souvent réalisées par sertissage d'une bague métallique (alliages nickel-chrome ou or) autour d'un moignon tronconique reconstitué, avec face triturante coulée ou estampée; en céramique (couronne jacket) avec cuisson sur matrice de platine; en résines acryliques.

Dents à pivot. — Reconstitution sur tenon radiculaire avec facette de

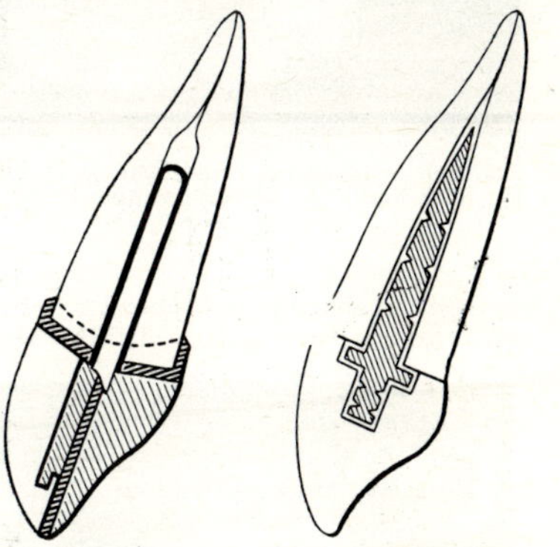

FIG. 479. — Dents à pivot (maxillaire supérieur).
A gauche : Couronne dite « de Richmond »; *à droite :* Couronne de Davis.

céramique ou de résine (Richmond, Davis [*fig.* 479], etc.).

Reconstitution de l'arcade par prothèse fixe. — Les bridges ou ponts se proposent le remplacement d'une ou de plusieurs dents par la fixation sur des piliers d'une travée rigide.

Les bridges, qui, dans les cas extrêmes, peuvent reconstituer la totalité d'une arcade en s'appuyant sur

Prothèse orthodontique.

Appareils fixes.

- **I. Appareils actifs.**
  - 1° Appareils à arcs (1).
    - Vestibulaire...
      - Appareils d'alignement..
        - A tubes horizontaux...
          - Arc juxta-coronaire..
            - Lisse.
            - Fileté latéralement.
          - Arc juxta-gingival.
        - A tubes verticaux.
      - Appareils pour déplacements radiculaires.
        - Appareils spéciaux.
        - Dispositifs fixés sur un appareil d'alignement.
    - Lingual.......
      - Appareil type Mershon.
      - Dispositifs spéciaux.
  - 2° Dispositifs spéciaux.
    - Ligatures seules.
    - Arc partiel ou ruban avec ligatures.
    - Bagues ou gouttières portant
      - une force élastique (ligature ou ressort).
      - un vérin.
- **II. Appareils passifs.** Avec gouttières ou bagues scellées.

Appareils mobiles.

Ces appareils peuvent être retirés par le patient lui-même.

			ACTIFS	PASSIFS
I. Appareils intra-buccaux...	A plaques.......	Simples	Avec ressorts, vis, etc.	Sans aucune force artificielle.
		Fendues	Avec ressorts, vérin, etc.	
		Plaques d'articulé	Néant.	Élévation et saut d'articulé.
	Sans plaque............................		Appareil de Jackson, Crozat.	Gouttière vulcanite avec plan incliné.
II. Appareils extra-buccaux..			Force cranio-maxillaire.	Néant.

(*D'après Izard :* Orthodontie, *Masson et Cie, édit.*)

(1) Les *arcs* sont soit des fils ronds, soit des bandes plates en or platiné ou, plus économiquement, en acier inoxydable. Ils sont fixés sur les dents par l'intermédiaire de bagues scellées ou de ligatures. On utilise la propre élasticité de ces arcs auxquels on peut adjoindre des ressorts ou des fils élastiques.

quelques piliers bien choisis, sont construits le plus souvent en métal : alliages au nickel-chrome-cobalt, de préférence en or (*fig.* 480).

Des recouvrements en céramique ou

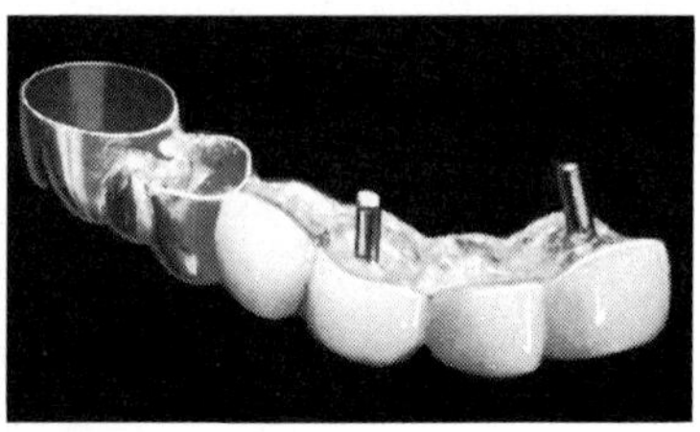

FIG. 480. — Bridge de sept éléments établis sur quatre piliers : deux couronnes et deux dents à pivot.

en résines acryliques cachent le plus souvent les parties trop visibles. Des

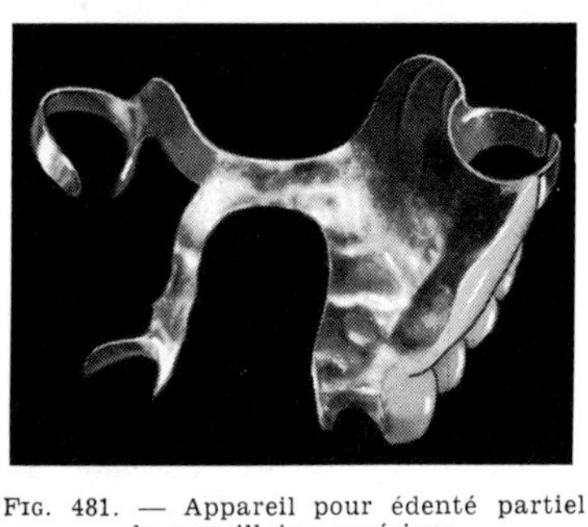

FIG. 481. — Appareil pour édenté partiel du maxillaire supérieur.

bridges tout en céramique ou en résine avec armature interne sont parfois réalisés.

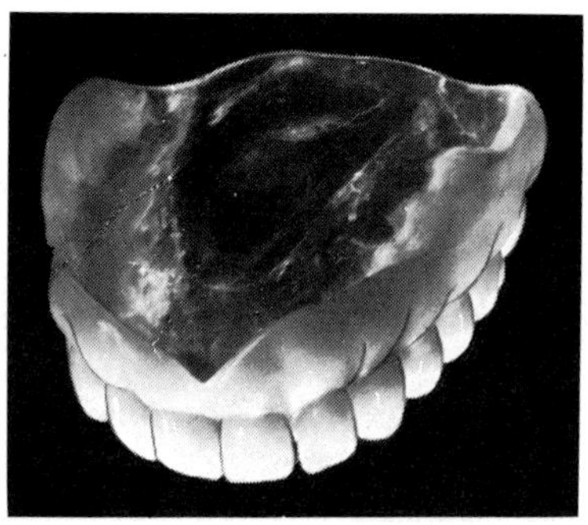

FIG. 482. — Appareil pour édenté complet du maxillaire supérieur.

Reconstitution d'une arcade par prothèse mobile. — Les dents de remplacement peuvent être placées sur une plaque mobile qui se fixe sur l'arcade.

Prothèse mobile partielle. — La plaque base est fixée aux dents restantes par différents moyens dont l'exécution technique est très variée (crochets, attachements [*fig.* 481]).

La plaque base est faite soit en caoutchouc vulcanisé, soit en résines acryliques, soit en métal (alliages nickel-chrome-cobalt, etc., et or). Dans ce dernier cas, il est possible souvent de la réduire en surface en lui donnant une forme squelettique et en s'assurant d'appuis dentaires supplémentaires.

Prothèse mobile totale. — La perte totale du système dentaire entraîne le port d'appareils complets (*fig.* 482). La tenue de ces appareils est assurée par le simple contact de leur surface interne avec la muqueuse. La muqueuse humide et la plaque base, bien appliquées, adhèrent comme deux plaques de verre légèrement mouillées mises l'une contre l'autre. La prise d'empreintes, le montage des dents sur la plaque base, etc., comprennent des techniques très variées.

Prothèses spéciales. — Appareils amovo-inamovibles. — Ils joignent l'agrément des prothèses fixes à l'hygiène des prothèses mobiles. De nombreuses techniques sont employées : en général, une travée mobile s'intègre par des travaux d'incrustation sur des piliers fixes.

Bridges de contention. — Il s'agit, dans ce cas, d'attelles scellées aux dents par différents ancrages, dont le but est de maintenir un ensemble mécaniquement fixe. Les dents manquantes peuvent être remplacées par des éléments fixés au bridge.

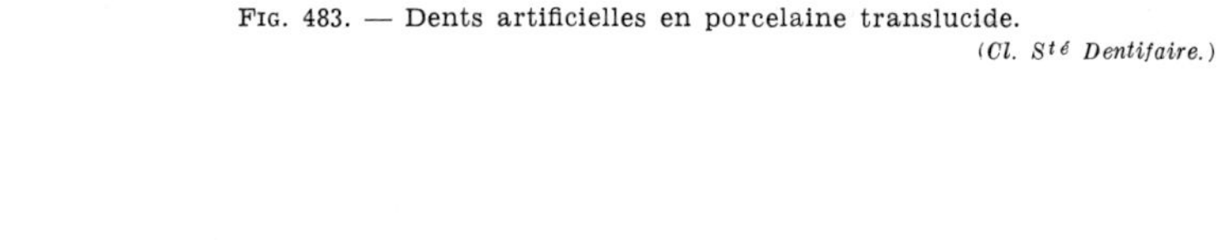

FIG. 483. — Dents artificielles en porcelaine translucide.

(*Cl. S^té^ Dentifaire.*)

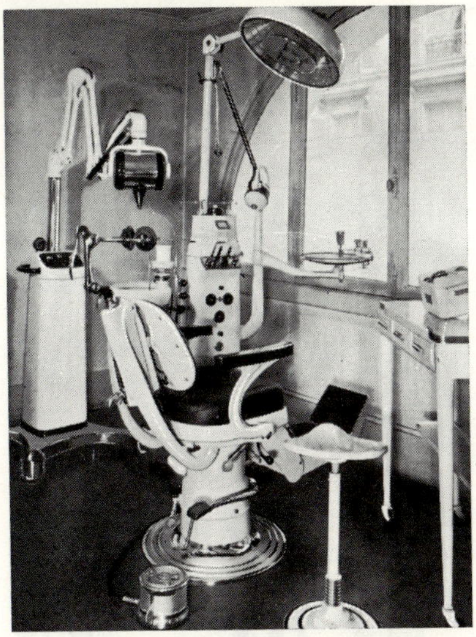

FIG. 484. — Installation dentaire moderne.
Au second plan : *à gauche*, l'appareil de radiographie; *à droite*, l' « Unit ».
(*Cl. Eᵗ Mourgues et Lemaire.*)

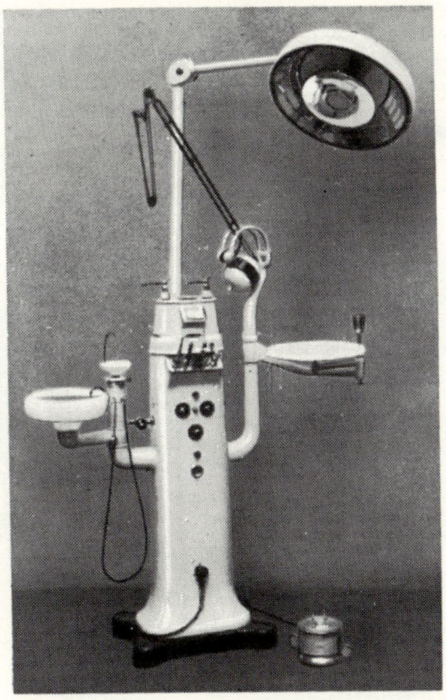

FIG. 485. — L'appareil « Unit ».
L'éclairage, le tour électrique, l'air chaud, les pulvérisateurs, la seringue d'eau chaude, le crachoir, etc., sont groupés sur l'appareil.

VIII. DENTS (instrumentation). — **Gros matériel.** — Les tours électro-mécaniques ou à turbine à air à rotation rapide (30 000 tr/mn), l'air chaud, le thermocautère, l'éclairage intra-buccal, les pulvérisateurs, la seringue d'eau chaude sont en général groupés sur un seul appareil, l'«Unit». L'éclairage (globes, Scialytique, tubes fluorescents), le crachoir, l'appareil de radiographie, les appareils de physiothérapie sont soit indépendants, soit fixés sur l' « Unit » (*fig.* 484 et 485). Le meuble de stérilisation, les meubles à instruments, les tables, etc., complètent l'installation.

Petite instrumentation. — Elle est extrêmement variée (*fig.* 486 à 489). On utilise, selon les cas, les instruments suivants.

Pour l'examen : miroirs, sondes, précelles.

Pour le détartrage et le nettoyage : lancettes et grattoirs.

Pour le traitement des caries et la préparation des cavités : excavateurs, ciseaux à émail, fraises (cylindriques, rondes, tronconiques, etc.), montées sur le tour par l'intermédiaire d'une pièce à main ou d'un contrangle.

Pour la préparation et la pose des obturations : spatules à ciments et plaques de verre, spatules-fouloirs, mortier à amalgame et son pilon, écarteurs, porte-matrice, etc.

Pour les traitements radiculaires : sondes barbelées ou tire-nerfs, broches de Kerr, bourre-pâte, lentulos, sondes lisses, sondes-équarrissoirs, beutelrocks, forets, etc.

Pour tailler les dents : disques en vulcanite-carborundum, diamantés; meules, pointes montées (carborundum, diamantées), etc.

Instrumentation chirurgicale. — On utilise en général toute la petite instrumentation chirurgicale à laquelle s'ajoutent : les daviers (*fig.* 490) et les élévateurs pour les extractions dentaires, les écarteurs et les bistouris spéciaux, les seringues anesthésiques métalliques, etc.

IX. DENTS (anesthésie dentaire). — L'anesthésie dentaire peut être soit *locale*, soit *régionale*, soit *générale*. Pour l'anesthésie *de surface*, on utilise le chlorure d'éthyle. Pour l'anesthésie *par infiltration*, on emploie la novocaïne, adrénalinée ou non, à différents dosages, ainsi que d'autres spécialités voisines.

Anesthésie locale. — Injection sous la fibro-muqueuse, sous la muqueuse, intraligamentaire.

Anesthésie régionale. — L'anesthésie régionale est utilisée pour bloquer un tronc nerveux : nerf dentaire inférieur (anesthésie tronculaire).

Anesthésie générale. — Les grandes interventions maxillo-faciales peuvent nécessiter, comme en chirurgie générale, une anesthésie générale.

Pour les interventions dentaires plus locales, telles que des extractions multiples ou une extraction à chaud, l'anesthésie générale peut aussi être pratiquée. Elle nécessite l'intervention d'un médecin anesthésiste et une courte période d'hospitalisation. L'*analgésie* est un état anesthésique qui permet au patient, tout en ne percevant pas les sensations douloureuses, de conserver une certaine lucidité.

Cette méthode permet de pratiquer des interventions limitées, mais pénibles : fraisage d'une dentine sensible, trépanation d'une dent, incision d'un abcès, etc.

X. DENTS (névralgies dentaires). — Les douleurs dentaires sont aussi variées dans leurs caractères que les causes qui les occasionnent. Leur traitement doit être causal et les différents sédatifs du système nerveux ne peuvent apporter qu'un soulagement momentané.

XI. DENTS (hygiène dentaire). — La bouche étant un milieu septique par excellence, il importe qu'un nettoyage soigneux et une désinfection de la bouche et des dents soient pratiqués chaque jour.

L'élimination complète du tartre par le spécialiste doit être faite régulièrement, suivant la rapidité de sa formation. Cette formation est d'ailleurs peu rapide lorsque les brossages sont bien effectués.

On doit faire chaque jour la toilette de sa bouche : 1° le matin en se levant; 2° après chaque repas; 3° le soir avant de se coucher.

La toilette du soir est la plus importante. C'est pendant le repos de la nuit que les germes de la bouche

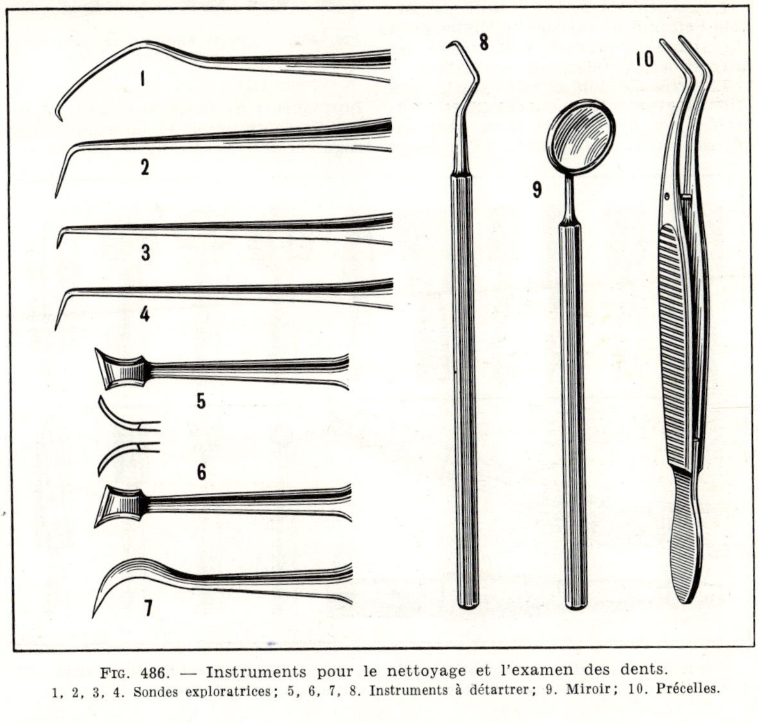

FIG. 486. — Instruments pour le nettoyage et l'examen des dents.
1, 2, 3, 4. Sondes exploratrices; 5, 6, 7, 8. Instruments à détartrer; 9. Miroir; 10. Précelles.

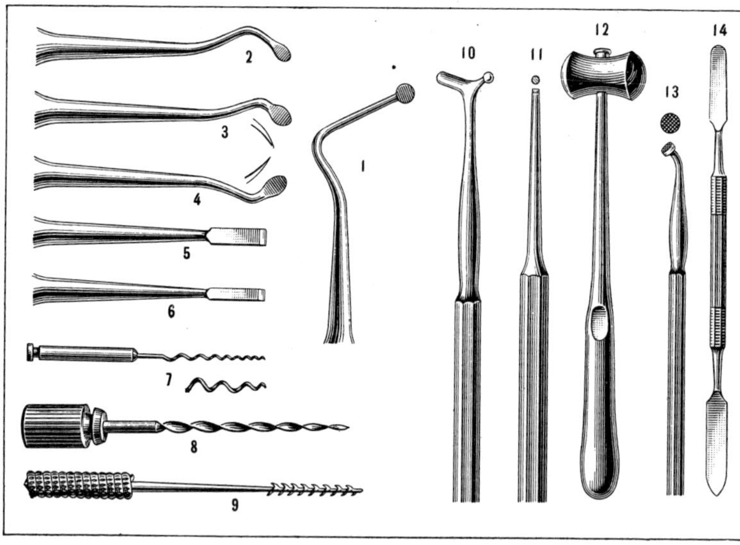

FIG. 487. — Instruments pour le traitement des dents.
1, 2, 3, 4. Excavateurs; 5, 6. Ciseaux à émail; 7. Bourre-pâte; 8. Broche de Kerr; 9. Sonde barbelée; 10. Brunissoir; 11. Fouloir pour or; 12. Marteau; 13. Fouloir à amalgame; 14. Spatule à ciment.

manifestent le plus intensivement leur activité nuisible, le brassage des joues, de la langue et des lèvres empêchant de jour le dépôt de tartre et d'enduits autour des dents.

La toilette buccale se divise en trois opérations :

1° Le nettoyage des espaces interdentaires (*fig.* 491) avec un fil de soie floche, si les espaces sont anormaux, les points de contact insuffisants ou si des fibres alimentaires se sont coincées accidentellement entre deux dents;

2° Le brossage des dents et des gencives. Il faut utiliser une brosse dont les poils soient bien rigides et arrondis à leur extrémité.

Les prothèses fixes nécessitent parfois l'emploi de brosses spéciales dont l'inclinaison permet d'atteindre les interstices difficilement accessibles.

Le brossage doit se faire sur la muqueuse gingivale et sur les faces coronaires des dents : *a*) faces vestibulaires (côté des joues) : brossage vertical et circulaire; *b*) faces triturantes (dessus des dents) : brossage

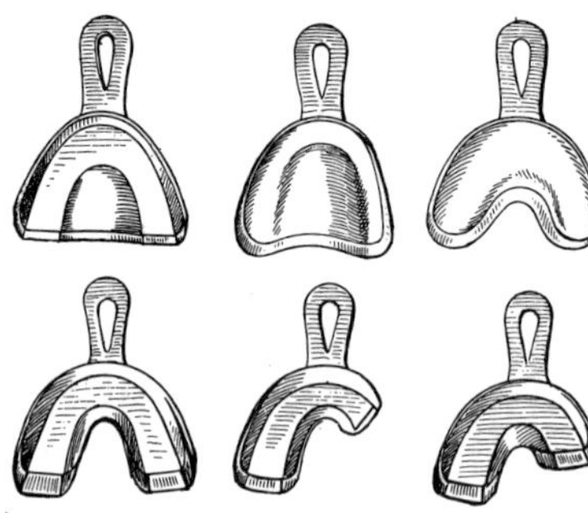

FIG. 489. — Porte-empreintes pour dents artificielles.

horizontal; *c*) faces linguales ou palatines (côté palais et langue) : brossage vertical et circulaire (*fig.* 492).

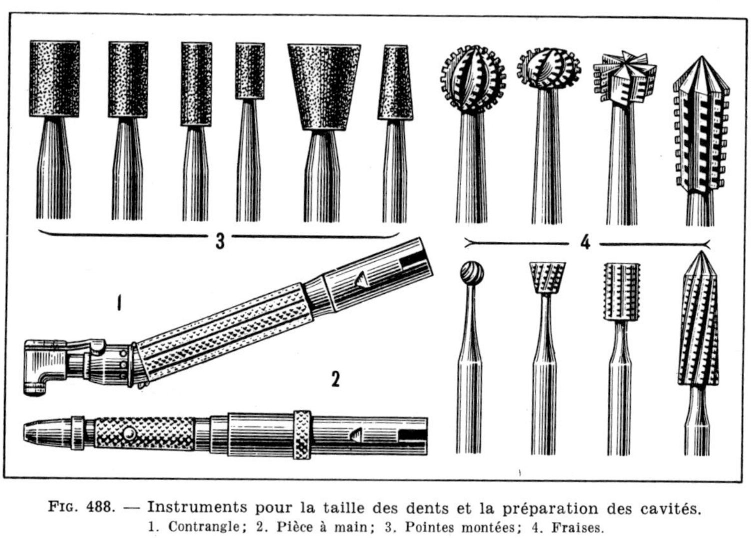

FIG. 488. — Instruments pour la taille des dents et la préparation des cavités.
1. Contrangle; 2. Pièce à main; 3. Pointes montées; 4. Fraises.

Une muqueuse saine supporte facilement un brossage énergique sans saigner. Si les gencives saignent, il faut s'appliquer, après, bien entendu,

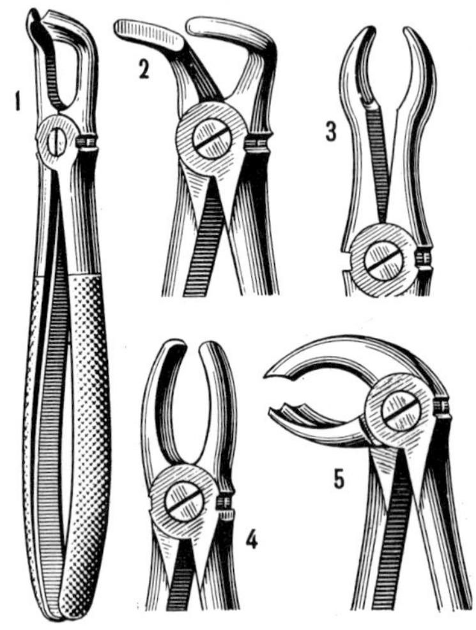

FIG. 490. — Instruments pour les extractions.
1. Davier; 2 à 5. Mors de daviers.

l'élimination de tout tartre salivaire et sérique par le spécialiste, à poursuivre avec assiduité les brossages plusieurs fois par jour, en insis-

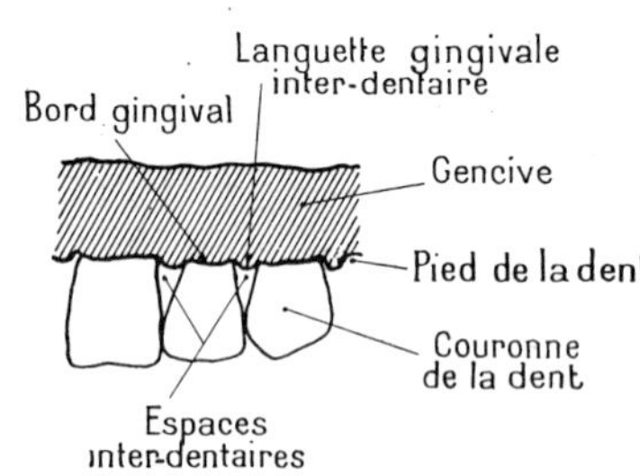

FIG. 491. — Espaces interdentaires.

tant particulièrement aux endroits notés.

Le brossage des dents et des gencives est une opération difficile qui demande beaucoup de minutie et de

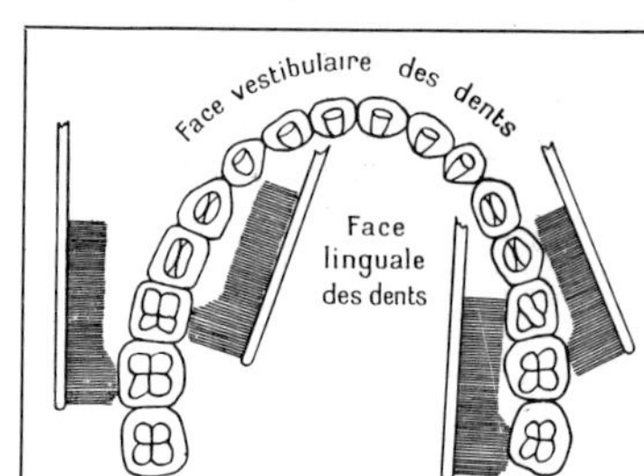

FIG. 492. — Méthode de brossage des dents.
(*Dr P. Robin.*)

patience. Il doit normalement se poursuivre plusieurs minutes sur chaque face. Il est bon de fixer un temps minimum, que l'on surveillera à l'aide d'une montre.

DENTELÉS (Muscles). — Muscles de la région dorsale et lombaire.

Le *grand dentelé,* large et rayonné, est appliqué sur la paroi latérale du thorax. Ce muscle attire l'omoplate en avant ou devient élévateur des côtes; c'est un *muscle inspirateur.* Les *muscles petits dentelés,* innervés par des filets des nerfs intercostaux, sont aussi des *muscles inspirateurs.*

DENTIFRICES. — Substances destinées à l'hygiène des dents et de la bouche. Les *savons* dentifrices sont en général composés de carbonate de chaux précipité, de carbonate de magnésie, de savon médicinal, d'un colorant et d'un aromatisant (menthe, anis, etc.) ; les *poudres* ont les mêmes composants; les *pâtes* sont obtenues par adjonction de glycérine; les *élixirs* sont à base de girofle, d'anis, de cannelle, de menthe, de badiane, de benjoin, de gaïac en solution dans l'alcool à 80°.

DENTISTE (profession). — Pour exercer la profession de dentiste, il faut être muni du diplôme de chirurgien-dentiste délivré par une faculté de médecine.

Les études durent cinq années; elles comprennent une année de stage et de préparation au P. C. B., suivie de quatre années de scolarité. Le P. C. B. et l'examen de validation de stage permettent d'accéder à la première inscription de scolarité.

Les médecins spécialisés en stomatologie exercent également cette profession.

Ecoles dentaires. — L'enseignement dentaire est donné soit dans des instituts de faculté de médecine, soit dans des écoles d'enseignement libre. A Paris, il existe quatre écoles :

Ecole dentaire de Paris, 45, rue de la Tour-d'Auvergne ;

Ecole odontologique de Paris, 5, rue Garancière ;

Ecole de chirurgie dentaire et de stomatologie, 45, boulevard Voltaire.

En outre, l'Ecole de stomatologie, 20, passage Dauphine, est réservée aux médecins qui désirent se spécialiser.

En province, il existe des instituts ou des écoles dans toutes les villes possédant une faculté : Lyon, Bordeaux, Marseille, Toulouse, Montpellier, Lille, Nancy, Strasbourg, etc.

DÉNUTRITION. — Trouble de la nutrition avec prédominance de la désassimilation sur l'assimilation, entraînant un amaigrissement plus ou moins important.

DÉONTOLOGIE (du gr. *deon,* devoir, et *logos,* traité). — Ensemble des règles qui régissent la conduite du médecin envers ses malades, ses confrères ou la société. Cet ensemble de règles réalise le *code de déontologie.*

DÉPILATION (du lat. *de,* sans, et *pilus,* poil). — Méthode ayant pour but la disparition des poils, employée en général à des fins esthétiques. On peut utiliser des *agents mécaniques* (pince à épiler, dépilation à la cire), des *agents chimiques* (V. DÉPILATOIRES), des *agents physiques,* comme l'électrolyse : on enfonce une aiguille reliée au pôle négatif d'un courant continu à la base de chaque poil. Cette méthode est longue et pénible, elle peut laisser des traces, mais elle est inoffensive. En revanche, certains procédés sont dangereux, en particulier les rayons X. L'usage de tous les agents physiques est réservé au corps médical. Plusieurs années après, on peut observer des radio-dermites (ulcérations douloureuses, vascularisation de la peau), qui doivent faire absolument rejeter cette méthode de traitement.

DÉPILATOIRES. — Préparations caustiques, destinées à faire disparaître les poils (notamment ceux de barbe chez la femme) par irritation de la peau. Leur action est fatalement temporaire, le poil étant simplement détruit au moment où il émerge au-dehors : d'où une infériorité par rapport à l'épilation, qui supprime définitivement les poils. Toutes ces préparations contiennent des substances corrosives ou toxiques, qui doivent être maniées avec une grande prudence, sous peine de *brûlure* et d'*empoisonnement.*

Aussi, les anciens dépilatoires à base de sulfure de sodium, d'orpiment, de chaux vive (*rusma*) sont-ils à peu près abandonnés.

L'acétate de thallium est dangereux. Seule l'eau oxygénée peut être employée sans inconvénients. Sous l'influence d'applications répétées d'eau oxygénée, les poils pâlissent, deviennent cassants et disparaissent, mais la racine des poils n'est pas détruite, et il faut recommencer les applications d'eau oxygénée au bout d'un certain temps.

DÉPLACEMENT. — Le changement de milieu est, surtout au début des affections mentales, un bon procédé thérapeutique. S'il y a hyperexcitabilité, la campagne est indiquée et non la mer ou la montagne. Elle rendra aussi de grands services aux malades déprimés, ainsi qu'à ceux qui sont atteints d'affections cutanées rebelles à tout traitement externe.

Déplacement d'organes. — Tous les organes, et surtout les viscères, peuvent présenter divers déplacements : changement de direction, changement partiel ou total de position; transfixation générale ou partielle (inversion).

DÉPRESSION (du lat. *deprimere,* enfoncer). — Affaiblissement moral, intellectuel et physique au cours d'une maladie.

La dépression simple est un état presque normal au même titre que l'excitation. La plupart des individus se partagent en effet en excités et déprimés, qui sentent différemment les choses et réagissent différemment; et le même individu connaît souvent des périodes alternatives d'excitation et de dépression. A un degré plus marqué, ces états deviennent anormaux. La dépression se traduit alors par un ton émotionnel triste, des troubles anesthésiques pénibles, un sentiment de fatigue, de malaise, des hésitations allant jusqu'à la perte de volonté. Ces malades sont des ralentis, tant au point de vue de leurs fonctions organiques que de leurs manifestations intellectuelles.

Un tel tableau de réaction douloureuse passive se trouve réalisé dans sa forme la plus nette par la mélancolie à forme dépressive.

DÉPURATIFS. — Médicaments qui contribuent à l'expulsion spontanée ou provoquée des principes nuisibles, des fameuses *humeurs peccantes* de jadis, en éliminant les impuretés du sang.

La saignée, les purgations, les vomitifs, les sudorifiques (étuve à 50°, gaïac, salsepareille), les diurétiques, l'iode, le soufre constituent des exemples de médication dépurative.

DÉRATISATION. — En raison du rôle joué par les rats et leurs puces dans la transmission des maladies contagieuses, de la peste en particulier, la destruction des rats acquiert une haute importance (*fig.* 493).

La présence d'un chat-fort et robuste, par conséquent bien nourri, est la meilleure prévention contre les rats ; les chiens ratiers (fox-terriers) peuvent aussi être utilisés, mais le rendement est infiniment moins bon qu'avec les chats. Les divers pièges ou ratières peuvent rendre des services; après les avoir flambés au-dessus d'un petit feu de paille ou de papier, pour chasser l'odeur de l'homme ou du tabac que craignent fort les rats, on les placera sur les trajets habituellement suivis par les rongeurs (*fig.* 493, 2), et on choisira comme appâts les aliments préférés du rat : riz cuit, poisson cuit, fromage, lard grillé, pommes de terre, carottes cuites, salade crue, sucre, chocolat.

Les rats emprisonnés dans la ratière seront immergés dans des récipients remplis de la solution commerciale de formol à 40 p. 100, ou d'une solution concentrée de permanganate de potasse. Ce procédé de destruction a l'avantage sur ceux, d'ailleurs nombreux, que l'on emploie d'ordinaire, de tuer à la fois, très rapidement, non seulement l'animal, mais les puces dont il est porteur.

Un système de primes a été organisé dans certains pays en faveur des chasseurs de rats, des égoutiers en particulier; mais il faut se méfier des fraudeurs qui élèvent des rats pour toucher les primes, surtout si elles sont importantes.

On s'est adressé à diverses substances toxiques :

1° Poudre de scille et viande hachée :

Parties égales, faire des boulettes de 5 g environ ;

2° Pâte à la scille :

Poudre de scille	5 grammes
Farine	20 —
Poudre de fenouil	20 —
Essence d'anis	1 goutte

Graisse ordinaire, quantité pour faire une pâte dure que l'on met en tablettes de 10 g environ.

Ce mélange n'est pas dangereux pour les autres animaux, qui n'en sont pas friands.

L'acide arsénieux mélangé à du fromage, à de la graisse, l'émétique, les sels de thallium, la pâte phosphorée de 1 à 10 p. 100 ne sont pas recommandables, car tous ces toxiques peuvent également empoisonner les animaux domestiques.

Le carbonate de baryum est toxique pour le rat à la dose de 15 à 20 cg, alors qu'il présente peu de dangers pour les oiseaux de basse-cour et les chiens.

La chaux vive, qui corrode la muqueuse gastrique, le plâtre, qui provoque des occlusions intestinales en faisant prise avec de l'eau placée à proximité, les appâts (grains, viande) préparés avec de la chloralose (glucochloral) à 20 p. 100 sont des procédés qui peuvent donner des résultats.

Lorsque le rat est terré dans un trou n'ayant qu'une issue, mettre dans le trou quelques morceaux de carbure de calcium, tamponner légèrement avec un peu de terre, puis arroser fortement; le dégagement d'acétylène tue rapidement l'animal.

On peut aussi imbiber des vieux chiffons avec du sulfure de carbone, qu'on introduira le plus loin possible avec une baguette flexible dans les terriers.

Le *virus Danysz* est quelquefois très utile pour débarrasser une région de ses rats. Ce virus consiste en une culture d'un bacille appartenant au groupe para-colibacille, et qui est naturellement pathogène pour la souris et le rat, tout en restant inoffensif pour l'homme et les animaux domestiques.

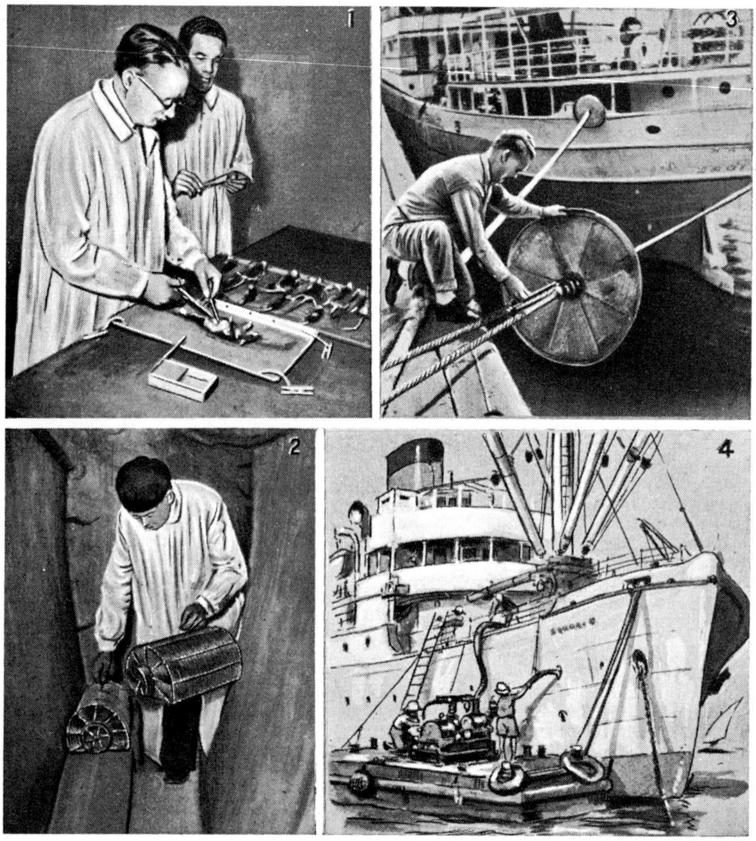

FIG. 493. — Dératisation.
1. Dissection de rats capturés au Service de dératisation de la ville de Paris; 2. Pose de pièges dans les égouts par le même service; 3. Plaques de zinc placées en travers des câbles d'un navire pour empêcher l'invasion des rats; 4. Dératisation d'un navire par envoi de gaz toxique dans les cales.
(*Phot. G. Le Boyer* [1, 2], *U. S. I. S.* [3].)

L'efficacité du procédé est discutée : patente pour les uns, nulle pour les autres; ce virus semble surtout pathogène pour la souris; il l'est peu pour le rat.

C'est surtout à bord des navires, dans les écuries, les greniers qu'on doit tenter la destruction de tous les rongeurs. Les cadavres de rats morts seront brûlés immédiatement. Quand on prendra un rat mort ou vivant, on se protégera les mains avec des gants, et on se garantira des puces; celles-ci, qui transmettent l'infection du rat à l'homme, ne quittent pas le rat pour l'homme tant que le corps du rat est encore chaud.

Dans les navires, la dératisation se fait surtout par l'anhydride sulfureux sulfurique ou l'anhydride sulfureux ozonisé [voir DÉSINFECTATION]. L'appareil est placé sur un chaland, et, par des tuyaux, envoie dans les cales du gaz permettant de détruire avec certitude rats et insectes sans altérer sensiblement les marchandises (*fig.* 493, 4).

On peut aussi envoyer dans les cales un mélange non combustible de protoxyde et bioxyde de carbone, et utiliser l'acide carbonique de façon que la teneur de ce gaz dans l'air du navire soit de 30 p. 100 environ.

Ces deux derniers procédés font périr les rongeurs sans avoir la prétention de tuer les insectes et les bacilles pesteux. V. RATS et PESTE.

On a soin également de munir les navires de plaques de zinc pour empêcher les rats de les envahir en grimpant le long des cordages (*fig.* 493, 3).

Deux méthodes peuvent être employées dans la *lutte défensive* contre les rats : supprimer les gîtes où ils peuvent se multiplier, et les affamer.

La première méthode (*rat proofing*) consiste à aménager les maisons, entrepôts et navires de telle façon que les rats ne puissent y pénétrer et y trouver des gîtes : fondations profondes avec bétonnage des espaces compris entre les fondations, fenêtres et soupiraux du sous-sol munis de grilles de fer galvanisé à mailles de 1 cm de côté, bas de portes pourvus d'une feuille de zinc, suppression des coins, recoins, vieux placards.

La deuxième méthode consiste à priver les rats de toute nourriture, le rat ne pouvant supporter un jeûne de plus de 48 heures : recueillir les détritus alimentaires avec soin et les détruire, munir les récipients d'ordures ménagères de couvercles hermétiques.

DERCUM (Maladie de). — V. ADIPOSE DOULOUREUSE.

DÉRIVATION. — Procédé thérapeutique consistant soit à éloigner de l'organe malade une partie du sang (ventouses sèches), soit à l'expulser du corps (ventouses scarifiées, sangsues, saignée locale ou générale), de façon à favoriser l'action du cœur, à évacuer au-dehors une partie des principes toxiques qui se trouvaient dans le sang.

La dérivation est une forme de la médication révulsive. V. RÉVULSION.

DERMALGIE ou DERMATALGIE (du gr. *derma*, peau, et *algos*, douleur). — Douleur cutanée sans lésion appréciable de la peau : le malade accuse tantôt des sensations de cuisson, de brûlure, de froid, de vésications, tantôt des secousses électriques, soit permanentes, soit paroxystiques.

TRAITEMENT. Calmants du système nerveux, massage, hydrothérapie, frictions, stypage au chlorure d'éthyle.

DERMANYSSE (du gr. *derma*, peau, et *nussein*, léser). — Acarien au corps aplati, de coloration rouge (*fig.* 494), qui vit dans les poulaillers, les colombiers et les volières; il peut s'attaquer

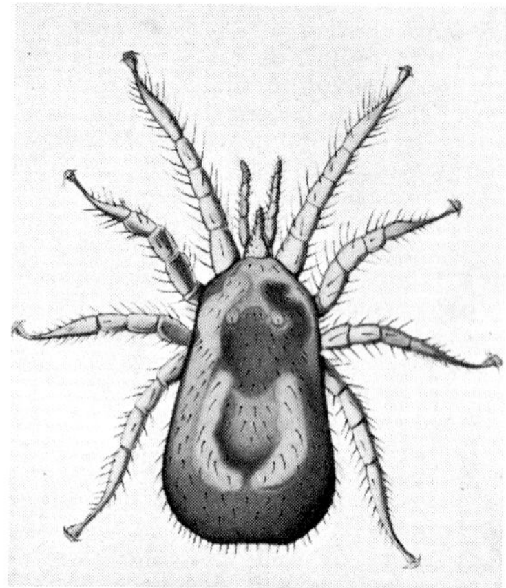

FIG. 494. — Dermanysse (grossi).
(*Dermanyssus gallinae.*)
(*D'après Brumpt.*)

aussi à l'homme en se jetant sur les personnes qui pénètrent dans les basses-cours ou qui plument les volailles. Il produit une éruption papuleuse prurigineuse sur les mains et les avant-bras. Des lotions au vinaigre, à l'acide phénique au 1/100, au sublimé au 1/1 000, suffisent pour la faire disparaître.

DERMATITE (du gr. *derma*, peau). — Ce mot s'applique à une série de maladies de la peau, en le faisant suivre d'un qualificatif.

Dermatite bulleuse. V. PEMPHIGUS.

Dermatite contusiforme. — V. ÉRYTHÈME. *Erythème noueux.*

Dermatite exfoliatrice. — V. ÉRYTHRODERMIES.

Dermatite herpétiforme ou polymorphe douloureuse (*maladie de Duhring*). — Affection cutanée chro-

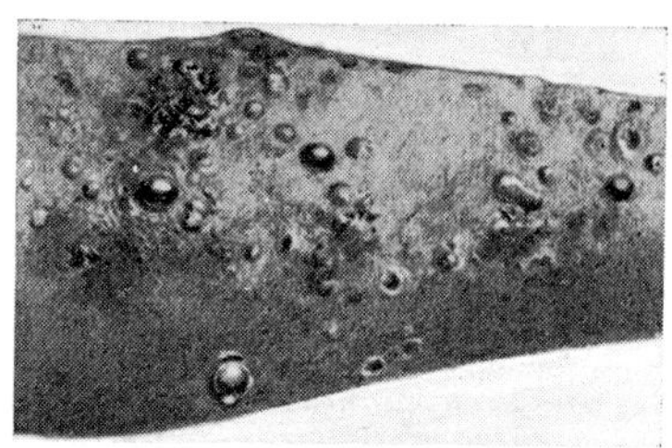

FIG. 495. — Dermatite de Duhring (musée de l'hôpital Saint-Louis).

nique à poussées successives se traduisant par des placards érythémateux, un peu saillants, à la surface desquels se développent des vésicules ou des bulles (*fig.* 495).

Les phénomènes douloureux, prurit, chaleur, brûlure, sont fréquents.

ÉVOLUTION. La poussée dure six semaines à trois mois. Elle s'atténue ensuite et finit par disparaître.

CAUSE. Obscure.

TRAITEMENT. Autohémothérapie associée au traitement arsenical (sulfarsénol). Désensibilisation par le chlorure de calcium, l'hyposulfite de soude. Injections de sérum artificiel, d'eau de mer ou de sérum glucosé hypertonique; quinine à hautes doses (2 g à 2g,5 par jour); adrénaline, moranyl (50 cg à 1 g) sous surveillance attentive. Tartro-bismuthate de sodium; sulfamides.

Localement, poudre d'amidon, pâte de zinc mentholée, cold-cream frais, liniment oléo-calcaire frais. Tulle gras. Ouvrir les grosses bulles.

Dermatite des prés. — Affection cutanée s'observant surtout en juillet chez les sujets qui, vingt-quatre ou quarante-huit heures avant, ont pris un bain de rivière, suivi d'exposition au soleil sur un pré. Après des démangeaisons apparaissent des taches rouges, des stries linéaires de direction variable, et parfois des bulles remplies de liquide. Tout s'arrange en quelques jours; une pigmentation foncée persiste parfois.

TRAITEMENT. I. *Préventif.* — Etaler sur le sol une couverture qui protège la peau contre le contact des herbes.

II. *Curatif.* — Crèmes adoucissantes.

CAUSES. L'affection est la conséquence du nudisme; il s'agit d'une dermite solaire.

DERMATOBIA. — V. MOUCHES et MYIASES.

DERMATOL (Sous-gallate de bismuth). — Poudre jaune antiseptique, astringente, inodore, employée contre l'eczéma, les brûlures, les plaies.

DERMATOLYSIE (du gr. *derma,* peau, et *luein,* relâcher). — Malformation congénitale, héréditaire et récessive, caractérisée par une laxité de la peau de certaines régions (paupières, joues, ventre, organes génitaux) qui retombe en plis, sans aucune élasticité. On observe souvent cette forme dans la maladie de Recklinghausen.

DERMATOMANIE (du gr. *derma,* peau, et *mania,* folie). — Sorte de tic ou d'obsession qui porte les malades à accomplir certains actes; c'est ainsi que certains obsédés éprouvent une sorte de plaisir ou de jouissance à excorier leur peau, à arracher ou à casser leurs poils, etc.

DERMATOMYCOSE (du gr. *derma,* peau, et *mukês,* champignon). — Affection cutanée, causée par des champignons inférieurs, appartenant aux groupes botaniques suivants : actinomycoses, mycétomes, blastomycoses, sporotrichoses.

DERMATOMYOME (du gr. *derma,* peau, et *mus,* muscle). — Petite tumeur de la peau développée aux dépens des muscles lisses de la peau (*léiomyome*), soit des muscles horripilateurs, soit des tuniques musculaires de vaisseaux.

TRAITEMENT. Ablation chirurgicale, en cas de myomes douloureux; électrolyse bipolaire.

DERMATOMYOSITE (du gr. *derma,* peau, et *mus,* muscle). — Maladie caractérisée par un aspect rouge, parfois réticulé de la peau, avec atrophie et sclérose des muscles sous-jacents et amaigrissement notable.

DERMATOPHOBIE (du gr. *derma,* peau, et *phobos,* crainte). — Terreur (phobie) de certains individus à l'occasion d'une altération quelconque de la peau ou de la possibilité du développement d'une affection cutanée. C'est ainsi que certains malades ayant eu la gale continuent à se gratter, persuadés qu'ils ne sont pas guéris.

DERMATOSCOPIE (du gr. *derma,* peau, et *scopein,* regarder). — Examen microscopique de la surface de la peau grâce à un microscope spécial.

DERMATOSE (du gr. *derma,* peau). — Maladie de la peau.

Dermatose bulleuse. — V. PEMPHIGUS.

Dermatose figurée médio-thoracique. — V. SÉBORRHÉIQUE (Eczéma).

Dermatoses parasitaires. — Affections de la peau causées par des parasites *animaux* ou *végétaux.*

Parasites animaux. — Parmi les *insectes,* le pou détermine la pédiculose ou phtiriase (V. POUX) ; les puces, les chiques, les punaises, les moustiques créent par leurs piqûres des élevures rougeâtres, plus ou moins prurigineuses suivant le sujet.

Parmi les *acariens,* le *sarcopte* est l'agent de la *gale* (v. ce mot) ; d'autres acariens, comme le *rouget* ou aoûtat, déterminent des éruptions érythémato-papuleuses, souvent très prurigineuses.

Certains *vers* ou larves peuvent habiter la peau de l'homme, comme la *filaire de Médine,* le *Cysticercus cellulosae* (ladrerie), etc.

Parasites végétaux. — Ceux-ci sont des champignons inférieurs, qui peuvent léser, soit l'épiderme, surtout au niveau du cuir chevelu (*teignes*), à la barbe (*sycosis*), aux ongles, soit le derme. V. DERMATOMYCOSE.

Dermatoses précancéreuses. — Certaines dermatoses, soit spontanées, soit provoquées par des agents physiques ou chimiques (arsenic, goudron, rayons X, radium, rayons solaires) peuvent, au bout d'un temps plus ou moins long, subir la transformation cancéreuse : tels la kératose sénile, la maladie des marins, certains nævi, etc., etc.

Dermatoses professionnelles. — Elles siègent surtout au dos des mains, aux doigts, aux poignets, aux avant-bras; la face, le cou peuvent être aussi atteints soit primitivement, soit secondairement. La sensibilité individuelle joue un grand rôle dans l'apparition de ces dermatoses. Nombreuses sont les professions qui exposent aux dermatoses : en sont atteints les blanchisseuses, les maçons, droguistes, peintres, tanneurs, mécaniciens, etc.

LÉGISLATION. Un certain nombre de dermatoses professionnelles sont soumises à la déclaration obligatoire (décret du 16 oct. 1935). Ce sont celles qui sont produites par le chrome, le nickel, le fluor, les gaz irritants, l'ammoniaque, les acides forts, les peintures et vernis cellulosiques, les bois exotiques, la quinine, la cocaïne, l'opium, etc.

Certaines dermatoses professionnelles sont indemnisables comme *maladies professionnelles :* aniline, dinitro-phénol, radium, rayons X, ciment, etc., etc.

DERME. — Partie profonde de la peau. (V. PEAU.)

DERMITES. — Inflammation du derme.

Dermites artificielles. — Dermites résultant de l'action nocive d'une cause mécanique, physique ou chimique.

Dermites de cause mécanique. — Tels sont les *ampoules* des mains, des pieds, causées par une pression répétée avec friction, les *durillons,* les *cors.*

Dermites de cause physique. — Dermites allant de l'érythème à la gangrène, provoquées par la chaleur (*brûlures*), le froid (*gelures*), les radiations solaires (*lucites*), les rayons X (*radiodermites*)

Dermites de cause chimique. — ***Éruptions médicamenteuses externes.*** — La peau, surtout chez les sujets prédisposés, peut être le siège de lésions ou de réactions variables (érythème, lésions eczématiformes, œdémateuses, prurigineuses) sous l'influence de certaines substances, telles que l'*eau* seule ou savonneuse (eczéma des laveuses), les diverses *substances antiseptiques* et *révulsives :* acides phénique, sulfurique, formique (formol), picrique, pyrogallique, chrysophanique, salicylique, l'arnica, les divers caustiques (acide nitrique, chromique, acide arsénieux, chlorure de zinc, alcalis), le chloroforme et l'éther, la chaux, la créosote, les divers emplâtres, soit du fait des médicaments incorporés, soit du fait du caoutchouc et des résines, des goudrons, de

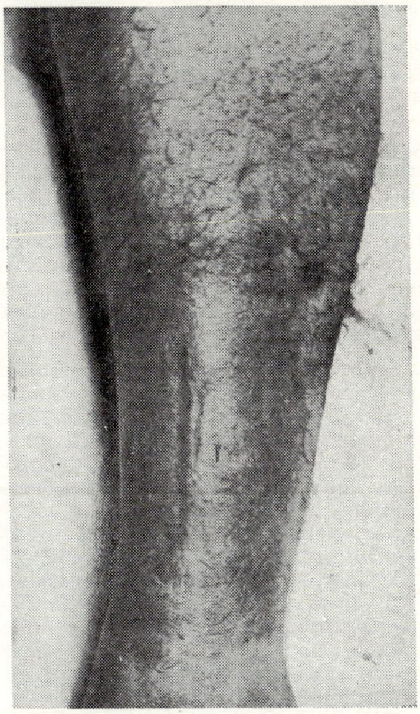

FIG. 496. — Dermite médicamenteuse externe.

(Dr Debat.)

l'histamine, de l'huile de cade, de l'iode, de l'iodoforme et de ses dérivés, du mercure, du nitrate d'argent, de la paraffine et des hydrocarbures, de la potasse, de la résorcine, du salol, des savons, du sel, de la soude, du soufre,

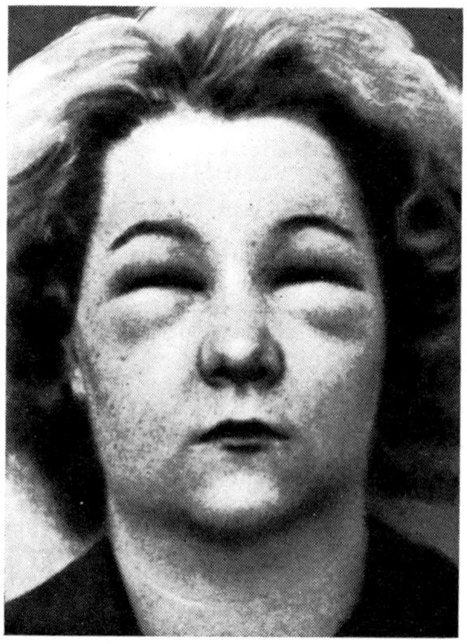

FIG. 497. — Erythrodermie par teinture des cheveux.

des sulfamides en poudres ou en pommades, de la térébenthine (*fig.* 496, 497).

Certaines *plantes,* indigènes ou exotiques, peuvent provoquer des dermites : les daphnés, les euphorbes, les orties, les figues, les pois chiches, etc.

Des *animaux* (méduses, actinies, chenilles processionnaires, cantharides) peuvent donner lieu à des éruptions par leur contact. D'autres font une piqûre venimeuse (scorpions, abeilles, guêpes, frelons).

Éruptions médicamenteuses internes. — L'action de certains médicaments peut causer des érythèmes variés, des nodules, des bulles, de l'urticaire, parfois de la gangrène (quinine, antipyrine, balsamiques, barbituriques, sulfamides, pénicilline).

Les sérums thérapeutiques peuvent déterminer, 8 à 15 jours après l'injection, des rougeurs et de l'urticaire.

Il en est de même de certains aliments, qu'on peut considérer comme toxiques pour certains sujets (viandes et poissons avariés, porc, moules, champignons).

TRAITEMENT. Exclure les causes d'irritation ou d'intoxication, employer des diurétiques. Régime sévère, proscrivant toutes causes de fermentations intestinales.

Dans les simples érythèmes : poudres inertes, talc, amidon. Quand il y a vésicules et croûtes, il faut faire des pansements humides ou des pulvérisations, des badigeonnages au nitrate d'argent, puis des applications de pâtes à l'ichtyol ou au goudron.

Dermites infantiles. — Fréquents sont les *érythèmes fessiers* des nourrissons (*fig.* 498), irradiant du sillon interfessier sur les cuisses, le dos, l'abdomen et jusqu'aux talons. Ils relèvent moins des frottements des langes, parfois lavés à l'eau de Javel, que du contact de la peau avec les déjections, surtout si les enfants sont mal surveillés et nettoyés, en cas de diarrhée ou d'athrepsie causées par une alimentation mal réglée.

TRAITEMENT. I. *Local.* — Lavages fréquents, langes très propres. Poudre de talc, de sous-nitrate de bismuth sur les surfaces déjà irritées. Séparer ces surfaces par de l'ouate hydrophile; pommades résorcinées, à l'oxyde jaune Hg, à l'ichtyol, aux sulfamides. Sulfamides en poudre.

Dans les formes contagieuses, isolement de l'enfant, asepsie du linge, des mains du personnel soignant, désinfection des baignoires après usage.

II. *Général.* — Réglementer le régime alimentaire et, quand il s'agit

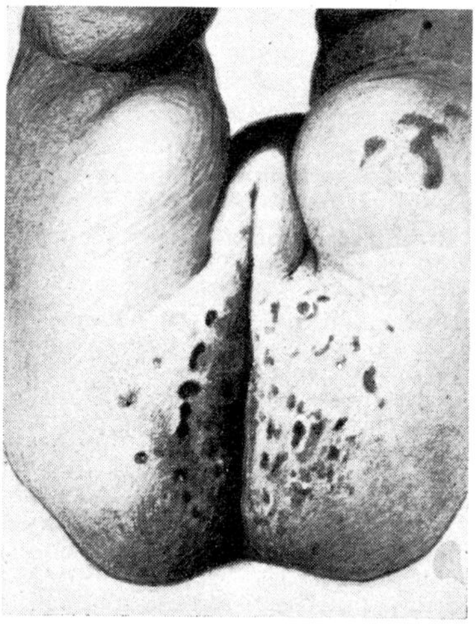

FIG. 498. — Dermite fessière du nourrisson. (*D'après Davier.*)

d'un enfant au sein, surveiller aussi l'hygiène de la nourrice.

DERMOGRAPHISME (du gr. *derma,* peau, et *graphein,* écrire). — Propriété que possède la peau de certains sujets nerveux de se tuméfier quand on promène sur le tégument la pointe d'un instrument mousse ou le bout de l'ongle; on voit apparaître une rougeur vive, puis une saillie d'un blanc rosé, urticarienne, suivant exactement la ligne tracée par l'instrument; on peut ainsi inscrire sur la peau lettres et dessins plus ou moins durables. Ce phénomène, qui est dû à une réaction exagérée des vasomoteurs cutanés dépendant du grand sympathique, a pu conduire, au Moyen Age, les malheureux qui en étaient atteints sur le bûcher, où ils furent brûlés vifs comme sorciers.

DERMOÏDE (Kyste). — Tumeur contenant des parties constituantes de la peau : poils, dents, ongles.

Les kystes dermoïdes proviennent d'un enclavement épidermique au niveau de certaines fentes embryonnaires, au cours du développement du fœtus. Il en existe à la peau, en particulier à la queue du sourcil, au pourtour de l'orbite, au cou, au scrotum. Mais on en observe également dans les glandes génitales (testicules, ovaires), à la région sacro-coccygienne et au médiastin, où ils peuvent atteindre un volume assez considérable (tête d'adulte).

DERMO-RÉACTION. — V. à TUBERCULOSE : *Diagnostic précoce.*

DÉSALTÉRANTS. — V. SOIF.

DÉSARTICULATION. — Amputation d'un membre au niveau d'une articulation.

DÉSASSIMILATION. — Phénomène opposé à l'*assimilation* et par lequel des substances faisant partie des tissus de l'organisme se décomposent en substances d'une composition chimique plus simple qui sont éliminées.

DESCENTE. — V. HERNIE, UTÉRUS, RECTUM, TESTICULE, PROLAPSUS.

DÉSENSIBILISATION. — Méthode thérapeutique destinée à supprimer l'intolérance de l'organisme à l'égard de certaines substances. Elle est particulièrement employée dans le traitement de l'asthme. C'est ainsi qu'un asthmatique dont les crises sont déclenchées par le pollen pourra être désensibilisé par la prise à doses croissantes, d'abord minimes, de ce produit. On peut utiliser des cuti-réactions ou des injections répétées. Cette désensibilisation est dite *spécifique,* elle peut s'appliquer à différents produits (poussières, moisissures, aliment, tuberculine). On parle de *désensibilisation non spécifique* quand on cherche à rendre l'organisme d'un malade moins sensible aux agressions allergiques, sans viser une substance particulière. Rentrent dans ce cadre les injections de sels minéraux calciques, magnésiens, de protéines, l'autohémothérapie, l'auto- et l'hétérosérothérapie.

DÉSÉQUILIBRE. — Déséquilibre alimentaire. — Proportion insuffisante de certains éléments de la ration alimentaire, de vitamines en particulier. V. AVITAMINOSE.

Déséquilibre mental. — Dégénérescence due à un développement défectueux des facultés intellectuelles ou morales. Cet état, véritable frontière entre le normal et le pathologique, est représenté par des individus ne manquant pas d'intelligence, ayant même parfois une certaine vitalité d'esprit, mais chez lesquels on remarque un manque d'équilibre entre les diverses facultés et les divers penchants.

DÉSINFECTANT. — Synonyme d'*antiseptique,* c'est-à-dire capable de détruire ou d'empêcher le développement des germes microbiens. On dit *désinfectant* quand il s'agit de substances servant à stériliser les objets ou l'atmosphère.

Le meilleur désinfectant est le *soleil* (v. ce mot). Les principales substances chimiques désinfectantes liquides et gazeuses sont les suivantes.

Solutions désinfectantes. — Parmi les solutions désinfectantes (toutes plus puissantes si on les emploie à chaud, 40° à 50°), les plus recommandables sont :

Les lessives de *soude* ou de *potasse* à 50 p. 100, qui sont des antiseptiques très énergiques. C'est ainsi que les lessives de ménage à la cendre de bois ou au carbonate de soude (1/50) sont d'excellents désinfectants du linge, des vêtements, des objets de literie, des ustensiles de ménage, quand elles sont employées à chaud (40°) ;

Le *crésylol sodique* à 2 ou 4 p. 100 et l'*eau de Javel* (hypochlorite de soude) étendue

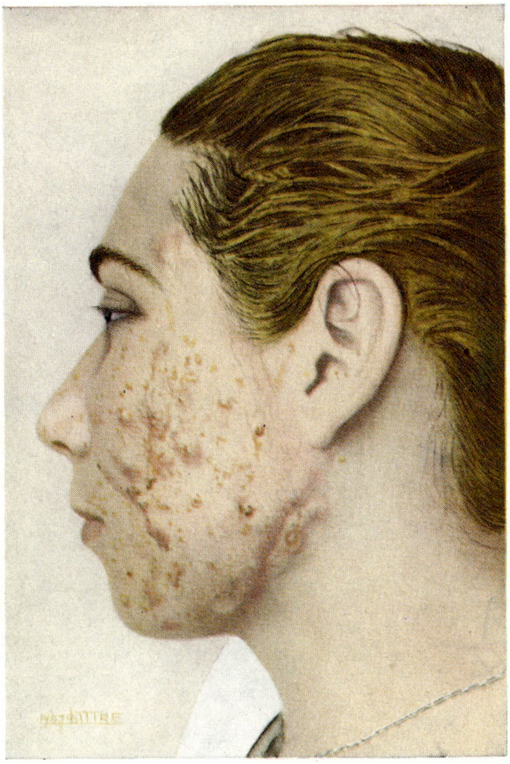

ACNÉ PUSTULEUSE

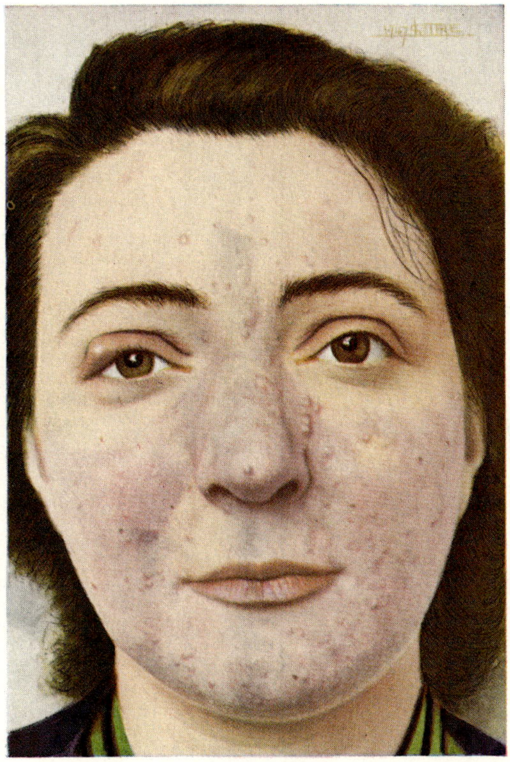

ACNÉ ROSACÉE

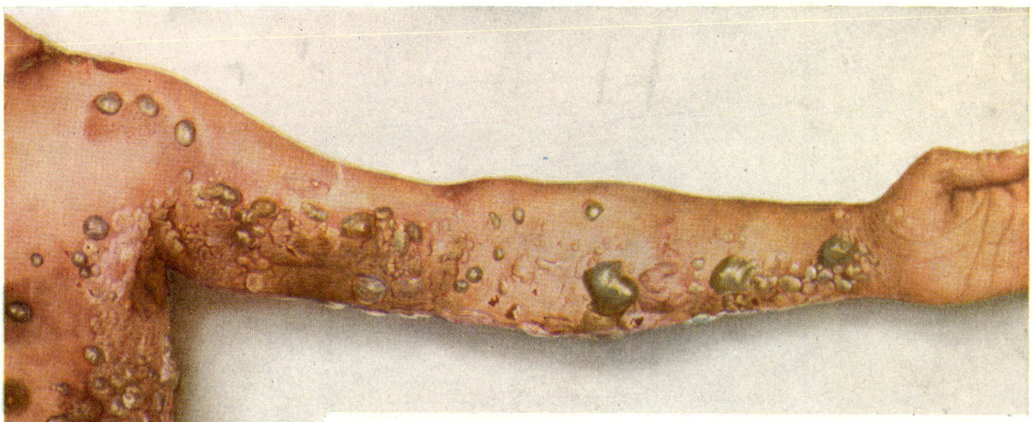

DERMATOSE HERPÉTIFORME

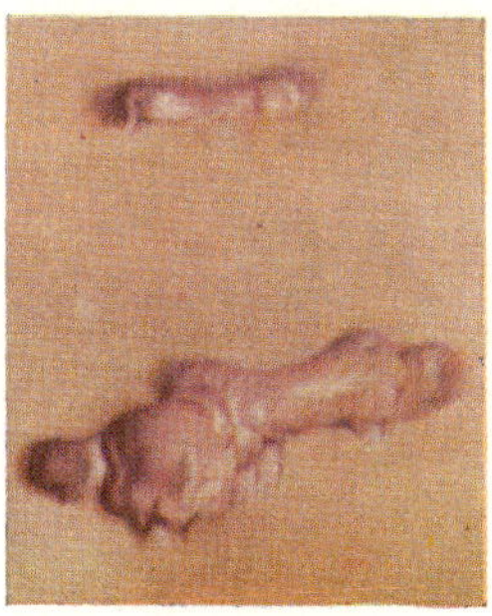

CHÉLOÏDE

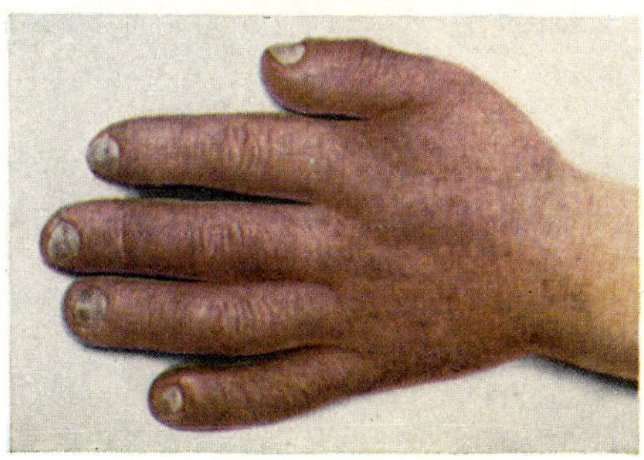

ACROCYANOSE

Quatre variétés de Dermatoses et un type de Cyanose.

de 50 fois son poids d'eau sont employés pour la désinfection des produits sécrétés et excrétés par les malades, pour celle de leur linge, de leurs vêtements, de leurs ustensiles, des parois, des planchers et des meubles ;

L'aldéhyde formique du commerce (formol à 40 p. 100) est un bon désinfectant à la dose de 20 g par litre d'eau. Mais il faut éviter de l'employer dans un local où l'on doit séjourner immédiatement après l'opération, car cette solution donne lieu à un dégagement de vapeurs de formol, très irritantes pour les muqueuses ;

Le *lait de chaux* fraîchement préparé à 20 p. 100 est un excellent désinfectant du sol et des parois non recouvertes de papiers, de peinture ou de plâtre ;

Le *sublimé corrosif* à 1 p. 1 000 est un désinfectant très énergique, mais présente de nombreux inconvénients : il est très toxique ; il est caustique pour la peau ; il attaque les objets métalliques ; enfin, mis en contact avec les matières organiques riches en albumine, il détermine une coagulation de cette substance et ne détruit pas les microbes protégés par cette coque imperméable : on ne peut donc pas employer le sublimé pour désinfecter les matières fécales, les matières vomies, les crachats, etc.

Ces matières organiques pourront, en revanche, être désinfectées par :

Le *chlorure de chaux* à 20 p. 1 000 ;

Le *sulfate de cuivre* (vitriol bleu) à 50 p. 1 000.

Désinfectants gazeux. — Les désinfectants gazeux employés sont les vapeurs d'aldéhyde formique et celles d'acide sulfureux.

Le *formaldéhyde* est le gaz qui approche le plus du désinfectant idéal. Il n'est pas toxique et n'abîme pas les tissus, les couleurs, les métaux ou les objets d'art et de prix. Mais il est bien démontré que le formol n'est qu'un *désinfectant de surface* et n'offre aucune garantie pour la désinfection tant soit peu profonde des matelas, couvertures, tapis, tentures et vêtements.

Le formaldéhyde existe sous trois états isomériques :

1° Le formaldéhyde, aldéhyde formique (HCOH), gaz incolore à la température ordinaire, d'une odeur légère, mais très irritante sur les muqueuses ;

2° Le paraformaldéhyde $(HCOH)^2$, substance blanche, onctueuse au toucher, soluble dans l'eau et dans l'alcool ; cette substance entre vraisemblablement dans la formaline, le formol du commerce ;

3° Le trioxyméthylène $(HCOH)^3$, poudre blanche peu soluble dans l'alcool et l'eau et dégageant une forte odeur. Par la chaleur, cette poudre se décompose et dégage de l'aldéhyde formique.

L'*anhydride sulfureux* SO^2 est un désinfectant efficace de surface. Il est supérieur au formol comme destructeur des parasites, de la vermine, mais il lui est inférieur comme destructeur de microbes ; il ne tue pas les spores. Son action, comme désinfectant, réclame la présence de l'humidité. V. DÉSINFECTION.

DÉSINFECTION. — La désinfection, rendue obligatoire par la loi du 15 février 1902, est l'ensemble des moyens destinés à détruire les microbes pathogènes qui proviennent d'un malade atteint d'affection transmissible. V. à DÉCLARATION.

La loi prescrit la désinfection soit *en cours de maladie*, soit *à la fin de la maladie* (literie, locaux, murs, planchers, meubles, objets) après guérison, décès ou transport du malade.

La *désinfection en cours de maladie* est prescrite dans les fièvres typhoïdes, le typhus exanthématique, la variole, la scarlatine, la rougeole, la diphtérie, la suette miliaire, le choléra, la peste, la fièvre jaune, les dysenteries, les infections puerpérales, la méningite cérébro-spinale, la poliomyélite antérieure aiguë, le trachome, la fièvre ondulante, la lèpre, la spirochétose ictéro-hémorragique, la psittacose, le tétanos, le typhus récurrent, la coqueluche.

La *désinfection terminale* est obligatoire dans les fièvres typhoïdes, le typhus exanthématique, la variole, la scarlatine, la diphtérie, la suette miliaire, le choléra, la peste, la fièvre jaune, les dysenteries, les infections puerpérales, la fièvre ondulante, la psittacose, le tétanos, la coqueluche.

La désinfection des locaux, hardes et meubles, prescrite par la loi au cours des maladies contagieuses a soulevé de vives critiques dans les milieux médicaux, le danger résidant principalement dans la gorge, les fosses nasales des malades.

La *rougeole*, la plus diffusible et la plus meurtrière des fièvres éruptives, est contagieuse avant l'éruption, c'est-à-dire avant d'être reconnue ; elle cesse d'être transmissible à la fin de l'éruption. La désinfection est donc illusoire et inopérante, bien qu'elle soit prescrite par la loi.

La *scarlatine* est contagieuse surtout par les mucosités bucco- et rhino-pharyngées : la contagiosité tardive par les squames, admise autrefois, est actuellement combattue ; le germe de la scarlatine ne vit pas à l'état sec. Un nettoyage minutieux des meubles et de la chambre, l'aération suffisent ; la désinfection est inutile.

Il en est de même pour la *rubéole*, la *varicelle*, qui se transmettent directement, d'enfant à enfant.

L'agent virulent de la *variole*, transporté par les squames et les croûtes, peut vivre quelque temps en dehors de l'organisme ; la *désinfection* de la literie, des meubles, des locaux *s'impose* donc ; les linges et les draps seront bouillis, la literie passée à l'étuve.

La contagiosité de la *coqueluche* persiste un mois au plus ; la désinfection des locaux n'est pas nécessaire.

Il en est de même pour les *oreillons*.

Dans la *diphtérie*, jamais la désinfection des locaux, des écoles, l'incinération des livres et cahiers de classe n'ont arrêté une épidémie ; seuls le dépistage et le traitement à domicile des porteurs de germes sont efficaces ; cependant, deux précautions valent mieux qu'une.

Dans la *poliomyélite épidémique*, la *méningite cérébrospinale*, l'*encéphalite épidémique*, les agents pathogènes pénètrent dans les cavités buccales et naso-pharyngées ; c'est là qu'il faut les détruire et non pas sur les murs, les tapis, les meubles des appartements.

Dans la *fièvre typhoïde*, la désinfection doit surtout porter sur les déjections et les linges souillés ; puis on recherchera les porteurs de germes et on surveillera les convalescents. La désinfection des pièces occupées par le malade est accessoire.

La même prophylaxie existe pour le *choléra* ; il ne faut pas compter sur la désinfection des locaux, mais sur l'usage des boissons et des aliments stérilisés par la chaleur.

Le *typhus exanthématique*, transmis par les poux, commande l'épouillage, l'étuvage des vêtements, le nettoyage du corps plutôt que la désinfection des locaux.

Contre la *peste*, la dératisation s'impose, combinée d'ailleurs avec la désinfection des locaux par les vapeurs de soufre et de formol, qui détruiront les puces et leurs porteurs.

La désinfection des locaux n'est pas indiquée dans la *fièvre jaune*, le *paludisme*, la *dengue*, la *maladie du sommeil*. C'est la destruction des moustiques, des mouches, et la désinfection des malades par les remèdes spécifiques qu'il faut poursuivre.

Enfin, il est une maladie qui n'est pas soumise à la déclaration légale, et partant à la désinfection obligatoire, c'est la *tuberculose pulmonaire*, et pourtant son microbe résistant peut vivre longtemps en dehors de l'organisme ; il garde sa virulence dans les fentes des parquets et les recoins poussiéreux des appartements souillés par les crachats des phtisiques ; la désinfection des locaux s'impose donc après décès.

En résumé, la désinfection des locaux est inutile et illusoire dans les maladies contagieuses dont l'agent causal est fragile : rougeole, oreillons, coqueluche, grippe, fièvre puerpérale, méningite cérébro-spinale, poliomyélite, encéphalite épidémique.

La désinfection terminale sera réduite au nettoyage en grand dans les maladies intestinales (typhoïde, dysenterie) dont les microbes, peu résistants, sont éliminés en abondance durant la maladie.

La désinfection des locaux est *recommandable* dans la diphtérie, la scarlatine, le choléra ; elle est *indispensable* dans la variole, la peste et surtout dans la tuberculose ouverte.

Procédés et appareils de désinfection. — La désinfection peut se pratiquer de différentes manières.

Par le soleil. — La destruction des bacilles par les rayons directs du soleil est rapide ; aussi faut-il faire entrer aussi largement que possible ces rayons dans la chambre du malade au cours et après la terminaison de l'affection transmissible ; malheureusement, le plus souvent, la disposition des pièces est telle que les rayons ne peuvent agir que sur une partie seulement de ces pièces, et, d'autre part, l'exposition au-dehors des objets de literie permet aux parcelles d'étoffe de s'envoler et de transporter les microbes au loin.

Par immersion dans l'eau bouillante. — Cette immersion dans l'eau bouillante à gros bouillons doit durer environ une heure. On favorise l'élévation du point d'ébullition de l'eau, et par conséquent l'efficacité de son action, en y ajoutant du sel ou un peu de carbonate de soude ; on peut ainsi désinfecter notamment les objets, linges et ustensiles ayant servi à un malade.

Par des substances chimiques liquides ou gazeuses. — Leur action doit être rapide et sûre, leur maniement facile, l'effet de détérioration nul et le coût aussi faible que possible. V. DÉSINFECTANTS.

La désinfection par les *vapeurs de formol* est fréquemment employée ; elle se fait de différentes façons.

On peut produire une vaporisation de vapeurs d'aldéhyde formique, sans appareil spécial, dans le local à désinfecter, en chauffant dans un récipient large et plat une solution composée de la solution commerciale d'aldéhyde formique (formol à 40 p. 100) étendue de 3 fois son volume d'eau. Ce récipient est fermé par un couvercle muni d'une ouverture permettant le dégagement de vapeurs désinfectantes. Pour un local de 100 m^3, il faut vaporiser près de $3^l,5$ de solution.

On peut aussi produire le dégagement de vapeurs de formol par la décomposition à chaud de trioxyméthylène, qui se vend dans le commerce en pastilles toutes préparées. On chauffe ces pastilles dans un petit récipient métallique. Il faut obtenir, pour que l'opération ait une efficacité suffisante, un dégagement d'au moins 4 g d'aldéhyde formique pur par mètre cube du local.

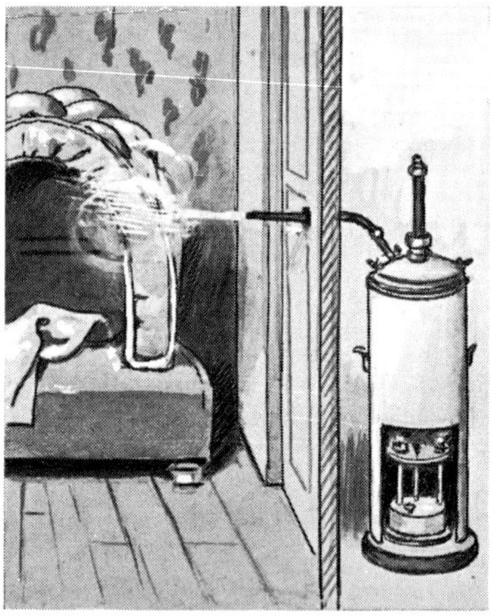

FIG. 499. — Un dispositif de désinfection d'une chambre.
L'appareil producteur de vapeur de formol est placé à l'extérieur de la pièce à désinfecter.

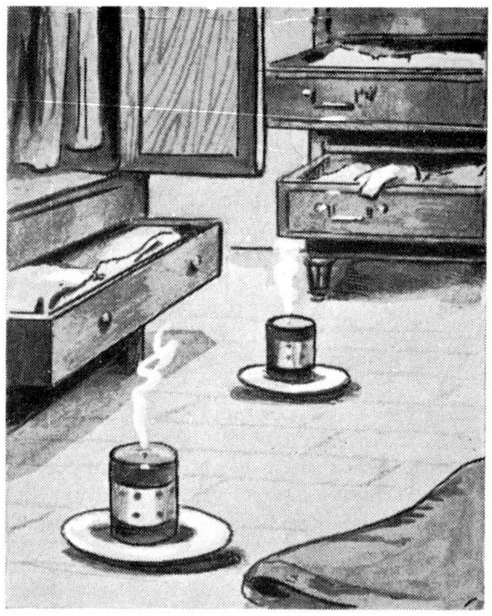

FIG. 500. — Autre dispositif de désinfection.
Les appareils producteurs de vapeurs de formol sont placés à l'intérieur de la pièce à désinfecter.

Mais, ordinairement, on a recours pour la désinfection par le formol à des appareils commerciaux et industriels approuvés par le ministre de la Santé publique.

Parmi les appareils formogènes employés en France, les uns se servent de la solution commerciale d'aldéhyde formique, additionnée d'un corps destiné à empêcher la polymérisation ou

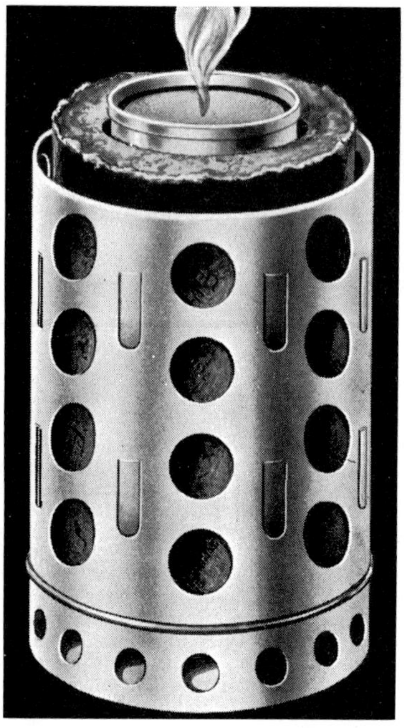

FIG. 501. — Appareil à désinfection par dégagement de vapeurs de formol obtenues par décomposition à chaud de trioxyméthylène.
(*Cl. Fumigator Gonin.*)

à faciliter la diffusion (chlorure de calcium, formochlorol, tétrachlorure de carbone, chlorure de sodium), et vaporisent à chaud la solution; d'autres fonctionnent sans élévation de la température, par ventilation. Enfin, d'autres appareils utilisent l'anhydride sulfureux et l'anhydride sulfurique obtenus par combustion du soufre à l'intérieur d'un générateur spécial. Tous ces appareils restent placés en dehors de la pièce à désinfecter (*fig.* 499).

Il en est d'autres qui volatilisent le trioxyméthylène à chaud et en milieu humide, par chauffage direct et en milieu sec avec ou sans pression. Ces appareils sont placés au-dedans de la pièce à désinfecter (*fig.* 500 et 501).

Tous ces procédés sont exclusivement réservés à la désinfection en surface des locaux. Ces désinfections par l'aldéhyde formique ou l'anhydride sulfureux ne dispensent donc pas pour les objets épais, tels que matelas, oreillers, traversins, vêtements, couvertures, etc., de la désinfection dans des appareils appropriés et spéciaux, tels que les étuves à vapeur d'eau ou à formol.

Dans ces divers procédés, tous les orifices du local à désinfecter doivent être hermétiquement obturés, comme nous le dirons plus loin.

Au bout de 7 à 14 heures, on ouvre tous les orifices et on aère longuement la pièce. Malgré cela, les vapeurs de formol restent encore en assez grande quantité pour que le local demeure inhabitable au moins 24 heures et souvent plus. C'est là le principal inconvénient de la désinfection par les vapeurs de formol.

Étuves à désinfecter. — Le formol et l'anhydride sulfureux sont de bons désinfectants *en surface;* mais les étuves constituent le mode le plus sûr et le plus pratique de désinfection *en profondeur* (tabl. XVII).

Étuves à chaleur sèche. — Réservées à l'asepsie des instruments métalliques de chirurgie, de la verrerie de laboratoire. V. ÉTUVE.

Étuves à vapeur humide. — Servent à la désinfection du linge, des vêtements, des objets de literie.

Ces appareils, qui utilisent la vapeur d'eau, se composent tous d'un générateur de chaleur, d'un générateur de vapeur et d'une chambre à désinfection obturée par un couvercle.

Les étuves à vapeur peuvent se présenter sous divers types : fixe, locomobile, horizontal, vertical.

Les *postes de désinfection* contiennent une ou plusieurs de ces étuves à vapeur. Ces postes sont constitués par deux corps de bâtiments entièrement séparés l'un de l'autre par un mur que traversent les étuves à désinfection. Du côté infecté sont introduits les objets souillés, qui sont placés dans les étuves par l'équipe de désinfecteurs revêtus de blouses et de calottes protectrices, puis la voiture qui les a apportés est désinfectée par des lavages antiseptiques. Après désinfection, les objets sont retirés des étuves par une autre équipe et chargés dans une voiture spéciale, qui les rapporte au domicile du malade. Il ne doit jamais y avoir de communication entre les deux côtés infecté et désinfecté. C'est ce qui se passe par exemple à la station de désinfection de la ville de Paris, rue des Récollets (tabl. XVII).

Étuves à gaz antiseptique. — Les plus employées sont les étuves à *formol,* fixes ou mobiles (tabl. XVII). Ces étuves conviennent pour la désinfection des matelas et objets de literie; elles présentent, sur les étuves à vapeur d'eau, les avantages de moins altérer les objets.

Mesures à prendre en cas de maladie. — La lutte contre les microbes doit être entreprise *dès le début et pendant tout le cours de la maladie.* Un typhique, un varioleux, un scarlatineux peut, avant de guérir ou de mourir, contaminer un grand nombre de personnes.

La désinfection pendant la maladie doit aussi être continue. Elle doit porter :

1° Sur les produits morbides (sécrétions, expectorations, déjections, etc.);

2° Sur les linges, vêtements, ustensiles et menus objets à l'usage du malade;

3° Sur le plancher de la chambre et sur les meubles qui seraient directement souillés;

4° Sur le malade lui-même et sur les personnes qui l'approchent;

5° Sur la destruction ou l'élimination (grillages contre les moustiques) des petits animaux susceptibles de transmettre certaines maladies.

Désinfection des produits morbides. — Les *selles, vomissements* et *urines* des personnes atteintes de fièvre typhoïde, de dysenterie, de diarrhée estivale, de choléra et de maladies cholériformes sont reçus dans des vases où l'on aura mis 2 à 3 grands verres de solution désinfectante (solution de crésylol sodique forte, sulfate de cuivre).

Les produits ainsi désinfectés sont, au moins 2 à 3 heures plus tard, jetés dans les latrines ou enfouis dans une excavation du sol, loin des sources et des puits à eau potable.

Les *crachats* (tuberculose, pneumonie, grippe infectieuse, fièvre typhoïde, peste, etc.), les *fausses membranes* et les *sécrétions de l'arrière-gorge* (diphtérie, scarlatine, rougeole) sont recueillis dans des crachoirs ou d'autres récipients appropriés, à moitié remplis d'eau additionnée de crésylol ou de la solution à 10 p. 100 de soude du commerce. On peut encore les détruire par le feu ou dans des autoclaves spéciaux à vapeur circulante ou à vapeur sous pression.

Les crachoirs et leur contenu seront désinfectés par un séjour prolongé dans une solution désinfectante, ou par l'ébullition.

Les *matières issues de pustules ulcérées ou gangrénées et des bubons* dans le cas de peste, les *croûtes* dans la variole, les *squames* dans la scarlatine, doivent être détruites par le feu, stérilisées par l'eau

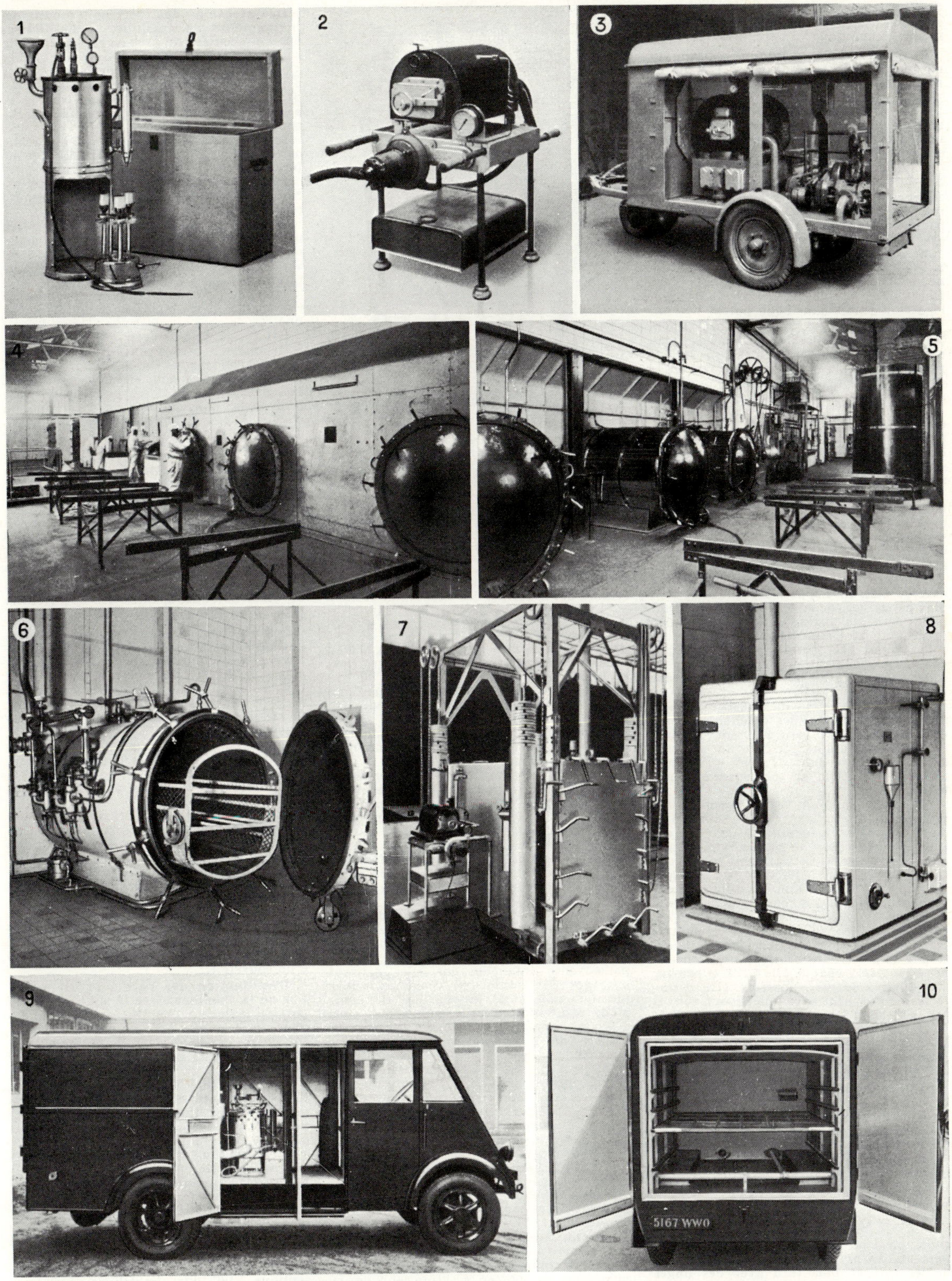

Appareils de désinfection en surface et en profondeur.

DÉSINFECTION EN SURFACE : 1. Autoclave portatif pour désinfection par vapeurs de formol; 2. Appareil portatif pour désinfection par anhydride sulfureux; 3. Même type d'appareil sur remorque. DÉSINFECTION EN PROFONDEUR : 4. Station de désinfection de la ville de Paris, côté dit « infecté »; 5. Côté dit « désinfecté »; 6. Etuve à vapeur (hôpital Beaujon) ; 7. Etuve rectangulaire spéciale pour hôpitaux permettant l'introduction d'un lit complet avec toute sa literie; 8. Etuve à chauffage électrique pour la désinfection par vapeurs de formol; 9. Etuve mobile sur châssis automobile pour la désinfection par vapeurs de formol; 10. Vue intérieure de l'étuve mobile.

(*Cl. Dechosal* [1, 8, 9, 10]; *Clayton* [2, 3, 7]; *Assistance publique* [4, 5]; *Geneste-Herscher* [6].)

bouillante, ou maintenues dans une forte solution désinfectante jusqu'à ce qu'elles soient complètement imprégnées.

Désinfection des linges, vêtements, ustensiles et menus objets à l'usage du malade. — Les linges, tels que les chemises, draps de lit, essuie-mains, mouchoirs, etc., qui ont été en contact avec le malade, doivent, si l'on ne peut procéder immédiatement à leur désinfection, être enveloppés, dès qu'ils ne sont plus en usage, dans des draps ou des sacs mouillés au moyen de la solution de crésylol.

Pour les désinfecter sur place, on peut soit les plonger dans une cuvette ou un baquet contenant la solution faible de crésylol, soit les faire bouillir, au moins pendant une heure, dans une lessive de carbonate de soude ou dans une eau très savonneuse. Les linges resteront 12 heures au moins dans la solution désinfectante, puis ils seront rincés dans l'eau pure.

Les pièces de pansement sans valeur, loques, vêtements sordides, chemises usées, ouate salie, etc., seront brûlés dans la cheminée ou le poêle, chaque fois qu'on le pourra, ou plongés dans une solution désinfectante.

Lorsque des bains froids ou tièdes sont employés pour le traitement, l'eau peut être chargée de souillures provenant du malade et devenir elle-même, lorsqu'elle sera projetée sur le sol, un moyen de contamination dangereux.

Elle devra donc être désinfectée après l'usage par l'addition de crésylol sodique dans la proportion de la solution à 1 p. 100.

Les baignoires seront vidées de façon que l'eau, même désinfectée, ne puisse pas atteindre les puits ou les sources.

Les vêtements souillés ou contaminés doivent être enveloppés, dès qu'ils ne sont plus en usage, comme il est dit précédemment pour les linges, en attendant qu'on procède à leur désinfection.

Les vêtements de toile sont désinfectés dans l'eau bouillante.

Les vêtements de laine et de drap sont désinfectés.

Les ustensiles de cuisine, assiettes, tasses, verres, cuillères, etc., les crachoirs, les récipients qui en tiennent lieu, sont plongés pendant plusieurs heures dans une solution désinfectante ou dans de l'eau qu'on portera à l'ébullition, et soigneusement nettoyés.

Les petits objets à usage personnel des malades, livres, jouets, crayons, fournitures de bureau, porte-monnaie (et, le cas échéant, les billets de banque ou valeurs qui auraient pu être contaminés par le malade), sont soumis à l'action de l'aldéhyde formique à l'aide de l'un des appareils autorisés et suivant les conditions données à cette autorisation.

Toutefois, les jouets, livres et autres menus objets qui n'auraient pas de valeur seront de préférence brûlés dans la cheminée ou le poêle, chaque fois qu'on le pourra.

Les livres de prix pourront être désinfectés efficacement avec une étuve à formol (*fig.* 502) ou à la chloropicrine.

Les aliments ayant séjourné dans la chambre ne devront être consommés qu'après avoir subi, autant que possible, une nouvelle cuisson.

Désinfection du plancher de la chambre et des meubles qui auraient été directement souillés. — Les planchers, les poignées des portes de la chambre des malades, les meubles sont nettoyés chaque jour, au moins une fois, avec des linges humectés par la solution forte de crésylol. Les balayures sont jetées au feu.

Si des produits morbides, tels que crachats, vomissements, urines, sang, etc., ont souillé un objet, un meuble, le plancher, etc., on aura soin de les arroser immédiatement avec la même solution, et de les essuyer plus tard avec des linges trempés dans cette solution.

Désinfection du corps du malade et des personnes qui l'approchent. — On veillera à la désinfection des parties du corps du malade souillées par des déjections.

Les linges ou ouate employés à cet usage sont ensuite plongés pendant 1 heure dans

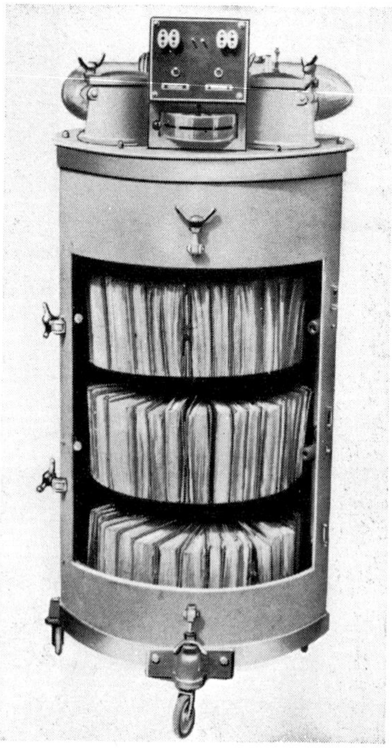

FIG. 502. — Etuve tournante pour la désinfection des livres par les vapeurs de formol. (*Cl. « La désinfection du livre ».*)

une solution désinfectante ou, mieux, brûlés.

Les convalescents de *variole, scarlatine, diphtérie, rougeole* doivent, avant de reprendre leur vie habituelle, les enfants avant de retourner à l'école, prendre un grand bain savonneux ou, tout au moins, subir des lotions savonneuses et générales. Ces lavages devront s'étendre au cuir chevelu et à la barbe.

Après ces lavages, les convalescents auront soin de revêtir du linge propre et des vêtements qui n'ont pas été portés pendant la maladie, à moins qu'on ne les ait préalablement désinfectés.

Les personnes qui soignent les malades et toutes celles qui auraient pu s'infecter à leur contact doivent se désinfecter les mains et la figure en sortant de la chambre du malade.

La désinfection du nez, de la gorge, de la bouche est indiquée chez les personnes qui soignent des malades atteints de scarlatine, de méningite cérébro-spinale, de poliomyélite infantile, car elles peuvent propager l'infection. On peut conseiller l'introduction dans les narines de pommade résorcinée, d'huile goménolée, ainsi que des gargarismes avec du néol, de la liqueur de Labarraque en solution à 1 p. 100 dans l'eau.

On peut aussi réaliser une désinfection permanente de l'air de la chambre du malade et celle des voies respiratoires supérieures des personnes qui vivent dans le milieu, en vaporisant dans l'atmosphère des liquides à base de thymol dans l'huile de pin ou de terpinéol, au moyen de nébulisateurs ou d'atomiseurs, sous forme d'une suspension colloïdale extrêmement fine.

Il est recommandé aux personnes qui soignent les malades de mettre, en entrant, par-dessus leurs vêtements, une longue blouse, qu'elles laisseront dans la chambre et qui devra ultérieurement être soumise à la désinfection ; de même, il leur est recommandé de porter à l'intérieur de la chambre des chaussures spéciales qu'elles mettront en entrant et laisseront en sortant.

Elles doivent s'interdire de prendre leur repas dans la chambre des malades et doivent se désinfecter les mains et la figure avant de manger.

Désinfection des lettres, monnaies, instruments de musique. — Les *lettres* ont été accusées de propager la variole, la rougeole, la scarlatine et d'autres maladies amenant la desquamation de la peau. Il y a peu de chances pour que les lettres propagent l'infection de maladies comme la peste, le choléra, la fièvre typhoïde, la tuberculose.

Actuellement, on ne procède à aucune désinfection officielle des sacs postaux (conférence de Paris, 1912).

La *monnaie* peut véhiculer les germes infectieux de la variole, des maladies éruptices, de la tuberculose.

La monnaie métallique peut être traitée par l'immersion dans une solution d'acide phénique à 3 p. 100, de formaline à 3 ou 5 p. 100. On peut aussi employer l'ébullition, les étuves.

Le papier-monnaie peut se désinfecter en aspergeant les billets avec de la formaline.

Parmi les *instruments de musique,* les instruments à cordes peuvent se désinfecter à la formaldéhyde. On peut faire bouillir les instruments à vent, en cuivre ; toutefois, s'ils ont des clefs, il est préférable de les laver avec une solution de formaline ou d'acide phénique. Les instruments à vent en bois et les anches peuvent être traités par la formaldéhyde.

Mesures à prendre après transport, guérison ou décès. — La *désinfection après transport, guérison ou décès* porte, en premier lieu, sur les différents points dont nous avons parlé et qui doivent nécessairement, après sa terminaison, faire l'objet de mesures d'ensemble complémentaires, et, en second lieu, dans les conditions que nous allons indiquer.

Désinfection des couvertures, matelas, paillasses et autres objets de literie. — Les matelas, sommiers, paillasses et autres objets de literie peuvent être désinfectés à l'étuve. Avant leur passage à l'étuve, et dans le cas où ils seraient tachés de sang, de matières fécales, de pus, etc., ces objets doivent être soumis à un trempage ou, mieux, à un lavage mécanique dans une solution désinfectante ; le passage à l'étuve ayant pour effet de rendre, nous l'avons vu, ces taches indélébiles, si cette précaution n'est pas prise.

Si la désinfection par l'étuve ne peut être aisément pratiquée, notamment en raison de l'éloignement de l'étuve utilisable, on peut procéder de la façon suivante :

Les couvertures sont plongées dans une solution de savon mou, préparée avec 250 g de savon pour 10 litres d'eau, et qui est, après 2 heures de contact, portée à l'ébullition ; on les y remue de manière à déplacer l'air retenu dans les plis des tissus et on les fait bouillir dans le bain recouvert d'un couvercle.

Désinfection des parois et du mobilier de la chambre. — A la suite du transport du malade à l'hôpital, de son changement de logement, de sa guérison ou de son décès, la désinfection de la chambre et des locaux où il a séjourné est indispensable.

La désinfection des locaux peut être pratiquée soit par un dégagement dans la pièce d'un gaz antiseptique, soit par le lavage et l'humectation des parois et des objets à l'aide d'un liquide désinfectant.

Il est désirable que la chambre soit évacuée et demeure close pendant 2 ou 3 heures au moins avant l'arrivée des désinfecteurs, afin d'assurer, par le repos de l'air, la chute de toutes les poussières qui s'y trouvent en suspension.

Désinfection par dégagement de gaz antiseptique. — On aura recours à la désinfection du domicile par un gaz antiseptique, tel que l'aldéhyde formique, quand les locaux peuvent être clos hermétiquement.

Quel que soit le procédé employé pour la désinfection par l'aldéhyde formique gazeuse, plusieurs conditions doivent être remplies pour qu'elle donne des résultats satisfaisants :

1° Les objets susceptibles d'être désinfectés par ce gaz doivent être disposés de telle manière que leurs surfaces soient largement exposées partout à son action.

Le lit et les meubles adossés aux murs sont écartés de ceux-ci, les tiroirs des armoires complètement tirés;

2° Toutes les précautions doivent être prises pour que l'espace à désinfecter demeure hermétiquement clos pendant toute la durée de l'opération. Si l'on ne peut pas fermer le local, en obturer convenablement les ouvertures, fentes, lézardes, tous les mal-joints en un mot; mais il faut renoncer à la désinfection par l'aldéhyde et recourir aux lavages.

Tous les mal-joints des portes et fenêtres sont calfeutrés avec des bandes d'ouate ou de papier qu'on brûlera ensuite.

Avant de quitter la chambre, les désinfecteurs se dépouillent de leurs vêtements de travail et les étalent sur le support. Ils se lavent les mains, la figure, avec la solution faible de crésylol ou de sublimé à 1 p. 1 000, puis sortent de la chambre. Ils ferment la porte, la calfeutrent soigneusement du dehors et bouchent le trou de serrure avec une bourre d'ouate.

Les opérations de désinfection sont ensuite effectuées à l'aide de l'un des appareils autorisés pour la désinfection par gaz antiseptique.

Les conditions du fonctionnement de l'appareil formogène, la dose à employer, la durée de l'opération doivent être rigoureusement telles que l'autorisation officielle les énumère.

Lorsque le temps de contact indiqué sur le certificat d'autorisation sera écoulé, les portes et les fenêtres seront rapidement ouvertes, de manière à aérer largement.

Désinfection par lavages. — On emploiera les lavages avec l'une des solutions que nous avons indiquées toutes les fois qu'on aura à désinfecter les locaux qu'on ne pourrait pas clore hermétiquement, ou qui seraient malpropres, encombrés et ne pourraient rester longtemps inoccupés.

Les planchers, boiseries, portes et fenêtres, les murs peints à l'huile ou tapissés avec du papier sont lavés avec l'une des mêmes solutions. Les désinfecteurs feront usage de deux seaux, l'un pour le liquide désinfectant, l'autre pour l'eau pure destinée au rinçage des linges et brosses.

L'application de la solution désinfectante doit être autant que possible précédée, pour les peintures et les boiseries, d'un lessivage préalable avec une solution alcaline.

Les lavages antiseptiques s'exécutent à la main, méthodiquement. Après avoir passé le linge, la brosse à main ou le pinceau, de haut en bas, sur une partie de la paroi, on les rince dans l'eau pure, puis on les trempe à nouveau dans le liquide désinfectant et l'on passe à la surface voisine.

On peut encore désinfecter les murs ou les parois d'une chambre par la pulvérisation de substances antiseptiques (sublimé, formaline). Les pulvérisateurs employés à cet effet sont des cylindres auxquels s'adapte une simple pompe qui comprime l'air dans le réservoir. Le courant d'air qui passe dans l'un des tubes aspire la solution dans l'autre et la pulvérise sous forme d'un petit nuage.

Ce procédé est souvent peu efficace, soit parce qu'il est mal appliqué, soit parce que l'appareil est défectueux.

Il faut pulvériser les murs de bas en haut et non de haut en bas, puis le plafond et le plancher, en ayant soin que le liquide pulvérisé mouille toute la surface.

Les murs blanchis à la chaux ou à la colle sont badigeonnés à nouveau avec un lait de chaux fraîchement préparé, ou repeints à la colle.

Les logements tapissés au papier seront désinfectés à l'aide de vapeurs d'aldéhyde formique dans les conditions indiquées pour chaque appareil et chaque système par le Conseil supérieur d'hygiène publique.

On a soin de verser le liquide désinfectant dans tous les coins et recoins, de manière à imprégner profondément l'aire de la chambre; on gratte ensuite le revêtement sur une épaisseur de plusieurs millimètres et l'on fait un nouvel arrosage.

Désinfection des latrines, fosses d'aisances, etc. — Comme il est à craindre, dans les cas de fièvre typhoïde, de dysenterie et surtout de choléra ou de maladies cholériformes, que les latrines n'aient été souillées par des déjections, il sera toujours prudent de leur appliquer les mesures de désinfection indiquées ci-dessus pour les chambres des malades : lavage du siège, des abords, etc.

La désinfection des fosses d'aisances n'a d'utilité que dans les cas où des matières cholériques, typhiques ou dysentériques y ont été projetées depuis peu de temps.

Elle est toujours difficile à réaliser et assez incertaine.

Un moyen à recommander consiste à y jeter des quantités considérables de lait de chaux (environ 5 litres de lait de chaux à 20 p. 100 par mètre cube de matières de vidange) et à chercher à obtenir un brassage intime de la masse, en la remuant avec une longue perche. Dans tous les cas, il est nécessaire d'y verser de l'huile de schiste à raison de 1 kilogramme par mètre superficiel de la fosse.

Désinfection des éviers, vidoirs, rigoles et des puits, citernes, etc. — Les éviers, vidoirs, bacs de pompe, rigoles, cours et courettes sont abondamment arrosés avec la solution forte de crésylol à 4 p. 100.

Lorsqu'il y a lieu de croire qu'un puits maçonné à eau potable a été contaminé par du fumier, on pourra le désinfecter, ainsi que son contenu, en opérant de la manière suivante :

On verse dans le puits une quantité de permanganate de chaux ou de potasse suffisante pour colorer fortement l'eau en rose. Cette quantité doit être calculée, d'après le volume d'eau que contient le puits au moment de l'opération, sur la base de 10 g de permanganate par mètre cube d'eau à désinfecter. Le permanganate devra être dissous préalablement et versé dans le puits à l'état de solution. Après déversement du permanganate, on laisse en contact pendant 24 heures, puis on pompe jusqu'à ce que l'eau soit redevenue absolument incolore.

Désinfection des voitures, wagons. — Les voitures de place, d'ambulance peuvent être désinfectées par le formol, ou lavées avec une solution antiseptique. Les coussins, les garnitures, les tapis, les rideaux, le capitonnage seront enlevés et passés à l'étuve ou immergés dans un liquide désinfectant.

Les wagons de marchandises et à bestiaux sont faciles à désinfecter (*fig.* 503)

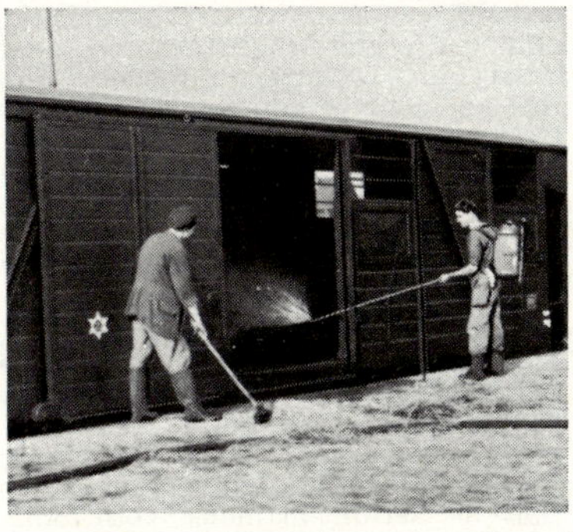

FIG. 503. — Désinfection des wagons à bestiaux.

(Phot. Larousse.)

par le formol, le lavage des parois au sublimé, au crésylol. On laissera ensuite sécher au grand air, de préférence au soleil.

Les wagons de voyageurs, véritables chambres roulantes, peuvent être désinfectés par les méthodes employées pour la désinfection des chambres, c'est-à-dire par le formol, le soufre; on pourra aussi employer la pulvérisation d'hypochlorite de chaux ou de soude.

Les parois et le plancher seront récurés et lavés soigneusement avec une solution antiseptique, par exemple une solution alcaline chaude à 5 p. 100 de carbonate de soude.

Les tapis, sièges et dossiers rembourrés, s'ils sont mobiles, seront enlevés et subiront un nettoyage au grand air et une exposition au soleil.

D'une façon générale, la désinfection est d'autant plus aisée et plus efficace que le wagon est moins confortable. Ce sont les wagons-lits qui sont les plus difficiles à désinfecter et par là même les plus dangereux, d'autant plus qu'ils sont souvent occupés par des malades tuberculeux que l'on conduit dans le Midi, à la mer ou à la montagne.

Les lits peuvent être ainsi infectés par la tuberculose, la diphtérie ou n'importe quelle fièvre éruptive, d'autant plus facilement qu'ils sont tenus presque hermétiquement fermés, à l'abri de l'air et du soleil durant toute la journée.

Désinfection des navires. — Après évacuation du bâtiment, le fond de la cale sera nettoyé au sublimé, puis lavé à l'eau de mer, et, après dessiccation, les parois seront badigeonnées à la chaux. Pour la destruction des rats et insectes, v. DÉRATISATION et DÉSINSECTISATION.

Désinfection des avions. — Des mesures de désinfection et de désinsectisation doivent être prises dans les avions de transport après chaque voyage, car nombreux sont les insectes, les moustiques en particulier, qui sont transportés à l'intérieur du fuselage. V. DÉSINSECTISATION.

DÉSINSECTISATION. — Destruction des insectes et acariens qui jouent un rôle dans la transmission d'un grand nombre de maladies. La destruction des parasites doit porter sur les adultes, les œufs, les larves et les nymphes.

Divers procédés peuvent être employés.

Les *fumées et vapeurs insecticides*, telle la poudre de pyrèthre qu'on fait brûler, endorment simplement les insectes, qu'il faut balayer et brûler avant qu'ils ne soient revenus à leur état normal. Il faut brûler 1 kg de poudre de pyrèthre par 14 m³ d'air; on peut aussi utiliser la pyréthrine en pulvérisation.

La *chaleur* à 70° tue les insectes; mais il faut pour cela un four ou une étuve; la chaleur ne peut donc être utilisée que pour l'épouillage en désinsectisant les linges, literie, vêtements.

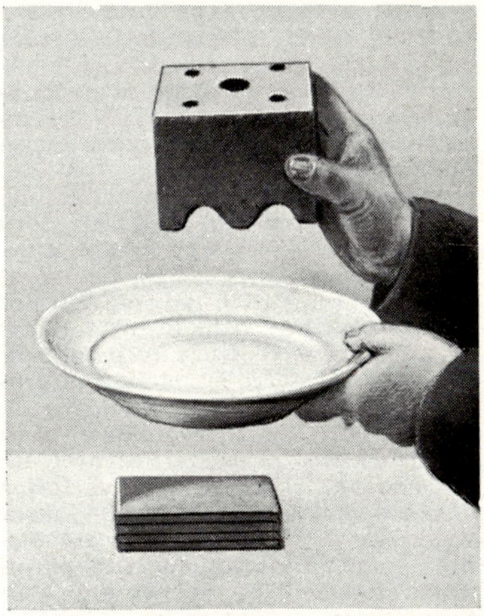

FIG. 504. — Aggloméré producteur de gaz sulfureux par combustion, pour la destruction des insectes.

(Cl. Ets Dechosal.)

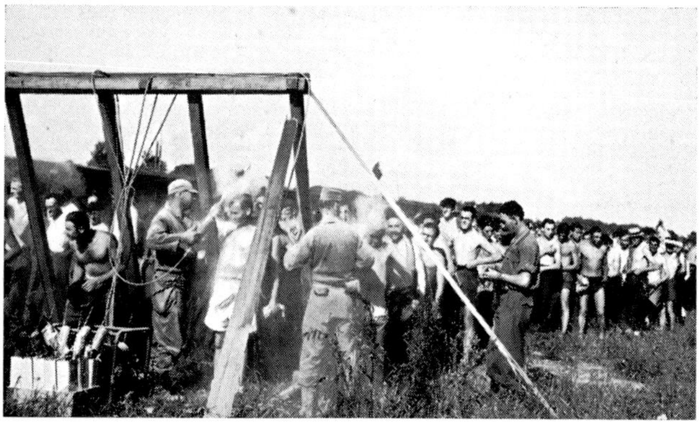

FIG. 505. — Vaporisations de D. D. T. sur un groupe de prisonniers libérés par les Alliés au cours de la Seconde Guerre mondiale et prêts à être rapatriés. (*Phot. U. S. I. S.*)

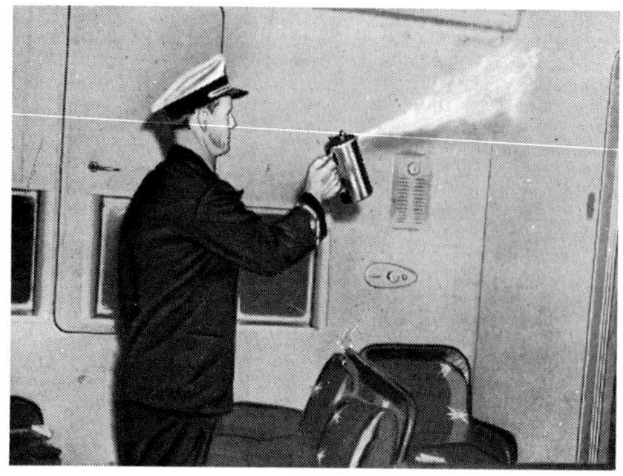

FIG. 506. — Pulvérisation de D. D. T. dans la cabine d'un avion de transport. (*Phot. U. S. I. S.*)

Les *gaz toxiques* sont nombreux : l'*anhydride sulfureux* peut être produit par la combustion du soufre (80 g de soufre par m³ pendant 2 à 3 h) [*fig.* 504] ou par l'acide sulfureux (liquide livré en obus ou en bidons).

La *chloropicrine,* liquide mobile, doit être maniée avec prudence.

L'*acide cyanhydrique* est un gaz très toxique, à la dose de 5 g par m³ pendant 1 heure et demie; le *bromure de méthyle* est également très toxique; seules des équipes spécialisées sont autorisées à se servir de ces gaz.

On peut enfin utiliser des *poudres* ou des *pulvérisations :* les *pyréthrines* utilisées sous forme d'extrait dans l'éther de pétrole ou d'extrait aqueux émulsionné.

Une poudre chlorée, l'*hexachloro-cyclohexane,* s'est montrée efficace contre les poux de tête ou de vêtements, et même contre la gale; elle contient 3 p. 100 de produit actif.

Un thiocyanate organique, le *léthane 384,* s'emploie soit en solution dans le pétrole à 7,5 p. 100, en pulvérisations, ou à 40 p. 100, en applications sur la peau, soit mélangé à l'huile à 50 p. 100, en applications. Il détruit rapidement poux et lentes et désinsectise les locaux, mais il a une odeur désagréable qui reste imprégnée sur les surfaces pulvérisées.

Le *dichlorodiphényltrichloréthane* (D.D.T.) est un insecticide très énergique qui, à doses minimes, s'est montré très efficace pendant la Seconde Guerre mondiale contre tous les insectes : mouches, moustiques, puces, punaises, poux (*fig.* 505). Avec des concentrations extrêmement faibles (de 1 p. 10 000 à 1 p. 1 000 000), tous les insectes, après une phase d'excitation convulsive, sont atteints de paralysie et meurent. Les résultats ont été remarquables dans la lutte contre les moustiques vecteurs du paludisme (*fig.* 506) et contre les poux, qui propagent le typhus exanthématique.

Le D.D.T. peut s'employer sous forme de *poudre pulvérisée* avec un pulvérisateur à main, ou sous forme d'*émulsion liquide* dans l'huile lourde vaporisée. C'est ainsi qu'il a été utilisé en nébulisations sur des parois (lutte contre les mouches), sous forme d'aérosols contre les anophèles, en poudre contre les poux.

On n'a pas constaté avec le D.D.T. d'intoxication, même légère, chez l'homme; la poudre semble donc inoffensive; il est cependant prudent d'éviter de pulvériser la poudre sur les aliments.

Tels sont les procédés généraux de destruction des insectes. Quelques procédés spéciaux peuvent être utilisés vis-à-vis de certains insectes. V. MOUSTIQUES, MOUCHES, PUCE, PUNAISE, TIQUE.

DÉSIRS (des femmes enceintes). — V. ENVIES.

DÉSODORISATION. — Suppression des mauvaises odeurs qui s'exhalent d'un malade ou de la pièce qu'il habite.

Désodorisation du malade. — L'hydrate de chloral est un bon désodorisant : 1° des *crachats,* notamment des crachats à odeur infecte de la gangrène pulmonaire (solution de 1 à 3 p. 100 versée dans le crachoir); 2° de l'*haleine* de ces malades et des tuberculeux (gargarisme de 0,5 à 1 p. 100) après chaque quinte de toux; 3° des *matières fécales* et des *urines;* 4° des *plaies cancéreuses,* mais alors il ne faut l'employer qu'après cocaïnisation de la partie ulcérée et très rapidement, car la solution provoque des douleurs. Pour les urines, on peut aussi faire prendre au malade trois fois par jour X gouttes d'essence de térébenthine.

Si l'odeur provient de *sécrétions cutanées,* on emploiera des grands bains dans lesquels on versera 3 à 4 g de permanganate de potasse. V. aussi à ODEUR.

Désodorisation des plaies putrides. — Lavage 2 à 3 fois par jour avec de l'eau bouillie, additionnée par litre de 3 à 4 cuillerées à soupe d'eau oxygénée, ou d'une cuillerée à soupe de liqueur de Labarraque, avec une solution de sérum artificiel additionné par litre de 0,3 de néosalvarsan.

Désodorisation des chambres de malades. — Aérer le plus souvent possible la pièce, soit en ouvrant ses fenêtres, notamment à l'heure du soleil, soit en la faisant communiquer avec une chambre voisine qui, elle-même, aura été aérée. Faire du feu dans la cheminée en hiver et avoir soin, en tout cas, de la laisser ouverte, car c'est par elle que s'opère en grande partie l'aération. Enlèvement de tout ce qui peut répandre une mauvaise odeur dans les pièces. Emploi d'eau de Cologne, de liquides antiseptiques odorants : thymol, vinaigre de Pennès, papier dit « d'Arménie », pastilles du sérail. Ces dernières sont constituées par un mélange des poudres suivantes :

Benjoin	8	grammes
Baume de tolu	2	—
Santal citrin................	2	—
Charbon de bois léger.......	50	—
Nitrate de potasse..........	5	—

On agglomère ce mélange avec du mucilage de gomme adragante et on le divise en cônes de 3 cm de hauteur sur 15 mm de largeur, dont on enflamme le sommet.

On peut aussi faire bouillir, dans une casserole, de l'eau additionnée d'une cuillerée d'un mélange de 5 g d'acide phénique avec 50 g de benjoin et 50 g d'alcool à 90°.

DÉSOXYCORTICOSTÉRONE (Acétate de). — Hormone corticosurrénale de synthèse employée dans l'insuffisance surrénale, la maladie d'Addison, l'hypotension, l'asthénie, les états de choc.

DOSES. 5 à 10 mg. V. SURRÉNALES.

DESQUAMATION (du préfixe priv. *dé,* et du lat. *squama,* écaille). — Chute de la partie superficielle de l'épiderme. Elle s'effectue, à l'état normal, d'une façon continue et invisible, à cause de la petitesse des fragments, mais devient visible, au contraire, après les fièvres éruptives, notamment la scarlatine, et au cours de maladies de la peau (pityriasis, psoriasis, ichtyose, érythrodermies exfoliatrices), chez les cachectiques, chez les nouveau-nés (*desquamation lamelleuse*). Pendant l'été, on note, chez certaines personnes, une desquamation des mains et des pieds (voir ci-dessous).

Les bords de la langue peuvent être le siège d'une desquamation irrégulière en carte de géographie (*glossite exfoliatrice marginée*).

Desquamation estivale en aires. — Affection indolore et récidivante, surtout en été, survenant aux mains et aux pieds; l'épiderme corné se soulève et se détache en lamelles sèches par points limités qui ont l'aspect d'une vésicule vide, sans liquide.

TRAITEMENT. Frictions quotidiennes à l'alcool iodé, puis glycérine.

Desquamation persistante des lèvres. — Lésion chronique, qu'on a rattachée au psoriasis, à la séborrhée, et qui paraît tantôt artificielle, due à un dentifrice ou à un rouge à lèvres, tantôt liée à des lésions chroniques buccales ou nasales (pyorrhée dentaire, sinusite).

TRAITEMENT. Celui de la cause.

DESSICCATIFS. — Substances destinées à dessécher les plaies, soit en réduisant leur sécrétion (tanin), soit en l'absorbant à mesure de sa formation (coton hydrophile).

DESSICCATION. — Procédé de conservation des végétaux employé en pharmacie. On utilise dans ce dessein le soleil, un courant d'air, l'étuve.

DÉTATOUAGE. — V. TATOUAGE.

DÉTERSIF (du lat. *detergere,* nettoyer). — Médicament qui s'applique sur les plaies, les ulcères pour provoquer le nettoyage et *une suractivité* de leur surface et, par suite, la cicatrisation : par exemple le nitrate d'argent.

DÉTROIT DU BASSIN. — Partie rétrécie du bassin. On distingue le détroit supérieur, qui sépare le grand bassin du pelvis ou petit bassin, et le détroit inférieur, orifice inférieur du petit bassin. V. BASSIN.

DÉVIATION. — **Déviation de la colonne vertébrale.** — V. COLONNE VERTÉBRALE.

Déviation des dents. — V. DENTS.

Déviation des maxillaires. — V. MACHOIRES.

Déviation de la matrice (ou utérine). — V. FÉMININS (Maladies des organes génitaux).

Déviation conjuguée de la tête et des yeux. — Déviation des deux yeux et de la tête dans le même sens; elle s'observe surtout dans l'apoplexie cérébrale.

Déviation du complément. — V. COMPLÉMENT.

DEXTRINE. — Substance résultant du dédoublement de l'amidon sous l'influence d'une diastase ou des acides dilués. Poudre jaunâtre, ressemblant à de la farine de maïs formant avec l'eau un liquide épais et visqueux. Sert à confectionner des appareils permettant d'immobiliser des membres fracturés.

DEXTROCARDIE (du lat. *dexter,* droit, et de *kardia,* cœur). — Malformation *congénitale* dans la disposition des viscères, dans laquelle le cœur est placé à droite. V. CŒUR.

Refoulement *acquis* du cœur vers la droite par une tumeur du médiastin, ou un épanchement pleural gauche; le cœur peut aussi être attiré et fixé à droite par des adhérences pleurales ou une sclérose pulmonaire.

DIABÈTE (du gr. *diabêtês,* qui passe à travers, sous-entendu « le rein »). — Il existe deux variétés de diabète : le *diabète sucré* et le *diabète non sucré.*

I. DIABÈTE SUCRÉ. — **Maladie** constituée par la présence du sucre dans l'urine, accompagnée d'une sécrétion abondante de ce liquide, d'un accroissement très marqué de la soif et de l'appétit avec, comme résultat définitif, de l'amaigrissement. Ces troubles différencient le diabète de la *glycosurie,* état dans lequel le sucre est rendu dans l'urine plus ou moins temporairement, sans que ces modifications de la santé soient observées.

Le diabète est dû à un dérèglement du mécanisme glycorégulateur. Voir GLYCOSE.

On admet habituellement que la cause de ce dérèglement réside dans une insuffisance de la sécrétion interne du pancréas, c'est-à-dire dans une hypoproduction d'insuline. Mais ce facteur pancréatique n'est peut-être pas unique, et dans certains cas on a invoqué un trouble portant sur d'autres éléments du système glycorégulateur : hypophyse, surrénale, thyroïde, foie.

Signes. — Le signe le plus caractéristique du diabète est une soif vive (polydipsie), incitant l'individu à boire à toutes les heures de la journée, et ayant pour conséquence l'émission d'urines abondantes (polyurie) [4, 8, 12 litres par 24 heures]. Chez l'enfant, l'incontinence d'urine n'est pas rare. Parfois, l'appétit est considérable (polyphagie), mais, dans d'autres cas, il est peu marqué ou se produit par crises, avec goût prononcé pour le sucre et les féculents.

Souvent, le malade ne présente aucun signe assez caractéristique pour appeler l'attention, et les *symptômes révélateurs* sont tout autres. C'est fréquemment un spécialiste qui dépiste le premier la présence du sucre dans les urines. Tel, par exemple, un dentiste consulté soit pour une inflammation chronique des gencives, qui sont ramollies et saignent facilement, soit pour la sécheresse de la bouche, la chute des dents; tel l'oculiste consulté pour un affaiblissement de la vue, une presbytie prématurée ou une cataracte précoce; ce peut être le dermatologiste, en raison des démangeaisons persistantes sans éruption, ou, au contraire, de l'eczéma, des furoncles, des anthrax à répétition, ou une balanite tenace.

La peau, qui excrète du sucre, est souvent, en effet, sèche, farineuse et peut être le siège de poussées eczémateuses ou érythémateuses. Le méat et le prépuce sur lesquels s'écoule l'urine sucrée sont rouges et sont le siège de démangeaisons pénibles, d'éruptions diverses. Cette lésion est encore plus accentuée chez la femme, sur la vulve, par suite du séjour prolongé de l'urine, et a pour conséquence du prurit, de la rougeur et des ulcérations résultant du grattage.

On observe aussi des troubles nerveux : perte de force sans cause apparente, lassitude générale, crampes, douleurs névralgiques, diminution de la mémoire, tendance au sommeil, inaptitude au travail.

Dans certains cas, le malade, sans le savoir, s'inquiète de chutes fréquentes dont il ne s'explique pas la cause.

L'état général est parfois altéré; les digestions peuvent être difficiles et le malade maigrit rapidement. L'homme est souvent impuissant; la femme cesse d'avoir ses règles et reste stérile. Tous ces signes doivent mettre sur la voie du diagnostic et inciter à faire examiner les urines et le sang.

Examen du sang. — Un examen du sang, fait à jeun, montre une *hyperglycémie;* le taux du sucre est supérieur à la normale, au-dessus de 1g,3, pouvant aller jusqu'à 2 g et même au-delà dans les formes graves.

Chez le diabétique en traitement, dont la glycémie est devenue normale, on pourra rechercher l'*épreuve de l'hyperglycémie alimentaire.* V. GLYCÉMIE.

On pourra rechercher, en outre, les corps cétoniques qui sont normaux (1 à 2 cg par litre) dans le diabète ordinaire, de même que le taux de l'ammoniaque, des acides aminés et de l'azote; les acides gras, le cholestérol, la lécithine sont habituellement augmentés, d'autant plus que le diabète est plus grave.

Examen des urines. — L'*urine* du diabétique, pâle, incolore, contient une quantité de glucose qui peut atteindre 100, 200, 300 g par jour et davantage. On trouvera à URINES : *Analyse du sucre* des procédés permettant de mesurer d'une façon suffisante la quantité de sucre et de suivre, par conséquent, l'action du traitement contre le diabète.

Formes cliniques. — **Diabète sans dénutrition.** — Dans cette forme, appelée encore *diabète gras,* goutteux ou constitutionnel, diabète arthritique, diabète léger, il n'y a pas d'altérations de l'élimination azotée; le trouble du métabolisme porte seulement sur les hydrates de carbone. L'état général est conservé, malgré parfois un léger amaigrissement, et la glycosurie est proportionnelle à la quantité d'hydrate de carbone ingérée. Cette forme peut être héréditaire; elle s'observe surtout dans la classe riche, et chez les gros mangeurs, surtout chez l'homme.

ÉVOLUTION. L'évolution est en général assez lente, surtout si une hygiène rationnelle et un traitement approprié sont employés.

Le pronostic est ordinairement bénin dans les formes sans dénutrition, qui se reconnaissent au taux peu élevé de la glycosurie, à sa diminution rapide sous l'influence du régime, à la conservation de l'état général. Il s'agit d'une infirmité plutôt que d'une maladie.

Afin d'établir si le diabète évolue ou demeure stationnaire, on peut mesurer la *tolérance hydrocarbonée.*

COMPLICATIONS. *Respiratoires.* — *Broncho-pneumonie* et *pneumonie,* ordinairement bénignes chez le diabétique bien traité, graves chez le grand glycosurique avec tendance à l'acidose : la pneumonie a une allure insidieuse et parfois une évolution foudroyante. *Gangrène pulmonaire,* rare, mais très grave : la *tuberculose ulcéro-caséeuse* est une complication fréquente dans les classes pauvres et dans les villes; elle peut s'observer dans toutes les formes de diabète, mais elle est d'autant plus précoce que le diabète est plus grave.

Rénales. — *Albuminurie* fréquente, mais peu abondante; *néphrite chronique* avec azotémie et hypertension artérielle.

Hépatiques. — Le diabète bronzé n'est pas une complication du diabète. (V. FOIE, *cirrhose bronzée* ou *hémochromatose.*)

Artérielles. — **L'artérite des membres inférieurs est très fréquente chez le diabétique; elle peut se compliquer de gangrène. L'équilibration du diabète et la suppression des facteurs favorisants (tabac notamment) permettent d'éviter, dans une certaine mesure, cette complication.**

Cardiaques. — Troubles coronariens ou d'insuffisance cardiaque. Hypotension, anurie, cyanose des extrémités, tachycardie.

Nerveuses. — *Paralysies* centrales (hémiplégies et hémiparésies), asthénie musculaire, troubles trophiques, troubles psychiques (apathies, amnésie); convulsions épileptiformes, névralgies et névrites.

Oculaires. — Cataracte, kératite, iritis, hémorragies rétiniennes, rétinite diabétique, névrite optique, paralysie des nerfs moteurs de l'œil.

Cutanées — Furoncles, anthrax, impétigo, abcès tubéreux de l'aisselle, ecthyma gangréneux; mal perforant plantaire, gangrène des membres.

Urogénitales (diabétides). — Prurit, balanoposthite ou vulvite eczémateuses; gangrène génitale; frigidité, dysménorrhée.

Diabète grave ou consomptif. — Cette forme peut succéder au diabète simple à la suite d'infections (rhinopharyngite, grippe, furoncles), de traumatismes, de fatigues, de surmenage, d'interventions chirurgicales, d'intoxications, d'un régime mal réglé. Mais cette forme peut aussi se constituer d'emblée.

Ce *diabète avec dénutrition,* ou *diabète maigre,* est par excellence la forme des sujets jeunes, entre 30 et 40 ans; c'est la seule forme qu'on observe chez l'enfant et l'adolescent; la femme est aussi souvent atteinte que l'homme.

On note dans cette forme une *hyperglycémie,* comme précédemment, mais la tolérance hydro-carbonée y est très réduite, parfois négative. Ce qui fait surtout la gravité de cette forme, c'est la dénutrition azotée et l'acidocétose.

Dénutrition azotée. — Le malade élimine par les urines et les selles une quantité de substances azotées supérieure à celle qu'il ingère; aussi, le malade amaigri est-il très asthénique.

Acidocétose. — Ce facteur est dû à l'accumulation dans le sang de corps cétoniques toxiques, par suite de troubles de métabolisme des protides et lipides. V. CÉTOSE, ACIDOSE.

Le malade amaigri a une odeur aigrelette, acétonique de l'haleine. L'examen des urines s'impose. V. URINES.

A cette *phase de cétose pure,* où les urines sont acides, et avec un pH inférieur à 6 (voir *pH*), succède bientôt une *phase d'acidocétose,* qui ne se traduit que par une modification physique du sang : l'abaissement de la réserve alcaline au-dessous de 55 p. 100 de CO_2.

Pré-coma. — A ces deux phases succède une *phase de précoma.* Le malade présente des signes importants à connaître, car, à cette période, un traitement rationnel pourra le sauver.

Le malade, hébété, a une voix traînante et mal assurée; il somnole, s'endort au cours d'une conversation; sa démarche est hésitante et titubante; ses forces déclinent. Mais ces troubles psychiques ne sont pas toujours précoces et il faut attribuer une très grande valeur aux troubles digestifs : nausées, vomissements, diarrhée, douleur au creux épigastrique. Des troubles respiratoires, comme la *dyspnée de Kussmaul* (inspiration et expiration très amples, bruyantes, séparées par une pause) peuvent apparaître dès le précoma.

Les *urines* contiennent toujours du sucre en grande quantité, mais surtout elles renferment un taux élevé de corps cétoniques (10 à 20 g) et d'ammoniaque (10 à 12 g); l'atteinte du rein se traduit par de l'albumine et des cylindres.

Le *sang* révèle un abaissement considérable de la réserve alcaline, tombée à 30 volumes de CO_2 p. 100 et au-dessous.

Epigastralgie, nausées, vomissements, dyspnée de Kussmaul sont les *signes d'alarme précurseurs du coma.* A ce moment, la recherche de la réaction de Legal et de Gerhardt, la mesure de la réserve alcaline s'imposent. Il y a danger quand le chiffre de 30 volumes est atteint.

Coma. — Si l'on n'intervient pas, le malade tombe dans le *coma;* la face est pâle, les traits tirés, les réflexes tendineux abolis, la tension artérielle basse; la température est abaissée (35° à 36°); l'haleine a une odeur aigrelette, la respiration est ample, saccadée, les pupilles sont en mydriase.

Les urines sont rares, riches en sucre et corps cétoniques.

Si le malade n'est pas traité par l'insuline à hautes doses, la mort surviendra en quelques heures par collapsus cardio-vasculaire ou par azotémie.

Formes suivant l'âge. — *Chez le vieillard.* — Il s'agit habituellement d'un diabète sans dénutrition azotée et qui n'évolue pas. Le coma, quand il survient, peut tenir également à une sclérose rénale ou cérébrale associées.

Chez l'enfant. — Le diabète est toujours sérieux et mérite une thérapeutique très suivie. Il s'agit souvent **d'enfants de taille inférieure à la normale. Les causes du diabète juvénile sont recherchées : on trouve souvent des diabétiques dans la famille (rôle de l'hérédité). Le diabète affecte la forme avec dénutrition azotée, hyperglycémie notable et amaigrissement. Autrefois, le diabète de l'enfant entravait son développement, entraînait une dénutrition intense et aboutissait au coma et à la mort en quelques semaines ou en quelques mois.**

Depuis l'insulinothérapie, l'enfant peut continuer à vivre, à se développer; mais, malgré un traitement constant, l'enfant est toujours menacé par le danger de coma, à la suite d'une infection quelconque.

Causes. — Le diabète est deux fois plus fréquent chez l'homme que chez la femme.

Le diabète se produit de préférence vers 40 ans, mais il existe quelquefois aussi chez les enfants : rare avant 9 ans, il existe surtout entre 10 et 15 ans, plus souvent chez les filles que chez les garçons, au contraire de ce qui se produit chez l'adulte.

Les professions sédentaires, les classes riches de la société y sont plus exposées. L'hérédité joue un rôle important, la suralimentation, l'abus des féculents et des sucres, de l'alcool, conduisent au diabète, en même temps qu'à la goutte et à l'obésité, à l'asthme et à diverses affections groupées dans le cadre de l'arthritisme. On a incriminé aussi le surmenage physique et intellectuel, les émotions violentes.

Un certain nombre de diabètes apparaissent après ou dans le cours des *maladies infectieuses,* telles que les oreillons, la fièvre typhoïde, la rougeole, la scarlatine. Ces infections agissent sans doute en provoquant une altération du pancréas.

Il semble actuellement que le diabète puisse être la résultante de causes multiples, et variées, et nous allons passer successivement en revue diverses formes étiologiques de cette affection.

Formes étiologiques. — ***Diabète nerveux.*** — On a vu des glycosuries passagères à l'occasion d'émotions après un traumatisme du crâne, au cours d'une hémorragie méningée ou cérébrale.

Diabète traumatique. — Le diabète peut être consécutif à un traumatisme, en particulier un choc sur la tête, mais une prédisposition semble nécessaire.

Diabètes glandulaires. — *Diabète hépatique.* — Chez les gros mangeurs et buveurs habituels, on peut observer un diabète bénin. Cependant, il est des diabètes graves liés à une cirrhose hépato-pancréatique : le diabète bronzé rentre dans cette catégorie (v. plus haut).

Diabète pancréatique. — Le pancréas, qui sécrète l'insuline, intervient dans tout diabète sucré. On réserve le nom de diabète pancréatique aux cas où sont associés des troubles de dyspepsie pancréatique et un diabète sucré.

Diabète hypophysaire. — L'association du diabète avec l'acromégalie et le gigantisme est fréquente. L'évolution de ce diabète est tantôt bénigne, tantôt grave.

Diabète thyroïdien. — Dans le goitre exophtalmique, le myxœdème, on peut noter une glycosurie passagère et légère, ou bien un véritable diabète. Le traitement iodé ou le traitement chirurgical peut influencer favorablement la glycosurie.

Diabète surrénal. — L'injection d'extrait aqueux de capsule surrénale ou d'adrénaline provoque la glycosurie chez le chien, mais la démonstration d'un diabète d'origine surrénale n'est pas faite chez l'homme.

Certains hypertendus montrent une hyperglycémie exagérée à la suite d'ingestion de glucose; il semble exister un antagonisme entre le pancréas et la cortico-surrénale.

Diabète et syphilis. — On peut observer le diabète au cours de la période secondaire et tertiaire de la syphilis acquise, plus rarement dans la syphilis héréditaire. Le plus souvent, il est dû à une altération syphilitique du pancréas, mais ces cas sont très rares.

Diabète conjugal. — Le diabète est-il contagieux? Quelques observations semblent être en faveur de cette thèse, mais elles sont trop peu nombreuses pour permettre de juger la question. La plupart des auteurs expliquent la possibilité d'un diabète conjugal par une identité de mauvaise hygiène, de sédentarité, de suralimentation chez les conjoints, qui peuvent ainsi devenir tous deux diabétiques.

Diabète et grossesse. — Le diabète peut apparaître progressivement au cours de la gestation, disparaître après l'accouchement, pour faire une nouvelle apparition, lors d'une nouvelle grossesse, ou s'installer en s'accroissant simplement à l'occasion de celle-ci.

Le traitement insulinique a complètement modifié le pronostic du diabète chez la femme enceinte. Autrefois, 50 p. 100 des femmes succombaient au coma diabétique, à la fièvre puerpérale, à des hémorragies, et une sur trois mettait au monde un enfant vivant; beaucoup d'enfants succombaient par avortement, accouchement prématuré ou asphyxie.

Avec l'insuline, la mortalité est tombée à 4 p. 100 pour la femme adulte devenue diabétique; elle est encore de 10 p. 100 pour la femme diabétique dès l'enfance. Les avortements et accouchements prématurés s'observent encore dans 10 p. 100 des cas. On peut aussi voir un hydramnios parfois considérable (jusqu'à 10 litres) avec expulsion avant terme d'un fœtus macéré, souvent très volumineux.

Le diabète peut s'aggraver subitement du 4e au 6e mois et évoluer vers le coma; celui-ci peut aussi survenir pendant ou après l'accouchement ou au cours de la montée laiteuse. Les accidents d'intoxication gravidique (éclampsie, vomissements incoercibles) sont plus fréquents que normalement. La taille du nouveau-né est excessive, ce qui entraîne une difficulté pour l'accouchement.

Le seuil de la glycémie s'abaisse au cours de la grossesse : 1g,5 à 1g,8 au lieu de 1g,8 à 2 g; la glycosurie s'accroît, et de fortes doses d'insuline peuvent déclencher des crises d'hypoglycémie.

L'enfant ne sera pas allaité par sa mère. De plus, 3 p. 100 de ces enfants sont des tarés à des degrés divers, et le diabète héréditaire s'observe dans 25 à 30 p. 100 des cas.

Hygiène générale. — Se lever et se coucher de bonne heure. Eviter les émotions, les fatigues intellectuelles, sans tomber dans l'excès contraire, l'individu devant être assez occupé pour ne pas songer à sa maladie. Prendre fréquemment des bains et employer des douches froides et chaudes pendant des périodes de 15 jours suivies d'un repos égal. Ces pratiques activeront le fonctionnement de la peau.

Faire quotidiennement un exercice suffisant au grand air, mais sans exagération, le diabétique se fatiguant vite et les refroidissements étant dangereux pour lui. Les exercices à préférer sont les jeux de plein air, la chasse, la bicyclette à allure modérée, le jardinage. Séjour à la campagne.

Veiller à la propreté des dents, se les laver souvent et avoir soin de se gargariser après les repas.

CURES THERMALES. Vichy, Vals, La Bourboule, Royat, Vittel et Contrexéville pour les goutteux. Ces cures sont contre-indiquées en cas de tuberculose, d'ataxie, d'acétonémie.

Moyens thérapeutiques. — 1° *Le régime.* — Il est fondé sur le niveau de la tolérance hydrocarbonée. On mesure celle-ci en donnant au malade un taux fixé de sucre alimentaire et en dosant le sucre éliminé par les urines en 24 heures; la différence, c'est-à-dire la quantité de sucre non éliminé, est le taux de tolérance en hydrate de carbone. Le régime doit comprendre une quantité de glucides proche du taux de tolérance. La quantité nécessaire de chaque aliment est déterminée en utilisant un tableau d'équivalence en glucides (v. ci-dessous).

Proportion de glucides (sucres) contenus dans les aliments.

100 g d'aliments crus contiennent en glucides :

a) ALIMENTS PAUVRES EN SUCRES

ABATS.	
Foie	4 g
Cervelle	2 g
Rognon	0,5 g
Ris de veau	traces
FRUITS FRAIS.	
Citron, orange, pamplemousse, mandarine, groseille, cassis, mûre, fraise, framboise	10 à 11 g
LAITAGES, FROMAGES, BEURRE.	
Lait entier	5 g
Crème	4 g
Beurre	0,5 g
Fromage blanc	4 g
Fromage à pâte cuite	3 g
Fromage à pâte fermentée	4 à 7 g
LÉGUMES FRAIS.	
Légumes verts	6 g
Melon	7 g
Racines	8 g
Salades	5 g
Tomate	4 g
MATIÈRES GRASSES.	
(Graisses animales, huile)	moins de 1 g
MOLLUSQUES, CRUSTACÉS.	
Huitres	6 g
Crevettes, écrevisses	1 g
PAIN DE GLUTEN.	
(Spécial pour diabétiques)	7 g
POISSONS.	
De rivière, de mer	0 g
ŒUFS.	
Œuf entier	moins de 1 g
Poudre d'œuf	2 g
VIANDES, VOLAILLES.	moins de 1 g

b) ALIMENTS RICHES EN SUCRES

CÉRÉALES, FARINES, PAIN.	
Farine de froment	73 g
FRUITS FRAIS.	
Pomme, poire	14 g
Ananas	36 g
Banane, figue fraîche	17 à 21 g
Raisin	17 g
FRUITS OLÉAGINEUX.	
Amandes, noix, noisettes	17 g
FRUITS SECS.	
Abricots, pruneaux, bananes sèches, poires sèches	66 g
Dattes	73 g
Figues sèches	62 g
LAITAGES, FROMAGES.	
Lait en poudre entier	37 g
Fromage de chèvre	15 g
LÉGUMES FRAIS.	
Pommes de terre	20 g
Pois	16 g
Marrons, châtaignes	40 g
LÉGUMES SECS.	
Fèves, haricots, lentilles, pois	58 g
PRODUITS SUCRÉS.	
Cacao (en poudre)	38 g
Chocolat	62 à 64 g
Confiture	70 g
Gelées	75 g
Miel	75 g
Sucre	99 à 100 g

On calcule un poids donné de chaque aliment choisi pour obtenir un équivalent en glucides voisin du taux de tolérance. Cette quantité d'aliments fournit une partie de la ration calorique.

Les lipides et les protides doivent compléter cette ration de façon à couvrir les besoins énergétiques du malade. Ceux-ci varient selon l'âge, le poids et surtout l'activité et demandent en moyenne 2 000 calories. Mais la moitié de cette ration doit être fournie par les glucides, dans les meilleurs cas, pour éviter l'évolution vers l'acidocétose (v. ce mot). La clinique, la courbe de poids, les dosages de sucre dans les urines, dans le sang, la mesure de la réserve alcaline permettront de fixer au mieux le régime d'entretien.

Le régime libre paraît n'être qu'une méthode à réserver à certains cas bien particuliers, et bénins.

2° *L'insuline.* — Médicament destiné à favoriser l'utilisation des glucides, elle augmente la tolérance des hydrates de carbone. Elle doit être injectée par voie sous-cutanée profonde, elle est rapidement éliminée et les injections doivent être répétées toutes les 6 heures. Il existe des formes retard dont une seule injection est suffisante par 24 heures.

3° *Les sulfamides hypoglycémiants.* — Corps chimiques voisins des sulfamides employés en chimiothérapie, dont le mode d'action est encore mal connu, dont la prise fait diminuer le taux de la glycémie. A l'inverse de l'insuline, ils n'ont aucune action, ni préventive ni curative, sur l'acidocétose, et ne peuvent donc pas être employés dans le diabète avec dénutrition. En revanche, ils sont actifs par la bouche et n'imposent pas d'injections sous-cutanées répétées. Ils ne peuvent être utilisés que dans les diabètes apparus après 40 ans, d'intensité moyenne (ne nécessitant pas plus de 40 unités d'insuline par jour) et sans antécédent d'acidocétose. Le traitement comprend une dose d'attaque (2 comprimés par jour ou plus), puis, suivant le résultat des dosages, la réduction de la dose. La surveillance médicale est indispensable, elle doit être minutieuse et stricte quand on passe d'un traitement insulinique à un traitement par les sulfamides hypoglycémiants.

Modalités du traitement. — 1° Le diabète est **simple**, c'est-à-dire qu'il n'existe pas d'antécédent acidocétosique, pas d'amaigrissement, pas de corps cétoniques dans les urines, que la réserve alcaline est normale : si la tolérance glucidique est suffisante, le régime bien conduit suffit. Seule l'évolution, les dosages, permettront au médecin de préciser l'utilité de l'association des sulfamides hypoglycémiants en tenant compte de l'état du foie, des reins, du sang et de la peau : les diabètes avec obésité sont une très bonne indication.

Si la tolérance glucidique est moyenne sans qu'il y ait de tendance à l'acidocétose, les sulfamides sont indiqués en dehors de certains cas (v. plus haut). En particulier, on les emploiera chez les artéritiques et les coronariens, chez les obèses, les grands vieillards et les aveugles, de même chez les diabétiques à l'appétit irrégulier, aux activités irrégulières, chez qui l'insuline risque de déclencher des crises d'hypoglycémie.

2° Dans le **diabète avec dénutrition,** c'est-à-dire avec corps cétoniques dans les urines, et baisse de la réserve alcaline, seule l'insuline peut agir efficacement, complétée par le régime suffisamment riche en glucides. La dose d'insuline sera fixée en milieu hospitalier ou sous contrôle médical en utilisant d'abord une insuline simple. L'équilibre établi, il sera possible de passer à une insuline retard. La surveillance de la glycosurie doit être quotidienne, en règle recherchée par le malade lui-même. Les autres dosages seront faits périodiquement. Dès lors, il ne faut plus suspendre brutalement le traitement sous peine de voir survenir un coma diabétique.

Cas particuliers. — La *présence de corps cétoniques* dans les urines sans acidose est en général due à un régime trop riche en protides et en lipides.

Toute infection, toute intervention chirurgicale demandent la reprise ou la mise au traitement insulinique ordinaire. L'élévation de l'urée doit faire diminuer la ration de protides, augmenter celle des glucides et l'insuline au besoin.

Le coma diabétique. — Il est souvent dû à une erreur de régime ou de traitement. Il est parfois déclenché par une infection ou une intervention chirurgicale.

TRAITEMENT. Il ne peut être bien conduit qu'en lieu hospitalier, car les dosages biologiques doivent être répétés fréquemment. Le traitement comprend l'insuline à hautes doses répétées, après avoir éliminé la possibilité d'un coma hypoglycémique par l'injection de sérum sucré au besoin; la réhydratation par perfusion intraveineuse de sérum isotonique salé et bicarbonaté; des tonicardiaques et des analeptiques vasculaires. Au réveil, boisson bicarbonatée abondante, régime lacté. Dans les jours suivants, on équilibre le diabète en utilisant l'insuline ordinaire.

Le traitement des autres complications est variable (v. RÉTINITE, ARTÉRITE, etc.).

II. DIABÈTE NON SUCRÉ. — On a décrit d'autres formes de diabète dont les signes sont analogues à ceux du diabète sucré (polydipsie, polyurie, polyphagie); toutefois, l'urine ne contient pas de sucre, et, d'après la composition des urines, on distingue :

Un *diabète azoturique,* avec dénutrition, élimination d'urée souvent considérable, amaigrissement et cachexie.

Un *diabète phosphaturique et hyperchlorurique* ou diabète insipide.

Diabète insipide. — Affection d'origine encore discutée longtemps placée dans le cadre des névroses, mais qui a une origine organique. On l'a observée après un *traumatisme* de l'étage moyen du crâne, au cours d'une *méningite* de la base du crâne, et d'une *tumeur* de la région hypophysaire.

Cette affection a parfois un *caractère familial* et *héréditaire,* du type dominant, transmis surtout aux garçons, qui peuvent être atteints d'infantilisme, de gigantisme ou d'obésité, du type hypophysaire.

On admet que le diabète insipide est dû à une altération du diencéphale; la piqûre du tuber déclenche brusquement la polyurie.

SIGNES. Les deux signes primordiaux sont : la *polyurie diurne et nocturne,* qui peut atteindre 10 à 20 litres d'urine par 24 heures, urine aqueuse, à peine teintée, de faible densité;

La *polydipsie,* qui est impérieuse; le malade ne peut s'empêcher de boire n'importe quoi pour calmer sa soif, et la restriction des boissons peut entraîner, mais non toujours, des troubles graves : frissons, tachycardie, assèchement de la peau, anxiété, et parfois mort.

Cette polydipsie est donc bien différente de la potomanie et de la dipsomanie; de plus, elle est arrêtée par des injections ou des prises nasales d'extraits de lobe postérieur d'hypophyse; l'urine revient au taux normal de 1 200 à 1 500 g par 24 heures. Mais cet effet suspensif ne dure guère que 20 heures environ.

Une fois installé, le diabète insipide évolue d'une façon chronique, mais l'état général est conservé; et ce trouble n'a aucune gravité.

TRAITEMENT. Extraits de lobe postérieur d'hypophyse en injections ou en prises nasales.

DIABÉTIDE. — Lésion cutanée s'observant au cours du diabète. Elle peut être en rapport avec l'altération générale de l'économie (pyodermite, anthrax, gangrène), ou être due, au contraire, à l'action irritante locale des sécrétions chargées de sucre (balanoposthite, vulvite érythémateuse, eczématiforme).

DIACHYLON ou DIACHYLUM (du gr. *dia,* avec, et *khulos,* suc). — Emplâtre résolutif, cicatrisant et surtout agglutinatif.

Composé d'axonge, d'oxyde de plomb, d'huile d'olive, de cire, de térébenthine, de poix blanche et de gomme-résine. D'habitude, cet emplâtre est appliqué sur une toile fine et constitue alors le *sparadrap* adhésif. Pour faire adhérer, chauffer légèrement le diachylon du côté de la toile. Pour l'enlever, passer sur les bords un tampon de coton imbibé de benzine.

DIACODE (Sirop) [du gr. *dia,* avec, et *kôdia,* tête de pavot]. — Sirop d'opium. V. OPIUM.

DIADOCOCINÉSIE (du gr. *diadokos,* successif, et *kinêsis,* mouvement). — Possibilité d'exécuter rapidement les mouvements successifs, tels que ceux de supination (face dorsale de la main en dessus) et de pronation (face dorsale en dessous) et d'arrêter également très vite ces mouvements. Cette faculté est plus ou moins abolie chez les cérébelleux. V. CERVELET (lésions).

DIAGNOSTIC (du gr. *diagnôsis,* discernement). — Distinction à faire par le médecin entre les diverses affections dont le malade présente certains symptômes; analyse par suite des analogies et des dissemblances caractéristiques.

DIAGYNIQUE (du gr. *dia,* par, et *gunê,* femme). — Terme de génétique concernant la transmission héréditaire d'une tare ou d'une maladie ne pouvant se faire que par la mère indemne elle-même (conductrice), par exemple l'hémophilie.

DIAL (Acide diallylbarbiturique). — Cristaux blancs employés comme hypnotique et sédatif dans la mélancolie, le *delirium tremens,* les psychoses, la neurasthénie. S'emploie en comprimés de 10 ou 20 cg ou en gouttes.

DIALYSE (du gr. *dia,* à travers, et *luein,* résoudre). — Analyse chimique fondée sur la propriété que possèdent certains corps de traverser facilement les membranes poreuses.

Certaines substances possèdent la propriété de traverser facilement les membranes poreuses. On les désigne sous le nom de cristalloïdes. D'autres substances (colloïdes) sont, au contraire, retenues par ces membranes. La dialyse a pour objet d'utiliser ces propriétés pour séparer les substances.

Dialyse péritonéale. — V. *Supplément.*

DIAPASON (de *dia,* à travers, et *pasôn,* toutes, sous-entendu notes) [*fig.* 507]. — Petit instrument formé

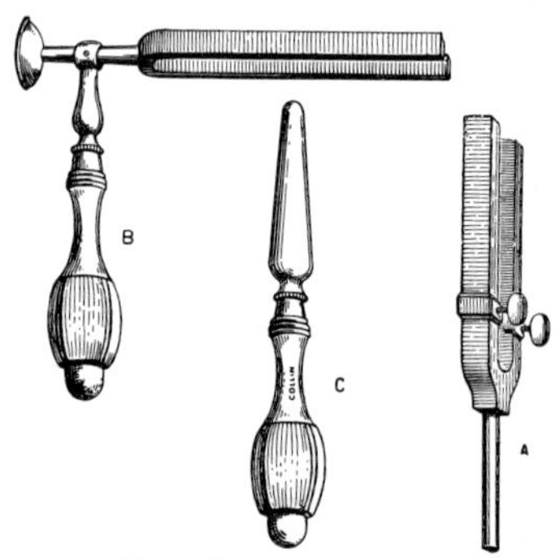

FIG. 507. — Diapasons.
A. Avec curseur; B. Modèle du professeur Duplay avec son archet C.

d'une lame d'acier recourbée en U donnant un son déterminé lorsqu'on en fait vibrer les branches. Lorsque, chez un sourd, on applique le diapason sur le crâne et qu'on le fait vibrer, le bruit est perçu si les organes de transmission du son (conduit auditif et oreille moyenne) sont seuls intéressés, mais non si les organes de perception (nerf auditif ou cerveau) sont lésés. On utilise aussi le diapason en neurologie pour étudier la sensibilité osseuse.

DIAPÉDÈSE (du gr. *diapedân,* jaillir à travers [*fig.* 508]). — Migration

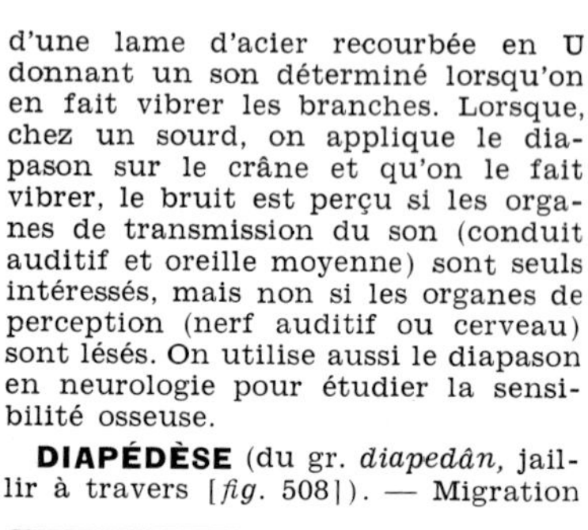

FIG. 508. — Diapédèse.

hors des vaisseaux capillaires des globules blancs qui, grâce à leurs

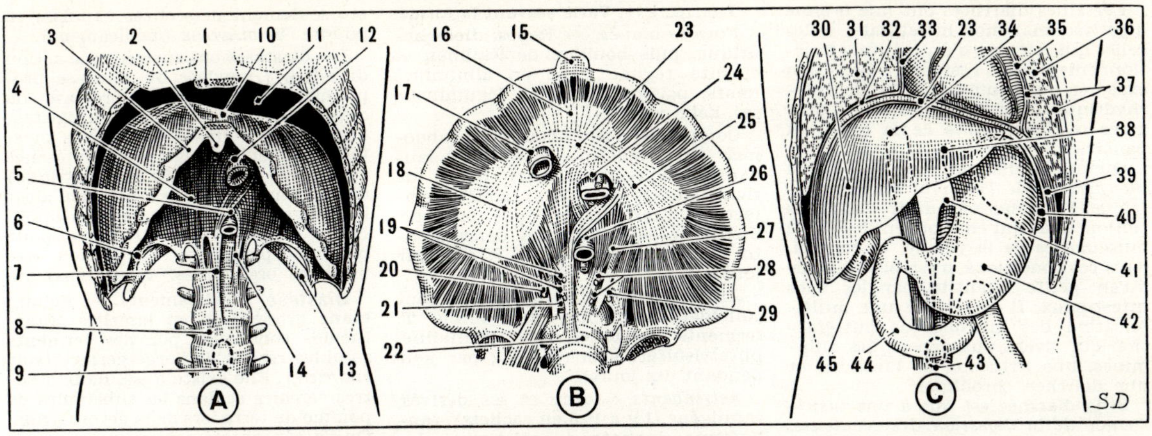

FIG. 509. — Diaphragme.

A. VUE ANTÉRIEURE APRÈS ABLATION DES CÔTES : 1. Sternum; 2. Appendice xyphoïde; 3. Cartilages costaux; 4. Diaphragme (face abdominale); 5. Orifice aortique; 6. Ligament cintré; 7. Pilier droit; 8. Colonne vertébrale; 9. Emplacement de l'ombilic; 10. Diaphragme (face thoracique); 11. Cavité thoracique; 12. Orifice œsophagien; 13. 12e côte: 14. Pilier gauche. — B. FACE INFÉRIEURE (OU ABDOMINALE) : 15. Appendice xyphoïde; 16. Foliole antérieure; 17. Orifice de la veine cave inférieure; 18. Foliole droite; 19. Grand et petit splanchniques droits; 20. Sympathique droit; 21. Grande veine azygos; 22. 4e vertèbre lombaire; 23. Centre phrénique; 24. Orifice œsophagien; 25. Foliole gauche; 26. Orifice aortique et canal thoracique; 27. Pilier gauche; 28. Les deux nerfs grand et petit splanchniques gauches; 29. Sympathique gauche. — C. COUPE TRANSVERSALE AVEC SES RAPPORTS VISCÉRAUX : 30. Foie; 31. Poumon droit; 32. Plèvre; 33. Nerf phrénique droit; 34. Orifice de la veine cave inférieure; 35. Nerf phrénique gauche; 36. Poumon gauche; 37. Plèvre; 38. Orifice œsophagien; 39. Diaphragme; 40 Rate; 41. Orifice aortique; 42. Estomac; 43. Emplacement de l'ombilic; 44. Duodénum; 45. Vésicule biliaire.

mouvements amiboïdes, traversent la mince couche de cellules dites *endothélium* constituant la paroi de ces vaisseaux. Des globules rouges peuvent, dans certains cas, passer à leur suite. La diapédèse joue un rôle important dans la nutrition des tissus et dans leur défense (v. à BACTÉRIES : *phagocytose*), ainsi que dans la formation du pus.

DIAPHORÈSE (du gr. *diaphorêsis*, sécrétion cutanée). — Transpiration abondante.

DIAPHORÉTIQUES. — Médicaments qui produisent la diaphorèse. V. SUDORIFIQUES.

DIAPHRAGME (du gr. *dia*, entre, et *phragma*, cloison). — Muscle aplati et mince, fortement bombé en haut, affectant la forme d'une coupole, qui sépare à la manière d'une cloison transversale le thorax de l'abdomen (*fig.* 509).

Il présente au centre une large lame aponévrotique d'un blanc nacré (*centre phrénique*), en forme de trèfle, sur le pourtour de laquelle prennent naissance les faisceaux charnus du muscle.

Les faisceaux se condensent en deux *piliers*, qui envoient un faisceau anastomotique s'entrecroisant sur la ligne médiane avec celui du côté opposé, délimitant ainsi deux *orifices*, un supérieur par lequel passent l'œsophage et les deux nerfs pneumogastriques, un inférieur, qui livre passage à l'aorte; les piliers sont également traversés par le grand sympathique, les nerfs grand et petit splanchniques, et la veine lombaire ascendante; enfin, en plein centre phrénique se trouve un large orifice quadrangulaire pour la veine cave inférieure.

Le diaphragme est un muscle inspirateur; il est innervé par les *nerfs phréniques*. V. RESPIRATION.

Éventration diaphragmatique. — Ascension dans le thorax de certains organes de l'abdomen supérieur, sans effraction de la coupole diaphragmatique. Congénitale ou acquise (après une paralysie du nerf phrénique), cette éventration reste souvent latente et ne se révèle qu'à l'occasion d'un examen radiographique systématique. Parfois, les troubles sont analogues à ceux de la hernie diaphragmatique (v. plus loin).

Hernie diaphragmatique. — Passage des viscères abdominaux à travers le diaphragme dans les hiatus naturels; la hernie peut être *congénitale* ou *traumatique*.

SIGNES. Les grosses hernies congénitales sont incompatibles avec l'existence; les autres se traduisent par des signes d'emprunt : *digestifs* (dysphagie, diarrhée et constipation, coliques), *respiratoires* (dyspnée, toux), *cardiaques* (tachycardie, arythmie), d'*anémie* hypochrome. Le diagnostic ne peut souvent être fait que par l'examen radioscopique.

TRAITEMENT. Chirurgical. Réduction des viscères par voie thoraco-abdominale, suivie de suture du diaphragme.

Pleurésie diaphragmatique. — V. RESPIRATOIRES (Organes) : *Maladies*.

DIAPHYSE (du gr. *diaphusis*, interstice). — Corps d'un os long placé entre les deux extrémités (épiphyses).

DIARRHÉE (du gr. *dia*, à travers, et *rhein*, couler). — Expulsion répétée de matières fécales. Le nombre des selles est très variable (10 à 100 et plus par 24 h). La diarrhée renferme habituellement des matières stercorales plus ou moins liquides; parfois elle est complètement aqueuse; rarement elle n'est formée que de débris alimentaires non digérés (lientérie).

L'examen des selles montre des débris alimentaires qui n'ont pas été aussi complètement digérés et assimilés que dans les selles normales, soit qu'elles aient été évacuées trop rapidement avant que le travail de la digestion ait été terminé, soit que ce travail ait été interrompu par une cause quelconque, par exemple par des putréfactions intestinales.

D'après la composition des selles, on distingue une diarrhée composée de matières semblables à celles qu'on trouve normalement, soit dans l'intestin grêle, soit dans le cæcum, soit dans le transverse. Cet examen permet de fixer le point de départ de la diarrhée.

La selle est souvent précédée de borborygmes, de coliques, et suivie d'une sensation de cuisson ano-rectale, parfois de syncope.

Une diarrhée prolongée entraîne de la soif, une oligurie, une hypothermie, une chute de poids; elle conduit au collapsus, à la déshydratation de l'organisme, à la dénutrition, à l'anémie.

CAUSES. La plupart des diarrhées reconnaissent une *origine intestinale*.

Les *diarrhées aiguës* sont dues souvent à une *entéro-colite infectieuse* à colibacilles, à entérocoques, ou elles sont secondaires à une maladie infectieuse comme la typhoïde, la dysenterie bacillaire, le choléra. Elles peuvent succéder à une *intoxication aiguë*, intoxication alimentaire (glace, viandes ou poissons avariés, crèmes, champignons) ou médicamenteuse (sels de cuivre ou d'étain, provenant de casseroles mal étamées, mercure, arsenic, tartre stibié) ou bien par un simple refroidissement.

Les *diarrhées chroniques* doivent faire penser à un cancer digestif, une tuberculose intestinale, une dégénérescence amyloïde, ou bien à une auto-intoxication : diabète, goutte et surtout urémie.

Certaines diarrhées sont d'*origine parasitaire* : la *dysenterie amibienne* (v. AMIBIASE), l'*entérite chronique des pays chauds* (sprue, diarrhée de Cochinchine).

Les *vers intestinaux* peuvent causer une diarrhée persistante. La présence des œufs (ascaris, trichocéphale, ankylostome) dans les selles permettra le diagnostic, et le traitement antihelminthique sera institué.

Certains parasites flagellés (*Lamblia intestinalis, Trichomonas*) sont aussi l'origine d'une diarrhée persistante et récidivante. V. COPROLOGIE.

Certaines diarrhées ont une *origine digestive,* mais non intestinale; telles celles qui relèvent d'un mauvais fonctionnement de l'estomac (sécrétion exagérée ou insuffisante d'acide chlorhydrique), du foie (sécrétion exagérée ou insuffisante de la bile), du pancréas.

Quand la diarrhée est *due à une insuffisance de l'activité du suc gastrique,* l'estomac seul digère les fibres conjonctives qui enveloppent les fibres musculaires de la viande, et celle-ci, dans ces conditions, n'est plus digérée qu'en petite quantité par les sucs intestinaux. Il en résulte une multiplication des microbes de putréfaction qui vivent aux dépens des albumines, une irritation de l'intestin et une diarrhée chronique.

Si la diarrhée est due à une *insuffisance de la digestion des féculents,* elle s'accompagne d'un développement considérable de gaz intestinaux.

D'autres diarrhées ont une origine *extra-digestive :* celles dues à des troubles endocriniens (insuffisance surrénale, hyperthyroïdie, maladie de Basedow), les diarrhées *émotives.* D'autres ont une origine *nerveuse* ou *réflexe;* dans ces cas, l'hypersécrétion du liquide intestinal et l'augmentation des contractions de l'intestin sont sous la dépendance du système nerveux, telles les diarrhées du tabès.

Chez certains névropathes, la sensibilité du système nerveux abdominal est très augmentée. Il suffit d'une cause très légère, l'ingestion d'un fruit, une impression de froid, pour provoquer une diarrhée aqueuse abondante. Une migraine, une crise d'asthme peuvent déclencher une diarrhée.

La *diarrhée émotive* résulte d'une préoccupation morale. La diarrhée des candidats à un examen, des combattants qui voient le feu pour la première fois en est le type. Chez certains nerveux, il suffit d'une émotion très faible pour produire la diarrhée.

Enfin, il est des *diarrhées toxiques* qui servent d'exutoires pour les substances toxiques circulant dans l'organisme, telle la diarrhée des malades atteints de maladies chroniques des reins ou d'infection urinaire. La diarrhée, dans ces cas, est une défense de l'organisme; elle joue un rôle utile et doit être respectée.

Le *mécanisme* en est complexe.

Certaines diarrhées sont dues à une *exagération de la sécrétion* du liquide intestinal (fièvre typhoïde, intoxications alimentaires), de la sécrétion biliaire (ictères, indigestions, purgatifs cholagogues), d'une transsudation exagérée (urémie, émotions, purgations).

D'autres diarrhées sont dues à un *défaut de digestion* et *d'absorption* des aliments, en cas d'insuffisance gastrique, pancréatique, hépatique, intestinale. Enfin, certaines diarrhées relèvent d'un *péristaltisme intestinal exagéré,* le liquide contenu dans l'iléon et le cæcum étant évacué rapidement sans avoir eu le temps de subir de modifications.

RÉGIME. *Aliments défendus.* — Crudités, légumes verts, salades, fruits crus, charcuterie, gibier.

Aliments permis. — Riz, pâtes, pommes de terre, viandes grillées, poissons bouillis.

TRAITEMENT. Varie suivant la forme.

Formes aiguës. — Repos, diète hydrique, puis bouillon de légumes, et ensuite régime riche en albumines (œufs, poissons, viandes, légumineuses, kéfir, yaourt).

Compresses d'eau chaude sur l'abdomen ou cataplasmes simples ou laudanisés. Purgatifs légers (huile de ricin, sulfate de soude) pour désinfecter l'intestin. Limonade lactique. Salicylate de bismuth et benzonaphtol en cachets de 0g,5 : 4 à 6 par jour.

Antiseptiques intestinaux : argent colloïdal, hordénine, chloramine T, ferments lactiques, sulfaguanidine, phtalylsulfathiazol (6 à 8 g par jour pendant dix jours).

Astringents : tanin et ses dérivés, tannigène (1 g à 1g,5 en cachets), tannoforme, tannate de gélatine (gélotanin) ; extrait de ratanhia (1 à 5 g en potion).

Préparations de plantes riches en tanin : infusion de feuilles d'aigremoine, de racines de benoîte, de renouée, de sommités fleuries de salicaire, de fraisier, de baies, de myrtilles, de nèfles blettes, de pimprenelle; poudre de racine de tormentille. Sirop de coing; décoction de rhizome de bistorte.

Formes chroniques. — Régime féculent, riz, tapioca.

Poudres absorbantes : charbon, carbonate de chaux, sous-nitrate de bismuth à doses faibles.

Opiacés : laudanum, élixir parégorique, pilules d'opium, acide folique, acide chlorhydrique, suc gastrique, pepsine, ferments pancréatiques dans les diarrhées dues à une insuffisance gastrique ou pancréatique.

Atropine, ésérine, adrénaline dans les diarrhées d'origine nerveuse.

Chlorhydrate d'émétine dans les diarrhées parasitaires.

Dans les cas graves avec déshydratation et collapsus, sérum physiologique, sérum glucosé en injections intraveineuses, extrait cortico-surrénal, enveloppements chauds.

Cures thermales d'eaux chaudes : Plombières, Néris et Luxeuil.

Diarrhées infantiles. — V. GASTRO-ENTÉRITES.

DIARTHROSE (du gr. *dia,* au moyen de, et *arthron,* articulation). — Forme très mobile d'*articulation* (v. ce mot).

DIASTASE (du gr. *diastasis,* écartement, parce que lorsqu'on fait agir de la diastase sur un grain d'amidon, ses couches concentriques, qui sont d'inégale résistance, s'écartent). — Substance soluble, colloïdale, organique, produite par un organisme vivant et agissant comme *catalyseur,* permettant aux êtres vivants d'accomplir la plupart des transformations chimiques nécessaires à leur entretien.

Parmi les diastases, les unes sont appelées aussi *ferments solubles,* parce qu'elles peuvent dissoudre des centaines et même des milliers de fois leur poids de substances digestibles mises en contact avec elles; l'ébullition leur enlève sans retour cette propriété. Elles la conservent, au contraire, pendant des années après avoir été seulement desséchées et mises en poudre. V. DIASTASE (médicament).

Les diastases ont surtout une action digestive : amylase ou diastase proprement dite (salive), protéase ou diastase des azotés, lipase ou diastase des matières grasses. Certaines diastases ne peuvent agir qu'en présence d'un acide (pepsine du suc gastrique) ou, au contraire, dans un milieu alcalin (trypsine du suc pancréatique). D'autres diastases semblent avoir pour rôle de permettre l'*oxydation* des matières organiques. V. RESPIRATION.

Diastase (médicament). — Poudre blanc grisâtre ou en lamelles translucides constituée par des ferments solubles retirés de l'orge germée (voir MALTINE). Elle existe aussi dans d'autres céréales et dans les tubercules de pomme de terre lors de la germination. On l'a rencontrée également chez des champignons inférieurs (*Aspergillus, Penicillium*) et chez beaucoup de bactéries (*Bacillus amylobacter*).

La diastase a le pouvoir d'hydrolyser les hydrates de carbone du type amidon et des fécules en les dédoublant en dextrine et en maltose.

DIASTASIS (mot gr. signif. *écartement*). — Ecartement permanent de deux surfaces articulaires.

DIASTOLE (du gr. *diastolê,* dilatation). — Phase de dilatation du *cœur* (v. ce mot).

DIATHERMIE ou HAUTE FRÉQUENCE. — Modalité de la darsonvalisation (v. DARSONVALISATION et ÉLECTROTHÉRAPIE) utilisant des longueurs d'onde d'environ 300-500 mètres et permettant de faire pénétrer dans l'organisme de l'énergie électrique destinée à se transformer en chaleur.

Les applications diathermiques se font de deux façons, suivant que l'on cherche à obtenir une action modificatrice des cellules et tissus de l'organisme ou un effet destructeur (diathermocoagulation).

I. Effets généraux. — **Diathermie proprement dite.** — On emploie deux larges électrodes de métal bon conducteur (étain, cuivre, plomb), intimement appliquées contre la peau, entre lesquelles doit se trouver l'organe à échauffer. Ces deux électrodes sont connectées aux pôles de l'appareil de diathermie (*fig.* 510, 511).

La chaleur se répartit inégalement dans les tissus : la peau s'échauffe le plus, puis les muscles et les os.

Les effets de la diathermie sont les suivants : 1° augmentation de la température locale des tissus et exagération du métabolisme cellulaire; 2° dilatation des artérioles, des capillaires, des veines, d'où exagération de la circulation sanguine et lymphatique; 3° action inhibitrice, calmante, sur les nerfs et les muscles; 4° atténuation de la virulence de certains micro-organismes, par suite de l'augmentation de l'efficacité défensive des moyens humoraux ou cellulaires de l'organisme.

Diathermie à ondes courtes. — Les ondes courtes constituent une autre modalité de la darsonvalisation; elles utilisent des longueurs d'onde de l'ordre de 10 mètres.

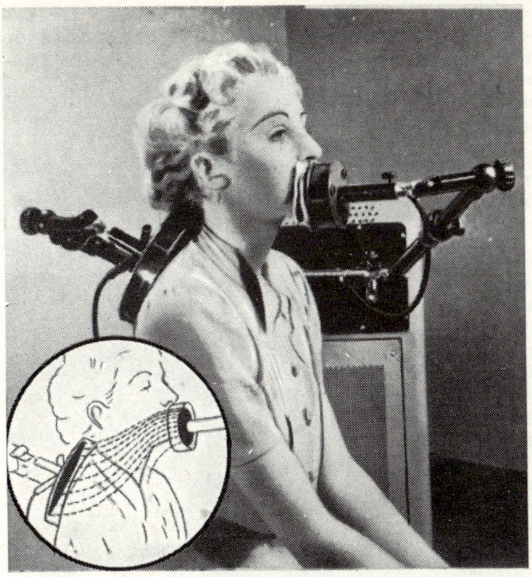

FIG. 510. — Traitement dentaire par diathermie.
(Cl. Ets Duflot.)

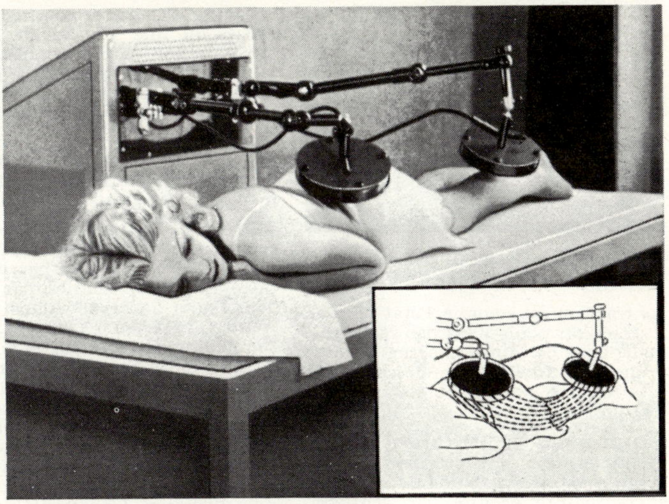

FIG. 511. — Traitement d'une sciatique par diathermie.
(Cl. Ets Duflot.)

Leurs propriétés sont semblables à celles de la diathermie, mais les tissus s'échauffent dans un ordre différent. Ce sont les muscles et les os qui sont le siège de la plus forte élévation de température, puis vient la peau. Ce qui différencie de la diathermie le champ électrique alternatif des ondes courtes, c'est le fait que les lignes de force de ce champ ne sont pas arrêtées par l'air, à partir d'une certaine longueur d'onde. Les électrodes métalliques des ondes courtes peuvent être doublées par une couche de matière isolante et se trouver à distance de la peau. Cette dernière doit être maintenue sèche, car les gouttelettes de sueur deviennent des points de concentration des lignes de force et risquent de provoquer de petites brûlures.

Les ondes courtes sont d'un emploi plus commode que la diathermie.

Elles stimulent le fonctionnement des glandes endocrines, elles sont particulièrement actives dans le traitement des affections inflammatoires et gynécologiques.

II. Effets locaux ou Électrocoagulation. — Une aiguille est soit enfoncée dans la lésion à détruire, soit simplement mise à son contact (*fig.* 512). Dans ce cas, l'aiguille est souvent remplacée par une petite boule ou un disque métallique. Une variante de ce dispositif constitue le bistouri électrique. V. BISTOURI.

L'électrocoagulation est très employée en chirurgie générale, dans les diverses spécialités et en particulier en dermatologie.

Très souple dans ses applications, elle sert aussi bien à détruire sous anesthésie les tumeurs les plus graves, telles que nævo-carcinomes et cancers divers, qu'à traiter des lésions bénignes comme les verrues, papillomes et nævi simples.

Sous le nom d'électrodessiccation, on désigne des applications très légères monopolaires permettant de faire disparaître, sans trace visible, de petites imperfections cutanées, varicosités superficielles, poils cutanés, kystes épidermiques, etc.

La stomatologie, la rhino-laryngologie, l'urologie, la gynécologie utilisent beaucoup l'électrocoagulation.

DIATHÈSE (du gr. *diathêsis*, constitution). — Disposition de l'organisme qui produit chez l'individu un mode particulier de nutrition et des affections diverses d'origine commune. Ex. : diathèse arthritique (V. ARTHRITISME, GOUTTE), lymphatique (V. SCROFULE).

DIAZÉPINES. — Tranquillisants utilisés pour lutter contre l'anxiété, l'irritabilité et les troubles du sommeil; utilisés aussi par voie intraveineuse dans le traitement de l'état de mal épileptique; comme tous les tranquillisants, ils peuvent avoir des effets secondaires dominés par la somnolence.

DIAZO-RÉACTION. — Coloration rouge que prennent l'urine et sa mousse quand on ajoute à l'urine une solution d'acide sulfanilique et une solution de nitrite de soude. Cette réaction s'observe dans la fièvre typhoïde et autres affections fébriles : rougeole, variole, scarlatine.

DICHLORODIPHÉNYLTRICHLORÉTHANE (D.D.T.). — Poudre blanche aromatique très toxique pour les arthropodes, peu toxique pour les autres êtres animés et l'homme.

Tue les larves de moustiques à la concentration de 1 p. 2 000 000.

Poux du corps : poudrage avec mélange à 5 p. 100 avec talc; imprégnation des vêtements avec émulsion à 2 p. 1 000.

Moustiques : pulvérisation des parois, plafonds avec une solution dans le benzène ou une suspension dans l'eau.

Punaises : poudrer la literie avec une poudre à 10 p. 100 et pulvériser avec un liquide contenant 4 p. 100 de D.D.T.

Actif également contre les puces, tiques, mouches. V. DÉSINSECTISATION.

DICHROÏSME (du gr. *dis*, deux, et *khroa*, coloration). — Propriété que présentent certains corps ou certaines solutions d'avoir une couleur différente suivant qu'on les examine par réflexion ou par réfraction.

DICK (Réaction de). — V. SCARLATINE : *Traitement préventif.*

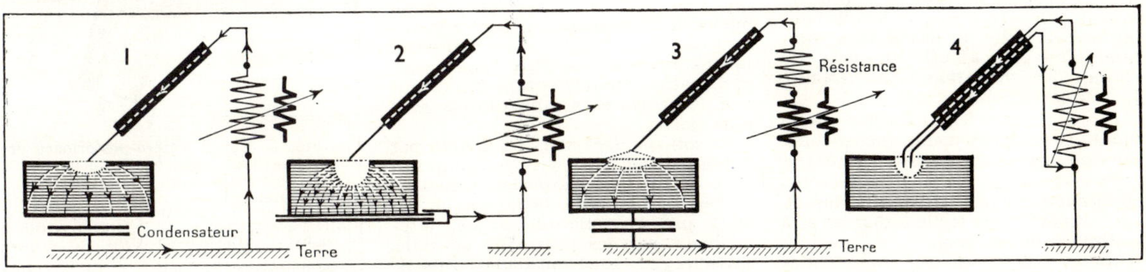

FIG. 512. — Diathermo-coagulation.
1. Monopolaire mono-active; Bipolaire mono-active; 3. Fulguration; 4. Bipolaire biactive.

DICROTE et DICROTISME (du gr. *dis,* deux fois, et *krotos,* battement) [*fig.* 513]. — Pouls rebondissant, donnant deux pulsations pour une seule

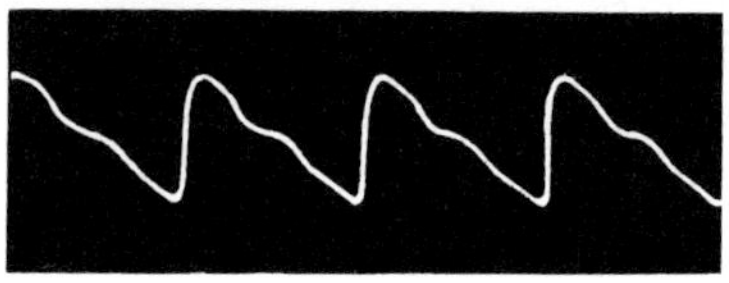

FIG. 513. — Pouls dicrote.

contraction du cœur. A l'état normal, le tracé du pouls n'est pas rectiligne, mais, dans certaines affections (fièvre typhoïde), la ligne de descente est interrompue par un soulèvement très marqué.

DICOUMAROL (Méthylène hydroxycoumarine). — Substance anticoagulante extraite d'abord du foin avarié et reproduite ensuite par synthèse.

DICTAME. — Nom donné à des plantes différentes.

Dictame blanc (Fraxinelle). — Plante de la famille des Labiacées (*Origanum dictamnus albus*) dont l'écorce de la racine est diaphorétique et vermifuge. Poudre 2 à 10 g.

Dictame de Crète. — Plante de la famille des Labiacées (*Origanum dictamnus*) employée depuis longtemps comme vulnéraire, excitant et emménagogue. Doit son odeur forte aromatique et agréable à un isomère du thymol. Entre dans la composition du baume de Fioravanti.

DIDELPHE (Utérus) [du gr. *dis,* deux, et *delphus,* matrice]. — Malformation caractérisée par un utérus double et deux vagins indépendants; elle est due au défaut de fusion des deux canaux de Müller.

DIENCÉPHALE. — Cerveau intermédiaire comprenant l'infundibulum, le chiasma optique, les couches optiques, le ventricule moyen, l'épiphyse et l'hypophyse. V. CERVEAU (structure et fonctions).

DIÈTE (du gr. *diaita,* régime). — La *diète absolue* signifie l'abstention de tout aliment. Le malade doit garder le lit, et, pour calmer la soif, on lui fait des lavages de bouche et des injections ou lavements de sérum artificiel.

Indiquée dans l'appendicite et la péritonite aiguës, les hémorragies du tube digestif et les ulcères de l'estomac et du duodénum.

La *diète hydrique* consiste à donner au malade pendant 24 heures, et quelquefois davantage, exclusivement de l'eau bouillie ou des tisanes, auxquelles on peut ajouter du sucre, du rhum, des décoctions de céréales. V. LÉGUMES (Bouillon de).

Indiquée dans les affections précédentes, les vomissements incoercibles, l'urémie, certaines entérites aiguës.

La *diète lactée* est un régime exclusif au lait. Le lait, aliment complet, est ordinairement facile à digérer et à assimiler; mais, parfois, les malades éprouvent pour lui une répugnance indicible et le lait peut causer des troubles gastro-intestinaux.

Indiquée dans les néphrites, les cirrhoses du foie, l'ulcère de l'estomac, l'insuffisance cardiaque, les maladies fébriles aiguës. Contre-indiquée dans les entérites aiguës et chroniques, car le lait favorise les putréfactions intestinales. V. LAIT.

DIÉTÉTIQUE. — Branche de la médecine traitant des régimes alimentaires. V. ALIMENTS, RÉGIMES.

DIGASTRIQUE (du gr. *dis,* deux, et *gaster,* ventre). — **Muscle digastrique.** — Muscle formé par deux portions charnues réunies par un tendon. L'une de ces portions charnues (ventre antérieur) s'insère près de l'apophyse géni à la partie postérieure du maxillaire inférieur; l'autre (ventre postérieur) dans la rainure digastrique de l'apophyse mastoïde du temporal. Le tendon intermédiaire passe dans un anneau aponévrotique fixé à l'os hyoïde, et à travers une boutonnière formée par le muscle stylo-hyoïdien. L'ensemble du muscle décrit une arcade dont la concavité dirigée en haut embrasse la glande parotide et la sous-maxillaire. Chaque portion ou ventre a une innervation distincte : le ventre postérieur est innervé par le facial et le glosso-pharyngien, l'antérieur par le nerf mylo-hyoïdien, branche du trijumeau. Les deux ventres élèvent l'os hyoïde; en outre, l'antérieur abaisse le maxillaire inférieur et le postérieur porte la tête en arrière.

DIGESTEUR. — Sorte de marmite de Papin, en cuivre épais, dont le couvercle est solidement vissé, ce qui permet de le chauffer à plus de 100° et d'obtenir ainsi une cuisson rapide des viandes.

DIGESTIBILITÉ. — Proportion entre la quantité d'aliments ingérés et la quantité absorbée et assimilée, d'une part, et la facilité avec laquelle s'effectue le travail de transformation dans l'estomac et dans l'intestin, d'autre part. Les aliments qui donnent des sensations pénibles (lourdeur d'estomac, impressions de plénitude et de gêne), obligeant à desserrer les vêtements, sont réputés lourds, peu digestibles.

DIGESTIF (Appareil). — L'appareil digestif (pl. en couleurs 1 à ABDOMEN), constitué par le *tube digestif* (*fig.* 514) et les *glandes digestives,* a pour but de recevoir les aliments, qui y subissent un ensemble de modifications appelées *digestion,* dont le résultat final est le passage dans le sang de la partie nutritive de ces aliments et l'expulsion du résidu non assimilable.

Tube digestif. — Le tube digestif a une longueur de 11 mètres. Il commence à la bouche, où les éléments sont dilacérés, broyés par les dents, qui jouent un rôle des plus importants, la digestion étant d'autant plus facile que les fragments alimentaires sont plus petits.

Ils sont poussés alors en arrière par la *langue* (*fig.* 515), vers un point rétréci de l'*isthme du gosier* (constitué en bas par la base de la langue, en haut par le voile du palais, latéralement par les piliers de ce voile, entre lesquels est l'amygdale), puis, de là, dans un carrefour, le *pharynx,* auquel aboutissent : 1° en avant et en haut, les ouvertures postérieures des fosses nasales (d'où la possibilité de nourrir un malade avec un tube pas-

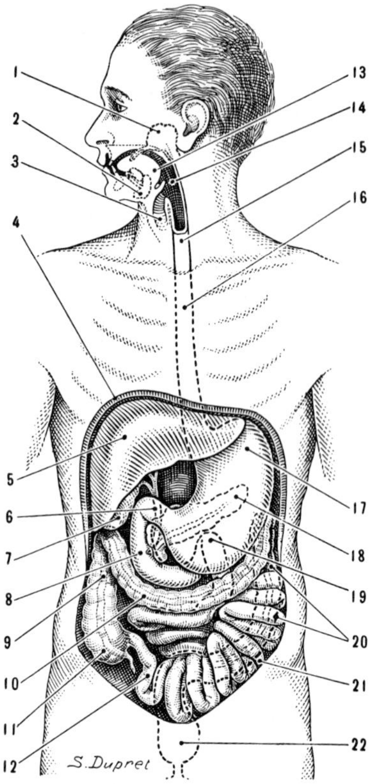

FIG. 514. — Tube digestif.
1. Glande parotide et canal de Sténon; 2. Glandes sous-maxillaire et sublinguale; 3. Trachée; 4. Diaphragme; 5. Foie; 6. Cholédoque; 7. Vésicule biliaire et canal cystique; 8. Duodénum et ampoule de Vater; 9. Côlon ascendant; 10. Côlon transverse; 11. Cæcum et appendice; 12. Iléon; 13. Langue; 14. Pharynx buccal; 15. Œsophage cervical; 16. Œsophage thoracique; 17. Estomac; 18. Pancréas et canal de Wirsung; 19. Angle duodéno-jéjunal; 20. Côlon descendant; 21. Anses grêles; 22. Ampoule rectale.

sant par le nez) ; 2° en avant et en bas, l'ouverture du larynx, partie supé-

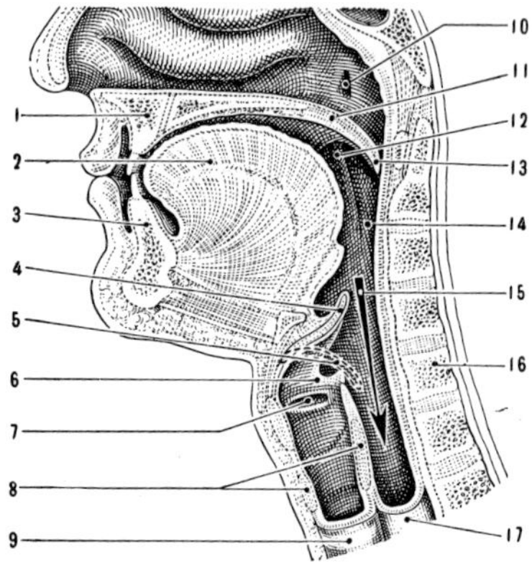

FIG. 515. — Coupe antéro-postérieure des voies digestives supérieures pendant la déglutition des aliments.
1. Maxillaire supérieur; 2. Langue; 3. Maxillaire inférieur; 4. Epiglotte pendant la respiration; 5. Epiglotte pendant la déglutition; 6. Orifice du larynx; 7. Ventricule du larynx; 8. Cartilage cricoïde; 9. Trachée; 10. Orifice externe de la trompe d'Eustache; 11. Voile du palais; 12. Pilier postérieur du voile du palais; 13. Luette; 14. Pharynx buccal; 15. Déglutition des aliments; 16. Colonne vertébrale; 17. Œsophage.

rieure de l'appareil respiratoire, qui, au moment du passage des aliments, doit être fermée par une membrane, l'*épiglotte*. (Lorsqu'on parle en mangeant, l'épiglotte n'obture pas le larynx, et les aliments peuvent s'y introduire.)

Le pharynx se continue par l'*œsophage,* long tube qui descend le long de la colonne vertébrale et traverse le diaphragme pour aboutir à l'*estomac,* vaste poche en forme de cornemuse fermée à la partie supérieure par le cardia, à la partie inférieure par le pylore, qui le sépare de l'*intestin grêle*. Cette portion du tube digestif est de nouveau rétrécie, mais très longue (8 mètres) ; aussi, pour se loger dans le ventre, doit-elle se replier un grand nombre de fois sur elle-même (circonvolutions intestinales), jusqu'au point où l'intestin grêle va s'aboucher presque à angle droit dans un tube beaucoup plus vaste, le *gros intestin* ou *côlon*. Celui-ci forme une sorte de cadre au petit intestin; il se dirige en effet, d'abord de bas en haut dans la partie droite du ventre, puis transversalement au-dessous de l'estomac, et, enfin, descend à gauche du ventre pour s'ouvrir à la partie inférieure du dos par un orifice appelé anus.

V. LANGUE, PHARYNX, ŒSOPHAGE, ESTOMAC, INTESTIN, ANUS.

Glandes digestives. — Les glandes digestives sont annexées au tube digestif et y versent des liquides qui liquéfient les aliments, les mettent en état de passer dans les vaisseaux.

Glandes salivaires (*fig.* 516). — Elles sont placées de chaque côté de la bouche, dont la sécrétion, la *salive,*

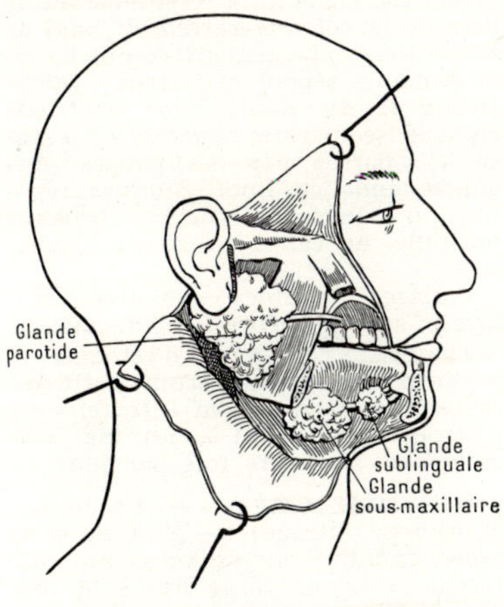

FIG. 516. — Glandes salivaires.

grâce à une *diastase* (v. ce mot), la *ptyaline,* commence à transformer les matières amylacées (type pain) en *dextrine* et *maltose*.

Glandes de l'estomac. — Elles versent, dans cette poche, le *suc gastrique* (composé d'acide chlorhydrique et de diastase). Ce suc, grâce à la pepsine, change les matières albuminoïdes insolubles (blanc d'œuf, viande, fromage, gluten du pain) en substances solubles : *albumoses* et *peptones*. Une partie de ces dernières substances est même transformée en acides aminés sous l'influence du suc gastrique.

Dans le suc gastrique se trouvent encore une présure (qui coagule la caséine du lait) et une lipase (ferment qui digère les graisses).

Les aliments font dans l'estomac un séjour assez prolongé (1 à 5 heures), puis passent dans l'intestin, où, aux actions transformatrices précédentes, viennent s'ajouter les suivantes.

Glandes de l'intestin. — Elles donnent le *suc entérique*. Le suc intestinal, par l'*érepsine,* dédouble les albumoses et peptones en acides aminés; de plus, par l'*entérokinase,* il active la trypsine pancréatique.

Les différents sucres, *maltose, saccharose, lactose,* sont transformés par la maltase, l'invertine et la lactase en sucres assimilables.

Enfin, par sa lipase, le suc intestinal dédouble les graisses en acides gras et glycérine.

Le pancréas (*fig.* 517). — C'est une grosse glande placée en arrière de l'estomac, qui verse dans la première partie de l'intestin grêle le *suc pan-*

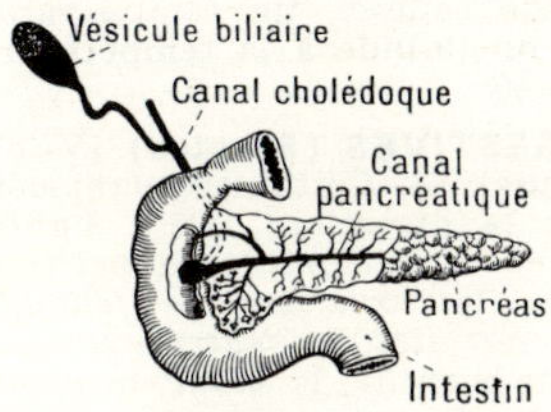

FIG. 517. — Pancréas et vésicule biliaire (schématique).

créatique formé par l'union de trois diastases : l'*amylopsine,* qui achève l'action de la salive; la *trypsine,* qui complète celle du suc gastrique; la *stéapsine,* qui divise les globules de graisse en gouttelettes extrêmement fines.

Les sucs digestifs de l'estomac et de l'intestin ne digèrent pas les parois de ces organes, parce que la muqueuse est protégée par un liquide, la *mucine,* sécrétée par des glandes dans toute l'étendue du tube digestif.

Le foie. — Le foie, placé à droite de l'estomac, sécrète la *bile,* qui provoque les mouvements de l'intestin, modère et retarde les fermentations, balaye la muqueuse, dont elle enlève la couche la plus superficielle de cellules et facilite ainsi l'absorption du liquide qui est le résultat des différentes actions digestives, le *chyme*.

De plus, la bile neutralise l'acidité du suc gastrique et permet ainsi l'action des diastases pancréatiques et intestinales.

Voies de l'absorption. — Les parois de l'estomac contiennent de nombreux capillaires sanguins, qui absorbent une grande partie des boissons et une petite quantité des peptones; mais l'absorption s'effectue principalement dans les *villosités* de l'intestin, petites bosselures de 1 mm environ de longueur, dans lesquelles se trouvent un capillaire sanguin (*fig.* 519), où pénètrent le glucose et les peptones, et un réseau de vaisseaux blanchâtres, d'abord très petits, qui aboutissent à un vaisseau central, le *chylifère,* aux parois très minces, que traversent les fines gouttelettes de

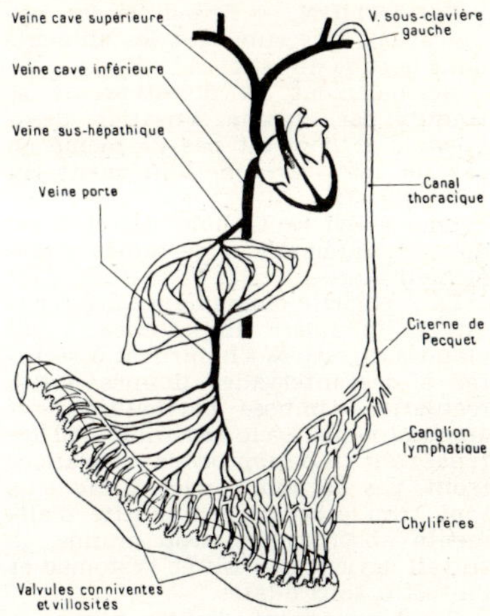

FIG. 518. — Voie de l'absorption digestive.

graisse. Ce chylifère se réunit à d'autres pour aller constituer le canal commun de tous les lymphatiques, le *canal thoracique,* lequel va lui-même verser son contenu dans la veine sousclavière gauche.

Le sang apporte le glucose et les peptones dans le foie, dont une des fonctions consiste à emmagasiner le sucre sous forme de glycogène (ami-

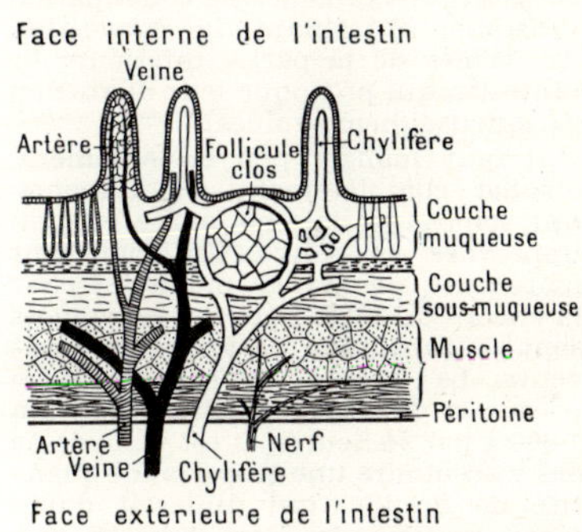

FIG. 519. — Coupe schématique de la paroi (très grossie) de l'intestin, montrant les vaisseaux de l'absorption.

don animal) lorsqu'il y a surabondance de glucose, de transformer ce glycogène en glucose et de le verser dans la circulation lorsqu'il y a défaut de sucre. Le foie est donc le régulateur de la quantité de glucose nécessaire à la nutrition.

DIGESTIFS. — Les liqueurs et alcools dits « digestifs » ont faussement la réputation de faciliter la digestion. Au contraire, en se mélangeant aux différents sucs intestinaux, ils entravent l'action de ceux-ci sur les aliments.

DIGESTIFS (Médicaments). — Médications aidant la digestion.

VARIÉTÉS. Certains digestifs sont destinés à augmenter les principes actifs des sucs : diastase, pancréatine, pepsine, acide chlorhydrique, papaïne. D'autres ont pour but d'exciter simplement la sécrétion de ces sucs, (amers, strychnine), de la modifier (bicarbonate de soude), de hâter le travail des sucs (boissons chaudes, fleurs de camomille, fruits d'anis).

DIGESTION. — Ensemble des modifications que subissent les aliments dans le tube digestif.

Normalement, la digestion ne se traduit par aucune sensation désagréable. Il n'en est pas de même en cas de mauvais fonctionnement du tube digestif.

Pour éviter les troubles digestifs, on doit se soumettre à certaines règles élémentaires.

La régularité dans l'heure des repas est de première importance : les glandes digestives s'habituent à sécréter à des intervalles donnés. Cette régularité s'impose particulièrement aux individus à vie sédentaire. Si les repas sont trop *rapprochés,* les glandes n'ont pas le repos nécessaire; s'ils sont trop *espacés,* la quantité d'aliments absorbés est trop grande, le travail devient excessif et l'estomac et l'intestin sont dilatés.

Il est nécessaire, d'autre part, que les déchets de l'alimentation soient évacués chaque jour et à la même heure; le matin de préférence, car, dans la journée, on n'est pas certain d'avoir la liberté de le faire et on peut oublier. Lorsque l'habitude est prise, au contraire, le besoin se reproduit et rappelle la nécessité de cette évacuation, qu'il y a avantage, du reste, à répéter avant le coucher.

Si on n'adopte pas cette règle, au contraire, l'appétit disparaît, les digestions sont difficiles, la constipation s'installe, entraînant la congestion des veines de la partie inférieure de l'intestin qui provoque leur dilatation variqueuse (hémorroïdes).

Il faut manger peu et lentement, mâcher complètement les aliments, qui sont ainsi mis en purée et bien imprégnés de salive. En mangeant lentement, on mange moins, et c'est là encore un avantage, car les voraces sont souvent aussi de trop gros mangeurs. Le *volume* de la nourriture prise ne doit pas dépasser 1 500 à 1 800 g par 24 heures. Il est utile de ne pas y adjoindre une trop grande quantité de liquide, qui diluerait d'une façon excessive les sucs digestifs (2 à 3 verres de boisson suffisent). C'est pour la même raison qu'on conseille de *ne pas boire* avant la soupe, de façon à ne pas entraîner dans l'intestin le suc gastrique au moment où il est nécessaire dans l'estomac.

Souvent, on mange trop et trop vite, sans mastiquer suffisamment les aliments. Il s'agit en général de nerveux ou de gens pressés par leurs affaires, de neurasthéniques.

Les gros mangeurs éprouvent souvent une sensation de gêne ou de pesanteur après les repas, par distension gastrique; elle s'accompagne parfois de bouffées de chaleur, d'érythrose faciale, de sensations de battements au creux de l'estomac, de céphalée, de malaises généraux. Ce sont des troubles vaso-moteurs dus à une irritation des plexus nerveux voisins.

Chez les dyspeptiques, nerveux, émotifs, les troubles vaso-moteurs de la face sont fréquents; on note souvent après le repas une *rougeur,* soit limitée au nez, soit en aile de papillon sur les joues; parfois cette érythrose affecte un caractère paroxystique; au début, ou à la fin du repas, le sujet sent monter au visage une vague de chaleur intense avec tension de la tête et du cou qui semblent éclater, accompagnée de battements des vaisseaux, de tachycardie, et d'angoisse. Le visage et le cou deviennent rouge homard, rouge pivoine, et parfois rougeur et gonflement s'étendent aux membres supérieurs et aux doigts; ces troubles vaso-moteurs disparaissent par le repos entre 1 à 5 heures, mais les récidives sont possibles. V. ÉRYTHROSE : *érythrose faciale.*

Parfois, le malade se plaint de *brûlures,* dues à l'absorption de certains mets, ou à l'hyperchlorhydrie, ou au reflux de la bile dans l'estomac, de *crampes* et *douleurs* précoces ou tardives qui traduisent une atteinte des plexus nerveux de la région ou une lésion de l'estomac ou du duodénum (*ulcère, cancer*). Enfin, dans certains cas, des signes plus graves, vomissements, hémorragies, attirent l'attention. V. ESTOMAC, DUODÉNUM, INTESTIN.

DIGESTION PHARMACEUTIQUE. — Extraction des principes actifs d'une substance médicinale par le séjour de celle-ci, un temps variable, dans un liquide à la température de 35° à 40°.

DIGESTIVES (Plantes) [V. pl. en couleurs]. — Certaines plantes facilitent la digestion, tels : l'*anis,* la *badiane,* la *camomille,* la *petite centaurée,* le *coriandre,* le *fenouil,* le *lierre terrestre,* la *matricaire,* la *mélisse,* la *menthe,* la *sauge,* la *verveine.* Pour les *liqueurs digestives,* v. à LIQUEURS.

DIGITALE. — Plante de la famille des Scrofulariacées dont il existe plusieurs espèces.

Digitale pourprée (*Digitalis purpurea*). — Belle plante qui croît dans les Vosges, le Morvan, la Bretagne, et dont les feuilles et les graines renferment plusieurs glucosides : digitaline ou digitoxine, digitonine, gitonine, gitaline, doués de propriétés toni-cardiaques; la digitale ralentit, renforce et régularise les contractions cardiaques; elle a une action vasoconstrictive intense et est accessoirement diurétique.

Indiquée en cas d'insuffisance cardiaque et d'asystolie.

Contre-indiquée dans l'hypertension artérielle, la bradycardie, l'insuffisance rénale.

MODE D'EMPLOI et DOSES. Poudre de feuilles desséchées en macération, 0g,05 à 0g,5 dans une tasse de café à prendre en deux fois dans la journée pendant cinq jours, puis repos. Alcoolature et teinture, V à XXX gouttes; extrait alcoolique, 3 à 15 cg; sirop, 10 à 50 g. Le vin diurétique de Trousseau contient pour 20 g : 0,1 digitale; 0,3 scille et 1 g acétate de potasse.

Préparations avec la plante fraîche (énergétène) ou stabilisée (intrait) contenant tous les principes actifs de la digitale.

Energétène de digitale : XV à XXXVI gouttes à répartir en deux ou trois jours.

Intrait de digitale (10 cg contiennent 1 mg de digitaline). Dose : 1° *d'entretien* de la tonicité du cœur, 1 à 2 cg d'intrait par jour pendant 15 jours; 2° *sédative,* 3 à 5 cg pendant 3 jours de suite, puis cesser pendant au moins 12 jours.

En raison de l'accumulation des doses successives, capables de provoquer des effets toxiques, il ne faut pas prolonger l'emploi des diverses préparations plus de 3 à 5 jours.

Digitale laineuse (*D. lanata*) et **Digitale jaune** (*D. lutea*). — Ces plantes contiennent des glucosides différents de la digitale officinale, mais ayant aussi des propriétés cardiotoniques.

Digitalis lanata contient trois glucosides actifs (digilanides A, B, C). On utilise des préparations dosées à 0 mg,5 ou 1 mg par cm^3 en injection intraveineuse : une injection pendant 2 à 3 jours et reprise au bout de 5 à 8 jours.

Digitaline cristallisée. — Cristaux microscopiques presque insolubles dans l'eau, solubles dans le chloroforme, extraits par Nativelle de la digitale. Produit extrêmement toxique (tableau A); s'emploie en granules de 1/10 de mg ou en solution au 1 000. On absorbe soit une dose massive de L gouttes non renouvelée, soit V à X gouttes pendant 5 jours. Se reposer 15 jours et reprendre si besoin est.

La digitaline cristallisée, diluée au millième, peut être administrée pendant des années à la dose de VI à X gouttes par jour, pendant 3 à 4 jours par semaine; ce traitement entretient une tonicité cardiaque suffisante pour permettre aux malades une activité pendant longtemps.

INTOXICATION. Provoquée par des doses massives de digitale par suite d'une méprise, ou due à une tentative de suicide, souvent chez des cardiaques désespérés.

SIGNES. Douleur à l'estomac et le long de la *colonne vertébrale, mal de tête atroce,* abattement complet, vomissements répétés et diarrhée; *ralentissement du pouls* avec *arythmie* caractérisée par des séries de 2 à 4 systoles séparées par des pauses. Angoisse, tendances lipothymiques, hypotension. Parfois syncope brusque mortelle, en cas d'intoxication massive.

Vertiges, troubles oculaires, mydriase, surdité, délire, convulsions.

TRAITEMENT. Lavage d'estomac et purgatif; camphre, sérum artificiel, repos absolu; injection intraveineuse d'atropine un demi à un mg avec prudence, plusieurs fois par jour.

DIHYBRIDISME (du gr. *dis,* double, et *hubris,* outrage). — Etat de deux races, familles ou individus qui diffèrent par *deux* caractères à la fois, chacun de ces caractères étant dominant chez l'un et récessif chez l'autre.

Par exemple, une variété de pois a des grains lisses (*l,* caractère dominant) et des cotylédons jaunes (*j,* caractère dominant); une autre variété a des grains ridés (*r,* caractère récessif) et des cotylédons verts (*v,* caractère récessif).

Les deux caractères (surface des grains et couleur des cotylédons) sont indépendants l'un de l'autre et se transmettent chacun pour son compte. Cette « ségrégation des caractères indépendants » est la deuxième loi de Mendel, de laquelle a dérivé la génétique.

DIGESTIVES (Plantes)

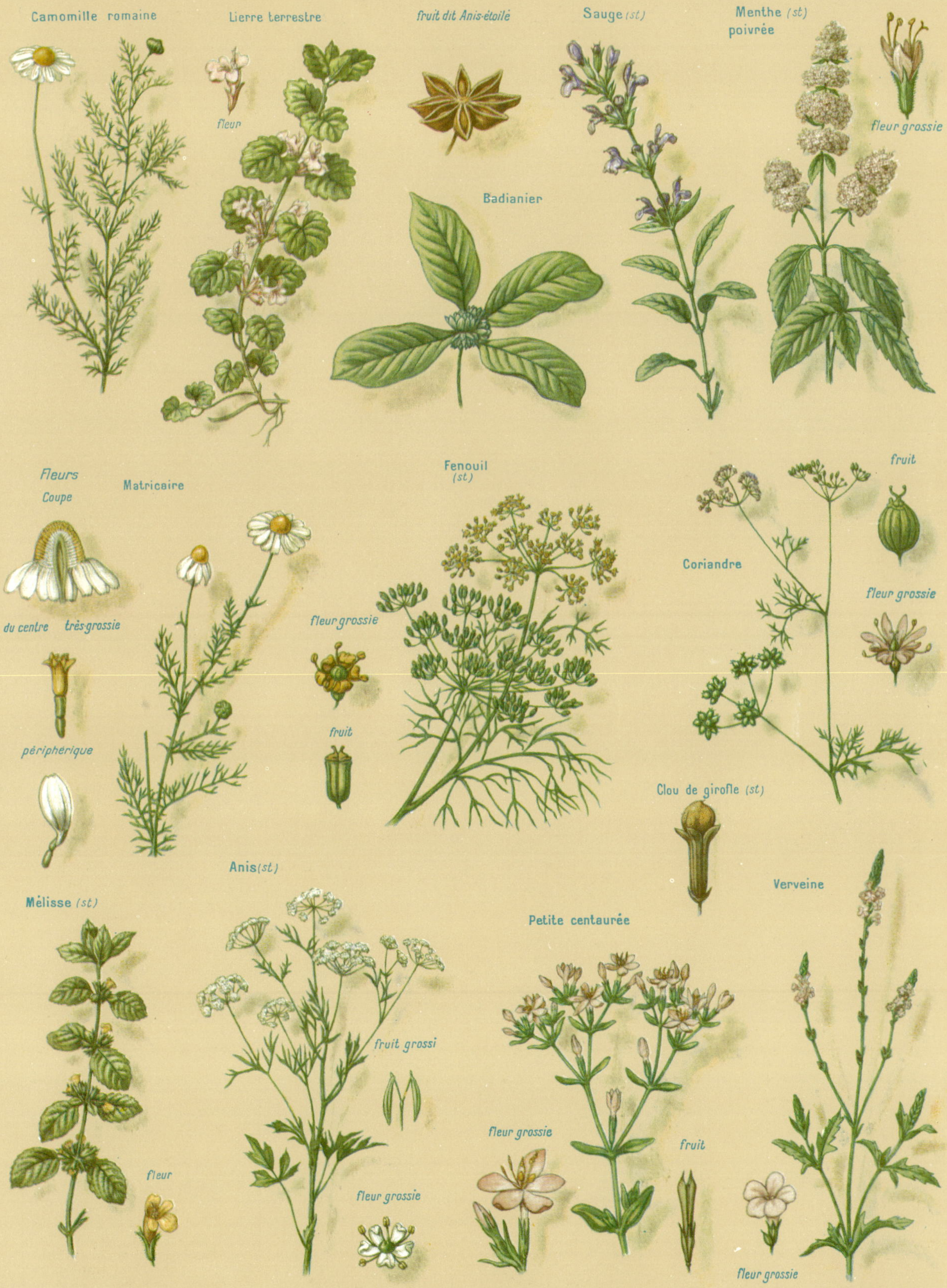

Plantes digestives, stimulantes.

DIGNE (Basses-Alpes). — Station d'eaux minérales sulfureuses, radioactives.

CURE. Boissons, bains, douches, gargarismes, inhalations.

INDICATIONS. Scrofules, dermatoses, douleurs rhumatismales, arthritisme.

DIHYDROFOLLICULINE. — Hormone génitale ovarienne. V. OVAIRE.

DIIODOFORME (Ethylène tétraiodé). — Aiguilles jaune pâle employées comme succédané de l'iodoforme et n'ayant pas l'odeur désagréable de celui-ci.

DIIODOTHYMOL. — V. ARISTOL.

DIIODOTYROSINE (Diiodo-oxyphénylalanine). — Acide aminé cristallisé renfermant 58 p. 100 d'iode et existant dans certains organismes marins, les peptones iodées, le corps thyroïde. Mieux supportée que la thyroxine, à la constitution de laquelle elle participe, et que les composés iodés comme la solution de Lugol. A été préparée par synthèse : 10 à 30 cg par jour dans la maladie de Basedow.

DILATATEURS. — Instruments destinés à écarter des surfaces accolées ou rétrécies (V. SPÉCULUM) : dilatateur de la trachée, de l'anus, etc. Ils sont en métal, en gomme (V. BOUGIES), ou en substance spongieuse, comme la *laminaire,* qui, humidifiée, se dilate.

Les *mèches,* les *drains,* destinés à maintenir écartées les lèvres d'une plaie, sont aussi des dilatateurs.

DILATATION. — Augmentation de calibre de certains organes. V. CŒUR, ESTOMAC, ANÉVRISME, VARICES, RESPIRATION : *Dilatation des bronches.*

Méthode de traitement ayant pour but de rétablir ou d'augmenter le calibre de cavités ou canaux rétrécis (canal lacrymal, urètre, utérus.)

DILUTION. — Action de délayer une substance dans un liquide.

Les dilutions sont très employées en pharmacie homéopathique. On verse, par exemple, 1 goutte de teinture mère et 99 gouttes d'alcool à 70° dans un flacon et on agite vigoureusement : on obtient une dilution au 100e (1re centésimale) ; on verse dans un autre flacon une goutte de cette dilution avec 99 gouttes d'alcool et on agite de nouveau : on a une dilution au 10 000e (2e dilution centésimale).

DINITROPHÉNOL (Nitrophénine). — Poudre jaune cristalline voisine de l'acide picrique (trinitrophénol).

USAGE MÉDICAL. L'ingestion de dinitrophénol active les échanges et les combustions, oxyde les déchets, élève la température, provoque une augmentation du métabolisme basal de 20 à 50 p. 100 et une diminution de poids.

Employé contre l'*obésité,* en comprimés de 2 ou 3 cg, selon le poids du sujet, à la fin du repas de midi.

Médicament *dangereux ;* peut provoquer de l'urticaire, des hématuries, de l'ictère, de l'agranulocytose, des sudations, de l'hyperthermie, des vertiges, de la diarrhée, une cataracte (améliorée par l'acide ascorbique) ; des cas de mort ont été signalés.

Contre-indiqué en cas d'insuffisance hépatique, rénale ou cardiaque, dans le diabète. Ne doit pas être employé en même temps que des extraits thyroïdiens.

Un succédané de la nitrophénine, la nitrophénazine (*dinitra*) serait un peu moins toxique : 1 comprimé par jour et par 10 kg, ou en injections intramusculaires.

A été employé non seulement contre l'obésité, mais dans certaines psychoses, le rhumatisme, les migraines, la goutte.

USAGE INDUSTRIEL. *Intoxications* par voie digestive ou respiratoire : fièvre 38° à 39°, tableau de la grippe ou de la congestion pulmonaire. Dans les cas graves, début brusque pouvant entraîner rapidement la mort en quelques heures : fièvre, agitation, dyspnée, coma.

Coloration jaune des téguments exposés à l'air, urines noirâtres à reflets verts, contenant de l'aminonitrophénol (réaction de Derrien).

Intoxication par voie cutanée : dermites érythémateuses, phlycténulaires ou ulcéreuses.

DIŒSTRUS. — Phase du cycle sexuel. V. RÈGLES.

DIONINE (Chlorhydrate d'éthylmorphine). — Dérivé éthylé de l'opium, employé contre la toux (coqueluche, phtisie).

MODE D'EMPLOI. Chez l'adulte, 15 mg trois fois par jour, ou 30 mg en une dose, le soir. Chez l'enfant, 1 mg à partir de trois ans (à surveiller).

DIOPTRIE (du gr. *dia,* à travers, et *optomai,* je regarde). — Unité de mesure de la réfraction des lentilles et de l'œil considéré comme système optique. Une lentille de 1 dioptrie est une lentille à distance focale de 1 mètre. V. ŒIL.

DIOXY-ACÉTONE (Oxantine). — Cristaux blancs sucrés, isomères de l'acide lactique. La dioxy-acétone remplace le sucre dans les boissons destinées aux diabétiques (30-50 g par jour).

DIPHÉNYL-HYDANTOÏNE (Dihydan). — Son sel sodique est spécialisé. Ce corps exerce une action anticonvulsante sur l'écorce cérébrale ; il est moins nocif sur le jeu normal des fonctions cérébrales et des réflexes que les barbituriques, qui imprègnent les centres diencéphaliques et possèdent une action analgésique.

Préconisé dans la névralgie faciale et les crises comitiales.

DOSES. 20 à 40 cg par jour par fractions de 10 cg, à prendre au milieu des repas.

DIPHTÉRIE (du gr. *diphtera,* membrane). — La diphtérie est une maladie infectieuse et contagieuse, caractérisée par la présence de peaux ou de fausses membranes blanchâtres sur les muqueuses de la gorge et du larynx, et parfois aussi sur les muqueuses de la bouche, des fosses nasales, des yeux, des organes génitaux externes ou sur une plaie cutanée.

AGENT INFECTIEUX. L'agent infectieux est le bacille de Löffler (*fig.* 521) que contiennent les fausses membranes dans lesquelles on le recherche. Il a la forme de bâtonnets allongés renflés en massue aux extrémités (*Coryne-bacterium diphteriæ,* du gr. *coruné,* massue), isolés ou groupés en amas enchevêtrés. Leur longueur est variable et permet de distinguer des bacilles longs, moyens et courts. Ceux-ci ne doivent pas être confondus avec les bacilles pseudo-diphtériques, comme le bacille d'Hoffmann (*Corynebacterium commune*) [*fig.* 522], qui est un saprophyte banal du pharynx.

Le bacille de Löffler sécrète une toxine, qui diffuse dans tout l'organisme et cause les symptômes généraux et les lésions de divers organes au cours de la diphtérie.

Parfois, le bacille diphtérique est associé à d'autres microbes (streptocoques, staphylocoques, pneumocoques, etc.) ; la maladie est alors plus grave.

La pullulation du bacille de Löffler sur une muqueuse produit à ce niveau une rougeur, puis un enduit membraneux, une sorte de peau ou fausse membrane qui va en s'épaississant et devient grisâtre.

CAUSES. C'est surtout une maladie du jeune âge, mais, quoique plus rare chez l'adulte, elle n'est pas moins grave. En général, c'est chez les enfants de 2 à 7 ans qu'elle se déclare. Elle est plus fréquente en janvier et en février et au cours des saisons pluvieuses. La misère, la malpropreté, l'insalubrité des logements, une mauvaise hygiène y prédisposent particulièrement, ainsi que l'encombrement (épidémies des écoles, crèches, casernes).

La transmission se fait par inoculation ou par contagion.

La contagiosité existe dès le début, et peut persister longtemps. Elle se fait surtout par les sécrétions provenant de la bouche et du nez.

La persistance des bacilles sur les amygdales et dans le nez est très variable ; en général, elle ne dépasse pas 40 jours, mais peut persister 3 ans. Il est vrai que, dans ces cas exceptionnels, la virulence (si elle existe) doit être très atténuée.

Les *porteurs de germes* se divisent en malades *convalescents,* en malades

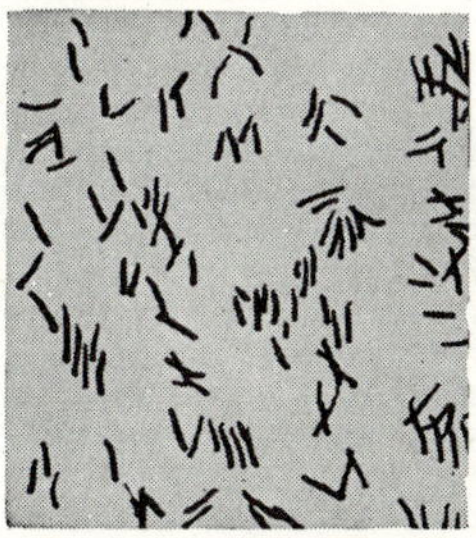

FIG. 520. — Bacilles de Löffler, agents de la diphtérie (forme longue).

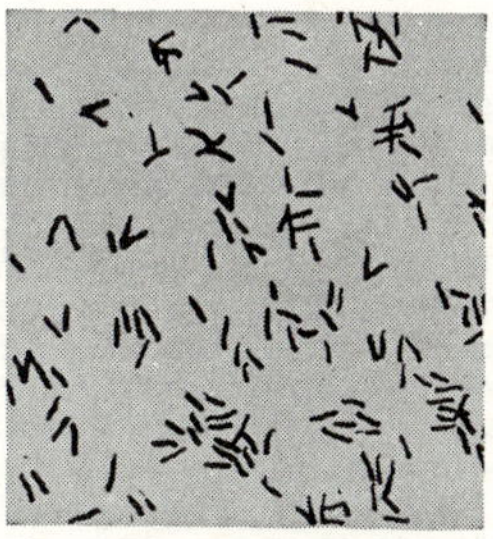

FIG. 521. — Bacilles de Löffler, agents de la diphtérie (forme courte).

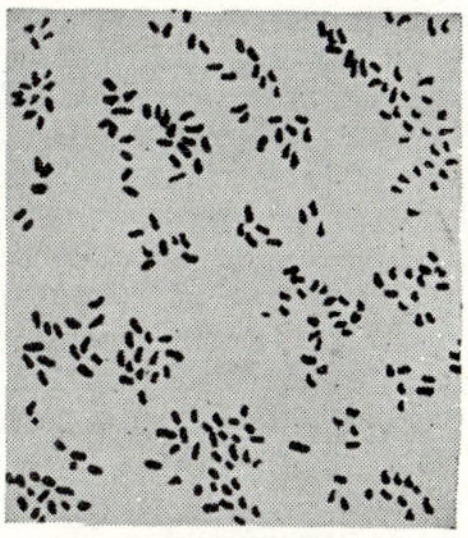

FIG. 522. Bacilles d'Hoffmann, pseudo-diphtériques.

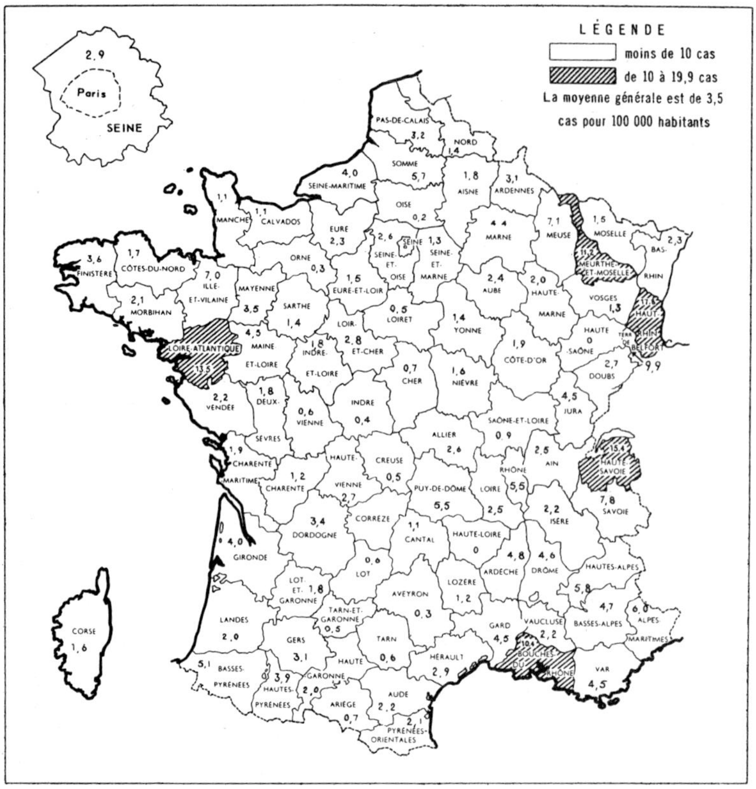

FIG. 523. — Diphtérie.
Morbidité en France (cas pour 100 000 habitants) en 1956.
(*Carte dressée par M. Moine, Institut national d'hygiène.*)

à l'état d'*incubation*, et en malades *sains*, qui peuvent transmettre la diphtérie sans eux-mêmes en être atteints.

Les *malades* sont les plus dangereux. Pour les *convalescents*, ce n'est qu'après deux examens bactériologiques successifs négatifs à une semaine d'intervalle qu'ils pourront cesser d'être isolés.

L'examen de toute personne ayant été en rapport avec les malades permettra de reconnaître les bacillifères en incubation ou à forme méconnue ambulatoire.

Quant aux *sains*, leur proportion est souvent considérable et peut atteindre 80 p. 100 de l'entourage.

Des particules de salive expulsées au moment de la toux, de l'éternuement et même de la parole peuvent contenir le bacille diphtérique et propager la maladie. Le bacille de Löffler existe aussi sur les linges, les habits, les jouets d'enfants atteints de diphtérie. Ce microbe, très résistant, peut vivre plusieurs semaines sur les poussières accumulées dans les coins obscurs des appartements et les fentes des planchers. Mais il meurt très vite sous l'action de la lumière solaire.

La diphtérie ne confère qu'une immunité passagère; il peut y avoir des rechutes et des récidives.

On a prétendu que les animaux (chiens, chats, oiseaux) pouvaient jouer un rôle dans la contamination de l'homme. Ces faits, s'ils existent, sont exceptionnels. En tout cas, il est actuellement démontré que la diphtérie aviaire (poules, pigeons) est totalement différente de la diphtérie humaine.

Diphtérie pharyngée (Angine diphtérique). — C'est la localisation la plus habituelle de la diphtérie; on en distingue les deux formes suivantes.

Angine commune. — Le début est habituellement insidieux, et, quand l'enfant commence à se plaindre de la gorge, l'angine est déjà très avancée. Cependant, depuis plusieurs jours, il était très pâle et très abattu.

L'angine débute sur l'une ou l'autre amygdale, par un enduit blanchâtre, opalin, comme une tache de bougie. Rapidement, ces taches blanchâtres s'étendent, gagnent l'autre amygdale, le voile du palais, le fond de la gorge, la luette, qui est engainée comme dans un doigt de gant (*fig.* 524).

Les fausses membranes formées par l'enduit sont de plus en plus épaisses, de plus en plus difficiles à détacher et se reproduisent rapidement. V. pl. en couleurs, à BOUCHE.

Pendant ce temps, des glandes apparaissent au cou, sous le maxillaire inférieur; la déglutition est douloureuse, la fièvre est plus ou moins vive, mais l'abattement est plus considérable.

La guérison est la règle, quand le traitement spécifique est institué à temps, mais la convalescence est souvent longue.

Angine maligne. — Dans cette forme, le voile du palais et les amygdales sont tapissés d'une couenne grisâtre recouverte de muco-pus fétide. Le cou est tuméfié par l'augmentation du volume des ganglions souvent fondus en une seule masse (cou proconsulaire) ; la face est pâle, livide; la fièvre atteint 38° à 39°; le malade est abattu, somnolent; l'albumine est fréquente. Avant le sérum, la mort était la règle; actuellement, le pronostic est moins grave : on voit cependant encore des cas où des symptômes graves apparaissent : la pâleur s'accroît, les vomissements surviennent et le malade meurt dans le collapsus. D'autres fois, c'est au cours de la convalescence que surviennent les complications graves (v. plus loin) qui entraînent la mort.

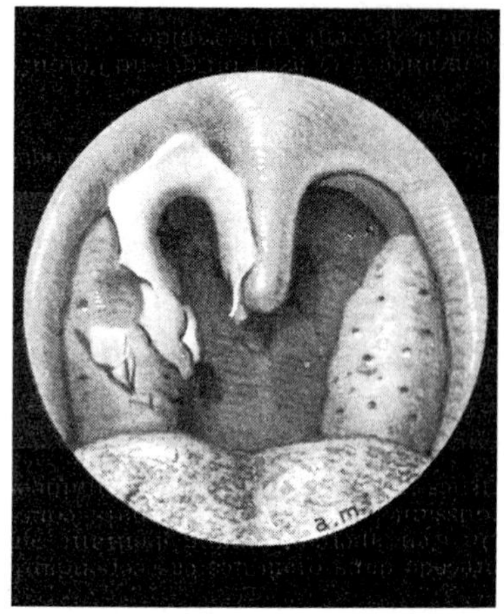

FIG. 524. — Aspect de la fausse membrane dans l'angine diphtérique commune.

Diphtérie laryngée (Croup). — Souvent le croup succède à l'angine, mais il peut aussi apparaître d'emblée, notamment quand la diphtérie frappe des enfants déjà atteints de laryngite simple, de coqueluche ou de rougeole. La voix s'enroue, devient rauque, puis éteinte, de moins en moins perceptible.

La toux, d'abord quinteuse, nettement rauque au début, se voile peu à peu et s'éteint. La respiration se fait de plus en plus difficile, l'inspiration est sifflante ou bruyante (*cornage*), déterminant un battement des ailes du nez et une dépression considérable au-dessus et au-dessous du sternum (*tirage*). De temps à autre, à l'occasion d'un mouvement, d'une émotion, une véritable crise de suffocation éclate, pendant laquelle la figure devient livide, se couvre de sueurs. Quand la respiration reprend, l'enfant retombe anéanti. Ces crises effrayantes se renouvellent de plus en plus, pouvant emporter le malade. Généralement l'enfant, brisé, tombe dans un état de somnolence, essayant de moins en moins de lutter contre l'asphyxie qui l'envahit et à laquelle il succombe au bout d'un ou deux jours, si on n'intervient pas rapidement. V. TRAITEMENT.

Diphtérie bronchique. — Elle succède ordinairement au croup, qu'elle précède dans quelques cas cependant. On s'en aperçoit quand l'enfant, en toussant, expulse des crachats constitués par des membranes ramifiées

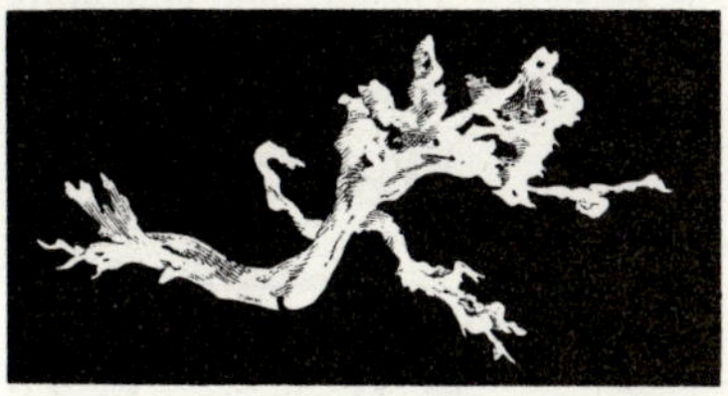

FIG. 525. — Fausse membrane diphtérique de l'arbre bronchique.

et moulées (*fig.* 525), ou quand l'étouffement devient plus rapide.

Diphtérie nasale (Coryza diphtérique). — Elle accompagne les angines graves. Le nez, tapissé à l'intérieur de membranes, est tuméfié; l'orifice des narines est recouvert de croûtes suintant un liquide jaunâtre.

La diphtérie nasale est la localisation à peu près exclusive de la diphtérie chez les nourrissons. Elle se traduit par une obstruction nasale unilatérale, au moins au début, un jetage séro-sanguinolent, souvent minime et nul, et une érosion sous-narinaire.

Diphtérie oculaire. — Elle peut se produire soit par généralisation de l'angine ou du coryza diphtérique, soit par l'envoi dans les yeux de fragments

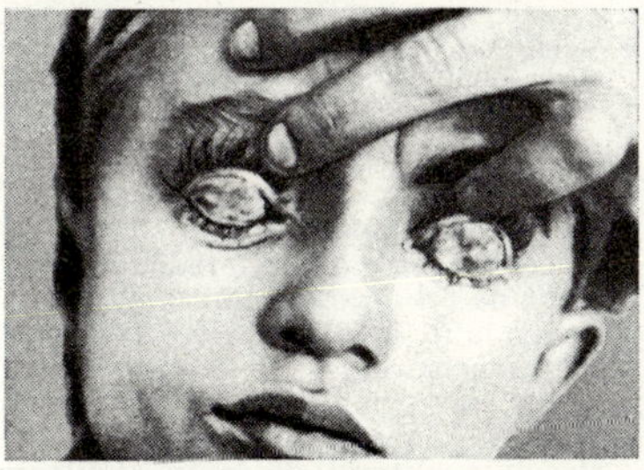

FIG. 526. — Diphtérie des paupières.

de membranes. La conjonctive est couverte d'une couche blanchâtre (*fig.* 526), et il se produit du larmoiement.

Diphtérie cutanée. — La diphtérie cutanée, rare aujourd'hui, est habituellement secondaire et se développe sur des excoriations et plaies de la peau.

Elle siège de préférence à la face, à l'ombilic : la plaie se recouvre d'une couenne grisâtre, mollasse, parfois fétide, saignant facilement quand on veut l'enlever. Le sérum amène habituellement une guérison rapide.

Diphtérie ano-génitale. — Rare chez l'homme, cette forme s'observe surtout chez les petites filles (vulvo-vaginite diphtérique). Les grandes et les petites lèvres se recouvrent d'un exsudat grisâtre, parfois fétide; les ganglions inguinaux sont tuméfiés. La sérothérapie amène généralement une guérison rapide.

Complications causées par la diphtérie. — Elles sont dues, en général, à la diffusion de la toxine.

Cardiaques. — Ce sont les plus fréquentes et les plus graves : on peut noter, au cours de la maladie ou dans la convalescence, des troubles du rythme cardiaque (arythmie, tachycardie, bradycardie) dus à une myocardite ou à des troubles bulbaires. Le malade peut, dans les cas graves, mourir subitement avec syncope par collapsus cardiaque.

Paralysies. — Elles sont d'autant plus fréquentes que le sujet est plus âgé; elles apparaissent insidieusement, le plus souvent au cours de la convalescence. On peut observer une *paralysie* du voile du palais (voix nasonnée, reflux des liquides alimentaires dans les fosses nasales), qui guérit habituellement en 10 ou 15 jours; une *paralysie oculaire* de l'accommodation, se traduisant par une gêne de la vision rapprochée : la guérison survient habituellement en 1 mois; plus rares sont les *paralysies de l'auditif*, du *grand hypoglosse, paralysie ascendante* type Landry, les *paralysies généralisées* (membres, tronc et cou, sphincters), qui ne guérissent qu'après plusieurs mois; mais la mort peut également survenir lentement dans la cachexie et l'inanition, ou rapidement par asphyxie.

Parmi les autres complications, citons encore la *néphrite* (urines rares, albumineuses), la *surrénalite* (asthénie, hypotension artérielle et collapsus cardiaque), les *érythèmes*, l'*anémie* persistante.

La *broncho-pneumonie*, très grave, s'observe surtout au cours du croup et après la trachéotomie.

DIAGNOSTIC. *Angine.* — Quand un enfant présente des taches blanchâtres dans la gorge, on peut quelquefois affirmer l'existence de la diphtérie : c'est lorsqu'on aperçoit nettement, à l'examen, une fausse membrane épaisse, opaline, adhérente, se reproduisant rapidement. Dans les angines non diphtériques, le dépôt blanchâtre est peu adhérent, irrégulier, la température est plus élevée, les douleurs sont plus vives. V. PHARYNX.

Mais, souvent, le diagnostic est difficile au début, et, quand on constate une angine à points blancs, il faut appeler immédiatement un médecin, qui pratiquera l'examen bactériologique de l'exsudat : le frottis simple est souvent insuffisant, mais l'ensemencement sur sérum de sang de bœuf coagulé donne après 18 heures d'étuve des colonies nombreuses blanchâtres de bacilles de Löffler, qui permettent d'affirmer le diagnostic de la diphtérie. D'ailleurs, dans les cas graves, il est prudent de ne pas attendre le résultat de l'examen bactériologique et de faire immédiatement une injection de sérum.

Croup. — La *dyspnée* du croup peut parfois être confondue avec un spasme laryngé dû à des végétations adénoïdes ou à une adénopathie trachéo-bronchique.

Mais c'est surtout la *laryngite striduleuse* ou *faux croup* qu'on prend le plus souvent pour le croup véritable. Précédé d'une laryngite simple pendant 1 ou 2 jours, l'accès de faux croup éclate *brusquement* au cours de la nuit, accompagné de tirage et de cornage; la toux et la voix sont rauques, mais non éteintes; l'état général est conservé; la crise dure quelques instants, cesse, reprend et dure une demi-heure ou plusieurs heures; puis tout se calme; mais, parfois, la crise se reproduit les nuits suivantes. V. LARYNGITE.

PRONOSTIC. La mortalité, de 50, 60 et 70 p. 100 qu'elle était autrefois, est tombée à 9 ou 14 p. 100, grâce à l'emploi du sérum antidiphtérique. Mais la mortalité persiste encore, relativement élevée en raison des formes malignes avec infection profonde de l'organisme; la mort peut survenir rapidement par asphyxie (croup), mais aussi plus tardivement, vers le 50e jour, accompagnée de signes d'intoxication : paralysie du voile du palais, albuminurie, pâleur, *vomissements* (signe grave), asthénie, fièvre, troubles cardio-vasculaires, hypotension artérielle, dyspnée.

Aussi vaut-il mieux se prémunir contre cette affection toujours grave par une *vaccination* efficace.

TRAITEMENT PRÉVENTIF. L'*immunisation passive* par l'injection préventive de 5 à 10 cm^3 de sérum antidiphtérique a laissé la place actuellement à l'*immunisation active*, à la *vaccination* avec l'anatoxine de Ramon : primo-vaccination, 1 cm^3, puis 2 cm^3 à 2 à 3 semaines d'intervalle, et, si possible, une 3e injection de 2 cm^3 au bout de 3 semaines; injection de rappel, 2 cm^3 après un an, et ultérieurement tous les 5 ans.

Les vaccinations antidiphtérique et

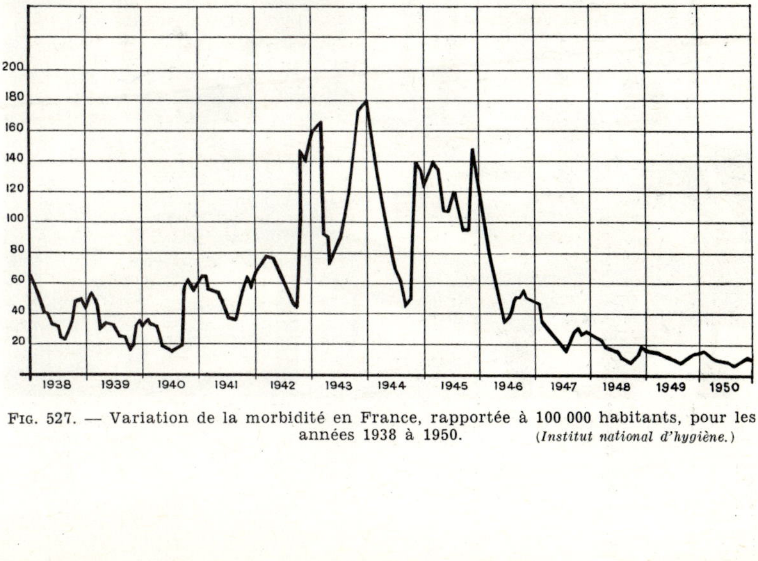

FIG. 527. — Variation de la morbidité en France, rapportée à 100 000 habitants, pour les années 1938 à 1950. (*Institut national d'hygiène.*)

antitétanique sont obligatoires au cours de la 2e ou 3e année de la vie; les parents et tuteurs sont personnellement responsables de l'exécution de cette mesure, dont justification doit être fournie lors de l'admission dans toute école, garderie, colonie de vacances (lois du 25 juin 1938, du 24 novembre 1940).

La vaccination antityphoparatyphoïdique, antidiphtérique et antitétanique triple associée est obligatoire dans l'armée.

On peut aussi faire une *immunisation mixte passive et active* en injectant 1 cm³ d'anatoxine, puis, quelques heures plus tard, 5 à 20 cm³ de sérum antidiphtérique en un autre point du corps, et en répétant 2 fois, à 15 jours d'intervalle, l'injection de 2 cm³ d'anatoxine.

Il faut rechercher les *porteurs de germes* suspects de diphtérie dans l'entourage et examiner leur gorge.

Pour rendre inoffensifs ces porteurs de germes le plus rapidement possible, on a conseillé de nombreuses méthodes : lavages de gorge avec une solution de Dakin, de l'eau oxygénée, une solution au millième de sulfate d'oxyquinoléine, une suspension aqueuse de tyrothricine (0,5 mg par cure) ; poudres de sulfamides; inhalations d'aérosols, de sulfapyridine; badigeonnages à l'antibactérien de Martin.

La pénicilline, en injections de 200 000 unités par 24 heures pendant 3 jours, stérilise les porteurs de germes; elle est inefficace en badigeonnages.

Certains porteurs de germes peuvent d'ailleurs être réfractaires à l'infection diphtérique; actuellement, on peut reconnaître les sujets réfractaires, grâce à la *réaction de Schick*.

Cette réaction consiste dans l'inoculation intradermique de 0cm³,2 d'une dilution de toxine diphtérique telle que la quantité injectée corresponde à 1/50 de la dose minimum mortelle pour un cobaye de 250 g. Si, autour de la piqûre, apparaît après 18 à 24 heures une rougeur qui dure quelques jours, la réaction est positive et indique un sujet qui peut contracter la diphtérie. Si la réaction est négative, le sujet n'est pas réceptif.

Les porteurs de germes ne peuvent reprendre leur place dans la collectivité qu'après deux prélèvements négatifs à huit jours d'intervalle.

La loi prescrit la désinfection en cours de maladie et après celle-ci; la déclaration est obligatoire; éviction des écoles des élèves atteints de coryza ou porteurs de germes, en temps d'épidémie.

TRAITEMENT CURATIF. Ce traitement est avant tout la *sérothérapie*, qui doit être précoce et intense.

Le sérum ordinaire antidiphtérique, antitoxique et antimicrobien de l'Institut Pasteur est présenté en ampoules de 10 cm³ dosées à 3 000, 5 000 ou 10 000 unités antitoxiques par ampoule; le sérum purifié est présenté en ampoules de 5 cm³ à 1 000 unités et en ampoules de 10 cm³ à 5 000 unités. Le sérum Clin est en ampoules de 10 cm³ dosées à 5 000 et 10 000 unités.

Le sérum doit être administré aussi précocement que possible, sans même attendre le résultat du laboratoire. On injectera en une seule fois une dose de 30 000 unités antitoxiques dans les formes bénignes, 50 000 unités dans les formes moyennes et 100 000 unités dans les formes graves. La dose chez l'enfant est de 1 000 à 2 000 unités par kg; la moitié de la dose sera injectée par voie sous-cutanée, l'autre moitié par voie intramusculaire.

Faire en même temps que l'injection unique de sérum une injection d'anatoxine diphtérique (1/10 de cm³), suivie quarante-huit heures après d'une nouvelle injection d'anatoxine de 1 cm³, répétée à quatre ou cinq jours d'intervalle à la dose de 2 cm³, puis de 3 cm³.

Accidents sériques. — Les injections de sérum, surtout les réinjections, peuvent déterminer quelques accidents, les uns bénins (érythèmes, urticaire, arthralgies), les autres plus sérieux (œdème, parfois gangrène, phénomène d'Arthus). V. ANAPHYLAXIE.

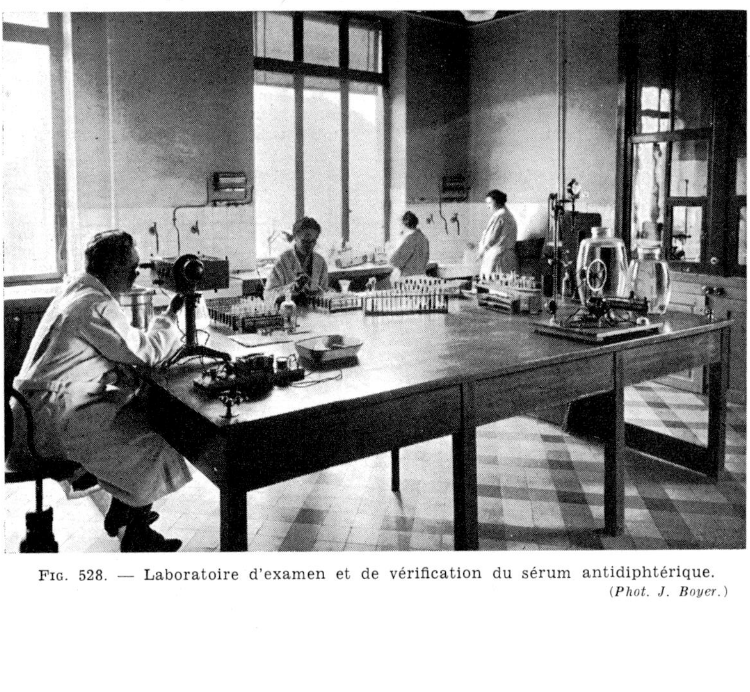

FIG. 528. — Laboratoire d'examen et de vérification du sérum antidiphtérique.
(*Phot. J. Boyer.*)

Mais tous ces accidents sont de peu de gravité quand on les compare aux complications de la diphtérie que le sérum peut prévenir. Il ne faut donc pas se laisser envahir par la crainte

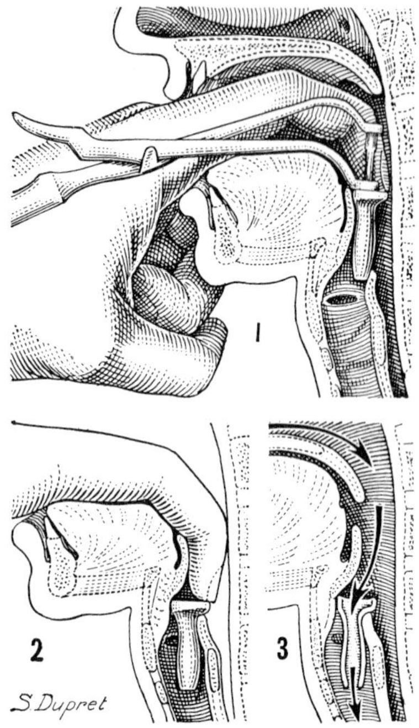

FIG. 529. — Tubage du larynx.
1. Introduction du tube; 2. Le tube est mis en place; 3. Tube ouvert montrant la respiration libre.

du sérum. La crainte du sérum a toujours amené une augmentation de la mortalité de la diphtérie.

Le sérum reste actuellement le traitement de fond de la diphtérie.

Cependant, la pénicilline a été employée avec succès dans la diphtérie de l'enfant, à la dose de 100 000 unités par jour.

Neveu a obtenu de bons résultats avec une solution de chlorure de magnésium granulé desséché (20 g dans un litre d'eau) ; prendre 2 doses de 125 cm³ dans un verre toutes les 2 heures au début, puis toutes les 6 ou 8 heures, selon la gravité des cas.

Dans la diphtérie maligne, repos absolu prolongé. Strychnine à doses progressives (un demi à 1 mg par kg par 24 h) ; extrait cortico-surrénal, acétate de désoxycorticostérone à doses fortes.

Vitamine C à hautes doses quotidiennes, 15 cg chez l'enfant de 3 ans, 50 cg chez l'adolescent et l'adulte, 25 jours de suite; ouabaïne, camphre.

Pénicilline à hautes doses.

Traitement du croup. — Dans certains cas de croup, la sérothérapie est impuissante à débarrasser la trachée et le larynx des fausses membranes, les accès de suffocation se rapprochent, l'asphyxie s'installe; le médecin a alors à sa disposition deux méthodes pour vaincre l'obstruction laryngée : le tubage et la trachéotomie. Le *tubage* consiste à porter dans le larynx et à laisser à demeure un tube métallique creux, qui assure le passage de l'air (*fig.* 529, 530). Ce tube est monté sur une tige spéciale, que l'opérateur tient de la main droite; l'index gauche reconnaît l'épiglotte, et le tube est introduit en suivant le bord externe de l'index gauche resté en position. Le tube demeurera habituellement trois jours dans le larynx, mais, si le malade suffoque de nouveau, il ne faut pas hésiter à replacer le tube.

Si le tubage est contre-indiqué pour une raison quelconque, ou s'il est impuissant à rétablir le libre accès de

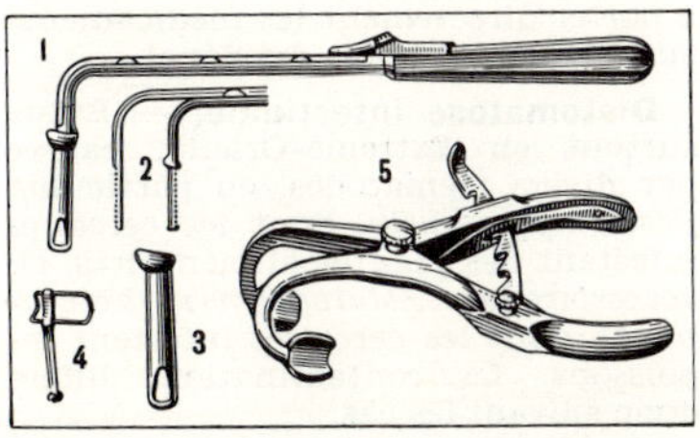

FIG. 530. — Instruments pour le tubage du larynx.
1. Manche porte-tube; 2. Détail des mâchoires; 3. Tube; 4. Doigtier extracteur; 5. Ouvre-bouche.

l'air, si le tube est rejeté, il faut en venir à l'opération sanglante de la *trachéotomie* qui consiste à ouvrir la trachée au-dessous du larynx. On introduit ensuite dans la trachée une canule (*fig.* 531, 532) contenant un tube mobile qu'on peut enlever pour le nettoyer. Au bout de deux à trois jours, on enlèvera la canule, et la plaie se cicatrisera très rapidement.

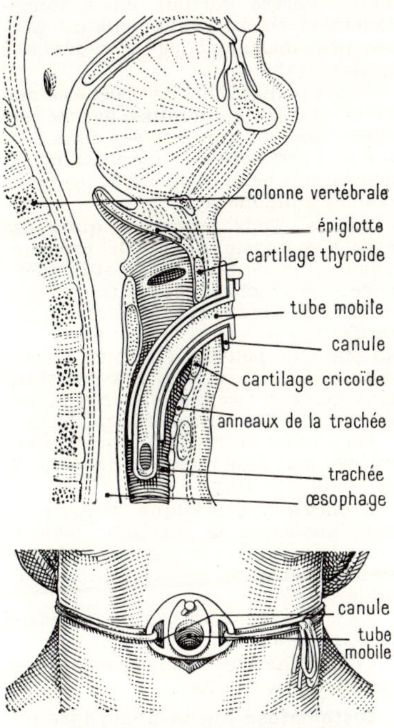

FIG. 531. — Trachéotomie.
Une canule contenant un tube mobile a été introduite dans la trachée par une ouverture au-dessous du larynx.

Traitement de la paralysie diphtérique. — Injection de sérum, si le malade n'a pas été traité ou si la réaction de Schick est positive. Sinon, il vaut mieux s'abstenir. Donner de la strychnine à doses progressives.

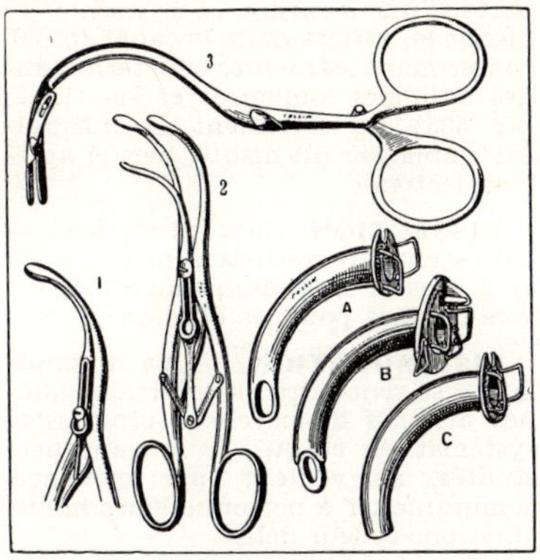

FIG. 532. — Instruments pour la trachéotomie.
Canules de Krishaber : A. Canule mandrin; B. Canule externe renfermant le mandrin; C. Canule interne (modèle Collin). — 1 et 2. Dilatateur de Laborde : 1. Fermé; 2. Ouvert; 3. Pince de Collin pour les fausses membranes.

Alimentation semi-épaisse (purées, bouillies) pour faciliter la déglutition en cas de paralysie du voile.

Puis traitement électrique : galvano-faradisation.

DIPHYLLOBOTHRIUM. — Bothriocéphale dont les larves peuvent déterminer une affection oculaire en Extrême-Orient, la *sparganose*.

DIPLÉGIE (du grec *dis,* deux, et *plessein,* frapper). — Paralysie de parties correspondantes de deux moitiés du corps (diplégie faciale : paralysie des deux moitiés de la face).

Diplégie cérébrale familiale. — Affection familiale caractérisée par une paraplégie spasmodique, du nystagmus, des troubles de la parole.

Diplégie cérébrale infantile. — Maladie de Little. V. MOELLE (maladies).

DIPLOCOQUE (du grec *diploos,* double, et *kokkos,* grain). — Variété de microcoques réunis deux à deux.

DIPLOÉ (du gr. *diploê,* chose double). — Tissu spongieux à larges mailles interposé entre les deux tables du tissu compact du crâne.

DIPLOÏDIE (du grec *diploos,* double). — Présence, dans un noyau cellulaire, de deux jeux complets de chromosomes allèles, en nombre fixe pour chaque espèce (par exemple, 24 paires de chromosomes chez l'homme, 4 paires chez la mouche drosophile).

DIPLOPIE (du gr. *diploos,* double, et *ops,* œil). — Vue double d'un objet par suite d'une modification dans le parallélisme des axes des deux rétines, d'où perception cérébrale distincte des images de chacun des yeux.

La diplopie est *homonyme,* quand l'image de l'œil droit est vue à droite et celle de l'œil gauche vue à gauche; elle est *croisée,* quand l'image gauche est vue à droite et réciproquement.

CAUSES. Paralysie des muscles de l'œil due à une maladie (syphilis, glycosurie, rhumatisme, ataxie locomotrice, paralysie générale, hystérie, intoxications) ou à une lésion du crâne (plaies ou fractures). V. aussi ŒIL (Maladies).

TRAITEMENT. Celui de la cause.

DIPLOTAXIE. — Plante de la famille des Cruciféracées (*Diplotaxis tenuifolia*) comparable à l'*Erysimum* et contenant une essence sulfurée. La farine de ses graines peut remplacer celle de la moutarde; *à l'intérieur,* son suc agit comme stimulant, diurétique, et surtout comme expectorant.

DOSES. Alcoolature, 3 à 5 g par jour.

DIPSOMANIE (du gr. *dipsa,* soif, et *mania,* folie). — La dipsomanie est une tendance, un entraînement, une impulsion irrésistible à boire, survenant par accès et s'exerçant le plus souvent sur des boissons alcoolisées, mais pouvant aussi exister pour tous les poisons artificiels, qu'il s'agisse de morphine, de cocaïne, d'éther, etc. Les dipsomanes luttent contre leur penchant, se cachent pour boire et sont honteux de leur conduite. Ils diffèrent par là essentiellement des alcooliques, qui font étalage de leurs exploits. « Le dipsomane est aliéné avant de boire, l'alcoolique ne devient aliéné que parce qu'il a bu. »

DIPYGE (du gr. *di,* deux, et *pugê,* fesse). — Monstre double ayant une tête et un thorax unique et deux sièges et quatre membres inférieurs.

DIPYLIDIUM. — Le chien et le chat sont la cause directe de la transmission d'un ténia spécial à l'enfant et à l'adulte. Ce ver, *Dipylidium caninum* (*fig.* 533), qui vit dans l'intestin du chien et du chat, émet des œufs qui,

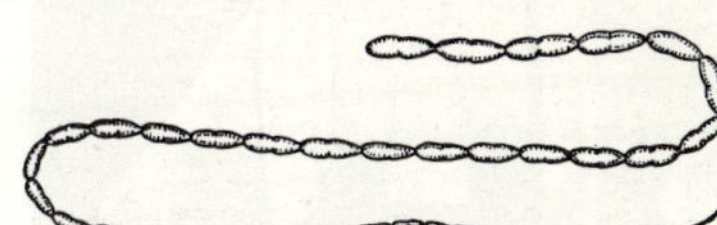

FIG. 533. — Dipylidium caninum.

répandus au pourtour de l'anus, y sont rencontrés et absorbés par les divers insectes vivant dans le pelage de ces animaux. La puce étant beaucoup plus commune que le pou, c'est elle, en effet, qui est l'agent ordinaire de l'infection.

L'œuf du dipylidium éclôt dans l'intestin de la puce du chien ou de l'homme; il livre passage à un embryon qui se transforme bientôt en larve. Qu'une puce infectée de la sorte vienne à tomber fortuitement dans la soupe ou le lait d'un enfant jouant avec un chat ou un chien, elle passe inaperçue et pénétrera jusque dans l'intestin humain. Elle y est digérée, mais les larves qu'elle contient se fixent à la muqueuse par les crochets de leur rostre et deviennent bientôt adultes.

Le dipylidium est souvent la cause de phénomènes nerveux, et peut déterminer des accidents d'appendicite.

TRAITEMENT. I. *Préventif.* — Il consiste à détruire, par des savonnages fréquents ou des lavages insecticides, les puces et les poux qui vivent dans le pelage du chien et du chat.

II. *Curatif.* — V. TÉNIA.

DISCISSION (du lat. *discissio,* séparation). — Incision de la membrane d'enveloppe du cristallin (cristalloïde antérieure) avec une aiguille fine, pour favoriser l'imbibition et la résorption par l'humeur aqueuse du cristallin atteint de cataracte.

DISCOMYCOSE. — Maladie caractérisée par de nombreux abcès chroniques et due à un champignon du genre *Discomyces*.

DISJONCTION ÉPIPHYSAIRE. — V. DÉCOLLEMENT ÉPIPHYSAIRE.

DISPENSAIRE (du lat. *dispensare*, distribuer). — Etablissement médical public ou privé de bienfaisance consistant, en général, dans un service de

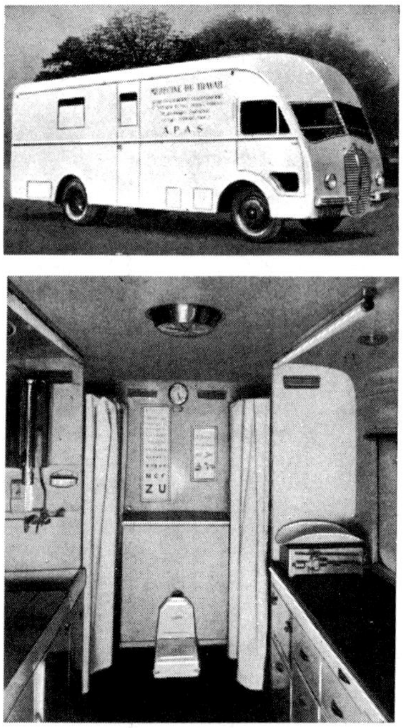

FIG. 534. — Voiture-dispensaire. Vues extérieure et intérieure. (*Cl. Ets Haran, Phot. François frères.*)

consultations auquel peut être annexé un service de visites à domicile, et même, dans certains cas, de désinfection.

Il existe aussi des voitures-dispensaires pour la protection maternelle et infantile, la surveillance sanitaire des collectivités, etc. (*fig.* 534).

Dispensaire antituberculeux. — V. TUBERCULOSE.

DISQUE INTERVERTÉBRAL. — Lentille biconvexe séparant chaque corps vertébral. V. COLONNE VERTÉBRALE.

La pression qui s'exerce sur les derniers disques intervertébraux entraîne

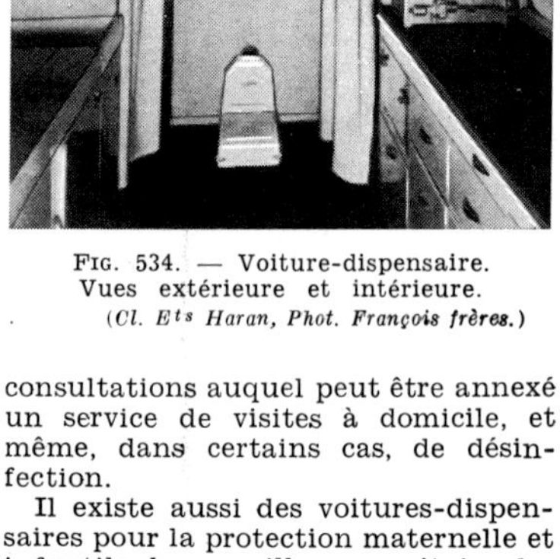

FIG. 535. — Mécanisme de la compression des racines d'un nerf rachidien par une hernie discale.

parfois une rupture avec hernie du disque en arrière dans le canal spinal, comprimant les racines et déterminant des douleurs lombaires et sciatiques (*fig.* 535). Le traitement est chirurgical : ablation du disque hernié après laminectomie.

DISSECTION (lat. *dissectio*). — Opération qui consiste à mettre à nu et à séparer méthodiquement les divers organes pour les étudier.

DISSIMULATION. — La dissimulation se rencontre chez certains aliénés atteints de psychose progressive systématisée et qui, se croyant persécutés, ne veulent, par méfiance, communiquer à personne leurs hallucinations et leur délire.

DISSOLUTION. — Action chimique dans laquelle une substance solide s'unit avec une substance liquide pour constituer un nouveau liquide homogène.

DISSOLVANTS. — Médicaments capables d'amener la dissolution d'un calcul (alcalins) ou l'atrophie d'une tumeur (iodure de potassium).

DISTILLATION. — Séparation, par le chauffage en vase clos, des divers principes volatils d'une substance, fondée sur la différence de température nécessaire à la transformation en vapeur de chacun d'eux.

DISTOMATOSE. — Affection causée par les distomes ou *douves* (v. ce mot).

Chez l'homme, on peut l'observer au niveau du foie, de l'intestin, des poumons, du pharynx et dans le sang.

Distomatose hépatique. — Peut être causée dans les pays tempérés par une douve, *Fasciola hepatica* et *Opistorchis felineus;* en Extrême-Orient, le parasite est *Opistorchis* ou *Clonorchis sinensis,* qui infestent le foie. V. DOUVE.

SIGNES. Début insidieux : lourdeurs dans l'hypocondre droit, pyrosis, faim anormale, pesanteur épigastrique, vomissements, alternances de diarrhée et de constipation, urticaire. Plus rarement, début bruyant par vomissements et diarrhée, fièvre élevée avec ictère; gros foie, parfois grosse rate, ascite, angiocholite et cholécystite, œdème des membres inférieurs, anémie, épistaxis. Evolution aiguë rappelant la fièvre typhoïde ou chronique vers la cachexie. Le diagnostic, souvent difficile, se fonde sur l'examen du sang, qui montre une forte éosinophilie, et sur l'examen des fèces, qui décèle les œufs des douves. Mais on peut constater des œufs chez des sujets sains, après avoir mangé un morceau de foie de bœuf ou de mouton parasité; les œufs ingérés traversent le tube digestif sans altérations et sont découverts dans les selles.

On peut aussi recourir au tubage duodénal, à la cuti- ou intradermoréaction, souvent positive, avec des antigènes préparés à partir de *Fasciola hepatica*.

CAUSES. Elles varient suivant la nature du parasite. Dans les pays tempérés, ingestion d'eau de boisson contaminée, de pissenlits et cresson cru, portant des cercaires enkystées de *Fasciola hepatica,* d'abats fortement doués, de foie de mouton en pâtés à peine cuits.

Quand il s'agit d'*Opistorchis,* la maladie se contracte en mangeant des poissons insuffisamment cuits ou salés, séchés après simple boucanage, contenant des cercaires.

TRAITEMENT. Emétique, extrait éthéré de fougère mâle associé au calomel (4 cg pour une pilule [prendre 6 par jour]). Violet de gentiane, essence de chénopode. Il y a parfois avantage à porter directement les médicaments sur place par tubage duodénal.

Distomatose intestinale. — Existe surtout en Extrême-Orient; causée par divers trématodes, en particulier *Fasciolopsis buski,* dont les cercaires infestent des plantes alimentaires, et, accessoirement, *Metagonimus heterophyes,* dont les cercaires infestent les poissons. La contamination diffère donc suivant les cas.

SIGNES. Début latent, puis diarrhée intermittente, selles jaunâtres, fétides; anémie, douleurs abdominales avec ballonnement; œdème, d'abord abdominal, puis envahissant les membres inférieurs. Les selles contiennent les œufs du parasite.

TRAITEMENT. Celui de l'ankylostomiase : benzonaphtol, tétrachlorure de carbone. La guérison suit l'expulsion des parasites.

Eviter les légumes crus, les poissons insuffisamment cuits, l'eau contaminée.

Distomatose pulmonaire. — Affection observée surtout en Extrême-Orient et en Amérique; elle est causée principalement par *Paragonimus westermanni.*

CAUSES. Ingestion de crustacés mal cuits ou d'eau contaminée par les cercaires libérées qui, arrivées dans l'intestin, perforent le diaphragme et s'installent dans la plèvre et les bronchioles pulmonaires.

SIGNES. Toux opiniâtre, quinteuse avec hémoptysie. Signes de bronchopneumonie, de pneumonie et de pleurésie; les crachats visqueux, rouillés, purulents renferment des œufs du parasite. Les parasites, d'abord localisés au poumon, peuvent essaimer au *cerveau,* donnant naissance à des troubles nerveux : céphalée, vertiges, paralysies, cécité, crises épileptiformes.

On a aussi observé une *forme généralisée,* par dissémination du parasite dans tout le corps.

EVOLUTION. Chronique, lente, pouvant aboutir à la guérison; mais la mort peut survenir en cas d'hémoptysies répétées ou de localisation cérébrale.

TRAITEMENT. Emétique, filicine, émétine. Radium, rayons X.

Consommer de l'eau filtrée et des crustacés bien cuits.

Distomatose bucco-pharyngée. — Affection assez fréquente au Liban, à la suite d'ingestion de foie de chevreau cru, infesté de *Fasciola hepatica* qui peut s'accrocher aux parois pharyngées et mettre en liberté des substances toxiques et irritantes, car les accidents débutent quelques minutes ou une demi-heure après l'ingestion.

SIGNES. Démangeaisons, bourdonnements d'oreilles, puis dysphagie, dysphonie, dyspnée causés par un œdème de toute l'arrière-gorge.

TRAITEMENT. Gargarismes alcooliques, vomitifs. S'abstenir de foie cru.

Distomatose du sang. — Due au *Schistosomum.* V. BILHARZIOSE.

DISTOME (du gr. *dis,* deux, et *stoma,* bouche). V. DOUVES.

DIURÈSE (du gr. *dia,* à travers, et *ouron,* urine). — Excrétion importante d'urine.

Cure de diurèse. — Cette cure consiste à stimuler le fonctionnement des reins par l'absorption d'une eau faiblement minéralisée (Evian, Thonon, Capvern, Contrexéville, Vittel, Martigny). L'eau est ingérée, froide ou tiède, à la dose de 800 à 1 200 g, par fractions de 100 à 200 g toutes les dix à vingt minutes.

INDICATIONS. Insuffisance rénale (avec azotémie inférieure à 1 g), néphrites chroniques, albuminuries chroniques, goutte, lithiase biliaire ou rénale, hypertension artérielle modérée, obésité.

DIURÉTIQUES. — Médicaments augmentant la sécrétion urinaire par action sur les tubes urinifères du rein.

Les diurétiques agissent d'une façon variable sur le glomérule, sur le tube contourné et sur le tube de Henlé. Il en résulte une action prédominante soit sur la quantité totale d'urine, soit sur sa concentration en sels et en déchets.

DIURÉTIQUES D'ORIGINE VÉGÉTALE. Citons l'asperge, le bouleau, la queue de cerise, la bourrache, le chiendent, les poireaux, les oignons (en tisanes ou en bouillons). Leur action porte sur l'eau (quantité d'urine éliminée), mais ils n'augmentent pas l'élimination des corps dissous. La scille est plus intéressante, car elle augmente l'élimination d'urée. Quant à la digitale, elle améliore le fonctionnement rénal en renforçant le cœur.

DIURÉTIQUES XANTHIQUES. Ce sont la théophylline, la théobromine et la caféine. Ils sont intéressants par leur innocuité; leur action sur les électrolytes est modérée.

DIURÉTIQUES MERCURIELS. Très actifs en injections intraveineuses ou intramusculaires, ils augmentent l'élimination des sels. Leurs indications portent sur les œdèmes des cardiaques où il faut agir vite.

DIURÉTIQUES SULFAMIDÉS. Leur action est voisine de celle des mercuriels. Ils ont l'avantage d'agir par voie buccale. Ils éliminent le sodium, mais aussi le potassium, et on doit augmenter l'apport de ce dernier corps.

AUTRES DIURÉTIQUES. Divers produits très actifs agissent d'une façon complexe au niveau du tube contourné et de l'anse de Henlé. Ce sont les inhibiteurs de l'anhydrase carbonique (utiles en cas d'alcalose), les spirolactones, les dérivés de la ptéridine, l'acide éthacrinique, le furosémide. Ces corps donnent des résultats là où les précédents n'agissent plus.

EMPLOI DES DIURÉTIQUES. On utilise les diurétiques pour lutter contre les rétentions d'eau et de sodium, causes d'œdèmes. L'insuffisance cardiaque est la première indication des sulfamidés, qu'elle soit due à une lésion du cœur ou à une atteinte pulmonaire. L'œdème aigu du poumon est rapidement soulagé par le furosémide. Les ascites des cirrhoses sont très améliorées par les dérivés de la ptéridine (furtérène, triamtérène). Les œdèmes des troubles circulatoires périphériques sont plus ou moins améliorés selon la cause (varices, compressions, syndromes prémenstruels, obésités spongieuses); on est alors parfois obligé de changer de diurétique. Par contre, les affections des reins, surtout la néphrite aiguë, sont des contre-indications à l'emploi des diurétiques majeurs. Seuls certains diurétiques végétaux inoffensifs sont alors tolérés.

DIVERTICULE (du lat. *diverticulum,* modification de direction). — Cavité anormale terminée en cul-de-sac et communiquant avec un conduit naturel, le tube digestif par exemple.

Diverticule de Meckel. — Diverticule siégeant sur la dernière partie de l'intestin grêle, l'iléon, un peu avant la valvule iléocæcale. Ce *diverticule* (*fig.* 536) n'existe que chez 2 individus sur 100 et atteint la longueur de 5 à 6 cm; de forme cylindrique, il flotte d'ordinaire dans l'abdomen, mais peut se fixer à la paroi ou à un organe voisin. Il peut être l'origine d'une occlusion de l'intestin par étranglement en s'enroulant autour d'une anse (*fig.* 537) ou en s'invaginant à son intérieur. Il peut aussi s'enflammer (diverticulites); il constitue alors une lésion très analogue à l'appendicite, mais très rare. Son traitement est le même. V. APPENDICE (maladies et lésions).

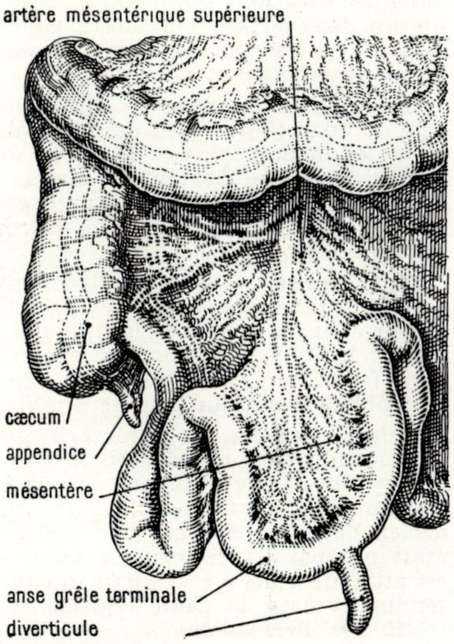

FIG. 536. — Diverticule de Meckel libre dans la cavité abdominale.

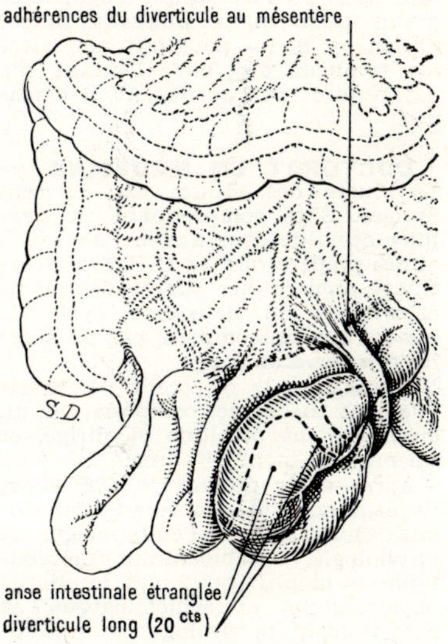

FIG. 537 .— Diverticule de Meckel causant une occlusion intestinale.

Diverticule du côlon. — V. CÔLON.

Diverticule du duodénum. — V. DUODÉNUM.

Diverticule de l'œsophage. — V. ŒSOPHAGE.

DIVERTICULITE. — Inflammation d'un diverticule. V. plus haut.

DIVINE. — **Eau et Pierre divine.** — V. CUIVRE.

DIVISEUR (Système). — V. VIDANGE.

Diviseur des urines (Appareil). — V. VESSIE.

DIVISION CELLULAIRE. — Mécanisme par lequel une cellule de l'organisme, dite « cellule mère », se scinde en deux cellules filles, soit pour participer à la formation de l'organisme, soit pour remplacer des cellules détruites au cours de la vie.

La division porte d'abord sur le noyau de la cellule mère (*division nucléaire*). Elle est quelquefois simple, directe (amitose) et procède par étranglement progressif du noyau vers son équateur; elle est alors toujours pathologique (par exemple dans le cancer). Dans la règle, elle est indirecte (mitose) et consiste dans le processus de la *caryocinèse* (v. ce mot). Dans le seul cas de la division préparatoire des cellules sexuelles (spermatozoïde, ovule), elle a pour résultat de réduire de moitié le nombre des chromosomes dans les deux noyaux fils et, par conséquent, de répartir à égalité les facteurs héréditaires entre ces deux noyaux (*division réductrice*). La division du cytoplasme de la cellule (*division cytoplastique*), par étranglement progressif, suit la précédente.

DIVONNE-LES-BAINS (Ain). — Etablissement hydrothérapique isolé dans un grand parc, utilisant des sources débitant 85 m³ à la minute, à la température de 7° à 8°.

INDICATIONS. Neurasthénie, psychoses diverses, mélancolie, dyspepsie nerveuse, anémie, chlorose, surmenage, intoxications, maladie de Basedow, tics, chorée.

DIVULSEUR et DIVULSION (du lat. *divulsio,* séparation). — Le divulseur est un instrument destiné à provoquer la *divulsion,* c'est-à-dire l'écartement forcé d'un rétrécissement, avec déchirement des tissus, notamment dans l'urètre.

DOCIMASIE (du gr. *dokimasein,* éprouver). — Epreuves auxquelles on soumet un cadavre pour déterminer les circonstances de la mort.

Docimasie auriculaire. — Examen de la caisse du tympan d'un nouveau-né pour y constater la présence d'air et savoir s'il a respiré avant de mourir (Wreden).

Docimasie hépatique. — La présence de glycogène et de glucose dans le foie prouve que le sujet est mort en pleine santé.

Ces substances font défaut quand la mort est survenue après une longue agonie.

Docimasie du tube digestif. — Recherche de l'air contenu dans l'estomac ou l'intestin d'un nouveau-né; cet air dégluti avec les premières inspirations montrera que l'enfant a respiré avant de mourir.

Docimasie pulmonaire. — Epreuve destinée à montrer si un fœtus a respiré, c'est-à-dire s'il était vivant ou mort à l'expulsion de sa mère. On met les poumons et le cœur de l'enfant dans un vase rempli d'eau, assez grand pour qu'ils puissent flotter librement. Si les poumons non altérés tombent au fond, l'enfant n'a pas respiré; s'ils surnagent, il a respiré.

DOCTORAT EN MÉDECINE. — La durée des études est de sept années. Elles comprennent un premier cycle de deux années, dont une année préparatoire au C. P. E. M. (certificat préparatoire aux études médicales), et un deuxième cycle de quatre années, complété par un stage hospitalier d'un an.

Les étudiants reçoivent un enseignement théorique, complété par un enseignement pratique et dirigé, et un enseignement clinique.

Après avoir obtenu le C. P. E. M., ils étudient successivement l'anatomie, l'histologie et l'embryologie, la physiologie, la biochimie métabolique, la biophysique; puis la chimie physiologique et séméiologique, la bactériologie, la virologie, l'immunologie, l'anatomie pathologique, la pathologie générale, la physiologie pathologique et la médecine expérimentale, la pathologie médicale et chirurgicale, l'hématologie, la parasitologie, l'électroradiologie, la pharmacologie, la pathologie obstétricale, la thérapeutique et l'hydrologie, la médecine légale, le droit médical et la déontologie, la médecine sociale, la génétique appliquée, la psychologie appliquée.

L'enseignement clinique comprend l'enseignement de la séméiologie et les enseignements de clinique médicale, de clinique médicale infantile, de clinique chirurgicale, de clinique obstétricale et de spécialités.

Les étudiants qui ont satisfait aux examens de clinique sont admis à soutenir une thèse.

Les études se font dans des centres hospitaliers et universitaires (C. H. U.) appartenant aux différentes unités d'enseignement et de recherche (U. E. R.) des académies. Il existe dix centres hospitaliers et universitaires à Paris. Amiens, Bordeaux, Dijon, Lille, Lyon, Marseille, Montpellier, Nancy, Nantes, Nice, Poitiers, Reims, Rouen, Strasbourg, Toulouse, Tours ont également des centres hospitaliers et universitaires.

DOIGT (anatomie). — V. à MAIN et à PIED.

Doigt artificiel. — V. PROTHÈSE.

Doigt blanc. — V. PANARIS.

Doigt hypertrophié. — V. ACROMÉGALIE.

Doigt hippocratique (tabl. XVIII, 1). — Elargissement et épaississement de la pulpe du doigt avec incurvation des ongles vers la face palmaire, donnant aux doigts la forme d'une baguette de tambour. Cette hypertrophie et hyperplasie des tissus des phalanges est due à l'accroissement de la nutrition, par suite de l'augmentation de la vascularisation digitale, qu'on peut déceler par l'artériographie. D'autres ont attribué cette malformation à une stase circulatoire avec insuffisance d'oxygénation; certains ont invoqué une origine endocrinienne, un hyperfonctionnement du lobe antérieur de l'hypophyse. Cette déformation s'observe dans les affections pulmonaires chroniques, dans certaines cirrhoses, endocardites ou polyglobulies, dans la polypose intestinale et l'amibiase.

Doigt en baïonnette. — Déformation du doigt (index, médius) observée chez les hémiplégiques atteints de contracture avec flexion du membre supérieur; la deuxième phalange est en extension, alors que les deux autres sont en flexion.

Doigt mort. — Engourdissement avec fourmillement et crampes, parfois pâleur et insensibilité de la pulpe des doigts. Trouble vaso-moteur observé dans la maladie de Raynaud et dans la néphrite chronique (mal de Bright).

Doigt à ressort. — Arrêt brusque dans le mouvement de flexion ou d'extension d'un doigt, surtout le pouce et l'annulaire, suivi d'une sorte de déclenchement, comme si le doigt était mû par un ressort. Ce trouble est attribué à un blocage d'un nodule tendineux dans la gaine digitale rétrécie des fléchisseurs.

TRAITEMENT. Incision chirurgicale de la gaine et ablation de la nodosité. Port d'une bague dont le chaton palmaire gêne la flexion du doigt, et évite le blocage.

Doigt en griffe. — Paralysie des nerfs médian ou cubital. V. NERFS.

Doigts (Plaies des). — Les blessures des doigts, même avec division très importante, peuvent se terminer par la guérison. En cas de brûlure ou d'écrasement, on aura soin de séparer chacun d'eux par un pansement particulier pour éviter les adhérences.

Doigts (Malformation des) [V. tabl. XVIII]. — Ces lésions se produisent aux mains et aux pieds. Il en existe trois variétés : par défaut, par excès, par soudure des doigts entre eux.

Ectrodactylie (du gr. *ektrôsis*, avortement, et de *daktulos*, doigt). — Absence totale ou partielle d'un ou plusieurs doigts; celle du pouce est très rare.

Polydactylie (du gr. *polus*, nombreux, et *daktulos*, doigt). — Malformation congénitale constituée par l'existence de doigts en dehors du nombre normal. Ils font suite tantôt à un métacarpien ou à un métatarsien supplémentaire, tantôt au même métacarpien que le doigt normal. En général, il n'existe qu'un doigt surajouté au petit doigt et surtout au pouce (pouce *bifide* à métacarpien unique ou pouce *surnuméraire*). Souvent, le lien est à peu près uniquement formé de chair.

TRAITEMENT. Si le doigt surnuméraire est gênant, il y a lieu de le supprimer, soit immédiatement après la naissance si le lien est mou, soit après un an s'il est nécessaire de faire une désarticulation.

Syndactylie (du gr. *sun*, avec, et *daktulos*, doigt). — Soudure des doigts entre eux (doigts palmés), d'ordinaire le 2ᵉ et le 3ᵉ, le 3ᵉ et le 4ᵉ, rarement le pouce.

Il existe une quatrième malformation constituée par le pouce à trois phalanges. Celui-ci coïncide souvent avec d'autres déformations.

DOIGTIER. — Doigt de gant employé pour recouvrir un pansement, fixé à la main par deux cordons qu'on lie au niveau du poignet. Doigt de caoutchouc pour préserver le doigt du chirurgien ou de la personne qui panse un malade atteint d'affection contagieuse.

DOLICHOCÉPHALE (du gr. *dolikhos*, allongé, et *kephalê*, tête). — Se dit du crâne allongé d'avant en arrière qui caractérise certaines races humaines.

DOLICHOCÔLON (du gr. *dolikhos*, allongé, et *koolon*, côlon). — V. CÔLON.

DOLICHOSTÉNOMÉLIE (du gr. *dolikhos*, long, *stenos*, étroit, et *melos*, membre). — Déformation congénitale des 4 membres, plus marquée aux extrémités, avec allongement et amincissement des os et rétractions tendineuses sans paralysie ni modifications de l'excitabilité électrique des muscles. L'enfant peut présenter d'autres malformations : cyphose vertébrale, hyperlaxité articulaire, luxation du cristallin, malformation cardiaque, arriération psychique souvent familiale.

DOMINANCE. — Etat d'un facteur chromosomien héréditaire qui est plus puissant que le facteur correspondant du chromosome allèle de la même paire de chromosomes, et qui, par conséquent, le « domine », le masque, et devient seul visible. Par exemple, chez l'homme, le facteur héréditaire « cheveux frisés » domine le facteur « cheveux plats »; si un sujet, dit hybride ou *hétérozygote* (v. ce mot) possède de l'un de ses parents le facteur « cheveux frisés » et de l'autre de ses parents le facteur « cheveux plats » qui est récessif, le premier dominera le second, et le sujet aura les cheveux frisés.

La *loi de dominance* peut se figurer par le schéma (*fig.* 538) qui fait comprendre la *première loi de Mendel* dite de « divorce des caractères » dans le cas (d'ailleurs habituel) où au moins l'un des deux conjoints est hybride (hétérozygote) pour un caractère spécial.

La loi de dominance est l'une des plus importantes en génétique. Elle s'applique aussi bien aux caractères normaux qu'aux caractères pathologiques.

Exemples de caractères normaux dominants : les cheveux de teinte foncée dominent les cheveux de teinte

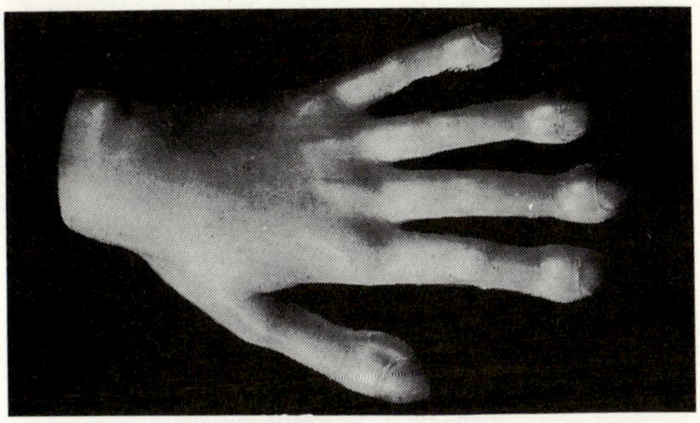

1. — Doigts hippocratiques.

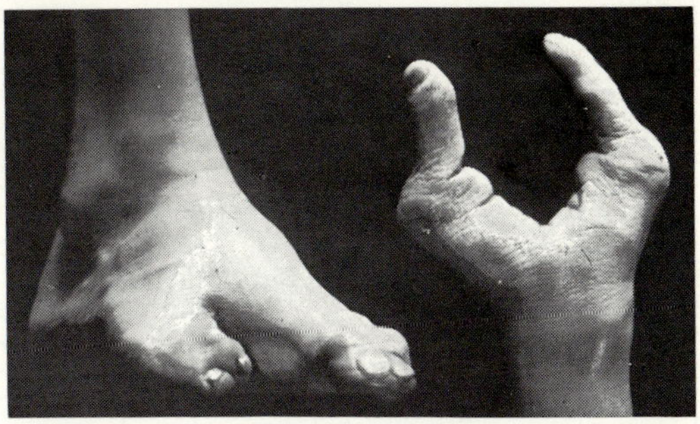

2. — Ectrodactylie.

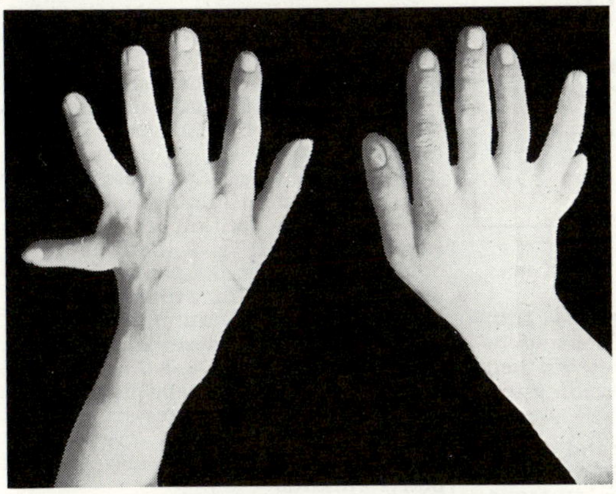

3. — Mains polydactyles.

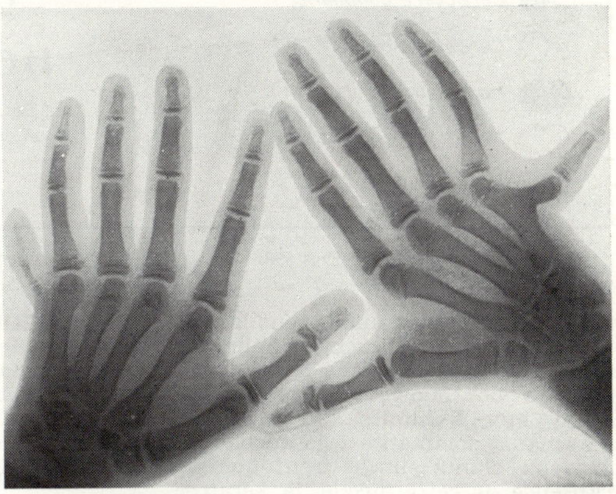

4. — Radiographie de mains polydactyles.

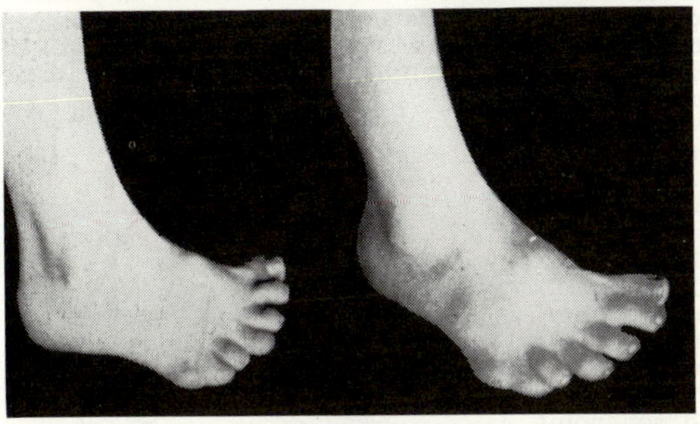

5. — Pieds polydactyles.

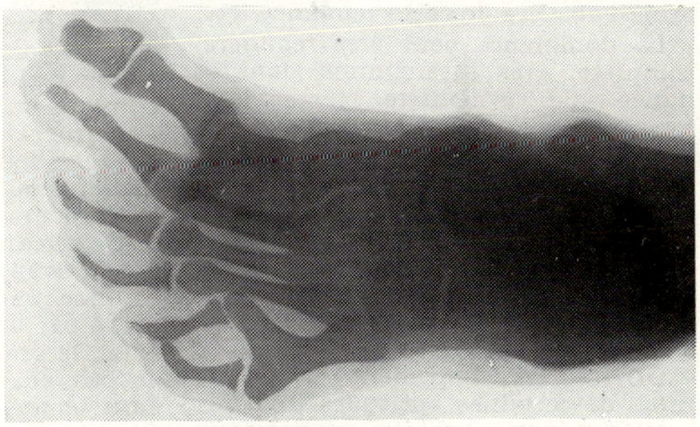

6. — Radiographie d'un pied polydactyle.

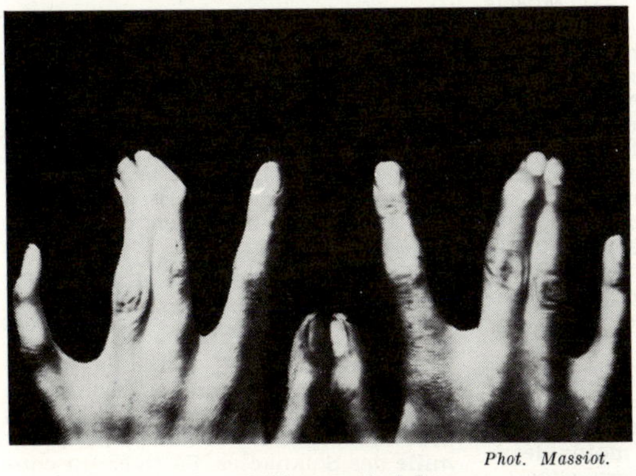

Phot. Massiot.

7. — Mains syndactyles.

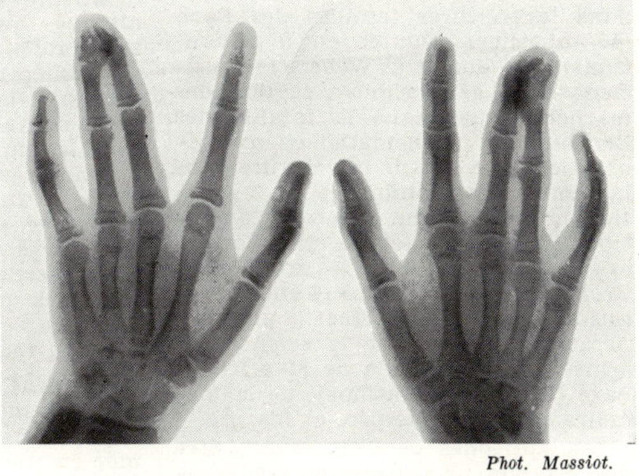

Phot. Massiot.

8. — Radiographie de mains syndactyles.

Malformations des doigts des mains et des pieds.

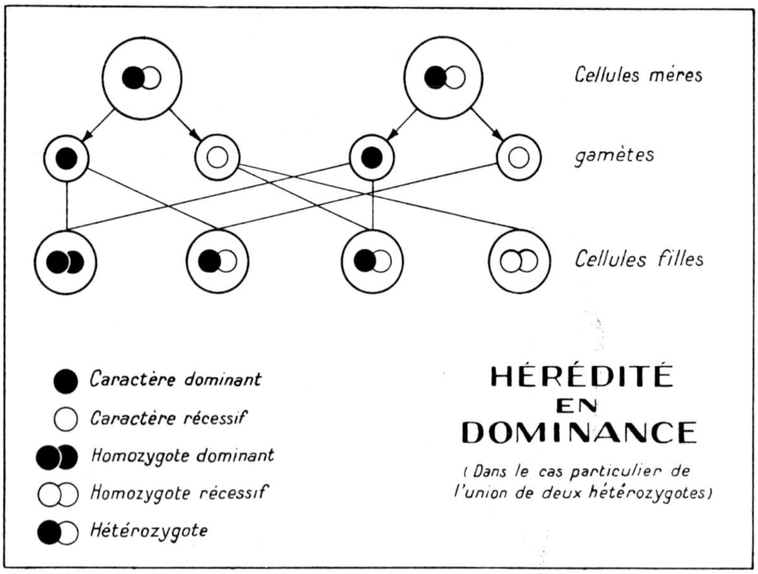

FIG. 538. — Hérédité en dominance.

claire, les iris foncés dominent les iris bleus ou verts, la brachycéphalie domine la dolichocéphalie, le nez busqué ou bourbonien domine le nez droit, etc. Exemples de caractères anormaux dominants : la mèche de cheveux blancs sur le front domine l'absence de cette mèche, la kératose palmo-plantaire domine l'absence de cette kératose, la tendance à l'allergie (eczéma, asthme, urticaire, etc.) domine l'absence de cette tendance, etc.

La dominance peut être *régulière,* complète, sans interruption dans la lignée, ou *irrégulière,* incomplète, lorsque l' « expressivité » d'un caractère dominant est assez faible pour que, de temps à autre, dans une lignée, un sujet paraisse normal, mais reste susceptible de transmettre l'anomalie à ses propres descendants; il est alors dit « conducteur ».

DOMPTE-VENIN. — V. ASCLÉPIADE.

DON. — Développement particulier, inné, de certaines aptitudes intellectuelles, transmis héréditairement dans une même famille.

Ces aptitudes sont souvent *favorables.* Tel est le don de la musique dans les célèbres familles des Bach (45 musiciens réputés en 5 générations), des Mozart et Weber (11 musiciens en 3 générations), le don des mathématiques dans la famille des Bernoulli (21 mathématiciens en 6 générations), le don de la peinture dans la famille des Flandrin (4 en 2 générations), des Bassano (6 en 3 générations), le don des lettres chez Boileau et ses deux frères, chez les trois sœurs Brontë, chez les Etienne (4 en 2 générations), chez les de Staël (6 en 4 générations), le don de la science des armes dans la famille de Maurice de Saxe (5 en 4 générations), de la mémoire chez Sénèque père et fils, etc.

Les aptitudes peuvent, aussi, être défavorables : 5 suicides en 2 générations dans une famille étudiée par Fabret, 5 suicides en 4 générations dans une autre.

DONNEUR UNIVERSEL. — Individu dont les hématies ne sont agglutinées par aucun sérum, et qui peut donner son sang en transfusion à tous les sujets. V. SANG.

DORSAL. — **Muscle grand dorsal.** — Muscle large et triangulaire, situé à la partie postéro-inférieure du tronc; il prend naissance sur les apophyses épineuses des 6 ou 7 dernières vertèbres dorsales et des 5 lombaires, sur la crête sacrée, la crête iliaque, à l'aide d'une aponévrose triangulaire extrêmement résistante, l'*aponévrose lombaire,* et sur la face externe des 3 ou 4 dernières côtes, s'entrecroisant là avec les digitations du grand oblique. Ces divers faisceaux se dirigent en haut et en dehors, contournent le muscle grand rond et viennent s'insérer en avant de lui dans le fond de la coulisse bicipitale de l'humérus. Innervé par une branche du plexus brachial, le grand dorsal porte l'humérus en bas, en dedans et en arrière; c'est l'*ani tersor,* expression imagée qui ne se traduit pas. S'il prend son point fixe sur l'humérus, il soulève le corps, dans l'action de grimper par exemple.

Muscle long dorsal. — Muscle allongé des *gouttières* (v. ce mot) vertébrales; il se détache des apophyses épineuses des vertèbres lombaires, de la crête sacrée et de l'aponévrose spinale, et s'élève dans la région dorsale en distribuant des faisceaux à chaque groupe costo-vertébral qu'il croise : un faisceau pour l'apophyse épineuse, un autre pour l'apophyse transverse, et un troisième pour la face externe de la côte. Innervé par les branches postérieures des nerfs rachidiens, le long dorsal est un extenseur du rachis.

DORSALISATION. — Anomalie de la septième vertèbre cervicale, dont l'apophyse costiforme s'est transformée en une côte plus ou moins développée. V. CÔTES : *Côtes cervicales.*

DOS. — Partie postérieure de la poitrine et du ventre. V. à CORPS.

DOSES. — Les doses des médicaments varient :

1° *Suivant l'effet recherché.* Un médicament peut, suivant la quantité absorbée, donner des résultats très différents, et même inverses; ainsi, la morphine, calmante à dose normale, est excitante à dose trop faible (une morphinomane se fait une injection dans certains cas, non pour s'endormir, mais pour pouvoir danser); le sulfate de soude à dose très faible est constipant, purgatif à dose suffisante; le kermès, l'ipéca sont expectorants à dose faible et éloignée, vomitifs à dose forte et rapprochée;

2° *Suivant le mode d'administration.* La même quantité d'émétique dans une petite quantité d'eau est vomitive, dans une grande quantité d'eau, purgative. La quantité d'un médicament doit s'accroître suivant qu'on le fait absorber en injection intraveineuse, en injection sous-cutanée, par la bouche, ou par le rectum, en lavement;

3° *Suivant l'âge.* Les doses doivent être notablement diminuées chez le vieillard, chez l'enfant et surtout le petit enfant. Il y a lieu de tenir compte, en outre, du *poids,* qui peut être différent d'un enfant ou d'un vieillard à un autre du même âge. Au-dessous de 1 an, la dose habituelle est de 1/20, à 2 ans de 1/8, à 7 ans de 1/3, à 14 ans de 1/2 de celle de l'adulte, mais il y a de *nombreuses exceptions;* ainsi, la belladone peut être donnée à des doses relativement élevées à de petits enfants.

DOSSIER-LIT (*fig.* 539). — Petit appareil destiné à soulever les coussins, de façon à maintenir la poitrine du malade plus ou moins inclinée (maladies du cœur et du poumon) et à diminuer ainsi la gêne respiratoire.

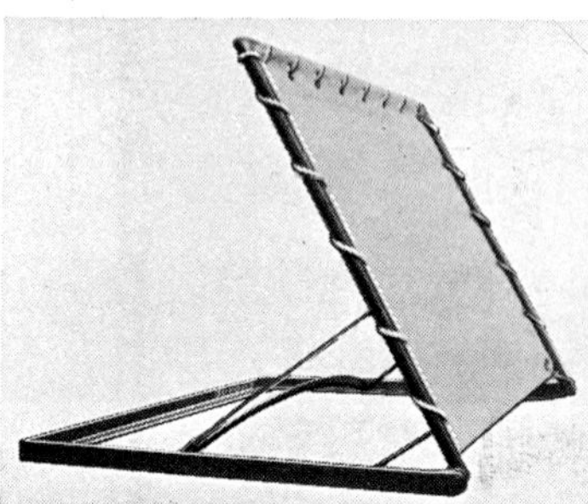

FIG. 539. — Dossier-lit.
(*Cl. Mon Dupont.*)

On peut remplacer cet appareil par une chaise.

Il est nécessaire d'aider les bébés et les vieillards, dès qu'ils le peuvent, à s'asseoir ainsi dans le lit pour éviter des congestions hypostatiques. V. RESPIRATOIRES (Organes).

DOTHIÉNENTÉRIE (du gr. *dothiên,* bouton, et *enteron,* intestin). — Syn. de *Fièvre typhoïde.*

DOUCE-AMÈRE (Morelle grimpante). — Plante indigène commune le long des murs et dans les décombres (*Solanum dulcamara*), de la famille des Solanacées. Sa tige, qui contient de la solanine et de la dulcamarine, a des vertus diurétiques, diaphorétiques et dépuratives.

DOSES. 30 g par litre en décoction; extrait aqueux, 2 à 3 g; sirop, 50 à 100 g.

DOUCHES. — V. HYDROTHÉRAPIE.

Douche filiforme. — La douche filiforme (*fig.* 540) est un procédé de

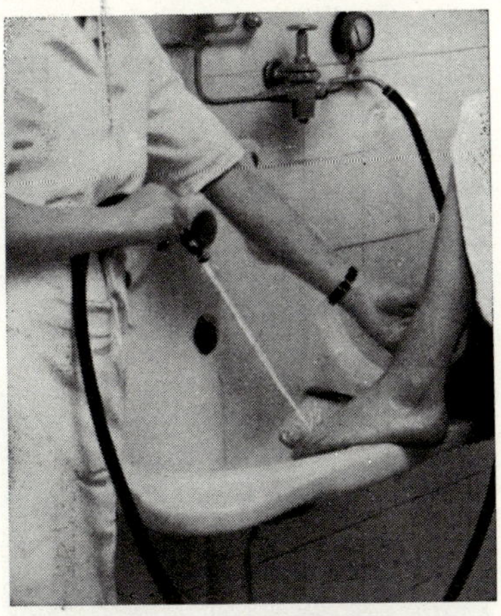

FIG. 540. — Douche filiforme à La Bourboule.
(*Phot. Studio S. T. A.*)

traitement utilisé en dermatologie, qui consiste à projeter un très mince filet d'eau sous une forte pression contre les tissus malades que l'on veut modifier.

L'appareillage comprend un réservoir rempli à moitié d'eau, dans lequel une pompe comprime de l'air à une pression de 8 à 12 atmosphères. L'eau sort par un conduit résistant, terminé par un ajutage de 1/2 mm de diamètre. Le jet très fin qui s'échappe est doué d'une force suffisante pour dissocier les couches épidermiques des tissus malades, tout en respectant les assises de cellules saines.

La douche filiforme produit d'abord un massage, puis, la pression augmentant, un véritable curetage qui permet de traiter l'acné rebelle, les lupus et toute lésion cutanée susceptible d'être détruite mécaniquement. L'action réflexe sur le système nerveux peut être utilisée pour soigner les prurits et les névro-dermites.

Douche d'air chaud. — Elle est obtenue à l'aide d'un ventilateur qui projette de l'air sur la région à traiter après que cet air est venu se chauffer sur une source calorifique. On utilise généralement un appareil (*fig.* 541) constitué par un ventilateur électrique et une résistance électrique chauffante. Cet appareil permet d'obtenir à la sortie de la tubulure de l'air à 100° ou 120° C. Cet appareil sert pour les applications médicales.

Mais il existe aussi des appareils qui permettent de réaliser des températures de 700° pour les applications d'air chaud chirurgicales. Sous l'anesthésie chloroformique, on obtient ainsi la stérilisation des plaies et la destruction des escharres.

ACTION. I. *Au point de vue médical.* — Aux températures de 60° à 80°, la douche d'air chaud est employée dans le traitement des *arthrites rhumatismales chroniques,* des *névralgies,* des *troubles trophiques* et de certaines *maladies de la peau,* des *fractures,* de certaines *affections des yeux, des oreilles* et *du nez.*

II. *Au point de vue chirurgical.* — Aux températures allant de 200° à 700°, la douche d'air chaud a donné de

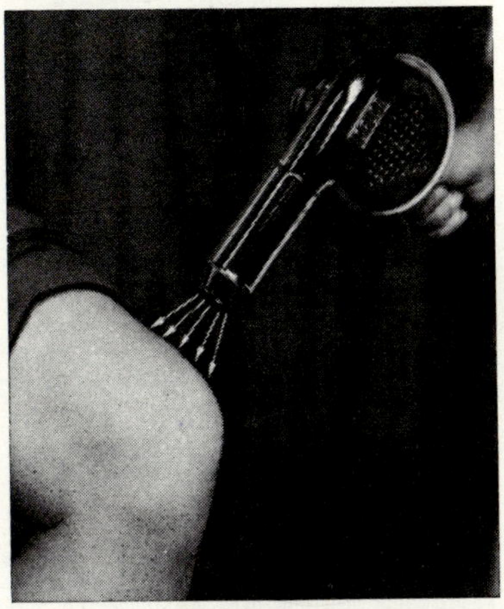

FIG. 541. — Douche d'air chaud.

bons résultats dans le traitement des *gangrènes traumatiques et diabétiques,* des *cancers de la peau,* du *lupus.*

DOULEUR ou **ALGIE** (du gr. *algos,* douleur). — Sensation pénible causée par l'irritation des nerfs sensitifs sous l'influence d'un traumatisme ou d'une inflammation. D'ordinaire, la douleur est *spontanée,* mais elle peut être *subconsciente* et ne se produire qu'éveillée par certains mouvements ou par la palpation : elle est alors dite *provoquée.* La provocation peut être due à une pression sur le point même ou à une certaine distance de la lésion (fracture).

Les fibres nerveuses qui transmettent les sensations douloureuses passent dans le cordon postérieur et le cordon antéro-latéral de la moelle, et, après un relais dans les noyaux gris du bulbe, du mésencéphale et du thalamus, arrivent au cortex. V. CERVEAU.

La physionomie contractée, altérée, peut déceler la douleur, ainsi que certaines attitudes, mais le sujet peut arriver aussi à la dissimuler; dans d'autres cas, il l'exagère. La sensibilité est, du reste, très variable suivant les individus : tel pourra supporter une pénible opération sans faire un mouvement, tel autre tombera en syncope pour l'ouverture d'un furoncle.

La douleur a d'ordinaire un siège à peu près précis, mais quelquefois le malade souffre « de partout » ou à une certaine distance du point lésé (névralgie faciale dans la carie dentaire).

Le *moment* où la douleur se produit ou s'exagère (paroxysme) renseigne sur son origine; immédiatement après le repas (estomac), 1 heure 1/2 à 2 heures après (passage des aliments dans l'intestin), le matin (migraine), la nuit (la goutte, la syphilis).

Intense et brusque, elle est liée à des coliques du foie ou des reins.

Elle peut présenter encore d'autres variétés : être *fulgurante* comme un éclair (tabès), *lancinante,* en coup de lance (panaris au début), *pulsatile,* où l'on sent battre les artères (panaris au moment de la suppuration), *constrictive* (gastralgie), *cuisante* (zona).

La douleur est dite *gravative* quand elle s'accompagne d'une sensation de pesanteur, *erratique* quand elle change souvent de place, *pongitive* quand elle pénètre profondément en pointe (pleurésie), *térébrante* quand elle est profonde, comme produite par la pénétration d'un corps vulnérant.

L'intensité de la douleur peut n'avoir aucun rapport avec la gravité de la lésion. Quand la douleur est vive, elle diminue les battements du cœur au point de pouvoir produire une syncope par inhibition.

Le mouvement de recul qui succède immédiatement à une douleur, une brûlure par exemple, est inconscient, c'est un *réflexe;* il précède la perception que reçoit le cerveau. Ce mouvement peut, du reste, se produire pendant le sommeil, où la tête se déplace pour échapper à la chaleur du soleil sans que l'individu se réveille.

Lorsque la douleur est faible, un seul côté du corps se meut, celui où se produit l'excitation; si elle est plus forte, le mouvement s'étend au côté opposé; enfin, à un degré plus intense encore, il gagne le corps entier.

La douleur prend des noms spéciaux suivant les régions : *cardialgie,* douleur du cœur ou de l'estomac; *céphalalgie* (de *kephalê,* tête), douleur de tête; *colique,* douleur intestinale; *hémicrânie,* douleur de la moitié de la tête; *mastodynie,* douleur de la mamelle; *névralgie,* douleur des nerfs; *splénalgie,* douleur de la rate. V. ces mots.

TRAITEMENT GÉNÉRAL. Le traitement de la douleur est avant tout celui de la cause de cette douleur.

Mais ce traitement peut être aussi symptomatique.

Analgésiques, salicylate de soude, antipyrine, pyramidon, phénacétine; leur usage prolongé est dangereux. Histamine en liniment ou en injections intradermiques, aneurine (vit. B_1) à hautes doses : 100 mg en injection dans la veine, 300 mg dans la fesse.

Frictions avec des liniments calmants, chloroforme, gaïacol, baume tranquille, salicylate de méthyle.

Une méthode moderne du traitement des douleurs, qu'il s'agisse de douleurs articulaires ou de névralgies, consiste à injecter au voisinage de l'articulation ou du nerf douloureux une solution douée de propriétés calmantes rapides comme la novocaïne, ou de propriétés antirhumatismales (soufre, iode).

Le lieu de l'injection varie naturellement suivant le siège de la douleur : autour de l'articulation (épaule, hanche, genou); au voisinage du nerf douloureux dans les névralgies.

Dans la sciatique, on peut faire des injections paravertébrales en face des trous de conjugaison, ou épidurales, suivant le siège de la douleur.

En cas de douleur profonde (point de côté, colique hépatique, douleur rénale, précordiale), on peut obtenir une sédation rapide de la douleur, en faisant au point correspondant de la peau une injection intradermique ou sous-cutanée d'eau stérile ou bouillie, ou une injection ou insufflation de quelques centimètres cubes d'air stérile.

Agents physiques : révulsifs (sinapismes, pointes de feu); application du *froid* (glace, pulvérisation de chlorure d'éthyle, de méthyle, d'éther) ou, au contraire, de la *chaleur* (bains d'air chaud) [V. à BAINS], ou d'eau chaude, ou quelquefois tiède (douches et enveloppement ouaté).

TRAITEMENT ÉLECTRIQUE. Rayons X, rayons ultraviolets, galvano-faradisation, haute fréquence, diathermie.

TRAITEMENT CHIRURGICAL. Alcoolisation des racines rachidiennes par voie sous-arachnoïdienne faite à la hauteur de la douleur, grâce à une ponction rachidienne. Section des racines nerveuses correspondant à la douleur, section du faisceau sensitif dans les cordons antéro-latéraux de la moelle, myélotomie commissurale postérieure. V. NEUROCHIRURGIE.

Douleurs de l'accouchement. — Elles sont dues aux contractions utérines. Elles sont dites *préparantes,* pendant la période de dilatation du col; *expulsives,* quand, la dilatation du col étant complète, la partie engagée commence à franchir la filière pelvienne; *conquassantes,* quand la tête franchit la vulve. V. ACCOUCHEMENT.

Douleurs de tête, migraine. — V. CÉPHALÉE, NERFS : *Névralgies.*

Douleurs du cou. — V. TORTICOLIS.

Douleurs des épaules et du dos. — V. RHUMATISME, LUMBAGO et REINS : *Coliques néphrétiques.*

Douleurs d'estomac. — V. ÉPIGASTRE et ESTOMAC.

Douleurs de poitrine. — V. POINT DE CÔTÉ, NÉVRALGIES : *Névralgie intercostale,* CŒUR (maladies) et RESPIRATOIRES (Organes).

Douleurs du ventre. — V. FOIE, INTESTIN (maladies), HYPOCONDRE, FOSSE ILIAQUE.

Douleurs des membres. — V. AINE, AISSELLE, VARICES, MEMBRES.

Douleurs de la peau. — V. BRÛLURES, DÉMANGEAISONS, et aux diverses maladies de la peau.

DOURINE. — Trypanosomiase des équidés. V. TRYPANOSOMIASE.

DOUTE (Folie du). — Obsession éprouvée par certains dégénérés dont l'esprit est tourmenté par des questions incessantes qui ne reçoivent jamais de réponses satisfaisantes.

On peut classer les douteurs ou dubitatifs en trois catégories : les *douteurs moraux,* les *douteurs métaphysiciens* et les *douteurs réalistes.*

DOUVES. — Plathelminthes de l'ordre des Trématodes possédant deux ventouses (distomes) et dont quelques-uns (*Fasciola, Dicrocœlium, Opistorchis, Paragonimus*) sont parasites de l'homme.

Grande douve (*Fasciola hepatica*). — Ce ver a la forme d'une feuille, de couleur blanc sale ou brunâtre, et ses dimensions sont de 1 à 3 cm de long sur 5 à 15 mm de large. Son corps se termine par une ventouse antérieure et postérieure. Il est hermaphrodite et ses œufs, éliminés avec la bile, arrivent à l'extérieur avec les matières fécales. Il se rencontre principalement dans

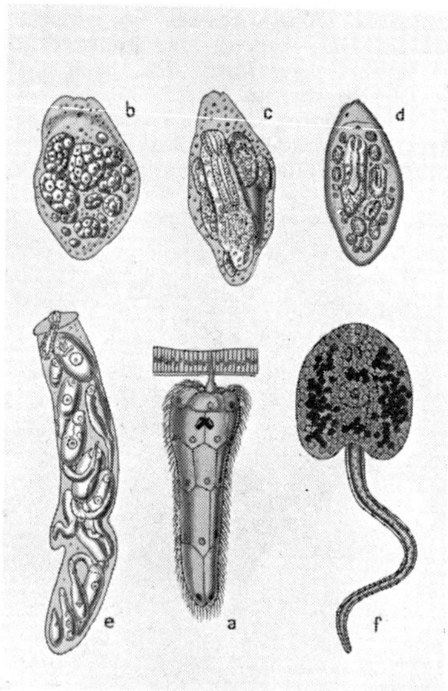

FIG. 542. — Evolution de la grande douve du foie.

a, Miracidie pénétrant dans une limnée; b, Sporocyste dans lequel se développent des redies; c, d, Développement plus avancé; e, Rédie contenant des cercaires en formation; f, Cercaire.

les canaux biliaires des bovidés, et surtout du mouton, où ce ver est connu sous le nom de *douve du foie;* il y produit une maladie grave : la *cachexie aqueuse* ou *distomatose.*

Le cycle biologique des douves est assez compliqué (*fig.* 542).

Chez l'homme, l'ingestion des cercaires se fait soit en buvant de l'eau,

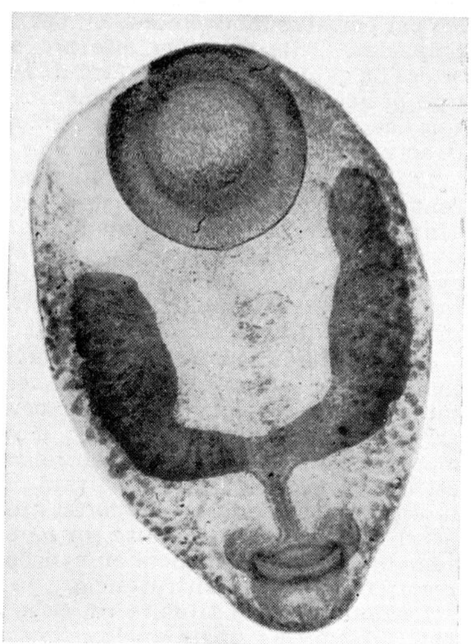

FIG. 543. — Douve de l'intestin de l'homme (dans les pays chauds).

soit en mangeant des végétaux crus (cresson, pissenlit), soit enfin en portant à la bouche de la boue dont sont imprégnés les doigts; les mineurs sont souvent contaminés.

La jeune douve passe de l'intestin (*fig.* 543) dans le canal cholédoque, puis remonte dans les voies biliaires, aussi haut que le calibre des canalicules le lui permet. Là, elle s'enkyste et se nourrit de sang. V. DISTOMATOSE.

Petite douve (*Dicrocœlium lanceatum*). — Ce ver, plus petit que le précédent (*fig.* 544), a une longueur de 4 à 9 mm et une largeur de 1 à 2 mm; son corps est aplati, lancéolé, pourvu d'une ventouse antérieure et ventrale.

Il habite les canaux biliaires du mouton et de quelques autres herbivores. On l'a observé chez l'homme

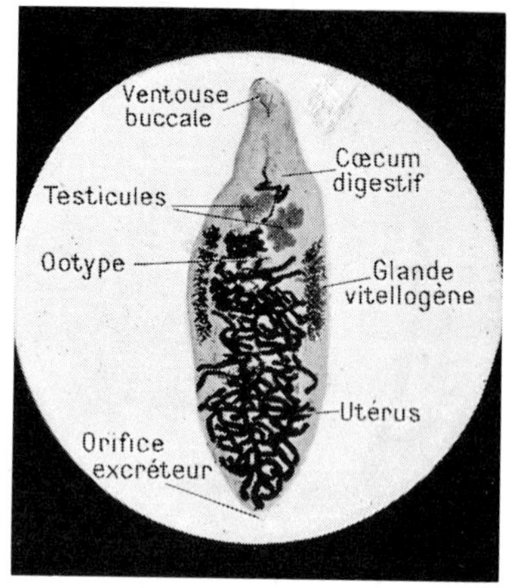

FIG. 544. — Petite douve du foie du mouton, vue par transparence.

dans quelques cas rares. Ici, l'hôte intermédiaire est un mollusque du genre *Planorbis.*

Paragonimus Westermanni. — Trématode ayant la forme d'un grain de café avec deux ventouses. Il est parasite du poumon de l'homme, du porc, du rat et de plusieurs carnivores domestiques et sauvages. L'hôte intermédiaire est un mollusque du groupe *Melania;* les cercaires vont s'enkyster chez des crustacés d'eau douce, crabes et écrevisses.

Opistorchis ou clonorchis sinensis. — Ver existant dans tout l'Extrême-Orient, long de 1 à 2 cm, muni de deux ventouses; il habite les canaux biliaires, parfois le pancréas et le duodénum. V. DISTOMATOSE.

DOVER (Poudre de). — Mélange d'ipéca, d'opium, d'azotate et de *sulfate de potasse* (v. ce mot à POTASSE).

ACTION. Calmante, sudorifique.

DOSE. 5 cg à 1 g. Un gramme contient 10 cg d'opium.

INDICATION. Goutte, rhumatisme.

DRACONTIASE, DRACUNCULOSE, DRAGONNEAU (du gr. *drakontion,* petit dragon). — Infection chronique provoquée par une filaire de la famille des Dracunculidés, *Dracunculus medinensis* (filaire de Médine [*fig.* 545] ou dragonneau), qui, arrivant au niveau de la peau, détermine une vésico-pustule par laquelle s'échappent les embryons et le ver lui-même dégénéré.

La femelle mesure 32 à 120 cm de long (le mâle n'a que 3 cm), la bouche porte 8 papilles; le corps est presque totalement rempli par l'utérus bourré d'*embryons,* qui s'échappent lors de la libération par la vulve située en arrière de la tête; les embryons (2), vivipares pourvus d'une longue queue, mesurent 500 à 700 μ.

SIGNES. L'*incubation* varie de 10 à 14 mois. On peut observer des signes généraux : urticaire, troubles gastro-intestinaux, éosinophilie.

Localement, on constate une zone d'empâtement avec prurit et papule indurée, qui se transforme en vésicule,

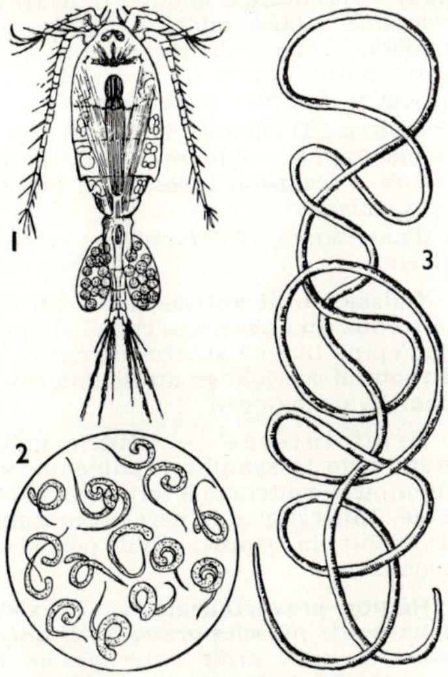

FIG. 545. — Filaire de Médine.
1. Cyclope (hôte intermédiaire) ; 2. Embryons de filaire (très grossis) ; 3. Filaire femelle (gr. natur.).

qui s'ulcère ; au fond de la plaie apparaît un appendice blanchâtre, l'utérus évaginé de la femelle.

La plaie guérit après expulsion du ver. Mais si le ver est rompu au cours d'une tentative d'extraction, la plaie

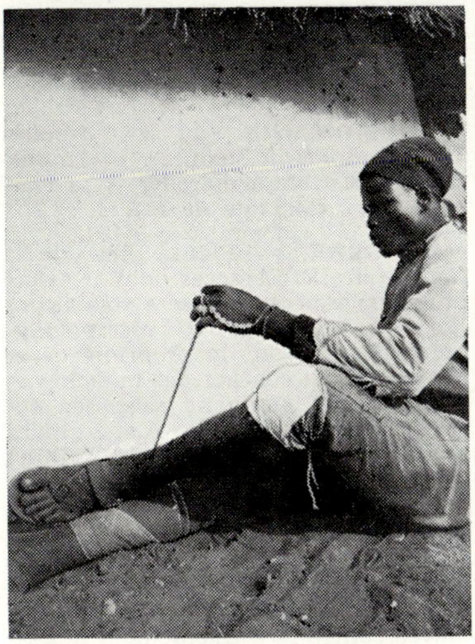

FIG. 546. — Extraction de la filaire de Médine.

peut devenir phagédénique, avec accidents lymphangitiques, œdème, fièvre, et même septicémie, sphacèle, gangrène, arthrites suppurées. Ce sont ces accidents qui aggravent le pronostic de cette affection, par elle-même bénigne, et entraîne une impotence fonctionnelle avec incapacité de travail plus ou moins longue.

TRAITEMENT. L'abcès étant ouvert spontanément ou artificiellement, saisir le ver par une extrémité et enrouler celle-ci autour d'un morceau de bois qu'on tourne jusqu'à ce que le ver soit sorti en entier (*fig.* 546, 547) [méthode indigène]. Ce procédé est dangereux, car on risque de casser le parasite et il peut se produire un phlegmon. Il est préférable de tuer ou d'anesthésier le ver par le sublimé, le

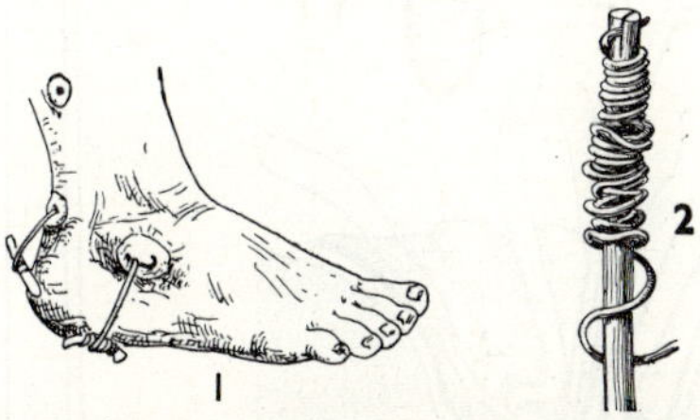

FIG. 547. — 1. Pied atteint de filaire de Médine ; 2. Filaire extraite.

formol, le chloroforme ; intervention chirurgicale.

Injections intraveineuses d'arsénobenzol, d'émétique. Kermès, par la bouche (20 à 40 cg).

PROPHYLAXIE. Ne boire que de l'eau filtrée et bouillie.

DRAGÉE. — Pilule ovale ou aplatie recouverte d'une couche de sucre et de gomme arabique.

Ces dragées ne doivent pas être sucées comme celles des confiseurs, mais doivent être avalées entières avec

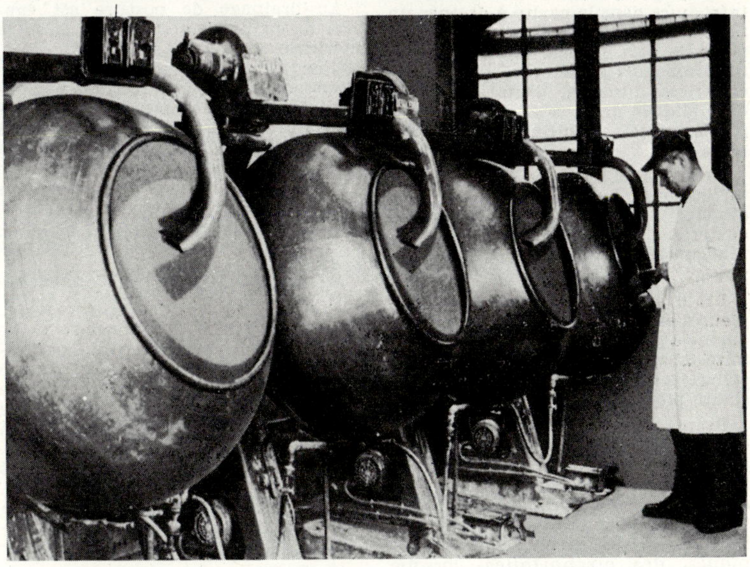

FIG. 548. — Fabrication industrielle des dragées médicamenteuses.
(Doc. Dausse. Phot. O. D. F.)

un peu d'eau, car la couche de sucre ne sert qu'à masquer le mauvais goût des pilules.

DRAIN (mot angl.). — Tube en caoutchouc, matière plastique, métal, etc., destiné à assurer le *drainage* (v. ce mot).

DRAINAGE. — Procédé permettant l'écoulement à l'extérieur des liquides en rétention contenus dans l'organisme. Pour permettre cet écoulement, on introduit dans la poche ou la cavité à drainer une mèche, des crins, un drain, favorisant ainsi l'issue à l'extérieur des liquides à évacuer (pus, bile, sérosités, etc.).

Drainage par tube de caoutchouc. — Les chirurgiens drainent fréquemment les cavités naturelles (cavités

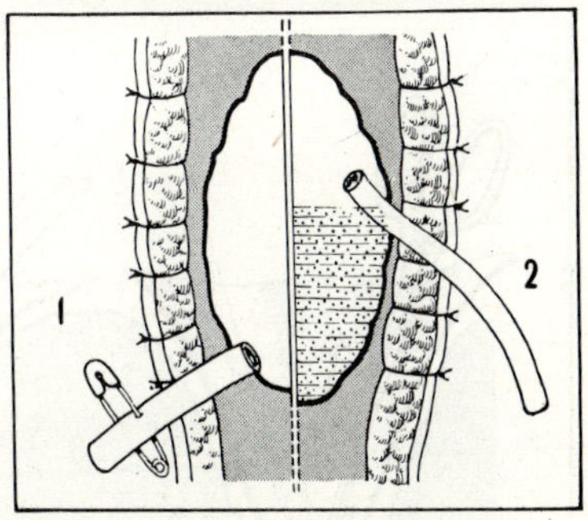

FIG. 549. — Drainage par tube de caoutchouc.
1. Bon drainage ; 2. Mauvais drainage.

pleurale, abdominale) ou les abcès au moyen de tubes de caoutchouc stérilisés, que l'on peut percer de trous le long de leur paroi. Ainsi, les liquides indésirables (pus, suintement séreux ou sanguin) s'évacuent facilement, permettant la guérison. En outre, dans certains cas, on peut procéder à des lavages ou à des instillations de liquides médicamenteux (antiseptiques, antibiotiques) par l'orifice du drain. Ce drain doit être d'un diamètre suffisant, placé au point déclive (*fig.* 549) et fixé, pour éviter son déplacement. Une simple *lame de caoutchouc* remplace le tube dans certains cas.

Drainage par mèches de gaze. — La mèche permet l'écoulement des liquides vers l'extérieur par capillarité. Elle ne risque pas de blesser les viscères par contact et permet d'arrêter le suintement sanguin en nappe. Les mèches sont utilisées fréquemment en chirurgie abdominale, car elles limitent l'infection et protègent en quelque sorte le foyer opératoire ; dans cer-

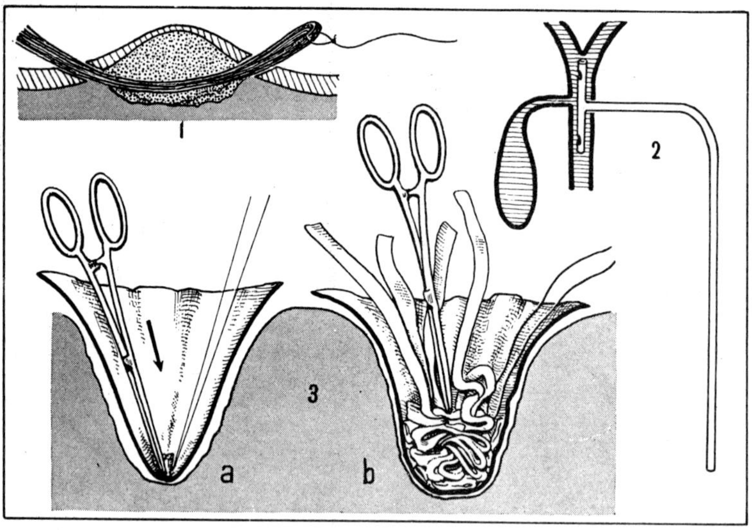

FIG. 550-551-552-553. — Divers modes de drainage.
1. Drainage filiforme; 2. Drainage de Kehr; 3. Drainage de Mickulicz : *a*, le sac est mis en place; *b*, on le bourre de mèches.

tains cas où l'on a besoin d'un excellent drainage (hystérectomie pour salpingite, par exemple), on utilise (*fig.* 552 et 553, *a* et *b*) un sac de gaze que l'on bourre de mèches (drainage de Mickulicz).

Drainage filiforme. — Il consiste à introduire dans la cavité à drainer un faisceau de crins de Florence que l'on passe de part en part (*fig.* 550). C'est un drainage « en séton », laissant des cicatrices minimes. Cette technique est indiquée dans les abcès chauds et froids, certains phlegmons, les adénites, etc.

Drainage de Kehr (*fig.* 551). — C'est un drain en forme de T, utilisé pour évacuer momentanément la bile à l'extérieur après les interventions portant sur les voies biliaires (cholédocotomie).

Drainage pleural. — Au cours des pleurésies purulentes, on est parfois amené à placer un drain (dont l'extrémité à introduire a une forme de collerette) à la partie inférieure de la cavité pleurale.

Drainage cutané. — Le drainage cutané assure une issue directe aux liquides d'œdèmes non inflammatoires infiltrés dans les couches cellulaires sous-cutanées. Ce drainage peut être indiqué pour traiter les œdèmes des cardiaques, des néphritiques chroniques, des cirrhotiques, lorsque l'œdème périphérique augmente malgré la thérapeutique usuelle (régime déchloruré, médications tonicardiaque ou diurétique). Autrefois, on utilisait le drainage par trocart, par scarification de la peau ou même incision des téguments. Mieux vaut les mouchetures, qui sont de petites incisions faites dans les téguments à l'aide de la pointe d'un bistouri ou d'une lancette. Les soins d'asepsie doivent être rigoureux, et les jambes ainsi traitées sont généralement enveloppées dans des alaises stérilisées.

Drainage de posture. — Méthode employée dans la dilatation des bronches pour assécher le plus complètement possible l'arbre bronchique. Elle consiste à mettre la tête en bas (le corps aussi près que possible de la verticale), pendant 10 minutes environ, deux fois par jour, dont une fois au réveil. Cette position favorise l'expectoration.

Le drainage de posture est également utilisé en chirurgie dans la méthode de l'*hypotension contrôlée :* les médicaments dits ganglioplégiques abaissent la tension artérielle et rendent le sang à la merci de la pesanteur. En basculant le patient les pieds vers le bas, la partie supérieure du corps est privée d'une grande partie de son sang, et la plaie opératoire dans cette région devient peu hémorragique.

Drainage des terrains. — V. HABITATION.

DRAP MOUILLÉ. — V. ENVELOPPEMENT.

DRASTIQUES (gr. *drastikos*). — Purgatifs très énergiques, qui ne doivent être employés que dans des cas spéciaux et seulement sur ordonnance médicale. Leurs effets peuvent être beaucoup trop actifs et provoquer un empoisonnement.

VARIÉTÉS. Les principaux drastiques sont le jalap, la bryone, le nerprun, la coloquinte, l'élatérium, l'ellébore, la scammonée, la gomme-gutte, l'euphorbe, l'huile de croton.

DRÊCHE. — Orge fermentée, utilisée pour la fabrication de la bière.

DROGUE. — Matière première de tous les médicaments; ce mot est employé pour désigner les substances susceptibles d'engendrer une toxicomanie.

DROIT. — Nom d'un grand nombre de muscles.

Abdomen. — Droit antérieur de l'abdomen ou grand droit. — Muscle large et rubané placé de chaque côté de la ligne blanche, renfermé dans une gaine fibreuse très résistante. Innervé par les derniers nerfs intercostaux et les deux abdomino-génitaux, ce muscle abaisse les côtes et fléchit le thorax sur le bassin. Sa contraction comprime les viscères abdominaux; il favorise la miction, la défécation, le vomissement et l'accouchement.

Rupture des grands droits. — Elle peut se produire à la suite d'un traumatisme (chocs violents, chute sur l'abdomen) ou spontanément, à la suite d'une quinte de toux, chez les sujets tarés après soixante ans.

SIGNES. Douleurs vives, syncope, pouls rapide, défense de la paroi, signes d'occlusion intestinale, pas de tympanisme.

TRAITEMENT. Intervention chirurgicale.

Cuisse. Droit antérieur. — Un des faisceaux du quadriceps crural, étendu de l'épine iliaque antéro-inférieure et du sourcil cotyloïdien au tendon rotulien. V. QUADRICEPS.

Droit interne. — Muscle grêle, étendu de la symphyse pubienne au tibia, où il contribue à former la patte d'oie. Innervé par le nerf obturateur, il fléchit la jambe, qu'il porte en dedans.

Région prévertébrale. — Il existe deux petits muscles *grand droit antérieur* et *petit droit antérieur de la tête,* fléchisseurs de la tête sur le rachis.

Nuque. — Les deux petits muscles, *grand droit postérieur* et *petit droit postérieur de la tête,* innervés comme les précédents par des branches du plexus cervical, sont extenseurs de la tête.

Œil. — *Droits externe, supérieur, interne, inférieur.*

DROITIER. — Individu normal, c'est-à-dire se servant avec plus de facilité du bras droit que du bras gauche.

DROMOMANIE (du gr. *dromos,* course, et *mania,* manie). — Impulsion irrésistible à marcher. V. à PERSONNALITÉ (Maladie de la).

DROSERA. — Plante grêle de la famille des Droséracées dont il existe plusieurs espèces (*Drosera rotundifolia, D. longifolia, D. intermedia*). Leurs feuilles ont la propriété de se contracter au contact des mouches et insectes qui viennent se poser sur elles et se prendre dans le suc gluant sécrété par leurs glandes; les feuilles se ferment et ne se rouvrent qu'après avoir digéré leur victime grâce aux protéinases de la plante.

La plante contient des glucosides (drosérine, droséroside) doués de vertus antispasmodiques; elle est employée contre la coqueluche, à la dose de V à XX gouttes, trois à cinq fois dans les 24 heures, pour calmer les quintes, en diminuer la fréquence, ainsi que la durée des paroxysmes.

Le drosera est aussi employé par les homéopathes dans la tuberculose pulmonaire.

DUBOISIE. — Arbre de la famille des Solanacées (*Duboisia myoporoïdes*) commun en Australie et en Nouvelle-Calédonie. On a retiré de l'extrait aqueux de feuilles un alcaloïde, la *duboisine,* voisin, mais distinct, de l'atropine et de l'hyoscyamine, qui dilate la pupille; il est employé en collyre.

à la dose de 5 g par 10 g, et en granules de sulfate de duboisine, à la dose de 1/4 de mg à 1 mg dans le goitre exophtalmique.

Empoisonnement. — Signes et traitement des accidents par la belladone. V. BELLADONE.

DUKES (Epreuve de). — Mesure du temps de saignement. Après incision du lobe de l'oreille avec un vaccinostyle, on recueille sur un buvard les gouttes de sang qui se forment toutes les 30 secondes. Quand le buvard ne recueille plus rien, le nombre de taches est égal au double du temps de saignement exprimé en minutes. Normalement, ce temps de saignement est de trois minutes. Il est augmenté dans certaines maladies du sang, comme l'*hémogénie* (v. ce mot).

DUODÉNO-JÉJUNOSTOMIE. — Opération qui abouche le duodénum dans le jéjunum.

DUODÉNO-PANCRÉATECTOMIE. — V. *Supplément.*

DUODÉNOSTOMIE. — Opération qui abouche le duodénum à la peau en cas de sténose.

DUODÉNUM (du lat. *duodeni*, douze). — Ainsi appelé parce que sa longueur avait été estimée à 12 travers de doigt, ce qui est d'ailleurs faux.

I. DUODÉNUM (configuration extérieure). — Première partie de l'intestin grêle, le duodénum prend naissance au niveau du *pylore* (v. ESTOMAC) et se continue à angle aigu avec le *jejunum* (v. INTESTIN). Sa longueur est d'environ 26 cm, son diamètre de 35 à 40 mm (*fig.* 554). Il décrit dans son ensemble la forme d'un U ou d'un V. C'est un anneau ouvert qui embrasse dans sa concavité la tête du pancréas. Parti de l'extrémité pylorique à la hauteur de la 1re ou 2e vertèbre lombaire, le duodénum se dirige en haut, en arrière et à droite jusqu'au col de la vésicule biliaire; dans cette première portion ou bulbe (5 cm), il répond en avant à la face inférieure du foie et au col de la vésicule, en arrière à la veine porte, au canal cholédoque, en bas à la tête du pancréas.

Puis le duodénum s'infléchit en bas et descend verticalement le long du bord droit de la tête du pancréas; dans cette deuxième portion descendante (8 cm), il répond en avant à l'extrémité droite du côlon transverse et aux anses flottantes du grêle, en arrière à la veine cave inférieure et à la face antérieure du rein droit; il adhère intimement à gauche à la tête du pancréas, dont les canaux excréteurs, ainsi que le cholédoque, s'engagent dans la paroi au niveau de l'ampoule de Vater. V. PANCRÉAS.

Le duodénum se coude ensuite de nouveau pour se porter transversalement à gauche vers le milieu du rachis (4e lombaire). Dans cette troisième portion transversale (6 cm), le duodénum est croisé en avant par les vaisseaux mésentériques supérieurs; il repose en arrière sur le psoas, la veine cave inférieure et l'aorte.

Enfin, se coudant une dernière fois, le duodénum remonte sur le côté gauche du rachis jusqu'au niveau de la 2e lombaire, où il se continue avec le jéjuno-iléon, formant la quatrième portion ascendante (7 cm). Le péritoine tapisse sa face antérieure.

II. DUODÉNUM (fonctions et structure). — Au point de vue fonctionnel, l'importance du duodénum est considérable dans la digestion par ses sécrétions propres et par celles du foie et du pancréas qu'il reçoit. Le duodénum est, en effet, le siège d'une abondante sécrétion, acte principal de la digestion intestinale. La bile et le suc pancréatique, constituants de la sécrétion duodénale, réalisent la digestion presque complète des albumines, des graisses et des hydrates de carbone. La muqueuse duodénale fournit, sous l'influence de l'acide de l'estomac, une entéro-kinase, la *sécrétine*, qui, par voie sanguine, va provoquer la sécrétion pancréatique. Ce mécanisme complexe est déclenché par la première évacuation pylorique, qui se fait suivant un mode intermittent, à rythme plus ou moins rapide, suivant le temps nécessaire à la neutralisation de la « bouchée » pylorique par les sucs duodénaux. C'est la qualité plus ou moins acide du chyme stomacal qui règle la sécrétion duodénale.

Pour la *structure*, v. INTESTIN.

III. DUODÉNUM (modes d'exploration). — Le tubage duodénal consiste à introduire une sonde fine par la bouche et à la faire descendre dans le tube digestif jusqu'à la deuxième portion du duodénum, permettant ainsi de recueillir les *sécrétions biliaires* et, plus accessoirement, duodénales ou hépatiques.

TECHNIQUE (*fig.* 555). Le tubage se pratique avec une sonde de 1 mètre de long et de 3 ou 4 mm de diamètre, se terminant par une olive métallique perforée de trous. Cette sonde en caoutchouc peut être molle (sonde d'Einhorn) ou semi-dure et munie d'un mandrin métallique (sonde de Camus), cette dernière permettant un tubage rapide.

Le tubage se fait le matin à jeun; le sujet doit être prévenu de l'innocuité de cet acte, de son intérêt, de sa durée un peu longue et parfois un peu pénible.

La sonde est avalée par la bouche et la progression se fait en la poussant doucement, grâce aux mouvements de déglutition du patient. Elle franchit l'œsophage, l'estomac, et arrive au pylore, où elle marque souvent un temps d'arrêt. Après avoir passé le pylore, elle se trouve dans le duodénum, où on la laisse en place, un peu au-dessous de l'orifice du cholédoque. La sonde molle a un cheminement très lent (2 à 5 heures) ; la sonde semi-dure, au contraire, peut être manœuvrée facilement, au besoin sous radioscopie (durée 10 à 30 minutes). Il n'est pas rare que la progression de la sonde provoque quelques nausées.

La sonde étant en place, le liquide doit venir spontanément; parfois, on est obligé d'amorcer avec un peu de sérum physiologique. On recueille ensuite le liquide biliaire dans un tube, que l'on change toutes les 5 minutes (*tubage duodénal minuté*).

La bile qui s'écoule la première (ou bile A) est une bile jaune d'or qui a stagné dans le cholédoque. On injecte alors 40 cm³ d'huile d'olive ou 30 cm³ de sulfate de magnésie à 33 p. 100 par l'extrémité de la sonde (ce qui a pour effet de solliciter les contractions de la vésicule biliaire). Cette injection tarit brusquement l'écoulement biliaire pendant 3 à 6 minutes (temps de l' « Oddi fermé »). La bile A réapparait alors pendant 2 à 6 minutes,

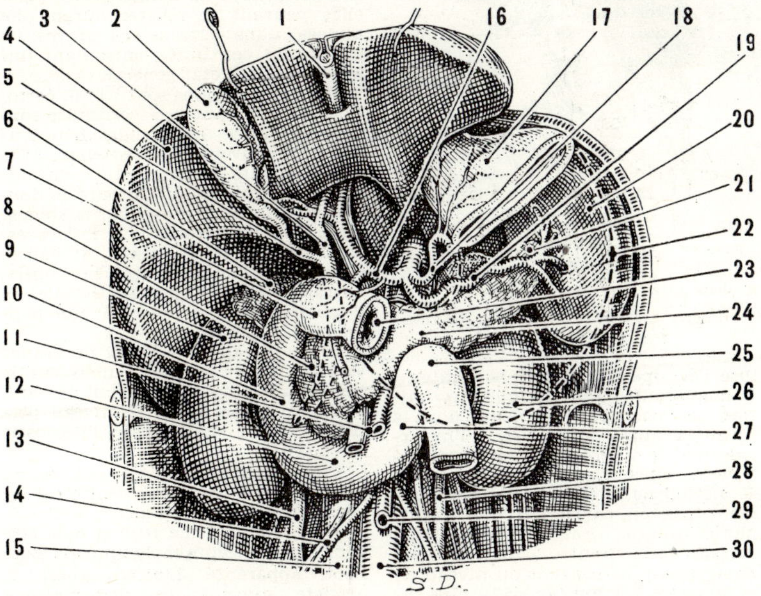

FIG. 554. — Duodénum.

1. Ligament rond du foie; 2. Vésicule biliaire avec l'artère cystique; 3. Canal hépatique; 4. Lobe droit du foie; 5. Canal cystique; 6. Glande surrénale droite; 7. 1re portion du duodénum avec l'artère pylorique; 8. Tête du pancréas; 9. Rein droit; 10. 2e portion avec l'abouchement du cholédoque; 11. Artère et veine mésentériques supérieures; 12. 3e portion; 13. Uretère droit; 14. Vaisseaux spermatiques; 15. Veine cave inférieure; 16. Artère hépatique; 17. Partie supérieure de l'estomac; 18. Artère coronaire stomachique; 19. Artère splénique; 20. Rate; 21. Queue du pancréas; 22. Contour de l'estomac; 23. Pylore; 24. Corps du pancréas; 25. Angle duodéno-jéjunal; 26. Rein gauche; 27. 4e portion du duodénum; 28. Uretère gauche; 29. Artère mésentérique inférieure; 30. Aorte.

puis brusquement apparaît une bile foncée presque noire : c'est la *bile vésiculaire* ou bile B (40 cm³ en 20 minutes). La sécrétion vésiculaire fait

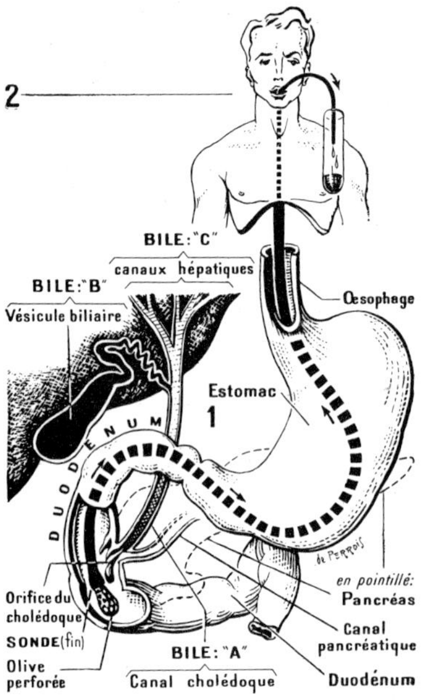

FIG. 555. — Tubage duodénal.

1. La sonde, après avoir traversé l'estomac et franchi le pylore, se trouve un peu au-dessous de l'orifice du canal cholédoque. La bile, sortant par cet orifice, remontera dans la sonde; 2. La sonde sort de la bouche, la bile est recueillie dans un tube.

progressivement place à une bile hépatique jaune clair ou bile C qui s'écoule indéfiniment.

INDICATIONS. Le tubage duodénal est surtout utilisé pour étudier l'écoulement biliaire, qui est modifié au cours de certaines maladies du foie et des voies biliaires : dyskinésies biliaires (v. *Supplément*), cholécystite, calculs biliaires, ictère, cirrhose, etc.

Exemple : Si la vésicule est atrophiée, bourrée de calculs, ou si le canal cystique est obstrué, on n'obtient pas ou on obtient peu de bile B.

Le tubage duodénal permet, en outre, de faire des prélèvements de bile, afin de pouvoir y doser la bilirubine, le cholestérol, et éventuellement y rechercher des germes (colibacilles, bacilles typhiques) ou des calculins (petits calculs).

A titre *thérapeutique,* il est employé pour réaliser un drainage médical des voies biliaires : chocélystite chronique, hépatite infectieuse, soins postopératoires après cholécystectomie, etc.

Il permet en outre l'étude du liquide d'*excrétion pancréatique,* que l'on obtient 15 à 30 minutes après l'injection intraveineuse d'une ampoule de « sécrétine »; cet examen présente de l'intérêt en cas de pancréatite chronique, de cancer du pancréas. Le tubage duodénal peut être utilisé pour l'*alimentation* des malades (anorexie mentale, vomissements incoercibles, etc.). On se sert d'aliments fluides (lait, jaunes d'œufs, jus de viande tiédis), que l'on introduit très lentement par l'extrémité de la sonde, au moyen d'une seringue, toutes les deux heures.

Enfin, le tubage duodénal est également utilisé en chirurgie en cas de perforation ou d'occlusion intestinale, pour aspirer les liquides digestifs, pour empêcher la péritonite ou la *coprémie* (v. ce mot). C'est ce qu'on appelle l'*aspiration duodénale continue.*

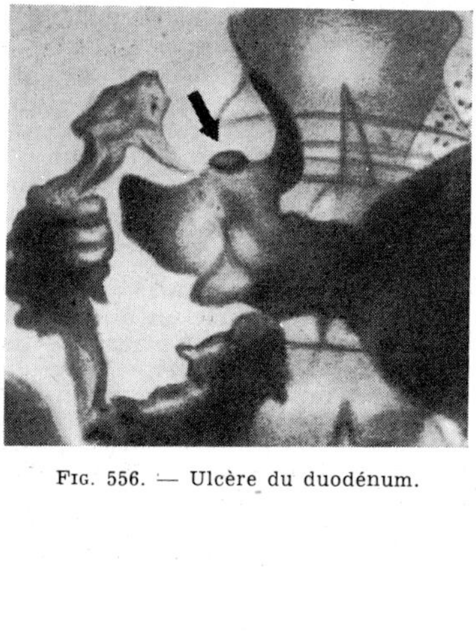

FIG. 556. — Ulcère du duodénum.

IV. DUODÉNUM (maladies). — **Ulcère du duodénum.** — Lésion presque aussi fréquente que l'ulcère de l'estomac, avec lequel elle a été longtemps confondue.

Il existe une forme : 1° *aiguë secondaire,* très rare, semblable à une brûlure, l'érysipèle, la variole, la diphtérie, la pneumonie; 2° *chronique* et *primitive,* beaucoup plus fréquente, dont la cause la plus connue serait l'hyperchlorhydrie. L'ulcère s'observe ordinairement chez l'homme entre 25 et 45 ans; il ne se transforme pratiquement pas en cancer; il est, d'ordinaire, unique, ovalaire, occupe une surface variant entre 2 mm et 4 cm, et siège le plus souvent au niveau de la première portion (*fig.* 557), plus rarement de la deuxième. Au-dessous de l'ampoule de Vater, l'ulcère est très rare.

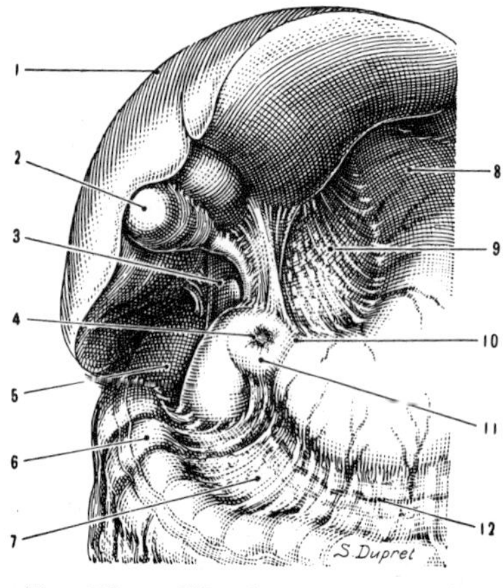

FIG. 557. — Siège habituel de l'ulcère duodénal.

1. Foie; 2. Vésicule biliaire; 3. Veine cave inférieure; 4. Aspect externe de l'ulcère du duodénum; 5. Rein droit; 6. Côlon transverse; 7. Grand épiploon; 8. Estomac; 9. Petit épiploon; 10. Pylore; 11. Première portion du duodénum; 12. Artère gastro-épiploïque.

SIGNES. Douleur tardive, entre 11 h et midi, 18 et 19 h et entre minuit et 1 heure du matin; elle est vive, siège entre l'ombilic et le rebord costal, à droite de la ligne médiane; c'est une sensation de brûlure, de torsion, de déchirement, calmée par la prise d'aliments ou les alcalins. Quelquefois, la douleur s'accompagne de renvois, de vomissements, d'*hémorragies* qui peuvent donner lieu à des *vomissements de sang,* mais qui s'évacuent plus souvent par les selles (*melœna*). Les très

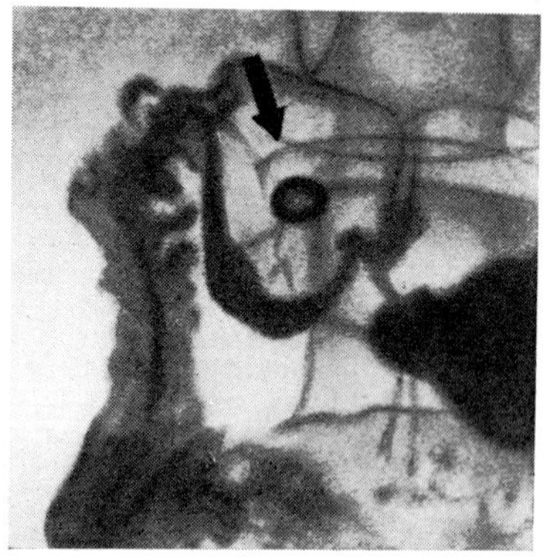

FIG. 558. — Ulcère du duodénum.

L'ulcère, situé ici sur le bulbe duodénal, est vu de face (tache arrondie et sombre).

petites hémorragies doivent être recherchées à l'aide de réactions chimiques décelant la présence du sang (teinture de gaïac).

L'ulcère peut évoluer vers la *cicatrisation,* mais cette cicatrice peut entraîner un *rétrécissement* du duodénum; parfois, l'ulcère provoque des *hémorragies* ou une *perforation* entraînant une *péritonite* généralisée ou localisée.

ÉVOLUTION. Souvent longue; les crises douloureuses sont séparées par des intervalles de bonne santé; mais elles peuvent se répéter durant des années; dans certains cas, graves, les crises sont continues, entraînant une altération de l'état général.

Les complications sont : 1° la perforation entraînant une péritonite souvent grave; 2° les grandes hémorragies, qui peuvent être mortelles; 3° la périduodénite, inflammation chronique du péritoine qui entoure le duodénum; elle peut provoquer la sténose du pylore (v. ESTOMAC), si l'ulcus est au voisinage de cet orifice; 4° l'abcès sous-phrénique droit, qui, non opéré, entraîne la mort par septicémie ou dégénérescence amyloïde; 5° une pancréatite chronique.

La radiographie a rendu de grands services pour localiser l'ulcus sur le duodénum. Une modification des contours et du transit à ce niveau permet souvent de fixer le diagnostic (v. *fig.* 558).

TRAITEMENT. Il peut être médical ou chirurgical. Le traitement médical est semblable à celui de l'ulcère de l'*estomac* (v. ce mot). Le régime doit être prolongé plusieurs mois après la guérison apparente. L'ulcère guéri, il persiste souvent des déformations constantes, visibles sur les radiographies. Le traitement chirurgical n'est envisagé qu'en cas de complications ou après échec d'un traitement médical bien conduit; il existe plusieurs interventions : ablation large de l'estomac, du pylore et de la première

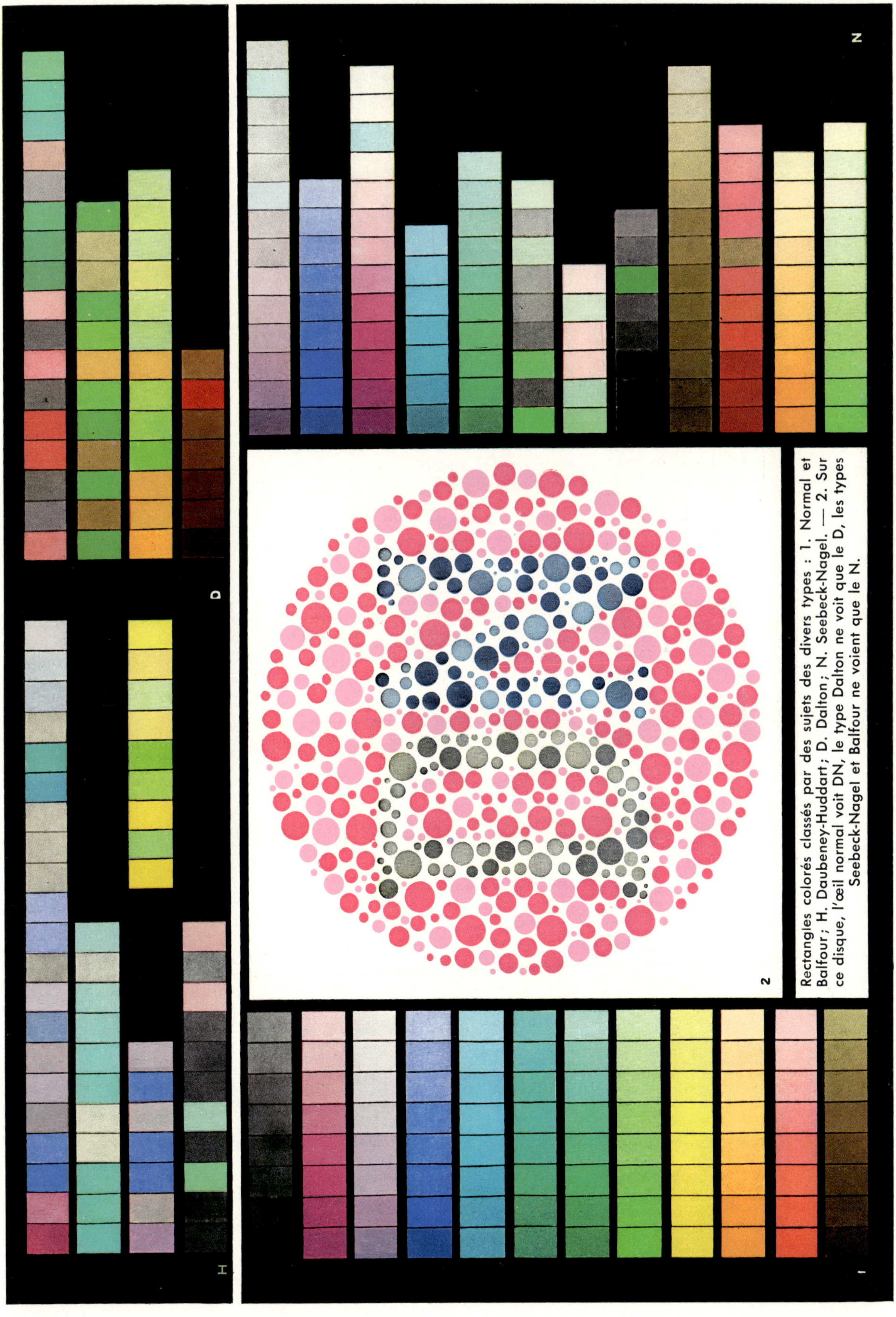

Rectangles colorés classés par des sujets des divers types : 1. Normal et Balfour ; H. Daubeney-Huddart ; D. Dalton ; N. Seebeck-Nagel. — 2. Sur ce disque, l'œil normal voit DN, le type Dalton ne voit que le D, les types Seebeck-Nagel et Balfour ne voient que le N.

Différents états de visions de couleurs.

portion du duodénum (gastrectomie) ou simple vagotomie (section des nerfs vagues ou pneumogastriques), toujours associée à une pyloroplastie (incision longitudinale du pylore, suivie de la suture transversale de la plaie). Les anciennes opérations qui consistaient à mettre le duodénum au repos en dérivant le contenu de l'estomac par une *gastro-entérostomie* sont actuellement abandonnées, car elles laissent subsister l'acidité gastrique et exposent à la formation de nouveaux ulcères dans l'intestin grêle qui a été anastomosé à l'estomac (*ulcères peptiques*).

Duodénite. — Inflammation du duodénum due soit à une infection (ingestion d'aliments crus, souillés, glacés ou brûlants, acides, stase alimentaire), soit secondairement à une hépato-cholécystite, une appendicite, une typho-colite, des périviscérites, des parasitoses intestinales, des infections dentaires ou pharyngées.

SIGNES. Troubles dyspeptiques postprandiales, brûlures d'estomac, parfois melæna ou hématémèses. La radiographie montre des aspects spéciaux du bulbe et du duodénum.

TRAITEMENT. Régime : lait, bouillon de légumes, pain grillé, biscottes, purées, pâtes, viande maigre grillée, œufs.

Pansements gastriques au sousnitrate de bismuth ou au kaolin; en cas de douleurs, laudanum, belladone. Vitamines A et D. Traiter la cause.

Cancer du duodénum. — C'est une maladie assez rare. Il s'observe chez l'homme vers la cinquantaine; il s'agit habituellement d'un épithélioma, rarement d'un sarcome, plus volumineux; il siège soit au-dessus, soit autour, soit au-dessous de l'ampoule de Vater; il peut envoyer des métastases au foie.

SIGNES. Ils varient suivant la position de la tumeur. Dans la première portion, les symptômes sont ceux d'un cancer du pylore (v. ESTOMAC). Situé au niveau ou au voisinage immédiat de l'ampoule de Vater, le cancer comprime les voies biliaires et se manifeste d'abord par de l'ictère qui devient de plus en plus foncé. Le foie et la vésicule biliaire augmentent de volume. Situé vers l'angle jéjunal, le cancer ressemble au cancer de l'intestin, mais les vomissements sont plus fréquents et renferment de la bile et du suc pancréatique.

EVOLUTION. Grave, la mort survenant par hémorragie, cachexie ou inanition.

TRAITEMENT. *Chirurgical.* On peut quelquefois faire l'ablation des lésions, mais en général, on est forcé de se contenter d'une opération de dérivation (gastro-entérostomie, gastro-jéjunostomie).

Sténoses du duodénum. — **Congénitales.** — Dues à une malformation du duodénum, une compression, une torsion.

Le nouveau-né vomit dès la naissance à chaque tétée; parfois, les vomissements sont bilieux ou sanglants; le ventre est plat, non ballonné; l'enfant maigrit rapidement.

TRAITEMENT. — Après radiographie, intervention chirurgicale, toujours grave à cet âge.

Acquises. — Le duodénum peut être comprimé par des brides inflammatoires. Cette *périduodénite* peut être consécutive à un ulcère du duodénum ou à une péricholécystite lithiasique; parfois, elle est de nature tuberculeuse ou syphilitique.

On a quelquefois admis que le duodénum pouvait être comprimé par les artères qui se rendent au gros intestin (colique moyenne) ou par l'artère mésentérique supérieure.

SIGNES. La sténose duodénale est aiguë ou chronique. Elle se traduit par des vomissements contenant de la bile, un état nauséeux, une sensation pénible ou douloureuse dans la région duodénale. Dans les cas chroniques, il existe une constipation très marquée, car il y a pour ainsi dire toujours une ptôse du côlon droit.

A l'examen radioscopique, on voit le duodénum se dilater fortement en amont de l'obstacle et on voit des contractions antipéristaltiques qui peuvent ramener le bismuth dans l'estomac. L'évacuation est très lente. Sa rapidité peut varier avec la position donnée au malade.

TRAITEMENT. I. *Médical.* — Régime alimentaire, agents physiques : applications chaudes, hélio- ou actinothérapie, diathermie; cures thermales à Vichy, Plombières.

II. *Chirurgical.* — Libération des adhérences ou abouchement de l'anse dilatée dans une anse jéjunale, de façon à tourner l'obstacle. On complète souvent l'opération en fixant le côlon droit.

Diverticules du duodénum. — Petits prolongements pédiculés ou arrondis existant surtout sur la deuxième portion du duodénum; ils sont congénitaux ou acquis à la suite d'un ulcère; c'est la radiographie qui a permis de les découvrir.

Les signes sont souvent peu marqués; parfois, le malade accuse des troubles dyspeptiques banaux ou des douleurs rappelant celles de l'ulcère ou de la cholécystite.

TRAITEMENT. *Médical.* — Belladone, laxatifs. Dans les cas graves, résection chirurgicale du diverticule avec gastro-entérostomie.

DUPLICATION (du lat. *duplex*, double). — Présence anormale, dans un noyau, en plus de deux *chromosomes* (v. ce mot) complets d'une paire, d'un segment supplémentaire de la même sorte de chromosomes, libre ou soudé.

DUPUYTREN (Fracture de). — Fracture sus-malléolaire. V. FRACTURES.

DUPUYTREN (Maladie de). — Rétraction de l'aponévrose palmaire, intéressant particulièrement la région hypothénar (4e et 5e métacarpiens) et provoquant une flexion irréductible des 4e et 5e doigts.

Fréquente dans certaines professions manuelles, la rétraction de l'aponévrose palmaire ne se manifeste que sur un terrain prédisposé à la sclérose du tissu conjonctif. Se traite par corticoïdes locaux; éventuellement, chirurgie.

DURE-MÈRE (lat. *dura mater*). — Enveloppe la plus extérieure du cerveau. V. MÉNINGES.

DURILLON. — Simple épaississement épidermique, formant une plaque saillante jaune dont les bords se perdent sur l'épiderme du voisinage. Il n'y a qu'une hypertrophie de la couche cornée; les plans plus profonds sont sains. Les sièges sont multiples : mains calleuses des ouvriers; certains durillons sont spéciaux à des professions (terrassiers, forgerons, tailleurs) ; ils peuvent siéger sur la saillie de la tête du 1er métatarsien en cas d'*hallux valgus* (oignon), sur les ischions des cavaliers.

Par suite de frottement, il se constitue une petite bourse séreuse au-dessous du durillon; quand elle s'enflamme et suppure, on a le « durillon forcé », pouvant devenir un phlegmon.

TRAITEMENT. Suppression de la cause. Pansements humides, repos, vaseline salicylée, puis grattage à la curette.

DURTOL (Puy-de-Dôme). — Sanatorium pour les tuberculeux, à 520 mètres de hauteur. L'air y est pur, clair (pas de brouillard), calme (colline préservant du vent du nord-ouest).

DUVET. — De nombreuses méthodes ont été utilisées pour faire disparaître le duvet superflu des lèvres, mais aucune ne donne de résultats satisfaisants.

L'eau oxygénée blondit seulement les poils; les pâtes épilatoires sont irritantes; l'électrolyse peut provoquer des cicatrices indurées et des chéloïdes; le radium, une atrophie de la peau, qui devient sèche, terne, ridée, parsemée de télangiectasies. La pommade à l'acétate de thallium au 1/10 fait disparaître les duvets, mais elle peut aussi entraîner une alopécie généralisée, et des troubles graves ont été observés après son emploi.

DYNAMO-ERGOGRAPHE (de Camus). — Appareil destiné à l'étude des mouvements des membres, de la main et du poignet en particulier, appliqué aux blessés de guerre. Cet appareil permet d'établir les qualités des mouvements des membres, leur force, leur rapidité, leur amplitude, leur travail, leur fatigabilité, de suivre les progrès réalisés au cours du traitement, de connaître les qualités d'un appareil de prothèse, de dépister les simulateurs, d'évaluer l'incapacité de travail pour les gratifications et les pensions.

DYNAMOMÈTRE (*fig.* 559). — Petit appareil destiné à mesurer la force musculaire. Suivant la pression exécutée sur un ressort circulaire en acier, une aiguille se déplace sur un cadran. En moyenne, la force d'un adulte de trente ans est de 50 kg. On peut apprécier notamment par ce procédé l'action produite par l'électrisation des muscles du bras après une paralysie.

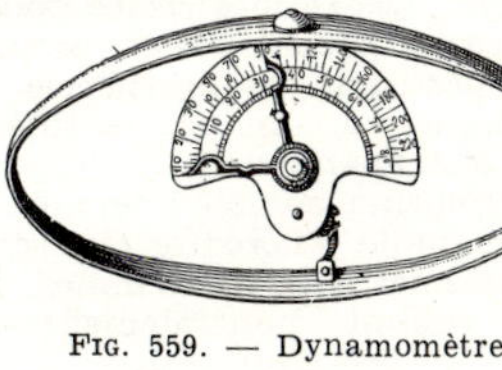

FIG. 559. — Dynamomètre.

DYSARTHRIE (du gr. *dus,* difficilement, et *arthron,* articulation). — Difficulté d'articulation des syllabes : *balbutiement, bégayement* (v. ces mots).

DYSBASIE (du gr. *dus,* difficilement, et *basis,* marche). — Difficulté de la marche.

DYSCHÉSIE (du gr. *dus,* difficilement, et *khezô,* aller à la selle). — Difficulté de la *défécation* (v. ce mot).

DYSCHONDROPLASIE (du gr. *dus,* difficilement, *khondros,* cartilage, et *plassein,* former). — Affection du squelette, frappant surtout les jeunes enfants du sexe féminin et due au retard, à l'irrégularité de l'ossification au niveau des cartilages de conjugaison. On note des enchondromes des épiphyses, des inflexions et raccourcissements des os longs, et souvent d'autres malformations : *genu valgum* ou *varum,* main bote, scoliose, exostoses. Elle peut se compliquer de fractures par fragilité osseuse.

CAUSE. Inconnue.

DYSCHROMATOPSIE (du gr. *dus,* difficile, *krôma, krômatos,* couleur, et *opsis,* vision). — Difficulté de distinguer les couleurs. Elle est congénitale ou acquise. La dyschromatopsie congénitale la plus fréquente est appelée *daltonisme,* du nom de Dalton, célèbre chimiste et physicien anglais qui en était atteint et en a fait le premier une description à peu près exacte (en 1794). Il déclare ne voir dans le spectre que deux couleurs, le jaune et le bleu, séparées par une bande étroite de lumière incolore appelée actuellement *zone neutre.* Le rouge lui paraît sombre et peu coloré; l'orangé, le jaune et le vert sont pour lui une seule et même couleur de saturation graduellement décroissante; le bleu forme avec le vert un vif contraste; le violet paraît d'un bleu plus foncé et plus saturé; il en est de même du pourpre, qui, d'ailleurs, n'existe pas dans le spectre. (V. pl. en couleurs.)

Seebeck a réussi, en 1837, à séparer dans le daltonisme deux variétés qui ne diffèrent essentiellement l'une de l'autre que par la répartition de l'éclat lumineux dans le spectre et les effets qui en résultent. Dans la variété B, qui répond au type Dalton, le maximum lumineux est déplacé un peu vers les courtes longueurs d'onde; dans la variété A, décrite avec plus de détails dans l'auto-observation de Nagel, le maximum lumineux est déplacé vers les grandes longueurs d'onde : on peut l'appeler *type Seebeck-Nagel.* Les termes cécité pour le vert et cécité pour le rouge, proposés par les partisans de la théorie trichromatique, ne sont pas justifiés et doivent être abandonnés.

Le daltonisme, comme l'hémophilie, est un exemple d'hérédité récessive : il se transmet par les femmes, lesquelles restent généralement indemnes.

Bien avant le daltonisme, en 1684, Daubeney a signalé une anomalie beaucoup plus accusée, mais aussi beaucoup plus rare; le second cas n'en a été observé qu'en 1777, par Huddart, et décrit avec plus de détails. On a dénommé cette anomalie *achromatopsie,* qui signifie « absence de toute perception colorée »; les couleurs ne diffèrent les unes des autres que par leur clarté relative qui, d'ailleurs, est très différente de celle de l'œil normal : ainsi le jaune paraît plus sombre que le bleu.

Plus récemment, en 1880, lord Rayleigh a découvert chez ses trois beaux-frères, les frères Balfour, une anomalie très légère qui ne mérite même pas de figurer parmi les anomalies du sens chromatique. On peut l'appeler anomalie du *type Balfour.* Elle est caractérisée par l'intégrité du sens chromatique, jointe à un déplacement du maximum lumineux dans le spectre vers les grandes longueurs d'onde, et par les conséquences qui en résultent.

Les diverses anomalies passent facilement inaperçues. On doit les rechercher méthodiquement, surtout lorsqu'il s'agit d'admission dans les services de sécurité tels que les chemins de fer, la marine et la navigation aérienne. On arrive à les découvrir au moyen de collections appropriées de papiers ou de laines colorés, au moyen de tables, établies d'après la méthode de Stilling, par l'examen direct de signaux colorés et par d'autres procédés, tels que l'examen à l'aide des appareils spectraux.

La fréquence des anomalies chez l'homme est d'environ 5 p. 100 pour le daltonisme, autant pour l'anomalie Balfour. Elle est dix fois moindre chez la femme. L'achromatopsie totale est excessivement rare. Les autres formes n'existent qu'en théorie et n'ont jamais été rencontrées dans la pratique.

DYSCHROMIE (du grec *dus,* difficilement, et *khrôma,* couleur). — Troubles dans la répartition des pigments cutanés, que ces pigments soient trop abondants (*hyperchromie*), ou qu'ils soient absents (*achromie*). V. PIGMENTATION, MÉLANODERMIE, CHLOASMA, NÆVI, VITILIGO, XERODERMA PIGMENTOSUM, LÈPRE.

DYSCRASIE (du gr. *dus,* mal, et *krasis,* tempérament). — Mauvais état, particulièrement des liquides de l'économie.

Dyscrasie sanguine. — Altération du sang.

DYSEMBRYOME. — Tumeur embryonnaire formée par un conglomérat de tissus divers.

DYSENDOCRINIE. — Troubles du fonctionnement des glandes endocrines.

DYSENTERIE (du gr. *dus,* difficilement, et *enteron,* intestin). — Maladie infectieuse, contagieuse, constituée par des ulcérations plus ou moins étendues de l'intestin. Elle se manifeste par des crises de douleurs intenses, surtout au moment des selles, qui sont très fréquentes, diarrhéiques, puis contiennent de petites masses ressemblant à du blanc d'œuf, striées de sang, et, plus tard, souvent de sang presque pur.

La dysenterie relève de causes spécifiques différentes.

I. Dysenterie bacillaire. — Cette forme a été signalée sur toute l'étendue du globe; elle peut être périodique, mais elle est surtout épidémique (juin-septembre).

CAUSES. L'agent spécifique est un bacille décrit en 1888 par Chantemesse et Widal, très voisin du bacille typhique; on en connaît plusieurs variétés qui semblent spécifiquement différentes : tels les types Shiga, Flexner (*fig.* 560), Hiss, Strong. Dans l'organisme, ce bacille siège uniquement dans le contenu intestinal et sur la

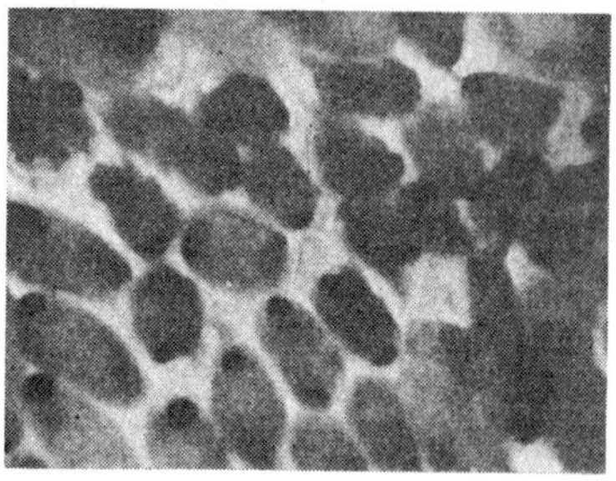

FIG. 560. — Bacille de Flexner, agent de la dysenterie bacillaire.

paroi du gros intestin; de là part la toxine pour envahir l'organisme entier. Le bacille dysentérique peut encore se rencontrer dans l'intestin et les matières de sujets sains ayant été au contact avec des malades (porteurs de germes).

CONTAGION. 1° *Directe.* — Interhumaine : elle s'effectue ordinairement par les *mains* souillées de parcelles dysentériques.

2° *Indirecte.* — La dysenterie peut se transmettre par les vêtements, les linges, la literie, les aliments (légumes provenant de champs d'épandage). Le rôle des *mouches* n'est pas moins redoutable. Quant au rôle de l'*eau,* il est très restreint, les bacilles succombant rapidement dans ce milieu. Les variations brusques de la température (refroidissement après une forte chaleur), l'encombrement des camps en été constituent des causes prédisposantes importantes.

LÉSIONS. Elles siègent presque uniquement sur le gros intestin, le rectum en particulier; la muqueuse est congestionnée, épaisse, boursouflée, tuméfiée, puis des ulcérations apparaissent en nombre plus ou moins abondant, rongeant l'intestin et lui donnant l'aspect d'un jeu de patience

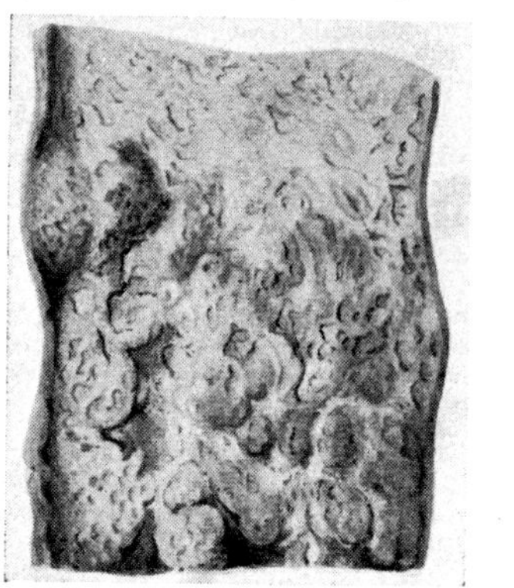

FIG. 561. — Ulcérations dysentériques du rectum.
(*D'après Dopter.*)

ou d'un bois vermoulu. Les ulcérations peuvent aboutir à la perforation (*fig.* 561).

SIGNES. Le début est brusque et se manifeste par des nausées, des vomissements alimentaires et bilieux et de la fièvre. Le malade souffre dans le ventre de douleurs intenses, qui l'obligent à se coucher « en chien de fusil ». Ces coliques se produisent ordinairement par crises, surtout au moment des selles et la nuit, mais peuvent être presque continues et produire une insomnie qui achève d'abattre complètement le malade. La pression, particulièrement dans la fosse iliaque gauche, les exaspère. Les besoins d'aller à la selle sont incessants (de 20 à 150 par 24 heures) et sont accompagnés d'une sensation très pénible au niveau du fondement. Les matières rendues sont peu abondantes (une cuillerée à café à peine) ; d'abord diarrhéiques, elles prennent bientôt un aspect caractéristique et sont constituées par un liquide contenant de petites masses blanc jaunâtre analogues à du blanc liquide ou quelquefois en caillots. Enfin, dans une dernière période, elles contiennent des débris de muqueuses gangrenées, noirâtres, imprégnés de sang, et ont une odeur fétide. Elles renferment des bacilles en abondance. L'amaigrissement est extrême, la soif vive, la peau sèche, la prostration très grande; il existe souvent de la difficulté d'uriner.

L'évolution se fait rapidement, en 15 ou 18 jours, vers la guérison, qui est ordinairement définitive, ou la mort, qui est précédée de crampes et de refroidissement des extrémités. La convalescence est lente.

Il existe une forme dite *fruste, avortée,* où tout se réduit à des douleurs du ventre et à une diarrhée non caractéristique. N'appelant pas l'attention, elle est, par suite, l'origine fréquente d'épidémies.

COMPLICATIONS. *Péritonite* par propagation ou par perforation; *paralysie* des membres supérieurs ou inférieurs; *rhumatisme* infectieux du genou, du cou-de-pied; *conjonctivite ; phlébites ; collapsus* dans les formes graves.

Le passage à la chronicité n'est pas habituellement à redouter.

PRONOSTIC. Habituellement bénigne, la dysenterie bacillaire a une mortalité de 1 ou 2 p. 100, mais, sous l'influence de divers facteurs (surmenage, encombrement, guerres), la mortalité peut devenir très élevée (50 à 80 p. 100).

TRAITEMENT CURATIF. Repos au lit obligatoire dans la période aiguë.

Régime. — Diète hydrique ou lactée au début, bouillon, eau albumineuse ou de riz, jus de viande; puis, progressivement, crèmes, œufs, potages, viandes blanches. Laisser boire le malade à satiété, pour compenser les pertes d'eau. Compresses humides chaudes sur le ventre; cataplasmes de farine de lin, grands lavements chauds à 40° d'eau salée (7 p. 1 000) ou au nitrate d'argent (0,25 p. 1 000).

Médicaments. — Au début, purgatifs : sulfate de soude, huile de ricin, calomel.

Ipéca, émétine, pectate de nickel. Sels de bismuth, kho-sam, le remède populaire d'Indochine (6 à 8 comprimés par 24 heures, chaque comprimé correspondant à une graine de la plante), charbon (15 à 30 g par jour), opium et belladone.

Dans la dysenterie à bacilles à type Flexner, Hiss, les *sulfamides* (v. ce mot) employés par ingestion ont, dans certains cas, amené la guérison.

Sérothérapie. — Sérum antidysentérique de l'Institut Pasteur; doit être employé dès le début aux doses de 80 à 100 cm³ par injections sous-cutanée, intramusculaire et intraveineuse, selon la gravité; à continuer à doses décroissantes, tant que l'état général ne sera pas amélioré.

Bactériophage antidysentérique, une ampoule toutes les quatre heures dans un peu d'eau.

Sérum physiologique ou glucosé pour réhydrater le malade.

Pour relever l'état général, huile camphrée, caféine, strychnine (2 mg à 1 cg).

TRAITEMENT PRÉVENTIF. Isolement du malade, désinfection du local, des déjections, des latrines. Surveiller l'eau d'alimentation et la propreté des cuisines; les préserver des mouches par la pose de grillages métalliques aux fenêtres. Les légumes crus, les fruits verts, le lait cru seront interdits.

Il conviendrait, en outre, de ne boire que des eaux *bouillies,* auxquelles on pourra ajouter du thé ou de la petite centaurée. Eviter soigneusement les excès d'alimentation et de boisson, se prémunir contre le refroidissement nocturne (surtout au niveau du ventre) qui succède aux chaleurs excessives du jour; les vêtements, les ceintures de flanelle sont tout à fait indiqués.

Surveiller les convalescents et les *porteurs de germes.* On pourra reconnaître les sujets réceptifs en faisant une *intradermo-réaction* avec la toxine dysentérique comme dans la diphtérie.

On a essayé de nombreuses *vaccinations* avec des cultures tuées par la chaleur, en injection ou en ingestion, avec une anatoxine, avec le bactériophage; elles ont donné des résultats variables.

Il peut être utile, surtout dans les familles comprenant des enfants, de faire des injections préventives de sérum antidiphtérique aux personnes exposées à la contagion.

II. Dysenterie amibienne. — Voir AMIBIASE.

III. Autres dysenteries. — Divers parasites peuvent également causer le tableau clinique de la dysenterie.

Ce peuvent être des *bacilles paratyphiques* A et B, des *spirilles,* des *infusoires, Balantidum coli, Trichomonas intestinalis, Lamblia intestinalis.* Ces parasites existent en plus ou moins grande abondance dans les selles des malades. (V. figure à COPROLOGIE.)

TRAITEMENT. Purgatifs salins, calomel, thymol, essence de térébenthine (2 à 4 g) en cas de trichomonas; fleur de soufre (une cuillerée à café) en cas de lamblia. Injections d'arsénobenzène.

DYSESTHÉSIE (du gr. *dus,* mal, et *aisthesis,* sensation). — Diminution ou exagération de la sensibilité.

DYSHÉPATHIE (du gr. *dus,* mal, et *hépar,* foie). — Mauvais fonctionnement du foie.

DYSHIDROSE (du gr. *dus,* mal, et *hidros,* sueur). — Affection cutanée, siégeant surtout aux mains (*fig.* 562) et aux pieds, à la face latérale des doigts, plus rarement sur les autres régions, et caractérisée par l'apparition de vésicules de petites dimensions (grosseur d'un grain de chènevis), arrondies, blanches, transparentes, fermes, à parois épaissies, profondément enchâssées dans un épiderme épais.

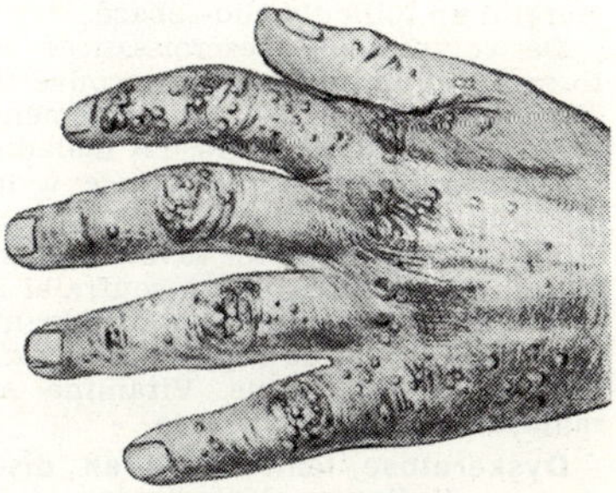

FIG. 562. — Dyshidrose.
(*D'après Darier.*)

EVOLUTION. Elle se fait par poussées aiguës, à intervalles plus ou moins proches. La durée d'une poussée est de 5 à 20 jours. La récidive est la règle, la dyshidrose apparaissant périodiquement chaque année, surtout dans la saison chaude.

CAUSE. Survient habituellement chez des adultes (arthritiques, dyspeptiques, nerveux, surmenés, transpirant facilement). Parfois, la poussée peut être *provoquée* par des exercices violents, chez les gymnastes, les nageurs.

Souvent on trouve dans les lésions des champignons qui sont généralement des *épidermo-phytons,* surtout quand les lésions sont localisées aux pieds, entre les orteils (*intertrigo parasitaire des orteils, Hong-kong foot* en Extrême-Orient, *athletic foot* en Amérique); les ongles sont ordinairement intacts.

Un tableau analogue est donné par une dermite médicamenteuse (salol, phénol, iodoforme).

TRAITEMENT. Eviter l'humidité, les bains. Poudre d'amidon, de talc; ouvrir les vésicules aseptiquement et panser au liniment oléo-calcaire; badigeonner avec une solution aqueuse d'ichtyol au 1/10, avec de l'alcool iodé; pommade à l'acide salicylique et benzoïque, s'il existe des champignons.

DYSKÉRATOSE (du gr. *dus,* mal, et *keras,* corne). — Troubles de la kératinisation des cellules du revêtement cutané ou muqueux pouvant aboutir à la création de cellules arrondies, entourées d'une membrane (corps ronds ou grains); certaines dyskératoses sont des affections précancéreuses.

Dyskératose folliculaire végétante (Maladie de Darier). — Malformation de l'épiderme, régionale et symétrique, familiale et souvent héréditaire, localisée plus particulièrement sur la face, le cuir chevelu, la région présternale et interscapulaire, la ceinture, la région périgénitale, les grands plis articulaires, rarement sur les muqueuses.

SIGNES. La lésion élémentaire de cette dermatose est, au début, une petite papule surmontée d'une croûte adhérente : cette croûte est une véritable petite corne, enchâssée par une extrémité dans une dépression infundibuliforme correspondant à l'orifice élargi d'un follicule pilo-sébacé.

De volumineuses excroissances se forment et la surface est recouverte d'une sécrétion fétide. Le frottement éveille de vives douleurs. La maladie ne semble pas avoir tendance à la guérison.

TRAITEMENT. 1° Bains savonneux en frottant avec du savon au soufre et à la résorcine; 2° pommades dissolvant la couche cornée de l'épiderme, résorcine, acide salicylique. Vitamine A, radiothérapie, héliothérapie.

Dyskératose lenticulaire en disques. — V. BOWEN (Maladie de).

Maladie de Paget du sein. — V. SEIN.

DYSKINÉSIE et DYSTONIE BILIAIRE. — V. *Supplément*.

DYSLALIE (du gr. *dus*, mal, et *lalein*, parler). — Difficulté dans l'articulation des mots due à une malformation de la langue, des lèvres, des dents ou du larynx.

DYSLIPOÏDOSE (ou Xanthomatose). — Groupe de maladies caractérisées par l'accumulation de lipoïdes dans le système réticulo-endothélial (réticuloses) ; telle est la *maladie de Gaucher*.

DYSMÉNORRHÉE. — V. RÈGLES.

DYSMNÉSIE (du gr. *dus*, difficile, et *mnêsis*, mémoire). — Léger degré d'amnésie. Difficulté de l'évocation des souvenirs n'allant pas jusqu'à l'amnésie complète.

DYSOSTOSE (du gr. *dus*, mal, et *osteon*, os). — Trouble du développement osseux; habituellement d'origine congénitale.

Les principales dysostoses sont l'*achondroplasie*, l'*ostéopsathyrose* ou fragilité constitutionnelle des os, entraînant des fractures multiples, l'*oxycéphalie* ou crâne en tour, la *dysostose cleïdo-crânienne* et la *dysostose cleïdo-faciale*.

Dysostose cleïdo-crânienne. — Affection congénitale familiale héréditaire en dominance consistant en une ossification incomplète des os de la voûte du crâne, de la face et de la clavicule, sauf à ses extrémités. Il en résulte une persistance des fontanelles, un développement imparfait du massif facial, du prognathisme, une dépression médiane de la voûte palatine, des malformations dentaires. En raison de l'absence de la clavicule, les épaules peuvent arriver à se toucher sur la ligne médiane.

Dysostose cleïdo-faciale. — Malformation congénitale du crâne en carène, avec prognathisme et brièveté de la lèvre supérieure, nez en perroquet, exophtalmie et lésions du fond de l'œil pouvant aller jusqu'à l'atrophie optique.

Dysostose cranio-faciale (Léri). — Retard de l'ossification des articulations cranio-faciales, entraînant une mobilité du crâne dans le sens frontal et un certain nombre de difformités.

Dysostose cranio-faciale héréditaire. — Malformation du crâne et de la face, caractérisée par une bosse frontale, de l'exophtalmie, du prognathisme, du strabisme externe et une soudure prématurée complète et totale des os de la voûte du crâne.

Cette dysplasie est habituellement familiale et héréditaire en dominance, c'est-à-dire directement de génération en génération. Elle s'accompagne souvent d'une certaine arriération mentale.

Dysostose cranio-hypophysaire (Maladie de Schuller-Christian). — Xanthomatose due à une infiltration du tissu réticulo-endothélial par du cholestérol.

SIGNES. Tuméfaction légère de la rate, des ganglions, du foie; diabète insipide; exophtalmie.

Dystrophie de la voûte du crâne avec perte de substance dans les régions pariétale, temporale, frontale; des foyers d'ostéoporose peuvent aussi exister au bassin, à la clavicule, dans les os longs. Nanisme, adiposité, atrophie génitale, accessoirement hydrocéphalie, hypertension crânienne.

ÉVOLUTION. Progressive vers la cachexie hypophysaire.

CAUSE. Disparition du tissu osseux remplacé par un tissu de granulations chargé de lipides et de cholestérine. Trouble du métabolisme d'origine hypophysaire.

TRAITEMENT. Radiothérapie hypophysaire.

DYSOVARIE. — Trouble de la sécrétion ovarienne.

DYSPEPSIE (du gr. *dus*, difficile, et de *pepsis*, coction). — Difficulté de digérer. V. ESTOMAC (maladies).

DYSPHAGIE (du gr. *dus*, difficilement, et *phagein*, manger). — Difficulté d'avaler, de déglutir.

DYSPHONIE (du gr. *dus*, mal, et *phonê*, voix). — Altération de la voix.

DYSPLASIE (du gr. *dus*, mal, et *plassein*, façonner). — Trouble dans le développement d'un ou de plusieurs organes (polydysplasie), entraînant des difformités et des monstruosités compatibles ou non avec l'existence. Cette malformation est congénitale, c'est-à-dire visible dès ou peu après la naissance. Exemples . bec-de-lièvre, microcéphalie, arriération mentale.

Dysplasie ectodermique anhidrotique. — Malformation décrite par Siemens, caractérisée par l'absence de glandes sudoripares et sébacées, une hypotrichose généralisée, l'absence de toutes ou presque toutes les dents, avec parfois rhinite atrophique, nez en selle, proéminence des arcades sourcilières et du menton, malformations des ongles, troubles intellectuels.

Dysplasie périostale. — Dystrophie congénitale constatée dès les premiers jours de la naissance; les membres des nouveau-nés sont courts, déformés, incurvés, creusés de sillons profonds; l'os a une flexibilité anormale et se fracture facilement. Le crâne, non ossifié, reste en grande partie membraneux; les sclérotiques transparentes ont une teinte bleu violacé. Ces enfants succombent habituellement dans les premiers mois.

DYSPNÉE (du gr. *dus*, difficilement, et de *pnein*, respirer). — Difficulté de respirer provoquée par l'insuffisance d'entrée d'air pur dans le poumon et, par suite, accumulation d'acide carbonique.

Normalement, le nombre des respirations est de 16 à 18 chez l'adulte et de 22 à 24 chez l'enfant par minute : l'inspiration est à l'expiration ce que 1 est à 3.

Ce rythme peut être modifié dans un certain nombre d'affections respiratoires et nerveuses. La respiration peut être alors accélérée (*polypnée*) ou irrégulière. Parfois la difficulté respiratoire devient très grande; elle oblige le malade à s'asseoir ou à se tenir debout : c'est l'*orthopnée* (de *orthos*, droit, et *pneô*, je respire).

Dans certains cas, on note un arrêt complet de la respiration, dont la durée peut varier : c'est l'*apnée*.

La dyspnée peut être *permanente* : parfois sur cette dyspnée se greffent des *accès paroxystiques*.

Au lieu d'atteindre les deux temps de la respiration, l'*expiration* seule peut être gênée. Tel est le cas dans l'asthme, l'emphysème. Dans d'autres cas, c'est au contraire l'*inspiration* qui est difficile, comme dans le sanglot ou la broncho-pneumonie infantile, dans lesquels l'enfant « pousse » d'abord une expiration, puis inspire péniblement avec quelquefois *tirage*, c'est-à-dire dépression du creux de l'estomac et des espaces intercostaux, des creux sus-sternal et sus-claviculaire. Ce dernier signe est fréquent dans le croup, la laryngite striduleuse.

La dyspnée peut revêtir le *type de Cheyne-Stokes* : après une période de dyspnée, la respiration devient de plus en plus fréquente, ample et bruyante, puis s'espace, devient silencieuse, s'arrête complètement. Et le cycle recommence (*fig.* 563).

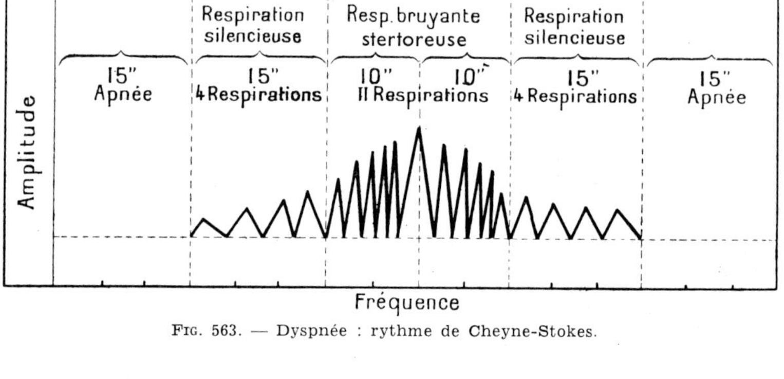

FIG. 563. — Dyspnée : rythme de Cheyne-Stokes.

Cette dyspnée est parfois légère, n'apparaissant que la nuit pendant le sommeil, parfois grave, avec apnée s'accompagnant d'obnubilation intellectuelle, puis polypnée compliquée d'agitation et de délire.

Elle est fréquente chez les cardiaques (hypertrophie ventriculaire gauche des hypertendus, myocardites chroniques, infarctus du myocarde), chez les méningés, chez les *diabétiques* (v. ce mot) en imminence de coma.

CAUSES. La dyspnée peut reconnaître des origines multiples.

Dyspnée laryngée. — *Corps étrangers du larynx, compression de la trachée* par une tumeur thyroïdienne, un goitre, *laryngites* diphtérique (croup), tuberculeuse, syphilitique : *œdèmes aigus du larynx,* primitifs ou secondaires (fièvre typhoïde, tuberculose, albuminurie, urticaire, iodisme), *tumeurs du larynx* (cancer).

Dyspnée pulmonaire et pleurale. — Crise d'*asthme* (v. ce mot), *tuberculose pulmonaire* aiguë ou *granulie, œdème aigu du poumon, pneumonie, broncho-pneumonie, congestion pulmonaire, emphysème, pleurésie, pneumothorax.* V. POUMON.

Dyspnée cardiaque. — Dans l'*insuffisance cardiaque,* l'*asystolie,* les affections cardiaques non compensées (*pseudo-asthme cardiaque*). V. CŒUR.

Dyspnée d'origine dyscrasique. — Survient au cours des *néphrites chroniques,* de l'*urémie,* de l'*acétonémie,* chez les *diabétiques* en imminence de coma.

Dyspnée nerveuse. — *Crises laryngées du tabès, paralysie du nerf récurrent* (anévrisme de l'aorte), *méningite, hystérie.* La dyspnée hystérique est une polypnée (170 respirations à la minute), parfois accompagnée de sensation de boule à la gorge.

TRAITEMENT. Faire asseoir le malade dans son lit, de façon à faciliter le travail respiratoire, et le soutenir dans cette position. (V. DOSSIER-LIT). Mais surtout traiter la cause.

En cas de *dyspnée laryngée :* tubage, trachéotomie. V. DIPHTÉRIE.

Dans la *dyspnée pleuro-pulmonaire* : ponction, saignée, révulsions (ventouses sèches ou scarifiées), enveloppements thoraciques froids.

Chez les *cardiaques* et les *brightiques :* repos, régime lacté, diurétiques, saignées, quebracho en extrait fluide (30 à 50 cg) ou en teinture (1 à 3 g); injection intraveineuse de 3 à 10 cm^3 de solution de novocaïne et syncaïne à 1 p. 100.

Chez les *scléreux :* injection intraveineuse d'octanol. Chez les *névropathes :* psychothérapie.

Dans le type *Cheyne-Stokes,* la morphine, les barbituriques sont contre-indiqués; le camphre, la coramine, la caféine sont souvent inefficaces.

Les inhalations de gaz carbonique à 5 à 10 p. 100 dans l'air atmosphérique régularisent la respiration, mais n'ont qu'un effet transitoire.•

La théophylline en injections intraveineuses (25 cg), intramusculaires et en suppositoires, pendant 8 à 10 jours, donne de bons résultats.

DYSRAPHIE (du gr. *dus,* difficilement, et *raphê,* suture). — Anomalie dans la coalescence ou soudure de deux parties qui doivent normalement fusionner pour former finalement un secteur du corps (arête du nez, apophyses épineuses de la colonne vertébrale).

DYSSYSTOLIE. — Insuffisance cardiaque légère.

DYSTASIE (du gr. *dus,* difficilement, et *stasis,* action de se lever). — Difficulté de la station debout.

Dystasie aréflexique héréditaire (Roussy). — Maladie familiale caractérisée par des troubles de la station debout et de la marche, avec pied creux bilatéral et abolition ou diminution marquée des réflexes tendineux.

DYSTHYROÏDIE. — Trouble du fonctionnement de la glande thyroïde. V. THYROÏDE.

DYSTOCIE (du gr. *dus,* mal, et *tokos,* accouchement). — Accouchement difficile, soit parce que le fœtus ou ses annexes sont trop développés ou mal placés, soit parce que les voies d'expulsion sont trop étroites (bassin rétréci), soit encore parce que l'effort musculaire nécessaire pour cette expulsion s'opère insuffisamment.

DYSTROPHIE (du gr. *dus,* mal, et *trophê,* nourriture). — Trouble de la nutrition, aboutissant à l'atrophie ou à l'hypertrophie d'un groupe plus ou moins important de muscles ou d'organes. V. ATROPHIE.

La syphilis héréditaire s'accompagne souvent de troubles dystrophiques : malformations dentaires (V. DENTS), altérations des organes des sens, des testicules, du système nerveux. V. SYPHILIS.

Dystrophie adiposo-génitale. — V. HYPOPHYSE.

Dystrophie œdémateuse. — V. TROPHŒDÈME.

Dystrophie cutanée. — La peau des personnes exposées aux intempéries (marins, cultivateurs, montagnards) présente sur les parties découvertes, dès l'âge de 25 à 30 ans, des altérations analogues à la peau sénile : atrophie, pigmentation, kératose.

Dystrophies de l'enfance. — Polydystrophie. — Affection rare, décrite par Hürler, chez l'enfant, congénitale, familiale, héréditaire, paraissant transmise suivant le type récessif.

Dystrophie ostéochondrale polyépiphysaire (Polyostéochondrite). — Troubles fonctionnels articulaires apparaissant dès la première enfance, avec altérations importantes des épiphyses.

Type amstelodamensis de Cornelia de Lange. — Dystrophie des mains et des pieds observée chez des enfants débiles.

Pléonostéose. — Dystrophie caractérisée par une ossification surabondante des diaphyses et des épiphyses.

DYSURIE (du gr. *dus,* mal, et *ouron,* urine). — Difficulté d'uriner.

CAUSES et TRAITEMENT. V. BLENNORRAGIE, URÈTRE : *Rétrécissement ;* PROSTATE : *Hypertrophie ;* VESSIE : *Calculs, cystite.*

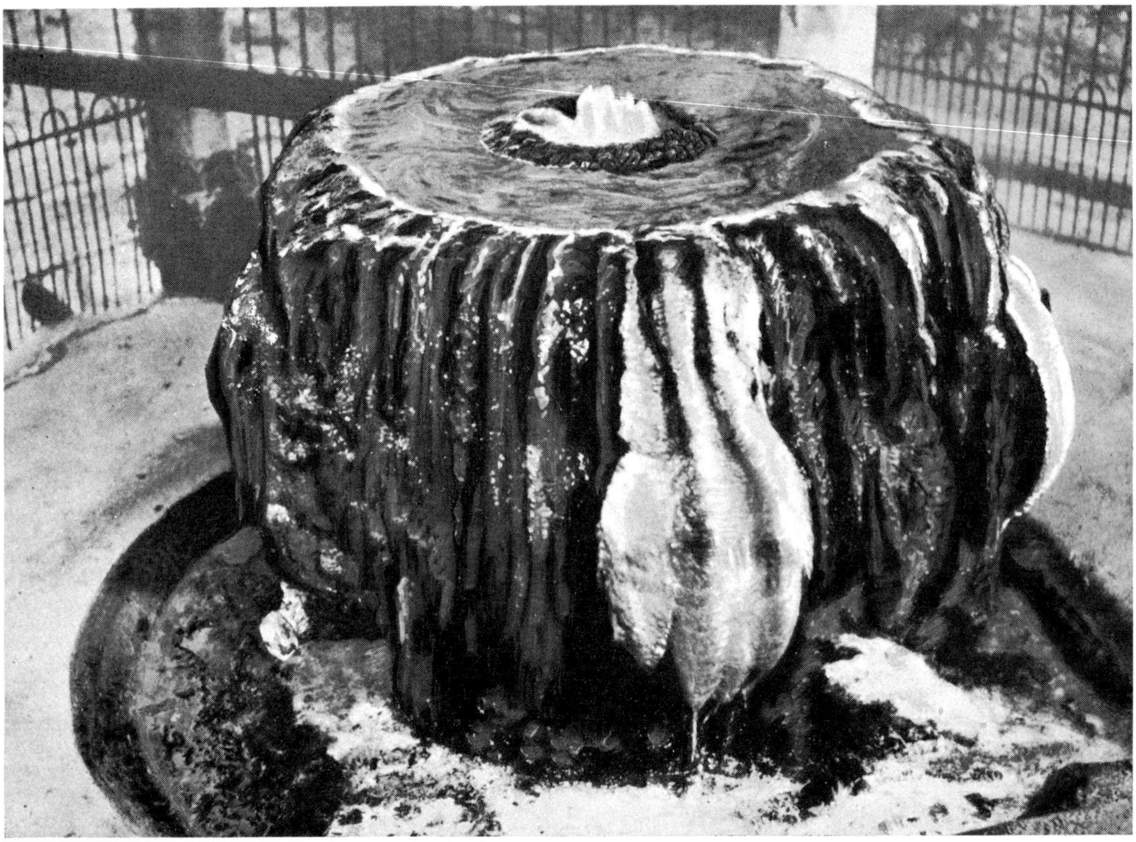

EAU MINÉRALE. La source du Dôme à Vichy. (*Phot. Mougins.*)

E

EAU. — COMPOSITION. L'eau chimiquement pure ou *eau distillée* est créée par l'union de deux volumes d'*hydrogène* avec un volume d'*oxygène*. Cette eau n'a pas un goût agréable et est inapte à répondre aux besoins de notre organisme, auquel elle doit apporter des *sels* indispensables à la nutrition. Les conditions que doit remplir une eau potable (c'est-à-dire bonne à boire) sont les suivantes : être *limpide, transparente,* d'un *goût agréable, aérée, fraîche, sans odeur,* propre à cuire les légumes sans les durcir et mousser avec le savon sans former de grumeaux.

Matières minérales contenues dans l'eau. — L'abondance des *matières minérales,* qui ne doit pas dépasser 5 g par litre, peut être préjudiciable à la santé. L'abondance des sels magnésiens rend l'eau purgative (Châtelguyon, Montmirail) ; elle doit contenir peu de chlorure (pas plus de 4 cg), car elle aurait un goût salé désagréable et ce sel pourrait provenir d'infiltrations d'urine ; pas plus de 15 cg de sulfate de calcium, sinon elle devient séléniteuse, ni de carbone de chaux, qui la rend calcaire.

L'eau chargée de sels calcaires et magnésiens (*eau dure*) est peu propre aux usages domestiques ; elle cuit mal les aliments ; elle sature les acides gras des savons et rend difficile le lavage du linge ; elle incruste les tuyaux des chaudières et devient impropre à certaines industries (bière, soie artificielle).

La dureté de l'eau s'apprécie par l'hydrotimétrie. Au-delà de 30 degrés hydrotimétriques, l'eau doit être *corrigée.*

Pour enlever la dureté aux eaux séléniteuses, on y ajoute du carbonate de soude, qui se décompose avec formation de carbonate de chaux et de sulfate de soude, lesquels se déposent au fond ; ou encore, on place dans la marmite qui les contient un nouet de cendres de bois.

Aux eaux dures s'opposent les *eaux douces,* c'est-à-dire les eaux très pauvres en chaux (degré hydrotimétrique inférieur à 7°) et souvent très riches en CO_2 libre et en oxygène, à pH acide. Ces eaux acides ou *agressives* proviennent des terrains primaires ou alluvions, de roches toutes pauvres en sels alcalino-terreux, et riches en silicates (grès, granites, granulites), comme en Bretagne, dans le Massif central, dans les Vosges. Elles attaquent les tuyaux de plomb, les conduites métalliques, les tubes de puits artésiens, les chaudières et aussi les aqueducs en maçonnerie ainsi que les tuyaux en ciment.

Infestations dues à l'eau. — Les eaux renferment souvent des œufs et des larves de *parasites* divers pouvant infester l'homme, tels les œufs d'helminthes (ténias, bothriocéphales, ascaris, oxyures, ankylostomes, trichocéphales, filaires, douves) [*fig.* 564, 565].

La plus grande partie de ces microbes sont des saprophytes qui, normalement, ne sont nuisibles qu'en amenant la putréfaction des substances avec lesquelles ils sont mis en contact, mais qui peuvent, sous l'action de causes inconnues, prendre de la virulence. Il est possible, en tout cas, qu'en affaiblissant l'individu, ils le prédisposent à l'action des microbes pathogènes. Les principaux, trouvés dans l'eau, sont les microbes de la fièvre typhoïde, du choléra, de la dysenterie, et peut-être de la tuberculose.

Quelle est la durée de la vie des microbes dans l'eau? Elle dépend : 1° de l'abondance de la matière organique qui doit les nourrir ; 2° de leur nombre (la concurrence vitale en détruit un grand nombre) ; 3° de la température ; 4° de la quantité d'oxygène favorable aux aérobies, et de celle de l'acide carbonique, qui leur est défavorable.

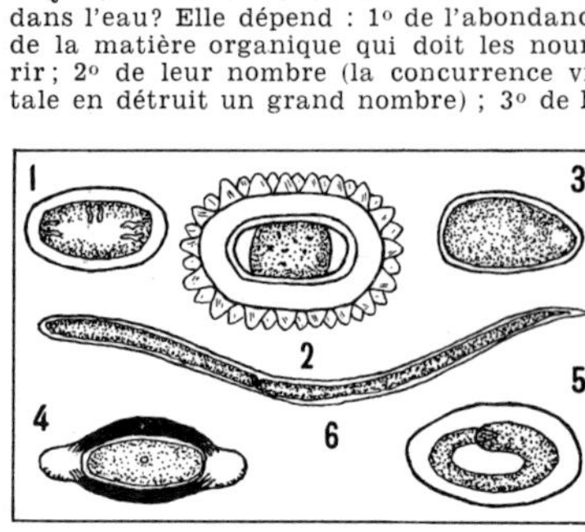

FIG. 564. — Grands parasites de l'eau.
1. Œuf de ténia ; 2. De lombric ; 3. D'oxyure ; 4. De trichocéphale ; 5. D'anguillule ; 6. Larve d'anguillule.

La survie des bacilles de la fièvre typhoïde, du choléra et du charbon est, suivant les auteurs, de quelques jours à 2 et 3 mois. On en a trouvé, du reste, dans les eaux pures, où ils paraissaient avoir perdu leur virulence.

Si une partie des microbes contenus dans la glace y périt assez rapidement, les pathogènes offrent une résistance très grande. Ainsi, on en a trouvé jusqu'à 25 000 par cm^3

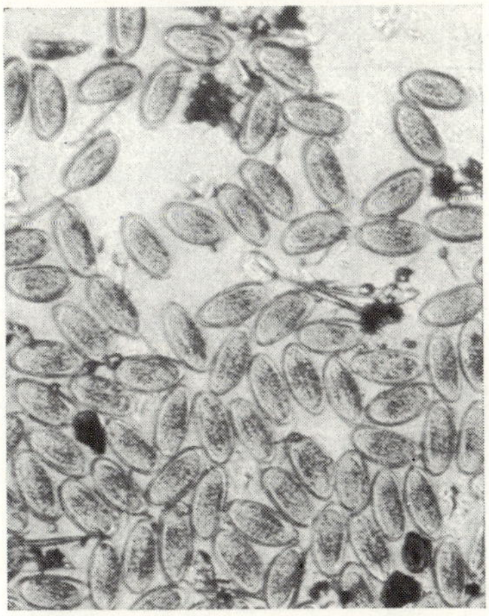

FIG. 565. — Œufs d'oxyures.
(*Phot. Institut Pasteur.*)

dans la glace des lacs du bois de Vincennes! On doit donc s'assurer que la glace ajoutée à la boisson provient d'eau de source.

Intoxications dues à l'eau. — L'eau peut renfermer des substances toxiques,

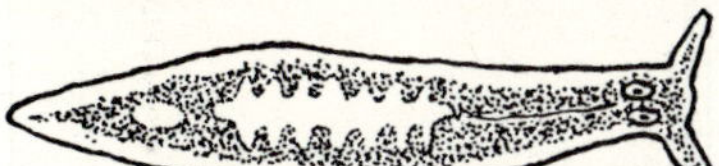

FIG. 566. — Planaria Alpina Dana.

quand elle est polluée par des résidus industriels comme l'acide arsénieux.

L'eau distribuée par des tuyaux de plomb peut déterminer une intoxication saturnine. Ces intoxications sont devenues plus

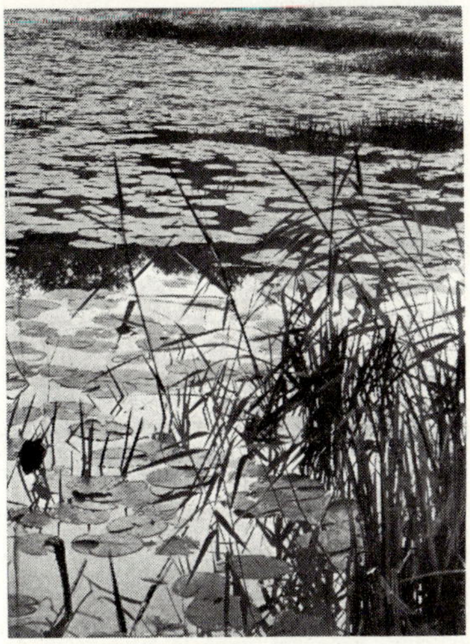

FIG. 567. — Roseaux et nénuphars envahissent les eaux médiocres.
(*Phot. Vincent.*)

fréquentes (Bretagne, Anjou, Vendée, Limousin, Vosges, Massif central) depuis la multiplication des pompes des puits et l'extension des canalisations d'eau potable. Une eau contenant moins de 1 mg de sels de plomb par litre est déjà toxique et ne convient pas aux besoins culinaires. Or, certaines en renferment 3 à 5 mg par litre.

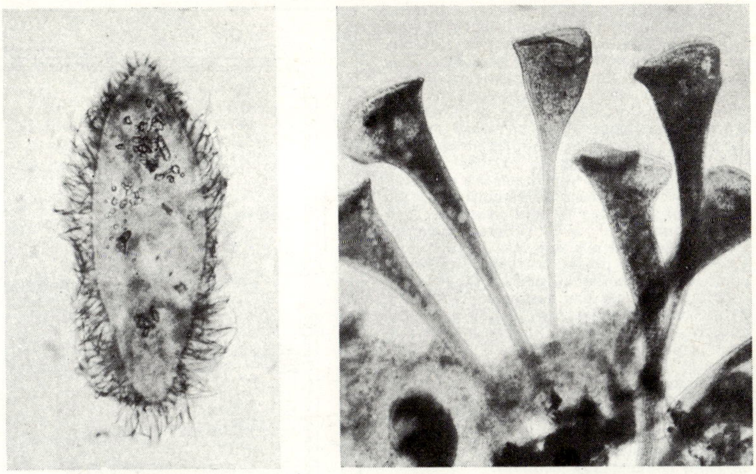

FIG. 568. — Types d'infusoires, hôtes des eaux mauvaises.
(*Cl. Fauré-Frémiet.*)

Influence de l'eau sur la santé. — L'eau joue un rôle capital dans la santé de l'homme; une eau impure peut transmettre diverses maladies : la fièvre typhoïde et paratyphoïde, le choléra, la dysenterie, la spirochétose ictéro-hémorragique, la poliomyélite antérieure aiguë, diverses infections gastro-intestinales.

Certaines eaux, comme celles de la Maurienne, sont goitrigènes. On a vu des goitres de vacances apparus rapidement chez des touristes venus en villégiature dans ces régions et disparaissant ensuite quand ils rentrent chez eux.

Indications données par les plantes et les animaux. —Le fait, pour une eau ayant les qualités déjà énumérées, d'être très courante, de contenir du cresson, des épis d'eau, et des poissons est une *probabilité* d'être potable, car elle a chance d'être rapidement débarrassée des subtances nuisibles; mais ce n'est pas une certitude, car cresson et poissons s'accommodent facilement du voisinage des microbes pathogènes. On a soutenu également que la présence dans une eau du ver *Planaria Alpina Dana* (*fig.* 566) serait le plus simple, le plus sûr et le plus rapide moyen de reconnaître la pureté d'une eau, ce ver ne pouvant vivre dans les eaux malsaines.

Dans les eaux médiocres, on voit encore des ciguës, des joncs, des menthes, des patiences, des roseaux, des nénuphars (*fig.* 567), des salicaires et, comme animaux, des grenouilles et des mollusques; enfin, dans les eaux mauvaises se trouvent seulement des algues et des infusoires (*fig.* 568).

Quelle eau doit-on boire et comment? — *En promenade*, il est prudent de ne boire qu'une eau remplissant les conditions indiquées précédemment. On en absorbera

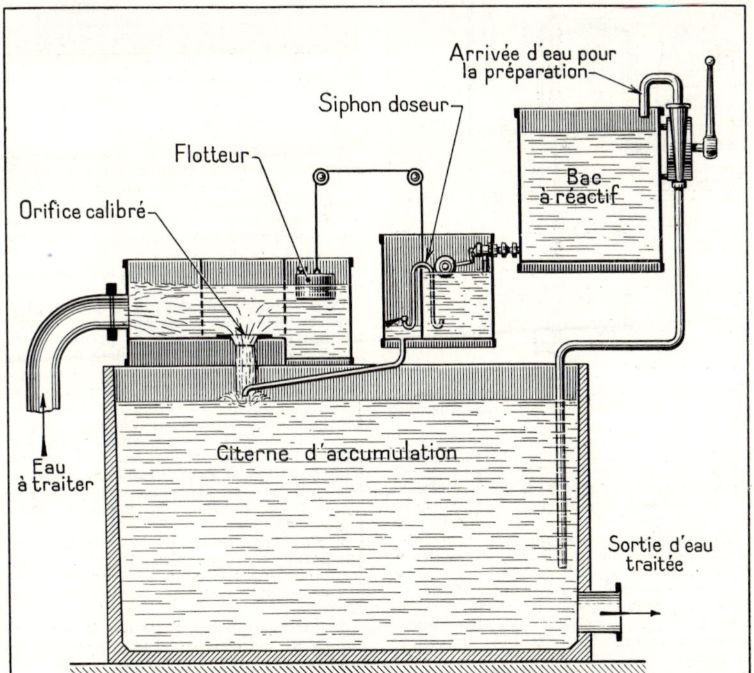

FIG. 569. — Schéma d'une installation de javellisation d'eau s'écoulant à l'air libre.
(*Doc. A. C. F. I.*)

d'autant moins qu'on est moins assuré de sa pureté, la quantité de microbes étant un facteur important de l'infection. En tout cas, on ne devra jamais boire l'eau des rivières ou mares, où ne vit aucun poisson, et dans laquelle les algues sont petites, blanches et décolorées. Ne pas oublier, d'autre part, que le laurier-rose empoisonne les cours d'eau auprès desquels il croît. L'eau des marais et des régions *incultes* contient en abondance des matières organiques ; celle des rizières cultivées, tout au moins lorsqu'elles sont éloignées des habitations, n'est pas en général malsaine, bien que souvent elle soit vaseuse. Elle doit être cependant passée à travers un linge, pour éviter d'avaler de petites sangsues.

Lorsqu'on n'est pas assuré de la qualité d'une eau, le mieux est de ne la boire qu'après l'avoir fait bouillir, en y ajoutant pour la parfumer une pincée de thé.

L'eau, même très fraîche, ne fait pas de mal lorsqu'on la boit *lentement*, à petites gorgées et en petite quantité; dans le cas contraire, elle peut produire des congestions pulmonaire ou cérébrale (v. plus loin, dans cet article, *Eau froide*, et pour l'effet de l'eau chaude, *Eau chaude*).

Purification des eaux contaminées. — ***1. Javellisation.*** — On utilise des comprimés formés de 15 mg d'hypochlorite de calcium et de 8 cg de chlorure de sodium pur : cette dose est suffisante pour épurer un litre d'eau.

Ces comprimés donnent 3 mg de chlore actif. Le chlorure de sodium favorise la diffusion et la dissolution du chlore actif, dont les trois quarts sont dissous en 10 minutes et la totalité en 20 minutes.

Les matières organiques sont détruites ainsi que les bacilles pathogènes en 10 à 15 minutes.

L'eau peut être bue après 15 à 20 minutes ; elle n'a aucun goût appréciable.

Pratiquement, dans un ménage, on additionnera l'eau à stériliser de deux gouttes d'eau de Javel par litre : on laissera au contact au moins une demi-heure et on ajoutera par litre d'eau un verre à liqueur ou une cuillerée à soupe de vin, qui absorbe le chlore libre.

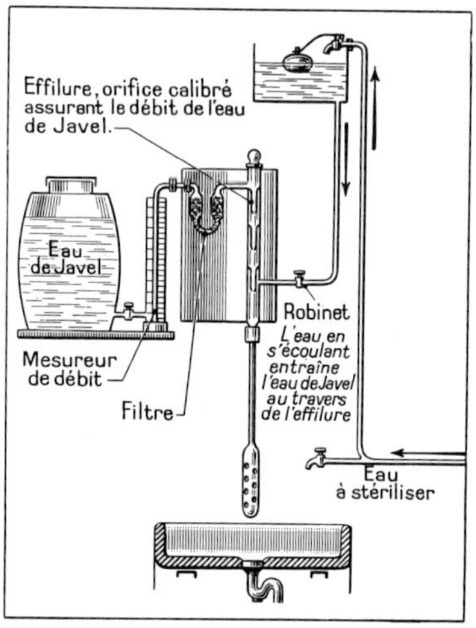

FIG. 570. — Schéma d'une installation domestique individuelle de verdunisation de l'eau.
(*Doc. Ets Buron.*)

La javellisation s'applique à toutes les eaux, même aux eaux troubles et aux eaux résiduaires.

Verdunisation. — Ce procédé, créé en 1916, à Verdun, par Ph. Bunau-Varilla, consiste dans l'addition de très faibles doses de chlore (1 décimilligr. par litre) combinées avec une dispersion immédiate du réactif. On peut utiliser aussi le chlore gazeux. La verdunisation ne convient cependant qu'aux eaux parfaitement limpides (*fig.* 570, 571).

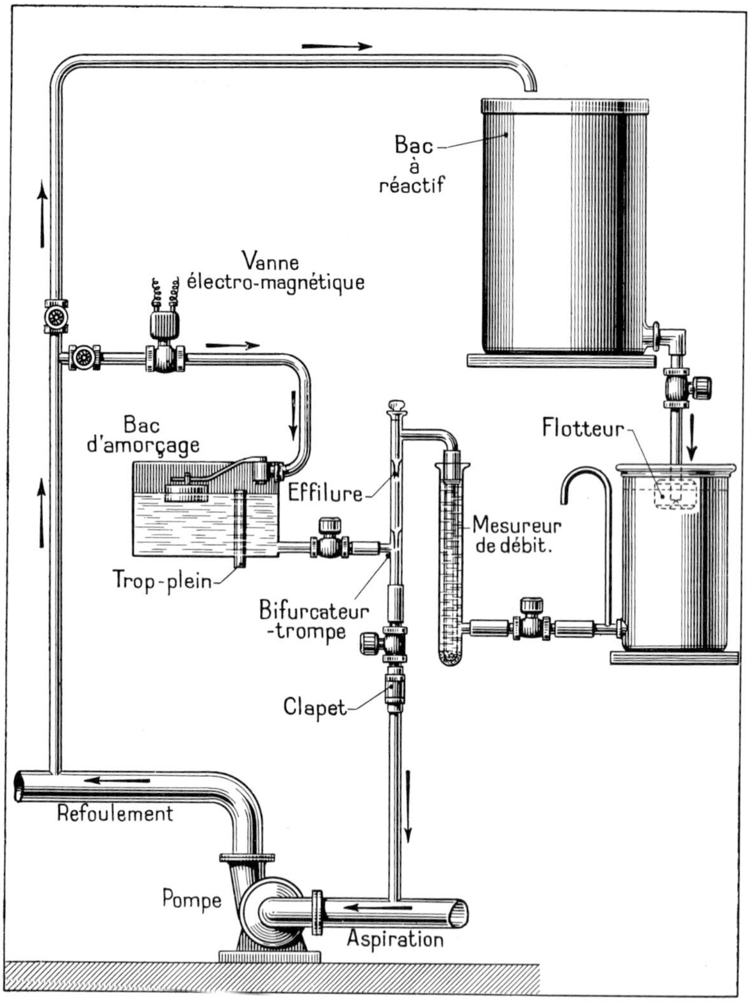

FIG. 571. — Schéma d'une installation de verdunisation d'eau débitée par une pompe.
(*Doc. A. C. F. I.*)

2. Procédé à l'iode. — Trois sortes de comprimés sont nécessaires pour la purification de 10 litres d'eau : comprimé *bleu :* iodure de potassium, 1 g, iodate de soude, 0,156 ; comprimé *rouge :* acide tartrique, 1 g ; comprimé *blanc :* hyposulfite de soude cristallisé, 1g,16.

L'agent stérilisateur est l'iode à l'état naissant.

Pour l'emploi, on met un comprimé bleu dans un peu d'eau et on ajoute un comprimé rouge qui décompose le premier, d'où dégagement d'iode. On complète le volume de l'eau à 10 litres et on laisse en contact un quart d'heure environ. Au bout de ce temps, on ajoute un comprimé blanc qui décolore l'eau jaunie par l'iode.

3. Ozonisation. — L'ozone est un bon stérilisateur des eaux potables à la dose de 6 mg par litre, à la condition que son action soit suffisamment prolongée et que l'eau ne soit pas trop riche en matières organiques (*fig.* 572).

4. Rayons ultraviolets. — Ceux-ci ont une action microbicide considérable sur des eaux incolores et limpides ; ils sont fournis par des lampes électriques en quartz à gaz raréfiés.

5. Purification des puits par le permanganate de potasse. — Le permanganate de potasse, à la dose de 5 à 10 cg par litre, non seulement détruit toutes les matières organiques de l'eau en les oxydant, mais encore stérilise sûrement l'eau. Il est nécessaire, pour que son effet soit entier, que la coloration rose de l'eau ait persisté au moins une demi-heure. Il se forme à la longue un composé brunâtre qui est un oxyde de manganèse tout à fait inoffensif, et qu'il est facile d'entraîner en mêlant à l'eau un mélange de charbon de boulanger pilé et de sable.

Technique à suivre pour stériliser un puits. — Déterminer le niveau de l'eau du puits, au moyen d'une ficelle tendue par un poids. Connaissant le diamètre du puits, on en déduit le volume d'eau à désinfecter. On projette alors, en se servant d'une bouteille graduée, la solution commune de permanganate à 1 p. 100, en employant 1 litre de solution pour un hectolitre d'eau du puits.

Quand, au bout d'une demi-heure, un échantillon prélevé par une bouteille indique que l'eau conserve la couleur lie de vin, on projette dans le puits, par poignées, le contenu d'un petit sac renfermant du charbon pilé et du sable fin stérilisé par grillage, mélangés dans la proportion de 1/4 de braise pour 3/4 de sable.

Au bout de 3 à 4 jours, la désinfection est assurée et le charbon déposé.

On peut ensuite épuiser le puits, pour faire disparaître toute trace de l'antiseptique. La nouvelle eau est complètement stérilisée, à la condition, bien entendu, que l'infection du puits ait été causée par des déjections venant du dehors et que ce ne soit pas la nappe liquide souterraine qui soit contaminée.

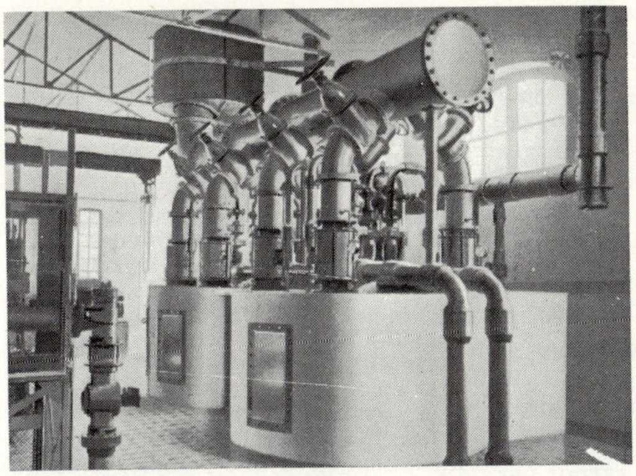

FIG. 572. — Usine de stérilisation de l'eau par l'ozone, sur la Riviera.

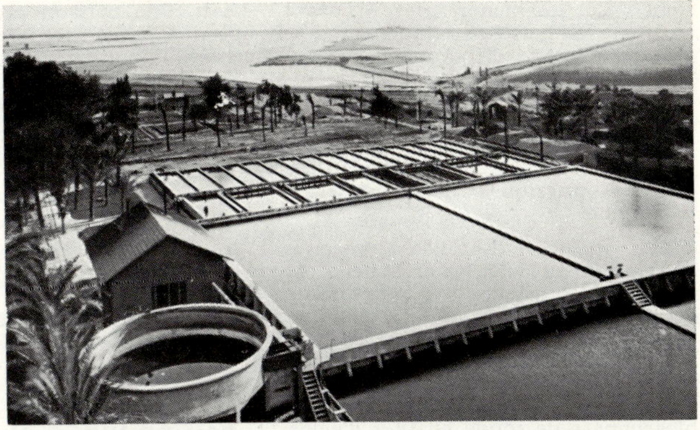

FIG. 573. — Vue générale des bassins filtrants d'eau douce à Port Saïd. (*Phot. J. Boyer.*)

Il convient de dire que, même s'il reste une petite quantité de permanganate dans l'eau, cela n'a pas grande importance, car, à Port Saïd, l'eau livrée à la consommation a été additionnée de 3 g de permanganate de potasse par tonne et simplement filtrée (*fig.* 573). V. FILTRE, STÉRILISATION.

Eau albumineuse. — V. ALBUMINE.

Eau alcaline. — V. EAUX MINÉRALES.

Eau alumineuse. — Contient 10 g de sulfate d'aluminium par litre.

Eau angélique. — Purgatif agréable à base de crème de tartre, de manne, de citron et d'orange.

Eau bénite de La Charité. — Purgatif, formé de 30 cg de tartrate de potasse et d'antimoine, dans 250 g d'eau, employé en deux doses, dans la colique de plomb.

Eau blanche. — V. PLOMB : *Acétate neutre de plomb.*

Eau boriquée. — V. BORIQUE.

Eau de Botot. — Dentifrice qui est un alcoolé composé de :

Badiane	1 g
Girofle	1 g
Cannelle	1 g
Essence de menthe	0 g 5
Alcool à 80°	175 g

Eau bouillie. — L'ébullition détruit les microbes, mais non les spores, qui ne meurent que vers 120° et qui peuvent évoluer après 24 heures et produire des microbes : d'où la nécessité de ne se servir de l'eau bouillie que pour la consommation *immédiate.*

Eau camphrée. — Contient 2 g de camphre par litre.

Eau céleste. — Collyre bleu, contenant de l'ammoniaque et du sulfate de cuivre. Elle est très énergique comme excitant et résolutif; on y ajoute d'ordinaire de l'eau distillée.

Eau chalybée. — Synonyme d'*eau ferrée* (v. ces mots).

Eau chaude (50° à 55°). — A cette température, l'eau active la circulation, favorise les échanges cellulaires, débarrasse les organes de leurs déchets, favorise le passage des globules blancs à travers les capillaires et, par suite, la phagocytose; elle a un rôle hémostatique.

1° A l'*intérieur,* l'eau chaude est employée en boisson comme *calmant* et *digestif* dans les maladies d'*estomac* (v. ce mot) ; en lavement ou en injection comme *antihémorragique* dans les hémorragies quelconques où elle agit soit par action directe, soit par action indirecte; en lavement, aussi comme *calmant* et *décongestif* dans les cystites, les métrites, les prostatites, les rétentions d'urine, les hémorroïdes, le liquide s'accumulant alors dans l'ampoule rectale, c'est-à-dire au voisinage des organes malades. V. LAVEMENTS.

2° A l'*extérieur,* on l'emploie comme *calmant,* sous forme de compresses, appliquées sur la région douloureuse dans la sciatique, ou enfermée dans un récipient clos (boule de grès ou de métal, ou sac en caoutchouc), contre les douleurs d'estomac, des règles et de l'intestin.

On l'utilise : 1° aidée du savon, pour aseptiser les mains des chirurgiens et des gardes-malades, et la peau de l'individu à opérer; 2° *pure,* sous forme d'un jet assez puissant, pour laver les anfractuosités d'une plaie accidentelle ou opératoire; 3° pour immerger l'articulation, siège d'une entorse; 4° sous cette forme ou sous celle de compresses de tarlatane, pliées en plusieurs épaisseurs, et qu'on retrempe dans l'eau chaude à mesure qu'elles se refroidissent, contre les phlegmons, les érysipèles, les panaris, les lymphangites, les laryngites, et notamment la forme striduleuse : dans toutes ces maladies, la résolution peut intervenir et, en tout cas, la suppuration sera plus limitée.

Elle est contre-indiquée pour les furoncles et les anthrax, parce qu'elle détrempe l'épiderme et favorise la pénétration et la repullulation des germes pathogènes.

Eau de chaux. — Contient 1g,45 d'hydroxyde de calcium par litre. Antiacide, antidiarrhéique, antiseptique, 50 à 100 g, soit seule, soit coupée avec du lait.

Eau chloroformée. — V. CHLOROFORME.

Eau de clous. — V. *Eau ferrée.*

Eau de Cologne. — Essence de cannelle, 1 g, essence de lavande, de fleurs d'oranger, de romarin, 2 g de chaque; essence de citron, de cédrat et de bergamote, 4 g de chaque; alcool à 90°, 180 g; alcoolat de mélisse et de romarin, 50 g de chaque. On mêle, on laisse en contact 8 jours, puis on distille.

Eau croupie ou marécageuse. — Etat du liquide des pièces d'eau sans écoulement (v. MARES) ; ce liquide contient en abondance des matières organiques en décomposition. Si on est obligé d'en boire, il convient de le laisser déposer et de faire bouillir la partie décantée.

Eau crue. — Eau contenant un excès de carbonate de chaux ou de magnésie ou de sulfate de chaux. Elle est lourde et dure.

Eau de Dalibour. — V. DALIBOUR.

Eau dentifrice. — V. DENTIFRICES.

Eau distillée. — La distillation prive l'eau de tous ses principes minéraux qui ont une utilité pour l'alimentation; elle n'est donc pas une eau de boisson, et perd, du reste, son bon goût. Les marins, qui emploient l'eau de mer distillée, doivent ajouter à l'eau ainsi obtenue, afin de rapprocher sa composition de celle de l'eau ordinaire, pour chaque quantité de 1 000 litres, le mélange suivant :

Chlorure de sodium	4 g 8
Sulfate de soude	3 g 4
Bicarbonate de chaux	48 g
Bicarbonate de soude	14 g

On appelle *eau distillée* ou *hydrolat,* en pharmacie, une eau chargée par la distillation des principes volatils des plantes. C'est ainsi qu'on prépare des eaux distillées d'amandes amères, de badiane, de cannelle, de citron, de fleur d'oranger, de laitue, de laurier-cerise, de menthe, de tilleul. (V. ces plantes.)

Ces hydrolats s'altèrent rapidement; il se produit peu à peu dans leur sein une masse floconneuse blanchâtre formée par des végétaux microscopiques.

Eau divine. — Solution de pierre divine. V. CUIVRE.

Eau dure. — V. *Eau crue.*

Eau ferrée. — A base de bitartrate de potasse, carbonate de soude, chlorure de sodium et sulfate ferreux pur.

Eau forte. — V. AZOTIQUE.

Eau froide. — Un verre d'eau froide pris au réveil donne l'effet d'un laxatif chez beaucoup d'individus; pris une heure avant les repas, il ouvre l'appétit. L'eau fraîche au cours du repas active les mouvements de l'estomac et a, par suite, une action digestive. Lorsqu'elle est très froide et même glacée, l'eau arrête les vomissements et les hémorragies. Si, étant en sueur, on boit très rapidement une grande quantité d'eau, on s'expose à une congestion pulmonaire ou cérébrale, ou tout au moins à des coliques. Il importe, si l'on a commis cette imprudence, de ne pas rester en place, mais, au contraire, de réagir par des exercices physiques, notamment par la marche.

Eau gazeuse. — L'*eau gazeuse simple* ou eau de Seltz artificielle est chargée de plusieurs fois son volume d'anhydride carbonique sous une pression de 7 atmosphères. Dans des bouteilles gazogènes, on fabrique instantanément l'eau gazeuse en plaçant dans le récipient inférieur 21 g de bicarbonate de soude et 18 g d'acide tartrique, ou 30 g de bisulfate de potasse et 30 g de bicarbonate de soude. La décomposition qui s'opère aussitôt donne 5 volumes d'acide carbonique.

Eau de gomme. — Contient 20 g de gomme arabique par litre.

Eau de goudron. — Contient 5 g de goudron végétal purifié par litre.

Eau de Goulard ou Eau blanche. — Contient 20 g de sous-acétate de plomb liquide pour 1 litre d'eau de rivière.

Eau de gruau. — V. AVOINE.

Eau hémostatique. — V. HÉMOSTATIQUE.

Eau d'Hunyadi-Janos. — Eau saline purgative, composée de sulfate de sodium et de magnésium en dissolution dans l'eau.

Eau de Javel. — Hypochlorite de potasse liquide. On l'emploie comme désinfectant, à la dose de 20 g pour 1 litre, additionnée de 30 g de savon mou de potasse. — Pour empoisonnement, V. CAUSTIQUES.

Eau de Léchelle. — Eau hémostatique faite avec des plantes astringentes : feuilles de noyer, chiendent bénit, aigremoine, ronce, menthe, romarin, thym, eupatoire, millepertuis, calament, basilic, sauge; fleurs de rose, soucis et arnica; écorce de chêne, de grenade; racines de ratanhia, gentiane et garance; bourgeons de peuplier et de sapin.

Eau lourde. — Composé, de formule D_2O, formé d'oxygène et d'hydrogène lourd, et analogue à l'eau. V. DEUTÉRIUM.

L'eau ordinaire contient de très petites quantités d'eau lourde. Celle-ci étant moins vite décomposée par le courant électrique, le chimiste américain Urey a pu l'extraire en 1932 des résidus de l'électrolyse d'une solution de soude. L'eau lourde a pour densité 1,1, se congèle à 3°8, bout à 101°. Sa décomposition par le sodium à froid ou le fer au rouge donne le *deutérium,* d'où l'on peut passer à de nombreux dérivés.

Eau de mer. — V. MER.

Eau minérale. —V. EAUX MINÉRALES.

Eau Pagliari. — Contient 250 g de benjoin, 500 g d'alun de potasse pour 5 litres d'eau. Action hémostatique.

Eau panée. — Décocté obtenu avec 60 g de pain de froment pour 1 litre d'eau. Une boisson plus agréable est obtenue avec la croûte de pain grillée.

Eau phéniquée. — Contient 50 g d'acide phénique pour 1 litre d'eau ordinaire. Désinfectant.

Eau de Rabel. — V. SULFURIQUE.

Eau de riz. — V. RIZ.

Eau de rose. — V. ROSE.

Eau sédative. — V. SÉDATIF.

Eau de Seltz. — V. *Eau gazeuse.*

Eau de soude ou Sodawater. — V. SODA-WATER.

Eau sulfureuse. — V. EAUX MINÉRALES.

EAU-DE-VIE. — Alcool extrait par distillation des moûts fermentés; la distillation se fait d'une façon incomplète sans rectification. L'eau-de-vie est le produit brut de cette distillation; elle contient l'alcool et le *flegme* (substances volatiles qui donnent le goût).

Les principales eaux-de-vie sont le rhum, le tafia, le cognac, l'armagnac, l'eau-de-vie de marc, de fruits, le kirsch, le gin, le whisky, le marasquin.

Ces eaux de vie titrent de 30° à 60°.

L'eau-de-vie n'est pas une substance alimentaire faisant partie du régime normal : elle ne doit être prise qu'à très petites doses. La variété la plus dangereuse est celle qui provient d'alcools industriels souvent mal rectifiés, c'est-à-dire mal débarrassés des alcools supérieurs, particulièrement nuisibles (alcools de grains, de mélasses, de betteraves).

EAU-DE-VIE ALLEMANDE. — Purgatif drastique, composé de jalap, 8 g; turbith, 1 g; scammonée d'Alep, 2 g; alcool à 60°, 90 g. La dose, pour les adultes, est d'une cuillerée à soupe. On la prend dans de l'eau sucrée ou dans du sirop de nerprun.

EAU-DE-VIE CAMPHRÉE. — V. CAMPHRE.

EAU OXYGÉNÉE. — Liquide obtenu par l'action des acides sur le bioxyde de baryum.

L'*eau oxygénée anhydre* et pure est un liquide sirupeux, incolore, pouvant dégager 475 fois son volume d'oxygène.

L'*eau oxygénée officinale* est un soluté d'eau oxygénée à 10, 12 ou 20 volumes contenant 3 p. 100 en poids de peroxyde d'hydrogène H_2O_2 et pouvant dégager 10 fois son volume d'oxygène gazeux. C'est un liquide incolore, de saveur métallique et piquante, de réaction nettement acide. L'eau oxygénée est facilement décomposée au contact de poudre de charbon, de peroxyde de fer, de manganèse; certains corps, comme le fer, le borate de soude, l'acide chromique, l'altèrent en s'oxydant; d'autres, comme les permanganates, le bioxyde de plomb, l'ozone, décomposent l'eau oxygénée en perdant eux-mêmes leur oxygène.

ACTION. L'eau oxygénée est une source d'oxygène naissant; elle agit comme décolorant, désinfectant, désodorisant et antiseptique. Comme elle coagule le sang, elle est également hémostatique.

INDICATIONS. *A l'intérieur.* — Employée comme *antiseptique intestinal, antiémétique* dans les vomissements nerveux et ceux de la grossesse, dans les gastro-entérites des nourrissons : 1 à 3 cuillerées à soupe dans de l'eau de Vichy.

A l'extérieur. — *Hémostatique* contre les hémorragies en nappe, épistaxis, hémorragies dentaires. *Antiseptique,* dans le pansement des plaies, des ulcères variqueux, en lavages de la gorge, dans les stomatites, les gangrènes, en injections vaginales, en lavements dans la dysenterie, le cancer du rectum.

Une eau trop acide peut déterminer une irritation douloureuse de la plaie; il faut, dans ce cas, la neutraliser immédiatement avant l'emploi avec du borate de soude.

Utilisée aussi pour le blanchiment des dents, pour blanchir les éphélides, atténuer les poils superflus, blondir les cheveux.

EAUX-BONNES (Basses-Pyrénées). — Ville d'eaux sulfurées sodiques et calciques (0,58), d'une température de 12° à 32°, à gaz rares, radio-actives.

INDICATIONS. Débilité des voies respiratoires supérieures, bronchite chronique, emphysème, asthme.

CONTRE-INDICATION. Tuberculose pulmonaire.

CURE. Boisson, hydrothérapie, pulvérisations, humages.

EAUX-CHAUDES (Basses-Pyrénées). — Station d'eaux sulfurées sodiques et calciques (0,31), d'une température de 10° à 32°.

INDICATIONS. Affections gynécologiques douloureuses, prostatites, rhumatismes, goutte, neuro-arthritisme, maladies des voies respiratoires supérieures.

CONTRE-INDICATIONS. Diabète, mal de Bright, maladies de cœur, métrites avec hémorragies, maladies aiguës et cachexies.

CURE. Boisson, bains, douches, irrigations vaginales, gargarismes, pulvérisations, douches filiformes.

EAUX MÈRES — Liquide épais, sirupeux, d'une saveur très salée, résultant de l'évaporation des eaux salées. Les eaux mères de Salins contiennent surtout du chlorure de sodium, celles de Salies-de-Béarn du chlorure et du bromure de magnésium.

On emploie les eaux mères avec de l'eau naturelle ou chlorurée, dans la proportion de 1 à 3 litres pour les bains d'enfants, de 3 à 10 litres pour les grands bains, dans le lymphatisme et la scrofule (ganglions).

Les *sels d'eaux mères* sont fabriqués par l'évaporation des eaux mères, afin de faciliter le transport. Le « bain de Sierck » et les sels de Salies-de-Béarn sont les plus employés.

EAUX MINÉRALES. — Eaux possédant une quantité de matières minérales ou une température telles qu'elles peuvent être employées comme moyen thérapeutique dans les maladies, soit pour modifier l'état constitutionnel des individus et, par suite, servir de traitement préventif, soit pour modifier l'état des organes et mettre un terme à des troubles aigus ou le plus souvent chroniques.

Les eaux minérales froides proviennent ordinairement de l'infiltration à travers les failles terrestres des eaux météoriques et marines, ces eaux se chargeant ensuite dans leur trajet souterrain de matériaux

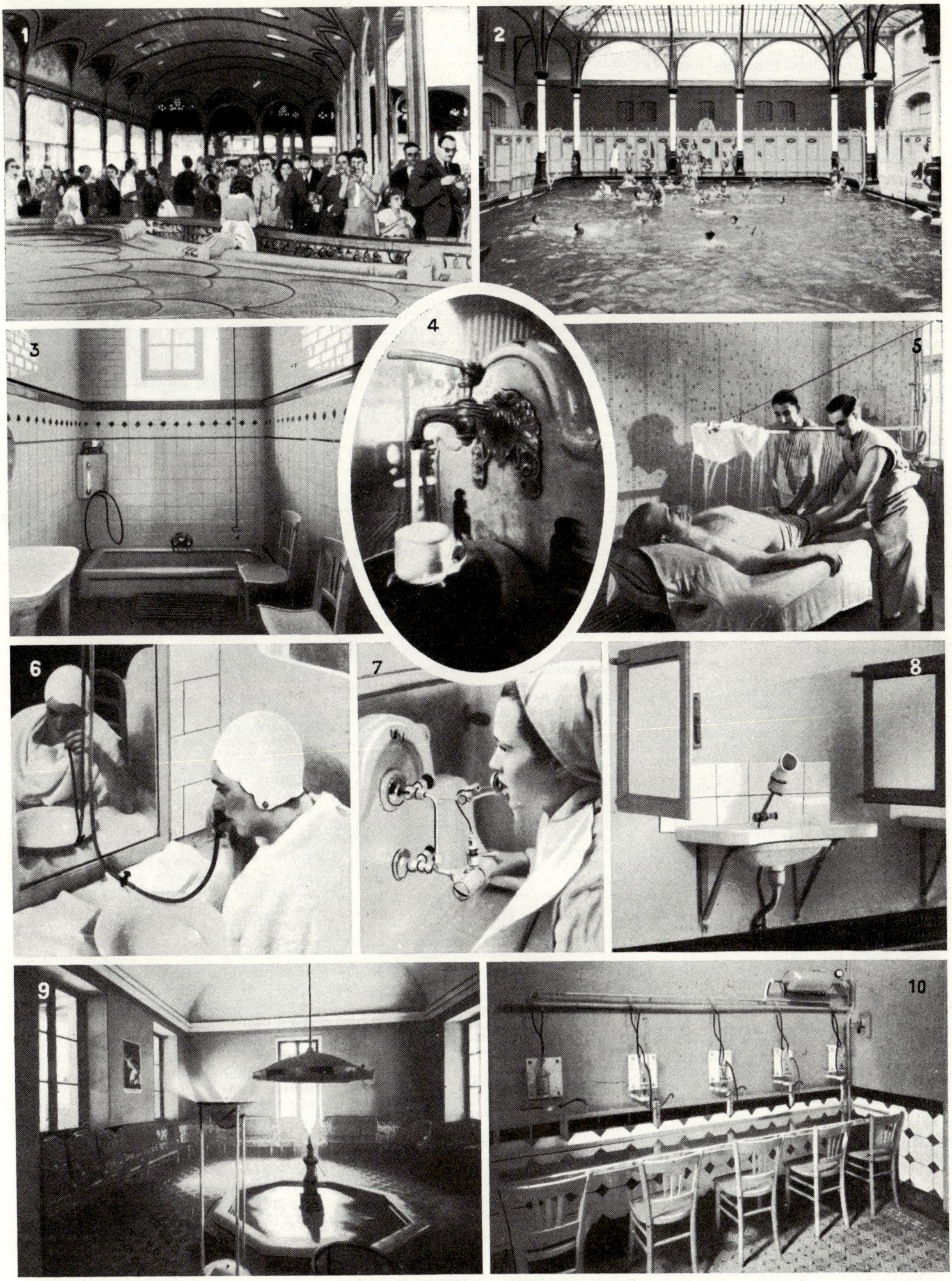

Variétés d'utilisation des eaux minérales.

1. Cure de boisson à la source Chomel, à Vichy; 2. La grande piscine thermale de Bagnères-de-Bigorre; 3. Cabine individuelle de bain entier du Couloubret à Ax-les-Thermes; 4. Le griffon de la source des Célestins à Vichy; 5. Douche-massage à Vichy; 6. Inhalations de gaz des eaux de Vichy; 7. Pulvérisation de la gorge, à La Bourboule; 8. Appareil de humage, à Amélie-les-Bains; 9. Salle d'inhalation et de nébulisation de Marlioz, Aix-les-Bains; 10. Salle d'aérosols d'eau sulfureuse de Marlioz, Aix-les-Bains.

(*Phot. Jasz* [1, 5], *Alix* [2], *Axéenne* [3], *Mougins* [4, 6], *S. T. A.* [7].)

salins et de gaz. Mais les eaux thermales de composition et de température constantes viennent, au contraire, des profondeurs de la terre, du voisinage même du noyau de notre monde. Elles sont groupées par régions et sortent d'anciens cratères de volcans ou de fissures provoquées par la venue au jour de roches éruptives.

Toutes les substances qui s'exhalent du griffon des eaux minérales sont également les éléments caractéristiques d'émissions d'origine ignée et existent dans les fumerolles, à savoir : le fer, le cuivre, les phosphates, l'acide borique (eaux salées de Balaruc et de Bourbonne), l'arsenic, les chlorures, la silice, des traces d'iode (eaux de La Bourboule), le brome (eaux de Bourbon-l'Archambault), les sulfures, associés aux chlorures (eaux d'Allevard), le soufre, l'azote, l'ammoniaque, le phosphore (Barèges, Eaux-Bonnes, Luchon, Cauterets).

La proportion des substances varie considérablement, bien que quelques mètres seulement séparent deux sources. Ainsi, la base de toutes les sources d'Auvergne est fournie par des sels alcalins, mais l'une en contient, comme Vals, jusqu'à 7 g, alors que d'autres sources n'en renferment que quelques cg. A ce principe uniforme viennent s'ajouter un ou plusieurs autres sels qui donnent, suivant la dose, sa caractéristique à chaque station : ici, c'est l'arsenic (La Bourboule) ; là, le fer (Renlaigue, Neyrac) ; autre part, la lithine ou l'abondance extrême du gaz carbonique. L'alcalinité peut provenir, du reste, du bicarbonate de soude seul (eaux alcalines pures) ou associé au bicarbonate de chaux (eaux alcalines mixtes), au chlorure de sodium (eaux alcalines chlorurées) ou au sulfate de soude (eaux alcalines sulfatées).

L'eau elle-même, qui transporte ces principes, résulte des réactions du feu central ; c'est une *eau nouvelle, native*, formée par l'oxydation de l'hydrogène qui se dégage incessamment des parties les plus profondes et les plus chaudes du globe, au contact des oxydes métalliques rencontrés sur son passage : une température de 170° suffit pour provoquer cette union de l'oxygène et de l'hydrogène sous forme d'eau : or, la température des laves atteint 1 100°.

La vapeur d'eau, ainsi créée, rencontre des azotures, des sulfures de bore, de silicium, de titane, de fer, etc., qui sont transformés et donnent de l'azote, de l'hydrogène sulfuré, des acides borique, silicique, titanique, des oxydes métalliques. En agissant sur les chlorures, l'eau donne naissance à de l'acide chlorhydrique. D'autre part, les silicates, dans des régions moins profondes, lorsque la vapeur d'eau a pu se liquéfier, se dissolvent dans cette eau où l'acide carbonique précipite la silice, et forment des bicarbonates alcalins qui constituent une gamme intéressante de nos eaux (Vichy, Vals). Les eaux qui contiennent du chlorure de sodium ont entraîné ce sel au passage, lorsqu'elles étaient à l'état de vapeur, en même temps que du fer (Salins, Moutiers), des sulfures (Uriage), des carbonates sodiques (Royat, Saint-Nectaire).

Gaz rares et radio-activité. — Le chauffage des roches donne naissance à des gaz analogues à ceux qui sont émis par les volcans, les uns communs comme l'hydrogène, l'oxyde de carbone, l'hydrogène sulfuré, l'acide carbonique et surtout l'azote ; les autres rares comme l'argon, l'hélium, le néon, le crypton.

Certaines eaux minérales qui sont parmi les plus radio-actives sont très peu minéralisées (Plombières, Luxeuil, Néris) et on comprend, d'après cela, l'influence jusqu'ici mystérieuse de sources dont la composition chimique n'expliquait pas les résultats.

Gaz carbonique et Bains carbogazeux. — Les bains d'acide carbonique déterminent une dilatation des vaisseaux périphériques, une sorte de sinapisation de toute la surface cutanée, apportant ainsi un soulagement au travail du cœur, stimulant la circulation cutanée et le système nerveux par l'excitation des filets sensitifs de toute la peau. Ils sont diurétiques (l'urine est accrue d'un quart de litre) et désintoxiquent l'organisme.

Ces bains naturels sont organisés à Royat, Châtelguyon, Saint-Alban, Salins-Moûtiers, Saint-Nectaire et Vichy.

Alcaloïdes et métaux ferments. — Les eaux minérales contiennent des alcaloïdes dont l'activité est sans doute très grande, mais qu'on ne connaît encore qu'imparfaitement.

Le rôle important appartient, du reste, aux métaux, qui, dans les eaux minérales, se présentent sous l'aspect de *ferments métalliques*, c'est-à-dire de substances capables de modifier une combinaison cellulaire, de lui substituer une forme nouvelle, et cela presque indéfiniment. Parmi ces ferments, il en est, les *oxydases*, dont le fonctionnement consiste à fixer l'oxygène, comme le fait le fer contenu dans le globule rouge du sang. D'autres ont pour but de neutraliser l'effet nuisible des microbes-ferments, qui troublent les fermentations normales. On a reconnu, d'autre part, que les solutions colloïdales de métaux, c'est-à-dire constituées par des particules ultramicroscopiques animées de mouvements très rapides, ont une activité thérapeutique très grande : tel est l'état sous lequel se trouvent certains métaux des eaux thermales.

Microbes. — Les eaux minérales contiennent des microbes, notamment des *sulfobactéries* et des *ferrobactéries*, qui jouent probablement un rôle important dans la médication à la source.

État électrique. — Le pouvoir électrique des eaux thermales est bien connu. Il a été constaté que les émanations de radium rendaient les gaz conducteurs de l'électricité. L'électricité donne, elle aussi, une vie spéciale à ces eaux et possède un pouvoir médicamenteux important. Son action peut même s'exagérer à certains moments, surtout à l'approche des orages ; c'est ainsi que l'eau des buvettes semble quelquefois plus chaude que de coutume, bien que le thermomètre n'accuse pas de différences.

Température. — Les commotions du sol ont été puissantes aux premières périodes géologiques dans certaines régions, et elles ont entraîné des failles, des fractures du sous-sol qui pénètrent certainement à des profondeurs considérables. Ceci nous explique la température extrême des eaux, comme Chaudesaigues, où elle atteint 85°.

De nombreux faits démontrent du reste que les communications souterraines se prolongent à des distances énormes ; on peut citer, notamment, l'action du tremblement de terre de Lisbonne, qui transforma pendant quelques heures en courants impétueux les sources de Bourbon-l'Archambault et de Néris.

D'autres sources n'ont, au contraire, que 4°, et des eaux froides ou tièdes coulent très près d'eaux très chaudes.

On remarquera que, par un abus du langage, on donne souvent indifféremment aux eaux employées en médecine le nom d'eaux *minérales* ou d'eaux *thermales*, alors que cette dernière dénomination devrait être exclusivement réservée aux eaux d'une température supérieure à 20°, les autres prenant celle de *minérales froides*.

Les eaux minérales sont dites *salines*, lorsque, après leur évaporation, elles laissent une quantité notable de substances salines.

Variétés de médications. — ***Modes d'emploi et doses.*** — La dose de *boisson* à absorber varie suivant les stations ; elle va en croissant, puis diminue progressivement ; ordinairement, les verres ou demi-verres sont répartis en 5 à 6 fois dans la journée, avec un intervalle d'un quart d'heure à une demi-heure entre chaque absorption ; la majeure partie de la dose est prise à jeun le matin. L'eau est bue en nature coupée avec une eau refroidie ou différentes préparations (lait, infusions, sirops). En général, on prescrit la marche entre les verrées.

La durée des *bains* varie de quelques minutes (bains à 45°) à une demi-heure, 1 heure au plus. Chez les enfants, la durée sera en général plus courte.

Ils sont pris dans des baignoires et piscines individuelles ou communes, de préférence le matin à jeun ou le soir vers 17 heures (bains sédatifs). Ces bains ont une action particulièrement puissante lorsque l'eau y est courante.

On peut aussi les prendre vers 10 heures ou 10 h 30. Le malade peut aussi avoir fait un premier déjeuner avant le bain et se coucher ensuite 1 heure avant le second repas. En prenant cette précaution, on évitera les troubles qui tiennent à l'état d'inanition : vertiges, étourdissements, maux de tête. Quant au repos, après le bain, utile chez tous, il devient indispensable dans les maladies des femmes.

On emploie aussi la *douche* simple ou avec *massage*, à sec ou sous l'eau, par un ou plusieurs masseurs, le malade étant assis ou couché, les *douches ascendantes*,

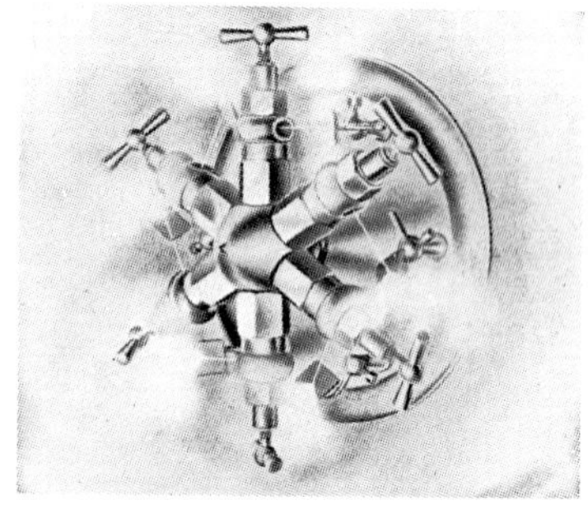

FIG. 574. — Appareil poudroyeur d'eau minérale, à six jets, à La Bourboule.

l'*étuve*, les *inhalations* par différents systèmes, notamment avec l'appareil poudroyeur à 6 jets (*fig.* 574), les *gargarismes*, les *pulvérisations*, les *injections de vapeur* dans le nez, le *humage*, les *bains* de boue.

Médications accessoires. — L'emploi d'adjuvants, comme les gaz azoté et carbonique, et les services de *mécanothérapie* et d'*électricité* (v. ces mots) sont actuellement assurés dans nos grandes stations.

Eaux bicarbonatées. — COMPOSITION CHIMIQUE. Ces eaux, qui sont localisées en France dans l'Auvergne et le Vivarais, dans les Pyrénées-Orientales (Le Boulou), en Alsace (Soultzmatt) et en Tchécoslovaquie, forment quatre groupes, suivant qu'elles contiennent : 1° du bicarbonate de soude (*alcalines pures*) ; 2° du bicarbonate de soude associé avec du bicarbonate de calcium (*alcalines mixtes*) ; 3° du bicarbonate de soude associé avec du chlorure de sodium (*alcalines chlorurées*) ; 4° du bicarbonate de soude associé avec du sulfate de sodium (*alcalines sulfatées*).

Les *alcalines pures ou bicarbonatées sodiques* renferment 8 mg (Evian), 0g,95 (Soultzmatt), 1g,9 (Sail-sous-Couzan), 1g,60 (Andabre), 5 g (Vichy et Le Boulou) ou 7 g (Vals-Madeleine) de bicarbonate de soude avec une quantité d'acide carbonique libre variant de 1 cm³ (Evian) à 833 cm³ (Vichy-Célestins) et 2 000 cm³ (Vals-Madeleine). La température des eaux est froide, exception faite de deux sources de Vichy (Grande Grille 41° et Chomel 44°), de Chaudesaigues et de Montrond (Loire).

Les *alcalines ou bicarbonatées mixtes* renferment du bicarbonate de soude associé à une dose de bicarbonate de calcium (Alet, Saint-Alban, Condillac, Pougues, Neyrac [Ardèche]).

On y trouve aussi du bicarbonate de

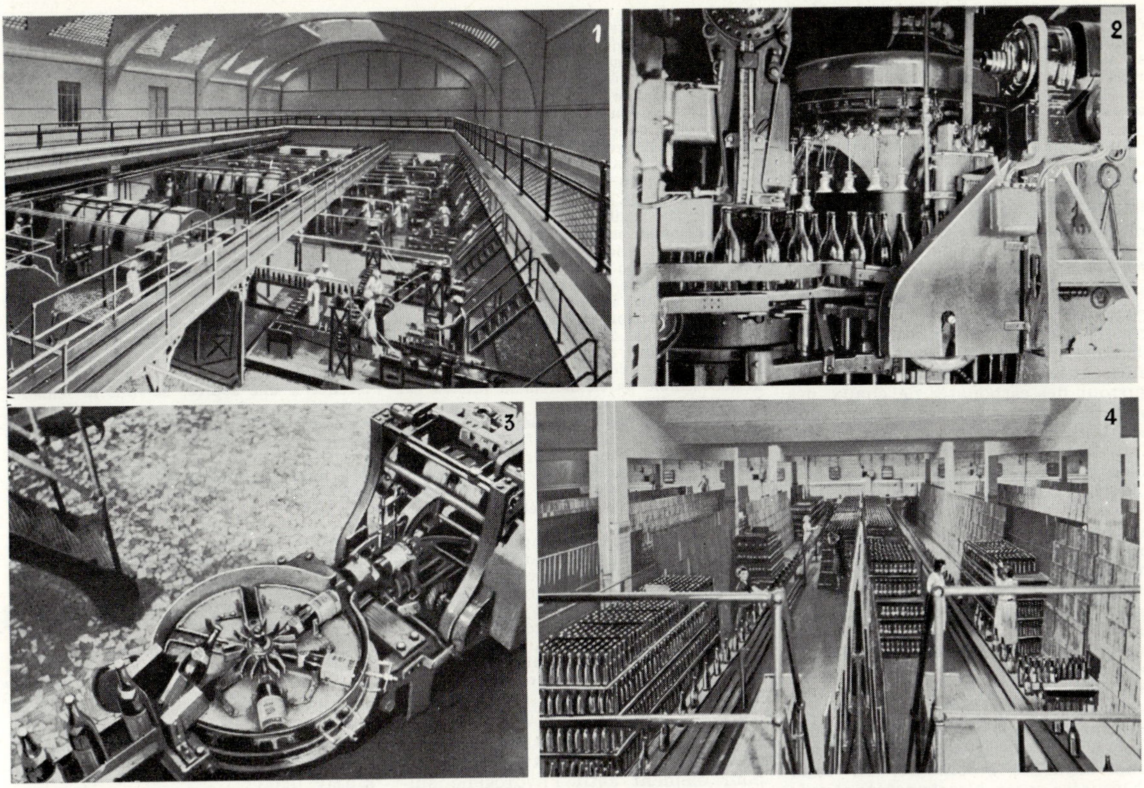

FIG. 575. — Mise en bouteilles de l'eau minérale dans une grande station thermale.
1. Vue générale des ateliers d'embouteillage; 2. Remplissage et capsulage automatiques des bouteilles; 3. Étiquetage; 4. Salle de stockage.
(Phot. Mougins [1, 2, 3] *et Jasz* [4], *Vichy.)*

magnésium et une proportion d'acide carbonique libre qui varie de 53 cm^3 à 1 500 cm^3 (Saint-Galmier). Toutes sont froides, sauf Alet (39°).

La seule *bicarbonatée chlorurée* française est Royat (Sainte-Eugénie), qui contient 1 g de bicarbonate de soude, 1^g,6 de chlorure de sodium et 700 cm^3 d'acide carbonique.

Les *bicarbonatées sulfatées* n'existent qu'en Tchécoslovaquie.

MODE D'EMPLOI. Boissons, bains, douches, inhalations d'eau ou du gaz carbonique qui se dégage des eaux. On y ajoute dans certaines stations, notamment à Vichy, un massage sous l'eau.

EFFET SUR LES FONCTIONS DU CORPS. Les eaux alcalines stimulent la sécrétion du suc gastrique, émulsionnent les graisses dans l'intestin, accroissent l'activité respiratoire par leur action sur les globules du sang.

INDICATIONS. 1° Les *bicarbonatées sodiques pures* agissent dans les maladies chroniques de l'estomac, les maladies de foie (congestion, lithiase, coliques hépatiques), notamment celles qui sont produites par les fièvres intermittentes et le séjour dans les pays chauds; contre l'obésité, la goutte, le diabète, la gravelle urique, le catarrhe des voies urinaires; cependant, sans avis médical, se garder de prendre ces eaux dans ces dernières affections, car l'alcalinisation des urines permet le développement des microbes; des cystites peuvent être produites uniquement par l'usage intempestif d'eau de Vichy.

2° Les *eaux mixtes* ont une action atténuée : elles servent surtout comme eaux de tables (apéritives et digestives).

3° Les *chlorurées* sont particulièrement indiquées lorsque les affections susnommées se produisent chez des lymphatiques.

4° Les *eaux bicarbonatées sulfatées* ont la double action du bicarbonate et du sulfate. V. aussi au nom de chaque source.

CONTRE-INDICATIONS. Maladies du cœur et des gros vaisseaux, tendance aux congestions, tuberculose, cancer.

Eaux arsenicales. — COMPOSITION CHIMIQUE. Ces eaux forment deux groupes, suivant que l'arsenic est sous forme : 1° d'*arséniate de sodium :* La Bourboule, 14 mg par litre; le Mont-Dore, 1 mg; Plombières, 3 dix-millièmes de gramme; 2° d'*arséniate de fer :* Saint-Nectaire, 2 mg.

Elles contiennent en outre : 1° du *chlorure de sodium :* La Bourboule, 3 g; Saint-Nectaire, 2 g; Mont-Dore, 36 cg; Plombières, 12 mg; 2° du *bicarbonate de sodium :* La Bourboule, 1^g,86; Saint-Nectaire, 2 g; Mont-Dore, 65 cg; Plombières, 8 cg.

La température, de 60° à La Bourboule, varie dans les autres entre 41° et 45°.

L'altitude est élevée (Mont-Dore, 1 050 mètres; La Bourboule, 846; Saint-Nectaire, 784; Plombières, 430) et exerce parallèlement son action.

MODE D'EMPLOI. Boissons, gargarismes, humages, inhalations, pulvérisations, bains très chauds (hyperthermaux), douches, étuves de vapeur.

EFFET SUR LES FONCTIONS. Celui de l'*arsenic* (v. ce mot).

INDICATIONS. Catarrhe des voies respiratoires, asthme, scrofule, phtisie au début et chez les lymphatiques; fièvres intermittentes; maladies de peau.

CONTRE-INDICATIONS. Maladies du cœur et des gros vaisseaux, tendance aux congestions et aux hémorragies, excitation nerveuse, goutte, gravelle.

Eaux calciques. — COMPOSITION CHIMIQUE. Ces eaux contiennent : 1° du *sulfate de calcium,* 1^g,5 à 1^g,8 (Bagnères-de-Bigorre, Brides, Contrexéville, Capvern, Dax, Martigny); 60 cg à 95 cg (Saint-Gervais, Saint-Amand, Vittel); 2° du *sulfate de magnésium,* 25 cg à 1 g; 3° du *bicarbonate de calcium* et de *fer* (Sermaize); 4° du *carbonate de calcium* (Le Neubourg). Certaines sources contiennent, en outre, une quantité notable de *chlorure de sodium* (1 g à Brides) ou d'*hydrogène sulfuré* (Saint-Gervais); une des sources de Martigny contient 3 cg de lithine, et une autre est *savonneuse,* par suite de l'existence de silicate d'alumine.

Leur température est chaude : Dax (60°), Bagnères-de-Bigorre (41°), Saint-Gervais (39°), Brides (35°); ou froide : Contrexéville, Vittel, Martigny (11°).

MODE D'EMPLOI. Boissons dans les stations d'eaux froides; boissons, inhalations, bains et douches dans les stations d'eaux chaudes et à Martigny; bains de boue, en outre, à Dax et à Saint-Amand.

EFFETS SUR LES FONCTIONS. En *boissons,* les eaux calciques ont les effets suivants : 1° elles sont *diurétiques :* elles balayent les canaux des reins, leur enlèvent les sables de la gravelle et empêchent leur reformation en rendant leur contractibilité aux parois de ces conduits. Le sang, d'autre part, est débarrassé de son excès d'acide urique; la nutrition s'opère de nouveau dans de bonnes conditions et les urines reprennent leur acidité normale; 2° elles sont *apéritives* et *laxatives,* en balayant le tube digestif et en rendant sa vitalité à la couche superficielle de la muqueuse et sa contractilité à la couche musculaire; les sucs sécrétés à la surface de l'estomac et de l'intestin sont accrus et leurs effets augmentés; 3° elles *fluidifient* la bile, font évacuer dans l'intestin les sables biliaires et disparaître les états congestifs du foie; 4° elles *activent la circulation* des vaisseaux dans le petit bassin. Leur action est plus douce que celle des eaux salées et alcalines.

En *bains,* elles ont un effet sédatif sur les affections de la peau d'origine arthritique, les maladies des femmes, le rhumatisme.

INDICATIONS. Gravelles, coliques néphrétiques, goutte, diabète goutteux. Dyspepsie, congestions du foie et coliques hépatiques. Maladies des femmes. Rhumatismes. V. aussi au nom de chaque source.

Eaux chlorurées ou salées. — COMPOSITION CHIMIQUE. Les eaux chlorurées contiennent une grande quantité de chlorure de sodium (sel commun); elles contiennent aussi des carbonates, surtout des carbonates de chaux, des sulfates et des sulfures; mais la grande solubilité du chlorure de sodium lui fait saturer l'eau dans des proportions bien plus élevées que les autres sels minéraux. C'est ce qui fait que : 1° les eaux chlorurées sont toutes des eaux *chlorurées sodiques,* les autres chlorures (chlorures de calcium et de magnésium) n'étant qu'en infime minorité; 2° la famille des chlorurées contient les eaux à la minéralisation la plus forte : Biarritz (eau de Briscous), 295 g de chlorure de sodium sur 307 g de sels; Dax, 252 g pour 310 g de sels. La famille des chlorurées se partage elle-même, en dehors des chlorurées *simples* et d'après l'adjonction d'un nouveau sel pouvant jouer une influence secondaire, en eaux chlorurées *pures, bicarbonatées* et *sulfurées.* Ces eaux sont, en outre, chaudes ou froides.

Eaux chlorurées pures, chaudes. — La température varie entre 31° et 65°, la quantité de chlorure entre 1 g et 12 g : Salins-Moûtiers, 12 g et 34°; Balaruc, 7 g et 48°; Bourbonne, 5 g et 65°; L'Echaillon, 3g,5 et 35°; La Motte, 3 g et 58°; Châtelguyon, 2 g et 53°; Bourbon-l'Archambault, 1g,75 et 53°; Bourbon-Lancy, 1g,25 et 56°; Royat, 1 g et 31°.

Eaux chlorurées sodiques pures, froides. — La quantité de chlorure est ici beaucoup plus considérable : Biarritz, 295 g; Salies-de-Béarn, 245 g; Rennes, 56 g; Salies-du-Salat, 30 g; Salins, 22g,75; Roucas-Blanc, 20 g; Lons-le-Saunier, 10 g; Santenay, 5 g; Redon, 4 g; Salses, 1g,75.

Eaux chlorurées sodiques bicarbonatées. — Royat. V. *Eaux alcalines.*

Eaux chlorurées sodiques sulfurées. — Uriage, 6 g et 27°; Digne, 2g,5 et 43°; Tercis et Gréoux, 2 g et 37°.

Eaux chlorurées sodiques arsenicales. — La Bourboule, etc. V. *Eaux arsenicales.*

MODE D'EMPLOI. Le mode de traitement est fatalement différent suivant la minéralisation. Les eaux faibles sont surtout employées en boisson, qui sera absorbée d'autant plus facilement et sera d'autant plus digestible que la proportion de chlorure est plus restreinte; les eaux moyennes ou fortes sont employées en bains. Mais, dans ce dernier cas, l'eau est souvent trop chargée en sels pour être utilisée pure et il est nécessaire, tout au moins au début, d'y ajouter de l'eau douce, de façon à ramener la salure à 5, 10, 15, 20 p. 100, en élevant progressivement la proportion de sel. Dans d'autres cas, au contraire, on ajoute au bain des eaux mères. La température doit surtout être constante pendant toute la durée du bain, qui se refroidit d'autant plus vite que l'eau est moins saturée de sels; 32° à 35° doit être la moyenne.

Ces bains agissent à la fois localement et d'une façon générale sur le système nerveux. On emploie aussi les douches chaudes (35° à 40°) d'eau chlorurée, soit générales soit locales (douches nasales), et l'inhalation d'air chargé de vapeurs salines, les applications locales de boues, les étuves, les fomentations.

EFFET SUR LES FONCTIONS. Le chlorure de sodium : 1° fluidifie le sang, facilite son oxygénation et, par suite, la nutrition générale; 2° stimule la sécrétion des sucs digestifs (salive, suc gastrique, suc pancréatique), de la bile et de l'urine, et réveille la contractilité des muscles de l'estomac et de l'intestin; l'action est donc *digestive, laxative, diurétique;* 3° décongestionne les muqueuses, le foie, les engorgements lymphatiques, ceux du cerveau, de la matrice. Son action semble particulièrement intense sur le système lymphatique.

INDICATIONS. Les eaux salées doivent être employées contre le *lymphatisme* et la *scrofule,* surtout pour modifier la *cause* profonde de cet état général. La médication sulfureuse agit plutôt sur les manifestations superficielles. La débilité générale, quelle qu'en soit l'origine, les anciennes blessures, les maladies de l'appareil digestif, les engorgements de la matrice sont améliorés par les eaux chlorurées; il en est de même du rhumatisme chronique chez le lymphatique.

CONTRE-INDICATIONS. Maladies de la moelle (ataxie, atrophie musculaire progressive, paralysie générale). Prédispositions aux congestions et aux hémorragies, maladies du cœur. Etats aigus.

Eaux sulfureuses. — Elles sont alcalines, ordinairement limpides, incolores ou à peine jaunâtres; elles ont pour élément actif l'hydrogène sulfuré, libre ou combiné; elles perdent leur odeur par le contact prolongé de l'air ou de la chaleur.

On en distingue plusieurs groupes.

Eaux sulfurées sodiques. — Riches en sulfure de sodium. Les plus importantes appartiennent au groupe pyrénéen (Luchon, Cauterets, Barèges, Ax); en Savoie, Challes est la plus riche des eaux sulfureuses (0g,5 de monosulfure de sodium).

Eaux sulfurées calciques. — Elles contiennent du sulfate de calcium. Les principales sont Aix et Allevard dans les Alpes, Cambo (Pyr.-Atlant.), Enghien (S.-et-O.), Pierrefonds (Oise), Les Fumades (Gard), Eugénie-les-Bains (Landes).

Eaux sulfurées mixtes. — Elles sont tantôt sulfurées sodiques et calciques (Eaux-Chaudes, Eaux-Bonnes [Pyr.-Atlant.], Barbotan [Gers]), tantôt sulfurées chlorurées (Uriage), sulfurées arsenicales (Saint-Honoré [Nièvre]), sulfo-alcalines et siliceuses (La Preste [Pyr.-Or.]), sulfo-alcalines et arsenicales (Les Escaldes [Pyr.-Or.]), bicarbonatées et sulfureuses (La Chaldette [Lozère]).

Dans les eaux sulfureuses se développent des conserves ou *sulfuraires,* qui ne contiennent pas de chlorophylle, mais sont remplies de granulations de soufre.

MODE D'EMPLOI. Boissons, gargarismes; bains, demi-bains, bains de piscine, bains de vapeur sulfurés, étuves, douches, inhalations, humages, pulvérisations. On y ajoute, notamment à Aix, la douche-massage faite d'une façon spéciale (v. *fig.* à HYDROTHÉRAPIE).

EFFET SUR LES FONCTIONS. L'*hydrogène sulfuré* s'élimine par le poumon et par la peau, les sulfates passent dans l'urine, les hyposulfites et les sulfites fluidifient le sang et l'éclaircissent, d'où une *excitation générale* de l'organisme. L'action principale s'exerce probablement sur les nerfs. Le soufre très divisé, qui se dépose en faisant blanchir les eaux dans certaines sources, agit alors très activement sur la peau.

L'excitation produite par ces eaux est démontrée par la *fièvre thermale,* qui est très commune et assez intense, si l'on n'a pas soin d'acclimater peu à peu le malade.

INDICATIONS. Leur action s'exerce surtout sur la peau (eczéma, acné, herpès), sur les muqueuses, notamment celles de la gorge et des voies respiratoires, et, à un moindre degré, sur les reins et sur l'utérus, dont elles tendent à régulariser les fonctions. La scrofule, la phtisie, au début, le rhumatisme, les plaies ulcérées, la syphilis bénéficient aussi grandement de cette forme de traitement, mais naturellement la température de l'eau, son dosage et la variété des principes associés au soufre doivent faire donner la préférence à une source, suivant la maladie considérée.

CONTRE-INDICATIONS. Personnes excitables, sujettes aux congestions et aux hémorragies (maladies du cœur, cancer, tuberculose déterminée, goutte aiguë).

Eaux sulfatées. — Ces eaux ont une minéralisation très variable.

Eaux sulfatées sodiques magnésiennes. — Elles sont rares en France : Montmirail (Vaucluse), Miers-Alvignac (Lot) et Saint-Aré (Nièvre). Ces eaux sont purgatives.

Eaux sulfatées calciques. — Diurétiques, utilisées dans les affections des reins et de la vessie, elles existent surtout dans les Vosges (Vittel, Contrexéville, Martigny). On trouve aussi des sources chaudes dans les Pyrénées, à Bagnères-de-Bigorre (30° à 51°) et à Dax (60°).

Des eaux sulfatées calciques existent également à Hammam Rihra (Algérie), Préchacq (Landes), Rennes-les-Bains (Aude), Audinac et Aulus (Ariège), Barbazan et Encausse (Haute-Garonne).

Plus rares sont les eaux qui contiennent du *sulfate de magnésium* (Labarthe [Haute-Garonne]), du *sulfate de calcium,* de *magnésium* et de *sodium* (Villeminfroy [Haute-Saône] et Ussat [Ariège]).

Eaux ferrugineuses. — COMPOSITION CHIMIQUE. Ces eaux forment trois groupes :

1° Les eaux *froides gazeuses :* Bussang, Renlaigue, Orezza, Saint-Moritz;

2° Les eaux *froides non gazeuses :* Forges-les-Eaux, Saint-Christau;

3° Les eaux *chaudes :* Luxeuil (52°), Lamalou (46°).

Le fer est sous forme de bicarbonate (Saint-Christau) ou de crénate (Forges).

L'altitude est très élevée à Saint-Moritz (1 175 m), qui est surtout une station pour la cure d'altitude.

Lamalou, Bourbon-Lancy, Bussang, Royat, Saint-Honoré, quelques sources de Vichy et de Vals contiennent également un peu d'*arsenic.*

On a signalé une eau ferrugineuse et *manganésienne* à Riperville (Alsace).

MODE D'EMPLOI. Boissons, bains et surtout douches dans les stations d'eaux chaudes. Boissons et eau chauffée pour les bains dans les stations d'eaux froides.

EFFET SUR LES FONCTIONS. Le fer accroît l'action des globules rouges; il est donc excitateur de la nutrition, reconstituant. Absorbé dans les eaux minérales, le fer est particulièrement bien toléré et assimilé. Les eaux ferrugineuses relèvent l'appétit, facilitent la digestion, régularisent le fonctionnement du système nerveux.

Indications. Anémie, débilité, convalescence traînante, neurasthénie ; dyspepsie anémique ; maladies de la matrice chez les anémiques. Dans les stations d'eaux chaudes : rhumatisme, ataxie locomotrice.

Eaux minérales thermales simples. — Composition chimique. Les eaux thermales simples sont des sources chaudes très faiblement minéralisées (20 à 50 cg de sels de nature variée) et qui, suivant les auteurs, étaient autrefois classées dans des groupes très différents, mais qui semblaient devoir surtout leur propriété à leur température.

Les découvertes récentes ont montré qu'elles sont les plus riches en gaz rares (argon, hélium, etc.) et en radioactivité, et on tend à penser que c'est là l'origine de leur action.

Les principales sont : Aix-en-Provence (36°), Bains (29° à 50°), *sulfatée sodique faible ;* Bagnoles-de-l'Orne (27°), qui est *chlorurée sulfatée sodique, silicatée, azotée ;* Châteauneuf (38°), Chaudesaigues (82°), à 650 mètres d'altitude, *carbonatée sodique ;* Evaux (57°), *sulfatée sodique;* Plombières (70°), *bicarbonatée* et *arsenicatée sodique;* Sailles-les-Bains (34°), Sylvanès (56°).

Mode d'emploi. Bains simples, de vapeur, d'étuves ou de piscine, douches.

Effet sur les fonctions. Les eaux thermales accélèrent la circulation, et, par suite, provoquent la sueur, calment le système nerveux, produisent une révulsion sur la peau.

Indications. Excitation nerveuse, rhumatisme chronique, maladies de la peau avec sensibilité extrême.

Eaux lithinées. — Les eaux riches en lithine ont une certaine efficacité dans les maladies du foie et des reins. Les principales sont dans les Vosges : Vittel, Contrexéville, Martigny, et Santenay (Côte-d'Or), Evaux (Creuse).

Eaux oligométalliques. — Composition. Comme les précédentes, ce sont des eaux contenant des doses infinitésimales de substances minérales. Par le fait même, ce sont des eaux de lavage du sang, puisque capables de dissoudre les sels qu'elles rencontrent dans leur passage à travers l'organisme. Ces eaux oligométalliques agissent plus par ce qu'elles emportent que par ce qu'elles apportent. Les principaux types de ces eaux sont Amphion, Evian, Thonon.

Indications. Maladies rénales et du foie, et traitement préparatoire aux autres eaux.

Bains de boue. — Les stations françaises où l'on applique les bains de boue sont Saint-Amand (Nord), Barbotan (Gers) et Dax (Landes).

INDICATIONS THÉRAPEUTIQUES DES VILLES D'EAUX FRANÇAISES. — **Affections du cœur et des vaisseaux.** — ***Cœur.*** Bagnoles-de-Lozère, Bains-les-Bains, Bourbon-Lancy, Royat.

Artères (hypertension) : Aulus, Bains-les-Bains, Evian, La Léchère, Royat.

Veines : Aix-en-Provence, Argelès-Gazost, Bagnoles-de-l'Orne, Barbotan, Evaux, La Léchère, Luxeuil, Sail.

Sang (anémies) : La Bourboule, Bussang, Charbonnières, Forges, Le Pestrin, Saint-Nectaire, Orezza.

Affections des voies digestives. — ***Estomac :*** Audinac-Montjoie, Le Boulou, Châtelguyon, Le Pestrin, Pougues, Saint-Aré, Saint-Galmier, Vals, Vichy.

Intestin : Barbazan, Brides, Châtelguyon, Plombières, Vichy, Niederbronn;

Foie : Audinac-Montjoie, Aulus, Le Boulou, Brides, Capvern, Châtelguyon. Contrexéville, Encausse (paludisme), Evian, La Léchère, Le Pestrin, Pougues, Sermaize, Vals, Vichy, Vittel, Niederbronn ;

Maladies des enfants (croissance, scrofule, tuberculoses externes). — Besançon-La Mouillère, Biarritz, Challes, Dax, La Bourboule, Lans, Mont-Dore, Le Pestrin, Saint-Honoré, Saint-Nectaire, Salies-de-Béarn, Salies-du-Salat, Salins-du-Jura, Salins-Moûtiers, Uriage.

Affections gynécologiques. — Argelès-Gazost, Bagnoles-de-l'Orne, La Mouillère, Biarritz, Bourbon-Lancy, Bourbon-l'Archambault, Cauterets, Dax, Eaux-Chaudes, Evaux, La Léchère, Luxeuil, Néris, Plombières, Saint-Sauveur, Salies-de-Béarn, Salies-de-Salat, Salins-du-Jura, Salins-Moûtiers, Uriage, Forges.

Affections du système nerveux. — ***Maladies nerveuses et mentales :*** Bagnères-de-Bigorre, Balaruc, Divonne, Lamalou, Néris, Saint-Alban, Saint-Didier, Saujon, Ussat, Saint-Sauveur.

Névrites et névralgies, paralysies : Aix-les-Bains, Amélie-les-Bains, Ax, Bagnères-de-Bigorre, Barbotan, Bourbon-l'Archambault, Bourbonne-les-Bains, Dax, Eaux-Chaudes, Lamalou, Néris, Plombières, Saint-Amand.

Maladies de la nutrition (obésité, diabète, goutte). — Barbazan, Brides, Capvern, Contrexéville, Evian, La Bourboule, Le Boulou, Le Pestrin, Pougues, Vals, Vichy, Vittel, Saint-Amand, Bourbonne-les-Bains.

Maladies des os et des articulations. — Aix-les-Bains, Ax, Balaruc, Barèges, La Mouillère, Biarritz, Bourbon-l'Archambault, Bourbonne-les-Bains, Briançon-Forville, Dax, Digne, Saint-Amand, Salies-de-Béarn, Salies-du-Salat, Salins-du-Jura, Salins-Moûtiers.

Maladies de la peau. — Ax, Barèges, La Bourboule, Cauterets, Challes, Digne, Enghien, Luchon, La Roche-Posay, Sail, Saint-Christau, Saint-Gervais, Trébas, Uriage, Vernet, Les Fumades, Aulus.

Maladies des reins et des voies urinaires. — Aulus, Capvern, Contrexéville, Evian, La Preste, Le Pestrin, Saint-Nectaire, Sermaize, Vittel, Pougues.

Maladies des voies respiratoires. — ***Voies respiratoires supérieures :*** Allevard, Ax, La Bourboule, Cauterets, Challes, Eaux-Bonnes, Enghien, Luchon, Mont-Dore, Saint-Gervais, Saint-Honoré, Uriage.

Bronches et poumons : Allevard, Amélie-les-Bains, Ax, Briançon, La Bourboule, Cauterets, Challes, Eaux-Bonnes, Enghien, Gréoux, Luchon, Mont-Dore, Saint-Honoré, Uriage, Vernet.

Maladies rhumatismales. — Aix-en-Provence, Aix-les-Bains, Amélie-les-Bains, Ax, Bagnères-de-Bigorre, Bagnols-de-Lozère, Balaruc, Barbotan, Barèges, Bourbon-Lancy, Bourbon-l'Archambault, Bourbonne, Capvern, Cauterets, Chaudesaigues, Contrexéville, Dax, Digne, Evaux, Evian, Gréoux, Lamalou, Luchon, Luxeuil, Néris, Plombières, Royat, Saint-Amand, Thuès, Vernet, Vichy, Vittel.

Eaux minérales artificielles. — Les eaux minérales transportées au loin s'altérant rapidement, on s'est efforcé d'en imiter la composition. Ces eaux artificielles peuvent parfois rendre des services, et en voici quelques formules.

Eaux-Bonnes artificielles : monosulfure de sodium 0,085, sulfate de sodium 0,126, chlorure de calcium fondu 0,098, chlorure de sodium 0,084, eau distillée 625.

Eau de Bourbonne artificielle : bromure de potassium 0,033, chlorure de sodium 3,1, chlorure de calcium 2,2, sulfate de sodium 1, bicarbonate de sodium 0,3, eau gazeuse à 3 vol. d'acide carbonique 625.

Eau de Bussang artificielle : sulfate ferreux 0,2, bicarbonate de sodium 3, acide tartrique 1, eau 900.

Eau de Contrexéville artificielle : sulfate de calcium 0,67, sulfate de magnésie 0,011, carbonate de calcium 0,5, carbonate de magnésie 0,076, carbonate de sodium 0,013, chlorure de calcium 0,05, carbonate de magnésie 0,014, sulfate de fer 0,05, carbonate de magnésie 0,014, sulfate de fer 0,05, eau gazeuse à 5 vol. 625.

Eau de mer artificielle : sel marin 28, sulfate de sodium 12,34, chlorure de calcium 2,55, chlorure de magnésium 10,37, bromure et iodure de potassium 1, eau 1 litre.

Eau de Plombières artificielle : bicarbonate de sodium 0,21, chlorure de calcium 0,028, sulfate de sodium 0,016, tartrate de fer et potassium 0,011, eau gazeuse à 5 vol. 1 litre.

Eau de Pougues artificielle : carbonate de calcium 0,6, carbonate de magnésie 0,36, carbonate de soude 0,75, sulfate de calcium 0,15, sulfate de sodium 0,38, chlorure de magnésium 0,46, sulfate de fer 0,043, eau gazeuse à 5 vol. 625.

Eau de Barèges, Luchon, Cauterets artificielle : sulfure de sodium 0,013, silicate de sodium 0,065, chlorure de sodium 0,046, eau distillée 625.

Eau de Vichy artificielle : carbonate de sodium 8, carbonate de potassium 0,2, carbonate de calcium 0,5, sulfate de sodium 0,5, sulfate de magnésie 0,15, sulfate de fer 0,006, arséniate de sodium 0,003, eau gazeuse à 5 vol. 625.

EBERTH (Bacille d'). — Bacille de la *fièvre typhoïde* (v. ce mot).

ÉBLOUISSEMENT. — Trouble de la vue pouvant se produire par le passage brusque de l'obscurité à la lumière, mais qui, surtout s'il s'accompagne de vertige, peut être un signe d'altération du cerveau, notamment de congestion cérébrale.

ÉBRIÉTÉ. — Etourdissement léger pouvant s'accompagner d'excitation, de vertige, de perte de la suite des idées. Elle peut être un stade de l'ivresse ou de certaines affections cérébelleuses.

ÉBULLITION. — Le point d'ébullition d'un liquide, c'est-à-dire la température à laquelle il passe à l'état de vapeur, est invariable sous la même pression. Il s'abaisse, si le chauffage s'effectue sur une hauteur où la pression est moindre. Ainsi, l'eau, qui bout à 100° à Paris, bout à 98°7 à Clermont-Ferrand, à 95°5 à Barèges ou Briançon. Il s'élève au contraire, si on y ajoute des sels. Ces constatations sont importantes au point de vue de la destruction des microbes, celle-ci, pour certains, ne se produisant qu'à une température donnée. Il y a lieu de distinguer, d'autre part, pour le lait, la montée, qui s'effectue à 80°, et son ébullition, qui se produit à 101° et assure seule la stérilisation.

ÉBURNATION (du lat. *ebur,* ivoire). — Etat compact très accentué du tissu osseux qui prend la consistance de l'ivoire. On observe surtout cet état après les arthrites chroniques sur les surfaces articulaires par suite d'usure des cartilages ; quelquefois aussi après une fracture ou une luxation.

ÉCARTEUR (*fig.* 576, 577). — Instrument destiné à écarter : 1° les lèvres d'une plaie pour faciliter une opération ; 2° les mâchoires ; 3° les paupières.

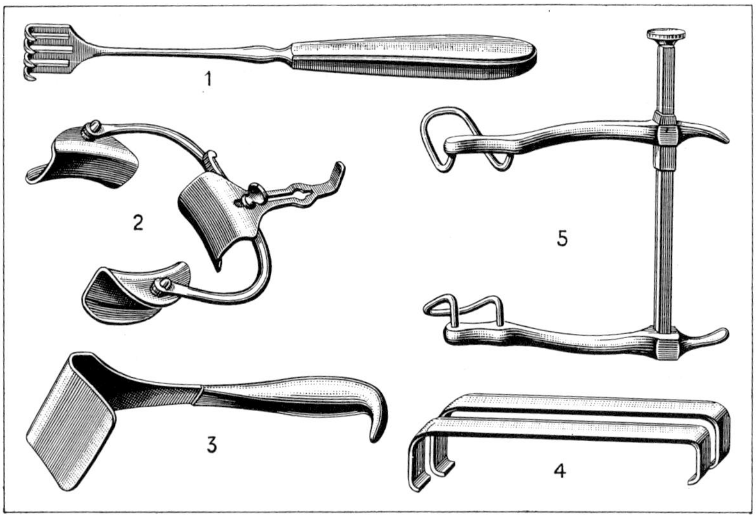

FIG. 576. — Ecarteurs.
1. De Wolkmann; 2. De Savariaud; 3. D'Albaran; 4. De Farabeuf; 5. De Gosset.

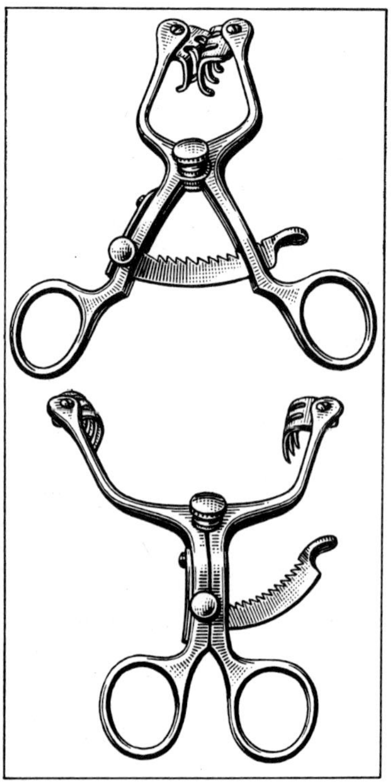

FIG. 577. — Ecarteur pour chirurgie cérébrale (fermé et ouvert).

ECCHYMOSE (du gr. *ek,* hors, et *khumos,* humeur). — Epanchement de sang à travers les tissus. Les ecchymoses surviennent le plus souvent après une contusion, mais on peut aussi les observer spontanément au cours de certaines maladies : scorbut, purpura, érythème noueux, hémophilie. Leur *coloration* est d'abord *rouge livide,* puis elle se modifie à mesure que l'hémoglobine du sang épanché s'altère; elle devient *noire* du 2e au 3e jour, *bleue* du 3e au 6e, *verdâtre* du 7e au 12e et *jaunâtre* du 13e au 20e.

L'ecchymose peut apparaître immédiatement après un traumatisme; mais, dans les cas de blessures d'organes profonds (fracture), l'ecchymose n'apparaît que 24 ou 48 heures plus tard.

L'étude de la forme, de la coloration des ecchymoses acquiert une grande importance en médecine légale. Voir MASQUE ECCHYMOTIQUE.

ÉCHARDE. — Débris de bois ou de métal ayant pénétré en partie ou en totalité dans l'intérieur de la peau. Sa présence dans les tissus pouvant provoquer un abcès, l'écharde doit être enlevée au plus tôt. Si elle était malpropre, il serait utile d'élargir la petite plaie, de la faire saigner et de la laver avec une solution antiseptique.

ÉCHARPE. — Bandage plein destiné à maintenir les membres supérieurs, l'avant-bras fléchi sur le bras. V. BANDAGE.

Le port trop prolongé d'une écharpe peut entraîner des troubles graves et transformer le blessé en un véritable infirme : amaigrissement du membre supérieur, atrophie musculaire, amincissement de la peau de la main violacée et froide, ankylose des articulations de l'épaule, du coude, du poignet. Dans ces cas, il faut supprimer l'écharpe, puis faire progressivement du massage, de la mobilisation, et de l'électrothérapie.

ÉCHAUFFEMENT. — Nom donné soit aux troubles qui accompagnent la constipation (mal de tête, fièvre légère), soit au degré le plus faible de la blennorragie.

ÉCHINOCOQUE (du gr. *ekhinos,* hérisson, et *kokkos,* grain). — Larve du ténia échinocoque, qui vit dans l'intestin grêle des chiens, et peut se transmettre à l'homme (*échinococcose*). V. TÉNIA.

ÉCHOCINÉSIE (du gr. *ekhô,* son, et *kinesis,* mouvement). — V. ÉCHOPRAXIE.

ÉCHOLALIE (du gr. *ekhô,* son, et *lalein,* parler). — Action de répéter involontairement les sons entendus, inarticulés ou articulés, provenant d'hommes, d'animaux ou émis par soi-même (auto-écholalie).

CAUSES. Aliénation mentale, aphasie, tics.

ÉCHOMATISME (du gr. *ekhô,* son, et *matos,* effort). — Impulsion qui pousse certains dégénérés à répéter les sons (écholalie) et les mouvements (échopraxie).

ÉCHOMIMIE (du gr. *ekhô,* son répété, et *mimeomai,* imiter). — Imitation pathologique des jeux de physionomie chez les idiots.

ÉCHOPRAXIE (du gr. *ekhô,* son répété, et *praxein,* faire). — Imitation pathologique des gestes (s'observe généralement chez les idiots).

ÉCLAIRAGE. — Les physiciens ont discuté pendant longtemps sur la nature de la lumière. On s'accorde aujourd'hui à penser qu'il s'agit d'un phénomène électromagnétique vibratoire. A chaque couleur correspond une longueur d'onde parfaitement déterminée. La lumière est une forme d'énergie qui possède, entre autres propriétés, celle d'impressionner la rétine de l'œil et de transmettre au cerveau, par un processus encore non élucidé, des sensations particulières qui constituent le sens de la vue.

Si nous prenons plusieurs faisceaux lumineux de couleurs différentes et dont chacun correspond à la même émission d'énergie, l'expérience montre que la sensibilité de l'œil varie avec chaque faisceau. La figure 578 montre la variation de cette sensibilité en fonction des diverses longueurs d'onde. On voit sur ce graphique que cette sensibilité est maximum vers le jaune; elle devient nulle pour des radiations de longueurs d'onde inférieures à celle du violet (rayons ultraviolets) et supérieures à celle

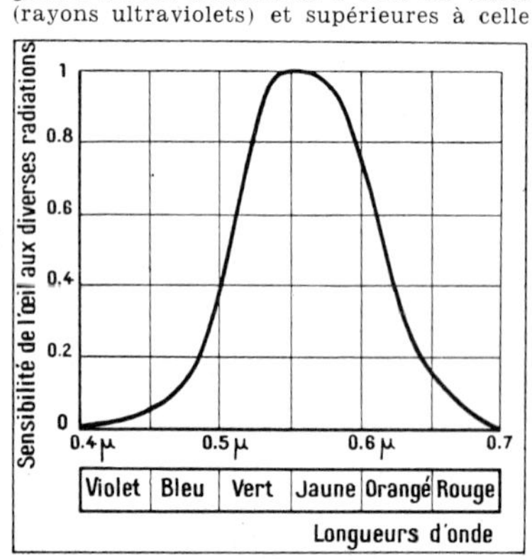

FIG. 578. — Variation de la sensibilité de l'œil avec la longueur d'onde des sources lumineuses.

du rouge (rayons infrarouges). Dans la pratique, les faisceaux lumineux sont composés de rayons diversement colorés, que l'on peut d'ailleurs isoler par réfraction à travers un prisme.

Il est difficile d'aborder les questions relatives à l'éclairage sans définir les principales unités qui permettent de mesurer la puissance lumineuse d'une source, ou encore l'éclairement d'une surface éclairée. Nous nous limiterons d'ailleurs à ces deux notions.

La *bougie décimale* est l'unité d'intensité lumineuse. Le *lumen* est l'unité de flux lumineux : c'est par définition le flux émis par une source lumineuse rayonnant avec une intensité de 1 bougie dans toutes les directions et placée au centre d'une sphère de 1 mètre de rayon. Le *lux* est l'unité d'éclairement : c'est par définition l'éclairement d'une surface de 1 mètre de côté recevant normalement un flux de 1 lumen.

Les sources d'éclairage artificiel. — Eclairage électrique. — L'éclairage artificiel électrique moderne fait appel à deux types de sources lumineuses : les *lampes à incandescence* et les *tubes fluorescents*.

Les lampes à incandescence sont constituées par des filaments minces enfermés dans des ampoules de verre. Les ampoules sont dites *à vide* ou *à gaz* suivant qu'il y règne le vide ou une atmosphère raréfiée d'un gaz inerte (krypton ou argon). Sous l'action du courant électrique, le filament devient incandescent.

Le culot des ampoules à incandescence ne porte généralement pas la valeur du flux (en lumens) qu'elles sont capables d'émettre, mais la puissance électrique qu'elles absorbent, exprimée en watts. Nous donnons dans le tableau I la correspondance, pour les lampes de série normale, de cette puissance et du flux correspondant en lumens. Pour une même puissance, les lampes à remplissage gazeux (lampes crypton) sont plus intéressantes que les lampes à vide. Il y a intérêt aussi à utiliser des lampes de forte puissance, dont la lumière est fournie dans des conditions plus économiques, plutôt qu'un nombre plus grand d'ampoules plus faibles. On peut compter que la durée moyenne d'une lampe à incandescence est d'environ 1 000 heures.

TABLEAU I

CARACTÉRISTIQUES DES LAMPES À INCANDESCENCE.

PUISSANCE EN WATTS	TENSION : 115 volts — Flux en lumens	TENSION : 115 volts — Efficacité en lumens/watt	TENSION : 230 volts — Flux en lumens	TENSION : 230 volts — Efficacité en lumens/watt
15	140	9,3	125	8,3
25	240	9,6	225	9
40	450	11,2	375	9,4
60	750	12,5	600	10
75	1 000	13,3	850	11,3
100	1 450	14,5	1 200	12
200	3 400	17	2 750	13,7
300	5 370	17,9	4 500	15
500	9 500	19	9 000	18
750	15 000	20	14 000	18,7
1 000	20 000	20	20 000	20

FLUX EN LUMENS	FILAMENT DOUBLE SPIRALE — 110 à 130 volts — Puissance consommée en watts	FILAMENT DOUBLE SPIRALE — 110 à 130 volts — Efficacité en lumens/watt	FILAMENT DOUBLE SPIRALE — 220 à 240 volts — Puissance consommée en watts	FILAMENT DOUBLE SPIRALE — 220 à 240 volts — Efficacité en lumens/watt	LAMPES CRYPTON 110-120 volts — Puissance consommée en watts	LAMPES CRYPTON 110-120 volts — Efficacité en lumens/watt
300	27	11,1	32	9,4	22	11,4
400	33	12,1	37	10,8	31	12,9
650	49	13,3	56	11,6	46	14,1
1 000	72	13,9	78	12,8	64	15,6
1 500	100	15	110	13,6	91	16,5

Les lampes fluorescentes sont constituées par des tubes de verre de longueurs très variables et recouverts intérieurement de substances qui ont la propriété d'émettre des radiations lumineuses, quand elles sont excitées par des radiations ultraviolettes.

Ces radiations sont engendrées par une décharge électrique entre les deux électrodes situées aux extrémités du tube, décharge qui se produit dans les vapeurs de mercure provenant de la vaporisation de quelques gouttes de ce métal au moment de l'allumage du tube.

Ces lampes nécessitent la présence de dispositifs d'amorçage qui les rendent plus coûteuses que les lampes à incandescence, mais présentent le gros avantage, à puissance lumineuse égale, de consommer moitié moins de courant que les précédentes. En outre, il est possible, en changeant la nature des substances fluorescentes, d'obtenir des éclairages de couleurs variées. On obtient respectivement : avec le tungstate de cadmium, le bleu; avec le tungstate de magnésium, le blanc bleuté; avec le silicate de zinc, le vert; avec le silicate de beryllium et le silicate de zinc, le blanc-jaune; avec le silicate de cadmium, le jaune-rose; avec le borate de cadmium, le rose-rouge.

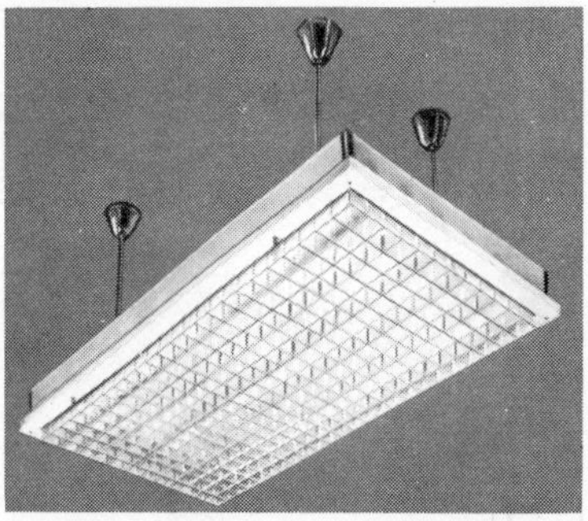

FIG. 579. — Appareil d'éclairage à tubes fluorescents pour bureau.

Les tubes fluorescents tendent à se généraliser pour l'éclairage des bureaux et des locaux industriels(*fig.* 579, 580). Tout en permettant une économie notable de courant, ils donnent une lumière agréable et diffuse, du fait qu'ils ne constituent pas, comme les ampoules à incandescence, des sources concentrées.

Nous donnons dans le tableau II les caractéristiques des principales lampes fluorescentes employées actuellement. En multipliant le facteur d'efficacité figurant dans ce tableau par la puissance en watts indiquée sur la lampe, on obtient le flux lumineux correspondant en lumens.

Nous citerons pour mémoire, et pour ne pas les confondre avec les précédents, les *tubes à décharge à haute tension,* dans lesquels la décharge se produit non plus dans la vapeur de mercure, mais dans un gaz, qui, sous l'effet de cette décharge, devient lumineux. Suivant la nature du gaz, on obtient différentes colorations : rouge orangé avec le néon; bleu avec l'argon et la vapeur de mercure; rose, jaune pâle avec l'hélium.

Dans la catégorie des tubes à décharge, les lampes à vapeur méritent une mention spéciale, car elles augmentent les contrastes, facilitent la vision de nuit et percent les brumes atmosphériques : d'où leur emploi pour l'éclairage des routes et parfois l'éclairage nocturne de vastes ateliers ou entrepôts. Le rendement lumineux de ces lampes est, en effet, très élevé, mais, malheureusement, du fait de

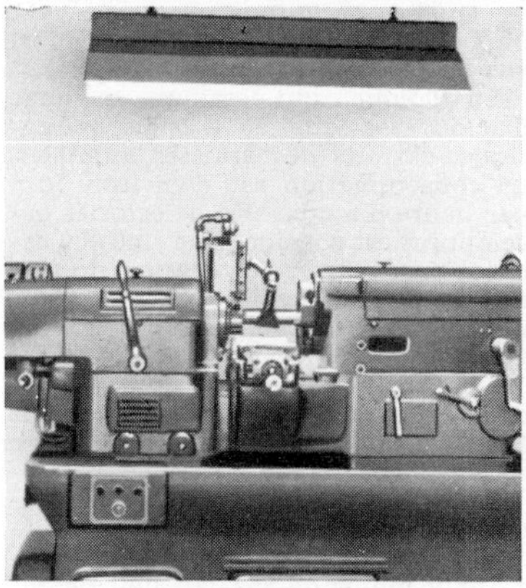

FIG. 580. — Eclairage d'une machine-outil par tube fluorescent.

TABLEAU II

CARACTÉRISTIQUES DES PRINCIPALES LAMPES FLUORESCENTES.

Intensité du courant en ampères..........	0,27	0,35	0,35	0,30
Tension aux bornes en volts..............	63	50	65	115
Tension d'alimentation en volts...........	110-120	110-120	110-120	200-230
Efficacité en lumens par watt :				
Blanc	30	30	32	35
Lumière du jour.....................	30	30	32	35
Bleu	18	18	19	21
Vert	60	60	65	70
Vermillon	20	20	22	24
Or	13	13	19	23
Rouge	3	3	3	3
Longueur en centimètres..................	45	45	60	90
Durée en heures..........................	1 000	1 000	1 000	1 000

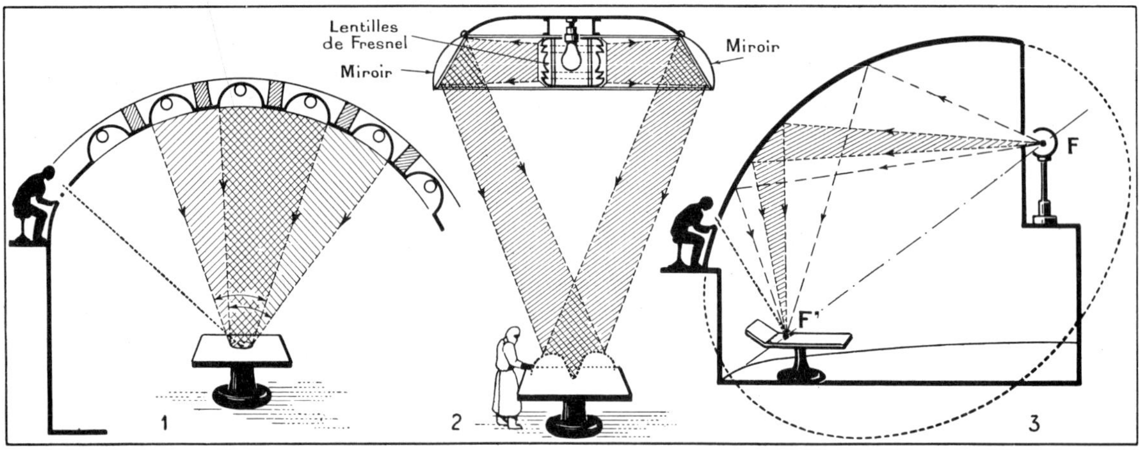

FIG. 581. — Trois modes d'éclairage artificiel des salles d'opération.

1. VOÛTE BLIN. La voûte de la salle est sphérique, la table d'opération occupe le centre. Dans la partie supérieure de la coupole sont encastrés un certain nombre de projecteurs placés sur trois rangées. On peut ainsi, en allumant tels ou tels d'entre eux, faire varier l'angle d'éclairage du champ opératoire suivant l'emplacement de la cavité à éclairer. 2. APPAREIL SCIALYTIQUE. La source lumineuse est placée entre les lentilles (lentilles de Fresnel) qui permettent d'obtenir des faisceaux horizontaux. Ceux-ci sont réfléchis par des miroirs à 1 m environ de la source lumineuse, puis envoyés vers le champ opératoire. Ce dernier, recevant ainsi de la lumière de toutes parts, n'est jamais dans l'obscurité malgré les mains du chirurgien qui interceptent une partie des rayons. Il n'y a plus d'ombre portée. 3. VOÛTE ELLIPTIQUE. Le plafond de la salle d'opération est constitué par une surface elliptique réfléchissante. La source lumineuse est un projecteur orientable placé en F, un des foyers de l'ellipse; le champ opératoire étant au second foyer F'. D'après une propriété classique de l'ellipse, les rayons lumineux issus de F et réfléchis par l'ellipse passent par F'. Il en résulte que l'on aura en F' une concentration de lumière et que l'on pourra à volonté modifier l'angle d'incidence du faisceau lumineux en agissant sur l'orientation du projecteur F. On aura d'ailleurs intérêt, pour éviter les ombres portées, à utiliser un large faisceau.

cet éclairage monochromatique, tous les objets prennent une teinte livide, ce qui serait très désagréable pour un lieu où l'on est appelé à séjourner.

Autres modes d'éclairage artificiel. — Quand l'éclairage électrique est impossible, force est de faire appel aux anciennes méthodes :

La *bougie,* qui est un mélange d'acide stéarique et d'acide margarique, extraits des graisses animales. La consommation est d'environ 10 g par heure. La quantité de calories développées est considérable (100 000 calories par heure), la viciation de l'air très grande, la lumière n'est ni régulière ni fixe; sa vacillation fatigue la vue;

Les *lampes à essence,* dont le modèle le plus courant est la lampe Pigeon, qui contient une matière spongieuse imbibée d'essence;

Les *lampes à pétrole,* moins dangereuses que les précédentes, car le pétrole n'émet pas de vapeurs s'enflammant à moins de 35° (au lieu de 25° pour l'essence), et une allumette en feu jetée sur le pétrole ne doit pas l'enflammer immédiatement;

L'*éclairage au gaz,* encore très employé pour l'éclairage nocturne des rues, l'est beaucoup plus rarement dans les habitations. Les becs ronds ont un meilleur rendement que les becs papillons à flammes plates, car les premiers reçoivent au centre un courant d'air qui permet une combustion plus complète. Mais ce rendement est triplé si l'on surmonte le bec (type Bunsen) d'un manchon en coton ou fil imprégné de terres rares (oxydes de thorium et de cérium), lesquelles, sous l'action de la chaleur, sont portées à l'incandescence et donnent une intensité lumineuse très grande. Le gros danger de ce système d'éclairage est constitué par les fuites toujours possibles de gaz (conduites fissurées ou becs éteints par un courant d'air ou une goutte d'eau). Rappelons, à ce sujet, que le gaz d'éclairage mélangé à l'air dans une proportion de 1/11 forme avec ce dernier un mélange détonant qui peut provoquer les plus graves accidents. Dans une proportion de 3/1 000, il est déjà très toxique et peut provoquer la mort. Cette toxicité est encore accentuée dans le cas du gaz à l'eau, qui contient une proportion double d'oxyde de carbone;

L'*acétylène,* produit par la décomposition de 1 kg de carbure de calcium. Cette décomposition donne 300 litres d'un gaz contenant 92 p. 100 de carbone et 7,5 p. 100 d'hydrogène. La lumière est très belle et sa toxicité faible, mais ce gaz, pouvant détoner, doit être utilisé avec précaution : les générateurs doivent être placés dans des pièces en communication avec l'atmosphère.

Conditions requises pour obtenir un bon éclairage. — 1° L'œil doit recevoir une quantité de lumière suffisante, mais cette quantité varie évidemment avec l'occupation du sujet. La couture et le dessin exigeront des éclairements plus importants qu'une simple manutention ou qu'une conversation. On constate d'ailleurs dans tous les pays une tendance générale à augmenter les niveaux d'éclairement. Voici quelques chiffres récents préconisés aux U.S.A.

Occupation où la distinction des objets n'est pas essentielle : 50 à 100 lux.

Occupation où la distinction des objets doit être légère : 100 à 200 lux.

Occupation où la distinction des objets doit être moyenne : 200 à 500 lux.

Occupation où la distinction des objets doit être précise : 500 à 1 000 lux.

2° *L'éblouissement doit être évité.* Il se traduit par une fatigue de la vue qui peut entraîner des accidents allant de la simple conjonctivite jusqu'à la cécité. L'éblouissement peut être provoqué par la vision simultanée de deux surfaces très inégalement éclairées, ou encore par la vision directe d'une source lumineuse ou de son image dans le plan de travail. L'installation de l'éclairage dans un local devra donc tenir compte de ces facteurs. S'il est nécessaire d'éclairer davantage certains emplacements (tables de travail, par exemple), il faut veiller à ce que les points les plus défavorisés ne soient pas trop obscurs par rapport aux premiers. Il faut aussi que la direction normale du regard fasse toujours un angle d'au moins 20° avec la droite joignant l'œil et la source lumineuse. On se rappellera qu'un appareil est d'autant moins éblouissant que la source est plus entourée par le réflecteur. Il devra être placé d'autant plus haut que la source est plus masquée. S'il est impossible de soustraire la source lumineuse au champ de vision, on étalera le flux lumineux sur une surface diffusante : diffuseurs en verre dépoli ou opale, éclairage indirect par exemple.

3° Les contrastes entre les différents points de la surface éclairée doivent être adaptés au mode d'occupation. Dans le cas de la lecture, du dessin, de la peinture, la distinction visuelle est permise par des différences de teintes. On peut alors réaliser sans inconvénient un éclairage sans ombres (éclairage indirect). Au contraire, un statuaire, un tourneur, par exemple, ont des volumes pour objets d'étude. L'éclairage doit donc donner toute leur valeur à ces volumes en les soulignant par des ombres, sans toutefois que celles-ci soient trop accentuées, pour ne pas dissimuler certaines parties du champ de vision.

Ces principes généraux étant vus, il convient d'examiner chaque cas particulier.

Eclairage des salles d'opération. — Le but recherché est d'obtenir un éclairage qui, tout en supprimant les ombres portées, laisse aux volumes toute leur valeur. On y parvient de différentes façons; les figures 581 et 582 en donnent les principes. L'appareil scialytique et la voûte elliptique n'utilisent qu'une source lumineuse. La voûte Blin fait appel à plusieurs sources, convenablement réparties, dont l'allumage partiel et variable permet d'obtenir des faisceaux larges et diversement inclinés, suivant la position respective du chirurgien et du champ opératoire.

Eclairage des habitations. — Salle à manger. — L'éclairage direct est plus recommandable que l'éclairage indirect, car les ombres mettent plus en valeur l'orfèvrerie et les aliments. On adoptera un éclairement de 80 à 100 lux pour la table, mais plus modéré pour le reste de la pièce (30 à 40 lux). On se rappellera aussi qu'une nappe blanche forme écran et que l'on aura donc avantage à prévoir un appareil éclairant seulement le haut des visages.

Salon. — Il y a lieu d'envisager deux types d'éclairage suivant les activités des occupants. Dans le cas d'un travail individuel (lecture, couture), à un éclairage modéré de fond devront se superposer des éclairages localisés aux emplacements de ce travail. Pour la couture, des éclairements particulièrement intenses doivent être retenus (200 à 300 lux), tandis que 100 à 150 lux suffisent pour les autres occupations. Les éclairages localisés seront réalisés avec des lampes portatives à abat-jour, ou encore avec des lampes sur pied qu'on peut placer derrière les fauteuils. Quant à l'éclairage de fond, il pourra être obtenu par sources indirectes : coquilles dans les angles, coupes sur les meubles, dans les potiches ou à la partie supérieure des sources localisées. D'une façon générale, on aura toujours intérêt à combiner les deux types d'éclairage, car l'éclairage indirect seul produit des effets tristes et froids.

Chambre à coucher. — Un éclairage très modéré sera suffisant (30 à 40 lux) ; une lampe sur une commode ou des coquilles d'éclairage indirect y pourvoiront. Un éclairage localisé, double s'il y a lieu, sera prévu pour permettre la lecture au lit. Dans ce cas, chaque lampe de chevet devra être conçue pour ne pas gêner le voisin.

Salle de bains. — L'éclairage du miroir au-dessus de la toilette est assez délicat; il doit permettre la vision parfaite, sans éblouissement, des deux côtés du visage. Deux ampoules de 95 W, dans un tube à verre diffusant, résolvent assez bien le problème. On peut aussi utiliser une source unique placée derrière le miroir et éclairant deux surfaces diffusantes latérales.

On ajoutera à cet éclairage localisé un éclairage général qui tiendra compte de l'emplacement des placards. *Il convient de ne jamais oublier qu'aucun interrupteur ou prise de courant ne doit être accessible de la baignoire, sous peine de risquer les plus graves accidents.*

Cuisine. — Les travaux culinaires exigent un très bon éclairage. Comme précédemment, on combinera un éclairage de fond (au plafond) avec des sources localisées aux divers emplacements de travail : fourneau, évier, etc. Eclairement moyen : 80 lux.

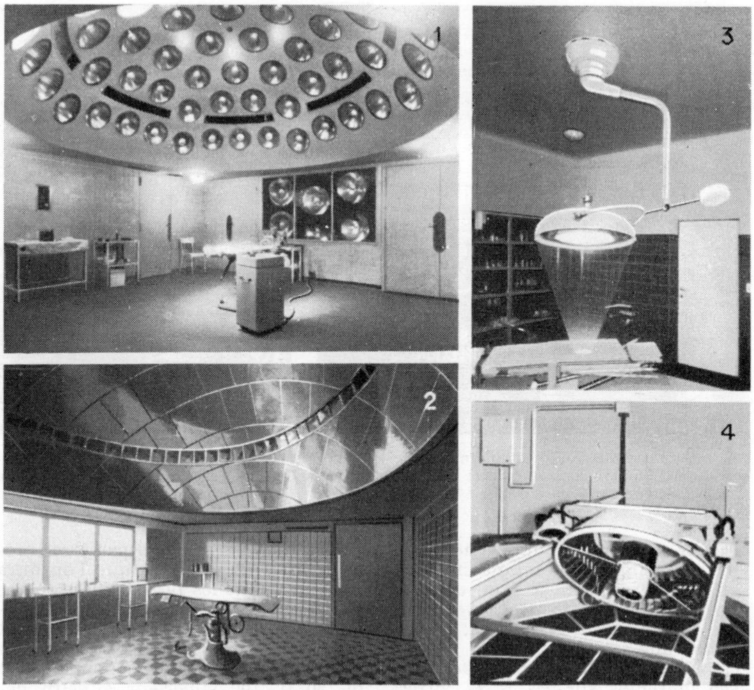

FIG. 582. — Eclairage artificiel des salles d'opération.
1. Voûte Blin (*Phot. Boiron*) ; 2. Voûte elliptique (*Doc. Walter*) ; 3. Appareil scialytique; 4. Superscialytique (*Doc. B. B. T.*).

Eclairage des salles de classes. — Eclairage diurne. — Dans les écoles, les fenêtres ou les baies des classes devront toujours être placées sur le ou les côtés les plus longs de la pièce, et leur surface devra être égale à environ un tiers de la surface à éclairer. L'éclairage devra, autant que possible, être bilatéral. Lorsque l'éclairage sera unilatéral, la lumière devra venir de la gauche des élèves.

Eclairage artificiel. — Il doit être, autant que possible, obtenu par l'électricité. Les appareils devront donner un éclairement uniforme de 80 à 100 lux au niveau des tables (par exemple au moyen d'un éclairage semi-direct ou par tubes fluorescents « lumière du jour »).

Eclairage des locaux industriels. — Il doit être adapté à la nature du travail et être aussi efficace de jour (éclairage naturel) que de nuit (éclairage artificiel). Le rôle de l'éclairage dans l'obtention de bons rendements est, en effet, amplement démontré. Il s'agit non seulement d'éviter la fatigue des yeux et les accidents qui en résultent, mais aussi de créer une ambiance agréable, jouant dans une mesure nullement négligeable sur le moral du travailleur.

Eclairage diurne. — Sous peine d'éblouissement, les rayons solaires ne peuvent être utilisés directement pour éclairer le plan de travail. La meilleure source lumineuse est constituée par une portion, plus ou moins importante, de la voûte céleste, suivant la nature des travaux. Pour cette raison, la meilleure orientation pour les fenêtres ou les verrières d'un atelier sera le nord. La figure 583 montre une disposition aujourd'hui très utilisée. Dans le cas d'un ciel totalement

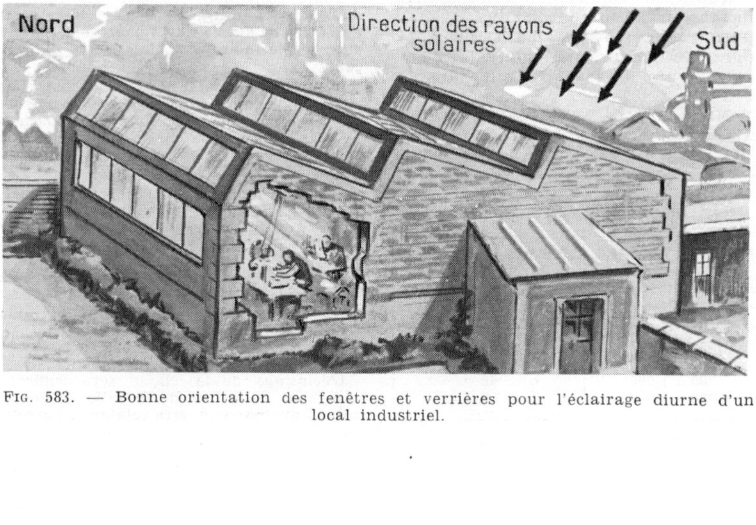

FIG. 583. — Bonne orientation des fenêtres et verrières pour l'éclairage diurne d'un local industriel.

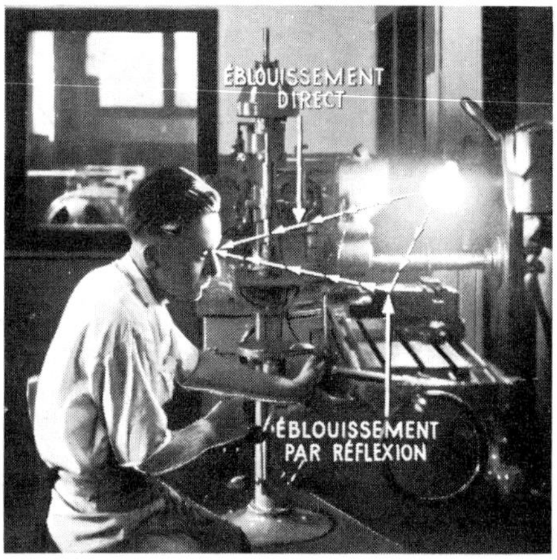

FIG. 584. — Mauvais éclairage artificiel d'une machine. Eblouissement direct et par réflexion, de la source lumineuse. (*Doc. Cie des lampes.*)

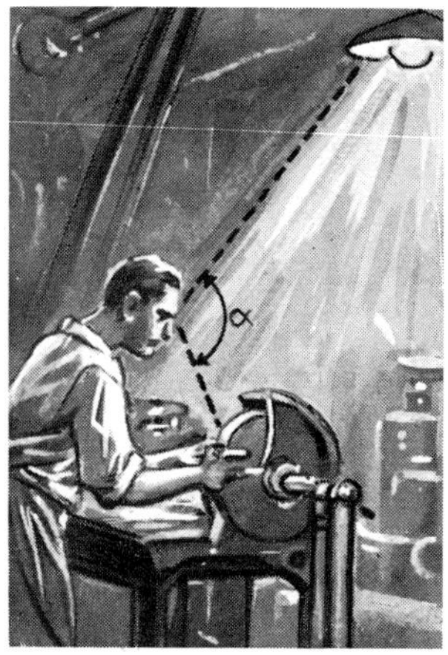

FIG. 585. — Pour éviter l'éblouissement, il est nécessaire que l'angle α soit supérieur à 20°.

découvert, et avec une fenêtre de 1m,80 sur 5 m de large, on admet que l'on peut exécuter : à 6 m, des travaux grossiers; à 4 m, des travaux mi-fins; à 3 m, des travaux fins; à 2 m, des travaux très fins.

Mais les poussières qui se déposent avec le temps sur les baies vitrées peuvent réduire dans une proportion importante l'éclairage d'un local. En contrepartie, des murs clairs, en se comportant comme des écrans réflecteurs, améliorent sensiblement l'efficacité des sources. Ces deux remarques sont valables aussi bien dans le cas de l'éclairage naturel que dans celui de l'éclairage artificiel.

Eclairage artificiel. — Il doit **réa**liser les conditions suivantes :

1° Eclairer dans des conditions optimums le plan de travail tout en évitant les ombres portées du travailleur ou de parties de machines sur ce plan;

2° Eviter l'éblouissement, soit par la vision directe des sources lumineuses, soit par des contrastes trop violents dans le plan de travail, soit par des différences d'éclairement trop importantes entre le plan de travail et les zones d'ombre extérieures.

Ces conditions imposent certaines servitudes :

Nécessité d'un éclairage général pour la création d'une ambiance agréable, et aussi pour permettre la circulation sur les voies de passage entre les machines. On peut admettre que l'éclairage qui permet d'obtenir ces éclairements dans les zones les moins éclairées ne doit pas être inférieur au 1/20 de celui que l'on aura dans les plans les plus éclairés (plans de travail). Cet éclairage est évidemment coûteux. On aura tout intérêt pour le réaliser à employer des lampes fluorescentes dont le rendement est de 50 p. 100 supérieur à celui des lampes à incandescence;

Nécessité d'éclairages localisés à proximité des plans de travail. Les sources directes devront être préférées, car elles présentent l'intérêt de former des ombres qui mettent en valeur les volumes et facilitent leur vision. Elles devront être placées de manière que les rayons lumineux ne soient interceptés ni par le bras ou la main du travailleur ni par des organes de machines. En outre, et comme il a déjà été dit dans le paragraphe relatif aux conditions requises pour l'obtention d'un bon éclairage, la direction normale du regard ne doit pas faire un angle inférieur à 20° avec la direction de la source. De plus, il faudra éviter les réflexions des rayons lumineux sur les parties brillantes des machines ou des pièces travaillées (*fig.* 584, 585). Pour des raisons économiques faciles à comprendre, il faudra préférer aux sources lointaines et puissantes des lampes plus faibles, mais plus rapprochées.

Quant aux éclairements nécessaires, ils varient comme toujours avec la nature des travaux. Le tableau III donne les valeurs nécessaires aux emplacements de travail, tant dans les ateliers que dans les écoles et les bureaux. Le tableau IV donne les valeurs préconisées par le ministère de la Reconstruction, toujours sur le plan de travail.

TABLEAU IV

ECLAIREMENTS EN LUX À UTILISER SUR LE PLAN DE TRAVAIL.

Routes d'accès, traversées de cour	3 à	10 lux.
Corridors, passages, gros stockages	20 à	30 —
Travaux grossiers	30 à	50 —
— moyens	50 à	80 —
— fins	80 à	150 —
— très fins	150 à	500 —
— minutieux	500 à 1 000	—

ÉCLAIRE. — Grande éclaire. — V. CHÉLIDOINE.

Petite éclaire. — V. FICAIRE.

ÉCLAMPSIE. — I. Chez les enfants. — V. CONVULSIONS.

II. Chez les femmes enceintes. — V. GROSSESSE (maladies).

ECMNÉSIE (du gr. *ex*, hors de, et *mnesis*, mémoire). — Illusion de la mémoire dans laquelle le sujet a l'impression de revivre, comme dans un rêve, un épisode de sa vie passée.

ÉCOLE. — L'école a une importance sociale considérable, puisque l'enfant doit y passer une partie de sa jeunesse, pendant sa période de croissance et de développement physique et intellectuel.

Il importe donc que, au point de vue hygiénique, l'école entière (bâtiment, classes, mobilier) tende à favoriser harmonieusement le développement de l'enfant (*fig.* 586).

Bâtiment. — Le terrain destiné à la construction d'une école sera d'accès facile, bien aéré, éloigné de tout établissement bruyant (cabaret, gare, fabrique) ou insalubre (à 100 mètres d'un cimetière). Comme superficie, le règlement français exige 1m2,50 par enfant pour les écoles maternelles, les classes enfantines et les écoles primaires.

La *classe*, capitale pédagogique de l'école, est la salle où l'enfant passe la plus grande partie de la journée : c'est là qu'il vit et respire; elle doit donc être aménagée de façon à donner à l'enfant le maximum de confort hygiénique.

La cour de récréation sera calculée à raison de 5 m² environ par élève et ne pourra avoir moins de 200 m². Toute école sera pourvue d'un préau.

La cour doit être pourvue d'eau potable.

Toute école doit posséder des cabinets d'aisances, à raison de 2 par classe dans les écoles de filles, et de 3 pour deux classes avec des urinoirs dans les écoles de garçons.

L'infirmerie, quand il y en a une, **doit** être complètement isolée des **bâtiments** scolaires et comporter une ou **plusieurs** salles d'isolement, un ou deux **dortoirs, une** salle de consultation; **elle doit avoir au** moins 1 lit par 35 élèves.

Mobilier scolaire. — Le mobilier scolaire, et particulièrement la table et le siège, doit être l'objet d'une attention spéciale de l'hygiéniste, puisque l'enfant passe de longues heures dans la classe.

On conseille particulièrement des tables horizontales individuelles, avec *sièges individuels*, le tout réglable et adaptable à la taille de chaque élève. V. TABLE.

Les tableaux noirs ou, mieux, légèrement teintés, seront fixés aux murs.

L'*éclairage* de la classe sera suffisant dans tous les points de la salle. Il devra, autant que possible, être bilatéral. Lorsque

TABLEAU III

ECLAIREMENTS EN LUX À UTILISER AUX EMPLACEMENTS DE TRAVAIL (ÉCLAIRAGE LOCALISÉ) ET DANS TOUTE LA PIÈCE (ÉCLAIRAGE GÉNÉRAL).

MODE DE TRAVAIL	ÉCLAIRAGE GÉNÉRAL SEUL (en lux).	ÉCLAIRAGES LOCALISÉS ET ÉCLAIRAGE GÉNÉRAL COMBINÉS	
		Eclairage localisé. Eclairement sur le plan de travail (en lux).	Eclairage général. Eclairement moyen dans tout le local (en lux).
Grossier.	40	50 à 100	20
Moyennement fin.	80	100 à 300	30
Fin.	150	300 à 1 000	40
Très fin.	300	1 000 à 5 000	50

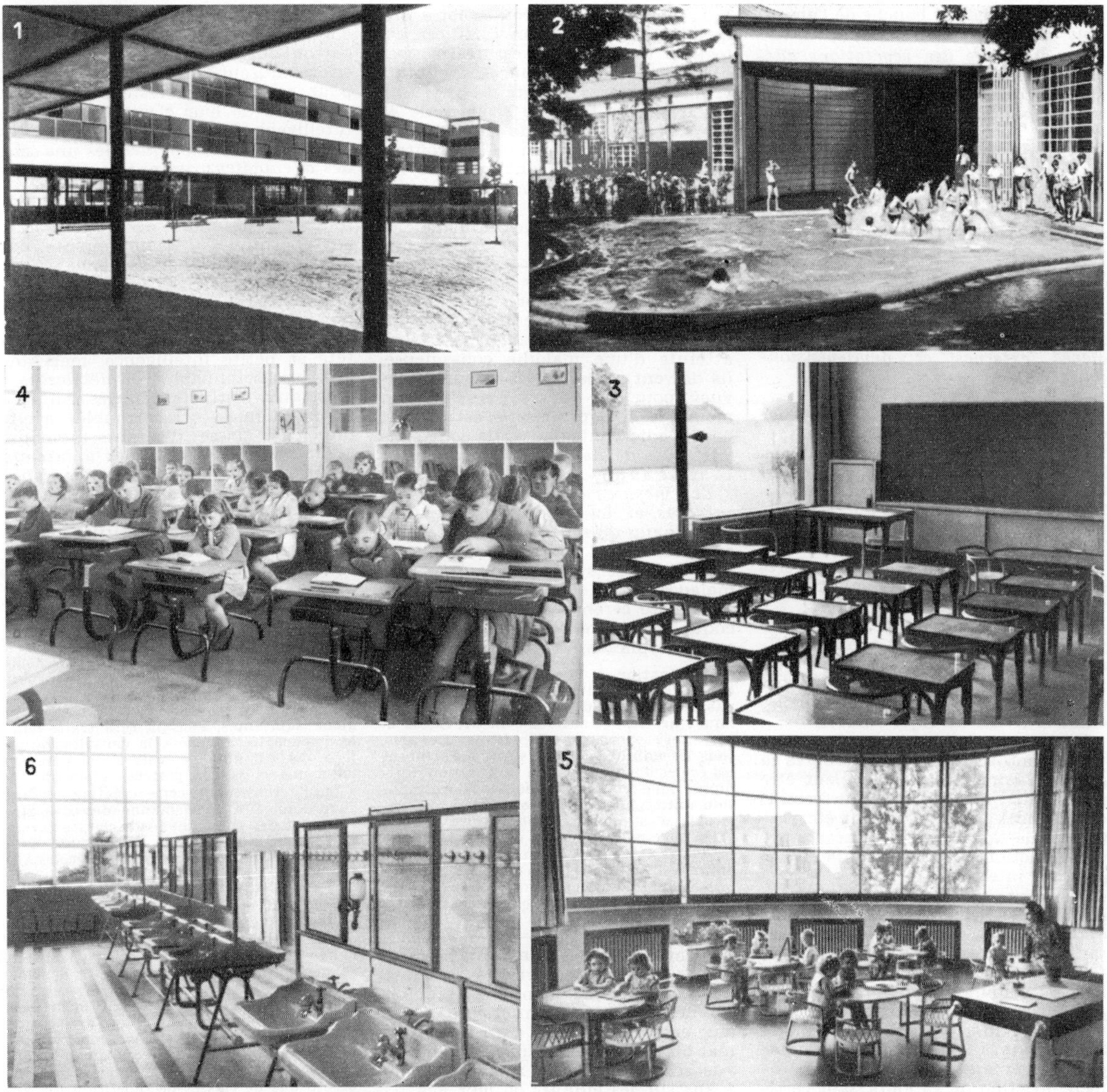

FIG. 586. — Ecoles modernes.

1. Cour et bâtiments de l'école communale de Villejuif; 2. Piscine de l'école de plein air de Suresnes (*Phot. Gallois*); 3. Une classe de l'école de Villejuif; 4. Une classe de l'école prototype de Cressely (Seine-et-Oise) avec tables et sièges individuels à hauteur réglable (*Doc. Ets Mullca*); 5. Ecole de Puteaux, classe des petits; 6. Lavabos de l'école professionnelle de Vizille (Isère) [*Phot. Beaugers*].

l'éclairage sera unilatéral, la lumière devra venir de la gauche des élèves. L'éclairage sera fourni par l'électricité. Les appareils devront donner un éclairement uniforme de 80 à 100 lux au niveau des tables. V. ÉCLAIRAGE.

Le *chauffage* doit être prévu de novembre à avril; la température des salles de classes ou d'étude sera de 15° à 17°. V. CHAUFFAGE.

La ventilation d'une salle d'école est absolument nécessaire. Le plus souvent, on se contente, ce qui est insuffisant, de renouveler l'air pendant les récréations en laissant ouvertes les portes et fenêtres. Il faut un système d'aération continue. Voir VENTILATION.

Le *nettoyage* de l'école doit être fait chaque jour avec un soin particulier, après la classe du soir; le balayage à sec, interdit et dangereux, sera remplacé par le balayage humide.

ÉCOLIER. — L'enfant fréquente l'école durant toute sa période de développement physique et intellectuel : de 3 à 5 ans, il va à l'école maternelle; de 6 à 15 ans ou 18 ans, à l'école primaire ou dans les établissements secondaires.

Il est donc indispensable que, dès son entrée à l'école, on puisse suivre les diverses phases de son développement. C'est le but de l'*inspection médicale des écoles*.

Le médecin inspecteur a pour rôle d'examiner les locaux : classes, cours, cabinets; l'éclairage, le chauffage, la ventilation, et de constater l'état sanitaire des enfants, en tenant à jour le *dossier scolaire* de santé de l'enfant.

On s'aperçoit ainsi que nombre d'écoliers considérés comme des paresseux sont en réalité des malades, des arriérés ou des anormaux (v. plus loin). L'examen de l'écolier comprend : 1° l'examen anthropométrique : détermination du poids, de la taille, de la capacité respiratoire (spirométrie, mesure des périmètres et des diamètres du thorax, thoracographie), de la force musculaire; 2° l'examen. V. CROISSANCE.

L'écolier devra être l'objet d'une surveillance médicale attentive durant toute sa croissance, afin d'éviter certaines maladies contagieuses conditionnées par la fréquentation scolaire.

La *scoliose*, la *myopie* sont au premier rang de ces affections scolaires déterminées par des bancs mal proportionnés, un mauvais éclairage entraînant l'apparition d'attitudes vicieuses, un travail excessif dans de mauvaises conditions réclamant des efforts continuels d'accommodation, source de myopie.

La *carie dentaire* est fréquente chez l'enfant (v. DENTS). Un examen systématique de la bouche de l'enfant doit donc avoir lieu périodiquement.

Le dépistage des *végétations adénoïdes,* des *durs d'oreilles* (qui doivent être placés au premier rang) sera une préoccupation constante du médecin scolaire.

Maladies contagieuses. — Les médecins inspecteurs ont, en outre, pour mission de dépister les maladies contagieuses, qui sont très fréquentes dans les collectivités scolaires, et de prescrire les mesures à prendre pour éviter la propagation de l'épidémie.

Ces mesures sont importantes contre les affections suivantes (nous n'envisagerons que les *mesures touchant les élèves externes et demi-pensionnaires*).

Grippe épidémique, oreillons, rougeole, rubéole, varicelle, gale, impétigo, pyodermites, hépatite virale, brucellose, dysenteries, typhus exanthématique et autres rickettsioses. — Eviction scolaire jusqu'à guérison clinique.

Coqueluche. — Eviction scolaire 30 jours après le début des premières quintes; pas d'éviction pour les enfants vivant au foyer infecté.

Diphtérie. — Eviction scolaire 30 jours à compter de la guérison clinique ou après deux prélèvements de gorge négatifs pratiqués à 8 jours d'intervalle; pas d'éviction pour les enfants vivant au foyer infecté.

Fièvres typhoïde et paratyphoïde. — Eviction scolaire 20 jours après la guérison clinique; ce délai peut être abrégé sur présentation d'un certificat médical attestant qu'ont été pratiquées deux coprocultures négatives; pas d'éviction pour les enfants vivant au foyer infecté.

Méningite cérébrospinale à méningocoque. — Eviction scolaire 15 jours après guérison clinique; pour les enfants vivant au foyer infecté, éviction 10 jours après isolement du malade ou 7 jours après chimiothérapie préventive.

Poliomyélite. — Eviction scolaire 30 jours après le début de la maladie; pour les enfants vivant au foyer infecté, éviction de 15 jours, sauf certificat médical attestant que l'enfant a été vacciné et a reçu une injection de rappel depuis moins d'un an. S'il y a lieu, revaccination de toute l'école.

Streptococcies hémolytiques du groupe A. — Scarlatine. — Eviction scolaire de 15 jours si l'enfant a reçu un traitement antibiotique efficace; sinon, réadmission seulement après certificat attestant qu'il n'y a plus de streptocoques hémolytiques dans la gorge. **Angines streptococciques, rhumatismes articulaires aigus, néphrites aiguës.** — Réadmission sur certificat médical attestant que l'enfant a reçu un traitement approprié; pour les enfants vivant au foyer infecté, dans tous les cas, éviction scolaire de 7 jours, sauf certificat médical attestant que le sujet a été soumis à une chimiothérapie préventive efficace.

Teigne. — Eviction scolaire jusqu'à présentation d'un certificat attestant la disparition de l'agent pathogène; pas d'éviction pour les enfants vivant au foyer infecté.

Trachome. — Eviction scolaire jusqu'à présentation d'un certificat attestant que l'enfant est traité; pas d'éviction scolaire pour les enfants vivant au foyer infecté.

Variole. — Eviction scolaire de 40 jours après le début de la maladie, à condition qu'il n'y ait plus de croûtes; pour les enfants vivant au foyer infecté, qu'ils aient été vaccinés ou non, éviction scolaire de 15 jours après isolement rigoureux d'avec le malade.

En outre, *un certain nombre de mesures touchent les professeurs et autres personnels :* après une absence pour maladie, ils doivent présenter un certificat de non-contagion; s'ils sont atteints d'une maladie contagieuse, ils doivent respecter les mesures prévues pour les élèves; si l'un des membres de leur famille est atteint de maladie contagieuse, ils sont soumis à des délais d'éviction (arrêté du 14 mars 1970).

Les mesures concernant les élèves internes et les enfants fréquentant les colonies de vacances et les centres aérés sont aussi très précises; l'hospitalisation est systématique pour les malades ayant contracté : diphtérie, méningite cérébrospinale à méningocoque, poliomyélite, fièvres typhoïde et paratyphoïde, variole.

Vaccination à l'école. — L'entrée des classes est interdite à tout enfant n'ayant pas un certificat de vaccination antivariolique; des revaccinations sont prévues à la 11e année et en cas d'épidémie. De plus, tous les enfants de 3 à 14 ans fréquentant les écoles doivent subir la vaccination antidiphtérique et antitétanique; la vaccination antitypho-paratyphique, bien que désirable, n'est pas encore obligatoire.

La vaccination par le vaccin antituberculeux B. C. G. est obligatoire pour tous les enfants d'âge scolaire fréquentant les établissements d'enseignement s'ils présentent des réactions tuberculiniques négatives.

Arriérés scolaires. — C'est un examen médical des écoliers qui permettra de dépister les arriérés scolaires, c'est-à-dire ceux dont les facultés intellectuelles sont inférieures dans leur ensemble à celles d'un sujet normal du même âge, et qui, au point de vue scolaire, sont en retard de 2 ou 4 ans sur les enfants de leur âge.

Parmi ces retardataires, il en est qui ne sont pas de vrais arriérés; certains sont des *infirmes méconnus;* leur intelligence est normale, mais une infirmité sensorielle méconnue (myopie ou surdité) gêne leur instruction.

D'autres sont intelligents, mais paresseux. Parmi ces paresseux, les uns le sont par indiscipline ou par aversion de l'école. Ces *paresseux psychologiques,* qui ne veulent pas se plier aux règles et aux devoirs qu'on entend leur imposer, sont des rebelles, des dissipés, des turbulents, des volontaires, souvent aussi de précoces masturbateurs dont l'excitation génitale prématurée fatigue le système nerveux. D'autres sont trop gâtés, trop choyés, doués d'une sensibilité et d'une timidité excessives, ou bien inhibés par une douleur trop forte pour leur résistance émotive (orphelins, martyrs) ; ils ne peuvent s'accoutumer à la vie collective et au travail discipliné.

Une catégorie de paresseux bien différents de ceux-là est fournie par les enfants mal développés physiquement, chétifs, malingres, lymphatiques et surtout adénoïdiens, que surmène tout effort musculaire ou mental et qui, pour cette raison, restent indolents, en queue de leur classe, malgré une intelligence encore normale. Parmi ces *paresseux physiologiques,* les uns sont des *adénoïdiens,* les autres des *hypothyroïdiens.*

Au point de vue mental, ce sont des indolents, des mous, des nonchalants, des apathiques, des indifférents, des taciturnes, des neurasthéniques en herbe.

Les *arriérés véritables* sont ordinairement des *débiles mentaux, débiles simples,* sans tare surajoutée, à petite tête et petite intelligence, mais dociles et disciplinables, ou *débiles pervers,* aux instincts déréglés, enfants insubordonnés et incorrigibles, à éliminer des classes d'enfants normaux.

Au bas de l'échelle des anormaux mentaux sont les *idiots* et les *imbéciles,* c'est-à-dire les enfants qui n'arrivent pas à communiquer par la parole (idiot) ou par l'écriture (imbécile) avec leurs semblables; d'après les tests de Binet et Simon, l'âge mental de l'idiot ne dépasse pas 4 ans, celui de l'imbécile 7 ans.

Si l'enfant est amendable physiquement et intellectuellement et éducable, grâce à une pédagogie spéciale, s'il s'agit de débilité mentale simple sans instabilité ni perversion et si le milieu familial offre des garanties de moralité, d'éducation et d'hygiène suffisantes, l'enfant sera traité dans le dispensaire annexé à la consultation où il a été examiné et instruit, si possible, dans une classe de perfectionnement.

Malheureusement, cette création restant subordonnée à la demande des départements et des communes, ces classes furent créées en nombre très insuffisant, qu'il s'agisse de classes-internat ou d'écoles autonomes.

D'autre part, l'inspection médicale neuro-psychiatrique n'a jamais été organisée de façon efficiente ; pas de triage à l'entrée ; aussi, l'absence d'homogénéité de la classe oblige-t-elle souvent l'instituteur à un enseignement individuel de faible rendement.

Les résultats obtenus dans ces écoles de perfectionnement sont souvent médiocres, car on y trouve mélangés des arriérés de quatre types : 1° arriérés scolaires par insuffisance d'école, qui n'ont aucune déficience intellectuelle, et qui n'auraient besoin que de classes de répétition ; 2° arriérés débiles intellectuels, éducables et perfectibles, auxquels devraient être réservées les classes de perfectionnement et pour lesquels on pourrait réaliser des écoles d'apprentissage ; 3° arriérés avec instabilité et perversion, qui ont besoin d'une surveillance incessante et d'une discipline rigide qui ne peuvent être appliquées dans une classe de perfectionnement ; 4° arriérés imbéciles inéducables et dont la place est à l'asile et non à l'école.

Œuvres para- et post-scolaires. — Colonies de vacances. — Il est démontré que, pour les petits citadins, l'influence débilitante des villes peut être compensée, dans une certaine mesure, par un séjour à la campagne de plusieurs semaines dans le cours de l'année.

Deux systèmes sont actuellement en vigueur : le *placement familial* et le *placement collectif en internat.*

Le *placement familial* répartit les enfants par groupes de 2 à 8 chez des cultivateurs choisis.

Le *placement collectif* groupe 60 à 80 enfants dans une propriété louée par une œuvre ou lui appartenant.

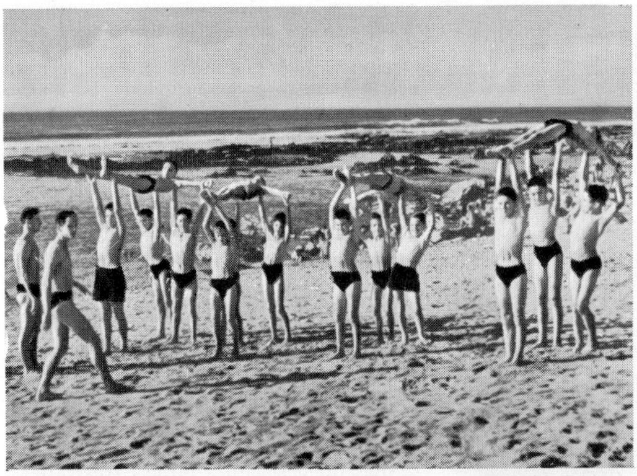

FIG. 587. — Colonie de vacances au bord de la mer. (*Doc. U.N.C.A.F.*)

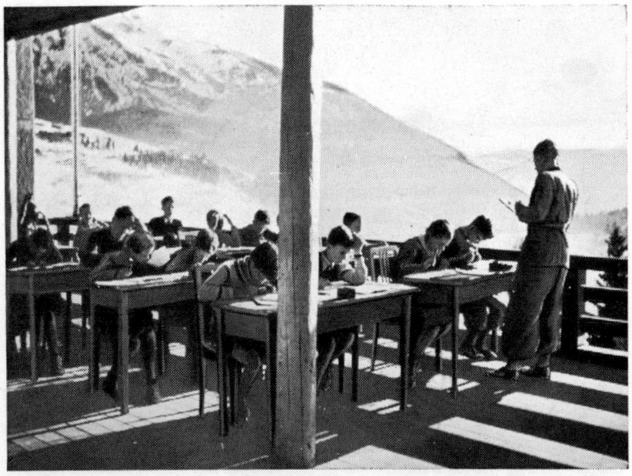

FIG. 588. — Ecole de plein air en montagne. (*Phot. Pilet.*)

Les écoliers appelés à tirer le plus grand bénéfice des colonies de vacances sont les enfants chétifs, épuisés, mal nourris, anémiques, convalescents, etc. Certains d'entre eux devront être plus spécialement dirigés vers la *montagne* ou vers la *mer*, tels les lymphatiques, les ganglionnaires, les anciens rachitiques.

L'expérience a démontré que le séjour doit être aussi prolongé que possible ; un mois est un minimum.

Camps de vacances. — Ils diffèrent des colonies parce qu'ils ne comportent pas un établissement pré-établi ; les enfants logent sous la tente ; le couchage et la protection contre les intempéries doivent y être assurés d'une façon satisfaisante. Beaucoup de ces camps sont dus aux organisations scoutes.

Écoles de plein air. — Les bienfaits temporaires que procurent les séjours dans les camps et colonies de vacances, les écoles et classes de plein air les assurent d'une façon permanente.

Il en existe plusieurs types : le *type externat*, facile à installer aux abords des grandes villes, et l'école *type internat*, qui est installée en pleine campagne. Leur but est d'assurer le séjour permanent de l'enfant à l'air libre ; les classes sont données en plein air ; le travail intellectuel est réduit et se répartit sur 3 ou 4 heures dans la journée ; une large place est accordée aux activités corporelles : chants, danses, exercices physiques ; une sieste est toujours prévue.

ÉCOLOGIE (du gr. *oikos*, maison, milieu, et *logos*, entretien sur). — Science des relations de l'organisme avec le milieu extérieur. Terme très voisin de *phénogénétique*.

ÉCORCE. — Un assez grand nombre d'écorces d'arbres sont employées en médecine. Les plus utilisées sont celles d'*angusture, bouleau, cascarille, chêne, garou, gaïac, grenadier, orme, panama, quinquina, saule*. On emploie également l'écorce d'*orange amère*.

ÉCORCHURE. — Petite plaie n'intéressant d'ordinaire que l'épiderme. Aseptiser après l'avoir soigneusement lavée. Faute de ces précautions, cette plaie peut être l'origine d'une lymphangite, d'une adénite, d'un panaris.

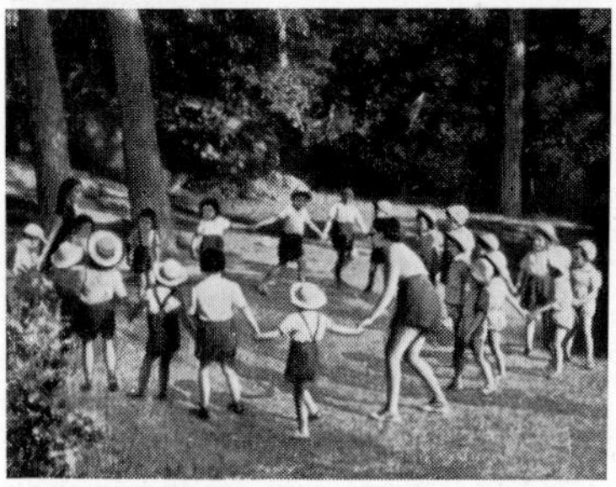

FIG. 589. — Colonie de vacances à la campagne. (*Doc. U.F.O.V.A.L.*)

ÉCOULEMENT. — Issue de diverses sécrétions au dehors.

Écoulement d'oreille. — Symptomatique d'une otite. V. OREILLE.

Écoulement urétral. — Émission d'un liquide blanchâtre ou jaunâtre, plus ou moins épais, survenant au cours d'une *urétrite* aiguë ou chronique, le plus souvent de nature blennorragique (v. BLENNORRAGIE), mais parfois d'origine tuberculeuse, syphilitique, ou causée par une irritation chimique du canal. L'examen microscopique permettra de reconnaître dans la sécrétion la présence ou non de microbes.

Un écoulement épais, visqueux, blanc grisâtre, ne contenant pas de microbes, est souvent symptomatique d'une prostatite chronique.

Écoulement vaginal (Pertes blanches). — Liquide blanchâtre ou jaunâtre, parfois tachant le linge, qu'on observe au cours des vulvites, vaginites, métrites, souvent de nature blennorragique, ou bien chez les femmes anémiques, lymphatiques. Quand l'écoulement est de coloration roussâtre, parfois fétide, et qu'il apparaît chez une femme âgée de plus de 40 ans, il faut penser à l'existence d'un cancer utérin. Il y a lieu de consulter immédiatement un médecin.

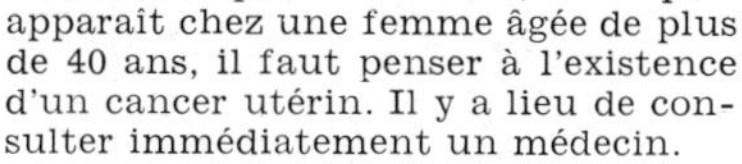

FIG. 590. — Ecouvillon.

ÉCOUVILLON. — Sorte de petit balai formé d'une tige flexible terminée par une éponge ou une série de brins de crin (*fig.* 590). Il sert, après la trachéotomie, à débarrasser la trachée-artère et la canule des mucosités et des fausses membranes du croup, ou à enlever des mucosités dans le col de l'utérus.

ÉCRASEMENT. — Attrition violente des tissus par compression brusque et énergique du corps par un agent vulnérant volumineux ; s'observe dans les grands traumatismes (catastrophes de chemin de fer, compression dans la foule, etc.). Parfois, il y a rupture d'organes internes, sans plaies extérieures. V. CONTUSION, HÉMORRAGIE, PLAIES.

ÉCRASEUR. — Pince spéciale dont on se sert principalement dans la chirurgie gastro-intestinale (*fig.* 591).

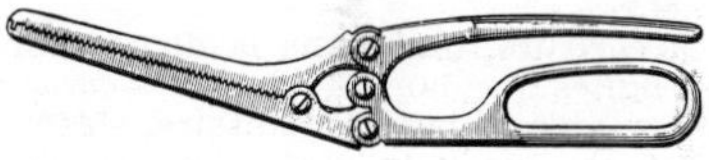

FIG. 591. — Ecraseur de Mayo.

ÉCRÉMAGE. — L'écrémage est généralement une falsification du lait. On trouvera à ce dernier mot les moyens de la déceler.

Dans certains cas (maladies de l'estomac, du foie, de l'intestin), le lait écrémé est préférable au lait ordinaire, sa digestion étant plus rapide : cinq heures au lieu de sept heures trente, la substance grasse diminuant la sécrétion gastrique.

Il est utile de donner à certains nourrissons, pendant les premières semaines, du lait écrémé partiellement, c'est-à-dire laissé au repos pendant plusieurs heures dans un endroit frais et dont on enlève la crème qui est montée au-dessus. A mesure que l'enfant se rapproche de 2 mois, on diminue l'écrémage, le besoin de graisse se faisant de plus en plus sentir.

ÉCREVISSES. — Comme aliment, voir CRUSTACÉS ; comme médicament, voir YEUX D'ÉCREVISSE.

ÉCRITURE. — L'écriture droite et l'écriture penchée ont chacune leurs partisans parmi les hygiénistes et les pédagogues.

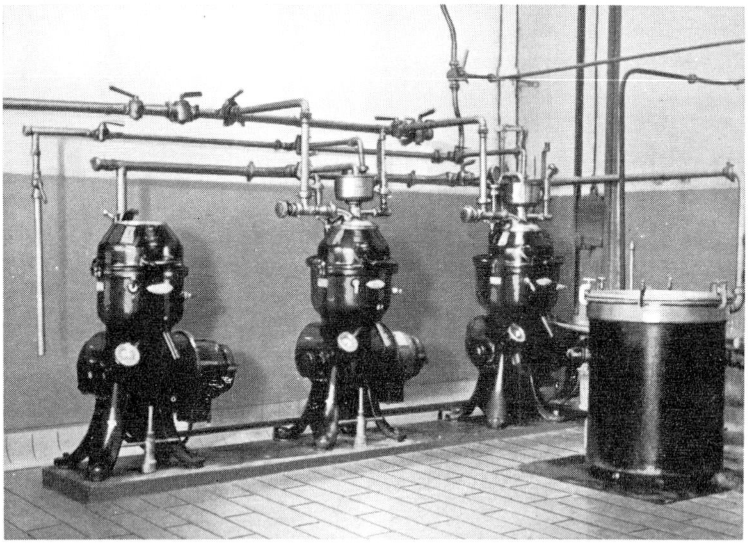

FIG. 592. — Batterie d'écrémeuses dans une grande laiterie.
(*Doc. Laiterie parisienne. Phot. J.-P. Ronzel.*)

En réalité, ce qui importe, c'est la façon dont l'enfant se tient, puisque de cette tenue dépendent les affections redoutables : la myopie et la scoliose. La bonne tenue de l'enfant dépend de causes multiples : d'un pupitre approprié à sa hauteur, de l'éclairage de la salle, de l'attention que lui donnera le maître. Il convient, en outre, de ne pas prolonger pour l'enfant la séance dans la même position. L'enfant est vite fatigué; il ne faut donc pas le contraindre à demeurer assis plus longtemps qu'il ne convient à son organisme. V. ÉCOLE, TABLE.

L'écriture, tant dans la disposition en lignes que dans la forme des caractères, n'est pas héréditaire. Même chez les jumeaux vrais, elle est dissemblable.

Ecritures de malades (v. tabl. XX). — L'écriture est souvent modifiée au cours de certaines affections, des maladies nerveuses en particulier.

Les modifications les plus frappantes s'observent dans la *paralysie générale*.

Au début, alors que personne encore ne se doute de l'état du futur paralytique général, on observe, dans l'écriture, des lettres et des mots oubliés, des répétitions de syllabes ou de mots, des fautes d'orthographe, dites « d'inattention », des exagérations dans la dimension de certaines lettres ou portions de lettre, du tremblement, des inégalités, enfin des ratures et des surcharges. Tous ces indices ne se manifestent pas à la fois et sont plus ou moins fréquents, mais la comparaison avec l'écriture antérieure en fait généralement découvrir plusieurs. Bientôt, dans la période d'excitation, l'inégalité de dimension s'exagère, ainsi que le tremblement. L'écriture devient plus anguleuse, moins lisible, avec de nombreuses petites bavures qui révèlent l'hésitation du tracé.

Enfin, les troubles de la motilité deviennent tels, que le malade n'arrive plus à former ses mots. Le désordre de son esprit est parfaitement représenté par le désordre de son écriture, avec les taches d'encre, les ratures, les répétitions de mots et l'incohérence du texte.

L'*écriture des fous* (v. aussi ALIÉNATION MENTALE), quel que soit le genre de leur folie, a généralement un caractère bien particulier, quoiqu'on ne puisse pas dire qu'il y a une écriture de fou. Nous considérons comme les signes les plus sûrs : le soulignement excessif, l'abus des majuscules, l'ornementation bizarre, les répétitions de mots. A un degré plus avancé, le désordre et l'incohérence sont les signes les plus caractéristiques.

Dans le *tabes dorsalis* ou ataxie (voir MOELLE), comme dans la paralysie générale, l'examen de l'écriture offre un intérêt exceptionnel, parce qu'il décèle la maladie avant qu'aucun autre indice ne le permette. L'exemple d'écriture que nous donnons ici le montre avec une douloureuse éloquence.

L'*aphasie*, quelle qu'en soit la cause : cardiopathie, apoplexie, ramollissement cérébral, tumeur méningée, intoxications de tous genres, syphilis, hystérie, etc., se manifeste fortement dans l'écriture.

On voit, dans notre exemple, des petits traits épais et des points où il n'en faut pas. C'est un signe d'*oppression* d'origine cardiaque. Un homme oppressé, dans un escalier, monte quelques marches, puis s'arrête, et prend un point d'appui. Dans l'écriture, l'oppressé se repose en appuyant la plume sur le papier.

Voici, d'autre part, l'écriture d'une femme *asthmatique* et nullement cardiaque : elle est parsemée de points où il n'en faut pas, signe de la gêne respiratoire.

Dans la *crampe des écrivains* (v. figure à ce mot), l'écriture apparaît contractée, inégale, anguleuse. Après un mot lisible, il en survient un autre presque indéchiffrable. Cette inégalité caractéristique empêche de confondre ce genre d'écriture avec celui des vieillards.

La *chorée* est une affection que l'écriture décèle d'une façon remarquable. La plume, maladroitement dirigée, éraille le papier et crache de l'encre de tous les côtés. L'écriture est toujours agrandie, avec des traits lancés violemment dans des directions différentes.

La *sclérose en plaques* produit du tremblement dans les mouvements étendus. On voit, dans notre exemple, que le délié des lettres prend souvent la forme d'une ligne brisée; c'est plutôt un zigzag qu'un tremblement.

Les manifestations de la *paralysie agitante* dans l'écriture rappellent celles de la sclérose en plaques et peuvent se confondre avec le tremblement sénile; mais, en les examinant de près, on voit que le rythme, dans la paralysie agitante, est plus régulier et moins étendu.

L'*hystérie* et l'*épilepsie* qui s'y rattache se présentent sous des formes très variées, mais, dans la multiplicité des caractéristiques de l'écriture des hystériques, il en est plusieurs qui ont une importance capitale : l'inégalité de dimension, l'écriture sinueuse, l'écriture surhaussée (les *s*, principalement) et des majuscules à la place des minuscules.

Les *alcooliques* ont aussi une écriture particulière. Parfois, elle montre une excitation considérable, avec des traits grossiers lancés violemment, mais le plus souvent elle est descendante, avec un aspect lourd et pâteux, lente et tremblée, comme dans notre exemple, qui provient d'un alcoolique complètement dégradé.

Ecriture en miroir. — Ecriture qui, vue par réflexion dans une glace ou par transparence sur le verso de la feuille écrite, reproduit exactement l'écriture ordinaire.

Certains aphasiques écrivent ainsi en se servant de la main gauche; mais cette écriture n'est pas spéciale à l'aphasie; elle représente l'écriture instinctive normale de la main gauche. V. figure à CRAMPES : *Crampes des écrivains*.

APPLICATION. L'individu sachant écrire de la main droite apprend facilement à écrire en miroir de la main gauche, ce qui peut lui rendre service en cas d'impossibilité de se servir de la main droite (amputation, crampe des écrivains, hémiplégie). Il suffit pour la lecture qu'on ait employé du papier transparent.

Ecriture de la main gauche. — Les amputés de la main droite peuvent assez rapidement écrire de la main gauche, comme le font les personnes atteintes de crampes des écrivains.

Dès le premier essai, on constate qu'on peut le faire facilement, mais naturellement l'écriture est d'abord mal dessinée, et les caractères sont trop gros et tracés assez lentement; cet essai n'en est pas moins encourageant.

Dans l'écriture, comme dans tout exercice, il y a une partie intellectuelle et

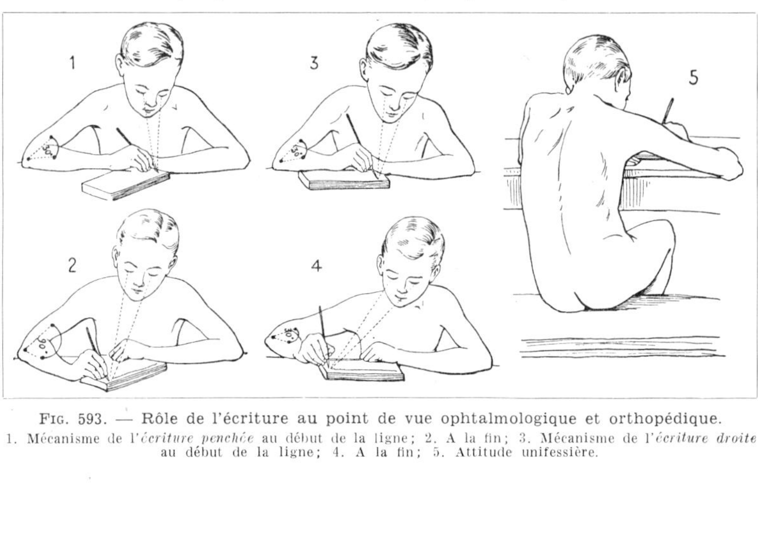

FIG. 593. — Rôle de l'écriture au point de vue ophtalmologique et orthopédique.
1. Mécanisme de l'*écriture penchée* au début de la ligne; 2. A la fin; 3. Mécanisme de l'*écriture droite* au début de la ligne; 4. A la fin; 5. Attitude unifessière.

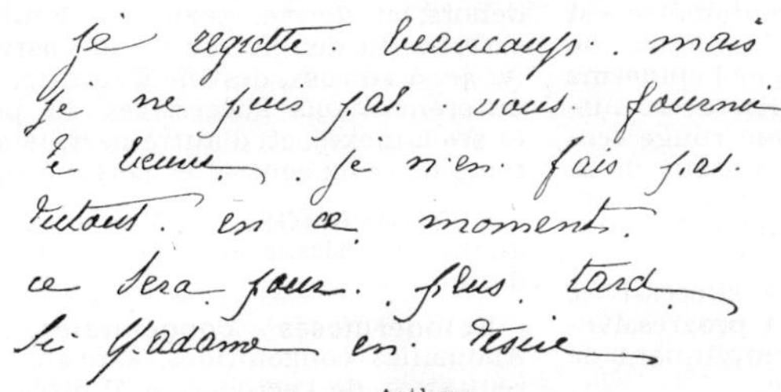

Asthme.
Gêne respiratoire (points inutiles).

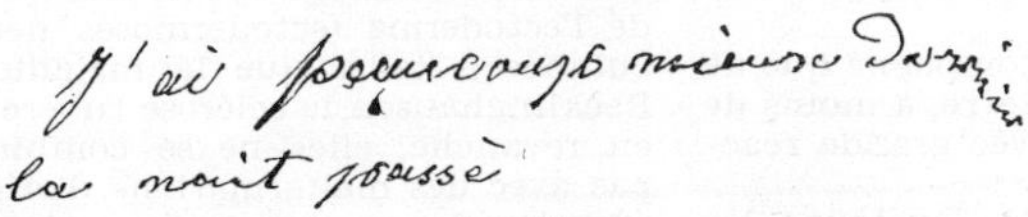

Alcoolique.

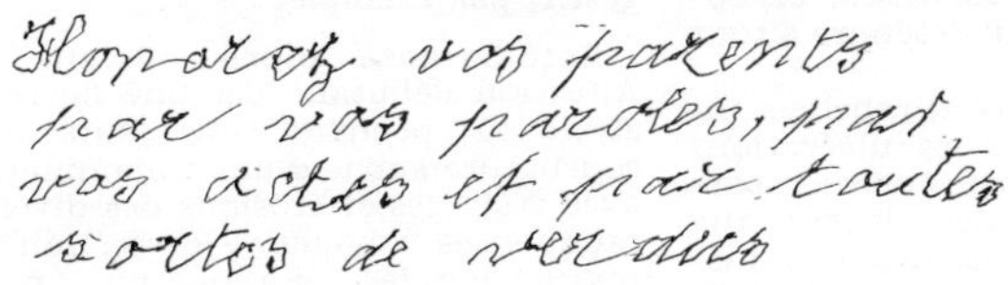

Sclérose en plaques
(enfant de 9 ans).

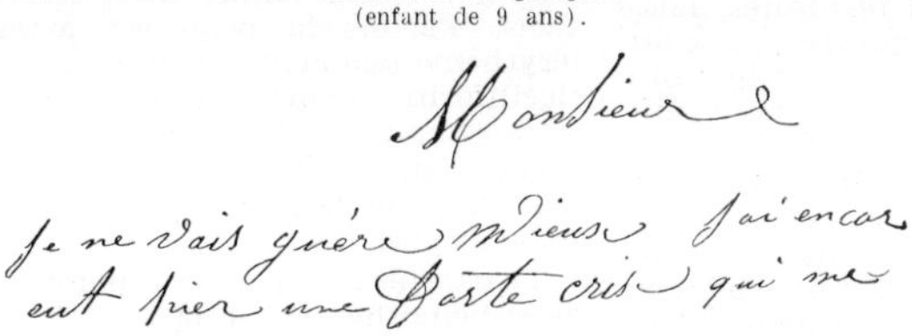

Hystérie
(femme).

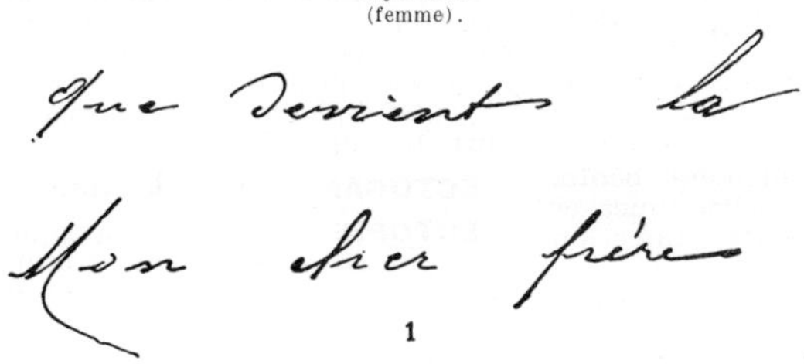

1

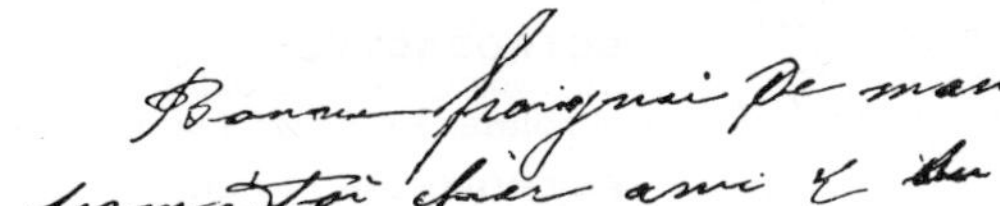

2

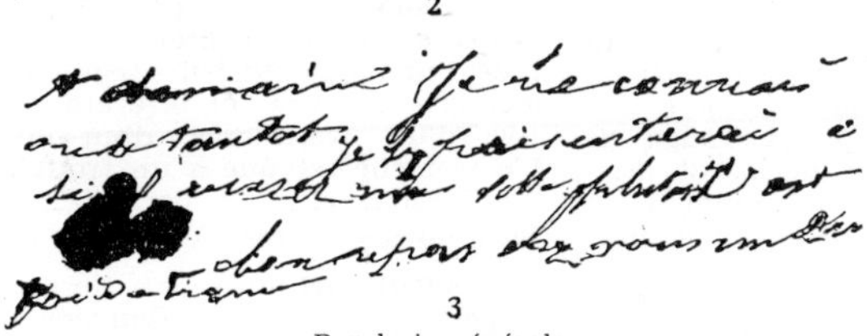

3

Paralysie générale.
1. Au début; 2. Période d'excitation; 3. Période finale.

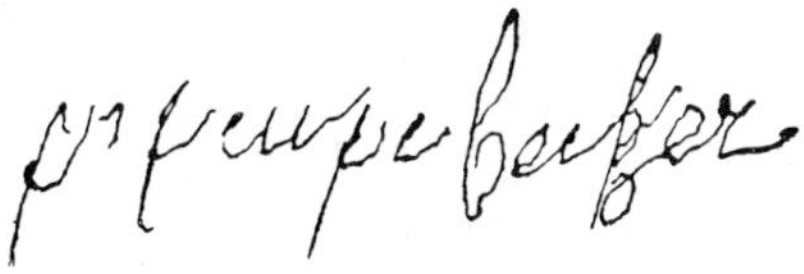

Paralysie agitante.

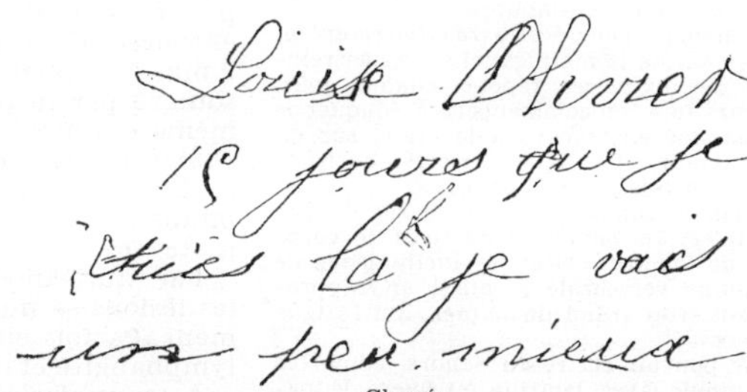

Chorée.

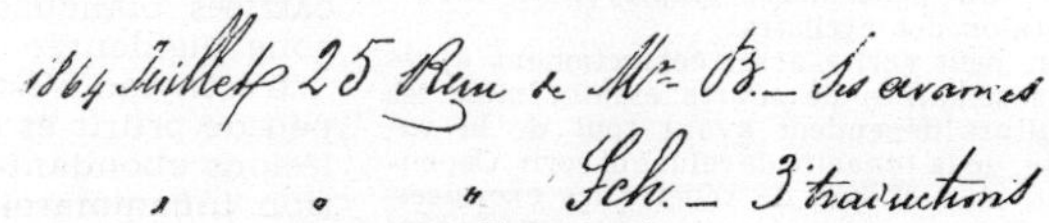

Etat normal.

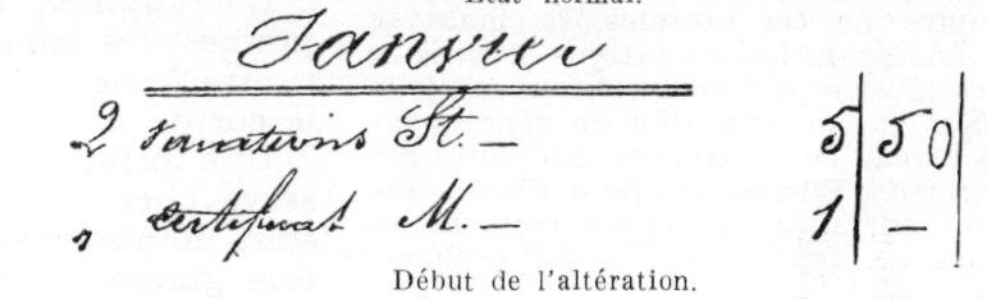

Début de l'altération.

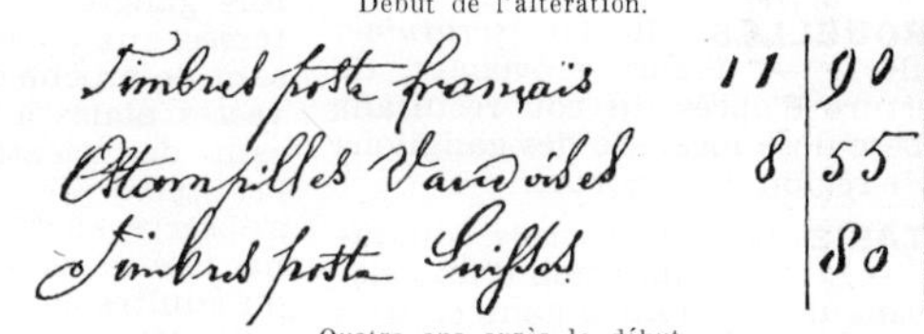

Quatre ans après le début.

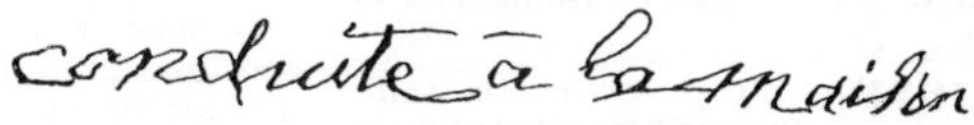

Neuf ans après le début.

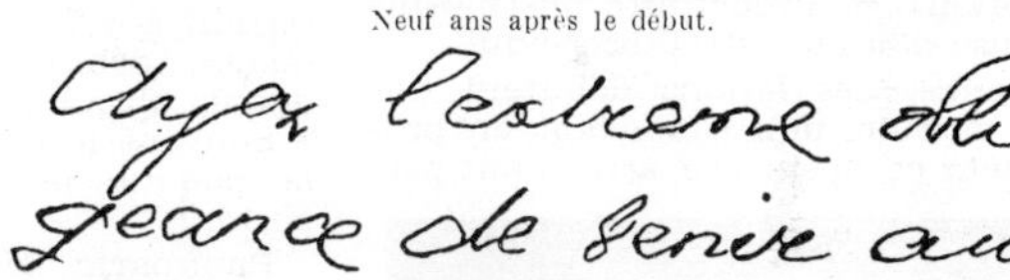

Seize ans après le début.

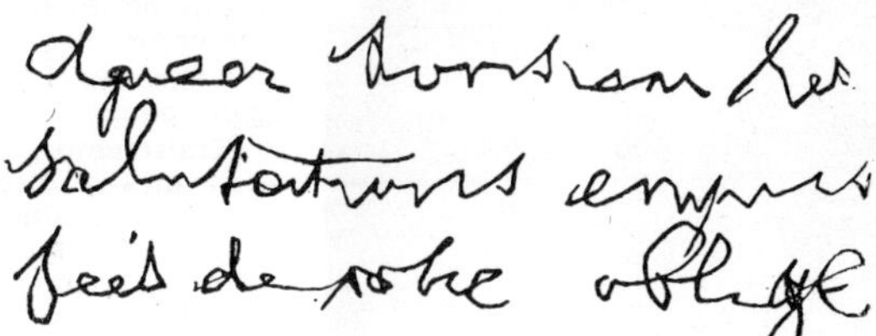

Dix-sept ans après le début.
Ataxie
(phases successives).

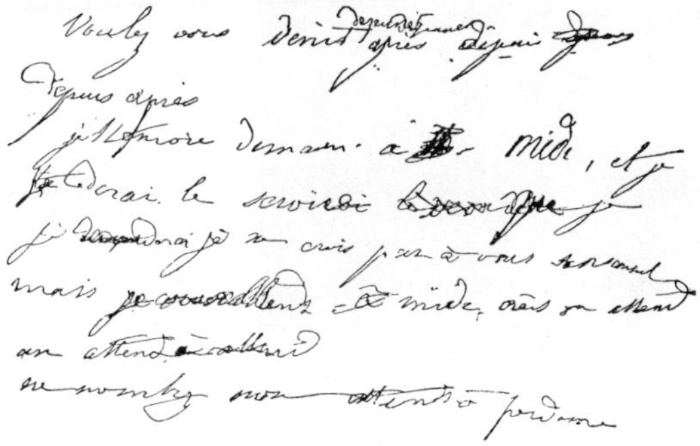

Aphasie.

Écritures de malades.

l'autre manuelle; la seconde seule est à récupérer pour les amputés.

Il convient, pour écrire *régulièrement* et *rapidement* de la main gauche, de s'astreindre à des exercices répétés chaque jour, plusieurs fois; on commencera à éduquer le bras gauche en traçant à la craie, sur un tableau noir, des lignes droites, horizontales et verticales, puis obliques.

Lorsqu'on commence à écrire sur du papier, il est recommandé de tenir le corps droit, de façon à éviter les inclinaisons de la colonne vertébrale et aussi un rapprochement trop grand du papier, qui fatigue les yeux.

Pour pouvoir écrire au dehors, emporter une épingle avec laquelle on fixera le papier. On peut aussi employer le pince-pantalon des cyclistes.

On peut écrire assez correctement après trois semaines de courts essais; mais les résultats dépendent avant tout de la volonté, de la *ténacité* de celui qui écrit. Cependant, s'il est bon de répéter les exercices, il ne faut pas exagérer, car souvent, après 20 minutes de cet exercice, la main se crispe, une sensation de fatigue se produit dans les muscles qui commandent les jeux des doigts et une sensation de gêne apparaît au niveau de l'extrémité inférieure des métacarpiens. Elle se dissipe d'ailleurs rapidement en faisant jouer un moment les doigts qui ne tiennent pas le porte-plume.

ÉCROUELLES (du lat. *scrofulae*, scrofules). — Plaies provenant de l'ouverture d'abcès du cou résultant de tuberculose localisée des ganglions de cette région. V. SCROFULE.

ECTASIE (du gr. *ektasis*, dilatation). — Etat de dilatation d'un vaisseau sanguin ou d'un organe creux : ectasie de l'aorte, de l'œsophage, de la vessie.

ECTHYMA (du gr. *ekthuein*, faire éruption). — Pyodermite pustulo-ulcéreuse d'origine streptococcique.

SIGNES. Les lésions débutent par une pustule, puis s'étendent en profondeur et en surface, atteignant par-

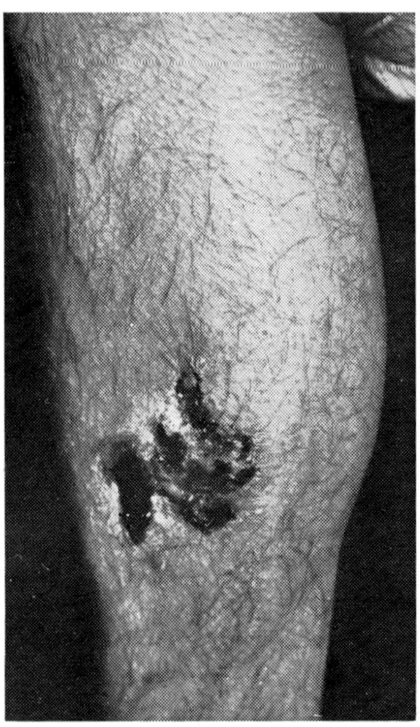

FIG. 594. — Ecthyma.
(*Collection du Dr F. Debat.*)

fois la dimension d'une pièce de 5 francs. Le pus, en se concrétant, forme des croûtes noirâtres, épaisses, ostréacées (rupia), fortement adhérentes.

Cette croûte, qui peut atteindre plusieurs centimètres de diamètre, est entourée d'un liséré blanchâtre de 2 mm de largeur formé par l'épiderme soulevé par le pus; ce liséré est lui-même entouré d'une zone rouge (*ecthyma* en cocarde). Au-dessous de la croûte existe une ulcération plus ou moins profonde, rose, parfois papillomateuse.

Par auto-inoculations successives, les lésions se multiplient progressivement. Parfois elles se compliquent de lymphangite et d'adénite.

A ces ulcérations succèdent des cicatrices blanchâtres entourées d'une zone pigmentée.

L'ecthyma n'est accompagné que de peu de prurit et de fièvre, à moins de lésions abondantes avec grande réaction inflammatoire.

L'ecthyma affecte surtout les jambes, les cuisses, les fesses; exceptionnellement, il peut s'étendre à tout le corps.

Une forme assez rare et rebelle s'observe chez l'enfant : les ulcérations sont nombreuses et confluentes, parfois gangréneuses. Elles siègent aux fesses, aux cuisses et au dos, envahissant de proche en proche ou créant de vastes plaies à bords festonnés, laissant des cicatrices gaufrées : c'est l'*ecthyma térébrant* infantile, qui s'observe surtout chez des nouveau-nés chétifs et parfois chez des enfants ou adultes cachectiques (ecthyma des cachectiques).

CAUSES. Cette pyodermite streptococcique prend un caractère ulcéreux du fait de la mauvaise résistance du terrain sur lequel elle évolue : surmenés, débilités, diabétiques, variqueux, alcooliques.

Souvent le grattage dû à la saleté, la gale ou les poux lui ouvrent la porte.

PRONOSTIC. Habituellement bénin, mais grave chez les cachectiques et les diabétiques. Possibilité d'infection viscérale.

TRAITEMENT. Celui de la cause : gale, poux.

Traitement général tonique chez les déprimés et débilités. Repos au lit, les jambes surélevées. Si les lésions siègent aux membres inférieurs, faire tomber les croûtes avec des pulvérisations, des pansements humides, des cataplasmes. Enlever l'épiderme décollé; toucher la surface ulcérée avec une solution de nitrate d'argent au 20e, de l'eau de Dalibour au quart ou de l'alcool iodé au 100e.

Panser avec l'emplâtre rouge de Vidal ou une poudre (dermatol, aristol, ectogan, poudre sulfamidée) ou une pommade à l'oxyde jaune de mercure au 20e.

En cas de lymphangite, pansements avec de l'eau de Dalibour diluée, une solution aqueuse d'ichtyol au 10e, imbibant 12 ou 15 compresses exprimées et recouvertes d'ouate.

Dans les formes graves, vaccins, sulfamides, pénicilline.

ECTOBLASTE (du gr. *ektos*, en dehors, et *blastos*, germe). — Synonyme d'*ectoderme*.

ECTOCARDIE (du gr. *ektos*, en dehors, et *kardia*, cœur). — Anomalie de situation du cœur (hors de la poitrine ou à travers le diaphragme).

ECTODERME (du gr. *ektos*, en dehors, et *derma*, peau). — Feuillet externe du double sac de la gastrula (V. *fig.* à FŒTUS), destiné à former, par différenciations successives, la peau et ses annexes, et, d'autre part, le système nerveux central et périphérique.

ECTODERMOSE. — Maladie atteignant les tissus dérivés de l'ectoderme.

Ectodermoses congénitales. — Anomalies congénitales, souvent héréditaires, de l'ectoderme, limitées au revêtement cutané ou au système nerveux, ou étendues à la fois aux dérivés de l'ectoderme (ectodermoses neurocutanées), telles que la maladie de Recklinghausen, la sclérose tubéreuse; en revanche, elles ne se combinent pas avec des malformations d'origine endodermiques, celles du tube digestif, par exemple.

Ectodermose pluri-orificielle. — Affection débutant par une fièvre de 39° à 40° pendant trois jours, avec courbature, suivie d'une inflammation avec vésicules et érosions des diverses muqueuses : bouche, lèvres, langue, fosses nasales, conjonctive, méat, gland, prépuce, anus. Ganglions intacts. Parfois la peau est atteinte (érythème maculeux, papuleux ou varicelliforme). Guérison en deux ou trois semaines. Pas de récidives.

On range habituellement cette maladie dans le groupe de l'érythème polymorphe.

TRAITEMENT. Collutoires, pommades, auto-hémothérapie, repos.

Ectodermose neurotrope. — Maladie dont le virus offre une affinité élective pour les tissus ectodermiques : poliomyélite antérieure aiguë, encéphalite, herpès, rage, vaccine (Levaditi).

ECTOGAN. — V. PEROXYDE.

ECTOPIE (du gr. *ek*, hors de, et *topos*, lieu). — Déplacement d'un organe (ectopie du cœur, des reins, etc.).

Ectopie testiculaire. — V. MASCULINS (*Organes génitaux*).

ECTRODACTYLIE (du gr. *ektroô*, faire avorter, et *daktulos*, doigt). — V. à DOIGTS (*Malformation des*).

ECTROMÉLIE (du gr. *ektroô*, faire avorter, et *melos*, membre). — Anomalie congénitale de développement qui consiste dans l'absence ou l'atrophie d'un ou de plusieurs segments de membre (absence ou brièveté excessive d'un avant-bras, d'un doigt). L'ectromélie est due à un trouble de l'induction; elle est parfois héréditaire en dominance. V. MONSTRES.

ECTROPION (du gr. *ek*, hors de, et *trepein*, tourner). — Renversement en dehors de la paupière. V. à ŒIL.

ECZÉMA (du gr. *ekzein*, bouillonner). — Dermatose très fréquente, caractérisée par une rougeur congestive, une transsudation œdémateuse et l'apparition de petites vésicules qui suintent une sérosité citrine, poisseuse, empesant le linge et se concrétant en croûtes, et enfin par la desquamation de l'épiderme. Se développe à tout âge, mais surtout dans le bas âge et dans la vieillesse (voir planche en couleurs).

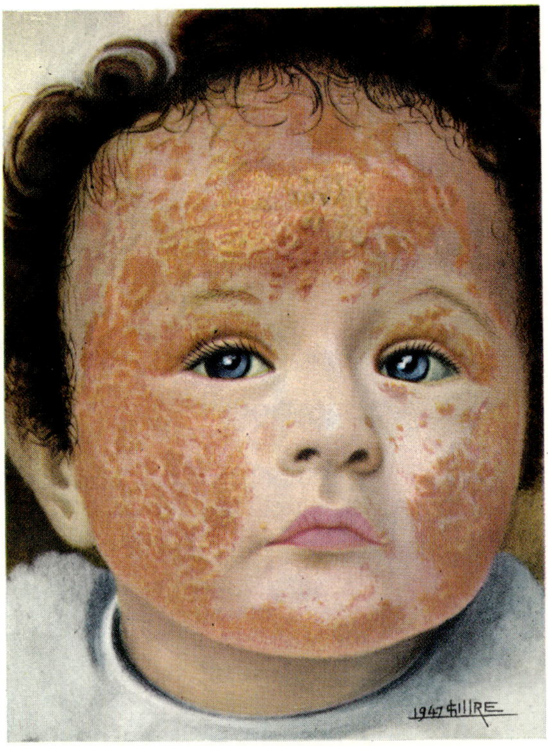

ECZÉMA DE LA FACE

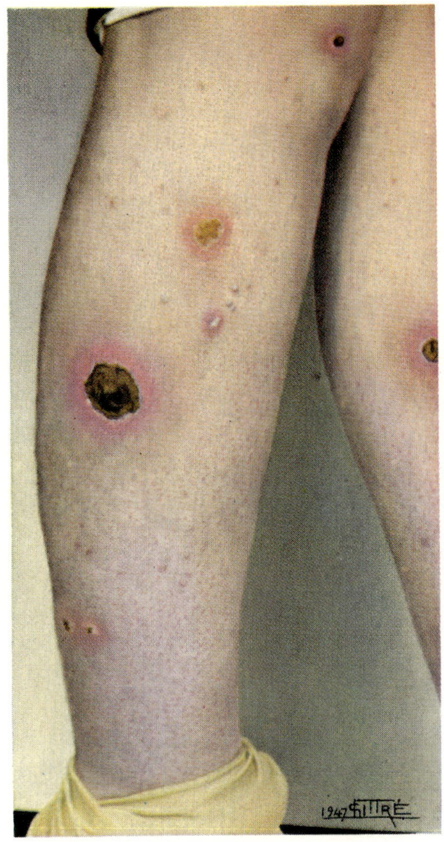

ECTHYMA

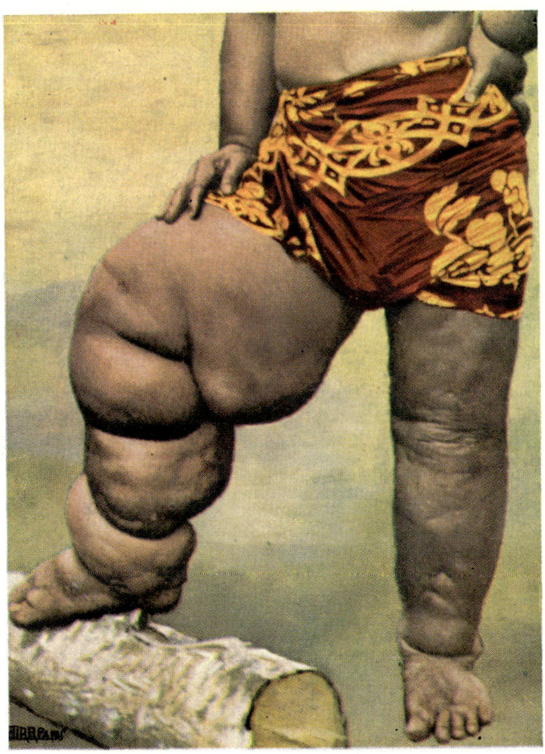

ÉLÉPHANTIASIS

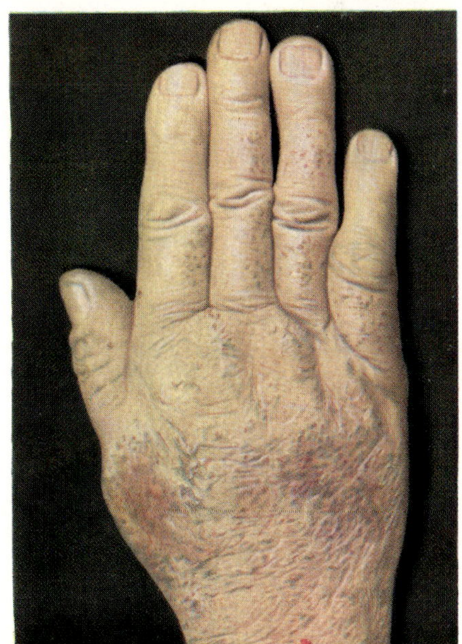

ECZÉMA DE LA MAIN

Ecthyma, Eczéma, Eléphantiasis.

CAUSES. I. *Déterminantes.* — De nombreux agents peuvent déclencher l'eczéma : frottements, grattage, soleil, chaleur, substances chimiques ou médicamenteuses. V. DERMITES : *Dermites artificielles.*

L'urine diabétique fermentée peut déterminer l'eczéma des organes génitaux. La circulation veineuse locale, troublée par des varices, une phlébite, favorise beaucoup l'eczéma.

L'eczéma vrai est toujours *aseptique,* mais il peut s'infecter secondairement. Certains eczémas qui méritent plutôt le nom de *dermo-épidermites microbiennes,* de *dermites eczématoïdes,* sont microbiens, et dus au streptocoque; ils se développent surtout autour des plaies, des blessures de guerre.

II. *Prédisposantes.* — Chez l'eczémateux, on trouve souvent toute une série de dispositions morbides *héréditaires* ou *acquises,* de lésions viscérales, de troubles fonctionnels, de fautes d'hygiène, d'infections latentes ou avérées, souvent intriquées les unes dans les autres.

L'*hérédité indirecte* joue un rôle; les parents de l'eczémateux sont souvent atteints d'obésité, de goutte, de diabète, de rhumatismes, de lithiases, d'asthme, de migraines, d'urticaire, de rhume des foins, de multiples manifestations de ce trouble de nutrition qu'on appelle l'*arthritisme* et qui sont les composants d'un ensemble dit *état allergique,* qui est héréditaire et se transmet en dominance, directement de génération en génération, sous la forme soit d'eczéma, soit d'un des équivalents précédents.

On a aussi incriminé le rôle de la syphilis et de la tuberculose des parents.

Le malade lui-même a parfois des antécédents mauvais : abus des excitants (alcool, café, thé, tabac), alimentation trop riche ou de mauvaise qualité, surmenage nerveux, troubles digestifs, mauvais état des dents, foyers d'infection locale (amygdalites, sinusites, salpingites), troubles des émonctoires (reins, foie, intestins).

La prédisposition cutanée joue également un rôle important; certains malades sont, plus que d'autres, sensibilisés vis-à-vis de l'eczéma, que cette sensibilité soit idiosyncrasique ou acquise par sensibilisation. V. PEAU (exploration fonctionnelle).

On peut considérer l'eczéma comme une réaction de défense aseptique de la peau contre des irritations multiples, soit externes, dans certaines professions (cimentiers, blanchisseuses), soit internes (troubles nerveux, gastro-intestinaux, lymphatisme, constipation, troubles des glandes à sécrétion interne [ovariens, thyroïdiens], mauvaise diurèse, anaphylaxie alimentaire, etc.).

Cette réaction de défense prend l'aspect de l'eczéma, grâce à un *terrain* spécial, dit « eczématisable », qui consiste en une fragilité, une porosité cutanée et surtout épidermique.

SIGNES. Le début est souvent mal défini. Prurit intense au point de l'éruption. Malaise général, quelquefois avec frisson. Les lésions sont d'étendue et de formes variables. Rougeur œdémateuse de la peau, formant des plaques sur lesquelles apparaissent des vésicules arrondies dont la grosseur varie de celle d'une pointe d'aiguille à celle d'une grosse tête d'épingle. Dans certains cas, la rougeur forme des nappes étendues, infiltrées, tuméfiées (*eczema rubrum*) et les vésicules y sont à peine visibles. Le contenu des vésicules est un liquide transparent, incolore, empesant le linge. Elles peuvent subir la transformation purulente. Les vésicules se rompent spontanément ou par grattage. Le contenu s'épanche, d'où le suintement de l'eczéma. Ce suintement est plus ou moins prononcé, donne des croûtes molles, minces, jaunâtres, ressemblant quelquefois à l'impétigo (*eczéma impétiginiforme*).

Dans la forme d'*eczéma papulo-vésiculeux,* la vésicule repose sur une petite élevure acuminée; ces vésicules tendent souvent à se grouper en bouquets, en formant des placards arrondis, qui peuvent s'étendre ensuite en largeur.

Dans tous les cas, à la suite de la période érythémato-vésiculeuse, l'épiderme subit toujours une légère desquamation fine, puis la rougeur disparaît, la peau redevient normale. La restitution se fait sans trace de cicatrice.

Pendant toute la crise, le prurit tourmente le malade : surtout pénible au début, il se calme au moment du suintement, redevient intense quand les lésions se dessèchent et prennent le type pityriasique.

FORMES. L'eczéma peut revêtir des formes multiples : par le grattage incessant, la peau s'infiltre, s'épaissit (*eczéma lichénifié*), se fissure, se craquelle (*eczéma fissuraire craquelé*). La desquamation peut être très marquée et être le signe dominant pendant toute la maladie (*eczéma foliacé*).

L'épiderme peut s'hypertrophier en plaques (*eczéma kératosique*).

Les lésions de l'eczéma peuvent avoir une configuration arrondie (*eczéma nummulaire*) rappelant des pièces de monnaie; en carte de géographie (*eczéma figuré*).

Certaines formes d'eczéma sont dues à leurs différentes localisations.

Eczéma du cuir chevelu. — Chez l'adulte, cet eczéma se complique souvent de pityriasis (pellicules) ; il revêt habituellement la forme d'*eczéma séborrhéique,* pouvant s'étendre sur la face et principalement autour des lèvres (v. SÉBORRHÉE) ; chez l'enfant, il est souvent provoqué par les poux et s'accompagne de suintement, de lésions eczémateuses de l'oreille.

Eczéma de la face. — **Oreilles.** — Atteint seulement le sillon rétro-auriculaire ou bien envahit le pavillon, le conduit auditif; s'accompagne parfois de surdité.

Régions des narines. — Succède au coryza chronique et peut s'accompagner d'œdème chronique.

Lèvres. — L'eczéma orbiculaire des lèvres s'observe surtout chez la femme et l'enfant : suintant ou sec, fissuré, il a tendance à persister aux commissures; il relève souvent du mauvais état des dents, de l'abus de dentifrices irritants, au salol par exemple. Ces eczémas orbiculaires, qui peuvent être tenaces et rebelles, sont souvent dus au streptocoque.

Eczéma généralisé de la face. — Siège sur les joues, le front, et peut gagner le cou, le tronc; très prurigineux, il est souvent, chez l'adulte, dû aux teintures pour cheveux et barbe, ou à une dermite professionnelle.

Eczéma du sein. — Siège au mamelon et à l'aréole; la grossesse, la lactation, la gale en sont les causes les plus fréquentes; plus rarement, le lymphatisme peut être incriminé. Cet eczéma est suintant, fissuré, récidivant, rebelle.

Eczéma génital. — **Homme.** — Suintement et surtout infiltration diffuse du scrotum. Prurit tenace, violent, rebelle.

Femme. — Les écoulements vulvaires en sont la cause. Prurit tenace et infiltration de la région. Se méfier du diabète, qui s'accompagne d'éruptions particulières, ressemblant aux dermites banales : ce sont les *diabétides.*

Eczéma de l'anus. — Survient surtout à la suite d'irritation locale : hémorroïdes, fissures, oxyures. Rougeur, infiltrations et épaississement des téguments. Prurit violent, martyrisant le malade.

Eczéma des membres. — Les membres inférieurs variqueux sont le siège fréquent d'eczéma infiltré, rebelle,

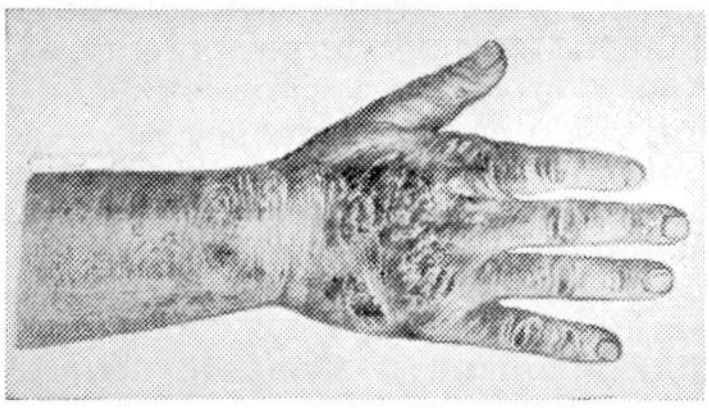

FIG. 595. — Eczéma vésiculo-croûteur de la main, d'origine professionnelle.
(*D'après Barier.*)

avec souvent aspect éléphantiasique secondaire. Les ongles peuvent être atteints par l'eczéma; ils sont alors décollés, bosselés, avec craquelures.

Eczéma des plis. — L'eczéma des plis (articulaires, sous-mammaire, interfessier) n'est pas rare chez les obèses, les diabétiques, les goutteux (*fig.* 596).

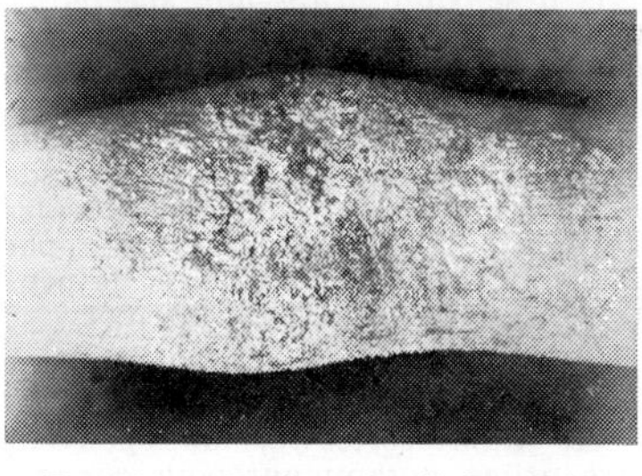

FIG. 596. — Eczéma du pli du coude.
(*Collection du Dr F. Debat.*)

Eczéma du nourrisson. — En dehors de la dermite fessière du nourrisson (v. DERMITE), on observe chez le nourrisson un *eczéma de la face* respectant le nez, les sillons nasaux, la lèvre supérieure; cet eczéma est vésiculeux, suintant et prurigineux; il apparaît vers le 4e ou 5e mois et guérit souvent spontanément; l'état général est conservé; on peut constater ultérieurement de l'asthme infantile.

Évolution. L'eczéma a tendance aux récidives; il évolue souvent par poussées aiguës, peut se compliquer d'érythrodermie et d'infections secondaires par des microbes de la peau (staphylocoques, streptocoques) : impétigo, ecthyma, lymphangite, érysipèle, folliculites, furoncles, anthrax.

Dans certains cas, il a une tendance marquée vers la *chronicité* et devient une véritable infirmité qui empêche l'exercice de diverses professions.

Traitement. L'eczéma est une dermatose éminemment *irritable*, et il faut être très prudent dans son traitement, car, si on l'attaque trop brutalement, on risque d'aggraver les lésions et même d'amener des complications viscérales (métastases). On a vu, rarement il est vrai, apparaître chez les enfants, chez les vieillards artério-scléreux, emphysémateux, dont le rein et les émonctoires sont insuffisants, après la disparition rapide d'un eczéma, des congestions pulmonaires, des entérites aiguës, des accidents nerveux ou méningés, parfois mortels. Certains eczémas doivent donc être respectés; mais ce sont là des cas rares.

Habituellement, un eczéma est justiciable d'un traitement interne et d'un traitement externe appropriés au stade d'évolution de la lésion.

I. *Traitement interne général.* — Le traitement le plus simple est la suppression des substances déclenchantes quand on a pu les mettre en évidence. C'est facile pour les produits de beauté, médicamenteux; déjà plus difficile quand il s'agit de dermites professionnelles. On doit essayer, quand cette suppression n'est pas possible, les méthodes de *désensibilisation spécifique :* injections ou cuti-réactions à doses minimes et répétées pour les substances externes, ingestions minimes et répétées pour les allergènes alimentaires.

En fait, ces traitements sont souvent impossibles, soit que l'on ne connaisse pas l'allergène, soit qu'ils soient multiples. On aura alors recours à la *désensibilisation non spécifique.* L'autohémothérapie, l'autosérothérapie, les injections intramusculaires ou sous-cutanées de lait, d'huile soufrée, d'extraits désalbuminés et concentrés de rate, d'hyposulfite de sodium ou de magnésium seront choisis selon les différents cas. En cas d'eczéma par cause alimentaire, l'ingestion de peptones avant les repas est justifiée.

L'*héparine* peut être employée dans les eczémas très suintants.

Les *vitamines,* les *hormones* peuvent être utiles, notamment pour corriger de petits troubles endocriniens qui favorisent souvent, parfois déclenchent les poussées : œstrogènes en cas d'hypofolliculinie certaine, extrait mammaire, thyroïdien toujours à petites doses, frénateurs hypophysaires en cas d'hyperfolliculinie.

La correction des troubles digestifs est nécessaire : les cholérétiques légers et des cholagogues comme le sulfate de magnésie, à faible dose, sont utiles.

Le déséquilibre vago-sympathique est justiciable selon les cas de *pilocarpine,* d'*ergotamine* ou d'*atropine.* La *chlorpromazine* à doses filées est toujours précieuse. Les *antihistaminiques* agissent contre le prurit et comme sédatifs. Les barbituriques, la valériane, les bromures diminuent l'inquiétude du malade mais peuvent être à l'origine de poussées.

La psychothérapie est toujours indiquée.

Le régime ne doit pas être trop sévère. Lors des *poussées aiguës,* le régime lacto-végétarien doit être respecté; en dehors des poussées, il faut savoir varier le régime en écartant les choux, l'oseille, les asperges, les fraises les sauces, les fritures, la charcuterie, le gibier, les œufs, le chocolat, les épices et les alcools. L'obèse tirera le plus grand bien d'un régime pauvre en lipides, en glucides, en sodium et généralement en calories.

Les *hormones cortico-surrénales* sont très actives, mais l'arrêt du traitement s'accompagne souvent de la reprise des poussées. La découverte des dérivés n'entraînant pas de rétention sodée permet maintenant un traitement d'entretien souvent très efficace. En fait, pour l'eczémateux, il n'y a ni traitement ni régime standard; chaque cas doit tenir compte des substances allergènes, du terrain, et tenter d'obtenir un nouvel équilibre.

On doit s'efforcer, en associant les traitements, le régime, la psychothérapie, au besoin les hormones corticosurrénales et les cures thermales, de guérir les poussées et de stabiliser le terrain.

II. *Traitement local.* — Il importe de supprimer d'abord toutes les irritations, professionnelles ou autres; les savons et même l'eau sont mal supportés par les surfaces cutanées atteintes d'eczéma. Sauf dans quelques formes croûteuses et suintantes aiguës ou très congestives, qui se trouveront bien de l'application pendant quelques jours de pansements humides d'eau bouillie, l'eczéma craint l'eau; il faut donc proscrire les bains, les lavages à l'eau, les lotions. Les pommades à base de vaseline seront enlevées avec de la vaseline et non avec de l'eau.

Pour l'eczéma des mains, éviter le contact avec l'eau de Javel, l'eau de cuivre, l'eau de vaisselle, les teintures, les vernis, les antiseptiques, à moins d'avoir les mains garanties par des gants de caoutchouc.

Dans les eczémas microbiens, pansements aux lysats et filtrats de bactéries pyogènes, pommades aux sulfamides ou à la pénicilline.

Dans l'eczéma de la face, on se protégera contre l'action nocive du froid, du vent, de la poussière (voyages en auto).

Dans l'eczéma du corps, on évitera d'être trop chaudement vêtu, et on supprimera les sous-vêtements de laine en contact direct avec la peau des régions atteintes.

Il faut ensuite appliquer un traitement approprié à la susceptibilité du malade et à la forme de l'eczéma. Que d'eczémas ont été exaspérés, irrités par des pommades à tout faire, préconisées par une puissante publicité!

Au début, il faut calmer l'inflammation aiguë de l'eczéma par des pansements humides, des pulvérisations d'eau bouillie, ou bien de la poudre de talc, des onctions d'axonge fraîche (la vaseline étant souvent mal tolérée). Ce serait une faute grave que d'appliquer une pommade quelconque à cette période.

Plus tard, quand la poussée aiguë s'est éteinte, on pourra appliquer prudemment une pâte de zinc, poreuse, riche en poudre, qui décongestionne la lésion. On peut incorporer à cette pâte des médicaments doux, comme de l'ichtyol, du tuménol, du goudron de houille; celui-ci a d'ailleurs été préconisé pur, à cette période, avec succès.

Quand l'eczéma devient plus torpide, mais encore suintant, les badigeonnages au nitrate d'argent sont indiqués; plus tard, on emploiera des pommades au goudron, à l'huile de cade, au soufre, à l'ichtyol, à l'acide salicylique, au calomel, suivant la susceptibilité du malade.

Dans les formes rebelles, squameuses, les pommades à l'acide chrysophanique, pyrogallique peuvent rendre des services. Infiltration du tissu cellulaire sous-cutané au-dessous des placards eczémateux invétérés et prurigineux, par des injections d'une solution de novocaïne.

La pommade à l'hydrocortisone donne de très bons résultats, surtout dans les formes localisées, mais son action cesse dès l'arrêt de son application. Elle est bien tolérée et peut être continuée longtemps.

La radiothérapie peut, dans les cas rebelles, donner des succès remarquables.

Eczéma marginé. — V. ÉPIDERMOPHYTIE.

Eczéma séborrhéique. — V. SÉBORRHÉE.

ÉDUCATION et RÉÉDUCATION. — L'*éducation* des individus dont l'intelligence (dégénéré, instable, imbécile, idiot) ou les sens (aveugle, sourd-muet) sont insuffisants et la *rééducation* de certains malades sont indiquées dans certains cas.

La *rééducation* est employée contre les tics, le torticolis mental, le bégaiement, les troubles ataxiques et neurasthéniques, les paralysies flasques ou avec contracture de cause hystérique, les maladies de la volonté. Pour les troubles moteurs, on aura recours à des exercices gradués ayant pour but des actes de plus en plus précis et rapides et exécutés dans certains cas, d'abord les yeux ouverts, puis fermés. Pour les troubles d'association des idées et les troubles émotifs, on agira par des causeries et en rendant aux malades confiance en eux-mêmes par un entraînement progressif qui leur permet de vaincre leur idée fixe, d'abord devant le médecin, puis en son absence.

Éducation physique. — Série d'exercices judicieusement choisis et dosés de façon à provoquer un entraînement progressif de l'organisme.

La méthode d'Hébert comprend par exemple : 1° des *exercices préparatoires,* mouvements simples et combinés des bras, des jambes et du tronc permis par le jeu normal des articulations, les suspensions, les appuis, les équilibres, les sautillements, les mouvements respiratoires;

2° Des *exercices essentiels, utilitaires, indispensables* : la marche, la course, le saut, la natation, le grimper, le lever (un fardeau à deux mains), le lancer de poids, la défense par les moyens naturels (boxe et lutte).

La *course*, étant, pour Hébert, celui des exercices qui tend à développer le plus la force de résistance, à augmenter la puissance des poumons et du cœur, est le premier des exercices d'éducation;

3° Des *exercices complémentaires* : jeux, sports de toutes sortes et travaux manuels les plus communs.

V. aussi EXERCICES, GYMNASTIQUE, SPORTS.

ÉDULCORER. — Masquer le goût d'une potion en y ajoutant du sucre, du sirop ou du miel.

EFFÉRENT (du gr. *efferre*, emporter). — Lymphatique sortant d'un ganglion; nerf qui transmet l'action.

EFFLEURAGE. — Manœuvre de massage qui consiste à passer légèrement la main entière, ou l'extrémité des doigts, ou la face dorsale des phalanges, poing fermé, sur la région à masser.

EFFLUVES (du lat. *effluvere*, couler). — **Effluves électriques.** — Forme particulière de la décharge électrique se manifestant par un flux d'électricité obscure ou faiblement lumineuse, lorsque les armatures sont séparées par des matières isolantes et que la tension est trop faible pour provoquer une décharge disruptive. On emploie, en médecine, l'effluve comme calmant et on en dirige le courant vers la région dans laquelle on veut agir, la tête, par exemple, dans les migraines. (V. ÉLECTROTHÉRAPIE.) L'effluve électrique est employé aussi pour la préparation de l'ozone.

EFFORT. — Ensemble de contractions musculaires qui immobilisent la poitrine dans le dessein de donner un point d'appui solide aux muscles du reste du corps, chaque fois que ceux-ci sont actionnés par la volonté avec le *maximum d'énergie*. Si le muscle contracté dans ces conditions est éloigné de la poitrine, tous les muscles qui l'en séparent se contractent : ainsi une contraction énergique de la main fait contracter les groupes musculaires de l'avant-bras, du bras, de l'épaule, et enfin de la poitrine.

MODES DE PRODUCTION. L'effort est produit : 1° par une inspiration profonde qui, en gonflant d'air le poumon, dilate la poitrine au maximum; 2° par la contraction de l'ouverture du larynx, la glotte, afin d'empêcher la sortie de l'air; 3° par la contraction énergique des muscles abdominaux, qui tendent à attirer le thorax.

DANGERS DE L'EFFORT. Pendant la durée de l'effort, le poumon sert de point d'appui aux côtes; les vésicules pulmonaires subissent donc une pression très forte, qu'elles transmettent aux gros vaisseaux contenus dans la poitrine. Aussi, en cas d'effort exagéré ou trop prolongé, il peut se produire : 1° une rupture des cloisons des vésicules (emphysème); 2° une pression excessive dans les vaisseaux entraînant des apoplexies pulmonaires et cérébrales, des palpitations, une syncope ou de l'asystolie. Ces lésions s'observent principalement chez les individus dont les artères sont déjà altérées par l'athérome.

Des mouvements habituels (acte de se chausser, de s'asseoir brusquement dans le lit, les contractions nécessitées par la défécation chez un constipé) provoquent une action énergique des muscles abdominaux et, par suite, un effort; ils peuvent donc devenir dangereux chez un cardiaque ou un convalescent.

Pendant que la poitrine est immobilisée, le diaphragme presse avec force sur les viscères, qui transmettent la pression à toute la paroi abdominale, dont les points faibles peuvent céder : d'où la production d'une *hernie*, à laquelle on donne quelquefois le nom d' « effort », confondant la cause et l'effet.

Effort-douleur. — On donne aussi le nom d'effort à la douleur qui se produit au niveau d'un muscle contracté trop violemment, d'une façon trop prolongée ou maladroite; effort dans les *reins* se produisant lorsqu'on se relève trop brusquement ou en enlevant de terre un lourd fardeau. Un certain nombre de fibres musculaires peuvent être rompues par suite de cet effort.

TRAITEMENT. Massage simple ou avec pommade chloroformée, cataplasme laudanisé, pointes de feu; repos couché. V. aussi FOUET (Coup de).

EGAGROPILE. — V. ÆGAGROPILE.

ÉGLANTIER. — Rose sauvage. V. ROSE.

ÉGOCENTRIQUE (Délire) [du lat. *ego*, moi]. — Délire dans lequel le malade se considère comme un centre d'attraction vers lequel converge l'attention générale, qui lui semble le plus souvent hostile; c'est une forme du délire de la persécution.

ÉGOPHONIE (du gr. *aix, aigos*, chèvre, et *phonê*, voix). — Résonance particulière, chevrotante, tremblotante, nasillarde que prend la voix à l'auscultation de la poitrine dans les cas de pleurésie et de congestion pulmonaire.

ÉGOUTS (Maladies contractées dans les). — Ces maladies comptent parmi les maladies professionnelles (20 déc. 1942). Ce sont : la *spirochétose ictéro-hémorragique* : délai de responsabilité, 21 jours; pas d'incapacité permanente, à moins que ne subsistent des séquelles, en particulier rénales; le *tétanos* : délai de responsabilité 30 jours; pas d'incapacité permanente, à moins que ne subsistent des séquelles liées au tétanos ou à la sérothérapie.

ÉLAIOCONIOSE (du gr. *elaion*, huile, et *koniose*, bouton) [Bouton d'huile]. — Folliculites suppurées, aiguës (*fig.* 597), que l'on observe sur les avant-bras des ouvriers (mécaniciens, chauffeurs) qui sont en contact avec des huiles impures ou rances. Ces hydrocarbures paraissent agir en produisant l'obstruction des follicules pileux, amenant une rétention des microbes de la peau et une réaction inflammatoire des téguments.

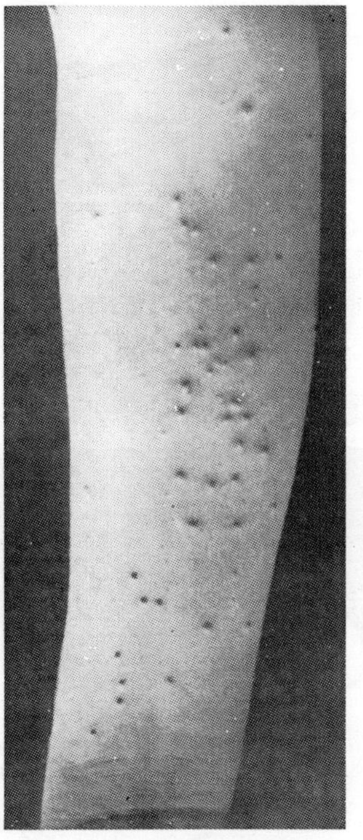

FIG. 597. — Elaioconiose.

ÉLANCEMENT. — Douleur vive survenant brusquement comme celle que pourrait produire un coup de lance (d'où le nom), et qui est due à une névralgie.

ÉLASTIQUE. — **Fibre élastique.** — Les fibres élastiques ont des contours très nets; sous le microscope, elles ont un aspect brillant et se présentent plus ou moins enroulées et tortueuses, bifurquées, anastomosées entre elles; elles font partie du *tissu conjonctif* (v. ce mot).

ÉLASTORRHEXIE (du gr. *elastos*, qui meut, et *rexis*, déchirure). — Rupture des fibres élastiques des tissus, par suite de leur dégénérescence.

Elastorrhexie systématisée. — Affection congénitale, héréditaire en dominance et familiale, due à la dégénérescence des fibres élastiques des divers organes, en particulier du derme, de l'œil et du système vasculaire.

On peut noter une teinte jaune lilacé avec épaississement, mollesse et relâchement de la peau de certaines régions (pseudo-xanthome élastique), des altérations de la vitrée choroïdienne de l'œil, avec formation d'un anneau pigmentaire péripapillaire, d'où partent des stries radiées grisâtres (stries angioïdes), et des altérations du système vasculaire, du cœur et des vaisseaux.

ÉLECTRIQUE (Lavement). — V. à LAVEMENT.

ÉLECTRO-AIMANT. — V. AIMANT.

ÉLECTROCARDIOGRAPHIE. — Technique d'enregistrement et méthode d'interprétation de courbes représentant les courants électriques

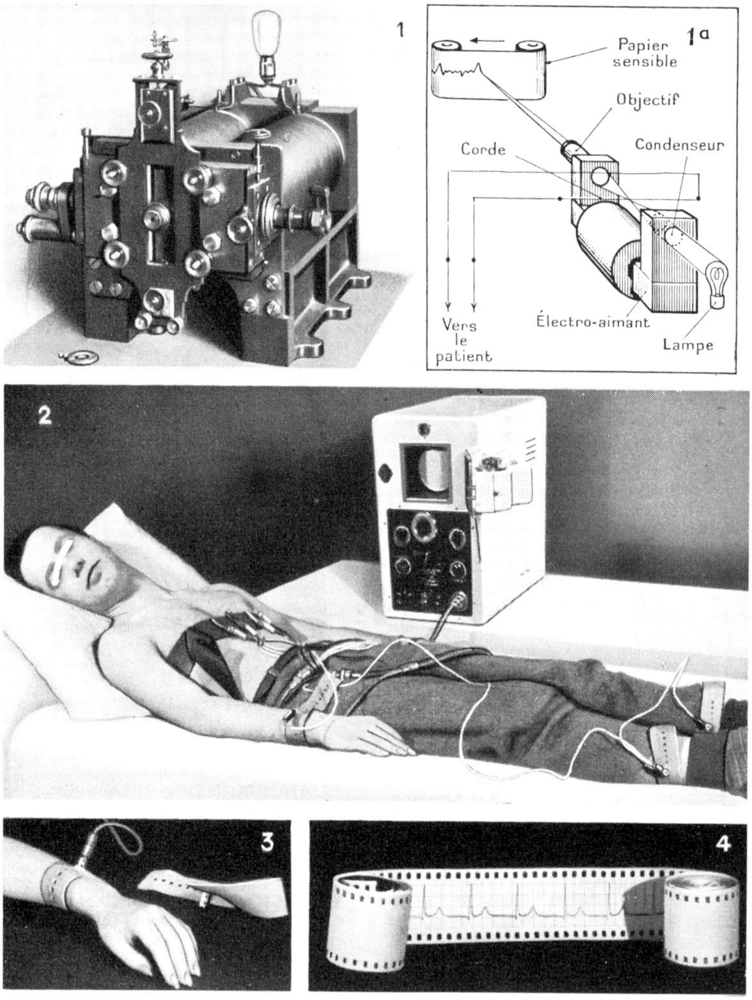

FIG. 598. — Electrocardiographie.
1. Electrocardiographe à corde d'Einthoven; 1a. Schéma de l'électrocardiographe d'Einthoven; 2. Prise d'un tracé (*Cl. Ets Gallus*); 3. Bracelet en latex maintenant en place l'électrode; 4. Enregistrement photographique d'un tracé apparu sur l'écran du tube cathodique. (*Phot. Larousse.*)

liés à l'activité normale ou pathologique du cœur (*fig.* 598).

PRINCIPE. Toute activité biologique (glandulaire, musculaire, nerveuse, etc.) est accompagnée de variations de tension électrique de l'ordre du millième de volt (cœur) ou du millionième (cerveau). L'ordre de grandeur très faible de ce phénomène constitue toute la difficulté technique de leur étude.

HISTORIQUE. Découverte chez l'homme par A. Waller (Londres, 1887), grâce à l'électromètre capillaire du physicien français Lippmann (1873); rendue pratique par l'illustre physiologiste de Leyde, W. Einthoven (1903) [*fig.* 598, 1 et 1 *a*], prix Nobel de physique 1924, l'électrocardiographie est considérée actuellement comme l'une des techniques les plus étonnantes de la médecine moderne.

TECHNIQUE. — La prise de tracés consiste à appliquer à la surface des téguments du sujet (poignets, chevilles, région précordiales) [*fig.* 598, 2 et 3] des électrodes en argent, enduites d'électrolyte et maintenues en place par des bracelets en latex. Par la combinaison deux à deux — ou de l'ensemble — de ces électrodes, le médecin examine la trace lumineuse dessinée par les courants soit sur l'écran d'un tube cathodique (électrocardioscopie), soit après enregistrement photographique (*fig.* 598, 4), soit après inscription directe à l'encre (scripteurs à encre), que les progrès de la technique électronique ont rendus possibles.

APPLICATIONS ET RÉSULTATS. — Utilisée d'abord dans la précision des troubles du rythme cardiaque, depuis 1918, l'électrocardiographie est entrée dans une phase nouvelle : l'interprétation des variations de forme de la courbe elle-même. A l'exception de cas bien définis, l'électrocardiographie ne permet ni un diagnostic étiologique (causal) ni anatomo-pathologique, pas plus qu'elle ne donne des renseignements sur l'état de la force de réserve du cœur.

L'enregistrement de l'électrocardiographie et son interprétation constituent un acte médical important, mais il ne faut pas perdre de vue que ce n'est que l'une des méthodes utilisées par le médecin pour résoudre le problème clinique que pose chaque malade. S'il est vrai que l'électrocardiographie indique souvent clairement le diagnostic, ce dernier ne saurait être définitivement acquis que si les résultats en sont corroborés par les autres procédés d'investigation.

L'*électrocardiogramme normal* (*fig.* 599) présente un premier *soulèvement* P, légère saillie mousse, positive, qui correspond à la systole de l'oreillette; puis vient un *groupement QRST* correspondant à la systole du ventricule qui commence après un *intervalle PQ* de 12 à 16 centièmes de seconde; un premier élément Q est une dépression légère, suivie d'un soulèvement

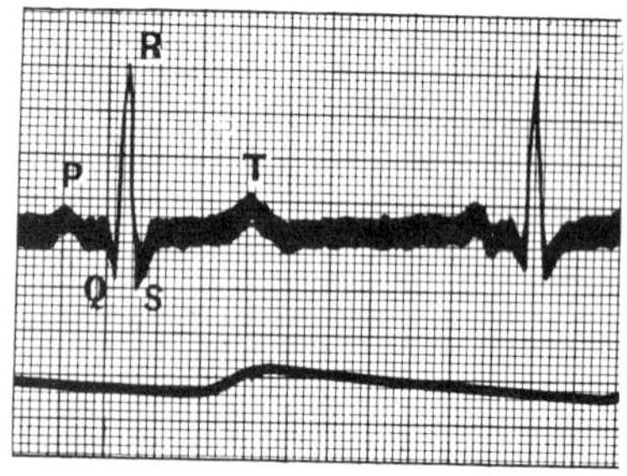

FIG. 599. — Electrocardiogramme normal.

R, onde très aiguë et très haute, dont la hauteur est normalement de 1 cm à 1cm,5; puis vient une légère dépression S et enfin un dernier soulèvement, l'*onde* T, large et doucement arrondie, dernière partie de la systole ventriculaire. La forme de l'électrocardiogramme varie normalement suivant la dérivation, suivant l'âge, les individus, la position du cœur.

De la rapidité, de la régularité ou de l'irrégularité du rythme, de la longueur de l'intervalle PR, des caractères de P, de QRS, le cardiologue pourra tirer du cardiogramme des renseignements intéressants sur la nature des arythmies, la prépondérance d'un ventricule sur l'autre, sur l'altération du fonctionnement du myocarde.

Il est donc indiqué de faire un électrocardiogramme en cas d'arythmie (*fig.* 600), de myocardie, d'hypertension artérielle

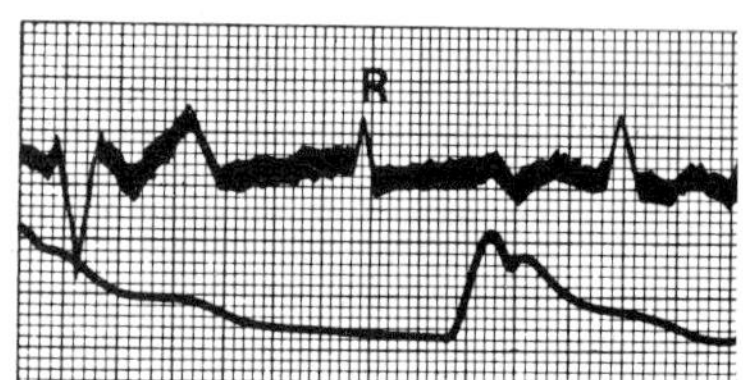

FIG. 600. — Electrocardiogramme montrant de l'arythmie.

avec signes de décompensation, de grande insuffisance cardiaque, au cours des syndromes douloureux du cœur et de l'aorte.

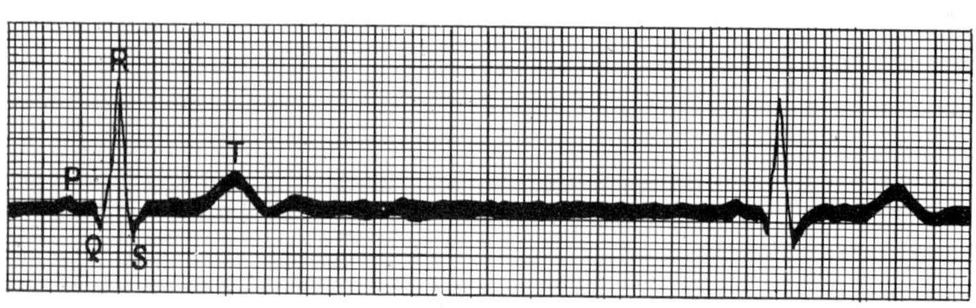

FIG. 601. — Electrocardiogramme montrant un pouls lent permanent.

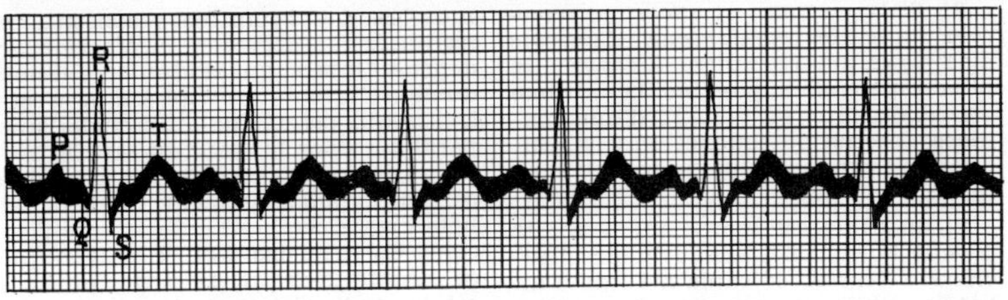

FIG. 602. — Electrocardiogramme montrant de la tachycardie.

Parvenue, surtout après la dernière guerre, à un haut degré de perfectionnement grâce à l'impulsion puissante reçue par l'Ecole cardiologique américaine, l'électrocardiographie est en train d'être supplantée, depuis 1948, par une méthode synthétique nouvelle d'exploration tridimensionnelle, développée surtout en France, la *vectocardiographie* (v. ce mot).

ÉLECTROCARDIOSCOPE. — Appareil dérivé de l'électrocardiographe, projetant sur un écran la courbe que l'électrocardiographe inscrit sur un film.

L'activité normale ou pathologique du cœur crée un champ électrique dont les variations périodiques amplifiées viennent influencer un tube à rayons cathodiques. La courbe des variations du faisceau cathodique est inscrite par le déplacement d'un spot lumineux sur un écran fluorescent dont la rémanence procure un tracé continu parfaitement visible à l'observation directe. Une camera permet l'enregistrement sur papier photographique des tracés qu'il est désirable de conserver (*fig.* 598, 4). V. ELECTROCARDIOGRAPHIE.

ÉLECTROCHOC. — Crise convulsive provoquée par un courant électrique, dans un dessein thérapeutique.

C'est Ugo Cerletti (de Rome) qui, en 1938, appliqua pour la première fois l'épilepsie électrique au traite-

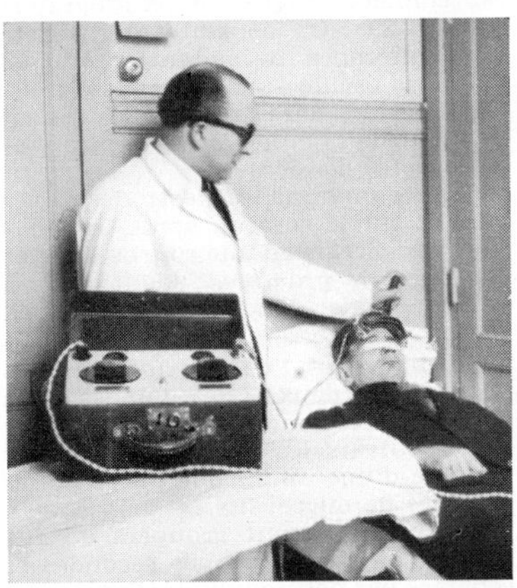

FIG. 603. — Séance d'électrochoc au moyen de l'appareil de Lapipe et Rondepierre.
(*Phot. Rollet.*)

ment des maladies mentales. La crise convulsive était provoquée par le très court passage (1/10 à 1/2 s) d'un courant alternatif de 125-135 volts.

En France, on utilise soit l'appareil de Lapipe et Rondepierre (*fig.* 603, 604), fondé sur l'emploi du courant alternatif, soit l'appareil de Delmas-Marsalet, fondé sur l'emploi du courant alternatif transformé en courant pulsé; un dispositif permet d'obtenir

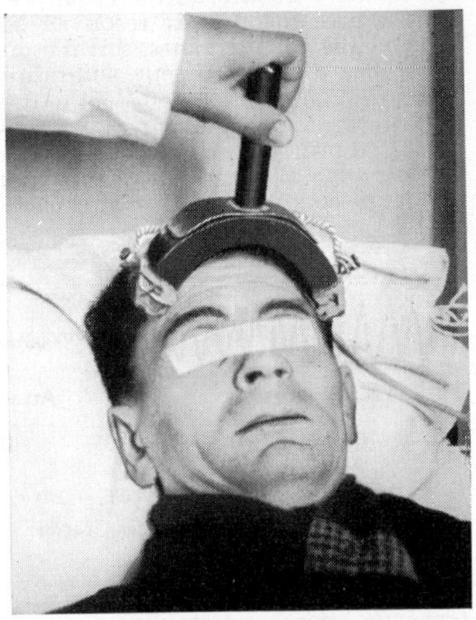

FIG. 604. — Electrochoc. Position des électrodes sur le front du patient.
(*Phot. Rollet.*)

le passage de courant strictement nécessaire pour déterminer une crise convulsive moyenne ou simplement une absence épileptique (infra crise) qui n'a pas les inconvénients mécaniques des convulsions tout en possédant souvent une efficacité suffisante.

On obtient la crise avec 60 à 90 volts, sous 300 à 600 milliampères appliqués pendant 1/10 ou 2/10 de seconde.

La cure se compose de 8 à 10 séances, 2 à 3 par semaine. Dans les cas rebelles, on peut aller jusqu'à 15 ou 20 séances.

Certains malades, surtout les hyperémotifs, les anxieux, accusent une certaine appréhension de l'électrochoc et refusent parfois une nouvelle application; afin de permettre chez eux la continuation du traitement, on peut pratiquer l'électrochoc *sous anesthésie,* soit avec des anesthésiques gazeux (protoxyde d'azote, cyclopropane), soit par voie rectale (tribromoéthanol), soit par voie intraveineuse (évipan sodique).

INDICATIONS. L'électrochoc est particulièrement indiqué dans toutes les psychoses de choc (mélancolies, manies, confusions mentales liées à des chocs moraux intenses) [100 p. 100 de succès avec une moyenne de 6 à 8 électro-crises convulsives], les états confuso-oniriques, d'origine toxique (alcool), infectieuse ou tumorale, et cette forme particulièrement grave qu'est le délire aigu azotémique, les épisodes mélancoliques liés à une psychose maniaco-dépressive (80 p. 100 de succès), les accès maniaques (40 p. 100), les bouffées délirantes polymorphes des dégénérés (35 p. 100), les schizophrénies (40 p. 100 de succès, 35 p. 100 de rémissions incomplètes, 25 p. 100 d'échecs) ; les délires chroniques hallucinatoires donnent 65 p. 100 de rémissions incomplètes et 35 p. 100 d'échecs; l'automatisme mental paraît mieux influencé, s'il est récent.

L'électrochoc ne donne que des échecs dans la démence précoce vraie, la démence paranoïde, les démences infectieuses, les états psychasténiques, l'épilepsie essentielle.

Chez l'enfant, on n'a obtenu que des échecs dans la démence précoce, la démence infantile, l'arriération intellectuelle, les troubles du caractère, l'épilepsie, l'énurésie. On a obtenu une guérison ou une amélioration dans la mélancolie, la manie, les tics graves, et la guérison constante dans le pithiatisme, l'anorexie mentale.

En outre, l'électrochoc a été employé en dehors des psychoses, dans des affections où le système végétatif est mis en cause : asthmes invétérés, eczémas chroniques, prurigo de Hevra, psoriasis, avec des résultats parfois favorables.

INCIDENTS. *Apnée* prolongée qui cède aux pressions rythmées du thorax; *amnésie* qui régresse quinze à trente jours après le dernier choc.

ACCIDENTS. Cette méthode, assez brutale, ne met pas cependant les jours du malade en danger. Toutefois, certains accidents ont été signalés : morsures de la langue, luxations de la mâchoire inférieure, fractures du maxillaire, avulsions dentaires, luxations et fractures de la colonne vertébrale ou des membres chez les décalcifiés, élongations et déchirures musculaires, abcès du poumon, par déglutition de particules septiques; nécrose pancréatique, troubles du rythme cardiaque, dilatation aiguë du cœur, avec syncope, chez les sujets atteints d'insuffisance cardiaque ou d'hypertension.

Pour éviter les lésions musculaires ou osseuses, on peut faire précéder l'électrochoc d'injections intraveineuses de curare qui abolit ou diminue la contractilité musculaire.

CONTRE-INDICATIONS. Avant de pratiquer l'électrochoc, il convient d'examiner soigneusement le malade; faire un électrocardiogramme, une radiographie du rachis et des os.

L'électrochoc est contre-indiqué dans les cardiopathies mal compensées, les coronarites, les anévrismes, les ictus anciens, la tuberculose, la grossesse, le diabète, l'albuminurie, les asthénies graves, l'hypotension, les anémies, l'âge avancé, et chez les malades atteints de décalcification osseuse, de luxations récidivantes. L'ulcère gastro-duodénal, la cholécystite calculeuse, les infections aiguës sont autant de contre-indications.

La plupart des psychiatres estiment qu'aucune thérapeutique n'a encore donné en psychiatrie des résultats comparables à l'électrochoc.

ÉLECTROCOAGULATION. — V. DIATHERMIE.

ÉLECTROCUTION. — Les accidents causés par le courant électrique dépendent plus du *voltage* que de la *nature* du courant, alternatif ou continu.

Avec des courants de *faible voltage* (au-dessous de 150 volts), on observe un arrêt du cœur avec trémulations fibrillaires, et la mort peut survenir par paralysie du muscle cardiaque, la respiration continuant pendant un temps plus ou moins long; le malade peut encore être rappelé à la vie par la respiration artificielle. V ASPHYXIE.

Au-dessus de 400 volts, le courant agit sur le système nerveux central, produisant un arrêt de la respiration qui sera suivi de l'arrêt du cœur.

Les *courants continus,* qu'ils proviennent de dynamos, d'accumulateurs ou de fortes batteries de piles, produisent des effets identiques, à tension égale, à ceux des *courants alternatifs.*

Les électrocutions les plus dangereuses sont celles qui sont produites par le passage du courant entre les membres inférieur et supérieur gauches, parce que le cœur est placé dans le circuit.

Les *décharges électriques* peuvent causer des accidents variables suivant *l'énergie* de la décharge : avec une faible décharge, on n'observe qu'une contraction musculaire et des *convulsions cloniques;* avec une décharge plus forte apparaissent des *convulsions toniques,* avec arrêt passager de la respiration; enfin, une décharge puissante peut entraîner la mort sans convulsions, par *arrêt de la respiration et du cœur* (V. FOUDRE).

MODE DE PRODUCTION DES ACCIDENTS. L'accident le plus fréquent dans l'industrie se produit quand un ouvrier travaillant à la réparation des câbles aériens perd l'équilibre et saisit un des câbles. La contraction musculaire généralisée ne lui permet plus d'ouvrir la main, et le courant gagne la terre par l'un des pieds qui, souvent, est resté au contact de l'échelle. On observe alors une brûlure profonde de la main avec parfois carbonisation des doigts, et, d'autre part, une brûlure du pied et de la chaussure.

On ne dit pas assez la fréquence des accidents de baignoire. Nombreux sont les cas de mort signalés chez des personnes électrocutées dans leur bain en touchant un commutateur ou une lampe électriques. Il est donc toujours dangereux de saisir d'une main un appareil électrique, quand par l'autre main ou par l'humidité du sol on réalise une bonne terre. Il n'est, du reste, nullement nécessaire que la lampe soit allumée, c'est-à-dire son circuit fermé, pour que l'accident soit possible. Le danger est le même avec l'interrupteur ouvert, car dans les installations domestiques, les interrupteurs sont presque toujours monopolaires.

TRAITEMENT DES PERSONNES ÉLECTROCUTÉES. 1° *Si tout contact a cessé entre le corps de la victime et le conducteur d'énergie électrique,* on transportera immédiatement la victime dans un local aéré; on desserrera ses vêtements et on s'efforcera le plus rapidement possible de rétablir la circulation et la respiration par la traction rythmée de la langue et la respiration artificielle. V. ASPHYXIE.

2° *Si la victime est encore en contact avec le conducteur d'énergie électrique,* on cherchera à séparer le plus rapidement possible la victime du conducteur en évitant d'une manière absolue de toucher soit le conducteur, soit la victime avec les mains nues.

Si un câble est tombé sur le sol et touche la victime, le sauveteur cherchera à écarter ce câble à l'aide d'un bâton, d'une canne ou d'un objet quelconque muni d'un manche en bois, en ayant soin de ne toucher le conducteur qu'avec le bâton, la canne ou l'outil *muni d'un manche en bois.* Si l'on ne peut écarter les câbles, on les coupera, *mais seulement dans le cas de courants alternatifs,* et en prenant la précaution de se recouvrir les deux mains soit de gants, soit d'étoffes sèches d'une épaisseur suffisante.

En résumé, à moins de connaître parfaitement toutes les causes de danger, il ne faut jamais : 1° *dans le cas de courants continus,* couper un ou plusieurs conducteurs d'énergie électrique; 2° *dans le cas de courants alternatifs,* chercher à établir un court-circuit.

ÉLECTRODIAGNOSTIC. — Procédé d'exploration des réactions des nerfs et des muscles au courant électrique (tabl. XXI, *fig.* 7).

A l'état normal, ces organes réagissent, ont des excitations électriques d'une façon parfaitement déterminée. Il est classique d'examiner d'abord les réactions du courant faradique, puis du courant galvanique. Il faut aussi examiner séparément les nerfs et les muscles, chacun d'eux présentant un ou plusieurs points particulièrement sensibles (points moteurs) où il convient d'appliquer une électrode exploratrice de petit volume, alors que l'électrode indifférente de large surface est placée en un point quelconque des téguments.

L'excitation d'un nerf par le courant faradique produit à chaque secousse une contraction dans tous les muscles qui dépendent de ce nerf. Ces contractions croissent avec l'intensité du courant employé et, si les secousses deviennent très rapides, les muscles entrent en contractions permanentes (tétanos physiologique).

A l'état pathologique, les phénomènes se modifient de la façon suivante : augmentation, puis diminution, et enfin abolition de la sensibilité faradique des nerfs et des muscles. Disparition de l'excitabilité galvanique du nerf, diminution, puis disparition de l'excitabilité galvanique du muscle, contraction lente, contraction plus forte avec le pôle positif actif, déplacement des points moteurs des muscles. Ces symptômes constituent les différents degrés de la *réaction de dégénérescence,* qui traduit une lésion du neurone moteur périphérique, c'est-à-dire qui permet de différencier une paralysie dont le siège est sur le trajet d'un nerf d'une paralysie d'origine centrale (ramollissement cérébral ou hémorragie cérébrale). La suppression complète de l'excitabilité galvanique et faradique des nerfs et des muscles est le stade ultime de la réaction de dégénérescence.

A côté de l'électrodiagnostic classique, il est courant d'étudier les réactions des nerfs moteurs et des muscles striés aux excitations produites par les courants brefs des décharges de condensateurs. Cette méthode ou *chronaxie* permet de mesurer avec précision le degré d'atteinte du système neuro-musculaire et d'évaluer l'évolution vers les dégénérescences ou le retour à l'état normal. V. CHRONAXIE.

ÉLECTRO - ENCÉPHALOGRAPHIE. — Méthode qui consiste à recueillir et enregistrer certaines manifestations électriques de l'activité des cellules nerveuses de l'écorce cérébrale.

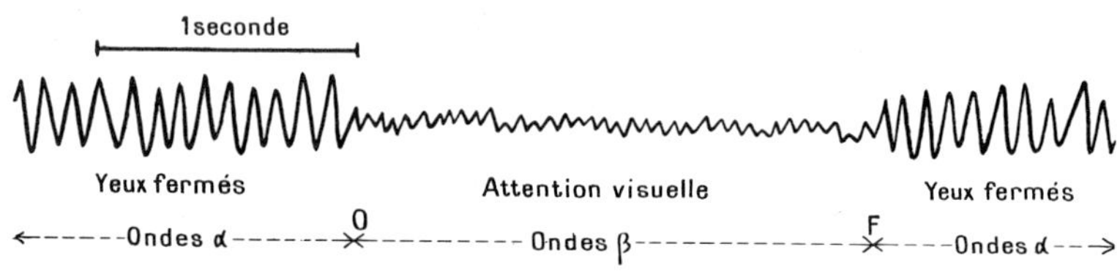

FIG. 605. — Electro-encéphalogramme.
En O, ouverture des yeux : réactions d'arrêt; en F, fermeture des yeux : réapparition des ondes α.

On recueille les variations électriques de potentiel de l'écorce cérébrale, détectées à travers le crâne à l'aide d'électrodes directement appliquées sur le cuir chevelu.

Ces électrodes sont reliées à l'entrée d'un amplificateur, dont la sortie est connectée avec un oscillographe (tabl. XXI). On constate qu'il existe une différence de potentiel et que l'aiguille oscille sans cesse; si l'oscillographe est enregistreur, il s'inscrit une courbe nommée *électro-encéphalogramme* (*fig.* 605).

Si l'on applique les électrodes directement sur le cerveau après trépanation, on enregistre une courbe appelée *électrocorticogramme,* identique à l'autre, mais dont l'amplitude est 10 fois plus forte.

Normalement, l'encéphalogramme se compose de deux séries d'ondes : les ondes de fréquence régulière pouvant varier, suivant les sujets, de 8 à 12 par seconde d'une amplitude de quelques dizaines de microvolts.

Ces ondes α sont groupées en fuseaux d'environ quelques secondes et séparées par des nœuds ou silences. Au cours de ces silences, on peut voir des oscillations plus courtes, ondes β, de fréquence instable et irrégulière, oscillant de 15 à 30 par seconde (*fig.* 605). Pour observer les ondes α, il faut soustraire le sujet aux excitations sensorielles, en lui faisant fermer les yeux; quand il les ouvre, l'onde α disparaît et fait place à l'onde β. Ce tracé est valable pour le grand enfant et l'adulte; chez le nouveau-né, il n'y

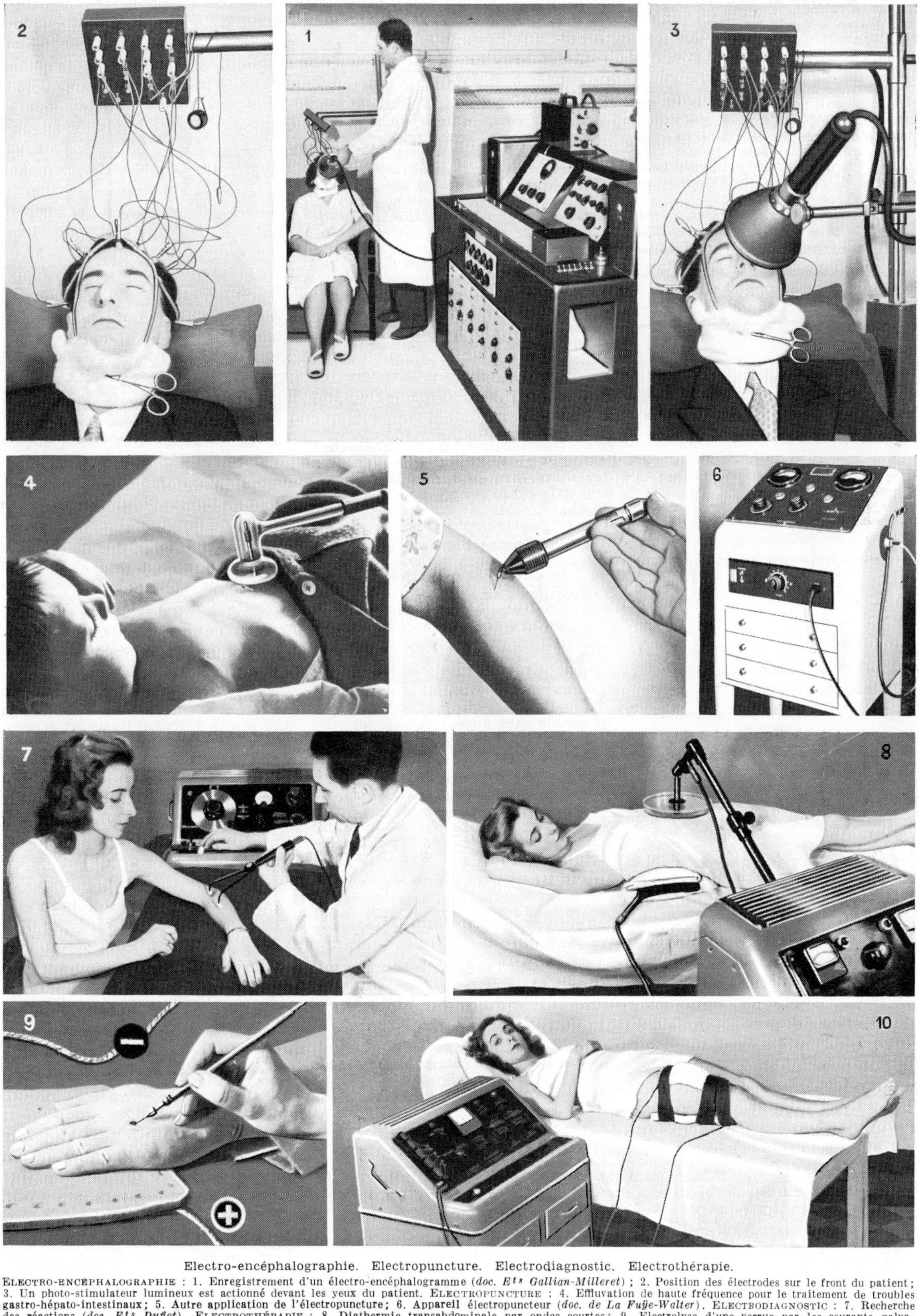

Electro-encéphalographie. Electropuncture. Electrodiagnostic. Electrothérapie.

ÉLECTRO-ENCÉPHALOGRAPHIE : 1. Enregistrement d'un électro-encéphalogramme (*doc. Ets Gallian-Milleret*) ; 2. Position des électrodes sur le front du patient; 3. Un photo-stimulateur lumineux est actionné devant les yeux du patient. ELECTROPUNCTURE : 4. Effluvation de haute fréquence pour le traitement de troubles gastro-hépato-intestinaux; 5. Autre application de l'électropuncture; 6. Appareil électropuncteur (*doc. de La Fuÿe-Walter*). ELECTRODIAGNOSTIC : 7. Recherche des réactions (*doc. Ets Duflot*). ELECTROTHÉRAPIE : 8. Diathermie transabdominale par ondes courtes; 9. Electrolyse d'une verrue par les courants galvaniques; 10. Séance d'électrothérapie (*doc. Ets Duflot*).

(*Phot. Photam* [1]; *Larousse* [2, 3, 6, 7, 8, 9, 10]; *Rollet* [4, 5].)

a pas d'ondes; elles commencent à apparaître à quelques mois, rares et très lentes; le rythme s'accélère à mesure que l'enfant grandit et devient normal à la puberté.

L'électro-encéphalogramme normal peut présenter des variations de fréquence, d'amplitude et de périodicité des ondes au cours de certaines affections nerveuses : les tumeurs cérébrales, l'épilepsie, la paralysie générale, la démence sénile, l'arriération mentale, etc. (*fig.* 606).

Dans les *tumeurs cérébrales,* on rencontre le plus souvent un ralentissement du rythme; mais, pour localiser

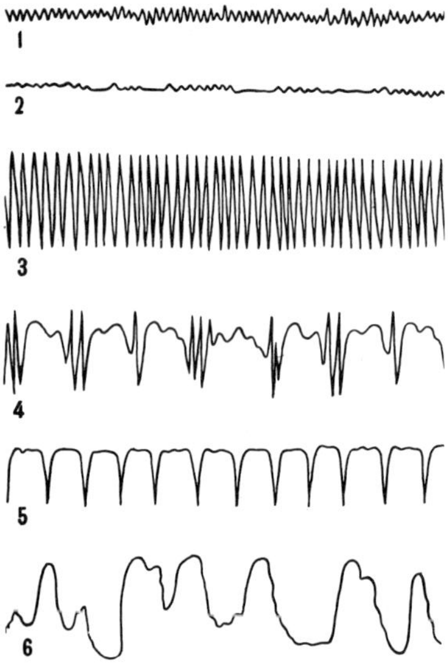

FIG. 606. — Types d'électro-encéphalogrammes.
1, 2. Rythme normal; 3. Grand mal épileptique; 4. Petit mal épileptique; 5. Etat crépusculaire avec amnésie; 6. Rythme lent.

le siège de la tumeur, la ventriculographie gazeuse est beaucoup plus utile.

ÉLECTROMYOGRAMME. — V. *Supplément.*

ÉLECTROPHORÈSE. — V. *Supplément.*

ÉLECTROPUNCTURE. — Méthode thérapeutique qui consiste soit à ajouter à l'action physique des aiguilles d'acupuncture l'action spéciale de la haute fréquence (diathermopuncture), ou du courant continu (galvanopuncture), soit à remplacer les aiguilles elles-mêmes par de légères punctures électriques superficielles (électropuncture proprement dite) [tabl. XXI].

ÉLECTROTHÉRAPIE. — Application de l'électricité à la thérapeutique. Suivant les effets à obtenir, on utilise : 1° le courant continu, ou galvanique, ou voltaïque; 2° le courant faradique ou induit; 3° l'électricité statique; 4° les courants de haute fréquence, découverts par d'Arsonval (tabl. XXI).

Le courant continu permet d'introduire dans l'organisme des médicaments sous forme ionisée (ionothérapie, diélectrolyse).

L'électricité statique est utilisée sous forme de bain statique ou d'effluvation statique; elle améliore l'état général et diminue l'éréthisme nerveux.

La thérapeutique par les courants de haute fréquence, ou darsonvalisation, comprend diverses techniques : applications de tension, autoconduction, lit condensateur, diathermie, ondes courtes. V. DIATHERMIE.

La darsonvalisation est employée dans le traitement des affections articulaires (rhumatismes), des troubles circulatoires (hypertension, artérite, acrocyanose), des affections gynécologiques, de la syphilis nerveuse (paralysie générale, tabès), de la poliomyélite, des périviscérites.

Les applications locales de tension : effluvation, étincelage, ont des actions anesthésiques, révulsives, cautérisantes, désinfectantes, utilisées en dermatologie pour le traitement des lésions telles que : eczéma, ulcères chroniques, lichens, prurits, etc., et pour calmer certaines douleurs névralgiques.

ÉLECTUAIRE (du lat. *eligere,* choisir). — Médicament d'une consistance de pâte molle, composé de poudres très fines, divisées soit dans un sirop, soit dans du miel, soit dans une résine liquide. L'*opiat* est un électuaire dans lequel il entre de l'opium.

Electuaire catholicon. — A base de rhubarbe, séné, réglisse; purgatif 10 à 30 g; en lavement 15 à 60 g.

Électuaire diascordium. — Médication officinale composée en associant l'extrait d'opium à des substances astringentes (roses rouges, tormentille, bistorte) et aromatiques (gingembre, poivre, cannelle); il renferme par gramme 6 mg d'extrait d'opium.

Électuaire thériaque. — Très complexe (56 substances), inusité aujourd'hui : 4 g renferment environ 5 cg d'opium brut.

ÉLÉIDOME (du gr. *elaion,* huile). — Tuméfaction sous-cutanée consécutive à des injections huileuses (huile camphrée, bismuth) pouvant apparaître très tardivement après l'injection.

ÉLÉMI. — Oléorésine extraite de diverses espèces de Térébinthacées; entre dans la composition de l'alcoolat de Fioravanti et de certains emplâtres (vésicatoire).

ÉLÉPHANTIASIS (du gr. *elephas,* éléphant). — Hypertrophie limitée du derme épaissi (pachydermie) et du tissu cellulaire sous-cutané, due à une gêne de la circulation lymphatique ou veineuse et à une infection, le plus souvent streptococcique, de virulence atténuée, mais à évolution chronique.

SIÈGE. C'est le *membre inférieur* qui, en raison des circonstances moins favorables de sa circulation, est le principal siège d'élection de l'éléphantiasis. Le membre prend l'aspect d'une colonne ou d'une jambe d'éléphant. Les téguments sont énormément épaissis, adhérents aux tissus profonds. La peau peut être d'aspect normal ou violacée, ou bien parsemée de verrucosités inégales.

Les *organes génitaux externes* sont le deuxième siège d'élection. Chez l'homme, l'hypertrophie du fourreau de la verge et du scrotum peut atteindre des dimensions énormes; chez

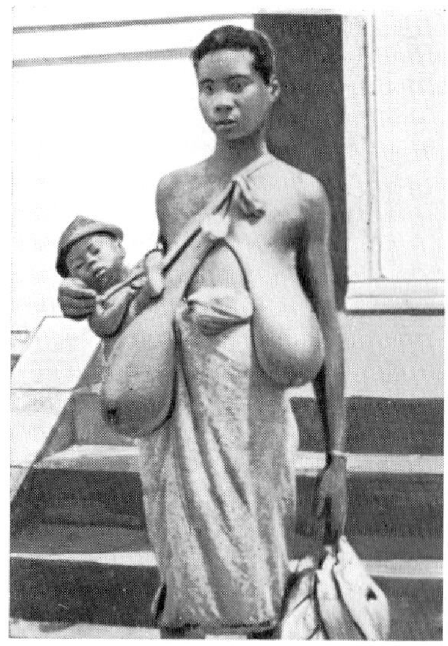

FIG. 607. — Indigène du Gabon atteinte d'éléphantiasis des seins.
(*Phot. Goldner.*)

la femme, les grandes et petites lèvres peuvent prendre un volume colossal. Aux *aines,* l'éléphantiasis s'accompagne d'énormes dilatations lymphatiques (adénolymphocèle). Les membres supérieurs peuvent être transformés en boudins monstrueux. A la *face,* l'éléphantiasis se présente sous forme d'une bouffissure permanente, d'un œdème mollasse ordinairement consécutif à un érysipèle à répétition. Il peut occuper toute la face et s'accompagner de varices lymphatiques de la bouche. Au nez, au menton et aux lèvres, l'éléphantiasis est généralement secondaire à des lésions lupiques, syphilitiques ou lépreuses (leontiasis).

Il existe plusieurs variétés d'éléphantiasis.

Éléphantiasis filarien ou tropical (E. des Arabes). — Il siège surtout aux membres inférieurs et aux organes génitaux externes. Il procède par poussées de lymphangite ou d'érysipèle, souvent avec fièvre. Il est causé par l'obstruction de gros trous lymphatiques par les filaires adultes (*Filaria Bancrofti*) ou des vaisseaux lymphatiques par les œufs non arrivés à maturité. V. FILAIRE.

Éléphantiasis nostras. — On l'observe chez les adultes de tout âge et dans les deux sexes. La porte d'entrée de l'infection est le plus souvent streptococcique (écorchure, durillon forcé). Une lymphangite apparaît avec sa rougeur œdémateuse et douloureuse, des ganglions, des poussées fébriles; tout rentre dans l'ordre en quelques jours, puis des recrudescences répétées amènent la persistance d'un œdème cutané permanent.

États éléphantiasiques. — On peut observer un état hypertrophique de la peau et du tissu cellulaire sous-cutané à la suite d'une opération portant sur les *ganglions :* le membre supérieur est souvent atteint à la suite d'adénopathie du creux de l'aisselle, cancéreuse par exemple, comme cela s'observe fréquemment au cours du *cancer du sein* (*fig.* 608).

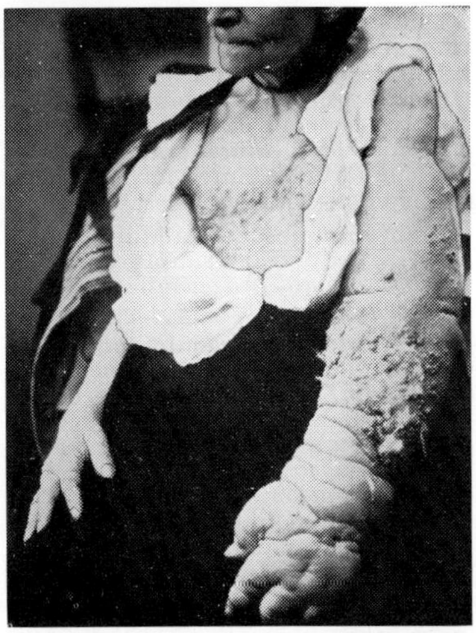

FIG. 608. — Eléphantiasis du bras consécutif à une récidive de cancer du sein. (*Musée de l'hôpital Saint-Louis.*)

Il existe un éléphantiasis ano-rectal dû à une oblitération des voies lymphatiques, au cours de diverses affections : syphilis, tuberculose, chancre mou, lymphogranulomatose inguinale.

Ces états éléphantiasiques peuvent aussi se rencontrer au cours de la tuberculose cutanée (lupus éléphantiasique), dans la *syphilis* tertiaire, dans la *lèpre*, au cours de l'*ulcère variqueux* des jambes.

Éléphantiasis congénital. — Hypertrophie énorme d'une partie du corps, constatée à la naissance ou peu après; suivant le cas, il s'agit de lipomatose, d'angiomes et lymphangiomes, de neurogomes; l'éléphantiasis de la langue porte le nom de *macroglossie.*

TRAITEMENT. I. *Médical.* — En cas de poussée aiguë, repos absolu, position élevée du membre, bains, pansements humides (compresses imbibées d'alcool, d'eau blanche, d'une solution aqueuse d'ichtyol au 1/20), sulfamides.

Massage méthodique, compression par un bandage ouaté ou une bande de caoutchouc; injections de 2 à 4 cm^3 de fibrolysine; ionisation.

II. *Chirurgical.* — Drainage permanent de la lymphe ou excision de la peau ou du tissu cellulaire dégénéré.

ÉLIXIR. — Mélange de sirops et d'alcoolats. Les élixirs les plus connus sont les suivants :

Élixir de Garus. — Composé de teinture de safran, sirop de capillaire, caramel, fleurs d'oranger, aloès, myrrhe, cannelle, girofle, muscade, alcool. Il est employé à la dose de 30 ou 50 g comme tonique stimulant.

Élixir de la Grande-Chartreuse. — Composé de mélisse, hysope, angélique, cannelle, safran, macis, macérés dans l'alcool, puis distillés. Stimulant.

Élixir de longue vie. — Composition : aloès, gentiane, rhubarbe, safran, agaric, alcool; 5 g à 20 g comme purgatif.

Élixir parégorique. — Il contient : de la poudre d'opium, de l'acide benzoïque, du camphre et de l'essence d'anis, dissous dans de l'alcool à 60°; 10 g (deux cuillers à café) renferment 5 cg d'opium.

Calmant, astringent, et antidiarrhéique.

DOSE. 2 à 20 g.

Empoisonnement. — V. OPIUM.

Élixir de pepsine. — Mélange de pepsine, glycérine, vin de Lunel et eau distillée.

Élixir dentifrice. — A base d'essence de cannelle, de badiane, de girofle, de menthe, de teinture de benjoin, de cochenille, de gaïac, de pyrèthre dans de l'alcool à 80°.

Élixir de terpine et de codéine. — Dissolution de terpine et de codéine, dans l'eau-de-vie de vin, le sirop de tolu et l'eau de laurier-cerise. 20 g d'élixir contiennent 10 cg de terpine et 2 cg de codéine.

Élixir de terpine. — Dissolution de 50 cg de terpine dans 100 g d'élixir de Garus; 20 g contiennent 10 cg de terpine.

ELLÉBORE ou HELLÉBORE (du gr. *elein*, tuer, et *bora*, nourriture). — Nom donné à diverses plantes appartenant à des familles différentes.

Renonculacées. — *Ellébore noir* ou rose de Noël, rose d'hiver (*Helleborus niger*) [v. pl. en couleurs à PLANTES DANGEREUSES]. Sa racine renferme deux glucosides toxiques (elléborine et elléboréine); elle a été employée comme emménagogue, vermifuge et purgatif drastique : poudre 25 cg à 1 g. Il existe, en outre, l'*Ellébore fétide* (*H. foetidus*), employé par les vétérinaires comme vermifuge, l'*Ellébore vert* (*H. viridi*) et l'*Ellébore d'Orient* (*H. officinalis*), qui paraît être la plante dont le rhizome était vanté par les Anciens contre les maladies mentales.

Colchicacées. — *Ellébore blanc* ou *vératre, véraire* (*Veratrum album*) [v. pl. en couleurs à PLANTES DANGEREUSES]. Sa racine contient de la vératrine ou cévadine; purgatif violent, émétique, sternutatoire, analgésique; employé contre la goutte, à la manière du colchique : poudre 3 à 10 cg, teinture X à XXX gouttes. On s'en sert aussi pour faire une pommade contre la gale, contenant 20 à 50 cg de poudre pour 30 g d'axonge. La racine du *Veratrum nigrum* et du *Veratrum viride* possède les mêmes propriétés que celle du *V. album*. La teinture du *V. viride* est un antifébrile et un tonicardiaque : VI gouttes toutes les deux heures.

Vératrine. — Alcaloïde de l'ellébore, employé à l'*intérieur* à la dose de $0^{g},01$ comme antigoutteux et sédatif cardiaque, et, à l'*extérieur*, en pommade à la dose de 5 cg pour 30 g d'axonge, contre la goutte et le rhumatisme.

EMPOISONNEMENT. Chaleur à la gorge, difficulté d'avaler et de respirer, accroissement de salive, vomissements, diarrhée, coliques, maux de tête, palpitations, pouls ralenti et faible.

PREMIERS SOINS. Vomitifs, puis stimulants. V. ACONIT.

ÉLONGATION. — **Élongation des nerfs.** — Traction plus ou moins énergique sur un nerf mis à nu, dans le dessein de faire disparaître les douleurs causées par ce nerf (dans la sciatique par exemple).

Élongation vertébrale. — Traction du corps dans l'axe de la colonne vertébrale. Elle est employée dans le traitement des douleurs dues au tassement vertébral, en particulier dans les hernies discales avec sciatiques. Elle doit toujours être prudente et progressive.

ÉMACIATION (du lat. *emaciare*, maigrir). — Amaigrissement extrême, de cause pathologique.

ÉMAIL. — Matière qui recouvre la couronne des *dents* (v. ce mot).

ÉMANATION. — Gaz radio-actif très instable produit par la décomposition spontanée du radium ou d'une substance radio-active (radon, thoron). V. RADIUMTHÉRAPIE.

ÉMANOTHÉRAPIE. — Emploi thérapeutique d'une émanation radioactive.

ÉMASCULATION (du lat. *e* priv., et *masculus*, mâle). — Castration chez l'homme. L'émasculation est dite totale quand on pratique l'amputation de la verge et l'ablation des testicules.

EMBARRAS GASTRIQUE. — V. ESTOMAC.

EMBAUMEMENT. — Mode de conservation des cadavres. Les règlements s'opposant à l'emploi de substances susceptibles d'être utilisées dans les empoisonnements criminels, comme l'arsenic, le sublimé, on recourt d'ordinaire au chlorure de zinc dilué au 1/5 dans l'alcool ou la glycérine, au formol à 4 p. 100, à l'alcool amylique, qu'on injecte par la fémorale ou la carotide. Ces opérations doivent être faites en présence du commissaire de police ou du maire, qui appose un scellé sur un flacon contenant une partie du liquide conservateur employé, et qui est placé dans la bière à côté du cadavre : ceci pour faciliter les recherches chimiques dans le cas où l'exhumation du cadavre serait ordonnée, pour suspicion d'empoisonnement, par exemple.

EMBOLECTOMIE. — Extraction chirurgicale d'un caillot obstruant une artère (terminaison de l'aorte ou artères des membres) ; pratiquée précocement, ses résultats sont parfois favorables. Lorsque la paroi artérielle est altérée, il est préférable d'y associer une *endartériectomie* (résection de la tunique interne de l'artère) ; mais, parfois, seule l'*artériectomie* suivie de greffe est possible. Dans l'embolie pulmonaire, les indications de l'embolectomie sont très limitées, notamment en raison de ses risques.

EMBOLIE (du gr. *embolê*, obstruction). — Projection dans la circulation et arrêt dans un vaisseau d'un corps étranger ou *embolus;* cet embolus est le plus souvent un *caillot*, provenant ordinairement du cœur gauche, soit du ventricule (infarctus du myocarde), soit de l'oreillette gauche (rétrécissement mitral), fréquemment aussi d'une veine thrombosée (v. PHLÉBITE), plus rarement de l'aorte ou d'une artère atteinte de thrombo-artérite.

Parfois, l'embolus est formé de débris de *végétations* (endocardite maligne), de *cellules* diverses (cellules cancéreuses, placentaires), de gouttes *graisseuses* (à la suite de fractures, ostéomyélite ou contusions osseuses), d'*amas microbiens,* de *bulles d'air* (décompression trop brusque).

Le caillot oblitère le vaisseau, et cette oblitération est souvent complétée par un spasme. L'*ischémie* provoquée par cette oblitération peut se traduire par des phénomènes graves; c'est ainsi qu'une *embolie de l'artère pulmonaire* ou d'une de ses grosses branches peut déterminer un infarctus pulmonaire et même la mort subite. Une embolie d'une *artère cérébrale* entraînera un ramollissement cérébral par ischémie du territoire irrigué par l'artère oblitérée; l'embolie d'une *artère d'un membre* sera suivie d'une ischémie de ce membre et même de gangrène.

Si l'embolie est *microbienne,* elle disséminera l'infection à distance (abcès métastatiques); si elle est cancéreuse, les cellules tumorales essaimeront et créeront des foyers secondaires (métastases cancéreuses).

Embolie pulmonaire. — V. RESPIRATOIRES (Organes [maladies]).

Embolie des artères des membres. — Elle s'observe dans les lésions mitrales, les endocardites malignes, dans certaines maladies infectieuses, des affections chirurgicales septiques.

SIGNES. Douleur atroce, brutale, en coup de fouet dans un segment de membre, parfois précédée de crampes. Le malade en état de shock est angoissé, avec tendance syncopale. Le membre atteint est froid, pâle; on ne perçoit aucune pulsation. Tout peut s'amender et seuls persister des douleurs, des troubles trophiques et vasomoteurs. Mais l'ischémie du membre peut évoluer vers la gangrène, d'abord sèche, puis humide, avec état général grave.

TRAITEMENT. L'*embolectomie* (v. ce mot), parfois associée à une endartériectomie, est urgente. En cas d'échec ou de contre-indications, des méthodes visant à favoriser la dissolution du caillot peuvent être utilisées en milieu spécialisé.

A la période de *gangrène,* l'amputation devient indispensable.

EMBROCATION (du gr. *embrokhê,* enveloppe humide). — Fomentation d'une région malade avec une préparation huileuse ou graisseuse, pour détendre, adoucir ou assouplir cette région.

On donne aussi le nom d'*embrocation* à des préparations qui contiennent habituellement de l'huile simple ou additionnée de camphre, d'ammoniaque, de laudanum ou de belladone.

EMBRYOCARDIE (du gr. *embruon,* embryon, et *kardia,* cœur). — Rythme cardiaque dans lequel les deux bruits du cœur ont un timbre semblable et les deux silences sont égaux (*rythme fœtal*). Dû à l'abaissement de la pression artérielle et au relâchement du muscle cardiaque, ce signe s'observe dans les myocardites infectieuses (fièvre typhoïde), l'artériosclérose, le goitre exophtalmique, l'intoxication par certains médicaments (atropine, chloral).

EMBRYOGÉNIQUE (Tumeur) [du gr. *embruon,* embryon, et *gennan,* engendrer]. — Tumeur liée à des vices de développement : persistance d'un organe transitoire, kyste dermoïde, môle déciduome. V. ces mots et EMBRYOMES.

EMBRYOLOGIE (du gr. *embruon,* embryon, et *logos,* étude). — Etude de l'embryon et de ses organes.

EMBRYOMES. — Malformation ou tumeur développée aux dépens de tissus embryonnaires.

Certains embryomes répondent à des vestiges persistants d'organes embryonnaires transitoires, tels les *kystes wolfiens de l'ovaire,* dus à des débris du canal de Wolff, les *kystes paradentaires,* résultant de la transformation kystique d'un débris paradentaire, les *kystes du canal thyréo-glosse,* qui peuvent se développer sur le trajet de ce canal allant de la langue au corps thyroïde, les *kystes branchiogènes,* formés aux dépens de vestiges de fentes branchiales et siégeant sur les parties latérales du cou.

Les *kystes épidermoïdes* sont dus à un débris épidermique inclus dans le tissu conjonctif dermique ou dans un viscère; ils siègent surtout à la queue du sourcil, à la région sus-sternale ou bien dans les glandes génitales (testicule, ovaire), la région sacrococcygienne, le médiastin; ils peuvent atteindre un volume considérable et dépasser celui d'une tête d'adulte. Certains embryomes peuvent subir la dégénérescence cancéreuse : on les rencontre au système nerveux (neurospongiomes, gliomes de la rétine, sympathomes), ou uro-génital (rhabdomyomes du rein, de la vessie, de la prostate, de l'utérus, du vagin, sarcomes embryonnaires du rein).

Citons encore l'*adamantinome* du maxillaire inférieur, les *chordomes,* les tumeurs du placenta (môle hydatiforme, chorio-épithéliome).

EMBRYON (gr. *embruon ;* de *bruein,* germer). — Forme primitive des êtres. Phase de début du développement de l'œuf, depuis les premières divisions cellulaires de celui-ci jusqu'au moment où, théoriquement, il devient viable, vers quatre mois et demi.

C'est pendant cette période que se différencient progressivement les tissus et les organes du corps. V. FŒTUS.

EMBRYOTOME (de *embryon,* et du gr. *tomê,* section) [*fig.* 609]. — Instrument destiné à sectionner l'embryon

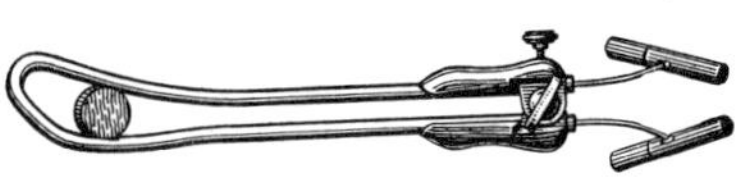

FIG. 609. — Embryotome.

en plusieurs morceaux dans l'utérus, de façon à l'extraire facilement en cas de dystocie.

EMBRYOTOMIE. — Opération destinée à faciliter l'extraction d'un *fœtus mort,* soit en le sectionnant en deux ou plusieurs tronçons, soit en réduisant les parties trop volumineuses.

On ne pratique plus cette intervention que sur un fœtus mort. Encore lui préfère-t-on la césarienne quand elle est possible, car l'embryotomie est dangereuse pour la mère. Elle peut entraîner des blessures graves de l'utérus, elle favorise l'infection utérine et est psychologiquement désastreuse.

Embryotomies céphaliques. — Ce sont la perforation simple du crâne ou *craniotomie,* la *basiotripsie* et la *cranioclasie.*

Embryotomies rachidiennes. — Ce sont l'embryotomie cervicale ou *décollation,* qu'on pratique en cas de présentation de l'épaule irréductible, le fœtus étant mort; la *détroncation,* pratiquée avec des ciseaux de Dubois, et l'*éviscération,* opération de fortune qui n'est pratiquée que lorsque toute embryotomie régulière est impossible.

ÉMÉTINE. — Alcaloïde de l'*ipéca* (v. ce mot).

ÉMÉTIQUE (du gr. *emetos,* vomissement). — Tartrate de potasse et d'antimoine. V. ANTIMOINE.

On donne aussi quelquefois ce nom aux médicaments vomitifs, et notamment au sulfate de cuivre.

ÉMÉTISANT. — Qui détermine le vomissement. Une toux émétisante est celle qui est provoquée par le repas et qui est suivie de vomissements alimentaires (tuberculose pulmonaire).

ÉMÉTO-CATHARTIQUE (du gr. *emetos,* vomissement, et *kathartikos,* qui purge). — Médicament à la fois vomitif et purgatif : émétique, 5 à 10 cg; sulfate de soude, 16 g dans 350 g d'eau; à prendre en trois fois à un quart d'heure d'intervalle.

ÉMINENCE. — Saillie d'un organe.

Éminence hypothénar, porte, thénar. — V. ces mots.

ÉMISSAIRES DE SANTORINI (du lat. *emittere,* faire sortir). — Canaux qui traversent les os du crâne et en font communiquer les veines intérieures et extérieures.

ÉMISSION (du latin *emittere,* faire sortir). — Sortie d'un liquide hors de la vessie (émission d'urine) ou d'un vaisseau (émission sanguine par une saignée).

EMMÉNAGOGUE (du gr. *emmêna,* règles, et *agein,* pousser). Procédés et médicaments provoquant l'apparition des règles.

Ces procédés varient avec la cause de la dysménorrhée.

Dans la chlorose, le traitement général et l'usage du fer, du quinquina, amèneront la réapparition des règles.

Chez les pléthoriques, les purgatifs (eau-de-vie allemande), les pédiluves chauds et les sinapismes, les bains de siège chauds, les applications abdominales chaudes, l'acétate d'ammoniaque, un régime bien équilibré, seront indiqués.

Certaines aménorrhées sont dues à une maladie générale en évolution. C'est la cause qu'il faut traiter.

Des dysménorrhées sont à l'origine de cause endocrinienne. Elles nécessitent un traitement hormonal bien conduit.

Les emménagogues proprement dits sont l'*apiol,* extrait du persil (2 capsules de 0g,2 par jour), produit extrêmement toxique qui ne figure plus au Codex, le *Viburnum prunifolium* (X gouttes, trois fois par jour).

Quant aux diverses plantes (absinthe, armoise, cerfeuil, romarin, rue, sabine, safran), ce ne sont pas des emménagogues, mais des abortifs très dangereux.

On ne devra employer une des médications précédentes qu'après s'être assuré que la femme n'est pas enceinte. On se souviendra aussi que le repos seul est un emménagogue. Des émotions morales, qui surviennent au moment des règles, peuvent empêcher leur apparition ou en arrêter brusquement le cours. V. aussi à RÈGLES.

EAUX MINÉRALES. Brides, Salies-de-Béarn, Uriage.

EMMÉTROPIE (de *en,* et du gr. *metron,* mesure, et *ôps,* vue). — Nom donné à la vision normale où l'image des objets éloignés va se former sur la rétine. Il en est de même pour les objets placés à la distance de 30 cm (minimum de la vue distincte), mais alors il y a accommodation des milieux transparents de l'*œil* (v. ce mot).

ÉMOLLIENTS (du lat. *emollire,* amollir). — Médicaments adoucissants qui relâchent les tissus et atténuent leur inflammation.

VARIÉTÉS. Les uns sont employés *à l'extérieur :* cataplasmes, fomentations, fumigations, onctions; les autres, *à l'intérieur :* gargarismes, loochs, tisanes. Les substances employées sont des farines, des gommes, des huiles fraîches, le lin, la guimauve, les fleurs pectorales, les figues. V. à ces mots et à la planche VI, à CALMANTES (Plantes).

Espèces émollientes. — Feuilles sèches de mauve, guimauve, molène, séneçon, pariétaire, en parties égales. On s'en sert pour faire des cataplasmes, et on les emploie à la dose de 50 g par litre en décoction pour fomentations.

ÉMONCTOIRE (du latin *emungere,* tirer dehors). — Organe ou canal (rein, vessie, urètre) par lequel s'évacuent les liquides excrémentitiels.

ÉMOTION. — On a accordé de tout temps aux émotions un rôle dans la création et le développement des psychoses. L'émotion ne semble pas suffire, à elle seule, à créer une psychose durable. Mais l'émotion violente ou les émotions successives peuvent développer des troubles mentaux graves et persistants, lorsqu'elles agissent sur un terrain psychiquement mal équilibré, ou sur un organisme affaibli par une fatigue exagérée, une mauvaise alimentation, une hygiène défectueuse, une intoxication ou une infection. L'hyperémotivité est normale chez le nourrisson, fréquente dans l'enfance; elle disparaît chez l'adulte. Cependant, certains individus ressentent particulièrement les émotions et y réagissent intensément. On les groupe dans le cadre des *émotifs constitutionnels.*

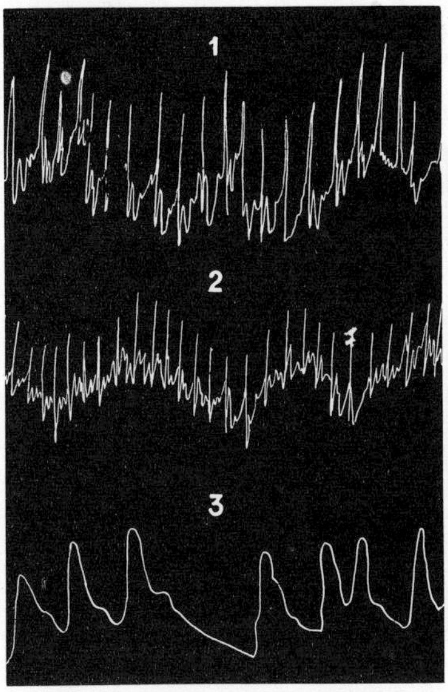

FIG. 610. — Emotion.
1. Battements normaux du cœur chez un chien tranquille; 2. Battements précipités du cœur pendant une émotion; 3. Pouls de l'artère carotide au début normal, puis précipité, sous l'action d'une émotion.

EMPÂTEMENT. — Sous l'action de l'afflux de sang dans une région et de la gêne dans la circulation de retour (inflammation), les tissus sont engorgés et le doigt qui les palpe y laisse une dépression, mais la sensation est différente de celle qu'on éprouve dans l'œdème.

EMPHYSÈME (du gr. *emphusêma,* gonflement). — Infiltration d'un organe par l'air ou des gaz.

Emphysème traumatique (ou souscutané). — Tumeur blanche, lisse, élastique, non douloureuse, produite par l'introduction de l'air dans le tissu cellulaire sous-cutané (*emphysème vrai*), à la suite d'une blessure du larynx, de la trachée, de la bouche; les fractures de côtes, les plaies du thorax avec pénétration dans le poumon, l'ouverture de la peau étant trop petite ou trop sinueuse pour permettre l'évacuation de l'air.

On distingue l'emphysème de l'œdème (enflure due à l'infiltration liquide) par l'impossibilité d'y produire une dépression persistante en appuyant le doigt, qui provoque, en revanche, une sensation spéciale de crépitation.

Emphysème gangréneux (faux emphysème). — Production de gaz souscutané. S'observe dans la *septicémie gangréneuse,* causée par le vibrion septique. V. GANGRÈNE.

La putréfaction produit l'emphysème des cadavres par la sortie des gaz contenus dans les cavités ou formés aux dépens des tissus.

TRAITEMENT. Si la quantité d'air est minime et n'est pas en rapport avec un organe de la respiration, il suffit d'une compression circulaire. Si l'emphysème est développé, il convient d'aider la compression par quelques ponctions à la lancette qui auront pour effet d'évacuer le gaz.

Emphysème pulmonaire. — V. à RESPIRATOIRES (Organes) : *Maladies du poumon.*

EMPIRISME (de *en,* et du gr. *peira,* expérience). — Médecine fondée sur l'expérience. Par une bizarrerie qui est loin d'être rare, empirisme est, au contraire, souvent synonyme de *charlatanisme.* Ce fait s'explique cependant, si l'on réfléchit que la première expérience est souvent hasardeuse.

EMPLASTIQUE (du gr. *emplastikos,* enduit). — Médicament dont on enduit la peau : emplâtre.

EMPLÂTRE (gr. *emplastron*). — Préparation adhésive destinée à l'usage externe. Les emplâtres sont préparés en faisant agir l'oxyde de plomb (litharge) sur un corps gras, en présence de l'eau à 100°, ou bien ils contiennent un mélange de corps gras et de résines (*emplâtres résineux*), tel l'emplâtre de poix de Bourgogne.

Les *emplâtres caoutchoutés* doivent leur adhésivité à une certaine proportion de caoutchouc ajoutée au mélange de corps gras et de résines; on peut leur incorporer, en outre, des poudres absorbantes (amidon, oxyde de zinc, iris).

L'*emplâtre simple* est formé d'axonge, d'huile, de poix blanche et d'oxyde de plomb ou de zinc. On y ajoute, dans certains cas, des poudres, des extraits ou des décoctions de plantes (emplâtres de belladone, de ciguë, d'opium), des métaux (emplâtre mercuriel ou de Vigo).

Il existe dans le commerce des emplâtres caoutchoutés à l'oxyde de zinc, à l'huile de foie de morue, à l'huile de cade, à l'acide salicylique, à la résorcine, qui peuvent rendre de grands services dans le traitement des affections cutanées.

EMPOISONNEMENT. — Effet produit sur l'organisme par l'introduction dans le corps de substances nuisibles à la dose où elles sont absorbées.

L'empoisonnement, suivant la substance employée et l'importance de la dose, peut être *aigu* avec terminaison très rapide, ou *subaigu* avec, souvent, arrêt dans l'évolution, ou *chronique.*

Les symptômes varient suivant la substance toxique ingérée. (Voir le tableau p. 375.)

Empoisonnements volontaires dans les cas de suicide. — Ils sont très nombreux : gaz d'éclairage ou oxyde de carbone, émanations de réchaud à charbon, hypnotiques (barbituriques).

Empoisonnements médicamenteux. — Ils sont le fait d'erreurs de prescription, d'exécution ou d'administration. Tout médicament étant un poison, il faut donc se conformer scrupuleusement aux indications portées sur l'ordonnance du médecin pour l'administration d'un médicament.

Empoisonnements alimentaires. — V. INTOXICATION et SALMONELLOSE.

Empoisonnements par les végétaux. — V. CHAMPIGNONS, PLANTES DANGEREUSES.

Empoisonnements urineux. — Voir URINEUX.

Empoisonnements professionnels. — V. MALADIE : *Maladies professionnelles.*

MODE D'ACTION DES POISONS. Certains poisons agissent sur le *sang,* soit sur les globules rouges (hydrogène arsénié, plomb, oxyde de carbone), soit sur les globules blancs (benzène, radium); d'autres agissent sur le *cœur* (digitale, strophantus, muscarine, nicotine) et sur *l'appareil circulatoire* (ergotine, atropine), sur le *foie* (phosphore, alcool), sur le *rein,* (métaux lourds), sur le *système nerveux* (curare, strychnine, atropine, alcool, tabac), sur *l'appareil respiratoire* (chlore, anhydride sulfureux), sur *l'appareil digestif,* en provoquant vomissements et diarrhée, moyens de défense de l'organisme.

Les poisons se *localisent* dans le tube digestif, le foie, le cerveau, la rate, les os, les phanères, les glandes endocrines.

Ils *s'éliminent* par les vomissements et les fèces, plus rarement par les urines, la sueur, la salive, les poumons.

TRAITEMENT. Pour débarrasser l'organisme du poison, il faut : 1° évacuer ce poison avant qu'il ait quitté l'estomac ou l'intestin, grâce à des vomitifs (ipéca, sufate de cuivre), des irrigations intestinales (1 litre d'eau additionnée d'une cuillerée à café de sel de cuisine ou d'une cuillerée à soupe de sulfate de soude), des purgatifs, le lavage de l'estomac;

2° Obtenir la neutralisation chimique du poison en administrant du charbon de bois pulvérisé ou du charbon animal; détruire ce poison ou l'insolubiliser dans le tube digestif par un antidote approprié : eau albumineuse, lait, tanin, solution iodo-iodurée, sucrate de calcium, solution de permanganate de soude à 1 p. 1 000, d'hydrate d'oxyde ferrique gélatineux, de la *mixture ferro-magnésienne* (Pouchet), préparée ainsi :

Liqueur n° 1.	
Sulfate ferreux cristallisé	60 g
Eau distillée	250 g
Liqueur n° 2.	
Magnésie calcinée	15 g
Eau distillée	250 g

Ces deux liqueurs sont mélangées au moment de l'absorption et agitées vigoureusement pour tenir en suspension l'hydrate ferroso-ferrique avec la magnésie en excès, puis on administre une cuillerée à soupe de cette mixture, toutes les 5 minutes d'abord, ensuite toutes les 10 minutes.

Certains produits, le B.A.L., les chélateurs peuvent être employés en lavage d'estomac et par voie générale. Ils fixent certains toxiques. (V. CHÉLATEURS.)

Hâter son élimination quand le poison a pénétré dans le sang et combattre ses effets nocifs. (V. MERCURE, PHOSPHORE, PLOMB, ARSENIC, etc.)

Pour soutenir le cœur : injections de caféine, d'huile camphrée; contre le collapsus : éther, frictions, lit chaud, s'il y a tendance à l'asphyxie; respiration artificielle et oxygénothérapie.

EMPREINTES. — Les traces laissées par un individu peuvent suffire à établir son identité, à condition qu'on puisse ensuite les comparer avec des empreintes prises directement sur lui.

Deux sortes d'empreintes sont surtout utiles pour l'identification : celles des pieds, chaussés ou non, et celles des doigts.

Empreintes des pieds. — Elles montrent la conformation du pied et

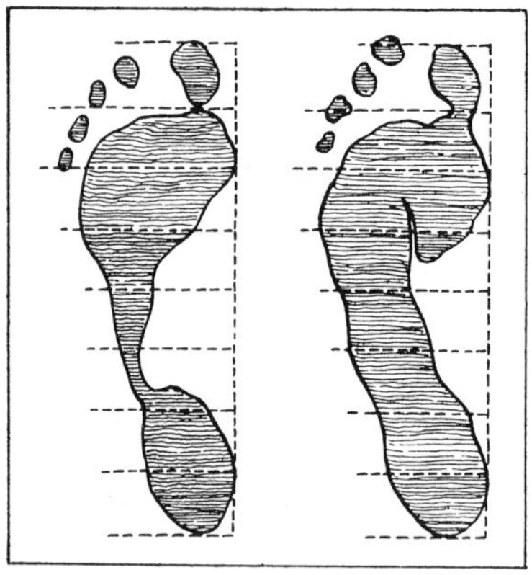

FIG. 611. — Empreintes des pieds.

surtout celle de la voûte, très variables avec les sujets (*fig.* 611).

Empreintes digitales. — Empreintes formées par les crêtes papillaires de la face de flexion des dernières phalanges des doigts. Ces empreintes (*fig.* 612) laissées par les doigts sur des objets (verres, meubles) consti-

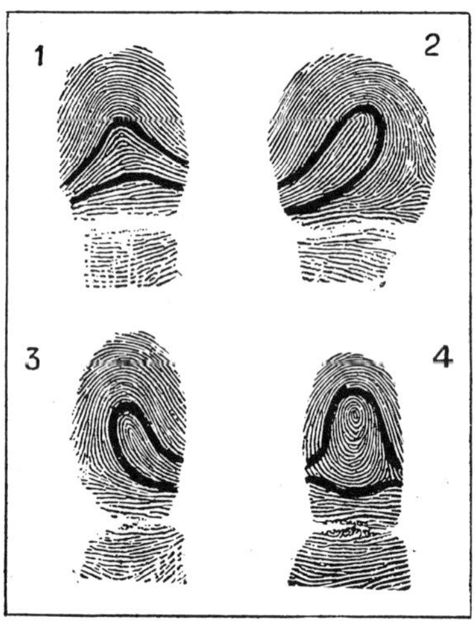

FIG. 612. — Empreintes digitales.
1. Arc; 2. Boucle interne; 3. Boucle externe; 4. Verticille.

tuent une signature essentiellement personnelle. Elles sont d'autant plus nettes que les doigts sont gras ou tachés par un liquide, et sont dues aux crêtes, séparées par des sillons, que l'on aperçoit sur toute la face palmaire de la phalangette. Ces crêtes, elles, résultent des saillies papillaires du derme sous-jacent, des lignes formées par les séries des petits orifices surélevés par où s'échappe la sueur. Crêtes et sillons présentent des dispositions très diverses et complexes. Elles sont immuables chez un sujet donné.

Si l'on veut une empreinte rapide, mais éphémère, il suffit de se passer la main dans les cheveux pour la graisser, ou bien de l'huiler légèrement, puis d'appuyer les doigts sur une surface polie.

Pour obtenir un document durable, comme celui qui est joint à toute carte d'identité, il suffit de se laver les mains, d'abord à l'eau tiède et au savon, puis à l'eau acidulée acétique à 4 ou 5 p. 100; étendre ensuite sur une plaque de marbre, cuivre ou zinc un peu d'encre noire à imprimer ou lithographier, en couche mince, uniforme, égalisée avec un rouleau; appliquer chaque doigt sur la plaque encrée en le roulant un peu en dehors et en dedans pour tacher toute la face palmaire; enfin, appuyer chaque doigt, tour à tour, selon l'ordre, sur des points consécutifs d'une feuille ou d'une carte de papier blanc satiné, en roulant encore pour avoir le dessin des parties latérales aussi bien que celui de la face palmaire et en inscrivant au-dessous de chaque empreinte la main et le doigt.

Les empreintes sont *permanentes.* Evidemment, de l'enfance à l'âge adulte, il se produit des différences dans les dimensions du dessin; mais il n'en apparaît ni dans les rapports, ni dans le nombre, ni dans la disposition des crêtes. Il s'en fait dans le nombre relatif seulement; c'est-à-dire que sur une longueur de 5 mm d'une empreinte d'enfant, on compte plus de lignes que dans la même longueur d'une empreinte d'adulte : mais le dessin reste identique.

Il faut ajouter, ce qui est important, que les crêtes existent dès la naissance, dès le sixième mois de la vie fœtale, et subsistent après la mort, jusqu'à la putréfaction; qu'elles résistent aussi aux accidents. Une coupure détermine une faille dans le dactylogramme, mais c'est tout. Une brûlure, si elle ne détruit pas le derme, respecte l'empreinte; la peau nouvelle donne exactement la même empreinte que l'ancienne.

Ces empreintes digitales obéissent dans l'ensemble aux lois de *l'hérédité;* elles peuvent donc contribuer dans certains cas à la recherche ou à l'exclusion de la paternité; leur similitude est très grande chez les jumeaux vrais. Cette hérédité s'exerce en dominance sur les tourbillons et en récessivité pour les arcs. Cependant, les caractères secondaires sont toujours assez différents pour que l'identité absolue entre les empreintes de deux sujets soit extrêmement rare.

Dactyloscopie. — La méthode dactyloscopique, fondée sur les travaux de Galton, a pour principe la pérennité et l'immutabilité des dessins digitaux palmaires.

Le classement des fiches d'empreintes digitales se fait d'après différentes méthodes, toutes fondées sur la disposition variable des *arcs,* des *boucles* situées en dehors ou en dedans, des *tourbillons,* sur la présence ou l'absence d'un *delta,* figure formée par la confluence des crêtes (*fig.* 612).

EMPROSTHOTONOS (du gr. *emprosthen,* en avant, et *tonos,* tension). — Contraction des muscles fléchisseurs du tronc, courbant le corps en avant; la tête est inclinée sur la poitrine, les jambes repliées sur le ventre (attitude fœtale). Forme de tétanos assez rare, opposée de *l'opisthotonos.*

EMPYÈME (du gr. *en,* dans, et *puon,* pus). — Collection de pus dans une cavité close, comme le *sinus maxillaire* (v. à NEZ), la *plèvre* (v. à RESPIRATOIRES [Organes] : *Pleurésie purulente*).

EMPOISONNEMENTS AIGUS LES PLUS FRÉQUENTS

MÉDICATION D'URGENCE. Pour faire *vomir*, chatouiller la luette (fond de la gorge). Comme *purgatif*, 2 cuillerées à soupe (40 g) de sel commun dans un verre d'eau. Comme *calmant*, eau albumineuse (battre 2 blancs d'œuf dans 1/2 litre d'eau).

	SIGNES PRINCIPAUX	CAUSES PROBABLES	PREMIERS SOINS
		Poisons minéraux.	
COMMUNS A TOUS	Saveur brûlante, chaleur intense se propageant de la bouche à la gorge, à l'œsophage, à l'estomac, langue *tuméfiée*, soif intense, difficulté d'avaler et de respirer. Vomissements extrêmement pénibles.	Acides et sels acides. Azotique ou *eau-forte, eau seconde*. Chlorhydrique ou muriatique, *esprit-de-sel*. Sulfurique ou *vitriol*. Acétique concentré ou *vinaigre*. Chromique. Oxalique ou *sel d'oseille*. Acide phénique, phénol. Alum. Sulfate de potasse.	Faire boire en abondance de l'eau savonneuse (15 g de savon de toilette, c'est-à-dire la grosseur d'une noix par litre) ou un lait de 20 g de magnésie dans 200 g d'eau, puis eau albumineuse tiède. (V. aussi à CAUSTIQUES.)
SPÉCIAUX	Les lèvres peuvent porter une *croûte* (escarre) de couleur différente suivant la substance : *jaunâtre* (acide azotique), *blanche* (acide chlorhydrique), *noirâtre* (acide sulfurique). Les matières vomies produisent souvent un bouillonnement et rougissent le tournesol.		
SPÉCIAUX	Les lèvres portent une *croûte* (escarre) *grisâtre*.	Alcalis. Potasse, soude. Eau de Javel (*hypochlorite de potasse*). Poudre des blanchisseuses (*chlorure de chaux*). Ammoniaque (*eau sédative*).	Faire boire de l'eau contenant un quart de vinaigre, de jus de citron, ou, à défaut, d'orange. Puis eau albumineuse. (V. aussi à CAUSTIQUES.)
SPÉCIAUX	Vomissements à *goût métallique, lèvres blanches* tuméfiées, douleur à l'estomac.	Sublimé ou bichlorure de mercure.	Faire vomir, puis eau albumineuse.
SPÉCIAUX	Vomissements à *goût d'encre* ou métallique, avec sécheresse de la gorge, coliques, diarrhée.	Sels de cuivre. Acétate et carbonate de cuivre (*vert-de-gris*). Sulfate de cuivre (*vitriol vert*).	Faire vomir, puis eau albumineuse; ensuite lait et œufs.
SPÉCIAUX	Saveur sucrée, astringente, constriction à la gorge, douleur à l'estomac, coliques.	Sels de plomb.	Faire vomir, puis solution de sulfate de soude ou magnésie (15 g par litre).
SPÉCIAUX	Vomissements *verts, noirs* ou *bleus*, douleur à l'estomac, soif, coliques, prostration.	Arsenic. Mort-aux-rats. Liqueur de Fowler. Pâte épilatoire. Orpiment. Granules de Dioscoride. Pilules asiatiques. Coloration en noir des cheveux.	Faire vomir, puis eau chaude ou salée. Huile commune en abondance. Stimulants.
SPÉCIAUX	Vomissements de matières *lumineuses* dans l'obscurité, odeur *phosphorée* de l'haleine, douleur à l'estomac.	Phosphore (allumettes).	Faire vomir, puis essence de térébenthine à la dose de 2 g toutes les demi-heures. Purger.
SPÉCIAUX	Vomissements d'une matière blanchâtre noircissant à l'air.	Nitrate d'argent.	Eau salée, puis vomitif. Eau albumineuse.
SPÉCIAUX	Sommeil profond, face livide, gonflée, pupilles ordinairement contractées, diminution de température du corps (33°).	Chloral.	Vomitifs, puis stimulants.
		Poisons végétaux et animaux.	
	Somnolence, torpeur. *Pupilles contractées*, iris insensibles à la lumière, yeux battus. Démangeaisons à la peau. Besoins fréquents d'uriner. Constipation.	Pavot. Opium, laudanum. Morphine, codéine.	Faire vomir, ou, s'ils sont spontanés, faciliter les vomissements par de l'eau tiède. Puis empêcher le sommeil par le café, en boisson ou en lavement.
	Vertiges, battements de cœur. Puis convulsions, insensibilité. Torpeur.	Acide cyanhydrique ou prussique (*eau de laurier-cerise et d'amandes amères*). Cyanure de potassium.	Pour acide cyanhydrique, solution, dans de l'eau, de sulfate de fer (*vitriol vert*) et de carbonate de soude par doses de 30 g, puis médication comme ci-dessous.
	Sécheresse de la gorge. *Dilatation des pupilles*, yeux brillants. Eruption sur la peau.	Belladone, *atropine*. Jusquiame, *hyosciamine*. Datura, *daturine*.	Faire vomir. Puis stimulants. Eau-de-vie. 1 g d'ammoniaque dans de l'eau ou en lavement. Café ou thé fort et chaud. Respiration artificielle pendant 2 heures. Sinapismes, bouteilles chaudes aux pieds. Position couchée à maintenir longtemps après disparition des signes.
	Vomissements, douleur à l'estomac, prostration profonde et rapide (surtout par ciguë).	Aconit, *aconitine*. Colchique, *colchicine*. Ciguë, *cicutine*. Tabac, *nicotine*.	
	Douleur à l'estomac et *le long de la colonne vertébrale. Mal de tête atroce*, prostration.	Digitale, *digitaline*.	
	Crises convulsives, respiration difficile.	Noix vomique, *strychnine*.	Faire vomir. Charbon en poudre. Bromure de potassium et chloral à hautes doses.
	Chaleur du visage, troubles de la vue avec dilatation des pupilles, angoisse au niveau du cœur. *Respiration haletante*, pouls petit, excitation cérébrale, puis dépression.	Cocaïne.	Café.
	Vomissements, coliques, diarrhée, excitation, puis dépression.	Champignons vénéneux. Moules. Viandes malsaines. Alcool. Absinthe.	Faire vomir. Puis purger. Café et stimulants.
	Vomissements, brûlures à l'estomac, diarrhée, évacuation difficile d'urines sanglantes.	Cantharides, *cantharidine*.	Faire vomir, puis eau albumineuse. Tisane d'orge.

On entend, le plus souvent, sous ce nom, une *pleurésie purulente.* Un *empyème de nécessité* est une pleurésie purulente qui vient se faire jour à la paroi : un abcès thoracique communique avec l'abcès pleural. Un *empyème pulsatile* est une pleurésie purulente gauche, animée de battements synchrones aux battements cardiaques.

On donne le même nom à l'*opération* destinée à évacuer le pus; cette opération consiste dans une ponction avec un trocart ou une incision et quelquefois l'enlèvement (résection) d'une partie d'une côte. Après la sortie du liquide, on fait un lavage avec de l'eau bouillie et on laisse ou non un drain pour les lavages ultérieurs, s'ils sont nécessaires.

EMPYREUMATIQUE (du gr. *en,* dans, et *pur,* feu). — Qui a une saveur ou une odeur comparable à celle qu'on obtient en distillant des substances animales ou végétales.

ÉMULSION (du lat. *emulgere,* traire). — Préparation liquide ayant la couleur et l'opacité du lait.

COMPOSITION. Elle est formée d'eau et d'huile ou de résine divisée et tenue en suspension dans le liquide, grâce à un mucilage qui est le plus fréquemment du blanc d'œuf ou de la gomme.

L'*émulsion d'amandes* se prépare en versant de l'eau sur les graines oléagineuses pilées de l'amandier (ordinairement, on mélange des amandes douces et amères).

On fait une émulsion analogue avec des semences de *potiron* pour le traitement du ténia.

L'émulsion faite avec du *baume de tolu* est très employée dans les rhumes.

On prépare également des émulsions de coaltar, de créosote, d'huile de cade, d'huile de foie de morue, d'huile de ricin.

Le *liniment oléo-calcaire,* qui rend de si grands services dans les brûlures et les dermatoses irritées, est une émulsion d'eau de chaux et d'huile.

ÉNANTHÈME (du gr. *en,* dans, et *anthein,* fleurir). — Eruption qui se produit sur les muqueuses des cavités naturelles (nez, bouche, pharynx) dans les fièvres éruptives.

ÉNARTHROSE (du gr. *en,* dans, et *arthrosis,* articulation). — Articulation mobile du genre *diarthrose,* dans laquelle une saillie arrondie est reçue dans une cavité (articulation de la hanche). V. ARTICULATIONS.

ENCAUSSE (Haute-Garonne). — Petite station thermale; eaux sulfatées calciques et magnésiennes à 22°.

ACTION. Diurétique, laxative et dépurative; décongestionne le foie des paludéens.

CURE. Boissons, bains, douches.

ENCENS (du lat. *incensum,* chose brûlée). — Gomme-résine provenant d'un arbre de la famille des Térébinthacées (*Boswellia Carteri*); après incision de l'écorce, il s'écoule un suc blanchâtre qui se durcit en belles larmes; on en distingue deux sortes commerciales : l'encens de l'Inde et l'encens d'Afrique. Employé comme parfum, il entre dans la composition du baume de Fioravanti, du baume du commandeur, de la thériaque, des pilules de cynoglosse, de l'emplâtre de Vigo.

ENCÉPHALALGIE (du gr. *egkephalos,* cerveau, et *algos,* douleur). — Douleur de tête gravative, intense, profonde.

ENCÉPHALE (gr. *egkephalos;* de *en,* dans, et *kephalê,* tête). — Nom donné à l'ensemble du cerveau, du cervelet et du bulbe, mais il s'applique surtout au cerveau. V. CERVEAU.

ENCÉPHALITE. — Inflammation aiguë ou chronique du tissu cérébral. V. CERVEAU.

ENCÉPHALOCÈLE (de *encéphale,* et du gr. *kelê,* tumeur). — Hernie du cerveau ou du cervelet à travers les os crâniens (*fig.* 613).

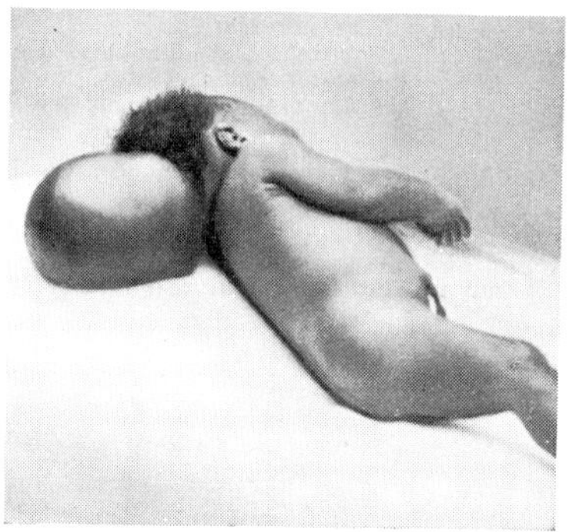

FIG. 613. — Encéphalocèle.

Encéphalocèle congénitale. — Le plus souvent, elle est *congénitale,* et siège au niveau du centre de l'occipital ou de la suture qui l'entoure, mais peut se produire aussi à la face. Elle se présente sous forme d'une tumeur arrondie, molle, fluctuante, transparente, sans modification de la peau, augmentant sous l'action des efforts et réunie au crâne par une partie rétrécie. Si on applique le doigt dessus, on perçoit des pulsations isochrones au pouls et, si on la comprime, on provoque les troubles de la compression cérébrale.

Cette tumeur est formée par les méninges, une quantité assez grande de liquide céphalo-rachidien et, en général, une faible proportion de l'encéphale.

Encéphalocèle traumatique. — Rare, succède à une blessure du crâne.

TRAITEMENT. Excision, sans se préoccuper d'obturer la brèche crânienne.

ENCÉPHALOGRAPHIE (de *encéphale,* et du gr. *graphein,* écrire). — Méthode de diagnostic permettant, grâce à des moyens de contraste, de rendre radiologiquement visible le cerveau.

Divers procédés ont été employés :

L'*encéphalographie gazeuse* consiste à injecter de l'air ou des gaz stérilisés par ponction lombaire ou sous-occipitale dans les espaces sous-arachnoïdiens. L'air s'élève, pénètre dans les ventricules cérébraux par les trous de Luschka et de Magendie, et dessine le contour des hémisphères compris entre les ventricules et les espaces sous-arachnoïdiens encéphaliques; l'air pénètre également dans le cul-de-sac sous-pédonculaire jusque dans le troisième ventricule au contact des formations grises (v. CERVEAU).

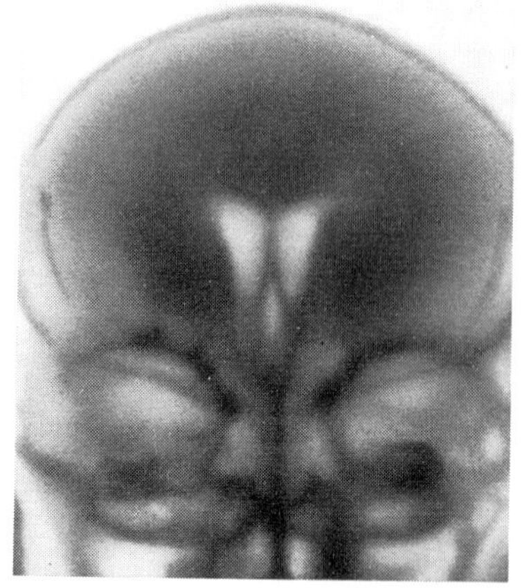

FIG. 614. — Ventriculographie d'un cerveau normal en position frontale.

On aperçoit l'image « en papillon » des deux ventricules latéraux et du troisième ventricule.

Elle permet de se rendre compte sur la radiographie de l'état des ventricules, du cortex dans l'épilepsie, le ramollissement cérébral, les encéphalopathies infantiles.

Cette encéphalographie gazeuse provoque les mêmes perturbations neurovégétatives et humorales que l'électrochoc; aussi a-t-elle été employée, concurremment à l'électrochoc, dans le traitement de certaines psychoses (maniaques, dépressives, puerpérales) avec des résultats favorables.

L'encéphalographie gazeuse est contre-indiquée, comme la ponction lombaire, dans l'hypertension intracrânienne que peuvent engendrer certaines tumeurs cérébrales : elle doit donc toujours être pratiquée après un fond d'œil.

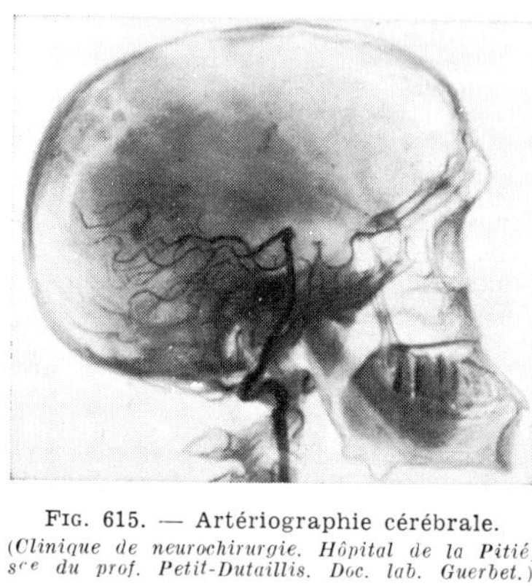

FIG. 615. — Artériographie cérébrale.

(*Clinique de neurochirurgie. Hôpital de la Pitié, s^{ce} du prof. Petit-Dutaillis. Doc. lab. Guerbet.*)

La *ventriculographie gazeuse* consiste à insuffler l'air directement dans les ventricules après trépanation. La voie la plus employée est la voie occipitale, qui permet de ponctionner la corne postérieure du ventricule latéral; on peut aussi ponctionner la corne antérieure de ce ventricule à travers la voûte orbitaire. Normalement, on voit en position frontale une image claire en papillon des deux ventricules latéraux et du troisième ventricule (*fig.* 614). En cas de tumeur cérébrale, l'image des ventricules est déformée.

On peut aussi injecter une solution opaque aux rayons X dans l'artère carotide primitive (*fig.* 615). Cette solution iodée se mélange au sang et des radiographies sont prises en série : le trajet des artères cérébrales devient alors apparent sur les films. V. ARTÉRIOGRAPHIE CÉRÉBRALE, au *Supplément.*

ENCÉPHALOÏDE (de *encéphale*, et du gr. *eidos*, ressemblance). — Tumeur cancéreuse ayant l'aspect et la consistance du cerveau.

ENCÉPHALOMALACIE (de *encéphale*, et du gr. *malakos*, mou). — Ramollissement cérébral. V. CERVEAU.

ENCÉPHALOMYÉLITE (de *encéphale*, et du gr. *muelos*, moelle). — Inflammation du névraxe (cerveau et moelle) observée parfois au cours de certaines fièvres éruptives : céphalée, raideur de la nuque, troubles visuels, psychiques et moteurs. Guérison possible sans séquelles.

ENCÉPHALOPATHIE (de *encéphale*, et du gr. *pathos*, maladie). — Troubles cérébraux ne répondant pas à des lésions anatomiques précises et s'observant dans certaines infections (rhumatisme articulaire aigu) ou intoxications (saturnisme).

ENCHATONNEMENT. — Se dit d'un calcul vésical enclavé dans l'orifice interne de l'urètre ou dans une cavité anormale (cellules) de la vessie.

ENCHONDROME (du gr. *en*, dans, et *khondros*, cartilage). — Tumeur cartilagineuse développée dans les diaphyses des os, où il n'existe pas normalement de cartilages (ordinairement ceux des phalanges et les métacarpiens), qu'elle distend en les réduisant à une coque (*fig.* 616).

On donne également ce nom à des tumeurs cartilagineuses qui se développent en dehors du squelette, dans les glandes salivaires, le poumon, le testicule; en réalité, ce sont des tumeurs mixtes ou des tumeurs embryonnaires.

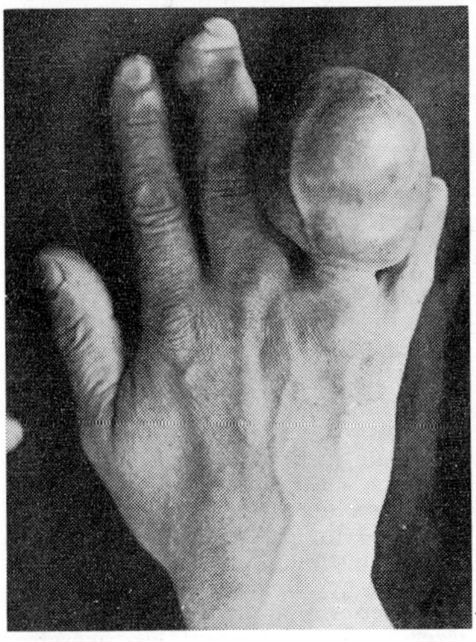

FIG. 616. — Enchondrome du doigt.
(*Musée de l'hôpital Saint-Louis.*)

ENCLOUAGE. — Mode de contention d'une fracture à l'aide d'un *clou* (v. ce mot).

ENCOMBREMENT. — La pléthore d'habitants par rapport aux dimensions d'un logement a une action très nette sur l'apparition et la gravité de certaines maladies (tuberculose, typhoïde, typhus, dysenterie, pneumonie, broncho-pneumonie, rougeole, scorbut), par suite de l'insuffisance d'air, de lumière, l'accumulation des déjections.

C'est à l'encombrement, plus qu'à la sous-alimentation, qu'on a attribué la mortalité observée dans les camps de déportation allemands : un bloc de 500 m² abritait jusqu'à 2 000 victimes. On a noté 3,4 p. 100 de mortalité par mois dans un bloc contenant 525 prisonniers et 10 p. 100 quand l'encombrement atteignait 1 350.

ENDARTÈRE (du gr. *endon*, en dedans, et *artêria*, artère). — Tunique interne des vaisseaux artériels.

ENDARTÉRITE (du gr. *endon*, en dedans, et *artêria*, artère). — Inflammation de la tunique interne des artères, dont l'épaississement peut entraîner l'oblitération de l'artère (*endartérite oblitérante*).

ENDÉMIE (du gr. *en*, dans, et *dêmos*, peuple). — Maladie particulière à une région, et qui peut disparaître par suppression de la cause : ainsi le dessèchement des marais fait disparaître le paludisme.

ENDERMIQUE (du gr. *en*, dans, et *derma*, peau). — La *méthode endermique* utilise le pouvoir d'absorption de la peau dépouillée de son épiderme (après friction au papier de verre ou application de vésicatoire).

ENDOCARDE (du gr. *endon*, en dedans, et *kardia*, cœur). — Membrane tapissant les cavités du cœur. V. CŒUR (structure).

ENDOCARDITE (du mot *endocarde*, et de *ite*, inflammation). — V. CŒUR (maladies).

ENDOCERVICITE (du gr. *endon*, en dedans, et du lat. *cervix*, col). — Inflammation de la muqueuse du canal cervical de l'utérus.

ENDOCRINES (Glandes) [du gr. *endon*, en dedans, et *krinein*, sécréter]. — Glandes à sécrétion interne : thyroïde et parathyroïdes, surrénales, hypophyse, thymus (v. ces mots).

ENDOCRINOLOGIE (du gr. *endokrinein*, sécréter en dedans, et *logos*, discours). — Etude de l'anatomie, des fonctions et des altérations des glandes endocrines.

ENDODERME ou **ENDOBLASTE** (du gr. *endon*, en dedans, et *blastos*, germe, ou *derma*, peau). — Feuillet interne de la gastrula (v. fig. au mot FŒTUS) destiné à se différencier pour former les appareils digestif, respiratoire, etc.

ENDODIASCOPIE (du gr. *endon*, en dedans, *dia*, à travers, et *skopein*, examiner). — Méthode qui consiste à introduire dans une cavité naturelle un tube contenant une lampe électrique pour éclairer la région par transparence, ou une source de rayons X pour faire une radioscopie ou une radiographie de la région.

ENDOGÈNE (du gr. *endon*, en dedans, et *gennan*, engendrer). — Qui est produit dans l'organisme. Une intoxication *endogène* est provoquée par des substances créées à l'intérieur de l'organisme (*poisons endogènes*) et qui sont soit le résultat naturel de la vie cellulaire et des fermentations intestinales, soit le résultat pathologique d'une altération des cellules ou de parasites introduits dans le corps et pouvant y acquérir une virulence spéciale.

ENDOMÉTRIOSE (du gr. *endon*, en dedans, et *mêtra*, matrice). — Production pathologique bénigne s'observant chez la femme de 30 à 50 ans, rarement après la ménopause, dont la structure reproduit celle de la muqueuse utérine ou celle de l'utérus. On y trouve des glandes, des kystes épithéliaux et parfois des fibres musculaires lisses. Cette tumeur succède à des interventions chirurgicales ou à des traumatismes de l'utérus : curetages, césarienne, hystéropexie; la stérilité a été aussi considérée comme un facteur causal.

On admet que le tissu endométrial provient de la muqueuse utérine et est transporté à distance, les greffes cheminant à travers la trompe ou par voie vasculaire, veineuse ou lymphatique.

L'endométriose est souvent méconnue parce qu'elle ne se traduit pas par des *signes caractéristiques* : la malade accuse des pertes sanguines, des douleurs abdominales ou lombaires. Le plus souvent, l'endométriose est une *trouvaille opératoire*, à l'occasion d'une autre affection. Elle siège de préférence à l'utérus, associée fréquemment aux myomes utérins, à la trompe et à l'ovaire; on l'a rencontrée également dans la cloison recto-vaginale, l'aine, le pelvi-péritoine, les ligaments utérins, les cicatrices abdominales, et, plus rarement encore, dans l'intestin grêle, l'appendice, l'ombilic, la vessie, le vagin et les membres. **Cette affection souvent méconnue — répétons-le — ne doit pas être évoquée (à tort) trop souvent.**

TRAITEMENT. I. *Médical.* — **Blocage de l'ovulation par les dérivés de la testostérone pendant 6 à 8 mois.**

II. *Chirurgical.* — **En cas d'échec du traitement précédent, d'exérèse tumorale facile ou de complications aiguës.**

ENDOMÉTRITE. — Inflammation de la muqueuse utérine. V. FÉMININS (Organes génitaux).

ENDOMYCES. — Champignons du groupe des Ascomycètes. L'*Endomyces albicans* est le champignon du *muguet*. V. BOUCHE.

ENDOPROTÉINE. — Produit de la lyse des corps microbiens de méningocoques et de brucella. Employé dans la ménigococcémie et la brucellose, en injections sous-cutanées à très faible dose fondée sur l'intensité de la réaction allergique (intradermo-réaction).

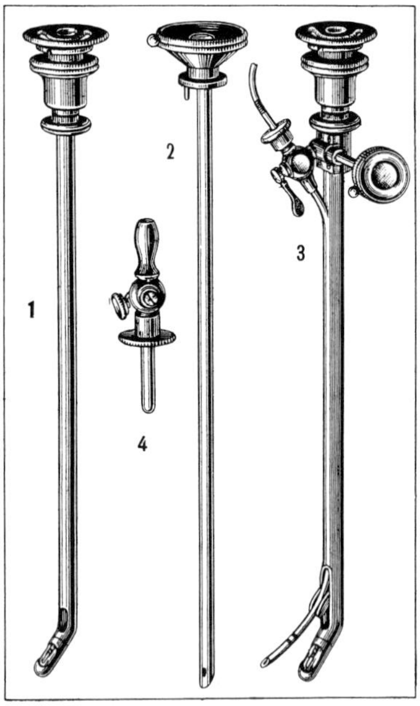

FIG. 617. — Endoscopie.
Types d'appareils pour l'examen de la vessie. 1. Explorateur-laveur; 2. Système optique mobile pour 1 et 3; 3. Cystoscope à cathétérisme; 4. Robinet mobile.

ENDOSCOPIE (du gr. *endon,* en dedans, et *skopein,* examiner). — Méthode d'exploration visuelle des différents organes creux. Les appareils d'endoscopie sont composés d'un tube rectiligne à l'extrémité duquel est fixée une source lumineuse et auquel s'adapte un système optique qui grossit l'image. Dans un nouveau type d'appareil, la source lumineuse est externe, le faisceau lumineux est conduit par une baguette de matière plastique jusqu'au niveau de l'organe à examiner. Ce procédé permet un éclairage plus puissant. On peut ainsi examiner, filmer, pratiquer des biopsies, des instillations à l'intérieur de l'estomac (gastroscopie), de la vessie (cystoscopie), des bronches (bronchoscopie), de la cavité péritonéale (laparoscopie) [*fig.* 617]. Syn. *fibroscopie.*

ENDOTHÉLIOME. — Tumeur développée aux dépens des endothéliums des vaisseaux; atteignent le rein, l'ovaire, la plèvre, les méninges.

ENDOTHÉLIUM (du gr. *endon,* en dedans, et *thêlê,* mamelle). — Couche de cellules plates (pavimenteuses) placées à l'intérieur des vaisseaux sanguins et lymphatiques, des séreuses et des synoviales. V. ÉPITHÉLIUM.

ENDOTOXINE. — Toxine contenue dans le corps des bactéries et ne diffusant pas dans les milieux de culture.

ENDUITS. — **Enduit buccal.** — Dépôt de matières organiques sur la langue et sur la muqueuse buccale; il peut être épais, traduisant en général un mauvais état digestif.

Chez le *nouveau-né,* un enduit recouvre toute la surface cutanée; il disparaît au premier lavage.

ENÉMA. — Appareil pour lavement et injection (*fig.* 618) composé d'un tube en caoutchouc qui, en un point, se dilate en poire avec laquelle on aspire et refoule le liquide.

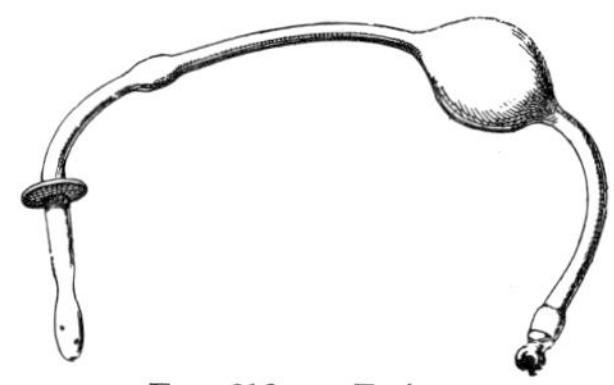

FIG. 618. — Enéma.

ENERGÉTÈNE. — Extraits liquides de plantes faits à froid avec leur suc frais additionné d'alcool. Ils représentent leur poids de plantes. On prépare ainsi des énergétènes de digitale (dose X à XXX gouttes), de genêt (2 g), de muguet (1 à 2 g), de valériane (2 à 3 g).

ENFANCE. — V. ENFANT, BERCEAU, CONVULSIONS, CROISSANCE, DENTITION, ÉCOLIER, EXERCICE, HABILLEMENT, LAVAGE, NOURRISSON, NOUVEAU-NÉ.

Mortalité infantile. — V. MORTALITÉ, PUÉRICULTURE.

ENFANCE (Tombé en). — V. DÉMENCE SÉNILE.

ENFANT. — **Hygiène.** **Alimentation.**

Enfants de 12 à 15 mois.

Matin : bouillie.
Midi : purée ou pâtes;
jus de viande, ou pulpe de viande, ou œuf dur;
yaourt, ou petit-suisse, ou fruits, ou entremets;
eau bouillie;
croûte de pain ou gâteau sec.
Goûter : verre de lait, biscuit.
Soir : soupe ou bouillie;
dessert.

Enfants de 15 à 24 mois.

Matin : bouillie.
Midi : purée ou pâtes;
viande hachée, ou poisson maigre, ou œufs;
yaourt, ou petit-suisse, ou fruits, ou entremets;
eau bouillie;
croûte de pain ou biscotte.
Goûter : verre de lait, biscuit.
Soir : soupe;
légumes ou pâtes;
dessert.

Enfants de 2 à 3 ans.

8 heures, 250 g de lait, pain ou biscotte, ou biscuit.
12 — 50 g de viande, poisson très frais bouilli (limande, sole, dorade, merlan), en ayant bien soin d'enlever les arêtes, ou cervelle, blanc de poulet haché, œuf à la coque ou sur le plat, purée de pommes de terre, de châtaignes, haricots blancs, lentilles, nouilles, riz, soufflé de semoule, fromage blanc, confiture ou marmelade. Eau comme boisson.
16 — Lait et gâteaux secs.
19 — Bouillie au lait, un œuf, purée ou légumes verts, dessert.

Après 3 ans, on augmentera progressivement la quantité des aliments.

A partir de cet âge, on pourra aussi ajouter les fruits crus bien mûrs, et mettre, sauf contre-indications, un peu de vin dans l'eau.

On évitera de donner des *viandes* noires et faisandées, de la charcuterie (sauf le jambon maigre), des poissons gras, comme l'anguille, le saumon, les crustacés, des *fromages* fermentés, des fruits secs (amandes, figues, dattes).

Habillement. — L'enfant se découvrant souvent la nuit, il est bon de le border solidement et de lui faire porter un jersey sous la chemise de nuit. Comme chaussures, semelles épaisses sans talon et tige haute en cuir souple.

Sommeil et propreté. — Jusqu'à 3 et 4 ans, deux heures de sommeil dans la journée et douze dans la nuit. Avoir soin d'aérer la pièce avant le repos. Ne pas coucher deux enfants dans le même lit. Eviter les armoires à coins aigus, origine de nombreuses blessures. Bain ou tub tous les jours, lavage de tout le corps, y compris les parties génitales. Lavage des mains avant et après tous les repas. Veiller à la propreté des ongles.

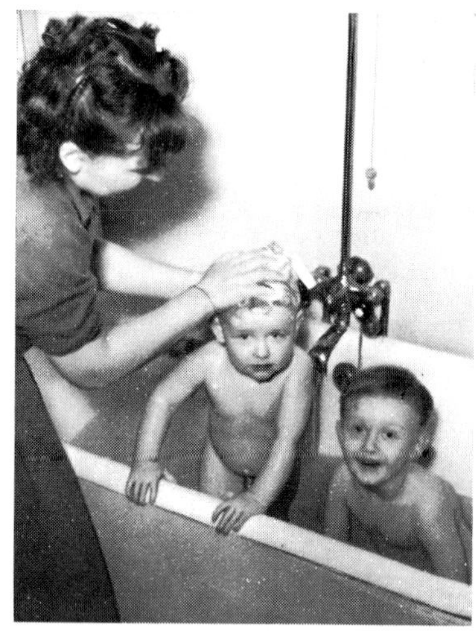

FIG. 619. — Un bain ou un tub doit être donné chaque jour aux enfants.
(*Phot. Caméra.*)

Études. — Les premières notions qu'on donne à l'enfant doivent être pour lui non un travail, mais un jeu. Il ne faut pas rebuter l'enfant par des séances trop prolongées; dès l'âge de 5 ou 6 ans, on consacrera un ou plusieurs quarts d'heure à lui apprendre les lettres de l'alphabet, et de très courtes fables. A partir de 6 ans, on donnera des leçons à heure fixe d'une demi-heure, puis d'une heure. A partir de 7 ans, il faut commencer les classes régulières, coupées de récréations.

Gymnastique, sports. — Il faut laisser les enfants jouer avec l'exubérance naturelle à leur âge; dès l'âge de 9 ans, on pourra commencer les leçons de gymnastique réglées (mouvements naturels, marche, course, saut, jets de pierre, soulèvement de poids suivant la méthode d'Hébert). La bicyclette, la natation, le patinage, le canotage sont excellents pour les adolescents, mais il ne faut pas exagérer, ni transformer les exercices modérés en sports intensifs.

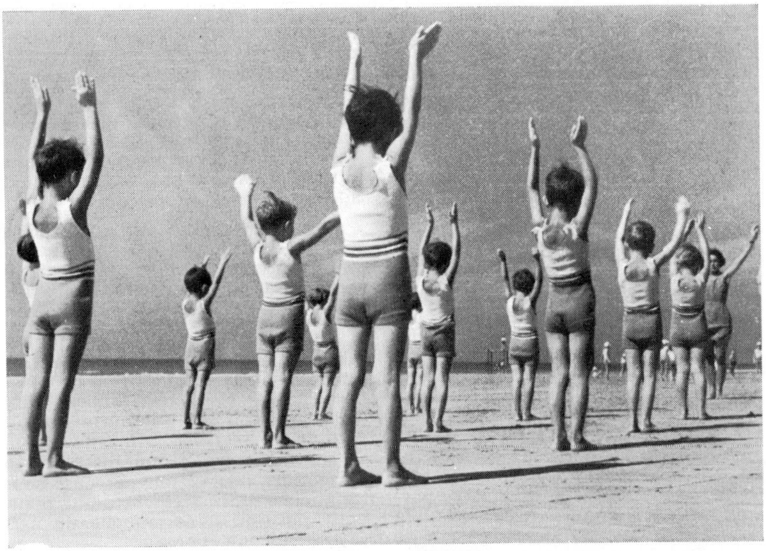

FIG. 620. — Leçon de gymnastique sur la plage. (*Phot. Tuefferd.*)

Fonctions. — Les respirations sont normalement plus fréquentes que chez l'adulte : 40 à 50 par minute la première année, 35 la seconde, 23 à 25 de 2 à 6 ans; puis de 12 à 15 ans, on arrive à la normale, 18 à 20. En l'état de maladie, elles peuvent s'élever de 40 à 80.

Le pouls est également plus fréquent : 110 à 130 la première année, 100 à 110 la seconde, 90 à 3 ans, 80 à 7 ans et 76 vers 15 ans. Pendant les maladies, il peut s'élever de 120 à 160.

Médicaments. — Pour les *doses*, voir ce mot.

Taille et poids. — V. CROISSANCE.

Développement des sens. — Goût. — La sensation gustative est la première en date, mais elle est assez rudimentaire et se borne à l'appréciation du lait, au refus de l'amer et du salé.

Vision. — La distinction de la lumière et de l'ombre apparaît dès la deuxième ou la troisième semaine chez l'enfant, qui tourne alors les yeux vers la lumière. A ce moment, l'enfant ne voit que les objets placés devant lui; il ne les suit du regard qu'à partir de la dixième ou douzième semaine, les muscles externes de l'œil commençant à fonctionner. Dans le premier mois, son acuité visuelle est très faible, pas plus de 50 centimètres à 2 mois. La vision des couleurs n'apparaît guère avant 2 ans; elle s'effectue dans l'ordre suivant : le jaune, le rouge, le violet, puis le bleu et le vert.

Toucher. — La sensibilité tactile est très développée chez les nouveau-nés, notamment aux lèvres, aux pieds et aux mains; elle tend ensuite plutôt à diminuer. La sensation au froid ou au chaud pour la peau et la muqueuse buccale est assez précoce. La sensibilité à la douleur est plus tardive.

Audition. — Les sons élevés sont perçus avant les sons graves, leur direction vers 3 mois.

Odorat. — Sa précocité, niée par les uns, est affirmée par d'autres, qui constatent que les nourrices sont reconnues par les bébés à leur odeur.

ENFANTS ANORMAUX, ARRIÉRÉS. — V. ANORMAUX, ÉCOLIER.

ENFANTS ASSISTÉS. — Enfants orphelins ou dont les parents ne s'occupent pas, et qui sont recueillis par l'Administration, qui se substitue à la famille défaillante. Les *enfants secourus* ou protégés sont ceux qui ont une famille, mais qui ont besoin d'être protégés contre la misère, contre les soins inintelligents ou insuffisants dont ils sont l'objet.

Les lois qui règlent le fonctionnement du service des enfants assistés sont celles des 27 et 28 juin 1904 et 15 avril 1943. Peuvent être admis au service des enfants assistés : 1° Les *enfants en dépôt*, recueillis temporairement pendant que leurs parents sont à l'hôpital ou en prison ;

2° Les *enfants en garde*, c'est-à-dire ceux dont la garde a été confiée à l'Assistance publique par les tribunaux, en vertu de la loi du 19 avril 1898, qui prescrit qu'en cas de délit commis par les enfants, la garde de l'enfant pourra être confiée à l'Assistance publique.

Sur ces deux catégories d'enfants, l'Assistance publique n'a pas droit de tutelle, mais seulement un droit de surveillance et de garde.

Les catégories d'enfants sur lesquelles cette administration peut exercer sa tutelle sont les *enfants trouvés*, nés de père et mère inconnus, les *enfants abandonnés*, nés de père et mère connus, mais délaissés, les *orphelins pauvres* et les *enfants maltraités*, délaissés ou moralement abandonnés.

Pour qu'un enfant puisse être confié à l'Assistance publique, il faut, suivant les cas, une décision judiciaire (enfants en garde, maltraités ou moralement abandonnés) ou une enquête administrative du maire ou du préfet (enfants en dépôt ou orphelins pauvres). Pour les enfants abandonnés, la loi de 1904 a institué l'admission à bureau ouvert, sans témoins, sans formalités, sans enquête.

La surveillance et la tutelle des enfants assistés sont exercées par le préfet ou par son délégué, l'inspecteur départemental de l'Assistance publique.

L'abandon ne devient définitif qu'après le délai d'un mois.

Le placement des enfants assistés doit se faire à la campagne, dans une famille qui remplacera celle qui lui manque et où on l'habituera aux travaux des champs. Le pupille doit être placé en pension à la campagne jusqu'à l'âge de 13 ans, sous la surveillance de l'inspecteur départemental. A partir de 13 ans, on se préoccupe de lui apprendre un métier ; son tuteur passe un contrat avec un patron; une partie de son salaire est réservée pour l'épargne; ainsi est constitué un pécule qui sera remis au pupille à sa majorité.

Quant aux pupilles au caractère vicieux ou difficile, ils pourront être placés dans une école de réforme ou même, s'ils se sont rendus coupables d'actes d'immoralité ou de cruauté, ils peuvent être confiés à l'administration pénitentiaire.

Les pupilles restent dans le service jusqu'à leur majorité. Toutefois, ils peuvent être autorisés à contracter mariage; ils peuvent être également émancipés ou adoptés.

ENFLURE. — Gonflement d'une région. Lorsque ce gonflement est dû à une infiltration d'air dans le tissu

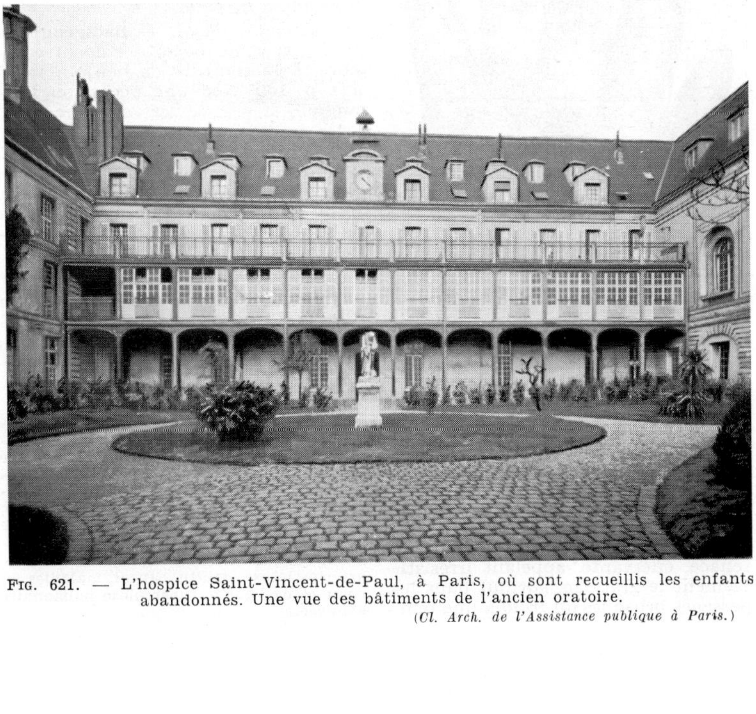

FIG. 621. — L'hospice Saint-Vincent-de-Paul, à Paris, où sont recueillis les enfants abandonnés. Une vue des bâtiments de l'ancien oratoire.
(*Cl. Arch. de l'Assistance publique à Paris.*)

cellulaire, il prend le nom d'*emphysème;* celui d'*œdème* lorsqu'il est produit par une infiltration de sérosité et qu'il est circonscrit; d'*anasarque,* s'il est très étendu.

ENFOUISSEMENT (Mort par). — L'enfouissement *criminel* est pratiqué sur des nouveau-nés. L'enfant est placé dans du fumier, des cendres, du sable, de la terre. *Accidentellement,* des ouvriers peuvent être pris dans des éboulements, dans des mines, des tranchées, des sablières.

La mort survient par suffocation : compression sur le ventre et le thorax et pénétration dans les voies aériennes et jusque dans les dernières ramifications bronchiques, de fragments de terre, de sable et autres matériaux au milieu desquels le corps est plongé; ainsi, peut-on se rendre compte à l'autopsie si l'individu a été recouvert de matériaux alors qu'il était déjà mort.

ENGAGEMENT. — Descente de la tête du fœtus dans le bassin. Elle s'opère dans les trois derniers mois chez les femmes enceintes pour la première fois, souvent seulement dans la dernière quinzaine chez les autres. L'absence d'engagement indique une position défectueuse de l'enfant ou une viciation du bassin maternel. V. ACCOUCHEMENT.

ENGELURE. — Rougeur violacée et douloureuse (*érythème pernio*) qu'on observe surtout chez les adolescents aux premiers froids de l'automne et de l'hiver.

SIGNES. L'engelure commence par une tache rouge, qui s'infiltre, prend

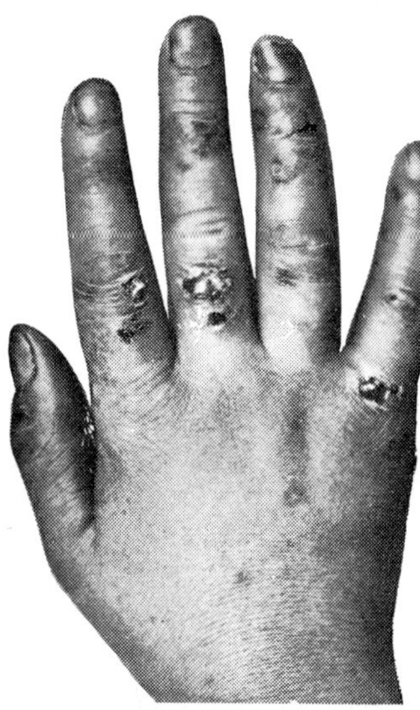

FIG. 622. — Engelures ulcérées.
(*Dr Debat.*)

une teinte violacée, et atteint les proportions d'une pièce de 50 centimes ou de 1 franc. Siège surtout aux mains et aux pieds, au nez, aux oreilles, au talon, partout où les tissus sont mal défendus contre le froid.

S'accompagne d'une démangeaison tenace, énervante, appelant irrésistiblement le grattage, surtout dans les passages brusques du froid à une température élevée, au voisinage d'un poêle, d'une cheminée.

La durée est celle des grands froids annuels; le soleil printanier les efface en quelques jours et les brumes d'octobre les ramènent. Il existe cependant des engelures d'été chez les ouvriers travaillant dans les glacières ou manipulant des blocs de glace, chez les pâtres des montagnes, les alpinistes.

COMPLICATIONS. Les engelures peuvent s'étaler, infiltrer tous les doigts et le dos de la main; les doigts deviennent boudinés, pourprés, froids, infiltrés. On observe cette forme chez les cuisinières, les laveuses de vaisselle, les jeunes soldats, les écoliers; il peut en résulter des souffrances véritables, empêchant le malade de se livrer à tout travail.

L'engelure peut aussi *s'ulcérer* (*fig.* 622), formant des crevasses dans les plis cutanés. L'ulcération est souvent indolente, torpide; elle est parfois précédée d'une *phlyctène,* qui se rompt et laisse écouler une sérosité rougeâtre. L'ulcération dure tout l'hiver et guérit au printemps, comme l'engelure.

Le *terrain* a une certaine importance; le tempérament scrofuleux, lymphatique, l'hypotension artérielle, l'acro-asphyxie font partie du cortège habituel des engelures.

TRAITEMENT. Cette incommodité fâcheuse, parfois douloureuse, se joue habituellement de toute thérapeutique; les engelures guérissent, mais à leur heure, aux premiers rayons du soleil printanier.

Traitement préventif. Port de chaussures et de gants chauds; lutter contre le refroidissement : frictions au gant de crin et à l'eau de Cologne.

Traitement général. — Les vasodilatateurs périphériques représentent l'arme thérapeutique essentielle. Les vitamines PP, B, C à hautes doses peuvent être associées. L'opothérapie endocrinienne n'est prescrite que si l'on retrouve un désordre ovarien ou thyroïdien marqué.

Traitement local. — Badigeonnage à la glycérine iodée, à l'alcool camphré, à la teinture de benjoin iodée à 1 p. 100 avec une décoction tannique.

En cas de crevasses et d'ulcérations, tulle gras, liniment oléo-calcaire, pommade à l'huile de foie de morue, crème à l'ichtyol, baume du Pérou et huile de foie de morue. Bains locaux de 15 à 20 minutes dans l'eau oxygénée à 6 volumes.

Rayons ultraviolets, air chaud.

ENGHIEN (Seine-et-Oise). — Ville d'eaux sulfurées calciques ou sulfhydriquées (38 cm^3 de ce gaz par litre), froides.

CURE. Boisson, bains, douches, inhalations, pulvérisations.

INDICATIONS. Maladies des voies respiratoires, laryngites, bronchite chronique, emphysème, asthme, tuberculose pulmonaire (formes lentes à la première période). Maladies de la peau : eczéma chronique, prurigo, lichen, psoriasis. Cystite, leucorrhée, métrite du col. Rhumatisme articulaire chronique, anémie, chlorose, syphilis.

CONTRE-INDICATIONS. Affections aiguës, artériosclérose, goutte, cancer, maladies du cœur et de l'aorte, tuberculose pulmonaire avancée.

ENGORGEMENT. — Augmentation de volume d'une région, ordinairement par gêne de la circulation veineuse ou lymphatique. V. SCROFULE, SYPHILIS.

Engorgement laiteux. — La stagnation et la rétention du lait sécrété favorisent la pénétration des germes infectieux dans le sein et l'inflammation de la glande (mastite).

ENGOUEMENT. — Accumulation des matières intestinales dans une anse d'intestin herniée; consécutivement à cet encombrement, l'anse distendue s'étrangle secondairement. V. HERNIE.

ENGOURDISSEMENT. — Etat caractérisé par la pesanteur du membre, la difficulté et même l'impossibilité de se mouvoir, et un fourmillement pénible.

CAUSE. Il est dû à une interruption temporaire de l'action nerveuse sous l'influence, ordinairement, d'une mauvaise position dans laquelle un nerf se trouve comprimé.

ENGRAISSEMENT. — Pour le régime, V. MAIGREUR.

ENGRÈNEMENT. — Mode d'emboîtement par des dentelures de la plupart des articulations fixes du crâne. Se dit aussi des fragments d'un os fracturé demeurés au contact l'un de l'autre.

ENJAMBEMENT. — Un des stades initiaux dans la division du noyau cellulaire, ou caryocinèse, au moment de la formation des gamètes (spermatozoïdes ou ovules).

ENKYSTEMENT (du gr. *en,* dans, et *kustis,* poche). — Production d'un tissu spécial plus ou moins dur autour d'un calcul, d'un corps étranger introduit dans les tissus, d'un caillot ou d'une tumeur, qui se trouvent ainsi isolés des éléments voisins de l'organisme.

ENNUI. — Souffrance qui va du malaise inconscient au désespoir raisonné.

Il est souvent difficile de démêler, en effet, s'il est la cause ou le résultat de la neurasthénie, de la paralysie générale (cas de Maupassant, de Baudelaire), et il aboutit quelquefois au suicide.

L'ennui peut se traduire par des signes physiques : bâillements, grimaces, tics, sensibilité au froid, perte d'appétit, amaigrissement, apathie; des signes mentaux : puérilisme, hallucinations, impulsions absurdes, monomanies, hypocondrie. La caractéristique de l'ennuyé est sa lassitude de la vie, son indifférence de la mort.

TRAITEMENT. Le repos et les distractions sont indiqués avant que l'état physique soit trop affaibli.

ENOPHTALMIE (du gr. *en,* dans, et *ophtalmos,* œil). — Enfoncement anormal de l'œil dans l'orbite, par suite d'anémie ou de réduction de la quantité normale de graisse.

CAUSES. Amaigrissement par jeûne, travail et veilles excessives, maladies (choléra, fièvre typhoïde, cancer, paralysie du sympathique cervical), chocs violents, entraînant des altérations de la vision.

ENREGISTREUR (Appareil). — Appareil indiquant par un trait les variations de mouvements qui s'effectuent, à l'état normal ou pathologique (*fig.* 623), dans un organe comme le cœur, un vaisseau sanguin (pouls), le poumon (respiration). Il se compose d'un cylindre ou d'une plaque portant un papier enduit de noir de fumée, qui se déplace d'un mouvement uniforme devant la pointe d'un levier mis en action par le mouvement même de l'organe étudié.

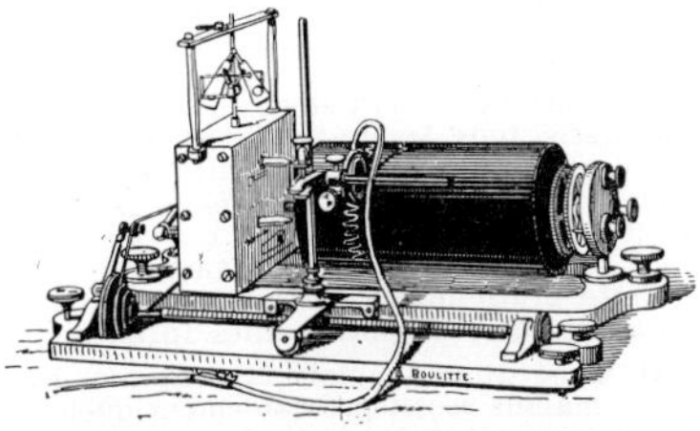

FIG. 623. — Enregistreur de Marey.

ENROUEMENT. — Etat caractérisé par le son voilé et sourd de la voix et de la toux.

CAUSES. L'enrouement est dû à un épaississement des cordes vocales, sous l'influence d'une laryngite ou au dépôt sur elles de mucosités ou de fausses membranes (diphtérie).

TRAITEMENT. V. à LARYNX (maladies).

ENSELLURE. — Exagération de la concavité de la courbure d'un organe.

Ensellure nasale. — C'est un stigmate dystrophique fréquent de la syphilis héréditaire.

Ensellure lombaire. — Elle est caractérisée par une forte incurvation en avant des vertèbres lombaires, telle qu'il devient possible de passer la main sous le rachis lombaire lorsque le malade est couché.

Elle est causée par la coxalgie, l'ascite, l'achondroplasie, la grossesse, un kyste de l'ovaire ou une autre tumeur abdominale.

ENSIFORME (du lat. *ensis*, épée). — En forme d'épée.

Cartilage ensiforme (ou xiphoïde). — Forme la partie inférieure du sternum.

ENTÉRALGIE (du gr. *enteron*, intestin, et *algos*, douleur). — Douleur intestinale.

ENTÉRECTOMIE (du gr. *enteron*, intestin, et *ektomê*, ablation). — Enlèvement aux ciseaux de la partie lésée de l'intestin, qui est attirée dans l'ouverture faite à la paroi abdominale (laparotomie), puis suture des deux bouts.

ENTÉRITE (du gr. *enteron*, intestin). — Inflammation de l'intestin. V. INTESTIN.

ENTÉRO-ANASTOMOSE. — Mise en communication de deux anses d'intestin, afin de permettre le cours des matières interrompues par un obstacle. Les deux parties sont réunies par un *bouton de Murphy* (v. ce mot) qui tombe dans l'intestin et en est rejeté par les selles, la réunion des deux intestins obtenue.

ENTÉROCLYSE (du gr. *enteron*, intestin, et *kluzein*, laver). — Lavement avec une longue sonde pénétrant jusqu'à la partie transversale du côlon (gros intestin), de façon à faire pénétrer le liquide dans l'intestin grêle, malgré la valvule iléo-cæcale.

ENTÉROCOLITE (du gr. *enteron*, intestin, et *kôlon*, côlon). — Inflammation simultanée des muqueuses de l'intestin grêle et du côlon.

Entérocolite muco-membraneuse. — V. INTESTIN.

ENTÉROCONIOSES. — Introduction dans l'intestin de poussières de charbon (houilleurs), de métaux (ébarbeurs et polisseurs), de porcelaine (tournasseurs), ou de fibres agglutinées (fileurs et peigneurs de chanvre) pouvant produire des coliques, et qui se retrouvent dans les selles. V. POUSSIÈRES.

ENTÉROCOQUE (du gr. *enteron*, intestin, et *kokkos*, grain). — Diplocoque qui vit dans l'intestin, comme le colibacille, et qui peut jouer un rôle dans le développement de certaines maladies du tube digestif (*fig.* 624).

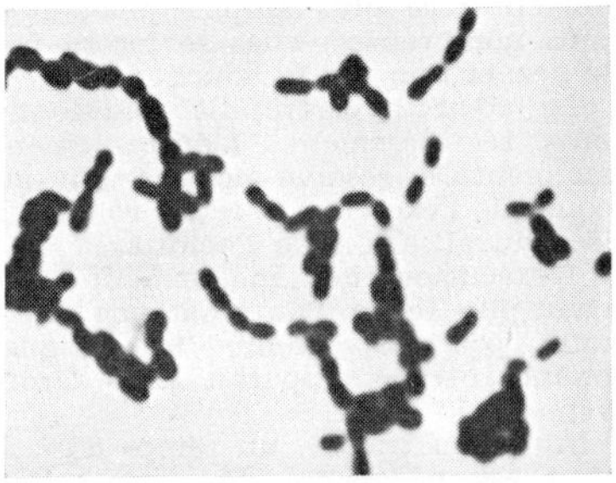

FIG. 624. — Entérocoques.

ENTÉROKINASE. — Ferment soluble du suc duodénal, activant l'action de la trypsine du pancréas; la trypsine ne peptonise les protides qu'en présence d'entérokinase.

ENTÉROLITHES (du gr. *enteron*, intestin, et *lithos*, pierre). — Matières pierreuses constituées par des débris alimentaires, entourées de carbonate et phosphate de chaux et de magnésie.

ENTÉROPEXIE (du gr. *enteron*, intestin, et *pexis*, fixation). — Fixation de l'intestin à la paroi abdominale.

ENTÉROPLASTIE (du gr. *enteron*, intestin, et *plassein*, former). — Intervention chirurgicale rétablissant le diamètre normal de l'intestin en cas de rétrécissement.

ENTÉROPTÔSE (du gr. *enteron*, intestin, et *ptôsis*, chute). — Etat caractérisé par un affaiblissement, un relâchement de la paroi abdominale avec projection en avant et en bas des viscères abdominaux. V. à PTÔSE.

CAUSES. Grossesse, constriction par le corset, faible résistance des tissus.

SIGNES. Gêne dans la digestion, douleur à l'épigastre avec ou sans vomissements, troubles nerveux divers.

TRAITEMENT. Sangle de Glénard (v. à ESTOMAC) ou port d'une ceinture de flanelle maintenant à leur vraie place les organes.

ENTÉRORÉNAL (Syndrome). — V. COLIBACILLOSE.

ENTÉRORRAGIE (du gr. *enteron*, intestin, et *rhagê*, rupture). — Hémorragie intestinale. V. à HÉMORRAGIE.

ENTÉRORRAPHIE (du gr. *enteron*, intestin, et *raphê*, suture). — Suture d'une plaie intestinale, ou réunion des deux extrémités sectionnées de l'intestin, ou de deux anses entre elles.

ENTÉROSPASME. — Contraction spasmodique douloureuse d'une portion plus ou moins étendue de l'intestin; s'observe surtout chez les nerveux.

ENTÉROSTOMIE (du gr. *enteron*, intestin, et *stoma*, bouche). — Suture d'une anse intestinale à la paroi abdominale qu'on ouvre ensuite pour donner cours aux matières qui ne peuvent être évacuées par les voies naturelles par suite d'une tumeur. V. ANUS: *Anus contre nature*.

ENTÉROTOME (du gr. *enteron*, intestin, et *tomê*, section). — L'*entérotome* de Dupuytren est constitué par une pince à deux branches (*fig.* 625), dont l'une, *branche mâle*, lame à tranchant ondulé, est destinée à se loger dans la gouttière que présente la *branche femelle*, dont le fond est creusé d'ondulations répondant en sens inverse à celles de la première branche. Un tenon avec agrafe permet le rapprochement des deux branches.

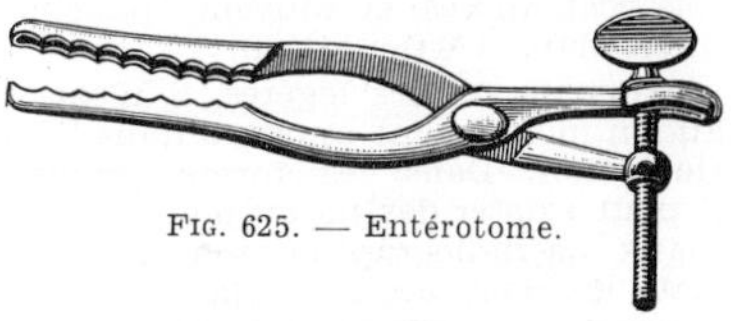

FIG. 625. — Entérotome.

ENTÉROTOMIE. — Opération destinée à supprimer un *anus contre nature*, afin de rétablir le passage naturel des matières dans la partie inférieure de l'intestin, ce passage étant rendu difficile par l'existence en arrière de l'ouverture anormale d'un éperon formé par l'adossement des deux parties accolées des anses intestinales. L'entérotome étant fixé sur cet éperon, sa mortification se produit lentement, de façon que les adhérences aient le temps de se former et empêchent les matières de sortir de l'intestin.

On appelle aussi entérotomie l'incision d'une anse intestinale préalablement fixée à l'orifice cutané (intervention pratiquée en cas d'occlusion intestinale).

ENTÉROVACCINS. — V. VACCINS.

ENTOLOME. — Champignon à spores roses du groupe des Agaricinées. Certaines espèces sont comestibles comme *Entoloma clypeatum* (entolome en bouclier), qui croît au printemps dans les prés, les haies; d'autres sont vénéneuses, tel *E. lividum* qui pousse en été et en automne, en cercles, dans les bois secs. V. figure à CHAMPIGNONS.

ENTORSE (de *en* et *tordre*). — Traumatisme d'une articulation dû à un mouvement forcé de cette jointure et s'accompagnant d'une élongation ou d'une rupture des ligaments articulaires sans qu'il s'ensuive de déplacement permanent des extrémités articulaires. Ce n'est que le premier stade d'une luxation, ou, si l'on veut, une luxation manquée.

L'entorse est caractérisée par des lésions des ligaments, des lésions de la capsule articulaire et de la synoviale, et surtout par des *troubles vaso-moteurs :* gonflement important, hydarthrose, chaleur locale, douleurs vives. Ce sont ces troubles qui sont responsables de tous les signes de l'entorse.

Les entorses s'observent le plus souvent dans les articulations à mouvements limités (cheville, genou, poignet, doigts) et sont exceptionnelles dans les articulations lâches comme l'épaule et la hanche. Les sportifs y sont particulièrement sujets. On peut les observer aussi à la suite d'un faux pas, ou chez les sujets présentant une laxité anormale des articulations (à la suite d'une fracture par exemple).

SIGNES. *Douleur* vive, fixe, mais permettant cependant les mouvements et parfois même la marche. Elle a un siège électif sur les os voisins, au niveau de l'insertion des ligaments, mais elle peut être diffuse.

Gonflement important, qui s'étend rapidement, avec chaleur locale, parfois ecchymoses, et souvent épanchement dans l'articulation.

Dans les formes légères, il n'existe aucun mouvement anormal dans l'articulation. Dans les formes graves, il peut exister des mouvements anormaux. La radiographie montre l'intégrité des surfaces articulaires et des extrémités osseuses, faisant le diagnostic avec une fracture.

TRAITEMENT. Dans les entorses sans lésions graves des ligaments, on a recommandé l'infiltration locale de novocaïne, qui fait disparaître la douleur et les troubles vaso-moteurs, et permet l'utilisation immédiate du membre. Le massage, suivi de la pose d'un bandage de marche, se propose le même but. S'il existe des lésions ligamentaires, il ne faut à aucun prix reprendre la marche, mais immobiliser dans un plâtre : la radiographie, systématique dans toute entorse, permet de déceler ces lésions ligamentaires : elle oriente ainsi le traitement.

ENTOZOAIRE (du gr. *entos,* en dedans, et *zoon,* animal). — Parasite animal vivant à l'intérieur du corps de l'homme ou des animaux (vers). V. à ANKYLOSTOME, LOMBRIC, DOUVES, ÉCHINOCOQUE, FILAIRE, OXYURE, STRONGLE, TÉNIA, TRICHINE.

ENTRAÎNEMENT. — Ensemble de pratiques permettant d'arriver progressivement à l'accomplissement d'un travail intense et prolongé sans fatigue ni surmenage.

I. Intellectuel. — L'exercice, l'entraînement constant et régulier des facultés intellectuelles sont aussi utiles pour l'individu que ceux des muscles. L'hygiène du cerveau, en dehors de cette continuité de son exercice harmonique, coupé par des *repos,* se résume en ces règles : abstention de toute intoxication cérébrale (alcool en première ligne), bonne nutrition, repos par le sommeil.

II. Physique. — L'exercice, qui ne pouvait être exécuté que pendant quelques minutes les premières fois où l'on s'y livrait, pourra être prolongé ensuite facilement pendant longtemps. Cette accoutumance *progressive,* comme *intensité* d'action et *durée,* doit être proportionnée aux forces de chacun, et se nomme l'*entraînement.*

Après un entraînement judicieux, la force musculaire mesurée au dynamomètre s'accroît de 1 à 3. Le muscle contient moins de graisse, plus de glycogène, plus de phosphagène; les fibres répondent plus énergiquement aux excitations. La consommation d'oxygène est moindre pour un même travail; les dépenses sont abaissées. Les coordinations nerveuses sont améliorées.

Le poumon fonctionne aussi d'une façon plus régulière. Les respirations doivent être plus amples, mais non plus nombreuses; elles se feront par le nez, et non par la bouche.

Le cœur hypertrophié fonctionne plus régulièrement. L'entraînement augmente la réserve alcaline, qui, au cours de l'exercice, joue un rôle dans la neutralisation de l'acidité.

L'exécution des mouvements devient plus facile, l'automatisme s'installe progressivement; la fatigue, moins intense, apparaît plus tardivement.

Après un travail, un temps d'inaction est nécessaire pour permettre l'élimination complète des déchets et de l'acide carbonique. Le *sommeil* y ajoutera le repos du système nerveux.

La fatigue et surtout l'essoufflement indiquent le moment de cet arrêt du travail, qui sera lui-même proportionné à l'intensité et à la durée de l'effort accompli.

RÈGLES A SUIVRE. 1° surveillance des selles, qui doivent être quotidiennes et suffisamment abondantes, sans quoi l'emploi de laxatifs est nécessaire; 2° alimentation reconstituante sous un volume restreint; 3° abstinence des alcools en tout temps.

III. Entraînement électrosystolique du cœur. — V. *Supplément* à STIMULATEUR.

ENTRAVES. — Liens d'étoffe doublés de cuir matelassé, qu'on emploie pour maintenir les aliénés.

ENTROPION (du gr. *en,* dans, et de *tropein,* tourner). — Renversement du bord des paupières vers le globe oculaire. V. à ŒIL : *maladies des paupières.*

ÉNUCLÉATION (du gr. *enucleare,* enlever). — Extirpation d'une tumeur ou d'un œil.

ÉNURÉSIE (du gr. *en,* dans, et *ourein,* uriner). — Incontinence nocturne d'urine chez l'enfant. V. URINES.

ENVELOPPEMENT FROID. — Médication externe employée dans les fièvres infectieuses (enveloppement général) et les affections de poitrine (enveloppement général ou partiel). Le résultat est une réfrigération temporaire suivie de sudation, d'évacuation de crachats et d'urines, avec abaissement plus ou moins prolongé de la température.

I. Localisé au thorax. — Des compresses de dimensions suffisantes pour envelopper la poitrine sont trempées dans de l'eau pure ou additionnée d'un quart d'alcool, à la température de la chambre. On les exprime *fortement,* on les enroule autour de la poitrine en les recouvrant de taffetas-chiffon, puis on entoure le thorax avec une couverture de laine. Cet enveloppement est renouvelé tous les quarts d'heure, toutes les demi-heures ou à des intervalles plus éloignés, suivant la difficulté de la respiration, qui se calme, ainsi que la fièvre, sous l'influence de la médication.

Cette pratique est particulièrement utile dans les broncho-pneumonies infantiles.

II. Généralisé (emploi d'un drap mouillé). — Le malade reçoit préalablement quelques aspersions rapides sur la face, le cou, la poitrine, en vue de prévenir les poussées congestives vers ces parties. Ensuite, un drap est trempé dans de l'eau (dont la température sera précisée par le médecin qui a prescrit cette thérapeutique), exprimé fortement, puis enroulé autour du corps, la tête seule restant libre, de façon que le linge soit moulé sur la peau. Le malade est alors recouvert d'une couverture de laine, d'un édredon, et on le laisse dans cette situation pendant une durée qui varie de dix minutes à deux heures, au cours de laquelle il prend des grogs. On peut recommencer ce traitement dans la journée.

ENVENIMATION. — Empoisonnement consécutif à la morsure de certains animaux : serpents, scorpions, araignées, insectes piqueurs, tiques, certains poissons et cœlentérés (méduses et actinies). V. ces mots.

ENVIES. — Goût plus ou moins bizarre de quelques femmes enceintes pour des substances alimentaires ou non alimentaires.

On a faussement attribué à l'impossibilité d'obtenir l'objet de leur désir les taches, ou *nœvi,* qu'on observe chez certains enfants, taches auxquelles on a aussi donné le nom d'*envies.*

ENZYME. — Substance protéinique qui accélère la vitesse d'une réaction biochimique.

ENZYMOPATHIE. — C'est une affection due à un trouble congénital, parfois héréditaire, du métabolisme de substances, dont l'origine est une anomalie enzymatique (déficit, dysfonction, hyperproduction, etc.).

ÉONISME. — V. *Supplément.*

ÉOSINATE DE CÆSIUM (Nortal). — Sel rouge cristallisé obtenu en combinant l'éosine acide à l'hydrate de cæsium. La solution aqueuse à 10 p. 100 a été employée en injections intraveineuses dans certaines dermatoses, contre les accidents sériques, pour éviter la sensibilisation anaphylactique et les accidents dus aux injections d'arsénobenzènes.

ÉOSINE. — Fluorescéine tétrabromée; elle présente une fluorescence rosée spéciale; elle est très employée pour la coloration des tissus et du sang.

En badigeonnages à 2 p. 100 dans l'alcool; on l'a également utilisée dans les affections strepto-staphylococciques de la peau et dans le psoriasis.

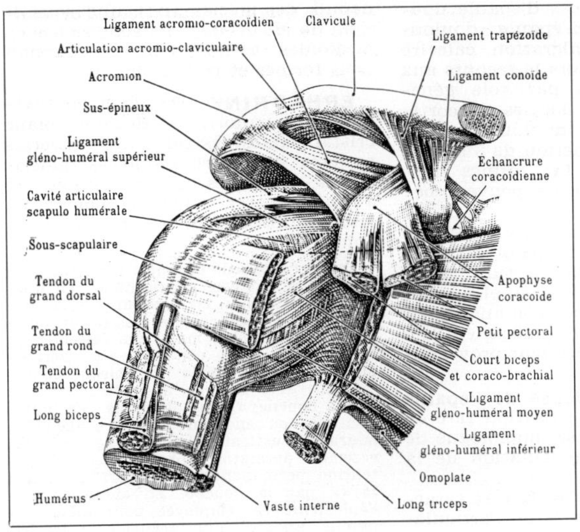

FIG. 626. — Articulation de l'épaule.

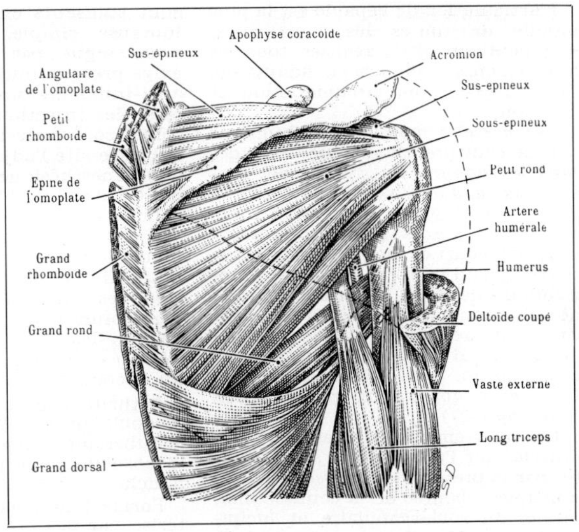

FIG. 627. — Muscles de l'épaule.

ÉOSINOPHILE (de *éosine,* et du gr. *philein,* aimer). — **Leucocyte éosinophile.** — Leucocyte polynucléaire, de taille un peu plus grande que celle des polynucléaires neutrophiles, à noyau peu segmenté et dont le cytoplasme renferme de grosses granulations qui se colorent en rouge vif par l'éosine. Normalement, leur nombre est restreint, 2 à 4 p. 100. V. SANG.

On admet que les éosinophiles sont produits par la moelle osseuse et dérivent des myélocytes acidophiles.

ÉOSINOPHILIE. — Augmentation anormale du chiffre des éosinophiles, qui s'élève au-dessus de 5 p. 100 chez l'adulte, de 8 p. 100 chez l'enfant.

La signification de l'éosinophilie est encore obscure. On la constate au cours des diverses parasitoses : vers intestinaux, kystes hydatiques, filaires, douves, trichines, bilharzia; les éosinophiles peuvent atteindre 50 p. 100.

Une éosinophilie moindre s'observe dans la convalescence d'infections aiguës (rhumatisme articulaire aigu, scarlatine), au cours des poussées de la tuberculose pulmonaire.

On a signalé une éosinophilie *familiale.* Certaines grandes éosinophilies sont en rapport avec un dysfonctionnement de la rate; l'ablation de la rate entraîne une augmentation du taux des éosinophiles.

Une éosinophilie considérable (50 p. 100) s'accompagne parfois d'une splénomégalie souvent énorme, coexistant ou non avec un gros foie et une augmentation de volume des ganglions. Evolution lente, habituellement bénigne.

Éosinophilie leucémique (Leucémie à éosinophiles). — Variété de leucémie caractérisée par une forte éosinophilie et une leucocytose considérable (80 000 à 100 000).

Éosinophilie tropicale. — Maladie infectieuse, de nature encore indéterminée, signalée aux Indes, en Egypte, en Syrie.

SIGNES. Fièvre peu élevée vespérale; toux, crises asthmatiformes nocturnes; ganglions, rate légèrement augmentés de volume.

TRAITEMENT. Disparition des troubles après quelques injections de novarsénobenzol ou ingestion de stovarsol.

ÉPANCHEMENT. — Collection gazeuse ou liquide (sang, sérosité ou pus, bile, urine, larmes, liquide chyliforme) dans une cavité, soit naturelle, qui se trouve ainsi distendue, soit créée artificiellement, par l'épanchement lui-même.

Toutes les parties du corps peuvent en être le siège : plèvre (pleurésie, pneumothorax, hydrothorax), péricarde (hydropéricarde, péricardite), vagin (hydrocèle, hématocèle), péritoine (ascite), tissu cellulaire (œdème, anasarque), etc.

ÉPARGNE (Médicaments d'). — Médicaments qui ralentissent le travail de dénutrition des tissus : arsenicaux, café, huile de foie de morue.

ÉPAULE. — L'épaule est constituée par trois os : l'extrémité externe de la *clavicule,* la partie supéro-interne de

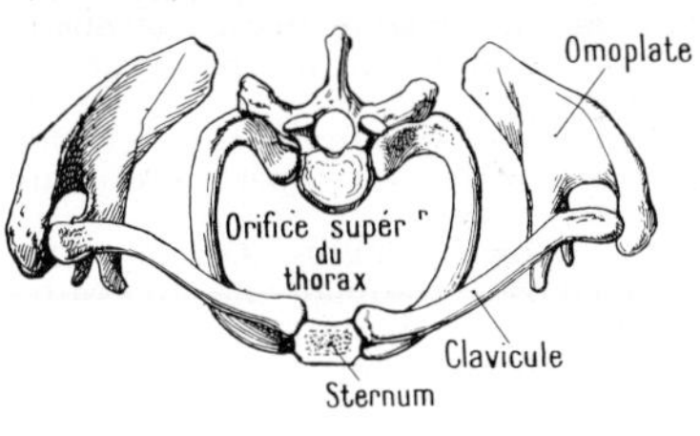

FIG. 628. — Articulation de la clavicule et de l'omoplate vue en dessus.

l'*omoplate* et la *tête humérale;* ces trois os sont réunis entre eux par diverses *articulations* (*fig.* 626 et 628).

L'*articulation acromio-claviculaire* unit les faces articulaires de l'extrémité externe de la clavicule et du bord interne de l'acromion; la face inférieure de la clavicule est encore unie à l'apophyse coracoïde par deux ligaments : le *ligament trapézoïde* et le *ligament conoïde;* enfin, deux ligaments sont propres à l'omoplate : le *ligament coracoïdien,* qui unit l'apophyse coracoïde à l'échancrure coracoïdienne, transformant cette échancrure en un orifice qui fait communiquer la fosse sous-scapulaire avec la fosse sus-épineuse; et le puissant ligament triangulaire *acromio-coracoïdien,* qui, unissant ces deux apophyses, forme avec les os une voûte ostéo-fibreuse, la *voûte acromio-coracoïdienne,* qui surplombe l'articulation de l'épaule.

Cette *articulation scapulo-humérale* relie l'humerus au scapulum ou omoplate (*fig.* 626). La *tête humérale* arrondie est délimitée par une portion rugueuse plus ou moins rétrécie, le *col anatomique;* en dehors se dressent deux saillies volumineuses, le *trochin* et le *trochiter,* séparées par la *gouttière bicipitale :* tête et saillies sont réunies à la diaphyse humérale par une portion rétrécie, le *col chirurgical.*

La *cavité glénoïde* de l'omoplate est ovalaire, à peine excavée; mais cette cavité est agrandie par un *bourrelet* prismatique triangulaire fibro-cartilagineux, situé sur le pourtour de la glène. Celle-ci est supportée par une partie rétrécie, le *col* de l'omoplate, et est surmontée de deux puissantes apophyses : l'*apophyse coracoïde* et l'*acromion.*

Les deux surfaces articulaires sont revêtues de *cartilage,* tapissées par la *synoviale,* et réunies par une *capsule articulaire* renforcée par de nombreux *ligaments,* provenant l'un de l'apophyse coracoïde, le *ligament coraco-huméral,* et les trois autres du bourrelet glénoïdien : les *ligaments gléno-huméraux,* supérieur, moyen et inférieur. Cette articulation scapulo-humérale est matelassée par plusieurs *muscles :* en haut le sus-épineux, en bas la longue portion du triceps, en arrière le sous-épineux et le petit rond, en avant le sous-scapulaire. Elle reçoit ses vaisseaux nourriciers de branches de la sous-clavière et de l'axillaire, et ses nerfs du plexus brachial.

L'articulation de l'épaule est la plus mobile de toutes les énarthroses; elle peut, en effet, réaliser tous les mouvements : abduction, adduction, flexion, extension, circumduction et rotation.

Les *muscles moteurs* de l'humérus sur la ceinture thoracique sont des *muscles abducteurs :* deltoïde, sus-épineux; *adducteurs :* grand pectoral, grand dorsal, grand rond, petit rond, sous-épineux, sous-scapulaire, coraco-brachial, court et long biceps; *fléchisseurs :* grand pectoral, faisceaux antérieurs du deltoïde; *extenseurs :* grand dorsal, grand rond, faisceaux postérieurs du deltoïde; *rotateurs en dedans :* grand pectoral, grand dorsal, grand rond, sous-scapulaire ; *rotateurs en dehors :* sous-épineux, petit rond (*fig.* 627).

Les mouvements de glissement des muscles sur l'articulation sont facilités par la présence de *bourses séreuses* multiples : bourse de la coulisse bicipitale, du sous-scapulaire et bicipitale, sous-deltoïdienne, sous-coracoïdienne, bourses du grand rond, du grand dorsal, du grand pectoral.

Luxation de l'épaule. — V. LUXATIONS.

Périarthrite scapulo-humérale. — Arthrite chronique de l'épaule pouvant survenir soit après un traumatisme de l'épaule avec ou sans fracture ou luxation, soit spontanément.

CAUSES. La périarthrite spontanée s'observe surtout entre 50 et 60 ans; elle est plus fréquente et plus précoce chez la femme que chez l'homme. On a incriminé le froid humide (intempéries, courants d'air nocturnes par la portière d'une voiture, compression du moignon de l'épaule (décubitus latéral) ou distorsion de la jointure (bras levé durant le sommeil), les microtraumatismes professionnels (joueurs de cricket, de golf, sténographes, pianistes, violonistes).

Plus rarement, la périarthrite succède à une infection (grippe, angine, bronchite). Le rôle de l'insuffisance hépatique et de l'hyperuricémie est contestable.

SIGNES. Douleur de l'épaule irradiant au bras ou à l'avant-bras, persistant souvent la nuit. Le siège de cette douleur peut varier; dans la forme supérieure de Codman, on note une douleur à la pression sous l'acromion, sur la grosse tubérosité; dans la forme antérieure, elle siège sur le trochin, à la pointe de la coracoïde et sur le coraco-biceps; mais elle peut être aussi diffuse, antérieure, externe, postérieure, avec irradiations cervicales : douleur à la nuque, sur les apophyses épineuses des vertèbres cervicales.

Les mouvements de l'épaule sont limités par la douleur.

Dans les formes anciennes, surtout traumatiques, on note une atrophie des muscles de l'épaule et une ankylose plus ou moins complète.

La radiographie de l'épaule montre dans les formes traumatiques, rarement dans les formes spontanées, une calcification des bourses séreuses ou des tendons des muscles périarticulaires, et parfois une *décalcification* de la tête humérale.

TRAITEMENT. **Antalgiques salicylés, kinésithérapie, injections locales de corticoïdes avec une asepsie stricte sont suffisants en cas d'épaule douloureuse simple. L'épaule douloureuse aiguë par migration calcaire exige presque toujours le recours aux anti-inflammatoires par voie générale; les injections locales de corticoïdes sont souvent douloureuses, ce qui nécessite l'adjonction de 3 à 4 ml d'un anesthésique. Les formes traînantes d'épaule bloquée peuvent bénéficier de bains de boue.**

Intervention chirurgicale.— Suture du tendon du sus-épineux ou du sous-scapulaire en cas de rupture; ablation des calcifications, si elles sont trop volumineuses ou trop anciennes. Section des nerfs articulaires, en particulier d'un nerf antérieur provenant du circonflexe.

Arthrite tuberculeuse de l'épaule (Scapulalgie). — Localisation rare de la tuberculose osseuse, homologue de la coxalgie pour l'articulation de la hanche.

Forme fongueuse. — Elle se caractérise par des douleurs de l'articulation, une limitation des mouvements et un gonflement du moignon de l'épaule. Des abcès apparaissent à la partie supéro-interne du bras ou dans les fosses sus- et sous-épineuses. Ces abcès viennent s'ouvrir à l'extérieur en laissant des fistules. L'attitude du bras est d'abord en abduction, puis en adduction. Au gonflement succèdent ensuite l'amaigrissement et l'atrophie.

Forme sèche. — Ce qui domine ici, c'est un amaigrissement du moignon de l'épaule avec limitation des mouvements. Le deltoïde est atrophié, le bras colle contre le tronc. Il existe des douleurs à la pression de l'articulation ou dans les mouvements. Cette forme aboutit à l'ankylose complète.

TRAITEMENT. **Immobilisation plâtrée, suivie d'une rééducation active; antibiothérapie antituberculeuse par voie générale et intra-articulaire. En cas d'échec : chirurgie.**

Épaule ballante. — Due à ce que les deux surfaces articulaires (omoplate et tête humérale), conservées ou détruites, ne sont plus en contact, par suite d'une atrophie des muscles de l'épaule et d'un allongement extérieur de la capsule articulaire. Le bras pend inerte le long du tronc.

Les causes en sont multiples :

1° *Lésions nerveuses.* Paralysie des muscles de l'épaule (paralysie obstétricale du nouveau-né, paralysie infantile);

2° *Lésions musculaires.* Section traumatique ou opératoire d'un muscle;

3° *Lésions osseuses.* Ostéomyélite, tuberculose, traumatisme (blessures de guerre).

TRAITEMENT. Chirurgical et orthopédique.

ÉPENDYME (du gr. *ependuma,* vêtement de dessus). — Membrane mince qui tapisse les ventricules du cerveau et le canal central de la *moelle* (v. ce mot).

EPHEDRA. — Plante herbacée vivace, de la famille des Gnétacées, dont il existe de nombreuses espèces à distribution étendue depuis l'Europe centrale jusqu'à la Chine (*Ephedra vulgaris, E. sinica, E. equisetina, E. intermedia*). Les parties vertes et les rameaux florifères sont utilisés depuis des siècles en Chine sous le nom de *Ma Huang;* ils sont riches en alcaloïdes actifs, dont on connaît trois formes et trois isomères.

ÉPHÉDRINE (Diphényl-méthyl-amino-propanol). — Alcaloïde blanc cristallisable, extrait des diverses variétés d'éphédra chinoises, américaines, africaines et européennes; on a pu préparer synthétiquement les trois éphédrines et les trois pseudo-éphédrines.

ACTION. Elle agit comme l'adrénaline, en excitant le système sympathique, en dilatant les bronches, en déterminant la constriction des vaisseaux et l'élévation de la pression artérielle; mais, contrairement à l'adrénaline, elle conserve son activité quand elle est ingérée par voie buccale.

INDICATIONS. Asthme, dyspnées : 2 à 5 cg par la bouche; rhume des foins : en pulvérisations ou en inhalations; coqueluche, migraine, urticaire, œdème de Quincke, eczémas, dermatoses prurigineuses; hypotension permanente, dysménorrhées : 2 à 15 cg par la bouche. En ophtalmologie, l'éphédrine est employée pour dilater la pupille. En oto-rhino-laryngologie, les badigeonnages de la muqueuse nasale avec une solution de 1 à 5 p. 100 produisent une contraction immédiate des vaisseaux et permettent les petites interventions sur le nez.

INTOLÉRANCE. Troubles nerveux, pâleur, tremblement, insomnie, frissons, céphalée, vertiges, angoisse précordiale, sueurs, nausées, vomissements, diarrhée, troubles urinaires, parfois rétention d'urine.

CONTRE-INDICATIONS. Basedowiens, aortiques, angineux, hypertendus, diabétiques, femmes enceintes.

Le *chlorhydrate* et le *sulfate d'éphédrine* ont les mêmes propriétés et indications que l'éphédrine.

DOSES. 10 à 30 cg par 24 heures.

La *presséдrine* est un corps voisin de l'adrénaline et de l'éphédrine. Ces cristaux blancs, solubles dans l'eau, ont des propriétés hypertensives, antianaphylactiques et antichoc; associé à la camphramine, ce corps est employé dans les cas de choc, de syncopes cardiaques et respiratoires, d'hypotension, en injections sous-cutanées ou par la bouche.

ÉPHÉLIDES (du gr. *epi,* sur, et *hêlios,* soleil). — Troubles de la pigmentation sur les régions exposées aux rayons solaires (taches de rousseur).

Ce sont des taches plus ou moins brunes ou jaunâtres, à bords mal limités, d'étendue variable, ne faisant pas saillie sur la peau du voisinage. Le siège est au visage, à la région frontale et aux joues, sur la face dorsale des mains, sur la partie inférieure des avant-bras. Ces taches apparaissent dans l'enfance et l'adolescence, surtout chez les sujets blonds et roux, anémiques et lymphatiques.

Elles sont généralement familiales, héréditaires et se transmettent en dominance, c'est-à-dire directement de génération en génération.

CAUSES. Rayons solaires, action du vent, chaleur.

TRAITEMENT. Dès le printemps, se protéger contre les rayons solaires par ombrelles, voilettes épaisses, pommades exfoliantes à la résorcine, savon noir. Crèmes antiactiviques à l'esculine ou à la quinine (1 p. 30 g). Lait antéphélique, solution au sublimé (1 g par litre). Applications d'emplâtre rouge ou d'emplâtre de Vigo, la nuit. Neige carbonique. Etincelage de haute fréquence.

ÉPHIDROSE (du gr. *ephidrosis,* sueur abondante). — Exagération de la sueur (hyperhidrose) localisée à une région, telles l'éphidrose frontale et crânienne, banale chez les arthritiques, et l'éphidrose axillaire des sujets qui se déshabillent en public. V. HYPERHIDROSE.

ÉPICANTHUS (du gr. *epi,* sur, et *kanthos,* coin de l'œil). — Repli de peau, à l'angle interne de l'œil, qui peut masquer la caroncule lacrymale et une partie du globe oculaire. Congénital ou acquis, existant sur l'un ou les deux yeux, il disparaît souvent spontanément, sinon une excision est nécessaire. V. ŒIL (maladies des paupières).

ÉPICEA. — Arbre de la famille des Conifères (*Picea excelsa*), dont les aiguilles et jeunes pousses renferment de l'essence, des sucres et un glucoside, la *picéine.* Il fournit la vraie *poix jaune* ou poix de Bourgogne.

ÉPICES. — Substances végétales, d'odeur aromatique ou de saveur piquante, employées pour rehausser le goût des mets, et qui doivent leur action à l'existence, dans leur composition, d'une huile essentielle volatile. V. à CONDIMENTS.

ÉPICONDYLE (du gr. *epi,* sur, et *kondulos,* condyle). — Tubérosité externe de l'extrémité inférieure de l'humérus, à laquelle s'insèrent le ligament latéral externe de l'articulation du coude et six muscles de l'avant-bras (muscles épicondyliens). Ce sont : le deuxième radial externe, l'extenseur propre du cinquième doigt et l'extenseur commun des doigts, le court supinateur, le cubital postérieur et l'anconé. V. COUDE et HUMÉRUS.

ÉPICONDYLITE. — Affection de l'épicondyle.

CAUSES. Choc direct, pouvant être très léger, effort, faux mouvement portant sur la région du coude.

S'observe dans certains métiers : serruriers, cordonniers, souffleurs de verre, pianistes, laveuses, ainsi que chez les chirurgiens, pêcheurs, joueurs de tennis, de golf, lutteurs, escrimeurs.

SIGNES. Douleur très vive à la pression directe, un peu en dedans de la pointe de l'épicondyle, immédiatement au-dessus de l'interligne huméro-radial, et à l'occasion de certains mouvements, notamment de l'action de soulever un fardeau. Ni tuméfaction, ni enflure, ni ecchymose.

La radiographie est ordinairement négative, sauf dans les cas anciens, où elle peut montrer une périostite. Il ne s'agit pas d'une arthrite, mais d'une *myosite* par surmenage musculaire ou d'une *périostite* par tiraillements tendineux.

ÉVOLUTION et TRAITEMENT. La durée est très longue, souvent plusieurs mois. Les douleurs s'atténuent peu à peu; la guérison est la règle, mais l'endolorissement est longtemps persistant.

Radiothérapie; massages; injections de novocaïne et d'histamine. Dans les cas graves, intervention chirurgicale (rugination de l'os).

ÉPIDÉMIQUES (Maladies) [du gr. *epi,* sur, et *demos,* peuple]. — Maladies contagieuses qui règnent momentanément sur un grand nombre d'individus. Ce qui caractérise donc essentiellement une épidémie, c'est sa durée relativement courte et la multiplicité des personnes frappées.

Les maladies épidémiques s'opposent aux maladies endémiques (v. ENDÉMIE).

ÉPIDERME (du gr. *epi,* sur, et *derma,* peau). — Partie superficielle de la peau.

ÉPIDERMODYSPLASIE VERRUCIFORME. — Dermatose congénitale, rare, caractérisée par une éruption étendue ou généralisée de papules kératosiques rouges ou violacées rappelant les verrues planes. Se transforme souvent en cancer.

TRAITEMENT. Injections locales sous-cutanées de glycérine glucosée.

ÉPIDERMOLYSE (de *épiderme,* et du gr. *lusis,* destruction). — Fragilité particulière de l'épiderme, souvent congénitale et héréditaire, qui se traduit par la formation de bulles à contenu séreux ou séro-sanguinolent, soit spontanément, soit à l'occasion d'un traumatisme minime.

ÉPIDERMOMYCOSES. — Affections de l'épiderme et de ses annexes (poils, cheveux, ongles) causées par des champignons inférieurs. A ce groupe de mycoses appartiennent les teignes, le pityriasis versicolore, l'érythrasma, l'épidermophytie inguinale, certains eczémas et intertrigos dus à des trichophytons, achorions, microsporons, épidermophytes, et diverses levures (*endomyces, saccharomyces, cryptococcus, monilia* et *oidiomyces*).

ÉPIDERMOPHYTIE. — Dermatose due à des champignons du genre *Epidermophyton,* différents des *Trichophyton* en ce qu'ils ne donnent jamais ni vrilles ni grappes de spores et n'envahissent pas les poils.

L'épidermophytie la plus connue est l'*épidermophytie inguinale* ou *eczéma marginé* de Hébra.

TRAITEMENT. Badigeonnage à l'alcool iodé ou pommade à l'acide chrysophanique, benzoïque ou salicylique.

ÉPIDIDYME (du gr. *epi,* sur, et *didumos,* testicule). — Petit corps allongé placé sur le bord postérieur et supérieur du testicule et formé par le pelotonnement d'un canal auquel aboutissent les tubes séminifères et qui se continue lui-même par le canal déférent. V. à MASCULINS (Organes génitaux) : *Testicule.*

ÉPIDIDYMITE. — Inflammation de l'épididyme. V. à MASCULINS (Organes génitaux) : *Maladies.*

ÉPIDURALES (Injections). — Elles permettent de porter au contact de la queue de cheval, dans l'espace épidural sacro-coccygien, des solutions anesthésiques ou stimulantes. Elles ont donné des résultats heureux dans le traitement des *sciatiques,* de l'*incontinence d'urine* et dans la plupart des *algies* lombaires, coccygiennes et des membres inférieurs. Leur emploi s'est étendu à l'anesthésie régionale. V. ANESTHÉSIE.

ÉPIGASTRE (du gr. *epi,* sur, et *gaster,* estomac). — Le *creux de l'épigastre* répond, en haut, au triangle formé par la terminaison du sternum (appendice xyphoïde) et son union avec les dernières côtes; en bas, il est limité par une ligne située entre l'ombilic et la pointe du sternum. Le creux épigastrique répond à la face antérieure du foie, de l'estomac, au duodénum, au pancréas, au plexus solaire; plus profondément à l'aorte, qu'on voit si souvent battre chez les sujets maigres à musculature atone.

Douleurs épigastriques. — L'épigastre est souvent le siège de douleurs soit sourdes, surtout après le repas chez les dyspeptiques, soit aiguës, lancinantes comme dans l'ulcère de l'estomac et du duodénum, les calculs du foie, les crises tabétiques, soit seulement provoquées par la pression, dans certaines névroses gastriques (hyperesthésie du plexus solaire).

Les douleurs épigastriques reconnaissent habituellement une origine *gastro-hépatique.*

Foie : Congestion du foie due à des calculs, un excès de vin ou de viande, la syphilis, le paludisme, une affection cardiaque. V. FOIE.

Estomac : Hyperchlorhydrie, ulcère de l'estomac, névrose gastrique avec ptôse (dilatation d'estomac, atonie gastro-intestinale). V. ESTOMAC.

Plus rarement, la douleur est causée par une *affection d'un organe voisin :* tels une *péricardite,* une lésion du *pancréas* (pancréatique aiguë ou chronique), un *anévrisme de l'aorte* abdominale, une *appendicite chronique.*

Enfin, le *tabès* peut s'accompagner de crises gastralgiques très douloureuses avec vomissements.

ÉPIGÉNÈSE (du gr. *epi,* sur, et *gennaô,* j'engendre). — Théorie actuelle de l'hérédité, selon laquelle l'organisme se forme peu à peu, à partir d'une masse amorphe, par différenciation progressive des cellules, puis des tissus dérivés de l'œuf.

ÉPIGLOTTE (du gr. *epi,* sur, et *glottis,* glotte). — Membrane fibro-cartilagineuse qui, en s'abaissant, ferme la glotte pendant le passage des aliments. V. LARYNX.

ÉPILATION (du lat. *e,* hors, et *pilus,* poil). — Enlèvement des poils comme traitement de certaines affections parasitaires, les spores des champignons, origine de ces affections, étant enlevées avec les poils.

L'épilation se fait habituellement

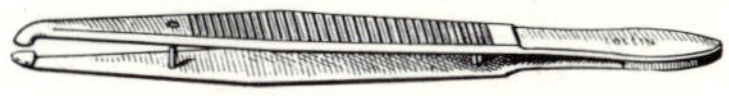

FIG. 629. — Pince à épiler.

avec une pince à mors plats, larges et émoussés (*fig.* 629); on arrache les poils d'un coup sec, brutal; la douleur est ainsi minime. Il faut dépasser la zone malade d'au moins 1 cm pour créer une zone d'isolement et de protection.

L'épilation est utilisée dans les folliculites suppurées, les sycosis, le favus. Dans les tricophyties, les cheveux friables s'arrachent difficilement à la pince et il vaut mieux recourir aux rayons X. Voir TEIGNES.

Certains sujets sont atteints d'une impulsion qui les pousse à s'arracher des poils. Cette véritable manie amène la production de plaques alopéciques de forme irrégulière. V. TRICHOTILLOMANIE.

ÉPILEPSIE (du gr. *epilepsis*, saisissement) [Mal comitial, caduc, haut mal]. — Affection nerveuse chronique caractérisée par des crises convulsives remplacées parfois par des troubles nerveux ou mentaux variés. On en distingue deux grands types : l'*épilepsie-coma* et l'*épilepsie localisée.*

Épilepsie-coma (Epilepsie généralisée). — L'attaque d'épilepsie présente trois phases.

Phase tonique. — Le malade pousse un cri, pâlit et perd connaissance; il tombe à terre, où il se trouve (d'où possibilité de blessures sérieuses ou d'accidents graves : chute dans le feu). Tous les muscles se contractent, les mâchoires sont serrées et la langue est souvent profondément mordue; tout le corps est raide, les yeux sont convulsés en haut, la respiration est arrêtée et le visage devient violacé. Le malade perd souvent ses urines et ses matières. La durée de cette phase est de quelques secondes.

Phase clonique. — Tout le corps est agité de secousses convulsives : rotation de la tête, mouvements des mâchoires; une mousse sanguinolente s'écoule de la bouche, le visage grimace, les bras se fléchissent et s'étendent. Puis les convulsions s'apaisent et la troisième période commence.

Stertor. — Le malade semble plongé dans un sommeil profond, il ronfle, ses membres sont inertes, il est insensible, le visage est livide. Au bout de quelques minutes, un quart d'heure, une demi-heure, il se réveille, ne se souvenant plus de rien, conservant un peu d'hébétude et une grande fatigue.

A la suite de l'attaque, il persiste une obnubilation post-convulsive qui se traduit soit par un *état crépusculaire*, période d'obtusion intellectuelle pendant laquelle le malade déploie une activité automatique dont il ne conservera qu'un souvenir partiel ou imparfait, soit par la *confusion mentale* avec idées délirantes, hallucinations, etc. C'est à cette période d'obnubilation post-convulsive que l'épileptique peut commettre des actes délictueux, amoraux, criminels, qui le conduisent devant les tribunaux.

Les attaques surviennent souvent la nuit et peuvent passer inaperçues, le malade constatant seulement, à son réveil, qu'il a perdu ses urines dans son lit.

Elles peuvent survenir seulement tous les mois, ou moins souvent encore. Elles peuvent être très rapprochées, à tel point que le malade ne se réveille pas entre deux attaques consécutives; il peut y en avoir ainsi cent et plus en l'espace d'une nuit : c'est l'*état de mal*, qui peut se terminer par la mort.

Seule la perte de conscience brutale et initiale caractérise cette forme. La perte de conscience et la chute surviennent avant même qu'apparaissent la contracture et les mouvements. C'est bien un *coma* avec toutes ses caractéristiques végétatives : accélération respiratoire avec tendance à l'œdème pulmonaire que marque le spume aux lèvres; troubles vaso-moteurs, cyanose et pâleur; tachycardie; élévation thermique. Seule la perte de conscience est constante dans cette forme d'épilepsie. Les mouvements peuvent manquer ou être unilatéraux.

Mais ce trouble de la conscience peut être très court, ne pas s'accompagner de chute : c'est l'*absence épileptique*, qui a la même signification que la grande crise. Le sujet s'arrête un instant de parler. Son regard reste vague. L'instant d'après, il reprend ses occupations. Dans d'autres cas, ces absences se prolongent et le malade peut accomplir alors des fugues pouvant durer plusieurs heures et même plusieurs jours.

L'épilepsie-coma peut simuler une lipothymie ou une syncope, c'est-à-dire une brusque défaillance circulatoire entraînant une perte de connaissance.

L'*électro-encéphalogramme* permet, dans les cas difficiles, de faire le départ entre ces deux accidents qui ont une signification tout à fait différente.

On admet, actuellement, que cette variété d'épilepsie reconnaît une origine sous-corticale, extrapyramidale, et plus particulièrement diencéphalique.

Épilepsie localisée. — Contrairement à la précédente, elle n'atteint pas, tout au moins d'emblée, la conscience.

Épilepsie motrice pure type Bravais-Jackson. — En pleine conscience, le sujet voit un segment de membre agité de mouvements qu'il ne peut réprimer. La crise peut être très localisée, n'atteindre par exemple qu'un doigt (aura motrice). Le plus souvent, cependant, elle s'étend ensuite, atteignant les autres doigts, puis l'avant-bras, le bras, le membre inférieur, la face. Elle peut passer au côté opposé et s'accompagner de perte de conscience. Les phénomènes secondaires n'ont pas d'intérêt localisateur. C'est l'endroit précis où débute la crise (doigt, orteil, face) qui doit être retenu, et qui permet de localiser la crise au segment correspondant de la circonvolution frontale ascendante du côté opposé (zone rolandique).

Épilepsie sensitive. — Le sujet ressent une sensation d'engourdissement ou de froid brusque et brève dans une région très localisée, un doigt par exemple (aura sensitive). Des mouvements du type jacksonnien peuvent se produire ensuite. Mais c'est encore le premier phénomène, ici sensitif, qu'il faut retenir, et localiser la crise à la pariétale ascendante.

On peut observer également des auras visuelles, auditives, olfactives, gustatives, sensoriopsychiques (état de rêve), qui correspondent respectivement à des crises dues à des lésions du lobe occipital, temporal, temporal interne, pariétal.

CAUSES. Multiples. *Maladies infectieuses* aiguës; encéphalites de la rougeole, de la coqueluche; poussées évolutives de la sclérose en plaques.

Coexistence d'une *affection cérébrale chronique* (sclérose).

Hémorragies méningées ou cérébro-méningées, *ramollissement* cérébral; œdème aigu de l'encéphale (hypertension artérielle avec ou sans néphrite, éclampsie, apoplexie séreuse post-arsénobenzolique).

Syphilis rarement en cause; lésions *tuberculeuses* (plaques de méningite tuberculeuse).

Ces diverses causes éliminées, il faut rechercher les causes d'irritation du cerveau soit par une cicatrice, soit par une tumeur.

Cicatrice cérébrale. — Elle peut être la conséquence d'une blessure par balle, éclat d'obus ou esquilles, ou bien d'un traumatisme obstétrical ayant déterminé une hémorragie cérébro-méningée du nouveau-né; dans ces cas, la cicatrice s'accompagne souvent d'une atrophie étendue du tissu nerveux; quand, au contraire, la cicatrice est localisée, on peut, en l'enlevant chirurgicalement, guérir définitivement l'épilepsie.

Tumeur cérébrale. — Elle doit être recherchée systématiquement, par l'examen du fond de l'œil (stase pupillaire, œdème indiquant une hypertension crânienne, ce qui contre-indiquera une ponction lombaire), la radiographie du crâne, qui est le plus souvent normale, la ventriculographie ou l'encéphalographie gazeuse, qui permettent souvent de déceler une tumeur, une méningite séreuse, susceptibles de guérir par une intervention chirurgicale ou la radiothérapie.

Ce n'est que lorsque tous les examens ont été négatifs qu'on pourra parler d'*épilepsie essentielle* ou *cryptogénétique*.

TRAITEMENT. I. *Pendant l'accès.* — Prendre toutes précautions pour que le malade ne se blesse pas, en l'allongeant à terre de tout son long, loin des obstacles; empêcher la morsure de la langue à l'aide d'une compresse ou d'un mouchoir introduit entre les arcades dentaires.

II. *Dans l'intervalle des accès.* — Vie au calme, sans surmenage ni soucis. Supprimer le thé, le café, le vin, les alcools. Pas d'activité pouvant faire courir le risque d'un accident grave en cas de crise : bains de mer ou de rivière, alpinisme, aviation, automobile, bicyclette, professions nécessitant l'usage de machines ou exposant à des chutes (couvreur, maçon). Les *barbituriques* (phényléthylmalonylurée surtout) permettent de diminuer considérablement le nombre des crises, parfois de les supprimer. Ils ont l'inconvénient de rendre un peu somnolent à fortes doses. On peut y remédier en y associant de la strychnine ou du sulfate de benzédrine.

Les *hydantoïnes* donnent d'excellents résultats sans aucune action dépressive ni hypnotique. (V. *Supplément.*)

Les *oxazolidines* font merveille dans les « absences » ou petit mal, mais nécessitent une surveillance du sang (risques d'agranulocytose). [V. *Supplément.*]

Pour tous ces médicaments, la dose nécessaire doit être recherchée par tâtonnement, afin de trouver celle qui convient à chaque malade. Il ne faut jamais interrompre, même un seul jour, le traitement, sous peine de voir éclater une recrudescence des crises et même un état de mal sérieux. Quand les crises seront supprimées depuis plusieurs mois, les doses seront diminuées progressivement et par paliers, mais jamais brusquement.

La neurochirurgie est de mise en cas de tumeur cérébrale ou de cicatrice. Dans d'autres cas précis où l'on parvient à localiser la zone épileptogène, on peut exciser ce foyer générateur d'épilepsie sous contrôle électrocortigraphique, permettant ainsi la disparition des crises dans un pourcentage important de cas.

ÉPILOIA. — Association de la sclérose tubéreuse avec d'autres malformations : adénomes sébacés de la face et d'autres régions, tumeurs unguéales, etc.

ÉPINARD. — Plante herbacée annuelle de la famille des Chénopodiacées. Les épinards sont relativement riches en vitamine A (carotène), en chlorophylle et en fer assimilable; ils peuvent donc être conseillés aux anémiques. Mais, contenant de l'acétate de potasse et des oxalates, ils sont défendus aux arthritiques, goutteux, uratiques et oxaluriques. Légèrement laxatifs, ils sont utiles aux constipés.

ÉPINE. — Prolongement saillant d'un os.

Épine de l'omoplate. — Saillie volumineuse se détachant de la face postérieure de l'omoplate et terminée par l'acromion. V. OMOPLATE.

Épine dorsale. — Crête rugueuse formée par les apophyses épineuses des vertèbres. V. COLONNE VERTÉBRALE.

Épine iliaque. — V. COXAL (OS).

Épines de poissons et de végétaux. — Certains poissons, les épinoches par exemple, présentent des aiguillons. Des végétaux portent aussi des excroissances dures et pointues.

BLESSURES. La présence d'une épine dans ou sous la peau peut produire un abcès ou un panaris; il est donc important de l'enlever au plus tôt avec une pince, dût-on faire une petite incision à la peau, s'il n'est pas possible de la retirer autrement.

Épine irritative. — Lésion locale dont la présence est un facteur de déclenchement de la crise d'asthme (v. ASTHME) ou d'un accès spasmodique en général.

ÉPINEUX. — Apophyses épineuses. — Prolongement postérieur des vertèbres. V. COLONNE VERTÉBRALE.

Muscles épineux. — Petits muscles extenseurs du rachis situés à la partie postérieure de la colonne vertébrale. On en distingue deux groupes : les épineux, situés sur le côté des apophyses épineuses, et les interépineux, situés entre ces apophyses.

Muscle sus-épineux. — Muscle triangulaire logé dans la fosse sus-épineuse de l'omoplate; il s'étend de cette fosse au trochiter de l'extrémité supérieure de l'humérus. Innervé par le sus-scapulaire, branche du plexus brachial, il élève le bras en lui imprimant un léger mouvement de rotation en dedans; il maintient, en outre, la tête humérale contre la glène de l'omoplate, renforçant l'articulation de l'épaule.

Muscle sous-épineux. — Muscle aplati, triangulaire, occupant la fosse sous-épineuse, allant de cette fosse au trochiter, au voisinage du précédent. Innervé par le sus-scapulaire, il imprime à l'humérus un mouvement de rotation en dehors.

ÉPINGLE. — Les épingles de sûreté ou épingles anglaises, d'ailleurs renouvelées des Grecs (*fig.* 630), dont

FIG. 630. — Epingle de sûreté.

la pointe est enfermée, sont indispensables pour les pansements et pour l'habillement des bébés.

ÉPIPHORA (du gr. *epi,* sur, et *pherein,* couler). — Ecoulement de larmes, dû à une exagération de la sécrétion de la glande lacrymale ou à un obstacle apporté à leur passage dans le nez.

CAUSES. Scrofule; lumière excessive, corps étrangers sur la conjonctive (fragment de charbon, grain de sable), conjonctivite et kératite aiguë.

TRAITEMENT. Celui de la cause.

ÉPIPHYSE (du gr. *epiphusis,* excroissance). — Glande pinéale. Extrémité d'un os unie à la partie moyenne de cet os ou *diaphyse* par un cartilage dont l'ossification est terminée à quinze ans.

Mais, avant que cette réunion s'opère, une séparation peut se produire (décollement des épiphyses). V. ci-dessous.

Décollements épiphysaires. — Variété de fractures se produisant dans le cartilage réunissant l'épiphyse à la diaphyse des os longs.

CAUSES. Ces décollements représenteraient 20 p. 100 des fractures dans l'enfance et l'adolescence, particulièrement entre 12 et 17 ans, et d'ordinaire chez les garçons, par suite de leur exposition plus fréquente à des traumatismes. Ceux-ci peuvent porter sur l'utérus ou à son intérieur (manœuvres obstétricales) : les décollements sont alors *intra-utérins.*

Après la naissance, ils sont dus à des traumatismes plus violents que ceux qui donnent lieu aux fractures proprement dites, et ils se produisent d'ordinaire par action indirecte, par mouvements forcés; chez l'adulte, ces mouvements provoqueraient des luxations, mais, chez l'enfant, ils donnent lieu à des décollements, le cartilage de conjugaison résistant moins que les ligaments articulaires. Leur siège habituel est la partie supérieure de l'humérus, la partie inférieure du radius et du fémur. L'articulation voisine peut être intéressée.

SIGNES. Déplacement, mobilité anormale, souvent très étendue. La crépitation, quand elle existe, est plus sourde. La radiographie donne des renseignements intéressants.

TRAITEMENT. Celui des fractures. V. à OS.

ÉPIPHYSECTOMIE (de *épiphyse,* et du gr. *ektomê,* ablation). — Ablation de la glande pinéale.

ÉPIPHYSITE. — Ostéite limitée à une épiphyse osseuse.

L'*épiphysite vertébrale douloureuse de l'adolescence* se traduit par une douleur de la région dorso-lombaire, une légère raideur du rachis, une douleur à la pression des apophyses postérieures, qui peut faire penser à un mal de Pott au début.

ÉPIPLOCÈLE (du gr. *epiploon,* flottant, et *kêlê,* tumeur). — Hernie de l'épiploon.

ÉPIPLOÏTE. — Inflammation aiguë ou chronique de la totalité de l'épiploon ou d'une partie de l'épiploon hernié.

ÉPIPLOON (mot gr.; de *epi,* sur, et *pleô,* je flotte). — Partie du péritoine qui unit les viscères de l'abdomen entre eux en les laissant flottants, de façon qu'ils puissent prendre l'ampliation nécessaire. V. PÉRITOINE.

ÉPISCLÉRITE (du gr. *epi,* sur, et *sklêros,* dur). Inflammation de la sclérotique, se produisant quelquefois chez les rhumatisants. V. ŒIL.

ÉPISIOTOMIE (du gr. *episeion,* pénil, et *tomê,* section). — Section de l'anneau vulvaire d'un ou des deux côtés. N'est indiquée au cours d'un accouchement que s'il y a menace grave de rupture du périnée avec propagation de la déchirure au sphincter et au rectum.

ÉPISPADIAS (du gr. *epi,* sur, et *spao,* j'écarte). — Vice de conformation assez rare de l'urètre masculin, consistant dans une ouverture anormale de ce canal sur la face supérieure de la verge. V. à URÈTRE (maladies).

TRAITEMENT. Opération chirurgicale reconstituant progressivement le canal de l'urètre.

ÉPISPASTIQUES (du gr. *epispaô,* j'attire). — Médicaments irritants, destinés à produire une révulsion sur la peau, soit en la faisant rougir (farine de moutarde), soit en provoquant le soulèvement de l'épiderme (vésicatoires).

ÉPISTAXIS (du gr. *epi,* sur, et *staxis,* écoulement). — Saignement de nez. V. HÉMORRAGIE.

ÉPISTOME (du gr. *epi,* sur, et *stoma,* bouche). — Tumeur bronchique. V. BRONCHIOME.

ÉPITHÉLIOMA. — Tumeur maligne formée de cellules épithéliales. La forme varie, naturellement, suivant l'épithélium qui lui a donné naissance : épithélioma des revêtements

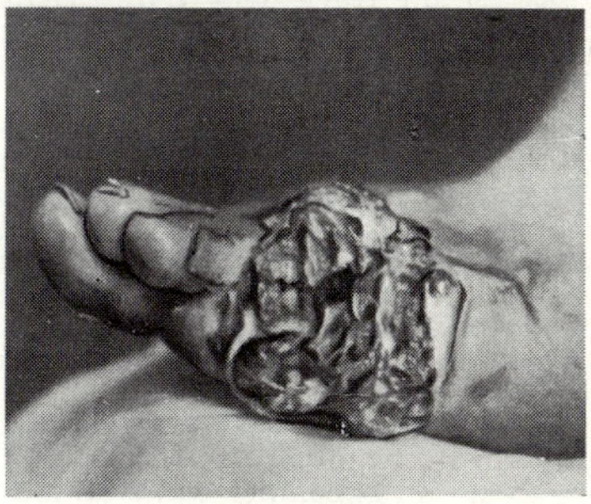

FIG. 631. — Epithélioma du pied.
(*Musée de l'hôpital Saint-Louis.*)

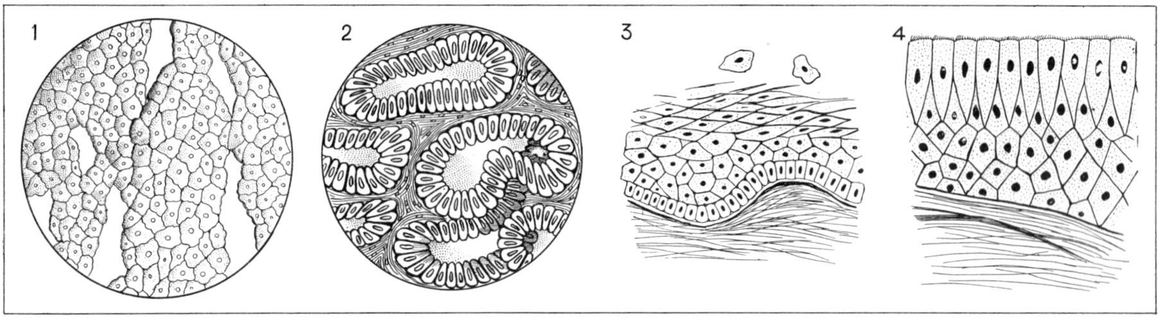

FIG. 632. — Epithélium.

COUPE HORIZONTALE : 1. Epithélium pavimenteux simple ou endothélium, à l'intérieur d'un vaisseau; 2. Epithélium cylindrique simple au pourtour intérieur d'une glande. COUPE VERTICALE : 3. Epithélium pavimenteux stratifié; 4. Epithélium cylindrique stratifié.

pavimenteux stratifiés (malpighiens), des revêtements cylindriques ou glandulaires et des parenchymes (foie, rein, etc.).

Épithéliomas des revêtements malpighiens. — Ils s'observent à la peau et aux muqueuses.

Peau. — Le cancer de la peau peut être primitif ou secondaire à un cancer profond, viscéral, qui a essaimé à la peau, soit par lymphangite, soit par embolies (métastases).

Les épithéliomas cutanés, fréquents après la cinquantaine, se greffent souvent sur des lésions précancéreuses, congénitales (nævi, xéroderma) ou acquises (radiodermites, leucoplasie, crasse sénile, lupus, etc.). Souvent des irritations mécaniques (frottement, grattage), physiques (soleil, rayons X), chimiques (irritation due à un traitement malencontreux, fumée de tabac, etc.) sont causes de la transformation des lésions précancéreuses en cancer.

Le cancer primitif peut se développer aux dépens de la couche des cellules épineuses de Malpighi (*épithélioma spino-cellulaire*) ou de la couche basale génératrice (*épithélioma baso-cellulaire*).

Les *épithéliomas spino-cellulaires* sont les plus redoutables. Ils siègent surtout autour des orifices, sur une base leucoplasique, sur des cicatrices (brûlures, lupus, vieux ulcères), sur les lèvres, la langue, le plancher de la bouche (cancer des fumeurs), à l'anus, à la verge. Ils peuvent revêtir plusieurs formes.

Le *cancroïde* débute par un noyau dur qui s'ulcère; l'ulcération irrégulière, bourgeonnante, saigne facilement; elle s'accroît rapidement; les ganglions sont engorgés, mais indolores. Si un traitement n'intervient pas, la mort survient en deux ou trois ans par hémorragie ou cachexie; les métastases viscérales sont rares.

L'*épithélioma papillaire corné* se développe surtout sur crasse sénile à la face, au cou, sur le dos des mains; c'est, au début, une élevure végétante ou verruqueuse, souvent croûteuse, limitée par un bord en ourlet, reposant sur une base indurée. Quand on arrache la croûte, la lésion saigne facilement.

La *corne cutanée* (corne sénile) est une élevure conique ou prismatique, ou même un appendice corné de plusieurs centimètres, strié ou incurvé en corne de bélier, qui apparaît en peau saine ou sur kératose sénile, à la face, au cuir chevelu, au gland, au prépuce. Quand on arrache la corne, on voit une base rouge et ulcérée, la lésion saigne facilement et la corne repousse.

Sur les *muqueuses*, l'épithélioma spino-cellulaire peut affecter la forme d'une *leucoplasie verruqueuse*, d'une *érythroplasie* ou d'une *dermatose de Bowen*.

Les *épithéliomas baso-cellulaires*, moins graves que la forme précédente, s'observent surtout chez le vieillard, à la face, sur le thorax, les lèvres, les organes génitaux. Ils évoluent très lentement pendant 10 ou 20 ans, peuvent produire d'horribles mutilations, mais n'engorgent pas les ganglions et ne donnent pas de métastases. Il en existe plusieurs types.

L'*épithélioma plan cicatriciel* est une plaque saillante à bords nets ourlés de petits grains saillants dessinant une sorte de collier de perles.

L'*épithélioma superficiel* ou *pagétoïde* est un placard circonscrit rosé, couvert de squames et de croûtelles, et à bords limités par un fin ourlet saillant; on le rencontre surtout au dos et à la face chez des sujets âgés.

L'*épithélioma baso-cellulaire* peut revêtir une *forme bourgeonnante* : tumeur violacée, mamelonnée, parfois exulcérée, croûteuse et saignante, ou une *forme térébrante*, qui creuse en profondeur une ulcération à bords taillés à pic, détruisant le tissu osseux sous-jacent; cette forme mutilante, qui peut détruire le nez, l'orbite, n'envahit pas les ganglions et ne fait pas de métastases.

Le *cylindrome* est constitué par de petites tumeurs ou, au contraire, par des masses lobulées existant au cuir chevelu, à la face, à la bouche.

TRAITEMENT. Radiumthérapie associée ou non à la chirurgie (diathermo-coagulation).

Muqueuses. — Les épithéliomas des muqueuses dermo-papillaires peuvent siéger à la cavité buccale (langue, joues, lèvres), au pharynx, à l'œsophage, à l'anus, à la vulve, au vagin, au gland, au col utérin. Ils s'observent à un âge moins avancé que les cancers de la peau, parfois même chez les sujets jeunes; ils ont une grande malignité et se généralisent rapidement. Ils revêtent soit une forme végétante, bourgeonnante, saignante, soit une forme ulcéreuse, creusante, soit une forme infiltrée.

Par phénomène de métaplasie, un épithélioma malpighien peut se constituer aux dépens d'un épithélium non malpighien. V. POUMON.

Épithéliomas des revêtements cylindriques. — Ils s'observent au niveau des organes renfermant de tels épithéliums. V. FOIE, SEIN, UTÉRUS.

ÉPITHÉLIUM (du gr. *epi*, sur, et *thêlê*, mamelon). — Revêtement des muqueuses comparé, en raison de sa finesse, à celui du mamelon. L'épithélium est dit *simple* ou *stratifié* suivant qu'il est constitué par une ou plusieurs couches de cellules; *pavimenteux* (*fig.* 632, 1), si les cellules sont plus larges que hautes; *cylindrique* (2), si elles sont plus hautes que larges. Sur les cavités closes séreuses et les vaisseaux, l'épithélium est pavimenteux simple et porte le nom spécial d'*endothélium* (1); à la bouche, il est *pavimenteux stratifié* (3); sur l'estomac et l'intestin, *cylindrique simple;* sur les bronches, *cylindrique stratifié* (4).

Le rôle de l'épithélium est très variable : tantôt il absorbe (villosités intestinales), tantôt il est protecteur (épiderme) et empêche même l'absorption (vessie), tantôt il fabrique les sécrétions (glandes) ou reçoit les excitations extérieures et les transmet aux extrémités nerveuses.

Il ne contient pas de vaisseaux et se trouve en état continuel de rénovation, la couche superficielle s'effritant peu à peu.

ÉPITROCHLÉE (du gr. *epi*, sur, et du lat. *trochlea*, poulie). — Saillie arrondie du bord interne de l'extrémité inférieure de l'*humérus* (v. ce mot) à laquelle s'insèrent le ligament latéral interne de l'articulation du coude et les muscles de la région antérieure de l'avant-bras (cubital antérieur, fléchisseur superficiel et profond, grand palmaire, palmaire grêle et rond pronateur).

ÉPONGE. — Ce que l'on nomme vulgairement une éponge n'est autre chose que le squelette desséché d'un animal marin de l'embranchement des spongiaires, dont on a fait disparaître les parties molles. Ce squelette est constitué par des filaments qui, dans le cas de l'éponge usuelle, sont feutrés, souvent soudés entre eux en un inextricable réseau à mailles plus ou moins fines (*fig.* 633).

Les pêcheurs d'éponge de la Méditerranée peuvent présenter des rougeurs prurigineuses de la peau, parfois de la gangrène, des abcès, à la suite de la piqûre d'un petit cœlentéré venimeux, l'*actinium*.

Pour obtenir le blanchiment des éponges, on les plonge dans une solu-

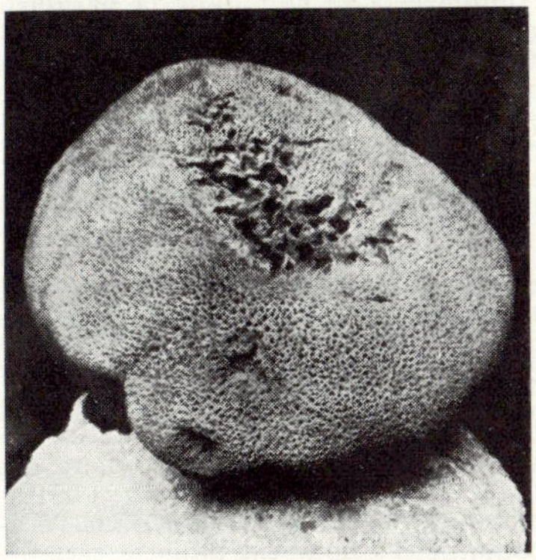

FIG. 633. — Eponge officinale (*Eusponglo officinalis*).

tion de permanganate de potasse à 4 p. 1000, puis dans une solution étendue d'acide chlorhydrique additionnée de 60 p. 100 d'hyposulfite de soude dissous dans un peu d'eau.

On fabrique aujourd'hui des éponges artificielles à base de cellulose (*fig.* 634).

L'éponge sert principalement pour la toilette; au bout d'un certain

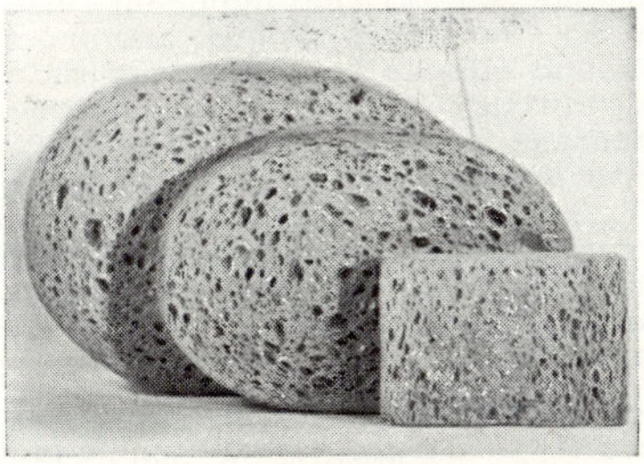

FIG. 634. — Eponges artificielles à base de cellulose.
(*Cl. Spontex.*)

temps, ces éponges peuvent s'encrasser et servir d'agents de transmission de germes pathogènes. Une éponge qui a servi à un contagieux (diphtérie, scarlatine, fièvre typhoïde) doit être brûlée.

ÉPOUILLAGE. — V. POU.

ÉPREINTES (du lat. *exprimere*, faire sortir en pressant) ou **TÉNESME.** — Sensation de constriction à l'anus ou au col de la vessie, accompagnée d'envies incessantes d'aller à la selle et d'uriner, avec évacuations à peu près nulles.

CAUSES. Inflammation de l'*intestin*, *dysenterie*, *hémorroïdes* et *cystite du col de la vessie* (v. ces mots).

ÉPREUVE. — Recherche des caractères spécifiques d'une maladie, du fonctionnement d'un organe. C'est ainsi que diverses épreuves ont pour but de vérifier le fonctionnement de l'*estomac*, du *foie*, des *reins*. V. à ces organes.

Un *traitement d'épreuve* est celui dont l'efficacité prouve la nature de la maladie.

EPSOM (Sel d'). — V. MAGNÉSIUM.

ÉPULIDE ou ÉPULIS (du gr. *epi*, sur, et *oulon*, gencive). — Tumeur de la *gencive* (v. ce mot).

ÉPURATION EXTRA-RÉNALE. — V. *Supplément*.

ÉPURATION DE L'EAU. — Voir EAU : *Purification des eaux contaminées*.

ÉQUERRE. — Appareil géométrique permettant de « viser » la tête du fémur pour placer un clou dans le col d'un fémur fracturé, sans avoir besoin d'ouvrir l'articulation de la hanche.

ÉQUILIBRATION. — Résultante d'un ensemble d'actes qui nous permettent de conserver ou de modifier notre attitude (station ou locomotion).

Nos mouvements volontaires sont commandés par le cerveau, coordonnés par le cervelet, qui, lui-même, agit d'après les renseignements qui lui sont fournis par les sensibilités musculaires et tactiles, la vue et surtout la notion d'*orientation*, donnée par le labyrinthe postérieur de l'oreille (vestibule et canaux semi-circulaires). Cette notion est apportée au cervelet par la partie du nerf auditif, le *nerf vestibulaire* ou d'orientation qui se rend à cette partie de l'encéphale, alors que l'autre partie, le *nerf cochléaire* ou de l'audition, se rend au cerveau.

Alors que l'irritation du nerf cochléaire provoque des bourdonnements, celle du nerf vestibulaire produit du *vertige*, c'est-à-dire une désorientation qui entraîne une déséquilibration. Celle-ci peut être due aussi à une lésion du cervelet, une tumeur par exemple.

Les lésions du labyrinthe, origines du vertige, sont multiples : otorrhée, otites sèches anciennes, vertige de Menière, angiospasme labyrinthique de Lermoyez. V. VERTIGE, OREILLE.

ÉQUIN. — V. PIED : *Pied bot*.

ÉQUINISME (du lat. *equus*, cheval). — Extension forcée du pied qui ne repose plus sur le sol que par les extrémités des orteils.

ÉQUITATION. — La pratique de l'équitation est un excellent exercice hygiénique, à tous les âges, depuis l'adolescence. Seuls ceux qui passent de longues heures à cheval voient se développer une déformation des jambes.

Cependant, certaines maladies peuvent être des contre-indications particulières à la pratique de l'équitation, par exemple les affections génitales de la femme comme la métrite ou la salpingite; chez l'homme, les hémorroïdes, les affections de la prostate ou encore les affections dues à des descentes d'organes comme la ptôse rénale, que les chocs successifs risquent d'aggraver.

Les chutes où le cavalier tombe sur la tête ou le cou, le corps en extension, sont particulièrement graves et peuvent entraîner des lésions de la colonne vertébrale et du crâne.

ÉRADICATION (du lat. *e*, hors, et *radix*, racine). — Nom donné à l'opération d'arrachement complet d'un organe (amygdale) ou d'une tumeur (polype).

ÉRECTILE (du lat. *erigerer*, relever). — **Tissu érectile.** — Tissu formé par une agglomération de capillaires spéciaux pouvant acquérir un développement très supérieur à celui des capillaires ordinaires et qui constituent des mailles très larges entre lesquelles on trouve du tissu élastique. Ces capillaires : 1° succèdent à des artérioles plus étroites qu'eux et dont la couche musculaire, très épaisse, peut se contracter fortement; quelques-unes d'entre elles sont disposées en hélices (*artères hélicines*) sur une

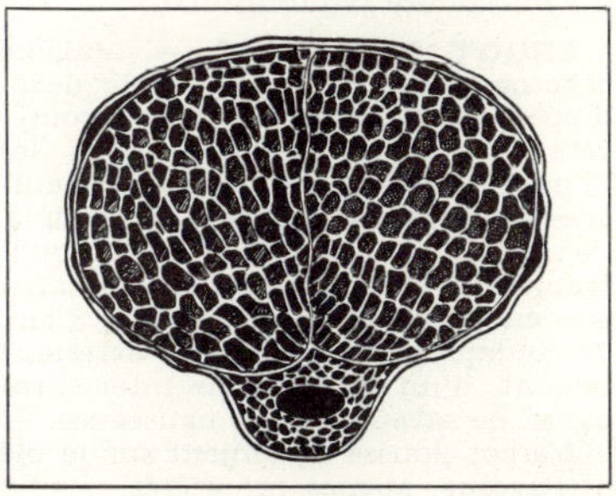

FIG. 635. — Tissu érectile.

partie de leur longueur; 2° accèdent à des veines également étroites, de sorte que tout concorde dans cette disposition pour faire du tissu un réservoir temporaire de sang.

On trouve ce tissu dans le corps spongieux de l'urètre, qui, dilaté par le sang, rend béant ce canal, les corps caverneux de la verge (*fig.* 635) et du clitoris, et le vestibule de la femme dont il augmente ainsi le volume et produit la rigidité.

Tumeurs érectiles. — Certains angiomes sont constitués par un système lacunaire analogue au tissu caverneux.

ÉRECTION. — Transformation d'un organe mou en organe dur et raide, sous l'action de l'afflux du sang dans le *tissu érectile* (v. ces mots).

ÉREPSINE (du gr. *ereipein*, démolir). — Ferment soluble existant dans le suc intestinal, mais aussi dans le foie, le rein, le poumon; il est sans action sur l'albumine et la fibrine, mais transforme les peptones et albumoses en acides aminés.

ÉRÉTHISME (du gr. *erethizein*, irriter). — Etat d'excitation d'un organe (éréthisme cardiaque, génital).

EREUTOPHOBIE (du gr. *ereuthos*, rougeur, et *phobos*, crainte). — Crainte angoissante et morbide de rougir devant une ou plusieurs personnes, accompagnée d'un état de confusion, d'anxiété, d'embarras de la parole. Elle se produit d'ordinaire chez des individus rougissant aussi à l'occasion d'une émotion quelconque, ayant souvent des bouffées de chaleur, de la congestion du visage en passant d'une pièce froide dans une chaude. Leur examen fait constater des palpitations, des battements énergiques des vaisseaux du cou et de la tête, du dermographisme, un abaissement de la pression artérielle.

TRAITEMENT. Suppression des mets épicés, café, boissons alcooliques. Bromure de potassium, chlorhydrate de quinine, adrénaline. Psychothérapie.

ERGOGRAPHE (du gr. *ergon,* travail, et *graphein,* écrire). — Enregistreur du travail musculaire, afin de mettre en évidence les modifications dues à la fatigue ou à la maladie.

ERGOSTÉROL. — Cholestérine végétale découverte dans l'ergot de seigle, la levure de bière.

Soumis à l'action des rayons ultraviolets, l'ergostérol acquiert des propriétés antirachitiques; il agit en favorisant la fixation du calcium et du phosphore (vitamine D).

ERGOT DE SEIGLE. — Maladie cryptogamique produite par le développement d'un champignon ascomycète, *Claviceps purpurea,* dans les fleurs des graminées sauvages et cultivées, surtout dans celle du seigle. Ce parasite recouvre l'ovaire, qu'il transforme au moment de la maturité en un corps allongé de 1 à 3 cm, de couleur pourpre noirâtre extérieurement, d'un blanc terne intérieurement, de saveur âcre et nauséeuse.

L'ergot pousse également sur le blé et l'avoine. Mêmes propriétés.

On a découvert dans l'ergot de seigle de nombreux composés, actifs ou non, des *alcaloïdes* (ergotinine, ergotoxine, ergotamine, ergobasine, ergométrine), des *stérols* (ergostérol, fongistérol), des *sucres,* des *bases aminées* (tyramine, histidine, choline).

ACTION. L'ergot est un hémostatique; mais, provoquant la contraction énergique des muscles lisses, il ne doit jamais être employé dans les hémorragies de l'accouchement tant que le délivre n'est pas évacué.

L'ergot, donné en potion, agit au bout d'un quart d'heure, mais l'effort ne se prolonge pas au-delà d'une demi-heure. Il est donc indiqué de répéter l'emploi du médicament toutes les demi-heures, tant qu'on n'a pas obtenu l'effet désiré.

USAGES. Hémorragies quelconques, et notamment celles qui se produisent après la délivrance. Paralysie de la vessie. Rétention et incontinence d'urine. Spermatorrhée.

MODE D'EMPLOI et DOSES. On peut employer la poudre fraîche ($0^{g},5$ à 2 g); mais on utilise surtout les extraits mou et fluide. V. ERGOTINE.

Ergotine. — Il en existe deux variétés : l'extrait aqueux du codex ($0^{g},5$ à 3 g par 24 heures) et l'extrait fluide ($0^{g},5$ à $2^{g},5$ par 24 heures); ce dernier peut également s'employer en injections sous-cutanées (1 à 2 cm^3).

Ergotinine. — Alcaloïde, principe actif de l'ergot, très toxique.

DOSE. 1/4 à 1 mg en injection hypodermique ou en potion.

Ergobasine. — Alcaloïde sans propriétés sympatholytiques, employé dans les hémorragies de la délivrance et les métrorragies.

Ergométrine. — Alcaloïde. 1 à 2 mg par vingt-quatre heures.

Ergotamine. — Alcaloïde. On l'emploie surtout sous forme de tartrate comme hémostatique dans les métrites hémorragiques et les fibromes. Elle exerce, d'autre part, une action inhibitrice sur le sympathique.

Employée avec succès dans le goitre exophtalmique, les migraines prémenstruelles, le prurit, l'urticaire.

DOSES. XV à XXX gouttes d'une solution au millième de tartrate d'ergotamine ou deux comprimés de 0,001. Injections sous-cutanées d'une solution de 1/2 mg par cm^3.

INCONVÉNIENTS. Céphalées, nausées, palpitations.

CONTRE-INDICATIONS. Cardiopathies mal compensées, affections du foie et des reins, angine de poitrine, maladie de Basedow.

Intoxication ou Ergotisme. — L'*ergot,* l'*ergotine* et l'*ergotinine* sont des poisons qu'il faut manier prudemment. L'empoisonnement peut se produire soit par une absorption exagérée du médicament, soit sous forme alimentaire.

Intoxication médicamenteuse. — CAUSES. En général, elle se produit chez des femmes qui ont voulu se faire avorter; calcul faux, du reste, car l'ergot n'agit sur les fibres musculaires de la matrice que pendant le travail (Pinard). La dose a été supérieure à 6 g.

SIGNES. Vomissements violents, saignements de nez, douleurs de tête atroces, ayant leur siège principal aux tempes.

Ralentissement du pouls et des battements du cœur du fœtus; refroidissement des extrémités, avec fourmillements. La peau est sèche, les pupilles dilatées. Il existe un sentiment d'oppression intense. Quelquefois, il se produit des convulsions.

TRAITEMENT. Vomitif ou lavage de l'estomac, puis huile de ricin et tanin (5 g par litre), chloral, iode ioduré, injections d'éther.

Intoxication alimentaire. — Actuellement, elle est exceptionnelle.

ERGOTHÉRAPIE. — Méthode de traitement et de rééducation des invalides, consistant à leur faire exécuter un travail physique approprié à leur capacité fonctionnelle diminuée. Cette méthode est également employée en psychiatrie.

ÉRIGNE. — Instrument constitué par une sorte de crochet ou griffe (*fig.* 636), à l'extrémité d'une tige, elle-même fixée dans un manche, et

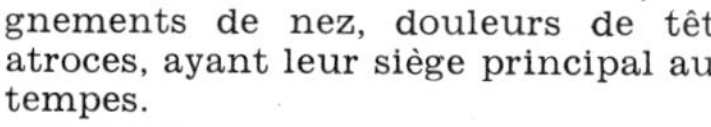

FIG. 636. — Erigne.

qui sert à tenir écartées certaines parties (muscles, vaisseaux, nerfs) pendant les opérations.

ÉRODIUM. — Plante de la famille des Géraniacées (*E. cicutarium*). Hémostatique énergique. Extrait, $0^{g},5$ à 2 g. Teinture, 2 à 8 g.

ÉROSION (du lat. *erodere,* ronger). — Plaie superficielle.

TRAITEMENT. Baudruche gommée, après désinfection soigneuse à l'eau bouillie.

ÉROTISME (du gr. *erôs,* amour). — L'érotisme est l'ensemble des idées et des actes relatifs au sens génital. Les idées érotiques sont parfois la conséquence d'un éréthisme génital lié à l'excitation générale de l'organisme, comme cela se voit dans la paralysie générale à sa période de début. Parfois, les idées érotiques font partie d'un délire de persécution, ou bien d'un délire hypocondriaque, hystérique ou religieux. Enfin, quelquefois, elles constituent un délire spécial : l'*érotomanie.* V. ci-dessous.

ÉROTOMANIE (du gr. *erôs,* amour, et *mania,* manie). — Monomanie érotique consistant dans un amour excessif, tantôt pour un objet réel, tantôt pour un objet imaginaire. L'érotomanie diffère essentiellement de la nymphomanie et du satyriasis. Dans ceux-ci, le mal vient des organes reproducteurs, dont l'irritation réagit sur le cerveau. Dans l'érotomanie, l'amour est dans la tête. La nymphomane et le satyriaque sont victimes d'un désordre physique; les érotomaniaques sont les jouets de leur imagination. Cet état d'exaltation passionnelle, non satisfait, peut, mais non toujours, se transformer en dépit et en haine.

ERRATIQUES (Douleurs). — Douleurs qui se déplacent sans cesse.

ÉRUCTATION (lat. *eructatio*). — Emission sonore, par la bouche, de gaz venant de l'estomac. Quand les éructations sont malodorantes (odeur d'œufs pourris), elles indiquent l'existence de fermentations anormales. Quand elles se produisent par séries de plus de 6 ou 7, sans odeur, après les repas et même à jeun, elles sont l'indice de l'aérophagie.

TRAITEMENT. Celui de l'affection causale. Poudres absorbantes (charbon, magnésie calcinée), tisanes chaudes, activant la rapidité de la digestion (camomille).

ÉRUPTIONS (du lat. *erumpere,* sortir). — Terme général s'appliquant à toutes les manifestations cutanées, quelles que soient leur étiologie infectieuse et toxique et leur localisation. V. planche en couleur.

Éruptions artificielles et professionnelles. — V. DERMITES.

Éruptions rentrées. — La croyance populaire que les éruptions qui « sortent mal » ou qui « rentrent » présentent de la gravité semble justifiée. Alors que l'éruption franche de la rougeole, de la rubéole, de la scarlatine ou de la varicelle s'accompagne d'ordinaire d'une diminution de la fièvre, la disparition brusque de l'éruption entraîne : 1° une élévation de la fièvre; 2° la possibilité de complication ultérieure et d'une convalescence pénible.

CAUSES. Les éruptions constituent un mode d'élimination des toxines pathogènes. Si la peau ne joue pas ce rôle, l'évacuation des toxines s'effectue au niveau d'un autre organe, le poumon ou le tube digestif, d'où des manifestations du côté de ces appareils.

TRAITEMENT. Cataplasme ou bain sinapisé, qui font apparaître ou reparaître l'éruption.

ÉRUPTIVES (Fièvres). — Les fièvres éruptives sont la *rougeole,* la *rubéole,* la *scarlatine,* la *variole,* la *varicelle,* la *suette miliaire* (v. ces mots).

ERVILLISME. — Intoxication causée par une légumineuse, le pois jarosse (*Vicia Ervillia*), confondu avec le lentillon comestible.

SIGNES. Douleurs abdominales très vives, paroxystiques, surtout épigastriques; parfois vomissements alimentaires et bilieux, syncopes. Persistance de céphalée, d'asthénie, d'inappétence, de subictère.

Cette intoxication se rapproche du *lathyrisme* (gesses) et du *favisme* (fèves).

ERYSIMUM (Herbe aux chantres). — Plante de la famille des Crucifèracées, à fleurs jaunes, commune sur le bord des chemins (*Erysimum* ou *Sisymbrium officinale*); renferme une assez forte proportion d'essence sulfurée (essence allylique).

Stimulante, béchique et antiscorbutique. Recommandée contre l'enrouement, la trachéite (prédicateurs, acteurs, professeurs); diminue la sécheresse et l'inflammation du pharynx. Employée en infusion (10 g par litre), ou en sirop (20 à 60 g).

Une espèce voisine, *E. aureum*, cultivée comme plante d'ornement dans les jardins, contient deux principes toxiques, un alcaloïde, qui provoque la paralysie, et un glucoside (érysimine), qui se rapproche de la digitaline et constitue un poison violent du cœur.

ERYSIPÉLATOÏDE. — Affection grave due au staphylocoque, survenant ordinairement après une infection cutanée ou un furoncle de la lèvre supérieure ou du nez. Placard reposant sur un œdème plus ou moins important, rappelant l'érysipèle, mais plus violacé que lui et sans bourrelet.

Cette *staphylococcie maligne de la face* est grave; surtout quand elle naît à la lèvre supérieure et au nez; cette gravité tient surtout à la fréquence d'une *septicémie* avec fièvre *élevée,* signes méningés, érythèmes de types divers : polymorphe, purpurique, pustuleux, signature d'une endocardite, parfois gangrène des extrémités. L'hémoculture montre la présence du staphylocoque.

ÉVOLUTION. Rapidement mortelle en quarante-huit heures dans les cas suraigus; certaines formes se terminent cependant par la guérison.

TRAITEMENT. Pulvérisations et cataplasmes. Les sulfamides et la pénicilline à hautes doses ont donné de nombreuses guérisons.

ÉRYSIPÈLE (du gr. *eruein,* attirer, et *pelas,* proche). — Maladie infectieuse caractérisée par une inflammation aiguë du derme déterminée par un microbe pathogène spécial, un coccus en chaînettes, le *streptocoque* (*fig.* 637 et pl. en couleurs à ÉRUPTIONS).

Il peut se voir en n'importe quel point du corps. On peut l'observer sur le tronc ou sur les membres, après des plaies accidentelles ou après des opérations : on a affaire à l'*érysipèle traumatique,* ou *chirurgical,* rare aujourd'hui. Chez le nouveau-né, il se développe habituellement sur le ventre, débutant au niveau du pénil ou de l'ombilic : c'est l'*érysipèle puerpéral.* Mais sa localisation la plus fréquente est la face, où il apparaît presque toujours spontanément : c'est l'*érysipèle spontané,* ou *médical.*

CAUSES. L'érysipèle peut se contracter *par contagion* d'un sujet étranger porteur soit d'un érysipèle, soit d'une affection de nature streptococcique (phlegmon, infection puerpérale, etc.). Dans ces cas, le germe est apporté au niveau de la face, par les doigts, les linges, des objets divers souillés de contage.

L'érysipèle peut aussi être *spontané.* Il provient alors d'une auto-infection par un streptocoque qui vit en saprophyte dans le nez, la bouche ou la peau, et qui est devenu pathogène soit par suite de l'exaltation de sa virulence, soit par suite de la diminution de la résistance du sujet, par une maladie organique du cœur, du foie, des reins, etc., par une intoxication, l'alcoolisme principalement, une auto-intoxication, une dyscrasie (diabète, goutte), une cachexie, ou une simple influence passagère comme le surmenage, le froid et surtout les règles (*érysipèle cataménial*). Enfin, il y a certains sujets qui présentent manifestement une prédisposition personnelle à l'érysipèle.

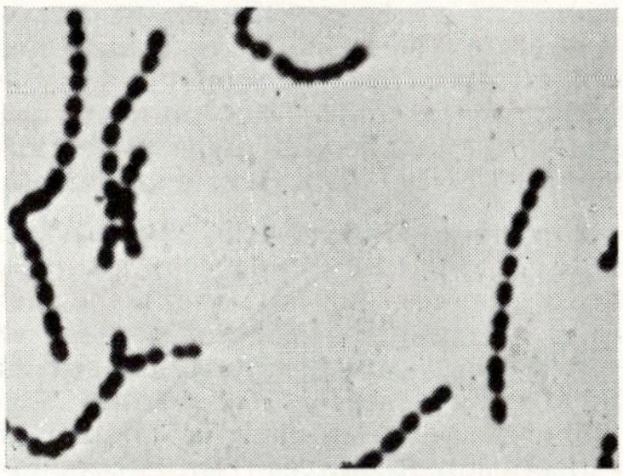

FIG. 637. — Streptocoques.

SIGNES. Le début de l'érysipèle de la face est annoncé souvent par des symptômes généraux très marqués : de la céphalée, des courbatures, une sensation de malaise, parfois une série de frissonnements répétés, fréquemment un frisson violent, unique et prolongé, et suivi de l'ascension brusque de la température à 39° ou 40°. Puis, la plaque érysipélateuse apparaît. Parfois, cependant, cette plaque est le premier signe apparent de la maladie.

Cette plaque débute au niveau d'une plaie cutanée, d'une excoriation parfois très minime; ou bien au niveau de l'angle interne de l'œil, de l'orifice des narines à la commissure labiale, plus rarement au niveau du conduit auditif externe. Il est probable que, dans ces derniers cas, l'érysipèle a commencé par les muqueuses.

Cette plaque est d'un rouge vif ou lie-de-vin; elle est surélevée par rapport aux téguments voisins, dont elle est séparée par un *bourrelet* appréciable à la vue et au toucher; on peut y voir des vésicules, des bulles à contenu séreux, puis trouble. La peau est chaude à son niveau et douloureuse. Le malade accuse une sensation pénible de cuisson, de tension.

La plaque d'érysipèle, pendant toute son évolution, ne cesse de s'étaler en tache d'huile, gagnant par ses bords. Cette *extension* de la plaque est très rapide. Elle double d'étendue en vingt-quatre heures. Lorsqu'elle a débuté par l'angle interne de l'œil, ou au niveau des narines, elle envahit la peau des deux yeux, les joues; puis elle gagne le front, les oreilles, le cuir chevelu, la face tout entière, à l'exception du menton, qui est habituellement respecté. Les paupières, boursouflées par l'œdème, ferment les deux yeux; les narines et les lèvres sont tuméfiées; les oreilles sont gonflées.

Suivant les caractères de l'extension de la plaque, on distingue des *érysipèles serpigineux,* qui, au lieu de s'étaler régulièrement en tache d'huile, poussent des prolongements aberrants irréguliers, et prennent un contour sinueux; des *érysipèles ambulants,* qui quittent rapidement leur place immédiate pour s'étendre au loin, abandonnant la face pour gagner le tronc et les membres; et, au contraire, des *érysipèles fixes,* qui ont peu de tendance à s'étendre.

ÉVOLUTION. La terminaison habituelle de l'érysipèle de la face est la guérison. Elle est annoncée au bout de cinq à huit jours par la chute de la température progressive en lysis, ou bien brusque en deux temps. La défervescence thermique est parfois accompagnée de phénomènes critiques : sueurs abondantes, polyurie, ralentissement du pouls. On assiste à l'effacement de la tuméfaction de la plaque et du bourrelet, à la disparition de la rougeur. Bientôt, il ne reste plus à la place de l'érysipèle qu'une desquamation furfuracée de l'épiderme, et parfois on observe une chute temporaire de la barbe et des cheveux.

Après quelques jours de guérison, il est fréquent de voir se déclarer une *rechute,* en général atténuée et écourtée, et qui prolonge la maladie pendant 15 à 20 jours au total.

Parfois la mort survient chez les sujets débilités avec une fièvre élevée et des accidents ataxo-adynamiques.

L'érysipèle est un type de maladie non immunisante. Aussi, les *récidives* sont-elles très fréquentes. Il existe un *érysipèle à répétition,* qui réapparaît à étapes plus ou moins éloignées.

Le type le plus répandu en est l'*érysipèle cataménial,* qui récidive à chaque période menstruelle, et qui s'atténue en général avec le temps, bien que, dans certains cas, il ait pu finir par entraîner la mort.

PRONOSTIC. Il dépend de la forme de l'érysipèle et de la résistance du sujet. Les lésions hépatiques ou rénales chez les alcooliques et les saturnins aggravent beaucoup le pronostic, de même que le diabète et la goutte.

TRAITEMENT. I. *Préventif.* — Soigner toutes les écorchures du visage.

II. *Prophylactique.* — Isolement de l'érysipélateux. Après avoir touché ou simplement vu un malade atteint d'érysipèle, s'abstenir de toute visite à un malade opéré, dont on pourrait ainsi infecter la plaie, ou à une femme nouvellement accouchée, chez laquelle peut se déclarer une fièvre puerpérale. Désinfection des vêtements et des locaux de l'érysipélateux.

III. *Curatif.* — Pulvérisations, badigeonnages locaux avec de l'alcool iodé, de l'ichtyol, une pommade au collargol.

Rubiazol, 8 comprimés par jour, à continuer à doses plus faibles huit jours après la guérison. Accessoirement, pénicilline.

Dans les formes graves, bains froids ou tièdes. Tonicardiaques : huile camphrée, spartéine.

ÉRYSIPÉLOÏDE. — Maladie professionnelle causée par les toxines du bacille du rouget du porc, qu'on observe chez les charcutiers, les cuisinières, les maréyeurs, les vétérinaires; l'inoculation se fait par contact ou piqûre avec de la viande de porc, du poisson, des crustacés. Voir planche en couleurs à ÉRUPTIONS.

Au bout de vingt-quatre à quarante-huit heures, la blessure primitive devient douloureuse; il s'y produit une *rougeur violacée*, lie-de-vin, limitée par une bordure brillante nette, rappelant la plaque de l'érysipèle (d'où son nom). Il n'y a habituellement ni bulles, ni vésicules, ni pustules. (V. pl. en couleurs.)

On note parfois une *lymphangite* avec ou sans adénite sus-épitrochléenne ou axillaire, et des *arthrites* douloureuses des doigts. La maladie reste ordinairement localisée au point d'inoculation; on a cependant observé, dans des cas rares, chez des vétérinaires ou des bactériologistes qui manient les cultures du bacille, des formes généralisées septicémiques, avec fièvre, érythème généralisé, adénites, arthropathies.

La durée est de 8 à 15 jours dans les formes localisées, de 20 à 30 jours dans les formes septicémiques.

Cette maladie, de haute gravité chez le porc, est bénigne chez l'homme, même dans les formes généralisées.

TRAITEMENT. Pulvérisations, compresses humides, puis pommades à l'ichtyol ou au collargol.

ÉRYTHÈME (du gr. *erithema*, rougeur). — Rougeur congestive de la peau circonscrite ou diffuse, temporaire.

Érythèmes infectieux ou toxiques. — Ces érythèmes peuvent être *scarlatiniformes, morbilliformes* ou *rubéoliformes;* ils peuvent être d'origine *infectieuse* (variole, blennorragie, diphtérie, grippe, septicémie, trichophytie, pneumonie, méningite cérébro-spinale, angine, typhoïde, typhus) ou *toxique* (mercure, arsénobenzols, quinine, opium, vaccin, sérum, alimentation).

Certains auteurs admettent que beaucoup de ces érythèmes seraient en réalité de vraies scarlatines, rougeoles, rubéoles, dont le virus latent serait réveillé par l'intoxication ou l'infection (*biotropisme*).

Il existe un *érythème scarlatiniforme récidivant,* qui s'apparente aux érythrodermies.

On réserve le nom de *roséole* aux taches nummulaires ou lenticulaires qu'on peut observer dans certaines fièvres éruptives (rougeole, rubéole) et dans une affection saisonnière ou *roséole estivale,* dont l'origine exacte n'est pas déterminée.

On le rencontre également au cours des maladies infectieuses (syphilis, fièvre typhoïde, méningite cérébro-spinale, variole, choléra) ; après l'ingestion de certains médicaments : copahu, santal, térébenthine, quinine, antipyrine, iode.

Enfin, des troubles vaso-moteurs peuvent déterminer son apparition. C'est le cas de la *roséole pudique,* apparaissant sur les téguments d'un sujet mis à nu.

Érythème circiné ou annulaire centrifuge (Darier). — Taches non squameuses se transforment en anneaux saillants, à progression excentrique, pouvant se fragmenter en donnant des arcades ou festons, dont l'aire reste pigmentée.

Érythème palmo-plantaire (Lane). — Erythème rouge vif brillant, localisé aux éminences thénar et hypothénar et à la face palmaire des doigts, avec réserve blanche dans le creux de la main, aux points d'appui de la plante des pieds. Affection symétrique héréditaire et congénitale.

Érythème induré (de Bazin). — Plaques rouges ou violacées, indurées, qui s'observent surtout chez les jeunes filles anémiques et scrofuleuses, et qui siègent presque toujours sur la face antéro-externe des jambes. Ces placards peuvent parfois aboutir à l'ulcération. Récidives fréquentes chaque hiver.

CAUSES. Nature tuberculeuse. Coexiste parfois avec d'autres manifestations tuberculeuses viscérales, osseuses, ganglionnaires ou cutanées. Réaction à la tuberculine positive.

Cependant, certains érythèmes paraissent dus à des cocci pyogènes.

Evolution subaiguë : deux mois et davantage; le printemps favorise la guérison.

TRAITEMENT. Arsenic, arsénobenzènes, injections de tuberculine variant du millième au centième de milligramme tous les trois à cinq jours.

Vitamine D et calcium. Les sulfamides ont parfois amené la guérison. Repos et bonne hygiène générale.

Érythème pernio. — V. ENGELURES.

Érythème polymorphe. — Syndrome infectieux se rapprochant des fièvres éruptives et caractérisé par des phénomènes généraux ordinairement minimes et une éruption polymorphe constituée soit par des lésions érythémato-papuleuses, soit par des vésicules ou des bulles (*fig.* 638), soit par des nouures.

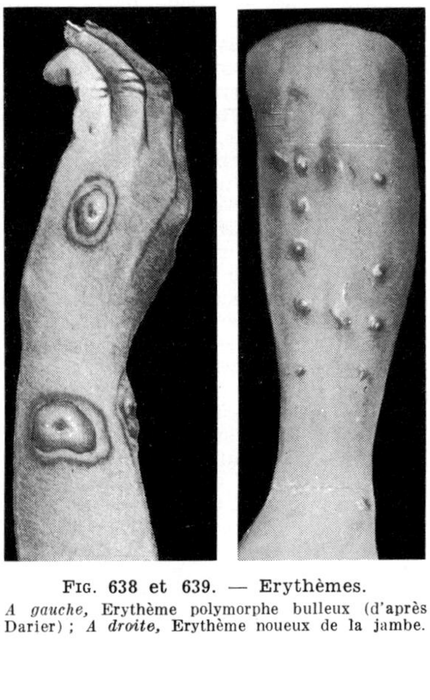

FIG. 638 et 639. — Erythèmes.
A gauche, Erythème polymorphe bulleux (d'après Darier) ; *A droite,* Erythème noueux de la jambe.

Érythème papuleux. — On trouve sur le dos des mains, les poignets, le cou, des taches rouges, d'étendue variable, disséminées ou confluentes, saillantes, surtout au niveau du centre, qui forme souvent une vraie papule, parfois annulaires.

Quelquefois, la tache prend un aspect sanguin : c'est l'*érythème purpurique.*

Érythème vésiculo-bulleux. — On voit d'abord des taches érythémateuses ayant les mêmes localisations que les précédentes, mais sur lesquelles apparaissent bientôt de petits vésicules de dimensions variables, à contenu citron ou rougeâtre.

Érythème noueux. — Variété d'érythème polymorphe caractérisée par une éruption de nodosités dans le derme et l'hypoderme au nombre de cinq à vingt, de la dimension d'un pois à une noix, de coloration rouge, douloureux à la pression et siégeant sur les cuisses, les jambes (*fig.* 689), la face dorsale des pieds, rarement sur les membres supérieurs.

Les nodosités s'affaissent assez rapidement; la coloration s'éteint et prend un aspect ecchymotique (*dermatite contusiforme*).

L'évolution se fait en deux à trois semaines. Il existe parfois des poussées successives. En même temps que l'éruption cutanée, l'érythème polymorphe s'accompagne de *phénomènes généraux :* prurit peu intense au niveau des lésions, douleurs rhumatoïdes et arthralgiques, parfois courbature, céphalée, inappétence, angine érythémateuse initiale. Rarement grands phénomènes infectieux.

CAUSES. Rattaché autrefois au rhumatisme, l'érythème noueux est considéré par certains comme une maladie autonome, par d'autres comme une affection déterminée par le virus filtrant de la tuberculose; chez l'enfant, il serait une manifestation de primo-infection. Chez l'adulte, la tuberculose est loin d'être toujours en cause, et on considère l'érythème noueux comme une réaction de l'organisme sous l'influence de divers facteurs : intoxication alimentaire ou médicamenteuse (iodure, sulfamides), rhumatisme, angines, blennorragie, syphilis, tuberculose, lèpre.

TRAITEMENT. Huile de foie de morue, salicylate de soude, aspirine. Vitamine D et calcium, arsenicaux, tuberculine à faibles doses, autohémothérapie. Sulfamides, à surveiller, car ils peuvent déclencher un érythème noueux.

Poudres inertes. Pommade mentholée si le prurit gêne le malade.

Repos au lit dans l'érythème noueux.

Érythème solaire. — V. INSOLATION.

ÉRYTHRASMA. — Affection cutanée parasitaire due à un champignon, *Microsporon minutissimum* (*fig.* 640), et caractérisée par des plaques d'un

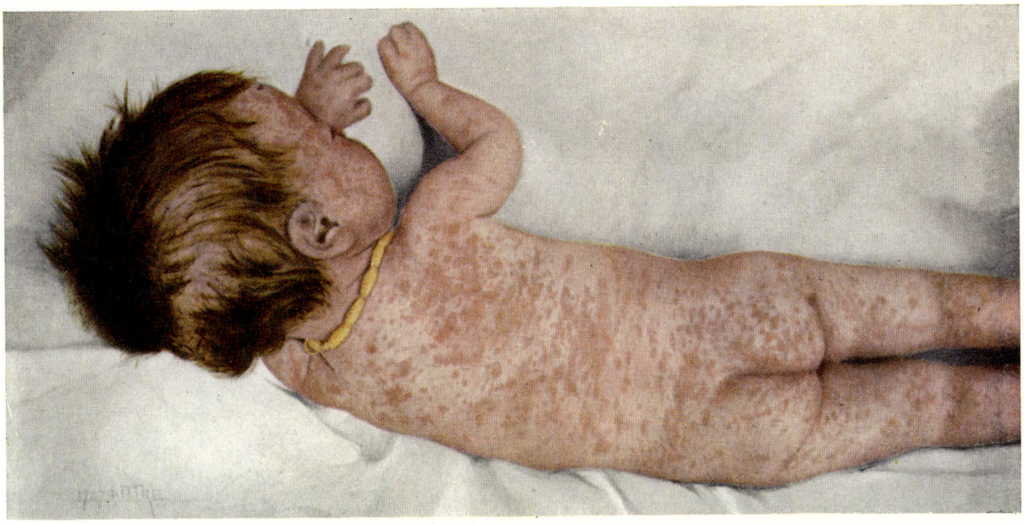

ROUGEOLE

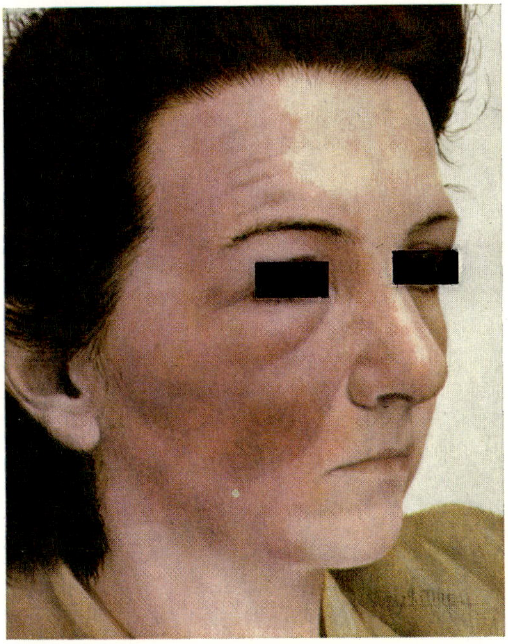

ÉRYSIPÈLE

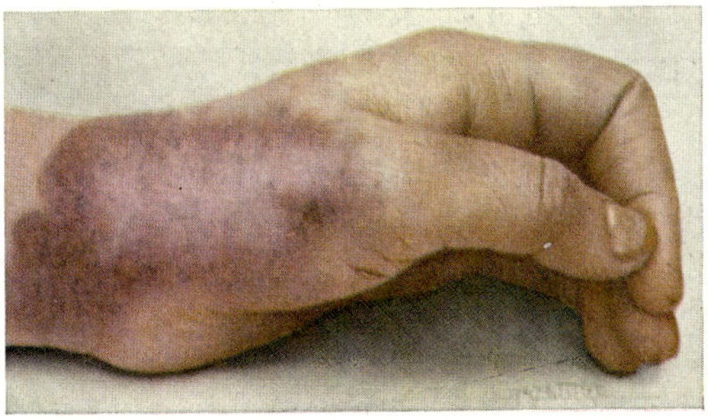

ÉRYSIPÉLOÏDE

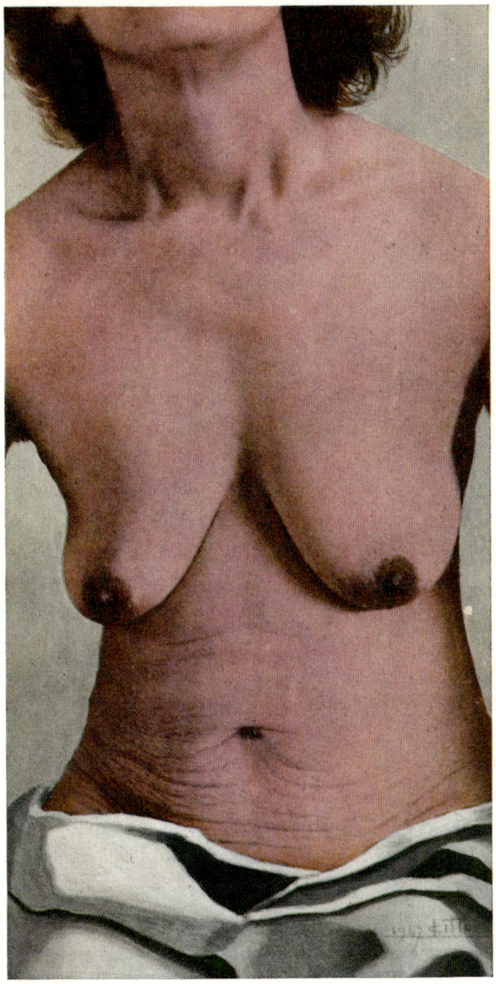

SCARLATINE

Érysipèle, Rougeole, Scarlatine.

rouge jaunâtre, bistre ou rosé. Les plaques sont exactement circonscrites à la région scroto-crurale. Elles ont environ de 3 à 5 cm de diamètre, mais quelquefois sont beaucoup plus étendues; elles ne sont pas saillantes sur la peau avoisinante, ou fort peu; leur

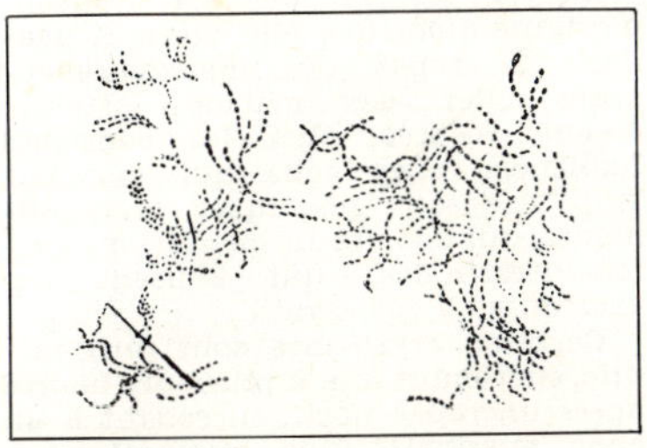

FIG. 640. — *Microsporon minutissimum* dans une squame d'érythrasma.

surface est plissée et on y trouve une très légère desquamation. L'exfoliation ne s'y fait qu'en minuscules lambeaux, contenant le parasite.

Les aisselles peuvent être envahies.

Evolution indéfinie. Se voit habituellement chez l'homme adulte; exceptionnellement chez la femme, dans la région péri-génitale; jamais chez l'enfant.

Il est peu contagieux; rarement mari et femme en sont atteints; la transmission se fait sans doute par les linges, le siège des cabinets d'aisances.

TRAITEMENT. Badigeonnage à l'alcool au niveau de la plaque pour amener une desquamation épidermique. Soins hygiéniques, grands lavages chauds et poudre inerte légèrement soufrée.

ÉRYTHRÉE. — Plante de la famille des Gentianacées dont l'espèce la plus connue, l'érythrée centaurée ou petite centaurée (*Chironia centaurium*), renferme un principe amer et fébrifuge. L'infusion se fait surtout avec les sommités fleuries, qui doivent être conservées dans des bouteilles colorées soigneusement bouchées et placées dans des endroits frais et obscurs, car l'air et la lumière les altèrent rapidement. V. CENTAURÉE.

ERYTHRÉMIE (du gr. *eruthros*, rouge, et *haima*, sang) [Maladie de Vaquez]. — V. POLYGLOBULIE.

ÉRYTHROBLASTE (du gr. *eruthros*, rouge, et *blastos*, germe). — Hématie nucléée, qui, normalement, n'existe pas dans le sang; sa sortie hors de la moelle osseuse indique une hyperactivité anormale de celle-ci.

On distingue deux variétés d'érythroblastes : les *normoblastes* et les *mégaloblastes*.

Les *normoblastes* ont la forme et la dimension d'une hématie ordinaire, à cytoplasme coloré en rose par les colorants acides (normoblaste plus évolué), ou en bleu par les colorants basiques (normoblaste jeune). Le noyau est tantôt assez volumineux avec chromatine en rayon de roue, tantôt rond et petit avec chromatine en tache d'encre. Les normoblastes existent normalement dans le sang du fœtus et du nouveau-né; chez l'adulte, on les voit au cours des anémies; ils attestent un effort de régénération sanguine.

Les *mégaloblastes*, du type embryonnaire primitif, sont des éléments de grande taille (10 à 20 μ) dont le cytoplasme est coloré en bleu mauve, et dont le noyau, bourré de grains de chromatine, prend un aspect en damier, en rosace, et peut devenir multilobé; leur présence dans le sang a une signification particulière : anémie de Biermer. V. ANÉMIE.

ÉRYTHROBLASTOSE. — Présence d'érythroblastes dans le sang et les organes, qui s'observe au cours de divers états morbides de l'enfance et de l'adulte.

Érythroblastoses de l'enfance. — Certaines ont un caractère familial.

Anasarque fœto-placentaire. — Le fœtus est expulsé vers le sixième ou le septième mois; il est ictérique, couvert de pétéchies; les téguments sont distendus par l'œdème, avec ascite et épanchement pleural; le foie, la rate, le cœur sont volumineux; le sang contient un nombre considérable (plus de 100 000) d'érythroblastes. V. RHÉSUS (facteur).

Ictère grave du nouveau-né. — Ictère foncé apparaissant quelques heures après la naissance; somnolence, gros foie, grosse rate; fièvre, parfois convulsions. La mort peut survenir du troisième au dixième jour; quand l'enfant survit, il persiste souvent une raideur des membres, des tremblements spasmodiques, de la débilité intellectuelle.

Le sang présente une anémie hypochrome et un chiffre élevé d'érythroblastes (100 000 à 200 000).

Lors des grossesses ultérieures, la femme pourra avoir soit un avortement, soit un enfant normal, soit un enfant atteint d'ictère grave. V. RHÉSUS (facteur).

Anémie grave du nouveau-né. — Cette anémie apparaît entre le troisième et le quinzième jour après la naissance chez un enfant né dans de bonnes conditions. Le sang montre une anémie hyperchrome sévère (1 à 2 millions) avec augmentation du nombre des leucocytes, des érythroblastes (3 à 5 p. 100), des réticulocytes (hématies présentant un réticulum filamenteux). Parfois, on note de l'ictère. Ces troubles sont transitoires et l'enfant guérit habituellement. Ces troubles sont dus à une incompatibilité sanguine fœto-maternelle. Voir RHÉSUS (facteur).

Anémie infantile pseudo-leucémique. — Cette forme, qui s'observe surtout chez l'enfant au-dessous de deux ans, rachitique ou hérédo-syphilitique, se traduit par une anémie grave, avec asthénie et inappétence, une augmentation de volume de la rate et parfois du foie; le sang montre une anémie hypochrome (2 millions d'hématies, souvent altérées, irrégulières), un taux considérable d'érythroblastes (10 000 à 100 000), une augmentation des leucocytes (20 000 à 100 000), appartenant soit à la série myéloïde, soit à la série lymphoïde. La ponction de la moelle osseuse et de la rate montre également un grand nombre d'érythroblastes. Pronostic grave, mais non fatal, assombri par des hémorragies ou une infection surajoutée.

TRAITEMENT. Fer, extrait de foie; radiothérapie sur la rate et le foie; transfusions; ablation de la rate.

Anémie du bassin méditerranéen (Cooley). — Anémie infantile héréditaire et familiale, décrite aux Etats-Unis chez des enfants d'origine méditerranéenne : pâleur gris jaunâtre, noirâtre des téguments, avec grosse rate et gros foie, fièvre modérée, œdèmes, subictère, achylie, décalcification des os longs et courts, aspect mongolien du visage. Le sang montre une anémie orthochrome notable, avec nombreux érythroblastes et leucocytes; la ponction de la moelle et de la rate montre une hyperplasie accentuée. Evolution progressive et fatale. Cette forme est très voisine de la précédente; certains auteurs la considèrent comme identique.

TRAITEMENT. On a proposé les mêmes thérapeutiques que dans la forme précédente.

Érythroblastoses de l'adulte. — Plus rares que chez l'enfant. Des altérations sanguines s'observent au cours des métastases osseuses des cancers.

TRAITEMENT. Radiothérapie sur le foie et la rate. Ablation de la rate.

ÉRYTHROCYTES (du gr. *eruthros*, rouge, et *kutos*, cellule). — Globules rouges. V. SANG.

ÉRYTHRODERMIE (du gr. *eruthros*, rouge, et *derma*, peau). — Rougeur inflammatoire de la peau, étendue ou généralisée, persistante, avec

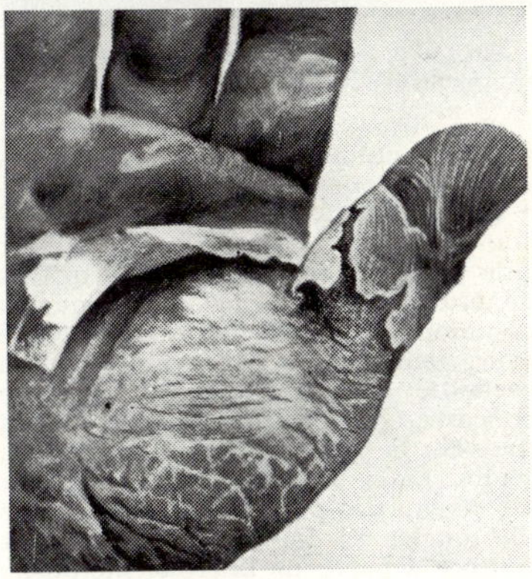

FIG. 641. — Erythrodermie exfoliatrice. (D'après Darier.)

desquamation sèche de l'épiderme (*fig.* 641); ses causes sont multiples et souvent inconnues.

Érythrodermies primitives. — *Forme aiguë* (dermatite exfoliatrice généralisée, érythème scarlatiniforme). — Début par courbature, céphalée, angine avec frissons et fièvre (38°-40°); puis apparaissent des éléments érythémateux, qui se généralisent vite. Bientôt rougeur diffuse avec léger œdème. La desquamation se fait en squames sèches, abondantes; sur les ongles, il se forme souvent des stries et des sillons. L'évolution se fait en trois ou quatre semaines. Récidives habituelles. Cette affection simule la scarlatine.

Un certain nombre de ces érythrodermies aiguës sont d'origine *infectieuse* (angine, grippe, streptococcies) ; d'autres sont dues à l'*intolérance* pour certains aliments ou médicaments (mercure, acide picrique, quinine, sali-

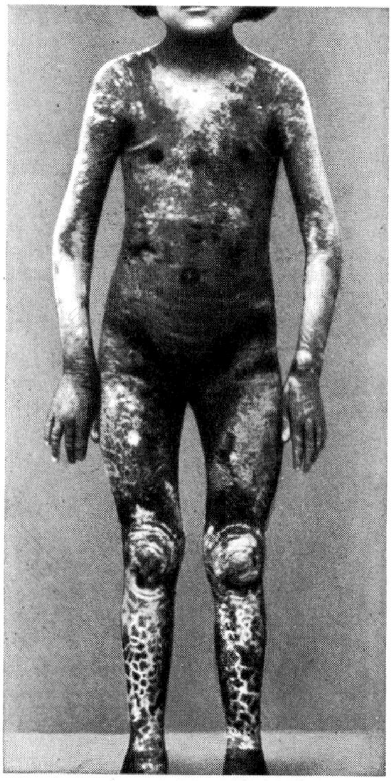

FIG. 642. — Erythro-kératrodermie congénitale (fillette de onze ans).

cylates, chloral, belladone, opium, arsénobenzènes, bismuth, insuline).

Forme subaiguë ou chronique (Wilson-Brocq). — Début insidieux par une rougeur d'abord limitée, qui se généralise ensuite; la desquamation commence du sixième au douzième jour; elle est si abondante qu'on recueille le matin des poignées de copeaux épidermiques dans le lit du malade; la peau est épaissie, infiltrée, sèche, mais présente du suintement au niveau des plis. Lésions fréquentes des ongles et des poils, qui peuvent tomber à partir de la troisième ou de la quatrième semaine; il existe du prurit, de la cuisson, des brûlures. La fièvre, constante, peut atteindre 39°-40°; l'état général est atteint; on note de la diarrhée, des hémorragies, de l'hypo-azoturie, parfois de la surdité, des paralysies, des escarres. La durée varie de trois mois à un an et même davantage; la mort peut survenir par cachexie ou à la suite de complications infectieuses dans 1/6 des cas.

Cette forme s'observe surtout chez des alcooliques et des auto-intoxiqués; une origine infectieuse ou toxique (arsénobenzène, or) est également possible.

Érythrodermies secondaires. — Succèdent à des affections cutanées préexistantes et aggravées : eczéma aigu ou chronique, eczéma séborrhéique, psoriasis, pemphigus foliacé, mycosis, leucémie.

TRAITEMENT. Régime lacté, diurétiques. Lavages intestinaux, purgatifs. Applications de poudres inertes (bain de poudre), cold-cream frais, liniment oléocalcaire; grands bains prolongés ou continus (bains d'amidon avec une décoction épaisse de graines de lin).

Rayons X en cas de mycosis ou de leucémie.

ÉRYTHRŒDÈME ÉPIDÉMIQUE. — Affection décrite en Amérique, en Angleterre, en Suisse, voisine de l'acrodynie, débutant par une courbature grippale sans fièvre, avec catarrhe oculo-nasal; puis apparaît une tuméfaction froide, humide, cyanotique des mains, des pieds, parfois de la face avec prurit. Evolue par poussées successives durant plusieurs mois.

ÉRYTHROMÉLALGIE (du gr. *eruthros,* rouge, *melos,* membre, et *algos,* douleur). — Affection due à des troubles endocrino-sympathiques et caractérisée par une rougeur vive des extrémités avec température locale élevée de 2° à 3°, hyperhidrose, douleurs, brûlures, fourmillements, parfois anesthésie ou hyperesthésie.

TRAITEMENT. Lotions froides, hydrothérapie, électricité. Repos les mains élevées; salicylate, quinine, adrénaline, valériane, bromure, antipyrine.

ÉRYTHROMÉLIE (Pick) [du gr. *eruthros,* rouge et *melos,* membre]. — V. ACRODERMATITE : *Acrodermatite chronique.*

ÉRYTHROMYCINE. — V. *Suppl.*

ÉRYTHROMYÉLOSE (du gr. *eruthros,* rouge, et *muelos,* moelle). — V. MYÉLOSE : *Myélose érythrémique.*

ÉRYTHROPHLEUM. — Arbre de l'Afrique centrale (*E. guineense*), dont l'écorce contient des alcaloïdes toxiques.

ÉRYTHROPLASIE (du gr. *eruthros,* rouge, et *plassein,* former). — Placard rouge, à surface velvétique et brillante, circonscrite, sèche, siégeant sur les muqueuses de la bouche, de la langue, du gland, de la vulve, sur le prépuce. Marche lentement extensive, sans tendance à la guérison; transformation habituelle en épithélioma spino-cellulaire.

TRAITEMENT. Excision, diathermo-coagulation.

ÉRYTHROPOÏÈSE (du gr. *eruthros,* rouge, et *polein,* faire). — Formation des hématies. On admet que, chez le fœtus, les hématies sont formées dans le système réticulo-endothélial, le foie, la rate, la moelle osseuse, mais que, chez l'adulte, seules la moelle épiphysaire des os longs et la moelle des os plats sont les générateurs des hématies.

ÉRYTHROSE (du gr. *eruthros,* rouge). — Rougeur des téguments; elle s'observe dans certaines affections du sang, comme la polyglobulie.

Érythrose faciale. — Rougeur congestive de la face survenant par poussées.

La poussée congestive faciale peut être *fugitive* et *passagère;* elle peut reconnaître de multiples origines : l'*érythème émotif* comme la *roséole pudique* sont dus à des troubles de la régulation neuro-végétative ou à un dysfonctionnement de la région diencéphalo-hypophysaire du cerveau (V. CERVEAU). D'autres érythèmes sont déclenchés par un changement de température.

L'érythrose faciale est souvent d'origine *digestive;* elle survient pendant le repas ou immédiatement après chez des malades atteints d'acné rosacée, chez les constipés habituels, chez ceux qui mangent trop vite sans mastiquer leurs aliments, qui ont des fermentations gastro-intestinales, qui abusent des excitants. V. DIGESTION.

Certains érythèmes sont plus tardifs, survenant une à plusieurs heures après un repas nocif, succédant à un choc anaphylactique humoral ou à une intoxication intestinale; ils sont dus à une décharge d'histamine, dont on peut constater l'excès dans le sang et l'urine.

Enfin, d'autres érythroses sont d'origine *endocrinienne* (période prémenstruelle, ménopause, hyperfolliculinie, hyperthyroïdie).

TRAITEMENT. Corriger les troubles digestifs, les ptôses stomacales ou intestinales; éviter les graisses, la mie de pain. Antihistaminiques de synthèse. Calmants du sympathique : phényl-éthyl-malonylurée. Autohémothérapie associée aux injections de chlorure de calcium et d'hyposulfite de magnésium; vitamines B_1 et D; opothérapie (hormones ovariennes, testiculaires, hypophysaires, suivant les cas) ; radiothérapie de la nuque.

Quand l'érythrose est *permanente* et diffuse, avec poussées intermittentes, il s'agit ordinairement de *couperose* ou *acné rosacée.* On note fréquemment chez les buveurs de vin un teint fleuri, un nez bourgeonnant, qui ne sont pas des signes de bonne santé, mais plutôt des stigmates de dyspepsie gastro-hépatique.

Cependant, la couperose peut survenir chez des sujets parfaitement sobres. V. ACNÉ.

Érythrose pigmentée péri-buccale. — Coloration rouge brunâtre, café au lait de la partie inférieure de la face et autour de la bouche, s'observant surtout chez la femme. Cette lésion, ni douloureuse ni prurigineuse, est surtout inesthétique. On l'a attribuée à des troubles de fonctionnement des glandes endocrines.

Il faut toujours rechercher si cette pigmentation n'est pas due à une intolérance pour un médicament (aspirine, pyramidon, antipyrine, etc.).

ESBACH (Tube d'). — Tube servant à doser l'albumine de l'urine. V. URINES.

ESCALDES (LES) [Pyrénées-Orientales]. — Station d'eaux sulfurées sodiques chaudes (42°-18°), la *plus élevée de France* (1 350 m).

INDICATIONS. Maladies des voies respiratoires, de la peau, de l'utérus, gravelle, rhumatismes, scrofule, séquelles de fractures et luxations.

ESCARGOT. — Variété des mollusques gastéropodes pulmonés du genre *Helix.* Constitue un aliment assez estimé, bien qu'un peu indigeste pour certains estomacs. Renferme 60 p. 100 d'eau, 16 p. 100 d'albuminoïdes, 1 p. 100

de graisses, 1,5 p. 100 de principes hydrocarburés et 1,5 p. 100 de sels.

Les espèces les plus consommées sont l'escargot de Bourgogne (*Helix pomatia*) ou gros blanc, le plus estimé par sa grosseur et la finesse de sa chair; l'escargot chagriné ou petit-gris (*H. aspersa*), plus petit, de croissance rapide ; l'escargot à bouche noire (*H. melanostoma*), très commun dans le Midi; l'escargot des jardins (*H. hortensis*), à la coquille jaune citron, striée de noir, peu estimé.

Contenant beaucoup de mucilage, il donne un bouillon et un sirop autrefois employés dans les affections pulmonaires.

On a signalé des accidents mortels causés par la *coriarine*, en mangeant des escargots qui s'étaient nourris de feuilles de coriaire (*Coriaria myrtifolia*).

ESCARRE ou ESCHARE (du gr. *eskhara*, foyer). — Placard noirâtre, résultant de la mortification d'une portion de tissu sous l'influence de la gangrène, d'une brûlure, d'une gelure ou de l'action d'un caustique. L'escarre est éliminée après un temps variable par la suppuration qui se produit autour d'elle. V. FROIDURE, GANGRÈNE.

Certaines escarres sont provoquées par le séjour prolongé au lit chez les individus affaiblis par une maladie infectieuse (fièvre typhoïde) ou par la paralysie. Elles siègent au sacrum. V. DÉCUBITUS.

Dans d'autres cas, les escarres sont provoquées dans un dessein de simulation, chez les hystériques, les prisonniers, les soldats, par application de caustiques divers.

TRAITEMENT. Soins de propreté et antisepsie de la plaie, application de poudres inertes ou de poudre de Lucas-Championnière, de pâtes ichtyolées.

ESCARROTIQUE ou ESCHAROTIQUE. — Substance provoquant la formation d'une escarre. V. CAUSTIQUES.

ESCOULOUBRE (Aude). — Petite station d'eaux sulfurées sodiques et arsenicales, située en face de Carcanières (Ariège), dont elle est séparée par l'Aude.

CURE. Boisson, bains, douches, pulvérisations, humages.

INDICATIONS. Rhumatismes chronique articulaire, musculaire; névralgie, sciatiques, goutte, affections chroniques des voies respiratoires, maladies de la peau, métro-vaginites, anémie.

ESCRIME. — Sport d'adresse, éducateur de la rapidité et de la précision des réflexes, à condition de lui adjoindre la culture physique et de le pratiquer des deux mains pour éviter l'hypertrophie d'un bras et les déformations de la colonne vertébrale. L'escrime exige surtout un important travail nerveux et a été employée avec d'excellents résultats dans certaines affections nerveuses comme l'hypocondrie et la neurasthénie. Les accidents sont rares, causés par la rupture de la lame. Pour les éviter, il faut employer des lames d'excellente qualité et aussi apporter un grand soin au vêtement protecteur.

Tout le corps peut être atteint. Les coups atteignant les gros troncs artériels sont particulièrement graves (mort rapide par hémorragie), de même que les plaies du ventre (péritonite consécutive). Les blessures du cœur sont exceptionnelles.

ESCULINE. — Principe du marron d'Inde.

ÉSÉRINE. — V. FÈVE : *Fève de Calabar*.

ESMARCH (Bande d'). — V. BANDE.

ESPÈCES (Thés composés). — Mélange de plantes ou de parties de plantes incisées ou concassées, de propriétés analogues et en parties égales. On leur ajoute parfois des sels (crème de tartre). Elles servent à faire des infusés, des décoctés employés à l'extérieur ou à l'intérieur.

Espèces amères. — Sommités fleuries de chardon bénit, de germandrée, de petite centaurée. Infusé à 10 g par litre.

Espèces vermifuges. — Tanaisie, absinthe, camomille, semen-contra.

Espèces aromatiques. — Feuilles de sauge, thym, serpolet, romarin, hysope, origan, absinthe, menthe. Infusé à 50 p. 1000, en bains, lotions.

Espèces béchiques. — Feuilles de capillaire, véronique, scolopendre, hysope, lierre terrestre; capsules de pavot blanc sans semences.

Espèces carminatives. — Semences d'anis, fenouil, coriandre, carvi.

Espèces diurétiques. — Feuilles de fenouil, petit houx, ache, asperge, persil, busserole.

Espèces emménagogues. — Valériane, ellébore noir, armoise, chénopode.

Espèces émollientes. — Feuilles de mauve, guimauve, bouillon-blanc, pariétaire.

Espèces pectorales. — Fleurs sèches de mauve, guimauve, pied-de-chat, tussilage, coquelicot, violette, bouillon-blanc. Infusé à 5 p. 1 000.

Espèces pectorales et sudorifiques. — Racine de guimauve, réglisse, iris, lierre terrestre, feuilles de tussilage, fleurs de coquelicot, bouillon-blanc, badiane. Infusé à 10 p. 1000.

Espèces purgatives (Thé de Saint-Germain). — Préparation officinale : mélange de folioles de séné (2 g), fleurs de sureau (1 g), fruits d'anis vert (1 g), fruits de fenouil (0g,5), tartrate acide de potassium (0g,5). Dose purgative pour une tasse d'eau bouillante.

Espèces vulnéraires (Thé suisse). — Feuilles et sommités d'absinthe, bétoine, calament, chamœdrys, hysope, lierre terrestre, origan, pervenche, romarin, sauge, scolopendre, scordium, thym, véronique, fleurs d'arnica, pied-de-chat, tussilage. En tisane par infusion à 10 p. 1000.

ESPRIT (du lat. *spiritus*). — Synonyme d'*alcoolat*.

Esprit de Mindererus. — V. à AMMONIAC : *Acétate d'ammoniaque*.

Esprit-de-sel. — Solution d'*acide chlorhydrique* dans l'eau.

Esprit volatil. — V. à AMMONIAC : *Carbonate d'ammoniaque*.

ESPUNDIA. — Affection ulcéreuse des membres, du nez et de la bouche, endémique au Pérou, au Brésil, et en d'autres régions de l'Amérique du Sud. Elle est considérée soit comme une blastomycose, soit comme une leishmaniose; dans certains cas, il y aurait association des deux maladies.

ESQUILLE (gr. *squiza*). — Fragment osseux séparé d'un os à la suite d'une fracture ou d'une nécrose.

ESQUINANCIE (du gr. *sun*, avec, et *angkein*, serrer). — Nom ancien de l'*angine*.

ESSENCES (Huiles volatiles ou essentielles). — Produits volatils et aromatiques qu'on extrait des plantes fraîches : leur composition est très variable : il existe des essences *hydrocarburées* (essence de térébenthine, de citron), *oxygénées* (essence de rose, de menthe), *sulfurées* (essences des Crucifèracées, des Liliacées) ;

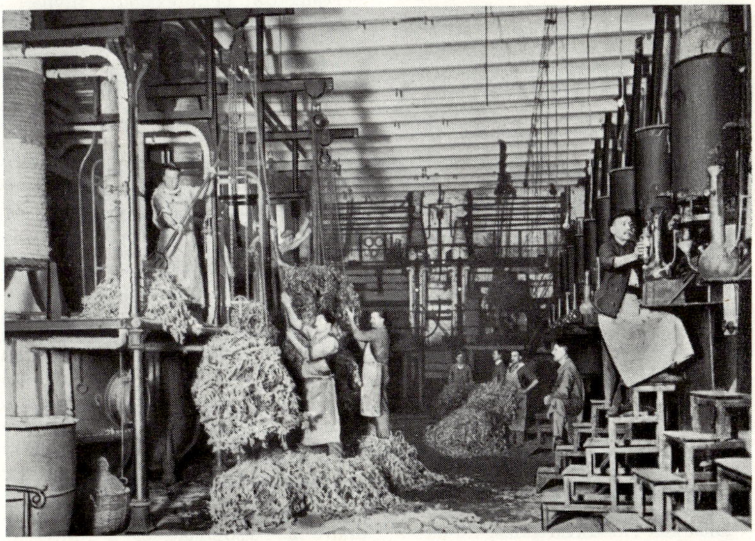

FIG. 643. — Distillation de fleurs dans une usine de Grasse.

(Cl. Parfums de France.)

beaucoup d'essences sont des mélanges où peuvent dominer des hydrocarbures (thymène), des alcools (menthol), des phénols (thymol, eugénol), des aldéhydes (essence d'amandes amères), des éthers (essence de gaulthérie), des cétones (essence de rue, de carvi).

On prépare les essences soit par expression de la partie externe du péricarpe du fruit frais (essence de bergamote, de citron, d'orange), soit par incision faite au végétal (laurier, camphrier); mais, le plus souvent, les essences sont obtenues par distillation à la vapeur (essence d'anis, de badiane, de cannelle, de chénopode, d'eucalyptus, de genièvre, de girofle, de lavande, de menthe, de niaouli, de romarin, de rose, de santal, de thym et des autres Labiacées). Certaines essences préexistent dans les plantes; d'autres ne prennent naissance qu'en présence de l'eau, telles les essences des Cruciféracées, des Alliacées, de réséda, de capucine, d'amandes amères, de laurier-cerise, de wintergreen, d'ulmaire, de valériane.

Les essences sont des médicaments fortement stimulants; elles sont employées à l'intérieur ou à l'extérieur, parfois pures, ordinairement en dissolution dans l'alcool; on les utilise aussi en parfumerie.

Quant aux *essences de fruits naturelles* (parfum de fruits) employées en confiserie (framboises, abricots, pêches, ananas), ce sont en réalité des *eaux distillées* obtenues en distillant une quantité considérable de fruits de première qualité.

Mais on fabrique aussi *artificiellement* des essences de fruits, employées en parfumerie et en confiserie, avec des mélanges de divers éthers amylbutyrique, benzoïque, acétique, œnantique, amylacétique, méthylsalicylique, valérianique, butyrique, amylvalérianique, etc. On fabrique ainsi des essences d'ananas, de cerise, de fraise, de pêche, de poire, de pomme, etc.

Toxicité. — Les essences contenues dans les liqueurs peuvent être très dangereuses en raison de leur toxicité. Certaines ont des propriétés épileptisantes et convulsives, tels l'hysope, l'absinthe, la sauge, le romarin, le fenouil. D'autres ont des propriétés excito-stupéfiantes comme l'anis, la sarriette, la marjolaine, l'origan, le basilic, l'angélique, la menthe. D'autres, enfin, sont des stupéfiants, comme la rue, le thym, le serpolet, la mélisse.

Intoxications professionnelles. — CAUSES. Ouvriers travaillant dans les fabriques de parfums (notamment d'essence d'aspic, de lavande, de romarin) ou de liqueurs (notamment d'anisette), ou qui pèlent une grande quantité d'oranges. Ouvriers qui manipulent la vanille.

SIGNES. Démangeaisons quelquefois généralisées, mais ordinairement localisées aux mains et au visage, avec, souvent, éruptions de papules, conjonctivite et coryza. Maux de tête, vertiges, somnolence, névralgies, crampes, insomnie, excitation génésique.

MESURES PRÉSERVATRICES. Lunettes, coquilles à verres teintés, notamment pour les vanilleurs; vêtements spéciaux pour l'atelier, qui doit être bien aéré. Bains fréquents.

ESSOUFFLEMENT. — Lorsqu'un exercice nécessite une *grande dépense* de force en un temps *très court,* comme dans un effort mettant en œuvre de grosses masses musculaires (celles des cuisses par exemple), il y a, d'une part, surproduction d'acide carbonique, que le poumon ne suffit pas à évacuer assez rapidement, et qui s'accumule dans le sang, et, d'autre part, insuffisance d'arrivée de l'oxygène. Le résultat est une sensation d'étouffement, de manque d'air : l'*essoufflement.*

Les inspirations et surtout les expirations sont courtes; le cœur, qui doit lutter contre la congestion sanguine dans le poumon, bat tumultueusement : d'où des *palpitations.*

Les mouvements du cœur, qui s'opèrent d'ordinaire d'une façon inconsciente, deviennent perceptibles, puis douloureux.

Cet état se complique, surtout si l'exercice se prolonge et se répète, d'une sensation de fatigue. V. DYSPNÉE.

ESTHÉSIOMÈTRE (du gr. *aisthesis,* faculté de sentir, et *metron,* mesure). — Instrument inventé par Weber et servant à mesurer le degré de sensibilité de la peau (*fig.* 644).

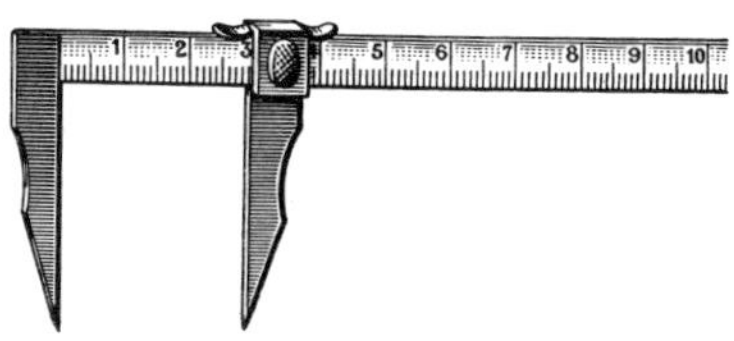

FIG. 644. — Esthésiomètre.

C'est une sorte de compas gradué : on en applique les pointes sur le corps en les écartant jusqu'à ce que la personne ait la sensation de leur dualité. Cet écartement varie suivant la région, le degré d'attention ou de fatigue du sujet, l'état des centres nerveux qui peut exagérer (hyperesthésie), affaiblir (hypo-esthésie) ou supprimer (anesthésie) la sensibilité.

Les régions les plus sensibles, c'est-à-dire où l'écartement est au minimum, sont la pointe de la langue, les lèvres, la pulpe de l'extrémité des doigts; les moins sensibles, où les pointes doivent être éloignées de plusieurs centimètres, le dos, la poitrine.

ESTHIOMÈNE (du gr. *esthiein,* ronger). — Ulcère de la vulve, plus ou moins creux, souvent indolore, siégeant habituellement à l'entrée du vagin, au méat urinaire.

TRAITEMENT. Le traitement médical est habituellement impuissant; seul le traitement chirurgical (bistouri électrique) peut améliorer ces lésions.

ESTLANDER (Opération d'). — Larges résections costales, afin d'obtenir la mobilisation de la paroi thoracique dans le cas de pleurésies purulentes chroniques.

ESTOMAC. — Réservoir intermédiaire à l'œsophage et à l'intestin, dans lequel s'accumulent les aliments déglutis et où ils séjournent un certain temps pour subir un premier travail digestif (*fig.* 645 et hors-texte en couleurs CORPS HUMAIN, à la fin du volume).

I. ESTOMAC (configuration extérieure). — L'estomac est un renflement vertical, situé dans l'hypocondre gauche (*fig.* 646), au-dessous du foie et du diaphragme, au-dessus

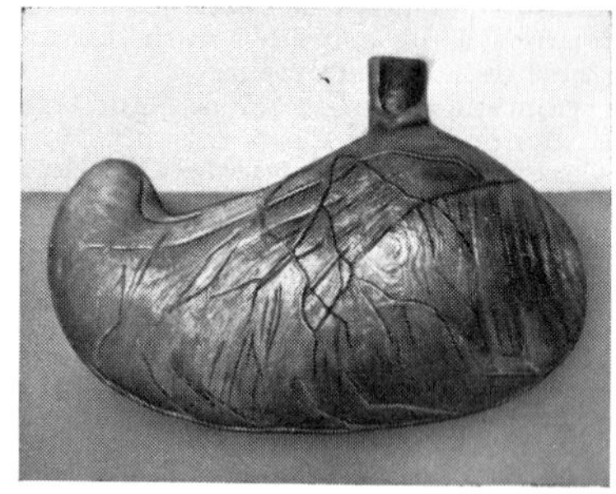

FIG. 645. — Estomac d'un homme adulte.
(*Phot. Boyer.*)

du côlon transverse et de son mésocôlon, qui lui servent de lit. Il fait suite, en haut, à l'*œsophage* et se continue, en bas, par le *duodénum.* Il est maintenu appliqué contre le rachis par des replis péritonéaux : *épiploon* gastro-hépatique et gastrosplénique.

L'estomac a la forme d'une cornemuse. Sa *face antérieure* est recouverte par le foie à droite, le diaphragme à gauche. L'orifice œsophagien, ou *cardia,* est dépourvu de valvule et de sphincter; de nombreux

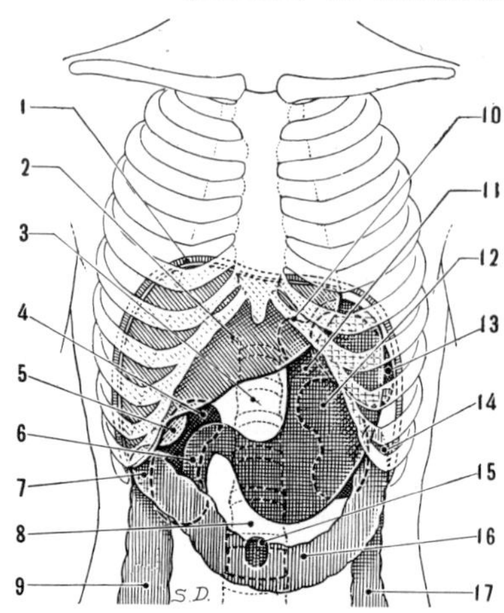

FIG. 646. — Position normale de l'estomac.
1. Diaphragme; 2. Foie; 3. 12e vertèbre dorsale; 4. Rein droit; 5. Vésicule biliaire; 6. Duodénum; 7. Angle colique droit; 8. 3e vertèbre lombaire; 9. Côlon ascendant; 10. Orifice œsophagien du diaphragme; 11. Estomac; 12. Rein gauche; 13. Rate; 14. Angle colique gauche; 15. Ombilic; 16. Côlon transverse; 17. Côlon descendant.

plis rayonnés de la muqueuse permettent la dilatation de cet orifice lors du passage du bol alimentaire.

L'orifice duodénal, ou *pylore* (du gr. *pulorus,* portier), est pourvu d'un *sphincter* (épaississement des fibres circulaires lisses de l'estomac) et d'une *valvule,* qui s'ouvrent d'une façon intermittente pour laisser passer les aliments dans l'intestin. Mais la valvule est incapable de s'opposer au reflux des matières contenues dans le duodénum, la bile par exemple, dans l'estomac. Des deux *bords* de l'estomac, le droit, ou *petite courbure,* s'étend du cardia au pylore, le gauche, ou *grande courbure,* est convexe.

A gauche du cardia, l'estomac se renfle en une demi-sphère, la *grosse tubérosité :* elle s'abrite sous la coupole diaphragmatique qui la sépare du cœur, ce qui explique l'influence perturbatrice que peut avoir un estomac anormalement dilaté sur le fonctionnement du cœur. En dedans du pylore, l'estomac présente encore un petit renflement, ou *petite tubérosité,* qui répond en avant au foie et à la paroi abdominale, en arrière au pancréas et à la quatrième portion du duodénum; elle correspond, à l'intérieur de l'estomac, à une excavation ou poche, l'*antre du pylore.*

II. ESTOMAC (structure). — Les *parois* de l'estomac sont formées de trois couches : la face interne de l'estomac est revêtue par une *tunique muqueuse* (*fig.* 647) constituée par une seule assise de cellules cylindriques ou cylindro-coniques qui sécrètent le *mucus gastrique* alcalin qui s'étale sur la muqueuse d'une façon continue, à la manière d'un vernis, pour préserver la muqueuse du suc gastrique. D'innombrables *glandes* tapissent la muqueuse du cardia au pylore. Ces cellules sécrètent la *propepsine,* qui n'est activée sous forme de *pepsine* que dans la cavité gastrique ; l'*acide chlorhydrique* n'est pas éla-

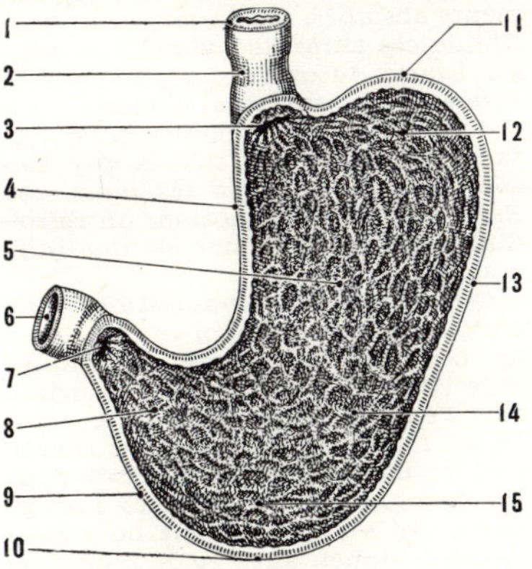

FIG. 647. — Tunique muqueuse de l'estomac.
1. Œsopage thoracique; 2. Rétrécissement diaphragmatique; 3. Cardia; 4. Petite courbure ou bord droit; 5. Corps de l'estomac; 6. Duodénum; 7. Pylore; 8. Portion prépylorique; 9. Petite tubérosité; 10. Pôle inférieur; 11. Pôle supérieur; 12. Grosse tubérosité; 13. Grande courbure ou bord gauche; 14. Plis de la muqueuse stomacale; 15. Fond de l'estomac.

boré en nature par l'estomac, mais résulte de la réaction de l'acide carbonique du sang sur les chlorures.

On trouve ensuite une *couche musculaire* composée de fibres longitudinales obliques ou circulaires qui constituent une paroi extrêmement solide ; elle est extensible ; dans certains cas de dilatation de l'estomac, la cavité peut contenir jusqu'à 15 ou 20 litres de liquide, mais elle peut se rétracter à l'état normal pour réduire la cavité de l'estomac à la dimension d'un tube étroit.

Enfin, l'estomac est revêtu par une couche de *péritoine,* mince tunique lisse et glissante qui l'isole des autres organes de l'abdomen et facilite ses mouvements d'extension et de rétraction.

L'estomac est largement irrigué par des artères qui proviennent du *tronc*

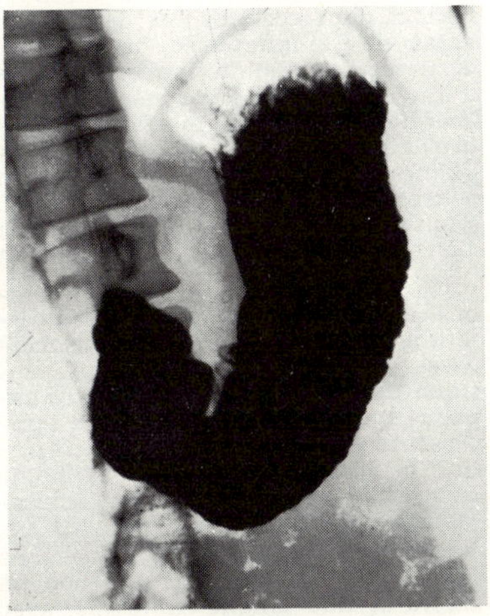

FIG. 648. — Radiographie d'un estomac normal.

cœliaque, branche de l'aorte qui naît sous le diaphragme.

L'estomac est innervé par le pneumogastrique et le grand sympathique, qui forment le *plexus solaire,* grosse masse de ganglions nerveux reliés à la moelle et au cerveau et qui est située dans la région médiane du ventre, à peu près à égale distance de l'ombilic et de la partie inférieure du sternum. C'est au niveau du plexus solaire que la plupart des malades atteints d'affection de l'estomac localisent les douleurs qu'ils ressentent, bien que le point de départ de ces douleurs soit en réalité dans l'estomac lui-même.

Le pneumogastrique est le nerf excito-moteur et sécréteur de l'estomac; il contracte les fibres longitudinales et circulaires; il relâche le sphincter pylorique; il est aussi vasodilatateur; le grand sympathique est, au contraire, inhibiteur des fonctions motrices du corps de l'estomac et de la sécrétion gastrique; il commande les contractions du sphincter pylorique.

III. ESTOMAC (fonctions). — L'estomac est la poche dans laquelle s'accumulent les aliments qui, sous l'influence du *suc gastrique,* vont y subir les modifications importantes qui ont pour résultat de les transformer en *chyme.* V. DIGESTION.

Le suc gastrique contient de l'*acide chlorhydrique* et trois ferments : la *pepsine,* la *présure* et la *lipase.* L'acide chlorhydrique et la pepsine attaquent les viandes et les réduisent à l'état d'albuminose et de peptone. La présure commence la digestion du lait en le coagulant en fragments plus ou moins gros. La lipase commence la digestion des graisses déjà émulsionnées.

Les aliments, au fur et à mesure de leur digestion, sont évacués dans l'intestin. Ce travail d'évacuation appartient surtout à la partie terminale de l'estomac, à 8 ou 10 cm au-dessus du pylore. Dans cette région, les fibres musculaires sont particulièrement abondantes et vigoureuses. Toute la région supérieure de l'estomac se contracte au contraire très peu et constitue, à proprement parler, le réservoir dans lequel s'accumulent les aliments et où ils restent immobiles. La couche externe de ces aliments accumulés est alors digérée par le suc gastrique sécrété, puis elle glisse dans la région prépylorique et, de là, est évacuée lentement dans l'intestin. Finalement, séjournent seulement dans l'estomac les aliments indigestes, c'est-à-dire ceux qui ont échappé à l'action du suc gastrique. Suivant le cas, ils seront finalement évacués dans l'intestin, ou, s'ils sont trop gros pour franchir le pylore, rejetés par un vomissement.

L'estomac protège l'intestin; il reçoit les aliments à l'état de division incomplète, souvent mal mastiqués, trop chauds ou trop glacés, et il les évacue dans l'intestin peu à peu, par petite quantité, réduits toujours au même degré d'acidité et de température. Lorsque les aliments sont trop irritants, le pylore se ferme, les substances ingérées restent dans l'estomac, d'où un vomissement les expulse.

L'estomac n'est pourtant pas indispensable à la vie. Sur l'animal et même sur l'homme, dans certaines opérations, en cas de cancer étendu, on a pu l'enlever complètement. Le travail du pancréas et de l'intestin suffit pour élaborer les aliments, mais le défaut de la protection exercée normalement par l'estomac expose l'intestin à des complications graves, si on n'a pas le soin de nourrir les malades par petites quantités à la fois et avec des aliments très soigneusement choisis.

Exploration fonctionnelle de l'estomac. — L'*exploration physique* de l'estomac ne donne en général que des renseignements insuffisants; la *palpation* permettra d'apprécier le *ballonnement* de l'estomac, sa *sensibilité;* la *percussion* pourra montrer un *tympanisme,* en cas d'aérogastrie, et un *clapotage,* qui n'est pathologique que si on le perçoit à jeun ou six heures après le repas; l'*insufflation gastrique* permettra d'apprécier la *capacité stomacale,* qui, de 800 à 1 000 cm^3, peut dépasser 2 000 cm^3 dans les grandes dilatations.

Mais les trois modes d'exploration qui fournissent des résultats intéressants sont le *tubage gastrique,* la *radiographie* et la *gastroscopie.*

Tubage. — Le contenu gastrique est retiré au moyen de la sonde gastrique, soit par le procédé du siphon (tube de Faucher) [V. LAVAGE : *Lavage de l'estomac*], soit par aspiration (poire de Frémont).

Normalement, l'estomac est vide six à huit heures après un repas; le fait de retirer après tubage à jeun 30 à 50 g de liquide visqueux est pathologique.

Mais le tubage est ordinairement pratiqué trois quarts d'heure à une heure après un *repas d'épreuve,* composé de 300 g de thé léger et de 60 g de pain.

On peut aussi provoquer la sécrétion gastrique par une injection sous-cutanée d'un 1/2 mg d'*histamine;* cette sécrétion sera rapide et intense en cas d'ulcère, tardive, peu abondante en cas de cancer.

Le liquide retiré sera examiné au point de vue *chimique :* acidité du suc gastrique, soit totale (1g,5 à 1g,8 normalement), soit de l'acide chlorhydrique libre (0g,5) ; recherche du sang, dosage de l'activité du suc gastrique. L'examen *microscopique* pourra montrer la présence de cellules cancéreuses, d'hématies et d'éléments cellulaires abondants, qui plaident en faveur d'une lésion organique.

Radioscopie de l'estomac. — La radioscopie de l'estomac rend de grands services dans le diagnostic des affections gastriques. Elle a permis aussi de se rendre compte de la forme exacte de l'estomac sur le vivant.

Comme l'estomac est transparent aux rayons X, on le rend opaque en faisant ingérer au malade un sel de bismuth ou du sulfate de baryum gélatineux, délayé dans 200 g d'eau.

L'estomac, à l'état de vacuité, est un tube mince ayant la forme d'un J

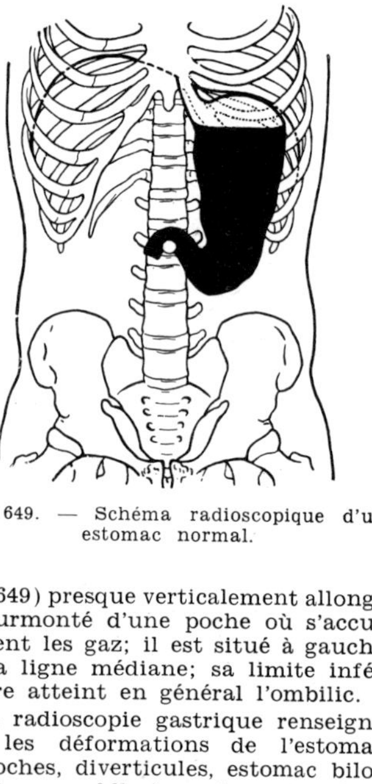

FIG. 649. — Schéma radioscopique d'un estomac normal.

(*fig.* 649) presque verticalement allongé et surmonté d'une poche où s'accumulent les gaz; il est situé à gauche de la ligne médiane; sa limite inférieure atteint en général l'ombilic.

La radioscopie gastrique renseigne sur les déformations de l'estomac (encoches, diverticules, estomac biloculaire, en sablier), sur le mode d'évacuation, accélérée (ulcère duodénal) ou retardée (sténose du pylore), du liquide bismuthé. On ne doit plus retrouver de bismuth dans l'estomac quatre à cinq heures après son ingestion.

Les aspects de l'estomac peuvent être très variés : hyper- ou hypotonique, petit et sous-diaphragmatique, étiré ou ptôsé, descendant au-dessous des crêtes iliaques; on peut aussi constater de l'aérophagie, un déplacement, une compression de l'estomac.

L'ulcère et le cancer de l'estomac donnent des images très particulières, que le spécialiste doit savoir interpréter. On a préconisé avant l'examen radiologique des médications comme la morphine et l'ipéca, qui déterminent une hypertonie et permettent de mettre en évidence des lésions fines ou débutantes.

Gastroscopie. — Pratiquée avec des gastroscopes flexibles, cette méthode permet dans certains cas de préciser l'état de la muqueuse, la présence d'un ulcère ou d'un cancer, l'origine d'une hémorragie; on a même pu utiliser des appareils permettant de prendre de petits clichés photographiques, qu'on agrandit ensuite, et qui servent à préciser, dans les cas difficiles, s'il s'agit d'un ulcère ou d'un cancer. (Voir GASTROSCOPIE et pl. couleurs EXAMEN.)

IV. ESTOMAC (maladies). — Embarras gastrique. — L'embarras gastrique peut être une *complication* passagère, survenant chez un dyspeptique habituel, sans fièvre ou accompagné d'une élévation légère de température. Ou bien, il s'agit d'une *infection primitive,* voisine de la typhoïde ou des paratyphoïdes : c'est l'embarras gastrique fébrile.

SIGNES. L'embarras gastrique sans fièvre se caractérise par une bouche amère et une langue saburrale, avec une haleine fétide, des nausées avec renvois acides, des vomissements alimentaires ou bilieux, de la constipation ou de la diarrhée; parfois, de la jaunisse, une douleur épigastrique; anorexie, lassitude générale.

Dans l'embarras gastrique fébrile, il existe en plus une fièvre qui peut atteindre 40°.

TRAITEMENT. Au début, diète hydrique pendant vingt-quatre heures ; puis infusions légères, bouillon de légumes, pâtes cuites à l'eau, riz.

Compresses chaudes et humides sur l'estomac; grands bains à 35° si la fièvre persiste. Lavements. Calomel (0g,5) ou sulfate de soude, une cuillerée à café plusieurs matins de suite.

Douleurs d'estomac ou Gastralgie. — Les douleurs d'origine gastralgiques siègent généralement à l'épigastre (v. ÉPIGASTRIQUE), parfois plus à gauche ou plus à droite. Elles peuvent irradier dans le dos, entre les épaules, en ceinture, à l'abdomen.

Les sensations de *gêne* ou de *pesanteur* sont ordinairement dues à une distension gastrique et se produisent surtout chez les gros mangeurs, avec ptôse gastrique plus ou moins prononcée et tiraillement des plexus nerveux voisins. Les *brûlures* traduisent la présence de substances irritantes dans l'estomac ou une hypersensibilité de la muqueuse. Les crampes correspondent à des lésions localisées, un ulcère par exemple. Les *douleurs térébrantes* témoignent de la présence d'une lésion ancienne ou ulcéreuse ayant atteint les régions voisines, pancréas, pédicules nerveux gastriques.

Leur moment d'apparition a une certaine importance. Les *douleurs tardives* surviennent deux à quatre heures après le repas, c'est-à-dire dans l'après-midi ou dans la nuit; elles sont calmées par l'ingestion d'un peu de liquide ou de quelques aliments; elles ont un caractère de brûlure ou de déchirure. Ces douleurs tardives indiquent un trouble dans la contraction du pylore et s'observent dans l'hyperchlorhydrie, dans l'ulcère de l'estomac, dans le cancer du pylore.

Les *douleurs précoces,* qui surviennent dès l'ingestion des aliments, s'observent dans les dyspepsies névropathiques. Des *douleurs continues,* renforcées au cours de la digestion, peuvent se rencontrer dans l'ulcère, le cancer, les névropathies. Enfin, des *crises douloureuses* violentes, apparaissant à n'importe quel moment de la journée, sans rapport constant avec les repas, s'observent dans le tabès.

TRAITEMENT. I. *De la cause.* — Voir ULCÈRE, CANCER.

II. *Symptomatique.* — Injection intraveineuse de 2 à 3 cm^3 de novocaïne à 1 p. 100, associée ou non à l'atropine. Ingestion d'eau chloroformée, d'une solution de cocaïne, larocaïne ou novocaïne à 1 p. 100 (absorber une gorgée de la solution tiédie toutes les dix minutes) ; la dose de 0,25 est un minimum bien supporté; les accidents toxiques (céphalées, nausées, vertiges, insomnies) naissent d'une ingestion trop rapide. On les combat par la caféine et l'éphédrine.

Indigestion. — Accident fréquent. L'estomac rejette par vomissement des aliments incomplètement digérés ou putréfiés. Le plus souvent, ces vomissements sont accompagnés de diarrhée. En cas d'indigestion grave, il existe très souvent une tendance à la syncope.

Les indigestions relèvent de causes multiples. Elles ont souvent pour cause soit l'*excès de quantité* des aliments absorbés, soit la *mauvaise qualité* de ces aliments : viande ou poisson avariés, intoxications alimentaires diverses. On peut aussi constater une indigestion après l'ingestion de certains aliments mal tolérés par certains sujets, tels que les œufs, etc. Enfin une grande émotion, un refroidissement peuvent amener une indigestion.

Quand il s'agit d'*indigestions à rechutes,* il faut rechercher l'existence de certaines affections chroniques, telle l'*appendicite chronique,* surtout chez l'enfant. Dans les *coliques hépatiques* frustes, les *colites* avec constipation, on a décrit des crises diarrhéiques, véritables débâcles intestinales, qui s'accompagnent de vomissements alimentaires et de tendances syncopales. Ce sont de fausses indigestions d'origine intestinale. Chez les vieillards, une indigestion peut masquer un trouble de la circulation cérébrale. L'*hémorragie cérébrale* peut avoir été annoncée par des indigestions sans cause apparente.

L'indigestion peut encore être due à une *occlusion incomplète de l'intestin,* à un *cancer de l'estomac,* surtout après cinquante ans, à une *néphrite chronique.*

Elle peut être enfin le symptôme d'une maladie infectieuse aiguë.

L'indigestion est en elle-même un malaise sans gravité, un effort de l'organisme pour se débarrasser de produits toxiques. Mais toute indigestion qui ne s'explique pas naturellement, par un excès d'alimentation ou par la mauvaise qualité de l'aliment ingéré, doit être suspecte, et il faut en rechercher la cause.

TRAITEMENT. Repos au lit, compresses chaudes sur l'estomac, infusions chaudes; diète hydrique, purgatifs.

Ulcère de l'estomac. — Affection commune dans les deux sexes; elle apparaît plus précoce chez la femme.

CAUSES. On trouve souvent dans les antécédents des malades les écarts de régime, l'alcoolisme, la syphilis, les traumatismes répétés. On a incriminé des causes diverses : hyperchlorhydrie exagérée avec diminution de résistance de la muqueuse vis-à-vis du suc gastrique, troubles circulatoires dus à une artérite chronique, et thromboses, d'origine tuberculeuse, syphilitique, au cours d'affections du foie, du diabète, de la typhoïde; parfois dysfonctionnement endocrinien (parathyroïde, surrénale), îlots aberrants de cellules intestinales moins résistantes au suc gastrique, foyers infectieux (colite, appendicite, carie dentaire, amygdalite), perturbations humorales à retentissement trophique sur l'estomac, carence en acides aminés.

L'ulcération arrondie a 1 ou 2 cm de diamètre; ses bords sont à l'emporte-pièce; quand elle est ancienne, elle s'entoure d'un bloc de tissu fibreux, calleux. L'ulcère siège le plus souvent dans la région du pylore (*fig.* 650) et c'est la cause la plus fréquente des *sténoses du pylore* (v. ce mot). Il siège aussi fréquemment le long de la petite courbure de l'estomac (*fig.* 651). Il peut alors amener un rétrécissement de la partie moyenne de l'estomac, ou *sténose médio-gastrique*. Cette sténose partage l'estomac en deux poches situées en général l'une au-dessus de l'autre et réunies

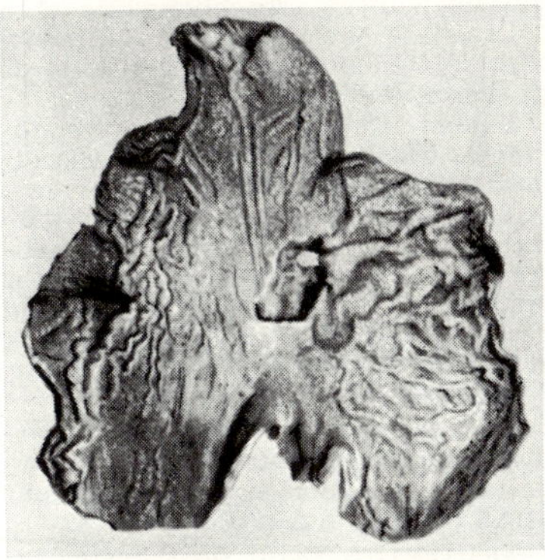

FIG. 650. — Ulcère perforé de la petite courbure, à proximité du pylore.

par la portion rétrécie. C'est ce qu'on appelle l'*estomac biloculaire*.

SIGNES. Le début est tantôt *brusque*, marqué par une hématémèse abondante ou encore par une péritonite aiguë par perforation, tantôt *lent* et progressif, avec crises douloureuses séparées par des périodes de latence.

Les *douleurs* surviennent une à trois heures après le repas, calmées par l'ingestion des aliments, les alcalins et les vomissements; de caractère variable (torsion, crampe, brûlure), elles évoluent par poussées, suivies de rémissions spontanées, ou sous l'influence du traitement; les rémissions

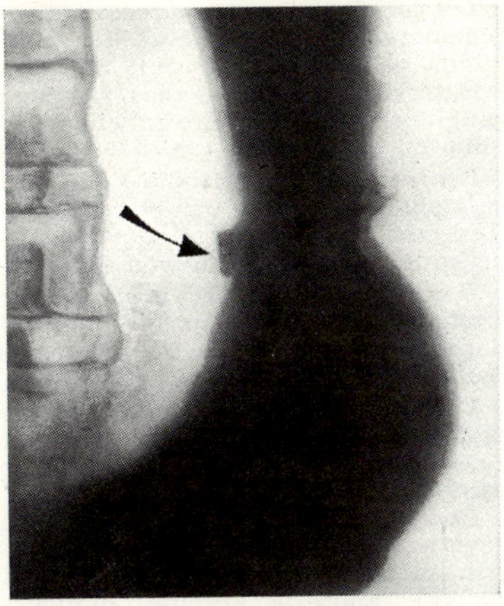

FIG. 651. — Radiographie d'un ulcère de la petite courbure.
(*D'après Gutmann « Syndromes douloureux de la région épigastrique », Doin et Cie édit.*)

deviennent de plus en plus courtes et les douleurs presque continuelles. Les vomissements sont inconstants, par crises; ils se produisent soit peu de temps après les repas (vomissements alimentaires), soit à la fin de la digestion (vomissements muqueux et acides); ils calment la douleur; les vomissements peuvent être sanglants, mais le sang peut être rejeté pur, rouge ou noir, et s'accompagner de selles noirâtres, marc-de-café (méléna).

Le *tubage gastrique* montre un liquide résiduel à jeun de 100 à 200 cm³ dû à une hypersécrétion acide; l'acidité peut dépasser 2 g.

La *radiographie* de l'estomac fournit des renseignements importants sur le siège habituellement juxtapylorique et petite courbure, plus rarement grande courbure et juxtacardiaque, grâce à la présence d'un diverticule ou *niche* petite, bien limitée au siège de l'ulcère.

ÉVOLUTION. Elle se fait par crises périodiques avec accès fébriles intermittents; la durée peut aller de cinq à vingt ans; les crises augmentent de longueur et d'intensité; *tout ulcère gastrique doit être examiné en gastroscopie et biopsié;* l'absence d'amélioration rapide après un traitement médical nécessite l'intervention.

COMPLICATIONS. Hématémèses répétées, *transformation cancéreuse* toujours à redouter.

Péritonite localisée, par réaction inflammatoire du péritoine qui entoure l'estomac (*périgastrite*). Les douleurs sont souvent violentes et à peu près incessantes. La moindre pression dans la région de l'estomac est très douloureuse et les muscles de la paroi du ventre, se contractant pour protéger l'estomac, donnent à la main une sensation de forte résistance. La fièvre est fréquente.

Perforation de l'estomac, hémorragie foudroyante et péritonite généralisée.

TRAITEMENT MÉDICAL. En *crise aiguë :* repos au lit, diète lactée (2 litres par jour), puis suppression des mets épicés, des excitants, des graisses cuites, de la viande. Régime lacto-ovo-végétarien, sans crudités. Biscottes, eau, jus de fruits, infusions. Bien mastiquer les aliments.

Médicaments sédatifs (alcalins) pris quelques minutes avant l'heure d'apparition des brûlures ou crampes. Antispasmodiques (belladone, jusquiame, bromhydrate de cicutine, chlorhydrate de papavérine).

Complexe ferrico-sodique de l'acide alloxanique en injections intramusculaires par cures de 20 jours; injections sous-cutanées ou intraveineuses de 1/2 à 1 mg d'atropine, associée ou non au bromure de sodium en injections intraveineuses (1 g pour 10 cm³).

Pansements gastriques au bismuth, kaolin, magnésie, craie préparée, carbonate de chaux, hydrate de magnésie, charbon, mucine.

Médication générale : injections sous-cutanées d'extrait parathyroïdien (10 à 20 unités par jour); injections intramusculaires à doses croissantes d'ampoules de 2 cm³ d'une solution de 6 cg dans l'eau de pepsine.

Traitement de choc par la peptone de caséine (*soluprotine*), par un autolysat de *bacillus prodigiosus* et staphylocoques (*staprolysat*), en injections intraveineuses en association à l'hyposulfite de soude à 20 p. 100 (1 à 2 cm³ tous les deux jours).

Injections de lait. Pour éviter le choc, on a employé du lait dégraissé dans du sérum glucosé et de l'hyposulfite de soude, à jeun, précédé de l'absorption de XXX gouttes d'adrénaline ou d'un antihistaminique : 46 p. 100 de succès durables (Faroy).

Extrait de lobe postérieur de l'hypophyse, insuline, désoxycorticostérone, androstérone, œstrogènes.

Injections intramusculaires de 5 cm³ de chlorhydrate d'histidine à 4 p. 100.

Injections sous-cutanées quotidiennes d'histamine, soit à doses infinitésimales (1/100 000 mg à 1/100 mg), soit à doses faibles (1/10 mg dans 2 cm³ de sérum physiologique. Antihistaminiques de synthèse par voie orale ou en injections.

En dehors des crises, prendre à jeun, en alternant, une solution de Bourget ou un pansement gastrique. Avant la date présumée des crises, extrait parathyroïdien, histidine ou histamine.

Traitement des facteurs favorisants : caries dentaires, anxiété (le sulpiride peut être indiqué).

Régime hypotoxique d'où seront bannis l'alcool, les mets épicés et excitants, les vins vieux, les fritures, la charcuterie, les salaisons, les viandes et poissons de conserve, le gibier, les abats, les sauces grasses, les choux, les fromages fermentés, les pâtisseries trop grasses, le chocolat.

TRAITEMENT CHIRURGICAL. — Indiqué en cas de sténose, d'hémorragies répétées, d'ulcères calleux térébrants, de crainte de dégénérescence maligne.

Les méthodes de dérivation, l'anastomose entre le jéjunum et l'estomac (gastro-entérostomie) sont actuellement abandonnées en raison de la fréquence de l'*ulcère peptique post-opératoire,* qui se produit au voisinage de la bouche, sur le jéjunum, attribué soit à l'action du suc gastrique sur la muqueuse intestinale, soit à un traumatisme opératoire.

On préfère actuellement les méthodes d'exérèse, soit limitées au pylore, soit surtout une gastrectomie large, pouvant s'étendre aux deux tiers de l'estomac, qui seule permet de supprimer la région acide de l'estomac, cause de la persistance des ulcères.

Aux Etats-Unis, on a pensé que certains ulcères pouvaient être dus à un trouble de l'innervation de l'estomac, et Dragsted a proposé de les traiter par la section des deux nerfs pneumogastriques.

Cancer de l'estomac. — Plus commun chez l'homme que chez la femme

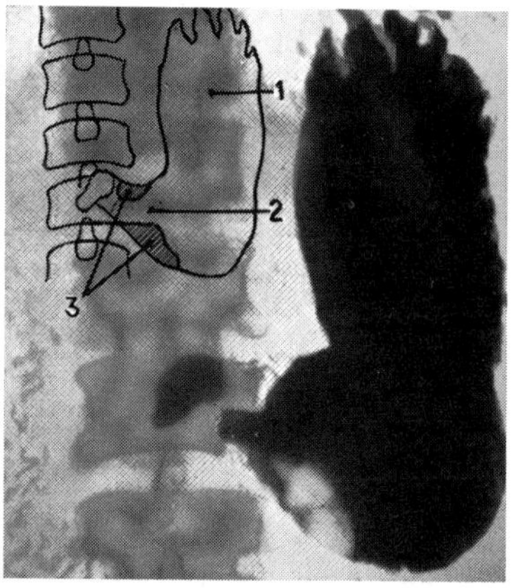

FIG. 652. — Cancer de l'antre pylorique.
1. Estomac; 2. Antre pylorique; 3. Cancer.
(*D'après Gutmann « Syndromes douloureux de la région épigastrique », Doin et Cie édit.*)

entre quarante-cinq et soixante ans. Il siège dans la région pylorique (*fig.* 652), dans la moitié ou les trois quarts des cas. Sa *forme* est variable : indurée, végétante, ulcéro-végétante (*fig.* 653); ulcéreuse, infiltrée, squirreuse; dans la *linite plastique,* la paroi stomacale est dure et épaissie.

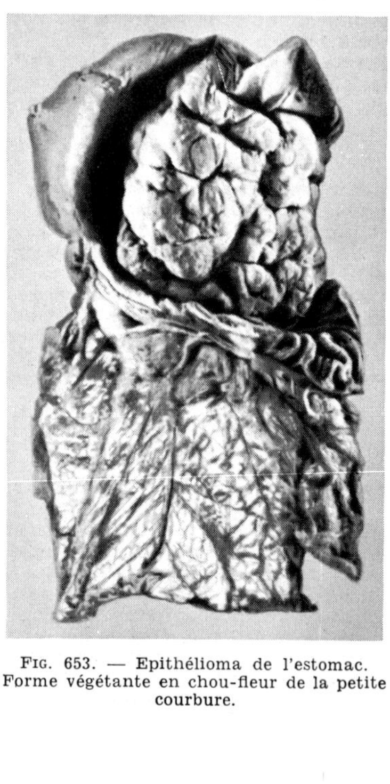

FIG. 653. — Epithélioma de l'estomac. Forme végétante en chou-fleur de la petite courbure.

Les *ganglions lymphatiques* sont rapidement envahis, d'abord les ganglions parastomacaux, puis ceux de la rate, du foie, du pancréas, jusqu'au ganglion sus-claviculaire gauche (ganglion de Troisier).

SIGNES. Début habituellement lent et progressif par des troubles dyspeptiques et de l'amaigrissement, parfois brusque, par une hématémèse.

Douleurs à type de brûlures, de crampes à siège épigastrique, survenant deux à quatre heures après le repas.

Vomissements brunâtres non acides, avec débris alimentaires datant de plusieurs jours, en cas de sténose pylorique. Hématémèses, méléna.

ÉVOLUTION. Variable en un à deux ans vers la cachexie, avec amaigrissement parfois considérable (20 à 30 kg), anorexie absolue, douleurs continues et vomissements abondants; anémie.

COMPLICATIONS. *Métastases* vers le foie, le péritoine, l'intestin, plus rarement les ovaires, les os, le poumon et la plèvre, la peau.

Fistules gastro-coliques à la suite d'adhérences, abcès sous-phrénique, péritonite aiguë, pleurésie purulente, abcès du poumon; *phlegmatia alba dolens* du membre inférieur gauche, qui peut être le premier signe d'un cancer jusque-là latent (signe de Trousseau).

Formes anormales, où dominent certains symptômes, soit la *douleur,* en cas d'ulcère transformé en cancer ou de cancer secondairement ulcéré, ou en cas de propagation au plexus solaire, soit l'*anémie,* à type d'anémie simple ou pernicieuse; d'autres fois, ce sera un *œdème blanc,* qui peut aller jusqu'à l'anasarque.

Certaines formes peuvent demeurer longtemps *latentes,* ne se traduisant que par quelques troubles dyspeptiques, un peu d'anémie et un léger amaigrissement; aussi convient-il, après quarante ans, en cas de troubles persistants du côté de l'estomac, de se faire examiner cliniquement et radiologiquement.

Enfin, d'autres formes ont une *marche aiguë,* surtout chez les jeunes; les hémorragies répétées, des douleurs vives entraînent une cachexie intense et la mort rapide en quelques mois.

PRONOSTIC. Le pronostic du cancer de l'estomac est donc très grave, surtout du fait que le malade vient consulter le médecin souvent trop tardivement.

Un examen précoce aurait pu déceler la présence d'une tumeur à la palpation de l'abdomen, et surtout la *radiographie* aurait montré des images anormales (déformation de l'antre pylorique, niche en plateau) qu'un spécialiste qualifié sait interpréter. La *gastroscopie* peut être aussi d'un utile secours.

TRAITEMENT. Dès que le diagnostic est posé, il faut intervenir chirurgicalement, car le traitement médical ne peut être que palliatif et fait perdre du temps.

La gastro-entérostomie ne saurait être qu'une opération palliative, qui fait rétrocéder la plupart des symptômes, améliore l'état général et permet une survie de deux à trois ans.

Seule la gastrectomie aussi large que possible avec ablation des chaînes ganglionnaires donne des résultats durables; mais elle offre une certaine gravité.

Autres tumeurs de l'estomac. — Le *sarcome,* rare, survient chez l'homme vers la cinquantaine; c'est une tumeur volumineuse, molle, nettement perceptible à la palpation de la paroi abdominale, qui s'accompagne d'hématémèses et de cachexie rapide, avec généralisation.

Les *tumeurs bénignes* sont de nature variable : fibromes, myomes, adénomes multiples et pédiculés, neurinomes ou schwannomes, souvent pédiculés, développés aux dépens du réseau nerveux sympathique de l'estomac.

Ces tumeurs sont souvent latentes et ne sont découvertes que par hasard, au cours d'un examen radiologique; parfois elles se manifestent par quelques hématémèses et quelques douleurs. Evolution lente.

TRAITEMENT. Chirurgical.

Sténoses de l'estomac. — Il en existe plusieurs types.

Sténose du pylore. — Diminution du calibre de l'orifice pylorique, qui gêne l'évacuation normale de l'estomac et entraîne une stase gastrique.

CAUSES. Surtout ulcère et cancer du pylore; plus rarement adhérences dues à la lithiase biliaire; compression par une tumeur voisine, foie, rein, côlon. Le spasme peut aussi jouer un rôle.

SIGNES. Douleurs tardives, trois à quatre heures après le repas, crampes, torsion; vomissements fréquents au début et calmant les douleurs, puis de plus en plus espacés, à mesure que l'estomac, forcé, se laisse dilater, et qui deviennent très abondants (1 à 2 litres) et contiennent des aliments incomplètement digérés, datant de plusieurs jours.

L'examen montre une *voussure stomacale* due à la distension et à la dilatation de l'estomac, du clapotage à jeun. Le *tubage* ramène 150 à 200 g de liquide de stase. La *radioscopie* montre une distension plus ou moins grande de l'estomac, dont le bas-fond descend au-dessous des crêtes iliaques, et l'élargissement de l'antre pylorique.

ÉVOLUTION. Lente vers l'inanition et la cachexie. Hypotension, tachycardie, oligurie, parfois tétanie, deshydratation. La mort est ordinairement due à l'affection causale.

TRAITEMENT. Celui de l'ulcère; lavages de l'estomac tous les jours ou tous les deux jours. Mais le traitement est surtout *chirurgical :* soit une opération de dérivation (gastro-entérostomie), soit libération d'adhérences ou ablation d'une tumeur de voisinage, soit surtout la gastrectomie plus ou moins large.

Sténose pylorique du nourrisson. — Rare, elle est due à une hypertrophie congénitale de la couche musculaire du pylore.

SIGNES. Le nourrisson présente un retard dans l'évacuation du méconium et un arrêt dans l'augmentation du poids. Puis les *vomissements* apparaissent vers le quinzième jour, *explosifs,* soit après toutes les tétées, soit à intervalles de quelques jours, suivant le degré de la sténose. Constipation, oligurie; perte de poids de 100 à 400 g par jour. La radiographie montre que rien ne passe dans le duodénum. Si on n'intervient pas, l'enfant meurt dans le collapsus en cinq à six semaines.

TRAITEMENT. Chirurgical. Gastro-entérostomie transmésocolique, et surtout pylorotomie (section des couches musculaires sans toucher à la muqueuse).

Sténoses médio-gastriques. — Elles divisent l'estomac en deux ou plusieurs poches réunies par un étroit passage. L'estomac biloculaire congénital par anomalies *musculaires* ou *artérielles* est exceptionnel; il est dû le plus souvent à une lésion acquise de l'estomac : ulcère de la petite courbure, calleux ou rétractile, cancer, syphilis, tuberculose, péritonite post-traumatique.

Un *spasme* intermittent ou permanent peut ajouter ses effets à la déformation.

SIGNES. Vagues : douleurs, vomissements; seule la radiographie permet de constater l'existence de deux poches.

TRAITEMENT. Chirurgical. Résection annulaire, gastrectomie ou large gastro-pylorectomie.

Syphilis gastrique. — Manifestation tertiaire rare survenant surtout chez l'homme entre trente et soixante ans.

SIGNES. Vagues : douleurs post-prandiales, tardives, vomissements; le tableau peut ressembler à un ulcère, à un cancer ou à une sténose de l'estomac. L'état général est ordinairement conservé; la réaction de Wassermann est positive.

TRAITEMENT. Antisyphilitique.

Tuberculose gastrique. — Les lésions de la muqueuse gastrique d'origine tuberculeuse peuvent être soit des granulations miliaires au cours d'une généralisation terminale, soit une ulcération ordinairement unique de la grande courbure et du pylore, avec présence de bacilles de Koch, soit une masse hypertrophique (tuberculome) de la région pylorique.

SIGNES. La maladie simule cliniquement et radiologiquement un ulcère, une sténose ou un cancer de l'estomac. Aussi, le plus souvent, le diagnostic n'est fait que lors d'une intervention chirurgicale (gastro-entérostomie et surtout gastrectomie large), car, abandonnée à elle-même, l'affection a un pronostic rapidement fatal par hématémèse ou perforation. Diarrhée fréquente due à l'association de tuberculose intestinale.

Dyspepsie. — Troubles fonctionnels se traduisant par des sensations anormales, des douleurs post-prandiales, des troubles de l'évacuation gastrique. On les groupe ordinairement sous deux types essentiels.

Type hypersthénique. — Douleurs survenant deux à trois heures après les repas, sous forme de crampes, brûlures, pyrosis, sensation de faim douloureuse, parfois vomissements acides; ces troubles, qui durent environ une heure, sont calmés par l'absorption d'aliments, de poudres inertes, d'alcalins.

Alternatives de constipation et de diarrhée, salivation exagérée, vertiges, bourdonnements d'oreille. Hypersécrétion gastrique se traduisant par la présence de liquide dans l'estomac à jeun; acidité augmentée.

Evolution irrégulière par crises suivies d'amélioration par le repos, le traitement, le régime.

Type hyposthénique. — Gêne, pesanteur, gonflement, fatigue générale après le repas, surtout s'il est copieux. Ces troubles s'atténuent si le malade, qui est souvent un atonique, un déprimé, un neurasthénique, s'étend après le repas après avoir desserré ses vêtements.

Diarrhée post-prandiale. Estomac atone, clapotant même à jeun. Le suc gastrique contient peu d'acide chlorhydrique et de pepsine.

A ces divers troubles peuvent venir s'ajouter des réactions en rapport avec des *altérations du système vagosympathique.* V. SYMPATHIQUE.

Type vagotonique. — Pâleur, frilosité, hypotension, bradycardie, anxiété, angoisse, refroidissement des extrémités, sueurs, état nauséeux, myosis avec réflexe oculo-cardiaque positif.

Type sympathicotonique. — Bouffées de chaleur et rougeur de la face après les repas, tachycardie, palpitations, légère hypertension, réflexe oculo-pupillaire normal.

Certains dyspeptiques se plaignent de douleurs assez vives situées entre la pointe du sternum et l'ombilic; la palpation est douloureuse; on note de forts battements épigastriques par pulsations exagérées de l'aorte abdominale (*syndrome solaire*), avec parfois hypotension, petitesse du pouls, refroidissement des extrémités, vomissements, anurie, diarrhée.

Ces dyspepsies peuvent être *primitives,* survenant sans cause apparente, ou, au contraire, *secondaires* à d'autres affections organiques ou nerveuses.

Des troubles dyspeptiques peuvent survenir au cours de lésions nerveuses organiques : tels le tabès (crises gastriques), la sclérose en plaques, la syringomyélie, le mal de Pott, la paralysie générale, l'encéphalite épidémique, le zona, les tumeurs cérébrales (vomissements).

Enfin, certaines dyspepsies sont en rapport avec un état émotif ou psychopathique (*dyspepsies nerveuses*) à la suite d'émotions, de chagrins, de soucis, d'excès, surtout chez les déprimés, les nerveux, les mélancoliques, les anxieux, les neurasthéniques, les hypocondriaques. On peut rapprocher de ces états dyspeptiques l'*anorexie mentale,* qui évolue presque exclusivement chez les jeunes filles. V. ANOREXIE.

TRAITEMENT. I. *Des hypersthéniques.* — Vie réglée, trois repas par jour à heure fixe; manger lentement, bien mastiquer; sieste de vingt à trente minutes sur un divan après le repas, avec compresses chaudes au creux de l'estomac ou cataplasme électrique; diathermie.

Régime. Peu de sel. Boire tiède, 200 g d'eau un quart d'heure avant les repas, 100 g de thé ou d'infusion d'orge germée aux repas. Pas d'apéritifs, pas de vin pur ni cidre; pas de lait aux repas. Supprimer le pain frais, les sauces, les graisses et fritures, la cuisine savante, les crudités, la salade, les sardines à l'huile, les poissons gras, les pommes frites, les choux et choux-fleurs, les sucreries, le chocolat, les oranges, les pruneaux, les glaces.

Médicaments. Carbonate de bismuth, kaolin, magnésie hydratée, bicarbonate de soude; belladone dionine, extrait thébaïque.

II. *Des hyposthéniques.* — *Régime.* Une tasse de bouillon froid dégraissé une heure avant les repas. Viande rôtie, bien cuite, œufs, poisson, légumes bien divisés, fruits cuits. Pas de mie de pain; boissons chaudes aux repas.

Médicaments. Solution de Bourget, 100 g à jeun et avant les repas; une cuiller à soupe d'une solution au 1 000e d'acide chlorhydrique ou quelques gouttes d'acide phosphorique officinal dans un peu d'eau sucrée après les repas; amers (quinquina, condurango, gentiane, colombo, quassia amara, noix vomique); strychnine, sucs gastriques de porc (dyspeptine, gastérine); ferments digestifs (pepsine, pancréatine, papaïne); ésérine; vitamines B, C, PP.

Séjour à la campagne; hydrothérapie; diathermie.

CURES THERMALES. Vichy, Vals, Pougues, Plombières, Alet.

Gastrite. — Inflammation superficielle et diffuse de la muqueuse stomacale.

Gastrites aiguës. — Dues à l'ingestion de liquides irritants, toxiques ou corrosifs (sublimé, acides minéraux ou alcalis avalés par mégarde ou dans une tentative de suicide, champignons vénéneux); intoxication alimentaire, écarts ou faute de régime, abus du pain, maladies générales (typhoïde, pneumonie).

SIGNES. Variables suivant la cause. Dans les cas bénins : pesanteur stomacale, état nauséeux, vertiges, sueurs, tableau de l'indigestion; dans les cas graves : douleurs vives, brûlures, vomissements sanglants, diarrhée: mort dans le collapsus par perforation ou hémorragie.

Une forme particulièrement grave, la *gastrite phlegmoneuse,* s'observe au cours d'un ulcère stomacal ou d'une infection générale. Douleurs très vives, vomissements répétés, diarrhée profuse, soif intense, langue sèche; mort dans le collapsus avec symptômes péritonéaux.

Gastrites chroniques. — S'observent dans la tuberculose et les auto-intoxications; le diabète, la goutte, l'urémie, l'anémie pernicieuse.

SIGNES. Ceux de la dyspepsie hyper- ou hyposthénique.

TRAITEMENT. Régime alimentaire des dyspeptiques. Peptone avant les repas; tubage duodénal.

En cas de gastrite par caustiques ou toxiques, lavages de l'estomac, neutralisation du toxique, cardiotoniques.

Dans la gastrite phlegmoneuse, traitement chirurgical.

Ptôse de l'estomac. — Abaissement de la limite inférieure de l'estomac au-dessous de la ligne des crêtes iliaques. Plus fréquent chez la femme: grossesses répétées, port du corset.

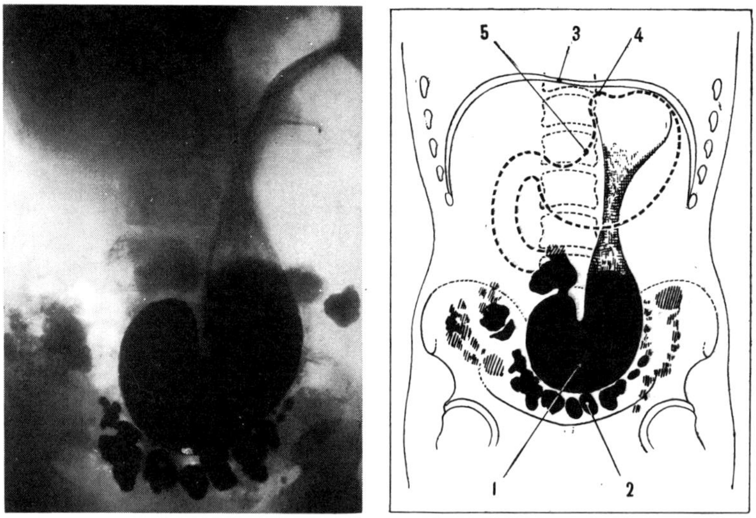

FIG. 654 et 655. — Ptôse de l'estomac.
A gauche, radiographie d'un estomac ptôsé. *A droite,* schéma de la radiographie.
1. Estomac ptôsé; 2. Côlon transverse; 3. Diaphragme; 4. Cardia; 5. Position d'un estomac normal.

Elle s'accompagne souvent d'une ptôse générale des viscères avec chute du côlon et du foie. En réalité, il s'agit plus d'un *étirement* que d'une ptôse, car la grosse tubérosité reste en contact avec le diaphragme, tandis que la partie moyenne s'étire et s'amincit.

SIGNES. Troubles dyspeptiques du type hyposthénique avec digestions lentes, flatulences, pesanteurs, gonflement, tendance au sommeil; il s'agit souvent de malades anxieux, qui, craignant de s'alimenter, perdent l'appétit, maigrissent et s'affaiblissent.

On note un clapotage, persistant longtemps après les repas, et la radiographie montre une image caractéristique (*fig.* 654 et 655).

TRAITEMENT. Gymnastique abdominale; dans la position debout : flexion du corps en avant et en arrière; flexion latérale à droite et à gauche; dans la position couchée : redressement du tronc, les pieds étant accrochés à un meuble; élévation des membres inférieurs, mouvement de pédalage et de natation. Massages, hydrothérapie.

Relever l'estomac à l'aide d'une sangle bien faite, avec ou sans pelote insufflable. Si la pression est mal établie, la ceinture peut être plus nuisible qu'utile. Il faut vérifier aux rayons X si la pelote relève bien l'estomac et le côlon. La ceinture doit être placée le matin en position couchée.

Médicaments sédatifs : bromure de sodium, ésérine, gardénal. Opothérapie : extrait hypophysaire, désoxycorticostérone.

Dilatation de l'estomac. — Augmentation du volume de la cavité gastrique, qui ne se rétracte plus sur son contenu.

On la rencontre au cours d'affections variées : dyspepsies nerveuses, ptôses de l'estomac, sténose du pylore, aérophagie.

Une forme particulièrement grave est la *dilatation aiguë,* qu'on observe après une intervention abdominale ou parfois au cours d'une maladie aiguë ou chronique, à la suite d'un repas trop copieux. Il se produit une distension atonique de l'estomac avec hypersécrétion de la muqueuse et refoulement de l'intestin grêle.

SIGNES. Deux à trois jours après l'intervention, douleurs brusques à l'épigastre et à l'ombilic, régurgitations et vomissements incessants aqueux, bilieux, parfois noirâtres; soif intense, sécheresse de la bouche, oligurie ou anurie, dyspnée; pouls petit, rapide; hypotension. Si on n'intervient pas, la mort survient dans le collapsus.

TRAITEMENT. Lavage de l'estomac, d'urgence. Placer le malade en décubitus ventral latéral gauche et en position génu-pectoral, pour supprimer la compression qui s'exerce sur le duodénum. Injections intraveineuses d'une solution hypertonique à 10 p. 100 de chlorure de sodium.

Volvulus de l'estomac. — Torsion de l'estomac autour de son axe vertical ou longitudinal. On l'a attribuée à des causes variées : exagération du péristaltisme gastrique, météorisme abdominal, ptôse gastrique, laxité des mésos épiploïques, hernie diaphragmatique.

Le *volvulus aigu* débute par des douleurs épigastriques violentes, avec vomissements, arrêt des matières et des gaz, météorisme considérable, mort par collapsus cardiaque ou péritonite par perforation, si l'intervention tarde trop.

Le *volvulus chronique* se traduit par des crises douloureuses intermittentes, des vomissements, un léger météorisme. Le tubage de l'estomac est impraticable.

TRAITEMENT. Chirurgical. Détorsion et fixation de l'estomac.

ÉTAIN. — Métal blanc, légèrement bleuâtre, qui, laminé, sert à envelopper le chocolat, la vanille, les substances altérables à l'air ou à l'humidité.

Employé autrefois comme antihelminthique, l'étain est surtout utilisé avec l'oxyde d'étain ou l'étain colloïdal comme antistaphylococcique contre les furoncles et l'acné. Il est souvent associé à la bardane.

ÉTAT DE MAL. — Série de convulsions paroxystiques, rapprochées les unes des autres, et entre lesquelles le malade ne revient pas à son état normal; on l'observe dans l'épilepsie, l'hystérie, l'éclampsie.

ÉTERNUEMENT. — Acte réflexe involontaire, constitué par une inspiration brusque spasmodique, bientôt suivie d'une expiration violente, avec rejet de liquide par le nez et la bouche. Le bruit particulier est dû à un choc de l'air contre les parois anfractueuses du nez; il occasionne parfois une gêne lorsqu'il se reproduit fréquemment et par crises, parce qu'il peut s'accompagner d'une perte d'urine et même de matières fécales.

Il peut être dangereux pour les voisins, qui absorbent ainsi des mucosités contenant des bacilles, notamment ceux de la tuberculose ou de la grippe.

CAUSES. Chatouillement de la muqueuse nasale dû à des poussières ou à un corps étranger; action nerveuse sur cette muqueuse ou sur un organe voisin (irritation du conduit auditif externe, de l'œil ou des lèvres) ou éloigné (froid aux pieds); coryza au début; rhume des foins.

TRAITEMENT PRÉVENTIF. Appartement chaud et humide. Séjour loin des champs à l'époque de la floraison. Ablation des polypes du nez.

ÉTHAMBUTOL. — Antibiotique antituberculeux majeur, récent, à action bactériostatique, il ne présente pas de résistance croisée avec les autres antituberculeux. Sa tolérance clinique est parfaite : seule sa toxicité visuelle nécessite une surveillance ophtalmologique.

ÉTHANE TÉTRACHLORÉ. — Voir TÉTRACHLORÉTHANE.

ÉTHER. — **Éther officinal ou sulfurique.** — Liquide incolore, limpide, fluide et mobile, d'odeur forte et suave, de saveur chaude. Il bout à 36° et s'enflamme facilement. Sa vapeur, très inflammable, le rend dangereux, même à distance.

DOSE, ACTION et MODE D'EMPLOI. *A l'intérieur,* comme excitant diffusible et antispasmodique, dans de l'eau sucrée ou sous forme de perles, dans les syncopes, le coma, l'adynamie des maladies infectieuses (pneumonie, typhoïde, variole) : chez l'adulte, X à XL gouttes; chez le bébé jusqu'à 12 mois, I à III gouttes; chez l'enfant de un à trois ans, IV à X; de trois à cinq ans, X à XX; de cinq à dix ans, XV à XX gouttes. On emploie aussi le sirop d'éther, qui contient IX gouttes par cuillerée à café; la liqueur d'Hoffmann, composée à parties égales d'alcool et d'éther, et les injections hypodermiques d'éther (1 à 5 cm^3).

Employé comme *anesthésique général* en inhalation, seul ou associé au chloroforme. Utilisé aussi comme *antiseptique* pour la désinfection des plaies, pour faire avorter les suppurations, dans les lymphangites.

EMPOISONNEMENT. — Tractions rythmées de la langue. V. ASPHYXIE.

ÉTHÉRISATION. — Administration de l'éther comme anesthésique général. V. ANESTHÉSIE.

ÉTHÉROMANIE. — La passion pour l'éther est moins fréquente que les passions voisines pour la morphine, l'opium, la cocaïne. L'entraînement vers l'excitant y est moins irrésistible. L'état de privation n'y provoque pas d'accidents aussi sérieux.

Les principaux troubles consistent en une nervosité, de l'excitation, une coloration de la face, de la tachycardie, un tremblement musculaire, de la dyspepsie, etc. Le buveur d'éther est souvent loquace et peut devenir très violent, comme l'alcoolique.

ÉTHIONAMIDE. — Antibiotique antituberculeux mineur; il peut occasionner des troubles digestifs, hépatiques et surtout neuropsychiques.

ETHMOÏDE (du gr. *ethmos*, crible). — Os impair, médian, situé à la base du crâne en avant du sphénoïde dans l'échancrure du frontal. Il est constitué par une *lame verticale* médiane, dont la partie supérieure triangulaire, ou *apophyse crista galli*, donne attache à la faux du cerveau, et dont la portion inférieure (*lame perpendiculaire*) s'articule avec le vomer, le sphénoïde, le frontal et les os du nez.

Une lame horizontale criblée coupe la précédente perpendiculairement. Enfin, deux *masses latérales*, cubiques, sont suspendues de chaque côté de la ligne médiane à la face inférieure de la lame horizontale. De la face interne se détachent deux lames très minces enroulées, les *cornets* supérieur et moyen, délimitant un espace ou *méat ;* ces masses sont creusées de cavités irrégulières ou *cellules ethmoïdales*, qui, comme le sinus frontal, sont de simples diverticules des fosses nasales et sont tapissées par un prolongement de la muqueuse pituitaire.

ETHMOÏDITE. — Inflammation de la muqueuse qui recouvre l'ethmoïde et les cellules ethmoïdales.

ETHNIE (du gr. *ethnos*, nation). — Ensemble des individus qui, vivant généralement dans un même pays et dans les mêmes conditions de géographie et d'histoire, forment une unité à la fois spirituelle et biologique.

ETHNOLOGIE (du gr. *ethnos*, peuple, et *logos*, étude). — Etude des origines, des mélanges, migrations, coutumes des différentes races.

ÉTHOLOGIE (du gr. *ethos*, caractère, et *logos*, étude). Science des caractères.

ÉTHUSE. — Petite ciguë. V. CIGUË.

ÉTHYLE. — **Acétate d'éthyle.** — Liquide incolore, d'une odeur agréable de pomme; bout à 78°. Employé comme anesthésique bronchique et expectorant dans la bronchite chronique : XXX à L gouttes en potion. Analgésique local en frictions, embrocations.

Carbamate d'éthyle. — V. URÉTHANE.

Bromure d'éthyle. — Liquide incolore, d'odeur éthérée franche, employé en inhalations comme *hypno-anesthésique général* (10 à 15 g). La perte de connaissance survient rapidement en une à trois minutes. Il convient surtout pour les opérations brèves (extractions dentaires, végétations adénoïdes), car on obtient rarement une résolution musculaire complète; l'anesthésie peut d'ailleurs être continuée par le chloroforme; il est moins dangereux que ce dernier, car il n'expose pas aux syncopes. Il provoque une hypersécrétion intense de la sueur, de la salive, des larmes; contre-indiqué chez les nerveux, les cardiaques, les brightiques.

Employé également comme *anesthésique local* dans les petites opérations, comme *antispasmodique* (20 à 40 cg). Le *somnoforme* est un mélange de bromure d'éthyle (5 g), de chlorure d'éthyle (60 g) et de chlorure de méthyle (35 g).

Butyrate d'éthyle. — Liquide incolore, mobile, à odeur d'ananas; employé en mélange dans l'alcool à 55° dans la confiserie et la parfumerie comme essence d'ananas.

Chlorure d'éthyle. — Liquide très volatil, qui bout à 12°5; employé en pulvérisations comme *anesthésique local* (kélène) : la peau blanchit et devient insensible durant une à deux minutes. Utilisé contre les névralgies faciales et surtout dans les petites opérations (avulsion dentaire, incision d'abcès) ; ce gaz étant inflammable, on ne peut se servir du thermocautère.

Employé également en *anesthésie générale* en inhalations (2 cm^3) : on l'administre à la compresse ou avec l'appareil de Camus (V. ANESTHÉSIE). Ce liquide peu toxique donne une narcose et un réveil très rapides; mais la résolution musculaire est souvent incomplète; aussi réserve-t-on son emploi aux interventions de courte durée.

Le *mélange de Schleich* est constitué par 300 g d'éther éthylique, 100 g de chloroforme anesthésique et 50 g de chlorure d'éthyle.

Iodure d'éthyle. — Liquide incolore, d'odeur éthérée, alliacée, qui bout à 72°; a été employé en inhalations (X à XXX gouttes) comme anesthésique respiratoire et médicament iodé dans l'asthme et la dyspnée des artério-scléreux.

ÉTHYLÈNE (Bicarbure d'hydrogène). — Gaz incolore et insipide, combustible en présence d'air, détone au contact d'une flamme ou d'une étincelle. A été employé comme *anesthésique*, à la façon de l'acétylène.

Éthylène tétraïodé. — V. DIIODOFORME.

Dérivés chlorés de l'éthylène. — Ces dérivés sont employés comme dissolvants des matières grasses, du caoutchouc, dans de nombreuses industries (extraction des huiles, dégraissage des os, peaux, cuirs, des pièces métalliques; teintures, vernis, dissolution de caoutchouc); ils peuvent engendrer des dermites chroniques et récidivantes, des brûlures, et parfois des accidents aigus encéphalitiques.

ÉTIOLOGIE (du gr. *aitia*, cause, et *logos*, traité). — Etude des causes des maladies.

ÉTONNEMENT. — L'étonnement joue un rôle considérable en psychologie normale. A tout instant, il pose des interrogations, réclame des éclaircissements, force notre attention, nous oblige à réfléchir, nous prévient des erreurs commises ou imminentes. Les individus chez lesquels l'étonnement est déficient sont, du fait même, des irréfléchis, des crédules, des suggestionnables. L'étonnement disparaît dans les rêves, chez les fanatiques dont les convictions sont aveugles, chez les délirants. L'absence de l'étonnement semble être la source et l'équivalent de l'absence de jugement.

ÉTOUFFEMENT. — V. OPPRESSION, ASPHYXIE.

ÉTOURDISSEMENT. — Impression que tout tourne autour de soi. V. CERVEAU (maladies).

ÉTRANGLEMENT. — 1° Constriction de la gorge, forme d'asphyxie ; 2° étranglement interne ou d'intestins. V. HERNIE et INTESTIN (maladies).

ÉTRIER. — Petit osselet de l'oreille moyenne.

ÉTRIER. — Appareil métallique permettant de mettre en tension les *broches de Kirschner* (v. ce mot) utilisées pour réaliser des tractions sur les os fracturés.

ÉTUVE. — Appareil dans lequel on produit une température élevée.

Étuve à cultures microbiennes. — De nombreuses espèces de bactéries demandent des températures élevées, voisines de 40°, pour pouvoir végéter d'une façon abondante. On place leur culture à la température propice et fixe dans des appareils dits « étuves », qui se règlent automatiquement une fois portés à la température voulue (*fig.* 656).

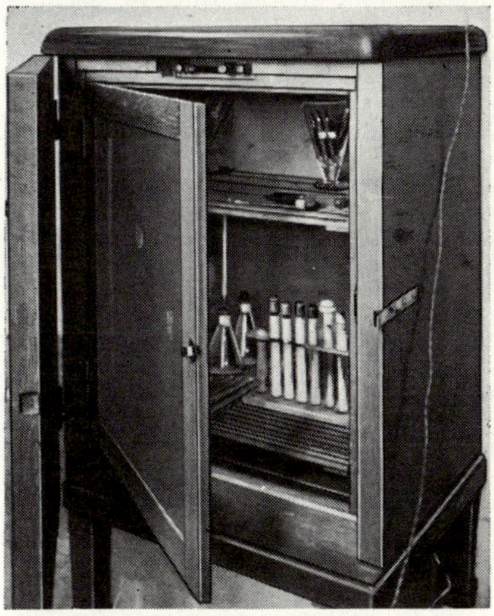

FIG. 656. — Etuve électrique à doubles parois pour cultures microbiennes. (*Phot. Larousse.*)

Étuve à désinfection. — V. DÉSINFECTION.

Étuve à stérilisation (*fig.* 657). — Boîte métallique chauffée au gaz ou à l'électricité, à une température de 120° à 150°, pour stériliser les instruments de chirurgie.

Étuve à vapeur (sèche ou humide). — Endroit clos dont on élève la température pour provoquer la sudation.

Il existe à Cransac, dans une montagne, des excavations formant des *étuves naturelles*, dans lesquelles la température varie entre 32° et 48°.

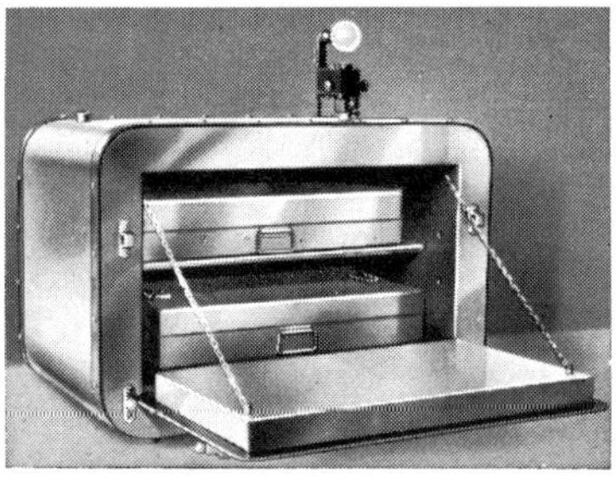

FIG. 657. — Etuve électrique à stérilisation. (*Doc. Et Flicoteaux.*)

Des étuves existent également à Chaudes-Aigues, La Bourboule, Plombières.

EUBIOTIQUE (du gr. *eu*, bien, et *bios*, vie). — Art de bien vivre. Les règles de la vie saine comportent l'observation de certaines pratiques concernant la propreté corporelle, le genre de vie, l'hygiène alimentaire, mentale, sexuelle. V. HYGIÈNE.

EUCAÏNE. — Corps de synthèse, succédané de la cocaïne, avec laquelle il présente certaines analogies de constitution. L'*eucaïne B*, trois fois moins toxique que l'*eucaïne A*, l'est quatre fois moins que la cocaïne. Employée comme analgésique local (art dentaire), en injection hypodermique de 2 à 3 cm³ d'une solution à 1 p. 100. Moins active que la cocaïne, elle est douée de propriétés vaso-dilatatrices très gênantes dans les interventions.

EUCALYPTUS. — Plante de la famille des Myrtacées (*Eucalyptus globulus*), à feuilles longues et ovales, d'odeur forte et balsamique, de saveur aromatique, qui donnent par distillation une huile essentielle dont on extrait l'*eucalyptol* (60 p. 100).

MODE D'EMPLOI et ACTION. L'infusion des feuilles (20 g par litre) est anticatarrhale, stimulante, fébrifuge et balsamique.

L'eucalyptus est un antiseptique pulmonaire et un modificateur des sécrétions bronchiques; on l'emploie dans la tuberculose pulmonaire avec sécrétion abondante, les bronchites chroniques, la gangrène pulmonaire.

Infusion (20 g p. 1 000), sirop 30 à 100 g, poudre 4 à 5 g en cachets, teinture 5 à 20 g, ou en fumigations, quelques gouttes dans l'eau bouillante; excellent hémostatique local.

Il existe des cigarettes à feuilles d'eucalyptus.

EUCALYPTOL ou CINÉOL. — Essence de la plante employée en inhalations dans les laryngites, sous forme de perles (1 à 3 g), ou en injections, en solution huileuse au 1/4, dans les bronchites fétides, les vomiques, la gangrène pulmonaire, comme désinfectant de l'expectoration. On s'en sert pour donner un goût agréable à l'huile de foie de morue. Peut parfois causer des éruptions urticariennes.

EUGÉNIE-LES-BAINS (Landes). — Station d'eaux sulfurées et sulfatées calciques froides ou tièdes (19°).

CURE. Boisson, bains, douches, entéroclyse.

INDICATIONS. Dyspepsies chimiques et nerveuses, gastralgies, entérites, auto-intoxications, goutte, arthritisme, affections chroniques des voies urinaires.

EUGÉNIQUE ou EUGÉNISME (du gr. *eu*, bien, et *genos*, race). — Science de l'hygiène raciale, créée par Francis Galton (1822-1911), dont les buts principaux sont de veiller à la conservation et au développement des caractères favorables de l'espèce, et à l'élimination des caractères défavorables. Les uns et les autres étant héréditaires, l'eugénique s'appuie surtout sur les connaissances des lois de la génétique. L'eugénisme, qui cherche le progrès par la sélection, est donc très différent du *racisme*, qui prétend isoler et favoriser la meilleure race et veiller à sa pureté.

EUGÉNOL. — V. GIROFLE.

EUNUCHISME. — Etat des individus mâles ou femelles privés dès l'enfance de leurs glandes génitales, soit par castration, soit à la suite d'une maladie.

EUNUQUE (du gr. *eunê*, lit, et *ekhein*, garder). — Individu privé de ses organes génitaux. V. TESTICULES : *Castration*.

EUPATOIRE. — Plante de la famille des Composacées (*Eupatorium cannabinum*). L'eupatoire, qui abonde dans les lieux humides (chanvrine, chanvre d'eau), avait la réputation d'être tonique, fébrifuge et efficace dans divers cas d'empoisonnement.

E. perfoliatum, *E. teucrifolium* jouissent aux Etats-Unis d'une grande réputation comme toniques, purgatifs, diurétiques, sudorifiques. *E. purpureum* est vanté contre la gravelle, les cystites chroniques.

EUPEPSIE (du gr. *eu*, bien, et *pepsis*, digestion). — Digestion normale.

EUPHORBES. — Plante de la famille des Euphorbiacées, dont toutes les parties contiennent un *latex* blanc, âcre, caustique, qui a été employé contre les verrues; mais il provoque sur les yeux une démangeaison insupportable.

Les Arabes l'emploient à l'intérieur contre les morsures de serpents.

On distingue diverses euphorbes : *Euphorbia lathyris* (Epurge), *E. cyparissias* (petite Esule), *E. palustris* (grande Esule), *E. sylvatica*, *E. helioscopia* possèdent des racines douées de vertus vomitives, et qui peuvent remplacer l'ipéca.

Les fruits de *E. pilulifera* sont des petites boules employées contre l'asthme, la bronchite, l'emphysème, la fièvre des foins, sous forme d'infusion (5 g pour 1 litre), d'extrait fluide (30 cg à 1g,5), de teinture au 1/5 (1 à 3 g).

Les racines d'*E. ipecacuanha* sont éméto-cathartiques.

E. resinifera, qui croît surtout au Maroc, fournit une résine douée de propriétés purgatives drastiques énergiques (vénéneuses); à l'extérieur, elle est rubéfiante et vésicante.

EUPHORIE (du gr. *eu*, bien, et *pherein*, porter). — Impression de bien-être et de tranquillité mentale.

Elle peut être *normale*, et est constatée particulièrement comme contraste après la cessation de la fièvre ou d'une crise pénible quelconque. On peut l'observer aussi comme une sorte de détente peu de temps avant la mort chez des individus ayant beaucoup souffert (tuberculose, cancer), et cette phase d'interruption de leurs douleurs peut les illusionner.

L'euphorie est *anormale* lorsqu'elle se produit comme un épanouissement exagéré de la personnalité dans certaines formes d'aliénation mentale, notamment dans la paralysie générale (délire des grandeurs) ou sous l'influence de certains stupéfiants (haschich, opium).

EUPHRAISE. — Plante de la famille des Scrofulariacées (*Euphrasia officinalis*) employée en infusion contre les conjonctivites (casse-lunettes).

La teinture a été préconisée en Amérique contre le coryza (XX à XXX gouttes).

EUPNINE (Iodure de caféine). — Employée à la dose de 0g,5 à 1 g dans l'asthme, les dyspnées brightiques et cardiaques.

EURYTHMIE (du gr. *eu*, bien, et *rhuthmos*, rythme). — Régularité du pouls.

EUSTACHE (Maladies de la trompe d'). — V. OREILLE.

EUTHANASIE (du gr. *eu*, bien, et *thanatos*, mort). — Mort sans souffrances. L'euthanasie peut être naturelle; elle peut aussi être provoquée dans le dessein de faire cesser les souffrances d'un malade.

EUTOCIE (du gr. *eu*, bien, et *tokos*, accouchement). — Accouchement normal.

EUTOCIQUE. — Qui favorise les accouchements. Pour remédier à la faiblesse ou au ralentissement des contractions utérines pendant l'accouchement, on préconise divers médicaments.

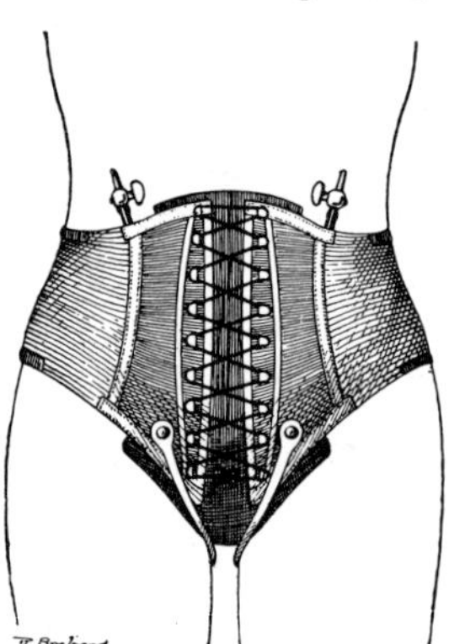

FIG. 658. — Ceinture eutocique.

On peut conseiller comme médicaments eutociques le *sulfate de quinine* (1 g), les *sucres*, sous forme de lactose ou de sucre du commerce, par dose de 25 g (5 morceaux dissous dans une petite quantité d'eau ou de lait), l'*extrait hypophysaire* (lobe postérieur); ce dernier médicament peut d'ailleurs provoquer certains accidents au cours de la délivrance.

Ceinture eutocique. — Ceinture destinée à maintenir la bonne situation donnée à un fœtus à la suite de la version par manœuvres externes. Ce résultat est obtenu par deux ou quatre sacs en caoutchouc, que l'on gonfle (*fig.* 658) une fois la ceinture posée, de façon à fixer latéralement les extrémités de l'enfant, jusqu'au moment de l'accouchement, et l'empêcher ainsi de reprendre une mauvaise position dans la matrice.

EUZET-LES-BAINS (Gard). — Petite station d'eaux minérales sulfurées, sulfatées calciques et magnésiennes, froides, radio-actives. Seule source goudronnée en Europe. (La station thermale n'est plus exploitée depuis 1940.)

ÉVANOUISSEMENT. — Suspension subite et temporaire de la conscience, du sentiment et du mouvement, par suite de la cessation plus ou moins complète de l'action du cœur, ou par un trouble circulatoire ou fonctionnel au niveau du tronc cérébral ou des hémisphères cérébraux (anoxémie, hypotension, épilepsie, etc.).

La durée de l'évanouissement varie de quelques secondes à plusieurs minutes. Dans la plupart des cas, l'évanouissement est précédé par un état de malaise, des bâillements, des vertiges, des tintements d'oreilles, de l'obscurcissement de la vue, des nausées, état qui constitue la *lipothymie* (du gr. *leipein,* manquer, et *thumos,* courage), stade auquel le trouble peut se limiter ou être le début d'un coma.

ÉVAUX (Creuse). — Petite station d'eaux minérales sulfatées sodiques, (0,717), ferrugineuses, silicatées, lithinées magnésiennes, bicarbonatées mixtes, chlorurées sodiques, très chaudes (28° à 57°), radio-actives, qui contiennent de nombreuses conferves, dites « limon », qu'on emploie en applications locales.

CURE. Boisson, bains, simples ou carbogazeux, étuves naturelles (pulvérarium), massages sous l'eau, douches vaginales.

INDICATIONS. Algies goutteuses, rhumatismales; sciatiques, myalgies, rhumatisme subaigu ou chronique, polyarthrite déformante, uricémie; maladies des femmes, aménorrhées, dysménorrhées, stérilité; troubles de la circulation veineuse, phlébites et périphlébites, varices; neurasthénie; goitre exophtalmique; entérites mucomembraneuses; maladies génito-urinaires chroniques.

CONTRE-INDICATIONS. Goutte floride, cardiopathies décompensées, affections aiguës, cancer.

ÉVENTAIL (Signe de l'). — Abduction des orteils, qui s'écartent les uns des autres, en éventail, quand on fait exécuter à certains hémiplégiques des mouvements alternatifs de flexion et d'extension du tronc sur le bassin; il peut être associé au signe des orteils de Babinski, et a la même signification que ce dernier.

ÉVENTRATION (du lat. *e,* en dehors, et *venter,* ventre). — Saillie, en dehors du ventre, de l'intestin hernié entre les muscles grands droits de l'abdomen, écartés l'un de l'autre, ou à travers une cicatrice opératoire. V. HERNIE.

CAUSES. Grossesses répétées à courts intervalles, distendant la ligne blanche; plaies de l'abdomen, dilatation d'une cicatrice, suite de laparotomie.

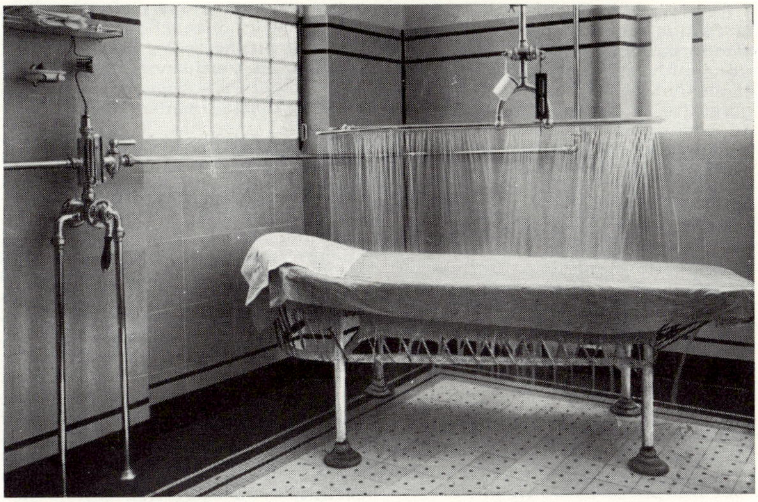

FIG. 659. — Salle de douche-massage à Evian.

ÉVIAN (Haute-Savoie). — Station d'eaux bicarbonatées sodiques faibles, diurétiques.

CURE. Boisson, accessoirement hydrothérapie, mécanothérapie.

INDICATIONS. Neuro-arthritisme, goutte; diabète; neurasthénie; artériosclérose; dyspepsie hypersthénique (à l'exception des dilatations d'estomac); entérites chroniques; entérite muco-membraneuse; cholémie; angiocholites simples, chroniques; lithiase biliaire et rénale; pyélo-néphrite, pyélites; cystites chroniques; albuminuries.

CONTRE-INDICATIONS. Dilatation d'estomac; cirrhose; affections valvulaires du cœur; insuffisance de la perméabilité rénale; calcul rénal trop volumineux; rétention d'urine.

ÉVICTION SCOLAIRE. — V. ÉCOLE.

ÉVIDEMENT PÉTRO-MASTOÏDIEN. — Trépanation de l'apophyse mastoïde, avec ouverture de l'antre et de l'oreille moyenne, en cas de mastoïdite ou d'otorrhée chronique avec menace de complications méningées.

ÉVIPAN (Méthyl-cyclo-hexényl-méthyl-malonylurée). — Poudre cristalline blanche employée comme hypnotique léger à action fugace (25 cg par voie buccale).

Son *sel sodique* soluble est utilisé comme anesthésique en injection intraveineuse lente (1 g dissous dans 10 cm^3 d'eau distillée); l'anesthésie, très rapide, ne dure que quinze à vingt minutes; elle est parfois suivie de quelques heures de sommeil. Utile comme anesthésie de base ou pour certaines interventions obstétricales. V. ANESTHÉSIE.

ÉVISCÉRATION. — Sortie spontanée des intestins par rupture d'une cicatrice de laparotomie.

Opération qui consiste, après incision abdominale, à dévider l'intestin pour rechercher une lésion intestinale.

Ouverture du thorax et de l'abdomen d'un fœtus mort pour en extraire les viscères et permettre son extraction en cas de dystocie.

ÉVOLUTION (ou transformisme). — Modification progressive et non réversible d'une espèce par l'apparition, la transmission héréditaire et le développement d'un ou de plusieurs caractères physiques ou fonctionnels nouveaux, généralement favorables.

L'évolution aboutit à la création de sous-espèces, dans lesquelles ces caractères nouveaux deviennent stables.

Le mécanisme de l'évolution a été longtemps discuté. Avec Lamarck (1744-1829), on a d'abord admis que des *variations* (apparition de caractères nouveaux) créées par l'adaptation au milieu extérieur (en raison de l'*usage* ou du *non-usage* d'un organe particulier) pouvaient, à la longue, devenir héréditaires (théorie de l'*hérédité des caractères acquis,* encore très débattue).

Pour Darwin (1800-1882), il se fait une *sélection naturelle,* en raison de laquelle certains individus d'une espèce, doués de quelque avantage par le hasard, résistent mieux aux conditions défavorables du milieu et ont plus de chances de subsister et de procréer que ceux qui en sont dépourvus; peu à peu, les descendants de ces privilégiés, munis de ces avantages par l'hérédité des caractères acquis, tendent à remplacer les autres.

On pense généralement aujourd'hui que l'évolution est le résultat de variations brusques dans le patrimoine héréditaire, dues à des *mutations* (v. ce mot), c'est-à-dire à des changements subits apportés dans les facteurs chromosomiens et dans les caractères qu'ils déterminent. Les mutations favorables (habituellement héritées en dominance) entraînent un avantage pour cette nouvelle variété de l'espèce, qui tend ainsi à proliférer; les mutations défavorables (habituellement récessives) réduisent les chances de survie et de procréation des lignées atteintes.

On peut discuter afin de préciser si l'évolution a un but voulu par une volonté supérieure (finalisme) ou si elle est le résultat de hasards successifs, dépendant de l'action du milieu extérieur (mécanicisme, matérialisme).

ÉVONYMUS (Fusain). — Arbre de la famille des Célastrées (*Evonymus atropurpureus*) originaire de l'Amérique du Nord, dont l'écorce de la tige et surtout de la racine a des vertus purgatives et cholagogues, supérieures au podophyllin; on peut l'employer en décoction, mais surtout sous forme d'un extrait hydro-alcoolique, l'*évonymine*, dont il existe trois variétés, brune, verte, liquide, qu'on évapore et dessèche à l'étuve; la poudre obtenue s'emploie en pilules associée à l'extrait de jusquiame (5 à 20 cg comme laxatif et cholagogue).

Une variété européenne (*E. europaeus*), commune dans les haies et les forêts, possède des feuilles et des fruits rouges, âcres et nauséeux, doués de propriétés purgatives; ses feuilles feraient mourir les bestiaux; le bois donne un charbon sec et léger, qui sert de crayon aux dessinateurs (*fusain*) et qui entre dans la fabrication des poudres de guerre et de chasse.

EXACERBATION (du lat. *ex*, hors de, et *acerbus*, fâcheux). — Exagération passagère des symptômes d'une maladie.

EXALGINE. — Poudre cristalline blanche à saveur légèrement amère. Analgésique puissant (à dose moitié de celle d'antipyrine), bien supporté par le tube digestif.

MODE D'EMPLOI. Contre les névralgies et les douleurs précédant les règles : cachet de 25 cg, trois par jour.

EXAMEN PRÉNUPTIAL. — Institué par la loi du 16 décembre 1942 et l'ordonnance du 2 novembre 1945, cet examen impose aux deux futurs époux la remise, à l'officier de l'état civil, d'un certificat médical datant de moins de deux mois, constatant qu'ils ont été *examinés en vue du mariage*. (V. *fig.* à CERTIFICATS.)

Cet examen doit comporter non seulement l'examen radiologique (pour la tuberculose) et sérologique (pour la syphilis) du sujet, mais aussi, « visant la sauvegarde physique et morale de la race », l'obligation pour le médecin d'attirer son attention sur les tares héréditaires physiques ou mentales qui peuvent exister chez lui ou dans sa famille, et qu'il serait susceptible de transmettre à ses descendants selon les règles de l'hérédité mendélienne. En aucun cas, cependant, le médecin ne pourra opposer son veto à la célébration du mariage. L'examen prénuptial est l'arme la plus puissante que l'eugénique dite « négative » possède en France.

EXANTHÈME (du gr. *ex*, hors, et *anthos*, fleur). — Syn. d'*éruption externe*, par opposition à *énanthème*.

EXCIPIENT. — L'excipient ou *véhicule* est la substance solide ou liquide dans laquelle on a incorporé un médicament. Tantôt l'excipient ne joue lui-même aucun rôle actif (poudre de guimauve ou miel des pilules), tantôt il a son action propre (glycérine des glycérolés).

EXCISION (du lat. *excidere*, couper). — Enlèvement d'une partie peu volumineuse d'un bourgeon charnu, d'un corps étranger.

On excise dans une plaie de guerre, à la pince, au bistouri ou aux ciseaux, les corps étrangers, les tissus souillés, déchirés ou contusionnés, voués à la nécrose. Cet *épluchage* doit avoir lieu dans les douze premières heures.

EXCITATION. — Comme la dépression, l'excitation, à son degré le plus léger, est un état émotionnel normal, les individus réagissant aux impressions extérieures ou intérieures suivant une modalité prédominante, vive ou affaissée, violente ou abattue. Si nous exagérons ce ton émotionnel normal, nous passons à des états pathologiques caractérisés par des réactions nettement disproportionnées, par leur intensité et leur durée, avec les causes qui les ont provoquées. C'est alors que l'on voit se réaliser, dans l'état d'excitation, cette dépense désordonnée de mouvements, de gestes, de paroles, de pensées, dont tous les degrés sont possibles, depuis la subexcitation ou exaltation simple jusqu'à l'agitation furieuse, que l'on observe le plus typiquement dans l'accès de manie aiguë.

EXCLUSION. — Intervention chirurgicale qui consiste à isoler la partie malade d'un organe (intestin, pylore). Par ce procédé, on élimine, par exemple, un segment du tube digestif du trajet que doivent suivre les aliments.

EXCORIATION. — Petite perte de substance d'origine traumatique n'intéressant que les couches superficielles de la peau.

EXCRÉMENTS. — Résidus digestifs. V. COPROLOGIE et FÉCALES (Matières).

EXCRETA et EXCRÉTION (du lat. *excernere*, rejeter). — L'*excrétion* est le rejet au-dehors de matières qui sont le résidu des actions digestives (excréments) et du filtrage opéré par les reins (urine), ou du produit de certaines glandes (salive, sueur, mucus nasal). Les *excreta* sont les liquides ou les solides ainsi évacués.

EXCROISSANCE (du lat. *ex*, hors, et *crescere*, croître). — Tumeur de nature quelconque, faisant saillie au-dessus de la peau ou d'une muqueuse, et, plus particulièrement, les condylomes et les verrues.

EXERCICE ou CULTURE PHYSIQUE. — Ensemble de mouvements ayant pour but l'épanouissement de l'individu au point de vue fonctionnel et organique, en développant harmonieusement et rationnellement ses qualités corporelles.

La *culture physique* n'est pas le *sport*. Elle consiste dans la pratique d'exercices, dans une succession de mouvements de plus ou moins grande amplitude, rapides et variés.

Les sports sont des exercices physiques appliqués à la poursuite d'une performance, d'une compétition, d'un classement ; c'est ce qui peut les rendre dangereux. La mode des championnats oblige souvent l'organisme à dépasser la limite normale de son effort; il peut en résulter des tares organiques : déformations diverses, lésions cardiaques, tuberculose.

Les sports, plus encore que la culture physique, exigent le contrôle médical sévère des sujets et une surveillance continue.

Une culture physique rationnelle développe chez ses adeptes la force et l'adresse, l'endurance et le sang-froid, l'esprit de décision; elle agit favorablement sur le fonctionnement des divers systèmes de l'économie, gage d'une bonne santé physique.

Action sur les muscles. — Les exercices physiques augmentent le volume des muscles et perfectionnent leurs qualités de contractilité, de tonicité et d'excitabilité; il se fait une meilleure utilisation des groupes musculaires; les diverses pièces du squelette sont fixées plus solidement, ce qui empêche les déformations (scoliose, cyphose, lordose) si fréquentes dans l'adolescence par insuffisance musculaire; mais il convient de faire fonctionner également tous les muscles, sous peine de donner naissance à des hypertrophies musculaires, des asymétries disgracieuses et nuisibles.

Action sur la respiration. — Le travail musculaire produit de l'acide carbonique en excès et consomme de l'oxygène; la grande quantité de CO_2 dans le sang veineux entraîne, par voie de réflexe bulbaire, une accélération du rythme respiratoire, d'abord saccadé, puis plus régulier, et le jeu pulmonaire prend une plus grande amplitude. Il en résulte une augmentation du périmètre thoracique, et la capacité vitale passe de 3^{l},500 à 5 à 6 litres chez les sujets entraînés. Ce sont les exercices à effets généraux (saut, course) qui activent le mieux les échanges respiratoires.

Action sur la circulation. — L'effort musculaire provoque une augmentation de la circulation sanguine; il se produit une vaso-dilatation intense des capillaires, une accélération du rythme cardiaque, une amplification des contractions cardiaques et une élévation de la tension artérielle. Le nombre des pulsations peut atteindre 150 et même 200, et le retour à la norme demande vingt à trente minutes ; il faut éviter, chez les jeunes, les exercices qui ne permettent pas une récupération rapide de l'état normal. La quantité de sang projetée dans l'aorte à chaque systole peut passer de 60 cm^3 à 120 cm^3; le myocarde, qui fournit un effort considérable, s'hypertrophie; cette hypertrophie physiologique ne doit pas être confondue avec la dilatation du cœur (*cœur forcé*), pathologique, qu'on peut observer chez les jeunes en voie de croissance.

Action sur la nutrition. — La nutrition générale est profondément modifiée; au lieu d'une dépense de base de 1 700 calories chez un homme de 70 kg, au repos, cette dépense sera quintuplée après des exercices physiques, et même décuplée si ces exercices sont énergiques et prolongés. L'appétit est augmenté, et l'activité de la circulation entraîne une augmentation de la sécrétion des glandes digestives. Les tissus graisseux diminuent et disparaissent; les *protides* animales ou végétales doivent fournir un apport calorique suffisant : on admet ordinairement que si l'alimentation carnée permet un effort rapide, l'alimentation végétale convient mieux à un effort prolongé. Mais le meilleur combustible des exercices physiques est constitué par les glucides, qui représentent la principale source du glycogène musculaire. Le sucre absorbé même en petite quantité, au moment de l'effort, augmente le rendement physique et diminue la fatigue. Les vitamines B_2 et C, certaines substances minérales (calcium, phosphore, magnésium, fer) favorisent également le travail musculaire.

Accessoirement, certains stimulants peuvent accroître le rendement physique : tels les phosphates, les alcalins (bicarbonate, citrate de soude ou de potasse), le chlorure de sodium (eau salée à 2 p. 100), l'alcool à petites doses, la caféine (café, thé, cola, coca), la coramine, le cardiazol, la benzédrine. Mais l'emploi de ces diverses substances n'est pas physiologique, et si elles peuvent rendre des services en cas d'ef-

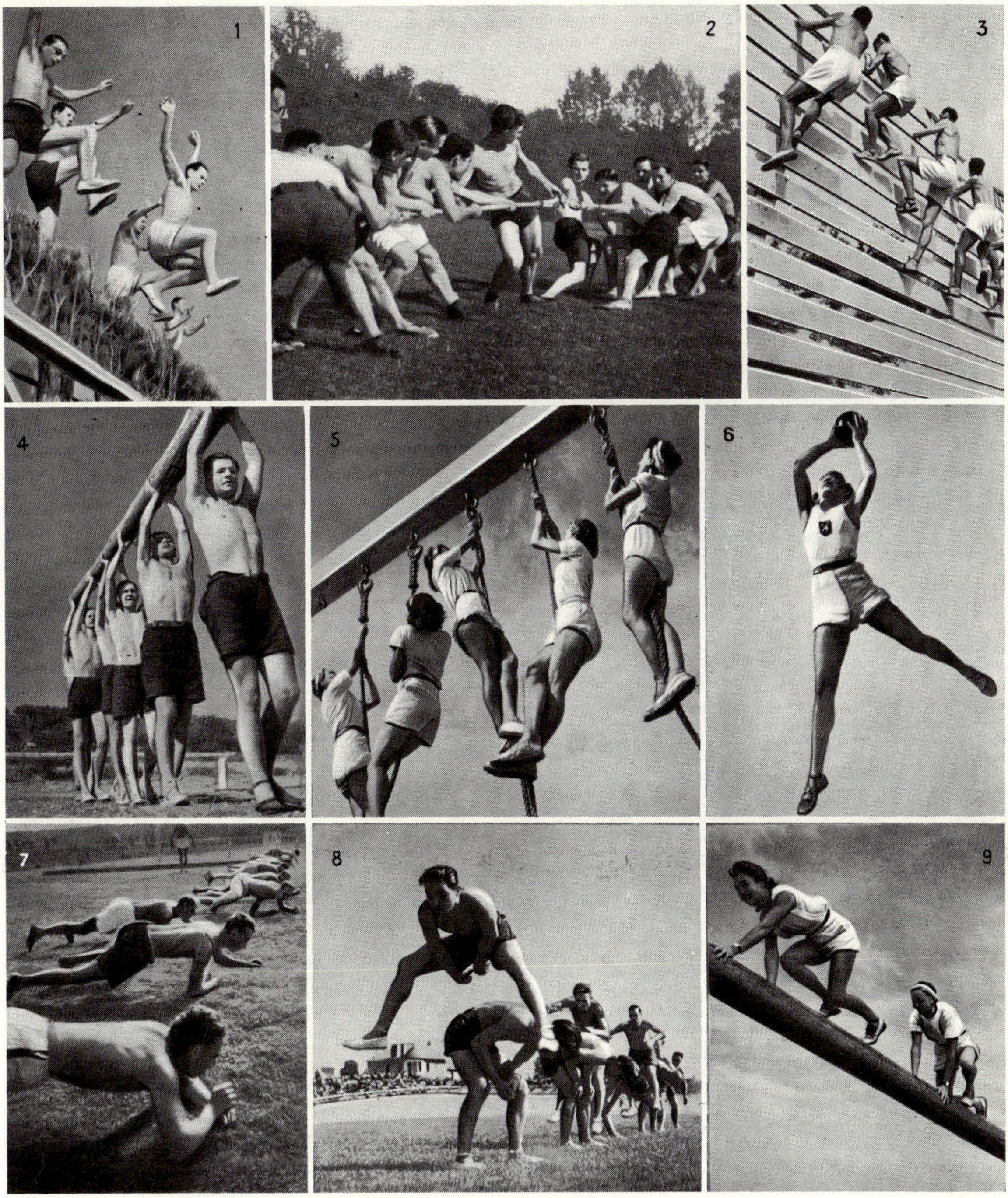

Exercices physiques.

1. Saut d'obstacle; 2. Lutte à la corde; 3. Grimper (mur d'escalade) ; 4. Porter ; 5. Grimper à la corde; 6. Lancer; 7. Ramper (quadrupédie) ; 8. Saute-mouton ; 9. Ramper sur poutre.

(Phot. Direction générale de la Jeunesse et des Sports.)

forts intenses, elles ne sauraient être utilisées d'une manière habituelle.

Si les exercices physiques accroissent l'assimilation, ils activent également la *désassimilation :* les émonctoires, reins, foie, glandes sudoripares, fonctionnent plus énergiquement, grâce à une circulation plus intense; le cholestérol, l'urée, l'acide urique, s'ils se trouvent en excès dans le sang, sont ramenés à leur taux normal.

La sangle musculaire des muscles abdominaux augmente les mouvements péristaltiques de l'intestin et lutte contre la constipation.

Les exercices physiques ont donc une influence heureuse sur l'assimilation et la désassimilation.

Fatigue et surmenage. — Quand les exercices physiques ont dépassé les limites des possibilités du sujet, celui-ci ressent de la *fatigue.* Ce peut être une simple *courbature,* apparaissant vingt-quatre heures après l'effort musculaire chez des sujets non entraînés; raideurs et douleurs disparaissent après deux à trois jours de repos. Mais la courbature peut être fébrile (38° à 39°) avec céphalée et transpiration; elle se termine au bout de cinq à six jours par une décharge urinaire. Ces troubles sont dus à l'intoxication par production de déchets (CO_2, urée, acide urique, créatine, créatinine), qui s'accumulent et se répandent dans tout l'organisme en même temps que les apports en oxygène et en glycogène deviennent insuffisants.

Le *surmenage* n'est que l'exagération de

la fatigue; rare est le *surmenage aigu,* sauf chez les coureurs : la mort peut être rapide et la rigidité cadavérique instantanée.

Le *surmenage lent,* exagération de la courbature fébrile, se traduit par de la fièvre, des troubles digestifs, une perte d'appétit, une soif perpétuelle, de la diarrhée, des vomissements, une albuminurie avec troubles hépatiques, de l'insomnie, une irritabilité excessive; le moindre effort cérébral ou physique devient pénible.

Le surmenage lent aboutit à *l'épuisement,* en cas d'inanition ou de sous-alimentation. L'organisme se trouve ainsi dans un état de moindre résistance vis-à-vis de maladies infectieuses (typhoïde, tuberculose).

Pour éviter ces divers troubles, il faut que le sujet se soumette à un *entraînement* progressif. V. ENTRAÎNEMENT.

Nature et classement des exercices. — Les exercices physiques peuvent être *naturels* ou *artificiels.*

Les *exercices naturels* sont, d'une part, les *jeux :* course, saut, chasse, cyclisme, canotage, ski, escrime, équitation, alpinisme, natation, pelote, tennis, etc.; d'autre part, les *métiers :* travail du bois, des métaux, jardinage, etc., qui développent l'habileté manuelle et l'adresse et qui devraient être enseignés à tous les enfants des écoles.

Les *exercices artificiels* sont la gymnastique suédoise ou athlétique. V. GYMNASTIQUE.

On peut classer les exercices physiques en trois catégories :

Les *exercices de force,* qui se caractérisent par l'énergie des contractions musculaires et l'intensité du travail musculaire fourni : boxe, lutte, soulèvement de poids;

Les *exercices de vitesse,* supérieurs aux précédents, caractérisés par la fréquence des contractions musculaires, la rapidité des mouvements exécutés : course, canotage, cyclisme, escrime, boxe;

Les *exercices de fond,* qui nécessitent un travail musculaire intense et prolongé : marche, gymnastique suédoise.

Exercices suivant l'âge. — Pendant l'enfance, les os sont mous et malléables; il faut se garder des exercices qui hypertrophieraient les muscles; il faut laisser l'enfant jouer, courir, lui faire pratiquer des exercices respiratoires, et surveiller les déformations vertébrales si communes à cet âge par suite d'attitudes vicieuses prises à l'école.

A la *puberté,* jusqu'à dix-huit ans, les muscles sont en voie de développement; la taille s'est accrue trop rapidement par rapport au développement thoracique; il faut rejeter les exercices de fond, de force, et donner la préférence aux exercices de vitesse.

A l'*adolescence* et jusqu'à trente ans, tous les exercices sont permis; à mesure que le sujet avance en âge, il faut réduire les exercices de vitesse et de force. Après 50 ans, le tissu adipeux s'accumule, les articulations deviennent raides, la résistance du cœur, des artères, des poumons, des reins est diminuée, l'essoufflement arrive vite; il convient de se livrer avec modération aux exercices de fond sans les pousser jusqu'à l'essoufflement.

Contrôle médical des exercices physiques. — Ce contrôle indispensable permettra d'apprécier l'aptitude ou l'inaptitude totale ou partielle aux divers exercices physiques, de dépister des affections graves, des maladies du cœur en particulier, une insuffisance respiratoire.

L'examen médical devra porter sur l'intégrité des organes : cœur et appareil respiratoire, reins, os, perméabilité rénale, examen de la vue, de l'ouïe, dynamométrie, examen des variations du pouls, de la tension artérielle au repos, au pas gymnastique, etc.

Le médecin surveillera, en outre, les sujets au cours des exercices physiques et de l'entraînement sportif, afin d'éviter un surmenage des muscles et du cœur.

EXÉRÈSE (du gr. *exairesis,* extraction). — Enlèvement d'une tumeur, extraction d'un calcul faite en respectant les parties saines.

EXFOLIATION (du lat. *ex,* hors de, et *folium,* feuille). — Destruction des couches superficielles de l'épiderme. Détachement par feuilles ou lames de tissus nécrosés.

Biopsie-exérèse. — Ablation totale d'une lésion afin de préciser sa structure histologique et sa nature bénigne ou maligne. (V. LANGUE [*Cancer de la*].)

EXHIBITIONNISME. — Perversion sexuelle caractérisée par le besoin qu'éprouve un sujet de montrer en public ses organes génitaux, généralement en dehors de toute manœuvre lubrique, ce besoin survenant de manière intermittente et paroxystique, prenant souvent la violence d'une obsession irrésistible.

L'exhibition peut quelquefois s'accompagner d'érection. Il est à remarquer que les malades sont tentés d'exécuter leurs actes dans les lieux où précisément ces actes revêtent un caractère de plus grande offense.

EXHUMATION. — Extraction d'un cadavre de sa sépulture en vue notamment d'un examen des viscères (supposition d'empoisonnement par exemple). Le médecin expert doit y assister et recueillir de la terre à différentes hauteurs de la fosse pour la comparer à celle qui entoure le cadavre. Suivant la nature de la terre, la conservation du cadavre après un temps donné peut être très différente.

EXOGÈNE (du gr. *exô,* en dehors, et *genos,* origine). — Une intoxication *exogène* est due à des substances extérieures à l'organisme et absorbées par l'appareil respiratoire ou digestif ou par la peau et les muqueuses.

Les *poisons exogènes* peuvent être : 1° des poisons aliments; 2° des poisons professionnels (phosphore, plomb, gaz nuisibles); 3° des substances pharmaceutiques (arsenic, digitale, etc.); 4° des poisons accidentels.

EXOMPHALE (du gr. *exô,* en dehors, et *omphalos,* ombilic). — Hernie ombilicale congénitale.

EXOPHTALMIE (du gr. *ex,* hors de, et *ophtalmos,* œil). — Saillie de l'œil en dehors de sa cavité.

L'exophtalmie peut être congénitale ou causée par un traumatisme, un abcès, une tumeur du cerveau ou de la cavité orbitaire, un polype des fosses nasales.

Elle constitue un signe essentiel du goitre exophtalmique ou maladie de Basedow, et elle est due alors à la tension exagérée du muscle lisse de Müller, qui projette le globe en avant et qui est innervé par le grand sympathique.

L'exophtalmie est *pulsatile* quand elle est animée de battements visibles et perceptibles au toucher, par suite de la rupture de la carotide interne dans le sinus caverneux et la formation d'un anévrisme artério-veineux.

EXOSTOSE (du gr. *ex,* hors de, et *osteon,* os). — Production osseuse anormale, implantée à la surface d'un os par une base bien circonscrite. Il en existe deux variétés caractéristiques.

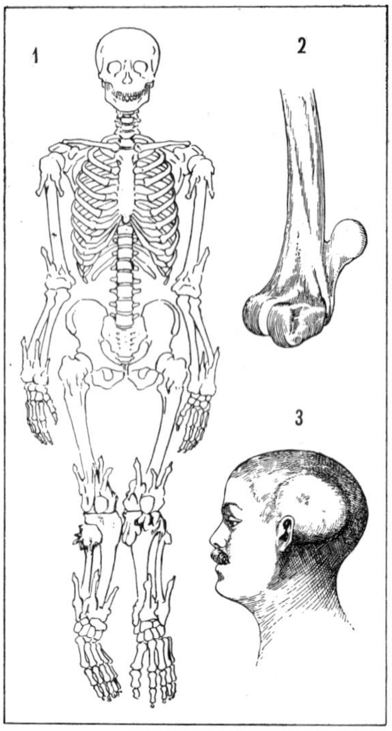

FIG. 660. — Exostoses.
1. Exostoses multiples; 2. Exostose du fémur; 3. Exostose crânienne.

Exostoses simples. — Elles sont tout à fait indépendantes de la croissance des os et sont d'origine inflammatoire ou traumatique.

CAUSES. Contusions, grossesse (dans ce cas, elles se résorbent après l'accouchement); infections (fièvres éruptives, fièvre puerpérale ou typhoïde); tuberculose (au voisinage des foyers) et surtout *syphilis.*

Ces exostoses siègent soit au niveau des membres, soit sur le crâne (*fig.* 660).

SIGNES. Leur production s'accompagne de douleurs, souvent assez vives; leur forme est irrégulière, pointue ou arrondie. Elles sont d'ordinaire peu volumineuses et rétrogradent, même jusqu'à disparition complète, sous l'action du traitement.

Maladie exostosique (ou exostoses de croissance). — Maladie familiale. Anomalie de développement des os. La maladie s'observe exclusivement pendant la croissance des os, aux points où elle s'effectue le plus activement.

Le volume est très variable (d'un pois à une tête d'enfant); la surface est lisse ou rugueuse; la forme courbe ou droite; la consistance dure, à base large ou étroite; l'évolution est lente et silencieuse; aussi les exostoses sont-elles souvent constatées seulement par hasard, au moment où elles ont pris un développement notable et gênent le fonctionnement d'un muscle. La radiographie peut donner des renseignements précieux sur leur siège et leur développement. Les exostoses ne deviennent douloureuses que lors-

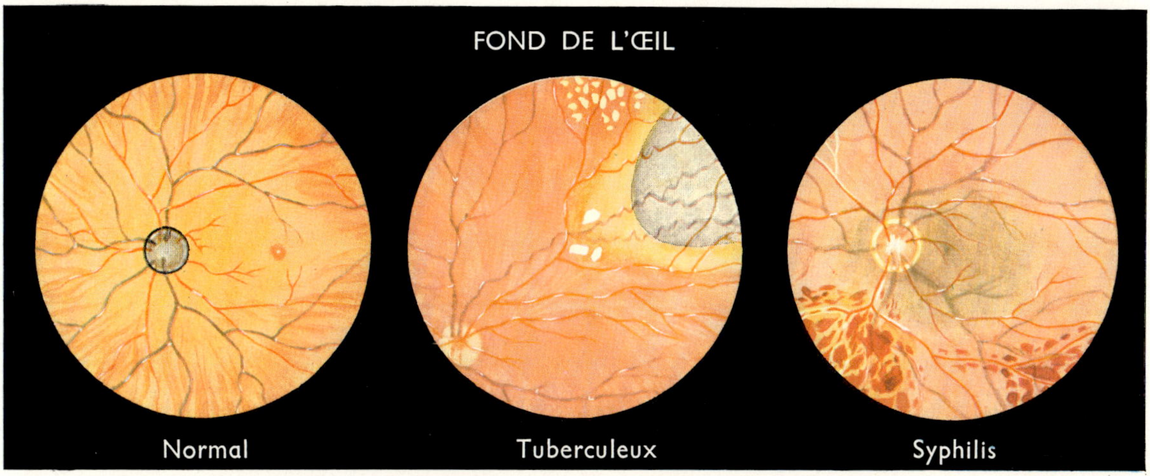

Œil gauche normal.

Tubercule choroïdien à 2 heures. Taches blanches et jaunes de choroïdite.

Papille aux contours flous à 7 heures.

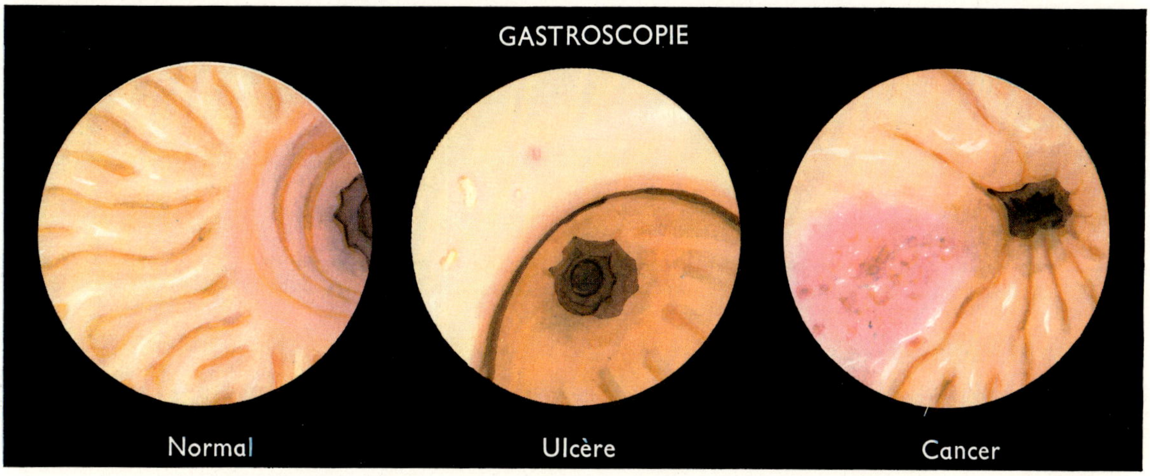

On aperçoit, à droite, l'orifice pylorique.

Ulcération du sphincter antral.

Cancer de la muqueuse gastrique.

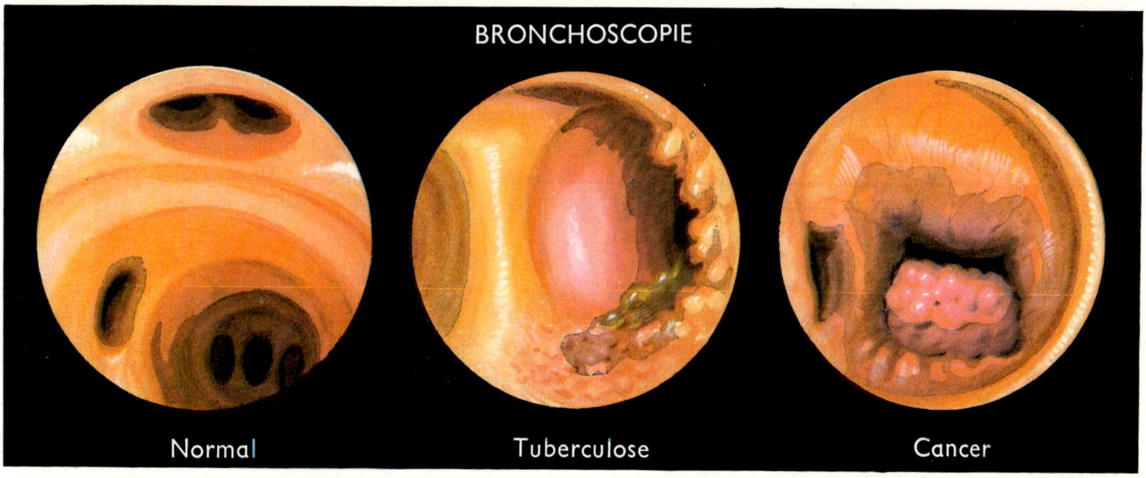

Aspect normal montrant la lobaire inférieure droite.

Tubercules entourant l'orifice bronchique.

Obstruction de la bronche lobaire supérieure par une tumeur.

qu'elles compriment un nerf ou s'enflamment sous l'action du frottement (exostoses du gros orteil).

TRAITEMENT. Essayer le traitement antisyphilitique contre les exostoses simples. Dans toutes les exostoses, l'excision chirurgicale ne s'impose qu'en cas de douleurs.

EXPECTATION (du lat. *expectare*, attendre). — Méthode consistant à n'intervenir qu'en cas d'indication spéciale, en laissant agir la nature.

EXPECTORANTS. — Médicaments facilitant l'expulsion des crachats.

VARIÉTÉS. Les expectorants agissent soit en rendant les crachats plus liquides (tolu, térébenthine, goudron, terpine, polygala, benzoate de soude), soit en excitant les muscles des bronches (ipéca, kermès). Certains, tels l'ipéca et le kermès, sont aussi, à plus forte dose, des *vomitifs* : il faut donc les prendre avec prudence et en tâtant sa susceptibilité personnelle, pour ne pas produire une action sur l'estomac.

EXPECTORATION. — Expulsion des sécrétions pathologiques des voies respiratoires. V. CRACHATS.

EXPERTISE. — Constatation d'un fait par ordre de justice ou sur la demande d'une personne intéressée, et appréciation au point de vue des connaissances médicales.

Il y a deux sortes d'expertises : criminelles et civiles.

Expertises criminelles. — La justice peut faire appel aux connaissances scientifiques du médecin pour préciser l'identité d'un individu vivant, pour examiner l'état mental d'un sujet, sa responsabilité; pour examiner des victimes d'attentat à la pudeur.

S'il s'agit d'un cadavre, le médecin doit rechercher la cause de la mort (suicide, pendaison, assassinat, etc.).

L'expertise peut porter sur des taches de linge, de vêtements, sur des médicaments, des fioles, etc., en cas d'empoisonnement, d'avortement.

Expertises civiles. — Il s'agit le plus souvent de déterminer l'étendue du dommage causé, de fixer la durée d'incapacité du travail, de dire s'il y a infirmité persistante ou passagère. Ces expertises sont surtout fréquentes en matière d'accident du travail (loi du 9 avril 1898). Dans ce cas, tout médecin peut être expert, sauf s'il a donné des soins au malade ou blessé, ou bien s'il est attaché à l'entreprise ou à la compagnie d'assurances de l'entrepreneur. En général, on se met d'accord pour ne choisir qu'un seul expert, afin d'éviter des frais, mais chacune des parties peut prendre le sien, auquel un troisième peut être adjoint.

Le médecin désigné peut refuser, avant d'avoir prêté serment, sans être obligé d'indiquer de motif.

Les experts près les tribunaux sont nommés par la cour d'appel au commencement de chaque année judiciaire, parmi les médecins ayant cinq ans d'exercice de la profession, munis du diplôme portant la mention « médecine légale et psychiatrie », et demeurant dans le ressort de la cour d'appel. En cas de flagrant délit, tout docteur en médecine peut être requis d'urgence et doit obéir à la requête; mais il peut ensuite se déclarer incompétent et refuser la mission qui lui est confiée.

Les experts nommés par le tribunal sont récusables. Le résultat de l'expertise est consigné dans un rapport.

EXPIRATION (du lat. *ex*, hors de, et *spirare*, souffler). — Second temps de la *respiration* (v. ce mot).

EXPLORATEUR. — Appareil destiné à faire connaître la position d'une balle. Le plus simple est le *stylet de Nélaton*, terminé par une partie en porcelaine sur laquelle le plomb laisse une trace grise.

Actuellement, on emploie surtout l'*électro-aimant*, l'*électro-vibreur* et des révélateurs électriques pour la recherche et l'extraction des projectiles. V. AIMANT.

Pour le repérage des projectiles opaques aux rayons X, la radiographie est souvent un secours indispensable.

EXPLOSION. — Les principales explosions sont produites par le gaz d'éclairage, l'acétylène, l'éther, le fulminate de mercure, la mélinite, le grisou.

Les lésions organiques sont souvent considérables, les corps déchiquetés et parfois méconnaissables.

EXPUITION (du gr. *ex*, hors de, et *spuere*, cracher). — Action de cracher.

EXSANGUINO-TRANSFUSION. — V. *Supplément*.

EXSTROPHIE (du gr. *ex*, hors de, et *strophê*, renversement). — Vice de conformation d'un organe dont la muqueuse est mise à nu.

Dans l'exstrophie de la vessie, la muqueuse vésicale vient faire saillie à l'hypogastre, par suite de l'absence de la paroi abdominale antérieure et de celle de la vessie.

EXSUDAT (du lat. *ex*, hors de, et *sudare*, suer). — Liquide albumineux, fibrineux, hémorragique ou séreux sorti des vaisseaux, à la suite d'une maladie.

Il peut être résorbé ou s'organiser par formation d'éléments anatomiques nouveaux, aux dépens de ceux de la paroi qui entoure l'exsudat.

EXTASE (du gr. *ex*, hors de, et *stasis*, station). — Etat nerveux, dans lequel l'attention est tellement frappée par certaines idées que le malade ne perçoit rien et reste immobilisé, en contemplation profonde, avec abolition de la sensibilité et de la motricité.

EXTEMPORANÉ. — Synonyme d'*immédiat*.

EXTENSEUR (*fig.* 661). — Lanières ou tubes de caoutchouc avec lesquels on exerce les muscles du corps, le caoutchouc servant de contre-extenseur. En dehors de l'activité donnée aux muscles, les appareils en question

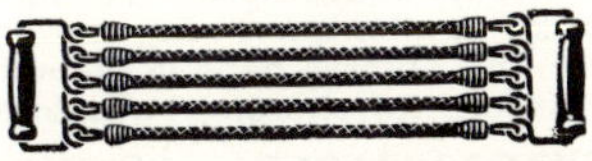

FIG. 661. — Extenseur en caoutchouc.

permettent de combattre l'obésité. Il y a avantage à pratiquer l'extension au grand air.

On a inventé certains appareils de chambre qui permettent de s'exercer à domicile.

On emploie aussi des tubes en caoutchouc comme extenseurs pour les réductions de luxation ou de fractures.

EXTENSEURS (Muscles). — Muscles produisant l'extension des membres supérieurs et inférieurs (*fig.* 662).

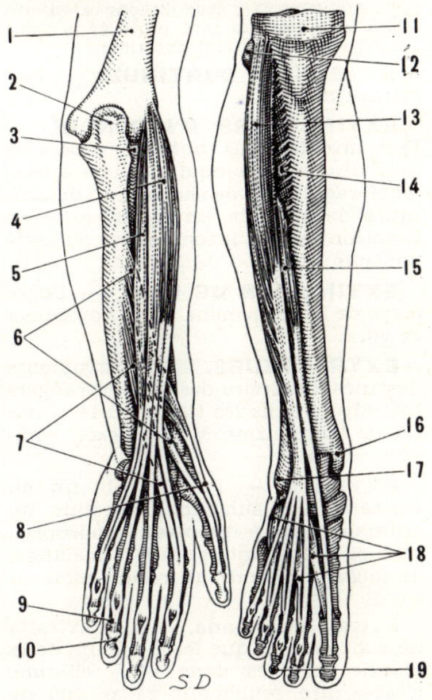

FIG. 662. — Muscles extenseurs.

EXTENSEURS DU MEMBRE SUPÉRIEUR : 1. Humérus; 2. Cubitus; 3. Radius; 4. Extenseur commun des doigts; 5. Extenseur propre du petit doigt; 6. Long extenseur du pouce; 7. Extenseur propre de l'index; 8. Court extenseur du pouce; 9. 2e phalange; 10. 3e phalange. EXTENSEURS DU MEMBRE INFÉRIEUR : 11. Tibia; 12. Tête du péroné; 13. Extenseur commun des orteils; 14. Ligament interosseux; 15. Extenseur propre du gros orteil; 16. Malléole interne (tibia); 17. Malléole externe (péroné); 18. Pédieux; 19. 3e phalange.

Membre supérieur. — Ces muscles occupent la région postérieure de l'avant-bras.

Extenseur commun des doigts. — Il s'insère en haut sur l'épicondyle et se divise en bas en trois faisceaux, un externe pour l'index, un moyen pour le médius, un interne pour l'annulaire et le petit doigt; l'insertion se fait sur la face postérieure de la deuxième et de la troisième phalange.

Extenseur propre du petit doigt. — Il s'insère en haut sur l'épicondyle et en bas sur les deux dernières phalanges du cinquième doigt.

Court extenseur du pouce. — Il s'insère sur la face postérieure du ligament interosseux et des deux os de l'avant-bras, et se fixe en bas sur la première phalange du pouce.

Long extenseur du pouce. — Il s'insère en haut comme le précédent et en bas sur la deuxième phalange du pouce.

Extenseur propre de l'index. — Il s'insère en haut sur la face postérieure du cubitus et du ligament interosseux, et, en bas, se confond avec le tendon externe de l'extenseur commun.

Tous ces muscles sont innervés par un rameau de la branche postérieure du radial.

Ils s'engagent au poignet dans des *coulisses ostéo-fibreuses*, fermées en arrière par le ligament annulaire postérieur du carpe; leur glissement est facilité par des *gaines synoviales tendineuses*.

Membre inférieur. — *Extenseur commun des orteils.* — Situé à la région antérieure de la jambe, il s'insère en haut sur la tubérosité externe du tibia, la face externe du péroné, le ligament interosseux, et, en bas, se fixe par des languettes sur les dernières phalanges des quatre derniers orteils.

Extenseur propre du gros orteil. — Il va du péroné et du ligament interosseux aux deux phalanges du gros orteil.

Court extenseur des orteils ou pédieux. — Ce petit muscle s'insère en arrière sur le calcanéum et se divise en quatre tendons qui fusionnent avec ceux du long extenseur.

Ces trois muscles sont innervés par une branche du nerf tibial antérieur.

EXTENSION CONTINUE. — Voir FRACTURE.

EXTINCTEURS D'INCENDIE. — Des intoxications ont été observées avec des extincteurs d'incendie à base de tétrachlorure de carbone ou de bromure de méthyle, en cas de mise en fonctionnement intempestive ou accidentelle.

EXTINCTION DE VOIX. — Degré élevé de l'enrouement. V. ENROUEMENT et VOIX.

EXTRACTEURS. — Instruments destinés à extraire des corps étrangers introduits dans les tissus ou les cavités de l'organisme. V. ŒSOPHAGE, URÈTRE, VESSIE.

EXTRAIT. — Produit obtenu en traitant une substance végétale ou animale par un dissolvant approprié, puis en évaporant ensuite le mélange, de façon à obtenir un résidu mou ou solide.

Extrait de viande. — Les extraits ne contiennent que les éléments de la viande solubles dans l'eau chaude, c'est-à-dire seulement 21 p. 100 de substances albuminoïdes, très assimilables il est vrai, mais qui, étant donné la faible dose d'extrait qu'on peut absorber par jour (15 g, c'est-à-dire 3 g d'albumine), sans provoquer le dégoût et des troubles digestifs, doivent être considérées comme un simple adjuvant des autres substances alimentaires et un excitant de la digestion.

Extrait pharmaceutique. — Médicament résultant de l'évaporation jusqu'à consistance fluide, molle, ferme ou sèche, d'un suc ou d'une solution obtenue en traitant une substance animale ou végétale par un véhicule vaporisable; ainsi peuvent être obtenus sous un petit volume les principes actifs des substances médicamenteuses; ces extraits doivent être conservés dans des flacons bouchés à l'émeri tenus en lieu sec. Certains extraits ne peuvent se conserver au-delà d'une année.

D'autres sont des *extraits aqueux*, obtenus par macération, infusion ou décoction de la plante, tels les extraits de bardane, cachou, chiendent, gaïac, genièvre, gui, muguet, opium, pissenlit, quassia, quinquina rouge, ratanhia, réglisse, rhubarbe, maïs.

Les *extraits alcooliques* emploient comme véhicule l'alcool ou parfois l'eau et l'alcool (extraits *hydro-alcooliques*), tels les extraits d'aconit, agaric blanc, arnica, belladone, cascara, chanvre indien, ciguë, coca, colchique, douce-amère, ergot de seigle, eucalyptus, évonymus, fève de Calabar, gentiane, ipéca, kola, marron d'Inde, noix vomique, quinquina jaune.

Les *extraits éthérés* sont peu nombreux : fougère mâle, ciguë, digitale, semen-contra, cantharides.

Les *extraits fluides* représentent leur propre poids de plante : aubépine, boldo, bourdaine, cascara, coca, kola, ergot de seige, grindelia, hamamelis, hydrastis, passiflore, quinquina rouge, salsepareille, viburnum.

Extraits glandulaires. — On prépare des extraits des diverses *glandes endocriniennes :* hypophyse, testicules, ovaires, parathyroïdes, surrénales, thyroïde; certains de ces extraits sont inactifs par voie digestive et doivent être utilisés en injections. V. au nom des différentes glandes.

Extraits d'organes. — **Extraits gastriques.** — Extraits de muqueuse et de musculeuse d'antre pylorique de porc, concentrés et déprotéinés, utilisés comme antianémique sous forme buvable ou injectable.

Extraits de foie. — Certains *extraits totaux* sont destinés au traitement des cirrhoses et insuffisances hépatiques : une ampoule par jour en injection sous-cutanée ou intramusculaire.

D'autres *extraits antianémiques* sont destinés à l'application de la méthode de Whipple dans les anémies symptomatiques et surtout pernicieuses, en ampoules buvables et injectables.

Extraits de pancréas. — Les *extraits totaux* sont employés dans les insuffisances pancréatiques et certains troubles digestifs, sous forme de poudre desséchée (1 à 2 g par jour) ou de pancréatine.

On extrait, en outre, du pancréas l'*insuline* et des *hormones* vaso-dilatatrices (extrait pancréatique désinsuliné ou angioxyl, et vagotonine).

Extraits de rate. — Utilisés en solution aqueuse ou huileuse dans l'eczéma, l'urticaire, en injections intramusculaires.

Extraits hématiques. — On trouve des *extraits de globules rouges,* conseillés dans les anémies, en raison du fer qu'ils contiennent, des *extraits de plaquettes sanguines* contre les hémorragies, des *extraits de globules blancs,* provenant du pus d'abcès de fixation du cheval dilué dans du sérum physiologique et injecté sous la peau (1 à 2 cm^3) comme méthode de choc dans les infections, ou dans l'agranulocytose.

Extrait de saturne. — Sous-acétate de plomb.

EXTRA-PYRAMIDAL (Système). — Ensemble des noyaux gris moteurs et des fibres nerveuses situés dans les régions sous-corticales et sous-thalamiques du cerveau, à l'exclusion de la voie pyramidale et du cervelet.

Des lésions de ce système se traduisent par une hypertonie ou contracture musculaire permanente généralisée, sans paralysie ni modification des réflexes tendineux ou cutanés, des troubles de la régulation des mouvements, involontaires ou automatiques; on l'observe dans la maladie de Parkinson, les chorées, l'athétose.

EXTRASYSTOLE. — Contraction anormale et prématurée d'une cavité du cœur, interrompant momentanément la régularité du rythme cardiaque. Elle est due à l'excitabilité du myocarde.

CAUSES. *Affections organiques du cœur,* surtout quand l'insuffisance se manifeste.

Irritabilité anormale du système vago-sympathique chez les grands émotifs, les inquiets perpétuels.

Causes toxiques : abus du café et du thé chez la femme, du tabac et de l'alcool chez l'homme; abus de certains médicaments : digitale, salicylate de soude, iodure de potassium.

Troubles réflexes à point de départ nasal, digestif (ptôse gastrique ou colique, aérophagie), génital (rétroversion utérine), endocrinien (goitre exophtalmique).

Troubles circulatoires : hypertension artérielle.

SIGNES. Parfois l'extrasystole n'est pas révélée au malade : c'est habituellement le cas des malades atteints de cardiopathie organique; ou bien le malade se plaint de troubles désagréables qui l'obsèdent : palpitations, sensation de « ratés », arrêt du cœur avec ou sans lipothymies, crampes, pincements, sensations d'écoulement chaud ou glacé, pesanteurs mobiles dans la paroi thoracique. Toutes ces sensations sont passagères et peu douloureuses, mais elles sont surtout gênantes, désagréables, obsédantes et redoutées pour leur répétition et leur ténacité.

Parfois, le malade accuse une secousse thoracique, avec sensation d'angoisse et serrement laryngé, ou parfois une petite quinte de toux convulsive, une impression douloureuse dans le cou, l'épaule et le bras gauches, des phénomènes vertigineux.

Tous ces troubles sont surtout éprouvés par des malades nerveux, impressionnables et émotifs, qui vivent dans une crainte continuelle du retour de ces phénomènes, et, pour quelques-uns, l'existence devient insupportable.

Les *traces électrocardiographiques* permettent de reconnaître les caractères et l'origine des extrasystoles; tantôt elles intéressent l'oreillette et le ventricule, tantôt elles n'intéressent que le ventricule seul.

PRONOSTIC. Il dépend de la cause; peu grave chez les névropathes.

TRAITEMENT. Celui de la cause. Traitement de l'affection cardiaque, des causes réflexes. Suppression des toxiques.

Chez les nerveux, bromure de sodium (1 à 3 g par jour), extrait fluide de valériane (2 à 3 cuillerées à café), teinture de belladone (X gouttes), sulfate d'atropine (1/4 mg par jour); passiflore, gardénal. Sulfate de quinine ($0^g,2$, trois fois par jour), strychnine (1 à 2 mg par jour), ésérine ou génésérine; parfois digitale à petites doses en cas d'insuffisance cardiaque. Marrube blanc ($0^g,5$ à 3 g d'extrait hydro-alcoolique).

Vie calme et régulière, repos prolongé à la montagne, à la campagne, et parfois à la mer.

EXULCÉRATION. — Ulcération légère et superficielle.

EXUTOIRE. — Ulcère artificiel, destiné à produire une suppuration révulsive. On utilisait autrefois, dans ce dessein, les vésicatoires permanents, les sétons et les cautères. Ces procédés ne sont plus guère employés aujourd'hui : on a plutôt recours aux *abcès de fixation.* V. ABCÈS.

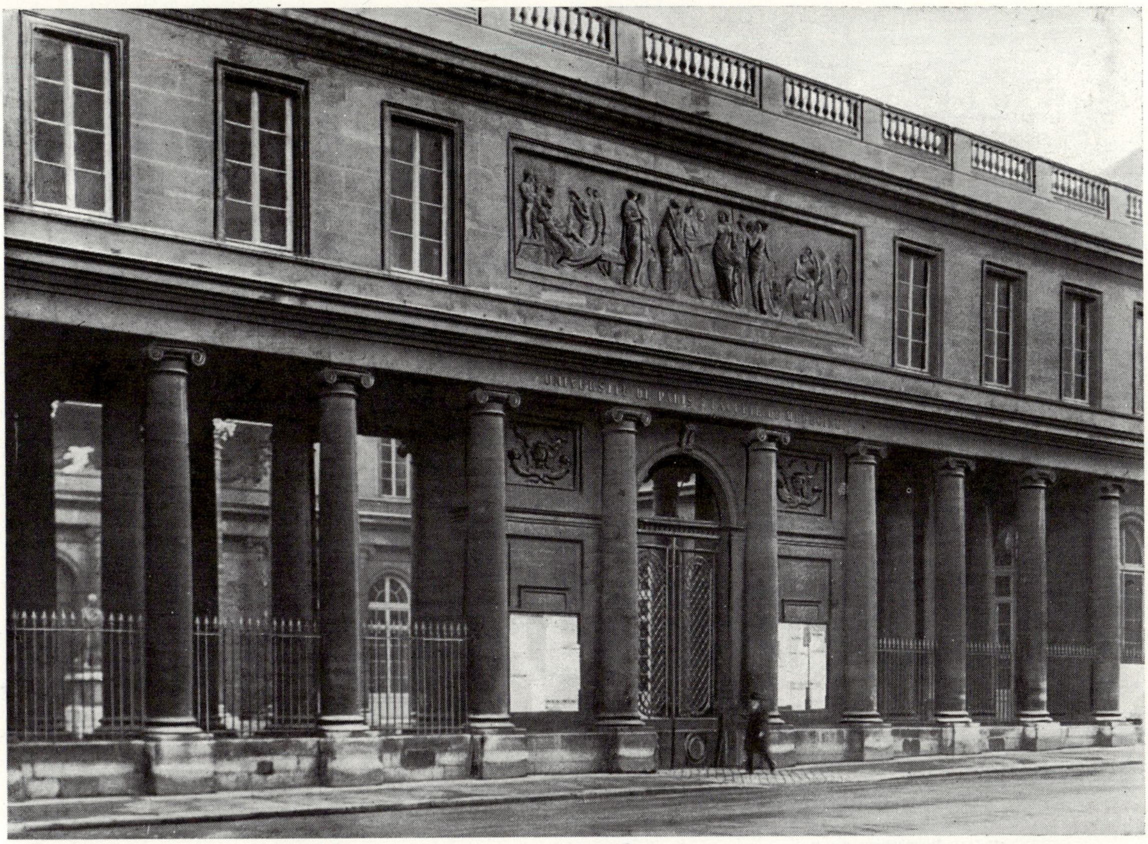

FACULTÉ DE MÉDECINE DE PARIS *(Phot. A. Roy.)*

F

FABULATION. — Nom donné aux récits imaginaires faits par certaines variétés de délirants (délire d'imagination, mythomanie, psychose polynévritique, délire alcoolique).

FACE (lat. *facies*). — **I. FACE (structure et fonctions).** — **Os** (voir tableau XXIII). — Situé à la partie antéro-inférieure du crâne, le *massif osseux facial* se compose de deux parties, les *mâchoires* supérieure et inférieure.

La *mâchoire inférieure* est constituée par un seul os, le *maxillaire inférieur* ou *mandibule*.

La *mâchoire supérieure* se compose de treize os, qui se groupent autour de l'un d'eux, le *maxillaire supérieur;* un seul est impair et médian, le *vomer;* les autres sont pairs et symétriques de chaque côté de la ligne médiane : ce sont le *maxillaire supérieur*, l'*os malaire*, l'*unguis*, le *cornet inférieur*, l'*os propre du nez* et le *palatin*. V. au nom de chaque os.

Muscles. — Les muscles de la face sont des muscles peauciers, c'est-à-dire dont au moins une extrémité s'insère à la face profonde de la peau; au front, on trouve le *frontal;* autour des paupières, l'*orbiculaire des paupières* et le *sourcilier;* sur le nez, le *pyramidal*, le *transverse du nez*, le *myrtiforme* et le *dilatateur propre des narines;* autour de la bouche et des lèvres, le *buccinateur*, l'*orbiculaire des lèvres*, l'*élévateur commun de l'aile du nez et de la lèvre supérieure*, l'*élévateur propre de la lèvre supérieure*, le *canin*, le *petit* et le *grand zygomatique*, le *risorius de Santorini*, le *triangulaire des lèvres*, le *carré du menton*, le *muscle de la houppe du menton*. Tous ces petits muscles, innervés par des branches du facial, sont les muscles de la mimique; ils créent les diverses expressions de la *physionomie* (v. ce mot).

Vaisseaux. — Les artères proviennent de la carotide externe; ce sont l'*artère faciale*, qui distribue des branches aux lèvres, à l'aile du nez et à l'angle de l'œil, l'*auriculaire postérieure* et la *temporale superficielle*, qui donne la transversale de la face et des rameaux pour l'orbite, l'oreille et le front. Des *veines* accompagnent les artères; la *veine faciale* se jette dans la jugulaire interne, et la *veine temporale superficielle* dans la jugulaire externe.

Nerfs. — Les nerfs moteurs sont des branches du facial; les sensitifs, des rameaux du trijumeau ou du plexus cervical superficiel.

Les lésions inflammatoires de la face (anthrax, phlegmon) et les plaies prennent une gravité particulière à la face. V. aussi à FURONCLE.

II. FACE (hygiène). — C'est celle de la *peau* (v. ce mot) : lever de bonne heure, exercices physiques, ablutions fraîches, bonne mastication aux repas, où la part des végétaux et de la viande sera égale à celui de midi, le repas du soir étant léger et même végétarien, et suivi d'un repos.

La peau du visage est délicate, surtout chez la femme; elle est exposée en permanence à l'air et aux poussières, et elle doit être lavée deux fois par jour, le matin au réveil et le soir avant le coucher.

La peau sera nettoyée avec de l'eau pure de source ou de puits et du savon neutre.

Après le savonnage, un bon rinçage fera disparaître toute trace de savon.

On peut ajouter à l'eau de lavage une petite quantité de *lait virginal* (eau de roses, 300 g, avec 10 g de teinture de myrrhe, d'opoponax, de benjoin, et 4 g d'essence de citron); on peut, ensuite, adoucir la peau avec un *lait d'amandes* (alcool 150 g, eau de roses 200 g, et amandes douces et amères 25 g).

Les *vinaigres de toilette* sont ordinairement à rejeter, comme irritants.

La toilette du visage se terminera par une onction avec une *crème* au

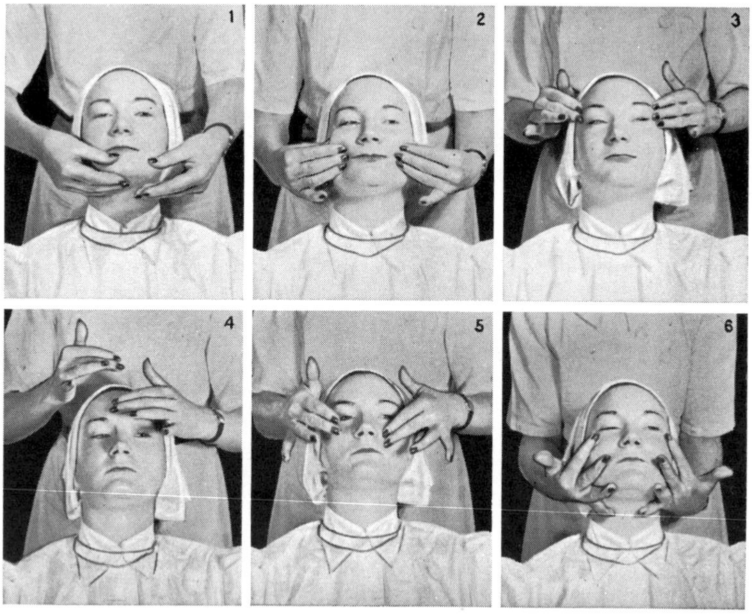

FIG. 663. — Massage de la face.
1. Pétrissage; 2. Pression vibrée; 3. Friction; 4. Effleurage; 5. Tapotage; 6. Tourbillons.
(*Cl. Ecole d'Assas, Centre d'Enseignement de Massothérapie.*)

glycérolé d'amidon, oxyde de zinc, stéarate de soude ou d'ammoniaque, qui a l'avantage de faire tenir la poudre; celle-ci sera employée en petite quantité, car elle obstrue les pores de la peau et peut avoir une action irritante et congestive; les poudres non nocives sont à base d'amidon de blé, de riz, de racine d'iris, de kaolin, de talc, de carbonate de magnésie, avec une essence pour parfumer.

Les *paupières* seront lavées à l'eau fraîche tous les matins, et l'angle interne de l'œil sera débarrassé des poussières et des produits de sécrétion glandulaire qui s'y accumulent. Les replis du pavillon et de la conque de l'*oreille* seront soigneusement nettoyés. Pour enlever le cérumen, il faut se servir d'un instrument mousse, afin de ne pas léser le tympan; si le cérumen est concrété en petites masses, sèches, difficiles à enlever, on instillera au coucher quelques gouttes de glycérine pour les ramollir.

Le lavage du *nez* est superflu; se rincer le nez en aspirant de l'eau expose au rhume de cerveau.

Les *fards*, à la condition qu'ils soient dépourvus de produits toxiques ou irritants, peuvent avoir leur utilité en protégeant la peau contre l'action des agents atmosphériques, tels les fards à base de talc extra-fin, de carbonate de magnésie et de stéarate de zinc, avec ou sans corps gras. V. PEAU.

III. FACE (massage plastique). — Le massage de la face peut rendre de grands services dans un certain nombre d'affections cutanées.

Sur la peau normale, le massage exerce l'action la plus bienfaisante en la débarrassant des débris épidermiques et des souillures qui l'encombrent, en l'assouplissant et en facilitant la respiration et la circulation cutanées. De plus, le massage active les échanges organiques, en augmentant la circulation cutanée.

Les manœuvres de massage de la face sont très variées : pétrissage, expression, friction, effleurage, tapotage, tourbillons (*fig.* 663).

Le *pétrissage* consiste à prendre entre les doigts, et surtout entre le pouce d'une part, l'index et le médius d'autre part, les tissus cutanés et sous-cutanés, et à les serrer ainsi à diverses reprises comme si on voulait les ramollir; on peut ainsi amincir les téguments adipeux, comme chez certaines personnes dont le bas de la figure et le cou s'empâtent.

L'*expression* ou *massage plastique* consiste à exprimer les téguments entre le pouce et l'index d'une main, ou entre les deux pouces, de manière à faire sortir des conduits des glandes sébacées et sudoripares tout ce qu'ils peuvent contenir. Elle se pratique à coups serrés, en prenant les tissus entre les doigts enduits de poudre inerte.

Les malades peuvent d'ailleurs souvent pratiquer eux-mêmes ce massage. Après s'être minutieusement nettoyé les doigts et les ongles au savon et à l'éther, on savonne les régions de la face sur lesquelles on doit agir, surtout le nez, les joues, le front, les tempes, le menton. Puis on exprime soigneusement toutes les parties malades, fragment par fragment, entre les deux pouces, de façon à faire sortir tous les filaments séborrhéiques, qu'on enlève au fur et à mesure avec des tampons d'ouate hydrophile imbibés d'éther ou de liqueur d'Hoffmann. On termine par un savonnage soigneux de toutes ces régions, et une lotion à l'eau-de-vie camphrée. Cette méthode donne des résultats excellents dans la séborrhée, l'acné ponctuée, pustuleuse, rosacée.

La *friction* peut se faire dans un sens ou avec mouvement de va-et-vient; elle consiste en des frottements exercés à la surface des téguments par la pulpe des doigts à nu, ou imprégnés d'une poudre sèche, ou enduits d'un corps gras quelconque. La friction peut rendre des services dans la séborrhée simple et compliquée d'eczéma séborrhéique ou de pityriasis.

Le *massage superficiel en tourbillons* consiste à effleurer les téguments avec la pulpe de l'index ou du médius enduits d'un corps gras, en imprimant au doigt qui agit un mouvement de rotation ou en spirale. On s'en sert surtout chez les personnes qui ont la peau rugueuse, inégale, sèche, ou qui ont des rides.

En somme, les affections du visage qui bénéficient surtout du massage sont la séborrhée et ses complications, l'acné polymorphe ou comédonienne et les rides. En ce qui concerne les rides, les améliorations produites ne sont souvent que passagères, et, pour les maintenir, il faut continuer indéfiniment ces manœuvres.

FACE-À-MAIN. — V. LUNETTES.

FACIAL (Nerf) [*fig.* 664, 665, 666]. — Le nerf de la septième paire émerge de la fossette latérale du *bulbe* par deux *racines;* l'une, interne, le *facial* proprement dit, naît entre le bord inférieur de la protubérance et l'olive; ces fibres proviennent d'un *noyau* gris situé dans la protubérance; elles décrivent une anse autour du noyau du moteur oculaire externe; la racine externe, plus petite, est située entre la précédente et l'auditif : c'est l'*intermédiaire de Wrisberg,* qui naît audessous du plancher du quatrième ventricule d'un noyau faisant partie des origines du glosso-pharyngien.

Le facial proprement dit se porte vers le conduit interne; il pénètre

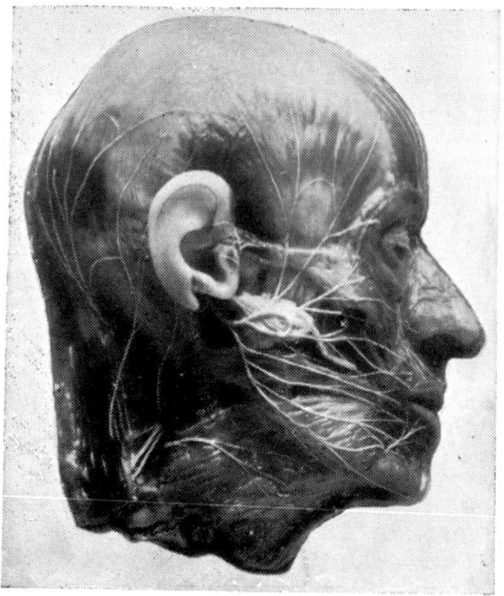

FIG. 664. — Nerf facial.
(*D'après une pièce de Tramond-Rouppert.*)

dans l'aqueduc de Fallope et le parcourt dans toutes ses sinuosités, en décrivant deux coudes. Il sort par le trou stylo-mastoïdien et se divise, en pleine glande parotide, en deux branches, qui couvrent de leurs ramifications la moitié correspondante de la face et du cou.

L'intermédiaire de Wrisberg pénètre également dans l'aqueduc de Fallope, et se termine au premier coude du facial, dans un ganglion triangulaire, le *ganglion géniculé,* d'où partent des

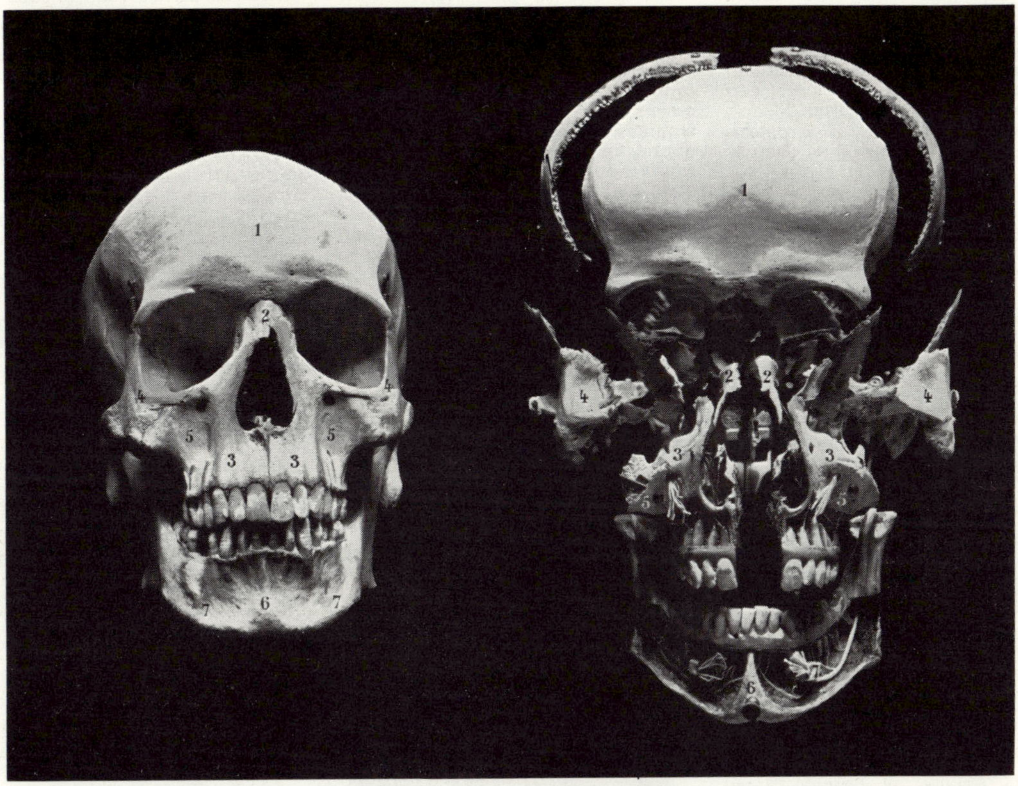

Os de la face.

1. Os frontal; 2. Nasal; 3. Maxillaire supérieur; 4. Os malaire; 5. Trou sous-orbitaire pour la branche maxillaire supérieure du nerf trijumeau; 6. Maxillaire inférieur; 7. Trou mentonnier pour la branche dentaire inférieure du nerf trijumeau.

(D'après les pièces de la maison Tramond-Rouppert.)

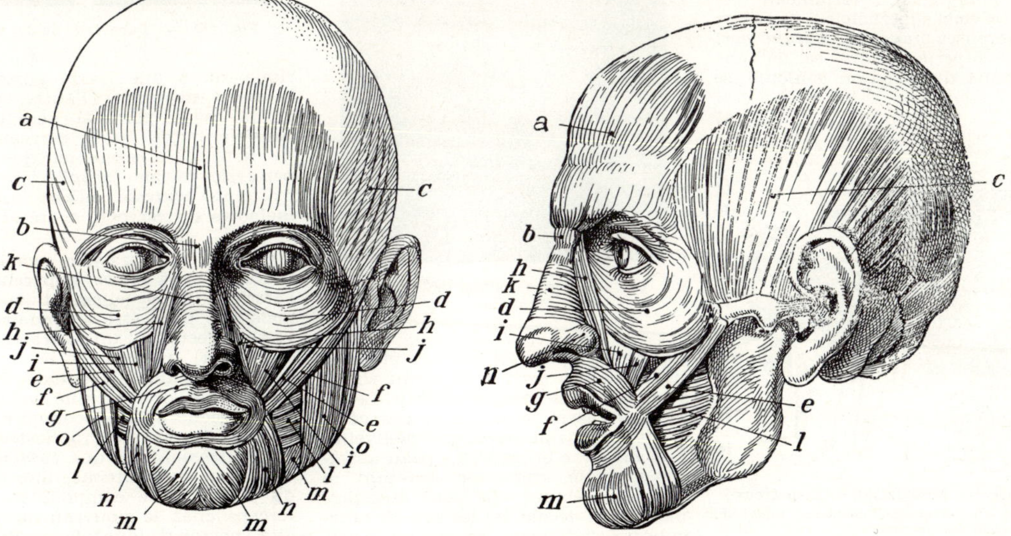

Muscles de la face.

a. Muscle frontal; *b.* Pyramidal; *c.* Temporal; *d.* Orbiculaire des paupières; *e, f.* Grand et petit zygomatiques; *g.* Orbiculaire des lèvres; *h.* Releveur commun de l'aile du nez et de la lèvre supérieure; *i.* Elévateur propre de la lèvre supérieure; *j.* Canin; *k.* Transverse du nez; *l.* Buccinateur; *m.* Carré du menton; *n.* Triangulaire du menton; *o.* Masséter.

Os et muscles de la face.

fibres qui se mêlent aux fibres du facial pour passer ensuite dans la corde du tympan, celle-ci n'étant que la continuation de l'intermédiaire de Wrisberg; ce dernier a la signification d'une racine sensitive avec son ganglion, annexée au facial, nerf moteur en amont du ganglion géniculé, nerf mixte en aval de ce ganglion.

Le facial envoie des *anastomoses* aux nerfs pneumogastrique, auditif,

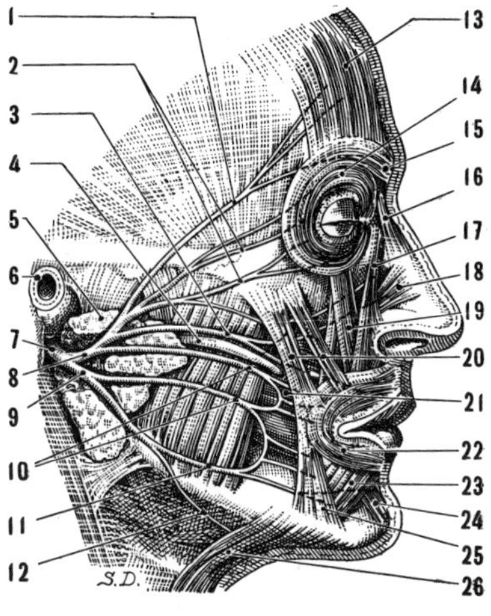

FIG. 665. — Nerf facial.

1. Nerfs frontaux; 2. Nerfs palpébraux; 3. Nerfs sous-orbitaires; 4. Canal de Sténon; 5. Glande parotide réséquée en partie; 6. Conduit auditif externe; 7. Nerf facial; 8. Sa branche supérieure; 9. Sa branche inférieure; 10. Nerfs buccaux supérieurs; 11. Nerfs buccaux inférieurs; 12. Nerf cervical; 13. Frontal; 14. Orbiculaire des paupières; 15. Sourcilier; 16. Pyramidal du nez; 17. Elévateur commun; 18. Transverse du nez; 19. Elévateur propre; 20. Zygomatiques; 21. Buccinateur; 22. Orbiculaire des lèvres; 23. Carré du menton; 24. Houppe du menton; 25. Triangulaire des lèvres; 26. Peaucier du cou.

glosso-pharyngien, trijumeau et plexus cervical superficiel; il distribue de nombreuses *branches* : le *grand nerf pétreux superficiel,* qui se détache du sommet du ganglion géniculé, se

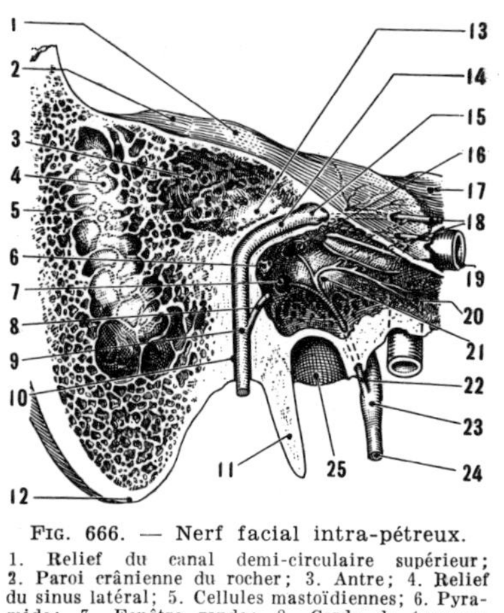

FIG. 666. — Nerf facial intra-pétreux.

1. Relief du canal demi-circulaire supérieur; 2. Paroi crânienne du rocher; 3. Antre; 4. Relief du sinus latéral; 5. Cellules mastoïdiennes; 6. Pyramide; 7. Fenêtre ronde; 8. Corde du tympan; 9. 3e portion du nerf facial; 10. Aqueduc de Fallope; 11. Apophyse styloïde; 12. Pointe de la mastoïde; 13. Relief du canal demi-circulaire externe; 14. 2e portion du nerf facial; 15. Ganglion géniculé; 16. Fenêtre ovale; 17. Empreinte du trijumeau; 18. Nerfs pétreux superficiels; 19. Carotide interne; 20. Trompe d'Eustache; 21. Promontoire; 22. Nerf de Jacobson; 23. Ganglion d'Andersch; 24. Glosso-pharyngien; 25. Fosse de la jugulaire interne.

réunit à un rameau du plexus carotidien pour former le *nerf vidien,* qui se termine dans le *ganglion sphéno-palatin;* le *petit nerf pétreux superficiel,* qui se termine dans le *ganglion otique;* la *corde du tympan,* qui chemine contre la partie supérieure de la membrane du tympan, sort de son canal osseux à la base du crâne et se fusionne avec le *nerf lingual.* Le facial donne, en outre, des rameaux pour le muscle de l'étrier, le digastrique, le stylo-hyoïdien, les muscles de la langue et les muscles de l'oreille.

Le nerf facial a des *fonctions* multiples : comme il distribue des rameaux à tous les muscles peauciers de la tête et du cou, il devient le *nerf de la physionomie,* de *la mimique,* de *l'expression;* mais il innerve en outre les muscles moteurs des osselets de l'ouïe, quelques muscles du voile du palais, et, par la corde du tympan (qui continue le nerf de Wrisberg et procède du glosso-pharyngien), il prend une large part à la sécrétion de la salive, des glandes sous-maxillaire et sublinguale, à la vascularisation de la muqueuse linguale et à la perception des saveurs, par les fibres vaso-dilatatrices et gustatives pour les corpuscules du goût de la moitié antérieure de la langue. Le nerf facial est donc un des nerfs les plus importants de l'économie; ses altérations se traduisent soit par une paralysie, soit par un spasme.

FACIALE (Hémiatrophie) [*fig.* 667]. — Atrophie des tissus de la région qui reçoit les branches d'un des nerfs faciaux. L'atrophie est lente et progressive; une des deux moitiés du visage s'amoindrit, se réduit, s'aplatit. Le visage est asymétrique, l'un des côtés étant en retrait avec une dénivellation médiane brusque. La peau amincie est pâle, sèche, ne sécrétant ni sueur ni sébum; elle peut être pigmentée ou décolorée; les saillies musculaires s'affaissent, la graisse disparaît, les os eux-mêmes fondent, en quelque sorte. La fente palpébrale est rétrécie, l'œil est en exophtalmie, les lèvres sont amincies; les cils, les cheveux peuvent tomber d'un seul côté; les dents tombent également; bref, tout un côté de la face dépérit, se creuse, se momifie, et tout cela sans

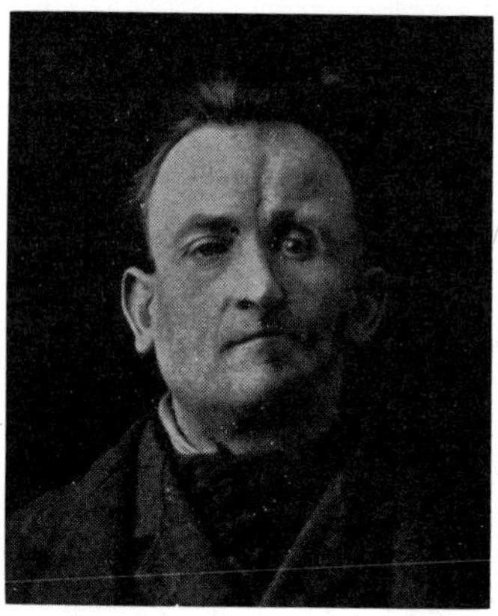

FIG. 667. — Hémiatrophie faciale du côté gauche.

que les malades éprouvent le moindre malaise, sauf parfois des fourmillements ou des névralgies, sans que la santé générale périclite.

Dans certains cas, l'atrophie se réduit à la peau, aux muscles ou aux os, ou se limite à une des branches du facial. Dans d'autres, au contraire, elle s'étend à la langue, au cou et même au bras.

ÉVOLUTION. La maladie progresse lentement pendant de nombreuses années avec des rémissions.

CAUSE. Obscure : il s'agit sans doute d'un trouble trophique, d'origine sympathique.

TRAITEMENT. Inconnu; il faut s'abstenir d'injections de paraffine faites dans un dessein esthétique, et qui ont donné des résultats déplorables.

FACIAL (Hémispasme). — Voir HÉMISPASME.

FACIALE (Névralgie). — V. NÉVRALGIE.

FACIALE (Paralysie) [*fig.* 668]. — La paralysie du nerf facial se présente sous deux types : l'un, périphérique, dû à une lésion portant sur le nerf lui-même; l'autre, central, où la lésion porte sur ses origines dans le bulbe ou le cerveau. Nous ne nous occuperons ici que de la paralysie faciale *périphérique.* Celle d'origine *centrale,* étant due aux maladies du cerveau, a été étudiée à ce mot.

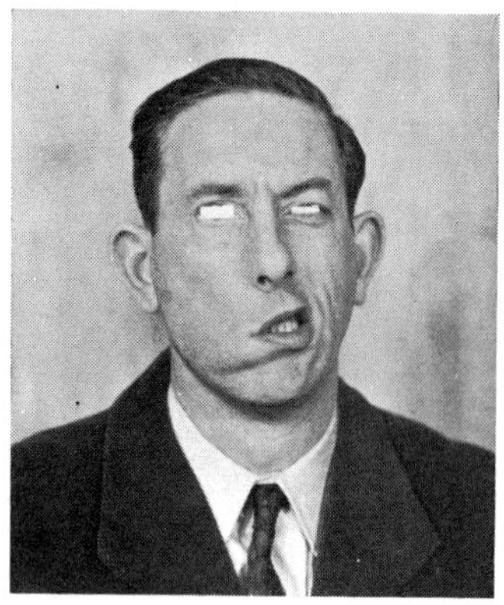

FIG. 668. — Paralysie de la face.

CAUSES. La paralysie faciale peut survenir sans cause apparente : on l'attribue habituellement au *froid;* mais elle peut être secondaire à diverses affections : une *otite* avec carie du rocher; un *zona* de la région du ganglion géniculé (vésicules dans le pavillon de l'oreille); une *syphilis,* soit à la période primo-secondaire, soit à la période tertiaire (périostite); un *ramollissement* ou une *tumeur cérébrale;* un *traumatisme;* une fracture du rocher; une compression par le forceps chez le nouveau-né. L'hérédité névropathique, l'alcoolisme, le diabète favorisent son apparition.

SIGNES. Le côté de la face paralysé est immobile, lisse, sans rides, et semble faire saillie par rapport au côté sain. L'œil reste ouvert jour et nuit, le muscle orbiculaire des paupières n'agissant plus, tandis que le releveur, innervé par le nerf moteur oculaire commun, continue son action; le clignement ne se produisant plus, les larmes coulent sur la joue, et la conjonctivite, n'étant plus humectée, s'irrite et se congestionne.

La bouche est déviée (le coin de la lèvre étant attiré en haut du côté sain) et reste souvent entrouverte : d'où écoulement de la salive en dehors. La prononciation des labiales *o, ou, b, f, v, m,* devient difficile et le malade ne peut plus siffler ni souffler; à chaque expiration, sa joue est soulevée (il fume la pipe), tandis que l'aile de son nez ne se dilate pas.

Évolution. La guérison s'obtient, suivant l'intensité de la forme, entre six semaines et six mois. La contracture, qui peut apparaître vers le deuxième mois, est une complication assez grave; elle s'annonce par des spasmes, qui se reproduisent ensuite de temps en temps, et peut amener une rétraction définitive de la face (hémispasme facial).

La paralysie d'origine périphérique étudiée ici se distingue de la paralysie d'origine cérébrale par l'absence d'hémiplégie et la localisation presque exclusive des troubles dans la région du facial inférieur.

Traitement. Celui de la cause; traitement syphilitique; en cas d'otite antérieure : pénicilline, sulfamides; strychnine à petites doses; électrothérapie prudente, car elle peut favoriser l'apparition de l'hémispasme.

Urotropine, salicylate de soude, vitamines B_1, B_6, B_{12}.

FACIÈS. — Aspect donné à la face par la maladie. En voici quelques exemples :

Face en général. — Anémie. — Pâleur de la peau et des muqueuses.

Fièvre. — Rougeur des pommettes, traits tirés.

La rougeur d'une seule des pommettes indique généralement une lésion pulmonaire de ce côté.

Cancer. — Teint jaune paille.

Fièvre typhoïde. — Expression indifférente, hébétée, étonnée.

Maladies de l'abdomen. — Traits tirés, amincissement des traits, excavation des yeux, pouvant donner à des enfants un aspect de petit vieillard; joues et lèvres blanches, refroidissement de la face.

Maladies du cerveau. Méningite. — Alternatives de rougeur et de pâleur.

Maladies du cœur. — Pâleur, lèvres et joues bleuâtres, bouche entrouverte lorsqu'il y a asystolie. Pâleur cireuse, dans l'insuffisance aortique.

Maladies du foie. — Teinte jaune de la peau et de la sclérotique.

Maladies de l'utérus et des ovaires. — Amaigrissement de la face, exagération des lignes et des traits, air de crainte, cercle noirâtre autour des yeux (faciès ovarien).

Maladies des organes respiratoires. — Battements convulsifs des ailes du nez, tête portée en avant, les deux bras appuyés sur un corps solide, pour permettre aux muscles accessoires de la respiration d'agir.

Maladies des reins. Néphrite. — Lourdeur des paupières gonflées par l'œdème, qui bouffit souvent tout le visage.

Végétations adénoïdes. — Nez rétréci, pommettes peu saillantes, voûte palatine ogivale, mâchoire supérieure placée en arrière de la mâchoire inférieure (faciès adénoïdien). V. nez.

Voir en outre, à acromégalie, agonie, mort, et, précédemment, à faciale : *Paralysie.*

Œil. — L'œil est *brillant,* dans les maladies congestives; *terne* et *enfoncé,* par diminution du tissu graisseux du fond de la cavité, dans les maladies chroniques; *saillant,* dans le goitre exophtalmique; en *mouvements continuels,* dans les convulsions et l'hydrocéphalie; en état de *strabisme,* dans la méningite.

FACTEUR HÉRÉDITAIRE. — Unité héréditaire fonctionnelle qui siège dans les gènes chromosomiens et qui détermine les caractères morphologiques, physiologiques et pathoogiques du corps. Par exemple, la couleur de l'iris des yeux dépend de l'action d'un facteur spécial qui siège toujours au même point correspondant des deux chromosomes allèles d'une paire.

Si le facteur renfermé dans l'un des chromosomes a plus de puissance que celui de l'autre chromosome, il *domine* ce dernier et détermine la modalité du caractère. On dit que le premier facteur est *dominant* et l'autre *récessif.* C'est ainsi que, si le chromosome venu du père renferme le facteur *yeux marrons* (dominant) et celui de la mère le facteur *yeux bleus* (récessif), l'enfant aura les yeux marrons. Si les deux facteurs ont le même potentiel pour un caractère donné, celui-ci aura obligatoirement la modalité commandée à la fois par les deux facteurs; si le père et la mère ont tous deux les yeux bleus, tous les enfants auront les yeux bleus.

FACTEUR RHÉSUS. — V. rhésus.

FACULTÉS et ÉCOLES DE MÉDECINE. — Il existe en France 13 *facultés* de médecine siégeant à Alger, Bordeaux, Clermont-Ferrand, Lille, Lyon, Marseille, Montpellier, Nancy, Nantes, Paris, Reims, Strasbourg et Toulouse, 5 *écoles* dites de *plein exercice :* Angers, Grenoble, Limoges, Rouen et Tours, 6 *écoles préparatoires :* Amiens, Besançon, Caen, Dijon, Poitiers et Reims.

Les études pour le doctorat en médecine durent six années, non compris l'année préparatoire au certificat d'études physiques, chimiques et biologiques. Elles peuvent être faites pendant les trois premières années dans une école préparatoire de médecine; pendant les six années, dans une faculté de médecine, dans une faculté mixte de médecine et de pharmacie ou dans une école de plein exercice de médecine et de pharmacie. Les étudiants inscrits dans les écoles de plein exercice doivent subir dans une faculté les examens de la sixième année, ceux des écoles préparatoires les examens de la troisième, quatrième, cinquième et sixième année.

FAIM. — Besoin de prendre des aliments, lié à une sensation de vide ou de contraction dans l'estomac, pouvant s'accompagner, s'il n'est pas satisfait, d'un malaise général, d'un sentiment de faiblesse, de défaillances, de bâillements, de maux de tête. L'habitude a une grande influence sur le retour de la sensation de faim, la sécrétion gastrique s'opérant à intervalles réguliers.

Le premier déjeuner, qui, en France, est un petit repas, est, dans les pays du Nord, un repas important. En moyenne, on l'évalue à 1 000 cm^3 (aliments solides et liquides) et cette quantité est tout à fait indépendante de la valeur nutritive; aussi est-il utile d'accroître la proportion des légumes verts, de la salade et des fruits lorsqu'on veut réduire la ration (obèses). V. appétit, anorexie, inanition, satiété.

Faim douloureuse des dyspeptiques. — Les malades chez lesquels il existe une sécrétion exagérée d'acide chlorhydrique et les dyspeptiques névropathiques éprouvent une sensation pénible, qui est calmée par l'absorption d'une petite quantité d'aliments, ou simplement d'une poudre alcaline.

Faim avec nausées et vomissements des nerveux. — La crainte de vomir fait redouter à ces malades de manger, alors que l'absorption d'aliments fait, au contraire, disparaître les troubles en question.

FAINE. — Fruit du hêtre. V. hêtre.

FAISAN et FAISANDÉ. — Le faisan est un gibier riche en albumine, pauvre en graisse, qu'on conserve jusqu'à ce qu'il ait subi un commencement d'altération, c'est-à-dire qu'il soit *faisandé,* afin de lui donner un fumet spécial et de rendre la chair plus tendre, plus digestible. Cet état facilite les fermentations intestinales nuisibles; aussi cette pratique est-elle à interdire aux dyspeptiques. Si l'altération est intense, le résultat est de la diarrhée.

FAISCEAU (du lat. *fasciculus,* en paquet). — Groupement régulier de fibres musculaires ou nerveuses.

Faisceau de His.— Groupe de fibres musculaires de la partie antérieure du nœud auriculo-ventriculaire; elles se portent en avant et à gauche et se confondent avec les fibres myocardiques de la *cloison interventriculaire.*

Ce faisceau se bifurquerait ensuite en deux branches, l'une droite, qui atteint le pilier antérieur du ventricule droit, l'autre gauche, qui descend sur la face gauche de la cloison interventriculaire.

Le faisceau de His, qui est irrigué par une branche de l'artère coronaire droite, joue un rôle dans le rythme cardiaque; la contraction auriculaire arrive au nœud de Tawara, et est conduite par le faisceau de His au ventricule, qui se contracte à son tour. Toute altération du faisceau de His entraîne un trouble du rythme cardiaque (*arythmie*). V. cœur.

FALCIFORME (du lat. *falx,* faux). — Qui a la forme d'une faux : *ligament falciforme* ou suspenseur du foie.

FALLOT (Tétralogie de). — Voir cœur : *Malformations.*

FALSIFICATION. — Altération, par le marchand, d'un aliment, d'une boisson, d'un médicament. V. à bière, cidre, lait, pain, vin.

Les médicaments qu'on falsifie de préférence sont naturellement les plus chers, notamment le quinquina et la quinine.

Dans certaines grandes villes, et à Paris notamment, les particuliers peuvent faire analyser tous les produits comestibles qui leur sont livrés (vin, farines, etc.), lorsqu'ils leur semblent suspects de falsification (à Paris : *Laboratoire municipal*).

FAMILIALES (Maladies). — Affections ou malformations qui s'observent habituellement chez plusieurs membres d'une même famille.

Les maladies familiales peuvent être *acquises* (infectieuses ou toxiques, comme le rhumatisme aigu, la rougeole, l'alcoolisme, les carences alimentaires) ou *héréditaires* (comme l'hémophilie, l'albinisme, la kératose palmo-plantaire).

FAMILLE. — Ensemble des individus contemporains qui sont unis par une part plus ou moins importante de leur patrimoine organique héréditaire, c'est-à-dire, en langage courant, par quelque lien du sang. La famille doit être distinguée de la *lignée,* qui est l'ensemble des individus issus d'un même ascendant commun; la lignée ne comprend donc pas les sujets entrés par unions sexuelles dans la famille.

FAMINE. — Sous-alimentation forcée collective, par déficience des rations alimentaires.

CONSÉQUENCES. Diminution du poids corporel, qui peut aller de 20 à 40 kg; diminution des dépenses entraînant un abaissement du métabolisme basal; bradycardie; anémie; diminution de l'activité des glandes endocrines : thyroïde, glandes génitales (aménorrhée chez la femme).

MALADIES SPÉCIALES. *Hypoglycémie* par dénutrition, pouvant entraîner des troubles graves, parfois mortels; *œdèmes de famine* mous, blancs ou rosés, parfois généralisés; *amaigrissement avec polyurie massive* (3 à 7 litres) et pollakiurie; *ostéopathies* par insuffisance de calcium et de vitamine D; *polynévrites; carences vitaminiques :* héméralopie, scorbut, rachitisme, pellagre.

Augmentation de la mortalité (11 à 30 p. 100), de la morbidité, en particulier de la tuberculose. En revanche, la diminution de l'alcoolisme entraîne une diminution des maladies du foie et des manifestations nerveuses de l'alcoolisme.

La consommation de produits de remplacement ou la vente d'aliments non contrôlés (abattage clandestin, lait ramassé dans des conditions défectueuses) sont autant de sources d'intoxications et d'infections (fièvre typhoïde).

Intoxications par viandes : viandes provenant d'animaux malades, ou insuffisamment cuites ou salées. V. BOTULISME, SALMONELLOSE.

Intoxications par des produits végétaux : gesses, fèves, ers (Vicia), haricots cyanogénétiques, rhubarbe, faines, feuilles sèches de pomme de terre comme succédané du tabac.

Intoxications par des agents chimiques : nitrite de soude employé à la place du sel de cuisine, huiles industrielles contenant du tricrésyl-phosphaté à la place d'huile de table, alcool méthylique substitué à l'alcool éthylique.

FANGOTHÉRAPIE. — Traitement par les boues naturelles.

Ce traitement est appliqué dans

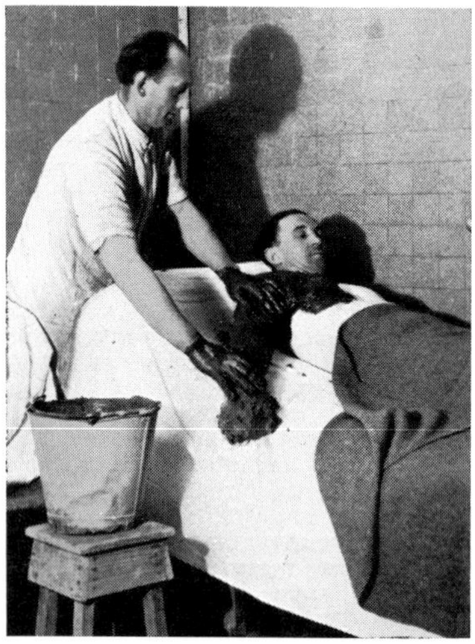

FIG. 669. — Séance d'application de boues végétales et minérales à Préchacq (Landes).

certaines villes d'eaux, comme Dax, Préchacq, Barbotan, Balaruc, Saint-Amand-les-Eaux (*fig.* 669).

INDICATIONS. Applications générales ou locales en cas de rhumatisme, goutte, arthropathies, phlébites, névralgies diverses, sciatique, myalgies, cholécystite chronique, épididymite chronique, obésité.

FARADISATION. — Utilisation, en thérapeutique, des courants induits. V. ÉLECTROTHÉRAPIE.

FARCIN. — Forme clinique cutanée de la morve, dans laquelle les manifestations nasales font défaut. S'observe surtout chez le cheval, auprès duquel l'homme peut se contaminer. Voir MORVE.

Le *farcin du bœuf,* causé par un *streptothrix,* se manifeste par une tumeur cutanée avec gonflement ganglionnaire et cachexie; il est distinct de la morve.

FARD. — Composition destinée à être appliquée sur le visage pour lui donner une coloration ou un éclat artificiel. Il existe des fards blancs, noirs, rouges, bleus, avec des nuances intermédiaires.

En même temps qu'ils avivent le teint, les fards peuvent avoir leur utilité en protégeant la peau du visage contre l'action des agents atmosphériques; il suffit de comparer la peau de la face d'une femme de la ville et celle d'une femme de la campagne encore jeune; on verra combien le vent, le froid, le soleil ont modifié fâcheusement l'épiderme de la seconde, non protégé par un fard ou une crème.

Malheureusement, certains fards contiennent des produits toxiques : sous-chlorure de mercure, carbonate de plomb, sels de bismuth, sulfure de mercure (vermillon), bleu de Prusse, dérivés d'aniline en excès; tous ces fards doivent être rejetés.

Des analyses faites au Laboratoire municipal de Paris montraient que la quantité de sels de plomb contenus dans 1 000 g de certains fards et cosmétiques variait entre 9 g, 12 g, 16 g et 28 g. Certaines poudres de riz contenaient de 30 à 90 g de céruse (oxyde de plomb) pour 100 g.

Le fard dit *blanc d'albâtre* est presque exclusivement composé de céruse, et ce toxique est d'autant plus dangereux que le corps gras (glycérine, vaseline, lanoline) dans lequel il est incorporé en facilite l'absorption.

Une des poudres analysées renfermait 30 g de sulfure d'arsenic, 30 g de litharge (sel de plomb) pour 1 000 g de poudre.

Une eau de teinture renfermait 53 p. 100 de protochlorure de mercure (calomel) ; une autre, 43 p. 1 000 de nitrate d'argent; une autre encore, 93 p. 1 000 de nitrate d'argent.

Mais, depuis quelques années, de grands progrès ont été réalisés dans la fabrication des fards. Après des études dans des laboratoires de recherches, des spécialistes ont mis au point des fards d'une innocuité absolue.

On peut désormais se maquiller sans risques, dans des conditions parfaites d'hygiène, sous la seule réserve de bien choisir ses fards.

PROCÉDÉS BIENFAISANTS. Laver le visage de préférence avec de l'eau de pluie, matin et soir; faire ensuite, si la peau a tendance à se dessécher, une friction avec une faible quantité d'huile minérale (vaseline), puis masser légèrement les parties où commencent à apparaître des rides. V. à FACE (massage plastique).

La *poudre de riz véritable* est utile, surtout pendant les grandes chaleurs, à condition d'être saupoudrée en petite quantité. Les préparations de benjoin et le cold-cream rendent service à l'occasion d'une irritation de la peau, à la condition d'être employées à de longs intervalles.

On peut recommander comme *fards non toxiques,* les *fards secs* (talc

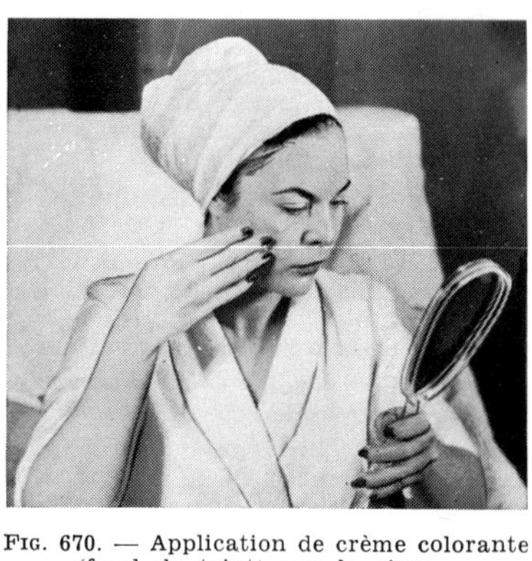

FIG. 670. — Application de crème colorante (fond de teint) sur le visage.

(*Phot. Larousse.*)

extra-fin, 70 g; carbonate de magnésie, 15 g; stéarate de zinc, 15 g; parfum à la rose Q.S.) ; les *fards gras* (oxyde de zinc léger, 40 g; stéarate de zinc, 10 g; diadermine, 50 g; parfum Q.S.) ; les *fards liquides* (carbonate de magnésie, 20 g; glycérine neutre, 50 g; eau de roses, 50 g; eau d'hamamélis, 10 g; parfum Q.S). Les *alcools de toilette* sont habituellement à rejeter, car ils sont souvent irritants; en tout cas, ils ne doivent être utilisés qu'à la dose de quelques gouttes dans de l'eau; à haute dose, les alcools dissolvent, eux aussi, avec excès, les graisses qui protègent la peau.

Les fonds de teint (en lotions, en laits, en crèmes ou en compacts), les

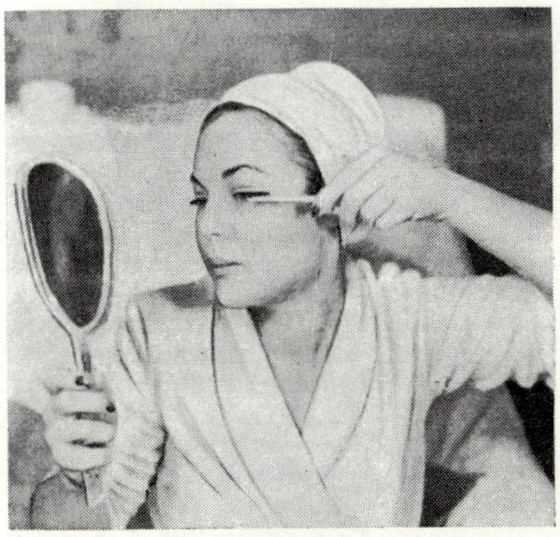

FIG. 671. — Maquillage des cils. (*Phot. Larousse.*)

poudres nuancées, les rouges à joues et à lèvres, les cosmétiques et les crayons, récemment créés par des laboratoires spécialisés, permettent, en toute sécurité pour la peau, de modifier adroitement le modelé des traits et de réaliser un ensemble harmonieux du visage, proche du naturel.

FARINES. — Poudre obtenue par l'écrasement des semences de diverses plantes.

Farines de céréales. — La farine d'*avoine,* riche en protides, en sels minéraux et matières grasses, jouit de propriétés laxatives; elle est assez employée en Angleterre, conjointement avec les *flocons d'avoine* (avoine décortiquée et aplatie) et les *gruaux d'avoine* ou *porridge* (gruaux grossièrement broyés).

Les farines de *seigle, orge* et *sarrasin* jouissent également de propriétés laxatives.

La farine de *riz,* préparée à partir de riz décortiqué, dépourvu de vitamines B, sert à prévenir et à combattre la diarrhée.

La farine de *maïs,* très employée en Italie (polenta), a des protides de pauvre qualité; on l'a accusée de provoquer la pellagre.

Farines de légumineuses. — Les farines de *haricots, fèves, pois, lentilles* sont pauvres en graisses, mais riches en azote et en lécithines (combinaisons organiques phosphorées facilement assimilables).

La farine de *soya,* riche en matières azotées, convient aux diabétiques.

La farine de *pommes de terre* est obtenue avec des tubercules cuits et desséchés (flocons), qui sont ensuite moulus.

En ce qui concerne l'*alimentation des jeunes enfants,* on peut grouper les farines en trois catégories :

1° *Les farines presque exclusivement amidonnées.* Tels sont le sagou, l'arrow-root, les pommes de terre, le riz, qui renferment environ 80 p. 100 de matières amylacées et 1 à 2 p. 100 d'albumine; on peut les employer presque exclusivement chez les enfants avant le quatorzième mois (surtout celles d'arrow-root et de riz) ;

2° *Les farines riches en amyiacées, moyennement riches en albuminoïdes.* Ce sont les farines de céréales (avoine, froment, maïs, orge, seigle, etc.), qui renferment en moyenne 70 p. 100 d'amidon, 12 p. 100 d'albumine et de 1 à 5 p. 100 de graisses. Ce sont des farines de sevrage à employer, en les variant, dans le courant de la deuxième année;

3° *Les farines riches à la fois en amylacées et en albuminoïdes.* Ce sont les lentilles, haricots, pois, fèves, etc., qui renferment environ 25 p. 100 d'albuminoïdes, plus de 50 p. 100 d'amidon et 2 p. 100 de graisses. On ne doit les introduire dans l'alimentation de l'enfant qu'*après la deuxième année.*

Le meilleur mode d'emploi des farines est la *bouillie* (v. ce mot).

Farines diastasées. — Faites avec des grains ayant subi un début de germination. Utilisées, associées ou non avec du jaune d'œuf ou du lait, pour la nourriture des enfants de plus de 12 mois et dans la convalescence.

Farines lactées. — Les unes sont obtenues par simple mélange de diverses farines et de poudre de lait; dans les autres, le lait entier se trouve associé par imprégnation profonde aux farines dont on a cherché à rendre les amidons plus assimilables par grillage ou maltage.

Décoction farineuse. — On l'utilise chez le nourrisson dès l'âge de trois mois, en remplacement de l'eau de coupage des biberons. Cette méthode permet d'habituer de bonne heure le bébé à la digestion des farines.

Faire bouillir pendant une heure, dans 250 cm³ d'eau, une cuillerée à café de riz, de flocons d'avoine ou d'orge perlé. Tamiser sur une étamine et remplacer l'eau évaporée par de l'eau bouillie.

FASCIA. — Partie d'une aponévrose destinée à envelopper et à maintenir dans leur situation les organes placés au-dessous.

Fascia lata. — Aponévrose de la cuisse, qui entoure le membre à la manière d'un manchon.

A la partie inférieure du *fascia lata* s'insère un muscle, le *tenseur du fascia lata,* qui se fixe en haut, sur l'os coxal et l'aponévrose fessière. Ce muscle, innervé par le fessier supérieur, tend, en l'attirant en haut, le *fascia lata,* et étend la jambe sur la cuisse.

FATIGUE (courbature). — Résultat d'un excès de travail physique ou intellectuel (v. SURMENAGE). Elle se produit alors d'autant plus rapidement et d'une façon d'autant plus intense que le travail n'a pas été graduellement progressif (v. ENTRAÎNEMENT) ou que l'individu était affaibli par une maladie aiguë actuelle (v. FIÈVRE) ou antérieure (v. CONVALESCENCE), ou par un état chronique (v. ANÉMIE).

Inversement, les sujets fatigués, surmenés, présentent une prédisposition anormale aux maladies infectieuses.

La fatigue, aussi bien musculaire que cérébrale, altère les facultés perceptives sensorielles, l'attention, l'activité psycho-motrice et la réponse aux stimulations extérieures; la fatigue diminue donc le rendement de l'ouvrier, et, quand il s'agit d'individus affectés à des services de sécurité (employés de chemins de fer, conducteurs de véhicules automobiles), elle prédispose aux *accidents.* La sécurité du rail et de la route dépend en grande partie de la protection sociale du personnel des transports, de la réglementation des heures de travail, et du repos des conducteurs, en tenant compte des variations individuelles de résistance à la fatigue.

CAUSES. La fatigue est due tantôt à l'insuffisance d'oxygène et au retard apporté à l'évacuation de l'acide carbonique, tantôt à l'usure des *réserves* qui, emmagasinées dans les muscles, subviennent à leur dépense de tous les instants (fatigue par *épuisement*) ou à l'accumulation dans les muscles de produits de désassimilation incomplets (acide urique, acide lactique) et de poisons mal déterminés, issus du mauvais fonctionnement (fatigue par *auto-intoxication*), l'élimination de ces *déchets* ne s'effectuant pas avec une rapidité suffisante. Ce manque d'équilibre entre la production des déchets et leur élimination peut se prolonger assez longtemps après l'exercice et être même plus particulièrement intense le lendemain de l'exercice (*fatigue du lendemain*).

DEGRÉS. On peut distinguer :

1° *La lassitude.* Elle est le résultat normal du travail physiologique et demande le repos avant que soit réellement atteint le seuil de la fatigue. C'est par elle que l'on peut arriver à l'*entraînement* (la « forme »), qui recule progressivement le seuil de la fatigue et permet, par conséquent, de fournir, sans malaise, un travail supérieur à la normale;

2° *L'épuisement.* Ici, le seuil de la fatigue est déjà dépassé, et l'inhibition est générale, avec parésie fonctionnelle, relâchement musculaire, tachycardie par abaissement de la pression artérielle. Le repos ordinaire ne suffit plus; il faut le prolonger;

3° *Le surmenage.* Il en est la conséquence d'un épuisement répété. A côté de l'inhibition simple apparaissent la destruction tissulaire et, par suite, les phénomènes douloureux qui expriment l'irritation profonde du système nerveux, d'où les maux de tête, l'insomnie, l'anorexie, la bradycardie par hypertension (pas toujours) et les différents états dits *neurasthéniques.* L'origine du surmenage peut être musculaire, viscérale ou nerveuse. Cette dernière, sans être toujours seule à agir, paraît, du moins, dominer dans le surmenage scolaire des enfants et des adolescents. Chez les sportifs, le surmenage musculaire tient une place importante;

4° *Le forçage.* Il s'agit d'une fatigue poussée véritablement à l'extrême et entraînant des accidents très graves, parfois mortels, par inhibition cardiaque (cœur forcé). Les malades épuisés tombent à terre; la face est pâle, couverte de sueurs froides. La respiration est faible, lente; le pouls est filiforme; les membres sont raidis, et la mort arrive avec ou sans convulsions. C'est la mort des animaux forcés et des coureurs de Marathon, de Fribourg, etc.

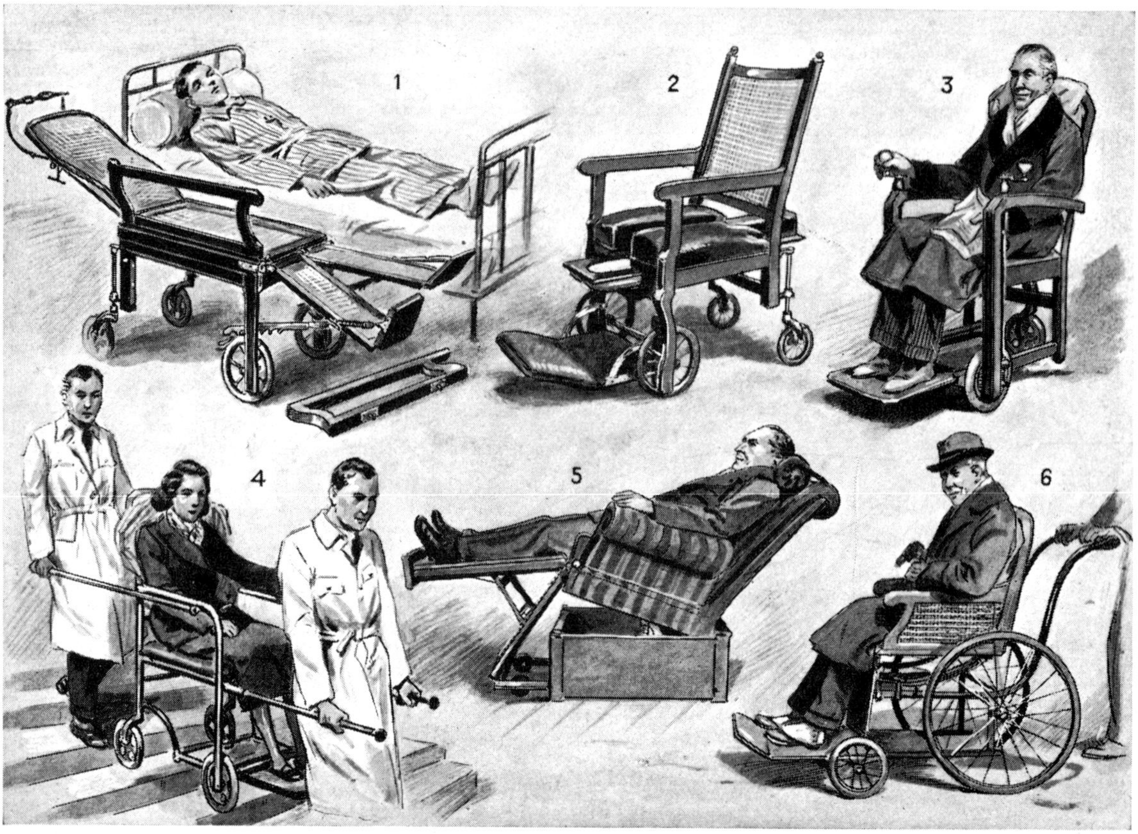

FIG. 672. — Fauteuils de malades.
1. Articulé; 2. Roulant garde-robe; 3. Roulant à deux manivelles; 4. Portoir; 5. De repos; 6. Voiture. (*Doc. Mon Dupont.*)

FAUSSE COUCHE. — V. AVORTEMENT.

FAUSSE ORONGE. — Amanite tue-mouches. V. CHAMPIGNONS.

FAUSSES DOULEURS. — Douleurs irrégulières, avant ou au cours d'un accouchement, se produisant dans l'intestin et non dans l'utérus, et ne s'accompagnant pas, par suite, de contractions.

FAUSSE GROSSESSE. — V. GROSSESSE : *Fausse grossesse.*

FAUSSES MEMBRANES. — Productions anormales consécutives à l'inflammation d'une séreuse ou d'une muqueuse. Il en existe deux variétés : 1° les *néomembranes,* qui se produisent dans les séreuses (péritoine, plèvre, arachnoïde, synoviales articulaires) et arrivent à former des membranes nouvelles à fibres cellulaires élastiques analogues à celles des tissus normaux, contenant des vaisseaux et des lymphatiques, et pouvant relier des viscères entre eux et les comprimer ; 2° les *pseudomembranes* (du gr. *pseudês,* faux), qui ont leur siège plus particulièrement sur les muqueuses (gorge, larynx) et sont formées par de la fibrine coagulée englobant ou non des cellules et du pus (croup).

FAUSSET (Voix de). — V. VOIX.

FAUTEUIL. — Il existe plusieurs variétés de fauteuils pour les malades : articulés, roulants, de repos, etc. (*fig.* 672).

FAUX. — **Faux du cerveau.** — Repli de la dure-mère séparant les deux hémisphères cérébraux. Son bord supérieur occupe la ligne médiane depuis la protubérance occipitale jusqu'au trou borgne; son bord inférieur mince et tranchant répond à la face supérieure du corps calleux; il contient dans son épaisseur le sinus veineux longitudinal inférieur; son sommet s'insère à l'apophyse crista-galli de l'ethmoïde; sa base tombe perpendiculairement sur la partie moyenne de la tente du cervelet : elle contient le sinus droit.

Faux du cervelet. — Petite cloison dure-mérienne séparant les deux hémisphères cérébelleux ; elle s'insère en arrière sur la crête occipitale interne, logeant les deux sinus occipitaux postérieurs ; le fond antérieur répond au vermis; la base s'unit à la tente du cervelet; son sommet se bifurque en deux branches qui contournent le trou occipital.

FAUX CROUP. — V. LARYNX (maladies) : *Laryngite striduleuse.*

FAUX PAS DU CŒUR. — Systole du cœur insuffisante pour donner lieu à une pulsation. V. EXTRASYSTOLE.

FAVISME. — V. FÈVE.

FAVUS. — V. TEIGNES : *Teigne favique.*

FÉBRIFUGES. — Médicaments qui permettent de combattre la fièvre. V. QUINQUINA, QUININE, ARSENIC, CAFÉ, FIÈVRE.

FÉCALES (Matières) ou FÈCES (du lat. *faex,* lie). — Déchets de la

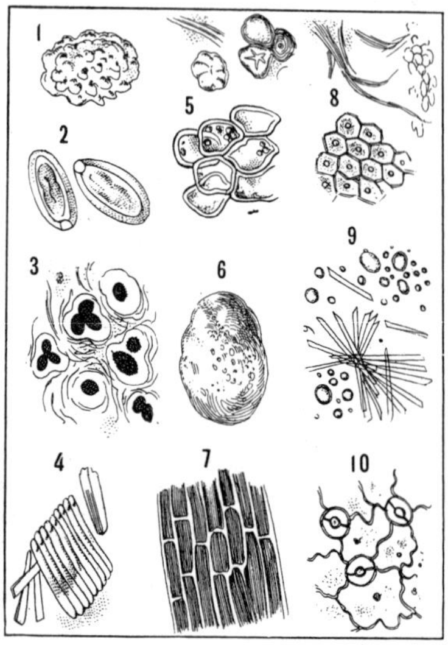

FIG. 673. — Déchets des matières fécales vus au microscope.
1. Œufs d'ascarides; 2. Œufs de trichocéphales; 3. Truffes; 4. Petits pois; 5. Cellules végétales et grains d'amidon; 6. Cellules de pommes de terre; 7. Débris de pain; 8. Débris de haricots; 9. Sulfite de chaux; 10. Débris de salade.

digestion expulsés par l'anus (*fig.* 673). V. COPROLOGIE.

FÉCALOÏDES (Vomissements). — Vomissements contenant des matières fécales pouvant être expulsées par la bouche, à la suite du retour dans l'estomac des matières passées dans l'intestin, en cas d'occlusion intestinale, de hernie étranglée, de péritonite.

FÉCONDATION. — Phase de la reproduction constituée par la fusion de deux éléments sexuels qui, sans cela, restent chacun incomplet. L'élément mâle, *spermatozoïde*, est attiré vers l'élément femelle, *ovule*, et, réuni à lui, forme l'*œuf*, origine d'un nouvel être.

Qu'un ou plusieurs spermatozoïdes pénètrent dans la couche mucilagi-

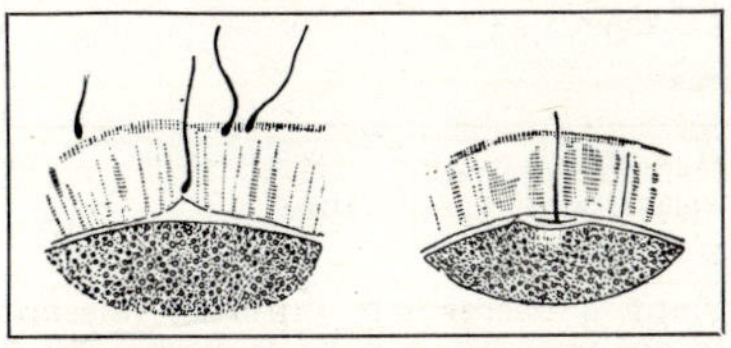

FIG. 674, 675. — Pénétration d'un spermatozoïde dans un ovule.

neuse qui entoure l'ovule, un seul pénètre à l'intérieur de celui-ci (*fig.* 674). Le sperme contient des millions de spermatozoïdes (60 000 par mm^3) ; or, un seul suffit pour la fécondation.

Période de la fécondation. — On admet que l'ovule, mûr et pondu, meurt rapidement en moins de quarante-huit heures si un spermatozoïde ne vient pas lui sauver la vie. Mais le spermatozoïde lui-même n'a qu'une survie très courte; il succombe rapidement dans le vagin, à sécrétions acides; dans le col utérin, le mucus alcalin lui est plus favorable; mais la plupart des auteurs estiment que, dans le corps de l'utérus, la survie des spermatozoïdes ne dépasse pas deux à trois jours. Il en résulte que, la vie de l'ovule et du spermatozoïde étant très limitée à partir du moment où ils quittent leur lieu d'origine, l'époque de la *fécondabilité* est elle-même très limitée chaque mois. L'époque de l'*ovulation* se place vers le milieu du cycle menstruel. Comme la femme peut être fécondée un peu avant et un peu après l'ovulation, on admet habituellement qu'une femme régulièrement réglée tous les vingt-huit jours pourra seulement concevoir du neuvième au dix-huitième jour du cycle menstruel; pendant les dix premiers jours et après le dix-huitième jour, il y a une *stérilité physiologique*. Ce principe n'est pas valable pour les femmes dont le cycle menstruel est irrégulier; un correctif doit être alors appliqué.

La femme est fertilisable de la première époque menstruelle à la dernière, de la puberté à la ménopause, habituellement, en France, de 13 à 50 ans. Mais, si la fécondation peut exister dans toute la période dite « génitale », l'âge où cette fonction débute véritablement coïncide avec la véritable nubilité, aux environs de la dix-huitième année; elle a son maximum de 24 à 36 ans, puis décline plus ou moins vite, même chez les femmes qui se sont montrées antérieurement très fécondes.

Phénomènes biologiques de la fécondation. — La rencontre du spermatozoïde avec l'ovule mûr se fait ordinairement dans le tiers externe de la trompe; entouré par de nombreux spermatozoïdes, l'ovule émet vers l'un d'eux un prolongement ou *cône d'attraction*.

La tête du spermatozoïde pénètre en plein vitellus et sa queue disparaît. A ce moment, l'ovule présente deux noyaux ou *pronuclei* : le *pronucleus mâle*, constitué par la tête du spermatozoïde; le *pronucleus femelle*, constitué par le noyau propre de l'ovule. Les deux pronuclei se conjuguent, mélangent leur chromatine, forment un seul noyau, qui, entrant en segmentation, est à l'origine du développement de l'œuf. V. FŒTUS, SEXE.

La pénétration de l'ovule par le spermatozoïde et la fusion des noyaux de ces deux cellules reproductrices (ou gamètes) en un seul, celui de l'œuf, a pour résultat de rétablir la *diploïdie* normale des cellules de l'organisme.

FÉCONDATION ARTIFICIELLE. — V. INSÉMINATION.

FÉCONDITÉ (ou Fertilité). — Capacité de procréer. Le terme sous-entend généralement une procréation nombreuse. Chaque espèce a son coefficient habituel de fécondité.

FÉCULENT. — Aliment contenant beaucoup de matières amylacées.

FEHLING (Liqueur de). — Solution servant à déceler le sucre dans l'urine. V. URINE (Analyse d').

FÉMININS (Organes génitaux). — STRUCTURE ET FONCTIONS. — **Vulve.** — Les organes féminins forment extérieurement une région dont l'ensemble a été désigné sous le nom de *vulve*, dans laquelle viennent s'ouvrir deux conduits : l'un, l'*urètre*, permet le passage de l'urine; l'autre, le *vagin*, donne accès au col utérin, qui en forme l'extrémité profonde. L'ensemble constitue un anneau, sur les parties latérales et moyennes duquel s'ouvrent quelques petits pertuis, d'où s'échappent les sécrétions provenant des glandes muqueuses. L'anneau vulvaire est formé par trois plans successifs : un plan superficiel, constitué en avant par le *pénil*, saillie arrondie, formée d'une couche adipeuse assez épaisse, située au-devant de l'os pubis, revêtue d'une peau également épaisse, qui se couvre de poils au moment de la puberté, et qui se continue de chaque côté avec deux replis cutanés descendant se rejoindre en bas et en arrière avec la partie médiane du périnée, où ils constituent la *fourchette* ou commissure vulvaire. Ces replis ont reçu le nom de *grandes lèvres*, qui les distingue des deux autres replis formant le plan moyen encadrant l'orifice urétral et vaginal. Ces deux replis, de dimensions variables suivant les femmes, recouverts et cachés le plus souvent par les grandes lèvres, ont reçu le nom de *nymphes* ou *petites lèvres*. Rosées et flottantes, elles s'appliquent l'une à l'autre, formant ainsi un organe protecteur recouvrant le vestibule et le méat urétral. L'extrémité antérieure ou supérieure se divise en deux branches; la branche inférieure s'unit à celle du côté opposé pour s'insérer à l'extrémité libre d'un petit tubercule arrondi appelé *clitoris*. Cet organe est érectile et constitué par des corps caverneux; il est l'homologue, considérablement réduit, du pénis chez l'homme. Il se termine par une extrémité mousse et légèrement renflée, ou *gland*, recouverte en partie par un repli cutané dépendant des petites lèvres, le *capuchon* ou *prépuce* du clitoris.

Les petites lèvres sont formées par un repli de la peau où se distribuent des vaisseaux et des nerfs. Elles sont remarquables par le nombre considérable de glandes sébacées qui se montrent sur les deux faces, par transparence, lorsqu'on distend ces replis, mais surtout sur leur face profonde.

Entre les petites lèvres, au-dessous de leur réunion supérieure recouvrant le clitoris, se trouve le plan profond de l'anneau vulvaire. Du haut en bas, on rencontre le *vestibule*, surface triangulaire dont la base répond, sur la ligne médiane, au méat urinaire et, de chaque côté, à l'orifice du vagin. Le méat urinaire, situé au sommet d'une sorte de saillie irrégulière, de mamelon ponctué de petits orifices glandulaires, donne accès dans l'urètre.

Au-dessous se trouve l'orifice du vagin, rétréci par la présence d'une membrane, l'*hymen*, de forme variable, tantôt semi-lunaire ou falciforme, tantôt ovalaire ou frangé, perforé d'un ou de plusieurs orifices, tantôt labié, formé de deux lèvres.

A la suite des rapports sexuels, l'hymen se déchire en laissant de petits tubercules arrondis, dentelés, irréguliers, appelés *caroncules myrtiformes*.

De chaque côté de l'orifice vaginal se voient deux orifices punctiformes, l'un à droite, l'autre à gauche, qui sont les orifices des glandes vulvo-vaginales ou *glandes de Bartholin*, dont le volume varie de celui d'un pois à celui d'une petite amande. Elles sécrètent un liquide transparent, filant, et elles peuvent être le siège d'inflammations, d'abcès parfois fort dangereux.

Vagin. — L'orifice vaginal, situé au-dessus de la commissure vulvaire, donne accès au conduit menant à l'utérus, le *vagin*. Ce conduit, long de 7 à 8 cm, est situé dans l'excavation du bassin, au-dessus du rectum, au-dessous de la vessie et de l'urètre (*fig.* 676). De même qu'il permet la fécondation, il livre passage au fœtus au moment de l'accouchement. C'est dire que son calibre peut être très variable et peut se prêter à une grande distension. La cavité du vagin n'existe du reste qu'à l'état virtuel, ses parois à l'état normal étant accolées l'une à l'autre. La paroi intérieure répond au canal de l'urètre et à la paroi vésicale, ce qui explique qu'on puisse explorer la vessie par le toucher vaginal et que, d'autre part, la vessie distendue puisse venir faire saillie dans le vagin. Cette distension exagérée peut donner lieu à ce qu'on a appelé la *cystocèle vaginale*. Le même mécanisme explique la *rectocèle vaginale*, due aux rapports intimes de la paroi vaginale postérieure avec le rectum, qui n'en est séparé que par une cloison plus ou moins épaisse, la *cloison recto-vaginale*.

L'extrémité supérieure du vagin embrasse le col utérin, avec lequel elle se continue, et forme en se repliant autour de lui un *cul-de-sac* circulaire, qui a fait comparer l'aspect du fond du vagin centré par le col utérin à celui que donne le fond saillant d'une bouteille regardé par le goulot.

L'extrémité inférieure ou *orifice* se continue avec la circonférence postérieure de l'anneau vulvaire.

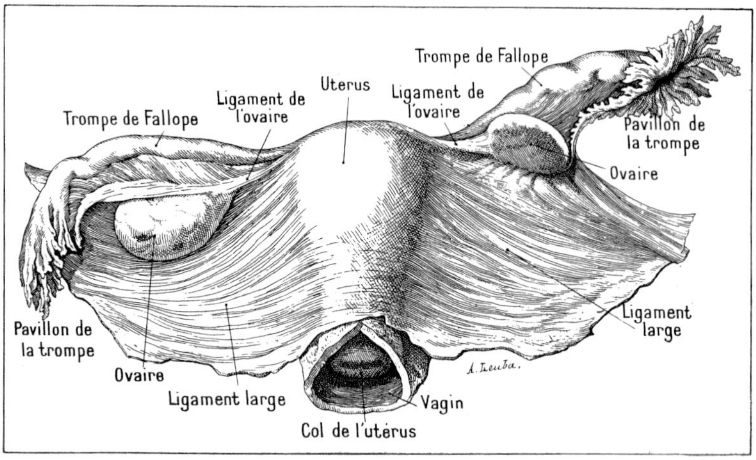

FIG. 676. — Organes féminins internes.
Le pavillon de gauche a été relevé, ainsi que l'ovaire.

Utérus ou Matrice (*fig.* 676). — Organe central.

Improprement, dans le langage vulgaire, on désigne parfois sous le nom de matrice l'appareil génital féminin externe. Le nom de matrice ne doit désigner que l'utérus, nom scientifique de la matrice.

L'utérus a été comparé à une poire aplatie d'avant en arrière, à grosse extrémité supérieure et se terminant par une extrémité conique, *col de l'utérus, museau-de-tanche.*

Le sommet du col est percé d'un *orifice* arrondi de 4 à 6 mm chez la vierge; mais après une ou plusieurs grossesses, l'orifice cesse d'être circulaire et devient une *fente* transversale de 1 à 2 cm de largeur, terminée souvent par des sillons cicatriciels, restes de déchirures au cours de l'accouchement. Cette fente est circonscrite par deux bords ou *lèvres,* antérieure et postérieure.

L'épaisseur de la paroi utérine est environ de 10 mm au niveau du fond de l'organe, de 12 à 15 mm au niveau des faces et des bords. La longueur de sa cavité est de 6 cm chez les nullipares, pour atteindre 8 et 9 cm chez les multipares.

Au niveau de ces deux extrémités supérieures, l'utérus se continue par les deux trompes qui s'ouvrent dans sa cavité, où elles déversent les ovules provenant des ovaires situés latéralement et suspendus par le ligament de l'ovaire au niveau des cornes utérines.

Situé dans le petit bassin, à l'état normal, l'utérus, placé entre la vessie, qui est en avant, et le rectum, qui est en arrière, est, lorsque la vessie est vide, plus relevé; lorsque la vessie est pleine, il est à peu près horizontal et appuie sur sa face postéro-supérieure. Mobile, pour permettre les changements de volume de la vessie ou du rectum (*fig.* 677 et 673), pour pouvoir lui-même se distendre au moment de la grossesse, l'utérus est recouvert de la séreuse péritonéale, qui est prolongée et doublée d'un tissu cellulaire lâche dans lequel circulent les vaisseaux, artères et veines formant de chaque côté de l'utérus deux larges bandes transversales : ce sont les *ligaments larges,* qui maintiennent l'utérus dans sa situation et sont aidés des ligaments musculo-cellulaires, *ligaments ronds* et *ligaments utéro-sacrés,* formant les moyens actifs et suspenseurs de l'utérus.

La surdistension de ces ligaments et leur relâchement, laissant l'utérus tomber en avant ou en arrière, sont l'origine des déplacements utérins (*anté-, rétro-, latéro-version*). A l'union du corps et du col utérin, le vagin vient s'insérer sur l'utérus, laissant le col proéminer dans le vagin, où il est accessible au doigt ou à l'œil, pour l'exploration, et aux spermatozoïdes, au moment de la fécondation. Le vagin, maintenu par les intrications musculaires des constricteurs, du releveur de l'anus, par la sangle périnéale résistante, soutient l'utérus et arrête la tendance qu'il aurait à descendre. Lorsque ce soutien vient à faire défaut, l'utérus s'invagine dans le vagin, s'abaisse, au point parfois de venir faire saillie au-dehors par l'orifice vulvaire et constituer la descente de l'utérus ou *prolapsus utérin* (*fig.* 682).

Dans le petit bassin, l'utérus, placé au-dessous de la masse intestinale, répond par sa face antérieure à la vessie et par sa face postérieure au rectum; entre chacun de ces organes se creuse un cul-de-sac tapissé par le péritoine et répondant aux *culs-de-sac antérieur* et *postérieur du vagin;* le doigt du chirurgien, en pénétrant dans ce dernier, peut percevoir les tumeurs ou les collections

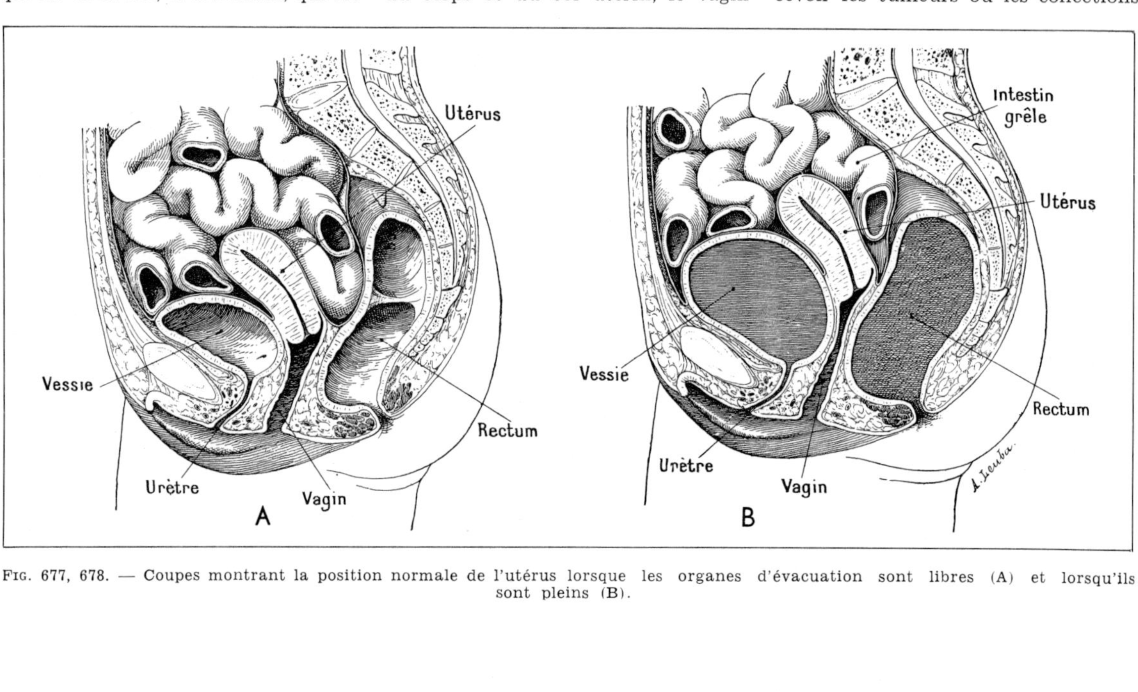

FIG. 677, 678. — Coupes montrant la position normale de l'utérus lorsque les organes d'évacuation sont libres (A) et lorsqu'ils sont pleins (B).

purulentes ou sanguines qui viennent y faire saillie. Les bords de l'utérus sont sinueux, légèrement concaves à leur partie moyenne et parcourus dans l'épaisseur du ligament large par les vaisseaux sanguins, qui forment une arcade continue de l'isthme utérin à l'angle supérieur où se trouve l'insertion de la trompe de Fallope, de l'ovaire et du ligament rond.

Le *col* de l'utérus est la partie inférieure de cet organe divisée en deux parties, sus-vaginale et vaginale. La première répond au bas-fond de la vessie, qu'il faut détacher avec précaution si l'on ne veut pas l'ouvrir en opérant dans cette région, et qui explique la formation des *fistules vésico-vaginales* dans certains accouchements ou opérations prolongés et difficiles. La seconde forme le museau-de-tanche, que l'on aperçoit facilement avec le spéculum ou en abaissant la paroi postérieure du vagin avec une valve. Il a la forme d'un cône, à l'extrémité duquel se trouve un orifice à l'emporte-pièce chez les nullipares, plus ou moins irrégulier et transversal chez les multipares. Chez ces dernières, il se forme ainsi deux véritables lèvres plus ou moins saillantes; la couleur est gris clair, parfois violette, violet foncé (*fig.* 676). De cet orifice s'écoulent des glaires épaisses, filantes, adhérentes, difficilement détachables, dues à la sécrétion des glandes du col utérin.

La *cavité* du col utérin est triangulaire, à faces planes et appliquées l'une contre l'autre; les bords, convexes chez la vierge, deviennent rectilignes et mêmes concaves chez la multipare. Aux angles supéro-latéraux s'ouvrent les orifices des trompes; à l'angle inférieur, une sorte de rétrécissement sépare la cavité du corps de ce que l'on a appelé la *cavité de l'isthme*. Celui-ci est un étroit défilé dont l'orifice supérieur constitue l'orifice interne du col.

Organe contractile, extensible et rétractile, l'utérus est essentiellement musculaire : on pourrait le définir à ce point de vue un muscle creux, tapissé d'une muqueuse à sa face interne et recouvert d'une séreuse à sa face extérieure. Les fibres musculaires s'hypertrophient et se multiplient au moment de la grossesse et sont douées d'une grande puissance pour expulser le fœtus au moment de l'accouchement. C'est à elles que sont dues les contractions utérines.

La muqueuse se continue en bas avec celle du vagin, en haut avec celle des trompes de Fallope, d'une épaisseur considérable, recouverte d'un épithélium cylindrique à cils vibratiles à mouvements ascendants, jouant très certainement un rôle important dans la progression des spermatozoïdes vers l'ovule et la trompe.

Les follicules glandulaires sont très abondants; ceux de la muqueuse du col sont plus larges, plus nombreux. L'orifice parfois s'oblitère et constitue, par la rétention de la sécrétion, de petits kystes, que l'on a appelés les *œufs de Naboth*. On trouve aussi des cellules caliciformes et des glandes en grappe. C'est le liquide sécrété par les follicules qui, pendant la grossesse, forme le bouchon gélatineux du col.

Ovaires. — Les ovaires sont, d'une part les organes formateurs des ovules,

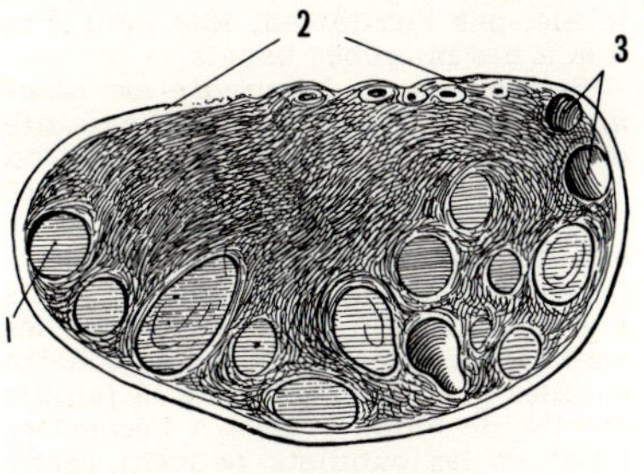

FIG. 679. — Coupe d'un ovaire avec follicules de De Graaf.
1. Follicule de De Graaf; 2. Hile; 3. Follicules rompus.
(*D'après Gegenbaur.*)

d'autre part des glandes à sécrétion interne (V. RÈGLES). Situés de chaque côté des cornes utérines dans l'aileron postérieur du ligament qui les rattache à l'utérus, ils font saillie du côté du rectum; leur forme est arrondie, en amande; longs transversalement de 3 à 4 cm, verticalement de 8 mm, ils pèsent de 6 à 8 g; leur surface est lisse chez la vierge jeune, et piquetée de cicatrices résultant de la rupture mensuelle des follicules de *De Graaf* chez la femme. Très mobiles, les ovaires, par leur extrémité interne, répondent au ligament de l'ovaire, et, par leur extrémité externe libre, donnent insertion à une frange du pavillon de la trompe, qui vient les encapuchonner à certains moments.

L'ovaire (*fig.* 679) présente deux régions : un noyau central, le *bulbe*, et une couche périphérique blanchâtre, assez mince, la *couche ovigène*. La première, riche en vaisseaux plongés dans une trame conjonctive et musculaire, présente tous les caractères du tissu érectile dont elle joue le rôle. La couche ovigène contient les *ovisacs* ou *follicules de De Graaf* (*fig.* 680), rangés dans une trame conjonctive blanchâtre, à la surface de laquelle se trouve l'épithélium germinatif, en contact avec l'endothélium péritonéal. L'ovaire n'a pas de tunique propre. Les *ovisacs* sont très nombreux (700 000), sphériques, d'un diamètre de 40 mm. Leur enveloppe ou *thèque* est une couche conjonctive où circulent les vaisseaux. Leur contenu, d'abord constitué par une masse épithéliale chez la femme adulte, se compose de la membrane granuleuse (cellules épithéliales), de l'ovule, entouré d'un disque de cellules épithéliales (disque proligère), et d'un liquide central.

L'ovule, contenu dans un follicule de De Graaf (un seul d'ordinaire par follicule), possède une enveloppe, la *membrane vitelline*, et un contenu, le *vitellus*. Dans le vitellus se trouve un noyau, la *vésicule germinative*, qui contient un nucléole, la *tache germinative*. Le vitellus est l'analogue du jaune d'œuf des oiseaux.

La saillie arrondie que fait à la surface de l'ovaire le follicule augmente progressivement, tandis que la paroi du follicule s'amincit; puis elle éclate et l'ovule est expulsé au-dehors, dans la trompe et l'utérus; cette rupture des follicules de De Graaf ou *ponte*

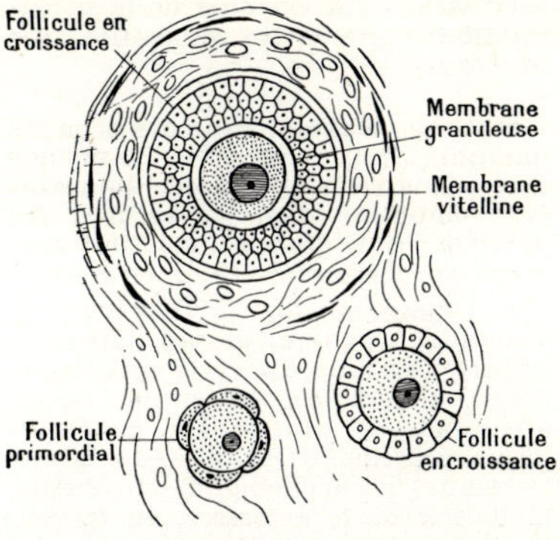

FIG. 680. — Follicules de De Graaf à divers stades d'évolution.
(*D'après Testut.*)

ovarique coïncide habituellement avec la période menstruelle. Ce qui reste des follicules rompus après expulsion de l'ovule subit une série de transformations aboutissant à la formation des *corps jaunes*. V. RÈGLES.

Trompes. — Les *trompes de Fallope* ou *trompes utérines* sont deux conduits placés de chaque côté de l'utérus dans l'aileron supérieur du ligament large. Transversales, elles s'ouvrent, en dedans, au niveau de la corne utérine, et, en dehors, elles sont situées au-dessus de l'ovaire, qu'elles surmontent et auquel elles se lient par une frange du pavillon.

Chaque trompe ou *oviducte* a une longueur de 10 à 12 cm. Le *corps* de la trompe, qui se dégage de l'utérus entre le ligament rond et le ligament de l'ovaire, est d'abord rétréci pendant 3 à 4 cm (*isthme*), puis son diamètre s'élargit (*ampoule*) pendant 7 à 8 cm. L'ampoule se termine par un large entonnoir ou *pavillon* profondément découpé en languettes dentelées ou *franges* de 10 à 15 mm. L'une de ces franges, plus longue que les autres (2 à 3 cm), se porte vers l'extrémité externe de l'ovaire (*frange ovarique*). Le pavillon tubaire, très mobile, se porte, au moment de la rupture d'une vésicule du follicule de Graaf, vers la région de l'ovaire occupée par la vésicule, pour y recueillir l'ovule et le diriger vers l'ampoule tubaire.

La *cavité* de la trompe, rétrécie au niveau de l'isthme (1 mm de diamètre), ne possède pas de valvules, mais un système de *plis longitudinaux*, étendus sans interruption de son extrémité interne à son extrémité externe; ces plis, qui transforment le conduit tubaire en fentes étroites et tortueuses, ralentissent sans doute la marche de l'ovule et du spermatozoïde qui cheminent l'un vers l'autre et augmentent ainsi les chances de contact entre les deux éléments, d'où résultera la fécondation. L'œuf fécondé chemine dans la direction de l'utérus destiné à servir de réceptacle à l'ovule après fécondation ; si cet ovule fécondé demeurait dans la trompe, il en résulterait une *grossesse tubaire*, avec toutes ses conséquences. V. GROSSESSE : *Grossesse extra-utérine*.

L'épithélium de la muqueuse de la trompe se continue en se modifiant progressivement avec l'endothélium péritonéal, seul exemple de la continuation d'une cavité muqueuse avec une cavité séreuse.

Méthode d'exploration des organes génitaux de la femme. — La malade doit connaître l'importance d'un examen complet, même si celui-ci lui paraît *a priori* désagréable. Tout examen doit comporter certaines étapes :

*1° **L'interrogatoire.*** — Il précise les antécédents gynécologiques, date de la puberté, rythme du cycle menstruel, durée, abondance, aspect des règles, affections et traitements gynécologiques précédents ; les antécédents obstétricaux, accouchements antérieurs, modalités de la grossesse, du travail, incidents des suites de couches, existence de fausses couches spontanées ou non et leurs traitements ;

*2° **L'examen.*** — Il comprend la palpation abdominale et lombaire, l'inspection de la vulve, l'examen au spéculum, le toucher vaginal et rectal au besoin ;

*3° **Les examens complémentaires.*** — Ils permettent de préciser l'existence de certaines anomalies qui ne sont pas perceptibles à l'examen clinique.

a) L'*étude des frottis vaginaux et cervicaux* est l'examen au microscope des cellules que l'on prélève par simple « raclage » de la muqueuse du vagin ou du col de l'utérus. Ces cellules qui tombent de la muqueuse sont de forme, d'aspect, de coloration différentes selon l'état hormonal de l'organisme au moment du prélèvement. Des frottis répétés permettent d'étudier les modifications hormonales au cours du cycle menstruel. D'autre part, l'étude des frottis peut montrer la présence d'une cellule cancéreuse ou suspecte qui ferait dépister précocement une lésion rapidement évolutive.

b) La *colposcopie* est l'examen à la loupe des lésions du col utérin. Elle divise ces lésions en ulcérations bénignes, malignes ou suspectes ; elle oriente la biopsie (v. plus loin).

c) Le *test de Schiller* est un artifice de coloration qui met en évidence des lésions invisibles à l'œil sans préparation (il utilise une solution iodée).

Ces trois examens ont pour but principal la détection des cancers du col utérin à un stade précoce. Ils doivent être complétés par la *biopsie*, qui seule permet de certifier la nature cancéreuse d'une lésion au début et de déterminer son type histologique.

d) L'*hystérographie* et l'*hystérosalpingographie* permettent, par la prise de clichés après injection de substances opaques, de préciser la forme, le volume de la cavité du corps de l'utérus, la perméabilité et la forme de la lumière des trompes. (V. HYSTÉROGRAPHIE.)

e) Le *curetage biopsique* du corps et de la partie interne du col réalise une biopsie qui porte non pas sur la muqueuse du col, mais sur celle du *corps de l'utérus*.

f) Enfin, les *dosages hormonaux* dans le sang et surtout les *réactions biologiques de grossesse* viennent compléter cette longue liste d'examens. Les réactions de grossesse permettent le diagnostic de la parturition dès le début du deuxième mois avant qu'existent des signes de certitude clinique.

MALADIES. — Vulve. — Inflammation de la vulve ou vulvite. — Elle est favorisée par l'absence d'hygiène locale, par l'irritation. Elle peut être due à des microbes banals.

Fréquemment, la vulvite est *blennorragique ;* chez la femme, elle résulte d'une contagion vénérienne; mais on l'observe aussi chez les petites filles (*vulvo-vaginite* des petites filles) ; elle est due souvent, non à une tentative de viol par un individu malade, mais à une contagion accidentelle par les éponges, le linge et objets de toilette souillés par un membre de la famille atteint de blennorragie. A l'école, les vases et les cabinets peuvent servir d'agents de transmission; à l'hôpital, les thermomètres et les canules.

SYMPTÔMES. Sensation de brûlures, de cuisson vive, de chaleur. Douleur exagérée par la marche, le moindre contact. La rougeur est intense. Sécrétion abondante d'un pus jaune verdâtre, très irritant. Les parties voisines baignées par le pus s'irritent, s'enflamment et présentent de petites élevures rouges et douloureuses. Les lèvres se gonflent et la marche peut devenir impossible. Parfois fièvre, malaise, qui peut tendre à devenir chronique. Les phénomènes aigus se calment, la douleur s'atténue, mais la sécrétion persiste et l'infection tend à se localiser dans les glandes.

TRAITEMENT. Grands bains, bains locaux, soins de propreté scrupuleux. Lavages et pansements avec de la glycérine à l'ichtyol, au thigénol, pansements secs avec poudre de sulfamides; lotions avec du sulfate de zinc (5 p. 100) ; du permanganate de potasse (1 p. 2 000).

Bartholinite. — L'infection gonococcique peut surtout se localiser aux glandes de la vulve et en particulier aux glandes de Bartholin, constituant la *bartholinite*. Gonflement sphérique au niveau des glandes, accompagné de douleurs vives, lancinantes ; la muqueuse est tendue, luisante ; l'œdème de la lèvre devient dur.

En l'absence de traitement, cet abcès intraglandulaire se fistulise et la maladie devient chronique. Parfois, les fistules peuvent s'ouvrir dans le vagin, l'urètre, le rectum.

TRAITEMENT. Repos au lit, bains répétés, pansements humides chauds. Pénicilline, sulfamides, localement et par voie générale. Ouverture large de l'abcès, en réséquant la paroi, pour éviter les fistules.

Dans les formes chroniques, on pratique l'excision chirurgicale de la glande.

Ulcérations vulvaires. — La vulve peut être le siège d'ulcérations aiguës ou chroniques.

Ulcérations aiguës. — *Syphilis.* — Il peut s'agir de chancre ou de plaques muqueuses. De toute façon, elles demandent un traitement énergique. (V. SYPHILIS.)

Chancre mou. — V. CHANCRE : *Chancre mou.*

Herpès vulvaire. — V. HERPÈS.

Aphtes vulvaires. — On constate deux ou trois érosions douloureuses, ovalaires, serties par un liséré rouge, sans ganglions. V. APHTE.

Ulcérations gonococciques. — Petites ulcérations siégeant surtout à la fourchette ou au méat urétral, et accompagnant habituellement une blennorragie ; parfois celle-ci est absente ; la recherche du gonocoque permettra le diagnostic. V. BLENNORRAGIE.

Ulcère aigu de la vulve (Lipschutz). — Infection aiguë, bénigne, récidivante, non contagieuse, survenant surtout chez les vierges. Ulcération unique ou multiple, de 2 à 10 mm, arrondie ou allongée, à bords taillés à pic, jamais décollés, reposant sur la muqueuse vulvaire normale, ou rouge enflammée ; ganglions normaux ou peu volumineux. Fièvre (39° à 40°) éphémère.

DURÉE. Quelques jours ou quelques semaines. Récidives fréquentes.

Paraît dû à une exaltation de la virulence du *Bacillus crassus*, hôte habituel du vagin. Guérit en quelques jours.

TRAITEMENT. Repos au lit, soins de propreté; pansements humides chauds avec une décoction de racines de guimauve; poudrage avec sulfamides ou dermatol ; antibiotiques.

Ulcérations chroniques. — *Cancer de la vulve.* — Siège en un point quelconque de la vulve : grandes ou petites lèvres, clitoris, méat. Il s'agit ordinairement d'un épithélioma, survenant le plus souvent sur un fond de leucoplasie ou d'érythroplasie, ou résultant de l'extension d'un cancer de voisinage.

L'ulcération, reposant sur une base infiltrée, est irrégulière, bourgeonnante, saignant facilement, donnant issue à une sorte de liquide brun, fétide. La douleur est peu marquée au début, mais s'accentue plus tard. Dans l'aine apparaissent rapidement des ganglions. Par suite de l'extension de la tumeur, l'urètre, l'anus sont rapidement envahis, l'état général s'altère, les malades meurent après deux ou trois ans de souffrances.

TRAITEMENT. Rayons X, radium, mais surtout destruction chirurgicale précoce par diathermo-coagulation.

Esthiomène. — V. ce mot.

Ulcère simple chronique vulvaire. — Ulcération d'origine trophique, torpide, facilement saignante, siégeant à la fourchette, et recouverte parfois d'un enduit séro-purulent ou diphtéroïde.

Pas d'adénopathies; bon état général.

Evolution lente, résistant à tous les traitements. Survient surtout chez des femmes castrées ou ménopausiques, parfois atteintes de kraurosis.

Éruptions vulvaires. — *Érysipèle.* — S'observe chez certaines femmes à chaque époque menstruelle. Chez le nouveau-né, il est très grave et se termine souvent par une péritonite mortelle.

Eczéma. — L'eczéma aigu ou chronique peut occuper les grandes lèvres, la région voisine des cuisses et du périnée. V. ECZÉMA.

Diabétides. — Sous l'influence de l'irritation due à l'urine sucrée et aux grattages peuvent apparaître à la vulve des gerçures, des pustules, des furoncles. V. DIABÈTE.

Lésions bulleuses. — Parfois, on note à la vulve des bulles au cours d'un érythème polymorphe, d'une dermatite polymorphe ou d'un pemphigus.

Diphtérie vulvaire. — V. DIPHTÉRIE.

Prurit vulvaire. — V. DÉMANGEAISON.

Leucoplasie. — Affection rare, caractérisée par des *plaques blanches* sur la face interne des grandes et petites lèvres, apparaissant entre 40 et 70 ans.

Cause obscure : grossesse, vulvite, syphilis, diabète.

Papillomes (Végétations ou Crêtes-de-coq). — Petites saillies irrégulières, framboisées, d'une couleur rose foncé; elles surviennent presque toujours chez des personnes peu soigneuses et malpropres, à la suite d'une irritation, soit blennorragique, soit banale, soit gravidique; elles siègent en tous les points de la muqueuse ou de la peau, principalement en bouquets au niveau des divers orifices glandulaires. Elles peuvent être isolées, disséminées; le plus souvent, elles sont en groupe plus ou moins serré, déformées par pression réciproque, et donnent l'aspect d'une tête de chou-fleur. Elles sont sessiles ou pédiculées. Enfin, elles peuvent être conglomérées, occuper toute la surface ano-vulvaire et recouvrir le périnée.

Les papillomes entraînent parfois des troubles de la miction lorsqu'ils siègent au niveau de l'urètre, une oblitération du vagin, une irritation de la peau; il existe souvent un suintement à odeur fétide.

TRAITEMENT. Soins de propreté et d'hygiène. Lavages au permanganate. Si les papillomes sont survenus au cours de la grossesse, ils peuvent disparaître après l'accouchement. Le plus souvent, il faut recourir à l'ablation avec la curette après gelure au chlorure d'éthyle. (Ne pas employer le liquide de Bonain.) Applications de podophyline en suspension huileuse. Destruction au galvanocautère ou par électrocoagulation.

Kraurosis (du gr. *krauroein*, dessécher). — Etat atrophique de la vulve s'observant après la ménopause physiologique ou chirurgicale. Rétrécissement de l'orifice vaginal, rétraction des lèvres, du clitoris. Muqueuse sèche, brillante et lisse, de coloration blanchâtre ou bistre; peut se compliquer de leucoplasie avec évolution possible vers le cancer. Prurit parfois féroce.

TRAITEMENT. Lotions chaudes; haute fréquence; traitement hormonal. Ablation chirurgicale si menace de cancer.

Tumeurs des grandes lèvres. — ***Kystes des grandes lèvres.*** — Ce sont des kystes nés aux dépens de la glande de Bartholin ou du canal de Nuck. Ils forment une tumeur arrondie, globuleuse, variant du volume d'une noix à celui d'une petite pomme. Ils se présentent sans changement de couleur de la peau, sans douleur; ils sont facilement mobiles et semblent rouler sous le doigt. Le seul traitement est l'ablation au bistouri, opération sans gravité. Il faut éviter de confondre ces tumeurs de la grande lèvre avec les hernies inguinales de la femme qui descendent dans la grande lèvre.

Malformations de la vulve et de ses annexes. — ***Hypertrophie des petites lèvres.*** — Conformation congénitale ou acquise qui peut donner aux petites lèvres des dimensions doubles, triples des dimensions normales.

Atrésie hyménéale. — Il peut se faire que l'hymen soit imperforé congénitalement. Cette malformation passe inaperçue d'ordinaire jusqu'au moment de la puberté. Si l'on n'y remédie, des accidents de péritonite, d'infection, peuvent survenir; ils sont très redoutables.

TRAITEMENT. Le seul traitement consiste à inciser crucialement, et avec toutes les précautions chirurgicales les plus scrupuleuses, la cloison hyménéale et à donner issue au sang accumulé derrière elle. Il faut savoir qu'il y a parfois d'énormes quantités de sang retenu — un litre et plus d'un sang noir, épais, visqueux —, qui remplissait tout le vagin (hématocolpos) et peut distendre l'utérus (hématométrie).

Vagin. — **Vaginite.** — L'inflammation du vagin peut être aiguë ou chronique. La vaginite chronique peut être primitive ou succéder à la vaginite aiguë.

CAUSES. I. *Déterminantes.* — Gonocoque de Neisser, dans la grande majorité des cas, seul ou le plus souvent associé à tous les microbes pathogènes qui sont souvent en abondance à l'état normal dans le vagin; traumatisme, corps étrangers.

II. *Prédisposantes.* — Le tempérament lymphatique, la tuberculose, le défaut de soins de propreté, d'hygiène, favorisent le développement de la vaginite et prédisposent les malades à cette affection.

SIGNES. La *vaginite aiguë* se révèle par un écoulement purulent jaune verdâtre abondant, survenant insidieusement ou précédé et accompagné de douleurs cuisantes, de brûlures, de sensations de chaleur intense. Le contact de l'urine, le frottement pendant la marche exaspèrent les douleurs. A l'examen, rendu difficile par la douleur au moindre contact, on constate une rougeur vive de toute la muqueuse. En ouvrant l'orifice vaginal, issue, en jet parfois, d'un flot de pus contenu dans le vagin. Vaginisme intense qui contracture et ferme l'orifice; si l'on peut voir la muqueuse vagninale, elle se présente lisse, desquamée, vernissée, recouverte d'une couche de pus plus ou moins adhérent.

Dans la *forme granuleuse*, on trouve la surface muqueuse irrégulière, mamelonnée et présentant le maximum de lésions au niveau du cul-de-sac postérieur. Le col utérin est rouge vif, et de son orifice sort le plus souvent un bouchon filant, adhérent, jaune, purulent, caractéristique de la métrite, qui accompagne presque constamment la vaginite aiguë.

Celle-ci peut persister quelque temps à l'état aigu dans les cas graves, revêtir la forme diphtéroïde ou gangréneuse, en particulier dans la *vaginite des petites filles.* Le plus souvent, sous l'influence du traitement, du repos et de simples soins d'hygiène, elle cède facilement.

A l'état *chronique*, les phénomènes de douleurs, de cuisson, ont disparu, et l'écoulement purulent seul indique l'existence de l'affection. Le traitement exige toujours d'être dirigé contre les lésions du col utérin; il serait inutile de soigner le vagin sans soigner en même temps l'utérus : la vaginite reparaîtrait très rapidement par inoculation du pus de la métrite. Dans ces deux états, la vaginite est éminemment contagieuse.

TRAITEMENT. Isolement des parois vaginales par tamponnements faits très soigneusement et renouvelés chaque jour au moins. Applications de poudres isolantes : lycopode, tanin, bismuth, iodoforme. A chaque pansement, lotions vaginales avec permanganate de potasse, sublimé, acide borique, eau oxygénée, formol. Pour atténuer les douleurs, suppositoires opiacés, bromure. Lorsque la vaginite est passée à l'état chronique ou subaigu, applications légères de teinture d'iode, nitrate d'argent, pansements avec de la gaze imprégnée de glycérine à l'ichtyol, bains locaux et généraux. Antibiotiques, si possible après culture des pertes et antibiogramme.

Vaginisme. — Ensemble de troubles constitués par un état d'hyperesthésie de la région vulvo-vaginale, accompagné le plus souvent de contracture douloureuse et spasmodique de tous les muscles du plancher pelvien et rendant les rapports sexuels si douloureux qu'ils sont souvent incomplets ou même absolument impossibles.

CAUSES. Excitation nerveuse générale, à laquelle s'ajoute, dans certains cas, une irritation locale (vulvite, herpès, ulcération, fissure, érosion) produite par les premiers rapports.

Cet état permet cependant, dans les cas les plus fréquents, une grossesse qui, généralement, supprime le vaginisme, mais il y a des exceptions.

TRAITEMENT. Mettre les organes génitaux au repos complet. Traiter les fissures, déchirures, ulcérations. Dilatation progressive avec des spéculums ou bien, sous anesthésie, avec les doigts, le spéculum ou des ballons.

Prolapsus du vagin. — ***Cystocèle. Rectocèle.*** — A la suite de distension forcée, la paroi vaginale peut se laisser refouler par les organes qui entourent le vagin, et constituer deux saillies, qui sont la *cystocèle* et la *rectocèle.*

Elles apparaissent à la suite de grossesses répétées; ce prolapsus vaginal est toujours déterminé par l'abaissement de l'organe qui le produit : prolapsus utérin (v. plus loin), ptôse vésicale (cystocèle), ptôse rectale (rectocèle). Son traitement se confond avec celui de ces diverses affections; aussi, dès son apparition, il est prudent d'y remédier. Temporiser peut amener des infirmités beaucoup plus difficiles à corriger : incontinence d'urine, incontinence fécale.

Tumeurs du vagin. — ***Cancer.*** — Il n'existe que très rarement à l'état isolé. Il n'est d'ordinaire que l'extension au vagin du cancer du col utérin.

Kystes. — Rares, d'ordinaire petits. Ils sont faciles à enlever par une opération simple, sans danger.

Vices de conformation du vagin. — Ils sont *congénitaux* ou *acquis.* L'*absence congénitale du vagin* peut être complète ou incomplète, s'accompagnant ou non de l'absence des organes génitaux profonds (utérus ou ovaires). Diverses tentatives chirurgicales ont été faites pour remédier à ce vice de conformation; elles ont été parfois suivies de succès. Le *cloison-*

nement du vagin (*antéro-postérieur* ou *transversal*) est généralement incomplet et facile à corriger par la suppression de la cloison anormale, qui, d'ordinaire, est peu épaisse et peu vasculaire.

Les *vices de conformation acquis* résultent d'ordinaire d'une cicatrice vicieuse, suite de traumatismes, déchirures, corps étrangers, ulcérations anciennes, accouchements, opérations obstétricales. Le rétrécissement du vagin peut être amené par une cicatrisation annulaire ou par des brides plus ou moins résistantes. C'est à une opération chirurgicale — section des brides, autoplastie, dilatation progressive — qu'il faut recourir.

Fistules génito-urinaires, génito-rectales. — Toutes les fistules (*fig.* 681), faisant communiquer les voies urinaires et intestinales avec les voies

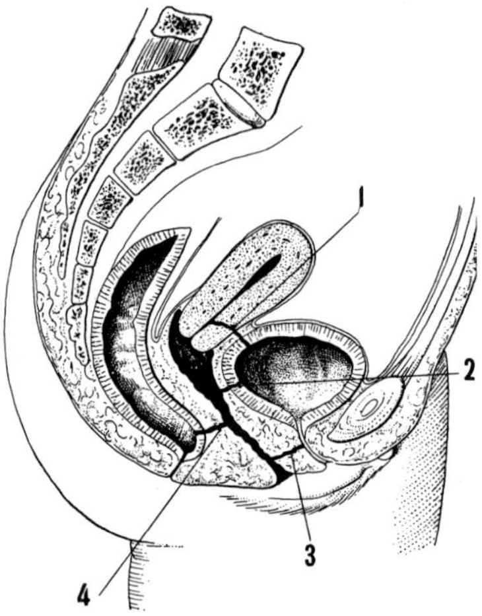

Fig. 681. — Fistules.
1. Vésico-utérine; 2. Vésico-vaginale; 3. Urétro-vaginale; 4. Recto-vaginale.

génitales, peuvent se montrer sur les parois du vagin, de l'utérus, de l'urètre; elles peuvent faire communiquer entre elles toutes ces cavités par de simples orifices ou des trajets plus ou moins ramifiés, variables de dimension.

Les fistules génito-urinaires se révèlent par l'écoulement constant de l'urine par les voies génitales (vagin, utérus), et les fistules rectales, par le passage des gaz et des matières fécales. Outre les ennuis de cette pénible infirmité surviennent les complications dues aux effets irritants des liquides (urines, fèces) sur les régions génitales constamment baignées par ces liquides.

Comme causes les plus fréquentes de ces fâcheuses affections, on trouve les accidents de l'accouchement. Le sphacèle peut résulter enfin du séjour de corps étrangers. Une opération chirurgicale longue et délicate peut seule remédier à cette infirmité. Il est souvent nécessaire, surtout pour les fistules profondément situées (utéro-vésicales) et pour les fistules larges, suites de grands délabrements, d'opérer en plusieurs temps, et, dans quelques cas, deux, trois ou quatre opérations successives peuvent seules obtenir l'oblitération de certaines fistules compliquées.

Utérus. — Malformations de l'utérus. — Causes et variétés. Il existe primitivement deux utérus tout à fait séparés, qui se rapprochent ensuite en ne formant plus extérieurement qu'un seul organe, divisé encore en deux chambres; puis la cloison se résorbe de bas en haut; enfin l'utérus présente encore deux cornes se confondant à la fin du troisième mois. Tout arrêt ou retard dans ce développement détermine une anomalie de l'utérus.

On peut ainsi trouver une absence totale ou partielle (utérus rudimentaire, faux hermaphrodite); un utérus double et un vagin double (utérus unicorne, bicorne, bicervical, unicervical ou biloculaire, avec vagin unique ou cloisonné) ; une oblitération, une imperforation ou un rétrécissement du canal ou d'un des orifices du corps ou du col utérin.

Ces vices de conformation compatibles avec la vie entraînent la stérilité dans les cas d'absence totale ou partielle de l'utérus. Les cas de sténose ou d'imperforation se révèlent souvent au moment de la puberté et peuvent entraîner des phénomènes parfois graves de rétention du sang menstruel (hématométrie), justiciables d'intervention qui ne diffèrent en rien de celles qu'on pratique quand le vice de conformation est acquis.

Les anomalies de forme et de cloisonnement peuvent permettre une grossesse évoluant parfois normalement; mais souvent les grossesses sont ectopiques, anormales et, dans la plupart des cas, d'un pronostic grave, nécessitant une opération sérieuse, qui, seule, peut sauver les malades.

L'occlusion et l'imperforation peuvent reconnaître différentes causes : congénitales ou acquises, consécutives à des cautérisations, des ulcérations du col, des opérations chirurgicales sur le col, des déchirures à la suite d'accouchements. On les a admises comme spontanées chez certaines femmes âgées. Elles se révèlent au moment des règles par l'accumulation du sang dans l'utérus ou les trompes. précédée par les signes dus à la sténose, au rétrécissement progressif du col : dysménorrhée, douleur vive au début des règles; si l'utérus est infecté, suppuration par rétention du sang (pyométrie), de gaz (physométrie) ; phénomènes généraux d'infection graves, parfois mortels.

Le rétrécissement se reconnaît par le cathétérisme utérin, et le toucher, s'il a été pratiqué, montre l'absence du col utérin; souvent il s'accompagne de la dilatation de la cavité du col au-dessous du rétrécissement, de la rétention des sécrétions, de l'infection ascendante; il provoque la salpingite, la stérilité et la dysménorrhée.

Traitement. Le chirurgien doit intervenir dès qu'il constate un début de rétrécissement, pour mettre la malade à l'abri de ces complications et aussi pour permettre une grossesse à laquelle cette lésion du col, congénitale ou acquise, est souvent le seul obstacle.

Dilatation progressive et aseptique avec des bougies de Hegar : dans les cas d'oblitération totale, on doit pratiquer l'hystérectomie vaginale ou la castration totale.

Corps étranger de l'utérus. — Le corps étranger peut provenir de manœuvres abortives, thérapeutiques ou érotiques, et présente des symptômes qui varient suivant que l'utérus est vide ou gravide. Dans le second cas, il provoque le plus souvent l'avortement et peut être expulsé avec l'œuf; dans le premier, il peut être toléré, s'il est aseptique, sinon il provoque une métrite aiguë avec métrorragie, suppuration, fièvre, frissons, pelvipéritonite et mort, si l'on n'intervient pas à temps. L'intervention, lorsqu'on a reconnu l'existence du corps étranger, est simple : dilatation de l'utérus et ablation, guidée par la vue et par le toucher, du corps étranger. Si l'on ne peut l'aborder par la simple dilatation, incision médiane de la face antérieure, ouvrant largement la cavité utérine, et extraction du corps étranger. Enfin, si des complications d'infection profonde sont survenues, l'hystérectomie ou la castration totale peuvent sauver les malades.

Perforation de l'utérus. — Accident pouvant survenir au moment d'un curetage, d'un redressement de rétroversion, d'un simple cathétérisme, d'un avortement provoqué et criminel, avec ramollissement, amincissement de l'utérus par infection antérieure ou ulcération chronique, distension et fragilité après la délivrance.

La perforation est toujours une complication qui nécessite l'intervention chirurgicale. Une laparotomie permettra de fermer la plaie après désinfection de la cavité utérine ou de terminer par une hystérectomie.

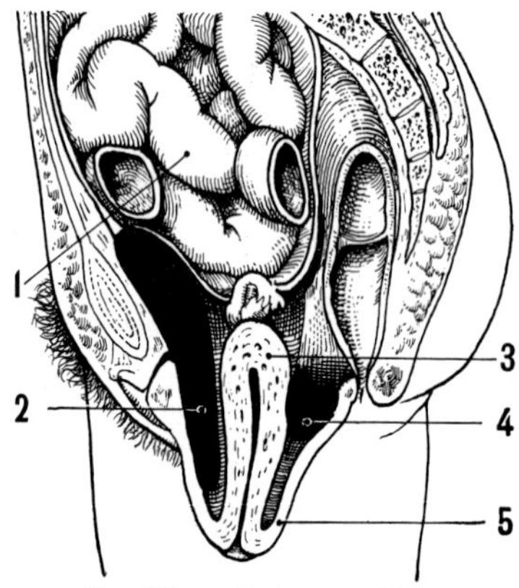

Fig. 682. — Prolapsus utérin.
1. Effondrement intestinal; 2. Cysticèle; 3. Utérus descendu; 4. Rectocèle; 5. Vagin.

Prolapsus utérin (Descente de matrice). — Causes. I. *Déterminantes.* — Relâchement et distension exagérés des ligaments suspenseurs de l'utérus (*fig.* 682), atonie et rupture complète ou incomplète de la sangle périnéale, absence de soutien du vagin, déchirure et atrophie des releveurs.

II. *Prédisposantes.* — Grossesses répétées à faibles intervalles, lever trop hâtif après l'accouchement, faiblesse congénitale des tissus (prédisposition aux hernies, aux ptôses), sénilité diminuant la tonicité des parois du vagin.

Signes. Les signes du prolapsus utérin restent d'ordinaire longtemps inaperçus; cette absence de signes en

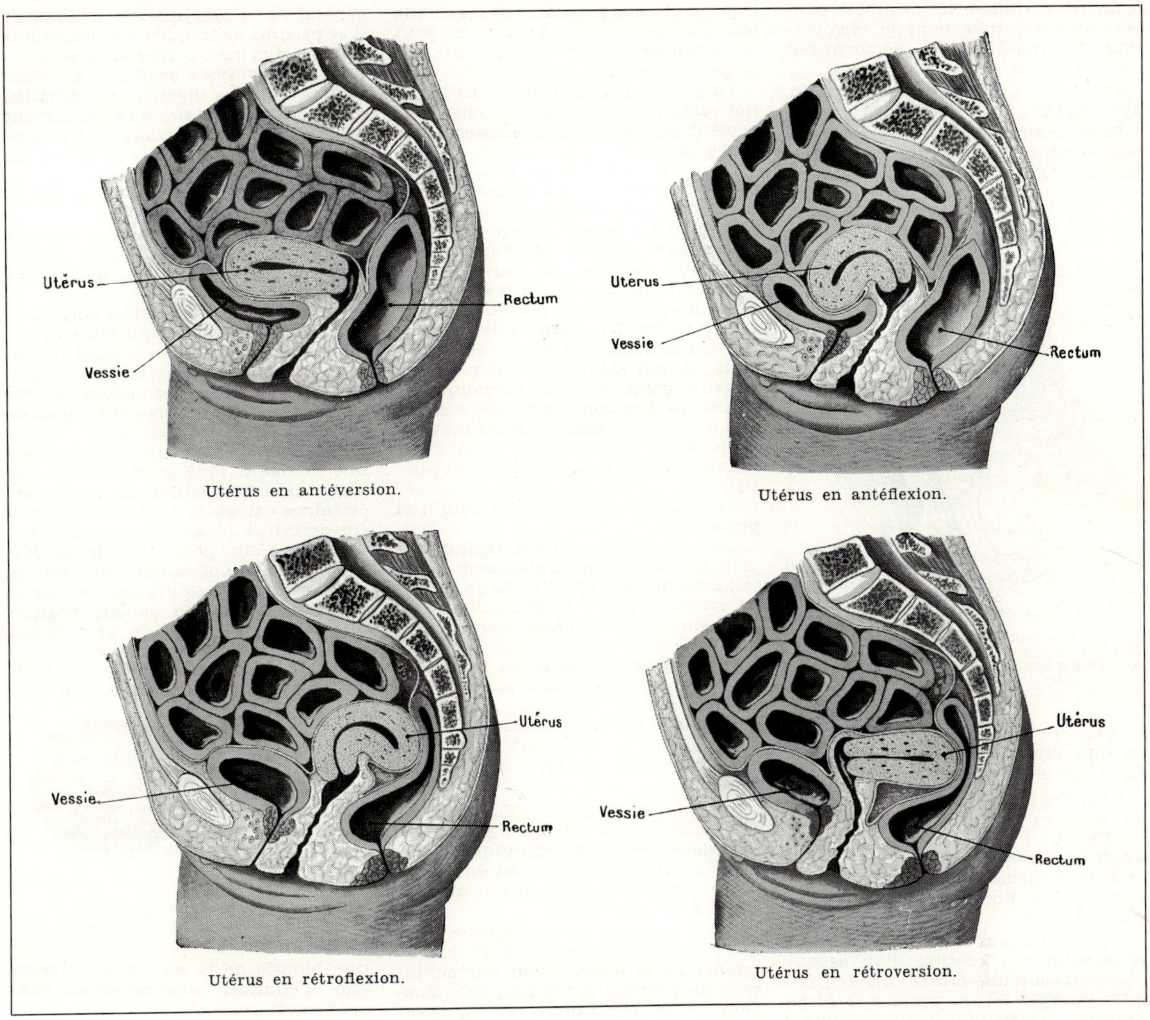

Utérus en antéversion. Utérus en antéflexion.

Utérus en rétroflexion. Utérus en rétroversion.

FIG. 683. — Déviations utérines.

constitue le réel danger; on ne consulte le médecin que lorsque la matrice est très abaissée, alors que la descente a provoqué des lésions sérieuses et que la distension exagérée devient plus difficile à corriger. Les troubles consistent dans des tiraillements, une sensation de pesanteur dans le bas-ventre, des douleurs dans les reins, de la fatigue pendant la marche, l'impossibilité de soulever des objets lourds, des flueurs blanches, de la constipation et des besoins fréquents d'uriner; ces derniers signes sont liés à une ptôse de la vessie, entraînée par la paroi vaginale distendue (cystocèle), qui ne la soutient plus, à un prolapsus de l'ampoule rectale (rectocèle), que ne maintiennent plus le vagin, ni le releveur ni le périnée. La cystocèle, en avant, la rectocèle, en arrière, forment une tumeur arrondie, saillante, se projetant en dehors de la vulve dans les efforts de miction ou de défécation. Cette sensation d'issue de corps étrangers est une des premières ressenties par la malade. Dès qu'on a constaté ce début de prolapsus, on doit conseiller l'intervention.

TRAITEMENT. I. *Préventif*. — Toute femme qui n'a pas eu un accouchement parfaitement normal doit rester au lit pendant un temps plus prolongé; si le périnée a été déchiré, il faut en faire la suture immédiate; dès le moment qui suit l'accouchement, la femme doit porter une ceinture abdominale (v. GROSSESSE), dont elle continuera le port après ses relevailles.

II. *Curatif*. — Les pessaires pourront un certain temps amener un soulagement. Mais l'indication formelle et rapide, dès que le prolapsus, même à faible degré, est constaté, est la restauration du périnée et le rétrécissement du vagin par résection d'une partie de la muqueuse.

Déviations utérines. — CAUSES. Les déviations de l'utérus (*fig.* 683) sont provoquées par le relâchement de certains moyens de suspension de l'utérus, dus soit à un changement de volume de cet organe (fausse couche, accouchement, grossesses répétées à faibles intervalles), soit à la présence d'une tumeur du voisinage (vessie ou rectum surdistendus, constipation prolongée, tumeur de la vessie, de l'utérus lui-même, des annexes, kystes de l'ovaire, salpingites, etc.).

SIGNES. Les symptômes, quelquefois nuls, sont dans d'autres cas très caractérisés, sans que l'accentuation de la déviation explique ces différences. Douleurs dans les lombes, pesanteur dans le bas-ventre, avec tiraillements dans l'aine; fatigue par la marche et par la position debout, règles douloureuses et prolongées, sensation de gêne et de poids au fondement, troubles digestifs et nerveux, vertiges, migraines, névralgies dentaire ou faciale, métrite, dysménorrhée et stérilité; cette dernière est particulièrement fréquente dans l'*antéversion* (renversement de l'utérus en avant) et dans l'*antéflexion* (exagération de l'angle que forme normalement en avant le col avec le corps de l'utérus). La *rétroflexion* (flexion du corps sur le col en formant un angle plus ou moins aigu ouvrant en arrière), et surtout la *rétroversion* (renversement total de l'utérus en arrière) amènent des douleurs parfois intolérables au niveau du sacrum, vers les reins, par pression sur les organes voisins : ténesme et pollakiurie, dans l'antéversion;

douleurs et difficultés pénibles pendant la défécation, dans la rétroversion. Complications : hémorroïdes, fissures anales.

TRAITEMENT. Redressement utérin, hystéropexie, ligamentopexie.

Pour maintenir la réduction, on peut recourir aux *pessaires* (de Hodge, Smith) [*fig.* 684]. Chaque jour, matin et soir, la malade prend une injection.

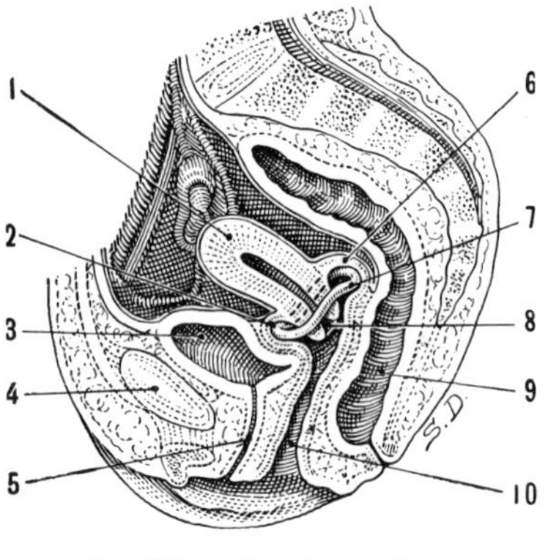

FIG. 684. — Pessaire en place.
1. Coupe de l'utérus; 2. Cul-de-sac vaginal antérieur; 3. Vessie; 4. Pubis; 5. Urètre; 6. Cul-de-sac vaginal postérieur; 7. Pessaire en place; 8. Col utérin; 9. Rectum; 10. Vagin.

Le pessaire est enlevé et nettoyé tous les huit jours. Mais les pessaires sont de moins en moins employés.

Maladies inflammatoires de l'utérus ou Métrites (du gr. *metra,* matrice). — Infection utérine, qui peut être totale et occuper toute la muqueuse utérine (endométrite), ou se limiter à la muqueuse du corps ou du col utérin (cervicite).

CAUSES. Le plus souvent, l'infection se produit à l'occasion d'un *accouchement* ou d'une *fausse couche* (métrite puerpérale) ou après une *blennorragie* (métrite blennorragique). Parfois, la métrite s'observe après des *traumatismes* (cathétérisme, dilatation, curetage). Elle apparaît surtout aux époques de la vie où l'utérus est exposé à des *poussées congestives :* ainsi à l'établissement de la menstruation (métrite vaginale), lors de la ménopause (métrite de la ménopause), chez les jeunes mariées, à la suite des excès, des fatigues du voyage de noces. Elle est souvent causée par une véritable infection gonococcique du mari. Chez les femmes âgées, la métrite est rare (métrite sénile). La métrite peut être aiguë ou chronique.

Métrite aiguë. — SIGNES. Elle se révèle par un malaise général avec ou sans frisson, sensation de poids dans le bas-ventre, qui est sensible spontanément et à la pression, douleurs dans les reins, les aines et les cuisses, brûlures dans le vagin avec besoins fréquents d'uriner et d'aller à la selle. Apparition d'un écoulement par le vagin, d'abord visqueux, épais, puis louche, blanchâtre et rapidement purulent, jaune verdâtre. A l'examen, au toucher, le col, l'utérus tout entier sont douloureux à la pression; et, à la vue par le spéculum, si la douleur n'en interdit pas l'emploi, le col se montre rouge et donne issue à un liquide purulent, épais, adhérent aux lèvres de ce conduit, dont on ne peut le détacher; la muqueuse du col saigne facilement.

Le prélèvement du pus dans le canal cervical, et, au besoin, l'ensemencement permettront de préciser le microbe causal.

Souvent, le col n'est pas seul atteint; le corps est également infecté; il est gros, sensible à la pression, spécialement au niveau de son fond; les règles sont longues, prolongées, avec de petits caillots; les pertes purulentes ont un maximum d'abondance après les règles. Etat fébrile.

EVOLUTION. La guérison peut survenir après un mois ou six semaines, mais, ce qui est le plus fréquent, la métrite passe à l'état chronique, à moins qu'il ne survienne des complications que l'on doit toujours prévoir : propagation aux annexes, salpingites, salpingo-ovarites suppurées, pelvi-péritonites.

TRAITEMENT. Repos au lit absolu et prolongé.

Dans la métrite du col, sulfamides, pénicilline comme traitement général; localement, applications de poudre de sulfamides ou introduction d'un comprimé de sulfamide dans le col utérin.

Dans la métrite du corps, injections chaudes prolongées et répétées, glace sur le ventre. Vaccins, sulfamides, pénicilline. Un traitement intra-utérin pourrait à cette période étendre l'infection aux trompes et au péritoine.

Métrite chronique. — Elle succède quelquefois à la métrite aiguë, mais, le plus souvent, est chronique d'emblée; elle se produit à tout âge, mais surtout entre 20 et 40 ans et au moment de la ménopause.

Les déviations et les déplacements de l'utérus peuvent être la conséquence de la métrite (par augmentation de volume de l'utérus, modification de sa résistance, élargissement des ligaments larges). D'autre part, le prolapsus, en laissant exposée aux infections extérieures la cavité utérine, est une cause de métrite chronique.

SIGNES. Les pertes ou flueurs blanches (leucorrhée), plus ou moins abondantes, sont constantes : elles peuvent être blanc jaunâtre, transparentes ou gélatineuses, ressemblant à du blanc d'œuf, glaireuses.

Les *règles* deviennent irrégulières; elles se prolongent, se rapprochent, ou, au contraire, mais plus rarement, retardent, deviennent plus espacées; des hémorragies (métrorragies) peuvent en outre se produire dans leur intervalle, susceptibles d'affaiblir la malade par leur abondance (métrite hémorragique). Elles s'accompagnent, en général, de *coliques* plus ou moins fortes, qui forcent les malades à garder le lit. Souvent ces coliques sont irrégulières, apparaissant à des époques variables.

Les *douleurs* sont plus ou moins tardives; elles sont d'abord sourdes et ont pour siège les parties inférieures du dos, les reins, le coccyx, puis deviennent plus intenses et irradient dans divers sens, vers la cuisse, vers l'aine, vers les flancs, et parfois occupent tout le bas-ventre. Il existe en général de la constipation, et souvent il se produit de fréquents et impérieux besoins d'uriner, d'aller à la selle.

Des *symptômes généraux* surviennent : troubles digestifs et nutritifs, dyspepsie, gastralgie, amaigrissement avec altération des traits, faciès utérin. Troubles nerveux, névralgies diverses, palpitations, neurasthénie. L'existence devient pénible, insupportable.

L'examen au spéculum montre un col béant, hypertrophié, avec parfois des déchirures et des ulcérations (*fig.* 685, 2).

On distingue les métrites suivant la nature de l'infection qui les a déterminées : métrite gonococcique (gonocoque); métrite puerpérale (streptocoque); métrite tuberculeuse (bacille de Koch); plus rarement, métrite syphilitique (hémorragique).

EVOLUTION. La métrite chronique est une maladie longue et rebelle par suite de la difficulté de supprimer certaines causes et d'agir efficacement sur certaines régions de la muqueuse utérine, enfin par suite de la fréquence de complications du côté des annexes (trompes, ovaires) et de la stérilité. Il ne faut jamais négliger une métrite, même si elle ne se décèle que par de légers symptômes.

En cas de métrite persistante malgré les traitements, il est bon de faire

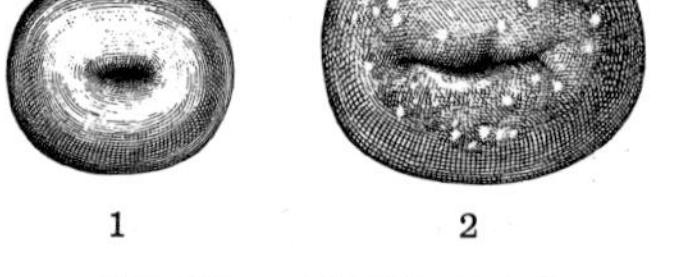

1 2

FIG. 685. — Métrite du col.
1. Col normal; 2. Col hypertrophié.

une biopsie de la muqueuse utérine, afin d'éliminer une dégénérescence cancéreuse possible.

TRAITEMENT GÉNÉRAL. Traitement reconstituant. Dans la *métrite du col,* injections vaginales au permanganate, ovules aux sulfamides ou au négatol; cautérisations intracervicales au négatol. Caustique de Filhos, qui doit être appliqué prudemment pour ne pas donner de rétrécissements; diathermocoagulation, qui est la méthode de choix.

En cas d'échec, amputation chirurgicale du col utérin.

Dans la *métrite du corps,* instillations avec une solution de chlorure de zinc au 1/10, de nitrate d'argent au 1/20, de mercurochrome au 2/100. Le curetage peut être indiqué dans les métrites anciennes avec épaississement de la muqueuse et avec absence de salpingite et de douleurs annexielles. Il est contre-indiqué dans les métrites anciennes gonococciques. Dans ces cas, vaccins, sulfamides, pénicilline, diathermie.

CURES THERMALES. Luxeuil, Néris, Plombières, Saint-Sauveur, Uriage, Salies-de-Béarn, Salins.

Métrite hyperplasique. — Cette métrite n'est pas d'origine infectieuse, mais est due à une hyperplasie de la muqueuse utérine, consécutive à un trouble fonctionnel de l'ovaire se traduisant, dans une première phase, par un excès d'activité de la folliculine; dans une deuxième phase, par un excès d'activité de la lutéine. La muqueuse devient épaisse, polypeuse, végétante; la radiographie, après injection de lipiodol dans l'utérus, montre des images particulières avec contours irréguliers et festonnés; la biopsie de la muqueuse endo-utérine précisera la nature de cette hyperplasie.

Ces métrites se traduisent surtout par des troubles des règles avec métrorragies.

Traitement. Traitement de l'ovaire malade par le corps jaune associé à la glande mammaire, l'insuline et surtout la testostérone, du dixième au vingt-quatrième jour du cycle menstruel.

En cas d'ovarite scléro-kystique douloureuse, ablation de l'ovaire malade, si la lésion est unilatérale; résection partielle, si la lésion est bilatérale, et implantation de greffe prélevée sur l'ovaire scléro-kystique.

Fibromes utérins (corps fibreux, myomes, fibromyomes). — Tumeurs bénignes pouvant atteindre un volume énorme, se produisant fréquemment chez la femme, de préférence de 30 à 40 ans (1 sur 5 d'après Reclus), capables de régresser spontanément soit après un accouchement, soit après la ménopause, capables aussi de se transformer en tumeurs malignes (sarcomes).

Les fibromes semblent plus fréquents chez les femmes stériles (nullipares ou vierges); cependant les mères de famille peuvent en être atteintes. On a incriminé, dans certains cas, une quantité exagérée de folliculine dans le sang.

Formés par les éléments mêmes qui constituent la masse de l'utérus, tissu musculaire et tissu conjonctif, les fibromes peuvent occuper l'épaisseur même de l'utérus (*fibromes interstitiels*) [*fig.* 686] et sont alors presque toujours multiples, ayant tendance à

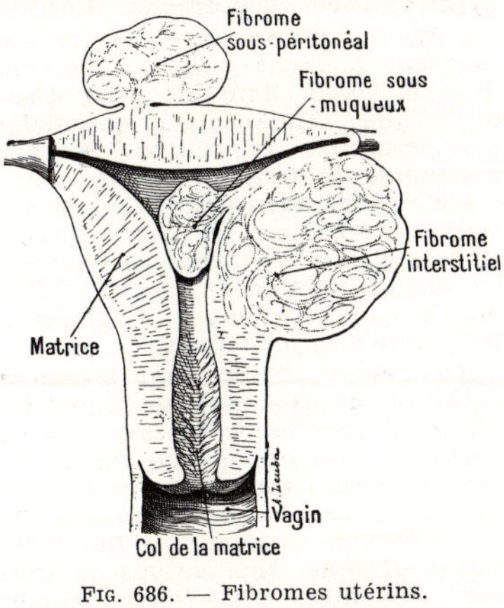

Fig. 686. — Fibromes utérins.
(*Figure demi-schématique.*)

venir faire saillie soit vers la face péritonéale (*polypes sous-péritonéaux*), soit vers la face muqueuse (*polypes sous-muqueux, polypes fibreux*) de l'utérus, ce qui les amène parfois à s'énucléer et même à se détacher de l'utérus, lorsque leur pédicule vient à se rompre.

Signes. Troubles fonctionnels; écoulement leucorrhéique (pertes blanches) ou liquide, clair comme de l'urine, sans odeur (hydrorrhée), plus ou moins abondant, dans l'intervalle d'*hémorragies*. Celles-ci constituent le signe le plus important : tantôt les règles sont plus abondantes et durent plus longtemps (ménorragies), tantôt les pertes de sang surviennent en dehors des règles et durent huit à quinze jours par mois (métrorragies), entraînant une anémie profonde et grave.

Douleurs : variables, ordinairement peu intenses; pesanteur dans le bassin, tiraillements lombaires.

Signes physiques : augmentation de volume du ventre, sensation d'une tumeur dure, médiane, mobile ou non, à travers la paroi abdominale, pouvant occuper tout l'abdomen.

Complications. Anémie par hémorragies, obstruction et compression des organes voisins par la tumeur, rétention d'urine, parfois ténesme et envies fréquentes, constipation pouvant aller jusqu'à l'occlusion intestinale, douleurs dans la partie inférieure des reins. Phlébite, gangrène des polypes ou des fibromes sous-muqueux.

Pronostic. Le fibrome est loin d'être une affection sans gravité. Du fait de complications possibles, de sa transformation maligne en sarcome, le fibrome peut entraîner la mort. La vie sexuelle est plus ou moins compromise; souvent le fibrome est cause de stérilité. S'il y a grossesse, il expose à l'avortement ou à l'accouchement prématuré.

Traitement. *Traitement médical.* — Repos au lit durant les hémorragies; ergotine, hamamélis. Opothérapie *mammaire* (1 à 5 g par jour pendant l'intervalle des règles).

Opothérapie *testiculaire* (testostérone), qui fait disparaître ou atténue considérablement les hémorragies, améliore les troubles fonctionnels. Injection sous-cutanée de 20 à 30 mg tous les jours ou tous les deux jours pendant les dix jours précédant les règles. Si les doses dépassent 300 mg, on peut voir apparaître quelques incidents : urticaire, réactions du foie, voix plus grave, développement exagéré du clitoris.

Traitement thermal. — Les eaux *chlorurées sodiques fortes* de Besançon, Biarritz, Salies-de-Béarn ou Salies-du-Salat sont les seules à agir d'une manière efficace sur le fibrome.

Traitement radiothérapique. — Il réalise la ménopause artificielle; il est indiqué dans le fibrome hémorragique banal sans complications, chez la femme d'un certain âge; ce traitement est bien toléré, à la condition de répartir la dose totale de rayons sur un ensemble de deux mois ; donne 97 p. 100 de succès.

Traitement chirurgical. — L'ablation du fibrome (myomectomie) est l'opération de choix; la castration ne doit être faite que lorsque la myomectomie est impossible.

Métrorragies. — V. hémorragies.

Cancer de l'utérus. — Le plus fréquent des cancers de la femme. Il siège sur le *col* ou sur le *corps* de l'utérus.

Le cancer du col. — Le plus fréquent, il atteint la femme de 35 à 50 ans en général, mais peut apparaître chez l'adulte jeune et après la ménopause. Il doit être dépisté précocement pour pouvoir être traité efficacement. Le signe révélateur le plus précoce est l'apparition de métrorragies, c'est-à-dire d'hémorragies utérines en dehors des règles; leur caractère essentiel est d'être provoquées par les contacts locaux, en particulier le coït, les injections vaginales. Ce signe d'alarme n'est pas toujours dû au cancer, mais doit faire pratiquer un bilan complet en vue de déceler la lésion le plus précocement possible. Ce n'est que plus

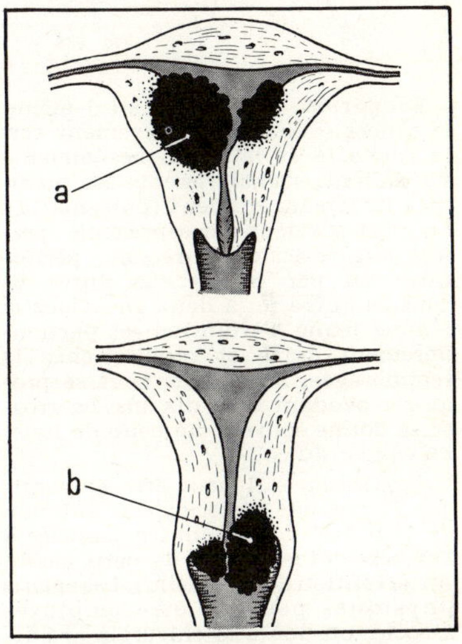

Fig. 687. — Cancer de l'utérus.
a, cancer du corps utérin; *b*, cancer du col.

tardivement qu'apparaissent les douleurs, les pertes purulentes; elles sont dues à des complications (extension, infection). L'examen au spéculum montre au début, dans la plupart des cas, une petite lésion du col, soit bourgeonnante, soit ulcérée, mais toujours saignant au contact. Le toucher vaginal met en évidence l'induration caractéristique de toutes les lésions cancéreuses.

Un problème particulier est posé par le cancer de la partie interne, non visible, du col. L'examen au spéculum, le toucher vaginal ne montrent rien; seul le curage-biopsie permet le diagnostic.

L'extension doit être appréciée par un bilan complet à la recherche de l'extension au vagin, aux ligaments périutérins, aux annexes, au rectum et à la vessie. En fait, c'est l'intervention qui permet à ce stade de préciser les atteintes, en particulier ganglionnaires.

Actuellement, on insiste sur la nécessité de dépister le cancer à un stade plus précoce encore (cancer *in situ*) et la moindre métrorragie, la moindre lésion du col font pratiquer une série d'examens dont le principal est la biopsie, qui s'impose dans tous les cas pour préciser le type histologique. (V. plus haut les méthodes d'exploration des organes génitaux de la femme.)

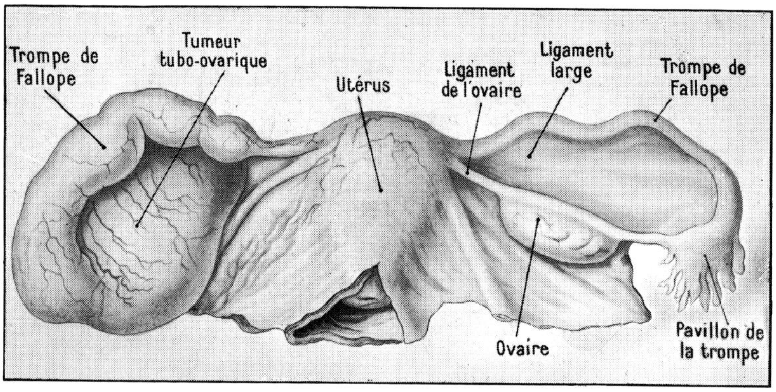

FIG. 688. — Salpingite droite.

EVOLUTION. Abandonné à lui-même, le cancer évolue progressivement vers la cachexie et la mort. Les malades s'anémient, s'amaigrissent; les membres inférieurs gonflent (phlegmatia). La mort survient par septicémie (perforation vésicale ou rectale, péritonite) ou par urémie. La durée ne dépasse guère un à deux ans. Chez la femme jeune, l'évolution est particulièrement grave et rapide; chez la femme âgée, la maladie peut se prolonger pendant six à dix ans. La grossesse donne souvent un coup de fouet au cancer du col.

TRAITEMENT. Il peut être chirurgical. Il consiste alors en une ablation de l'utérus et des annexes, associée à l'exérèse des ganglions du petit bassin (intervention de Wertheim). Les agents physiques peuvent être employés associés ou non à la chirurgie : rœntgenthérapie, radiumthérapie, cobaltothérapie.

Dans les cas de cancers inopérables, la radiothérapie et la radiumthérapie peuvent amener des améliorations passagères (cessation des pertes et des douleurs). On emploie la morphine et l'eubine au stade terminal.

Le cancer du corps. — Il apparaît chez la femme après la ménopause. Les signes d'alarme sont parfois des métrorragies, parfois des pertes plus ou moins purulentes ou sanguinolentes. Ces pertes peuvent parfois simuler une reprise des règles. Le toucher vaginal ne permet pas de percevoir la lésion, l'utérus peut être gros et un peu irrégulier, mais ici le diagnostic repose sur le curage-biopsie. L'évolution est relativement moins rapide et moins grave. Le traitement est identique à celui du cancer du col; le cancer du corps de l'utérus est moins sensible aux moyens physiques (rayons).

Ovaires et trompes. — Les ovaires et les trompes, en connexion anatomique intime, en communauté de fonctions constante, en rapport avec les ligaments larges et le péritoine, possèdent les mêmes relations pathologiques; aussi doit-on leur attribuer une pathologie commune sous le nom de « maladies des annexes, annexites ».

Maladies infectieuses de l'ovaire et des trompes. — L'inflammation (infection) des ovaires peut être aiguë ou chronique. L'inflammation aiguë se confond avec la salpingite ou l'accompagne (salpingo-ovarite). L'inflammation chronique constitue l'ovarite sclérokystique.

Salpingite, Salpingo-ovarite (du gr. *salpinx,* trompe). — Inflammation de la trompe et de l'ovaire (*fig.* 688).

CAUSE. Infection habituelle d'origine utérine, qui survient après une métrite consécutive à un accouchement, une fausse couche, un traumatisme opératoire ou obstétrical, etc., succède parfois à une affection intestinale (entérite, appendicite). La cause peut donc être variable : blennorragique, streptococcique, colibacillaire, tuberculeuse. Se voit ordinairement de 25 à 35 ans. Peut se produire chez les vierges; complique les vulvovaginites chez les petites filles.

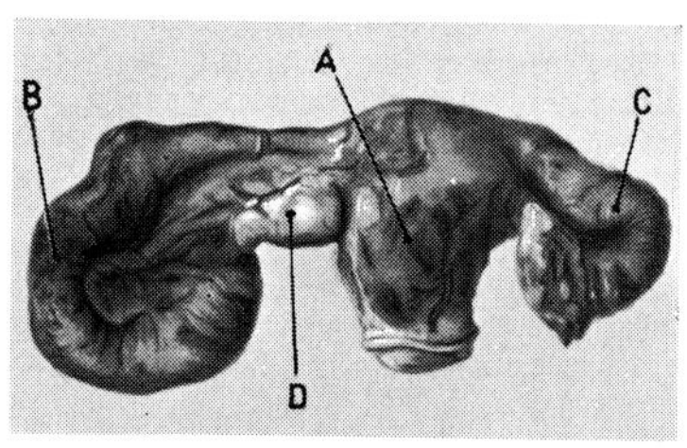

FIG. 689. — Pyosalpinx bilatéral.
A. Utérus; B. Trompe droite tuméfiée avec taches péritonéales; C. Trompe gauche également tuméfiée; D. Ovaire droit normal.

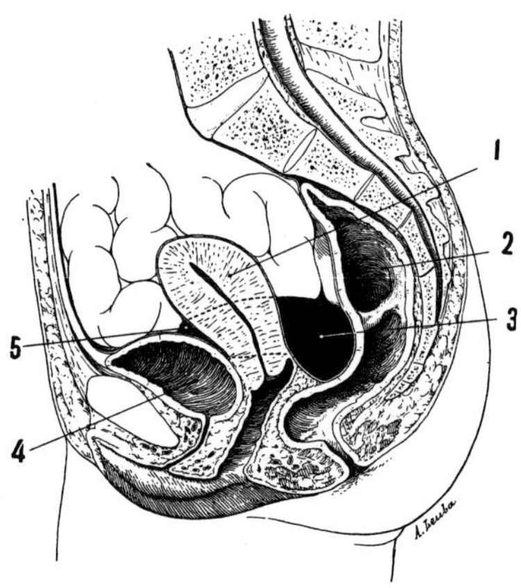

FIG. 690. — Salpingo-ovarite. Suppuration péri-utérine.
1. Utérus; 2. Intestin; 3 et 5. Phlegmon péri-utérin; 4. Vessie.

L'infection gagne, de l'isthme vers le pavillon, toute la muqueuse de la trompe; elle peut à ce moment rétrocéder. Le plus souvent, dans les cas aigus, il y a suppuration de la cavité et formation d'une poche purulente.

L'ovaire participe à l'infection; le péritoine s'enflamme; pelvipéritonite, péritonite purulente. Le ligament large devient phlegmoneux et suppure (*fig.* 690).

SIGNES. L'invasion des annexes peut être aiguë, brusque ou se faire d'une façon insidieuse.

Salpingo-ovarite aiguë. — Au cours d'une métrite ou d'une blennorragie, à la suite des règles, d'excès, de froid, de fatigue, d'une fausse couche, d'une douleur vive dans le bas-ventre apparaissent les troubles suivants : ballonnement du ventre, nausées, vomissements, pouls rapide, fièvre (température de 38°5, 39°) ; le toucher est rendu impossible par la douleur ; ventre très douloureux au palper. Durée, quinze à vingt jours; puis la période aiguë se calme, et l'affection passe à l'état chronique.

Salpingo-ovarite chronique (Hydrosalpinx). — Succède à la forme aiguë ou est d'emblée insidieuse. Douleur au moment des règles, à la suite d'une fatigue, siégeant sur le côté du bas-ventre, surtout à gauche. La douleur se reproduit le plus souvent sans fièvre, spontanée ou provoquée par les pressions, irradiant vers les lombes, vers la cuisse, vers le sacrum ou le coccyx; à certains moments, exacerbations, coliques salpingiennes, suivies parfois d'une brusque perte séreuse ou purulente; règles avancées, abondantes; pertes de sang, parfois continues.

SIGNES. Toucher douloureux, trompes et ovaires formant une masse arrondie, séparée de l'utérus par un sillon dans le cul-de-sac latéral ou postérieur; volume perceptible par le palper uni au toucher.

COMPLICATIONS. Douleurs pelviennes, dysménorrhée, hémorragies. Stérilité.

Torsion et rupture dans le péritoine (souvent mortelle), dans le rectum, dans la vessie, dans le vagin. Abcès de l'ovaire. Tendance à la chronicité, pelvipéritonite chronique, cellulite pelvienne chronique, phlébite.

L'état chronique peut persister durant toute l'existence, avec exacerbations aiguës plus ou moins répétées; les malades sont des infirmes, condamnées à la chaise longue, à l'immobilité jusqu'à la ménopause.

TRAITEMENT. *Traitement préventif.* — Au début, c'est celui de la métrite, et, pour prévenir cette affection, il convient d'appliquer une asepsie rigoureuse dans tout incident ou événement obstétrical ou opératoire.

Traitement médical. — Immobilisation absolue, applications de glace sur le ventre, injections vaginales chaudes.

Vaccins. Les sulfamides et la pénicilline ont transformé le pronostic de cette affection.

Dans les formes subaiguës et chroniques, rayons infrarouges, diathermie.

Traitement thermal. — Eaux chaudes radio-actives (Luxeuil, Néris, Plombières), sulfureuses (Saint-Sauveur, Uriage), salées (Salies-de-Béarn,

Salins). La cure thermale est contre-indiquée chez toute femme atteinte d'une salpingo-ovarite non passée à la chronicité depuis au moins six semaines. Châtelguyon convient aux annexites d'origine colibacillaire.

Traitement chirurgical. — Les sulfamides et la pénicilline permettent actuellement de n'intervenir chirurgicalement que dans des cas rares; la chirurgie sera surtout conservatrice. S'il y a suppuration : colpotomie, incision du cul-de-sac vaginal pour donner issue au pus.

Ovarite chronique (ou Sclérokystique primitive). — Caractérisée par une foule de petits kystes gros comme une tête d'épingle, un pois, faisant saillie à la surface de l'ovaire, et des plaques blanches nacrées.

S'observe souvent chez des vierges, hors de toute infection appréciable; semble être de nature dystrophique.

Signes. S'annonce par des troubles dysménorrhéiques, une douleur au niveau des annexes, irradiant vers les lombes et la cuisse, vers le sacrum et le coccyx; spontanée ou exaspérée par les rapports, les mouvements et le toucher; nauséeuse, pouvant amener la syncope, elle s'exagère parfois au moment des règles et immobilise la malade. Troubles nerveux habituels, hystérie, neurasthénie. Evolution lente et chronique.

Traitement. Repos, hydrothérapie, douches vaginales très chaudes (45° à 50°) ; antispasmodiques.

Hormones : progestérone et surtout testostérone.

En dernier recours, résection ovarienne, partielle ou totale, par voie vaginale ou par voie abdominale (laparotomie).

Tumeurs de l'ovaire. — Les tumeurs sont liquides (kystes) ou solides.

Kystes de l'ovaire. — Les *kystes mucoïdes* de l'ovaire (*fig.* 691) ont une cavité unique ou sont à plusieurs loges (unicellulaires, multicellulaires). La poche peut être unie, lisse, mince; parfois, elle présente sur ses deux faces ou sur une seule des végétations pouvant remplir toute la cavité de la tumeur (kystes végétants pouvant être pris pour des tumeurs solides). Le liquide est séreux ou gélatineux, variant de quelques grammes à 20 à 30 litres.

Les *kystes dermoïdes,* unis ou multicellulaires, peuvent contenir des poils, de la matière sébacée, des ongles, des dents, des fragments d'os; ils sont congénitaux.

La marche de ces kystes est lente, de quelques mois à plusieurs années. La rupture du kyste peut entraîner une péritonite. Ils peuvent se compliquer d'ascite, d'adhérences par péritonites répétées, d'hémorragies, surtout par torsion du pédicule, de suppurations. Enfin, ils peuvent dégénérer en tumeur maligne, se généraliser et amener la mort.

Les kystes apparaissent ordinairement de 20 à 40 ans; ils sont rares après 52 ans. Le mariage et les grossesses ne semblent avoir aucune influence.

Signes. La tumeur passe en général inaperçue jusqu'au moment où elle devient volumineuse, et elle ne donne alors que des phénomènes de compression nerveuse, vasculaire ou viscérale : névralgies, œdèmes, hémorroïdes, rétention, incontinence vésicale, dysurie, oligurie, par compression urétrale; constipation, occlusion rectale. Les

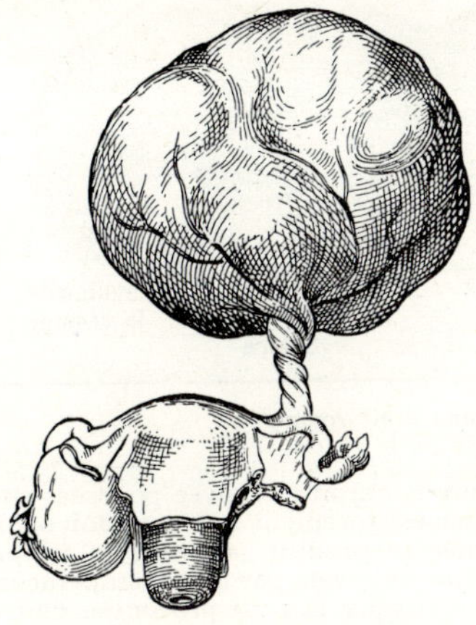

Fig. 691. — Kyste de l'ovaire.

signes physiques révèlent par le palper et la percussion une tumeur plus ou moins volumineuse, fluctuante et mobile.

Traitement. Tout kyste de l'ovaire doit être enlevé par ovariotomie. La récidive est rare après l'ablation totale. Quand l'extirpation du kyste est impossible à cause des adhérences, on suture les bords du kyste aux lèvres de l'incision abdominale (marsupialisation) et on laisse combler la cavité par bourgeonnement.

Tumeurs solides. — 1° *Bénignes :* fibromes, myxomes, angiomes (rares) ;

2° *Malignes :* sarcome et cancer primitif ou secondaire à un cancer du tube digestif ou de l'utérus.

Ovaralgie (Névralgies pelviennes). — Ensemble de phénomènes douloureux, graves, foncièrement rebelles, qui ont pour siège l'utérus et les ovaires, ne correspondant à aucune lésion définie. Le plus souvent, douleurs partant du bas-ventre, plus fréquemment à gauche qu'à droite, irradiant vers le pli inguinal, vers les régions crurales, en avant ou en arrière, vers les lombes. Parfois, intolérables, survenant à intervalles variables, s'accompagnant d'un état névropathique, plus ou moins accentué, avec vomissements, troubles des règles.

On a trouvé, le plus souvent, des lésions parfois très légères de sclérose de l'ovaire, d'adhérences ovariennes, de varices de l'ovaire, de sclérose de l'utérus, de déviation rétro-utérine. L'hystérie et la neurasthénie en sont les causes les mieux reconnues et expliquent la persistance des douleurs après les interventions chirurgicales les plus complètes.

Traitement. Souvent impuissant, même chirurgical.

Traitement local. — Hydrothérapie, électricité.

Traitement général. — Infiltrations nerveuses, antispasmodiques, toniques, eaux minérales (Néris, Plombières, Luxeuil, Dax).

Traitement chirurgical. — Résection des organes altérés.

Hématocèle pelvienne, rétro-utérine, péri-utérine. — Lorsqu'une hémorragie se fait, minime ou abondante, par l'orifice ou par une rupture de la trompe, le sang vient tomber dans le cul-de-sac péritonéal rétro-utérin (cul-de-sac de Douglas). Tout autour de ce sang peuvent se former des adhérences qui l'enkystent et déterminent une tumeur d'origine sanguine, un hématome rétro- ou para-utérin : c'est à cette tumeur que l'on a donné le nom d'*hématocèle.* Si l'hémorragie est abondante, continue et ne s'enkyste pas, elle détermine une inondation péritonéale ; la malade meurt d'hémorragie, et toute la cavité abdominale est inondée de sang.

L'hématocèle *rétro-utérine* (*fig.* 692) est la variété clinique la plus fréquente. L'épanchement de sang dans la cavité pelvienne est probablement assez fréquent ; il passe sans doute

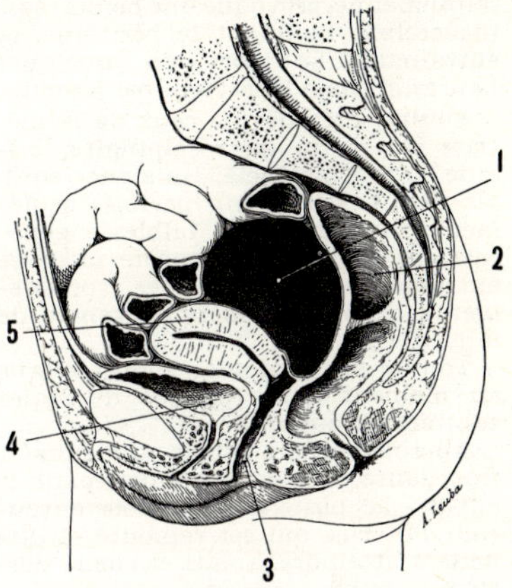

Fig. 692. — Hématocèle.
1. Hématocèle; 2. Intestin; 3. Vagin; 4. Vessie; 5. Utérus.

inaperçu par suite de la résorption rapide par le péritoine. C'est par l'orifice des trompes, au moment des règles, que quelques gouttes insignifiantes de sang peuvent tomber dans le cul-de-sac de Douglas, sous l'influence d'une fatigue, d'un effort; si le péritoine a été enflammé et ne résorbe plus le sang épanché, les fausses membranes se forment et enkystent le sang, qui, enfermé, subit un long travail de décomposition et peut s'infecter et se mélanger de pus, ce qui se produit le plus souvent si les trompes et les ovaires étaient antérieurement infectés.

Causes. Ruptures variqueuses, perte extra-utérine avec reflux du sang menstruel par les trompes ; mais la cause la plus fréquente est la *grossesse tubaire* extra-utérine. Celle-ci, dans la première période de son évolution, amène la production d'un *hémato-salpinx* (*fig.* 693), contenant un embryon vivant, qui se développe et augmente l'épanchement sanguin de la trompe elle-même. En opérant ces hémato-salpinx, on trouve presque toujours au moins des villosités choriales; mais, dans tous les cas, il est démontré que le point de départ a été une fécondation extra-utérine. Le grand danger de ces grossesses extra-utérines apparaît vers le troisième ou le quatrième mois. L'embryon

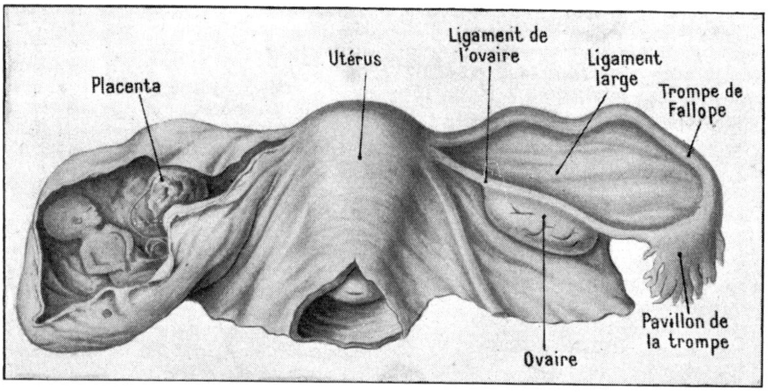

FIG. 693. — Hémato-salpinx droit rompu.

se développe, distend et rompt la paroi salpingienne, provoque une hémorragie incoercible, inondant le péritoine, et entraînant la mort en quelques heures, si l'on n'intervient pas à temps.

SIGNES. Précédés de ceux de la métrite ou de la métrosalpingite, origine de l'hématocèle, les signes sont, au début, variables; parfois, seulement douleur locale, faiblesse générale; la réaction péritonéale modérée entraîne des nausées, des vomissements, du ballonnement du ventre, de la fièvre.

Tous ces symptômes sont apparus au moment d'une époque de règles subitement supprimées.

Au toucher, on trouve une tumeur fluctuante, douloureuse, occupant le cul-de-sac postérieur, parfois entourant l'utérus, qui est remonté et difficile à atteindre, aplati et caché derrière le pubis.

L'hématocèle prend ensuite une marche chronique, avec poussées successives; rarement la résorption spontanée se produit; souvent la suppuration se révèle par de la température, des frissons, et peut provoquer de très graves accidents : ouverture dans le rectum, la vessie; rupture dans le péritoine; péritonite généralisée et mort.

Dans la variété aiguë et subaiguë, le début est foudroyant; en quelques minutes, pâleur de la face, lipothymie, syncope, refroidissement ; le pouls devient petit, incomptable ; les muqueuses se décolorent, et, si la mort ne survient pas dès la première crise, une nouvelle poussée se reproduit quelques heures plus tard, qui termine par la mort cette terrible évolution de la grossesse tubaire. C'est vers le premier ou le deuxième mois d'une grossesse tubaire connue ou méconnue que, souvent, éclate l'effrayant drame de la rupture cataclysmique.

TRAITEMENT. Seule la chirurgie peut sauver les malades. Lorsque des signes suffisants ont révélé l'existence, même probable, d'une grossesse tubaire (V. GROSSESSE : *Grossesse extra-utérine*), il est formellement indiqué de pratiquer une laparotomie, qui permettra de supprimer la trompe gravide, avant que la rupture, pour ainsi dire inévitable, ait eu le temps de se produire. Si la rupture s'est inopinément produite, une opération urgente s'impose.

En attendant, application de glace sur le ventre, immobilisation, la tête basse et en position déclive; injections sous-cutanées d'huile camphrée, de sérum physiologique (260 à 500 g), transfusion et laparotomie. Ce n'est qu'à ce prix qu'on a pu sauver les malades opérées à temps.

Dans la forme lente, séjour au lit, surveillance médicale stricte. Injections de morphine, d'ergotine. Ouverture chirurgicale et drainage du cul-de-sac péritonéal.

FÉMINISME. — Aspect de certains individus aux testicules mal développés et présentant quelques caractères féminins (développement des seins, absence de poils, élargissement des hanches, finesse de la peau et des cheveux).

FÉMINITÉ. — Ensemble des caractères sexuels primaires ou secondaires, anatomiques ou fonctionnels qui déterminent le sexe féminin.

FEMME (lat. *femina*). **Corps.** — Il existe des différences anatomiques notables entre le corps de la femme et celui de l'homme; on les trouvera exposées au mot CORPS.

Les *formes extérieures* normales de la femme sont bien différentes dans les œuvres des artistes qu'on aime

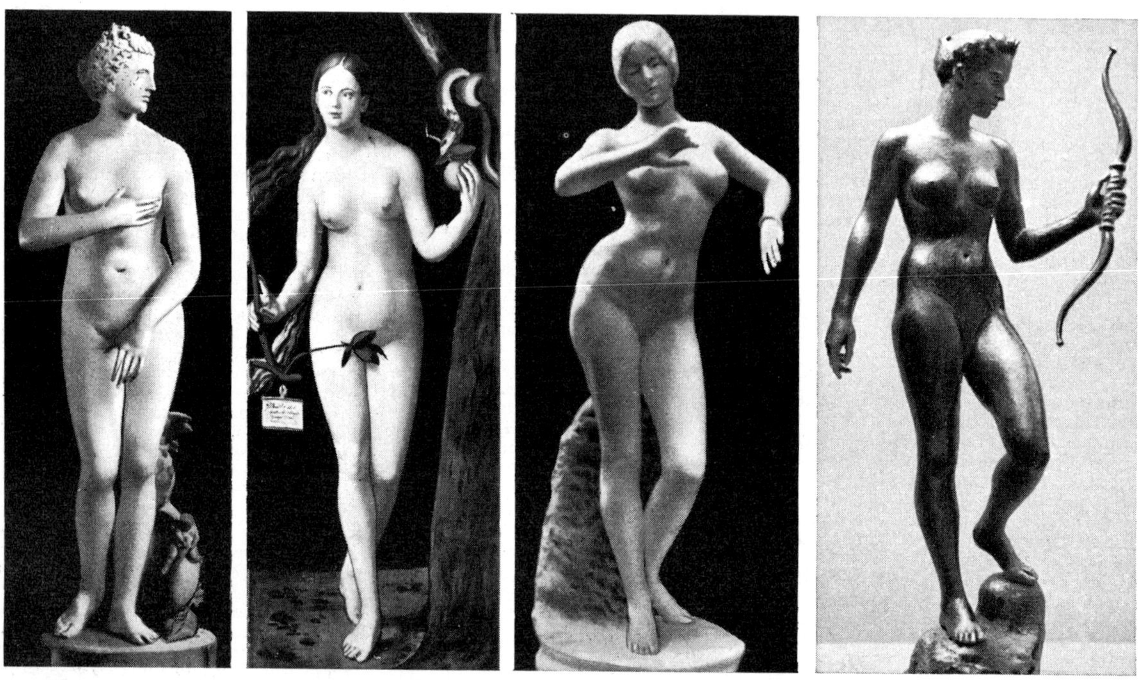

Vénus de Médicis. IIIe siècle av. J.-C. — *Eve,* d'A. Dürer. XVIe siècle. — *Danseuse,* de Falguière. Fin du XIXe siècle. — *Nu,* de Yencesse. Milieu du XXe siècle. (*Phot. Varex.*)

FIG. 694. — La plastique féminine à travers les âges.

à citer comme des modèles de plastique féminine (*fig.* 694). Dans la *Vénus de Médicis,* le tronc représente un ovoïde à grosse extrémité supérieure, mais, tandis que chez l'homme la différence entre cette large extrémité supérieure et la petite extrémité inférieure est considérable, chez la femme, cette différence est beaucoup moindre; les formes sont d'une extrême sveltesse; le tronc et les membres présentent à peine les reliefs des régions musculaires les plus saillantes; ils sont atténués par une couche adipeuse suffisante pour leur donner l'aspect fuselé, trop peu importante pour en alourdir les contours. Les mains et les pieds, également fuselés, forment une élégante terminaison aux membres.

Si nous comparons la *Vénus de Médicis* à l'*Eve* d'A. Dürer, nous constatons que les grandes lignes sont encore conservées : bassin large, thorax ample, formes plantureuses.

L'art moderne est plus tourmenté; il suffit de jeter un coup d'œil sur la *Danseuse* de Falguière pour juger de la forme de la femme telle que la voyait un artiste de la fin du XIXe siècle, forme anti-esthétique, antinaturelle, due à la déformation profonde

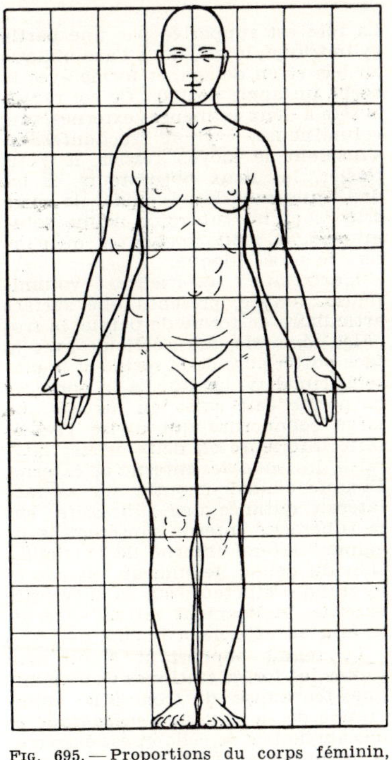

FIG. 695. — Proportions du corps féminin, d'après Richer (début du XXe siècle).
L'unité de mesure est la hauteur de la tête.

causée par l'habitude du corset. Le sillon, très marqué au niveau de la taille, rétrécit singulièrement la base du thorax. Le tronc n'a plus la forme d'un ovoïde, mais de deux troncs de cône qui se regardent par le sommet.

Au milieu du XXe siècle, la plastique féminine est à nouveau modifiée, à la suite de l'abandon du corset et de la pratique des sports. On note un retour à des formes plus naturelles tendant à se rapprocher de l'antique.

Circulation, température, respiration. — Circulation. — Le *pouls* est plus fréquent que chez l'homme (80 pulsations à la minute au lieu de 72), notamment entre 15 et 25 ans, car plus tard, la différence devient très faible. Cette supériorité peut être liée à la taille, en moyenne plus petite, le pouls diminuant de fréquence à mesure que la taille grandit.

Température. — Elle est inférieure à celle de l'homme : 36,2 à 36,8 au lieu de 37 à 37,5.

Respiration. — La *capacité respiratoire* (quantité d'air introduite pendant une inspiration et expulsée pendant une expiration) ne représente que les 5/7 de celle d'un homme (2 litres et demi au lieu de 3 litres et demi).

L'ampliation de la poitrine (*fig.* 696) s'opère chez la femme principalement

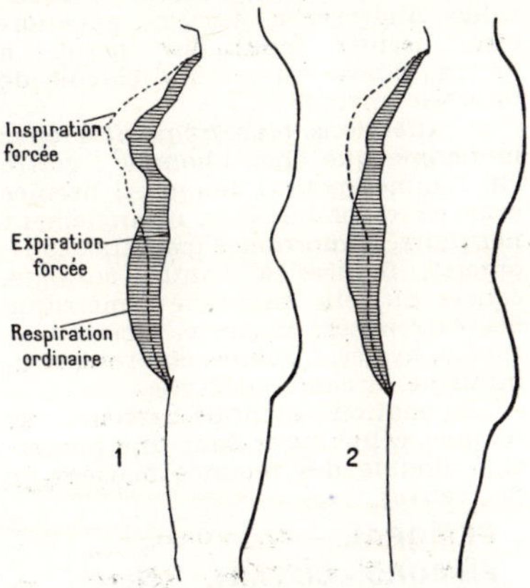

FIG. 696. — Ampliation de la poitrine pendant la respiration.
1. Chez la femme; 2. Chez l'homme.

par l'élévation du sternum et des côtes (type costal), et surtout des côtes supérieures, alors que, chez l'homme, c'est le diaphragme qui joue le rôle le plus important (type abdominal).

Il est probable que ce mode de respiration résulte d'une appropriation à la grossesse, le diaphragme ne pouvant alors comprimer sans inconvénient la matrice, et qu'il a été exagéré par l'habitude du *corset.* Ce type respiratoire n'existe, du reste, qu'à partir de la puberté : la respiration est abdominale chez les enfants des deux sexes.

La quantité d'acide carbonique exhalée va en augmentant jusqu'aux premières règles, reste stationnaire jusqu'à la ménopause, pour augmenter ensuite pendant un temps assez court, et finalement décroître avec l'âge. L'état, stationnaire pendant la période des règles, s'explique par l'élimination avec le sang d'une partie des déchets de combustion. Ce résultat est démontré par l'accroissement de l'expiration d'acide carbonique, lorsque les règles sont supprimées par la grossesse.

Digestion, sécrétion, marche. — Digestion. — La femme a souvent besoin de manger plus *fréquemment* que l'homme, d'où son habitude des goûters. La quantité d'aliments qui lui est nécessaire à travail égal est inférieure de 1/5.

La constipation est très fréquente (7 sur 10), par suite de l'exercice insuffisant et de l'absence d'habitude d'aller à la selle à une heure fixe. Voir CONSTIPATION.

Sécrétion. — La femme sécrète, d'autre part, moins d'urine (900 g à 1 200 au lieu de 1 500 g).

Marche. — Celle-ci est plus balancée latéralement. Cette différence provient de la largeur plus grande de son bassin et de l'obliquité plus forte des fémurs. Son pas est plus court.

V. aussi à ALLAITEMENT, CHEVEUX, CROISSANCE, GROSSESSE, LARYNX, OBSTÉTRIQUE, RÈGLES, SOMMEIL, STÉRILITÉ.

Hygiène spéciale. — Exercice et hydrothérapie. — Les exercices physiques au grand air sont des plus utiles pour la femme, et, si elle veut conserver la sveltesse de ses formes, elle doit les continuer toute sa vie. Les bains de mer ont des résultats excellents chez les jeunes femmes anémiques et lymphatiques; ils sont contre-indiqués, au contraire, chez les nerveuses sujettes à l'insomnie et les rhumatisantes.

Sports. — Les sports sont utiles à la femme comme à l'homme; ils sont une défense contre l'atrophie musculaire, la paresse circulatoire et la paresse du métabolisme; ils favorisent le développement des muscles abdominaux et pelviens; ils régularisent la menstruation.

Cependant, les excès sportifs peuvent provoquer un effet inverse.

Pendant les deux ou trois premiers jours de la *menstruation,* il est sage d'interdire tout sport, en particulier natation et ski, qui peuvent occasionner des refroidissements brusques.

La plupart des médecins estiment

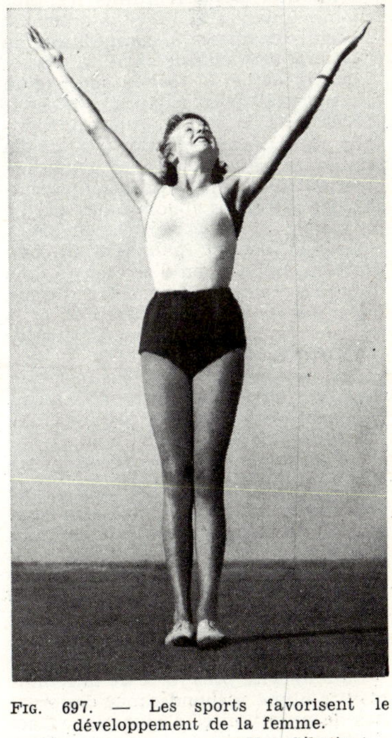

FIG. 697. — Les sports favorisent le développement de la femme.
(*Phot. Sélection.*)

que le sport doit être suspendu dès qu'une *grossesse* est diagnostiquée; on a cependant signalé des sportives qui pratiquaient jusqu'au quatrième et cinquième mois de leur grossesse. La prudence demande cependant que si une femme veut se garder d'une fausse couche possible ou ne pas nuire à l'enfant qu'elle porte, elle ne doit s'adonner qu'à un exercice modéré.

Il est *nécessaire* que les exercices sportifs soient commencés de bonne heure chez l'enfant, à la période où la petite fille est en quelque sorte asexuée, de façon à développer son système musculaire général, et particulièrement celui du bassin, le plancher pelvien, sur lequel reposent les organes maternels, et qui est le point faible chez la femme.

Certains sports sont particulièrement recommandables chez la femme: la *marche,* avec adoption de l'attitude légèrement infléchie en avant, lui est particulièrement avantageuse, car elle corrige ou atténue les effets de la fatigue pelvienne résultant de la station debout, soulage les articulations sacrovertébrales et coxofémorales, et reporte l'effort abdominal vers le sacrum.

La *course* et même le *saut* n'offriront aucun inconvénient, si l'habitude en a été prise dès l'enfance; la *natation* (eau douce, eau de mer) doit être pratiquée très jeune; ce sport, non violent, a l'avantage de mettre en jeu la plupart des grands groupes musculaires.

L'*aviron* est le type du sport complet, surtout s'il est pratiqué avec un bateau comportant un siège à coulisse, se déplaçant avec les mouvements du rameur.

Le *ski* est aussi un sport complet; mais la femme ne fera que du ski de promenade et évitera les sauts.

Le *patinage* à glace ou à roulettes est un des sports féminins les plus recommandables et les plus gracieux.

Parmi les sports à compétition, la femme pourra choisir entre le *tennis,* le *basket-ball* et le *hockey,* sports d'où toute brutalité est exclue.

L'*escrime,* le *golf,* l'*équitation* peuvent aussi être pratiqués par la femme, bien que certains gynécologues déconseillent l'équitation en raison des secousses abdominales qu'elle provoque.

Le *cyclisme* est également un bon exercice, à condition d'être pratiqué à quelques jours des périodes critiques, dans des pays peu accidentés et à allure très modérée, surtout pour les femmes ayant eu des enfants.

Les ablutions, les douches, frictions, massages ne seront pas oubliés avant et après l'exercice. Il est particulièrement recommandé de n'apporter aucune négligence dans l'accomplissement des fonctions naturelles.

Statistique. — Naissance et mortalité. — Le nombre des naissances féminines, dans notre pays, est inférieur à celui des naissances masculines (1 040 à 1 060 garçons pour 1 000 filles), mais cet écart est compensé, et au-delà, par une plus grande mortalité masculine.

La longévité plus forte de la femme résulte d'une prépondérance des organes de nutrition et d'épuration. L'activité de la croissance est plus faible d'abord chez elle, mais s'accroît ensuite. Elle supporte mieux les pertes du sang, l'abstinence, les maladies prolongées et épuisantes. Elle profite mieux de ce qu'elle mange; la vie chez elle est plus ralentie, mais plus solide; aussi, parmi les vieillards, compte-t-on plus de femmes que d'hommes. Pour cette proportion, il faut tenir compte de l'émigration, qui est surtout masculine, et aussi du genre de vie de la femme, qui l'expose moins aux accidents et aux maladies dues aux intempéries atmosphériques (chaleur, froid, humidité).

La mortalité est plus faible chez les femmes mariées que chez les célibataires, sauf entre 15 et 19 ans.

Proportions des maladies. — 1° Affections *moins fréquentes* chez la femme que chez l'homme : *ulcères* des jambes, plaies et leurs complications, hémorragies, fractures, luxations, anévrismes, varices, appendicite, hernies inguinales, fistule à l'anus, cancer du rectum, calculs de la vessie, myopie.

2° Affections *plus fréquentes* chez la femme que chez l'homme : goitre (10 femmes pour 1 homme), hernies crurales et ombilicales, étranglement herniaire, hémorroïdes (constipation), orgelet, fissures à l'anus, coxalgie, cancer du sein, gangrène symétrique des extrémités, érysipèle, ulcère d'estomac, hystérie, chorée, chlorose, rhumatisme, et camptodactylie.

L'aliénation mentale atteint les femmes célibataires dans une proportion double des femmes mariées ou des veuves.

FÉMORAL. — V. CRURAL.

FÉMORO-CUTANÉ (Nerf). — Branche du plexus lombaire (branche antérieure de la deuxième paire); il traverse le psoas, sort du bassin entre les deux épines iliaques antérieures, et distribue des rameaux pour la peau de la région fessière et de la région antéro-externe de la cuisse.

FÉMUR (*fig.* 698 et à SQUELETTE). — Os long formant le squelette de la cuisse. Sa direction est oblique en bas et en dedans, si bien que les deux os, voisins à leur extrémité inférieure, sont séparés en haut par la distance qui sépare les deux cavités cotyloïdes. L'obliquité du fémur est plus marquée chez la femme que chez l'homme, du fait de la largeur du bassin.

Le *corps* de l'os, prismatique triangulaire, est recouvert en avant par le muscle crural, en dehors par le vaste externe, en dedans par le vaste interne; son bord postérieur, épais, rugueux, constitue la *ligne âpre,* sur laquelle s'insèrent le vaste externe, le vaste interne, les trois adducteurs et le court biceps.

En bas, cette ligne bifurque en deux branches se dirigeant vers les condyles et limitant un espace triangulaire, l'*espace poplité.* En haut, elle se divise en trois branches, l'une externe, où s'insère le grand fessier, une moyenne pour le pectiné, une interne pour le vaste interne.

L'*extrémité supérieure* présente une *tête* arrondie recouverte de cartilage qui s'emboîte dans la cavité cotyloïde de l'os coxal; une dépression rugueuse est destinée à l'insertion du *ligament rond* de l'articulation de la hanche.

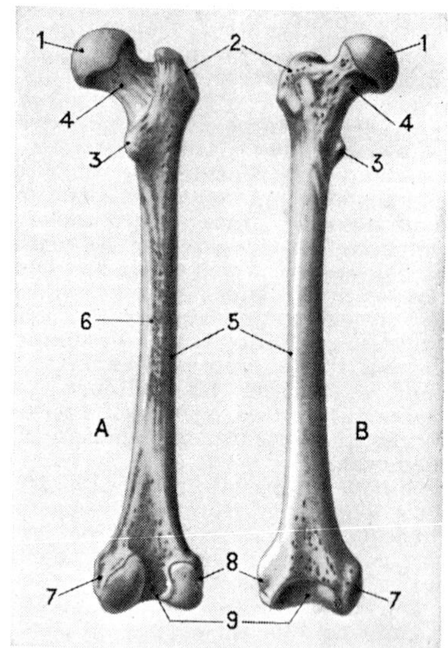

FIG. 698. — Fémur.

A. Face postérieure; B. Face antérieure : 1. Tête du fémur; 2. Grand trochanter; 3. Petit trochanter; 4. Col anatomique; 5. Corps du fémur; 6. Ligne âpre; 7. Condyle interne; 8. Condyle externe; 9. Trochlée.

La tête est supportée par une partie cylindrique, le *col,* dont l'axe oblique en bas et en dehors, et forme avec le corps un angle de 130°. Ce col réunit la tête à deux éminences externes, une volumineuse, le *grand trochanter,* où s'insèrent le moyen fessier, le petit fessier, les deux obturateurs et les deux jumeaux, le pyramidal, le carré crural; et un tubercule moins volumineux, le *petit trochanter,* où s'insère le psoas iliaque.

L'*extrémité inférieure,* volumineuse, renflée, présente une surface articulaire en forme de poulie, la *trochlée fémorale,* qui s'articule avec la face postérieure de la rotule et le plateau tibial (V. GENOU). A la gorge de la poulie fait suite en arrière une large échancrure qui divise l'extrémité inférieure en deux masses latérales, les *condyles* interne et externe. Chaque condyle montre sur sa face latérale cutanée une *tubérosité;* sur la tubérosité interne s'insèrent le ligament latéral interne de l'articulation du genou, le jumeau interne et le grand adducteur; sur la tubérosité externe, le ligament latéral externe, le jumeau externe et le poplité.

Le fémur supportant à lui seul toutes les forces statiques et dynamiques transmises du tronc à la jambe, l'étude de sa *structure mécanique* et des anomalies de celle-ci est extrêmement importante.

La diaphyse fémorale est déjetée en dehors par la saillie du col, ce qui fait que l'*axe anatomique* de l'os (axe diaphysaire) ne se superpose pas à son axe mécanique. En effet, les forces de statique s'exercent selon une ligne verticale unissant le centre de la tête fémorale au milieu du genou. Le col du fémur est donc en porte à faux, et toutes les modifications des angles qu'il fait avec la diaphyse influent sur la station debout et sur la marche.

L'angle ouvert en avant et en dedans que fait normalement le col avec le corps (v. plus haut) peut être augmenté dans certaines malformations du col, telles que la *coxa valga* (v. ce mot).

Seule ou associée à une autre déformation de la hanche, l'*antéversion du col fémoral* empêche le centrage exact

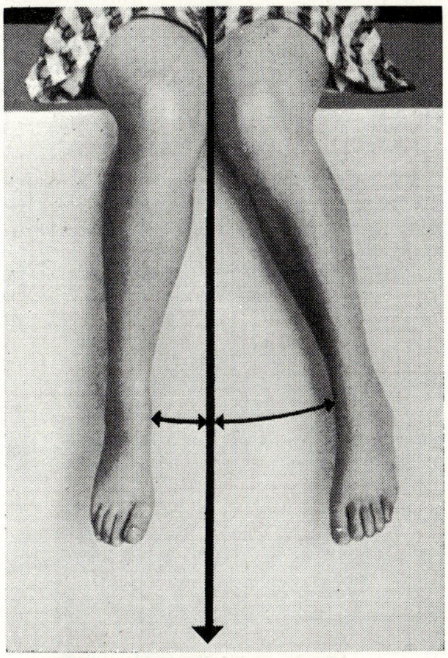

FIG. 699. — Mesure de l'antéversion du col fémoral.

de la tête dans la cavité articulaire et prédispose à la subluxation de la hanche (v. LUXATION). On peut mesurer l'antéversion du col fémoral (*fig.* 699) en faisant coucher le malade sur une table, les jambes pendantes; on place

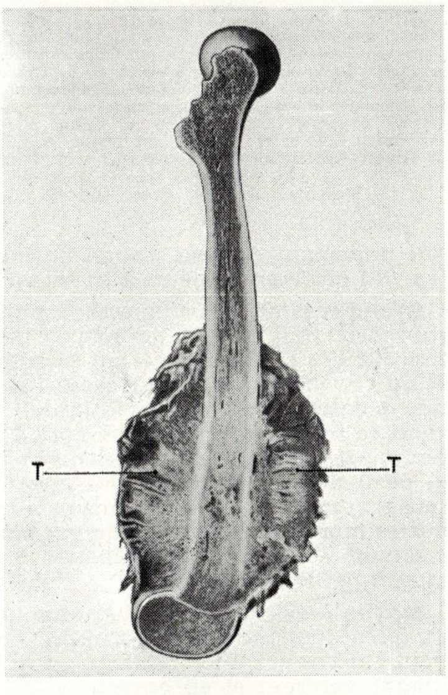

FIG. 700. — Ostéosarcome du fémur.
T. Tumeur au tiers inférieur, formant un manchon autour de l'os et envahissant la cavité médullaire.

les deux cols du fémur dans le même plan horizontal. Du côté malade, la cuisse tourne en dedans.

Ostéosarcome du fémur. — Tumeur maligne s'observant surtout chez l'enfant et chez l'adulte jeune (*fig.* 700).

SIGNES. Augmentation du volume de la cuisse, en gigot. Vives douleurs; amaigrissement; état général mauvais; tendance à l'envahissement des muscles et aux métastases viscérales.

TRAITEMENT. Radiothérapie, désarticulation de la hanche.

Fractures du fémur. — V. FRACTURE.

FENESTRATION. — V. *Supplément.*

FENOUIL. — Plante (*Foeniculum dulce*) de la famille des Ombelliféracées (v. pl. en couleurs à DIGESTIVES [Plantes]). Le fenouil doux ne doit pas être confondu avec l'aneth (*Anethum foeniculum*), appelé parfois fenouil puant.

Les feuilles, les semences et les racines sont apéritives, carminatives, galactagogues, diurétiques et aphrodisiaques (infusion, 10 g par litre). Le fenouil fait partie du sirop apéritif et diurétique des *cinq racines* (avec les racines d'asperge, de petit houx, d'ache et de persil) : 60 à 100 g par jour.

Il entre dans la *poudre de réglisse composée*. Les fruits renferment une huile essentielle contenant surtout de l'anéthol (I à X gouttes); poudre, 1 à 5 g; hydrolat, 25 à 50 g; teinture au 1/5, 1 à 2 g.

Le fenouil marin (*Crithmum maritimum*) est une grande ombellifère qui pousse dans les rochers, sur les bords de l'Océan; toutes ses parties sont aromatiques et servent à préparer un vinaigre.

FENUGREC. — Légumineuse de l'Afrique du Nord (*Trigonella faenum graecum*), dont la graine jaune ocre, d'odeur forte, contient des alcaloïdes (trigonelline), des matières azotées, de l'amidon, des graisses, une diastase et un ferment soluble transformant les hydrates de carbone en sucres réducteurs assimilables. La *farine* est employée par les éleveurs pour engraisser les bestiaux. La poudre (2 à 3 g) et l'extrait fluide (2 g) ont des vertus toniques, analeptiques, parfois aphrodisiaques. Elle a été employée, avec des résultats inconstants, contre l'amaigrissement.

FER. — Métal existant dans la nature sous forme de nombreux minerais : oxydes, sulfures, arséniosulfure, et dans certaines eaux minérales (Bussang, Orezza). V. EAUX MINÉRALES.

Le corps humain contient de 3 à 4 g de fer, dont 2g,5 dans l'hémoglobine et 1 à 2 g dans les tissus; le sérum en renferme 0,13 mg pour 100 cm^3 et le sang total 50 mg pour 100 cm^3. Ce taux augmente pendant la grossesse. Le fer de l'hémoglobine sert de véhicule à l'oxygène de l'air depuis les poumons jusqu'aux tissus où a lieu la combustion; après le sang, le foie, la rate, la moelle osseuse, les organes hématopoïétiques sont assez riches en fer; les lieux de réserve semblent être le foie (fer trivalent) et la rate (fer bivalent).

L'organisme élimine environ 20 à 30 mg de fer par le gros intestin et 1 mg par les urines. Ce fer est remplacé par le fer alimentaire (25 à 50 mg par jour) apporté par le jaune d'œuf, la viande, les épinards, les lentilles, les haricots, l'avoine, le cresson.

INDICATIONS. — Le fer médicamenteux est sans effet sur l'organisme sain; il est indiqué dans les anémies hypochromes, dans certains prurits vulvaires avec état sec et achromique de la muqueuse, certains syndromes nerveux ou digestifs du type anémique.

En principe, les doses fortes agissent mieux que les faibles.

Un traitement longtemps prolongé peut entraîner de la constipation, avec selles noires, et des troubles digestifs.

CONTRE-INDICATIONS. Tuberculose pulmonaire à tendance congestive (hémoptysies), maladies fébriles, ménorragies.

Quelle que soit la forme sous laquelle on administre le fer, il semble que le fer ne soit absorbé que sous une forme ferreuse, en particulier de chlorure ferreux; le carbonate ferreux insoluble est transformé, sous l'action de l'acide chlorhydrique de l'estomac, en chlorure ferreux.

La présence d'une petite quantité de sel de cuivre, agissant comme catalyseur, et de vitamine C semble indispensable.

Fer métallique. — Il est employé sous deux formes : la *limaille de fer porphyrisée* et le *fer réduit par l'hydrogène* (5 à 50 cg en cachets ou en dragées).

Arséniate de fer. — En pilules de 1 cg, dont on prend 10 à 15 par jour.

USAGE. Anémie chez les personnes lymphatiques ou atteintes de maladies de la peau.

Bromure de fer. — En dragées contenant 5 cg, 4 à 10 par jour contre l'anémie chez les nerveux.

Cacodylate de fer. — DOSE. 10 à 20 cg en 2 à 4 pilules.

Carbonate ferreux (pilules de Blaud et de Vallet). — DOSE. 20 cg à 1 g en 4 à 10 pilules.

Chlorures de fer. — **I. Chlorure ferreux** (pilules de Rabuteau). — Bonne préparation logique, le fer étant transformé en protochlorure dans l'estomac.

DOSE. 10 à 30 cg en 2 à 6 pilules.

II. Chlorure ferrique (Perchlorure). — Employé surtout comme hémostatique coagulant, mais utile aussi dans l'anémie.

MODE D'EMPLOI. La *solution officinale* contient 1/4 de perchlorure pour 3/4 d'eau. Pour les *hémorragies externes*, on verse XXX gouttes (1g,5) de la solution par *chaque* cuillerée à soupe d'eau. Pour les *hémorragies internes*, XXX gouttes pour 10 cuillerées à soupe. Ces cuillerées seront prises tous les quarts d'heure, puis à des intervalles de plus en plus éloignés. On ajoutera avec avantage à la potion 30 g de sirop d'opium ou de sirop de fleur d'oranger, en diminuant d'autant la proportion d'eau. *Comme antianémique*, la dose doit être de III à VI gouttes de la solution officinale.

Citrate de fer ammoniacal. — En pilules de 10 cg (4 à 8), ou en sirop ou vin, 1 à 3 cuillerées.

Iodure de fer. — DOSE. 10 cg à 1 g : pilules de 5 cg. Le sirop du Codex (1 cuillerée à café par jour dans la première enfance, 1 cuillerée à dessert dans la deuxième enfance, 1 cuillerée à soupe chez les enfants plus âgés) est indiqué chez les scrofuleux. Il a l'inconvénient de noircir parfois les dents et de donner quelques troubles dyspeptiques. A prendre au milieu du repas.

Lactate de fer. — En pilules ou dragées de 5 cg (4 à 6).

Méthylarsinate de fer. — DOSE. 0^{g},02 à 0^{g},05.

Nucléinate de fer. — DOSE. 0^{g},25 à 0^{g},50 par jour en cachets ou pilules.

Protoxalate de fer. — DOSE. 0^{g},1 à 0^{g},3 en pilules ou en cachets (2 à 4 par jour).

Oxydes de fer. — I. **Peroxyde de fer** (Colcotar). — Fait partie de l'onguent Canet pour les ulcères.

II. **Oxyde ferrique hydraté ou rouille** (Safran de Mars). — Apéritif. DOSE. 10 à 50 cg.

Peptonate de fer. — Se donne par gouttes ou sous forme d'un élixir. 1 g correspond à 0^{g},01 de fer métallique.

Phosphate de fer. — En pilules de 5 cg (4 à 6), ou en sirop (1 à 3 cuillerées).

Sulfate de fer (Vitriol vert). — Astringent; employé en collyre ou sous forme d'*eau chalybée,* 5 cg pour 500 g d'eau.

Tartrate de fer. — Les boules de Mars ou de Nancy sont un mélange de tartrate de potasse et de tartrate de fer associés à des extraits de plantes aromatiques. En agitant une de ces boules dans un litre d'eau, on obtient l'*eau de boules,* dont on prend 3 à 4 verres par jour, et qu'on employait autrefois à l'extérieur contre les coups, les chutes. Entre dans la composition de la *teinture de Mars tartarisée.*

Valérianate de fer. — Tonique, antispasmodique, en pilules de 5 cg (4 à 10).

Fer colloïdal. — Solution colloïdale (v. COLLOÏDE), obtenue électriquement et titrant ordinairement 1 g p. 1 000 g. S'emploie en injections sous-cutanées ou intra-musculaires : 2 à 5 centièmes tous les jours ou tous les deux jours.

Hémoglobine. — Ferrugineux prescrit à la dose de 3 à 10 g en dragées, en cachets ou en sirops. V. HÉMOGLOBINE.

Eau ferrée. — On la prépare en introduisant dans une bouteille des clous bleus de fer, sur lesquels on verse de l'eau; on remplace celle-ci à mesure qu'on en boit. Cette préparation contient de l'oxyde et du carbonate de fer.

DOSE. 1 à 3 verres.

Bain ferrugineux. — Préparé soit avec de l'arséniate de fer (2 à 8 g par bain), soit avec de l'iodure de fer (30 g par bain).

Radio-fer. — L'absorption du fer est réglée non par l'anémie, mais par l'épuisement des stocks organiques, foie, rate, muscle, moelle osseuse.

Les globules rouges radio-actifs ont pu être suivis dans le sang, ce qui permet de connaître leur durée de vie. L'élimination du fer est parallèle à l'augmentation des pigments biliaires.

Lors de la destruction de l'hémoglobine, le radical pigmentaire est totalement éliminé sous forme de pigments biliaires. Seulement 3 p. 100 du fer libéré sont éliminés par la bile; le reste est stocké par le foie et la rate.

La radio-activité du fer dans l'hémoglobine ouvre un champ nouveau d'exploration en pathologie sanguine; elle va permettre de préciser le rôle de la rate et la formation des pigments biliaires; elle permettra sans doute un traitement nouveau des anémies et des ictères hémolytiques.

FER À REPASSER. — Désinfection. — Le repassage au fer chaud, dont la température varie entre 196° et 312°, stérilise les étoffes fines (mouchoirs), et même épaisses, à condition, dans ce dernier cas, de faire plusieurs applications sur les deux faces. Ce procédé rendra des services à la campagne et pour la désinfection des vêtements de médecin ou de garde-malade.

Intoxication. — Le fer, rempli de charbon de bois, qu'on emploie dans certaines blanchisseries et chez les tailleurs, répand dans la pièce de l'oxyde de carbone que l'ouvrier et l'ouvrière aspirent en se penchant sur leur ouvrage, et qui peut provoquer les troubles soit de l'anémie, soit de l'asphyxie.

FERMENT (du lat. *fermentum,* levain). — Substance capable de déterminer certains processus chimiques (oxydations, réductions, hydratations, dédoublement) sans paraître elle-même modifiée. Une quantité infiniment petite de ferments peut donc déterminer des modifications chimiques très notables.

Ferments métalliques. — Solutions de métaux à l'état *colloïdal.* V. COLLOÏDES.

Ferment Lab. — Ferment actif de la présure. On peut l'isoler aussi du suc gastrique. Ce ferment a la propriété de coaguler le lait, et, à cet effet, on l'utilise en thérapeutique dans le traitement des dyspepsies hypopeptiques et de certaines gastro-entérites.

Ferments lactiques. — Microbes vivant aux dépens du sucre et fournissant de l'acide lactique comme produit principal : *Bacillus acidi lactici, B. acidi paralactici, B. bulgare.* Ces ferments existent dans certains laits aigris (koumys, kéfir, yaourt, etc.). On les emploie soit sous forme de culture pure, soit sous forme de comprimés dans le traitement des putréfactions intestinales, des entérites, des auto-intoxications digestives, etc., dans du lait ou du lactose.

Ferments de raisin. — V. RAISIN (Ferments de).

FERMENTATION. — Réaction chimique produite par le simple *contact* d'une substance dite *ferment* avec les matières dites *fermentescibles.*

Fermentation ammoniacale des urines. — L'urine se conserve surtout à l'air libre environ deux à trois jours en été, six à huit jours en hiver, puis s'altère, devient alcaline et dégage une odeur ammoniacale. Cette fermentation est due à l'action de certains microbes, *Micrococcus ureae, Bacterium ureae,* qui, par l'intermédiaire d'une diastase, transforment l'urée en carbonate d'ammoniaque.

Fermentations gastriques. — Dues à la stagnation alimentaire dans l'estomac, par sténose pylorique le plus souvent : flatulence, météorisme, haleine fétide, fermentations d'odeur désagréable ou aigrelette, suivant qu'il s'agit de fermentation butyrique ou acétique.

TRAITEMENT. Fluorure d'ammonium à 1/300 (1 cuiller à soupe par jour), magnésie, craie préparée, charbon végétal.

FERTILITÉ. — V. FÉCONDITÉ.

FESSIERS (Muscles). — Muscles du bassin, particulièrement développés chez l'homme, car ils jouent un

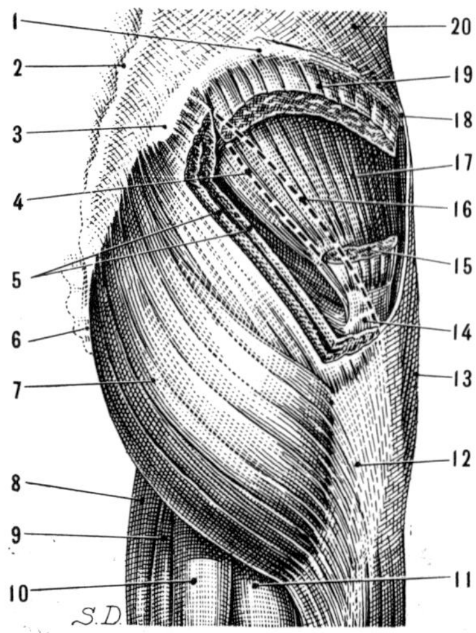

FIG. 701. — Les trois muscles fessiers vus de trois quarts arrière.

1. Crête iliaque; 2. Crête sacrée; 3. Epine iliaque postéro-supérieure; 4. Limite postérieure du moyen fessier; 5. Fibres superficielles et fibres profondes du grand fessier; 6. Coccyx; 7. Grand fessier; 8. Droit interne; 9. Grand adducteur; 10. Demi-tendineux; 11. Biceps crural; 12. Aponévrose fémorale; 13. Tenseur du fascia lata; 14. Grand trochanter; 15. Moyen fessier coupé; 16. Limite antérieure du grand fessier; 17. Petit fessier; 18. Epine iliaque antéro-supérieure; 19. Moyen fessier; 20. Grand oblique.

rôle important dans la station bipède (*fig.* 701 et pl. en couleurs à MUSCLES).

Grand fessier. — Ce muscle, le plus superficiel et le plus volumineux, s'insère sur l'os coxal, la crête du sacrum et du coccyx, les ligaments sacro-iliaque postérieur et sacro-sciatique, et vient se terminer sur la ligne âpre du fémur. Il répond superficiellement à la peau doublée d'une couche graisseuse épaisse, et profondément aux autres muscles du bassin; il glisse sur l'ischion et le grand trochanter au moyen de bourses séreuses.

Moyen fessier. — Situé au-dessous du précédent, ce muscle s'insère en haut sur l'os coxal (crête iliaque, fosse iliaque externe) et en bas sur la face externe du grand trochanter.

Petit fessier. — Muscle triangulaire situé au-dessous du précédent, s'insérant en haut sur la crête iliaque et la fosse iliaque externe, et en bas par un fort tendon sur le bord supérieur du grand trochanter.

Ces trois muscles, innervés par le nerf fessier supérieur, branche du plexus sacré, agissent différemment sur le fémur; le grand fessier porte la cuisse en extension et rotation externes; s'il prend son point fixe sur le fémur, il redresse le bassin sur les fémurs (station bipède). Quant au moyen fessier, certains de ces faisceaux sont abducteurs et rotateurs en dehors, d'autres sont rotateurs en dedans, comme le petit fessier.

FÉTICHISME. — Perversion sexuelle par laquelle un objet ou une partie du corps devient l'élément nécessaire et suffisant de l'excitation sexuelle. Les fétichistes d'objets peuvent être conduits jusqu'au vol pour se procurer leurs fétiches. Les fétichistes du corps présentent un penchant marqué pour les seins, les mains, les cheveux.

FÉTIDE. — V. HALEINE, SUEUR.

FEU. — On emploie comme révulsif les pointes de feu (v. CAUTÉRISATION). Pour les accidents produits par le feu, voir INCENDIES et BRÛLURES.

Beaucoup d'accidents produits par le feu résultent de l'ignorance du public sur la facilité qu'ont certains liquides (éther, benzine) à s'enflammer, de même que les vapeurs qui s'en exhalent, et qui peuvent flamber même s'ils sont placés à distance d'un foyer de lumière ou de chauffage.

Feu de dents. — V. STROPHULUS.

Feu sacré (*ignis sacer*). [Feu de Saint-Antoine.] — Nom donné autrefois au *zona*.

FEUILLE. — V. à PLANTES MÉDICINALES : *Cueillette*.

FÈVE (lat. *faba*). — Nom donné à plusieurs plantes utilisées en médecine.

Fève des marais (*Faba vulgaris*). — Plante de la famille des Papilionacées dont le fruit est une gousse contenant des graines comestibles ou fèves; ces gousses sont riches en acides aminés et en sels de potassium; elles contiennent, en outre, un alcaloïde, la *convicine*, des sucres, un ferment, la tyrosinase. Les fèves contiennent en grande quantité des matières azotées (légumine, glutamine), des diastases, glucides, matières grasses, sels minéraux (calcium, magnésium, potassium), des vitamines B et E; elles sont donc très nourrissantes.

L'infusion de fleurs de fèves, diurétique, a été préconisée dans les rhumatismes, les affections urinaires (gravelle).

Intoxication (*fabisme* ou *favisme*). — Due à l'ingestion de fèves cuites ou crues, de farine de févettes; elle peut aussi succéder à l'inhalation des fleurs de fèves en se promenant dans un champ de fèves; elle est surtout fréquente en Italie, où elle cause une mortalité de 10 p. 100 des cas.

SIGNES. Début par diarrhée, vomissements, nausées, pâleur, subictère, urines rouges, puis noires, par hémoglobinurie, parfois grosse rate, gros foie, azotémie, ictère hémolytique, purpura, hémorragies digestives.

TRAITEMENT. Suppression de l'ingestion de fève en raison d'une prédisposition génétique certaine. En cas de crise aiguë : transfusions sanguines, épuration extrarénale, tonicardiaques, etc., en service spécialisé parfois.

Fève de Calabar. — Liane qui croît en Afrique, sur la côte de Calabar. Son fruit est une gousse, qui contient des fèves de couleur chocolat, très toxiques, et qui servaient de poison d'épreuve (éséré); elles contiennent un alcaloïde jaune brunâtre, l'*ésérine* ou *physostigmine*, qui paralyse les centres moteurs et excite le péristaltisme intestinal.

DOSES. Poudre de semences, 5 à 20 cg en cachets ou pilules; teinture au 1/5, 0g,5 à 1 g, dans le tétanos, la chorée, l'épilepsie, l'empoisonnement par la strychnine, la constipation habituelle, la flatulence.

Ésérine (Physostigmine). — Cristaux incolores, peu solubles dans l'eau, très solubles dans l'huile, l'alcool. Employée comme *collyre* en solution huileuse (10 cg pour 10 g d'huile d'olive stérilisée). On lui préfère ses sels (bromhydrate, sulfate ou salicylate) solubles dans l'eau (30 à 60 cg p. 100).

L'ésérine a sur l'œil une action inverse de celle de l'atropine et analogue à celle de la pilocarpine; elle contracte énergiquement la pupille et diminue la pression intra-oculaire; employée en instillations de 1 goutte deux à quatre fois par jour dans le glaucome, la kératite phlycténulaire, l'ulcère de la cornée. Parfois utilisée contre la chorée et l'épilepsie en granules de 1 à 3 mg par jour.

Fève de Saint-Ignace. — Semence d'un arbuste grimpant, commun aux Philippines et en Cochinchine et introduite en Europe par les jésuites, qui le placèrent sous le vocable de leur fondateur : *Strychnos Ignatii* (Loganiacées); elle contient de la *strychnine* et de la *brucine*. On l'emploie en thérapeutique, principalement sous forme de *teinture de fève de Saint-Ignace composée* ou *gouttes amères de Baumé*. Cette teinture est un liquide brun noirâtre, très amer, employé à la dose de VI à XX gouttes par vingt-quatre heures; elle est *très toxique*. V. NOIX VOMIQUE.

Fève Tonka. — Semence d'un arbre de l'Amérique tropicale de la famille des Légumineuses (*Coumarouma* ou *Dipteryx odorata*) qui sert à désodoriser l'iodoforme, à parfumer le tabac. Utilisée aussi en parfumerie.

FIBRE. — Élément anatomique allongé qui entre dans la constitution de nombreux tissus. V. ÉLASTIQUE (Tissu), MUSCLES, NERFS.

FIBREUX (Tissu). — Tissu constitué par des fibres blanches serrées les unes contre les autres et très solides, et dont sont formés les ligaments, les membranes et les tendons.

FIBRILLATION. — La *fibrillation musculaire* est un travail musculaire anormal et inefficace. Les fibres musculaires se contractent à des moments différents et non pas en même temps comme dans la contraction normale.

La *fibrillation des muscles cardiaques* peut toucher la paroi de l'*oreillette :* elle est alors compatible avec la vie et donne cliniquement l'arythmie. La *fibrillation ventriculaire*, qui ne permet plus le travail du cœur, est rapidement mortelle. (V. CŒUR : *Arythmies.*)

FIBRINE (du lat. *fibra*, filament). — Substance albuminoïde, extraite du sang, qui se présente sous forme de filaments grisâtres très élastiques à l'état humide, durs et cassants à l'état sec.

On trouve aussi de la fibrine dans la lymphe, le liquide de l'ascite et de l'hydrocèle, les exsudats inflammatoires (fausses membranes). Elle joue un rôle important dans la coagulation du sang et constitue les *caillots* qui obturent les vaisseaux blessés et dans lesquels les globules de sang sont enfermés dans la fibrine. V. COAGULATION.

FIBRINÉMIE. — Taux de la fibrine dans le sang après coagulation du sang extravasé. Il varie normalement de 4 à 5 g par litre. La fibrinémie est diminuée dans les insuffisances hépatiques; elle est augmentée dans de nombreuses infections.

FIBRIN-FERMENT (Thrombine). — Ferment soluble capable de transformer le fibrinogène en fibrine. V. COAGULATION, FIBRINE.

FIBRINOGÈNE. — Substance albuminoïde du plasma sanguin et de certaines exsudations séreuses, qui contribue à la formation de la fibrine et disparaît après la *coagulation* (v. ce mot).

FIBRINOLYSE (de *fibrine*, et du gr. *luein*, dissoudre). — Destruction du caillot sanguin et retour du sang à l'état liquide après la coagulation. On observe ce phénomène dans les insuffisances hépatiques.

FIBRINURIE. — Coagulation spontanée de l'urine dans le rein ou dans la vessie (élimination de caillots fibrineux), ou dans le vase aussitôt après la miction, par suite de l'élimination par l'urine de fibrine ou de fibrinogène en dehors de toute hématurie.

FIBROBLASTE. — Cellules fusiformes du tissu conjonctif. V. CONJONCTIF (Tissu).

FIBROCARTILAGE. — Tissu cartilagineux dont la substance fondamentale contient du tissu fibreux. Tel est le cas des cartilages de l'épiglotte, de la trompe d'Eustache, de l'oreille, des ligaments intervertébraux. V. à CARTILAGE.

FIBROCHONDROME. — Tumeur cartilagineuse dont les éléments cartilagineux sont séparés par un tissu fibreux abondant.

FIBROLIPOME. — Tumeur graisseuse contenant une certaine quantité de tissu conjonctif.

FIBROLYSINE. — V. THIOSINAMINE.

FIBROMATOSE. — Développement en divers points du corps de nodosités fibreuses formées de fibres collagènes épaisses, pauvres en histiocytes et en fibres élastiques (voir à CONJONCTIF [Tissu]). Ces lésions apparaissent insidieusement, progressivement, n'ont aucune tendance à régresser spontanément ni à subir la transformation sarcomateuse.

Cette fibromatose peut être *superficielle*, cutanée : fibromes cutanés, rétraction de l'aponévrose palmaire (maladie de Dupuytren), coussinets des phalanges, rétraction de l'aponévrose plantaire, chéloïdes, acné chéloïdienne, torticolis permanent par fibromatose, sclérodermie.

La fibromatose peut être également *profonde :* osseuse (ostéopétrose, exostose ostéogénique), cartilagineuse (enchondrome), viscérale (fibrome de l'utérus, polypes naso-pharyngiens), artérielle (hypertension prématurée).

Ces diverses lésions fibreuses peuvent se combiner d'une façon variable; tel sujet en présentera deux ou trois, tel autre davantage; souvent, on note l'association de la fibromatose avec la goutte, le diabète, le rhumatisme chronique.

TRAITEMENT. Exérèse chirurgicale, radio- et radiumthérapie.

FIBROME. — Tumeur constituée exclusivement de tissu fibreux, de forme souvent arrondie, de surface lisse, de consistance élastique. Les fibromes sont ordinairement guérissables par une opération, qu'il convient de faire de bonne heure, de façon à éviter les troubles résultant du volume de la tumeur et de la possibilité de dégénérescence (*sarcomes*). Les fibromes se développent surtout dans le nasopharynx, dans les aponévroses, la peau.

Fibromes cutanés. — Petites tumeurs dermiques ou hypodermiques, formant une sorte de disque lenticulaire (fibromes en pastilles) de coloration bistre rosée, parfois multiples, ne récidivant pas après ablation.

TRAITEMENT. Exérèse.

Fibromes molluscum. — V. MOLLUSCUM.

FIBROMYOME. — Tumeur constituée à la fois par du tissu fibreux et des fibres musculaires lisses. Elle s'observe surtout au niveau de l'utérus. V. FÉMININS (Organes génitaux).

FIBROSARCOME. — Tumeur fibreuse de la peau avec, par places, des îlots de sarcome fasciculé. Il s'observe chez l'adulte, surtout à la partie inférieure de l'abdomen et à l'aine; il débute par une plaque fibreuse indurée, sur laquelle apparaissent des tumeurs globuleuses, qui peuvent s'ulcérer superficiellement; pas d'adénopathies, ni de métastases internes.

TRAITEMENT. Ablation large et totale, sinon la tumeur récidive.

FIBROSCOPIE. — V. ENDOSCOPIE.

FICAIRE — Petite plante dont les racines ont été préconisées contre les hémorroïdes (herbe aux hémorroïdes, petite éclaire) en extrait, pilules, sirop, infusion (50 à 60 g par litre).

FIEL DE BŒUF. — Liquide jaune verdâtre ou noirâtre contenu dans la vésicule biliaire du bœuf. Il est composé de taurocholate et de glycocholate de sodium, de cholestérol, de corps gras, d'albuminoïdes et de sels minéraux; sa réaction est alcaline; aussi emploie-t-on souvent la bile au dégraissage.

L'ancien *extrait brut de bile* est remplacé par deux *extraits purifiés* : l'un est purifié à l'alcool et évaporé jusqu'à consistance d'extrait ferme; l'autre est desséché dans une étuve à vide chauffée à 40° et se présente sous forme d'une poudre jaune clair, soluble dans l'eau.

Employé comme amer, stomachique, cholagogue, vermifuge, en pilules ou en solution (0g,5 à 1g,5 d'extrait).

FIÈVRE. — État morbide, exprimant la réaction de l'organisme à une atteinte le plus souvent toxi-infectieuse, et caractérisé non seulement par une *augmentation de la température du corps* ou *hyperthermie,* signe essentiel, mais encore par *divers troubles satellites* : 1° accélération des mouvements du cœur et des battements artériels (pouls); 2° accroissement du nombre des respirations; 3° sensation de chaleur intense souvent précédée de frissons, avec malaise général, maux de tête; yeux brillants, sueurs plus ou moins abondantes et soif ardente; ces derniers signes sont d'ailleurs inconstants (fièvre de la tuberculose à la troisième période, dont les poussées intenses ne déterminent souvent pas de malaise).

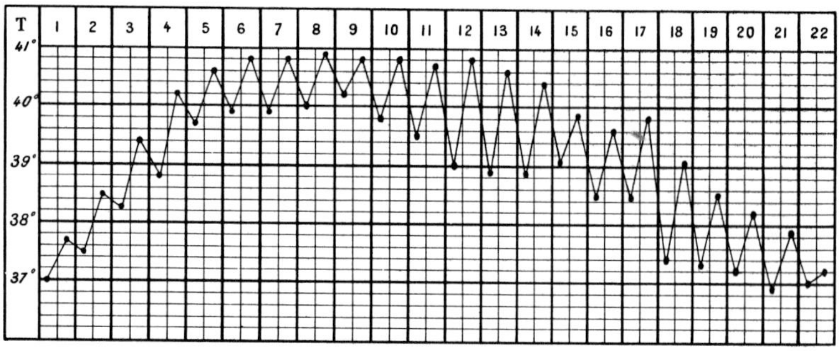

FIG. 702. — Diagramme de la fièvre typhoïde.

Enfin, la fièvre peut s'accompagner de troubles nerveux plus ou moins marqués, consistant soit en phénomènes d'excitation (agitation, soubresauts nerveux, délire), soit en phénomènes de dépression (fatigue, abattement, torpeur). On observe aussi quelquefois des vomissements chez les enfants.

La fièvre peut reconnaître une *origine toxique,* soit par action de substances introduites dans l'organisme, comme la strychnine, la caféine, le curare, soit par action de substances élaborées dans l'économie ou *auto-intoxication,* ou bien une *origine infectieuse* (et c'est le cas le plus fréquent), par intoxication de l'organisme par les toxines microbiennes.

Mécanisme de la fièvre. — La fièvre n'est qu'une exagération de la chaleur naturelle, dépendant directement d'une augmentation de l'activité de la nutrition, d'une plus grande intensité des combustions organiques, qui, en revanche, deviennent beaucoup moins complètes. La cause première de ces modifications de la nutrition est variable, suivant les cas. C'est l'action du système nerveux dans les fièvres de réaction nerveuse.

Dans les fièvres d'origine infectieuse, c'est l'action des toxines microbiennes par un mécanisme encore mal déterminé : pour les uns, il s'agit d'altérations sanguines; pour les autres, de la formation par les tissus, sous l'influence de ces toxines, de substances provoquant directement la fièvre. Il est plus probable, vu la tendance générale des toxines microbiennes à abaisser la température, que la fièvre ne serait qu'une réaction de défense de l'organisme contre l'action hypothermisante de ces substances, l'expression d'un puissant effort de l'économie à lutter contre cet abaissement de température. Aussi certains auteurs considèrent la fièvre comme un phénomène salutaire et qu'il faut respecter.

Étude de la fièvre. — Élévation de la température ou hyperthermie. — C'est l'élément capital de la fièvre. La température normale (37°5) peut s'élever à 38°, 39° et même atteindre 40° et 41°5, rarement 42°. Légère de 38° à 38°5, forte de 38°5 à 39°5, la fièvre est intense au-dessus de 39°5.

Période d'ascension. — La température peut s'élever progressivement (fièvre typhoïde) ou brusquement de plusieurs degrés en quelques heures (pneumonie, fièvre récurrente).

L'ascension au cours de l'après-midi et de la nuit peut être coupée par des oscillations de descente qui, dans certains cas, atteignent même la normale, mais sont rapidement suivies d'une oscillation en montée.

Lorsque l'ascension ne persiste qu'une ou deux journées, la fièvre est dite *éphémère.*

Période d'état. — La fièvre, une fois arrivée à son maximum, peut s'y maintenir pendant plusieurs jours (*fièvre en plateau*), comme cela s'observe dans la typhoïde. Elle peut, au contraire, décrire de grandes oscillations (*fièvre hectique*), atteignant 41°5 le soir et 37°5 le matin; cette fièvre est habituelle dans la tuberculose aiguë.

Période terminale. — La *défervescence* se fait suivant deux modes, soit progressivement, en *lysis,* comme dans la typhoïde (*fig.* 702), soit par une *chute brusque* de la température, comme dans la pneumonie (*fig.* 703); elle s'accompagne, dans ce cas, de phénomènes dont l'ensemble constitue la *crise fébrile* : sueurs, urines très abondantes, ralentissement du pouls.

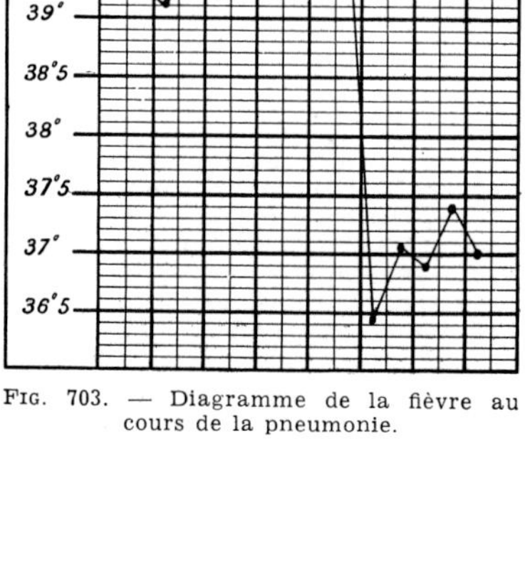

FIG. 703. — Diagramme de la fièvre au cours de la pneumonie.

Chez les agonisants, la température peut tomber à 34° et même à 30° ou s'élever à 42°, 43° et, après la mort, atteindre 44° (tétanos) et dépasser 50° (méningite), températures que nos thermomètres à maximum ne peuvent relater. D'une façon générale, la fièvre tend à monter le soir pour baisser dans la nuit, d'où température du matin d'ordinaire inférieure à celle de la soirée. Le type *inverse* est très rare.

Dans son évolution générale, la fièvre revêt différents types. Une poussée brusque et courte constitue un *accès fébrile*. La *fièvre continue* est constituée par une crise fébrile d'une certaine durée, au cours de laquelle la température, après être montée plus ou moins vite, persiste sans s'abaisser notablement jusqu'à la fin (fièvre typhoïde, pneumonie). La *fièvre intermittente* est caractérisée par une succession d'accès fébriles, dans l'intervalle desquels la température revient à la normale; c'est le cas de la fièvre paludéenne. Enfin, si la fièvre est constituée par des accès rapprochés avec température n'arrivant pas à atteindre la normale avant une nouvelle poussée fébrile, il s'agit d'une *fièvre rémittente*.

Constatation de l'hyperthermie. — Indiquée d'une façon très infidèle par la chaleur du corps, à la main, l'augmentation de la température ne peut être évaluée avec précision qu'au moyen d'un *thermomètre* (v. ce mot), placé sous l'aisselle, le bras appliqué au corps, ou, mieux, dans une cavité naturelle (bouche, rectum, vagin), où il donne une température moins sujette aux erreurs et plus voisine de la température centrale. Enfin, pour acquérir toute sa valeur, au cours des maladies, la mesure de l'hyperthermie doit être faite deux fois par jour, et de façon régulière, le matin entre 7 et 8 heures et le soir entre 17 et 18 heures. Les températures sont portées sur une feuille spéciale et leur ensemble, ou *courbe de température, courbe fébrile*, a une valeur clinique considérable. Il peut même être utile dans certains cas de prendre la température toutes les deux heures ou toutes les heures.

Phénomènes satellites de l'hyperthermie. — 1° Le *pouls* présente en général une accélération parallèle à l'hyperthermie. De 60 à 70 par minute en moyenne chez l'adulte, il atteint 80 à 100 (fièvres légères), 100 à 120 (fièvres fortes), 120 à 160 et plus dans les fièvres intenses. Parfois, cependant, la fièvre peut ne pas s'accompagner d'accélération marquée du pouls; on dit alors qu'il y a *dissociation du pouls et de la température* (fièvre typhoïde). Aussi ne faut-il jamais se fier au pouls et toujours prendre la température quand un état de malaise fait craindre de la fièvre.

2° La respiration est accélérée (30 à 40 respirations par minute au lieu de 16); le *cœur* bat plus rapidement. La tension artérielle est diminuée.

3° Il existe une *diminution de la salivation*, d'où sécheresse de la bouche; une *diminution des sécrétions gastrique et biliaire*, d'où troubles digestifs. Les *urines* présentent des caractères particuliers (*urines fébriles*) : diminution de quantité, augmentation de densité, coloration foncée, élimination plus grande de l'urée et des matières extractives, ce qui est dû à l'oxydation moins complète des matériaux de la nutrition.

4° Les *muscles et la graisse* fournissant les matériaux des combustions plus actives, qui, dans la fièvre, sont cause de l'hyperthermie, il en résulte un amaigrissement et, de ce fait, une perte de poids parfois considérable.

Traitement. *Alimentation.* — Lait coupé ou non d'eau de Vichy ou de Vals. Bouillon de légumes, bouillon dégraissé. Boissons très abondantes : eau, limonade, thé, café, boissons alcoolisées. Il n'est pas nuisible de boire frais, à condition de boire lentement.

Le *lait* est bien accepté par certains malades, mais désagréable à beaucoup. A fortes doses et bu avec trop de rapidité, il est quelquefois mal digéré et augmente alors les coliques, le tympanisme et la diarrhée; il doit être absorbé par petites gorgées et par tasses espacées à des intervalles de deux à trois heures.

Le *bouillon* fait avec de la viande et des os frais (pour éviter la formation de toxines) est bien toléré. Il est plus nutritif que celui fait avec des légumes. On peut ajouter au bouillon un jaune d'œuf ou une à deux cuillerées de jus de viande fraîchement préparé.

La *tisane de gruau* d'avoine, particulièrement indiquée dans les fièvres des angines, des bronchites et des pneumonies, est nourrissante. Le sucre ajoute à sa valeur alimentaire.

Soins à donner au malade. — Installer le malade dans une chambre aérée, à une température de 16° environ; éviter le bruit et le mouvement. — *Soins de la bouche :* faire rincer la bouche plusieurs fois par jour avec de l'eau additionnée d'alcool de menthe ou d'eau de Cologne. En cas d'irritation de la muqueuse buccale, faire rincer la bouche avec de l'eau additionnée d'eau oxygénée, de chloral ou de quelques gouttes de phénosalyl. Attouchement des petites ulcérations des gencives ou des lèvres avec de la teinture d'iode ou de l'eau oxygénée pure. — *Antisepsie intestinale :* grands lavements froids ou purgatif léger. — *Soins des cheveux* (chez la femme) : natter les cheveux dès le début, afin qu'ils ne s'emmêlent pas. Pour les autres soins, v. lit, malade, oreiller, sommeil.

Médication. — Le meilleur traitement de la fièvre est celui qui agit sur sa cause : traitement de la fièvre paludéenne par la quinine, de la fièvre rhumatismale par le salicylate de soude, de la diphtérie par la sérothérapie; malheureusement le nombre des *médications spécifiques* est encore très limité. Le plus souvent, le traitement de la fièvre se borne à provoquer un abaissement de la température, soit par l'emploi de médicaments dits *antithermiques*, tels que la quinine, l'antipyrine, le pyramidon, la phénacétine, la cryogénine, ou les salicylates, soit en soustrayant du calorique au malade, ou bien au moyen de stimulants diffusibles (éther et surtout alcool), qui, en accélérant la circulation cutanée, augmentent la déperdition de chaleur du corps, ou bien par le rafraîchissement de la peau au moyen d'applications d'eau fraîche (lotions, enveloppements, drap mouillé, bains froids ou tièdes).

Mais l'abaissement de la température n'est que momentané, et le traitement de la maladie, dont la fièvre n'est en réalité qu'un symptôme, est bien plus important ; cependant, la médication hypothermisante passe au premier plan en cas de fièvres très élevées, comprenant alors l'emploi simultané de l'alcool, de la quinine et, avant tout, de la *balnéation froide*, dont l'action puissante se manifeste à la fois sur la température, le système nerveux et la nutrition.

Enfin, la fièvre étant le plus souvent due à l'infection, une série d'injections de pénicilline a presque toujours le meilleur effet.

VARIÉTÉS DE FIÈVRES. — Fièvre adynamique. — Fièvre avec affaissement considérable des forces. V. typhoïde.

Fièvre aphteuse. — V. aphtes.

Fièvre automnale. — V. leptospirose.

Fièvre bilieuse hémoglobinurique. — Affection surtout fréquente dans l'Afrique tropicale, chez les travailleurs des exploitations forestières, les explorateurs, les chasseurs, ceux qui vivent dans les contrées basses, marécageuses, ou dans l'estuaire des fleuves. Elle a été aussi observée en Europe méridionale et centrale.

Origine. Encore discutée. Les uns estiment qu'il s'agit d'une forme de paludisme due à *Plasmodium falciparum;* d'autres ont trouvé un spirochète qu'ils considèrent comme l'agent causal : *Spirochaeta bilio-hemoglobinuriae.*

Signes. Elle est caractérisée par des vomissements bilieux, un ictère foncé, une hémoglobinurie accompagnée parfois d'hémorragies.

Embarras gastrique marqué; selles pâteuses, liquides, noirâtres ou marron; foie et rate douloureux. Récidives assez fréquentes.

Il existe des *formes graves*, avec oligurie, urémie, état typhoïde, qui évoluent vers la mort; celle-ci peut survenir par syncope ou dans le coma.

La guérison s'observe dans 80 p. 100 des cas.

Traitement. Boissons diurétiques, injections de sérum glucosé ou salé, autohémothérapie, transfusion sanguine, toni-cardiaques.

Calomel, purgatifs salins, lavages intestinaux froids dans la période fébrile, vessie de glace sur la tête et le creux épigastrique.

Diète hydrique, puis bouillon de légumes.

Fièvre bilio-septique. — Fièvre intermittente ou rémittente due à l'infection des voies biliaires.

Fièvre des boues, des champs, des eaux, des marais. — V. leptospirose.

Fièvre boutonneuse. — Observée sur tout le littoral méditerranéen : Tunisie, Algérie, Maroc, Espagne, Portugal. En France, des cas ont été signalés à Marseille, Avignon, Lyon, Toulouse, Arcachon, surtout en été.

Elle est causée par *Rickettsia conori*, transmise par une tique du chien, *Rhipicephalus sanguineus ;* les réservoirs de virus sont le chien, le lapin, la souris, l'écureuil.

SIGNES. Après une incubation qui dure 5 à 6 jours, parfois plus longtemps, apparaît une fièvre qui monte à 39-40°, accompagnée de céphalée, de douleurs dans les muscles et les articulations, le rachis et les lombes, de rougeur de la face, de troubles intestinaux; pas de prostration.

Au niveau du point d'inoculation, le plus souvent aux membres inférieurs, on trouve, dans 45 p. 100 des cas, une petite phlyctène, entourée d'une zone érythémateuse, qui devient noirâtre (*tache noire*), se transforme en escarre sèche et s'accompagne de ganglions engorgés.

Une *éruption*, d'abord maculeuse, puis papuleuse, apparaît 3 à 4 jours plus tard, débutant sur le cou et se généralisant ensuite, même aux paumes des mains et aux plantes des pieds.

L'éruption dure 10 à 12 jours et se termine par une légère desquamation.

Signes généraux peu marqués : langue blanche, constipation, nausées, vomissements.

La guérison s'observe habituellement en vingt jours (chute de la fièvre, crise urinaire).

COMPLICATIONS. Rares : phénomènes nerveux et méningés, troubles cardiaques, phlébite, congestion pulmonaire ; hémoglobinurie, albuminurie. Les formes graves s'observent surtout chez les sujets âgés et tarés (mortalité 1 p. 100).

Le sang reste virulent durant toute la durée de la maladie et peut infester les animaux. Le sérum agglutine faiblement le Proteus X_{19}.

TRAITEMENT. Symptomatique. Sérum de convalescents.

PROPHYLAXIE. Eviter les piqûres des tiques en été; débarrasser les chiens de leurs tiques par des insecticides. Vaccins divers.

On peut rapprocher de cette forme le *typhus du Kenya*, dû a une *rickettsie* transmise par *Rhipicephalus sanguineus;* ce type doit être distingué d'un autre typhus qui sévit aussi au Kenya et qui est transmis par la puce du rat, *Xenopsylla cheopis*, et le rat, et qui se rapproche donc du typhus murin, la *fièvre des tiques de l'Afrique du Sud* (*Tick bite fever*), transmise par diverses tiques : *Amblyomma, Rhipicephalus, Boophilus.*

Fièvre des camps. — V. TYPHUS.

Fièvre cérébrale. — V. TYPHOÏDES (Fièvres) et MÉNINGITE.

Fièvre de chaleur de la première enfance. — V. COUP DE CHALEUR.

Fièvre chaude. — V. TYPHOÏDES (Fièvres), MANIE, ALIÉNATION MENTALE.

Fièvre continue. — V. TYPHOÏDES (Fièvres).

Fièvre de croissance. — V. CROISSANCE.

Fièvre des foins. — V. FOINS.

Fièvre de trois jours. — Maladie transmise d'un individu à l'autre par la piqûre de la femelle de divers phlébotomes (*Phlebotomus papatasi* [*fig.* 704], *P. squamipleuris*) dont les larves vivent sur les matières organiques en décomposition, légèrement humides.

On l'observe dans certains pays du sud de l'Europe (Herzégovine, Dalmatie, Italie, Malte) et en Egypte.

CAUSES. Virus contenant des microbes invisibles, inoculé par le phlébotome, qui s'est lui-même infecté en piquant des personnes malades.

Cet insecte, qui n'a que 1 à 2 mm de long, est jaune et pâle ; ses ailes sont transparentes. Il entre dans les maisons à la brune, attiré par la lumière, et vient se poser dans les coins sombres. Il pique et suce le sang de préférence la nuit (3 à 4 heures du matin) et le plus souvent aux mains, avant-bras, chevilles et jambes. Cette piqûre fait paraître une vésicule claire à laquelle succède une nodosité de la grosseur d'un grain de chènevis, qui disparaît après huit à dix jours.

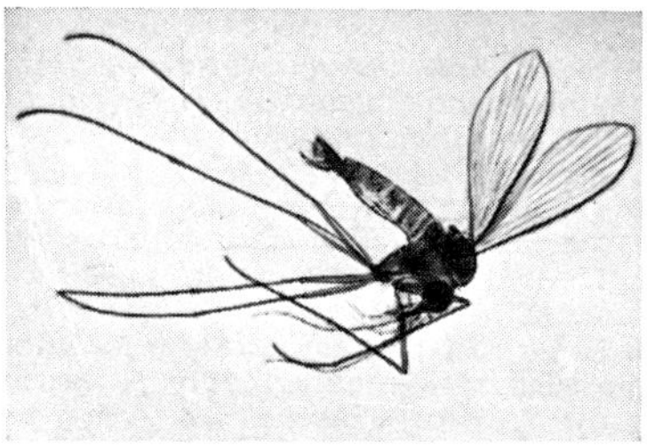

FIG. 704. — Pappatacci.
(*Phlebotomus papatasi.*)

SIGNES. Après une incubation de 3 à 10 jours, début par malaises, asthénie, céphalée violente, fièvre à 39-40°, avec frissons; congestion de la face et de la muqueuse buccale; pas d'éruption nette, sauf une miliaire sudorale; troubles digestifs, bradycardie. La température baisse le 3e jour; elle a disparu le 4e; rechutes assez fréquentes. Longue convalescence avec asthénie, comme dans la dengue. Mortalité nulle.

TRAITEMENT. Aspirine, pyramidon, salicylate de soude. Ponction lombaire en cas de céphalée intense. Purgatifs légers et diurétiques.

PROPHYLAXIE. Lutte contre les phlébotomes, adultes, nymphes et larves, comme pour les moustiques et les mouches.

Fièvre de cinq jours. — V. FIÈVRE DES TRANCHÉES.

Fièvre de sept jours. — V. LEPTOSPIROSE.

Fièvres éruptives. — Maladies infectieuses aiguës, spécifiques, contagieuses, épidémiques, qui présentent comme caractère commun des éruptions cutanées (*exanthème*) et muqueuses (*énanthème*), érythémateuses (rougeole, scarlatine), bulleuses (varicelle), pustuleuses (variole, vaccine). On peut, dans les cas où l'éruption est peu marquée, provoquer une accentuation de l'exanthème par l'application de ventouses (d'Œlnitz).

Une méthode générale de traitement des fièvres éruptives, consistant à réaliser un maximum de désinfection et un minimum d'isolement, a été préconisée par le médecin anglais Milne. V. MILNE (Méthode de).

Fièvre exanthématique. — Nom donné à des *rickettsioses* observées en divers points du globe. Les principales fièvres exanthématiques sont les suivantes :

Fièvre fluviale du Japon (*Tsutsugamushi*). — Affection observée au Japon et en Extrême-Orient, due à *Rickettsia orientalis*, transmise par la morsure de la larve d'un thrombididé, *Trombicula akamushi*. Le réservoir de virus est une souris des champs (*Microtus montebelloi*). Début par une lésion nécrotique au point d'inoculation avec adénopathie, suivie d'une éruption avec fièvre du type typhoïde.

Fièvre du Queensland (*Q. fever*). — Affection décrite dans l'Australie du Nord, au Queensland, chez les travailleurs des plantations de canne à sucre, puis chez des ouvriers travaillant aux abattoirs ou au contact de bestiaux; elle a été observée à nouveau en 1944 et 1945 dans le Bassin méditerranéen (Grèce, Italie, Corse) chez des soldats allemands, et au Maroc.

L'agent spécifique est *Rickettsia Burneti*, inoculable au rat, à la souris, au cobaye, à un marsupial (*Issodon taurosus*) et transmis par la piqûre ou les déjections de divers ixodes (*Dermacentor, Hyalomma*).

SIGNES. Après une incubation de 10 à 25 jours, débute par une fièvre élevée (39-40°), une céphalée, des douleurs musculaires, avec anorexie, des nausées et des vomissements; parfois, signes pulmonaires : toux, crachats sanglants, signes de pneumonie ou broncho-pneumonie.

Evolution bénigne en deux à trois semaines.

Fièvre pourprée ou tachetée des montagnes Rocheuses. — Affection grave des Etats de l'ouest des Etats-Unis, rurale et saisonnière (printemps, été), due à *Rickettsia Rickettsi*, transmise par des tiques, *Dermacentor Andersoni* ou *variabilis, Haemaphysalis.*

Les réservoirs de virus sont le lièvre, l'écureuil, la chèvre, le chien.

Le virus est héréditaire chez la tique et passe d'une génération à l'autre.

SIGNES. Après une incubation de 3 à 12 jours, fièvre élevée, avec frissons, algies, état typhoïde, éruption pétéchiale abondante, parfois gangréneuse, du 2e au 5e jour.

EVOLUTION. Longue convalescence au bout de 3 semaines; mais, souvent, mort entre le 6e et 12e jour à la suite de néphrite, troubles cardiaques et coma (30 à 90 p. 100 de mortalité suivant les régions).

TRAITEMENT. Symptomatique; sérum de convalescents.

PROPHYLAXIE. Vêtements assez épais pour se préserver de la piqûre des tiques. Destruction des tiques adultes et larvaires par le feu, le piège, l'incendie périodique des broussailles, le poison; destruction de petits rongeurs sur lesquels vivent les larves et les nymphes.

Donner des bains insecticides aux animaux domestiques, pour les débarrasser de leurs tiques. Manipulation prudente des lièvres par les chasseurs et marchands de gibier.

Des vaccins préparés en partant de tiques infectées sont utilisés en Amérique et donnent une immunité de un an.

On peut rapprocher de cette fièvre la *fièvre de Montana*, due à *Rickettsia diaporica* et transmise par diverses tiques (*Dermacentor, Amblyomma*), la *fièvre maculeuse brésilienne* (typhus de Sao Paulo), observée au Brésil dans les Etats de Minas Geraes et de Sao Paulo, due à *Rickettsia brasiliense* et transmise par diverses tiques (*Amblyomma, Rhipicephalus*); les réservoirs de virus sont le chien et les canidés sauvages, les rongeurs, l'opossum.

SIGNES. Début brusque par une fièvre intense, un état typhoïde, une éruption généralisée de petites macules rosées, même dans la bouche. Evolution grave, presque toujours mortelle.

En Colombie, on a décrit un typhus grave, sévissant dans les campagnes, qui se rapproche du précédent ; les poux des cadavres sont infectés.

Fièvre ganglionnaire. — Affection fébrile des jeunes enfants. Après une incubation de dix jours, la fièvre s'installe brusquement à 38-39° avec abattement, nausées. Vers le 2e ou 3e jour apparaissent des ganglions volumineux au cou, sous les maxillaires, audessus de la clavicule. Angine rouge ou à points blancs. La fièvre dure quelques jours, mais les ganglions persistent souvent des mois. La guérison est constante, sans tendance vers la tuberculose. La suppuration peut s'observer.

Pour certains, cette fièvre serait identique à la *mononucléose infectieuse.*

TRAITEMENT. I. *Local.* — Sur les ganglions : pommade au collargol, compresses chaudes.

II. *Général.* — Aspirine, salicylate de soude.

Médications symptomatiques appropriées.

Fièvre hectique. — V. HECTIQUE.

Fièvre herpétique. — V. HERPÈS.

Fièvre intermittente. — V. PALUDISME.

Fièvre jaune. — V. JAUNE (Fièvre).

Fièvre de lait. — V. LAIT.

Fièvre larvée. — Fièvre masquée, déguisée. C'est une des formes de la fièvre intermittente. V. PALUDISME.

Fièvre maligne. — Fièvre à forme grave. V. aussi à MALIGNITÉ.

Fièvre de Malte. — V. BRUCELLOSE.

Fièvre miliaire. — V. SUETTE.

Fièvre muqueuse. — Forme légère de fièvre typhoïde.

Fièvre du Natal (*Tick bite fever*).— V. plus haut.

Fièvre ondulante. —V. BRUCELLOSE.

Fièvre de Oroya. — V. VERRUGA DU PÉROU.

Fièvre ortiée. — V. URTICAIRE.

Fièvre ourlienne. — V. OREILLONS.

Fièvre paludéenne. — V. PALUDISME.

Fièvre paratyphoïde.—V. TYPHOÏDE.

Fièvre pernicieuse. — Fièvre grave, notamment forme grave de fièvre intermittente. V. PALUDISME.

Fièvre puerpérale. — V. PUERPÉRALE.

Fièvre quarte. — Fièvre survenant tous les quatre jours; c'est une des variétés de la fièvre intermittente. V. PALUDISME.

Fièvre quotidienne. — Variété de fièvre intermittente. V. PALUDISME.

Fièvre récurrente. — V. RÉCURRENTE (Fièvre).

Fièvre rémittente. — Fièvre présentant une rémission le matin.

Fièvre rouge. — V. DENGUE.

Fièvre du Texas. — Voir PIROPLASME.

Fièvre tierce. — Fièvre revenant tous les trois jours; c'est une des variétés de la fièvre intermittente. V PALUDISME.

Fièvre à tiques (*Tick fever*). — Fièvre récurrente africaine. V. RÉCURRENTE.

Fièvre des tranchées. — Appelée aussi *fièvre de Volhynie, d'Ukraine, fièvre de cinq jours, fièvre quintane,* elle a été observée en 1914-1915 dans les tranchées de la Meuse et de Russie; constatée à nouveau en 1942-1943 en Russie. Due à *Rickettsia quintana,* transmise par le pou du corps, d'homme à homme.

SIGNES. Après une incubation de 8 à 30 jours, accès fébriles se répétant tous les 5 jours pendant 40 à 60 jours. Céphalée frontale, vertiges, douleurs à la nuque et aux membres inférieurs, au niveau des tibias; troubles digestifs; érythème inconstant. Evolution vers la guérison en 5 ou 6 semaines; convalescence longue avec asthénie et tachycardie. Traitement symptomatique. Destruction des poux.

Fièvre traumatique. — Fièvre survenant à la suite d'un traumatisme, et due soit à une infection, soit à une résorption des liquides épanchés dans les tissus contusionnés.

Fièvre typhoïde. — V. TYPHOÏDE.

Fièvre urineuse. — Fièvre se produisant à l'occasion d'un sondage, ou sous l'influence d'une maladie de l'urètre ou de la vessie. La fièvre se présente tantôt sous la forme d'un *accès violent, unique,* tantôt sous la forme d'*accès prolongés ou répétés,* avec troubles gastro-intestinaux, souvent avec abcès ou avec éruptions plus ou moins graves; enfin, la fièvre peut être *continue.*

FIGUIER. — Arbre de la famille des Urticacées (*Ficus carica*), originaire de la Carie et cultivé depuis longtemps en France. Son réceptacle charnu ou fruit, la *figue,* a des vertus émollientes, pectorales et laxatives. Bouillie dans l'eau ou du lait et placée entre la joue et la gencive, elle a été utilisée contre les fluxions. Les figues font partie des *quatre fruits pectoraux.*

On consomme les figues fraîches ou sèches; elles sont très nutritives.

Le *café de figues,* infusé obtenu avec de la poudre de figues torréfiées, a été employé comme calmant dans les bronchites, coqueluches, pneumonies.

Par incision des feuilles et des tiges, on obtient un *latex* blanc, qui contient un ferment analogue à celui du *Carica papaya.*

Le suc de *Ficus carica* détermine en Turquie, chez les ouvriers manipulant les figues, fraîches ou desséchées, une dermite vésiculeuse très prurigineuse des mains et des avant-bras, avec lymphangite, qui dure environ quinze jours.

La *figue d'Espagne* ou de *Barbarie,* fruit du cactier (*Cactus opuntia*), forme la principale nourriture des indigènes d'Algérie, en été; très riche en sucres, elle détermine la constipation et est utilisée contre la diarrhée et la dysenterie.

Le figuier de Barbarie peut déterminer une dermatite par son latex blanc ou par ses fruits; cette dermatite, fréquente chez ceux qui récoltent ou vendent le fruit, a pour point de départ la macule déterminée par la pénétration des épines.

FILAIRE. — Parasite de l'ordre des Nématodes, de la famille des Filariidés, dont le corps est long comme un fil, et qui peut déterminer des maladies appelées *filarioses,* dues à la pénétration chez l'homme des embryons ou *microfilaires.*

FILAMENT. — **Filaments urétraux.** — Dans l'urine émise au réveil par les malades atteints d'urétrite, on peut voir des corpuscules blanchâtres, allongés et enroulés en S, désignés sous le nom de *filaments.* Leur présence indique que le canal n'est pas guéri : les uns, *légers,* tourbillonnent dans l'urine; ils sont constitués par des cellules épithéliales et ne sont pas contagieux; les autres, *lourds,* tombent au fond du vase et sont constitués par du pus, des cellules épithéliales et des microbes, parfois du gonocoque. Ils peuvent persister plusieurs années après la guérison apparente d'une blennorragie. V. BLENNORRAGIE et URÉTRITE.

FILARIOSE. — Maladie causée par les *filaires.* On en distingue plusieurs formes, suivant que les embryons sont rejetés dans le milieu extérieur ou sont introduits dans le sang ou le tissu conjonctif par des insectes piqueurs.

Dracunculose. — Due à la *filaire de Médine.* V. DRACONTIASE.

Filariose lymphatique. — Affection répartie dans les pays tropicaux et

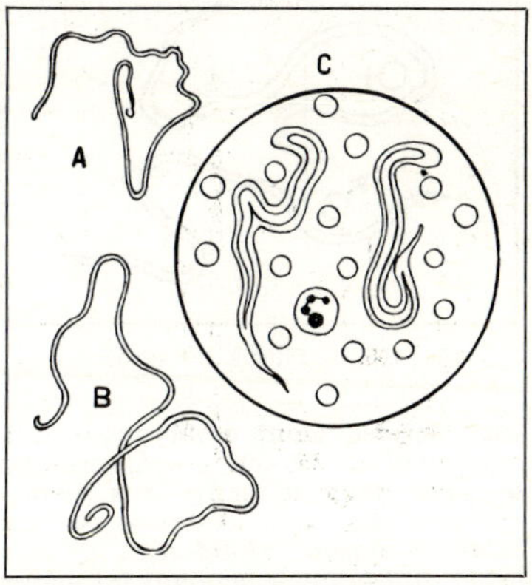

FIG. 705. — Filaria bancrofti.

A. Adulte mâle; B. Adulte femelle (grandeur naturelle) ; C. Embryons de filaire (microfilaires) dans le sang (très grossis).

subtropicaux (Afrique, Asie, Amérique); elle a été signalée en Italie et en Espagne.

CAUSE. Elle est causée par *Wuchereria* ou *Filaria Bancrofti,* ver blanc, dont le mâle mesure 3 à 4 cm et la femelle 5 à 10 cm (*fig.* 705). Ils vivent dans le système lymphatique en amont des ganglions, enroulés l'un autour de l'autre.

Ces microfilaires, qui mesurent 260 à 300 μ, ne se trouvent dans le sang que la nuit, entre 23 h et 2 h du matin; dans la journée, elles restent dans les organes profonds. Une piqûre du doigt, faite la nuit, en ramène environ 400, ce qui fait supposer qu'il en existe des millions.

SIGNES. L'obstacle apporté au cours de la lymphe par la filaire provoque des *varices lymphatiques,* notamment au niveau de l'aine (adéno-lymphocèle), du scrotum (lympho-scrotum), avec gonflement des ganglions et formation d'une tumeur volumineuse, d'où s'écoule un liquide blanchâtre. Un *éléphantiasis* parfois considérable peut succéder aux poussées de lymphangite accompagnées de fièvre.

EVOLUTION. Lente, sans atteinte de l'état général; l'œdème et l'éléphantiasis peuvent être une cause de gêne, entravant la marche, les fonctions sexuelles, mais le malade s'accommode de son infirmité. Seules, une chylurie et une hémato-chylurie abondantes peuvent aggraver le pronostic.

TRAITEMENT. I. *Médical.* — Pansements humides en cas de lymphangites : arsenicaux, antimoniaux (stibosan), sulfamides. Vaccin streptococcique.

II. *Chirurgical.* — Ponction évacuatrice des épanchements de lymphe ; résection des varices ; drainage de l'éléphantiasis des membres ; résection de la peau du scrotum.

PROPHYLAXIE. Eviter la piqûre des moustiques et détruire leurs larves.

Filariose conjonctive et oculaire. — Répandue surtout en Afrique équatoriale, elle est due à *Loa loa* (ou *Filaria loa*), petit ver dont le mâle mesure 2 à 3 cm et la femelle 4 à 6 cm (*fig.* 706). Ces parasites habitent le tissu conjonctif, les séreuses, le péricarde, les

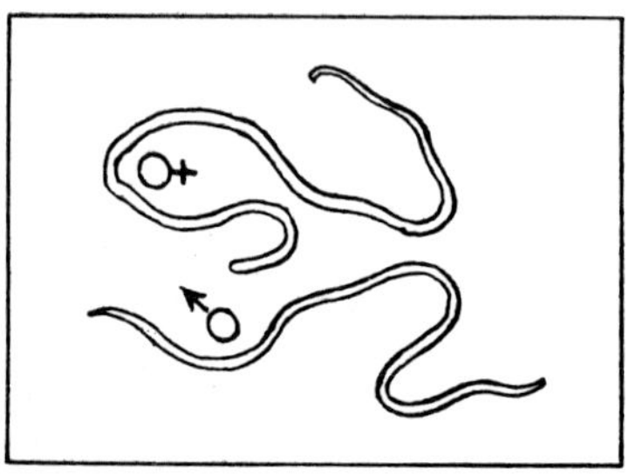

FIG. 706. — Filaria loa (grossis).

conjonctives. Leurs embryons ou microfilaires de 250-300 μ sont présents le jour dans le sang, aux heures chaudes. Ils sont absorbés par des taons (*Chrysops dimidiatus, C. silaceus*), qui piquent pendant les heures chaudes pour se nourrir de sang. Au bout d'une dizaine de jours, l'évolution est terminée et le taon est infectieux.

SIGNES. Après une incubation de plusieurs mois, le parasite mobile manifeste sa présence par des fourmillements, du prurit, des œdèmes fugaces, migrateurs (*œdème de Calabar*), avec peau lisse, rosée, tendue. Ces œdèmes, qui durent de quelques heures à une semaine, ont été attribués à la présence de microfilaires, à leurs toxines ou à une réaction allergique.

Les embryons peuvent également cheminer sous la conjonctive oculaire, soulevant la conjonctive en décrivant des sinuosités et provoquant une gêne douloureuse de l'œil, habituellement fugace.

EVOLUTION. Longue. Pronostic bénin.

TRAITEMENT. Les divers médicaments : arsenic, antimoine, or, ont été employés sans résultats. Extirpation du ver sous la conjonctive, quand cela est possible.

Onchocercose. — V. ce mot.

FILÉES (Doses). — Petites doses de médicaments répétées au cours de la journée. Cette méthode est particulièrement employée dans la prescription des barbituriques.

FILET. — Le filet ou *frein* de la langue (v. ce mot) est un repli de la muqueuse de la langue. Il peut être déchiré au cours des efforts et des secousses de toux. Cet incident est bénin, il est assez fréquent dans la coqueluche.

FILIÈRE. — Plaque de métal ou de carton, percée de trous de diamètres croissants, gradués en 1/3 ou en 1/6 de millimètre, dans lesquels on passe les bougies ou les sondes, de façon à en connaître le calibre.

FILIFORME. — Expression employée pour exprimer la petitesse (pouls filiforme) ou la grande finesse (bougie filiforme).

Douche filiforme. — V. DOUCHE.

FILTRE. — Appareil destiné à débarrasser l'eau de boisson des substances nuisibles : 1° matières organiques ; 2° œufs de vers (lombrics, vers blancs) ; 3° microbes.

Les principaux types employés sont les suivants.

Filtre urbain. — Pour purifier l'eau des villes, on a recours tout d'abord aux *filtres dégrossisseurs.* L'eau, avant de passer sur le filtre proprement dit, est *clarifiée* par un passage dans une série de filtres constitués par des graviers dont l'épaisseur est de plus en plus importante.

L'eau est alors introduite dans le *filtre proprement dit,* dont il existe deux types principaux :

Filtres ouverts. — Ces filtres sont constitués par des réservoirs cylindriques ou parallélépipédiques en tôle ou en ciment armé. La masse filtrante est composée d'une couche de sable granulé. L'eau à filtrer, admise par une rigole centrale de répartition, traverse successivement la couche filtrante, un réseau de crépines, sort par des tubulures de reprise pour aboutir à une série d'organes de régulation et de contrôle (*fig.* 707, 709).

Filtres fermés. — Ces filtres sont constitués par des cuves cylindriques verticales (*fig.* 708, 710) ou horizontales en acier pour

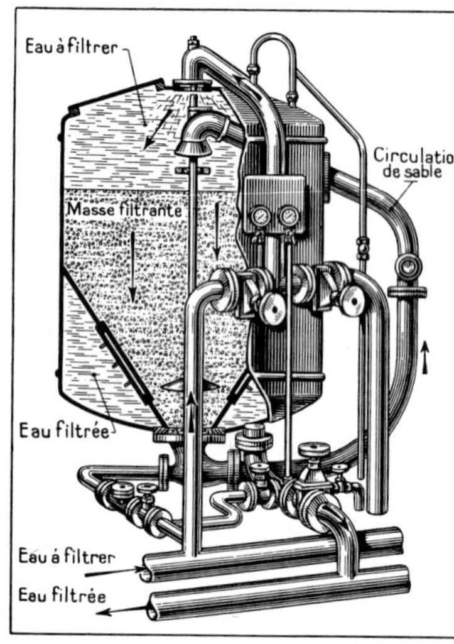

FIG. 708. — Filtre fermé vertical.
(*Doc. Zerhyd.*)

résister à la pression d'utilisation. Ils comprennent intérieurement les mêmes dispositifs que ceux des filtres à ciel ouvert (couche de sable filtrant, etc.) et fonctionnent de la même façon.

Filtres domestiques. — Il en existe divers types.

Filtres à sable submergé. — Filtres lents ou rapides, dans lesquels la colonne de sable est recouverte d'une couche plus ou moins épaisse de l'eau à épurer.

Filtres à sable non submergé. — Filtres dans lesquels l'eau ne submerge pas la

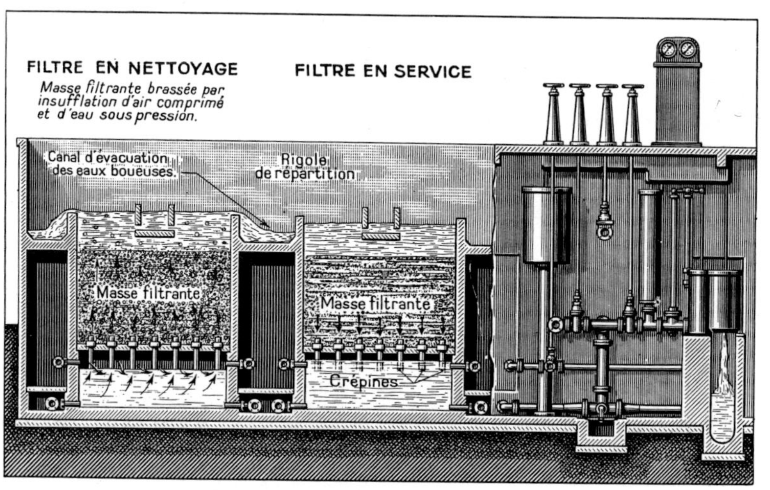

FIG. 707. — Schéma d'une installation de filtres horizontaux ouverts en béton.
(*Doc. Zerhyd.*)

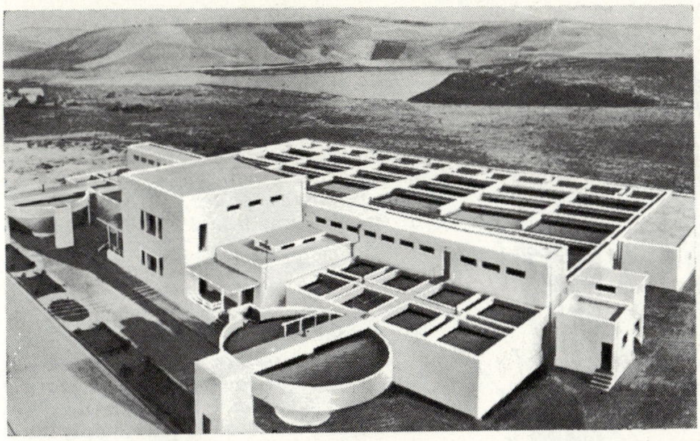

FIG. 709. — Bassins filtrants ouverts de Casablanca. (*Doc. Zerhyd.*)

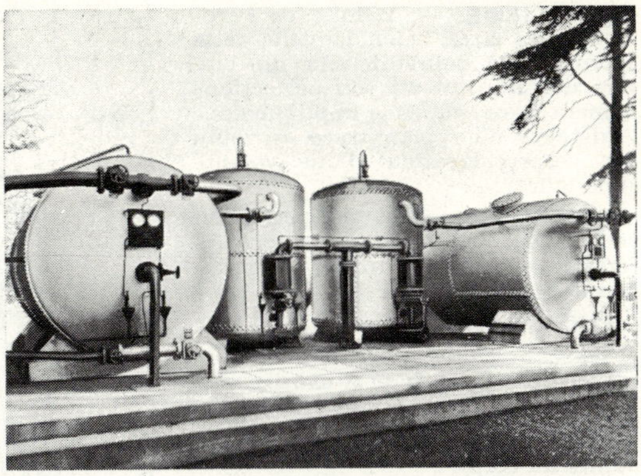

FIG. 710. — Poste de filtration, de déferrisation et d'oxydation de Bordeaux. (*Doc. Phillips et Pain.*)

surface du sable, mais est distribuée en pluie sur le sable dans la profondeur duquel elle s'infiltre.

Filtres à matières filtrantes diverses. — *Filtres à céramique.* — Ces filtres sont constitués par une ou plusieurs bougies en céramique poreuse, contenues dans un cylindre métallique (*fig.* 711, 711 *bis,* 712). Il est indispensable de temps à autre de vérifier que les bougies ne sont pas fêlées, et il convient de les nettoyer chaque semaine en les brossant soigneusement, puis en les plongeant pendant quelques minutes dans un récipient contenant de l'eau maintenue en ébullition.

Filtre à terre d'infusoires. — Le débit est plus rapide, mais le nettoyage doit être plus fréquent.

Filtre d'amiante. — Ce filtre doit être nettoyé tous les douze jours.

Filtres à cellulose comprimée. — L'élément filtrant est une plaque de cellulose stérilisée, serrée entre deux calottes métalliques, et qu'on peut facilement remplacer quand elle est colmatée et contaminée.

Filtres à charbon. — Le charbon est associé ou non à d'autres substances : grès, sable, porcelaine. Ce sont de simples clarificateurs. V. aussi EAU, STÉRILISATION.

Filtre en papier. — FABRICATION. On prend un carré de papier joseph (*fig.* 713), on le plie en deux, suivant la diagonale AC, comme l'indique la figure; on rabat A sur B pour obtenir le pli OD, puis, toujours dans le même sens, OA sur OD; on plie en sens inverse OA sur OE pour obtenir le pli OF, et, tenant ce pli serré entre les doigts, on fait un pli de même sens entre ED. Ramasser ensuite tous ces plis entre les doigts et plier l'espace AOD en faisant alternativement les plis en sens inverse, et ainsi de suite. Arrêter fortement ces plis par la pression de l'ongle, mais ne pas les prolonger jusqu'au centre O du papier, afin de ne pas le percer. Rassembler enfin tous les plis l'un contre l'autre et les couper à la longueur du pli le plus court OD. Introduire le doigt dans l'intérieur jusqu'au centre, qu'on passe dans le creux de la main pour lui donner de la rondeur. On obtient ainsi un cône divisé en parties égales formant alternativement des angles rentrants et saillants, sauf, pourtant, sur les deux points opposés correspondant à A et à C, qu'il faudra diviser par un angle rentrant à l'aide d'un pli intermédiaire. En opérant ainsi, on fabrique avec le papier joseph les filtres qui servent à filtrer les liquides.

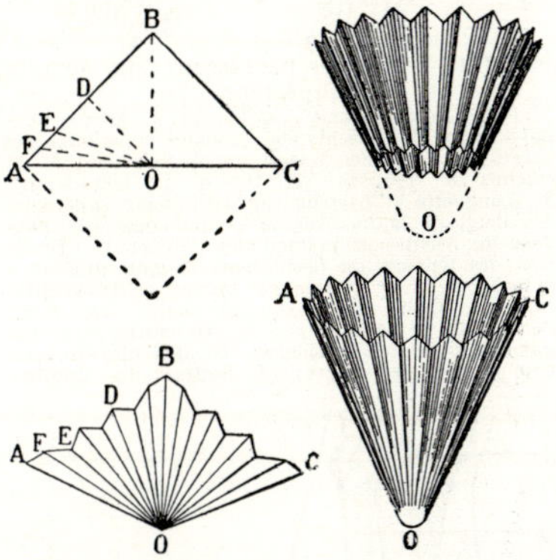

FIG. 713. — Fabrication d'un filtre en papier.

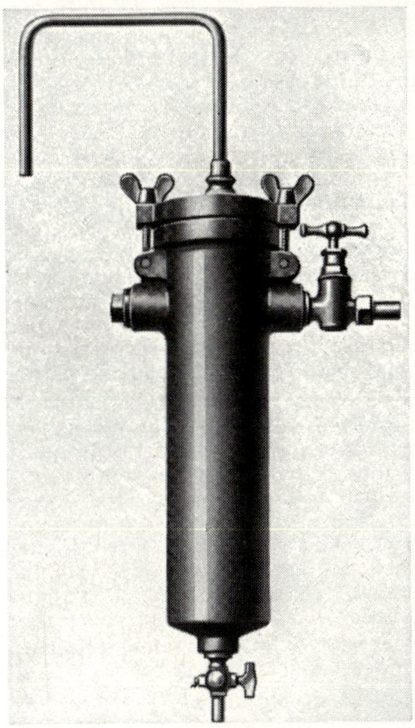

FIG. 711. — Filtre à une bougie (vue extérieure).
Un cylindre métallique contient une bougie en céramique poreuse.
(*Doc. Buron.*)

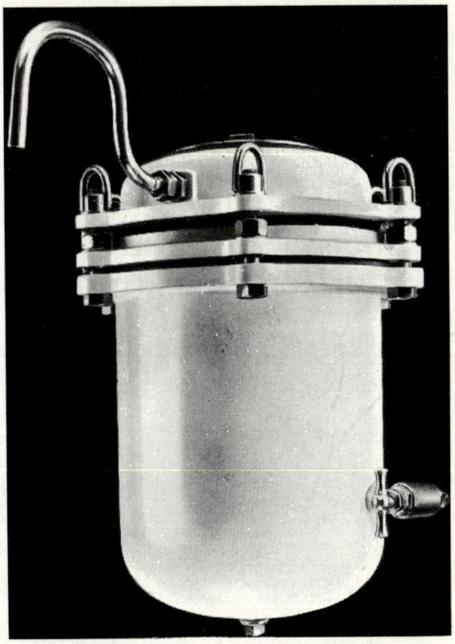

FIG. 712. — Filtre à 19 bougies.
Filtre à pression assurant un débit moyen de 30 litres à l'heure.
(*Doc. Chamberland, système Pasteur.*)

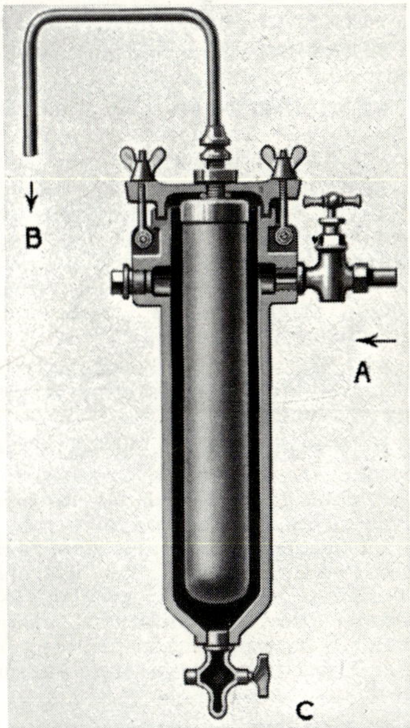

FIG. 711 *bis.* — Filtre à une bougie (vue intérieure).
A. Arrivée de l'eau brute; B. Sortie de l'eau filtrée; C. Vidange
(*Doc. Buron.*)

FINALISME. — Théorie de l'évolution des êtres, selon laquelle cette évolution se poursuit vers un but, vers une fin, qui est son perfectionnement progressif. Elle implique donc l'existence d'un plan tracé et voulu par l'esprit créateur d'une volonté supérieure.

FINALITÉ. — But de perfection vers lequel tendrait l'évolution des êtres dans la théorie finaliste (v. FINALISME).

FINSEN (Traitement de). — Voir PHOTOTHÉRAPIE.

FIORAVANTI. — V. à BAUMES.

FISSURE (lat. *fissura*). — Fente ou crevasse pouvant siéger en divers points du corps.

Fissure anale. — V. ANUS.

Fissure de la peau. — V. GERÇURE.

Fissure faciale. — Malformation congénitale de la face par arrêt de développement ou défaut de coalescence des bourgeons faciaux; elle détermine, suivant les cas, un bec-de-lièvre, un colobome, une macrostomie.

Fissure du rachis. — V. SPINA BIFIDA.

FISTULE (du lat. *fistula*, canal). — Canal étroit, souvent sinueux, congénital ou accidentel, donnant issue à un suintement ou à un écoulement séreux ou purulent. C'est ainsi qu'un abcès non incisé à temps peut perforer la peau et donner naissance à une fistule.

Fistule anale. — V. ANUS.

Fistule branchiale. — Fistule congénitale située au niveau du cou, et due à un arrêt de développement des fentes branchiales.

Fistule lacrymale. — V. ŒIL.

Fistule gastrique. — Ouverture cutanée due à l'abouchement de l'estomac à la peau, après gastrostomie.

FIXATION (Abcès de). — V. ABCÈS.

FIXATION (Réaction de). — Voir COMPLÉMENT, RÉACTION.

FLACCIDITÉ (du lat. *flaccidus*, flasque). — Absence de tonicité qui existe dans certaines paralysies.

FLAGELLÉS. — Protozoaires dépourvus de cils vibratiles, mais possédant un ou plusieurs *flagelles* et parfois une membrane ondulante. Certains sont parasites de l'homme (leishmania, trypanosomes, trichomonas, giardia, etc.).

FLANC. — Région latérale du tronc s'étendant des fausses côtes au bassin. V. ABDOMEN.

FLATULENCE (du lat. *flatus*, souffle). — Formation abondante de gaz dans l'*estomac* et les *intestins*, avec distension abdominale.

La flatulence reconnaît habituellement comme cause une dyspepsie (*dyspepsie flatulente*), avec ou sans atonie, des fermentations gastro-intestinales exagérées, et de l'aérophagie. Eructations fréquentes, en série et d'odeur désagréable.

FLAVICINE. — Antibiotique voisin de la pénicilline extrait d'un champignon, *Aspergillus flavus;* cette substance est très active vis-à-vis des microbes à Gram positif, et inactive pour les microbes à Gram négatif.

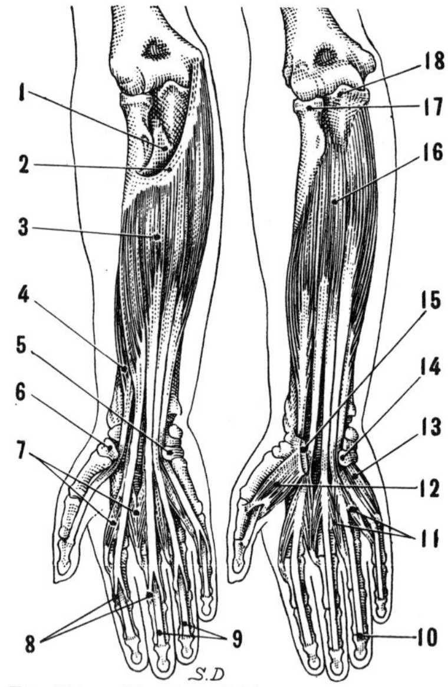

FIG. 714. — Muscles fléchisseurs du membre supérieur.

1. Fléchisseur profond des doigts; 2. Arcade aponévrotique; 3. Fléchisseur commun superficiel des doigts; 4. Long fléchisseur propre du pouce; 5. Os crochu; 6. Trapèze; 7. 1er et 2e lombricaux; 8. Languette d'insertion du fléchisseur superficiel des doigts à la base de la 2e phalange; 9. Tendons du fléchisseur profond des doigts; 10. Insertion des tendons du fléchisseur commun profond à la base de la 2e phalange; 11. 3e et 4e lombrical; 12. Court fléchisseur du pouce; 13. Court fléchisseur du petit doigt; 14. Os crochu; 15. Ligament annulaire sectionné; 16. Fléchisseur commun profond des doigts; 17. Radius; 18. Cubitus.

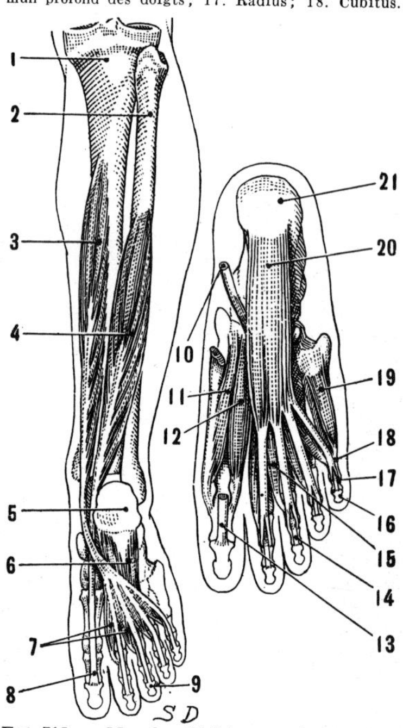

FIG. 715. — Muscles fléchisseurs du membre inférieur.

1. Tibia; 2. Péroné; 3. Fléchisseur commun des orteils; 4. Long fléchisseur du gros orteil; 5. Calcanéum; 6. Accessoire du long fléchisseur commun des orteils; 7. Muscles lombricaux; 8. Long fléchisseur du gros orteil; 9. 3e phalange; 10. Tendon du long fléchisseur commun des orteils; 11. Faisceau interne; 12. Faisceau externe; 13. Tendon du long fléchisseur du gros orteil; 14. Tendon du long fléchisseur commun; 15. Lombricaux du fléchisseur commun; 16. 3e phalange; 17. 2e phalange; 18. 1re phalange; 19. Court fléchisseur du petit orteil; 20. Court fléchisseur plantaire; 21. Calcanéum.

FLÉCHISSEURS (Muscles). — Muscles qui fléchissent les os auxquels ils s'insèrent.

Membre supérieur (*fig.* 714). — A la face antérieure de l'*avant-bras*, on trouve le *fléchisseur commun superficiel des doigts*, le *fléchisseur commun profond des doigts* et le *long fléchisseur propre du pouce*, qui vont des os de l'avant-bras à la 2e ou 3e phalange des doigts.

A la *main*, le *court fléchisseur du pouce* et le *court fléchisseur du petit doigt* sont étendus du carpe à la 1re phalange.

Membre inférieur (*fig.* 715). — A la face postérieure de la jambe, on trouve le *long fléchisseur commun des orteils*, qui s'étend de la partie moyenne du tibia aux quatre derniers orteils, et le *long fléchisseur propre du gros orteil*, qui va du péroné à la 2e phalange du 1er orteil.

Au *pied*, on trouve le *court fléchisseur plantaire*, qui va du calcanéum aux quatre derniers orteils; le *court fléchisseur du gros orteil* et le *court fléchisseur du petit orteil*, qui vont de la 2e rangée du tarse à la 1re phalange.

Enfin, l'*accessoire du long fléchisseur* va du calcanéum aux 3e et 4e orteils.

FLÉTAN (Halibut). — Grand poisson de l'ordre des Pleuronectidés (*Hippoglossus hippoglossus*), qui vit dans les eaux arctiques (Islande, Groenland, Labrador).

On extrait de son foie une huile plus riche en vitamines A et D que l'huile de foie de morue. Sa saveur est moins désagréable que celle de l'huile de foie de morue. On l'associe souvent à l'extrait de malt, qui apporte des vitamines B.

MODE D'EMPLOI. En capsules de 10 à 15 cg ou en gouttes (V à XX), chez les enfants anémiés, rachitiques ou lymphatiques, chez les femmes enceintes.

FLEURS. — Un grand nombre de fleurs sont employées en médecine comme médicaments (v. notamment PECTORALES). Beaucoup d'entre elles contiennent des poisons (v. leur énumération à PLANTES DANGEREUSES), notamment la belladone, le colchique, le datura, la digitale, la jusquiame. Il ne faut donc pas dépasser la dose prescrite par le médecin, sous peine d'intoxication grave. D'autre part, certaines fleurs peuvent, par leur contact, causer des éruptions sur la peau de la face et des mains (v. DERMITES).

Asphyxie et Empoisonnement. — L'accumulation de fleurs, notamment de celles à parfum intense (laurier-rose, lis, jasmin, sureau, rose, violette), dans une pièce ou une serre, surtout si la ventilation y est insuffisante, peut provoquer l'*asphyxie* (les fleurs absorbant l'oxygène de l'air et lui substituant de l'acide carbonique).

TRAITEMENT. Ouvrir les fenêtres, faire des inhalations d'oxygène.

Fleurs artificielles. — Certaines fleurs artificielles sont colorées avec des produits à base d'arsenic, de plomb ou de mercure, et peuvent déterminer chez les ouvrières des signes d'intoxication. V. ARSENIC, MERCURE, PLOMB.

D'autre part, les couleurs d'aniline, notamment l'éosine (couleur géranium), produisent des plaques rouges douloureuses sur la peau et des coliques.

HYGIÈNE. Ne pas porter à sa bouche les doigts imprégnés de ces substances dangereuses; employer un vêtement spécial pour travailler; ne pas prendre de repas à l'atelier; avant le travail, se frotter les mains avec de la poudre de talc et, après, les laver avec une solution faible d'acide chlorhydrique (2 p. 100).

FLEXION. — Mouvement dans lequel une partie du corps plie sur l'autre.

FLOCULATION (du lat. *flocula,* trouble). — Précipitation d'une solution colloïdale diluée sous forme de flocons plus ou moins volumineux qui se déposent au fond du vase.

Réaction de floculation. — V. RÉACTION.

FLOT. — Une *sensation de flot* est perçue en cas d'*ascite* quand on place une main sur le flanc et qu'on percute du côté opposé (*fig.* 716).

Le *bruit de flot* est un clapotement

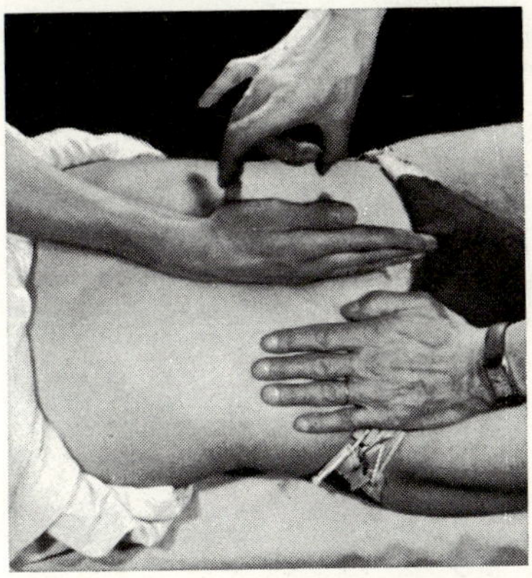

FIG. 716. — Recherche du flot dans l'ascite.

obtenu en imprimant des secousses à une cavité contenant un liquide et un gaz (hydropneumothorax, dilatation d'estomac).

FLOUVE. — Graminée indigène (*Anthoxanthume odoratum*) à laquelle le foin coupé doit son agréable parfum. Elle contient de la *coumarine,* comme l'aspérule odorante, la mélisse des bois, le mélilot, et est douée de vertus sédatives, diurétiques et antifermentescibles. Infusion à 5 p. 100 dans les cystites, les inflammations de l'appareil urinaire, les bactériuries avec oligurie (Leclerc).

FLUCTUATION (du lat. *fluctuare,* flotter). — 1° Sensation de flot qu'éprouve la main placée contre la peau au niveau d'une région tuméfiée, lorsque l'autre main, placée de l'autre côté, provoque par un choc une oscillation du liquide contenu, par exemple dans un abcès ou dans le ventre gonflé par l'ascite ;

2° Ecart de part et d'autre de la moyenne dans la fréquence d'un caractère héréditaire, normal ou pathologique, parmi une population donnée. Par exemple, la moyenne de la taille masculine est de 1m,675 en France ; les fluctuations de cette taille s'étendront de 1m,50 à 1m,90. Une fluctuation est d'autant plus fréquente qu'elle s'écarte moins de la moyenne, dite « normale ».

FLUEURS BLANCHES. — V. LEUCORRHÉE.

FLUOR. — Métalloïde caustique, formant, en présence de l'humidité, de l'*acide fluorhydrique,* dangereux pour la peau et les muqueuses, chez les graveurs sur verre et chez les ouvriers employés au traitement par l'acide sulfurique des phosphates minéraux (qui contiennent des fluorures).

Intoxication aiguë. — Lésions érythémateuses, vésiculeuses, ulcéreuses, parfois nécrotiques de la peau. Conjonctivite avec larmoiement, kératite ulcéreuse, salivation, coryza, oppression respiratoire, toux spasmodique.

L'ingestion accidentelle peut donner de graves troubles digestifs et nerveux (tremblements, raideur des membres, paralysie), et parfois la mort.

Intoxication chronique. — Hypercalcification des os, qui s'épaississent, deviennent opaques aux rayons X (os de marbre ou d'ivoire), tout en demeurant très cassants. Dystrophie des dents permanentes, ternes, jaunâtres, irrégulières, atteintes de carie.

TRAITEMENT. Eau albumineuse, lait, oxygénothérapie.

FLUORESCÉINE. — Phtaléine de la résorcine. Poudre brunâtre, soluble dans l'eau, dans laquelle elle développe une magnifique fluorescence verte.

Employée en ophtalmologie pour la recherche des ulcérations traumatiques de la cornée; il se produit une tache verte au niveau de la perte de substance.

A été utilisée aussi en médecine légale comme moyen de diagnostic de la mort. V. à MORT : *Mort réelle.*

FLUORESCENCE. — Coloration particulière présentée par quelques substances exposées à certains rayons du spectre solaire, aux rayons X, aux rayons ultraviolets, à la lumière de Wood.

FLUORURES. — Les fluorures ont des *propriétés antiseptiques* qui empêchent le développement des microbes, sans s'opposer à l'action des ferments solubles ni aux actes de la digestion; aussi les fluorures alcalins ont-ils été employés pour la conservation de la plupart des matières alimentaires : boissons, sirops, confitures, conserves, beurres, graisses. Mais ces composés étant toxiques, leur emploi a été interdit.

Fluorure d'argent. — Poudre jaunâtre, douée de propriétés antiseptiques, employée en solution à 1 p. 100 et 1 p. 1000.

Fluorure de calcium. — Poudre blanche insoluble dans l'eau ; indiquée dans les décalcifications osseuses aux doses de 1 mg à 1 cg.

Fluorure de sodium. — Poudre blanche soluble dans l'eau, toxique, employée en solutions antiseptiques (25 cg à 1 g par litre pour lavages oculaires ou vésicaux).

Son pouvoir anticoagulant, par précipitation du calcium sanguin, le fait utiliser à la dose de 3 g par litre de sang dans les prélèvements de sang pour glycémie.

FLUTTER (de l'angl. *flutter,* battement d'ailes). — Tachysystolie auriculaire : variété caractérisée par une tachycardie de 120 à 140 et des contractions auriculaires régulières de 200 à 300 par minute. V. CŒUR.

FLUX (du lat. *fluere,* couler). — Ecoulement transitoire d'un liquide.

Flux bilieux. — Diarrhée contenant de la bile. V. INTESTIN (maladies).

Flux de sang. — V. DYSENTERIE, HÉMORROÏDES et RÈGLES.

Flux hémorroïdal. — V. HÉMORROÏDES.

Flux menstruel ou cataménial. — V. RÈGLES.

FLUXION. — Premier degré de l'inflammation, entraînant une augmentation du volume de la région.

Fluxion dentaire. — V. DENTS.

Fluxion de poitrine. — V. RESPIRATOIRES (Organes) : *Maladies.*

FŒTOPATHIE. — Malformations congénitales dues à des actions toxiques, infectieuses ou carentielles exercées sur le fœtus (à partir du 3e mois de la vie intra-utérine; avant le 3e mois, on parle d'*embryopathie*).

FŒTUS (Embryon et). — La plupart des vertébrés inférieurs se reproduisent par le moyen d'œufs qui se développent en dehors du corps de la mère. Les femelles des mammifères, au contraire, produisent des œufs qui accomplissent leur évolution au sein des tissus maternels.

Chez l'homme, l'ovule fécondé porte le nom d'*embryon* jusqu'au 3e mois de la vie intra-utérine; il devient *fœtus* après le 3e mois.

Évolution de l'ovule fécondé. — L'ovule humain, fécondé dans la trompe (v. à FÉMININS [Organes génitaux] et à FÉCONDATION), ne tarde pas à se subdiviser (tabl. XXIV, 1) en un certain nombre de sphérules secondaires (*segmentation*), et c'est ainsi que de la cellule originelle unique dérivent les très nombreux éléments qui édifient les organes de l'embryon.

Représenté initialement par une vésicule sphérique dont le diamètre mesure un quart de millimètre, l'embryon s'accroît en subissant une série de transformations dont les premières demeurent inconnues chez l'homme, faute de pièces, mais qu'il est aisé de reconstituer d'après ce qu'on connaît chez les autres mammifères.

L'œuf (2) se divise tout d'abord en deux cellules, desquelles naissent bientôt quatre cellules (3) et, de celles-ci, huit; de ces huit, seize (4); des seize, trente-deux, etc. Le phénomène aboutit rapidement à la formation d'une petite masse mamelonnée ressemblant à une mûre ou à une framboise, d'où son nom de *morula* (5).

Au bout de peu de temps, la morula se creuse d'une cavité en son centre par écartement des cellules qui le constituent; cette cavité reçoit le nom de *cavité de segmentation* et l'embryon celui de *blastula.* Les cellules

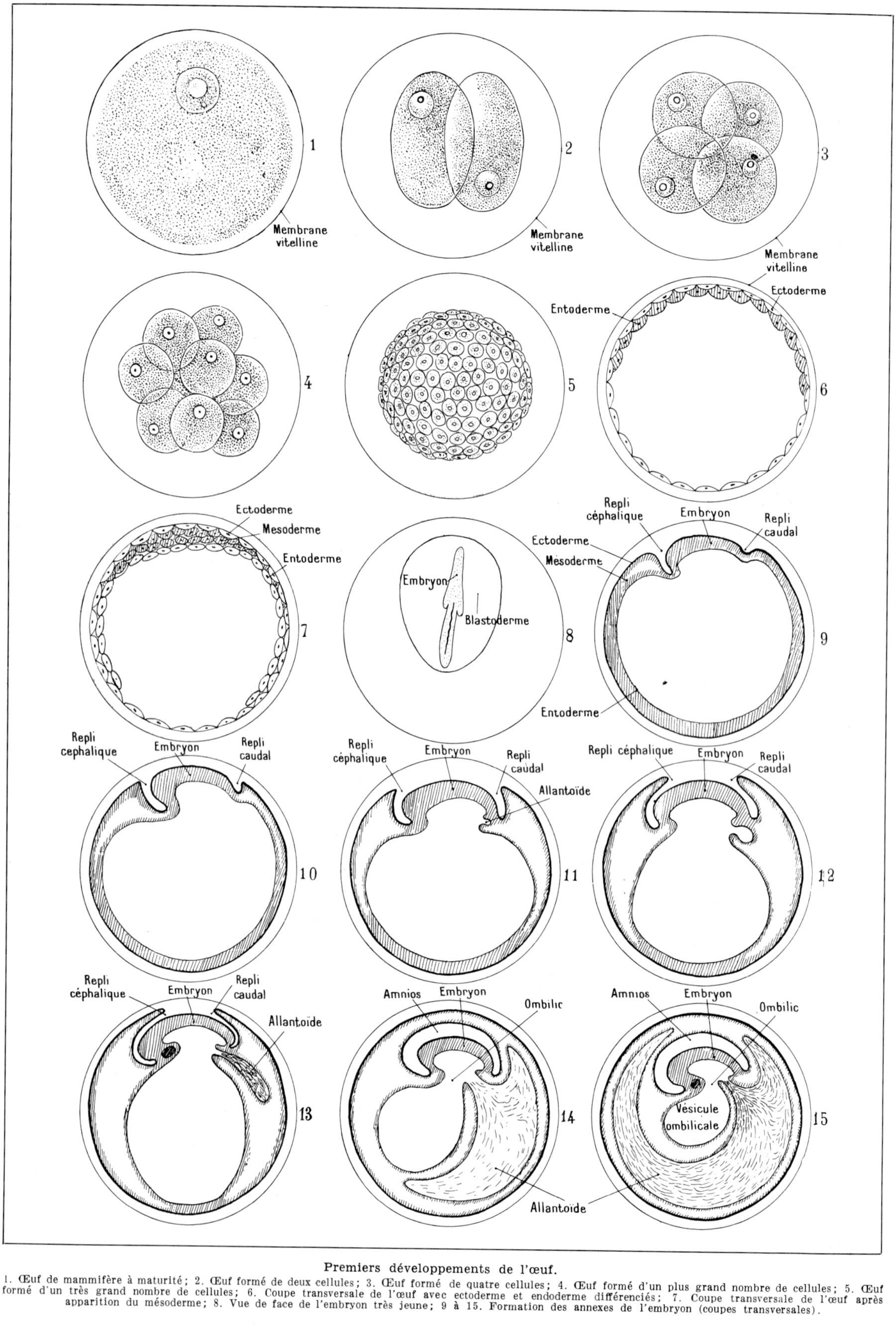

Premiers développements de l'œuf.

1. Œuf de mammifère à maturité; 2. Œuf formé de deux cellules; 3. Œuf formé de quatre cellules; 4. Œuf formé d'un plus grand nombre de cellules; 5. Œuf formé d'un très grand nombre de cellules; 6. Coupe transversale de l'œuf avec ectoderme et endoderme différenciés; 7. Coupe transversale de l'œuf après apparition du mésoderme; 8. Vue de face de l'embryon très jeune; 9 à 15. Formation des annexes de l'embryon (coupes transversales).

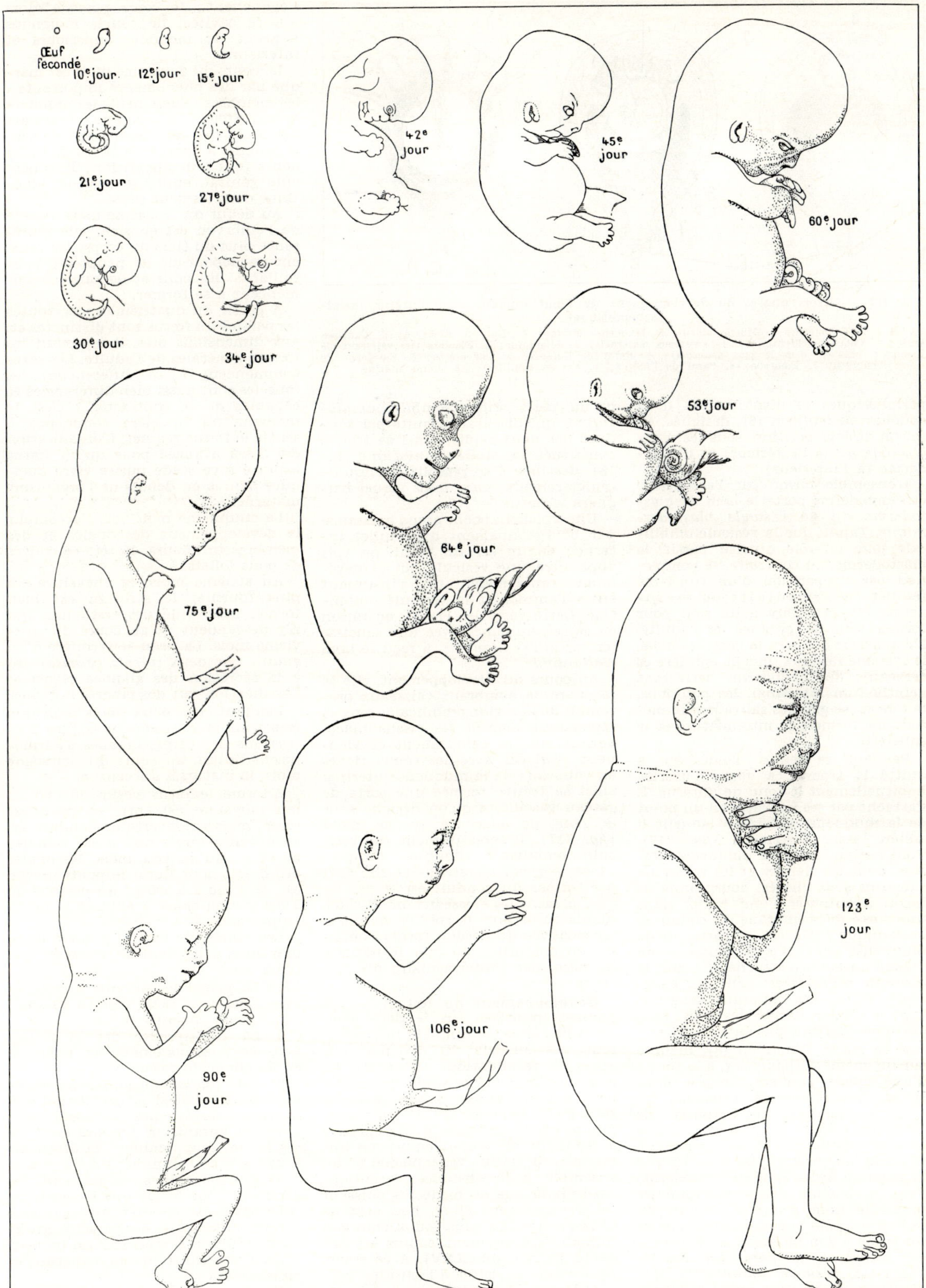

Développement de l'embryon humain, de l'œuf à la fin du 4e mois, époque à laquelle le fœtus a sensiblement acquis, aux dimensions près, la forme qu'il présentera au moment de la naissance.

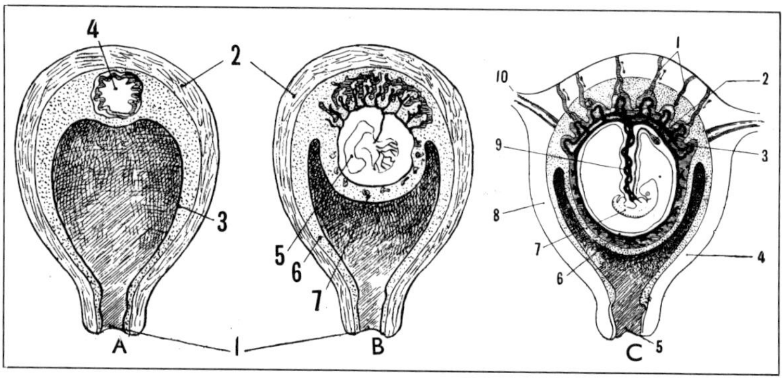

FIG. 717. — Trois phases du développement de l'œuf humain dans l'utérus (demi-schématique).
A, B : 1. Col utérin; 2. Muscle utérin; 3. Muqueuse utérine; 4. Œuf; 5. Embryon; 6. Caduque vraie; 7. Caduque réfléchie. C : 1. Vaisseaux maternels; 2. Allantoïde; 3. Placenta (les vaisseaux de l'embryon baignent dans le sang maternel); 4. Paroi de l'utérus; 5. Col utérin; 6. Enveloppe de l'embryon; 7. Embryon; 8. Paroi de l'utérus; 9. Cordon ombilical; 10. Corne utérine.

périphériques se disposent en deux couches ou feuillets (6), désignés, en raison de leur position, sous les noms d'*ectoderme* (à l'extérieur) et d'*endoderme* (à l'intérieur).

L'ensemble formé par l'ectoderme et l'endoderme porte le nom de *blastoderme* ou de *vésicule blastodermique.* Tandis que la vésicule ombilicale joue un rôle nutritif passif, le blastoderme, au contraire, se complétera par l'apparition d'un troisième feuillet intermédiaire ou *mésoderme* (7), et suffira à lui seul pour former tous les organes de l'adulte. L'ectoderme donnera la peau, les poils, le système nerveux (moelle épinière et cerveau); de l'endoderme dériveront l'épithélium intestinal, les poumons, le foie et les glandes salivaires; le mésoderme formera la musculature et le squelette.

Pendant ce temps, l'œuf, qui a quitté la trompe, a gagné l'utérus, habituellement le fond de l'utérus. Il s'attache par ses villosités en un point de la muqueuse utérine à laquelle il adhère assez fortement (*fig.* 717). Tout autour de lui, la muqueuse utérine, dont les glandes et les vaisseaux sanguins sont dilatés, bourgeonne de façon à entourer l'œuf entier dans une sorte de membrane, la *caduque;* la caduque vraie est la partie de la muqueuse qui tapisse l'utérus en dehors du point d'attache de l'œuf, la caduque réfléchie est celle qui enveloppe l'œuf. Les vaisseaux sanguins vont se dilater, former des petits lacs, ébauche du futur placenta.

A ce stade, l'embryon (8), incurvé sur lui-même en *gouttière,* a la forme d'une masse allongée, creusée d'un *sillon,* qui représente l'ébauche du système nerveux, et entourée de deux zones concentriques (zone claire et zone vasculaire); il plonge dans la vésicule blastodermique; il en résulte la formation de *replis* de l'ectoderme dont la portion extra-embryonnaire prend le nom d'*amnios.* L'embryon repose au pôle supérieur de l'œuf et renferme à son intérieur les substances nutritives de l'œuf qui constituent la *vésicule ombilicale* (15); d'autre part, les deux replis de l'ectoderme, le *repli céphalique* et le *repli caudal,* se rapprochent de plus en plus l'un de l'autre, ne laissant entre eux qu'un petit orifice (*ombilic amniotique*), qui disparaît ensuite par soudure des deux replis; ainsi se trouve constituée la *cavité amniotique* (14-15), destinée à se remplir du liquide (vulgairement *eaux*) dans lequel baignera le fœtus.

Une troisième poche prend naissance par bourgeonnement du feuillet interne ; en un certain point, on voit apparaître une vésicule qui se développe rapidement, en s'insinuant entre l'amnios et la vésicule ombilicale. Cette vésicule (11-15), en raison de sa ressemblance avec une saucisse (en gr. *allas, allantos*), a reçu le nom d'*allantoïde.*

Au cours du développement, elle se recouvre de nombreux vaisseaux provenant de la région ombilicale; ceux-ci repoussent bientôt les tissus placés devant eux, se pelotonnent et viennent s'enlacer avec les replis riches en vaisseaux de la muqueuse utérine; ainsi se trouve formée une sorte de gâteau vasculaire qu'on désigne sous le nom de *placenta* (v. ce mot) [*fig.* 717]. Progressivement, la vésicule ombilicale diminue d'importance; son col se rétrécit et elle finit par former un conduit étroit par lequel passent les vaisseaux ombilicaux, réunis en cordon, le *cordon ombilical* (la cicatrice du cordon forme l'ombilic, ou nombril), qui relie le fœtus à la mère, par l'intermédiaire du placenta.

Développement du fœtus. — Les données positives sur le développement de l'embryon humain ne remontent pas au-delà du dixième jour après la fécondation; et encore ne possède-t-on, pour ce stade, qu'un très petit nombre d'observations, malheureusement incomplètes. Ce fait s'explique par la difficulté qu'on éprouve à recueillir de jeunes embryons humains ; il faut véritablement un ensemble de circonstances exceptionnelles pour que les médecins puissent se procurer ceux-ci en bon état de conservation. Le plus jeune embryon humain actuellement connu est âgé de 10 jours (tabl. XXV). A ce stade, l'embryon est visible à l'œil nu.

A l'âge de 21 jours, il mesure 4,5 mm; le cœur, réduit encore à une oreillette et à un ventricule, commence à apparaître. A 1 mois, les divers organes s'ébauchent ; le cœur possède alors quatre cavités; de courts moignons figurent les membres supérieurs et inférieurs.

Le cours du deuxième mois est marqué par des phénomènes importants : les membres se dessinent; les premiers os s'ossifient; la colonne vertébrale forme un axe cartilagineux; les reins, la langue, le larynx, la thyroïde et les dents font leur apparition; le tubercule génital, enfin, se dessine, identique dans les deux sexes.

Au début du troisième mois, la tête de l'embryon est énorme; elle représente plus du tiers du corps; les yeux, encore dépourvus de paupières, sont saillants; les poils et les ongles commencent à se former.

A partir du quatrième mois, toutes les parties du fœtus sont distinctes et, aux dimensions près, il reproduit les formes générales de l'adulte. Les sexes commencent à se différencier; les muscles sont aussi bien différenciés et capables de se contracter : c'est le moment où la mère commence à sentir le fœtus remuer. L'organisation est assez avancée pour qu'un fœtus expulsé à ce stade puisse vivre quelques heures en dehors de l'organisme maternel.

Le cinquième mois voit s'accomplir le développement des ongles et des membres inférieurs; la tête se couvre de poils follets.

Au sixième mois, la chevelure est plus fournie; le scrotum est bien formé, mais vide des testicules, qui n'y descendent qu'au cours du neuvième mois. La peau se recouvre d'un enduit onctueux (*vernix caseosa*), dû à la sécrétion des glandes sébacées; l'ossification fait des progrès notables.

Pendant les deux mois suivants (septième et huitième mois), les proportions des divers organes s'harmonisent. Enfin, au cours du neuvième mois, la maturité s'accentue.

A terme, le fœtus mesure 38 à 60 cm (en moyenne, 50 cm); sa peau est rosée, mais recouverte de l'enduit sébacé dont l'apparition a été signalée au cours du sixième mois; les ongles des doigts sont durs; le poids moyen est de 3 000 à 3 500 g; au-dessous de 2 000 g, une cause a entravé le développement.

Les écarts, de part et d'autre de la moyenne, dépendent de plusieurs facteurs :

1° Le poids des enfants augmente avec l'âge de la mère jusqu'à 29 ans ; la longueur, jusqu'à 44 ans ;

2° La multiplicité des grossesses favorise l'accroissement en poids et en longueur du fœtus ;

3° L'accroissement en poids des enfants successifs est proportionnel à la durée d'intervalle des grossesses ;

4° Les enfants de femmes dont les règles se sont établies tardivement sont les plus volumineux ;

5° Enfin, les filles ont un poids légèrement plus faible que les garçons.

Le fœtus est, en effet, un organisme vivant, une sorte de parasite greffé dans les tissus maternels, qui ne peut vivre et s'accroître qu'en mangeant et en respirant.

Pendant les premières semaines de son développement, l'œuf se nourrit au moyen des sécrétions utérines dans lesquelles il baigne; plus tard, il s'alimente au moyen des matériaux de réserve renfermés dans la vésicule ombilicale dont nous avons signalé précédemment l'apparition; le contenu de cette vésicule, assez comparable au jaune d'œuf, est très nourrissant, car il se compose de peptone et d'albumine.

Vers la cinquième semaine, les réserves nutritives de la vésicule ombilicale sont épuisées; mais l'embryon dispose alors d'un nouveau moyen d'alimentation et de respiration; en effet, les vaisseaux, que nous avons vu se diriger à la rencontre des vaisseaux utérins, se sont groupés de façon à former un cordon, le *cordon ombilical;* grâce à eux, le système circulatoire de l'embryon communique avec celui de la mère par l'intermédiaire du placenta (*fig.* 718). Au niveau de cet organe, le sang de l'embryon se charge d'une partie des produits alimentaires et de l'oxygène renfermés dans le sang de la mère et distribue ainsi dans tous les organes des aliments et le gaz respiratoire qui leur sont indispensables. On voit que l'embryon n'absorbe pas plus ses aliments par la bouche qu'il ne respire par ses poumons; il se trouve dans le cas d'un animal qu'on nourrirait et qu'on ferait respirer en lui injectant dans les vaisseaux des aliments tout digérés et du gaz respirable.

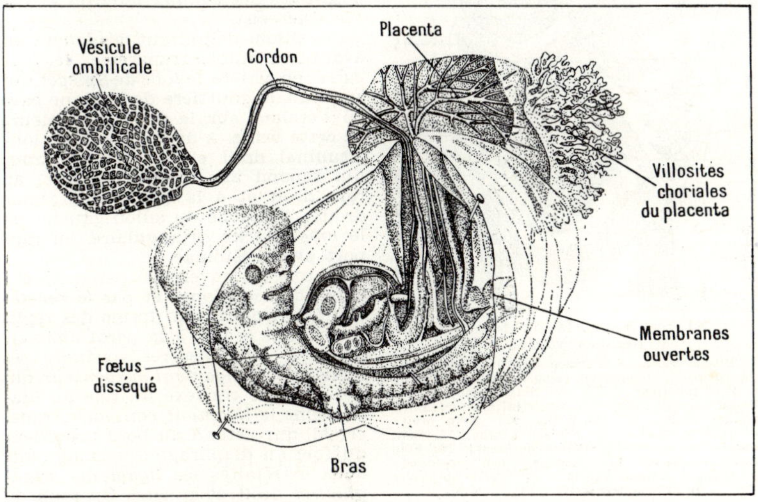

FIG. 718. — Embryon humain très jeune en rapport avec ses annexes. Les membranes ovulaires ont été disséquées afin de mettre en évidence l'embryon.

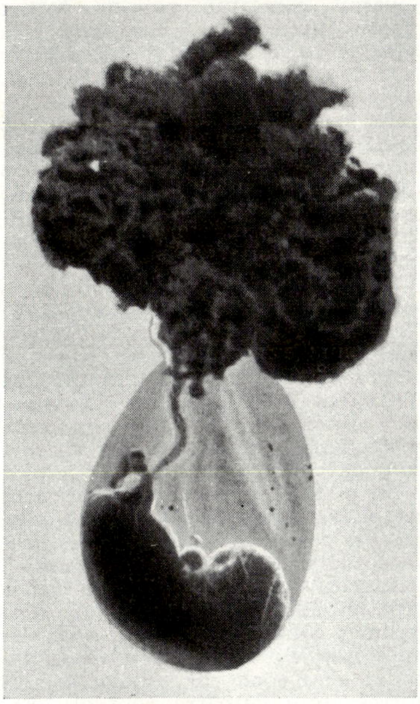

FIG. 719. — Fœtus de deux mois.

La *circulation* du fœtus (*fig.* 720) est très différente de celle de l'adulte. D'abord assurée par les vaisseaux omphalo-mésentériques, elle l'est ensuite par le système allantoïdo-placentaire ou ombilical. Le sang de l'aorte gagne, par les artères ombilicales, le placenta, où il s'hématose; la veine ombilicale ramène le sang artérialisé au cœur, par l'intermédiaire de la veine cave; de l'oreillette droite, il passe en partie dans l'oreillette gauche par le *trou de Botal* et en partie dans le ventricule droit, qui le lance dans l'artère pulmonaire. Celle-ci le ramène finalement à l'aorte par le *canal artériel.* V. CŒUR.

L'*appareil respiratoire* ne fonctionne pas ; le poumon est un organe compact qui ne flotte pas (atélectasie). L'*appareil digestif* est aussi au repos; dans sa partie inférieure s'accumule le *méconium,* substance verdâtre semi-fluide formée en grande partie par la bile. L'*appareil urinaire* fonctionne; c'est la principale origine du liquide amniotique. Les *glandes de la peau* sécrètent l'enduit sébacé.

Les poumons ne commencent à fonctionner qu'après l'accouchement; jusqu'à ce moment, le parenchyme pulmonaire reste plissé sur lui-même; à la première inspiration, l'air le déplisse et il acquiert de cette façon la structure spongieuse qui lui est propre. Ce changement se traduit par des modifications de densité, utilisées en médecine légale toutes les fois qu'on cherche à savoir si la mort de l'enfant s'est produite avant ou après la naissance; dans le premier cas, le poumon tombe au fond de l'eau; dans le second, il flotte. V. DOCIMASIE.

Bien que le terme normal de la vie intra-utérine oscille entre le 265ᵉ et le 270ᵉ jour après la fécondation, le fœtus, lorsqu'il est bien conformé, peut cependant se développer en dehors de l'utérus bien avant ce moment.

La loi française admet, comme limite maximum de viabilité, 180 jours après le dernier rapport sexuel ; en réalité, ce délai est un peu court et ce n'est guère qu'à partir du 200ᵉ-210ᵉ jour que le nouveau-né est réellement viable. V. DÉBILE.

Mort du fœtus. — Le fœtus peut succomber pendant la grossesse et pendant le travail; les causes multiples de cette mort sont celles de l'*avortement.*

Quand le fœtus meurt dans la cavité utérine, ou bien il est expulsé (avortement ou accouchement prématuré), ou bien il est retenu dans l'utérus; cette *rétention* s'observe surtout en cas de syphilis, de néphrite, d'endométrite. La durée de la rétention peut varier de deux jours à quinze jours, parfois davantage.

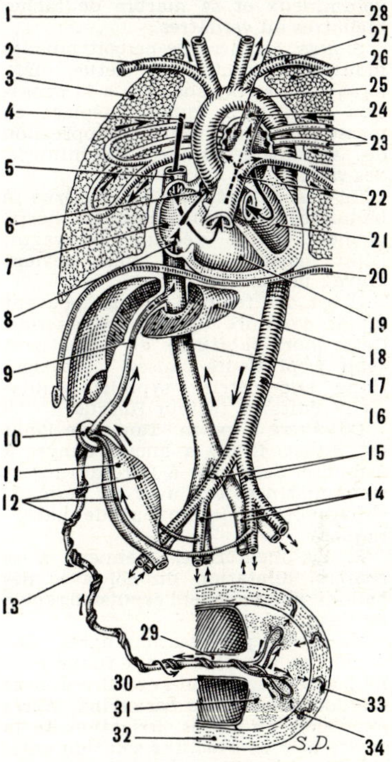

FIG. 720. — Circulation sanguine chez le fœtus (les flèches indiquent le sens du courant sanguin).

1. Carotides primitives; 2. Sous-clavière droite; 3. Poumon droit; 4. Courant du sang ayant servi à la nutrition; 5. Veine cave supérieure; 6. Trou de Botal (obturé après la naissance); 7. Oreillette droite; 8. Courant du sang ayant subi l'hématose; 9. Canal veineux d'Aranzi (obturé après la naissance); 10. Ombilic; 11. Vessie; 12. Artères ombilicales; 13. Veine ombilicale; 14. Artères iliaques internes; 15. Artères iliaques primitives; 16. Aorte abdominale; 17. Veine cave inférieure; 18. Foie; 19. Ventricule droit; 20. Diaphragme; 21. Ventricule gauche; 22. Artère pulmonaire; 23. Veines pulmonaires; 24. Canal artériel (obturé après la naissance); 25. Crosse aortique; 26. Poumon gauche; 27. Sous-clavière gauche; 28. Oreillette droite; 29. Cordon; 30. Amnios et chorion; 31. Placenta; 32. Paroi utérine; 33. Artère utérine (sang maternel); 34. Veine utérine (sang maternel).

Lorsque la mort survient dans les

trois premiers mois, l'embryon, qui contient 97 1/2 p. 100 d'eau, se *dissout* dans le liquide amniotique. Du 3e au 5e mois, il se ratatine, se *momifie* ou même s'aplatit en cas de jumeaux dont l'un survit et comprime l'autre (*fœtus papyraces*). A partir du 5e mois, il entre en *macération*, c'est-à-dire qu'il se ramollit, s'affaisse; l'épiderme tombe, laissant à nu le derme, qui est rouge brun; au crâne, la peau se décolle et les os chevauchent; le ventre et le thorax s'aplatissent; les viscères se ramollissent; le placenta s'œdématie; les membranes deviennent plus friables. Toutes ces modifications, se constituant à l'abri des micro-organismes, sont aseptiques; parfois, à la suite d'une maladie infectieuse ou plus souvent après rupture des membranes, les germes anaérobies envahissent le contenu de l'utérus et produisent la *putréfaction* du fœtus. Celui-ci, envahi par les gaz, devient volumineux et se marbre de taches bleuâtres ou verdâtres.

Signes. La mère ne perçoit plus les mouvements actifs du fœtus, mais, lorsqu'elle se penche, elle a la sensation d'un corps qui se déplace en masse dans son ventre. Suppression des vomissements, de l'albuminurie, des varices.

En cas de putréfaction, l'utérus se ballonne, un liquide noirâtre horriblement fétide s'écoule du vagin; l'état général de la mère devient grave : fièvre, pouls petit.

Il est des femmes qui ne peuvent jamais conduire une grossesse à terme. Cette *mort habituelle du fœtus* peut tenir à plusieurs causes : intoxications, endométrite, syphilis acquise ou héréditaire, facteur Rhésus.

Conduite a tenir. Tant que l'œuf est intact, il n'y a aucun danger à attendre. Se borner à faire des injections matin et soir avec du permanganate ou de la liqueur de Labarraque.

Si les membranes viennent à se rompre, dilatation du col avec des ballons pour amener l'expulsion rapide de l'œuf.

En cas de putréfaction, après dilatation, on ponctionnera le fœtus gonflé par les gaz, et on l'extraira avec le cranioclaste ou le basiotribe. Après expulsion du fœtus, irrigation de la cavité utérine avec une solution antiseptique, et délivrance artificielle.

L'extraction du fœtus dans de pareilles conditions étant souvent très laborieuse, on est amené parfois à faire une césarienne, puis une hystérectomie totale.

FOIE (lat. *ficatum*). — Le foie constitue la glande la plus volumineuse du corps. Il est situé dans la région supérieure droite de l'abdomen (*fig.* 721), au-dessous du diaphragme.

I. FOIE (configuration). — Le foie est un organe de forme ovoïde. Il est maintenu en position par la *veine cave inférieure*, à laquelle il est intimement uni, par la veine ombilicale et le cordon fibreux, qui la remplace chez l'adulte (*ligament rond* du foie), et par un certain nombre de *replis péritonéaux* appelés ligaments du foie.

Le foie pèse, en moyenne, de 1 500 à 2 000 g chez l'adulte. Il est très volumineux chez l'embryon; à 3 mois, il descend au-dessous de l'ombilic, et, à 6 semaines, il occupe la plus grande partie de la cavité abdominale. Le volume du foie, comparé à celui du corps, se réduit de plus en plus à mesure que le sujet grandit.

Sa *couleur* est rouge brun; sa *consistance* ferme; malgré cela, il est

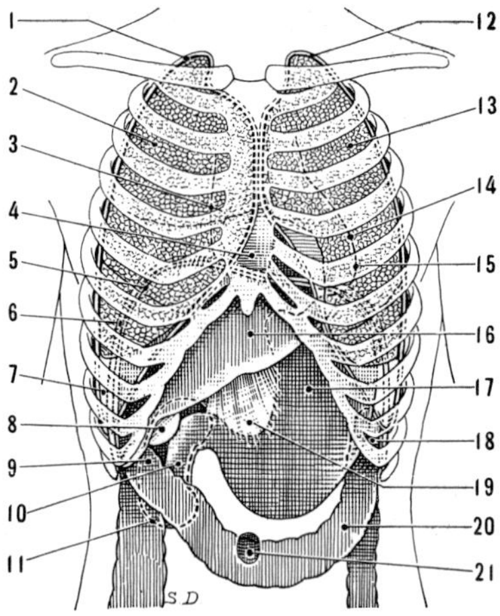

Fig. 721. — Rapports du foie avec les organes voisins.
1. Plèvre droite; 2. Poumon droit; 3. Bord droit du cœur; 4. Cœur non recouvert par la plèvre; 5. Bord supérieur du foie; 6. Diaphragme; 7. Cul-de-sac pleural droit; 8. Vésicule biliaire; 9. Angle côlique droit; 10. Duodénum; 11. Rein droit; 12. Plèvre gauche; 13. Poumon gauche; 14. Bord gauche du cœur; 15. Pointe du cœur; 16. Foie non recouvert; 17. Estomac non recouvert; 18. Angle côlique gauche; 19. Petit épiploon; 20. Côlon transverse; 21. Ombilic.

friable et se laisse facilement déchirer à la suite d'une chute d'un lieu élevé ou d'un choc violent sur l'hypocondre droit.

Sa *face antéro-supérieure*, convexe et lisse (*fig.* 722, 723 et pl. en couleurs), est divisée en deux parties inégales par le *ligament suspenseur*, qui le rattache au diaphragme. Elle répond

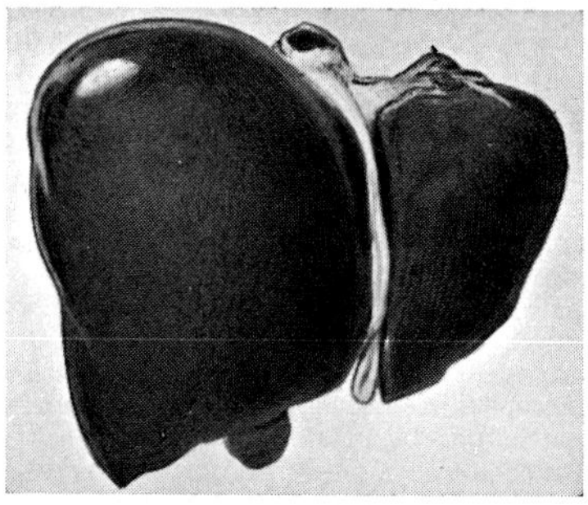

Fig. 722. — Foie (face antéro-supérieure). (*D'après une pièce de Tramond-Rouppert.*)

dans la plus grande partie de son étendue à la coupole diaphragmatique et, au niveau de l'épigastre, elle vient au contact immédiat de la paroi antérieure de l'abdomen.

La *face postéro-inférieure*, concave, est très accidentée (*fig.* 724); elle est divisée par deux *sillons longitudinaux* dirigés d'avant en arrière, réunis à la manière d'un H par un *sillon transversal*. Le sillon gauche loge, en avant, la *veine ombilicale* chez le fœtus et le cordon fibreux qui la remplace chez l'adulte, et, en arrière, le *canal veineux d'Arantius*, qui, chez le fœtus, va de la veine porte à la veine cave inférieure; il s'oblitère à la naissance et se transforme en un cordon fibreux.

Le *sillon droit* est légèrement excavé en avant pour recevoir la *vésicule biliaire;* il est profondément excavé en arrière pour loger *la veine cave inférieure*. Le *sillon transverse* ou *hile du foie*, large et profond, contient tous les organes qui vont au foie ou qui en partent : la *veine porte*, l'*artère hépatique*, des *vaisseaux lymphatiques*, les *canaux biliaires* et des *filets nerveux*.

Ces sillons délimitent des *lobes* : en avant du sillon transverse, le *lobe carré*; en arrière, le *lobe de Spiegel*, qui agrandit la gouttière de la veine cave en s'étalant sur la paroi postérieure de cette veine. A droite du sillon longitudinal droit s'étale le *lobe droit*, qui répond au côlon transverse, au rein droit et à la capsule surrénale droite; à gauche du sillon gauche est le *lobe gauche*, triangulaire, en rapport avec l'estomac.

Le foie est enveloppé par une *capsule fibreuse* propre et par le *revêtement péritonéal*, qui forme des *replis* rattachant le foie à la paroi abdominale ou aux viscères voisins : ces replis sont le *ligament suspenseur*, qui relie la face convexe du foie au diaphragme, le *ligament coronaire*, transversal, qui s'étend du bord postérieur du foie au diaphragme, formant aux deux extrémités les *ligaments triangulaires* droit et gauche. Un repli du péritoine, le *petit épiploon*, part du sillon transverse et du sillon de la veine ombilicale et se dirige vers la petite courbure de l'estomac et la première portion du duodénum; entre ses deux feuillets cheminent la veine porte, l'artère hépatique, le canal cholédoque, le canal cystique, le canal hépatique. (V. ces divers noms.)

II. FOIE (structure). — Sur une coupe examinée au microscope, le foie apparaît constitué par de petites masses juxtaposées, mesurant 1 à 2 mm de diamètre : les *lobules* (*fig.* 725), à facettes polyédriques, serrés les uns contre les autres et séparés par un tissu conjonctif, qui, au point de confluence de trois lobules, forme un espace triangulaire ou *espace porte*, qui renferme une branche de la veine porte, de l'artère hépatique, un canal biliaire et des lymphatiques.

Le lobule reçoit des divisions de la veine porte (*veines interlobulaires*) [*fig.* 726] qui lui envoient un réseau serré de capillaires veineux; ceux-ci se dirigent vers le centre du lobule et se terminent dans la *veine intralobulaire*, laquelle suit une direction axiale et s'échappe du lobule à son sommet pour devenir une *veine sus-lobulaire*.

Les mailles du réseau capillaire sont remplies par les *cellules hépatiques*, cellules polyédriques disposées en travées radiaires (cordons de Remak). Ces cellules, pourvues d'une masse protoplasmique et d'un noyau, renferment diverses *granulations;* les unes, qui se colorent en brun acajou par l'iode, sont du *glycogène;* les autres, brun jaunâtre, sont des *pigments biliaires;* d'autres sont des mente au moyen des matériaux de réserve renfermés dans la vésicule ombilicale dont nous avons signalé précédemment l'apparition; le contenu de cette vésicule, assez comparable au jaune d'œuf, est très nourrissant, car il se compose de peptone et d'albumine.

Vers la cinquième semaine, les réserves nutritives de la vésicule ombilicale sont épuisées; mais l'embryon dispose alors d'un nouveau moyen d'alimentation et de respiration; en effet, les vaisseaux, que nous avons vu se diriger à la rencontre des vaisseaux

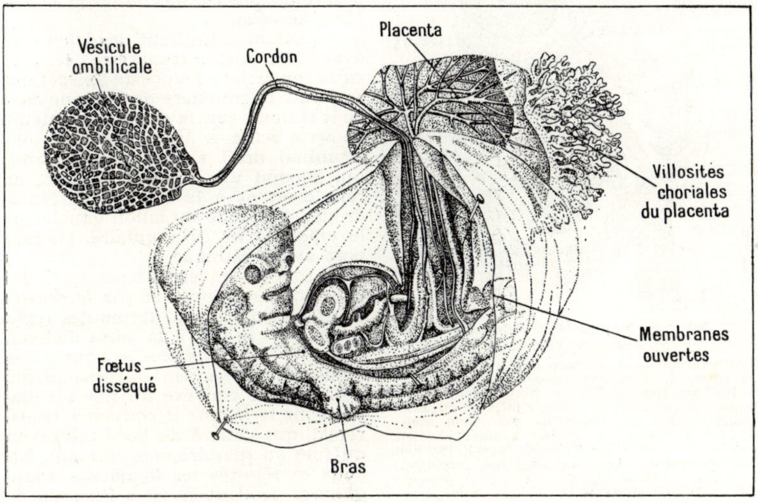

FIG. 718. — Embryon humain très jeune en rapport avec ses annexes.
Les membranes ovulaires ont été disséquées afin de mettre en évidence l'embryon.

utérins, se sont groupés de façon à former un cordon, le *cordon ombilical;* grâce à eux, le système circulatoire de l'embryon communique avec celui de la mère par l'intermédiaire du placenta (*fig.* 718). Au niveau de cet organe, le sang de l'embryon se

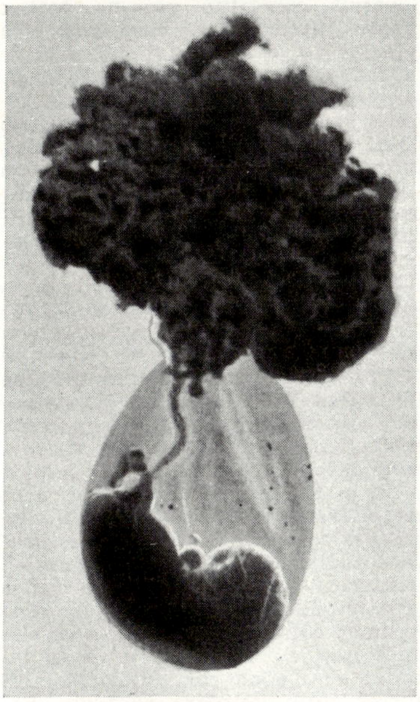

FIG. 719. — Fœtus de deux mois.

charge d'une partie des produits alimentaires et de l'oxygène renfermés dans le sang de la mère et distribue ainsi dans tous les organes des aliments et le gaz respiratoire qui leur sont indispensables. On voit que l'embryon n'absorbe pas plus ses aliments par la bouche qu'il ne respire par ses poumons; il se trouve dans le cas d'un animal qu'on nourrirait et qu'on ferait respirer en lui injectant dans les vaisseaux des aliments tout digérés et du gaz respirable.

La *circulation* du fœtus (*fig.* 720) est très différente de celle de l'adulte. D'abord assurée par les vaisseaux omphalo-mésentériques, elle l'est ensuite par le système allantoïdo-placentaire ou ombilical. Le sang de l'aorte gagne, par les artères ombilicales, le placenta, où il s'hématose; la veine ombilicale ramène le sang artérialisé au cœur, par l'intermédiaire de la veine cave; de l'oreillette droite, il passe en partie dans l'oreillette gauche par le *trou de Botal* et en partie dans le ventricule droit, qui le lance dans l'artère pulmonaire. Celle-ci le ramène finalement à l'aorte par le *canal artériel.* V. CŒUR.

L'*appareil respiratoire* ne fonctionne pas ; le poumon est un organe compact qui ne flotte pas (atélectasie). L'*appareil digestif* est aussi au repos; dans sa partie inférieure s'accumule le *méconium,* substance verdâtre semi-fluide formée en grande partie par la bile. L'*appareil urinaire* fonctionne; c'est la principale origine du liquide amniotique. Les *glandes de la peau* sécrètent l'enduit sébacé.

Les poumons ne commencent à fonctionner qu'après l'accouchement; jusqu'à ce moment, le parenchyme pulmonaire reste plissé sur lui-même; à la première inspiration, l'air le déplisse et il acquiert de cette façon la structure spongieuse qui lui est propre. Ce changement se traduit par des modifications de densité, utilisées en médecine légale toutes les fois qu'on cherche à savoir si la mort de l'enfant s'est produite avant ou après la naissance; dans le premier cas, le poumon tombe au fond de l'eau; dans le second, il flotte. V. DOCIMASIE.

Bien que le terme normal de la vie intra-utérine oscille entre le 265e et le 270e jour après la fécondation, le fœtus, lorsqu'il est bien conformé, peut cependant se développer en dehors de l'utérus bien avant ce moment.

La loi française admet, comme limite maximum de viabilité, 180 jours après le dernier rapport sexuel ; en réalité, ce délai est un peu court et ce n'est guère qu'à partir du 200e-210e jour que le nouveau-né est réellement viable. V. DÉBILE.

Mort du fœtus. — Le fœtus peut succomber pendant la grossesse et pendant le travail; les causes multiples de cette mort sont celles de l'*avortement.*

Quand le fœtus meurt dans la cavité utérine, ou bien il est expulsé (avortement ou accouchement prématuré), ou bien il est retenu dans l'uté-

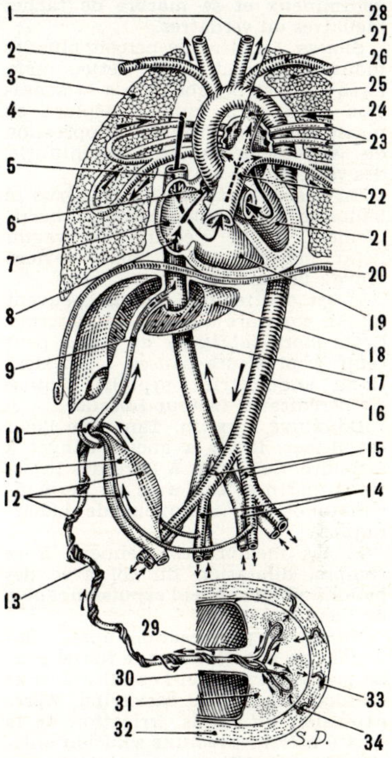

FIG. 720. — Circulation sanguine chez le fœtus (les flèches indiquent le sens du courant sanguin).

1. Carotides primitives; 2. Sous-clavière droite; 3. Poumon droit; 4. Courant du sang ayant servi à la nutrition; 5. Veine cave supérieure; 6. Trou de Botal (obturé après la naissance); 7. Oreillette droite; 8. Courant du sang ayant subi l'hématose; 9. Canal veineux d'Aranzi (obturé après la naissance); 10. Ombilic; 11. Vessie; 12. Artères ombilicales; 13. Veine ombilicale; 14. Artères iliaques internes; 15. Artères iliaques primitives; 16. Aorte abdominale; 17. Veine cave inférieure; 18. Foie; 19. Ventricule droit; 20. Diaphragme; 21. Ventricule gauche; 22. Artère pulmonaire; 23. Veines pulmonaires; 24. Canal artériel (obturé après la naissance); 25. Crosse aortique; 26. Poumon gauche; 27. Sous-clavière gauche; 28. Oreillette droite; 29. Cordon; 30. Amnios et chorion; 31. Placenta; 32. Paroi utérine; 33. Artère utérine (sang maternel); 34. Veine utérine (sang maternel).

rus; cette *rétention* s'observe surtout en cas de syphilis, de néphrite, d'endométrite. La durée de la rétention peut varier de deux jours à quinze jours, parfois davantage.

Lorsque la mort survient dans les

trois premiers mois, l'embryon, qui contient 97 1/2 p. 100 d'eau, se *dissout* dans le liquide amniotique. Du 3e au 5e mois, il se ratatine, se *momifie* ou même s'aplatit en cas de jumeaux dont l'un survit et comprime l'autre (*fœtus papyraces*). A partir du 5e mois, il entre en *macération*, c'est-à-dire qu'il se ramollit, s'affaisse; l'épiderme tombe, laissant à nu le derme, qui est rouge brun; au crâne, la peau se décolle et les os chevauchent; le ventre et le thorax s'aplatissent; les viscères se ramollissent; le placenta s'œdématie; les membranes deviennent plus friables. Toutes ces modifications, se constituant à l'abri des micro-organismes, sont aseptiques; parfois, à la suite d'une maladie infectieuse ou plus souvent après rupture des membranes, les germes anaérobies envahissent le contenu de l'utérus et produisent la *putréfaction* du fœtus. Celui-ci, envahi par les gaz, devient volumineux et se marbre de taches bleuâtres ou verdâtres.

SIGNES. La mère ne perçoit plus les mouvements actifs du fœtus, mais, lorsqu'elle se penche, elle a la sensation d'un corps qui se déplace en masse dans son ventre. Suppression des vomissements, de l'albuminurie, des varices.

En cas de putréfaction, l'utérus se ballonne, un liquide noirâtre horriblement fétide s'écoule du vagin; l'état général de la mère devient grave : fièvre, pouls petit.

Il est des femmes qui ne peuvent jamais conduire une grossesse à terme. Cette *mort habituelle du fœtus* peut tenir à plusieurs causes : intoxications, endométrite, syphilis acquise ou héréditaire, facteur Rhésus.

CONDUITE A TENIR. Tant que l'œuf est intact, il n'y a aucun danger à attendre. Se borner à faire des injections matin et soir avec du permanganate ou de la liqueur de Labarraque.

Si les membranes viennent à se rompre, dilatation du col avec des ballons pour amener l'expulsion rapide de l'œuf.

En cas de putréfaction, après dilatation, on ponctionnera le fœtus gonflé par les gaz, et on l'extraira avec le cranioclaste ou le basiotribe. Après expulsion du fœtus, irrigation de la cavité utérine avec une solution antiseptique, et délivrance artificielle.

L'extraction du fœtus dans de pareilles conditions étant souvent très laborieuse, on est amené parfois à faire une césarienne, puis une hystérectomie totale.

FOIE (lat. *ficatum*). — Le foie constitue la glande la plus volumineuse du corps. Il est situé dans la région supérieure droite de l'abdomen (*fig.* 721), au-dessous du diaphragme.

I. FOIE (configuration). — Le foie est un organe de forme ovoïde. Il est maintenu en position par la *veine cave inférieure,* à laquelle il est intimement uni, par la veine ombilicale et le cordon fibreux, qui la remplace chez l'adulte (*ligament rond* du foie), et par un certain nombre de *replis péritonéaux* appelés ligaments du foie.

Le foie pèse, en moyenne, de 1 500 à 2 000 g chez l'adulte. Il est très volumineux chez l'embryon; à 3 mois, il descend au-dessous de l'ombilic, et, à 6 semaines, il occupe la plus grande partie de la cavité abdominale. Le volume du foie, comparé à celui du corps, se réduit de plus en plus à mesure que le sujet grandit.

Sa *couleur* est rouge brun; sa *consistance* ferme; malgré cela, il est friable et se laisse facilement déchirer à la suite d'une chute d'un lieu élevé ou d'un choc violent sur l'hypocondre droit.

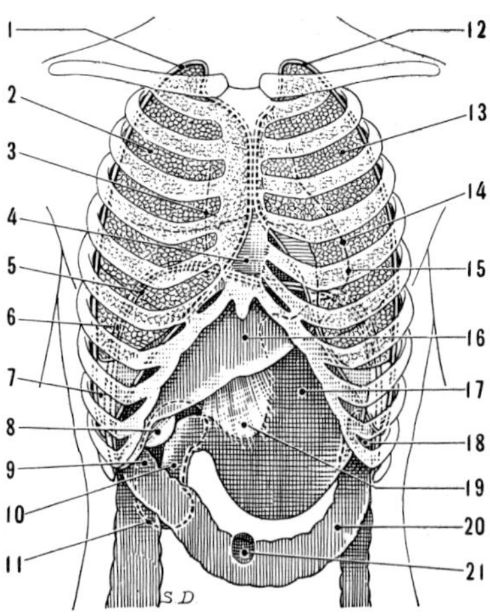

FIG. 721. — Rapports du foie avec les organes voisins.
1. Plèvre droite; 2. Poumon droit; 3. Bord droit du cœur; 4. Cœur non recouvert par la plèvre; 5. Bord supérieur du foie; 6. Diaphragme; 7. Cul-de-sac pleural droit; 8. Vésicule biliaire; 9. Angle côlique droit; 10. Duodénum; 11. Rein droit; 12. Plèvre gauche; 13. Poumon gauche; 14. Bord gauche du cœur; 15. Pointe du cœur; 16. Foie non recouvert; 17. Estomac non recouvert; 18. Angle côlique gauche; 19. Petit épiploon; 20. Côlon transverse; 21. Ombilic.

Sa *face antéro-supérieure,* convexe et lisse (*fig.* 722, 723 et pl. en couleurs), est divisée en deux parties inégales par le *ligament suspenseur,* qui le rattache au diaphragme. Elle répond dans la plus grande partie de son étendue à la coupole diaphragmatique et, au niveau de l'épigastre, elle vient au contact immédiat de la paroi antérieure de l'abdomen.

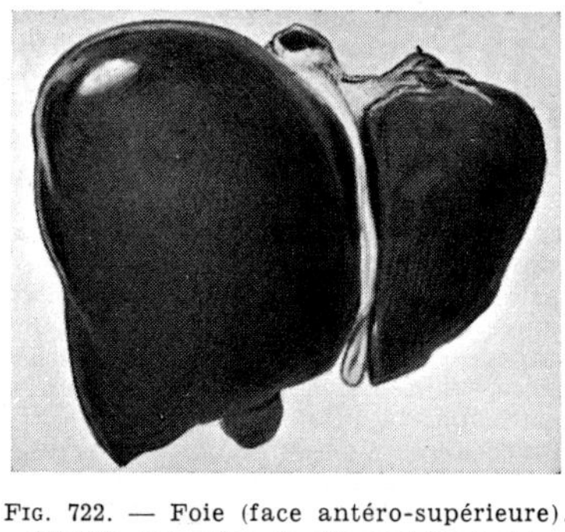

FIG. 722. — Foie (face antéro-supérieure). (*D'après une pièce de Tramond-Rouppert.*)

La *face postéro-inférieure,* concave, est très accidentée (*fig.* 724); elle est divisée par deux *sillons longitudinaux* dirigés d'avant en arrière, réunis à la manière d'un H par un *sillon transversal.* Le sillon gauche loge, en avant, la *veine ombilicale* chez le fœtus et le cordon fibreux qui la remplace chez l'adulte, et, en arrière, le *canal veineux d'Arantius,* qui, chez le fœtus, va de la veine porte à la veine cave inférieure; il s'oblitère à la naissance et se transforme en un cordon fibreux.

Le *sillon droit* est légèrement excavé en avant pour recevoir la *vésicule biliaire;* il est profondément excavé en arrière pour loger *la veine cave inférieure.* Le *sillon transverse* ou *hile du foie,* large et profond, contient tous les organes qui vont au foie ou qui en partent : la *veine porte,* l'*artère hépatique,* des *vaisseaux lymphatiques,* les *canaux biliaires* et des *filets nerveux.*

Ces sillons délimitent des *lobes :* en avant du sillon transverse, le *lobe carré;* en arrière, le *lobe de Spiegel,* qui agrandit la gouttière de la veine cave en s'étalant sur la paroi postérieure de cette veine. A droite du sillon longitudinal droit s'étale le *lobe droit,* qui répond au côlon transverse, au rein droit et à la capsule surrénale droite; à gauche du sillon gauche est le *lobe gauche,* triangulaire, en rapport avec l'estomac.

Le foie est enveloppé par une *capsule fibreuse* propre et par le *revêtement péritonéal,* qui forme des *replis* rattachant le foie à la paroi abdominale ou aux viscères voisins : ces replis sont le *ligament suspenseur,* qui relie la face convexe du foie au diaphragme, le *ligament coronaire,* transversal, qui s'étend du bord postérieur du foie au diaphragme, formant aux deux extrémités les *ligaments triangulaires* droit et gauche. Un repli du péritoine, le *petit épiploon,* part du sillon transverse et du sillon de la veine ombilicale et se dirige vers la petite courbure de l'estomac et la première portion du duodénum; entre ses deux feuillets cheminent la veine porte, l'artère hépatique, le canal cholédoque, le canal cystique, le canal hépatique. (V. ces divers noms.)

II. FOIE (structure). — Sur une coupe examinée au microscope, le foie apparaît constitué par de petites masses juxtaposées, mesurant 1 à 2 mm de diamètre : les *lobules* (*fig.* 725), à facettes polyédriques, serrés les uns contre les autres et séparés par un tissu conjonctif, qui, au point de confluence de trois lobules, forme un espace triangulaire ou *espace porte,* qui renferme une branche de la veine porte, de l'artère hépatique, un canal biliaire et des lymphatiques.

Le lobule reçoit des divisions de la veine porte (*veines interlobulaires*) [*fig.* 726] qui lui envoient un réseau serré de capillaires veineux; ceux-ci se dirigent vers le centre du lobule et se terminent dans la *veine intralobulaire,* laquelle suit une direction axiale et s'échappe du lobule à son sommet pour devenir une *veine sus-lobulaire.*

Les mailles du réseau capillaire sont remplies par les *cellules hépatiques,* cellules polyédriques disposées en travées radiaires (cordons de Remak). Ces cellules, pourvues d'une masse protoplasmique et d'un noyau, renferment diverses *granulations;* les unes, qui se colorent en brun acajou par l'iode, sont du *glycogène;* les autres, brun jaunâtre, sont des *pigments biliaires;* d'autres sont des

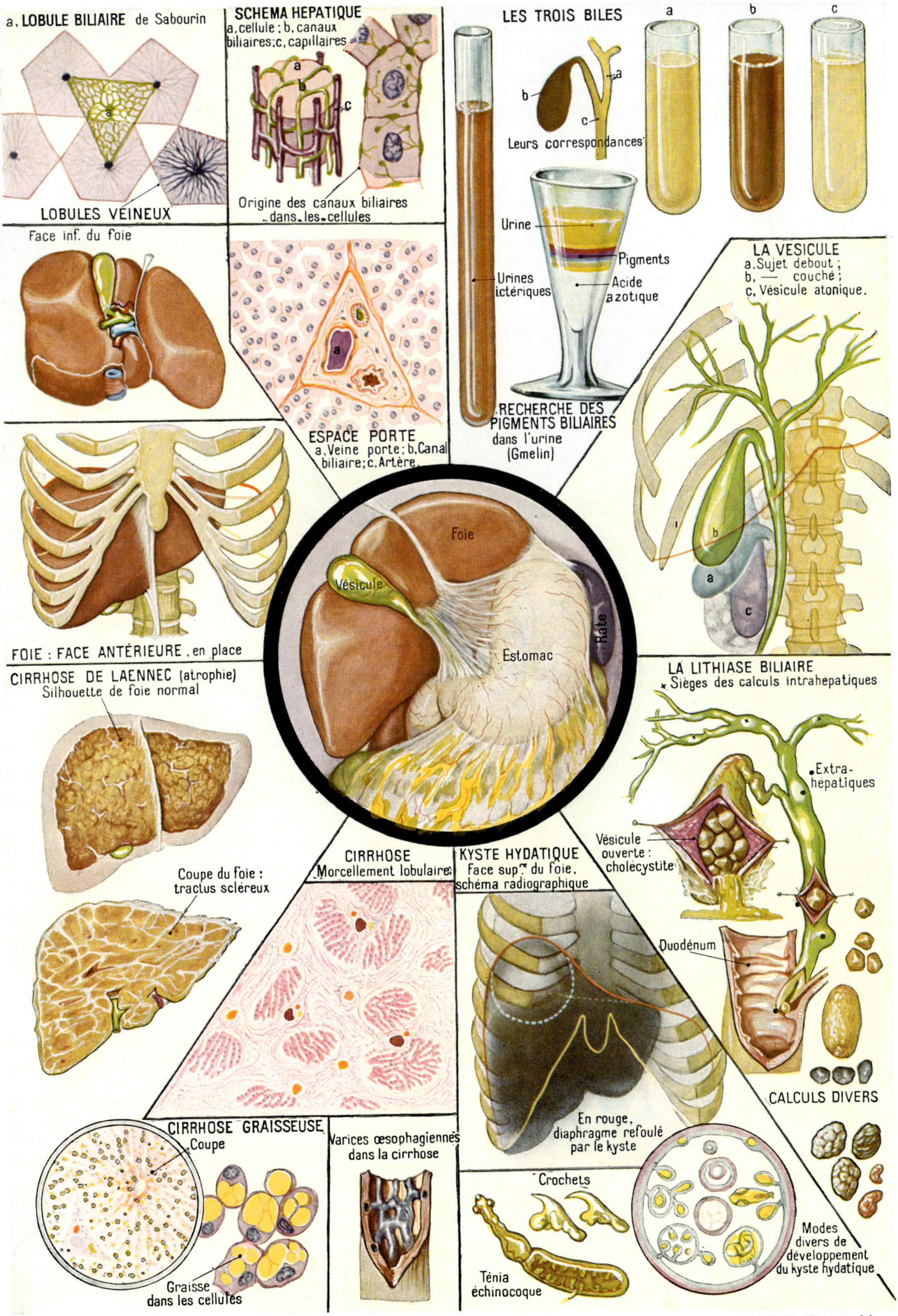

Dr H.-K. WAGNER del.

FOIE : **Structure et affections.**

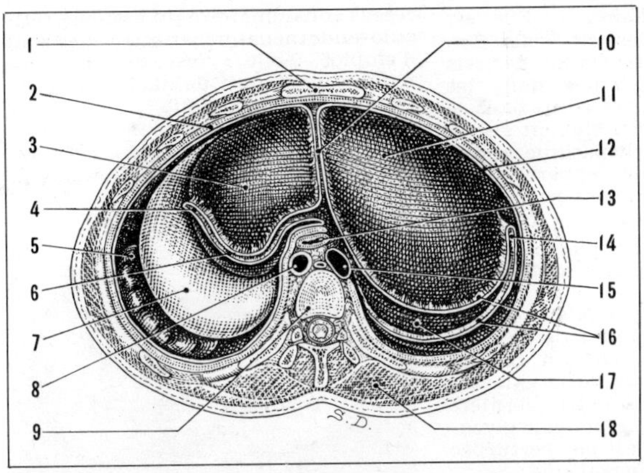

FIG. 723. — Foie (face supérieure vue en place sur une coupe horizontale du tronc).

1. Sternum; 2. Diaphragme; 3. Lobe gauche du foie; 4. Ligament triangulaire gauche du foie; 5. Rate; 6. Les deux feuillets péritonéaux du ligament coronaire gauche; 7. Grosse tubérosité de l'estomac; 8. Aorte; 9. 12e vertèbre dorsale; 10. Les deux feuillets péritonéaux du ligament suspenseur du foie; 11. Lobe droit du foie; 12. Péritoine pariétal; 13. Œsophage; 14. Ligament triangulaire droit; 15. Veine cave inférieure; 16. Les deux feuillets péritonéaux du ligament coronaire droit; 17. Partie du foie non recouverte par le péritoine; 18. Masse musculaire sacro-lombaire.

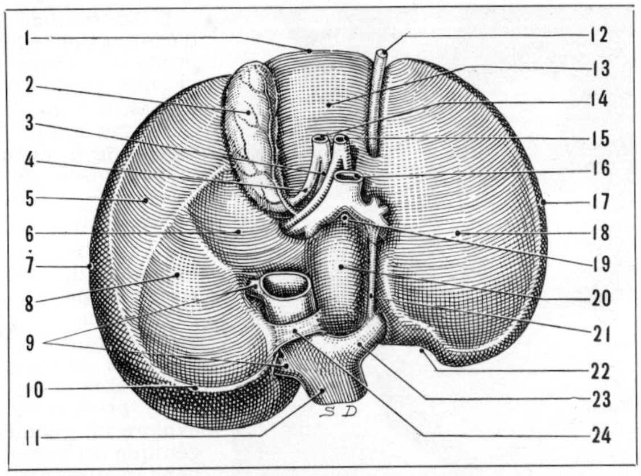

FIG. 724. — Foie (face inférieure montrant les veines du foie et les empreintes des organes voisins).

1. Bord antérieur; 2. Vésicule biliaire avec l'artère cystique; 3. Canal hépatique; 4. Canal cystique; 5. Empreinte colique; 6. Empreinte duodénale; 7. Bord droit; 8. Empreinte rénale; 9. Veines hépatiques droites; 10. Lobe droit; 11. Veine cave inférieure; 12. Ligament rond du foie; 13. Lobe carré; 14. Canal cholédoque; 15. Artère hépatique; 16. Veine porte; 17. Bord gauche; 18. Empreinte de l'estomac; 19. Hile du foie; 20. Canal veineux d'Arantius oblitéré; 21. Lobe de Spiegel; 22. Echancrure œsophagienne; 23. Veine hépatique gauche; 24. Pont fibreux.

granulations graisseuses, parfois si abondantes que la cellule hépatique prend l'aspect d'une cellule adipeuse (*foie gras*).

Ces réserves apparaissent sous forme d'inclusions, ainsi que des stérols, des protides divers, des purines. Parfois, ces réserves sont insuffisantes,

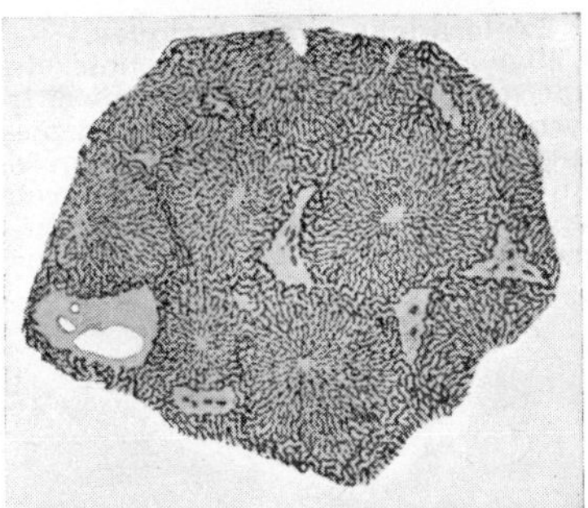

FIG. 725. — Lobules du foie.

ou, au contraire, exagérées, déterminant des troubles variés : maigreur, ou, au contraire, obésité générale ou localisée, xanthomes, etc.

Entre les cellules hépatiques naissent des *canalicules biliaires* qui se portent en sens radiaire vers la périphérie du lobule, où ils se réunissent pour former les *canaux biliaires.*

Le *tissu conjonctif,* qui sépare les lobules les uns des autres, envoie dans le lobule des *faisceaux grillagés* formant une fine dentelle entre les capillaires; on y voit aussi quelques *cellules étoilées de Kupfer,* qui appartiennent aux cellules endothéliales des vaisseaux capillaires et sont douées de propriétés phagocytaires.

Le foie est un organe très vasculaire; il reçoit deux gros vaisseaux, la *veine porte* et l'*artère hépatique,* et, chez le fœtus, la *veine ombilicale.*

La veine porte amène au foie le sang veineux recueilli dans la portion sous-diaphragmatique du tube digestif, le pancréas et la rate; elle se divise à l'intérieur du foie et forme les *veines interlobulaires* (v. plus haut).

L'*artère hépatique* se divise au niveau du hile en plusieurs branches pour les conduits biliaires, la capsule fibreuse du foie, et donne des *rameaux interlobulaires* qui accompagnent les veines de même nom.

Le sang veineux et artériel, apporté par ces deux vaisseaux au lobule hépatique, se rend au collecteur commun, la *veine intralobulaire,* qui occupe le centre du lobule; au sortir du lobule, la veine devient *veine suslobulaire,* puis *veine hépatique;* les ramuscules se réunissent pour donner naissance à des branches, et à des troncs de plus en plus volumineux, qui, finalement, aboutissent aux deux *veines sus-hépatiques,* qui se jettent dans la *veine cave inférieure.*

Les *lymphatiques* du foie aboutissent aux ganglions du hile, aux ganglions sus-diaphragmatiques et au canal thoracique.

Les *nerfs* proviennent du pneumogastrique gauche et du plexus solaire.

III. FOIE (fonctions). — Le foie est un des organes les plus importants de l'économie en raison des fonctions multiples qu'il accomplit.

Fonction biliaire. — Le foie sécrète environ 1 000 à 1 200 g de bile dans les 24 heures. La bile, déversée dans les matières fécales, facilite l'absorption des graisses et contribue à évacuer l'intestin en le faisant contracter régulièrement.

Fonction glycogénique. — C'est Claude Bernard, qui, en 1855, à la suite d'expériences mémorables (ligature de la veine porte, foie lavé), découvrit la fonction glycogénique du foie. Celui-ci élabore aux dépens des sucres une substance amylacée de réserve, le *glycogène,* qu'il peut désintégrer jusqu'à l'état de glycose, et qu'il retient dans ses cellules pour le livrer à l'organisme au fur et à mesure de ses besoins.

Fonction uréique. — C'est dans le foie que s'élabore l'urée, corps simple et peu toxique, forme parfaite de l'élimination des substances albuminoïdes; l'*urée* est éliminée par les reins : le sang de la veine sus-hépatique est deux fois plus riche en urée que celui de la veine porte.

Fonction éliminatoire et antitoxique. — Le foie fixe, neutralise et élimine les poisons minéraux et organiques, les toxines microbiennes; les cellules réticulaires de Kupfer ont un

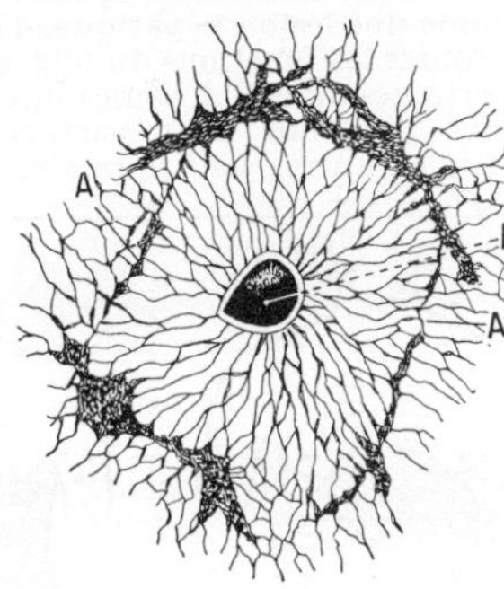

FIG. 726. — Lobule hépatique.
A. Veine interlobulaire; B. Veine intralobulaire.

rôle bactériopexique et bactériolytique, fixant et détruisant les germes infectieux.

Le foie *détruit les débris cellulaires et les globules rouges* du sang usé, transformant leur hémoglobine en bilirubine et en biliverdine, matières colorantes qu'on trouve dans la bile.

Le foie joue également un rôle dans le *métabolisme des graisses,* qu'il fixe et détruit dans certaines conditions.

Exploration et examen fonctionnel. — La *percussion* et la *palpation* du foie (*fig.* 727) permettent de se rendre compte de ses modifications de volume. Normalement, le bord inférieur du foie suit le rebord costal jusqu'à l'extrémité antérieure de la huitième côte droite et rejoint la sixième côte gauche après avoir traversé obliquement le creux épigastrique. Quand le

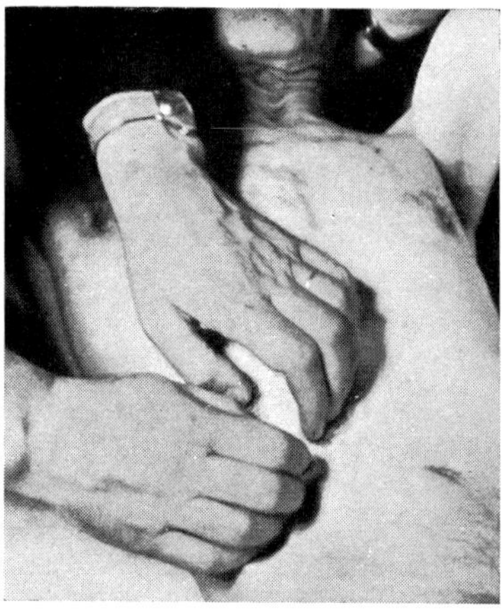

FIG. 727. — Palpation du foie.
(*Phot. Larousse.*)

foie est hypertrophié, il peut dépasser de plusieurs travers de doigt le rebord costal (*fig.* 728). Mais les renseignements fournis par ces procédés sont souvent insuffisants.

On peut s'adresser à la *ponction-biopsie,* qui, en retirant un petit fragment de foie à travers la paroi abdominale, permet d'examiner les cellules hépatiques et de reconnaître une cirrhose et un cancer.

Examens fonctionnels. — On groupe sous ce nom les examens de laboratoire qui permettent d'étudier la valeur du foie. Ils sont nombreux et explorent les différentes fonctions de l'organe. Il est nécessaire, quand on soupçonne une lésion hépatique, d'explorer toutes les fonctions du foie, car, dans certaines maladies, seules une ou quelques fonctions sont perturbées alors que les autres sont normales.

I. ***La fonction biliaire.*** — Elle est d'exploration relativement facile. Son étude comprend la recherche des sels et des pigments biliaires dans les urines, le dosage de ces corps dans le sang. Ces examens renseignent sur la valeur de la cellule hépatique et sur le fonctionnement de l'appareil d'excrétion de la bile. Ils sont particulièrement importants dans les ictères.

II. ***Les troubles métaboliques.*** — La recherche de ces troubles se divise en trois groupes :

a) L'*étude du métabolisme glucidique* comprend l'épreuve de l'hyperglycémie provoquée. On lui préfère actuellement l'épreuve de la galactosurie provoquée, car cette dernière explore uniquement le pouvoir glycogénique du foie et n'est pas perturbée par l'insuffisance pancréatique.

b) L'*étude du métabolisme protidique* comprend les dosages des protides sanguins, et en particulier celui de l'albumine et de la globuline : la baisse du taux des albumines sanguines traduit une altération hépatique.

c) L'*étude du métabolisme lipidique* comprend le dosage du cholestérol total et estérifié du sang : la baisse du taux de ces corps, celle du rapport du cholestérol estérifié sur le cholestérol total est un signe d'altération.

d) La *mesure du taux de prothrombine* explore le métabolisme de la vitamine K, qui se transforme en prothrombine dans le foie; les anomalies de ce métabolisme sont responsables des hémorragies des hépatiques.

III. ***La fonction anti-toxique.*** — C'est la possibilité que possède le foie de débarrasser le sang des substances étrangères. Elle est mesurée par l'épreuve à la bromésulfonephtaléïne.

IV. ***Les réactions de floculation.*** — Elles traduisent l'existence d'un processus inflammatoire du système réticulo-endothélial hépatique ; elles sont d'emploi facile : test de Gros, de Kunkel, de Hanger, de MacLagan ; électrophorèse plasmatique.

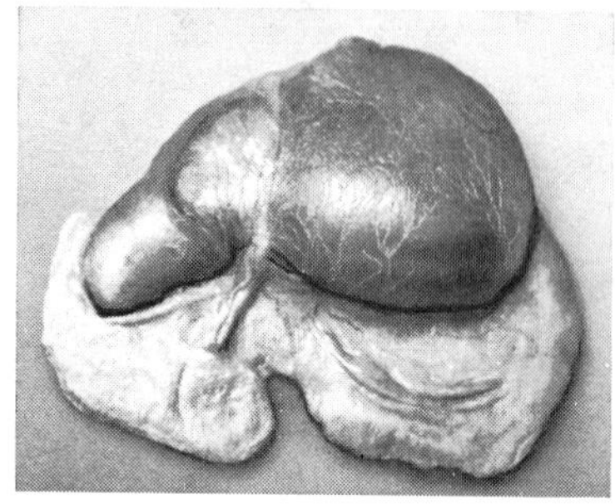

FIG. 729. — Face supérieure d'un foie normal.
(*Phot. J. Boyer.*)

V. ***L'analyse des enzymes sériques.***

a) Les *phosphatases alcalines :* leur élévation franche traduit une cholostase (arrêt de l'écoulement de la bile).

b) Les *transaminases :* en dehors d'une nécrose ou d'une ischiémie aiguë d'autres tissus (myocarde p. ex.), des taux importants de T. G. O. et de T. G. P. (v. à TRANSAMINASES) sont caractéristiques des destructions massives d'hépatocytes avec nécrose aiguë, comme dans l'hépatite aiguë sévère.

Explorations radiologiques. — L'angiographie, la scintigraphie du foie servent à montrer le volume et la forme du foie, et à délimiter les masses intra-hépatiques et extra-hépatiques. Ainsi, en général, on utilise, pour avoir une vue d'ensemble de la valeur hépatique, une série des examens vus.

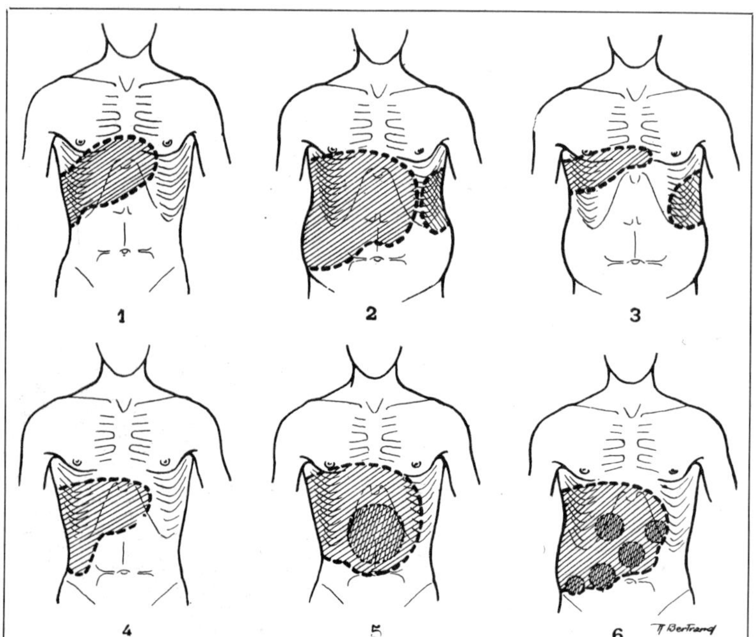

FIG. 728. — Volume du foie et de la rate à l'état normal et pathologique.
1. Foie normal; 2. Cirrhose hypertrophique alcoolique; 3. Cirrhose atrophique; 4. Hépatoptôse (foie flottant); 5. Kyste hydatique du foie; 6. Cancer nodulaire du foie (d'après Lereboullet).

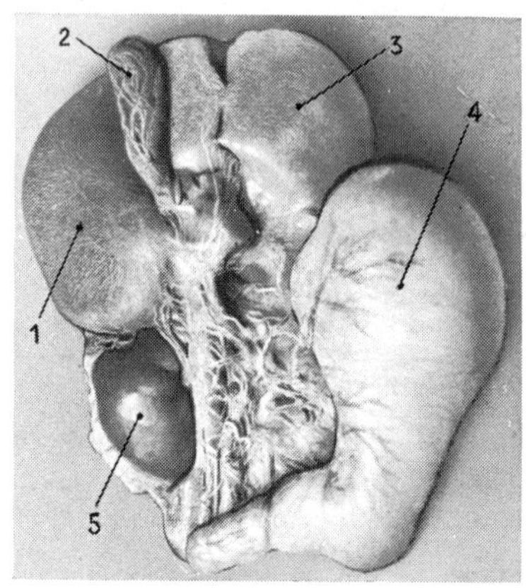

FIG. 730. — Face inférieure d'un foie normal.
1. Lobe droit du foie; 2. Vésicule biliaire; 3. Lobe gauche du foie; 4. Estomac; 5. Rein droit.
(*Phot. J. Boyer.*)

IV. FOIE (maladies). — Le foie peut être atteint par de nombreuses affections dont les symptômes communs, diversement associés, sont : la douleur, l'ictère (v. plus loin) ou jaunisse, le gros foie ou hépatomégalie, l'*hypertension portale* (v. *Supplément*) et l'insuffisance hépatique.

L'insuffisance hépatique. — Celle-ci ne se manifeste que dans les affections majeures du foie (cirrhose, cancer, hépatite p. ex.). La *petite insuffisance hépatique* dont on parle tant est donc une impropriété du langage; il s'agit de petits troubles digestifs liés à des anomalies fonctionnelles des voies biliaires. L'insuffisance hépatique vraie entraîne anorexie, amaigrissement, ictère à bilirubine conjuguée, œdème et ascite (surtout s'il y a une hypertension portale associée), dépilation, angiomes stellaires et tendance hémorragique; à un stade ultime apparaissent le coma hépatique et l'encéphalopathie. Le *coma hépatique* s'observe surtout dans les hépatites fulminantes ou dans les cirrhoses très évoluées. L'*encéphalopathie hépatique* est marquée par une agitation, une désorientation, un tremblement lent de grande amplitude, une hypertonie et des troubles réflexes; l'haleine est fétide; des hémorragies sont de mauvais pronostic; biologiquement il existe un élément nouveau : l'hyperammoniémie; l'évolution est souvent mortelle.

Cirrhose du foie. — Ce terme regroupe toutes les affections chroniques diffuses caractérisées par une diminution notable du nombre des hépatocytes, une destruction et une fibrose du tissu conjonctif de soutien, avec des nodules de régénération formés par les masses d'hépatocytes restants. Le foie est alors dur et irrégulier, atrophique (*fig.* 731) ou hypertrophique (*fig.* 732). Les cirrhoses sont, au début, latentes et bien tolérées; l'examen clinique découvre parfois déjà un foie dur à bord tranchant, une grosse rate et quelques angiomes stellaires; le retard à l'élimination de la brome-sulfonephtaléine et, surtout, la laparoscopie et la ponction-biopsie de foie permettent, en cas de doute, un diagnostic précoce, en montrant les nodulations. Il existe parfois déjà des varices œsophagiennes. A un stade plus tardif, le diagnostic devient évident devant l'association de signes d'hypertension portale et d'insuffisance hépatique : l'ictère, l'ascite avec œdème des membres inférieurs, les hémorragies digestives et la cachexie progressive apparaissent, groupés de façon diverse. Dès lors, la mort peut survenir par hémorragie digestive ou coma hépatique; elle peut être hâtée par la cancérisation de la cirrhose, une tuberculose, ou par une infection.

TRAITEMENT. Le régime sans sel vise à combattre le syndrome œdémateux; il peut être nécessaire d'utiliser les diurétiques, les ponctions d'ascite, voire la corticothérapie sous surveillance médicale stricte. Le traitement d'urgence des hémorragies digestives comporte des transfusions de sang, la pose éventuelle d'une *sonde de Blakmore* (sonde comportant à son extrémité un ballonnet destiné à comprimer les varices œsophagiennes qui saignent). L'état du foie ne permet que très rarement la prévention de leur récidive par anastomose portocave (v. ANASTOMOSE). Le traitement de l'insuffisance cellulaire est peu efficace. Le coma hépatique réclame une réanimation, comme tout coma, associée à des mesures qui cherchent à réduire la production d'ammoniac : suppression de tout apport de protides, administration de néomycine, lavements évacuateurs en cas d'hémorragies.

Les causes des cirrhoses sont multiples; aussi individualise-t-on divers types cliniques.

Cirrhose alcoolique (ou cirrhose de Laennec). — L'alcool est responsable de la majeure partie des cirrhoses en France; le risque de cirrhose dépend de la dose d'alcool ingérée, avec une fragilité très variable suivant les individus. La cirrhose paraît s'installer après une phase assez longue et réversible de stéatose (v. page 452). Au début, l'arrêt absolu de l'intoxication permet parfois la stabilisation des lésions. Plus tard, la cirrhose évolue pour son propre compte, avec une vitesse très variable cependant.

Cirrhose nutritionnelle non alcoolique. — Elle s'observe dans certains pays sous-développés. La carence protidique chronique et la malnutrition en sont responsables.

Cirrhose après hépatite. — Une hépatite virale peut aboutir à une cirrhose, qui peut elle-même se stabiliser ou plus souvent poursuivre sa grave évolution. Le traitement corticoïde a des effets variables et limités.

Cirrhose cardiaque. — V. FOIE CARDIAQUE.

Cirrhose bronzée (ou hémochromatose). — C'est une variété de cirrhose caractérisée par un très gros foie, dur, lisse, associé à une grosse rate. Cette cirrhose est due à une surcharge en fer de l'organisme. Les signes associés sont variables : on distingue, en effet, deux types d'hémochromatose.

L'hémochromatose peut être primitive : elle est héréditaire et se transmet selon le mode mendélien dominant. L'absorption intestinale de fer y serait augmentée. Chez la femme, les signes sont plus tardifs en raison des pertes de fer de la menstruation. Les premiers signes apparaissent le plus souvent entre quarante et soixante ans : à la cirrhose du foie s'associent une pigmentation brune de la peau, un diabète sucré, une impuissance. Une insuffisance cardiaque (rare) peut venir compléter le tableau : elle est alors précoce (entre vingt et trente ans) et grave.

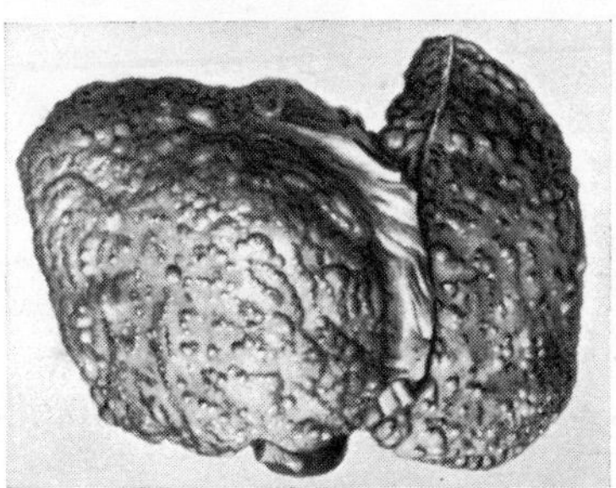

FIG. 731. — Foie atteint de cirrhose atrophique du type Laënnec, chez un alcoolique.

Outre les signes biologiques de diabète, de cirrhose, d'insuffisances surrénale et testiculaire, l'élévation franche du taux de fer sérique est caractéristique; elle peut être constatée chez les membres de la même famille encore indemnes de tout signe clinique.

Le traitement de l'hémochromatose primitive repose sur les saignées hebdomadaires, retirant chacune environ 500 ml de sang. La desferrioxamine substance qui favorise l'élimination du fer, peut être aussi employée. A ce traitement de base s'associent les thérapeutiques symptomatiques d'un diabète, d'une insuffisance gonadique.

L'hémochromatose peut être secondaire : les cirrhoses alcooliques se compliquent parfois d'une surcharge ferrique avec pigmentation et diabète. Anatomiquement, on constate dans l'hémochromatose l'infiltration par un pigment ocre ferrique du foie, du pancréas, des ganglions, du cœur, etc.

Cirrhose biliaire. — Ce terme groupe les cirrhoses liées à des affections des voies biliaires.

La *cirrhose biliaire secondaire* est l'aboutissant d'une obstruction cholédocienne partielle chronique; son traitement est essentiellement chirurgical et préventif.

La *cirrhose biliaire primitive* (maladie de Hanot) correspond, quel que soit son type, à une inflammation, puis à une obstruction des petits canaux biliaires intrahépatiques; cette lésion entraîne une cholostase chronique avec ictère, prurit, malabsorption, parfois xanthomes et, tardivement, une cirrhose; les traitements corticoïdes et immunosuppresseurs sont peu efficaces.

Cirrhoses infantiles. — La cirrhose est rare chez l'enfant, mais très grave du fait de son retentissement sur la croissance. Les causes des cirrhoses infantiles sont diverses : nutritionnelles (après hépatite), métaboliques (galactosémie p. ex.), malformatives.

Cirrhoses malformatives. — Elles s'observent chez le nouveau-né et le nourrisson, et se présentent sous la forme d'un ictère physiologique qui ne régresse pas. Elles sont dues à des malformations des canaux biliaires dans le foie ou à des anomalies des voies biliaires extrahépatiques (atrésie

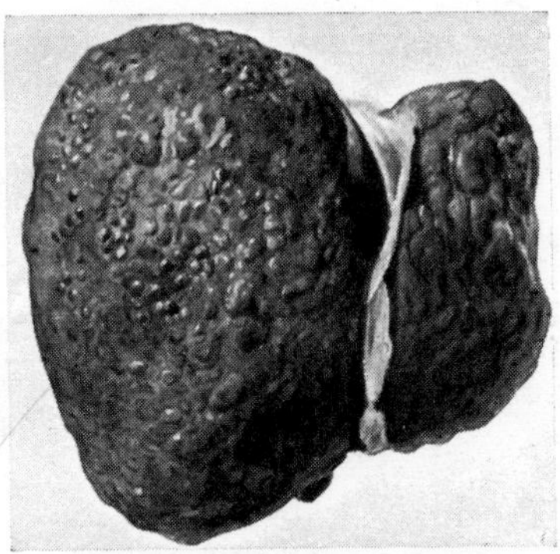

FIG. 732. — Foie atteint de cirrhose hypertrophique.

(*D'après une pièce de Tramond-Rouppert.*)

des voies biliaires, dilatation kystique du cholédoque p. ex.). Lorsque le type anatomique de la malformation le permet, le traitement est chirurgical.

Cirrhoses d'origine inconnue. — Leur fréquence est loin d'être négligeable.

Stéatose hépatique. — C'est la surcharge graisseuse des cellules hépatiques, qui sont distendues par de grosses gouttelettes graisseuses (*fig.* 732 bis). Elle entraîne une hépatomégalie (gros foie) molle, le plus souvent indolore, et peut s'accompagner d'un ictère discret.

La stéatose hépatique a deux causes principales : l'alcoolisme et les carences protéiques, surtout si à celles-ci s'associe une infection (tuberculose notamment). La deuxième cause est de loin la plus fréquente dans les pays sous-développés, en particulier chez l'enfant.

La stéatose est réversible si on reprend à temps une alimentation normale et si on supprime l'ingestion d'alcool. Sinon, le plus souvent, la stéatose fait progressivement place à une cirrhose. Le traitement de la stéatose est presque exclusivement diététique.

Les hépatites aiguës. — L'hépatite est l'inflammation des cellules hépatiques. Les causes sont diverses : virus (hépatites virales), substances toxiques (hépatite toxique), bactéries ou parasites enfin (hépatites infectieuses).

Les hépatites virales aiguës. — Il en existe deux formes épidémiologiquement différentes, mais dont les signes sont identiques :

L'*hépatite infectieuse* (à virus A), dont la durée d'incubation varie entre quinze et soixante jours; elle se transmet surtout par voie orale et confère une immunité;

L'*hépatite sérique,* qui a une durée d'incubation plus longue (de soixante à quatre-vingts jours) ; elle se transmet surtout par voie parentérale (transfusion de sang, aiguille hypodermique, seringue, etc., contaminées par des porteurs de germes) ; elle ne laisse pas d'immunité. Anatomiquement, les lésions sont identiques dans les deux formes : nécrose des hépatocytes, accompagnée d'une régénération active et d'une réaction inflammatoire diffuse.

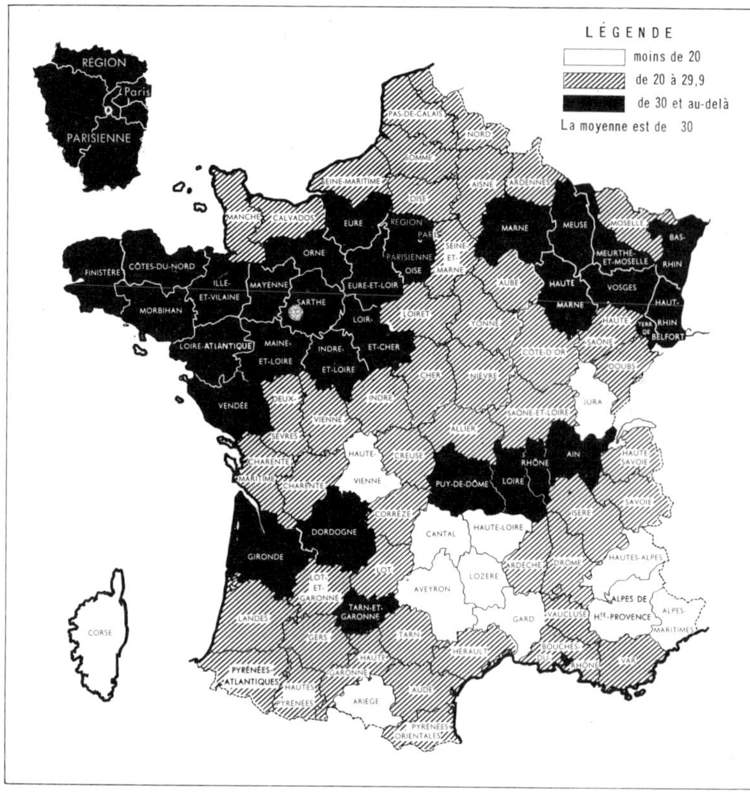

Fig. 733. — Mortalité par cirrhose du foie en France en 1956 (taux pour 100 000 hab.).
(Carte dressée par M. Moine, Institut national d'hygiène.)

Cliniquement, dans les formes typiques, l'ictère est précédé pendant deux à quatorze jours de signes pseudogrippaux : asthénie, arthralgies, myalgies, fièvre, urticaire, anorexie, troubles gastro-intestinaux, etc. Juste avant l'apparition de l'ictère, les urines se foncent et les selles se décolorent légèrement. A la phase ictérique, la fièvre diminue ainsi que les troubles digestifs. L'ictère dure de quelques jours à trois semaines; il s'accompagne parfois d'une hépatomégalie modérée et douloureuse, ainsi que d'une splénomégalie. L'évolution est spontanément régressive, et la phase de convalescence est dominée par une fatigue durable (deux à six semaines, parfois plus longue). Biologiquement, à la phase préictérique il existe une élévation des transaminases, une petite rétention de la brome-sulfonephtaléine; lorsque l'ictère apparaît, la bilirubinémie est augmentée, les tests de floculation sont perturbés, le taux de prothrombine peut être légèrement abaissé.

Parmi les formes cliniques, les *formes anictériques* (sans ictère) sont fréquentes et peuvent passer inaperçues.

L'*hépatite cholostatique* revêt un aspect qui ressemble à une obstruction des voies biliaires (taux de cholestérol et phosphatases alcalines élevés, foie vert à la laparoscopie).

La *nécrose hépatique subaiguë* est une forme où vomissements et fièvre persistent lors de la phase ictérique et s'accompagnent d'hémorragies; l'évolution s'y fait souvent vers la cirrhose post-hépatique.

L'*atrophie aiguë du foie* (forme fulminante d'hépatite, ou ictère grave de Rokitansky-Frerichs) se constitue au plus en quelques jours et entraîne le décès par insuffisance hépatique en moins de deux semaines.

Traitement. Dans les formes typiques, le repos au lit strict et prolongé et le régime à hautes calories constituent le traitement de base. Dans l'atrophie hépatique, les corticostéroïdes peuvent être employés avec les immunodépresseurs; le régime doit comporter peu de protides, et l'on prescrit de la néomycine par voie orale.

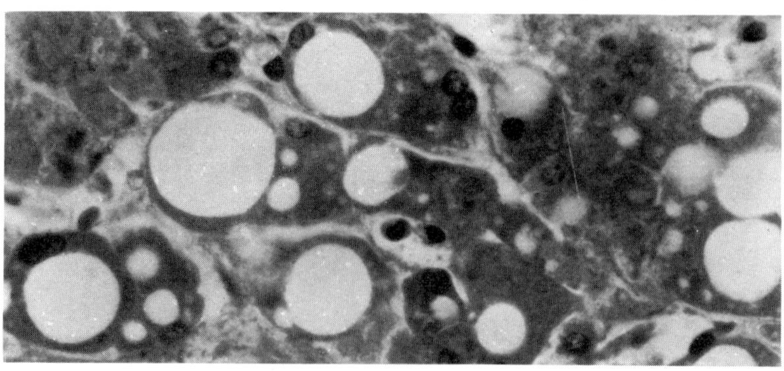

Fig. 732 bis. — Stéatose hépatique : gouttelettes graisseuses vues au microscope sur une coupe de foie.
(Phot. Dr Gübler.)

La prophylaxie de l'hépatite sérique repose sur l'utilisation de matériel à usage unique, la sélection des donneurs de sang (éviction des sujets chez qui la recherche d'*antigène australia* [v. ce mot] est positive, p. ex.). Ces mesures doivent limiter le nombre de cas.

Les hépatites toxiques et médicamenteuses. — L'atteinte du foie, ici, est due à une intoxication. On distingue :

les *hépatites toxiques vraies,* qui sont les plus fréquentes; elles entraînent une nécrose hépatocytaire, des troubles digestifs, un ictère, une élévation des transaminases. Leur gravité dépend de la dose toxique et des autres atteintes viscérales; elles peuvent entraîner la mort. Les plus fréquentes sont dues au tétrachlorure de carbone, aux dérivés du benzène, aux amanites phalloïdes et au phosphore;

les *hépatites médicamenteuses,* qui peuvent être de type cholostatique ou simuler une hépatite virale simple; elles touchent surtout des sujets prédisposés. Les médicaments le plus souvent en cause sont la chlorpromazine, les sulfamides hypoglycémiants, les hormones mâles, l'iproniazide, les inhibiteurs de la mono-amino-oxydase.

L'hépatite chronique active. — C'est une maladie du foie persistante, habituellement progressive, destructrice; son étiologie est inconnue : on a étudié comme causes possibles l'hépatite virale, les désordres immunologiques et les maladies endocriniennes; elle peut également être associée à une cirrhose post-hépatitique.

Les hépatites infectieuses. — Le foie peut être le siège de nombreuses infections, dues à des bactéries ou à des parasites : hépatites à pyogènes, pouvant aboutir à la constitution d'un abcès du foie, hépatite amibienne, leptospirose ictéro-hémorragique, tuberculose, syphilis, mononucléose infectieuse.

Les hépatites granulomateuses. — Elles peuvent survenir au cours de la sarcoïdose, de la tuberculose.

Foie cardiaque. — C'est la congestion du foie par gêne de la circulation veineuse de la grande circulation. Les veines sus-hépatiques, qui recueillent tout le sang du foie, vont s'ouvrir dans la veine cave, qui rapporte le sang veineux au cœur. Si le sang veineux ne peut plus arriver facilement au cœur, il en résultera une congestion du foie parfois très considérable; ainsi le foie cardiaque peut s'observer au cours des insuffisances cardiaques droites et des péricardites constrictives. Il peut être latent. Ailleurs il entraîne une hépatalgie (douleur au niveau de l'hypochondre droit) typiquement liée à l'effort, très rarement associée à un ictère. A l'examen, le foie est gros, tendu, lisse, douloureux. Sa pression entraîne un gonflement des veines jugulaires (reflux hépato-jugulaire). En cas d'insuffisance tricuspidienne, le foie peut être expansif à la systole. Le foie cardiaque régresse, au début, avec le trouble circulatoire qui en est responsable *(foie accordéon)* et, donc, sous traitement tonicardiaque; mais, plus tard, il ne régresse plus quand l'asystolie s'améliore : il est devenu sclérosé (cirrhose cardiaque).

Anatomiquement, le foie est gros, gorgé de sang, violacé, avec des taches rouge foncé entourées de parties plus claires jaune chamois (foie muscade).

D'autres affections vasculaires peuvent retentir sur le foie : une embolie artérielle peut donner un infarctus hépatique. Une thrombose des veines sus-hépatiques ou intrahépatiques entraîne à la longue un syndrome d'hypertension portale progressif.

Foie et grossesse. — Au cours de la grossesse, on peut observer certains accidents hépatiques : stéatose aiguë grave, cholostase intrahépatique récidivante et foie éclampsique.

Ictère. — Teinte jaune de la peau, due à l'imprégnation des tissus par la bilirubine (syn. JAUNISSE). Cette coloration est appréciable lorsque la bilirubinémie est supérieure à 20 mg par litre. C'est sur les conjonctives (blanc de l'œil) qu'elle est le plus précocement décelable.

Variétés d'ictères. — Suivant que la bilirubine est conjuguée ou non, on distingue :

Les ictères à bilirubine libre. — La bilirubine libre est la bilirubine non conjuguée.

a) *Lorsque le foie n'est pas en cause,* il s'agit le plus souvent d'ictères par hyperhémolyse (excès de destruction des hématies). Les urines sont claires, car la bilirubine libre ne traverse pas le filtre rénal. Les selles sont foncées, car il y a excès de stercobilinogène. Ces ictères peuvent se voir lors de toute hémolyse importante. Chez l'enfant, l'*ictère de Minkowski-Chauffard* est dû à une fragilité du globule rouge qui se transmet par hérédité, suivant le mode mendélien dominant. Une rate énorme peut être le seul signe de la maladie (sans anémie ni ictère). Il existe des modifications osseuses, notamment au niveau du crâne, avec aspect strié, dit « en poil de brosse », à la radiographie. Les signes biologiques sont ceux d'une hémolyse : anémie, réticulocytose, érythroblastose médullaire; d'autres signes biologiques sont spécifiques de la maladie et permettent de la différencier des autres anémies hémolytiques : microsphérocytose (hématies de volume réduit et de couleur homogène), résistance osmotique diminuée dans les solutions salées hypotoniques. La gravité de cette maladie est très variable. Elle peut se compliquer de troubles du développement statural et pondéral, de crises de déglobulisation aiguë, enfin de lithiase biliaire par précipitation des pigments biliaires (dans la vésicule ou le cholédoque) éliminés en excès par le foie.

b) *Lorsque le foie est en cause,* il peut s'agir d'un défaut (exceptionnel) de la glycuroconjugaison de la bilirubine dans le foie, responsable de la *cholémie familiale de Gilbert;* il s'agit plus d'une anomalie que d'une maladie, car elle entraîne peu de troubles si ce n'est dans sa forme majeure, source d'accidents néonatals (syndrome de Crigler-Najjar).

Les ictères à bilirubine conjuguée. — Ce sont des ictères par rétention : la bilirubine, normalement conjuguée par le foie, n'est pas éliminée dans la bile en quantité suffisante et elle est donc retenue dans l'organisme. Ces ictères s'accompagnent de selles claires et d'urines foncées; ils peuvent être dus à une obstruction des voies biliaires ou à une hépatite.

a) Les *ictères par obstruction des voies biliaires* peuvent être dus à une obstruction de la voie biliaire principale (cholédoque), par un calcul ou une tumeur (cancer du pancréas, cancer des voies biliaires, extension ou métastase ganglionnaire d'un cancer de voisinage), ou à des obstacles intrahépatiques (tumeurs le plus souvent).

b) Les *ictères par hépatite :* il s'agit alors d'un défaut de la sécrétion biliaire des cellules hépatiques, au cours des hépatites virales, toxiques, médicamenteuses.

c) Le *diagnostic entre ictère par obstruction et hépatite* est d'une grande importance pratique, car l'ictère par obstruction relève d'un traitement chirurgical. Schématiquement, l'ictère par obstruction s'accompagne d'un gros foie et d'un syndrome biologique de cholostase sans anomalie des transaminases sériques ni des réactions de floculation. Des éléments cliniques propres à certaines de ses causes peuvent faciliter le diagnostic clinique (grosse vésicule des obstructions cancéreuses, colique hépatique et angiocholite des calculs du canal cholédoque). A l'opposé, l'ictère par hépatite, souvent précédé, s'il est viral, d'une phase prodromique, ne s'accompagne que peu ou pas d'hépatomégalie (gros foie), mais comporte une augmentation des transaminases dans le sang et des réactions de floculation positives. La distinction est donc facile au début, en s'appuyant sur la clinique et des examens de laboratoire simples. Après quelques semaines, elle peut devenir beaucoup plus difficile, car certaines hépatites prennent une allure de rétention, alors que les réactions de floculation deviennent positives et que les transaminases s'élèvent chez des malades présentant une obstruction du cholédoque.

Enfin, il existe des ictères à bilirubine conjuguée au cours d'une affection congénitale exceptionnelle :

d) La *maladie de Dublin-Johnson* est caractérisée, outre l'ictère, par des troubles digestifs vagues, quelques douleurs de l'hypochondre droit, une élimination hépatique réduite de la brome-sulfone-phtaléine et, enfin, parfois, une coloration noirâtre du foie.

Les ictères mixtes. — Les fractions libre et conjuguée de la bilirubine sont toutes deux élevées au cours des ictères des cirrhoses et au décours de certaines hépatites virales.

TRAITEMENT DES ICTÈRES. Il est très différent suivant la cause : les ictères à bilirubine libre relèvent du traitement des affections hémolytiques; les ictères à bilirubine conjuguée dus à une obstruction relèvent d'un traitement chirurgical (ablation des calculs, de tumeurs) ; ceux qui sont dus à une hépatite, du traitement de celle-ci; enfin ceux des cirrhoses, du traitement général de ces états.

Les ictères du nouveau-né. — C'est une jaunisse observée entre la naissance et la cinquième semaine de la vie, qui peut relever de mécanismes très divers.

Les icteres à bilirubine libre.

a) L'*ictère simple du nouveau-né* s'observe chez le tiers des enfants nés à terme et chez presque tous les prématurés. Il est dû à l'immaturité de la cellule hépatique, qui conjugue et élimine encore imparfaitement la bilirubine. Il régresse rapidement.

b) Les *ictères hémolytiques par incompatibilité fœto-maternelle* : le plus souvent il s'agit d'une incompatibilité rhésus. La mère rhésus négatif, immunisée contre les globules rhésus positifs par des grossesses ou des transfusions antérieures, produit des anticorps antirhésus qui détruisent les globules rouges de son enfant, s'il a hérité du père le groupe rhésus positif. En fait, cette immunisation ne survient que chez 8 p. 100 des couples, femme rhésus négatif, homme rhésus positif. L'ictère se manifeste dès les premières heures de la vie et s'accompagne d'anémie et d'hépatosplénomégalie.

L'imprégnation des noyaux gris cérébraux par la bilirubine constitue ce que l'on appelle l'ictère *nucléaire* : à partir d'un certain taux chez le tout jeune enfant, la bilirubine libre peut entraîner des lésions des noyaux gris de la base du cerveau, qui se traduisent par des troubles graves du tonus musculaire. C'est leur prévention qui justifie l'exsanguinotransfusion (remplacement du sang de l'enfant par du sang rhésus négatif). Celle-ci permet de retirer de la bilirubine et de supprimer l'hémolyse. On a récemment essayé de supprimer l'immunisation par l'administration aux femmes exposées de gammaglobulines antirhésus. Les accidents par incompatibilité A, B, O sont beaucoup plus rares et souvent moins graves.

c) Le *syndrome de Crigler-Najjar* est rare : l'ictère est dû à un déficit congénital en un enzyme, la glycuronyl-transférase.

Les ictères à bilirubine conjuguée.

a) Les *malformations des voies biliaires* : l'absence totale ou partielle des voies biliaires peut entraîner en quelques jours un ictère avec selles décolorées. L'appétit et l'état général s'altèrent progressivement; le foie grossit. Il faut opérer pour essayer, quand cela est possible, de rétablir l'écoulement biliaire.

b) Les *ictères par hépatite* : il peut s'agir d'une hépatite virale, d'une toxoplasmose, d'une maladie des inclusions cytomégaliques, d'une syphilis congénitale. Dans certains cas, la cause reste mystérieuse, et le diagnostic reste très difficile avec une malformation des voies biliaires.

c) Les *affections métaboliques* (galactosémie p. ex.) peuvent entraîner un ictère néonatal.

Lithiase biliaire et Coliques hépatiques (lithiase : du gr. *lithos*, pierre). — Les calculs (*fig.* 734) sont de petites pierres qui se produisent dans la vésicule biliaire et dont la dimension varie depuis celle d'un grain de sable jusqu'à celle d'un œuf. En général, on

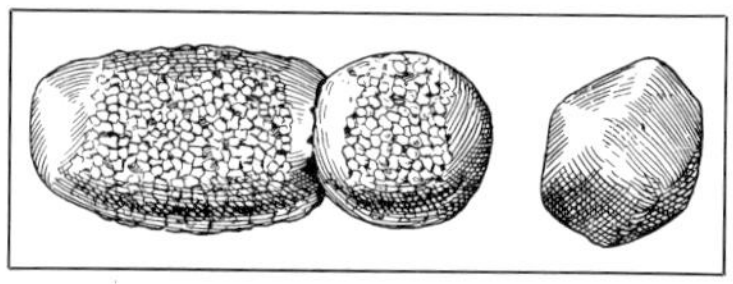

FIG. 734. — Calculs du foie.

trouve plusieurs calculs dans une même vésicule (*fig.* 735). Ces calculs existent également dans les canaux biliaires, le cholédoque en particulier.

Ils sont constitués soit par la cholestérine pure, soit par des pigments avec ou sans imprégnation de sels de chaux.

La production des calculs est conditionnée par de multiples facteurs : augmentation du cholestérol dans le

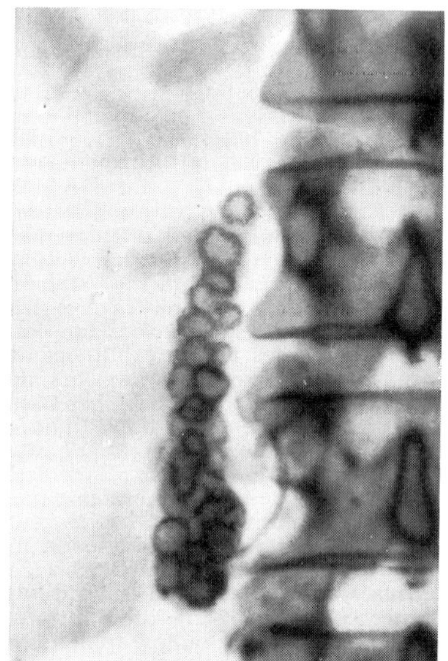

FIG. 735. — Radiographie d'une vésicule contenant des calculs.

sang (3 dg par litre), précipitation vésiculaire du cholestérol du pigment et des sels de la bile; atonie, obstruction ou infection de la vésicule.

CAUSES. La lithiase biliaire s'observe surtout chez les femmes, en particulier pendant la grossesse et après l'accouchement, après une fièvre typhoïde. Elle existe, également, chez les gros mangeurs, les malades obèses. On peut, chez un même malade, voir alternativement des crises de coliques hépatiques et néphrétiques.

SIGNES. Dans la grande majorité des cas, la présence de calculs biliaires dans la vésicule ne se traduit par aucun symptôme tant que le calcul reste dans cette vésicule et que celle-ci n'est pas enflammée; rien ne décèle sa présence; mais, parfois, survient un accident fort douloureux, la *colique hépatique*, qui tient à la migration de ces calculs à l'intérieur des voies biliaires. Brusquement, en général après un repas, c'est-à-dire au moment où la bile se déverse dans l'intestin, le malade ressent des douleurs très violentes dans la région droite de l'abdomen, sous les côtes (point vésiculaire), avec irradiations douloureuses à l'épaule droite, à la base du cou. La douleur atteint rapidement une acuité parfois extrême. Les vomissements ne tardent pas à survenir, d'abord alimentaires, puis bilieux. La crise se prolonge parfois plusieurs jours, à mesure que le calcul chemine dans les voies biliaires. Le 1er jour de la crise ou le lendemain existe souvent un léger ictère ou subictère, avec urines foncées, parfois fièvre éphémère.

La crise se termine brusquement comme elle a commencé, soit par le passage des calculs dans l'intestin, soit par le retour des calculs dans la vésicule biliaire, où ils retombent.

Dans certains cas, la colique hépatique se réduit à des *crampes* ou *brûlures d'estomac*, 2 à 4 heures après le repas, avec nausées, frissons, fièvre légère, éructations; ces troubles gastralgiques durent 3 jours et sont provoqués soit par l'ingestion d'œufs, de graisses cuites, de fritures, de mayonnaise, de chocolat, soit par des efforts (secousses d'un voyage), soit par les règles.

Les crises de colique hépatique sont souvent séparées par des intervalles de mois et d'année; pendant ce temps, le lithiasique peut présenter certains troubles plus ou moins accusés : teint cholérique avec poussées de subictère, cerne brunâtre autour des yeux, dépôt sous-cutané chamois de cholestérol autour des yeux (*xanthélasma*); frilosité, frissons, humeur capricieuse, maussade; intolérance digestive pour les graisses, les fritures, le foie gras, les œufs, le chocolat; parfois, diarrhée prandiale, colite spasmodique, arythmie cardiaque.

Mais, dans certains cas, les crises se répètent avec une fréquence désespérante, et les malades souffrent presque en permanence ; une *cholécystite* lithiasique s'est installée. V. CHOLÉCYSTITE.

Parfois, l'arrêt d'un calcul dans le canal cholédoque peut déterminer un *ictère par rétention*. Cette rétention biliaire s'accompagne très vite d'infection des voies biliaires et de fièvre. L'ictère évolue par poussées et donne un tableau caractéristique de la *lithiase de la voie biliaire principale;* il nécessite un traitement chirurgical (ablation du calcul).

TRAITEMENT MÉDICAL. I. *En dehors des crises.* — Existence assez active, de préférence au plein air, sans surmenage. Repos horizontal après les repas. Eviter les secousses abdominales (porter une sangle).

Pour le régime et les médications de l'hépatique, voir plus haut.

II. *Pendant les crises aiguës.* — Repos absolu. Compresses chaudes ou vessie de glace sur la région vésiculaire. Belladone, opium, injection de morphine ou injection intraveineuse de théophylline à 0,25 cg.

TRAITEMENT CHIRURGICAL. Une intervention chirurgicale peut être indiquée au cours de la lithiase biliaire ou de ses complications, soit pour enlever une vésicule calculeuse entraînant des crises douloureuses, à répétition, soit pour drainer ou enlever une vésicule infectée, soit encore pour enlever un calcul du cholédoque et rétablir le cours normal de la bile.

Abcès du foie. — Les microbes pyogènes ou anaérobies peuvent déterminer dans le foie des *petits abcès*, gros comme un grain de mil à un noyau de cerise.

CAUSES. Abcès emboliques, métastatiques au cours des septicémies; abcès par thromboses septiques du système porte au cours d'une appendicite grave, de la fièvre typhoïde, de salpingite, d'un cancer ulcéré; abcès angiocholitiques par infection des voies biliaires (lithiase ou cancer).

SIGNES. Fièvre, frissons, sueurs, troubles digestifs, asthénie, ictère, foie gros et douloureux.

PRONOSTIC. Grave; évolution fréquente vers l'ictère grave.

TRAITEMENT. Sulfamides, pénicilline. Le drainage chirurgical est dans ces cas inopérant; au contraire, il peut donner des succès dans les grands abcès du foie.

Ces *grands abcès* à pyocoques (staphylocoques, streptocoques) sont rares; ils peuvent succéder à une appendicite, à une salpingite suppurée, parfois à une helminthiase (ascaris); le plus souvent, ils sont d'origine amibienne. V. AMIBIASE.

TRAITEMENT. Ponction suivie d'aspiration; pénicilline en injection sous-cutanée et dans l'abcès; si l'abcès se vide mal, incision chirurgicale.

Tumeurs du foie. — Cancer. — Il est ordinairement *secondaire* à des métastases de cancers voisins : estomac, côlon, rectum, pancréas, organes du petit bassin. C'est un *cancer nodulaire*.

Mais il peut être *primitif*, formant soit un bloc cancéreux unique (*cancer massif*), soit des noyaux distincts (*cancer nodulaire*), ou bien il s'accompagne de cirrhose (*adéno-cancer avec cirrhose*). Il est plus fréquent chez l'homme et se développe surtout après 40 ans. L'alcoolisme, le paludisme, une affection du foie antérieure sont des causes prédisposantes.

SIGNES. Le *cancer massif* se manifeste par des troubles digestifs, une cachexie, de la fièvre, de l'anorexie, un dégoût de la viande, un faciès jaune pâle, une hypertrophie du foie, qui devient dur et peut occuper tout l'abdomen; sa surface est lisse, ligneuse. Pas d'ascite, de circulation collatérale, ni d'ictère; rate normale ou hypertrophiée; parfois fièvre à 38-39°.

EVOLUTION. Rapide; en trois à cinq mois, cachexie, hémorragies gastro-intestinales.

Dans le *cancer nodulaire*, anorexie précoce, foie volumineux, irrégulier, bosselé, douloureux; ictère habituel, discret ou net; ascite modérée; selles normales ou décolorées, fétides; parfois fièvre.

EVOLUTION. Plus lente que la forme précédente : cinq mois à cinq ans; cachexie, délire, hémorragies

TRAITEMENT. Purement palliatif.

Kyste hydatique. — Poches remplies d'un liquide transparent se développant dans le foie. On peut aussi les trouver dans d'autres organes.

Ces kystes sont provoqués par l'accroissement dans le foie de l'embryon d'un parasite qui vit à l'état normal dans l'intestin du chien, le *ténia échinocoque* (V. TÉNIA). Ce ver produit un grand nombre d'œufs, qui sont éliminés avec les matières fécales de l'animal et peuvent venir souiller les mains des personnes jouant avec les chiens. Ces œufs microscopiques peuvent ainsi être portés jusqu'aux lèvres, pénétrer de là dans l'intestin de l'homme, et, après être parvenus dans le courant sanguin, aller se fixer au niveau du foie. Très lentement, ils se développent, et ce n'est que plusieurs années après leur début qu'ils peuvent manifester leur présence.

SIGNES. Tuméfaction du foie, troubles dyspeptiques, nausées, vomissements, douleur, dégoût des graisses, diarrhée après les repas, épistaxis, crises d'urticaire répétées (signe d'intoxication hydatique), éosinophilie sanguine. On peut sentir une voussure à l'épigastre et dans l'hypocondre droit si le kyste est antérieur (la palpation permet parfois de percevoir un *frémissement* spécial) ; si le kyste est supérieur, il repousse le diaphragme, irrite la plèvre, comprime le poumon. Les kystes inférieurs simulent une tumeur abdominale.

EVOLUTION. Parfois la tumeur peut disparaître à la suite de la mort du parasite; elle peut aussi se rompre dans le péritoine ou la plèvre; la rupture peut se traduire par des signes graves : pâleur, lipothymie, vomissements, crises d'urticaire généralisée, parfois ascite et échinococcose secondaire du péritoine. Enfin, le kyste peut suppurer; il se comporte alors comme un abcès du foie.

La réaction de fixation du complément permet de reconnaître s'il existe un kyste hydatique du foie (réaction de Weinberg et Parvu). Si elle continue a être positive après l'opération, elle peut faire supposer que tous les kystes n'ont pas été enlevés.

TRAITEMENT. Chirurgical : ablation totale du kyste; en cas d'impossibilité, abouchement de la poche à la paroi (marsupialisation).

Syphilis hépatique. — Elle peut s'observer au cours de la *syphilis acquise* ou *héréditaire*.

Dans la *syphilis secondaire*, on peut noter un *ictère* banal accompagnant les accidents secondaires, avec urines riches en pigments et en sels biliaires. Cet ictère guérit, en général, rapidement par le traitement antisyphilitique et se transforme rarement en ictère grave.

Dans la *syphilis tertiaire*, le foie peut être touché tardivement, cinq à vingt ans après le chancre, par des gommes ou une sclérose; le foie est volumineux, dur, soit lisse, soit irrégulier (foie ficelé) ; la rate est également hypertrophiée; l'albuminurie est fréquente; inconstants sont l'ictère, l'ascite, la fièvre à types divers (continu, intermittent ou irrégulier), avec ou sans atteinte de l'état général. Le traitement antisyphilitique fait ordinairement disparaître ces troubles rapidement.

Dans la *syphilis héréditaire*, le foie peut être congestionné ou scléreux, contenant de nombreux tréponèmes chez le nouveau-né; plus tard, chez l'enfant et chez l'adolescent, on peut observer les troubles analogues à ceux de la syphilis tertiaire.

Hépatoptôse ou Foie mobile. — Prolapsus ou chute du foie par relâchement de l'appareil suspenseur du foie, dû à des causes variées, parmi lesquelles on peut citer les travaux pénibles, les exercices violents. Voir PTÔSES.

FOIE (**aliment**). — On utilise pour l'alimentation :

1° Le *foie de bœuf*, ordinairement de couleur brun chocolat, quelquefois de couleur claire (foie blond) ;

2° Le *foie de veau*, plus petit, plus estimé, plus clair et plus tendre ;

3° Le *foie de mouton*, brun foncé, peu estimé, employé surtout pour la nourriture des chats ;

4° Le *foie de porc*, dont la surface est grenue, et qui est utilisé pour le pâté de foie et le fromage d'Italie;

5° Le *foie d'oie*, employé pour le pâté de foie gras.

INCONVÉNIENTS. Le foie se corrompt très facilement; il devient friable et en même temps prend sur la coupe une teinte feuille morte (foie tourné, qui est un des premiers signes de la décomposition). Le foie, notamment celui du bœuf et du mouton, peut contenir des échinocoques, des douves et des lésions tuberculeuses. V. à VIANDES MALSAINES.

HYGIÈNE. Le foie étant plus sujet à être envahi par les bacilles des maladies que les autres viandes, il est prudent de ne le manger que *très cuit*. Le foie de veau est très digestible; les foies de bœuf et de porc sont très gras et, par suite, lourds pour l'estomac. Le foie gras doit être défendu aux personnes arthritiques ou qui ont la digestion difficile.

FOIE (**médicament**). — Le foie, sous différentes formes, a été prescrit dans les anémies de l'adulte et de l'enfant, les insuffisances hépatiques, les intoxications médicamenteuses. V. WHIPPLE (Méthode de), EXTRAITS : *Extraits de foie*.

Foie de soufre. — V. SOUFRE : *Trisulfure de potassium*.

FOINS (**Rhume des**). — Variété d'asthme associé à un rhume de cerveau compliqué de conjonctivite.

CAUSES. Ce rhume s'observe surtout chez les arthritiques ou les nerveux, les sujets qui ont une sensibilité particulière de la muqueuse nasale ou une hypertrophie des cornets.

La cause réside dans une sensibilisation spéciale vis-à-vis du pollen de certaines graminées.

Les pollens voltigent particulièrement à la fin du printemps, d'où la fréquence de l'affection à ce moment (*asthme d'été*), plus rarement en automne.

La maladie peut se produire assez souvent dans les villes, le vent transportant très loin les poussières végétales qu'on trouve en abondance dans l'atmosphère.

Si l'on dépose des extraits aqueux de pollen ou des pollens en nature sur de petites scarifications cutanées de 2 mm, on constate que les graminées qui donnent une réaction positive sont : le dactyle aggloméré (97 p. 100), l'agrostis blanche, la fléole des prés, le pâturin des prés, la flouve odorante, le seigle, l'avoine, le blé, le maïs.

Certains malades ne présentent une sensibilité que pour certaines plantes.

SIGNES. La fièvre fait ordinairement défaut. On distingue deux formes : *la forme oculo-nasale* et la *forme thoracique*.

Forme oculo-nasale. — Démangeaisons insupportables dans le nez, avec violents éternuements, se répétant vingt à trente fois de suite, et sérosité liquide « s'écoulant comme une fontaine »; picotements incessants dans les yeux, qui, sous l'influence des frottements, se congestionnent et donnent lieu à un écoulement continu de larmes. La lumière et la chaleur exaspèrent ces troubles, qui s'amendent au contraire à l'ombre, la nuit et dans les endroits frais.

Forme thoracique. — Aux signes précédents s'ajoute une oppression, qui s'accroît graduellement et donne lieu à des accès très pénibles. Ceux-ci s'accompagnent souvent d'une expectoration abondante.

MARCHE. La durée totale de la maladie ne dépasse pas six semaines, mais l'accès peut se reproduire pendant plusieurs années, à une date presque identique à la première.

TRAITEMENT. — Le *traitement de fond* comporte la désensibilisation par mise en contact avec des doses minimes et progressives de pollen (cuti-réaction); la désensibilisation aspécifique; le traitement d'une épine irritative locale : infection chronique, polype, hypertrophie d'un cornet.

Au cours de la crise, il faut soustraire le sujet aux poussières végétales (voyage en mer, cure d'altitude). On préfère actuellement à l'éphédrine, qui favorise les récidives, les dérivés cortisoniques.

FOLIE (du lat. *follis,* souffle, ballon plein de vent). — Terme vague servant à désigner un trouble de l'esprit. Les individus privés de raison sont dangereux pour eux-mêmes et pour leur entourage, et, partant, justiciables d'un internement provisoire ou définitif. Les troubles mentaux peuvent être dus à l'insuffisance intellectuelle (*idiots, imbéciles, débiles*) [v. ces mots], ou à un trouble permanent du raisonnement sur tous les points ou sur quelques-uns seulement (délires systématisés, fous partiels), ou à une déchéance progressive et généralisée de l'intelligence (*démence*) [v. ce mot]. Les intoxications par alcool, opium, cocaïne, morphine, etc., peuvent priver l'individu de toute sa raison, d'une façon passagère ou durable.

Folie à deux. — Délire systématisé apparaissant chez deux individus vivant ensemble, soit en même temps, soit avec un certain retard chez l'un des sujets.

Folie brightique. — Troubles mentaux d'origine urémique.

Folie cardiaque. — Troubles mentaux (délire, hallucinations, impulsions) observés chez des cardiaques au moment ou en dehors des crises d'asystolie.

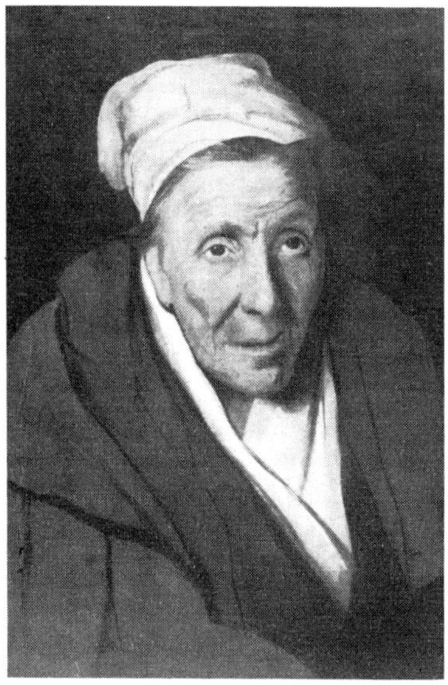

FIG. 736. — *La Folle,* tableau de Géricault. (*D'après des dessins faits à la Salpêtrière.*)

Folie circulaire. — Psychose caractérisée par l'évolution successive et régulière de l'état maniaque ou mélancolique et d'un intervalle lucide plus ou moins prolongé.

Folie des foules. — Exemple de contagion mentale. Nés tantôt d'impulsions communiquées par suggestion et de proche en proche par des individus actifs (les meneurs) à des individus passifs (les menés), tantôt d'impulsions soudaines qui ont germé simultanément dans la foule, après une émotion forte, les mouvements de foule se propagent rapidement et ne tardent pas à s'extérioriser par des manifestations violentes, partant d'individus qui, isolément, sont incapables de tout acte agressif, et parmi lesquels les femmes se distinguent par une particulière cruauté.

Folie du doute. — V. à DOUTE.

Folie maniaque. — V. à MANIE.

Folie mélancolique. — V. à MÉLANCOLIE.

Folie périodique. — Psychose caractérisée par le retour chaque année à la même époque des troubles maniaques ou mélancoliques.

Folie puerpérale. — Troubles mentaux qui peuvent survenir à l'occasion de la grossesse, de l'accouchement, de la lactation.

CAUSES. Hérédité névropathique (vésanie, épilepsie); complications de la grossesse et de l'accouchement : hémorragies, éclampsie, infection.

Folie des femmes enceintes. — Varie depuis les simples perversions du goût jusqu'à la manie du vol (kleptomanie), l'excitation maniaque et la mélancolie (psychose théâtrale, hallucinatoire, bruyante à type de convulsion mentale); l'accouchement peut avoir, mais non toujours, une influence favorable.

Folie des nouvelles accouchées. — Hallucinations sensorielles, idées de persécution, parfois manie aiguë pouvant entraîner la mort.

Folie des nourrices. — Souvent tardive, au moment du sevrage; succède fréquemment à une mastite : délire mélancolique; rarement excitation maniaque. Guérit habituellement avec la suppression de l'allaitement.

TRAITEMENT. Traitement de l'intoxication ou de l'infection; supprimer l'allaitement.

Isolement des malades et surveillance, car la tendance au suicide est fréquente. Séparer la mère de l'enfant, pour éviter qu'elle attente à la vie de ce dernier.

V. aussi à ALIÉNATION MENTALE, DÉMENCE, MANIE, ISOLEMENT, INTERNEMENT, PSYCHOPATHIES, PARALYSIE.

Statistique de la folie en France. — Le nombre des aliénés dans les hôpitaux psychiatriques a progressivement augmenté (v. carte à ALIÉNÉS).

Les statistiques montrent que les départements normands et bretons, où l'alcoolisme est très répandu, fournissent le plus gros contingent d'aliénés. Les départements de la Seine, de la Meuse, du Haut-Rhin, de l'Yonne, du Vaucluse, et le Massif central paraissent également les plus touchés par ce fléau.

La proportion *pour cent* relative des diverses formes de folie est la suivante :

Maniaques et mélancoliques	40
Folie avec antécédents alcooliques	12
— alcoolique	6
— paralytique	4
Démence sénile	7
Idiotie et crétinisme	10
Epilepsie	4
Autres maladies mentales	17

Le nombre des femmes aliénées est plus élevé que celui des hommes. Elles sont atteintes de folie simple et de démence sénile plus souvent que les hommes, mais moins souvent qu'eux de folie alcoolique et de paralysie générale.

FOLIQUE (Acide). — Facteur de croissance de certains microbes (*Lactobacillus casei* et *Streptococcus lactis*), isolé du complexe vitaminique B.

L'acide folique se trouve en abondance dans les feuilles d'épinards, d'où son nom. Il a été préparé synthétiquement et se présente sous la forme d'une poudre rouge-orangé cristallisée.

L'acide folique, qui a une action spécifique sur la régénération et la maturation des hématies, jouit de *propriétés anti-anémiques* remarquables, dans les anémies pernicieuses, macrocytaires, gravidiques, certaines anémies de l'enfant et du nourrisson, dans la sprue, la pellagre, l'agranulocytose, la maladie cœliaque.

MODE D'EMPLOI. Injections intraveineuses ou intramusculaires, ou par la bouche. L'acide folique n'a aucune action sur les anémies hypochromes, aplastiques, et sur les leucémies myéloïdes.

Il posséderait un certain *pouvoir anticancéreux,* puisqu'il est capable de guérir ou d'améliorer certaines tumeurs spontanées de la souris.

On trouve dans le commerce un acide folique de synthèse (foldine) en comprimés de 5 mg (1 à 2 comprimés chez l'enfant, 4 à 8 chez l'adulte).

FOLLICULE (du lat. *folliculus,* petit sac). — Dépression d'une profondeur variable et en forme de doigt de gant d'une muqueuse dans le tissu sous-jacent; elle produit une sécrétion.

Follicule clos. — Organe lymphatique de la muqueuse de l'*intestin* (v. ce mot). Il est analogue aux ganglions et sert à la rénovation des cellules lymphatiques. Les follicules clos sont altérés dans la fièvre *typhoïde.*

Follicule de De Graaf. — V. FÉMININS (Organes génitaux).

Follicule pilo-sébacé. — Invagination de l'épiderme : son fond relevé en *papille* donne insertion au *poil,* que sécrète cette papille; un diverticule latéral, la *glande sébacée,* sécrète une matière grasse, le *sébum.* V. PEAU.

Follicule tuberculeux. — Lésion élémentaire de la tuberculose, formée au centre par une *cellule géante,* volumineux plasmode irrégulier contenant un grand nombre de noyaux et parfois de nombreux bacilles de Koch. Cette cellule est entourée d'une zone de *cellules épithélioïdes* plus petites et d'une zone de *cellules embryonnaires.*

FOLLICULINE. — Hormone ovarienne. V. HORMONES, OVAIRE.

FOLLICULITE. — Inflammation du follicule pileux due à des processus divers (acné, tuberculose, syphilis, trichophytie, éruptions artificielles par le goudron, les composés chlorés, le pityriasis rubra pilaire).

On donne aussi ce nom aux inflammations des follicules de l'urètre au cours de la blennorragie.

Les *folliculites cutanées* peuvent être dues soit à des champignons, soit à des microbes pyogènes, le *staphylocoque* en particulier. Ce microbe, hôte saprophyte de la peau, peut devenir pathogène quand il rencontre des conditions favorables : humidité (pansements humides, emplâtres), grattage par eczéma ou gale.

Folliculite mycosique ou trichophytique. — V. TEIGNES.

Folliculite pyococcique. — Elle peut siéger à la barbe, au cuir chevelu, mais on peut l'observer aux sourcils, aux cils, aux poils disséminés sur les membres.

SIGNES. La folliculite débute toujours par une inflammation de l'orifice ou follicule, qui se transforme bientôt en pustulette superficielle; ces pustulettes péripilaires sont disséminées ou groupées sur les joues, le menton, parfois sur la peau glabre; leur coloration est jaune d'or (*impétigo de Bockhardt*); elles guérissent d'ordinaire rapidement et sans cicatrices, mais récidivent facilement.

Au *cuir chevelu,* les pustulettes, centrées sur un poil, entraînent l'atrophie du follicule pileux; la peau, blanche, déprimée, s'exfolie et présente des *cicatrices en grains de plomb,* et, quand la surface atteinte du cuir chevelu est assez grande, on note une *alopécie cicatricielle* importante.

La suppuration du follicule, d'abord superficielle, peut gagner la profondeur et se compliquer d'abcès ou d'une infiltration profonde appelée *sycosis.* V. SYCOSIS.

TRAITEMENT. Pas de pansements humides ni de cataplasmes, qui diffusent l'infection. Pulvérisations avec l'eau pure, résorcinée à 1 p. 1 000, ou de l'eau de Dalibour; badigeonnages à l'alcool iodé ou avec une lotion soufrée, suivie d'applications de pommade aux sulfamides, à l'oxyde jaune, ou de crème au sulfate de zinc et de cuivre.

Le traitement général par les vaccins, l'anatoxine, les bactériophages est souvent inefficace. Sulfamides; pénicilline dans les cas rebelles.

FOMENTATION (du lat. *fovere,* chauffer). — Applications *chaudes,* soit *sèches* (serviettes ou flanelles chaudes, briques, boules d'eau), soit *humides* (linges, flanelles, éponges trempées dans un liquide médicamenteux chaud); décoction d'espèces émollientes ou narcotiques, de fleurs de sureau, d'huile d'amandes douces, d'eau additionnée d'alcool camphré.

ACTION. Diminution ou suppression d'un état inflammatoire.

FONCTION (du lat. *fungi,* exécuter). — Action particulière qu'exerce chaque appareil du corps par suite de sa constitution anatomique : digestion, circulation, reproduction, respiration, etc. L'étude des fonctions constitue la *physiologie.*

FONDANT. — Médicament destiné à produire la résolution d'un engorgement, d'une inflammation : onguent napolitain (V. MERCURE), pommade à l'iodure de potassium, à l'iodure de plomb.

FONDEURS (Fièvre des). — Fièvre observée chez les ouvriers qui fondent le laiton, chez ceux qui, au chalumeau, travaillent les tôles galvanisées, et chez ceux qui sont employés à la destruction de vieux navires. Elle semble due aux vapeurs d'oxyde de zinc.

SIGNES. Frissons, malaises, céphalée, nausées, fièvre à 38-39° survenant le soir, après le travail; après une nuit d'insomnie, crise sudorale, et tout est fini; récidives possibles. Le foie est parfois douloureux et hypertrophié.

FONGOSITÉ (du lat. *fungus,* champignon). — Végétations mollasses qui apparaissent à la surface d'une plaie, d'un ulcère, d'un cancer; elles saignent facilement et nuisent à la cicatrisation. On les détruit d'ordinaire par une cautérisation au nitrate d'argent.

FONGUS (du lat. *fungus,* champignon). — Nom générique donné à des tuméfactions bourgeonnantes en forme de champignon ou d'éponge.

Fongus ombilical. — Tumeur bourgeonnant aux dépens d'une plaie ombilicale infectée chez le nourrisson, ou de débris du canal omphalo-mésentérique.

Fongus du testicule. — Légion tertiaire syphilitique du testicule, qui devient le point de départ d'un bourgeonnement exubérant et en saillie du tissu testiculaire.

Fongus de la dure-mère. — Sarcome (variété de cancer) de la face externe de la méninge dure, et qui finit par perforer la voûte crânienne de dedans en dehors.

Fongus du pied. — V. MYCÉTOME.

FONTANELLE (du lat. *fons,* source) [V. *fig.* 53, 54, p. 40 à ALLAITEMENT]. — Point de réunion des sutures du crâne formé par une membrane fibreuse dépressible, qui est remplacée d'abord par du cartilage et ensuite par de l'os. L'occlusion complète a lieu en général vers le quinzième mois. Voir CRÂNE.

Les deux principales sont la *fontanelle antérieure* ou *bregmatique,* losangique, située entre les deux frontaux et les deux pariétaux; quatre sutures y aboutissent; la *fontanelle postérieure* ou *lambda,* petite, parfois punctiforme, qui représente l'intersection de trois sutures : sagittale, occipitale et pariétale; deux *fontanelles accessoires* ou *latérales* existent, l'une en avant à la rencontre du frontal, du pariétal et du temporal (*ptérion*); l'autre postérieure ou *astérion,* située à la rencontre du pariétal, du temporal et de l'occipital.

La grande fontanelle est souvent bombée, résistante, animée de battements chez les enfants bien portants. Lorsque cette fontanelle est, au contraire, déprimée ou creuse, elle indique la résorption du liquide qui entoure le cerveau et une alimentation défectueuse. Inversement, elle est saillante et tendue dans la méningite.

Un retard dans la fermeture de la fontanelle antérieure indique un retard dans l'évolution du système osseux. Il se rencontre chez les enfants élevés au biberon, sevrés trop tôt, marchant tard, noués, autrement dit chez les *rachitiques.* On observe aussi ce retard dans l'hydrocéphalie.

FONTE PURULENTE. — Transformation en pus d'une portion ou de la totalité d'un organe, avec souvent perforation et destruction d'organes voisins (fonte de l'œil).

FONT-ROMEU (Pyrénées-Orientales). — Station de haute altitude (1 800 m) de la Cerdagne française, protégée contre les vents du nord, et de température clémente. Station de sports d'hiver.

INDICATIONS. Convient aux adultes et aux enfants anémiés, fatigués et surmenés, mais énervés, qu'il faut calmer et fortifier. Air pur, tonique et sédatif, grâce aux senteurs balsamiques qui se dégagent de son immense forêt.

CONTRE-INDICATIONS. — Ne convient pas aux tuberculeux pulmonaires.

FOOTBALL. — La pratique du football développe surtout la musculature des membres inférieurs, dont la forme tend à s'alourdir; en revanche, elle développe peu le thorax et la paroi abdominale. Une culture physique complémentaire doit être faite régulièrement afin d'assurer un développement harmonieux de toutes les parties du corps.

Les *accidents,* plus ou moins graves, siègent presque toujours aux membres inférieurs, à part les blessures à la tête par coup de pied, quand le gardien de but se couche sur la balle pour l'arrêter, et les fractures de la clavicule par chute sur l'épaule.

On peut observer chez les joueurs de football :

1° Le *genou du footballeur,* affection chronique avec douleurs, laxité

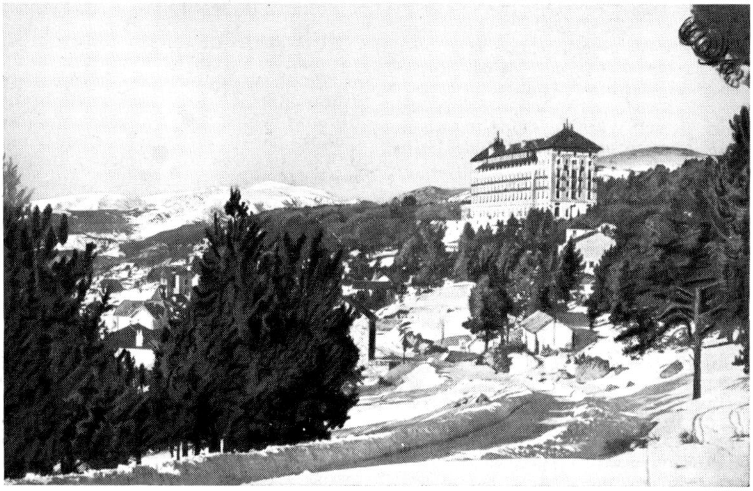

FIG. 737. — Font-Romeu, station de haute altitude dans les Pyrénées. (*Cl. S. N. C. F.*)

ligamentaire, qui résulte de nombreux petits traumatismes;

2° L'*arthrite chronique* par traumatisme du genou. Les lésions siègent surtout au niveau de la synoviale et entraînent un épanchement de synovie difficile à résorber;

3° La formation d'un *ostéome* au niveau du condyle interne, suite d'un arrachement parcellaire de l'os;

4° Des *fractures de jambe* par choc direct, par flexion ou par tension;

5° Des *contusions du nerf sciatique* poplité externe pouvant donner des paralysies des muscles innervés par ce nerf;

6° Des *luxations du genou*, en avant, en arrière ou de côté. Le genou est très déformé; le tibia, au lieu d'être dans l'axe de la cuisse, est nettement déplacé et son extrémité supérieure fait saillie. Ces luxations, heureusement rares, sont graves, car elles s'accompagnent de lésions très importantes des ligaments et parfois des vaisseaux poplités;

7° Des *luxations de la rotule*, le plus souvent en dehors, par rupture de l'aileron rotulien interne. Le genou est aplati et la rotule a glissé vers le côté externe.

Mais, d'une façon générale, le football est un sport peu dangereux, dont les accidents restent le plus souvent bénins.

FORCEPS (mot lat. signifiant *tenaille*) [*fig.* 738]. — Appareil destiné à embrasser les deux côtés de la tête du fœtus à l'intérieur de la matrice, entre deux sortes de cuillères, pour faciliter un accouchement difficile, en suppléant à l'insuffisance des contractions utérines. Il permet de hâter l'expulsion de l'enfant lorsque celui-ci ou la mère sont en danger. Dans certains cas exceptionnels, il est appliqué aussi sur les fesses.

L'instrument se désarticule, et chacune des cuillères est introduite séparément, en la glissant sur une des mains; puis la jonction des deux branches est opérée, avec légère compression de la tête, et les tractions commencent.

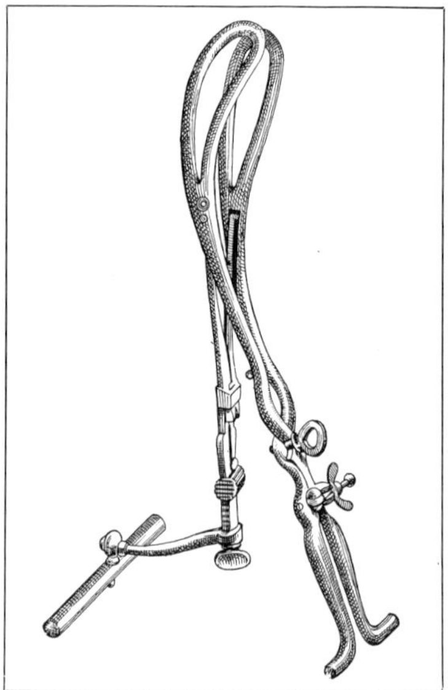

FIG. 738. — Forceps Tarnier, avec tracteur.

FORCIPRESSURE. — Procédé consistant à supprimer une hémorragie en aplatissant les parois d'une artère entre les deux mors d'une pince. inventée par Péan, dite *à forcipressure* (*fig.* 739). On l'emploie soit temporairement, au cours d'une opération, en attendant d'opérer la ligature du vaisseau, soit à titre définitif, auquel cas il suffit de maintenir la pince pendant vingt-quatre à quarante-huit heures, suivant l'importance du vaisseau.

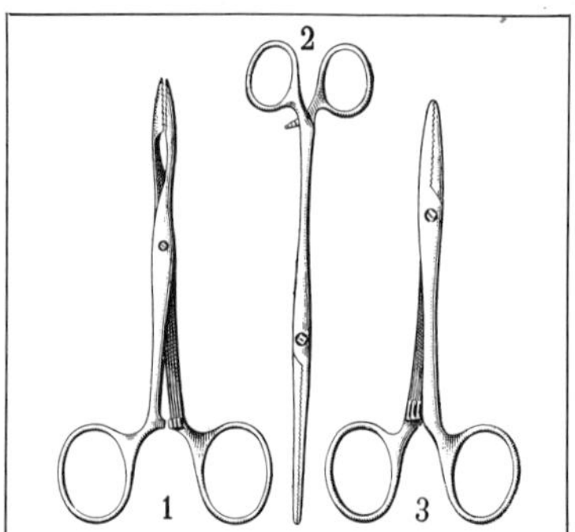

FIG. 739. — Pinces à forcipressure.
1. A tenon et crémaillère; 2. A longs mors flexibles; 3. A tenon et agrafe.

FORGES-LES-BAINS (Seine-et-Oise). — Etablissement de l'Assistance publique de Paris pour les enfants scrofuleux. Trois sources froides contiennent du chlorure de sodium et de magnésium, du sulfure de calcium et de magnésium.

FORGES-LES-EAUX (Seine-Inférieure). — Station d'eaux ferrugineuses (crénate de fer, 0,27 à 0,98), froides, gazeuses.

CURE. Boisson, bains, douches.

INDICATIONS. Celles des eaux minérales *ferrugineuses* (V. à EAUX). Eaux toniques et reconstituantes, employées contre l'anémie, la chlorose, la débilité consécutive aux maladies fébriles : albuminurie, diabète, troubles de la puberté et de la ménopause, métrites chroniques, gravelle.

CONTRE-INDICATIONS. Maladies aiguës, affections organiques du cœur et des gros vaisseaux. Tuberculose avancée.

FORMATION. — V. PUBERTÉ et RÈGLES.

FORMINE. — Hexaméthylène-tétramine. V. UROTROPINE.

FORMIQUE (Acide). — Liquide incolore, fumant à l'air, qui existe naturellement dans les fourmis rouges, la sueur, les feuilles d'ortie.

Vanté à tort comme tonique musculaire dans les asthénies. En prendre VIII à X gouttes dans de l'eau, quatre fois par jour, ou, mieux, sous forme de *formiates*.

Formiate de calcium. — Poudre cristalline blanche.

1 g à 1^{g},5 par jour en potion comme tonique et diurétique.

Formiate de sodium. — Même emploi.

FORMIQUE (Aldéhyde). — Gaz incolore, d'odeur très irritante; peu usité sous cette forme.

FORMOL. — On emploie ordinairement la solution commerciale de formaldéhyde (*formol, formaline*) obtenue en faisant passer des vapeurs d'alcool méthylique sur des fils de cuivre portés au rouge.

Ce formol contient 30 à 40 p. 100 d'aldéhyde formique, 10 à 15 p. 100 d'alcool méthylique et 50 p. 100 d'eau.

Puissant antiseptique, il rend les bouillons de culture inaltérables à la dose de 1 p. 12 000. Peu toxique; l'homme peut ingérer 2 à 3 g de la solution officinale à 33 p. 100 par vingt-quatre heures. Cependant, son usage comme agent de conservation, des denrées alimentaires (lait, viandes) est interdit en France.

On l'emploie en solutions à 5 ou 6 p. 100 pour la stérilisation des instruments chirurgicaux; en solutions à 0,25 ou 50 p. 1 000 en lotions ou injections vaginales.

Contre la carie dentaire : formol, 4 g; essence de géranium, 2 g; alcool à 80°, 4 g. On l'emploie aussi contre les piqûres de moustiques.

Contre l'hyperhidrose plantaire, on peut employer des badigeonnages à 2 ou 5 p. 100.

Sous forme de vapeur, le formol est utilisé dans la désinfection des locaux insalubres, des objets de literie. V. DÉSINFECTION, STÉRILISATION.

On peut aussi se servir dans ce dessein du *trioxyméthylène* ou formol tricondensé, poudre cristalline qui se dépose des solutions concentrées de formol, même à froid; il se décompose en régénérant trois molécules d'aldéhyde formique.

La formaldéhyde entre dans la composition de nombreux produits antiseptiques : amyloforme, aniodol, créoforme, rongalite, formicine, gaïaforme, glutol, lusiforme, tannoforme.

Intoxication. — Le formol est rarement *ingéré* à doses suffisantes pour donner des accidents graves (dyspnée, cyanose, torpeur avec pouls filiforme) ou causer la mort.

L'*inhalation* des vapeurs provoque un picotement des yeux et du larmoiement passager; l'accoutumance s'établit rapidement. Mais, si l'inhalation se prolonge, elle peut causer une inflammation pénible des muqueuses du nez et de la gorge. Pour calmer cette irritation, on a utilisé le menthol, l'eucalyptol et le thymol, sous forme de pastilles ou simplement ajoutés au formol employé en vaporisations. Pour faire disparaître l'odeur du formol après les désinfections, on recommande soit de fixer le formol à l'aide de l'ammoniaque (mais cette action est lente), soit d'aérer pendant quarante-huit heures.

L'intoxication professionnelle, dans les brasseries et industries de la fermentation, chez les ouvriers qui manipulent des solutions formolées, se traduit par une altération de l'épiderme des doigts et des mains : épaississement de la peau avec diminution de la sécrétion sudorale, eczématisation, vésicules, ulcérations et même escarres; de plus, les ongles, ramollis, sont écailleux, cassants; ils deviennent bruns et la matrice unguéale est enflammée.

Formol-gélification. — Réaction qui consiste à ajouter II gouttes de formol aux XX gouttes de sérum sanguin à examiner. La réaction est positive si le mélange se gélifie immédiatement et s'opacifie en vingt minutes. Elle est négative dans le cas contraire (réaction de Gaté et de Papacostas).

Cette réaction est positive dans les leishmanioses et la trypanosomiase africaine.

Elle n'est toutefois ni constante ni spécifique.

On étudie, par exemple, la formule cytologique d'un liquide pleural, d'un liquide céphalo-rachidien, d'un liquide d'ascite.

FORMULAIRE. — Nomenclature de médicaments et recueils de formules officinales ou magistrales.

FORMULE. — Exposé des substances pharmaceutiques prescrites à un malade. Ces substances sont les unes actives, les autres destinées à servir de véhicules aux premières.

Formule cytologique. — Proportion des divers éléments cellulaires contenus dans un liquide.

Formule leucocytaire. — Nombre de globules blancs contenus dans 1 mm³ de sang, et proportion de leurs diverses variétés. On dit que la formule est *inversée* quand le nombre des lymphocytes et des mononucléaires dépasse celui des polynucléaires. V. SANG.

FORTIFIANTS. — Substances alimentaires et médicamenteuses.

Fortifiants alimentaires. — Jus de viande, viande crue, saignante, poudre de viande, peptone.

Fortifiants médicamenteux. — Voir AMERS, APPÉTIT, ARSENIC, FER, MORUE : *Huile de foie de morue*, CALCIUM : *Phosphate de calcium*, QUINQUINA.

FOSSE ILIAQUE. — Région inférieure de l'abdomen (*fig.* 740). Voir à ABDOMEN.

Le squelette osseux est constitué par la fosse iliaque de l'*os coxal*, tapissé par les *muscles psoas-iliaque* et le *petit psoas*, recouverts par l'aponévrose lombo-iliaque ou *fascia iliaca*, et le *péritoine pelvien*.

Dans la fosse iliaque cheminent les *vaisseaux* (artère et veine) *iliaques primitifs*, qui se divisent en deux branches, *iliaque externe* et *iliaque interne* et leurs branches, les *nerfs*

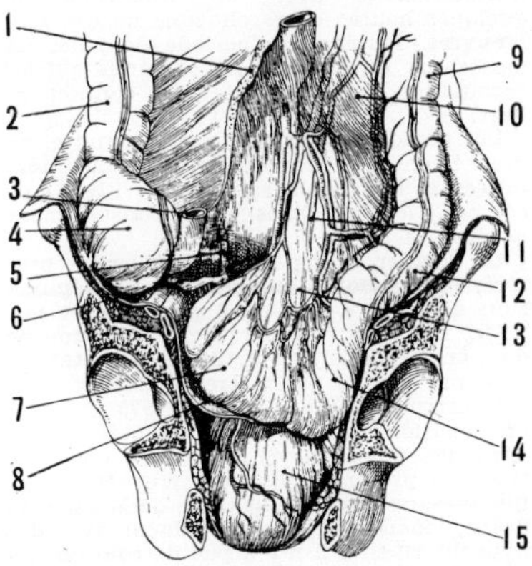

FIG. 740. — Fosse iliaque (d'après Poirier).

1. Mésentère; 2. Côlon ascendant; 3. Iléon; 4. Cæcum; 5. Uretère; 6. Appendice vermiculaire; 7. Côlon pelvien; 8. Péritoine; 9. Côlon descendant; 10. Rein gauche; 11. Uretère gauche; 12. Côlon iliaque; 13. Mésocôlon pelvien; 14. Côlon pelvien; 15. Rectum.

crural, *génito-crural* et *musculo-cutané*, les *troncs lymphatiques* avec les *ganglions* pelviens, le *cæcum* et l'*appendice* avec la portion ascendante du *côlon*, l'*iléon*, la portion descendante du côlon et l'*S iliaque;* l'*uretère*, qui, du rein, descend à la vessie, et, chez la femme, les *annexes de l'utérus*, ovaires et trompes.

Les fosses iliaques sont souvent le siège de douleurs dont la cause est parfois difficile à déterminer.

A droite, la douleur peut être causée par une appendicite, une inflammation du cæcum (typhlo-colite, tuberculose cæcale), une salpingite, un kyste de l'ovaire à pédicule tordu, une grossesse extra-utérine, un calcul de l'uretère, une hernie inguinale.

A gauche, la douleur peut reconnaître comme cause une inflammation de l'anse sigmoïde (sigmoïdite, cancer), un calcul de l'uretère, une salpingite ou un kyste de l'ovaire, une hernie inguinale.

FOSSE NASALE. — V. NEZ.

FOSSE NAVICULAIRE, OVALE, ZYGOMATIQUE. — V. ces mots.

FOSSES D'AISANCES. — Les fosses d'aisances peuvent, dans certains cas, constituer un danger pour la santé publique, en contaminant les eaux potables, par exemple.

On trouve encore dans les campagnes, là où le sous-sol est imperméable,

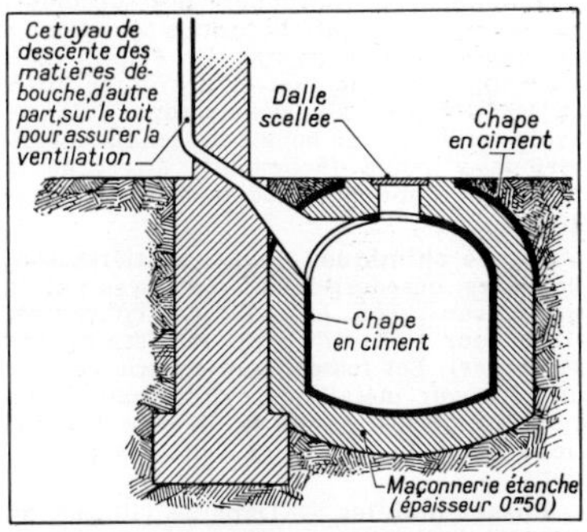

FIG. 741. — Fosse d'aisances bien construite, étanche, indépendante des murs de la maison.

(*T. C. F. Les Eaux de boissons.*)

des *puits perdus* ou *puisards*, où les eaux-vannes sont évacuées sans avoir à en faire l'extraction. Mais cette évacuation souterraine, commode pour le propriétaire, a le grave défaut d'infecter la nappe souterraine (puits et sources de voisinage) et de contaminer les eaux potables; aussi les puisards sont-ils interdits par les règlements sanitaires.

Les fosses d'aisances doivent être toujours établies d'une manière irréprochable au point de vue hygiénique.

Il existe plusieurs variétés de fosses d'aisances.

Fosses fixes. — Les cavités des fosses fixes doivent être proportionnées au nombre d'habitants (1 m³ par individu et par an). Il faut s'efforcer de les rendre absolument étanches pour éviter les infiltrations dans la nappe souterraine. Pour cela, le fond, toujours concave (*fig.* 741), sera bétonné, et les murs, circulaires ou au moins arrondis aux angles, seront faits de maçonnerie enduite de ciment. Deux tuyaux y accèdent : l'un de chute des matières, l'autre d'aération; remontant au-dessus du toit, celui-ci sera accolé autant que possible au tuyau de chauffage des cuisines; les tuyaux d'évent doivent être couronnés de chapiteaux grillagés pour empêcher mouches et moustiques de déposer leurs œufs à la surface des matières et de se multiplier. Ces tuyaux facilitent l'évacuation des gaz au-dehors et évitent leur refoulement dans les pièces. Ces gaz sont produits en grande abondance. Une fosse de 3 m³, remplie jusqu'à la hauteur de 2 mètres, répand par 24 heures plus de 6 m³ d'acide carbonique, plus de 2 m³ 1/2 d'ammoniaque et une certaine quantité d'hydrogène sulfuré.

Les *inconvénients* des fosses fixes sont multiples : la fermentation se fait dans la maison et y dégage des gaz infects; elle prohibe l'usage de l'eau dans les cabinets, vu sa faible contenance et le coût élevé de l'extraction.

Enfin, la ventilation est bien imparfaite : par grosses chaleurs, le renversement des courants d'air empeste le voisinage.

La *désinfection* des matières peut se faire en versant dans les fosses des *absorbants* (terre, humus, tourbe, poudre de charbon, cendres, menue paille) ou des *stérilisants* et *décomposants* (chlorure de chaux, acide chlorhydrique, 8 g par kg de matière, 10 g de sulfate de cuivre acidifiés par 10 g d'acide sulfurique ; sulfate de fer, crésol, lysol). Le sulfate de fer est un excellent désodorisant : il se combine avec l'ammoniaque (sulfate d'ammoniaque) et d'hydrogène sulfuré (sulfure de fer) ; on l'emploie à la dose de 9 kg par m³ de fosse dilué à 3 p. 100.

La *vidange* doit se faire à l'aide d'une pompe à bras ou à vapeur. On n'oubliera pas que l'entrée des hommes dans les fosses peut, par suite de dégagement de gaz acide sulfhydrique et de sulfhydrate d'ammoniaque, provoquer des accidents graves et même mortels connus sous le nom de *plomb* (V. à ASPHYXIE). On évitera donc de s'approcher de l'ouverture d'une fosse et les hommes n'y pénétreront qu'après avoir vérifié qu'une bougie descendue à l'intérieur y brûle facilement, attestant la présence d'une quantité suffisante d'oxygène.

Fosses chimiques. — Les matières sont liquéfiées, désodorisées et stérilisées par la soude caustique, en solution concentrée (12 g pour 1 litre de matières fécales, par 24 heures). Les fosses sont constituées par un réservoir métallique cylindrique, et un agitateur rotatif assure la division des matières dans le liquide et évite les projections.

Fosses mobiles. — Dans les villages, on est obligé d'avoir recours à des récipients métalliques, tinettes dont les unes dites « simples » sont enlevées à des intervalles assez rapprochés (une semaine en général) ; les autres, *tinettes filtrantes* à des intervalles plus éloignés (un mois, un an), parce que les matières sèches y sont seules retenues, la partie liquide passant par les trous de l'enveloppe intérieure pour se rendre ensuite à l'égout. Mais ces derniers systèmes laissent s'écouler aussi les matières solides, de même du reste que tous les systèmes dits « diviseurs ». Aussi, ces appareils ou les appareils analogues sont interdits par le Conseil supérieur d'hygiène (1er mai 1933).

Fosses septiques et lits bactériens. — Les fosses septiques avec épuration biologique (*fig.* 742) ne sont recommandables que pour les habitations isolées, à la campagne ou dans les localités non pourvues d'un tout-à-l'égout. Elles remplacent avantageusement les fosses fixes, parce qu'elles suppriment la vidange, et entraînent l'usage obligatoire des chasses d'eau avec siphon.

Dans les grandes villes, les eaux des égouts recevant les vidanges, la fosse septique joue un rôle simplement préparatoire du travail épuratoire. Après y avoir séjourné 24 heures, les liquides passent sur un ou plusieurs *lits bactériens* d'oxydation, qui consistent essentiellement en un amas de matériaux sur lesquels pullulent les bactéries. Ce sont des bassins *à ciel ouvert*, étanches et drainés dans le fond, dans lesquels sont empilés sur une hauteur de 1m,80 à 2 mètres des matériaux poreux durs, de la grosseur d'une noisette environ, tels que des graviers, des fragments de brique, du coke et, de préférence, du mâchefer et des scories (*fig.* 743).

Ces lits d'oxydation, tout en restant toujours largement aérés, sont arrosés soit continuellement, soit par intermittence, avec des eaux à épurer. Les bactéries de toute nature apportées par les eaux elles-mêmes se fixent sur les matériaux : parmi elles, les bactéries pathogènes, anaérobies pour la plupart, sont détruites, tandis que les bactéries oxydantes, et en particulier les ferments nitrificateurs, arrivent vite à prédominer et à acquérir une grande activité.

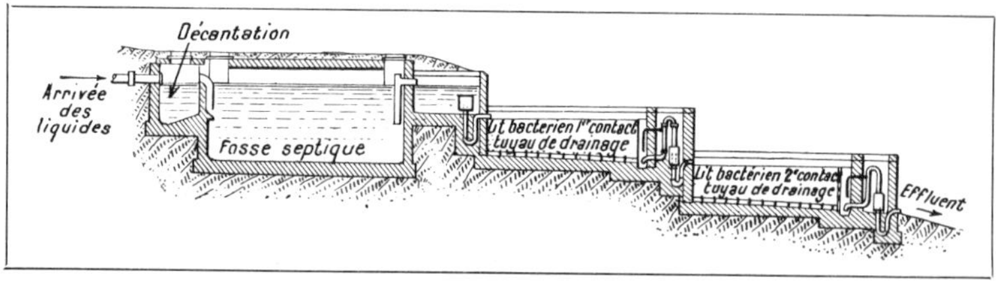

FIG. 743. — Fosse septique avec lits bactériens de contact.

Il y a deux manières de faire fonctionner les lits bactériens : le *contact* et la *percolation*.

Le *contact* consiste à laisser les bassins se remplir de bas en haut, puis se vider alternativement avec un intervalle de quelques heures entre chacune de ces manœuvres. Pendant la période de vide, les matériaux sont aérés ; les bactéries qui les recouvrent sont revivifiées au contact de l'air.

La *percolation* consiste à répandre en pluie fine, d'une manière continue ou intermittente, l'eau à la surface des lits. Dans ce cas, les bactéries sont constamment aérées.

Ce dernier procédé est actuellement préféré, l'oxydation étant plus intense (épuration de 1 m³ à 1 m³ 1/2 par jour et par mètre carré de surface). Des lits de tourbe donnent encore de meilleurs résultats : 4 m³ par jour et par mètre de surface.

L'instruction du 22 juin 1925 interdit l'évacuation des effluents, mêmes épurés, dans les puisards. Si un cours d'eau se trouve à proximité, on peut y évacuer l'effluent, sans précautions, si le débit est suffisant, sinon on épurera l'effluent avec des hypochlorites. S'il n'y a pas de cours d'eau à proximité, et s'il n'y a pas de maison dans le voisinage, on pourra pratiquer l'épandage à la surface du sol, et ce champ d'épandage pourra être cultivé.

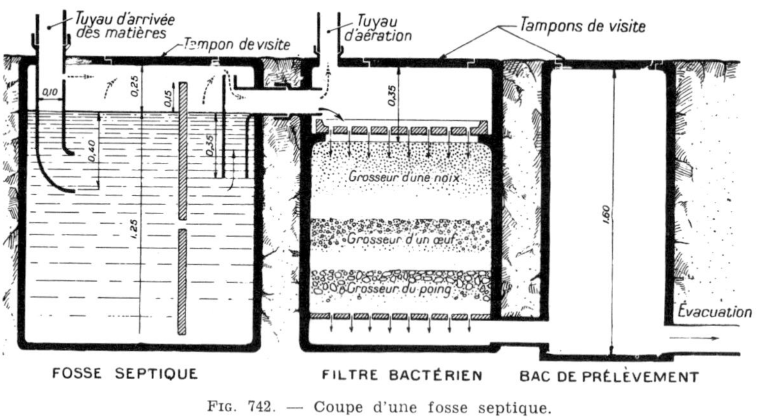

FIG. 742. — Coupe d'une fosse septique.

FOUDRE.

— La foudre produit des accidents, principalement en été. Elle atteint, en particulier, les personnes réfugiées sous les arbres.

LÉSIONS. Quelquefois légères : cheveux et barbe roussis ; perte de connaissance suivie de troubles intellectuels ou nerveux (névrites, perte de la vue, paralysie, épilepsie, démence), temporaires ou définitifs ; brûlures formant des dessins (*fig.* 744). Malheureusement, trop souvent la mort est immédiate. V. ÉLECTROCUTION.

PRÉCAUTIONS. Pendant les orages, éviter le voisinage d'une rivière, d'un lac, d'un arbre, des *fils télégraphiques*, des barres métalliques (surtout ne pas s'y appuyer), des rassemblements d'hommes et d'animaux. On peut, au contraire, se coucher dans un fossé.

TRAITEMENT. Respiration artificielle longtemps prolongée, tractions de la

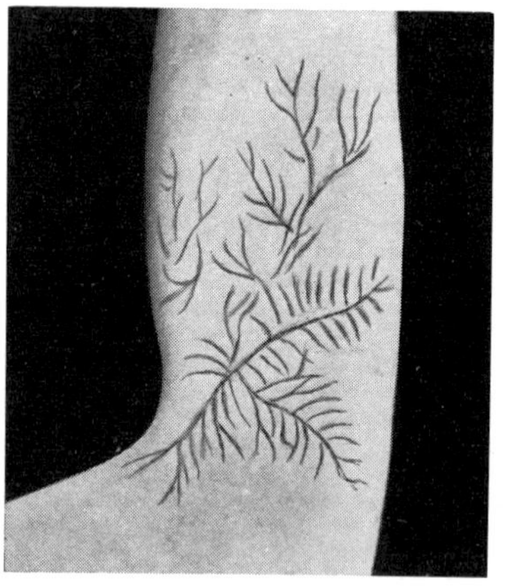

FIG. 744. — Bras humain sur lequel la foudre a dessiné des empreintes arborescentes.

langue (V. ASPHYXIE), frictions, injections de sérum. Repos. Application de ventouses en cas de congestion pulmonaire.

FOUET (Coup de).

— V. COUP.

FOUGÈRE MÂLE.

— Fougère (*Aspidium filix mas*) dont on emploie le rhizome, qui doit être recueilli à la fin de l'automne, en hiver ou au début du printemps ; la fougère qui pousse dans les terrains rocailleux est la plus active. Son parenchyme est pourvu de glandes contenant une substance huileuse jaune verdâtre. La fougère mâle renferme de l'acide filicique (10 p. 100), une huile essentielle contenant de l'acide butyrique, du cinéol, une résine, un tanin, une huile fixe verte. Il ne faut pas confondre son rhizome avec celui de la fougère femelle (*Asplenium* ou *Athyrium filix femina*), qui ne contient pas de glandes et n'a aucune activité.

Propriétés antihelminthiques contre les lombrics, les ténias et les bothriocéphales.

MODE D'EMPLOI. Poudre, 10 à 15 g; extrait éthéré, 2 à 8 g en capsules de 50 cg. Le malade, soumis la veille à une diète lactée, prend dans la matinée 10 à 16 de ces capsules, une toutes les cinq minutes; une heure après la dernière dose, on lui donne un purgatif (sirop de nerprun).

Empoisonnement. — Le principe actif de la fougère mâle, l'acide *filicique*, est un poison lorsqu'il est absorbé. Il est très soluble dans l'huile, d'où la contre-indication d'employer après ce médicament, comme on le faisait autrefois, de l'huile de ricin.

SIGNES. Nausées, vomissements, diarrhées, vertiges, convulsions tétaniques, amaurose, affaiblissement général pouvant aboutir au collapsus, quelquefois de la jaunisse et apparition d'albumine et de sucre dans les urines.

FOULES (Folie des). — V. FOLIE.

FOULURE. — Légère *entorse* (v. ce mot).

FOUR PASTEUR (*fig.* 745). — Il se compose d'un cylindre en tôle à double paroi, calorifugé, chauffé par une résistance électrique et fermé au moyen d'un couvercle. Cette étuve est utilisée pour la stérilisation des instruments, des pièces de pansements et des ustensiles de bactériologie ne contenant pas de liquide. V. aussi AUTOCLAVE.

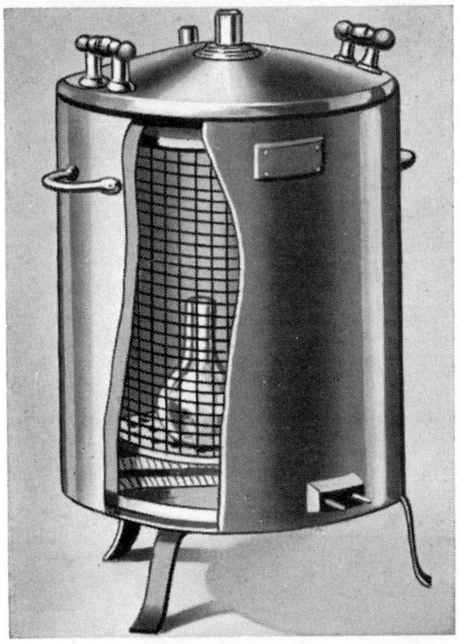

FIG. 745. — Four Pasteur à chauffage électrique.
(*Cl. O. S. I.*)

FOURMI. — Insecte hyménoptère (*Formica rufa*) dont la piqûre de l'aiguillon produit une irritation temporaire que fait disparaître l'application d'eau de Cologne. Le liquide introduit est de l'acide formique sécrété spécialement chez les fourmis rouges par les femelles et les ouvrières ou neutres.

On employait autrefois les fourmis rouges en cataplasmes, et, à l'intérieur, elles passaient pour apéritives et diurétiques.

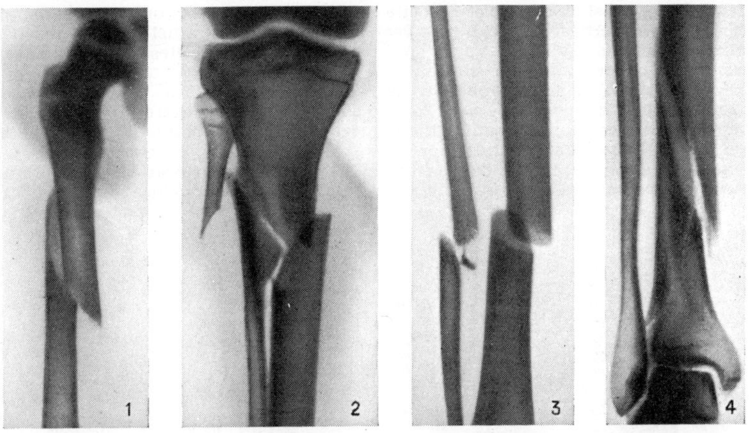

FIG. 746. — Diverses formes de fractures.
1. Fracture oblique du fémur; 2. Fracture à fragments multiples du tibia; 3. Fracture transversale des deux os de la jambe; 4. Fracture spiroïde du quart inférieur du tibia par torsion.

FRACTURES (du lat. *frangere*, rompre). — Solution de continuité d'un ou de plusieurs os, consécutive le plus souvent à un traumatisme, parfois à une forte contraction des muscles auxquels les os donnent insertion; parfois encore à une maladie de l'os (ostéoporose) ; la fracture est dite alors *pathologique*, ou *spontanée*, si elle se produit en dehors de tout traumatisme. Dans ce cas, elle est souvent indolore.

Les ruptures osseuses peuvent siéger au point exact où les causes ont exercé leur action : les *fractures* sont alors *directes;* elles peuvent, en revanche, siéger en un point plus ou moins éloigné : ce sont les fractures *indirectes*, par contrecoup. Elles sont dites *complètes*, s'il existe deux fragments distincts, ou *incomplètes* (dans ce cas, ce sont de véritables fissures, fêlures); *simples* ou *compliquées* (outre la solution de continuité des os, les parties molles environnantes forment plaie); enfin *comminutives* (l'os est réduit en de multiples fragments ou esquilles) [*fig.* 746].

SIGNES COMMUNS : 1° La *déformation*, due au déplacement des fragments. C'est un signe précoce, qui, généralement, ne tarde pas à être masqué par le gonflement dû à l'épanchement sanguin;

2° La *mobilité anormale*, qui peut manquer s'il y a engrènement des fragments; on doit éviter de la rechercher, car cette manœuvre est douloureuse et très dangereuse;

3° La *crépitation osseuse*, qui est perçue par l'oreille et par le toucher quand on fait frotter les deux extrémités fracturées. Elle ne doit être que très rarement recherchée par un médecin;

4° La *mensuration*. En général, les deux fragments chevauchent l'un sur l'autre, d'où raccourcissement de l'os fracturé par comparaison avec son homologue du côté opposé;

5° La *douleur*, très variable suivant les sujets : intense chez les névropathes, nulle chez les alcooliques; elle est d'ordinaire provoquée par la pression au niveau du trait de fracture; elle est donc circonscrite;

6° L'*impotence fonctionnelle*. C'est l'impuissance à remuer le membre fracturé; elle peut faire défaut s'il y a engrènement des fragments, si le levier osseux est intact, comme dans la fracture du péroné, le tibia étant conservé. Son importance varie suivant le siège de la lésion;

7° L'*ecchymose*, qui peut être précoce et est due à la contusion des parties molles, ou tardive, et a dans ce cas une grande valeur pour le diagnostic.

Dans les *fractures incomplètes*, puisque les rapports osseux n'ont nullement changé, le seul signe est la douleur.

COMPLICATIONS. Elles sont dues à l'embrochement ou à la section d'un organe voisin par les pointes acérées des fragments. On peut observer des lésions des *nerfs* (paralysie et anesthésie d'un territoire sous-jacent à la fracture), des *vaisseaux* (hématomes, anévrismes traumatiques, ou hémorragies externes si la peau est ouverte), des *muscles*, des *articulations* (épanchement de sang dans l'articulation [hémarthrose], qui peut quelquefois aboutir à l'enraidissement de la jointure) et de la *peau* (ouverture de dedans en dehors par l'extrémité d'un fragment).

Plus fréquente est l'ouverture de dehors en dedans du foyer de fracture par l'agent causal du traumatisme. Dans de telles *fractures ouvertes*, qui sont les plus graves des fractures compliquées, il y a communication du foyer de la fracture avec l'air extérieur; parfois même issue d'un fragment. Il en résulte que ces fractures sont d'un pronostic beaucoup plus sérieux, car l'infection est fréquente.

Ce qui fait la gravité des fractures par projectiles de guerre, c'est qu'elles communiquent avec l'air extérieur par un ou plusieurs orifices plus ou moins grands, plus ou moins déchiquetés, suivant la nature du projectile qui les a causées; elles contiennent, d'autre part, fréquemment, des débris de vêtements, de la terre, etc., corps étrangers inclus dans les tissus, qui sont autant de germes qui augmentent la gravité de la lésion et contribuent à son infection.

Le corps vulnérant est souvent infecté lui-même : si une balle peut fracturer un os, sans produire de dégâts trop considérables, parce qu'elle est généralement aseptique, il n'en est plus de même lorsqu'il s'agit, par exemple, d'une balle de shrapnell, d'un éclat d'obus, de bombe ou de grenade. Dans ces derniers cas, à l'état septique du corps vulnérant s'ajoutent les dégâts osseux produits par ses aspérités; aussi, la plupart de ces fractures sont-elles des fractures *comminutives,* donnant lieu à la production de fragments multiples et d'esquilles en nombre considérable.

Les fractures articulaires ouvertes sont plus graves que les *fractures extra-articulaires,* en raison des infections fréquentes des articulations; ce sont celles qui donnent le déchet le plus important, tant au point de vue de la mortalité qu'à celui de l'impotence fonctionnelle consécutive du membre lésé.

Parmi les autres *complications* des fractures ouvertes, signalons les *hémorragies* primitives ou secondaires dues à l'ulcération de gros vaisseaux par les pointes acérées des fragments, les *phlegmons* et la *gangrène* par infection, les *suppurations prolongées,* la *fistulisation* et l'*ostéomyélite,* qui revêt rapidement l'allure d'une infection aiguë, avec haute température. La mort en est souvent la conséquence. Toutefois, les traitements anti-infectieux modernes en ont transformé le pronostic.

La *radiographie* doit être employée d'une façon régulière dans tous les cas de fracture; elle en confirmera l'existence, la nature, la variété, le nombre et la position des fragments et des esquilles, ainsi que la présence possible de projectiles intra- ou extra-osseux.

Les fractures les plus fréquentes sont celles de l'extrémité inférieure du radius, de la clavicule, des os de la jambe, des côtes, du col du fémur.

TRAITEMENT. Il doit viser à obtenir une cicatrice osseuse appelée *cal*

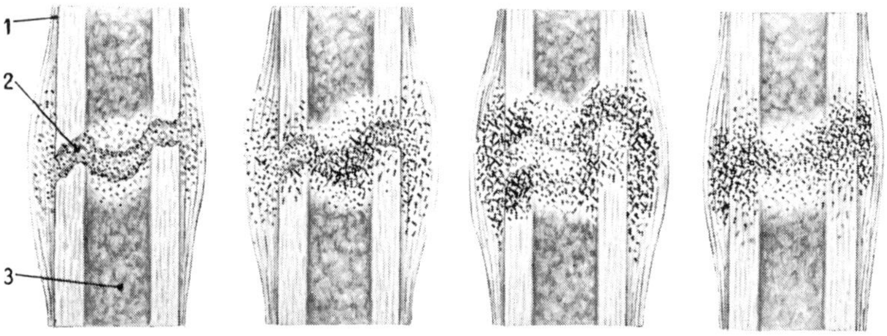

FIG. 747. — Formation du cal.
1. Périoste; 2. Trait de fracture; 3. Cavité médulaire.

(*fig.* 747) et peut se résumer en deux mots : *réduction, contention.*

I. Par la réduction, on se propose de rendre à l'os fracturé la longueur, la forme, la direction qu'il avait avant l'accident; ce résultat s'obtient en fixant dans une position immuable le fragment supérieur (contre-extension) et en exerçant des tractions sur le fragment inférieur (extension). Cette extension peut être de très courte durée et se faire par les seules forces du chirurgien, comme dans les fractures du membre inférieur; en revanche, dans certaines fractures, celles de la cuisse notamment, pour lutter contre l'action des muscles fléchisseurs qui tendent à faire chevaucher les fragments, on est obligé d'installer une extension continue prolongée, soit à l'aide de bandes adhésives en leucoplast, soit à l'aide d'un étrier de Kirschner et d'une *broche* placée à travers l'os. (Voir *fig.* 748 et au mot BROCHE.)

De toute manière, la réduction des fractures doit être pratiquée le plus tôt possible après le traumatisme (avant qu'il se produise un gonflement trop important des parties molles et un début de remaniement des extrémités osseuses), sous le contrôle de la radioscopie et, en règle générale, sous anesthésie locale ou générale, ce qui supprime les douleurs ressenties par le blessé lors de la mobilisation des fragments osseux, et diminue la résistance opposée à l'effort des chirurgiens par la contracture des muscles avoisinant la fracture.

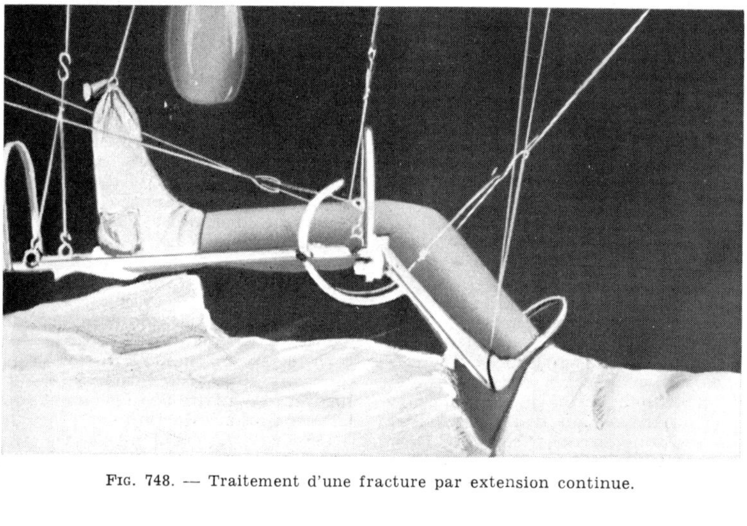

FIG. 748. — Traitement d'une fracture par extension continue.

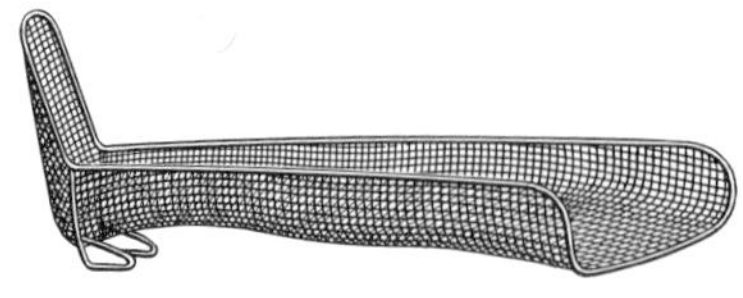

FIG. 749. — Attelle de Beckel pour fracture du membre inférieur.

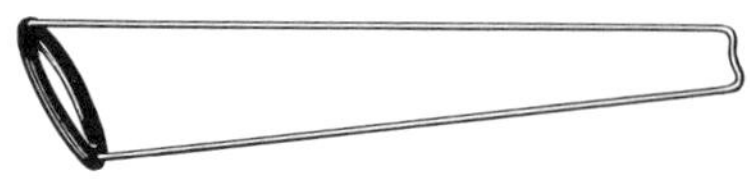

FIG. 750. — Attelle de Thomas pour fracture du membre inférieur.

II. Une fois les fragments réduits, il faut *maintenir* la réduction : ceci se fait à l'aide de certains appareils assurant l'immobilisation absolue des fragments; les appareils les plus simples sont formés : 1° de lames flexibles et résistantes (*attelles*) que l'on applique le long du membre fracturé pour le maintenir immobile : ces attelles sont généralement en bois ou en métal flexible ou rigide (*fig.* 749 à 752) ; on évitera les bandes circulaires, car les tissus, en gonflant, seraient trop comprimés. En cas d'urgence, on

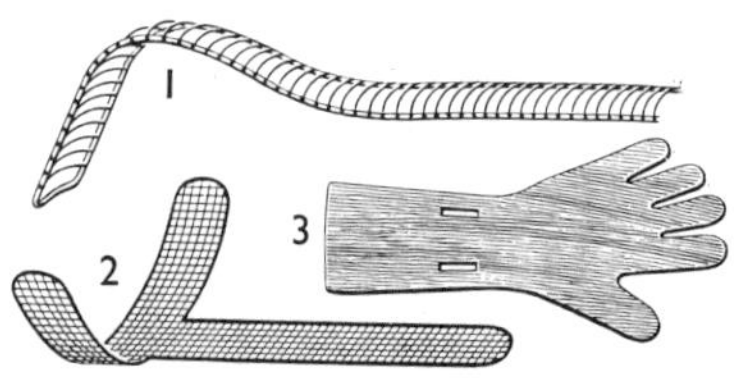

FIG. 751. — Attelles diverses.
1, 2. Métalliques flexibles; 3. En bois, pour fracture des os de la main.

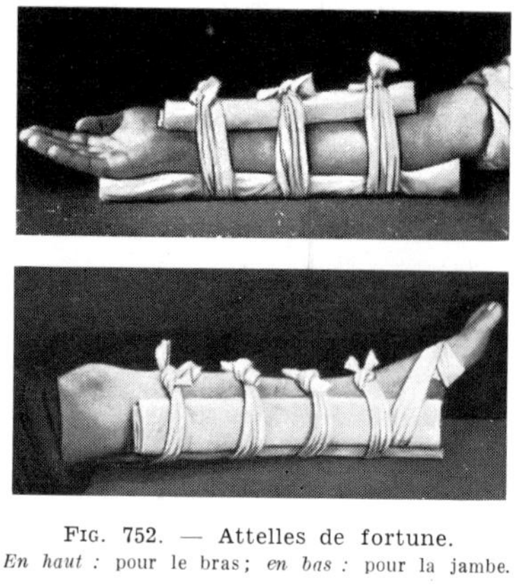

FIG. 752. — Attelles de fortune.
En haut : pour le bras; *en bas :* pour la jambe.

peut être amené à remplacer ces attelles par des morceaux de planche, des branches d'arbre; en somme, il s'agit d'improviser deux tuteurs latéraux, larges, qui remontent sur toute la longueur du membre, de façon à immobiliser les deux articulations sus- et sous-jacentes au segment fracturé; 2° de coussins qui servent à isoler les attelles du membre : ces coussins étant remplis de journaux, de balle d'avoine, de son, de coton; 3° de bandes, de pièces de linge, qui, entourant le membre, sont destinées à relier ensemble les différentes parties et à former un tout. Plusieurs bandages amovibles, utilisant ces éléments, ont été imaginés : les principaux sont le bandage spiral, l'appareil de Scultet. Si on ne trouve autour de soi rien d'utilisable, il reste toujours la ressource d'attacher le membre inférieur blessé au membre sain, ce dernier tenant ainsi lieu d'attelle; pour le bras, c'est le côté de la poitrine qui servira de tuteur.

Quand on le peut, on préfère aux appareils amovibles les *appareils inamovibles,* ceux-ci se faisant généralement en silicate de potasse ou en plâtre.

Appareils plâtrés (*fig.* 753). — Ces appareils se font soit à l'aide de linges chargés d'avance de plâtre sec, soit, et c'est là la méthode la plus employée,

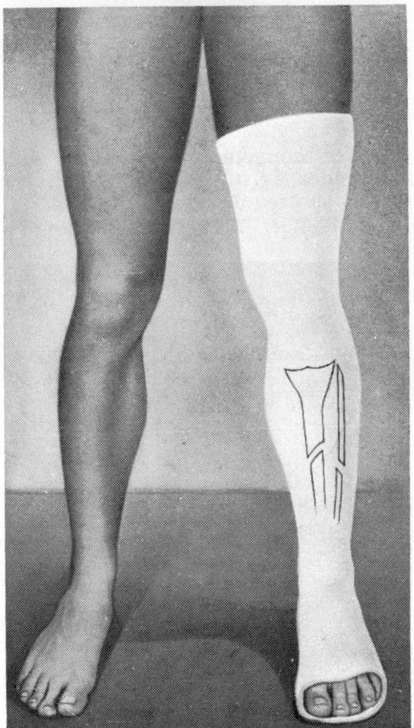

FIG. 753. — Appareil plâtré pour fracture de la jambe.
Les articulations sus- et sous-jacentes à la fracture sont prises dans le plâtre qui s'étend de la moitié de la cuisse au pied.

à l'aide d'appareils préparés extemporanément avec de la tarlatane taillée, suivant la région à plâtrer, en bandes circulaires, en attelles ou en gouttières. Dans certains cas, on est obligé de fenêtrer les appareils pour pouvoir surveiller et panser certains points.

Application d'un appareil plâtré. — Si on fait une gouttière, on commence par dessiner et couper un patron de l'appareil, soit en prenant des mesures au ruban métrique, soit en enveloppant le membre sain d'une feuille de tarlatane qu'on modèle en gouttière sur ce dernier et qu'on a soin de couper légèrement plus ample, tant en largeur qu'en longueur, car, d'une part, la tarlatane se rétrécit dans la bouillie plâtrée, et, d'autre part, les mesures étant prises sur le membre sain, il est fréquent que celui-ci soit de volume moindre que celui blessé, ce dernier étant souvent œdématié.

Dans le cas d'une fracture de la jambe, on applique le plus souvent des attelles. On prend alors au ruban métrique une première mesure pour l'attelle postérieure, qui doit aller du jarret à l'extrémité du pied, et une deuxième pour l'étrier, qui, parti de la région juxtalatérale droite de la partie inférieure du genou, doit, en contournant la plante du pied, regagner la partie gauche du genou. Enfin, on taille une circulaire dont la longueur doit être égale à deux fois et demie le tour de la jambe dans son tiers supérieur.

Sur les modèles ainsi obtenus, on coupe une pièce de tarlatane pliée en six épaisseurs. Puis, on fait le plâtre : dans une cuvette à demi remplie d'eau tiède, on verse le plâtre en l'éparpillant entre les doigts jusqu'à ce qu'il émerge en ilots; on peut aussi verser dans la cuvette un nombre égal de verres d'eau et de plâtre. De toute façon, la bouillie devra prendre une consistance uniforme, crémeuse.

La bouillie faite, on y trempe la gouttière ou les attelles. On fait en sorte qu'elle s'imprègne le mieux possible. Puis, demandant à un aide de la suspendre, on la fait saisir par deux de ses angles, et l'opérateur, avec ses deux mains glissant à plat sur ses deux faces, la comprime et l'essore de haut en bas.

Ceci fait, après avoir soit vaseliné, soit enduit d'un linge fin le membre à immobiliser, on applique l'appareil sur ce membre maintenu en bonne position par l'extension et la contre-extension jusqu'à dessiccation complète de l'appareil (cet appareil étant maintenu par des bandes de toile).

Ces appareils doivent être surveillés les jours qui suivent leur application, car ils peuvent être trop serrés et déterminer de la compression locale, très fréquente au niveau du talon et des malléoles. Ils peuvent aussi donner lieu à de la douleur et être la cause d'escarres. Parfois aussi ils deviennent trop lâches, quand le membre se dégonfle ou amaigrit; le déplacement se reproduit alors, d'où la nécessité de refaire un nouvel appareil.

La durée d'application de ces appareils est variable pour chaque fracture. L'ennui de tous ces appareils, tant amovibles qu'inamovibles, est que des ankyloses et l'atrophie musculaire ne tardent pas à être constatées. Pour les éviter, il faut tout d'abord immobiliser le moins longtemps possible les articulations, et ensuite avoir recours au massage et à l'électricité.

Actuellement, on tend de plus en plus à traiter chirurgicalement les fractures, dans lesquelles le plâtre réalise une immobilisation insuffisante des fragments (fémur, humérus, etc.).

Les principaux procédés employés sont : la *suture osseuse,* l'*ostéosynthèse,* l'*enclouage,* l'*enchevillement.*

Suture osseuse. — Après avoir réduit la fracture aussi parfaitement que possible, on perce les deux fragment de l'os à l'aide d'un perforateur, à 5 ou 6 mm de la ligne de fracture; on produit ainsi deux canaux parallèles traversant toute l'épaisseur de l'os. A travers le canal supérieur, on fait passer un fil d'acier inoxydable; on le recourbe en anse et on le fait passer dans le canal inférieur; tandis qu'un aide maintient solidement les fragments, on tire sur les deux fils, on les tord à 8 ou 10 mm de l'os et on suture le périoste par-dessus.

Si la ligne de fracture est oblique, et non transversale, le trajet du fil d'argent doit être perpendiculaire à la direction de la fracture. A la suture osseuse peuvent être annexés d'autres procédés opératoires, tels que la *ligature osseuse,* qui s'applique aux fractures obliques, et qui peut être réalisée à l'aide de fils ou de lames métalliques souples.

Ostéosynthèse (du gr. *osteon,* os, *sun,* avec, et *tithêmi,* placer). — Fixation des fragments d'un os fracturé au

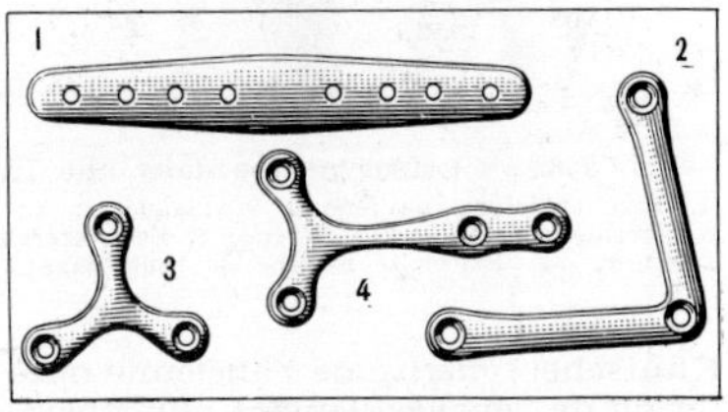

FIG. 754. — Plaques métalliques pour ostéosynthèse.
1. Attelle de Lambotte; 2, 3, 4. Attelles de Shermann.

moyen d'une plaque en aluminium (*fig.* 754) allongée, maintenue à l'aide de vis passant à travers les trous de la plaque.

Pour bien maintenir les fragments en place, on utilise le davier de Lambotte (*fig.* 755). Ce fixateur sert surtout à maintenir les fragments, que l'on fixera ensuite par vis, plaque (*fig.* 756, 757) ou fil d'acier.

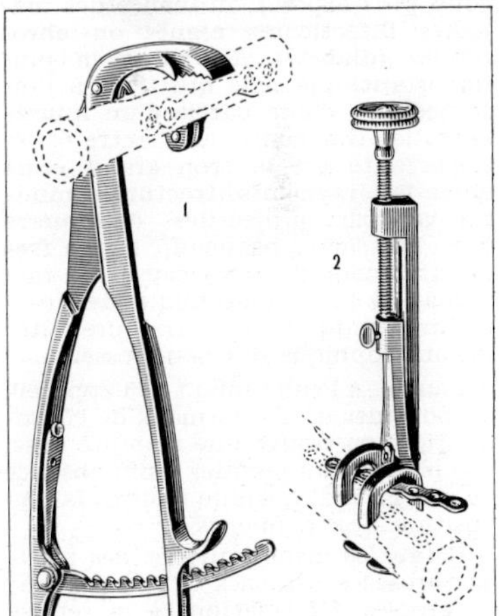

FIG. 755. — Daviers servant à maintenir les fragments osseux pendant la fixation des plaques d'ostéosynthèse.
1. De Lambotte; 2. De Bonnet.

Enclouage. — Appelée aussi vissage, cette méthode permet de solidariser deux fragments d'os spongieux (col du fémur, extrémités inférieure du fémur et supérieure du tibia, etc.). Une méthode voisine et nouvelle est l'*enclouage médullaire* (clou de

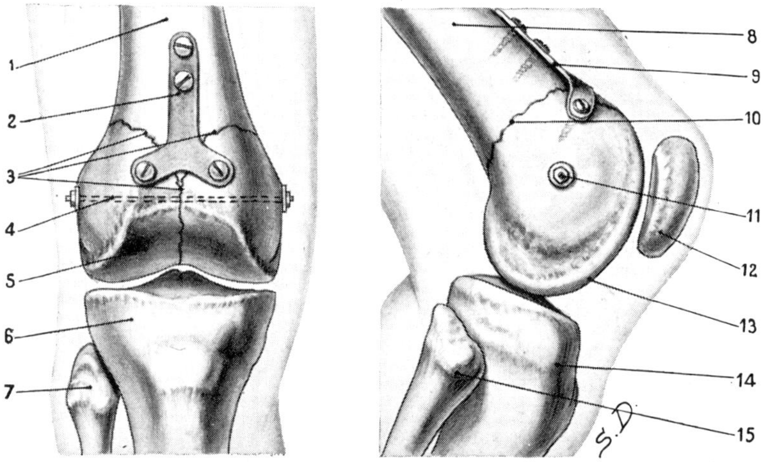

FIG. 756. — Ostéosynthèse dans une fracture de l'extrémité inférieure du fémur.
1. Face antérieure du fémur; 2. Plaque en Y; 3. Traits de la fracture; 4. Tige de boulonnage; 5. Trochlée; 6. Tibia; 7. Péroné; 8. Face latérale externe du fémur; 9. Plaque en Y; 10. Trait de la fracture; 11. Extrémité externe du boulonnage; 12. Rotule; 13. Trochlée; 14. Tibia; 15. Péroné.

Küntscher), dérivé de l'ancienne opération de l'enchevillement qui consistait à solidariser les deux fragments d'une fracture diaphysaire à l'aide d'une cheville d'os ou d'ivoire introduite dans leur canal médullaire. Voir CLOU et ENCLOUAGE.

Accidents du traitement. — **Retard de consolidation.** — Etat purement transitoire.

Pseudarthrose. — Absence définitive de consolidation.

CAUSES. Age (le vieillard y est beaucoup plus exposé), influence des maladies infectieuses aiguës ou chroniques (diabète). La cause la plus importante est celle qui tient à l'interposition d'une partie d'un muscle entre les fragments; une autre cause importante est le trop grand écart entre les fragments (fracture comminutive par projectiles de guerre [*fig.* 758, 759]; beaucoup moins fréquentes sont d'autres causes se rattachant à l'état anatomique des fragments : obliquité de la fracture, altération trophique des bouts osseux.

SIGNES. A l'enlèvement de l'appareil, au bout des délais normaux de consolidation, on trouve une mobilité aussi complète qu'au premier jour : absence de cal. La radiographie montre la disposition des fragments.

Il faut se méfier surtout des pseudarthroses sournoises qui entraînent de grosses déformations à la reprise de la marche.

On distinguera la pseudarthrose du simple retard de consolidation, dû à des causes multiples et pour lequel un simple traitement médical suffira le plus souvent.

TRAITEMENT. I. *Médical.* — Phosphate, fer.

II. *Orthopédique.* — Port d'un appareil (*fig.* 760, 761).

III. *Chirurgical.* — Soit ostéosynthèse ou enclouage après avivement des fragments, soit greffe osseuse (voir à GREFFE).

Cals anormaux. — Le caractère anormal peut consister dans une forme ou une douleur anormale.

Il en existe trois variétés qui, du reste, se combinent souvent entre elles.

Cals exubérants ou hypertrophiques. — Exagération du volume normal : cal constitué comme l'os normal par du tissu compact à l'extérieur, spongieux à l'intérieur. Sa forme est souvent inégale; il peut même présenter des saillies minces et pointues qui s'enfoncent dans le tissu musculaire et tendineux voisin; par sa périphérie, il adhère plus ou moins à ces tissus. Naturellement, ce cal est particulièrement déformé lorsque la consolidation ne s'est pas faite en bonne position, et il rentre dans la catégorie des cals vicieux.

On l'observe sur les os courts comme sur les os longs, et particulièrement en cas de fracture ouverte par blessure de guerre, dans lesquels la présence du projectile et de fragments de vêtement a entraîné de la suppuration.

SIGNES. Volume exagéré à l'examen direct ou radioscopique; si le cal exerce une compression sur les muscles et la peau, les vaisseaux ou les nerfs voisins, il se produit de l'œdème et des fourmillements, des troubles moteurs et sensitifs. Si le cal exubérant existe au niveau d'une articulation, les mouvements de celle-ci sont très gênés et une ankylose peut en être la conséquence.

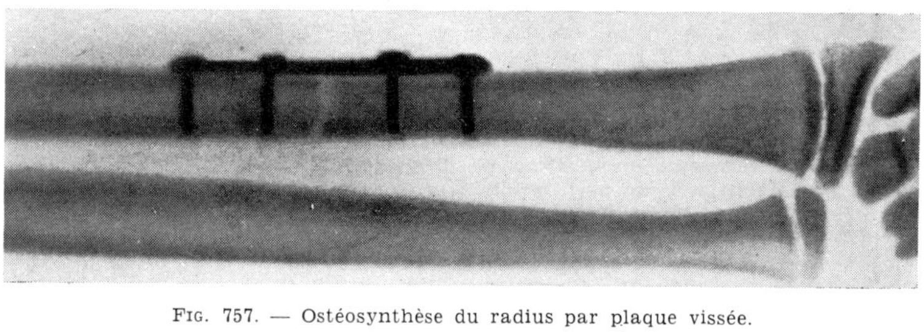

FIG. 757. — Ostéosynthèse du radius par plaque vissée.

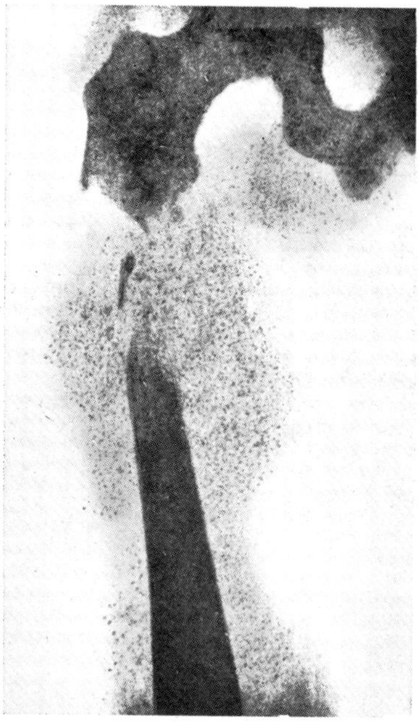

FIG. 758. — Pseudarthrose du fémur à la suite d'une fracture comminutive par projectile de guerre.

TRAITEMENT. I. *Préventif.* — Réduction et contention exacte, au besoin à l'aide d'une opération.

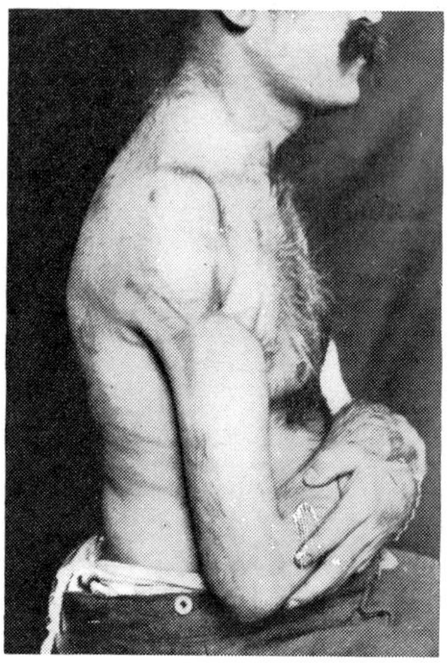

FIG. 759. — Pseudarthrose du bras à la suite d'une blessure de guerre.

II. *Curatif.* — Ostéotomie ou résection.

Cals vicieux. — CAUSES. Appareil de contention insuffisant, indocilité du malade, qui dérange la bonne disposition de son appareil, fractures ou-

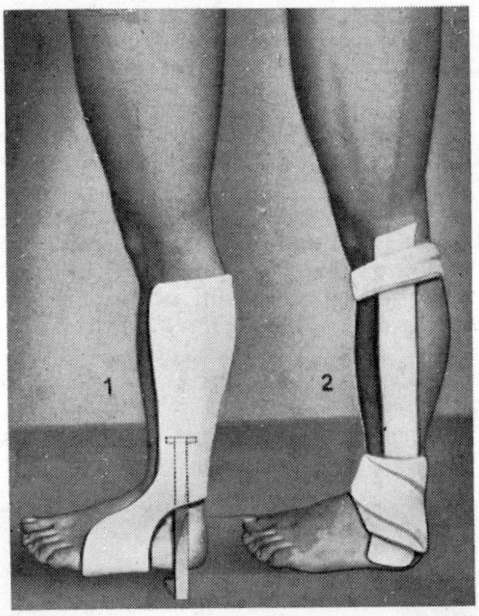

FIG. 760, 761. — Appareils de marche.
1. Pour fracture du calcanéum; 2. Appareil de Delbet.

vertes avec fragments multiples ou au voisinage d'une articulation. Ces cals siègent surtout aux deux extrémités du membre inférieur, au tiers supérieur du fémur, au tiers inférieur du tibia.

SIGNES. On constate à la radioscopie la forme anormale du cal, qui peut être très variable et qui entraîne un raccourcissement assez important du membre. Lorsque l'os a une coudure

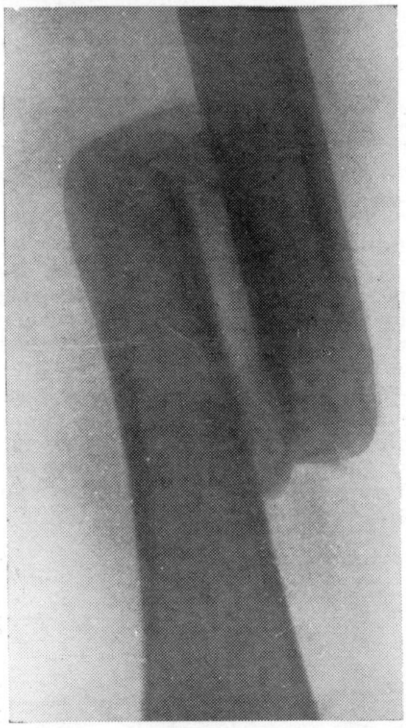

FIG. 762. — Radiographie d'un cal latéral avec raccourcissement.

angulaire, les muscles placés à l'extérieur de cet angle sont déviés et ceux à l'intérieur raccourcis, d'où une gêne considérable dans leur fonctionnement, qui s'aggrave encore lorsque des tendons sont enclavés dans le cal ou qu'il s'est constitué au voisinage d'une articulation.

Le cal vicieux est souvent en même temps un cal exubérant et présente, par suite, leurs inconvénients combinés.

TRAITEMENT. Le même que précédemment.

Cals douloureux. — CAUSES. 1° La douleur est le plus souvent la conséquence de la forme exubérante ou vicieuse du cal, qui comprime les nerfs voisins soit par pression externe, soit après les avoir englobés dans sa masse.

2° Dans des cas heureusement assez rares, le cal de forme normale et

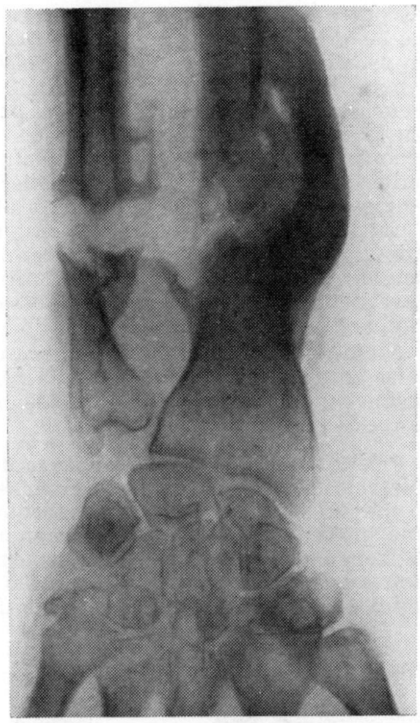

FIG. 763. — Cal de forme bizarre avec productions ostéophytiques.

n'exerçant pas de compression sur un nerf est cependant douloureux. On ignore la cause de ces douleurs, qu'on a attribuées à la goutte, au rhumatisme, au paludisme ou à la syphilis.

SIGNES. 1° Lorsque la douleur provient de la forme anormale du cal comprimant un nerf, elle n'apparaît le plus fréquemment qu'après l'enlèvement de l'appareil contentif. C'est au membre supérieur, par compression du nerf radial, que ces troubles sont généralement observés : douleur névralgique avec irradiations diverses, atrophie et paralysie (v. aussi à PARALYSIE : *paralysie du radial*).

2° Dans les cals de forme normale, la douleur est souvent plus précoce, se maintient pendant toute la durée de formation du cal et s'accroît lorsqu'il est devenu définitif. Elle apparaît sous forme de crises intermittentes, de préférence la nuit, à l'occasion notamment d'un changement de temps.

TRAITEMENT. *Cals exubérants et vicieux.* — Résection des aspérités osseuses, dégagement du nerf dont la régénération demande souvent plusieurs mois, d'où une amélioration assez tardive.

Cals de forme normale. — Révulsion, massage, air chaud; eaux thermales. Elongation ou résection nerveuse.

Fractures des divers os. — Nous ne signalerons ici que les signes spéciaux à chaque fracture, les signes communs à toutes les fractures ayant été exposés au chapitre précédent.

Fractures du bassin. — Consécutives à de grands traumatismes, ces fractures peuvent soit porter sur certaines pièces osseuses du bassin sans interrompre l'anneau osseux pelvien, soit, et ce sont là les fractures les plus graves, présenter un double trait de fracture; dans ce dernier cas, le bassin est divisé en deux parties.

SIGNES SPÉCIAUX. Gonflement avec ecchymoses scrotales, périnéales, fessières; douleur circonscrite; exploration de la cavité pelvienne par le toucher rectal.

COMPLICATIONS. Les complications intra-pelviennes sont assez fréquentes, particulièrement les déchirures de la vessie et de l'urètre chez l'homme. Il faut savoir les dépister précisément pour éviter les graves infections du bassin. D'autre part, les séquelles sont parfois graves pour la statique.

TRAITEMENT. Quand les fragments ne sont pas en bonne position, il est indiqué de réduire la fracture, soit par des manœuvres externes, soit par traction continue.

Fractures des os de l'avant-bras. — Fractures simultanées du cubitus et du radius. — Généralement, elles siègent à la partie moyenne des deux os (*fig.* 764).

SIGNES. La déformation est presque toujours globale, dans le sens de la longueur : la partie inférieure de l'avant-bras est en pronation, alors que la partie supérieure est en supi-

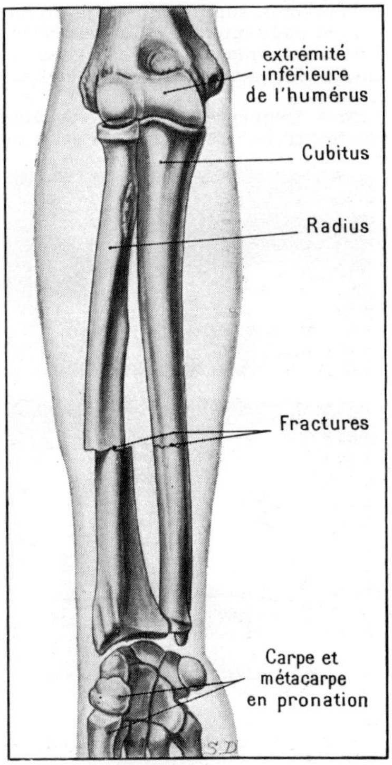

FIG. 764. — Fractures simultanées du cubitus et du radius.

nation. C'est cette déformation qu'il faut à tout prix corriger si on ne veut pas faire perdre au blessé l'usage de son membre supérieur.

TRAITEMENT. Il faut veiller à ce que la réduction soit aussi parfaite que possible. La traction manuelle, pour rétablir la continuité des fragments, et la pose d'un plâtre sont souvent insuffisantes pour obtenir un bon résultat. On pourra alors installer un système de traction par broche et par étrier, ou, en cas d'échec, faire une réduction opératoire avec contention par broche, plaque ou clou centromédullaire, mais on s'expose alors aux retards de consolidation sur des os éminemment fragiles.

Fracture du corps du cubitus. — Elle est sans déplacement et sa correction se fait sans difficulté.

Fractures du radius. — Rares sont les *fractures de l'extrémité supérieure.* Elles se rencontrent surtout chez l'enfant. La tête du radius est réduite à une pastille. Il faut les opérer tôt, pour éviter l'ankylose du coude.

Rares aussi sont les *fractures du corps du radius.* Torsion apparente de

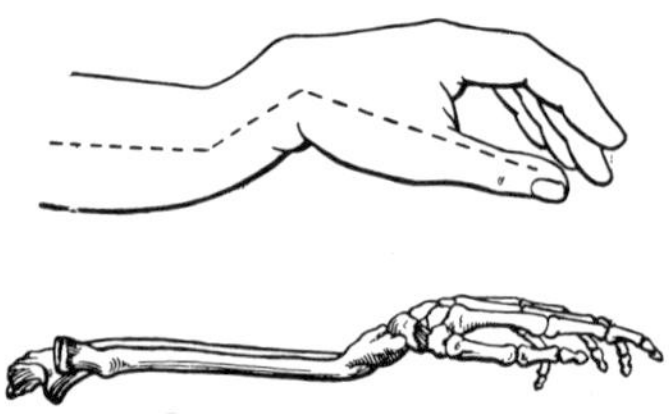

FIG. 765. — Fracture du tiers inférieur du radius.

l'avant-bras, suppression de la pronation et de la supination actives. Même traitement que pour les fractures simultanées des deux os de l'avant-bras.

Très fréquente (la plus fréquente de toutes les fractures) est celle du

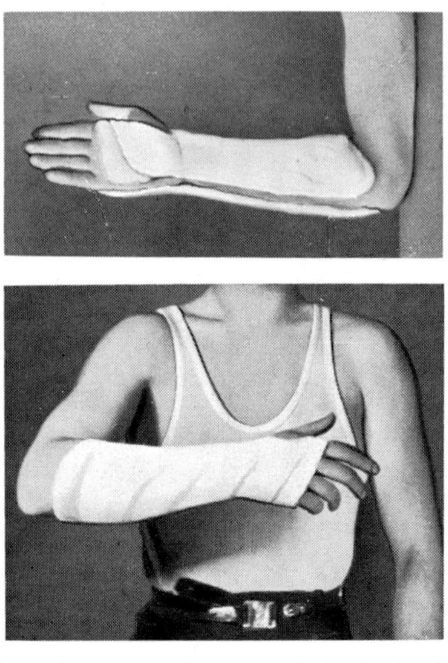

FIG. 766. — Gouttière plâtrée pour maintien de la réduction d'une fracture du radius. *En haut,* ouverture de la gouttière sur le bord cubital.

tiers inférieur du radius; elle succède presque toujours à une chute sur la paume de la main ou à un choc direct (choc en retour de manivelle d'automobile, en mettant en marche).

SIGNES SPÉCIAUX. Le dos de la main et le poignet sont transportés sur un plan postérieur à celui de l'avant-bras : c'est la déformation en *dos de fourchette* (*fig.* 765) ; la main est, en outre, transportée vers le bord radial; par suite, l'axe de l'avant-bras et celui de la main se rejoignent en Z; l'extrémité inférieure du cubitus fait une forte saillie; douleur bien localisée à la pression à 2 cm au-dessus de l'extrémité inférieure du radius.

TRAITEMENT. Pendant que l'aide fait la contre-extension, le chirurgien saisit les deux bords de la main malade en pronation; avec ses deux pouces, il repousse en avant le fragment inférieur et en même temps tire en bas sur la main, tout en ayant soin de la repousser sur le bord cubital. Maintenir la réduction d'une gouttière plâtrée ouverte sur le bord cubital, s'arrêtant au coude, laissant la main libre (*fig.* 766) ; la main en demi-flexion, tirée vers le bord cubital; l'avant-bras en pronation. Laisser l'appareil trois semaines.

Lorsque le cal s'est fait en mauvaise position, on est obligé d'ouvrir le poignet pour remettre l'os en place en le recassant.

Fractures du bras. — Fracture de l'extrémité supérieure de l'humérus. — Le bras est inerte. On remarque une grosse déformation du moignon de l'épaule, avec souvent la disparition du relief normal (perte de l'arrondi de l'épaule) ; dans les jours qui

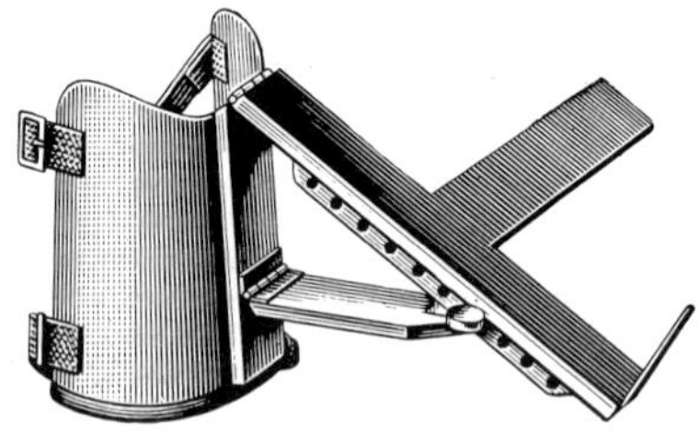

FIG. 767. — Appareil de Pouliquen pour traitement de la consolidation d'une fracture de l'extrémité supérieure de l'humérus.

suivent, de grosses ecchymoses apparaissent sur la face interne du bras et sur le thorax.

La fracture s'accompagne rarement de la luxation de la tête de l'humérus.

TRAITEMENT. Le meilleur traitement consiste à placer le bras sur l'appareil de Pouliquen et à l'y laisser trois semaines (*fig.* 767).

Fracture du corps de l'humérus. — Le bras est raccourci et forme une crosse.

La grande complication est la contusion ou la section du nerf radial.

TRAITEMENT. Dans ce cas, aussi, on peut mettre le bras sur un appareil de Pouliquen. Pour éviter les déplacements, il vaut mieux faire un grand plâtre prenant thorax et membre supérieur (*fig.* 768).

Si les fragments sont trop écartés, il est préférable, pour éviter une pseudarthrose ultérieure, de les rapprocher et de les maintenir chirurgicalement par une plaque d'ostéosynthèse ou par un clou intramédullaire.

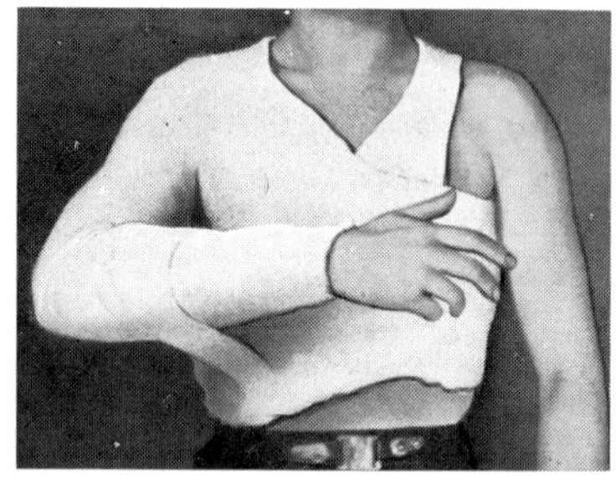

FIG. 768. — Appareil plâtré pour consolidation d'une fracture du corps de l'humérus.

Fracture de l'extrémité inférieure de l'humérus (*fig.* 769). — Surtout fréquente chez les enfants. S'il n'y a pas de déplacement, les symptômes sont ceux d'une contusion articulaire: coude gonflé, extension incomplète et douloureuse, ecchymoses.

S'il y a déplacement, le coude est déformé par la saillie du fragment supérieur, qui menace la peau, et surtout par les vaisseaux et les nerfs.

TRAITEMENT. S'il y a peu de déplacement, on peut se contenter d'immobiliser le coude dans un bandage raide en tarlatane. Les massages sont à proscrire formellement, car ils exposent à une complication particulière :

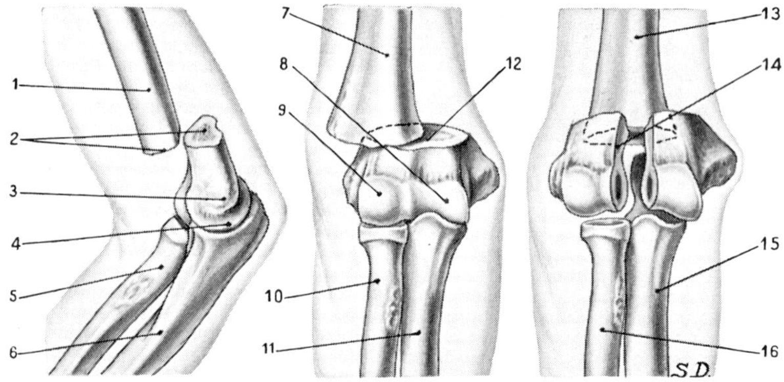

FIG. 769. — Fractures de l'extrémité inférieure de l'humérus.
1. Bord interne de l'humérus; 2. Fracture; 3. Epitrochlée; 4. Trochlée humérale; 5. Radius; 6. Cubitus; 7. Bord antérieur de l'humérus; 8. Trochlée; 9. Condyle; 10. Radius; 11. Cubitus; 12. Fracture; 13. Humérus; 14. Fracture en Y; 15. Cubitus; 16. Radius.

la formation au-devant de l'articulation du coude d'un ostéome qui bloque progressivement les mouvements.

En cas de déplacement, la réduction par manœuvres directes est parfois possible. Bien souvent, ce n'est qu'à l'aide de tractions continues exercées dans l'axe des différents os que l'on arrive à réduire la fracture. Il faut immobiliser en position de demi-flexion par un plâtre qui dégage bien le pli du coude, afin de ne pas comprimer les vaisseaux et nerfs qui y passent superficiellement. Ce plâtre doit être maintenu de trois semaines à un mois. Il importe ensuite de confier la mobilisation du coude à un spécialiste, car les mouvements sont souvent longs à récupérer. Il faut, bien entendu, s'abstenir de tout massage.

Lorsque l'articulation est atteinte, le traitement, très difficile, doit éviter l'ankylose du coude.

Fracture de la clavicule. — Généralement, elle intéresse la partie moyenne de l'os.

CAUSES. Le plus souvent, chute sur le moignon; parfois, chute sur la main, le coude, ou choc direct.

SIGNES SPÉCIAUX. Déformation (le fragment externe s'abaisse, le fragment interne se relève), la tête est inclinée du côté fracturé, le moignon de l'épaule se porte en avant et en dedans, le bras est rapproché du thorax, le creux de l'aisselle s'efface.

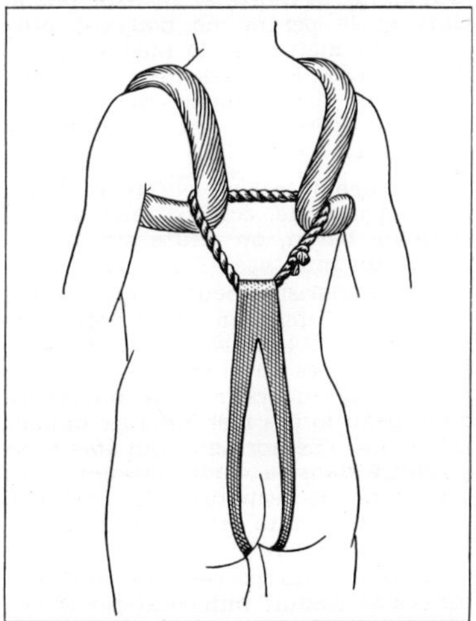

FIG. 770. — Dispositif d'immobilisation dans la fracture de la clavicule.

TRAITEMENT. Il consiste à réduire, en portant le fragment externe en haut, en arrière et en dehors, et en abaissant le fragment interne; puis en immobilisant, soit à l'aide d'appareils spéciaux, soit avec l'*écharpe de Mayor :* faire fléchir l'avant-bras à angle aigu, le coude rapproché du tronc ; prendre une grande serviette, assez longue pour faire aisément le tour du corps; la doubler en triangle; l'attacher derrière le dos, puis relever les deux angles et les ramener chacun sur une épaule, l'un en arrière, l'autre en avant de l'avant-bras, qui est ainsi dans une véritable gouttière. Enfin, on prolonge les deux angles par deux bandes de toile que l'on fait passer sur chaque épaule et que l'on attache finalement à l'écharpe. Le massage doit être employé dès le huitième ou le neuvième jour.

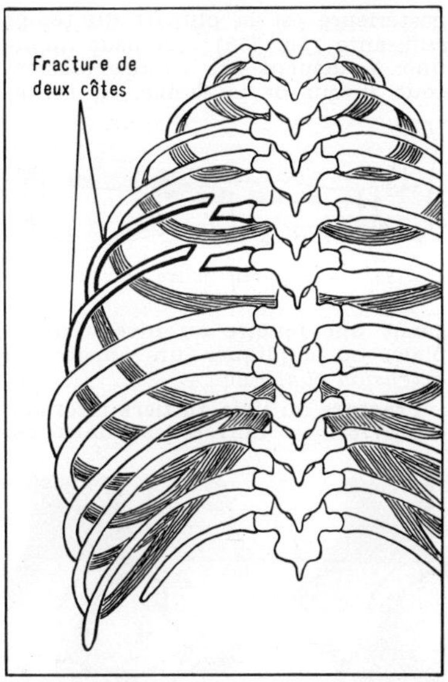

FIG. 771. — Fracture de côtes.

En cas de déplacement important, ou de trop grandes difficultés à la contention des fragments, il est parfois nécessaire de pratiquer une ostéosynthèse, dont la meilleure et la plus simple est celle qui est réalisée par le *brochage* de la clavicule (voir ce mot).

Fractures de côtes (*fig.* 771). — Les côtes le plus souvent atteintes sont les 4e, 5e, 6e, 7e.

SIGNES. Douleur localisée augmentée par chaque mouvement respiratoire, par la toux, l'éternuement, l'effort, calmée par l'immobilisation du thorax; dyspnée; crépitation osseuse douloureuse entendue à l'auscultation de la région pendant un effort de toux.

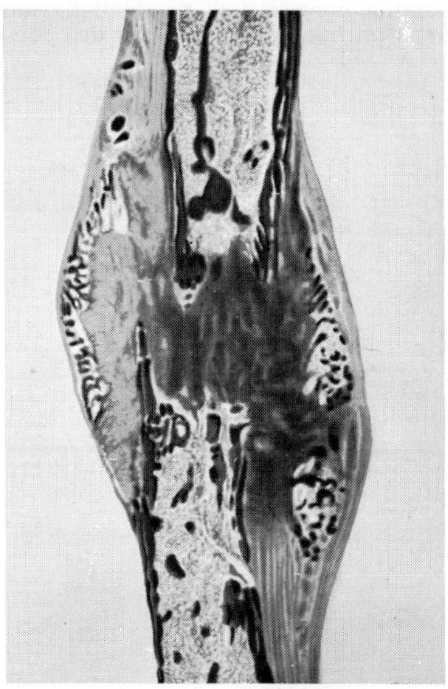

FIG. 772. — Fracture de côte. Cal au 12e jour.

COMPLICATIONS. Emphysème sous-cutané, pleurésie et pneumonie traumatiques, pneumothorax et hémo-pneumothorax.

TRAITEMENT. Immobiliser le thorax par une simple et large bande de flanelle ou, mieux, par du diachylon, faisant une fois et demie le tour du corps.

Fracture du coude (olécrâne [*fig.* 773]). — SIGNES. Coude gonflé, ecchymoses sur une large étendue du bras et de l'avant-bras; extension du bras impossible. Déplacement de l'olécrâne, qui est élevé au-dessus de sa place habituelle ; il s'en rapproche quand on étend l'avant-bras et s'en éloigne dans la flexion, en laissant entre les deux parties de l'os une véritable rainure dans laquelle le doigt déprime les téguments.

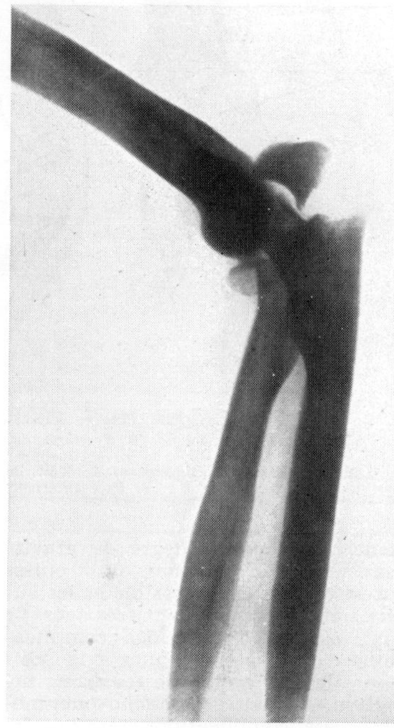

FIG. 773. — Radiographie d'une fracture du coude. (*Radiogr. Massiot.*)

TRAITEMENT. On fait toujours l'arthrotomie et la suture osseuse.

Fracture du cubitus. — V. *Fractures des os de l'avant-bras.*

Fractures de la cuisse (Fractures du corps du fémur). — Lors de l'accident, impossibilité pour le blessé de se relever; étant couché, impossibilité de soulever le talon du plan du lit; renversement du pied en dehors, raccourcissement atteignant parfois 8 cm, déformation de la cuisse en crosse à convexité antérieure et externe.

TRAITEMENT. En raison de la force des muscles de la cuisse, la réduction ne peut être obtenue que par extension continue prolongée à l'aide d'un étrier et d'une *broche* transosseuse (voir le mot BROCHE). Les plâtres sont le plus souvent insuffisants pour obtenir une bonne contention, et l'ostéosynthèse ou l'enclouage médullaire (voir à CLOU) est alors nécessaire.

Fractures du col du fémur (*fig.* 774). — Fracture fréquente chez les gens âgés. Elle intéresse soit la partie moyenne, étroite, du col (fracture cervicale vraie), soit la base d'implantation du col sur l'extrémité supérieure du corps de l'os (fracture cervico-trochantérienne).

Le membre est déformé (raccourcissement, rotation externe, adduction), mais l'impotence n'est pas toujours absolue, en raison de la fréquente interpénétration des fragments, qui sont formés d'os spongieux. La radiographie est nécessaire pour savoir à quelle variété on a affaire.

COMPLICATIONS. Ce sont celles de toutes les fractures du membre inférieur, mais à leur degré de gravité maximum, car la flexion de la cuisse sur le bassin est impossible et les sujets sont le plus souvent très âgés. Ce sont essentiellement des complications d'ordre général dues à la position allongée prolongée (escarres, infection urinaire, broncho-pneumonie). Des complications tardives, la plus grave est la pseudarthrose, car elle oblige à de graves interventions de correction.

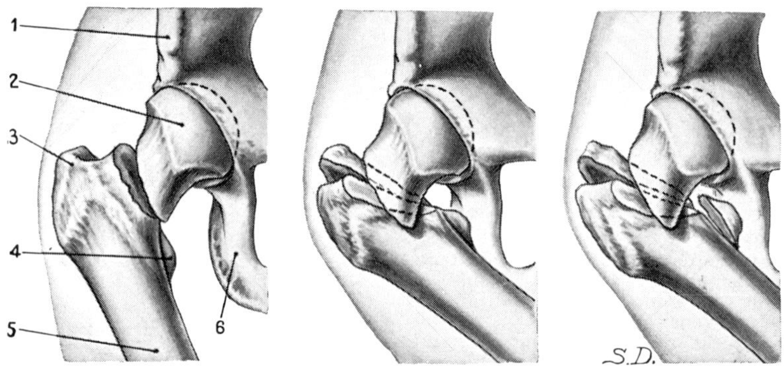

FIG. 774. — Fractures du col du fémur.
A. Fracture du col anatomique; B. Fractures du col anatomique et du grand trochanter; C. Fractures du col anatomique et des deux trochanters.
1. Epine iliaque antéro-inférieure; 2. Tête du fémur; 3. Grand trochanter; 4. Petit trochanter; 5. Face antérieure du fémur; 6. Pubis.

La mortalité est très élevée en l'absence d'un traitement précoce et bien conduit.

TRAITEMENT. Il doit viser à permettre une mobilisation facile du blessé tout en assurant une bonne contention de la fracture, qui évolue fort souvent vers la pseudarthrose.

Réduction par traction, abduction et rotation interne.

Les grands plâtres sont abandonnés en raison du danger de décubitus qu'ils imposent. L'*enclouage* (v. ce mot) est souvent pratiqué : ses difficultés nécessitent l'utilisation d'appareils spéciaux (v. ÉQUERRE). Certaines fractures du sujet âgé bénéficient d'une *arthroplastie* (v. ce mot) : elle permet, en effet, un lever précoce, évitant ainsi les complications de décubitus si fréquentes.

Fractures de jambe. — **Fracture du tibia au tiers supérieur; fracture du corps du tibia.** — Fracture des deux os de la jambe.

SIGNES. Ecchymoses et phlyctènes.

TRAITEMENT. Une gouttière plâtrée postérieure est la plupart du temps suffisante (*fig.* 775); on peut appliquer également des bandes plâtrées tout autour de la jambe, en ménageant une fenêtre au niveau de la plaie, ou appliquer un *appareil à extension continue.*

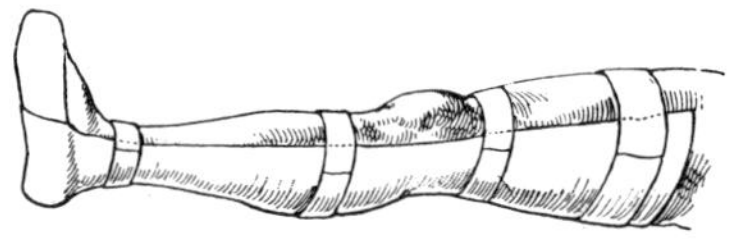

FIG. 775. — Appareil plâtré pour fracture de jambe.

Fracture du tibia au tiers inférieur (*fig.* 776). — Phlyctènes; dans ces fractures, quand les fragments sont difficilement maintenus, recourir à l'extension continue : appareil de Tillaux, de Hennequin (la jambe est suspendue en position de demi-flexion dans un hamac, glissant par des poulies sur des tringles inclinées). Dans les cas incoercibles, suture osseuse, ostéosynthèse ou brochage.

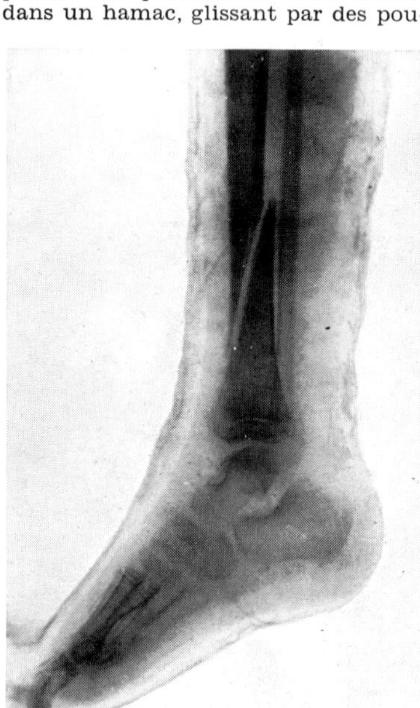

FIG. 776. — Radiographie d'une fracture du tibia au tiers inférieur.
(*Radiogr. Massiot.*)

Fracture du péroné. — Rare au niveau du tiers supérieur; rare au niveau du corps; fréquente au niveau de sa partie inférieure, à la cheville.

CAUSES. Faux pas; le malade s'est tourné le pied.

SIGNES. Habituels.

Fracture bi-malléolaire (Fracture de Dupuytren). — SIGNES. Déformation : pointe du pied tournée en dehors. L'axe de la face antérieure de la jambe prolongé ne passe plus par le milieu du pied; le pied est porté en arrière, d'où concavité au-dessus du talon; dépression à 5 ou 6 cm au-dessus du cou-de-pied, sur le bord externe du pied : élargissement considérable de l'axe transversal du cou-de-pied.

TRAITEMENT. Réduire (porter le pied dans l'adduction et la rotation interne, à angle droit). Immobiliser dans un appareil plâtré (gouttière ou attelles).

La réduction et l'immobilisation correcte de telles fractures sont de première importance, car le moindre défaut expose à de graves troubles de la marche, la mortaise réalisée par le tibia et le péroné ne pouvant plus guider ni maintenir le pied en position correcte. En cas de mauvaise consolidation (cal vicieux du cou-de-pied), l'opération est absolument nécessaire.

Fracture du crâne. — CAUSES. Choc direct par balle, éclat d'obus, pierre, coup de bâton, ou chute sur le sol, contre un mur, etc.

Le traumatisme peut aboutir soit à un large enfoncement de la boîte crânienne, avec lésions graves du cerveau et de ses enveloppes, soit à une fissuration du crâne, sans ouverture de la peau ni des méninges (le danger est alors l'hémorragie qui peut se produire dans la cavité crânienne et comprimer le cerveau), soit encore à la formation d'un orifice limité (balle ou éclat d'obus).

La lésion du cerveau et des méninges se traduit immédiatement par des signes de commotion cérébrale, et plus tard par des signes de compression cérébrale ou d'infection méningée, qui commandent le pronostic.

SIGNES. Evidents si la fracture siège à la voûte et s'accompagne d'enfoncement osseux, ou bien s'il s'agit d'une plaie par arme à feu. S'il s'agit d'une fissure de la voûte ou de la base du crâne, il faut prêter attention à divers symptômes : état commotionnel cérébral; écoulement de sang ou de liquide céphalo-rachidien par le nez, l'oreille ou la gorge; ecchymose conjonctivale, paralysie de certains nerfs de la face.

Ces signes peuvent s'atténuer, mais, bien souvent, il s'agit d'une accalmie trompeuse. Bientôt vont apparaître les signes d'une compression du cerveau (coma, paralysie, troubles de la déglutition, ralentissement du pouls) ou d'une infection méningée (méningo-encéphalite diffuse) plus tardive.

En l'absence d'une surveillance continue et d'un traitement préventif et

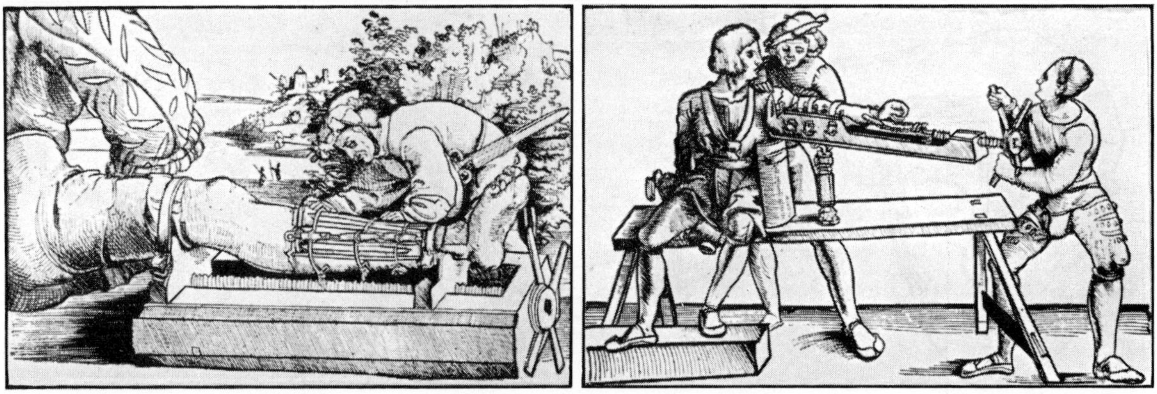

FIG. 777. — Appareillages pour réduction de fractures des membres inférieurs et supérieurs au XVIe siècle. (*Bibl. nat.*)

curatif bien conduit, la mort est l'aboutissant fréquent de telles fractures.

TRAITEMENT. En cas de fracture ouverte ou d'enfoncement de la voûte du crâne, l'intervention s'impose d'urgence : *trépanation* large qui permet de nettoyer chirurgicalement les zones contuses, d'enlever les corps étrangers et les débris osseux, de faire le bilan des lésions cérébro-méningées, de lier tous les vaisseaux qui saignent.

Il faut ensuite fermer très soigneusement les méninges et le crâne pour éviter la hernie du cerveau ou l'infection secondaire.

En cas de fissure sans plaie cutanée, il faut laisser le malade allongé sous surveillance médicale stricte, en prenant toutes les précautions pour éviter l'infection des méninges : nettoyage soigneux du nez et des oreilles, sulfamides ou pénicilline par voie générale.

S'il apparaît des signes de gravité, le blessé doit être confié à un neurochirurgien, qui fera le diagnostic exact de la complication en cause et appliquera le traitement approprié, qui est actuellement de moins en moins souvent chirurgical.

Fracture de la main. — Il faut distinguer les fractures des os du carpe (scaphoïde), du métacarpe (*fig.* 778) et des phalanges (*fig.* 779). Le meilleur traitement consiste en la traction (la main et les doigts reposant sur une attelle métallique).

Le pronostic fonctionnel est grave quand la fracture intéresse une articulation.

SIGNES. Communs.

TRAITEMENT. Massage immédiat, sauf s'il y a déplacement; dans ce cas, appliquer un appareil contentif à attelles.

Fractures du maxillaire. — Assez fréquentes (accidents d'auto, de moto).

Maxillaire supérieur. — Fractures soit partielles (rebord alvéolaire), soit complètes en cas de traumatisme violent; elles s'accompagnent souvent de signes de commotion cérébrale. Hémorragies par la bouche et les narines; ecchymose palatine ou sous-conjonctivale, douleur à la pression sur l'apophyse ptérygoïde; emphysème des

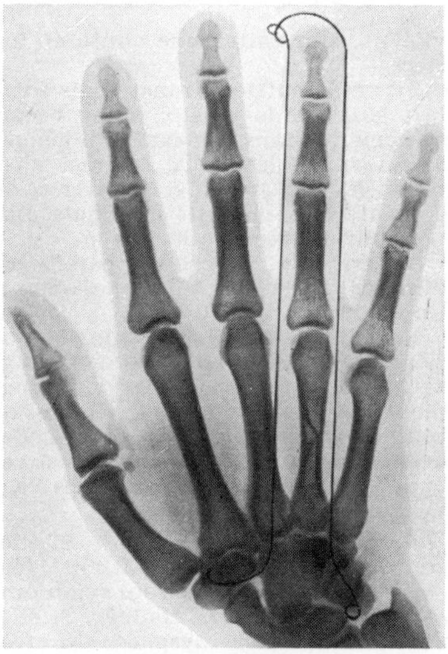

FIG. 778. — Radiographie d'une fracture du quatrième métacarpien après la pose d'une attelle métallique.

paupières, de la joue, étendu parfois au cou.

TRAITEMENT. Médical en cas de shock ou d'hémorragies graves. Désinfection.

Réduction de la fracture, soit manuellement, soit à l'aide de tractions élastiques. Maintien de la réduction à l'aide de ligatures autour des dents,

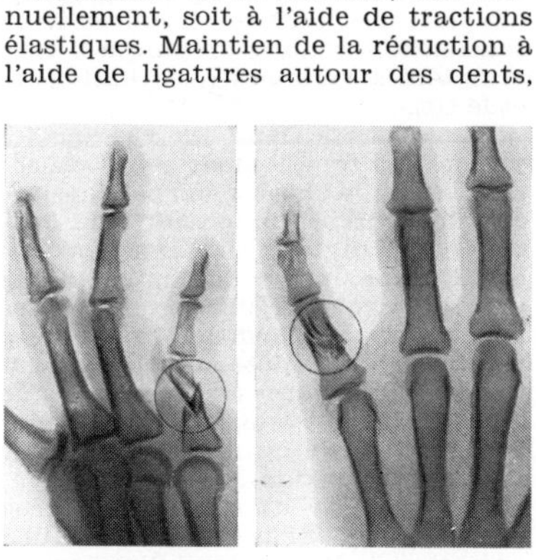

FIG. 779. — Radiographies d'une fracture de la 1re phalange de l'auriculaire gauche avant réduction (profil et face).

ou, dans les cas compliqués de fractures du maxillaire supérieur, de fixateurs péricrâniens (*fig.* 780, 1 et 3). Mécanothérapie ultérieure.

Maxillaire inférieur. — *Fractures fermées.* — Elles siègent soit sur la branche montante, sans déplacement, soit au-dessous du condyle, avec ou sans déplacement.

Fractures ouvertes. — Ordinairement latérales.

SIGNES. Douleur exquise réveillée par tous les mouvements de rapprochement de la mâchoire (parole, mastication), avec gêne de ces mouvements. A l'examen de la bouche, on constate généralement une déchirure de la muqueuse gingivale et surtout une différence de niveau des dents (mobilité des fragments, perte de l'articulation dentaire). La radiographie montrera la direction du trait de fracture et le rapport des dents avec la fracture.

TRAITEMENT. La réduction d'une fracture du maxillaire inférieur peut être faite à l'aide d'appareils extra-buccaux (*fig.* 780, 2) ou intra-buccaux.

COMPLICATIONS. Hémorragies pouvant nécessiter de multiples ligatures, hématome, cellulite, ostéite, lésions du nerf dentaire, sections du nerf facial, dans le cas de fracture de la branche montante. Les plus graves sont les consolidations vicieuses, les pseudarthroses et la constriction des mâchoires.

Contre la *consolidation vicieuse,* si elle n'est pas trop ancienne, on peut essayer de séparer ou de scier les fragments et de maintenir leur écartement par des appareils de fixation qui assurent la correspondance des arcades dentaires. Plus tard, une pièce prothétique spéciale maintiendra un écartement définitif.

Le même traitement s'applique à la *pseudarthrose.*

Quant à la *constriction des mâchoires,* si elle est d'origine osseuse, l'ablation d'une exostose la fera disparaître. Si elle est d'origine cicatricielle, il n'y aura qu'à exciser le tissu scléreux. Enfin, à la constriction d'origine musculaire, on appliquera l'écartement forcé des mâchoires sous chloroforme. Il sera bon de continuer longtemps massage et mobilisation.

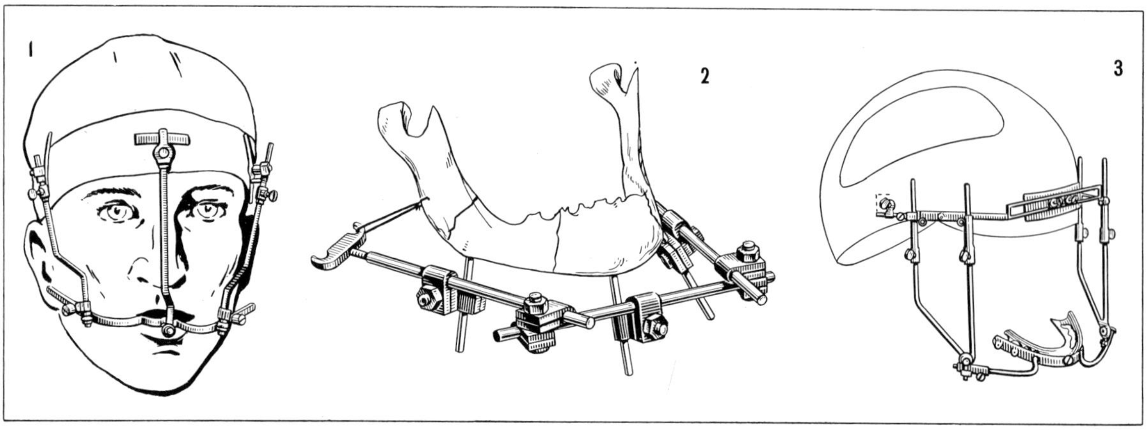

FIG. 780. — Appareils de contention pour fractures des maxillaires.
1 et 3. Casque de Arnal et Goubard pour le maxillaire supérieur (en place et isolé) ; 2. Fixateur externe de Ginestet pour le maxillaire inférieur.

Fracture des os du nez. — Outre la douleur et la crépitation, saignement de nez, gonflement dû à l'épanchement sanguin et à l'emphysème; diminution ou perte de l'odorat.

TRAITEMENT. Désinfecter le foyer de la fracture et attendre la diminution du gonflement pour réduire les fragments.

Fracture de l'olécrâne. — V. *Fracture du coude.*

Fracture de l'omoplate. — SIGNES. Communs.

TRAITEMENT. Echarpe de Mayor et massage.

Fracture du péroné. — V. *Fractures de jambe.*

Fracture du pied. — Repos au lit; massage. (Voir aussi CALCANÉUM.)

Fracture du poignet. — V. *Fracture d'avant-bras.*

Fracture du radius. — V. *Fracture d'avant-bras.*

Fracture de la rotule (*fig.* 781). — CAUSES. Chute ou choc direct; effort violent pour éviter une chute en arrière.

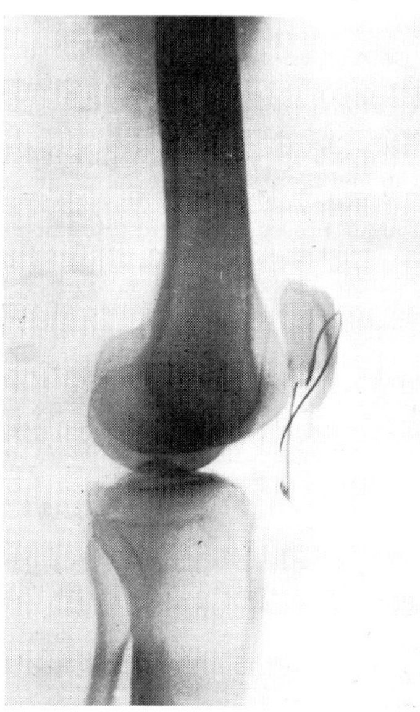

FIG. 781. — Suture métallique de la rotule.
(*Radiogr. Massiot.*)

SIGNES. Gouttière transversale entre les deux bords osseux, dont l'écart s'augmente dans la flexion du genou; si on saisit les deux fragments et qu'on les déplace en sens inverse, on constate leur mobilité anormale. Impossibilité d'étendre la jambe.

TRAITEMENT. Avec les appareils ordinaires, il est très difficile d'obtenir un cal osseux.

En général, on obtient un pont de tissu fibreux réunissant les deux fragments; pour rapprocher les deux fragments, qui ont tendance à s'écarter de plus en plus, Malgaigne proposa des greffes, mais, actuellement, on a recours à la suture osseuse, au cerclage et, finalement, au massage.

Fractures du sternum. — Si elles sont incomplètes, elles passent alors souvent inaperçues; le seul symptôme est ordinairement la douleur. Si elles sont complètes, dyspnée, mouvements du corps plus difficiles, déplacements des fragments.

Fractures du talon. — V. CALCANÉUM.

Fracture du tibia. — V. *Fractures de jambe.*

Fractures des vertèbres ou du rachis. — Exigent un traumatisme considérable (ensevelissement, écrasement). Signes communs des fractures et, en outre, paralysie avec exagération ou perte des réflexes, troubles de la sensibilité, troubles trophiques, tous symptômes variables avec l'intensité et le siège exact de la lésion.

TRAITEMENT. Dans les cas où les symptômes fonctionnels sont très sérieux et où le shock n'est pas intense, certains auteurs proposent une opération chirurgicale, la *laminectomie,* qui a pour but de décomprimer la moelle. Parfois la réduction de la fracture par redressement de la courbure vertébrale en lordose suffit à dégager la moelle et à faire cesser les signes de compression nerveuse. Un corset plâtré maintiendra la colonne vertébrale dans cette position.

Quand l'état du malade est trop grave pour tenter la réduction ou une opération, il faut l'immobiliser sur un lit Dupont ou dans une gouttière de Bonnet, et veiller aux soins de propreté. Si les mictions sont impossibles, pratiquer une *cystostomie.*

On a proposé la réduction des fractures du rachis sous anesthésie à la novocaïne, au siège de la fracture.

Dans les *fractures sans paraplégie,* à siège dorso-lombaire, le blessé est couché sur le ventre, les membres inférieurs fixés par des lacs sur une table, les supérieurs reposant sur une autre table surmontée d'une caissette, à 30 cm plus haut que la première table; le tronc est en partie dans le vide.

Grâce à cette attitude en porte à faux, la courbure lombaire s'exagère et, en dix à vingt minutes, la réduction s'opère progressivement. On vérifie la réduction à la radiographie et on applique un plâtre, le rachis étant en lordose.

Dans l'appareil de Sicard, le blessé étant placé sur deux tables, avec extension et contre-extension, un élévateur à vis permet de soulever le rachis de 30 cm et de le placer en lordose.

Dans les fractures cervicales, la contre-extension est faite par le poids du corps, la tête du lit étant surélevée de 50 cm, et l'extension de la nuque par une fronde de Glisson fixée à la tête du lit.

Dans les *fractures avec troubles nerveux,* la réduction est plus délicate, mais elle doit être tentée; il s'agit simplement d'une compression médullaire par un fragment vertébral ou par un hématorachis.

FRAGILITÉ. — **Fragilité globulaire.** — Diminution de la résistance globulaire des hématies (ictère hémolytique).

Fragilité osseuse. — V. DYSPLASIE : *Dysplasie périostale,* et à os (maladies) : *Ostéopsathyrose.*

FRAGON. — V. HOUX (Petit).

FRAISIER. — Plante de la famille des Rosacées (*Fragaria vesca*), dont les fruits sont rafraîchissants, stimulants et diurétiques. Les fraises servent à faire un sirop : elles contiennent du sucre de canne, du sucre inverti, des traces d'acide salicylique. Elles ont été vantées contre la goutte et la gravelle, et comme vermifuges. Cependant, elles ont l'inconvénient de produire de l'urticaire chez certaines personnes et d'être souvent couvertes de bacilles et d'œufs de parasites provenant de la terre et du fumier dont on entoure la plante; elles doivent donc être lavées avec soin; l'eau sucrée suffirait à détruire les œufs des parasites. Le *rhizome*, volumineux, rougeâtre, contient un tanin; la décoction de 5 g dans 200 cm^3 d'eau, ou une macération de 100 g de racine dans 1 litre de vin blanc constitue une médication tannique agréable employée dans les cas d'entérites ou de tuberculose. Cette décoction, diurétique, astringente et antidiarrhéique, colore les urines en rouge.

Les *feuilles*, desséchées, contiennent du tanin, des sels de potassium, des mucilages, de la pectine; une infusion, considérée comme un succédané du thé de Chine, est utile contre l'oligurie de la goutte et les crises de rhumatisme.

FRAMBŒSIA TROPICALE. — V. à PIAN.

FRAMBOISIER. — Arbuste de la famille des Rosacées (*Rubus idoeus*), dont le *fruit*, composé de nombreuses petites drupes rouges, a une odeur agréable, une saveur sucrée et acide; il contient 5 p. 100 de sucres, de l'acide citrique et formique, des matières pectiques, et est employé en gargarisme (angines), comme rafraîchissant, sous forme de vinaigre framboisé, ou comme laxatif et diurétique en sirop de framboise.

Les *graines* contiennent 10 p. 100 d'huile. Les *feuilles* ont des vertus astringentes par leur tanin et sont comparables aux feuilles de ronce.

FRAMYCÉTINE. — V. *Supplément.*

FRAXINE. — Fébrifuge. 1 g à 1g,5 par jour. V. à FRÊNE.

FRAXINELLE. — V. DICTAME.

FRAYEURS NOCTURNES. — V. à TERREURS.

FREI (Réaction de). — Intradermo-réaction pratiquée avec un antigène de pus tyndalisé de la maladie de Nicolas-Favre; elle est spécifique de cette affection.

FREIN. — Repli membraneux. V. à FILET, LANGUE, PRÉPUCE.

FRELON. — V. ABEILLE.

FRÉMISSEMENT. — Mouvement très faible, perceptible cependant à la main appliquée sur l'organe.

On perçoit un frémissement au niveau d'un kyste hydatique, d'un anévrisme, de certains goitres.

Frémissement cataire (du lat. *catus*, chat). — Frémissement analogue à celui du ronron des chats qu'on perçoit au niveau du cœur dans le rétrécissement mitral, ce frémissement diastolique est l'homologue palpatoire du roulement (v. CŒUR [maladies]). Il doit être recherché avec soin dans le décubitus latéral gauche. C'est un signe important, mais très inconstant.

Frémissement fébrile. — Tremblement léger des fibres musculaires qu'on observe soit avant l'apparition de frisson, soit au cours de celui-ci. Il peut être très étendu et occuper tous les muscles du tronc et des membres.

Frémissement hydatique. — Sensation que fait éprouver la main lorsqu'on percute un kyste *hydatique* (v. ce mot).

FRÊNE. — Arbre de la famille des Oléacées, dont plusieurs espèces (*Fraxinus excelsior, F. ornus, F. rotundifolia*) possèdent une *écorce* de rameaux amère et astringente, employée comme fébrifuge avant la découverte du quinquina. Elle contient de la mannite et un glucoside, la *fraxine*.

Les *feuilles*, qui contiennent du mallate de chaux, sont purgatives, laxatives et diurétiques.

A prendre en infusion de 10 à 50 g par litre, chez les goutteux et les rhumatisants.

FRÉQUENCE (Haute). — V. à ÉLECTROTHÉRAPIE.

FRICTIONS. — Procédé de thérapeutique externe consistant dans des frottements rapides et réitérés sur une partie plus ou moins grande de la peau.

Ces frictions ont pour but : 1° soit de provoquer une révulsion par rubéfaction de la peau; 2° soit de faire absorber des médicaments par la peau.

PROCÉDÉ DE RÉVULSION. Les frictions sont sèches ou humides.

Frictions sèches. — Elles s'opèrent soit avec la main nue, soit avec un

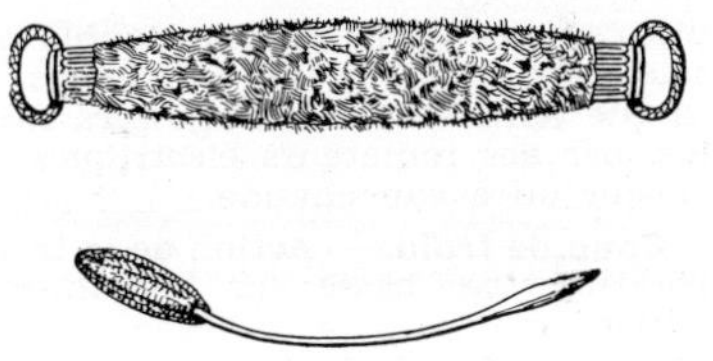

FIG. 782. — Frottoirs pour frictions.

morceau de toile ou de flanelle, un gant ou une lanière de crin (*fig.* 782), une brosse de chiendent.

Il importe de ne pas exagérer ces frictions sous peine d'excoriation.

Frictions humides. — On frotte la peau avec : 1° de l'alcool, de l'eau de Cologne, de l'eau-de-vie camphrée; 2° du baume de Fioravanti; 3° du vinaigre, quelques gouttes d'essence de térébenthine.

PROCÉDÉ D'ABSORPTION. On emploie des pommades iodurées ou mercurielles. Si c'est le malade lui-même qui opère, il fera ces frictions la main nue; si c'est un garde-malades, il revêtira des gants en caoutchouc. On choisira, pour faciliter l'absorption, une région à peau mince, riche en vaisseaux sanguins (pli du coude, aine, jarrets, aisselles, flanc), en changeant chaque fois le point de friction.

FRIEDREICH (Maladie de). — V. à MOELLE ÉPINIÈRE (maladies).

FRIGIDITÉ. — Absence de réactions sexuelles émotives chez la femme. C'est l'homologue de l'*impuissance* chez l'homme.

Cette frigidité peut être relative ou vraie. Dans la *frigidité relative*, le désir existe, mais le plaisir fait défaut. La faute peut être imputable au partenaire, qui néglige d'éveiller le sens génital de la femme, et qui, dans son égoïsme, ne se préoccupe nullement de la satisfaction de cette dernière. Mais la frigidité peut être due également à des causes gynécologiques (malformations génitales, lésions ovariennes, vagin trop large du fait de déchirures du périnée, clitoris trop court), à des causes endocriniennes (dysfonctionnement des hormones génitales) ou à des causes générales (anesthésie sexuelle dans le diabète, obésité, certaines intoxications).

Dans la *frigidité vraie*, il y a absence ou insuffisance du désir avec peur de l'acte sexuel et répugnance envers lui; la femme peut se refuser à l'homme pour des raisons *conscientes* (mépris de l'homme, crainte d'une grossesse) ou *inconscientes*, liées au développement de sa personnalité psycho-sexuelle et relevant du psychanalyste : celui-ci trouvera souvent la cause de la frigidité dans l'atmosphère morale ou religieuse dans laquelle a vécu l'enfant, le sentiment de faute envers toute manifestation sexuelle, etc.

TRAITEMENT. Combattre les intoxications et les troubles hormonaux. Vie au grand air, voyages, absence de soucis; hydrothérapie, diathermie; médication aphrodisiaque (ail, muscade, gingembre, menthe, caviar, kola, noix vomique, strychnine, phosphure de zinc, yohimbine). Psychothérapie.

FRIGOTHÉRAPIE. — Emploi du froid en thérapeutique.

Ses effets sont :

1° *Anesthésiques*, pour les petites opérations. La peau devient insensible lorsque des morceaux de glace ont été maintenus, quelques minutes par exemple, autour d'un panaris qu'on va ouvrir;

2° *Astringents* et *antihémorragiques*, par le resserrement que le froid provoque dans les vaisseaux : d'où arrêt de l'hémorragie.

Cette action a été utilisée dans les hémorragies du poumon, où l'on fait avaler de petits morceaux de glace, qui descendent le long de l'œsophage, puis pénètrent dans l'estomac, refroidissant sur leur passage le sang et les nerfs et amenant ainsi une contraction des vaisseaux du poumon avec lesquels ils n'ont aucun rapport direct. La clef placée dans le dos des personnes atteintes de saignement de nez est une application vulgaire du même principe;

3° *Antifébriles* (fièvre typhoïde, pneumonie, scarlatine), sous forme de frigothérapie générale, comme les *bains* et les *enveloppements froids* (v. HYDROTHÉRAPIE), qui ont l'inconvénient de nécessiter un nombreux personnel et un appareil encombrant;

4° *Calmants*. Un enfant souffre-t-il de la tête, on lui applique immédiatement des compresses d'eau froide qui calmeront sa douleur. Cet effet *sédatif* sera encore employé en cas de surexcitation nerveuse. Dans les convulsions et dans les méningites, la glace introduite dans une vessie de porc ou de caoutchouc et placée sur le front, avec interposition d'une compresse de toile, atténue les mouvements convulsifs.

On ramène aussi, par ce moyen, à la normale le fonctionnement d'un organe surexcité (poumon, cœur);

5° *Excitants*. On frappe le visage avec un linge imbibé d'eau froide, pour rappeler à la vie une personne évanouie. D'autre part, les lavements d'eau froide, en donnant aux muscles de l'intestin une excitation salutaire, rendent, chez les constipés, de bien meilleurs services que les lavements tièdes;

6° *Toniques* (anémie, neurasthénie), sous forme de douches et de bains;

7° *Caustiques*. Dans certaines dermatoses, on emploie le froid à — 70°, sous forme de neige carbonique. V. CRYOTHÉRAPIE.

FRISSON. — Tremblement involontaire, convulsif, rythmique de la plupart des muscles soumis à la volonté, précédé d'une sensation de « chair de poule » et accompagné de claquement de dents et d'une impression très intense de froid qui fait se recroqueviller le malade, alors qu'au contraire le thermomètre accuse une élévation de la température.

La respiration est brève, saccadée; le pouls est petit et rapide; les urines sont abondantes. Le visage est altéré, pâle, angoissé; les yeux sont excavés.

La durée du frisson est très variable, de quelques minutes à plusieurs heures.

CAUSES. Infections par septicémie (pneumonie, variole, appendicite, infections biliaires et urinaires, angine, érysipèle, malaria, coliques néphrétiques et hépatiques).

Refroidissement du corps à la suite d'un bain froid ou chaud. Emotion vive.

FROID. — Le froid joue un rôle incontestable comme *facteurs de maladies*, par son action sur la peau (V. FROIDURES) ou sur les voies respiratoires.

On a décrit depuis longtemps des maladies *a frigore*, telles certaines néphrites, albuminuries, hémoglobinuries paroxystiques; le rhumatisme est particulièrement fréquent par le froid humide; le froid local ou général joue un rôle capital dans la genèse du tétanos.

Divers *mécanismes* ont été invoqués : diminution de résistance de l'organisme, exaltation de virulence des germes, inhibition passagère des mouvements respiratoires, phénomène de choc, modification colloïdale des tissus, qui diminueraient la résistance des muqueuses à la pénétration et à l'infection microbienne.

Toutes ces explications ont sans doute une part de vérité; la dernière a du moins le mérite de faire comprendre comment un coryza peut être déclenché par un refroidissement des pieds.

La *protection contre le froid* s'obtient par le chauffage et les vêtements chauds, par l'augmentation des aliments hydrocarbonés et des graisses, par l'exercice.

Les effets du froid se font particulièrement sentir en aviation, et le froid intervient dans la genèse du *mal des aviateurs* au même titre que la dépression atmosphérique et la diminution de l'oxygène de l'air. A 6 000 m, la température est inférieure de 30° à 40° à celle du sol; à partir de 11 000 m, elle se maintient à — 56°. Il convient donc de se protéger contre le froid par le port de vêtements ignifugés sou-

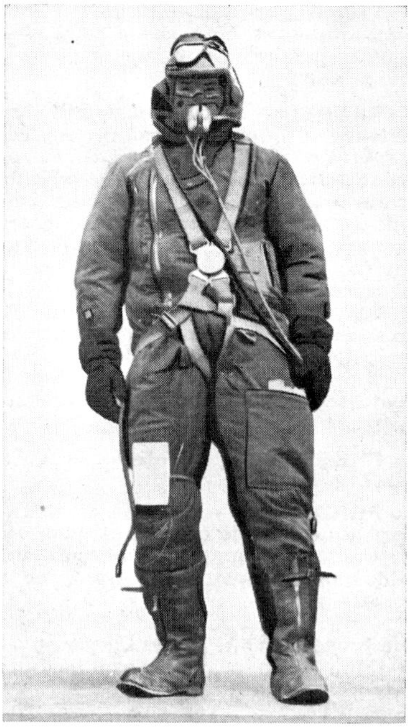

FIG. 783. — Equipement d'aviateur pour les hautes altitudes.

ples, amples (cuir chromé doublé de soie) [*fig.* 783]; dans les avions à cabine fermée, le chauffage sera réalisé par des radiateurs électriques, à vapeur ou à eau chaude.

Coup de froid. — Action de la température très basse sur l'organisme entier.

CAUSES. Les fatigues, les marches forcées, une nourriture insuffisante, l'*alcoolisme*, l'affaiblissement produit par des chagrins, des émotions violentes prédisposent les individus à cet accident.

SIGNES. Maux de tête, oppression, douleurs dans les jambes, engourdissement des extrémités, qui peuvent se gangréner; affaiblissement complet, et particulièrement de la vue, pâleur générale, difficulté de la parole, paresse musculaire. L'individu tombe dans une sorte de demi-paralysie intellectuelle et physique. La fatigue devient extrême, le marcheur n'a plus le courage d'avancer; envahi par un besoin irrésistible de dormir, il s'affaisse. Si, à ce moment, il ne résiste pas au sommeil qui l'accable, c'est la mort certaine : la respiration et les mouvements du cœur s'arrêtent et, si on n'intervient pas à temps, l'anémie cérébrale peut emporter le malade sans qu'il reprenne connaissance.

TRAITEMENT. I. *Préventif.* — Ralentir le pas un moment, mais ne pas cesser de marcher, et, si l'on est en troupe, marcher en rangs serrés. Ne pas abuser des boissons alcooliques, qui, après une excitation passagère, diminuent les forces.

II. *Curatif.* — Frictions avec de la neige, puis des linges tièdes, et enfin chauds; faire respirer des sels, du vinaigre. N'élever que progressivement la température de la chambre, où le malade sera enveloppé dans des couvertures de laine. Dès qu'il est revenu à lui, thé froid alcoolisé, café au rhum, puis, seulement lorsqu'il commence à se réchauffer de lui-même, thé chaud. Au besoin, respiration artificielle et traction rythmée de la langue (procédé Laborde). V. ASPHYXIE.

Mort par le froid. — Cause de mort assez fréquente chez des militaires en marche, des voyageurs égarés, pendant les ascensions de montagne et aérostatiques; chez les ivrognes, qui, en hiver, tombent auprès d'une borne ou vont coucher sur les quais, etc. La mort peut survenir par refroidissement rapide et progressif de l'organisme ou bien par refroidissement lent et continu. On note des convulsions, des paralysies, du délire, des hallucinations, et la mort arrive par anémie cérébrale dans les cas rapides, par congestion cérébrale dans les cas plus lents.

Traitement par le froid. — V. CRYOTHÉRAPIE et FRIGOTHÉRAPIE.

FROIDURES et GELURES. — Lésions produites par le froid sur les tissus.

Le froid produit sur la peau une contracture des fibres lisses qui fait hérisser les poils (*chair de poule*), une contracture des muscles des vaisseaux de la peau, puis un relâchement paralytique de ces muscles, d'où anémie, puis rougeur de la peau, avec extravasation de l'eau en dehors des capillaires (œdème), et enfin coagulation du sang (thrombose), avec sa conséquence, la gangrène. Celle-ci est due à l'ischémie profonde par lésions vasculaires, spasme artériel ou constriction des vêtements (bandes molletières).

SIGNES. Douleur immédiate presque nulle; simple engourdissement. Au retour de la circulation, prurit et cuisson intolérables.

Les gelures siègent ordinairement aux extrémités : pieds, mains, oreilles, nez.

Le 1er degré se caractérise par une *pâleur* de la région suivie d'une *congestion* intense (onglée), avec ou sans œdème blanc ou rosé; parfois, il existe une *anesthésie douloureuse* persistante de la région, indice d'une névrite périphérique.

Au 2e degré, on note une *phlycténisation;* les phlyctènes siègent surtout sur le dos du pied et du 1er orteil. Leur contenu est le plus souvent jaune citron, a une consistance gélatineuse, parfois un aspect hémorragique (*fig.* 784). Quelques-unes des phlyctènes peuvent se dessécher et guérir spontanément, mais le plus souvent elles aboutissent à l'*escarre* (3e degré). La peau est froide et insensible; elle prend une consistance ligneuse et un aspect violacé, puis de bois d'ébène, puis noir; son étendue, sa profondeur sont variables et ne se déterminent qu'après quelques jours. L'escarre peut recouvrir la totalité d'un ou de plusieurs orteils et même l'avant-pied (*fig.* 785).

COMPLICATION. Tétanos, d'où nécessité de l'emploi d'un sérum antitétanique, surtout lorsque les pieds auront été souillés de terre.

SIGNES GÉNÉRAUX. Apyrétique dans ses formes légères, mais presque

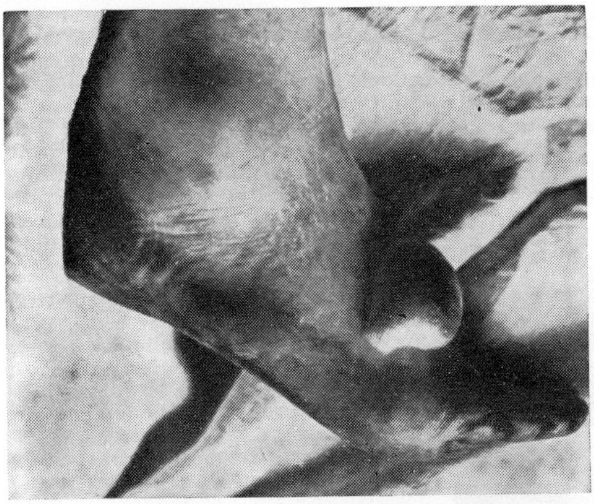
FIG. 784. — Froidure du 2e degré. Œdème et phlyctènes. (Coll. du Dr F. Debat.)

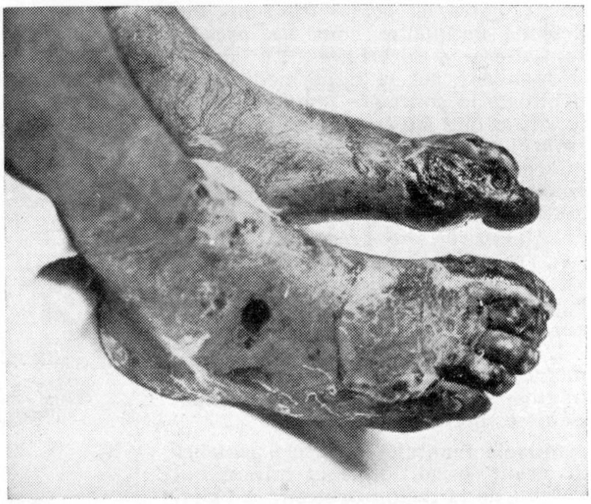
FIG. 785. — Froidure grave avec escarre et gangrène humide. (Coll. du Dr F. Debat.)

toujours fébrile dans ses formes graves (pouvant atteindre 40°) ; l'affection est capable de s'accompagner de troubles généraux, et l'albuminurie n'y est pas rare.

TRAITEMENT. I. *Préventif.* — Emploi de sabots, enveloppement avec des lainages divers, des débris de couverture. Desserrer les molletières et les chaussures. Graissage abondant des pieds. Interposition entre la chaussette et le pied de bandelettes de papier. Nettoyage minutieux des pieds.

II. *Curatif.* — Réchauffer les parties congelées très progressivement; commencer par les frictionner avec de la neige, puis avec de l'huile ou de l'eau-de-vie camphrée. Excision des phlyctènes, pansement à l'aide de compresses imbibées d'eau de Dalibour, de liquide de Dakin; sulfamides en poudre. Héliothérapie. Pommades et gaze aux vitamines A et D.

Traitement de la gangrène.

FRÔLEMENT. — V. MASSAGE.

FROMAGE. — Produit de la fermentation du coagulum (*caillé*) obtenu par action de la présure sur le lait ou par acidification de celui-ci. Ce coagulum est formé de caséine, qui, en précipitant, a retenu la presque totalité du beurre, un peu de lactose et du phosphate de calcium; dans le lactosérum ou petit-lait, restent l'albumine, la globuline, la majeure partie du lactose et des sels minéraux (sauf les phosphates).

Le fromage, véritable aliment protidique et lipidique, se rapproche donc des viandes de boucherie. La teneur des fromages en lipides varie suivant que le caillé a retenu ou abandonné le beurre; on distingue ainsi des *fromages gras,* de valeur nutritive plus ou moins grande, qui constituent des aliments presque complets, et des *fromages maigres,* de faible valeur nutritive. Quand les fromages sont faits avec du lait non écrémé, ils renferment des vitamines liposolubles A, E, D.

Les *fromages frais* présentent les mêmes dangers que le lait en ce qui concerne la *transmission des maladies,* quand ils sont préparés avec le lait d'animaux tuberculeux ou atteints de brucellose. Il serait souhaitable que le lait destiné à la fromagerie pût subir un chauffage suffisant, une irradiation par les rayons ultraviolets, ou la pasteurisation. Mais les ferments lactiques, tués ou atténués par ces procédés, devraient être remplacés par des ensemencements artificiels.

ALTÉRATIONS. Tout fromage qui est le siège de fermentation anormale prend un goût et acquiert des propriétés qui le déprécient. C'est ainsi que le fromage de Brie, dont la maturation a lieu de l'extérieur vers l'intérieur (nécessité d'avoir une grande surface), exige des soins spéciaux.

De même pour le saint-nectaire, fabriqué lorsque les vaches sont au pacage et que des pluies diluviennes ont pour effet de souiller le lait plus ou moins abondamment en détritus et souillures du pis, des membres postérieurs et de la queue. Il n'est pas rare de voir des fermentations anormales s'établir et le fromage acquérir un goût d'amertume spécial qui le déprécie.

Il importe donc de retenir que les fromages à pâte molle doivent avoir une pâte homogène, grasse (éviter les camemberts inférieurs qui ne portent pas le label du syndicat, qui sont faits de laits écrémés, sans bulles gazeuses).

Le fromage est, sous un petit volume, un aliment très reconstituant.

FRONDE. — V. BANDAGE.

FRONTAL. — **Os frontal.** — Os impair formé (*fig.* 787) : 1° d'une partie verticale, qui constitue le *front,* avec, en avant, au milieu, la *bosse nasale;*

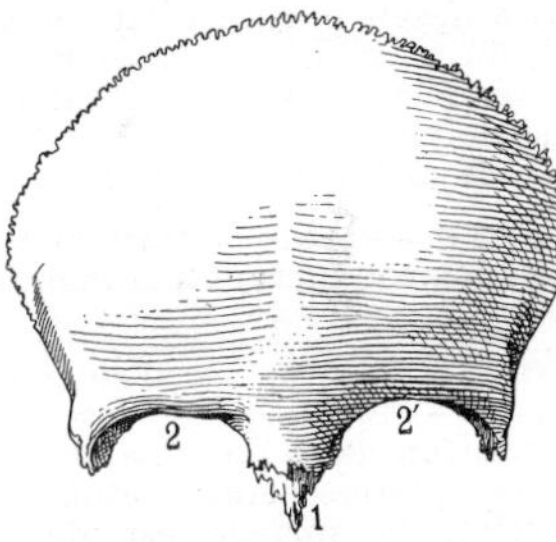

FIG. 787. — Os frontal.
1. Epine nasale; 2, 2'. Fosses des voûtes orbitaires.

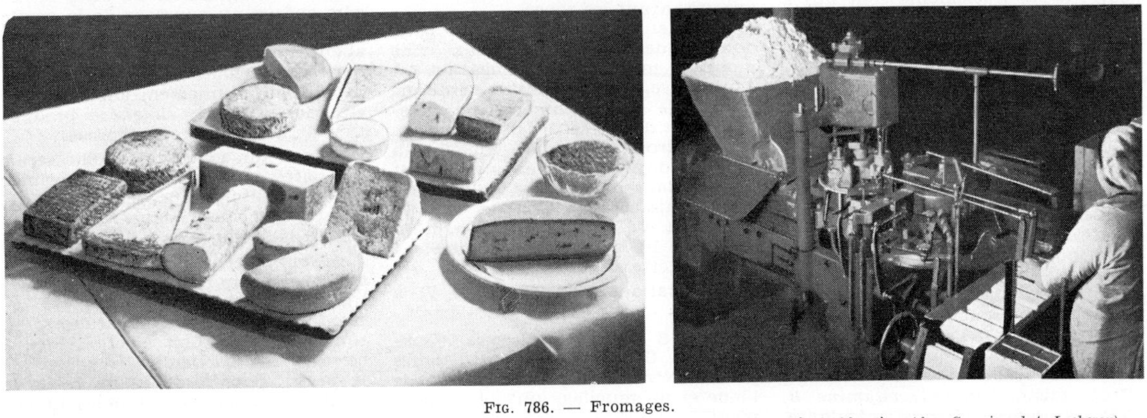
FIG. 786. — Fromages.
A gauche, Variétés diverses de fromages (*phot. Larousse*) ; *à droite,* Machine automatique à mouler les carrés double-crème (*doc. Gervais, phot. Lacheroy*).

sur les côtés, les *bosses frontales,* au-dessous desquelles sont les *arcades sourcilières* et *orbitaires.* En arrière se trouvent, sur la ligne médiane, le début de la *gouttière sagittale* (sinus longitudinal supérieur) et la *crête frontale,* à laquelle s'attache la faux du cerveau; sur les côtés, les *fosses frontales,* pour les lobes antérieurs du cerveau; 2° d'une partie horizontale, la *région orbitaire,* présentant au milieu l'échancrure *nasale* et l'épine *nasale* supérieure; sur les côtés, la partie supérieure concave des orbites. Voir aussi CRÂNE et FACE.

L'os frontal s'articule avec l'ethmoïde, le sphénoïde, les os du nez, unguis, malaires, maxillaires supérieurs et pariétaux.

Muscle frontal. — Muscle peaucier du crâne, quadrilatère et mince, qui s'étend de la région orbitaire à l'aponévrose épicrânienne, vaste lame fibreuse qui recouvre la convexité du crâne, à la manière d'une calotte. Innervé par les filets frontaux du nerf facial, le muscle frontal élève la peau des sourcils et détermine sur le front la formation de rides transversales : c'est le *muscle de l'attention.*

Vaisseaux frontaux. — *L'artère frontale* est une branche terminale de la temporale superficielle, branche de la carotide externe. Les *veines frontales* se jettent dans les veines faciales.

Nerf frontal. — Branche du nerf ophtalmique, première branche du trijumeau.

Sinus frontaux. — Cavités creusées dans le frontal, de chaque côté de la bosse nasale, et communiquant avec la cavité nasale par un petit canal au niveau du méat moyen. Elles sont recouvertes par un prolongement de la muqueuse pituitaire.

Pour les maladies, v. à NEZ.

FROTTE. — Mode de traitement de la gale au savon mou et à la pommade soufrée.

FROTTEMENT. — **Frottement pleural.** — Bruit qu'on perçoit (à l'auscultation de la poitrine) lorsque, une des plèvres étant enflammée (pleurésie), la surface est devenue rugueuse, de sorte que les deux feuillets ne glissent plus doucement et silencieusement l'un contre l'autre, comme d'habitude.

Frottement péricardique, péritonéal. — Ces frottements sont dus à une inflammation analogue du péricarde ou du péritoine.

FROTTIS. — Mode d'examen microscopique d'une humeur (pus, sang) après étalement, fixation sur lame et coloration.

FRUITS. — Aliments contenant peu d'albumine, mais une quantité abondante de matières amidonnées et sucrées, ainsi que des sels (malate, citrate), de sorte qu'ils sont nutritifs, diurétiques et laxatifs, et aident à la digestion.

Ce sont d'excellents aliments, agréables à consommer, contenant des antidotes pour les maladies de carence : *vitamine C,* abondante dans les fruits acides et sucrés (orange, citron, raisin, banane), *vitamine* B_2 dans les oranges, citrons, châtaignes, pommes, poires, prunes; *vitamine E* dans les fruits huileux (olives, amandes, noix, noisettes).

L'abondance des microbes qui peuvent les recouvrir, notamment lorsqu'ils sont en contact avec la terre ou

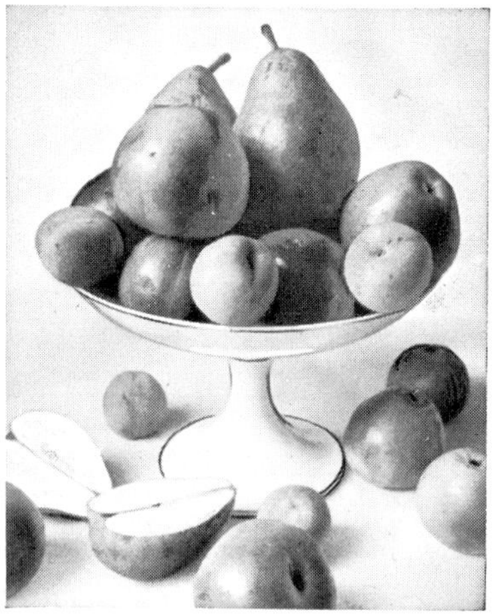

FIG. 788. — Quelques variétés de fruits contenant des vitamines B_2.

le fumier ou les poussières de la rue, doit engager à ne les absorber qu'après un lavage soigné, l'enlèvement de leur enveloppe (pomme, poire), ou après cuisson.

Fruits pectoraux. — Dattes, jujubes, figues sèches, raisins secs en quantité égale. Sont employés en décoction, à la dose de 50 g par litre, dans les affections de poitrine, comme calmant.

F. S. A. — Abréviation, dans une ordonnance, de *fac secundum artem,* faites selon l'art.

F. S. H. — Abréviation d'origine américaine désignant l'hormone folliculo-stimulante. V. HYPOPHYSE.

FUCHSINE (Chlorhydrate de rosaniline). — Couleur d'aniline employée en bactériologie. Elle colore les microbes en rouge, en particulier le bacille tuberculeux, et s'emploie surtout en solution alcoolique phéniquée.

A été utilisée aussi comme antiseptique pour les plaies et à l'intérieur dans le traitement des helminthiases et oxyuroses (5 mg à 1 cg par kg et par jour en vingt-quatre heures, trente minutes avant les repas).

Quelquefois, on l'a employée pour donner de la couleur aux vins mouillés, mais cette falsification est dangereuse, car la fuchsine renferme une forte proportion d'acide arsénieux. On décèle cette falsification en versant trois gouttes de vin sur un morceau de craie qui a été auparavant trempé dans du blanc d'œuf étendu d'eau, puis séché à 100°, et dont la surface a été grattée. S'il y a de la fuchsine, les gouttes de vin deviennent violettes.

Intoxications ouvrières. — V. à ANILINE.

FUCUS (Algues, Varech, Goémon). — Un grand nombre d'algues peuvent être employées en raison de l'iode et du mucilage qu'elles renferment.

Fucus crispus (Carragaheen ou mousse d'Islande). — Algue des mers du Nord, renfermant 75 p. 100 de mucilage, 15 p. 100 de matières minérales (sulfates de sodium et calcium) et une petite quantité de brome et d'iode. Employé comme adoucissant pectoral et reconstituant en saccharolé, en décocté (5 g par litre), en sirop, en émulsion, et à l'extérieur en cataplasmes; il est aussi utilisé comme apprêt dans l'industrie.

Fucus vesiculosus. — Algue très commune sur les côtes de toute l'Europe. Il contient du mucilage, de la mannite, des sels de sodium, de l'iode. A été conseillé contre le goitre, bien avant qu'on retirât l'iode de la cendre de varech; préconisé contre l'obésité en décocté (10 à 20 g par litre), en pilules renfermant 5 à 25 cg d'extrait.

FUGUE (du lat. *fuga,* fuite). — Abandon brusque du domicile, suivi habituellement de déambulation plus ou moins prolongée, survenant par accident, par accès, de manière transitoire au cours des désordres mentaux les plus variés. Sous des influences diverses, animés de mobiles divers, volontairement et consciemment, ou de manière impulsive, ou même inconsciemment, les aliénés fuient parfois de chez eux et s'en vont plus ou moins loin. Ce sont les mégalomanes qu'appelle ailleurs leur rêve d'idéal et de sublime, les mélancoliques, désireux de se retrancher d'une société dont ils sont indignes, les persécutés, occupés à dépister la malveillance d'ennemis imaginaires, les alcooliques, dans l'affolement et la crainte de toutes les choses et de tous les êtres, les paralytiques généraux, dans un besoin irraisonné et incessant de mouvement.

FULGURANTES (Douleurs) [du lat. *fulgur,* foudre]. — Les douleurs fulgurantes, qui traversent les organes avec la rapidité de l'éclair, sont caractéristiques du *tabès.* V. MOELLE ÉPINIÈRE (maladie de la).

FULGURATION. — Projection sur les tissus altérés d'une étincelle de haute fréquence (v. ÉLECTROTHÉRAPIE), dont la longueur, le potentiel et la durée d'application doivent varier avec la nature de la lésion.

EFFETS SUR LES TISSUS. 1° *Immédiats :* coloration brune superficielle due à la coagulation du sang et légère enflure au pourtour de la partie fulgurée; 2° *consécutifs :* écoulement abondant de lymphe, formation d'une escarre superficielle (2 mm de profondeur), bourgeonnement amenant une cicatrice saine; 3° *éloignés :* production d'un tissu fibreux (fibrose).

EFFETS SUR LA DOULEUR. Elle serait très atténuée et même supprimée après une ou plusieurs séances de fulguration, même lorsque l'action sur les tissus aurait avorté.

RÉSULTATS. La fulguration, dont on avait beaucoup exagéré, au début, les indications, ne semble pas avoir répondu aux premières espérances ou, tout au moins, doit être réservée à certains cas particuliers (cancers de la peau), pour lesquels, du reste, le radium et les rayons X donnent des résultats au moins égaux.

FULIGINOSITÉ (du lat. *fuligo,* suie). — **Enduit fuligineux.** — Enduit noirâtre qui se produit sur les lèvres, sur les gencives, dans la fièvre typhoïde.

FULMICOTON (Cellulose octonitrique). — Coton cardé traité par un mélange d'acide sulfurique et d'acide nitrique officinal et séché. Il a l'aspect de l'ouate, mais il est plus rude au toucher. Il est soluble dans un mélange d'alcool-éther, dans l'acétone, l'éther acétique, et sert à préparer le collodion.

FUMADES (Les) [Gard]. — Petite station d'eaux sulfhydriquées, sulfatées calciques, bitumineuses, froides (8 à 13°).

CURE. Boisson, inhalations froides et chaudes, pulvérisations, bains, douches.

INDICATIONS. Maladies du rhinopharynx et des bronches; maladies de la peau : eczéma, pityriasis, lichen, prurigo, kératoses, séborrhée.

FUMÉES. — Les villes modernes sont envahies non seulement par des fumées industrielles, mais aussi par des poussières et des gaz toxiques, qui ont des effets déplorables au point de vue de l'hygiène.

Les fumées pénètrent dans l'arbre respiratoire, et peuvent exercer leur action nocive sur l'organisme tout entier.

Les moyens proposés pour faire disparaître la production de fumées sont l'emploi d'un combustible peu fumigène, l'injection d'air dans le foyer, l'emploi de grilles mobiles actionnées par une chaine sans fin, l'élévation des cheminées.

FUMETERRE. — Plante (*Fumaria officinalis*) de la famille des Fumariacées. La tisane de fumeterre est employée comme médicament tonique et dépuratif. L'extrait aqueux de fumeterre, le suc ou la teinture rendent le sang plus fluide et combattent l'hyperglobulie, l'hyperviscosité, fréquente dans l'artériosclérose.

FUMEURS. — L'abus du tabac peut causer l'apparition, sur la langue et sur la face interne des joues des fumeurs, de *plaques blanches* (leucoplasie), qui peuvent parfois dégénérer en épithélioma (cancer des fumeurs).

FUMIGATIONS. — Production de gaz ou de vapeurs qu'on répand dans l'atmosphère ou qu'on dirige sur une partie du corps. Le *but* des fumigations est tantôt de détruire des microorganismes ou des animaux nuisibles (fumigations de chlore, de vapeurs nitreuses, d'anhydride sulfureux, de formol) [V. DÉSINFECTION], tantôt de masquer quelque mauvaise odeur (combustion de sucre, de résines, de cônes médicamenteux fumants à base de nitrate de potasse et de divers médicaments [soufre, cinabre dans une chambre de malade]), tantôt de saturer l'atmosphère de vapeur d'eau ou de principes aromatiques.

On peut aussi diriger sur une partie du corps (oreille, nez, poumons) des vapeurs *sulfureuses, émollientes* (eau chaude ou décoction de guimauve), *mercurielles, narcotiques, astringentes, excitantes* (décoctions de plantes ou d'essences aromatiques, menthol, eucalyptol).

FUNICULITE (du lat. *funiculus,* cordon). — Inflammation des différentes parties du cordon spermatique (canal déférent, vaisseaux et tissu conjonctif), caractérisée par un gonflement douloureux.

CAUSES. Choc, opération d'un varicocèle, blennorragie, syphilis secondaire ou tertiaire.

TRAITEMENT. Celui de la cause. Applications humides chaudes; onctions avec onguent napolitain belladoné; sulfamides, pénicilline.

Funiculite endémique. — Affection observée en Extrême-Orient, dans l'Amérique tropicale, aux Antilles, caractérisée par une inflammation des veines du cordon, avec fièvre à 40°-41° et état général grave. Le cordon est tuméfié et fluctuant par places. Cette maladie, qui semble due à un streptocoque, peut aboutir à une septicémie mortelle, avec subictères et hémorragies cutanées si l'on n'intervient pas chirurgicalement.

FUREUR. — V. à MANIE : *manie de fureur,* et à ÉPILEPSIE.

FURFUR (du lat. *furfur,* son). — Lamelle épidermique très petite.

Microsporum furfur. — Champignon inférieur, causant le pityriasis versicolor.

FURFURACÉ (du lat. *furfur,* son). — **Desquamation furfuracée.** — Détachement de l'épiderme sous forme de très petites lamelles. V. ROUGEOLE.

FURFUROL (du lat. *furfur,* son, et *oleum,* huile). — Huile toxique qu'on extrait du son et qui existe dans les alcools de grains et de pommes de terre mal rectifiés. Elle provoque des attaques d'épilepsie. V. ALCOOLISME.

FURONCLE (du lat. *fur,* petit larron). — Inflammation d'un follicule pileux et de la région avoisinante de la peau due ordinairement au staphylocoque doré. Elle est caractérisée par la formation d'une petite tumeur surélevée en pointe (clou) qui s'ouvre en donnant issue à une masse de tissu nécrosé, le *bourbillon.*

Le furoncle peut être isolé, non récidivant ou multiple et se reproduire sous forme d'une véritable éruption (furonculose).

CAUSES. Il est plus fréquent chez l'homme adulte et apparaît de préférence sur la peau malpropre ou en suite de médicament et aux points de frottement comme le cou (col), les fesses (cavaliers) ; à la face dorsale des doigts, aux bras et à la poitrine chez les ouvriers. La chaleur y prédispose (été, pays chauds, chauffeurs de machine), de même que l'arthritisme, le diabète, la cachexie, le surmenage, la misère, la dyspepsie, la convalescence de fièvres graves (fièvre typhoïde).

SIGNES. Tuméfaction acuminée rouge reposant sur une base dure et terminée par un poil. Le sommet est formé par une vésicule remplie de liquide séro-purulent. La démangeaison provoque le *grattage,* qui inocule les régions voisines.

La tumeur s'ulcère, le pus s'évacue et, avec lui, en pressant sur la base, une masse molle, verdâtre, spongieuse, le *bourbillon.* Cette expulsion fait disparaître la douleur et la cicatrisation s'opère rapidement (trois, six ou dix jours, suivant l'extension de la tuméfaction au voisinage).

COMPLICATIONS. Un furoncle peut être dangereux par son siège (médiofacial), par son extension progressive de la zone inflammatoire, par la douleur ou les phénomènes généraux; il peut se produire une lymphangite avec adénite, un phlegmon, un hygroma, une phlébite. Le furoncle du conduit auditif est extrêmement douloureux : il gêne la mastication et empêche le sommeil.

TRAITEMENT. Au début, déposer au sommet du furoncle une goutte de teinture d'iode ou d'une solution d'iode, 1 g, dans de l'acétone, 2g,5, ou un tampon d'ouate imbibée d'alcool camphré à 90°. Ne pas exprimer le furoncle ou l'inciser trop précocement. Pas de pansement humide imperméable. Pulvérisations avec de l'eau de Dalibour; injection locale ou pansement au bactériophage antistaphylococcique. V. FURONCULOSE.

En cas de furoncle de la lèvre supérieure ou de l'aile du nez, ne pas l'exprimer ni l'inciser ; radiothérapie locale; sulfamides, pénicilline, afin d'éviter la *thrombo-phlébite des sinus,* avec septicémie à staphylocoques, redoutable complication qui donne 10 p. 100 de mortalité.

FURONCULOSE. — Certains sujets, surtout les diabétiques, ont une prédisposition spéciale à faire des furoncles, et ceux-ci se succèdent pendant des mois et des années. Cette furonculose peut être liée à des causes diverses.

TRAITEMENT. *Régime alimentaire.* — Ni sucreries ni pain, au besoin insuline. Pas de gibier, épices, charcuterie, fromages fermentés, poissons, vin pur et café; au besoin régime végétarien.

Traitement de la cause (diabète, surmenage, albuminurie, goutte, phosphaturie, parasites du corps). — Levure de bière fraîche; sels d'étain, bardane, miel soufré. Acide phosphorique (VIII gouttes par jour) ; acide ascorbique (5 comprimés de 5 cg le matin à jeun). Autohémothérapie.

Injections de sels bismuthiques.

Insuline en cas de diabète.

Sulfamides associés à l'iode.

Pénicilline, auréomycine, érythromycine, spiramycine, chloromycétine, selon la sensibilité des germes ; bactériophage antistaphylococcique dans du sérum salé ou glucosé; vaccin antistaphylococcique, anatoxine. Autovaccins préparés avec le pus furonculeux.

FUROSÉMIDE. — Sulfamide diurétique puissant, rapide (dix à quinze minutes), bref. La diurèse obtenue porte surtout sur l'eau, le sodium, le potassium, les ions hydrogènes et le chlore. C'est un diurétique d'urgence, utilisé dans le traitement de l'œdème aigu du poumon. On l'emploie aussi pour réduire les œdèmes des cardiaques et des ascitiques.

FUSO-SPIRILLES. — Symbiose microbienne (association fuso-spirillaire) d'un bacille fusiforme et d'un spirille à larges spires, découvert par Vincent, et qu'on rencontre dans plusieurs affections suppurées ou gangréneuses : angine de Vincent, ulcère des pays chauds, stomatite ulcéro-membraneuse, balano-posthite érosive circinée.

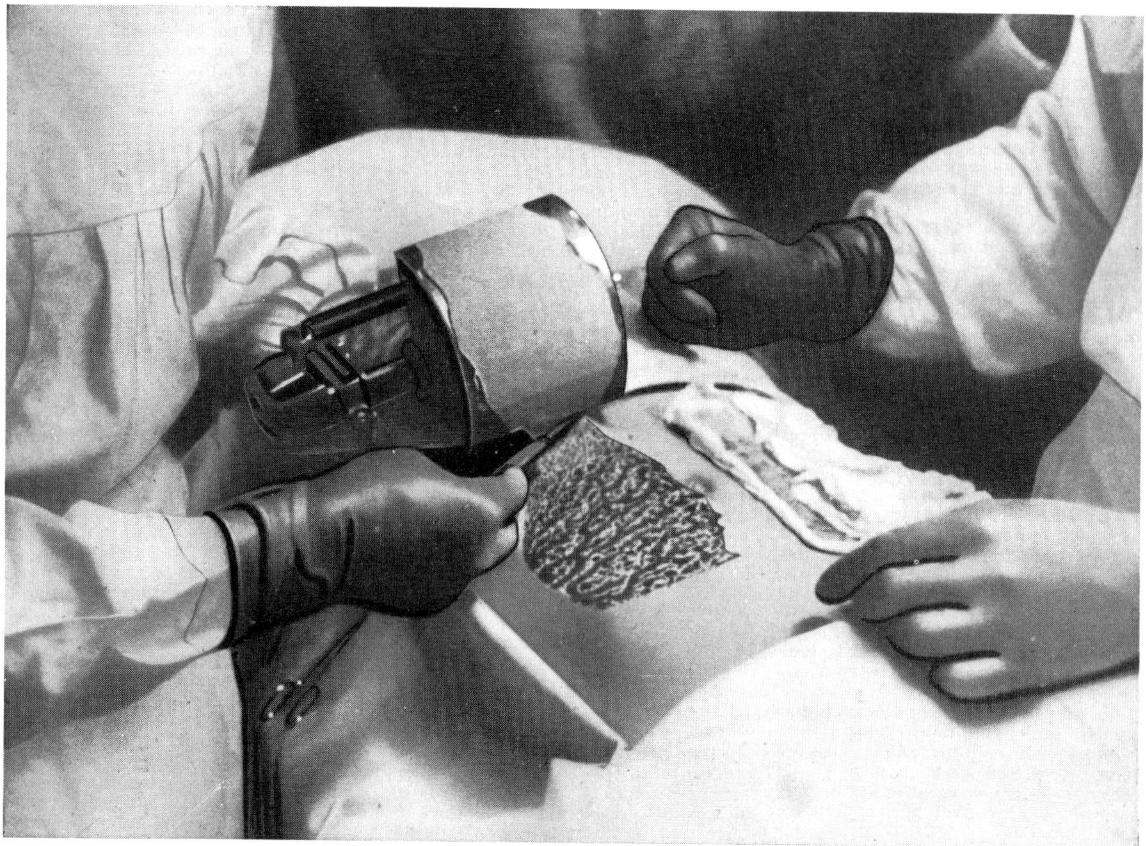

GREFFE. Prélèvement d'un lambeau sur l'abdomen, en vue d'une greffe. (*Phot. J. Boyer.*)

G

GAÏAC. — Arbre de la famille des Zygophyllacées (*Guaiacum officinale*), qui croît aux Antilles, et dont le *bois* contient une résine (25 p. 100) et une saponine. L'*écorce* grise est moins résineuse que le bois, mais plus amère.

Le bois de gaïac est employé en poudre (2 à 4 g), en décocté (50 g par litre), en teinture (2 à 8 g) en sirop (20 à 60 g), en extrait (1 à 5 g).

Préconisé autrefois dans la goutte, les rhumatismes, la syphilis, il est employé actuellement comme stimulant et sudorifique.

La *teinture* est utilisée comme dentifrice.

La *résine*, dure, cassante, se colore en bleu sous l'influence de l'air ozonisé, du chlorure ferrique dilué, des ferments oxydants; la teinture est employée pour déceler une hémorragie occulte (coloration bleue).

GAÏACOL. — Ether monométhylique de la pyrocatéchine, découvert dans les produits de distillation sèche du gaïac; il existe en assez grande quantité dans la créosote de hêtre; on l'obtient actuellement par synthèse. Prismes incolores, volumineux, d'odeur aromatique. Bon *analgésique* local en solution huileuse au 1/10 ou en pommade, contre les névralgies et les douleurs; à l'intérieur, employé comme *antiseptique* des voies respiratoires, dans la tuberculose pulmonaire, le catarrhe bronchique, la bronchite chronique. Il modère la toux, relève la nutrition, diminue les sueurs des tuberculeux. 0g,25 à 6 g en capsules, pilules, élixir, vin ou solution.

Les divers *sels du gaïacol* (benzoate, carbonate, phosphate, phosphite de gaïacol) peuvent être employés comme succédanés en cachets ou pilules (0g,5 à 2 g par jour); ils sont mieux supportés par l'estomac.

Le sulfogaïacolate de potassium (thiocol) a été préconisé dans la toux, la tuberculose, en sirop (2 à 6 g) ou en cachets ou comprimés de 0g,5.

GAILLET. — V. CAILLE-LAIT.

GALACTAGOGUE ou **GALACTOGÈNE** (du gr. *gala*, lait, et *agogos*, qui amène, ou *gennao*, j'engendre). — Procédés et médicaments destinés à accroître la sécrétion du lait.

Une alimentation riche en féculents et en sel, du lait comme boisson ou de la bière légère conviennent aux nourrices.

GALACTOCÈLE (du gr. *gala*, lait, et *kêlê*, tumeur). — Tumeur fluctuante se développant au cours de la lactation. Elle contient du lait, plus ou moins altéré, et peut atteindre le volume d'une orange; son développement est très lent. La tumeur n'est pas infiltrée et la pression y détermine la forme d'un godet.

TRAITEMENT. Extirpation de la poche.

GALACTOPHORE (du gr. *gala*, lait, et *pherein*, porter). — Variété de biberon (*fig.* 789), imaginée par Budin. Dans un bouchon en caoutchouc qu'on adapte à un flacon quelconque passent deux tubes accolés. L'un, plus gros, permet l'écoulement du lait, l'autre, très petit, l'entrée de l'air; une tétine en caoutchouc et une rondelle plate en os complètent l'instrument. La bouteille remplie de lait est fermée avec le bouchon; on la renverse et on introduit la tétine entre

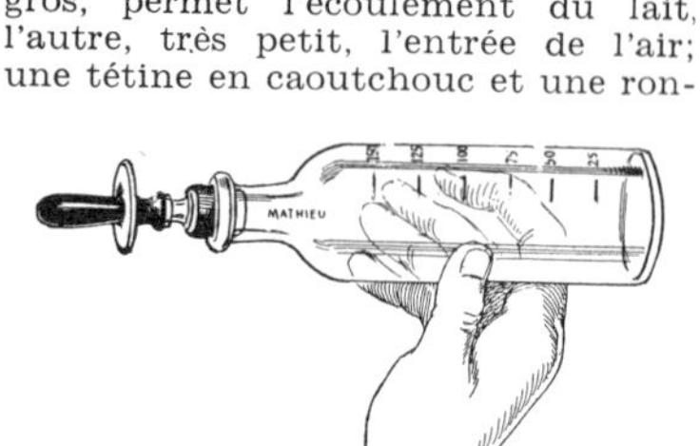

FIG. 789. — Galactophore de Budin.

les lèvres de l'enfant. Dès que celui-ci fait un mouvement de succion, le liquide arrive dans la bouche.

Canaux galactophores. — Conduits excréteurs de la glande mammaire. V. SEIN.

GALACTOPHORITE. — Inflammation des conduits galactophores. V. à SEIN : *Abcès*.

GALACTORRHÉE (du gr. *gala*, lait, et *rhein*, couler). — Ecoulement surabondant de lait, au cours ou après cessation de l'allaitement. Tantôt intermittent, tantôt continu, il est une cause d'épuisement et oblige parfois à sevrer l'enfant.

TRAITEMENT. Bandage compressif du sein avec ouate hydrophile et bande de gaze; diminuer la quantité de boissons, supprimer la bière. Purgations (30 à 40 g de sulfate de soude), iodure de potassium ($0^{g},5$ à 1 g par jour). Lotions du mamelon avec un tampon d'ouate imbibé d'une solution à la cocaïne.

GALACTOSE. — Sucre dextrogyre (hexose) obtenu par hydrolyse du lactose. On a proposé son emploi chez le diabétique, comme aliment sucré n'engendrant pas de glucose. Normalement, le galactose est fixé par le foie, et ne passe dans l'urine qu'en faible quantité. Dans certaines affections du foie, au contraire, le galactose n'est pas fixé et passe dans les urines.

GALACTOSURIE. — Présence de galactose dans l'urine.

Galactosurie provoquée. — Normalement, les urines d'un sujet qui, à jeun, a absorbé 40 g de galactose, donnent, dans un premier échantillon, 6 g de galactose par litre; deux heures après, 2 g par litre; puis, ultérieurement, l'urine ne contient plus de galactose. En cas d'hépatite aiguë, le premier échantillon contient, par litre, 30 à 70 g de galactose, le deuxième 20 g, les autres rien; en cas d'hépatite chronique, le premier échantillon contient, par litre, 8 à 15 g, le deuxième 6 à 8 g, les suivants 4 à 5 g, puis 0 à 2 g.

GALACTOTHÉRAPIE (du gr. *gala*, lait, et *therapeia*, traitement). — Thérapeutique par les injections de lait. V. LAIT.

GALANGA. — Plante de la famille des Zingibéracées (*Alpinia officinarum*), dont le rhizome amylacé est employé comme excitant et stomachique; il entre dans la composition de l'alcoolat de Fioravanti.

GALBANUM. — Gomme résine produite par deux espèces d'Ombellifères, *Ferula galbaniflua* et *F. rubricaulis*, et qui se présente sous forme de larmes irrégulières.

Elle est employée comme stimulant et antispasmodique, à la dose de $0^{g},5$ à 2 g. Fait partie du diascordium, du baume de Fioravanti.

GALE. — Maladie de la peau produite par l'introduction au-dessous de l'épiderme d'un arachnide, l'*acare de la gale* ou *sarcopte* (*Sarcoptes scabiei*) [*fig.* 790], qui, bien que fort petit, est cependant visible à l'œil nu. Il se présente sous forme d'un corps hémisphérique brillant, blanc jaunâtre, à mouvements très rapides.

La femelle a 1/3 de mm de longueur et 1/4 de mm de largeur; le mâle est un peu plus petit. Le dos convexe est garni de poils et hérissé de saillies pointues. La face inférieure est munie de quatre paires de pattes, dont, chez la femelle, les deux antérieures se terminent par une ventouse, les deux postérieures par un poil. Le mâle a des ventouses à toutes ses pattes, sauf à la troisième paire. Les femelles sont beaucoup plus nombreuses que les mâles.

MODE DE VIE DE L'ACARE. Le mâle loge dans les dépressions humides de la partie la plus superficielle de la peau, à l'intérieur de petites bulles placées elles-mêmes au voisinage des *sillons* habités par la femelle. Celle-ci, en effet, déchire la peau avec ses mandibules (mâchoires), et, après avoir creusé une galerie sous l'épiderme, y dépose ses œufs et meurt. Chaque femelle pond 20 à 50 œufs, qui, en quelques jours, arrivent à maturité et donnent de nouveaux acares, lesquels, quinze jours après, se reproduisent eux-mêmes aussi rapidement. Deux individus, mâle et femelle, peuvent

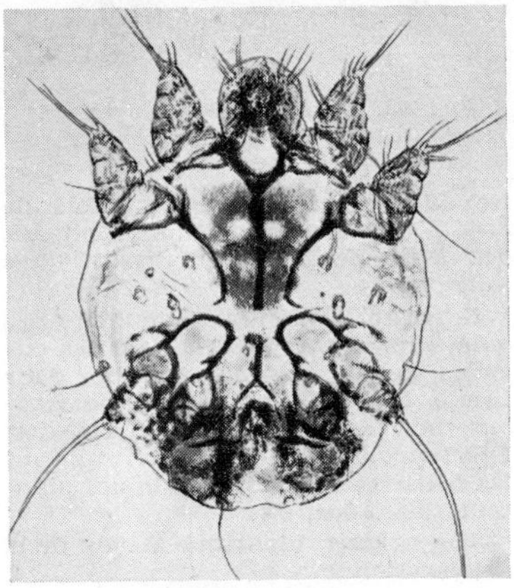

FIG. 790. — Sarcopte de la gale, vu par la face ventrale et grossi.
(*Cl. G. d'Aguilar.*)

donner lieu, en trois mois, à 1 500 000 descendants. On comprend, après cela, qu'en peu de temps la maladie se répande sur tout le corps.

SIGNES (v. pl. en couleurs). La maladie se manifeste par un *sillon* qui a l'apparence d'une simple éraillure grisâtre de 1 à 2 cm de long, mais ordinairement ne dépasse pas 1/2 cm. Le sillon est constitué par deux portions distinctes : un pointillé noirâtre, sinueux, qui ne contient que les coques vides des œufs éclos et les déjections de l'acare; puis un sillon fermé, cliniquement invisible, renfermant les œufs.

La *vésicule perlée* de la gale a la grosseur d'une tête d'épingle; elle est nacrée, dure au toucher et enchâssée dans la peau. Elle contient un liquide clair et n'est rencontrée que sur les faces latérales des doigts, étant rompue ailleurs ; elle peut renfermer des acares implantés sur le toit de la vésicule.

Les *localisations primitives* les plus fréquentes sont la région antérieure des *aisselles* et la région *ombilicale* : ce sont des rougeurs ou de petites papules, à peine saillantes, prurigineuses, surtout la nuit; puis la face interne des *cuisses* est atteinte ; viennent ensuite la *verge* chez l'homme, les *seins* chez la femme, les *fesses* chez l'enfant, la *paume des mains* et la *plante des pieds* chez le nourrisson. Plus tardives sont les *lésions interdigitales*, celles de la face postérieure du coude, les lésions du *poignet*, linéaires, au niveau des plis de flexion.

La *démangeaison*, extrêmement vive, surtout chez les individus nerveux et mal alimentés, précède de deux jours à six semaines l'apparition des sillons; elle est produite non seulement par le travail de l'acare, mais fort probablement aussi par un principe vénéneux sécrété par l'animal ; elle entraîne au *grattage*, dont les marques restent sur la peau.

ÉVOLUTION. La période d'incubation, après le contact suspect, dure de deux jours à six semaines, sept jours en moyenne.

Chez les personnes qui prennent des soins de propreté, la maladie reste souvent localisée et atténuée, tandis qu'elle s'étend chez les individus malpropres. Suivant les cas, la gale peut revêtir un aspect papuleux (*gale papuleuse*), ou se compliquer de pyodermites (*gale pustuleuse*). Dans la *gale norvégienne* (*fig.* 791), les lésions sont constituées par des amas croûteux, épais, saillants, durs et poreux, siégeant aux mains et aux membres. Quand on arrache la croûte, on trouve, sous le derme humide, des sarcoptes vivants, femelles, œufs, et mâles. Cette gale a une évolution chronique.

TRAITEMENT. Pour détruire le parasite, on peut employer diverses frictions au pétrole, à la benzine, les pommades soufrées.

Traitement soufré. — Après une friction avec du savon noir, à main nue, pour déchirer les sillons, on prend un bain savonneux d'une demi-heure pour ramollir l'épiderme; puis friction avec la pommade soufrée d'Helmerich-Hardy. Le malade la garde jusqu'au lendemain, et il l'enlève dans un bain chaud savonneux, puis il

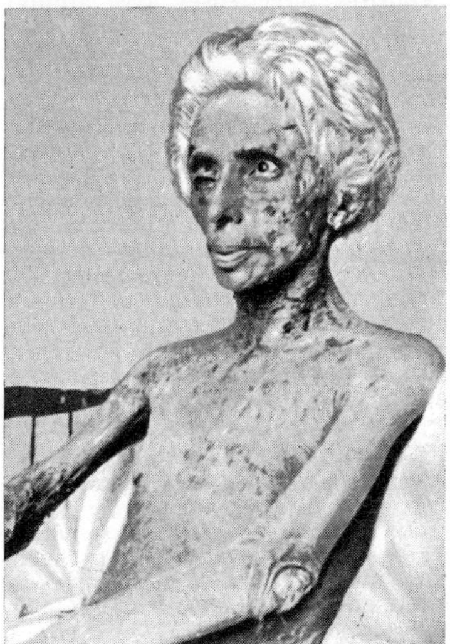

FIG. 791. — Gale norvégienne.

se poudre d'amidon ou s'enduit de pâte de zinc aux points lésés par la gale.

Pendant le traitement, les vêtements ont été passés à l'étuve et le malade doit coucher dans des draps propres. Toute personne couchant avec le sujet galeux doit être frottée le même jour.

Autres méthodes : naphtol β en solution à 5 p. 100.

Créoline : se lotionner cinq soirs de suite avec 100 g de créoline de Pearson diluée dans 100 g d'eau.

Bisulfite de soude : 60 g pour 40 g de lanoline, en frictions.

Hyposulfite de soude : 200 g pour 1 litre d'eau bouillie en badigeonnages avec un pinceau plat; laisser sécher et badigeonner avec une solution d'*acide chlorhydrique* (5 p. 1000) ; trois applications trois soirs de suite.

Benzoate de benzyle, alcool à 60°, savon mou : 50 g de chaque, en badigeonnages deux fois, à une heure d'intervalle, avec un pinceau plat. Après le second badigeonnage, on change de linge et de draps. Désinfection inutile.

Pommade au *polysulfure de potassium :* prendre un bain, onction avec la pommade trois soirs de suite, puis nouveau bain. Désinfection des vêtements inutile. D. D. T.

MODE DE CONTAGION. Cette maladie, contrairement à l'opinion commune, est peu contagieuse. L'acare a des habitudes noctambules et ne voyage guère que la nuit; c'est donc par un contact prolongé, nocturne le plus ordinairement, après des rapports sexuels, après un séjour dans un lit dont les draps n'ont pas été changés qu'on contracte la gale. Plus rarement, les vêtements et surtout les gants peuvent donner la maladie, ainsi que les coussins des voitures publiques.

COMPLICATIONS. Chez certains malades nerveux, la gale laisse après elle des prurits persistants et les malades se croient longtemps atteints de gale (acarophobie) et veulent toujours se soumettre au traitement antiscabieux, ce qui augmente leur prurit.

Chez certains eczémateux, la gale est la cause occasionnelle d'eczémas rebelles. Elle s'accompagne parfois de néphrites infectieuses avec albuminurie.

Les jeunes enfants ne peuvent pas être soumis à la frotte. On se contentera chez eux de frictions le soir avec du baume du Pérou ou de l'onguent styrax (onguent styrax, 20 g; huile de camomille camphrée, 100 g). Le petit galeux garde toute la nuit le styrax sur le corps. Le lendemain matin, nettoyage par un bain simple ou sulfureux. A répéter suivant besoins.

Des *éruptions* variables de forme et d'étendue sont dues aux diverses causes d'irritation. Elles se présentent sous forme d'excoriations, de papules de prurigo écorchées, de vésicules transparentes ou de vésico-pustules.

Gale du ciment. V. CIMENT.

Gale filarienne. — Eruption cutanée prurigineuse et papulo-pustuleuse, observée en Afrique équatoriale et occidentale; elle est due à l'envahissement du derme par les embryons d'une filaire, *Onchocercus volvula.* V. ONCHOCERCOSE.

Gale du blé. — Les individus qui manient les grains et les sacs de céréales, d'importation diverse, sont exposés à une éruption atteignant aussi bien le cou et le visage que le tronc et les membres, et se manifestant par des saillies dures (papules), rouges ou rosées, rondes ou irrégulières, ou par de petites cloques (vésicules) renfermant de la sérosité ou du pus. Elles provoquent des démangeaisons avec sensation de cuisson, surtout la nuit. L'éruption atteint son maximum du 3e au 6e jour, puis disparaît progressivement sans laisser de traces. Elle est due à la présence dans les sacs de céréales de divers acariens, tels que *Tyroglyphus farinae, Pediculoïdes ventricosus* (*fig.* 792).

On peut rapprocher de cette gale, la *gale du coprah,* décrite à Ceylan chez

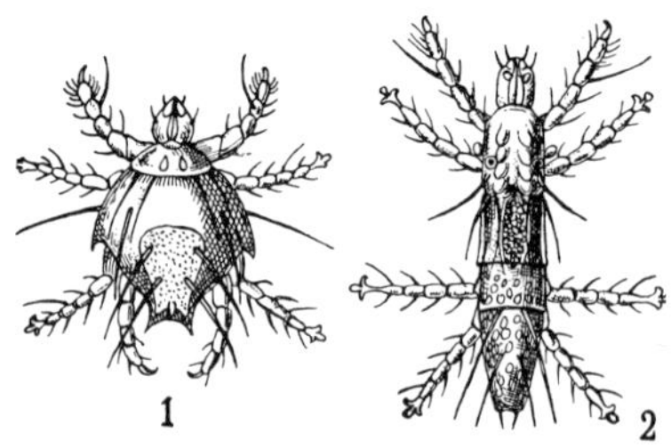

1 2

FIG. 792. — Pediculoïdes ventricosus.
1. Mâle; 2. Femelle non gravide (*d'après Mégnin*).

les ouvriers manipulant la noix de coco pour en retirer le coprah; elle est due à un petit acarien, *Tyroglyphus longior.*

Il existe d'ailleurs de nombreuses *gales professionnelles,* la gale des ouvriers des plantations de thé, dans l'Inde, due à *Rhizoglyphus parasiticus,* la gale des épiciers, causée par *Glyciphagus domesticus,* vivant sur les matières sucrées, la gale des planteurs d'ananas, etc.

TRAITEMENT. Identique à celui de la gale acarienne.

Gales animales. — Eruptions que peuvent déterminer chez l'homme les sarcoptes des animaux.

Un certain nombre d'animaux (bœuf, porc, cheval, chien, chat, mouton, chèvre, dromadaire) peuvent être atteints de la gale.

GALÉGA (Rue des chèvres). — Plante de la famille des Papilionacées (*Galega officinalis*), douée de propriétés galactogènes et sudorifiques. Extrait aqueux, 2 à 4 g; teinture au cinquième, 15 à 60 g; infusion, 20 p. 1 000.

On trouve dans les *graines* et les *fleurs* un alcaloïde, la *galégine,* doué de vertus hypoglycémiantes et préconisé chez les diabétiques : 15 cg par jour.

GALÉNIQUES (Remèdes) [du nom du médecin ancien *Galien*]. — Médicaments végétaux.

GALÉOPSIS. — Plante de jachères (*Galeopsis ochroleuca*), de la famille des Labiacées, qui contient une saponine, du tanin, de la silice; elle est à la base du *thé de Blankenheim,* qui a été vanté dans le traitement de la tuberculose pulmonaire.

GALLIQUE (Acide). — Médicament extrait de la noix de galle par fermentation. Aiguilles soyeuses utilisées comme astringent, hémostatique, dans les hématuries, les hématémèses, le purpura, et contre l'albuminurie des néphrites.

Des *sels de l'acide gallique* sont utilisés en médecine : le sous-gallate de bismuth ou *dermatol* et son dérivé iodé, l'*airol.*

GALVANISATION. — Application de courant continu.

GALVANOCAUTÈRE. — V. CAUTÈRE.

GALVANO-FARADISATION. — Application simultanée de courant continu et d'induction.

GAMARDE (Landes). — Station d'eaux sulfurées calciques froides.

CURE. Boisson, applications externes.
INDICATIONS. Maladies chroniques de l'estomac et des voies respiratoires.

GAMÈTES (du gr. *gameô,* j'épouse). — Cellules reproductrices mâles et femelles.

Les gamètes mâles ou *spermatozoïdes* (voir ce mot et la figure au mot MASCULINS [Organes génitaux]) sont élaborés en grand nombre par l'homme, de façon continue, dans les testicules, et sont émis en abondance dans le sperme. Les gamètes femelles ou *ovules* se forment dans les ovaires de la femme et se détachent un à un à intervalles réguliers (environ 28 jours dans l'espèce humaine), sensiblement au milieu du cycle menstruel, pour parvenir dans l'utérus, où ils peuvent être fécondés. V. FÉCONDATION.

GAMMA-GLOBULINE. — V. *Supplément.*

GAMMAGRAPHIE. — V. SCINTILLOGRAPHIE.

GANGLION. — Ganglions lymphatiques. — Renflements arrondis ou ovalaires, d'un gris rougeâtre, du volume d'un grain de mil à une olive, échelonnés de loin en loin sur le trajet des vaisseaux lymphatiques. Chaque ganglion présente une dépression ou *hile,* d'où partent des *vaisseaux efférents,* tandis que des *vaisseaux afférents* et des vaisseaux sanguins aboutissent en un point opposé. Les ganglions peuvent être superficiels, situés dans le tissu cellulaire sous-cutané (aine, aisselle), ou *profonds,* situés au-dessous de l'aponévrose d'enveloppe ou dans les cavités viscérales (médiastin).

Les ganglions lymphatiques sont particulièrement nombreux au cou, aux aisselles et aux aines; ils reçoivent les lymphatiques des divers territoires correspondants.

V. figures à LYMPHATIQUES (vaisseaux) et pl. en couleurs CŒUR (circulation).

STRUCTURE. Le ganglion est constitué, comme la rate, par une *capsule fibreuse* périphérique, qui émet des *travées* vers l'intérieur du ganglion, divisant celui-ci en *logettes* contenant à la périphérie (*couche corticale*) des amas globuleux ou *follicules,* et au centre (*couche médullaire*) des *cordons* anastomosés; follicules et cordons sont entourés d'un système caverneux constitué par des *sinus* formés par un réticulum conjonctif très délicat, alors qu'eux-mêmes sont constitués par un réticulum plus dense, composé de *cellules conjonctives* étoilées, charpente du tissu lymphoïde. Les follicules donnent naissance aux cellules lymphatiques, aux *lymphocytes;* le tissu réticulo-endothélial produit des *monocytes.*

FONCTIONS. Le ganglion lymphatique a une *fonction hématopoïétique :* lymphocytes et peut-être hématies; une fonction *phagocytaire* et *hématolytique,* et une fonction *sécrétoire* (divers ferments, thrombase, lipase, entérokinase).

MALADIES. Les ganglions lymphatiques, qui reçoivent les lymphatiques d'une région, s'engorgent facilement en cas d'inflammation de la région; ils deviennent volumineux et douloureux (V. ADÉNITE) et peuvent même suppurer (V. BUBON).

Des adénites chroniques peuvent s'observer dans la syphilis, la tuberculose, la leucémie, la maladie de Hodgkin, la maladie de Chauffard-Stille, la maladie de Besnier-Bœk (v. ces mots, et à MALADIE).

Des ganglions cancéreux peuvent être l'indice de l'extension d'un cancer voisin; ils peuvent eux-mêmes subir la dégénérescence cancéreuse, donnant naissance à des lymphosarcomes ou des lymphadénomes.

Ganglions nerveux. — Petits renflements situés sur le trajet des nerfs cérébraux, spinaux ou sympathiques. Les ganglions sont formés de cellules nerveuses entourées d'un stroma conjonctif.

Ganglions crâniens. — Ils se développent sur le trajet des *nerfs sensitifs bulbo-protubérantiels :* tels sont les *ganglions plexiforme* et *jugulaire* pour le pneumogastrique, le *ganglion d'Andersch* pour le glosso-pharyngien, les *ganglions de Corti et Scarpa* pour l'auditif, le *ganglion géniculé* pour l'intermédiaire de Wrisberg, le *ganglion de Gasser* pour le trijumeau.

Ganglions spinaux. — Ils siègent à la partie externe des racines sensitives des nerfs rachidiens.

Ganglions sympathiques. — Ils se développent sur le trajet du sympa-

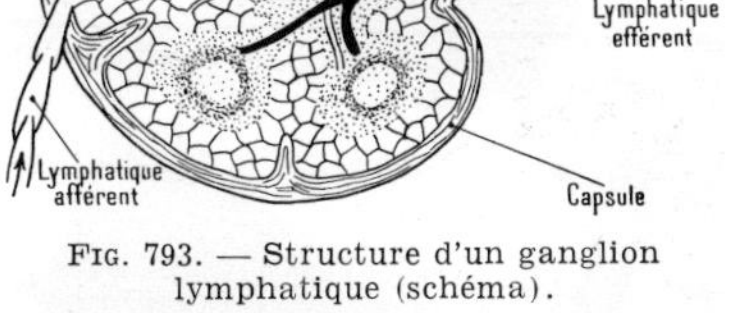

FIG. 793. — Structure d'un ganglion lymphatique (schéma).

thique; les uns s'échelonnent le long du tronc du sympathique, les autres, comme les *ganglions semi-lunaires,* appartiennent aux branches collatérales de ce système.

Ganglions mixtes. — Renflements nerveux qui sont en relation avec le système sympathique et le système cérébro-spinal, mais qui ont la même structure que les ganglions sympathiques. Ce sont le *ganglion ophtalmique,* en rapport avec le nerf optique, le *ganglion sphéno-palatin,* en rapport avec le nerf maxillaire supérieur, le *ganglion optique,* en rapport avec

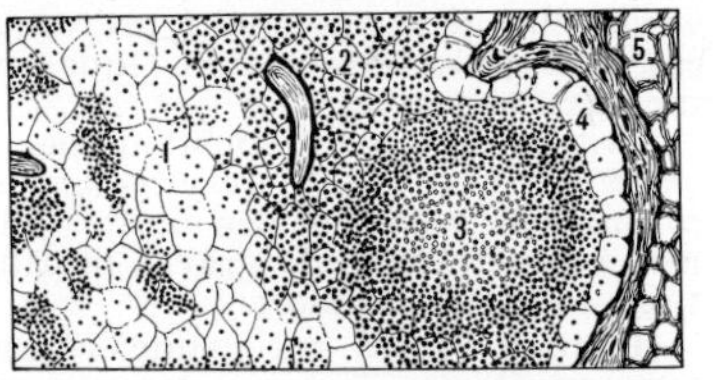

FIG. 794. — Coupe de ganglion lymphatique. 1. Réticulum; 2. Lymphocytes; 3. Zone germinative; 4. Sinus périphérique. 5. Cellules adipeuses.

le nerf maxillaire inférieur, et le *ganglion sous-maxillaire,* en rapport avec le nerf lingual.

Fièvre ganglionnaire. — V. FIÈVRE.

GANGLIOPLÉGIQUE. — V. *Supplément.*

GANGOSA. — Rhino-pharyngite mutilante des pays tropicaux, qu'on a considérée comme une manifestation lépreuse, syphilitique ou pianique. La réaction de Wassermann est positive. L'hypothèse pianique est la plus vraisemblable.

TRAITEMENT. Celui du pian.

GANGRÈNE (du gr. *gaggraina,* pourriture). — Mortification d'une région plus ou moins étendue.

Deux types de gangrène, selon que cette mortification est ou non associée à une infection locale; la *gangrène sèche* et la *gangrène humide,* où il existe des lésions cutanées, infectées, suintantes et une altération très importante de l'état général. Cette deuxième forme est en général une complication de la première et est évitée par l'emploi d'antibiotiques.

On donne le nom de *sphacèle* à la gangrène qui occupe tout un membre ou tous les tissus d'un organe; celui de *nécrose,* à la mortification des os; d'*escarre,* à la partie morte d'un tissu mou; de *séquestre,* à la partie morte d'un os; elle s'accompagne d'une *coloration brunâtre* ou *violacée,* d'un refroidissement local, puis général, avec prostration d'autant plus grande que la région mortifiée est plus importante. L'odeur, à peu près nulle dans la gangrène sèche, est infecte dans la gangrène humide.

La douleur est vive mais la sensibilité tactile est abolie.

CAUSES. Multiples.

1° AGENT LOCAL NÉCROSANT. Traumatisme grave, écrasement, blessure de guerre; escarres du décubitus chez les malades affaiblis.

Agents physiques : brûlures, gelures, rayons X à doses excessives; agents chimiques : alcalis ou acides forts.

Des pansements phéniqués pour panaris, même à une dilution faible (1 ou 2 p. 100), peuvent amener une gangrène du doigt.

Après une intervention chirurgicale en foyer septique (appendicite aiguë gangreneuse, ablation du côlon, amputation du rectum, pleurotomie pour pleurésie purulente, ablation de la vésicule biliaire), on peut observer une *gangrène cutanée postopératoire.*

Vers la fin de la 1re ou 2e semaine après l'opération, la peau rougit au pourtour de la plaie opératoire, devient douloureuse; une plaque noire de gangrène apparaît, qui s'étend progressivement, entourée d'un sillon d'élimination. Le placard gangreneux a ordinairement 10 à 20 cm de diamètre, mais il est parfois plus considérable.

La flore microbienne est variée : streptocoque et staphylocoque hémolytique, colibacille, entérocoque.

2° ORIGINE VASCULAIRE. *Gangrène artérielle.* — L'oblitération des vaisseaux peut être *brusque,* due à une *embolie* (endocardite végétante, rétrécissement mitral, aortite).

La gangrène est alors précédée de palpitations, d'oppression, de sensation de constriction de la poitrine, avec angoisse; puis, tout à coup, survient une douleur intense, au niveau du point où s'est arrêté l'embolus, ordinairement à la partie supérieure du membre, avec arrêt de la circulation dans ce membre, qui devient pâle et froid. Si elle ne se rétablit pas, la plaque de gangrène se produit.

L'oblitération vasculaire peut être *lente* et progressive par *thrombose,* due à un caillot formé sous l'influence d'une artérite.

C'est le type de la *gangrène sénile;* elle s'observe surtout chez l'homme après 60 ans, mais parfois chez des sujets plus jeunes, atteints d'affection cardiaque; la grande cause de l'artérite oblitérante est l'artériosclérose ou athérome; la syphilis, le diabète, l'abus du tabac jouent un rôle accessoire.

Dans ces cas à évolution progressive, le malade accuse une sensation de *froid,* de *fourmillements,* de crampes dans le membre inférieur.

La douleur est en rapport avec l'ischémie et le spasme artériel; elle est localisée aux orteils ou au mollet, en étau. Claudication intermittente. Le pied est froid. Le pouls de la pédieuse et de la tibiale postérieure est diminué ou aboli. L'oscillomètre de Pachon renseignera sur la perméabilité artérielle, sur le siège et l'étendue de l'oblitération. La radiographie, avec ou sans artériographie, permet parfois de localiser le siège de l'oblitération.

Les lésions artérielles siègent ordinairement au membre inférieur, quelquefois au membre supérieur, exceptionnellement au nez et aux oreilles.

Au bout d'un temps variable apparaît sur un fond ecchymotique une *ulcération* qui se transforme en *escarre* à un orteil, au talon; les tissus environnants se rétractent et durcissent, deviennent insensibles, noirâtres, se momifient; et lentement, très lentement, l'escarre évolue et s'étend; le malade s'affaiblit, la température se maintient entre 38° et 38°5.

Si l'on embaume le pied dans de la poudre de Lucas-Championnière, de sulfamides ou dans le baume du Pérou, il est rare que la *gangrène sèche* se transforme en *gangrène humide.* Cette forme grave, qui s'accompagne de fièvre et d'un état général mauvais, commande l'amputation rapide.

Mais cette éventualité mise à part, on peut, en cas de gangrène sèche, temporiser et laisser la zone mortifiée s'éliminer spontanément, à moins qu'une fièvre élevée ou l'aggravation de l'état général ne conduise à l'amputation.

A côté de ces *formes lentes,* il est des formes rapides, aiguës, fréquentes chez le vieillard, où l'allure infectieuse de la gangrène conduit à la mort en quelques jours.

Gangrène juvénile. — Elle frappe des hommes jeunes de 25 à 45 ans, sans diabète ni syphilis. V. THROMBO-ANGÉITE.

Gangrène diabétique. — Elle est due à l'hypercholestérolémie et peut se manifester sous forme de plaques disséminées sur les membres ou par une nécrose massive d'une extrémité d'un membre.

Gangrène syphilitique. — Elle est rare, l'artérite syphilitique ayant une prédilection pour l'aorte et les artères cérébrales.

Une *gangrène symétrique* des doigts et des orteils s'observe dans la *maladie de Raynaud.*

Gangrènes veineuses. — Rares ; elles sont l'aboutissant de phlébites chez des malades choqués, de grandes infectées puerpérales, des convalescents de graves maladies infectieuses, des opérés de longues interventions abdominales.

Début par une douleur vive, puis apparaît un œdème cyanotique; le pouls artériel est diminué ou aboli. Evolution en quatre ou huit jours vers la gangrène.

Pronostic grave, rapidement mortel.

Gangrènes toxiques. — Le gaz d'éclairage, l'oxyde de carbone, le chloral peuvent également causer des gangrènes. L'injection de certains médicaments (adrénaline) ou de sérum peut donner naissance à des escarres avec troubles généraux graves (gangrène anaphylactique).

Gangrènes infectieuses. — Ces gangrènes peuvent être *primitives,* dues à des embolies microbiennes de la peau par voie sanguine, ou *secondaires* à certaines maladies de la peau (ecthyma, furoncles, syphilis, chancre mou), soit par exaltation du microbe causal, soit par intervention de bactéries diverses, surtout anaérobies (*B. racemosus, B. grangrenae cutis*), d'association fuso-spirillaire, ou de méningocoque.

Chez le *jeune enfant,* surtout chez le débilité, on peut observer des *gangrènes multiples* du tronc, des cuisses, du cou, du cuir chevelu, de la face, débutant par des taches érythémateuses ou purpuriques dont le centre devient noirâtre, forme une escarre qui se détache, laissant une ulcération plus ou moins creusante et mutilante. Les troubles généraux sont parfois graves : fièvre élevée, prostration, convulsions; la mortalité est d'environ 50 p. 100.

Chez l'*adulte,* on peut aussi noter des gangrènes *à foyers multiples,* avec abcès ou phlegmons gangréneux, dues ordinairement à des métastases d'embolies septiques.

Gangrène cutanée en plaques superficielles. — Localisée habituellement aux membres inférieurs chez des sujets âgés, surtout la femme atteinte d'hypertension et de polysclérose, cette lésion de l'anse capillaire et veineuse peut succéder à un furoncle, une phlyctène traumatique, un ulcère de la jambe.

Un type spécial est constitué par la *gangrène foudroyante des organes génitaux,* observée chez des adultes jeunes, et entraînant de graves mutilations et parfois la mort.

HYGIÈNE. Repos, vie calme, régime lacto-végétarien, suppression du tabac.

Gymnastique circulatoire du membre malade ; lever la jambe en haut, la laisser ainsi durant deux minutes, puis l'abaisser.

Massage des muscles du mollet. Hyperémie veineuse intermittente réalisée par un appareil de Pachon, qu'on gonfle et dégonfle toutes les deux minutes.

TRAITEMENT. I. *Local.* — Eviter les infections secondaires; pansements stériles. Poudre de Lucas-Championnière, de sulfamides. Pénicilline en applications locales. Lavages à l'eau de Dalibour, alcool camphré, liniment oléo-calcaire. Hibernation locale du membre par vessies de glace renouvelées.

II. *Général.* — Dans tous les cas, les antibiotiques généraux à fortes doses doivent prévenir ou combattre l'infection locale.

Dans les gangrènes d'origine vasculaire, les plus fréquentes, il faut utiliser les médications vasodilatatrices : *acétylcholine, papavérine, benzylimidazoline, novocaïne* et surtout *raubasine,* vasodilatateur très actif de découverte récente. La *novocaïne* peut être injectée en intraveineuse, mais est plus efficace en infiltration artérielle ou périartérielle, en infiltration lombaire au contact du sympathique. Les médications *anticoagulantes* seront associées après contrôle de la coagulabilité par test à l'héparine et mesure du taux de prothrombine, et sous stricte surveillance clinique.

Enfin, on traitera la cause, en particulier le diabète, par insuline ordinaire, régime, traitement préventif du coma si nécessaire. Traitement antisyphilitique. Traitement de fond de l'athérome.

Injection de gaz carbonique sous la peau; bains carbo-gazeux (Royat, Bains-les-Bains).

III. *Chirurgical.* — En cas de gangrène localisée en plaques, enlever au bistouri électrique ou au thermocautère toute la zone gangrénée, après anesthésie générale. L'ablation de la surrénale a donné des résultats décevants. Opérations sur le sympathique, sympathectomie lombaire, qui détermine une vaso-dilatation durable de tout le membre inférieur, et a donné des améliorations fréquentes. Sympathectomie périartérielle et périveineuse; phlébectomie, en cas de gangrène veineuse.

Embolectomie ou artériectomie du segment oblitéré en cas d'embolie artérielle.

Malgré ces méthodes nouvelles, le pronostic reste grave; la gangrène réclame souvent une amputation haute et la mort est fréquente.

Gangrène de la bouche. — V. à BOUCHE : *Noma.*

Gangrène du poumon. — V. à RESPIRATOIRES (Organes) [maladies].

Gangrène gazeuse ou gangrène infectée. — Infection particulière à germes anaérobies généralement associés aux streptocoques ou à d'autres germes aérobies.

CAUSES. Les anaérobies les plus fréquemment rencontrés sont le *vibrion septique* de Pasteur, le *Bacillus perfringens, B. ramosus, B. faetidus, B. oedematiens* de Weinberg, *B. bellonensis* de Sacquépée, *B. histolyticus, B. sporogenes* de Metchnikoff, tous hôtes ordinaires du tube digestif de l'homme et qu'on rencontre dans le sol et sur les vêtements usagés. Mais leur virulence est exaltée par la présence de germes aérobies : colibacille, bacille pyocyanique, staphylocoque et surtout streptocoque hémolytique.

L'infection gangréneuse peut s'observer au cours de *maladies aiguës :* typhoïde, fièvres éruptives, typhus, ou *chroniques :* paludisme, brightisme et surtout diabète.

Le *traumatisme,* en mortifiant la matière vivante, favorise l'apparition de l'infection gangréneuse; aussi l'observe-t-on surtout comme complication des plaies, particulièrement de celles des membres, déchiquetées, anfractueuses.

La gangrène peut siéger à la bouche (noma) à la suite de fièvres éruptives (rougeole), à la verge (gangrène foudroyante), au sein, au plancher de la bouche (angine de Ludwig), au poumon. V. POUMON.

La gangrène infectée s'accompagne d'une *odeur fétide* due aux produits ultimes de la désintégration de la molécule albuminoïde et souvent de *production de gaz,* par fermentation des hydrocarbones.

Mais certaines espèces anaérobies peuvent créer des toxines malignes avant d'avoir donné des sous-produits gazeux. Ainsi l'infection gangréneuse peut se manifester par des symptômes locaux et généraux graves, sans qu'il y ait apparition de gaz.

SIGNES. Dans le cas de gangrène gazeuse due au traumatisme d'un membre (*fig.* 795), les *signes généraux* sont

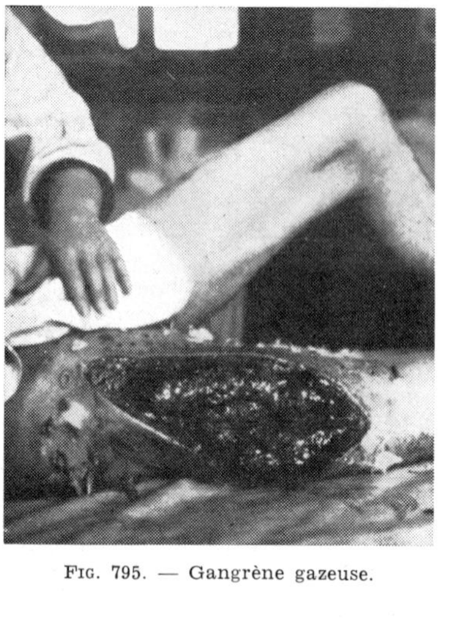

FIG. 795. — Gangrène gazeuse.

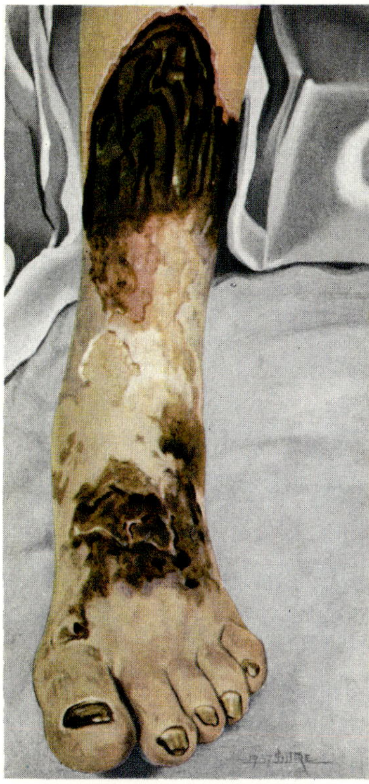

GANGRÈNE CUTANÉE

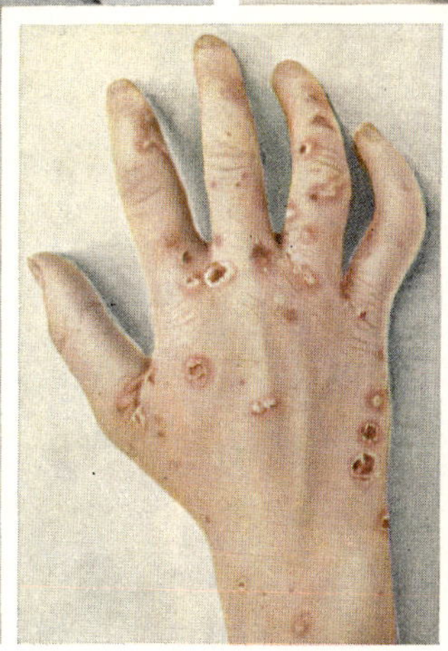

GALE INFECTÉE

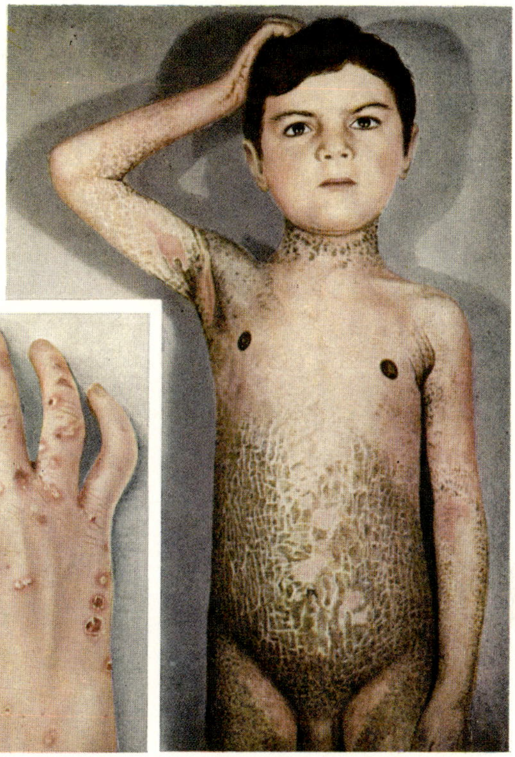

ICHTYOSE CONGÉNITALE

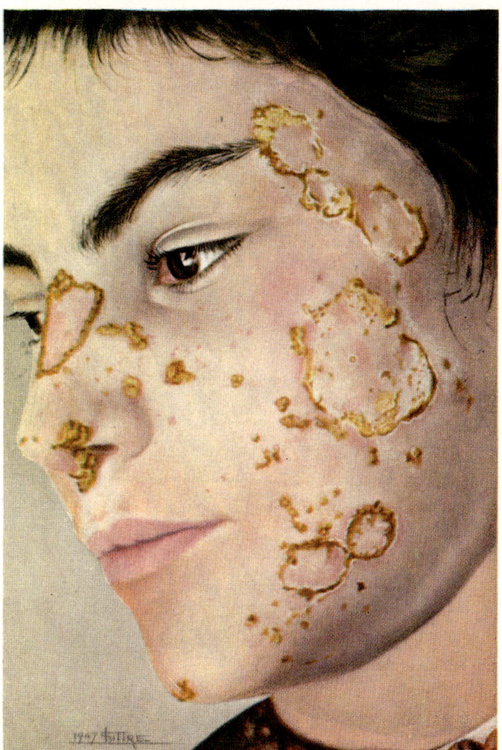

IMPÉTIGO

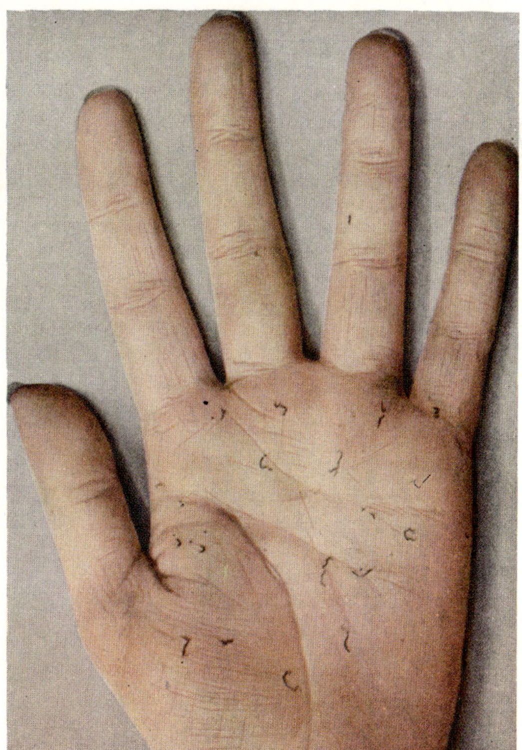

GALE (Sillons)

MALADIES DE LA PEAU : **Gangrène, Gale, Ichtyose, Impétigo.**

précoces : le blessé accuse une gêne respiratoire, une contraction douloureuse au niveau du membre blessé, une pâleur ou une légère teinte jaunâtre du visage, un pouls intermittent, une fièvre variant de 38° à 39°, quelquefois une sensation de bien-être au moment où l'infection s'aggrave.

Les *signes locaux* apparaissent rapidement. Le membre ou une partie du membre a augmenté de volume, est devenu cylindrique avec suppression de tous reliefs. Les bords de la plaie sont violacés; puis de là part une plaque violet-rouge où la peau est restée souple et à laquelle succède une plaque gris brunâtre, qui forme au niveau des gros vaisseaux une bande chamois clairsemée de taches violettes. Sur cette région, la percussion, qui est douloureuse, donne aussi une sensation de crépitation gazeuse et fait sortir par la plaie des gaz très odorants.

Cet *érysipèle bronzé* progresse avec une rapidité vertigineuse (plusieurs centimètres en deux heures) ; il remonte avec prédilection vers la racine du membre. Il peut s'arrêter ou se transformer en forme d'érysipèle blanc. La gravité est variable suivant les cas; certaines formes sont foudroyantes, entraînant la mort en vingt-quatre ou quarante-huit heures; d'autres sont moins graves, et un traitement approprié amène la guérison.

Dans certaines formes localisées (abcès gazeux bénins), le tissu cellulaire semble seul atteint, et l'incision simple, avec ablation du projectile, assure la guérison.

TRAITEMENT. Débridement minutieux de la plaie, avec anesthésie à l'éther, nettoyage à l'eau oxygénée, lavage à l'éther, pansement à l'éther. Injections d'oxygène. Surtout sérothérapie antigangréneuse : injection sous-cutanée, intraveineuse ou rectale du sérum de l'Institut Pasteur ainsi constitué : sérum antiperfringens, 40 cm^3; antivibrion septique, 30 cm^3; antiœdematiens, 30 cm^3; et antihistolytique, 10 cm^3; auquel il est bon d'ajouter 20 cm^3 de sérum antistreptococcique.

La *pénicilline* à hautes doses a remporté de nombreux succès et a transformé le pronostic de la gangrène gazeuse.

GANTIES (Haute-Garonne). — Station d'eaux sulfatées sodiques et bicarbonatées calciques froides, diurétiques, sédatives et légèrement laxatives.

CURE. Bains, douches, irrigations utérines, massage sous l'eau, douches ascendantes, bains de siège à eau courante.

INDICATIONS. Affections des voies génito-urinaires; maladies de la peau; affections douloureuses et spasmodiques du tube digestif; maladies nerveuses.

GANTS DE CAOUTCHOUC (*fig.* 796). — Ces gants sont les uns à doigts séparés, les autres à doigts réunis, sauf le pouce.

Ils sont utilisés par les chirurgiens pour opérer *aseptiquement*. Les médecins s'en servent pour toucher les lésions transmissibles (syphilis, peste). Oindre la main de glycérine pour l'y introduire facilement. La désinfection en est obtenue par ébullition, mais celle-ci est faite souvent sans précau-

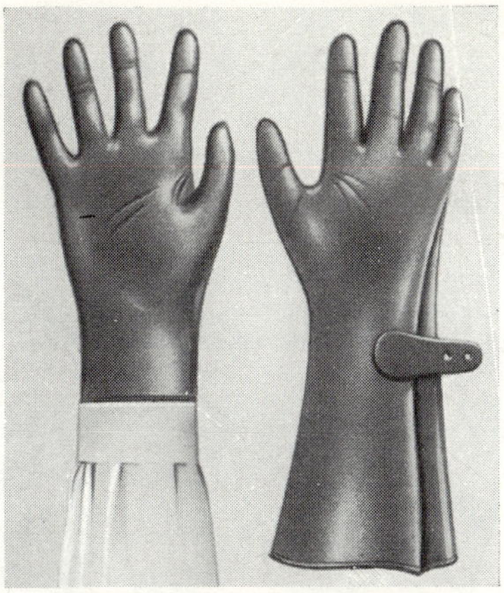

FIG. 796. — Gants de caoutchouc pour chirurgien.

tion, ce qui entraîne une destruction rapide. Il importe que le gant mis à bouillir soit au préalable rempli d'eau et isolé du fond du récipient par une épaisseur de toile. Il doit être plongé dans l'eau déjà bouillante.

On conseille également le port de gants de caoutchouc aux personnes atteintes d'*eczéma des mains*, pour lesquelles le contact de l'eau est nocif. Mais, comme le port prolongé de gants peut amener une transsudation désagréable, il est bon de poudrer largement les gants avec du talc.

GARANCE. — Plante de la famille des Rubiacées (*Rubia tinctorum*) dont la longue racine cylindrique, d'un rouge foncé, contient plusieurs matières colorantes, la purpurine, l'*alizarine*. On a attribué à la garance des vertus diurétiques et antirachitiques; elle colore en rouge les os des sujets soumis à son traitement.

DOSE. Poudre, 2 à 4 g; décocté, 20 p. 100.

L'*anthrarobine* est un produit de réduction de l'alizarine; cette poudre jaunâtre est un succédané de la chrysarobine, mais moins toxique.

GARDE-MALADES. — Personne donnant ses soins aux malades par affection ou pour une rémunération.

Qualités d'une bonne garde-malades. — *Etre soigneuse :* 1° Exécuter aux heures dites les prescriptions médicales (cuillerées de potions, repas, prises de température) ;

2° Observer les différents signes de la maladie, dont quelques-uns peuvent être temporaires ou fugitifs (frisson, éruption, phénomènes convulsifs), pour renseigner exactement le médecin ;

3° Conserver les déjections du malade (crachats, urines, matières fécales) quand elles doivent avoir un intérêt pour le médecin, en ayant soin de les mettre dans un vase clos, en dehors de la chambre du malade.

Etre ferme, tout en étant douce et patiente, de façon à lutter efficacement contre la mauvaise volonté des malades. L'ingéniosité naturelle fournira souvent avec les enfants les moyens d'arriver au résultat nécessaire.

Etre calme. L'agitation fatigue et énerve le malade.

Ne pas être bavarde, c'est-à-dire ne pas questionner le médecin pendant qu'il écrit son ordonnance, ne pas questionner sans raison le malade sur son affection.

Ne pas parler trop bas, ce qui oblige à un effort pour entendre ; ni trop brusquement, un malade étant facilement émotionnable.

Etre raisonnable. Nombre de mères ou de filles ne veulent pas comprendre que, pour remplir avec utilité leur rôle de garde-malades, il faut prendre de temps en temps du repos, parce que la fatigue enlève la netteté d'esprit indispensable à une bonne infirmière, d'où mauvais résultat pour le malade.

Etre obéissante et déférente vis-à-vis du médecin. Une infirmière est l'*aide* du médecin et non pas son *suppléant* ; ce n'est pas à elle de prescrire les médicaments ; elle doit simplement les administrer.

Costume. Pas de chaussures bruyantes, mais des chaussons à semelles de laine. Comme vêtements extérieurs, une blouse, une robe de chambre en toile, au besoin une chemise de nuit longue, de façon à pouvoir laver ce vêtement.

Repas. La garde ne devra pas prendre son propre repas dans la pièce du malade, non seulement pour éviter d'absorber des éléments contagieux, mais parce que ce moment doit être un repos pour elle et que ses aliments pourraient tenter le malade (enfant, typhique).

Soins à donner aux malades. — ***Lit.*** — Il comprendra un *sommier* ou, à son défaut, une paillasse, un matelas, soit de crin et laine, soit de caoutchouc rempli d'eau ou d'air, lorsqu'on peut craindre les effets nuisibles de la compression (douleurs ou excoriations dans la partie inférieure du dos ou le haut des cuisses, au niveau du

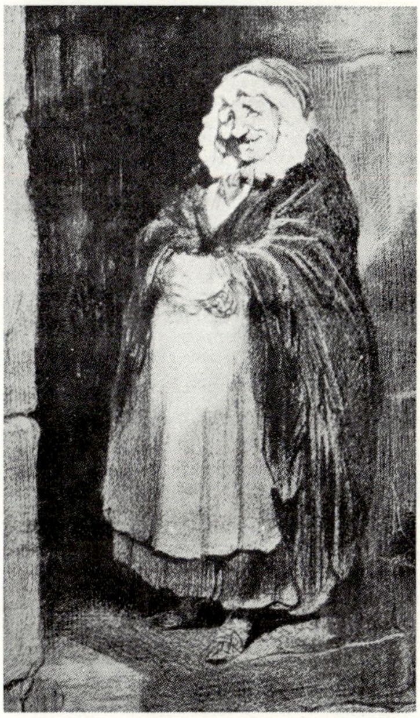

FIG. 797. — *La Garde-malades d'autrefois.* (*D'après un dessin de Daumier.*)

trochanter). Les matelas en trois parties sont de beaucoup préférables, étant plus maniables et facilitant l'intervention de l'un à l'autre. On aura soin que les draps ne forment pas de plis, qui irriteraient la peau. Les oreillers doivent être en crin, de façon à ne pas échauffer la tête du malade.

La chambre étant à une température suffisante, il est inutile de surcharger le lit de couvertures et d'édredons qui provoquent chez un malade, déjà brûlé par la fièvre, des transpirations trop abondantes qui le fatiguent et l'affaiblissent.

Il est à craindre, en outre, qu'ayant trop chaud, le malade se découvre complètement.

Une couverture de coton et une ou deux de laine, suivant la saison, suffisent, à moins d'indications thérapeutiques spéciales pour une sudation. On pourra ajouter, sur la partie inférieure du lit, un couvre-pied, car si le thorax doit être

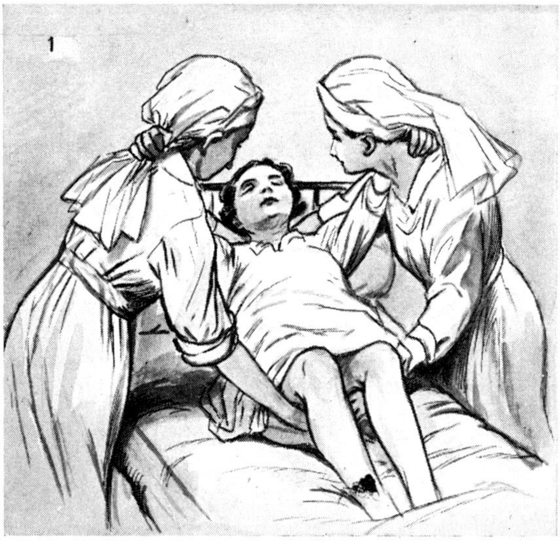

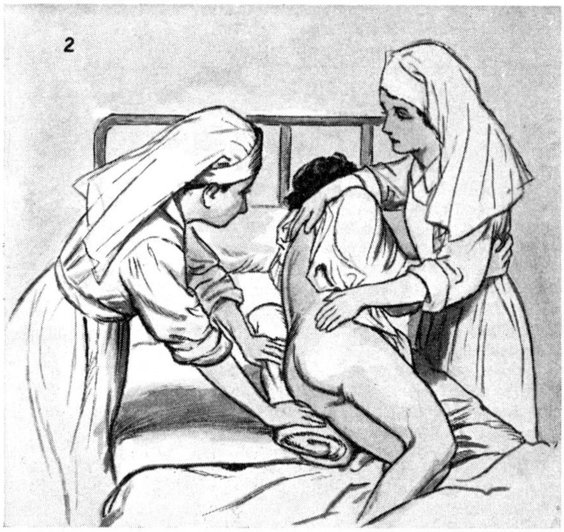

FIG. 798. — Soins à donner aux malades.
1. Comment remonter un malade dans son lit; 2. Manière de changer le drap d'un lit.

dégagé et bénéficier d'une certaine fraîcheur, il importe que les pieds soient chauds.

On pourra, du reste, si la circulation périphérique s'opère mal, appliquer contre eux des boules chaudes.

La garde-malades disposera les oreillers de façon que le malade soit presque assis, s'il est atteint de maladies accompagnées d'oppression (affections du cœur et de la poitrine). Cette disposition devra être prise également à certaines heures pendant la convalescence de toute maladie longue (fièvre typhoïde), pour varier la position du malade. On pourrait, si le nombre des coussins n'est pas suffisant, placer derrière lui une chaise ou, mieux, un *dossier-lit*.

Le malade étant exposé à glisser si le lit est en pente, il y a intérêt à ce qu'il soit le plus horizontal possible. Dans le cas de fracture, il est souvent nécessaire d'interposer une planche au-dessous du matelas. Lorsqu'il y a utilité à faciliter la circulation de retour des membres inférieurs (varices, phlébite), on glissera un coussin épais au-dessous de la partie inférieure du matelas, pour élever les pieds.

Changement de linge. — Les transpirations abondantes obligent à changer la chemise, les draps et les taies d'oreiller mouillés par la sueur. Dans ce cas, on devra préalablement chauffer les linges devant un foyer ou en les roulant autour d'une boule, et procéder à la fois avec rapidité, adresse et douceur, de façon à ne pas refroidir le malade et à ne pas accroître sa lassitude.

On enlève d'abord la chemise, en la remontant de bas en haut jusqu'au cou ; on la fait passer au-dessus de la tête, puis on retire les manches.

Pour mettre la nouvelle, après avoir eu soin de déboutonner tous les boutons et de rouler les manches de façon qu'elles ne forment qu'un cercle, on les passe successivement aux bras du malade; la tête traverse alors l'ouverture et on n'a plus qu'à étaler soigneusement la chemise de façon à ce qu'elle ne fasse pas de plis. On procède d'une façon analogue pour les camisoles.

De toute façon, du reste, le linge de corps doit être changé très souvent. Non seulement le linge propre donne du bien-être au malade, mais il détermine souvent un abaissement sensible de la température du corps. Lorsqu'on substitue une paire nouvelle de draps à celle qui était dans le lit, le mieux est de transporter le malade sur le second lit ou même dans un fauteuil garni de coussins et entouré d'une couverture. Cette modification apportée à la position sera agréable, à condition de ne pas être trop prolongée, et fera apprécier ensuite l'action de s'étendre dans le lit.

Mais souvent il est impossible d'effectuer ce transport et la substitution doit se faire le malade restant au lit. Dans ce cas, il faut autant que possible opérer à deux (*fig.* 798). On roule le drap sale jusqu'au bord du malade, puis on place du même côté le drap propre dont l'un des bords est replié au-dessous du matelas, tandis que l'autre côtoie le drap sale, lui-même roulé. Une personne soulève à ce moment le malade, ou le malade se soulève lui-même s'il le peut. La seconde personne profite de cet instant pour repousser vivement le drap sale et dérouler au-dessous du malade le reste du drap propre, qui est ensuite bordé de l'autre côté du lit.

Massage. — Lorsqu'un individu est longtemps alité, ses muscles s'atrophient, mais il y a lieu de remarquer que l'atrophie est plus prononcée s'il s'agit d'une lésion d'un des membres inférieurs, du côté immobilisé, l'autre continuant à faire des mouvements, quelque restreints qu'ils soient. Un massage très simple, opéré par la garde-malades sur ces membres en inaction, évitera cette atrophie.

Absorption des potions. — Si le malade est faible et qu'on doive soulever sa tête, on passera la main gauche sous l'oreiller, de façon à soulever celui-ci en même temps (*fig.* 799). Lorsque plusieurs cuillerées doivent être prises de suite, il est préférable de les verser dans une sorte de petit biberon ou canard qui peut contenir la dose totale.

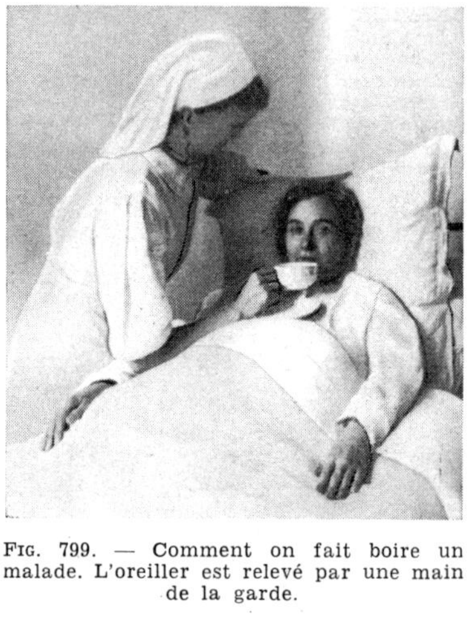

FIG. 799. — Comment on fait boire un malade. L'oreiller est relevé par une main de la garde.

Quelquefois, le malade étant dans un état de stupeur ou de coma, il est nécessaire de provoquer l'activité de la bouche et du pharynx en exerçant sur les lèvres une friction douce avec la cuiller ou le goulot du biberon.

On évitera de salir le malade en ne remplissant pas jusqu'aux bords les cuillerées, et on aura soin, du reste, de le protéger en lui mettant une serviette.

Repas. — Les aliments du malade doivent être servis au moment convenable et les restes enlevés immédiatement après la terminaison du repas. Leur bonne température, leur mode de présentation engageante influeront sur l'agrément de les prendre.

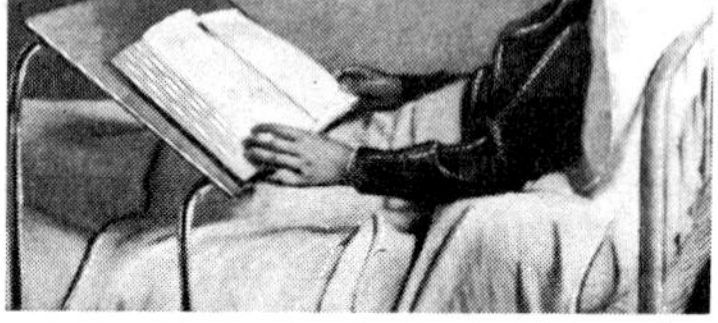

FIG. 800. — Table de malade.
(*Cl. Ets Köll.*)

Table. — Une *table de malade* qu'on glisse sur le lit facilite notablement la prise des aliments (*fig.* 800).

Le *régime* prescrit par le médecin doit être suivi soigneusement. En général, les petits repas sont préférables, au besoin renouvelés plus souvent pour éviter le dégoût et les vomissements (coqueluche).

Il faut fournir des protides et des sucres en quantité suffisante et sous des aspects appétissants, mais tout abus doit être proscrit.

Il est utile de mettre toujours une serviette à portée du malade.

Visites. — Ne permettre de visites qu'après avoir consulté à ce sujet le médecin. N'autoriser qu'un séjour très court dans la chambre et n'admettre que des personnes assez calmes pour ne pas effrayer le malade ; les avertir qu'elles doivent se retirer sur un signe, afin d'éviter une discussion pénible, le malade ne s'apercevant que plus tard de la fatigue produite par une longue conversation, même sur un sujet banal.

V. aussi BLESSÉ, CONVALESCENCE, PLAIES, TEMPÉRATURE, LIT, DOULEUR, ÉVANOUISSEMENT, CHALEUR, INSTRUMENTS : *Nettoyage.*

École de gardes-malades. — Il existe en France des écoles de gardes-malades, les unes publiques, destinées à former des infirmières pour les hôpitaux, les autres privées.

Parmi les nombreuses écoles, la plus connue est l'école des infirmières de l'Assistance publique, à Paris.

GARGARISME (gr. *gargarisma*). — Médicament liquide qu'on garde un moment dans la bouche et dans la gorge en l'agitant par des mouvements de langue, des joues, et par l'action de l'air venant du larynx. On le rejette ensuite au-dehors, sans l'avaler. On emploie les gargarismes dans les maladies de la bouche (stomatite) et de la gorge (angine).

VARIÉTÉS. *Gargarisme émollient,* préparé avec de la décoction de racine de guimauve (250 g) et du miel (30 g).

Gargarisme astringent (codex), préparé avec des pétales de rose rouge (10 g), de la poudre d'alun (5 g), du mellite de rose rouge (50 g) et de l'eau distillée bouillante (230 g).

Gargarismes antiseptiques, gargarisme au borate de soude, préparés comme le précédent.

Gargarisme au chlorate de potasse, préparé avec 15 g de chlorate de potasse, 250 g d'eau distillée et 50 g de sirop de mûre.

GARGOUILLEMENT (du lat. *gargula,* gosier). — Bruit produit dans une cavité par un mélange de gaz et de liquide agités. Les gargouillements du tube digestif sont dus à la dyspepsie, à des troubles gastro-intestinaux (dyspepsie flatulente, entérite, colite, dysenterie, etc.), quelquefois à une infection intestinale (fièvre typhoïde). V. BORBORYGMES.

GAROU. — V. DAPHNÉ.

GARROT. — Compresseur improvisé, obtenu au moyen d'un lien circulaire que l'on place et que l'on noue à la racine d'un membre. V. HÉMORRAGIES et HÉMOSTASE.

GARUS (Élixir de). — V. ÉLIXIR.

GASTRALGIE. — V. ESTOMAC (maladies).

GASTRECTOMIE (du gr. *gaster,* estomac, et *ektomê,* ablation). — Ablation de l'estomac, dont les modalités peuvent être très variables. Elle peut être *totale,* emportant tout l'estomac. Elle peut être *totale élargie,* enlevant en même temps l'épiploon, la rate, la queue et le corps du pancréas. Elle peut être *partielle :* n'intéressant que le *cardia* (polaire supérieure pour une lésion limitée) ou les *deux tiers inférieurs* de l'estomac; c'est la plus fréquente des gastrectomies pour ulcères. D'autres types d'intervention sont réalisés par l'ablation isolée de l'antre pylorique. Le rétablissement de la continuité peut être obtenu par différents procédés. Certains laissent en circuit le bloc duodéno-pancréatique. D'autres, par anastomoses termino-latérales, isolent le duodénum, qui ne sert plus qu'à l'écoulement des sucs biliaire et pancréatique.

GASTRIQUE. — **Embarras gastrique.** — V ESTOMAC.

Suc gastrique. — V. à DIGESTION et à ESTOMAC.

GASTRITE. — V. à ESTOMAC (maladies).

GASTROCÈLE (du gr. *gaster,* estomac, et *kêlê,* hernie). — Hernie de l'estomac à travers la ligne blanche.

GASTRO-ENTÉRITE. — V. ESTOMAC et INTESTINS (maladies).

Gastro-entérite des nourrissons. — Troubles digestifs se produisant

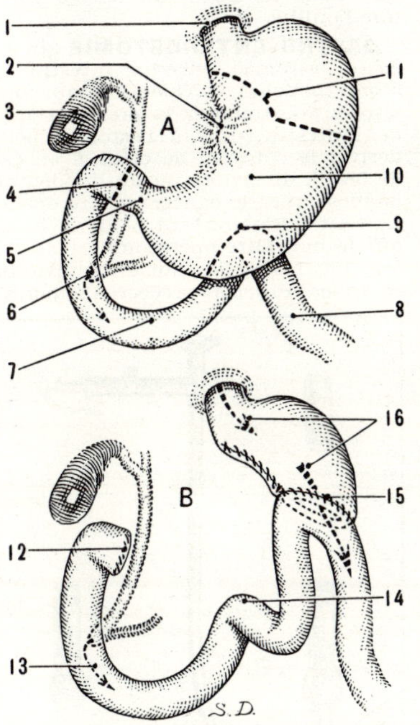

FIG. 801. — Gastrectomie.

A. *Avant l'opération :* 1. Orifice œsophagien du diaphragme; 2. Ulcère de la petite courbure; 3. Vésicule biliaire; 4. Section du duodénum; 5. Pylore; 6. Orifice du cholédoque et du canal de Wirsung dans le duodénum; 7. Duodénum; 8. Jéjunum; 9. Angle duodéno-jéjunal; 10. Portion de l'estomac à enlever; 11. Section de l'estomac. B. *Après l'intervention :* 12. Duodénum suturé; 13. Trajet de la bile et du liquide pancréatique; 14. Angle duodéno-jéjunal; 15. Anastomose gastro-jéjunale; 16. Nouveau trajet alimentaire.

chez le nourrisson et reconnaissant diverses origines.

Origine alimentaire. — Ces troubles relèvent soit de l'ingestion d'aliments ne convenant pas aux fonctions digestives de l'enfant (lait de vache, farines, suralimentation), soit d'un fonctionnement défectueux des organes de la digestion. On distingue ainsi :

Une diarrhée commune des enfants au sein, habituellement bénigne et n'exigeant que rarement le changement de la nourrice;

Une diarrhée commune de nourrissons élevés au lait de vache, précédée d'un état dyspeptique et aboutissant à l'athrepsie;

Une diarrhée commune des enfants auxquels on donne de la farine trop tôt ou en excès.

Origine infectieuse. — Les troubles gastro-intestinaux sont légers ou très graves (choléra infantile).

La principale cause est l'*infection* du lait; en raison de l'insuffisance de propreté des laiteries, du retard de livraison du lait à la ville, certains laits contiennent 500 000 colibacilles et plus au cm^3; la stérilisation, si elle tue les microbes, détruit peu ou pas les toxines. Le lait devient ainsi un véritable *poison* pour le nourrisson. Les laits concentrés se montrent moins nocifs.

Seuls les enfants sevrés, et souvent sans raison valable, au moment d'une crise de dentition, et surtout en saison très chaude (juin, *juillet, août,* septembre), sont atteints de cette toxicose mortelle; les enfants au sein échappent le plus souvent aux gastro-entérites graves.

Certaines gastro-entérites ne relèvent pas d'une origine alimentaire, mais elles traduisent une *infection générale,* dont la cause peut être aux poumons, aux voies urinaires, mais surtout à l'oreille; il suffit de traiter l'oto-mastoïdite pour voir disparaître les troubles digestifs.

Il existe deux formes de gastro-entérite, l'une *aiguë,* l'autre *chronique.*

Gastro-entérite aiguë. — SIGNES. Dans les cas légers, l'enfant a des selles moins bien liées, plus odorantes, quelquefois verdissant assez vite après l'expulsion, plus nombreuses ou, au contraire, plus espacées (constipation); mais bientôt, d'ordinaire, la diarrhée s'installe. L'enfant est criard, agité, sans sommeil; son haleine est aigrelette, sa langue sale; il a le visage rouge et la peau chaude. Il se produit des vomissements et des coliques, accusées par une plainte persistante avec rétraction des jambes. Les selles deviennent graisseuses, sont mélangées de mucus, vertes dès la sortie de l'intestin, et fétides.

L'évolution varie entre cinq et quinze jours, si le malade est bien soigné. Souvent, on observe l'apparition sur ses fesses, la partie postérieure des jambes et le scrotum, d'un érythème formé de simples plaques ou de papules qui s'érodent.

Pendant les chaleurs, particulièrement de juin à septembre, les enfants débiles, nourris artificiellement, peuvent être atteints d'une forme plus sérieuse. La fièvre et la diarrhée sont plus intenses. La température varie entre 38° et 40°, par poussées plus ou moins régulières; le pouls bat à 120 et même 160; chez les débiles, elle est rapidement remplacée par un degré thermique inférieur à la normale. La prostration est très prononcée : regard éteint, assoupissement, faiblesse générale. Les vomissements sont souvent répétés, mais se reproduisent sans effort à chaque essai de donner du lait à l'enfant. Les selles varient de 6 à 20 par vingt-quatre heures; elles sont liquides, mousseuses, brunes ou verdâtres, ou décolorées (signe grave), d'odeur fade; le ventre, très distendu, est dur, très sonore à la percussion; l'urine, très diminuée, peut tomber à moins de 50 g par jour; l'amaigrissement est extrême.

Des *complications* peuvent se produire : néphrite avec albuminurie, cystite avec évacuation de pus dans l'urine, broncho-pneumonie, convulsions, poussées de furoncles.

L'évolution peut se faire avec des intervalles d'amélioration (chute de la fièvre), suivis de rechutes plus graves que dans la première phase.

On a décrit en Europe une diarrhée épidémique de nouveau-nés, due sans doute à un virus, qui amène une déshydratation rapide avec gros ventre et coma progressif; la mort survient dans 30 à 50 p. 100 des cas, par otite, broncho-pneumonie, méningite.

Gastro-entérite suraiguë. — Voir CHOLÉRA : *Choléra infantile.*

Gastro-entérite chronique. — SIGNES. Au début, appétit souvent exagéré, particulièrement la nuit, avec digestion imparfaite : selle grumeleuse à couleur normale ou panachée et à odeur forte chez l'enfant ayant moins d'un an; brunâtre, fétide et quelquefois glaireuse chez celui d'un à deux ans, avec alternance de constipation et de diarrhée et quelques coliques.

Lorsque la maladie est installée, les selles, blanchâtres, prennent l'aspect de mastic et ont une odeur de fromage pourri. Le ventre se ballonne et devient flasque et sonore à la percussion (*gros ventre*), alors que le reste du corps s'amaigrit.

TRAITEMENT PRÉVENTIF. Règlement des tétées et précautions pour la bonne qualité du lait (V. ALLAITEMENT, DÉBILES, LAIT), particulièrement en été. Le sevrage ne doit jamais être réalisé pendant les périodes des grandes chaleurs, ni après une période où l'enfant a été affaibli par un trouble quelconque (dentition, bronchite, etc.). Il devra être *progressif.* V. SEVRAGE.

TRAITEMENT CURATIF. *Gastro-entérite aiguë.* — Réduction et espacement des tétées dans la forme légère; lait conservé à la glacière et additionné d'acide lactique; diète complète dans les formes graves pendant 12 à 48 heures et même davantage, le lait étant remplacé par de l'eau de riz, d'avoine ou d'orge, suivant le nombre des selles, ou même par de l'eau bouillie ou d'Evian en quantité la plus faible possible (une cuillerée à soupe toutes les deux ou trois heures).

On aura recours ensuite au bouillon de légumes. N'employer que le bouillon du jour.

Contre la *fièvre,* bains tièdes.

Dans les formes graves, il faut chauffer le nourrisson par l'enveloppement dans des couvertures chaudes, des frictions, des boissons chaudes, des bains chauds et, le matin et le soir, des enveloppements tièdes et sinapisés (cinq à dix minutes).

Réhydratation par des injections veineuses de sérum salé ou glucosé à 5 ou 10 p. 100, injection de sang de convalescent de grippe. Oxygénothérapie. Sulfamides, sulfaguanidine, 10 à 20 cg deux fois par jour.

Gastro-entérite chronique. — Suivre rigoureusement les prescriptions relatives à l'allaitement, qui devra être au sein ou au moins mixte. Rationnement du lait, qui sera coupé. Dans certains cas, employer le babeurre et le kéfir. Avant tout, surveiller la suralimentation.

Calomel, 2 à 10 mg à 6 mois; 5 à 20 mg à 1 an, à prendre en cinq doses, à une heure d'intervalle, chacune d'elles additionnée de 10 cg de lactose. On peut mettre dans chaque biberon une cuillerée à soupe de citrate de soude à 5 p. 100. Médication lactique.

Comme alimentation, en emploiera le bouillon de légumes et on s'efforcera de mettre ou de remettre l'enfant au sein. Lorsqu'on reprendra le sevrage, on pourra employer le bouillon de légumes, puis la soupe de carottes (500 g de carottes pour 1 litre d'eau légèrement salée) : 150 à 200 cm³ par kg de poids du corps; on peut aussi préparer facilement les soupes avec de la poudre de carottes séchées ou de pommes desséchées, par cuillerées à café dans de l'eau, du babeurre ou une bouillie.

GASTRO-ENTÉROSTOMIE (du gr. *gaster,* estomac, *enteron,* intestin, et *stoma,* bouche). — Opération qui consiste à anastomoser la première anse de l'intestin grêle à l'estomac pour dériver le contenu de celui-ci en cas de lésion du pylore ou du duodénum (sténose, ulcère, cancer). Cette opération est ordinairement bénigne, puisque la mortalité opératoire est de 2 à 5 p. 100. Mais elle peut être suivie de *complications,* soit précoces (hémorragies, vomissements par *circulus viciosus*), soit tardives : rétrécissement de l'orifice, invagination jéjuno-gastrique et surtout *ulcère peptique,* qui apparaît parfois un mois après l'opération, le plus souvent au bout de plusieurs années, quand le malade ne suit plus son régime alimentaire; les signes sont ceux d'un ulcère banal (V. ESTOMAC). Il faut alors supprimer la gastro-entérostomie et faire une résection large de l'estomac. Pour toutes ces raisons, on préfère à la gastro-entérostomie la gastrectomie d'emblée, qui assure une dérivation absolument complète et a l'avantage de supprimer la zone acide de l'estomac.

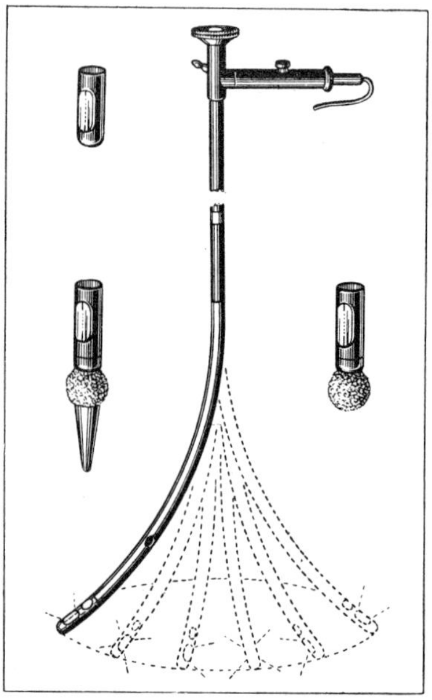

FIG. 802. — Gastroscope flexible de Wolf-Schindler et ses divers embouts contenant une ampoule électrique.

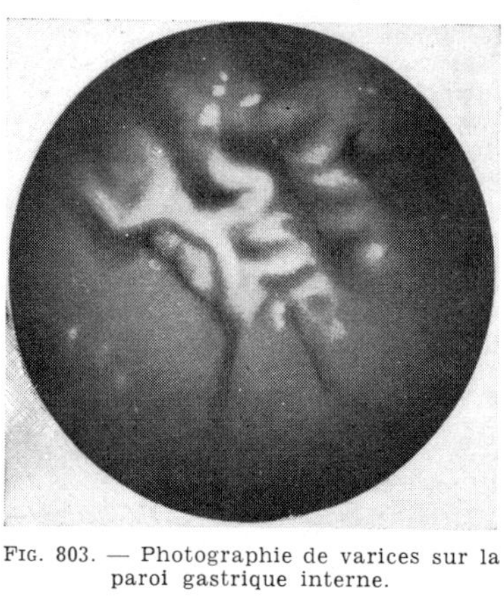

FIG. 803. — Photographie de varices sur la paroi gastrique interne.

GASTROPHILE. — Mouche dont la larve peut être parasite chez l'homme et les animaux. V. MOUCHES.

GASTROPTÔSE (de *gastêr,* estomac, et *ptôsis,* chute). — Abaissement de l'estomac par suite de dilatation.

GASTRORRAGIE (du gr. *gastêr,* estomac, et *rhagê,* irruption). — Hémorragie gastrique. V. HÉMORRAGIE.

GASTRORRHÉE (du gr. *gastêr,* estomac, et de *rhein,* couler). — V. à ESTOMAC (maladies) : *Dilatation.*

GASTROSCOPIE (du gr. *gastêr,* estomac, et *skopein,* examiner). — Inspection de la muqueuse stomacale grâce à un appareil endoscopique introduit dans l'œsophage; le gastroscope flexible de Wolf-Schindler permet d'opérer sans danger (*fig.* 802).

Cette méthode permet de voir l'état de la muqueuse stomacale dans les diverses dyspepsies et gastrites, la syphilis de l'estomac, ainsi que les modifications de cette muqueuse au cours de certaines maladies de la peau (eczéma, lichen plan), des anémies; elle éclaire sur l'origine de certaines hémorragies gastriques; elle montre l'aspect des ulcères et des cancers de l'estomac. (V. pl. en coul. à EXAMEN.)

Elle permet même de prendre des *photographies* de la muqueuse gastrique (*fig.* 803) et de pratiquer des *biopsies* sur les lésions suspectes.

GASTROSTOMIE (du gr. *gastêr,* estomac, et *stoma,* bouche). — Opération qui consiste à aboucher l'estomac à la paroi abdominale (fistule gastrique), afin de permettre l'absorption des aliments en cas d'obstruction de la partie supérieure du tube digestif.

GASTRO-SUCCORRHÉE (Maladie de Reichmann). — Vomissements aqueux et acides, accompagnés de crise douloureuse souvent nocturne; présence dans l'estomac le matin à jeun d'une certaine quantité (supérieure à 100 cm³) de suc gastrique généralement privé de débris alimentaires. Ce syndrome, attribué autrefois à un simple trouble sécrétoire, est rattaché actuellement à un petit ulcère juxta-pylorique produisant le spasme du sphincter et l'hypersécrétion gastrique.

GASTROTOMIE (du gr. *gastêr,* estomac, et *tomê,* section). — Opération qui consiste à ouvrir l'estomac pour en extraire un corps étranger. On emploie plutôt actuellement l'expression *laparotomie,* l'ouverture des téguments devant précéder celle de l'estomac.

GASTRULA (du lat. *gastrulus,* petit estomac). — Stade, au début du développement de l'œuf fécondé, au cours duquel la petite sphère, d'abord pleine de la *morula,* puis creuse de la *blastula,* s'invagine en elle-même (gastrulation) pour former la gastrula (*fig.* 804).

La gastrula est un sac à double paroi renfermant une cavité spacieuse, la cavité gastrique primitive ou *archenteron,* qui communique avec l'extérieur par un orifice, le *blastopore.*

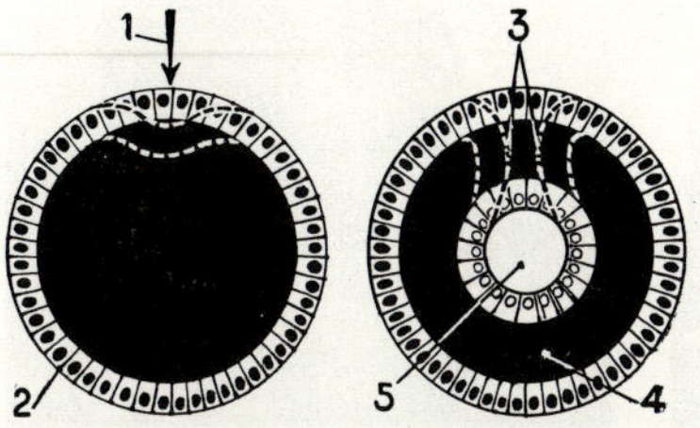

FIG. 804. — Gastrula.
1. Début d'invagination (gastrulation); 2. Blastula; 3. Invagination; 4. Gastrula (invagination terminée); 5. Archenteron.

GÂTEAUX. — V. PÂTISSERIE.

GÂTISME. — Etat des individus qui rendent involontairement leur urine et leurs matières fécales, par suite de paralysie ou d'altération de l'intelligence.

GAUCHER. — Individu qui, dès l'enfance, se sert pour *tous les actes usuels de sa main gauche.*

La gaucherie est exceptionnelle (3 à 5 p. 100 en France); le plus souvent, les prétendus gauchers sont des droitiers.

GAULTHÉRIE (Palommier, Thé rouge ou du Canada). — Arbrisseau de l'Amérique du Nord (*Gaultheria procumbens*), de la famille des Ericacées.

Les feuilles, qui renferment des glucosides (arbutine, éricoline, gaulthérine), sont employées contre l'asthme, les rhumatismes, en infusion (10 g pour 1 litre).

L'huile volatile, ou *essence de Winter-green,* obtenue par distillation de toutes les parties de la plante, est un mélange d'un hydrocarbure (gaulthérilène) et de salicylate de méthyle (utilisé contre le rhumatisme); après traitement par la potasse, on obtient du salicylate de potassium et une eau mère à forte odeur de rose qui donne une eau de roses factice par distillation.

GAVAGE. — Alimentation à l'aide d'une sonde introduite dans l'estomac par la bouche (V. LAVAGE) ou par le nez chez certains aliénés.

On adapte à la sonde un entonnoir dans lequel on verse du lait, du bouillon, des peptones.

INDICATIONS. Alimentation des enfants débiles, prématurés (V. GAVEUSE). Phtisie, dyspepsie, cachexie.

GAVEUSE INFANTILE. — Sorte de cupule-entonnoir en verre, graduée à 15 cm^3, et à la partie inférieure de laquelle se fixe une sonde en caoutchouc (*fig.* 805).

MODE D'EMPLOI. La sonde est mouillée, puis introduite jusqu'à la base de la langue; l'enfant, par des mouvements instinctifs, la fait pénétrer jusqu'à l'entrée de l'œsophage; on pousse alors doucement l'instrument pour lui faire parcourir toute la longueur de ce conduit. Après un trajet de 15 cm environ, y compris la bouche, l'extrémité de la sonde arrive dans l'estomac. On serre entre deux doigts la partie de la sonde voisine de la capsule et on y verse le lait : quand on cesse la pression, le liquide descend dans l'estomac.

On doit ensuite retirer rapidement la sonde pour éviter une régurgitation du lait.

La quantité de lait et le nombre de gavages varient suivant l'âge et la force de l'enfant : 8 g de lait par heure suffisent quand l'enfant est très petit et très loin du terme.

Le lait de femme doit être employé de préférence; à son défaut, le lait d'ânesse ou de vache, bouilli et étendu d'eau.

USAGE. Alimentation des enfants débiles dans les premiers jours et de tous les nourrissons qu'une maladie (particulièrement celles du nez et des bronches) ou une malformation (bec-de-lièvre) met dans l'impossibilité de téter.

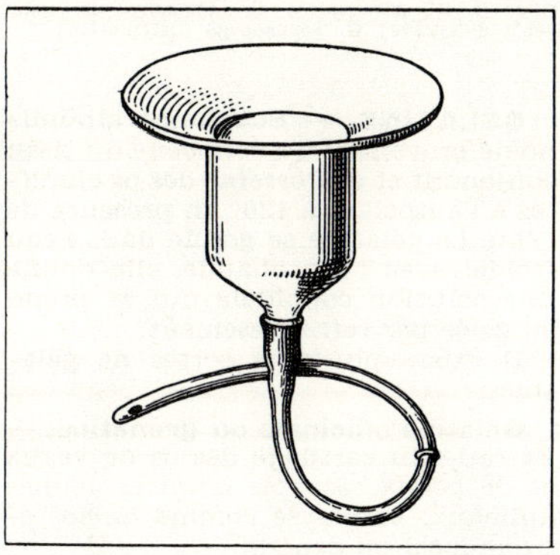

FIG. 805. — Gaveuse infantile.

GAZ. — V. ASPHYXIE, CARBONIQUE (Acide), ÉGOUT, FOSSE D'AISANCES, CARBONE (Oxyde de).

Gaz intestinaux. — V. INTESTIN.

Gaz de ville. — Sa composition moyenne est la suivante : hydrogène, 47 p. 100; oxyde de carbone, 16 p. 100; acide carbonique, 2,5 p. 100; hydrocarbure, 2 p. 100; oxygène, 0,5 p. 100; méthane, 20 p. 100; azote, 12 p. 100.

Le gaz de ville est un gaz dangereux, plus dangereux que ne l'indique sa teneur en CO. Dès qu'il existe 1 p. 1 000 de gaz dans l'atmosphère, l'odeur caractéristique prévient de sa présence, mais, la nuit, les personnes endormies peuvent être asphyxiées sans se réveiller, ou, si elles se réveillent, l'impotence des membres inférieurs ne leur permet plus de conjurer le danger.

Un mélange d'air et de gaz à 5 p. 100 détermine la mort en moins d'une demi-heure.

Les *radiateurs à gaz* peuvent également causer des intoxications par défaut de combustion du gaz (brûleurs brûlant en dedans) ou par fuites; les explosions sont toujours possibles. V. CARBONE (Oxyde de) et ASPHYXIE.

Gaz toxiques. — *Soins immédiats.* — Dégager la victime du milieu délétère; la transporter avec précaution et pratiquer l'oxygénothérapie; en cas d'œdème pulmonaire (spume blanche aux lèvres), saignée abondante avant le transport, suivie d'injection d'ouabaïne, de camphre ou de caféine.

Soins ultérieurs. — Ils varient suivant le gaz respiré.

Gaz suffocants. — Chlore (employé en vague), phosgène ou oxychlorure de carbone, chloroformiates de méthyle chlorés ou palites, bromacétone, chloropicrine (employés en mines ou obus).

SIGNES. Toux, dyspnée, œdème aigu du poumon, mort par asphyxie ou complications : pneumonie, bronchopneumonie, abcès du poumon, gangrène pulmonaire.

TRAITEMENT. Immobilisation absolue; morphine, éther; réchauffer les malades; diète absolue. Saignée; oxygénothérapie; tonicardiaques.

Ne pas donner d'adrénaline ni de carbogène; pas de respiration artificielle.

Gaz lacrymogènes (chloropicrine, bromacétone). — SIGNES. Larmoiement, brûlure de la muqueuse oculaire.

TRAITEMENT. Laver les yeux avec une solution de bicarbonate de soude. Collyre à la cocaïne-adrénaline. Pas de corps gras.

Gaz sternutatoires (chlorure de diphényl-arsine). — SIGNES. Picotement de la pituitaire, éternuements, larmoiement, nausées, vomissements, asthénie

TRAITEMENT. Inhalations avec alcool, 80 cm^3; éther, 10 cm^3; chloroforme, 5 cm^3; ammoniaque, V gouttes. Pommade à la stovédrine dans le nez.

Gaz vésicants. — Sulfure d'éthyle dichloré (ypérite), arsines chlorées et bromées (arsines vésicantes, leuriste, adamsite).

SIGNES. Début tardif : six à dix-huit heures après le contact : céphalée, nausées, vomissements, troubles oculaires, brûlures cutanées, brûlures de la muqueuse respiratoire.

TRAITEMENT. Retirer chaussures et vêtements et les placer dans des sacs. Nettoyer la peau avec du liquide de Dakin, la sécher et la frictionner au chlorure de chaux. Laver les yeux et la bouche avec du bicarbonate de soude à 22,5 p. 1 000.

Ne pas employer de corps gras ni faire des pansements serrés ou occlusifs.

En cas d'arsines caustiques, lotions au permanganate à 2 p. 1 000 avec de l'eau de Javel diluée deux fois, de l'eau oxygénée; lavages de la bouche et du nez avec de l'eau bicarbonatée. Lavages des yeux avec une solution de permanganate. Codéine, oxygène en cas de dyspnée; tonicardiaques.

Gaz toxiques (oxyde de carbone, acide cyanhydrique). — SIGNES. Accidents brutaux, habituellement mortels.

TRAITEMENT. *Acide cyanhydrique.* — Inhalations de nitrite d'amyle et d'oxygène pur; respiration artificielle.

Oxyde de carbone. — Immobilisation, inhalation de carbogène; respiration artificielle; saignée légère chez les asphyxiques bleus.

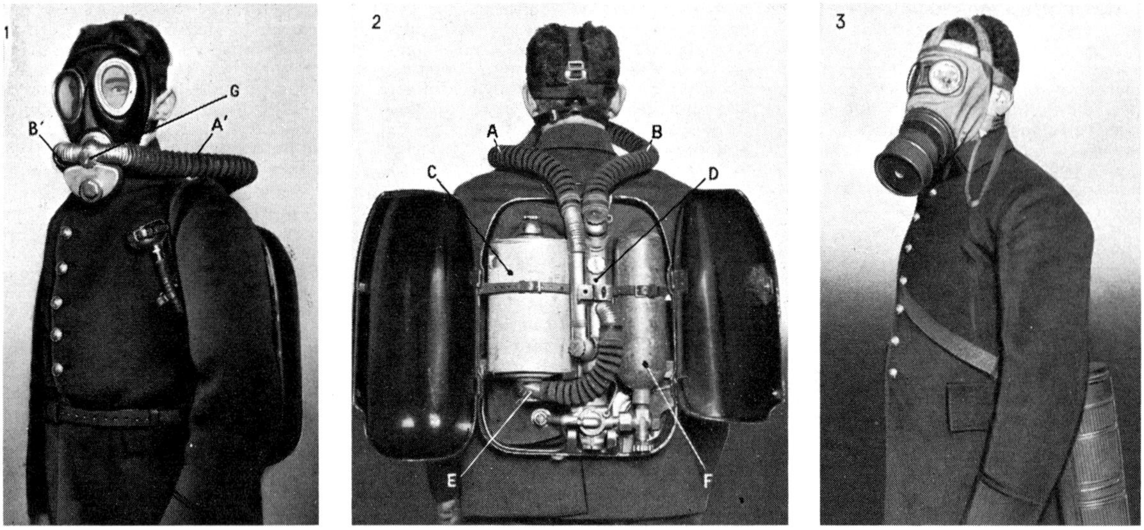

FIG. 806. — Appareils de protection contre les gaz.
1, 2. Appareil isolant (type Dräger) : A, A'. Air purifié; B, B'. Air expiré; C. Chambre de compensation; D. Purificateur d'anhydride carbonique; E. Soupape de régulation; F. Dépôt d'oxygène; G. Soupape de distribution; 3. Appareil filtrant (type Sernez).
(*Phot. Ag. Presse moderne.*)

SÉQUELLES. Sclérose pleuro-pulmonaire, catarrhe bronchique avec emphysème et poussées de bronchite aiguë; parfois tuberculose pulmonaire, dilatation bronchique, adéno-médiastinite chronique.

Protection contre les gaz. — Appareils isolants. — Ils isolent le porteur de l'air ambiant en lui fournissant directement l'oxygène nécessaire (type Dräger); ces appareils, assez lourds, ont une durée efficace de une heure environ (*fig.* 806, 1, 2).

Appareils filtrants. — On utilise l'air ambiant après l'avoir débarrassé des toxiques par passage à travers une masse filtrante : charbon actif doué d'un grand pouvoir absorbant et dispositifs filtrants de feutre pour retenir les arsines (*fig.* 806, 3). Un bon masque doit capter 10 g de chloropicrine par m^3 d'air filtré à raison d'un débit de 900 litres-heure, et cela pendant cinq heures.

GAZE POUR PANSEMENT. — **Gaze hydrophile.** — Tissu de coton léger dans lequel les fils sont nettement séparés les uns des autres. Comme elle est ordinairement recouverte d'un apprêt, il faut, pour la rendre hydrophile, la laver à l'eau chaude, à l'hypochlorite de soude et à l'eau froide; la gaze ne doit pas bleuir avec l'eau iodée.

On a préparé des *gazes médicamenteuses :* gaze boriquée, iodoformée, phéniquée, au sublimé, etc.

Gaze apprêtée (Tarlatane). — Tissu analogue à celui de la gaze hydrophile, mais chargé d'un apprêt à base d'amidon.

Tangeps. — Tissu de coton blanchi sans apprêt et rendu hydrophile; il est formé de fils dissemblables, plus fins pour la chaîne, plus gros pour la trame.

GAZEUSE (Eau). — V. EAU : *Eau gazeuse.*

GAZOST. — V. ARGELÈS.

GÉANT. — V. GIGANTISME.

GÉLATINE. — Substance albuminoïde provenant du *collagène* du tissu conjonctif et de l'*osséine* des os chauffés à l'autoclave à 120° en présence de l'eau. La gélatine se gonfle dans l'eau froide; avec l'eau chaude, elle donne une solution colloïdale qui se prend en gelée par refroidissement.

Il existe plusieurs sortes de gélatines.

Gélatine officinale ou grénétine. — Extraite du cartilage des os de veaux et de peaux récentes d'autres jeunes animaux; employée comme *hémostatique* local ou général.

En applications sur une surface saignante (solution de 5 à 10 p. 100 de sérum artificiel).

En injection sous la peau (*sérum gélatiné* de 1 ou 2 p. 100), la gélatine rend plus prompte la coagulation du sang. Utilisée dans les hémorragies post-opératoires, grossesses tubaires rompues, hémorragies pulmonaires, gastriques, intestinales, épistaxis rebelles.

Ces injections peuvent donner quelques accidents légers : fièvre, frissons, noyau douloureux; ou plus graves : embolies ou thromboses par hypercoagulabilité du sang. Mais la grande complication à craindre est le *tétanos,* si la solution n'a pas été stérilisée à l'autoclave à 115° pendant trente minutes.

En ingestion par la bouche dans les petites hémorragies buccales, nasales, purpura (10 à 15 g par jour). Elle est aussi utile dans les diarrhées infantiles (4 à 8 g par jour).

A l'*extérieur,* la gélatine est employée comme excipient de médicaments (colles), d'ovules vaginaux, de bougies urétrales ou de suppositoires.

Gélatines communes. — Employées surtout pour clarifier les vins.

Hippocolle. — Préparée avec les os, tendons et peaux du cheval, de l'âne.

Gélatine des os. — Obtenue en traitant les os par l'acide chlorhydrique (colle de Rouen).

Colle de Flandre. — Obtenue en faisant bouillir dans l'eau des rognures de peaux, de parchemins, etc.

Ichtyocolle. — V. COLLE DE POISSON.

GELÉE. — Préparation de consistance tremblante après refroidissement et dont la base est l'amidon ou la gélatine. La *gelée d'amidon* et la *gelée de feuilles de pommes de terre* sont adoucissantes : amidon, 30 g pour 500 g d'eau bouillante sucrée.

Les *gelées de fruits,* qui se forment sous l'influence d'une chaleur soutenue longtemps à 100° avec le suc de divers fruits (groseilles, cassis, framboises, mûres, airelles, oranges, pommes, coings), après addition de sucre, sont des préparations riches en tanin et en matières pectiques. Elles excitent l'appétit, sont très digestibles, désodorisent et désinfectent les selles; elles sont indiquées dans les diarrhées.

GÉLOSE. — V. AGAR-AGAR.

GELSÉMIUM (Jasmin sauvage). — Plante de la famille des Loganiacées (*Gelsemium sempervirens*) dont la racine renferme un acide, l'*acide gelsémique,* et des alcaloïdes très toxiques, la *gelsémine,* la *gelsémicine* et la *sempervirine;* une injection hypodermique de 5 mg de gelsémine tue un chat en une demi-heure.

Utilisé comme analgésique dans les névralgies faciales et dentaires, les douleurs rhumatismales, en poudre (5 à 15 cg), extrait fluide (II à VI gouttes), teinture au 1/5 (X à L gouttes); à surveiller; pas plus de X gouttes à la fois.

INTOXICATION. Cette plante peut, par contact, donner des éruptions érythémato-vésiculeuses.

Le gelsémium et la gelsémine absorbés à trop hautes doses causent des vertiges, avec maux de tête, éblouissements, dilatation des pupilles, vue double et même perte temporaire de la vision, nausées, gêne respiratoire, une titubation et une douleur intense en arrière du sternum, une paralysie des mouvements volontaires et réflexes, une paralysie du vague, des mouvements convulsifs et parfois la mort.

TRAITEMENT. Vomitif seulement si on peut agir très rapidement après l'ingestion, sinon s'en abstenir, car il accroîtrait l'affaissement. Lavage d'estomac, respiration artificielle. Teinture de belladone (XV gouttes), puis stimulants (eau-de-vie, éther) s'il y a des signes de faiblesse du cœur; respiration artificielle.

GÉLULE. — Mode de préparation pharmaceutique formée de deux enveloppes gélatineuses, solubles dans l'estomac, s'emboîtant de façon à se fermer hermétiquement sous l'action du médicament (poudre ou pilule molle) contenu dans leur intérieur. Ce procédé est employé dans certains pays, notamment en Amérique, à la place des cachets, sur lesquels il a l'avantage d'une conservation indéfinie.

GELURE. — V. ENGELURE, FROIDURE.

GÉMELLITÉ ou GÉMELLIPARITÉ (du lat. *gemellus*, jumeau). — Etat ou parenté de deux ou plusieurs enfants qui sont nés de la même grossesse double et qui sont dits *jumeaux*.

Les grossesses doubles sont une fois sur deux d'un garçon et d'une fille, une fois sur quatre de deux garçons ou deux filles. Lorsque le sexe des jumeaux est le même, une fois sur quatre il s'agit de jumeaux univovulaires ou univitellins, c'est-à-dire de jumeaux vrais ou *ménechmes*, identiques et dus au développement d'un seul œuf; trois fois sur quatre, de jumeaux biovulaires ou bivitellins, non identiques et résultant de la fécondation de deux ovules différents. Les grossesses triples sont faites de deux jumeaux uniovulaires (donc de même sexe et identiques) et d'un troisième jumeau biovulaire (donc différent et du même ou d'un autre sexe) [v. fig. à GROSSESSE].

GÉNALCALOÏDES. — Dérivés des alcaloïdes, sur l'atome d'azote desquels on a fixé un atome d'oxygène. Leur toxicité est très atténuée par rapport à l'alcaloïde initial.

GENCIVES. — Les gencives, prolongement épaissi de la muqueuse de la bouche, sont constituées par un tissu fibreux, ferme, rougeâtre, adhérant fortement aux arcades dentaires et au pourtour du collet des dents, entre lesquelles elles se prolongent. Ces languettes interdentaires sont particulièrement fragiles et réagissent facilement aux infections et aux traumatismes.

Inflammations des gencives ou Gingivites. — CAUSES. Corps étrangers, poils de brosse, chicots, tartre dentaire. Infection du milieu buccal (la gingivite, dans ce cas, s'accompagne ordinairement de *stomatite*). Voir BOUCHE.

SIGNES. Un premier stade est constitué par l'existence de *lisérés gingivaux*, congestifs ou pigmentaires.

Lisérés congestifs. — Ces *lisérés congestifs*, qui s'accompagnent d'une sensation de cuisson ou d'agacement, sont fréquents dans les affections locales : gingivites tartriques, gingivites des fumeurs, prédominant aux régions canines et incisives, gingivites dues à l'irritation de prothèses ou d'obturations défectueuses, gingivites au niveau des racines anciennes persistant sur l'arcade.

Les lisérés congestifs peuvent s'observer au cours d'affections générales, d'intoxications, d'avitaminoses : ils sont banaux au cours des maladies fébriles, fréquents dans la tuberculose pulmonaire, tranchants sur l'aspect anémique de la muqueuse, au début du scorbut, de la pellagre, au cours de troubles dyspeptiques (diabète, néphrites chroniques), dans l'acrocyanose, l'anémie pernicieuse, la chlorose.

Le liséré cataménial s'observe les premiers jours des règles, ou un peu avant.

Il peut enfin avoir pour cause les intoxications exogènes : mercurielle, aurique.

A un stade plus avancé, la gencive infectée se gonfle, rougit; quelquefois, elle se recouvre d'une pellicule blanchâtre constituée par la partie superficielle de la muqueuse; l'épithélium se mortifie. Les languettes gingivales interdentaires se décollent, s'enflent, saignent à la moindre pression. Un liséré rouge vif qui s'exulcère rapidement entoure les dents, laissant à nu leur collet : les dents se déchaussent. Les gencives sont chaudes, tendues; la salive s'accroît, l'haleine devient fétide.

Lisérés pigmentaires. — Ils témoignent toujours d'une intoxication exogène, soit au cours de traitement par les sels métalliques, soit après une intoxication professionnelle prolongée.

Liséré bismuthique. — Précoce, peut apparaître dès la première injection; il s'observe en moyenne après la cinquième ou sixième piqûre. Presque fatal, il survient d'abord au collet des dents antéro-inférieures, sous l'aspect d'une tache punctiforme qui gagne rapidement tout le bord libre de la gencive. De couleur gris noirâtre, il s'associe souvent avec des lésions identiques de la stomatite bismuthique. Cette pigmentation très tenace peut persister longtemps après la cessation du traitement.

Liséré de Burton. — S'observe dans l'intoxication par le plomb; il a une coloration gris ardoisé.

Liséré mercuriel. — Identique au liséré de Burton, il peut être observé dans toute l'étendue des deux mâchoires, mais avec une prédominance au niveau des dents antérieures. D'aspect gris violacé, il se présente avec 1 à 2 millimètres de haut. Il est extrêmement tenace et peut durer des mois après la cessation du toxique.

Gingivite expulsive (Pyorrhée alvéolo-dentaire). — Il s'agit d'une arthrite alvéolo-dentaire suppurée, progressant du collet vers l'apex, et caractérisée par l'ébranlement des dents, le décollement de la sertissure, et finalement la chute des dents; elle s'observe surtout chez les arthritiques, les diabétiques.

TRAITEMENT. 1° Nettoyer les gencives par un grattage soigneux du tartre, l'enlèvement des chicots, le frottement, plusieurs fois par jour, des dents sur leurs deux faces avec une brosse trempée dans une solution de chlorate de potasse à 2,5 p. 100.

2° Suppression du toxique ou de la cause irritante; attouchements à l'acide trichloracétique, à l'acide chromique.

Vitamine C et vitamine PP (4 à 6 comprimés par jour à 20 cg).

Abcès de la gencive ou Parulie (du gr. *para*, auprès, et *oulon*, gencive). — Abcès qui se développe dans le tissu sous-muqueux de la gencive à la suite d'une polyarthrite expulsive. V. DENTS.

TRAITEMENT. Incision.

Épulis (Épulide ou Épulie) [du gr. *epi*, sur, et *oulon*, gencive]. — Tumeur qui se développe aux dépens du tissu conjonctif du chorion de la muqueuse gingivale et parfois du ligament alvéolo-dentaire; elle peut être inflammatoire, vasculaire, fibreuse ou à cellules géantes; elle n'est ni envahissante, ni destructive comme une tumeur maligne, ni encapsulée comme une tumeur bénigne; elle est sujette à récidives. Rarement elle se calcifie ou présente des bourgeons osseux ou cartilagineux.

L'épulis s'observe surtout chez le sujet jeune, en particulier chez la femme. Elle survient parfois sans cause apparente, parfois à la suite d'un traumatisme dû à un appareil de prothèse, à une gingivite, un granulome.

SIGNES. Tumeur du volume d'un pois, indolore, recouverte d'une muqueuse normale ou d'un rouge vineux, de consistance variable, dure ou molle; elle peut s'étendre assez rapidement, envahissant un demi-maxillaire. Pas de ganglions.

Parfois, elle est précédée de signes d'arthrite alvéolo-dentaire; la dent est extraite ou subit une expulsion spontanée, et la tumeur s'accroît comme précédemment.

TRAITEMENT. Ablation au bistouri électrique.

Épulis congénitale. — Tumeur ferme riche en fibroblastes et en cellules du type adamantin, qui apparaît à la naissance chez les filles, à la région antérieure des mâchoires, surtout au maxillaire supérieur; elle est parfois pédiculée.

Son ablation se fait sans hémorragie; elle ne récidive pas.

Tumeurs malignes. — Tumeurs d'aspect divers, végétantes, papillomateuses, sarcomateuses, parfois ulcérées, qui gagnent en profondeur et s'accompagnent de ganglions cancéreux.

TRAITEMENT. Enlèvement large avec abrasement du rebord et du fond des alvéoles et évidemment des ganglions.

GÈNE (du gr. *genos*, origine). — Substratum chromosomien d'un facteur héréditaire.

Dans les filaments chromosomiens étudiés dans de bonnes conditions, on constate en effet l'alternance, en sériation linéaire, de petites bandes tantôt très foncées sous l'action de certains colorants (chromomères), tantôt claires (disques). C'est au niveau des chromomères que, d'après l'opinion générale, se situent les gènes. Chaque gène et son facteur (qui est, en quelque sorte, la puissance du gène) déterminent un (rarement plusieurs) caractère héréditaire du corps, morphologique ou fonctionnel, normal ou pathologique (exemples : taille, forme du nez, types des cheveux, albinisme pour le caractère morphologique ; tempérament, aptitude aux mathématiques, épilepsie pour les fonctions). D'autres gènes (dits conditionnels ou d'assemblage) assurent la coordination, l'harmonie des divers tissus ou organes du corps et de leurs fonctions.

Les gènes peuvent subir de nombreuses altérations, les unes spontanées (par exemple au cours de certaines maladies infectieuses telles que la syphilis), d'autres provoquées (par exemple par les rayons X), beaucoup, enfin, héréditaires (en transmission par les ascendants). Bien des anomalies de caractères produites par ces altérations des gènes deviennent héréditaires à leur tour, réalisant ainsi une « mutation », c'est-à-dire une variation de l'espèce.

GÉNÉALOGIE (du gr. *genea*, génération, et *logos*, discours). — Dénombrement des ancêtres d'un sujet, en remontant de génération en génération, pour établir l'ascendance de ce sujet.

Ce terme est donc différent de celui de lignée (suite des descendants d'un sujet) ; mais, dans la pratique, il en est souvent synonyme : on emploie aussi, dans les deux sens, le terme francisé de pédigree.

L'établissement d'une bonne généalogie, aussi complète et précise que possible, est indispensable pour l'étude génétique d'un caractère normal ou pathologique et pour la vérification des lois de dominance et de récessivité. On la résume souvent, pour plus de clarté, sous la forme d'un schéma dit *arbre* ou *tableau généalogique*.

GÉNÉPIS. — Plantes alpines aromatiques douées de propriétés vulnéraires, toniques, stomachiques, fébrifuges et emménagogues. Les plus employées sont le génépi blanc (*Artemisia rupestris*), le génépi vrai (*A. glacialis*) et le génépi noir (*A. spicata*), de la famille des Synanthérées. L'absinthe suisse est préparée avec le génépi.

GENÊT. — Plante de la famille des Légumineuses dont on emploie plusieurs sortes : genêt purgatif (*Genista purgans*) ; genêt des teinturiers (*G. tinctoria*) ; genêt à balais (*Sarothamnus scoparius*), genêt d'Espagne (*Spartium junceum*). La fleur jaune de ces genêts a été employée en infusion contre la goutte, le rhumatisme, l'albuminurie; les sommités fleuries ont des vertus diurétiques; les feuilles passent pour purgatives.

On a découvert dans le genêt à balais des alcaloïdes, la *scoparine*, la *spartéine*, la *sarothamnine*.

Spartéine. — Liquide huileux extrait du genêt à balais; existe aussi dans les semences de lupin; il forme avec les acides des sels cristallisés.

On emploie surtout le *sulfate de spartéine* pour renforcer et régulariser les contractions cardiaques; il ne produit ni hypertension ni vaso-constriction et ne s'accumule pas comme la digitale (5 à 20 cg par jour en potion ou en pilules). Ce corps a également une action ocytocique lente, progressive et de longue durée; il accélère et régularise le rythme des contractions utérines (en injections de 10 à 20 cg, qui peuvent être répétées sans risques).

Intoxication. — Absorption excessive de spartéine.

TRAITEMENT. Faire vomir et donner un lavement purgatif, puis faire absorber des décoctions astringentes, du café fort, et frictionner tout le corps. Respiration artificielle. V. ASPHYXIE.

GÉNÉTIQUE (du gr. *genetes*, qui préside à la naissance). — Science de l'hérédité et des phénomènes qui s'y rapportent.

Récente, mais active branche de la biologie, la génétique est à la fois une science d'observation et une science d'expérimentation (Naudin et Mendel, en 1865). Depuis longtemps appliquée empiriquement à l'élevage des animaux domestiques, à la culture des plantes alimentaires ou des fleurs ornementales, la génétique a largement étendu le cercle de ses investigations théoriques et de ses applications pratiques à partir de 1919, avec les travaux de Morgan et de son école sur la *drosophile* ou mouche du vinaigre.

On distingue une *génétique pure*, qui cherche, au laboratoire, à pénétrer plus intimement dans le mécanisme de l'hérédité et qui est surtout expérimentale, et une *génétique appliquée*, qui vérifie les lois de l'hérédité sur les animaux, les plantes et même l'homme, et qui est surtout d'observation. V. HÉRÉDITÉ.

GENÉVRIER. — Plante de la famille des Conifères, dont on emploie plusieurs espèces.

Juniperus communis. — Le genévrier commun est un arbrisseau dont le bois résineux a des vertus sudorifiques; ses fruits ou *baies* contiennent une huile volatile, des sucres, une matière amère (junipérine), de la pectine, des matières minérales. Ils donnent par distillation de l'*eau-de-vie de genièvre*.

C'est du genévrier qu'on extrait la célèbre *huile de Haarlem*, remède dont la composition est restée secrète et qui est employé avec succès dans le traitement de la lithiase (biliaire, rénale).

MODE D'EMPLOI. Les baies, à la dose de 5 à 10 g pour 200 g d'eau, en infusion, sont diurétiques. On prépare aussi avec ces baies un vin diurétique dans lequel on ajoute de l'azotate de potasse (vin de la Charité, vin de l'Hôtel-Dieu).

Les feuilles, les sommités et l'extrait sont purgatifs; l'alcoolat est un stimulant à l'extérieur (*liniment de Rosen*).

Juniperus oxycedrus. — Le cadier est un arbre du midi de l'Europe dont le bois fournit par combustion incomplète une huile noirâtre ou brun foncé, d'odeur forte, empyreumatique, la véritable *huile de cade*, très employée dans le traitement des dermatoses squameuses (psoriasis).

Juniperus Sabina. — V. SABINE.

GÉNI (Apophyses) [du gr. *geneion*, menton]. — Petites éminences, au nombre de quatre, placées en arrière de la partie moyenne du maxillaire inférieur (menton) ; elles donnent attache à deux muscles, le génioglosse et le génio-hyoïdien.

GÉNIOGLOSSES (Muscles). — Muscles allant des deux apophyses geni supérieures à la pointe de la langue. Innervés par le grand hypoglosse, ils attirent la langue en avant et la projettent hors de la bouche.

GÉNIO-HYOÏDIENS (Muscles). — Muscles du cou allant des deux apophyses géni inférieures à la face antérieure de l'os hyoïde. Innervés par le grand hypoglosse, ils élèvent cet os s'ils prennent leur point fixe sur le maxillaire inférieur, ou bien ils abaissent le maxillaire s'ils prennent leur point fixe sur l'os hyoïde.

GÉNITALES (Parties). — V. FÉMININS (Organes génitaux), et MASCULINS (Organes génitaux).

GÉNOME. — Ensemble des chromosomes de chaque sorte.

GÉNOMÈRE (du gr. *genos*, origine, et *meros*, partie). — Gène accessoire : le gène serait formé de plusieurs sous-gènes ou *génomères*.

GÉNOTYPE. — Ensemble des caractères purement héréditaires d'un individu, d'une lignée, d'une race ou d'une espèce.

Le génotype est stable, rigide, et ne peut être modifié partiellement que par une mutation qui en fait un nouveau génotype. Il constitue ce que le corps devrait être si l'hérédité jouait seule.

GENOU. — Articulation trochléenne du fémur avec le tibia; le péroné est exclu de l'articulation (*fig.* 807 et 808).

Les *os* qui participent à l'articulation sont : l'*extrémité inférieure du fémur*, qui représente en avant une surface articulaire en forme de poulie (*trochlée fémorale*) et en arrière une large échancrure divisant l'extrémité inférieure du fémur en deux masses volumineuses, les *condyles fémoraux*, qui s'articulent avec l'*extrémité supérieure du tibia*, au niveau des deux *cavités glénoïdes*, séparées l'une de l'autre par l'*épine tibiale ;* enfin la *face postérieure de la rotule*, dont la face articulaire est divisée en deux par une *crête mousse*, qui est en rapport avec la trochlée. La concavité peu marquée des cavités glénoïdes est agrandie par la présence de deux *cartilages semi-lunaires* ou *ménisques interarticulaires* de coupe triangulaire.

Les surfaces articulaires en présence sont maintenues en place par une *capsule articulaire*, doublée d'une *synoviale*, et de plusieurs *ligaments* qui renforcent la capsule : un fort *ligament antérieur*, qui s'étend du sommet de la rotule à la tubérosité antérieure du tibia, et qui n'est autre que le tendon terminal du muscle quadriceps fémoral; un *ligament postérieur* et deux *ligaments latéraux*, *interne* et *externe*. Enfin, dans la profondeur de l'échancrure intercondylienne se trouvent les deux *ligaments croisés*.

Cette articulation du genou, très

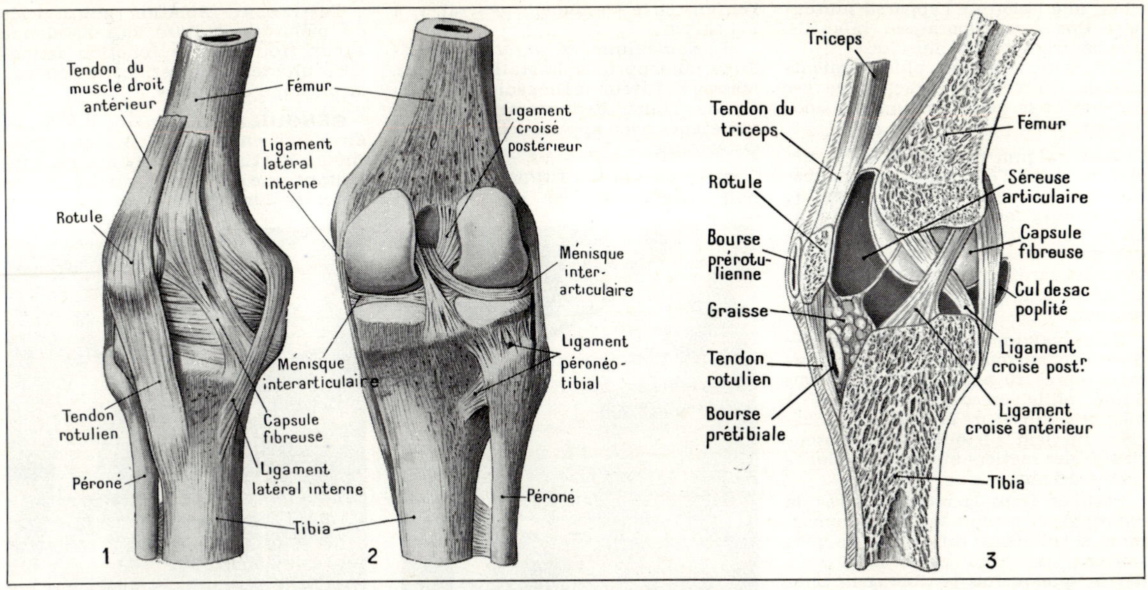

FIG. 807. — Articulations du genou.
1. Genou vu de profil; 2. Genou vu en arrière; Ligaments articulaires; 3. Coupe verticale de l'articulation.

superficielle en avant, est fortement matelassée en arrière par les groupes musculaires qui circonscrivent le creux poplité.

Les *artères* sont fournies par des branches des artères fémorale, poplitée et tibiale antérieure.

Les *nerfs* proviennent du sciatique poplité externe, du sciatique poplité interne, de l'obturateur et du crural.

L'articulation du genou jouit de deux *mouvements* fondamentaux qui

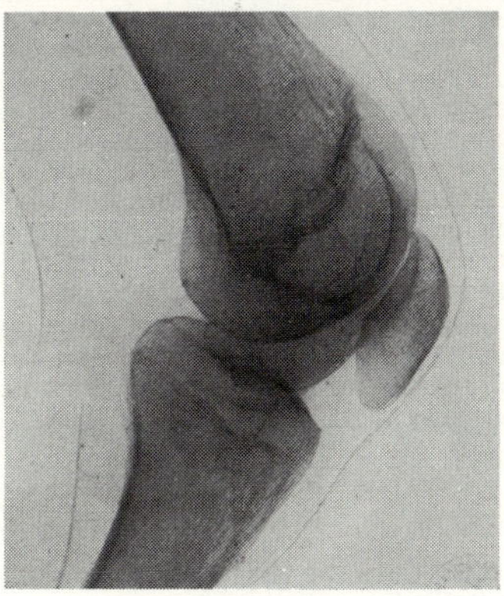

FIG. 808. — Articulation du genou. (*Radiographie Radiguet.*)

caractérisent les trochléarthroses; l'*extension,* due au muscle quadriceps et au tenseur du fascia lata, et la *flexion,* causée par les muscles biceps, demi-membraneux, demi-tendineux, jumeaux, poplité, plantaire grêle, couturier et droit interne. En outre, elle présente deux mouvements accessoires : *rotation en dehors* (biceps) et *rotation en dedans* (demi-membraneux, poplité, demi-tendineux, droit interne et couturier).

Hydarthrose du genou. — V. ARTICULATION.

Arthrite du genou. — V. ARTHRITE.

Entorse du genou. — **Entorse légère.** — V. ARTICULATION.

Entorse grave. — Elle est caractérisée par des lésions variables : élongation ou désinsertion du ligament latéral interne avec parfois arrachement osseux, plus rarement du ligament latéral externe; élongation ou rupture des ligaments croisés, fractures des épines tibiales.

SIGNES. Genou gonflé par l'hémarthrose. Points douloureux aux insertions des ligaments latéraux; possibilité de *mouvements latéraux,* et, en cas de lésions des ligaments croisés, *mouvement de tiroir* (translation d'arrière en avant du tibia sur le fémur).

En cas de lésions graves, intervention chirurgicale : suture du ligament déchiré, réimplantation osseuse, enclouage du fragment osseux arraché.

Luxation du genou. — V. LUXATION.

Fracture du genou. — V. FRACTURE.

Genou à ressort. — Déclenchement permanent du genou, silencieux et indolore, pouvant être provoqué à volonté par le malade dans certaines positions (flexion, extension, ou plus rarement dans les mouvements de latéralité en dedans).

CAUSES. Quelquefois congénitales; ordinairement après un traumatisme léger (contusion ou entorse légère). L'origine serait une laxité des ligaments du genou ou une malformation du condyle externe du fémur. Le genou à ressort se produit de préférence chez les nerveux (Broca).

On l'attribue aussi à une subluxation des ménisques, c'est-à-dire des fibrocartilages biconcaves placés entre les surfaces articulaires du fémur et du tibia.

On distingue cette affection de la luxation récidivante du genou, qui est intermittente, douloureuse et provoque des réactions articulaires.

TRAITEMENT. Repos, immobilisation, puis massages et mobilisation. Si ce traitement échoue, on fait l'ablation des ménisques.

Genu recurvatum. — Hyperextension du genou telle que la jambe forme avec la cuisse un angle ouvert en avant (*fig.* 809).

CAUSES : 1° congénitales (rétraction intra-utérine du muscle quadriceps ou malformations osseuses); 2° para-

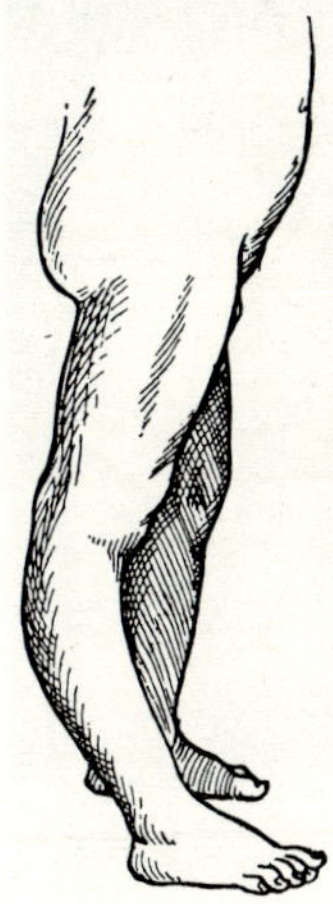

FIG. 809. — Genu recurvatum.

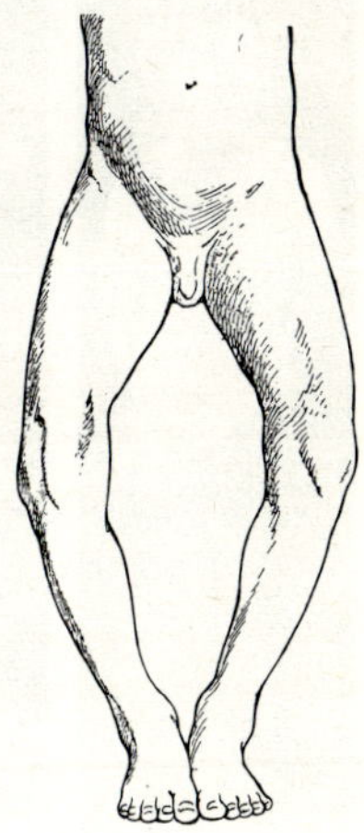

FIG. 810. — Genu varum double. (*D'après Kirmisson.*)

lysie des muscles postérieurs de la cuisse, suite de coxalgie, traumatisme.

Genu valgum (Genou cagneux). — Difformité caractérisée par la déviation de la jambe en dehors avec saillie du genou en dedans (*fig.* 811).

CAUSES. Rarement congénital. Ordinairement consécutif à une arthrite ou à une fracture, un décollement juxta-épiphysaire du fémur ou du tibia, une lésion de l'appareil musculaire due à une paralysie infantile, une contracture des muscles.

Les deux types les plus fréquents sont le genu valgum rachitique des enfants et le genu valgum des adolescents.

Genu valgum rachitique. — La déviation, due à l'état mou des os, apparaît : 1° dès la naissance (cas rare) ; 2° entre 18 mois et 3 ans (cas ordinaire) ; 3° *avant* la marche (compression par le bras de la nourrice), qui est toujours tardive, ou surtout après les premiers pas, sous l'action de la pesanteur.

Genu valgum des adolescents. — S'observe surtout vers 16 ans, rarement après 20 ans, chez les garçons d'une taille précocement élevée, à membres inférieurs graciles, peu musclés; survient surtout dans l'apprentissage des métiers où l'on reste longtemps debout.

LÉSIONS. Dans la moitié des cas, la déformation atteint les deux genoux, mais à un degré différent : le plus souvent, le fémur et le tibia sont déviés, quelquefois le tibia seul. Chez l'enfant, ce sont surtout les *diaphyses,* molles et malléables, qui se déforment et s'incurvent. Chez l'adolescent, c'est surtout son extrémité inférieure (*épiphyse*) ; le condyle interne est élargi, allongé. La rotule est fréquemment luxée en dehors.

SIGNES. Souvent l'affection est unilatérale. Chez l'enfant, la difformité du genou s'accompagne des autres manifestations du rachitisme.

EVOLUTION. Chez les enfants du premier âge, le genu valgum se re-

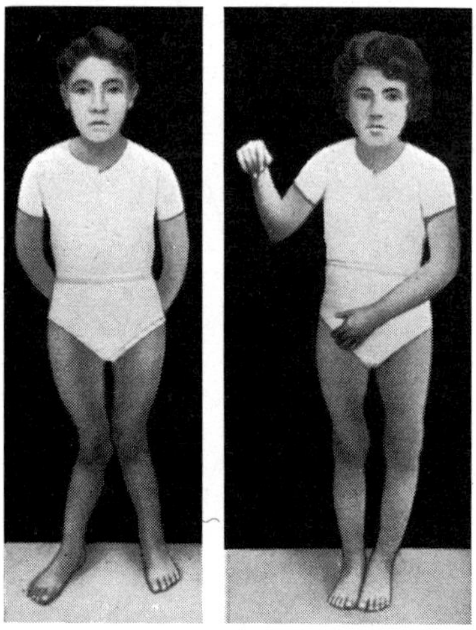

Avant le traitement. Après le traitement.

FIG. 811. — Genu valgum (genou cagneux).

dresse spontanément dans la plupart des cas, comme le font les autres courbures rachitiques. Après 6 ou 7 ans, il ne faut plus compter sur l'amélioration naturelle. Chez les adolescents, au contraire, l'état s'aggrave habituellement jusqu'à l'âge de 18 à 20 ans, puis demeure stationnaire.

COMPLICATIONS. Hydarthrose, entorse, arthrite sèche.

TRAITEMENT. I. *Général.* — Pour l'enfant et le traitement général, v. à RACHITISME.

II. *Hygiénique et curatif.* — Réduire ou supprimer la station debout. Massage. Tuteur orthopédique à partir de 4 ans. Redressement manuel par étapes avec application de plâtre. Ostéotomie.

Genu varum. — Difformité du genou caractérisée par sa saillie en

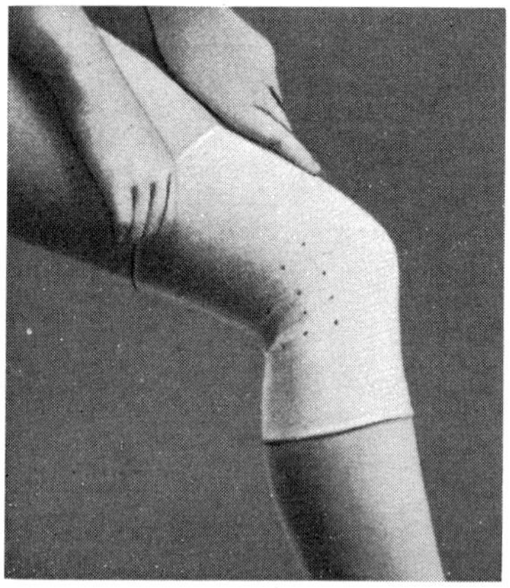

FIG. 812. — Genouillère en tissu élastique.

dehors avec déviation de la jambe en dedans.

CAUSES. Rachitisme, plus rarement ostéo-arthrite, fracture para-articulaire; ordinairement bilatéral (jambes en O) [*fig.* 810]. Quand il est unilatéral, il s'accompagne habituellement d'un genu valgum plus ou moins prononcé du côté opposé (jambes en guillemets).

SIGNES. Déformation plus disgracieuse que gênante. Evolue vers la guérison, mais laisse une rotation interne du pied.

TRAITEMENT. — Identique à celui du genu valgum.

Genu pectorale (Attitude). — Position accroupie, à genoux, le tronc renversé en avant et soutenu par les coudes.

On a observé cette attitude dans la péricardite avec épanchement (signe de Hirtz), s'accompagnant de troubles asphyxiques, dans l'occlusion intestinale et l'ulcère du duodénum.

MODE DE TRAITEMENT. On a conseillé la position genu pectorale à certains malades atteints de déviations utérines, de rein mobile, d'occlusion duodénale par bride artério-mésentérique.

Lésions des ménisques. — Par suite d'une flexion exagérée du genou avec effort brusque en abduction ou en adduction, parfois avec fracture des épines tibiales (ski, partie de football), les ménisques peuvent être déchirés ou désinsérés; ils forment un véritable corps étranger dans l'articulation.

SIGNES. Blocage du genou en demi-flexion. A l'aide de petits mouvements que le malade apprend à connaître, il parvient lui-même à débloquer l'articulation. Entre les blocages, le genou reste douloureux et est le siège d'une hydarthrose.

TRAITEMENT. Ablation chirurgicale du ménisque déchiré, qui ne donne aucun trouble de la fonction articulaire ultérieure et permet à nouveau la pratique des sports.

GENOUILLÈRE (*fig.* 812 et 813). — Enveloppe en cuir, en laine, en caoutchouc, en tissu caoutchouté ou présentant une certaine élasticité (bande de crêpe Lister) dont en entoure le

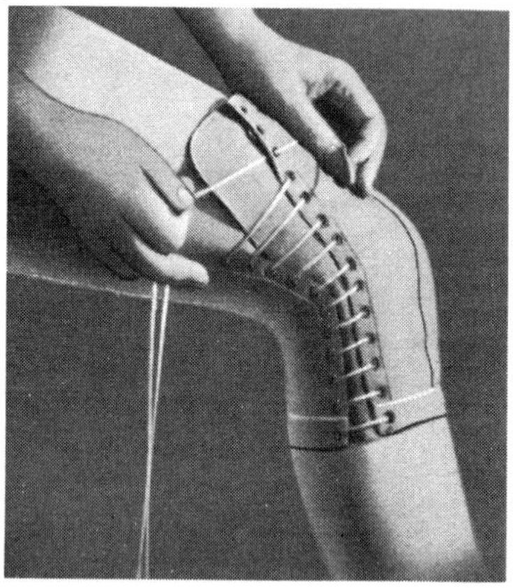

FIG. 813. — Genouillère en cuir lacée.

genou, soit pour le maintenir, soit pour le préserver du froid.

GÉNOVARIATION. — Modification d'un gène chromosomien, à la suite d'une mutation, et, par conséquent, du facteur que le gène supporte et du caractère héréditaire qu'il détermine. Ce caractère nouveau devient alors héréditaire.

GENTIANE. — Plante de la famille des Gentianées (*Gentiana lutea*), dont la *racine,* récoltée en Suisse, dans le Jura, les Vosges, renferme un colorant jaune (gentianine) et des glucosides, la gentiopicrine, la gentiamarine et la gentiine, auxquels elle doit ses propriétés toniques, stomachiques et fébrifuges. Dans les Vosges, on prépare avec la gentiane une liqueur spiritueuse, l'*eau-de-vie de gentiane.*

MODE D'EMPLOI. Poudre, 1 à 5 g. Infusion, décoction ou macération, 10 à 15 g par litre. Sirop ou vin, 20 à 100 g. Teinture, XXX à L gouttes avant le repas.

GENTISATE DE SOUDE. — V. *Supplément.*

GÉODE. — Cavité pathologique creusée dans divers tissus : os, poumon.

GÉOPHAGIE (du gr. *gê,* terre, et *phagein,* manger). — Perversion du goût qui pousse certains individus à manger de la terre.

En Afrique, en Amérique, en Asie, les indigènes, surtout les enfants, sont friands de certaines terres. Cette pratique entraîne des troubles digestifs.

GÉOTYPE. — Synonyme de sous-espèce, de variété ou de race, dont les caractères héréditaires spéciaux sont déterminés par l'habitat géographique particulier de ce groupement.

Exemple : chats sans queue de l'île de Man, dans la mer d'Irlande.

GÉRANIUM. — Plante de la famille des Géraniacées; les rhizomes de plusieurs espèces, *Geranium Robertianum, G. pratense,* riches en tanin, ont des vertus astringentes et hémostatiques.

Des espèces voisines, *Pelargonium odoratissimum* et *P. graveolens,* contiennent une *huile volatile* dont l'odeur rappelle celle de la rose, et qui est employée comme antiseptique et désodorisant.

Le contact de certaines variétés donne naissance à des éruptions érythémato-vésiculeuses, prurigineuses.

GÉRARDMER (Vosges). — Station de petite altitude (670 mètres), entourée de montagnes de plus de 1 000 mètres. Hydrothérapie complète et cure de petit-lait.

INDICATIONS. Climat sédatif. — Convient aux anémiés, neurasthéniques, débilités.

GERÇURES. — Petites plaies linéaires intéressant l'épiderme; le fond en est rouge vif; le plus souvent, elles sont sèches; parfois, il s'y produit un suintement séreux ou séro-sanguinolent. Douleurs assez vives, surtout au contact de corps étrangers.

Fréquentes aux lèvres et aux mains en hiver, chez les personnes qui exercent des travaux manuels, qui touchent des liquides irritants, comme les eaux de vaisselle. Elles siègent au mamelon chez les nourrices, et sont alors causées par le contact du lait et de la salive du nourrisson; elles peuvent être un obstacle à l'allaitement.

Au pourtour de l'anus, elles sont parfois le point de départ de complications, telles que les fissures et fistules anales.

TRAITEMENT PRÉVENTIF. Ne rien toucher d'irritant quand il fait froid; enduire les mains d'une couche de lanoline pure ou mélangée à un peu d'huile d'amandes douces.

TRAITEMENT CURATIF. *Gerçures des mains.* — Pommade au tanin, au baume du Pérou et à la glycérine. Stérogyl 15.

Gerçures du sein. — Après chaque tétée, faire une lotion à l'eau boriquée; attouchement avec une solution de nitrate d'argent au 1/25, puis pâte ichtyolée ou procuta.

Gerçures des lèvres. — Cold-cream, mélange de beurre de cacao et d'huile d'amandes douces.

Gerçures de la marge de l'anus. — Baume du commandeur, pommade au collargol.

GERHARDT (Réaction de). — Réaction permettant de déceler la présence d'acide diacétique dans l'urine (acidose). V. URINES.

GÉRIATRIE. — C'est la part médicale de la gérontologie; elle est devenue une véritable spécialité, qui comprend l'étude des moyens de lutter contre la sénescence et celle des méthodes d'adaptation du vieillard à son état physiologique particulier. (V. VIEILLESSE.)

GERMEN (mot lat.). — Cellules sexuelles ou *germinales,* par opposition aux autres cellules de l'économie, ou cellules *somatiques.*

D'après la théorie de Weismann, des cellules germinales s'isolent au début de la division de l'œuf, en tout point semblables à la cellule œuf, alors que les autres cellules (somatiques) se différencient au fur et à mesure de leur multiplication. La lignée germinale ou germen assure seule la continuité de génération en génération, le soma ne constituant qu'une enveloppe mortelle au germen. Là réside peut-être le secret de l'immortalité de la race. Chez les sujets sans descendance, le germen disparaît avec le soma.

GERMES (Porteurs de). — V. BACTÉRIES.

GÉRODERMIE (du gr. *gerôn,* vieillard, et *derma,* peau). — Affection congénitale caractérisée par un état sénile de la peau qui est jaune cire, flasque, ratatinée, rugueuse, glabre, avec atrophie des organes génitaux.

Le ventre est gros, les mamelles flasques, le front bas, le crâne petit; les genoux sont déformés (genu valgum), les mains et les pieds sont ceux des acromégaliques, atteints d'une maladie analogue. La voix, nasale, est faible, l'intelligence réduite.

L'ancienne *gérodermie génito-dystrophique* est rattachée à la cachexie hypophysaire, type Simmonds. Voir HYPOPHYSE.

TRAITEMENT. Opothérapie testiculaire, ovarienne, hypophysaire.

GÉROMORPHISME (du gr. *gerôn,* vieillard, et *morphê,* forme). — Etat de la peau, donnant à la physionomie

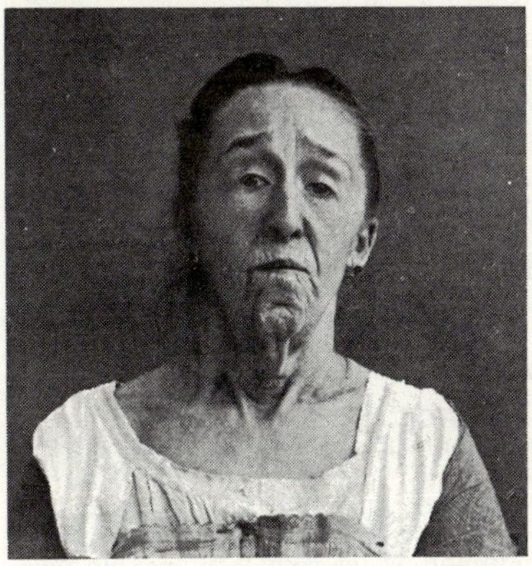

FIG. 814. — Géromorphisme.
(Gravure extraite de la *Nouvelle Iconographie de la Salpêtrière.*)

le *masque* de la vieillesse, en dehors de toute espèce d'autres conditions de la sénilité (*fig.* 814). Cette maladie a beaucoup de rapport avec la précédente, mais elle semble due à une trophonévrose.

GÉRONTOLOGIE. — Etymologiquement, étude des vieillards. Elle englobe l'étude de toutes les modifications morphologiques, physiologiques, psychologiques, sociales, consécutives à l'action du temps sur l'organisme humain, indépendamment de tout phénomène pathologique. Son importance actuelle est due à l'accroissement relatif du nombre des personnes âgées, dû aux progrès de la médecine. Il faut insister sur l'importance sociale de la gérontologie et en particulier sur le problème du reclassement des vieillards, actuellement nécessaire dans notre société, qui n'est pas encore adaptée à leur longue survie et à la persistance de leurs activités.

GÉRONTOXON (Arc sénile). — Dégénérescence de la cornée constituée par des gouttelettes graisseuses à l'intérieur des lamelles de la cornée. Elles forment un arc grisâtre, puis jaunâtre, d'abord dans sa partie supérieure, puis dans sa partie inférieure. V. à ŒIL (maladies) : *Cornée.* Il traduit parfois une hypercholestérolémie.

GERSON (Régime de). — V. RÉGIME.

GESSE CHICHE. — Intoxication. V. LATHYRISME.

GESTATION (du lat. *gestare,* porter). — Temps pendant lequel la femme enceinte porte le fœtus dans l'utérus; la durée de gestation est de neuf mois pour l'espèce humaine. Voir GROSSESSE.

GIARDIASE. — V. LAMBLIASE.

GIBBOSITÉ (du lat. *gibbus,* bosse). — Difformité constituée par une saillie anormale de la colonne vertébrale. V. COLONNE VERTÉBRALE : *Déformations,* et aussi à POTT (Mal de).

GIGANTISME (du gr. *gigas,* géant). — Taille démesurée, par rapport aux individus du même âge (*fig.* 815).

Il convient de différencier les individus très grands, mais dont tous les organes sont normaux, dont la santé

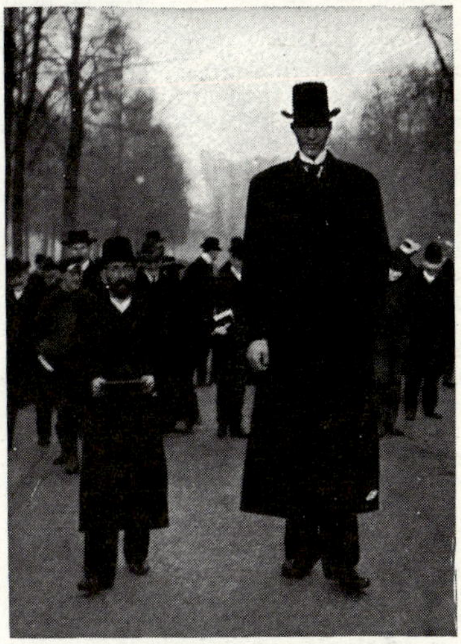

FIG. 815. — Le géant russe Machnov.
Taille, 2 m,85; poids, 182 kg.

est satisfaisante, des *géants pathologiques,* dont les différentes parties du corps sont très disproportionnées et qui présentent souvent des malformations osseuses.

CAUSES. L'accroissement en *longueur* se fait au niveau des cartilages *juxta-épiphysaires* reliant la diaphyse, corps des os longs, à leurs extrémités ou épiphyses. Cette croissance est normalement arrêtée par les sutures des épiphyses vers vingt-trois ou vingt-cinq ans.

Le gigantisme relève d'un trouble dysendocrinien, testiculaire ou hypophysaire. Les deux hormones ont d'étroites relations entre elles, les gonades freinant l'activité de l'antéhypophyse. V. TESTICULE, HYPOPHYSE.

Origine testiculaire. — L'arrêt de la croissance est dû à la soudure des épiphyses (c'est-à-dire le remplacement des cartilages de conjugaison par de l'os). Or, ce blocage de la croissance est dû aux hormones androgènes sécrétées par le testicule et la surrénale. La castration explique la grande taille des eunuques : il y a chez eux soudure très tardive, et la croissance dure longtemps.

Cette grande taille porte plus sur les membres que sur le tronc (type *macroskèle,* haut sur jambes).

Origine hypophysaire. — La cause hypophysaire (adénome éosinophile antérieur) qui intervient dans l'acromégalie joue également un rôle dans le gigantisme.

Le gigantisme est l'acromégalie de l'*adolescence;* l'acromégalie, le gigantisme de la *croissance achevée.*

Certains géants sont de belle taille, de belle apparence, et donnent une impression de force; en réalité, ce sont des faibles, des asthéniques, à l'intelligence obtuse; leur virilité est souvent diminuée; certains sont totalement impuissants. Ils ne dépassent souvent pas la trentaine et meurent de troubles cérébraux ou d'une infection intercurrente, de tuberculose le plus souvent.

Si l'exagération de croissance s'est faite avant la puberté, celle-ci peut demeurer imparfaite, et ces géants infantiles présentent des organes génitaux rudimentaires, un visage glabre, pas ou peu de poils aux aisselles et au pubis, une voix juvénile, un thorax étroit, et souvent un genu valgum et une cyphoscoliose.

On peut voir des géants s'*acromégaliser* secondairement : leur squelette s'hypertrophie, s'élargit, spécialement à la face, aux extrémités; la peau et les tissus cellulaires souscutanés s'épaississent. Ce fait montre bien l'unité qui existe entre le gigantisme et l'acromégalie. V. HYPOPHYSE : *Acromégalie.*

TRAITEMENT. On a essayé l'opothérapie orchitique pour ralentir l'accroissement trop rapide. Ablation chirurgicale de l'adénome antérieur de l'hypophyse.

GINGEMBRE. — Plante de la famille des Zingibéracées qui croît aux Indes, à Ceylan, à la Jamaïque (*Zingiber officinale*), et dont le rhizome, à saveur âcre et brûlante, contient une huile, des résines, des matières grasses, de l'amidon, et est employé comme stimulant, stomachique et sudorifique sous forme de teinture, 2 à 10 g; d'infusion, 4 à 8 g pour un demi-litre d'eau; de poudre, 1 à 2 g; on en fait un vin, une bière appréciée en Angleterre. Il entre dans la composition de l'alcoolat de Fioravanti.

GINGIVITE (du lat. *gingiva,* gencive). — Inflammation de la gencive.

GINGKO. — Arbre de la famille des Gingkoacées (*Gingko biloba*) dont les *feuilles,* conservées dans l'alcool à 70°, peuvent être employées en pansements sur les ecchymoses, plaies contuses, ulcères et brûlures.

Les *fruits* charnus, qui renferment des acides irritants, produisent sur la peau une vive irritation; les *graines,* qui contiennent une huile douce, des matières pectiques, du glucose, de l'acide citrique, ont des propriétés antihelminthiques.

GINOLES (Aude). — Station d'eaux sulfatées mixtes, à 25° et radioactives.

CURE. Boisson, bains, douches.
INDICATIONS. Coliques néphrétiques, gravelle, pyélo-néphrites, cystites; affections du foie, lithiase, entéro-colite.

GIROFLÉE. — Plante de la famille des Cruciféracées (*Cheiranthus Cheiri*) renfermant un alcaloïde (*chiriine*) et un glucoside (*cheiranthine*), doués de propriétés tonicardiaques et antispasmodiques. Les graines donnent 20 p. 100 d'huile.

GIROFLIER. — Arbre de la famille des Myrtacées (*Caryophyllus aromaticus*) qui croît à la Réunion, aux Antilles, à Madagascar, et dont les boutons floraux (*clous*) contiennent de la gomme, du tanin, et 15 p. 100 d'huile essentielle renfermant de l'eugénol, du furfurol et un peu de vanilline.

Employé comme excitant de l'appétit, de la digestion, et comme condiment.

L'essence, qui a des propriétés antiseptiques et analgésiques, est utilisée contre la carie dentaire. Elle sert à l'extraction de l'eugénol.

Eugénol. — Phénol (éther méthylique de l'allyl-pyrocatéchine) formant la majeure partie de l'essence de girofle. Antiseptique et analgésique employé dans l'art dentaire, dans la gangrène et la tuberculose pulmonaire (80 cg par jour en capsules ou en injections hypodermiques). Sert à la préparation de la vanilline de synthèse, après oxydation par le permanganate de potasse.

GLABELLE (du lat. *glaber,* glabre). — Dépression médiane de l'os frontal entre les sourcils.

GLACE. — Eau congelée par le froid naturel ou produite artificiellement.

EMPLOI MÉDICAL. 1° Contre le *hoquet,* les *hémorragies* de l'estomac, du poumon, et les *vomissements,* en fragments qu'on avale après les avoir arrondis dans la bouche.

2° Comme *calmant,* dans une vessie de glace sur la tête (méningite) ou sur le ventre (appendicite, péritonite). Il est nécessaire d'interposer une flanelle ou un linge plié en quatre à six doubles, sous peine de provoquer une escarre.

3° Comme *rafraîchissant,* sous forme de sirop glacé, d'eau glacée, qui doivent être pris par petite quantité, sinon on peut observer de la diarrhée et même de la congestion pulmonaire.

CONSERVATION. Pour conserver la glace le plus longtemps possible sans qu'elle se dissolve, on aura soin de la mettre dans une couverture de laine ou, à défaut, de l'envelopper dans de la flanelle ou dans un torchon, et de la placer dans de la sciure de bois à l'intérieur d'un seau également en bois, qui pourra être mis à la cave.

On aura soin de ne la briser qu'au moment de la verser dans la vessie de glace. Cette brisure se fera avec une grosse épingle ou un clou.

DANGERS. Les microbes (notamment ceux de la fièvre typhoïde) ne sont nullement détruits par le froid nécessaire pour amener la congélation de l'eau. Il ne faut donc se servir, pour la glace alimentaire, que d'*eau pure* et réserver simplement, pour refroidir *extérieurement* les carafes, la glace provenant des rivières, des lacs ou des ruisseaux.

EMPOISONNEMENT. Des troubles digestifs se sont produits à la suite d'absorption de glaces et de sorbets.

GLACIÈRE. — Sorte de coffre contenant d'une part de la glace, d'autre part des denrées que l'on désire conserver au froid pour ralentir l'action des champignons inférieurs s'il s'agit de végétaux, et l'action des microbes s'il s'agit de matières azotées (*fig.* 816). On peut y placer également des boissons à rafraîchir.

Les parois et les portes des glacières sont construites de façon à réduire autant qu'il est possible les échanges thermiques entre l'air ambiant et l'intérieur de l'appareil. Un compartiment spécial placé à la partie supérieure de la glacière est réservé à la glace, dont chaque kilogramme emprunte, pour fondre, 80 grandes calories à l'air qui l'entoure. Cet air refroidi est plus lourd que celui qui se trouve dans le compartiment à vivres, il descend naturellement, tandis que monte l'air réchauffé au contact des aliments et des parois de la glacière.

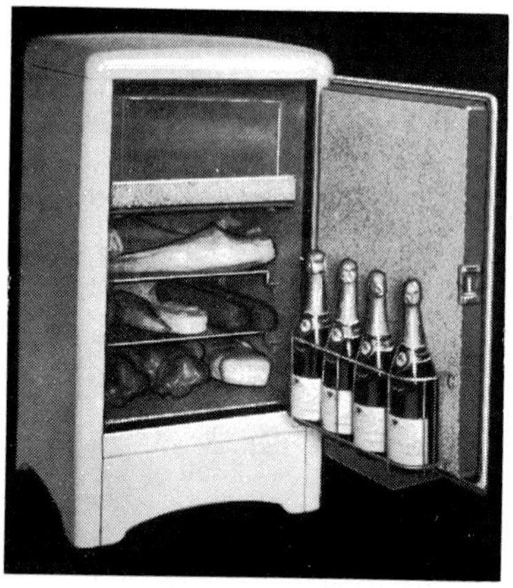

FIG. 816. — Glacière.
(*Doc. Glacières de Paris.*)

La température du compartiment à vivres ne dépasse pas + 8° dans une glacière de bonne fabrication placée dans une pièce où le thermomètre marque + 25°.

Exception faite des poissons, qui du reste perdent de leur saveur par le contact direct avec la glace, les denrées alimentaires (viandes, légumes, fruits) doivent absolument être isolées de la glace, le parfum et le suc de ces aliments se diluant dans l'eau. En outre, les souillures de la glace peuvent altérer ces aliments, et notamment les viandes.

La glace nécessaire dans un ménage, soit à rafraîchir les boissons, soit à congeler des crèmes ou des fromages, soit à remplir les récipients des armoires-glacières, se fait très facilement avec des appareils dans lesquels le froid est produit soit par un mélange de 2 parties de sulfate de soude et 3 parties d'acide chlorhydrique, soit par un mélange en parties égales de chlorure de calcium et d'azotate d'ammoniaque auxquels on ajoute un poids égal d'eau.

GLAIRES (du lat. *clarus*, claire). — Mucosités visqueuses, gluantes comme du blanc d'œuf, qui sont le résultat d'une sécrétion exagérée des glandes des muqueuses.

Glaires bronchiques (Sécrétion de la muqueuse bronchique). — L'emploi du goudron, du tolu, de la térébenthine les liquéfie et en rend l'expulsion plus facile.

Glaires utérines. — S'observent dans les métrites. V. LEUCORRHÉE et FÉMININS (Organes génitaux).

Glaires de l'accouchement. — Nom donné aux mucosités dont l'écoulement annonce le commencement de l'accouchement. V. GROSSESSE.

GLAIRINE. — Matière organique azotée de certaines sources sulfureuses des Pyrénées. V. EAUX MINÉRALES : *Eaux minérales sulfureuses.*

GLAND. — V. PÉNIS.

Gland du chêne. — V. CHÊNE.

GLANDE. — Organe ayant pour fonction de fabriquer aux dépens du sang des produits d'élimination ou utiles à d'autres parties de l'économie. De ces produits, les uns sont versés au dehors (glandes sébacées ou sudoripares), les autres à l'intérieur d'une cavité (glandes de la digestion) ; enfin, une dernière catégorie de ces sécrétions est reprise par le sang (*glandes*

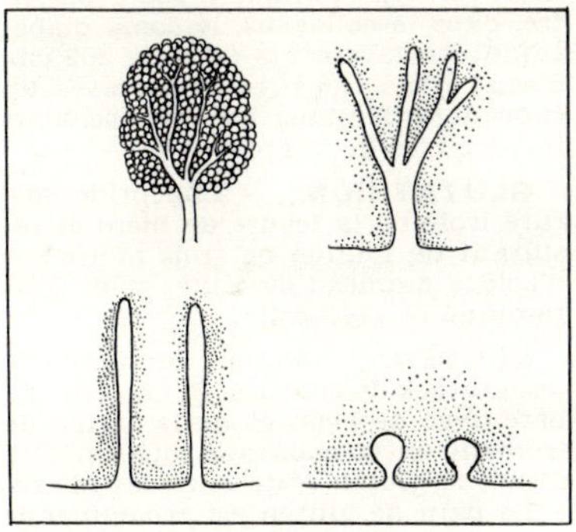

FIG. 817. — Variétés de glandes.

à sécrétion interne), comme la thyroïde, les surrénales, l'hypophyse, etc. Certaines glandes, comme le foie, le testicule, l'ovaire, ont à la fois une sécrétion interne et externe.

La disposition des glandes (*fig.* 817) est d'autant plus compliquée que leur sécrétion contient des éléments plus complexes : simple dépression arrondie ou en doigt de gant, tube pelotonné sur lui-même ou ramifié, poches globulaires aboutissant à un tube et dont l'ensemble a l'aspect d'une grappe de raisin.

Dans le sens vulgaire, les *glandes* désignent ordinairement des *ganglions* (v. ce mot) lymphatiques.

GLAPHÉNINE. — Substance présentant des propriétés analgésiques puissantes. Elle est utilisée principalement pour soulager les douleurs rhumatismales, traumatiques, postopératoires, les viscéralgies, les névralgies faciales.

GLAUBER (Sel de). — Syn. de *sulfate de soude* (v. ce mot à SOUDE).

GLAUCOME (du gr. *glaukos*, vert). — Maladie de l'*œil* (v. ce mot) caractérisée principalement par une tension extrême intra-oculaire.

GLÉNOÏDE (du gr. *glenê*, petite cavité, et *eidos*, forme). — **Cavité glénoïde du temporal.** — Cavité de la face externe de l'os temporal qui reçoit le condyle du maxillaire inférieur. V. MÂCHOIRE.

Cavité glénoïde de l'omoplate. — V. ÉPAULE et OMOPLATE.

Bourrelet glénoïdien. — Bourrelet fibro-cartilagineux qui entoure la cavité glénoïde de l'omoplate et en augmente la profondeur.

Cavité glénoïde du tibia. — Surface articulaire du tibia.

GLIOME (du gr. *glia*, glu). — Tumeur de consistance molle, dont la structure rappelle celle de la *névroglie* et qui est formée de tissu embryonnaire. C'est la plus fréquente des tumeurs nerveuses. On la rencontre dans les *centres nerveux*, dans les régions centrales, au voisinage des cavités épendymaires, à la base du cerveau, au cervelet, aux hémisphères.

On l'observe aussi sur les *nerfs périphériques;* elle est formée par les cellules de Schwann ou glie périphérique; ces gliomes sont aussi appelés *neurinomes* ou *schwannomes.*

GLOBULAIRE. — Arbrisseau du midi de la France et de l'Algérie, de la famille des Globulariacées (*Globularia alypum*), succédané indigène du séné.

GLOBULE. — Elément figuré du sang : globule rouge ou hématie, globule blanc ou leucocyte. V. SANG.

Valeur globulaire. — Quantité d'hémoglobine contenue dans un globule rouge.

La valeur globulaire est indiquée par le rapport de la quantité d'hémoglobine au nombre des hématies contenues dans le même volume de sang.

Normalement, ce chiffre est conventionnellement égal à 1.

Elle a été supplantée par la *concentration corpusculaire en hémoglobine* (C. C. H. M.), qui permet de différencier les anémies normochromes et hypochromes (v. ANÉMIE).

La *numération globulaire* est le comptage au microscope des globules rouges et des globules blancs contenus dans un millimètre cube de sang. Elle est complétée par la formule leucocytaire (proportion de chaque type de leucocytes).

GLOBULES POLAIRES. — Petites cellules nucléées qui jouent un rôle dans la caryocinèse.

A deux reprises, pendant la maturation de l'ovule, ces globules polaires se détachent de celui-ci. Le second globule polaire entraîne la moitié des chromosomes (un génome) de l'ovule, qui ne possède plus alors qu'un seul génome. Ainsi s'effectue la *réduction chromatique.*

GLOBULIN (Hématoblaste). — Plaquette sanguine. V. SANG.

GLOBULINE. — Matière albuminoïde insoluble dans l'eau pure, mais soluble dans la solution faible de sel (chlorure de sodium, sulfate de soude et magnésie). Elle existe dans le sang (32 g par litre de plasma), dans l'œuf, dans le lait.

GLOMÉRULE. — Elément du *rein* (v. ce mot).

GLOMÉRULITE. — Variété de néphrite où dominent les lésions du glomérule.

Glomérulo-néphrite. — Néphrite subaiguë qui intéresse à la fois les glomérules et les tubes contournés.

GLOMUS. — Variété particulière d'anastomose artério-veineuse, comportant un vaisseau anastomotique sinueux entre une artériole et une veinule, enveloppé par un appareil nerveux et conjonctif.

Le glomus existe surtout dans les régions superficielles : lit unguéal, extrémités, faces palmaire et plantaire, organes érectiles; un seul est profond, le glomus sacro-coccygien. Le glomus, en se contractant, lance le sang dans les artères terminales et leur réseau capillaire.

Tumeurs glomiques. — Le glomus peut être le siège de tumeurs, surtout dans la région du lit unguéal des doigts. Douleurs très vives par accès au moindre contact, exaspérées par le froid ou un mouvement.

TRAITEMENT. Extirpation simple, sous anesthésie locale.

GLOSSINE. — Mouche tsé-tsé. V. TRYPANOSOMIASE.

GLOSSITE (du gr. *glossa*, langue). — Inflammation de la *langue* (v. ce mot).

GLOSSODYNIE (du gr. *glôssa*, langue, et *odunê*, douleur). — Douleur névralgique de la langue, survenant sans lésion visible de l'organe. Cette douleur, parfois très vive, sous forme de brûlure ou de piqûre, survient par périodes plus ou moins longues chez des sujets nerveux, ayant la phobie du cancer. Elle est souvent en rapport avec des lésions alvéolo-dentaires.

GLOSSO-PHARYNGIEN (du gr. *glôssa*, langue, et *pharugx*, pharynx). — **Nerf glosso-pharyngien** (*fig.* 818). — La 9e paire crânienne est un *nerf mixte*, à la fois moteur et sensitif. Il naît dans le sillon latéral du bulbe entre l'auditif et le pneumogastrique; ses fibres motrices naissent du *noyau ambigu*, qui représente la tête des cornes antérieures de la moelle; ses fibres sensitives se rendent au *noyau de l'aile grise*, au niveau du plancher du 4e ventricule. Le nerf se dirige vers le *trou déchiré postérieur*, qu'il traverse en compagnie du pneumogastrique, du spinal et de la veine jugulaire interne.

Arrivé à la base du crâne, le nerf décrit une courbe à concavité supérieure, chemine avec la carotide interne et la jugulaire, passe entre les muscles styloglosse et stylo-pharyngien et s'épanouit au-dessous de la muqueuse linguale.

A sa sortie du trou déchiré postérieur, il présente un petit renflement ganglionnaire, le *ganglion d'Andersch* ou ganglion pétreux, et un autre ganglion plus petit, le *ganglion d'Ehrenritter ;* ces ganglions ont la signification d'un ganglion spinal, et le nerf est l'homologue de la racine postérieure d'un nerf rachidien. Après avoir donné quelques anastomoses au pneumogastrique, au facial et au grand sympathique, le glosso-pharyngien envoie de nombreuses branches collatérales

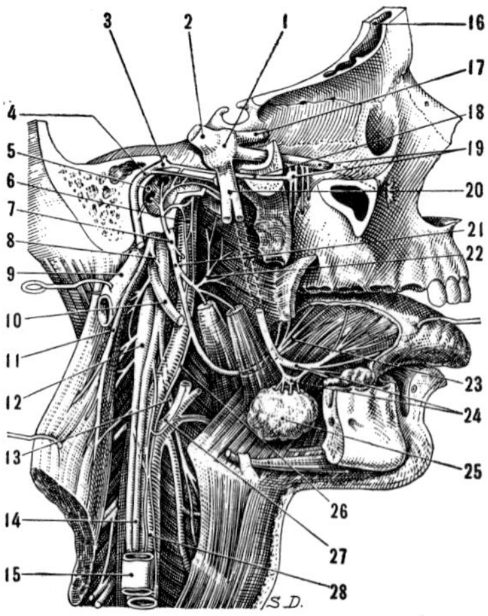

FIG. 818. — Nerfs glosso-pharyngien et spinal (vue latérale).

(*D'après Testut, modifié.*)

1. Ganglion de Gasser; 2. Trijumeau; 3. Ganglion géniculé; 4. Nerf facial; 5. Oreille interne; 6. Artère carotide interne; 7. Ganglion d'Andersch; 8. Branche interne du spinal; 9. Veine jugulaire interne; 10. Nerf grand hypoglosse; 11. Branche externe du spinal; 12. Ganglion cervical supérieur du grand sympathique; 13. Nerf laryngé supérieur; 14. Nerf pneumogastrique; 15. Veine jugulaire interne; 16. Sinus frontal; 17. Nerf ophtalmique; 18. Nerf vadien; 19. Ganglion sphéno-palatin et nerf maxillaire supérieur; 20. Nerf maxillaire supérieur; 21. Nerf glosso-pharyngien; 22. Branche pharyngienne du nerf glosso-pharyngien; 23. Terminaison du nerf glosso-pharyngien à la langue; 24. Nerf lingual et ganglion sous-maxillaire; 25. Glande sous-maxillaire; 26. Rameau carotidien du glosso-pharyngien; 27. Artère carotide externe; 28. Artère carotide primitive.

pour les muscles et la muqueuse du pharynx, les amygdales et la carotide, et surtout le *nerf de Jacobson* ou nerf tympanique, dont les rameaux se distribuent à la caisse du tympan et à la trompe d'Eustache; deux de ces rameaux, le *grand* et le *petit nerf pétreux profond,* vont s'anastomoser avec les nerfs pétreux superficiels du nerf facial pour aboutir : le premier au ganglion sphéno-palatin, le deuxième au ganglion otique.

Les branches terminales du glosso-pharyngien se distribuent au tiers postérieur de la muqueuse linguale, en arrière du V lingual, au trou borgne, en formant le *plexus lingual.* V. LANGUE.

Le nerf glosso-pharyngien, nerf mixte, préside à quelques mouvements du pharynx et des piliers du voile du palais; il recueille des impressions de sensibilité générale et des impressions gustatives du tiers postérieur de la langue.

GLOSSOPLÉGIE (du gr. *glôssa,* langue, et *plessein,* frapper). — Mouvements convulsifs de la langue qu'on observe dans certaines maladies cérébro-spinales et infectieuses.

GLOSSOPTÔSE (du gr. *glôssa,* langue, et de *ptôsis,* chute). — Chute de la base de la langue en arrière et en bas, qui fait que l'organe, rétrécissant le pharynx buccal, appuie sur l'épiglotte et ferme l'ouverture supérieure du larynx, ce qui gêne la respiration.

La cause réside dans un développement insuffisant du maxillaire inférieur, insuffisance qui a pour preuve le rapprochement des angles de la mandibule et la fuite du menton. Il en résulte une cavité buccale trop petite, et c'est cette angustie qui entraîne le mouvement anormal de la langue en arrière. (P. Robin.)

TRAITEMENT. Opothérapique et prothétique.

GLOSSO-STAPHYLIN (du gr. *glôssa,* langue, et *staphulê,* luette). — Muscle placé dans le pilier antérieur du voile du palais et allant de celui-ci au dos de la langue.

Il porte la langue en haut et en dehors.

GLOSSY-SKIN (de l'angl. *glossy,* luisant, et *skin,* peau). — Trouble trophique de la peau, caractérisé par un aspect lisse et luisant et une disparition presque complète des plis de la flexion. S'observe surtout aux doigts et aux orteils, à la suite de plaies nerveuses. V. CAUSALGIE.

GLOTTE (du gr. *glôtta,* anche vibrante). — Partie la plus étroite du larynx, située entre les deux cordes vocales. V. LARYNX (structure, fonctionnement, maladies : *Œdème de la glotte*).

GLUCHORMENT. — Poudre de pancréas fermenté et desséché (von Noorden). Médicament hypoglycémiant. S'emploie dans le diabète en comprimés par voie buccale immédiatement après chaque repas. La dose est chiffrée en unités correspondant à celle de l'insuline.

GLUCIDE. — Hydrate de carbone. Ce groupe comprend le glucose, les principes qui en fournissent par hydrolyse (amidons) et ceux qui en dérivent.

Voici la *teneur en glucides des principaux aliments :* pain, 55 p. 100 (les pains de régime varient entre 8 et 35 p. 100); riz, 75 p. 100; nouilles, 70 p. 100; légumes secs (haricots, lentilles, pois cassés), 60 p. 100; pommes de terre, 20 p. 100; artichauts, 15 p. 100; carottes, 10 p. 100; navets, 7,5 p. 100; légumes verts (haricots verts, poireaux), 7,4 p. 100; laitues, 2 p. 100; lait, 4,92 p. 100.

Fruits : bananes, 15 p. 100; raisins, 19 p. 100; mandarines, oranges, 10 p. 100; fraises, 9 p. 100; melons, 7 p. 100.

Les glucides alimentaires transformés par la digestion sont absorbés par la muqueuse intestinale et parviennent au foie; celui-ci transforme le glucose qu'il reçoit en glycogène et le met en réserve; il le retransforme en glucose et le déverse dans le sang quand le taux de la glycémie commence à s'amoindrir. Normalement, presque tout le glucose circulant semble provenir du glycogène hépatique; mais, chez les sujets en état de jeûne prolongé et chez les diabétiques, le glucose s'élabore à partir des protides et lipides en grande quantité. V. DIABÈTE, GLUCOSE, GLYCOGÈNE, GLYCÉMIE.

GLUCONIQUE (Acide). — Acide dont il existe trois isomères, droit, gauche et racémique.

L'*acide droit,* obtenu par oxydation du glucose, a été employé dans le diabète à la dose de 3 à 6 g par jour et même 50 à 70 g, associé au bicarbonate de soude dans le coma diabétique.

On emploie surtout ses *sels,* le gluconate de fer, de quinine et de calcium.

Gluconate de calcium. — Poudre blanche qui contient du calcium sous une forme assimilable pour l'organisme; elle possède les diverses propriétés de l'ion calcium : action sur la coagulabilité du sang, action antiphlogistique, antichoc, action reconstituante. S'emploie en ingestions ou en injections (intramusculaires ou intraveineuses), en solution à 10 p. 100, chez les déminéralisés, les rachitiques, les tuberculeux, dans la tétanie, la spasmophilie.

Les injections intraveineuses de gluconate de calcium doivent être poussées très lentement; on peut, en effet, observer parfois des phénomènes de *choc* graves : fièvre élevée, hémorragies digestives, éruptions cutanées.

GLUCOSE ou DEXTROSE. — Sucre en C_6 (hexose) se rencontrant à côté de son isomère, le lévulose, dans beaucoup de fruits, le jus de raisin, le miel, dans les urines de diabétiques.

Le glucose a été employé comme aliment et comme diurétique : 50 à 200 g en 24 h ou injections intraveineuses d'une solution isotonique à 50 g par litre, ou hypertonique à 300 g par litre, dans le collapsus, le coma diabétique; en lavements (20 g p. 200 cm^3 d'eau) dans les affections graves du tube digestif, dans les vomissements incoercibles de la grossesse.

GLUTATHION. — Tripeptide sulfuré isolé de la levure de bière et résultant de l'union de trois molécules d'acides aminés : cystéine, acide glutamique et glycocolle.

GLUTEN. — Matière albuminoïde des graines de céréales. Si on fait une pâte avec de l'eau et de la farine de froment en la malaxant sous un filet d'eau, le gluten reste dans les mains.

Le pain de gluten est recommandé aux diabétiques, parce qu'il est fabriqué avec une farine à laquelle on a enlevé par des lavages une partie de son amidon et, par suite, de sa matière transformable en sucre.

GLYCÉMIE (du gr. *glukos,* sucre, et *haima,* sang). — Taux du sucre dans le sang. Normalement, le chiffre de la glycémie chez un sujet à jeun varie entre $0^g,8$ et $1^g,15$ par litre. Dans le liquide céphalo-rachidien, le taux normal est de $0^g,5$ à $0^g,75$ par litre.

Le glucose circulant dans le sang est partiellement comburé par les tissus et constitue l'aliment essentiel du muscle. Si le taux de la glycémie dépasse $1^g,7$, le seuil rénal est forcé et le glucose apparaît dans l'urine; cependant, la glycosurie ne corrige que médiocrement l'hyperglycémie, car on voit chez les diabétiques la glycémie se maintenir à plus de 3 g, malgré une glycosurie très élevée.

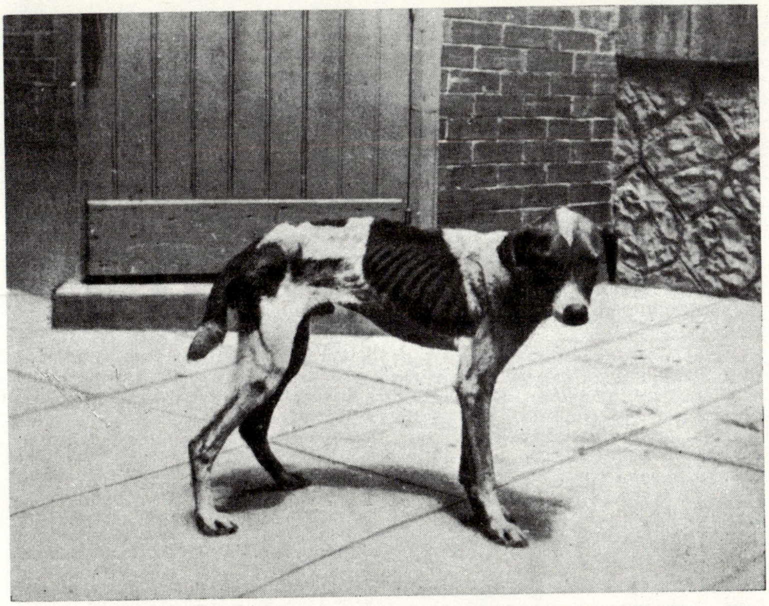

Fig. 819. — Chien dont le pancréas a été enlevé depuis 3 semaines. (*D'après Hédon.*)

Il a ainsi été réalisé un diabète expérimental : maigreur extrême, présence de sucre dans les urines (glycosurie) et élévation du sucre dans le sang (hyperglycémie).

Le taux normal de la glycémie doit demeurer fixe, grâce à un *mécanisme glycorégulateur* assez complexe, dont beaucoup de rouages demeurent encore mystérieux. A ce mécanisme participe le *pancréas;* c'est grâce à la sécrétion de l'*insuline* par les îlots de Langherans que peuvent se faire la mise en réserve du glycogène et la combustion du glucose dans les tissus; sous l'influence de l'insuline apportée par la veine porte, le foie accumule glucose et lévulose sous forme de glycogène. Puis, l'*adrénaline* sécrétée par les *surrénales* retransforme le glycogène en glucose en le faisant passer par les veines sus-hépatiques (V. FOIE). Les *muscles* constituent également un réservoir de glycogène, dont une partie est brûlée et une autre relancée dans la circulation sous forme de glucose. L'*hypophyse* joue un rôle; son lobe antérieur sécrète une *hormone hyperglycémiante* dont l'action est opposée à celle de l'insuline; en outre, une autre hormone provoque l'hypertrophie des îlots de Langherans et la sécrétion d'insuline. Le *système nerveux* intervient également dans la glycorégulation par l'intermédiaire du sympathique, des nerfs splanchniques, du pneumogastrique, qui assurent la transmission entre le foie et le pancréas d'une part, et le système nerveux central d'autre part, où se trouvent des *centres glycorégulateurs,* celui de Cl. Bernard au plancher du 4e ventricule, et d'autres centres situés dans le diencéphale (infundibulum, tuber cinereum). V. CERVEAU.

La *thyroïde,* les *parathyroïdes* ne jouent qu'un rôle accessoire.

Si ce système glyco-régulateur est déréglé, le *diabète,* avec ou sans glycosurie, en est la conséquence. V. DIABÈTE.

Hyperglycémie. — La manifestation la plus importante de l'hyperglycémie est le *diabète,* où la glycémie à jeun dépasse habituellement 2 g et peut atteindre 4g,5. Le taux du sucre du liquide céphalo-rachidien est également plus élevé que normalement.

SIGNES. Amaigrissement par dénutrition, acidose, asthénie, impuissance sexuelle, carie et chute des dents, cataracte. Eczémas, furoncles, anthrax. Névralgies sciatique, intercostale, faciale; paralysie oculaire, polynévrite. Trachéobronchites, pneumonie et broncho-pneumonie à marche foudroyante. Abcès et gangrène pulmonaire. Prédisposition à la tuberculose.

TRAITEMENT. V. DIABÈTE.

Epreuve de l'hyperglycémie provoquée. — On mesure la glycémie du malade à jeun depuis la veille et on lui fait ingérer 50 g de glucose. On recherche ensuite la glycémie à la 20e, 40e et 60e minute, puis à la 2e et 3e heure. Normalement, la glycémie atteint son acmé (1g,5) au bout de 30 minutes, puis redescend au taux initial en 70 à 90 minutes. Chez le diabétique, la courbe de la glycémie peut s'élever à 3 ou 4 g, se maintient élevée et redescend lentement au niveau initial en 3 à 8 heures.

Le seuil de la glycosurie représente le taux le plus bas de la glycémie au niveau duquel le sucre apparaît dans l'urine; normalement, il est voisin de 1g,8; il est plus élevé chez le diabétique.

Hypoglycémie. — Elle peut reconnaître une origine multiple : altérations du foie, du pancréas (hyperinsulinisme par adénome, hyperplasie, cancer des îlots de Langherans), des surrénales, de l'hypophyse, du cerveau ou de l'isthme de l'encéphale.

L'administration d'une dose exagérée ou prolongée d'insuline peut aussi provoquer l'hypoglycémie, ainsi qu'une sous-alimentation durable et importante (hypoglycémie de famine); les accidents apparaissent alors le matin à jeun, au réveil, à la fin de la matinée ou de l'après-midi.

Il existe aussi une *hypoglycémie* fonctionnelle par déséquilibre neuro-végétatif; tout se passe comme si un pancréas anatomiquement normal sécrétait trop d'insuline.

SIGNES. Asthénie, sensation de faim impérieuse, céphalée, tendance syncopale pouvant aller au coma spontané.

Au début, ce sont des bâillements, une somnolence, une sudation, et des tremblements. Ces troubles disparaissent après ingestion de glucose, sinon des troubles nerveux apparaissent, de l'anxiété, des troubles de la vue, du délire, des troubles psychiques, des crises épileptiques.

Le taux du glucose qui marque l'apparition des premiers signes est de 50 à 70 cg par litre; les convulsions apparaissent aux environs de 40 cg, et le coma à 30 cg, sans que ces chiffres aient une valeur absolue.

Ces troubles sont loin d'être toujours éphémères et ne disparaissent pas toujours après l'ingestion de sucre ou l'injection de sérum glucosé. On a observé des *séquelles* durables et définitives : oculaires (hémorragies rétiniennes), cardiaques (insuffisance cardiaque grave, infarctus du myocarde), nerveuses (hémiplégie, épilepsie, idiotie).

TRAITEMENT. Association de sérum glucosé hypertonique, de gluconate de calcium et de vitamine B_1 par voie intraveineuse. Régime hydrocarboné en petits repas renouvelés; hormone diabétogène hypophysaire; ablation d'une partie du pancréas en cas de pancréatite.

GLYCÉRINE (du gr. *glukeros,* doux). — Alcool triatomique qui provient de la saponification des matières grasses.

Les corps gras sont des mélanges d'esters résultant de l'union de trois molécules d'acide gras à une molécule de glycérine. La glycérine se produit également dans la fermentation alcoolique du glucose; le vin en contient 4 à 10 g par litre.

La glycérine officinale est un liquide sirupeux, incolore, inodore, à saveur sucrée, dissolvant un grand nombre de médicaments; elle est neutre, et peut absorber un quart de son volume d'eau.

MODE D'EMPLOI et DOSE. *A l'intérieur.* — Contre la constipation, 15 à 20 g de glycérine ou 1 à 2 cuillerées à soupe dans un lavement, ou encore, sous forme de suppositoires, 4 g pour 8 g de beurre de cacao; on l'emploie aussi dans les coliques hépatiques (V. FOIE), 20 à 30 g pendant l'accès, puis comme préventif, 5 à 10 g.

Utilisée comme aliment d'épargne et pour remplacer le sucre dans le diabète (20 à 60 g par jour dans de l'eau au repas).

A l'extérieur. — Employée sous forme de glycéré, de collutoires, d'ovules.

Utilisée également dans la préparation de la *nitro-glycérine* ou *trinitrine,* qu'on emploie en solution alcoolique au 1/100 contre les névralgies et l'angine de poitrine.

GLYCÉROLÉ ou GLYCÉRÉ. — Médicament ayant pour base un mélange de glycérine et d'amidon (10 g d'amidon, 10 g d'eau distillée et 130 g de glycérine), qu'on chauffe pour lui donner la consistance demi-solide de l'empois.

L'amidon peut faire défaut et être remplacé par diverses substances : alun, borate, huile de cade, camphre, chloroforme, iode, goudron, créosote, iodures, savon.

Les glycérés ont les mêmes usages que les liniments, pommades, cérats, huiles ; ils ont l'avantage de ne pas graisser le linge et d'être solubles dans l'eau.

GLYCÉROPHOSPHATES. — Sels des acides glycérophosphoriques, qui existent sous forme de *lécithine* dans le tissu nerveux et le jaune d'œuf.

Les composés organiques du phosphore, qui résultent de l'action de l'acide phosphorique sur la glycérine, sont employés comme toniques et reconstituants dans le rachitisme, le diabète, la tuberculose, la phosphaturie, sous forme de *glycérophosphate de calcium* (25 cg à 1 g).

Glycérophosphate de soude. — Même action. 25 cg à 1 g par la bouche ; en injections intraveineuses, en solution forte à 50 p. 100 ; agit sur les fibres lisses de l'utérus en faisant cesser les contractions spasmodiques. A été employé avec succès dans les avortements menaçants (20 cm³ en cas de menace d'accouchement prématuré [10 à 20 cm³ par jour]), dans les suites de laparotomies chez les femmes enceintes.

Glycérophosphate de fer. — 10 à 30 cg dans les anémies.

Glycérophosphate de lithine. — 25 cg à 1 g dans l'arthritisme et la goutte.

GLYCOCOLLE. — Acide amino-acétique très répandu dans les tissus animaux et végétaux ; existe principalement dans les muscles.

Produit cristallisé blanc, de saveur sucrée, employé dans les affections musculaires (myopathies, myasthénies, atrophie des muscles, séquelles de poliomyélite, asthénie musculaire) [10 à 20 g par jour]. Exerce également une action sur les troubles vasomoteurs des extrémités (engelures, acrocyanose, maladie de Raynaud).

Glycocollate de cuivre. — Sel de cuivre du glycocolle, en injections intraveineuses d'ampoules de 10 cm³ d'une solution à 1,8 p. 100 (5 cg de cuivre métal par injection) dans les staphylococcies cutanées.

GLYCOGÈNE. — Glucide (dextrine animale) qui existe surtout dans le foie (30 à 40 p. 1 000) et même, après un repas riche en glucides (100 à 120 p. 1 000), dans les muscles et dans le sang ; on le rencontre aussi dans le jaune d'œuf et dans certains champignons.

Le glycogène du foie résulte de la transformation du glucose et de la lévulose sous l'influence d'une diastase (Cl. Bernard) ; ce glycogène, accumulé dans le foie et dans les muscles, permet à ceux-ci de trouver l'énergie nécessaire à leurs contractions. (Voir MUSCLES.) Cette réserve de glycogène se produit à la suite de chaque repas, après une légère élévation de la glycémie, toujours transitoire; car, normalement, le taux de la glycémie doit demeurer fixe (0g,9 à 1g,1) ; si ce taux dépassait 1g,7, le sucre filtrerait du sang dans l'urine et la glycosurie apparaîtrait. V. GLYCÉMIE, GLYCOSURIE.

Le glycogène se présente sous forme d'une poudre blanche insipide, que l'iode colore en brun acajou et non en bleu, employée en capsules ou en injections, à la dose de 0g,5 à 1 g, pour exalter la phagocytose et les réactions de défense de l'organisme (tuberculose, fièvre typhoïde), dans l'insuffisance hépatique (diabète, cirrhose).

Maladie glycogénique. — Affection dans laquelle le glycogène reste accumulé anormalement dans le foie, les reins hypertrophiés, parfois le cœur et le cerveau, par suite d'un trouble de la destruction du glycogène.

Hypoglycémie à jeun, acidose, arrêt du développement du corps.

GLYCOL. — Liquide incolore, visqueux, dérivé de carbures saturés ; il remplace la glycérine comme dissolvant. Les vapeurs du *triéthylène-glycol* ont des propriétés germicides et sont employées aux Etats-Unis pour purifier l'atmosphère de salles surpeuplées.

GLYCOSURIE (du gr. *glukos*, doux, et *ouron*, urine). — Présence de glucose dans les urines. Cet état indique le plus souvent l'existence d'une maladie, le *diabète;* mais il peut exister d'une façon plus ou moins transitoire dans certaines affections du foie, au cours de l'allaitement, au cours d'une alimentation exagérée ou trop riche en sucres, chez des surmenés, surtout intellectuels, au cours d'affections cérébrales (hémorragie) ou nerveuses.

Epreuve de la glycosurie alimentaire. — Après ingestion à jeun de 150 g de glucose anhydre, on recherche le sucre dans l'urine recueillie d'heure en heure. C'est une *épreuve de surmenage ;* normalement, le foie arrête et emmagasine le glucose ; le foie est-il insuffisant, le sucre passe dans les urines, si la perméabilité rénale est normale.

GLYZINE (Glycyrrhizine ammoniacale). — V. RÉGLISSE.

GMELIN (Réactif de). — Réactif décelant l'existence des pigments biliaires dans l'*urine* (v. ce mot).

GNATHOSTOMOSE. — Œdème ambulatoire observé en Extrême-Orient et dû à la présence sous la peau de nématodes appartenant au genre *Gnathostoma*, le plus souvent *G. spinigerum*, parasite de l'intestin des carnivores ; parfois hématuries et hématémèse ; éosinophilie.

TRAITEMENT. Extirpation.

GODET. — Empreinte de la pression du doigt sur une région infiltrée par l'œdème.

GOITRE et GOITRE EXOPHTALMIQUE. — V. THYROÏDE (maladies).

GOMME. — 1° Nodosité dermique et hypodermique de consistance d'abord dure, puis qui se ramollit, s'ulcère, donnant issue à un liquide filant, *gommeux*, en laissant une plaie persistante plus ou moins longtemps. Les gommes s'observent surtout au cours de la syphilis tertiaire, de la tuberculose ou des mycoses (sporotrichose).

2° En pharmacologie, la gomme désigne un produit végétal glucidique, contenu dans la sève de divers arbres et exsudant soit spontanément, soit à la suite de piqûres d'insectes, soit après incision de l'écorce.

Ces gommes, incristallisables, sont solubles dans l'eau ou forment avec elle une gelée ou mucilage plus ou moins épais.

Certaines gommes exsudent à travers l'écorce d'arbres de nos pays : cerisiers, pruniers, amandiers, abricotiers. Mais les principales gommes médicamenteuses sont les suivantes.

Gomme adragante. — Mucilage durci, provenant d'une exsudation normale ou plus souvent provoquée par des piqûres ou des incisions des tiges d'*Astragalus gummifer* ou d'autres espèces, arbustes de la famille des Papilionacées. Ce mucilage sert en pharmacie à faire des émulsions de substances médicamenteuses insolubles dans l'eau, ou à la confection de tablettes médicamenteuses : tablettes de baume de Tolu, de bicarbonate de soude, de borate de sodium, de chlorate de potassium, etc.

Gomme arabique ou Gomme du Sénégal. — La véritable gomme arabique est fournie par les *Acacia vera* et *nilotica*, de la famille des Mimosées. Mais aujourd'hui elle est remplacée par la gomme du Sénégal, produite par les *Acacia senegalensis, A. albida, A. ataxacantha*, très abondants en Afrique équatoriale.

Utilisée comme adoucissant, elle entre dans la composition de l'*Electuaire diascordium* et de la *poudre des voyageurs* (poudre de gomme et sucre de lait, aa 60 g ; de réglisse, 20 g ; de guimauve et de nitrate de potasse, aa 10 g), sert à la préparation des *pâtes*, à faire des *émulsions*. On en fait un *sirop* qui est très usité dans les potions.

Gomme-gutte. — Gomme-résine extraite du *Garcinia Hauburyi*, de la famille des Clusiacées, poudre jaune clair de saveur âcre et désagréable. Elle est employée comme purgatif drastique et entre dans la composition des *pilules d'aloès et gomme-gutte* (aa 0g,1), des *pilules d'Anderson* et des *pilules de Bontius* (aloès, gomme-gutte, gomme ammoniaque).

Gommes résines des Ombellifères. — Mélange de substances gommeuses et résineuses et de quelques autres substances organiques, tels le *galbanum*, le *sagapenum* et la *gomme ammoniaque ;* celle-ci est fournie par le *Dorema ammoniacum*, de saveur amère, âcre et nauséeuse ; usitée en thérapeutique comme expectorant, antispasmodique en émulsion, pilules ou cachets. Elle entre dans la composition de l'*emplâtre diachylon gommé* et de l'*emplâtre mercuriel*.

GONADE (du gr. *gonos*, semence). — Glande génitale destinée à élaborer les cellules reproductrices.

La gonade mâle est le testicule, où se forment les spermatozoïdes; la gonade femelle est l'ovaire, qui élabore les ovules. La greffe des gonades peut suppléer à l'insuffisance fonctionnelle de l'une d'elles.

Hormone gonadotrope (du gr. *goné*, semence, et *trepein*, tourner). — Hormone sécrétée par l'antéhypophyse. Elle agit sur les glandes sexuelles.

GONALGIE (du gr. *gonu*, genou, et *algos*, douleur). — Douleur du genou.

GONDOLE ou ŒILLÈRE. — Petit vase employé pour baigner l'œil.

GONIOMÈTRE (du gr. *gonia*, angle, et *metron*, mesure). — Instrument destiné à mesurer les angles; utilisé en médecine pour mesurer les angles

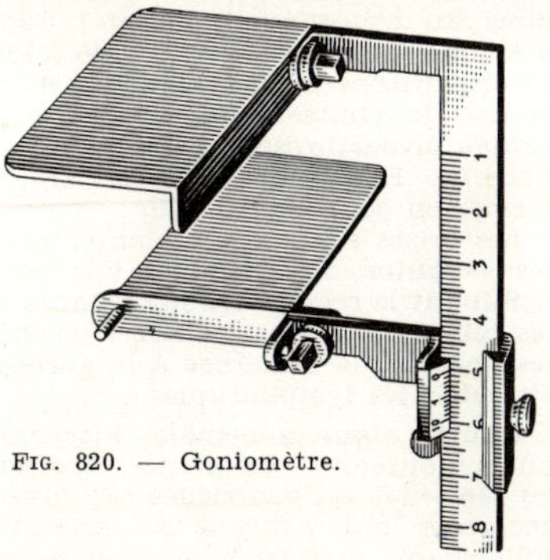

FIG. 820. — Goniomètre.

de la face et du crâne, et l'amplitude des mouvements de certaines articulations (*fig.* 820).

GONOCHORISME. — Séparation des sexes, qui nécessite, dans une espèce, l'existence d'individus mâles et d'individus femelles.

Chaque sexe élabore des cellules reproductrices (gamètes) spéciales dans des organes sexuels spéciaux, dont la conjonction est nécessaire pour que l'œuf fécondé possède deux jeux complets de chromosomes, puisque chacun des deux gamètes n'en possède qu'un seul.

GONOCOCCÉMIE. — Septicémie causée par le gonocoque ayant passé dans le sang après une blennorragie, comme le montre des hémocultures répétées.

SIGNES. Fièvre irrégulière, éruptions diverses, arthrites suppurées, parfois endocardite.

PRONOSTIC. Grave; mortelle en cas d'endocardite.

TRAITEMENT. Sérums et vaccins antigonococciques. Sulfamides et pénicilline à haute dose.

GONOCOCCIE. — Infection de l'organisme par le gonocoque.

Pseudo-gonococcie entéritique (Maladie de Reiter). — Syndrome caractérisé essentiellement par une urétrite non gonococcique, une conjonctivite et une polyarthrite douloureuse des genoux, du cou-de-pied, du coude, du poignet; elle survient souvent chez des diarrhéiques et des dysentériques. Evolution favorable, mais rechutes possibles.

Peut se compliquer de lésions oculaires (kératite, iritis), cutanées (lésions ulcéro-croûteuses ou cornées) et cardiaques.

CAUSE. Infection d'origine inconnue.

TRAITEMENT. Symptomatique.

GONOCOQUE (du gr. *gonos*, semence, et *kokkos*, grain). — Microbe de la *blennorragie* (v. ce mot). On le trouve en abondance dans le pus et les cellules épithéliales du liquide de l'écoulement (*fig.* 821).

GONO-RÉACTION. — Méthode fondée sur la réaction de fixation du complément, appliquée au diagnostic des affections blennorragiques. L'antigène employé est un lysat de cultures de gonocoques.

Cette réaction est le plus souvent positive dans la blennorragie et ses

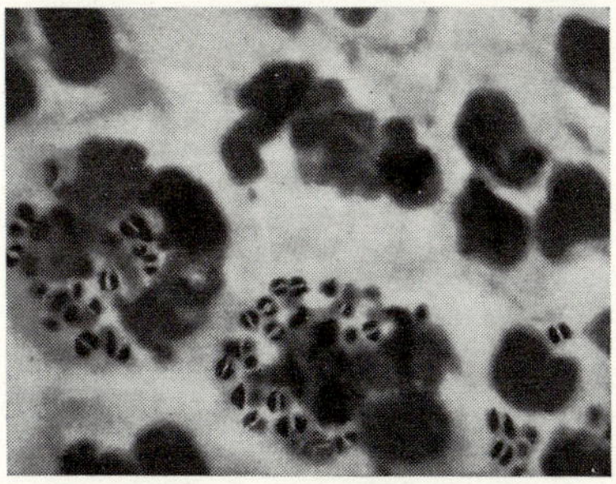

FIG. 821. — Gonocoques.

complications : prostatite, orchite, arthrite, et elle devient négative quand le sujet est guéri. Mais la valeur de certitude de cette réaction n'est pas absolue.

GONORRHÉE (du gr. *gonos*, semence, et *rhein*, couler). — Syn. de *blennorrhée* (v. ce mot).

GORGE et GOSIER. — V. à PHARYNX.

GOUDRON. — Liquide dense, noirâtre, insoluble dans l'eau, visqueux ou huileux, qu'on obtient quand on distille ou qu'on chauffe à haute température des matières combustibles. Il en existe deux variétés.

Goudron de bois ou Goudron végétal. — Produit de la distillation sèche, en vase clos, du bois et des racines de plusieurs espèces de pins. Le *goudron de Norvège* ou du Nord provient des *Pinus sylvestris* et *Ledebourrii;* celui des Landes, de *Pinus maritima.*

Après l'opération, le goudron est surnagé par un liquide brun empyromatique; c'est l'*huile de cade des vétérinaires* (la véritable huile de cade provient du genévrier oxycèdre).

Employé à l'intérieur comme balsamique, antiseptique, anticatarrhal dans les bronchites chroniques, les cystites: 25 cg à 1 g en pilules, capsules; émulsion, 2 p. 100; eau de goudron, 5 g par litre. A l'extérieur, en pommades au 1/10 dans les maladies de peau squameuses (psoriasis, eczéma sec, séborrhée), en inhalations et vaporisations.

Goudron de houille ou Coaltar. — Liquide noir, épais, brillant, de réaction alcaline. Il contient des carbures benzéniques, des phénols, de l'aniline, de l'ammoniaque, des bases pyridiques, des produits sulfurés. Insoluble dans l'eau, il peut être émulsionné dans ce liquide par la teinture de quillaya (400 g de teinture et 100 g de coaltar); c'est le *coaltar saponiné*, employé pur pour la désinfection des locaux ou dilué dans 20-50 parties d'eau pour injections vaginales, lotions. Le *coaltar neutre* (lavé à l'eau pour le débarrasser de l'ammoniaque en excès) est employé pur en badigeonnages ou en pommades au 1/20 dans les eczémas.

INTOLÉRANCE. Le contact prolongé du goudron avec la peau peut causer des folliculites (*acné goudronneuse*), des lésions hyperkératosiques verruqueuses, parfois du *cancer.*

On a ainsi pu, chez la souris, provoquer expérimentalement le cancer de la peau par des badigeonnages journaliers de coaltar.

Chez les ouvriers qui manipulent le goudron, les bois, le charbon, on a signalé également l'existence d'épithélioma spino-cellulaire limité aux régions découvertes (avant-bras, mains, visage) et au scrotum. La peau est râpeuse, squameuse, et présente des saillies cornées et des taches brunes ou rougeâtres. Les tumeurs peuvent parfois s'ulcérer et s'étendre.

TRAITEMENT. I. *Préventif.* — Soins de propreté.

II. *Curatif.* — Emplâtre et pommade salicylée, cautérisation au galvanocautère des plaques les plus volumineuses, ablation chirurgicale.

GOUET. — V. ARUM.

GOUGE. — Ciseau à tranchant semi-circulaire (*fig.* 822) qui sert à ruginer les os et à enlever les exostoses.

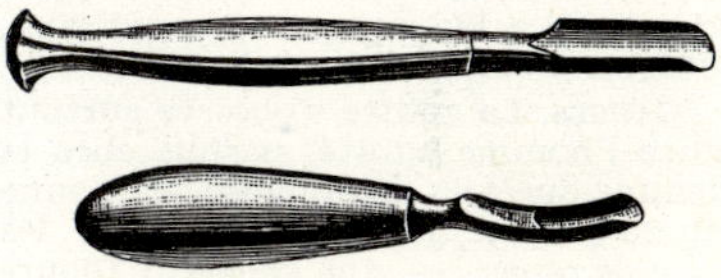

FIG. 822. — Gouges.

GOUNDOU. — Ostéite du maxillaire supérieur, observée en Afrique occidentale et aux Antilles. On observe des tumeurs parfois volumineuses, proéminentes du maxillaire supérieur, s'accompagnant de douleurs et de céphalée. Il existe parfois des ostéites, des épiphyses d'autres os : tibia, maxillaire inférieur, plus rarement péroné, fémur.

On considère le goundou comme une manifestation du pian.

TRAITEMENT. Celui du pian; ablation chirurgicale de la tumeur.

GOURME. — V. ECZÉMA, IMPÉTIGO.

GOÛT. — La sensation du goût est perçue par le nerf glosso-pharyngien et le nerf de Wrisberg, qui en est probablement une branche et qui se prolonge lui-même par le lingual, branche du trijumeau.

Les saveurs se divisent en *amères* (base de la langue), *acides, salées, sucrées* (pointe et bords de la langue); elles ne se produisent qu'après dissolution des substances, lesquelles peuvent du reste être gazeuses, liquides ou solides, et qui pénètrent ainsi dans les papilles de la *langue* (v. ce mot).

Le goût se complique de sensations *olfactives* (fumet des viandes, bouquet des vins), *tactiles* (saveurs âcres, astringentes, gommeuses), *thermiques* (saveur fraîche, tiède ou chaude), et, dans certains cas, de contractions musculaires (saveurs nauséeuses).

Altérations du goût — La diminution de la salive (sécheresse de la bouche dans la fièvre), les enduits qui recouvrent la langue dans les maladies infectieuses, les inflammations de la muqueuse nasale (rhume de cerveau), réduisent considérablement la sensation du goût.

D'autre part, la salive prend un goût acide dans les dyspepsies, amer dans les maladies du foie, sucré dans la glycosurie et le saturnisme.

GOUTTE. — Maladie chronique, souvent héréditaire, caractérisée par des poussées inflammatoires pseudo-phlegmoneuses autour des articulations, avec dépôts d'urates, et se compliquant parfois de lésions osseuses, rénales ou vasculaires. Elle est en rapport avec un trouble du métabolisme des nucléoprotéides et un défaut d'élimination de l'acide urique.

Le sang des goutteux montre habituellement au moment de la crise aiguë une *augmentation du taux de l'acide urique* (60 mg par litre), qui disparaît dans l'intervalle des crises. Dans les formes chroniques, en revanche, l'acide urique est nettement augmenté (60 mg à 100 mg par litre de plasma). Cette hyperuricémie peut provenir de trois facteurs : un apport excessif d'acide urique alimentaire, une production exagérée des purines aux dépens des nucléoprotéides des tissus, ou une diminution de l'excrétion de l'acide urique. V. NUCLÉINE, URIQUE (Acide).

CAUSES. La goutte s'observe surtout chez l'homme adulte, parfois chez la femme après la ménopause. La bonne chère (viande, gibier, mets épicés), les grands repas, les vins généreux (bourgogne, champagne), jouent un rôle capital dans la genèse de la goutte, surtout si le sujet mène une vie sédentaire, sans exercices physiques. Aussi, pendant la période de guerre de 1940-45, la goutte a-t-elle considérablement régressé; les deux grands facteurs, régime trop carné et excès d'alcool, étaient, en effet, supprimés, et la privation de moyens de transport avait mis fin à la sédentarité. La goutte a réapparu depuis 1945.

La goutte est *familiale* et *héréditaire* dans environ la moitié des cas; elle se transmet alors en dominance, c'est-à-dire en ligne directe, des parents aux enfants, et s'observe chez des sujets qui peuvent être très sobres et mener une vie saine. La goutte se combine ou alterne souvent, dans la même famille, avec le diabète, l'obésité, le rhumatisme chronique, les lithiases biliaire et rénale, les hémorroïdes, la tendance à l'eczéma, l'urticaire, le rhume des foins, la migraine.

SIGNES. Souvent, pendant les jours qui précèdent l'attaque, le caractère du malade devient difficile, sous l'influence de troubles digestifs et d'une inaptitude au travail. Le malade souffre de maux de tête, ne peut supporter la grande lumière, éprouve dans les muscles une gêne, une sensation de raideur, des crampes pénibles, des douleurs dans les lombes; les urines sont cuisantes et très abondantes la nuit; il éprouve un certain degré de vertige. Ces troubles peuvent disparaître ou s'atténuer.

Goutte articulaire aiguë. — **Premières attaques** (*fig.* 823, 824). — Les premières attaques se produisent au milieu de la nuit (ordinairement de minuit à 3 heures du matin, au chant du coq). Le malade est réveillé par une douleur très violente au niveau de l'articulation qui unit le pied au gros orteil. Le moindre attouchement, le moindre mouvement, rendent ces douleurs intolérables; dans certains cas, elles s'étendent au pied et même à la jambe. Puis, après trois ou quatre heures, les signes de l'arthrite apparaissent : la peau du gros orteil est rouge, luisante; toute la région (notamment les veines) est tuméfiée. La figure est congestionnée; il existe des douleurs de tête, des frissons; la fièvre

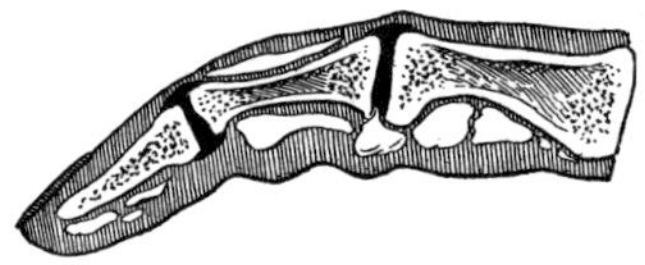

FIG. 823. — Goutte. Coupe d'un doigt, destinée à montrer les dépôts d'*urates* au voisinage des os.

atteint 38° à 40° et les urines sont rouges. Le matin, tous ces signes s'atténuent, et, durant la journée, les douleurs sont faibles; mais, dès le soir, elles reprennent leur acuité, et l'accès se reproduit ainsi pendant plusieurs nuits (trois à huit jours).

Mais, en général, les douleurs sont moins fortes que le premier jour. Vers le cinquième jour, l'épiderme desquame, en donnant lieu à des démangeaisons très pénibles, qui incitent le malade à se gratter, malgré la douleur, qu'il accroît ainsi.

Pendant l'accès, le sang contient un excès d'acide urique; l'urine en contient au contraire moins que la nor-

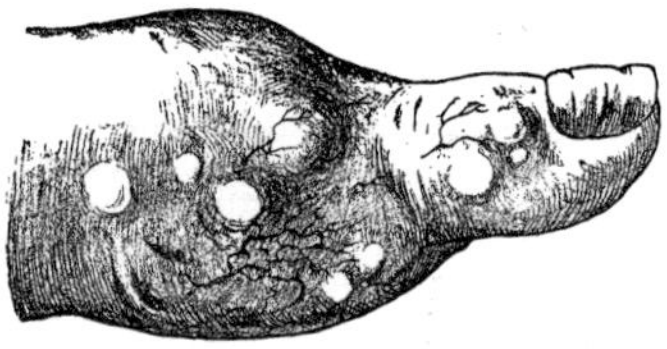

FIG. 824. — Goutte chronique. Tophus près de provoquer des ulcérations.

male, tandis que l'excrétion en est accrue à la fin de l'accès et même plusieurs jours après.

La soif est vive, l'appétit nul, la constipation habituelle.

Lorsque l'attaque est terminée, l'articulation reprend peu à peu sa souplesse, et le malade se sent *mieux* qu'avant l'attaque.

Attaques ultérieures. — Elles peuvent ressembler complètement aux précédentes, mais souvent en diffèrent par l'envahissement de plusieurs petites articulations du pied et même des grandes jointures (cou-de-pied, genou, main, coude). Elles peuvent aussi être constituées par plusieurs petites attaques successives, interrompues par quelques jours de repos.

ÉVOLUTION. L'attaque de goutte est rarement unique, mais les crises ne se produisent, d'ordinaire, qu'à une ou plusieurs années de distance.

L'époque la plus habituelle d'apparition est le début de l'hiver, pour les premiers accès; le printemps ou le début de l'automne, pour les autres accès.

La *goutte aiguë* peut ne pas se localiser au gros orteil, et atteindre le cou-de-pied, le genou; mais alors, presque toujours, un coup a été la cause occasionnelle de cette localisation.

Elle peut aussi s'étendre à plusieurs articulations, à toutes mêmes, et simuler alors le rhumatisme articulaire aigu. Elle peut également se localiser sur les tendons fléchisseurs ou extenseurs des doigts, au poignet, aux tendons du cou-de-pied ou au tendon d'Achille, aux insertions du deltoïde, du quadriceps crural. Localisée à un genou, la goutte peut simuler une simple hydarthrose ou une tumeur blanche. Elle peut aussi se transformer en *goutte chronique.*

Les crises sont plus violentes chez les sanguins. Les troubles viscéraux dominent la scène chez les enfants et les bilieux, les troubles nerveux chez les nerveux, la tendance à la chronicité chez les lymphatiques.

Goutte aiguë anormale, viscérale ou remontée. — La *goutte viscérale* ou *remontée* est constituée par divers accidents qui peuvent se produire soit comme premier signe d'un accès (goutte larvée), soit au cours d'une attaque de goutte, alors que la manifestation articulaire avorte prématurément.

On estime qu'il est préférable de ne pas faire avorter l'accès, afin d'éviter l'apparition d'accidents *viscéraux :* angine, conjonctivite, crampes d'estomac ou d'intestin, avec vomissements incoercibles, tendance à la syncope; d'accidents *cérébraux :* délire, convulsions, attaque d'apoplexie; de troubles *cardiaques,* avec palpitations, oppression extrême, angine de poitrine et syncope; de troubles de la *sécrétion rénale* (albuminurie avec sang, maladie de Bright). V. REINS.

Goutte chronique (atonique) [*fig.* 825 à 827]. — La goutte chronique ou des vieillards est caractérisée par des accès plus prolongés que ceux de la goutte aiguë, à laquelle elle succède, et dont les intervalles ne laissent jamais le malade complètement bien portant. La douleur est plus sourde, le gonflement plus discret, mais les troubles persistent plus longtemps. A ce moment peuvent apparaître des concrétions d'urate de soude et de cholestérol ou *tophi,* qui siègent dans l'épaisseur du derme, sur les régions cartilagineuses, en particulier au pavillon de l'oreille, parfois au nez, aux paupières, au cuir chevelu. Ces concrétions forment des nodules isolés ou confluents en une masse bosselée. Ces tophi peuvent siéger au niveau des bourses séreuses olécrânienne ou prérotulienne, sur un tendon, ou dans les articulations, les déformant et gênant leur fonctionnement. Les pieds, les genoux, les mains, sont alors déformés par de petites tumeurs bosselées (tophus), dont le volume varie d'un poids à un petit œuf, d'une consistance d'abord demi-liquide, puis dure. La *radiographie* des os montre souvent des taches claires, indice de perte de substance osseuse; les tophi apparaissent opaques s'ils sont infiltrés de sels calcaires, sinon ils restent invisibles. Le goutteux chronique s'affaiblit rapidement sous l'influence des troubles digestifs qui accompagnent souvent cette forme, ou de complications (diabète, mal de Bright, maladies du cœur).

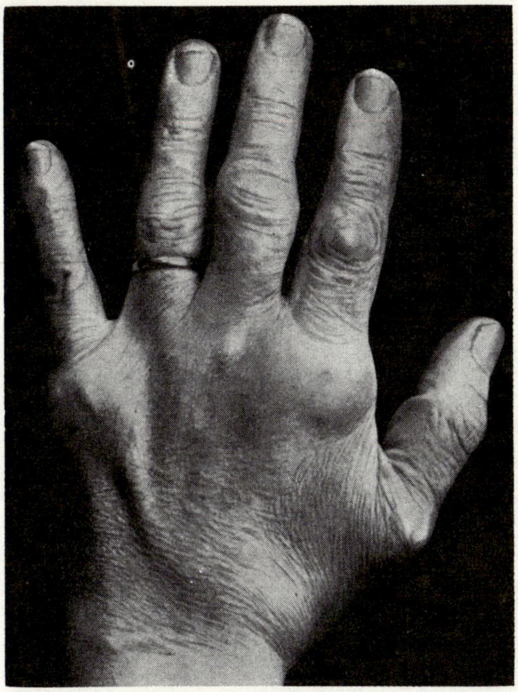

FIG. 825. — Photographie d'une main goutteuse. Tophus très apparent.

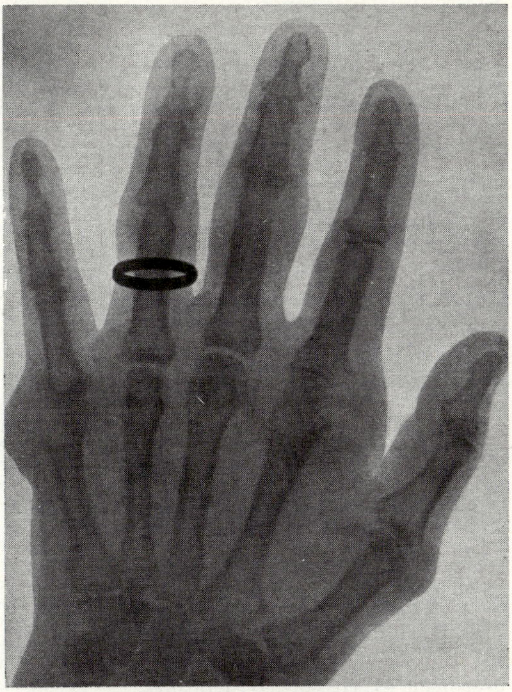

FIG. 826. — Radiographie de la main goutteuse. Raréfaction osseuse au niveau des tophi.
(*Auguste Lumière et Gélibert.*)

Goutte chronique viscérale. — Elle est particulièrement constituée par des cristaux d'acide urique et d'urate de soude qui se déposent dans les tubes urinifères (gravelle urique); l'albuminurie est fréquente, intermittente ou continue.

Plus tard apparaissent les signes d'une *néphrite goutteuse chronique,*

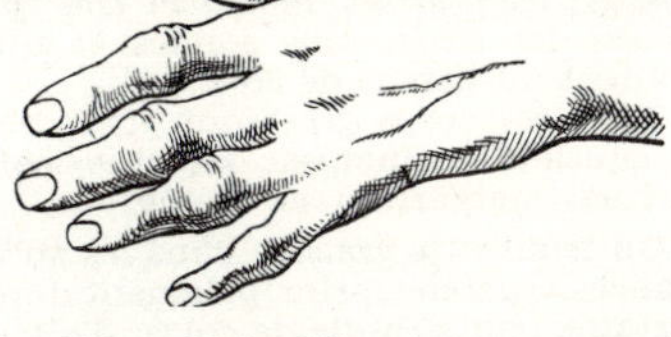

FIG. 827. — Main déformée par une goutte chronique.

à type azotémique et hypertensif, qui pourra se terminer par un coma urémique. Des *troubles cardio-vasculaires* sont également fréquents : dyspnée, douleurs angineuses, artérite, insuffisance cardiaque, phlébite goutteuse.

HYGIÈNE PRÉVENTIVE. *Exercice.* — Un exercice physique modéré et progressif est à recommander, sans jamais aller jusqu'à la fatigue, capable de déclencher une crise.

TRAITEMENT. *Goutte aiguë.* — Repos au lit, régime léger fait surtout de légumes, fruits, jus de fruits, boissons abondantes, sans viande, ni œuf, ni vin.

Le colchique, surtout son alcaloïde, la colchicine (v. ce mot) et la phénylbutazone (v. *Supplément*) ont une action rapide et évidente.

La *colchicine* est donnée à la dose de 2 à 3 mg par 24 heures, par prises fractionnées pendant 4 jours en moyenne. Au cours du traitement, il peut survenir des renvois désagréables, des nausées, des vomissements et surtout de la diarrhée, qui commande généralement l'arrêt du traitement. Dans certains cas, la colchicine s'administre par voie veineuse.

La *phénylbutazone* s'administre en injections intramusculaires pendant 4 à 8 jours, puis le traitement est poursuivi sous forme de dragées ou suppositoires.

Les *dérivés cortisoniques* sont efficaces, mais généralement réservés aux formes interminables ou rebelles, associées à la colchicine.

Localement, la pommade au salicylate de méthyle procure un certain soulagement.

Goutte chronique. — On utilise en traitement de fond, poursuivi très longtemps, la colchicine à petite dose, des substances augmentant l'élimination de l'acide urique, comme le probénécide (v. *Suppl.*), ou encore des substances inhibant sa formation, comme l'allopurinol (v. *Suppl.*) ou l'acide orotique.

En dehors des crises, on recommande l'exercice et la gymnastique modérée, les mouvements d'assouplissement, les massages doux sur les jointures malades. Dans certains cas, on enlève chirurgicalement les tophi gênants.

RÉGIME ALIMENTAIRE. La goutte survient souvent chez les gens trop bien nourris, amateurs de bons vins et d'alcool, et les accès sont souvent déclenchés par des excès alimentaires. La goutte peut cependant survenir chez les sujets sobres. Il faut interdire les abats, tripes, gibier, anchois, harengs, mollusques, crustacés, bouillons et extraits de viande, l'oseille, les champignons, les vins vieux, le porto, les alcools, les apéritifs, le café, le thé fort.

Le régime doit être sobre, pauvre en graisses, avec une ration de viande plutôt faible (100 g par jour).

CURES. Elles doivent être effectuées en dehors des poussées évolutives.

Brides convient aux goutteux obèses, Vichy aux goutteux hépatiques, Vittel, Contrexéville et Capvern aux goutteux urinaires et tissulaires, Aix-les-Bains, Dax, Balaruc, Bourbon-Lancy, etc., aux goutteux devenus articulaires chroniques.

Goutte saturnine. — Le plomb provoque l'accumulation de l'acide urique dans l'organisme, mais sans formation de tophus, et seulement chez les ouvriers ayant eu depuis longtemps les troubles de l'intoxication plombique.

SIGNES. La goutte saturnine se distingue de la goutte ordinaire par la généralisation rapide des manifestations aux grandes articulations, l'anémie des malades et l'extension de bonne heure aux viscères, particulièrement au rein.

TRAITEMENT. C'est à la fois celui du *saturnisme* (v. PLOMB) et de la *goutte* (v. ci-dessus).

Goutte militaire. — Forme chronique de la *blennorragie* (v. ce mot).

GOUTTE. — Petite masse de liquide de forme sphérique, qui constitue une unité d'expression commode pour la détermination de petites quantités de médicaments actifs. Ni la *densité* ni la *viscosité* du liquide ne jouent un rôle dans le poids des gouttes obtenues avec un même appareil; c'est ainsi que deux liquides de même densité peuvent donner pour 1 g de chacun d'eux un nombre de gouttes variant du simple au double; réciproquement, deux liquides donnant un même nombre de gouttes au gramme peuvent avoir des densités différentes.

En revanche, la *grosseur* des gouttes dépend des dimensions du *compte-gouttes;* celui-ci est composé d'un tube de verre, terminé d'un côté par une extrémité effilée, et, de l'autre, par une poire ou par un tube en caoutchouc. On aspire le liquide en pressant le caoutchouc, puis en le relâchant lorsque la pointe est dans le liquide.

Un compte-gouttes normal, dont le diamètre extérieur du tube d'écoulement est de 3 mm et le diamètre intérieur de 6/10 de millimètre, à la température de 15°, donne XX gouttes d'eau distillée pour 1 g.

Le nombre de gouttes varie naturellement avec le poids du médicament. Voici quelques exemples du nombre de gouttes nécessaires pour le poids d'un gramme : perchlorure de fer, 15; ammoniaque, 23; liqueur de Fowler, 34; glycérine, 25; laudanum de Sydenham, 43; créosote, 41; teintures d'aconit, de digitale, de belladone, 57; chloroforme, 60; teinture d'iode, 61; alcool à 95°, 64; éther, 93. Dans les ordonnances, les médicaments donnés sous forme de gouttes sont indiqués souvent en chiffres romains ou, mieux, en toutes lettres, afin d'éviter la confusion avec ceux qui sont dosés en grammes.

Gouttes amères (de Baumé). — Médicament de couleur noirâtre, contenant de la noix vomique, c'est-à-dire de la *strychnine.* V. FÈVE : *Fève de Saint-Ignace,* NOIX VOMIQUE.

Gouttes noires.—Médicament contenant de l'opium dissous dans du vinaigre. Les *gouttes noires anglaises des quakers* sont une préparation analogue. V. OPIUM.

Gouttes de lait. — V. PUÉRICULTURE.

GOUTTE-A-GOUTTE. — Administration goutte à goutte d'un liquide médicamenteux, à l'aide d'un dispositif spécial, soit dans le rectum, soit dans une veine.

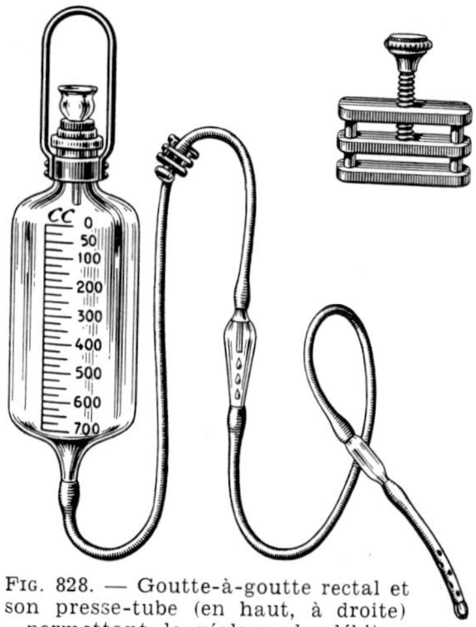

FIG. 828. — Goutte-à-goutte rectal et son presse-tube (en haut, à droite) permettant le réglage du débit.

On introduit ainsi *dans le rectum* (*fig.* 828) des solutions salines chaudes, du sérum physiologique ou glucosé, additionné ou non d'adrénaline, de chloral : 1 litre par jour en moyenne, dans les infections chirurgicales (péritonite aiguë, affections fébriles avec délire, sécheresse de la bouche, fièvre typhoïde).

Dans les veines, le goutte-à-goutte permet d'introduire lentement des solutions hypertoniques de chlorure de sodium, de glucose, en cas d'hémorragies graves, d'anémie.

On l'emploie également dans certains procédés d'anesthésie par voie veineuse. (V. *fig.* 73, 4.)

GOUTTELETTES DE FLÜGGE. — Particules de salive qui peuvent être projetées dans la toux, l'éternuement, la voix parlée ou chuchotée, par un malade, jusqu'à 1m,50 autour de lui.

Ces gouttelettes jouent un rôle important dans la transmission des maladies contagieuses (grippe, méningite cérébro-spinale, épidémique; diphtérie, scarlatine, oreillons, tuberculose); le danger des gouttelettes septiques est de loin supérieur à celui des poussières bacillifères. C'est pour cette raison que dans les salles d'opération le port d'un masque protecteur devant la bouche et le nez s'impose au chirurgien et à ses assistants, qui peuvent héberger dans leur pharynx et leus fosses nasales du streptocoque hémolytique, capable de souiller la plaie opératoire; il en est de même dans les maternités, pour toute personne qui approche une accouchée ou un nouveau-né.

GOUTTIÈRE (*fig.* 829). — Appareil en fil de fer qu'on garnit à l'intérieur d'un tissu ouaté, ou d'ouate entre deux épaisseurs de compresses, pour permettre d'immobiliser un membre fracturé ou toute la région inférieure du corps.

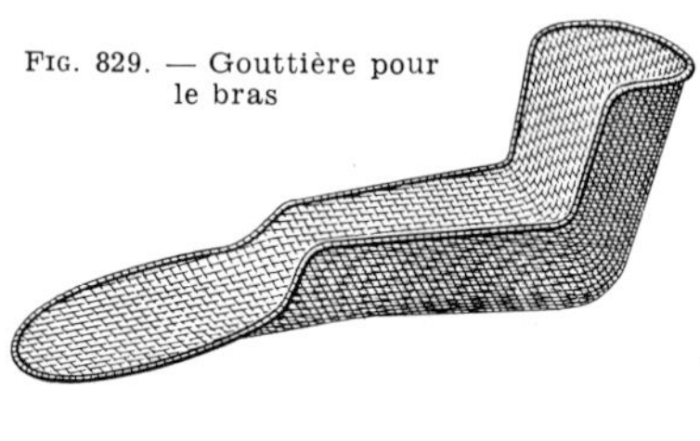
FIG. 829. — Gouttière pour le bras

La gouttière de Bonnet permet le soulèvement automatique total du malade (*fig.* 830).

Gouttière vertébrale. — Espace large et profond situé de chaque côté de la ligne vertébrale, entre la série des apophyses épineuses et les côtes. Cet espace est comblé par trois *muscles* longitudinaux étendus du sacrum à la région cervicale, le muscle iliocostal ou sacro-lombaire, le long dorsal, qui sont les plus superficiels, et le transversaire épineux, profond. Ces trois muscles, isolés les uns des autres à la partie supérieure, sont fusionnés en bas en une masse unique, mi-charnue, mi-tendineuse, la masse commune, connue en langage culinaire sous le nom de *filet.* Ces muscles occupent une *loge aponévrotique* formée par le dédoublement de l'aponévrose du muscle transverse de l'abdomen. Innervés par les branches postérieures des nerfs rachidiens, ces muscles sont extenseurs du rachis; ils redressent la colonne vertébrale; ce sont les muscles de la station bipède, aussi sont-ils plus développés chez l'homme que chez les autres mammifères.

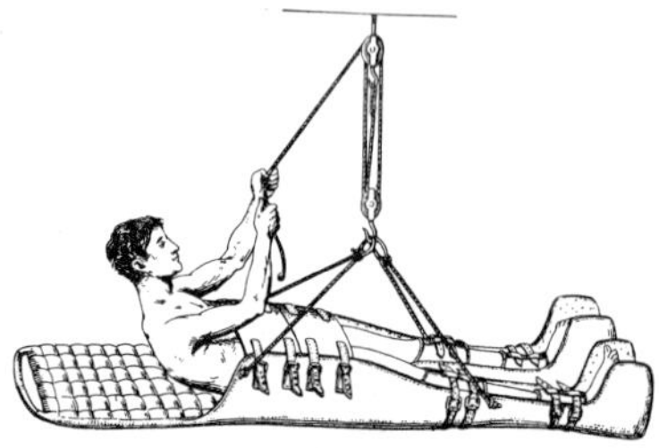
FIG. 830. — Gouttière de Bonnet.

GRAIN. — Petite pilule. V. GRANULE.

Grains jaunes, blancs, noirs. — Corpuscules de coloration diverse qu'on rencontre dans certaines mycoses : actinomycoses, mycétomes.

Grains riziformes. — Corpuscules blanc jaunâtre, ovoïdes, de la grandeur d'un grain de millet, de riz ou d'un petit haricot, qu'on rencontre dans certaines synovites des gaines des doigts et de la main.

Grains de beauté. — Nævi congénitaux ou vasculaires. V. NÆVUS.

GRAISSES. — Substances retirées des animaux et des végétaux, liquides ou fondant à une température peu élevée, insolubles dans l'eau, solubles dans le chloroforme et saponifiables par les alcalis.

On distingue les *huiles,* liquides à la température ordinaire; les *beurres,* mous à 18° et fusibles un peu au-dessus; les *graisses,* molles et très fusibles; les *suifs,* plus solides et qui fondent au-dessus de 38°.

Tous ces corps gras sont composés de plusieurs principes : stéarine, palmitine (margarine) et oléine.

On trouve les graisses dans les substances *végétales,* principalement dans certains fruits (huile de colza, d'olive, de noix).

Les graisses forment un aliment d'épargne, utilisé dans les pays froids.

GRAM (Méthode de). — Procédé de coloration qui consiste à faire agir une solution iodo-iodurée (liqueur de Gram) sur une préparation colorée par une couleur basique d'aniline (bleu ou violet); après lavage à l'alcool à 90° et nouvelle coloration par une couleur acide (éosine, fuchsine), certains microbes se décolorent et prennent la coloration rouge (ils ne prennent pas le gram ou sont *gram négatifs*), d'autres restent teintés en bleu (ils prennent le gram ou sont *gram positifs*).

GRAMICIDINE. — V. TYROTHRICINE.

GRANULATION. — Petites élevures se produisant sur certaines muqueuses. V. ANGINE, et ŒIL (maladies) : *Conjonctivite.*

GRANULE. — Petite pilule pesant 5 ou 6 cg, renfermant généralement 1 mg ou 1/10 de milligramme de principe actif, enrobé dans du sucre de lait pulvérisé, de la poudre de gomme arabique et du sirop simple.

Les granules sont ordinairement toxiques et doivent être employés avec précaution ; ainsi les granules d'acide arsénieux, d'atropine, de strychnine, à 1 mg, de digitaline, d'aconitine, de strophantine au 1/10 de milligramme.

Les granules sont très employés en *homéopathie.* Ils doivent être préparés avec du sucre pur, du saccharose ou du lactose, soit en incorporant au sucre, avant la confection des granules, une certaine quantité de la substance active (trituration ou dilution au titre voulu), soit en imbibant les granules fabriqués avec la teinture mère ou les dilutions.

GRANULÉ. — Petits grains de grosseur uniforme, sphériques ou irréguliers ; le médicament actif peut être divisé avec le sucre pour agglutiner ensuite le mélange avec un sirop,

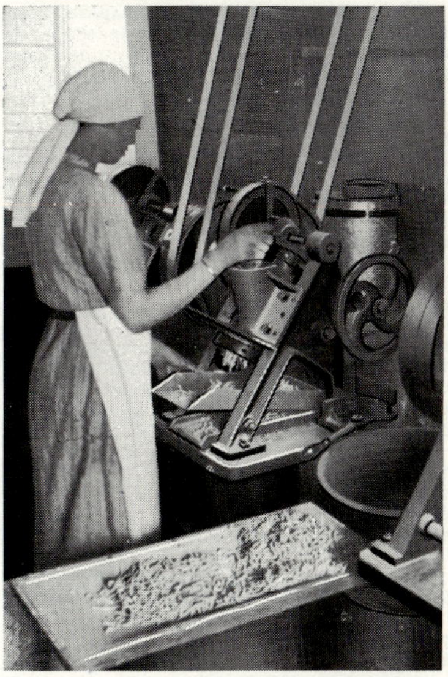

FIG. 831. — Machine automatique à fabriquer les granulés.
(*Phot. J. Boyer.*)

ou il peut être mis en solution dans un liquide alcoolique qu'on élimine par évaporation et dessiccation. Le granulé est ordinairement absorbé après dissolution dans un liquide comme l'eau, le vin, le lait.

GRANULIE. — V. TUBERCULOSE.

GRANULOGRAMME. — Formule indiquant le nombre respectif des polynucléaires granuleux contenus dans une goutte de sang étalée sur une lame.

D'après Benda, les polynucléaires neutrophiles, colorés par le procédé de May-Grunwald-Giemsa, montrent tantôt des granulations en fines poussières (type normal), tantôt des granulations volumineuses, inégales, irrégulières, parfois en amas (type pathologique), tantôt une surcharge granulaire simple sans amas ni hypertrophie (type intermédiaire).

Le type normal et le type intermédiaire s'observent seuls dans le sang des sujets normaux. Le type pathologique existe en nombre plus ou moins important (30 à 50 p. 100) dans la tuberculose (*granulo-diagnostic*).

GRANULOME. — Nom donné à des petites tumeurs de nature inflammatoire rappelant la structure du bourgeon charnu.

Granulome annulaire. — Elevures légèrement saillantes, de coloration rosée, groupées en anneaux complets ou incomplets, à centre sain.

Granulome éosinophile. — Lésion proliférante et parfois ulcéreuse de la bouche et de l'anus, procédant par poussées serpigineuses et récidivantes.

Granulome éosinophile des os. — Affection kystique des os, d'origine obscure, survenant surtout chez le sujet jeune, et dans le sexe masculin. Localisation au crâne, au bassin, aux vertèbres, aux os longs.

Granulome inguinal (Granulome ulcéreux des organes génitaux). — Affection vénérienne transmissible par le coït et observée dans l'Amérique du Sud, en Australie, en Nouvelle-Guinée, dans les Indes, dans le sud de la Chine. Donovant a découvert un bacille encapsulé, analogue au pneumobacille de Friedländer, le *Calymmatobacterium granulomatis.*

Granulome lipoïdique des os. — Disparition du tissu osseux remplacé par un tissu de granulations chargé de lipides et de cholestérol. Quand l'affection siège aux os du crâne, il s'agit de la maladie de Schuller-Christian. V. XANTHOMATOSE.

Granulome lipophagique. — Voir STÉATONÉCROSE.

Granulome malin. — V. LYMPHOGRANULOMATOSE.

Granulome pyogénique. — V. BOTRYOMYCOME.

Granulosis rubra nasi. — Rougeur diffuse du nez, parfois des lèvres et du menton, avec hyperhidrose persistante (gouttelettes de sueur) et petites papules rouges aplaties, qui s'observe pendant la deuxième enfance et disparaît à la puberté.

Tuberculide ou origine endocrinienne.

TRAITEMENT. Radiothérapie, injections de tuberculine.

GRANULOPÉNIE (de *granule,* et du gr. *penia,* pauvreté). — Diminution des leucocytes granuleux (polynucléaires) dans le sang. On l'observe dans l'agranulocytose.

GRAPHOLOGIE. — V. ÉCRITURE : *Ecriture de malade.*

GRAPHOMANIE (du gr. *graphein,* écrire, et *mania,* folie). — Forme d'aliénation mentale se traduisant par un besoin irrésistible d'écrire.

GRASSE (Alpes-Maritimes). — Station d'hiver de 18 000 habitants, à 14 kilomètres de la mer; climat analogue à celui de Cannes, mais dont la température moyenne est moins élevée et l'humidité plus grande ; très peu de vent.

INDICATIONS. Nervosité, laryngite chronique, tuberculose au début.

GRATIOLE (Herbe au pauvre homme). — Plante de la famille des Scrofulariacées (*Gratiola officinalis*), douée de propriétés purgatives, drastiques. Poudre.

L'extrait fluide (1 à 2 g le matin à jeun dans une infusion de mauve) est indiqué dans les cirrhoses, la tuberculose chronique du péritoine, l'ascite des cardio-rénaux.

GRAVELLE (du lat. *graveira,* sable). — Concrétions sableuses cristallines d'origine rénale qu'on trouve dans le fond du vase de nuit après refroidissement de l'urine. Elles peuvent être soit jaune orangé et formées d'acide urique pur ou uni à des urates, soit blanchâtres et constituées par des phosphates ou des oxalates (gravelle urique, phosphatique, oxalique).

Lorsque les concrétions dépassent le volume d'une tête d'épingle, elles portent le nom de *graviers,* mais, dans le langage courant, gravelle et graviers sont ordinairement confondus. Plus gros encore, le gravier devient *calcul;* ses dimensions l'empêchent alors de cheminer librement dans le canal excréteur ; les calculs donnent alors naissance à une colique néphrétique. V. REIN.

Par extension, on donne aussi le nom de « gravelle » à la lithiase urinaire. V. ARTHRITISME et GOUTTE.

RÉGIME. *Gravelle urique.* — Voir GOUTTE et REINS.

Gravelle phosphatique. — Lait, eau de Seltz, poisson, viande.

Gravelle oxalique. — Sont autorisés : toutes les viandes et les fécules (sauf les haricots blancs), tous les légumes verts (sauf l'oseille et les épinards). Sont interdits : les fruits (sauf les figues), les condiments, le thé, le chocolat, les liqueurs. Boire abondamment du vin coupé d'eau.

Dans toutes les formes, exercice régulier et selle quotidienne à la même heure.

GRAVIDITÉ. — Syn. de *grossesse* (v. ce mot).

GREFFE. — Transplantation de peau ou d'organes d'une région sur une autre.

La partie transplantée, ou *greffon,* peut rester ou non adhérente par un de ses points à la partie du corps où elle était primitivement fixée. Le greffon peut provenir du sujet lui-même (*greffe autologue* ou *autogreffe*), d'un sujet différent, mais de même espèce (*greffe homologue* ou *homogreffe*), d'une espèce différente (*greffe hétérologue* ou *hétérogreffe*).

Greffes de peau. — On distingue les greffes dermo-épidermiques et les greffes de peau totale.

Les *greffes dermo-épidermiques* sont des couches minces de peau prélevées au dermatome sur le sujet lui-même (*greffe autologue*). Ce sont soit des petites pastilles de 3 à 5 mm de dimension, soit des lanières de 5 à 20 cm de long et de 2 à 3 cm de large. Dans l'une et l'autre variétés, les lambeaux sont prélevés à la face antérieure de la cuisse et appliqués sur la plaie préalablement détergée. La zone donneuse se cicatrise toute seule, car toute l'épaisseur de la peau n'est pas enlevée. Les greffes prennent en une dizaine de jours et, aux points où elles ont été faites, on voit de petites taches laiteuses, origines d'îlots épidermiques qui se rejoindront peu à peu.

Les *greffes de peau totale* comprennent toute l'épaisseur de la peau, et la zone donneuse doit être suturée ou recouverte d'une greffe dermo-épidermique, car elle ne peut cicatriser seule. Le lambeau de peau totale

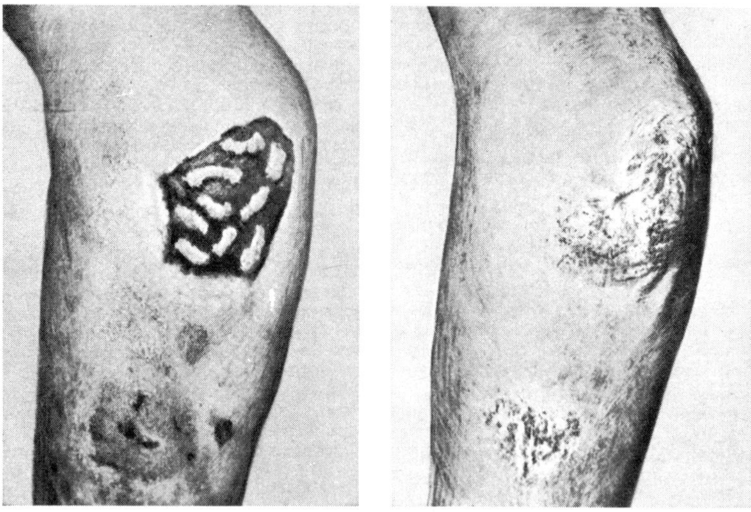

1 2

FIG. 832. — Greffe dermo-épidermique.
1. L'ulcération inférieure est cicatrisée après une première greffe. L'ulcération supérieure vient d'être greffée; 2. Cicatrisation complète après un mois.

découpé peut être libre ou pédiculé. On peut faire appel à une greffe homologue lorsque la surface à recouvrir est importante.

Greffes nerveuses. — Le greffon prélevé sur un nerf sensitif superficiel peu important est suturé par ses extrémités aux deux bouts d'un nerf moteur sectionné. Les fibres nerveuses du nerf moteur pénètrent et progressent dans le greffon qui sert de gaine conductrice. La régénérescence est longue à se faire.

Greffes tendineuses. — Elles sont utilisées en cas de plaie ou de rupture des tendons avec perte de substance. Pour la reconstitution de tendons digitaux, on utilise habituellement les tendons extenseurs des orteils.

Greffes d'os. — Pour pratiquer une greffe osseuse, on peut utiliser :

Soit un os prélevé sur le malade lui-même (*greffe autologue*) ; le fragment osseux nécessaire est souvent prélevé sur le tibia ou sur les crêtes iliaques ;

Soit des os provenant de donneurs (*greffe homologue*). Ces os sont gardés dans une banque d'os, où ils peuvent être conservés pendant six mois, réfrigérés à — 60 °C ;

Soit des os provenant d'animaux (*greffe hétérologue*). Ces os sont également conservés dans une banque d'os, où ils sont traités par réfrigération, par dessiccation sous vide ou par un procédé chimique.

L'os du receveur contre lequel est appliquée la greffe doit être avivé pour que celle-ci puisse prendre. L'interstice entre elle et l'os du receveur se comble d'une substance qui se charge de calcium et se transforme ensuite en os normal. Le greffon est petit à petit pénétré par des éléments osseux provenant du receveur. Une immobilisation rigoureuse est indispensable pendant la période de soudure.

Les greffes osseuses sont d'un emploi courant. On les utilise notamment au cours de l'ostéosynthèse de certaines fractures du tibia ou du fémur associées à un enclouage, pour traiter les pseudarthroses, pour combler les pertes de substance d'os (humérus, tibia, fémur, etc.) consécutives à l'ablation d'une tumeur, pour renforcer les arthrodèses, pour maintenir une scoliose redressée, dans le traitement de la luxation congénitale de la hanche, irréductible ou récidivante, etc. Dans ce cas, on a recours à une intervention consistant à créer une sorte d'auvent au-dessus de la tête du fémur, par rabattement d'un peu de tissu osseux pris sur place et soutenu par un greffon prélevé sur le tibia, par exemple.

Greffes de cartilages. — Les greffes de tissu cartilagineux (*autologues, homologues* ou *hétérologues*) réussissent en général aisément, car ce tissu ne possède pas de vaisseaux sanguins nourriciers. Dans le cas d'une greffe autologue, le cartilage nécessaire est souvent pris au niveau des septième, huitième et neuvième cartilages costaux, qui constituent une réserve importante.

Les greffes de cartilage servent notamment à combler les enfoncements de la face (front, arcades sourcilières, etc.), à corriger les hypotrophies du menton, à réparer les pertes de substance des paupières, à reconstruire le pavillon de l'oreille, à combler une ensellure du nez ou à soutenir une de ses ailes.

Greffe de cornée. — La greffe de cornée réussit sans traitement immunologique particulier, bien qu'il s'agisse d'une greffe homologue, en raison de l'absence d'irrigation sanguine du tissu cornéen. Les cornées à greffer peuvent être longtemps conservées après congélation ou lyophilisation.

La *greffe lamellaire* consiste à ne remplacer qu'une partie superficielle de la cornée malade; la *greffe perforante*, plus délicate, intéresse la totalité de son épaisseur.

Les déformations importantes de la cornée (kératocône) et les opacités de la cornée empêchant la vision constituent les principales indications opératoires.

Greffe de rein. — La transplantation rénale a maintenant dépassé le stade de l'expérimentation et d'assez nombreux greffés vivent d'une façon normale.

Sa principale indication est l'insuffisance rénale grave (elle atteint toujours les deux reins), non compatible avec la vie. Les malades doivent être relativement jeunes (moins de cinquante ans, en principe). Ils sont, jusqu'à l'intervention, maintenus en vie par des séances d'épuration extra-rénale à l'aide du rein artificiel.

Les donneurs sont soit des personnes en bonne santé, soit des sujets présentant un coma dépassé (de cause non rénale) et artificiellement maintenus en survie. La compatibilité tissulaire est nécessaire entre le donneur et le receveur. Le rein d'un cadavre peut également être utilisé, mais il doit être transplanté dans les heures qui suivent la mort.

Le rein est prélevé avec une portion d'uretère et placé dans la fosse iliaque droite du receveur. Les vaisseaux rénaux du greffon sont anastomosés avec l'artère et la veine iliaques droites; l'uretère est implanté dans la vessie. La diurèse débute quelques heures après l'opération. Un traitement antirejet doit être institué. Il est intensif dans les premiers mois, mais, par la suite, peut être considérablement atténué.

Greffes d'organes digestifs. — Les greffes de foie sont encore au stade expérimental. Quelques malades seulement, no-

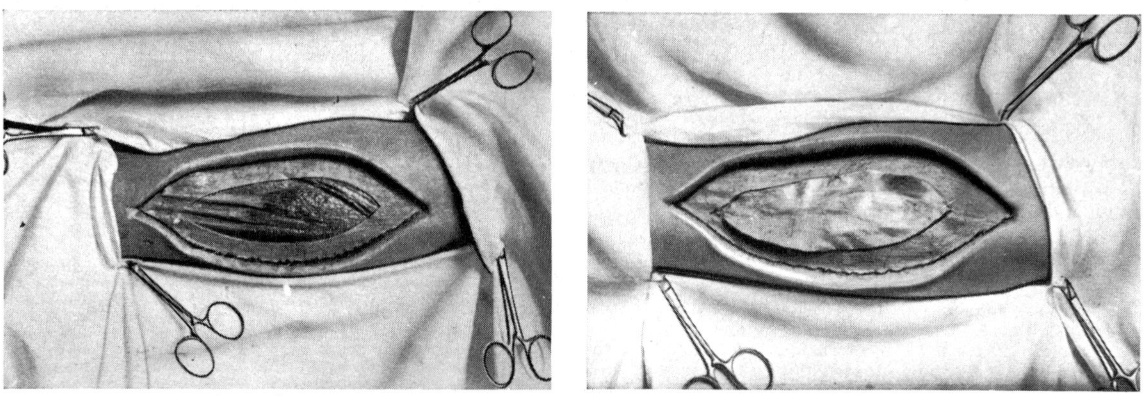

1 2

FIG. 833. — Greffe d'aponévrose. (*Collection du Dr Bailleul.*)
1. Dans un cas de cicatrice vicieuse englobant les tendons extenseurs des doigts et les immobilisant, on a disséqué les muscles qui apparaissent à travers une brèche de l'aponévrose d'enveloppe de l'avant-bras; 2. Puis, pour fermer la brèche, un morceau d'aponévrose, prélevé au niveau de la cuisse, a été suturé au moyen de quatre fils de catgut.

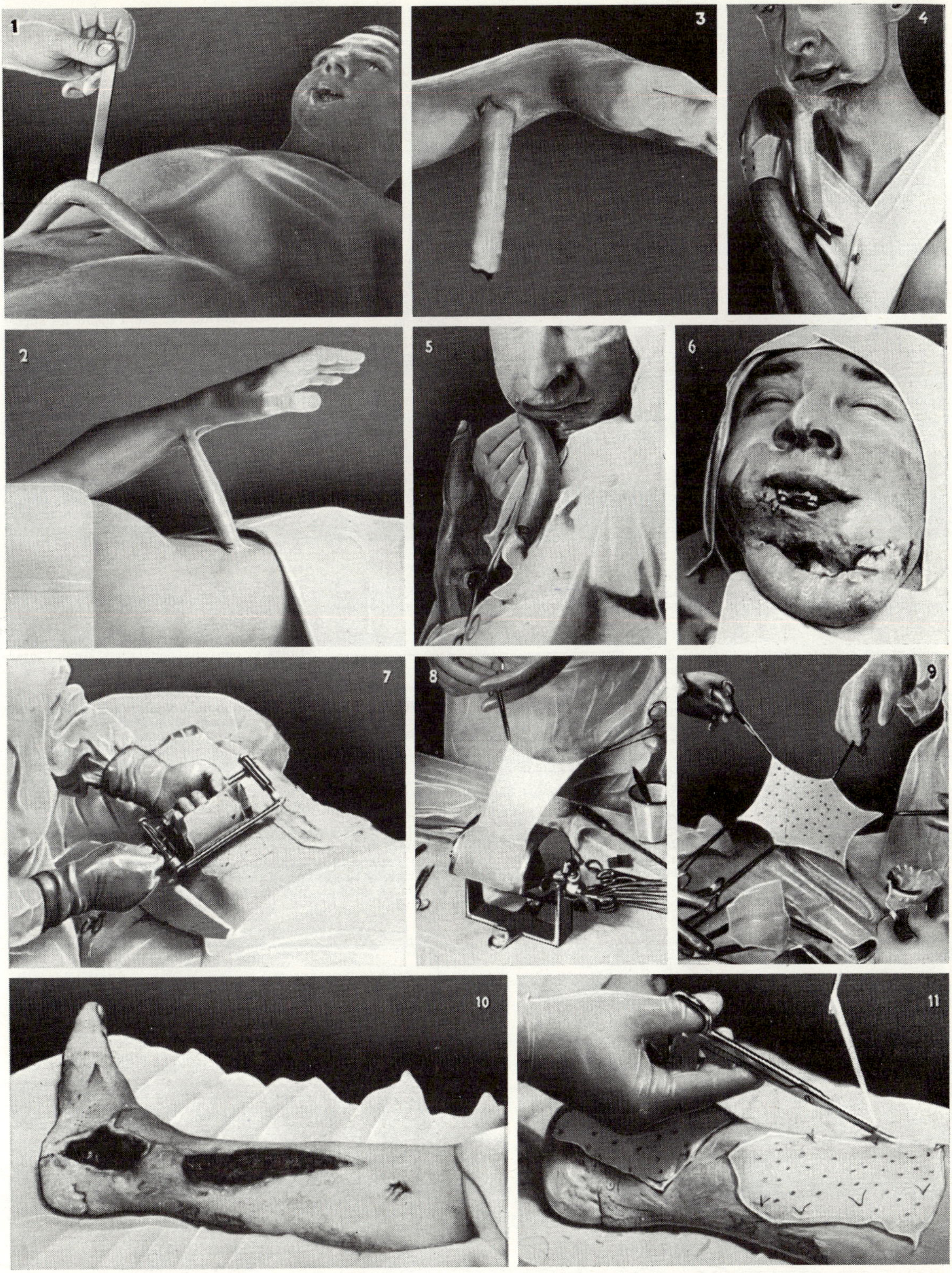

Greffes autoplastiques.

TRANSPLANTATION D'UN LAMBEAU CYLINDRIQUE POUR UNE RESTAURATION DE LA FACE. 1. Par des interventions successives, un lambeau, prélevé sur l'abdomen, a été moulé en forme de cylindre; il n'adhère plus que par ses deux extrémités; 2. Une de celles-ci, détachée de l'abdomen, est greffée à l'avant-bras; 3. La seconde est détachée à son tour de l'abdomen; 4. Le bras, replié, permet d'implanter cette extrémité à la face; 5. Le lambeau est détaché de l'avant-bras; 6. Le 2e pédicule a été fixé de l'autre côté de la brèche à combler; le modelage va commencer (V. CHIRURGIE RÉPARATRICE). [*Coll. du Dr Ginestel.*] TRAITEMENT DE BRÛLURES PROFONDES DE LA JAMBE. 7. Un greffon est prélevé sur l'abdomen à l'aide du dermatome de Padgett. 8, 9. Déroulement et préparation du greffon; 10. Les brûlures, nettoyées, sont prêtes; 11. Application des greffes. (*Phot. J. Boyer.*)

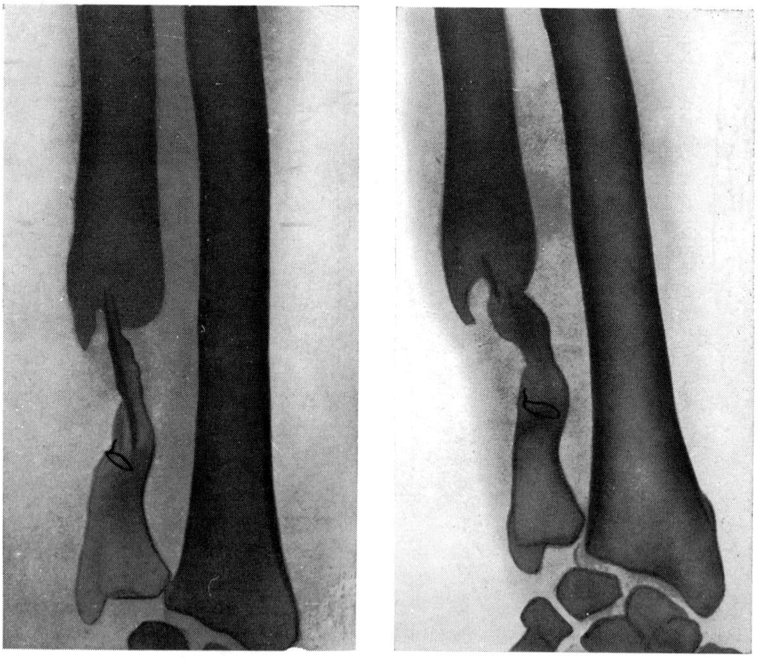

1 2

Fig. 834. — Pseudarthrose du cubitus.

1. Greffe osseuse réalisée au moyen d'un fragment prélevé sur le tibia. Le greffon réunit les deux fragments; 2. Deux mois après. Un cal continu relie l'un à l'autre les deux fragments du cubitus.

tamment des enfants atteints d'atrésie des voies biliaires, ont pu survivre de façon appréciable. Les sujets ayant une cirrhose sont en principe trop fragiles pour subir l'intervention. Les transplantations d'intestin n'ont été encore que très rarement tentées et se sont soldées jusqu'à présent par une mort rapide.

Greffes artérielles. — Les greffes artérielles sont utilisées en cas d'artérite oblitérante ou de plaie artérielle entraînant une perte importante de la paroi vasculaire. Elles ne peuvent être pratiquées que si les artères à remplacer ont un calibre suffisant : aorte, artères iliaque, fémorale.

Suivant les circonstances, on emploie différents modes de greffe :

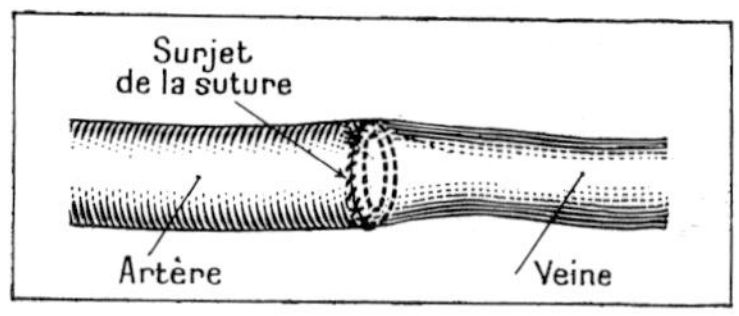

Fig. 835. — Suture artério-veineuse.

Homogreffe artérielle. — L'artère de remplacement est prélevée sur un cadavre et peut être conservée plus ou moins longtemps (de quelques semaines à plusieurs mois), suivant le procédé appliqué (conservation dans un liquide nutritif, lyophilisation ou fixation par le formol). La greffe peut être mise à la place de la portion d'artère lésée ou placée en pontage, c'est-à-dire anastomosée en amont et en aval du segment altéré, sans que celui-ci soit enlevé;

Autogreffe veineuse. — La veine prélevée sur le patient lui-même est immédiatement greffée à la place de l'artère malade. Elle est en général utilisée retournée, pour que les valvules veineuses ne s'opposent pas au courant artériel;

Prothèse artificielle. — Le matériau répondant le mieux aux exigences circulatoires semble actuellement être le Dacron. La paroi interne de la prothèse se recouvre rapidement d'une couche fibrineuse, et sa paroi externe d'une capsule scléreuse.

Les résultats immédiats sont en général excellents. Des thromboses secondaires viennent parfois réduire à néant les succès initiaux pour les homogreffes artérielles et les prothèses artificielles. Un traitement anticoagulant est institué pour éviter cette complication.

Greffes de cœur. — Les principales indications de la transplantation cardiaque sont les maladies coronariennes ayant entraîné des lésions du myocarde incompatibles avec la vie et certaines myocardites.

Un cœur est prélevé en entier, sous circulation extra-corporelle, sur un malade arrivé au stade de coma dépassé et dont l'histocompatibilité (compatibilité tissulaire) avec le receveur a été vérifiée. Il est suturé sur les oreillettes du cœur du receveur, qui ont pour leur plus grande partie été respectées et laissées en place. Les parties restantes des artères pulmonaires et de l'aorte (un centimètre environ) du donneur sont ensuite réunies à celles du receveur. Un traitement immunologique doit être instauré et poursuivi longtemps après l'intervention, sinon de manière définitive.

Greffes de moelle osseuse et transfusions de globules blancs. — Dans une greffe de moelle on prélève par aspiration, avec une seringue adaptée à un trocart, un peu de moelle au niveau d'un os plat (sternum, os iliaque) et on la réinjecte au malade en injection intraveineuse. Les greffes de moelle peuvent être autologues ou homologues.

Les *greffes autologues* ne sont utilisables que chez des sujets ayant une moelle normale, mais qui présente une affection nécessitant un traitement radiothérapique ou chimiothérapique intense, entraînant son aplasie. La moelle est prélevée avant

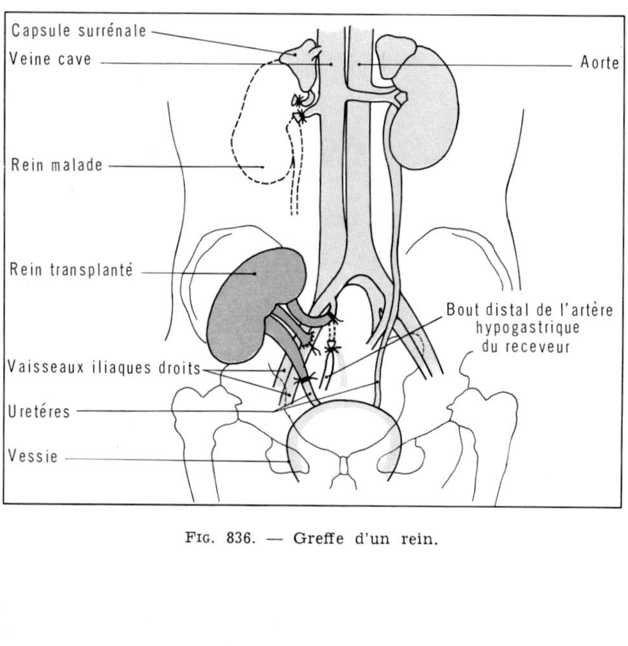

Fig. 836. — Greffe d'un rein.

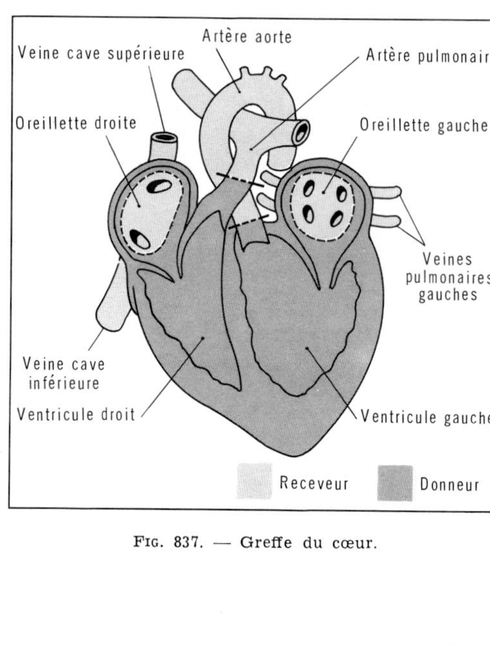

Fig. 837. — Greffe du cœur.

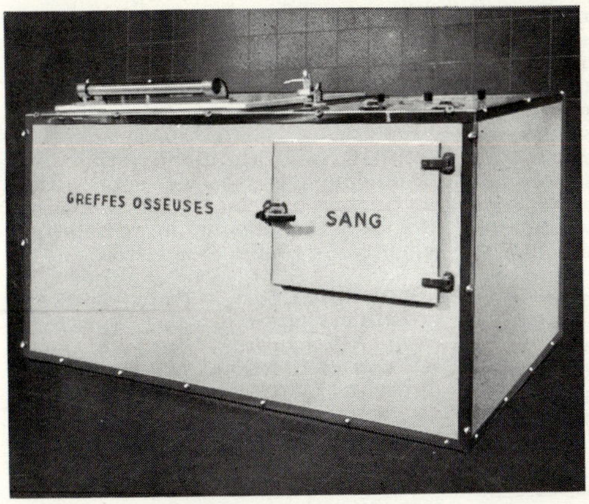

FIG. 838. — Appareil réfrigérateur pour conservation de greffes osseuses (vue extérieure).

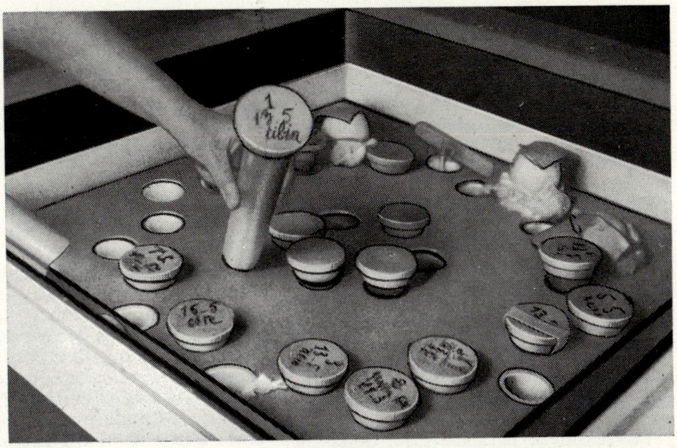

FIG. 839. — Tubes contenant des greffes osseuses conservées dans l'appareil réfrigérateur. (*Phot. Larousse.*)

le traitement aplasiant sur le malade lui-même et lui est réinjectée ensuite.

Les *greffes homologues* n'ont pratiquement pas de chance de réussir si une irradiation totale n'est pas pratiquée au préalable. Actuellement, elles n'ont encore été utilisées que dans quelques rares cas d'insuffisance médullaire.

Les *transfusions de leucocytes* provenant de malades atteints de leucémie myéloïde chronique sont par contre assez souvent employées chez des sujets ayant une leucémie aiguë et ne possédant plus assez de globules blancs en raison des traitements chimiothérapiques antérieurement subis. Les globules blancs injectés se multiplient et augmentent notablement le nombre des leucocytes circulants.

Problèmes immunologiques. — Ils ont, en matière de greffe ou de transplantation d'organes, une importance capitale. Les greffes homo- et hétérologues (peau, rein, cœur, poumon, foie), qui sont richement vascularisées et entrent de ce fait en contact avec les éléments lymphatiques du receveur, mettent en jeu des phénomènes immunologiques encore imparfaitement connus qui entraînent, s'ils ne peuvent être contrôlés par la thérapeutique, leur rejet. Les greffes de cornée, de cartilage, d'os, de vaisseaux, qui sont peu vascularisées, les greffes autologues de peau ne posent par contre pratiquement pas de problèmes biologiques.

Les greffes capables de déclencher le mécanisme de défense immunitaire de l'hôte nécessitent, pour pouvoir prendre, non seulement que le receveur et le donneur soient du même groupe sanguin, mais encore que leurs tissus possèdent entre eux une certaine compatibilité (histocompatibilité). Dausset a récemment montré que l'histocompatibilité était en rapport avec la compatibilité ou l'identité entre les antigènes leucocytaires du receveur et du donneur. Ces antigènes leucocytaires, dont une vingtaine sont actuellement connus, sont groupés en trois grandes séries, nommées 1, 3 et 7. Ils représentent actuellement le principal système de groupage tissulaire connu chez l'homme (système HU ou histocompatibilité humaine n° 1).

Les lymphocytes élaborent les anticorps et perpétuent tout au long de la vie les caractéristiques immunologiques de l'individu. Il est, en effet, certain que si la plupart d'entre eux ont une vie brève (100 jours environ), certains, en revanche, ne meurent pas mais retournent à l'état de cellule souche jeune pour redevenir ensuite de nouveaux lymphocytes ayant toujours les mêmes propriétés. D'après certains, en cas d'incompatibilité tissulaire, les lymphocytes sanguins du receveur fabriqueraient les anticorps au contact de la greffe qui apporte les antigènes. La production de ces anticorps entraîne le rejet du transplant.

L'irradiation (rayons X, cobaltothérapie), la chimiothérapie (6-mercaptopurine, azathioprine), la corticothérapie, le sérum antilymphocytaire (sérum possédant une action frénatrice sur la formation des lymphocytes, obtenu en injectant à des animaux des lymphocytes humains) sont les moyens thérapeutiques employés pour réduire les réactions immunologiques des organismes greffés.

GRENADIER. — Plante de la famille des Myrtacées (*Punica granatum*), dont on utilise les diverses parties. Du fruit (*grenade*), on mange la pulpe qui entoure les graines, ou on fabrique, avec celles-ci, le sirop de grenadine; les fleurs (balaustes) et l'écorce sont astringentes; l'écorce de la racine contient du tanin et 40 à 50 p. 100 d'alcaloïdes : *pelletiérine* et *isopelletiérine ;* elle est employée comme ténifuge, sous forme de décoction : 60 g pour 750 g d'eau, que l'ébullition ramène à 500 g, et qu'on doit boire en trois fois, à une demi-heure d'intervalle. Deux heures après l'ingestion, prendre 30 g d'huile de ricin; cette médication ne convient pas aux enfants.

Pelletiérine et isopelletiérine. — Alcaloïdes liquides donnant des sels avec les acides ; on emploie le *sulfate de pelletiérine* (30-40 cg additionné de 1g,50 de tanin) et le *tannate de pelletiérine* (1-1g,20).

Intoxication. — La pelletiérine peut produire des vertiges, des troubles visuels (diplopie), de la faiblesse des membres inférieurs, des crampes dans les mollets, parfois des nausées et des vomissements. On conseille aux malades de s'étendre sur le dos, les yeux fermés.

GRENOUILLETTE. — V. ce mot à SALIVAIRES (Glandes).

GRÉOUX-LES-BAINS (Basses-Alpes). — Station d'eaux sulfurées calciques, chlorurées, bromo-iodurées, radio-actives. Barégine, glairine.

CURE. Bains en baignoire, bains en piscine à eau courante, douches, humage.

INDICATIONS. Rhumatisme chronique, arthritisme. Rhino-pharyngites. Lymphatisme. Métrites.

GRIFFE. — Appareil employé pour rapprocher les fragments d'une rotule fracturée. V. FRACTURES.

Griffe cubitale. — V. MAIN : *Main en griffe.*

GRINCEMENT DE DENTS. — On l'observe au moment des 1re et 2e dentitions, pendant le sommeil; dans la méningite et dans le délire. C'est aussi une espèce de tic.

GRINDÉLIE. — Plante de la famille des Synanthérées, originaire de Californie; les sommités fleuries de *Grindelia robusta* et de *G. squarrosa* contiennent une résine à saponine et une huile essentielles; elles ont des vertus antispasmodiques, expectorantes et tonicardiaques. Employées contre l'asthme, la bronchite emphysémateuse, la dyspnée des artérioscléreux, sous forme de teinture au 1/5 (2 à 8 g), d'extrait fluide (60 cg à 4 g).

GRIPPE ou INFLUENZA. — Maladie infectieuse, épidémique et parfois pandémique, caractérisée par de la fièvre et de la courbature, une dépression générale des forces et, le plus souvent, un catarrhe des voies respiratoires supérieures. Sous différents noms, la grippe a sévi dans l'Antiquité et le moyen âge, sous forme d'épidémies plus ou moins meurtrières. On l'a observée également aux XVIe, XVIIe, XVIIIe siècles. Les dernières grandes épidémies sont celles de 1889 et de 1918, où 75 p. 100 de la population a été atteinte.

SIGNES. La grippe est une affection très polymorphe, et son aspect clinique peut varier suivant les sujets, les épidémies, et même la période de l'épidémie.

Habituellement, l'*incubation,* c'est-à-dire le temps compris entre le moment de la contagion et celui du début de la maladie, est très courte; elle va de quelques heures à deux jours. Le *début,* quelquefois précédé de un jour ou deux de malaise, de coryza ou de rhume, est brusque et violent. Il se traduit par une élévation de température à 39° ou 40°, avec fatigue, sensation d'anéantissement invincible, courbature généralisée, mal de tête violent, douleurs dans le dos et névralgies diverses, agitation. Ce sont là les symptômes habituels des *formes nerveuses,* qui peuvent s'accompagner d'accidents plus graves : paraplégies passagères, délire, accidents bulbaires.

Les troubles de l'appareil respiratoire sont très fréquents, et, s'ils prédominent, caractérisent la *forme thoracique de la grippe :* coryza intense, avec propagation aux sinus et perte consécutive prolongée de l'odorat et du goût, laryngite, trachéite, bronchites aiguë et capillaire, bronchopneumonie, pneumonie, pleurésie.

Enfin, des troubles gastro-intestinaux (*forme gastro-intestinale*) s'ajoutent souvent à la maladie : inappétence absolue, langue d'aspect spécial, blanc bleuâtre brillant, opaline (langue de porcelaine) ; embarras gastrique, vomissements, douleurs gastralgiques, diarrhée avec coliques violentes. Les symptômes abdominaux de la grippe peuvent être assez intenses pour simuler la fièvre typhoïde, voire le choléra.

EVOLUTION. Extrêmement variable; parfois, après début violent, guérison en deux ou trois jours; le plus souvent, la fièvre persiste une, deux ou trois semaines; mais la guérison ne se fait que peu à peu et les rechutes sont très fréquentes. La convalescence est fort longue, les malades restant longtemps déprimés; ils continuent à tousser, ne retrouvent pas l'appétit et conservent souvent de très pénibles névralgies.

COMPLICATIONS. Elles sont innombrables, et souvent redoutables. Les plus fréquentes sont les *localisations pulmonaires :* congestion, œdème aigu du poumon, broncho-pneumonie, pneumonie. Puis viennent les complications *cardio-vasculaires* (endocardite, péricardite, thrombose), *hémorragiques* (épistaxis, hémoptysies, entérorragies, hématuries), *nerveuses* (méningite, abcès du cerveau, hémorragie et ramollissement cérébral, paralysies diverses, psychoses), *digestives, articulaires* (rhumatisme), *auriculaires* (otite suppurée, mastoïdite), *oculaires*. Souvent, trois mois après la grippe, on note chez les femmes une *chute de cheveux* plus ou moins abondante, diffuse ou localisée. Cette alopécie infectieuse n'est que passagère, et la repousse a lieu habituellement au bout d'un mois.

PRONOSTIC. La grippe simple est ordinairement bénigne. Ce sont les infections streptococciques, pneumococciques, pfeifferiennes, qui, s'intriquant avec elle, lui confèrent une haute mortalité. L'immunité post-grippale n'est pas absolue; elle est courte.

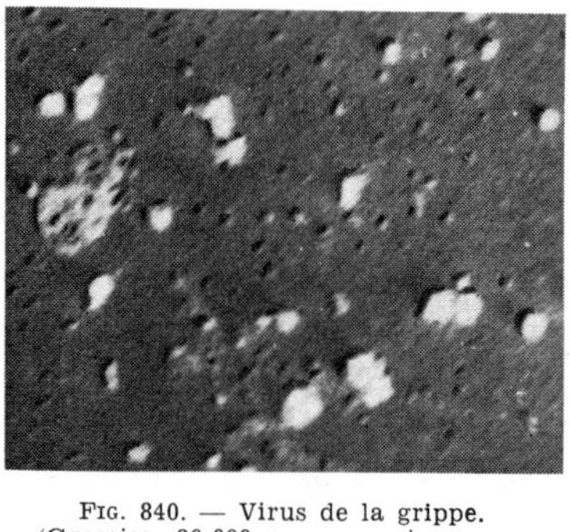

FIG. 840. — Virus de la grippe. (Grossiss. 30 000 env. au microscope électronique.)
(*Cl. Institut Pasteur.*)

CAUSES. On admet actuellement que la grippe est due à un *virus* filtrable et ultrafiltrable (*fig.* 840), qui existe dans le mucus du naso-pharynx; on a pu étudier plusieurs souches de virus ayant des propriétés biologiques et antigéniques différentes, en particulier les virus A et B, cultivables dans l'œuf de poule incubé.

Le *cocco-bacille de Pfeiffer,* à Gram négatif, appelé aussi *Bacillus hemophilus influenzae,* ne paraît être qu'un microbe d'infection secondaire, au même titre que le streptocoque et le pneumocoque.

La grippe existe également chez l'animal. On a suivi une épidémie parallèle de grippe chez l'homme et le porc en 1918, et on a retiré des poumons enflammés du porc un *Bacillus hemophilus,* tandis que dans les sécrétions nasales et les ganglions pulmonaires on ne put retirer qu'un filtrat. L'injection du filtrat associé au bacille permit de reproduire la maladie.

Le virus de la grippe humaine est également inoculable au furet, à la fouine, à l'écureuil, au hérisson.

La contagion est surtout *directe,* par les gouttelettes de Flügge; la contagion indirecte est discutée.

TRAITEMENT PRÉVENTIF. Difficile. Dépistage et isolement des malades. Restreindre en temps d'épidémie les contacts interhumains en empêchant les réunions collectives. Antisepsie du nez, de la gorge; nettoyage soigneux des narines, des mains, du visage; se gargariser au moins deux fois par jour avec un verre d'eau chaude additionnée de 1 cuillerée à café de liqueur de Labarraque. L'antisepsie des fosses nasales sera faite au moyen de vaseline résorcinée à 1 p. 100 ou goménolée à 2 p. 100. Se laver les mains et le visage avant chaque repas. Isoler les grippés les uns des autres, particulièrement en cas de complication (broncho-pneumonie), et les isoler sérieusement de la famille. Faire porter aux gardes-malades une blouse et un masque de gaze en six épaisseurs protégeant le nez et la bouche contre les germes projetés.

Les vaccins préventifs préparés avec les virus A et B ont donné des résultats inconstants.

TRAITEMENT CURATIF. *Gripe simple.* — Repos au lit pendant la période fébrile, alimentation restreinte, avec boissons abondantes, grogs, purgatifs; antisepsie des cavités nasales, buccales et auriculaires (huile goménolée, glycérine phéniquée). Comme médicaments, potions à l'acétate d'ammoniaque, quinine, pyramidon; au cours de la convalescence, lutter contre l'asthénie par la strychnine, la kola.

Grippe avec complications respiratoires. — En cas de broncho-pneumonie, isolement, méthode de Milne, port du masque; sinapisation thoracique, ventouses scarifiées, grands bains chauds, abcès de fixation. Injection intraveineuse de métaux colloïdaux et d'urotropine; huile camphrée, oxygène en inhalation ou en injections sous-cutanées.

Dans les formes asphyxiques, saignée.

Grippe avec complications gastro-intestinales. — Diète hydrique, glace pilée, eau chloroformée contre les vomissements. Calomel ou sulfate de soude. Injections sous-cutanées de sérum artificiel.

Sérum de convalescent; sérum de cheval immunisé avec des souches variées, provenant de furets. Vaccins polyvalents, sulfamides, pénicilline, streptomycine.

GROG. — Stimulant formé d'un cinquième d'eau-de-vie pour quatre cinquièmes d'eau, de préférence chaude, à laquelle on ajoute habituellement une rondelle de citron.

GROSEILLE. — Fruit de divers groseilliers (famille des Saxifragacées), *Ribes rubrum* (groseille rouge), *R. nigrum* (cassis), *R. Grossularia* (groseille à maquereaux), contenant de l'acide citrique; les groseilles rouges servent à préparer le suc, le sirop et la gelée, aux vertus laxatives et rafraîchissantes. Les fruits du cassis, très diurétiques, servent à faire la liqueur de cassis.

GROSSESSE. — I. Grossesse normale. — Etat d'une femme enceinte.

Avant le 4e mois de la gestation, le diagnostic de la grossesse repose uniquement sur des signes maternels. En effet, ce n'est qu'au cours du 4e mois qu'apparaîtront les signes directs de la vie du fœtus, à savoir les mouvements actifs et les bruits du cœur.

I. LES DEUX SIGNES ESSENTIELS. Deux signes principaux permettent de faire le diagnostic de la grossesse à son début : l'aménorrhée, l'augmentation du volume de l'utérus. 1° L'*aménorrhée* est la disparition des règles. Ce signe possède une très grande valeur lorsqu'il s'agit d'une femme bien portante et jusque-là bien réglée; 2° L'*augmentation du volume de l'utérus* est le second signe essentiel, reconnu, lors de l'examen médical, par le toucher vaginal. L'utérus est gros, d'autant plus que le retard de règles se prolonge; il est globuleux, c'est-à-dire qu'il tend vers une forme arrondie et non plus triangulaire; il est ramolli.

II. LES NOMBREUX SIGNES ACCESSOIRES. Ils sont constitués par :

1° *La modification des muqueuses génitales;* elles prennent un aspect plus ou moins violacé; 2° *La modification des seins :* gonflement de la glande dans son ensemble, élargissement et pigmentation de l'aréole, avec apparition de douze à quinze petites bosselures (tubercules de Montgomery); 3° *Signes sympathiques :* ils sont très nombreux, surtout très variables suivant les femmes, mais leur absence ne permet pas de conclure à l'absence de grossesse. Les *signes digestifs* sont les plus connus : vomissements, surtout le matin, parfois remplacés par de simples nausées : ils disparaissent habituellement, quelle que soit leur abondance initiale, avant le 4e mois. L'excès de salivation est moins fréquent. La constipation, au contraire, est très fréquente. Les *signes nerveux* sont souvent rencontrés : modification du caractère à type de nervosité, irritabilité, surtout instabilité de l'humeur; les classiques « envies » des femmes enceintes sont à rattacher à ces modifications caractérielles; 4° *Courbe thermique :* lorsque la femme prend régulièrement sa température matinale pour déterminer la date de son ovulation, et qu'elle devient enceinte, elle peut constater que sa température reste élevée, comme pendant la seconde phase du cycle menstruel.

III. LES RÉACTIONS BIOLOGIQUES ET IMMUNOLOGIQUES DE GROSSESSE. Le plus souvent l'aménorrhée et l'augmenta-

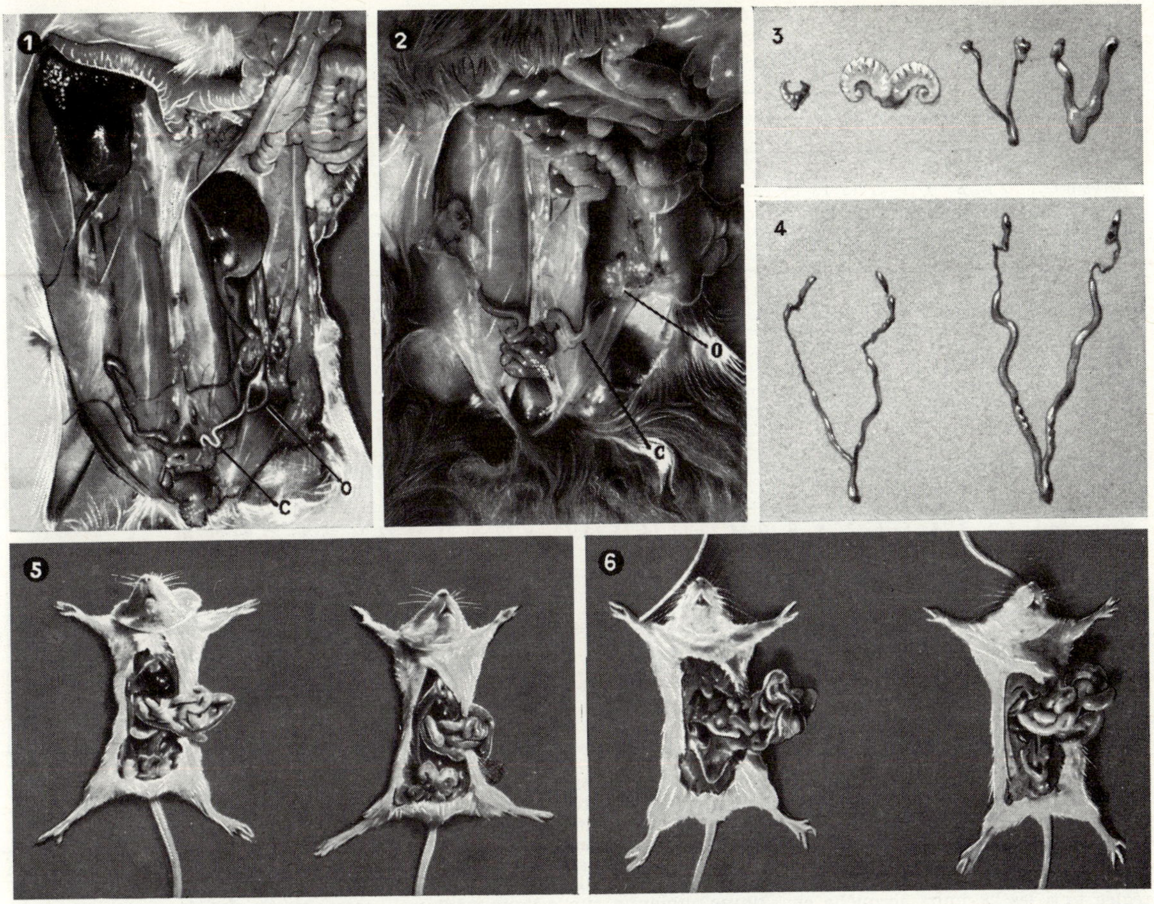

FIG. 841. — Diagnostic précoce de la grossesse.

1. Lapine vierge témoin non traitée (O. Ovaires, C. Cornes utérines) ; 2. Lapine vierge traitée par l'urine de femme enceinte (les ovaires O portent de gros follicules hémorragiques, les cornes utérines C sont congestionnées et ont augmenté de volume ; 3. *De gauche à droite :* Vésicule séminale d'un souriceau mâle impubère témoin non traité et d'un souriceau traité ; ovaires et utérus d'une souris témoin non traitée et d'une souris traitée ; 4. *A gauche,* utérus et ovaires d'une lapine vierge témoin non traitée et, *à droite,* d'une lapine sacrifiée 48 heures après injection intraveineuse de 5 cm³ d'urine de femme enceinte ; 5. *A gauche,* souriceau mâle impubère témoin non traité ; *à droite,* souriceau ayant reçu une injection quotidienne d'urine de femme enceinte et sacrifié le 10e jour (presque invisibles chez le témoin, les vésicules séminales ont pris chez l'animal traité un développement énorme) ; 6. *A gauche,* souris femelle impubère de 3 semaines servant de témoin (utérus filiforme, ovaires très petits) ; *à droite,* souris femelle traitée (utérus considérablement développé, ovaires très agrandis, portant des follicules hémorragiques). (*Phot. J. Boyer.*)

tion de volume de l'utérus, associées à différents signes variables accessoires, suffisent pour affirmer la grossesse ; il n'est donc pas besoin de recourir à des examens de laboratoire. Mais il est des cas où le diagnostic est délicat, car les signes sont difficiles à interpréter.

C'est dans ces cas difficiles que l'on peut avoir recours aux examens de laboratoire : les réactions biologiques ou immunologiques de grossesse. La pratique de ces réactions est rigoureusement *réglementée :* elles ne sont effectuées que dans des laboratoires agréés, sur ordonnance médicale, avec vérification de l'identité de la patiente.

Toutes ces réactions, quelles qu'elles soient, sont fondées sur le même principe : la mise en évidence, dans les urines ou dans le sang, de quantités importantes de gonadotrophine chorionique ; cette hormone étant produite par le placenta, sa présence dans le sang ou dans les urines traduit donc l'existence d'une grossesse en évolution.

Les réactions biologiques. — Ce sont les plus anciennement connues ; elles utilisent les propriétés biologiques de la gonadotrophine, hormone qui a pour récepteur les gonades ou glandes sexuelles (ovaires ou testicules suivant le sexe). Lorsqu'on injecte à un animal de laboratoire de l'urine ou du sang de femme enceinte riche en gonadotrophine chorionique, celle-ci provoque au niveau des gonades et organes génitaux de l'animal des modifications visibles : la réaction est dite « positive ». Si la femme n'est pas enceinte, son sang ou ses urines ne contiennent pas de gonadotrophine, donc les gonades de l'animal d'expérience ne sont pas modifiées : la réaction est dite « négative ». Les animaux employés pour ces réactions sont très divers : la *lapine* est le plus connu ; le *rat mâle* est plus sensible.

Les réactions immunologiques. — Elles ont également pour objet de rechercher la présence de gonadotrophine chorionique ; leurs avantages sont la rapidité et la facilité : en effet, elles n'utilisent pas les propriétés biologiques, mais les *propriétés immunologiques* de la gonadotrophine chorionique. La réponse est obtenue en quelques heures.

Des *tests de grossesse* sont actuellement *en vente libre* dans les pharmacies (en France) : ils permettent à la femme de faire elle-même rapidement une recherche de grossesse, dès le neuvième jour de retard de règles ; ils sont effectués à partir des urines de la femme.

Après le 4e mois de la gestation, le diagnostic de la grossesse repose sur les signes directs de la vie du fœtus.

I. LES MOUVEMENTS ACTIFS DU FŒTUS. **Ils deviennent perceptibles par la femme à partir de 4 mois à 4 mois et demi. Ils ont été comparés à une sorte de choc, de pincement, de chatouillement produits par la patte d'une araignée sur la peau. Ces sensations sont provoquées par un déplacement total du fœtus, qui se retourne, ou par un point de ses membres venant choquer la paroi de l'utérus. Le palper (exploration externe du ventre), le toucher (exploration par le vagin), l'*auscultation* de l'utérus permettent au médecin de constater le durcissement intermittent de l'utérus, qui se contracte, les mouvements passifs et actifs du fœtus ainsi que les bruits qu'il produit (choc, bruit du cœur, souffle).**

II. LES BRUITS DU CŒUR DU FŒTUS. **Ils sont perçus par le médecin grâce à un *stéthoscope d'accoucheur,* en forme de cornet. A partir du 5e mois, l'auscultation permet de les percevoir : réguliers, à la fréquence de 120 à 140 par minute, près de l'ombilic ; ils sont donc nettement plus rapides que le pouls maternel.**

Durée de la grossesse. — **Elle n'est pas la même chez toutes les femmes, ni chez une même femme à des grossesses différentes. Elle peut varier de**

CALENDRIER DE LA GROSSESSE

Janvier....	*1*	*2*	*3*	*4*	*5*	*6*	*7*	*8*	*9*	*10*	*11*	*12*	*13*	*14*	*15*	*16*	*17*	*18*	*19*	*20*	*21*	*22*	*23*	*24*	*25*	*26*	*27*	*28*	*29*	*30*	*31*	
Octobre....	8	9	10	11	12	13	14	15	16	17	18	19	20	21	22	23	24	25	26	27	28	29	30	31	1	2	3	4	5	6	7	Novembre.
Février....	*1*	*2*	*3*	*4*	*5*	*6*	*7*	*8*	*9*	*10*	*11*	*12*	*13*	*14*	*15*	*16*	*17*	*18*	*19*	*20*	*21*	*22*	*23*	*24*	*25*	*26*	*27*	*28*				
Novembre..	8	9	10	11	12	13	14	15	16	17	18	19	20	21	22	23	24	25	26	27	28	29	30	1	2	3	4	5				Décembre.
Mars........	*1*	*2*	*3*	*4*	*5*	*6*	*7*	*8*	*9*	*10*	*11*	*12*	*13*	*14*	*15*	*16*	*17*	*18*	*19*	*20*	*21*	*22*	*23*	*24*	*25*	*26*	*27*	*28*	*29*	*30*	*31*	
Décembre...	6	7	8	9	10	11	12	13	14	15	16	17	18	19	20	21	22	23	24	25	26	27	28	29	30	31	1	2	3	4	5	Janvier.
Avril........	*1*	*2*	*3*	*4*	*5*	*6*	*7*	*8*	*9*	*10*	*11*	*12*	*13*	*14*	*15*	*16*	*17*	*18*	*19*	*20*	*21*	*22*	*23*	*24*	*25*	*26*	*27*	*28*	*29*	*30*		
Janvier.....	6	7	8	9	10	11	12	13	14	15	16	17	18	19	20	21	22	23	24	25	26	27	28	29	30	31	1	2	3	4		Février.
Mai.........	*1*	*2*	*3*	*4*	*5*	*6*	*7*	*8*	*9*	*10*	*11*	*12*	*13*	*14*	*15*	*16*	*17*	*18*	*19*	*20*	*21*	*22*	*23*	*24*	*25*	*26*	*27*	*28*	*29*	*30*	*31*	
Février......	5	6	7	8	9	10	11	12	13	14	15	16	17	18	19	20	21	22	23	24	25	26	27	28	1	2	3	4	5	6	7	Mars.
Juin........	*1*	*2*	*3*	*4*	*5*	*6*	*7*	*8*	*9*	*10*	*11*	*12*	*13*	*14*	*15*	*16*	*17*	*18*	*19*	*20*	*21*	*22*	*23*	*24*	*25*	*26*	*27*	*28*	*29*	*30*		
Mars.........	8	9	10	11	12	13	14	15	16	17	18	19	20	21	22	23	24	25	26	27	28	29	30	31	1	2	3	4	5	6		Avril.
Juillet......	*1*	*2*	*3*	*4*	*5*	*6*	*7*	*8*	*9*	*10*	*11*	*12*	*13*	*14*	*15*	*16*	*17*	*18*	*19*	*20*	*21*	*22*	*23*	*24*	*25*	*26*	*27*	*28*	*29*	*30*	*31*	
Avril........	7	8	9	10	11	12	13	14	15	16	17	18	19	20	21	22	23	24	25	26	27	28	29	30	1	2	3	4	5	6	7	Mai.
Août........	*1*	*2*	*3*	*4*	*5*	*6*	*7*	*8*	*9*	*10*	*11*	*12*	*13*	*14*	*15*	*16*	*17*	*18*	*19*	*20*	*21*	*22*	*23*	*24*	*25*	*26*	*27*	*28*	*29*	*30*	*31*	
Mai.........	8	9	10	11	12	13	14	15	16	17	18	19	20	21	22	23	24	25	26	27	28	29	30	31	1	2	3	4	5	6	7	Juin.
Septembre	*1*	*2*	*3*	*4*	*5*	*6*	*7*	*8*	*9*	*10*	*11*	*12*	*13*	*14*	*15*	*16*	*17*	*18*	*19*	*20*	*21*	*22*	*23*	*24*	*25*	*26*	*27*	*28*	*29*	*30*		
Juin.........	8	9	10	11	12	13	14	15	16	17	18	19	20	21	22	23	24	25	26	27	28	29	30	1	2	3	4	5	6	7		Juillet.
Octobre....	*1*	*2*	*3*	*4*	*5*	*6*	*7*	*8*	*9*	*10*	*11*	*12*	*13*	*14*	*15*	*16*	*17*	*18*	*19*	*20*	*21*	*22*	*23*	*24*	*25*	*26*	*27*	*28*	*29*	*30*	*31*	
Juillet.......	8	9	10	11	12	13	14	15	16	17	18	19	20	21	22	23	24	25	26	27	28	29	30	31	1	2	3	4	5	6	7	Août.
Novembre.	*1*	*2*	*3*	*4*	*5*	*6*	*7*	*8*	*9*	*10*	*11*	*12*	*13*	*14*	*15*	*16*	*17*	*18*	*19*	*20*	*21*	*22*	*23*	*24*	*25*	*26*	*27*	*28*	*29*	*30*		
Août........	8	9	10	11	12	13	14	15	16	17	18	19	20	21	22	23	24	25	26	27	28	29	30	31	1	2	3	4	5	6		Septembre.
Décembre.	*1*	*2*	*3*	*4*	*5*	*6*	*7*	*8*	*9*	*10*	*11*	*12*	*13*	*14*	*15*	*16*	*17*	*18*	*19*	*20*	*21*	*22*	*23*	*24*	*25*	*26*	*27*	*28*	*29*	*30*	*31*	
Septembre.	7	8	9	10	11	12	13	14	15	16	17	18	19	20	21	22	23	24	25	26	27	28	29	30	1	2	3	4	5	6	7	Octobre.

260 à 290 jours. Aux termes de l'article 315 du Code civil, « la légitimité de l'enfant né 300 jours après la dissolution du mariage pourra être contestée ». La moyenne est de 275 à 280 jours. Une femme normalement réglée tous les 28 jours accouche en moyenne 9 mois et 14-15 jours après le début de ses dernières règles. En ce cas, si l'on admet que la fécondation est intervenue vers le 14e jour (14e jour après le début des règles précédentes ou 14e jour avant le début des règles manquantes), la durée approximative de la gestation a été de 9 mois.

Une *gestation prolongée* réelle est celle dont le terme dépasse 9 mois et 15 jours. Cette prolongation de la grossesse paraît due à des troubles des sécrétions internes (folliculine, hypophyse).

La durée de la grossesse est plus longue chez les femmes qui se reposent dans les derniers temps de leurs couches. Le poids moyen des enfants nés de femmes ayant travaillé jusqu'à leur accouchement est de 3 000 g, tandis qu'il est de 3 300 à 3 370 g chez celles qui ont séjourné au moins dix jours dans un refuge-ouvroir ou dans le dortoir d'une clinique.

Dans le tableau-calendrier, établi d'après Nægeli (v. ci-dessus), les chiffres de la ligne supérieure en italique indiquent la date du dernier jour de la dernière période menstruelle, et le chiffre en romain, placé immédiatement en dessous, la date probable de l'accouchement.

Mais, nous venons de le voir, même en connaissant la date de la fécondation, celle de l'accouchement ne peut être qu'approximative. L'accoucheur le plus expert peut se tromper de 20 à 25 jours sur l'âge d'une grossesse, et il lui est impossible d'en fixer d'une façon certaine la terminaison.

Le *volume* de l'utérus donne des indications importantes sur l'avancement de la grossesse. On mesure, en partant du bord supérieur de la symphyse pubienne, sur la ligne médiane, la hauteur de la matrice, dont on limite le sommet en enfonçant les doigts de la main verticalement derrière l'organe, pendant que le pouce applique le ruban tendu contre le médius. La hauteur est, à 3 mois, de 9 cm ; à 4, de 15 cm ; à 5, de 20 cm ; à 6, de 24 cm ; à 7, de 27 cm ; à 8, de 30 cm ; à 9, de 34 cm.

Evolution du fœtus. — V. à FŒTUS.

Position du fœtus. — L'enfant placé dans l'ovoïde à grosse extrémité supérieure constitué par l'utérus tend à adapter sa forme à celle-ci ; jusqu'à la fin du 6e mois, la partie la plus large du fœtus est la tête ; il a donc d'ordinaire jusqu'à ce moment le siège en bas. Bientôt, la tête se fléchit, les membres supérieurs sont croisés en avant de la poitrine, les avant-bras fléchis sur les bras ; de même, les cuisses sont fléchies sur le bassin, les jambes croisées l'une sur l'autre et les pieds fléchis sur les jambes. Le siège devient ainsi la partie la plus volumineuse, et, sous l'influence des contractions utérines, il glisse et s'élève au fond de l'utérus.

Conduite à tenir pendant la grossesse normale. — HYGIÈNE. Se protéger contre le froid et particulièrement contre le froid humide ; ne pas habiter au bord de la mer et éviter les refroidissements au sortir du bain. Ne pas se serrer ; supprimer les corsets ou, tout au moins, faire usage des corsets de grossesse dépourvus de busc et munis à la partie centrale ou sur les côtés de tissu élastique (*fig.* 842) ; ne pas employer de jarretières, afin d'éviter les varices ou, si elles se produisent, de ne pas les aggraver et les rendre définitives, alors qu'elles sont en général limitées à la durée de la grossesse ; porter des chaussures amples à talons bas et suffisamment larges. Les femmes qui ont eu plusieurs enfants feront bien, vers le 6e mois, de porter une ceinture abdominale (*fig.* 843) en tissu élastique, maintenue au besoin par des bretelles, pour éviter la chute de l'abdomen, due à un affaissement de la paroi du ventre.

Alimentation suffisante, mais non excessive ; entretenir la régularité des selles, au besoin par des pilules laxatives (podophyllin, cascarine, rhubarbe), de la magnésie, de l'huile de ricin, des eaux minérales purgatives (ces dernières à petite dose, le matin) ; en cas de diarrhée, prendre du salicylate de bismuth. Régime lacto-végétarien ; pas de viandes, vin très coupé d'eau.

Exercice modéré régulier (promenade à pied quotidienne ou en voitures bien suspendues), mais suppression de la danse, de l'équitation, du cyclisme et des longs voyages, en chemin de fer et surtout en automobile, au début et dans les dernières semaines de la grossesse ; *repos complet* à la date où les règles auraient dû se produire. Suppression du travail à la machine à coudre, cessation du travail pour les ouvrières travaillant le plomb, le sulfure de carbone. Repos ou demi-repos dans les dernières semaines.

Tub, bains tièdes (33° à 35°), de courte durée (maximum dix minutes), deux fois par semaine, sauf à la période correspondant aux règles. Pour les bains de mer, consulter le médecin,

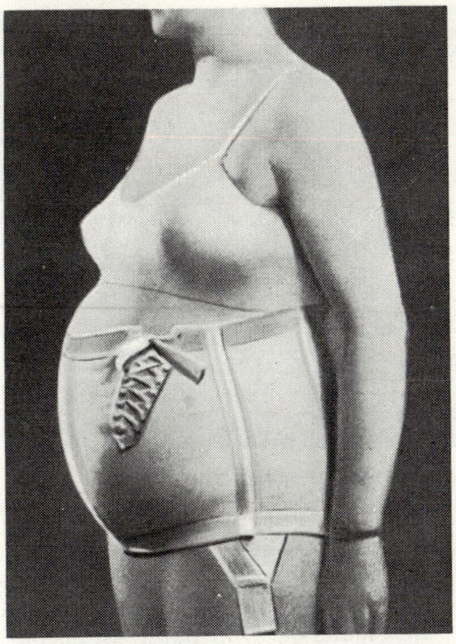

FIG. 842. — Ceinture spéciale pour grossesse.

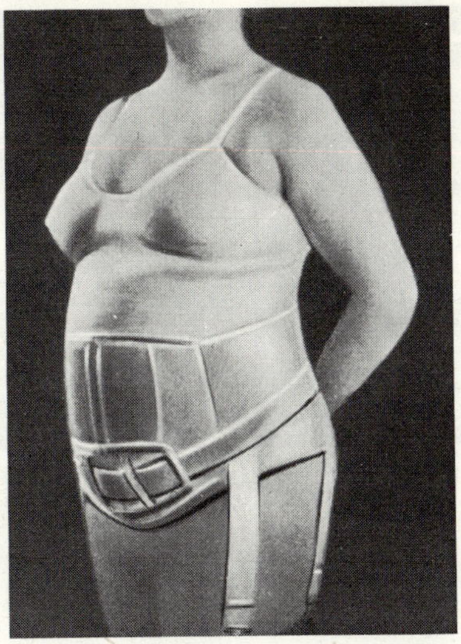

FIG. 843. — Ceinture abdominale avec sous-ventre.

et les prendre, en tout cas, courts et par mer calme.

Pas de rapports sexuels, en cas de fausses couches antérieures, lors des périodes correspondant aux règles et dans le dernier mois de la grossesse.

Lotions avec de l'eau-de-vie sur le bout des seins, afin de les durcir et de prévenir les gerçures, mais il convient de s'abstenir de toute succion naturelle ou artificielle (ventouse) sur le bout des seins dans l'intention d'allonger un mamelon incomplètement développé, cette pratique pouvant provoquer des contractions de la matrice et un accouchement prématuré.

Continuer les injections de propreté, à condition de les prendre étant couchée, avec de l'eau bouillie, qui devra passer *lentement* et *doucement;* ne pas employer l'irrigateur, mais se servir du bock à faible hauteur (50 cm).

CONSEILS À DEMANDER AU MÉDECIN. Lui envoyer des urines chaque mois à partir du quatrième, depuis le début de la grossesse, afin de lui permettre, en cas d'albuminurie, d'établir le traitement préventif de l'*éclampsie.* (Voir plus loin, dans le même article, à *Troubles de la grossesse.*) Le prévenir immédiatement, en cas de cessation prolongée des mouvements du fœtus ou d'un des accidents ci-après énumérés. Aller le voir ou l'appeler chez soi deux mois avant l'époque présumée de l'accouchement : il sera à même ainsi de modifier la position de l'enfant dans l'utérus si elle est défectueuse. (V. *Version par manœuvres externes.*)

II. Grossesse extra-utérine. — Développement très rare de l'œuf fécondé en dehors de la cavité de l'utérus, dans la trompe, sur l'ovaire ou dans la cavité abdominale (*fig.* 844).

SIGNES. L'évolution, dans quelques cas, est normale, et la femme ne consulte un médecin qu'à la fin de sa grossesse, parce qu'elle ne sent plus remuer le fœtus, qu'elle souffre de douleurs analogues à celles de l'accouchement (faux travail) ou que celui-ci ne se produit pas, malgré le temps écoulé. Ordinairement, au contraire, la grossesse est pénible dès le début; une douleur vive apparaît subitement dans le ventre, avec phénomènes graves; le kyste fœtal s'est rompu. (V. à FÉMININS [Organes génitaux] : *Hématocèle.*) Entre ces deux évolutions différentes, il existe des quantités de variétés.

La femme a présenté les signes ordinaires de probabilité (suppression des règles, développement du ventre,

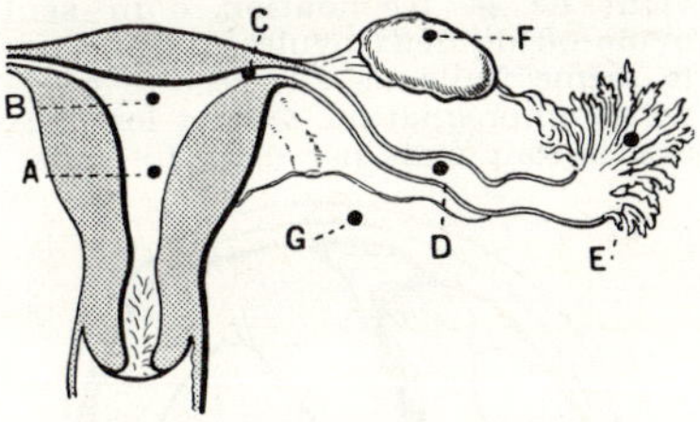

FIG. 844. — Divers types de grossesse.
A. Grossesse normale. B. Œuf fixé au fond de l'utérus; C. Grossesse interstitielle; D. Grossesse tubaire; E. Grossesse tubo-abdominale; F. Grossesse ovarienne; G. Grossesse péritonéale.

gonflement des seins) et, en outre, des douleurs dans le bas-ventre, avec irradiations lombaires, des poussées péritoniques, des douleurs au moment des règles, qui se produisent aux époques normales, sont noirâtres (marc de café), avec quelquefois expulsion de caduque.

Le ventre est ballonné, et on observe des troubles par compression; gêne de la marche, alternance de diarrhée et de constipation. Aucun de ces signes n'est caractéristique, et ceux qui sont donnés par l'examen médical restent souvent douteux assez longtemps; aussi, fréquemment, le diagnostic reste en suspens, jusqu'à ce que se produise une complication très grave : la rupture de la grossesse (inondation péritonéale).

Dans ce cas, on peut noter une ecchymose colorant la peau de l'ombilic (signe de Cullen).

TRAITEMENT. Il varie avec les indications, mais commande l'intervention chirurgicale, la situation étant très grave.

III. Grossesse (Fausse). — Les états qui peuvent illusionner sur l'existence d'une grossesse sont nombreux.

1° Maladies de l'utérus et Aménorrhée. — Elles peuvent d'autant mieux faire croire à une grossesse qu'elles s'accompagnent souvent de gonflement et de sensibilité des seins, de congestion des organes sexuels, notamment de l'utérus. L'erreur peut résulter aussi d'une inflammation chronique, de l'existence de *fibromes* (v. à FÉMININS [Organes génitaux] : *Fibromes utérins*), ou de dilatation de l'utérus par les règles ou par les gaz. Si les signes énoncés précédemment à *Grossesse normale* permettent en général la différenciation, dans certains cas elle ne peut être faite qu'au moment de l'apparition des signes de certitude, c'est-à-dire après quatre mois.

2° Tuméfactions abdominales. — Dues à des tumeurs de l'ovaire, de la rate, à l'ascite, à la tympanite ou à l'obésité graisseuse, elles sont d'un diagnostic assez facile pour le médecin; mais le gonflement graisseux ou gazeux trompe souvent les femmes qui désirent passionnément être mères. L'action de l'imagination, aidée par des irrégularités dans la menstruation, crée la *grossesse nerveuse;* les mamelles se gonflent, deviennent douloureuses et sécrètent un liquide ressemblant à du lait. Des troubles digestifs, nausées, vomissements, se produisent et la femme croit même sentir remuer le fœtus, alors que les mouvements de l'abdomen sont dus à des déplacements de gaz ou de l'intestin.

IV. Grossesse multiple. — L'utérus peut contenir deux à cinq fœtus, mais c'est la *grossesse double* ou *gémellaire* qui est la plus fréquente. L'hérédité est certaine, paternelle ou maternelle; les jumeaux viennent par famille.

La race joue également un rôle; tandis qu'en France la proportion des jumeaux est de 10 p. 1 000, elle est de 12,5 en Norvège, 13 en Hollande et 14,5 en Suède. La gémellité est deux fois plus fréquente chez les multipares que chez les primipares. L'âge où elle est le plus fréquente est

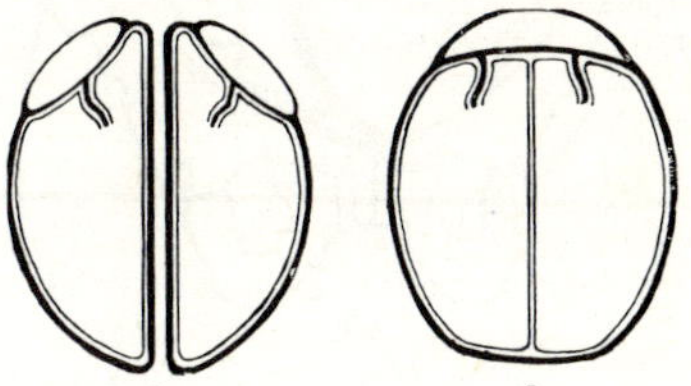

1 2

FIG. 845. — Types de grossesse gémellaire (schématique).
1. Grossesse bivitelline; 2. Grossesse univitelline.

30 à 34 ans, puis 25 à 29, c'est-à-dire la période de pleine activité physiologique. V. GÉMELLITÉ, JUMEAUX.

La *grossesse triple* s'observe 1 fois sur 6 000 à 7 000 accouchements; la *grossesse quadruple*, 1 fois sur 370 000 accouchements.

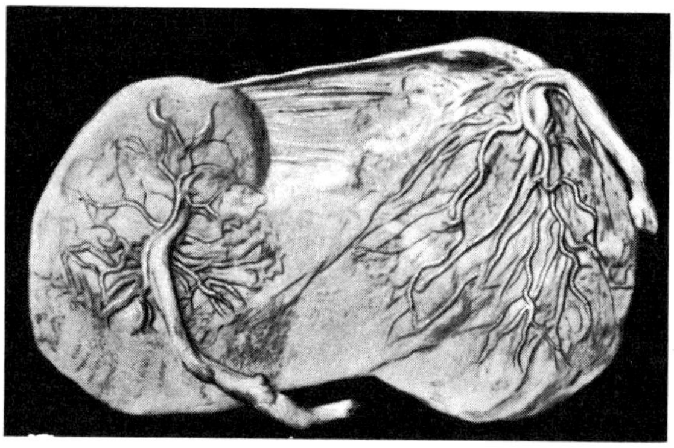

FIG. 846. — Placenta bivitellin.

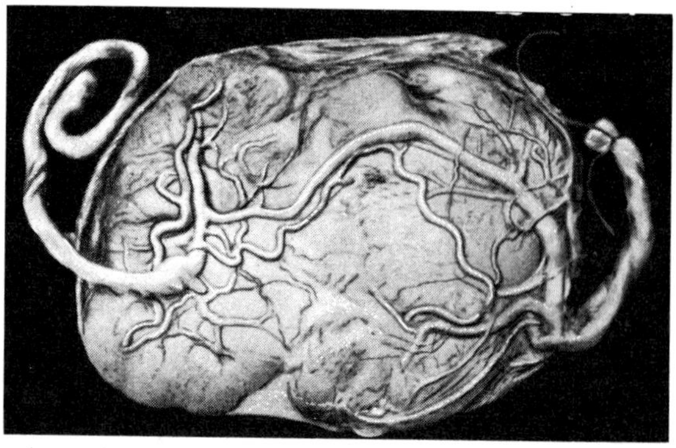

FIG. 847. — Placenta univitellin.

Certains auteurs considèrent la gémellité comme une anomalie, une monstruosité. Il faut distinguer à ce point de vue entre la gémellité bivitelline et l'univitelline (v. plus loin) ; la première peut s'observer en dehors de toute tare, la seconde constitue pour certains une dégénérescence, qu'on a attribuée à la tuberculose, à l'alcoolisme et surtout à la syphilis. La véritable cause en est, en fait, inconnue.

La grossesse gémellaire provient de la fécondation de deux ovules ou d'un seul ovule : d'où la division en grossesses bivitellines et univitellines (*fig.* 845).

Grossesse bivitelline (*fig.* 846). — Les ovules, qu'ils soient fournis par le même follicule de Graaf ou par deux follicules différents, siégeant soit sur le même ovaire, soit sur les deux, ont chacun leur germe. C'est la forme la plus commune. Chaque œuf possède un chorion différent et chaque fœtus est enfermé dans une loge spéciale constituée par un chorion et un amnios; il n'y a d'ordinaire qu'une seule caduque ovulaire. Les deux placentas peuvent être plus ou moins éloignés l'un de l'autre, réunis simplement par un pont membraneux, ou bien se toucher par leurs bords, donnant l'impression d'un placenta unique; mais il n'y a pas d'anastomose entre les deux circulations. Les fœtus peuvent être du même sexe ou d'un sexe différent, et cela dans la moitié des cas. Un fœtus peut mourir et l'autre continuer à vivre, mais l'expulsion du fœtus se produit alors immédiatement.

Grossesse univitelline (*fig.* 847). — Il n'y a ici qu'un chorion, mais il peut exister un ou deux amnios, chaque fœtus étant contenu dans une loge distincte, ou, au contraire, dans un même sac. Le placenta est unique; les fœtus sont *toujours* du même sexe; un seul ovule, en effet, ayant donné naissance à deux embryons, chaque moitié de cet ovule évoluera suivant le type qu'aurait suivi l'ovule entier (Bar). Les jumeaux univitellins présentent habituellement, tant au physique qu'au moral, une ressemblance parfaite.

Quand la grossesse gémellaire provient de la fécondation d'un seul ovule ou de deux ovules, fournis par le même follicule, elle résulte de la même imprégnation. Quand les deux ovules sont émis par deux follicules, leur fécondation n'est pas toujours contemporaine; ils peuvent, en effet, être pondus non plus simultanément, mais à des intervalles plus ou moins éloignés; leur fécondation peut alors procéder de coïts distincts; il y a *superimprégnation,* et, suivant que les fécondations successives s'opèrent dans la même période d'ovulation ou qu'elles ont lieu dans des périodes d'ovulation différentes, on dit qu'il y a *superfécondation* ou *superfœtation.* C'est ainsi qu'on a observé une négresse accouchant simultanément d'un nègre et d'un mulâtre.

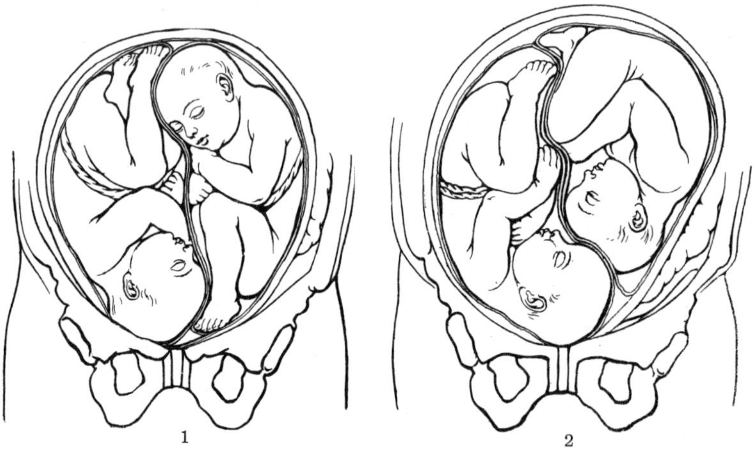

FIG. 848. — Disposition des fœtus dans la grossesse gémellaire.

De même, on a pu noter un accouchement simultané de deux enfants de développement différent ou deux accouchements à intervalle plus ou moins éloigné.

Situation et poids. — En général, les deux enfants se présentent tous deux la tête en bas ou l'un par la tête et l'autre par le siège.

Le poids et le volume de chacun d'eux sont ordinairement inférieurs à la moyenne, même quand l'accouchement s'effectue à terme; d'habitude, en effet, il a lieu au 8ᵉ et même au 7ᵉ mois, la matrice ayant alors le développement d'une grossesse simple. La différence de poids peut même être très notable : elle varie entre 50 et 2 250 g, avec une moyenne de 1 000 g. L'un des enfants peut donc être normal, tandis que l'autre rentre dans la catégorie des *débiles* (v. ce mot). On a incriminé le développement inégal des placentas sous l'action probablement des phénomènes de compression. Souvent, le développement est inégal. L'un d'eux peut aussi mourir et se dessécher, l'autre continuant à grandir. Les fœtus peuvent aussi adhérer l'un à l'autre. V. MONSTRES.

SIGNES. On reconnaît une grossesse gémellaire au volume exagéré du ventre par rapport à la durée de la grossesse, aux phénomènes plus hâtifs de compression (œdème, gêne de la respiration), à l'apparition plus rapide aussi des phénomènes d'intoxication. Mais tous ces signes peuvent faire défaut si la femme est grande et si elle a eu déjà plusieurs enfants.

L'existence de grossesses gémellaires chez les ascendants de la future mère ou chez ceux du mari met sur la voie du vrai diagnostic; mais l'examen donne des renseignements plus certains. En appliquant les mains sur le ventre, on constate une tension permanente de la paroi, qui peut être inégale pour les deux côtés du ventre, en cas de réplétion différente des deux œufs par le liquide amniotique.

Les deux fœtus ne peuvent se mettre l'un devant l'autre, car sans cela l'un d'eux devrait se tenir en équilibre sur le premier. Le plus souvent, l'un est en avant et d'un côté de la colonne vertébrale, par conséquent plus superficiel; l'autre, en arrière et de l'autre côté, chacun regardant l'autre par la face ventrale (*fig.* 848, 1). Les deux grosses extrémités (têtes) peuvent être au même niveau, mais souvent tendent à diverger; les deux pôles inférieurs sont plus souvent à la même hauteur, ou l'un en bas, l'autre en haut (*fig.* 848, 2).

Le diagnostic de grossesse gémellaire est parfois délicat, et les difficultés peuvent provenir : 1° de l'extrême tension de la paroi abdominale, par suite du volume énorme de la matrice distendue soit par une quantité exagérée de liquide, soit par le volume anormal des enfants; 2° de l'existence, dans le ventre, d'une tumeur fibreuse, qui simule un troisième pôle.

V. Grossesse (Troubles de la). — Hépato-toxémie de la grossesse. — Au cours de la grossesse, le foie peut devenir insuffisant et incapable de détruire les poisons alimentaires qui lui sont apportés par le sang venant de l'intestin, lequel peut, par suite, empoisonner le système nerveux.

Cette insuffisance hépatique peut se manifester par des symptômes variés.

Tantôt il existe une simple *démangeaison*, tantôt une éruption (prurigo autotoxique), constituée par des *papules* se produisant d'abord aux membres, mais pouvant envahir tout le corps d'une façon en général symétrique, et s'accompagnant, dans le cas de grande extension, de frissons, de fièvre avec langue sale. Quelquefois, les papules s'exacerbent. Tantôt, enfin, des taches pigmentaires (*masque de la grossesse*) apparaissent sur le visage et sont rendues pénibles par des démangeaisons.

Les gencives sont souvent rouges et saignantes; les dents peuvent, sous l'action de cette *gingivite*, se déchausser et même tomber. Des *maux de dents*, des *névralgies dentaires*, sont fréquents. La *salivation* est souvent exagérée.

Il n'est pas rare que la femme enceinte perde à un moment tout appétit, qu'elle se plaigne d'aigreurs et de brûlures stomacales.

Les *vomissements* sont beaucoup plus fréquents (42,15 p. 100), notamment dans la première grossesse. Ils apparaissent dès son début, se continuent jusqu'au 4e mois et peuvent reparaître vers sa fin. Ordinairement, ils se réduisent à l'évacuation, au réveil, d'un liquide glaireux (*pituite*), ou à la suite des repas, sans que les aliments de facile digestion soient moins expulsés que les autres; dans certains cas, les aliments gras ou acides sont même mieux conservés. L'état général reste bon.

Beaucoup plus graves sont les *vomissements incoercibles*, se répétant sans interruption, pour tous les aliments, même l'eau. La malade se plaint, en outre, souvent d'une salivation abondante, d'une constipation opiniâtre ou, au contraire, de diarrhée, avec soif vive, maux de tête; elle refuse toute nourriture; son caractère devient inquiet, triste; le pouls s'accélère (110-140); l'amaigrissement est considérable. La peau, la gorge et les lèvres se dessèchent; l'haleine devient fétide, les douleurs de tête s'accroissent; parfois, il existe des hémorragies gastriques ou intestinales.

Lorsque, sous l'effet de l'intoxication, le fœtus meurt, ou qu'il est procédé à un accouchement prématuré, les troubles, en général, cessent, mais des lésions nerveuses peuvent, dans certains cas, subsister.

La *constipation*, même isolée des vomissements , peut occasionner des troubles assez sérieux lorsqu'elle s'accompagne de difficulté de digestion (douleurs d'estomac et d'intestin, gonflement du ventre), d'hémorroïdes, de difficultés dans l'engagement de la tête du fœtus.

La diarrhée, alternant avec la constipation, fatigue les femmes lorsqu'elle devient intense.

La *lithiase biliaire*, provoquée par la longue immobilité à laquelle la femme est souvent astreinte, se manifeste souvent pour la première fois, pendant la grossesse, par des douleurs au niveau de l'estomac, avec vomissement et diarrhée, rarement par la colique hépatique proprement dite.

Parfois, on observe un *ictère* simple, bénin, mais qui peut se transformer en *ictère grave*, de pronostic sombre pour la mère et l'enfant.

TRAITEMENT. Contre le *prurit*, bains alcalins, lotions chaudes simples ou avec une solution de chloral à 1 p. 100. Régime lacté absolu et diète hydrique (Pinard) ou lait écrémé et purgatifs répétés.

Contre les *taches pigmentaires*, faire des lotions matin et soir avec : sulfate de zinc, 2 g; acétate de plomb, 2 g; eau distillée de roses, 200 g. Après l'accouchement, attouchements avec une solution de 50 cg de sublimé par litre d'eau.

Contre la *gingivite*, gargarismes chloratés (0,50 p. 100). Contre l'*anorexie* et les *aigreurs*, quinquina, quassia amara, exercice au grand air.

Demi-verre d'eau de Vals, un quart d'heure avant les repas; lait, œufs, viandes blanches, suppression du vin; promenade à pied avant les repas.

Contre les vomissements, régime lacto-végétarien, lacté absolu, ou même diète hydrique dans les cas sérieux. Eau oxygénée, inhalations d'oxygène, lavements alimentaires.

Dans les vomissements incoercibles, repos au lit, diète hydrique, glace, opothérapie surrénale.

Etant donné les moyens thérapeutiques dont on dispose actuellement, l'interruption de la grossesse ne doit plus être envisagée.

Albuminurie gravidique. — Elle est assez fréquente : tantôt il s'agit d'un mal de Bright (v. REINS) antérieur en évolution, tantôt il s'agit d'une albuminurie provoquée par la grossesse elle-même. Certaines femmes présentent de l'albumine en quantité très faible durant toute leur grossesse; cette albuminurie n'occasionne aucun accident, et disparaît sans laisser de traces après l'accouchement.

D'autres fois, sous l'influence d'une forte émotion, de la fatigue, se produisent une enflure des pieds, des mains, du visage, des saignements du nez, des maux de tête, des difficultés de digestion, et une constipation intense.

L'œdème des pieds, des jambes, peut gagner les organes génitaux et même la partie inférieure du ventre; les urines montrent une quantité très variable d'albumine, de quelques traces à 2 ou 5 g. Il existe de l'hypertension artérielle, de la céphalée et parfois des troubles de la vue (amaurose, rétinite albuminurique).

Cette albuminurie est grave pour la femme, parce qu'elle peut être le prélude de crises d'*éclampsie* (v. plus loin), et pour l'enfant, qui, s'il ne succombe pas, peut naître prématurément, dans un état de maigreur extrême.

La femme peut aussi présenter les signes de l'*anémie* pernicieuse, avec perte d'appétit, amaigrissement et perte de force extrême, pâleur cireuse, hémorragie (pétéchies) des gencives et des muqueuses.

TRAITEMENT. Il importe de répéter les examens d'urine fréquemment : deux à trois fois par mois au moindre trouble, tous les jours ensuite pour surveiller l'action du régime. Le tube d'Esbach (v. URINE [analyse]), employé par une personne de la famille, donne des notions suffisantes dans ce cas.

En cas d'albuminurie légère, lait coupé d'eau d'Evian, poissons frais, viandes blanches, légumes, pâtes alimentaires, fromages frais, fruits. Combattre la constipation.

Si l'albuminurie augmente, régime lacté exclusif, repos complet au lit; éviter les refroidissements, et purgations répétées.

Si, malgré ce régime sévère, les troubles s'accentuaient (ce qui est rare), on doit, dans l'intérêt de la mère, interrompre le cours de la grossesse.

Eclampsie puerpérale. — C'est une manifestation grave de la toxémie gravidique, s'observant souvent chez les femmes qui présentent une albuminurie persistante. Quelquefois, cependant, l'albumine fait défaut dans les urines.

SIGNES PRÉMONITOIRES. L'urine contient tout à coup une proportion exagérée d'albumine, ou devient très foncée, et peu abondante. La tension artérielle augmente. Des œdèmes légers apparaissent aux membres et à la face. Il se produit un saignement de nez, un mal de tête persistant avec sensation du casque : la douleur a son siège principal au-dessus des yeux, avec ou non des nausées, des vertiges, des bourdonnements d'oreilles, de la surdité, des éblouissements, des mouches volantes, avec diminution ou suppression temporaire de la vue. Une douleur existe souvent aussi au niveau du creux de l'estomac.

Tous ces phénomènes annoncent l'imminence de la crise d'éclampsie et constituent une véritable *éclampsie sans crise*, de pronostic aussi grave et nécessitant immédiatement la diète hydrique suivie du régime lacté absolu. Malgré ce traitement, cependant, la crise peut éclater.

ACCÈS. 1° *Période d'invasion.* — Les convulsions atteignent d'abord les muscles du visage, et notamment les paupières et les globes oculaires, qui sont agités de mouvements rapides : les yeux se dévient en haut et à gauche, les mâchoires sont serrées l'une contre l'autre.

La température reste généralement normale, mais elle peut s'élever au début des accès. Dans ce cas, et lorsque le pouls monte à 120, la situation est grave.

2° *Période de contracture.* — Après 20 à 30 secondes, tous les muscles sont immobilisés ou contracturés, la tête renversée en arrière; le dos forme voûte, la respiration s'arrête, la face bleuit; la langue, projetée au-dehors, peut être coupée par les dents, et le sang, mélangé de salive, s'écoule sur le visage; les mains sont fermées.

3° *Période de convulsions.* — La phase précédente dure un tiers de minute, puis les muscles entrent en convulsion et les membres s'agitent en tout sens, le visage grimace, la respiration est bruyante : elle se régularise peu à peu.

4° *Période de coma.* — Elle est peu marquée dans certains cas, et la malade répond à peu près aux questions, mais, à mesure que les accès se rapprochent, la perte de connaissance devient plus complète.

Evolution. Les accès peuvent s'espacer ou, au contraire, se répéter à des intervalles plus ou moins rapprochés. Dans les cas favorables, ils s'espacent; les urines deviennent très abondantes (2 à 3 litres) ; l'albumine diminue peu à peu; les douleurs de tête s'atténuent et la mémoire reparaît; l'œdème persiste souvent quelque temps.

Dans le cas contraire, les accès se rapprochent et le coma devient plus profond. Quelquefois, la guérison n'est pas complète; des troubles de la vue, de l'intelligence, peuvent persister pendant un temps variable, et il est nécessaire de surveiller la malade, car elle reste exposée à des troubles psychiques tardifs, s'accompagnant fréquemment d'actes impulsifs, tels que le suicide ou le meurtre. *Une éclamptique guérie ne doit jamais être laissée seule avec son enfant.*

Complications. Du fait de l'hypertension sanguine, on peut noter des hémorragies multiples (foie, reins, poumons, cerveau [avec aphasie et paralysie]), des ecchymoses palpébrales sous-conjonctivales. L'*ictère* avec forte coloration des urines est un signe grave.

L'emphysème pulmonaire, la manie, peuvent aggraver encore le pronostic de l'éclampsie.

Pour l'enfant, le pronostic est encore plus sombre (55 à 77 p. 100 de mortalité).

Traitement. Il est *prophylactique.* Surveiller la constipation, l'albuminurie, la tension artérielle en cas d'albuminurie.

Toute femme albuminurique sera mise au régime lacté ; toute albuminurique qui aura pu suivre pendant huit jours consécutifs le régime lacté absolu n'aura pas d'accès éclamptiques (Tarnier).

1° *Période des signes prémonitoires.* — Si la pression sanguine est normale, 4 à 8 g de chloral en potion ou lavement, ventouses scarifiées sur les reins ; comme alimentation unique, eau contenant 1 g de lactose pour 2 litres; inhalations de chloroforme. Si la pression est forte, saignée de 300 à 500 g, lavement purgatif et purgation avec 15 g d'eau-de-vie allemande.

En cas de fausses dents, les faire retirer, de crainte qu'elles ne soient avalées pendant l'attaque.

Si l'état ne s'améliore pas, malgré un traitement médical bien conduit, la plupart des accoucheurs conseillent l'évacuation de l'utérus (dilatation du col, ou opération césarienne).

2° *Pendant l'accès.* — Se hâter d'interposer entre les mâchoires un linge quelconque, qu'on appuiera pendant toute l'attaque sur la langue pour empêcher qu'elle ne soit serrée par les dents. Cesser le chloroforme. Morphine (5 mg toutes les heures).

3° *Entre les accès.* — Saignée et injection intraveineuse d'évipan sodique en goutte-à-goutte; oxygénothérapie. Lavements répétés de chloral (4 g), dans du lait, jusqu'à 12 g. Faire boire une eau minérale diurétique (lactose comme précédemment).

Névrites. — Elles se manifestent par des paralysies plus ou moins complètes de certains groupes de muscles de la jambe, des doigts, par des crampes douloureuses le long des nerfs. La guérison se produit en temps variable après l'accouchement.

Troubles mentaux. — Ils sont plus ou moins caractérisés : envies bizarres, kleptomanie, manies, mélancolie; ils apparaissent à une période variable de la grossesse. V. folie.

Herpès gestationis. — Survient dans les trois derniers mois ; considérée comme une autotoxémie liée à la gestation ; peut récidiver à chaque grossesse. Eruption papulovésiculeuse ou bulleuse, avec prurit. Pronostic bénin. N'a pas d'influence sur le cours de la grossesse.

Traitement. Symptomatique: bains, purgatifs.

Extrait d'ovaire, corps jaune.

Maladies du cœur. — Les cardiopathies, surtout les mitrales, sont fâcheusement influencées par la grossesse ; on peut observer, vers le 4e mois, de petits accidents : palpitations, dyspnée, vertiges, douleurs précordiales, toux, petites hémoptysies, pouvant aller jusqu'à l'asthme cardiaque, l'asystolie, l'œdème aigu du poumon, les embolies pulmonaires ou cérébrales.

Prophylaxie. La formule de Peter : fille pas de mariage, femme pas de grossesse, mère pas d'allaitement, est trop absolue et ne peut être appliquée à tous les cas ; si la lésion cardiaque est bien compensée, la grossesse peut être autorisée.

Diabète. — Il existe chez la femme enceinte une *glycosurie* simple vers la fin de la gestation (5 à 15 g), qui ne s'accompagne d'aucun signe pathologique. Ni régime ni traitement. Voir aussi diabète.

Maladie de Basedow. — Rare pendant la grossesse, qui l'aggrave et donne un coup de fouet à la tachycardie. Guérison après l'accouchement.

Anémie pernicieuse. — Survient chez les multipares en état de misère physiologique. Début insidieux dans les premiers mois de la grossesse, par des troubles digestifs, une décoloration de la peau, des œdèmes, des tendances au vertige et à la syncope ; les hématies tombent au-dessous de 1 million. Habituellement, expulsion prématurée d'un enfant mort. Pronostic très sombre pour la mère.

Colibacillose. — Les accidents apparaissent dans les derniers mois de la grossesse, sous divers aspects : une pyélonéphrite, une cholécystite ou une appendicite.

Tuberculose. — La grossesse peut aggraver une tuberculose en activité, réveiller une tuberculose latente et présider aux débuts d'une tuberculose aiguë.

Syphilis. — Il importe de dépister la syphilis chez la femme enceinte, car la vie du fœtus est en jeu. La réaction de Wassermann sera pratiquée dès le début de la grossesse chez toute femme qui présente : 1° un ou plusieurs avortements de cause obscure; 2° une grossesse antérieure terminée par un accouchement prématuré, par la naissance d'un enfant mort-né, ou par une grossesse gémellaire univitelline; 3° une grossesse antérieure compliquée d'hydramnios, à un stade avancé de la grossesse.

Si la syphilis est démontrée ou simplement douteuse, il faut instituer un traitement antisyphilitique intensif, qui seul empêchera un accouchement prématuré ou la mort du fœtus. Voir syphilis.

Après la naissance, l'enfant sera mis au sein de sa mère, à moins d'impossibilité ; on ne doit pas le confier à une nourrice, qu'il risquerait de contaminer. La mise au sein ne présente aucun danger pour la mère. Une femme accouchant d'un enfant syphilitique et ne portant elle-même aucune trace apparente de syphilis peut sans danger nourrir cet enfant, même s'il présente des lésions buccales (*loi de Colles*); la mère est en effet déjà syphilitique. Inversement, un enfant, sain d'apparence, ne peut être contaminé par sa mère atteinte de lésions syphilitiques (*loi de Propheta*).

Quand une femme met au monde des enfants morts ou avant terme, même si les procréateurs, mari et femme, ont des Wassermann négatifs, il convient de les soigner l'un et l'autre.

Troubles dépendant de la compression. — 1° *Incontinence d'urine.* — Elle se produit soit au début, par instabilité de la vessie, soit à la fin, par suite de la compression de ce viscère par la matrice, qui doit alors être soutenue par un bandage.

2° *Rétention d'urine.* — Elle nécessite l'intervention du médecin, l'introduction de la sonde étant délicate.

L'incontinence et la rétention peuvent être produites par une mauvaise position de la matrice.

3° *Hernie.* — S'il en existe, faire porter un bandage, qu'on surveillera pendant l'accouchement. Pour *constipation* et *diarrhée,* voir précédemment : *Conduite à tenir pendant la grossesse.*

4° *Varices* (pour les signes, v. à varices). — Fréquentes surtout chez les femmes forcées de rester longtemps debout. Elles diminuent et quelquefois même disparaissent après l'accouchement; leur réapparition est souvent le premier signe d'une grossesse. La phlébite est une complication qui n'est pas rare.

Hémorragies. — V. hémorragie.

Action des médicaments sur l'évolution de la grossesse. — Le sulfate de quinine, le salicylate de soude, la belladone, l'antipyrine, l'opium, le chloral, l'éther, le chloroforme, les préparations mercurielles, peuvent *sans aucun inconvénient* être employés pendant la grossesse.

Les médicaments défendus sont : les purgatifs drastiques (eau-de-vie allemande, aloès, coloquinte, huile de croton), l'extrait éthéré de fougère mâle et les substances agissant sur les règles (l'ergot de seigle, la rue, l'armoise). Il n'y a pas de médicaments abortifs, mais il y a des médicaments qui, à *doses toxiques*, tuent la femme en même temps que son enfant.

Protection sociale de la grossesse. — Les *consultations prénatales* fonctionnent dans les dispensaires et les maternités pour les femmes enceintes, qui sont examinées à divers points de vue (examen du sang, des urines, radioscopie pulmonaire). A partir du septième mois, la femme enceinte doit se faire examiner régulièrement (position du fœtus, examen des urines) tous les mois.

Les femmes enceintes reconnues malades (albumine, maladies de cœur) sont *hospitalisées*. On a créé pour d'autres (filles mères) des *asiles* ou *refuges*, où les mères accomplissent de menus ouvrages qui leur permettent d'avoir un pécule à leur sortie.

La femme enceinte qui travaille a droit à un *repos* de six semaines avant l'accouchement et de huit semaines après. Les assurances sociales accordent les prestations durant cette période de quatorze semaines, à la condition que l'assurée cesse effectivement tout travail rétribué ; leur taux est pour chaque jour, ouvrable ou non, de 1/60 du salaire mensuel.

Le service de l'aide sociale à l'enfance assure l'hébergement en maisons maternelles des femmes enceintes et des mères accompagnées des nouveau-nés. Les hôtels maternels permettent à la mère d'exercer une activité professionnelle extérieure.

Des allocations prénatales (pendant la durée de la grossesse) et une allocation de maternité (dans les six mois suivant la naissance) — en fait réservée aux jeunes foyers — sont versées sous certaines conditions. V. SÉCURITÉ SOCIALE (prestations familiales), au *Supplément*.

Des *cantines maternelles* cherchent à lutter contre la sous-alimentation de la mère pendant la grossesse en lui assurant deux repas gratuits par jour. Les femmes enceintes bénéficient de cartes de priorité sur les chemins de fer et les transports publics.

VI. Grossesse (Fin de la). — V. ACCOUCHEMENT.

GRUAU. — V. AVOINE.

GRUTUM. — V. MILIUM.

GUACO. — Liane de l'Amérique centrale et méridionale appartenant soit à des Composacées (*Eupatorium satureiaefolium*), soit à des Aristolochiacées (*Aristolochia cymbifera*), dont les tiges et racines ont une action paralysante sur les centres nerveux ; employé comme antinévralgique et antiprurigineux, contre les prurits, l'eczéma, sous le nom de *nisaméline*.

GUANO. — Excréments et dépouilles d'oiseaux de mer formant d'énormes dépôts sur certaines îles de l'Atlantique Sud ; de composition complexe : urate, sulfate et oxalate d'ammonium, phosphate et oxalate de calcium. On extrait du guano l'acide urique employé dans l'industrie à produire l'alloxane et la caféine.

GUARANA. — Plante de la famille des Sapindacées (*Paullinia cupana*) dont les semences contiennent 4 à 5 p. 100 de *guaranine*, identique à la caféine, du tanin et des huiles essentielles. Doué de vertus toniques et antidiarrhéiques, le guarana est employé contre les névralgies, la migraine, comme fébrifuge et comme aliment d'épargne, 4 à 8 g dans un verre d'eau ; on peut l'associer au chocolat. Extrait fluide 1 à 4 g.

GUÊPE. — V. à ABEILLE.

GUEULE-DE-LOUP. — Variété de bec-de-lièvre. V. BOUCHE (maladies).

GUI. — Plante parasite, de la famille des Loranthacées (*Viscum album*), qui pousse sur les peupliers, les saules, les sorbiers, les pommiers, les poiriers, les bouleaux, les trembles, les mûriers, plus rarement sur les chênes. On utilise la plante entière récoltée à la fin de l'automne, avant l'apparition des baies. Celui du peuplier, du poirier, est plus nocif que celui du pommier, du sapin, du sorbier.

Des baies et de l'écorce, on retire une *glu* contenant de la *viscine* et de la *viscosine*.

Toute la plante possède des propriétés astringentes et vomitives ; célèbre jadis contre l'épilepsie, elle est surtout employée aujourd'hui comme hypotenseur et tonicardiaque, contre l'hypertension, l'artériosclérose, les cardiopathies artérielles, les dyspnées toxi-alimentaires, les hémorragies de la ménopause.

DOSE. Poudre, 1 g à 1g,5 ; extrait aqueux, 0g,2 à 0g,4. *Energétène du gui*, XXX à LX gouttes par jour. *Guipsine*, 4 à 6 pilules entre les repas.

GUIMAUVE. — Plante de la famille des Malvacées (*Althaea officinalis*) [pl. en couleurs à CALMANTES (Plantes)].

MODE D'EMPLOI. Les feuilles, les fleurs et surtout la *racine* de guimauve renferment une forte proportion de mucilage. Elles sont employées à l'*intérieur* en infusion, à l'*extérieur* en décoction, à la dose de 30 g par litre, comme calmant et émollient, notamment en gargarisme dans les angines et abcès des gencives, de la bouche ; en fomentation sur les furoncles, l'érysipèle ; en lavement, dans les affections aiguës de l'intestin.

Les *feuilles*, employées comme pectorales (infusion, 20 g par litre), entrent dans la préparation des *espèces béchiques*. La racine fait partie des *espèces calmantes* ; les fleurs, des *espèces pectorales*.

La rose trémière (*Althaea rosea*) peut servir aux mêmes usages.

GUTHRIE (Test de) — Méthode de diagnostic précoce (dès le 10e jour) de la *phénylcétonurie* (affection congénitale, héréditaire, due à un trouble enzymatique, redoutable par ses séquelles neurologiques en l'absence d'un régime précocement institué).

GUTTA-PERCHA. — Substance provenant de divers arbres de Malaisie ; blanche, dure à la température ordinaire, se ramollit à 100°, se laisse pétrir et conserve en se refroidissant les formes les plus diverses ; elle permet la confection d'attelles, de pessaires, etc. La gutta peut être modifiée par la sulfuration ; on en fait un *vernis* avec le sulfure de carbone ; avec le chloroforme (1 de gutta p. 9 de ce liquide), elle forme un enduit-pellicule, la *traumaticine*, qui protège et cicatrise les plaies, sert de véhicule à certains médicaments comme l'acide chrysophanique et est employée en applications sur la peau (psoriasis).

GUTTE (Gomme-). — V. GOMME.

GYMNASTIQUE. — La gymnastique est l'éducation du mouvement. Elle ne se propose ni la recherche exagérée de la force musculaire ni l'habileté à vaincre des difficultés exceptionnelles, ce qui est le propre de l'athlétisme. Son but est : *chez l'enfant*, de développer le corps d'une façon normale dans toutes ses parties et de le fortifier ; *chez l'adulte*, d'établir l'équilibre entre l'activité physique et l'activité intellectuelle, et d'entretenir l'harmonie fonctionnelle, qui constitue la santé ; *chez le vieillard*, de conserver au corps sa souplesse et de retarder la déchéance physique.

La gymnastique est nécessaire à tout le monde et à tous les âges.

Avant sept ans. — Pas de gymnastique spéciale quand l'enfant est bien conformé. *Pour le petit bébé*, l'étendre sur son lit ou sur un tapis, sans maillot qui le comprime, afin qu'il gesticule à son aise ; le garantir seulement contre les chutes et le froid. *Un peu plus grand* : le laisser jouer à sa guise (autant que possible au grand air), courir, sauter, marcher à quatre pattes, lutter avec ses camarades, chanter et crier à pleins poumons ; en somme, l'abandonner à la vie naturelle.

De sept à quinze ans. — C'est l'âge où la gymnastique est le plus nécessaire. A partir de douze ans, l'exercice doit être quotidien et d'une durée minimum de une heure et demie par jour en deux ou trois séances.

Exercices d'assouplissement (gymnastique suédoise). — Mouvements de flexion, de rotation et inclination de la tête et du cou ; mouvements d'assouplissement du thorax, du bassin, des membres. Apprendre à l'enfant à respirer.

Mouvements naturels (gymnastique de Hébert). — Marche sur la pointe des pieds en avant, à reculons, à grandes enjambées, ascendante et descendante, en flexion, en extension ; course, sauts en hauteur, en longueur. Le *grimper*, le *lever*, le *porter*, le *lancer*, les *actes de défense*, doivent être encouragés.

Les *jeux* constituent la meilleure forme d'exercice chez l'enfant qui conserve la joie de la liberté (cerceau, saut à la corde, barres, ballon, tennis).

Adolescents et adultes. — La gymnastique « utile » n'admet que des mouvements simples, sinon ils sont mal exécutés, partant inefficaces. Inutile d'en faire beaucoup ; *l'essentiel est d'en faire tous les jours*. Les pratiquer au saut du lit, à peine ou point vêtu, de manière à prendre en même temps un bain d'air, *dans une chambre très aérée* ou, mieux, avec la fenêtre grande ouverte ; les renouveler, si on en a le loisir, l'après-midi, trois heures au moins après le repas, à titre de repos, et le soir en se couchant, pour se préparer au sommeil. Faire d'abord chaque série d'exercices 1 fois seulement, puis 2, 3 ou 4 fois ; *les exécuter lentement* (10 à 15 mouvements à la minute), *régulièrement* (sans élan, sans saccades), *complètement* (aussi étendus que possible), et en pensant à ce que l'on fait. S'arrêter si l'on a des battements de cœur ; ne jamais aller jusqu'à la fatigue. Entre chaque série d'exercices, faire quelques respirations profondes. Voici quelques types d'exercices :

Respiration profonde. Debout, position du soldat sans armes, les bras tombant naturellement le long du corps, *les épaules effacées* (rejetées en arrière, mais sans effort et sans projeter le ventre en avant), la tête droite, *inspirer par le nez* lentement et aussi profondément que possible, en portant les mains aux hanches et en renversant un peu la tête en arrière. Tenir sa respiration quatre à six secondes. Exhaler l'air (expirer) lentement et complètement, en laissant retomber la tête et les mains. Faire ainsi 6 respirations profondes, puis 3 respirations ordinaires ; durée totale, une minute.

Debout, lever les bras, bien tendus, verticalement au-dessus de la tête (en inspirant). Fléchir 8 à 10 fois le tronc en avant, en s'efforçant de toucher terre avec le bout des doigts *sans plier les genoux* (expirer) ; puis se redresser en courbant les reins (inspirer) ;

Debout, lever les bras, bien tendus, en croix (inspirer). Fléchir 10 fois le tronc franchement sur le côté droit, puis sur le côté gauche ;

Debout, bras en croix (inspirer). Tourner 10 fois le tronc fortement vers la droite, puis vers la gauche, de manière à regarder derrière soi (les jambes et le bassin ne doivent pas bouger) ;

Assis sur un siège bas, les pieds calés sous un meuble, croiser les mains derrière la nuque, se laisser aller en arrière lentement (inspirer). Se redresser, autrement dit s'asseoir (expirer), 8 à 10 fois de suite ;

Couché, main sous la nuque (inspirer). Soulever les deux jambes bien tendues, et décrire avec elles 8 à 10 grands cercles sans toucher terre. Au début, faire cet exercice alternativement avec chaque jambe ;

Terminer par une marche à quatre pattes sur les mains et la pointe des pieds, sans que les genoux touchent terre.

En outre, quand le cœur le permet, faire 2 ou 3 fois par semaine un exercice de *course :* 300 à 400 mètres à petite allure ; 100 mètres au pas ; 100 mètres à bonne vitesse, 200 mètres au pas ; puis reprendre la série en accélérant l'allure.

Gymnastique suédoise. — Elle s'adresse à tous les groupes musculaires, qui travaillent par séries isolées et suivant l'importance de leur rôle physiologique; ces exercices sont à la fois éducatifs des mouvements et correctifs des attitudes vicieuses. Les muscles de la respiration et les muscles abdominaux sont l'objet d'une éducation particulière qui a pour but de développer l'amplitude thoracique et d'augmenter la résistance de la sangle abdominale ; il en est de même des muscles extenseurs de la colonne vertébrale. Ces exercices sont simples et faciles ; ils n'exigent aucune force, aucune habileté particulière, peuvent être exécutés par tous et permettent ainsi à chaque organisme de se développer selon la valeur de ses propres moyens.

Gymnastique athlétique. — Elle consiste en exercices aux agrès : barres, trapèzes, anneaux ; ces exercices violents comportent surtout des suspensions par les bras ; ils font travailler les membres supérieurs et négligent les membres inférieurs ; ils exigent souvent des attitudes et des mouvements anormaux qui provoquent un trouble dans l'équilibre de l'organisme et les fonctions d'inspiration et d'expiration. L'abus de la gymnastique athlétique réalise le *type gymnaste :* taille moyenne, développement exagéré des pectoraux, des deltoïdes et des faisceaux supérieurs du trapèze, léger degré de voussure du rachis et parfois surélévation des omoplates.

Contrôle médical. Le *cœur* des adolescents qui se livrent à la gymnastique doit toujours être surveillé ; si les pulsations sont excessives après l'exercice, il faut le réduire.

Le *système osseux* peut être altéré par la fatigue chez l'adolescent ; les douleurs sont un signe d'alarme.

Le *système nerveux* traduit de la fatigue quand on soumet l'enfant à un exercice excessif; l'enfant dort moins bien et accuse une dépression et de la nervosité.

L'enfant malade *tuberculeux* ou *cardiaque,* à qui un repos doit être imposé, ne sera cependant pas mis à un repos rigoureux, sauf dans les tuberculoses osseuses; de courtes marches, quelques instants de jeux, alterneront avec de longs repos.

Gymnastique respiratoire. — De plus en plus employée pour améliorer et guérir diverses maladies.

Pour mesurer l'amplitude respiratoire, on compare les dimensions du thorax au moment d'une inspiration et d'une expiration, toutes deux profondes, à l'aide d'un mètre qu'on place sous les aisselles le plus haut possible (périmètre axillaire), puis au niveau de l'appendice xyphoïde (périmètre xyphoïdien).

La différence, en moyenne, est de 2 cm chez les enfants non exercés, de 4 chez les enfants exercés, de 4 chez l'adulte non exercé, de 6 chez l'adulte exercé.

Il y a insuffisance respiratoire lorsque les chiffres de 2 (enfant), 4 (adulte) ne sont pas atteints. Elle peut exister d'un seul côté seulement du thorax (adhérence, suite de pleurésie sèche).

Avantages et indications. La gymnastique peut compenser les conséquences d'une vie sédentaire chez des individus normaux bien équilibrés; elle peut être ordonnée pour lutter contre une oxygénation défectueuse, due à une imperméabilité insuffisante des voies respiratoires bucco-naso-pharyngées.

Respiration couchée. — Main à la nuque, coudes reposant sur le lit, jambes allongées, talons joints, inspiration lente profonde, suivie d'une expiration lente profonde.

En inspirant, on écarte les bras, en expirant on les rapproche du corps.

Respiration debout. — Inspirer profondément, en écartant les bras horizontalement et en s'élevant légèrement sur la pointe des pieds, puis expirer en ramenant les mains au corps et en appuyant sur les talons. Dans un second temps, on fera les mêmes mouvements en élevant les bras en l'air.

Procédé de la bouteille. — La pratique suivante, conseillée par Pescher, a l'avantage d'amuser les enfants dont on veut exercer l'appareil respiratoire.

Remplir d'eau une bouteille ; plonger son goulot dans une cuvette à moitié remplie, puis, au moyen d'un tuyau de caoutchouc, insuffler de l'air dans cette bouteille renversée jusqu'à ce qu'elle soit vidée par le gaz, qui, peu à peu, remplace l'eau. Commencer par une demi-bouteille, puis poursuivre par un litre, et en vider progressivement ainsi jusqu'à 20, matin et soir.

Traitement. La dose de gymnastique respiratoire, l'adjonction de mouvements passifs ou actifs ne peuvent être décidées que par un médecin, suivant les cas personnels.

Gymnastique pour déformation du rachis (tabl. XXVII). — ***Cyphose dorsale.*** — Principe de la gymnastique de Klapp. Mouvements à exécuter à genoux sur le sol pour supprimer la lordose lombaire, et permettant d'utiliser pleinement les efforts vers l'hyperextension (lordose lombaire qui escamote l'action utile du mouvement correctif en position debout) [tabl. XXVII, *fig.* 4].

Cyphose lombaire. — Mouvements d'hyperextension à plat ventre ou debout (type Bohler) [tabl. XXVII, *fig.* 6].

Scolioses. — Mouvements symétriques pour développer également la musculature latéro-vertébrale.

On utilisera par ailleurs certains mouvements de Klapp asymétriques d'assouplissement vertébral (tabl. XXVII, *fig.* 5).

Gymnastique pour affaissement plantaire. — Mouvements exécutés debout, ayant pour but de creuser la voûte plantaire en développant la musculature qui sous-tend l'arche antéro-postérieure du pied : marche sur le bord externe du pied, gros orteil relevé (tabl. XXVII, *fig.* 3), marche sur la pointe des pieds.

Tous ces mouvements sont simples et n'ont de valeur que par leur répétition quotidienne, régulière, pendant des mois et même des années.

GYNANDRIE (du gr. *gunê,* femme, et *anêr, andros,* homme). — Pseudo-hermaphrodisme partiel chez la femme ; on constate une hypertrophie du clitoris, avec soudure des grandes lèvres, qui simulent grossièrement pénis et scrotum.

GYNANDROMORPHISME (du gr. *gunê,* femme, *andros,* homme, et *morphê,* forme). — Existence dans un même organisme de cellules à chromosomes mâles et de cellules à chromosomes femelles.

GYNÉCOLOGIE (du gr. *gunê,* femme, et *logos,* discours). — Etudes des maladies spéciales aux femmes. V. FÉMININS (Organes génitaux).

GYNÉCOMASTIE (du gr. *gunê,* femme, et *mastos,* mamelle). — Difformité consistant dans l'existence de mamelles féminines chez un homme. Ce développement exagéré du tissu cellulo-graisseux plutôt que de la glande même est dû ordinairement à une insuffisance testiculaire.

Cette anomalie rare se présente quelquefois chez plusieurs enfants du même lit et presque toujours chez des individus lymphatiques. Dans certains cas, la gynécomastie ne s'est montrée qu'à un âge assez avancé. Dans d'autres, elle n'existait que d'un seul côté.

GYNERGÈNE (Tartrate d'ergotamine). — V. ERGOTAMINE, ERGOT DE SEIGLE.

GYROMITRE. — Champignon appelé aussi fausse morille (*Gyromitra esculenta*) contenant de l'acide helvellique qui agit à la façon des hémolysines; ce champignon consommé cru peut causer des accidents toxiques. V. CHAMPIGNONS.

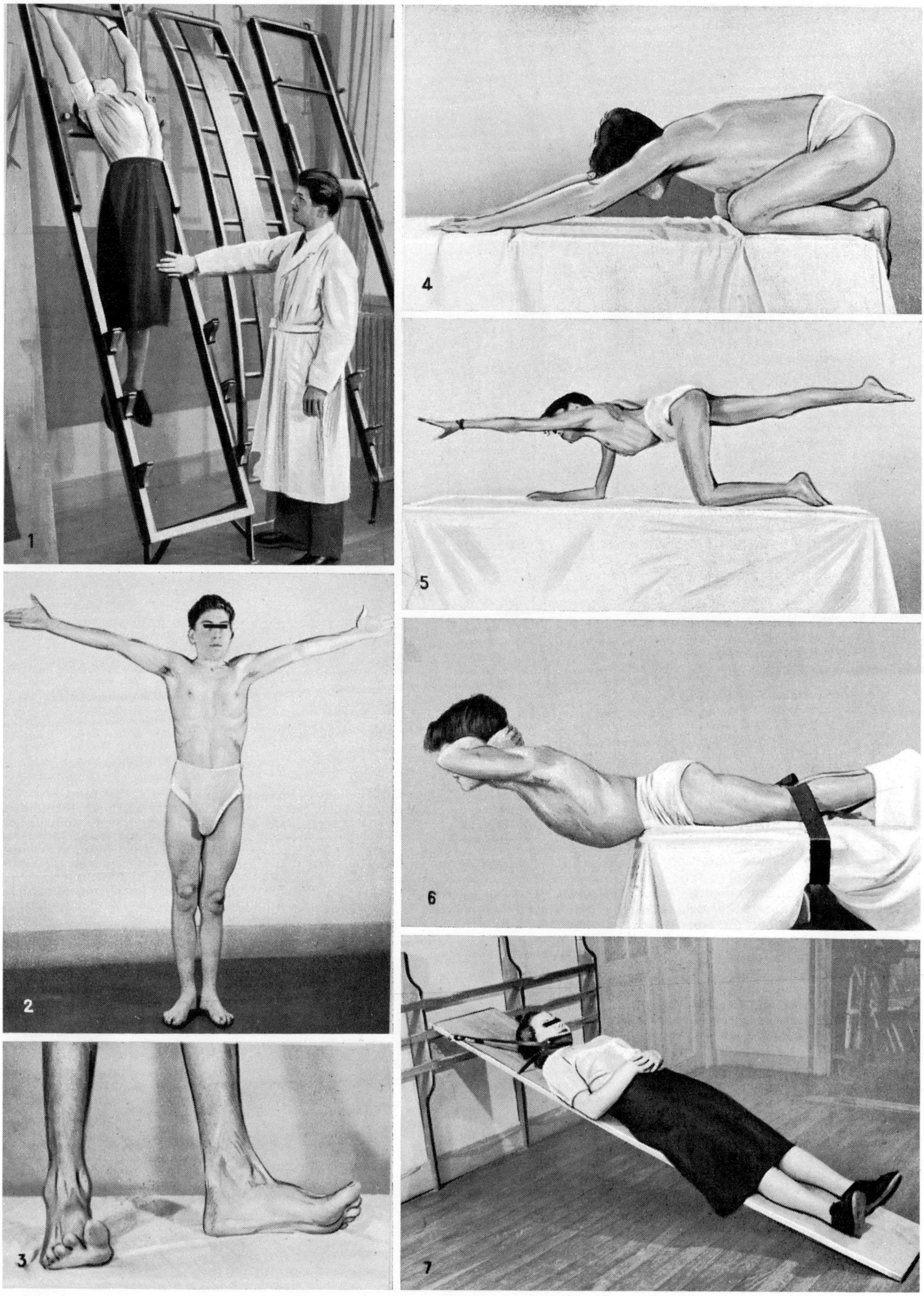

Gymnastique corrective.

1. Exercice aux échelles avec traction sur les bras pour déformation vertébrale en général; 2. Mouvements respiratoires classiques; 3. Exercice contre l'affaissement plantaire (marche sur le bord externe du pied, gros orteil relevé) ; 4. Mouvement correctif pour cyphose dorsale (méthode de Klapp) ; 5. Mouvement correctif asymétrique pour scoliose (méthode de Klapp) ; 6. Mouvement d'hyperextension pour correction des cyphoses lombaires, utilisé également dans les fractures de la colonne vertébrale (méthode de Bohler) ; 7. Extension progressive sur plan incliné.

(Coll. du Dr Ducroquet. Phot. Larousse.)

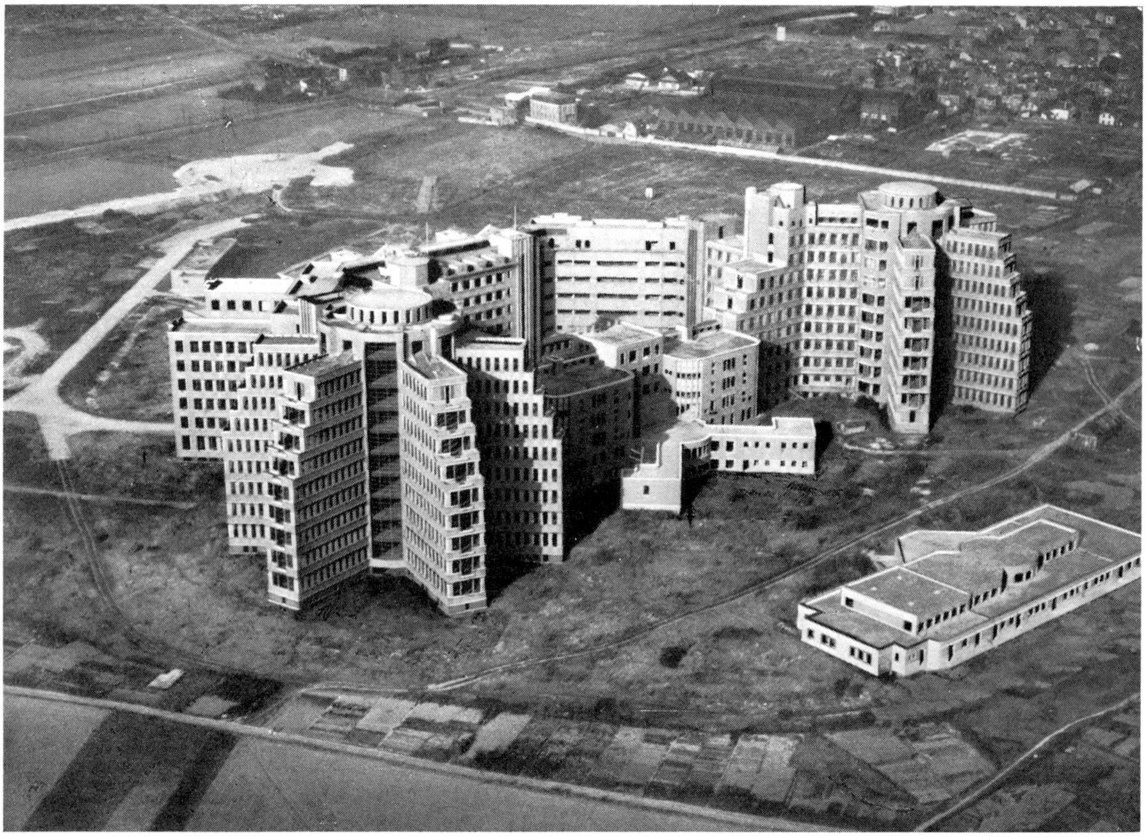

HOPITAL UNIVERSITAIRE DE LILLE (*Phot. aériennes Fleury.*)

H

HAARLEM (Huile de). — Variété d'huile de cade; sa composition véritable est demeurée secrète; il s'agit sans doute d'une huile pyrogénée de genévrier ou de gaïac avec addition de baies de laurier et de bois de pin. On en trouve plusieurs variétés dans le commerce. La plus employée est de couleur brun noir (huile de Köning Tilly). Préconisée contre la lithiase biliaire, la goutte, la gravelle, en capsules de 10 cg (1 ou 2 g par jour).

HABILLEMENT. — I. Habillement des bébés — Le bébé est très sensible au froid; il doit donc être *suffisamment* couvert, mais non *trop*. Comme l'adulte, il a le désir de remuer ses membres; ceux-ci ne seront donc pas collés au corps (bras) ou l'un à l'autre (jambes), mais auront le plus de liberté possible pour se mouvoir. Sa tête doit rester nue.

Il existe deux variétés d'habillement : le *maillot* et ce qu'on a appelé longtemps l'*habillement à l'anglaise,* et dont le vrai nom est l'*habillement moderne.* Un système *mixte,* d'un usage fréquent et pratique, consiste à employer le maillot la nuit et l'habillement moderne le jour.

Maillot (tabl. XXVIII). — On applique d'abord une bande de flanelle dont on entoure le ventre et qui est fixée en arrière par des cordons ou une épingle double.

Cette bande, les premiers jours, soutient le pansement de l'ombilic et, en tenant chaud le ventre, le préserve du froid produit par l'humidité des langes fréquemment souillés par les urines.

Le costume supérieur de l'enfant se compose d'une *chemise* de toile dont les manches ont été préalablement introduites dans celles d'une *brassière* de flanelle, de façon à ne former qu'un vêtement. Pour faciliter l'introduction des bras de l'enfant dans ces manches, on peut, les premiers jours, coiffer leurs mains d'un cornet de papier un peu fort. La chemise-brassière étant placée, on passe les bras dans la *brassière de laine,* et voilà le haut du corps

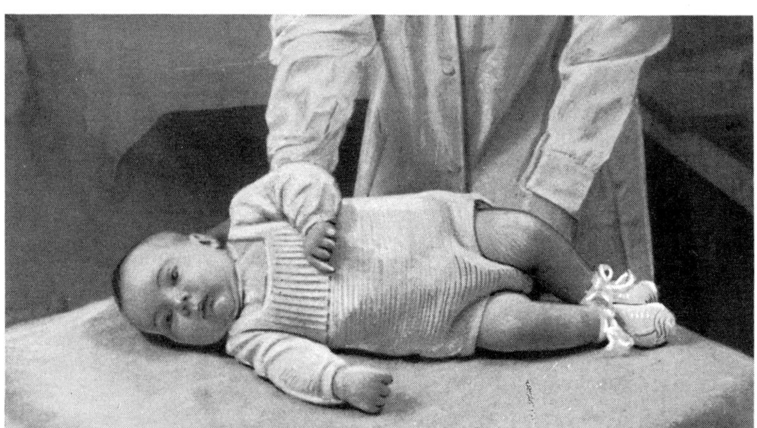

FIG. 849. — Habillement moderne.
Une culotte de laine remplace le lange, les pieds portent des chaussons.
(*Phot. A. Roy.*)

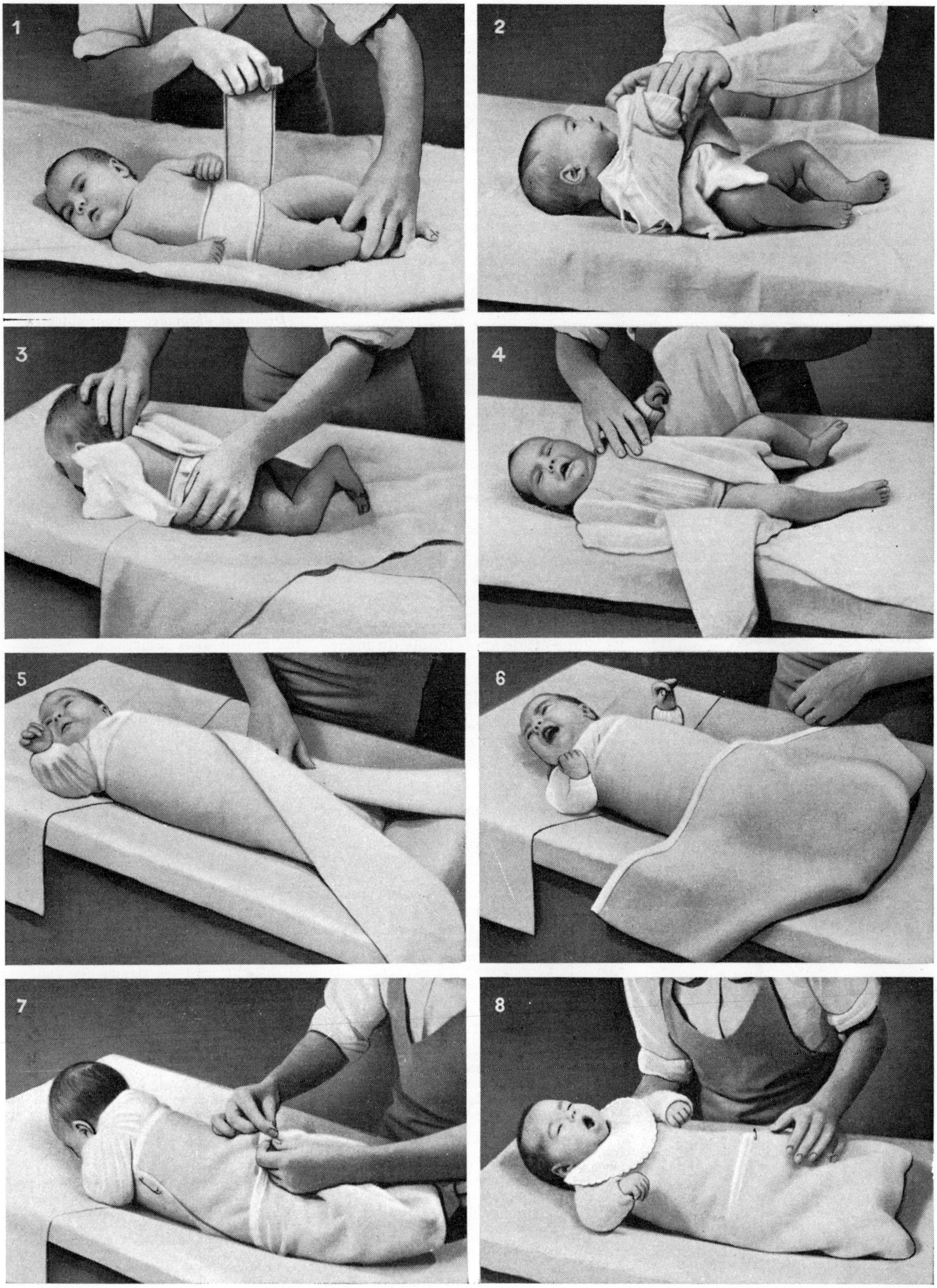

Comment emmailloter un bébé.

1. Enroulement d'une bande de flanelle autour du ventre; 2. Introduction des bras de l'enfant dans les manches de la chemise et de la brassière, préalablement enfilées l'une dans l'autre; 3. Croisement de la chemise et de la brassière sur le dos; 4. Pose de la couche entre les jambes; 5. Enroulement du lange; 6. La partie inférieure du lange est repliée sur le devant; 7. Fixation du lange par-derrière; 8. Emmaillotement terminé.

(*Phot. A. Roy.*)

habillé par trois pièces qui toutes s'ouvrent par-derrière et s'arrêtent un peu au-dessus des fesses.

Pour fermer les brassières, on couche l'enfant sur le ventre et l'on croise l'une sur l'autre les deux moitiés de chacun des vêtements pour que le dos soit bien couvert.

On entoure le bas du corps d'une *couche* en toile dans toute sa longueur, avec laquelle aussi on enveloppe isolément chaque jambe; les deux jambes sont ainsi complètement isolées.

Il est très important que les jambes soient bien séparées, sinon les frottements amèneraient des excoriations, notamment au niveau des chevilles.

Puis on termine l'*emmaillotement* en enroulant un *lange de laine* et un *lange de coton* autour du corps au-dessous des bras (à 2 cm au-dessous de l'aisselle) ; leur partie inférieure est soit laissée libre, soit pliée, ramenée au-dessous des pieds et épinglée à la hauteur de la ceinture, de façon à former une sorte de sac. Dans ce système, les bras ont pleine liberté, et les jambes elles-mêmes peuvent se déplacer, à condition que les langes ne soient pas trop serrés.

Habillement moderne. — La chemisette et les deux brassières sont conservées, ainsi que la couche, qu'on plie en long ou en triangle, mais on y ajoute un corset en étoffe assez consistante, mais souple, fermé en arrière. On recouvre les couches par une *culotte de laine* (*fig.* 849) qu'on boutonne. Les pieds porteront des chaussons.

Les membres inférieurs ont dans ces conditions leur liberté complète et le changement de couche s'opère très rapidement.

On peut aussi remplacer les couches par un papier absorbant contenu dans une

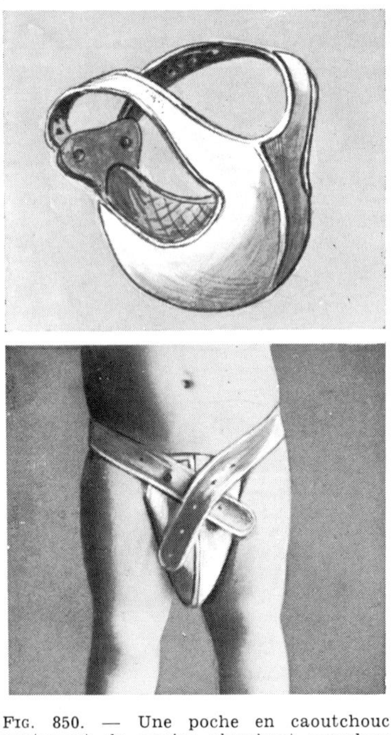

Fig. 850. — Une poche en caoutchouc contenant du papier absorbant remplace la couche.
En haut, détail de la poche vue de l'arrière; *en bas*, vue de l'avant.
(*Cl. « la Bambinette ».*)

poche en caoutchouc placée entre les jambes et fixée à la taille par une ceinture (*fig.* 850).

Lorsque l'enfant commence à saliver, on complète cet habillement par un bavoir qui doit être d'étoffe douce, de façon à ne pas irriter la peau très fine du bébé.

Règle. Quel que soit le mode d'habillement adopté, l'important est de veiller à ce que les urines et les matières fécales ne séjournent pas longtemps au contact de la peau de l'enfant, car des éruptions et même des ulcérations se produiraient. Pour éviter ces inconvénients, l'enfant sera saupoudré de talc chaque fois qu'il sera mouillé. On doit savoir, du reste, qu'on peut facilement et assez rapidement habituer le bébé à la propreté dès les premiers mois, en s'astreignant à lui faire faire ses besoins à des intervalles d'abord très courts, puis peu à peu plus éloignés.

II. Habillement des jeunes enfants. — A cet âge, suivant l'expression consacrée, « on se met en nage » et on est peu prudent ; il est donc particulièrement important que les jeunes enfants portent en toute saison de la *laine* (v. VÊTEMENT et EXERCICE). Celle-ci devra être simplement plus légère en été qu'en hiver, et on aura soin de leur enlever, *avant* le jeu, leur manteau pour le leur remettre *après*. Un enfant trop couvert risque souvent de s'enrhumer autant qu'un enfant qui ne l'est pas assez.

III. Habillement des grandes personnes. — V. VÊTEMENT.

HABITATION. — Un certain nombre de règles président à la construction et à l'aménagement des habitations. Malheureusement, pour des motifs nombreux, la plupart des règlements ne sont pas appliqués.

Avant de bâtir, une enquête d'hygiène doit être effectuée par la municipalité, à la suite de la soumission des plans et projets par l'architecte.

Cette enquête, appelée « *de commodo et incommodo* », doit faire l'objet d'une étude approfondie du médecin-inspecteur de l'hygiène, en vue de l'acceptation, du rejet ou de la transformation du projet. L'enquête doit être d'autant plus complète et sévère qu'il s'agit de construction industrielle (usines), commerciale (bureaux) ou de collectivités (casernes, écoles).

Construction. — Pour la construction des habitations, on se préoccupe moins de la santé des habitants que des questions d'économie ou d'esthétique.

Voici quelques indications montrant les conditions que doit remplir une habitation pour être salubre.

Sol et sous-sol. — ***Configuration du sol.*** — La configuration du terrain où l'on doit bâtir est très importante. D'elle dépend, en effet : 1° l'*écoulement des eaux pluviales*, qui peuvent en descendant des terrains voisins se diriger vers l'emplacement de la maison, y séjourner, ou tout au moins infiltrer le sol de façon à le rendre humide; 2° l'*écoulement des eaux ménagères*, qu'on doit chercher à éloigner le plus rapidement possible de l'habitation; 3° le *renouvellement* insuffisant, ou, au contraire, excessif de l'*air*, suivant que l'on aura choisi une dépression de terrain, une vallée étroite ou un plateau découvert; 4° l'*accès* ou l'*arrêt d'émanations* provenant d'un voisinage insalubre par l'absence ou l'existence d'un rideau d'arbres; 5° le *degré d'insolation* que recevra l'immeuble. L'action du soleil a des effets multiples; il échauffe et assèche le sol et les murailles, active leur ventilation interstitielle, détermine une aération intense des maisons et des rues; enfin, il est grand destructeur des microbes.

Etat du sous-sol. — La nappe souterraine est la couche d'eau située au-dessus de la première couche imperméable du sol. Suivant la quantité de pluie tombée, sa surface présente des déplacements, des oscillations de hauteur qui influent, au moins dans une certaine mesure, sur la fréquence de diverses maladies, notamment sur la *fièvre typhoïde* et le *choléra*. Ces oscillations provoquent dans les matières organiques des couches du sol, que l'eau envahit en se déplaçant, des phénomènes de putréfaction dont les produits volatils toxiques sont ensuite rejetés dans l'air que nous respirons.

Le degré d'humidité du sol semble en relation directe avec la pullulation de certaines maladies, particulièrement de la tuberculose.

Pour éviter ces inconvénients, le niveau le plus élevé de la nappe doit être à 5 mètres au moins au-dessous de la surface du sol, à 1 mètre au minimum au-dessous des fondations. Lorsque les caves sont humides, il n'est pas douteux que cette condition n'est pas remplie et qu'elles se trouvent dans la zone où l'eau souterraine s'élève par capillarité.

Il est donc indispensable, avant de bâtir une maison, de s'assurer de la situation par un sondage du terrain.

Drains et drainage. — Pour obtenir l'*assèchement* des couches superficielles d'un terrain humide et abaisser le niveau de la nappe d'eau souterraine, on fait usage de *drains*.

Le drainage a l'avantage d'*aérer* le terrain qui, humide, absorbe mal l'oxygène, d'où une insuffisance d'action des microbes nitrificateurs.

Construction de la maison. — ***Hauteur.*** — Plus le nombre d'habitants est grand par rapport au nombre de pièces des logements, plus la mortalité relative est grande et aussi plus la transmissibilité des affections contagieuses est fréquente. L'individu qui habite seul un logement d'une pièce d'une étendue donnée court deux fois moins de risques d'être intoxiqué par manque d'air qu'un individu qui habite un local de dimension moitié plus petite.

La hauteur d'une maison ne devrait jamais dépasser la largeur de la rue, car l'ensoleillement d'une partie de cette maison devient alors insuffisant.

Fondations et sous-sols. — Les fondations doivent atteindre un terrain non exposé à la gelée, c'est-à-dire une profondeur d'un mètre au minimum. Elles seront faites avec des matériaux solides et peu poreux. Les caves renfermant un air humide et quelquefois malodorant, à cause des matières qui y sont placées, il y aurait avantage à éviter les communications avec l'intérieur de la maison et, par suite, à ménager leur entrée à l'extérieur.

Les sous-sols, à cause de la différence de température, de l'insuffisance de l'éclairage et de l'aération, ne peuvent être admis comme cuisine, atelier et surtout chambre à coucher.

Orientation. — La question de l'orientation des maisons est très controversée. Définissons d'abord les termes : on appelle *direction* ou *exposition* ou *orientation* d'une maison le point cardinal que regardent les façades. Dire qu'une maison est orientée au nord-sud signifie que l'une des façades regarde le nord et l'autre le sud.

Les uns préfèrent cette direction, ou du moins celle légèrement nord-est et sud-ouest, ou nord-ouest et sud-est. L'avantage de ces situations est que le logis reçoit le plus de soleil possible en hiver et le moins possible en été. L'exposition nord-est et nord-ouest et surtout sud-est et sud-ouest permet de se défendre en partie contre l'action trop violente des vents du nord et de l'ouest, qui sont les plus fréquents dans nos climats.

Avec l'exposition est-ouest, le soleil, en hiver, le matin et le soir, au moment où il rayonne sur la façade, n'a que peu d'intensité, lors même que, ce qui arrive fort souvent, il n'est pas masqué par des brumes. En été, au contraire, il est très difficile de se défendre contre l'intensité de la chaleur.

On aura soin de placer au nord les pièces où l'on se tient le moins : le salon, l'antichambre et surtout les cabinets d'aisances. On placera de ce côté aussi le garde-manger.

Les partisans de la direction est-ouest font valoir que de l'est viennent la lumière la plus intense et la plus constante et l'air le plus sec, que cette orientation protège

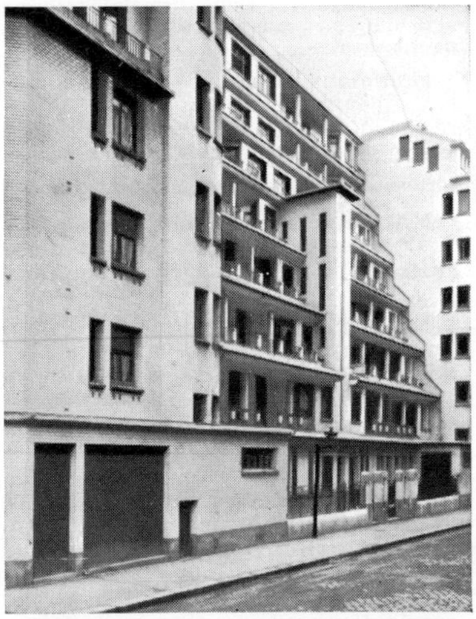

FIG. 851. — Maison à gradins à Paris, facilitant l'accès de la lumière et du soleil. (*H. Sauvage, arch.*)

contre les chaleurs lourdes du plein midi et le froid très vif du nord. On peut échapper au désagrément de l'insolation successive des pièces à l'est et à l'ouest en passant la matinée dans les unes et l'après-midi dans les autres.

Il est évident que, suivant le pays, suivant que la maison est plus ou moins abritée par un rideau d'arbres contre l'ardeur excessive du soleil ou la violence du vent, l'une ou l'autre de ces orientations est préférable.

L'important est qu'il y ait toujours deux expositions, de façon à pouvoir ventiler complètement les pièces.

Dans les localités mal abritées et au voisinage de la mer, on se gardera d'orienter une des façades à fenêtres du côté d'où vient généralement la pluie : elle resterait longtemps humide (en Normandie, on préserve cette face souvent par des ardoises).

V. aussi à CABINETS D'AISANCES, HUMIDITÉ.

HABITUDE. — V. ACCOUTUMANCE, MITHRIDATISME, ANAPHYLAXIE.

HABITUS (du lat. *habitus*, manière d'être). — Aspect du corps, considéré comme l'expression extérieure de l'état de santé ou de maladie du sujet.

HACHE-VIANDE (*fig.* 854). — Petit appareil destiné à réduire la viande en pulpe. Cette pulpe est uti-

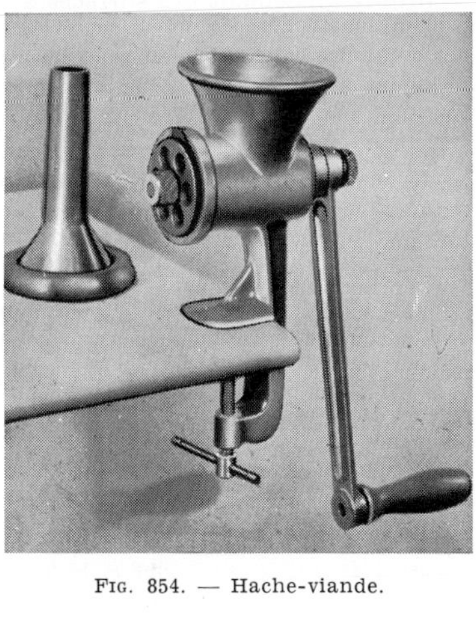

FIG. 854. — Hache-viande.

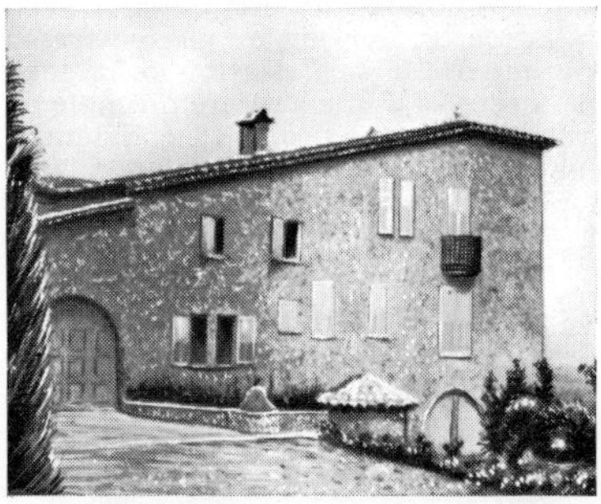

FIG. 852. — Dans le Midi, au contraire, les fenêtres sont étroites afin d'éviter l'ardeur du soleil et de conserver la fraîcheur à l'intérieur. (*L. Le Bel, arch.*)

lisée dans tous les états de dénutrition, et notamment dans l'anémie et la tuberculose.

HACHISCH. — V. *Chanvre indien*, à CHANVRE.

HÂLE. — L'action continue du grand air, du vent et du soleil détermine chez les marins, les alpinistes une coloration brun rougeâtre de la peau.

HALEINE (du lat. *halare*, souffler). — Air exhalé par la *respiration* (v. ce mot) et contenant de la vapeur d'eau, des gaz et des déchets microscopiques.

Odeur de l'haleine. — La mauvaise odeur de l'haleine peut provenir d'un état de la bouche et de la gorge, des voies digestives inférieures (œsophage, estomac, intestin) ou des voies respiratoires (rhinite chronique, ozène, gangrène pulmonaire). Ces dernières se différencient par le fait que l'odeur s'accentue avec l'expiration et disparaît avec l'interruption de la respiration.

L'haleine de la bouche et de la gorge est souvent aigre le matin, par suite des altérations des mucosités de la cavité buccale pendant la nuit, surtout si un lavage de bouche et un gargarisme avec une eau dentifrice n'ont pas précédé le coucher et débarrassé ces régions des particules alimentaires et des produits de sécrétion, qui s'exagèrent chez les personnes âgées.

Cette odeur est plus forte chez les dyspeptiques, les constipés, et chez les femmes au moment des règles (odeur de moisi).

Les inflammations de la bouche (stomatites) provoquent une odeur désagréable, notamment dans les formes *mercurielle* (hydrargyrisme), *plombique* (saturnisme), *bismuthique* et *scorbutique*, où la putréfaction du sang extravasé donne une odeur cadavéreuse.

Les angines, particulièrement les amygdalites, peuvent rendre fétide l'haleine, qui prend déjà dans les caries dentaires une odeur nauséeuse, laquelle s'accroît en cas d'inflammation de la pulpe.

Dans la fièvre typhoïde, la fétidité est due aux dépôts qui se font sur la langue et les gencives.

Dans le diabète, l'odeur d'acétone peut faire appréhender le coma, de

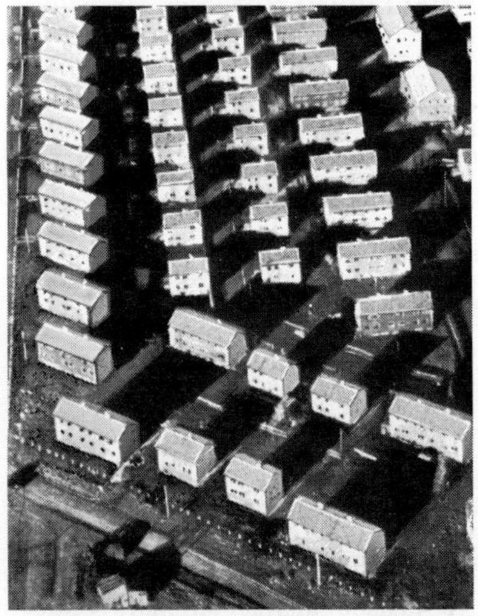

FIG. 853. — A Bodo (Norvège), sous le cercle polaire, les maisons sont disposées de façon à ne pas se faire d'ombre mutuellement.

même que l'odeur ammoniacale chez les urinaires doit faire prévoir l'urémie. La phtisie avancée donne une odeur fade; l'hémoptysie, celle du sang; la gangrène pulmonaire une odeur de plâtre récemment gâché et de pourriture.

Quant aux substances alimentaires ou médicamenteuses ingérées, elles peuvent s'exhaler avec leur odeur propre (ail, chloral, eucalyptus, térébenthine) ou transformée par l'action de l'économie : odeur de jasmin du terpinol, d'œuf pourri des sulfures d'iodoforme, qui s'élimine en partie par la salive, même après de simples pansements, et qui devient alliacée si l'on mange avec des fourchettes d'argent.

Les renvois, c'est-à-dire l'exhalaison, les vomissements de gaz provenant de l'estomac, ont l'odeur des substances ingérées, notamment de celles d'une digestion difficile (choucroute, radis, tomate crue), ou une odeur aigre (acide butyrique, etc.), par acidification des substances grasses ou des substances sucrées (acide acétique) ou par création d'hydrogène sulfuré.

TRAITEMENT. Eviter les causes énumérées précédemment et soigner la maladie causale. Les soins de bouche font partie de l'hygiène indispensable : brossage biquotidien des dents avec un dentifrice à la menthe ou à la chlorophylle. En cas de stomatite, on peut se laver et se gargariser la bouche avec du chlorate de potasse ou du borate de soude (4 g par verre d'eau tiède). Sucer des pastilles au cachou ou à la menthe. Eviter la constipation; si le foie est responsable, prendre un cholagogue. Dans les affections de l'estomac, la poudre de sous-nitrate de bismuth, la magnésie calcinée, le charbon sont indiqués.

Les comprimés de chlorophylle absorbés par la bouche sont utiles en cas d'haleine fétide provoquée par des causes diverses, et en particulier dans les odeurs des suppurations et des gangrènes pulmonaires.

HALLUCINATIONS (du lat. *hallucinare,* se tromper). — Perception sans objet. Conviction entière d'une sensation actuellement perçue, alors que nul objet extérieur propre à exciter cette sensation n'est à la portée des sens.

Il existe un rapport entre l'hallucination et les préoccupations habituelles du malade, et il faut surtout signaler les préoccupations religieuses, qui ont une influence considérable sur l'objet des hallucinations.

Les hallucinations peuvent être divisées en deux groupes : 1° les *hallucinations psycho-sensorielles* ou hallucinations vraies; 2° les *hallucinations psychiques.*

Un malade affirme entendre des voix semblables en tout point à des voix ordinaires, et ces voix paraissent venir de l'extérieur : il les entend avec ses oreilles. Ce malade a une hallucination psycho-sensorielle. Un autre malade affirme entendre également des voix, mais il reconnaît que ce sont des voix intérieures; il ne les entend pas avec ses oreilles, mais elles lui paraissent être d'une origine étrangère. Ce malade a une hallucination psychique.

Les hallucinations psycho-sensorielles peuvent être divisées en trois catégories : les hallucinations sensorielles proprement dites, les hallucinations cénesthésiques et les hallucinations cinesthésiques.

Certains malades voient leur propre image devant eux (autoscopie).

Un malade peut avoir successivement des hallucinations élémentaires, puis des hallucinations différenciées, puis, enfin, des hallucinations verbales. C'est ainsi qu'évolue le plus souvent l'hallucination.

HALLUX VALGUS. — Déviation du gros orteil en dehors (*fig.* 855), presque toujours consécutive à un affaissement plantaire ancien, quelquefois au port de chaussures trop étroites. Cet orteil peut venir se placer devant

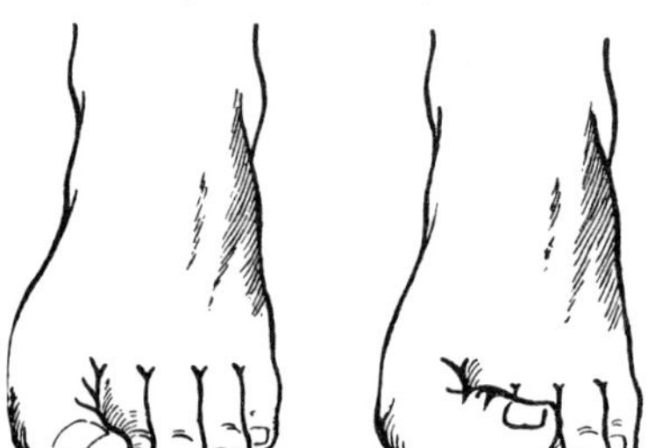

FIG. 855. — Hallux valgus.

les suivants; il les refoule alors, provoquant des *orteils en marteau.* A la longue, en plus de la déformation, apparaît une limitation douloureuse des mouvements articulaires due à l'arthrose qui se développe progressivement. Une bourse séreuse peut se développer, susceptible de s'enflammer et de suppurer.

TRAITEMENT. La correction chirurgicale de cette déformation donne de bons résultats (*fig.* 856) si la réparation de l'articulation comporte un raccourcissement de la première phalange et non pas du métatarsien. Bien exécutée, l'intervention permettra la marche dès la cicatrisation de la peau et la reprise d'une activité normale en trente jours environ. Il conviendra ensuite de traiter le pied plat, à l'ori-

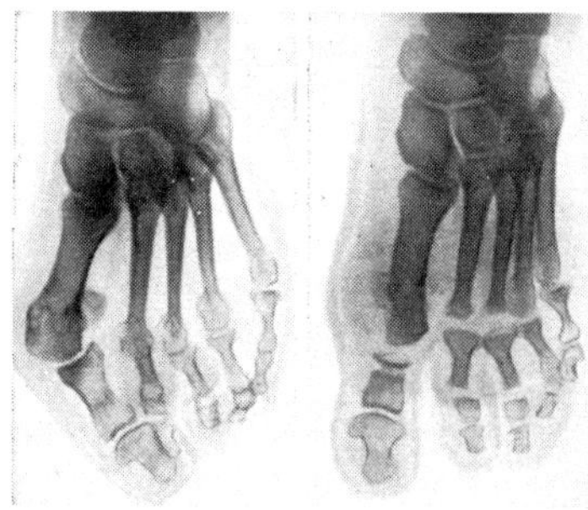

FIG. 856. — Hallux valgus, avant et après traitement.
(*Radiogr. Ducroquet.*)

gine de la déformation, en plaçant dans les chaussures des supports plantaires, sinon l'hallux valgus risque de récidiver en partie.

HALLUX VARUS. — Déviation du gros orteil en dedans. Plus rare que la déformation en valgus; complique le pied bot ou le pied plat.

HAMAMÉLIS (Aune mouchetée, Noisetier des sorcières) [*Hamamelis virginica*]. — Plante de la famille des Saxifragacées dont l'écorce et les feuilles fraîches sont utilisées comme vaso-constricteurs, hémostatiques, et employées contre les hémorroïdes et les varices; en décoction, 15 g p. 250 g d'eau; extrait fluide, 2 à 8 g; teinture, 2 à 6 g; pommade, 1 p. 10 d'axonge; suppositoire : extrait, 5 à 15 cg pour 5 g de beurre de cacao.

L'eau distillée de feuilles et de rameaux d'hamamélis, de parfum agréable, est employée pour les soins de la peau ou en lotions pour les yeux.

HAMMAM (mot arabe signifiant *bain*). — Stations d'eaux minérales et thermales d'Algérie et de Tunisie, très nombreuses dans ces deux pays. Les plus importantes sont les suivantes :

Hammam Meskoutine (Constantine). — Village situé à 19 km de Guelma, à l'altitude de 300 m. Eaux minérales très chaudes (46° à 95°), contenant en petite quantité du chlorure de sodium, du sulfate de chaux, du carbonate de chaux, de l'acide carbonique et sulfhydrique.

CURE. Boissons, bains et douches. INDICATIONS. Lymphatisme, rhumatisme articulaire chronique ou musculaire, ankylose, syphilis, paludisme, anémie, tuberculose osseuse.

CONTRE-INDICATIONS. Tuberculose pulmonaire, cardiopathies, affections aiguës.

Hammam Righa (Alger). — Eaux minérales : les unes très chaudes (64° à 70°), sulfatées calciques, légèrement chlorurées et bicarbonatées; les autres tièdes et bicarbonatées sodiques, et enfin froides et sulfatées calciques, ferrugineuses et très abondantes en acide carbonique. Localité située à 16 km de Miliana.

INDICATIONS. Boissons et bains en piscine. CURE. Arthrites rhumatismales et traumatiques, névralgies rhumatismales, raideurs articulaires et musculaires, goutte, ataxie, neurasthénie.

Hammam Salahin. — Petite station d'eaux thermales (46°) chlorurées sodiques et sulfureuses, située à 8 km de Biskra.

CURE. Piscines à eau courante, bains.

HANCHE. — Articulation du type énarthrose du bassin avec l'os de la cuisse, le fémur (coxo-fémorale) [*fig.* 857].

Les *surfaces articulaires* en présence sont, d'une part, la *tête du fémur,* arrondie et lisse, avec un peu au-dessous de son centre une dépression rugueuse, ou fossette, pour l'insertion du ligament rond, et surplombée par deux saillies, l'une volumineuse, le grand trochanter, et l'autre plus petite, le petit trochanter; d'autre part, la *cavité cotyloïde* ou cotyle de l'*os coxal,* qui présente sur son pourtour un fibro-cartilage ou *bourrelet cotyloïdien,* qui vient agrandir la cavité.

Les deux os sont réunis par une *capsule,* renforcée par des *ligaments ilio-fémoral, ischio-fémoral* et *pubo-fémoral.* Enfin, une bandelette fibreuse, ou *ligament rond,* située à l'intérieur

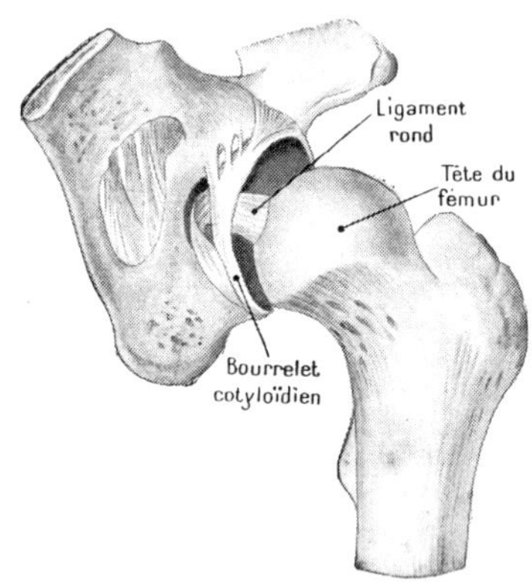

FIG. 857. — Articulation de la hanche.

de l'articulation, s'insère, d'une part, dans la fossette et, d'autre part, au pourtour de l'échancrure ischio-pubienne et sur le *ligament transverse* qui passe comme un pont au-dessus de cette échancrure. Une *synoviale* facilite le glissement des surfaces articulaires.

La hanche est fortement matelassée sur tout son pourtour par une série de *muscles;* ce sont, en avant, le droit antérieur de la cuisse, le psoas iliaque, qui glisse à l'aide d'une *bourse séreuse* sur la capsule articulaire, et le pectiné; en arrière, profondément, le pyramidal, l'obturateur interne, les deux jumeaux et le carré crural, superficiellement le grand fessier; en bas, l'articulation répond au muscle obturateur externe et haut, aux fibres du petit et moyen fessier.

Les *artères* proviennent de la fémorale profonde et de l'iliaque interne; les *nerfs* viennent du plexus sacré et lombaire.

L'articulation de la hanche possède tous les *mouvements :* la *flexion,* grâce aux muscles psoas iliaque et accessoirement le couturier et le droit antérieur ; l'*extension* (grand fessier, moyen fessier, biceps, demi-tendineux et demi-membraneux) ; l'*abduction* (muscles fessiers, pyramidal, tenseur du fascia lata) ; l'*adduction* (pectiné, adducteurs, droit interne) ; la *rotation en dedans* (fessiers) ; la *rotation en dehors* (fessiers, obturateurs, jumeaux, carré crural) ; et la *circumduction*.

L'écartement des deux hanches est plus grand chez la femme (v. à CORPS, et à BASSIN) ; il produit, chez elle, une plus grande obliquité des fémurs.

Pour les maladies, voir LUXATION, COXALGIE, COXA VARA.

Hanche à ressort (ou à ressaut). — Sensation de craquement avec secousse visible et ressaut au niveau de la hanche, observée dans certains mouvements.

Souvent, il s'agit d'un accrochage du *grand trochanter* (v. FÉMUR) sur la corde formée par la bandelette aponévrotique du fascia lata (aponévrose de recouvrement des muscles de la fesse et de la cuisse) tendue par la contraction des muscles fessiers. Cet accrochage s'observe lorsque le grand trochanter est déformé par une exostose, ou simplement chez des sujets très musclés.

TRAITEMENT. Supprimer l'exostose s'il en existe une, sinon sectionner la bandelette aponévrotique.

Hanche ballante. — Reconnaît soit une *origine paralytique* (paralysie infantile ayant frappé les muscles du bassin et du trochanter), soit une *origine osseuse* (résection de la tête fémorale pour coxalgie). Articulation folle, membre de polichinelle.

TRAITEMENT. Appareil de prothèse, béquilles. Opération : enchevillement du fémur à la cavité cotyloïde ou à la tubérosité ischiatique.

Arthrite sèche de la hanche (Coxarthrie). — V. ARTHROSE.

Hanche bote. — V. COXA VARA.

HANSEN (Bacille de). — Microbe de la lèpre.

HARARA. — Nom donné en Palestine aux accidents cutanés, papules urticariennes causées par les piqûres de phlébotomes, qui causent la fièvre de trois jours.

HARICOTS. — Plante potagère (Légumineuses) dont les fruits (gousses, cosses) sont consommés en vert, et les graines utilisées fraîches ou sèches. Les haricots cultivés appartiennent à trois espèces : *Phaseolus vulgaris, P. multiflorus,* et *P. lunatus.* Le contact des plantes donne parfois lieu à une éruption cutanée.

L'*infusion* de gousses ou de fleurs desséchées est employée dans certains pays contre le lumbago, la goutte, le diabète.

Les haricots verts sont rafraîchissants ; les haricots secs, très nourrissants, ont l'inconvénient d'être un aliment d'une digestion assez lente, surtout lorsqu'ils n'ont pas été soigneusement écrasés, et de provoquer la formation de gaz dans l'intestin.

Pour la composition, v. LÉGUMINEUSES.

Certains *haricots exotiques* (de Java, du Cap, de Birmanie) contiennent un glucoside, la *phaséolunatine,* dont le dédoublement donne du glucose, de l'acide cyanhydrique et de l'acétone ; ces haricots, qui peuvent contenir 0,32 p. 100 d'acide cyanhydrique, sont toxiques pour l'homme et les animaux. Une circulaire du 4 septembre 1906 prescrit que la vente de haricots pouvant libérer plus de 20 mg d'acide cyanhydrique p. 100 g doit être interdite.

HARMINE. — Alcaloïde des graines du Harmel, *Peganum harmala* (Zygophyllacées), qui croît en Algérie, en Egypte, en Syrie. Agit sur l'écorce cérébrale ; diminue la rigidité musculaire. Employé sous forme de chlorhydrate dans le parkinsonisme, les séquelles de l'encéphale : 1 à 5 cg par jour.

HASCHICH. — V. *Chanvre indien,* à CHANVRE.

HAUTE FRÉQUENCE. — V. ÉLECTROTHÉRAPIE.

HAUT MAL. — Type d'épilepsie (v. ce mot).

HAY (Réaction de). — Procédé pour déceler les acides biliaires dans l'urine. V. URINE.

HÉBÉPHRÉNIE (du gr. *hêbê,* puberté, et *phrên,* intelligence). — Troubles mentaux survenant au moment de la puberté. Elle débute par une tendance à la mélancolie, de vagues idées ambitieuses ou de persécution, des mouvements de colère ou de violence.

HEBERDEN (Nodosités d'). — Epaississement des os des phalanges au niveau de la 2e articulation, dans le rhumatisme chronique.

HÉBÉTUDE. — Sorte de stupeur, symptôme d'une commotion cérébrale ou d'une attaque d'apoplexie, pendant laquelle on ne peut mettre en œuvre qu'une partie très restreinte de son cerveau et on se trouve presque hors d'état de comprendre une question ou d'y répondre.

HECHT (Réaction de). — Modification de la réaction de Wassermann. V. COMPLÉMENT et WASSERMANN.

HECTIQUE (Fièvre) [du gr. *hektikos,* continu]. — Fièvre continue avec dépérissement graduel, sueurs et diarrhées abondantes. Elle accompagne les abcès froids, notamment ceux d'origine osseuse, et la tuberculose pulmonaire.

HEERFORDT (Syndrome de). — Syndrome caractérisé par une triade : hypertrophie ordinairement bilatérale et indolente de la parotide ; troubles oculaires (inflammation de l'iris et du corps ciliaire, avec parfois névrite optique, chorodidite) ; paralysies diverses, surtout du nerf facial, plus rarement du nerf auditif, des nerfs du larynx, de l'œil ; parfois abolition des réflexes tendineux.

DURÉE. Quelques mois ; légère température.

CAUSE. Obscure ; paraît être à rattacher à la maladie de Besnier- Bœck.

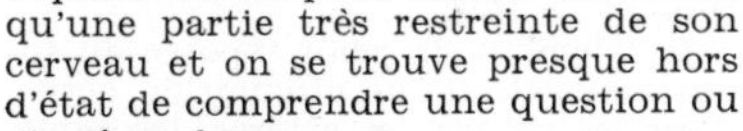

FIG. 858. — Bougie de Hégar.

HÉGAR (Bougie de) [*fig.* 858]. — Bougie en métal ou en ébonite, cylindro-conique, de grosseur graduée, servant à la dilatation du col de la matrice.

HEINE-MEDIN (Maladie de). — V. POLIOMYÉLITE et MOELLE ÉPINIÈRE.

HÉLÉNINE. — V. AUNÉE.

HÉLIANTHE (du gr. *hêlios,* soleil, et *anthos,* fleur). — Plante de la famille des Composacées, dont deux espèces sont utiles : *Helianthus annuus* (grand soleil, tournesol). Sa graine est riche en huile ; le tourteau sert à préparer la *farine d'aleurone,* employée contre les diarrhées infantiles ; *Helianthus tuberosus* (topinambour), dont les tubercules, riches en inuline, conviennent à l'alimentation du diabétique et servent à la production d'alcool éthylique.

HÉLION. — Noyau de l'atome d'hélium, dit encore particule *alpha,* émis par un grand nombre de radioéléments naturels. V. RADIO-ACTIVITÉ.

HÉLIOTHÉRAPIE (du gr. *hêlios,* soleil, et *therapeuein,* soigner). — Traitement par les radiations solaires. La lumière solaire agit par les rayons lumineux, calorifiques et chimiques ; elle exerce sur les tissus une action multiple, microbicide, résolutive et cicatrisante, analgésiante, accélératrice des échanges et stimulatrice de l'état général (augmentation des globules rouges).

L'héliothérapie peut être pratiquée en tous lieux, même dans les villes, mais de préférence au bord de la mer ou à la montagne. L'héliothérapie doit être directe : les rayons solaires devront frapper directement la peau sans interposition de vitre ou de corps étrangers arrêtant les rayons ultraviolets. Les radiations du milieu du jour sont plus actives et plus pénétrantes que les radiations du commencement de la matinée ou de la fin de l'après-midi.

Effets locaux des radiations solaires. — Un sujet qui s'expose à un soleil intense, avec une température ambiante de 30° à 35°, voit apparaître, au bout de 15 à 20 minutes d'exposition, une rougeur de la peau, un *érythème,* de coloration écarlate ou vermillon, accompagné d'une *transpiration* plus ou moins accusée. Ces phénomènes s'amendent rapidement et, si l'exposition solaire continue les jours suivants, commence à apparaître une *pigmentation* d'un brun léger, qui s'accuse progressivement, devient brun foncé et atteint son maximum vers la troisième semaine.

Mais si la première exposition a été inconsidérément prolongée, on peut voir apparaître, surtout chez les blonds, des *bulles* ou *phlyctènes,* analogues à des brûlures et contenant un liquide citrin.

Parfois, un *gonflement* douloureux, plus ou moins intense, des lèvres, des paupières, des oreilles persiste quelques jours et disparaît sans laisser de traces, après une *desquamation* de la peau en larges lambeaux avec *démangeaisons* pénibles.

Technique de la cure solaire. — Il est nécessaire de s'adapter au soleil. Le sujet commencera la cure aux heures matinales, de 8 heures à 10 heures, alors que le rayonnement solaire est encore peu intense. Il s'exposera au

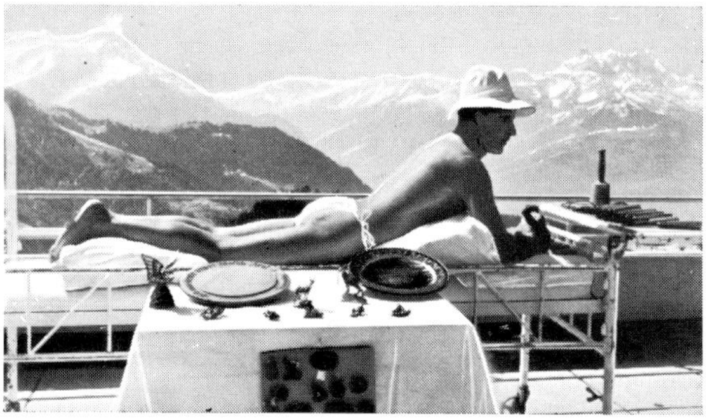

FIG. 859. — Cure de soleil en montagne.
(*Phot. Office national de tourisme suisse.*)

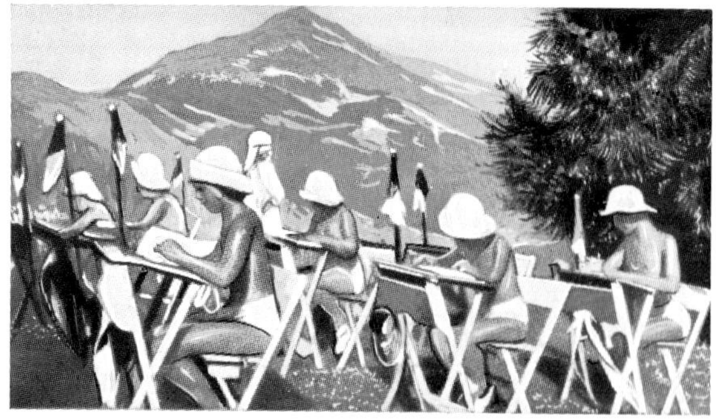

FIG. 860. — Classe en plein air.
(*Phot. Nicca.*)

soleil d'abord quelques minutes, puis progressivement un quart d'heure le deuxième jour, vingt minutes le troisième jour, une demi-heure le quatrième jour, trois quarts d'heure le cinquième jour, une heure le sixième jour, une heure et demie le septième jour et deux heures le huitième jour.

A partir de ce moment, le malade commencera les séances d'après-midi, une heure le premier jour, deux heures le deuxième jour.

Le malade devra cesser sa cure une demi-heure avant le repas et ne la reprendre qu'une heure après environ.

La *durée d'adaptation* est d'ailleurs fonction de la *pigmentation ;* la peau brunit d'autant plus vite que le sujet est plus brun et plus résistant. Le pigment créé par le soleil est une réserve d'énergie pour lutter contre les maladies. C'est un bon signe de vitalité que de se pigmenter très rapidement et intensément au soleil. Une pigmentation générale et foncée une fois obtenue, les séances d'exposition solaire pourront être aussi prolongées qu'on le désire.

Pendant la cure solaire, il faut avoir soin de mettre des *lunettes* noires, ou, si on ne lit pas, de fermer les yeux.

Dès que la durée d'exposition dépasse dix minutes, il faut mettre la tête à l'abri sous un *chapeau* ou une serviette mouillée, ou, si le malade est couché, un écran vert placé sur un support mobile à la tête du lit.

On aura soin d'exposer le corps nu tout entier, en particulier les régions de la glande thyroïdienne et des organes génitaux (Heckel).

Il est habituel de constater une *perte de poids* de 600 à 1 000 grammes par heure de bain de soleil. Mais si on interrompt l'exposition solaire par un bain d'eau froide, la perte de poids s'arrête brusquement. Il est donc indiqué de terminer une séance d'héliothérapie par un bain froid de cinq à vingt minutes, qui fait disparaître la fatigue et la soif et rétablit la tonicité.

Pour éviter les coups de soleil, on conseille de faire sur la peau des *onctions grasses* à base d'huile végétale ou minérale (huile d'amandes douces ou huile de coco) ou d'eau de mer, ce qui accélère l'apparition de la pigmentation de défense.

Indications et bienfaits de l'héliothérapie. — Les rayons solaires activent les échanges de l'organisme ; ils

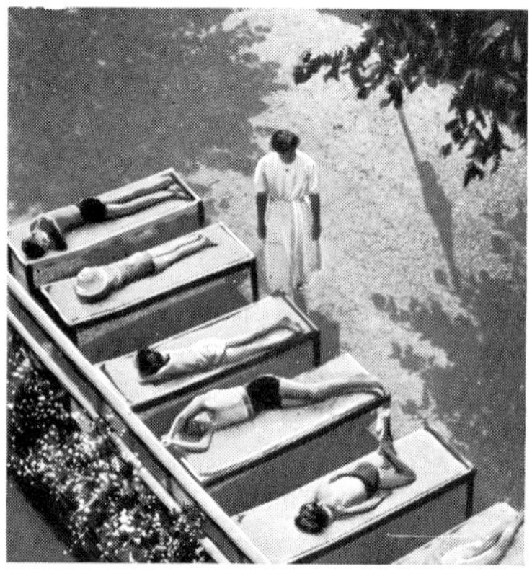

FIG. 861. — Bains de soleil.
(*Phot. Pilet.*)

exaltent les oxydations, le métabolisme, le travail des glandes à sécrétion interne. Ils constituent un adjuvant heureux dans la cure d'amaigrissement.

Localement, la peau exposée au soleil bénéficie d'une circulation active dans les veines, les artères, les capillaires et dans les vaisseaux lymphatiques. L'infiltration d'une peau mal nourrie, épaissie, lardacée disparaît assez rapidement, grâce au drainage amélioré des humeurs.

Enfin, sous l'influence des bains de soleil, les *muscles* se développent, même sans exercices physiques concomitants, du fait même que le sujet reste immobile et allongé au soleil.

Cette action favorable du soleil sur l'appareil musculaire et même sur l'appareil locomoteur (squelette, articulations, tendons) s'observe à tout âge, mais surtout à l'âge de la puberté et de la croissance.

La cure solaire est donc particulièrement indiquée chez les jeunes ; elle leur assurera un développement corporel complet et une perfection athlétique rapide.

L'héliothérapie a fait sa preuve dans le traitement de la tuberculose locale. Elle remplace le plus souvent l'intervention chirurgicale, toujours incomplète et parfois dangereuse.

Les *tuberculoses cutanées et muqueuses,* ulcérées ou non, le lupus tuberculeux sont heureusement influencés.

Les *tuberculoses ganglionnaires* réagissent également favorablement et rapidement à la lumière solaire (*fig.* 862).

La *tuberculose ostéo-articulaire* est un des triomphes de l'héliothérapie. Pour obtenir de bons résultats, il faut combiner l'immobilisation et l'insolation, c'est-à-dire que l'appareil oblitérateur devra être le moins volumineux possible pour que la plus grande partie de l'articulation malade soit exposée au soleil. Les résultats obtenus sont souvent tels que l'articulation fonctionne comme auparavant, sans limitation des mouvements.

La *tuberculose péritonéale* est une merveilleuse indication de l'héliothé-

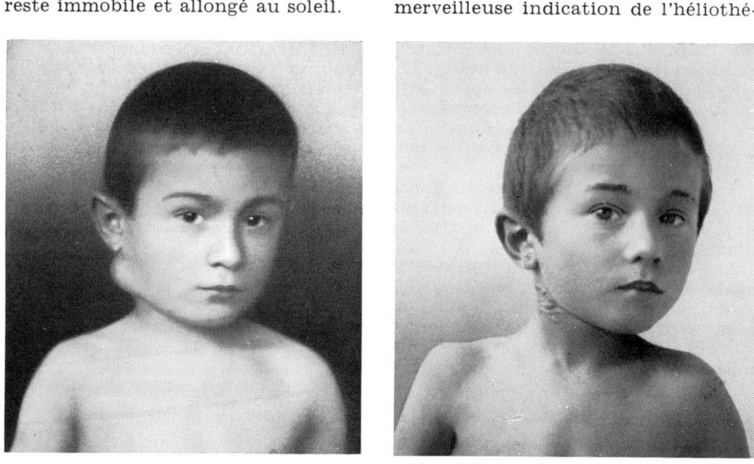

FIG. 862. — Adénite cervicale traitée par l'héliothérapie.
A gauche : avant l'insolation; *à droite :* après l'insolation.

rapie. C'est avec une rapidité étonnante que l'on assiste dans la forme ascitique à la disparition du liquide, dans la forme ulcéro-caséeuse à la fonte des gâteaux péritonéaux.

La *tuberculose des ganglions trachéo-bronchiques* est la plus délicate à soumettre à l'action des rayons solaires. Chez l'enfant atteint d'adénopathie trachéo-bronchique, il faut être très attentif tout au long de la cure. En effet, dans les tuberculoses ganglio-pulmonaires de l'enfance, la cure solaire peut être néfaste et provoquer des poussées aiguës. Elle trouve de plus nombreuses indications chez l'adulte atteint, plus souvent que l'enfant, de tuberculose torpide, fibreuse.

Dans la *tuberculose génito-urinaire,* la cure solaire a, dans certains cas, amené des améliorations manifestes, surtout dans les cas de tuberculose génitale chez l'homme.

En dehors des lésions tuberculeuses, l'héliothérapie peut rendre des services :

1° Dans certaines *lésions locales* (*fig.* 863, 864). Les plaies atones, lentes à cicatriser, s'améliorent rapidement par l'héliothérapie; de même, les ulcères variqueux qui ont résisté à tous les traitements se cicatrisent vite par la cure solaire, qui agit aussi parce qu'elle est une cure de repos.

On a obtenu des résultats intéressants en soumettant des escarres, des gangrènes, des brûlures à l'action du soleil. Les fractures mal consolidées, ou lentes à guérir, les entorses retirent de grands avantages de la cure solaire;

2° Dans certaines *maladies générales.* Les sujets qui viennent de faire une maladie grave, affaiblis, cachectiques, verront leurs forces revenir rapidement; de même, les anémiques, les chlorotiques retireront de grands avantages de l'héliothérapie.

Chez tous ces sujets, la cure devra être conduite prudemment.

Contre-indications et dangers de l'héliothérapie. — La cure solaire doit être appliquée avec ménagement ou même complètement proscrite chez les sujets dont le passé pathologique n'est pas indemne.

Les bains de soleil, activant les fonctions circulatoires, sont par conséquent contre-indiqués chez les sujets qui ont une suractivité circulatoire anormale : *hypertension artérielle* élevée, *artériosclérose* avancée, *pléthore sanguine* avec coloration rouge violacé de la face, *maladies graves du cœur, maladie de Basedow, tachycardie, arythmie* vraie d'origine myocardique.

Les bains de soleil sont également néfastes chez ceux dont le *foie* est congestionné par un surmenage fonctionnel : grands buveurs de vin ou d'alcool, gros mangeurs de pâtes, de farineux, ou chez les paludéens. On a vu ces malades, à la suite de bains de soleil pris en été sur la Côte d'Azur, avoir soit de l'ictère, soit une cholécystite, soit de l'urticaire, soit des signes de colite.

Il en est de même des *hémorroïdaires,* des femmes à gros utérus congestif (*métrite hémorragique*). La cure de soleil devra se faire avec ménagement et être précédée d'un régime décongestif. On peut aussi couvrir d'une toile rouge la région congestionnée, afin de la cacher aux rayons solaires.

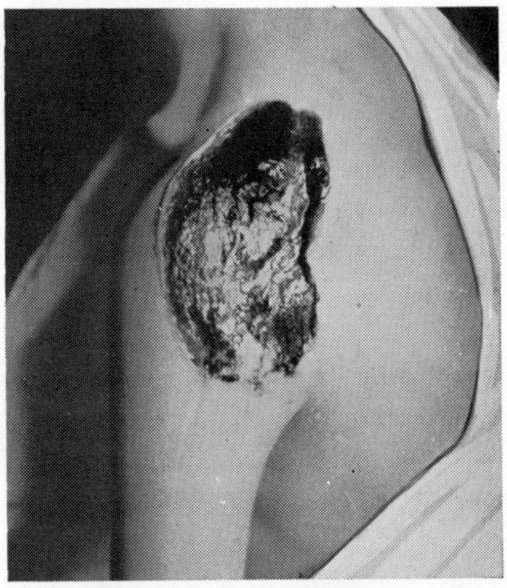

FIG. 863. — Vaste délabrement de l'épaule par éclat d'obus.

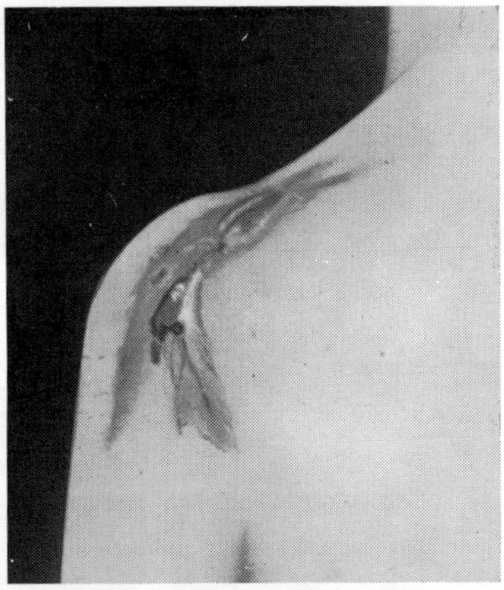

FIG. 864. — Cicatrisation après cinq semaines de traitement héliothérapique.

Chez des prédisposés, les bains de soleil ont pu provoquer des *migraines,* des *crises d'asthme,* des *congestions* bronchiques ou pulmonaires.

Il faut particulièrement se méfier des bains de soleil chez les *prétuberculeux.* Très nombreux sont les jeunes sujets qui ont eu, à la suite de bains solaires prolongés au bord de la mer, une poussée de tuberculose pulmonaire ou ganglionnaire, ignorée jusque-là.

Chez les *tuberculeux avérés,* on a vu survenir des hémoptysies graves, des poussées fébriles, un pouls rapide et des signes nets d'activité de leurs lésions pulmonaires. On a constaté également des poussées de méningite, de granulie, de phtisie galopante rapidement mortelles.

La cure de soleil est donc formellement contre-indiquée chez tous les tuberculeux pulmonaires en période évolutive.

Les bains de soleil doivent être appliqués avec ménagement à certains *nerveux,* aux *déprimés,* aux *neurasthéniques anxieux.* Une adaptation progressive et lente est chez eux nécessaire.

On devra d'ailleurs surveiller avec soin l'adaptation du sujet au soleil, l'organisme pouvant réagir d'une façon variable aux radiations solaires. V. INSOLATION.

Si l'on excepte le coup de soleil, qui est l'indice d'une action trop brutale, par exposition trop longue ou par intensité trop grande, il est des cas où l'*intolérance* du sujet aux rayons solaires se manifeste par des signes de fatigue générale : le sujet est las, déprimé, sans appétit; il ne songe qu'à se reposer et à dormir; il est inerte et sans courage. C'est la *forme dépressive* de l'intoxication solaire.

Chez d'autres sujets, c'est l'irritabilité qui domine; le sujet est de mauvaise humeur, coléreux; il dort moins bien, s'agite dans son lit; c'est la *forme irritative.*

Dans les deux cas, on peut observer en outre une soif plus ou moins intense et qu'il faut se garder de satisfaire sans mesure. On peut noter également, dans les cas d'adaptation trop rapide, une fièvre atténuée (37°5) après la séance, ainsi qu'un pouls battant trop vite.

Ces *petits signes,* qui traduisent une exposition solaire trop rapide ou trop intense, doivent être pris en considération, afin d'éviter des accidents plus graves.

ACCIDENTS LOCAUX. Des cicatrices, disgracieuses à la face, peuvent s'observer, quand sur les lésions bulbeuses de brûlure solaire se greffe une infection secondaire, ainsi qu'une pigmentation parfois réticulée.

Chez les sujets qui ont eu l'imprudence de ne pas porter de verres fumés, on peut observer une *conjonctivite,* habituellement passagère, avec larmoiement, photophobie et gonflement des paupières, qui peut persister quelques heures ou quelques jours; parfois une infection peut être le point de départ de complications oculaires plus graves.

Certaines *maladies de la peau* peuvent être déterminées par une exposition prolongée aux rayons solaires ou aux rayons lumineux artificiels : acné, herpès, prurigo, eczémas, urticaire, hydroa vacciniforme, éphélides, lupus érythémateux, xeroderma pigmentosum (*fig.* 865).

La peau soumise d'une façon prolongée aux morsures d'un soleil trop cuisant, surtout au bord de la mer, se flétrit, se ride, prend l'aspect d'une peau de vieillard, et des lésions brunâtres, croûteuses, évoluant ultérieurement vers le *cancer* de la peau, peuvent s'observer sur les parties découvertes.

Chez des femmes qui s'étaient exposées au soleil après s'être lotionnées à l'eau de Cologne (essence de bergamote, de citron), on a vu apparaître des taches brun chocolat en coulées, en breloques, pouvant persister plusieurs mois.

Chez des personnes, qui, après un bain, se sèchent au soleil en se couchant sur l'herbe, on peut observer une dermite rouge avec vésicules et bulles occasionnant des démangeaisons; la cause semble être la chlorophylle des plantes, qui sensibilise les téguments aux rayons rouges du spectre. V. DERMATITE DES PRÉS.

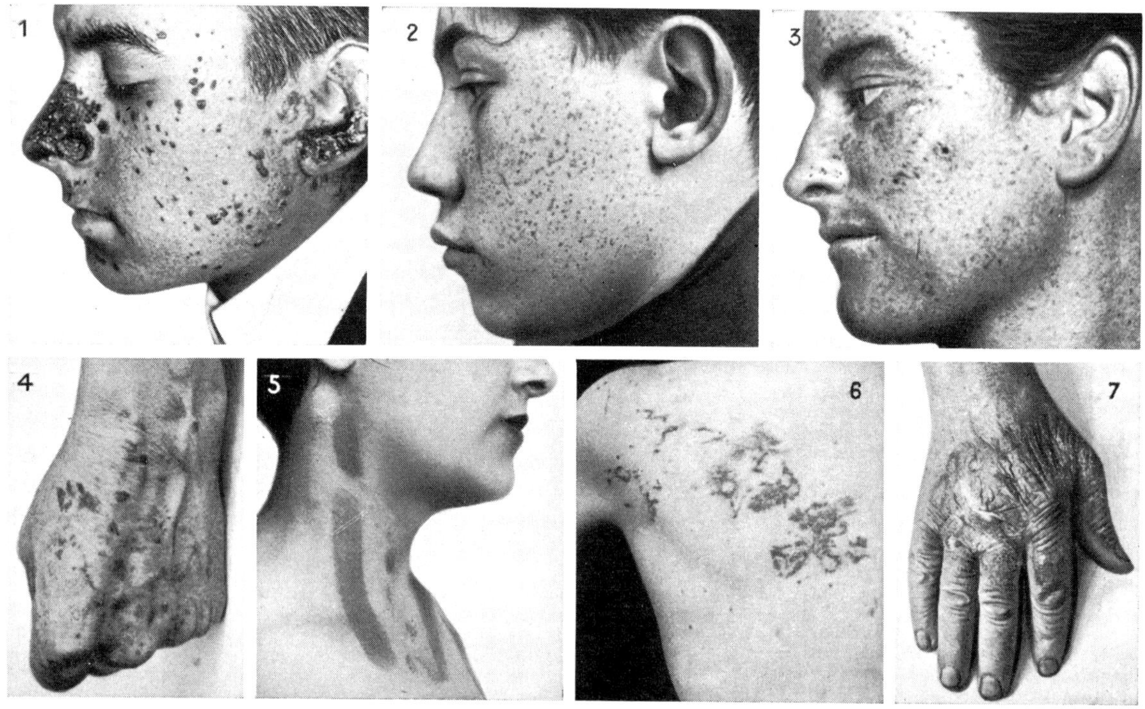

FIG. 865. — Accidents provoqués par des expositions prolongées au soleil.
1. Hydroa vacciniforme; 2. Ephélides; 3. Xeroderma pigmentosum; 4. Cancer multiple de la peau; 5. Pigmentation en coulée, après lotion à l'eau de Cologne; 6. Dermite des prés; 7. Erythème pellagreux du dos des mains.

(*Phot. musée de l'hôpital Saint-Louis.*)

L'*érythème pellagreux* survient sur les parties découvertes exposées au soleil : face, dos des mains, au printemps et en été, surtout en Italie ; la peau, d'abord rouge, se pigmente en brun, se desquame et s'atrophie comme la peau des vieillards. V. PELLAGRE.

ACCIDENTS GÉNÉRAUX. Beaucoup plus graves que les accidents locaux, consécutifs à une exposition prolongée au soleil, sont les accidents généraux, puisque ceux-ci peuvent être *mortels*.

Dans les cas bénins, tout se borne à un *malaise* passager accompagné d'une élévation de température pouvant aller de 38° à 40°, et même 41°. Parfois, surtout chez l'enfant, on peut observer des *maux de tête*, du *délire*. Enfin, dans certains cas, ce coup de soleil ou coup de chaleur peut entraîner la *mort* par hyperthermie, congestion cérébrale et hémorragies méningées ; le malade tombe sans connaissance, le faciès vultueux, agité de secousses convulsives.

Habituellement, ces cas mortels ne se produisent que dans des circonstances particulières : baisse de la pression atmosphérique, sécheresse et aridité du sol, absence de ventilation, troupe marchant avec des vêtements trop serrés et un paquetage trop lourd, compression dans une foule compacte, tares individuelles (dysenterie, paludisme, alcoolisme, dénutrition).

Ces accidents graves sont ordinairement annoncés par une sécheresse brûlante de la peau, la fréquence des mictions et la suppression de la transpiration.

Il importe alors de prendre les *mesures préventives* indispensables : ventilation, refroidissement par air frais ou enveloppement dans un drap humide, glace sur la tête, boissons glacées.

Il résulte de ces faits qu'on ne peut s'exposer au soleil sans inconvénients, n'importe où et n'importe comment.

Chez les sujets sains, et en particulier chez l'enfant, l'exposition aux rayons solaires donne le plus souvent des résultats très favorables, à la condition de se garder de tout excès.

Dans les autres cas, il convient de ne se soumettre à l'héliothérapie naturelle ou artificielle que sous surveillance médicale, et à des doses judicieusement adaptées à chaque cas. Avant tout traitement, il faut tâter la susceptibilité individuelle aux rayons solaires. Les cures fractionnées, entrecoupées de périodes de repos, semblent plus efficaces que l'exposition continue.

HÉLIX. — Repli semi-circulaire qui borde le pavillon de l'oreille. Voir OREILLE.

HELLÉBORE. — V. ELLÉBORE.

HELMINTHE (du gr. *helmins*, ver). — Certains vers sont parasites de l'homme et des animaux ; ils habitent ordinairement dans le tube digestif, et parfois dans le rein ou les muscles. V. ANKYLOSTOME, DOUVES, LOMBRIC, OXYURE, STRONGLE, TRICOCÉPHALE, TRICHINE.

HELMINTHIASE. — Maladie causée par les vers.

CAUSES. L'infestation a lieu le plus souvent par ingestion d'une eau contenant des œufs ou des larves de vers ou de légumes arrosés avec cette eau ; parfois elle est provoquée par de la terre contenant des œufs ou des larves et souillant les mains et les aliments. La poussière recouvrant fruits et légumes peut être également infestante. Les larves de l'ankylostome pénètrent directement à travers la peau. D'ailleurs, chaque ver a une infestation propre, d'où découle le traitement.

SIGNES. Très variables, tantôt insignifiants, tantôt graves.

Troubles mécaniques : obstruction intestinale ou biliaire quand le ver est volumineux ou en amas.

Troubles toxiques ou réflexes : crises de toux, pseudo-asthme, accélération ou ralentissement des battements du cœur, syncopes ; prurit nasal ou rectal, tremblements, terreurs nocturnes, convulsions, crises comitiales, vertiges, mouvements choréiques, méningés.

Appétit parfois exagéré, douleurs gastriques après les repas, nausées, vomissements, diarrhée matinale.

Troubles urinaires : urines rares, sanglantes ou albumineuses.

Anémie, pâleur des téguments, asthénie, œdème, hémorragies. Eosinophilie sanguine.

Erythèmes cutanés, éruptions miliaires.

Chez l'enfant, on a signalé des troubles de la croissance et de la nutrition, avec amaigrissement.

VARIÉTÉS DE VERS. *Cestodes :* ténia, bothriocéphale, hyménolépis ;

Trématodes : douves, bilharzie ;

Nématodes : ascaris ou lombric, oxyures, strongle, ankylostome, trichocéphale, anguillule.

L'examen des selles permettra de déceler les œufs de ces divers parasites. V. COPROLOGIE.

TRAITEMENT. I. *Préventif.* — Comme les œufs et les larves microscopiques se trouvent dans l'eau, sur les légumes et les salades, les fruits crus, la viande insuffisamment cuite, la préservation contre les parasites intestinaux réside donc dans l'usage exclusif de l'eau bouillie pour la boisson; dans la cuisson suffisante des viandes et des légumes; dans le lavage *soigné* des salades et des fruits, qui ne devraient être mangés que cuits; enfin, dans le lavage méticuleux des mains avant les repas.

II. *Curatif.* — Vermifuges. Voir au nom de chaque ver.

HÉMAGGLUTINATION. — Examen sérologique consistant à rechercher le temps d'agglutination du sang.

HÉMANGIOME. — Angiome développé aux dépens des vaisseaux sanguins.

HÉMAPHÉINE. — Matière brunâtre provenant de la décomposition de l'hématine du sang.

HÉMARTHROSE (du gr. *haima,* sang, et *arthron,* articulation). — Epanchement de sang dans une articulation.

CAUSES. Survient en général à la suite d'un traumatisme (fracture, entorse); quelquefois au cours du scorbut, du purpura; chez les hémophiliques ou encore dans certaines affections nerveuses.

SIGNES. Augmentation rapide du volume de l'articulation succédant à une douleur vive qui va en s'accroissant. On perçoit dans la jointure devenue globuleuse une sensation de fluctuation moins nette que dans l'hydarthrose et qui est remplacée dans certains cas par une sensation de crépitation qui est caractéristique.

EVOLUTION. La résorption est d'ordinaire assez rapide si le traitement est institué, mais il subsiste souvent des raideurs par suite de formations d'adhérences.

TRAITEMENT. Compression avec de l'ouate ou, mieux, avec des coussins de caoutchouc renfermant de l'eau chaude. V. FRACTURES.

HÉMATÉMÈSE (du gr. *haima,* sang, et *emein,* vomir). — Vomissement de sang. V. HÉMORRAGIE et ESTOMAC (maladies).

HÉMATIDROSE (du gr. *haima,* sang, et *idrôs,* sueur). — Lent écoulement de sueur, teintée de sang, au cours d'une affection générale.

HÉMATIE. — Globule rouge du sang.

HÉMATIMÈTRE (du gr. *haima,* sang, et *metron,* mesure). — Appareil, imaginé par Malassez, employé pour compter les globules d'une quantité donnée de sang mélangé à une quantité donnée de sérum artificiel (*fig.* 866, 867).

HÉMATINE. — Matière colorante du sang contenant du fer (0,555 par litre). Elle est une des parties constituantes de l'*hémoglobine* (v. ce mot).

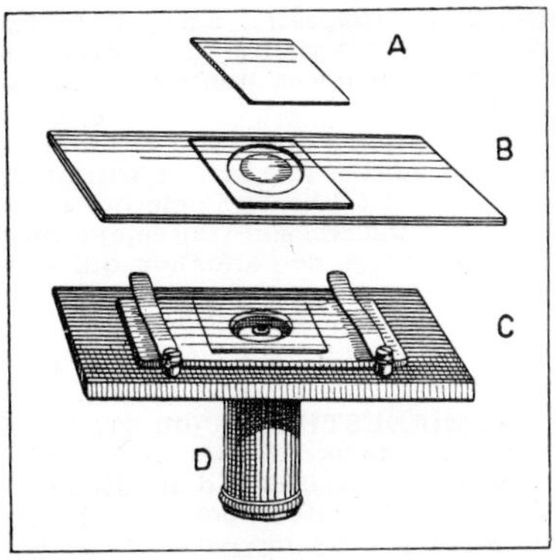

FIG. 866. — Hématimètre de Malassez.
Une goutte du mélange de sang et de sérum artificiel est placée dans la cellule au centre de la lame B, qu'on ferme hermétiquement par la lamelle de verre A et qu'on place ensuite sur la plaque de cuivre C. La cellule coïncide avec un système de lentille D qui forme, sur le fond de la cuvette, l'image d'un quadrillé permettant de compter le nombre des globules à l'aide d'un microscope.

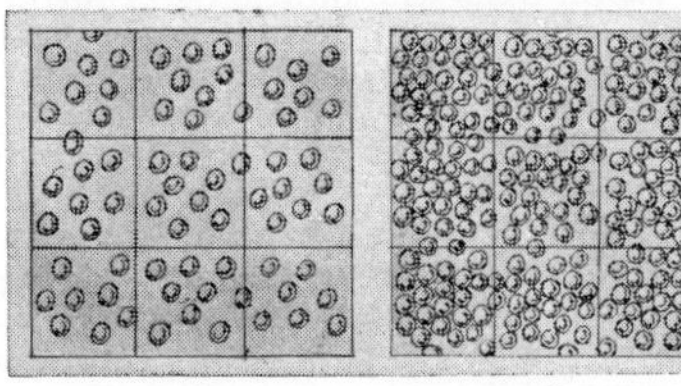

FIG. 867. — Hématimètre.
1. Sang dans l'anémie; 2. Sang normal vu sur le quadrillé.

HÉMATOBLASTE (du gr. *haima,* sang, et *blastos,* rameau). — Elément du sang.

HÉMATOCÈLE (du gr. *haima,* sang, et *kêlê,* tumeur). — Tumeur constituée par un épanchement sanguin, soit dans les enveloppes du testicule (v. MASCULINS [Organes génitaux]), soit dans le cul-de-sac du péritoine placé entre le rectum et la matrice (hématocèle rétro-utérine) [v. FÉMININS (Organes génitaux)].

HÉMATOCHYLURIE (du gr. *haima,* sang, *khulos,* suc, et *ouron,* urine). — Urine contenant un mélange de chyle et de sang dans la filariose.

HÉMATOCOLPOS (du gr. *haima,* sang, et *kolpos,* vagin). — Accumulation du sang des règles dans le vagin par suite d'imperfections de l'hymen. V. *Atrésie hyménéale,* à FÉMININS (Organes génitaux).

HÉMATOCRITE. — V. *Supplément.*

HÉMATODERMIE. — Lésions cutanées qui s'observent au cours des maladies du sang.

HÉMATOLOGIE (du gr. *haima,* sang, et *logos,* discours). — Partie de l'histologie qui s'occupe de l'origine et de la composition du sang, de ses altérations morbides et de leur signification. V. SANG.

HÉMATOME (du gr. *haima,* sang, et *oma,* terminaison voulant dire tumeur). — Tumeur formée par du sang. V. CÉPHALÉMATOME et PACHYMÉNINGITE.

HÉMATOMÉTRIE. — Hémorragie intra-utérine. V. FÉMININS (Organes génitaux).

HÉMATOMYÉLIE (du gr. *haima,* sang, et *muelos,* moelle). — Hémorragie à l'intérieur de la moelle épinière.

CAUSES. Tumeur, traumatisme, myélite.

SIGNES. Paralysie brusque des membres inférieurs seuls ou des quatre membres, suivant la hauteur de la lésion, ou seulement d'un côté du corps, avec anesthésie croisée et paralysie du rectum et de la vessie, douleurs et fourmillements, escarres, néphrite et cystite purulente.

TRAITEMENT. Celui de la cause.

HÉMATOPOÏÈSE ou HÉMOPOÏÈSE (du gr. *haima,* sang, et *poiein,* créer). — Fonction créatrice des éléments normaux du sang.

Au début de la *vie intra-utérine,* toutes les cellules sanguines dérivent du mésenchyme embryonnaire. C'est le *foie* qui est chargé de l'hématopoïèse, dès le 2e mois; il produit des hématies et des leucocytes granuleux; vers le 5e mois, la *moelle osseuse* et la *rate* entrent en ligne et les *ganglions lymphatiques* produisent les lymphocytes; le foie cesse d'avoir un rôle hématopoïétique dans les derniers mois de la vie intra-utérine.

Chez l'adulte, les organes hématopoïétiques sont la *moelle osseuse,* qui produit les hématies, les leucocytes granuleux et les globulins; la *rate,* qui fournit les lymphocytes, et parfois, chez le jeune enfant, des hématies et des leucocytes granuleux; les *ganglions lymphatiques,* qui créent des lymphocytes; et le *système réticulo-endothélial,* qui produit les monocytes. V. SANG.

HÉMATOPORPHYRINE. — Matière colorante violet foncé, non ferrugineuse, obtenue en faisant agir sur l'hématine de l'acide chlorhydrique ou sulfurique.

Il existe plusieurs variétés de porphyrines, en particulier dans les fèces (*coproporphyrine*) et dans l'urine (*uroporphyrine*). La porphyrine communique à l'urine une coloration brun rouge, douée d'une fluorescence rouge. Elle a une grande affinité chimique à l'égard de certains métaux (fer, cuivre) et de substances végétales (chlorophylle).

Les porphyrines jouent un rôle sensibilisateur dans les *photo-dermatoses,* c'est-à-dire celles qui sont provoquées par la lumière et les rayons actiniques (hydroa vacciniforme, xeroderma pigmentosum, lupus érythémateux, etc.); dans ces cas, on trouve souvent de la porphyrine dans l'urine.

On trouve également une forte porphyrinurie dans certaines infections comme la fièvre typhoïde, la pneumonie, et des intoxications par le plomb, le zinc, le véronal.

HÉMATORACHIS (du gr. *haima,* sang, et *rachis,* épine dorsale). — Hémorragie intrarachidienne provenant de la déchirure des sinus veineux (fracture du rachis) ou des méninges.

HÉMATOSALPINX (du gr. *haima,* sang, et *salpigx,* trompe). — Hématome de la trompe utérine, dû le plus souvent à une grossesse extra-utérine. V. FÉMININS (Organes génitaux).

HÉMATOSCOPE (du gr. *haima,* sang, et *scopein,* examiner). — Appareil imaginé par Hénocque pour mesurer la quantité d'hémoglobine contenue dans le sang (*fig.* 868).

Il se compose de deux lames de verre rectangulaires et planes, se touchant par un seul de leurs bords (côté droit), de telle sorte que les autres bords (côté gauche) soient écartés de

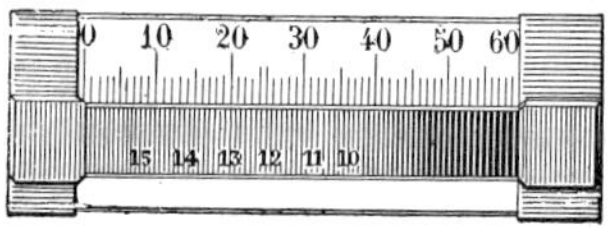

FIG. 868. — Hématoscope.

3 mm. L'instrument se place sur une plaque de porcelaine portant deux divisions : celle du haut donne la distance des lames, celle du bas donne la quantité d'hémoglobine contenue dans 100 g de sang. Pour connaître celle-ci, on introduit entre les deux lames une goutte de sang obtenue par la piqûre d'un doigt; le nombre vu à travers le liquide sanguin sur l'échelle inférieure donne le chiffre cherché.

HÉMATOSE. — Transformation du sang veineux en sang artériel par oxygénation du sang dans les poumons.

HÉMATOSPERMIE (du gr. *haima,* sang, et *sperma,* semence). — Présence de sang dans le sperme émis au moment de l'éjaculation, dans les cas d'inflammation de la prostate ou des vésicules séminales.

HÉMATOZOAIRES. — V. PALUDISME.

HÉMATURIE (du gr. *haima,* sang, et *ourein,* uriner). — Hémorragie par l'urètre. V. HÉMORRAGIE, REINS.

HÉMÉRALOPIE (du gr. *hêmera,* jour, lettre de liaison *l,* et *ôps,* vue). — Etat dans lequel la vision, normale à la lumière solaire, est anormalement affaiblie dès que cette lumière devient faible (crépuscule) et qu'elle est remplacée par une lumière artificielle également faible.

CAUSES. Maladies diverses de la cornée, du cristallin et de la rétine. *L'héméralopie essentielle* se produit à l'état endémique ou épidémique sous l'influence d'un excès de lumière (notamment sous les tropiques), par la vue prolongée de la neige ou d'un mur blanc (peintres et maçons), de la fatigue, d'une alimentation insuffisante ou défectueuse (avitaminose A) sur les navires, dans les casernes (recrues) et les prisons.

L'héméralopie est fréquemment *héréditaire* en dominance. On connaît l'exemple d'une famille de la région de Montpellier, où cette anomalie se transmet en ligne dominante directe, de génération en génération depuis cent cinquante ans.

ÉVOLUTION. L'héméralopie essentielle débute brusquement; elle est particulièrement nette lorsque le soleil disparaît le soir et se guérit sous l'action du repos, du séjour dans les pièces sombres et des toniques, en un temps qui varie de quelques semaines à plusieurs mois. Les mêmes causes peuvent être l'origine de récidives. Il est donc nécessaire, surtout en cas d'atteinte antérieure, de porter des lunettes lorsque la lumière est excessive.

TRAITEMENT. Vitamine A, huile de foie de morue, foie cru et extrait de foie. Quant à l'héméralopie liée à des lésions oculaires, son traitement varie avec la nature de l'affection qui en a été l'origine.

La simulation est décelée par l'examen du champ visuel et la surveillance.

HÉMIANESTHÉSIE (du gr. *hêmi,* à demi, et de *anesthésie*). — Suppression de la sensibilité d'un des côtés du corps, du côté opposé à la lésion, et accompagnée de paralysie si elle est d'origine *cérébrale,* du côté opposé encore si elle est produite par une affection de la *moelle épinière,* mais alors la paralysie frappe l'autre membre. On l'observe aussi dans l'*hystérie.*

HÉMIANOPSIE, HÉMIOPIE (du gr. *hêmi,* à demi, *an* priv., et *ôps,* vue, ou *optomai,* je vois). — Disparition de la vision dans une moitié de la rétine.

Une lésion qui porte sur le nerf optique amène la cécité dans l'œil correspondant, puisque toutes les fibres qui émanent de cet œil passent par le nerf afférent. Mais, au-delà du chiasma, l'interruption de la voie optique d'un côté supprime les filets nerveux émanés d'une moitié de chaque rétine, si bien que l'autre moitié continue à fonctionner et que le malade voit seulement dans une moitié latérale du champ visuel.

Toute lésion qui interrompt la voie optique d'un côté en amont du

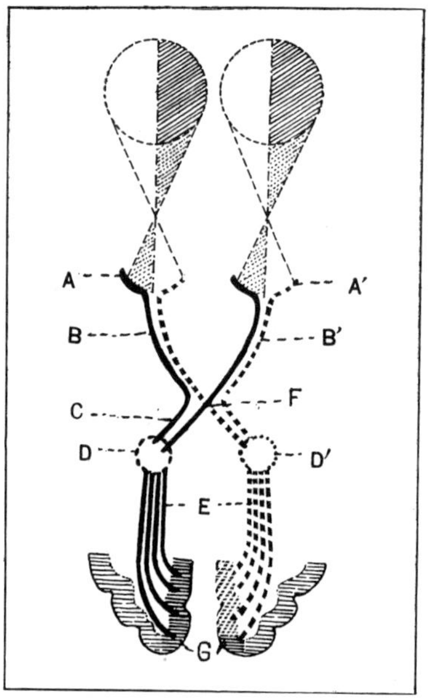

FIG. 869. — Hémianopsie (schéma de Collet). A, A'. Rétines, gauche et droite. B, B'. Nerfs optiques; C. Bandelette optique; D, D'. Couche optique et tubercules quadrijumeaux; E. Radiations optiques; F. Chiasma optique; G. Cuneus.

chiasma supprime la sensibilité rétinienne dans la moitié latérale de chaque œil. L'hémianopsie est dite *homonyme,* quand c'est la moitié gauche (ou droite) de chaque rétine qui ne voit pas, et *hétéronyme,* quand la moitié droite d'un champ et la moitié gauche de l'autre ne sont pas perçues.

L'hémianopsie est un symptôme que le malade peut ignorer; le médecin doit le rechercher systématiquement dans certaines affections nerveuses (*fig.* 869). On le trouve au cours des hémiplégies par ramollissement ou hémorragie cérébrale, au cours de compressions par tumeur sur la bandelette optique d'un côté (il s'agit d'une hémianopsie homonyme, croisée par rapport à la lésion); au cours d'une compression par tumeur de l'hypophyse.

HÉMIANOSMIE (du gr. *hêmi,* à demi, *a* priv., et *osmê,* odorat). — Perte de l'odorat dans une moitié de la muqueuse du nez.

HÉMIATHÉTOSE. — V. ATHÉTOSE.

HÉMICHORÉE (du gr. *hêmi,* à demi, et de *chorée*). — V. CHORÉE.

HÉMIMÉLIE (du gr. *hêmi,* à demi, et *melos,* membre). — Malformation d'un membre; la racine du membre est normale, le segment périphérique (jambe ou avant-bras) est atrophié. Le membre se termine par un moignon raccourci et grêle, porteur d'une main ou d'un pied rudimentaire.

HÉMINE (du gr. *haima,* sang). — Chlorhydrate d'hématine, se présentant sous forme de cristaux rhomboïdaux allongés très bruns, dits *cristaux de Teichmann.*

Leur recherche est importante en médecine légale pour déceler la présence de sang dans des taches suspectes; on les obtient en traitant les taches de sang par l'acide acétique bouillant et en évaporant.

HÉMIPLÉGIE (du gr. *hêmi,* à moitié, et *plessein,* frapper). — Abolition plus ou moins complète de la motilité volontaire dans une moitié du corps. L'incitation motrice volontaire est élaborée dans une région spéciale de l'écorce cérébrale (V. CERVEAU), du côté opposé aux muscles considérés (c'est l'hémisphère gauche qui commande du côté droit du corps et *vice versa*); elle est transmise aux cellules des cornes antérieures de la moelle par des fibres nerveuses formant le faisceau pyramidal; les deux faisceaux pyramidaux s'entrecroisent à la partie inférieure du bulbe.

Une hémiplégie indique une lésion de ce faisceau pyramidal, soit à son origine corticale, soit dans son trajet descendant (capsule interne, pied du pédoncule, de la protubérance, du bulbe, cordon latéral de la moelle).

Aussi la *forme de l'hémiplégie* varie-t-elle suivant le *siège de la lésion.*

Si la lésion siège au niveau de l'*écorce cérébrale,* l'hémiplégie est incomplète, ne frappe souvent qu'un membre; elle s'accompagne de troubles sensitifs, parfois d'hémianopsie. Si l'hémiplégie siège sur le côté droit, le malade est atteint d'aphasie.

Si le *thalamus* (couche optique) est touché, l'hémiplégie peut s'accompagner de troubles sensitifs, de douleurs et d'hémichoréo-athétose.

L'hémiplégie est plus complète quand la lésion atteint la *capsule interne* (hémorragie cérébrale). L'hémiplégie frappe toujours la face et le côté opposé à la lésion (*fig.* 870).

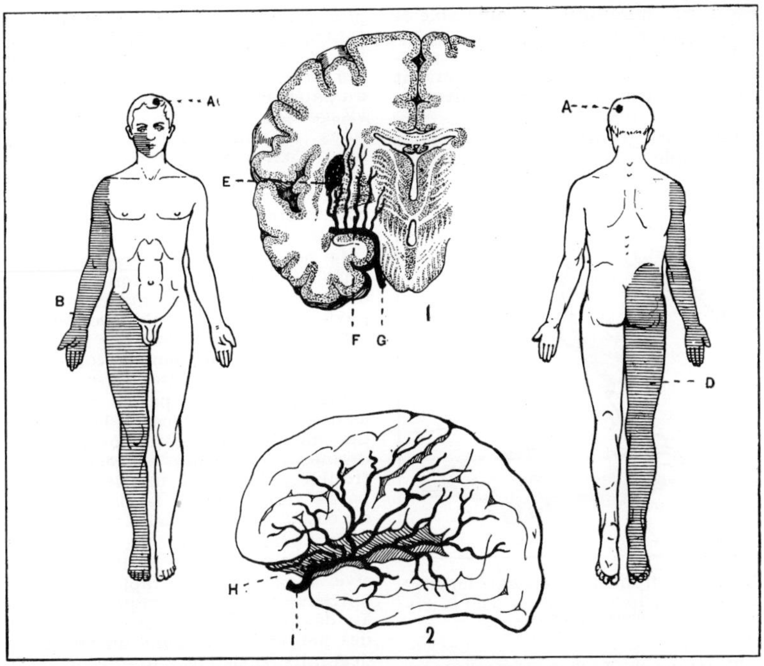

FIG. 870. — Hémiplégie d'origine cérébrale.
A. Lésion qui détermine l'hémiplégie ; B et D. Côté paralysé.
1. Siège de l'hémorragie cérébrale (E) du niveau des branches de l'artère sylvienne (G) dans la capsule interne (F) ; 2. Siège du ramollissement cérébral (H) dans la région sylvienne (I).
(*D'après Martinet.*)

Quand la lésion siège au *pédoncule,* à la *protubérance* ou au *bulbe,* c'est-à-dire à un niveau où les fibres du faisceau pyramidal destinées aux nerfs crâniens ont déjà subi leur décussation, l'hémiplégie est *alterne :* la paralysie atteint un ou plusieurs nerfs crâniens du côté de la lésion et les membres du côté opposé.

On peut d'ailleurs préciser le siège de ces hémiplégies alternes d'après l'étude des symptômes que présente le malade.

SIÈGE PÉDONCULAIRE. *Syndrome de Weber.* — Paralysie de la face et des membres du côté opposé à la lésion, et paralysie du moteur oculaire commun de l'autre côté.

SIÈGE PROTUBÉRANTIEL. *Syndrome de Millar-Gubler.* — Paralysie des membres du côté opposé à la lésion, paralysie de la face et du moteur oculaire externe de l'autre côté, et parfois troubles sensitifs du type syringomyélique.

Syndrome de Foville. — Hémiplégie des membres d'un côté et, de l'autre, paralysie du facial total et de l'hémi-oculo-moteur rotateur des yeux.

SIÈGE BULBAIRE. *Syndrome d'Avellis.*— L'hémiplégie alterne s'accompagne d'une hémoparésie du voile du palais (branche interne du spinal) et du nerf récurrent du même côté.

Syndrome de Schmidt. — Hémiplégie associée à une paralysie du récurrent avec une paralysie du voile du palais et des muscles de l'épaule (trapèze et sterno-cléido-mastoïdien) du même côté (nerf spinal).

Syndrome de Jackson. — Hémiplégie associée à une paralysie de la 11e et 12e paire (hémiparésie du voile du palais, de la langue, du larynx, des muscles trapèze et sterno-mastoïdien).

En cas de *lésions bilatérales,* surtout corticales (embolie, hémorragies), dans les hémisphères (ramollissement par thromboses multiples), on peut observer des signes de paralysie du facial, de l'hypoglosse (*syndrome pseudo-bulbaire*), une démarche à petits pas, un affaiblissement intellectuel, des troubles sphinctériens.

Quand la lésion siège à la partie supérieure de la *moelle* (par traumatisme), on note le *syndrome de Brown-Séquard :* paralysie des membres du côté opposé à la lésion et anesthésie de l'autre côté; intégrité de la face.

CAUSES. Le *ramollissement cérébral* est la cause la plus fréquente chez le vieillard et l'artérioscléreux; parfois il ne s'agit que d'un *spasme* cérébral passager, justiciable de l'acétylcholine.

L'*hémorragie cérébrale,* plus rare, s'observe chez le grand hypertendu ; un *hématome* se forme dans la capsule interne, ou dans la région temporo-pariétale ou temporo-occipitale.

Un hématome peut également s'observer à la suite d'un *traumatisme crânien* (v. plus loin).

Chez un sujet jeune (avant 40 ans), les deux causes les plus fréquentes sont une embolie par *lésion cardiaque* (rétrécissement mitral, endocardite infectieuse) ou bien une thrombose par *artérite syphilitique.*

Si l'examen du fond de l'œil révèle une stase papillaire, une *tumeur cérébrale* doit être envisagée ; l'hémiplégie est alors souvent précédée de crises comitiales.

L'hémiplégie peut être le seul symptôme d'une *tuberculose méningée,* ou d'une poussée de *sclérose en plaques.*

Enfin, on peut observer l'hémiplégie au cours du *diabète,* de l'*urémie,* de *maladies infectieuses* (pneumonie, diphtérie, typhoïde, etc.).

La *ponction lombaire* peut rendre des services dans certains cas pour fixer le diagnostic, mais elle est contre-indiquée si on soupçonne un hématome intracérébral.

SIGNES. Le début peut être *brusque,* avec perte de connaissance subite (*ictus*) [c'est le cas le plus fréquent dans l'hémorragie cérébrale]. En cas d'hématome intracérébral, le début est *aigu,* avec céphalée atroce, vertiges, nausées, vomissements, puis tendance à la somnolence. Dans d'autres cas (ramollissement par thrombose), le début est *lent ;* il existe des prodromes (étourdissements, engourdissements dans un côté du corps).

Les hémiplégies droites s'accompagnent habituellement d'*aphasie.* Mais on peut voir des hémiplégies gauches avec aphasie chez les droitiers, ce qui prouve que la suprématie de la main et du langage ne siège pas nécessairement dans le même hémisphère.

Au bout de 1 à 3 mois, l'hémiplégie devient *spasmodique,* les mouvements reparaissent peu à peu dans certains segments des membres, mais en même temps les muscles se contracturent, les réflexes, d'abord abolis, s'exagèrent. Le membre inférieur est ordinairement contracturé en extension; la jambe ne peut être fléchie et le malade marche en faisant décrire à son membre un arc de cercle, « en fauchant ». Le membre supérieur est contracturé en flexion; les doigts sont fortement fléchis dans la paume de la main, l'avant-bras fléchi sur le bras. Quelquefois aussi peuvent apparaître dans les membres paralysés des mouvements involontaires (hémichorée, hémiathétose), surtout dans les hémiplégies infantiles. On note une exagération des réflexes tendineux et le signe de Babinski.

L'*aspect* de l'hémiplégie varie suivant sa *cause.*

Si l'hémiplégie est d'*origine vasculaire* (rupture d'un vaisseau, embolie), le début est brutal; il y a souvent perte de connaissance et le malade tombe dans le *coma;* l'hémiplégie est toujours flasque; si le malade sort du coma, l'hémiplégie reste flasque pendant quelque temps, rétrocède en partie, mais en général fait place à une hémiplégie spasmodique.

Quand l'hémiplégie est provoquée par un *traumatisme,* elle peut être immédiate et être le résultat de la blessure ou de la contusion du tissu cérébral lui-même ; elle peut aussi ne survenir qu'après un certain délai, très variable selon les cas. Pendant ce délai (*intervalle libre*), le blessé paraît en bon état. Mais une compression s'est exercée sur le cerveau, causée par une hémorragie située entre le crâne et la dure-mère ou entre la dure-mère et le cerveau. Dans ces cas, il faut intervenir, enlever les caillots (hématomes) qui compriment le cerveau ; on fait ainsi disparaître l'hémiplégie.

Quand une hémiplégie se constitue progressivement, s'aggravant de semaine en semaine, en intensité et en étendue, il faut soupçonner l'existence d'une compression intracrânienne, par *tumeur, abcès* ou encore *hématome* provoqué par un traumatisme crânien pouvant dater de plusieurs années. Pour fixer le diagnostic, il faut faire une *ventriculographie,* qui montrera une déformation ou une déviation caractéristique de l'image ventriculaire. Une intervention s'impose dans ces cas.

Si la ventriculographie montre qu'il n'existe pas de compression intracrânienne, il s'agit en général d'*encéphalite,* qui relève de la radiothérapie et du traitement antiinfectieux.

TRAITEMENT. I. *Préventif.* — Respecter chez les apoplectiques les pertes hémorroïdaires ; pas de surmenage intellectuel ; éviter la fatigue et les efforts (repas trop copieux, rapports sexuels) chez les hypertendus. Traitement antisyphilitique. Cure d'Uriage pour la syphilis, ou Royat, Bains-les-Bains, Bourbon-Lancy chez les artérioscléreux hypertendus ; Brides chez les obèses, les pléthoriques.

II. *Médical.* — V. CERVEAU (maladies).

III. *Chirurgical.* — En cas d'hématome intracrânien, un traitement chirurgical peut être indiqué. L'évacuation du sang après trépanation s'opère entre le dixième et le quinzième jour, chez les sujets indemnes de tares vasculaires.

IV. *Symptomatique.* Faire exécuter des mouvements passifs aux deux membres paralysés, pour éviter les rétractions musculaires, les frictionner à l'alcool camphré, les masser très légèrement. Lorsque les mouvements actifs reparaissent, recourir à la rééducation de la marche, de l'habillement, de l'écriture, à la gymnastique avec haltères, à la mécanothérapie.

En cas de douleurs, les combattre par le baume tranquille, le laudanum, le chloroforme, les bains chauds, les enveloppements tièdes.

Ultérieurement, vie calme à la campagne, travaux intellectuels peu prolongés, exercice, alimentation le plus possible végétale ; surveiller la constipation ; ni alcool, ni vin, ni tabac. Période de quinzaine de traitement à l'iodure de potassium (25 cg par jour). Quelques mois après l'ictus, cure minérale à Bourbon-l'Archambault, Balaruc, Lamalou. Eviter la montagne et la mer.

Hémiplégie cérébrale infantile. — Syndrome relevant de causes multiples (hémorragies, ramollissement, sclérose du cerveau, porencéphalie). Elle peut être congénitale, due à l'*hérédosyphilis* ou consécutive à un *accouchement* laborieux. A une période plus tardive, elle paraît due à une *encéphalite infectieuse* (rougeole, diphtérie, etc.).

SIGNES. Débute par une crise d'apoplexie ou d'épilepsie jacksonienne. L'hémiplégie est d'abord *flasque,* puis elle devient *spasmodique* au bout de quelques semaines ; elle s'accompagne d'un arrêt de développement du squelette, d'atrophies musculaires, de contractures des mains (en flexion), des pieds (en équinisme) [*fig.* 871]. Il existe souvent une scoliose dorso-lombaire.

L'hémiplégie gauche peut ne s'accompagner d'aucun déficit intellectuel ; au contraire, l'hémiplégie droite, par l'aphasie qu'elle entraîne, provoque une diminution considérable de l'intelligence ; de pronostic très grave.

L'hémiplégie peut parfois rétrocéder, et, dans ce cas, on note souvent l'apparition de mouvements involontaires lents, d'athétose.

PRONOSTIC. Infirmité incurable, mais compatible avec une longue survie.

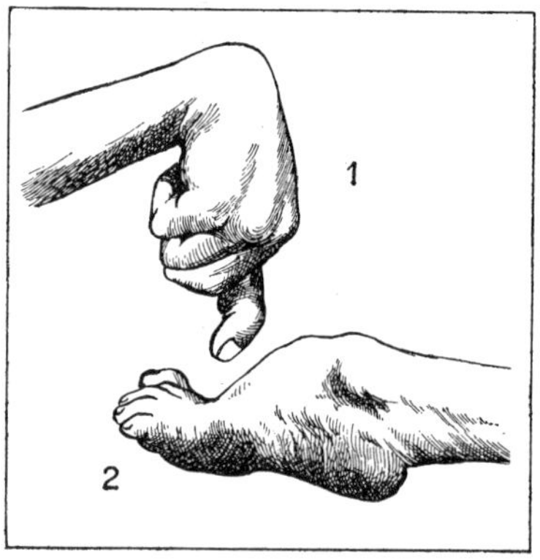

FIG. 871. — Hémiplégie cérébrale infantile. 1. Flexion exagérée de la main ; 2. Pied en équinisme (Déjerine).

TRAITEMENT. I. *Symptomatique.* — Massages, bains chauds, redressement orthopédique des membres déformés.

II. *Etiologique.* — Quand la syphilis peut être soupçonnée, traitement antisyphilitique ; en cas d'origine traumatique, trépanation décompressive.

HÉMISPASME. — Spasme unilatéral.

Hémispasme facial. — Contraction des muscles d'une moitié de la face qui sont sous l'action du facial.

Souvent, il n'existe que des « mouvements nerveux » constitués par un minuscule frémissement sur le bord libre de la paupière inférieure gauche ; puis ce frémissement s'étend progressivement à tout le muscle des

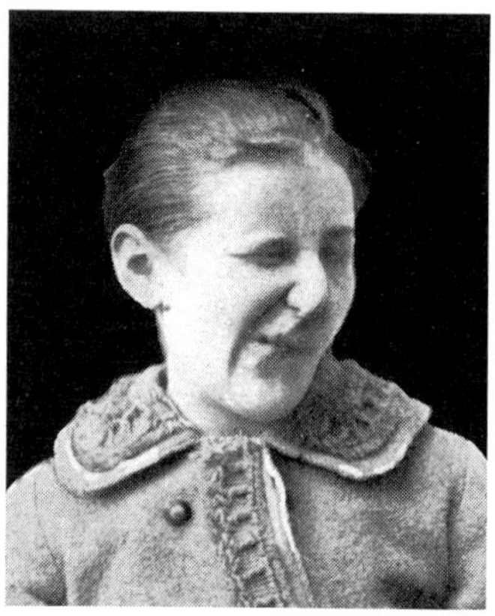

FIG. 872. — Hémispasme facial. (*Dr Levillain.*)

deux paupières, qui se rapprochent, laissant seulement une mince fente entre elles ; enfin, quelques instants après, la détente se produit (blépharospasme).

Dans un second degré, les mêmes troubles apparaissent, mais évoluent plus rapidement, et il s'y ajoute des contractions d'une partie ou de tous les muscles d'un côté de la face (*fig.* 872), et même des piliers du voile du palais et de la luette. La moitié du visage est contracturée, creusée de rides, le coin d'une lèvre tiré en haut, l'œil à moitié fermé, mais non d'une façon uniforme. Quelquefois, le visage rougit, particulièrement du côté contracturé, et de la sueur s'en écoule.

Le nez peut être incurvé ; une fossette se creuse au menton et parfois des mouvements se produisent dans le pavillon de l'oreille. Ces troubles ne sont accompagnés d'aucune douleur ; le malade a simplement conscience des contractions musculaires.

Parfois cet hémispasme facial est associé à des troubles de la motilité des membres du côté opposé (syndrome de Brissaud et Sicard) ; ce trouble paraît dû à une lésion de la partie inférieure de la protubérance du côté du spasme facial.

EVOLUTION. Les accès, formés de trois phases (augmentation progressive, apogée, détente rapide), se prolongent seulement quelques secondes au début, puis plusieurs minutes et des heures ; enfin, dans un troisième degré, ils persistent d'une façon presque continue, ne s'interrompant même pas pendant le sommeil. La volonté n'a aucune action pour les modifier. Les périodes de rémission sont plus ou moins longues et complètes.

CAUSES. Peut être une complication d'une paralysie faciale ; migraine, troubles neuro-arthritiques, troubles du sympathique, syphilis.

TRAITEMENT. Valérianate de zinc à doses croissantes de 2 à 10 cg. Bromure, chez les migraineux. Injections d'alcool à 70°, de cocaïne ou de stovaïne dans le nerf facial, au niveau de la parotide.

Applications locales chaudes ou froides. Traitement antisyphilitique.

Hémispasme glosso-labié. — Spasme des muscles de la langue et des lèvres, qui peut simuler une paralysie faciale du côté opposé.

HÉMISPOROSE. — Mycose cutanée gommeuse et ulcéreuse due à un champignon, *Hemispora stellata.*

HÉMOCLASIE (du gr. *haima,* sang, et *claô,* je brise). — Modifications vasculaire et sanguine consécutives à l'introduction directe dans le sang d'une substance étrangère, en particulier un colloïde : chute de la pression artérielle, leucopénie, portant surtout sur les polynucléaires ; coagulabilité sanguine augmentée, baisse rapide et intense de l'index réfractométrique.

L'hémoclasie s'accompagne souvent d'urticaire, de frissons, de fièvre, et est à l'origine des accidents anaphylactiques. V. COLLOÏDOCLASIE, CHOC, ANAPHYLAXIE.

HÉMOCONIES (du gr. *haima,* sang, et *konios,* poussières). — Granulations graisseuses, brillantes, animées de mouvements rapides (mouvements browniens), qu'on découvre entre les piles d'hématies, quand on examine une goutte de sang à l'ultra-microscope.

HÉMOCULTURE. — L'hémoculture consiste à prélever dans la veine du pli du coude, avec une seringue stérile, 3 à 15 cm³ de sang chez un malade atteint d'une affection fébrile indéterminée, et à cultiver le sang sur un milieu de culture approprié (bouillon peptoné, bile, etc.) pour vérifier la nature de l'agent pathogène. Cette méthode possède une valeur de premier ordre pour le diagnostic des affections typhiques (quand elle est faite dans les douze premiers jours), de certains états septicémiques, dus aux pneumocoques, streptocoques, staphylocoques, méningocoques, gonocoques.

HÉMOCYTOBLASTE (du gr. *haima*, sang, *kutos*, cellule, et *blastos*, germe). — Grande cellule de 15 μ de la moelle osseuse, qui donne naissance aux érythroblastes et aux myéloblastes. V. HÉMATOPOÏÈSE, MOELLE ÉPINIÈRE : *Moelle osseuse.*

HÉMODIAGNOSTIC. — 1° Méthode simplifiée du séro-diagnostic de Widal, permettant, au lit du malade, de faire un diagnostic rapide de certaines maladies infectieuses (typhoïde, typhus, brucellose, dysenterie). On mélange sur une lame de verre ou sur un papier épais une goutte d'émulsion du germe suspecté et une goutte du sang du malade ; en moins de quatre minutes, l'agglutination des germes est visible à l'œil nu.

2° Méthode simplifiée et rapide de faire le diagnostic de la syphilis avec une goutte de sang prélevée à l'oreille et recueillie sur verre ou sur papier, en utilisant les méthodes de fixation ou de floculation.

HÉMODROMOMÈTRE. — Instrument destiné à mesurer la *vitesse* du sang dans les artères et les veines.

HÉMODYNAMOMÈTRE. — Manomètre à mercure, destiné à mesurer la *pression* du sang.

HÉMOGÉNIE. — Variété de purpura qui s'observe surtout chez la femme.

SIGNES. Apparition de taches purpuriques, d'ecchymoses (de bleus), de saignements de nez, d'hémorragie variées (métrorragies, hématuries, hémorragies gastro-intestinales). Toutes ces hémorragies sont spontanées et apparaissent seulement par crises séparées par des périodes de bonne santé apparente.

Certaines formes sont frustes, limitées à un petit nombre de signes, ou localisées à un seul organe.

Examen du sang. — Légère anémie globulaire, leucocytes normaux, plaquettes sanguines diminuées (parfois 10 000 au lieu de 200 000). Pas de retard à la coagulation, temps de saignement augmenté (vingt minutes à une heure). Signe du lacet positif, irrétractilité du caillot.

TRAITEMENT. V. PURPURA.

HÉMOGLOBINE (du gr. *haima*, sang, et du lat. *globus*, globe). — Pigment contenu dans les globules rouges du sang, formé d'une substance protéique non colorée (*globine*) et d'une substance colorée contenant du fer (*hémochromogène*), qui est une *hématine* réduite.

L'hémoglobine se présente sous forme de cristaux de couleur foncée (*fig.* 873) ; son spectre est constitué par une bande unique d'absorption entre les raies D et E.

L'hémoglobine est apte à fixer, puis à dégager l'oxygène, au cours de la respiration des poumons et des tissus. Au contact de l'air, l'hémoglobine fixe l'oxygène, devient de l'*oxyhémoglobine*, dont le spectre donne deux bandes d'absorption égales entre les raies

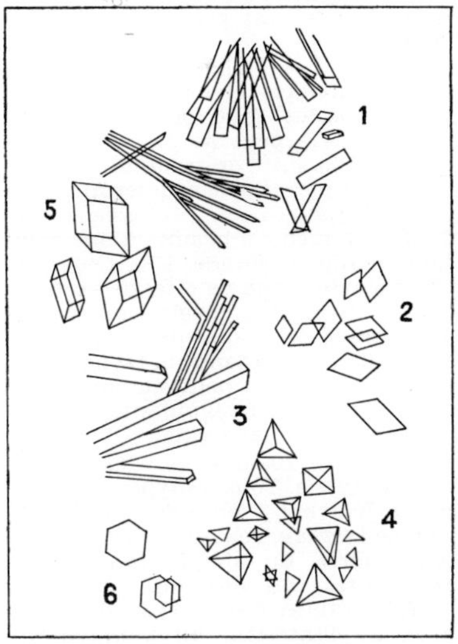

FIG. 873. — Hémoglobine (cristaux).
1 et 2. De l'homme; 3. Du chat; 4. Du cochon d'Inde; 5. Du cheval; 6. De l'écureuil.

D et E. Puis, dans les tissus, l'oxyhémoglobine abandonne son oxygène et se transforme en hémoglobine réduite.

Le fer de l'hémoglobine provient des aliments, et c'est le foie qui élabore l'hémoglobine. Après la destruction journalière de nombreuses hématies dans la rate, l'hémoglobine se transforme en fer et pigments biliaires.

Le *taux* de l'hémoglobine est estimé à environ 16 g par 100 cm³ de sang.

Le *dosage* de l'hémoglobine peut se faire à l'aide de divers hémoglobinimètres ; le plus pratique est celui de Tallqvist. V. HÉMOGLOBINIMÈTRE.

Concentration corpusculaire moyenne en hémoglobine. — Elle exprime le contenu en hémoglobine des hématies. Le résultat normal est compris entre 0,32 et 0,38.

Elle est donnée par la formule :

$$\text{C.C.H.M.} = \frac{\text{taux d'hémoglobine} \times 100}{\text{hématocrite}}$$

On distingue ainsi les *anémies hypochromes* (C.C.H.M. inférieure à 0,32) et les *anémies normochromes* (C.C.H.M. comprise entre 0,32 et 0,38) ; il n'existe pas d'anémies hyperchromes. V. ANÉMIE.

L'oxyde de carbone peut se fixer sur l'hémoglobine en une combinaison plus stable que l'oxyhémoglobine ; c'est la *carboxyhémoglobine*, dont le spectre montre deux raies entre D et E, mais plus à droite que celles de l'oxyhémoglobine.

La *méthémoglobine* est un isomère de l'oxyhémoglobine, qui se produit dans le sang putréfié ou dans les intoxications par l'aniline, le chlorate de potasse, les nitrates, la trinitrine. Elle n'a aucune fonction respiratoire, mais, comme elle n'est pas très stable, elle peut être transformée à nouveau en oxyhémoglobine.

MÉDICAMENT. L'oxyhémoglobine s'extrait du sang de bœuf ; elle se présente soit en paillettes ou en petits grains, soit en poudre rouge brun. Employée aux doses de 3 à 10 g en cachets, en sirop ou vin, contre la chlorose et l'anémie.

L'hémoglobine donne avec le réactif de Meyer une coloration rouge. V. URINE : *Analyse des éléments anormaux de l'urine.*

HÉMOGLOBINIMÈTRE ou HÉMOGLOBINOMÈTRE. — Appareil destiné à mesurer le taux d'hémoglobine du sang.

L'*hémoglobinimètre de Tallqvist* donne des renseignements suffisants par simple lecture colorimétrique. Sur une feuille de papier spécial (papier buvard neutre), détachée d'un carnet, on dépose une goutte du sang à examiner et l'on compare la coloration avec une planche étalon, qui donne les colorations que prend ce papier au contact du sang, suivant sa richesse en hémoglobine.

Pour obtenir une plus grande précision, on s'adresse à l'hémoglobinimètre de Gowers, ou à celui de Dognon et Lavergne.

HÉMOGLOBINURIE (de *hémoglobine*, et du gr. *ourein*, uriner). — Passage de l'hémoglobine dans l'urine par hémolyse.

L'hémolyse du sang peut s'observer dans certaines *intoxications :* par acides phénique, pyrogallique, hydrogène arsénié, chlorate de potasse, iode, quinine, antipyrine, sulfonal, santonine, aniline, farine de fèves (v. FÈVE : *Intoxication*) ; dans certaines brûlures étendues, et des cas d'insolations.

On peut observer l'hémoglobinurie après une *transfusion sanguine ;* l'incompatibilité des sangs peut donner des accidents, dus à des isohémolysines, tantôt bénins (hémoglobinurie avec frissons), tantôt graves (fièvre, angoisse, pâleur, cyanose, vomissements, hémoglobinurie et parfois anurie mortelle.

Il est une forme, l'*hémoglobinurie paroxystique essentielle*, qui apparaît par accès, surtout après un refroidissement : frissons, sensation de froid, pâleur, cyanose, céphalée, douleurs lombaires vives, vertiges, fièvre à 38°-39°. Trente ou soixante minutes après le début des accidents, les urines deviennent rosées, puis brunes ; elles ne contiennent pas d'hématies, mais le spectroscope y montre la raie de l'hémoglobine et parfois les trois bandes de la méthémoglobine ; il peut exister de l'albumine. Le foie, la rate sont souvent augmentés de volume.

Au bout de quelques heures, parfois vingt-quatre et quarante-huit heures, les signes s'atténuent et les urines s'éclaircissent. Mais des *récidives* peuvent survenir sous l'influence du froid.

L'examen du sang montre une diminution du nombre des hématies, et parfois des hématies nucléées, une leucopénie avec formule inverse (prédominance des mononucléaires), une accélération de la coagulation, avec irrétractilité du caillot, et une diminution de la résistance globulaire.

CAUSES. Obscures. On a incriminé des lésions rénales, spléniques ou musculaires, un choc colloïdoclasique sous l'influence du froid. La syphilis, tardive ou héréditaire, est souvent en cause.

TRAITEMENT. Vaccination antianaphylactique : peptone, sérums d'animaux, autosérothérapie ; traitement antisyphilitique.

HÉMOHISTIOBLASTE. — Grande cellule de 15-20 μ, à protoplasma clair, avec quelques granulations basophiles, qui existe dans la moelle osseuse et ne passe pas normalement dans le sang.

HÉMOLYSE (du gr. *haima,* sang, et *luein,* détruire). — Destruction de l'hémoglobine des hématies dans l'eau ou une solution saline hypotonique ; les globules rouges se laquent, se gonflent, éclatent et abandonnent leur hémoglobine, qui se dissout.

L'hémolyse des globules rouges humains peut aussi être obtenue par contact avec un sérum d'une espèce animale étrangère (*hétérolysines*). Plus rarement, on constate chez l'homme des hémolysines vis-à-vis d'autres globules humains (*isolysine*) ou même vis-à-vis de ses propres globules (*autolysines*).

Résistance globulaire. — Propriété qu'ont les hématies de rester intactes en présence de l'eau distillée ou d'une solution saline hypertonique. Quand on met du sang en contact avec des solutions de chlorure de sodium de concentration variée, on constate que l'hémolyse commence à se produire à la concentration de 0,44 p. 100 ; elle est complète à 0,34.

On dit que la résistance globulaire est *augmentée* quand l'hémolyse ne commence qu'à 0,42 p. 100 ; elle est *diminuée* quand elle débute avant 0,48 p. 100 (comme dans les ictères hémolytiques). V. SANG.

HÉMOLYSINE. — Substance qui détruit les globules rouges ; certains tissus, comme la rate, certaines toxines microbiennes, certains venins produisent des hémolysines.

HÉMOPÉRICARDE. — Epanchement sanguin dans la cavité péricardique à la suite d'une plaie du cœur : pouls rapide, augmentation de la matité péricardique, assourdissement des bruits du cœur, dyspnée progressive.

HÉMOPHILIE (du gr. *haima,* sang, et *philia,* amitié). — Prédisposition à des hémorragies abondantes et difficiles à arrêter, même à la suite de la blessure de simples capillaires.

Il est des *hémophilies sporadiques,* qui s'observent dans les *maladies infectieuses* à tendance hémorragique (variole, typhoïde, scarlatine, grippe), dans les affections du foie, les néphrites chroniques, les leucémies aiguës, les anémies graves, la syphilis.

Parfois, on note un cas isolé d'hémophilie dans une famille.

Mais, le plus souvent, l'hémophilie est une maladie familiale et héréditaire. C'est l'exemple le plus classique de l'hérédité en récessivité sexuelle. Dans ce mode d'hérédité, la maladie n'affecte qu'une partie des *hommes* d'une famille, auxquels elle est transmise par des *femmes* qui, elles, ne sont pas atteintes.

On a constaté que l'hormone sexuelle féminine manque dans l'urine des femmes saines de souche hémophile, qui transmettent l'hémophilie.

C'est ordinairement pendant les deux premières années qu'apparaissent les signes de l'hémophilie ; après 22 ans, on en est presque toujours à l'abri.

SIGNES. Les hémophiles sont en général maigres ; leur peau est fine, leurs muscles sont peu développés. L'hémorragie peut se produire quelquefois à la suite de traumatisme très léger (simple grattage déterminé par une démangeaison, brossage des dents) ou même à la suite d'une émotion morale profonde. Elle peut être précédée de maux de tête, de vertiges, d'étourdissements, d'agitation et peut déterminer des signes de grande anémie (pâleur, hypotension, tachycardie, syncope) ; la mort peut survenir après un traumatisme insignifiant, une simple morsure de la langue.

Dans 80 p. 100 des cas, l'hémorragie est spontanée. Tous les types d'hémorragies peuvent s'observer : hémorragies de la *peau, sous-cutanées* (hématome après un simple pincement), *muqueuses* (du nez, des gencives) ; parfois grandes hémorragies de l'estomac, de l'intestin, du poumon, du rein ; hémorragies *musculaires* (hématome pouvant comprimer des nerfs), *articulaires* (hémarthroses du genou, du coude chez l'enfant, l'adolescent, avec tuméfaction, chaleur, douleur intense et possibilité d'ankylose) ; hémorragies *cérébro-méningées* ou *intraradiennes,* avec signes de compression cérébrale ou médullaire, parfois hémiplégie.

Examen du sang. — Retard de la coagulation du sang (quarante-cinq minutes à plusieurs heures) ; hématies et hématoblastes normaux ; sédimentation normale des éléments figurés ; temps de saignement normal ; pas de signe du lacet.

EVOLUTION. Affection grave du fait du danger permanent d'hémorragies parfois mortelles (90 p. 100 des hémophiles ne dépassent pas la 20e année) ; mais certaines hémophilies sont atténuées ou latentes, et des hémophilies sérieuses dans l'enfance s'atténuent à la puberté.

CAUSES. Il existe deux types d'hémophilie, A et B, par déficit respectif en facteur VIII et IX de la coagulation.

TRAITEMENT. Il n'y a pas de traitement de fond des hémophilies ; aussi leur traitement est, en fait, celui de leurs complications.

Traitement préventif. — Munir l'enfant d'une carte de groupe sanguin et d'une carte d'hémophile. Proscrire toutes injections intramusculaires et sous-cutanées et toute intervention ou incision. Prévenir avec patience la famille des risques auxquels est exposé l'enfant, notamment dans la première enfance (chutes, jeux violents, etc.).

Traitement curatif. — *a*) Certains médicaments ont une action directe ou indirecte sur le siège des accidents hémorragiques : cellulose, tamponnements compressifs, thrombine, etc. ; *b*) En cas d'hémorragie importante, le traitement substitutif utilise les transfusions sanguines, le plasma frais et congelé, le P. P. S. B. (v. ce sigle) ou des fractions antihémophiliques riches en facteur VIII ; ce traitement doit être réservé aux situations où il est strictement nécessaire en raison d'un danger majeur : c'est l'apparition d'un anticoagulant circulant (anticorps dirigé contre le facteur de la coagulation qui a été transfusé) ; cet anticoagulant exposerait l'hémophile à la mort pour toute hémorragie importante.

Traitement local. — Très variable suivant le siège de l'hémorragie.

HÉMOPNEUMOPÉRICARDE. — Collection de gaz et de sang dans la cavité péricardique.

HÉMOPNEUMOTHORAX. — Epanchement de sang et d'air dans la cavité pleurale, à la suite d'un traumatisme.

HÉMOPTYSIE (du gr. *haima,* sang, et *ptusis,* crachement). — V. à HÉMORRAGIE : *Crachement de sang.*

HÉMORRAGIE (du gr. *haima,* sang, et *rhagê,* rupture). — Ecoulement de sang par un vaisseau rompu.

L'hémorragie est particulièrement importante : 1° quand elle intéresse les vaisseaux artériels et les veines maintenues béantes par des aponévroses (cou), ou dans lesquelles les valvules ont été détruites (varices) ; 2° dans les séreuses, où le sang reste liquide ; 3° lorsque la pression atmosphérique est diminuée (ascension), ou que la plaie est en contact avec un liquide à la température du corps (bain chaud) ; 4° dans les maladies du foie et les maladies infectieuses hémorragipares ; 5° dans tous les troubles de la crase sanguine : maladies du sang (anémies, polyglobulies, leucémies), syndromes hémorragiques par altération vasculo-sanguine (purpura, hémogénie), par troubles de la coagulation du sang.

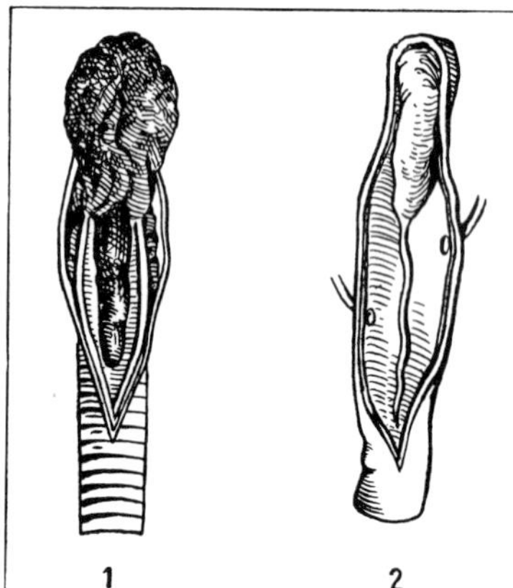

FIG. 874. — Caillot sanguin.
1. Au début ; 2. Devenu fibreux.

Le mécanisme de la coagulation du sang peut être représenté schématiquement ainsi : prothrombine + thromboplastine + calcium = thrombine ; fibrinogène + thrombine = fibrine.

Si l'un de ces facteurs est déficient, l'absence de coagulation peut entraî-

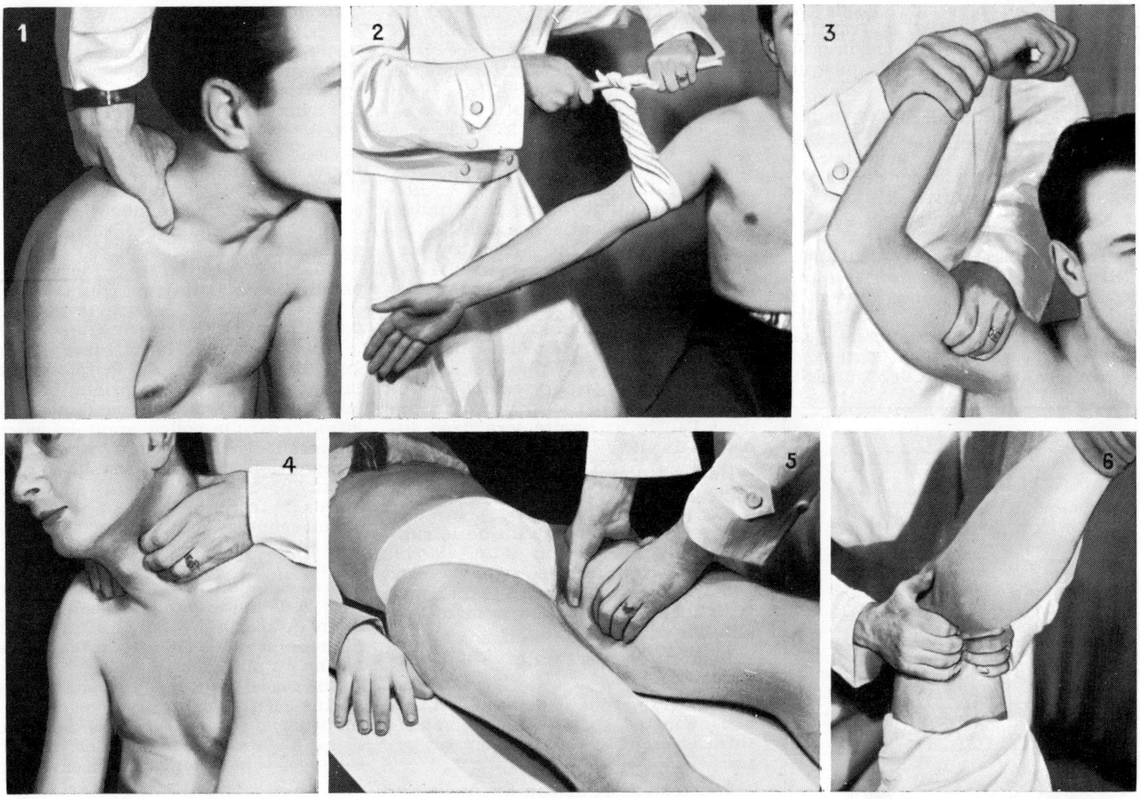

FIG. 875. — Compression des artères dans divers cas d'hémorragie.
1. Hémorragie du bras, compression de l'artère sous-clavière; 2. Hémorragie de l'avant-bras ou de la main, garrot de fortune; 3. Hémorragie de l'avant-bras, compression de l'artère humérale; 4. Hémorragie par plaie de la face ou du cou, compression de l'artère carotide; 5. Hémorragie de la jambe, compression de l'artère fémorale; 6. Hémorragie de la jambe, élévation du membre et compression de l'artère poplitée. (*Phot. Larousse.*)

ner une hémorragie; c'est le cas de l'hémophilie, des hémorragies par insuffisance de prothrombine (avitaminose K), par insuffisance de fibrinogène (affections hépatiques), par insuffisance de calcium; on peut y ajouter les hémorragies par excès de substances anticoagulantes (antithrombine et héparine).

Dès qu'une hémorragie se produit, le but à atteindre est l'obturation du vaisseau par un caillot (*fig.* 874) formé par du sang coagulé. Ce caillot, au début, peut facilement se détacher; il est donc nécessaire de ne pas lui imprimer de secousse (effort, toux, mouvement brusque, émotion violente). Une syncope peut momentanément arrêter une hémorragie, qui recommence après le retour de la connaissance. La suppuration fait quelquefois disparaître le caillot, ce qui amène une nouvelle perte de sang.

Les hémorragies peuvent être externes ou internes.

Hémorragies externes (Plaies). — **I. Par les capillaires.** — Le sang qui sort des capillaires est rouge et s'écoule en bavant; la perte de sang est en général peu importante; cependant, certaines régions très riches en capillaires (face, langue) ou placées sur un plan mou et dépressible, comme la peau de l'abdomen, nécessitent des soins spéciaux.

II. Par les veines. — Le sang, s'il ne trouve pas une issue suffisante, s'accumule sous la peau en formant une *ecchymose* ou même un *hématome* (v. ces mots). Lorsqu'il s'écoule, il est rouge foncé, noirâtre et sort d'une façon continue en bavant, augmentant pendant l'expiration et, s'il y a asphyxie, diminuant au contraire pendant l'expiration. L'hémorragie s'accroît par compression entre le cœur et la plaie et s'arrête par compression entre la plaie et les extrémités.

PREMIERS SOINS. Pour arrêter les hémorragies des capillaires et des veines, il suffit de faire de la compression.

L'application d'eau glacée, de glace ou, au contraire, l'injection d'eau à 50° arrête les hémorragies en nappe.

III. Par les artères. — Le sang rouge vermeil s'écoule en jets saccadés. La compression, dans ce cas, entre le cœur et la plaie arrête le sang, qui continue à s'écouler si on comprime au-dessous (le bout périphérique ne saigne guère que dans les régions où les anastomoses sont abondantes et larges, comme dans la main, où les hémorragies sont particulièrement graves). Si la disposition de la plaie empêche le sang de sortir, il se forme un hématome.

Les *hémorragies secondaires,* par suite de suppuration de la plaie détruisant les caillots, se produisent du 6e au 8e jour. Elles peuvent passer inaperçues, lorsque la plaie est recouverte d'un pansement très épais, jusqu'à ce que l'état d'affaiblissement du malade appelle l'attention.

PREMIERS SOINS. La *première chose* à faire est d'appeler un médecin, qui opérera la *ligature* du vaisseau. C'est seulement en l'absence de tout secours et en *attendant* la venue du médecin qu'il convient de mettre en pratique les conseils ci-après.

Compression locale et garrot. — Elever le membre. Comprimer avec une compresse recouverte d'un corps plat et dur (caillou, sou), avec une bande de toile qu'on serre fortement sur la plaie. Si le sang continue à couler, appliquer entre le cœur et la plaie un lien élastique (bretelle), dont les extrémités seront serrées au besoin avec un morceau de bois (garrot) que l'on fait tourner pour diminuer la longueur du lien, en le tordant (*fig.* 875, 2). On aura soin de placer entre le lien circulaire et la peau qui recouvre le vaisseau blessé une compresse, et, sur la partie opposée à la compresse, on met une lame de corne ou de métal, pour donner un point d'appui au bâtonnet.

Inconvénient du garrot. — Au-delà d'une heure, le membre devient engourdi et même douloureux, gonflé. Cela a peu d'importance si le médecin peut supprimer le garrot en liant l'artère, mais, dans le cas contraire, la gangrène survient. On doit donc, après avoir tamponné et bien comprimé la plaie par une bande serrée, enlever doucement le garrot avant la fin de la première heure. Si le sang ne coule plus, on recommande au blessé de ne pas bouger et on le surveille de très près. L'examen médical et éventuellement l'intervention chirurgicale peuvent alors être différés de quelques heures.

Compression à distance. — Pendant qu'on prépare le garrot, où si l'hémorragie se reproduit, on peut faire la compression à distance de l'artère avec les doigts, d'abord en appuyant le pouce perpendiculairement à la peau, puis, pour reposer celui-ci, les quatre derniers doigts aux lieux d'élection où *l'on sent battre les artères* (*fig.* 876) : on comprime soit la *sous-clavière* au-dessus de la clavicule, pour les hémorragies de l'aisselle, soit l'*axillaire* dans le creux de l'aisselle contre la tête de l'humérus,

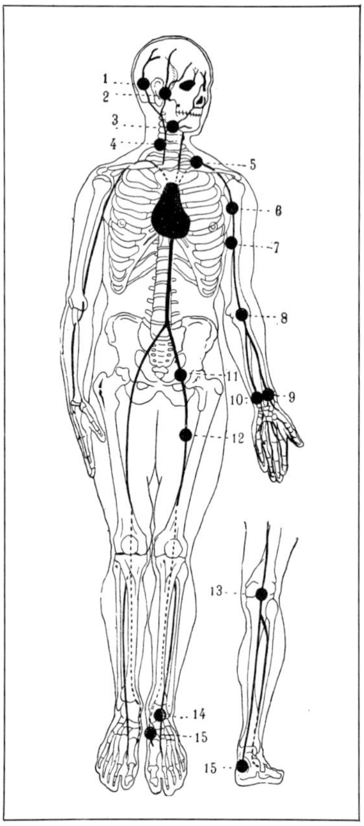

FIG. 876. — Points de compression des artères.

Artères : 1. Occipitale; 2. Temporale; 3. Faciale; 4. Carotide; 5. Sous-clavière; 6. Axillaire; 7, 8. Humérale; 9. Radiale; 10. Cubitale; 11. Iliaque; 12. Fémorale; 13. Poplitée; 14. Tibiale; 15. Plantaires.

pour celles du haut du bras, soit l'*humérale* à la face interne du bras, à son tiers supérieur, le long du bord interne du biceps, pour les hémorragies de l'avant-bras; pour le membre inférieur, on comprime la *fémorale* à la racine de la cuisse, au-dessous du milieu du repli de l'aine; pour le cou, on comprime la *carotide* sur la colonne vertébrale.

Cette compression devant durer de quelques heures à deux jours, il est nécessaire que deux individus au moins puissent se suppléer. Il est bien entendu que le premier n'enlève son doigt qu'après que le remplaçant a appuyé le sien, et qu'on ne multiplie pas trop souvent l'expérience pour voir si l'hémorragie est arrêtée, la compression, pour être utile, devant être *permanente*. Il existe des appareils compresseurs (*fig.* 879, 880 et à OPÉRATION) pour suppléer à la pression digitale.

Si l'on dispose d'une pince à forcipressure et qu'un médecin ne puisse arriver rapidement, on saisit l'extrémité du vaisseau ou, si l'on n'y parvient pas, l'artère ne pouvant être isolée, on saisit en masse dans les mors de l'instrument celle-ci avec les tissus qui l'entourent et on laisse cette pince à demeure pendant quarante-huit heures.

Maintenir au lit, en tenant élevé le membre blessé par le moyen d'un lien dont l'autre extrémité sera fixée au-dessus du lit.

Hémorragies internes. — L'hémorragie peut se faire à l'intérieur du corps (thorax, abdomen), à la suite d'une plaie pénétrante ou de la rupture d'une artère ou d'un viscère. Dans ce dernier cas, les signes sont la pâleur du visage, la petitesse du pouls, la tendance à l'évanouissement, un affaiblissement très rapide.

Hémorragie cérébrale. — V. CERVEAU.

Hémorragie des gencives. — Quelques gouttes d'essence de térébenthine arrêtent instantanément ces petites hémorragies.

Saignement de nez ou Epistaxis (du gr. *epi*, sur, et *staxis*, écoulement). — L'épitaxis est due, dans 90 p. 100 des cas, à une érosion locale et variqueuse de la partie antéro-inférieure de la cloison (*fig.* 877). Le sang s'écoule ordinairement par les narines; mais

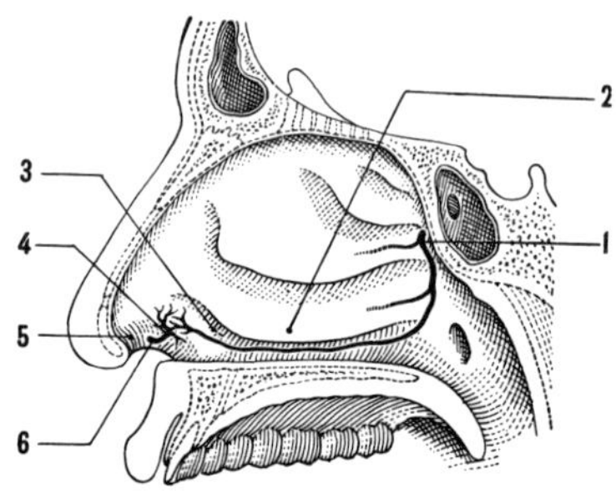

FIG. 877. — Hémorragie nasale. Paroi externe de la fosse nasale droite.

1. Artère sphéno-palatine; 2. Cornet inférieur; 3. Méat inférieur; 4. Anastomoses artérielle et veineuse sous-muqueuse entre artères faciales et sphéno-palatine, siège de l'épistaxis; 5. Ventricule du lobe du nez; 6. Branche de l'artère faciale.

il peut aussi, si les capillaires intéressés sont en arrière, couler par l'orifice postérieur des fosses nasales, c'est-à-dire dans le gosier, ce qu'on constate en faisant ouvrir la bouche au malade. Si la quantité de sang qui tombe ainsi dans l'estomac est importante, elle peut être rendue par des vomissements.

CAUSES. I. *Locales.* — Traumatiques ou opératoires (ablation d'un cornet).

II. *Générales.* — *Congestions veineuses* passives : maladies du cœur (mitrales et tricuspides, asystolie), affections du foie (cirrhoses).

Congestions artérielles actives avec hypertension (goutte, artériosclérose, insuffisance aortique, mal de Bright). Rentrent dans la même catégorie les épistaxis supplémentaires des règles, des hémorroïdes, de la ménopause.

Dans ces cas, l'épistaxis, véritable soupape de sûreté, réalise en cas d'hypertension une saignée providentielle et salutaire, en même temps qu'un rappel à l'ordre des malades.

Altérations sanguines : Anémie, leucémie, purpura, hémophilie.

Maladies infectieuses : Fièvre typhoïde, fièvres éruptives ; rhumatisme.

PREMIERS SOINS. Mettre le malade dans une pièce fraîche, lui faire lever le bras du côté de la narine qui saigne. Mais le mieux est, la tête étant inclinée en bas, de comprimer contre la cloison l'aile du nez pendant *cinq minutes* avec le pouce, appliqué assez largement sur le nez, de façon que la compression remonte presque jusqu'au bord inférieur du squelette osseux. Injection d'eau bouillie chaude contenant 10 g p. 1000 de gélatine et 8 g p. 1000 de chlorure de sodium.

Priser de l'antipyrine et tamponner avec de la ouate imbibée d'eau de Pagliari ou d'eau oxygénée au quart, ou d'une solution de chlorhydrate d'adrénaline au millième.

En cas d'insuccès, tamponner la narine. Eviter d'éternuer et de se moucher, de façon à ne pas détacher le caillot obturateur qui s'est formé, s'essuyer simplement et doucement le nez.

Ergotine ou hémostatiques locaux ou généraux (hémostyl, hémostatique Ercé ou Goy, anthéma, etc.).

Crachement de sang ou Hémoptysie (du gr. *haima*, sang, et *ptusis*, crachement). — SIGNES. Quelquefois l'hémorragie est précédée de sensations de chaleur au milieu de la poitrine, de chatouillement au larynx, de goût de sang dans la bouche, mais souvent, sans aucun signe précurseur, il se produit une quinte de toux, d'abord sèche, puis accompagnée de crachats filants, striés de sang, et enfin composés de sang rouge, aéré, mousseux et de mucosités bronchiques.

L'hémorragie s'arrête, puis reprend, et, à la fin, les crachats deviennent noirâtres. Elle peut se reproduire plusieurs jours et, dans les cas moyens, donne 160 à 200 g de sang ; mais, à la fin de la tuberculose ou à la suite de la rupture d'un anévrisme de l'aorte, elle peut atteindre 1 ou 2 litres. Dans ces cas, le malade présente les signes habituels des grandes hémorragies et la mort peut être rapide ; parfois, elle survient après une simple gorgée de sang.

Il existe une oppression d'intensité variable, suivant celle de l'hémorragie et des lésions du poumon.

La face est pâle, le pouls faible et accéléré; les oreilles bourdonnent, et il se produit du vertige, quelquefois de la fièvre, qui indique souvent une forme grave, tandis que l'hémoptysie, avec température normale, n'implique pas forcément un mauvais pronostic.

CAUSES. *Affections broncho-pulmonaires.* — La plus fréquente est la *tuberculose chronique*, notamment au début, dont l'hémoptysie est souvent le premier signe (rupture d'un petit vaisseau à l'intérieur d'une caverne), et à la troisième période (phase cavitaire).

Peut s'observer aussi au cours d'affections pulmonaires aiguës (pneumonie, congestion et gangrène pulmonaires) ou d'affections chroniques (dilatation bronchique, cancer, abcès, syphilis du poumon) ; d'affections parasitaires (kyste hydatique, douve, spirochète de Castellani).

Elle peut s'observer encore au cours d'une plaie pénétrante de poitrine, d'une contusion, d'une fracture de côté, de corps étrangers des voies aériennes. Elle est parfois d'origine trachéale (ulcération trachéale révélée par la bronchoscopie), ou due à des lésions bronchiques, cancéreuses ou non, des épistomes, des polypes, des angiomes bronchiques.

Affections cardio-vasculaires. — Rétrécissement mitral, phlébite (par le mécanisme de l'infarctus), anévrisme aortique, mal de Bright. L'hypertension artérielle peut donner des hémoptysies importantes.

Quant aux hémoptysies supplémentaires ou complémentaires des hémorroïdes et des règles, elles sont exceptionnelles.

L'hémoptysie ne doit pas être confondue avec des hémorragies nasales, gingivales ou pharyngées dégluties, l'hémosialémèse hystérique et l'hématémèse.

Le diagnostic de la cause de l'hémoptysie est absolument essentiel. Le premier examen doit être fait sans déplacer le malade : auscultation du cœur, des poumons sur la paroi antérieure du thorax seulement; examen systématique des membres, à la recherche d'une phlébite. S'il est possible, une radiographie est faite au lit du malade.

Traitement. Repos absolu au lit en position assise. Silence. Diète complète ou succion de petits morceaux de glace; petites quantités d'eau ou de lait très froid. Sinapismes aux membres inférieurs, ou même ligature de ces derniers à leur racine; grands lavements d'eau chaude à 45°.

Chlorure de calcium, autohémothérapie, vitamines C et K, injection intraveineuse de 10 cm^3 de rouge Congo à 1 p. 100.

Ergotine, adrénaline; injection intraveineuse lente de $0^{cm3},5$ de post-hypophyse dans 10 cm^3 de sérum; tartrate d'ergotamine; injection sous-cutanée d'oxygène (200 à 500 cm^3), chlorhydrate d'émétine (2 à 4 cg), de morphine (1 cg) pour calmer la toux.

Inhalation d'une ampoule de nitrate d'amyle; pilules d'ipéca (10 cg) et d'extrait thébaïque ($0^g,01$) : 1 pilule par heure, jusqu'à effet nauséeux.

Intervention chirurgicale dans les cas graves : pneumothorax artificiel; infiltration à la novocaïne du ganglion cervical.

Vomissement de sang ou Hématémèse (du gr. *haima*, sang, et *emein*, vomir).

Signes. Tantôt le vomissement est précédé d'une sensation de lourdeur, de chaleur au creux de l'estomac, d'un malaise général, de bouffées de chaleur, ou, au contraire, dans de nombreux cas, le visage devient tout à coup très pâle, avec impression d'angoisse. Puis, brusquement, il se produit dans la bouche un goût de sang, et celui-ci est rendu soit en jet, soit avec des quintes de toux. Ce sang est liquide, rouge, pur ou mélangé d'aliments ; dans ce cas, il a été rendu immédiatement après l'ouverture d'un vaisseau de l'estomac.

Mais, souvent, l'expulsion est moins rapide, et il est rendu sous forme de caillots rougeâtres ou noirâtres. Après un arrêt, l'hémorragie peut se reproduire.

Dans d'autres cas, l'hémorragie est plus minime, et son expulsion, moins rapide encore, s'opère sous forme de poussière noirâtre, analogue à de la suie ou du marc de café.

Quelle que soit la forme de l'hématémèse, elle est accompagnée ordinairement de l'expulsion de sang par le rectum (*méléna*).

D'ailleurs, toutes les hémorragies gastriques ne se traduisent pas par une hématémèse; certaines, souvent associées à une perforation, sont foudroyantes, et entraînent la mort avant que le sang ait pu être évacué au dehors; d'autres sont minimes, et, seules, les réactions chimiques (teinture de gaïac) peuvent déceler le sang dans les selles.

La couleur du sang ne permet pas une différenciation nette des maladies, origine de l'hémorragie. On peut dire simplement que l'hématémèse rouge, apparaissant trois ou quatre heures après le repas, est le plus souvent provoquée par un *ulcère* d'estomac; l'hématémèse noire par un *cancer*, mais il n'y a rien d'absolu.

Causes. La plupart des hématémèses sont d'*origine gastrique :* ulcères de l'estomac ou du duodénum, cancer ou syphilis gastrique, traumatismes de l'estomac (balle, instrument tranchant, caustiques, corps étrangers). Parfois elles sont d'ordre *intestinal* (appendicite chronique).

On observe souvent des hématémèses au cours de maladies du *foie* (cirrhose alcoolique, cancer ou syphilis du foie), de maladies de la *rate* (maladie de Banti, kala-azar, syphilis), au cours d'une *maladie infectieuse* ou toxique (fièvre jaune, purpura, scorbut, variole, intoxication arsenicale ou phosphorée).

Plus rares sont les hématémèses dues à l'hypertension artérielle, au purpura, aux crises gastriques du tabès, aux tumeurs du cerveau et du cervelet, les hématémèses complémentaires des règles.

Enfin, le sang noir rejeté peut provenir d'une hémorragie des *gencives* ou du *nez*, et un examen de la bouche et du fond de la gorge en démontrera l'origine.

Traitement. Repos absolu au lit, la tête basse, vessie de glace sur l'épigastre. Diète pendant cinq à huit jours; succion de petits morceaux de glace; grands lavements chauds.

Réhydrater le malade par des injections ou des instillations rectales goutte à goutte de sérum glucosé ou chloruré.

Transfusion de 100 à 500 cm^3 de sang.

Injections de sérum gélatiné, de sérum de cheval; extraits hématiques (coagulène), solution de pectine associée au calcium, d'émulsine, de rouge Congo.

Hémorragie intestinale ou Entérorragie. — Le sang peut être, suivant que son évacuation par l'anus se produit plus ou moins rapidement après la rupture du vaisseau, soit *rouge*, soit *noir* (méléna), ayant subi les effets de la digestion. Rouge et en petite quantité, entourant les matières fécales ou mélangé à du pus, il provient du gros intestin (dans le cas d'hémorragie du gros intestin, les coliques qui accompagnent souvent l'hémorragie ont précédé de peu son évacuation).

Noir, ayant l'apparence de goudron, de suie, de marc de café et mêlé intimement aux matières, il est le résidu d'une hématémèse ou vient de l'intestin grêle; recouvrant simplement les matières, il a été versé dans le gros intestin.

Il ne faut pas prendre pour une hémorragie intestinale une coloration noirâtre des matières, qui peut être due à des médicaments, notamment au bismuth, au ratanhia et au fer; il suffit, pour faire la distinction, de les délayer dans l'eau, qui devient rouge, s'il s'agit de caillots sanguins. Des fruits rouges, évacués par l'anus, ne peuvent être pris pour du sang à un sérieux examen.

Causes. *Chez le nouveau-né.* — Il peut s'agir d'un faux méléna, le sang provenant des lésions buccales du nourrisson, ou des crevasses du mamelon de la nourrice, ou d'un vrai méléna qu'on observe chez les nourrissons dès les premiers jours de la naissance, qui est dû souvent à une *invagination* intestinale; le pronostic est grave si l'on n'intervient pas.

Chez l'enfant. — Fièvre typhoïde, affections hémorragiques, purpura, hémophilie, leucémie, polype du rectum.

Chez l'adulte. — Hémorroïdes, polype ou cancer du rectum (sang rouge), ulcère de l'estomac ou du duodénum, cancer de l'estomac et du côlon (sang noir), cirrhose alcoolique, infarctus mésentérique (en cas de crise abdominale aiguë).

Plus rarement : colites toxiques (mercure, brûlures), entérite tuberculeuse, dysenterie, vers intestinaux, fièvre typhoïde, maladies hémorragipares, purpura.

Pour reconnaître la véritable cause, il faut parfois recourir à divers examens : toucher rectal, rectoscopie, examen radiologique de l'intestin; mesure du temps de saignement, de coagulation, signe du lacet.

Traitement. Glace sur le ventre. V. ci-dessus, à *Vomissement de sang.*

Pissement de sang ou Hématurie (du gr. *haima*, sang, et *ourein*, uriner). — Excrétion *simultanée* d'urine et de sang.

La coloration de l'urine varie du rouge clair au rouge sombre, du brun au noir; une très petite quantité de sang suffit à la rougir.

Il ne faut pas confondre des urines sanglantes avec des *urines ictériques*, contenant des pigments biliaires, avec des *urines médicamenteuses*, colorées en rouge par l'antipyrine, la santonine, la rhubarbe et le séné, ou en noir par l'acide phénique, la créosote et le salol; ni avec l'*hémoglobinurie*, où les globules rouges font défaut.

On constate parfois la présence de caillots volumineux, rougeâtres ou noirâtres, quelquefois très volumineux; s'ils sont allongés, très minces et ayant 13 à 15 centimètres de longueur, ils proviennent des uretères.

L'hémorragie peut se produire : 1° seulement au *début* de la miction (hémorragie de l'urètre et de la prostate, avec des gouttes quelquefois à la fin); 2° seulement à sa *terminaison* (hémorragie de la vessie) ; 3° pendant *toute sa durée ;* dans ce cas, si le sang est d'origine vésicale, l'urine reste rouge, tandis que s'il est d'origine rénale, elle devient de plus en plus foncée, et le sang apparaît et disparaît brusquement à plusieurs reprises, à intervalles de temps plus ou moins rapprochés. La cystoscopie (v. VESSIE), le cathétérisme des uretères et les appareils de séparation des urines permettent, du reste, de distinguer nettement s'il s'agit de la vessie ou des reins.

Les hématuries peuvent être indolores ou douloureuses (surtout en cas de rein lithiasique ou cancéreux) ; elles peuvent être associées à une *pyurie* (pyélonéphrite, tuberculose rénale).

L'existence dans le bocal contenant l'urine de 24 heures d'un dépôt glaireux jaune foncé (pus) et adhérent indique une *cystite* (v. VESSIE). Elle est caractérisée par la fréquence des mictions.

En cas d'*hématurie terminale,* l'origine est vésicale ou prostatique.

Les hématuries par *calculs de la vessie* sont provoquées par une fatigue (chutes, course) ; elles ne durent qu'un à deux jours, sont accompagnées de douleurs, se produisent à la fin de la miction debout et cessent par le coucher. Celles qui sont produites par les *tumeurs* de la vessie ou du rein se manifestent spontanément et sont très abondantes; le repos ne les améliore pas; le diagnostic du siège de la lésion se fait par le siège même des douleurs. Les hématuries dues aux *varices* de la vessie s'accompagnent de douleurs par évacuation de gros caillots.

La distension extrême de la vessie (rétention d'urine) ou sa rétraction trop rapide après distension (sondage) peuvent donner lieu à de petites pertes de sang.

La *tuberculose vésicale* est toujours secondaire à une tuberculose rénale.

Les *affections prostatiques* pouvant s'accompagner d'hématurie sont la prostatite chronique gonococcique, la tuberculose, l'hypertrophie et le cancer de la prostate; c'est le toucher rectal, la cystoscopie et la rectoscopie qui permettront de fixer le diagnostic.

Une *hématurie totale* peut s'observer dans le rein mobile, l'hydronéphrose, les kystes du rein, les *néphrites aiguës,* en particulier les glomérulo-néphrites aiguës d'origine pharyngée (teinte bouillon sale). Mais on observe surtout l'hématurie dans trois grandes maladies rénales : cancer, tuberculose, lithiase.

Le *cancer* du rein donne une hématurie totale, indolore, insidieuse, non influencée par le repos, avec émission de caillots allongés, véritables moules de l'uretère.

Dans la *tuberculose* rénale, l'hématurie indolore et capricieuse est associée à une pyurie, chez un malade polyurique et pollakiurique se plaignant de troubles vésicaux.

Dans la *lithiase,* l'hématurie totale est souvent douloureuse, provoquée par les secousses et calmée par le repos.

Enfin, des hématuries peuvent se produire à l'occasion d'une maladie infectieuse ou du foie ou par suite de la présence de parasites. V. FILARIOSE, BILHARZIOSE.

TRAITEMENT. Dépend de la cause. Repos au lit et régime lacté. En cas d'hématuries rénales, sinapismes et ventouses sèches sur la région lombaire.

En cas d'hématuries vésicales, vessie de glace sur le bas-ventre.

Hémorragies utérines. — On donne le nom de *ménorragie* (du gr. *mên,* mois) à l'exagération des règles; de *métrorragie* (du gr. *metra,* matrice) aux pertes de sang ayant lieu en dehors des règles.

Le sang évacué par le vagin est en quantité variable, liquide et rouge, ou en caillots noirs; l'hémorragie se produit à intervalles prolongés ou d'une façon presque continue.

CAUSES. Chez une femme jeune, on doit penser à un *avortement,* quelquefois à une *grossesse extra-utérine,* ou avec insertion vicieuse du placenta, ou, si les pertes se sont répétées déjà plusieurs fois, à une endométrite hémorragique, à un polype, un fibrome, un kyste de l'ovaire, une salpingo-ovarite.

Chez une femme déjà âgée, après la ménopause, l'hémorragie est due neuf fois sur dix à un *cancer* du col ou du corps utérin. Dans les cas douteux, il est nécessaire de faire une biopsie par curetage de l'utérus, pour fixer le diagnostic. V. FÉMININS (Organes génitaux).

Certaines métrorragies sont en rapport avec une *maladie générale :* maladie du cœur (rétrécissement mitral), tuberculose pulmonaire, hérédo-syphilis, hémogénie.

D'autres métrorragies sont purement *fonctionnelles ;* celles-ci peuvent s'observer à la puberté, mais surtout aux approches de la ménopause; on note des alternances de phases d'aménorrhée et de métrorragies, puis l'hémorragie s'arrête et reprend de nouveau, abondante, au bout d'un certain temps.

Le diagnostic de cette forme de métrorragie se fonde sur un examen de la cavité utérine au lipiodol, qui montre une cavité un peu agrandie, et sur la biopsie de la muqueuse, qui décèle une hypertrophie glandulaire, due le plus souvent à une *hyperfolliculinie* (v. OVAIRE), conséquence habituelle d'un kyste folliculaire, d'une ovarite scléro-kystique.

Enfin, certaines métrorragies reconnaissent une origine *infectieuse* (fièvre typhoïde, maladies du foie) ou toxique.

TRAITEMENT. I. *Symptomatique.* — Repos au lit, tête basse; chlorure de calcium, vitamine K, extraits de plaquettes, anthéma; injection de post-hypophyse, d'ergotine; tartrate d'ergotamine (gynergène), XXV gouttes matin et soir; dans les cas graves, transfusion.

Injection d'eau chaude ayant bouilli et revenue à 45°-48°, avec un bock qui ne devra pas être placé à plus de 50 cm au-dessus du lit; l'action sera continuée jusqu'à ce que l'eau sorte claire du vagin. Au besoin, comprimer le bas-ventre avec des compresses et un bandage de corps très serré.

Lorsque l'hémorragie est très forte, on peut recourir à la compression de l'aorte abdominale, en appliquant un peu au-dessus de l'ombilic et légèrement à gauche de la colonne vertébrale le rebord cubital du poing fermé, ou les doigts obliquement, ou le talon de la main.

II. *Causal.* — Varie suivant les cas : hystérectomie.

Curetage; instillation intra-utérine de 1 cm^3 de solution de chlorure de zinc à 30 p. 100, après injection de 2 cm^3 de novocaïne à 5 p. 100.

Dans les métrorragies fonctionnelles, injections hormonales : œstradiol, progestérone, insuline, testostérone, suivant les cas.

Hémorragies de la grossesse. — **I. *Par rupture de varices génitales.*** — Ces varices existent assez fréquemment au sillon, entre les lèvres d'un côté ou de l'autre, puis sur les grandes ou les petites lèvres ou à l'entrée du vagin. Le sang qui s'écoule en avant du tampon d'ouate placé dans le vagin est noirâtre et se répand en abondance sans tendance à la formation d'un caillot obstruant l'orifice; aussi importe-t-il d'agir.

TRAITEMENT. Compression par le doigt en attendant le médecin, qui fera la ligature nécessaire.

II. *Par menace d'avortement.* — V. AVORTEMENT.

III. *Par insertion du placenta sur la partie inférieure de l'utérus* (*placenta praevia*). — Cette hémorragie est plus précoce chez les primipares. Les tiraillements des membranes, qui ordinairement se reproduisent à *plusieurs reprises,* décollent une partie du placenta d'autant plus grande que la grossesse est plus avancée; aussi les hémorragies, qui se réduisent à quelques gouttes de sang au début des accidents, deviennent progressivement *croissantes.* Le sang est rouge et contient peu de caillots ou des caillots consistants. V. ACCOUCHEMENT.

TRAITEMENT. Repos au lit, morphine.

Si l'hémorragie est très abondante à la *fin de la grossesse,* l'accoucheur peut envisager l'intervention : rupture des membranes, dilatation du col ou césarienne basse.

Pendant le travail, rupture large des membranes, version par manœuvres internes ou césarienne basse, suivie parfois d'hystérectomie si l'utérus a été infecté.

IV. *Par hématome rétroplacentaire.* — Cet hématome peut être dû soit à un *décollement du placenta* inséré normalement ou à la partie supérieure de l'utérus (le pronostic est alors bon), soit à une *apoplexie utéro-placentaire,* qui fait partie du tableau de l'éclampsie; le pronostic est alors grave pour la mère et surtout pour l'enfant.

SIGNES. Cette hémorragie se produit d'ordinaire dans les derniers mois; elle se manifeste d'abord par les signes d'une hémorragie interne (pâleur du visage, petitesse et rapidité du pouls, tendance à l'évanouissement). Le sang est poisseux, noirâtre, avec des caillots mous. La matrice est extrêmement *dure.*

TRAITEMENT. Rupture immédiate et large des membranes; césarienne abdominale d'urgence, suivie parfois d'hystérectomie.

Traitement général habituel des hémorragies.

Hémorragies de la délivrance. — V. DÉLIVRANCE.

HÉMORROÏDES (du gr. *haima,* sang, et *rhein,* couler). — *Varices* (v. ce mot) des veines de la partie inférieure du gros intestin et de l'anus, se produisant très fréquemment à un degré variable, à partir de l'âge de 30 à 40 ans, plus souvent chez l'homme que chez la femme.

Elles sont fournies par des dilatations en forme d'ampoules (*fig.* 878), appendues chacune à un petit rameau veineux soit de la région inférieure du rectum au-dessus de l'anus (*hémorroïdes internes*), mais pouvant saillir à l'extérieur, devenir *procidentes,* soit du pourtour même de l'anus (*hémorroïdes externes*). Ces dernières sont plus volumineuses : les ampoules ont de 7 à 8 mm et forment un seul paquet ou plus souvent un bourrelet annulaire constitué par 4 paquets de varices séparés par 4 sillons. La paroi des veines dilatées est très amincie.

CAUSES. Les hémorroïdes s'observent surtout chez les sédentaires, les constipés, ceux qui font des excès de table et abusent des boissons alcooliques; la congestion hépatique, les troubles dyspeptiques jouent un rôle dans leur apparition.

Des hémorroïdes peuvent venir compliquer des lésions rectales (cancer, polype, rétrécissement, rectites, dysenterie), des affections prostatiques ou utérines, et la grossesse.

SIGNES. Au début, sensation de pesanteur à l'anus, persistance du besoin après l'évacuation, démangeaisons.

A l'inspection, les hémorroïdes se présentent sous forme de petites saillies d'un violet bleuâtre constituant une sorte de bourrelet plus ou moins complet au pourtour de l'anus. Si l'on fait un effort, elles augmentent de volume, mais la pression suffit à les réduire. Lorsqu'elles s'enflamment, c'est-à-dire lorsqu'elles sont atteintes de *phlébite* (v. ce mot), elles deviennent volumineuses, dures, irréductibles et se rompent souvent en laissant échapper un caillot et un peu de pus.

Dans d'autres cas, on note simplement une fluxion sanguine, qui se produit à des intervalles plus ou moins éloignés, suivant les individus. Des hémorragies en quantité également variable sont la conséquence de la tension exagérée des vaisseaux ou d'écorchures par contact de substances dures contenues dans les matières. Au moment de ces fluxions, le malade éprouve une sensation locale de tension, de pesanteur; le nombre des selles peut s'accroître et quelques-unes peuvent être composées exclusivement de mucosités et de sang, mais, dans les cas les plus ordinaires, les matières sont simplement teintées extérieurement par le sang.

Les pertes de sang peuvent entraîner une anémie profonde. Ces troubles peuvent être aussi la conséquence de la rupture des hémorroïdes internes, soit *non procidentes,* soit *procidentes ;* dans ce dernier cas, le sphincter de l'anus arrive à être forcé et les hémorroïdes deviennent *irréductibles.* Les douleurs s'accentuent pendant la défécation. Les hémorroïdes peuvent alors se rompre, se sphacéler, s'ulcérer de fissures; elles peuvent entraîner à leur suite la muqueuse de l'intestin, d'où un certain degré de prolapsus du *rectum* (v. ce mot) au moindre effort (ténesme). Si ces hémorroïdes devenues externes s'enflamment, le sphincter, irrité, se contracte sur leur base, causant une douleur très intense (*étranglement*).

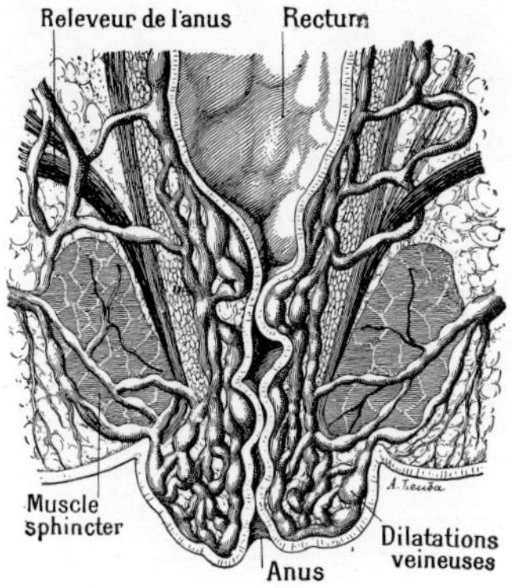

FIG. 878. — Hémorroïdes.

Pour se rendre compte de l'étendue des hémorroïdes, le toucher rectal est souvent insuffisant et il faut recourir à l'endoscopie. V. RECTOSCOPIE.

PRONOSTIC. Bénin, sauf en cas de complications (hémorragies abondantes, sphacèle, étranglement). Certaines hémorragies hémorroïdaires doivent être respectées chez les hypertendus. Elles constituent une saignée salutaire, une soupape de sûreté qui met le malade à l'abri d'accidents plus graves.

TRAITEMENT. Eviter la vie sédentaire, les excès de table, les boissons alcooliques. Lutter contre la constipation : lavements huileux, huile de ricin, de paraffine, graine de lin, podophyllin, bourdaine.

En cas de crise aiguë, extrait fluide de marron d'Inde, d'anémone, de cupressus, de vigne rouge, d'hamamélis (C à CCC gouttes par jour), sauf chez les hypertendus; teinture de capsicum (XXX gouttes par jour).

Douches locales froides. Pommade à l'onguent populéum, au tanin, à la stovaïne.

En cas de phlébite hémorroïdaire, repos au lit, régime lacto-végétarien, compresses ou pulvérisations chaudes, pommade au collargol; bains de siège au son, à l'amidon ou décoction de feuilles de stramoine, de morelle, de jusquiame et de racine de consoude.

En cas de poussées congestives douloureuses, courant de haute fréquence, diathermie ano-rectale.

Quand il existe des hémorragies ou un prolapsus, injection hebdomadaire au-dessus du bourrelet hémorroïdaire de 3 à 5 cm^3 d'une solution de chlorhydrate double de quinine et d'urée à 5 p. 100 (10 à 12 injections). Incidents possibles : douleur locale immédiate, mais fugace; escarres bénignes.

En cas d'étranglement, réduction après badigeonnage avec une solution novocaïne-adrénaline.

Radiothérapie locale; électrolyse, bistouri électrique.

Le *traitement chirurgical* est réservé aux hémorroïdes volumineuses, avec prolapsus, aux hémorroïdes douloureuses, saignantes, infectées ou procidentes.

Piqûres sclérosantes au salicylate de soude.

HÉMOSIALÉMÈSE (du gr. *haima,* sang, *sialon,* salive, et *emein,* vomir). — Phénomène décrit chez les névropathes et les hystériques, et caractérisé par le rejet de sang et de salive, véritable pituite hémorragique, qui provient vraisemblablement de l'œsophage et des voies digestives supérieures. Peut simuler l'hématémèse ou l'hémoptysie.

HÉMOSIDÉRINE (du gr. *haima,* sang, et *sideros,* fer). — Pigment ocre ferrugineux, insoluble, qu'on trouve dans les foyers hémorragiques anciens, dans la peau des jambes des vieux variqueux et dans certaines affections chroniques comme le diabète bronzé, où il infiltre foie et viscères.

HÉMOSPERMIE. — V. HÉMATOSPERMIE.

HÉMOSTASE (du gr. *haima,* sang, et *stasis,* arrêt). — Arrêt spontané ou artificiel d'une hémorragie. Plusieurs procédés peuvent être employés :

1° des *médicaments* coagulants ou vaso-constricteurs. V. HÉMOSTATIQUES;

2° des *procédés mécaniques :* élévation ou flexion d'un membre, compression digitale de la plaie ou du tronc veineux ou artériel, tamponnement, appareils compresseurs tels que tourniquet, garrot, bande d'Esmarch. Tous ces procédés sont temporaires et ne doivent pas être prolongés. En particulier, il faut toujours noter l'heure de pose d'un garrot et savoir le relâcher de temps en temps en attendant l'hémostase définitive. En effet, un garrot posé depuis plus de deux heures ne peut être levé que sous transfusion; posé depuis plus de quatre heures, il impose parfois l'amputation.

En fait, il faut, dans le cas de plaies artérielles, d'hémorragies ne cédant pas rapidement sous l'influence des petits moyens, avoir recours à la ligature en milieu chirurgical, seul procédé artificiel d'hémostase définitive.

HÉMOSTATIQUES (Médicaments). — Médicaments qui arrêtent l'hémorragie par coagulation ou par vaso-constriction.

Par *voie locale,* on peut utiliser le perchlorure de fer, l'antipyrine, l'eau oxygénée et surtout la thrombase, qui peut être employée avec des compresses ou mieux imbibée dans de petites éponges résorbables en fibrine. De toute façon, éviter les manœuvres locales répétées qui font sauter le caillot et nuisent à l'hémostase spontanée.

Par *voie générale,* on peut employer les vaso-constricteurs : ergotine, extrait de posthypophyse, adrénochrome; les médications coagulantes : vitamine K d'action retardée, petites transfusions répétées au besoin, pectine, chlorure de calcium.

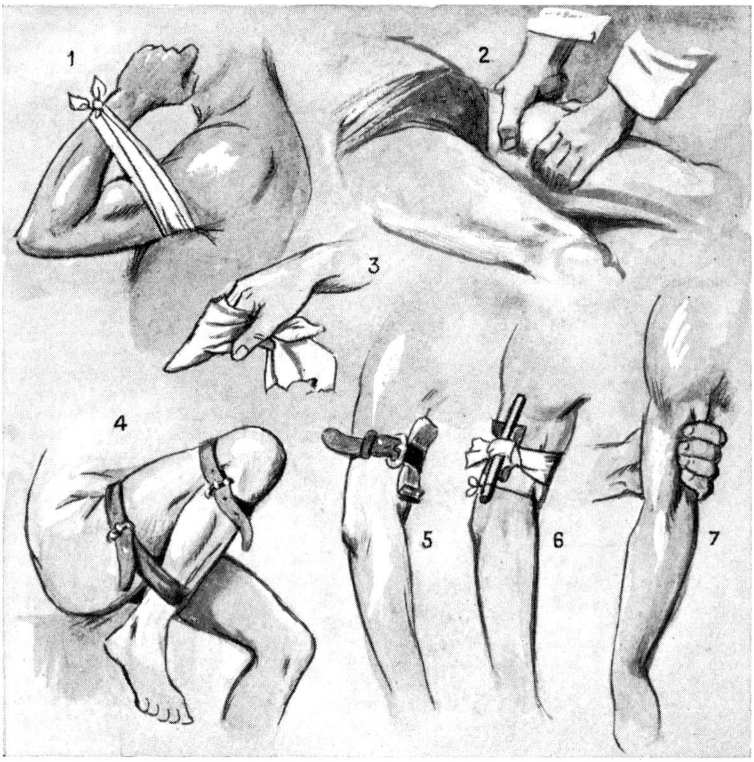

FIG. 879. — Procédés d'hémostase.

1. Arrêt du sang par la flexion de l'avant-bras sur le bras; 2. Compression de l'artère fémorale; 3. Doigt entouré d'un mouchoir pour être placé au fond de la plaie sur le trou de l'artère; 4. Arrêt du sang par la flexion de la jambe sur la cuisse; 5. Arrêt du sang au moyen d'une pelote et d'une courroie; 6. Arrêt du sang au moyen d'un garrot; 7. Arrêt du sang par compression digitale sur l'artère.

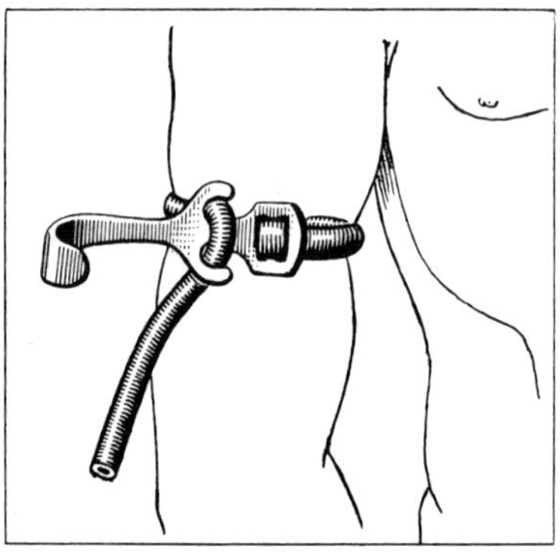

FIG. 880. — Garrot hémostatique.

HÉMOTHÉRAPIE (du gr. *haima*, sang, et *therapeuein*, soigner). — Méthode de traitement par le sang, soit en ingestion, soit en injection sous-cutanée ou intraveineuse.

On peut employer le sang sous forme de sérum ou en nature, en injectant au malade le sang d'un autre individu (*hétéro-hémothérapie*) ou son propre sang (*auto-hémothérapie*), prélevé dans une veine du bras et injecté immédiatement dans la fesse.

Cette méthode est surtout employée dans le traitement de certaines dermatoses : prurit, prurigo, dermatoses bulleuses, furonculose. V. AUTOHÉMOTHÉRAPIE, SÉROTHÉRAPIE, TRANSFUSION.

HÉMOTHORAX (du gr. *haima*, sang, et *thorax*, poitrine). — Epanchement de sang dans la poitrine, à la suite d'une plaie. Si la quantité est faible, on laisse la résorption se faire d'elle-même ; dans le cas contraire, on extrait le liquide par aspiration ou par incision.

HENDAYE (Basses-Pyrénées). — Station climatique abritée, de climat stable et constant; elle possède un établissement hélio-marin de l'Assistance publique de Paris, réservé aux enfants de Paris et de la Seine âgés de 3 à 15 ans. Le climat convient aux personnes débilitées, aux convalescents, aux anémiques.

HENNÉ. — Arbrisseau de la famille des Lythracées (*Lawsonia alba*), dont les fleurs sont recherchées comme parfum, et dont la racine, d'un rouge foncé, est amère et astringente. Les poudres de racine et de feuilles font la base de nombreuses *teintures*, qui donnent aux cheveux une coloration rouge ; pour foncer la nuance, on l'additionne de produits végétaux (indigo) ou organiques (paraphénylènediamine).

HÉPARINE. — Substance anticoagulante existant normalement dans tous les tissus, particulièrement dans le *foie*, les poumons, les muscles. Elle semble identique aux granulations basophiles des mastocytes. *In vitro*, 3 ou 4 mg d'héparine suffisent pour rendre 100 cm^3 de sang incoagulable pendant 12 à 25 h. L'injection intraveineuse de 75 à 120 mg d'héparine élève rapidement le temps de coagulation à 20, 30, 50 minutes.

Indiquée dans les phlébites postopératoires et puerpérales à titre préventif, abortif et curatif, dans les interventions sur les artères (embolectomies, sutures vasculaires, anévrismorraphies), dans l'infarctus pulmonaire, l'infarctus du myocarde, dans les cas de thrombose des vaisseaux de l'œil, d'embolie ou de thrombose cérébrale. Utilisée également dans les prélèvements de sang, les transfusions de sang conservé.

Elle s'emploie en injections intraveineuses répétées, car son activité s'épuise rapidement, ou en goutte-à-goutte intraveineux (10 à 20 mg par heure).

HÉPATALGIE (du gr. *hepar*, foie, et *algos*, douleur). — Douleur au niveau du *foie* (v. à ce mot [maladies]), notamment *Coliques hépatiques*.

HÉPATIQUE (du gr. *hepatikos*, du foie). — **Artère, canal, lobe, lobule, coliques hépatiques.** — V. FOIE.

HÉPATISATION. — Modification, au cours d'une pneumonie, du parenchyme pulmonaire, qui prend la coloration et la densité du tissu hépatique.

HÉPATITE. — Inflammation du *foie* (v. ce mot).

HÉPATOMÉGALIE (du gr. *hepar*, foie, et *megas*, grand). — Gros foie. Le foie peut augmenter de volume au cours de certaines maladies : cirrhose, cancer, syphilis, kyste hydatique, foie cardiaque, amibiase. V. FOIE (maladies).

Un gros foie peut s'observer chez l'enfant par suite de l'accumulation massive dans cet organe de graisse ou de glycogène (*hépatomégalie polycorique*) ; cette affection congénitale et parfois familiale s'accompagne d'un retard de la croissance, d'un trouble du métabolisme des lipides et des glucides.

HÉPATONÉPHRITE. — Syndrome caractérisé par l'apparition simultanée de troubles *hépatiques* et *rénaux*, dus à une cause unique.

CAUSES. *Infectieuses :* spirochétose, fièvre jaune, syphilis, septicémies diverses.

Toxiques : phosphore, arsenic, or, plomb, chloroforme.

SIGNES. Gros foie avec ictère et décoloration des matières. Albuminurie avec ou sans cylindres. Parfois hémorragies, œdèmes, troubles méningés.

TRAITEMENT. Régime sévère; diurétiques. Lactose, boldo, cynara, vitamine A.

HÉPATOPTÔSE (du gr. *hepar*, foie, et *ptôsis*, chute). — Abaissement du foie par suite du relâchement de ses ligaments. V. FOIE.

HÉPATOTOXÉMIE. — Intoxication d'origine hépatique.

HERBE. — Nom donné vulgairement à un grand nombre de plantes, surtout annuelles, employées comme médicaments. Syn. de SIMPLE. — *Bouillon aux herbes* (v. BOUILLON). V. aussi à PLANTES.

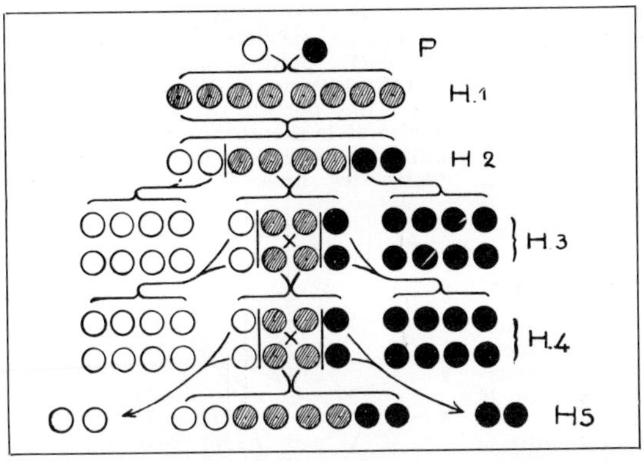

FIG. 881. — Schéma du croisement de pois à graines jaunes et à graines vertes.

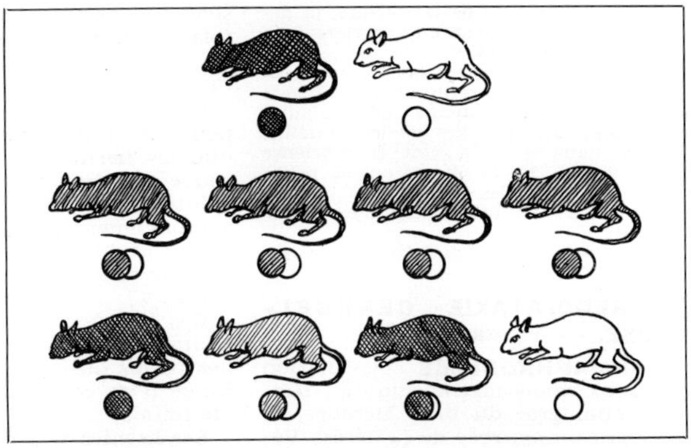

FIG. 882. — Schéma du croisement de souris grises avec des souris blanches.

HERBORISTE. — En vertu de l'article 37 de la loi de germinal an XI (11 avril 1803), l'herboriste, après avoir subi avec succès un examen devant une faculté de médecine ou de pharmacie, est autorisé à vendre des plantes *indigènes* sèches ou fraîches, non vénéneuses.

HÉRÉDITÉ (du lat. *hereditas,* héritage). — Transmission des caractères des ascendants aux descendants. L'hérédité assure la continuité de l'espèce, la persistance des éléments anatomiques et fonctionnels qui l'individualisent; elle permet aussi le maintien des anomalies de formation ou de développement à travers les générations successives.

La *génétique* a pour objet la connaissance de ses lois.

Mendel a établi les faits suivants : quand on croise des individus appartenant à des races différentes, les hybrides ressemblent, dans certains cas seulement, à l'un des parents au lieu de présenter des caractères mixtes; puis, si on croise ces hybrides entre eux, leurs descendants seront en partie semblables à l'un des grands-parents et en partie semblable à l'autre, et cela dans la proportion de 3 pour 1.

Mendel, en croisant des pois de race pure à graines jaunes avec des pois à graines vertes, obtenait à la première génération hybride exclusivement des pois à graines jaunes: ces graines jaunes hybrides donnèrent une deuxième génération de plantes dans laquelle on trouve trois quarts de pois à graines jaunes et un quart de pois à graines vertes. Quant aux pois à graines vertes de deuxième génération, ils donnent exclusivement des pois à graines vertes (*fig.* 881).

Pour expliquer le mécanisme de cette dissociation des hybrides, Mendel admit que, tandis que les cellules somatiques renferment simultanément les caractères ou déterminants jaunes et verts, les cellules sexuelles possèdent seulement l'un ou l'autre de ces déterminants; qu'il y a autant de gamètes mâles ou femelles à déterminants jaunes qu'à caractère vert; que le déterminant jaune est *dominant,* tandis que le déterminant vert est *latent* ou *récessif.*

Ces faits ont été confirmés par de nombreuses observations chez les végétaux et les animaux, et en particulier par Cuénot, dans le croisement des souris blanches et grises. Si on croise une souris blanche de laboratoire avec une souris grise sauvage, toutes deux de race pure, les animaux naissant de cette union seront tous gris. La couleur grise sera dite caractère *dominant,* tandis que la couleur blanche, non apparente à cette génération, sera le caractère *latent* ou *récessif.* Si on croise ensemble les souris de la génération grise, les petits qui naîtront seront blancs ou gris. Cette expérience ayant été faite sur un grand nombre de couples d'animaux, si on fait le dénombrement de cette troisième génération, on constate que le caractère blanc se trouve dans un quart des cas, le caractère gris dans les trois autres quarts. Si l'on continue à croiser les souris blanches séparées, celles-ci auront indéfiniment des descendants blancs; le caractère gris est donc perdu. En croisant également les souris grises qui représentent les trois quarts des portées, un quart donnera des descendants indéfiniment gris, ayant donc perdu le caractère blanc; les deux quarts restant se conduiront comme la génération grise précédente, c'est-à-dire que leurs enfants pourront encore se dissocier en quatre groupes : le premier blanc avec descendants définitivement blancs, le deuxième gris, avec descendants définitivement gris, le troisième et le quatrième gris, avec descendance dissociée toujours de la même façon, donnant les quatre groupes précédents, et ainsi de suite (*fig.* 882). Mais, dans la nature, les choses se passent d'une façon plus compliquée, vu le hasard des croisements.

Cette expérience s'explique par la *théorie chromosomique.* Lorsqu'on observe une cellule en train de se diviser, on constate, dans son noyau, un certain nombre de petits corps, en forme de bâtonnets, de V, ou *chromosomes,* associés par paires. Au moment de la division, ils se dédoublent et les nouveaux chromosomes se rendent aux deux pôles du noyau qui se divise. Ainsi, les deux noyaux issus du premier ont autant de chromosomes que celui-ci. Le nombre de chromosomes est fixe pour une espèce animale ou végétale. On a observé des rapports arithmétiques entre le nombre des chromosomes chez des êtres très voisins : ce sont des multiples les uns des autres. On en comptera, par exemple, 18 — 36 — 45, etc., dans les espèces d'un même genre, multiples de 9, qui représentent le nombre n de chromosomes de ce groupe. Normalement, le nombre de chromosomes est au moins $2\ n$, excepté dans les organes de reproduction avant la fécondation.

Lorsque se forment les cellules qui aboutiront aux spermatozoïdes pour le mâle et aux ovules pour la femelle, la division cellulaire s'accomplit sans le dédoublement des chromosomes; il s'ensuit que les cellules mâle et femelle qui s'unissent n'ont chacune que la moitié des chromosomes caractéristiques de leur espèce. Mais, ces deux moitiés, s'ajoutant par la fécondation, rétablissent le chiffre primitif.

Ce sont les chromosomes qui contiennent les caractères héréditaires de l'espèce, et les expériences des croisements entre souris blanches et grises, ci-dessus relatées, s'expliquent précisément en tenant compte de la perte d'une moité des chromosomes au moment de la fécondation et de leur union avec des chromosomes de l'autre sexe, possédant le même caractère ou le caractère opposé. Dans le premier cas, il y a fixation du caractère, qui est définitivement acquis; dans le second, il y a mélange des deux, l'un devient dominant, l'autre latent. Cette union peut se faire suivant quatre combinaisons, correspondant aux quatre groupes étudiés plus haut.

Maladies héréditaires. — De nombreuses maladies peuvent se transmettre par *hérédité dominante* ou *récessive.*

Voici les principales : maladies des yeux (absence congénitale de l'iris, albinisme, cataracte congénitale, héméralopie, rétinite pigmentaire, daltonisme, myopie); maladies de l'oreille (otosclérose, surdi-mutité); maladies générales (maladie hémolytique, hémophilie, certains purpuras, hypertension artérielle familiale, télangiectasie hémorragique, malformations congénitales du cœur, certaines dilatations bronchiques).

Parmi les affections nerveuses : la maladie de Friedreich, la chorée d'Huntington, l'idiotie amaurotique, le mongolisme, la sclérose tubéreuse de Bourneville, la psychose maniaco-dépressive, la schizophrénie, la débilité mentale.

Dans certaines maladies dites héréditaires, il ne s'agit pas d'hérédité vraie : ce sont des hérédo-infections comme la syphilis, et des hérédo-intoxications comme l'alcoolisme.

Dans la syphilis, il y a infection de l'enfant à travers le placenta par le tréponème de la mère. Le parasite ne fait pas partie du patrimoine héréditaire et ne le modifie pas.

Dans l'alcoolisme, il y a aussi, en cas d'alcoolisme maternel, intoxication transplacentaire, par passage de l'alcool maternel à l'embryon ou au fœtus. Mais, dans l'alcoolisme paternel, le poison provoque des altérations des cellules de la lignée germinative des tubes séminifères, cellules mères des spermatozoïdes; aussi l'hérédité de germe joue-t-elle un rôle important dans l'alcoolisme paternel.

La prédisposition héréditaire paraît prouvée dans la tuberculose; elle est discutée dans le diabète insipide et sucré, la cirrhose hépatique, le cancer.

Lutte contre l'hérédité morbide. — Diverses mesures peuvent être prises pour lutter contre les maladies héréditaires :

1° La *stérilisation* eugénique. V. STÉRILISATION;

2° La *ségrégation,* qui consiste à recueillir dans des colonies, des fermes-écoles, les anormaux, les débiles, qu'on soumettrait à l'apprentissage d'un métier manuel simple. Cette méthode, qui coûterait des sommes énormes, a peu de partisans;

3° L'*examen prénuptial* obligatoire. Voir CERTIFICAT PRÉNUPTIAL;

4° Le développement des *consultations de gynécologie* eugénique, qui luttent contre les causes médicales de la stérilité, la dénatalité, et constituent une barrière à la procréation de tarés;

5° Les *mesures contre l'immigration et la naturalisation,* en refusant les étrangers tarés, dégénérés, atteints de maladies chroniques, accompagnés de leur famille, souvent dans le même état de déficience physique. Les règles sévères qu'ont prises dans ce sens les Américains depuis soixante-dix ans ont donné d'excellents résultats;

6° La *lutte contre l'alcoolisme* et la *syphilis.*

HÉRÉDO-ATAXIE CÉRÉBELLEUSE. — V. CERVELET.

HERMAPHRODISME (association des deux noms mythologiques : *Hermès,* nom grec du dieu Mercure, et *Aphrodite,* nom grec de la déesse Vénus). Syn. d'INTERSEXUALITÉ.

Etat des individus qui possèdent des caractères des deux sexes, mélangés à des degrés divers. Exemple : homme pourvu des organes génitaux masculins, mais aussi de seins ou de contours ou d'aptitudes mentales du sexe féminin. Certains hermaphrodites peuvent procréer, et l'on connaît des familles dans lesquelles l'hermaphrodisme est héréditaire en dominance régulière ou irrégulière.

HERNIAIRE (Turquette). — Plante grêle de la famille des Illécébracées, employée autrefois contre les hernies; ses propriétés diurétiques la font utiliser dans la gravelle, les affections des reins et de la vessie, en infusé ou en extrait avec la plante entière.

HERNIES. — Les hernies (*fig.* 883) sont des tumeurs formées par la sortie d'un viscère hors de la cavité qui le contient à l'état normal. Ce viscère est ordinairement l'intestin, dont une portion plus ou moins grande fait

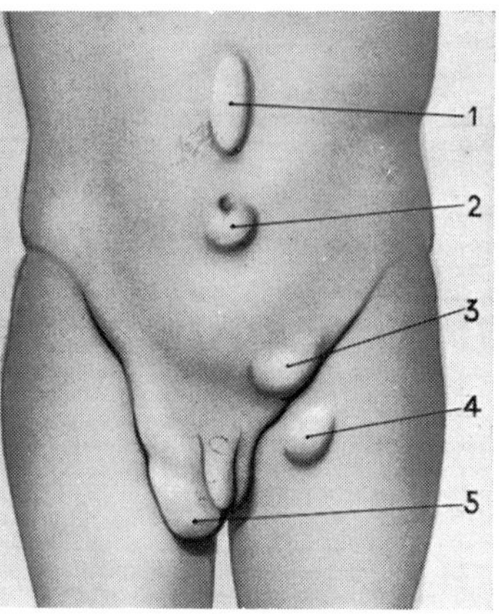

FIG. 883. — Figure théorique montrant l'emplacement et la forme des diverses hernies.
1. Hernie de la ligne blanche; 2. Ombilicale; 3. Inguinale; 4. Crurale; 5. Scrotale.

irruption, soit par un des points de faible résistance de la paroi abdominale, soit par l'orifice de l'ombilic, soit par un des anneaux placés au niveau de l'aine, *anneau crural* et *anneau inguinal.* Le relâchement anormal des anneaux qui facilite l'issue de l'intestin existant souvent des deux côtés, les hernies sont assez fréquemment doubles : dans ce cas, leur apparition peut être simultanée ou successive. Les hernies inguinales sont dix fois plus nombreuses que les crurales; les hernies ombilicales sont les plus rares.

CAUSES. I. *Prédisposantes.* — C'est pendant la première année de la vie que les hernies se montrent le plus souvent; mais une grande partie d'entre elles guérissent rapidement et complètement, pour peu qu'on fasse porter un bandage aux bébés. Les cris, la toux facilitent ces hernies temporaires.

Ces *hernies congénitales* sont dues à une insuffisance de développement des parois ou quelquefois à la persistance d'un conduit temporaire de la vie fœtale.

Les hernies se produisent ensuite le plus fréquemment après 20 ans : ce sont les hernies *spontanées,* et leur nombre s'accroît proportionnellement à l'âge par suite des travaux de force et des métiers pénibles. Pour la même raison, l'homme est plus souvent atteint que la femme. Quant à la proportion des hernieux par rapport à la population, elle serait de 1 p. 30. Les individus très grands y sont prédisposés, ainsi que ceux dont le ventre forme une triple saillie dans le sens de la hauteur.

II. *Déterminantes.* — La *faiblesse congénitale ou acquise* de la paroi abdominale est provoquée par amincissement des muscles de la région, par anémie, alcoolisme, grossesses répétées à trop court intervalle, obésité ou amaigrissement excessif (plus ce dernier est rapide et intense, plus la hernie est à craindre), par les *efforts* violents et exagérés, *professionnels,* soit des bras, pour soulever un fardeau (bouchers, boulangers, portefaix) ou lutter, soit d'expiration (chanteurs, sonneurs de cor, souffleurs de verre). Un accident est rarement la cause d'une hernie : dans la grande majorité des cas, l'accident ne fait que révéler une hernie qui existait déjà auparavant et qui était passée inaperçue. Le sujet chez lequel apparaît une hernie a dû prendre *inconsciemment une fausse position.* C'est à la suite d'un faux pas, d'une chute, d'une glissade et surtout alors que, les jambes écartées, il soulève une personne, un fardeau, que la hernie se développe. On doit noter aussi les *efforts pathologiques* des affections pulmonaires (toux) ou de la constipation (effort pour aller à la selle). Le nombre des hernies de droite est presque le double de celui de gauche. Dans un cas sur trois, on constate une influence d'hérédité.

Enfin, les hernies *traumatiques* se produisent à la suite d'une blessure ou d'une opération par relâchement de la cicatrice.

CONFORMATION. La tumeur herniaire comprend deux parties : 1° le *contenu,* c'est-à-dire ordinairement *l'épiploon,* un des replis du *péritoine* (v. ce mot) qui rattachent les viscères entre eux, et l'*intestin grêle,* quelquefois l'un des deux seulement; beaucoup plus rarement le gros intestin (enfant et surtout vieillard, chez lesquels les hernies qui contiennent ce viscère sont très volumineuses), exceptionnellement la vessie, l'ovaire, les trompes; 2° le *contenant,* qui est formé, de dehors en dedans, par la peau, le tissu cellulaire et par une enveloppe spéciale, le *sac herniaire* (*fig.* 884). Celui-ci est constitué par le refoulement, au-devant de l'intestin, d'une portion du péritoine, c'est-à-dire de la membrane séreuse qui facilite le glissement des anses de l'intestin les unes sur les autres. Le

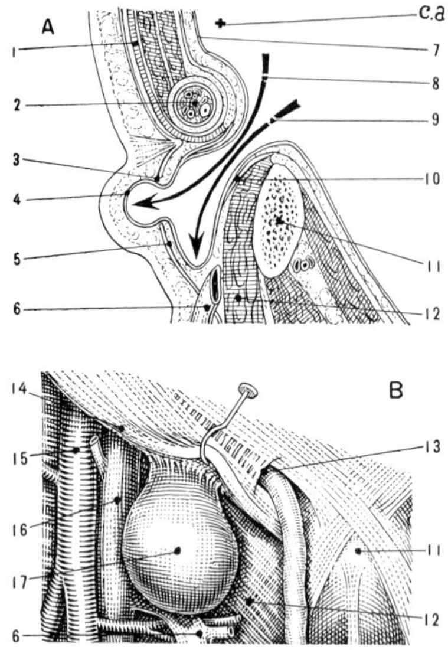

FIG. 884. — Hernie crurale.
A. Coupe sagittale de la région inguino-crurale; B. Emplacement de la hernie.
c. a. Cavité abdominale; 1. Aponévrose du grand oblique; 2. Cordon spermatique; 3. Orifice vasculaire; 4. Péritoine; 5. Fascia cribriformis; 6. Veine saphène interne; 7. Péritoine; 8. Hernie crurale complète; 9. Hernie crurale incomplète; 10. Septum crural ouvert; 11. Pubis; 12. Muscle pectiné; 13. Orifice externe du canal inguinal, cordon spermatique; 14. Aponévrose du grand oblique (arcade crurale); 15. Artère fémorale; 16. Veine fémorale; 17. Sac herniaire.

rétrécissement ou *collet* du sac, au niveau de l'anneau de la paroi abdominale par laquelle s'effectue la hernie, est formé par des plis qui, peu à peu, arrivent à adhérer entre eux et constituent ainsi un anneau rigide et inextensible. Le collet est uni bientôt aux parties voisines par des adhérences qui empêchent le sac de suivre l'intestin lorsqu'on le réduit, et laissent ainsi une porte toujours ouverte pour l'issue en dehors de l'intestin. Ces renseignements sont nécessaires pour faire comprendre le danger de la réduction brutale d'une hernie.

SIGNES COMMUNS A TOUTES LES HERNIES. La tumeur formée par la hernie est *indolore* et n'apporte aucune modification de la couleur de la peau. Sa caractéristique est d'être *réductible,* c'est-à-dire de diminuer de volume et même de disparaître complètement par la rentrée de l'intestin dans le ventre sous l'influence de la pression des doigts ou simplement de la position couchée, en produisant un bruit de *gargouillement* provoqué par un *mélange* de gaz et de liquide. Elle augmente, au contraire, de volume lorsque le hernieux se tient debout, tousse et surtout fait de violents efforts; aussi tend-elle toujours à s'accroître si on ne la maintient pas à l'aide d'un bandage, qui doit être conservé toute la journée et enlevé seulement après le coucher.

Le *volume* est très variable ; les hernies crurales restent ordinairement petites, mais les autres peuvent prendre un développement considérable. La *forme* est allongée et ovalaire dans les hernies inguinales, plus ou moins hémisphérique dans les hernies crurales et ombilicales.

I. HERNIES (Variétés de). — **Hernie crurale** (*fig.* 884). — L'anneau *crural,* destiné à laisser passer en dehors du ventre les vaisseaux et les nerfs de la cuisse, est fermé normalement par le petit ganglion de Cloquet. Rare chez les enfants, fréquente chez les femmes, notamment d'un certain âge, la hernie crurale est surtout une hernie de faiblesse de parois. Cette hernie, qui est arrondie, ne dépasse pas ordinairement le volume d'une noix et, au début, rentre facilement; aussi passe-t-elle souvent inaperçue. Elle occupe le pli de l'aine à l'union du tiers interne avec les deux tiers externes, et devient souvent irréductible.

Hernie hiatale ou diaphragmatique. — Passage d'une portion plus ou moins importante de l'estomac à travers l'hiatus œsophagien du diaphragme. Elle se manifeste par une douleur au creux épigastrique, une sensation de brûlure rétro-sternale, des troubles digestifs et des hémorragies fréquentes avec anémie hypochrome. Le diagnostic est affirmé par la radiographie de l'estomac en position déclive.

Hernie inguinale (*fig.* 885, 886). — Le canal *inguinal,* que traverse le cordon spermatique, est long de 3 cm 1/2; sa direction est oblique; son orifice

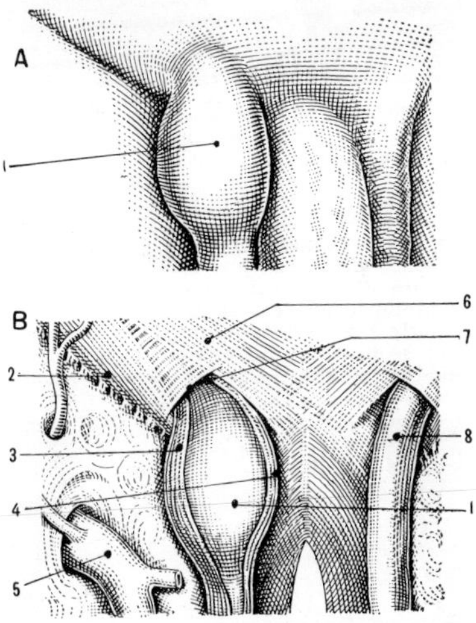

FIG. 885. — Hernie inguinale.
A. Aspect extérieur; B. Coupe.
1. Emplacement de la hernie inguinale; 2. Arcade crurale; 3. Crémaster externe; 4. Crémaster interne; 5. Veine saphène interne; 6. Paroi abdominale; 7. Orifices inguinaux externes; 8. Cordon spermatique normal.

externe est formé par l'écartement des piliers du grand oblique ; l'orifice interne est sur le bord interne du cordon. C'est un point de faible résistance pour l'homme, chez lequel ces hernies sont de beaucoup les plus fréquentes. Chez la femme, le trajet inguinal contient la portion terminale du ligament rond et l'orifice est très petit ; aussi ces hernies sont-elles très rares chez elle.

Les hernies inguinales se font ordinairement suivant le trajet du cordon, en prenant place au milieu de lui, dans un conduit vagino-péritonéal qui, chez le fœtus, fait communiquer le péritoine avec la tunique vaginale et qui, normalement, ne doit pas persister après la naissance. La hernie, par suite, peut être entourée par une *hydrocèle* (v. ce mot à MASCULINS [Organes génitaux]). Elle peut descendre plus ou moins dans la vaginale, alors que le testicule n'y est pas descendu. Plus rarement, la hernie se fait en dehors du cordon.

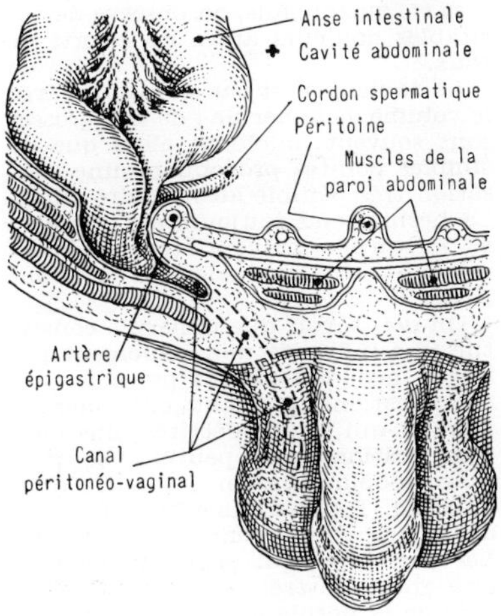

FIG. 886. — Pointe de hernie inguinale oblique externe.

Les hernies inguinales sont assez fréquentes chez les bébés. Elles se produisent dans les premiers jours après la naissance, sous l'action des cris, de la toux, de la défécation ; le doigt peut facilement être introduit dans l'anneau, qui est dilaté.

Chez l'adulte, lorsque cette hernie n'a pas pour origine une hernie infantile, elle apparaît entre 20 et 30 ans, à la suite d'efforts dans le travail.

Chez le vieillard, elle est très fréquente (1 sur 9) et souvent très volumineuse.

Hernie ombilicale (*fig.* 887, 888). — Elle s'effectue par l'anneau ombilical chez l'enfant dans les deux sexes et chez la femme après 40 ans, par suite

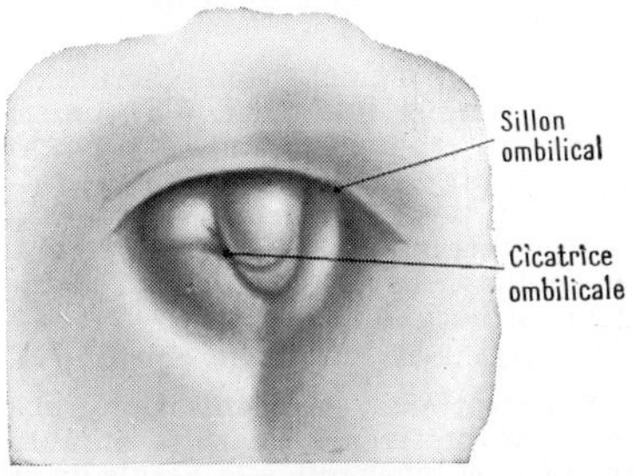

FIG. 887. — Ombilic normal. (Vu de face.)

d'obésité et de grossesses multiples qui ont dilaté l'orifice ombilical.

COMPLICATIONS. Lorsque la tumeur a contracté des adhérences, les douleurs sont fréquentes et aboutissent à l'engouement et à l'étranglement.

TRAITEMENT. Cure radicale chez les adultes. Chez les bébés, après la chute du cordon, appliquer une ceinture en caoutchouc à pelote.

Hernie de la ligne blanche ou épigastrique (au creux de l'estomac) [*fig.* 883]. — Cette hernie se produit au-dessus de l'ombilic, sur la ligne blanche formée par l'entrecroisement des fibres de l'aponévrose des muscles droits de l'abdomen. Cette bandelette est percée d'orifices traversés par des vaisseaux et des nerfs. Lorsqu'un de ces canaux est suffisant, le péritoine y pénètre, poussé et suivi par une portion d'intestin, et la hernie est constituée. L'obésité et la toux facilitent la formation de cette variété.

SIGNES. La hernie de la ligne blanche est d'ordinaire petite (noix, mandarine) ; cependant, dans certains cas

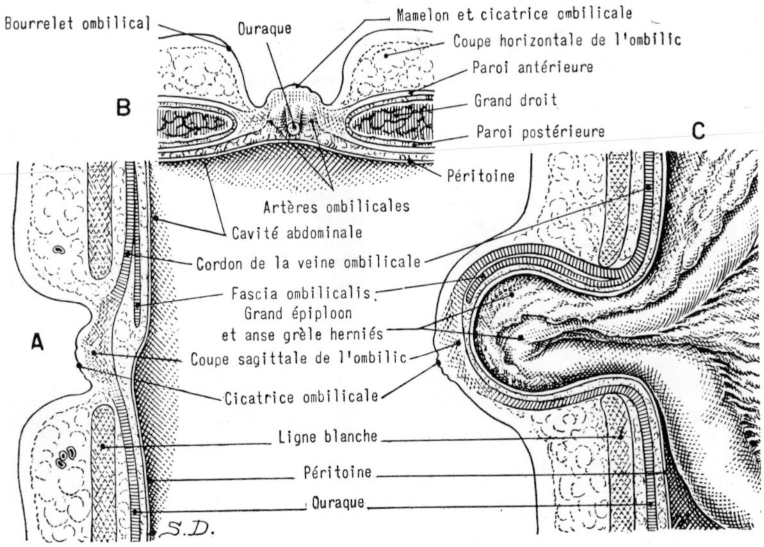

FIG. 888. — Hernie ombilicale.
A. Coupe sagittale de l'ombilic (état normal) ; B. Coupe horizontale de l'ombilic (état normal) ; C. Coupe sagittale de l'ombilic atteint de hernie.

exceptionnels, elle peut devenir très volumineuse et répondre à une variété d'éventration. Elle est toujours assez douloureuse et peut provoquer des vomissements.

TRAITEMENT. Ceinture (*fig.* 5, p. 4, à ABDOMINALE [Ceinture]). Opération.

Hernie obturatrice. — Rare, elle émerge par le trou obturateur, surtout chez la femme âgée de plus de 60 ans.

SIGNES. Tuméfaction herniaire, grosse comme une noix, à la partie supéro-interne de la cuisse, au-dessous du pli de l'aine. Douleur névralgique du pli génito-crural irradiant à la face interne de la cuisse, au genou, au mollet. Aboutit souvent à l'étranglement herniaire.

TRAITEMENT. Purement chirurgical.

Eventration. — L'éventration s'observe de préférence chez les enfants rachitiques, chez qui, à la hernie de la ligne blanche, vient s'ajouter un relâ-

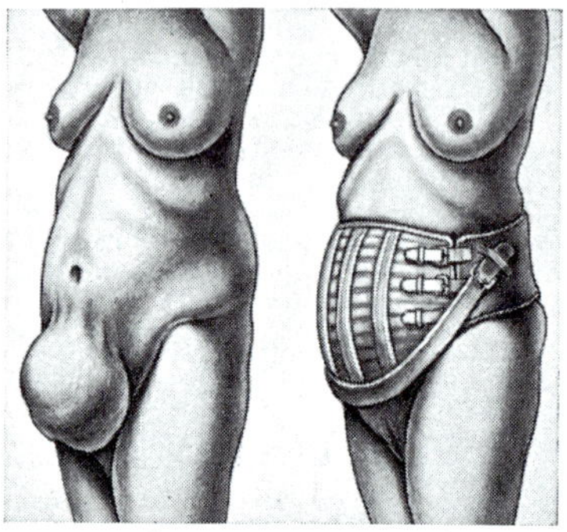

1 2

FIG. 889. — Eventration chez la femme.
1. Eventration sous-ombilicale; 2. Ceinture pour éventration.

chement des muscles de la paroi abdominale.

Chez les femmes âgées, ayant eu de nombreuses grossesses, l'éventration est sous-ombilicale (*fig.* 889, 1). Enfin, l'éventration peut être la suite d'une laparotomie.

Cet état produit quelques troubles digestifs, une sensation de lassitude, une impossibilité de faire un effort.

EVOLUTION. Chez les rachitiques, le traitement général suffit à guérir la déformation, qui est temporaire ; chez les femmes âgées, au contraire, l'éventration tend à s'accroître.

TRAITEMENT. Ceinture ombilicale (*fig.* 889, 2). Dans l'éventration traumatique, une opération est nécessaire.

Troubles produits par les diverses hernies. — Souvent, aucun trouble ne rappelle la hernie lorsqu'elle est bien maintenue par le bandage; mais, dans certains cas, on observe des *coliques sourdes* dans son voisinage, une sensation de *pesanteur,* des *tiraillements,* que le repos fait disparaître; les digestions peuvent devenir pénibles et, quelquefois, on observe de véritables douleurs après les efforts de toux.

La douleur n'est pas en rapport avec le volume de la hernie : de très grosses sont souvent indolores, alors que de simples pointes provoquent une sensation très pénible au moindre effort. La hernie tend toujours à s'accroître et, lorsqu'elle arrive à être très volumineuse, elle peut devenir *irréductible.*

On doit savoir que la hernie constitue une infirmité non seulement gênante, mais dangereuse par suite des complications pouvant entraîner la mort et qui seront décrites plus loin, complications qui peuvent se produire inopinément en l'absence d'un médecin. Toute négligence peut donc avoir des conséquences très graves. Les personnes qui en sont atteintes ont grand intérêt à se faire opérer lorsque la hernie est encore petite et que la *cure radicale* est facile.

II. HERNIES (médication générale). — Bandage ou opération? — Les bandages guérissent : 1° *souvent* les bébés (hernie ombilicale et pointe de hernie inguinale congénitale), à condition d'être portés nuit et jour pendant les premiers six mois, puis ensuite le jour; 2° *quelquefois* les enfants (après les avoir portés cinq ans, il faut renoncer au succès) ; 3° *exceptionnellement* les adultes très soigneux d'une bonne application de l'appareil et ne se livrant à aucun travail nécessitant un effort. Or, on ne peut toujours porter un bandage, et il arrive que la nuit on ne le porte pas ; une quinte de toux fait saillir la hernie. D'autre part, le bandage devient souvent douloureux lorsque la réduction n'est pas complète; enfin, dans les hernies ombilicales et crurales, il dévie souvent de sa place.

Pour ces diverses raisons, l'opération, qui est bénigne, s'impose lorsqu'elle est possible et surtout quand la hernie survient chez un enfant ou un homme jeune; dans le cas contraire, il est nécessaire d'avoir recours au bandage, en ayant soin d'observer les prescriptions données plus loin.

Bandage. — DESCRIPTION. Il existe plusieurs formes de bandage.

Pour les bébés, on emploie de petites pelotes de caoutchouc gonflées d'air et maintenues par des tubes de même matière ou par une ceinture (*fig.* 890).

Pour les grandes personnes, on se sert, pour les hernies inguinales et crurales,

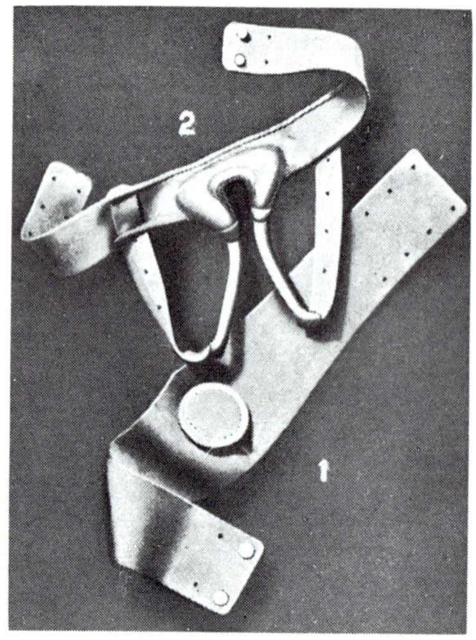

FIG. 890. — Bandages herniaires pour jeunes enfants.
1. Pour hernie ombilicale; 2. Pour hernie inguinale.
(*Cl. Drapier.*)

soit de bandages formés d'une pelote à laquelle s'attache un ressort en acier entouré d'une garniture en peau (celle-ci se prolonge au-delà de la lame de métal et porte à son extrémité de petits trous qui vont se fixer sur un bouton de la pelote) [*fig.* 891 à 893]; soit de bandages dans

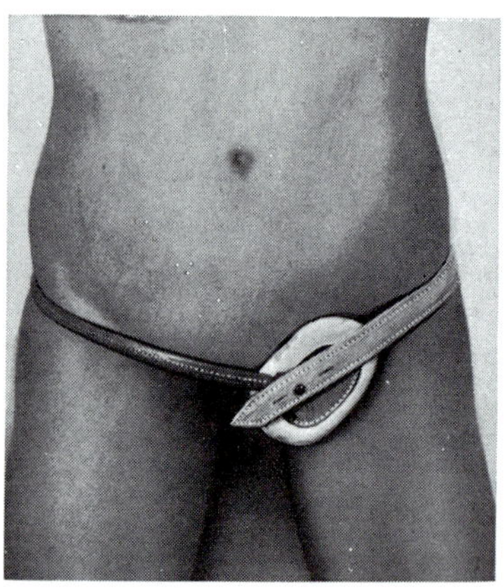

FIG. 891. — Bandage souple avec ressort du côté opposé pour hernie inguinale gauche.
(*Cl. Wickam.*)

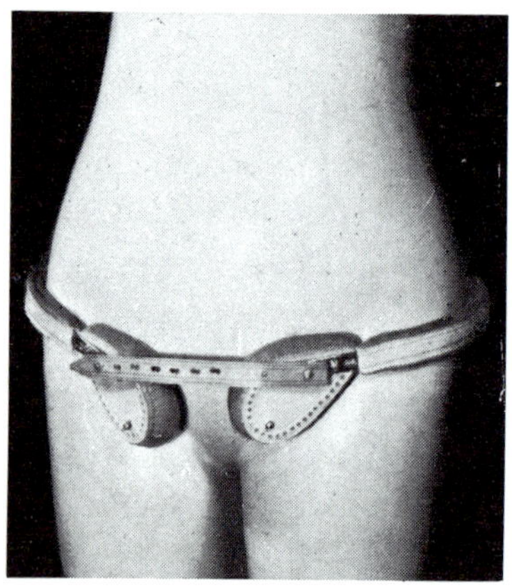

FIG. 892. — Bandage avec ressort pour hernie inguinale double.
(*Cl. Drapier.*)

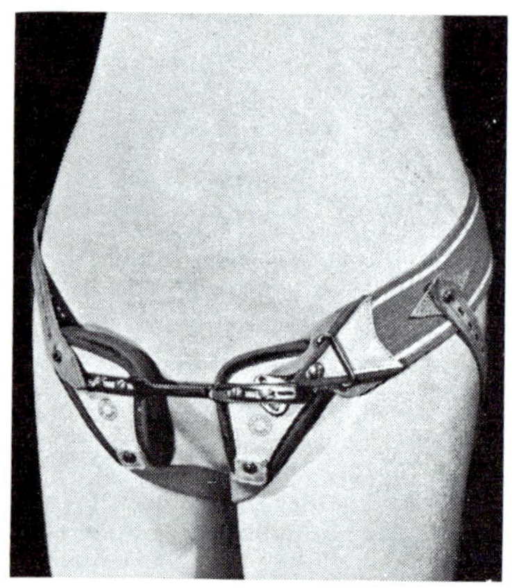

FIG. 893. — Bandage avec sous-cuisses et barrette pour hernie inguinale double.
(*Cl. Drapier.*)

lesquels le ressort se termine par deux pelotes, dont l'une comprime la hernie et l'autre prend un point d'appui sur le sacrum (os médian du bassin) [*fig.* 894, 895] ; soit de bandages sans pelote et sans ressort (*fig.* 896).

Pour les hernies ombilicales, on emploie une ceinture portant à l'intérieur une pelote pour comprimer l'ombilic (*fig.* 897).

Les pelotes sont garnies de crin et recouvertes de cuir, de même que le ressort.

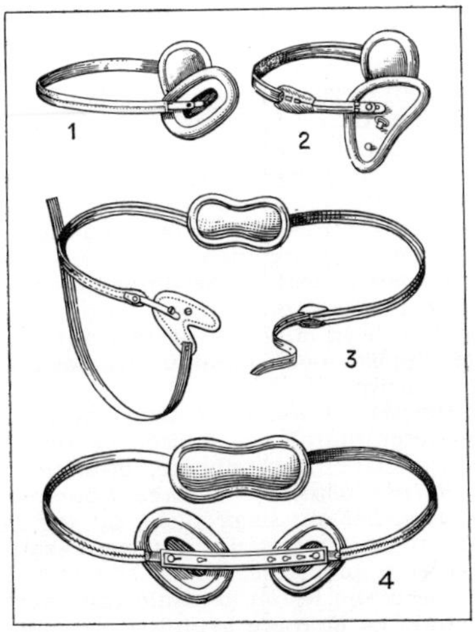

FIG. 894. — Autres modèles de bandages herniaires.

1. Pour hernie inguinale simple ; 2. A vis de pression ; 3. Testiculaire ; 4. Double.
(*Cl. Wickam.*)

Chez les personnes ayant un ventre plat, la pelote tend à remonter par la flexion de la cuisse; il est donc nécessaire d'ajouter un sous-cuisse, qui se fixera en avant, du côté opposé.

En cas de hernie double (pointe de hernie ou hernie complète), le bandage doit

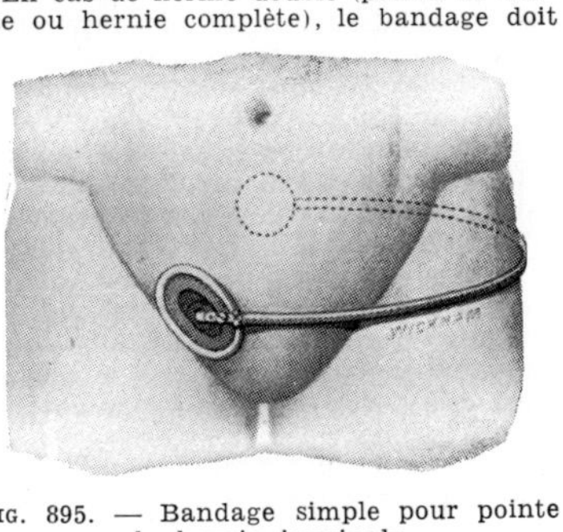

FIG. 895. — Bandage simple pour pointe de hernie inguinale.

être également double avec ressorts indépendants.

Si la hernie devient *irréductible*, la pelote sera excavée.

HYGIÈNE DU BANDAGE. 1° Faire exécuter sur *mesure* son bandage, de façon qu'il s'applique exactement, sinon il donne une sécurité trompeuse.

2° En avoir toujours un de rechange, de façon à pouvoir remédier immédiatement à tout accident arrivé au premier.

3° Afin d'éviter que la pelote ne s'altère sous l'action de la sueur, interposer un linge fin et usé ou habiller la pelote de linge fin.

4° Afin d'éviter les excoriations et les éruptions, laver matin et soir la peau recouvrant la hernie et poudrer avec du *talc*, qui est inaltérable, tandis que l'amidon et le riz peuvent fermenter.

5° S'abstenir d'exercices violents, mais non des exercices de souplesse (bicyclette, cheval, escrime), qui fortifient au contraire la paroi abdominale.

6° Il suffit, d'ordinaire, de porter le bandage le jour ; il est quelquefois préférable de le maintenir d'une façon continue. La toux oblige aux mêmes précautions.

7° Un bandage qui, par suite de l'amaigrissement ou d'un accroissement d'embonpoint, ne maintient plus soigneusement une hernie est plus nuisible qu'utile.

MODE D'APPLICATION DU BANDAGE. La première précaution à prendre avant l'application d'un bandage consiste à réduire la hernie bien complètement; sinon, la pression de la pelote amènerait des coliques, un malaise général, des douleurs et même des vomissements. Le malade apprendra facilement du médecin à opérer cette ré-

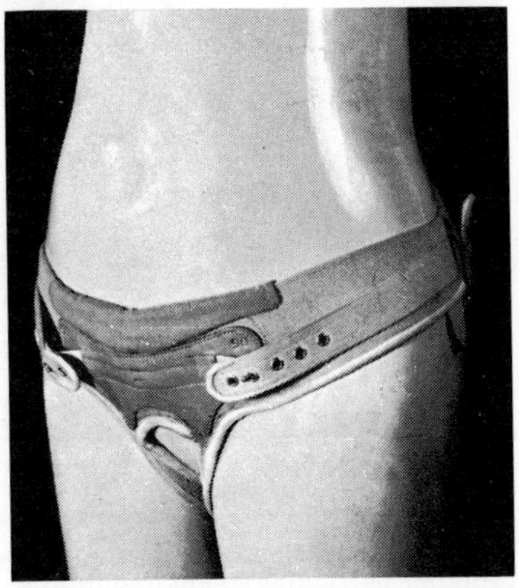

FIG. 896. — Bandage sans pelote et sans ressort, avec traction avant, pour hernie inguinale double.
(*Cl. Drapier.*)

duction : le hernieux doit, pour cela, se coucher, les cuisses légèrement écartées et à demi fléchies sur le bassin, les jambes à demi fléchies sur les cuisses, de façon à relâcher les muscles. Le bandage n'est bon et bien appliqué que si la pelote ne se déplace pas dans les positions assise, debout, accroupie, même lorsque le malade tousse et fait un violent effort ; la peau de

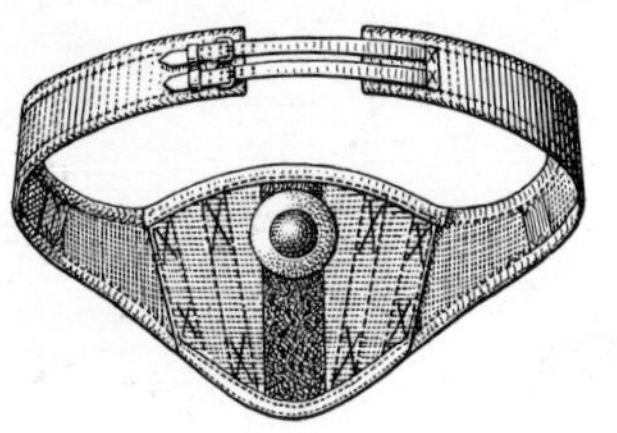

FIG. 897. — Bandage pour hernie ombilicale.

la région ne doit pas non plus être contusionnée. Au début, on pourra, au besoin, s'accoutumer au port d'un appareil en employant un ressort très doux.

Cure radicale. — INDICATIONS. Elle *guérit* les hernies de petit et moyen volume, permet le *port d'un bandage* pour les grosses hernies ; elle est souvent *utile* dans les hernies irréductibles.

CONTRE-INDICATIONS. Vieillesse, affaiblissement, obésité très forte, toux chronique Dans ces cas, les récidives sont à craindre et le port d'un bandage s'impose.

DURÉE DU TRAITEMENT. Le séjour au lit, après l'opération, varie entre 10 et 20 jours pour les hernies moyennes. La cicatrisation n'est complète, et par suite solide, qu'après 3 mois.

III. HERNIES (complications).

Engouement. — Accumulation de matières intestinales dans une anse herniée ; consécutivement à cet encombrement, l'anse distendue peut s'étrangler.

SIGNES. Grande sensibilité de la hernie, douleur dans le ventre, constipation, puis résolution ou symptômes de l'étranglement.

PREMIERS SOINS. Cataplasmes, diète, repos.

Etranglement de l'intestin (*fig.* 898). — CAUSES. Cette complication est produite par un arrêt de la circulation du sang et des matières fécales, dû : 1° à la congestion des parois (coup, fatigue, troubles digestifs) ; 2° à l'accumulation de matières ou de gaz dans la hernie ; 3° à la brusque péné-

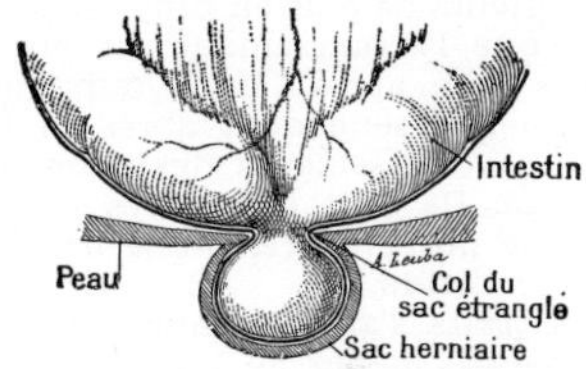

FIG. 898. — Hernie étranglée.

tration dans le sac, sous l'influence d'un effort, d'une trop grande longueur d'intestin. L'étranglement est d'autant plus fréquent que les hernies sont plus petites (hernies crurales) ; aussi cette complication s'observe-t-elle plus fréquemment chez les femmes, bien qu'elles soient moins souvent hernieuses que les hommes. La cause prédisposante habituelle est l'irrégularité dans le port du bandage.

LÉSIONS. L'anse serrée montre un sillon de constriction; au bout de quelques heures, l'anse se sphacèle, prend une teinte gangréneuse feuille morte (*fig.* 899) et une perforation peut laisser passer le contenu intestinal dans la cavité abdominale, entraînant une péritonite mortelle.

SIGNES. Le plus ordinairement, sans cause apparente, et sans même que le malade en soit averti par un signe local, ou quelquefois à la suite d'un effort ou d'une quinte de toux, la her-

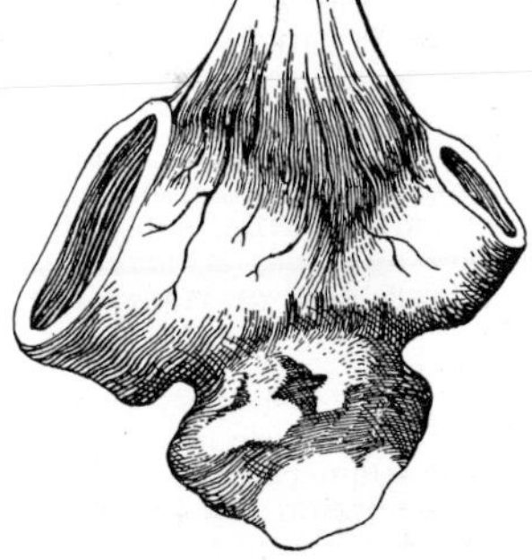

FIG. 899. — Sphacèle de l'anse herniée étranglée.
(*Forgue.*)

nie s'accroît de volume et devient *irréductible*. Dans des cas, assez rares du reste, la hernie devient irréductible en même temps qu'elle se produit (*étranglement d'emblée*). Des troubles généraux font brusquement apparition : malaise général, nausées, vomissements alimentaires, muqueux ou bilieux. Mais les signes les plus constants et les plus importants sont des signes locaux : au niveau de la hernie, tumeur arrondie, tendue, élastique, fluctuante, irréductible, douloureuse, particulièrement autour de sa base (pédicule), et sur laquelle la toux n'a plus d'action; peau enflée, rouge. Plus tard, après l'évacuation des matières contenues dans la partie de l'intestin inférieure à la hernie, la constipation devient opiniâtre et aucun gaz n'est rendu par l'anus (arrêt des matières et des gaz).

Si on n'agit pas, le ventre, d'abord souple, se distend peu à peu et devient sensible au toucher, tandis que la tumeur herniaire grossit et est le siège de douleurs de plus en plus vives. Suivant que l'étranglement est plus ou moins serré, après 4 ou 5 jours, même quelquefois seulement après 24 heures, les vomissements deviennent *fécaloïdes*. Ils sont constitués par une sorte de purée claire, jaune brunâtre, d'odeur fétide.

Les traits s'altèrent alors, les yeux s'excavent, le nez se pince, le pouls devient petit, rapide, puis intermittent; les extrémités deviennent froides, les urines se suppriment, et un dernier vomissement achève la vie. Auparavant, il y a eu souvent une accalmie dans les douleurs, une sorte de bien-être, qui concorde avec la gangrène de la paroi intestinale. L'intestin peut alors s'ouvrir au-dehors et se vider, avec formation d'un anus contre nature.

TRAITEMENT. I. *Premiers soins.* — 1° Donner un bain au malade pour relâcher les tissus, en ayant soin de le savonner complètement, ce qui sera toujours une chose utile en prévision de l'opération.

2° Faciliter la réduction spontanée, en couchant le malade, de telle sorte que son siège soit notablement plus élevé que les épaules et la tête; les cuisses doivent être fléchies et tournées en dehors; mettre le malade en position de Trendelenburg.

3° Appliquer de la glace sur la hernie dans une vessie de porc, en interposant un linge. Faire une pulvérisation d'éther.

4° Boire, toutes les heures, une demi-tasse de café fort et froid, fait avec 10 g de grains; sucer de la glace.

II. *Taxis* (mot grec signif. « arrangement »). — Manœuvre destinée à faire rentrer l'intestin dans le ventre. Elle est souvent utile, mais *elle peut provoquer aussi des accidents si elle est pratiquée dans de mauvaises conditions.* Faite trop tardivement, elle introduit dans l'abdomen un intestin gangrené; avec brutalité, un intestin contus ou réduit avec le sac herniaire.

On ne pratique cette manœuvre que chez le nourrisson. La réduction est plus aisément obtenue si le nourrisson est placé dans un bain chaud.

III. *Kélotomie* (du gr. *kelê,* tumeur, et *tomê,* section). — Ouverture de la tumeur herniaire sous anesthésie locale, à la cocaïne ou la stovaïne (hernie crurale ou inguinale petite) ou sous le chloroforme, avec cure radicale.

Ce traitement chirurgical est le vrai traitement de la hernie étranglée : il ne doit pas être retardé, sous peine de grave danger. Plus on attend, moins l'opération aura chance de sauver le malade.

HÉROÏNE (Ether diacétique de la morphine). — Poudre cristalline blanche (*fig.* 900) employée comme calmant sous forme de chlorhydrate d'héroïne. Sa toxicité est de même ordre que celle de la codéine, et elle a

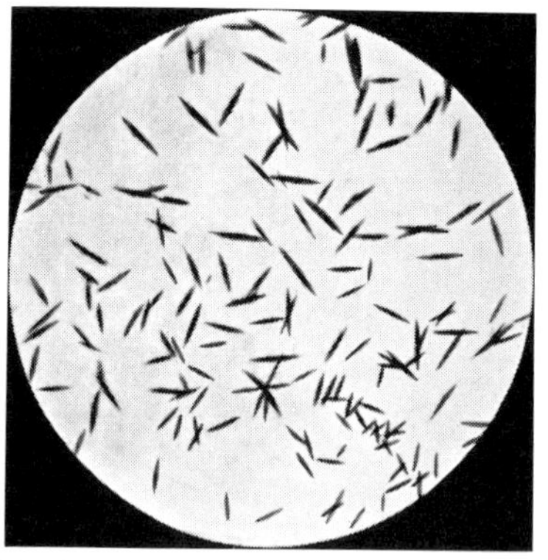

FIG. 900. — Microphotographie de cristaux d'héroïne.

l'inconvénient d'exposer à une toxicomanie particulièrement redoutable.

DOSE et MODE D'EMPLOI. 5 mg à 1 cg en poudre ou pilules contre la toux, la coqueluche, la dyspnée, l'asthme.

HERPÈS. — Affection caractérisée par une éruption aiguë de vésicules groupées en nombre variable, naissant sur une base érythémateuse, et siégeant de préférence sur la face, autour de la bouche et du nez et aux organes génitaux.

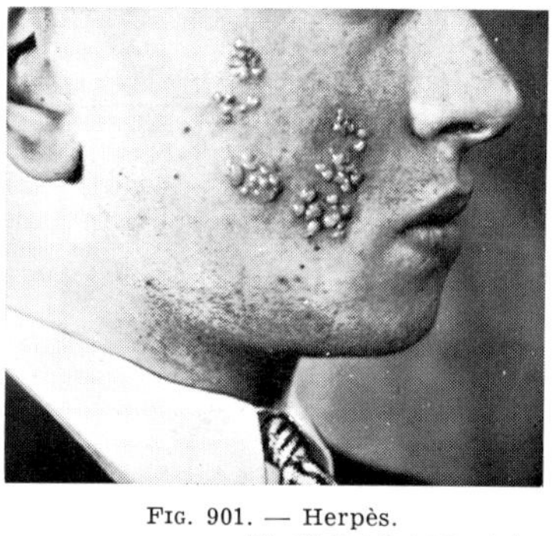

FIG. 901. — Herpès.
(*Cl. hôpital Saint-Louis.*)

SIGNES. Après quelques élancements ou une sensation de brûlure apparaît une tache congestive, sur laquelle s'élèvent des *vésicules* arrondies, égales, de la dimension d'une tête d'épingle, à contenu clair, au nombre de 3, 4 ou davantage, parfois confluentes, et s'accompagnant souvent d'un engorgement des ganglions du territoire atteint. Puis le contenu des vésicules devient louche; les vésicules se rompent, donnant naissance à des petites *érosions* arrondies ou ovalaires, à bords nets, microcycliques ou polycycliques, quand les érosions résultent de la fusion de plusieurs vésicules voisines; leur base est souple. Puis apparaît une *croûte* jaune ou brune, qui tombe au bout de 8 à 10 jours, sans laisser de cicatrices.

Les *récidives* sont fréquentes. On peut observer, soit à la fesse, soit aux joues, des poussées d'herpès à répétition, qui apparaissent tous les mois ou tous les 2 mois à la même place, pendant des années, parfois 10, 15, 20 ans.

SIÈGE. L'herpès peut siéger sur la peau et sur les muqueuses.

Herpès de la face. — Siège autour de la bouche, du nez, au menton (*fig.* 901). S'accompagne souvent d'un état fébrile, de malaises, de frissons.

Herpès du pharynx. — Variété de l'*angine herpétique ;* érosions, parfois recouvertes d'une couenne blanchâtre sur les amygdales, s'accompagnant de fièvre et d'engorgement ganglionnaire.

Herpès buccal. — Accompagne souvent l'herpès des lèvres, siège à la pointe de la langue, à la face interne des joues; peut simuler des lésions syphilitiques.

Herpès conjonctival (conjonctivite phlycténulaire). — Injection de la conjonctive, photophobie, douleur.

Herpès génital. — Chez l'homme, peut siéger sur le prépuce, ou sur la muqueuse du gland. Survient sans cause appréciable, mais souvent à cause d'une lésion génitale (blennorragie). Le chancre syphilitique naissant a souvent pour satellite une érosion herpétique.

Le stade vésicule passe ordinairement inaperçu et le malade remarque seulement la présence d'érosions, simples ou agminées, arrondies ou ovulaires, superficielles, à bords nets, à fond lisse, rouge ou jaune, reposant sur une base souple et molle, sauf si des cautérisations intempestives ou des pommades ont été appliquées. L'érosion laisse suinter spontanément un liquide transparent clair (l'herpès pleure), et ce suintement augmente quand on comprime avec les doigts la base de l'érosion.

Il existe habituellement une adénopathie inguinale peu douloureuse et qui ne suppure jamais.

L'herpès s'accompagne ordinairement d'une sensation de brûlure, de fourmillement, d'ailleurs peu marquée; mais parfois on note de véritables douleurs (*herpès névralgique*). Dans certains cas, l'herpès, quand il siège vers le méat ou dans l'urètre, peut s'accompagner d'un léger écoulement urétral blanchâtre durant quelques jours.

Chez la femme, l'herpès génital accompagne habituellement la menstruation ou une lésion génitale (vaginite, urétrite, chancre syphilitique du col utérin). Il siège à la vulve, sur les grandes et petites lèvres, plus rarement dans le vagin et sur le col. Il est habituellement *discret ;* mais parfois il peut devenir *confluent,* formant une véritable tuméfaction des lèvres, recouvertes de vésicules ou de phlyctènes, qui s'ouvrent, laissant des ulcérations recouvertes d'une couenne blanchâtre, d'où suinte un liquide fétide.

L'herpès a une fâcheuse tendance à la *récidive :* tels l'*herpès cataménial* (bouton des règles), qui apparaît aux lèvres ou aux parties génitales à chaque période menstruelle; l'herpès récidivant de la *face,* de la *fesse,* survenant plusieurs fois par an sur une même fesse ou une même joue ; l'herpès récidivant des *mains* et des *doigts;* mais le plus commun est l'*herpès génital* récidivant chez l'homme ; certains malades ont 3 ou 4 poussées par an, d'autres en ont toutes les 3 semaines, et cela pendant des années, à l'occasion d'un excès de table, d'une marche forcée ou, plus souvent, à la suite de rapports sexuels trop fréquents. Cependant, la continence ne paraît pas modifier le cours de la maladie. Celle-ci est une simple incommodité, mais, en raison de son siège génital, elle devient pour certains malades une source d'inquiétudes, une obsession perpétuelle, qui les prédisposent à la neurasthénie.

PRONOSTIC. L'herpès génital est une affection bénigne, mais il peut être une porte d'entrée pour l'infection syphilitique ; aussi ne doit-il jamais être méprisé.

DIAGNOSTIC. Il n'existe aucun signe clinique différentiel entre une érosion herpétique solitaire et un chancre syphilitique datant de quelques jours ; celui-ci, en effet, n'a pas encore ses caractères si tranchés d'ulcération reposant sur une base dure et accompagnée d'une pléiade ganglionnaire indolore caractéristique.

Aussi, en présence d'une « écorchure » quelconque des organes génitaux, le malade devra consulter immédiatement un spécialiste compétent ; il se gardera d'appliquer sur l'érosion une pommade, ou une solution quelconque, trop souvent conseillée par un pharmacien ou un ami, qui déformerait l'aspect de la lésion et empêcherait la recherche du tréponème à l'ultramicroscope. Fréquemment, on voit des ulcérations syphilitiques prises pour de l'herpès banal, et traitées par des pommades ou des cautérisations; leur cause en est méconnue jusqu'à l'apparition de la roséole.

CAUSES. 1° Herpès traumatiques, réflexes (herpès labial, après une avulsion dentaire; herpès génital, après le viol). Certaines femmes ont une poussée d'herpès à chaque période menstruelle (**herpès cataménial**).

2° Herpès symptomatiques de diverses infections : pneumonie, méningite cérébro-spinale, grippe. On l'a observé à la suite de la vaccination antityphique.

Dans ces dernières années, on s'est occupé de l'agent causal de l'herpès. On a constaté que le liquide de la vésicule d'herpès était inoculable à la cornée du lapin, et que celui-ci présentait constamment une kérato-conjonctivite et souvent des lésions d'encéphalite hémorragique, parfois mortelles.

Le virus herpétique serait un virus filtrant, qui se localiserait électivement dans le tissu nerveux ; il serait très voisin du virus de l'encéphalite épidémique.

Pour certains auteurs, à côté des virus filtrants, l'herpès pourrait reconnaître une autre origine, soit microbienne (pneumocoque, méningocoque), soit amicrobienne (choc vaccinal, choc anaphylactique).

TRAITEMENT. L'herpès de la peau guérissant spontanément en 8 à 10 jours, il suffit d'appliquer une poudre inerte ou sulfamidée pour en favoriser la dessiccation. Des frictions à l'alcool iodé ou l'alcool à 90° au moment du prurit qui précède l'apparition de l'herpès pourrait parfois le faire avorter.

Dans l'herpès confluent, cataplasmes, ouataplasmes, lotions d'eau de guimauve ou de camomille ; puis pansement au cold-cream frais, et enfin poudres inertes.

Tous les traitements employés pour éviter les récidives (autohémothérapie, hyposulfite de sodium intraveineux, infiltrations régionales à la novocaïne, radiothérapie indirecte sur les régions médullaires correspondant au siège de l'herpès) ont donné des résultats souvent décevants.

Herpès circiné. — V. TEIGNE.

Herpès zoster. — V. ZONA.

Herpès gestationis. — V. GROSSESSE

Herpès iris. — V. ÉRYTHÈME : *Erythème polymorphe.*

HERPÉTIFORME (Dermatite). — V. DERMATITE.

HERPÉTIQUE. — Personne sujette à l'herpès.

Angine herpétique. — V. HERPÈS et PHARYNX (maladies).

HERXHEIMER (Réaction de). — Exacerbation d'une lésion cutanée (roséole syphilitique, par exemple), à la suite de l'injection d'un médicament spécifique de la maladie (mercure ou arsénobenzène, par exemple).

HÉTÉROCHROMOSOMES (du gr. *heteros,* autre, et de *chromosome*). — Paire de petits chromosomes qui, entre autres facteurs, portent ceux qui déterminent le sexe et le développement des caractères sexuels primaires (testicules ou ovaires) et secondaires (habitus extérieur, seins, système pileux, voix, comportement mental, etc.).

HÉTÉROGAMÉTIE (du gr. *heteros,* autre, et *gameô,* j'épouse). — Etat différent, selon le sexe, des cellules reproductrices ou gamètes.

HÉTÉROPHORIE (du gr. *heteros,* autre, et *pherein,* porter). — Déviation latente des globes oculaires (strabisme latent).

HÉTÉROPLOÏDIE (du gr. *heteros,* autre, et *ploas,* filament qui flotte). — Modification du nombre normal des chromosomes des noyaux cellulaires, de part et d'autre de leur nombre régulier, fixe pour chaque espèce (24 paires chez l'homme).

HÉTÉROSIS (Luxuriance des hybrides) [du gr. *heterosis,* changement]. — La consanguinité prolongée a souvent pour effet de rendre les descendants plus petits, moins vigoureux. Si l'on croise deux lignées consanguines arrivées à cet état, on obtient une augmentation très nette de la vigueur et de la vitalité chez les descendants de première génération.

HÉTÉROZYGOTE (du gr. *heteros,* autre, et *zugon,* paire). — Se dit d'un sujet dont les gamètes contiennent (après hybridation plus ou moins éloignée) des facteurs héréditaires différents. Parmi les sujets à *caractères dominants,* d'après Mendel, un tiers sont homozygotes, deux tiers hétérozygotes.

HÊTRE. — Arbre de la famille des Cupuliféracées (*Fagus silvatica*), dont le bois est réputé pour fournir la *créosote* officinale.

Les *fruits* sont des akènes qui renferment une seule graine contenant 25 à 40 p. 100 d'huile comestible (glycérides palmitiques et oléiques).

La *fagine,* substance azotée du péricarpe, serait responsable de quelques empoisonnements.

Empoisonnement. — SIGNES. Nausées, vomissements, coliques, dyspnée, engourdissement.

TRAITEMENT. Faciliter l'évacuation, puis stimulants.

HEXACHLORO-CYCLOHEXANE. — Composé chloré employé sous forme de poudre à 3 p. 100 mélangée avec du talc et lancée avec un pulvérisateur pour la destruction des parasites. V. DÉSINSECTISATION.

Pour les *poux de corps,* on saupoudre le linge et les vêtements en insistant sur les doublures et leurs plis (30 g de poudre par vêtement). On les place ensuite dans un récipient muni d'un couvercle, pendant 24 h. On peut aussi désinfecter les vêtements sur le corps, en saupoudrant par l'encolure, la ceinture, les jambes de pantalon, les manches.

Pour les *poux de tête,* on saupoudre, sans laver la tête, avec 5 g de poudre chez l'homme, 10 g chez la femme ; on brasse légèrement les cheveux en protégeant les yeux; après une nuit ou 6 à 7 h, on peigne et on brosse.

Pour la *gale,* on saupoudre le malade étendu, de la plante des pieds au cou, avec 60 g de poudre ; le malade est enroulé dans un drap, recouvert par des couvertures ou un édredon, afin d'obtenir une forte sudation ; le malade reste ainsi sans bouger pendant 4 heures.

HEXAGONE DE WILLIS. — Hexagone formé à la partie moyenne de la base du cerveau par la réunion des artères venant en avant de la carotide interne et en arrière de la vertébrale (branche de la sous-clavière). V. CAROTIDE et figure à HYPOPHYSE.

HEXAMÉTHYLÈNE TÉTRAMINE. — V. UROTROPINE.

HIATUS (du lat. *hiare,* bâiller). — Désigne, en anatomie, soit une solution de continuité, soit une ouverture.

Hiatus diaphragmatiques. — Orifices naturels du diaphragme faisant communiquer les cavités abdominale et thoracique, et par lesquels passent divers organes, en particulier l'œsophage, la veine cave inférieure, l'aorte.

Hiatus de Fallope. — Petite ouverture de la face supérieure du rocher (os temporal), qui correspond au premier coude du nerf facial, et qui donne passage au grand nerf pétreux superficiel. V. TEMPORAL : *Os temporal.*

Hiatus de Winslow. — Orifice ovalaire situé au-dessous du foie, et formé par le péritoine, qui s'y invagine pour former en arrière de l'estomac un vaste diverticulum appelé *arrière-cavité des épiploons.* Cet hiatus est limité en avant par le bord droit de l'épiploon gastro-hépatique contenant la veine porte et le cholédoque, en arrière par la veine cave inférieure, en haut par le foie, en bas par la première partie du duodénum. V. FOIE, PÉRITOINE.

HIBERNATION. — V. *Supplément.*

HIDRADÉNOME (du gr. *hidrôs,* sueur, *adên,* glande, et *omê,* tumeur). — Adénome sudoripare. V. ADÉNOME.

HIDROSADÉNITE (du gr. *hidrôs,* sueur, et *adên,* glande). — Inflammation des glandes sudoripares due au staphylocoque doré, dont le siège habituel est le creux de l'aisselle (abcès tubéreux de l'aisselle).

C'est une petite tumeur du volume d'un pois ou d'une noisette, ronde, lisse, d'abord dure, légèrement douloureuse et adhérente à la peau.

Elle peut se résoudre naturellement ou bien la peau rougit, adhère et se fistulise : il en sort un pus crémeux.

TRAITEMENT. Compresses chaudes. Si la tumeur grossit, on peut la ponctionner avec une aiguille capillaire.

Vaccin, anatoxine antistaphylococcique, sulfamides, pénicilline. Radiothérapie.

HIÈBLE. — Petit sureau, d'odeur forte, de la famille des Caprifoliacées (*Sambucus ebulus*), dont la racine et l'écorce des tiges sont considérées comme vomitives et purgatives, les fleurs comme stimulantes et sudorifiques. Les fruits ou baies ont des vertus sudorifiques et diurétiques. Ces diverses parties de l'arbrisseau ne sont plus utilisées aujourd'hui, mais il est nécessaire de les connaître, de façon à éviter de les mettre dans la bouche.

HILE. — Point déprimé, par où les vaisseaux et conduits excréteurs pénètrent dans un organe ou en sortent; exemple : hile du poumon, du foie, du rein.

HIPPOCRATIQUE. — Qui a trait à Hippocrate.

Doigts hippocratiques. — V. DOIGT.

Faciès hippocratique. — Face profondément altérée et annonçant une mort prochaine.

HIPPURIQUE (Acide). — Acide abondant dans l'urine des herbivores, et existant en quantité minime dans l'urine de l'homme.

HIPPUS. — Alternative de contraction et de dilatation de la pupille qui se produit spontanément, indépendamment de l'éclairage.

HIRSCHPRUNG (Maladie de). — Mégacôlon. V. CÔLON.

HIRSUTISME (du lat. *hirsutus,* velu). — Affection acquise causée par le développement d'une tumeur maligne de la cortico-surrénale, chez la femme.

Chez une jeune fille ou une femme, jusque-là normales, les règles s'arrêtent, l'embonpoint augmente, les traits se durcissent, des poils apparaissent aux lèvres, au menton, aux joues, sur les membres. Le caractère devient plus rude, brutal; la force musculaire augmente. Souvent, on note des vergetures pourprées, une hypertension artérielle, une hypertrophie du clitoris; l'appétit sexuel est nul ou à attraction féminine. Au bout de quelques mois, l'état général devient grave et le sujet meurt dans une cachexie progressive.

HISTAMINE (imidazol-éthylamine). — Puissant excitant de la fibre musculaire lisse; réalise la vaso-constriction des veines et des artères; détermine une chute de la pression artérielle (choc); active la sécrétion des bronches, des glandes salivaires, lacrymales, et surtout gastriques.

Employée dans le traitement des douleurs, névralgies, myalgies, arthralgies, contre les douleurs du zona, dans le prurit anal, en injections intradermiques (1 cm^3

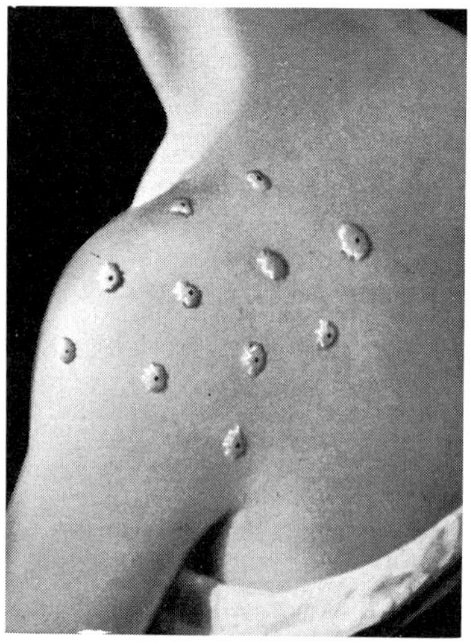

FIG. 902. — Eruption consécutive à des injections intradermiques d'histamine pour le traitement du rhumatisme de l'épaule.

réparti en 20 piqûres au point douloureux); parfois en injections profondes dans les arthrites chroniques de l'épaule et de la hanche.

Employée également dans le traitement des ulcères de l'estomac et du duodénum, des gastrites : calme les douleurs et les vomissements.

Utilisée comme désensibilisateur dans l'asthme, l'urticaire, les migraines, le rhume des foins, l'herpès.

Lors de l'injection intradermique, on observe, cinq à quinze secondes après l'injection, au point de la piqûre, les trois signes suivants : rougeur locale, aréole rouge de 5 cm et papule urticarienne deux minutes plus tard (*triade de Lewis*) [*fig.* 902].

HISTIDINE (acide-imidazol et aminopropionique). — Dérivée de l'histamine, qui en diffère par la perte d'une molécule de CO^2. Entre dans la composition de l'hémoglobine.

Employée dans le traitement des anémies et des hémorragies, dans celui des ulcères de l'estomac et du duodénum, de l'angine de poitrine, de l'hypertension, de la maladie de Raynaud, en injections de la solution à 4 p. 100.

HISTIOCYTE. — Cellule étoilée du tissu conjonctif. Elle paraît avoir des fonctions hématopoïétiques.

HISTIOCYTOME. — Variété de tumeur conjonctive formée par des histiocytes disposés en tourbillons serrés, qu'on observe dans l'appareil respiratoire et dans la peau (fibrome cutané).

A cette catégorie appartiennent les fibromes qui succédaient au percement du lobule de l'oreille, et les fibromes multiples du lit de l'ongle qu'on peut voir dans la maladie de Recklinghausen.

Certaines de ces tumeurs se rapprochent des sarcomes (histiocytosarcomes); d'autres peuvent se charger de lipides (xanthosarcomes).

HISTOLOGIE (du gr. *histos,* tissu, et *logos,* discours). — Partie de l'anatomie traitant de l'étude des tissus.

HIVER (Sports d'). — Les sports d'hiver sont de plus en plus pratiqués. Les principaux sont le *ski,* la *luge* et le *bobsleigh.*

Ski. — La pratique du ski exige non seulement un bon entraînement, mais une culture physique préparatoire. Le skieur devra être robuste et doué d'une grande souplesse articulo-ligamentaire.

Accidents dus au ski. — Voici les lésions le plus souvent observées :

Membre inférieur : fracture spiroïde du tibia par torsion : entorses du cou-de-pied (ligament latéral externe); fractures (arrachement ou éclatement) de la malléole péronière; fractures bimalléolaires; entorses du genou (ligament latéral interne) : ruptures musculo-tendineuses de la région du genou; fractures ouvertes de la jambe; fractures de la cuisse (par choc direct en « embrassant » un arbre).

Membre supérieur : luxations de l'épaule antéro-interne, souvent récidivantes; arrachement des tendons de la gouttière bicipitale; entorse métacarpo-phalangienne

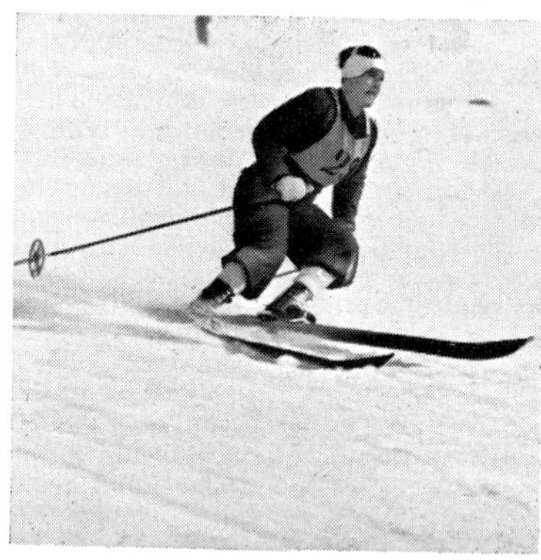

FIG. 903. — La pratique du ski exige un bon entraînement et une culture physique préparatoire.

(*Phot. Camera.*)

ou fractures des métacarpiens, par la courroie du bâton; contusions et hématomes de la paume de la main; luxations du coude; fracture humérale (par choc direct).

Autres lésions : plaies des parties molles, parfois infectées; rabotage de la peau avec cicatrices disgracieuses; contusions oculaires; fractures du crâne (rares); torsions ou fractures du rachis; écartèlement avec parfois rupture des adducteurs; contusions thoraciques; embrochement par le bâton.

Effets hygiéniques des sports d'hiver. — Les sports d'hiver demandent de l'habileté, de la présence d'esprit et un entraînement progressif. Ils ne sont pas évidemment sans danger, mais, pratiqués par des sujets alliant la prudence à l'énergie, ils constituent des exercices d'autant meilleurs qu'ils se pratiquent dans un air très pur et dans une saison où d'autres sports sont devenus difficiles et même impossibles.

HIVERNALES (Stations). — Les conditions favorables de séjour pour un malade dans une station d'hiver dépendent de plusieurs facteurs climatiques.

Il est nécessaire de connaître :

1° La *moyenne de température* par mois et ses variations au cours d'une même journée. Les meilleurs climats pour les malades sont ceux qui présentent les plus petites oscillations thermométriques dans la même journée, d'une journée à l'autre, d'un mois à l'autre. La moyenne à connaître est particulièrement celle des heures de sortie des malades, c'est-à-dire de 9 à 17 heures. Dans certaines localités, la température de la nuit est très différente et abaisse considérablement la moyenne; 2° le chiffre moyen des *jours de pluie et de brouillard.* Ainsi, les localités à climat *très sec* sont : Hyères, Nice; *sec :* Cannes, Menton, Saint-Raphaël; *assez humide :* Ajaccio; *très humide :* Pau; 3° les variations de *pression atmosphérique ;* 4° les *vents* régnant le plus habituellement, et l'existence, ou non, d'abris naturels (collines, bois) protégeant la station. Pau, puis Cannes, Menton sont privilégiés au point de vue du calme de l'air; 5° la fréquence des *orages ;* 6° l'intensité de la *lumière* (sérénité du ciel).

INDICATIONS. Maladies chroniques des voies respiratoires. Affections du cœur et des reins. Faiblesse par anémie, travail excessif ou convalescence. Rhumatisme, goutte, vieillesse.

HOCHET. — Jouet, en ivoire ou en os, qu'on donne aux bébés pour mâchonner. Les hochets qui sont en forme d'anneaux présentent le danger d'introduire dans la bouche de l'enfant des substances sales qui, fatalement, s'attachent à ces objets. Les hochets plus luxueux, ornés notamment de petites clochettes, sont l'occasion fréquente d'accidents; en effet, les enfants arrachent et avalent les ornements du hochet. Tous sont dont *inutiles* et *dangereux.*

HOCKEY. — Jeu pratiqué surtout en hiver; il a comme objectif de faire pénétrer, au moyen d'une canne recourbée à son extrémité (crosse), une balle ou un palet (puck) dans le but adverse.

Le *hockey sur gazon* est un sport qui donne lieu à peu d'accidents.

Le *kockey sur glace* est, au contraire, un sport rude, exigeant des qualités athlétiques très grandes et une science du patinage très poussée. Il donne lieu à des accidents assez fréquents, parfois graves.

HOMARD. — V. CRUSTACÉS.

HOME-CARE (mot anglais). — Méthode qui consiste à traiter les malades à domicile par le personnel médical et infirmier de l'hôpital. Peu employée en France, cette méthode permet de laisser le patient en milieu familial et de lui assurer des soins spécialisés.

HOMÉOPATHIE (du gr. *homoios,* semblable, et *pathos,* souffrance). — Méthode de traitement instituée par Hahnemann, de Leipzig (1755-1843), qui consiste à soigner les malades à l'aide de remèdes capables de provoquer sur l'homme sain des phénomènes analogues aux symptômes présentés par l'homme malade. Les semblables sont guéris par les semblables (*similia similibus curantur*), par opposition à la médecine hippocratique : les contraires sont guéris par les contraires (*contraria contrariis curantur*). Elle repose sur les deux lois dites de *similitude* et d'*infinitésimalité.* Puisque tel produit animal, végétal ou minéral détermine chez l'homme sain tels symptômes à doses toxiques, ces symptômes retrouvés chez l'homme malade seront guéris par ces mêmes produits, mais à *doses infinitésimales.*

La *pharmacopée homéopathique* est très riche; elle compte plus de 3 000 substances tirées du règne *animal, végétal* ou *minéral.* Parmi les produits minéraux, les plus employés sont le plomb, l'or, le mercure, l'arsenic, le soufre, le phosphore, sous forme de métal ou de sels (carbonates, fluorures, phosphates, chlorures). Le règne animal fournit la cantharide, la cochenille, le castoréum, la sépia, les venins de serpent, d'abeille ou de crapaud. Le règne végétal fournit un grand nombre de plantes : Actaea, Esculus, Adonis, Drosera, Sedum, Thlaspi, Bursa pastoris, Thuya, etc.

Les plantes fraîches ou les organes frais sont employés en macérations dans l'alcool à 90° : c'est la *teinture mère,* rarement employée, parce que trop énergique; on l'utilise sous forme de *dilutions* (liquides). Un gramme de la teinture mère est agité vigoureusement avec 9 grammes d'alcool ou avec 99 grammes d'alcool à 90°. On obtient une *première dilution décimale* ou *centésimale,* avec laquelle on prépare de la même façon, par suite de succussions successives, une deuxième, une troisième, une $n^{ième}$ dilution, manuellement ou mécaniquement.

Une trituration (poudres) se prépare, de même, en broyant longuement au mortier une quantité donnée d'une substance végétale, ne s'altérant pas par la dessiccation (lycopodium, ipéca, Nux vomica) ou d'une substance animale ou minérale. On mélange 1 g de la poudre avec 99 g de lactose pur et on triture durant 10 minutes; on obtient la *1re trituration centésimale,* qui contient 1/100 de la substance médicamenteuse; en mélangeant 1 g de cette 1re trituration avec 99 g de lactose, on obtient la *2e trituration centésimale,* qui renferme 1/10000 de la substance active.

En plus des poudres et des liquides, l'homéopathie se sert de *granules,* de *globules,* de *comprimés,* à base formée de saccharose ou de lactose, imprégnés de la substance active, par incorporation ou imbibition.

Toutes ces préparations peuvent être établies à des dilutions ou *dynamisations* variées, qui représentent le titre du remède. Ces dynamisations peuvent s'échelonner de la 1re décimale (1re X) à la millième et même au-delà; les dilutions les plus employées sont les 3, 6, 12 et 30. Les *granules* représentent des médicaments de faible ou moyenne dynamisation : 6e, 12e et 30e, et se prennent par 2 ou 3 à la fois. Les *globules* représentent des médicaments de haute dynamisation : 100e, 200e, 1 000e et au-dessus.

Les prescriptions se font toujours en latin; le chiffre qui suit le nom du médicament indique la dynamisation. Ainsi :

Poudre HYDRAGYR. DULCIS. 2 X 0.20

signifie un paquet de 20 cg de poudre de calomel à la 2e décimale, c'est-à-dire au 100e;

Granules DROSERA 6 C (ou simplement 6) signifie granules de drosera à la 6e dilution centésimale.

La technique homéopathique a poussé très loin l'étude du *symptôme* et elle s'intéresse aux *modalités* de la douleur ou du malaise éprouvé; mais cette recherche du *Similimum* est souvent très difficile, étant donné la multiplicité des petits signes concomitants qui auréolent le symptôme principal. Or, de la modalité dépend la thérapeutique; si, par exemple, il s'agit d'une *diarrhée,* le traitement sera différent suivant la modalité de la diarrhée.

Si les selles sont mi-solides, mi-liquides, si la langue est blanche, les gaz abondants :

ANTIMONIUM CRUDUM 6.

Si les selles sont noires, la soif intense, la dépression notoire, les malaises plus accentués entre minuit et 3 h du matin :

ARSENICUM ALBUM 6.

Si les selles sont vertes, glaireuses, avec vomissements, douleur autour de l'ombilic, la langue restant propre :

IPÉCA 6.

Si les selles sont jaunes, abondantes, liquides, avec expulsion de gaz; répétition épuisante des selles, bouche amère :

CHINA 6

S'il s'agit d'un enfant avec selles jaune verdâtre, semblables à des œufs brouillés, d'odeur fétide d'œufs pourris, si l'enfant est grognon, irritable :

CHAMOMILLA 6.

Si les dernières selles renferment des mucosités avec évacuation douloureuse, si le malade a l'impression que cela n'est jamais fini (type dysenterie) :

HYDRARGYR. DULCIS 6.

On voit donc, par ces exemples, toute la complexité de cette pharmacologie homéopathique.

HOMÉOSINIATRIE (du gr. *homoios,* semblable, et de *siniatrie,* médecine chinoise). — Synthèse thérapeutique

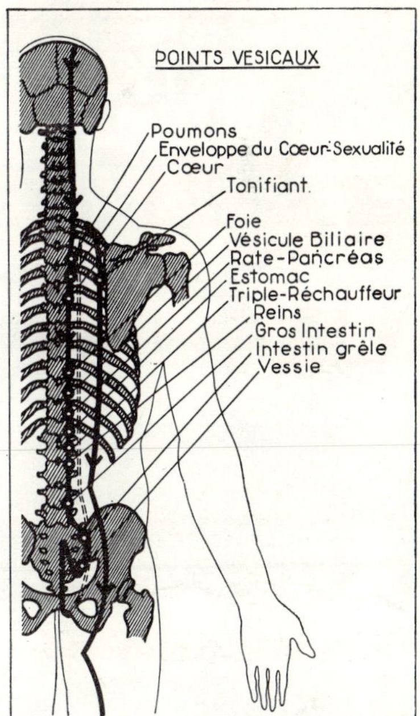

FIG. 904. — Homéosiniatrie.

consistant à combiner la médecine homéopathique à l'acupuncture chinoise.

Elle est fondée sur le fait que les symptômes morbides d'une maladie déterminée sont les mêmes en Extrême-Orient et en Occident.

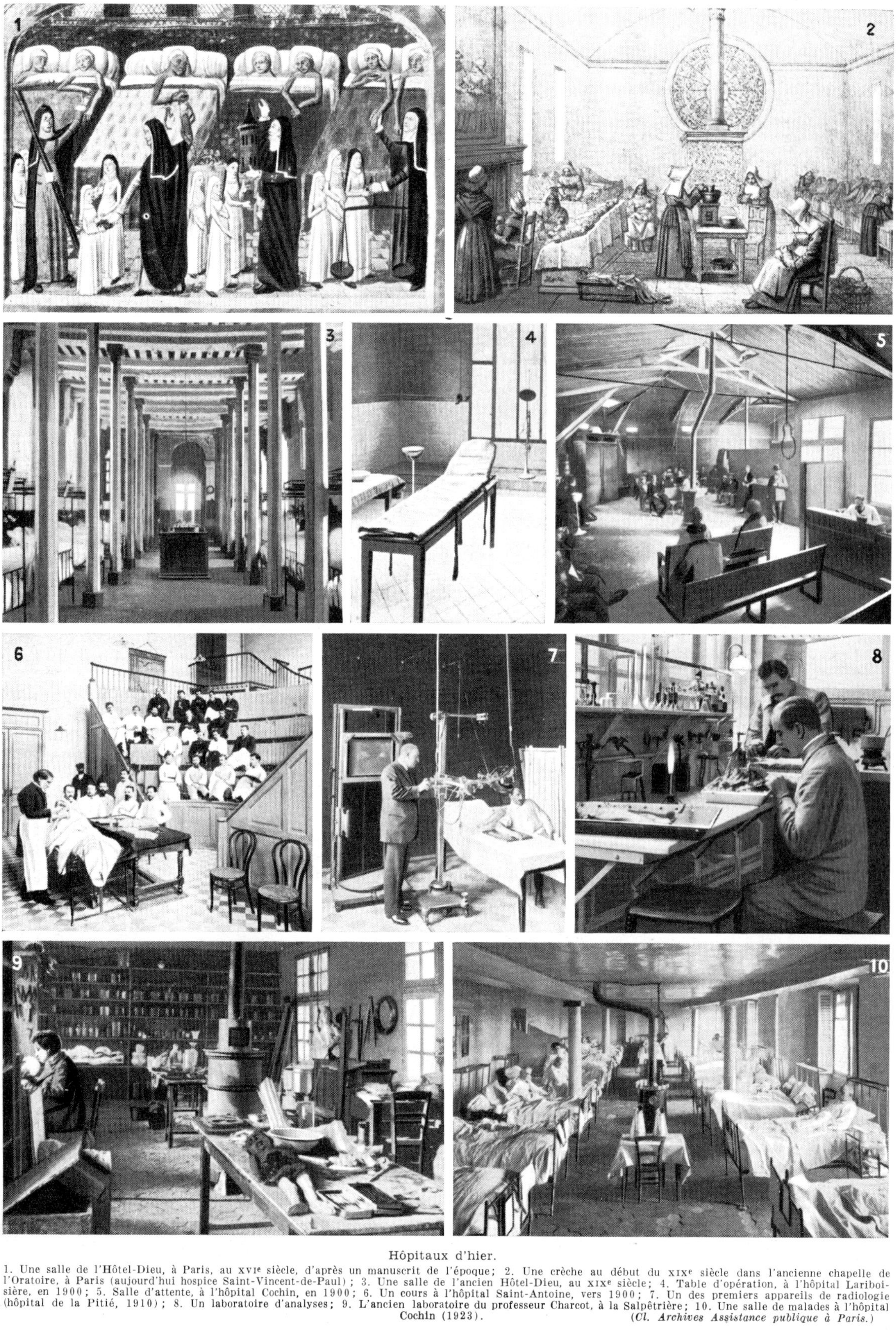

Hôpitaux d'hier.

1. Une salle de l'Hôtel-Dieu, à Paris, au XVIe siècle, d'après un manuscrit de l'époque; 2. Une crèche au début du XIXe siècle dans l'ancienne chapelle de l'Oratoire, à Paris (aujourd'hui hospice Saint-Vincent-de-Paul) ; 3. Une salle de l'ancien Hôtel-Dieu, au XIXe siècle; 4. Table d'opération, à l'hôpital Lariboisière, en 1900 ; 5. Salle d'attente, à l'hôpital Cochin, en 1900 ; 6. Un cours à l'hôpital Saint-Antoine, vers 1900 ; 7. Un des premiers appareils de radiologie (hôpital de la Pitié, 1910) ; 8. Un laboratoire d'analyses; 9. L'ancien laboratoire du professeur Charcot, à la Salpêtrière; 10. Une salle de malades à l'hôpital Cochin (1923). *(Cl. Archives Assistance publique à Paris.)*

1
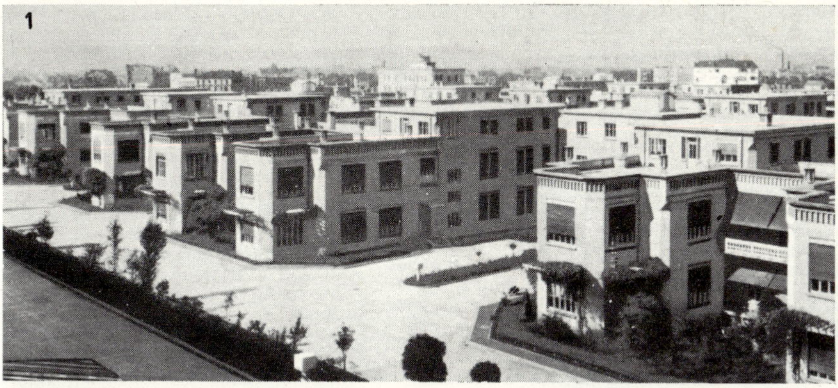

3
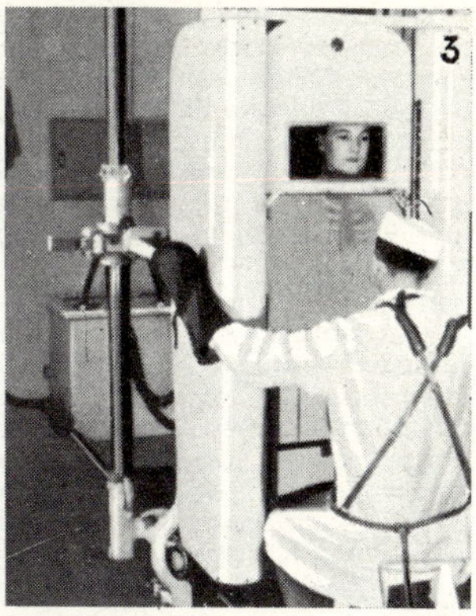

4
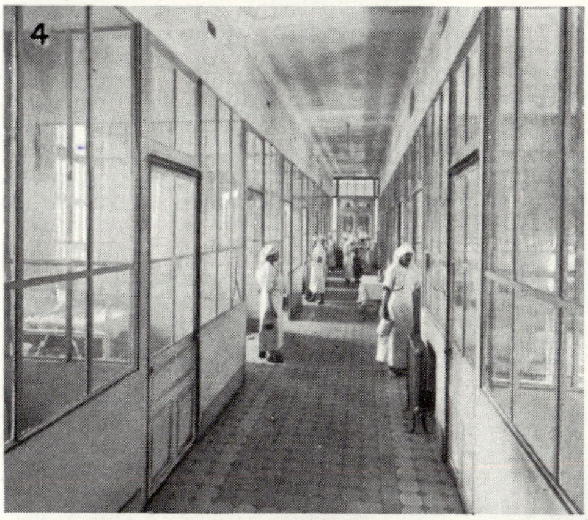

2
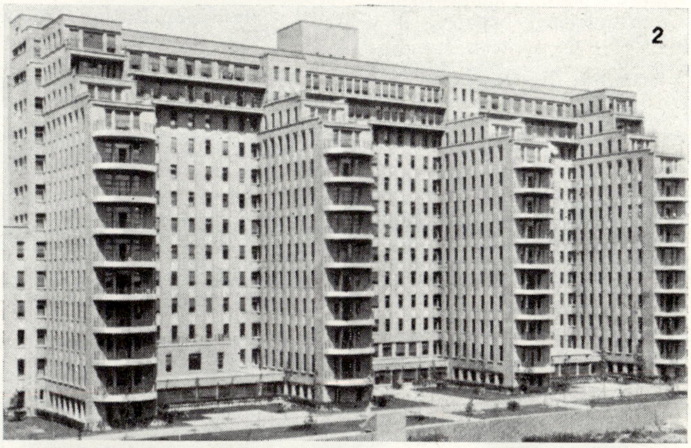

5
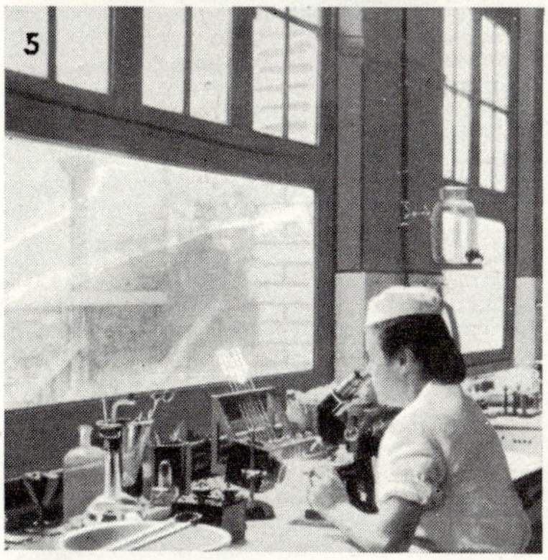

6
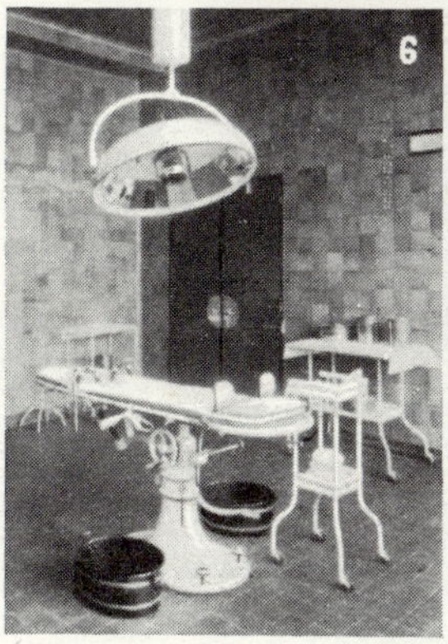

7
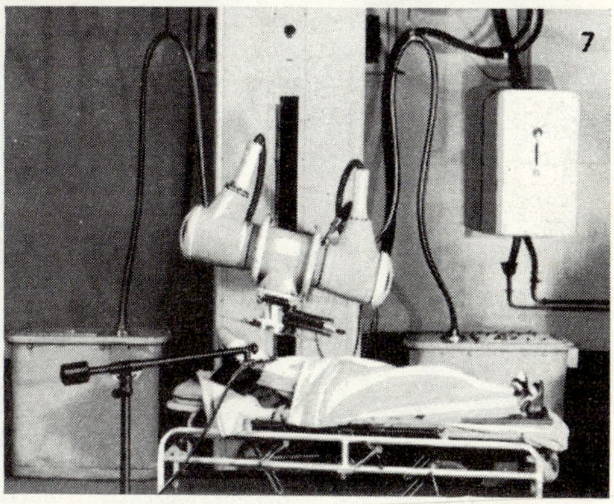

8
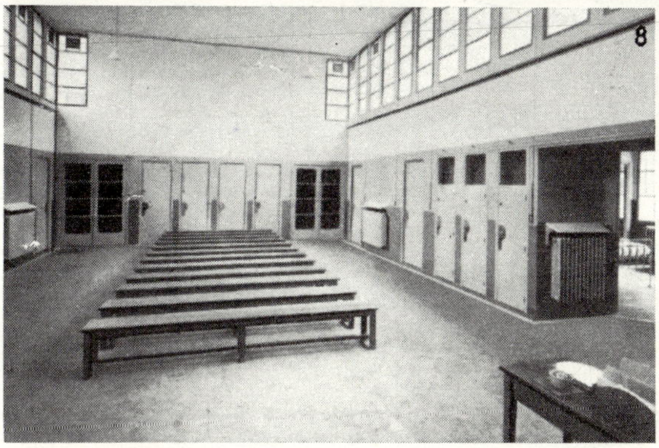

9
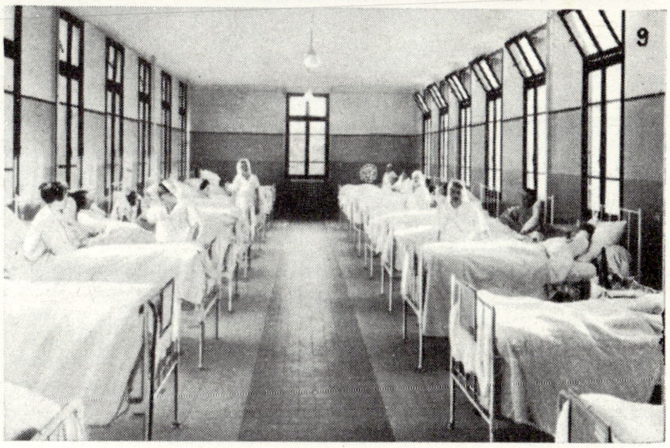

Hôpitaux d'aujourd'hui.

1. Système de construction par pavillons (hôpital Edouard-Herriot, à Lyon) ; 2. Système de construction en hauteur (hôpital Beaujon, à Clichy) ; 3. Un appareil moderne de radiographie (hôpital Beaujon) ; 4. Boxes d'une crèche (hôpital des Enfants-Malades) ; 5. Un laboratoire de bactériologie (hôpital Bichat) ; 6. Une salle d'opération (hôpital Beaujon) ; 7. Une salle de radiothérapie profonde (hôpital de la Pitié) ; 8. Salle d'attente et déshabilloirs (hôpital Beaujon) ; 9. Une salle de malades (hôpital Raymond-Poincaré, à Garches).

(*Cl. Hospices civils de Lyon* [1], *Favart* [3, 7], *Archives Assistance publique à Paris* [2, 4, 5, 6, 8, 9].)

Si donc les mêmes symptômes nécessitent pour leur guérison, en Extrême-Orient, une acupuncture sur un point cutané déterminé, et en Occident un remède homéopathique, on voit que les symptômes du point d'acupuncture peuvent correspondre aux symptômes du médicament homéopathique.

C'est en partant de cette idée qu'on a pu indiquer des médicaments homéopathiques correspondant aux symptômes des points chinois : médicaments appelés homéosiniatriques, dont l'action sur un organe malade correspond le plus exactement possible à l'action de l'aiguille chinoise sur le même organe.

Les indications sont celles de l'acupuncture et de l'homéopathie, c'est-à-dire extrêmement étendues. V. ACUPUNCTURE et HOMÉOPATHIE.

HOMME. — De nombreux renseignements ont été donnés déjà sur la conformation de l'être humain aux mots CORPS, CROISSANCE, FEMME, et sont complétés aux articles décrivant chacune des parties de notre être, ainsi qu'à ses diverses fonctions ; on ne trouvera donc ici que quelques indications complémentaires.

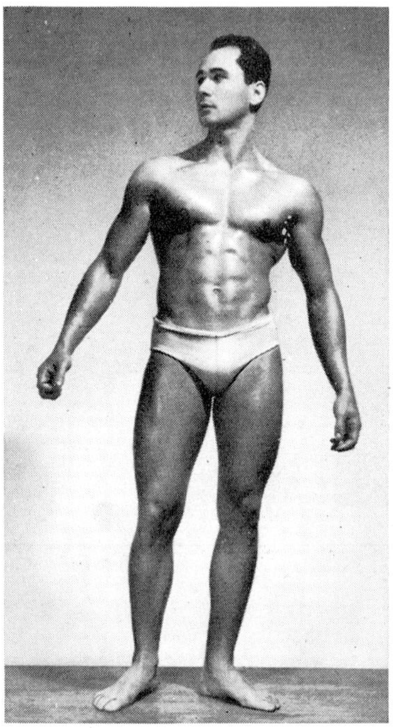

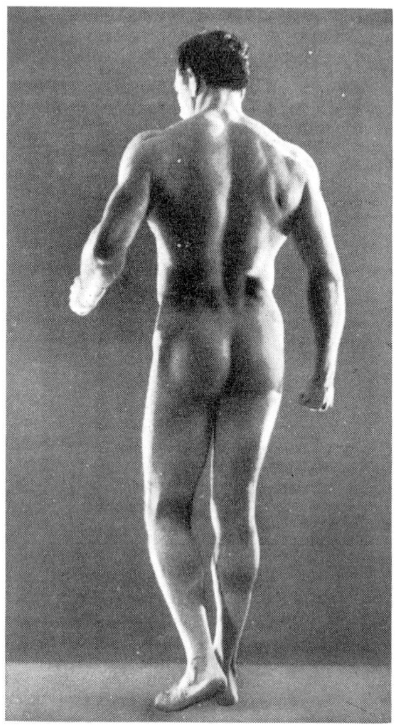

FIG. 905, 906. — Homme. Musculature développée (face et dos).

(*Phot. Arax.*)

Le corps est divisé en trois régions : la *tête*, le *cou*, le *tronc* (comprenant le thorax et l'abdomen), les *membres thoraciques* ou supérieurs (bras, avant-bras, main), les *membres abdominaux* ou inférieurs (cuisse, jambe, pied).

Les figures 905 et 906 mettent en évidence la musculature d'un corps d'homme normalement développé.

Pour les organes génitaux de l'homme, v. à MASCULINS (Organes génitaux).

HOMOGAMÉTIE (du gr. *homos*, semblable, et *gamos*, mariage). — Etat d'individus qui possèdent le même type de cellules reproductrices ou gamètes et, notamment, de chromosomes sexuels.

HOMOGAMIE (du gr. *homos*, semblable, et *gamos*, mariage). — Choix instinctif par les mâles de femelles semblables à eux, réalisant ainsi un début de sélection naturelle. On peut donner cet exemple : dans un pays à population de races mélangées, les sujets de même race tendent à s'unir entre eux plutôt qu'avec ceux d'autres races.

HOMOGÉNÉISATION. — **Homogénéisation du lait.** — V. à LAIT.

Homogénéisation des crachats. — Méthode visant à mettre en évidence les bacilles, quand ils sont peu abondants, en les concentrant et en les libérant de la fibrine. V. CRACHATS.

HOMOSEXUALITÉ (du gr. *homos*, semblable, et du lat. *sexus*, sexe). — Attirance sexuelle plus ou moins importante d'un individu mâle ou femelle pour les individus du même sexe.

L'homosexualité peut être une manifestation d'un certain état de déficience sexuelle d'ordre physiologique, qu'il est parfois conseillé de traiter par une thérapeutique endocrinienne, ou être attribuée à des motifs sociaux (prisons, internats, etc.).

HOMOZYGOTE (du gr. *homos*, semblable, et *zugon*, paire). — Se dit d'un sujet dont les gamètes ne contiennent que des facteurs héréditaires identiques (les sujets à *caractères récessifs*, d'après Mendel, sont homozygotes).

HÔPITAL. — Etablissement d'assistance où les malades privés de ressources sont soignés gratuitement, et les autres moyennant une rétribution.

Chaque hôpital doit posséder un ou plusieurs services de médecine générale, des salles réservées aux tuberculeux, aux vénériens ; une installation permettant de recevoir des aliénés jusqu'à leur transfert à un asile, des services de contagieux, une maternité, un ou plusieurs services de chirurgie, un service de radiographie, une consultation dentaire.

Les *centres hospitaliers régionaux* doivent, en outre, avoir des services de spécialités (oto-rhino-laryngologie, ophtalmologie, vénéréologie et dermatologie, chirurgie osseuse, pulmonaire, neuro-chirurgie).

Les hôpitaux se divisent en hôpitaux civils, hôpitaux militaires et hôpitaux mixtes (hôpitaux civils renfermant des salles militaires).

Hôpitaux civils. — En province, les hôpitaux sont régis par une commission administrative ; à Paris, par l'Assistance publique, ayant à sa tête un directeur général assisté d'un conseil de surveillance.

A Paris, le personnel administratif et secondaire de chaque hôpital est composé d'un directeur, d'un économe (ou d'un directeur-comptable), d'employés de bureau, d'infirmiers et d'infirmières, de laborantins et de laborantines, de garçons et de filles de service.

Autrefois, le soin des malades était confié à des communautés religieuses. Actuellement, les hôpitaux sont desservis par un personnel laïque. Un prêtre, résidant au dehors, est appelé auprès des malades qui en font la demande.

Chaque service d'hôpital, à Paris et dans les grandes villes de province, comprend un médecin ou un chirurgien, un ou plusieurs internes, des externes en plus grand nombre, tous nommés après concours. Les médicaments sont préparés au laboratoire par le pharmacien et les internes en pharmacie, nommés également par concours.

A Paris, les malades doivent se présenter à l'hôpital de leur circonscription (laquelle est indiquée par les gardiens de la paix) avant 9 h du matin. Si leur état ne nécessite pas l'alitement, le médecin se contente de donner une ordonnance, le chirurgien de faire opérer le pansement nécessaire ; dans le cas contraire, le malade reçoit un bulletin d'admission pour une salle. Quand il s'agit d'une affection fébrile, d'une maladie contagieuse, de blessure ou de fracture, une voiture des ambulances urbaines, pourvue d'une couchette, avec une infirmière ou un interne, vient prendre le malade à domicile. Les commissariats de police ou la direction de l'hôpital, sur un certificat de médecin, font effectuer le transport.

Hôpitaux généraux de Paris, dépendant de l'Assistance publique de Paris. — Hôtel-Dieu (parvis Notre-Dame) ; Hôpital Tenon (4, rue de la Chine) ; Hôpital de la Pitié (83, boulevard de l'Hôpital) ; Hôpital Saint-Antoine (184, rue du Faubourg-Saint-Antoine) ; Hôpital Necker (151, rue de Sèvres) ; Hôpital Cochin (47, rue du Faubourg-Saint-Jacques) ; Hôpital Beaujon (à Clichy [Seine]) ; Hôpital Laënnec (42, rue de Sèvres) ; Hôpital Lariboisière (2, rue Ambroise-Paré) ; Hôpital Bichat (boulevard Ney) ; Maison municipale de Santé (200, rue du Faubourg-Saint-Denis) ; Hôpital Broussais-La Charité (96, rue Didot) ; Hôpital Boucicaut (78, rue de la Convention) ; Hôpital Saint-Louis (2, place du Docteur-Alfred-Fournier).

Hôpitaux spéciaux dépendant de l'Assistance publique de Paris. — *Maladies de la peau, maladies vénériennes :* Hôpital Saint-Louis (2, place du Docteur-Alfred-Fournier) ; Cochin (rue du Faubourg-Saint-Jacques) ; Hôpital Broca (femmes) [111, rue Broca]. *Maladies des enfants :* Hôpital des

Enfants-Malades (149, rue de Sèvres) ; Hôpital Trousseau (158, avenue du Général-Michel-Bizot) ; Hôpital Bretonneau (2, rue Carpeaux) ; Hôpital Herold (7, place du Danube). *Maternités :* Maison-Ecole d'accouchement (19, boulevard de Port-Royal) ; Maison d'accouchement Baudelocque (clinique de la Faculté de médecine) [123, boulevard de Port-Royal] ; Clinique d'accouchement Tarnier (89, rue d'Assas). *Maladies contagieuses :* Hôpital Claude-Bernard (porte d'Aubervilliers) ; *Affections tuberculeuses :* Hôpital maritime de Berck (Pas-de-Calais) ; Sanat. Georges-Clemenceau (à Champcueil, Seine-et-Oise) ; Sanat. Joffre (à Champrosay, Seine-et-Oise) ; Sanat. Paul-Doumer (à Labruyère, Oise) ; Sanat. Villemin (à Angicourt, Oise). *Divers :* Maison maternelle Ledru-Rollin (2, rue de Bagneux, à Fontenay-aux-Roses) ; Maison maternelle Michelet (235, rue de Tolbiac) ; Poste de secours Marmottan (19, rue d'Armaillé) ; Hôpital Ambroise-Paré-Boileau (12, rue Boileau) ; Clinique Antoine-Chantin (33, rue Antoine-Chantin) ; Clinique chirurgicale de Vaugirard (389, rue de Vaugirard) ; Hôpital Raymond-Poincaré (à Garches, S.-et-Oise) ; Asile pour enfants convalescents (à Hendaye, Basses-Pyrénées) ; Hôpital marin (à San-Salvadour, Var).

Hôpitaux et Etablissements indépendants de l'Assistance publique de Paris. — *Maladies des yeux :* Hospice national des Quinze-Vingts et Clinique nationale ophtalmologique (28, rue de Charenton) ; Institution nationale des jeunes aveugles (56, boulevard des Invalides). *Maladies de la gorge et des oreilles :* Institution nationale des sourds-muets (254, rue Saint-Jacques). *Maisons de convalescence :* Asile de convalescents de Vincennes (hommes) ; Asile de convalescence du Vésinet (femmes).

Il existe également en France, et notamment dans la région parisienne, un certain nombre d'hôpitaux civils privés.

Hôpitaux militaires. — Destinés au traitement, au compte du ministère de la Guerre, des militaires malades étant en activité de service. Les officiers, sous-officiers et soldats, en permission ou titulaires d'un congé de convalescence, peuvent être admis dans les hôpitaux militaires.

Sont également admis, mais à la charge de remboursement à l'Etat des dépenses de traitement par les intéressés ou les administrations dont ils relèvent : les officiers, sous-officiers et soldats du régiment des sapeurs-pompiers de la Ville de Paris, les marins, officiers et soldats, les employés des douanes et les agents des eaux et forêts, le personnel de la trésorerie et des postes, pendant la durée des exercices militaires auquel il est appelé, les employés des administrations civiles en Algérie, etc.

HOQUET (de *hoc,* onomatopée). — Brusque contraction chronique inspiratoire du diaphragme, contemporaine d'une fermeture rapide de la glotte ; il en résulte un spasme abdominal (appel et chasse brusque d'air, vibration sous cette influence de la glotte fermée), qui constitue le bruit du hoquet, pouvant parfois prendre le caractère d'un aboiement.

Le hoquet, étant un réflexe, possède, comme tout réflexe, des voies afférentes centripètes et des voies efférentes centrifuges.

Les *voies centripètes* peuvent être le *sympathique* (au cours d'affections cardiaques), mais surtout le *nerf pneumogastrique,* qui peut être mis en œuvre par des excitations, partant de l'abdomen (région sous-diaphragmatique) ou du thorax (région susdiaphragmatique).

Les excitations proviennent le plus souvent de l'*estomac* (nourrissons après une tétée trop copieuse, dyspepsie névropathique, aérophagie, ingestion d'aliments trop chauds ou trop froids), accessoirement de l'*intestin* (vers intestinaux), du *péritoine* (péritonite), des *organes génitaux* de la femme.

Les excitations peuvent aussi être thoraciques (pleurésie diaphragmatique, péricardite, tumeur du médiastin). L'excitation du bulbe par compressions intracrâniennes, les infections ou intoxications peuvent aussi déclencher un hoquet.

Quant à la *voie centrifuge,* elle est représentée par le *nerf phrénique,* qui est le nerf moteur du diaphragme.

On a observé des cas de *hoquet épidémique* à type incoercible, rythmique, durant de quelques heures à plusieurs jours, s'interrompant d'ordinaire au cours du sommeil, s'accompagnant d'un état subfébrile, et cessant sans laisser de séquelle appréciable. On a considéré ce hoquet comme une forme fruste de l'encéphalite épidémique (v. CERVEAU, *Encéphalite*), mais un grand nombre de ces cas étaient vraisemblablement pithiatiques.

TRAITEMENT. Moyens inhibiteurs du phrénique : inspirations profondes et rapides ; suspension de la respiration ; absorption d'eau glacée, très chaude ou gazeuse, à petites gorgées et sans respirer, constriction du thorax à l'aide d'une ceinture, flexion forcée des cuisses sur l'abdomen, maintien de la langue hors de la bouche pendant quelques minutes. Compression du nerf phrénique en enfonçant le pouce entre les deux attaches inférieures du muscle sterno-cléido-mastoïdien, immédiatement au-dessus du sternum (*fig.* 907). Applications de glace ou de sinapismes sur la région épigastrique. Compression des globes oculaires ; décubitus ventral.

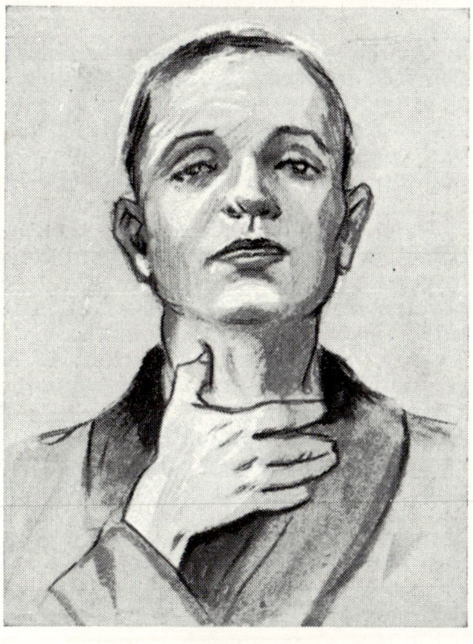

FIG. 907. — Hoquet.
Compression du nerf phrénique.

Médications antispasmodiques : eau chloroformée, cocaïne, menthol, éther, pilules de belladone, morphine, gardénal.

Galvanisation du phrénique ; injections intradermiques multiples d'histamine dans les régions épigastrique et phrénique sus-claviculaire.

HORDÉIFORMES (Grains) [du lat. *hordeum,* orge]. — Synonyme de *grains riziformes.* V. GRAIN.

HORDÉNINE. — Alcaloïde enfermé dans les touraillons, c'est-à-dire dans les résidus de fabrication de la bière, constitués par des radicelles de l'orge germée : c'est la para-oxyphényldiméthyléthylamine, isomère de l'éphédrine. Le sulfate d'hordénine est employé contre la diarrhée, le choléra, à la dose de 0g,50 à 1 g en capsules de 0g,25.

HORMONE (du gr. *hormaein,* stimuler). — Produit de sécrétion glandulaire, qui, au lieu de se déverser à l'extérieur de l'organisme ou dans une cavité digestive, passe directement dans le sang.

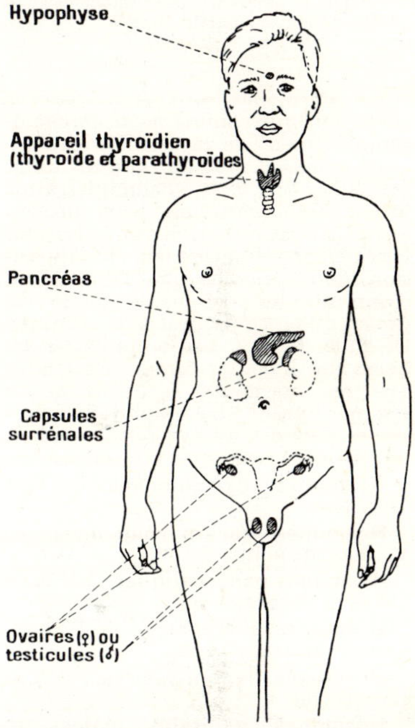

FIG. 908. — Emplacement des différentes glandes endocrines génératrices d'hormones.
Le pancréas, les ovaires et les testicules sont à la fois des glandes à sécrétion interne (endocrine) et externe (exocrine).

Les principes hormonaux, véritables messagers chimiques, portent leur action sur d'autres groupes cellulaires du corps et régularisent l'équilibre physique et psychique du sujet.

La plupart des hormones sont sécrétées par des *glandes à sécrétion interne* ou *endocrines :* thyroïde, parathyroïdes, surrénales, hypophyse ; d'autres sont élaborées par des *glandes mixtes,* à sécrétion externe et interne : pancréas, ovaires, testicules (*fig.* 908).

La *constitution chimique* de ces hormones est variable ; certaines, d'origine protidique, ont des formules relativement simples, comme l'adrénaline, la thyroxine ; d'autres, plus complexes, sont proches parentes du cholestérol (hormones génitales, hormones cortico-surrénales) ; leur synthèse a déjà été réalisée. Mais il existe des hormones complexes, comme l'insuline, les hormones hypophysaires, la parathormone, la calcitonine, dont la synthèse est récente ou en cours.

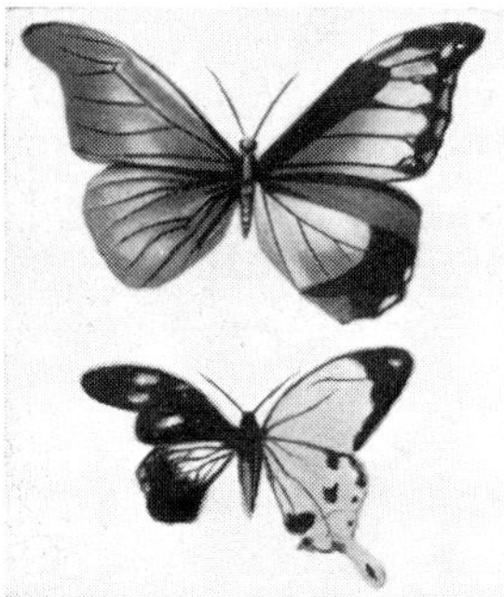

FIG. 909. — Intersexualité naturelle chez le papillon : ailes mi-partie mâle et mi-partie femelle. (*D'après Wells-Huxley.*)

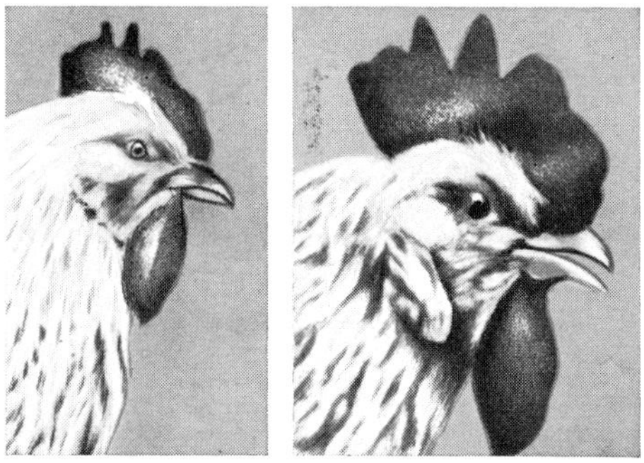

FIG. 910. — Variation saisonnière d'une poule en coq.
A gauche, Etat d'aspect femelle; *à droite,* Etat d'aspect mâle chez le même animal.

Les hormones sont employées en thérapeutique comme *médicament* de remplacement de la sécrétion défaillante : mais il faut en faire un usage prudent. En effet, l'administration prolongée d'hormones peut déclencher par stimulation un véritable dérèglement endocrinien et l'apparition d'*antihormones,* dont l'effet serait d'annihiler les portions de glande restantes qu'on se proposait de stimuler. De plus, il faut pas administrer les hormones à contre-temps; c'est ainsi que les hormones sexuelles de la femme doivent être employées à certaines périodes du cycle, suivant leur nature ou l'effet que l'on en espère.

Hormones thyroïdiennes. — Voir THYROÏDE.

Hormones parathyroïdiennes. — V. PARATHYROÏDE.

Hormones pancréatiques. — V. PANCRÉAS et INSULINE.

Hormones surrénales. — V. SURRÉNALE et ADRÉNALINE.

Hormones hypophysaires. — Voir HYPOPHYSE.

Hormones génitales mâles. — V. TESTICULE.

Hormones génitales femelles. — V. OVAIRE.

Rôle des hormones génitales dans la sexualité. — La présence d'hormones mâles et femelles dans l'urine de tout individu est une preuve de l'*ambosexualité des êtres vivants,* ambosexualité physiologique qui se se retrouve, tant dans le développement ogénique que dans le développement phylogénique de l'homme.

L'embryon possède au début de son existence une ébauche germinale indifférente ou plutôt bisexuée. Tout se passe comme si, dans chaque embryon, existaient des éléments mâles et femelles luttant pour la prédominance. La sexualité de l'embryon se développera avec plus ou moins de pureté vers la masculinité ou la féminité selon le fonctionnement des glandes endocrines. Si, par exemple, c'est l'écorce de l'ébauche génitale (gonade) qui prédomine, elle donnera un ovaire bien développé, tandis que la partie médullaire se réduira à quelques éléments mâles cellulaires; si, au contraire, c'est la médullaire qui prédomine, la gonade deviendra un testicule, dont l'écorce sera un vestige d'ovaire, qui fonctionnera pourtant endocrinologiquement.

Exceptionnellement, les deux ébauches, les deux gonades, se développent parallèlement : on se trouvera en présence de deux glandes de même valeur fonctionnelle, d'un *ovotestis;* le sujet sera hermaphrodite.

La détermination dans le sens mâle ou femelle se fait en grande partie sous des influences hormonales. En injectant à des embryons des hormones génitales, on obtient des animaux du même sexe que l'hormone injectée.

Les glandes endocrines favorisent également le développement des caractères virils ou féminins, selon le cas.

Le *groupe masculinisant* est surtout représenté par l'écorce de la glande surrénale : l'hormone sexuelle de l'écorce surrénale est virilisante chez la femme. C'est ainsi que le développement exagéré de l'écorce coïncide chez la femme avec l'apparition d'un système pileux intense, de fortes dents bien séparées, d'une musculature énergique, d'un clitoris en forme de pénis.

Le *groupe féminisant* est surtout constitué par les œstrogènes (folliculine). C'est sous leur influence que se développent les seins. Ils entraînent un épaississement du myomètre et de l'endomètre, la kératinisation et la prolifération de la muqueuse vaginale.

La progestérone est une hormone féminine, mais davantage orientée vers la préparation et l'entretien de la grossesse que vers le développement des caractères féminins.

Entre l'homme type et la femme type existe une infinité de nuances qui s'étendent de l'hermaphrodisme pathologique (ovotestis) aux formes atténuées, considérées comme normales, dans lesquelles la gonade dominée garde une activité nécessaire, mais restreinte.

La sexualité n'est donc pas une valeur absolue, mais une résultante de deux sexualités, mâle et femelle, qui coexistent chez tout individu. Ces deux sexualités évoluent dans chaque être vivant, quoique avec un rythme différent, dans chacun des deux sexes. Dans l'évolution, le féminin précède toujours le masculin, chez tout homme comme chez toute femme.

La différence entre l'homme et la femme réside en ce que, chez l'homme, la phase féminine, fort brève et limitée simplement à l'époque de la puberté, est immédiatement remplacée par l'énergique et longue phase virile.

En revanche, chez la femme, la phase féminine, débutant à la puberté, s'étend à toute l'époque de la maturité féminine, et c'est seulement à la fin de cette maturité qu'apparaissent les signes d'une brève virilité, à peine perceptible chez beaucoup de femmes, et plus marquée chez d'autres.

Si les glandes endocrines déterminent le sexe, celui-ci n'est pas fixé d'avance d'une manière définitive; des conditions extérieures (influences hormonales, température, nourriture, etc.) sont capables de provoquer l'apparition de caractères intersexuels ou même une inversion sexuelle totale.

La plupart des invertébrés inférieurs sont hermaphrodites, possédant des ovaires et des testicules, fonctionnant soit simultanément, soit successivement.

Chez les insectes, le sexe dépend souvent de la nourriture des larves (nourriture dite *royale* chez les abeilles et les termites).

Certains papillons gynandromorphes ont des ailes mi-partie mâles, mi-partie femelles (*fig.* 909).

Les conditions extérieures peuvent influer sur le déterminisme du sexe. L'élevage de grenouilles à la température ordinaire donne 50 p. 100 de mâles et 50 p. 100 de femelles; un élevage à température basse donnera 100 p. 100 de femelles et un élevage à température élevée (27°) donne 100 p. 100 de mâles.

Si on augmente la féminité des femelles de lapins, des souris, en leur injectant des extraits ovariens, on modifie la proportion des sexes dans la descendance : le nombre de femelles est plus considérable.

Chez les oiseaux, Pézard a observé des poules qui avaient des *variations saisonnières de sexe* (*fig.* 910) : c'est ainsi que des poules peuvent féconder d'autres poules, puis, la saison suivante, elles peuvent pondre à nouveau des œufs, et ainsi de suite.

Ces faits s'expliquent si l'on admet que les cellules gonadales ont normalement une sécrétion double, mâle et femelle, l'une de ces sécrétions dominant l'autre. Sous l'influence des glandes endocrines et des facteurs extérieurs, le rapport primitif entre les deux sécrétions peut être altéré ou même inversé, les éléments dominants devenant dominés et inversement, ce qui provoque un changement de sexe.

En conclusion, la présence dans les urines de l'homme et de la femme des hormones des deux sexes, mâle et femelle, démontre l'existence d'une sécrétion continue et simultanée d'hormones sexuelles homologues et hétérologues, chez l'homme et la femme, dès avant la puberté jusqu'à la vieillesse.

Ces deux séries d'hormones sont actives, et de cette double action résulte un équilibre tel que seule l'action des hormones dominantes est perceptible. Cet équilibre est *stable :* par conséquent, toute augmentation ou diminution des hormones homologues est compensée par une augmentation ou une diminution proportionnelle des hormones hétérologues.

La différenciation du sexe résulte de la prédominance plus ou moins marquée d'un groupe hormonal sur l'autre. Seuls les caractères sexuels correspondant à l'hormone dominante peuvent se développer, et ils dépendent non de la quantité totale de l'hormone, mais de la proportion entre les deux groupes d'hormones dominantes ou dominées.

C'est ainsi que l'étalon, animal mâle par excellence, sécrète en valeur absolue la plus grande quantité d'hormone œstrogène (plus que la jument gravide), et pourtant, on n'a pas pu déceler dans les testicules d'étalon une surabondance de cellules femelles.

HORRIPILATION (du lat. *horrere*, se hérisser, et *pilus*, poil). — Erection des poils, qu'on observe dans le frisson, la terreur : phénomène de la chair de poule (peau ansérine). Cette érection est due à la contraction des *muscles horripilateurs*, qui vont du fond du follicule pileux à la couche superficielle du derme. (V. *fig.* à PEAU.)

HORSE-POX (mot angl. signif. *vaccin du cheval*) [*fig.* 911]. — Vaccine spontanée du cheval. Cette éruption de vésico-pustules, de forme généralement conique, apparaît surtout aux lèvres, aux naseaux et à la peau des talons du cheval. L'homme peut contracter cette maladie au contact du cheval, mais cette vaccine le protégera ultérieurement contre la variole.

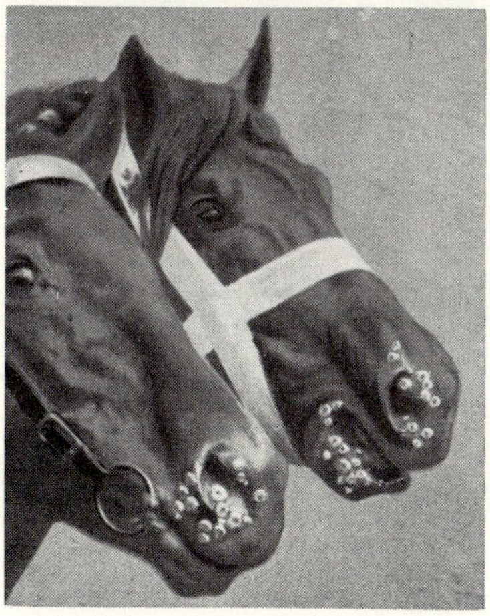

FIG. 911. — Horse-pox.

HOSPICE. — Etablissement fondé par la charité publique ou privée pour recevoir les personnes dont l'âge et les infirmités réclament un asile et des secours que, dans leur position, elles ne pourraient trouver ailleurs.

Hospices civils. — ***Hospices et maisons de retraite dépendant de l'Assistance publique de Paris.*** — Hospice de la Salpêtrière (femmes) [47, boulevard de l'Hôpital]; Hospice de Bicêtre (hommes) [78, rue du Kremlin, à Bicêtre, Seine]; Hospice d'Ivry et Fondations Dheur et Chemin-Delatour, (7, avenue de la République, à Ivry, Seine); Hospice de Brévannes (à Limeil-Brévannes, S.-et-Oise) ; Hospice Saint-Vincent-de-Paul (hospice dépositaire) [74, rue Denfert-Rochereau]; Hospice de Bellême (à Bellême, Orne); Hospice de Belleville (182, rue Pelleport); Hospice du Ve arrondissement (rue de l'Epée-de-Bois); Maison de retraite Alquier-Debrousse (148, rue de Bagnolet) ; Anselme-Payen (75, 77, rue Violet) ; Asile Saint-Joseph-de-Pontourny (Beaumont-en-Véron, I.-et-Loire); Belœuil (57, rue Borghèse, Neuilly-sur-Seine) ; Bigottini (Aulnay-sous-Bois, S.-et-Oise) ; Brézin (à Garches, S.-et-Oise) ; Chardon-Lagache (1, rue Chardon-Lagache) ; Corentin-Celton (ex-Maison de retraite des Petits-Ménages) et Fondation Devillas (51, rue Guynemer, à Issy, Seine) ; Cousin-de-Méricourt-et-Besson (à Cachan, Seine) ; Damet (19, rue Lemercier) ; Fondation Davaine (à Garches, S.-et-Oise) ; Gallien (à Croissy, S.-et-Oise) ; Galignani (89, boulevard Bineau, Neuilly-sur-Seine) ; Julie-Siegfried (88, rue de Gergovie) ; Lambrechts (44, rue de Fontenay, Châtillon-sous-Bagneux, Seine) ; La Rochefoucauld (15, avenue du Général-Leclerc) ; Lenoir-Jousseran et Fondation Boulard (10, avenue Victor-Hugo, Saint-Mandé, Seine) ; Leprince (109, rue Saint-Dominique) ; Sainte-Périne (11, rue Chardon-Lagache) ; Rossini (29, rue Mirabeau) ; Sophie-Deséglise (34, rue du Simplon) ; Vineuil-Saint-Firmin (à Vineuil-Saint-Firmin, Oise).

Il existe également des hospices civils privés.

Hospices militaires. — Hôtel des Invalides (place des Invalides), destiné à recevoir les militaires de tous grades des armées de terre et de mer, estropiés à la guerre ou vieillis dans le service.

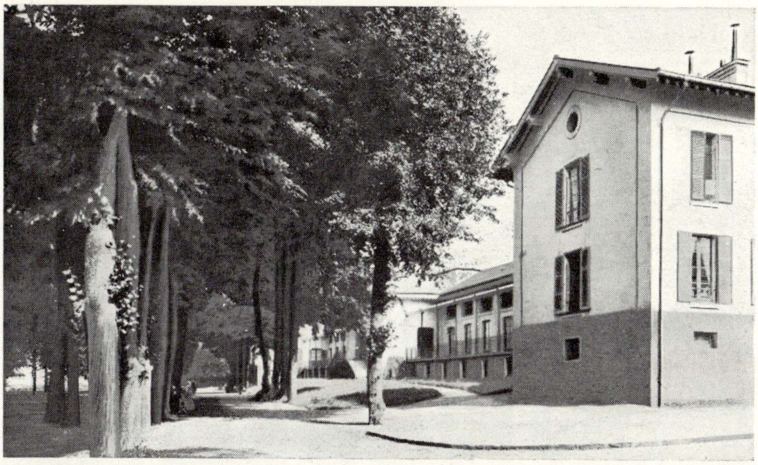

FIG. 912. — Hospice de Brévannes. Les bâtiments réservés à l'hospitalisation des vieux ménages.

(*Phot. Archives de l'Assistance publique à Paris.*)

HOUBLON. — Plante dioïque (*Humulus lupulus*) de la famille des Urticacées-Cannabinées (v. pl. en coul. à APÉRITIVES [Plantes]), cultivée pour les besoins des brasseries. Sa racine et ses inflorescences femelles, cônes ou bractées, très amères, sont employées comme tonique amer et calmant sous forme d'infusion (15 g par litre d'eau bouillante), d'extrait aqueux (0g,25 à 0g,45), dans l'anorexie et les dyspepsies; à hautes doses comme narcotique; on a conseillé le houblon en oreillers pour les personnes atteintes d'insomnie.

Le contact du houblon peut provoquer des éruptions prurigineuses.

Lupulin. — Poussière jaunâtre ou dorée qui se trouve à la surface externe des bractées formant les cônes du houblon. Les grains qui la constituent ont une saveur aromatique et amère et sont anaphrodisiaques. On les emploie en pilules contre les pollutions nocturnes, les érections douloureuses, à la dose de 0g,5 par jour, en pilules de 10 cg.

HOUX. — Plante de la famille des Ilicacées (*Ilex aquifolium*) [v. pl. en couleurs à SUDORIFIQUES (Plantes)].

Petit houx (Fragon). — Arbuste de la famille des Liliacées (*Ruscus aculeatus*), dont le rhizome rampant jouit de vertus diurétiques; il fait partie des cinq racines apéritives : décocté, 20 g par litre.

HUILE (Bouton d'). — V. ÉLAÏOCONIOSE.

HUILE. — Corps gras, liquide au-dessus de + 10°; certaines huiles se figent à une température plus basse; d'autres, comme l'huile de palme, le beurre de cacao, de muscade, la graisse de cocotier, sont solides (beurres végétaux). Quelques huiles (huile de lin) s'épaississent à l'air avec le temps (huiles siccatives), d'autres ne jouissent pas de cette propriété.

Leur exposition prolongée à l'air peut amener une *saponification* partielle et un *rancissement* par oxydation de leurs acides gras éthyléniques et polyéthyléniques. Une huile devenue *rance*, agitée avec une minime quantité d'acide nitrique, et chauffée légèrement, perd sa rancidité.

A côté des huiles d'origine *végétale*, il en est d'origine *animale* (baleine, poisson, pied de bœuf) ou *minérale* (hydrocarbures liquides).

On appelle *huiles essentielles*, ou essences, les principes volatils odorants extraits de certaines plantes.

Huiles alimentaires. — Les plus employées sont l'huile d'arachide, d'olive, d'œillette, de colza, de noix; plus rarement, l'huile de coton, de pépins de raisin. Ces différentes huiles ont un chiffre réfractométrique différent, qui permet de déceler la fraude.

Les huiles renferment plusieurs vitamines, en particulier la vitamine E, et possèdent, au point de vue nutritif, une haute puissance calorigène.

Les *tourteaux* sont employés pour nourrir le bétail, et comme engrais.

Huiles grasses fluides. — Ce sont les huiles d'amande douce, de chaulmoogra, de coco, de croton, de foie de flétan ou de morue, de ricin, de sésame, de marron d'Inde, de vaseline, de paraffine.

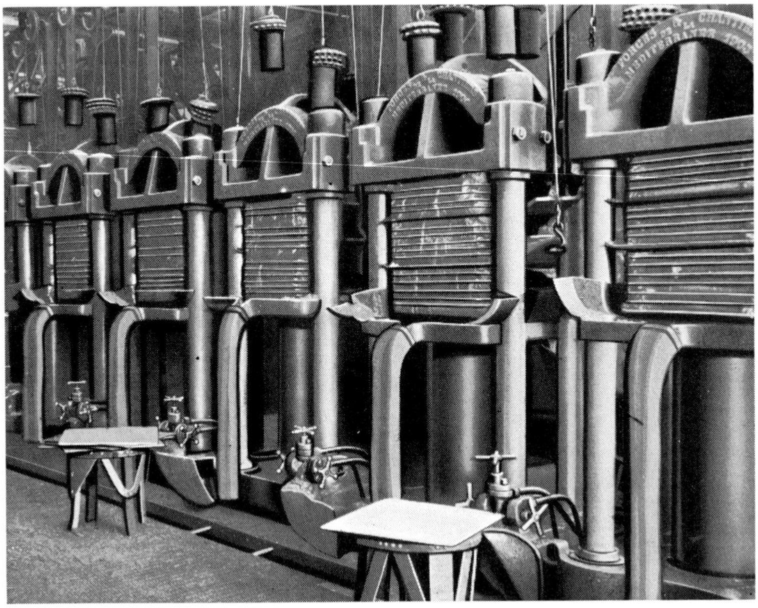

FIG. 913. — Salle de presses pour l'extraction de l'huile de coco.
(*Phot. J. Boyer.*)

La plupart des huiles végétales sont extraites par compression des semences, souvent avec l'aide de la chaleur ou d'un solvant (éther, sulfure de carbone).

Huiles médicamenteuses. — Les huiles médicinales sont des médicaments résultant de l'action dissolvante des huiles sur une ou plusieurs substances, végétales ou animales, et obtenues soit par digestion, soit par coction. Telles sont l'huile au calomel, l'huile de camomille, l'huile camphrée, l'huile de foie de morue iodée ou phosphorée, l'huile grise, l'huile iodée, l'huile bismuthée, l'huile phosphorée, l'huile de Haarlem.

Certaines huiles sont *analgésiques*, telles l'huile de camomille, l'huile camphrée, l'huile de jusquiame; d'autres ont des propriétés *purgatives* : l'huile de ricin (30 g), l'huile d'olive ou de lin (60 g), l'huile de vaseline ou de paraffine (1 cuillerée à soupe le matin à jeun).

HUÎTRE. — Mollusque lamellibranche à corps aplati renfermé dans une coquille calcaire bivalve, sécrétée par un repli des téguments (le manteau).

Les principales huîtres comestibles sont : l'huître ordinaire (de Marennes, d'Arcachon) [*Ostrea edulis*] et l'huître portugaise (*Gryphea angulata*) [*fig.* 914].

Les huîtres contiennent 80 p. 100 d'eau, 9 p. 100 d'albuminoïdes, 1 1/2 p. 100 de matières grasses, 2 1/2 p. 100 de sels et 7 p. 100 de matières non azotées. Elles constituent donc un aliment complet. Elles contiennent aussi beaucoup de glycogène, principe important pour la nutrition. C'est un aliment très facile à digérer, assez nourrissant et tonique. Enfin, chacune d'elles renferme entre ses valves 50 à 60 g d'eau de mer, qui contient beaucoup de sels et qui les rend très apéritives.

INDICATIONS. On en conseille donc l'usage aux convalescents, aux personnes manquant d'appétit, aux dyspeptiques par insuffisance d'acide chlorhydrique, et aux tuberculeux, dont la digestion gastrique est souvent très médiocre.

INCONVÉNIENTS et DANGERS. Des accidents purgatifs et une éruption d'urticaire se produisent quelquefois, lorsqu'on mange des huîtres en août ou septembre, c'est-à-dire à l'époque où s'effectue la reproduction de ces mollusques.

Un danger plus grave est l'infection des huîtres par les bacilles typhiques et paratyphiques, soit que les eaux d'égout passent dans les parcs à huîtres, soit même, comme on l'a observé, que les personnes soignant des typhiques aillent y jeter les déjections de ces malades. On a incriminé particulièrement les parcs de la Méditerranée; des cas récents montrent qu'il en est de même dans ceux de l'Atlantique.

Les décrets du 23 juillet 1923 et du 31 octobre 1935 prévoient la surveillance des exploitations de bancs et gisements naturels, le prélèvement des huîtres pour contrôle bactériologique, l'interdiction de faire, sur toute l'étendue d'un périmètre de protection, tout dépôt ou déversement solide ou liquide, susceptible de nuire à la qualité hygiénique des huîtres. Un décret du 20 août 1939 supprime les zones suspectes du littoral et classe les gisements naturels en salubres et insalubres, avec interdiction de pêche dans les gisements insalubres et obligation d'une étiquette d'origine salubre.

Malgré tous ces décrets, on peut encore voir sur les marchés, à côté d'huîtres saines, des huîtres polluées, les souillures intervenant au cours des manipulations secondaires, ce qui fait que les certificats de salubrité, valables à l'origine, ne le sont plus à la vente.

Certains affirment que l'huître détruit les bacilles en six à huit jours; mais, si elle est achetée souillée, avant

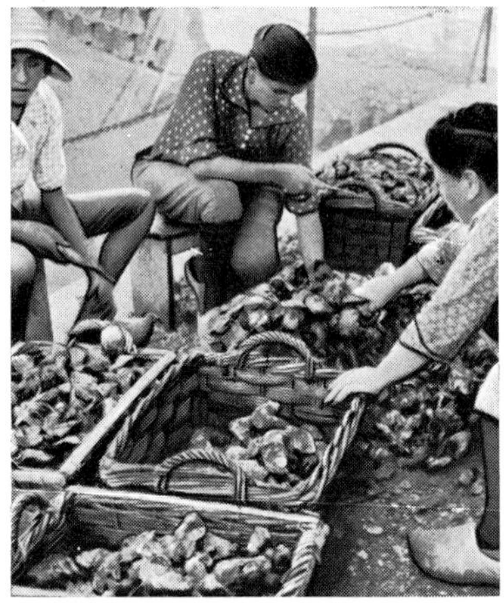

FIG. 915. — Le triage des huîtres à Marennes.
(*Phot. Rap.*)

que l'extermination des microbes ait pu s'effectuer, la contamination du consommateur peut se réaliser.

L'addition de quelques gouttes de vinaigre ou de vin blanc avant la consommation annihilerait, ou du moins atténuerait, la virulence des microbes; mais cette action est contestée par de nombreux hygiénistes.

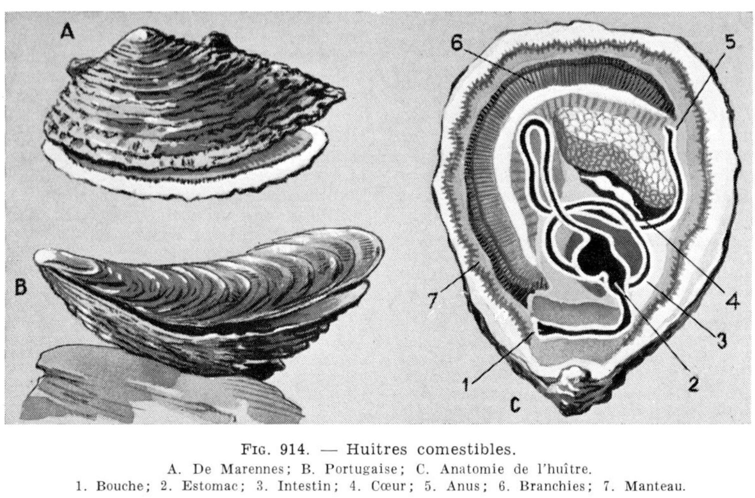

FIG. 914. — Huîtres comestibles.
A. De Marennes; B. Portugaise; C. Anatomie de l'huître.
1. Bouche; 2. Estomac; 3. Intestin; 4. Cœur; 5. Anus; 6. Branchies; 7. Manteau.

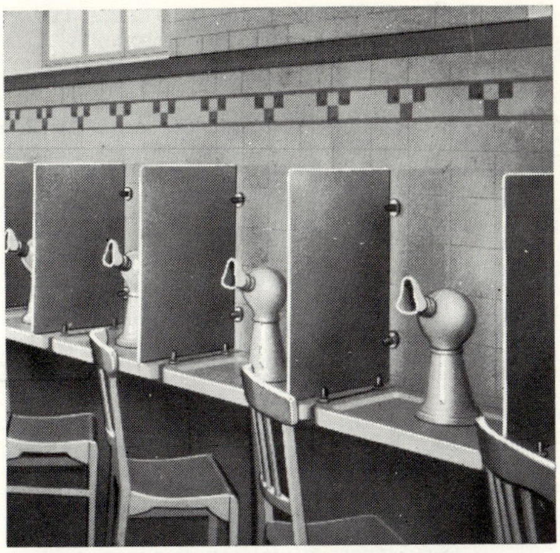

FIG. 916. — Une salle de humages à Ax-les-Thermes. (*Phot. axéenne.*)

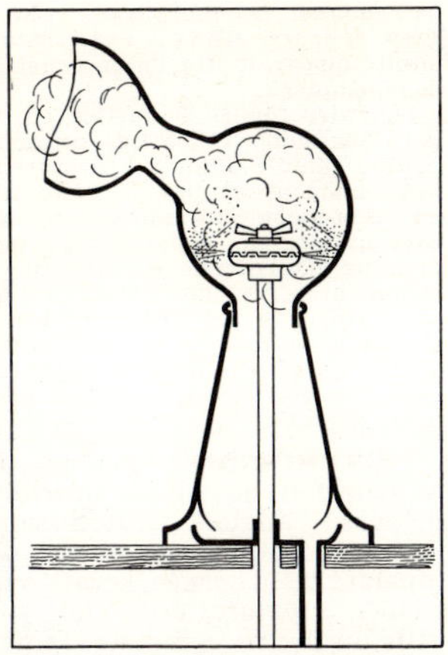

FIG. 917. — Schéma d'un appareil de humage.

HUMAGE. — Introduction dans les voies respiratoires et absorption par celles-ci de gaz et de vapeurs de certaines eaux minérales recueillis et introduits dans lesdites voies par des appareils spéciaux (*fig.* 916, 917). Voir aussi INHALATION et EAUX MINÉRALES.

HUMÉRALE (Artère). — Artère du bras, qui fait suite à l'artère axillaire au bord inférieur du grand pectoral, descend verticalement sur le côté interne du bras, accompagnée des deux *veines humérales,* et se termine au milieu du pli du coude, en se bifurquant en une branche externe, l'*artère radiale,* et une branche interne, l'*artère cubitale,* artères de l'avant-bras. Dans son trajet, l'artère humérale est accompagnée par le nerf médian, qui la croise en X, et elle distribue des rameaux nourriciers au deltoïde, aux muscles du bras et à l'articulation du coude.

HUMÉRUS. — Os du bras, à peu près rectiligne (*fig.* 918) mais paraissant tordu sur son axe. De forme cylindrique en haut, triangulaire en bas, le *corps* présente de nombreuses *rugosités* par des insertions musculaires.

L'*extrémité supérieure,* arrondie, ou *tête,* s'articule avec la cavité glénoïde de l'omoplate; cette tête est limitée par une portion rugueuse, plus ou moins rétrécie, le *col anatomique;* en dehors de ce col se dressent deux saillies, la plus petite en avant, le *trochin,* la plus grosse en dehors, le *trochiter,* qui donnent insertion aux muscles de l'épaule. Entre ces deux saillies se voit une gouttière verticale, la *coulisse bicipitale,* où glisse le tendon du long biceps. La portion rétrécie qui réunit la tête au corps porte le nom de *col chirurgical.*

L'*extrémité inférieure,* aplatie d'avant en arrière, présente une surface articulaire pour les deux os de l'avant-bras : une saillie externe, le *condyle,* qui roule dans la cupule radiale, et une poulie interne, la *trochlée,* qui s'articule avec la cavité sigmoïde du cubitus. Cette surface articulaire est surmontée de chaque côté par deux saillies ou *apophyses;* l'externe, ou *épicondyle,* donne insertion au ligament latéral externe de l'articulation du coude et à six muscles de l'avant-bras; l'interne, ou *épitrochlée,* donne insertion au ligament latéral interne et à cinq muscles superficiels de la région antérieure de l'avant-bras.

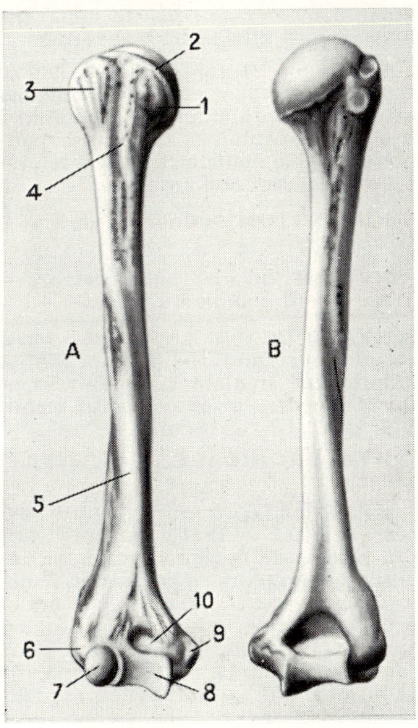

FIG. 918. — Humérus.
A. Vue antérieure; B. Vue postérieure.
1. Petite tubérosité; 2. Tête de l'humérus; 3. Grosse tubérosité; 4. Gouttière du biceps; 5. Gouttière de torsion; 6. Epicondyle; 7. Condyle; 8. Trochlée; 9. Epitrochlée; 10. Cavité coronoïde.

Fracture de l'humérus. — Voir FRACTURE.

HUMEUR. — Disposition affective qui donne à chacun de nos états d'âme une tonalité agréable ou désagréable. Cette humeur peut être troublée, déréglée dans certaines maladies; tantôt, on note une exaltation morbide de l'humeur, une *hyperthymie* avec euphorie, tantôt une atonie de l'humeur, qui devient froide, indifférente, une *hypothymie.*

Ces perturbations de l'humeur s'observent généralement dans les lésions du diencéphale.

Les thérapeutiques de choc (électrochoc, choc par cardiazol ou insuline) exercent une action thymique remarquable et peuvent entraîner une régulation de l'humeur.

HUMEUR AQUEUSE. — Liquide contenu dans la chambre antérieure de l'œil, entre la cornée et le cristallin. V. ŒIL.

HUMEUR VITRÉE. — V. ŒIL.

HUMEURS FROIDES. — V. SCROFULE et COU : *Adénites.*

HUMIDITÉ. — Etat d'un corps qui renferme une certaine quantité d'eau.

Humidité de l'air. — L'*humidité relative* de l'air est le rapport qui existe entre la quantité de vapeur d'eau contenue dans cet air à une température donnée et celle qu'il pourrait contenir, à la même température, s'il était saturé. Elle est faible l'été et le jour, l'air pouvant en contenir beaucoup; elle est élevée l'hiver et la nuit, la température atténuée rapprochant le point de saturation.

Elle s'exprime en degrés variant de : 0, sécheresse absolue; 50, air très sec; 70, air saturé à demi; 80 à 85, air moyennement humide; 85 à 100, air se rapprochant de plus en plus du maximum d'humidité.

L'*humidité absolue,* c'est-à-dire la quantité de vapeur d'eau contenue dans l'air à une température donnée, varie avec la température : élevée le jour et l'été, faible la nuit et l'hiver.

La vapeur d'eau de l'atmosphère est le régulateur de la température, qu'elle atténue aussi bien pour le froid que pour la chaleur.

L'homme excrète d'une façon continue de l'eau par sa peau; mais cette eau, à l'état normal, s'évapore à mesure de l'excrétion; lorsque cette dernière l'emporte sur l'évaporation, la sueur apparaît. Les boissons ne semblent pas exercer une influence sur l'élimination de la vapeur d'eau aux diverses températures, ce qui montre l'inutilité et le danger de boire beaucoup pendant les chaleurs.

L'évaporation s'accroît avec la température, mais l'humidité de l'atmosphère diminue considérablement l'excrétion de la peau, surtout chez les individus mal nourris.

On supporte bien mieux la chaleur sèche ou le froid sec que la chaleur ou le froid humide, parce que la chaleur humide gêne l'évaporation de la sueur et que le froid humide accroît la perte de calorique du corps par rayonnement et conductibilité, d'où l'impression pénible que nous donne le froid ou la chaleur humides.

Humidité des murs et des planchers. — L'humidité des murs peut provenir : 1° du sol; 2° de la pluie qu'ils reçoivent; 3° de la condensation sur des parois froides absorbantes de la vapeur d'eau dégagée dans l'intérieur des habitations par des linges mouillés ou des réservoirs d'eau. Enfin, pour les maisons neuves, il y a lieu de tenir compte de la pluie reçue pendant la construction et surtout de la masse d'eau nécessitée par la construction elle-même. D'après Flügge, chaque mètre cube de maçonnerie, construit avec des briques absorbant 10 à 20 p. 100 de leur volume d'eau et du mortier contenant en moyenne 250 litres d'eau par mètre cube, renfermerait 130 à 230 litres d'eau. Cette humidité spéciale est transitoire, mais plus ou moins prolongée suivant la quantité d'eau et les conditions climatiques qui influent sur l'assèchement. Celui-ci ne progresse que bien lentement ou même est totalement suspendu après la pose des enduits, d'où la règle de ne pas les appliquer avant dessiccation complète.

L'humidité des murs influe beaucoup sur l'état hygrométrique de l'air intérieur des habitations.

Ces murs, par suite de leur conductibilité pour la chaleur et de l'évaporation qui se fait à leur surface, rendent difficile le chauffage; ils sont en outre le siège d'une végétation de germes saprophytes, qui, en se multipliant, provoquent des fermentations malodorantes ; les boiseries sont détruites par un champignon spécial (*Merulius lacrymans*), qui traverse même la maçonnerie; les papiers sont détachés et altérés, et ceux qui renferment de l'arsenic

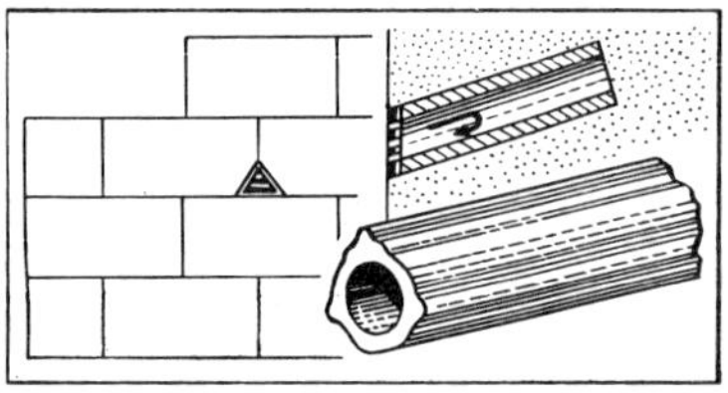

FIG. 919. — Asséchement de murs humides au moyen de tubes poreux scellés de place en place.

Le corps du tube, en matière poreuse, attire l'humidité. Dans le canal du tube, l'air humidifié s'écoule à l'extérieur en faisant place à une nouvelle quantité d'air sec.

(*Procédés brevetés Knapen.*)

peuvent donner naissance à des composés volatils (notamment de l'hydrogène arsénié) éminemment toxiques. Enfin, les microbes nuisibles y trouvent des conditions favorables de conservation.

Ces altérations se manifestent par la sensation donnée à la main au contact des murs, par des taches, des traces de salpêtre, des moisissures, notamment dans les coins, le ramollissement et le passage à l'état pâteux des feuilles de gélatine séchées, fixées aux parois des pièces pendant deux semaines en été et trois semaines en hiver (procédé d'Esmarch).

Lorsqu'on soupçonne une humidité moins visible, il suffit de placer dans la chambre, sur un plat, 1 kg de chaux récemment éteinte, de fermer hermétiquement portes et fenêtres et de peser, après 24 heures, la chaux : si son poids a augmenté de 10 g, l'humidité est suffisante pour rendre la pièce insalubre.

L'humidité des planchers est particulièrement redoutable, lorsqu'ils sont mal entretenus, qu'ils sont souillés par les boues du dehors, des aspersions accidentelles d'eau et les lavages; on perçoit une odeur fade, écœurante, rappelant à la fois la cave et l'égout. Le plancher devient un fumier, sur lequel et au-dessous duquel une flore pathogène est constamment en culture. Il est donc nécessaire qu'ils soient étanches, imperméables, ainsi que toutes les conduites entraînant au dehors les produits usés.

ACTION SUR LA SANTÉ. L'atmosphère humide, surtout lorsqu'elle est *froide*, a une action non douteuse sur les angines (dues souvent à ce qu'on a parlé dans le brouillard), le coryza, les périostites dentaires, les laryngites, les bronchites, les névralgies, les douleurs articulaires des rhumatisants. Ces derniers sont même avertis à l'avance que « le temps va changer » par des troubles qui s'accentuent ensuite lorsque l'humidité de l'air devient plus intense. Il en est de même pour les prostatiques. L'humidité du *logement* est particulièrement à redouter, son action étant plus prolongée, d'où la mauvaise réputation des rez-de-chaussée où le soleil entre peu et surtout de ceux qui n'ont pas de cave au-dessous.

L'humidité associée à la chaleur affaiblit l'appétit, les organes digestifs et le système nerveux, par suite l'énergie, et, comme, d'autre part, il active le développement des organismes producteurs de maladies (microbes divers), l'individu se trouve exposé aux affections infectieuses, étant en opportunité morbide pour en être atteint.

MOYENS EMPLOYÉS POUR FAIRE DISPARAÎTRE L'HUMIDITÉ. I. Faire dissoudre dans 100 litres d'eau 25 kg d'alun de commerce, puis badigeonner les murs avec cette solution *tous les jours*, pendant *une semaine*. L'humidité disparaît vite, l'alun pénétrant dans la maçonnerie.

II. Faire fondre 5 parties en poids de paraffine dans 15 parties de goudron de houille chauffé à une température modérée.

Au moment du besoin, faire réchauffer au bain-marie jusqu'à 40° ou 50°, puis, avec un pinceau, enduire la partie humide du mur. Deux couches suffisent.

Pour préserver une maison de l'humidité, on drainera le terrain, on bâtira sur cave ou, tout au moins, on surélèvera le rez-de-chaussée, en laissant au-dessous un espace accessible à l'air par des ouvertures opposées.

HUTCHINSON (Triade d'). — Association de signes décrits par le médecin anglais Hutchinson dans l'hérédo-syphilis : *stigmates oculaires* (opacité de la cornée, kératite interstitielle), *stigmates auriculaires* (surdité plus ou moins complète d'une ou des deux oreilles) et *dents de Hutchinson* (échancrure semi-lunaire du bord libre des incisives médianes supérieures de deuxième dentition, rétrécissement de leur partie supérieure et déviation inféro-interne de leurs axes). V. DENTS.

Un quatrième symptôme assez fréquemment associé consiste dans une hydarthrose bilatérale. V. SYPHILIS.

Faciès de Hutchinson. — Aspect figé de la face chez les malades atteints d'ophtalmoplégie : immobilité des globes oculaires, chute des paupières, que le malade cherche à relever en contractant son frontal.

HUTINGTON (Chorée de). — V. CHORÉE.

HYALIN (du gr. *hualos*, verre). — Transparent comme du verre.

HYALOÏDE (du gr. *hualos*, verre, et *eidos*, forme). — **Membrane et substances hyaloïdes.** — Enveloppe du corps vitré et ce corps lui-même. Voir ŒIL.

HYALURONIDASE. — V. *Supplément*.

HYBRIDATION (du gr. *hubris*, excès, violence). — Etat d'un être vivant qui résulte de la reproduction sexuée entre générateurs appartenant à des *espèces différentes*. Exemple : le mulet est le produit d'un âne et d'une jument. L'hybride possède donc deux jeux de chromosomes différents, de telle sorte que la maturation sexuelle (V. PRÉMÉIOSE) de ses gamètes est impossible; aussi est-il dans l'incapacité de se reproduire lui-même. L'hybridation est souvent utilisée en agriculture pour réunir certains caractères avantageux de deux espèces.

Par extension, l'hybridation, au lieu de mettre en présence deux espèces différentes, peut ne concerner que deux individus d'une même espèce, mais de *races différentes* (exemple : le métis, issu de l'union d'un blanc et d'une noire), ou même deux individus d'une même race, mais différents par un ou plusieurs caractères héréditaires (exemple : l'enfant d'un père albinos et d'une mère non albinos). Dans le dernier cas, hybridation devient synonyme d'hétérozygotie.

L'hybridation est soumise aux lois de l'hérédité et se transmet soit en dominance, soit en récessivité.

HYDANTOÏNE. — V. *Supplément*.

HYDARTHROSE (du gr. *hudôr*, eau, et *arthron*, articulation). — V. à ARTICULATIONS (affections médicales).

HYDRAMNIOS. — Excès de liquide amniotique, dépassant 2 litres (parfois 4 à 5 litres, voire davantage).

SIGNES. 1° *L'hydramnios chronique.* — C'est la forme la plus fréquente ; il est responsable d'un excès de volume de l'utérus par rapport à l'âge de la grossesse, avec impression de pesanteur abdominale; la palpation de l'utérus distendu donne une sensation de ballottement, de flot; l'hydramnios chronique ne pose pas de problème d'urgence, mais il réclame d'en rechercher la cause.

2° *L'hydramnios aigu.* — C'est un accident brutal qui survient souvent tôt dans l'évolution de la grossesse; en quelques jours ou en quelques heures, le volume du liquide amniotique augmente considérablement ainsi que l'atteste le volume de l'utérus. Des signes d'intolérance apparaissent : douleurs abdominales et pelviennes permanente, insomnie, dyspnée, accélérération du pouls. L'utérus est tendu à la palpation, qui ne peut pas percevoir le fœtus.

L'évolution est souvent défavorable; parfois, on peut gagner du temps en mettant la femme au repos avec des antispasmodiques et des diurétiques : la distension utérine diminue, la femme souffre moins et la grossesse se poursuit. Plus souvent, l'avortement survient rapidement ; il est des cas où l'hydramnios s'aggrave, sans expulsion du fœtus : on peut tenter la décompression par une ponction amniotique, qui évacue une certaine quantité de liquide mais déclenche souvent le travail.

CAUSES. Elles sont importantes à rechercher : si certaines sont accidentelles, d'autres sont permanentes et peuvent entraîner la récidive à chaque grossesse (en l'absence d'un traitement efficace). La cause peut être une maladie maternelle ou une maladie de l'œuf (cause ovulaire).

I. *Causes maternelles.* — Le diabète et les états prédiabétiques ; l'incompatibilité sanguine fœto-maternelle (V. RHÉSUS) ; la syphilis (plus rarement).

II. *Causes ovulaires.* — Grossesse gémellaire, donnant volontiers un hydramnios aigu ; malformations congénitales du fœtus : anencéphalie, hydrocéphalie, malformations digestives ; anomalies du cordon : nœud, kyste, etc.

HYDRARGYRE. — Synonyme de MERCURE.

HYDRARGYRIE CUTANÉE. — Après l'application externe du mercure (*onguent gris*) et de ses sels, plus encore qu'après l'ingestion ou l'injection de mercuriaux, on peut observer des éruptions cutanées, d'un rouge intense, très prurigineuses au niveau des grands plis (aines et aisselles), s'accompagnant parfois de desquamation par le mercure.

Dans les cas plus graves, on peut observer des bulles, de la gangrène, de l'albuminurie, des troubles digestifs. V. MERCURE.

HYDRARGYRISME. — Intoxication par le mercure. V. MERCURE.

HYDRASTIS. — Plante herbacée (*Hydrastis canadensis*) de la famille des Renonculacées, qui croît au Canada et aux Etats-Unis, et dont le rhizome contient des alcaloïdes, la *berbérine*, l'*hydrastine* et la *canadine*, doués de propriétés vaso-constrictrices et hémostatiques. On l'emploie, pure ou associée à l'hamamélis et à l'ergotine, dans les métrorragies, les hémoptysies, les hémorroïdes, et comme stomachique dans l'atonie gastrique, sous forme de teinture au 1/5 (1 à 3 g), d'extrait alcoolique (1 à 2 g), d'extrait fluide (1 à 4 g).

L'*hydrastine* est employée comme vaso-constricteur en pilules ou en cachets de 5 à 10 cg.

L'*hydrastinine,* qui résulte de l'oxydation de l'hydrastine, est plus énergique que l'hydrastine; elle est employée comme vaso-constricteur et hémostatique sous forme de chlorhydrate, en granules ou en injections hypodermiques en solution au 1/10 (1 à 5 cg).

HYDRENCÉPHALIQUES (Cris). — Gémissements brefs, aigus, monotones des enfants atteints de méningite tuberculeuse ou d'hydrocéphalie.

HYDROA (du gr. *hudôr,* eau). — Affection vésiculo-bulleuse.

Hydroa vésiculeux (Herpès iris). — V. ÉRYTHÈME : *Erythème polymorphe.*

Hydroa bulleux ou herpétiforme. — V. DERMATITE : *Dermatite herpétiforme.*

Hydroa vacciniforme. — Affection cutanée, s'observant au printemps et en été, caractérisée par des vésicules

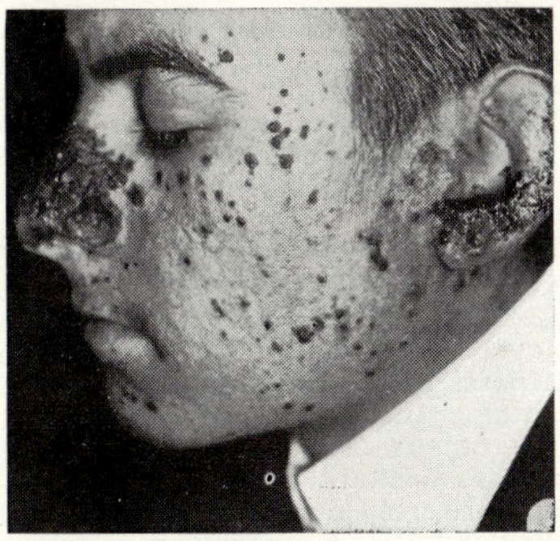

FIG. 920. — Hydroa vacciniforme.

ombiliquées laissant des cicatrices vacciniforme (*fig.* 920).

TRAITEMENT Protection contre les rayons lumineux. Poudres inertes, crèmes à l'esculine et à la quinine. Vitamine PP par la bouche et en injections.

HYDROCARBONÉS (Aliments). — Aliments contenant du carbone et de l'eau : amidon ou fécule et sucre. V. à ALIMENTS.

HYDROCÈLE (du gr. *hudôr,* eau, et *kêlê,* tumeur). — Distension de la séreuse (la tunique vaginale) qui entoure le *testicule.* V. ce mot à MASCULINS (Organes génitaux).

HYDROCÉPHALIE. — Etymologiquement, c'est l'accumulation de liquide dans la cavité crânienne. Le plus souvent, il s'agit d'accumulation de liquide céphalo-rachidien à l'intérieur des ventricules, avec distension de ceux-ci (hydrocéphalie interne ou ventriculaire) ; quelquefois d'accumulation de liquide sous la dure-mère (hydrocéphalie externe).

CAUSE. Elle est quelquefois mise en évidence par les procédés modernes d'exploration : c'est alors une tumeur cérébrale, une méningite, une encéphalite, une arachnoïdite. Mais, souvent, elle est difficilement retrouvée et l'on invoque la consanguinité, l'hérédité alcoolique, l'âge avancé des parents, la syphilis.

SIGNES. Deux cas sont à opposer schématiquement : l'hydrocéphalie *in utero;* l'hydrocéphalie après la naissance.

Dans le premier cas, le diagnostic est souvent difficile pendant la grossesse; il ne repose que sur le gros volume de la tête. C'est, lors de l'accouchement, une cause grave de *dystocie,* la tête pouvant ne pas s'engager et rendre alors l'accouchement impossible. Même si l'accouchement d'un enfant vivant est possible et si l'enfant survit, de graves complica-

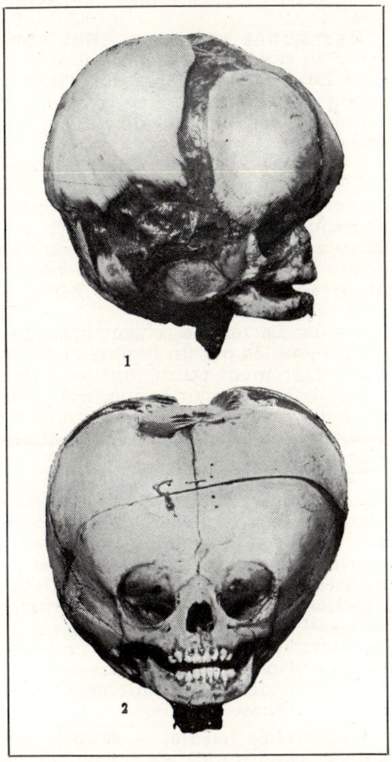

FIG. 921. — Crânes d'hydrocéphales.
1. Fœtus; 2. Enfant.
(*Musée Dupuytren.*)

tions sont à redouter : distension considérable du volume du crâne, troubles moteurs et troubles psychiques souvent très importants. La vie de ces enfants est brève, en général.

L'hydrocéphalie peut n'apparaître que plus tard chez un nourrisson qui, à la naissance, était apparemment normal. Elle se constitue quelquefois à la suite d'un épisode infectieux (méningite, encéphalite), ou plus lentement, au cours de l'évolution d'une tumeur cérébrale, d'une méningite séreuse, d'une arachnoïdite.

Le principal symptôme est la distension considérable du volume du crâne, avec disproportion entre le crâne, anormal, et la face, restée de taille parfaitement normale. On note encore une distension veineuse collatérale. Les fontanelles sont béantes, les sutures sont disjointes. Lorsque l'hydrocéphalie est ancienne, il existe parfois une ossification secondaire du crâne.

Les troubles intellectuels sont fréquents, conduisant jusqu'à l'idiotie. Les troubles neurologiques sont variables : convulsions, paralysies, troubles trophiques.

TRAITEMENT. Dans l'hydrocéphalie constituée avant la naissance, le traitement est obstétrical. Si l'accouchement est impossible, on peut être

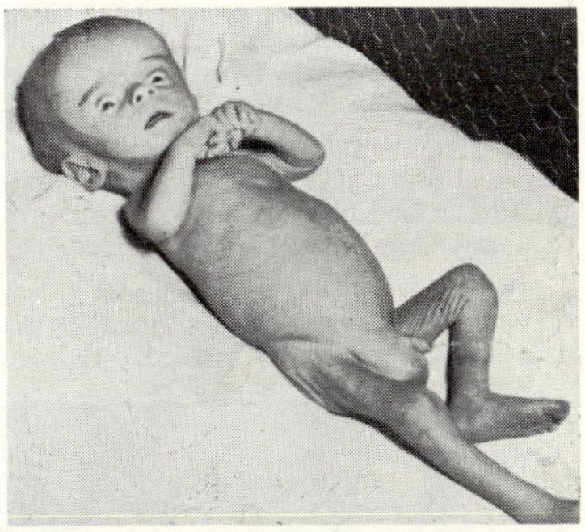

FIG. 922. — Nouveau-né hydrocéphale.
(*Phot. Goldner.*)

contraint à la perforation du crâne, ce qui permet en général l'accouchement spontané d'un fœtus mort.

Dans l'hydrocéphalie du nourrisson, les procédés chirurgicaux sont nombreux, variant avec la cause et la localisation des lésions; ce sont des interventions délicates et souvent dangereuses.

Quand une étiologie précise (syphilis, encéphalite) est en cause, il faut utiliser les moyens médicaux habituels.

HYDROCOTYLE. — Plante herbacée aquatique de la famille des Ombelliféracées (*Hydrocotyle asiatica*), qui croît dans les Indes, la Malaisie, l'Afrique méridionale, et qui est utilisée dans ces pays contre la lèpre, les ulcères, la syphilis, les eczémas chroniques rebelles. Sa racine contient une huile, des résines et un principe actif, la *vellarine.* La plante est douée de propriétés narco-stupéfiantes à hautes doses. Poudre, 50 cg à 1g,5 par jour; teinture, 50 cg à 2 g.

Des résultats heureux ont été obtenus à Madagascar contre la lèpre avec la macération de la plante fraîche avec l'extrait fluide ou avec un glucoside extrait de la plante, l'*asiaticoside.*

Le suc de l'*Hydrocotyle gummifera,* qui croît au Brésil et aux Antilles, est utilisé contre les maladies du foie et des reins.

HYDRO-ÉLECTRIQUES (Bains). — V. ÉLECTROTHÉRAPIE.

HYDROLAT. — Eaux chargées de principes volatils par la distillation. L'alambic est disposé de telle sorte que la vapeur d'eau traverse une couche des plantes dont on veut retirer les substances actives et les leur enlève ainsi, en passant.

HYDROMEL. — Boisson fermentée contenant 100 g de miel par litre d'eau. Elle est adoucissante et laxative.

HYDRONÉPHROSE (du gr. *hudôr,* eau, et *nephros,* rein). — Distension des calices du bassinet et de l'urètre. V. à REINS (maladies).

HYDROPÉRICARDE. — Hydropisie du péricarde, enveloppe séreuse du cœur, pouvant atteindre jusqu'à un litre de liquide.

SIGNES. Ceux de la péricardite. Voir CŒUR (affections médicales).

TRAITEMENT. Ponctions et traitement de la cause.

HYDROPHOBIE (du gr. *hudôr,* eau, et *phobos,* crainte). — Synonyme inexact de *rage,* le chien enragé buvant au contraire tous les liquides qu'il rencontre. V. RAGE.

HYDROPHTALMIE (du gr. *hudôr,* eau, et *ophtalmos,* œil). — Hydropisie de l'œil, ordinairement congénitale. V. à ŒIL (maladies) : *Glaucome.*

HYDROPISIE (du gr. *hudôr,* eau, et *ôps,* aspect). — Epanchement de *sérosité,* c'est-à-dire d'un liquide dont

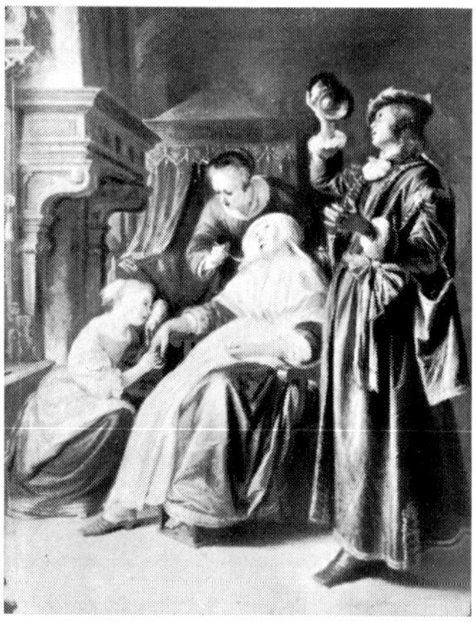

FIG. 923. — La femme hydropique. (Tableau de Gérard Dou.)
(*Phot. Neurdein.*)

la composition est analogue au sérum du sang : 1° dans le tissu cellulaire lâche qui réunit à la fois et isole les organes entre eux (*œdème* et *anasarque*); 2° dans les cavités des *séreuses,* sortes de sacs sans ouvertures qui enveloppent les organes et les isolent au milieu des grandes cavités du crâne, de la poitrine et du ventre : péricarde, enveloppe du cœur, *hydropéricarde;* plèvre, enveloppe du poumon, *hydrothorax;* péritoine, enveloppe des organes abdominaux, *ascite;* arachnoïde, enveloppe du cerveau, *hydrocéphalie;* 3° dans les *synoviales* séreuses qui tapissent l'intérieur des jointures et assurent le glissement des deux surfaces l'une sur l'autre (*hydarthrose*).

L'hydropisie est toujours *passive,* c'est-à-dire le résultat d'un obstacle au cours du sang veineux.

FORMES LES PLUS FRÉQUENTES. Ce sont l'enflure de la région des malléoles, œdème du cou-de-pied (maladies du *cœur* et des *reins*), l'enflure des pieds et de la jambe (*varices*), des paupières (maladies des *reins*), du ventre ou *ascite* (maladies du *foie,* du *cœur*).

TRAITEMENT. Celui de la cause. Purgatifs salins, diurétiques (lait, café), sudorifiques, frictions sèches.

V. aussi ŒDÈME et ASCITE.

HYDROPNEUMOTHORAX (du gr. *hudôr,* eau, *pneumo,* air, et de *thorax*). — Epanchement à la fois gazeux et séreux ou séropurulent dans la cavité pleurale. V. RESPIRATOIRES (Organes) : *Maladies.*

HYDRORACHIS (du gr. *hudôr,* eau, et de *rachis*). — Hernie composée des méninges, du liquide céphalo-rachidien les distendant, et d'éléments de la moelle et des nerfs à travers une fente congénitale de la colonne vertébrale (*spina bifida*).

HYDRORRHÉE (du gr. *hudôr,* eau, et *rhein,* couler). — Ecoulement séreux, aqueux, abondant, qui provient d'une séreuse enflammée (utérus, nez).

Hydrorrhée utérine. — Elle s'observe au cours des cas suivants :

1° Dans les *tumeurs de l'utérus* (fibrome et cancer). Cet écoulement s'observe surtout au début de ces tumeurs;

2° Dans la *grossesse.* Il est dû probablement à une hypersécrétion des glandes de la *caduque* (v. ce mot), conséquence d'une endométrie (v. FÉMININS [Organes génitaux] : *Maladies*), et peut, par suite, se reproduire *après* la grossesse, à certains intervalles.

SIGNES. La femme se sent brusquement mouillée par un liquide limpide, clair, légèrement teinté, qui peut être assez abondant pour former flot, puis est suivi d'un suintement se prolongeant de quelques heures à quelques jours.

Le liquide se différencie : 1° de l'*urine,* par l'odeur; 2° des *flueurs blanches,* par l'aspect et le caractère subit de l'écoulement du liquide amniotique, par la faible quantité et le suintement consécutif; mais ce diagnostic, surtout dans les derniers mois, est très délicat.

TRAITEMENT. Repos au lit prolongé jusqu'à disparition, au moins pendant 24 heures, de tout suintement, sous peine de fausse couche.

Hydrorrhée nasale. — Ecoulement aqueux par les narines, provenant de la pituitaire, des sinus ou du cerveau (liquide céphalo-rachidien).

HYDROSALPINX (du gr. *hudôr,* eau, et *salpigx,* trompe). — Inflammation chronique d'une trompe utérine, aboutissant à la formation d'un kyste séreux.

HYDROTHÉRAPIE (du gr. *hudôr,* eau, et *therapeia,* thérapeutique). — Ensemble des procédés employés pour provoquer une réaction chez les malades par l'action externe de l'eau, soit froide, soit plus ou moins chaude.

Elle peut être réalisée sous forme d'*affusions,* de *bains,* de *compresses* humides, d'*enveloppement* (drap mouillé), de *lotions,* de *maillot* humide, de *sac* à glace ou à eau chaude, de *serpentins* réfrigérants.

Il est nécessaire d'examiner successivement les points de vue importants sur la médication extérieure par l'eau et son mode d'application le plus intense, la *douche,* où l'hydrothérapie se complique d'un effet de *percussion.*

Principes généraux. — *L'eau froide* (8° à 10°), en douche, provoque trois sortes de réactions : 1° *Sur la circulation.* Les vaisseaux sont d'abord contractés (vaso-constriction), la quantité de sang contenue dans la peau est réduite : aussi devient-elle pâle; puis rapidement les vaisseaux se dilatent, le sang afflue (vaso-dilatation), et elle se colore en rouge plus ou moins intense, suivant les individus; 2° *Sur la température du corps,* qui, refroidi pendant la vaso-constriction, se réchauffe au contraire pendant la vaso-dilatation, avec accélération de la respiration, qui devient plus profonde, et, par suite, augmentation de la consommation d'oxygène; 3° *Sur la sensibilité,* qui, par suite des deux réactions précédentes et de leurs conséquences sur les systèmes nerveux périphérique et central, est régularisée, c'est-à-dire relevée chez les déprimés, atténuée chez les excités.

L'*eau tiède* (28° à 33°) donne une réaction minimum; elle n'agit qu'à la longue, comme calmant.

L'*eau chaude* (34° à 36°) provoque seulement la réaction sur la circulation.

L'*eau très chaude* (38° à 40°) donne lieu aux réactions sur la circulation et la sensibilité. En application courte, elle tonifie; en application longue, elle anesthésie.

Effets hygiéniques. — Aux effets précédents de l'eau froide s'ajoutent ses résultats bienfaisants sur la nutrition. Elle habitue en outre les individus à réagir contre le froid atmosphérique et les préserve, par suite, des bronchites, conséquences d'une inaptitude de l'organisme à réagir contre lui.

L'hydrothérapie devra être employée dès le jeune âge chez les prédisposés par hérédité à ces tares organiques : ainsi, chez les descendants de tuberculeux, d'arthritiques et d'aliénés, les enfants qui s'enrhument au moindre froid ou ceux qui sont affaiblis par la croissance ou par la formation; elle donne aux personnes fatiguées par la vie mondaine ou des travaux intellectuels le ressort indispensable.

Jusqu'à *trois ans,* on emploiera les bains frais (25° à 30°) en hiver, froids en été, d'une durée de 2 à 3 minutes (d'autant plus courts que la température de l'eau est plus basse). Après trois ans, à la suite du bain (surtout si l'on emploie des bains plus chauds) et après le lavage du matin dans le tub, on fera une rapide affusion froide (contenu d'un pot d'eau) sur les épaules de l'enfant debout; puis, après quelques semaines de cette pratique, on pourra commencer à administrer la douche en jet ou en pluie à la température de 14° à 16° pendant quelques *secondes.* L'enfant, après quelques jours, acceptera avec plaisir ces douches.

Les douches peuvent être continuées, avec grand avantage, chez les vieillards. Il est bien entendu que chez eux, comme chez l'enfant, elles seront courtes et suivies de frictions énergiques, avec le gant de crin, la flanelle sèche ou imbibée de liquide excitant (eau de Cologne).

Douches froides. — La pression de l'eau doit être d'une atmosphère à une atmosphère et demie. Un réservoir de 16 à 18 mètres de hauteur suffit.

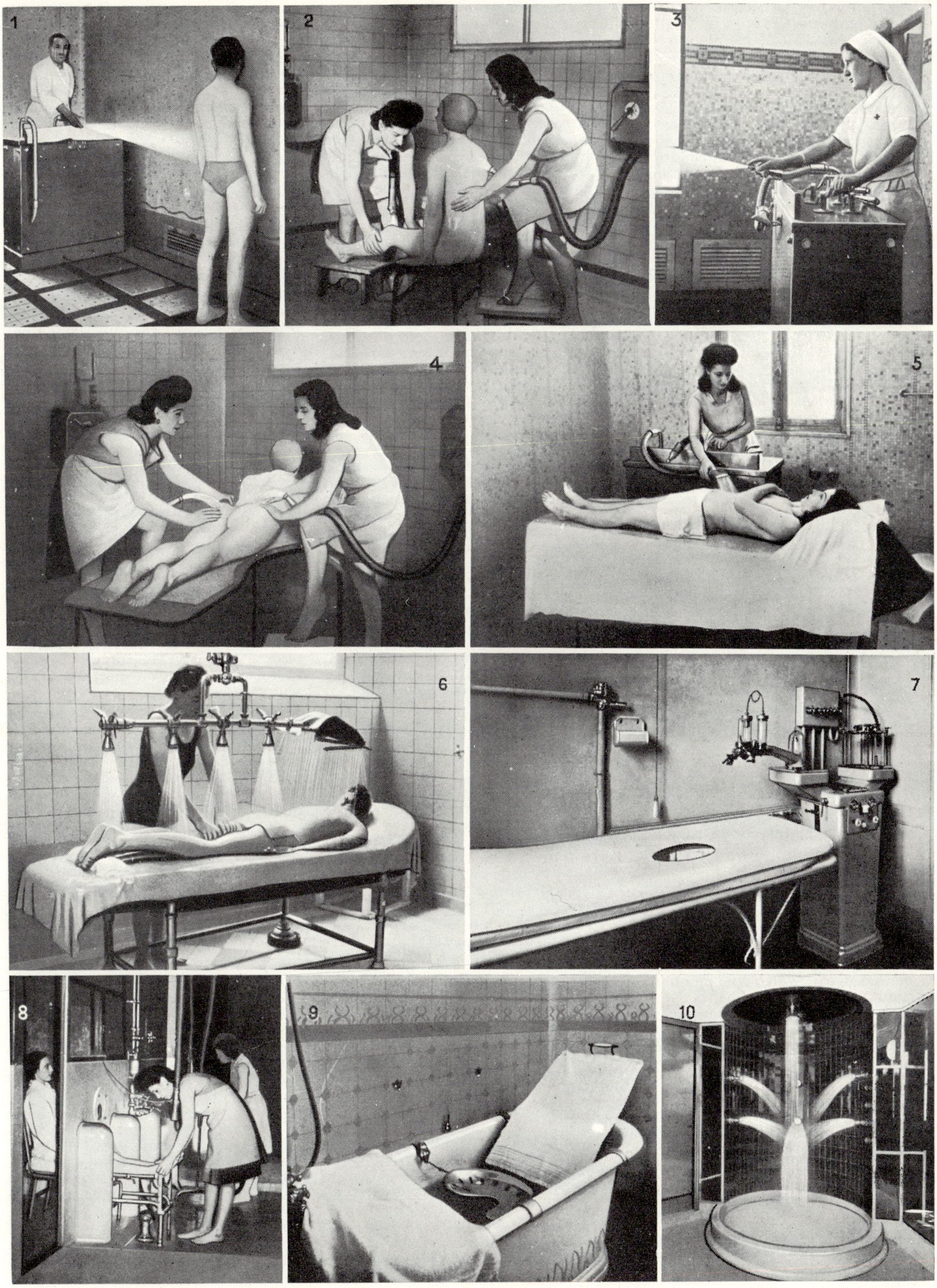

Diverses applications des douches.

1. Douche en jet, à Vichy; 2. Douche-massage (position assise), à Aix-les-Bains; 3. Une tribune de douche en jet, au Mont-Dore; 4. Douche-massage (position couchée), à Aix-les-Bains; 5. Douche en lame (position couchée), à Vichy; 6. Douche-massage en pluie, à Lavey-les-Bains; 7 et 9. Dispositifs pour douches intestinales ou vaginales, à Vichy; 8. Douche locale, à Aix-les-Bains; 10. Installation pour douche en pluie verticale et horizontale.

(*Phot. Mougins* [1, 9]; *Brun* [2, 4, 8]; *J. Roubier* [3]; *Jasz* [5, 7]; *Office du Tourisme suisse* [6]; *Zell* [10].)

L'eau employée est simple, ou, dans les stations minérales, contient différents sels (eaux alcalines, chlorurées, ferrugineuses, sulfureuses).

Variétés. — La douche *en jet* ou mobile (*fig.* 924, 1) est la forme la plus usitée; elle peut, au besoin, avec quelques modifications, suppléer à toutes les autres. Le tuyau de caoutchouc en rapport avec la conduite d'eau se termine par un robinet auquel est adapté un tube de cuivre ou *lance* de 15 mm d'ouverture. Cette lance peut prendre la forme d'une pomme d'arrosoir pour la douche en *pluie horizontale* (*fig.* 924, 2) ou d'un bec aplati en éventail pour la douche *en lame* (*fig.* 924, 3, 4). Mais on emploie plutôt dans ce dessein le doigt ou une *palette* en cuivre, que l'opérateur presse plus ou moins sur la colonne liquide, afin d'en graduer la force de projection : il brise ainsi le jet. Le malade doit être à 2 mètres environ du doucheur.

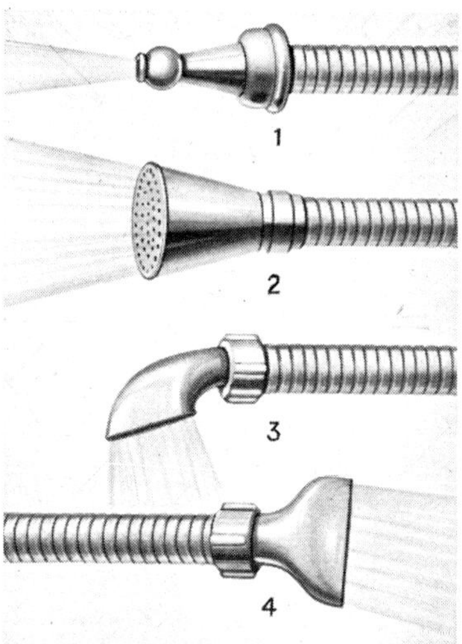

FIG. 924. — Lances diverses pour douches. 1. En jet; 2. En pomme d'arrosoir; 3, 4. En bec aplati.

La durée de la douche varie entre dix secondes et une minute.

Pour provoquer une excitation, il faut donner la douche très vivement, en débutant par le dos, puis en allant de haut en bas. Dès que la peau devient rose, on fait retourner le malade et l'on douche la partie antérieure du corps, en insistant un peu sur les pieds à la fin (sauf chez les anémiques, pour éviter l'anémie cérébrale).

Avant la douche, le malade s'y prépare par un exercice (promenade à pied ou à bicyclette, escrime, massage). S'il est en sueur, il ne doit pas attendre qu'elle ait disparu pour recevoir le jet, pourvu que la respiration et le pouls soient revenus à la normale.

Il devra faire de l'exercice *pendant la douche* (mouvements).

La salle de douches, en hiver, doit être chauffée à 15° ou 16°.

Après la douche, un peignoir, non chauffé en été, chauffé en hiver, est appliqué sur le corps du malade, auquel, au besoin, on fait une friction s'il ne se réchauffe pas assez vite, et qu'on rhabille rapidement.

Ensuite, il est nécessaire que le malade marche, fasse un exercice très actif ou, tout au moins, se tienne dans une pièce chaude.

Les *heures préférables* sont une ou deux heures après le petit déjeuner (10 h) et 16 h, 17 h ou 18 h. Au début du traitement, il est, en général, préférable de ne prendre qu'une douche par jour; plus tard; ou en prendra deux, espacées à huit heures d'intervalle.

On ne doit pas commencer les douches pendant les règles, mais il n'est pas nécessaire de les interrompre pour ce motif.

INDICATIONS. 1° Chez les *nerveux* (hystériques, neurasthéniques), avoir soin, en cas d'insomnie, de diminuer la force du jet, qu'on promènera lentement le long de la colonne vertébrale; on fera prendre ensuite un bain froid.

2° Chez les *dyspeptiques, asthéniques, diabétiques,* si le malade est gras, on emploiera le plein jet; s'il est maigre, on l'atténuera.

3° Chez les *anémiques*, les *déprimés*, les *convalescents*, la douche rend de grands services, mais, pour éviter une diminution de sang dans les organes centraux, on devra n'arriver que progressivement à la douche froide, qui sera précédée de douches tièdes.

4° On procédera de même pour les *cardiaques* jeunes, bien compensés, et les malades atteints d'*hypertension*, en ayant soin, en outre, de leur faire mettre la main devant la région du cœur, qui ne doit pas être atteinte. On débutera par les pieds.

5° Dans la *tuberculose* au début, la douche est bienfaisante, à condition de briser le jet, de façon à n'intéresser que la peau au niveau de la poitrine.

Douche en pluie verticale. — La pluie tombe verticalement d'une large pomme d'arrosoir placée à 2m,50 du sol. Le malade la reçoit la tête couverte d'un bonnet de caoutchouc et le haut du corps penché, de façon que l'eau arrive sur le dos et non sur le derrière de la tête.

Douche en cercle ou en poussière. — Neuf à dix cerceaux creux superposés horizontalement sur une colonne verticale, avec un écartement de 12 à 15 cm, portant une multitude de petits trous d'un demi-millimètre de diamètre. Chaque segment peut agir isolément. L'appareil est en général complété par une douche en pluie. Ce mode de douche est particulièrement excitant et ne doit pas être employé en dehors d'ordonnances médicales.

Douche tiède (28° à 33°). — On la donne avec une pomme d'arrosoir, pendant une à deux minutes :

1° Aux *anémiques*, aux *hypertendus*, aux *cardiaques*, comme médication préparant à la douche froide;

2° Aux *nerveux*, notamment à ceux qui dorment mal, aux *dyspeptiques*, aux *hyperchlorhydriques*, aux sujets atteints d'*entérites*.

Douche chaude et très chaude (34° à 36° et 38° à 40°). — Excitante, lorsqu'elle est courte; calmante, lorsqu'elle est prolongée. On la donne chaude, pendant une à deux minutes; très chaude, pendant une minute, aux rhumatisants, aux eczémateux, aux individus atteints de démangeaisons pénibles, aux congestifs, dans l'aménorrhée, les suites de métrorragie; sous forme brisée, aux nerveux trop déprimés pour recevoir la douche froide.

Douche écossaise et alternative. — La douche écossaise est une douche chaude, suivie *immédiatement* de douche froide.

INDICATIONS. Sciatique, rhumatismes. Si des jets différents de température sont alternés plusieurs fois, la douche est dite *alternative*.

Douche progressive et progressivement froide. — Dans la douche *progressive,* l'eau est envoyée d'abord à la température de la peau (33°), puis progressivement abaissée en une minute jusqu'à 10°. Dans la douche *progressivement froide,* les jets sont donnés en série, tiède, peu froide, froide.

Douches locales chaudes ou froides. — **I. Chaudes.** — Ce sont des douches calmantes. Le jet brisé est promené doucement sur l'organe malade à une température progressivement plus élevée de 33° à 45°, puis on donne ensuite une douche générale.

Les bains de siège et de pieds, à eau courante, sont aussi des types de ces bains; on les utilise surtout dans les stations minérales.

INDICATIONS. Arthrites sans fièvre, névralgies rhumatismales, intercostales (lumbago, sciatique), coliques avec constipation ou diarrhée (région abdominale), spasme du pylore (région épigastrique), congestion ou colique du foie (région hépatique).

II. Froides. — Même technique que pour les chaudes; elles favorisent la contractilité des muscles.

INDICATIONS. Constipation (abdomen), atonie gastrique (creux de l'estomac).

Douche sous-marine. — On donne ce nom à une douche que le malade dirige lui-même sur l'organe malade alors qu'il est couché dans un bain ou une piscine. Le jet produit dans ces conditions un massage léger, agissant assez profondément sur les organes contenus dans l'abdomen, qu'il tonifie.

Douche-massage. — A Aix, elle se donne assis sur un escabeau de bois; les deux masseurs, l'un en avant, l'autre en arrière, massent en projetant sur la région un gros jet d'eau chaude.

A Vichy, le malade est couché sur une toile tendue qui, se déprimant sous son poids, constitue une sorte de baignoire, et reçoit sur le corps une douche en pluie d'eau à 35° ou 37°. Les masseurs sont donc de chaque côté et, sous l'action de la résolution musculaire obtenue par ce mode de douche, peuvent agir, non seulement sur les muscles, mais sur les organes de l'abdomen.

La durée de ces douches est de dix à douze minutes; chacune est suivie d'une douche générale chaude ou froide, suivant les indications.

Douche ascendante intestinale ou vaginale. — Pour l'*intestin*, à domicile, elle se donne couché, avec un bock et une canule spéciale (v. INJECTION). La quantité d'eau est de 2 à 8 litres, à une température et à une pression qui varient suivant les cas : fraîche et à une pression assez forte chez les constipés, chaude et à faible pression (50 cm) chez les diarrhéiques.

Dans les stations minérales, notamment Châtelguyon, Plombières, Vichy, on emploie l'eau des sources sur un lit muni d'un orifice communiquant avec un water-closet; un dispositif permet au malade de se rendre compte de la pression et de la température.

Pour la *douche vaginale,* on se sert du bock à faible hauteur ou d'un dispositif analogue au précédent et arrivant dans un bain, le vagin étant dilaté par un spéculum grillagé (voir SPÉCULUM) ou une canule spéciale (v. INJECTION).

Douche à vapeur. — Le jet de vapeur doit être projeté d'une certaine distance et l'opérateur doit vérifier continuellement avec sa main la température, afin d'éviter les brûlures. La lance sera tenue inclinée, de façon que l'eau de condensation tombe et n'arrive pas sur le malade. Des frictions sont faites après cette douche.

INDICATIONS. Arthrite chronique, névralgie, notamment la sciatique.

Enveloppement froid. — V. ce mot.

HYDROTHORAX. — V. ce mot à RESPIRATOIRES (Organes) : *Maladies.*

HYDROTIMÉTRIE (du gr. *hudôr,* eau, *timê,* valeur, et *metron,* mesure [*fig.* 925]). — Méthode qui a pour but d'indiquer le chiffre de sels calcaires ou terreux contenus dans une

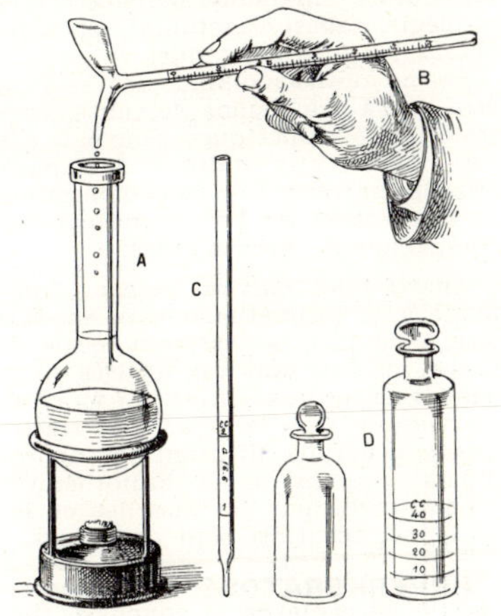

FIG. 925. — Hydrotimétrie.
A. Ballon d'essai; B. Hydrotimètre contenant la liqueur de savon; C. Pipette; D. Flacon gradué pour mesurer l'eau à examiner.

eau et qui lui donnent de la *dureté,* en partant du fait que l'eau de savon versée dans une eau la blanchit, sans y produire de mousse persistante, tant que tous les sels calcaires n'ont pas été précipités par le savon.

HYDROXOCOBALAMINE. — Nouvelle forme de vitamine B_{12}, dont elle présente toutes les propriétés, mais qui agit plus longtemps et qui s'élimine moins rapidement.

HYÈRES (Var, ville de 15 000 habitants). — *Station d'hiver* calme, à quelque distance de la mer. La ville est assez bien protégée contre les vents d'est et de sud-est par des collines, mais peu abritée du mistral. La température varie, d'après des statistiques soigneuses, de 12° en novembre à 8° en janvier. Air assez sec.

La *zone prélittorale* (Hyères-ville) convient en hiver aux tuberculeux refroidis, aux asthmatiques, aux emphysémateux, aux cardiopathes, aux goutteux, aux arthritiques, aux scléreux rénaux et vasculaires.

La *zone littorale* ou maritime est un séjour de choix toute l'année pour les enfants et les adolescents atteints de lymphatisme, d'adénopathies, de tumeurs blanches, d'anémie (cure solaire et marine.)

HYGIÈNE. — Science de la santé. Il existe un *art de bien vivre,* une technique de la vie comportant des règles et une discipline strictes.

Hygiène corporelle. — La *propreté* est une de ces règles. C'est une habitude qu'il faut inculquer à l'enfant

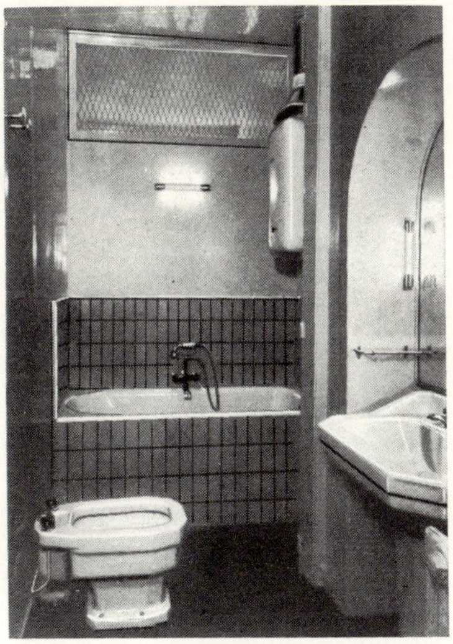

FIG. 926. — Salle de bains moderne.
(*Doc. Tard, architecte.*)

dès le jeune âge. La douche ou le bain quotidien ne sont pas encore à la portée de tout le monde; mais ils peuvent être hebdomadaires. Il importe de se laver les mains avant le repas, au sortir des water-closets, de se brosser les dents après chaque repas (v. DENTS), etc.

Une vie saine doit être simple. Le *sommeil* doit être de sept à huit heures pour l'adulte; sa durée diminue à mesure qu'on avance en âge. Mieux vaut se coucher tôt et se lever tôt.

Au lever, il importe de ne pas se jeter brusquement hors du lit, surtout si l'on atteint la cinquantaine. Le changement brusque de position peut présenter quelque inconvénient au point de vue circulatoire. Frictions rapides au gant de crin, cinq minutes d'exercices physiques avant de commencer la journée.

Faire avec soin la toilette du matin, surtout après la cinquantaine.

Au cours de la journée, il faut prendre quelques instants de repos. Il faut éviter la vie trépidante, mélange de plaisir et de travail intensif.

Hygiène alimentaire. — Il faut manger à heure fixe, l'estomac s'accommodant mal de l'irrégularité des heures des repas. Il ne faut jamais

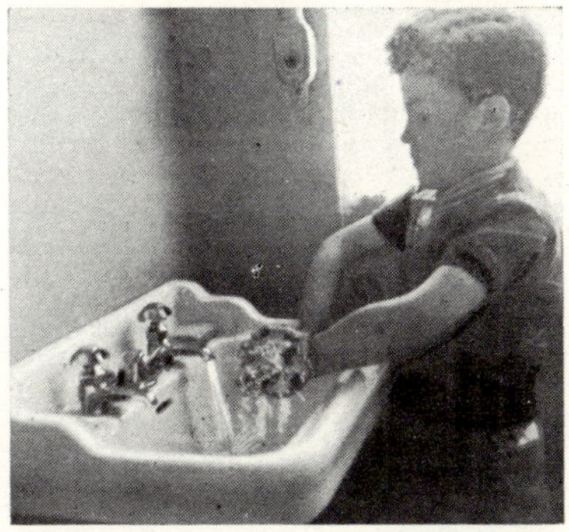

FIG. 927. — Il est indispensable de se laver les mains avant les repas.
(*Phot. A. Roy.*)

beaucoup manger, quel que soit le repas; il ne faut pas sortir de table rassasié.

Il faut éviter les aliments toxiques et excitants factices : gibier, conserves, charcuterie, condiments, sauces savantes. Il faut à chaque repas des protides, glucides, lipides, vitamines et sels minéraux en proportions convenables, pour assurer à l'organisme ce dont il a besoin (v. ALIMENTS). La seule boisson inoffensive est l'eau, mais, si l'on est en parfaite santé, un demi-litre de vin par jour est autorisé, et même un litre si on fait un travail de force. Ne pas abuser du café, du thé; s'abstenir des apéritifs, liqueurs, cocktails.

A partir de la cinquantaine, la frugalité doit être la règle, car c'est à cet

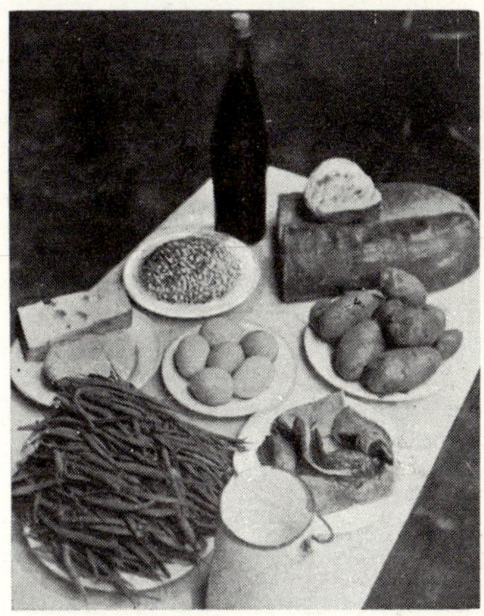

FIG. 928. — Quelques aliments usuels riches en protides (bœuf, œufs, fromage), glucides (pain, pommes de terre, riz), lipides (lait), base d'une alimentation normale.
(*Phot. A. Roy.*)

âge qu'apparaissent les maladies de la nutrition : obésité, diabète, goutte.

Il faut manger lentement, bien mastiquer les aliments. Ne pas se remettre au travail immédiatement après les repas.

Il est permis de fumer quelques cigarettes après le repas, pour les gens bien portants; s'en abstenir quand on est à jeun.

Hygiène sexuelle. — L'hygiène sexuelle des jeunes a été jusqu'ici complètement négligée. Et pourtant c'est vers l'âge de 16 à 18 ans, alors que l'instinct sexuel se développe, que la curiosité, les conversations entendues et souvent mal comprises entraînent le jeune homme et la jeune fille à suivre leurs impulsions génitales; c'est à cette période que les parents ont le devoir d'éclairer leurs enfants sur les graves conséquences que peuvent avoir pour eux et leur famille les moindres écarts de conduite.

Beaucoup trop de parents affectent de se désintéresser de ces questions essentielles et s'en voudraient de faire la moindre allusion aux phénomènes de la génération devant leurs enfants.

C'est le devoir du père et de la mère d'instruire et d'avertir leur fils et leur fille des dangers qui les menacent, en profitant des diverses circonstances qui provoquent de la part des jeunes gens des questions sur le sujet de la génération. Quelques timides initiatives officielles ont été faites, dans la dernière classe de certains lycées et collèges, pour montrer aux jeunes gens la nocivité des excès sexuels, qui épuisent le système nerveux et peuvent prédisposer à la tuberculose, et surtout pour attirer leur attention sur les dangers que peuvent avoir pour l'individu et pour la race les diverses maladies vénériennes. V. BLENNORRAGIE, SYPHILIS.

Hygiène de l'habitation. — V. HABITATION, AIR, CROISSANCE, DÉSINFECTION, ÉCOLE, GYMNASTIQUE, HYDROTHÉRAPIE, COLONIES (Hygiène).

Hygiène raciale (synonyme d'*eugénisme*). — Appliqué à l'homme, le mot *race* n'a pas, dans ce cas, le sens de *variété d'une espèce,* mais celui de *peuple,* de *nation.* Il n'existe pas, en effet, de race pure dans l'espèce humaine, en raison des mélanges qui se sont faits au cours des multiples invasions et des colonisations, mais seulement des groupements ethniques (V. ETHNIE), qui ne possèdent que des dispositions héréditaires d'ensemble, dont l'hygiène raciale cherche le perfectionnement physique ou moral.

HYGROMA. — V. à SÉREUSES (Maladies des bourses séreuses).

HYGROMÉTRIE (du gr. *hugros,* humide, et *metron,* mesure). — Mesure de la quantité de vapeur contenue dans l'air. V. CLIMAT.

HYMEN (du gr. *humen,* union). — V. FÉMININS (Organes génitaux).

HYMÉNOLÉPIS (du gr. *humen,* union, et *lepis,* écaille). — Petit tænia. V. TÆNIA.

HYOÏDE (Os) [*fig.* 929, 930]. — Os impair, médian et symétrique, situé transversalement à la partie antérieure du cou, au-dessus du sternum, auquel, il est rattaché par ses muscles abaisseurs, au-dessous de la langue, dont il constitue le squelette.

Ainsi que l'indique son étymologie grecque, *u,* et *eidos,* aspect, l'hyoïde a la forme d'un U ou d'un fer à cheval. Il est placé entre le larynx et la base de la langue, qui s'y rattache par ses principaux muscles. La partie moyenne, *corps,* se prolonge par les *grandes cornes* ou thyroïdiennes et les

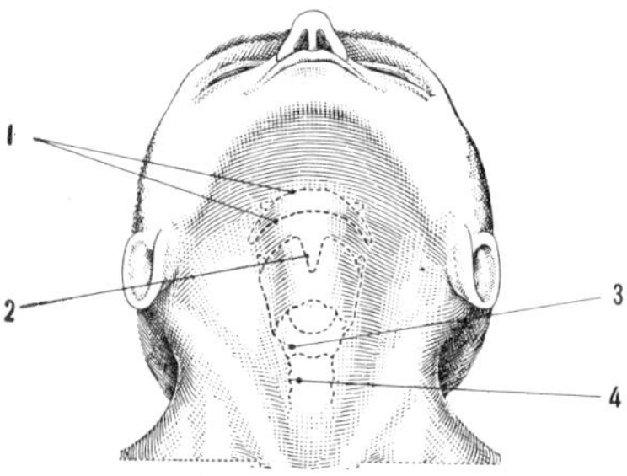

FIG. 929. — Position de l'os hyoïde.
1. Os hyoïde; 2. Cartilage thyroïde; 3. Cartilage cricoïde; 4. Trachée.

petites cornes ou styloïdiennes. Il donne insertion à treize muscles, qui le relient au maxillaire inférieur, à la langue et au larynx.

L'os hyoïde est le seul os qui ne soit pas rattaché au reste du squelette; en réalité, chez le fœtus, il est réuni au crâne par un cordon carti-

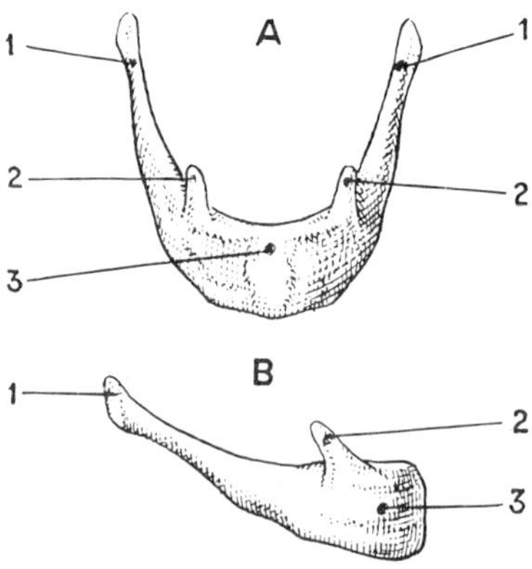

FIG. 930. — Hyoïde (Os).
A. Face antérieure; B. Face latérale droite.
1. Grandes cornes; 2. Petites cornes; 3. Corps de l'os.

lagineux allant de la petite corne à l'apophyse styloïde du temporal. Ce cordon se transforme ultérieurement en un ligament, le *ligament stylo-hyoïdien.*

HYOSCIAMINE et HYOSCINE. — V. JUSQUIAME.

HYPER (du gr. *huper,* sur, au-dessus, au-delà, en excès). — Excès ou surabondance. (Dans les composés, voir le mot qui suit *hyper.*)

HYPERACIDITÉ. — Ce mot est habituellement employé pour désigner une exagération de l'acidité du suc gastrique. Elle est due à une hypersécrétion d'acide chlorhydrique.

Il ne faut pas la superposer à certains types cliniques; hyperacidité n'est pas synonyme d'un type particulier de dyspepsie. D'ailleurs, l'hyperacidité ne s'accompagne pas toujours de manifestations fonctionnelles, et il y a chez des individus absolument normaux des variations du chimisme qui vont de l'achlorhydrie absolue à l'hyperchlorhydrie.

HYPERCHLORHYDRIE. — Etat constitué par une production excessive d'acide chlorhydrique dans l'estomac. V. à ESTOMAC (maladies) : *Dyspepsie.*

HYPER et HYPOCHLORURÉ (Régime). — La surabondance du sel dans l'alimentation (régime hyperchloruré) est nuisible dans nombre de maladies, et sa réduction (régime hypochloruré) rend de grands services. V. DÉCHLORURÉ.

HYPERCHROMIE (du gr. *huper,* en excès, et *khroma,* couleur). — Exagération de la pigmentation normale de la peau. Cette hyperchromie peut être congénitale (nævus) ou acquise. V. MÉLANODERMIE.

HYPERESTHÉSIE (du gr. *huper,* au-delà, et de *aisthêsis,* sensation). — Sensibilité exagérée, lorsqu'on touche la surface de la peau ou d'une muqueuse, et seulement à ce moment.

CAUSES. Maladies de la moelle épinière, névroses, névrites, eczéma, intoxication.

HYPERHÉMIE (du gr. *huper,* au-delà, et *haima,* sang). — Afflux excessif de sang dans un organe, congestion. L'hyperhémie est employée comme moyen de traitement.

HYPERHIDROSE. — Sécrétion exagérée de la sueur.

Forme généralisée. — Elle est sous la dépendance d'un état général : on la voit au cours de différentes maladies aiguës (suette, rhumatisme aigu, typhoïde, pneumonie, grippe), surtout au début de la convalescence ou dans l'évolution de maladies chroniques (goutte) et cachectisantes (phtisie), au cours de maladies nerveuses (hémiplégie, tabès, vagotonie), chez les obèses, les auto-intoxiqués.

Forme localisée (éphidrose). — Peut être due à des lésions nerveuses centrales ou périphériques. Souvent, elle est localisée aux mains et aux pieds chez les nerveux. Elle peut déterminer la macération de l'épiderme et s'accompagner de bromhidrose.

TRAITEMENT. Suivant les cas : pommade à la prométhazine, p. ex. Elle vise à bloquer la sécrétion locale de sueur, mais ne doit être utilisée qu'en dehors de toute surinfection ou eczématisation des lésions; les traitements généraux utilisent les neurosédatifs; quant à la radiothérapie fonctionnelle sur les aisselles et les aines, ses résultats sont décevants.

HYPERKÉRATOSE. — Hyperplasie considérable de la couche cornée de l'épiderme (v. PEAU). Elle peut être congénitale ou acquise. Les cellules peuvent être normalement kératinisées (aplaties et sans noyaux), comme dans les durillons et l'ichtyose p. ex. Ailleurs, elles comportent des noyaux (il s'agit alors de *parakératose*), comme dans certains eczémas.

TRAITEMENT. Localement, on utilise la vaseline salicylée à des concentrations pouvant dépasser 10 p. 100 sur certaines lésions localisées et épaisses. La vitamine A est le seul traitement général connu.

HYPERLIPIDÉMIE. — C'est la présence en trop grande quantité de

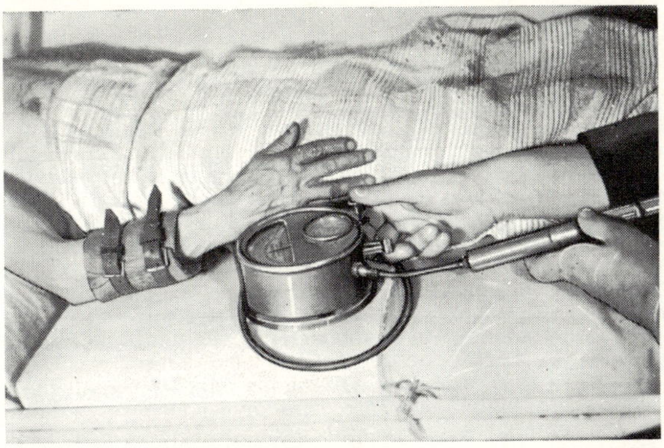

FIG. 931. — Mesure des oscillations artérielles de l'avant-bras à l'aide de l'oscillomètre de Pachon.
(*Phot. Larousse.*)

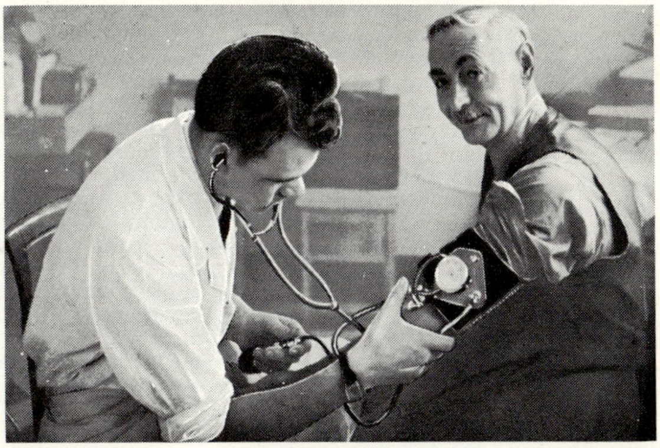

FIG. 932. — Prise de tension artérielle du bras au moyen de l'appareil de Vaquez.
(*Phot. Larousse.*)

lipides dans le sang. Les *hyperlipidémies* peuvent être *secondaires* à des affections endocriniennes surtout : hypothyroïdie, diabète, goutte, mais aussi pancréatites, obstructions biliaires, alcoolisme aigu, syndrome néphrotique, grossesse. Les *hyperlipidémies* peuvent être *primitives :* ce sont en général des maladies génétiques. Le *lipidogramme* (ou électrophorèse des lipides) donne la répartition des diverses graisses.

Les cinq types (classification de Fredericksen) correspondent à des entités physiopathologiques bien définies. L'*hyperchylomicronémie* (type I) : le régime sans graisses en est le traitement essentiel. L'*hypercholestérolémie familiale essentielle* (type II) est une maladie grave donnant des complications athéroscléreuses précoces (hypertension artérielle, angine de poitrine, infarctus du myocarde). Les *hyperlipidémies mixtes à cholestérol et à triglycérides* (type III) ont les mêmes complications que la précédente; le régime hypoglucidique peut les améliorer. Les *hyperlipidémies à triglycérides* (type IV) sont le plus souvent familiales et se compliquent également d'athérosclérose : elles sont souvent sensibles au régime hypoglucidique et sans alcool. L'*hyperlipidémie mixte à triglycérides et chylomicrons* (type V) est très rare et sensible au même régime que la forme précédente.

Le *clofibrate* est un médicament hypolipidémiant, surtout actif dans le type II.

HYPERMÉTROPIE (du gr. *huper,* au-delà, *metron,* mesure, et *ôps,* œil). — Etat d'un œil dans lequel les rayons lumineux parallèles à son axe vont se réunir en arrière de la rétine. V. *Réfraction,* à ŒIL.

HYPERPLASIE (du gr. *huper,* au-delà, et *plassein,* former). — Néoformation d'un tissu pathologique aux dépens d'un tissu sain, avec des cellules identiques au tissu générateur.

HYPERSOMNIE. — Exagération de l'aptitude au sommeil. Ce trouble s'observe dans l'encéphalite épidémique, la maladie du sommeil et certaines tumeurs cérébrales. Parfois, l'hypersomnie est paroxystique et survient par accès de quelques minutes ou de quelques heures. V. NARCOLEPSIE.

HYPERTENSION. — **Hypertension artérielle.** — Augmentation transitoire ou permanente de la pression du sang dans les artères.

On sait qu'à l'état normal, le sang, poussé par les contractions cardiaques, circule dans les artères avec une certaine pression. Celle-ci présente à peu près les mêmes oscillations que la courbe du pouls; elle s'élève jusqu'à un maximum, qui correspond au soulèvement du pouls au passage de l'ondée sanguine, puis diminue progressivement jusqu'à un minimum; après quoi, elle retombe à nouveau, etc. La valeur la plus élevée est la *pression maximum,* la valeur la plus basse la *pression minimum.*

Il importe de connaître non pas seulement une de ces pressions, mais *les deux.* C'est pourquoi le premier appareil utilisé en clinique, celui de Potain (1884), est abandonné, parce qu'il ne donnait que la maximum. On se sert aujourd'hui soit de l'*oscillomètre de Pachon* (*fig.* 931), soit du *sphygmotensiophone de Vaquez* (*fig.* 932) ou du *phono-sphygmomètre de Lian.* Dans le Pachon, les pressions maximum et minimum sont indiquées par les oscillations d'une aiguille sur un cadran : c'est une méthode *visuelle.* Dans le Vaquez et dans le Lian, on ausculte les bruits artériels avec un stéthoscope bi-auriculaire. Dans la pratique, c'est cette dernière méthode, dite *auscultatoire,* qui se révèle la meilleure. Elle donne comme chiffres normaux chez le sujet couché : pour la pression maximum (mx) : 12 à 14; pour la minimum (mn) : 6,5 à 9.

Au-dessus de ces chiffres, il y a hypertension.

Lorsque l'hypertension porte à la fois sur les pressions maximum et minimum, elle est dite *complète.*

Si elle ne porte que sur la pression maximum, l'hypertension est *purement maximum.* Si elle ne touche que la pression minimum, elle est *purement minimum.* Dans l'hypertension bien compensée, les chiffres des pressions maximum et minimum doivent, tout augmentés qu'ils sont, rester entre eux dans le même rapport qu'à l'état normal, c'est-à-dire rester *concordants.*

Lorsque ces chiffres se rapprochent trop l'un de l'autre, on dit qu'il y a *convergence,* et c'est l'indice habituel d'insuffisance cardiaque. Quand ils s'éloignent trop, c'est-à-dire quand il y a *divergence,* on en déduit soit une insuffisance aortique, soit une sclérose de l'aorte, soit une hyperexcitabilité du système nerveux sympathique.

Hypertension permanente. — CAUSES. Affection quelquefois constitutionnelle et héréditaire. Athérosclérose, diabète, hyperlipidémie, goutte, fonction rénale déficiente, sténose de l'isthme de l'aorte, causes endocriniennes diverses, obésité.

SIGNES. Après une phase de latence plus ou moins longue, des troubles peuvent apparaître : céphalée matinale, à siège surtout occipital, vertiges, bourdonnements d'oreilles, crampes, engourdissements, doigts morts, cryesthésie, envies fréquentes d'uriner la nuit; tendances aux hémorragies (épistaxis), fatigue, inaptitude au travail. L'hypertension artérielle est variable : elle peut être soit *légère* (mx = 15 à 20; mn = 10 ou 11), soit *moyenne* (mx = 20 à 25; mn = 12 ou 13), soit enfin *grande* (mx = 25 et plus; mn = 14 et plus).

Parfois, le malade présente des *éclipses cérébrales,* en rapport avec un spasme vasculaire : amnésie brusque, aphasie transitoire, amaurose subite, surdité, hémianopsie, monoplégies, crises comitiales, troubles oculaires (mouches volantes, points lumineux). Tous ces accidents sont fugaces et disparaissent en quelques minutes. L'examen du fond de l'œil montre souvent un spasme vasculaire avec pâleur de la papille.

COMPLICATIONS. I. *Vasculaires.* — Hémorragies diverses (cérébrale, méningée, rétinienne), thrombose avec ictus et hémiplégie.

II. *Cardiaques.* — Œdème aigu du poumon, angine de poitrine, insuffisance cardiaque.

III. *Rénales.* — Néphrite, urémie.

Hypertension passagère. — Elle coïncide d'ordinaire avec la néphrite aiguë, les coliques de plomb, l'éclampsie puerpérale. Son importance est très variable, selon les cas.

Hypertension paroxystique. — Plus rare. S'observe dans le saturnisme, dans l'éclampsie, au cours de lésions bulbaires, de tumeurs de la médullaire surrénale (paragangliome) ou d'hyperplasie surrénale simple.

SIGNES. La tension, qui était de 14/8, par exemple, monte brusquement à 30/18; le pouls s'accélère à 100 : céphalée, angoisse, pâleur, douleurs dans les membres; ces crises fugaces se terminent par une polyurie; elles se répètent d'une façon irrégulière et on peut observer les mêmes complications que précédemment. Pronostic grave.

ÉVOLUTION ET PRONOSTIC. Les accidents dus à l'hypertension ne sont pas toujours fonction de la pression artérielle. Tel malade supportera sans incident et pendant de longues années une tension artérielle supérieure à 25, alors que les accidents surviendront chez d'autres malades avec une tension maximum de 20. A ce point de vue, il semble que l'âge exerce une grande influence : l'hypertension est plus grave chez les jeunes, alors que les vieillards la supportent mieux, sans doute en raison du minimum d'effort qu'entraîne leur existence.

Le pronostic est dicté plutôt par la tension minimum que par la tension maximum. Une grande hypertension minimum (14 et au-dessus) ne cédant pas au traitement ne permet guère d'espérer plus de 5 à 6 ans de survie (Lian). Quand la mort survient, elle est due surtout à l'insuffisance cardiaque progressive (32 p. 100), puis à l'urémie (25 p. 100), à l'apoplexie (16 p. 100), à des affections intercurrentes (8 p. 100), à l'angine de poitrine (5 p. 100), à l'œdème du poumon (14 p. 100).

MÉCANISME ET TRAITEMENT. Les causes de l'hypertension sont nombreuses. On ne peut traiter un hypertendu sans avoir fait un bilan complet comprenant la recherche des complications et celle de la cause de son hypertension.

L'étiologie domine la conduite du traitement et le pronostic.

I. Hypertension paroxystique. — Elle est due en général à l'existence d'une tumeur surrénalienne, parfois à la grossesse; on doit envisager l'ablation de cette tumeur. On est amené parfois à interrompre une grossesse pour préserver la vie de la mère. L'hypertension paroxystique peut compliquer une *hypertension permanente* dont le mécanisme doit être recherché.

II. Hypertension permanente. — Il s'agit rarement d'une cause connue et précise dont l'intérêt réside dans la possibilité d'un traitement radical qui supprime la cause et permet, sinon la guérison, du moins la stabilisation de la maladie. Citons les causes *endocriniennes :* maladies de Cushing, parfois curable; les *causes neurologiques :* tumeurs cérébrales, myélite, souvent au-dessus des ressources thérapeutiques actuelles; deux causes surtout qui sont accessibles à la chirurgie : les *lésions rénales* unilatérales (malformations rénales ou des vaisseaux du rein, lithiase), decelées par l'urographie systématique chez l'hypertendu jeune; la *sténose isthmique de l'aorte* (V. AORTE). Mais le plus souvent, après un examen minutieux, l'hypertension apparaît comme *essentielle.* On invoque alors des lésions artériolaires, dont la cause reste méconnue. Le traitement comporte des règles hygiéno-diététiques et des médications diverses.

— *Chez le sujet de plus de 60 ans dont l'hypertension est bien tolérée et stable :* éviter le surmenage tant physique que psychique, lutter contre l'obésité; régime pauvre en graisses et peu salé; s'abstenir de toutes médications hypotensives : théophylline, gardénal; lutter contre l'athérome par les « décholestérolants », l'héparine à petites doses associée au facteur lipocaïque.

— *Chez les sujets plus jeunes, où l'hypertension paraît stable* et n'est pas compliquée : prescriptions hygiéno-diététiques sévères, vie calme; éviter tout surmenage, même sexuel, changement de profession s'il le faut, éviter les chocs affectifs, mêmes minimes, mais répétés, repos prolongé en position couchée; ni tabac ni alcool, régime surveillé pauvre en graisses et en sel; sédatifs nerveux (belladone, barbituriques, tranquillisants), cures thermales.

— Dans l'*hypertension dite maligne,* c'est-à-dire évoluant progressivement vers les complications : repos strict au lit, régime strictement privé de sel, et surtout médications hypotensives, qui nécessitent une surveillance médicale minutieuse : neuroplégiques, alcaloïdes de *Rauwolfia serpentina* (v. ces mots). C'est dans ces formes que se discute le *traitement chirurgical,* symptomatique : surrénalectomie unilatérale, section des nerfs splanchniques, des ganglions semilunaires, et surtout interventions sur le sympathique lombaire. En fait, ce sont là des traitements qui ne sont pas efficaces à tout coup et qui ne doivent être employés qu'en dernier recours.

Hypertension intracrânienne. — Syndrome observé au cours d'affections méningées et de tumeurs cérébrales, et caractérisé par de la céphalée, des vomissements, des vertiges, des convulsions, de la torpeur, de la bradycardie. L'examen du fond de l'œil montre une *stase papillaire.* Voir CERVEAU.

HYPERTENSION PORTALE. — V. *Supplément.*

HYPERTHERMIE (du gr. *huper,* au-dessus, et *thermos,* chaleur). — Élévation de la température du corps. V. FIÈVRE.

HYPERTHYMIE. — Troubles dus à l'hyperfonctionnement du thymus. — V. THYMUS.

HYPERTONIE (du gr. *huper,* audessus, et *tonos,* ton ou tension). — Excès de tonus, de tonicité d'un organe (artères, nerfs, muscles).

HYPERTRICHOSE (du gr. *huper,* au-dessus, et *thrix,* cheveu). — Développement anormal et exagéré du système pileux. L'hypertrichose généralisée est rare; elle n'atteint ni la paume des mains ni la plante des pieds.

Cette hypertrichose peut être rangée en trois catégories :

1° les *nævi pileux,* petits ou étendus, qui reposent sur une région habituellement pigmentée et apparaissent dès la naissance ou peu après;

2° l'*hypertrichose fœtale* (homme-chien) [*fig.* 933], qui est la persistance anormale, avec hypertrophie, des poils fœtaux; elle est symétrique et augmente avec l'âge; les poils sont laineux, mous, frisés;

3° l'*hypertrichose vraie,* qui existe chez l'homme et chez la femme. Chez l'homme, elle n'est que l'exagération d'un état normal, elle est souvent héréditaire ou atavique; elle n'est pas rare chez les tuberculeux.

On peut constater des touffes de poils au niveau du rachis, surtout à la région lombo-sacrée, coïncidant souvent avec un *spina bifida occulta.*

Une forme spéciale d'hypertrichose est réalisée par l'*hirsutisme* (v. ce mot).

L'hypertrichose des jeunes filles peut devenir l'origine d'une obsession morbide ou *trichomanie,* qui les conduit au désespoir et à la mélancolie.

Au moment de la ménopause, on note souvent une poussée de gros poils au menton et à la moustache. L'hirsutisme des femmes à barbe coïncide souvent avec une glycosurie et le diabète. Coexistence fréquente de lésions ou de tumeurs surrénales.

Le système nerveux joue également un rôle; une hypertrichose peut se développer sur le territoire cutané d'un nerf traumatisé : elle coïncide habituellement avec une hyperhidrose et une absence de réaction de dégénérescence, ce qui indique une lésion incomplète et non définitive du nerf.

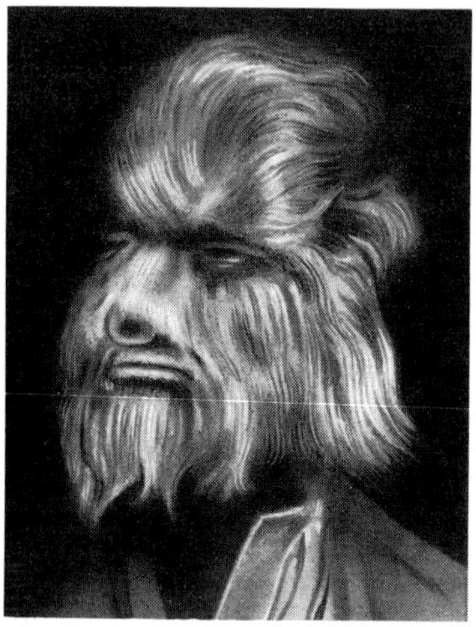

FIG. 933. — Hypertrichose (l'homme-chien).
[*Collection du Dr Butte.*]

TRAITEMENT. Eviter les pâtes épilatoires et les rayons X, dangereux. Décolorer les duvets trop apparents par l'eau oxygénée forte ou une crème à l'eau oxygénée.

Pommade à la folliculine.

Une pommade à l'acétate de thallium à 1 p. 100 peut dépiler la région frictionnée, mais aussi faire tomber les sourcils et les cheveux.

Recourir surtout à l'*électrolyse négative* ou, mieux, à l'*électrolyse diathermique.* La réaction immédiate consiste seulement en une rougeur pouvant se masquer sous un nuage de poudre de toilette. Les marques définitives ne sont plus à redouter, car toute la destruction est sous-épidermique.

La rapidité de chaque opération et le peu de douleur permettent de traiter de 100 à 300 poils par séance, ce qui rend possible une épilation en quelques semaines.

HYPERTROPHIE (du gr. *huper,* au-delà, et *trophê,* nutrition). — Accroissement exagéré du volume et du poids d'un organe ou d'une partie d'organe sans modification dans sa texture. Exemples : hypertrophie de la *prostate,* du *corps thyroïde,* du *thymus* (v. ces mots).

HYPHOMYCÈTES. — Groupe de champignons inférieurs formés de filaments et appelés communément *moisissures.* Certains hyphomycètes, comme *Sporotrichum, Acremonium, Hemispora, Monilia, Mycoderma, Discomyces,* sont parasites de l'homme et déterminent des mycoses.

HYPNOSE (du gr. *hupnos,* sommeil). — Sommeil provoqué par des moyens artificiels.

L'hypnose peut apparaître spontanément sous forme d'attaques de sommeil; mais, le plus souvent, elle est provoquée par une manœuvre banale, au cours d'expériences hypnotiques expérimentales. L'hypnose était considérée par Charcot comme relevant de l'hystérie; les états hypnotiques ne peuvent être provoqués que chez certains sujets, à la suite d'un dressage, ou chez des sujets à mentalité débile qui obéissent à toutes les suggestions qu'on peut leur transmettre; il s'agit là d'une exagération morbide du phénomène normal de la suggestion, qui consiste dans la réceptivité plus ou moins grande qu'ont les individus à obéir aux ordres qu'on leur donne, cette suggestion s'exerçant d'autant plus facilement qu'il s'agit de personnes pouvant avoir une autorité hiérarchique ou morale sur les individus.

L'hypnose peut comporter des états variés. Dans l'*état léthargique,* le sujet est en état de mort apparente, la résolution musculaire est complète; il est insensible aux piqûres, aux pincements. Dans l'*état cataleptique,* le sujet peut conserver pendant très longtemps des attitudes qu'on fait prendre à ses membres; la sensibilité peut être abolie; c'est une exagération de l'état présenté par les statues vivantes dans les spectacles publics, certains sujets pouvant conserver une immobilité presque absolue pendant un temps variable. Dans l'*état somnambulique,* l'individu paraît endormi et, cependant, on peut lui parler et il fait des réponses; pour certains, le sujet présenterait même une lucidité particulière qui lui permettrait de débrouiller une situation difficile, d'éclairer les recherches d'une instruction judiciaire.

Les sujets en état d'hypnose présentent une grande suggestibilité : l'expérience habituelle consiste à faire manger une pomme de terre crue en affirmant au sujet que c'est un fruit, et le sujet la mange avec satisfaction; mais il la rejette par terre si on lui dit que c'est une boule de papier, par exemple. On peut encore suggérer au sujet à l'état somnambulique d'accomplir des actes après son réveil, et le sujet exécute ces actes.

Dans tous les cas, il faut tenir compte des supercheries. Le sujet, notamment, n'exécute pas tous les actes qu'on lui suggère, mais uniquement ceux qui lui conviennent et qui ne comportent pas trop de désagréments pour lui. Les expériences de somnambulisme sont souvent faites dans des réunions publiques quelconques, par des charlatans qui ont des sujets préparés qui n'accusent aucune douleur à la piqûre, au pincement, soit parce que les piqûres sont faites peu profondément, soit parce qu'il s'agit de sujets qui peuvent supporter facilement la douleur d'une piqûre, par suite de troubles organiques de la sensibilité.

HYPNOTIQUES. — Médicaments qui provoquent le sommeil. Les plus employés sont, à côté des bromures, la valériane, utilisée dans les cas d'excitation nerveuse, le chloral et succédanés (hypnal, chloralose, paraldéhyde), le sulfonal, le trional, le véronal, l'adaline ou nyctal, l'uréthane. Tous ces médicaments se prescrivent habituellement en cachets de 0,5 à 1 g, à prendre le soir, vers 20 heures, dans une tasse de tilleul chaud. Le somnifère se prend soit par la bouche (XXX gouttes), soit par injection intramusculaire (2 à 3 cm^3 d'une solution à $0^g,1$ par cm^3).

On peut également combattre l'insomnie par d'autres méthodes : l'électrothérapie (bain statique, darsonvalisation), l'hydrothérapie, l'isolement. V. SOMMEIL.

HYPNOTISME. — Sommeil artificiel obtenu par différents procédés et qui se réalise après une période variant entre quelques secondes et trois à cinq minutes.

Tous les procédés pour provoquer le sommeil hypnotique consistent à distraire l'attention et à amener rapidement la fatigue musculaire : on fait fixer au sujet un point brillant, on exerce une pression sur les points hystérogènes, etc.

De nombreuses discussions sont nées pour savoir si le sommeil somnambulique pouvait être obtenu exclusivement chez les nerveux. Il semble bien que ceux-ci seuls y soient sujets.

Il existe trois états : état cataleptique, état léthargique, état somnambulique. V. HYPNOSE.

Il faut se mettre en garde contre les pratiques hypnotiques qui, appelées à rendre les plus grands services en thérapeutique (hémiplégie hystérique, par exemple, guérie par la suggestion), peuvent être des armes redoutables entre les mains d'individus peu scrupuleux, capables de suggérer, dans leur propre intérêt, des actes répréhensibles.

HYPO (du gr. *hupo,* au-dessous). — Indique une diminution, une situation inférieure. (Dans les composés, voir le mot qui suit HYPO.)

HYPOALIMENTATION. — Troubles graves engendrés par l'apport insuffisant des aliments nécessaires à l'équilibre de l'organisme; ils peuvent survenir chez l'adulte comme chez l'enfant (v. ATROPHIE, ATHREPSIE). Une maladie très fréquente survient chez le nourrisson, en Afrique tropicale, au moment du sevrage : dénommée *kwashiorkor,* elle semble due à une carence en protéines animales et se traduit par des troubles digestifs avec amaigrissement, apathie, œdèmes, anémie, gros foie, et par des lésions cutanées; elle retarde la croissance et évolue souvent vers la mort.

HYPOCHLORÉMIE. — Diminution du taux du chlore sanguin. Normalement, le chlore du sang total s'élève à 2 g 95 p. 1000; le chlore du plasma à 3 g 60, le chlore des globules sanguins à 2 g. V. CHLORE.

Cette diminution peut être due à une déperdition de sel par l'organisme, sang et tissus, telle l'hypochlorémie, consécutive aux vomissements abondants (sténose du pylore, occlusion intestinale), acidose diabétique, diarrhées.

Dans d'autres cas, l'hypochlorémie est due à une migration du chlore sanguin vers les tissus (*chloropexie*), par exemple, dans les néphrites aiguës ou chroniques; dans ces cas, la rechloruration doit être faite avec prudence.

On a observé aussi une hypochlorémie après les interventions chirurgicales, surtout s'il y a insuffisance surrénale aiguë; chez les grands brûlés, chez les cancéreux traités par la radiothérapie. Dans ces cas, la rechloruration est nettement indiquée.

TRAITEMENT. Injections intraveineuses de solution hypertonique de chlorure de sodium à 10 à 20 p. 100, 20 à 30 cm^3 chaque fois, et renouvelées plusieurs fois par jour.

HYPOCHLORHYDRIE. — Etat produit par insuffisance d'acide chlorhydrique dans l'estomac. V. ESTOMAC (maladies) : *Dyspepsie.*

HYPOCHLORITES ALCALINS. — Substances qui doivent au chlore qu'elles renferment leurs propriétés bactéricides, désinfectantes et décolorantes. Les plus employées sont :

L'*hypochlorite de sodium,* qui entre dans la composition de la *liqueur de Labarraque* et de la *solution de Dakin* (V. SODIUM);

L'*hypochlorite de potassium,* qui entre dans la composition de l'*extrait* et de l'*eau de Javel* employés dans l'épuration de l'eau (javellisation ou verdunisation);

L'*hypochlorite de calcium,* appelé improprement *chlorure de chaux,* qui résulte de l'action du chlore sur la chaux éteinte (V. CALCIUM);

Les *hypochlorites de magnésium, d'aluminium,* de *zinc,* peu employés, qui ont également des propriétés antiseptiques.

HYPOCONDRE (du gr. *hupo,* sous, et *khondros,* cartilage). — Région de l'abdomen placée sous les fausses côtes, de chaque côté de l'épigastre. (Voir figure à ABDOMEN.)

Les hypocondres abritent des organes variés. A droite est le lobe droit du foie, et, en arrière de lui, l'angle formé par les côlons ascendant et transverse, le premier angle du duodénum, la vésicule biliaire, et, plus en arrière, le rein droit; l'appendice en position haute peut également occuper l'hypocondre droit.

A gauche, on trouve la rate, le coude gauche du côlon et le rein gauche.

Douleurs des hypocondres. — *Hypocondre droit.* — Les douleurs peuvent être causées par des affections du *foie* (congestion, lithiase, abcès, cancer, syphilis), par une *appendicite,* un *ulcère* de l'estomac ou du duodénum, une *tumeur* de l'angle droit du côlon.

Hypocondre gauche. — A gauche, la douleur peut être causée par une lésion du *rein* gauche, de la *rate* (paludisme, syphilis, leucémie, asystolie), une *tumeur* de l'angle gauche du côlon; souvent la douleur est d'origine stomacale et symptomatique de la distension par des gaz de la grosse tubérosité (flatulence, aérophagie).

HYPOCONDRIAQUE. — Individu atteint d'hypocondrie.

Dans le langage vulgaire, l'hypocondriaque est un individu qui a un mauvais caractère, parce qu'il a un mauvais estomac (les viscères placés dans les *hypocondres* ne digérant pas bien les aliments).

HYPOCONDRIE. — Névrose voisine de la mélancolie. Les idées hypocondriaques sont les idées d'inquiétude du sujet par rapport à son organisme.

Les hypocondriaques peuvent être classés en trois catégories : les *hypocondriaques neurasthéniques,* les *hypocondriaques obsédés,* les *hypocondriaques délirants.*

Les premiers se préoccupent d'une façon exagérée et sans raison de leur santé physique. Mais ce sont des interprétateurs qui manquent de conviction absolue et ne demandent qu'à écouter ceux qui les consolent. Leur nosophobie se traduit par de simples craintes, sans grande réaction émotive.

Chez les obsédés, au contraire, l'hypocondrie s'accompagne d'angoisse et d'anxiété. Ils ne peuvent être raisonnés, car ils n'ont que faire des conseils et des encouragements, sachant eux-mêmes qu'ils se trompent.

Enfin, l'hypocondrie se rencontre chez certains délirants dégénérés, au cours d'intoxications graves, ou dans la paralysie générale.

Ces hypocondriaques ne sont plus des phobiques des douleurs : ce sont des convaincus. Tantôt leurs idées délirantes sont vraisemblables, tantôt elles tombent dans le grotesque. Ces malades interprètent leurs troubles dysesthésiques par l'absurdité. Un tel explique une dilatation d'estomac par la présence d'un animal, d'un serpent, d'un lézard. Tel autre affirme qu'il n'a plus d'intestin, plus d'œsophage.

Les idées de négation corporelle, comme les idées hypocondriaques dont elles font partie, paraissent en rapport avec des troubles organiques, particulièrement avec des altérations de la sensibilité interne.

HYPODERMA. — V. MOUCHES.

HYPODERMIQUE (Injection). — V. à INJECTION.

HYPODERMITE (du gr. *hupo,* sous, et *derma,* peau). — Inflammation du tissu cellulaire sous-cutané amenant la formation de nodosités ou de placards indurés, de nature variable (microbes pyogènes, tuberculose).

HYPOGASTRE (du gr. *hupo,* sous, et *gastêr,* estomac). — Partie inférieure du ventre qui recouvre la vessie. (V. figure à ABDOMEN.)

HYPOGASTRIQUE (Ceinture). — Cette ceinture est employée pour maintenir le bas-ventre. V. GROSSESSE.

HYPOGLOSSE (du gr. *hupo,* sous, et *glôssa,* langue). — Nerf moteur de la 12ᵉ paire des nerfs crâniens (v. figure à LANGUE). Il prend son origine par deux *noyaux,* un principal (*aile blanche interne*) et un accessoire, dans la région du plancher du 4ᵉ ventricule; il sort à la face antérieure du bulbe, dans le sillon qui sépare l'olive de la pyramide antérieure (v. BULBE), par dix à quinze filets, qui se réunissent et se dirigent vers le trou condylien antérieur (v. CRÂNE) ; il se porte obliquement en bas et en avant en décrivant une courbe à concavité supérieure, pour venir s'épanouir à la face inférieure de la langue. Durant son trajet, le nerf passe entre la carotide interne et la jugulaire, chemine dans le faisceau des muscles styliens, puis contre le constricteur moyen du pharynx et le hyoglosse, accompagné durant la plus grande partie de son trajet par l'artère linguale. Après avoir donné des rameaux anastomotiques au grand sympathique, au pneumogastrique, aux deux premiers nerfs cervicaux et au nerf lingual, le grand hypoglosse va innerver les muscles thyro-hyoïdien, hyoglosse, thyroglosse et génio-hyoïdien, et anastomose ses branches terminales avec celles du lingual dans l'épaisseur de la langue.

Paralysie. — V. LANGUE.

HYPOPHOSPHATE et HYPOPHOSPHITE. — V. à CHAUX et SOUDE.

HYPOPHYSE (du gr. *hupo,* sous, et *phusis,* production). — **Anatomie.** — L'hypophyse ou *glande pituitaire* est un petit organe ovoïde du poids de 40 cg environ, logé à la base du crâne, dans la selle turcique, limitée par les

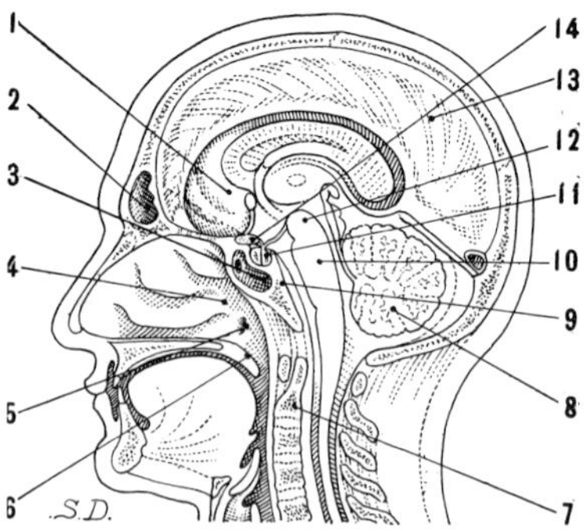

FIG. 934. — Hypophyse.
Coupe médiane de la tête montrant l'emplacement de l'hypophyse.

1. Face interne de l'hémisphère droit; 2. Sinus frontal; 3. Sinus sphénoïdal; 4. Fosse nasale; 5. Trompe d'Eustache; 6. Luette; 7. Vertèbres cervicales; 8. Cervelet; 9. Corps du sphénoïde; 10. Protubérances; 11. Les deux lobes de l'hypophyse; 12. Pédoncule cérébral; 13. Faux du cerveau; 14. Chiasma optique.

apophyses clinoïdes antérieures et postérieures. Une tumeur hypophysaire peut donc déterminer des modifications de la selle turcique visibles à la radiographie. L'hypophyse est située en arrière du chiasma optique. Une hypertrophie ou une tumeur de la pituitaire pourra donc comprimer le chiasma optique et causer des troubles visuels, se traduisant par une *hémianopsie bitemporale.*

L'hypophyse est reliée au cerveau (*tubercinereum*) par une petite colonne grise, la *tige pituitaire,* et elle est séparée du cerveau par un repli de la dure-mère, le *diaphragme* de l'hypophyse (*fig.* 934 et 935). L'hypophyse est constituée par *deux lobes* n'ayant pas la même origine embryologique : un *lobe antérieur,* jaunâtre, résultant d'une invagination du pharynx primitif, et qui dérive de l'endoderme; un *lobe postérieur,* blanchâtre, d'origine nerveuse, ectodermique, qui est une évagination de la paroi du 3ᵉ ventricule (v. CERVEAU).

Le lobe postérieur est plus petit que l'antérieur, dans la concavité duquel il est enchâssé; il se prolonge en haut

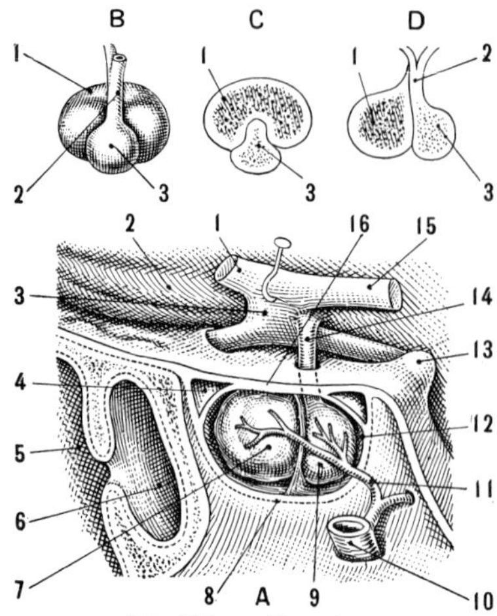

FIG. 935. — Hypophyse.

A. L'hypophyse vue en place dans sa loge : 1. Nerf optique gauche; 2. Face inférieure du cerveau sous la dure-mère; 3. Chiasma optique; 4. Sinus caverneux; 5. Fosse nasale; 6. Sinus sphénoïdal; 7. Lobe antérieur; 8. Selle turcique; 9. Lobe postérieur; 10. Artère carotide interne; 11. Artère de l'hypophyse; 12. Loge de l'hypophyse; 13. Apophyse clinoïde postérieure; 14. Tige pituitaire; 15. Bandelette optique; 16. Tente de l'hypophyse. B. L'hypophyse vue par sa face postérieure; C. Coupe horizontale; D. Coupe sagittale : 1. Lobe antérieur; 2. Tige du corps pituitaire; 3. Lobe postérieur.

par la tige pituitaire, et se termine sur le *tubercinereum,* au plancher du 3ᵉ ventricule.

Entre les deux lobes existe un feuillet ou *lobe intermédiaire.*

Structure. — Le *lobe antérieur* a la structure habituelle des glandes endocrines : cordons pleins et anastomosés, formés de cellules diverses qu'on distingue d'après leurs affinités tinctoriales en *cellules éosinophiles,* riches en granulations acidophiles; *cellules basphiles,* à protoplasma vacuolisé; et *cellules chromophobes,* difficilement colorables.

Le *lobe postérieur* comprend une trame névroglique contenant quelques fibres nerveuses représentant

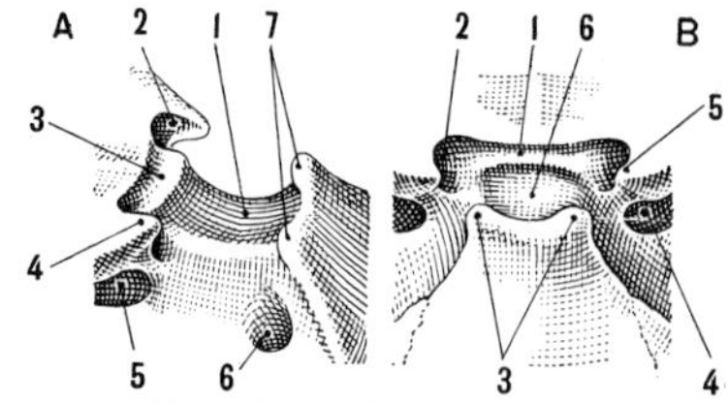

FIG. 936. — Selle turcique.

A. Vue latérale gauche : 1. Selle turcique; 2. Trou optique; 3. Gouttière optique; 4. Apophyse clinoïde antérieure; 5. Fente sphénoïdale; 6. Orifice de la carotide interne; 7. Apophyses clinoïdes postérieures; B. Vue postérieure : 1. Gouttière optique; 2. Trou optique; 3. Apophyses clinoïdes postérieures; 4. Fente sphénoïdale; 5. Apophyse clinoïde antérieure; 6. Selle turcique.

l'épanouissement du faisceau hypothalamique; il présente de nombreuses fibres nerveuses et de larges cellules pyramidales qui paraissent sécréter les hormones posthypophysaires. La *zone intermédiaire* est riche en vésicules colloïdes.

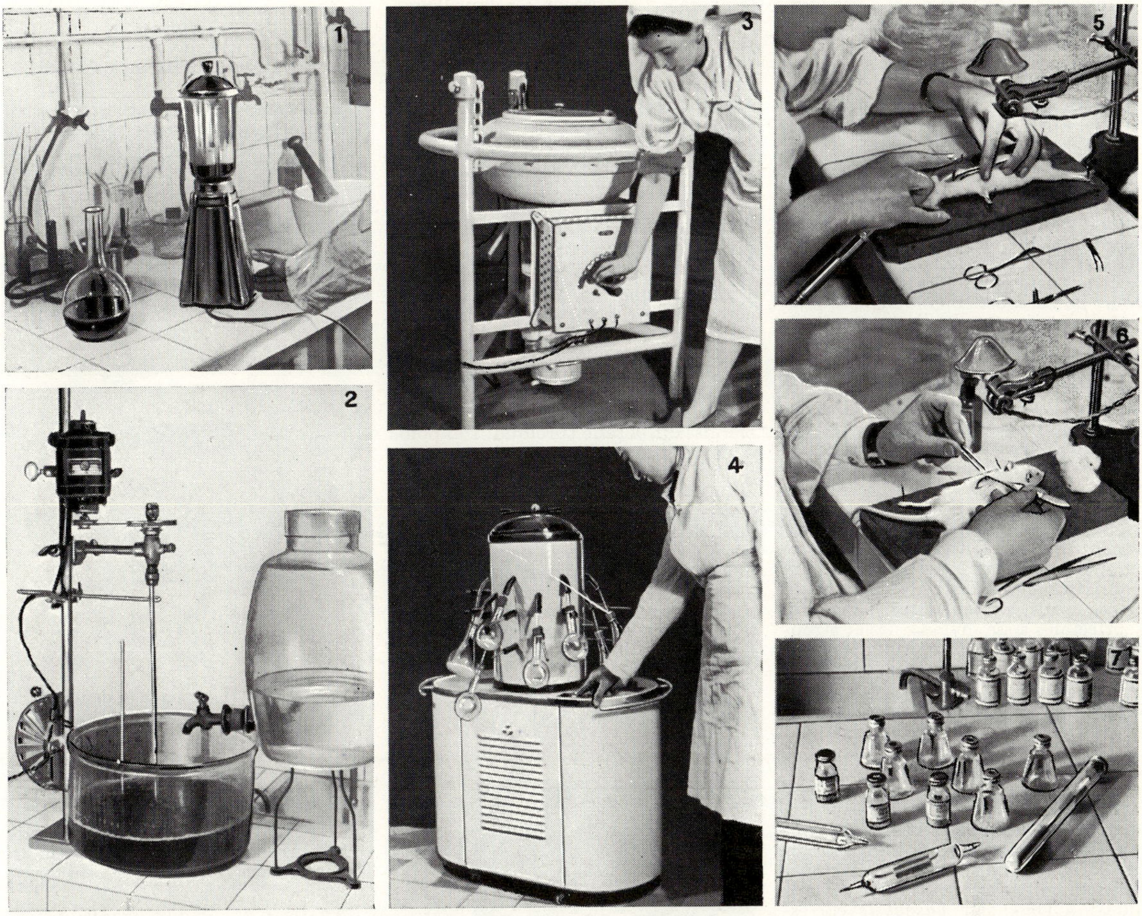

FIG. 937. — Préparation de l'A. C. T. H. dans un laboratoire en France.

Les hypophyses de bœufs ou de moutons, collectées dès l'abattage, sont immédiatement réfrigérées, puis traitées dans un broyeur (1) en présence d'acétone à 80 p. 100, solvant, entre autres, de l'A. C. T. H. On parfait l'extraction par agitation du mélange (2) pendant deux heures à la température du laboratoire. Diverses manipulations : centrifugation à grande vitesse (3), dissolutions et précipitations successives, permettent l'obtention d'un liquide que l'on purifie encore par variation de l'acidité et passage à l'autoclave. Traité ensuite par le vide et à basse température (lyophilisation) [4], ce liquide est transformé en une poudre blanche extrêmement fine qui est l'A. C. T. H. parfaitement soluble dans le sérum physiologique. Un titrage biologique est ensuite indispensable. On enlève l'hypophyse d'un rat (5) auquel on injecte de l'A. C. T. H. Après surrénalectomie (6) le dosage de l'acide ascorbique dans la glande surrénale permet de juger de l'efficacité biologique de l'A. C. T. H. obtenue. Après ce titrage, le produit est conditionné dans des ampoules (7) contenant l'équivalent de 25 mg d'A. C. T. H. standard. (*Phot. Larousse.*)

Fonctions. — L'hypophyse est une glande à sécrétion interne. Les deux lobes ont une fonction différente.

Lobe antérieur (Antéhypophyse). — Il sécrète, par ses cellules éosinophiles, une *hormone de croissance,* somatotrope. Des troubles de cette sécrétion peuvent engendrer un arrêt de la croissance des jeunes, infantilisme et nanisme ou, au contraire, une exagération de la croissance et du poids, gigantisme chez l'enfant, acromégalie chez l'adulte.

D'autres hormones ont comme propriété d'aller stimuler la sécrétion d'autres glandes endocrines : thyroïde, gonades, surrénales, pancréas; ce sont les *stimulines.*

Les mieux connues sont les *gonodostimulines* A et B. L'hormone A (l'abréviation F. S. H. [*follicle stimulating hormone*] la désigne quelquefois) agit sur l'épithélium germinatif des glandes sexuelles; chez la femme, elle provoque la maturation du follicule; chez l'homme, elle stimule la spermatogenèse. L'hormone B (l'abréviation L.H. [*luteinizing hormone*] la désigne quelquefois) règle l'activité du corps jaune (lutéine) chez la femme et la sécrétion du testostérone chez l'homme. Ces deux hormones seraient distinctes des *prolans* A et B, extraits des urines des femmes enceintes, avec lesquels on les avait confondues. Enfin, le lobe antérieur sécrète des hormones agissant sur le métabolisme des lipides et des glucides (diabète hypophysaire), sur la destruction du glycogène hépatique.

On a aussi isolé maintenant l'hormone hypophysaire (A.C.T.H. [*adreno cortico trophic hormon*], *corticostimuline*), qui stimule la glande surrénale. Son utilisation thérapeutique n'est pas encore généralisée, mais les essais sont très prometteurs (*fig.* 937).

Lobe postérieur (Neurohypophyse). — Il doit également être considéré comme une glande endocrine, qui préside à la plupart des métabolismes : ceux de l'eau, des lipides, des glucides, à la régulation de la pression sanguine, de la croissance et de la nutrition des tissus.

Les hormones de ce lobe exercent une triple action : une *action ocytocique.* Cette hormone, ou *pituitrine,* fait contracter les fibres musculaires lisses, en particulier celles de l'utérus, et elle joue un rôle dans le mécanisme de l'accouchement;

Une *action antidiurétique,* intervenant dans le métabolisme de l'eau. Une diminution de sécrétion de cette hormone entraîne l'élimination de 15 à 20 litres d'eau (*diabète insipide*);

Enfin, une *action hypertensive vasoconstrictive et hémostatique.*

Emploi thérapeutique. — Les hormones hypophysaires sont des polypeptides à structure tellement complexe qu'il a encore été impossible de les isoler à l'état de pureté. On prépare donc des poudres des deux lobes de l'hypophyse du bœuf (poids 2 à 4 g) ou du cheval (poids 2 à 2g,5) par dessiccation et pulvérisation. On emploie ces poudres en cachets, comprimés ou dragées. On trouve aussi dans le commerce des extraits injectables par voie sous-cutanée ou intraveineuse.

Lobe antérieur : retards de la croissance, insuffisance sexuelle.

Hormone somatotrope : retard ou insuffisance de la croissance chez le jeune enfant; infantilisme hypophysaire.

Hormones gonadotropes : ces hormones sont rarement extraites de l'hypophyse, les rendements étant trop faibles; on s'adresse à des gonadotrophines extraites du sérum sanguin de jument gravide (gon. A) ou de l'urine des femmes enceintes (gon. B).

Employées chez la femme en cas de règles absentes ou peu abondantes, dans les retards de la puberté; chez l'homme, dans les cas d'absence de spermatozoïdes, d'asthénie sexuelle, de sénilité précoce, d'ectopie testiculaire.

Lobe postérieur : inertie utérine au cours de l'accouchement. Diabète insipide, hémorragies.

Maladies. — **Hyperplasie.** — Constante au cours de la grossesse, dans les néphrites chroniques, dans les infections aiguës, dans les syndromes polyglandulaires.

Parfois, les cellules glandulaires se groupent en amas, en nodules, et forment des *adénomes*.

Hypoplasie. — S'observe dans la vieillesse, le myxœdème, le crétinisme, l'inanition, la cachexie (syndrome de Simmonds).

Une inflammation aiguë de l'hypophyse peut se rencontrer dans les septicémies à staphylocoques et streptocoques. Des lésions chroniques existent dans la syphilis héréditaire.

Tumeurs de l'hypophyse. — Il s'agit soit d'*adénomes,* soit de *craniopharyngiomes,* soit d'*épithéliomes*.

Les *adénomes* s'observent surtout entre 30 et 50 ans. Ils se traduisent au début par des troubles endocriniens, variant suivant leur type histologique : à l'*adénome des cellules éosinophiles* correspondent le gigantisme et l'acromégalie, dus à l'hyperfonctionnement de la sécrétion de ces cellules; à l'*adénome basophile* correspond le syndrome de Cushing. L'*adénome des cellules chromophobes* détermine des troubles d'hypopituitarisme : atrophie génitale, obésité ou maigreur, troubles du métabolisme.

Signes d'*hypertension crânienne :* céphalée, vertiges, vomissements, hypothermie, somnolence.

La radiographie (*fig.* 938, 939) montre un agrandissement de la selle turcique. Le chiasma et les bandelettes optiques peuvent être comprimés ou détruits, ce qui entraîne une hémianopsie bitemporale et une cécité par atrophie optique.

TRAITEMENT. Il faut s'efforcer d'intervenir avant l'apparition de la cécité.

I. *Médical.* — Opothérapie hormonale.

II. *Radiothérapique.* — L'irradiation de l'hypophyse par voie frontotemporale a été préconisée dans l'acromégalie, le gigantisme et les tumeurs hypophysaires.

III. *Chirurgical.* — L'ablation de l'hypophyse est le traitement de choix des tumeurs hypophysaires, quand elle est possible.

Syndromes hypophysaires. — L'altération des fonctions hypophysaires, soit par hyperfonctionnement, soit par hypofonctionnement de l'un ou de l'autre lobe, détermine des syndromes dont certains sont actuellement bien connus.

Acromégalie. — Hypertrophie non congénitale des quatre extrémités et de la tête.

CAUSE. L'acromégalie est due dans la majorité des cas à une *tumeur de l'hypophyse* (adénome ou sarcome). La glande peut augmenter de volume, élargissant la selle turcique; son poids peut atteindre 35 à 40 g.

SIGNES. La face et les oreilles sont allongées, le nez augmenté de volume, les pommettes saillantes, les lèvres épaissies (*fig.* 940). La langue, grosse, élargie, gêne parfois la déglutition; le menton est fréquemment en galoche, alors que le crâne est peu modifié. Les mains, larges et épaisses, ont la forme d'une bêche ou d'un battoir (*fig.* 941). Les doigts sont trapus, boudinés. Les pieds sont également augmentés de volume et élargis.

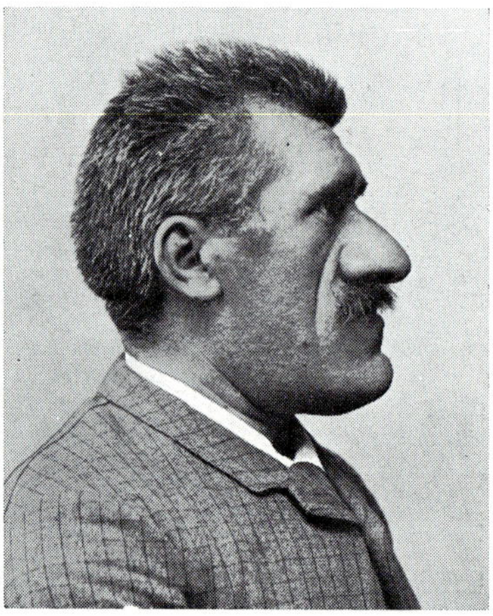

FIG. 940. — Acromégalie (tête de profil).
Phot. de M. Londe (Laboratoire de la Salpêtrière).

Les déformations thoraciques sont moins constantes : on peut noter parfois une cyphose cervico-dorsale.

En revanche, les troubles génitaux sont habituels (impuissance chez l'homme, aménorrhée chez la femme).

Cheveux épais, abondants; poils gros et durs. Troubles du métabolisme : polyurie, glycosurie, augmentation du métabolisme basal de 15 à 20 p. 100.

EVOLUTION. Lente et progressive. L'acromégalie débute le plus souvent entre 25 et 30 ans. L'hypertrophie peut demeurer stationnaire pendant 20 à 30 ans. La mort survient par cachexie lente ou du fait d'une maladie intercurrente; parfois, mort subite comme dans les tumeurs intracrâniennes.

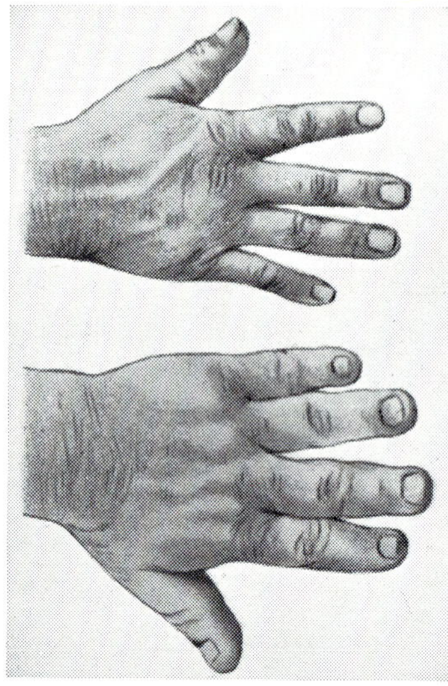

FIG. 941. — Acromégalie.
En haut, main normale; *en bas,* main acromégalique.

TRAITEMENT. Radiothérapie, neurochirurgie.

Syndrome adiposo-génital. — V. OBÉSITÉ, CACHEXIE.

Cachexie hypophysaire (Simmonds). — V. MAIGREUR.

Diabète hypophysaire, insipide. — V. DIABÈTE.

Maladie de Cushing (Basophilisme hypophysaire). — Syndrome survenant surtout chez la femme vers la vingtième année; il est caractérisé par une obésité rapidement progressive du tronc et de la face, respectant les membres, de l'hirsutisme, une hypertension artérielle avec faciès enluminé, une pigmentation cutanée avec vergetures rouges des hanches et de l'abdomen, une ostéoporose douloureuse costo-vertébrale, conduisant à la cyphose cervico-dorsale et aux fractures spontanées. Diminution ou suppression des règles; fatigabilité et asthénie profonde; acrocyanose, tendance aux hémorragies; troubles du métabolisme des glucides et lipides avec hyperglycémie; augmentation du nombre des hématies et des leucocytes.

CAUSE. Adénome des cellules basophiles du lobe antérieur de l'hypophyse, souvent associé à d'autres adénomes glandulaires (surrénales, etc.).

EVOLUTION. Sans traitement, en trois à cinq ans vers la cachexie.

TRAITEMENT. Radiothérapie hypophysaire; intervention chirurgicale sur l'hypophyse; hormones mâles.

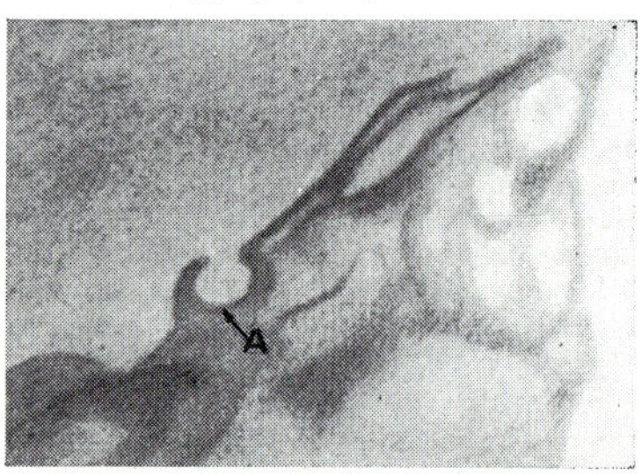

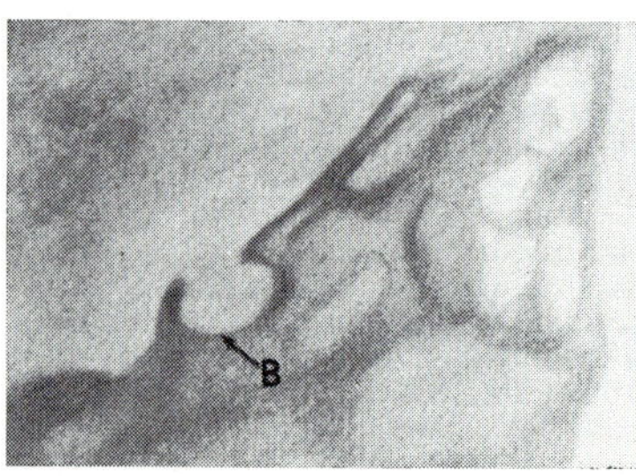

FIG. 938, 939. — Radiographies de deux selles turciques.
A. Normale; B. Elargie.

HYPOPYON (du gr. *hupo,* sous, et *puon,* pus). — Collection de pus dans la chambre antérieure de l'œil. V. ŒIL.

HYPOSPADIAS. — Vice de conformation consistant dans l'ouverture de l'urètre au-dessous du pénis et non à son extrémité. V. URÈTRE (maladie).

HYPOSTASE (du gr. *hupo,* au-dessous, et *stasis,* position). — Accumulation du sang dans les parties déclives du corps.

La *congestion hypostatique* des poumons siège à leur partie inférieure; elle a pour origine le décubitus dorsal (coucher sur le dos, surtout lorsqu'il est prolongé au cours des maladies, notamment de la fièvre typhoïde, chez les bébés et les vieillards).

On préserve le malade de ces congestions en le faisant asseoir le plus souvent possible. V. DOSSIER-LIT.

En *génétique,* c'est l'état d'un caractère héréditaire dominant qui est masqué par un autre caractère héréditaire dominant, sans que ces deux caractères répondent à des facteurs allèles.

HYPOTENSION. — **Hypotension artérielle.** — Etat de moindre pression du sang dans le système artériel.

L'hypotension peut être *transitoire,* au cours de la syncope, du collapsus, mais ordinairement elle est *permanente,* soit *secondaire* à une hémorragie grave ou à une maladie, telle que cancer, tuberculose, maladie d'Addison, rétrécissement mitral, soit *primitive,* sans cause apparente.

L'hypotension permanente constitutionnelle se traduit par un *abaissement permanent de la tension artérielle maximum et minimum.* Les chiffres trouvés varient aux environs de 10 1/2 pour la pression maximum, de 5 à 6 pour la pression minimum. La *pression différentielle* peut être soit normale (mx = 10; mn = 6), soit augmentée (mx = 10; mn = 4), soit diminuée (mx = 10; mn = 7).

Parfois, cette hypotension ne s'observe que dans la position debout (*H. orthostatique*).

SIGNES. Fatigabilité variable comme intensité; quand elle est marquée, elle oblige le malade à demeurer étendu presque toute la journée. Les lipothymies et les syncopes, assez fréquentes, surviennent au cours d'accidents minimes, et, par leurs répétitions, elles effrayent souvent le malade et son entourage. Enfin, de tels malades ont fréquemment les extrémités fraîches, parfois rosées et même violacées (acrocyanose).

PRONOSTIC. Favorable. Les troubles de cette hypotension artérielle ne doivent pas en imposer pour une tuberculose, à cause de la fatigabilité, ou une cardiopathie, à cause des syncopes et de l'acrocyanose.

TRAITEMENT. Strychnine à haute dose (5 ou 6 milligrammes par jour), oxygénothérapie sous-cutanée. Ephédrine, opothérapie surrénale, adrénaline, digitaline, strophantus, ou spartéine, cafféine, acide ascorbique (2 à 5 comprimés de 5 cg par jour).

Hypotension cérébrale. — Troubles dus à la diminution de pression dans les ventricules cérébraux : céphalée, vomissements, somnolence, hypersomnie, parfois convulsions, confusion mentale, coma, paralysies, mort.

L'injection d'air ou de sérum physiologique dans les ventricules, après trépanation, peut faire disparaître ces symptômes.

HYPOTENSION CONTRÔLÉE. — V. *Supplément.*

HYPOTHÉNAR (du gr. *hupo,* au-dessous, et *thênar,* paume de la main). — **Eminence hypothénar.** — Saillie formée, à la partie interne de la paume de la main, par les muscles court fléchisseur, court adducteur et opposant du petit doigt.

HYPOTHYMIE. — Insuffisance de fonctionnement du thymus. Voir THYMUS.

HYPOTHYROÏDIE (du gr. *hupo,* au-dessous, et de *thyroïde*). — Diminution de la sécrétion de la glande thyroïde. V. THYROÏDE.

HYPOTONIE MUSCULAIRE (du gr. *hupo,* au-dessous, et *tonos,* tension). — Flaccidité des muscles permettant des attitudes anormales : flexion complète des cuisses, qui s'appliquent sur l'abdomen, grand écart, doigt se renversant sur la face dorsale de la main, possibilité d'incliner le dos de manière que la tête soit placée entre les jambes.

CAUSES. Tabès (v. MOELLE) et hémiplégie organique, mal de Pott, syringomyélie, affection du cervelet.

HYPOTROPHIE (du gr. *hupo,* au-dessous, et *trophein,* nourrir). — Insuffisance de nutrition d'un organe ou de l'organisme. V. ATROPHIE.

HYSTÉRECTOMIE (du gr. *hustera,* matrice, et *ektomê,* ablation). — Opération destinée à enlever l'utérus, en cas de tumeur de cet organe. Elle se fait par le vagin ou par l'abdomen (voir *fig.* à OPÉRATION).

HYSTÉRIE (du gr. *hustera,* utérus). — Névrose caractérisée par des troubles *permanents* (troubles sensitifs, sensoriels, psychiques) et *transitoires* (crises convulsives, paralysies).

Babinski en donne la définition suivante :

« *L'hystérie est un état pathologique se manifestant par des troubles qu'il est possible de reproduire par suggestion chez certains sujets avec une exactitude parfaite et qui sont susceptibles de disparaître sous l'influence de la persuasion* (*contre-suggestion*) *seule.* »

L'hystérique ne peut donc plus être séparé formellement du simulateur, et Babinski n'hésite pas à considérer ces sujets comme des demi-simulateurs, comme une variété de mythomanes; le mythomane fabule avec son esprit, l'hystérique fabule avec son corps.

Contre cette théorie du pithiatisme s'opposèrent ultérieurement les *théories psychogènes* et les *théories organogènes.*

La plus représentative des *théories psychogènes* est incontestablement la *théorie psychanalytique,* dont le grand mérite est de donner une explication en profondeur du fait hystérique. Les manifestations de l'hystérie traduisent des conflits affectifs non parvenus à la conscience ou qui y ont été refoulés par la censure.

A l'opposé est née une *théorie* purement *organogène* de l'hystérie.

A la faveur d'une diminution des facultés de synthèse, certaines activités de type primitif seraient libérées : les accidents traduiraient des réactions réflexes instinctives qu'on peut retrouver dans toute la série animale. Actuellement, beaucoup de neurologistes et de psychiatres envisagent de nouveau l'hystérie comme

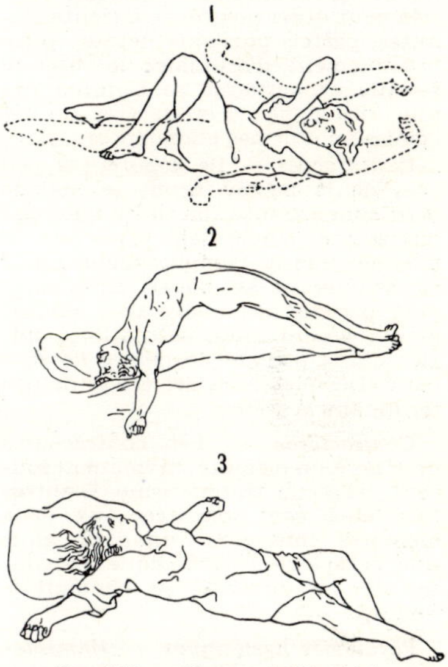

FIG. 942. — Phases de l'hystérie.

1. Période épileptoïde de la grande attaque hystérique : représentation schématique des grands mouvements de la phase tonique; 2. Période du clonisme : contorsion, arc de cercle (chez un homme); 3. Période des attitudes passionnelles : attitude du crucifiement (chez la femme).

[*D'après Charcot et Richer.*]

« une réaction morbide possédant des caractères psycho-physiologiques spécifiques ».

CAUSES. Plus fréquente chez la femme que chez l'homme, l'hystérie peut s'observer chez le jeune enfant, mais surtout entre 15 et 25 ans.

On incrimine une hérédité soit similaire, soit à transformations; on retrouve souvent dans les antécédents des hystériques des maladies nerveuses, des affections mentales.

Comme causes déterminantes, on doit retenir le rôle des grands chocs émotifs, des traumatismes, de la suggestion, parfois médicale, des toxi-infections.

Signes. — **Manifestations somatiques.** — ***Accès convulsifs.*** — On les a divisés en grands et petits accès.

Grands accès. — Ils sont parfois annoncés par des modifications du caractère, de l'agitation, de l'oppression, des secousses musculaires. Puis, brusquement, douleur sourde à l'épigastre, ou dans l'un des flancs, sensation de boule montant de l'épigastre vers le cou, gênant la respiration; la vue s'obscurcit, la perte de connaissance survient. Alors se déroulent successivement :

a) Une phase épileptoïde présentant, comme l'accès d'épilepsie, une période tonique (contracture généralisée), une période clonique (convulsions);

b) Une phase de contorsions, de gesticulations, où le malade prend les attitudes les plus bizarres : incurvation du tronc en arrière (arc de cercle), mouvements de salutation. Ces contorsions s'accompagnent de cris aigus ;

c) Une dernière phase d'attitudes passionnelles. Le sujet, plus calme, semble rêver, traduisant par des gestes expressifs les sentiments que font naître en lui ses hallucinations. Tout cela peut durer de quinze à trente minutes, parfois plusieurs heures ; puis, brusquement, d'ordinaire, le sujet se réveille et l'attaque se termine par une crise de pleurs ou de rires, ou par l'émission d'urines abondantes.

Petits accès. — Ils débutent à peu près de la même façon ; le malade perd connaissance (la chute n'est pas immédiate comme dans l'épilepsie, le malade choisit l'emplacement où il va tomber et se blesse rarement) ; puis, période convulsive avec mouvements désordonnés, salutations suivies d'une période de délire, de rêve parlé. Des pleurs ou des éclats de rire terminent la scène.

Contractures. — Les contractures limitées à un membre surviennent souvent après un traumatisme. D'autres fois, elles sont localisées aux deux membres inférieurs, simulant alors une paraplégie spasmodique. La contracture ne subsiste pas pendant le sommeil.

Paralysies hystériques. — *Hémiplégie.* — Elle succède ordinairement à une attaque d'apoplexie hystérique. Après son ictus, le malade se réveille avec une hémiplégie, simulant l'hémiplégie par lésion organique du cerveau, mais avec les particularités suivantes : la face est ordinairement respectée. Il n'y a pas de mouvements associés. Aux membres, la contracture est précoce, ou bien elle n'existe pas. Il n'y a pas de troubles de la tonicité. Les réflexes tendineux ne sont pas modifiés. Il n'y a aucun trouble des réflexes cutanés et le phénomène des orteils en flexion fait défaut. L'hémiplégie hystérique s'accompagne habituellement d'hémi-anesthésie.

Paralysies systématisées et troubles de la coordination. — Paralysies limitées aux extenseurs du poignet. Troubles de la coordination des mouvements nécessaires à la marche, des mouvements des lèvres et du larynx.

Troubles de la sensibilité. — *Anesthésie.* — Les anesthésies hystériques sont remarquables par leur mobilité et les particularités de leur distribution.

Hyperesthésie. — Elle n'est pas aussi étendue que l'anesthésie, et se borne à quelques zones dont le contact ou la pression produisent de la douleur et peuvent même déterminer un accès convulsif (zones spasmogènes ou hystérogènes). Par leur intensité et leur localisation, ces douleurs peuvent simuler les affections organiques : mal de Pott, coxalgie.

Troubles sensoriels. — *Troubles visuels.* — Rétrécissement du champ visuel. Amaurose. Dyschromatopsie. Troubles de la réfraction. Diminution ou abolition de la cornée. Blépharospasme. Parfois même cécité.

Troubles auditifs. — Surdité presque jamais unilatérale et jamais absolue.

Troubles trophiques et vaso-moteurs. — L'atrophie musculaire est rare ; mais le système vaso-moteur réagit avec énergie et le dermographisme est facile à mettre en évidence.

Troubles cutanés. — Erythèmes divers, ecchymoses, dermatoses bulleuses, ulcéreuses ; ces diverses dermatoses ont été niées par certains auteurs ; le pemphigus hystérique, ne pouvant être produit ni guéri par suggestion, ne peut être qu'une dermatose simulée. Cependant, on a observé parfois des lésions cutanées se produisant sous pansements cachetés. A ces dermatoses hystériques se rattachent les stigmates des mystiques. V. STIGMATISATION.

Troubles viscéraux. — Les principaux sont les vomissements, quelquefois incoercibles, l'anorexie hystérique, avec refus de l'alimentation, la rétention d'urines, la toux hystérique avec accès de dyspnée, l'aérophagie hystérique, les crises gastriques douloureuses, des douleurs pelviennes simulant une salpingite, une métrite, le vaginisme.

Manifestations psychiques. — *Etat mental.* — On constate chez ces sujets un équilibre fragile de la vie émotive. Ce sont des « nerveux », des instables. Impressionnables, capricieux, disposés à la rêverie, possédant une imagination exaltée, aimant la fiction et s'y complaisant, les hystériques possèdent le goût de la mise en scène, du drame. En raison de leur instabilité, leur vie est une suite d'aventures sans lendemain, de projets à peine ébauchés, de comportements extravagants. Ils vivent dans le mensonge, souvent gratuit, dans le seul dessein de s'attirer la vedette.

Au point de vue intellectuel, on note presque toujours une insuffisance plus ou moins apparente des fonctions supérieures de jugement, de l'auto-critique, du raisonnement.

L'extase, le sommeil et les phénomènes cataleptiques. — Le sujet est perdu dans un rêve, ignorant toutes les stimulations. Il paraît vivre le rêve dont quelques gestes indiquent le sens général.

Les délires hystériques. — Ils sont rares.

TRAITEMENT. Isolement du sujet du milieu où sont nés ces accidents. L'hystérique doit être séparé de sa famille, de son milieu social, et c'est dans une chambre individuelle que doit être réalisée cette séparation de l'entourage habituel. En salle commune, on devra toujours craindre les faits de contagion mentale.

La psychothérapie doit être poursuivie très longtemps, soit psychothérapie usuelle s'inspirant des thèses freudiennes, soit une cure psychanalytique véritable.

On a également préconisé, avec des succès divers, l'électrochoc, l'ébranlement produit par le passage de courants électriques douloureux (torpillage), ou l'ingestion d'un mélange de chloralose et de bromhydrate de scopolamine en cachets, à doses progressives (10 à 20 cg de chloralose, 1/4 à 3/4 de mg de scopolamine).

HYSTÉROGÈNES ou SPASMOGÈNES (Zones). — Régions plus ou moins étendues, où la pression peut, chez certains névropathes, déterminer un accès convulsif.

HYSTÉROGRAPHIE (du gr. *hustera*, utérus, et *graphein*, écrire). — Radiographie de l'utérus injecté préalablement avec une substance opaque aux rayons X (lipiodol).

HYSTÉROMÉTRIE (du gr. *hustera*, utérus, et *metron*, mesure). — Cathétérisme de l'utérus avec une tige

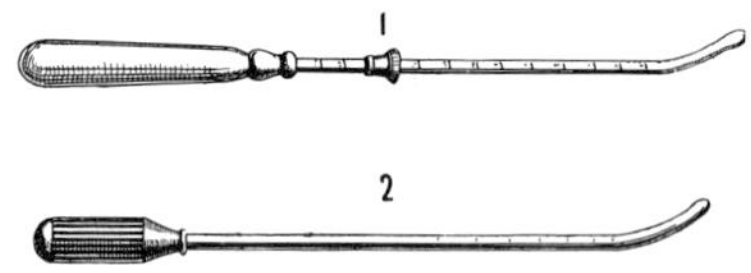

FIG. 943, 944. — Hystéromètres.
1. De Valleix ; 2. D'Auvard.

métallique graduée (*hystéromètre*) [*fig.* 943, 944], permettant d'apprécier la forme, les dimensions, la sensibilité de la cavité utérine.

HYSTÉROPEXIE (du gr. *hustera*, utérus, et *pexis*, fixation). — **Hystéropexie abdominale.** — Opération par laquelle on fixe par une suture l'utérus ou matrice contre la face postérieure de l'abdomen, comme traitement de la rétroflexion, de la rétroversion ou du prolapsus de l'organe maternel (v. ces lésions à FÉMININS [Organes génitaux]).

Hystéropexie vaginale. — Opération fixant la matrice par une suture faite au vagin.

HYSTÉROSALPINGOGRAPHIE (du gr. *hustera*, utérus, *salpigx*, trompe, et *graphein*, écrire). — Radiographie de l'utérus et des trompes après injection d'une substance opaque aux rayons.

L'examen doit être pratiqué au cours de la première semaine qui suit la fin des règles.

INDICATIONS. Tous les cas où il est nécessaire de préciser l'existence d'une lésion tubaire ou utérine : malformations, stérilité (on voit si la perméabilité tubaire est normale), hydrosalpinx, fibrome, polypes ou cancer utérins.

CONTRE-INDICATIONS. Fièvre, douleurs abdominales, grossesse au début, hémorragie aiguë.

HYSTÉROSCOPIE (du gr. *hustera*, utérus, et *scopein*, regarder). — Méthode de vision directe de l'endomètre utérin, grâce à l'introduction dans l'utérus d'un tube creux muni d'une ampoule électrique (*hystéroscope*). On peut ainsi reconnaître l'état de la muqueuse utérine, l'existence d'une tumeur, et en prélever un fragment pour biopsie.

HYSTÉROTOMIE (du gr. *hustera*, utérus, et *tomê*, section). — Opération qui consiste à inciser, par le vagin ou par la voie abdominale, la matrice, pour faciliter un accouchement (opération césarienne), ou à enlever une tumeur placée dans l'intérieur de l'utérus.

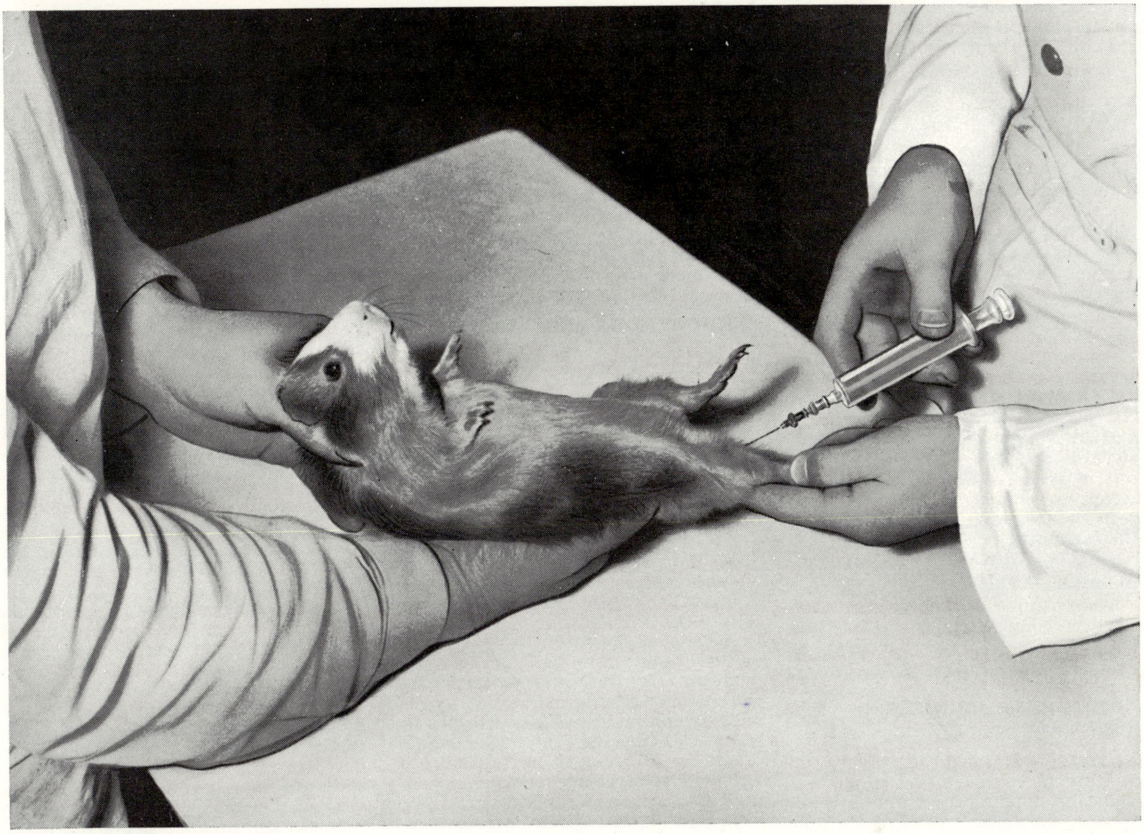

INOCULATION AU COBAYE (*Phot. René Jacques.*)

I

IBOGA. — Plante (*Tabernanthe Iboga*) de la famille des Apocynacées, dont les indigènes de l'Afrique équatoriale emploient les parties ligneuses comme tonique et aphrodisiaque.

IBOGAÏNE. — Alcaloïde de l'iboga employé contre la neurasthénie, l'atonie des muscles.

ICHOR (du gr. *ikhor,* sérosité). — Liquide contenant du sang et du pus qui s'écoule de certains ulcères.

ICHTYOCOLLE (du gr. *ikhthus,* poisson, et de *colle*). — V. COLLE DE POISSON.

ICHTYOL (du gr. *ikhthus,* poisson). — Liquide visqueux, noirâtre, d'odeur pénétrante, provenant de la distillation de certaines roches bitumeuses et paraissant résulter de la décomposition de matières animales, en particulier de débris de poissons.

Employé en pommade ou en pâte à 5 à 10 p. 100; en solution aqueuse à 1 et 10 p. 100, comme topique et kératoplastique dans les gerçures, engelures, brûlures, dermatoses squameuses, l'eczéma, le psoriasis; en pansements contre la métrite (ovules à la glycérine solidifiée avec $0^{g},1$ à $0^{g},5$ d'ichtyol).

ICHTYOSE (du gr. *ikhthus,* poisson). — Malformation congénitale, familiale et héréditaire de la peau, qui

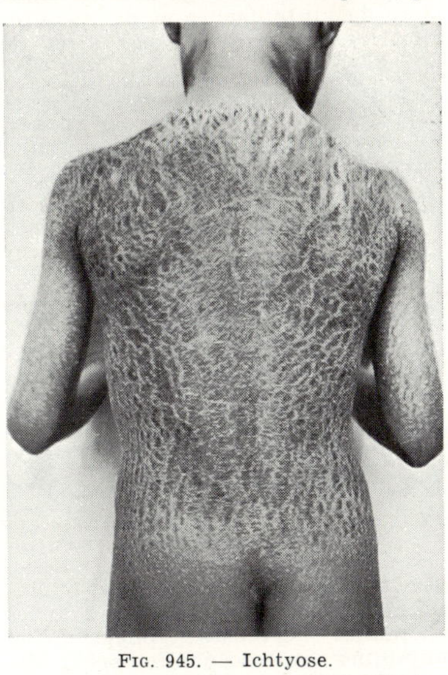

Fig. 945. — Ichtyose.
(*Phot. Maire.*)

se couvre d'écailles épidermiques plus ou moins épaisses et qui peut ainsi être comparée aux téguments des poissons (*fig.* 945 et pl. couleurs GALE). Elle apparaît peu à peu après la naissance, mais on ne la remarque ordinairement que vers la troisième ou la quatrième année.

Signes. Les lésions caractéristiques de l'ichtyose ne deviennent apparentes en général que vers l'âge de 2 ans environ. Elles atteignent leur plus grande intensité de 12 à 15 ans et demeurent stationnaires pendant toute l'existence.

Dans la grande majorité des cas, l'*ichtyose* est *généralisée* et symétrique; mais elle est cependant toujours plus marquée en certains lieux d'élection : coudes, genoux, face externe des membres.

Le visage, la barbe, les sourcils, les plis articulaires sont ordinairement peu atteints, les muqueuses respectées.

Les squames ichtyosiques sont d'aspect variable suivant les cas. Le plus souvent, la peau est sèche, parcheminée, rude au toucher; à la surface, des lamelles épidermiques forment comme un revêtement craquelé subissant une incessante desquamation. Ces lamelles, de grandeur variable, peuvent être résistantes, former des couches superposées et n'adhérer à la peau que par un de leurs points. Elles tombent et se renouvellent sans cesse.

Selon l'aspect des squames, on a donné différents noms à l'ichtyose. On la nomme *xérodermie,* quand la peau est simplement sèche; *ichtyose nacrée,* quand les squames sont minces, brillantes; *ichtyose pityriasique,* quand la desquamation est furfuracée; *ichtyose noire,* quand les squames sont de couleur foncée, etc.

Evolution. La maladie dure toute la vie, mais elle est susceptible de grandes améliorations transitoires. En été, la transpiration amende beaucoup l'ichtyose.

Cause. Obscure. Des troubles endocriniens (du thymus, de la thyroïde, des gonades) ont été incriminés.

Traitement. I. *Interne.* — Huile de foie de morue en hiver, arsenic en été (en surveiller l'emploi). Le chlorhydrate de pilocarpine a été proposé pour activer les fonctions cutanées. Phosphate de chaux ou phytine. Opothérapie thymique; radiothérapie. Vitamines A et C.

II. *Externe.* — Bains prolongés au savon noir, bains de vapeur. Applications quotidiennes de glycérolé d'amidon tartrique.

Cure. La Bourboule, Barèges, Bagnères-de-Luchon, Uriage.

L'ichtyosique doit se soigner toute sa vie.

Ichtyose fœtale. — V. HYPERKÉRATOSE : *Hyperkératose ichtyosiforme.*

ICTÈRE ou JAUNISSE. — V. à FOIE (maladies).

ICTUS. — Mot latin signifiant coup, choc ou spasme, et qui est employé en médecine pour indiquer une atteinte brusque d'un mal : *ictus épileptique,* accès subit d'épilepsie; *ictus apoplectique,* dans l'hémorragie cérébrale; *ictus pharyngé* (v. PHARYNX : *Ictus pharyngé*).

IDÉATION. — Synonyme de *pensée.*

IDÉE FIXE. — L'idée fixe a des caractères différents suivant qu'elle est physiologique ou pathologique.

L'*idée fixe pathologique* est une idée délirante demeurant isolée, intense et durable; c'est un délire rudimentaire réduit à sa plus simple expression, différant de l'idée obsédante en ce qu'elle est acceptée comme vraie et identifiée à la conscience, tandis que la seconde est reconnue fausse, étrangère et en discordance avec le moi.

L'*idée fixe* se rencontre dans certaines maladies : mélancolie subaiguë, alcoolisme, paludisme, fièvre typhoïde, polynévrite, scarlatine. Mais l'idée fixe joue un rôle particulièrement important dans les névroses, l'épilepsie, la neurasthénie et l'hystérie.

IDÉES NOIRES. — Forme légère ou caractérisée de la *mélancolie* (v. ce mot).

IDENTITÉ. — La détermination d'un individu dont le visage et toute une partie du corps peuvent avoir subi des modifications très importantes par suite de blessures, de brûlures, de séjour au fond de l'eau, est souvent délicate. La forme particulière des dents, l'existence de cicatrices ou de nævi sur certaines parties du corps sont utilisées.

IDIOPATHIQUE (du gr. *idios,* propre, et *pathos,* affection). — Qui existe par lui-même. Une *affection idiopathique* est une maladie indépendante de tout autre état morbide (par opposition à *affection symptomatique*).

IDIOSOMATIQUE (du gr. *idios,* particulier, et de *somation*). — Affection ou maladie de l'homme qui peut être due tantôt à une anomalie héréditaire, tantôt à une cause acquise au cours de la vie. Par exemple, l'épilepsie peut être héréditaire, mais elle peut aussi être produite par un traumatisme ou par une infection.

IDIOSYNCRASIE (du gr. *idios,* propre, *sun,* avec, et *krasis,* tempérament). — Ensemble de dispositions spéciales à chaque individu qui font que les agents extérieurs les influencent différemment des autres personnes.

L'idiosyncrasie est une sensibilité innée et constitutionnelle qui s'oppose à l'état d'immunité de la grande majorité des sujets dits normaux. Elle peut être spécifique, monovalente vis-à-vis d'un seul médicament, ou polyvalente. Ainsi, certains sujets sont d'une susceptibilité exagérée pour certains médicaments, ou, au contraire, sont entièrement réfractaires à leur action. Les bromures, les iodures, l'opium, les purgatifs agissent très activement chez quelques personnes, et peuvent même ne pas être tolérés. Ainsi l'antipyrine, employée banalement par tant de personnes, peut provoquer des signes graves d'empoisonnement chez certains individus, sans que rien puisse le faire prévoir.

Un sujet ayant supporté sans inconvénients l'influence d'un médicament, interne ou externe, peut devenir *intolérant* à son action; il s'agit là de *sensibilisation.*

IDIOTIE (du gr. *idiotes,* ignorant). — Premier degré de l'arriération mentale. Insuffisance absolue de développement intellectuel ou absence complète de l'intelligence et des facultés affectives et motrices par arrêt de

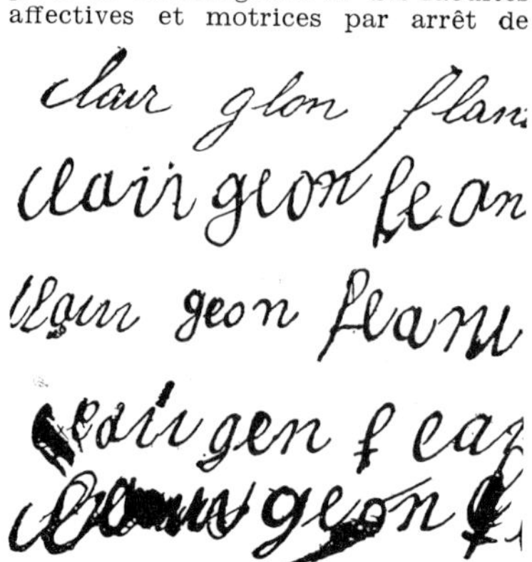

Fig. 946. — Ecriture d'idiot.

développement de l'encéphale. L'idiotie est souvent accompagnée d'autres anomalies nerveuses (épilepsie) ou physiques (microcéphalie, *spina bifida,* implantation basse des cheveux, etc.).

Causes. L'idiotie peut être *acquise,* secondaire à un traumatisme (coups, chute sur la tête, compression du crâne pendant l'accouchement), à une maladie infectieuse (méningite, encéphalite, hérédo-syphilis, hérédo-alcoolisme, consanguinité). Habituellement, l'idiotie est *congénitale,* souvent *héréditaire* en récessivité.

Signes. On distingue deux catégories dans cet état d'infirmité cérébrale : 1° les idiots du deuxième degré; 2° les idiots du premier degré.

Idiots du deuxième degré. — Ils présentent des malformations physiques : taille petite, crâne énorme ou très petit, face asymétrique, sans expression, divisions congénitales du voile du palais, bec-de-lièvre, anomalies de l'oreille, de la dentition, de la langue, strabisme, surdi-mutité, tics, mouvements choréiformes, rumination. Les idiots présentent souvent de la paralysie (paraplégie ou hémiplégie); leur sensibilité est obtuse. Le niveau intellectuel de l'idiot ne dépasse pas celui d'un enfant de 2 ans; il n'arrive pas à communiquer par la parole avec ses semblables. Il prononce quelques mots ou quelques phrases, mange seul et sait choisir ses aliments, reconnaît ceux qui vivent autour de lui.

Grâce à une patience inlassable, on peut leur apprendre à reconnaître les lettres, même à tracer des caractères (*fig.* 946). On peut aussi leur faire effectuer un grossier travail manuel.

Moralement, les sentiments et les affections sont remplacés par des instincts. Les idiots ont parfois des crises de colère; ils poussent alors des cris sauvages et se livrent à des actes de violence bestiale.

Idiots du premier degré ou idiots complets. — L'arrêt de développement physique et intellectuel atteint ses dernières limites et se manifeste par l'absence complète d'intelligence, de sentiments, de sensibilité et même de certains instincts. Dans cet état, les idiots ne vivent guère au-delà de 25 à 30 ans.

Traitement. Le traitement médico-pédagogique consiste dans l'emploi sagement combiné et lentement progressif de moyens hygiéniques, moraux et intellectuels. L'internement s'impose dans le cas d'idiotie complète.

Idiotie amaurotique familiale (Tay-Sachs). — Maladie familiale, héréditaire en récessivité simple; la consanguinité joue un rôle important. Elle peut apparaître dès l'enfance, dans l'adolescence ou tardivement; elle est due à une dégénérescence des cellules nerveuses de l'encéphale.

Signes. Déchéance intellectuelle progressive, relâchement musculaire avec crises spasmodiques et exagération des réflexes, amaurose, cataracte, parfois surdi-mutité.

Evolution. Vers la mort dans le marasme en deux à trois ans.

Idiotie myxœdémateuse (Bourneville). — V. MYXŒDÈME.

Idiotie mongoloïde. — Maladie héréditaire en récessivité, dans laquelle le visage rappelle le faciès mongol. V. MONGOLISME.

IF. — Arbuste de la famille des Conifères (*Taxus baccata*), dont les feuilles, d'un vert noirâtre, contiennent un alcaloïde, la *taxine,* et un glucoside, la *taxicatine;* on leur attribue des propriétés abortives, comme celles de la sabine; en réalité, c'est un emménagogue d'une efficacité douteuse et d'un emploi dangereux.

Intoxication. — Une demi-heure ou une heure après l'absorption, vomissements, douleur au niveau de l'estomac, coliques, pâleur du visage, vertiges, engourdissements, abaissement de la paupière supérieure, taches rouges sur le corps, irrégularité du cœur et de la respiration.

TRAITEMENT. Faire vomir et purger. Stimulants.

IGNAME. — Rhizome d'une plante (*Dioscorea alata*) de la famille des Dioscoréacées, employé dans les pays chauds comme aliment féculent, après cuisson, comme la pomme de terre.

IGNIPUNCTURE. — Cautérisation pratiquée par le fer ou le platine portés au rouge sombre pour détruire des plaies infectées ou des trajets fistuleux. V. CAUTÉRISATION.

ILÉITE. — Inflammation de l'iléon. V. INTESTIN (maladies).

ILÉO-CÆCALE (Valvule). — Voir INTESTIN (structure).

ILÉO-COLOSTOMIE. — Anastomose entre l'intestin grêle et le gros intestin.

ILÉON. — Partie de l'intestin grêle. V. INTESTIN.

ILÉO-SIGMOÏDOSTOMIE. — Anastomose entre l'iléon et l'anse sigmoïde, dans les colites graves et les cancers inopérables du gros intestin.

ILÉOSTOMIE (de *iléon*, et du gr. *stoma*, bouche). — Création d'un anus artificiel par abouchement à la peau de la dernière partie de l'iléon.

ILÉUS (du gr. *eilein*, tourner). — Obstruction intestinale. V. INTESTIN (maladies).

ILIAQUE (du lat. *ilia*, flanc). — Qui se rapporte aux flancs.

Vaisseaux iliaques (*fig.* 947). — Les deux *artères iliaques primitives* naissent de la bifurcation de l'aorte au niveau de la 4e vertèbre lombaire. Elles se dirigent vers la symphyse iliaque durant 5 à 6 cm et se bifurquent en *iliaque interne* et *iliaque externe*. Elles sont recouvertes en avant par le péritoine et par l'uretère qui les croise en X.

L'*artère iliaque interne* ou *hypogastrique* descend dans le petit bassin, en donnant de nombreuses branches destinées aux parois et aux muscles du bassin et du périnée, et aux organes contenus dans le petit bassin (organes génitaux, rectum, vessie).

L'*artère iliaque externe* fournit deux branches (épigastrique et circonflexe iliaque) pour les muscles de l'abdomen, puis devient l'artère fémorale. Les *veines iliaques* accompagnent fidèlement les artères, et les deux iliaques primitives se réunissent pour former la veine cave inférieure.

Muscle iliaque. — Portion du muscle psoas-iliaque. V. PSOAS.

Os iliaque. — V. COXAL (Os).

Anus iliaque. — V. ANUS.

Fosse iliaque. — V. FOSSE ILIAQUE.

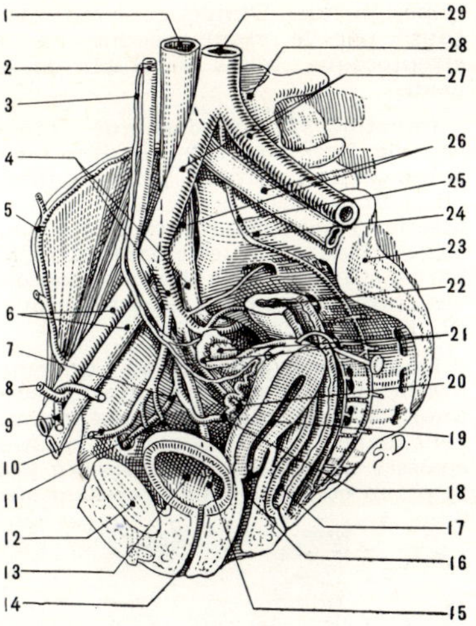

FIG. 947. — Vaisseaux iliaques chez la femme.

1. Veine cave inférieure; 2. Uretère; 3. Artère ovarienne; 4. Artère et veine iliaques internes; 5. Artère circonflexe iliaque; 6. Artère et veine iliaques externes; 7. Artère obturatrice; 8. Artère épigastrique; 9. Ligament rond; 10. Artère ombilicale; 11. Artères vésicales; 12. Pubis; 13. Vessie; 14. Urètre; 15. Orifice urétéral; 16. Vagin; 17. Rectum; 18. Artère utérine; 19. Utérus; 20. Artère hémorroïdale; 21. Ovaire et trompe utérine; 22. Rectum; 23. Facette auriculaire du sacrum; 24. Promontoire; 25. Artère sacrée moyenne; 26. Veines iliaques; 27. Artères iliaques primitives; 28. 4e vertèbre lombaire; 29. Aorte.

ILLUSION (du lat. *in*, dans, et *ludere*, jouer). — Perception avec objet, mais perception fausse, tandis que l'hallucination est une perception sans objet. L'illusion est à l'hallucination ce que la médisance est à la calomnie.

IMAGINAIRE (Maladie). — Voir HYPOCONDRIE, HYSTÉRIE.

IMBÉCILLITÉ (du lat. *imbecillitas*, faiblesse du corps ou de l'esprit). — Deuxième degré de l'arriération mentale. C'est une variété d'*oligophrénie*.

L'imbécile est un type de dégénéré caractérisé par des anomalies physiques et surtout des troubles intellectuels et moraux. Son degré intellectuel est celui d'un enfant de 2 à 7 ans; cependant, il a parfois des qualités de mémoire ou d'imitation et une certaine vivacité d'esprit. C'est surtout le sens moral qui est atteint. Révolté, indiscipliné, menteur et vantard, l'imbécile cherche toujours quelque mauvaise farce à faire ou quelque larcin à commettre. Sa camaraderie avec les individus de sa sorte est toujours suspecte. Les imbéciles se livrent à la pédérastie ou ne s'entendent que pour comploter ou fomenter une mutinerie.

IMIPRAMINE. — Substance douée d'une importante action sur le psychisme, et notamment sur l'humeur, qu'elle stimule. L'imipramine donne de remarquables résultats dans le traitement des dépressions mélancoliques, des dépressions secondaires aux chocs affectifs, des dépressions préséniles, où elle remplace souvent avec avantage l'électrochoc.

IMITATION. — Acte ayant pour antécédent immédiat la représentation d'un acte semblable antérieurement accompli par autrui sans que, entre cette représentation et l'exécution, s'intercale aucune opération intellectuelle explicite ou implicite portant sur les caractères intrinsèques de l'acte reproduit.

Un certain nombre de maladies nerveuses sont contagieuses par imitation inconsciente ou consciente. Le bâillement est le type des phénomènes se produisant par imitation involontaire. L'hérédité et les prédispositions données par un état d'affaiblissement (anémie, convalescence, rhumatisme), par le jeune âge, le sexe féminin ou une forte émotion récente, ont une grande influence sur la production d'un ou de plusieurs accès à la suite du spectacle d'un accès du même genre : éviter à une personne, surtout si elle se trouve dans les conditions précédentes, la vue d'un accès d'hystérie, d'épilepsie, de chorée, de tics.

Les individus d'intelligence restreinte (idiots, imbéciles) sont souvent portés à imiter les autres, surtout pour les actes brutaux : il est utile de les isoler des individus qui leur donneraient un mauvais exemple.

IMMIGRATION. — L'immigration est un moyen d'augmenter la population d'un pays.

Il y a presque toujours eu un mouvement d'immigration vers la France. De 1911 à 1931, pour combler le vide creusé par les morts de la guerre, l'immigration atteint le chiffre de 2 455 000. Après un arrêt dû à une crise économique puis à la Seconde Guerre mondiale, l'immigration reprend en 1945, époque à laquelle est créé l'Office national d'immigration. Depuis cette date, jusqu'à la fin de 1950, 365 000 immigrants avaient été introduits en France.

Mais il est nécessaire d'avoir une *politique d'immigration;* il convient de n'admettre ni des célibataires trop âgés ni les couples stériles (sans enfants). Il importe de faire subir aux immigrés un examen médical, physique et mental approfondi, comme on le fait aux Etats-Unis, afin d'éliminer les indésirables au point de vue mental et moral, les individus tarés atteints de maladies transmissibles ou héréditaires, les débiles.

Au point de vue économique, on laissera de préférence entrer les étrangers exerçant des professions où les Français se trouvent en petit nombre (travailleurs des champs, des mines) et on n'admettra pas ceux qui viendraient encombrer les professions industrielles, commerciales, artisanales ou libérales.

IMMINENCE MORBIDE. — Premiers signes d'une maladie, qui peuvent ne pas être encore suffisamment démonstratifs pour permettre d'en déterminer la nature, mais dont l'évolution est cependant inévitable.

IMMOBILISATION. — Traitement employé pour les maladies des *articulations*, les *fractures* (v. ces mots), dans l'anémie intense et certaines affections nerveuses et mentales.

IMMUNISATION. — Acte de conférer l'immunité, soit par la vaccination (*immunisation active*), soit par l'injection de sérum (*immunisation passive*). L'immunisation est due au développement dans les liquides de l'organisme de substances ou *anticorps* qui, par leur action antagoniste, mettent obstacle à la multiplication des microbes. Les substances ou éléments figurés (microbes, toxines) dont l'entrée dans l'organisme peut produire la formation d'anticorps s'appellent *antigènes;* les anticorps, pour agir, doivent avoir un complément, l'*alexine,* qui existe en petite quantité dans tous les sérums.

Certains sujets sont naturellement immunisés au regard de certaines infections, peut-être par rhino-vaccination spontanée.

IMMUNISINES. — Propriétés préventives et curatives de certains sérums. Tel est le cas des sérums de convalescents de maladies infectieuses diverses (rougeole, oreillons, coqueluche, scarlatine, poliomyélite).

IMMUNITÉ (du lat. *immunis,* exempt). — Etat réfractaire d'une espèce, d'une lignée ou d'un individu vis-à-vis d'une maladie infectieuse ou parasitaire.

L'immunité peut être *naturelle,* et est alors héréditaire et spécifique de l'espèce : l'homme est ainsi réfractaire à certaines maladies animales et, à l'inverse, les animaux ne peuvent contracter certaines maladies de l'homme.

Elle peut être *acquise* artificiellement par sérothérapie (immunité précoce et brève), par vaccination (immunité lente à apparaître, mais durable) ou par un premier contact avec la maladie, qui a provoqué la formation d'anticorps prévenant les récidives (rougeole, coqueluche, etc.).

MÉCANISME DE L'IMMUNITÉ. — L'introduction d'antigènes dans un organisme déclenche de sa part deux types de réaction de défense dits « immunitaires ». La première réaction est essentiellement humorale. Elle a pour conséquence l'élaboration d'anticorps circulants, c'est-à-dire de globulines plasmatiques qui réagissent avec les antigènes qui ont provoqué leur apparition. La seconde est de nature cellulaire. Elle ne met pas en jeu d'anticorps circulants décelables, mais se traduit par l'apparition d'une réactivité spéciale de l'organisme. Elle est dite « d'hypersensibilité retardée ». Le type en est l'allergie tuberculinique : l'injection de l'antigène (tuberculine) dans la peau d'un sujet ayant reçu du B.C.G. ou ayant fait une primo-infection provoque au bout de 36 à 42 heures l'apparition d'une papule rouge. Les réactions immunitaires protègent l'organisme contre l'introduction de substances étrangères (antigènes), mais elles peuvent devenir nocives dans certaines conditions (accidents allergiques anaphylactiques). En cas de greffe, ce sont elles qui entraînent le rejet du greffon.

IMMUNOTHÉRAPIE. — Traitement préventif, par des sérums spécifiques, contre le tétanos, par exemple.

IMPALUDATION. — Infection d'un sujet par l'hématozoaire du paludisme.

L'impaludation a été employée à titre thérapeutique, par inoculation du *plasmodium vivax,* de la fièvre quarte, dans la paralysie générale et le tabès. V. MALARIATHÉRAPIE.

IMPERFORATION (du lat. *in,* non, et *perforare,* percer). — Occlusion anormale d'une ouverture ou d'un canal, par altération congénitale de conformation (anus, œsophage).

IMPÉTIGO (du lat. *impetere,* attaquer). — Affection de la peau, contagieuse et inoculable, reconnaissable cliniquement par la formation de vésico-pustules, auxquelles succèdent des croûtes jaunâtres caractéristiques, tombant sans laisser de cicatrices.

L'impétigo est fréquent chez les jeunes enfants, surtout chez les lymphatiques; chez l'adulte, il apparaît chez les débilités ou à la suite d'une contamination auprès d'un enfant impétigineux. L'impétigo peut être causé par le staphylocoque ou le streptocoque, hôtes habituels de la peau.

Impétigo staphylococcique (Impétigo de Bockhardt). — Petites pustules centrées par un poil, groupées aux points infectés, qui se recouvrent ultérieurement de croûtes; l'affection siège surtout dans les cheveux ou à la barbe, et laisse après elle une alopécie en grains de plomb caractéristique. (V. figure, à CHEVEUX.)

Impétigo vulgaire ou Gourme (forme mixte strepto-staphylococcique). — Aux bulles qui passent souvent inaperçues succèdent des croûtes épaisses, mielleuses, rocheuses (*fig.* 948 et pl. en couleurs GALE), reposant sur

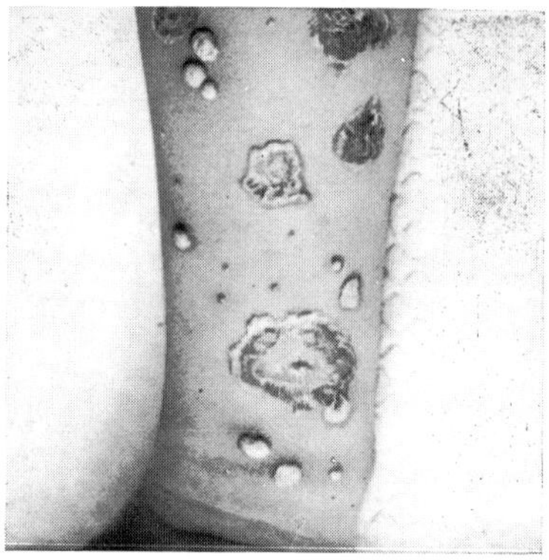

FIG. 948. — Impétigo de Bockhardt.
(*Arch. Hôpital Saint-Louis.*)

une base enflammée; avec ganglions souvent douloureux et tuméfiés. Les lésions peuvent surgir en divers points, aux commissures des lèvres (*perlèche*), empiétant sur la muqueuse buccale, aux doigts, autour des ongles (*tourniole*), au cuir chevelu, laissant, quand les croûtes sont tombées, des plaques décalvées arrondies, analogues à celles de la pelade.

COMPLICATIONS. Différentes suppurations peuvent compliquer l'impétigo : abcès sous-épidermique et profond, lésions érythémateuses, conjonctivites, orgelets, otite externe. L'impétigo peut, au contraire, compliquer l'eczéma, donnant lieu à l'eczéma impétigineux ou, mieux, impétiginisé.

Récidives fréquentes.

TRAITEMENT. Faire tomber les croûtes par des agents émollients : pulvérisation de liquides légèrement antiseptiques (eau de Dalibour, mercurochrome, cristal-violet), des cataplasmes de fécule de pomme de terre. Puis, quand les croûtes sont tombées, onction avec une pommade à l'oxyde jaune de mercure au 30ᵉ. Sulfamides en pommades, 20 ou 30 p. 100.

En cas d'échec, autovaccins préparés avec le pus prélevé sous la croûte. Injections intradermiques tous les 5 jours d'une dose de $0^{cm^3},1$ à $0^{cm^3},2$ de vaccin, qui contient des streptocoques et des staphylocoques dorés (vaccin de l'Institut Pasteur).

Impétigo herpétiforme. — Dermatose fébrile grave, d'origine obscure, spéciale à la femme enceinte.

SIGNES. Placards rouges tuméfiés se couvrant de pustulettes miliaires, avec croûtes centrales, siégeant surtout dans les plis inguino-cruraux, à l'ombilic, aux aisselles; frissons, fièvre, état typhoïde, mort fréquente.

TRAITEMENT. Bains de permanganate de potasse (10 g pour un bain).

IMPLANTATION. — Introduction sous la peau soit de glandes endocrines fraîches, soit d'hormones.

Glandes fraîches. — Greffe de *lobe postérieur de l'hypophyse* dans la polyurie hypophysaire : après incision de la paroi abdominale, sous anesthésie, on ouvre la gaine du grand droit et on insère dans des logettes de petits fragments d'hypophyse gros comme une lentille. Les résultats sont « spectaculaires » (le taux des urines qui était de 20 litres par 24 h tombe à 1 litre), mais les résultats ne sont que temporaires (18 jours environ), et il faut faire une nouvelle implantation.

Les résultats obtenus sont identiques en remplaçant l'incision chirurgicale par une injection sous-cutanée profonde, en poussant avec force sous la peau à travers une grosse aiguille une émulsion de petits fragments glandulaires dans l'eau salée.

Hormones. — Après incision au bistouri de la peau sous anesthésie locale, ou introduction avec un trocart, le comprimé d'hormone est implanté, sous forme de disques aplatis (pellets) ou de petits cylindres en mine de plomb, dans la fosse iliaque, le tissu cellulaire sous-cutané de la

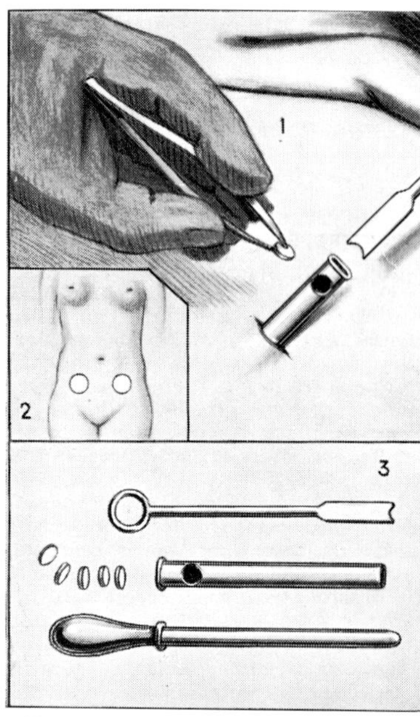

FIG. 949. — Implantation d'hormones.
1. Introduction du comprimé sous la peau; 2. Lieux d'introduction; 3. Ensemble de l'appareillage pour l'implantation.

paroi abdominale antérieure, de préférence dans la graisse, ou dans la fosse sous-épineuse (*fig.* 949).

Ces comprimés peuvent être expulsés; d'autres se résorbent en un temps plus ou moins long, suivant la nature de l'hormone implantée.

Benzoate d'œstradiol cristallisé. — Implant de 25 à 100 mg dans certaines aménorrhées primitives ou secondaires, la ménopause spontanée ou chirurgicale. Les résultats sont de cinq fois supérieurs aux injections huileuses sous-cutanées d'hormones et de dix fois supérieurs à la voie perlinguale.

Des résultats analogues ont été observés après implant de 100 mg d'œstrogènes synthétiques.

Progestérone. — Réservée à quelques cas particuliers : avortements habituels, ménorragies graves.

Testostérone. — Implants de 100 à 800 mg. *Chez l'homme,* chez les infantiles, les adiposo-génitaux, dans l'hypertrophie de la prostate, la sénilité, l'eunuchisme, l'impuissance sexuelle; *chez la femme,* dans les cas de métrorragies, fibromes utérins, cancers du sein inopérables, cancers avancés du col utérin; certains cas de lésions mammaires.

A dose élevée (600 mg), l'implant de testostérone détermine un arrêt de l'ovulation et de la menstruation, une atrophie de l'endomètre, une augmentation du volume du clitoris, un accroissement du système pileux, une masculinisation avec gravité de la voix.

Implants d'amnios, de placenta frais. — Employés dans le traitement de la sénescence, des arthroses dégénératives, de l'artériosclérose.

IMPOTENCE (du lat. *in,* négatif, et *posse,* pouvoir). — Privation de l'usage d'un ou plusieurs membres, par suite de mutilation, de lésions, etc., ou par suite de vieillesse.

On peut mesurer, à l'aide d'appareils dynamo-ergographiques, les impotences fonctionnelles dues aux lésions osseuses, diaphysaires ou articulaires, suivies d'ankyloses ou de pseudarthroses, accidentelles ou opératoires, et les comparer entre elles, soit pour les classer suivant le degré d'incapacité fonctionnelle qu'elles entraînent, soit pour rechercher la meilleure conduite à tenir dans leur traitement.

IMPRÉGNATION (du lat. *in,* en, et *proegnans,* enceinte). — V. TÉLÉGONIE.

IMPUISSANCE. — Perte de la faculté de pratiquer les rapports vénériens, c'est-à-dire suppression, pour l'homme, des érections, avec conservation des désirs. L'*anaphrodisie* est l'absence de désirs vénériens, et l'*infécondité,* l'impossibilité de procréer; cette dernière peut exister bien que l'individu ne soit pas impuissant.

CAUSES : 1° *Malformations,* déformation ou destruction de la verge (absence ou insuffisance de développement, rupture, sclérose ou gomme des corps caverneux); 2° *absence* complète ou incomplète ou destruction des *testicules* (vieillesse, orchite infectieuse ou castration); 3° *lésions nerveuses organiques* (paralysie générale, myélite, tabès, lèpre); 4° lésions nerveuses fonctionnelles, telles la *neurasthénie,* où l'impuissance relative est la conséquence de l'extrême fatigue éprouvée par le malade le jour même ou le lendemain du rapport, ce qui l'amène à ne pas être tenté de faire un nouvel essai; la *psychasthénie,* dans une des formes de laquelle l'individu a l'idée fixe, la phobie de ne pouvoir accomplir l'acte sexuel avec une personne ou en dehors de certaines conditions plus ou moins bizarres; une émotivité ou un désir exagéré peut aussi les paralyser; 5° des *affections des voies urinaires* (blennorragie chronique, rétrécissement de l'urètre, prostatite chronique, varicocèle), qui font apparaître et entretiennent une neurasthénie sexuelle; 6° le *diabète, l'albuminurie,* et surtout *l'obésité;* 7° *l'éjaculation prématurée;* 8° les *excès vénériens* (onanisme ou rapports anormaux); 9° les *excès d'exercices physiques.*

Chez l'homme constitué normalement, c'est vers 65 ans en général que l'impuissance se produit.

Chez la femme, il ne peut exister d'impuissance que par malformation génitale (imperforation de la vulve, absence de vagin).

TRAITEMENT. I. *Hygiénique.* — Continence génitale, pas d'excès alcooliques, de surmenage physique ou moral; long sommeil, vie au grand air, exercices physiques, voyages, distractions.

II. *Physiothérapique.* — Massage sur les lombes et le périnée. Hydrothérapie froide en jet, 20 à 40 secondes sur le rachis et le périnée. Cure à Divonne-les-Bains. Lotions froides suivies de frictions. Electrothérapie; courants continus ou faradiques sur les lombes et le périnée.

III. *Diététique.* — Régime tonique : cervelles, poissons de mer, œufs, crustacés. Poivre, cannelle, muscade.

IV. *Psychothérapique.* — Vaincre la timidité et l'accoutumance, ou combattre la dépression, l'anxiété.

V. *Médicamenteux.* — Phosphure de zinc, 2 à 5 mg; teinture de noix vomique, X à XX gouttes; sulfate de strychnine, 1 à 3 mg; extrait fluide d'yohimbine, XV gouttes; yohimbine, 5 à 15 mg; extrait fluide d'acanthea, 0g,5 à 1g,5; extrait fluide de damiana, 2 à 8 g; hormone génitale mâle en injections ou en implantation.

VI. *Chirurgical.* — Greffe testiculaire de Voronoff.

IMPULSION (du lat. *in,* vers, et *pellere,* pousser). — Phénomène d'automatisme moteur pathologique caractérisé par des troubles de l'inhibition. Dans l'acte volontaire, il y a un certain équilibre entre deux forces : d'une part, des représentations motrices, d'autre part des représentations antagonistes éveillées par elles et qui en empêchent la réalisation immédiate. Dans les phénomènes impulsifs, il y a rupture de cet équilibre au profit des représentations motrices. Si la représentation motrice acquiert une importance anormale, les représentations antagonistes ne sont plus en état de lutter contre elle sans beaucoup de peine; néanmoins, elles peuvent encore triompher. Le mouvement ne s'accomplit pas, mais il y a prolongement du temps de la délibération, augmentation du sentiment d'effort, développement d'une émotion d'un caractère particulier suscitée par le conflit entre les tendances diverses : c'est l'*obsession impulsive.* Si la force de la représentation motrice augmente encore, elle arrive à triompher des représentations antagonistes, malgré les efforts de l'individu pour maintenir l'hégémonie de son pouvoir personnel sur les éléments de sa vie psychologique; c'est l'*impulsion proprement dite.* Enfin, dans certains cas, les représentations antagonistes ont complètement disparu; l'idée de l'acte entraîne brusquement et soudainement sa réalisation immédiate : c'est la forme en quelque sorte la plus parfaite de l'impulsion, le *raptus,* où la conscience même fait souvent défaut.

Quant aux manifestations auxquelles aboutissent ces impulsions, elles sont extrêmement variables. Tantôt l'impulsion porte aux tics (parole ou geste), aux actes stupides, souvent grossiers; tantôt elle aboutit à l'homicide, ou au suicide. Ou bien l'individu éprouve une impulsion irrésistible au vol (kleptomanie), à l'incendie (pyromanie). Certains encore sont portés à fuir (dromomanie) ou à boire (dipsomanie). Enfin, il existe toute une série d'impulsions sexuelles à caractère particulièrement impérieux, et que ne satisfont pas des réalisations très fréquentes : tels sont la masturbation, l'exhibitionnisme, le fétichisme, le sadisme, le masochisme et l'uranisme.

TRAITEMENT. Internement. Suppression, dans l'alimentation, des excitants (alcool, café, thé). Hydrothérapie et frictions sèches ou à l'eau de Cologne. Bromure dans les crises et entre-temps. Reconstituants (fer, arsenic, quinquina).

INACTIVATION. — Suppression de l'action d'une substance toxique sur l'organisme, quel que soit le procédé employé (chaleur, substances chimiques).

Un *sérum* est inactivé quand on fait disparaître de celui-ci l'alexine ou complément qu'il renferme normalement. L'inactivation d'un sérum s'obtient en chauffant ce sérum à 55° pendant une demi-heure.

Un *vaccin* est inactivé quand les germes qui entrent dans sa composition ont été mis hors d'état de nuire. Inactivation devient alors synonyme d'innocuité. On active les vaccins par la chaleur (55° pendant une heure), par les rayons ultraviolets ou par des substances chimiques, comme l'iode, le formol, l'éther.

INANITION. — Affaiblissement considérable provenant d'une insuffisance ou d'une privation complète d'aliments. Elle peut être volontaire ou consécutive à la fièvre ou à une maladie nerveuse (anorexie mentale).

Ses effets sont la diminution : 1° de poids (disparition de la graisse et d'une partie notable des muscles, notamment du cœur); 2° de la température du corps, qui peut tomber à 24° et même à 23° au moment de la mort.

Celle-ci ne survient chez l'adulte qu'après une diminution des 4/10 du poids initial dans l'abstinence absolue, de la moitié dans l'abstinence relative. Des jeûneurs, en buvant de l'eau, ont pu se priver de toute nourriture pendant quarante jours. L'enfant meurt quand il a perdu les 2/10 de son poids.

Le fait d'*être à jeun* accroît l'opportunité morbide pour les maladies contagieuses, d'où l'utilité de ne jamais sortir de chez soi avant d'avoir pris des aliments.

INAPPÉTENCE. — Manque d'appétit.

INCAPACITÉ. — A partir de la consolidation d'une blessure, c'est-à-dire à partir du moment où elle n'évolue plus, le blessé peut être guéri ou au contraire conserver une invalidité totale ou partielle que l'on désigne sous le nom d'incapacité permanente partielle (I.P.P.).

Une incapacité peut être temporaire : elle cesse après la guérison ou après la consolidation.

Elle peut être permanente totale ou partielle. Dans ce dernier cas, le taux de l'invalidité est calculé selon des règles préétablies et codifiées dans des ouvrages de médecine légale.

INCINÉRATION (du lat. *in,* en, et *cinis,* cendre). — Destruction par le feu.

L'incinération des *ordures* est le procédé le plus pratique pour s'en débarrasser. Les ordures incinérées peuvent être utilisées comme engrais ou pour fabriquer des briques.

L'incinération des *cadavres d'animaux* est le meilleur mode de destruction, quand les cadavres sont nombreux ou quand ils proviennent d'animaux morts de maladies contagieuses.

L'incinération des *cadavres humains,* ou *crémation,* est autorisée par le maire de la localité.

L'incinération rend impossible la recherche posthume des crimes : l'autorisation n'est donnée que sur demande écrite du défunt ou de sa famille, sur certificat du médecin traitant affirmant que la mort est naturelle, vérifiée par un médecin assermenté. En cas de mort violente ou suspecte, le parquet doit donner son autorisation.

En Italie, on utilise comme four crématoire un fourneau à bois et à réverbère dont la flamme vient lécher le cadavre placé sur une grille. En France et en Angleterre, on utilise soit le coke (Père-Lachaise), soit le gaz d'éclairage (Reims, Rouen, Lyon, Marseille).

Après crémation, les cendres sont recueillies en présence de la famille dans une urne qui sera placée dans une sépulture ou un *columbarium,* ou dans une propriété particulière, sous certaines conditions.

INCISION (du lat. *incidere,* couper). — Coupure méthodique des parties (peau, muscles) à l'aide d'un bistouri, de ciseaux ou d'un galvanocautère, pour ouvrir un abcès ou faire une opération quelconque.

INCOHÉRENCE DES IDÉES. — V. CONFUSION MENTALE.

INCOMPATIBILITÉ. — L'absorption simultanée de deux médicaments peut soit annuler l'effet de chacun d'eux, soit donner à l'un ou à l'autre une action différente de l'action recherchée, et qui, dans certains cas, peut être nuisible (acide avec un alcali formant un sel inactif, café annulant les effets dormitifs de l'opium).

Certains médicaments ne peuvent être associés en raison de leur incompatibilité chimique. On ne peut associer, par exemple, dans un cachet, de l'antipyrine et du salicylate de soude, qui forment un mélange déliquescent. Le tanin et le fer forment de l'encre; le calomel et l'acide cyanhydrique donnent du cyanure de mercure, toxique; le chlorate de potasse et le soufre forment un mélange explosif.

INCONSCIENCE. — V. ALIÉNATION MENTALE.

INCONTINENCE (du lat. *in* négat. et *continere,* retenir). — Emission involontaire de matières fécales ou d'urine. V. URINE.

INCOORDINATION. — Impossibilité de coordonner les mouvements de divers groupes musculaires. En fermant les yeux, certains malades ne peuvent placer exactement le talon d'une jambe sur le genou de l'autre, ou l'extrémité de l'index sur le bout du nez. Le fait s'observe dans le *tabès* (v. MOELLE), dans les affections du cervelet, dans la maladie de Friedreich.

INCUBATEUR. — L'incubateur est un appareil servant à élever les grands prématurés dans les meilleures conditions.

Cet appareil conditionne la température, l'hydratation et l'oxygénation de l'atmosphère que respire le nouveau-né. Il est, d'autre part, construit de telle sorte que l'asepsie est aisément respectée. Un personnel très spécialisé est seul capable d'élever les grands prématurés. V. COUVEUSE.

INCUBATION (du lat. *in,* dans, et *cubare,* dormir). — Période qui s'écoule entre l'absorption d'un virus et l'apparition des signes de la maladie. Elle peut varier, suivant les affections, de quelques heures (scarlatine) à plusieurs mois (certains cas de rage) et même plusieurs années (lèpre).

Pendant cette période, les microbes se multiplient; ils ne peuvent, en effet, agir qu'en bataillons assez nombreux pour triompher des résistances de l'économie.

Durée moyenne d'incubation de diverses maladies.

Blennorragie	3 à 5	jours
Chancre mou	1 à 2	—
Charbon : quelques heures	à 7	—
Choléra	2 à 8	—
Coqueluche	5 à 8	—
Diphtérie	2 à 7	—
Erysipèle	1 à 3	—
Fièvre jaune	2 à 5	—
Influenza	1 à 4	—
Lèpre	6 m. à 20	ans
Méningite cérébro-spinale	4 à 5	jours
Morve	3 à 5	—
Oreillons	4 à 25	—
Paludisme	5 à 8	—
Peste	2 à 10	—
Rage	14 à 60	—
Récurrente (Fièvre)	5 à 7	—
Rougeole	10 à 14	—
Rubéole	8 à 14	—
Scarlatine	3 à 11	—
Syphilis	20 à 30	—
Tétanos	2 à 3	—
Typhoïde	9 à 21	—
Typhus exanthématique	14 à 21	—
Varicelle	12 à 17	—
Variole	10 à 14	—

INCURABILITÉ et INCURABLE. — Maladie et malade que la médecine est impuissante à guérir.

INDEX. — Premier doigt après le pouce. V. MAIN.

INDICAN ou INDOXYLE. — Phénol dérivé de l'indol, engendré par la putréfaction intestinale de l'albumine. L'indican n'apparaît dans les urines qu'en cas d'insuffisance hépatique et de fermentations intestinales; il ne passe dans le sang que dans l'insuffisance rénale et l'urémie. V. URINE.

INDICATIONS. — Conditions particulières dans lesquelles une certaine médication est utile dans une maladie déterminée. Notions fournies par l'examen du malade.

Indication opératoire. — Etat nécessitant une opération à bref délai et le choix d'un procédé.

Contre-indications. — Conditions dans lesquelles une certaine médication habituellement recommandée serait nuisible.

INDIGESTION. — Embarras gastrique simple. V. ESTOMAC (maladies).

INDIGO. — Matière insoluble bleue provenant des Indes et du Guatemala, qui se dépose du suc de certaines plantes après fermentation et oxydation à l'air. Les principales plantes indigogènes sont : *Indigofera tinctoria* (Légumineuses), *Polygonum tinctorium* (Polygonacées), *Isatis tinctoria* (Crucifèracées). Le principe colorant, l'*indigotine,* a pu être obtenu par voie synthétique.

Indigo urinaire. — Syn. INDICAN.

INDUCTION (du lat. *inductio,* action de déterminer). — Mécanisme des différenciations successives et progressives des divers tissus et organes, depuis l'œuf fécondé jusqu'à la dernière phase de la vie. Ce processus fondamental commande le développement de tous les êtres vivants organisés. Les *troubles de l'induction* paraissent pouvoir jouer un rôle important dans la production de *malformations.* Par exemple : la suppression de l'induction (aninduction), si elle est précoce, pourrait provoquer la mort de l'embryon par arrêt du développement.

INDUCTION (Appareil d'). — Appareil électrique. V. ÉLECTROTHÉRAPIE.

INDURATION. — Accroissement de la dureté d'un tissu, consécutive, dans certains cas, à l'inflammation de ce tissu. L'induration est due à la substitution de cellules et de fibres très serrées aux éléments normaux. L'induration est un des caractères du chancre syphilitique.

Induration des corps caverneux. — V. PÉNIS.

INÉGALITÉ PUPILLAIRE. — Tient à ce qu'une pupille est plus fortement contractée que l'autre. V. PUPILLE.

INERTIE. — Perte de la contractilité des muscles d'un organe.

Inertie intestinale. — V. INTESTIN.

Inertie utérine. — V. ACCOUCHEMENT et UTÉRUS.

Inertie vésicale. — V. VESSIE.

INFANTICIDE. — Le meurtre ou l'assassinat d'un enfant nouveau-né peut reconnaître des procédés multiples : suffocation, immersion dans les fosses d'aisances, fractures du crâne, strangulation, submersion, combustion, inanition. Le médecin légiste est appelé à déterminer les preuves de la vie de l'enfant (v. DOCIMASIE) et les causes de sa mort.

INFANTILISME. — Persistance chez un sujet adulte des caractères morphologiques de l'enfance.

La taille reste petite, les formes juvéniles, la peau fine, la musculature gracile, les extrémités petites, les organes génitaux rudimentaires; chez le garçon, les testicules sont souvent rétractés ou ectopiques; les poils font défaut au menton, au pubis et aux aisselles; chez la fille, les seins sont absents, le bassin reste étroit, les règles sont souvent absentes. Le développement intellectuel peut être normal ou rester puéril.

Le *chétivisme* reconnaît des causes multiples : hérédité, tuberculose, syphilis, alcoolisme, misère physiologique, paludisme; lésions congénitales du cœur, diminuant la circulation sanguine; intoxication par le tabac, la morphine; mariage consanguin.

Mais la croissance du corps et l'évolution pubertaire peuvent être troublées par d'autres causes; tantôt il s'agit de *maladies viscérales*, tantôt de troubles endocriniens.

Infantilisme hépatique. — S'observe chez des sujets atteints d'hypertrophie massive du foie par surcharge glycogénique ou graisseuse (polycorie) ou de cirrhose hypertrophique biliaire.

Infantilisme rénal. — S'observe chez des sujets atteints de néphrite azotémique souvent méconnue.

Infantilisme intestinal ou Maladie cœliaque. — V. CŒLIAQUE.

Infantilisme hypothyroïdien (Brissaud). — Se traduit par un faciès lunaire, des yeux bouffis, des lèvres épaisses, de grosses joues rondes, un visage glabre, des cheveux, des sourcils et des cils peu fournis, un ventre proéminent, un bassin infantile, des membres gros et potelés, par surcharge graisseuse, un retard ou une absence de la deuxième dentition, ainsi qu'une absence de poils au pubis, aux aisselles, des organes génitaux rudimentaires, un psychisme infantile.

Infantilisme hypophysaire. — Il est dû habituellement à une tumeur de l'hypophyse ou de la région voisine. La taille reste exiguë; les sujets de 30 ans ont la taille d'un enfant de

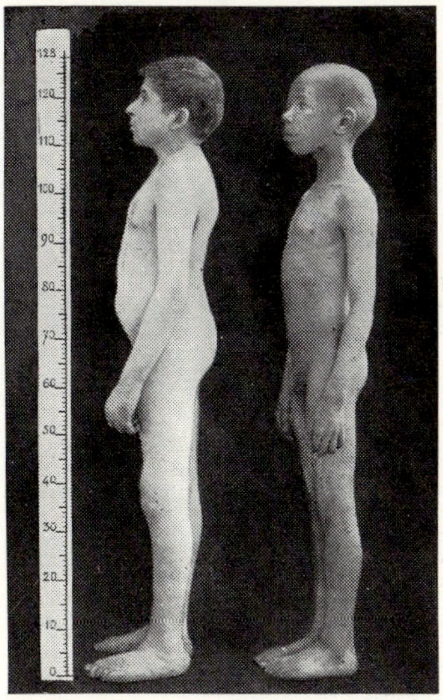

1 2

FIG. 950. — Infantilisme hypophysaire.
Malade de 28 ans (1), haut de 1m,25, à côté d'un enfant normal de 10 ans (2).

10 ans; les membres sont grêles, mais le corps présente un certain degré d'adiposité (*fig.* 950); les organes génitaux sont infantiles, les poils rares ou absents.

INFARCTUS (du lat. *in*, dans, et *farcire*, farcir). — Nécrose circonscrite d'un viscère à la suite de l'oblitération d'un vaisseau.

La *cause* la plus importante est l'*obstruction* brusque d'une artère par un *embolus* : tels les infarctus pulmonaires, à la suite d'une affection du cœur droit; les infarctus de la rate, du rein, du foie, dus à des caillots qui se forment dans le cœur gauche, les veines pulmonaires ou l'aorte.

L'infarctus peut être blanc (rate, rein); il est rouge, au contraire, quand l'oblitération provoque une hémorragie dans le territoire correspondant (poumon). Cette hémorragie résulte d'un fait d'apparence paradoxale et diverses théories ont été émises pour l'expliquer.

Infarctus du myocarde. — Voir CŒUR.

Infarctus pulmonaire. — V. RESPIRATOIRES (Organes).

Infarctus intestinal. — V. INTESTIN.

INFECTIEUSES (Maladies). — V. CONTAGION, DÉSINFECTION, INFECTION.

INFECTION (du lat. *infectio*, *inficere*, gâter). — Maladie développée sous l'influence des toxines produites par certains agents parasitaires.

Les agents infectieux peuvent être *spécifiques* ou *non spécifiques*. Les premiers sont ceux qui déterminent des maladies toujours semblables à elles-mêmes (fièvre typhoïde, charbon, morve, tuberculose). Le deuxième groupe comprend des agents aptes à produire les types cliniques les plus dissemblables, tel le staphylocoque doré, qui, suivant sa localisation, produira un furoncle, une ostéomyélite, une endocardite ulcéreuse, une septicémie, une pyohémie, etc.; les manifestations diverses qu'il provoque sont commandées et par le terrain sur lequel il évolue et par la localisation qu'il affecte.

Les maladies infectieuses peuvent être produites par des agents divers : les *bactéries*, les *champignons pathogènes*, les *levures pathogènes*, les *microbes animaux* et particulièrement les *protozoaires*. (V. ces mots.)

L'infection peut avoir une origine externe (*hétéro-infection*) ou bien nous portons en nous, même à l'état normal, le germe infectieux (*auto-infection*).

Certaines causes, en diminuant la résistance de l'organisme, peuvent favoriser le développement des infections, par exemple : le froid, le surmenage, la fièvre, une mauvaise hygiène, l'encombrement, la grossesse.

L'organisme se défend contre les infections par divers moyens : les ganglions, qui forment des barrières, arrêtent d'une façon définitive ou temporaire les agents pathogènes (adénites), et les globules blancs du sang qui détruisent ces agents pathogènes en les digérant (phagocytose). V. BACTÉRIES.

Infection inapparente. — Maladie microbienne dont les manifestations cliniques sont très atténuées ou nulles, bien que le microbe développe des anticorps et détermine une immunité plus ou moins durable. On peut trouver des bacilles d'Eberth dans le sang de sujets sains au cours d'une épidémie de fièvre typhoïde; la brucellose, la poliomyélite se présentent souvent sous des formes inapparentes.

Infection des plaies. — V. PLAIE.

Infection puerpérale. — V. PUERPÉRALE.

Infection purulente. — V. PURULENTE (Infection).

INFERNALE (Pierre). — Nitrate d'argent.

INFESTATION. — Pénétration dans l'organisme d'un parasite non microbien.

INFILTRAT PULMONAIRE. — V. *Supplément*.

INFILTRATION. — Introduction anormale d'un liquide dans les mailles d'un tissu conjonctif, ou dans un tissu d'un liquide organique (sérosité de l'œdème, sang, urine, pus), par un liquide injecté (sérum artificiel, solution anesthésique), par des gaz (emphysème sous-cutané, gangrène gazeuse) ou une métastase cancéreuse.

Des *infiltrations anesthésiques* sont souvent pratiquées dans un dessein thérapeutique.

Dans les *cellulites* douloureuses de la paroi abdominale, de la nuque, des cuisses, des jambes, on peut infiltrer les zones douloureuses avec 10 cm³ de novocaïne à 1 p. 100.

C'est l'*infiltration du sympathique* qui est le plus souvent pratiquée. On fait une injection de 10 cm³ de novocaïne à 1 p. 100 ou 1 p. 200 dans les ganglions sympathiques, à différentes hauteurs, en particulier à la région cervicale (ganglion stellaire) et à la région lombaire.

Dans l'*infiltration stellaire*, on injecte 20 cm³ de novocaïne à 1 p. 200, à l'aide d'une longue aiguille de 6 cm enfoncée jusqu'au contact du ganglion stellaire. On est averti que l'infiltration est réussie par deux tests : le *test oculo-facial* (rougeur et chaleur de la pommette et de l'oreille du côté infiltré, rétrécissement de la fente palpébrale, myosis et exophtalmie) et le *test brachial* (réchauffement du membre supérieur et de la main, rougeur de la main et des doigts, turgescence des veines de l'avant-bras et de la main).

Cette petite intervention est facile, indolore et inoffensive.

INDICATIONS. Troubles trophiques du membre supérieur, maladie de Raynaud, sclérodermie, acrocyanose, syndromes douloureux, acroparesthésie, acromélalgie, affections rhumatismales des mains, des doigts (nodosités d'Heberden), périarthrite douloureuse et ankylosante de l'épaule.

L'*infiltration du ganglion hypogastrique* a été préconisée dans l'impuissance, les affections de la vessie et de la prostate, les douleurs pelviennes d'origine cancéreuse.

L'*infiltration du sympathique lombaire* est indiquée dans les artérites, les phlébites et les causalgies du membre inférieur, les algies des moignons, les orchites aiguës, la dilatation du côlon et la constipation rebelle.

L'*infiltration du splanchnique* a été pratiquée dans certaines affections du tube digestif et des voies biliaires.

Infiltration purulente. — Elle diffère de l'abcès par le fait que le pus n'est pas collecté dans une poche, mais placé dans les mailles du tissu cellulaire.

Infiltration d'urine. — V. URINE.

INFIRMERIE. — Local où sont pratiqués les soins : dans les *établissements d'enseignement*, aux élèves malades; dans les *casernes*, aux soldats; dans les *usines*, aux ouvriers, etc.

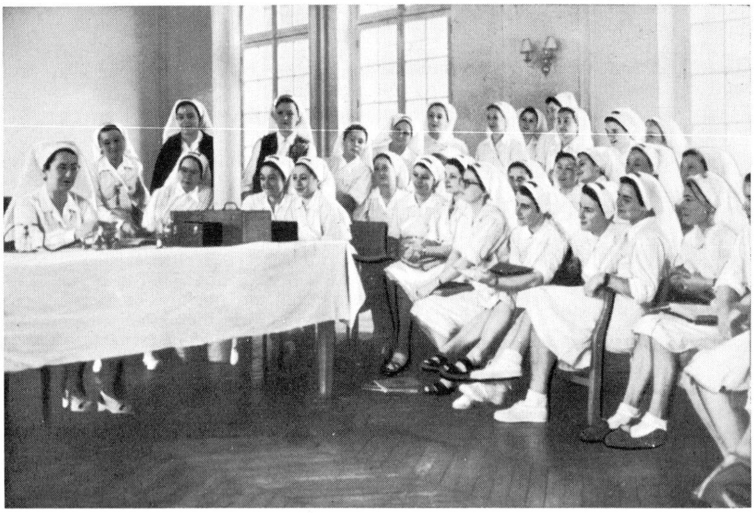

FIG. 951. — Un cours à l'Ecole d'infirmières de l'Assistance publique à l'hôpital de la Salpêtrière à Paris.

(*Phot. Larousse.*)

INFIRMIER et INFIRMIÈRE. — Auxiliaire médical qualifié pour soigner les malades ou les blessés, soit dans les hôpitaux, soit dans les familles, soit dans l'armée. Les instructions données au mot *garde-malades* s'appliquent à eux.

Les actes qui peuvent être exécutés par un auxiliaire médical seul sont les suivants :

Ventouses sèches et scarifiées, injections sous-cutanées et intramusculaires seulement (à l'exclusion des injections intraveineuses), massages simples (à l'exclusion de tout massage gynécologique et de tout massage prostatique), pansements simples, lavements simples, sinapisations, injections vaginales simples.

Dans les hôpitaux et les cliniques, certains actes peuvent être exécutés par un auxiliaire médical, après que le médecin traitant se sera personnellement assuré de la compétence de l'infirmier. Ce sont les injections intraveineuses et les prises de sang, le sondage urétral et le sondage avec lavage vésical, l'alimentation par sonde, le tubage gastrique, la mécanothérapie, la prise d'électrocardiogrammes.

Enfin, dans les services spécialisés, les auxiliaires médicaux peuvent, sous la surveillance directe du médecin traitant, exécuter des actes de physiothérapie et d'électricité médicale : ultraviolets et infrarouges, diathermie, haute fréquence, ondes courtes, rayons X, électrolyse, et pratiquer l'anesthésie (la création d'un diplôme d'infirmier ou d'infirmière anesthésiste est à l'étude).

Dans tous ces cas, surveillance directe signifie : présence du médecin lui permettant de contrôler et d'intervenir à tout moment.

Elèves-infirmières. — Les élèves-infirmières étant professionnellement très exposées à la contagion tuberculeuse, il convient de les examiner soigneusement à ce sujet. Le pourcentage des jeunes adultes *anergiques*, c'est-à-dire ayant une cuti-réaction négative à la tuberculine, est assez grand (30 p. 100).

Aussi recommande-t-on la vaccination par scarifications de B.C.G. à toute élève anergique, au moment de l'entrée à une école d'infirmières. 38 p. 100 des élèves anergiques non vaccinées ont eu des incidents ou accidents de primo-infection.

L'*allergie* est obtenue, dans presque tous les cas, en pratiquant une vaccination B. C. G., par scarification répétée au besoin deux mois après, si la cuti est encore négative. Il convient de soustraire les jeunes infirmières à tout contact infectant durant les deux mois qui précèdent la vaccination et pendant les deux ou trois mois qui suivent les scarifications, c'est-à-dire tant que dure la période pré-allergique du B.C.G.

INFIRMITÉ. — Suppression incomplète ou complète d'une fonction avec possibilité d'une santé générale parfaite. La perte d'un organe des sens, l'existence d'un pied bot constituent des infirmités.

INFLAMMATION. — Etat maladif constitué par un afflux plus considérable de sang dans les capillaires d'une partie du corps, avec ses conséquences : chaleur, rougeur, exsudation du sérum sanguin et, par suite, gonflement et douleur.

C'est une réaction de défense de l'organisme contre les microbes, ayant pour conséquence la diapédèse, c'est-à-dire la transsudation des cellules phagocytes qui vont dévorer les bacilles nuisibles. L'action des toxines sur les centres nerveux peut avoir comme résultat la *fièvre*, l'accélération du pouls et de la respiration, l'insomnie, des nausées et quelquefois des vomissements. L'inflammation se termine par résolution, avec rétablissement d'une circulation normale, par *suppuration* ou par mortification ou *gangrène*. V. à ABCÈS, ADÉNITE, BACTÉRIES, LYMPHANGITE, PLAIE, PUS.

INFLUENZA. — Nom italien de la *grippe*.

INFUNDIBULUM. — Sommet du 3e ventricule cérébral. V. CERVEAU.

Syndrome infundibulaire. — Troubles dus à la compression du 3e ventricule et de l'infundibulum par une tumeur de l'hypophyse et des régions voisines.

SIGNES. Somnolence, tachycardie, polyurie, polydipsie, glycosurie.

INFUSION. — Tisane obtenue par la dissolution des principes actifs d'une plante, en versant de l'*eau bouillante* sur des fragments de cette plante, fraîche ou séchée, et en laissant en contact pendant dix à trente minutes pour celles qui sont facilement pénétrables (fleurs, feuilles), et deux heures pour les racines, les tiges et les écorces. Exemples : infusions de tilleul, de thé, de camomille.

INGUINAL. — Qui concerne l'aine.

Canal inguinal. — Trajet sans parois propres situé au-dessus de l'arcade crurale et dirigé obliquement en dedans, en bas et en avant. Il présente deux orifices ou *anneaux :* l'un est superficiel et répond à la peau, c'est l'*anneau inguinal externe,* formé par l'écartement du muscle grand oblique; l'autre, profond, l'*anneau inguinal interne,* répond à la partie moyenne de l'arcade crurale.

Fossettes inguinales (*fig.* 952). — Dépressions situées à la face postérieure de la paroi abdominale recouverte par le péritoine, qui est soulevé par trois *cordons :* l'ouraque, le cordon fibreux de l'artère ombilicale et l'artère épigastrique. Ces fossettes

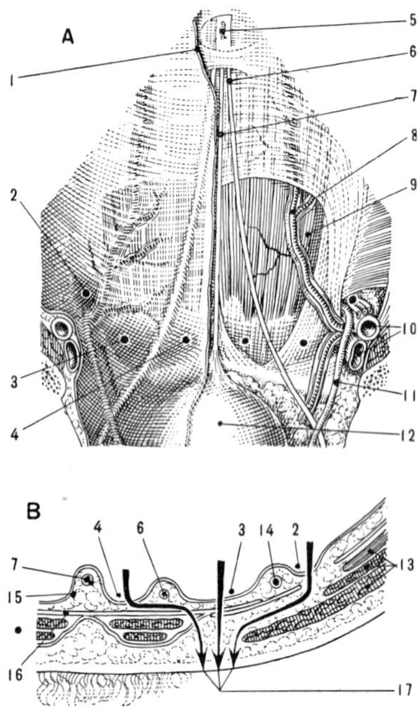

FIG. 952. — Fossettes inguinales.

A. Paroi antérieure de l'abdomen, vue par sa face postérieure pour montrer les trois fossettes inguinales; B. Coupe horizontale de la paroi abdominale au niveau des trois fossettes inguinales.

1. Section du péritoine; 2. Fossette externe; 3. Fossette interne; 4. Fossette vésico-pubienne; 5. Ombilic; 6. Cordon fibreux de l'artère ombilicale; 7. Ouraque; 8. Vaisseaux épigastriques; 9. Muscle grand droit; 10. Vaisseaux iliaques externes; 11. Cordon spermatique 12. Vessie; 13. Muscles de la paroi; 14. Artère épigastrique; 15. Péritoine; 16. *Fascia transversalis;* 17. Trajets des hernies inguinales.

constituent des points faibles de la paroi, par où peuvent s'échapper intestin ou épiploon pour constituer les *hernies inguinales,* qu'on divise en hernie inguinale *interne, moyenne* et *externe.* V. HERNIE.

INHALATION (du lat. *inhalare,* souffler). — Introduction dans les voies respiratoires et absorption par celles-ci : 1° des vapeurs qui se dégagent d'eaux minérales, soit naturellement, soit par l'effet de leur ébullition ; 2° de gaz (v. OXYGÈNE) ; 3° d'une vapeur s'élevant de cristaux comme ceux du menthol ou d'un liquide froid ou chaud.

On donne aussi ce nom à l'absorption, par les voies respiratoires, d'une poussière extrêmement fine produite

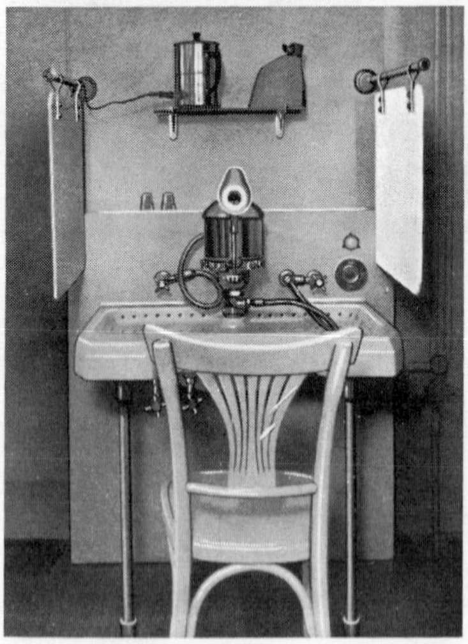

FIG. 953. — Installation pour inhalations dans une station thermale.
(*Sélect-Photo, Evian.*)

par la pulvérisation de certaines eaux à travers un appareil spécial ; mais ce procédé sera étudié au mot *pulvérisateur*.

Inhalation d'infusions. — L'inhalation peut se faire très simplement : 1° en coiffant d'un entonnoir un bol contenant le liquide médicamenteux

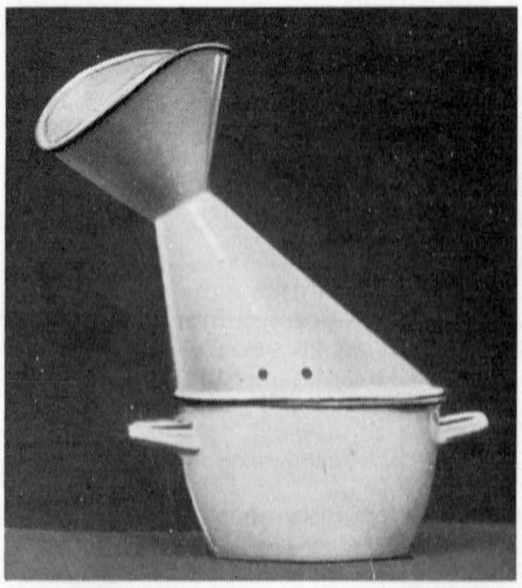

FIG. 954. — Inhalateur de ménage.

bouillant (ex. : infusion d'eucalyptus) ou en employant l'appareil de la figure 954 ; 2° en entourant le lit du malade d'une série de cuvettes dans lesquelles on verse sur des feuilles (eucalyptus) ou des fleurs (tilleul) de l'eau bouillante, de façon à saturer l'atmosphère de vapeurs. On complète, dans certains cas, cette action en établissant des lampes à alcool sous les vases remplis de liquide, et en entourant en partie le lit de toiles, de façon à concentrer ces vapeurs. Cette *tente de vapeurs* rend les plus grands services, notamment dans les laryngites ; mais il faut avoir soin que l'air ordinaire puisse parvenir aussi au malade.

Les inhalations sont pratiquées dans nombre de stations thermales, comme La Bourboule, Le Mont-Dore.

EFFET THÉRAPEUTIQUE. L'inhalation calme l'irritation de la muqueuse des voies respiratoires, fluidifie les crachats et en facilite l'expectoration. Les vapeurs, d'après les expériences faites, pénètrent jusqu'aux alvéoles pulmonaires.

INDICATIONS. Toux nerveuse, asthme, rhume des foins, bronchite chronique, emphysème, rhinopharyngite, laryngite et trachéite.

INHIBITION (du lat. *inhibitio*, interdiction). — Phénomène qui relève d'une excitation nerveuse et a pour effet de diminuer ou de supprimer brusquement le fonctionnement d'une partie de l'organisme.

On distingue des *inhibitions centrales*, qui succèdent à une excitation transmise par des conducteurs centripètes (arrêt de la respiration, à la suite de l'excitation des fibres centripètes du pneumogastrique [nœud vital]), et des *inhibitions périphériques*, qui succèdent à une excitation portée sur les conducteurs centrifuges (arrêt du cœur par l'excitation du bout périphérique du pneumogastrique ; paralysie des tuniques vasculaires à la suite de l'excitation des vaso-dilatateurs).

Une violente émotion peut immobiliser un individu. Le choc nerveux peut provoquer l'inhibition, et la mort peut même survenir, sans qu'on trouve à l'autopsie une lésion physique quelconque (contusion, ecchymose).

INHUMATION. — Aucune inhumation ne peut être opérée sans autorisation sur papier libre de l'officier de l'état civil, qui ne peut la délivrer qu'après s'être transporté auprès de la personne décédée, pour s'assurer du décès. La visite est faite par un médecin légiste délégué par le maire.

Toutes les fois que, dans les cas prévus par les règlements de police, une inhumation doit être opérée avant le délai de vingt-quatre heures, celle-ci ne peut avoir lieu que sur l'avis des médecins qui ont donné des soins au malade ou du médecin chargé de la constatation des décès.

Inhumation précipitée. — V. à MORT, les signes précis de la cessation de la vie.

INION (mot grec). — Protubérance occipitale externe.

INJECTION (du lat. *injicere*, lancer). — Introduction d'un liquide, qui peut être une solution antiseptique ou de l'huile, dans une cavité du corps. Elle se fait avec une seringue de verre, de caoutchouc, d'étain, avec le bock.

L'extrémité du récipient destinée à pénétrer dans la cavité peut être arrondie (seringue pour l'oreille), ou être constituée par une aiguille creuse (injection sous-cutanée). Les cavités naturelles dans lesquelles se font des injections sont : la gorge, l'oreille externe et la trompe d'Eustache, le nez, la vessie, l'urètre, le vagin et la matrice.

Injections sous-cutanées ou hypodermiques (du gr. *hupo*, sous, et *derma*, derme). — Introduction sous la peau, au moyen d'une seringue munie d'une fine aiguille creuse, soit d'une solution médicamenteuse (cacodylate de soude, benzoate de mercure, morphine), soit d'un liquide microbicide (sérum antibacillaire), soit d'un liquide reconstituant (sérum artificiel) [*fig.* 955].

CONDITIONS NÉCESSAIRES. On ne doit injecter qu'un produit *stérilisé*, au moyen d'un instrument *stérilisé*, avec les précautions d'*asepsie* et d'*antisepsie* habituelles en chirurgie. En procédant ainsi, on peut sans crainte injecter dans tous les tissus.

AVANTAGES : 1° Action *rapide* des médicaments, qui sont résorbés en une à cinq minutes, et dont les manifestations suivent immédiatement cette absorption (sueurs et salivation, deux à cinq minutes après une injection de pilocarpine). Une quantité de 300 g de sérum artificiel est complètement résorbée en une demi-heure ; 2° Action *énergique* du médicament, d'autant plus efficace que l'absorption se fait à la *dose* exactement désignée et en *nature*, sans transformation par les sucs digestifs ; 3° Possibilité d'administration de médicaments mal tolérés par le tube digestif ou provoquant des manifestations pénibles (ayant, par exemple, une odeur désagréable) ; 4° Possibilité par cette voie de doses plus fortes que celles qui sont acceptées par le tube digestif.

SOLUTIONS EMPLOYÉES. Eau distillée, glycérine, vaseline liquide, huile d'olive à la dose de 1 à 2 cm^3 ; liquides et extraits organiques, mélangés à de la glycérine et de l'eau ; médicaments (morphine, cocaïne, novocaïne, sels, etc.) ; sérums antitoxiques (dose, 5 à 20 g), sérums artificiels comme stimulant (dose, 5 à 20 g), pour laver le sang (dose, 1 à 2 litres par fraction de 300 g). D'une façon générale, ces solutions doivent être à peu près isotoniques au sérum sanguin, c'est-à-dire en équilibre moléculaire et de même tension, ce qui facilite leur diffusion et les rend moins douloureuses. On peut aussi injecter sous la peau des substances irritantes, comme le lait, pour déterminer un choc protéique ; de l'essence de térébenthine, pour amener un abcès de fixation, etc.

INSTRUMENTS. Les aiguilles doivent pouvoir être flambées (platine irridié), les seringues être stérilisables. Celles-ci se font tout en verre, en métal et verre, en métal seul ou en matières plastiques.

Pour les grandes injections de sérum artificiel, on peut employer un bock.

PRÉCAUTIONS A PRENDRE. I. *Avant l'injection*. — 1° Vérifier la perméabilité de l'aiguille et le bon fonctionnement de la seringue, si on en emploie une.

2° Stériliser l'aiguille par le flambage ou l'ébullition, et la seringue par l'ébullition.

3° Laver avec de l'eau et du savon ou de la teinture d'iode la partie de

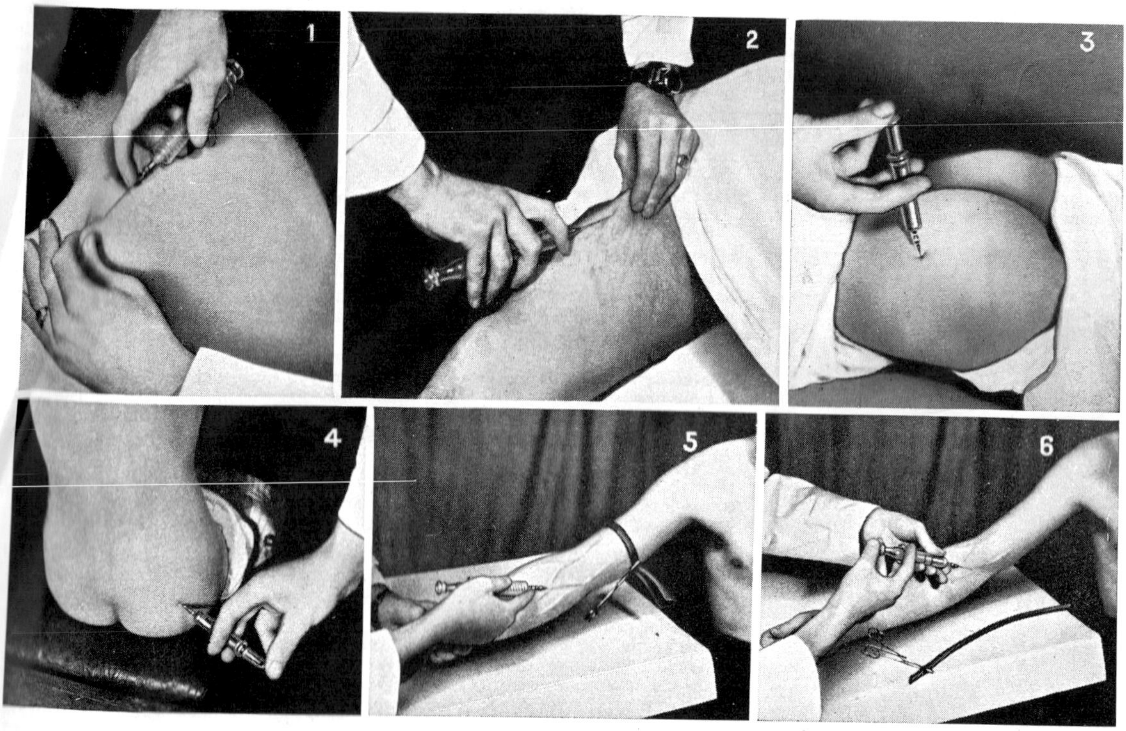

FIG. 955. — Divers modes d'injections.

1. Sous-cutanée, dans la fosse sus-épineuse; 2. Sous-cutanée, dans la face interne de la cuisse; 3. Intramusculaire (point d'injection dans la position couchée); 4. Intramusculaire (position assise); 5. Intraveineuse, 1er temps : le garrot est en place, l'aiguille vient d'être introduite dans la veine; 6. Intraveineuse, 2e temps : après levée du garrot, le liquide est injecté.

(*Phot. Larousse.*)

la peau sous laquelle l'injection doit être faite.

II. *Après l'injection.* — 1° Stériliser comme précédemment l'aiguille et la seringue.

2° Introduire dans l'aiguille un fil d'argent.

INJECTION AVEC LA SERINGUE ORDINAIRE. 1° Charger la seringue en aspirant le liquide par l'élévation du piston, qui doit être enfoncé complètement dans la seringue au début de cette aspiration; y adapter l'aiguille et en chasser complètement l'air en poussant le piston jusqu'à ce qu'une goutte de liquide affleure l'extrémité de l'aiguille.

2° Faire un pli à la peau (*fig.* 955, 1, 2) et introduire l'aiguille parallèlement à la base de ce pli, qu'on maintient pendant l'injection; celle-ci faite, on retire brusquement l'aiguille.

POINT À CHOISIR. Dans certains cas (névralgies), on fait l'injection au point douloureux; mais, ordinairement, on cherche surtout une région qui l'absorbe rapidement et la supporte bien, c'est-à-dire où le tissu cellulaire est épais et lâche, sans vaisseau ni nerf à proximité : partie externe ou antérieure de la cuisse, région du deltoïde, aux épaules; peau du ventre, partie latérale du thorax, fesses.

Injections intramusculaires. — Ces injections se font habituellement dans les muscles fessiers : le point d'élection est la partie supéro-externe de la fesse, à trois travers de doigt au-dessous de la crête iliaque (bord supérieur du bassin), à l'union du tiers externe et des deux tiers internes (*fig.* 955, 3, 4, et 956). Les aiguilles doivent avoir 6 cm. Si l'on fait plusieurs piqûres, on les pratique alternativement d'un côté et de l'autre, en les espaçant les unes des autres de quelques centimètres.

La voie intramusculaire est la méthode le plus employée pour les injec-

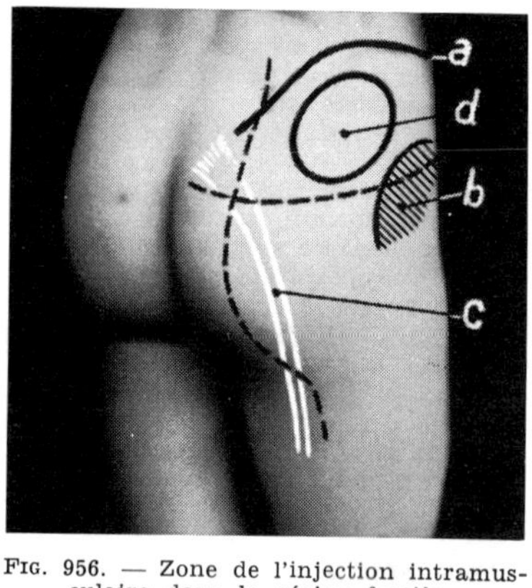

FIG. 956. — Zone de l'injection intramusculaire dans la région fessière.

a, Crête iliaque; *b*, Grand trochanter; *c*, Nerf sciatique; *d*, Zone de l'injection.

tions de sels solubles ou insolubles. Les sels insolubles peuvent être absorbés à un moment indéterminable, sous l'action de causes inconnues, d'une façon massive, d'où des intoxications.

PRÉCAUTIONS A PRENDRE. Pour faire correctement une injection intramusculaire, il faut introduire l'aiguille seule, s'assurer qu'il ne vient pas de sang, adapter ensuite la seringue garnie, et injecter lentement.

INCIDENTS. On peut observer une petite hémorragie par lésion d'un vaisseau, une douleur, une névralgie, une névrite ou même une paralysie par lésion nerveuse. Une induration peut persister pendant quelques jours. L'emploi d'une aiguille non aseptique, l'injection d'une substance irritante (calomel, quinine, térébenthine) peuvent donner lieu à un abcès, notamment chez les diabétiques, les morphinomanes.

En opérant correctement, on évitera d'injecter le liquide dans un vaisseau, ce qui peut donner lieu à des accidents parfois graves.

Une injection faite dans un vaisseau peut donner des petits signes d'embolie pulmonaire : point de côté, toux quinteuse, crachats sanguinolents.

Mais, ordinairement, tout s'arrange rapidement.

L'injection d'une solution huileuse dans une petite artère est suivie presque immédiatement d'une douleur vive, empêchant parfois le malade de marcher, irradiant dans tout le membre; d'un gonflement de la fesse, avec marbrures violacées rappelant la livedo (*dermite livedoïde*), parfois des phlyctènes et une escarre noirâtre dont la chute et la réparation peut demander plusieurs semaines.

TRAITEMENT. Bains chauds, pansements humides; éventuellement, sulfamides, pénicilline.

Injections intraveineuses. — Elles se font habituellement à la seringue (*fig.* 955, 5, 6) ou avec un bock, dans les veines du pli du coude; chez l'enfant, on a recours à la veine jugulaire externe ou aux veines épicrâniennes.

Cette méthode permet d'injecter directement dans le sang des médicaments (chloral, arsénobenzènes), du sérum artificiel (ou physiologique), des solutions hypertoniques (calcium, glucose, chlorure de sodium), qui seraient trop douloureuses par voie intramusculaire.

On utilise des injections intraveineuses *sclérosantes* dans le traitement des varices et des hémorroïdes, pour diminuer et oblitérer la lumière du vaisseau.

On a préconisé l'emploi des injections intraveineuses *lentes*, en goutte-à-goutte (40 à 200 cm³ à l'heure), et *continues* (plusieurs heures à plusieurs jours) dans certains cas : injections d'adrénaline dans les états de chocs chirurgicaux et obstétricaux, insuline dans les comas diabétiques, sérums artificiels à base de glucose ou de chlorure de sodium, sang citraté dans les fortes hémorragies, les chocs opératoires, et dans les états de fortes déshydratation (gastro-entérites infantiles avec état cholériforme); anesthésiques dans l'anesthésie générale. V. GOUTTE-À-GOUTTE, PERFUSION, ANESTHÉSIE.

Injection intra-artérielle. — Elle peut se faire à travers la peau dans l'artère fémorale ou dans la sous-clavière ou l'humérale (avec anesthésie locale); on injecte habituellement des anesthésiques locaux (novocaïne, à 1 p. 100) en solution isotonique des vaso-dilatateurs, dans les troubles trophiques : maladie de Raynaud, artérites, claudication intermittente, algies des membres, gangrènes sèches, ulcères de jambe, retard de consolidation des fractures, brûlures ou gelures; des sérums ou des sulfamides dans les plaies récentes non infectées des jambes; des sulfamides ou de la pénicilline dans les infections des membres.

Injection intracardiaque. — Injection très lente de 1 à 2 cm³ d'une solution d'adrénaline au millième dans le cœur, en cas de syncope cardiaque. On traverse le 4ᵉ espace intercostal gauche, au ras du sternum.

Injection intra-osseuse ou intrasternale. — Elle est indiquée quand les veines sont trop petites ou difficiles à trouver, chez les nourrissons et petits enfants, en cas de collapsus, de diphtérie maligne, d'intoxication.

Injection sous-conjonctivale. — Utilisée pour l'anesthésie (injection de 1 à 2 cm³ de chlorhydrate de cocaïne ou de novocaïne à 2 ou 4 p. 100) et pour le traitement de certaines affections oculaires (choroïdites, troubles du vitré, décollement de la rétine); on cherche alors à obtenir une forte réaction tissulaire, avec des substances chimiques antiseptiques ou hypertoniques. On peut parfois observer, après une injection sous-conjonctivale, des troubles dépendant d'un réflexe oculo-cardiaque (syncope, ralentissement du pouls, nausées, vomissements).

Injection urétrale. — Elle a pour but l'introduction dans le canal de liquides antiseptiques, astringents ou caustiques contre la blennorragie.

Injection dans la première partie de l'urètre. — Elle s'opère : à l'aide d'une *seringue* (*fig.* 957, 2) en ébonite ou en verre d'une contenance de 6 cm³, à

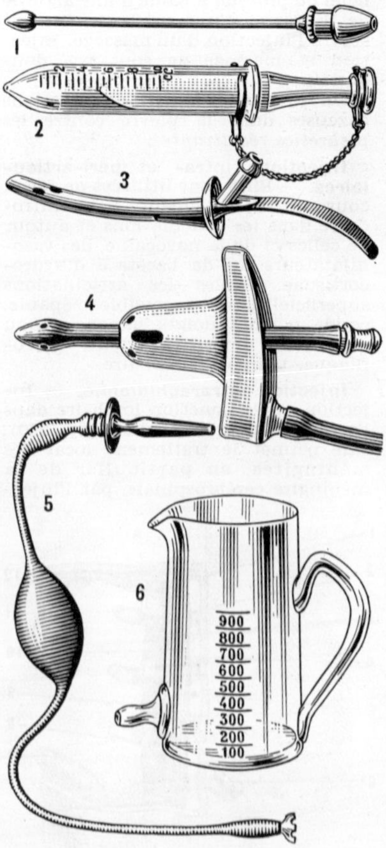

FIG. 957. — Seringue et canules à injections.
1. Canule de Janet; 2. Seringue pour injections urétrales; 3. Canule à double courant pour injections rectales; 4. Canule à double courant pour injections vaginales; 5. Injecteur élastique, dit énéma; 6. Bock en verre gradué.

l'extrémité *conique* et dont le glissement doit se faire sans à-coups; pour l'aseptiser, on la conserve dans une solution de sublimé à 0,50 par litre, en ayant bien soin de l'égoutter avant d'en faire usage.

MODE D'EXÉCUTION. Le malade urine et lave le gland avec une solution de sublimé à 0,25, puis, s'asseyant sur le bord d'une chaise, il introduit l'extrémité de la seringue dans le méat et pousse *lentement* le piston en laissant ressortir le liquide, de façon à balayer le méat; puis il fait une première injection en laissant le méat ouvert, et une seconde en fermant le méat dont il presse les lèvres sur la canule, en empêchant cette fois la sortie du liquide pendant trois minutes, de façon qu'il prenne complètement contact avec le canal distendu.

On aura soin de s'arrêter dans l'injection dès qu'on éprouvera une résistance, sous peine de forcer le sphincter urétral et de pénétrer dans le canal postérieur, auquel on étend ainsi la maladie, qui n'a que trop de tendance naturelle à atteindre cette région.

Injection-lavage. — Elle s'opère avec un bock placé à 1ᵐ,50 de hauteur et la canule de Janet (*fig.* 957, 1). Le liquide pénètre dans la vessie et est rejeté par intervalle. Ces injections doivent être opérées par le médecin, car elles présentent, lorsqu'elles ne sont pas faites avec soin, des dangers pouvant être l'origine d'orchites. Suivant le cas, on les répète tous les deux jours, quotidiennement et même deux fois par jour.

Injection rectale. — Les injections chaudes dans le rectum se font avec les canules à double courant (*fig.* 957, 3) [V. aussi à LAVEMENT]; le liquide ressort après avoir produit son effet, et l'injection peut être continuée aussi longtemps qu'on le désire; l'un des orifices est mis en rapport avec le caoutchouc du bock, l'autre avec un tube souple aboutissant à un seau de toilette.

Injection vaginale. — Pour l'injection vaginale, le dispositif est analogue à celui qui vient d'être décrit pour le rectum. La canule (*fig.* 957, 4) à double courant s'adapte à la cavité.

MODE D'APPLICATION. Pour les injections vaginales, il faut avoir soin de faire nettoyer préalablement le bock à l'eau bouillante, et même il sera préférable de flamber l'intérieur en y enflammant un peu d'alcool, qu'on évitera de faire sortir par l'orifice inférieur en inclinant le bock du côté opposé. Le tuyau et la canule seront bouillis avant l'emploi. La température du liquide sera prise au thermomètre de bain.

La femme sera couchée horizontalement, le siège un peu surélevé, les cuisses écartées et fléchies. Il est nécessaire, *avant* de faire pénétrer la canule, surtout pendant les jours qui suivent un accouchement : 1° de savonner soigneusement les parties génitales externes et d'essuyer ensuite avec de l'ouate hydrophile humide; 2° de chasser l'air contenu dans le tube en faisant couler un peu de liquide dont on reçoit quelques gouttes sur les doigts pour s'assurer de la température. Le bock sera élevé seulement de *25 à 30 cm* au-dessus du lit, pression suffisante. Avant que toute l'eau soit écoulée, on aura soin de retirer la canule, avec laquelle on déprimera à ce moment un peu le vagin pour faire écouler le reste du liquide.

SOLUTIONS MÉDICAMENTEUSES À EMPLOYER. Sublimé, 25 cg par litre; permanganate, 50 cg par litre; eau oxygénée à 12 volumes, 200 g par litre; liquide de Dakin, sulfamides. On ne doit pas dépasser la quantité d'un litre pour la première, de façon à tâter la susceptibilité de la malade, et ensuite ne pas dépasser un litre et demi par injection. La température varie de 38° à 50°, suivant que l'on voudra ou non avoir une action hémostatique.

INDICATIONS. V. à GROSSESSE, LEUCORRHÉE, HÉMORRAGIE.

Injection épidurale. — Injection d'un liquide médicamenteux dans l'espace extra-dural situé entre la dure-mère et la paroi osseuse de la colonne vertébrale, avant la sortie des racines du canal sacré au niveau du point de réunion du sacrum avec le coccyx et au travers du ligament sacro-coccygien. On emploie habituellement une solution de 1 g de chlo-

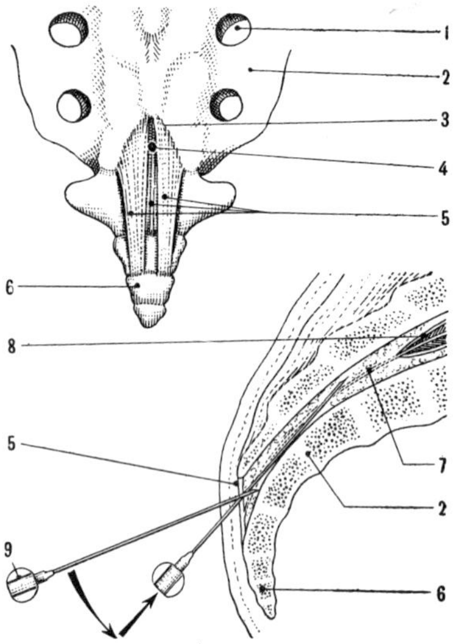

FIG. 958. — Injection épidurale.
1. Trous sacrés postérieurs; 2. Sacrum; 3. Orifice inférieur du canal sacré; 4. Point d'injection épidurale; 5. Ligaments sacro-coccygiens; 6. Coccyx; 7. *Filum terminale* de la moelle; 8. Extrémité du cul-de-sac dural; 9. Aiguille à injection.

rure de sodium, 20 cg de novocaïne pour 100 d'eau distillée. La dose des injections est de 10 à 15 cm³. Cette opération est assez délicate (*fig.* 958).

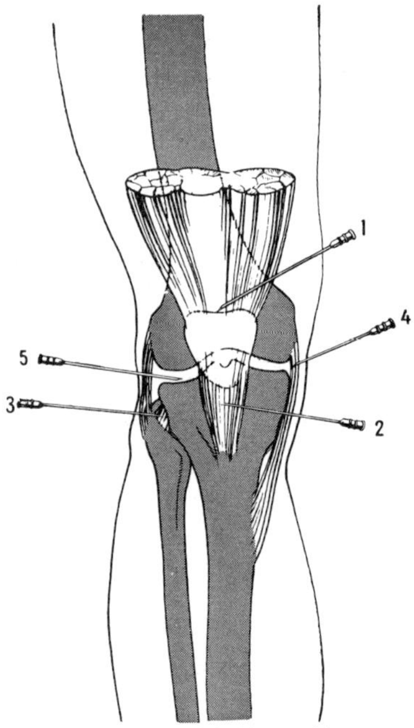

FIG. 959. — Injections péri- et intra-articulaires.
1, 2, 3, 4. Injections péri-articulaires; 5. Injection intra-articulaire.

Indiquée dans la sciatique, le lumbago, l'incontinence d'urine, particulièrement l'incontinence infantile essentielle, l'impuissance, etc.; elle permet, dans certains cas encore limités, l'anesthésie chirurgicale. V. ANESTHÉSIE.

Injection gazeuse. — Injection d'air, aseptisé par un passage à travers de l'ouate, proposée contre les *douleurs névralgiques.* Cette injection se fait dans le tissu cellulaire superficiel ou profond à l'aide d'une aiguille de Pravaz et d'une soufflerie. On fait suivre l'injection d'un massage. Injection et massage ne sont pas douloureux.

On a employé aussi les injections gazeuses dans la plèvre contre les *pleurésies récidivantes.*

Injections intra- et péri-articulaires. — Elles sont utilisées de façon courante, actuellement, pour introduire dans les articulations et autour de celles-ci de la novocaïne, des vasodilatateurs ou de l'acétate d'hydrocortisone. Seules les articulations superficielles sont accessibles : épaule, coude, poignet, doigts, hanche, genou (*fig.* 959), cheville, orteils, sacro-iliaque, temporo-maxillaire.

Injection intrarachidienne. — Injection après ponction lombaire dans l'espace sous-arachnoïdien (*fig.* 960). Elle permet le traitement local des méningites, en particulier de la méningite cérébrospinale, par l'injec-

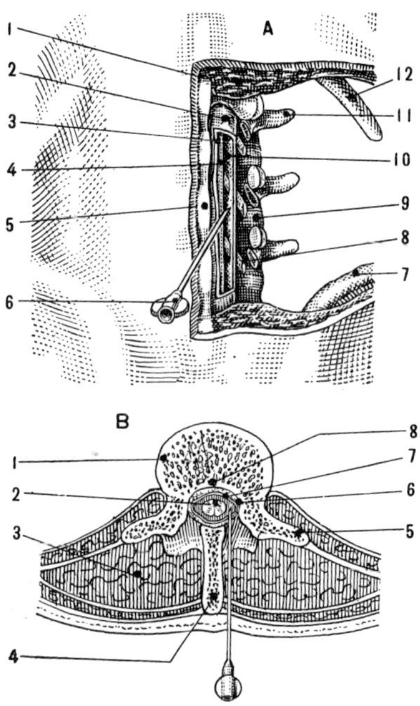

FIG. 960. — Injection intrarachidienne.
A. Coupe en profondeur : 1. Muscles spinaux; 2. Dure-mère; 3. Dure-mère ouverte; 4. Moelle épinière; 5. Apophyses épineuses; 6. Injection intra-rachidienne; 7. Crête iliaque; 8. Nerfs rachidiens; 9. Corps vertébraux lombaires; 10. Espace sous-arachnoïdien; 11. Apophyses transverses; 12. 12ᵉ côte.
B. Coupe horizontale : 1. Corps vertébral lombaire; 2. Moelle épinière; 3. Muscles spinaux; 4. Apophyse épineuse; 5. Apophyse transverse; 6. Dure-mère; 7. Espace sous-arachnoïdien; 8. Trou vertébral.

tion d'antibiotiques. Ces traitements peuvent être suivis de réaction du liquide céphalo-rachidien. Enfin, l'injection de substances anesthésiques est utilisée dans la *rachi-anesthésie* (v. ce mot).

INNÉ (synonyme CONGÉNITAL). — Que l'on possède dès la naissance (par exemple : albinisme). Un caractère inné n'est pas obligatoirement héréditaire; il a pu être acquis pendant le développement de l'embryon (cas de la syphilis maternelle transmise au fœtus).

INNERVATION (du lat. *in,* dans, et *nervus,* nerf). — Mode de distribution des nerfs dans une région ou dans un organe, qu'il s'agisse de sensibilité ou de motricité. V. à CERVEAU, MOELLE, NERFS.

INOCULATION. — Introduction artificielle dans l'économie d'un principe ou virus existant chez les malades atteints d'une affection contagieuse, principe capable de propager ladite maladie. Cette inoculation peut se faire d'une partie du corps à une autre du même individu (ex. : auto-inoculation de l'impétigo), d'un animal à un homme (vaccine), entre humains (maladies vénériennes). Elle s'opère par contact avec une éraillure involontaire de l'épiderme (chancre simple, syphilis), ou volontaire et artificielle (vaccination), ou par une morsure (animal enragé, vipère).

Le mot « inoculation » était autrefois réservé à un procédé de préservation contre la variole, qui consistait à recueillir sur une lancette un peu de pus d'une pustule variolique, et à l'injecter sous l'épiderme d'un homme bien portant. V. VARIOLISATION.

L'inoculation de produits pathologiques (pus, urine, crachats, liquide céphalo-rachidien) à l'animal (cobaye, lapin, etc.) est couramment pratiquée dans les laboratoires, pour aider à un diagnostic difficile.

INOSCOPIE (du gr. *inos,* fibreux, et *skopein,* examen). — Procédé de recherche des bacilles tuberculeux dans les caillots fibrineux par une digestion artificielle.

INOSITE. — Sucre fermentescible extrait du cerveau, du foie, des muscles, des poumons, des reins et, dans certaines conditions pathologiques, des urines.

INQUIÉTUDE. — V. NEURASTHÉNIE.

INSALIVATION D'OBJETS USUELS. — L'habitude de mouiller les timbres avec la salive, de sucer les crayons et les manches de porte-plume, de porter un doigt à ses lèvres pour tourner des feuillets, des cartes, des billets de banque, de mettre entre les dents des pièces de monnaie est dangereuse pour les autres et pour soi-même, car on peut contaminer l'objet et il peut aussi vous contaminer (syphilis, tuberculose). Certains objets, les billets de banque notamment, ont passé souvent par des centaines de mains et en portent les souillures. Il n'est pas douteux que des individus convalescents de maladies infectieuses, comme la rougeole, la diphtérie, la scarlatine, conservent, quelquefois longtemps après avoir repris leurs occupations, des microbes nuisibles.

En ce qui concerne les timbres, il faut les mouiller sur une éponge ou, si l'on est dehors, humecter de préférence l'enveloppe, surtout lorsque le timbre a été adressé collé par un coin, c'est-à-dire insalivé déjà par le correspondant.

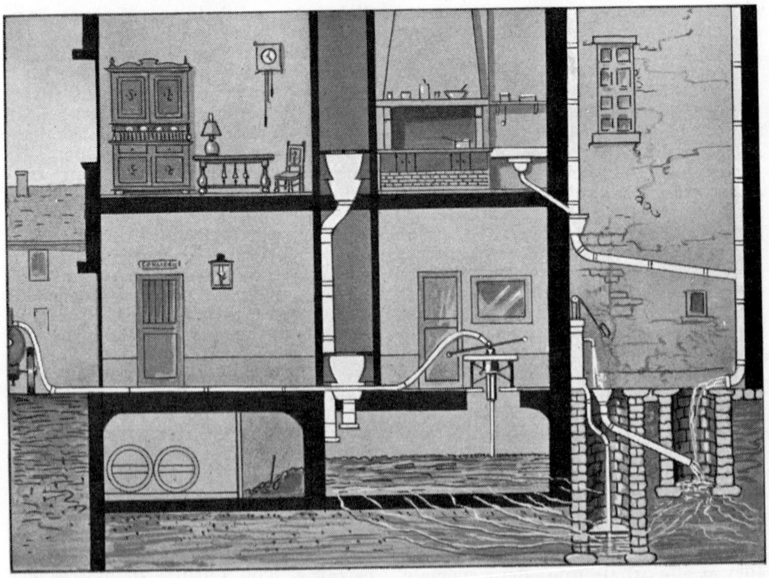

Fig. 961. — Type de maison insalubre.
L'évacuation des éviers et des cabinets d'aisances se fait dans des fosses dont la mauvaise étanchéité est la cause d'infiltrations d'eaux polluées dans le puits, seul source d'alimentation en eau.

INSALUBRITÉ. — L'insalubrité d'un local d'habitation peut reconnaître des causes diverses : *des causes dues à l'immeuble* proprement dit (humidité provenant du sol, ou causée par la pluie, insolation et aération insuffisante, chauffage défectueux, mauvais fonctionnement de l'évacuation des eaux usées et des cabinets d'aisances, absence d'eau potable) ; des *causes dues à l'occupant,* qui, par son laisser-aller, sa négligence, sa malpropreté, a rapidement transformé les locaux qu'il occupe en un véritable taudis.

La *lutte contre le taudis* et les logements insalubres, c'est-à-dire les « logements dangereux pour la santé des occupants et des voisins », précise les conditions d'insalubrité du logement.

Le *taudis urbain* doit être combattu avec énergie; les îlots insalubres, sans air ni lumière, doivent être démolis : ce sont des facteurs d'épidémies et de tuberculose. Le taudis altère non seulement la santé physique, il porte atteinte à la santé morale de l'individu; l'homme qui habite un taudis préférera l'atmosphère du café, où il s'alcoolisera; la jeune fille quittera son taudis pour chercher un dérivatif dans la fréquentation d'établissements de plaisir ou de prostitution.

Le *taudis rural* est plus rare; les pièces habitées sont en général vastes, mais dépourvues souvent des installations indispensables d'eau, d'électricité, d'évacuation d'eaux usées, de w.-c. A la campagne, de nombreuses plaintes concernent les dépôts de fumier trop proches des habitations, qui peuvent contaminer l'eau potable fournie par un puits voisin.

Certains établissements classés constituent pour les immeubles voisins une certaine nuisance (fumée, émanations de produits chimiques, vibrations, bruits, etc.), et sont une cause d'insalubrité.

INSECTE. — Arthropode respirant au moyen de trachées; son corps comprend une tête, un thorax et un abdomen parfaitement distincts, une paire d'antennes, trois paires de pattes et parfois des ailes. Seuls les *hémiptères* et les *diptères* sont nuisibles pour l'homme, en recueillant des germes auprès de malades ou de foyers d'infection et en les transportant mécaniquement sur des individus sains.

Les *mouches* disséminent le charbon, le choléra, l'infection typhoparatyphique, la dysenterie bacillaire, l'ophtalmie granuleuse, peut-être la poliomyélite, la tuberculose, la lèpre. Les *puces,* les *punaises* peuvent aussi jouer les rôles d'agents vecteurs de microbes pathogènes.

Certains insectes peuvent transmettre un parasite qui a évolué dans le corps même de l'insecte : tels les *moustiques,* qui transmettent les agents du paludisme, de la fièvre jaune, de la filariose. Certaines *mouches piqueuses* transmettent le trypanosome de la maladie du sommeil. Les *phlébotomes* transmettent les leishmanioses; les *simulies* transmettent la filariose à *Onchocerca.*

Le *pou* transmet le typhus exanthématique et la fièvre récurrente d'Europe. La puce, et peut-être la punaise, transmettent la peste.

Destruction des insectes. — V. DÉSINSECTISATION.

INSÉMINATION (du lat. *in,* dans, et *semen,* semence). — Introduction artificielle d'un sperme actif dans les voies génitales de la femme.

INDICATIONS. *Chez la femme,* antéflexion utérine, vaginisme, hyperacidité vaginale nuisibles au spermatozoïde.

Chez l'homme, déficience spermatique, trouble de l'érection et de l'éjaculation, hypospadias.

Avant de procéder à l'insémination, il faut s'assurer de la perméabilité de la trompe par insufflation, et de la présence dans le sperme de spermatozoïdes valides.

Le sperme provient en général du partenaire, plus rarement, si le mari est atteint d'azoospermie, d'un autre individu. Le donneur sera choisi de santé parfaite, sans tares héréditaires, âgé de 35 à 40 ans, ayant eu deux enfants légitimes du même groupe sanguin que celui d'un des conjoints, et de facteur Rhésus négatif. Le sperme sera utilisé de la 30e minute à la 3e heure après l'émission; si l'utilisation doit être retardée, il sera conservé au frigidaire à 5°.

L'introduction de sperme, recueilli dans une boîte de Petri stérile, se

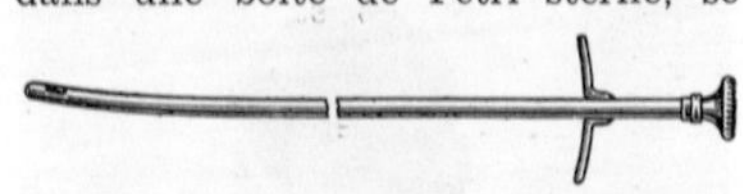

Fig. 963. — Canule-sonde pour insémination artificielle.

fera avec une seringue et une canule-sonde en argent dans la cavité utérine, ou simplement dans le vagin, au niveau du col (*fig.* 963).

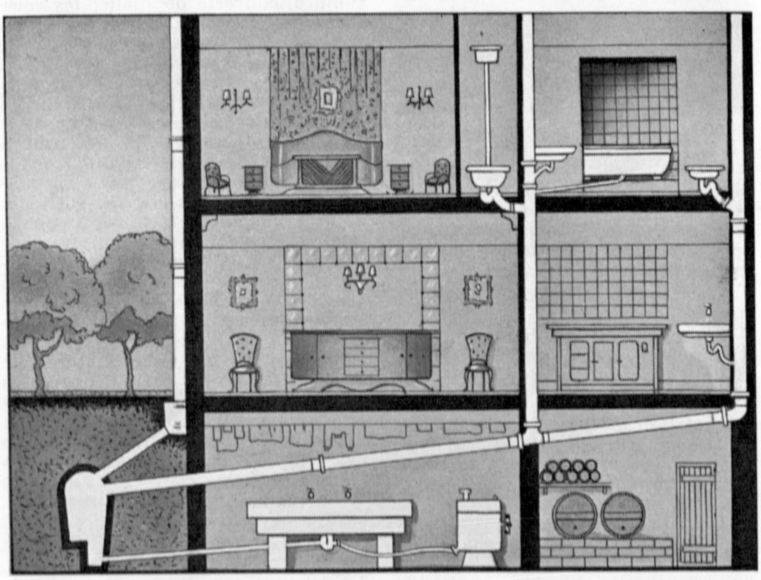

Fig. 962. — Type de maison salubre.
L'eau courante est installée à chaque étage. Les eaux usées et les déjections des cabinets d'aisances sont dirigées par des canalisations jusqu'à un égout collecteur.

Le moment optimum coïncidera avec la période d'ovulation. V. FÉCONDITÉ.

La femme doit rester allongée pendant trente minutes après l'introduction.

Les résultats sont très inconstants. Cette méthode ne réussit que dans 20 à 50 p. 100 des cas, suivant les statistiques.

En élevage, elle est de plus en plus utilisée sur une vaste échelle, même à longue distance et par avion, notamment en U. R. S. S. sur la brebis ou la vache, dans un dessein d'eugénisme, pour réaliser une sélection artificielle en recherchant des mâles pourvus de caractères héréditaires favorables (variété de laine, qualités laitières, etc.).

INSENSIBILISATION. — Abolition de la sensibilité générale ou locale.

INSOLATION. — Coup de soleil ou de chaleur.

VARIÉTÉS. L'action du soleil et celle de la chaleur peuvent avoir sur notre organisme des effets très différents.

Coup de soleil. — Tantôt, et c'est le cas le plus fréquent dans nos climats, il s'agit simplement d'une sorte de brûlure légère des parties de la peau restées découvertes, brûlure caractérisée par de la *rougeur* (érythème solaire) [*fig.* 964], une sensation de *cuisson,* le soulèvement et la *chute de l'épiderme.* Dans certains

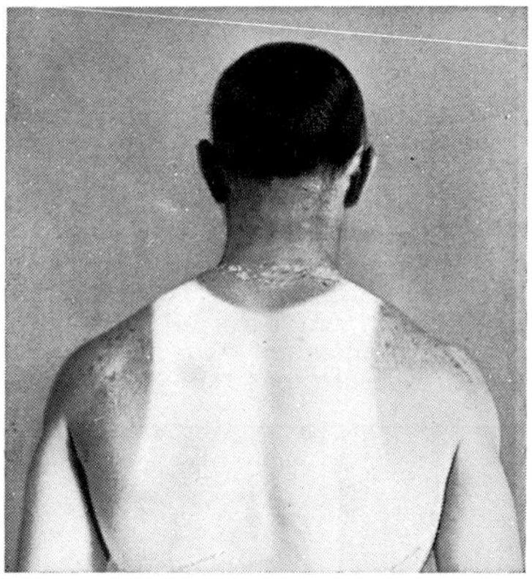

FIG. 964. — Erythème solaire.

cas, lorsque la peau est fine et délicate et que l'action solaire a été plus vive et plus prolongée, le coup de soleil peut provoquer l'apparition de cloques, la brûlure ayant été très intense.

TRAITEMENT. I. *Préventif.* — Voile, couvre-nuque.

II. *Curatif.* — Compresses imbibées de liniment oléocalcaire. Saupoudrer la peau avec de l'amidon, de l'oxyde de zinc ou du talc.

Insolation et Coup de chaleur. — Dans l'*insolation,* la chaleur peut agir : 1° sur une partie seulement du corps, d'ordinaire sur le cou et la tête, soit nue, soit couverte d'un chapeau dont la température intérieure atteint de 46° à 52° ; 2° sur le corps tout entier. Les *coups de chaleur* qui se produisent dans les chambres de chauffe des bateaux à vapeur et dans les fabriques où les ouvriers ont à subir une température très élevée peuvent avoir également les conséquences les plus graves.

CAUSES. I. *Déterminantes.* — La cause, dans l'insolation, n'est pas seulement l'action des rayons solaires, car les troubles peuvent se produire à l'ombre, mais l'excès de *chaleur atmosphérique,* dont le degré peut, dans certains cas, n'être pas très élevé lorsqu'il s'y ajoute une *humidité* qui gêne l'évaporation de la sueur (d'où un accroissement de la température centrale qui peut s'élever de 4 degrés) et, par suite, l'élimination des toxines résultant du travail musculaire, notamment chez les fatigués et les affaiblis. L'exercice auquel on se livre a une influence prépondérante (marche ou travaux rudes au grand soleil).

Dans les pays tropicaux, les Européens sont plus sensibles que les indigènes ; les noirs et les mulâtres ne souffrent pas d'insolation, sans doute du fait de leur pigment noir qui est une réaction de défense.

SIGNES. La peau est extrêmement chaude (sa température peut dépasser 40°) et elle exhale une odeur spéciale.

Les personnes éprouvent d'abord une soif ardente, de la lassitude, une sensation de constriction à l'estomac, des besoins fréquents d'uriner, de la faiblesse dans les jambes, puis des douleurs à la tête et à la poitrine, des bourdonnements d'oreilles, de la raideur de la nuque, de la tachycardie, de l'agitation ; le sommeil est lourd, pénible, entrecoupé de rêves. La ponction lombaire montre souvent des réactions inflammatoires méningés du liquide céphalo-rachidien (augmentation du nombre des cellules, albumine).

Il peut exister des troubles visuels : tous les objets semblent avoir une couleur uniforme. La respiration devient difficile et très fréquente. Le visage est très pâle et il y a tendance à l'évanouissement ou même évanouissement complet (*insolés blancs*) ; ou, au contraire, la face est congestionnée, couverte de sueur ; les vaisseaux de la peau deviennent très apparents ; le malade semble sur le point d'être asphyxié (*insolés bleus*).

Parfois, on observe une *forme foudroyante :* l'individu atteint tombe à terre après avoir chancelé un moment comme un homme ivre, ou tout à coup, parfois au milieu d'une conversation. Si, après cette perte de connaissance, il ne peut être rappelé à lui, il entre dans le *coma,* c'est-à-dire dans une sorte de sommeil léthargique, de profond assoupissement, où intelligence, sentiment, mouvement sont abolis, et qui aboutit à la mort après quelques heures. Quelquefois, au contraire, on note de la céphalée, du délire, des vertiges, une photophobie intense ; la face est congestionnée, les pupilles contractées ; nausées, vomissements, urines rares ; fièvre à 40° ; convulsions, abolition des réflexes. La mort survient dans le coma.

Dans la *forme cholérique,* il existe de la diarrhée profuse, de l'algidité, parfois de l'œdème aigu du poumon.

EVOLUTION. La durée de la maladie est très variable : dans les cas légers, 2 à 3 jours ; dans les cas graves suivis exceptionnellement de guérison, 8 à 15 jours. Cette guérison s'annonce par l'abaissement de la température, l'apparition d'une sueur abondante, la régularité et l'ampleur du pouls, le retour de l'intelligence.

L'accident peut être suivi d'une faiblesse persistante, d'inaptitude au travail, de maux de tête, se reproduisant chaque fois que la température s'élève. Le caractère est devenu irritable, l'acuité de la vision et de l'audition est diminuée.

HYGIÈNE PRÉVENTIVE. Coiffures légères permettant l'accès de l'air autour de la tête. Vêtements amples et non serrés (surtout au cou), et de couleur claire. Boissons abondantes, toniques sans être excitantes (café ou thé très étendu d'eau, mais très sucré, le sucre étant un excellent tonique), *pas d'alcool.* Surveiller la *constipation,* qui est à elle seule une cause de congestion, et qu'on observe très fréquemment dans les insolations graves.

Porter des casques légers ou des couvre-nuques mouillés. Boire d'autant plus lentement que l'eau est plus fraîche. La lumière intense se réfléchissant sur un sol blanc a une action certaine, d'où l'utilité de porter des lunettes-conserves modérément sombres.

TRAITEMENT. Coucher le malade dans une chambre obscure et fraîche (ventilateurs). Glace sur la tête et l'hypocondre droit. Eau fraîche ou vinaigrée sur le front ; enveloppements ; bains à 30° ; bains de pied sinapisés.

Injections de caféine, d'huile éthérocamphrée ; tractions rythmées de la langue ; respiration artificielle.

Saignée, suivie de transfusion ou d'injection de sérum physiologique ou glucosé.

En cas de coma, entourer de sinapismes les deux membres inférieurs et appliquer sur la poitrine un marteau trempé préalablement dans l'eau bouillante. La ponction lombaire peut rendre des services.

Purgatifs ; lavements froids à l'eau salée physiologique. Diurétiques. En cas d'insomnie : chloral, bromure de sodium.

Coup de chaleur du nourrisson. — V. COUP.

INSOMNIE. — V. SOMMEIL.

INSPECTION DES ÉCOLES. — V. ÉCOLIER.

INSPIRATEURS (Muscles). — Les uns agissent dans les respirations ordinaires normales : ce sont le diaphragme, les muscles intercostaux externes, le scalène, le grand dentelé ; les autres, seulement dans les inspirations difficiles : petit et grand pectoral, sterno-cléido-mastoïdien.

INSPIRATION. — Temps de la respiration pendant lequel l'air s'introduit dans la poitrine. V. RESPIRATOIRES (Organes).

INSTABLE (Enfant). — V. ANORMAUX (Enfants) et ÉCOLIER.

INSTILLATEUR (*fig.* 965). — Sonde creuse, percée d'un ou plusieurs trous à sa partie inférieure, afin de permettre de porter en un point précis d'un canal étroit, ordinairement de l'urètre, un liquide médicamenteux (par exemple, une so-

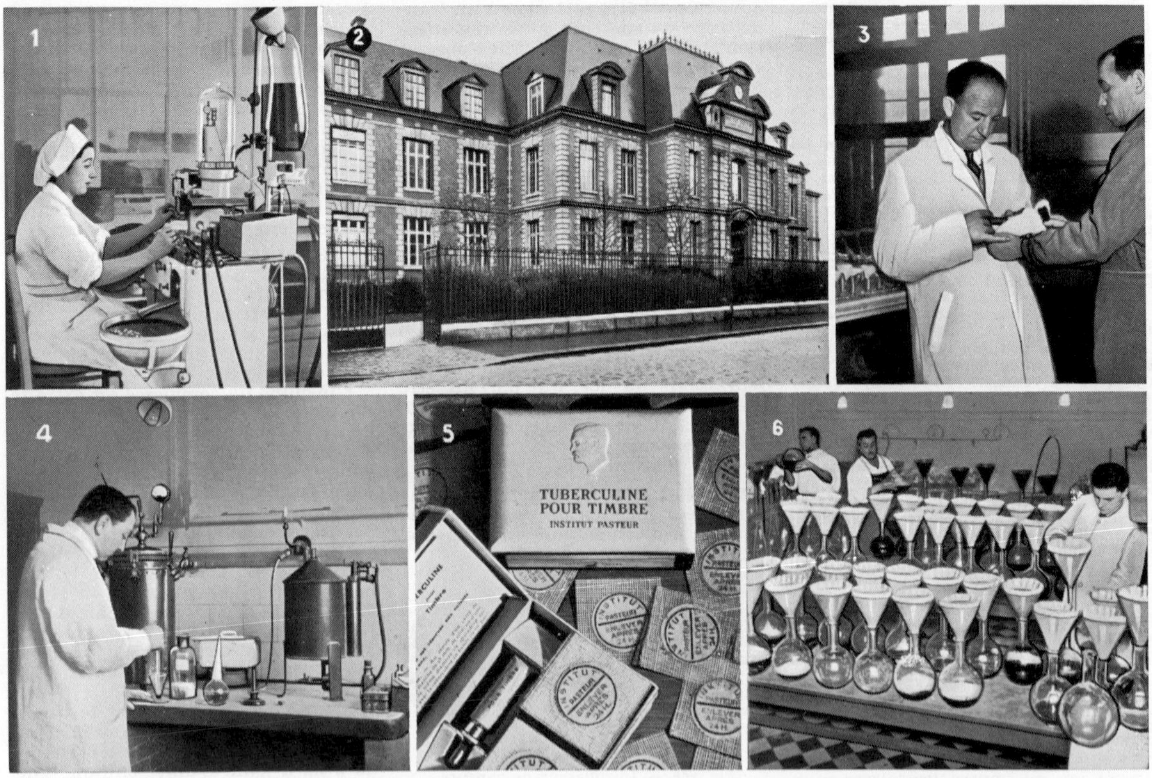

FIG. 967. — Institut Pasteur.

1. Fermeture automatique des ampoules de sérum (annexe de Garches); 2. Le pavillon de chimie biologique, à Paris; 3. Inoculation de sérum à un cobaye; 4. Expérience au laboratoire de bactériologie; 5. Tuberculine pour timbre utilisée chez les enfants de moins de douze ans pour recherche de l'état de sensibilité à la tuberculine; 6. Filtration de cultures de microbes.

(*Phot. Rollet* [1, 3], *J. Boyer* [2, 4], *René Jacques* [5], *Institut Pasteur* [6].)

lution de nitrate d'argent) qu'on fait couler goutte à goutte d'une seringue disposée à cet effet (*fig.* 965, 2).

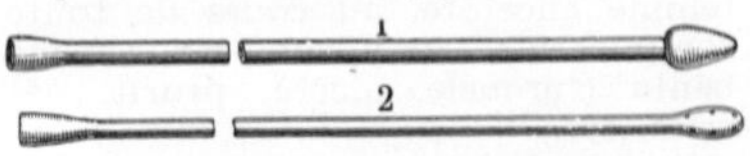

FIG. 965. — Instillateurs.
1. En pomme; 2. En boule perforée.

INSTILLATION (du lat. *in,* dans, et *stilla,* goutte). — Action de faire tomber goutte à goutte un liquide sur une surface malade (pharynx, yeux, urètre).

Seringue à instillation (*fig.* 966). — Seringue versant d'une façon très graduée la quantité de liquide nécessaire, soit directement (*fig.* 966, 1, 2), soit (*fig.* 966, 3) par l'intermédiaire d'une sonde comme celle des instillateurs. (V. ci-dessus.)

Ce traitement est employé dans les maladies de l'urètre (blennorragie chronique, appelée encore « goutte militaire »).

INSTINCT SEXUEL. — Tendance qui pousse l'homme et la femme à se rapprocher, en vue de la reproduction. L'instinct sexuel dérive de la loi de la perpétuation de l'espèce.

En réalité, l'instinct sexuel vise surtout à la recherche du plaisir et se distingue nettement, le plus souvent, de l'instinct de reproduction.

L'impulsion sexuelle ou *libido,* c'est-à-dire l'attraction d'un sexe pour l'autre, est sous la dépendance des hormones génitales qui agissent secondairement sur le système nerveux sympathique et parasympathique. Cet

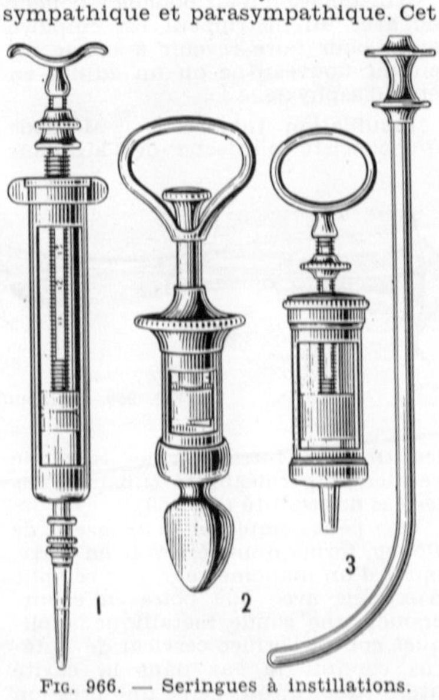

FIG. 966. — Seringues à instillations.
1. Seringue de Guyon; 2. De Marfan, pour instillation pharyngienne; 3. De Ultzmann, pour instillation urétrale.

instinct sexuel peut être troublé : soit diminué (V. IMPUISSANCE, FRIGIDITÉ), soit exagéré (V. ONANISME, SATYRIASIS, NYMPHOMANIE).

INSTITUT NATIONAL D'HYGIÈNE. — Créé par la loi du 30 novembre 1941, cet Institut a pour objet d'étudier tous les problèmes ayant trait à la santé publique, la prophylaxie générale des maladies transmissibles, la nutrition et l'état sanitaire du pays. Il se compose de 4 sections : épidémiologie, hygiène sociale, nutrition, maladies sociales (cancer, syphilis, tuberculose et alcoolisme).

INSTITUT PASTEUR. — L'Institut Pasteur (1), fondé à Paris en 1886, à l'aide de souscriptions publiques, a été reconnu établissement d'utilité publique en 1887.

Il comprend plusieurs sections :

1° Un *service de recherches* (microbie technique et enseignement : étude des microbes aérobies et anaérobies de la tuberculose, du typhus, de la fièvre jaune, des ultra-virus; physiologie microbienne; sérologie et immunologie; hygiène expérimentale; microbie agricole et fermentations;

(1) PASTEUR (1822-1895), biologiste français dont les célèbres travaux ont suscité l'admiration du monde entier. Ses principales découvertes ont été la négation de générations spontanées (1858-1864), les fermentations des vins et des bières (1863), les maladies des vers à soie (1865-1870), ses études sur la bière (1871), sur les virus-ferments (1873), la culture de la bactéridie charbonneuse (1877), les maladies microbiennes, en particulier la fièvre puerpérale (1878), le choléra des poules (1880-1882), et enfin ses remarquables travaux sur la rage (1884-1885) et le traitement de cette affection, qui sont à l'origine de l'Institut Pasteur.

entomologie et parasitologie; mycologie et phytopathologie; radiobiologie et cancer; chimie biologique, chimie thérapeutique, biophysique);

2° Des *services pratiques* (vaccination contre la rage, vaccins microbiens B. C. G., anatoxines, vaccins contre le typhus, la fièvre jaune; sérums);

3° L'*hôpital Pasteur,* qui comporte un service de consultation et des pavillons où sont hospitalisés des malades atteints de maladies contagieuses, et, d'une façon générale, des maladies pouvant être traitées par les méthodes pastoriennes;

4° L'*annexe de Garches* (S.-et-O.), où sont préparés les sérums, et l'annexe de *Laroche-Beaulieu* (Dordogne);

5° L'*institut Pasteur de Lille.*

De plus, il existe, à Paris, un *service des instituts Pasteur d'outre-mer* qui coordonne les efforts des instituts Pasteur répartis en divers points du Monde (Alger, Tunis, Casablanca, Tanger, Indochine, Chine, Afrique-Occidentale française et Afrique-Equatoriale, Cameroun, Madagascar, Martinique, Guyane).

Il existe aussi des instituts Pasteur dans les pays étrangers (à Bruxelles, et dans les capitales de l'Amérique du Sud).

L'Institut Pasteur participe, dans divers ministères et administrations, à la solution de problèmes que pose le maintien de la santé publique.

En temps de guerre, en 1939 aussi bien qu'en 1914, il a fourni des chimistes à la défense nationale, équipé des laboratoires d'armée et fourni des milliers de doses de sérums et de vaccins tant à l'armée qu'aux populations civiles.

INSTRUMENTS. — V. TROUSSE.

Nettoyage. — Après une opération, tremper les instruments (bistouris, pinces) dans une solution de savon noir (une cuillerée à café par litre d'eau), où on pourra les laisser sans inconvénient plusieurs heures sans qu'ils rouillent, à cause de la forte alcalinité de ce liquide qui décolore le sang et le pus.

Au sortir de la solution de savon, on passe chaque instrument sous un filet d'eau, en le brossant avec soin, puis, après l'avoir égoutté, on le plonge dans du plâtre sec, qui s'insinue dans toutes ses aspérités, absorbe toute l'eau et le sèche complètement. Il suffit ensuite de le brosser avec une brosse sèche à argenterie, pour qu'il devienne absolument brillant. Dans les articulations délicates et serrées, on passera une brosse fine, imbibée d'huile de vaseline.

INSUFFISANCE. — Etat d'infériorité d'un organe ou d'une glande par suite d'un trouble dans son fonctionnement.

Insuffisance valvulaire. — Défaut d'application des valvules d'un orifice cardiaque (mitral, aortique, pulmonaire), ce qui permet le reflux du sang dans la cavité qu'il venait de quitter. V. CŒUR.

Insuffisance hépatique. — V. FOIE (maladies).

Insuffisance thyroïdienne. — Voir MYXŒDÈME et THYROÏDE.

Insuffisance cardiaque (Asystolie). — V. CŒUR.

Insuffisance rénale (Urémie). — V. REINS.

Insuffisance pluriglandulaire. — V. SÉCRÉTION : *Glandes à sécrétion interne.*

Insuffisance vertébrale. — Syndrome qui consiste en une douleur du dos survenant par crises, particulièrement à la fin de la journée. Cette douleur peut être rattachée à un traumatisme ou survenir après une affection chronique ou aiguë. Elle s'observe surtout chez des jeunes filles ou des femmes à dos peu musclé, surtout des couturières et des modistes âgées de 18 à 40 ans. La colonne vertébrale est douloureuse à la pression, en arrière, au niveau de la région suspecte.

La colonne est souple, parfois scoliotique. Pour certains, l'insuffisance vertébrale répondrait au premier temps de la scoliose, celui de la défense contre la déformation. Cette maladie ne doit pas être confondue avec le mal de Pott.

Le traitement est essentiellement la mise au repos, l'entraînement musculaire et le développement des muscles redresseurs du dos, qui doivent être mis en œuvre : massage, air chaud, gymnastique de redressement. Le plâtre et le corset sont non seulement inutiles, mais nuisibles.

INSUFFLATION. — Action de souffler avec un soufflet spécial une poudre médicamenteuse (nez, oreille, larynx). On peut également faire pénétrer dans une cavité de l'huile, un gaz (injection d'acide carbonique dans la vessie), de l'air ou des vapeurs (trompe d'Eustache) [v. à OREILLE] (*fig.* 968).

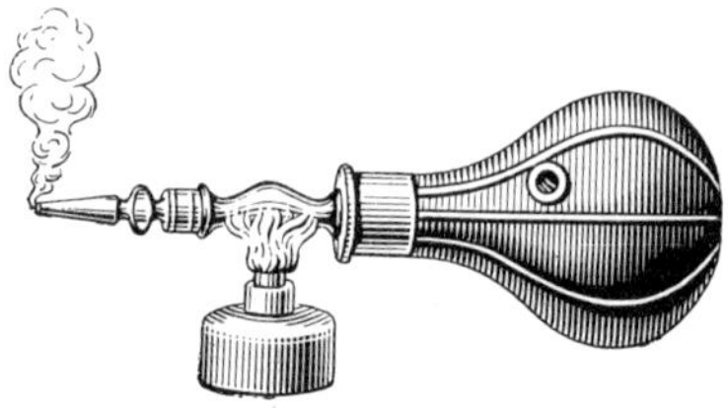

FIG. 968. — Insufflateur de vapeurs.

L'insufflation d'air bouche à bouche ou avec un instrument est employé aussi pour faire revenir à la vie un enfant nouveau-né ou un adulte en état d'asphyxie.

Insufflation tubaire. — Méthode qui consiste à injecter de l'air dans les trompes intra-utérines, afin de vérifier la perméabilité tubaire dans les cas de stérilité (*fig.* 969).

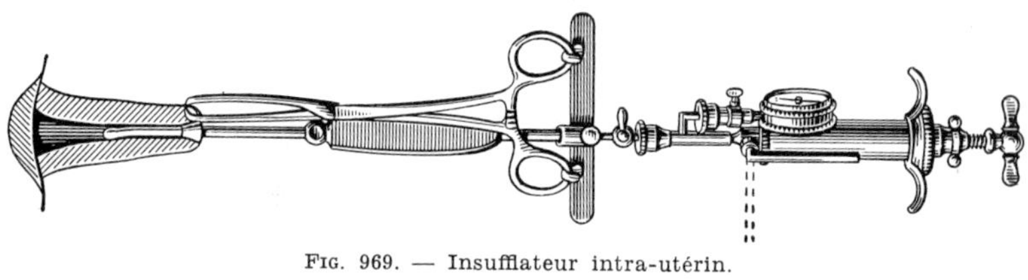

FIG. 969. — Insufflateur intra-utérin.

On peut employer l'*appareil de Douay,* formé d'un réservoir en verre, muni d'un manomètre, qu'on remplit d'oxygène avec une poire en caoutchouc; une sonde métallique appliquée contre l'orifice cervical de l'utérus conduit le gaz dans la cavité utéro-tubaire; on exerce une pression de plus en plus forte, et, si la trompe est perméable, on note une baisse brusque de pression. Si, à ce moment, la femme se met debout, elle ressent une douleur à l'épaule droite, par irritation du phrénique.

La méthode perfectionnée consiste à faire une insufflation d'air avec un débit constant et à enregistrer les variations de pression de la cavité utéro-tubaire sur un tambour tournant; on peut ainsi mettre en évidence les mouvements péristaltiques des trompes.

L'insufflation tubaire est indiquée comme diagnostic et traitement de la stérilité tubaire. Elle est contre-indiquée en cas d'infection aiguë ou chronique utéro-tubaire.

INSULINE. — Préparation extraite du pancréas d'animaux, en 1922, par des médecins canadiens, Banting et Best, et renfermant l'hormone sécrétée par les cellules occupant la périphérie des îlots (insula) de Langherans du pancréas.

L'insuline du commerce est extraite du pancréas du cheval, du bœuf ou du porc par l'alcool acidulé; elle est ensuite purifiée (*fig.* 970). C'est une poudre amorphe, incolore ou légèrement jaunâtre, renfermant de l'azote, du soufre, sous forme de cystine, et des traces de zinc et de nickel.

L'insuline a pour effet de rétablir l'ensemble du métabolisme normal des glucides; elle supprime la glycosurie, abaisse la glycémie, fait disparaître l'acidose; elle entraîne une accumulation de glycogène dans le foie et les muscles et produit un relèvement du poids.

L'unité physiologique est la quantité d'insuline suffisante pour abaisser à 0,45 p. 1000 la glycémie d'un lapin de 2 kg à jeûn. L'unité clinique employée est le tiers de l'unité physiologique.

INDICATIONS. Le *diabète grave* avec dénutrition et le *coma diabétique.*

L'insuline est également indiquée avant toute *intervention chirurgicale chez un diabétique,* au cours du diabète infantile, chez un tuberculeux pulmonaire diabétique, chez une femme enceinte, au cours de toute complication d'un diabète, même bénin (furoncle, ulcère, prurit, névrite, etc.).

Dans le diabète simple, sans acidose, avec tolérance hydrocarbonée suffisante, l'insuline est inutile. Dans le diabète moyen, où la tolérance aux hydrates de carbone est peu élevée, avec tendance à l'acidose, l'insuline rend des services en augmentant la tolérance aux hydrates de carbone.

En dehors du diabète, l'insuline est indiquée :

1° dans les *états de dénutrition* : amaigris asthéniques et anorexiques, dyspeptiques, ptôsiques, tuberculeux; il faut y adjoindre un régime riche en hydrates de carbone;

2° en gynécologie, dans les *ménorragies* et *métrorragies* d'origine ovarienne;

3° dans les états d'acidose : *vomissements incoercibles* de la grossesse;

4° dans l'*anémie pernicieuse,* dans les affections hépatiques, les insuffisances cardiaques, dans l'hypertension artérielle et l'angine de poitrine, dans les artérites sténosantes.

L'association *sucre-insuline* a été employée comme *tonicardiaque,* en cas d'*insuffisance myocardique droite ou gauche.* On prend chaque jour 50 g de sucre (glucose ou saccharose) ou 100 g de sirop de sucre au repas; faire dix à quinze minutes avant l'ingestion de sucre une injection sous-cutanée de 5 unités par jour d'insuline, pendant une à trois semaines.

Comme *médicament de choc,* l'insuline a été conseillée dans l'asthme bronchique, la fièvre des foins, l'urticaire.

On a enfin employé l'insuline dans les *plaies* des diabétiques : ulcères variqueux, ulcères de l'estomac, anthrax, furoncles, soit comme traitement général, soit comme traitement local (pommades).

MODE D'EMPLOI ET DOSE. L'insuline s'injecte ordinairement par *voie sous-cutanée;* on peut aussi employer la voie digestive ou intramusculaire.

L'injection d'insuline produit son maximum d'effet au bout de deux heures, et son action se prolonge pendant huit heures environ; on fait en moyenne deux injections en vingt-quatre heures, avant les repas au cours desquels sont ingérés les hydrates de carbone; les doses seront adaptées aux besoins du malade; on commence ordinairement par des doses faibles, pour tâter la susceptibilité du malade : 5 unités, pour atteindre, si besoin, 50 unités. Dans le coma diabétique, on fait habituellement une injection intraveineuse de 20 unités et une sous-cutanée de 40 unités répétée une demi-heure plus tard, soit 100 unités en une heure. Certains auteurs font même au cours de la première heure et par voie intraveineuse 400 unités, soit 100 unités tous les quarts d'heure.

INCIDENTS. *Insulino-résistance.* — Elle s'observe dans les diabètes compliqués de cirrhose ou d'infections, et dans le coma diabétique. Elle commande l'emploi de fortes doses d'insuline.

ACCIDENTS. *De sevrage.* — Certains diabétiques avec dénutrition ne peuvent vivre qu'avec l'insuline et présentent, dès qu'ils cessent le traitement, une grave poussée d'acidose, les conduisant au coma en quelques jours.

Hypoglycémie. — Ces accidents surviennent chez des sujets particulièrement sensibles à l'insuline, ou surtout après une dose excessive; ils n'apparaissent qu'au bout de quelques heures.

ACCIDENTS. I. *Bénins.* — Vertiges, faim impérieuse, angoisse, pâleur du visage, loquacité ou somnolence. Il suffit de faire avaler au malade 4 à 8 morceaux de sucre pour voir disparaître les troubles.

II. *Graves.* — Convulsions épileptiformes, hémiplégies avec contracture, trismus, coma parfois mortel.

La possibilité de tels accidents souligne la nécessité de suivre scrupuleusement les prescriptions médicales (doses, heures d'injection, type d'insuline à injecter).

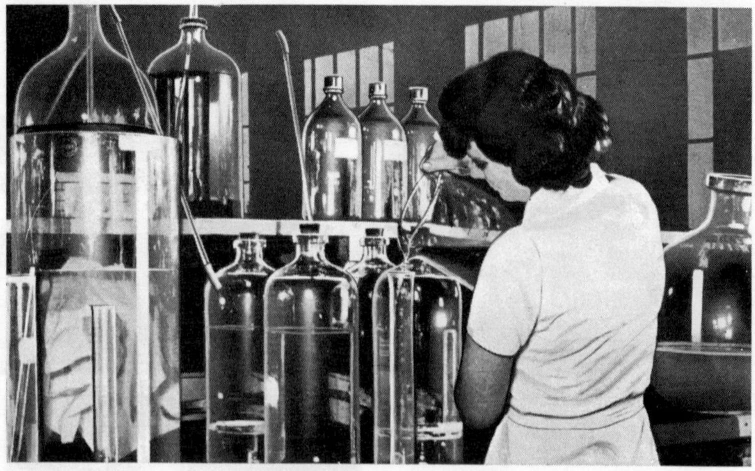

FIG. 970. — Préparation de l'insuline dans un laboratoire.
(*Phot. U.S.I.S.*)

Insulines-retard. — On a adjoint à l'insuline diverses substances qui permettent de réduire le nombre des injections sous-cutanées et d'espacer ces injections; telles sont l'insuline-zinc, l'insuline-protamine-zinc, et la diinsuline.

INTELLIGENCE (du lat. *intelligo,* je comprends). — Les écarts nets de l'intelligence au-dessus ou au-dessous de l'état moyen sont généralement héréditaires.

Des enquêtes ont montré que l'intelligence générale des écoliers était en rapport avec celle des parents.

Les intelligences spéciales (attention, opiniâtreté, patience, prétention, aptitude à une science ou à un art) subissent des influences héréditaires analogues. V. DON.

INTERACTION. — Influence réciproque de deux ou plusieurs facteurs héréditaires les uns sur les autres.

INTERCOSTAL (Espace). — Intervalle séparant les côtes. Chacun d'eux est occupé : 1° par une des *artères intercostales,* qui viennent de la sous-clavière, de l'aorte et de la mammaire interne; 2° par deux couches de *muscles intercostaux :* les uns, *internes,* à fibres obliques en bas et en dedans; les autres, *externes,* à fibres obliques en bas et en dehors; 3° par les *nerfs intercostaux,* branches des nerfs dorsaux.

Névralgie intercostale. — V. à NERFS : *Névralgies.*

INTERDICTION. — Suppression de la liberté de disposer de ses biens pour un sujet majeur qui est dans un « état habituel d'imbécillité, de démence ou de fureur ».

Pratiquement, toute autre forme d'aliénation peut la justifier à condition qu'il s'agisse d'un état *habituel.* La demande d'interdiction doit être faite par un parent, le conjoint ou le procureur de la République. Les faits seront « articulés par écrit » (ils sont en général l'objet d'un certificat médical).

INTERFÉCONDITÉ. — Possibilité de croisements féconds entre deux espèces voisines, les descendants hybrides restant eux-mêmes féconds (par exemple, les canidés entre eux : loup, chacal, coyote, chien).

INTERFÉROMÉTRIE. — Méthode qui consiste à mesurer la concentration moléculaire des liquides à l'aide d'un appareil d'optique, l'*interféromètre.*

Cette méthode a été employée dans la recherche des troubles de fonctionnement des glandes endocrines.

INTERMITTENCE. — Interruption temporaire d'action. Intervalle de bonne santé au milieu d'une fièvre ou d'un état maladif quelconque.

Intermittence du cœur et du pouls. — Arrêt momentané du cœur, caractérisé par l'absence d'un ou de plusieurs battements du cœur et du pouls. Il peut être dû soit à une action nerveuse (émotions), soit à une maladie du cœur. V CŒUR.

INTERMITTENTE (Fièvre). — La fièvre intermittente est une des forme du paludisme. V. PALUDISME.

INTERNEMENT. — Les lois des 30 juin 1838 et 3 janvier 1968 règlent les conditions d'internement des sujets atteints de troubles mentaux. Elles prévoient deux sortes de placements dans les établissements fermés : le placement d'office et le placement volontaire.

Placement d'office. — Celui-ci vise les individus dont l'état d'aliénation compromet l'ordre public et la sûreté des personnes. Ce sont les préfets des départements et, à Paris, le préfet de police qui ordonnent le placement de l'aliéné par un arrêté. Cet arrêté n'est pris en général qu'après un examen médical du malade.

Placement volontaire. — Il s'applique à tout individu atteint d'aliénation mentale, quelle qu'en soit la forme. La demande est faite par l'intéressé lui-même, par la famille ou par un ami.

Pièces à fournir pour l'internement d'un aliéné :

1° Demande d'admission.

Les demandes d'admission peuvent être formées par toutes personnes intéressées, parents, tuteurs, curateurs, amis, et par le maire de l'arrondissement (Paris) ou de la commune.

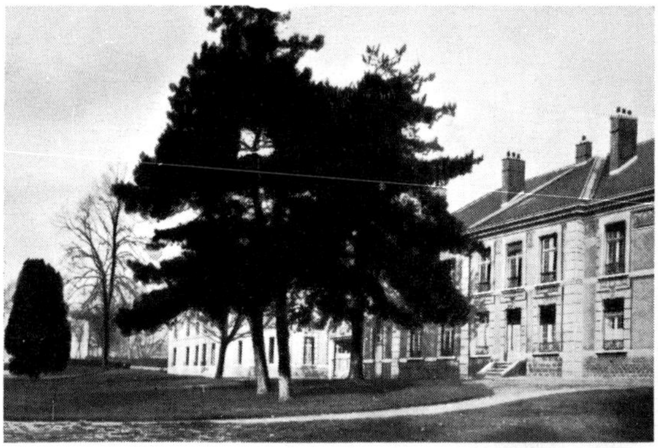

FIG. 971. — Maison de santé de Ville-Evrard (S.-et-O.) pour les malades du département de la Seine.

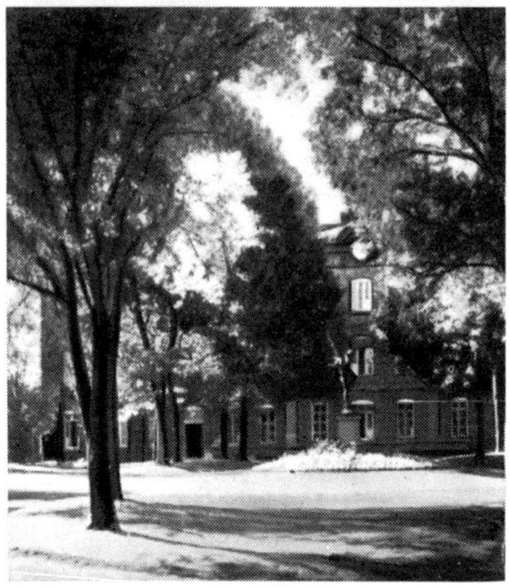

FIG. 972. — Hôpital psychiatrique Sainte-Anne, à Paris. Pavillon de l'horloge.

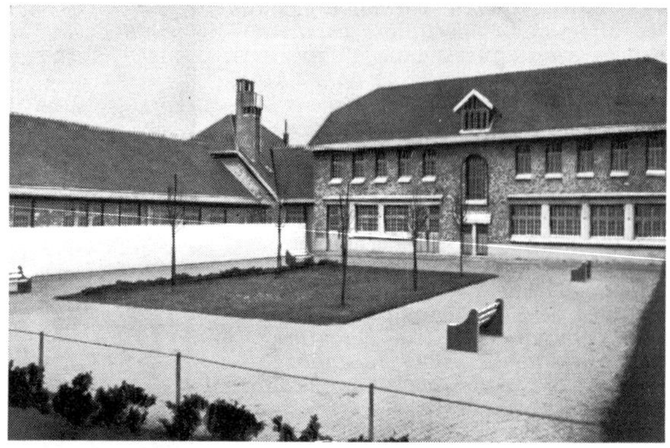

FIG. 973. — Hôpital psychiatrique de Villejuif (Seine). Pavillon des malades difficiles.

Toute demande d'admission doit être écrite et signée par la personne qui la présente : si l'auteur de la demande ne sait pas écrire, celle-ci est reçue par le maire ou le commissaire de police. Elle doit contenir les noms, prénoms, professions, âges et domiciles, tant de la personne qui la formule que de celle dont le placement est réclamé, et l'indication du degré de parenté ou, à défaut, de la nature des relations qui existent entre elles.

La personne qui signe la demande doit pouvoir présenter une pièce d'identité;

2° Certificat médical sur papier timbré, constatant l'état mental de la personne à placer, indiquant les particularités de la maladie, ainsi que la nécessité de faire traiter ladite personne dans un établissement d'aliénés. Ce certificat, qui doit être légalisé, ne peut être admis s'il a *été dressé plus de quinze jours* avant sa remise au directeur de l'asile. Le médecin signataire du certificat ne doit pas être attaché à l'asile, ni être parent ou allié, au second degré inclusivement, du directeur de l'asile ou de la personne qui fait effectuer le placement. La signature du médecin peut être légalisée sur la feuille de papier timbré en blanc avant rédaction du certificat (secret professionnel);

3° Pièce constatant l'identité de la personne à placer : bulletin de naissance, livret de mariage, carte d'identité, etc.;

4° Pour les asiles publics, mais non pour les maisons de santé payantes, il faut, en outre, fournir des *quittances de loyer* ou un *certificat de résidence* établissant que le malade habite le département depuis au moins un an, temps nécessaire à l'acquisition du domicile de secours.

Régime juridique. — Lorsque l'intéressé a été placé sous « sauvegarde de justice », le directeur de l'établissement est tenu de faire les actes conservatoires du patrimoine de la personne protégée internée quand il a connaissance de leur urgence. Lorsque le malade est placé en état de « tutelle » ou de « curatelle », un préposé de l'établissement peut être désigné comme gérant de la tutelle. Des mesures de protection du logement de l'interné et de ses meubles ont été prévues.

INTEROSSEUX. — Espace interosseux. — Espace intermétacarpien ou métatarsien. Cet espace est comblé par les *muscles interosseux.*

Muscles interosseux. — A la main, il existe 3 *interosseux palmaires,* allant des 2e, 4e et 5e métacarpiens au tendon extenseur de l'index, de l'annulaire et du petit doigt, et 4 *interosseux dorsaux,* qui s'insèrent, d'une part, sur les 2 métacarpiens circonscrivant les 1er, 2e, 3e et 4e espaces interosseux, et, d'autre part, sur les tendons extenseurs des quatre derniers doigts. Innervés par le cubital, ces muscles fléchissent la 1re phalange et étendent les deux autres; latéralement, les interosseux palmaires sont adducteurs, les dorsaux sont abducteurs.

Au pied, il existe également 3 *interosseux plantaires,* qui vont des 3e, 4e et 5e métatarsiens à la 1re phalange de l'orteil correspondant, et 4 *interosseux dorsaux,* qui vont des métatarsiens à la 1re phalange des 2e, 3e et 4e orteils. Innervés par le nerf plantaire externe, ces muscles ont une action identique aux interosseux de la main.

Ils sont recouverts par une *aponévrose interosseuse* antérieure et postérieure.

Ligament interosseux. — Membrane fibreuse très résistante, unissant les deux os de l'avant-bras et les deux os de la jambe.

Artères interosseuses. — Au *membre supérieur,* les artères *interosseuses antérieure* et *postérieure* sont des branches de la cubitale; d'autres artères *interosseuses palmaires* proviennent de l'arcade palmaire profonde.

Au *membre inférieur,* les interosseuses proviennent de la pédieuse et de l'arcade plantaire; elles sont accompagnées de *veines* satellites.

INTERPRÉTATION (Délire d'). — Psychose systématisée chronique, à base d'interprétations délirantes se développant progressivement chez les prédisposés, sans intervention notable de troubles sensoriels, et dont la longue évolution n'aboutit pas à la démence.

Il est caractérisé par la multiplicité et l'organisation d'interprétations délirantes, l'absence ou la pénurie d'hallucinations, leur contingence; la persistance de la lucidité et de l'activité psychique, l'évolution par extension progressive des interprétations, l'incurabilité sans démence terminale.

Par lui-même, le délire d'interprétation ne revêt pas une forme caractéristique : ses modalités sont la résultante de l'état social, des habitudes, des occupations du malade.

C'est dire qu'il peut être fait d'idées de grandeur, de persécution, d'idées érotiques ou mystiques.

INTERSEXUALITÉ. — Mélange des deux sexes chez un même individu.

On en connaît deux types principaux : l'*hermaphrodisme vrai* et le *pseudo-hermaphrodisme.*

Hermaphrodisme vrai. — Très rare; il est caractérisé par la présence simultanée des glandes sexuelles (ou gonades) des deux sexes, bien distinctes et différenciées, par exemple : un testicule à droite, un ovaire à gauche.

Pseudo-hermaphrodisme. — Assez fréquent; les organes génitaux paraissent conformes à ceux d'un sexe, tantôt masculin, tantôt féminin, mais les glandes sexuelles présentent un mélange de tissu testiculaire et de tissu ovarien.

INTERTRIGO (du lat. *inter,* entre, et *terere,* frotter). — Erythème résultant du frottement réciproque de deux surfaces cutanées contiguës. Il peut siéger soit aux grands plis (aisselles, aines, périnée, plis sous-mammaire, plis cutanés abdominaux des obèses), soit aux petits plis, notamment la commissure interdigitale des orteils, le sillon rétro-auriculaire.

CAUSES. L'intertrigo peut s'observer à tout âge; il est favorisé par une mauvaise hygiène cutanée, l'obésité, le diabète, l'hyperhidrose. Il est dû soit à des infections microbiennes (streptocoque surtout), soit à des champignons (levures, trichophytons, épidermophyton).

SIGNES. *Intertrigo microbien.* — Lésion nettement inflammatoire, rouge,

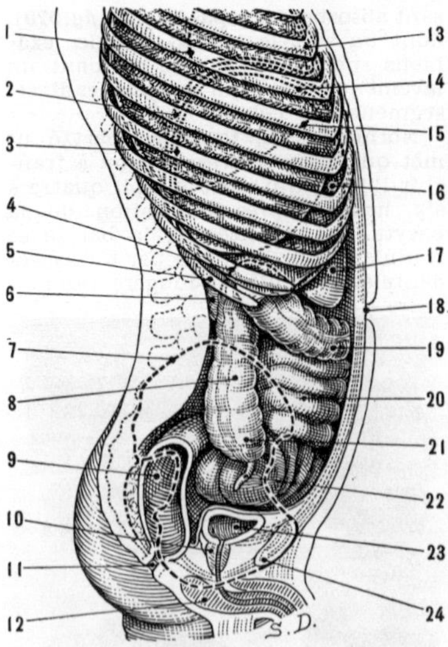

Fig. 974. — Intestin (côté droit) et ses rapports avec les viscères.

1. Bord postérieur du cœur; 2. Diaphragme; 3. Foie; 4. Angle colique droit; 5. 12e côte; 6. Rein droit; 7. Emplacement de l'os coxal; 8. Côlon ascendant; 9. Ampoule rectale; 10. Prostate; 11. Anus; 12. Bulbe de l'urètre; 13. Bord antérieur du cœur; 14. Foie; 15. Poumon droit; 16. Diaphragme; 17. Estomac; 18. Ombilic; 19. Côlon transverse; 20. Anses grêles; 21. Cæcum; 22. Appendice; 23. Vessie; 24. Pubis.

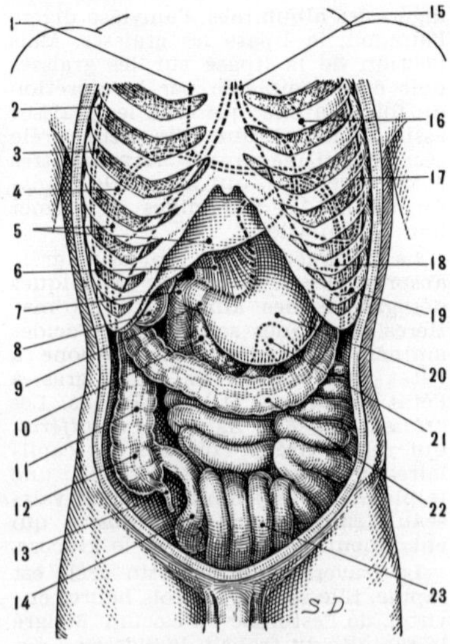

Fig. 975. — Vue d'ensemble de l'intestin et ses rapports avec les viscères.

1. Bord droit du cœur; 2. Plèvre droite; 3. Poumon droit; 4. Diaphragme; 5. Foie; 6. Petit épiploon; 7. Duodénum 8. Vésicule biliaire; 9. Pylore; 10. Pancréas; 11. Côlon ascendant; 12. Cæcum; 13. Appendice; 14. Iléon; 15. Poumon gauche; 16. Bord gauche du cœur; 17. Plèvre gauche; 18. Estomac; 19. Bord inférieur de la plèvre; 20. Estomac; 21. Angle duodéno-jéjunal; 22. Côlon transverse; 23. Anses grêles.

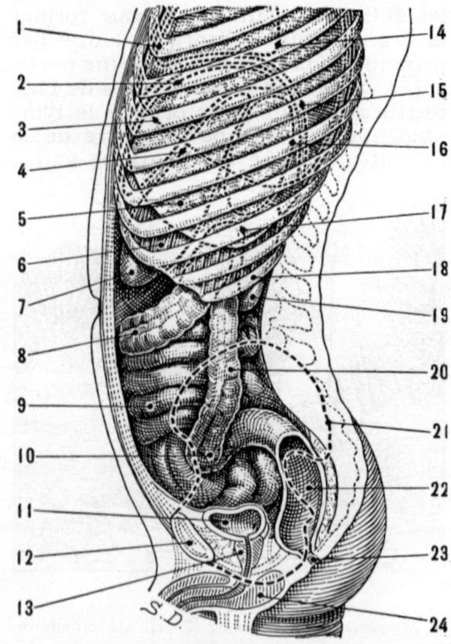

Fig. 976. — Intestin (côté gauche) et ses rapports avec les viscères.

1. Bord antérieur du cœur; 2. Foie; 3. Poumon gauche; 4. Estomac; 5. Plèvre; 6. Diaphragme 7. Estomac; 8. Côlon transverse; 9. Anses grêles; 10. Côlon sigmoïde; 11. Vessie; 12. Pubis; 13. Prostate; 14. Bord postérieur du cœur; 15. Diaphragme; 16. Rate; 17. Angle colique gauche; 18. 12e côte; 19. Rein gauche; 20. Côlon descendant; 21. Emplacement de l'os coxal; 22. Ampoule rectale; 23. Anus; 24. Bulbe de l'urètre.

suintante, souvent malodorante. Les bords sont peu nets, rouge vif, douloureux, crevassés, festonnés ou diffus. L'érythème s'accompagne souvent de démangeaisons.

La macération, la sueur, les sécrétions régionales (pertes blanches, urines sucrées chez les diabétiques) peuvent amener des infections secondaires (dermite, lymphangite, pyodermites, eczématisation).

Intertrigo à levures. — Il siège surtout aux plis de l'aine, ou aux espaces interdigitaux des pieds. Il est surtout prurigineux.

Intertrigo mycosique. — Siège surtout à la région inguino-périnéale.

Traitement. Soins de propreté : lavage à l'eau tiède alcoolisée, au nitrate d'argent au 1/10; à l'eau de Dalibour au 1/3, à l'eau-de-vie camphrée, iodée. Ensuite, mettre un mélange d'oxyde de zinc et de poudre de talc ou de stéarate de magnésie.

Il faut réserver les sulfamides aux cas particulièrement rebelles, pour ne pas risquer d'accoutumer le sujet au médicament, dans cette affection essentiellement récidivante.

INTESTIN (du lat. *intestinus,* intérieur). — I. INTESTIN (structure) [V. pl. en couleurs à intestin et hors-texte en couleurs anatomie humaine, en tête du volume]. — L'intestin (*fig.* 974 à 976) est la partie du tube digestif qui fait suite à l'estomac. C'est l'organe de la chylification et de l'absorption des aliments. Il mesure en moyenne une dizaine de mètres de longueur. On le divise en deux parties : le *gros intestin,* long de 1m,50, comprenant le cæcum et son appendice, le côlon et le rectum (v. ces mots), et l'*intestin grêle,* mesurant de 8 m à 8m,50 de long, et qui n'a guère que de 2 ou 3 cm de diamètre. L'intestin grêle est plus développé chez les herbivores que chez les carnivores; chez l'homme, omnivore, le développement de l'intestin grêle est intermédiaire entre celui des carnassiers et des herbivores.

L'intestin grêle se divise en trois portions : le *duodénum,* le *jéjunum* et l'*iléon.*

Le *duodénum* fait suite à l'estomac, dont il est séparé par le pylore. Il présente la forme d'un U couché, dans la boucle duquel se trouve la tête du pancréas.

Le *jéjunum* fait suite au duodénum et constitue l'élément le plus long de l'intestin grêle, étant prolongé par l'iléon, sans limite précise.

L'*iléon* forme, avec le jéjunum, l'ensemble de l'intestin grêle qui se termine au carrefour appendiculo-iléo-cæcal avec une valvule située dans la fosse iliaque droite, au niveau du point de Mac Burney (v. appendice). Il est rattaché à la paroi postérieure de l'abdomen par un repli du péritoine, le *mésentère,* qui facilite les contractions en lui donnant une plus grande mobilité.

L'intestin est séparé de l'estomac par le pylore (v. estomac), anneau contractile, toujours fermé, et qui ne laisse échapper dans l'intestin que les aliments ayant subi, dans l'estomac, une transformation assez complète pour avoir perdu tout effet nocif. L'intestin ne reçoit guère qu'une bouillie homogène acidifiée par le suc gastrique, et dans laquelle les viandes se trouvent déjà en voie de digestion avancée.

Les *parois* de l'intestin ne mesurent pas plus de 5 à 6 mm d'épaisseur. Par la dissection, on est arrivé à distinguer une *couche externe,* qui est représentée par la tunique péritonéale; une couche moyenne *musculaire,* très développée, qui fait progresser les aliments contenus dans l'intérieur de l'intestin; cette couche moyenne musculaire est constituée par deux couches de fibres lisses : une superficielle, formée de fibres longitudinales, et une profonde, formée de fibres circulaires. Puis vient une *sous-muqueuse* et, enfin, une *muqueuse* rosée, hérissée de grands replis, les *valvules conniventes* (nombreuses, environ 800), qui augmentent considérablement la surface totale de la muqueuse intestinale et, par suite, la durée des contacts entre les aliments et la muqueuse. Toute la surface interne de l'intestin est recouverte de *villosités* (*fig.* 978), petites saillies triangulaires ou coniques, pressées les unes contre les autres, et qui donnent à la muqueuse son aspect velouté.

Des *glandes* tubuleuses simples, les *glandes de Lieberkuhn,* s'ouvrent au nombre de 2 à 7, à la base de chaque villosité. Ces villosités, très rapprochées les unes des autres, au nombre de 1 000 au moins par cm^2, contribuent à augmenter encore la surface de la muqueuse intestinale.

Enfin, la muqueuse intestinale présente des saillies, les unes grosses comme une tête d'épingle, les *follicules clos isolés;* les autres, de 3 à 5 cm de long, qui ont une surface lisse ou gaufrée, les *follicules clos agminés* ou *plaques de Peyer* : ce sont des formations lymphatiques, circonscrites, indépendantes des infiltrations diffuses d'éléments lymphoïdes qu'on trouve dans l'intestin. Ces follicules clos sont souvent enflammés au cours des maladies infectieuses. C'est à ce niveau que siègent les ulcérations dans la fièvre typhoïde, par exemple.

Les *artères* du jéjuno-iléon proviennent de la mésentérique supérieure;

les *veines* se réunissent pour former la grande veine mésaraïque, une des principales branches de la veine porte.

Les *vaisseaux lymphatiques* de l'intestin grêle ont pour origine le lymphatique qui occupe le centre de la villosité; chaque lymphatique s'unit

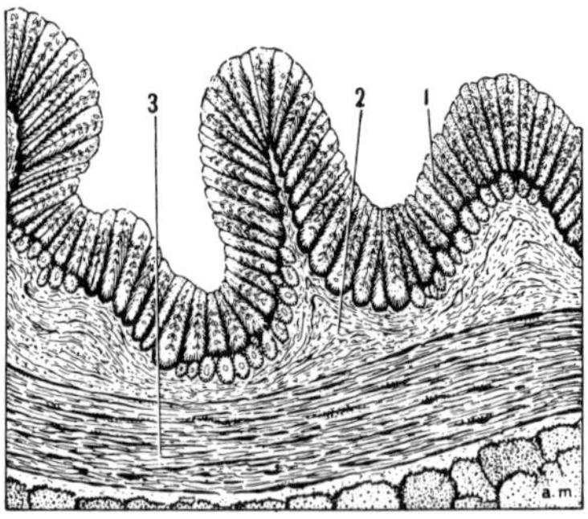

FIG. 977. — Côlon.
1. Muqueuse; 2. Chorion; 3. Muscle circulaire.

en réseau avec les voisins pour former des troncs qui se jettent dans le mésentère, où ils constituent les vaisseaux lactés ou *chylifères,* qui aboutissent aux ganglions situés en avant de l'aorte, puis à la citerne de Pecquet.

Les nerfs émanent du plexus solaire constitué par le grand sympathique et le pneumogastrique. Ces

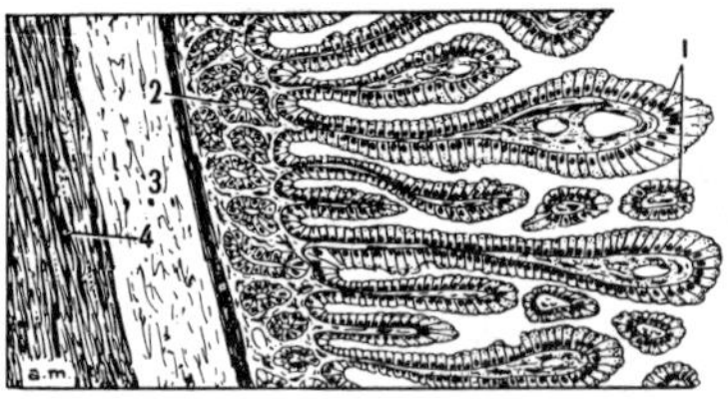

FIG. 978. — Intestin grêle.
1. Villosités; 2. Glandes de Lieberkuhn; 3. Sous-muqueuse; 4. Musculeuse.

nerfs forment dans l'épaisseur de la paroie intestinale deux plexus munis de ganglions, le *plexus d'Auerbach,* situé entre les deux couches de la tunique musculaire, et le *plexus de Meissner,* qui occupe la sous-muqueuse.

II. INTESTIN (Fonctions de l'). — Le rôle de l'intestin dans la digestion est considérable. Il assure presque à lui seul la transformation chimique des aliments et leur absorption. L'estomac ne joue dans la digestion qu'un rôle préparatoire. Il dissout les fibres conjonctives qui réunissent entre elles les fibres musculaires de la viande. Il attaque la pectine qui réunit entre elles les cellules végétales. Aussi, le contenu de l'estomac pénètre-t-il dans l'intestin en bouillie liquide très finement divisée. Mais la digestion proprement dite est à peine amorcée. Une partie des albumines seulement a été transformée en peptones.

En arrivant dans le duodénum, la bouillie stomacale est soumise à l'action digestive très active des grosses glandes digestives qui y déversent leur sécrétion, le pancréas et le foie. Le pancréas fournit un suc qui a une action digestive complète : la trypsine digère les albumines, l'amylase digère l'amidon, la lipase les graisses. Mais l'action de la lipase sur les graisses doit être complétée par la sécrétion du foie : la bile, qui rend les graisses assimilables. Enfin, l'intestin grêle sécrète lui-même un ferment très actif, l'érepsine, qui achève la transformation des albumines et permet leur assimilation.

La muqueuse de l'intestin grêle absorbe les substances organiques désagrégées des aliments : les matières protéiques sous forme d'acides aminés, les hydrates de carbone à l'état de glucose, les corps gras à l'état de savons et d'émulsions. Les graisses passent dans les *chylifères,* qui représentent l'origine des capillaires lymphatiques de l'intestin; une faible partie est éliminée par les vaisseaux sanguins de la villosité qui entraînent les protides et le glucose.

La traversée de l'intestin grêle est rapide. Elle se fait en trois heures environ, de l'estomac au cæcum. Malgré la rapidité du transit, la digestion des albumines des graisses et, en grande partie, celle de l'amidon est achevée : l'absorption par la muqueuse des produits digérés a été très intense. Mais il reste à digérer une partie de l'amidon et toute la cellulose qui forme une partie importante des aliments végétaux. La cellulose se digère dans la partie droite du gros intestin : cæcum et côlon ascendant. Pour cette raison, le cæcum est très développé chez les herbivores. Les microbes qui pullulent dans cette partie de l'intestin digèrent la cellulose, rendant assimilable plus de la moitié de la cellulose ingérée.

La digestion achevée, les déchets de la digestion intestinale traversent lentement le côlon transverse et le côlon descendant, où ils perdent une partie de leur eau et prennent peu à peu l'aspect moulé et cylindrique des matières fécales normales. Ils attendent dans l'S iliaque et sont évacués après un court séjour dans le rectum.

Les *microbes intestinaux* jouent également un rôle important dans la désintégration des substances alimentaires entraînant la formation de gaz, dont certains sont inflammables. Sur 65 espèces anaérobies que renferme le gros intestin, 49 sont gazogènes, en particulier *B. perfringens, B. sporogenes, B. putrificum,* qui attaquent l'amidon et la cellulose et les réduisent en sucres fermentescibles. En outre, la fermentation des glucides est représentée par la décarboxylation microbienne des acides aminés, qui engendre de l'hydrogène, de l'acide carbonique et des hydrocarbures.

Pour diminuer les fermentations, il est indiqué de prendre des ferments lactiques, antagonistes des flores microbiennes gazogènes.

MODE D'EXPLORATION DE L'INTESTIN GRÊLE. La *palpation* renseignera le médecin sur l'existence de points douloureux, d'une contracture de la paroi.

La *percussion* permettra de déceler un tympanisme et de distinguer un météorisme d'une ascite.

Mais, surtout, l'*examen radiologique* fournira des renseignements importants; il se pratique soit en faisant absorber un repas baryté (*fig.* 979), dont on suit le transit par des examens successifs, soit en donnant un lavement baryté, qui remplit les divers segments du côlon.

Normalement, le repas baryté ne met que deux heures environ à franchir l'iléon, qui reste rempli quatre à six heures après l'ingestion de la baryte. Les opacités de la baryte se traduisent sur le cliché par un aspect dentelé, en feuille de fougère. Des mo-

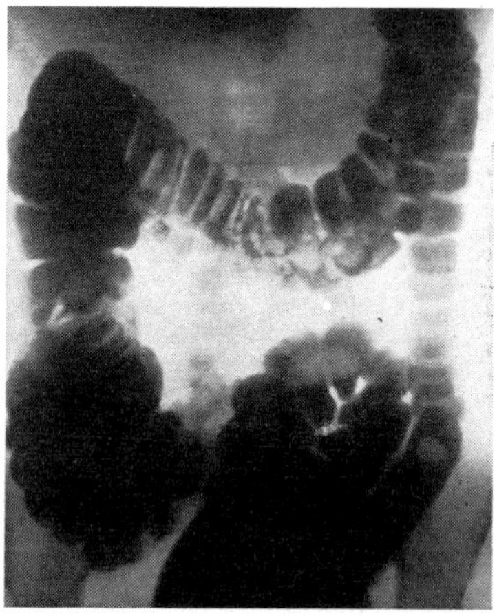

FIG. 979. — Radiographie d'un intestin rendu opaque par l'absorption d'un repas baryté.

difications d'aspect de l'image pourront indiquer une stase iléale, un rétrécissement de l'iléon par un cancer ou par la tuberculose.

L'*examen coprologique* peut également fournir des renseignements sur la nature microscopique, chimique et bactériologique des selles. V. COPROLOGIE.

III. INTESTIN (maladies). — Entérite. — Inflammation de l'intestin

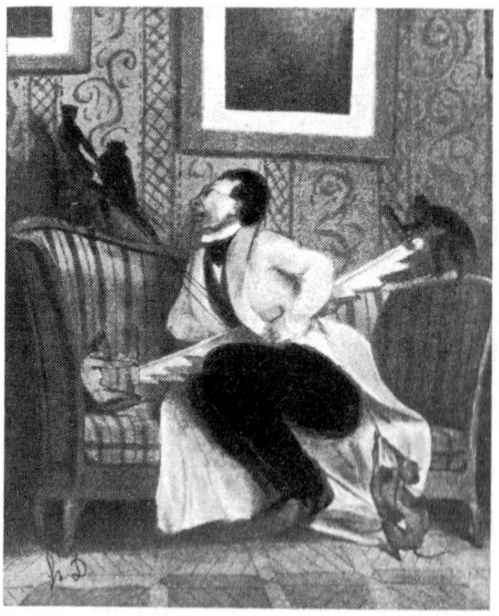

FIG. 980. — Le mal de ventre.
(D'après un dessin de Daumier.)

grêle; elle reste rarement localisée à ce segment de l'intestin et s'étend au côlon (*colite*). V. CÔLON.

Entérites aiguës. — Les entérites aiguës s'accompagnent souvent de gastrite et de colite.

CAUSES. L'entérite peut être la manifestation d'une *maladie générale* : typhoïde, dysenterie, choléra, tuberculose; ou bien d'*origine alimentaire* par ingestion d'aliments avariés, de crème, d'œufs, de conserves alimentaires insuffisamment stérilisées (voir INTOXICATION) ; l'arsenic, le mercure, sous forme de sublimé, peuvent aussi provoquer des entérites aiguës.

SIGNES. Incubation d'autant plus courte que la forme est plus grave et de nature infectieuse. Selles plus ou moins fréquentes et nombreuses, mais toujours diarrhéiques, d'odeur fétide ou putride. Leur coloration varie du jaune au vert.

Les *formes graves* s'accompagnent de soif intense, d'urines rares et albumineuses, de fièvre élevée ou d'hypothermie; elles prennent le type d'*entérite cholériforme,* avec diarrhée incoercible, riziforme, avec crampes, vomissements, pouls petit, adynamie; certaines formes se compliquent d'insuffisance hépato-rénale et entraînent la mort en quarante-huit heures.

A part cette variété, le *pronostic* des entérites aiguës de l'adulte est bénin, beaucoup moins grave que celui des gastro-entérites infantiles. V. GASTRO-ENTÉRITE.

TRAITEMENT. I. *Causal.* — Combattre l'infection ou l'intoxication.

II. *Symptomatique.* — Repos au lit, diète hydrique, antispasmodiques (belladone), applications chaudes sur l'abdomen. Petites purgations au début, puis antidiarrhéiques : charbon, sulfamides. Injections de sérum pour combattre la déshydratation. Reprise prudente de l'alimentation. Antiseptiques intestinaux (benzonaphtol) et ferments lactiques.

Entérites chroniques. — Elles peuvent succéder à une crise aiguë trop intense ou insuffisamment soignée. L'entérite peut encore être chronique d'emblée. Elle peut résulter d'erreurs de régime longtemps prolongées.

Les entérites chroniques s'accompagnent soit de constipation, soit de diarrhées. Assez souvent, la diarrhée alterne avec la constipation. Appétit médiocre, langue saburrale, ventre ballonné, nausées.

L'entérite chronique peut se *compliquer* de troubles fonctionnels du foie (glycosurie, urobilinurie), de néphrites, de cirrhoses; elle peut provoquer une instabilité psychique prononcée et parfois une vraie psychose. Elle peut entraîner un amaigrissement intense.

TRAITEMENT. Supprimer les aliments irritants et provoquant des fermentations; remplacer le lait par du yaourt, du kéfir, du babeurre. Antidiarrhéiques : charbon, bismuth; extraits biliaires, pancréatiques. Sulfaguanidine. Ferments lactiques. Antispasmodiques. Cures thermales : Châtelguyon, Luxeuil, Alet, Miers.

Dysenterie. — V. AMIBIASE et DYSENTERIE.

Entérocolite muco-membraneuse. — V. COLITE.

Hémorragies intestinales. — V. HÉMORRAGIE.

Tuberculose intestinale. — CAUSES. Cette lésion est fréquente, surtout chez l'adulte. La forme hypertrophique, souvent chirurgicale, est habituellement primitive. La forme ulcéreuse, médicale, survient de préférence chez les tuberculeux avérés, porteurs de lésions pulmonaires étendues; elle est due à la déglutition de *crachats* bacillifères; plus rarement, l'infection peut se faire par *voie sanguine* (granulie) ou par propagation d'une *tuberculose péritonéale.* Elle peut être *primitive,* surtout chez l'enfant et le nourrisson, à la suite d'ingestion de lait ou de viandes bacillifères.

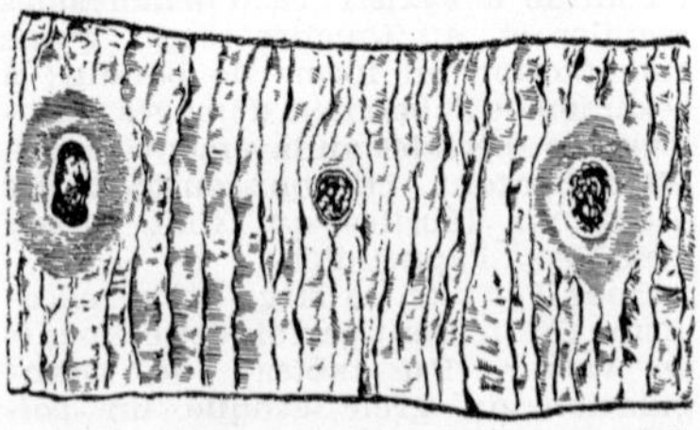

FIG. 981. — Entérite tuberculeuse avec ulcérations de la muqueuse (Spillmann).

SIÈGE. La tuberculose peut atteindre tous les segments intestinaux; mais elle se localise surtout sur le cæcum et la fin de l'iléon. Elle revêt divers aspects : *ulcéreux* (*fig.* 981), *fibreux,* entraînant parfois un rétrécissement de l'iléon, *hypertrophique,* surtout dans la forme iléo-cæcale.

SIGNES. Dans la forme *ulcéreuse,* diarrhée persistante, abondante, durant des semaines et des mois; parfois, hémorragies intestinales. Ventre mou, déprimé, douloureux, surtout dans les fosses iliaques. Etat général précaire : amaigrissement progressif, fièvre autour de 38°.

L'*examen des selles* montre l'existence de nombreux bacilles de Koch, provenant souvent des crachats déglutis.

La *radiographie* montre un défaut de remplissage des segments intestinaux atteints, et parfois une stase iléale.

EVOLUTION. Progressive vers une cachexie terminale; parfois, la mort est hâtée par une hémorragie ou une perforation.

Dans la *forme sténosante,* le début est insidieux et les signes n'apparaissent que lorsque le rétrécissement est important; le malade accuse une constipation opiniâtre avec crises douloureuses de siège fixe et de caractère constant, trois à quatre heures après le repas; sensation pénible de déchirement, de torsion abdominale durant quelques minutes à trois quarts d'heure, tant que le rétrécissement n'est pas franchi; à ce moment apparaissent des gargouillements et une petite selle diarrhéique.

Dans la *forme hypertrophique,* on sent une tuméfaction abdominale localisée et on note une stase iléale avec douleur à la pression et défaut de remplissage du cæcum et du côlon ascendant. La radiographie fournira ces renseignements importants.

Evolution variable selon les formes.

TRAITEMENT. Le seul *traitement médical, symptomatique* (bismuth, atropine) et *antituberculeux* (isoniazide et streptomycine) guérit en général les formes ulcéreuses pures. Contre les formes sténosantes et hypertrophiques, il faut associer traitement médical et chirurgical, et le pronostic est plus réservé.

Iléite. — Inflammation localisée de l'intestin grêle, siégeant surtout à la partie terminale de l'iléon et confondue souvent avec l'appendicite.

CAUSE. Elle s'observe surtout chez l'homme entre 30 et 50 ans; elle est causée par les microbes habituels de l'intestin et favorisée par des coudures, des brides, ou une stase intestinale.

SIGNES. *Forme aiguë.* — Inflammation de la muqueuse de l'iléon, avec parfois de petites ulcérations; les signes sont ceux de l'appendicite.

Forme chronique. — Les lésions de la muqueuse peuvent aboutir à une cicatrice et à un rétrécissement ou à une perforation. Les signes observés sont ceux d'une tuberculose intestinale ou d'une obstruction chronique.

EVOLUTION. Variable, souvent grave, la mort pouvant survenir par septicémie, péritonite ou perforation.

TRAITEMENT. Chirurgical. Résection du segment intestinal lésé.

Cancer. — Le cancer de l'intestin grêle est rare; il siège plus souvent au duodénum.

Le cancer du jéjuno-iléon (épithélioma ou sarcome) se traduit par des signes de sténose intestinale, ou par des alternances de diarrhée et de constipation.

Etat général vite atteint; évolution rapide vers la cachexie.

TRAITEMENT. Chirurgical précoce. La résection de l'anse cancéreuse peut amener une survie notable. S'il est trop tard, on se contente d'empêcher l'occlusion par une entéro-anastomose, un anus artificiel.

Syphilis. — Elle se traduit à la période secondaire (rare) ou tertiaire par des ulcérations profondes, des infiltrations diffuses de la paroi intestinale, à évolution sténosante, des gommes, surtout dans la région iléocæcale.

Les symptômes sont ceux d'une entérite banale.

TRAITEMENT. Spécifique : bismuth, iodure de potassium.

Mégacôlon (Maladie de Hirschprung). — V. CÔLON.

Occlusion intestinale. — C'est l'arrêt plus ou moins complet des matières et des gaz au niveau de l'intestin.

L'*occlusion* est en général d'origine mécanique. Deux mécanismes différents en sont responsables; l'*obturation* ou obstruction, qui réalise uniquement une diminution de la lumière intestinale; la *strangulation,* qui y associe un arrêt de la vascularisation intestinale par étranglement des vaisseaux. Enfin, un spasme, une paralysie intestinale réalisent une occlusion due à un défaut de la motricité de la paroi digestive proprement dite. L'occlusion par strangulation entraîne rapidement de gros dégâts locaux et réalise des tableaux cliniques brutaux et sévères. Cliniquement, une occlusion pose quatre problèmes : 1° il faut affirmer l'occlusion pour pouvoir la traiter rapidement; 2° préciser sa hauteur (sur le grêle ou sur le gros intestin) ; 3° son mécanisme (obturation ou strangulation) ; 4°, sa cause.

SIGNES. Il existe *quatre signes cardinaux :*

1° La *douleur :* de début plus ou moins brutal, elle évolue par paroxysmes que séparent des accalmies.

2° Les *vomissements :* ils peuvent manquer au début et être remplacés par une tendance nauséeuse.

3° L'*arrêt des matières et des gaz :* il peut être tardif, et l'arrêt des gaz, même isolé, est très important.

4° Le *ballonnement abdominal :* l'examen de l'abdomen révèle à l'inspection un ballonnement localisé ou généralisé avec, à la palpation, une résistance élastique, et, à la percussion, une sonorité. Ces quatre signes sont associés à *une altération de l'état général* dont témoignent l'aspect de la face, la langue rapidement sèche et rôtie. La température est normale au début, le pouls s'accélère progressivement.

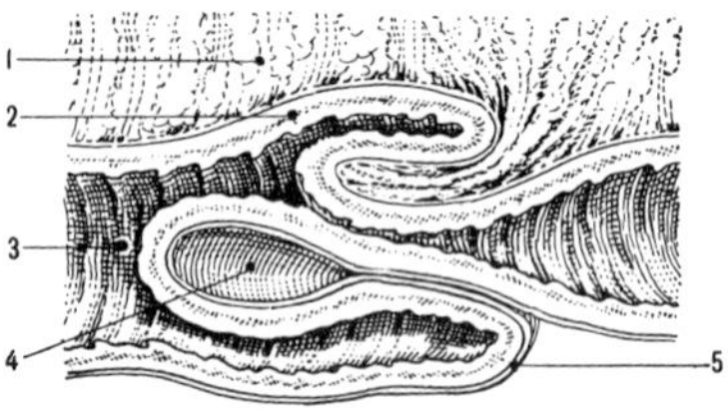

FIG. 982. — Invagination iléale.
1. Mésentère; 2. Paroi intestinale; 3. Cavité intestinale; 4. Diverticule de Meckel invaginé; 5. Péritoine.

— L'*examen radiologique sans préparation* montre des images hydroaériques avec niveaux liquides horizontaux.

— Le *diagnostic du siège de l'occlusion* est déjà plus difficile. Un début brutal, des douleurs vives, des vomissements abondants, un ballonnement et des images radiologiques spéciales de siège central périombilical sont en faveur d'une occlusion du *grêle.* L'occlusion du *côlon* donne un début plus progressif où les vomissements sont tardifs, l'atteinte de l'état général moins nette. De toute façon, un *lavement baryté* viendra préciser le siège de cette occlusion.

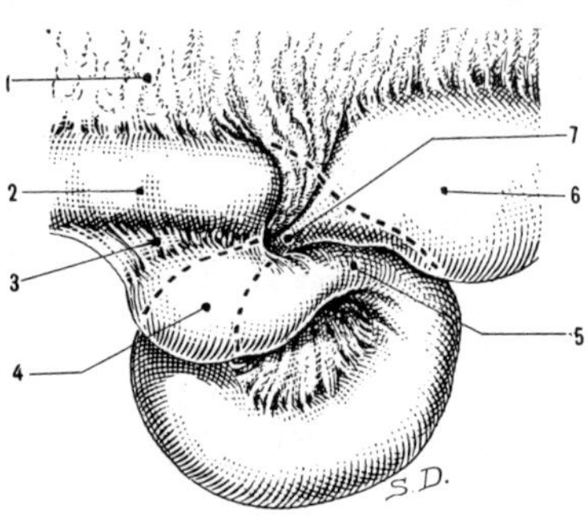

FIG. 983. — Volvulus intestinal.
1. Mésentère; 2. Intestin grêle; 3. Adhérences; 4. Diverticule de Meckel; 5. Pédicule du diverticule; 6. Anse dilatée; 7. Anse bridée.

— *Il faut préciser ensuite le mécanisme :* l'occlusion par *strangulation* a un début brutal, aigu, avec altération de l'état général, et surtout on observe un ballonnement inerte, immobile, alors que dans l'occlusion par *obstruction,* il existe des contractions intestinales visibles, palpables, parfois audibles au niveau de l'abdomen (ondes péristaltiques).

— Le *diagnostic de cause* reste la dernière étape, souvent seulement franchie par l'intervention exploratrice. Chez le *nouveau-né,* l'imperforation anale, les malformations digestives sont fréquentes. L'*invagination intestinale,* chez le *nourrisson,* est reconnue à l'existence d'hémorragies rectales et, au toucher rectal, d'une tuméfaction en forme de boudin; à l'examen de l'abdomen, d'images radiologiques spéciales au lavement baryté. Chez l'enfant, ce sont surtout des occlusions fébriles qui font penser d'emblée à l'appendicite.

Chez l'*adulte,* le siège et le mécanisme fournissent parfois des éléments de valeur. Un tableau de strangulation du grêle évoque un *volvulus,* c'est-à-dire la torsion d'une anse autour de son point d'attache (*fig.* 983). Un tableau d'obstruction du grêle correspond à un iléus biliaire (calcul), à une sténose d'origine tuberculeuse, à une tumeur du grêle, à une iléite chronique, à un corps étranger, à une sténose cicatricielle; ces causes sont souvent des découvertes opératoires. Une occlusion *colique* est en général due à un cancer, à un volvulus du côlon pelvien, du cæcum, une compression extrinsèque, une invagination. L'aspect clinique et surtout les images données par le lavement baryté peuvent faire le diagnostic avant l'intervention.

Dans tous les cas, il faut traiter d'urgence, car l'évolution est rapidement défavorable.

TRAITEMENT. Deux méthodes qui se complètent :

1° L'*intervention chirurgicale,* qui permet l'exploration pré-opératoire et précise le siège, la cause. S'il s'agit d'une obstruction, elle enlève le corps étranger, la tumeur intestinale; si celle-ci est inextirpable, elle permet la dérivation, c'est-à-dire l'établissement d'un trajet intestinal anormal qui évite la tumeur, mais rétablit un passage libre. S'il s'agit d'une strangulation, selon l'état de l'anse intestinale, on en réalise l'ablation ou on lève simplement l'obstacle;

2° Le *traitement médical,* qui est toujours indiqué, associé ou non, au début, à l'intervention. Il comprend l'*aspiration* duodénale par une sonde, la rééquilibration hydro-électrolytique par des transfusions et des perfusions continues, contrôlées par des examens de laboratoire répétés et qui ne sont possibles que dans des centres spécialisés. L'intervention chirurgicale est toujours indispensable, mais ce traitement médical permet parfois de la retarder et de la pratiquer sur un malade en meilleur état.

Infarctus intestinal. — Extravasation sanguine dans une anse intestinale, qui présente une teinte noirâtre.

CAUSES. Hématome sous-péritonéal, striction du mésentère qui apporte la nourriture à l'anse atteinte; thromboses veineuses : soit du système porte (lésions du foie et de la rate), soit mésentériques (infections d'origine appendiculaire ou génitale).

SIGNES. Début brutal, douleur abdominale, effondrement de la tension artérielle, collapsus.

TRAITEMENT. Chirurgical. Résection de l'anse atteinte.

IV. INTESTIN (parasites). — De nombreux *parasites* vivent dans l'intestin. On en a trouvé dans l'intestin de 80 p. 100 des enfants : tricocéphale seul 20, associé à d'autres vers 39, soit 59 p. 100; ascaride lombricoïde seul 10, associé 33, soit 43 p. 100; oxyure seul 1, associé 33, soit 34 p. 100.

Ces parasites peuvent être très variés.

Vers. — Cestodes, trématodes ou nématodes. (V. au nom de chaque ver.)

Larves de mouches. — Les larves de certaines mouches (*Apiochaeta, Sarcophaga, Fannia, Hermetia*) peuvent habiter le tube digestif, sans causer de troubles; d'autres fois, elles déterminent des troubles digestifs : vomissements qui expulsent le parasite, entérocolites avec hémorragies. Les selles renferment le parasite.

Protozoaires. — Amibes, trichomonas, lamblia, balantidium. (V. ces mots.)

INTOLÉRANCE. — Réaction morbide qu'oppose un sujet à une substance nocive pour lui, et se traduisant soit par des phénomènes généraux (fièvre), soit par des phénomènes locaux : cutanés, respiratoires, etc.

Ces effets variés d'une même cause mettent en lumière le rôle du terrain personnel, l'influence de la prédisposition. Parfois, le sujet n'a jamais été en rapport avec la substance nocive pour lui; on est obligé d'invoquer une *sensibilité innée,* constitutionnelle, d'origine inconnue, l'*idiosyncrasie.*

Dans d'autres cas, l'intolérance se manifeste après des contacts répétés avec la cause nocive, même après une période de tolérance prolongée; on est en présence d'une *sensibilité acquise,* d'une *sensibilisation.*

CAUSES INTERNES. *Aliments :* poissons (thon, saumon, raie, maquereau, anchois). Coquillages (moules, huîtres). Viande (porc, veau). Œufs, surtout le jaune. Lait de vache et de chèvre. Fromages salés et fermentés. Condiments (ail, oignons, cornichons). Epices (poivre, moutarde, muscade). Fruits (melons, bananes, fraises, noix).

Médicaments : aspirine, antipyrine, quinine, pyramidon, iodure, ipéca, salicylates, barbituriques.

CAUSES EXTERNES. Frottements répétés. Soleil, froid. Produits chimiques (eau de Javel, savon). Poils d'animaux, plumes et duvets, pollen de plantes.

SIGNES. *Intolérance cutanée :* prurigo, eczéma, urticaire, œdème de Quincke.

Intolérance respiratoire : asthme, rhume des foins.

Intolérance digestive : dyspepsies gastro-intestinales.

Intolérance nerveuse : migraines.

La *maladie du sérum,* la *goutte* peuvent aussi rentrer dans les maladies d'intolérance.

TRAITEMENT. Il faut s'efforcer d'éliminer la cause. Si c'est impossible ou si l'intolérance est multiple, comme cela est fréquent, on peut utiliser les méthodes de *désensibilisation,* soit *spécifiques :* mise en contact avec des doses infinitésimales et croissantes de produit nocif (cuti-réactions), soit *non spécifiques :* hyposulfite de soude, antihistaminiques, *traitements anti-inflammatoires**, dérivés cortisoniques.

INTOXICATION (du lat. *in,* dans, et *toxicum,* poison). — Maladie provoquée par l'action de substances toxiques sur l'organisme. Ces substances toxiques peuvent être produites dans l'organisme lui-même (microbes, déchets de la nutrition) — il y a alors *auto-intoxication* —, ou bien par des substances étrangères introduites dans l'organisme dans un dessein criminel, de suicide, ou accidentellement. V. EMPOISONNEMENT, MALADIES PROFESSIONNELLES.

Intoxications alimentaires. — Elles sont provoquées le plus souvent par des pâtisseries et des crèmes, ou par des viandes de boucherie, fraîches ou manipulées, de la charcuterie, des coquillages ou des conserves de poisson.

Elles sont causées soit par le bacille du botulisme, soit par des salmonelloses (bacille d'Aertrycke [60 p. 100 des accidents], bacille de Gärtner [25 à 30 p. 100], paratyphique C [2 à 3 p. 100] et accessoirement paratyphique B, colibacille), soit par l'entérocoque, ou le *Proteus vulgaris,* microbe banal de la putréfaction. Les toxines du *Proteus* sont tuées entre 60° et 70°, celles du botulisme à 100°; celles des salmonelloses sont plus résistantes; une cuisson insuffisante peut tuer les germes sans détruire les toxines.

Il est curieux de constater que ces microbes agissent différemment suivant les modes de contagion.

Le bacille paratyphique B absorbé dans une eau de boisson provoque, au bout d'une dizaine de jours, une fièvre typhoïde; pris dans une viande hachée, un saucisson, une crème (empoisonnement de Cholet, 1913), il détermine des accidents toxi-infectieux et gastro-intestinaux, qui débutent brutalement huit à dix heures parfois après la prise de l'aliment contaminé.

Dans le cas de fièvre typhoïde par ingestion de coquillages (huîtres, moules), le malade est pris, dix heures environ après la dégustation, de vomissements, diarrhée, fièvre, rappelant la gastro-entérite simple. Puis l'état du malade s'améliore, quand, huit jours plus tard, apparaît une fièvre typhoïde grave, longue, parfois compliquée, et se terminant souvent par la mort.

SIGNES. Incubation de douze à trente-six heures. Puis évolution variable suivant les cas.

Type de gastro-entérite fébrile. — Courbature, céphalée, asthénie, fièvre de 39° à 40°, nausées, vomissements alimentaires ou bilieux, coliques, diarrhée aqueuse, dysentériforme; état typhique; parfois mort, mais habituellement guérison en huit à dix jours.

Type cholériforme. — Vomissements incessants, diarrhée aqueuse, hypothermie, algidité, crampes, sueurs profuses, urines rares, pouls petit, incomptable; mort en un à quatre jours, avec ictère et signes de néphrite.

Type toxique. — Tendance au collapsus cardiaque.

TRAITEMENT. I. *Préventif.* — Surveiller la cuisson des aliments et les consommer aussitôt cuits.

II. *Curatif.* — Toni-cardiaques; injections de sérum artificiel ou glucosé. Diurétiques.

INTRADERMO-RÉACTION. — Introduction *dans le derme* d'un sujet, à l'aide d'une seringue munie d'une aiguille fine, d'une dose d'antigène si faible qu'à elle seule elle serait incapable de déterminer chez un sujet neuf la moindre réaction locale. On pratique une intradermo-réaction afin de produire une réaction inflammatoire, dans un dessein diagnostique et thérapeutique.

Chez un sujet particulièrement sensible, réceptif à l'infection qui correspond à l'antigène injecté, il se produit au point d'injection une réaction locale, caractérisée par l'apparition, après 24 à 48 heures, d'une papule érythémateuse et parfois d'une phlyctène. On dit alors que l'intradermo-réaction est *positive.*

Quand elle est *négative,* il ne se produit aucune réaction.

L'intradermo-réaction est spécifique. L'injection intradermique d'un antigène ne détermine de réaction positive que si l'organisme est déjà soumis à l'influence de ce même antigène.

L'intradermo-réaction possède une *valeur diagnostique :* elle permet de préciser la nature de l'antigène dans une infection en évolution.

Elle possède dans certains cas une *valeur pronostique,* car elle permet de dire si le sujet est *réceptif* ou *non réceptif* à une infection donnée.

Réaction d'Ito. — V. CHANCRE : *Chancre mou.*

Intradermo-réaction de Mantoux. — V. TUBERCULOSE.

Réaction de Schick. — V. DIPHTÉRIE.

Réaction de Dick. — C'est une intradermo-réaction faite au moyen de la toxine d'un streptocoque de scarlatine. On injecte dans la peau un dixième de centimètre cube d'une dissolution de toxine active à 1 p. 1 000. Une réaction positive indiquerait que le sujet est réceptif à la scarlatine.

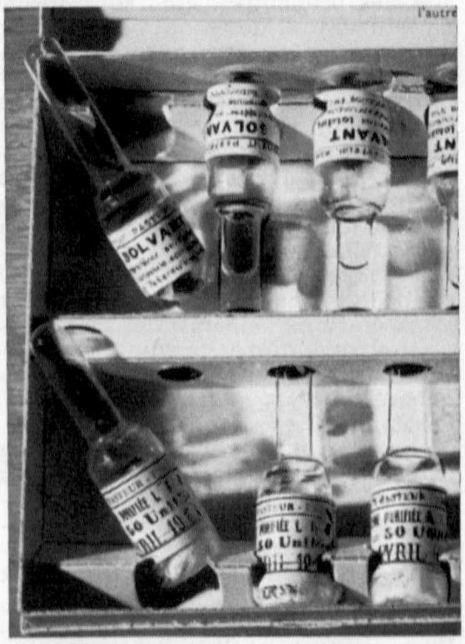

FIG. 984. — Ampoules contenant de la tuberculine de l'Institut Pasteur (en bas) et le solvant (en haut) pour intradermo-réactions.

(*Phot. René-Jacques.*)

Réaction de Frei. — V. LYMPHOGRANULOMATOSE : *Lymphogranulomatose inguinale.*

Intradermo-réaction de Mitsuda. — S'effectue avec un broyat stérilisé de lépromé jeune dans le dépistage de la lèpre; elle ne paraît pas avoir de valeur absolue.

Intradermo-réactions diverses. — On a appliqué plus rarement l'intradermo-réaction aux cas d'asthme (réactions aux pollens), d'infections intestinales, aux infections microbiennes non spécifiques et aux mycoses, à l'arthritisme.

INTRAIT. — Extrait sec préparé avec les plantes *stabilisées,* c'est-à-dire débarrassées des ferments solubles (oxydases) qui altèrent les principes actifs des végétaux pendant qu'ils sèchent.

On les emploie en cachets, pilules, potions, injections hypodermiques. Les principaux intraits sont ceux de colchique, de digitale, de gui, de marron d'Inde, de mauve, de strophantus, de sauge, de valériane.

INTRA-UTÉRIN (du lat. *intra,* en dedans, et de *utérus*). — Situé à l'intérieur de l'utérus.

INTROMISSION. — Action d'introduire un corps dans un autre.

INTUBATION (Tubage endotrachéal). — Mode d'anesthésie consistant à introduire un tube (*fig.* 985) dans la trachée, à travers lequel on fera l'inhalation anesthésique. Le tube anesthésique une fois en place, on peut y placer une sonde pour l'aspiration des produits septiques obstruant les bronches. Cette méthode est indiquée dans les interventions sur le thorax (bronchectasies, abcès du poumon).

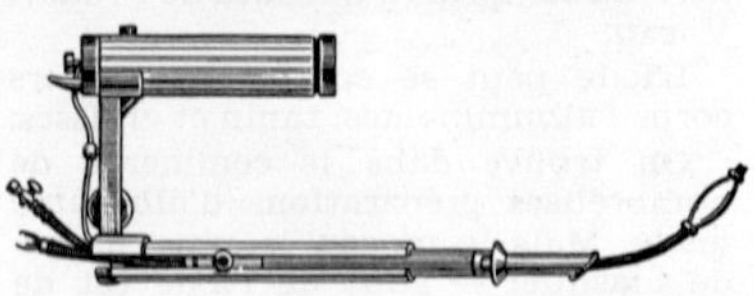

FIG. 985. — Appareil pour l'intubation endotrachéale.

INTUMESCENCE (du lat. *in,* en, et *tumescere,* gonfler). — Augmentation du volume d'un corps.

INULINE. — Glucoside ayant une composition identique à celle de l'amidon. Elle existe sous forme de cristaux dans les tubercules du topinambour et du dahlia, les racines d'aunée, la chicorée.

INVAGINATION (du lat. *in,* dans, et *vagina,* gaine). — Reploiement d'une partie d'un tube à l'intérieur de ce tube.

Invagination intestinale. — Forme d'occlusion intestinale. V. INTESTIN (maladies).

INVASION. — Période s'étendant depuis l'apparition des premiers symptômes d'une maladie infectieuse jusqu'à la période d'état.

INVERSION (du lat. *in,* en dedans, et *versus,* tourné). — Anomalie telle que certains organes occupent un siège opposé à celui qu'ils occupent normalement : cœur à droite, foie à gauche, etc.

Inversion utérine. — Renversement des parois de l'utérus, dont l'externe devient interne. V. FÉMININS (Organes génitaux).

Inversion sexuelle. — V. HOMOSEXUALITÉ.

IODE (du gr. *iôdês,* violet). — Métalloïde existant dans l'eau de la mer et de certaines stations minérales (Gréoux, Challes), dans les varechs. On l'extrait des cendres de varech sur les côtes de Normandie et de Bretagne, et des nitrates de soude du Chili, qui contiennent des iodures et des iodates.

Paillettes micacées, d'un noir bleuâtre, émettant des vapeurs violettes, même à la température ordinaire.

L'iode est un élément nécessaire à l'organisme; mais cet apport nécessaire est très faible, puisqu'il est de 80 γ, c'est-à-dire 80 millioniêmes de gramme. L'organisme humain en renferme un peu moins de 20 mg, dont la moitié se trouve dans la thyroïde, le reste dans les muscles, le foie, les centres nerveux, l'ovaire et l'hypophyse. Employé à l'intérieur comme *antiscrofuleux,* à l'extérieur comme *fondant* et *résolutif, irritant* et *microbicide antiseptique.* Peu soluble dans l'eau, soluble dans l'alcool, l'éther, la benzine, le chloroforme; colore en bleu l'empois d'amidon.

Antiseptique puissant, l'iode stérilise l'eau en un quart d'heure (1 cg ou X gouttes de teinture d'iode par litre, ou comprimés d'iodate de soude). V. EAU.

L'iode peut se combiner à divers corps : albuminoïdes, tanin et graisses.

On trouve dans le commerce de nombreuses préparations d'*albumine iodée.* Mais le moyen le plus simple de masquer le goût de l'iode est de prendre de la teinture d'iode dans du lait.

Les *tanins* fixent également l'iode en le dissimulant; le *sirop iodotannique,* le *sirop de raifort iodé,* les *vins iodotanniques* sont les préparations habituelles de la médication tanno-iodée, qui est très bien tolérée et provoque rarement d'accidents d'iodisme.

Ces préparations sont indiquées dans le scrofule, le lymphatisme, la tuberculose ganglionnaire.

Les huiles d'œillette, de sésame peuvent dissoudre l'iode, le fixer et le dissimuler en partie. L'huile de foie de morue iodée est bien tolérée par cuillerées à soupe.

Les huiles iodées (lipiodol) peuvent être employées en injections (1, 2, 3, 5 et même 10 cm^3 tous les 2 ou 3 jours), en capsules (2 à 3 par jour), en émulsion (2 à 3 cuillerées à café), en comprimés, dans l'artériosclérose et la présclérose, l'asthme et l'emphysème, le rhumatisme chronique, la goutte, le lymphatisme, l'adénoïdisme, les mycoses, la syphilis tertiaire.

Le lipiodol est particulièrement indiqué chez les malades qui présentent des accidents d'iodisme avec l'iode et les iodures absorbés par voie buccale.

En injections intratrachéales, intravasculaires, intrarachidiennes, le lipiodol, opaque aux rayons X, peut rendre compte de la perméabilité des voies respiratoires, d'une artère ou d'une veine, du canal rachidien. C'est ainsi qu'on l'injecte dans le canal rachidien pour déterminer le siège d'une tumeur, d'un mal de Pott qui comprime la moelle, d'une méningite enkystée. On voit nettement à l'écran le lipiodol s'arrêter au niveau du point où le canal n'est plus perméable. Le lipiodol a aussi été injecté dans les fistules, les abcès froids, dans l'arbre trachéo-bronchique, en cas de dilatation bronchique, de caverne pulmonaire, de fistule bronchique. Les bronches injectées par le lipiodol se dessinent nettement à l'écran (*fig.* 986).

On a fait également des injections intravasculaires de lipiodol (V. ARTÉRIOGRAPHIE) et des injections de lipiodol dans l'utérus et les trompes

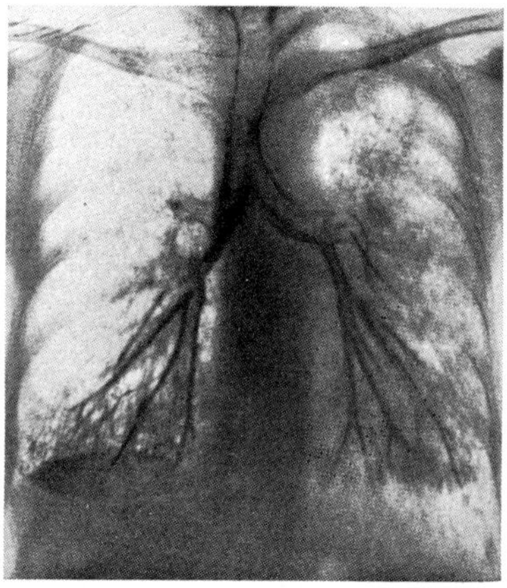

FIG. 986. — Radiographie de l'arbre trachéobronchique après injection de lipiodol.

(V. HYSTÉROSALPINGOGRAPHIE). L'iode peut aussi être employé à l'intérieur en solution (1 à 2 g d'iodure pour 20 g d'eau) : LXXX à C gouttes par jour dans les staphylococcies cutanées.

A l'extérieur, l'iode est employé comme *révulsif* dans les synovites, les arthrites, les névralgies, les pleurésies, les bronchites, etc., sous forme de teinture ou de coton iodé; comme *antiseptique,* abortif contre les furoncles (en solutions alcoolique, acétonique, ou chloroformique); comme *topique* contre la pelade, sur les muqueuses buccales, etc. (gingivites, stomatites, angines chroniques), dans les vaginites, les métrites, les plaies infectées; en *injections* dans les séreuses (hydrocèle, hygroma, plèvre, articulations); comme *antiseptique préventif* en badigeonnages sur la peau avant les opérations chirurgicales ou autres petites opérations; comme *antiseptique* en injections sous-cutanées dans la pustule maligne.

S'emploie sous forme de *coton iodé,* de *pommade d'iodure de potassium iodée* (contenant 2 p. 100 d'iode), de *teinture d'iode* (celle-ci s'altère rapidement par formation d'acide iodhydrique qui la rend caustique et irritante). La teinture d'iode du Codex actuel est la *teinture d'iode iodurée,* qui renferme 1/15 de son poids d'iode. Bien souvent, si l'on pratique plusieurs badigeonnages successifs de la peau avec cette solution, on provoque des brûlures, surtout chez les enfants : il est prudent d'employer une teinture au 1/20.

INCOMPATIBILITÉS. Amidon, alcaloïdes (qu'il précipite), ammoniaque, avec lequel il donne de l'iodure d'azote, corps explosif.

Iode radio-actif. — Préparé aux Etats-Unis au moyen du cyclotron, l'iode radio-actif a permis de suivre le rôle joué par l'iode dans l'élaboration et la synthèse de la thyrosine, depuis son passage dans le sang jusqu'au niveau de la glande thyroïde à travers les centres hématopoïétiques et jusque dans les cellules sanguines.

Les préparations d'iode radio-actif ont été données par la bouche, sans aucun inconvénient local. On a pu étudier aussi le métabolisme de l'iode chez les sujets normaux, et les troubles de ce métabolisme chez les goitreux et les basedowiens.

Des préparations d'iode radio-actif furent employées avec succès dans les états d'hyperthyroïdie, de maladie de Basedow, et des résultats favorables furent obtenus en Amérique dans certains cas de cancer thyroïdien.

L'iode radio-actif est aussi utilisé dans certaines méthodes de laboratoire pour juger d'une hyperactivité éventuelle de la glande thyroïde.

Actuellement, on produit le radioiode en abondance dans les piles à uranium et à graphite, lors des réactions nucléaires en chaîne.

IODISME. — Intoxication par l'iode ou les iodures.

Intoxication aiguë. — Par absorption, volontaire ou non, d'iode en notable quantité par la bouche.

SIGNES. Douleurs dans l'estomac; vomissements jaunâtres ou bleuâtres, si une substance amylacée se trouve dans l'estomac; diarrhée, vertiges.

PREMIERS SOINS. Faire vomir; amidon dans de l'eau de gruau, eau albumineuse; morphine contre la douleur.

Intoxication chronique. — Par l'usage prolongé ou à doses trop élevées d'iode ou d'iodures.

SIGNES. *Troubles digestifs :* inappétence, diarrhée, saveur métallique. *Troubles sécrétoires :* coryza, céphalée, larmoiement, salivation, pharyngite, laryngite, œdème de la glotte, œdème pulmonaire. *Troubles cutanés :* lésions banales d'érythèmes, d'urticaire, de purpura, ou lésions spécifiques (acné iodique plus inflammatoire que l'acné ordinaire, lésions bulleuses pouvant devenir ulcéro-végétantes [*fig.* 987], nodosités simulant

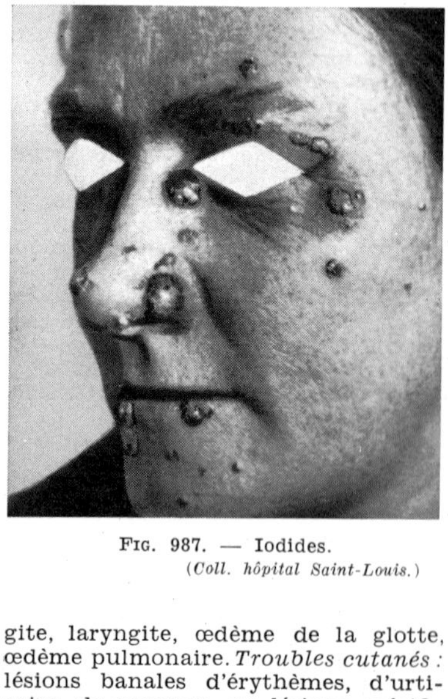

FIG. 987. — Iodides.
(*Coll. hôpital Saint-Louis.*)

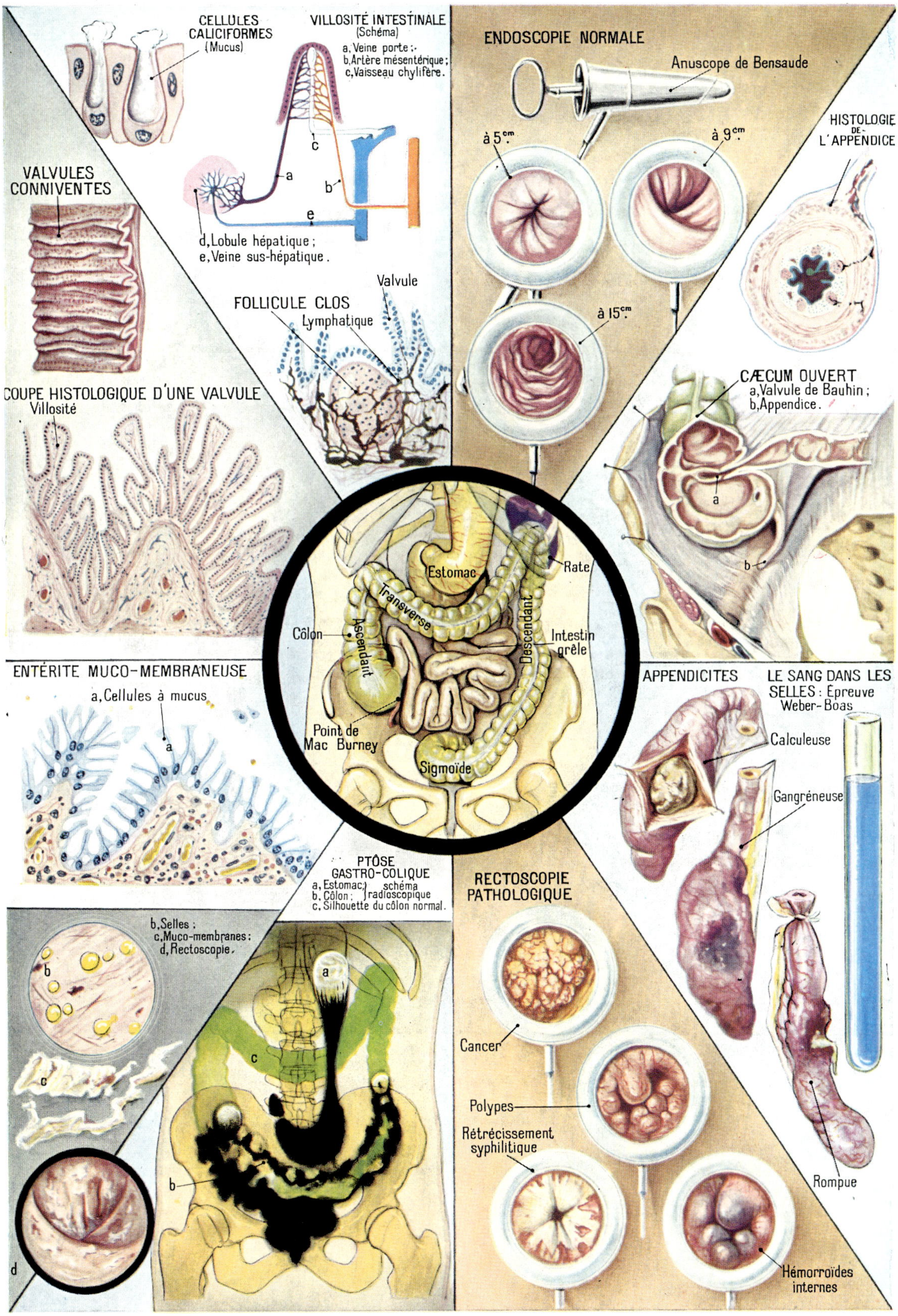

Dr H.-K. WAGNER del.

INTESTIN : **Structure et affections.**

l'érythème noueux). Ces accidents cutanés, qui peuvent s'accompagner de troubles généraux, diarrhée, albuminurie, cachexie, paraissent se produire surtout chez les sujets atteints d'insuffisance rénale ou chez les cardio-rénaux.

Chez certains sujets, on peut observer des troubles sensitifs et sensoriels divers, du délire, etc. (ivresse iodique).

TRAITEMENT PRÉVENTIF. 1° Prendre l'iodure dans du lait, surtout si la dose est forte, et répartir les doses dans la journée; 2° prendre, en même temps que les 5 premières doses, une pilule de 1/2 mg d'atropine, qui, généralement, supprime l'écoulement nasal que provoque fréquemment l'iodure de potassium; 3° donner l'iodure en lavement.

Si l'iodisme est modéré et l'indication absolue (syphilis), il faut continuer l'iodure ou, mieux, prendre du lipiodol; mais, si les accidents s'accroissent, une interruption s'impose.

IODOFORME (Méthane triiodé). — Poudre d'un jaune d'or, d'une odeur forte et désagréable. L'essence de térébenthine enlève l'odeur après des applications d'iodoforme.

Employé comme cicatrisant et anesthésique, en poudre, sur les plaies, les adénites fistuleuses; il est aussi utilisé dissous dans l'éther, en injections (abcès ganglionnaire), et sous forme de crayons (maladies de l'utérus, du rectum), de pommade au 1/10, de collodion, de gaze, en insufflations.

L'iodoforme chauffé dans un tube de verre (comme d'ailleurs des paillettes d'iode métallique) dégage des vapeurs d'iode qui ont été employées dans le traitement des abcès froids, fistules, bubons (enfumage iodé).

Intoxication. — A la suite d'ingestion ou d'applications externes prolongées, on constate une inappétence, de l'insomnie, de la céphalée; le malade accuse une saveur alliacée désagréable quand il fait usage d'une cuillère d'argent. Dans la forme grave : troubles digestifs, vomissements, insomnies, hallucinations, délire, dépression, accélération du pouls, parfois mort.

TRAITEMENT. Purgatifs, diurétiques.

IODURES. — Combinaisons chimiques contenant de l'iode associé à une autre substance.

D'une façon générale, les iodures, après avoir accéléré le cœur et élevé la pression sanguine dans une première phase d'action, font baisser la pression avec une vaso-dilatation concomitante. Ils activent le processus de désassimilation.

Ils s'administrent par voie buccale, à la dose de 0g,5 à 8 g par jour, suivant les cas, en potion, dans un bol de lait, au milieu des repas.

L'iodure le plus employé est l'iodure de potassium.

Iodure de potassium. — Cristaux blancs, à saveur amère et salée, solubles dans l'eau et l'alcool.

Indiqué à faible dose (0g,25 à 0g,50 par jour : 1° Dans les *affections du cœur et des vaisseaux* (sclérose du muscle cardiaque, sclérose coronaire, arythmie de la vieillesse, aortite chronique, artériosclérose, anévrisme de l'aorte, etc.) ; 2° dans les *affections de l'appareil respiratoire* (asthme avec emphysème, bronchite chronique, etc.) ; 3° dans la *goutte*, le *rhumatisme chronique*, l'*obésité*, le *saturnisme chronique*, etc.

A plus forte dose (4 à 8 g) dans les *affections parasitaires :* mycoses (actinomycose, sporotrichose, etc.) et dans la syphilis tertiaire.

Contre-indiqué dans les cas d'hypotension artérielle, de tuberculose pulmonaire.

S'emploie également sous forme de *bain ioduré* (iode, 10 g; iodure de potassium, 20 g; eau, 250 g), à verser dans l'eau d'un bain; ou de *gargarisme ioduré* (teinture d'iode, 10 g; iodure de potassium, 1g,5; eau, 350 g).

Iodure de calcium. — Antiscrofuleux.

Iodure d'éthyle. — Voir ÉTHER : *Ether iodhydrique.*

Iodure de fer. — Médicament antiscrofuleux, tonique, fondant, dépuratif.

INCOMPATIBILITÉS. Acides, alcalis, sulfates, tanin.

DOSES et MODE D'EMPLOI. En pilules de 5 cg (pilules de Blancard), au nombre de 4 à 6; ou sous forme de sirop : 1 à 3 cuillerées à soupe.

Iodure de plomb. — Poudre jaune employée en pommade au 1/10 et en emplâtres fondants et résolutifs.

Iodure de sodium. — Action analogue au précédent; employé pour éviter l'action déprimante de la potasse, il semble moins puissant. Les doses peuvent être plus fortes.

Iodure mercurique. — V. MERCURE.

Solution iodo-iodurée (solution de Lugol, de Gram) [iode, 1 g; iodure de potassium, 2 g; eau distillée, 100 ou 200 g]. — S'emploie par voie buccale (1 à 5 cuillerées à soupe) ou par voie intraveineuse, à la dose de 1 à 6 cm^3 dans 20 cm^3 de sérum, pour éviter l'induration des veines. Il existe une solution forte (iode, 1 g; iodure de potassium, 2 g; eau distillée, 20 g) : VI à XXX gouttes par vingt-quatre heures, en augmentant progressivement la dose.

La solution iodo-iodurée est indiquée dans le cas où le malade présente des accidents d'iodisme avec les autres médications iodées. Elle est, en effet, mieux tolérée; son activité thérapeutique est supérieure à celle des iodures. On l'emploie dans les maladies générales, tuberculoses pulmonaire, osseuse, ganglionnaire (par action prolongée pendant des mois); scrofule, grippe, syphilis, lymphogranulomatose, mycoses, trichophyties suppurées, asthme, emphysème, artériosclérose, ulcères variqueux.

La solution de Lugol est aussi très utilisée dans la maladie de Basedow.

ION (du gr. *ion*, allant). — Atome ou groupement d'atomes résultant de la décomposition d'un corps soumis à l'électrolyse.

IONISATION. — A ce terme doit être préféré actuellement celui plus précis de *diélectrolyse*, qui s'applique à la pénétration électrolytique d'ions médicamenteux dans l'organisme, à des fins thérapeutiques.

En effet, sous l'influence du courant continu, des électrodes spongieuses imbibées d'une solution électrolytique placées sur la peau sont le siège de phénomènes ioniques : les *tions base*, ou *cations* positifs, suivent la direction du courant; les *ions acides*, ou *anions* négatifs, se dirigent en sens inverse, et, suivant que l'électrode placée sur la peau est positive ou négative, ce sont les uns ou les autres qui pénètrent dans l'organisme (Leduc).

La pénétration des ions s'effectue presque exclusivement au niveau des orifices des glandes sudoripares et sébacées. Ils diffusent dans le derme, mais ne dépassent pas la couche des capillaires. A ce niveau, captés par les vaisseaux, ils sont lancés dans le torrent circulatoire; les ions circulants sont alors électrolysés et fixés à l'état d'atomes naissants dans les tissus à traiter, suivant le trajet des lignes de force.

La *concentration* médicamenteuse ainsi obtenue est beaucoup plus im-

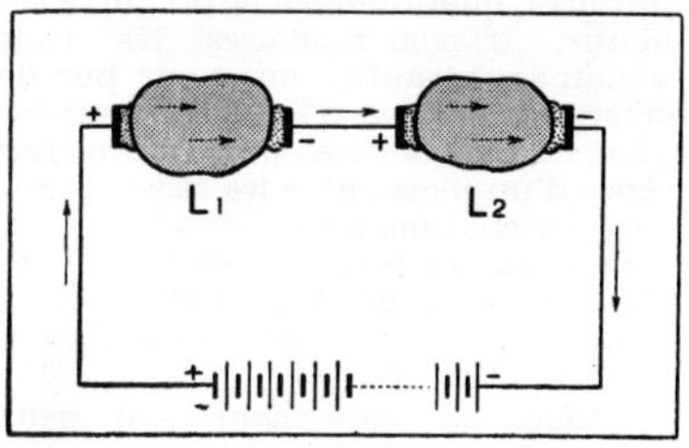

FIG. 988. — Schéma de l'expérience de Leduc.

L_1 et L_2 sont deux lapins placés en série. Les lapins ont le poil rasé au niveau des électrodes. L'électrode positive du lapin L_1 est humectée d'eau distillée, l'électrode négative de cyanure de potassium. L'électrode positive du lapin L_2 est imbibée de sulfate de strychnine et l'électrode négative d'eau distillée. Si l'on fait passer le courant, le lapin L_1 meurt intoxiqué par l'acide cyanhydrique et le lapin L_2 a des convulsions. Si l'on remplace ces lapins par deux autres et que l'on change le sens du courant, aucun des animaux n'est incommodé. Cela nous montre que le cyanure est un *anion* et la strychnine un *cation*, chacun toxique.

portante, durable et sélective dans la région à traiter que par toutes les autres voies d'introduction.

Parmi les ions les plus communément employés se trouvent l'*ion iode*, utilisé pour ses propriétés sclérolysantes, eutrophiques, mais légèrement irritatives, et l'*ion calcium*, essentiellement sédatif, également eutrophique, et présentant une affinité particulière pour le tissu nerveux. D'usage moins courant sont : l'ion magnésium, dont l'action est sensiblement comparable à celle du précédent; l'ion aconitine, analgésique puissant, mais d'action peu durable; l'ion salicyle, antirhumatismal; l'ion lithium, spécifique des manifestations goutteuses; l'ion histamine, à propriétés vasomotrices et action analgésique.

TECHNIQUE. Dans ces conditions, le courant doit être localisé aussi rigoureusement que possible par l'emploi de petites électrodes, en tenant compte de la situation anatomique de la région à traiter et de la conductibilité des tissus. Il doit être de faible intensité, pour ne pas créer une forte

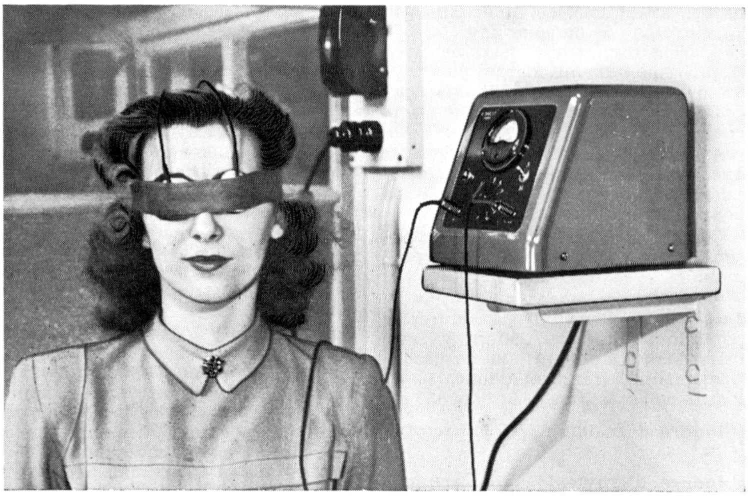

FIG. 989. — Diélectrolyse transcérébro-médullaire. (Cl. Ets Duflot.)

densité électrique, facteur de déséquilibre des colloïdes.

Les séances, d'une durée de trente minutes, quotidiennes la première semaine, trihebdomadaires les trois semaines suivantes, ont pour but de créer une réserve d'ions, sans provoquer de phénomènes d'irritation. Des repos d'un mois entre les séries éviteront l'accoutumance.

Le titre des solutions imbibant les électrodes est de 1 p. 100, concentration favorisant une dissociation ionique assez poussée.

L'ingestion, une heure ou deux avant chaque séance, d'une quantité appropriée de substance à ioniser, a pour but d'augmenter le pourcentage des ions médicamenteux.

Les sources de courant actuellement utilisées sont des appareils redressant et filtrant le courant alternatif, et, de plus, convenablement stabilisés pour rendre l'intensité indépendante des variations de résistance du sujet. L'emploi du courant continu des secteurs, réduit au voltage nécessaire, sera rigoureusement prohibé, de fréquents accidents mortels ayant été enregistrés.

INDICATIONS. La *diélectrolyse transcérébrale de calcium* s'applique à la plupart des affections de l'encéphale.

La *diélectrolyse transcérébro-médullaire* (*fig.* 989) permet de traiter efficacement les affections du système nerveux central (encéphale et moelle épinière) et du système nerveux périphérique, l'ion iode étant réservé aux troubles moteurs, l'ion calcium aux phénomènes sensitifs et douloureux.

L'*ionisation transversale* est réservée aux affections des membres et de la face (lésions localisées des troncs nerveux périphériques, cicatrices rétractiles douloureuses, névralgies faciales, rhumatisme chronique et manifestations goutteuses), le choix des ions dépendant de la nature de l'affection à traiter.

IONIUM. — Précurseur du radium.

IONOGRAMME. — Formule indiquant la concentration des différents ions dans un liquide (i. plasmatique p. ex.).

IPÉCACUANHA ou, par abréviation, **IPÉCA.** — Médicament *vomitif* et *expectorant* constitué par la racine d'une Rubiacée de l'Inde et du Brésil (*Cephaelis Ipecacuanha*), dont le principe actif est un alcaloïde, l'*émétine*.

MODE D'EMPLOI. A hautes doses (1 à 2 g), pris à courts intervalles, agit comme *vomitif* (empoisonnements, embarras gastrique) ; à petites doses fractionnées (0g,05 à 0g,30), comme *expectorant* et *décongestif* (congestion pulmonaire, bronchite, hémoptysie). Employé en poudre, en infusé, en sirop (10 à 30 g chez l'adulte, 3 g par année d'âge chez l'enfant), en teinture, 5 à 10 g; en lavement (2 à 10 g pour 250 g d'eau), contre la dysenterie.

Contre-indiqué chez les vieillards, les cardiaques, les sujets déprimés.

Emétine. — Alcaloïde de l'ipéca; on l'emploie surtout sous forme de sel, le chlorhydrate d'émétine, médicament toxique, déterminant la mort à partir de 0g,65 à 1 g. On l'utilise en injections sous-cutanées, à la dose de 0g,02 à 0g,04 par cm^3, une ou deux fois par jour. Action vaso-constrictive sur les fibres musculaires lisses des vaisseaux et des bronches; action cholagogue; action toxique sur les amibes de la dysenterie.

Aussi, ce médicament est-il surtout employé contre l'amibiase et ses complications, les abcès du foie, plus rarement contre les hémoptysies, les hémorragies du tube digestif, certaines affections broncho-pulmonaires. L'émétine agit aussi comme antitoxique, à la dose de 0g,04 à 0g,06 par jour, dans les infections pyogènes et colibacillaires (séquelles d'appendicite, péritonite puerpérale, gangrène gazeuse, suppurations articulaires, furoncle malin de la lèvre).

Intoxication. — Asthénie générale, puis douleurs le long des nerfs des membres, céphalée, tachycardie; plus tard, parésie des membres, allant jusqu'à la paralysie, la tête devient ballante; à un degré plus avancé, les réflexes tendineux et cutanés disparaissent, les réflexes cornéens s'abolissent et le malade meurt avec des symptômes de polynévrite généralisée, une tachycardie et un hypotension considérable, et des troubles respiratoires intenses.

IRIDECTOMIE (de *iris*, et du gr. *ektomê*, ablation). — Excision d'une partie de l'iris faite pour créer une pupille artificielle, afin de faciliter une autre opération sur l'œil ou de guérir le glaucome. V. à ŒIL (maladies).

IRIDO-CHOROÏDITE. — Inflammation de l'iris et de la conjonctive. V. ce mot à ŒIL (maladies).

IRIS. — V. ŒIL (structure).

IRIS. — Plante monocotylédone (*Iris florentina*) de la famille des Iridacées dont le rhizome a une odeur agréable de violette et est employé par les parfumeurs. On peut le remplacer par l'*Iris germanica* et *I. pallida*. Frais, le rhizome de l'iris de Florence est émétique.

D'autres variétés, *Iris fetida, I. versicolor,* passent pour diurétiques à petites doses, purgatives drastiques et émétiques à hautes doses.

Les feuilles d'iris et d'une plante voisine, le glaïeul (*Gladiolus communis*), sont employées comme sources d'acide ascorbique dans l'industrie chimique.

IRITIS. — V. ŒIL (maladies).

IRRADIATION. — Emission de rayons lumineux, de rayons X ou de corps radio-actifs

Application de ces rayons sur le corps humain ou sur des substances d'origine animale ou végétale.

Les nombreuses substances médicamenteuses ou alimentaires soumises à l'action des rayons ultraviolets (v. ACTINOTHÉRAPIE) sont loin de posséder toutes la même valeur et d'avoir la même action. Aussi a-t-on demandé le contrôle biologique de ces substances, leur étalonnage en unités physiologiques et l'indication de la date de leur fabrication. L'activité du produit s'atténue en effet progressivement, pour disparaître en trois mois environ.

De plus, certaines médications irradiées peuvent être toxiques : on a observé, chez des enfants traités avec des doses trop fortes de médicaments irradiés, des vomissements, de la diarrhée, une somnolence invincible et de l'amaigrissement.

Les médicaments irradiés, judicieusement choisis et préparés récemment, ont une action manifeste sur la spasmophilie et le rachitisme, mais n'ont aucune influence sur la croissance et ne peuvent remplacer dans tous les cas l'huile de foie de morue de bonne qualité, riche en vitamines A et D. V. VITAMINE.

IRRITATION. — Phénomènes inflammatoires dus à l'action d'un agent chimique ou physique; ils peuvent aboutir à la formation de phlyctènes (vésication).

Dans certains cas, l'irritation peut être produite dans un dessein thérapeutique, comme les révulsifs locaux (sinapisme) contre les douleurs, les frictions du cuir chevelu avec des lotions à l'acide acétique, à l'essence de térébenthine, à l'ammoniaque, contre la pelade.

ISCHÉMIE (du gr. *iskhein,* arrêter, et *haima,* sang). — Diminution de l'apport sanguin dans une région.

ISCHION. — Partie de l'os coxal.

ISCHURIE (du gr. *ischein,* retenir, et *ouron,* urine). — Arrêt de l'élimination de l'urine, dû au fait que les uretères ou les conduits urinifères ne laissent plus passer le liquide excrété par les glomérules.

ISOGAMIE (du gr. *isos,* égal, et *gameô,* j'épouse). — Egalité des dimensions et similitude de constitution des cellules reproductrices ou *gamètes.* Dans l'espèce humaine, il y a anisogamie, car l'ovule est beaucoup plus volumineux que le spermatozoïde.

ISOLEMENT. — Séparation des malades dans un dessein thérapeutique. On a recours à l'isolement dans les maladies contagieuses et dans les maladies nerveuses. Les porteurs de germes doivent également être isolés.

Isolement chez les contagieux. — Cet isolement a un double but :

I. *Empêcher la propagation* d'une affection transmissible qui entraîne : 1° pour le *malade,* la nécessité d'un lit et d'une chambre qui lui seront exclusivement réservés pendant toute la période où il

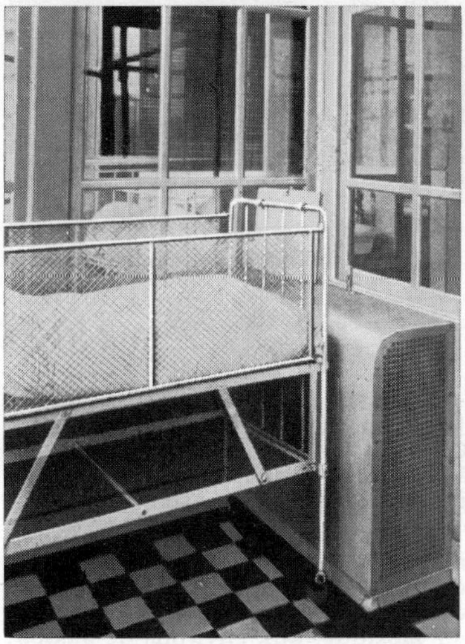

FIG. 990. — Box d'isolement de contagieux dans un hôpital d'enfants.
(*Cl. Assistance publique à Paris.*)

peut être contagieux; 2° pour la *garde-malades,* et même pour le médecin, l'obligation d'un vêtement spécial (blouse) qu'on enlèvera et remettra au seuil de la chambre du contagieux. Voir les conseils donnés à INFECTIEUSES (Maladies) et DÉSINFECTION.

II. *Empêcher le transport des microbes* de la maladie même ou d'une autre maladie chez l'alité. Il est nuisible, par exemple, à un rubéolique de vivre dans une salle commune avec d'autres rubéoliques; le fait est démontré par la gravité beaucoup plus faible des affections contagieuses dans les familles, quelle que soit la situation sociale des parents, qu'à l'hôpital.

En cas d'affections transmissibles, notamment grippe ou rougeole, se produisant dans une même famille, il y a souvent nécessité, malgré les dangers qu'entraîne le voisinage, à réunir 2 ou 3 personnes dans la même pièce (insuffisance de pièces ou du personnel, âge des enfants).

On supprime les inconvénients de l'agglomération des malades en les isolant par des paravents, des cloisons de 2 mètres de hauteur, ou simplement par des draps suspendus sur des fils de fer tendus entre les murs des salles. L'infirmière peut surveiller ainsi deux lits, et leurs occupants peuvent se distraire en se parlant.

Isolement scolaire. — Aux termes des règlements scolaires, les *enfants atteints d'affections contagieuses* doivent rester éloignés des établissements d'enseignement pendant une période qui varie suivant les maladies.

L'isolement des porteurs de germes siégeant dans le rhino-pharynx (diphtérie, méningocoque, pneumocoque, bacille de Hansen), dans l'intestin (bacilles typhiques, paratyphiques, dysentériques, vibrions cholériques, amibes), a été rendu obligatoire dans certains pays ; en France, on peut assurer la protection des élèves en empêchant les porteurs de germes convalescents de revenir en classe et les porteurs sains de continuer à y vivre.

Isolement dans les maladies nerveuses. — Le mot « isolement » n'a pas dans ce cas la même signification que pour les maladies transmissibles. Le malade n'est plus claustré dans une chambre; il est simplement *éloigné de son milieu habituel* et des influences qui ont provoqué ou entretiennent son état, et soumis à la direction exclusive d'un médecin.

ACTION DE L'ISOLEMENT : 1° *physiologique :* il régularise l'activité cérébrale en supprimant les causes d'excitation et de dépression; 2° *psychologique :* il réveille l'attention, la volonté; 3° *morale :* la certitude que l'on n'obéira plus aux caprices créés par son instabilité mentale, la suppression de tendresses exagérées, la pensée d'être placé sous une direction unique et compétente ont une influence des plus bienfaisantes; 4° *thérapeutique:* le traitement peut être continué d'une façon rationnelle, au lieu d'être exécuté sans suite au gré de la volonté vacillante du malade et de ses proches. L'exemple de l'obéissance des autres malades est salutaire.

INDICATIONS. Névrose, psychonévrose, notamment hystérie, neurasthénie, anorexie mentale, tics, chorée, goitre exophtalmique avec troubles intellectuels, obsession impulsive, intoxication par l'alcool, la morphine, la cocaïne, l'éther. Maladies mentales aiguës (manie, mélancolie). Son utilité dans les maladies mentales chroniques varie avec la forme individuelle, les conditions de famille.

Isolement des aliénés. — V. INTERNEMENT.

ISOMÉRIE (du gr. *isos,* semblable, et *meros,* partie). — Etat de certains corps dont la composition est identique et qui cependant peuvent différer par certaines propriétés physiques ou chimiques. Ainsi, l'amidon et l'inuline sont *isomères.*

ISONIAZIDE. — V. *Supplément.*

ISOTHERMIQUE (du gr. *isos,* semblable, et *thermos,* chaud). — Les lignes *isothermiques* sont formées par les points où la température moyenne de l'année est la même. Ces lignes sont très sinueuses.

ISOTOPE (du gr. *isos,* identique, et *topos,* lieu). — V. *Supplément.*

ISURIE (du gr. *isos,* identique, et *ouron,* urine). — Excrétion d'une même quantité d'urine chaque jour.

ISTHME. — En anatomie, région étroite réunissant deux parties d'un organe (isthme de l'utérus, du pharynx, etc.).

IVRAIE. — Plante de la famille des Graminacées (*Lolium tremulentum*) [pl. en couleurs à PLANTES DANGEREUSES], qui pousse au milieu de l'avoine et de l'orge, particulièrement dans les saisons humides, et dont les graines mêlées au pain ou à la bière peuvent rendre ceux-ci toxiques.

Empoisonnement. — SIGNES. Douleur et lourdeur de tête, vertiges, titubation, bourdonnement d'oreilles, somnolence, troubles de la vue, angoisse, vomissements, coliques, convulsions.

TRAITEMENT. Faire vomir et purger, puis stimulant.

IVRESSE. — V. ALCOOLISME.

IXODIDÉS. — Acariens de grande taille, dont le corps est aplati quand ils sont à jeun, et bombé quand ils sont repus. Les ixodes passent par l'état

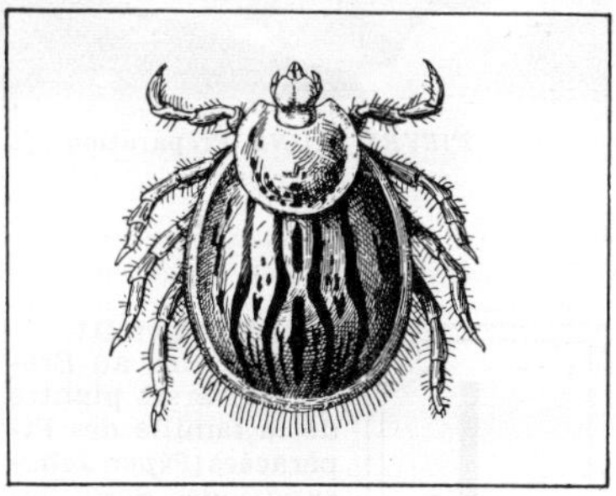

FIG. 991. — Ixode.

de *larves hexapodes* et de *nymphes octopodes ;* certains, parasites des animaux, peuvent aussi s'attaquer à l'homme et lui transmettre des maladies.

Les principaux sont : *Ixodes ricinus* (ricin ou tique des chiens) [v. TIQUE]; *Rhipicephalus* divers, qui transmettent des rickettsies; *Dermacentor,* qui transmet également des rickettsies; *Amblyomma,* dont certaines espèces transmettent la fièvre par morsure de tiques; *Argas reflexus* et *A. persicus* (v. ARGAS) ; *Ornithodorus* divers, qui transmettent une fièvre récurrente.

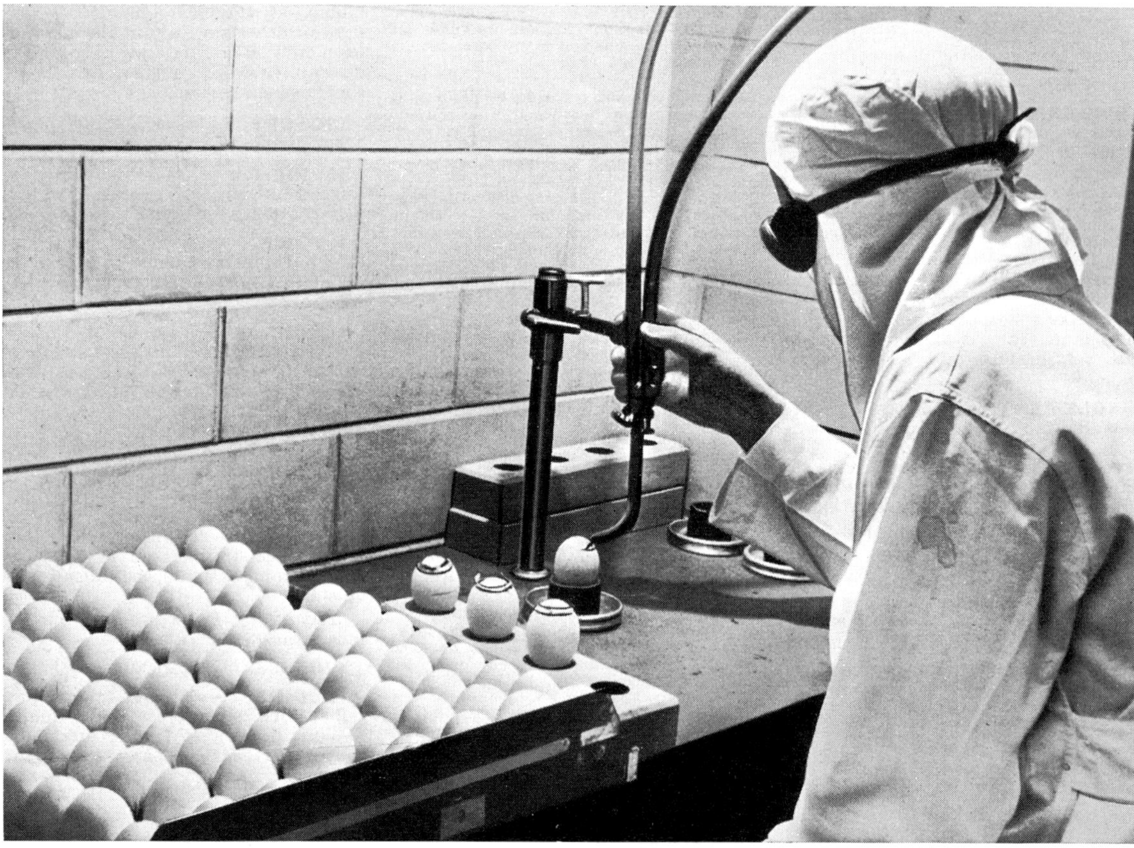

FIEVRE JAUNE. Préparation des œufs pour la culture du virus sur l'embryon, en vue de la fabrication du vaccin.
(*Phot. U. S. I. S.*)

J

JABORANDI. — Nom donné, au Brésil, à diverses plantes de la famille des Pipéracées (*Piper Jaborandi*), des Scrofulariacées (*Herpestis gratioloides*), des Rutacées (*Monniera trifoliata,* et divers *Pilocarpus*).

On utilise habituellement les folioles sèches du *Pilocarpus pennatifolius* et de *P. Jaborandi,* qui contiennent du tanin, une essence et trois alcaloïdes : *pilocarpine, pilocarpidine* et *isopilocarpine.*

Action. Augmentation des sécrétions, sueur et salive; la sécrétion urinaire n'est pas augmentée.

Indications. Contre angines, bronchites au début, rhumatisme articulaire aigu, pleurésie, grippe, asthme, en infusion ou en macération (1 à 4 g dans 200 cm³ d'eau), en extrait alcoolique (25 à 75 cg), en teinture (1 à 6 g), en potion.

A l'extérieur, la teinture s'emploie dans une mixture pour frictions dans les alopécies.

Pilocarpine. — Alcaloïde du jaborandi. Médicament *dangereux,* qui s'emploie sous forme de sel (chlorhydrate ou nitrate).

Doses. 5 à 10 mg par doses fractionnées en solution ou en injection hypodermique : 5 cg par 24 heures. Chez l'enfant, 1 mg par année d'âge. *A l'extérieur,* en collyre : 0,50 à 1 p. 100 de sel de pilocarpine comme myosique, pour diminuer la tension oculaire dans le glaucome, et contre le décollement de la rétine. Employé aussi en frictions alcooliques (1 p. 500) dans les alopécies.

Empoisonnement par jaborandi ou pilocarpine. — Signes. Une dose de 1 à 2 cg de pilocarpine ou une infusion de 3 à 4 g de jaborandi produisent une congestion de la face, des sueurs profuses, une salivation intense, une tachycardie passagère, de la mydriase (tandis que l'instillation dans l'œil détermine du myosis). Un collapsus peut se produire avec frisson et gêne respiratoire. Quelquefois apparaissent des vertiges, des bourdonnements d'oreilles, des convulsions. Salive et sueur en quantité excessive, vomissements, abattement.

Traitement. Teinture de belladone (dose variable suivant l'âge) 1^{g},50 pour un adulte; atropine en injections. Diurétiques.

JACINTHE. — Genre de plante de la famille des Liliacées, cultivée comme plante d'ornement. La jacinthe d'Orient (*Hyacinthus orientalis*) peut parfois causer chez des personnes susceptibles des éruptions urticariennes ou eczématiformes.

JACKSONNIENNE (Epilepsie) [du nom d'un médecin anglais]. — Convulsions épileptiformes localisées à une moitié du corps, à un membre, par exemple. V. épilepsie.

JALAP. — Nom donné à certaines racines tubéreuses de Convolvulacées. On distingue le jalap officinal ou tubéreux (*Exogonium Purga*), qui croît au Mexique, aux environs de Jalapa; le jalap fusiforme (*Ipomoea orizabensis*); le jalap digité (*Ipomoea simulans*).

La racine donne une poudre brune qui renferme une résine constituée par deux glucosides : la *convolvuline* et la *jalapine.*

Employé comme purgatif drastique et dérivatif dans les hydropisies, dans les états congestifs du cerveau. Médicament pouvant être *dangereux* à haute dose. Contre-indiqué si l'intestin est enflammé.

Doses. Poudre, 1 à 5 g; infusé, 5 p. 100; extrait, 25 cg à 1 g. Entre dans la composition de l'*eau-de-vie allemande* (teinture de jalap composée), qui contient également du turbith minéral et de la scammonée : 10 à 15 g comme purgatif drastique.

JAMBE. — Partie du membre inférieur qui s'étend du genou au pied. Elle comprend deux os : le *péroné,* très mince, et le *tibia,* beaucoup plus volumineux, réunis par un ligament interosseux.

La région antéro-externe de la jambe contient les muscles jambier antérieur, extenseur commun des orteils, extenseur propre du gros orteil, péronier antérieur. A la région externe, on trouve les long et court pé-

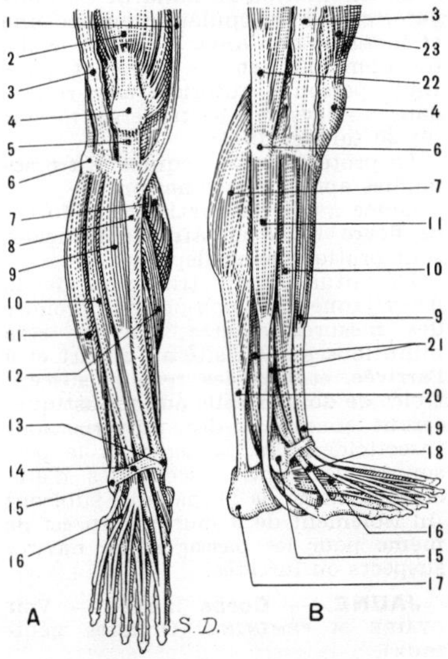

FIG. 992. — Muscles de la jambe.
A. Face antérieure; B. Face externe.
1. Couturier; 2. Droit extérieur; 3. Fascia lata; 4. Rotule; 5. Ligament rotulien; 6. Tête du péroné; 7. Jumeau interne; 8. Tibia; 9. Jambier antérieur; 10. Extenseur commun des orteils; 11. Long péronier latéral; 12. Soléaire; 13. Malléole interne; 14. Annulaire antérieur du tarse; 15. Malléole externe; 16. Pédieux (court extenseur des orteils); 17. Calcanéum; 18. Péronier antérieur; 19. Extenseur du gros orteil; 20. Tendon d'Achille; 21. Court péronier latéral; 22. Biceps crural; 23. Vaste externe.

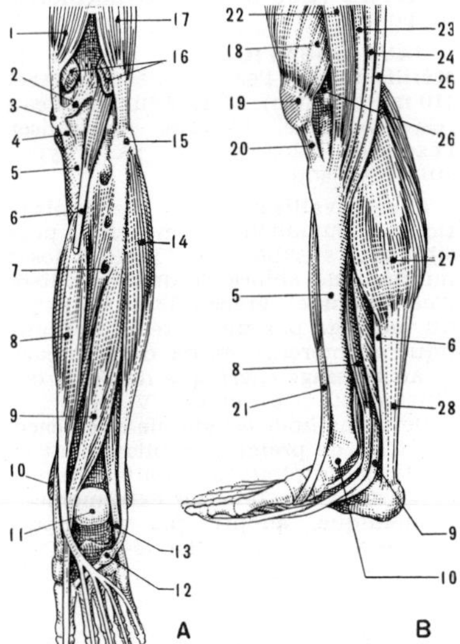

FIG. 993. — Muscles de la jambe droite.
A. Face postérieure (plan profond) ; B. Face latérale interne.
1. Demi-membraneux; 2. Tendons réfléchis; 3. Horizontal; 4. Direct; 5. Tibia; 6. Plantaire grêle; 7. Orifices vasculaires; 8. Fléchisseur commun des orteils; 9. Long fléchisseur du gros orteil; 10. Malléole interne; 11. Calcanéum; 12. Os sésamoïde; 13. Court péronier latéral; 14. Long péronier latéral; 15. Tête du péroné; 16. Jumeaux; 17. Biceps crural; 18. Vaste interne; 19. Rotule; 20. Ligament rotulien; 21. Jambier antérieur; 22. Couturier; 23. Droit interne; 24. Demi-membraneux; 25. Demi-tendineux; 26. Fémur; 27. Jumeau interne; 28. Tendon d'Achille.

roniers latéraux. La région postérieure est formée de quatre muscles superficiels : les deux jumeaux, le soléaire et le plantaire grêle; et des muscles sous-jacents : le long fléchisseur du gros orteil, le fléchisseur commun des orteils et le jambier postérieur. Il n'y a aucun muscle dans la région antéro-interne (*fig.* 992, 993).

Les *artères* sont fournies par les tibiales antérieure et postérieure et la tibio-péronière. Les *veines* sont les unes superficielles (saphènes externe et interne), les autres profondes, accompagnant les artères. Les *nerfs* sont les nerfs tibiaux antérieur et postérieur et le musculo-cutané, branche du sciatique.

Lésions de la jambe. — V. FRACTURES.

Maladies. — Les plus fréquentes sont les varices et les ulcères variqueux, puis les anévrismes, la gangrène sèche, l'ostéomyélite. V. OS.

Jambe artificielle. — V. CUISSARD et PROTHÈSE.

JAMBON. — Excellent aliment, employé pour la suralimentation des tuberculeux.

Mais, insuffisamment cuit ou salé, le jambon peut causer du botulisme et parfois la trichinose.

Le *jambon fumé* s'obtient en exposant pendant plusieurs semaines le jambon cru et légèrement salé à la fumée refroidie de foyers, où l'on fait brûler, à petit feu, des copeaux et branches sèches de chêne, de sapin, de pin, de bouleau et de genévrier. La viande est ainsi lentement pénétrée de créosote, d'essences diverses pyrogénées et d'acide pyroligneux apportés par la fumée. Cette imprégnation de substances antifermentescibles et la dessiccation subie par la viande la rendent imputrescible, tout en lui conservant sa teinte rouge, son élasticité et sa digestibilité.

JARGONAPHASIE. — Variété d'aphasie motrice, dans laquelle le malade, créant des mots dépourvus de sens, parle un langage incompréhensible.

JARRET. — Région du pli du genou en arrière de cette articulation. V. POPLITÉ : *Creux poplité.*

JARRETELLES. — Bandes élastiques ou rubans adaptés au corset des femmes ou à une ceinture spéciale, et destinés à saisir le bas par une petite pince pour le maintenir tendu.

Les jarretelles employées pour les chaussettes sont à interdire, car, prenant attache autour de la jambe, elles la compriment, gênant le retour du sang veineux qui a déjà à lutter contre l'action de la pesanteur, et contribuent à provoquer des varices.

Le port des jarretelles peut provoquer, plus souvent chez la femme que chez l'homme, une dermite annulaire eczémateuse, à la face antérieure et aux faces latérales des cuisses. Favorisée par la transpiration, cette dermite est causée par le frottement simple ou l'allergie au nickel ou au caoutchouc.

JARRETIÈRES. — Liens en tissu souple ou caoutchouté avec lesquels on serre la jambe au-dessus ou au-dessous du genou pour soutenir les bas.

Les jarretières sont toujours nuisibles, car elles gênent la circulation de retour dans les veines et provoquent ainsi les varices (*fig.* 994); la constriction au-dessus du genou est moins mauvaise, parce qu'elle porte moins directement sur les vaisseaux.

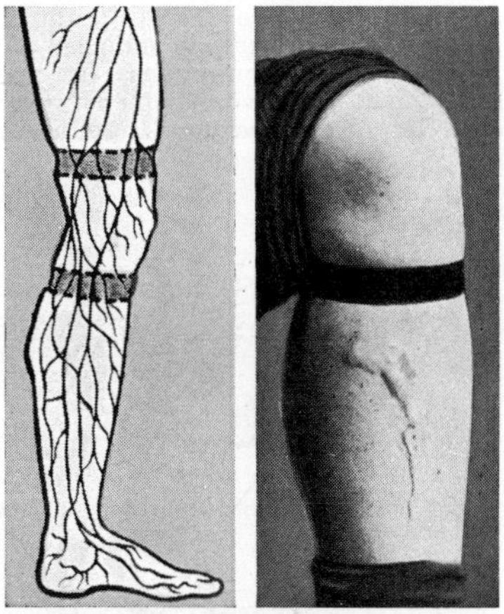

FIG. 994. — Effets de la jarretière.
A gauche : Schéma montrant la gêne apportée à la circulation veineuse; *à droite :* Formation de varices.

Pour les femmes, les jarretelles, qui rendent les mêmes services, n'ont pas ces inconvénients.

JASMIN. — Arbrisseau de la famille des Oléacées; on retire des fleurs blanches très odorantes de diverses espèces (*Jasminum officinale, J. odoratissimum, J. grandiflorum*) une essence employée en parfumerie.

JAUNE (Fièvre) [syn. *Vomito negro*]. — Maladie infectieuse des pays chauds, originaire d'Amérique, qui sévit surtout dans l'Amérique centrale, l'Amérique du Sud et aux Etats-Unis. Elle a été importée sur la côte d'Afrique (Sénégal, Niger) et en Espagne, au Portugal, en Italie; mais en Europe, elle n'a jamais pris le caractère épidémique.

SIGNES. Incubation silencieuse de 2 à 6 jours. Puis début brusque par une céphalée intense, une fièvre à 39°-40°, une violente rachialgie avec irradiations dans les membres inférieurs; hyperesthésie de la région épigastrique. Visage vultueux, de coloration acajou; œil brillant, pupilles dilatées; insomnie, délire; urines rares, albumineuses.

Puis vient une période de rémission, du 3e au 5e jour après le début; le visage se décolore et la fièvre tombe.

Mais, rapidement, la température remonte, les hémorragies apparaissent.

Chez la moitié environ des malades, vomissements de sang noir (*vomito negro*), qui peuvent coïncider avec des hémorragies par l'intestin, des épistaxis et des plaques rougeâtres sur la peau. Les gencives et la langue deviennent saignantes.

L'ictère devient intense, le foie est gros; les urines sont rares et de plus en plus albumineuses (1 à 30 g d'albumine par litre); le pronostic est d'autant plus grave que l'albuminurie est plus marquée.

La mort peut survenir au cours d'un vomissement, mais le malade peut guérir, même après les accidents les plus graves.

Il existe des *formes frustes,* bénignes, survenant chez l'enfant, chez l'indigène, ressemblant à un embarras gastrique, à une poussée de grippe avec un peu de fièvre et d'ictère, une albuminurie légère. Dans certaines *formes ambulatoires,* le malade, qui vaquait à ses occupations, est pris subitement d'un vomissement noir; dans les *formes suraiguës,* un ictère

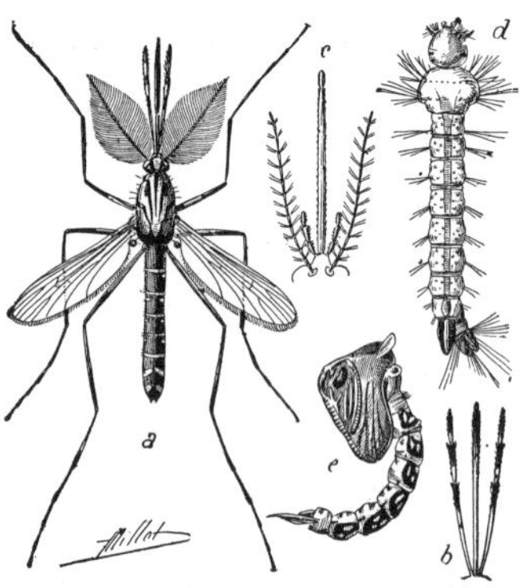

FIG. 995. — *Stegomyia fasciata* de la fièvre jaune.

a. Mâle; *b.* Trompe du mâle; *c.* Trompe de la femelle; *d.* Larve; *e.* Nymphe.

avec hémorragies graves emporte le malade en quelques heures ou quelques jours.

CAUSES. Maladie due à un germe invisible filtrant, transmis par des moustiques du genre *Stegomyia* (*fig.* 995) ou *Ædes.* La piqûre d'un seul moustique peut infecter un macaque, si le repas infectant date de 9 jours. Ces moustiques ne vivent que dans les régions où la température se maintient entre 25° et 30°, même la nuit. Seule, la femelle pique, mais elle ne pique le jour que lorsqu'elle vient d'éclore; dès sa première succion, elle devient franchement nocturne. Elle dépose ses œufs dans l'eau (pot à eau, cuvette, récipient quelconque, vieille boîte, égout, fosse d'aisances) : ils se transforment après 3 jours en larves qui, elles-mêmes, deviennent, après 7 jours, des *pupes* qui passent à l'état de moustique en 2 à 6 jours; l'évolution complète demande 10 à 11 jours. Les larves sont plus sensibles à la température que les œufs, et les pupes plus que les larves. Chaque *stegomyia* peut vivre 3 à 4 mois; la victime préférée du moustique est l'enfant.

L'*Ædes* est infectant non seulement par sa piqûre, mais par ses déjections.

Il est possible que le virus emprunte d'autres vecteurs que l'*Ædes,* tels que les tiques, les punaises, les cafards; les singes, mangeant des insectes infectés, pourraient se contaminer.

En dehors de la fièvre jaune rurale ou urbaine, transmise par les *stegomyia,* il existerait une *fièvre de jungle* ou *de brousse,* dans les forêts du Brésil ou de la Colombie, qui pourrait être transmise par d'autres moustiques (*Haemagogus, Taeniorhynchus*).

Le virus filtrant de la fièvre jaune, dont la taille est de 12 à 20 μ, a pu être inoculé à divers macaques d'Asie (*Macacus rhesus, M. sinicus*), alors que les autres singes de la côte d'Afrique sont moins réceptifs. La maladie expérimentale du singe rappelle celle de l'homme.

On a pu inoculer le virus à la souris blanche (dans le cerveau), au cobaye, au hérisson. Le porc, le chien, le chat peuvent aussi être infectés expérimentalement.

Le virus paraît pénétrer chez l'homme par la peau. Le sang du malade est très virulent dans les premiers jours de l'infection.

Le foie montre des lésions de nécrose et de dégénérescence graisseuse, et il est possible, dans les cas de morts suspectes, de faire une ponction du foie et d'examiner les fragments de tissu hépatique afin de confirmer le diagnostic.

TRAITEMENT. Purgatifs (huile de ricin, sulfate de soude, lavement purgatif, limonade purgative, calomel). Injection de sérum glucosé ou goutte-à-goutte rectal. Saignée au début de la maladie (sang très virulent). Bains tièdes; enveloppements humides à 30°; injections de caféine, d'huile camphrée; en cas d'hémorragies, injections d'ergotine, d'adrénaline, de lactate de calcium. Sérum antiamaril ou sérum de convalescent.

PROPHYLAXIE. Dépistage des sujets hébergeant le virus et isolement des malades suspects. Protection contre les moustiques et destruction des *Ædes* adultes et larvaires. V. MOUSTIQUES.

Immunisation passive par le *sérum* de convalescent.

Immunisation active par divers *vaccins :* vaccins par culture atténuée

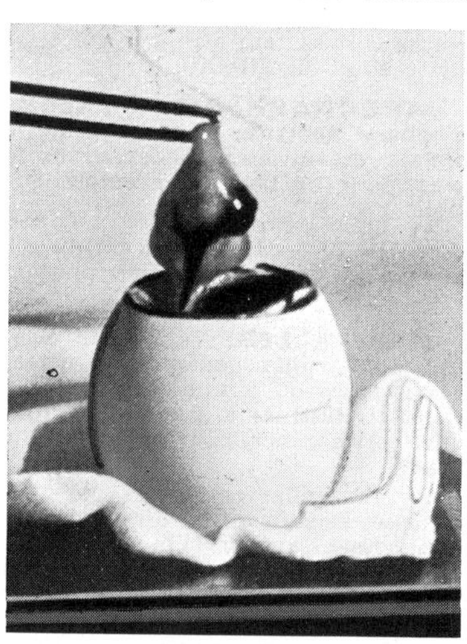

FIG. 996. — Embryon de poulet auquel on a inoculé le virus de la fièvre jaune pour la préparation du vaccin.

(*Phot. U. S. I. S.*)

sur tissus embryonnaires de poulet (*fig.* 996); vaccins par virus neurotrope atténué, provenant d'émulsions de cerveaux de souris infectées. Les réactions fébriles sont toujours bénignes; quant aux réactions méningées, elles sont exceptionnelles et spontanément curables. Il est recommandé de ne pratiquer la vaccination jennérienne et la vaccination antiamarile qu'à 15 jours d'intervalle, au lieu de faire les deux vaccinations simultanément.

La vaccination antiamarile est *obligatoire* pour la population européenne et indigène de l'A.-O. F., de l'A.-E. F., du Cameroun et du Togo, et pour toute personne autorisée à se rendre dans ces pays ou à les traverser (décret du 20 janvier 1944).

La protection est acquise 4 à 6 semaines après la vaccination.

Grâce à ces vaccinations, les foyers de fièvre jaune en Afrique française sont pratiquement disparus.

L'éventualité du transport de la fièvre jaune par *avion* oblige à prendre des mesures sévères; l'avion sera minutieusement visité au départ et à l'arrivée, et tous les recoins susceptibles de donner asile aux moustiques seront soumis à des pulvérisations insecticides. Les passagers et le personnel navigant, susceptibles d'être en incubation de la maladie, subiront un isolement de 6 jours; il en est de même pour les passagers de navires suspects ou infectés.

JAUNE. — Corps jaune. — Voir OVAIRE et FÉMININS (Organes génitaux).

Ligaments jaunes. — Ligaments élastiques qui réunissent les apophyses transverses des vertèbres entre elles.

Précipité jaune. — V. MERCURE : *Sulfate de mercure.*

Tache jaune. — V. RÉTINE.

JAUNISSE ou ICTÈRE. — V. FOIE (maladies).

JAVEL (Eau de). — Hypochlorite de potasse.

JAVELLISATION. — Procédé de stérilisation de l'eau par l'eau de Javel (10 mg par litre). Mais, pour que l'eau reste buvable, il faut neutraliser l'excès de chlore restant par l'hyposulfite de soude. V. EAU.

Microjavellisation ou verdunisation. — Bunau-Varilla montra la possibilité de stériliser l'eau par des doses minimes de chlore (1 dmg par litre d'eau limpide), grâce à l'automatisme du mélange par un système hydraulique d'amorçage et de désamorçage et au brassage énergique de l'eau, dès l'introduction du chlore. V. EAU.

Cette méthode est simple et efficace. Les frais de premier établissement et les frais d'exploitation sont minimes et en font un procédé extrêmement économique, adopté par de nombreuses villes (Reims, Bar-le-Duc, Carcassonne, Aix-les-Bains, Les Sables-d'Olonne).

JÉJUNOSTOMIE (de *jéjunum,* et du gr. *stoma,* bouche). — Abouchement d'une anse jéjunale à la peau, pour alimenter le malade, en cas de lésion stomacale.

JÉJUNUM. — Partie de l'*intestin grêle.* V. INTESTIN (structure).

JELLINEK (Signe de). — Pigmentation brunâtre des paupières et de la région péri-orbitaire, s'observant dans le goitre exophtalmique et chez des malades non goitreux, atteints d'une insuffisance glandulaire.

JENNÉRIENNE (Vaccination). — Cette forme de vaccination, qui porte le nom de l'inventeur de la vaccine, Jenner, est celle de bras à bras. V. VACCINE.

JEQUIRITY (Réglisse sauvage de la Jamaïque). — Plante de la famille des Légumineuses, *Abrus precatorius* (Antilles, Afrique, Indes), dont les *feuilles* sont employées à la Guadeloupe pour faire un extrait qui remplace celui de réglisse; la *racine* est également employée comme celle de réglisse. Les *graines,* d'un rouge vif, avec une tache noire à l'extrémité, contiennent une substance albuminoïde très toxique, la *jéquiritine* ou *abrine,* employée en macération à 10 p. 500 dans le traitement du trachome, en lotions, 1 à 3 fois par jour. V. pl. en couleurs à PLANTES DANGEREUSES.

On peut encore employer des solutions d'abrine (*Jequiritol*) qu'on instille dans l'œil à la dose de I goutte.

JETAGE. — Ecoulement nasal qui se produit dans la diphtérie, la scarlatine et surtout la morve.

JEÛNE. — Privation de toute alimentation, à l'exception de l'eau.

Ses conséquences physiologiques sont une diminution du poids corporel (300 à 400 g par jour), un abaissement du métabolisme de base, variable suivant les individus, mais pouvant atteindre 30 à 40 p. 100, un ralentissement du rythme cardiaque avec hypotension, un raccourcissement du temps de coagulation, une diminution de CO_2 pulmonaire et de l'azote urinaire.

Le jeûne absolu prolongé, volontaire ou non, peut amener des désordres graves dans l'organisme, et la mort survient au bout d'un temps qui varie avec la résistance du sujet. C'est ainsi que le lord maire de Cork succomba, en 1920, après 74 jours de jeûne. En revanche, d'autres jeûneurs moururent au bout de 17 jours.

Le jeûne prolongé peut également avoir une influence considérable dans l'évolution de certaines maladies, telles que la tuberculose, en abaissant la résistance individuelle.

En revanche, le jeûne relatif et de courte durée a été, et est encore, considéré comme une excellente précaution, parant à l'accumulation de matériaux toxiques dans l'économie et permettant à l'organisme de se reposer. Des périodes de jeûne recommandées par presque toutes les religions sont tout autant une mesure hygiénique qu'une méthode de mortification. Le jeûne passager et de courte durée (cure de Guelpa) paraît donner d'excellents résultats dans beaucoup d'états pathologiques (diabète, goutte) qui semblent résulter d'une alimentation fréquemment trop copieuse et trop riche. V. ANOREXIE, DIÈTE, INANITION.

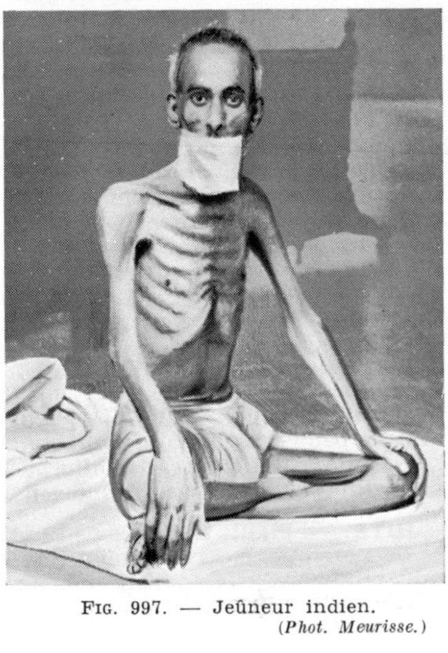

FIG. 997. — Jeûneur indien.
(*Phot. Meurisse.*)

JEUX. — Le jeu est pour l'enfant la meilleure gymnastique; c'est pour lui un besoin de première nécessité; il ne faut donc pas le combattre, mais le diriger, le réglementer, en le rendant inoffensif.

Plus l'enfant est jeune, plus il importe de surveiller ses procédés de distraction, car les conséquences peuvent en être désastreuses.

Un enfant de 2 à 3 ans aime particulièrement les jeux dans le sable, avec seau et pelle. Mais, parfois, ce sable est souillé par les déjections d'enfants, d'adultes ou d'animaux.

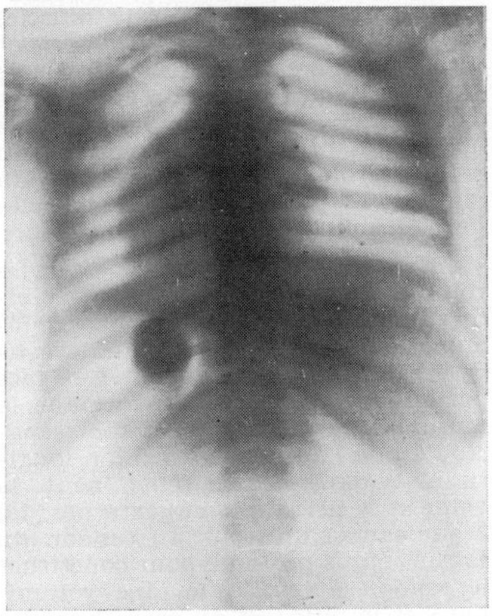

FIG. 998. — Radiographie du squelette d'un enfant, prise de dos, et faisant apercevoir une pièce de monnaie dans l'estomac.

Les objets qui brillent exercent sur le bébé une particulière attraction, notamment ceux qu'il a eu l'occasion de voir souvent; aussi l'*épingle de nourrice,* complément indispensable à son habillement, est-elle l'une des choses le plus fréquemment avalées.

Le jouet préférable pour les bébés, et, du reste, hautement préféré par eux, est le jouet en caoutchouc; ils peuvent le pétrir sans inconvénient et se réjouissent de le voir reprendre sa forme alors que leurs mains viennent de l'abandonner.

Les petits objets mis entre les mains des enfants peuvent non seulement être avalés, mais encore être placés dans les deux autres cavités naturelles, le nez et l'oreille, dans lesquels ils provoquent un coryza chronique ou la surdité. V. à NEZ et à OREILLES : *Corps étrangers.*

Les nœuds coulants peuvent provoquer de graves accidents, et des cas d'étranglement ont été signalés.

Chaque année, on signale des accidents survenus après des *ensevelissements* faits par manière de jeu, soit sur la plage, soit dans des sablières. Ordinairement, il s'agit seulement d'une indisposition passagère; mais, dans d'autres cas, la mort est la suite de ce jeu stupide. V. JOUETS.

JIU-JITSU (mot japonais, signifiant *gymnastique souple*). — Sport, d'une utilité pratique contre les malfaiteurs, où l'on développe la souplesse, l'adresse, la vivacité d'action, l'agilité et l'équilibre. Il est nécessaire, en outre, d'être bien au courant des principes généraux de physiologie et d'anatomie.

JOUBARBE. — Plante de la famille des Crassulacées, dont il existe plusieurs variétés : la joubarbe des toits (*Semper vivum tectorum*), dont le suc est astringent et passe pour antihémorroïdal (ce suc contient du malate acide de chaux et de l'albumine, et a aussi été employé en gargarisme); la joubarbe des vignes (*Sedum telephium*) dont les feuilles conservées dans l'huile constituent un remède populaire contre les coupures et les cors; la joubarbe âcre (*Sedum acre*), qui aurait des vertus émétiques, antiépileptiques; la joubarbe rose (*Sedum rhodiola*), astringente.

JOUE. — Paroi latérale de la bouche, limitée par la muqueuse buccale sur les os maxillaires supérieur et inférieur. Les joues sont constituées de dehors en dedans par : 1° la *peau,* mince et irriguée par de nombreux vaisseaux; 2° une couche très épaisse de *graisse* qui forme en arrière la boule adipeuse sous-massétérine; 3° les *muscles* buccinateur, grand et petit zygomatiques, canin, risorius, de Santorini et peaucier; 4° la muqueuse buccale, avec les orifices de nombreuses glandes, et celui de la glande parotide (canal de Sténon).

Ses *artères* sont des branches de la faciale, de la maxillaire interne et de la temporale superficielle; ses *veines* aboutissent aux veines faciales; ses *lymphatiques* aux ganglions parotidiens et sous-maxillaires. Ses *nerfs* viennent du facial (moteur) et du trijumeau (sensitif).

Affections de la joue. — Les joues sont le siège du noma, forme de gangrène de la bouche. Les furoncles et les anthrax peuvent y prendre une gravité particulière à cause de la possibilité de phlébite de la veine angulaire de l'œil. Des cicatrices vicieuses peuvent s'y produire par suite d'adhérence avec les gencives et nécessiter des opérations d'autoplastie.

JOUETS. — Les jouets sont pour les enfants des objets nécessaires : ils les instruisent et commencent l'éducation de leurs sens; ils donnent les premières leçons de choses.

Au point de vue hygiénique, certains jouets peuvent être dangereux par les substances chimiques qui entrent dans leur composition, par les couleurs qui les couvrent, par les surfaces saillantes, angulaires ou tranchantes qui les hérissent.

Les jouets doivent, autant que possible, être personnels ou, tout au moins, ne pas sortir de la famille; ils peuvent, en effet, servir de véhicule aux maladies contagieuses. Lorsqu'un enfant est atteint d'une de ces maladies, notamment de diphtérie, rougeole, scarlatine, typhoïde, il est utile de désinfecter les jouets.

JUGAL (Os). — Synonyme d'*os malaire.* V. à MALAIRE.

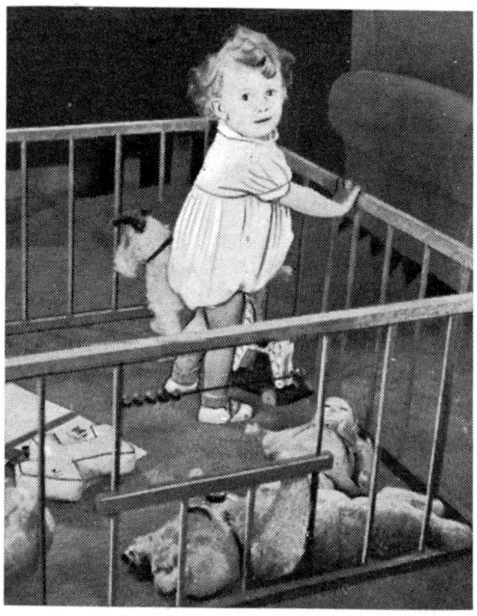

Fig. 999. — Les jouets ne doivent pas avoir de surfaces saillantes et doivent être, autant que possible, personnels.
(*Phot. A. Roy.*)

JUGULAIRES (Veines). — Veines du cou au nombre de 3 : la *jugulaire externe,* qui reçoit le sang des veines superficielles de la face, située à la partie antéro-latérale du cou, et se jette dans la veine sous-clavière; la *jugulaire antérieure,* qui rejoint la précédente; la *jugulaire interne,* qui reçoit le sang des sinus de la dure-mère et des veines profondes de la tête, suit le trajet de l'artère carotide et se termine dans la veine sous-clavière. V. CŒUR.

JUJUBE. — Fruit d'un arbrisseau du midi de la France et de l'Algérie, le jujubier (*Zizyphus vulgaris*), de la famille des Rhamnacées. Ce fruit, de la grosseur d'une olive, est employé dans les affections des voies respiratoires, comme béchique, sous forme de tisane en décoction (50 g pour 1 litre d'eau), ou en pâte. C'est un des quatre fruits pectoraux.

JULEP (arabe *julap*). — Potion composée de sirops et d'eaux distillées, dans laquelle il entre parfois des mucilages et des acides.

Le *julep calmant* ou *potion calmante,* qu'on prend le soir pour s'endormir, contient :

Sirop d'opium	10 g.
Sirop de fleurs d'oranger......	20 g.
Eau distillée de tilleul........	120 g.

Le *julep gommeux* contient du sirop de gomme et de guimauve et de l'eau de fleurs d'oranger.

JUMEAUX (du lat. *geminus,* double). — Enfants nés d'une même grossesse, dite *gémellaire.* Sur 79 grossesses, 1 est gémellaire. Sur 42 millions de naissances, on a compté 571 545 naissances doubles, 5 364 triples (1 sur 99 doubles), 67 quadruples (1 sur 95 triples). Les grossesses doubles ou multiples sont héréditaires en dominance dans certaines familles, et cette hérédité appartient autant au père qu'à la mère.

On distingue deux variétés de jumeaux : les *jumeaux biovulaires* (provenant de la fécondation de deux ovules développés côte à côte) ou *bichorioniques* (à deux chorions, c'est-à-dire à circulations placentaires séparées), et les *jumeaux uniovulaires* ou *monochorioniques.* Les premiers sont des *faux jumeaux* (3 fois sur 4), issus de deux ou plusieurs ovules fécondés par deux ou plusieurs spermatozoïdes; ils sont aussi dissemblables que les frères et sœurs provenant de gestations successives; ils peuvent être de sexes différents, ce qui confirme la théorie chromosomique : la répartition, au gré du hasard, des chromosomes au moment de la méiose fait qu'il est pratiquement impossible qu'il y ait deux ovules identiques ainsi que deux spermatozoïdes semblables. Les seconds sont des *jumeaux vrais* (1 fois sur 4), issus d'un seul ovule et d'un seul spermatozoïde; dès la première division de l'œuf fécondé, l'une des cellules donne le premier jumeau, l'autre cellule le deuxième jumeau. Ces jumeaux ont même circulation placentaire; ils sont obligatoirement du même sexe. V. GROSSESSE : *Grossesse multiple.*

JUMEAUX (Muscles). — Jumeaux pelviens. — Petits muscles du bassin, s'insérant : le *supérieur,* sur l'épine sciatique de l'os coxal; l'*inférieur,* sur l'ischion, et, d'autre part, sur le tendon de l'obturateur interne, dans la cavité digitale du grand trochanter. Innervés par un rameau du plexus sacré, ces muscles sont rotateurs de la cuisse en dehors.

Jumeaux de la jambe. — Muscles volumineux, naissant : le *jumeau interne,* sur le condyle interne du fémur; le *jumeau externe,* sur le condyle externe. Ils descendent à la face postérieure de la jambe, formant la musculature du mollet, et sont séparés l'un de l'autre par un sillon longitudinal dans lequel cheminent la veine et le nerf saphènes externes; les 2 jumeaux s'unissent au tendon du *soléaire,* plus profond, pour constituer le *tendon d'Achille,* le plus volumineux et le plus fort du corps humain. Ces muscles, innervés par le sciatique poplité interne, élèvent le talon et étendent le pied sur la jambe; ce sont les muscles essentiels de la marche.

JUS DE FRUITS. — Produit d'une haute valeur énergétique et constituant une boisson agréable. Les jus de fruits peuvent remplacer avantageusement toutes les boissons alcooliques et les boissons artificielles sans alcools, comme les limonades.

JUS DE VIANDE. — Médicament aliment. Très utile dans la tuberculose, l'anémie, la fièvre typhoïde, la convalescence.

Faire macérer la viande crue débarrassée de ses tendons et os dans un peu d'eau (1/4 de son poids) pendant trois quarts d'heure, puis soumettre le tout à l'action d'une forte presse; on recueille ainsi 15 à 20 g de suc par 100 g de viande. Ce sérum rougeâtre, dont les vertus thérapeutiques sont supérieures à celles de la chair musculaire et de la fibrine, est très altérable et ne doit être préparé qu'au moment du besoin.

On peut aussi faire congeler la viande, qu'on abandonne ensuite à elle-même; le liquide qui s'écoule spontanément contient tous les éléments de la trame musculaire en quantité plus élevée que le jus obtenu par expression. Il doit être employé à haute dose (chaque jour le jus de 500 g de viande) pur ou mélangé à des purées de légumes presque froides.

On peut aussi dessécher le suc musculaire dans le vide (zomine); il se conserve ainsi longtemps à l'abri de l'humidité.

JUS D'HERBES ou SUC D'HERBES. — Feuilles fraîches de chicorée, fumeterre, cresson, laitue, en parties égales, pilées dans un mortier, de façon à former 120 g de suc qu'on prend le matin à jeun en une fois.

ACTION. Dépuratif, tonique.

JUSQUIAMES. — Plantes de la famille des Solanacées dont il existe plusieurs variétés.

La plus employée est la jusquiame noire (*Hyoscyamus niger*), plante à odeur vireuse tabacée, qui croît le long des fossés, dans les lieux incultes (v. pl. en couleurs à PLANTES DANGEREUSES). Ses semences, ses racines et surtout ses feuilles contiennent des alcaloïdes toxiques, l'*hyoscyamine* et l'*hyoscine.*

ACTION. Narcotique analogue à la belladone; employé comme calmant dans la coqueluche, le faux croup, les convulsions, la chorée.

DOSE. Infusion, 1 g p. 100 g d'eau; poudre de feuilles, 10 à 50 cg; extrait alcoolique de feuilles, 5 à 15 cg; teinture de feuilles au 1/10, 50 cg à 3 g par jour.

MODE D'EMPLOI. 1° *A l'extérieur.* — Huile et emplâtre, liniment calmant (huile de jusquiame, 8 g; chloroforme, 5 g; teinture d'opium, 10 g); entre dans la composition du baume tranquille et l'onguent populeum.

2° *A l'intérieur.* — Pilules de Méglin, qui contiennent 5 cg d'extrait de jusquiame, de valériane et d'oxyde de zinc (adulte : 1 par jour, au début); pilules de cynoglosse (contenant 0g,02 d'extrait d'opium, et 0g,02 de semences de jusquiame); extrait, 2 à 5 cg.

Hyoscyamine. — Alcaloïde existant dans la jusquiame, la belladone, le datura, la duboisie. Il paraît identique à l'atropidine, la duboisine, l'atropine gauche. Aiguilles soyeuses incolores, employées sous forme de sels (sulfate, bromhydrate, salicylate), en granules ou en injections de un dixième à un demi-milligramme dans la paralysie agitante, la chorée. En collyres (5 cg p. 100 cm^3 d'eau), elle dilate la pupille.

Hyoscine (Scopolamine). — Employée en collyre, à la dose de l'atropine (v. BELLADONE), pour dilater la pupille. Le bromhydrate et le chlorhydrate de scopolamine ont été également employés contre le *delirium tremens,* la chorée, la maladie de Parkinson, et utilisés comme anesthésique général, associés à la morphine.

EMPOISONNEMENT. Les pousses de jusquiame ressemblent à des pissenlits, d'où des confusions et des empoisonnements, rappelant celui de la belladone. Comme celle-ci, la jusquiame peut causer des éruptions urticariennes, parfois scarlatiniformes, prurigineuses, avec ou sans œdème.

JUTE. — Plante herbacée de l'Inde et de l'Afrique, cultivée dans les terrains inondés; elle fournit une matière textile (jute) par rouissage et décortication.

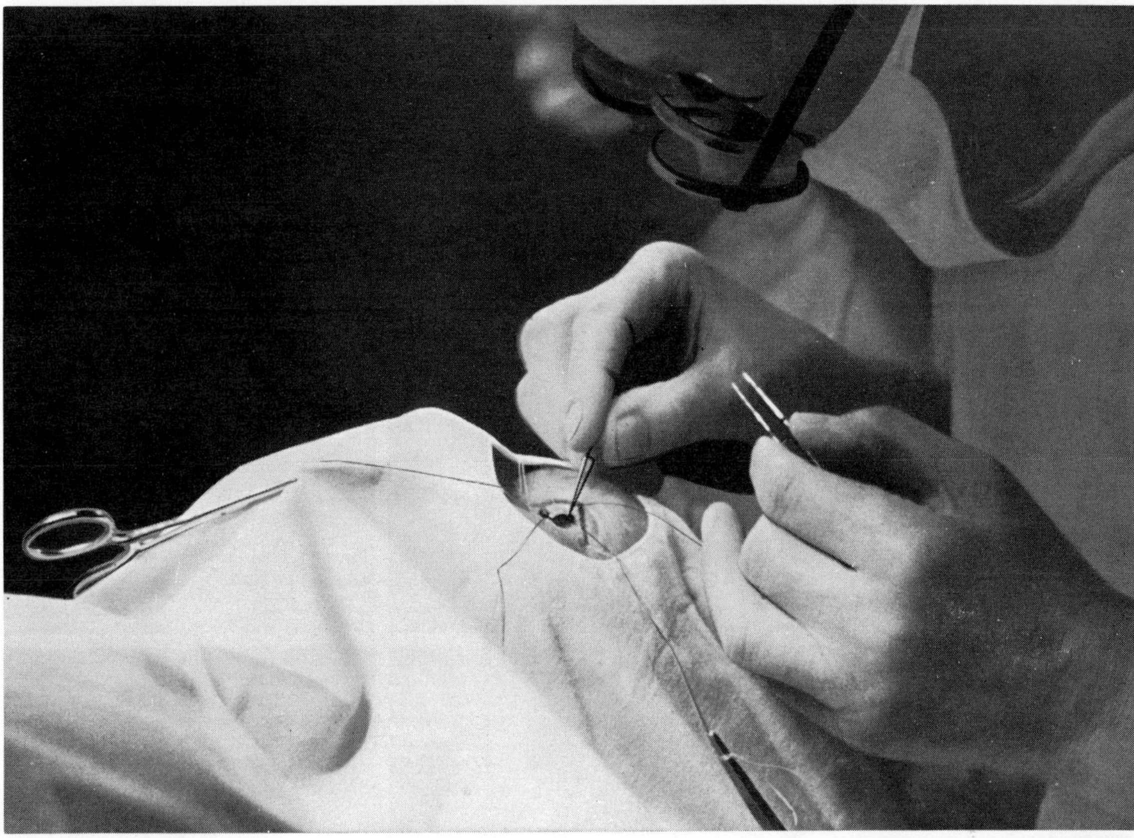

KÉRATOPLASTIE (Phot. Rollet.)

K

KAHN (Réaction de). — Réaction de floculation. V. RÉACTION.

KAKKE. — V. BÉRIBÉRI.

KALA-AZAR. — V. LEISHMANIOSES.

KAMALA. — Poils glanduleux du fruit d'un arbuste de la famille des Euphorbiacées (*Mallotus philippinensis*). Poudre rouge employée dans l'Inde et en Chine pour teindre la soie, et comme ténifuge à la dose de 6 à 10 g.

KAOLIN. — Silicate d'alumine hydraté naturel, qu'on rencontre en Saxe, en Angleterre et en France (à Saint-Yrieix). Poudre blanche ou grisâtre, utilisée pour servir d'excipient dans les pommades et les pâtes. Conseillé également pour le pansement des ulcérations gastriques par hyperchlorhydrie, à la dose de 15 à 20 g, délayé dans une quantité suffisante d'eau pour former un mélange sirupeux. Il remplace avec avantage le nitrate de bismuth.

KAPOK (Faux coton, Ouate végétale). — Bourre cotonneuse, renfermée dans les fruits d'un arbuste de la famille des Malvacées, le fromager (*Ceiba pentadra*), qui croît à Java et en Indochine ; en Afrique tropicale, le kapok est fourni par les fruits des *Bombax*. Très léger, peu perméable à l'eau, le kapok peut remplacer le coton dans tous ses usages : objets de literie pour les hôpitaux, coussins, matériaux d'emballage, vêtements de sauvetage. Il peut servir à préparer une sorte de collodion.

KAPOSI (Maladie de). — V. SARCOMATOSE.

KARITÉ. — Arbre de la famille des Sapotacées (*Butyrospermum parkii*), qui croît en Afrique équatoriale, et dont le fruit renferme un noyau riche en matières grasses (beurre de karité), employé par les indigènes comme aliment; après purification, le beurre de karité est utilisé en Europe dans l'alimentation et dans la chocolaterie; il peut également servir à la fabrication de savons.

KARYOKINÈSE (du gr. *karuon*, noyau, et *kinesis*, mouvement). — V. CINÈSE.

KAWA-KAWA. — Arbre de la famille des Pipéracées (*Piper methysticum*), qui croît en Océanie; sa racine est douée de propriétés sudorifiques, sialagogues et diurétiques, grâce à des résines et des glucosides (méthysticine et kawaïne); employé comme antiblennorragique, sous forme d'extrait hydro-alcoolique (50 cg à 2g) ou d'extrait fluide (2 g à 6 g). Les Polynésiens fabriquent avec cette racine une boisson qui les plonge dans l'ivresse, suivie parfois de perte de connaissance et de coma; du prurit et des lésions hépatiques peuvent s'observer en cas d'intoxication chronique.

KÉFIR. — V. à LAIT : *Laits fermentés.*

KÉLÈNE. — Chlorure d'éthyle.

KÉLOÏDE. — V. CHÉLOÏDE.

KÉLOTOMIE (du gr. *kélé*, tumeur, et *tomê*, section). — Opération de la hernie étranglée.

KÉNOPHOBIE (de *koinos*, vide, et *phobos*, crainte). — Peur du vide. V. PHOBIE.

KÉRATINE (du gr. *keras, keratos*, corne). — Matière produite par la digestion artificielle (chlorhydro-pepsique) de la corne et des tiges de plumes. Elle a été conseillée pour enrober les pilules qui ne doivent être dissoutes que dans l'intestin, le suc gastrique n'ayant pas d'action sur cette substance, qui est très soluble, au contraire, dans les liquides alcalins intestinaux.

KÉRATINISATION. — Infiltration par la kératine d'une muqueuse ou des couches superficielles de la peau.

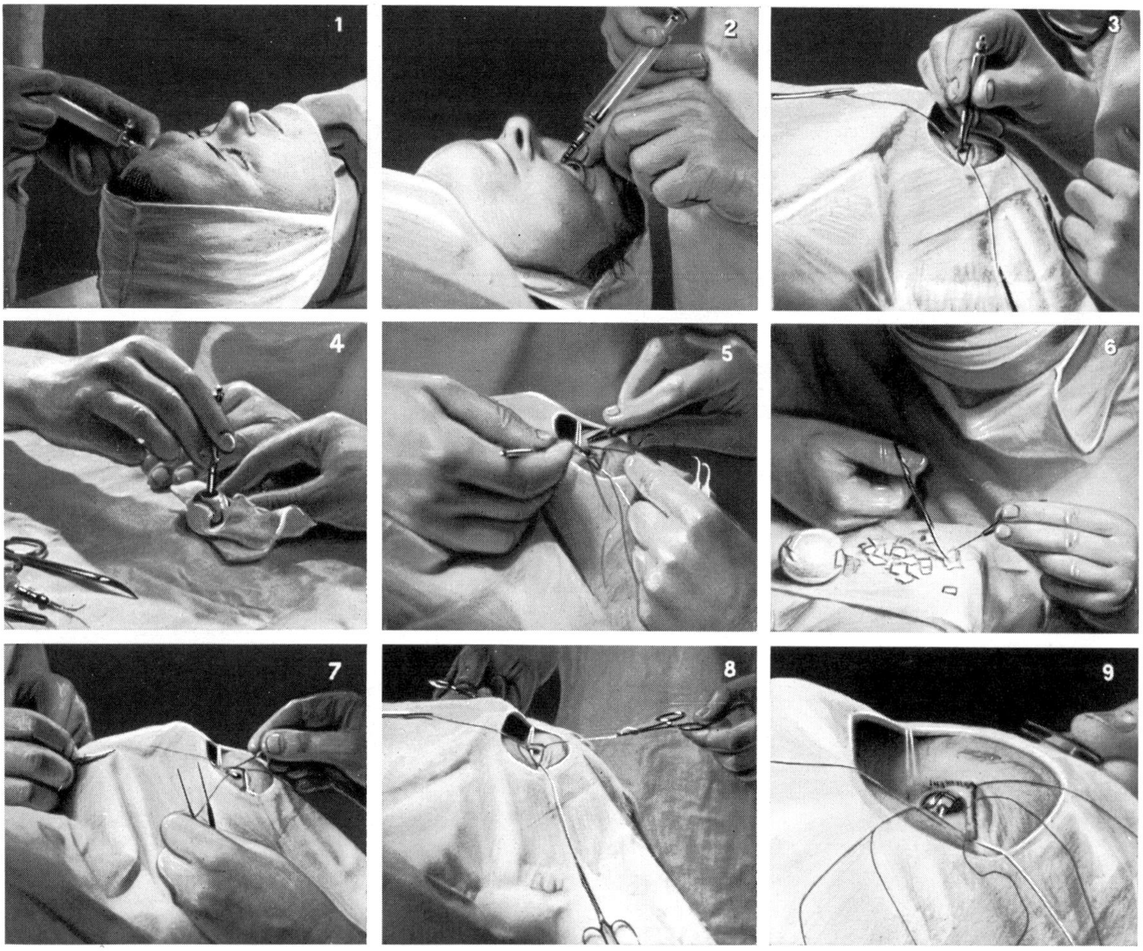

FIG. 1002. — Kératoplastie.

Les principales phases de la greffe partielle de la cornée : 1. Insensibilisation des muscles autour de l'œil; 2. Insensibilisation de l'œil; 3. Découpage, à l'aide d'un trépan spécial, d'une rondelle de la cornée malade; 4. Une portion de cornée de même dimension a été préalablement prélevée sur un œil sain de cadavre, conservé au froid; 5. Pose de la rondelle de cornée saine à la place de la rondelle cornéenne malade; 6. Préparation d'un fragment de membrane d'œuf dont l'application sur l'œil opéré évitera le contact direct des fils de contention du greffon; 7. Application de la membrane d'œuf; 8. Un réseau de fils entrecroisés maintiendra l'application; 9. Fin de l'opération.

(*Phot. Rollet.*)

KÉRATITE. — Inflammation de la cornée (*keras,* en grec), pouvant avoir pour conséquence de graves altérations de la vue (taies). V. ŒIL (maladies de la cornée).

KÉRATOCÔNE. — Altération conique de la cornée. V. ŒIL.

KÉRATODERMIE (du gr. *keratos,* corne, et *derma,* peau). — On réserve habituellement ce nom aux kératoses des mains et des pieds. Les kératodermies palmaires et plantaires reconnaissent des origines diverses.

Kératodermie familiale (maladie de Méléda). — Affection congénitale, familiale et souvent héréditaire, caractérisée par un épaississement corné de la face palmaire des mains et des doigts, de la face plantaire des pieds et des orteils (*fig.* 1000).

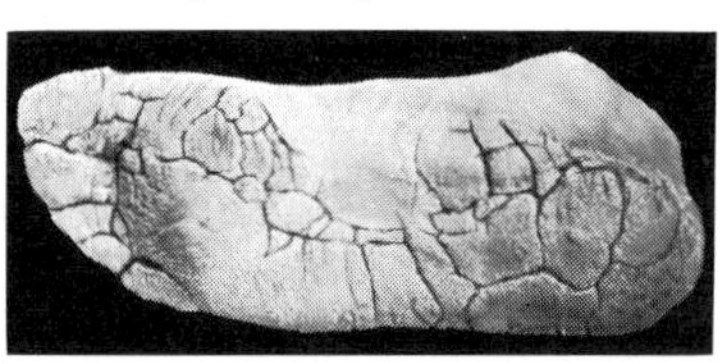

FIG. 1000. — Kératodermie familiale.

Kératodermie professionnelle. — Elle résulte des frottements, pressions, irritations physiques et chimiques chroniquement répétés. Unilatérales ou symétriques, les lésions, par leur disposition, sont souvent caractéristiques de certains métiers.

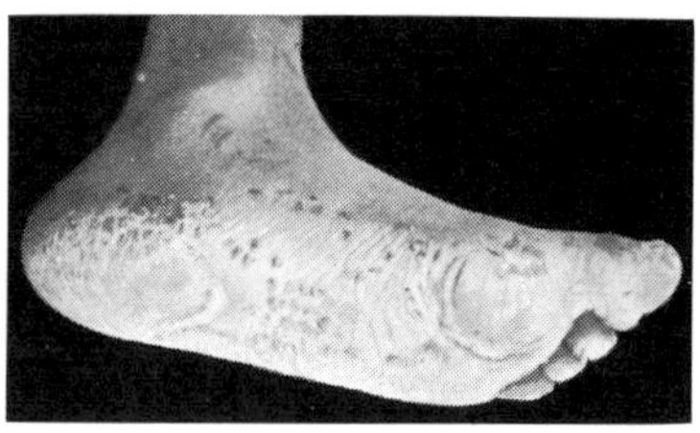

FIG. 1001. — Kératodermie blennorragique.
(*Prof. Gougerot.*)

Kératodermie arsenicale. — Conséquence de l'arsenicisme chronique; peut parfois dégénérer en cancer.

Kératodermie due à des affections cutanées. — Eczéma (V. figure à ECZÉMA), psoriasis, lichen plan, syphilis tertiaire.

Kératodermie blennorragique (*fig.* 1001). — Semelles cornées, papules hyperkératosiques ou croûteuses en forme de clous.

KÉRATOLYTIQUE (du gr. *keratos,* corne, et *luein,* détruire). — Qui détruit la corne.

Médication kératolytique. — Médication capable de détruire les productions cornées de la peau (pommades à l'acide salicylique, tartrique, pyrogallique, à la résorcine).

KÉRATOMALACIE (du gr. *keras,* cornée, et *malakia,* mollesse). — Kératite profonde des nouveau-nés athrepsiques, due à l'avitaminose A. Précédée de sécheresse (xérophtalmie), elle peut aboutir à l'ulcération et à la perforation.

KÉRATOPLASTIE (du gr. *keras,* cornée, et *plassein,* façonner). — Greffe de la cornée qui a pour but de rendre la vue à un aveugle par opacité cornéenne, en remplaçant la cornée malade par une cornée saine prélevée sur un œil énucléé pour une affection non cornéenne, ou, mieux, sur un cadavre, dans un délai maximum de trois heures après la mort (*fig.* 1002). Cette opération, couramment pratiquée en Amérique, était impossible en France tant que la loi sur les autopsies n'avait pas été modifiée; un décret du 20 octobre 1947 a rendu possible, dans certains établissements hospitaliers, le prélèvement de la cornée peu de temps après que la réalité de la mort aura été constatée par deux médecins.

L'œil prélevé doit être conservé avant la greffe en chambre froide à + 4°.

Pour qu'une kératoplastie puisse être pratiquée, il faut que la rétine et le nerf optique du malade soient absolument sains.

L'opération est délicate et nécessite de longs soins post-opératoires (pansement binoculaire pendant 12 jours, pour immobiliser complètement l'œil).

INDICATIONS. Brûlure de la cornée, chimique ou thermique. Taies secondaires à des infections, à des ulcères de la cornée, à des kératites tuberculeuses ou syphilitiques.

RÉSULTATS. 50 p. 100 d'échecs, 25 p. 100 de succès et 25 p. 100 de semi-transparence de la cornée avec une certaine amélioration de la vision.

KÉRATOSCOPIE (du gr. *keras,* cornée, et *skopein,* regarder). — V. SKIASCOPIE.

KÉRATOSE. — Lésions de la peau consistant en un épaississement de la couche cornée.

Kératose des muqueuses. — Voir LEUCOPLASIE.

Kératose sénile (Crasse des vieillards, Acné sébacée concrète, Fleur de cimetière). — Taches brunâtres, verruqueuses, parfois papillomateuses, disséminées et multiples, qu'on observe chez les personnes âgées, sur la face (front, tempes, nez, joues), le dos des mains et des poignets, le thorax. Elles aboutissent parfois à la dégénérescence cancéreuse; et, quand elles sont abondantes, elles accompagnent souvent un cancer latent viscéral.

TRAITEMENT. Neige carbonique, galvanocautérisation.

Kératose pilaire. — Malformation cutanée, consistant dans la présence de petits cônes saillants entourant la base des poils et déterminant leur atrophie.

Aux *membres,* la kératose pilaire, qui s'apparente avec l'ichtyose et est souvent héréditaire, apparaît entre 3 et 15 ans; elle siège surtout à la face externe des bras et des cuisses, aux mollets, aux coudes, aux avant-bras, aux genoux. Peau sèche avec état râpeux dû à un cône corné remplissant les orifices des follicules pileux; les poils disparaissent souvent et les élevures peuvent laisser des cicatrices ponctiformes; la peau conserve sa coloration normale ou devient, au contraire, rouge violacé.

A la *face,* la kératose siège surtout aux sourcils, au front; elle s'accompagne d'une rougeur diffuse, à surface granitée; les poils tombent, et, çà et là, on voit des plages d'atrophie cicatricielle; c'est une maladie familiale, qui atteint surtout les adultes, principalement les hommes.

TRAITEMENT. Savonnages au savon noir, vaseline salicylée, emplâtre rouge, au savon noir, à la résorcine ou à l'acide salicylique. Parfois scarifications linéaires quadrillées, électrolyse, ou électrocoagulation.

A l'intérieur, huile de foie de morue, arsenic, vitamines A et C.

KÉRATOTOMIE. — Section de la cornée.

KÉRION. — V. TEIGNES.

KERMÈS MINÉRAL. — Oxysulfure d'antimoine. V. ANTIMOINE.

KERNIG (Signe de). — Contracture des fléchisseurs de la jambe qui met le genou en demi-flexion. Elle se manifeste lorsque le malade est assis sur son lit (*fig.* 1003) : il lui est impos-

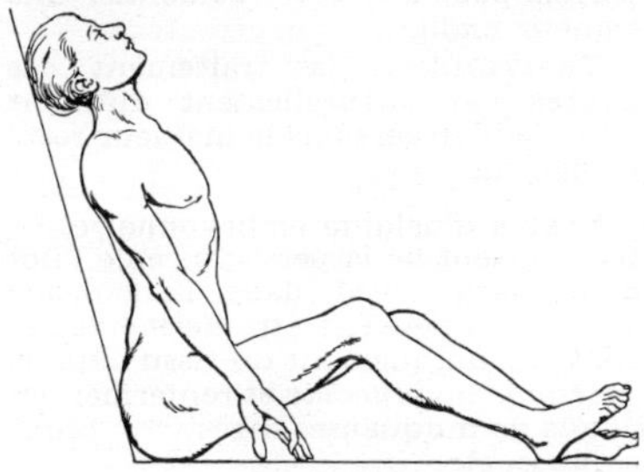

FIG. 1003. — Signe de Kernig.

sible d'appliquer la face postérieure du genou contre le matelas. Cette contracture s'observe dans la méningite cérébro-spinale et moins nettement dans la méningite tuberculeuse.

KINASE (du gr. *kinêsis,* mouvement). — Ferment soluble dont la présence est indispensable pour mettre en action un autre ferment (Pavlov).

KINÉSITHÉRAPIE (du gr. *kinêsis,* mouvement, et *therapeuein,* guérir). — Traitement curatif de certaines déformations du squelette et impotences par la mobilisation active ou passive (v. MASSAGE, MÉCANOTHÉRAPIE, GYMNASTIQUE).

La kinésithérapie joue un grand rôle dans la rééducation et la réadaptation, tant en neurologie (hémiplégie, poliomyélite, paraplégie, etc.) qu'en orthopédie (scoliose, cyphose, ankylose après fracture sous plâtre, etc.), qu'en rhumatologie (arthrose) et même en chirurgie thoracique (gymnastique respiratoire).

Les masseurs — ou kinésithérapeutes — doivent être titulaires d'un diplôme d'Etat, délivré après deux ans d'études; la Sécurité sociale a inscrit leurs actes à la nomenclature, permettant ainsi le remboursement de leurs soins aux assurés sociaux.

KIRSCH. — Liqueur de cerises ou de merises obtenue par distillation, et contenant 50 p. 100 d'alcool et une très faible proportion d'acide cyanhydrique.

KLEPTOMANIE (du gr. *kleptein,* voler, et *mania,* folie). — Impulsion au vol. Cette manie revêt les caractères propres aux impulsions, se présentant tantôt au cours de maladies psychiques graves, chez des déments séniles ou paralytiques, des dégénérés inférieurs chez lesquels le vol apparaît comme un acte stupide, dont l'individu ne se souvient guère, et qu'il est facile de rapporter à sa cause; tantôt, au contraire, sous forme d'impulsions conscientes dont il peut être délicat de déterminer nettement le caractère pathologique.

KOCH (Bacille de). — V. TUBERCULOSE.

KOCH (Phénomènes de). — Voir ALLERGIE.

KOÏLONYCHIE ou CŒLONYCHIE (du gr. *koilos,* creux, et *onux, onukhos,* ongle). — Dystrophie unguéale, dans laquelle les bords latéraux de l'ongle sont épaissis et relevés, de sorte que leur partie médiane est déprimée et concave, en cuiller.

Origine obscure : troubles endocrino-sympathiques, anémie, avitaminose, affection chronique de l'estomac; parfois, cette dystrophie est congénitale, familiale et héréditaire en dominance.

KOLA ou COLA. — Semence (noix) d'un arbre de la famille des Sterculiacées (*Cola nitida, C. verticillata, C. acuminata*) qui croît sur la côte occidentale de l'Afrique. Cette semence oblongue, de 4 cm de long, pèse 10 à 25 g; elle contient, à l'état frais, de la caféine, de la théobromine, du tanin, du rouge de kola, du glucose, de l'amidon. La noix sèche ne renferme que de la caféine (environ 2 p. 100).

ACTION. Tonique du cœur et stimulant nerveux, diurétique et antidiarrhéique; aliment d'épargne indiqué dans le surmenage physique et la dyspnée.

L'abus de la kola détermine des palpitations, de l'insomnie, de la constipation.

DOSES. Poudre ou granulé, 5 à 10 g par jour; extrait aqueux, 50 cg à 2 g; extrait fluide, 1 à 5 g; teinture au 1/5, 2 à 10 g; élixir (50 g d'extrait fluide par litre), 20 à 60 g; vin (60 g de kola par litre), 30 à 100 g.

KOPLIK (Signes ou taches de) [du nom d'un médecin américain contemporain]. — C'est un symptôme précoce de la rougeole. V. à ROUGEOLE.

KORBOUS. — Station thermale située sur les bords du golfe de Tunis. Eaux chlorurées sodiques, fortes, hyperthermales, sulfatées calciques, contenant aussi du fer, de l'arsenic, du phosphore.

CURE. Applications externes et boissons.
INDICATIONS. Rhumatismes, goutte, lymphatisme, anémie, paludisme, affection gynécologique.
CONTRE-INDICATIONS. Tuberculose pulmonaire, maladies de cœur mal compensées; cancers.

KOUMYS. — V. à LAIT : *Laits fermentés.*

KOUSSO ou COUSSO. — Arbre dioïque de la famille des Rosacées (*Brayera anthelminthica* ou *Hagenia abyssinica*), dont les inflorescences en grappes des fleurs femelles contiennent une résine jaunâtre et divers principes (coussine, cositoxine, cosine) doués de propriétés anthelminthiques (ténias, ascaris, oxyures).

La poudre de fleurs de cousso (15 à 20 g pour un adulte, 3 à 10 g pour un enfant) est versée dans 250 g d'eau bouillante; on laisse infuser une demi-heure et on avale; son goût désagréable provoque souvent des vomissements.

KRAUROSIS (du gr. *krauros*, sec). — Atrophie scléreuse progressive de la vulve (v. FÉMININS [Organes génitaux]) et parfois du pénis.

KUSSMAUL (Respiration de). — Type respiratoire consistant en une inspiration profonde, suivie d'une courte pause en inspiration forcée, et en une inspiration brève et gémissante, suivie d'une nouvelle pause; ce type s'observe dans le coma diabétique.

KUSSMAUL (Maladie de). — Périartérite noueuse. Voir MALADIE : *Maladie de Kussmaul.*

KYMOGRAPHIE (du gr. *kuma*, onde, et *graphein*, écrire). — Technique qui permet la radiographie des organes en mouvement. Elle consiste dans l'emploi d'une grille de plomb ne laissant passer le rayonnement qu'à travers un système de fentes, la grille se trouvant interposée entre le sujet et la pellicule sensible.

Cette méthode peut rendre des services dans l'étude des maladies du cœur et des gros vaisseaux (aorte, artère pulmonaire) ainsi que dans celles du poumon et des organes qui l'entourent.

KYSTE (du gr. *kustos*, vessie). — Tumeur arrondie, à cavité close, d'origine non inflammatoire.

De contenu fluide en général liquide, mais aussi parfois pâteux, aérien, de consistance variable, un kyste est surtout caractérisé par sa nature tumorale à accroissement progressif, à limites nettes.

Il faut envisager de nombreuses formes de kystes, dont les manifestations cliniques, l'évolution sont très différentes. Cependant, les signes cliniques et les complications sont dues à des causes communes.

— L'*accroissement de volume du kyste* est responsable de troubles de compression veineuse (œdème, varices), digestive (constipation, crises d'occlusion), urinaire (hydronéphrose), nerveuse (douleurs).

— L'*infection* donne un syndrome infectieux et favorise la rupture.

— Les *complications mécaniques* peuvent être la *rupture*, grave si elle est intra-péritonéale, l'*hémorragie* intra-kystique ou extra-kystique, et, s'il existe un pédicule, la *torsion* de celui-ci.

Enfin la nature du contenu, qui parfois peut *dégénérer* et donner une tumeur maligne.

TRAITEMENT. Le traitement des kystes est naturellement différent selon leur siège, mais le meilleur reste l'ablation.

Kystes d'origine embryonnaire. — Ils résultent de la persistance de l'îlot d'un tissu fœtal dans l'organisme adulte. Ils peuvent être *dermoïdes* et contenir uniquement du tissu cutané, *entéroïde* ou *mucoïde* et renfermer des débris de muqueuses digestives, bronchiques, etc.

Kystes tératoïdes. — Ils contiennent des fragments d'organes nettement constitués. Les kystes *branchiaux* sont des restes des fentes branchiales qui existent chez le fœtus. Les kystes *dentiférés* sont dus à l'isolement anormal d'un fragment du tissu qui construit la dent.

Kystes des os. — Ils sont des tumeurs osseuses non douloureuses, de développement peu rapide. Leur principale complication est la *fracture spontanée* qu'ils peuvent entraîner par fragilisation du corps de l'os.

Kystes sous-cutanés. — Ils peuvent être d'origine embryonnaire ou être des *loupes* (v. ce mot).

Kystes hydatiques. — Ils sont dus au développement de l'embryon du *ténia échinocoque*. (V. TÉNIAS.) Ils peuvent être hépatiques, pulmonaires, plus rarement musculaires, cérébraux, péritonéaux.

Faux kystes. — Ils sont en général dus à un épanchement sanguin dans la capsule d'un organe. Ils peuvent survenir après un traumatisme (rate), après une hémorragie spontanée (faux kyste du pancréas après pancréatite aiguë hémorragique).

Kystes de l'ovaire. — Ils peuvent être banals, fonctionnels (ils disparaissent alors au cours du cycle menstruel et ne doivent pas être extirpés), végétants (ils sont alors très graves puisqu'ils réalisent une dégénérescence cancéreuse d'un kyste banal). [V. ORGANES FÉMININS.]

Kystes du poumon. — Ils sont en général aériens et donnent un tableau d'abcès du poumon quand ils se surinfectent. Ils peuvent être multiples : maladie polykystique du poumon. (V. ORGANES RESPIRATOIRES.)

Kystes du sein (v. SEIN), **du testicule** (v. TESTICULE), **du rein** (v. REIN).

KWASHIORKOR. — V. HYPOALIMENTATION.

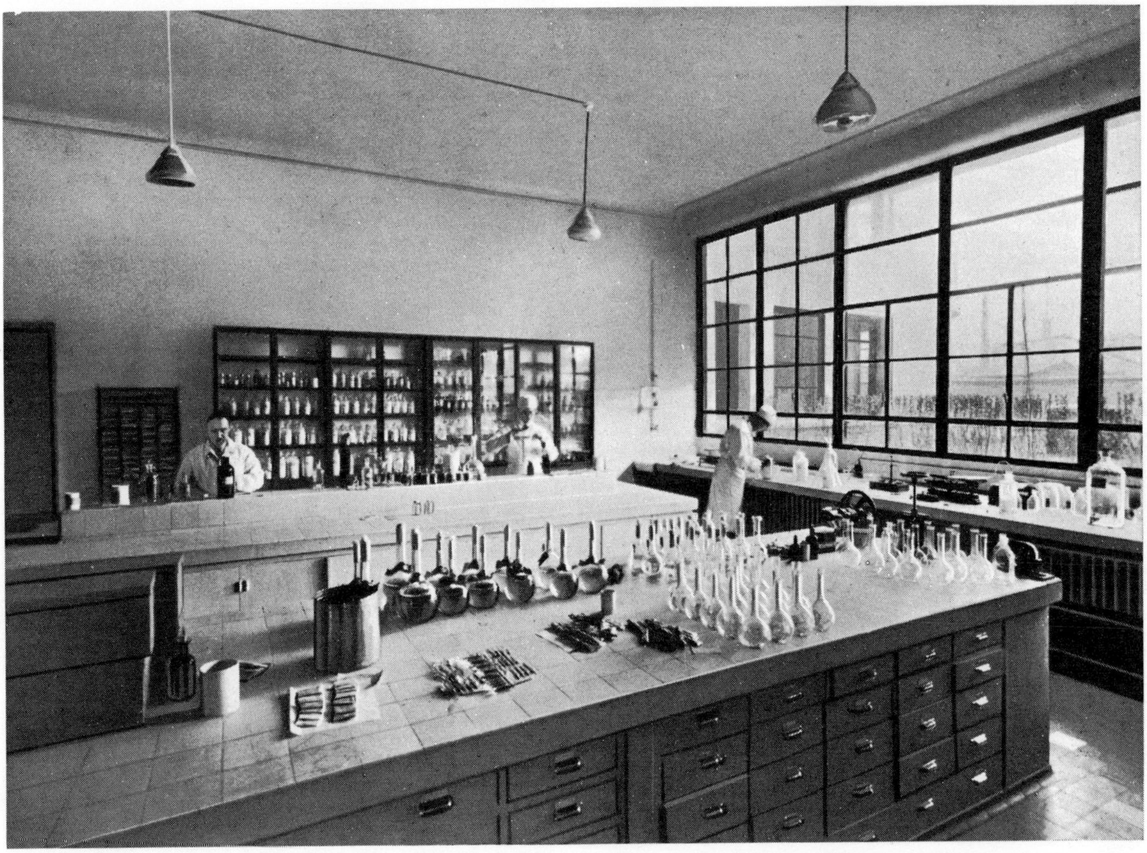

LABORATOIRE (*Cl. Archives de l'Assistance publique à Paris.*)

L

LAB (Ferment) [de l'allemand *Lab*, présure]. — Ferment soluble, coagulant très rapidement la caséine du lait. On l'extrait de l'estomac des jeunes veaux.

LABARRAQUE (Liqueur de). — Hypochlorite de soude. V. HYPOCHLORITES ALCALINS et SODIUM.

LABARTHE-RIVIÈRE (Haute-Garonne). — Station d'eaux hyperthermales radio-actives, contenant du sulfate de chaux, des bicarbonates de chaux, de magnésie et de fer; elle est située à 5 kilomètres de Saint-Gaudens.

CURE. Boisson, bains, douches, boues végéto-minérales.
INDICATIONS. Dyspepsie douloureuse, affections génito-urinaires, albuminurie, arthritisme.

LABASSÈRE (Hautes-Pyrénées). — Station d'eaux sulfureuses froides.

INDICATIONS. Affections chroniques des voies respiratoires, maladies de la peau, rhumatismes chroniques.

LA BAULE (Loire-Inférieure). — Station climatique sur l'Atlantique, avec forêt située à proximité de la grève. Printemps et automne tempérés, température constante, modérée en été; jours de pluie peu nombreux.

CURE. Climatique dans les bois de sapins et sur la plage; héliothérapie, bains de mer.
INDICATIONS. Enfants ganglionnaires, convalescents, surmenés, débilités; séquelles de retard de consolidation osseuse, ostéomyélite.
Ne convient pas aux tuberculeux.

LABORATOIRE. — Local agencé en vue de faire des recherches chimiques, biologiques, bactériologiques.

A Paris et dans les grandes villes, il existe un laboratoire dépendant de la Préfecture de police ou de la municipalité. Il est chargé de faire l'analyse des produits alimentaires ou des boissons (vins, lait, eaux), d'après les dépôts effectués par les particuliers, ou des prélèvements auxquels les commerçants sont obligés de se prêter.

Les échantillons sont pris en double, de façon à permettre, le cas échéant, une contre-expertise. On y fait aussi l'analyse des crachats tuberculeux et des membranes diphtériques, etc.

Les laboratoires privés peuvent être classés selon leurs buts. Les plus importants du point de vue pratique sont les *laboratoires d'analyse*, qui permettent de confirmer ou de préciser le diagnostic, de rechercher le médicament actif (v. ANTIBIOGRAMME), de suivre l'évolution dans de nombreuses maladies. Ils exigent un personnel très qualifié, qui puisse se porter garant des résultats.

Les *laboratoires de recherches* peuvent être annexés à un hôpital ou à une usine pharmaceutique. Ils sont la base de tout progrès dans la médecine moderne.

Certains laboratoires doivent être soumis à l'agrément du *Conseil supérieur d'hygiène publique de France :* tels sont ceux qui effectuent le diagnostic biologique de la grossesse, ceux qui font les examens sérologiques pour le diagnostic de la syphilis.

LA BOURBOULE. — V. BOURBOULE (LA).

LABYRINTHE. — Une des parties de l'oreille interne. V. OREILLE.

LABYRINTHITE. — Otite interne frappant le labyrinthe.

LACAUNE (Tarn). — Station climatique d'été située à 850 m d'altitude; possède deux sources arsenicales et lithinées.

INDICATIONS. Enfants anémiques et convalescents.

LACET (Signe du). — Signe de fragilité des capillaires.

On lace au bras un lien de caoutchouc suffisamment serré pour gêner la circulation veineuse de retour, mais non la circulation artérielle. On laisse ce lien dix minutes en place : si le signe est positif, c'est-à-dire s'il y a fragilité des capillaires (purpura, hémogénie), des pétéchies apparaissent au-dessous du lien.

LACRYMAL. — V. à ŒIL (structure et maladies) et à LARMOIEMENT.

LACTAGOL. — Extrait des graines du *cotonnier* (v. ce mot).

LACTAIRE. — Champignon du groupe des Agaricinées, à spores blanches, laissant échapper du lait blanc

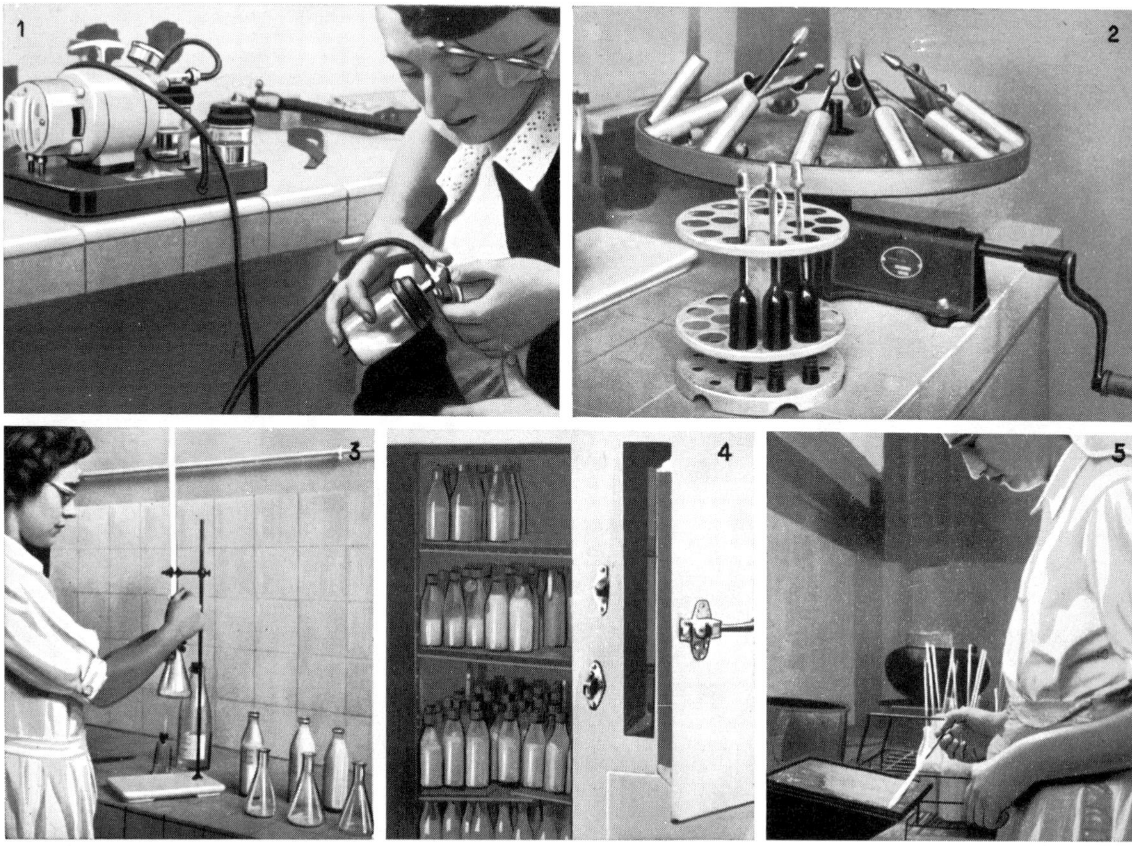

FIG. 1004. — Lactarium.
1. Lait de femme recueilli à l'aide du tire-lait mécanique; 2. Analyse du lait recueilli : appareil pour la recherche de la matière grasse dans le lait; 3. Evaluation de l'acidité; 4. Coffres froids pour la conservation du lait jusqu'à la distribution; 5. Evaluation de la teneur en graisse. (*Phot. Rollet.*)

ou jaune, quand on le brise. Parmi les nombreuses espèces qui poussent en été et en automne dans les bois, les unes sont comestibles (*Lactarius deliciosus, L. lactifluus, L. sanguifluus*); d'autres sont suspectes (*L. piperatus, L. vellereus, L. controversus*); d'autres sont dangereuses et provoquent tout au moins de fortes indispositions (*L. rufus, L. pyrogalus, L. torminosus*).

LACTARIUM (du lat. *lactare*, allaiter). — Etablissement où l'on recueille et conserve, dans un dessein surtout thérapeutique, du lait de femme destiné à l'allaitement des nouveau-nés (*fig.* 1004).

LACTATE. — V. à LACTIQUE, CALCIUM, FER, QUININE, ZINC.

LACTÉ (Régime). — L'alimentation uniquement par le lait est la forme du régime déchloruré la plus ancienne, mais non la plus intensive; cependant, ce régime a des avantages supplémentaires qui le font utiliser dans nombre de maladies.

LAIT A CHOISIR. On emploie en général le lait de vache, pur ou écrémé, mais on peut avoir recours à celui de chèvre, au *koumys* ou au *kéfir*. V. à LAIT.

MODES D'EMPLOI. Le régime peut être : 1° *mitigé* (lait simplement comme boisson aux repas et en dehors des repas, avec, comme autre aliment, du pain, qui servira à relever la proportion habituelle de matières amylacées et sucrées, ou, encore, des fromages frais, des crèmes [œufs et lait], du riz, des farines de céréales, du sucre; 2° *absolu :* dans ce dernier cas, le malade ne prend absolument que du lait comme boisson, aliment et médication, ou, du moins, les substances qu'on y ajoute servent seulement à le parfumer.

Le lait doit être pris par tasses, entre 7 et 22 h, toutes les deux ou trois heures (suivant la capacité de la tasse), de façon que la quantité totale atteigne 1 à 4 litres. Pour y habituer le malade, dans le cas où il n'y a pas urgence, on peut, les trois premiers jours, supprimer progressivement les autres aliments en les remplaçant par du lait.

Il y a souvent avantage à donner, les premiers jours, une proportion importante d'eau minérale (Vichy, Vals) avec les tasses de lait : moitié d'abord, puis un tiers, puis un quart d'eau.

INDICATIONS. 1° Le lait, de digestion et d'assimilation faciles, est un aliment de repos digestif. Cependant, il ne convient pas dans toutes les dyspepsies et n'est pas toujours l'aliment idéal dans les maladies fébriles.

2° Ses dérivés digestifs normaux étant peu toxiques, le lait est un agent précieux de dépuration urinaire et de désintoxication générale par le peu de toxines qu'il produit et par la diurèse qu'il provoque. Aussi, le régime lacté est de tout premier ordre dans les maladies du foie et du rein, dans les maladies aiguës ou chroniques susceptibles d'avoir des complications hépatiques ou rénales, dans les auto-intoxications ou les hétéro-intoxications d'origine alimentaire, médicamenteuse ou accidentelle.

3° Le lait est un aliment de *repos cardiaque et vasculaire,* indiqué dans les cas d'insuffisance cardiaque, de myocardite, de lésions valvulaires, dans les affections aiguës et chroniques du cœur.

4° C'est un aliment de *désinfection relative du tube digestif :* d'où l'emploi du régime lacté, précédé autant que possible d'une purgation et d'une période plus ou moins prolongée de diète hydrique, dans les maladies aiguës fébriles, notamment dans la fièvre typhoïde et dans tous les accidents toxi-infectieux.

5° Sa pauvreté en chlorures en fait un agent précieux de déchloruration (traitement des néphrites).

CONTRE-INDICATIONS. 1° Le lait pur est contre-indiqué en général dans les entérites aiguës et chroniques. Si, après avoir conjuré une crise d'entérite par la diète hydrique, on remet l'enfant trop tôt au lait, des accidents digestifs se produisent : diarrhée infecte, vomissements, fièvre, amaigrissement, cachexie, accidents qui diminuent et disparaissent par la suppression du lait et le régime des potages maigres, des farines, des purées, des jaunes d'œufs. Il en est de même de l'entérite chez l'adulte.

2° Chez certains dyspeptiques, le lait donne lieu à des fermentations gastriques abondantes et fétides.

3° Il ne convient pas comme aliment d'entraînement quand il y a lieu de stimuler les fonctions digestives.

En résumé, le lait est mal digéré et, par suite, le régime lacté ne peut être institué lorsqu'il y a *dyspepsie buccale* ou salivation insuffisante, *dyspepsie stomacale,* insuffisance de ferment bile, ou *dyspepsie intestinale.*

LACTICÉMIE. — Présence d'acide lactique dans le sang; sa teneur augmente en cas d'insuffisance des oxydations (asphyxie, diabète, intoxications par le phosphore, l'oxyde de carbone).

LACTIQUE. — **Acide lactique.** — L'acide lactique existe dans le suc gastrique, le jaune d'œuf et beaucoup de liquides fermentés. Cristaux durs à l'état pur, mais l'*acide officinal,* qui contient un peu d'eau, est un liquide sirupeux, incolore, employé parfois à l'*extérieur,* comme caustique, en attouchements dans la leucoplasie buccale, les ulcérations bucco-pharyngées tuberculeuses ou non, la laryngite tuberculeuse, la pelade, les alopécies, le lupus.

A l'*intérieur,* employé comme antiseptique vis-à-vis de certains bacilles dans la diarrhée verte des nourrissons, dans les diverses entérites, la fièvre typhoïde, les dyspepsies gastro-intestinales, et aussi dans l'urticaire, la maladie sérique.

MODE D'EMPLOI et DOSES. *Limonade lactique* (10 p. 1 000) : 1 à 20 g chez l'adulte, 1 g par année d'âge chez l'enfant; un demi-verre en dehors des repas.

Ses *sels* les plus employés sont les *lactates* de calcium, de sodium, de fer, de magnésie, de mercure, de strontium, de zinc, le lactophosphate de calcium, obtenu en saturant l'acide lactique par du phosphate bicalcique.

Médication lactique. — Le principe de la méthode est d'introduire dans l'intestin des cultures de bacilles lactiques antagonistes des agents de la putréfaction intestinale. On attribue en partie leur action bienfaisante à la production d'acide lactique, et on peut employer dans ce dessein soit, l'acide lactique lui-même, soit des ferments lactiques.

Les *ferments lactiques* peuvent se prescrire sous forme de lait caillé, de yaourt, de kéfir, de koumys (V. LAIT), de bouillon paralactique, constitué par une culture de bacilles paralactiques dans de l'eau peptonisée (lacto-bacilline), de comprimés de cultures desséchées (lactéol). Indiqués dans les entérites aiguës ou chroniques, surtout des nourrissons.

On observe dans les cas heureux la disparition de la fétidité des selles et de l'état saburral de la langue.

LACTO - BUTYROMÈTRE, LACTO-DENSIMÈTRE. — V. LAIT (falsifications).

LACTOFLAVINE (Riboflavine). — Vitamine B_2, qui se trouve en particulier dans le petit-lait. V. VITAMINE.

LACTOGLOBULINE. — Globuline contenue dans le lait de vache.

LACTOSCOPE (de Donné). — Instrument destiné à renseigner sur la proportion de beurre contenu dans un lait.

Le lait à étudier est versé entre deux glaces, à travers lesquelles on voit une bougie allumée placée à 1 mètre de distance : la quantité de lait nécessaire pour que la flamme cesse d'être visible est d'autant plus faible que ce lait contient plus de beurre.

LACTOSE. — Sucre retiré du petit-lait; les divers laits en renferment en quantité variable : le lait de femme, 67 à 70 g par litre; le lait de vache, 47 à 52 g. On le rencontre aussi dans les glands de chêne.

Cristaux rhomboïdaux droits ou poudre cristalline blanche; le lactose réduit à chaud la liqueur de Fehling, sans interversion préalable; son pouvoir réducteur est inférieur à celui du glucose; il ne fermente pas sous l'influence de la levure de bière, mais il fermente sous l'action de certaines levures (kéfir, koumys) ; le ferment lactique le transforme en acide lactique (lait aigri).

Utilisé comme *diurétique* dans les hydropisies d'origine cardiaque, aux doses de 50 à 100 g par jour dans de l'eau ou du lait. Il fait partie de la poudre diurétique et entre comme excipient dans de nombreux granules ou pilules.

LACTO-SÉRUM (Petit-lait). — Liquide qui se sépare du caillot des albumines après écrémage et coagulation par la présure.

Le lacto-sérum contient 1 p. 100 de matière albuminoïde, du lactose, de l'acide lactique et des sels du lait. La cure de petit-lait se pratique en France, en Suisse, et dans le Tyrol.

Le lacto-sérum exerce une action stimulante, élective, sur certains organes : tube digestif, foie et rein ; il provoque en outre une influence favorable sur l'ensemble de l'organisme.

Ses indications sont nombreuses: évacuer l'intestin, provoquer la chasse biliaire et le flux intestinal, accroître la diurèse sont les nécessités presque fondamentales de la thérapeutique au cours de la plupart des affections aiguës ou chroniques.

D'autre part, en raison de l'action directe et précise qu'il exerce sur les fonctions du tube digestif, du rein et du foie, le lacto-sérum peut être employé dans les *états infectieux,* les *dyspepsies* gastriques et intestinales, les *affections hépatiques, rénales,* l'arthritisme, la goutte, les troubles dus à l'*artériosclérose* (myocardite, angine de poitrine, hypertension, urémie), dans les affections fébriles ou non des *nourrissons,* dans la préparation des malades aux interventions chirurgicales.

Le lacto-sérum exerce encore une action bienfaisante dans les processus de réparation des tissus en général et dans le traitement des plaies infectées, sphacélées ou gangrenées en particulier. Employé en compresses ou en injections, il déterge rapidement les ulcères torpides, les brûlures ; il a été employé avec succès dans les péritonites gangréneuses, l'ostéomyélite, l'anthrax, l'infiltration d'urine.

LACTOSURIE. — Elimination de lactose par les urines. S'observe chez certaines femmes enceintes ou récemment accouchées.

LACTUCARIUM. — V. LAITUE.

LACUNE. — Petite cavité irrégulière creusée dans les centres nerveux, en plein tissu noble, chez certains malades et chez les vieillards. Ces *lacunaires* présentent souvent des attaques d'hémiplégie incomplète, une démarche à petits pas, un rire et des pleurs spasmodiques; ils finissent dans la démence et le gâtisme.

LADRERIE (du gr. *ladros,* difforme). — Autrefois, synonyme de *lèpre.* Désigne actuellement l'infestation de l'organisme par *Cysticercus cellulosae,* forme vésiculeuse du *Taenia solium.* V. TÉNIAS.

LA FOU (Pyrénées-Orientales). — Station d'eaux sulfatées calciques, magnésiennes, silicatées, ferrugineuses, située à 260 mètres d'altitude.

INDICATIONS. Affections du foie, gravelle urique et oxalique, maladies de la peau.

LAGOPHTALMIE (du gr. *lagôs,* lièvre, et *ophtalmos,* œil). — Disposition vicieuse de la paupière supérieure qui ne peut plus recouvrir l'œil. Elle est due au raccourcissement ou au renversement de cette paupière, provoqué par le gonflement de la conjonctive à la suite d'une plaie, d'une brûlure ou d'une tumeur.

LAICHE. — Plante de la famille des Cypéracées (*Carex arenaria*). Son rhizome contient du tanin, de la résine, un sucre, un glucoside, de la silice et de la potasse; la plante est utilisée en infusion, comme diurétique, sudorifique, antigoutteux, antirhumatismal.

LAINES. — Les laines indigènes sont rarement dangereuses; mais les laines de chèvre, de mouton, de chameau provenant de Perse, de Turquie, d'Asie Mineure sont souvent contaminées et peuvent transmettre le charbon. Le dégraissage industriel opère une désinfection suffisante. V. VÊTEMENT.

Laine de verre. — V. VERRE.

Laine végétale (Laine de bois). — Produit servant à la matelasserie, fabriqué en Allemagne, en faisant bouillir dans une eau alcaline les feuilles ou aiguilles, vertes ou sèches, de divers pins ou sapins (*Pinus sylvestris, Abies nigra*).

LAIT (lat. *lac, lactis*). **I. LAIT (caractères, composition).** — Le lait, sécrété par les glandes mammaires de la femme (V. SEINS) et des femelles de mammifères, est un liquide blanc ou blanc jaunâtre, à saveur douce, à odeur spéciale; sa densité varie entre 1,025 et 1,035. Sa couleur est due à un amas de globules arrondis, de dimensions variables (visibles à un grossissement de 300), et qui sont formés par une enveloppe très mince de matières albuminoïdes (caséine) enfermant une matière graisseuse (le beurre). Ces globules sont en suspension dans un liquide incolore (lactoplasma).

Le lait est formé de protides, de lipides, de lactose, de substances minérales et d'eau. Le lactose et une partie des sels minéraux s'y trouvent en solution, les graisses en émulsion, dont la stabilité est favorisée par les protides (caséine, lactalbumine et lactoglobuline).

Quand le lait est abandonné au repos, les globules gras, se séparant du *lactoplasma,* se réunissent à sa surface en formant la *crème.* Si l'on soumet la crème à un battage énergique (*barattage*), les globules gras se soudent entre eux, éliminent le lactoplasma et constituent le *beurre.*

Les *lipides* formant le beurre sont un mélange de tripalmitine, de tristéarine et de trioléine.

Les *protides* sont représentés par une paranucléo-albumine, la caséine, par la lactalbumine et la lactoglobuline.

Les *matières minérales* sont la chaux, la magnésie, le fer, l'albumine, la soude, la potasse combinée aux acides phosphorique, sulfurique et chlorhydrique.

Le lait contient une quantité appréciable de *vitamines* A, B, C et D.

Les acides minéraux ou organiques, convenablement dilués, coagulent le lait, c'est-à-dire déterminent la précipitation de sa caséine, qui entraîne avec elle les globules de beurre. La *caséase* ou *lab ferment,* provenant de l'estomac des jeunes mammifères nourris de lait, agit de même; les solutions de caséase constituent les *présures* employées pour la fabrication des fromages.

Quant au liquide restant, dit *petit-lait,* concentré par l'ébullition, il donne, après refroidissement, des cristaux durs jaunâtres d'un sucre spécial, le *lactose,* qui se déposent sur des baguettes placées dans le vase.

Le lait de vache est plus riche après le repos de l'animal qu'après le travail; il dépend aussi de l'alimentation de l'animal; il varie d'une traite à l'autre et même du début à la fin d'une traite : d'où les variations de chiffres que présentent les analyses.

La composition du lait de vache et celle du lait de femme sont sensiblement différentes.

Composition en g par litre.

	Femme.	Vache.
Eau	905	900
Matières minérales.	3	9 à 9,50
Matières grasses..	33	35 à 40
Lactose	67 à 70	47 à 52
Caséine	10 à 12	27 à 30
Lactalbumine	2	3,50
Lactoglobuline	3	0,50

Le *lait de femme* contient donc plus de lactose, plus d'albumine et moins de caséine que le *lait de vache ;* aussi, dans l'allaitement artificiel, il faut diluer le lait de vache pour abaisser la proportion de caséine et le sucrer pour augmenter la quantité de glucides. Le lait de vache présente un pH aux environs de 6,5; le lait de femme est moins acide : son pH est 7.

Le lait de femme est moins riche en matières minérales :

Composition en g par litre.

	Femme.	Vache.
Chlore	0,450	1
Soufre	0,140	0,340
Phosphore	0,190	0,900
Potassium	0,700	1,500
Sodium	0,300	0,500
Calcium	0,300	1,250
Magnésium	0,040	0,120

Les diverses vitamines se trouvent en proportions différentes dans les deux laits.

Moyenne par litre en millièmes de mg

	Femme.	Vache.
Vitamine A	260	140
Caroténoïdes	300	140
Vitamine B_1	170	530
Vitamine B_2	350	1 340
Vitamine C	44 700	20 600
Vitamine D	1	2,3
Vitamine PP	1 500	2 200

Le *lait de chèvre* est plus blanc et plus difficile à écrémer que le lait de vache. Son odeur et sa saveur aromatique le font le plus souvent utiliser pour la fabrication des fromages.

Le *lait de brebis,* voisin du lait de vache, est plus riche en lipides, en protides et en matières minérales.

Le *lait de jument* et *d'ânesse* est très voisin du lait de femme, bien que moins riche en lipides.

Le *lait de chamelle* est analogue au lait de vache, mais moins riche en lipides et plus riche en lactose.

	Pour 1 000 grammes en dehors de l'eau.				
	Caséine.	Graisses.	Lactose.	Sels.	Total.
Lait de chèvre	40	47	43	6,0	136,00
— de vache	34	40	50	6,0	130,00
— de femme	15	38	63	2,5	118,50
— d'ânesse	16	27	60	5,0	108,00

La quantité de matières grasses varie dans le lait suivant son abondance : le lait de la vache bretonne, qui produit seulement 1 600 litres par an, donne pour 20 litres 1 kg de beurre, alors que pour en avoir la même quantité, il faut 35 litres de lait de la vache flamande, qui en fournit 3 000.

La densité des différents laits varie également : 1,030 (femme), 1,032 (vache et chèvre), 1,033 (ânesse).

Valeur nutritive. — Au point de vue énergétique, le lait de vache entier apporte à l'organisme 690 calories, fournies par les protides, lipides et glucides du lait; mais ces éléments ne sont pas en proportions convenables pour que le lait soit, *pour l'adulte,* un aliment complet.

Le *lait écrémé,* utilisé depuis longtemps dans les pays nordiques, en Angleterre, n'a plus qu'une valeur de 350 calories; il ne renferme plus que des traces (50 cg par litre) de lipides; mais celles-ci ont entraîné avec elles la plus grande partie des phospholipides, des stérols, des vitaminées liposolubles, comme la vitamine A, et certaines diastases qui sont passées dans la crème au cours de l'écrémage.

Le lait écrémé peut être employé dans les premiers jours de la vie, puis chez les nourrissons qui supportent mal l'excès de graisse, et particulièrement dans la *dyspepsie butyrique,* la *diarrhée graisseuse* et la *dyspepsie gastro-intestinale chronique avec selles mastic.*

Le *lait totalement écrémé* constitue, à défaut de babeurre, un bon aliment de régime, au *stade de convalescence et de réalimentation progressive* des différents états gastro-intestinaux du premier âge, caractérisés par une intolérance relative à l'égard du lait.

Sa digestion est rapide et facile; mais un emploi prolongé ferait courir des risques d'avitaminose A et de rachitisme.

Le *lait partiellement écrémé* peut être administré avec avantage aux enfants atteints d'*érythèmes* ou d'*eczéma.*

II. LAITS SPÉCIAUX. — **Lait aigri ou acidifié.** — Lait préparé par acidification à l'acide lactique, au jus de choucroute ou de citron, à l'état liquide ou en poudre; ce lait, très digestible, constitue un aliment diététique remarquable dans certaines affections du nourrisson (diarrhée verte, dyspepsie).

Lait de beurre. — Liquide restant dans la baratte, après l'enlèvement du beurre. V. BABEURRE.

Lait concentré ou condensé. — Ce lait est évaporé sous l'influence de la chaleur et du vide; on élimine ainsi la plus grande partie de l'eau de constitution, en laissant les protides non modifiés. Le lait concentré est préparé sucré et non sucré; une boîte de lait concentré sucré contient 400 g de produit net et permet d'obtenir, en ajoutant 900 cm³ d'eau bouillie, 1 100 cm³ de lait sucré à 150 g par litre. La boîte de lait non sucré contient 450 g de produit et permet d'obtenir, par dilution avec 475 cm³ d'eau bouillie, 9 décilitres de lait entier. On peut également remplacer avec avantage l'eau bouillie par l'eau d'Evian.

Le lait condensé sucré est mis à l'abri des pullulations microbiennes par addition d'une quantité importante de sucre. C'est un lait non stérilisé. Il est d'ordinaire simplement pasteurisé avant l'utilisation industrielle.

Le lait concentré non sucré est, au contraire, stérilisé à l'autoclave après mise en boîte.

Ces laits concentrés, renfermant en grande partie leurs vitamines, offrent toute garantie au point de vue de l'hygiène, et sont à recommander dans les saisons chaudes.

Lait desséché ou en poudre. — Ce lait sec, de plus en plus employé dans certains pays, s'obtient soit par dessiccation des cylindres chauffés, soit par dessiccation du lait pulvérisé sous forme de brouillard (spray). On prépare différentes qualités de lait sec, suivant leur teneur en lipides : poudre de lait entier, demi-écrémé, et écrémé. La digestibilité et la valeur nutritive ne sont pas modifiées par la dessiccation; les vitamines A, B, C se retrouvent dans les mêmes proportions que dans le lait frais. Cependant, il renferme moins de calcium que le lait de vache naturel, et son emploi prolongé comporte des risques d'hypovitaminose A.

Lait homogénéisé. — L'homogénéisation du lait a pour but de supprimer la dissociation de ses éléments constitutifs et la séparation de la crème. Pour obtenir ce résultat, on fait passer le liquide dans une sorte de filière à trous très fins, où les globules du lait sont fragmentés, homogénéisés et si intimement mélangés aux autres éléments qu'ils ne peuvent plus s'agglomérer et former de la crème.

Le lait homogénéisé a été conseillé pour les nourrissons, notamment les débiles, comme plus facilement digestible du fait de la fragmentation des

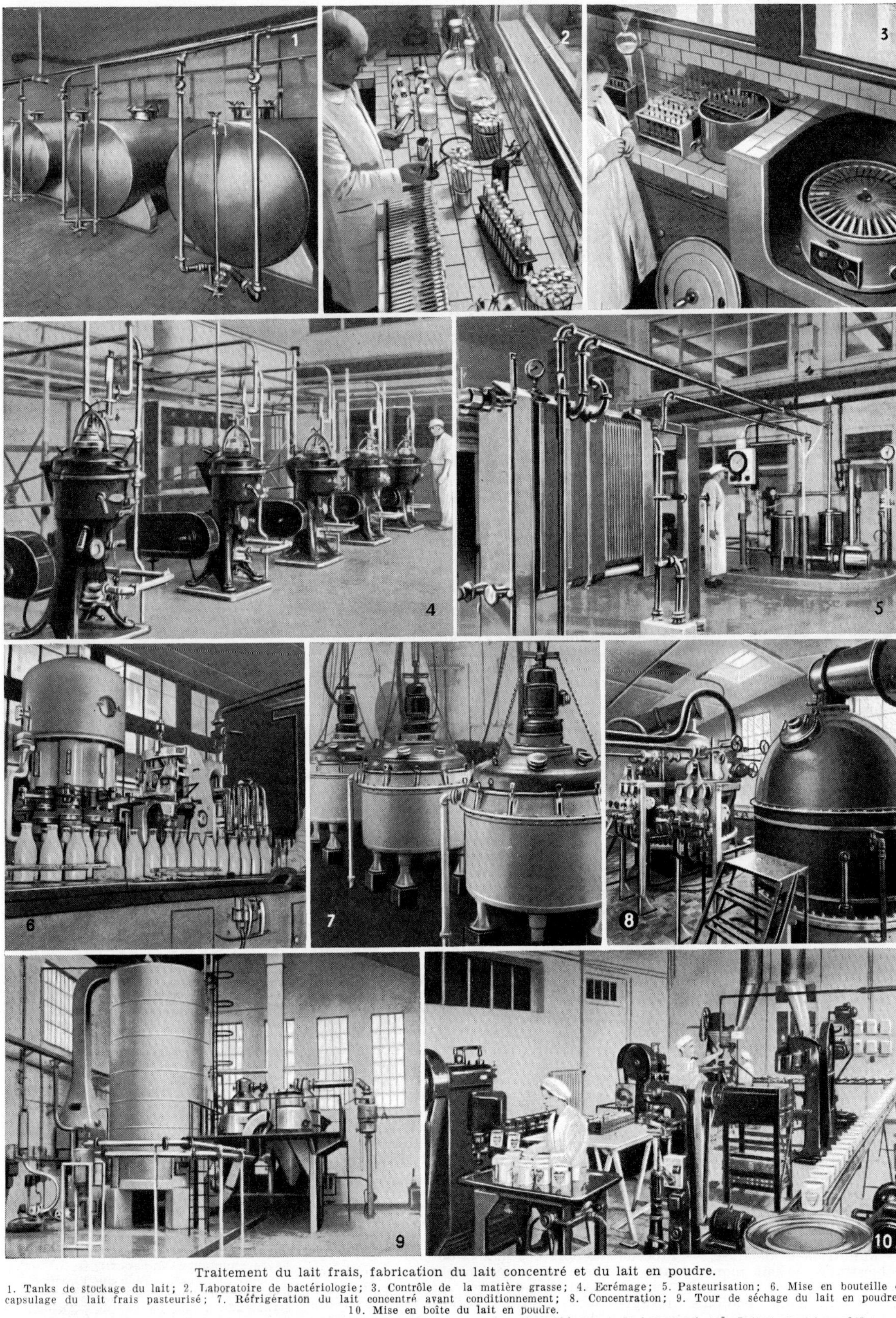

Traitement du lait frais, fabrication du lait concentré et du lait en poudre.

1. Tanks de stockage du lait; 2. Laboratoire de bactériologie; 3. Contrôle de la matière grasse; 4. Ecrémage; 5. Pasteurisation; 6. Mise en bouteille et capsulage du lait frais pasteurisé; 7. Réfrigération du lait concentré avant conditionnement; 8. Concentration; 9. Tour de séchage du lait en poudre; 10. Mise en boîte du lait en poudre.

(*Doc. Sté Gervais* [1 à 5 et 7 à 10], *Laiterie Parisienne* [6].)
(*Phot. Draeger, Papillon, Lacheroy, Ronzel.*)

globules graisseux, mais il risque d'engendrer une avitaminose C s'il est administré d'une façon prolongée. Par mesure de précaution, il faut, en pareil cas, donner à l'enfant, en même temps que le lait, un aliment frais, un jus de fruit, par exemple (orange, citron, etc.), dilué dans de l'eau sucrée (une ou plusieurs cuillerées à café par jour).

Lait maternisé. — Il reproduit le lait de femme; c'est un lait partiellement écrémé, additionné de trypsine (qui assure la prédigestion du lactalbumine), de présure (qui élimine une partie de la caséine) et de lactose; il contient 18 g d'albumine, 35 g de graisses et 60 g de lactose. Bien toléré, il peut parfois provoquer de la diarrhée et l'avitaminose C.

Lait humanisé de Backaus. — Analogue aux précédents, ce lait contient les protides du lait sous forme de propeptone, facilement assimilable.

Petit-lait. — V. LACTO-SÉRUM.

Laits fermentés. — **Kéfir.** — Lait de chèvre fermenté, préparé en Russie méridionale et au Caucase. En France, on le prépare avec du lait de vache. La fermentation kéfirique est due à la symbiose de 4 micro-organismes se trouvant réunis dans les *grains de kéfir :* une levure (*Saccharomyces kéfir*), 2 streptocoques, A et B, et le *Bacillus caucasicus,* ces trois derniers produisant l'acide lactique nécessaire Ces grains revivifiés, une fois trempés dans de l'eau à 30°, sont ajoutés à du lait porté à 100°, puis refroidi à 30°. On trouve dans le commerce une poudre (kéfirogène) permettant de préparer le kéfir au fur et à mesure des besoins. Le kéfir renferme les sels et les protides du lait et une quantité faible et variable d'alcool.

INDICATIONS. Dyspepsies hypochlorhydriques et hypopepsiques, intolérance gastrique (vomissements incoercibles de la grossesse), gastroentérites infantiles. Le kéfir est ordinairement associé au lait (200 g à 1 litre par jour).

Koumys. — Lait de jument fermenté, utilisé en Sibérie et en Turkestan. En France, on utilise un mélange de lait d'ânesse et de lait de vache. L'agent de fermentation est une levure analogue à *Saccharomyces cerevisiae.* Ce liquide aigrelet, blanc bleuâtre, renferme environ 2 g d'alcool et 8 cg d'acide carbonique p. 100. Le koumys est très digestible et stimulant.

Yaourt ou yogourt (lait caillé bulgare). — Lait concentré (brebis, chèvre, vache), obtenu par l'ébullition prolongée. Le liquide versé dans des bols, dans une pièce très chaude, refroidit à 40°, puis est additionné de yaourt de la veille contenant la *maia* bulgare, constituée par divers ferments lactiques (*Thermobacterium bulgaricum, Streptococcus thermophilus*) qui déterminent la coagulation du lait.

C'est un aliment acidulé, nourrissant, digestif, diurétique et régulateur des fonctions intestinales.

Procédés de conservation du lait. — *Ebullition à air libre.* — Procédé domestique; le lait monte avant de bouillir (80°), se boursoufle en se recouvrant d'une pellicule (frangipane) formée de matières grasses, de sels de chaux et de caséine; si le chauffage continue, la pellicule se brise et le lait bout à 100°.

Chauffage à 100° au bain-marie et en vase clos (appareil Soxhlet). — Les bouteilles contenant le lait d'une tétée sont plongées dans de l'eau portée à l'ébullition durant 40 minutes; on retire les bouteilles, qu'on laisse refroidir; le disque de caoutchouc posé sur l'orifice du goulot assure leur fermeture hermétique.

Pasteurisation haute. — Le lait est chauffé pendant 2 à 4 minutes à 85°, puis refroidi.

Pasteurisation basse. — Le lait est chauffé à 63° pendant 30 minutes, puis refroidi.

Le *lait pasteurisé* ne doit pas contenir plus de 100 000 germes microbiens (non pathogènes) par cm^3. Les laits pasteurisés dits *certifiés,* délivrés en bouteilles, doivent contenir moins de 30 000 germes microbiens par cm^3 et ne présenter aucune bactérie coliforme; quelle que soit leur catégorie, les laits pasteurisés ne doivent contenir aucun germe pathogène (décret du 26 avril 1939).

Stérilisation. — S'effectue à l'autoclave, à 105-120°, ou au bain-marie contenant une solution saline, durant 10 à 20 minutes.

Tyndallisation. — Chauffage discontinu du lait, chaque jour, et durant trois jours, à 100° pendant une demi-heure.

Ces divers procédés, s'ils débarrassent le lait des microbes dangereux, ont l'inconvénient de transformer cet aliment vivant en aliment mort; tous les ferments animés ou solubles sont tués, les composés organiques phosphorés altérés, les vitamines détruites. En revanche, la digestibilité du lait se trouve accrue.

Réfrigération. — Le refroidissement du lait entre 0 et + 4° permet son transport à grande distance et sa conservation sans altération, mais si ce refroidissement entrave la multiplication des germes, il ne les tue pas.

Actinisation. — La stérilisation du lait par les radiations ultraviolettes est toute relative, et l'irradiation entraîne la formation de produits voisins de la vitamine D aux dépens des stérols.

Agents chimiques. — La conservation ou la stérilisation du lait par des substances chimiques est interdite par la loi. L'oxygène sous pression, l'ozone n'ont pas donné de résultats concluants.

Hygiène de la production laitière. — La femelle laitière doit être bien portante, bien nourrie et non surmenée; l'étable doit être saine et propre, débarrassée de tous les détritus; l'état sanitaire des bêtes laitières doit être vérifié fréquemment par un vétérinaire, surtout en ce qui concerne le dépistage de la brucellose et de la tuberculose (test à la tuberculine).

La traite, manuelle ou mécanique, sera rapide et faite à des heures régulières; un pansage quotidien à la brosse et à l'étrille des vaches laitières est nécessaire; ce pansage sera fait en dehors des heures de traite. On exercera sur le personnel une surveillance sanitaire, de façon à éliminer les malades, les convalescents et les porteurs de germes.

III. LAIT (altérations). — Le lait normal contient des *microbes* provenant du canal du trayon, du milieu extérieur ou de la filtration à travers la mamelle de microbes hébergés par l'animal laitier. Ces microbes trouvent dans le lait un excellent milieu de culture et y pullulent.

Les premiers microbes qui ensemencent le lait après la traite sont des *Tyrothrix,* des ferments lactiques et des moisissures de l'air.

Les ferments lactiques (*Bacillus lacticus, B. acidilactici, B. lactis aerogenes, B. bulgaris*) sont ces ferments qui transforment le lactose en acide lactique et font « tourner » le lait. Cette fermentation s'opère d'autant plus rapidement que la température est plus élevée : le lait tourne, par suite, plus vite en été qu'en hiver; elle est également fonction de l'acidité du lait. Quant l'acidité atteint 2g,50, le lait tourne à l'ébullition; quand elle se développe jusqu'à 7 g, le lait tourne à la température ordinaire.

On trouve également dans le lait des *microbes saprophytes* de pollution qui sont à la base des mauvais goûts, des mauvaises odeurs de certains laits (*Bacillus subtilis* [*fig.* 1006], *B. mesentericus,* colibacille, *Proteus*). On y trouve aussi des *levures* et *moisissures,* surtout dans les vieilles crèmes, les fromages.

Certains microbes altèrent le lait : tels les *ferments de la caséine,* microbes aérobies ou anaérobies du genre *Tyrothrix,* qui attaquent la caséine, la coagulent en la peptonisant.

Des microbes du genre *Actinobacter, B. viscosus, B. Guntheri* augmentent la viscosité du lait, qui devient comparable à une solution mucilagineuse (*lait filant*).

De nombreuses espèces (*Tyrothrix, Proteus, Torula, Micrococcus casei amari, B. liqueraciens*) rendent le *lait amer;* d'autres, provenant de la paille humide, le transforment en *lait mousseux,* avec odeur de savon.

Le lait peut présenter des différences de coloration dues à des altérations provoquées par le mode d'alimentation ou à divers microbes.

Lait bleu. — *Faible,* la couleur bleue indique que le lait est additionné d'eau ou écrémé, ou encore que les vaches ont mangé du sainfoin, de l'orcanète, du sarrasin; *intense,* il indique la présence d'algues ou de divers microbes : *B. cyanogenus, B. coeruleum, B. indigonaceum.*

Lait rougeâtre (rare). — La couleur rougeâtre résulte soit de la présence de sang (maladie du pis de la vache), soit du fourrage; la garance, les œillets, certains microbes (*Micrococcus prodigiosus, B. mycoides roseus, B. lactis erythrogenes*), certaines levures et sarcines donnent une teinte rose.

Lait jaune. — Il contient du colostrum et indique que la vache a mis bas récemment. Le lait, dans ce cas, est visqueux et filant; s'il est de fluidité normale, la teinte jaune tient seulement à ce que l'animal a été nourri d'herbe, ou à divers micro-organismes : *B. synxanthum, B. fulvum, sarcines.*

Maladies contagieuses transmises par le lait. — Des microbes pathogènes peuvent être transmis par le lait, qu'ils proviennent de l'animal producteur ou d'une pollution après la traite.

Contagion par le lait d'un animal infecté (lésions mammaires ou septicémie). — *Tuberculose.* — Le bacille bovin peut infecter l'homme; tout lait renfermant des bacilles tuberculeux ne peut être utilisé pour l'alimentation de l'homme et des animaux qu'après un chauffage assurant la destruction des bacilles (décret du 24 janvier 1934).

Brucellose. — Non seulement les laits de chèvre et de brebis, infectés par *Brucella melitensis, B. abortus bovis* ou *suis,* mais aussi le lait de vache, infecté par ces mêmes microbes, peuvent transmettre la fièvre ondulante. V. BRUCELLOSE.

Fièvre aphteuse. — Bien que l'homme soit peu réceptif pour le virus aphteux, on a signalé de nombreux cas de transmission de la fièvre aphteuse par le lait.

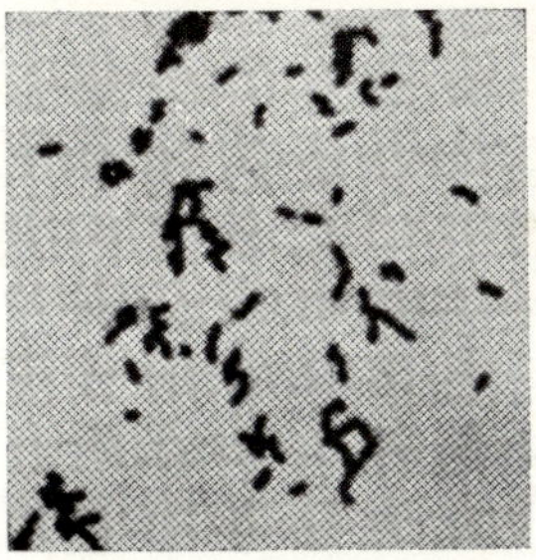

FIG. 1005. — Ferment à éléments moyens se rencontrant dans presque tous les beurres.

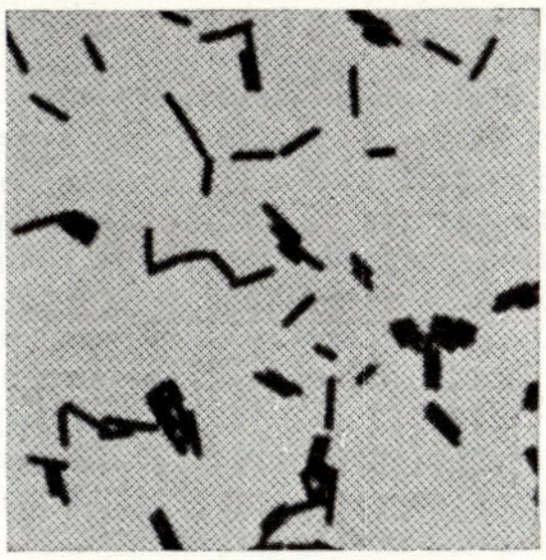

FIG. 1006. — *Bacillus subtilis* se développant aux dépens des matières azotées.

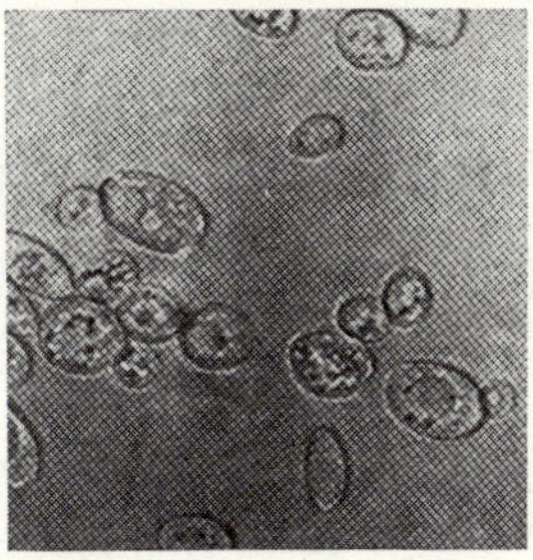

FIG. 1007. — Levure de lactose qui fait subir au lait la fermentation alcoolique.

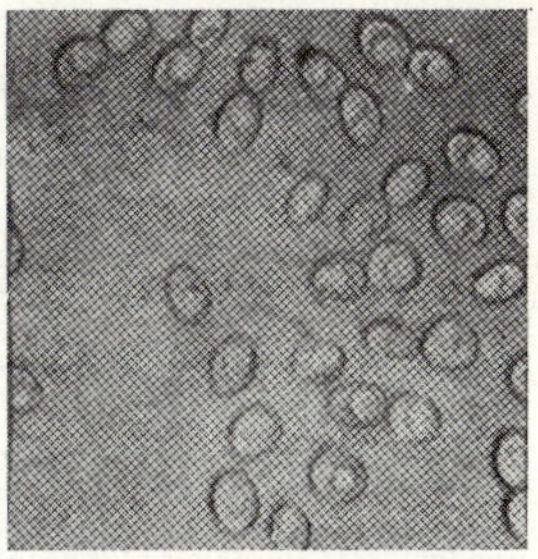

FIG. 1008. — Mycoderme du lait et du fromage qui détruit l'acide lactique et le sucre du lait.

Charbon, rage, colibacillose, paratyphose, microbes pyogènes. — Le lait d'animaux atteints de charbon, rage, colibacillose, paratyphose, mammite streptococcique ou staphylococcique peut être contagieux. C'est ainsi qu'on a observé des angines, érysipèles, méningites et septicémies dans le quartier d'une ville qui s'approvisionnait à une même laiterie dont le lait provenait de vaches atteintes de mammite à streptocoques.

Contagion par pollution au cours de la traite et pendant les diverses manipulations. — *Infections paratyphiques et typhiques, choléra, diphtérie, scarlatine, gastro-entérite infantile estivale, poliomyélite antérieure aiguë.* — Toutes ces infections peuvent être transmises par le lait provenant de fermes dont le personnel est infecté ou porteur de germes, ou par le lait souillé, non correctement traité au cours des diverses manipulations qu'il doit subir depuis la ferme (récipients mal nettoyés, etc.). Les *microbes* se multiplient rapidement dans le lait; des laits crus de mélange, pris au hasard du ramassage, donnent 10 millions de germes au cm³ en hiver et 50 à 100 millions en été.

Le contrôle bactériologique du lait a donc une grosse importance.

Pour toutes ces raisons, le lait doit toujours être consommé bouilli, du moins dans les villes. A la campagne, cependant, si la vache ou la chèvre ont été reconnues saines, on pourra consommer du *lait cru,* fraîchement tiré. Ce lait frais possède une propriété bactéricide à l'égard de certains micro-organismes; mais cette propriété se perd après dix à douze heures.

Pour reconnaître si le lait est cru ou a été chauffé, il suffit de verser dans 20 cm³ de lait XX gouttes d'une solution récemment préparée d'hématéine.

Si le lait est cru, il est coloré en rose; il se décolore, au contraire, en quelques secondes s'il a été bouilli; moins rapidement s'il a été seulement pasteurisé (chauffé à 70°); assez mal s'il a été stérilisé ou chauffé en vase clos.

Altération par mauvaise alimentation. — Le persil, le thym, le panais, le serpolet, la mélisse, la lavande ont une action très nette sur le goût ou la couleur du lait. Les fougères lui donnent un goût très désagréable.

L'absorption de fourrages verts produit un lait parfumé, mais moins digestible que celui des vaches à l'étable, parce que, s'acidifiant rapidement, il forme dans l'estomac un coagulum, se contractant trop vite, d'où la diarrhée et les coliques des enfants, quand les vaches commencent à aller au pâturage.

Ce fait se produit surtout lorsque les vaches mangent de la luzerne et des navets. D'autre part, les feuilles d'artichaut, dont la cinarrine passe dans le lait, peuvent provoquer des vomissements.

Les Crucifèracées lui donnent un goût désagréable, et l'absorption, par les vaches, d'aconit, de colchique, de digitale, d'euphorbe peut le rendre toxique (Rollet).

Le lait destiné aux nourrissons doit donc provenir, quand cela est possible, de vaches maintenues à l'étable et nourries de fourrage sec.

Il convient de noter que le lait provenant de vaches alimentées par du trèfle et du maïs-fourrage est plus diurétique.

Action de divers médicaments sur le lait. — Certains médicaments passent dans le lait : tels l'acide prussique, l'alcool, l'arsenic (traces), le bismuth, le bleu de méthylène, les bromures, le chloral, le chloroforme, l'éther, le fer, l'iode et les iodures, le mercure (traces), l'opium, le salicylate de soude, la santonine, l'urotropine, la valériane. Il peut ainsi en résulter des troubles divers pour le nourrisson.

IV. LAIT (falsifications). — Moyen de déceler l'écrémage et l'addition d'eau. — La plus fréquente falsification est l'*écrémage,* qui augmente la densité du lait; aussi est-elle souvent compliquée du *mouillage,* de façon à rétablir le chiffre normal. Cette dernière pratique a en outre l'inconvénient grave de l'adjonction d'eau qui peut être contaminée.

On reconnaît cette altération par cinq procédés qui se contrôlent l'un par l'autre, et qui devront être précédés d'une agitation du lait avec une cuiller, pour le rendre bien homogène.

Procédé du crémomètre (mensuration de la crème). — Le crémomètre est une éprouvette portant une graduation descendante de 0 à 10. Le lait est versé jusqu'au 0 de l'échelle. Si, 24 heures après, la couche de crème qui s'est rassemblée à la partie supérieure répond à 15 ou 16 divisions, le lait est bon, de 10 à 14 assez bon, de 8 à 10 passable, au-dessous de 8 insuffisant (écrémé).

La présence d'acide borique retarde le dépôt de la crème.

L'opération peut, au contraire, être faite instantanément en versant de l'eau distillée additionnée d'une pincée de bicarbonate de soude dans le crémomètre jusqu'au 50 de l'échelle, puis en terminant le remplissage avec du lait jusqu'au 0. Le chiffre donné par le dépôt de crème devra être alors doublé pour indiquer la quantité réelle.

Procédé du pèse-lait (*fig.* 1009). — Cet instrument s'enfonce d'autant plus dans le lait que ce liquide a été plus additionné d'eau. On n'a qu'à lire les indications portées sur le tube pour se rendre compte de la falsification.

Procédé du lacto-densimètre de Quévenne (*fig.* 1010). — Cet appareil est un tube gradué qui s'enfonce, lui aussi, d'autant plus dans le lait que le liquide est plus additionné d'eau. Il existe une échelle de chaque côté du tube : les chiffres, suivant le côté, indiquent si l'eau a été ajoutée avant ou après l'écrémage.

Procédé du lacto-butyromètre de Marchand (mensuration du beurre) [*fig.* 1011]. — Ce lacto-butyromètre est partagé de bas en haut en trois parties égales. L'inférieure est remplie de lait additionné de II gouttes de lessive de soude (3 g de soude pour 8 g d'eau), la moyenne est remplie d'éther, et la supérieure d'alcool. Le tube étant alors bouché, on l'agite jusqu'à la disparition de tout flocon, puis on le plonge dans une large éprouvette contenant de l'eau à 45°. Après 10 minutes, le beurre s'est réuni au sommet du tube, et il est facile de mesurer sa hauteur avec un curseur gradué placé

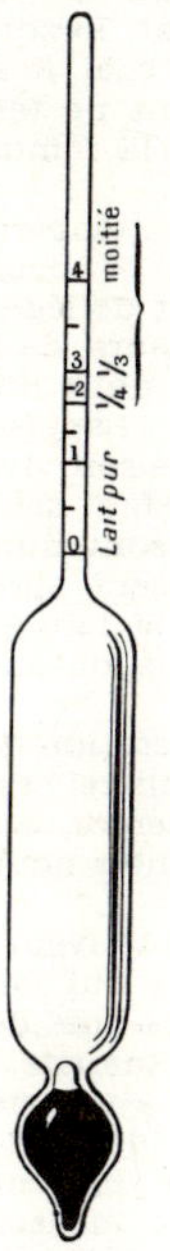

FIG. 1009. Tube pèse-lait.

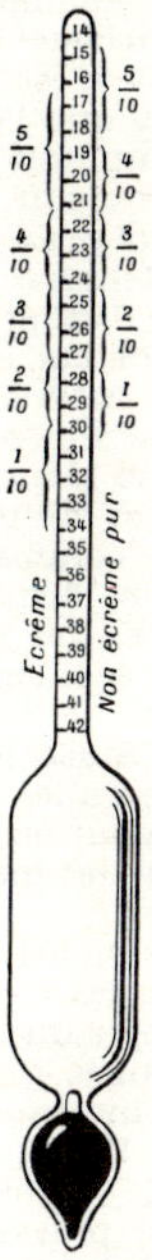

FIG. 1010. Lacto-densimètre.

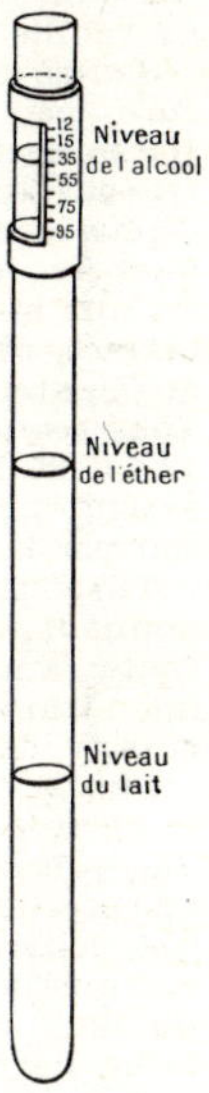

FIG. 1011. Lacto-butyromètre.

sur le tube et dont chaque division répond à peu près à 3g,15 de beurre. Le bon lait doit graduer dix divisions, soit 31g,5 de beurre. V. aussi à LACTOSCOPE (de Donné).

Procédé de la congélation. — Le lait *pur,* celui de vache, tout au moins, se congèle entre 0°,55 et 0°,57. En cas de mouillage, ce point est trouvé plus près de 0°.

Moyens de déceler l'addition, dans le lait, de substances étrangères. — *Addition de farine ou de dextrine.* — Elle est destinée à épaissir le lait trop liquide par l'écrémage. On la décèle en faisant chauffer le lait, qui brûle, *attache* à la casserole, ou en ajoutant après ébullition quelques gouttes de teinture d'iode qui donnent une belle couleur bleue.

Addition de sucre. — En ajoutant au lait de la levure de bière, on provoque la fermentation alcoolique.

Addition de bicarbonate de soude. — Pour la reconnaître, verser dans le lait de l'alcool à 90° : il fait précipiter la caséine, qu'on enlève par filtration.

Addition d'acide borique (fréquente). — On peut la déceler par deux moyens: 1° en évaporant le lait, puis en calcinant les cendres, auxquelles on ajoute de l'alcool. En allumant celui-ci, on obtient une flamme colorée en vert; 2° en ajoutant quelques gouttes d'une solution de curcuma à 5 p. 100, puis II gouttes d'acide chlorhydrique. En évaporant, une coloration rose apparaît.

Addition d'acide salicylique. — Le lait, coupé de moitié d'eau, est acidifié avec de l'acide acétique. Après traitement du petit-lait par l'éther, puis le perchlorure de fer, une coloration violette apparaît.

Addition de bichromate de potasse. — On traite le lait avec une solution de nitrate d'argent à 2 p. 100. Une coloration jaune apparaît.

Addition d'aldéhyde formique (Formaline). — Quelques gouttes seulement de lait, coupé de moitié d'eau, sont versées dans un tube à essai renfermant de l'acide sulfurique concentré avec une trace de perchlorure ferrique. Un anneau violet apparaît au contact des deux liquides.

LAIT (Croûtes de). — V. IMPÉTIGO.

LAIT (Fièvre de). — Mouvement fébrile qui se produit assez rarement chez quelques femmes, du 3e au 4e jour après l'accouchement, lorsque le débit du lait n'est pas égal à sa production, soit que l'enfant ne tète pas suffisamment, soit que la femme ne veuille pas nourrir.

SIGNES et ÉVOLUTION. La température peut atteindre 38°, le pouls 100 pulsations; il se produit de légers frissons, avec chaleur et sueurs, de la céphalée et des névralgies dans différentes régions du corps; l'appétit est nul, la langue blanche, la soif vive, la face rouge et animée. Les seins augmentent de volume et sont durs. Tous ces troubles disparaissent après 12 ou 24 heures, dès que le lait est évacué, soit par écoulement spontané, soit par la tétée.

TRAITEMENT. Aider la sécrétion en donnant à intervalles réguliers l'enfant à la mère, dont on modérera l'alimentation. Pour les mères non nourrices, V. SEVRAGE.

PRÉCAUTIONS. On attribue souvent à la fièvre de lait des troubles qui sont dus à des gerçures du sein, à une déchirure du périnée, à une métrite, à une délivrance incomplète, à une fièvre puerpérale. Il convient donc, dès qu'une nouvelle accouchée présente de la fièvre, de prévenir le médecin pour qu'un examen complet et une intervention, si elle est nécessaire, soient effectués immédiatement.

LAIT (Injections de) ou GALACTOTHÉRAPIE. — Les injections sous-cutanées ou intramusculaires de lait ou de lactosérum constituent un des modes de la *protéinothérapie*.

INDICATIONS. La galactothérapie a été proposée comme désensibilisant dans l'intolérance des nourrissons pour le lait (vomissements). On injecte sous la peau de la paroi abdominale V ou VI gouttes de lait dilué, de femme ou de vache, chauffé à 100° ou 110° pendant 20 minutes, et on répète l'opération tous les deux jours, en augmentant très progressivement la dose, sans dépasser XXX gouttes.

La galactothérapie détermine un *choc colloïdoclasique* dans des maladies infectieuses aiguës : *grippe, broncho-pneumonie, pneumonie, œdème aigu du poumon, érysipèle de la face, péritonite aiguë, orchite* et *salpingite blennorragiques, fièvre puerpérale*, certaines *dermatoses*. On injecte profondément dans la région fessière 5 à 10 cm³ de lait d'abord bouilli, puis filtré à froid et stérilisé à l'autoclave pendant 20 minutes à 110°. On répète les injections chaque jour jusqu'à ce que la température soit inférieure à 38°5.

L'injection intrafessière de lait est habituellement suivie d'une réaction assez vive, tant générale (fièvre, frisson) que locale (douleur et tuméfaction, cédant aux compresses chaudes).

Dans les *affections oculaires*, l'injection intramusculaire de lait a donné des succès rapides, en particulier dans les affections inflammatoires aiguës de l'œil, les plus septiques, surtout dans les ulcères serpigineux de la cornée, dus au pneumocoque.

Les *injections sous-conjonctivales* de lait paraissent agir de la même manière sous un moindre volume, mais elles ont l'inconvénient de laisser une rougeur périkératique pendant plusieurs jours.

LAIT D'AMANDES. — V. AMANDES.

LAIT DE CHAUX. — Bouillie blanche formée par de l'eau contenant en suspension de la chaux.

La chaux est très peu soluble dans l'eau. La solution saturée (2 g environ d'hydrate de calcium) constitue l'eau de chaux.

Le lait de chaux laisse à la longue déposer la chaux en excès. Le liquide qui surnage est de l'eau de chaux.

LAIT DE POULE. — Préparation qui est à la fois un aliment et un médicament calmant.

MODE DE PRÉPARATION. Battre deux jaunes d'œuf avec du sucre en poudre et quelques gouttes d'eau de fleurs d'oranger jusqu'à ce que les œufs blanchissent, puis verser dessus un verre d'eau chaude ou de lait chaud, mêler rapidement et faire boire immédiatement.

INDICATIONS. Rhumes, affaiblissement, notamment chez les enfants et les vieillards.

Lait de poule aromatique. — On ajoute au lait de poule 10 g d'eau distillée de laurier-cerise, 50 g de rhum et 50 g de sirop de tolu (à prendre en 24 heures).

INDICATIONS. Bronchite.

LAITANCES (de poissons). — Aliments riches en phosphore et en azote, très assimilables et nutritifs.

LAITUE. — Plante de la famille des Synanthérées, utilisée comme aliment en salade crue ou cuite; c'est un aliment rafraîchissant, utile aux goutteux et aux rhumatisants.

La laitue cultivée (*Lactuca sativa*) est émolliente et sédative; la laitue vireuse (*L. virosa*), qui pousse naturellement, ressemble à la chicorée sauvage; son odeur est forte et vireuse; c'est un narcotique comparable à la jusquiame.

Ces deux plantes fournissent une eau distillée de feuilles (*eau de laitue*) qu'on prépare en pilant dans un mortier une quantité donnée de feuilles avec moitié de son poids d'eau, puis en distillant à feu doux jusqu'à réduction au tiers du mélange. Cette eau de laitue, émolliente, sert de véhicule aux potions calmantes.

On retire, en outre, de la laitue un extrait ou *thridace*, obtenu en évaporant le suc fourni par l'expression des tiges et des feuilles, et un *suc laiteux*, obtenu par incision des tiges montées et desséchées au soleil, le *lactucarium*, masse amorphe de couleur brune, de saveur amère, doué de propriétés narcotiques et sédatives; les principes actifs, la lactucine et la lactucopicrine, sont analogues à l'hyoscyamine de la jusquiame.

Le lactucarium est utilisé comme sédatif de la toux, chez l'enfant, sous forme de pilules (10 à 50 cg), d'extrait alcoolique (10 à 30 cg en pilules), de sirop simple (30 à 100 g). Le sirop de lactucarium *opiacé* contient, en dehors du lactucarium, 5 mmg d'extrait d'opium par cuillerée à soupe.

LAMALOU-LES-BAINS (Hérault). — Station d'eaux minérales chaudes (46°-17°), carbo-gazeuses (2,50 d'acide carbonique), plurimétalliques, *bicarbonatées ferrugineuses* (0,03), *arséniées* (arséniate de soude et de cuivre, 0,007), magnésiennes, radio-actives. Il existe trois établissements : *Lamalou-le-Bas*, où l'eau est très chaude naturellement (46°); *Lamalou-le-Centre*, où l'eau est tiède (24°) et froide; *Lamalou-le-Haut*, où l'eau est tiède (29°) et froide, très gazeuse.

ACTION. Sédative sur la douleur et reconstituante. Rééducation motrice, massages et mécanothérapie.

CURE. Boissons; surtout douches locales, spinales et générales, bains de piscine, bains carbo-gazeux.

INDICATIONS. Affections du système nerveux : tabès, séquelles d'encéphalite, hémiplégies, paraplégies, polynévrites, radiculites, sclérose en plaques, poliomyélites, maladies de Friedreich et de Little, maladie de Parkinson, chorées, tics. Algies du sympathique.

Rhumatismes chroniques; arthritisme.

Hypertension artérielle; asthénie, anémie.

CONTRE-INDICATIONS. Maladies de la peau, formes congestives des maladies cérébrales, tuberculose.

LAMARCKISME ou TRANSFORMISME (du nom de *Lamarck*, naturaliste français, 1744-1829). — Théorie d'après laquelle les espèces animales ou végétales dérivent les unes des autres par une *transformation lente*.

Les êtres vivants ne sont pas immuables, mais sujets à varier dans leurs formes; ces variations sont provoquées par le temps, les circonstances, l'influence du milieu (sol, climat), l'alimentation, l'usage et le non-usage; l'emploi plus fréquent d'un organe le développe, son défaut d'usage l'affaiblit et finit par le faire disparaître; l'organe ne fait pas la fonction, mais « la fonction crée l'organe ». Exemple : entre les pattes des oiseaux qui vivent sur l'eau finissent par se former des membranes, par suite des mouvements d'écartement des doigts pour nager; ces palmures améliorent leur aptitude à la nage et confèrent un avantage à l'espèce. L'*adaptation* serait donc la base de l'évolution.

LAMBDACISME (de *lambda*, λ grec). — Difficulté de prononcer la lettre L. V. LARYNX.

LAMBDOÏDE (Suture) [de *lambda*, λ grec]. — Suture occipito-pariétale, qui a la forme d'un lambda.

LAMBLIA. — Protozoaire à 4 flagelles, parasite de l'intestin. Son corps est piriforme, sa longueur est de 10 à 16 millièmes de millimètre; il présente à l'extrémité antérieure une ventouse par laquelle il se fixe à l'intérieur de l'intestin grêle.

On constate sa présence dans certaines diarrhées dysentériformes. Voir DYSENTERIE et COPROLOGIE.

LAMBLIASE. — La lambliase est une maladie parasitaire due à un parasite appelé *Giardia lamblia.* On le nomme aussi *Giardia enterica* et *Giardia intestinalis.*

Ce parasite est un flagellé. Il est ingéré par l'homme avec l'eau de boisson, sous forme de kyste. Le parasite vit dans l'intestin grêle (surtout dans le duodénum), où il se multiplie pour redonner des kystes, qui sont éliminés par les matières fécales et vont infester d'autres individus.

Le rôle pathogène de ce parasite a été discuté. En fait, s'il est indiscutable qu'il existe des porteurs de lamblia apparemment sains, il en existe d'autres chez qui le parasite entraîne des manifestations morbides diverses.

La diarrhée est le symptôme le plus fréquent. Les selles sont fétides, demi-fluides, avec parfois du mucus. Elles se répètent de quatre à dix fois par jour.

Il peut s'y associer une douleur de la région vésiculaire avec un état nauséeux et souvent du subictère.

L'évolution de la maladie non traitée et essentiellement chronique.

Pour traiter la maladie, on utilise surtout la quinacrine (0g,3 par jour pendant quatre à cinq jours consécutifs chez l'adulte).

LAMIER BLANC (Ortie blanche). Plante de la famille des Labiacées (*Lamium album*), dont le suc a été préconisé contre la leucorrhée, les métrorragies. Alcoolature, 5 à 20 g par jour.

LAMINAIRE. — Racine d'une algue, *Laminaria digitata,* qui, en s'imbibant de liquide, prend un développement considérable (*fig.* 1012). On utilise cette propriété pour dilater les orifices, notamment le col de l'utérus. Cette dilatation s'opère très progressivement et n'est pas pénible pour la

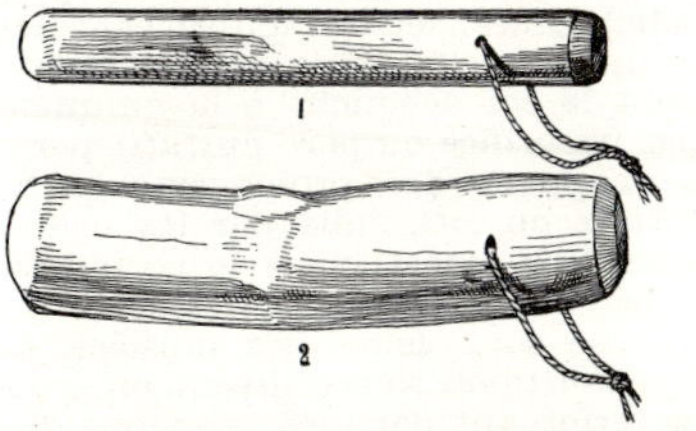

FIG. 1012. — Laminaire préparée.
1. Avant l'introduction; 2. Après l'introduction.

malade. On se sert aussi de cette substance pour dilater, lorsque cela est nécessaire, les trajets fistuleux.

On conserve la laminaire aseptique dans de l'éther iodoformé ou dans des tubes stériles.

LAMINECTOMIE. — Résection de l'arc postérieur d'une ou plusieurs vertèbres, soit à la suite d'une fracture ou d'une ostéite de cet arc, soit pour réaliser l'ouverture du canal rachidien en vue d'agir sur les méninges, la moelle épinière, les racines rachidiennes ou la face postérieure des corps vertébraux. Dans ce dernier cas, l'affection à combattre peut être une tumeur de la moelle, du rachis ou des racines nerveuses.

LA MOTTE-LES-BAINS (Isère). — Station d'eaux minérales bromochlorurées sodiques (3,60), très chaudes (57° à 60°). Altitude, 700 m. Climat doux, mais variable. Saison, 1er juin-15 septembre. Vie calme.

MODE D'EMPLOI et INDICATIONS. *Eaux chlorurées* (V. À EAUX MINÉRALES) dans le traitement des fibromes de l'utérus, la syphilis, les paralysies d'origine cérébro-spinale, la scrofule, les névralgies.

LA MOUILLÈRE (Besançon) [Doubs]. — Station d'eaux minérales chlorurées sodiques fortes (29 g), bromo-iodurées (8,118 de bromure de potassium). On emploie aussi les eaux mères, qui renferment par litre 444 g de sels dont 308 de chlorure et 2g,25 de bromure de potassium.

MODE D'EMPLOI. Bains à minéralisation progressive de 1/10, à minéralisation complète, frais, tièdes ou demi-chauds; douches, inhalations et pulvérisations.

INDICATIONS. Lymphatisme, affections chirurgicales anciennes des os, chorée chronique, débilitation.

LAMPES. — V. PHOTOTHÉRAPIE.

LAMPOURDE. — Plante de la famille des Synanthérées (*Xanthium strumarium*), douée de propriétés dépuratives et sudorifiques; préconisée dans la furonculose, comme la bardane.

LAMPSANE. — Chicorée de la famille des Synanthérées (*Lampsana communis*), douée de vertus émollientes et résolutives; appliquée en cataplasmes sur l'engorgement des seins des nourrices. Se mange aussi en salade.

LANCE-POUDRE. — Petit instrument destiné à lancer des poudres

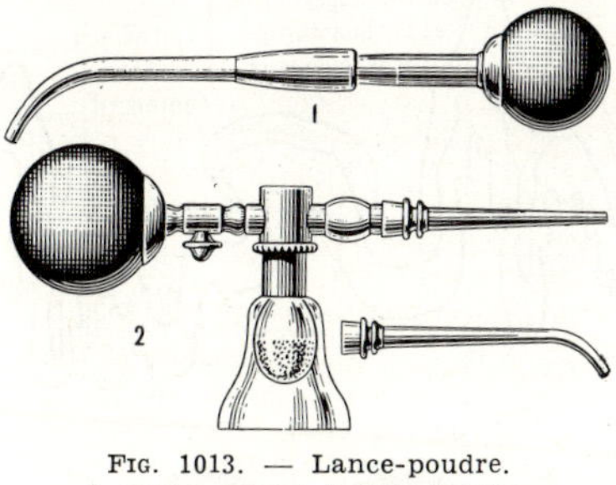

FIG. 1013. — Lance-poudre.
1. Pour le larynx; 2. Pour l'oreille.

dans des cavités, notamment dans le nez, les oreilles. Il en existe plusieurs modèles (*fig.* 1013, 1014).

LANCETTE — Instrument de chirurgie, constitué par une lame rentrant dans une gaine (*fig.* 1015). La lancette sert à opérer la saignée et à ouvrir de petits abcès. On l'employait aussi pour la vaccination, mais on se sert de préférence, actuellement, pour cet office, de plumes spéciales. Voir VACCINATION.

LANCINANTE (du lat. *lancea,* lance). — La *douleur lancinante* consiste en des élancements. On l'observe dans les abcès.

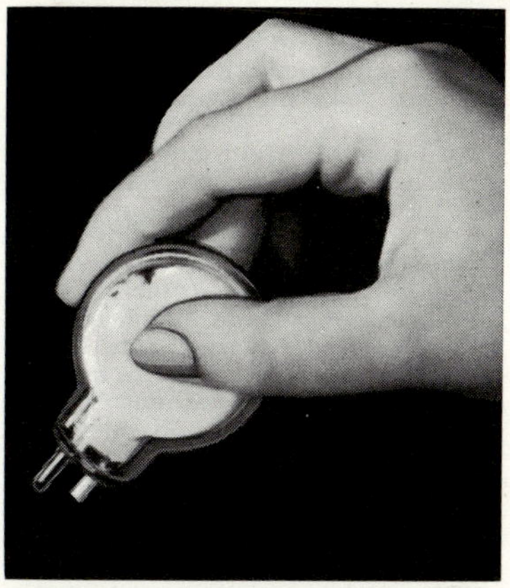

FIG. 1014. — Lance-poudre en matière plastique.

LANGAGE. — Ce n'est pas avant l'âge de 2 mois, chez un enfant normal, que se montre la première ébauche du langage articulé. Vers 5 ou 6 mois apparaissent des sons monosyllabiques : bo, ba, da; puis bisyllabiques : papa, bobo, dada... Dans le courant de la deuxième année, le lan-

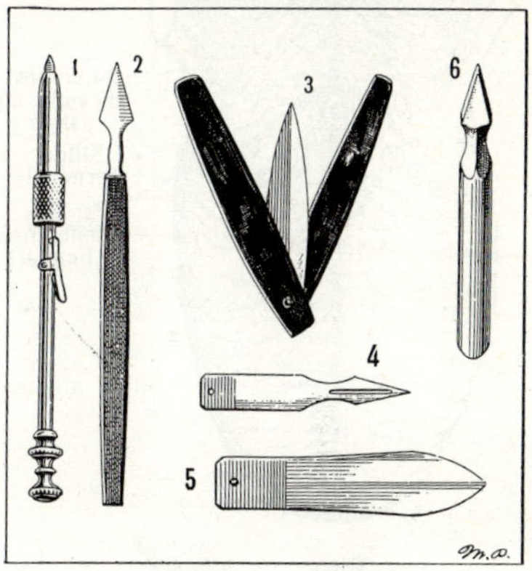

FIG. 1015. — Lancettes.
1. Lancette à curseur pour recueillir du sang par piqûre pour une numération globulaire; 2. Lancette à vaccine; 3. Lancette à saignée; 4. Lame cannelée; 5. Lame pour l'ouverture des abcès; 6. Plume pour vacciner.

gage devient plus distinct, et le vocabulaire s'enrichit. A 3 ans, l'enfant normal doit parler couramment.

Le retard dans la parole peut être parallèle au retard dans la marche et dépendre du rachitisme. Cette anomalie devra donc être surveillée.

Troubles du langage. — V. APHASIE.

LANGE. — V. HABILLEMENT : *Habillement des bébés.*

LANGHERANS (Îlots de). — Voir PANCRÉAS.

LANGOUSTE. — V. CRUSTACÉS.

LANGUE (du lat. *lingua*). — La langue est l'organe principal du goût et a un rôle important dans la déglutition et la parole.

I. LANGUE (structure et fonctions). — La langue (*fig.* 1016) est constituée par des muscles revêtus d'une muqueuse qui se continue avec celle de la bouche, mais présente au milieu un sillon qui la sépare en deux moitiés; elle est unie en arrière à l'os hyoïde et à l'épiglotte par les replis glosso-épiglottiques.

La face inférieure de la langue présente un repli muqueux, le *frein* ou *filet*.

Au niveau du frein, de chaque côté de la ligne médiane, on voit les orifices des *canaux de Wharton*, qui apportent dans la bouche la salive de la *glande sous-maxillaire*. Un peu au-dessus se trouvent les orifices des canaux excréteurs de la *glande sublinguale*. A la face inférieure de la langue, de chaque côté du frein, les deux *veines ranines* se dessinent sous la muqueuse en deux cordons bleuâtres.

Le *squelette* de la langue est constitué par l'*os hyoïde* et deux lames fibreuses, l'une transversale, la *membrane hyoglossienne*, l'autre verticale, falciforme, le *septum médian*.

17 *muscles* constituent le corps musculaire de la langue; leurs *fibres* sont soit *longitudinales* (lingual supérieur et inférieur, pharyngoglosse,

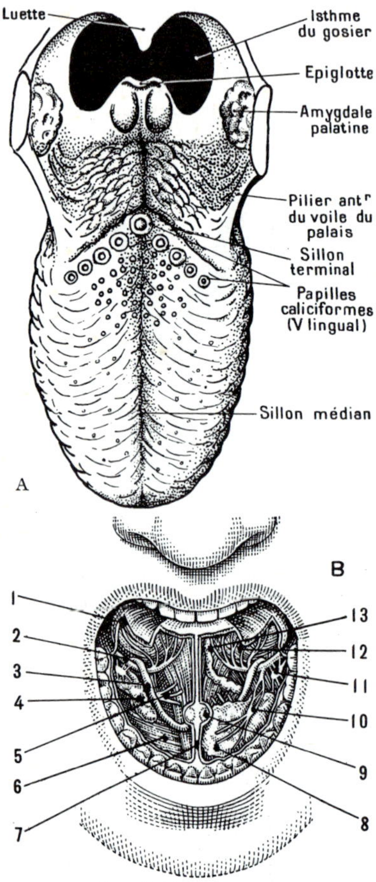

Fig. 1016. — Langue.

A. *Face supérieure*. B. *Région sublinguale* : 1. Muqueuse linguale enlevée en partie; 2. Nerf lingual; 3. Canal de Wharton; 4. Prolongement de la glande sous-maxillaire; 5. Nerf grand hypoglosse; 6. Muscle mylohyoïdien; 7. Frein de la langue; 8. Glande sublinguale; 9. Ostium umbilicale; 10. Ganglion de Blandin; 11. Ganglion sous-maxillaire; 12. Muscle styloglosse; 13. Veine ranine.

génioglosse, palatoglosse et styloglosse), soit *verticales* (hyoglosse), soit *transversales* (transverse).

Les *artères* viennent de la linguale, de la palatine inférieure et de la pharyngienne inférieure, branches de la carotide externe.

Les *veines* se réunissent pour former la veine linguale, qui se jette dans la jugulaire interne.

Les *nerfs moteurs* (*fig.* 1017) proviennent du lingual, branche du fa-

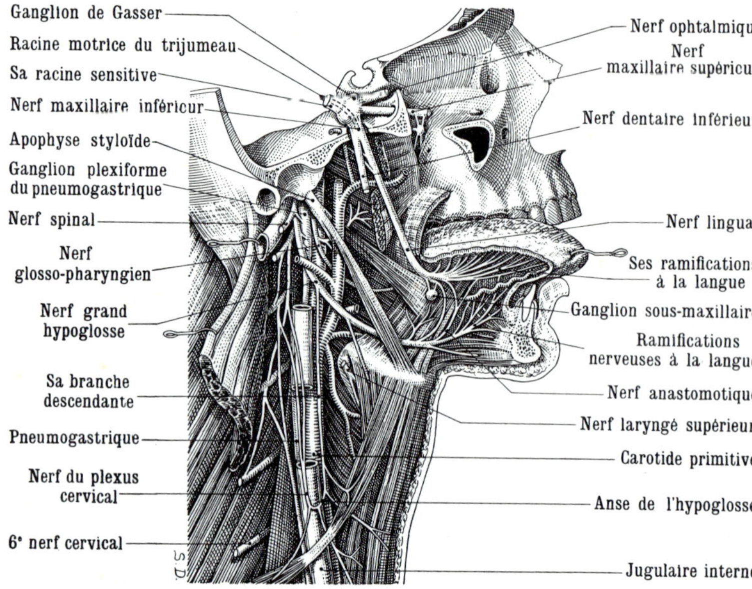

Fig. 1017. — Nerfs de la langue, côté externe droit.

cial, qui s'anastomose avec le glosso-pharyngien, et du nerf grand hypoglosse, qui se distribue à tous les muscles de la langue.

La muqueuse linguale, formée par un épithélium stratifié, présente quatre variétés de papilles (*fig.* 1018) :

1° *Filiformes*, à la pointe et sur les bords de la langue;

2° *Caliciformes*, entourées par un calice formé par un pli de la mu-

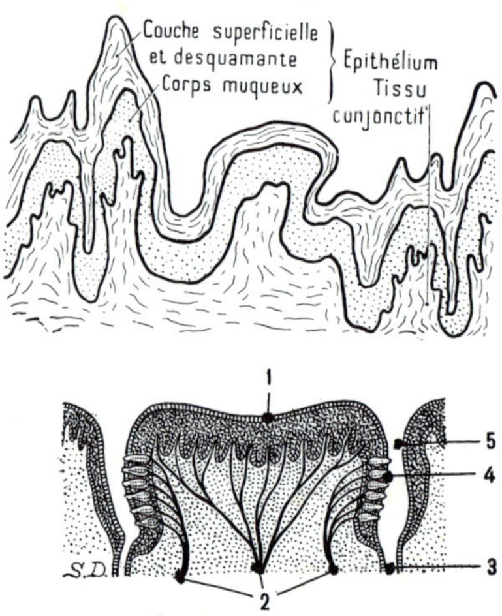

Fig. 1018. — Papilles linguales.

En haut. Papilles filiformes (à gauche) et papille fongiforme (au milieu). *En bas*. Papille caliciforme : 1. Sommet de la papille; 2. Nerfs de la papille; 3. Orifice glandulaire; 4. Corpuscules du goût; 5. Rigole circulaire.

queuse. Elles sont volumineuses et disposées en lignes, de façon à figurer par leur réunion un V ouvert en avant; celle du sommet du V est placée dans une dépression ou *trou borgne*, ou forme en cæcum, à l'union du quart postérieur, avec les trois quarts antérieurs de la face supérieure;

3° *Fongiformes* ou en massue, constituées par une agglomération de papilles secondaires, et placées dans la partie antérieure au V;

4° *Hémisphériques*, qui sont disséminées un peu partout sur la langue.

Toutes ces papilles contiennent une anse vasculaire et des filets nerveux renflés à leur extrémité.

La muqueuse linguale présente en outre un certain nombre de *glandes*, les unes folliculeuses, formées par une dépression de la muqueuse, les autres en grappe, qui existent en 3 groupes : en arrière du V lingual, sur les bords de la langue (*glande de Weber*), et enfin à la pointe de chaque côté de la ligne médiane (*glande de Blandin-Nuhn*).

Les *bourgeons du goût* ou *corpuscules gustatifs* sont situés dans l'épithélium stratifié de la langue, au-dessus du chorion, au niveau des papilles caliciformes et fongiformes; leur forme est celle d'une petite bouteille dont le col débouche à la muqueuse par un orifice ou *pore gustatif* par où s'échappent des prolongements filiformes ou *cils*, émis par les *cellules gustatives* constituant le corpuscule.

Les *artères* et les *veines* de la muqueuse sont celles des muscles. Les *lymphatiques* se réunissent en troncs se terminant dans les ganglions de la partie moyenne du cou situés en avant de la jugulaire interne, au voisinage du larynx.

Les *nerfs* de la muqueuse proviennent du lingual, qui se ramifie dans les deux tiers antérieurs de la langue, et du glosso-pharyngien, qui se distribue en arrière du V lingual. Le nerf laryngé supérieur, branche du pneumogastrique, envoie quelques filets à la région de l'épiglotte. Ces nerfs envoient leurs branches terminales, qui se ramifient dans les bourgeons du goût.

II. LANGUE (Aspects pathologiques de la). — **Langue blanche.** — Dans beaucoup d'affections, la langue est *blanche, sale* (saburrale) et présente une sorte d'enduit blanchâtre qui, au grattage, donne une quantité minime de matière crémeuse blanchâtre.

Cette apparence, en effet, est due à une prolifération intense du revêtement des cellules superficielles des papilles de la muqueuse, et particulièrement des papilles *filiformes,* qui sont très allongées et s'inclinent ou se redressent comme les herbes d'un gazon, suivant qu'on racle dans un sens ou dans l'autre.

Langue noire pileuse. — Placard sombre, plus ou moins saillant, situé en avant du V lingual, de couleur variable, noir, jaune, brun, vert, constitué par un chevelu de poils colorés de 1 à 2 centimètres de long. Ces poils sont constitués par l'allongement et l'hypertrophie cornée des papilles filiformes.

TRAITEMENT. Bains de bouche alcalins ; badigeonnages avec une solution alcoolique d'acide salicylique à 5 à 10 p. 100 ; raclages modérés.

Langue rouge. — Elle est due à une chute des cellules superficielles (épithélium) des papilles filiformes, d'où l'aspect charnu et lisse, avec saillie apparente des papilles fongiformes.

Cet état est particulièrement accentué dans la *scarlatine.* La desquamation s'effectue d'une façon plus intense sur les bords de la langue, par suite du frottement sur les dents ; les bords deviennent rouges, alors qu'un enduit peut persister sur le dos.

Dans l'infection urinaire, la langue est également rouge, sèche (langue rôtie).

Langue sèche. — La sécheresse de la langue est générale dans les fièvres, notamment dans la *pneumonie.*

Dans les *états typhiques,* la langue est sèche, rugueuse et ratatinée (langue de perroquet).

Langue plissée, plicaturée (Langue scrotale). — Lésion caractérisée par une série de saillies séparées par des vallonnements plus ou moins profonds, analogues à celle des dépressions du scrotum ou des circonvolutions cérébrales ; la langue conserve sa consistance molle et n'est pas indurée, comme dans la langue ficelée syphilitique.

C'est une lésion congénitale, souvent familiale, parfois associée à d'autres malformations.

Langue fissurée, ficelée. — Manifestation de la syphilis tertiaire, acquise ou héréditaire. Les fissures sont superficielles ou profondes, peu nombreuses, et peuvent passer inaperçues. Causées par des brides fibreuses plus ou moins profondes, ces fissures partent du sillon médian ou sont isolées, rectilignes ou incurvées, plus profondes au bord de la langue.

Langue lisse. — Elle n'a pas de signification précise. On peut observer un état lisse de la langue, soit en plaques, soit en totalité, dans diverses affections.

Les *plaques lisses,* taches ou nappes dépapillées rougeâtres et vernissées, peuvent demeurer fixes pendant des mois et des années, tantôt indolores, tantôt sensibles, associées à la glossodynie ; on les observe au cours de la tuberculose pulmonaire, du diabète, chez les dyspeptiques, les névropathes ; parfois, elles sont en rapport avec des dents cariées ou un appareil de prothèse dentaire.

TRAITEMENT. Sels de fer à doses élevées (3 à 8 g par jour) en cas d'anémie hypochrome.

III. LANGUE (maladies). — **Glossites.** — Une inflammation de la muqueuse linguale peut s'observer au cours du *muguet,* de la *stomatite mercurielle,* de la *fièvre aphteuse.* V. APHTE, BOUCHE.

Glossite médiane losangique. — Aspect dépapillé de la muqueuse linguale en avant du V, de forme losangique ; muqueuse rouge foncé, épaissie et mamelonnée ; rebelle à tout traitement.

Glossite de Hunter. — Langue vernissée, dépapillée, en aires ou en totalité, rouge, avec sur les bords de petites élevures ou vésicules. S'observe dans l'*anémie hyperchrome pernicieuse* de Biermer. Même traitement que celui de l'anémie pernicieuse.

Glossite exfoliatrice marginée (Langue géographique). — Affection chronique de la langue, caractérisée par une desquamation en plaques irrégulières, limitée d'un côté, envahissant de l'autre par un bourrelet blanc circulaire à convexité externe. (V. pl. en couleurs LANGUE.)

S'observe surtout dans l'enfance, mais aussi chez l'adulte : récidives fréquentes, pronostic bénin. C'est une affection souvent familiale et héréditaire, d'origine génétique. Non syphilitique.

TRAITEMENT. Lavage soigneux de la bouche ; chez l'adulte, éviter les excitants (mets épicés, alcool, tabac).

Leucoplasie linguale. — Plaques amorphes d'un blanc nacré, sans liséré marginal, régulièrement disséminées, minces ou épaisses, bleuâtres, fissuraires, siégeant surtout sur la face dorsale et les bords de la langue, et également sur la muqueuse des lèvres et la face interne des joues.

La syphilis est la cause la plus fréquente de la leucoplasie, mais d'autres causes peuvent intervenir : le tabac, les traumatismes (dents cariées, dentiers mal faits), l'arthritisme. Voir LEUCOPLASIE.

La leucoplasie dégénère souvent en cancer.

Lichen plan lingual. — Taches arrondies ou ovalaires disséminées en nombre variable sur le dos de la langue, d'un blanc mat bleuté, souvent accompagnées d'un réseau ou d'anneaux blanchâtres à la face interne des joues ; ce lichen plan lingual, qu'il ne faut pas confondre avec une leucoplasie syphilitique, peut exister seul ou accompagner un lichen plan cutané. V. LICHEN PLAN.

Glossites syphilitiques. — Peuvent s'observer aux divers stades de la syphilis.

Syphilis primaire (Chancre). — Lésion indurée, papuleuse, érosive ou fissuraire du tiers antérieur de la face dorsale de la langue, s'accompagnant de ganglions sous-maxillaires volumineux et peu douloureux.

Syphilis secondaire. — Plaques muqueuses, opalines siégeant à la pointe ou sur les bords, parfois érosives ou fissurées, parfois hypertrophiques et végétantes.

Syphilis tertiaire. — 1° *Syphilides tuberculo-ulcéreuses* et *gommes linguales* superficielles ou profondes : nodosités d'abord dures, qui se ramollissent ensuite et donnent naissance à une ulcération profonde, à bords taillés à pic, sans retentissement ganglionnaire.

2° *Glossites scléreuses,* superficielles ou profondes : sillons divisant la langue en lobules lisses et dépapillés (langue ficelée).

Tumeurs de la langue. — Il peut s'agir, dans certains cas rares, de *kystes* parasitaires ou glandulaires, ou de *lipomes, fibromes.* Mais, le plus souvent, il s'agit d'une des lésions suivantes.

Syphilomes. — *Gommes linguales* (v. plus haut à *Glossites syphilitiques*).

Cancer (Epithélioma). — Lésion infiltrée, mal limitée, sensible et même douloureuse, avec douleur irradiée aux oreilles. Langue dure, malhabile, s'accompagnant de salivation plus ou moins abondante et de petits ganglions sous-maxillaires, durs, roulant sous le doigt. Tendance à l'envahissement rapide de la langue et du plancher de la bouche. S'observe surtout après 40 ans chez d'anciens syphylitiques et chez les grands fumeurs.

En présense d'une lésion suspecte de la langue, il faut faire une biopsie et un examen histologique qui donnera une réponse précise dans les quarante-huit heures.

TRAITEMENT. Dès que le cancer est reconnu, il faut faire un traitement radiochirurgical : ablation chirurgicale des ganglions, destruction de la lésion linguale par la diathermo-coagulation ou le radium ; irradiation complémentaire du cou. Le pourcentage de guérisons est de 25 à 30 p. 100 quand le traitement a été précoce, de 7 p. 100 seulement s'il a été tardif.

Tuberculose. — Donne rarement des tumeurs à la langue. Il faut néanmoins penser à la tuberculose linguale lorsque le malade est tuberculeux pulmonaire. Faire également une biopsie.

Actinomycose. — V. ce mot.

Ulcérations de la langue. — De petites ulcérations peuvent s'observer au cours de la *coqueluche,* au niveau du frein de la langue, par morsure de la langue. Des ulcérations du bord de la langue peuvent exister dans l'*épilepsie,* par *traumatisme dentaire :* l'ulcération siège alors en face de la dent cariée, du chicot. Chez le nourrisson, voir MALADIE, *maladie de Riga.*

Plus importantes sont les ulcérations linguales suivantes.

Syphilis. — *Gommes* ulcérées (voir plus haut, à *Glossites syphilitiques*).

Cancer. — Ulcération reposant sur une base dure, infiltrée, à bords déchiquetés, à fond séreux, saignant au moindre contact. Salivation abondante, haleine fétide, adénopathie sous-maxillaire. Douleurs vives, irradiées à l'oreille.

Tuberculose. — Les lésions tuberculeuses de la langue se produisent de préférence (quatre fois sur cinq) chez des personnes atteintes de tuberculose pulmonaire (forme *secondaire*), bien plus rarement comme lésion *primitive* et isolée. On l'observe surtout chez l'homme vers 35 à 45 ans.

CAUSES. I. *Prédisposantes.* — Dents cariées, tabac, traumatismes.

II. *Déterminantes.* — Le microbe de Koch est apporté dans la forme primitive par les aliments, dans la forme secondaire par les expectorations venues du larynx ou du poumon.

SIGNES. *Ulcérations tuberculeuses.* — Dans cette forme, la plus fréquente, la lésion se présente sous l'aspect d'une ou plusieurs fissures ou ulcérations, à bords irréguliers, minces, décollés, parfois végétants, à fond anfractueux, grisâtre lorsque les muscles ne sont pas atteints, rouge vif dans le cas contraire. Les ganglions sous-maxillaires sont augmentés de volume. La recherche des bacilles de Koch dans l'ulcération est positive.

Cette affection est très pénible, le contact des aliments, surtout lorsqu'ils sont chauds ou épicés, de l'alcool et du tabac provoquant une douleur vive que peuvent réveiller aussi les mouvements de la langue et de la mastication. Il en résulte une grande difficulté de la déglutition, qui finit par rendre l'alimentation du malade très difficile et gêne la parole.

Abcès froid. — Un tubercule d'abord dur se produit dans l'épaisseur de la langue, il se ramollit et s'évacue en laissant une ulcération, une fistule de durée indéfinie.

TRAITEMENT. Dans la forme primitive et même secondaire, quand les lésions pulmonaires sont peu accentuées, l'extirpation avec suture immédiate donne des guérisons définitives. Attouchements à l'acide lactique; traitement par voie générale : isoniazide, streptomycine, vitamine D.

Actinomycose. — V. ce mot.

LANGUEUR. — Affaiblissement général. V. ANÉMIE et CACHEXIE.

LANOLINE. — Graisse de laine extraite du suint des moutons. Masse jaunâtre, neutre, d'odeur particulière, fusible à 40°, constituée par un mélange de graisses, de cholestérol et d'alcools libres. Elle ne rancit pas, est insoluble dans l'eau, mais peut absorber deux fois son poids d'eau en donnant une émulsion homogène.

A côté de la *lanoline anhydre,* il existe une *lanoline hydratée,* contenant 25 p. 100 d'eau.

Elle sert d'excipient pour les pommades, seule ou additionnée de vaseline, et de véhicule aux médicaments insolubles injectés dans les muscles (huile grise, huile au calomel). Donne des *crèmes cosmétiques,* quand on la mélange à l'eau de chaux, la cire ou la glycérine.

LANUGO (mot latin). — Duvet qui se développe sur tout le corps à la naissance, dans les premiers jours. Il tombe au bout de quelques semaines.

LAPAROSCOPIE (du gr. *lapara,* flanc, et *skopein,* regarder). — Voir CŒLIOSCOPIE.

LAPAROTOMIE (du gr. *lapara,* flanc, et *tomê,* section). — Opération qui consiste à ouvrir l'abdomen pour agir sur les organes contenus dans cette cavité : corps étrangers ou tumeur de l'estomac, occlusion intestinale, plaie d'un des viscères, kyste de l'ovaire ou de l'utérus.

LAPIN. — La chair du lapin domestique est blanche et a peu de goût; celle du lapin sauvage en a davantage.

Le lapin peut être atteint d'une maladie de foie, la *coccidiose hépatique* (v. à COCCIDIOSE), qui se manifeste par une augmentation de volume de ce viscère, dont la surface présente des tumeurs blanchâtres, de la grosseur d'un grain de mil à celle d'une noisette, contenant les parasites. Ne jamais manger de foie présentant ces caractères.

LA PRESTE (Pyrénées-Orientales). — Station d'eaux minérales sulfurées sodiques (0,14), siliceuses (0,04), chaudes (44°), fortement radio-actives, hyposulfitées par refroidissement.

A 1 130 mètres d'altitude. Climat doux. Saison : du 25 mai au 5 octobre.

ACTION. Antitoxique, diurétique, anticalculeuse, antiscléreuse, dépurative.

CURE. Boisson, bains, douches, massages.

INDICATIONS. Colibacillose sous toutes ses formes : urinaires (pyélo-néphrite, cystite, prostatite), gynécologiques (salpingite, métrite, vaginite); accessoirement, diathèse urique, gravelle, coliques néphrétiques, rhumatismes, dermatoses.

LAQUE (Gomme). — Résine produite par la sécrétion d'un hémiptère (*Taccardia lacca*) qui se fixe sur certains arbres d'Extrême-Orient, et qui appartient à diverses familles (Rhamnacées, Papilionacées, Anacardiacées, etc.).

Ses propriétés astringentes l'ont fait employer comme dentifrice; elle est aussi utilisée pour faire des teintures, des vernis, des cires à cacheter, des mastics.

INTOXICATION. La laque provenant de certaines Anacardiacées (*Rhus*) est particulièrement toxique pour les ouvriers qui la récoltent au Japon et la travaillent, car toutes les parties de l'arbre sont toxiques. Après une incubation de quelques jours apparaît un érythème avec éruption miliaire ou vésiculeuse et œdème des mains, avant-bras, face et organes génitaux externes; l'œdème de la face, souvent intense, simule l'érysipèle. Parfois, troubles digestifs et albuminurie. Guérison en 10 jours environ.

TRAITEMENT. Lotions et bains alcalins : bicarbonate ou borate de soude, carbonate de magnésie, savons alcalins, hyposulfite de soude. Désensibilisation par la teinture de *Rhus toxicodendron* à doses infinitésimales et progressives.

LARME. — V. à ŒIL : *Appareil lacrymal.*

LARMOIEMENT. — Ecoulement de larmes sur la joue. Etat produit en général par une obstruction du canal lacrymal. V. à ŒIL (Maladies de l'appareil lacrymal).

Le larmoiement, d'abondance variable, peut se produire en dehors des lésions des glandes lacrymales et des voies d'excrétion des larmes, sous l'action d'excitation réflexe partant : 1° de l'œil et de ses annexes (conjonctive, cornée, iris, rétine lorsqu'on éclaire fortement celle-ci; 2° des dents, des amygdales, du naso-pharynx, et même des régions éloignées, comme l'œsophage, pendant la déglutition, la matrice, pendant la grossesse.

On l'observe aussi dans la paralysie faciale, dans le tabès, par suite de la paralysie du muscle de Horner, et quelquefois dès la première phase de la maladie, dans le goitre exophtalmique, où il peut précéder la saillie des yeux.

LARVÉ (du lat. *larva,* masque). — Se dit d'une maladie qui se manifeste sous les apparences d'une autre maladie.

Fièvre larvée. — Paludisme se manifestant sous une forme anormale, le plus habituellement par une névralgie faciale ou de l'urticaire. V. PALUDISME.

LARVES. — Certaines larves sont parasites de l'homme. V. MOUCHES, MYIASE.

Les larves de diptères peuvent produire des troubles qui, dans certains cas, sont très sérieux, mais rares. Les régions où les larves peuvent pondre sont : à la tête (sinus frontaux et maxillaires, voies lacrymales, conduit auditif externe) ; dans le tube digestif (pharynx, estomac, intestin, anus) ; ou dans la peau et le tissu cellulaire sous-cutané, où des larves d'œstridés dessinent des traînées sinueuses (*creeping disease*); cette dernière affection peut également être causée par des larves de nématodes (*Ankylostome, Uncinaria*).

Les troubles produits par les larves des coléoptères et des lépidoptères (chenilles) sont moins importants.

Certaines larves de mouches (*Lucilia sericata*) ont été cependant employées avec succès dans le traitement de plaies ulcéreuses. V. ASTICOTHÉRAPIE.

LARYNGECTOMIE (du gr. *larugx,* larynx, et *ektomê,* ablation). — Enlèvement partiel ou total du larynx.

LARYNGITE. — V. à LARYNX (maladies).

LARYNGOCÈLE (du gr. *larugx,* larynx, et *kêlê,* hernie). — Tumeur gazeuse du cou avec déchirure du larynx.

LARYNGOSCOPIE. — V. à LARYNX (examen).

LARYNGOSPASME. — V. à LARYNX (maladies) : *Spasme de la glotte.*

LARYNGOTOMIE (du gr. *larugx,* larynx, et *tomê,* section). — Section du larynx, pour enlever un corps étranger ou une tumeur.

LARYNX (gr. *larugx*) [V. pl. en couleurs et *fig.* 1019 à 1024]. — **I. LARYNX (structure).** — Le larynx est la portion différenciée de la partie supérieure du conduit respiratoire; mais il est aussi, et essentiellement, l'organe de la phonation. Audessous de lui se présente la trachée artère, qui, elle-même, se prolonge par la bifurcation bronchique. Il correspond extérieurement à cette saillie,

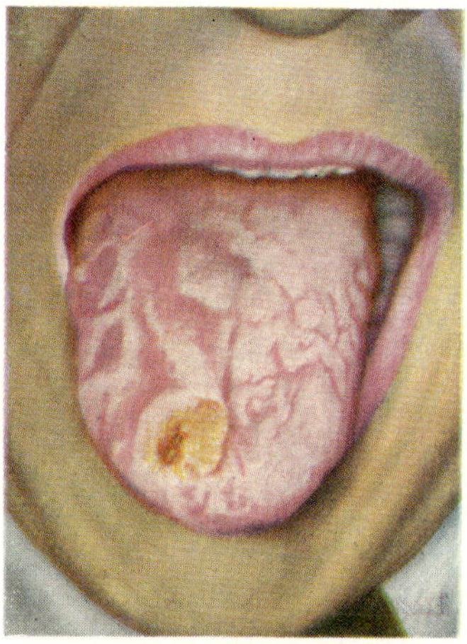

ULCÉRATION SYPHILITIQUE LINGUALE

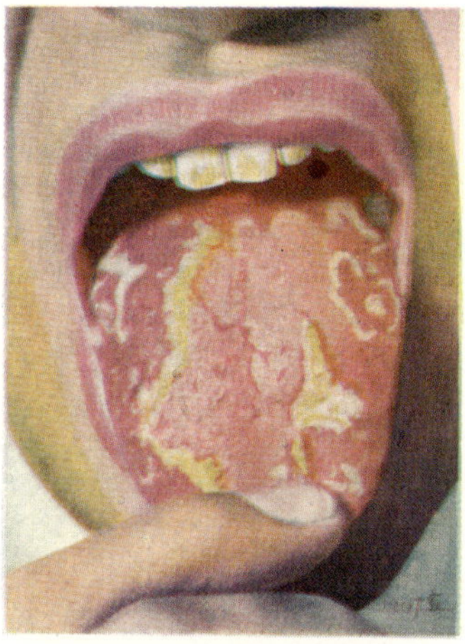

GLOSSITE EXFOLIATRICE MARGINÉE

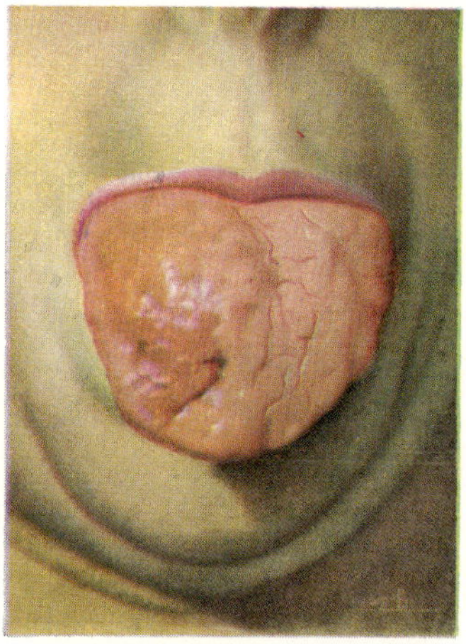

GOMME SYPHILITIQUE

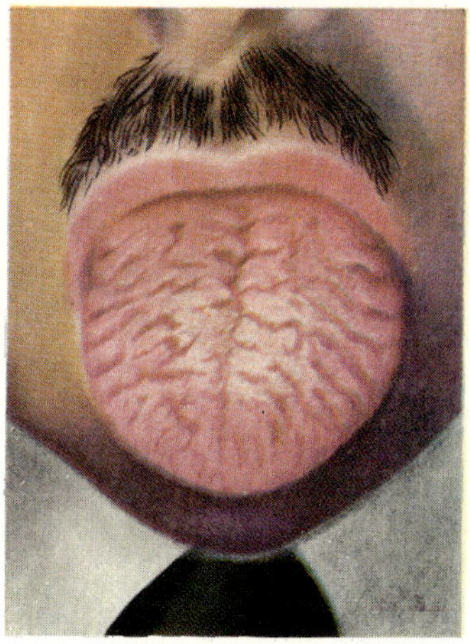

LANGUE SCROTALE

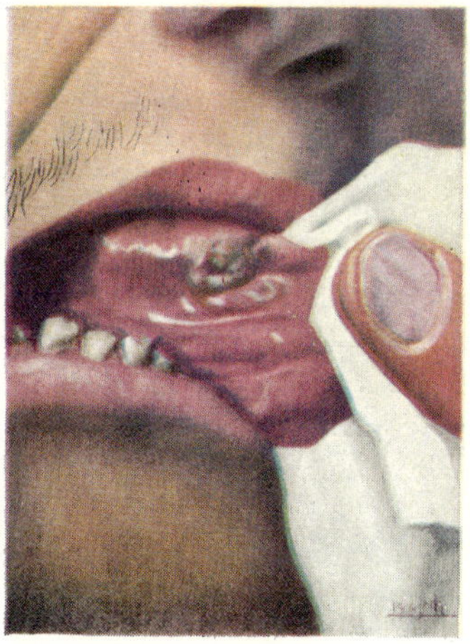

ULCÉRATION D'ORIGINE DENTAIRE

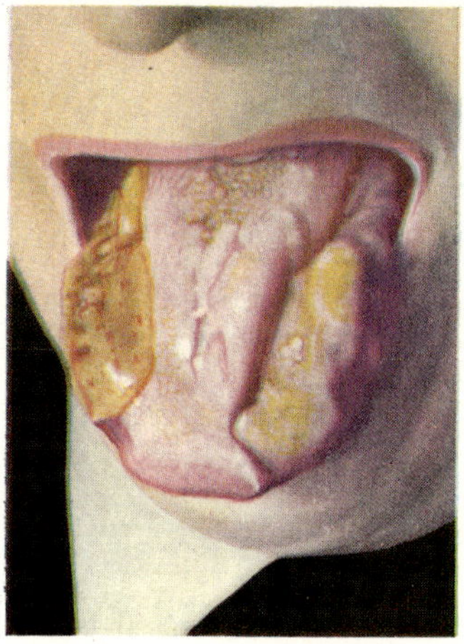

TUBERCULOSE LINGUALE

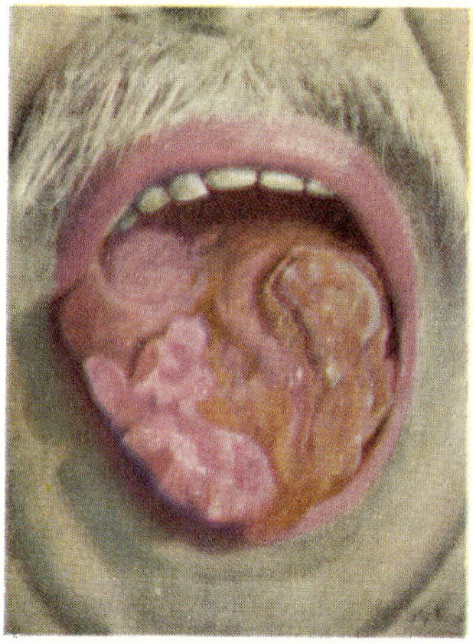

ÉPITHÉLIOMA DE LA LANGUE

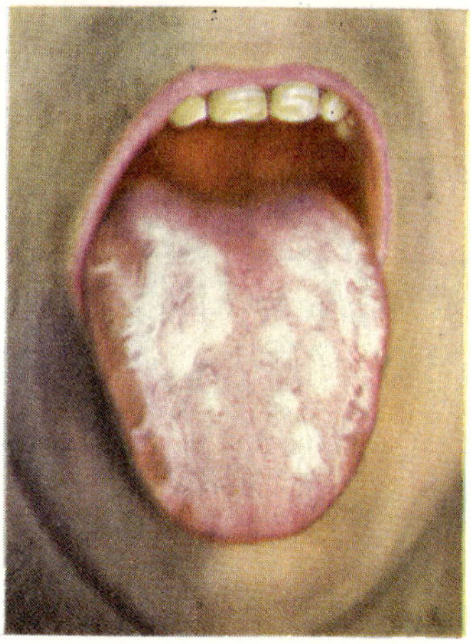

LICHEN DE LA LANGUE

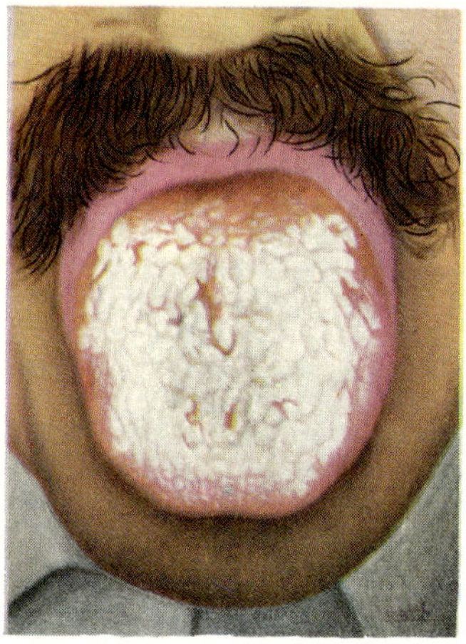

LEUCOPLASIE LINGUALE

AFFECTIONS DIVERSES DE LA LANGUE

si apparente chez les personnes maigres, qu'on appelle la pomme d'Adam.

Situé en arrière et au-dessous de la base de la langue, en avant de la partie terminale du pharynx et de la bouche œsophagienne, le larynx répond en arrière aux quatre dernières vertèbres cervicales. Le long de son bord postérieur cheminent de chaque côté la carotide primitive, le nerf pneumogastrique et la veine jugulaire interne.

Ses dimensions varient suivant l'âge et le sexe :

	Hom. cm.	Fem. cm.
Hauteur (sans compter l'épiglotte)	4,4	3,6
Diamètre d'avant en arrière.	3,3	2,6
— transversal....	4,3	4,1
Circonférence	13,6	11,2

Ces dimensions ne représentent qu'une moyenne, car les variations individuelles peuvent aller jusqu'à 7 mm pour le diamètre antéro-postérieur chez l'homme et 4 mm chez la femme; le diamètre transversal peut varier de 11 mm chez l'homme et de 9 mm chez la femme, suivant les individus observés.

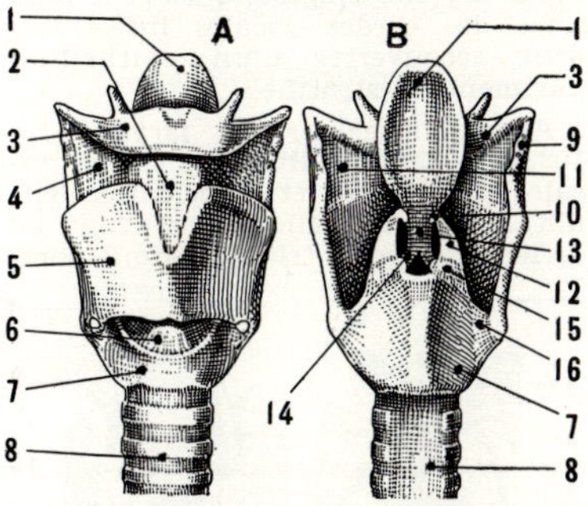

FIG. 1019. — Articulations et ligaments du larynx.

A. Vue antérieure; B. Vue postérieure.
1. Epiglotte; 2. Ligament thyro-hyoïdien moyen; 3. Os hyoïde; 4. Ligaments thyro-hyoïdiens latéraux; 5. Cartilage thyroïde; 6. Ligament crico-thyroïdien; 7. Cartilage cricoïde; 8. Trachée; 9. Noyau cartilagineux; 10. Cartilage corniculé; 11. Membrane thyro-hyoïdienne; 12. Cartilage aryténoïde; 13. Ligament thyro-épiglottique; 14. Ligaments thyro-aryténoïdiens inférieurs; 15. Ligaments crico-aryténoïdiens; 16. Ligaments crico-thyroïdiens latéraux.

Le larynx (*fig.* 1019, 1020), qui représente l'entrée des voies aériennes proprement dites, est maintenu en position par sa continuité avec la trachée et le pharynx, par ses muscles et ligaments. Il n'est pas fixe; il se déplace en haut et en avant lors de la déglutition, comme on peut le constater en plaçant un doigt sur la pomme d'Adam pendant qu'on avale une gorgée d'eau ou un peu de salive.

Squelette. — Le squelette du larynx est formé par cinq cartilages principaux (*fig.* 1021) : le *cricoïde*, le *thyroïde*, l'*épiglotte* et les deux *aryténoïdes*; les cartilages de Santorini et de Wrisberg ne sont que des annexes de ces derniers.

Tous ces cartilages, sauf l'épiglotte, peuvent s'ossifier sous l'influence de l'âge ou de certaines maladies de l'organe; l'épiglotte reste toujours flexible, à cause de sa structure.

Le *cartilage cricoïde* (du gr. *krikos*, anneau, et *eidos*, forme) est relié à la trachée-artère : de forme circulaire, mais beaucoup plus large en arrière (chaton) qu'en avant, le cricoïde a un bord inférieur légèrement sinueux qui est relié à la trachée par du tissu fibreux. Son bord supérieur forme un arc presque horizontal en avant qui

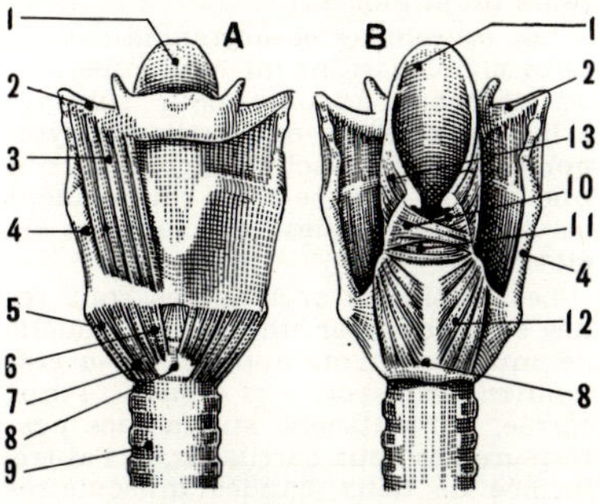

FIG. 1020. — Muscles du larynx.

A. Vue antérieure; B. Vue postérieure.
1. Epiglotte; 2. Os hyoïde; 3. Muscle thyro-hyoïdien droit; 4. Cartilage thyroïde; 5. Muscle crico-thyroïdien; 6. Faisceau interne; 7. Faisceau externe; 8. Cartilage cricoïde; 9. Trachée; 10. Faisceaux obliques; 11. Faisceau transverse; 12. Muscle crico-aryténoïdien postérieur; 13. Muscle aryténo-épiglottique.

s'élève en haut et en arrière jusqu'au bord supérieur du chaton. Il présente quatre surfaces articulaires, dont deux latérales qui s'articulent avec le thyroïde et deux postérieures avec les aryténoïdes. Il n'est, en réalité, que le premier anneau de la trachée, modifié pour supporter le larynx proprement dit.

Le *cartilage thyroïde* (du gr. *thureos*, bouclier, et *eidos*, forme) peut être comparé à un livre relié que l'on

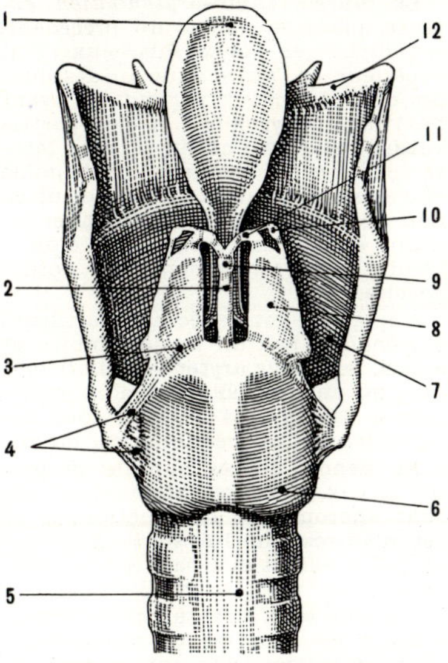

FIG. 1021. — Cartilages du larynx (vue postérieure).

1. Epiglotte; 2. Ligament jugal; 3. Ligament crico-aryténoïdien; 4. Ligament cérato-cricoïdien; 5. Trachée; 6. Cartilage cricoïde; 7. Cartilage thyroïde; 8. Cartilage aryténoïde; 9. Cartilage inter-aryténoïdien; 10. Sésamoïde postérieur; 11. Cartilage de Santorini; 12. Os hyoïde.

ouvrirait à moitié et dont le dos correspondrait à la partie saillante qui forme la pomme d'Adam.

Cette partie médiane présente, à sa partie supérieure, une échancrure que l'on peut sentir avec le doigt, qui est plus ou moins profonde suivant les sujets, mais est moins grande et plus arrondie chez la femme.

Les deux lames qui constituent le cartilage thyroïde sont à peu près planes; aux deux angles postérieurs, elles présentent, de chaque côté, deux prolongement ou cornes : les cornes inférieures sont courtes, les supérieures beaucoup plus longues.

Les *cartilages aryténoïdes,* au nombre de deux, ont la forme d'une pyramide triangulaire dont le sommet est dirigé en haut; on les a comparés à une aiguière, d'où leur nom. Leur base repose sur les surfaces articulaires postérieures du cartilage cricoïde, dont ils épousent la forme.

Un des angles de la base se prolonge en avant et forme la portion cartilagineuse des cordes vocales; on l'appelle apophyse vocale.

Les *cartilages de Santorini,* petits, flexibles, sont situés au-dessus du sommet des cartilages aryténoïdes; quant aux *cartilages de Wrisberg,* qui ont la forme d'un coin minuscule, ils sont placés en dehors des précédents, dans l'épaisseur du repli aryténo-épiglottique.

L'*épiglotte* (du gr. *epi,* sur, et *glottis,* glotte) qui, détachée du larynx, a la forme d'une feuille ovalaire, est constituée par du fibrocartilage très flexible. Elle est placée sur la partie antérieure du larynx, dans l'angle des deux lames du thyroïde et en arrière de la base de la langue, à laquelle elle est attachée par trois ligaments.

Des deux bords de l'épiglotte partent deux replis muqueux, les *replis pharyngo-épiglottiques* et les *replis aryténo-épiglottiques,* qui se terminent : les premiers sur les parois latérales du pharynx, les seconds sur le bord externe des aryténoïdes.

En déprimant fortement la langue, on peut en apercevoir une partie chez certaines personnes, notamment chez les enfants. Cette partie, qui est libre, ferme l'entrée du larynx pendant le passage des aliments dans le pharynx.

Ces divers cartilages sont rattachés les uns aux autres par des articulations et des ligaments. Les deux petites cornes du cartilage thyroïde reposent sur les deux surfaces articulaires latérales du cricoïde, ce qui permet un mouvement de bascule du thyroïde sur le cricoïde. De plus, dans leur partie antérieure, ces deux cartilages ne se joignent pas, mais laissent un intervalle qui est comblé par une membrane fibreuse, résistante, la *membrane crico-thyroïdienne,* que l'on ouvre par une incision médiane et verticale pour y placer une canule dans certains cas d'asphyxie.

Les cartilages aryténoïdes s'articulent avec le cricoïde par leur base ondulée; ces cartilages peuvent présenter, suivant les besoins, des mouvements de rapprochement, ou adduction, et de rotation qui ont pour effet de faire joindre l'extrémité de leur apophyse vocale.

Ces articulations, comme toutes les autres, sont entourées par un manchon fibreux et lubrifiées par un liquide visqueux.

L'épiglotte est maintenue en place dans l'angle dièdre du thyroïde par un ligament et est reliée aux aryténoïdes par une autre membrane ligamenteuse, le *ligament aryténo-épiglottique,* qui forme avec son congénère une partie de l'ouverture supérieure du larynx.

De l'angle rentrant du thyroïde partent deux autres ligaments qui se dirigent directement en arrière pour s'insérer : le supérieur, sur la partie supérieure de la face antérieure du cartilage aryténoïde, pour constituer la *corde vocale supérieure,* mince et rubanée; l'inférieur, à l'extrémité de l'apophyse vocale, pour former la *corde vocale inférieure,* épaisse, prismatique, et qui renferme un volumineux faisceau musculaire. Cette corde vocale inférieure s'insère sur la face antérieure du cartilage aryténoïde, à 3 mm au-dessous de la supérieure.

Outre ces ligaments qui font partie de la structure du larynx, ce dernier est relié à l'os hyoïde par une membrane large appelée *ligament hyothyroïdien.*

Muscles. — Les cartilages se meuvent les uns sur les autres, grâce aux muscles du larynx (*fig.* 1020, 1022).

Les *muscles crico-thyroïdiens,* qui ont la forme d'un éventail, se fixent, d'une part, à la face antéro-latérale du cricoïde, et, d'autre part, sur le

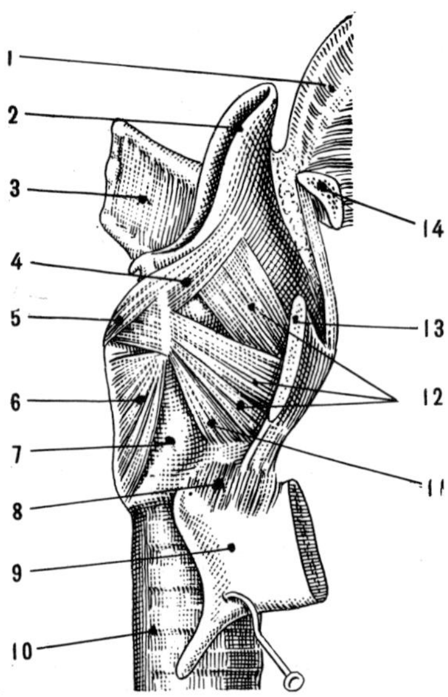

FIG. 1022. — Muscles du larynx (face latérale droite du larynx).

1. Base de la langue; 2. Epiglotte; 3. Membrane thyro-hyoïdienne; 4. Muscle aryténo-épiglottique; 5. Muscle ary-aryténoïdien; 6. Muscle crico-aryténoïdien postérieur; 7. Cartilage cricoïde; 8. Muscle crico-thyroïdien; 9. Aile droite du cartilage thyroïde rabattue en bas; 10. Trachée; 11. Muscle crico-aryténoïdien latéral; 12. Muscle thyro-aryténoïdien; 13. Cartilage thyroïde; 14. Os hyoïde.

bord inférieur du thyroïde, jusqu'à la base de la petite corne. Quand ils se contractent, ils font basculer ces deux cartilages l'un sur l'autre, d'où il résulte un allongement des cordes vocales.

Les *crico-aryténoïdiens postérieurs* s'attachent à la face postérieure du chaton cricoïdien et, de là, les fibres se dirigent vers la pointe externe de la base du cartilage aryténoïde, à laquelle elles s'attachent.

Quand ces muscles se contractent, il font tourner le cartilage aryténoïde et éloignent ainsi l'une de l'autre les apophyses vocales de ces cartilages, de sorte que l'ouverture de la glotte s'agrandit; ce sont donc des dilatateurs de la glotte.

Les *muscles crico-aryténoïdiens latéraux,* qui partent du bord supérieur du cartilage cricoïde pour s'insérer à la même saillie du cartilage aryténoïde que les muscles précédents, ont une action inverse : ils rapprochent les cordes vocales et ferment la glotte.

Les cartilages aryténoïdes sont reliés entre eux par une double couche de muscles qu'on appelle *ary-aryténoïdiens transverses et croisés :* l'une, carrée, qui s'attache sur la face postérieure des deux cartilages, et l'autre, formée de deux bandes musculaires qui se croisent en X; quand ils agissent, ces muscles rapprochent l'un de l'autre les cartilages aryténoïdes et ferment ainsi la partie cartilagineuse des cordes vocales.

Les *muscles thyro-aryténoïdiens* ou *muscles vocaux* sont : l'un interne, l'autre externe. Le premier, de section triangulaire, constitue la partie musculaire des cordes vocales inférieures; il s'insère en avant, dans l'angle rentrant formé par la réunion des ailes du cartilage thyroïde, et en arrière à la pointe de l'apophyse vocale et à son voisinage; ses fibres adhèrent fortement à la portion fibreuse des cordes vocales. Par ses contractions, ce muscle modifie graduellement l'ouverture de la fente glottique pendant le chant.

Le *muscle thyro-aryténoïdien externe,* placé en dehors du précédent, est divisé en deux faisceaux, l'un supérieur, et l'autre situé au-dessous; ces deux faisceaux partent en avant de l'angle thyroïdien et des parties voisines et se fixent sur le bord latéral externe du cartilage arythénoïde et l'apophyse musculaire de celui-ci. Son action a pour effet de tirer en avant et en bas ce cartilage, d'où il résulte un relâchement des cordes vocales.

L'épiglotte est reliée aux cartilages aryténoïdes par un muscle mince et aplati, le *muscle aryténo-épiglottique,* qui, de chaque côté, va d'un cartilage à l'autre. Ces muscles sont des constricteurs du vestibule du larynx.

En dehors de ces muscles propres du larynx, *muscles intrinsèques* qui sont appropriés à sa fonction, il en est d'autres qui lui sont extérieurs et qui le relient aux parties voisines : ce sont les *muscles extrinsèques.*

Les uns sont élévateurs du larynx, comme les muscles thyro-hyoïdiens et tous les muscles qui partent de l'os hyoïde pour s'insérer aux organes voisins : langue, mâchoire inférieure; les autres abaissent le larynx : tels sont les muscles sterno-thyroïdiens et ceux qui abaissent l'os hyoïde auquel il est rattaché.

Muqueuse. — Toutes les parties que nous avons décrites : cartilages, muscles, ligaments, sont recouvertes intérieurement par une membrane qui est pour les organes creux intérieurs ce qu'est la peau pour les muscles et os des membres : c'est la muqueuse qui se continue avec celles de la bouche, du pharynx et de la trachée.

C'est cette muqueuse qui donne au larynx sa forme réelle. Elle adhère fortement à la face postérieure de l'épiglotte et aux cordes vocales, et partout ailleurs elle est lâche et peut se laisser distendre par du liquide.

Elle contient de nombreuses glandes muqueuses en grappe, disséminées sur toute son étendue, sauf sur le bord libre des cordes vocales.

L'épithélium du larynx est, comme celui des voies aériennes, un épithélium cylindrique à cils vibratiles, c'est-à-dire que chaque cellule porte sur sa face libre une série de filaments qui se meuvent dans le même sens; on peut comparer leur effet à celui d'une brosse qui chasserait au dehors les poussières qui se seraient introduites dans les voies aériennes.

Les deux faces de l'épiglotte, les replis aryténo-épiglottiques et le bord libre des cordes vocales inférieures sont recouvertes d'un épithélium pavimenteux stratifié.

Aspect intérieur du larynx (*fig.* 1023). — Le bord libre des cordes vocales supérieures et inférieures délimite une fente allongée d'avant en arrière, de forme triangulaire, à som-

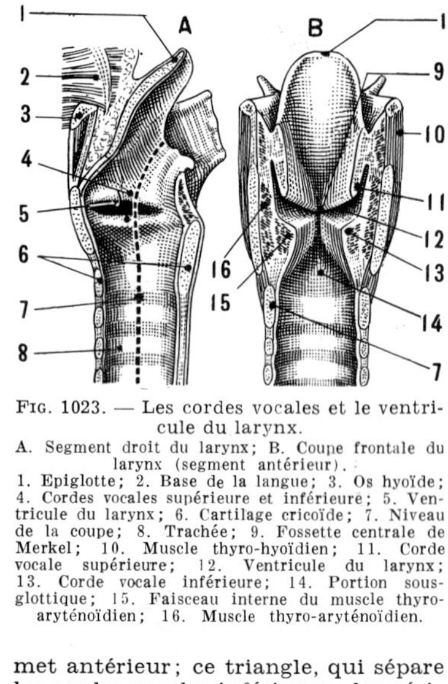

FIG. 1023. — Les cordes vocales et le ventricule du larynx.

A. Segment droit du larynx; B. Coupe frontale du larynx (segment antérieur).

1. Epiglotte; 2. Base de la langue; 3. Os hyoïde; 4. Cordes vocales supérieure et inférieure; 5. Ventricule du larynx; 6. Cartilage cricoïde; 7. Niveau de la coupe; 8. Trachée; 9. Fossette centrale de Merkel; 10. Muscle thyro-hyoïdien; 11. Corde vocale supérieure; 12. Ventricule du larynx; 13. Corde vocale inférieure; 14. Portion sous-glottique; 15. Faisceau interne du muscle thyro-aryténoïdien; 16. Muscle thyro-aryténoïdien.

met antérieur; ce triangle, qui sépare les cordes vocales inférieures, les véritables cordes vocales, est plus étroit que le triangle séparant les cordes vocales supérieures, qui ne jouent qu'un rôle accessoire dans la phonation. Entre les cordes vocales supérieures et inférieures existe un diverticulum de la cavité laryngienne, le *ventricule de Morgagni.*

La *glotte* est l'espace allongé d'avant en arrière limité sur les côtés par le bord libre des cordes vocales inférieures et par la face interne des cartilages aryténoïdes. On distingue en avant la *glotte interligamenteuse* ou *vocale,* triangle isocèle situé entre les cordes vocales, et en arrière la *glotte intercartilagineuse* ou *respiratoire,* circonscrite par la face interne des aryténoïdes et le muscle ary-aryténoïdien; sa forme est irrégulièrement quadrangulaire. D'ailleurs, la forme de la glotte est essentiellement variable au cours de la phonation et de la respiration.

La *zone sus-glottique* ou *vestibule* est une cavité ovale, limitée en avant par l'épiglotte, en arrière par les aryténoïdes et le muscle ary-aryténoïdien, sur les côtés par les replis aryténo-épiglottiques et les cordes vocales supérieures.

Cette cavité correspond à la large ouverture d'un entonnoir dont la petite ouverture serait représentée par les cordes vocales.

La *zone sous-glottique* ou *sous-glotte* est constituée par le chaton cricoïdien et le cartilage thyroïde.

La longueur de la glotte, qui représente la longueur des cordes vocales, est, en moyenne, de 26 à 28 mm chez l'homme et de 21 mm chez la femme. La base du triangle a de 7^{mm},5 à 10 mm chez l'homme et de 5 à 7^{mm},5 chez la femme.

Si l'on représente par 5 les dimensions de la glotte chez un enfant avant la puberté, elles seront de 7 chez la femme et 10 chez l'homme.

La castration avant la puberté arrête le développement du larynx, qui n'atteint plus que les dimensions du larynx de la femme, ce qui explique la voix spéciale des castrats.

Vaisseaux et nerfs. — Le larynx reçoit du sang par trois *artères* de chaque côté : ce sont les artères laryngées supérieure, inférieure et postérieure, qui proviennent de la thyroïdienne supérieure et inférieure.

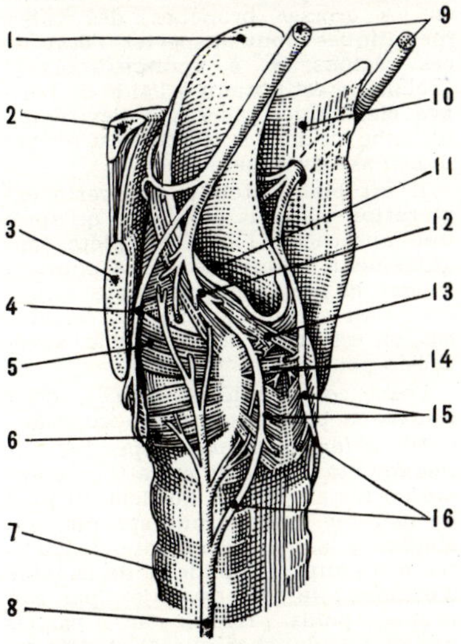

FIG. 1024. — Les nerfs du larynx.
1. Epiglotte; 2. Os hyoïde; 3. Cartilage thyroïde dont le côté gauche a été réséqué; 4. Nerf laryngé externe; 5. Muscle thyro-aryténoïdien; 6. Muscle crico-aryténoïdien; 7. Trachée; 8. Nerf récurrent; 9. Nerfs laryngés supérieurs; 10. Membrane thyro-hyoïdienne; 11. Orifice supérieur du larynx; 12. Faisceau aryténo-épiglottique du muscle aryténoïdien oblique; 14. Muscle aryténoïdien transverse; 15. Muscles crico-aryténoïdiens postérieurs; 16. Anses de Galien.

Le sang est ramené par des *veines* qui suivent le trajet des artères et se déversent dans les veines thyroïdiennes supérieures et inférieures qui se jettent dans la jugulaire interne.

Les *lymphatiques* aboutissent soit aux ganglions situés au-dessous du sterno-mastoïdien, au voisinage de la carotide primitive, soit aux ganglions prélaryngés.

Les *nerfs* du larynx (*fig.* 1024) sont au nombre de deux de chaque côté : le *nerf laryngé supérieur,* qui naît du ganglion plexiforme du pneumogastrique et se rend au larynx en décrivant une courbe concave en haut et en avant; ce nerf, à la fois moteur et sensitif, innerve toute la muqueuse du larynx et les muscles crico-thyroïdien et constricteur inférieur du pharynx; le *nerf laryngé inférieur,* qui naît du pneumogastrique, à droite à l'endroit où ce nerf croise l'artère sous-clavière, à gauche au niveau de la crosse aortique; il décrit une anse autour de ces vaisseaux et suit ensuite un trajet rétrograde, d'où son nom de *nerf récurrent,* en remontant vers le larynx, dans l'angle que forment l'œsophage et la trachée; après avoir donné quelques rameaux cardiaques, œsophagiens, trachéaux et pharyngiens, il distribue ses rameaux terminaux dans les muscles crico-aryténoïdiens postérieur et latéral, ary-aryténoïdiens, thyro-aryténoïdiens et aryténo-épiglottique. Une longue anastomose sensitive est jetée entre les deux nerfs laryngés : c'est l'*anse anastomotique de Galien.*

Ce long trajet du nerf récurrent, qui côtoie des organes importants (crosse aortique, artère sous-clavière, œsophage, trachée), peut, dans le cas de lésions de ces organes, être comprimé, ce qui entraîne une paralysie des cordes vocales (paralysie récurrentielle).

II. LARYNX (fonctionnement). — Le larynx a une fonction qui lui est propre : c'est la production des sons appelée *phonation;* toutes les maladies qui atteignent cet organe se traduisent par une altération plus ou moins marquée de la voix. Le larynx joue encore un rôle très important dans la respiration, car la glotte représente la portion la plus étroite des voies aériennes, et elle peut être fermée par une action volontaire pendant un laps de temps variable.

L'orifice du larynx, placé sur le passage du bol alimentaire, doit se fermer pour empêcher la pénétration des aliments ou des boissons dans les voies aériennes. Pendant un mouvement de déglutition, la base de la langue est refoulée en arrière, le larynx s'élève et l'épiglotte se rabat sur l'entrée du larynx; de plus, pour assurer encore davantage l'occlusion des voies aériennes, la glotte se ferme, ainsi que Magendie l'a constaté le premier.

Pendant la respiration, le larynx présente des mouvements totaux et partiels; les premiers sont peu marqués pendant la respiration ordinaire, mais au contraire très marqués dans les cas de dypsnée, de toux, d'effort, où l'on voit le larynx s'abaisser d'une façon notable pendant l'inspiration et reprendre sa position normale pendant l'expiration (*fig.* 1025).

Les mouvements partiels sont représentés par les variations dans l'ouverture de la glotte qui accompagnent les mouvements respiratoires; les bords des cordes vocales s'écartent pendant l'inspiration, par la contraction des muscles crico-aryténoïdiens postérieurs, et se rapprochent pendant l'expiration, sans toutefois se toucher, par la cessation de la contraction de ces muscles (*fig.* 1026).

Quand on veut exercer un effort, on ferme instinctivement la glotte pour empêcher l'issue de l'air contenu dans les poumons; la cage thoracique forme alors un bloc résistant, solide,

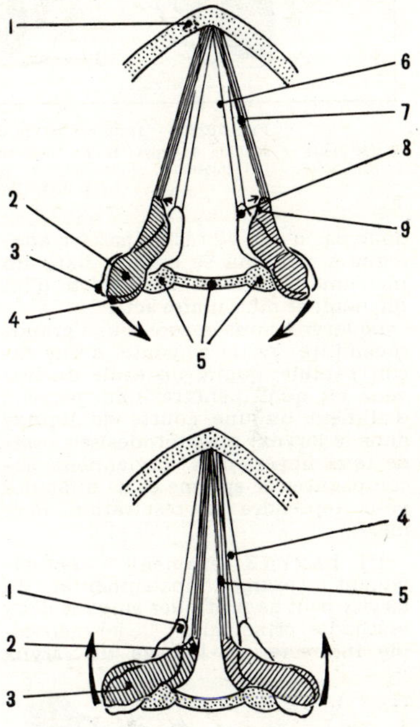

FIG. 1025. — Mode d'action des muscles crico-aryténoïdiens.
En haut. Action du muscle crico-aryténoïdien postérieur : 1. Cartilage thyroïde; 2. Centre des mouvements du cartilage aryténoïde; 3. Apophyse musculaire au repos; 4. La même, après contraction du muscle; 5. Cartilage cricoïde; 6. Corde vocale inférieure; 7. La même après contraction du muscle; 8. Apophyse vocale au repos; 9. La même, après contraction du muscle. *En bas.* Action du muscle crico-aryténoïdien latéral : 1. Apophyse vocale au repos; 2. La même, après contraction du muscle; 3. Centre des mouvements de l'aryténoïde; 4. Corde vocale inférieure; 5. La même après contraction du muscle.

sur lequel les muscles qui agissent prendront un point d'appui énergique.

Le même phénomène, mais involontaire, se produit dans la toux; l'air retenu dans les poumons s'échappe tout d'un coup par l'ouverture subite de la glotte et entraîne avec lui les sécrétions qui provoquaient l'irritation.

Pendant le rire, on voit les cordes vocales s'écarter brusquement, puis se rapprocher, donnant ainsi naissance à des sons variés entrecoupés de périodes de silence.

La production des sons est due au passage de l'air à travers le larynx, dont les dimensions internes, la forme sont modifiées par les muscles et nerfs laryngés. On pensait que le son était produit par la vibration passive des cordes vocales sous l'influence de la colonne d'air projetée sur le défilé, laryngé par l'expiration. En fait, l'exament électrique des régions laryngées a montré que les muscles se contractent de façon répétée et très rapidement, à la fréquence du son émis. Il ne s'agit

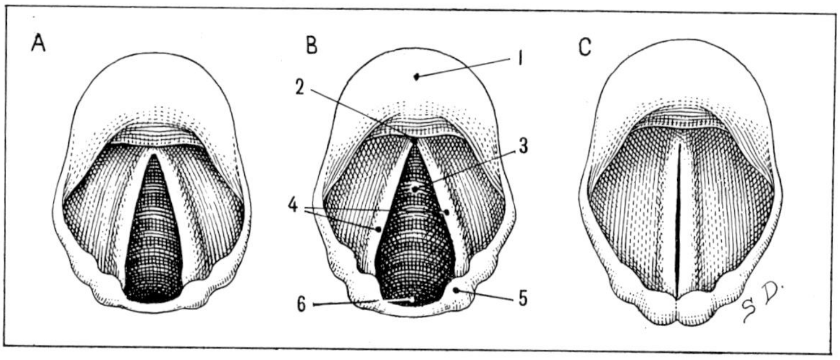

FIG. 1026. — Images laryngoscopiques de la glotte normale.
A. La glotte en attitude de repos; B. En inspiration forcée; C. En attitude de phonation (ou d'effort).
1. Epiglotte; 2. Commissure antérieure; 3. Glotte; 4. Cordes vocales; 5. Cartilage aryténoïde; 6. Commissure postérieure.

donc pas d'une vibration passive analogue à celle qui se produit dans un instrument à vent, mais bien d'un phénomène musculaire actif.

Le larynx jouit encore d'une grande sensibilité; on le constate, d'une façon pénible, quand on avale de travers et qu'il pénètre une parcelle d'aliment ou une goutte de liquide dans le larynx; aussitôt, des secousses de toux impérieuses surviennent, accompagnées de spasme et de difficulté pour reprendre sa respiration normale.

III. LARYNX (examen). — Actuellement, l'examen instrumental du larynx peut se pratiquer suivant deux méthodes principales : la laryngoscopie indirecte, où l'image du larynx

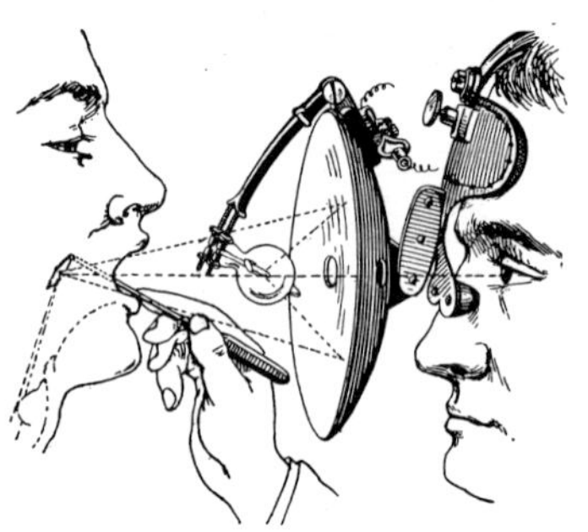

FIG. 1027. — Examen du larynx au moyen du laryngoscope et du miroir de Clar.

vient se réfléchir sur une petite glace, et la directe, où la vue pénètre directement dans le larynx grâce à des instruments spéciaux.

Pour pratiquer l'examen par la méthode indirecte, qui est la méthode primitive et de beaucoup la plus employée, deux choses sont indispen-

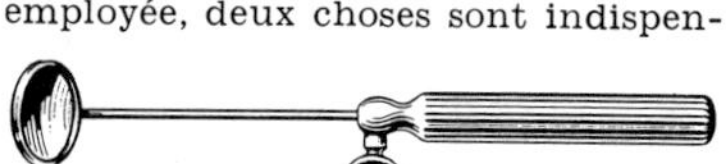

FIG. 1028. — Laryngoscope.

sables : un petit miroir appelé *laryngoscope* et un foyer lumineux intense (v. à MIROIR : *Miroir de Clar* [*fig.* 1027]). Le petit miroir, dont la forme est carrée ou arrondie ou ovale, est serti dans un cadre métallique pourvu d'un manche assez long (*fig.* 1028).

Le malade, assis en face du médecin, est à la même hauteur que lui, tire la langue pour dégager la bouche; le médecin maintient la langue en dehors avec deux doigts de la main gauche, par l'intermédiaire d'un linge, et, de la main droite, applique le petit miroir, préalablement chauffé pour éviter le dépôt de buée, contre la partie inférieure du voile du palais, au-devant de la luette. La bouche étant largement ouverte et la tête un peu rejetée en arrière, on aperçoit dans la glace l'image du larynx (*fig.* 1029) : l'épiglotte dans le haut, et la région des aryténoïdes dans le bas du miroir.

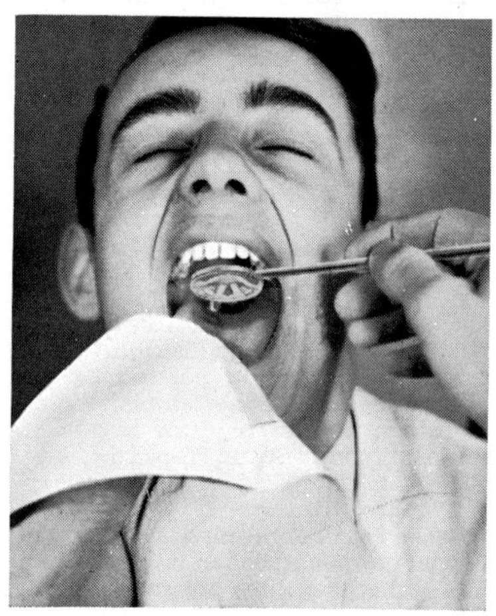

FIG. 1029. — Ce qu'on voit sur le miroir laryngien.

Pour faire redresser l'épiglotte, souvent un peu rabattue sur l'entrée du larynx, le malade est invité à dire é, é, ou i, i, et à respirer profondément dans l'intervalle de l'émission de ces voyelles; on constate ainsi le mode de fonctionnement des cordes vocales et la pureté des sons émis.

Le petit miroir introduit dans la bouche reçoit la lumière directement lorsque la lampe est placée entre les deux personnes, ou indirectement, quand la lumière de la lampe, reçue par un miroir concave, fixé sur le front du médecin, est renvoyée par ce miroir sur le laryngoscope.

Cet examen, absolument indolore et inoffensif, est facile dans la généralité des cas; dans certains cas, cependant, il est extrêmement difficile, à cause du jeune âge, de la pusillanimité du sujet, de la sensibilité anormale du pharynx, de la forme ou de la position vicieuse de l'épiglotte, du volume exagéré de la langue, etc.

On peut parer à l'appréhension et à la crainte du malade pour cet examen par beaucoup de patience et des essais répétés, et à la sensibilité exagérée du pharynx par l'anesthésie locale à l'aide d'une solution ou d'une poudre anesthésique.

Parfois, il y a intérêt à abandonner le miroir laryngoscopique et à recourir à l'inspection directe.

L'axe de la bouche et celui du larynx sont presque perpendiculaires l'un à l'autre; si l'on pouvait redresser cet angle droit, on mettrait la bouche dans le prolongement de l'axe du larynx, et celui-ci serait accessible à la vision directe. Le malade assis, le tronc fléchi sur les cuisses et la tête fortement rejetée en arrière, l'opérateur introduit une spatule spéciale sur la base de la langue, spatule qu'il fait basculer de manière à projeter en avant la langue et en arrière l'arcade dentaire supérieure; dans les cas favorables, le larynx peut être vu directement dans toute son étendue. Quand l'épiglotte est fortement rabattue sur le vestibule, l'opérateur passe la spatule, non devant l'opercule, mais derrière, de façon à le déprimer en même temps que la langue.

Killian a perfectionné la méthode de Kirstein en poussant plus loin ses investigations; il introduit, à travers la glotte, jusque dans la trachée et les grosses bronches, des tubes métalliques pour inspecter l'état de ces régions (v. à BRONCHOSCOPIE); l'éclairage est obtenu à l'aide de lampes électriques placées à l'extrémité du tube ou dont la lumière est dirigée dans l'axe du tube.

Il est bien entendu que cette exploration ne peut être faite qu'après une anesthésie locale complète, car, autrement, la muqueuse ne pourrait tolérer la présence d'un corps étranger aussi volumineux; dans certains cas, on est obligé de recourir à l'anesthésie générale.

Dans ces dernières années, deux nouveaux procédés ont été proposés :

1° La *laryngoscopie suspendue* : le malade étant couché et sa tête ayant été portée en arrière, au-delà du plan de la table, on fixe une spatule, qui abaisse la langue, à une potence adaptée à un support solidaire de la table d'examen; la tête du sujet, par son propre poids, refoule les parties molles du plancher buccal et du cou, découvrant ainsi le larynx, tout en laissant à l'opérateur entière liberté de ses mains.

Cette méthode, peu usitée en France, s'exécute sous anesthésie générale;

2° La *laryngoscopie directe* à l'aide de la « spatule ouvre-bouche » de Claoué. Cette méthode semble se généraliser, car elle facilite la plupart des interventions laryngées.

En dehors de cet examen instrumental, on emploie les procédés généraux applicables à beaucoup d'organes : l'inspection, la palpation, l'auscultation et le toucher direct avec le doigt ou des stylets.

IV. LARYNX (maladies) [V. pl. en couleurs]. — **Congestion.** — La congestion du larynx est occasionnée par des causes diverses : alcoolisme, abus du tabac, exercice prolongé de la voix, respiration de vapeurs irritantes ou de fumée. Elle n'atteint pas toute l'étendue de la muqueuse laryngée dans les cas légers, mais certaines régions, comme les replis aryténo-épiglottiques et les bandes ventriculaires; chez les chanteurs, ce sont les cordes vocales qui sont le siège de prédilection de la congestion, ainsi que les bandes ventriculaires.

La voix est plus ou moins altérée; elle a perdu sa pureté habituelle : le malade éprouve une sensation de sécheresse et ressent le besoin de pousser fréquemment un *hem,* pour chasser les mucosités.

Traitement. Cesser l'usage des irritants : tabac, alcool. Laisser l'organe au repos complet pendant quelque temps. On peut employer des dérivatifs, tels que purgations légères, pédiluves irritants.

L'usage de la voix chantée ne sera repris qu'avec beaucoup de prudence et progressivement.

Dyspnées laryngées. — La pathologie du larynx est dominée par un fait anatomique : le larynx est le segment le plus étroit des voies aériennes. Toute lésion laryngée expose donc à l'obstruction de la voie aérienne, traduite cliniquement par la *dyspnée laryngée.* Surtout fréquente chez l'enfant, parce que le calibre laryngé y est relativement plus petit, elle est caractérisée par une gêne respiratoire spéciale, par le rythme lent de la respiration, la longueur de l'inspiration; le *tirage,* c'est-à-dire la dépression des parties molles à l'inspiration, apparaît rapidement sus-sternal, sus-claviculaire, puis intercostal.

Devant un tel tableau, il faut rechercher la cause rapidement et la traiter, car l'évolution est le plus souvent dramatique; après une phase de lutte et une sudation trompeuse, la mort survient dans un tableau d'asphyxie.

Les *causes* sont multiples : chez l'enfant, le croup, la laryngite striduleuse, sous-glottique, le corps étranger sont les plus fréquentes. Chez le nourrisson, le spasme de la glotte; chez l'adulte, l'œdème de la glotte, la crise laryngée du tabès, la tuberculose et les tumeurs malignes peuvent être envisagés au même titre que les causes précédentes.

Hémorragies. — Le larynx peut être le point de départ d'hémorragies superficielles par dilatation exagérée de ses vaisseaux. Elle se traduit par l'expectoration de petits caillots de sang qui effrayent fort le malade et son entourage, comme tout rejet de sang par la bouche. On pense, dans ce cas, avoir affaire à une hémorragie pulmonaire, d'origine tuberculeuse, mais l'examen laryngoscopique vient lever tous les doutes.

Traitement. Celui de la cause. Laisser le larynx au repos en ne parlant à haute voix que le moins possible. Sédatifs de la toux. Aérosols de coagulants.

Laryngite aiguë. — Les causes des laryngites aiguës sont nombreuses, mais la cause de beaucoup la plus fréquente est le refroidissement, surtout si le sujet respire par la bouche; ingestion d'une boisson froide pendant que le corps est en sueur; inspiration de vapeurs irritantes ou de poussières; surmenage de la voix, le chant trop prolongé, cris répétés.

Chez beaucoup de personnes, le coryza est suivi d'une laryngite, ce qui se traduit par l'expression populaire de « rhume tombé sur la poitrine ».

Signes. La laryngite aiguë se traduit par une série de symptômes dont les principaux sont : l'altération de la voix, la toux et l'expectoration.

La toux, au début de la maladie, est sèche, fréquente, sourde, puis devient plus ou moins sourde, enrouée, rauque ou même aboyante.

Il n'y a pas ou presque pas d'expectoration dans les premiers jours de la maladie, mais peu à peu la toux devient *grasse,* c'est-à-dire que les secousses de toux détachent des sécrétions épaisses, jaunâtres, que l'on expulse sous forme de crachats; avec le temps et des soins, cette sécrétion devient moins purulente, puis muqueuse, et finit par cesser.

La voix devient plus grave, discordante, ou passe brusquement d'un ton grave à un ton aigu dans la prononciation d'un mot; elle est souvent douloureuse, pénible, et le malade doit faire un effort pour parler à voix haute. A la période d'expectoration, elle est parfois couverte, mais s'éclaircit après le rejet de mucosités épaisses.

En tout cas, la voix met assez longtemps pour reprendre son timbre normal, surtout si le malade ne se soigne pas ou se soigne mal.

Le gonflement de la muqueuse du larynx et le rétrécissement de la glotte qui en résulte sont rarement assez prononcés pour donner lieu à une gêne respiratoire notable, du moins chez l'adulte, car il n'en est pas de même chez le jeune enfant, comme nous l'exposerons au paragraphe suivant : *Laryngite striduleuse.*

Généralement, la laryngite aiguë est bénigne et guérit facilement; mais, si elle n'est pas soignée, elle peut passer à l'état chronique ou déterminer une altération profonde et définitive de la voix.

Traitement. Garder la chambre, si la température extérieure est basse, et encore mieux le lit, si possible; la température de la chambre doit atteindre 16° à 18°. Cette précaution est inutile en été, mais on évitera de se mettre dans les courants d'air ou de se vêtir trop légèrement.

Mettre le larynx au repos : ne pas chanter et même ne pas parler longtemps à voix haute; cesser, bien entendu, l'usage du tabac.

Inhalations de vapeurs médicamenteuses douces, par adjonction à l'eau chaude de l'inhalation de mixtures alcooliques à base de teinture de benjoin, baume du Pérou, eau de laurier-cerise. Eviter l'usage du menthol, dont les vapeurs inhalées trop brutalement sont nocives dans ce cas.

A la première période, quand la parole est douloureuse, la toux déchirante et sèche, l'expectoration nulle, prendre des infusions très chaudes.

A la période d'expectoration, l'usage des balsamiques est indiqué, ainsi que celui des modificateurs, tels que : créosote, gaïacol et leurs composés. V. à respiratoires (Organes) : *Bronchite.*

Aérosolthérapie d'antibiotiques.

Au point de vue hygiénique, on évitera les causes provocatrices de la laryngite et, en cas d'une atteinte de cette maladie, le chanteur reprendra ses occupations seulement après constatation par le médecin que l'organe est revenu à son état normal.

Laryngite striduleuse ou Faux Croup. — Causes. Chez les jeunes enfants, la glotte est si petite que le moindre gonflement qui vient la rétrécir ou qu'une simple mucosité qui l'obstrue partiellement donne lieu pendant la nuit à des accès de suffocation effrayants.

Signes. Un enfant de 2 à 5 ans, qui semblait bien portant dans la journée, mais un peu enrhumé, se réveille le soir en proie à une dyspnée intense; la respiration est saccadée, l'inspiration bruyante, sifflante, et la toux rauque. Après un court laps de temps, la crise prend fin, et l'enfant se rendort comme si rien d'anormal ne s'était passé. Ces crises de suffocation peuvent se répéter les nuits suivantes et tant que la laryngite sera à la période aiguë. Le grand signe différentiel de la laryngite striduleuse et du croup, avec lequel elle est toujours confondue par les parents, est que dans la laryngite striduleuse l'enfant a la voix claire dans l'intervalle des accès, alors que dans le croup la voix reste voilée.

Quoique grave en apparence, le faux croup n'entraîne pas la mort, et il suffit souvent d'exécuter la médication très simple indiquée plus loin pour faire cesser la crise. Il sera néanmoins prudent d'appeler le médecin, qui constatera qu'il s'agit bien d'une laryngite striduleuse, non compliquée d'affection pulmonaire.

Traitement. On traitera la crise de dyspnée, qui inspire, avec raison, tant de frayeur, par l'application, sur le devant du cou, d'un mouchoir plié, imbibé d'eau chaude, ou, mieux, on fera de larges enveloppements aussi chauds que possible (tout en évitant les brûlures); dès que le mouchoir s'est refroidi, on le retrempe dans l'eau chaude; on renouvelle l'application jusqu'à ce que la suffocation ait disparu. On peut aussi appliquer des cataplasmes à la farine de lin.

Bromure de calcium (20 cg par année d'âge), chloral (10 cg par année), antipyrine, gardénal (bien toléré par les enfants [1 cg]).

Dans l'intervalle des crises, laisser l'enfant dans une chambre chaude, où l'on maintiendra une atmosphère humide en faisant évaporer de l'eau. Le traitement est alors celui de la bronchite chez l'enfant : sédatifs, potions calmantes et balsamiques, révulsifs par cataplasmes sinapisés, sinapismes, enveloppement des membres inférieurs dans l'ouate.

Si l'accès de faux croup est occasionné par des végétations adénoïdes, il faudra faire enlever celles-ci dès que la laryngo-bronchite sera guérie. En attendant, prendre du sirop iodotannique phosphaté, de l'arsenic, du calcium. Cure à Luchon, La Bourboule, Saint-Honoré, Challes, Cauterets.

Laryngite œdémateuse ou Œdème de la glotte. — On désigne ainsi l'affection caractérisée par le gonflement des replis de la muqueuse laryngée ou l'infiltration de sérosités dans leur épaisseur ; bien que les cordes vocales ne participent que rarement à cet œdème, les effets mécaniques sont les mêmes que si la glotte était rétrécie.

Plus la muqueuse est d'un tissu lâche, plus elle sera susceptible de se tuméfier : c'est pour cela que l'œdème atteint surtout la face antérieure de l'épiglotte, les replis aryténo-épiglottiques, les cordes vocales supérieures.

Causes. L'œdème du larynx peut être *primitif* et constituer à lui seul toute la maladie, mais, le plus souvent, il est *consécutif* à une affection du larynx ou des organes voisins, ou à une maladie générale comme l'albuminurie, la grippe, etc. C'est ainsi qu'on l'observe à la suite de phlegmons du cou, de glossite, d'amygdalites phlegmoneuses, etc.

Une cause assez fréquente est l'ingestion accidentelle de liquides brûlants ou caustiques ; bien plus rarement, l'œdème de la glotte est dû à l'urticaire des muqueuses, dont la maladie de Quincke représente le degré le plus élevé.

Signes. Quand l'œdème est *primitif* (c'est le cas de cet individu, cité par Trousseau, qui, ivre, avait passé la nuit sur un banc des boulevards pour y dormir, en plein hiver, et qui le lendemain fut transporté à l'hôpital avec un œdème de la glotte), les accidents sont immédiats : l'ouverture du larynx étant très diminuée, la respiration est difficile, laborieuse, surtout pendant l'inspiration ; le malade fait des efforts considérables pour introduire l'air dans la poitrine, et peut succomber par asphyxie si l'on n'intervient pas. La voix est faible, intermittente, rauque si l'œdème siège au-dessus des cordes vocales, et presque supprimée quand le gonflement atteint ces dernières.

Dans l'œdème *secondaire* à une autre maladie, on constate l'existence des symptômes propres à ces maladies, puis, graduellement et quelquefois assez vite, les symptômes d'une gêne respiratoire plus ou moins prononcée.

Le pronostic est évidemment subordonné à la cause déterminante, mais aussi au volume, au siège de l'œdème et à la rapidité avec laquelle on apporte des soins.

Lorsque la suffocation est imminente, il n'y a que la trachéotomie qui puisse sauver le malade, en ouvrant un passage à l'air au-dessous du point obstrué.

Traitement. Applications d'eau très chaude sur le cou à l'aide d'une éponge ou d'un mouchoir, ou d'eau glacée ; dérivatifs : sinapismes ou pédiluves sinapisés, enveloppement ouaté des membres inférieurs.

Purgatifs, régime lacté ; injections sous-cutanées de pilocarpine ; antihistaminiques de synthèse.

Comme traitement local, pulvérisation d'une solution décongestive à base de chlorhydrate de cocaïne au 1/20 ou au 1/30 (suivant l'âge du sujet), additionnée de quatre gouttes d'adrénaline par cm³. Aérosols.

Laryngite aiguë suffocante de l'enfant. — **I. D'origine diphtérique** (croup). — V. diphtérie.

II. D'origine non diphtérique. — Il s'agit de la *laryngite sous-glottique,* qui est due à un œdème de la muqueuse du larynx au-dessous des cordes vocales. Elle est particulièrement grave et doit être traitée avant que la dyspnée laryngée n'atteigne le stade asphyxique. La laryngoscopie directe a deux buts : préciser le diagnostic en montrant l'œdème, en éliminant le croup (absence de fausses membranes), la laryngite striduleuse et le corps étranger ; faciliter le traitement comme premier temps du *tubage.*

Causes. Elle fait souvent suite à une rhino-pharyngite banale, à une rougeole (où la laryngite peut être d'un autre type), à un épisode grippal. Elle peut être d'apparence primitive.

Traitement. Antibiotiques, vaccinothérapie, antispasmodiques sans excès, tonicardiaques. En fait, il faut assurer le passage de l'air et, comme dans toutes les dyspnées laryngées, ne pas trop attendre pour recourir au *tubage* ou à la *trachéotomie.*

Laryngo-trachéo-bronchite. — Inflammation simultanée du larynx, de la trachée et des bronches.

Elle s'observe souvent chez le jeune enfant : début brutal, fièvre élevée, accès de suffocation avec voix rauque et toux aboyante.

Laryngite dans les infections. — La grippe peut déterminer une laryngite aiguë banale ou une laryngite sous-glottique, plus grave.

La laryngite de la *rougeole* est précoce ou tardive. Précoce, elle se manifeste par de l'enrouement, de la toux rauque et une légère gêne respiratoire ; elle correspond à l'envahissement du larynx par l'énanthème pharyngé. Tardive, elle s'accompagne souvent d'ulcérations postérieures, porte ouverte au bacille diphtérique.

La *scarlatine* donne une laryngite, rare, mais à forme grave d'emblée, s'accompagnant presque toujours d'œdème et d'exsudat pseudo-membraneux, même en dehors de toute infection diphtérique.

La *variole* détermine fréquemment la formation de pustules laryngées vers le 4e ou le 6e jour de la maladie ; pronostic grave malgré la trachéotomie, à cause de l'extension possible aux organes respiratoires.

La *varicelle* frappe exceptionnellement le larynx, mais alors elle est toujours grave.

Les manifestations laryngées de la *fièvre typhoïde* sont plus fréquentes ; les formes graves, caractérisant le « laryngo-typhus », sont sérieuses non seulement par leur danger immédiat d'œdème, de périchondrite ou bien d'abcès fusant parfois vers le médiastin, mais encore par les rétrécissements cicatriciels qui en constituent parfois la séquelle.

L'*érysipèle de la face* se propage parfois au pharynx, au larynx ; quelquefois aussi existe une forme primitive d'érysipèle du larynx.

Laryngite catarrhale chronique. — La laryngite chronique peut être superficielle ou atteindre les parties profondes de la muqueuse ; elle est dite alors parenchymateuse.

Causes. Ce sont celles de la laryngite aiguë ; celle-ci, quand elle n'est pas soignée, peut passer à l'état chronique.

Signes. Elle se traduit surtout par l'altération de la voix, qui manque d'éclat, qui est plus au moins sourde, enrouée ; il y a parfois expectoration d'une perle de mucus concret : le malade pousse continuellement des *hem, hem,* pour éclaircir sa voix et expulser les sécrétions qui recouvrent les cordes vocales.

La durée est indéterminée ; elle est subordonnée au traitement, à la profession et aux soins hygiéniques que suit le malade.

Traitement. Eviter toute cause d'irritation du larynx : tabac, boissons alcooliques, voix haute et prolongée, cris, poussières irritantes.

Soigner les affections du nez et du pharynx, qui sont une cause de laryngite ou qui l'entretiennent.

Sirops balsamiques, de tolu, bourgeons de sapin ; érysimum, benzoate de soude, terpine, créosote.

Inhalations de benjoin, essence de pin, camphre, ou pulvérisations avec l'appareil à vapeur de ces mêmes produits.

Stations thermales de Cauterets, Luchon, Eaux-Bonnes, Le Mont-Dore.

Le traitement local est très important ; aérosolthérapie décongestionnante (vaso-constricteurs), désinfectante (antibiotiques), restauratrice (soufre).

Les injections intralaryngées d'huiles *végétales* décongestives donnent d'excellents résultats (huile goménolée au 1/20, additionnée d'huile éphédrinée à 1 p. 100). Il est préférable de les faire pratiquer par le spécialiste, quoique le malade puisse les faire lui-même.

Laryngite glanduleuse ou granuleuse. — Très fréquente chez les personnes qui font un grand usage de la voix : orateurs, chanteurs, professeurs.

Elle siège sur la muqueuse des cartilages aryténoïdes et à la base de l'épiglotte, très riches en glandes. Le pharynx est aussi le plus souvent atteint de la même lésion.

Le premier indice de cette maladie est la perte des notes élevées, puis, si la maladie atteint les cordes vocales, la voix ordinaire perd de sa sonorité et devient rauque. Parfois, il y a un sentiment de gêne pendant la déglutition, lorsque le vestibule laryngien et l'épiglotte sont atteints.

Les malades accusent une sensation de sécheresse de la gorge qui les porte à avaler à vide.

Traitement. Le traitement est le même que celui de la laryngite catarrhale chronique, mais on traitera concurremment les granulations pharyngées par des cautérisations ou des attouchements avec des préparations à base d'iode ou de nitrate d'argent, en solution assez étendue, au 1/50 ou par la suite au 1/30.

Laryngite nodulaire. — C'est une affection propre à ceux qui abusent de la voix, et notamment aux chanteurs.

Elle est caractérisée par la présence d'une petite saillie, nodule, sur les bords des cordes vocales, à l'union du tiers antérieur avec les deux tiers postérieurs.

Pendant la phonation, les deux nodules, qui sont en regard l'un de l'autre, empêchent les cordes vocales de s'affronter exactement, d'où altération de la voix dans une partie ou dans la totalité de l'échelle musicael qui lui est propre.

TRAITEMENT. Au début de l'affection, le repos complet et plus ou moins prolongé du larynx peut quelquefois suffire à faire rétrocéder le nodule.

Pulvérisations ou inhalations de solution de benzoate de soude, de bicarbonate de soude; électrothérapie, ionisation ou courant faradique, mécanothérapie (vibrateur harmonique de Farneaud), rééducation vocale.

On peut encore pratiquer l'ablation du nodule avec des pinces appropriées.

Laryngite tuberculeuse ou Tuberculose du larynx. — CAUSES. Le microbe de la tuberculose, le bacille de Koch, peut s'implanter dans presque tous les organes, toutes les régions du corps, mais il y a un organe qui est son siège de prédilection : c'est le poumon.

Quelquefois, mais rarement, le larynx est atteint de tuberculose, alors que le poumon ne l'est pas encore ou ne l'est que fort peu : on a affaire à la tuberculose laryngée primitive. Dans la grande majorité des cas, le larynx n'est atteint que dans le cours ou à la période terminale de la tuberculose pulmonaire : l'affection de l'organe de la voix est alors secondaire. On l'a constaté dans les deux tiers des cas de phtisie; elle est rare chez les enfants au-dessous de 15 ans.

SIGNES. La tuberculose du larynx se traduit par une tuméfaction plus ou moins considérable de certaines régions, comme la région inter-aryténoïdienne, les replis aryténo-épiglottiques, les bandes ventriculaires, l'épiglotte, et par des ulcérations ayant les mêmes sièges.

Les symptômes éprouvés par le malade varient suivant le siège et le degré d'altération des tissus : les troubles de la voix, la toux sont à peu près constants; à une période plus avancée surviennent, mais pas toujours, la douleur, pendant la déglutition, et la gêne respiratoire.

La voix, d'abord légèrement enrouée, se couvre, puis devient rauque, éteinte, comme étouffée; dans certains cas où la tuberculose n'atteint que le vestibule laryngien, la voix est peu altérée, malgré la gravité des lésions.

La toux est provoquée surtout par la lésion pulmonaire; ses caractères de sonorité suivent la marche des troubles vocaux; à une période avancée, elle est grave, peu retentissante et presque caractéristique.

A une période donnée, il survient un symptôme des plus pénibles pour le malade : c'est la déglutition douloureuse. Chaque fois que le patient avale une bouchée, et surtout sa salive, il éprouve une douleur des plus pénibles qui irradie vers l'oreille correspondante; la douleur est telle que le malade redoute de s'alimenter si on ne parvient à insensibiliser la région malade.

A la dyspnée, due à la lésion pulmonaire, vient parfois s'ajouter une gêne mécanique occasionnée par la tuméfaction des tissus laryngiens.

Les tuberculeux pulmonaires peuvent contracter une laryngite simple accidentelle, comme les gens bien portants; par conséquent, les troubles de la voix, la toux n'indiquent pas qu'il s'agit forcément d'une tuberculose du larynx; le diagnostic de celle-ci ne peut être fait que par le laryngologiste.

TRAITEMENT. Il est aujourd'hui dominé par l'utilisation des antibiotiques modernes : streptomycine, P. A. S., isoniazide. Les prédisposés à la tuberculose veilleront à ne pas fatiguer l'organe vocal, à éviter les laryngites, qui servent de point d'appel à la localisation de la tuberculose sur le larynx : éviter les cris, les chants, la lecture prolongée à voix haute.

Comme la laryngite tuberculeuse coïncide le plus souvent avec la tuberculose pulmonaire, le traitement général sera celui de cette dernière maladie : séjour au grand air, huile de foie de morue, préparations arsenicales, régime alimentaire spécial; injections intramusculaires d'éther benzyl-cinnamique. V. TUBERCULOSE.

Inhalations de vapeur d'eau additionnée de teinture de benjoin, de bromoforme, de teinture d'eucalyptus, d'essence de pin. Aspiration de poudre d'orthoforme, ou d'iodoforme quand il y a des ulcérations.

Projection de poudres anesthésiques à base de cocaïne, de chlorhydrate de morphine pour combattre la dysphagie.

Attouchements avec le phénol-sulfo-riciné, des solutions d'acide lactique, le chlorure de zinc, etc.

Cure par la photothérapie, par les injections trachéales d'huiles créosotée, gaïacolée, au goménol; aérosolthérapie d'antibiotiques; streptomycine.

Traitement chirurgical rarement indiqué, sauf dans les cas de lésions limitées et facilement accessibles.

Cautérisations profondes au galvanocautère.

Trachéotomie précoce pour mettre l'organe au repos absolu, ou tardive pour combattre la dyspnée résultant du gonflement des parties molles.

En cas de dysphagie, pulvérisations de poudres de cocaïne et de morphine. Anesthésie du laryngé supérieur par infiltration d'une solution alcool-cocaïne au point précis de sa pénétration à travers la membrane crico-thyroïdienne, qui permet dans la plupart des cas de faire disparaître les douleurs à la déglutition. Cette pratique doit être renouvelée tous les dix à quinze jours. Par la suite, on peut envisager, s'il y a lieu, la section de ce nerf sensitif. L'infiltration novocaïnique du sinus carotidien a donné dans certains cas de bons résultats.

Syphilis du larynx. — La syphilis donne lieu à des manifestations variées dans le larynx. A la période secondaire, on observe de la congestion, des érosions, des ulcérations; à la période tertiaire, des gommes.

Les syphilides érosives sont des ulcérations très superficielles qui siègent sur les replis aryténo-épiglottiques, l'épiglotte ou les cordes vocales.

La voix est plus ou moins altérée, suivant le siège et la confluence des lésions; elle prend les caractères de la voix de rogomme quand les cordes vocales sont atteintes. Parfois, l'ulcération devient plus profonde et donne lieu à des troubles plus marqués : sensation de brûlure dans le larynx, qui augmente par la déglutition; douleurs spontanées avec irradiations vers l'oreille, ou provoquées par la pression du doigt; toux pour expulser les sécrétions laryngo-bronchiques; quant à la voix, elle est toujours très altérée quand les ulcérations atteignent les cordes vocales inférieures.

La gomme se présente sous la forme d'une tumeur bien circonscrite, bien limitée, ou sous la forme diffuse; elle siège, par ordre de fréquence, sur l'épiglotte, la région aryténoïdienne, les replis aryténo-épiglottiques, près des cordes vocales supérieures et inférieures.

Les symptômes sont ceux de la laryngite, avec, en plus, de la gêne respiratoire, quand la tuméfaction restreint la lumière du larynx.

Les ulcérations ainsi produites se réparent sous l'influence du traitement, mais elles entraînent souvent des déformations, des soudures des cordes, des nécroses partielles des cartilages, toutes lésions qui troublent le fonctionnement normal du larynx et déterminent quelquefois un rétrécissement du larynx qui peut nécessiter la trachéotomie (hémilaryngectomie ou même laryngectomie totale). La radiothérapie doit toujours suivre l'acte chirurgical. Les rayons X seront appliqués sur les chaînes ganglionnaires tributaires de l'hémilarynx intéressé.

TRAITEMENT. Les manifestations laryngées de la syphilis ne sont justiciables, dans la plupart des cas, que du traitement général de cette diathèse : préparations mercurielles en solutions, en pilules, en injections sous-cutanées; iodure de potassium, préparations arsenicales, bismuthiques, pénicilline. V. SYPHILIS.

Il n'y a lieu d'envisager les interventions locales qu'exceptionnellement, et surtout de ne les pratiquer qu'après un traitement antisyphilitique prolongé. Ce sont : l'étincelage de haute fréquence sur les sténoses ou soudures, la dilatation progressive par olives métalliques, ou, au pis-aller, la trachéotomie.

Spasme de la glotte (Laryngospasme). — Névrose s'observant chez les enfants au sein et certaines formes nerveuses. Elle se traduit par une contracture des cordes vocales, parfois un spasme du diaphragme avec ou sans convulsions.

ORIGINE. Obscure : troubles gastro-intestinaux, épilepsie infantile, spasmophilie.

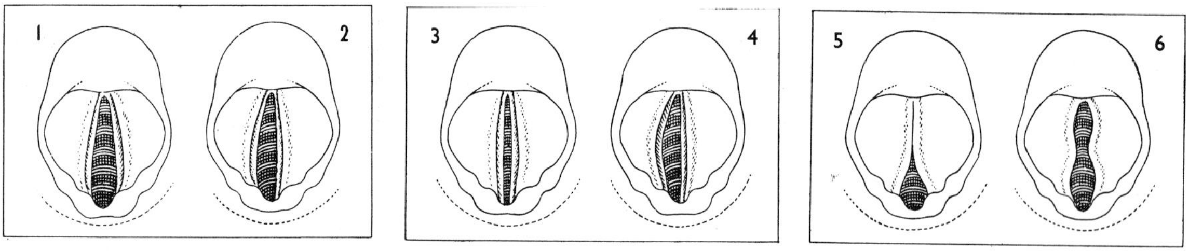

FIG. 1030. — Divers types de paralysie du larynx.
1. Larynx normal; 2. Paralysie récurrentielle droite; 3. Paralysie des deux récurrents; 4. Paralysie isolée des muscles thyro-aryténoïdiens gauches (corde vocale flasque); 5. Paralysie de l'ary-aryténoïdien; 6. Paralysie des crico-thyroïdiens (tenseurs des cordes vocales).

SIGNES. La crise éclate brusquement à la suite d'une contrariété ou même sans raison apparente; la fermeture spasmodique de la glotte empêche la pénétration de l'air dans les poumons, d'où asphyxie progressive entraînant la mort si la crise se prolonge. Généralement, après quelques secondes, la glotte s'ouvre et l'air pénètre à nouveau dans la poitrine : le péril est passé jusqu'à la prochaine crise.

Le spasme glottique peut survenir au cours de certaines affections nerveuses ou laryngées dont il hâte la terminaison.

TRAITEMENT. Pendant la crise : applications d'eau chaude sur le cou; inhalations d'éther, ou sirop d'éther (à défaut, laisser fondre dans la bouche un morceau de sucre imbibé de quelques gouttes d'éther).

Faire fermer la bouche et obliger le malade à respirer par le nez.

Dans l'intervalle des crises, traiter la maladie cause du spasme et diminuer la sensibilité par l'administration de bromure de potassium et de valériane.

S'il y a danger d'asphyxie, on peut être obligé de pratiquer la trachéotomie.

Paralysies du larynx. — CAUSES. Les muscles du larynx peuvent être paralysés par groupes ou isolément, quand les filets nerveux qui les innervent sont troublés dans leur fonction (*fig.* 1030). Les causes de ces paralysies sont très nombreuses et peuvent être classées en causes générales et causes locales.

La cause la plus fréquente des paralysies est la compression du *nerf récurrent* qui innerve tous les muscles du larynx, sauf le crico-thyroïdien; le long parcours que suit ce nerf avant d'arriver au larynx explique sa compression par les organes qu'il côtoie, lorsqu'ils sont malades, surtout du côté gauche.

SIGNES. Comme ce nerf innerve à la fois les dilatateurs et les constricteurs de la glotte, il devrait y avoir simultanément paralysie de ces deux groupes de muscles. Il n'en est rien; Semon a démontré que ce sont les abducteurs qui, au début, cessent leur fonction, et alors la glotte est rétrécie; puis, si la cause persiste, les constricteurs ou adducteurs sont pris à leur tour, et la glotte s'ouvre.

Généralement, il n'y a qu'un nerf récurrent d'atteint; la paralysie est alors unilatérale; cette paralysie peut même ne toucher qu'un muscle isolé et laisser les autres intacts.

Nous ne pouvons exposer en détail chacune de ces formes : cela nous entraînerait trop loin; nous nous bornerons à indiquer les symptômes subjectifs des paralysies des groupes fonctionnels.

Quand la paralysie atteint un des crico-aryténoïdiens postérieurs, dilatateur de la glotte, la voix est enrouée et quelquefois aiguë.

Si la paralysie est bilatérale, la glotte est presque fermée, le malade est gêné pour respirer librement, sa respiration est bruyante; la voix est encore assez sonore.

Dans la paralysie bilatérale des constricteurs, les cordes vocales ne peuvent plus s'affronter; la voix est presque abolie; les efforts sont impossibles.

Si les constricteurs d'un seul côté sont atteints, la voix est faible et exige un effort; quand la paralysie est ancienne, la corde vocale saine dépasse la ligne médiane et va rejoindre sa congénère pendant la phonation.

La gravité des paralysies du larynx est subordonnée à la cause qui les produit et aussi à la fonction des muscles paralysés; ainsi, la paralysie bilatérale des dilatateurs de la glotte est plus grave que la paralysie des constricteurs, puisque, dans le premier cas, le passage de l'air est réduit au minimum.

TRAITEMENT. Doit être dirigé contre la cause de la paralysie; or, ces causes sont nombreuses et très variées : anévrisme de la crosse de l'aorte, de la carotide primitive; tuberculose du poumon droit, tumeurs du corps thyroïde, adénopathies trachéo-bronchiques, etc.

Paralysies laryngées associées. — En dehors des paralysies isolées du larynx qui viennent d'être décrites, il existe tout un groupe de paralysies laryngées dites « associées », bien mises en évidence par des travaux récents.

Plusieurs syndromes ont été définis :

1° Paralysie homolatérale du larynx, du voile, de la langue et des muscles de la nuque;

2° Hémiplégie palato-laryngée;

3° Hémiplégie palato-linguale;

4° Hémiplégie des quatre derniers nerfs crâniens;

5° Hémiplégie du voile, du pharynx et du larynx, syndrome dit du « trou déchiré postérieur ». En effet, au niveau de cet orifice osseux de la base du crâne, les nerfs de la 9e, 10e, 11e paire contractent des rapports de voisinage tels, qu'un traumatisme (blessure de guerre) ou une tumeur les intéressera à coup sûr en masse.

V. LARYNX (affections chirurgicales). — **Polypes du larynx.** — On comprend sous le nom de polypes toutes les *tumeurs bénignes* du larynx qui présentent un point d'attache, ou pédicule, plus étroit que le reste de la tumeur.

CAUSES et VARIÉTÉS. Les causes de l'apparition de ces tumeurs sont assez obscures : l'hérédité, les irritations répétées, les inflammations antérieures de l'organe jouent cependant un rôle indéniable.

Suivant leur nature anatomique, on a distingué plusieurs espèces de tumeurs : le *papillome*, le plus fréquent, et qui peut atteindre les jeunes enfants; il siège, de préférence, sur la moitié antérieure des cordes vocales; le *fibrome*, qui est ou non pédiculé; l'*adénome*, qui est un polype glandulaire, pédiculé, généralement unique; enfin le *myxome*, le *lipome*, l'*angiome*, le *kyste*, qui sont beaucoup plus rares que les précédentes tumeurs. (V. pl. en couleurs.)

SIGNES. Quelle que soit la nature de la tumeur, les symptômes subjectifs sont à peu près semblables, si le siège est le même.

Les troubles de la voix, qui sont à peu près constants, peuvent aller de la voix simplement enrouée jusqu'à l'aphonie; l'intensité du trouble n'est pas toujours proportionnée au volume de la tumeur.

Ainsi, une toute petite tumeur, placée sur le bord d'une corde vocale, et qui, par son siège, empêche les cordes de se joindre pendant la phonation, altérera plus la voix qu'une tumeur plus volumineuse siégeant dans le vestibule laryngien.

La respiration est d'autant plus gênée que la tumeur sera d'un plus gros volume et s'appliquera plus exactement sur l'ouverture de la glotte; suivant le siège de la tumeur, ce sera tantôt l'inspiration, tantôt l'expiration qui sera laborieuse, la tumeur faisant soupape dans un sens ou dans l'autre.

L'examen laryngoscopique permet de constater le volume, le siège de la tumeur, et assez souvent son point d'implantation et sa nature.

Les polypes n'ont pas tendance à disparaître spontanément; on a signalé des cas où le polype dont le pédicule était mince a été expulsé par une quinte de toux; mais il ne faut point compter sur une pareille éventualité et il faut se résoudre à les faire enlever.

TRAITEMENT. Les irritations du larynx étant une cause prédisposante

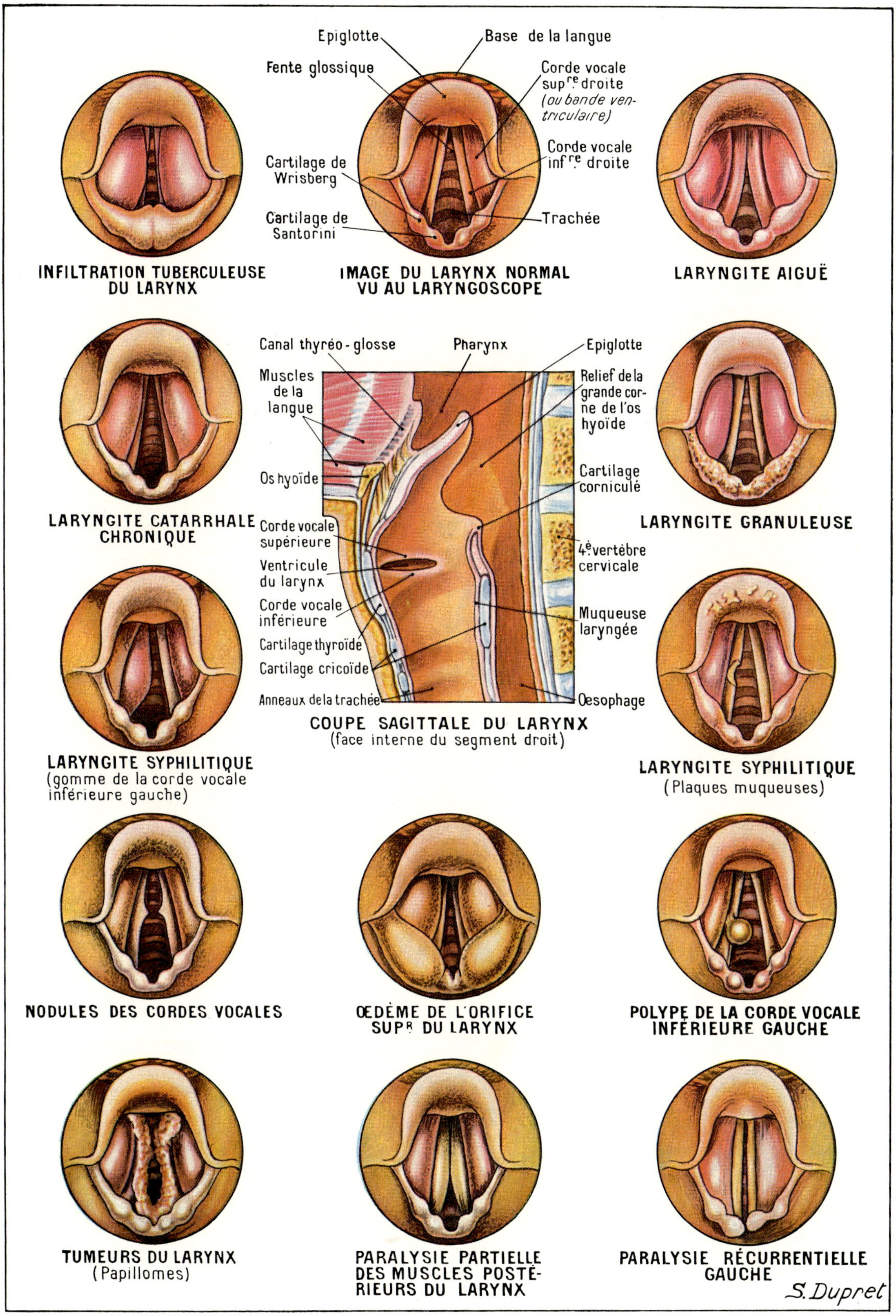

Larynx et maladies du larynx.

de la production des polypes, on ne négligera pas une laryngite aiguë ou chronique.

Tout à fait au début : application locale de toniques astringents, de solutions de chlorure de zinc; mise au repos du larynx.

Quand le polype est constitué, les pulvérisations restent inefficaces et il faut recourir à l'ablation par les voies naturelles : serre-nœud, pinces coupantes.

Les papillomes du larynx, qui sont si décevants par leurs récidives fréquentes, sont justiciables de la laryngotomie, suivie soit de curetage et dilatation caoutchoutée, soit de traitement par l'étincelle de haute fréquence, la diathermocoagulation pouvant entraîner un œdème laryngé (v. plus haut). Cette méthode est surtout indiquée dans le traitement des polypes sessiles, c'est-à-dire mal pédiculés.

Cancer du larynx.— On désigne sous ce nom des tumeurs qui grossissent, se développent rapidement, envahissant les parties voisines, qu'elles détruisent par bourgeonnement, ulcérations; au point de vue anatomique, on distingue l'*épithélioma*, le *carcinome*, le *sarcome*.

Signes. Le cancer endolaryngé débute par une corde vocale ou l'épiglotte et envahit graduellement les régions voisines de son point de départ.

Les symptômes fonctionnels sont les mêmes, quelle que soit la nature de la tumeur : la voix s'altère de plus en plus et finit par s'éteindre quand les cordes vocales sont atteintes.

La respiration est elle-même d'autant plus gênée que la glotte est plus rétrécie par le bourgeonnement de la tumeur.

La déglutition est normale au début de la maladie, mais quand le larynx est tuméfié, ulcéré, la déglutition est extrêmement pénible, difficile et douloureuse; parfois, des parcelles alimentaires ou des gouttes de liquide s'engagent dans le larynx et provoquent des quintes de toux des plus violentes.

Les ganglions du cou sont eux-mêmes envahis par le néoplasme à la période ulcéreuse. Les hémorragies sont fréquentes, même au début.

Il est inutile d'insister sur la gravité extrême d'une pareille affection si l'on n'intervient pas dès le début.

Traitement. Si le cancer est assez étendu, dès qu'on le constate, on ne peut enlever toute la partie malade que par une opération chirurgicale; parfois même, on est réduit à enlever tout le larynx, quand la tumeur a gagné l'organe entier.

On peut avoir aussi recours à la radiothérapie sur les ganglions.

Quelle que soit la période à laquelle on observe le malade, on peut être obligé de pratiquer la trachéotomie quand la gêne respiratoire est notable et que l'asphyxie peut survenir, par spasme glottique, d'un moment à l'autre.

Plaies du larynx. — Assez fréquentes pendant la guerre, elles le sont beaucoup moins en temps de paix, où elles se réduisent aux plaies par instruments tranchants, en cas de crimes ou de suicides.

La plaie intéresse le larynx, soit au-dessus, soit au-dessous des cordes vocales.

Dans ce dernier cas, la voix est abolie, puisque l'air expiré sort des voies aériennes avant d'atteindre les cordes vocales.

L'hémorragie est plus ou moins abondante suivant le volume et le nombre des vaisseaux sanguins sectionnés. La gravité d'une pareille blessure dépend de multiples circonstances; même après la guérison, il peut persister des troubles permanents de la voix.

Fractures du larynx. — Elles sont occasionnées par une chute, un coup, une constriction violente de l'organe; la fracture peut porter sur le cartilage thyroïde ou le cartilage cricoïde, ou les deux simultanément.

La douleur, la gêne de la respiration, les troubles de la voix varient suivant le siège et l'étendue de la lésion; il peut survenir un emphysème sous-muqueux qui contribue à aggraver la gêne respiratoire. En appliquant la main à plat sur le cou, on peut percevoir de la crépitation quand le malade tousse.

C'est une fracture qui est toujours grave et qui peut nécessiter la trachéotomie pour combattre l'asphyxie menaçante.

Traitement. Les plaies, comme les fractures du larynx, exigent l'intervention du chirurgien pour pratiquer les pansements nécessaires et parer aux complications qui peuvent survenir.

Corps étrangers du larynx. — Les corps étrangers qui s'engagent dans le larynx sont des plus variés comme nature : pièces de monnaie, parcelles alimentaires, pépins de fruits, objets divers qu'on met dans la bouche, etc. Il est toujours imprudent de rire, de parler fort, de tousser pendant que la bouche contient un corps étranger, car c'est pendant l'inspiration forte qui accompagne ces actes que ce dernier s'engage dans les voies aériennes.

La position qu'occupe le corps étranger dans le larynx dépend de sa forme, de son volume, de ses aspérités, etc.

Si le corps étranger est assez volumineux pour obstruer la glotte, l'asphyxie survient en quelques minutes; si l'obstruction est incomplète, la gêne respiratoire est plus ou moins accentuée et persistante; à la gêne mécanique, permanente, il peut s'ajouter une gêne paroxystique, due au spasme de la glotte.

La toux est constante au moment où le corps étranger s'engage dans le larynx; elle peut persister longtemps ou, au contraire, diminuer quand le corps étranger, de petit volume, prend une position définitive et fixe; dans certains cas, la toux disparaît, la voix et la respiration sont normales.

Quand le corps étranger est rond, comme un noyau de fruit, un bouton, etc., très souvent il descend dans la trachée et s'engage dans une bronche.

Le diagnostic d'un corps étranger du larynx peut se faire par la laryngoscopie, la radiographie, la trachéoscopie supérieure

Les accidents que peut provoquer un corps étranger ayant pénétré dans le larynx ou les bronches nécessitent une intervention la plus précoce possible.

Traitement. Il faut d'abord s'assurer par la laryngoscopie, si c'est possible, que le corps étranger siège dans le larynx; on connaît ainsi sa nature, son volume, sa situation.

Si cela est impossible, comme chez les jeunes enfants, faire la radiographie pour reconnaître la situation du corps étranger, qui peut être descendu dans les bronches.

En présence d'une crise de suffocation occasionnée par la présence de ce corps étranger dans les voies aériennes, on peut essayer de placer le malade la tête en bas pendant un instant; le changement de position peut provoquer une quinte de toux libératrice.

Si le corps étranger n'est pas expulsé, faire une laryngo-bronchoscopie à l'aide de l'appareil de Brünings et enlever le corps étranger sous le contrôle de la vue.

Si le corps étranger ne peut être extrait et si la dyspnée persiste, pratiquer la laryngotomie inter-cricothyroïdienne ou la trachéotomie, qui ramènera la respiration normale si le corps étranger est encore dans le larynx, mais qui sera inefficace si celui-ci est descendu dans les bronches.

La crise de suffocation passée, il faut enlever le corps étranger : quelquefois, la trachéotomie suffit pour le faire expulser. V. à respiratoires (Organes).

VI. LARYNX (voix). — La voix est le son produit par le larynx et modifié, perfectionné par la cavité bucconasale. La voix humaine varie d'un individu à l'autre et, comme le remarque Cicéron, elle peut être sonore ou sourde, douce ou aigre, grave ou aiguë, flexible ou rude, toutes choses que l'oreille de l'homme peut seule apprécier.

Cette variété infinie de voix est due aux caractères physiques du son émis. On sait qu'un son peut différer d'un autre par la *hauteur*, l'*intensité* et le *timbre*. La hauteur du son est le point qu'il occupe dans l'échelle musicale par rapport à un autre son qui lui est comparé; il en est de même pour la voix : celle de l'enfant est plus aiguë que celle de l'adulte. L'intensité du son ou de la voix représente sa force, sa portée au loin : entre la voix affaiblie d'un malade et celle d'un homme vigoureux, il y a tous les intermédiaires.

Le timbre est ce qui caractérise la note d'un instrument donné et qui est appréciable à l'oreille; ainsi, on distingue aisément si une même note est émise par un violon ou une flûte. Pour chaque instrument ou chaque voix, il y a un timbre particulier qui les fait distinguer les uns des autres, rien que par l'audition des notes qu'ils produisent.

La voix résulte du fonctionnement simultané de trois organes : les poumons, qui emmagasinent l'air et le laissent échapper en quantité variable, suivant les besoins; le larynx, qui est l'organe musical proprement dit; et enfin la cavité de la bouche et du nez, qui modifie sa forme, ses dimensions suivant le son émis et qui, avec la poitrine, joue le rôle de caisse de résonance (*fig.* 1031).

Le rôle des poumons pour l'émission de la voix est capital, puisque

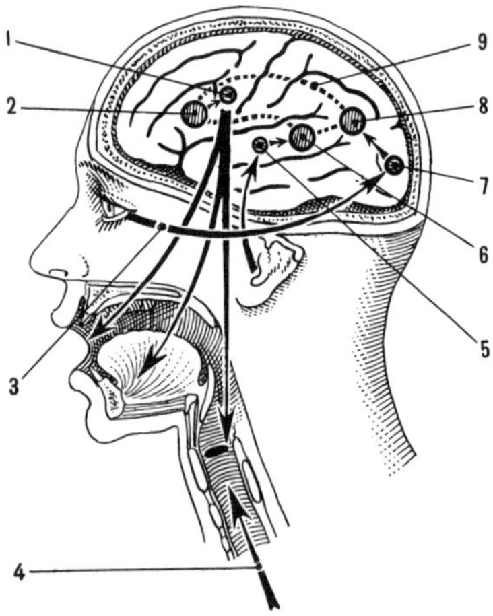

FIG. 1031. — Schéma des centres du langage et du chant.

1. Centre moteur des muscles de la langue, des lèvres, du larynx, de la respiration; 2. Centre du langage articulé; 3. Mécanisme du langage et du chant; 4. Echappement réglé d'air pulmonaire; 5. Centre sensoriel de l'audition; 6. Centre des images auditives; 7. Centre sensoriel de la vision; 8. Centre des images visuelles; 9. Fibres d'association des centres du langage.

ceux-ci représentent le soufflet de l'instrument musical.

L'effort que font les muscles inspirateurs pour agrandir la poitrine a été estimé à 50 kg; la quantité d'air qui peut être expulsée du poumon

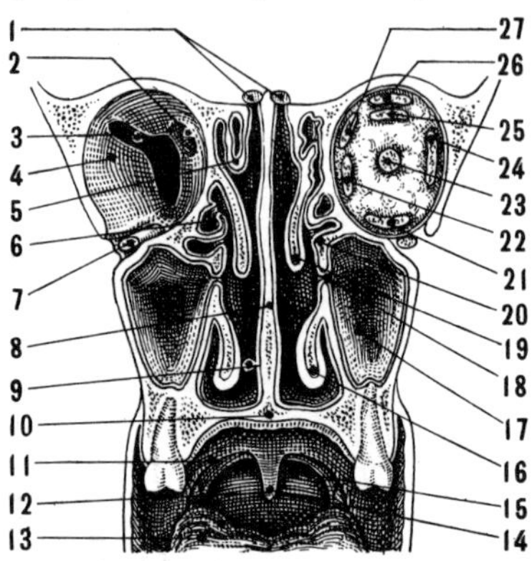

FIG. 1032. — Coupe frontale de la tête par les fosses nasales, les orbites et les sinus maxillaires.

1. Bulbes olfactifs; 2. Trou optique; 3. Fente sphénoïdale; 4. Cavité orbitaire; 5. Cornet supérieur; 6. Cellules ethmoïdales; 7. Nerf maxillaire supérieur; 8. Cloison des fosses nasales; 9. Fosse nasale droite; 10. Voûte palatine; 11. Pilier antérieur; 12. Amygdale; 13. Langue; 14. Luette; 15. Pharynx; 16. Cornet inférieur; 17. Sinus maxillaire; 18. Orifice du sinus; 19. Cornet moyen; 20. Apophyse unciforme; 21. Droit inférieur; 22. Droit interne; 23. Nerf optique; 24. Droit externe; 25. Droit supérieur; 26. Releveur de la paupière supérieure; 27. Grand oblique.

après une inspiration maximum est d'environ 3 litres.

Le diaphragme joue le principal rôle dans l'agrandissement de la capacité thoracique, puisqu'il a un effet trois fois plus grand que celui des muscles inspirateurs.

En se fondant sur la prédominance d'action des différents agents inspirateurs, on distingue trois types de respiration : le *type abdominal*, le *type costal supérieur*, qui est celui des femmes serrées dans un corset; et le *type costal inférieur*, qui est le mode d'inspiration de l'homme debout.

Le larynx est l'organe qui produit le son; les cordes vocales modifient leur longueur et leur tension suivant le son à obtenir et vibrent sous l'influence du courant d'air lancé par les poumons, ou font vibrer l'air qui traverse la glotte par des alternatives de dilatation ou de contraction de l'orifice.

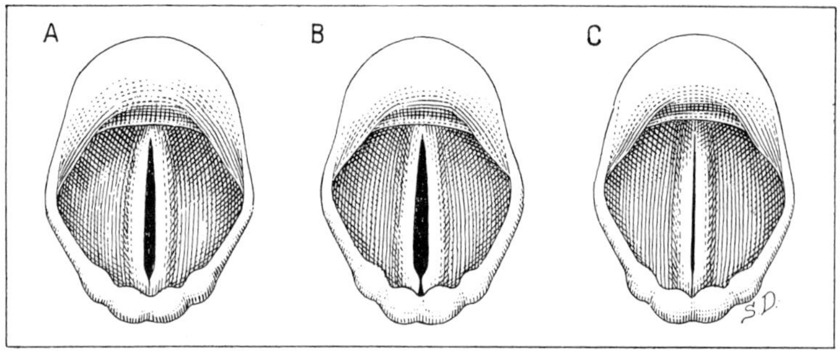

FIG. 1033. — Aspect de la glotte pendant l'émission des sons.
A. Sons graves; B. Médium; C. Sons aigus.

Si l'on ne pouvait émettre qu'un son laryngé, celui-ci pourrait être de tonalité variable, mais n'aurait rien de personnel : toutes les voix se ressembleraient.

Les modifications de forme, de dimensions que subissent la bouche, le pharynx, pendant l'émission de la voix, donnent au contraire à celle-ci un timbre, un cachet qui est particulier à chaque individu; elles habillent la voix, s'il est permis de s'exprimer ainsi.

Il est facile de constater combien la voix subit de modifications quand le nez est obstrué, quand les amygdales sont tuméfiées, quand la langue est malade, et même quand les incisives manquent (*fig.* 1032).

Dans l'émission des divers sons qui composent un mot, il y a un mouvement particulier de la langue pour chaque syllabe et une distribution variable de l'air dans le nez ou la bouche.

La prononciation des mots est déformée quand le pharynx ou le nez sont obstrués par des végétations adénoïdes, des polypes, etc.

La voix de l'enfant est plus aiguë que celle de la femme et de l'homme.

Jusqu'à l'âge de 6 ans, l'étendue de la voix est d'environ une octave. Quand arrive l'âge de la puberté, la voix subit une transformation très appréciable, surtout chez les garçons : c'est ce qu'on appelle la *mue* de la voix. Toutes les parties du larynx subissent un accroissement simultané et quelquefois inégal; les cordes vocales sont plus ou moins congestionnées; la voix devient rugueuse, enrouée par moments, et détonne facilement; il arrive parfois que la mue s'accomplisse d'une façon insensible et sans troubles notables.

La voix des garçons s'abaisse d'environ une octave chez les garçons et seulement de deux tons chez les jeunes filles.

On observe quelquefois, chez des jeunes gens, une voix aiguë, infantile, dite *voix eunuchoïde;* ce sont généralement des voix graves (voix de basse) qui subissent une période d'hésitation avant de devenir normales.

Chez le vieillard, l'intensité et la hauteur de la voix diminuent à cause de la faiblesse des muscles laryngiens et du souffle respiratoire.

Chez les eunuques, le larynx ne se développe pas normalement; il reste infantile ou acquiert, tout au plus, les dimensions du larynx féminin : d'où la voix spéciale qu'ont ces individus.

Au point de vue fonctionnel, la voix peut être chuchotée ou sonore; cette dernière peut se diviser elle-même en voix de larynx ordinaire et en voix chantée.

Dans la voie chuchotée, les cordes vocales ne vibrent pas et le son est produit par les divers mouvements du pharynx et de la langue; c'est pour cela que l'on conseille aux sujets atteints d'une maladie du larynx de n'employer que la voix chuchotée, afin de laisser l'organe vocal au repos. La voix chuchotée a peu de portée; elle exige, pour être bien perçue, une mobilité normale des organes vocaux.

La voix articulée, sonore, est celle du parler, où les cordes vocales vibrent et produisent un son de hauteur variable pour chaque individu, mais qui n'embrasse, dans les diverses intonations, qu'un nombre restreint de notes, une demi-octave environ.

Tout autre est la voix chantée, qui s'étend sur une échelle beaucoup plus vaste; elle embrasse, en général, deux octaves, quelquefois deux octaves et demie, et exceptionnellement trois octaves.

D'après Mandl, la voix de l'homme s'étend du fa_1 au la_3; la voix de femme, de mi_2 à l'ut_5, de sorte que du mi_2 au la_3 les notes sont communes aux deux sexes.

La note la_3, qui est désignée comme point de repère, fait 435 vibrations doubles à la seconde; la voix humaine peut donc fournir un nombre de vibrations qui va de mi_1 (163 vibrations) à ut_5 (2 069 vibrations).

Chaque individu a une conformation de l'organe vocal qui ne lui permet d'émettre qu'un nombre déterminé de notes; suivant la gravité de la voix, on classe les hommes **en basse, baryton et ténor**; les femmes en contralto, mezzo-soprano et soprano.

L'échelle musicale de la voix (*fig.* 1034) s'étend :

pour la basse	du mi_1 au $ré_3$	(163 à 580	vibrations).
pour le baryton	du la_1 au fa_3	(217 à 690	—
pour le ténor	du $ré_2$ au si_3	(290 à 976	—
pour le contralto	du sol_2 au fa_4	(387 à 1 381	—
pour le mezzo-soprano	du si_2 au la_4	(488 à 1 740	—
pour le soprano	du ut_3 au ut_5	(517 à 2 069	—

De la parole. — La parole n'est autre chose qu'une succession de sons qui, conventionnellement, expriment un sentiment ou une idée; avec la mimique naturelle, la parole est le moyen par lequel nous communiquons avec nos semblables.

Les lettres qui constituent les mots d'une langue sont divisées en voyelles et en consonnes; or, les voyelles seules exigent, pour leur prononciation, les vibrations des cordes vocales. Les recherches d'Helmholtz et de Kœnig ont démontré que l'émission de ces voyelles correspond à une note musicale donnée. Voici la notation d'Helmholtz :

OU correspond à fa_2, O à $si\flat_3$, A à $si\flat_4$, I à fa_2 ou $ré_6$, É à fa_2 ou $si\flat_5$, È à $ré_5$ ou sol_5, U à sol_2 ou sol_5.

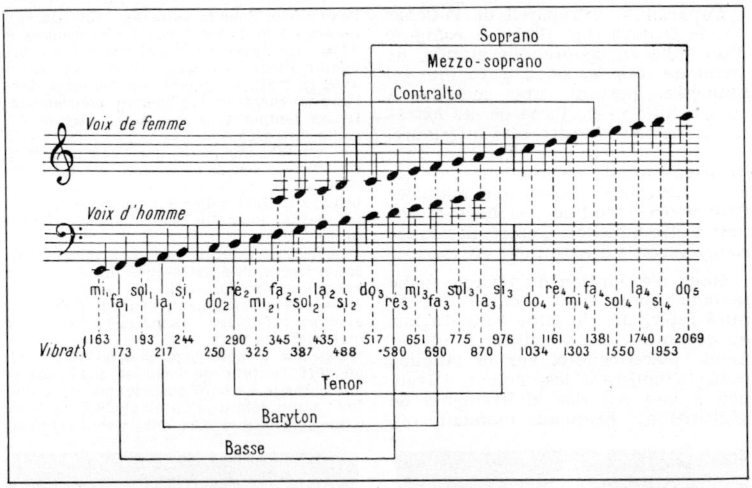

FIG. 1034. — Echelle musicale.

Dans l'émission de ces voyelles, la cavité bucco-pharyngée prend une forme spéciale et appropriée à chaque voyelle ; si, dans un chant, la note se rapproche de celle de la voyelle, de la vocale comme on l'appelle, ladite voyelle sera clairement exprimée ; sinon, pour rendre la note indiquée sur le morceau de musique, le chanteur sera obligé de mal prononcer cette voyelle ou de la remplacer par une voyelle approchée.

Les consonnes ont été divisées en plusieurs classes, en se fondant sur la partie de la cavité bucco-nasale qui contribue le plus à leur formation.

Prononciation défectueuse. — La prononciation défectueuse de plusieurs consonnes n'est pas rare, même chez les adultes ; la prononciation gutturale de la lettre R porte le nom de *grasseyement* ou de *rhotacisme ;* parfois, on remplace la consonne par une autre : on l'appelle *pararhotacisme.*

Dans le *lambdacisme,* c'est la lettre L qui est mal articulée ou remplacée par une autre ; quand c'est la lettre S ou Sch, on l'appelle *sigmatisme ;* par ailleurs, beaucoup d'enfants prononcent S comme *ch* et inversement.

Les lettres G et K sont quelquefois remplacées par un D ou un T : on appelle cette altération *gammacisme.* Le *zézaiement* consiste à remplacer la lettre *j* par un *z ;* ce défaut, fréquent chez les enfants, est facile à corriger.

Ces vices de la parole sont naturels à l'individu, mais ils peuvent aussi être dus à une maladie de l'organe qui fonctionne pour la prononciation de ladite consonne ; c'est ainsi qu'une malformation ou une maladie des lèvres entraînera une mauvaise articulation des labiales *b, p, f, m ;* si les incisives manquent, les lettres *s, sch, t, i* seront moins bien articulées.

Quand le pharynx ou le nez sont obstrués, ce sont les nasales *in, an, on* qui manquent de sonorité ; quand le voile du palais est paralysé ou perforé, toutes les syllabes prennent un son nasal.

L'inflammation ou l'hypertrophie des amygdales enlève à la voix sa sonorité, son éclat : la voix devient sourde, pâteuse, même indistincte.

On pourrait multiplier les exemples de troubles de la prononciation imputables aux maladies du nez, du pharynx et de la bouche ; ces quelques exemples suffisent à montrer l'importance de l'intégrité de ces régions.

HYGIÈNE. L'exercice de la voix, surtout de la voix chantée, réclame le fonctionnement normal des trois organes qui contribuent à sa formation : le poumon, le larynx et la cavité bucco-nasale ; or, ce sont des organes qui sont, très souvent, atteints par l'inflammation, à la suite de refroidissement ou de l'ingestion de boissons froides quand le corps est en sueur. Les précautions hygiéniques à prendre sont d'ordre général et de connaissance vulgaire. On doit éviter le refroidissement aux pieds, qui entraîne souvent un rhume de cerveau et, à la suite, un rhume de poitrine et de la laryngite. On doit éviter de boire abondamment une boisson froide quand on vient de parler longtemps ou de chanter ; cela peut suffire pour faire perdre la voix pendant un laps de temps plus ou moins long.

Après un repas abondant, le fonctionnement du diaphragme est un peu gêné par le gonflement de l'estomac et, par conséquent, la respiration est moins libre, moins profonde ; le chanteur qui aurait un long rôle à tenir évitera cette gêne en ne prenant qu'une légère collation avant de chanter.

L'usage exagéré des boissons alcooliques et du tabac est fâcheux pour la voix, parce que ces abus déterminent une congestion plus ou moins intense des voies aériennes et du pharynx.

Les cavités annexes doivent être libres au point de vue anatomique (en dehors de tout état pathologique). Le chanteur devra avoir une respiration nasale complète et facile (déviation de cloison à faire opérer ; cornets hypertrophiés à faire traiter ; polypes du nez à enlever). Les amygdales chroniquement infectées par des cryptes profondes caséeuses devront être réduites à la diathermocoagulation, mais jamais enlevées chirurgicalement. Les végétations adénoïdes, reliquat de l'adolescence, devront être extirpées.

On a longtemps discuté la question de savoir quel mode de respiration convenait le mieux au chanteur ; l'important, c'est d'accumuler dans le réservoir thoracique le plus d'air possible avec le moins d'effort ; or, c'est la contraction du diaphragme, le type abdominal de la respiration, qui fournit ce résultat.

La respiration s'exécutera avec d'autant plus de facilité qu'on sera moins gêné par les vêtements.

On peut encore augmenter la capacité thoracique en faisant des inspirations graduellement de plus en plus profondes, et en laissant échapper l'air avec plus ou moins de lenteur ; des mouvements gymnastiques, exécutés par les membres supérieurs, en développant la force des muscles inspirateurs, aboutissent à ce même résultat.

LASÈGUE (Signe de). — Provocation de la douleur dans la sciatique en fléchissant la cuisse sur le bassin, la jambe étant en extension.

LATENT (du lat. *latens,* caché). — **Microbisme latent.** — Microbisme existant dans l'organisme, mais ne se manifestant encore par aucun trouble. V. MICROBES.

LATHYRISME (du lat. *lathyrus,* gesse). — Intoxication observée chez l'homme et les animaux à la suite de la consommation de diverses espèces de gesses toxiques, soit par leurs graines, soit par la plante elle-même.

Le lathyrisme s'observe surtout par périodes de disette ou de famine, en Europe et surtout en Asie Mineure, en Extrême-Orient, quand, par suite du manque de farine, les gesses sont utilisées pour l'alimentation de l'homme ou du bétail.

Les semences de gesses incriminées concernent surtout les espèces cultivées : *Lathyrus cicera* (gesse jarosse ou pois du Japon), *L. sativus* (lentille d'Espagne), *L. clymenum* (gesse pourprée), *L. palustris* (gesse des marais). A partir de la formation de la graine, le végétal entier est vénéneux.

SIGNES. Tremblements, sensation de brûlure au-dessous de l'ombilic, incontinence d'urine. Puis *paraplégie spasmodique,* contractures généralisées avec contractions fibrillaires ; pied en extension ; réflexes abolis ; aux membres supérieurs, tremblements rappelant ceux de la sclérose en plaques. Pas d'altérations du liquide céphalo-rachidien ; pas de troubles digestifs ni de phénomènes psychiques.

Ces accidents surviennent quatre à cinq jours après l'absorption de gesses, d'une façon aiguë si l'absorption a été massive, d'une façon lente et insidieuse à la suite de l'ingestion prolongée de faibles quantités de gesses.

CAUSES. Le principe toxique paraît être un alcaloïde, la *lathyrine,* détruit à 100° ; pour d'autres, ce serait une toxalbumine ; en tout cas, le poison passe dans l'eau de cuisson, qui se montre toxique, alors que les graines ne le sont plus.

PRONOSTIC. Réservé ; l'usage des membres inférieurs n'est souvent récupéré qu'au bout de plusieurs années.

TRAITEMENT. Saignée, purgatifs, diurétiques, révulsion vertébrale, bromures, iodures. Mécanothérapie.

Supprimer les gesses de l'alimentation ou les faire cuire longtemps.

LAUDANUM. — Préparation d'opium.

LAURIER. — Nom donné à plusieurs plantes.

Laurier-cerise (*Prunus lauro-cerasus*). — Arbre de la famille des Amygdalées - Rosacées. Ses feuilles, lorsqu'on les froisse, dégagent une forte odeur d'amande amère et contiennent un glucoside, l'*amygdaline,* qui, sous l'influence de l'eau et d'un ferment soluble, l'*émulsine,* contenu aussi dans dans les feuilles, se dédouble en glucose, essence d'amandes amères et *acide cyanhydrique.* On ne doit laisser qu'un moment les feuilles dans les crèmes. L'essence est employée dans la pâtisserie et la parfumerie.

ACTION THÉRAPEUTIQUE. Est employé comme calmant dans les troubles spasmodiques : toux, spasmes de l'estomac et de l'intestin, vomissements incoercibles, palpitations, insomnie.

L'*eau distillée* renferme 0g,10 d'acide cyanhydrique p. 100. On en donne

1 à 2 g par dose, 5 à 10 par jour aux adultes. Sirop, 5 à 20 g. Incompatible avec le calomel, qu'elle transforme en cyanure de mercure, toxique.

Empoisonnement. — Causé par une dose élevée d'eau de laurier-cerise (30 à 50 g), une infusion de 3 à 4 feuilles de laurier dans du lait pour l'aromatiser. Lourdeur de tête, vertiges, titubation, perte de connaissance, oppression, troubles cérébraux, convulsions, puis paralysie musculaire. V. pour traitement à CYANHYDRIQUE.

Laurier d'Apollon (Laurier-sauce ou noble). — Plante de la famille des Lauracées (*Laurus nobilis*). Une petite partie des feuilles, qui ont une odeur pénétrante, est jetée dans les sauces pour les parfumer. Ses propriétés se rapprochent de celles de la cannelle et de la muscade. Les fruits ou baies renferment une huile aux propriétés excitantes; ils entrent dans la préparation du baume de Fioravanti. La poudre de feuille de laurier a des vertus fébrifuges. Les feuilles et les fruits sont employés pour faire une pommade excitante. Une macération de feuilles dans l'huile d'olive jouit également de propriétés excitantes.

Laurier-rose (*Nerium oleander*). — Arbrisseau de la famille des Apocynacées (v. pl. en couleurs à PLANTES DANGEREUSES).

C'est une plante *vénéneuse* des jardins, qui contient des glucosides (oléandrine, nériine, nériantine) agissant comme la strophantine et la digitaline. Ces principes résident surtout dans les feuilles et l'écorce, mais aussi dans le bois, ainsi que le prouve un empoisonnement survenu chez des soldats qui s'étaient servi de branches de laurier-rose en guise de broche pour faire rôtir de la viande.

Action tétanisante sur le cœur. Peut être employé comme cardiotonique et diurétique à la dose de 0g,20 d'extrait par jour.

Empoisonnement. — Vomissements accompagnés d'éblouissements, de défaillance, de sueurs froides, de dilatation de la pupille, de petitesse du pouls, de phénomènes paralytiques, quelquefois de sommeil profond.

TRAITEMENT. Faire vomir si l'ingestion est récente; éther et stimulants.

Laurier avocatier (*Laurus Persea*). — Cet arbrisseau, de la famille des Lauracées, a un fruit en forme de poire (*poire d'avocat*) à la chair butyreuse; les bourgeons et les feuilles sont utilisés aux Antilles comme emménagogues et stomachiques.

LAVAGE. — **De la gorge.** Voir GARGARISME. — **De l'intestin.** V. LAVEMENT. — **De la bouche, du nez, de l'œil, de l'oreille; de l'urètre, de la vessie.** V. ces mots.

Lavage d'estomac. — Procédé thérapeutique employé dans les empoisonnements, les maladies chroniques de l'estomac pour : 1° diluer et évacuer rapidement et complètement les poisons et les substances simplement irritantes; 2° modifier les sécrétions gastriques (acidité excessive), supprimer les fermentations nuisibles; 3° agir sur la surface de la muqueuse.

Appareil. — L'appareil de Faucher ou de Debove (*fig.* 1035) se compose d'un tube en caoutchouc simple, de 1m,50 de long et de 8 à 10 mm de diamètre, portant une marque à 40 centimètres de l'une de ses extrémités; cette extrémité, dite inférieure, offre latéralement une ouverture d'un demi-centimètre de long sur 1 centimètre de large, destinée à suppléer l'ouverture terminale, si celle-ci venait à être bouchée. L'extrémité supérieure reçoit un entonnoir en verre.

Mode d'exécution du lavage. — Le malade, après avoir trempé l'extrémité inférieure du tube dans du lait ou de l'huile, pour faciliter le glissement, place celle-ci sur la langue; puis, la poussant légèrement, l'avale peu à peu par des mouvements de déglutition, jusqu'au moment où, ayant introduit à peu près 40 centimètres du tube, la marque vient affleurer ses lèvres. L'entonnoir est alors rempli du liquide à employer; on l'élève ensuite au-dessus du malade, puis, lorsqu'il est vide, on l'abaisse et on le penche pour constituer un siphon; le liquide qui a lavé l'estomac s'écoule et est reçu dans une cuvette.

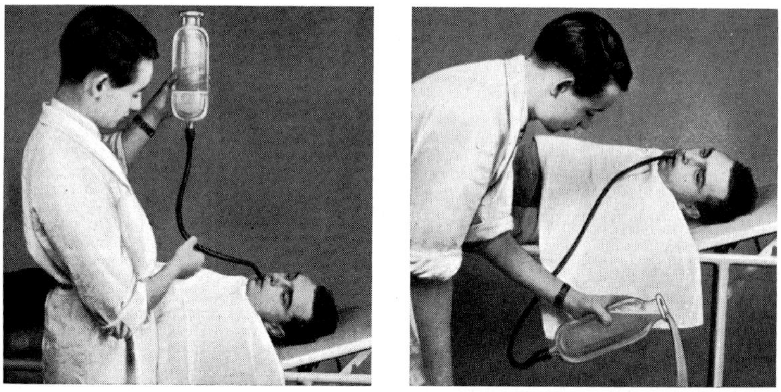

FIG. 1035. — Lavage d'estomac.

Solution. — On emploie comme liquide modificateur des eaux alcalines (eaux de Vals ou Vichy) ou légèrement acides (eau boriquée à 2 p. 100).

CONTRE-INDICATIONS. Le lavage de l'estomac ne peut et ne doit être opéré qu'après avis d'un médecin. Il peut, en effet, être dangereux chez certains individus, notamment chez ceux dont l'estomac saigne facilement.

LAVAGE DU CORPS. — **I. Chez l'adulte.** — V. PEAU.

II. Chez le nourrisson. — Dès qu'il est né, l'enfant doit être *nettoyé complètement*, c'est-à-dire enduit de savon sur *toute* la surface du corps, y compris la tête, et particulièrement aux endroits où la peau forme des plis. Mais il ne sera baigné qu'après la chute du cordon; jusque-là, il doit être seulement lavé, sauf au niveau dudit cordon, pour ne pas en retarder la chute.

Le bébé est donc apporté, entouré d'une serviette chaude, près d'une petite baignoire ou d'une grande cuvette placée près du feu, si l'on est en hiver, et d'une table basse sur laquelle se trouvent les différents objets nécessaires. On procède alors à ce savonnage, puis on lave l'enfant avec de l'eau tiède. Pour le bain (*fig.* 1036), la baignoire ou la cuvette seront *très propres* et l'eau, qui devra les remplir aux 2/3, aura *bouilli* avant d'y être versée; on tâtera avec la main ou, mieux, on plongera dans l'eau un thermomètre de bain, pour constater sa température, qui devra être de 37° (celle du corps).

Il est très important que l'eau ne soit ni *trop froide*, car le nourrisson est très sensible au froid, ni *trop chaude*, car elle le brûlerait. Habituellement, les bébés *aiment* les bains, lorsqu'ils sont baignés chaque jour.

Le lavage est fait avec des tampons de coton hydrophile, jetés après usage, et non avec des éponges qui, ne pouvant être désinfectées facilement, peuvent provoquer diverses infections : notamment de graves maladies des yeux.

Dès que le nettoyage complet est opéré, on sort l'enfant de l'eau et on l'entoure d'une sortie de bain ou peignoir en molleton; à son défaut, d'un lange de flanelle ou d'une serviette-éponge, qui doivent être placés à portée de la main. Si l'on se sert d'une serviette ordinaire, il faut qu'elle soit déjà usagée, ou tout au moins qu'elle ait été bouillie de façon à être douce à la peau. En hiver, la laine, et en toute saison la serviette, seront chauffées préalablement devant le feu ou au soleil, de façon que leur contact ne soit pas pénible à l'enfant.

On frotte le corps à travers la laine qui entoure le bébé, puis on essuie bien soigneusement l'eau qui reste avec un linge sec et chaud. Enfin, pour supprimer toute humidité, on passe partout une houppe couverte de poudre d'amidon, de riz, de lycopode ou, mieux, de talc additionné de carbonate de magnésie.

Bains. — L'enfant sera baigné tous les jours, d'abord pendant 2 ou 3 minutes, ensuite plus longtemps, dans une baignoire, dans laquelle l'eau sera au début à 37°, puis, plus tard, pourra s'abaisser à 35°.

Ce bain est ordinairement donné le matin; si l'enfant dort mal, il y aura avantage à le lui faire prendre avant la dernière tétée du soir, car il le calmera et lui procurera un bon sommeil. On pourra en outre, dans ce cas, ajouter du tilleul, 50 g. Ne pas en abuser toutefois, car les débris organiques, entrant en contact avec la peau, peuvent fermenter et donner de l'eczéma.

Manière de soutenir un bébé dans l'eau. — Pour mettre et bien soutenir un enfant dans l'eau, placer (*fig.* 1036,3) la main gauche au-dessous du cou, en remontant cependant un peu au-dessous de la tête pour la mieux soutenir, et la main droite au-dessous des fesses; toutefois, le reste du corps étant soulevé par l'eau, la main droite pourra quitter les fesses sans que l'enfant s'effraye lorsqu'il sera

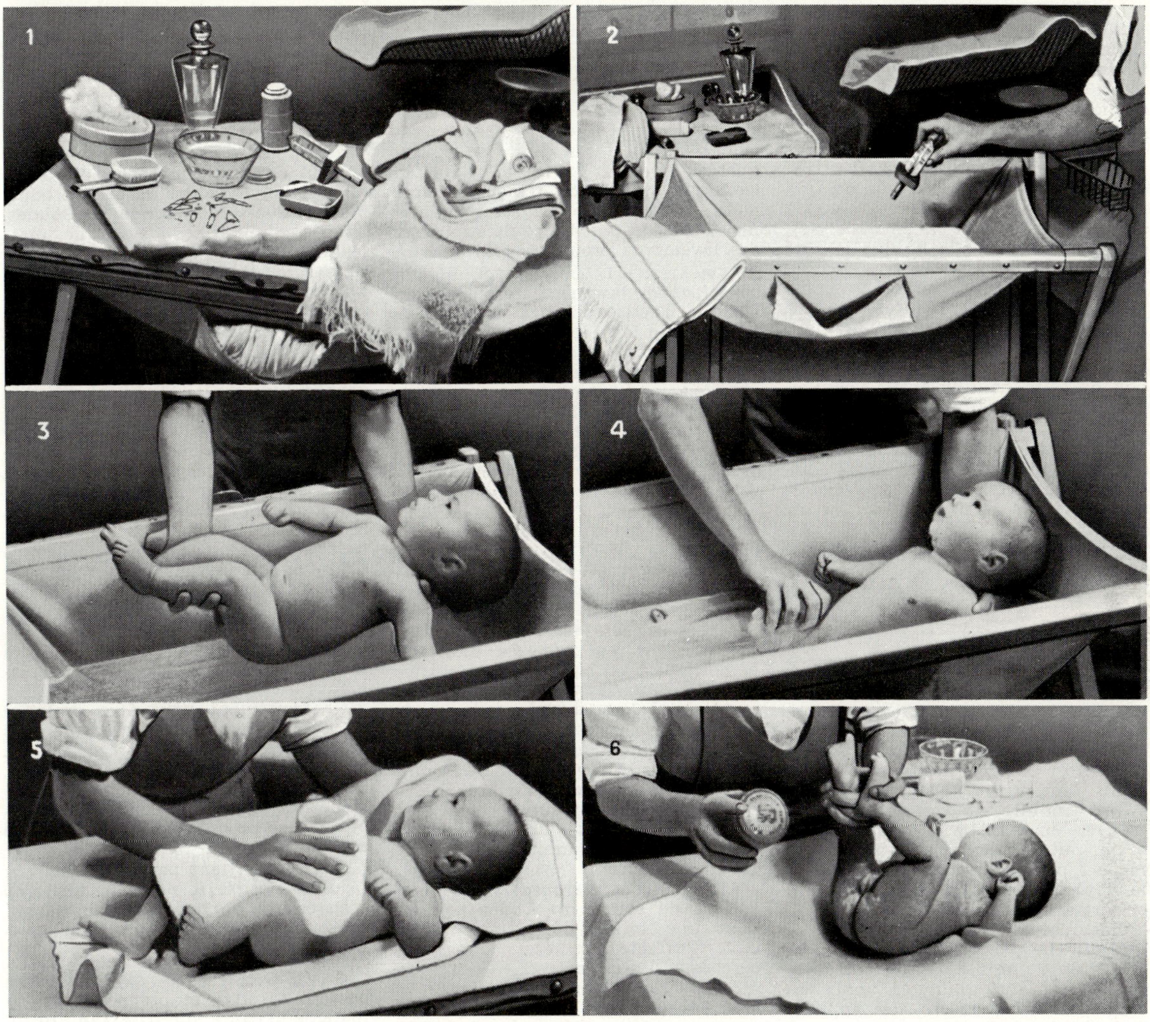

FIG. 1036. — Le bain du nourrisson.

1. Tous les objets nécessaires ont été rassemblés à portée de la main; 2. Un thermomètre donne la température de l'eau; 3. Manière de plonger l'enfant dans l'eau; 4. Comment le soutenir dans l'eau et le laver; 5. A sa sortie du bain, l'enfant est soigneusement essuyé avec une serviette chaude; 6. Il est enfin poudré pour supprimer toute humidité sur son corps.

(*Phot. A. Roy.*)

depuis un moment dans l'eau. Devenue libre, cette main sert à laver le corps. La femme doit s'asseoir, car cette position est très fatigante. Pour retirer l'enfant de l'eau, on continue à tenir la tête au-dessous du cou et on saisit les deux pieds avec l'autre main.

S'il se produit des croûtes sur la tête, on les enduira de vaseline, puis on les fera disparaître avec de l'eau savonneuse.

Change au cours de la journée. — Le contact de l'urine et des matières fécales irrite la peau du bébé; il convient donc de changer sa couche *chaque fois* qu'il s'est sali et de laver toute la partie du corps qui a été mouillée avec de l'ouate hydrophile trempée dans de l'eau tiède bouillie, en passant avec soin dans les parties qui forment des plis.

En général, le bébé fait connaître par de l'agitation et des cris qu'il va se mouiller. Au moment de ses selles, il contracte son visage pour prendre ensuite un air épanoui. Dès qu'on se rend compte de ce qu'il désire, il faut le prendre et le mettre sur un vase. Peu à peu, il arrive à devenir propre. La nuit, on doit le changer au moment de se coucher soi-même et avant chaque tétée. On lui lavera fréquemment, et particulièrement avant la nuit, les mains, qu'il salit en touchant tous les objets à sa portée; sans cette précaution, comme il les porte continuellement à sa figure et à ses yeux, il irriterait sa peau, et pourrait être atteint de conjonctivite.

LAVANDE. — Plante de la famille des Labiacées, dont on connaît trois sortes.

Lavande commune ou officinale (*Lavandula vera*). — Croît dans les Alpes et en Provence, entre 900 et 1 800 m. On la distille dans les lavanderies de la Drôme; l'*alcoolat* a des vertus stimulantes et aromatiques; on en met dans les vêtements pour préserver des mites.

L'*essence de lavande* contient du linalol, du géraniol, du pinène et du cinéol. Les sommités fleuries sont employées comme antispasmodique, antiseptique et diurétique; la lavande ne devient excitante qu'à dose toxique. Utilisée dans l'asthme, la coqueluche, la grippe, en infusions, en fumigations ou en frictions.

MODE D'EMPLOI et DOSE. En poudre, 2 à 4 g, en infusion à 10 p. 100, en alcoolature (L-LX gouttes) ou en oléo-saccharure à 1/50 (5 à 10 g), comme diurétique. Alcoolat de lavande à 2 p. 100 en frictions. Fait partie de l'eau vulnéraire, du vinaigre des quatre voleurs, des baumes tranquille et nerval, de l'eau de Cologne.

Grande lavande (*Lavandula spica*). — Croît en Algérie et en Provence; a une odeur un peu camphrée; on en retire une essence ou *huile d'aspic*.

Les *lavandins*, hybrides de ces deux espèces, donnent également des essences estimées.

Lavande Stoechas. — Elle croît également en Algérie et en Provence; ses fleurs entrent dans la composition du *sirop de Stoechas composé* (avec le romarin, l'origan, le thym, la sauge, la bétoine, le gingembre et la cannelle), doué de propriétés sudorifiques, excitantes et toniques.

LAVEMENT (Syn. : *clystère, remède*). — Injection d'une quantité variable de liquide dans l'anus à l'aide d'un bock, d'un irrigateur (aujourd'hui très peu employé), d'une seringue ou d'une poire. On peut aussi employer la douche ascendante (v. HYDROTHÉRAPIE).

Enfin, dans certains cas, on introduit un tube en caoutchouc ou une sonde assez profondément (10 à 15 cm) dans l'intestin (*entéroclyse*), de façon à amener le liquide le plus haut possible.

Le liquide d'un grand lavement arrive jusqu'à l'extrémité du gros intestin, c'est-à-dire à la valvule iléo-cæcale, qui le sépare du petit intestin.

En tout cas, la canule, qu'il sera bon de faire bouillir avant l'emploi, devra être toujours *souple* et à un seul trou terminal.

MODE D'EMPLOI. Se coucher sur le côté droit (*fig.* 1037) [ou gauche pour d'autres auteurs], les cuisses légèrement pliées et le siège relevé par un coussin, de façon à donner à l'intestin une déclivité naturelle; pour relâcher les muscles du ventre, respirer sans effort et éviter de tousser; introduire doucement la canule, après l'avoir enduite de vaseline, d'abord d'arrière en avant, à la profondeur de 3 cm, puis légèrement en arrière, de façon à pénétrer de 7 à 12 cm; sinon le liquide n'entre pas dans l'intestin et sort à mesure par l'anus.

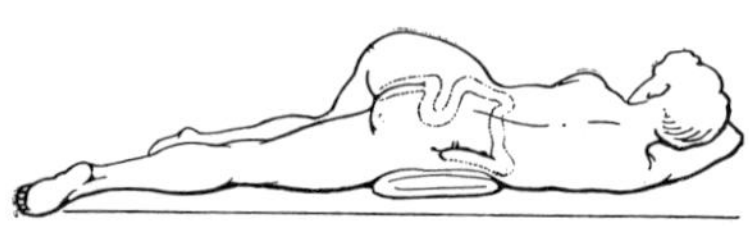

FIG. 1037. — Position pour lavement.

Quelquefois, l'introduction est rendue difficile par l'existence d'hémorroïdes ou d'une fissure qui amène la contraction du sphincter anal; on emploiera, dans ce cas, des applications chaudes ou un suppositoire à la cocaïne. Des tumeurs de la prostate ou de l'utérus peuvent aussi faire obstacle et doivent être doucement contournées. Au besoin, on fait couler un peu de liquide, qui facilite l'introduction.

VARIÉTÉS. La *quantité* d'eau peut être de 1 litre (grand lavement), d'un demi-litre (lavement entier), d'un quart de litre (demi-lavement) et de 125 g (quart de lavement ou petit lavement).

La *durée* est *courte* (lavement ordinaire dont la durée devra être de 5 à 6 minutes) ou *prolongée* (un quart d'heure à une demi-heure). En tout cas, l'action ne doit pas être trop rapide; le bock ne doit être placé qu'à 50 cm au-dessus du lit. L'eau, quelle que soit la température du lavement, doit préalablement avoir *bouilli*.

Pour les femmes enceintes, les cardiaques, les vieillards, certains tuberculeux, on ne doit pas dépasser 300 g; pour les nourrissons, trois cuillerées à soupe. Jamais *on ne doit* dépasser la capacité d'*un litre*.

La température peut être *froide* (15° à 30°), *tiède* (34° à 37°), *chaude* (39° à 45°) ou *très chaude* (45° à 55°). L'*effet local* varie avec cette température : *tiède*, le lavement n'agit que par sa quantité et, en diluant les matières, son action excitative des parois intestinales est légère et temporaire, l'intestin s'habituant à la distension; *froid*, il produit la contraction de l'intestin et ensuite l'excrétion de la bile : il peut, en conséquence, être pris en faible quantité; *chaud*, il a d'abord la même action, mais celle-ci s'émousse assez rapidement, d'où la possibilité de supporter des lavements prolongés très chauds.

INDICATIONS. I. *Locales*. — Contre la *constipation*, lavement simple, entier, tiède à l'eau ordinaire ou salée à 7 p. 1 000, à la décoction de racine de guimauve ou de graine de lin, à l'eau glycérinée ou huileuse (1 à 2 cuillerées à soupe); demi-lavement d'eau chaude à 45°; lavement d'huile, petit (30 à 60 g) ou grand (100 à 250 g).

Contre la *diarrhée chronique*, la *dysenterie*, l'*entérocolite*, l'*obstruction intestinale* (v. ces mots).

Dans la *prostatite aiguë*, les *inflammations utérines*, grands lavements chauds.

II. *Générales*. — Le rectum et l'intestin sont utilisés comme voie d'absorption.

1° Les *grands lavements chauds* à 48° agissent par réflexes dans les hémorragies, en particulier du tube digestif, dans les affections douloureuses de l'abdomen (colique de plomb).

2° Les *grands lavements froids* sont utilisés dans la fièvre typhoïde comme réfrigérants, et dans l'ictère catarrhal comme cholagogues.

3° Les *lavements de sérum* (salé ou glucosé) sont administrés par le goutte-à-goutte.

4° Les *lavements purgatifs* (séné et sulfate de soude du Codex) possèdent une action dérivative utilisée dans l'urémie, les états congestifs cérébraux, les cirrhoses.

5° Les *lavements médicamenteux* sont des demis ou des quarts de lavement qui servent à introduire dans les voies digestives des substances qui seraient irritantes pour l'estomac (créosote, iodure de potassium). On les emploie également quand le malade avale difficilement.

6° Les *lavements alimentaires* sont indiqués dans le rétrécissement de l'œsophage ou du pylore, certains ulcères de l'estomac, les vomissements incoercibles. La question de l'absorption rectale a été discutée; on admet qu'elle existe pour l'eau, les sels, l'alcool, les sucres, peut-être les peptones et les matières grasses en émulsion. On procède de la manière suivante : Battre 2 œufs dans un peu d'eau froide, puis ajouter 250 g d'eau tiède, 2 g de sel par œuf, ou une même quantité de bouillon salé ou de lait, ou une cuillerée à café de peptone sèche; V à VI gouttes de laudanum assurent la tolérance. Quatre lavements semblables sont administrés par jour, très lentement, et précédés d'un lavement évacuateur.

Pratiquement, les résultats réels de ces lavements sont médiocres : ils entraînent souvent de la rectite.

Lavement électrique. — Le lavement électrique peut rendre des services dans certains cas d'obstruction intestinale.

APPLICATION. On utilise d'ordinaire le *courant continu* (v. ÉLECTROTHÉRAPIE); mais, en cas d'atonie paralytique complète de l'intestin, on doit avoir recours au *courant galvano-faradique*.

Le malade étant placé sur le dos, les jambes écartées et le siège sur un bassin plat, on place une large (24 cm sur 30) électrode imbibée d'eau salée chaude sur le ventre, et on introduit dans l'anus soit la sonde de Boudet, formée d'un tube métallique malléable, protégé extérieurement par une gaine en caoutchouc durci plus longue que ce tube du côté rectal, soit une simple sonde en caoutchouc contenant une spirale métallique. Cette sonde est traversée par l'eau chaude (38°) et salée (7 g par litre), venant sans arrêt d'un bock placé à 50 cm au-dessus du lit. La sonde doit être enfoncée aussi haut que possible pour gagner une région où le réflexe expulsif est moindre. Lorsqu'un verre d'eau environ a pénétré dans l'intestin, on commence à débiter lentement le courant jusqu'à 60, 70 milliampères, pendant 5 minutes, puis on revient lentement à 0 et on renverse le courant, qu'on applique encore pendant 5 minutes.

Ordinairement, les contractions intestinales ne sont réveillées qu'après plusieurs interruptions ou renversements du courant.

Ce traitement peut être prolongé pendant 25 minutes, avec écoulement de 2 litres d'eau. On recommence, après un intervalle de 6 à 7 heures, deux ou trois fois. En général, si l'obstruction n'est pas complète, l'évacuation se produit après la deuxième application.

Si l'on n'obtient pas rapidement le résultat désiré, il ne faut pas trop insister, car on rendrait plus dangereuse l'opération chirurgicale devenue indispensable.

LAVE-OREILLE. — Petite éponge en forme d'olive, montée sur un petit manche d'ivoire ou d'os (*fig.* 1038), dont on se sert pour nettoyer les oreilles après l'avoir trempée dans de l'eau *chaude* (les oreilles étant très susceptibles au froid).

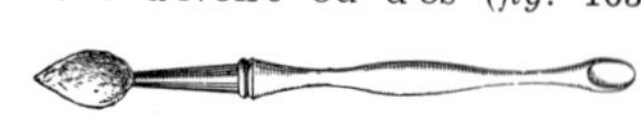

FIG. 1038. — Lave-oreille.

LAXATIFS. — Aliments et médicaments qui produisent des selles normales ou à peu près normales, sans diarrhée.

VARIÉTÉS. 1° *Aliments* : jus de pruneaux, miel, marmelade de pommes, oranges, au moment du coucher; grand verre d'eau froide au lever; 2° *Médicaments* : casse, cascara, manne, tamarin, mauve, psyllium, graine de lin, podophyllin, eau de Montmirail, suppositoires glycérinés; 3° *Plantes*. (V. pl. en couleurs à APÉRITIVES et à LIN, ORGE, RAISIN.)

LAXITÉ (du lat. *laxitas*, relâchement). — Défaut de tension et de résistance dans les fibres conjonctives ou élastiques.

A la peau, cette malformation se traduit par une hyperextensibilité cutanée, la peau reprenant brusquement sa place quand on la lâche;

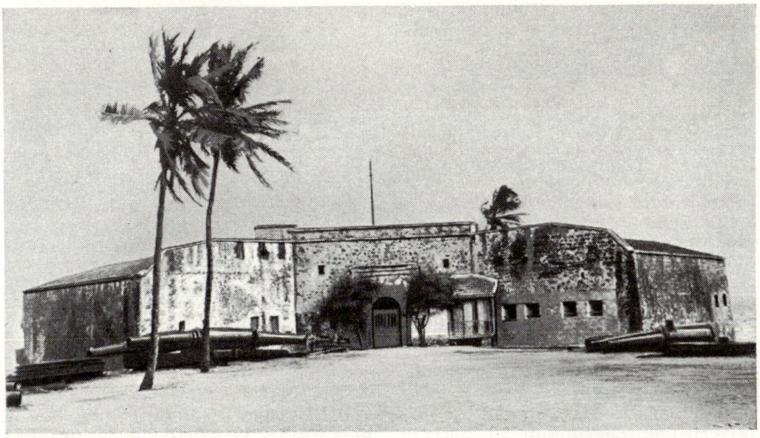

FIG. 1039. — Lazaret de l'île de Gorée, en face de Dakar (A.-O. F.).
(*Cl. ministère de la France d'Outre-mer.*)

certains « hommes caoutchouc » peuvent ramener la peau de leur cou jusqu'au devant du front. Cette hyperlaxité de la peau s'accompagne parfois d'hyperlaxité articulaire (syndrome d'Ehlers-Danlos).

LAYETTE. — Le meilleur linge, la meilleure toile à employer pour confectionner des langes et des couches, c'est le vieux linge, la vieille toile. Le linge neuf est trop dur, et la peau, si fine et si sensible, du nourrisson pourrait s'en trouver écorchée.

Les langes ne doivent jamais être lavés ni aux cristaux ni à l'eau de Javel, qui irritent la peau et occasionnent des démangeaisons.

Voir aussi à HABILLEMENT.

LAZARET (du lat. *lazarus*, lépreux). — Lieu d'isolement des personnes dont le vaisseau vient d'un pays atteint d'une maladie épidémique (choléra, peste), ou sur lequel s'est produit un cas de ces affections.

Les lazarets peuvent être installés dans des lieux isolés (îles, presqu'îles) [*fig.* 1039] ou, pour éviter de laisser des locaux inoccupés et un personnel non utilisé, dans un hôpital de contagieux de la ville attenante au port ou dans des locaux annexes.

Cet isolement se prolonge pendant le temps présumé de l'incubation de la maladie, c'est-à-dire la période maximum après laquelle les passagers qui ont pu être en rapport avec les malades doivent en présenter des manifestations. La durée de l'isolement est ainsi fixée par des conventions internationales : choléra, 5 jours; peste, 5 jours; typhus, 12 jours; variole, 14 jours; fièvre jaune, 6 jours.

Par extension, on désigne aussi sous ce nom un local où sont isolés, pendant une période déterminée, les malades supposés atteints de maladies contagieuses et arrivant dans un hôpital, un préventorium, etc.

LÉCITHINE. — Phospho-aminolipide; il s'agit de glycérophosphate d'une base organique, la *choline*. La lécithine se trouve surtout dans le jaune d'œuf et la moelle osseuse des jeunes animaux, d'où on l'extrait, ainsi que dans la cervelle, les muscles, le lait (surtout le lait de femme), les haricots. C'est une masse amorphe jaunâtre, insoluble dans l'eau et l'alcool.

Médicament reconstituant, stimulant la croissance et la nutrition azotée et phosphorée, sous forme de pilules de 15 à 50 cg d'huile de foie de morue lécithinée (10 à 50 g par litre) ou en injections musculaires d'huile lécithinée (5 cg par cm^3), chez les anémiques, tuberculeux et convalescents.

Ce médicament étant d'un prix élevé, il est préférable de recourir à certains aliments qui en contiennent : le jaune d'œuf (40 à 60 cg par jaune), la cervelle de veau (3 à 4 g p. 100), la viande musculaire (30 à 50 cg p. 100), le lait de vache (5 cg p. 100).

LÉGUMES. — Les légumes fournis par les plantes potagères ont une valeur énergétique inférieure à celle de la viande et du pain. Cependant, une ration journalière doit comprendre 300 à 400 g de légumes, car ceux-ci apportent une forte quantité de bases alcalines, alcalino-terreuses et

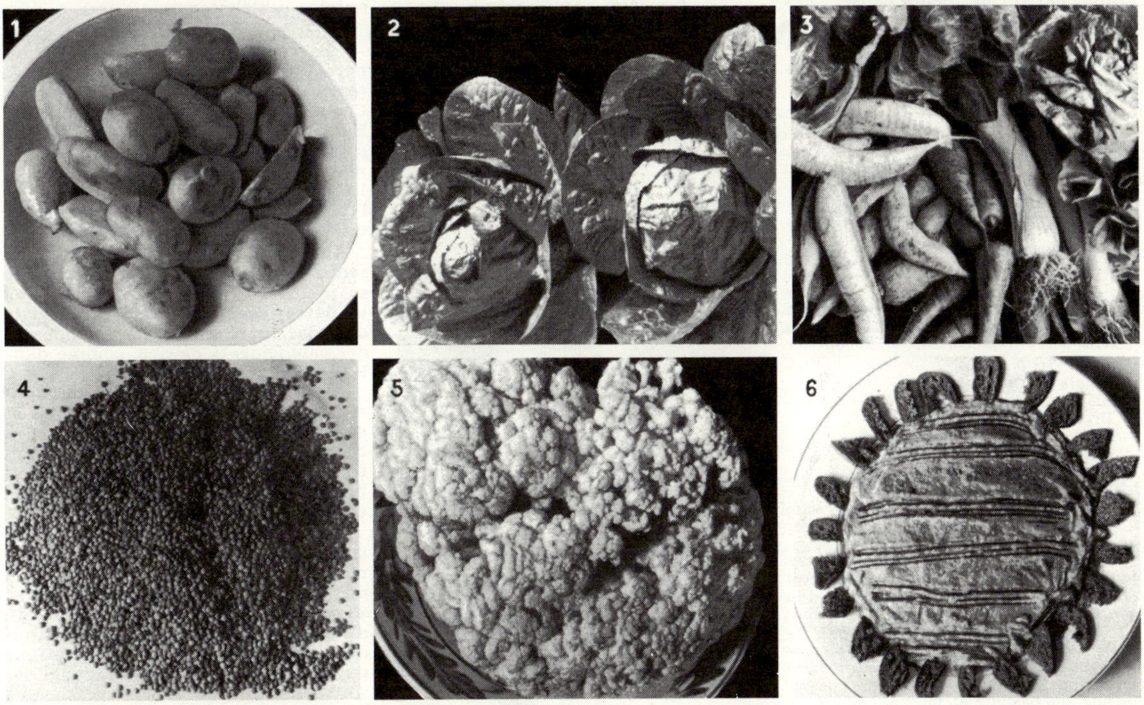

FIG. 1040. — Variétés de légumes nécessaires dans une alimentation bien comprise.
1. Pommes de terre; 2. Laitues; 3. Carottes, choux, navets, poireaux; 4. Lentilles; 5. Choux-fleurs; 6. Pois cassés en purée.
(*Phot. A. Roy.*)

magnésiennes combinées avec des acides organiques aptes à se transformer. En outre, les légumes régularisent les selles en excitant le péristaltisme intestinal par leurs résidus cellulosiques Plusieurs légumes sont riches en vitamines A et C, parfois en vitamines K (épinard, chou, persil).

Les *légumes secs* (haricots, pois, lentilles, fèves) sont très riches en protides (environ 25 g p. 100), en glucides (57 g à 63 g p. 100) ; ils contiennent 1g,5 p. 100 de lipides, 300 à 400 mg de phosphore, 60 à 140 mg de calcium, 5 à 8 mg de fer. Le soya est particulièrement nourrissant, puisqu'il contient, pour 100 g, 37 g de protides, 18 g de lipides, 24 g de glucides, 580 mg de phosphore, 286 mg de calcium, 5g,3 de fer.

Les matières protéiques sont surtout formées de *légumine,* sorte de caséine végétale, de digestion assez facile, accompagnée de nucléines phosphorées. Les cendres sont formées surtout de phosphates de potassium et de magnésium.

Quant aux légumes herbacés frais, ils sont très riches en eau et pauvres en matières grasses et azotées, mais ils sont des fournisseurs de vitamines B, C, PP, K et A, et apportent aussi de la chlorophylle.

Ils contiennent, pour 100 g, de 2 à 6 g de protides, 0g,1 à 0g,4 de lipides, 5 à 25 g de glucides, 15 à 120 mg (chou, pois) de phosphore; 25 à 200 mg (cresson) de calcium; 0,5 à 19 mg (persil) de fer.

Parmi les *tubercules farineux,* le plus employé est la pomme de terre, et accessoirement le topinambour, qui doit être consommé dès qu'il a été retiré de terre, sinon, par fermentation hâtive, il peut causer des troubles diarrhéiques.

Bouillon de légumes. — Utilisé dans les gastro-entérites aiguës infantiles, alors que le lait est mal supporté. Il en existe plusieurs formules :

Formule de Méry :

Carottes	40 g.
Pommes de terre	40 g.
Navets	10 g.
Pois et haricots secs	10 g.
Sel marin	4 g.
Eau	2 litres.

Laisser bouillir 4 heures les légumes épluchés et lavés; recueillir le bouillon et jeter les légumes; compléter à 1 litre avec de l'eau bouillante ou bouillie. Ce bouillon s'altère assez rapidement; le renouveler chaque jour.

Formule de Comby :

Blé	$\widetilde{aa}$ 30 g.
Orge perlé	
Maïs concassé	
Haricots blancs secs	
Pois secs	
Lentilles	

Faire bouillir 3 heures dans 3 litres d'eau ; le bouillon se réduit à 1 litre environ, filtrer sur un linge fin et ajouter 3 à 4 g de sel.

Formule de Vairot : Faire cuire 50 g de riz dans un litre d'eau; le liquide filtré forme une bouillie lactescente à laquelle on ajoute 4 g de sel marin.

Formule de Pétru : Prendre une poignée de riz, une de lentilles, une grosse pomme de terre, une carotte, un poireau; faire cuire 2 heures dans un litre d'eau, passer sur une fine passoire et saler à 3 ou 4 g.

Au lieu de saler le bouillon, on peut le sucrer : 70 à 80 g par litre. On le donne en biberon.

Quand l'enfant va mieux, on peut recourir aux bouillies avec du bouillon de légumes, qui sont mieux tolérées que les bouillies au lait. Tout d'abord, commencer par la farine de riz :

Crème de riz	1 cuillerée à café.
Bouillon de légumes	120 g.

Délayer à froid, faire cuire 20 minutes, dont 10 minutes d'ébullition.

Passer ensuite aux bouillies à la farine d'orge, d'avoine et arriver progressivement à la reprise du lait.

LÉGUMINE. — Substance albuminoïde, analogue à la caséine, et contenue dans les graines des légumineuses (fèves, haricots, lentilles). On l'incorpore à des biscottes pour les diabétiques et les dyspeptiques.

LEISHMANIAS. — Protozoaires de la famille des Trypanosomidés, découverts par Leishmann en 1903, et déterminant un certain nombre de maladies appelées *leishmanioses.*

Ce sont de petits corps ovoïdes ou piriformes de 3 à 5 μ, qui se terminent

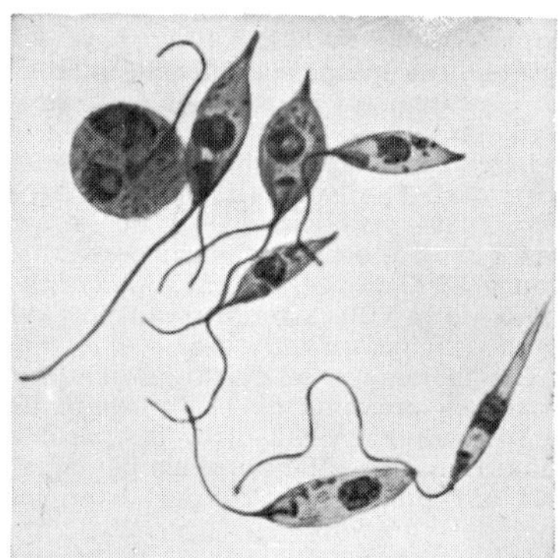

FIG. 1041. — Leishmanias.
(Cl. Institut Pasteur.)

par un flagelle ondulant (*fig.* 1041) ; ce flagelle disparaît quand le protozoaire pénètre dans une cellule.

LEISHMANIOSES. — Affections causées par les leishmanias; on peut les ranger en trois groupes.

Bouton d'Orient (*fig.* 1042). — Maladie causée par *Leishmania furonculosa* ou *torpica,* qu'on décèle faci-

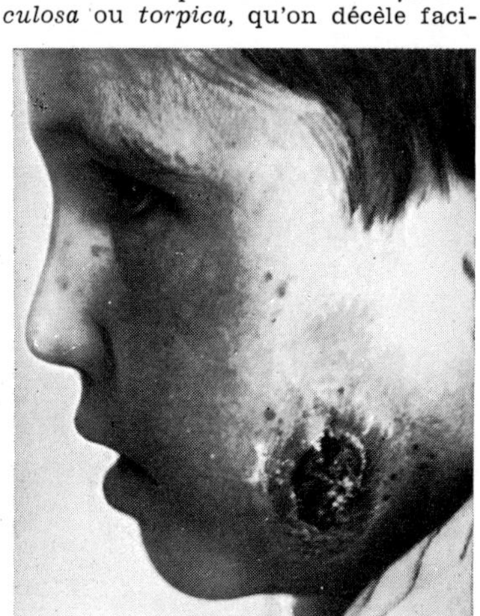

FIG. 1042. — Bouton d'Orient.
(Musée de l'hôpital Saint-Louis.)

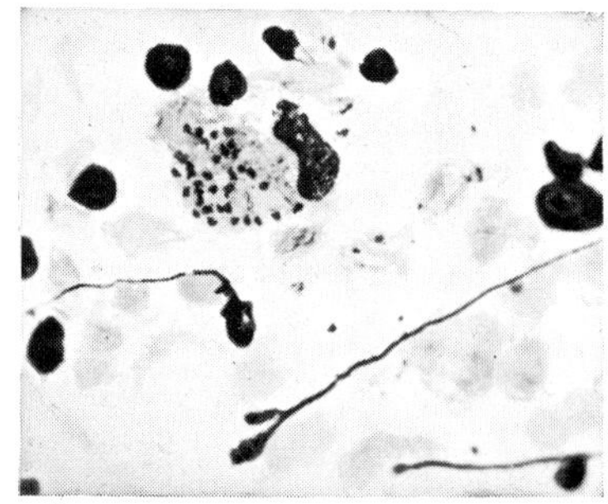

FIG. 1043. — Frottis du pus d'un bouton d'Orient montrant un amas de leishmanias au milieu de leucocytes.

lement dans le pus de la lésion (*fig.* 1043), rarement dans le sang. V. BOUTON D'ORIENT.

Kala-azar (mot indien signif. *fièvre noire*). — Dans cette forme, le parasite se localise surtout dans le système réticulo-endothélial : foie et rate. On distingue un peu arbitrairement deux formes : le *kala-azar indien* et le *kala-azar méditerranéen infantile.*

Kala-azar indien. — Il est très commun aux Indes, en Chine, en Asie Mineure; on l'a signalé en Amérique du Sud. Il atteint surtout l'adulte.

SIGNES. Après une incubation de plusieurs mois apparaissent une grosse rate et un gros foie, s'accompagnant de fièvre, d'anémie et de modifications sanguines (leucopénie, mononucléose).

PARASITE. Le parasite est *Leishmania donovani,* qui est transmis par l'homme (selles, urines, sécrétions nasales et pharyngées), par l'eau, les objets souillés, et par des vecteurs animés (phlébotomes, tiques).

Kala-azar méditerranéen infantile. — La maladie existe dans tous les pays qui bordent la Méditerranée (Afrique du Nord, Egypte, Grèce, Crète, Asie Mineure, Italie, Espagne). En France, elle sévit d'une façon sporadique sur la Côte méditerranéenne, de Marseille à Nice (9 à 10 cas par an). Elle frappe surtout l'enfant; les adultes ne sont atteints que dans la proportion de 12 p. 100.

Après une incubation de plusieurs semaines à plusieurs mois, le malade se plaint de lassitude, maigrit, a de la fièvre, des vomissements et de la diarrhée, parfois des hémorragies et des saignements de nez, comme dans la fièvre typhoïde.

Ce qui frappe surtout, c'est l'*anémie* du malade, son teint blême et d'un blanc mat porcelainé. Une fièvre intermittente de 39° à 40° survient tous les mois, ou parfois plusieurs fois par jour, précédée de frissons et suivie de sueurs comme dans le paludisme.

L'enfant, las, apathique, somnolent, incapable du moindre effort, maigrit rapidement; son thorax, ses membres décharnés contrastent avec son abdomen volumineux et saillant, dû à l'hypertrophie du foie et surtout de la rate, qui peut descendre jusque dans le flanc gauche. Les ganglions sont volumineux.

L'anémie extrême se traduit par une diminution du nombre des globules blancs et des globules rouges.

La *durée* de la maladie est variable : 40 jours dans les formes aiguës; 1 à 3 ans dans les formes chroniques; la durée moyenne est de 6 mois à 2 ans.

La formol-gélification est positive.

PARASITE. Le parasite est *Leishmania infantum*, pratiquement identique au précédent. Il peut être décelé dans le sang et dans les frottis effectués avec la pulpe splénique obtenue par ponction de la rate et le suc médullaire retiré par ponction sternale.

Il n'est pas transmis exclusivement par l'homme (serviettes et objets souillés). La contagion est surtout *indirecte*. Les phlébotomes ne jouent ici qu'un rôle accessoire.

C'est le *chien* qui paraît constituer le principal réservoir de virus. La leishmaniose canine est fréquente

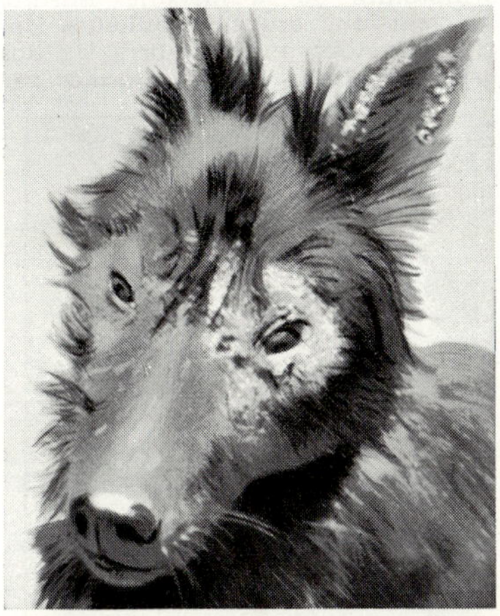

FIG. 1044. — Chien atteint de leishmaniose: lésions squameuses des oreilles et du pourtour des yeux.
(Dr Faure-Brac.)

dans tous les pays méditerranéens; en France, on l'observe dans les Bouches-du-Rhône et les Alpes-Maritimes : 18 p. 100 des chiens de la région niçoise sont contaminés (*fig.* 1044).

Le chien peut s'infecter par voie digestive, mais surtout du fait de la piqûre de certains insectes, en particulier les phlébotomes et la tique du chien (*Rhipicephalus sanguineus*); en revanche, la puce du chien ne paraît pas devoir être incriminée.

TRAITEMENT. I. *Curatif.* — Sels d'antimoine : néostibosan; glucantime (antimoniate de méthyl glucamine); diamidine (diamidino-diphénoxypentane). Ces divers corps sont employés en injections intramusculaires ou intraveineuses par séries de 12 à 15 injections durant plusieurs mois.

Transfusions et rayons ultraviolets dans les cas graves.

II. *Préventif.* — Dépistage des chiens malades; détiquetage ou abattage. Lutte contre les phlébotomes.

Leishmaniose américaine. — Elle sévit depuis le Mexique jusqu'en Argentine et au Brésil, surtout dans les régions forestières. Elle diffère du bouton d'Orient par l'étendue de ses ulcères et leur localisation aux muqueuses des voies respiratoires.

Les ulcérations siègent aux parties découvertes et sont coiffées d'une croûte brunâtre; parfois, on note des ulcérations du nez, de la bouche, avec délabrements considérables. La mort survient lentement par cachexie.

PARASITE. Le parasite, *Leishmania brasiliensis*, siège surtout chez l'homme et éventuellement chez le chien; il peut être transmis par les phlébotomes et sans doute par des insectes.

TRAITEMENT. *Curatif.* — Arsenicaux par la bouche ou en injections (arsénobenzol, tréparsol).

Sels d'antimoine.

LÉNITIF (du lat. *lenire*, adoucir). — Syn. d'*adoucissant*.

Electuaire lénitif. — Electuaire de séné composé (Codex, 1884).

LENTES. — Œufs des poux. Leur enveloppe chitineuse leur permet d'adhérer aux poils. V. POUX.

LENTICULAIRE (du lat. *lenticularis*, qui a la forme d'une lentille).

Os lenticulaire. — Le plus petit des osselets de l'oreille.

Noyau lenticulaire. — Noyau de substance grise situé dans le cerveau et séparé de la couche optique par la capsule interne. V. figure à CERVEAU.

LENTIGINOSE. — Nævi pigmentaires brun foncé, non saillants, gros comme une tête d'épingle, siégeant surtout à la face, au nez, aux joues, au menton, autour des lèvres, rarement sur le reste du corps. Les taches pigmentaires peuvent s'observer sur la muqueuse buccale. La lentiginose s'accompagne parfois de polypes du tube digestif, surtout dans la région rectocolique. Cette forme est familiale et héréditaire (Touraine).

La lentiginose est distincte des autres formes de lentigo.

LENTIGO (du lat. *lens*, lentille). — Taches brunes, bleues ou noires, grandes comme une lentille, siégeant sur la face, le cou, les épaules, connues sous le nom de *grains de beauté*, et qui rentrent dans la catégorie des *nævi*.

Chez le vieillard, on peut voir à la face, ou même sur le reste du corps, un *lentigo malin*, qui se transforme ultérieurement en cancer (*nævo-carcinome*).

TRAITEMENT. Les lentigos superficiels peuvent être traités par la neige carbonique; les plus profonds, par l'électrolyse et l'électrocoagulation. Excision dangereuse, ainsi que la radio- et curiethérapie.

LENTILLES DE CONTACT. — Il existe deux types de verres de contact : le verre de contact scléral, qui est un grand verre se moulant sur la face antérieure du globe; la lentille cornéenne, de diamètre inférieur à celui de la cornée, et qui est maintenue au-devant de celle-ci par la tension superficielle du film lacrymal. La tolérance aux verres de contact est très variable selon les individus.

LÉONTIASIS (du gr. *leôn*, lion). — Dénomination de l'hypertrophie des os ou des parties molles de la face (*fig.* 1045), à cause du caractère léonin que prend alors le visage.

S'observe dans l'acromégalie, la lèpre, la syphilis tertiaire.

LÉPOTHRIX (du gr. *lepis*, écaille, et *thrix*, poil). — Maladie des poils, d'origine parasitaire, connue en tous pays, siégeant aux aisselles et aux parties génitales chez les gens prenant

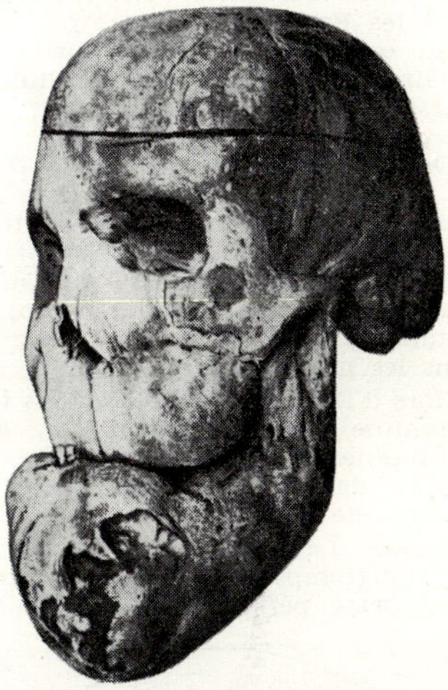

FIG. 1045. — Tête léontiasique du géant Thomas Hassler.
(*Collection du professeur Maurin, de Clermont-Ferrand.*)

des soins de propreté insuffisants. Les poils deviennent ternes, rugueux, noueux, prennent une coloration jaunâtre ou rougeâtre. Au microscope (*fig.* 1046), on voit sur les poils des concrétions granuleuses, formant une écorce rugueuse, constituée par des amas de cocci ou de champignons

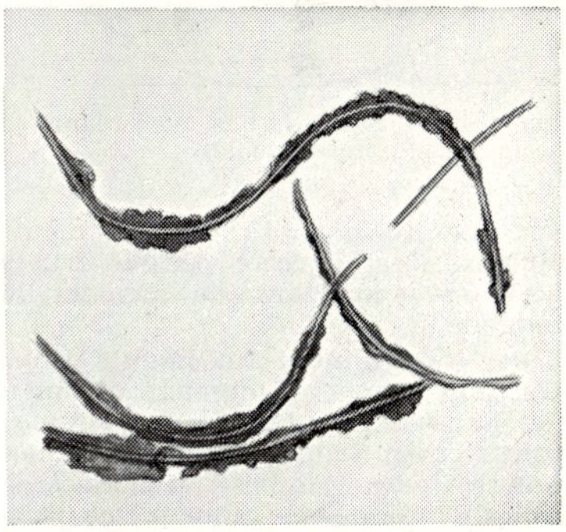

FIG. 1046. — Lépothrix (Darier).

engainés dans une gangue dure. Le lépothrix coexiste souvent avec des sueurs colorées, en particulier des sueurs rouges.

TRAITEMENT. Frictions savonneuses, lotions ou pommades antiseptiques. Dans les cas invétérés, raser les poils.

LÈPRE. — Maladie, jadis très répandue, moins fréquente actuellement, caractérisée par la présence de tumeurs siégeant sur la peau et sur le trajet des nerfs. La cause est un agent infectieux, le bacille de Hansen, qu'on trouve en nombreux amas (globies) dans les frottis de mucus nasal (*fig.* 1047), dans les lésions cutanées et nerveuses.

DISTRIBUTION GÉOGRAPHIQUE. Depuis 1693, il n'existe plus de léproserie en France, mais il ne faudrait pas croire que la lèpre a complètement disparu de notre pays. On en a trouvé quelques foyers mal éteints en Bretagne, aux environs de Guingamp (cagneux), en Provence, dans les Alpes-Maritimes, en Auvergne, dans les Pyrénées (cagots) ; on a signalé quelques cas sporadiques dans la Gironde, l'Ardèche, le Dauphiné, à Marseille, Lyon, Vichy, dans les Vosges.

Dans le reste de l'Europe, la lèpre est plus répandue. Elle existe en Espagne et au Portugal, où elle s'étend encore tous les jours, en Sardaigne, en Sicile, en Italie, en Suisse. On la rencontre encore au Monténégro, en Roumanie, en Crète, en Turquie, dans les pays scandinaves.

Hors d'Europe, la lèpre devient très commune en Turquie d'Asie, aux Philippines, au Japon, en Chine, en Egypte, dans les deux Amériques et en Océanie.

SIGNES. La lèpre apparaît souvent fort longtemps après la contamination. Cette période de latence peut

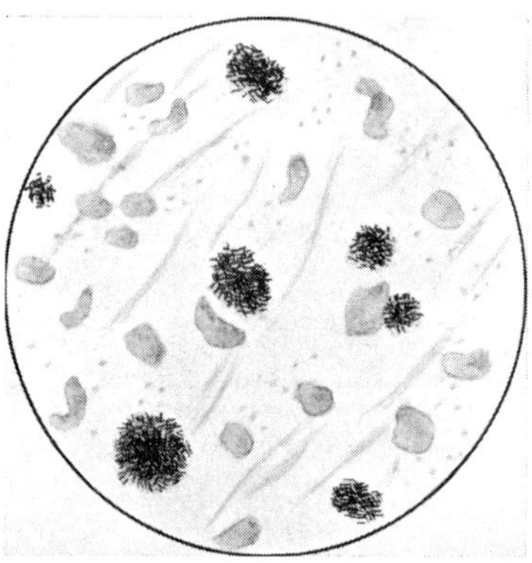

FIG. 1047. — Bacilles de la lèpre réunis en amas (globies).

être de 10 ans, 15 ans et même 30 ans. C'est à cette période fruste qu'il est important de dépister la maladie.

Parfois, on note un nodule isolé, véritable *chancre lépreux,* ou bien des poussées aiguës, fébriles, rhumatoïdes, avec éruptions cutanées, des nouures des jambes, analogues à celles de l'érythème noueux ; ce peuvent être aussi des troubles nerveux, une névrite douloureuse d'un nerf cubital, une paralysie, une amyotrophie, un panaris analgésique de Morvan.

Ou bien, c'est un coryza chronique, avec parfois épistaxis, tuméfaction ganglionnaire.

A la période d'état, la lèpre peut se présenter sous les différentes formes suivantes.

Lèpre tuberculeuse. — Dans cette forme, les lésions se trouvent surtout sur le tégument. Le malade présente d'abord des taches érythémateuses foncées, légèrement saillantes, ayant comme caractère essentiel d'être anesthésiques. Ces taches peuvent disparaître. Ensuite surviennent des *lépromes,* éléments pathognomoniques de cette forme. Ils sont constitués par des petites tumeurs dermiques, brunâtres, de dimensions variables, net-

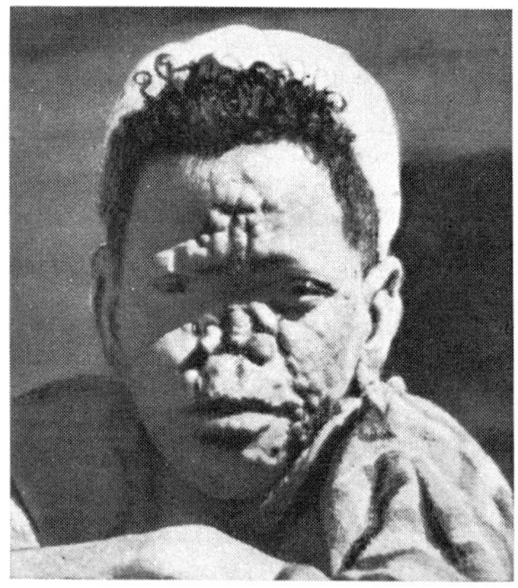

FIG. 1048. — Lèpre tuberculeuse. (Manankavaly, Madagascar.)
(Cl. ministère de la France d'Outre-mer.)

tement saillantes, arrondies, de consistance ferme. Au niveau des lépromes, anesthésie complète et chute des poils.

Ces tumeurs peuvent être fort nombreuses, siéger sur tout le corps, spécialement aux extrémités et sur le visage, qui est alors complètement déformé (*fig.* 1048). Le malade peut devenir véritablement monstrueux. Les ganglions lymphatiques des régions atteintes sont volumineux et durs. Ces lépromes peuvent se scléroser, mais le fait est rare. Bien plus souvent, ils se ramollissent, s'ouvrent, et il en résulte des ulcères profonds, répandant une odeur infecte, se cicatrisant difficilement. Aux doigts, les ulcérations peuvent mutiler complètement le malade.

Des lésions semblables peuvent siéger sur les muqueuses, en particulier dans le nez, d'où coryza et épistaxis fréquents; cette localisation a une grande importance au point de vue de la contagion par le mucus nasal.

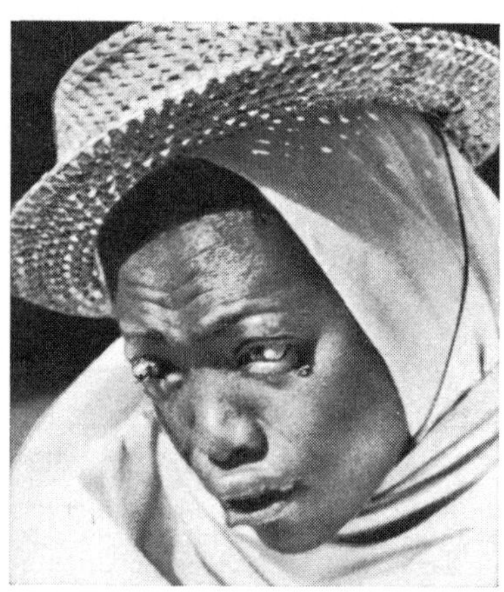

FIG. 1049. — Lépreux aveugle. (Manankavaly, Madagascar.)
(Cl. ministère de la France d'Outre-mer.)

L'altération des yeux est fréquente, et des lépromes de la cornée (*fig.* 1049) peuvent entraîner son opacité et, par conséquent, la cécité. L'évolution de la lèpre tuberculeuse est progressive, arrivant aux mutilations étendues, à la cachexie lente due aux suppurations, à l'atteinte des viscères, à une maladie intercurrente.

Lèpre anesthésique ou Lèpre nerveuse. — Cette forme de lèpre est caractérisée par la prédominance des troubles nerveux. Après une période de latence et de vagues prodromes, comme dans la forme précédente, on remarque l'apparition de taches ayant de 2 à 5 centimètres de diamètre et pouvant siéger sur tout le corps, roses au début, brunâtres ensuite, prenant alors une coloration fauve très particulière.

Souvent, le centre de la tache peut se décolorer ; quelquefois, la tache, au lieu d'être brunâtre, est, au contraire, blanche, achromique. On donne aussi le nom de *lèpre maculeuse* à cette forme, à cause de ces taches, qui peuvent être pendant longtemps les seuls symptômes de la maladie. Ensuite survient une éruption bulleuse siégeant surtout aux membres, au dos des mains, aux poignets, formés par

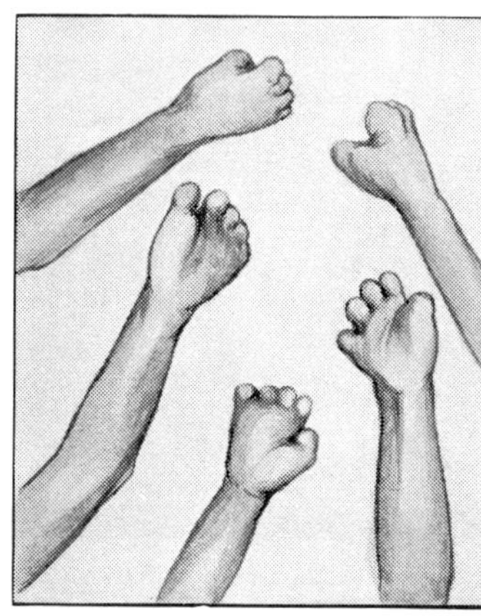

FIG. 1050. — Mutilation des extrémités dans la lèpre.

des vésicules se crevant et donnant soit une ulcération, soit une croûtelle laissant à sa suite une tache brune. Puis apparaissent des troubles nettement nerveux, d'abord des *crises douloureuses* paroxystiques, surtout au niveau des membres. Si on palpe les nerfs, on les trouve souvent épaissis : le cubital est gros, souvent bosselé. Enfin surviennent les atrophies musculaires débutant aux muscles de la main (main en griffe), au pied, aux muscles de la jambe.

L'aspect du malade est alors caractéristique. A ces atrophies se joignent des accidents de parésie des muscles de la face et des troubles trophiques cutanés, avec ulcérations plus ou moins profondes et mutilations (*fig.* 1050). Pendant le cours de l'évolution, les téguments sont en général anesthésiés. Cette anesthésie est symétrique et, le plus souvent, elle existe pour tous les modes de la sensibilité ; quelquefois, elle est dissociée ; la sensibilité tactile est seule conservée, la sensibilité thermique est abolie, d'où possibilité de graves brûlures. La lèpre anesthésique a une marche très longue ; le sujet finit dans le marasme, mutilé par les troubles trophiques, les ulcérations, etc. Durée moyenne, 15 à 20 ans.

Bien souvent, les deux formes décrites s'associent : c'est la *lèpre mixte.* L'association peut se faire dès le début, ou l'une des deux formes apparaît après l'autre.

DIAGNOSTIC. Pour dépister la lèpre, il faut rechercher le bacille de Hansen dans le mucus nasal, après curetage de la muqueuse pituitaire ou après avoir provoqué un coryza par l'iodure de potassium; ou bien faire une biopsie d'un léprome cutané ou d'un ganglion.

MODE DE TRANSMISSION. Encore obscur. L'*hérédité* est admise par certains auteurs, niée par d'autres; en revanche, la *contagion* est admise par la plupart des auteurs; le danger d'infection augmente avec la durée du contact avec les lépreux; en général, la lèpre, très contagieuse dans les pays chauds, l'est très peu dans les pays tempérés. La période d'incubation serait de quelques mois pour le petit enfant laissé avec sa mère lépreuse, de 20 mois en cas de contact intime, de 5 à 10 ans pour une exposition intermittente à la contamination.

Le mode de pénétration du bacille lépreux dans l'organisme serait variable : par la peau, la muqueuse nasale, digestive ou oculaire.

PROPHYLAXIE. Isolement des lépreux bacillifères. Dans certains pays (Canada, Etats-Unis), l'entrée des lépreux sur le territoire est interdite; en France, on se borne à prescrire la déclaration obligatoire, à surveiller et à isoler le lépreux, soit à domicile, soit dans certains services spéciaux (pavillon de Malte à l'hôpital Saint-Louis) ou dans des formations spéciales (Chartreuse de Valbonne), d'où les malades peuvent sortir à leur gré; il conviendrait de se montrer plus sévère et d'empêcher les lépreux d'exercer des métiers les exposant à propager les germes de leur infection.

TRAITEMENT. L'*huile de chaulmoogra* en injection reste encore un bon traitement de la lèpre tuberculoïde. Les *sulfones* (v. *Supplément*) sous forme de « sulfone mère » ou de dérivés de cette sulfone mère ont donné des résultats excellents depuis 1942, date de leur application sur l'homme par Faget. Ces produits se prennent généralement par la bouche, parfois en injection. L'administration du médicament doit être faite par un médecin : la dose, faible au début, sera augmentée progressivement en suivant la tolérance du sujet et poursuivie pendant des années. Il semble que ce soient les formes les plus graves les plus contagieuses, les formes lépromateuses qui répondent le mieux au traitement : les ulcérations répondent les premières, puis les lésions muqueuses (rhinite, laryngite); au bout de 4 à 6 mois les lépromes s'estompent, et au bout d'un an on voit ces pauvres visages boursouflés reprendre progressivement leur forme.

L'*isoniazide* donne également d'excellents résultats sur les lépromes, les lésions muqueuses et même nerveuses, de moins bons sur les taches tuberculoïdes.

La *streptomycine,* les *thiosémicarbazones* (v. *Supplément*) donnent des résultats encourageants.

Lèpre des rats ou Lèpre marine. — Affection découverte par Stefansky (d'Odessa) et particulièrement étudiée par Marchoux sur les rats d'égout. C'est une maladie différente de la maladie de Hansen et qui ne devrait pas porter le nom de lèpre. Due à un bacille acido-résistant, elle existe chez 5 p. 100 des rats des égouts parisiens et a été retrouvée dans le monde entier. En règle, seuls les ganglions sont atteints et 0,6 p. 100 seulement des rats présentent la forme musculocunatée (cachexie, nodosités souscutanées, ulcérations, cécité).

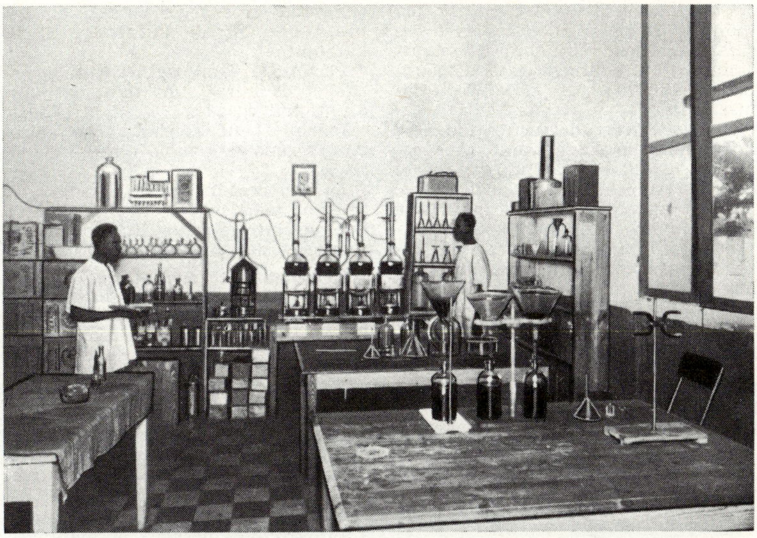

FIG. 1051. — Institut de la lèpre de l'Afrique-Occidentale française, à Bamako. Laboratoire de fabrication des éthers de chaulmoogra.
(*Cl. ministère de la France d'Outre-mer.*)

LÉPROLINE. — Substance extraite de cultures de bacille lépreux (Rost) ou obtenue par broyage d'un nodule lépreux riche en bacilles.

Intradermo-réaction de Mitsuda : positive dans tous les cas de lèpre tuberculoïde, négative dans les autres formes; dans l'entourage et les familles de lépreux, on trouve 83 p. 100 de réactions positives, et chez les non-lépreux 33 p. 100 de réactions positives.

LÉPROSERIE. — Maison, hôpital ou village où l'on soigne et isole des lépreux (*fig.* 1052).

LEPTE D'AUTOMNE. — V. ROUGET.

LEPTOMÉNINGITE (du gr. *leptos,* mince, et *meningx,* membrane). — Inflammation de la méninge molle (arachnoïde et pie-mère).

LEPTOSPIRE (du gr. *leptos,* grêle, et *speira,* spirale). — Variété de spirochète déterminant des maladies épidémiques, les *leptospires.* On connaît actuellement 17 variétés de leptospires capables de provoquer chez l'homme un syndrome infectieux neuro-méningé, digestif ou pulmonaire.

LEPTOSPIROSES. — Affections causées par des leptospires.

Leptospirose ictéro-hémorragique. — L'agent causal, *Leptospira ictérohemorragiae,* est un spirochète de 6 à 9 μ de long, à petites spires, en S ou en C, inoculable au cobaye, au rat, à la souris, au chien. Le réservoir de virus est surtout le rat (*Mus rattus, Mus decumanus*), un campagnol (*Microtus Montebelloi*).

Ce leptospire peut pénétrer par la peau ou les muqueuses conjonctivales, digestives (eau, aliments). La

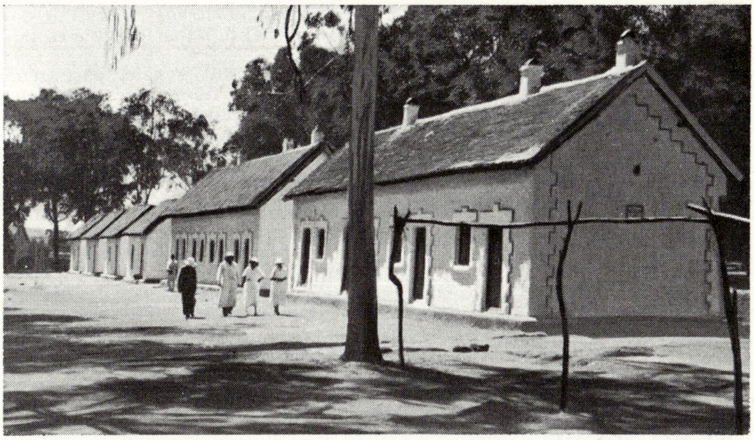

FIG. 1052. — Léproserie de Manankavaly, à Madagascar.
(*Cl. ministère de la France d'Outre-mer.*)

contamination peut être *directe,* par morsure de rat ou contact avec des rats (égoutier, mineur, terrassier, tanneur), ou indirecte (eaux d'égouts, boue, bains dans des rivières ou des piscines).

Signes. Après une incubation de 6 à 10 jours, début brusque avec céphalée, myalgies et arthralgies, fièvre élevée d'emblée (40°), vomissements. L'ictère apparaît vers le quatrième ou cinquième jour, marqué aux conjonctives, léger sur la peau; les urines, rares, contiennent de l'albumine, des cylindres, de l'urobiline, de la bilirubine et des sels biliaires; elles renferment également de nombreux parasites dès le dixième jour et sont contagieuses durant plusieurs semaines. La tension artérielle est généralement abaissée; le pouls est rapide, et il le demeure, dans les formes graves, même quand la fièvre est tombée. Les hémorragies ne s'observent guère que dans les 2/5 des cas, sous forme surtout d'épistaxis; rarement hématurie, mélæna ou taches pétéchiales. Des symptômes méningés se montrent fréquemment, avec hypertension du liquide céphalo-rachidien, exceptionnellement des éruptions érythémateuses. Enfin, le foie est douloureux, la rate normale, les ganglions présentent de la tuméfaction et de la sensibilité.

En général, 2 ou 3 jours après l'apparition de l'ictère, la température commence à baisser, les douleurs musculaires s'atténuent, les vomissements cessent; cette amélioration dure de 3 à 4 jours à une semaine, puis de nouveau la fièvre monte, affectant un caractère cyclique ou irrégulier, pour retomber définitivement en une semaine. La convalescence est longue : l'anémie est marquée, ainsi que la dépression des forces, et la chute des cheveux est fréquente. Cette forme à rechute est la forme habituelle, mais on observe encore d'autres modalités, telles que l'ictère grave, une forme rénale avec néphrite et azotémie, une forme méningée avec convulsions, une forme exclusivement hémorragique, et une forme sans ictère; parfois, on observe aussi des troubles oculaires (névrite optique).

Sérodiagnostic positif à partir du 10e jour avec des souches de *leptospira.*

En Extrême-Orient, la mortalité est très élevée (30 à 48 p. 100); elle l'est beaucoup moins en Europe (4 à 6 p. 100 seulement).

Leptospirose grippo-typhosique. — Affection causée par un agent spiralé, *Leptospira grippotyphosa,* transmis par l'eau; le réservoir de virus est représenté par des rongeurs (*Microtus arvalis, Evotynus glareolus*). La maladie survient surtout en été et en automne, chez des sujets ayant pris des bains de rivières ou ayant travaillé dans les champs humides et les marais (fièvre des marais).

Signes. Incubation : 8 jours en moyenne. Début brusque avec fièvre élevée, malaise, frissons.

Pendant cinq à six jours, fièvre de 39° à 40°, hypotension artérielle, parfois collapsus, herpès peribuccal. Signes méningés : céphalée, myalgies, raideur, photophobie. Troubles digestifs : foie gros, léger subictère; urines contenant de l'urobiline et de l'albumine.

Parfois, les troubles nerveux, digestifs et oculaires sont très marqués; éruptions fugaces.

L'urine peut contenir des spirochètes plusieurs mois après la guérison.

La température tombe vers le 5e ou 6e jour, mais parfois il y a rechute. Longue convalescence, du fait de l'asthénie et de l'hypotension artérielle.

Leptospirose caniculaire. — Observée surtout en Hollande, en Belgique, au Danemark, rarement en France. Elle est causée par *Leptospira canicula,* parasite du chien; la transmission de chien à chien se fait aisément par léchage de l'urine infectée.

La maladie s'observe surtout chez des personnes vivant en promiscuité avec des chiens malades, dont les urines fourmillent de leptospires.

Signes. Début brusque avec fièvre à 40°, troubles nerveux et méningés, état typhique, délire, exanthème morbilliforme, hypotension artérielle, albuminurie; au bout de trente-six heures, défervescence de la fièvre jusqu'au 8e jour, mais rechutes fréquentes.

Sérodiagnostic positif.

Leptospirose des porchers. — On l'observe en Savoie, en Suisse, en Italie du Nord, chez les jeunes gens employés dans les fromageries et dans les laiteries, et qui sont en contact avec les porcs ou avec l'urine et les excréments du porc.

L'affection est causée par un leptospire qui se trouve en abondance dans l'urine des porcs infectés (*Leptospira pomona* Gsell).

Signes. Début par une phase fébrile de quatre à six jours, suivie d'une phase apyrétique d'un à deux jours, puis d'une nouvelle ascension de la température de peu de durée, s'accompagnant de signes de méningite séreuse.

On a décrit également une leptospirose au Japon, la *fièvre de 7 jours,* due à *L. hebdomadis,* voisine de la maladie d'automne due à *L. automnalis.*

D'autres leptospires ont été trouvés aux Indes néerlandaises (*L. batavia*), aux îles Adaman. (*L. adaman*), en Australie (*L. australis*), dans l'île danoise de Sejrö, dans les rizières italiennes.

Quel que soit l'agent pathogène, les signes sont uniformes : fièvre élevée pendant plusieurs jours, tendant à décroître du 5e au 8e jour, douleurs, troubles méningés, parfois véritable méningite séreuse avec présence de leptospires dans le liquide céphalo-rachidien; troubles oculaires, conjonctivite, parfois irido-cyclite; rarement hémorragies et hépato-néphrite.

Traitement. Ouabaïne, hormone cortico-surrénale, sérum glucosé, extraits hépatiques.

Les antibiotiques ont de nombreux succès à leur actif.

LEPTOTÈNE (du gr. *leptos,* mince, et *tenos,* filament). — Première phase de la préméiose ou réduction des chromosomes au moment de la formation des gamètes. Pendant cette phase, les deux chromosomes de chaque paire se juxtaposent longitudinalement avant d'échanger une partie de leurs gènes.

LEPTOTHRIX (du gr. *leptos,* petit, et *thrix,* cheveu) [v. à bouche (maladies) : *Muguet*]. — Sorte d'algue formant des filaments entourés par une gelée. La variété *buccalis* a pour habitation la bouche (langue, interstices et cavités dentaires), le pharynx, les amygdales, que ces microbes peuvent recouvrir d'un enduit blanchâtre. Ils ont une action sur la production de tartre dentaire, en provoquant le dépôt des sels calcaires de la salive.

LÉSION (du lat. *loesio,* blessure). — Modification maladive quelconque des organes, soit dans leur texture, soit dans leur rapport avec les organes voisins.

LESSIVE. — Liquide tenant en dissolution des cendres de bois, c'est-à-dire des sels de soude et de potasse. C'est un bon désinfectant pour le linge, les vêtements, la literie, les objets et les ustensiles ayant été en rapport avec le malade.

LÉTALITÉ (du lat. *letalis,* mortel). — Ensemble des conditions qui entraînent la mort et qui s'opposent ainsi à la vitalité.

En génétique, la létalité dépend souvent de facteurs héréditaires dits « létaux », qui existent dans les chromosomes et se transmettent, selon les lois de Mendel, en dominance ou en récessivité.

LÉTHARGIE (du gr. *lêthê,* oubli, et *argia,* engourdissement). — Sommeil continu très profond avec inaction musculaire, pendant lequel le malade n'a pas conscience des paroles qu'on peut lui faire dire lorsqu'on interrompt un instant son sommeil, et dont il ne se souvient plus à son réveil.

Dans la forme habituelle, il y a abolition de l'intelligence et de la sensibilité; dans la léthargie lucide, au contraire, la résolution musculaire est aussi complète, mais le travail de la pensée s'effectue à peu près normalement. Pour la distinction avec la *mort,* v. ce mot.

LEUCÉMIE ou LEUCOCYTHÉMIE (du gr. *leukos,* blanc, et *haima,* sang). — Affection caractérisée par la prolifération des cellules issues des diverses lignées de leucocytes; elle peut être aiguë ou chronique. Suivant que la prolifération cellulaire porte sur le tissu myéloïde ou lymphoïde, la leucémie est dite « myéloïde » ou « lymphoïde ».

Causes. Inconnues; chaque type possède un âge de prédilection. Il existe des *facteurs favorisants* (benzol, radiations ionisantes, etc.) qui peuvent engendrer une leucémie.

Variétés de leucémies. On en distingue plusieurs formes.

Leucémie myéloïde. — S'observe surtout chez l'homme de 30 à 50 ans. Caractérisée essentiellement par une transformation myéloïde de la rate et de la moelle osseuse.

Signes. Le début est très lent et insidieux : pâleur, amaigrissement.

albuminurie légère; puis l'anémie s'installe, avec tendance aux hémorragies multiples (purpura, épistaxis, hémorragies cérébro-méningées), à la phlébite oblitérante des membres inférieurs, aux douleurs osseuses et névralgiques, aux troubles digestifs et oculaires (rétinite), avec fièvre modérée (38° à 39°), survenant par poussées.

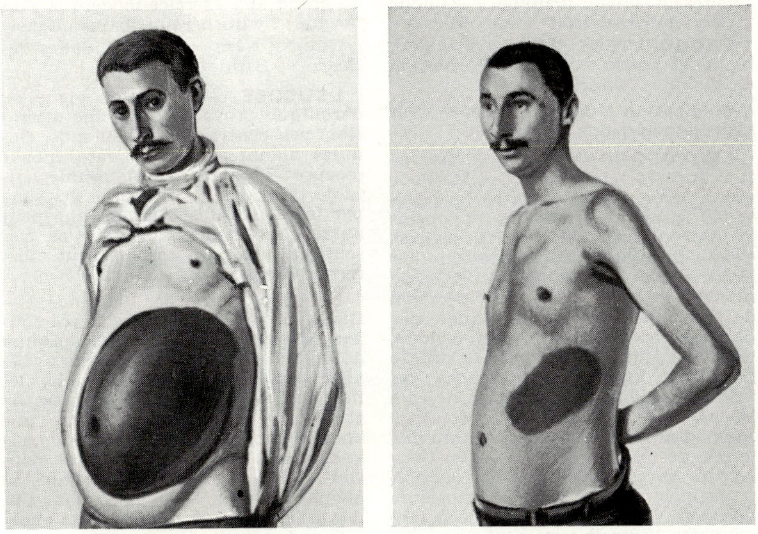

1 2

FIG. 1053. — Modification du volume de la rate dans la leucémie myéloïde. Les dimensions de la rate ont été indiquées par de la teinture d'iode.
1. Avant le traitement par la radiothérapie; 2. Après le traitement.
(*Collection du Dr Béclère.*)

Du côté des organes hématopoïétiques, on note une *splénomégalie* ou augmentation de volume considérable et précoce de la rate (*fig.* 1053, 1) avec hypertrophie légère du foie; les ganglions restent à peu près indemnes.

Le *sang* montre des altérations notables : augmentation des leucocytes

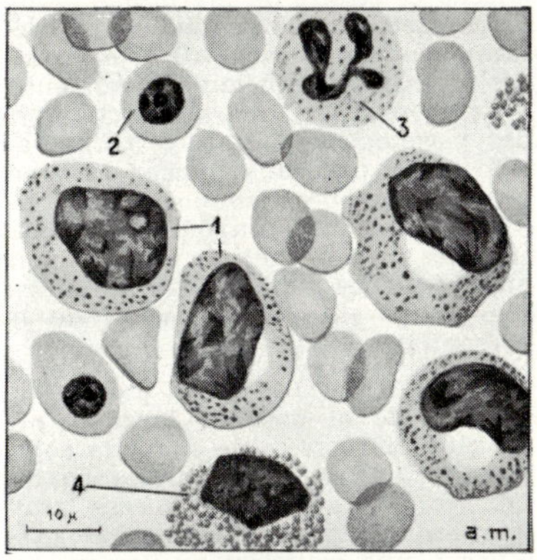

FIG. 1054. — Aspect de la moelle osseuse (et parfois du sang) dans la leucémie myéloïde non traitée.
1. Myéloblaste; 2. Normoblaste; 3. Polynucléaire neutrophile; 4. Myélocyte éosinophile.

(50 000 à 800 000), présence de nombreux polynucléaires neutrophiles, et surtout de myélocytes, parfois de myéloblastes; diminution du nombre des hématies (*fig.* 1054). La moelle osseuse cueillie par ponction sternale (médullogramme) montre également une augmentation des myélocytes et des myéloblastes. Il y a enfin diminution du nombre de globules rouges (3 millions) et présence constante d'hématies à noyau.

PRONOSTIC. Sous l'influence des rayons X, l'état général s'améliore; mais des rechutes plus ou moins rapides surviennent le plus souvent.

TRAITEMENT. Il permet de réduire l'hépatomégalie et surtout la splénomégalie, et de maintenir au-dessous de 12 000 par mm³ le chiffre des leucocytes. Le *Busulfan* est un produit très actif et bien toléré en dehors de l'aménorrhée et de la pigmentation mélanique des téguments qu'il provoque. Les doses sont adaptées suivant les résultats des numérations-formules sanguines successives. En cas de splénomégalie importante contrastant avec une leucocytose modérée, certains auteurs préconisent l'irradiation splénique ou une splénectomie chirurgicale.

Leucémie lymphoïde. — Caractérisée par l'hyperplasie du tissu lymphoïde, dont les éléments en excès passent dans le sang.

SIGNES. Rate et foie modérément hypertrophiés. Pas de fièvre. Amaigrissement atténué, asthénie, diarrhée, albuminurie, prurit parfois intense. Ce qui domine, c'est une hypertrophie de tous les groupes ganglionnaires (sous-maxillaires, parotidiens, cervicaux, axillaires, inguinaux), formant de volumineuses tumeurs. En outre, adénopathies profondes (médiastin, mésentère), amenant des compressions (douleurs, dyspnée, ascite). L'examen du sang montre une élévation du nombre de globules blancs (100 000 à 500 000), portant surtout sur les mononucléaires et les lymphocytes (80 à 90 p. 100); les globules rouges sont peu modifiés. Parfois, le sang demeure normal et le diagnostic devra se faire par la ponction sternale, splénique ou ganglionnaire, qui montrera dans la moelle osseuse (*fig.* 1055), la rate et les ganglions lymphatiques, une forte augmentation (80 à 90 p. 100) de lymphocytes et une grosse proportion de lymphoblastes.

ÉVOLUTION. Elle ne se fait jamais vers la transformation aiguë. Les malades porteurs de formes peu prolifératives non décompensées meurent souvent

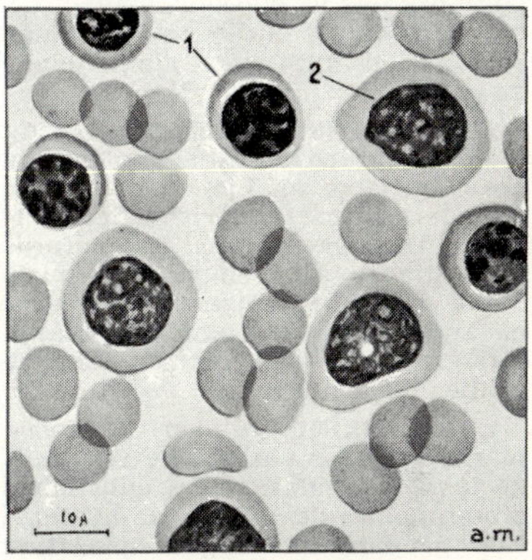

FIG. 1055. — La moelle osseuse dans une leucémie lymphoïde.
1. Lymphocytes; 2. Lymphoblaste.

d'une affection intercurrente. Les formes décompensées sont, par contre, redoutables par les risques d'anémie, d'infections et d'hémorragies graves.

TRAITEMENT. Il utilise, selon les cas, la chimiothérapie, les hormones corticosurrénaliennes.

Leucémie aiguë. — Affection qui survient surtout dans le jeune âge.

SIGNES. Pâleur, fatigue, céphalée, vomissements, arthralgies, fièvre rapidement élevée (39° à 40°), hémorragies multiples, purpura, angine simple ou membraneuse, stomatite ulcéro-nécrotique. Grosse rate, gros foie, ganglions cervicaux et sous-maxillaires tuméfiés.

L'examen du sang montre une anémie marquée, une augmentation légère des leucocytes (15 000 à 30 000), mais on trouve une grande quantité d'éléments embryonnaires, de leucoblastes. Ces éléments sont également visibles sur les frottis de la ponction sternale, splénique ou ganglionnaire.

ÉVOLUTION. Quelques mois, prolongée parfois par le traitement.

TRAITEMENT. Les données récentes du traitement des leucémies aiguës soulignent l'importance d'un *bilan préthérapeutique*. Cliniquement, on recherchera les infiltrations leucémiques ganglionnaires, hépatiques, spléniques, testiculaires, méningées (fond d'œil et ponction lombaire). Il sera aussi hématologique (numération, ponction de moelle, hémostase), bactériologique et immunologique (recherche d'une infection). Les protocoles thérapeutiques sont multiples; ils utilisent les hormones corticosurrénaliennes, la mercaptopurine, le méthothrexate, etc. Au cours du traitement, on surveillera chaque semaine l'évolution clinique et biologique. Le traitement vise à obtenir une *rémission complète :* celle-ci est définie comme le moment où la maladie n'est plus décelable par les moyens précités.

Dans les cas moins favorables, la rémission obtenue est incomplète et l'évolution, rapidement mortelle.

LEUCOBLASTE. — Cellule embryonnaire indifférenciée de 10 à 20 μ de diamètre, à protoplasma basophile, à gros noyau avec nucléoles, existant en abondance dans le sang des malades atteints de leucémie aiguë.

LEUCOCYTE (du gr. *leukos*, blanc, et *kutos*, cellule). — Globule blanc du sang.

LEUCODERMIE. — Disparition du pigment cutané en divers points de la peau, qui apparaît blanche. S'observe dans le vitiligo, la morphée, les cicatrices. Dans la syphilis, les placards achromiques sont souvent entourés d'une zone hyperpigmentée (leucomélanodermie) formant un réseau caractéristique, au cou par exemple (collier de Vénus).

LEUCOMAÏNE (du gr. *leukoma*, blanc d'œuf). — Alcaloïde résultant de la désassimilation des substances albuminoïdes des tissus par hydratation pendant la *vie* (par opposition aux *ptomaïnes*, qui ne se produisent qu'après la mort).

LEUCOME (du gr. *leukos*, blanc). — Tâche blanche (taie) succédant à une ulcération ou à une plaie de la cornée.

LEUCONYCHIE (du gr. *leukos*, blanc, et *onux*, ongle). — Coloration blanchâtre des ongles. Elle peut être

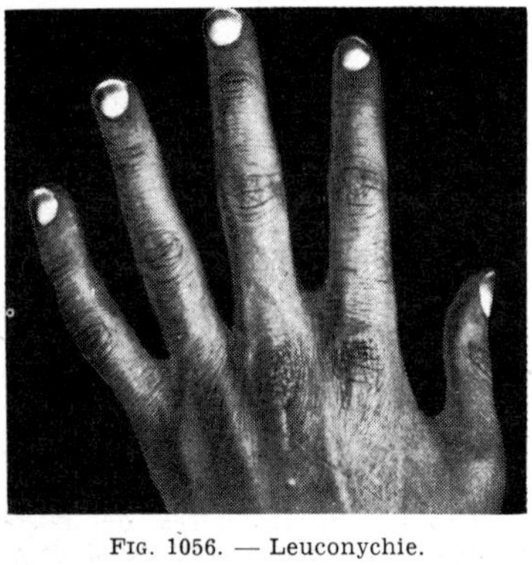

Fig. 1056. — Leuconychie.

ponctuée, striée, ou totale (*fig.* 1056). Due à de fines bulles d'air infiltrées entre les cellules unguéales, elle est considérée comme un trouble trophique.

LEUCOPÉNIE (du gr. *leukos*, blanc, et *penia*, pauvreté). — Diminution du nombre des globules blancs du sang.

LEUCOPLASIE (du gr. *leukos*, blanc, et *plassein*, former). — Maladie de la muqueuse de la bouche (v. pl. en couleurs à LANGUE) caractérisée par des placards blancs nacrés, isolés ou réunis et pouvant recouvrir alors presque toute la langue; ils sont plus discrets à la face interne des joues et des lèvres, et sont dus à la transformation de la cornée des cellules superficielles de la muqueuse (épithélium). Assez rarement, la leucoplasie se produit sur la muqueuse de la vulve et du gland.

La leucoplasie est souvent, mais non toujours, d'origine syphilitique; l'abus du tabac et toutes les irritations chroniques de la muqueuse : le frottement d'un appareil de prothèse dentaire, un bridge, des couronnes et obturations en métaux différents, des dents cariées peuvent provoquer une leucoplasie par irritation; elle peut dégénérer en tumeur maligne; c'est donc un état pré-cancéreux à surveiller.

LEUCOPOÏÈSE (du gr. *leukos*, blanc, et *poiein*, faire). — Formation de globules blancs.

Médication leucopoïétique. — Voir LEUCOPROPHYLAXIE.

LEUCOPROPHYLAXIE (Préservation par les leucocytes). — Méthode qui a pour but d'accroître la résistance vitale des malades et opérés en provoquant une hyperleucocytose, c'est-à-dire une augmentation des globules blancs chargés de tuer et de manger les microbes, par l'injection de médicaments leucopoïétiques, tels que les dérivés de l'acide nucléique, les nucléotides pentosiques, le sulfate d'adénine, l'acide penthoténique, les injections de rouge Congo ou de rose Bengale, les transfusions répétées de sang total, les injections intramusculaires de purées leucocytaires (leucocytes obtenus par la centrifugation d'un mélange de sang de plusieurs donneurs), l'extrait hépatique à fortes doses, l'extrait concentré de moelle osseuse, l'acide folique et la pyridoxine (vitamine B_2), substances assez abondantes dans le foie et les levures.

LEUCORRHÉE (du gr. *leukos*, blanc, et *rhein*, couler). — Sécrétion des glandes du col utérin, inaperçue normalement, mais se révélant, lorsqu'elle devient trop abondante, par l'apparition, à l'extérieur, d'un liquide filant, muqueux, transparent, analogue à du blanc d'œuf, s'attachant au linge, qu'il empèse en se desséchant.

Elle apparaît généralement au moment de la puberté chez les jeunes filles; les premières époques de règles sont parfois remplacées par une ou deux périodes de leucorrhée durant trois ou quatre jours.

Il ne faut pas confondre la leucorrhée banale avec les écoulements purulents jaunes, jaune verdâtre, tachant le linge, inflammatoires, qui s'accompagnent de douleurs, de cuissons, de brûlures en urinant et sont symptomatiques d'infections locales, aiguës ou chroniques, le plus souvent blennorragiques. V. à FÉMININS (Organes génitaux).

TRAITEMENT. I. *Local.* — Le médecin ou le chirurgien seuls peuvent porter au niveau du col les topiques ou les pansements, les cautérisations ou les incisions nécessaires.

Dans les cas légers, lorsqu'il a été reconnu qu'il n'existe pas de lésions profondes, qui devront être localement traitées, la malade se trouvera bien d'injections avec le bock de solutions de borate de soude (1 p. 100) dans une décoction d'eau de feuilles de noyer. Ces injections peuvent être renouvelées deux ou trois fois chaque jour. Suivant les indications, elles doivent être variées : injections d'alun, de tanin, de coaltar, de sublimé, de permanganate de potasse, de liqueur de Labarraque, etc.;

II. *Général.* — Il est presque plus important encore, parce qu'il s'attaque à la cause même de certaines leucorrhées. Régime approprié, tant chez les personnes affaiblies que chez les robustes : fer, quinquina, coca; l'iode est indiqué, en raison de son influence sur le tissu lymphoïde.

Séjour le plus possible au soleil, au grand air; exercice modéré et sans fatigue; hydrothérapie, bains de mer;

CURES. Néris, Luxeuil, Salies-de-Béarn et Salins-du-Jura.

LEUCOSE. — Affection aiguë ou chronique provoquée par une altération des centres formateurs de globules blancs (ganglions, rate, moelle osseuse). Il peut y avoir leucémie véritable, c'est-à-dire invasion du sang par les leucocytes. Mais le sang peut aussi être normal, et, dans ce cas, seule la ponction sternale peut affirmer le diagnostic.

Leucose aiguë de l'enfance. — Début progressif par une fièvre souvent élevée, avec anémie et pâleur; douleurs articulaires et osseuses. Les adénopathies, la splénomégalie, les hémorragies peuvent manquer ou être discrètes. Le sang montre une anémie importante, avec temps de saignement allongé; les globules peuvent être augmentés, normaux ou même diminués. Si, dans certains cas, il y a dans le sang des éléments anormaux (leucémie aiguë), ailleurs seul le myélogramme obtenu par ponction sternale permet d'affirmer le diagnostic.

ÉVOLUTION. Fatale en 3 à 4 mois, entrecoupée de rémissions.

TRAITEMENT. Transfusions sanguines.

LEUCOTOMIE (du gr. *leukos* blanc, et *tomê*, section). — Section chirurgicale des faisceaux blancs du lobe frontal qui unissent l'écorce cérébrale au reste du cerveau et aux noyaux centraux. Cette section, qui se fait avec une sorte de spatule longue et étroite ou *leucotome*, a été préconisée dans le traitement de certains syndromes mentaux : les grandes obsessions, la mélancolie anxieuse, la schizophrénie, les grandes douleurs des psychopathes. Mais cette opération n'est pas sans danger et peut laisser quelques troubles passagers (désorientation, confusion, ataxie, troubles du langage), et parfois quelques séquelles permanentes (affaiblissement psychique, altération de la personnalité).

LÈVRES. — Les lèvres forment le contour de la bouche; leurs points de réunion portent le nom de *commissures*. Elles sont limitées par le nez, le sillon naso-labial en haut, le sillon mentonnier en bas, et présentent une gouttière au-dessous du nez (*fig.* 1057).

Leur face externe est constituée par de la peau, recouverte par la moustache chez l'homme, un duvet plus ou moins prononcé chez les femmes brunes. La face interne ou muqueuse présente au milieu un repli ou frein, plus prononcé à la lèvre supérieure. Le bord libre, rose, est un tissu intermédiaire à la peau et à la muqueuse, entre lesquelles sont placés des muscles très adhérents à la peau, qui donnent les divers jeux de physionomie. Grâce à son *orbiculaire* et à ses *buccinateurs*, l'homme peut jouer de la trompette. Grâce à son *risorius de Santorini*, il peut aller du sourire au rire homérique, aidé dans ce cas par le *grand zygomatique*, qui

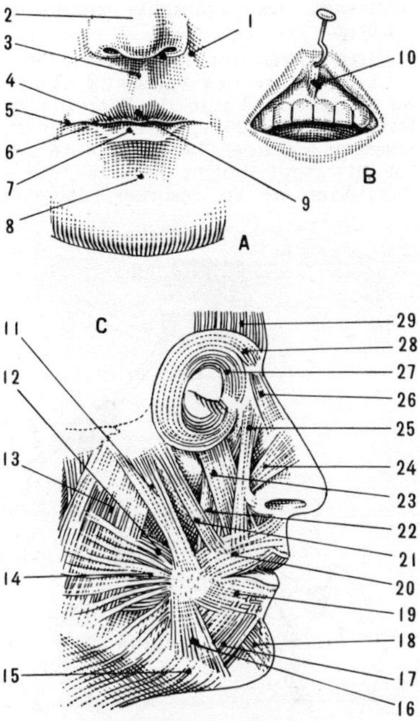

FIG. 1057. — Lèvres.
A. Face externe ; B. Face interne supérieure ; C. Muscles buccaux.

1. Sillon labio-génien ; 2. Sillon naso-labial ; 3. Sillon sous-nasal ; 4. Lèvre supérieure ; 5. Commissure droite ; 6. Fente buccale ; 7. Lèvre inférieure ; 8. Sillon mento-labial ; 9. Tubercule de la lèvre supérieure ; 10. Frein de la lèvre ; 11. Grand zygomatique ; 12. Buccinateur ; 13. Masséter ; 14. Risorius de Santorini ; 15. Peaucier du cou ; 16. Triangulaire des lèvres ; 17. Carré du menton ; 18. Houppe du menton ; 19. Demi-orbiculaire inférieur des lèvres ; 20. Demi-orbiculaire supérieur des lèvres ; 21. Petit zygomatique ; 22. Canin ; 23. Élévateur propre de la lèvre supérieure ; 24. Transverse du nez ; 25. Élévateur commun de la lèvre supérieure et de l'aile du nez ; 26. Pyramidal du nez ; 27. Orbiculaire des paupières ; 28. Sourcilier ; 29. Frontal.

tire à fond les commissures en dehors. Le *petit zygomatique* fait la moue en relevant la lèvre supérieure. Le *releveur profond* est le muscle du mécontentement et de la tristesse, aidé par le *canin* et le *triangulaire des lèvres*.

La contraction simultanée des *carrés du menton* exprime l'effroi. S'il y a plissement sur la lèvre inférieure, ce sont les petits muscles placés sous la mouche de la lèvre inférieure (muscles de la *houppe du menton*) qui ont agi de concert pour faire exécuter le froncement spécial du dégoût. (V. pl. en couleurs à MUSCLES.)

Le nerf facial innerve les muscles ; le trijumeau donne la sensibilité.

Les lèvres jouent un rôle dans la mastication et dans la voix. V. BOUCHE, MASTICATION, LARYNX, VOIX.

Eczéma des lèvres. — Les lèvres peuvent être le siège d'eczéma, d'éruptions artificielles dont les plus fréquentes sont provoquées par les fards et les dentifrices contenant du salol ou de l'arsenic, par le soleil ; si à ces causes diverses il s'ajoute un tic, le mordillement, les lèvres peuvent devenir rouges, gonflées, croûteuses ou squameuses.

TRAITEMENT. Supprimer la cause ; appliquer des calmants, des compresses imbibées de décoction de racines de guimauve, du beurre de cacao, du cold-cream, etc.

Desquamation persistante des lèvres. — Affection chronique s'observant surtout à la lèvre inférieure chez les jeunes gens : squames croûteuses plus ou moins épaisses, se recroquevillant et laissant un derme rouge, sensible, parfois fissuré.

CAUSE. Inconnue. S'atténue avec l'âge.

TRAITEMENT. Comme précédemment.

Perlèche. — V. PERLÈCHE.

Cheilite. — V. CHEILITE.

Furoncle, anthrax. — Le furoncle et l'anthrax de la lèvre supérieure sont particulièrement graves.

TRAITEMENT. Éviter les traumatismes locaux. Radiothérapie, sulfamides, pénicilline en injections locales et générales, pulvérisations.

Cancer des lèvres. — Il s'agit d'un épithélioma qui siège soit sur la surface externe des lèvres, soit sur la surface muqueuse ; survient surtout chez les fumeurs.

TRAITEMENT. Rayons X, radium, diathermocoagulation.

LÉVULOSE (du lat. *laevus*, gauche). — Sucre isomère du glucose, existant avec ce dernier dans le miel et quelques fruits, et ainsi nommé parce qu'il dévie à gauche le plan de polarisation. Il a une consistance sirupeuse. Il a été conseillé chez les diabétiques, mais son rôle est discuté.

LEVURE. — Champignon microscopique, formé de cellules arrondies ou ovalaires, de 5 à 7 millièmes de millimètre, se multipliant par bourgeonnement. Certaines levures sont pathogènes pour l'homme, et peuvent déterminer des dermatoses intertrigineuses, eczématiformes.

Les diverses levures employées dans l'industrie (vin, bière, cidre) appartiennent au groupe des *Saccharomyces*.

Levure de bière (*S. cerevisiae*). — S'emploie sous forme de *levure fraîche* (des brasseries ou des pâtisseries) : 4 ou 5 cuillerées à café dans de la bière ou de l'eau sucrée ; ou sous forme de *levure sèche*, prise avant chaque repas, à la dose d'une demi-cuillerée à café chez l'enfant et d'une cuillerée chez l'adulte, contre la *furonculose*, l'*acné*, l'*anthrax*, dans diverses infections (phlegmons, abcès, érysipèle), dans les dermatoses attribuées à l'intoxication intestinale, le diabète, dans la *constipation* très prononcée et dans certaines *entérites infantiles*, sous forme de lavements (2 à 3 par jour) contenant chacun une cuillerée à café de levure sèche dans une petite quantité d'eau.

Levure de raisin. — S'emploie, sous forme de liquide, à la dose de 4 à 6 cuillerées à soupe mélangées à l'eau sucrée, dans les mêmes affections que ci-dessus.

LICHEN. — Nom donné à diverses dermatoses.

Lichen plan ou lichen de Wilson. — Dermatose assez fréquente chez les sujets nerveux, surmenés, les intellectuels. Le lichen plan peut apparaître après un choc moral intense, une forte émotion ; on a incriminé le terrain tuberculeux.

SIGNES. Petites papules de la dimension d'une tête d'épingle, planes, polygonales, déprimées, de surface lisse, brillante à jour frisant (*fig.* 1058). Isolées si l'éruption est discrète, ces papules se multiplient habituellement en formant des plaques arrondies ou ovalaires, légèrement squameuses, quadrillées par des hachures, présentant un aspect en mosaïque. Habituellement, il existe une démangeaison assez vive.

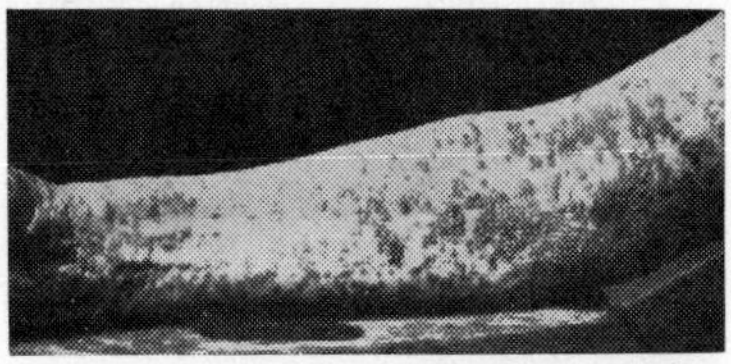

FIG. 1058. — Lichen plan.
(*Musée de l'hôpital Saint-Louis.*)

Le lichen plan siège aux poignets, à la face antérieure des avant-bras, au cou, aux flancs, aux reins. Aux régions palmaires ou plantaires, les lésions peuvent devenir épaisses, cornées et donner l'aspect d'une kératodermie (*lichen corné*).

Parfois, les papules sont très petites, brillantes (*lichen nitidus*) ou surmontées d'une production cornée folliculaire (*lichen spinulosique*).

Aux jambes, le lichen devient habituellement *corné, hypertrophique*, formant des plaques verruqueuses brunâtres ou plâtrées, très adhérentes, très prurigineuses. Parfois, on note de véritables nodosités brunâtres ou rougeâtres, dont l'évolution est très lente et souvent rebelle à tout traitement (*fig.* 1059 et pl. en couleurs à LUPUS).

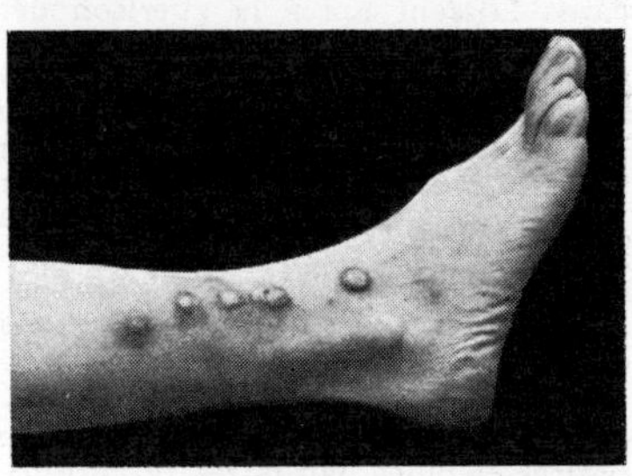

FIG. 1059. — Lichen obtusus corné.

Le lichen siège aussi aux muqueuses (face interne des joues, langue, vulve) et se présente sous forme de papules d'un blanc nacré réunies par de fines arborisations blanchâtres. Il est confondu souvent avec la plasie. V. LANGUE.

ÉVOLUTION. Lente et torpide, à poussées successives ; parfois évolution aiguë, rapide. Le lichen plan peut guérir complètement, mais il laisse parfois après lui une pigmentation persistante.

TRAITEMENT. Celui du nervosisme et du prurit. Arsenic (acétylarsan, stovarsol) ; injections de tuberculine à doses minimes et progressives.

Douches tièdes, rayons ultraviolets; radiothérapie de la moelle ou du sympathique.

Cures thermales à La Bourboule, à Néris, Bagnères-de-Bigorre, Luxeuil. Electricité statique, haute fréquence.

Dans les formes cornées localisées, emplâtre rouge, pommade salicylique, radiothérapie locale, neige carbonique.

Lichen simplex ou prurit circonscrit (*fig.* 1060). — Petite papule arrondie, lisse, de coloration se rapprochant beaucoup de celle de la peau normale, hémisphérique et non

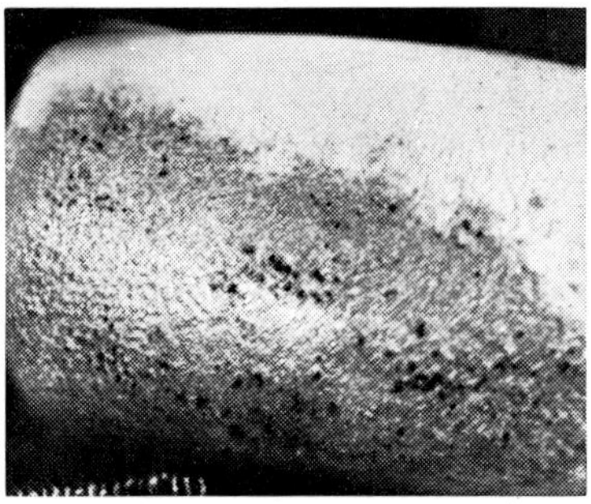

FIG. 1060. — Lichen simplex.
(*Musée de l'hôpital Saint-Louis.*)

plane, présentant des facettes brillantes, rarement isolées, formant de larges placards infiltrés, brillants, finement quadrillés par agglomération des papules initiales, et en général assez prurigineux. Les plaques siègent à la nuque, mais principalement au creux poplité, à la région lombaire, au pli du coude, etc. Le prurit détermine des lésions secondaires de lichénification et d'eczématisation.

ÉVOLUTION. Plusieurs mois; les placards laissent après la guérison des plaques pigmentées.

TRAITEMENT. Lotions antiprurigineuses, pommades à l'amidon, au menthol, à l'acide tartrique. Dans les formes localisées, on peut employer l'emplâtre à l'oxyde de zinc ou à l'huile de foie de morue. Si l'épaississement est considérable, on peut décaper l'épiderme par des applications de savon noir, d'acide pyrogallique.

Lichen scrofulosorum. — Tuberculide cutanée constituée par des petites papules jaunâtres ou brunâtres situées au niveau des follicules pileux et souvent disposées en groupes, sur les flancs et les lombes.

TRAITEMENT. Emplâtre à l'huile de foie de morue, à l'huile de cade, à l'acide salicylique. Traitement général antituberculeux.

LICHEN. — Cryptogame formé par l'association symbiotique d'une algue et d'un champignon ascomycète.

Lichen d'Islande (*Cetraria islandica*). — Cryptogame commun dans les Vosges, la Suisse et l'Islande. Il contient un hydrate de carbone analogue à la fécule, la *lichénine,* et une substance amère, la *cétrarine.*

On l'emploie comme pectoral, antiémétisant et amer, sous forme d'*infusion* (10 p. 1 000), de *gelée* (5 à 100 g), de *pâte* (*pâte de lichen officinale*), de *saccharure* (20 à 50 g), de *sirop* (20 à 100 g), de *teinture.*

La cétrarine a été conseillée contre les vomissements de la grossesse et du mal de mer.

Lichen pulmonaire (*Sticta pulmonaria*). — A les mêmes indications que le lichen d'Islande.

Variolaire (*Variolaria discoidea* et *V. amara*) [Lichen des hêtres]. — Lichen doué de propriétés fébrifuges et anthelminthiques (50 cg de poudre dans du miel).

LICHÉNIFICATION. — Modification chronique de la peau sous l'influence du grattage; la peau devient épaissie et présente un quadrillage à mailles carrées ou losangiques, exagération des stries normales.

La lichénification, ou névrodermite, peut être circonscrite, en placards, ou diffuse.

Dans certains cas, la lichénification se présente sous forme de petites nodosités cornées, sèches, rugueuses, siégeant surtout sur les jambes (*lichen obtusus corné, prurigo nodulaire*) ; dans d'autres cas, elle forme des tumeurs globuleuses et végétantes, indurées, simulant un cancer (*lichénification hypertrophique*).

TRAITEMENT. V. PRURIGO.

LIENTERIE (du gr. *leios,* glissant, et *enteron,* intestin). — Diarrhée dans laquelle les aliments sont rendus à peine digérés; ils semblent avoir *glissé* sur l'intestin. V. INTESTIN (maladies).

LIERRE. — On distingue deux plantes de ce nom.

Lierre grimpant (*Hedera helix*). — Plante grimpante de la famille des Araliacées; elle contient plusieurs glucosides, dont l'hédérine, aux propriétés éméto-cathartiques. Les baies sont purgatives, mais ont parfois empoisonné des enfants. Les feuilles peuvent être appliquées avec succès comme pansement sur les ulcères variqueux, certaines plaies, ou des pustules ulcérées d'echtyma.

L'extrait de tiges et de feuilles a des vertus antispasmodiques et emménagogues. La teinture ou l'alcoolature de feuilles ou de copeaux fins de tronc de lierre (XX à L gouttes par jour) calme la toux quinteuse de la coqueluche, des trachéites grippales, des bronchites chroniques.

Lierre terrestre (*Glechoma hederacea*). — Plante rampante de la famille des Labiacées, qui fait partie des espèces vulnéraires. Les sommités fleuries sont employées dans les bronchites sous forme de tisane (10 g par litre en infusion) ou, mieux, sous forme de suc de la plante fraîche, en nature (30 à 50 g), ou en sirop (30 à 50 g). Peut quelquefois déterminer des éruptions cutanées.

LIEUX D'AISANCES. — V. CABINETS D'AISANCES.

LIGAMENT. — Faisceau de tissu fibreux blanc argenté, très solide et peu extensible.

Les ligaments servent de moyen d'union pour les articulations (ligaments *articulaires*) et pour certaines parties des os ou des cartilages (ligaments *non articulaires,* ligaments *interosseux*).

On donne aussi ce nom à des *replis du péritoine* destinés à soutenir des viscères, ligaments du *foie,* de l'*utérus,* de la *vessie* (v. ces mots).

Des fibres analogues à celles des ligaments proprement dits constituent les ligaments suspenseurs des testicules, les ligaments ronds de l'utérus.

LIGATURE (du lat. *ligare,* lier). — La ligature des vaisseaux s'opère en nouant, à l'aide de l'aiguille de Reverdin (*fig.* 1061), un fil autour du vaisseau à couper. Le fil employé est, soi du catgut (boyau de chat), qui a l'avantage de se résorber, soit du

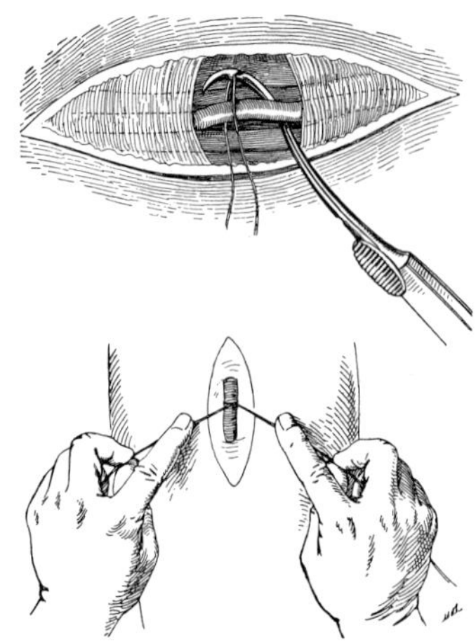

FIG. 1061. — Ligature d'une artère.

chanvre ou de la soie. Les tuniques externes et moyennes sont coupées et retroussées à l'intérieur et contribuent à la formation d'un caillot obturateur qui, plus tard, se résorbe. Cette opération est délicate, le vaisseau se trouvant caché au milieu des tissus; elle ne peut donc être faite que par un chirurgien. V. aussi HÉMORRAGIE.

LIGNE BLANCHE. — Bande aponévrotique étendue de l'appendice xiphoïde du sternum à la symphyse pubienne, formée par les aponévroses entrecroisées des muscles abdominaux. Entre ces fibres peuvent exister des orifices, par lesquels se font des hernies. V. HERNIE.

Ligne blanche surrénale. — Ligne blanche obtenue en rayant la peau de l'abdomen avec le dos de l'ongle; on l'observe dans l'insuffisance surrénale.

LIGNÉE. — Ensemble des descendants en ligne directe d'un seul et même individu plus ou moins lointain.

Une *lignée pure* est réalisée lorsque aucun élément d'une autre lignée n'intervient dans cette descendance; elle n'est donc possible qu'en cas de reproduction par division non sexuée de l'organisme (microbes) ou par autofécondation (par exemple, haricot). Ainsi, il n'existe, chez l'homme, pas plus de lignée pure que de race pure.

LIGNOCAÏNE. — Substance utilisée dans les anesthésies locales, en chirurgie, médecine et art dentaire; en injections intraveineuses lentes dans l'asthme, les dyspnées, syndromes douloureux, anuries et certains troubles de l'excitabilité myocardique.

LIMNANTHÈME. — Plante amère qui possède les mêmes propriétés stomachiques que la ményanthe. En infusion de 5 feuilles dans une tasse d'eau bouillante contre l'hypotonie gastrique, l'aérophagie, l'anorexie.

LIMONADE. — Boisson rafraîchissante, gazeuse et sucrée, habituellement à base de citron (limon) ou d'orange, ou acidulée par des acides organiques ou minéraux. On distingue les variétés suivantes.

Limonade cuite au citron. — Infusion de citrons coupés en rondelles dans de l'eau bouillante.

Limonade citrique (Codex). — 100 g de sirop d'acide citrique mélangé à 900 g d'eau distillée.

Limonade citro-magnésienne ou **limonade purgative au citrate de magnésie** (Codex). — Contient de l'acide citrique, de l'hydrocarbonate de magnésie, de l'eau distillée, du sirop simple et de l'alcoolature de citron. Les limonades purgatives sont dosées ordinairement à 30 g, 40 g, ou 50 g de citrate de magnésie.

Limonade lactique (Codex). — 10 g d'acide lactique, 100 g de sirop simple et 890 g d'eau distillée.

Limonade sulfurique (Codex). — 20 g d'acide sulfurique dilué, 100 g de sirop simple et 380 g d'eau distillée.

Limonade tartrique (Codex). — 100 g de sirop d'acide tartrique et 900 g d'eau distillée.

Limonade vineuse. — 750 g de limonade citrique et 250 g de vin rouge.

Limonade gazeuse. — Sirop de citron et eau de Seltz fabriquée dans l'appareil Briet ou de toute autre façon.

LIN (graine, farine). — Plante de la famille des Linacées (*Linum usitatissimum*), dont les semences (graines de lin ordinaire) contiennent une farine très mucilagineuse. Ces semences sont employées :

1° Comme *laxatif, à l'intérieur*. Verser une cuillerée à soupe de graines de lin dans un verre à bordeaux d'eau simple. On parfumera avec de l'anis. Laisser macérer au moins 10 minutes et boire graines et eau au moment du coucher. Si la constipation est opiniâtre, on peut prendre, en outre, une cuillerée ainsi préparée au repas du soir et même à celui de midi;

2° Comme *émollient, à l'extérieur*. Les graines de lin sont utilisées *en farine* pour les cataplasmes. Il faut employer de la farine *fraîche*, c'est-à-dire *broyée tout récemment*, car la vieille farine aigrit, fermente et provoque des éruptions. Il convient donc, surtout à la campagne, d'acheter des graines, et non de la farine, et de les moudre soi-même. On place la farine ainsi obtenue dans une assiette creuse, et on verse dessus peu à peu de l'eau bouillante, en délayant avec le dos d'une cuiller et en agitant vivement jusqu'à ce que le mélange soit exact et plutôt liquide que solide. La quantité nécessaire varie naturellement avec la surface malade, qui doit toujours être dépassée par le *cataplasme* (v. ce mot) de deux ou trois travers de doigt; l'épaisseur du mélange sera ordinairement de 1 cm.

Les fibres de lin employées dans le tissage peuvent provoquer chez les ouvriers qui les manipulent une dermite érythémateuse, vésiculeuse ou pustuleuse, très prurigineuse des mains et parfois des pieds (eczéma des fileurs et des varouleurs de lin).

LINAIRES. — Plantes communes de la famille des Scrofulariacées.

Linaria vulgaris a des vertus purgatives et diurétiques.

Linaria cymbalaria passe pour vulnéraire et antiscorbutique.

Antirrhinum majus (muflier) paraît stimulant.

LINGUAL. — **Artère linguale.** — Elle irrigue la langue; c'est une des branches de la carotide externe.

Glandes linguales. — V. SALIVAIRES (Glandes).

Muscle lingual. — V. LANGUE.

Nerf lingual. — V. LANGUE et TRIJUMEAU.

Plexus lingual. — Il est constitué par l'entrecroisement des branches du nerf glossopharyngien à la racine de la langue, et se termine par des rameaux se rendant à la muqueuse en arrière du V lingual.

LINIMENTS (du lat. *linire*, oindre). — Médicaments externes, onctueux, employés pour faire des frictions ou des pansements. On y ajoute, suivant le cas, des médicaments excitants ou calmants.

Les liniments sont généralement liquides; leur véhicule peut être l'eau, le vin, l'alcool, l'huile, la glycérine, un liquide savonneux. On applique un liniment avec la main nue ou gantée, ou avec un tissu de flanelle.

LINIMENTS OFFICINAUX : *Liniment ammoniacal* ou *liniment volatil*, mélange d'huile d'olive et d'ammoniaque liquide, employé comme rubéfiant dans le traitement des douleurs rhumatismales et des névralgies;

Liniment ammoniacal camphré, mélange d'huile camphrée et d'ammoniaque liquide, employé pour les mêmes usages;

Liniment oléo-calcaire, mélange d'huile d'olive et d'eau de chaux, formant un liquide d'aspect crémeux, constitué en partie par un savon calcaire qui sert à émulsionner l'huile non saponifiée, très employé pour le pansement des brûlures;

Liniment chloroformé, composé d'huile d'œillette et de chloroforme, employé comme calmant;

Liniment de Rosen, composé de beurre de muscade, d'essences de girofle et de genièvre, d'huile de ricin et d'alcool à 95°, employé comme calmant.

LINITE PLASTIQUE (du lat. *linea*, lin). — Forme très particulière du cancer de l'estomac. Elle réalise anatomiquement une induration ligneuse de la totalité des parois gastriques. Elle peut intéresser une partie du duodénum. Le tableau clinique est le plus souvent celui d'un cancer gastrique banal. L'aspect radiologique est particulier : le repas baryté traverse rapidement la cavité de l'estomac, qui apparaît rigide et diminuée de volume. La gravité est variable. Dans certains cas, l'évolution paraît très lente. Seule l'intervention permet le bilan de l'extension des lésions et conduit parfois à la gastrectomie.

LINKAGE (de l'anglais *link*, chaînon). — Liaison de deux ou plusieurs gènes situés sur le même chromosome, et dont les caractères sont transmis héréditairement.

LINNÉON (du nom du naturaliste suédois *Linné*, 1707-1778). — En génétique, ensemble des individus qui présentent une ressemblance morphologique telle qu'on peut les croire descendus d'un être commun, et qui peuvent se féconder entre eux.

LIPASE (du gr. *lipos*, graisse). — Ferment diastasique soluble qui saponifie les graisses, c'est-à-dire les dédouble en un alcool et un acide gras qui se combine avec une base pour former un sel portant le nom de savon.

Ce ferment a été trouvé dans le sang, la lymphe, les viscères, le suc pancréatique.

Il conserve au taux normal la quantité de graisse circulant dans l'organisme : ce taux diminue dans les infections, s'accroît au contraire au cours du diabète.

LIPÉMIE (du gr. *lipos*, gras, et *haima*, sang). — Passage de matières grasses dans le sang au cours de la digestion. Normalement, il existe environ 8 g de graisse totale par litre de sang. La lipémie peut être augmentée ou diminuée au cours des affections du foie.

LIPIDES. — Matières grasses. Ce groupe comprend les graisses proprement dites, les esters des acides gras et les lipoïdes. V. ALIMENTATION.

LIPODYSTROPHIE. — Dystrophie localisée du tissu cellulaire sous-cutané.

LIPOÏDES (du gr. *lipos*, graisse). — Substances dont le type est le cholestérol ou la lécithine. Leur nom leur vient de caractères communs avec les graisses : solubilité dans l'alcool, l'éther, le chloroforme; insolubilité dans l'eau.

Très abondantes dans les cellules et les sécrétions internes et externes de l'organisme, dans le tissu nerveux, leur rôle fonctionnel est encore mal connu, mais certainement important. On en a retiré des sécrétions internes de l'ovaire, du testicule, du rein.

LIPOÏDOSE. — Infiltration graisseuse des cellules d'un organe (foie, rein). V. à REINS (maladies : *Néphrose lipoïdique*.

LIPOMATOSE. — Généralisation des lipomes à un grand nombre de points du corps, symétriquement ou non. Parfois, les ganglions lymphatiques hypertrophiés accompagnent les lipomes. V. ADÉNOLIPOMATOSE SYMÉTRIQUE.

LIPOME (du gr. *lipos*, graisse). — Tumeur lobulée, mollasse, formée par de la graisse (*fig.* 1062).

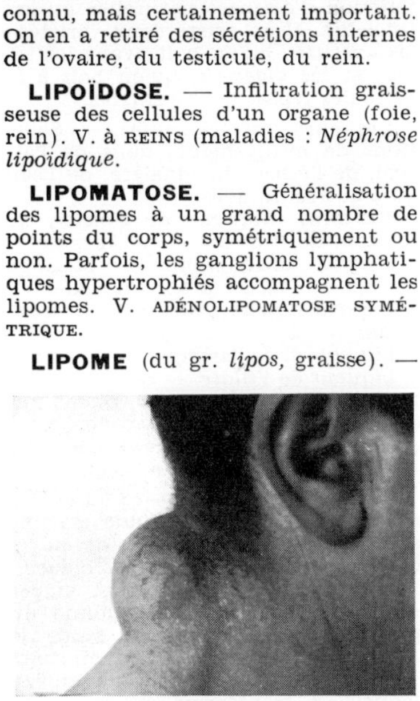

FIG. 1062. — Lipome.

Le lipome est ordinairement arrondi. Son volume est variable; tantôt le lipome est gros comme une noix ou une noisette, tantôt il peut atteindre des proportions énormes. Il siège de préférence dans le tissu cellulaire du cou, de la nuque, du dos, des lombes, des fesses, du bras. La consistance est molle, pseudo-fluctuante, ou ferme, calcifiée. Il peut être encapsulé ou diffus, parfois symétrique. Le lipome ne produit de douleur que par compression des organes voisins et n'offre aucune gravité. On ne doit l'opérer que s'il gêne le malade.

LIPOTHYMIE (du gr. *leipein*, manquer, et *thumos*, esprit). — Perte de connaissance avec conservation du fonctionnement du cœur et du poumon (*premier degré de la syncope*). V. ÉVANOUISSEMENT et SYNCOPE.

LIPOVACCIN (du gr. *lipos*, graisse). — Vaccin émulsionné dans l'huile et non dans l'eau salée. Comme il se résorbe plus lentement que les autres vaccins, on peut ainsi injecter des doses massives de microbes.

LIPURIE (du gr. *lipos*, graisse, et *ouron*, urine). — Existence de graisse dans l'urine, à laquelle elle donne une couleur blanchâtre, et qu'elle recouvre d'une pellicule. L'aspect de l'urine est semblable au chyle ou au lait (galacturie).

CAUSES. Maladies du foie et du pancréas, absorption de quantité exagérée de graisse, mal de Bright, dégénérescence des reins, intoxication par l'oxyde de carbone ou le phosphore.

LIQUEURS. — Nom donné : 1° à certaines *boissons alcooliques ;* 2° à des *solutions médicamenteuses ;* 3° à des *réactifs chimiques.*

Liqueurs (boissons). — Boissons distillées auxquelles on donne un goût et un parfum spéciaux par l'adjonction d'essences naturelles ou artificielles. Il en existe deux variétés : les *apéritifs*, qu'on boit avant les repas, et les *digestifs*, qu'on boit à la suite des repas. V. à APÉRITIFS.

Liqueurs (médicaments). — Solutions de médicaments dans de l'alcool, de l'éther, du vinaigre, de l'eau ou d'autres liquides.

VARIÉTÉS. *Liqueur de Fowler, de Boudin, de Pearson.* — V. ARSENIC.

Liqueur d'Hoffmann. — Mélange d'éther et d'alcool à parties égales.

Liqueur de Van Swieten. — V. MERCURE.

Liqueur de Labarraque. — V. SOUDE.

Liqueur de Villate. — Solution contenant du sous-acétate de plomb, du sulfate de zinc, du sulfate de cuivre et du vinaigre ; s'emploie diluée dans l'eau.

Liqueurs (réactifs). — 1° *Liqueur de Barreswill.* — Ce liquide est une solution de tartrate double de cuivre et de potasse ; sa couleur est bleue.

Additionné d'une solution sucrée (urine de diabétique), il donne un précipité jaune-rouge, par suite de l'oxydation du glucose qui emprunte son oxygène au bioxyde de cuivre, lequel est transformé en protoxyde rouge et se précipite.

2° *Liqueur de Fehling.* — C'est une solution de tartrate double de cuivre et de soude ; elle est également bleue et produit la même réaction, en ayant l'avantage d'être moins altérable.

LIQUIDAMBAR. — Arbre asiatique de la famille des Hamamélidacées, dont l'écorce fournit le styrax liquide.

LIQUIDE CÉPHALO-RACHIDIEN — V. CÉPHALO-RACHIDIEN.

LIS. — Plante de la famille des Liliacées (*Lilium candidum*), dont les fleurs, macérées dans l'eau-de-vie, fournissent une pellicule qu'on peut appliquer sur les blessures superficielles et qui remplace le taffetas d'Angleterre.

Les bulbes (oignons) cuits sous la cendre ou à la vapeur sont employés en cataplasmes émollients.

LISÉRÉ DE BURTON. — V. BURTON.

LISERON. — Plante de la famille des Convolvulacées. La variété des haies ou grand liseron (*Convolvulus saepium*) et le petit liseron des champs (*C. arvensis*) renferment un suc laiteux, dont la composition est identique à celui des Convolvulus exotiques (*jalap, scammonée*), et qui est employé comme purgatif drastique, à la dose de 1 g à 1g,5 de suc épaissi de 10 à 15 g d'alcoolatine. On peut aussi employer à la campagne les feuilles infusées à la dose de 6 à 12 g dans l'eau bouillante. On doit retenir de cette propriété le conseil d'interdire aux enfants de mâcher des tiges de liseron.

La patate (*Ipomoea batatas*) est un liseron cultivé aux Antilles ; sa racine tubéreuse, charnue, renferme 40 p. 100 d'amidon, 20 p. 100 de sucre, 4 p. 100 d'albumine, et constitue un excellent aliment ; ses feuilles ressemblent à celles des épinards et sont employées comme telles.

LISTERELLA ou LISTERIA. — Petit germe mobile, prenant le Gram, ressemblant au bacille du rouget du porc, avec lequel il a été longtemps confondu ; il provoque expérimentalement l'ophtalmie purulente du lapin.

LISTERELLOSE ou LISTÉRIOSE. — Maladie microbienne inoculable, due à un germe spécifique, *Listeria monocytogenes*. Elle s'observe chez le lapin sauvage, les bovins, les ovins, les porcins, le renard argenté, le cobaye, la poule, le cheval ; elle peut être transmise à l'homme, qui peut se contaminer en mangeant de la viande d'animaux malades. L'infection se traduit surtout par des manifestations méningées, ou une septicémie généralisée.

TRAITEMENT. Pénicilline, streptomycine.

LIT. — Meuble servant au coucher. Le lit doit remplir certaines conditions d'hygiène.

L'homme bien portant, endormi, absorbe de l'oxygène ; malade, une plus grande quantité de gaz lui est nécessaire.

Il est donc indispensable que le lit soit placé dans une pièce aussi vaste que possible et de préférence en son milieu ; que des rideaux ne gênent pas l'accès de l'air.

Le *lit de milieu* permet de circuler facilement autour du malade et de lui venir facilement en aide.

Autant que possible, il est préférable que la lumière vienne de côté et non de face, la lumière trop directe étant fatigante pour les malades fébriles, notamment dans la fièvre typhoïde et la méningite.

Le lit en fer ou en cuivre est le meilleur, comme plus facilement désinfectable.

Le lit doit être suffisamment large (1 m à 1m,20) pour permettre au malade de s'y mouvoir, de s'y déplacer, sans avoir crainte de tomber, tout en étant assez étroit pour que les parents ou infirmiers puissent s'approcher facilement de lui.

Les sommiers, entièrement en fer, à condition d'être suffisamment élastiques, sont, pour la même raison que ci-dessus, à préférer.

Le matelas ne doit être ni trop *mou* (lit de plume), car il produit une chaleur excessive, pénible, pendant la fièvre, ni trop *dur*, sans quoi il provoquerait, en cas de décubitus prolongé, des excoriations et des escarres dans les points où les os sont recouverts de la peau seule.

Le matelas, laine et crin, cardé assez récemment, remplit cet office, à condition d'être battu lorsqu'on fait le lit.

Si, cependant, des excoriations ou des escarres se produisent, pour y remédier et

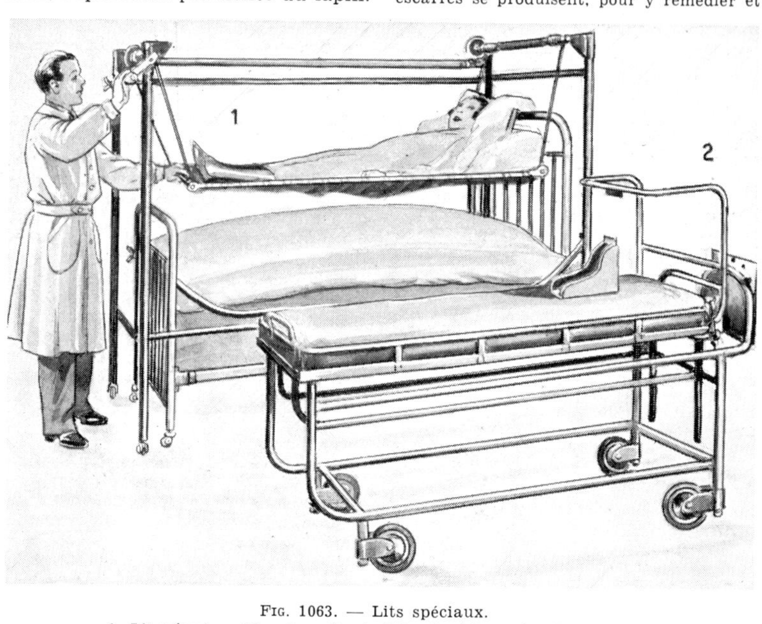

FIG. 1063. — Lits spéciaux.
1. Lit mécanique (*doc. Dupont*) ; 2. Lit orthopédique (*doc. Et. Raynal*).

afin d'empêcher l'aggravation de ces accidents, le dispositif le plus convenable est le *matelas d'eau* ou *d'air*.

Une précaution essentielle est de placer sur les matelas, sous le drap, pour les protéger contre l'infection et les souillures, surtout chez les malades qui font sous eux, une *toile imperméable*. On ne prendra pas une toile cirée, qui est trop dure ; on achètera 1m,50 de toile, dite *toile d'hôpital*. Comme cette toile a une largeur de 1 mètre, elle ira dans tous les sens.

Il faut seulement avoir soin de la fixer au matelas par des épingles de sûreté placées aux quatre coins, car elle glisserait très vite aux pieds et ne protégerait plus rien.

Il est utile que le nombre des couvertures soit suffisant pour que le malade endormi ait chaud, mais il faut éviter les transpirations fatigantes que provoquent les édredons de plume, sauf, bien entendu, lorsqu'il est nécessaire de réchauffer le malade ou par les grands froids.

Des *draps du lit*, rien à dire, sinon qu'il est bon de protéger le drap de dessous en passant sous le malade un drap plié en deux (*alaise*). De la sorte, on peut facilement veiller à ce que le sujet soit toujours couché sur du linge propre. Au moindre accident (urinal renversé, souillure fécale), l'alaise est retirée et remplacée par une autre. Pour le changement de drap, V. GARDE-MALADES.

Pour soulever la tête, employer un traversin en forme de pupitre, qui remplacera l'oreiller. En tout cas, si on fait usage d'un oreiller, le garnir exclusivement de *crin*, comme le traversin lui-même.

Lit-fauteuil. — Lit roulant, dans lequel on peut être assis ou couché.

Lit de massage. — Lit sur lequel on masse les malades. V. fig. à HYDROTHÉRAPIE.

Lit mécanique. — Lit disposé pour pouvoir élever le malade sur des sangles, de façon à permettre d'opérer certains pansements et de déplacer et de descendre dans un bain les personnes ayant une maladie de la colonne vertébrale (*fig.* 1063, 1).

V. aussi DÉSINFECTION, DOSSIER-LIT, LITERIE, MATELAS, OREILLER.

Lit orthopédique. — Lit disposé pour aider le redressement de la colonne vertébrale, soit en agissant par des ressorts, soit par l'action d'un moule en plâtre (*fig.* 1063, 2).

LITERIE. — Le lit doit être fait la fenêtre ouverte; les draps et les couvertures doivent tous les jours être secoués au grand air; la laine des matelas sera battue une fois par an et le crin étiré. V. aussi DÉSINFECTION et LIT.

LITHARGE. — V. PLOMB.

LITHIASE (du gr. *lithos*, pierre).

Lithiase biliaire. — V. FOIE.

Lithiase urinaire. — V. REINS.

LITHINE. — Médicament ayant la propriété de dissoudre l'acide urique et les urates. Employé dans la *goutte* et la *gravelle urique*. Les principales préparations sont les suivantes.

Benzoate de lithine. — 20 cg à 2 g, en cachets ou en paquets.

Carbonate de lithine et Citrate de lithine. — 10 à 50 cg en granules ou pilules, avec de l'eau de Seltz.

Iodure de lithine. — 1 à 2 g, comme succédané de l'iodure de potassium.

Salicylate de lithine. — 50 cg à 2 g, en cachets.

LITHOPÉDION (du gr. *lithos*, pierre, et *pais*, enfant). — Fœtus mort ratatiné, incrusté de sels calcaires, qui s'enkyste dans une grossesse tubaire et peut être toléré pendant des années; parfois, le kyste fœtal s'infecte secondairement au voisinage de l'intestin et va s'ouvrir dans une cavité naturelle ou à la peau.

LITHOTRITEUR. — Instrument à l'aide duquel on pratique la lithotritie. Une fois introduit dans la vessie par le canal de l'urètre, cet instrument peut, par la manœuvre d'un volant extérieur, s'ouvrir, prendre le calcul entre ses mors et le broyer. V. figure à VESSIE.

LITHOTRITIE (du gr. *lithos*, pierre, et *tribein*, broyer). — Opération qui consiste à broyer à l'aide du lithotriteur, dans l'intérieur même de la vessie, un calcul en fragments assez petits pour qu'ils puissent sortir par l'urètre.

LITTLE (Maladie de). — Voir MOELLE ÉPINIÈRE (maladies).

LIVÈCHE (*Ligustum levisticum*). — Ombellifère aromatique dont les graines renferment une essence à base de terpinéol, carminative, dans le genre de l'angélique, et diurétiques. Infusion à 5 p. 100.

LIVEDO (mot lat. signifiant *tache bleue*). — Marbrure de la peau, en réseau à mailles *plus ou moins serrées* et de teinte rouge violacée (*fig.* 1064), se développant toujours sur un fond de peau saine et pouvant, dans quelques cas, s'étendre à toute la surface du corps. Ni douleur, ni chaleur, ni démangeaison.

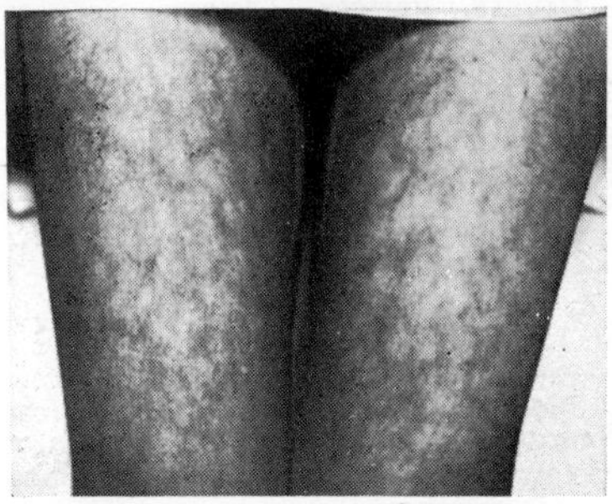

FIG. 1064. — Livedo de la cuisse.

La livedo peut être accompagnée de cyanose des extrémités, c'est-à-dire d'une coloration uniforme bleuâtre et diffuse, transitoire ou durable.

Le froid exagère la livedo. Celle-ci est due à une dilatation des capillaires cutanés dans des aires de circulation ralentie.

CAUSES. Obscures : syphilis, tuberculose, alcoolisme, artériosclérose, fragilité des vaisseaux.

La *maladie des chaufferettes* dessine des réseaux analogues à ceux de la livedo, mais de coloration brune et non violacée.

TRAITEMENT. Celui de l'acro-asphyxie.

LIVIDITÉ (du lat. *lividus*, livide). — Coloration violacée de la peau, causée par le froid ou certaines affections.

Sur le cadavre, plaques d'une coloration rouge noirâtre qu'on observe dans les parties déclives, et causées par l'accumulation du sérum sous l'action de la pesanteur.

LOBE. — Partie arrondie d'un organe (lobe du cerveau, du foie, de l'oreille).

LOBECTOMIE (du gr. *lobos*, lobe, et *ektomê*, ablation). — Ablation chirurgicale d'un lobe du poumon, de la thyroïde, du cerveau.

LOBÉLIE (*Lobelia inflata*). — Plante de la famille des Lobéliacées (v. pl. en couleur à PLANTES DANGEREUSES). Elle est employée comme *antiasthmatique*, expectorant, dans l'asthme, la coqueluche, sous forme de teinture, à la dose de 1 à 4 g, ou de poudre, 0g,25 à 0g,30 en cachets.

EMPOISONNEMENT. — Il est dû à l'ingestion d'une trop grande quantité de ce médicament.

SIGNES. Vomissements, diarrhée avec coliques, prostration, sensation de brûlure dans l'urètre ; somnolence, secousses musculaires.

Le contact de la plante peut donner lieu à des éruptions cutanées.

Lobéline. — Alcaloïde de *Lobelia inflata*. Le chlorhydrate de lobéline est employé contre la dyspnée, l'asthme, l'urticaire, les accidents d'intoxication causés par les hypnotiques, les anesthésiques, la morphine, l'asphyxie par l'oxyde de carbone, le gaz d'éclairage.

LOBOTOMIE. — Intervention neurochirurgicale dont le but est de sectionner certaines fibres nerveuses reliant le cortex cérébral de la région préfrontale à des formations nerveuses situées à la base du cerveau (*fig.* 1065).

Un petit nombre seulement de malades peuvent bénéficier de cette thérapeutique, et les indications ne peuvent être posées qu'après un examen soigneux et prolongé par un spécialiste.

Certains mélancoliques peuvent relever de la lobotomie et être guéris après cette intervention, qui est aussi pratiquée chez un petit nombre de schizophrènes.

Une indication bien particulière de la lobotomie s'adresse enfin à certaines algies rebelles, qui, par leur ténacité et leur intensité, rendent impossible la vie du malade.

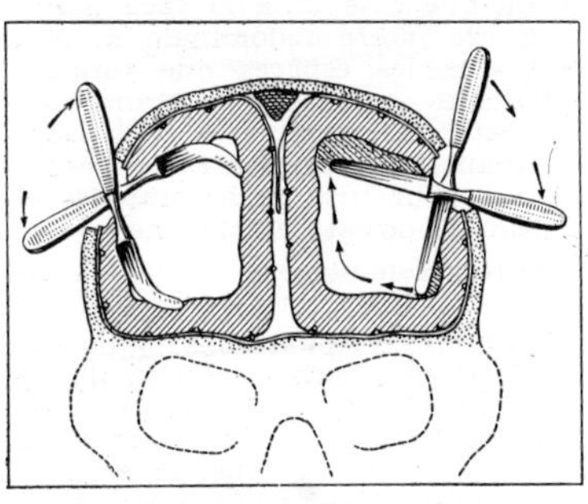

FIG. 1065. — Lobotomie.
A droite : 1er temps : section des fibres nerveuses au bistouri droit. *A gauche :* 2e temps : les extrémités de l'incision sont faites au bistouri courbe.

De toute manière, après la lobotomie, il faut très souvent une longue période de rééducation avant de réintégrer les opérés dans la vie sociale.

LOBULE. — Subdivision d'un lobe du foie, du poumon.

LOCALISATION CÉRÉBRALE. — V. CERVEAU.

LOCHIES (du gr. *lokhos,* femme en couches). — Liquide plus ou moins épais et sanguinolent, qui s'écoule du vagin après l'accouchement. Son odeur caractéristique s'atténue, ainsi que sa quantité, à mesure qu'on s'éloigne de la délivrance. Une accouchée ne doit avoir localement aucune odeur : si celle-ci existe, la cause réside dans une insuffisance des toilettes ou un début d'infection. Celle-ci est à craindre si la couleur devient brunâtre et l'apparence purulente.

LOGORRHÉE (du gr. *logos,* discours, et *rhein,* couler). — Besoin irrésistible de parler qu'on observe chez certains aliénés.

LOMBAGO ou LUMBAGO. — Douleurs dans les lombes, c'est-à-dire à la partie inférieure du dos, au-dessus des fesses.

La douleur peut survenir d'une façon aiguë, après effort et redressement violent, après soulèvement d'un poids lourd (tour de reins des ouvriers); ou d'une façon subaiguë, après une marche prolongée, fatigante : c'est le muscle forcé, douloureux par surmenage. Il existe également des lumbagos d'origine rhumatismale, influencés par le salicylate de soude.

Certains lumbagos récidivants relèvent d'une hernie discale postérieure. V. LOMBALGIE.

TRAITEMENT. Repos au lit, chaleur (flanelle chaude, fer électrique, compresses électriques, air chaud), diathermie, sinapisme, ventouses scarifiées.

Aspirine, pyramidon, suppositoires calmants.

Infiltration de la région avec une solution de 20 cm^3 de novocaïne à 1 p. 100; infiltrations intradermiques d'histamine. Vitamine B1.

LOMBAIRE (du lat. *lumbi,* lombes). **Région lombaire.** — V. LOMBES.

Artères lombaires. — Elles naissent au nombre de cinq directement de chaque côté et à la face postérieure de l'aorte abdominale, se portent vers les espaces que forment entre elles les apophyses transverses des vertèbres lombaires, et se divisent en branches postérieures et antérieures, pour irriguer les muscles et la peau du dos et de l'abdomen.

Douleurs lombaires. — V. à LOMBAGO.

Ganglions lymphatiques lombaires. — Placés en avant du psoas, ils reçoivent les lymphatiques des glandes surrénales, des reins, du testicule ou de l'ovaire et de l'utérus; ils sont au nombre de 20 à 30 de chaque côté.

Nerfs lombaires. — Les cinq nerfs lombaires naissent de chaque côté de la moelle lombaire, passent par les trous de conjugaison des vertèbres lombaires et se divisent ensuite en deux branches; les branches postérieures sont destinées à la paroi postérieure de l'abdomen et du bassin, les branches antérieures des quatre premiers nerfs lombaires s'anastomosent pour former le plexus lombaire; le 5ᵉ nerf lombaire participe au plexus sacré.

Plexus lombaire. — Anastomoses formées par les branches antérieures des 1ᵉʳ, 2ᵉ, 3ᵉ et 4ᵉ nerfs lombaires, reliés aux ganglions du sympathique lombaire par des rameaux communiquants. Le plexus lombaire émet des branches collatérales : le grand et le petit abdomino-génital, le fémoro-cutané et le génito-crural; ses branches terminales sont le nerf obturateur et le nerf crural.

Vertèbres lombaires. — Elles sont au nombre de cinq : la première s'articule avec la dernière dorsale, la dernière s'articule avec le sacrum V. à COLONNE VERTÉBRALE et SQUELETTE.

LOMBALGIE (douleur lombaire). — Douleur de la région lombaire, pouvant rester limitée à cette région ou se compliquer de sciatique (*lombosciatique*). Dans ce cas, l'affection douloureuse évolue en deux temps : elle débute par une douleur lombaire, un tour de reins, puis les douleurs irradient le long du sciatique, depuis la fesse jusqu'au pied, par irritation de la racine sensitive. Le moindre mouvement augmente la douleur; le malade se tient hanché sur le côté sain, pour mettre au repos le membre douloureux. Le réflexe achilléen est souvent aboli ou diminué; les troubles moteurs sont rares. Le repos atténue la douleur, qui reparaît à la reprise de l'activité.

CAUSES. Variées. *Lésions osseuses vertébrales :* mal de Pott, spondylites infectieuses, typhiques ou mélitococciques, cancer ou tumeurs vertébrales, métastases d'un cancer viscéral voisin (intestin, prostate).

Arthrite sacro-iliaque.

Rhumatisme vertébral : la radiographie montre dans ce cas des ostéophytes, nouvelles formations osseuses en forme d'épine, de bec (bec de perroquet) émanant du corps vertébral.

Spondylarthrite ankylosante (ou spondylose rhizomélique) : se traduit par une calcification des ligaments (syndesmophytes).

Malformations congénitales : sacralisation de la 5ᵉ lombaire, lombalisation de la 1ʳᵉ vertèbre sacrée, *spina bifida occulta* de ces deux vertèbres, spondylolyse.

Dans certains cas de lombo-sciatique, *hernie* intrarachidienne du dernier ou de l'avant-dernier *disque intervertébral;* la racine sensitive est non pas comprimée, mais tendue sur la hernie. (Alajouanine.) La radiographie de la colonne lombaire, après injection de lipiodol dans le cul-de-sac méningé lombo-sacré, permet de se rendre compte du siège de la hernie.

Malformation statique : chez un sujet amaigri, hypotonique, avec hyperlordose lombaire et abdomen saillant.

Altération du rein : néphrite aiguë ou chronique, ptôse rénale.

Troubles des organes génitaux de la femme : congestion utérine menstruelle, métrite; fibrome, cancer utérin, salpingite, ovarite scléro-kystique, cellulite lombo-sacrée.

Constipation, entérocolite.

TRAITEMENT. C'est d'abord celui de la cause, si cela est possible. (V. POTT [Mal de].) Mais le plus souvent, la lombalgie apparaît comme essentielle. Le traitement comprendra alors un traitement symptomatique (v. LUMBAGO) et plusieurs mesures thérapeutiques : le *repos; port d'une ceinture de coutil* baleinée; *antalgiques* de façon continue : aspirine, vitamine B_1, B_{12}; iode, soufre, hormone mâle; physiothérapie : infrarouge, ondes courtes, diathermie, radiothérapie; *manipulations* ou *tractions vertébrales; crénothérapie :* Aix-les-Bains, Dax, Saint-Amand, Bourbon-Lancy, Bourbon-l'Archambault, Bourbonne; *gymnastique contrôlée* par un médecin. La *chirurgie* a peu d'indications.

LOMBES. — Région de l'abdomen correspondant aux *flancs* et s'étendant en arrière jusqu'à la colonne vertébrale.

LOMBOSTAT. — Corset destiné à soutenir et à maintenir dans une position correcte l'ensemble du rachis lombaire et dorso-lombaire; il peut être en coutil baleiné, en matière plastique, en plâtre. Il est utilisé dans les fractures du rachis après les méthodes d'immobilisation plus strictes, dans les lombalgies, en particulier statiques.

LOMBRIC (*Ascaris lumbricoides* [*fig.* 1066 et 1067]). — Ver habitant l'intestin grêle de l'homme, mais pouvant remonter dans l'estomac. La femelle a une longueur de 20 à 25 cm;

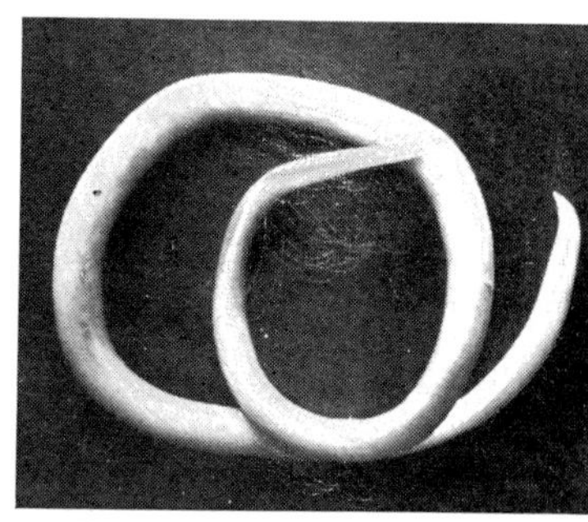

FIG. 1066. — *Ascaris lumbricoides* de l'homme.
(*Phot. d'Aguilar.*)

le mâle, 15 à 17 cm. Il est cylindrique et sillonné d'une rainure de chaque côté; les deux extrémités sont amincies; la bouche est entourée de trois papilles charnues.

L'œuf ellipsoïde, large de 50 à 75 millièmes de millimètre, est entouré d'une coque membraneuse brunâtre;

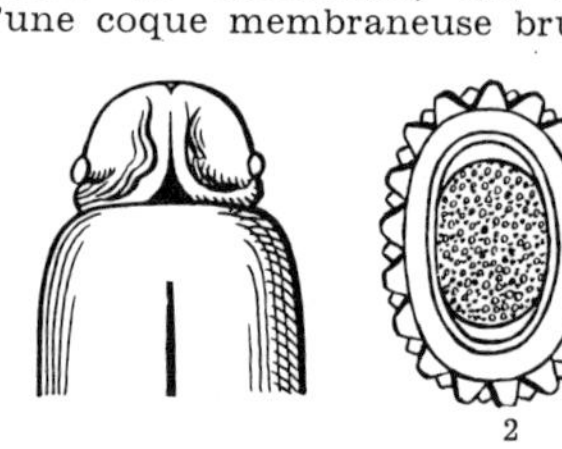

2

FIG. 1067. — Lombric.
1. Tête (grossie); 2. Œuf (grossi).

il est rejeté au dehors avec les matières fécales. Avalés par l'homme ou les animaux avec des aliments souillés, les œufs éclosent dans l'intestin; les embryons pénètrent dans la paroi abdominale, gagnent la veine porte, le foie, le cœur, arrivent aux poumons où ils s'arrêtent : l'infestation massive du poumon donne naissance au syndrome de Löffler (taches pulmonaires passagères sur la radiographie, éosinophilie); puis les embryons remontent l'arbre bronchique jusqu'à l'entrée de la trachée, redescendent par l'œsophage, et arrivent enfin dans l'intestin, où ils se transforment, en cinq à six semaines, en ver adulte.

Ascaridiose. — Les ascaris s'observent surtout chez les gens qui travaillent la terre (mineurs, cultivateurs), qui jouent avec la terre (enfants), ceux qui consomment une eau de boisson impure, des fruits ou légumes crus contaminés. L'ascaridiose est devenue plus fréquente par suite de l'emploi d'engrais humain. Les jeunes animaux (chiens, chats, veaux) hébergent parfois des centaines d'ascaris. Chez l'homme, le nombre des ascaris est variable; en moyenne, 5 à 6 dans l'intestin grêle; parfois, on en a trouvé des quantités extraordinaires (500 à 1 000).

SIGNES. *Troubles gastro-intestinaux :* douleurs épigastriques, ballonnement du ventre, vomissements, diarrhée, boulimie, avec tendance aux vertiges et aux syncopes. Quelquefois, la maladie revêt un aspect typhoïdique, dysentérique ou chollériforme : vomissements, douleurs du ventre, diarrhée, pouls filiforme; température, 36°.

Quand les ascaris s'introduisent dans l'appendice, ils peuvent déterminer des phénomènes d'appendicite.

Troubles nerveux : convulsions tétaniques, épileptiformes; mouvements choréiformes avec parfois perte de connaissance, paralysie, troubles de la sensibilité (prurit anal et prurit nasal), délires, hallucinations, terreurs nocturnes, cécité, hémianopsie, surdité, toux quinteuse, etc.

Parfois, on observe des phénomènes méningés pouvant simuler absolument la méningite tuberculeuse (céphalée, vomissements convulsifs, fièvre, rétraction du ventre); tous les signes disparaissent après l'expulsion des vers.

COMPLICATIONS. Perforation de l'intestin par l'ascaris et péritonite mortelle; obstruction de l'intestin par un amas d'ascaris plus ou moins volumineux, entraînant une occlusion ou invagination intestinale.

Ictère par rétention, abcès du foie, angiocholite, abcès sous-phrénique.

TRAITEMENT. Semen-contra, 0g,5 à 4 g pour l'enfant, 10 à 12 g pour l'adulte. Santonine, 1 cg par année d'âge, sans dépasser 10 à 20 cg pour d'adulte, car ce médicament est toxique (troubles visuels, vomissements, convulsions). Calomel. Pyrétrine.

Huile de chénopode (chénantol), 3 capsules de XV gouttes chez l'adulte, le matin à jeun, en trois prises espacées d'une heure, la dernière suivie de 30 g de sulfate de soude ou de magnésie. Thymol, 3 g par jour pendant trois jours, avec un régime sans graisses ni alcool.

En cas de complications intestinales, entérotomie et extraction des vers; en cas d'occlusion et volvulus, résection.

PROPHYLAXIE. Eviter de fumer avec des engrais humains les terrains de culture des produits consommés crus. Traiter les engrais par la chaleur. Détruire les œufs des aliments en trempant fruits et légumes dans l'eau bouillante ou très chaude pendant une seconde. Traiter les porteurs de germes, qui disséminent les œufs, par la santonine, les pyréthrines.

LOMBRICAL. — Muscles lombricaux. — Petits muscles de la main et du pied. A la main, ils partent des tendons du fléchisseur profond des doigts pour s'insérer au niveau de la troisième phalange des quatre derniers doigts sur les tendons extenseurs. Au pied, ils viennent du long fléchisseur commun des orteils et se terminent sur la première phalange des orteils et sur le tendon des extenseurs. Ils sont fléchisseurs de la première phalange et extenseurs des deux autres.

LONGÉVITÉ. — Prolongation de la vie au-delà de la durée moyenne.

Depuis moins d'un demi-siècle, la durée moyenne de la vie humaine s'est accrue par suite des progrès de l'hygiène. De 38 ans vers 1840, elle passe à 65 ans en 1951. A la fin du XVIIIe siècle, on comptait 8 sujets âgés de plus de 60 ans en France pour 100 personnes de tout âge; on en comptait 11 vers 1860, 12 en 1900 et 16 fin 1949, c'est-à-dire 1 vieillard pour 3 adultes âgés de 20 à 59 ans.

Cet accroissement de la longévité est dû principalement aux succès obtenus dans la lutte contre la mortalité infantile et contre la tuberculose.

La figure 1068 exprime l'augmentation de l'espérance de survie en France en 1851, 1901, 1931 et 1948. Cette chance de survie est encore inférieure à celles des Hollandais, chez

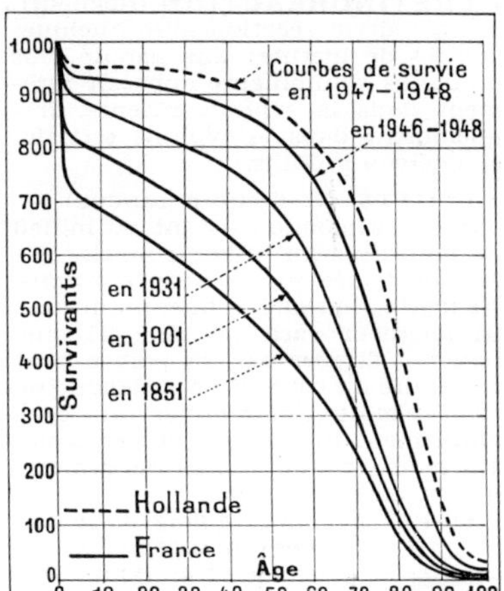

FIG. 1068. — Survie à l'âge *x* des populations française et hollandaise (les deux sexes) en 1946 et 1948 et évolution des chances de survie en France depuis 1851 pour 1 000 nés vivants.
(Doc. de M. Moine, Institut national d'hygiène.)

lesquels la mortalité infantile et la mortalité tuberculeuse ont diminué beaucoup plus tôt et plus vite qu'en France.

La longévité humaine est héréditaire en dominance. On connaît d'assez nombreuses familles dont les membres des générations successives dépassent l'âge de 75 ans. On a pu obtenir expérimentalement, par croisements, une longévité dans certaines espèces animales.

La femme vit, d'une façon générale, plus longtemps que l'homme, cependant, c'est dans le sexe masculin qu'on trouve le plus grand nombre de centenaires.

La figure 1069 indique la différence de survie entre les deux sexes.

La meilleure règle pour arriver à un âge avancé est de faire un exercice suffisant, de prendre en quantité modérée une alimentation saine, de ne se livrer à aucun excès.

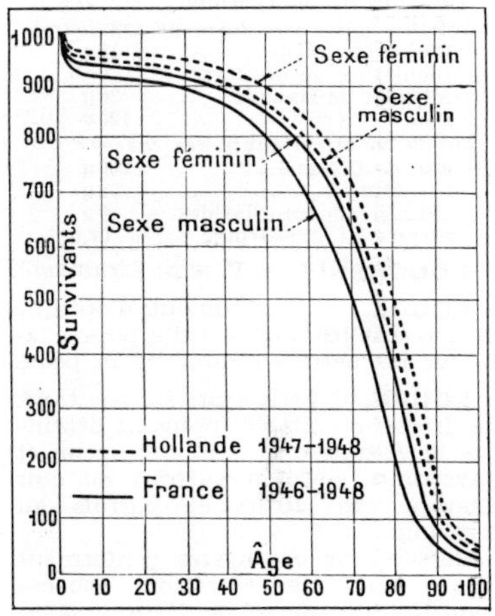

FIG. 1069. — Survie à l'âge *x* des populations française et hollandaise selon le sexe pour 1 000 nés vivants.
(Doc. de M. Moine, Institut national d'hygiène.)

LONS-LE-SAUNIER (Jura). — Station d'eaux minérales *chlorurées sodiques fortes* (11 g), froides. On utilise les eaux mères contenant 260 g de sels (chlorure de sodium, de sulfate et de bromure de potassium).

CURE. Boisson, bains et douches.

INDICATIONS. Lymphatisme, rhumatisme chronique.

LOOCH. — Médicament liquide, de la consistance d'un sirop, et constitué par une potion mucilagineuse, à laquelle on ajoute une huile qui s'y trouve en suspension sous forme très divisée.

Le *looch huileux* est fait avec 16 g d'eau de fleurs d'oranger, dans laquelle on dissout 16 g de gomme arabique pulvérisée, puis on verse 16 g d'huile d'amandes douces.

Pour le *looch blanc pectoral,* on pile 12 amandes douces et 2 amandes amères pelées; on y ajoute 16 g de sucre et 128 g d'eau, puis ce lait est versé dans un mortier où l'on a écrasé 60 cg de gomme avec 16 g d'huile d'amandes douces. Le tout est parfumé avec 8 g d'eau de fleurs d'oranger

Le *looch gommeux* a une composition analogue.

INDICATIONS. Maladies des voies respiratoires et de la gorge. Les loochs ont une action bienfaisante, notamment chez les enfants.

LORDOSE (du gr. *lordos,* courbé). — V. COLONNE VERTÉBRALE (déviations).

LORGNETTE (Nez en). — V. SYPHYLIS.

LOTION (du lat. *lotio,* lavage). — Préparation externe liquide à base d'eau, d'hydrolat ou d'alcool, qui s'emploie en compresses, en tamponnements ou en frictions de la peau ou du cuir chevelu. V. aussi AFFUSION.

Lotion antiparasitaire :

Sublimé	0g,2
Eau de Cologne	10 g
Eau	120 g

Lotion excitante :

Ammoniaque	5 g
Alcool camphré	120 g
Essence de térébenthine	10 g

Lotions contre les taches de rousseur :

Borate de soude	10 g
Bichlorure de mercure	0g,5
Alcoolat de lavande	30 g
Eau	120 g

Lotion contre la chute des cheveux :

Eau de Cologne	200 g
Glycérine	25 g
Teinture de cantharides	10 g
Nitrate de pilocarpine	0g,5

LOUCHERIE. — V. ŒIL : *Strabisme.*

LOUPE. — Instrument d'optique grossissant les objets, utile pour examiner les petites lésions de la peau.

LOUPE. — Petit kyste sous-cutané, de grosseur variable, pouvant atteindre le volume d'un œuf de pigeon et davantage, siégeant surtout au cuir chevelu (*fig.* 1070) et parfois au scrotum.

Certains de ces kystes renferment une abondante sécrétion sébacée semi-liquide ou solide (*kystes sébacés*) ; d'autres semblent provenir d'une malformation congénitale, de bourgeons épidermiques contenant des follicules et des glandes (variétés de *nœvi*). Les loupes sont héréditaires dans les deux tiers des cas.

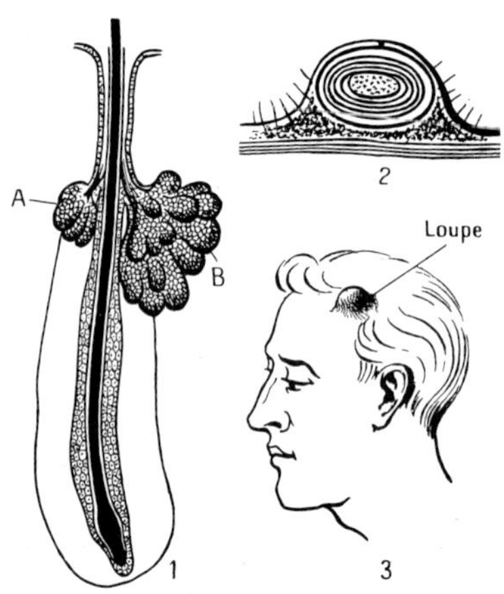

FIG. 1070. — Loupe.
1. Poil avec une glande sébacée normale (A) et une glande hypertrophiée (B) ; 2. Coupe de la loupe ; 3. Loupe, aspect extérieur.

TRAITEMENT. Chirurgical : incision de la peau, dissection et ablation de la poche. La ponction seule est inefficace ; elle est suivie de récidives.

LUBRIFICATION. — Action d'enduire une partie de la peau d'un corps gras (vaseline, huile) pour faciliter le glissement dans le massage. Se dit aussi des instruments : lubrification d'une sonde.

LUCHON (Bagnères-de-) [Haute-Garonne]. — Station pyrénéenne comptant plus de 70 sources sulfhydratées, sulfurées sodiques, de température variable (de 22° à 66°), dont quelques-unes sont très radio-actives.

Certaines eaux sont *blanchissantes,* par suite de la décomposition du sulfure de sodium au contact de l'air, et très *onctueuse,* en raison de la présence de cryptogames (sulfurine). Ces eaux sont particulièrement calmantes dans les dermatoses. D'autres, riches en *hyposulfites,* en azote et sulfurine, sont très sédatives. Enfin, les *polysulfurées* sont excitantes.

Le *plateau de Superbagnères,* qui surmonte la station, avec de magnifiques forêts de pins, assure aux malades, durant l'été, les bienfaits de l'aérothérapie balsamique et de l'héliothérapie en haute montagne.

CURE. *Externe :* douches, bains de vapeur, bains en baignoire ou en piscine, inhalations ou humages, dans les affections des voies respiratoires; insufflations dans la trompe d'Eustache, dans les catarrhes du rhinopharynx. *Interne :* boisson, gargarismes.

Radiovaporarium sulfuré.

INDICATIONS. Enfants lymphatiques, scrofuleux, convalescents, anémiques. Affections chroniques des voies respiratoires; coryza, rhinite, pharyngite, laryngite, trachéo-bronchite, catarrhe chronique de la trompe d'Eustache. Dermatoses irritables ou non. Syphilis. Rhumatismes.

CONTRE-INDICATIONS. Etats aigus; maladies de cœur mal compensées; tuberculose pulmonaire; cancer; maladies graves du foie et des reins.

LUÉTINE. — Substance extraite par Noguchi de cultures du tréponème pâle de la syphilis.

LUÉTINORÉACTION (Noguchi). — Intradermoréaction avec quelques gouttes de luétine; une papule plus ou moins volumineuse apparaît rarement dans la syphilis récente, fréquemment dans la syphilis tertiaire et l'hérédo-syphilis.

LUETTE (V. figure à LANGUE). — Appendice mobile existant au milieu du bord libre du voile du palais. Elle est constituée par le muscle *palatostaphylin,* entouré d'une muqueuse. Sa longueur varie de 15 à 25 mm. Dans ce dernier cas, sa pointe peut descendre au contact de la langue ou de l'épiglotte, déterminer un chatouillement incommode et provoquer des mouvements répétés de déglutition et une toux sèche.

En touchant avec le doigt la luette, on provoque des vomissements; ce procédé si simple doit toujours être employé pour faire évacuer immédiatement un poison.

Dans les angines aiguës, la luette est engorgée temporairement; mais si la lésion devient chronique, l'hypertrophie peut devenir persistante et obliger à une excision partielle. Dans l'angine diphtérique, la luette est comme gantée par des fausses membranes.

LUGOL (Solution de). — Solution iodo-iodurée. V. IODURES.

LUMBAGO. — V. LOMBAGO.

LUMIÈRE. — La lumière agit puissamment sur les êtres vivants : hommes, animaux et plantes.

Les *plantes* cultivées à l'ombre sont grêles et dépourvues de chlorophylle. La lumière a un pouvoir abiotique sur les bactéries, et cette action bactéricide est d'autant plus intense que les radiations utilisées sont plus rapprochées de l'extrémité violette du spectre. L'insolation est un moyen très efficace pour combattre la pollution des eaux.

Chez l'*animal* et chez l'*homme,* la lumière augmente les *échanges gazeux* et favorise l'élimination de l'acide carbonique respiratoire. La lumière augmente les globules du *sang,* surtout les hématies, élève le taux de l'hémoglobine, la teneur en calcium et en phosphore du plasma.

La lumière exerce une action bienfaisante sur la *peau ;* elle active la circulation périphérique en déterminant une vaso-dilatation des artérioles du derme ; l'irradiation cutanée augmente la perméabilité des cellules de la peau et paraît jouer un rôle important dans l'immunisation contre les maladies.

L'action bienfaisante de la lumière ne s'arrête pas à la peau; elle s'étend également à la *musculature,* en augmentant la circulation sanguine, et sur le *squelette,* en favorisant l'assimilation du phosphore et du calcium.

Mais la lumière a aussi ses *méfaits ;* alors que certains sujets exposés aux rayons solaires ne présentent aucun trouble, d'autres, dans les mêmes conditions, ont de graves réactions morbides (*photosensibilisation*) ; d'une façon générale, l'enfant et le vieillard supportent moins bien les rayons solaires que l'adulte.

Les effets nocifs de la lumière se font surtout sentir sur la peau, l'organe le plus exposé aux rayons, mais des organes plus profonds peuvent être atteints. V. HÉLIOTHÉRAPIE.

Médication par la lumière. — Voir PHOTOTHÉRAPIE.

Lumière de Wood. — V. WOOD.

LUNETTES. — Instruments d'optique destinés à remédier aux imperfections de la vue (ex. : astigmatisme, myopie, presbytie) et à étendre le champ visuel des vues normales (lunettes de spectacle). V. à ŒIL (troubles de la réfraction).

LUPIN. — Plante de la famille des Légumineuses (*Lupinus albus*), dont les semences, qui contiennent plusieurs alcaloïdes, sont employées en poudre dans les 4 farines résolutives. Elles ont des vertus aphrodisiaques.

LUPO - ÉRYTHÉMATO - VISCÉRITE. — V. MALADIE DE LIBMAN-SACHS.

LUPOÏDE. — Qui ressemble au lupus (v. ce mot).

LUPOME. — Tubercule lupique arrondi, translucide, jaunâtre, de la grosseur d'une tête d'épingle à celle d'un pois, constituant la lésion élémentaire du *lupus tuberculeux.*

LUPULIN. — V. HOUBLON.

LUPUS (mot lat. signifiant *loup*). — On donne le nom de *lupus* à trois types cliniquement différents de la maladie de la peau : 1° le *lupus vulgaire* ou *tuberculeux ;* 2° le *lupus érythémateux ;* 3° le *lupus pernio.*

Lupus vulgaire (*fig.* 1071 et pl. en couleurs). — Affection due au bacille de Koch. Le lupus vulgaire est caractérisé par de petites nodosités rougeâtres et intradermiques aboutissant à l'ulcération ou à l'atrophie cicatricielle du tégument.

SIÈGE. Le lupus attaque de préférence le nez, la joue (pouvant envahir l'œil et les lèvres), le pavillon de l'oreille. Il est très fréquent d'observer plusieurs placards lupiques siégeant en des points divers. Le lupus des membres coïncide parfois avec celui de la face.

CAUSES. L'affection se développe principalement chez des sujets jeu-

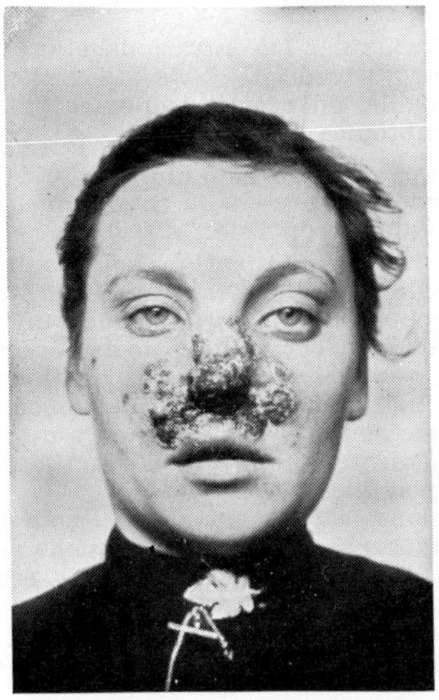

FIG. 1071. — Lupus vulgaire.

nes, avant 15 ans, rarement après 30 ans, de souche tuberculeuse, les lymphatiques, les scrofuleux, aux chairs épaisses et molles, au teint pâle ou floride.

Dans les tissus lupiques, le bacille de Koch existe, mais il est rare et l'inoculation au cobaye est rarement positive. En somme, il s'agit d'une infection tuberculeuse très atténuée.

La *voie d'accès* de l'infection peut être externe ou interne ; le lupus peut résulter d'une inoculation accidentelle exogène (plaie, vaccination, perforation du lobe de l'oreille). Les infections de fosses nasales par la poussière ou le contact des doigts expliquent la fréquence des lupus au nez ou dans son voisinage.

L'infection peut aussi se produire de dedans en dehors : tel le lupus succédant à des écrouelles, à des ostéites tuberculeuses.

SIGNES. Placard de coloration rouge, plus ou moins net, dans lequel on trouve le *tubercule lupique* ou *lupome,* de coloration jaunâtre, légèrement saillant, pâlissant par la pression et prenant alors une coloration ambrée, sucre d'orge, caractéristique. Ce tubercule est mou et se laisse facilement dilacérer avec une aiguille. Les téguments au voisinage des tubercules sont érythémateux, infiltrés, épaissis. Les nodules lupiques persistent fort longtemps; ils évoluent de deux façons distinctes : tantôt ils se résorbent, par processus de sclérose aboutissant à des atrophies et cicatrices cutanées, tantôt ils s'ulcèrent, créant des pertes de substances plus ou moins étendues et des mutilations souvent considérables.

Les nodules lupiques peuvent se grouper, évoluer de différentes manières. Aussi existe-t-il de nombreuses formes de lupus.

VARIÉTÉS. *Lupus disséminé* avec les points isolés et nombreux ; *lupus agminé* avec lupones confluents; *lupus élevé hypertrophique, éléphantiasique,* quand les tubercules prennent un développement exubérant; si l'ulcération creuse en profondeur, détruisant l'hypoderme, on a la forme redoutable du *lupus térébrant* ou *vorax.* Enfin, il est des formes à tendances cicatricielles aboutissant à des scléroses de la peau avec rétraction par brides saillantes.

Le *lupus des muqueuses* s'observe dans un tiers des cas : lupus du nez, des paupières, des voies lacrymales, des gencives, du voile du palais, du pharynx, du larynx, de la langue.

EVOLUTION. Lente, chronique, durant des années. Rechutes fréquentes, apparition de foyers multiples et secondaires, poussées congestives. Les formes ulcéreuses et aussi les formes cicatricielles conduisent à des déformations et à des mutilations parfois hideuses : ectropion, destruction du nez, rétrécissement de la bouche, cicatrices vicieuses avec chéloïdes, transformation des extrémités en moignons informes.

COMPLICATIONS. *Tuberculose pulmonaire* et *viscérale,* qui entraîne la mort d'un certain nombre de lupiques.

Le *cancer* (épithélioma) complique le lupus dans 4 p. 100 des cas. La transformation se reconnaît au changement d'aspect du lupus en un point qui devient dur, bourgeonnant et douloureux, s'ulcère et se nécrose. Une biopsie est souvent nécessaire pour faire le diagnostic.

TRAITEMENT. Le traitement classique avant l'apparition des antibiotiques antituberculeux était dominé par la vitaminothérapie D intensive : trois fois 15 mg la première semaine, deux fois 15 mg le premier mois, une fois par semaine les quatre mois suivants. On associait la calcithérapie intensive, l'héliothérapie. Enfin, on complétait les résultats par le curetage ou la diathermocoagulation. Cette méthode très efficace était l'un des rares exemples de guérison complète de la tuberculose; les récidives étaient possibles. Les complications de la vitaminothérapie D étaient rares.

Actuellement, le traitement repose sur l'emploi des antibiotiques antituberculeux; l'*isoniazide* à la dose minimum de 5 mg par kilo de poids et par jour, la *streptomycine* à la dose de 1 g par jour en général; le *P.A.S.,* dont l'emploi n'est pas toujours nécessaire. L'évolution est favorisée par l'association à ce traitement de dérivés cortisoniques. L'association de vitamine D et de calcithérapie est conseillée. La guérison est totale.

Lupus érythémateux. — Affection caractérisée par l'apparition de taches rouges, squameuses, à tendance atrophique et cicatricielle.

SIGNES. Au début, simple tache érythémateuse à peine saillante, un peu déprimée au centre, ponctuée de dépressions glandulaires et recouverte de squames sèches, stratifiées, enchâssées dans une dépression de l'épiderme et présentant à la face profonde de petits prolongements qui s'enfoncent dans les pores. (V. pl. en couleurs.)

La lésion, d'abord infiltrée, évolue lentement vers l'atrophie cicatricielle sans ulcération.

SIÈGE. Face, nez, oreilles, où le lupus s'étend à la manière d'une chauve-souris (*vespertilio*). Assez rarement, les membres, les mains et les pieds

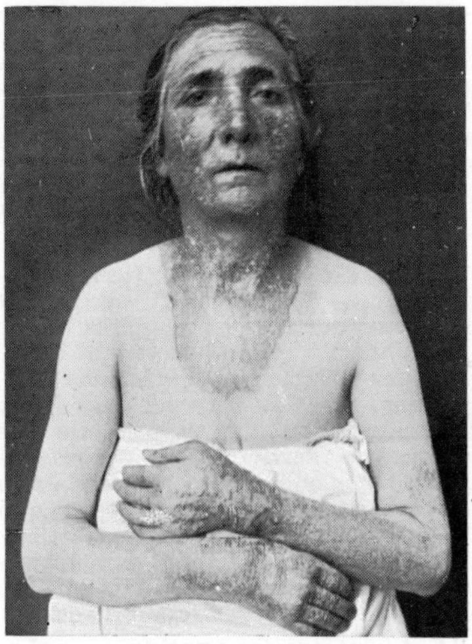

FIG. 1072. — Lupus érythémateux des parties du corps découvertes, déclenché par le soleil.
(*Musée de l'hôpital Saint-Louis.*)

sont envahis. Quelquefois, le lupus atteint les muqueuses, surtout la langue.

EVOLUTION. Lente, essentiellement chronique, récidivante, peut-être hâtée par des déterminations tuberculeuses sur les viscères.

Il existe une *forme aiguë exanthématique,* rare, constituée par une éruption de taches rouges, squameuses, s'étendant rapidement à tout le corps. On note de la fièvre, de l'albuminurie, des phénomènes généraux graves : la mort survient en quelques semaines ou quelques mois.

CAUSES. S'observe dans les deux sexes, surtout chez la femme, entre 30 et 50 ans, et dans toutes les races. La lumière solaire (*fig.* 1072), les rayons ultraviolets y prédisposent ou peuvent provoquer une poussée; le froid également. Les troubles circulatoires, l'acné rosacée, la séborrhée, les troubles génitaux de la femme peuvent y prédisposer.

TRAITEMENT. Injections de sels d'or, de sels de bismuth. Sulfamides. Scarifications quadrillées : ignipuncture au galvanocautère. Radiothérapie; neige carbonique, qui donne les cicatrices les plus esthétiques. V. CRYOTHÉRAPIE.

Lupus pernio (Besnier). — Tuméfaction œdémateuse, bleutée, lisse, du nez, des joues, du pavillon des oreilles, du dos des mains et des doigts, plus rarement des orteils, augmentant d'intensité en hiver, mais persistant cependant en été; les doigts boudinés, violacés, rappellent ceux du *spina ventosa.* Ces lésions peuvent s'ulcérer, surtout par le froid, et laisser des cicatrices avec pertes de substance. Elles peuvent s'accompagner de ganglions hypertrophiés et sont parfois associées à des tuberculides papulo-nécrotiques.

Cette affection, qui peut durer des années, a été englobée dans la maladie de Besnier-Boeck.

LUTÉINE. — Hormone du corps jaune de l'ovaire, dont on a pu réaliser la synthèse. S'emploie en comprimés et surtout en injections intramusculaires d'ampoules de 5 à 10 mg, dans la deuxième moitié du cycle menstruel, dans les états d'hyperfolliculie, les métrorragies, les avortements habituels, la stérilité d'origine lutéinique.

LUX. — Unité d'éclairement. Voir ÉCLAIRAGE.

LUXATION (du lat. *luxare,* déboîter). — Déplacement permanent de deux surfaces articulaires, l'une par rapport à l'autre, succédant à une violence extérieure : *luxations proprement dites* ou *traumatiques;* ou à une altération du tissu d'une des parties de l'articulation : *luxations spontanées* ou *pathologiques,* et enfin *luxations congénitales.* Suivant que les rapports entre les surfaces articulaires sont complètement ou partiellement supprimés, la luxation est *complète* ou *incomplète* (subluxation).

I. Luxations traumatiques. — Les chances de luxation sont d'autant plus grandes que l'articulation est plus mobile. Les plus fréquentes siègent aux membres supérieurs :

Epaule	51	88 p. 100
Coude	25	
Métacarpo-phalangienne	7	
Clavicule	5	
Mâchoire inférieure	4	
Hanche (3), genou (3), pied, rachis	8	
	100	

LÉSIONS. Quelquefois, elles se bornent à une ouverture de la capsule et à la rupture incomplète des ligaments, mais le plus souvent ceux-ci sont arrachés et peuvent même emporter avec eux des fragments osseux; les muscles ont reçu une contusion violente; il existe un épanchement sanguin. Tout se répare bien en général après réduction de la luxation.

CAUSES. I. *Prédisposantes.* — Les luxations sont plus fréquentes à mesure qu'on avance en âge, chez l'homme, pendant l'hiver (fréquence des chutes), et chez les personnes maigres et faibles ayant déjà eu des déboîtements ou des maladies des articulations.

II. *Déterminantes.* — Chute sur l'articulation même ou, plus fréquemment, sur un os en rapport avec cette articulation (coude, dans la luxation de l'épaule); contraction exagérée d'un ou plusieurs muscles (luxation de la mâchoire, à la suite du bâillement).

SIGNES. *Douleur* occupant une surface assez étendue, exaspérée par le mouvement, calmée par l'immobilité. Déformation, attitude spéciale du membre, dont la longueur est modifiée (raccourcissement ou allongement), abolition des mouvements actifs, avec possibilité de certains mouvements passifs (exagération de situation anormale du membre) et de mouvements anormaux. La présence d'ecchymoses doit faire craindre une fracture associée.

EVOLUTION. La réduction est nécessaire, et elle doit être faite au plus

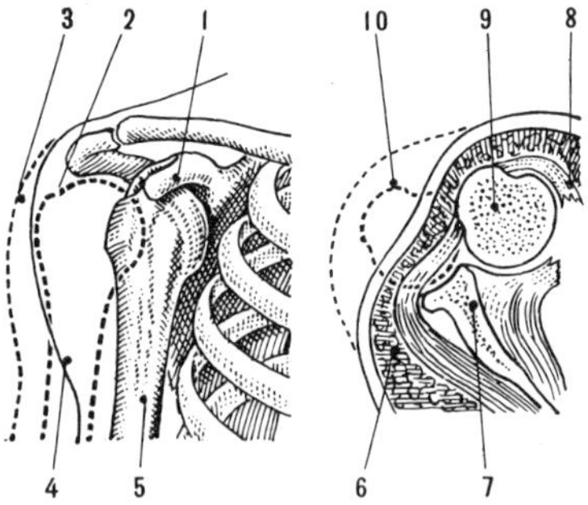

FIG. 1073. — Luxation de l'épaule (*à gauche :* vue de face; *à droite :* coupe horizontale de l'épaule).

1. Apophyse coracoïde; 2. Position normale de l'humérus; 3. Relief cutané avant luxation; 4. Relief cutané après luxation; 5. Position de l'humérus luxé; 6. Deltoïde; 7. Omoplate; 8. Capsule articulaire déchirée; 9. Extrémité supérieure de l'humérus après luxation; 10. Emplacement de l'humérus avant luxation.

tôt, car elle est d'autant plus difficile à réaliser que la luxation est plus ancienne. Si on ne l'opère pas, il peut se former une fausse articulation au niveau du point de contact des deux os.

COMPLICATIONS. Fracture osseuse et compressions vasculo-nerveuses.

TRAITEMENT. *Ne pas essayer de réduire la luxation,* car c'est une manœuvre délicate, que seul un médecin saura faire. En essayant cette réduction, on peut déchirer des vaisseaux et des nerfs, provoquer une fracture. Pour la réduction, le médecin emploie, suivant le cas et l'ancienneté de la luxation : 1° les *procédés de douceur,* qui consistent à presser méthodiquement sur la partie déplacée, de façon à la refouler vers la cavité quittée; 2° les *procédés de force.* Pour ces derniers, on maintient le corps solidement (contre-extension), puis on tire sur le membre luxé (extension), soit directement, soit à l'aide d'un lien élastique. Le retour à la place normale se fait alors naturellement, ou le chirurgien y aide (coaptation). L'anesthésie permet du reste de vaincre la résistance musculaire.

En cas de *luxation irréductible* (par interposition musculaire ou tendineuse entre les surfaces articulaires) ou de *luxation ancienne* avec adhérences, il est nécessaire de recourir à une intervention chirurgicale (reposition sanglante).

Après la réduction, l'immobilisation est indispensable pendant un temps variable.

VARIÉTÉS. Les luxations étant très rares, exception faite de celles de l'épaule, on décrira seulement ici les symptômes des principales.

Luxation de l'épaule (*fig.* 1073). — CAUSES. Chute sur le coude, quelquefois aussi contusion directe.

SIGNES. La luxation la plus habituelle se fait *en avant* et *en dedans.* L'épaule est aplatie, le coude un peu écarté du corps, mais le bras est en rotation en dedans; le malade tient sa main au creux de l'estomac; le tronc et la tête sont penchés du côté malade; les mouvements actifs sont impossibles.

Dans la luxation *en bas* (sous-glénoïdienne), l'épaule est toujours aplatie, le bras très allongé, très écarté du tronc; la tête de l'humérus est sentie dans l'aisselle.

TRAITEMENT. Le traitement le meilleur consiste en une traction continue avec contre-extension sur le thorax sous anesthésie générale ou locale, suivant l'état de la musculature (*fig.* 1074).

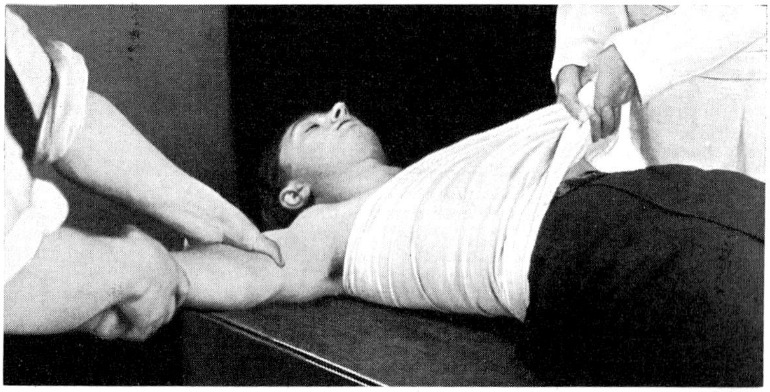

FIG. 1074. — Traitement d'une luxation de l'épaule par extension.

La durée pendant laquelle on peut opérer la réduction varie de un à six mois.

Luxation du coude (*fig.* 1075). — CAUSES. *Déterminantes.* — Chute sur la paume de la main, le bras étant étendu; quelquefois, chute sur le coude.

SIGNES. La forme la plus fréquente est la luxation en arrière. Le sommet du coude (olécrâne) forme une saillie considérable au-dessus de l'extrémité de l'os du bras; l'avant-bras est demi-fléchi; tout mouvement de flexion est impossible.

TRAITEMENT. La réduction, qui ne peut se faire le plus souvent que sous anesthésie générale, consiste en une traction de haut en bas et d'arrière en avant de l'avant-bras sur le bras.

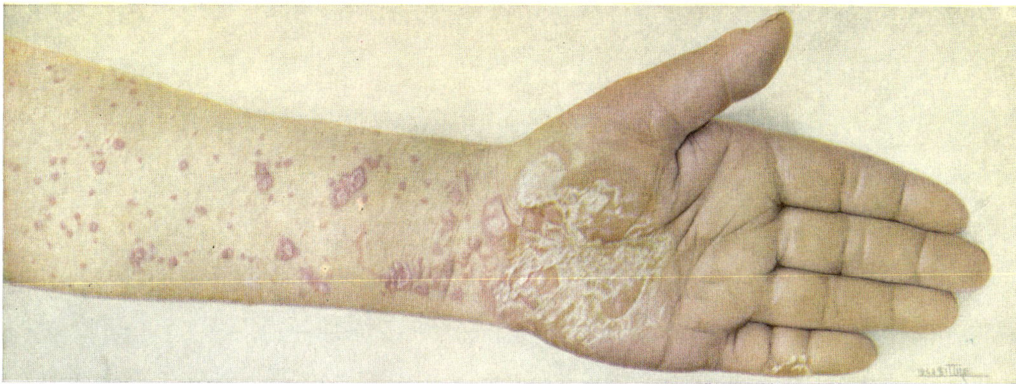

LICHEN PLAN

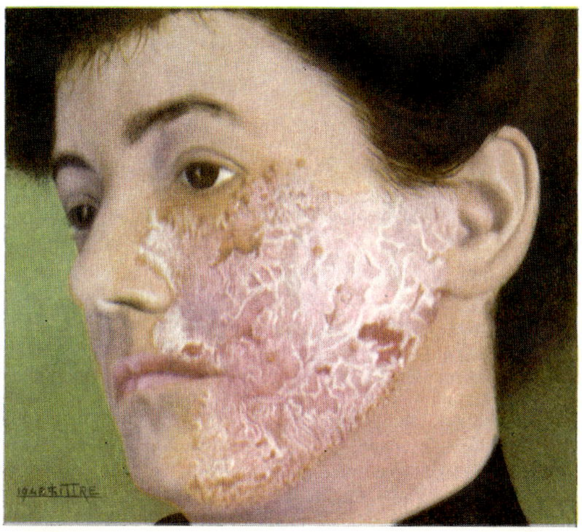

LUPUS TUBERCULEUX

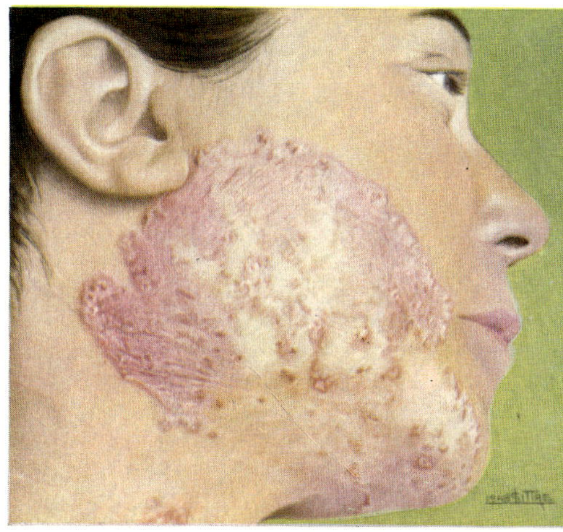

LUPUS ÉRYTHÉMATEUX

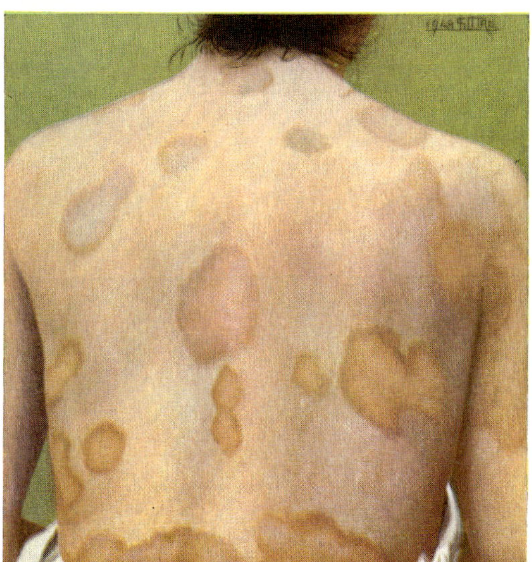

LÈPRE MACULEUSE

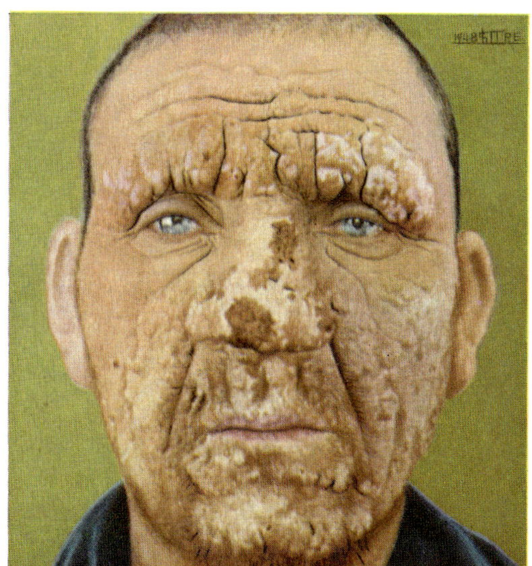

LÈPRE TUBERCULEUSE

MALADIES DE LA PEAU : **Lèpre, Lichen, Lupus.**

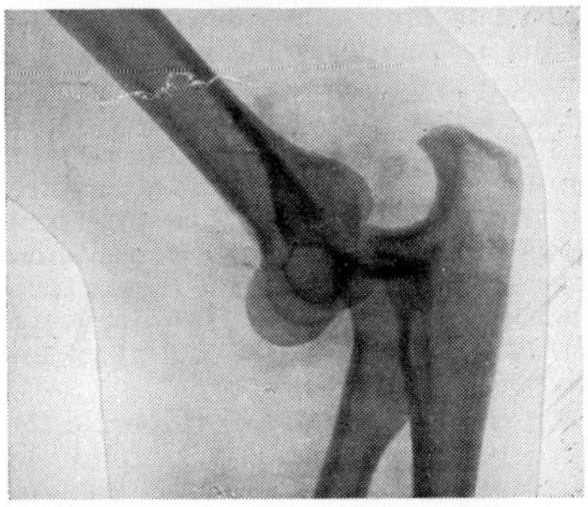

FIG. 1075. — Luxation du coude.
(*Radiographie Radiguet.*)

On ne doit jamais tarder pour réduire une luxation du coude.

Luxation de la clavicule. — CAUSES. Chute sur l'épaule ou le coude; plus rarement choc violent.

SIGNES. La forme habituelle est celle de l'extrémité externe, acromio-claviculaire. La déformation consiste dans la saillie de la clavicule au-dessus de l'acromion.

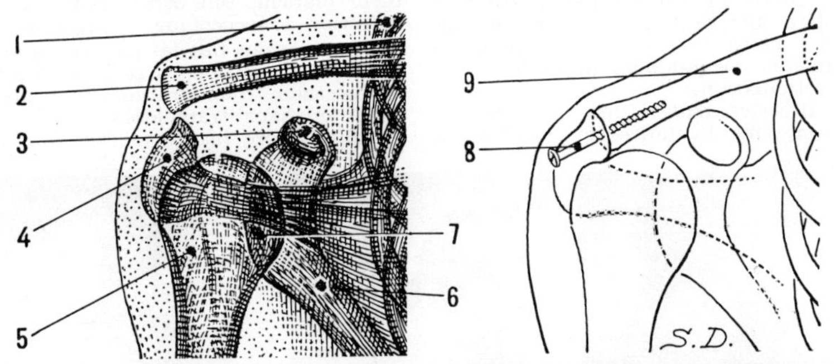

FIG. 1076. — Luxation de la clavicule droite. *A gauche :* radiographie de l'épaule avant la réduction; *à droite :* après réduction par broche métallique.
1. 1re côte; 2. Clavicule luxée; 3. Apophyse coracoïde 4. Acromion; 5. Humérus; 6. Omoplate; 7. Articulation scapulo-humérale; 8. Broche vissée; 9. Clavicule en place.

Dans la luxation de l'extrémité interne, celle-ci fait saillie en avant du sternum.

TRAITEMENT. La réduction est assez facile, mais l'immobilisation ne l'est pas; aussi est-il fréquent de conserver une certaine difformité.

Plus récemment, on a proposé de ficher une broche métallique qui solidarise les deux extrémités osseuses (*fig.* 1076).

Luxation de la première phalange du pouce (*fig.* 1077). — CAUSES. Chute sur la face palmaire du pouce, produisant le renversement du pouce en arrière.

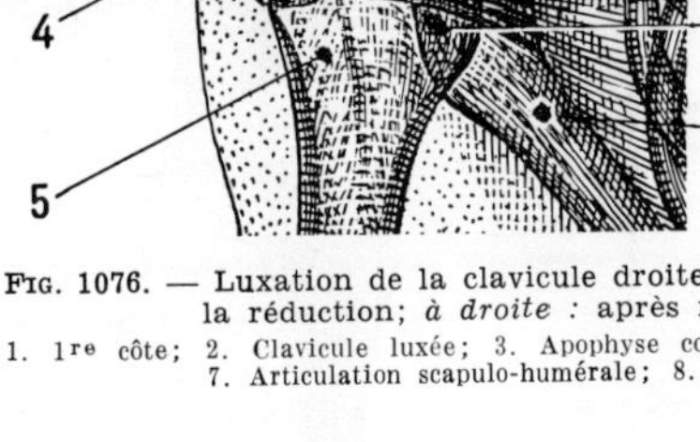

FIG. 1077. — Luxation du pouce.
1. Sens de la réduction; 2. 2e phalange du pouce; 3. 1re phalange; 4. Sésamoïde externe; 5. 1er métacarpien; 6. Le sésamoïde n'a pas repris sa place; 7. Le sésamoïde a repris sa place.

SIGNES. La première phalange est renversée en arrière, la deuxième, fléchie sur la première et le pouce, forme ainsi un Z. La première phalange fait saillie à la face palmaire de la main.

TRAITEMENT. La réduction, délicate, implique la connaissance de la position des sésamoïdes, qu'il faut refouler à leur place normale.

Luxation de la mâchoire. — CAUSES. Bâillement, rire, convulsions, coup de poing.

SIGNES. La bouche largement ouverte ne peut se refermer; les arcades dentaires sont très éloignées en avant et se touchent en arrière; les joues sont aplaties; on sent, à l'intérieur de la bouche, une saillie et, au dehors, au contraire, au-devant du trou auditif, une dépression.

TRAITEMENT. Appuyer avec les deux pouces sur les dernières molaires de la mâchoire inférieure, en tenant le reste avec les autres doigts. Faire basculer cet os en pressant vers le bas et en refoulant le menton en arrière. Immobiliser la mâchoire pendant quatre à cinq jours.

Vérifier toujours s'il n'y a pas une fracture associée des condyles maxillaires. Laisser, par conséquent, toujours un médecin faire la réduction.

Luxation de la rotule. — CAUSES. Ordinairement, elle se fait en dedans, soit sous l'effet d'un choc en dedans, soit à la suite de la torsion de la cuisse en dedans, le pied étant fixé dans la rotation en dehors.

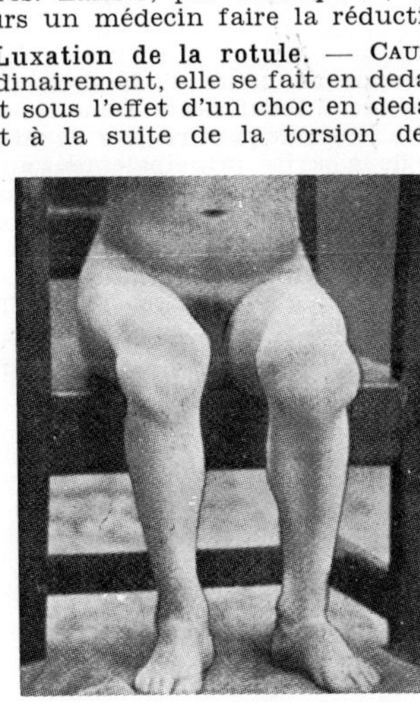

FIG. 1078. — Luxation de deux rotules chez un myxœdémateux.
(*Collection du Dr Hertoghe.*)

Chez certaines personnes, la laxité du tendon rotulien est telle que cette luxation peut s'opérer à volonté.

Elle se produit notamment chez certain individus atteints de myxœdème (*fig.* 1078).

SIGNES. Le diamètre transversal est accru et l'on constate la présence de la rotule sur le condyle externe.

TRAITEMENT. La réduction est en général assez facile : une légère pression suffit à remettre la rotule en place, le tronc étant fléchi en avant, la cuisse fléchie sur le bassin et la jambe étendue. Il est indispensable ensuite de garder longtemps une genouillère solide et bien adaptée.

Luxation de la hanche ou luxation coxo-fémorale. — Elle a lieu en général entre 15 et 45 ans, et presque exclusivement chez l'homme, à la suite d 'une chute sur les pieds ou les genoux, d'une pression dans un éboulement.

SIGNES. La luxation peut s'opérer en divers sens, mais le plus souvent en *arrière :* le membre est légèrement fléchi et tourné en dedans. La tête du fémur est sentie dans la fesse, qui est aplatie par suite du relâchement des muscles fessiers. Rarement isolée, elle nécessite, pour se produire, une pression très forte. Il faut éviter toute manœuvre. Le malade est souvent très choqué, les mouvements sont assez faciles, tandis que la rotation en dehors est impossible. Le membre est raccourci de 3 à 7 cm.

TRAITEMENT. Reposition. Anesthésie générale. Le plus souvent, les lésions obligent à une intervention chirurgicale.

II. Luxations congénitales. — La plus fréquente est celle de la *hanche,* dont nous parlerons ici. Mais il faut savoir que beaucoup de luxations traumatiques sont favorisées par une *malformation congénitale* de l'articulation (notamment à l'épaule, à la rotule, etc.). On s'en aperçoit au peu d'importance du traumatisme initial, à la facilité de la réduction, et surtout aux *récidives,* de plus en plus faciles, de plus en plus rapprochées.

Luxation et subluxation congénitales de la hanche. — Affections fréquentes dans certaines régions. C'est le seul facteur héréditaire que l'on puisse invoquer. La luxation congénitale de la hanche s'observe presque toujours chez des filles, et presque toujours dans des familles où existent d'autres femmes présentant aussi une luxation de la hanche.

SYMPTÔMES. 1° La *boiterie* est le premier symptôme qui attire l'attention des parents. Cette boiterie est spécialement bien distincte de la boiterie coxalgique, où les malades tirent péniblement la jambe.

Dans les cas de luxation bilatérale, la double oscillation à la marche réalise la démarche en canard.

Cette boiterie augmente avec l'âge du sujet — et elle change un peu de caractère : l'oscillation douce devient un plongeon plus ou moins brusque à chaque pas.

2° La jambe boiteuse est *plus courte* que l'autre, contrairement à ce qui existe dans la coxalgie, où la jambe

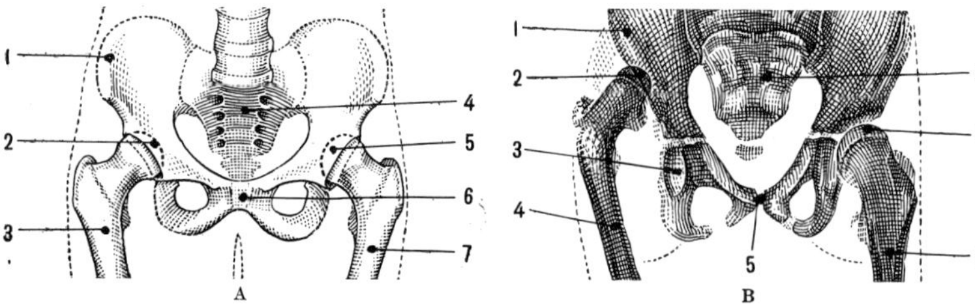

FIG. 1079. — Luxation congénitale de la hanche.
A. Bassin normal : 1. Os iliaque; 2. Tête fémorale dans la cavité cotyloïde; 3. Fémur droit; 4. Sacrum; 5. Tête fémorale dans la cavité cotyloïde; 6. Pubis; 7. Fémur gauche. — B. Luxation congénitale de la hanche droite : 1. Os iliaque; 2. Tête fémorale; 3. Cavité cotyloïde; 4. Fémur droit; 5. Pubis; 6. Sacrum; 7. Tête fémorale; 8. Fémur gauche.

malade est plus longue au début de la maladie.

3° L'enfant n'a *jamais souffert,* contrairement encore à ce qu'on observe dans la coxalgie.

Examen du sujet nu — 1° *Debout au repos.* Vue de face, la jambe est raccourcie; le bassin est obligé de s'incliner de ce côté, à moins que l'autre jambe ne se fléchisse au genou.

2° *En marche.* A chaque pas, le grand trochanter, très saillant, se porte en haut et en dehors, comme s'il allait crever la peau, puis redescend aussitôt que le pied a quitté le sol.

3° *A la palpation de la hanche.* La tête fémorale n'est plus à sa place normale, à 1 cm en dedans et au-dessous du milieu de l'arcade crurale, sous l'artère fémorale; en revanche, on la sent plus ou moins loin, sous le couturier ou sous l'épine iliaque, ou même plus loin, dans la fesse, suivant le degré du déplacement osseux.

La radiographie simple peut préciser la place des têtes fémorales; l'arthrographie donne des renseignements supplémentaires sur la forme anatomique de certaines luxations. Pour quelques auteurs, elle permettrait de distinguer deux catégories de luxation de hanche.

TRAITEMENT. Le traitement est dirigé par les renseignements radiographiques et par l'âge du malade. L'importance de la luxation n'est jamais un obstacle pour une réduction orthopédique si elle est pratiquée pendant les premières années. L'arthrographie pourra apporter des renseignements supplémentaires quand les chances de réduction orthopédique paraîtront réduites sur des radiographies sans préparation.

Dans un gros pourcentage des cas, la réduction orthopédique est possible et donne de bons résultats. La manœuvre de réduction est suivie d'une contention par plusieurs plâtres, le traitement total étant environ de 8 mois.

Si l'aspect radiographique contre-indique la réduction orthopédique, ou après échec de celle-ci, ce qui est rare, une réduction sanglante est à envisager. Elle permettra de supprimer les interpositions et d'abaisser la tête fémorale dans sa cavité.

Si l'enfant est vu dès les premiers mois de la vie, ce qui peut arriver dans les « familles à luxation », un appareillage simple, amovible, en abduction-rotation interne peut éviter d'avoir à instituer plus tard un traitement complet, orthopédique ou chirurgical.

Si l'enfant est vu tardivement, seule une solution chirurgicale pourra être utilisée. Le choix sera fait par le chirurgien entre : une butée, créant un appui sur la tête fémorale luxée pour l'empêcher de glisser plus haut; et une intervention beaucoup plus importante avec raccourcissement du fémur et abaissement de la tête dans le cotyle s'il est normal. Cette dernière intervention doit être décidée avec précaution, car elle donne quelquefois des raideurs importantes de l'articulation.

Il arrive, malgré une bonne réduction dans l'enfance, que le toit se

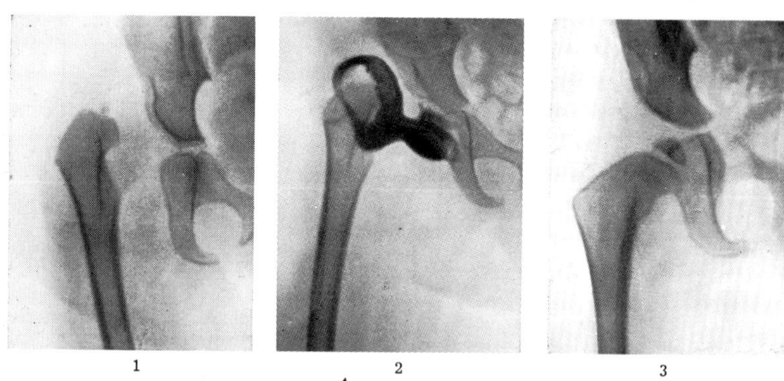

FIG. 1079 *bis.* — Luxation congénitale de la hanche.
1. Radiographie d'une luxation de la hanche droite; 2. Arthrogramme avec injection de la capsule articulaire par liquide opaque; 3. Image de la réduction obtenue orthopédiquement.
(*Coll. du Dr Ducroquet.*)

développe au cours de la croissance d'une façon insuffisante. Dans ces cas, la tête fémorale peut risquer de glisser hors de la cavité, principalement après des grossesses ou vers la ménopause. Le toit de cotyle peut alors être complété par une butée chirurgicale pour limiter le glissement (*fig.* 1080). Il arrive aussi qu'un *rhumatisme* s'installe à la longue au niveau de l'articulation fragile, s'accompagnant de limitation des mouvements et de douleur. Après les médications et la radiothérapie, une réfection de l'articulation pourra être nécessaire; *arthroplastie* utilisant des interpositions métalliques ou des têtes fémorales en matière plastique. Les arthroplasties n'utilisant pas de corps étrangers sont peu à peu abandonnées.

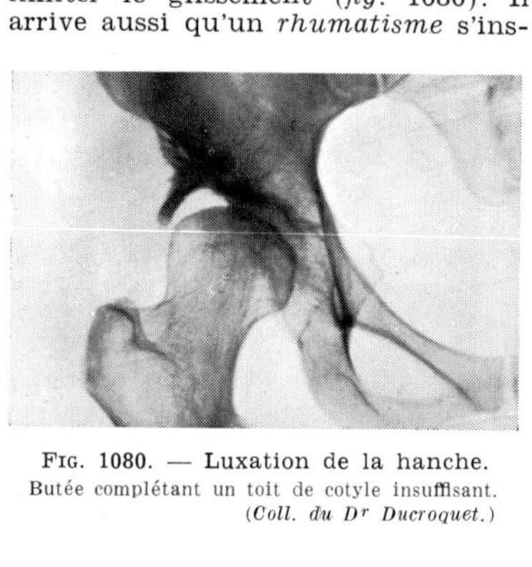

FIG. 1080. — Luxation de la hanche.
Butée complétant un toit de cotyle insuffisant.
(*Coll. du Dr Ducroquet.*)

En résumé : il est très important de faire un diagnostic précoce pour les luxations congénitales de la hanche. Le traitement réalisé dans les premières années de la vie permet d'éviter des interventions chirurgicales, tout en donnant de meilleurs résultats.

III. Luxations pathologiques. — Déplacement des surfaces articulaires par distension de l'articulation causée par un épanchement (arthrite aiguë), ou plus souvent destruction des extrémités osseuses par une tumeur blanche, une ostéomyélite, une infection gonococcique, la syphilis.

Ces luxations ont les mêmes signes que toute luxation et se produisent à l'occasion d'un traumatisme minime ou sans traumatisme; on les appelle encore *luxations spontanées.*

LUXEUIL (Haute-Saône). — Ville d'eaux, les unes *thermales* ou *salines* (chlorure de sodium, 1 g; lithine, 1 cg; 6 à 7 dixièmes de mg d'arsenic), d'une température variant de 30° à 52°; les autres *ferrugineuses* (12 mg de fer; 7 cg de manganèse, et de 27° à 29°).

CURE. Bains en baignoire ou en piscine, douches, irrigations vaginales, intestinales; boisson.

ACTION. Sédative, décongestionnante, tonique.

INDICATIONS. Affections utérines, pelviennes, génitales de la femme (métrites, salpingites, ovarites, cellulites); entérocolite muco-membraneuse. Enfants chlorotiques, lymphatiques et rhumatisants; dermatoses prurigineuses; phlébites.

CONTRE-INDICATIONS. Rhumatisme aigu, goutte aiguë, affections cardiaques aiguës, aortites, lésions cérébro-spinales.

LYCIET. — Arbuste épineux à fleurs violacées (*Lycium vulgare*), de la famille des Solanacées, dont l'alcoolature de feuilles fraîches a des propriétés antispasmodiques et sédatives employées dans la coqueluche, les douleurs gastriques, les douleurs dysménorrhéiques, la cystalgie des prostatiques. Par voie rectale, XL à L gouttes d'alcoolature dans un lavement de 100 g d'eau tiède, ou 3 à 5 cg d'extrait dans un suppositoire ou dans une potion.

LYCOPODE. — Plante cryptogame (*Lycopodium clavatum*), de la famille des Lycopodiacées, dont les microsporanges versent une poussière jaunâtre formée par les spores, et qui est employée comme dessiccative contre les excoriations des plis de la peau. La poudre ou vermoulure de vieux bois, la *subérine* ou écorce de liège réduite en poudre impalpable peuvent être employées au même usage que la poudre de lycopode.

La nature végétale du lycopode l'expose à une fermentation; aussi est-il préférable de lui substituer la poudre de talc.

Les pharmaciens se servent de la poudre de lycopode pour entourer les pilules, afin de les empêcher d'adhérer l'une à l'autre.

Cette poudre s'enflamme rapidement au contact du feu. Quand elle est répandue à l'état de nuage dans l'air, elle produit, en s'enflammant, des phénomènes explosifs analogues au grisou.

LYCOPSIDE. — Plante (*Lycopsis arvensis*) de la famille des Borraginacées, possédant les mêmes propriétés sudorifiques et dépuratives que la bourrache.

Infusion : 15 g pour une tasse d'eau bouillante.

LYMPHADÉNIE (de *lymphe,* et du gr. *adên,* glande) [diathèse lymphogène]. — Affection due à la production anormale de tissu lymphoïde

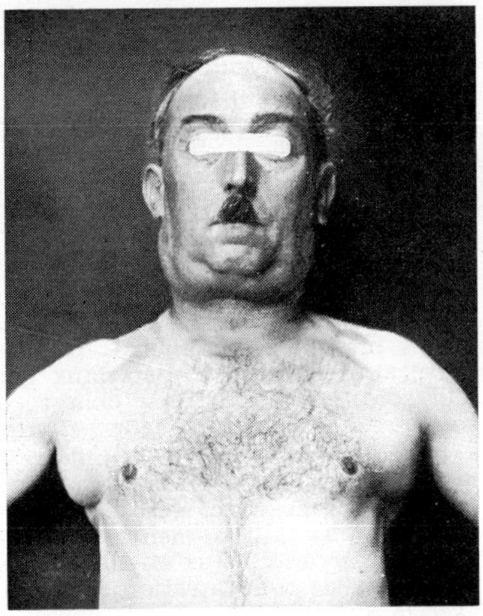

FIG. 1081. — Lymphadénie.
(*Musée de l'hôpital Saint-Louis.*)

au niveau soit des ganglions lymphatiques ou des organes hématopoïétiques (rate, moelle osseuse), soit au niveau d'autres organes.

La lymphadénie s'accompagne souvent de modifications du sang qui caractérisent la *leucémie,* et, suivant le cas, est dite *leucémique* ou *aleucémique.*

CAUSES. Encore obscures. La tuberculose, la syphilis, le cancer ont été incriminés.

LÉSIONS. Les tumeurs qui caractérisent la lymphadénie sont formées par une énorme accumulation de cellules lymphatiques, en particulier des lymphocytes.

VARIÉTÉS. On en distingue trois :

Les *myélomes,* dont le tissu, qui reproduit celui de la moelle des os, est formé de myélocytes et de globules rouges à noyau, c'est-à-dire de formes globulaires jeunes ou embryonnaires. V. MYÉLOME et SARCOME;

Les *lymphomes* ou *lymphadénomes,* dont le tissu, constitué par des lymphocytes, revêt la structure des ganglions;

Les *lymphosarcomes,* tumeurs atypiques, disparates, mais toutes de développement exubérant et d'évolution maligne. V. SARCOME.

Les *modifications du sang* sont, ou peu marquées (*formes aleucémiques*), ou semblables à celles de la leucémie (*lymphadénies leucémiques*).

SIGNES. Très variables suivant les organes atteints, d'où plusieurs formes, qui peuvent d'ailleurs coexister :

1° *Lymphadénie ganglionnaire* (*adénie de Trousseau*), où tous les groupes de ganglions s'hypertrophient (région sous-maxillaire, cou (*fig.* 1081), aisselle, aines. Les ganglions arrivent à former d'énormes masses qui gênent les mouvements, déterminent par compression des névralgies, des dilatations veineuses, de l'œdème des membres supérieurs ou inférieurs;

2° *Lymphadénie splénique,* avec augmentation de volume souvent énorme de la rate. Elle est la cause, chez l'enfant, de la plupart des cas d'anémie splénique pseudoleucémique;

3° *Lymphadénie médullaire,* rarement isolée et se traduisant par les signes d'une anémie pernicieuse;

4° *Lymphadénie osseuse,* avec douleurs osseuses généralisées et apparition, au niveau des os, de petites tumeurs multiples;

5° *Lymphadénie cutanée,* qui comprend les manifestations cutanées et muqueuses se produisant au cours des maladies du tissu leucopoïétique : il s'agit tantôt d'infiltration diffuse ou de tumeur, tantôt d'érythrodermies; les leucémides, le mycosis fongoïde, la lymphogranulomatose maligne rentrent également dans ce groupe;

6° *Lymphadénie intestinale,* qui se traduit par une diarrhée intense et une anémie grave;

7° *Lymphadénies amygdalienne* et *testiculaire,* qui sont très rares.

EVOLUTION. La lymphadénie s'accompagne très vite, après un début insidieux, d'une altération marquée de l'état général (anémie, affaiblissement, troubles digestifs, œdèmes, hémorragies) et aboutit à une profonde cachexie et à la mort au bout de 6 mois à 2 ans, suivant la forme.

Il existe une *forme aiguë,* rapidement mortelle, dont les symptômes rappellent ceux de la leucémie aiguë, sans les profondes modifications sanguines de cette affection.

TRAITEMENT. I. *Chirurgical.* — Dangereux et toujours suivi de récidive rapide;

II. *Médical.* — Médication iodique (XX gouttes de teinture d'iode dans du lait), arsenicale, opothérapique (moelle osseuse ou extrait de rate). Mais la radiothérapie et la radiumthérapie sont le traitement de choix.

LYMPHADÉNOME. — Tumeur ganglionnaire ordinairement bénigne des tissus hémo-lympho-poïétiques; c'est une tumeur de forme régulière, encapsulée, de consistance ferme, constituée par un amas de lymphocytes et de lymphoblastes. Il peut s'agir d'une simple hyperplasie irritative qui finit par régresser. Mais ces tumeurs peuvent s'accompagner d'altérations sanguines (leucémie lymphoïde) ou de modifications de volume du foie, de la rate, et rentrer dans la lymphogranulomatose.

LYMPHANGIECTASIE (de *lymphe,* et du gr. *angeion,* vaisseau, et *ektasis,* dilatation). — Dilatation variqueuse de lymphatiques.

CAUSES. Peut être : 1° *Congénitale,* se rapprochant alors des lymphangiomes;

2° *Spontanée;*

3° Due à une *compression* ou à une *oblitération* inflammatoire ou opératoire des voies lymphatiques, sous l'influence de la tuberculose, de la syphilis et surtout de l'érysipèle à répétition;

4° Enfin *parasitaire* et due à la *filariose* (v. ce mot).

En réalité, la cause déterminante est toujours une inflammation atténuée des lymphatiques, un certain degré de lymphangite, qui diminue la résistance des parois vasculaires et permet leur dilatation ultérieure.

SIGNES. La dilatation peut porter sur :

1° Des ganglions (*adéno-lymphocèle*), formant une tumeur à laquelle aboutissent les lymphatiques dilatés;

2° Des troncs lymphatiques : ce sont les *varices lymphatiques tronculaires,* qui forment aux jambes ou aux organes génitaux des corps durs et bosselés ou des paquets variqueux;

3° Le réseau lymphatique superficiel : ce sont les *varices réticulaires,* constituées par un amas de vésicules qui disparaissent par la pression, se regonflant aussitôt après;

4° Enfin, les *varices lymphatiques* peuvent siéger sur les muqueuses de la bouche, où elles forment des petites vésicules.

COMPLICATIONS. 1° Rupture et écoulement de lymphe (*lymphorragie*) parfois très abondant.

2° Inflammation et *lymphangite variqueuse.*

TRAITEMENT. Extirpation des lymphangiectasies ganglionnaires.

Pour les autres, révulsion (teinture d'iode, pointes de feu), mais le traitement de choix est la compression méthodique et prolongée.

LYMPHANGIOME (de *lymphe,* et du gr. *angeion,* vaisseau). — Tumeurs de nature lymphatique, différentes des lymphangiectasies ou varices lymphatiques par leur structure et leur origine : ce sont, en effet, presque toujours, des malformations congénitales. Elles s'accompagnent souvent de dilatations vasculaires sanguines (hémangiomes). V. ANGIOME.

SIGNES. Trois variétés :

1° *Lymphangiomes simples,* constitués par un lacis de vaisseaux lymphatiques, formant des épaississements de la peau plutôt que des tumeurs;

2° *Lymphangiomes caverneux,* tumeurs de consistance pâteuse dont le

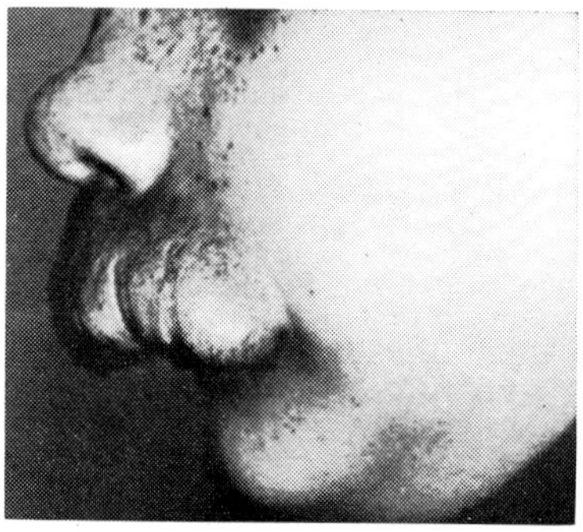

FIG. 1082. — Lymphangiome de la lèvre. (*Musée de l'hôpital Saint-Louis.*)

tissu est creusé de dilatations, de cavités lymphatiques; siègent assez souvent au niveau des lèvres (*fig.* 1082).

3° Enfin les *lymphangiomes kystiques,* connus sous le nom de *kystes*

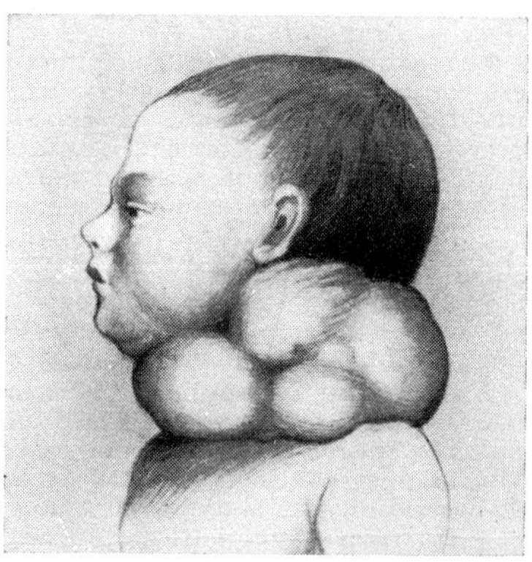

FIG. 1083. — Lymphangiome du cou. (*D'après Kirmisson.*)

séreux congénitaux et dont le siège d'élection est le cou (*fig.* 1083).

TRAITEMENT. Extirpation chirurgicale, électrolyse; électrocoagulation. Radio- ou radiumthérapie, parfois suivie de transformation cancéreuse.

LYMPHANGITE (de *lymphe,* et du gr. *angeion,* vaisseau). — Inflammation des vaisseaux lymphatiques et des ganglions auxquels ils aboutissent (adénites).

CAUSES. Blessures superficielles de la peau (écorchure, piqûre avec un instrument enduit d'une substance septique, aiguille simple ou à tatouer, scalpel) ; érosions d'une maladie de la peau (eczéma, gale, ulcère variqueux) ; plaie infectée. Dans des cas exceptionnels, la lymphangite se produit sans plaie cutanée, au voisinage d'une arthrite purulente, d'une tumeur.

Les agents infectieux sont le streptocoque, puis le staphylocoque, le colibacille (au voisinage de l'anus), quelquefois les microbes du chancre mou et de la blennorragie, de la tuberculose, le champignon de la sporotrichose.

La filaire du sang peut provoquer une forme de lymphangite. V. FILARIOSE.

La lésion originelle siège de préférence aux doigts, aux orteils, à la suite d'écorchures qu'on n'a pas eu soin d'obturer avec du collodion et dans lesquelles se sont introduites des poussières.

SIGNES. Des stries rouges partent de l'écorchure et, en se rapprochant, forment des plaques dont les bords ont un relief plus ou moins net. Ces stries aboutissent, d'autre part, à des ganglions gonflés et douloureux (adénite). Le malade éprouve une sensation de cuisson au niveau de la lymphangite et quelquefois un peu de fièvre; le membre est légèrement enflé.

Lorsque la lésion siège aux paupières ou au scrotum, où le tissu cellulaire est plus lâche, cette enflure peut être très importante.

Cette lymphangite peut être confondue avec un érysipèle, mais la première présente une échancrure à sa périphérie, d'où partent une multitude de lignes rosées s'étendant assez loin (lymphangite tronculaire), tandis que l'érysipèle a une couleur plus foncée, plus uniforme, et son pourtour est régulier et net.

EVOLUTION. Ordinairement, tout se calme rapidement; mais, dans quelques cas rares, il peut se produire de la suppuration et même de la gangrène chez les diabétiques.

TRAITEMENT. I. *Préventif.* — Laver soigneusement les plaies superficielles, les recouvrir d'un pansement ou, tout au moins, de baudruche gommée.

II. *Curatif.* — Tenir le membre élevé pour faciliter la circulation, appliquer des compresses trempées dans une solution de sublimé (50 cg par litre). Bains ou pulvérisations antiseptiques.

LYMPHATIQUES (Vaisseaux). — Constitués par des canaux transparents à parois très minces, ils naissent des réseaux qui sillonnent en abondance les organes (*fig.* 1084). Leur calibre est toujours supérieur (deux à dix fois) à celui des capillaires; leur forme est irrégulière, par suite de l'existence de renflement au niveau des valvules, qui sont analogues à celles des veines.

RÉPARTITION. Les lymphatiques marchent parallèlement les uns aux autres jusqu'à ce qu'ils rencontrent un *ganglion,* petite glande dont la grosseur varie de la tête d'une épingle à celle d'un haricot, et dans laquelle ils pénètrent avec plusieurs autres (vaisseaux afférents), tandis qu'un plus petit nombre de vaisseaux en sort du côté opposé (vaisseaux efférents).

Les principaux ganglions sont groupés dans le creux de l'aisselle, au pli de l'aine, au cou, autour de l'origine des bronches. Après avoir traversé ces ganglions, les lymphatiques des membres inférieurs, de l'abdomen, de la moitié gauche de la poitrine, du cou, de la tête, du membre supérieur gauche vont se réunir dans le *canal thoracique,* qui, après avoir suivi la colonne vertébrale dans toute sa hauteur, se recourbe pour s'aboucher dans la veine sous-clavière gauche. Le reste des lymphatiques aboutit à un gros vaisseau lymphatique droit, la *grande veine lymphatique,* qui, après un trajet de 2 cm, va se terminer dans la veine sous-clavière droite.

LYMPHATISME, DIATHÈSE ou TEMPÉRAMENT LYMPHATIQUE. — Etat organique spécial, caractérisé par une augmentation de volume des organes lymphoïdes, des amygdales, des ganglions, du thymus, par une certaine mollesse des tissus, un teint pâle, anémique, parfois blafard, une peau fine.

Cet état, parfois héréditaire, s'observe surtout dans l'enfance, chez les dyspeptiques, les hérédo-tuberculeux ou hérédo-syphilitiques, au cours de troubles gastro-intestinaux qui compromettent la nutrition.

Les sujets lymphatiques sont en effet très prédisposés aux infections cutanées (impétigo, gourme des enfants, eczémas), aux coryzas, angines, végétations adénoïdes. L'infection tuberculeuse semble être chez eux très facilitée, revêtant d'ordinaire une forme atténuée, celle de la tuberculose ganglionnaire, avec adénites généralement cervicales qui suppurent et laissent des cicatrices (humeurs froides). L'apparition de ces accidents faisait du lymphatisme la maladie autrefois appelée *scrofule* (v. ce mot).

TRAITEMENT. I. *Préventif.* — Hygiène de la grossesse, allaitement rationnel et alimentation bien réglée de l'enfant.

II. *Curatif.* — Nécessité d'une nourriture saine et bien assimilée. Frictions sèches, bains salés, massages. Exercices physiques. Vie au grand air, au soleil, dans un climat sec. Huile de foie de morue, iode, arsenic, phosphates.

CURE HYDROMINÉRALE. La Bourboule, Salies-de-Béarn, Salins-la-Motte, Uriage, Saint-Gervais, Ax-les-Thermes, Luchon.

LYMPHE. — Liquide transsudé du sang dans les espaces lymphatiques ou les interstices cellulaires, qui apporte aux cellules les matériaux qui leur sont nécessaires et se charge en retour des produits de leur activité.

La constitution de la lymphe est voisine de celle du plasma sanguin; mais sa composition n'est pas constante, puisque l'alimentation lui apporte par les canaux chylifères des matériaux de concentration croissant avec la digestion.

LYMPHOBLASTE. — Cellule embryonnaire, souche des lymphocytes, existant dans les ganglions lymphatiques et dans la rate; elle peut passer dans le sang au cours des poussées aiguës terminales des leucémies lymphoïdes chroniques et au cours des leucémies aiguës.

LYMPHOCYTE (de *lymphe,* et du gr. *kutos,* cellule). — Variété de globule blanc, petit, mononucléaire, représentant 30 p. 100 du chiffre total des leucocytes. V. SANG.

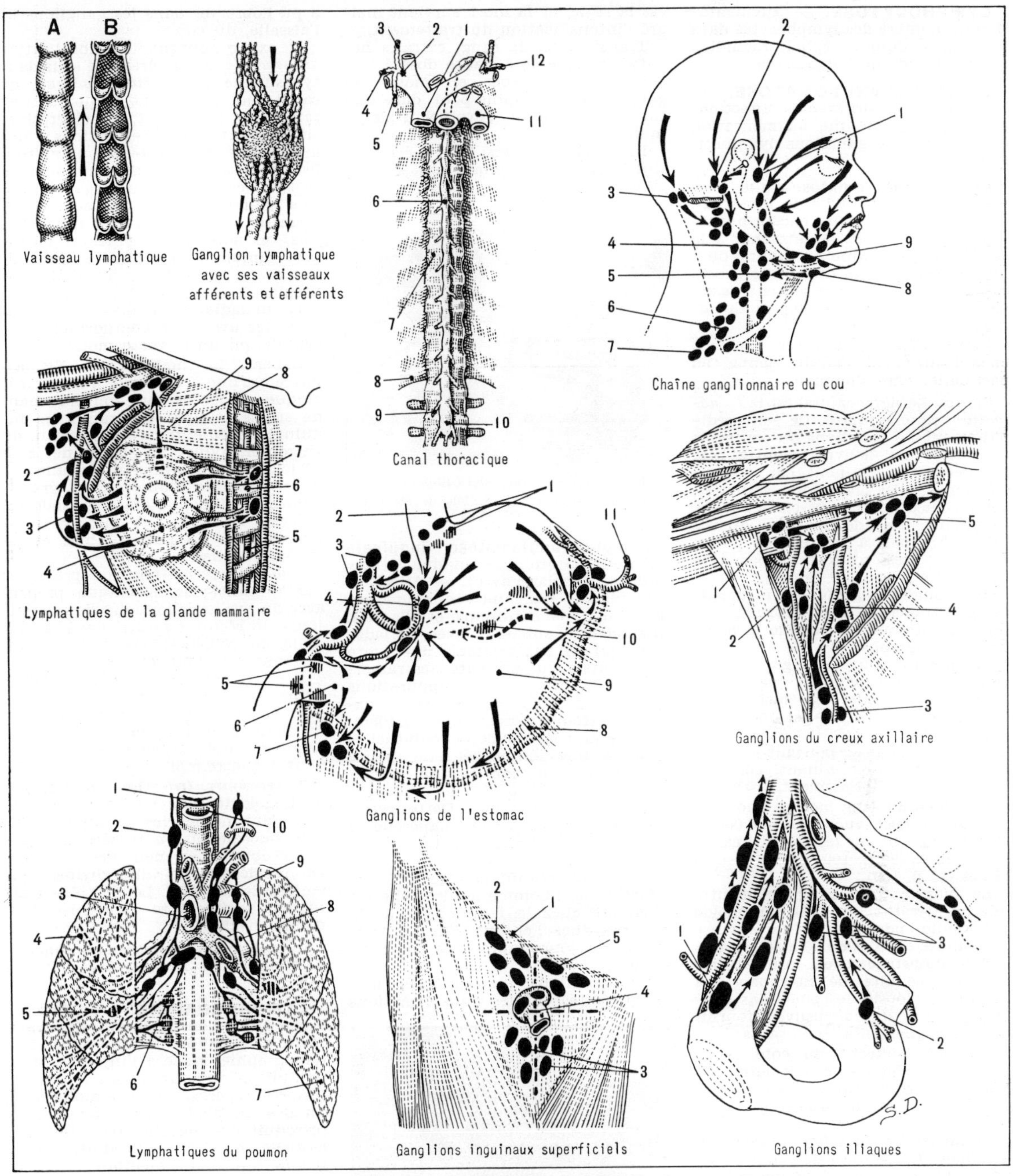

Fig. 1084. — Vaisseaux et ganglions lymphatiques.
(Relations des ganglions avec les parties voisines.)

Vaisseau lymphatique : A. Vue extérieure montrant les renflements et les étranglements; B. Vue en coupe montrant les valvules. — Canal thoracique : 1. Veine cave supérieure; 2. Abouchement de la grande veine lymphatique; 3 Tronc jugulaire; 4. Tronc sous-clavier; 5. Tronc broncho-médiastinal; 6. Canal thoracique; 7. Vertèbres dorsales; 8. 12e côte; 9. Vertèbres lombaires; 10. Citerne de Pecquet; 11. Aorte; 12. Abouchement du canal thoracique dans le tronc veineux brachio-céphalique gauche. — Chaîne ganglionnaire du cou. Relations des ganglions avec les parties voisines : 1. Conduit auditif externe, oreille externe, paupières, racine du nez; 2. Oreille interne, région temporale, caisse du tympan; 3. Région occipitale; 4. Nuque supérieure; 5. Corps thyroïde, fosses nasales, larynx, trachée, voûte palatine, voile du palais, pharynx, œsophage, langue; 6. Nuque, région mammaire; 7. Efférents des ganglions axillaires; 8. Plancher de la bouche, gencive inférieure, lèvre inférieure, menton; 9. Langue antérieure, gencives, lèvres supérieures, nez, joue. — Lymphatiques de la glande mammaire : 1. Groupe central; 2. Groupe mammaire externe supérieur; 3. Groupe mammaire externe inférieur; 4. Glande mammaire; 5. Artère mammaire interne; 6. 3e côte; 7. Ganglions mammaires internes; 8. Grand pectoral; 9. Lymphatiques sous-mammaires. — Ganglions de l'estomac : 1. Ganglions cardiaques; 2. Œsophage; 3. Ganglions pré-aortiques; 4. Ganglions coronaires; 5. Ganglions rétro-pyloriques; 6. Pylore; 7. Ganglions sous-pyloriques; 8. Grand épiploon; 9. Estomac; 10. Ganglions spléniques; 11. Hile de la rate. — Ganglions du creux axillaire. Relations avec les parties voisines : 1. Groupe brachial (bras superficiel et profond); 2. Dos supérieur, épaule postérieure; 3. Paroi latérale du thorax; 4. Mamelle, paroi abdominale, plèvres; 5. Ganglions sous-claviculaires (mamelle profonde). — Lymphatiques du poumon : 1. Œsophage; 2. Ganglions paratrachéaux droits; 3. Crosse aortique; 4. Poumon droit; 5. Ganglion intrapulmonaire; 6. Ganglions inter-trachéo-bronchiques; 7. Poumon gauche; 8. Artère pulmonaire gauche; 9. Ganglions pré-aortiques; 10. Trachée. — Ganglions inguinaux superficiels. Relations avec les parties voisines : 1. Arcade crurale; 2. Groupe supéro-externe (fesse externe, paroi abdominale antérieure et latérale); 3. Groupe inféro-externe, groupe inféro-interne (lymphatiques superficiels de la jambe; 4. Crosse de la saphène interne; 5. Groupe supéro-interne (paroi abdominale, scrotum, verge, périnée, anus, fesse, utérus). — Ganglions iliaques. Relations avec les parties voisines : 1. Paroi abdominale, col vésical, prostate, urètre, adducteurs de la cuisse; 2. Hémorroïdal moyen; 3. Vessie, prostate, canal déférent, vésicule séminale, urètre, rectum, vagin, utérus.

LYMPHOCYTOSE. — Augmentation du nombre des lymphocytes dans le sang, le liquide céphalo-rachidien ou un liquide de l'organisme.

LYMPHOGRANULOMATOSE. — Nom donné à différentes affections caractérisées par une augmentation de volume des ganglions lymphatiques.

Lymphogranulomatose aiguë (Granulome malin, Maladie de Hodgkin). — Affection de nature encore mystérieuse. On a voulu la rattacher à la tuberculose humaine ou aviaire, ou à une forme filtrante du bacille tuberculeux ; on a également soutenu l'existence d'un *virus lymphogranulomateux*.

Cette affection s'observe surtout chez l'enfant et l'adulte jeune, en particulier chez l'homme.

SIGNES. Le signe capital est la *tuméfaction ganglionnaire*. Ce sont ordinairement les ganglions du cou et de la nuque qui s'hypertrophient les premiers; puis viennent, par ordre de fréquence : les ganglions axillaires, angulo-maxillaires, sous-claviculaires, inguinaux. Ces adénopathies, du volume d'un pois à un œuf de poule, sont indolores, n'adhèrent pas à la peau et ne suppurent jamais.

Les ganglions profonds, médiastinaux, intrapéritonéaux, iliaques, sont rapidement touchés, comme le montre la radiographie.

La *rate* est souvent augmentée de volume, moins cependant que dans la leucémie myéloïde; sa surface est dure et inégale. Le *foie* est normal ou hypertrophié.

Fièvre constante pouvant affecter plusieurs types : ondulant, continu, rémittent. Amaigrissement, asthénie.

L'examen du sang montre une augmentation des leucocytes (20 000 à 30 000), portant sur les polynucléaires neurophiles (90 p. 100) et les éosinophiles (15 p. 100).

La *biopsie* d'un ganglion montre une prolifération du tissu lymphoïde et réticulo-endothélial et la présence de grandes cellules de 20 à 30 μ à gros noyau monstrueux en mitoses fréquentes (cellules de Sternberg). A défaut de biopsie, les *ponctions ganglionnaire* et *sternale* peuvent fournir des renseignements importants.

On note souvent du côté de la *peau* une démangeaison intense, des éruptions urticariennes, des nodosités ou une infiltration cutanée ou sous-cutanée.

Parmi les *troubles fonctionnels*, on a signalé les troubles de compression de la trachée, de la jugulaire, des bronches, du poumon, de l'œsophage, de la veine cave, de la veine porte; l'albuminurie, la glycosurie, la diarrhée.

ÉVOLUTION. Progressive par poussées successives et terminaison fatale en 12 à 18 mois, pouvant aller jusqu'à 5 ou 6 ans dans les cas traités. Mort par cachexie et généralisation.

TRAITEMENT. *Radiothérapie* sur chaque groupe ganglionnaire (600 à 800 r en 2 à 5 semaines) ; l'amélioration est rapide, la fièvre tombe, le prurit disparaît, les masses ganglionnaires fondent, la formule sanguine revient à la normale. Mais la récidive est la règle, et la mort survient malgré l'intensification du traitement.

Transfusions de sang, extraits hépatiques, arsenic à haute dose.

L'ablation précoce en masse du ganglion hypertrophié peut, dans certains cas, arrêter l'évolution de la maladie.

Les dérivés azotés de l'ypérite en injections intraveineuses sont susceptibles de donner de bons résultats.

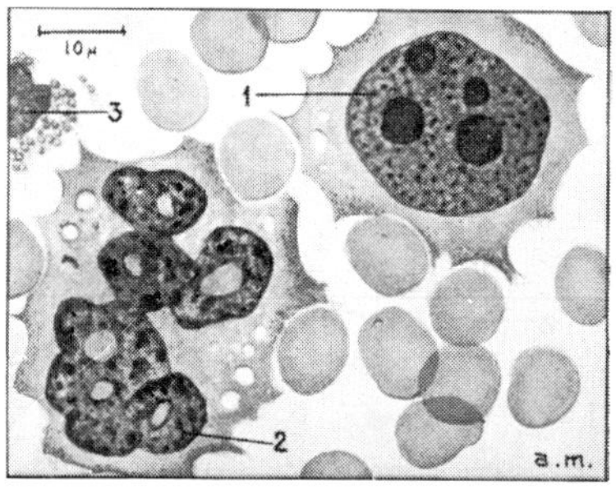

FIG. 1085. — Lymphogranulomatose.

1. Cellule réticulaire; 2. Cellule de Steinberg; 3. Eosinophile.

Lymphogranulomatose inguinale subaiguë (Granulome inguinal) [Maladie de Nicolas-Favre]. — Affection caractérisée par une inflammation des ganglions inguinaux et iliaques, une adénite subaiguë avec périadénite, qui ne subit jamais une fonte totale, mais qui présente des ramollissements localisés, des suppurations parcellaires, point de départ de fistules longtemps persistantes (*fig.* 1086).

Cette affection succède habituellement à une lésion génitale, petite érosion minime, lenticulaire, herpétiforme, parfois papuleuse (chancre lymphogranulomateux). Cette petite ulcération peut passer inaperçue si le malade vient consulter trop tardivement.

La lymphogranulomatose est une affection de l'homme adulte; elle est plus rare chez la femme; on ne la voit pas chez l'enfant. Elle apparaît 10 à 25 jours après les rapports sexuels.

Les ganglions inguinaux et leur gangue subissent des transformations

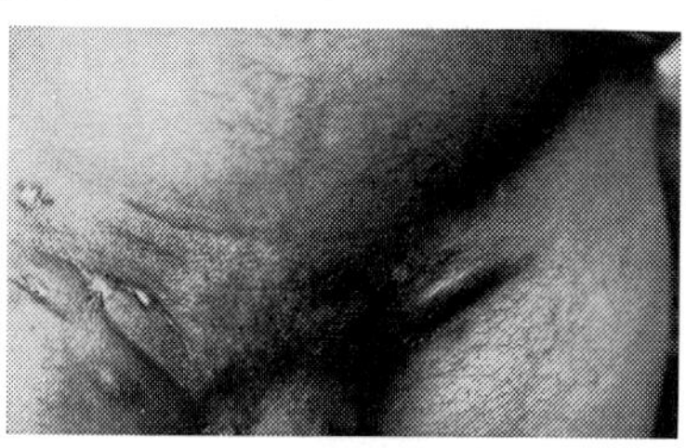

FIG. 1086. — Lymphogranulomatose. Bubon inguinal bilatéral.

inflammatoires qui les transforment par places en un tissu conjonctif dont la structure rappelle celle du bourgeon charnu (granulome). Puis la suppuration s'installe dans les ganglions inguinaux. En revanche, l'adénite iliaque interne, qui peut être très volumineuse, ne suppure jamais.

Le siège habituel de l'affection est la région inguinale. Plus rarement, on a pu l'observer dans les ganglions de l'aisselle, du cou.

Il existe souvent une localisation *ano-rectale*, qui se présente sous deux types : une *ano-rectite végétante* du canal anal, qui saigne facilement, en raison des fissures et des ulcérations situées entre les végétations; une *ano-rectite sténosante*, simulant tous les rétrécissements inflammatoires du rectum, celui-ci étant engainé dans une gangue annulaire inextensible siégeant à 5 ou 6 cm de l'anus. Parfois, on note des ulcérations multiples simulant le chancre mou de l'anus ou un abcès périanal avec fistule.

La maladie de Nicolas-Favre peut coexister avec une blennorragie, une syphilis ou un chancre mou.

CAUSES. La maladie de Nicolas-Favre est due à un *virus filtrant* spécifique; le suc de ganglion provenant de sujets atteints de granulome inguinal inoculé dans le cerveau du singe provoque au bout de 6 à 12 jours une méningo-encéphalite, et il est possible d'obtenir un granulome par l'inoculation préputiale du cerveau virulent. Cet ultra-virus se trouve dans les adénopathies et les lésions rectales.

Une *intradermo-réaction* pratiquée par un antigène spécifique préparé avec du pus ganglionnaire donne toujours un résultat positif dans la maladie de Nicolas-Favre à partir du 15e jour (*réaction de Frei*).

Il s'agit donc d'une maladie autonome, spécifique, contagieuse, d'origine vénérienne, nettement distincte du chancre mou, de la syphilis, de la peste et de la tuberculose. Durée : deux à quatre mois.

TRAITEMENT. Injections de solution de Lugol, de salicylate de soude, de sels d'antimoine; les sulfamides, par voie buccale ou en injections, semblent donner les meilleurs résultats, en particulier le diméthylbenzoylsulfamide (G. 867). Le véritable traitement semble être l'administration d'auréomycine.

Lymphogranulomatose bénigne. — V. *Maladies de Besnier-Boeck*, à MALADIES.

LYMPHOGRAPHIE. — Procédé permettant l'opacification des vaisseaux et ganglions lymphatiques à la radiographie, grâce à l'injection d'un produit opaque aux rayons X.

Après repérage d'un lymphatique, du dos du pied généralement, on y introduit une aiguille très mince par laquelle on injecte le produit dans les lymphatiques du membre inférieur, puis dans ceux du petit bassin, de l'abdomen, et enfin du thorax. On prend des clichés répétés pendant plusieurs heures et même le jour suivant, car les lympathiques sont mieux visibles après vingt-quatre heures.

Cet examen est indiqué pour déceler toutes les altérations des voies lymphatiques et des ganglions (leucémies, maladie de Hodgkin, tuberculose ganglionnaire, métastases ganglionnaires des cancers, œdèmes des membres inférieurs).

LYMPHO-HÉMOPOÏÉTIQUES (Organes). — Organes tels que les ganglions lymphatiques, la rate, la moelle osseuse, dont la structure est sensiblement identique et les fonctions similaires.

STRUCTURE. Dans les mailles d'un tissu de soutien ou *reticulum* (voir LYMPHOÏDE [Tissu]) se trouvent des cellules libres de nature différente : ce sont des lymphoblastes et des lymphocytes dans les ganglions lymphatiques et la rate, des éléments myéloïdes (myéloblastes, myélocytes, mégacaryocytes, érythroblastes) dans la moelle osseuse, et des cellules volumineuses du type macrophage.

FONCTIONS. Multiples. Formation de cellules libres, véritables cellules mères, qui donnent naissance à d'autres cellules plus différenciées; les lymphoblastes fournissent des lymphocytes, les myéloblastes des polynucléaires, les érythroblastes des érythrocytes ou globules rouges. V. SANG.

Les cellules réticulaires de ces organes, ainsi que celles qui bordent les capillaires du foie (cellules étoilées), des surrénales, les histiocytes du tissu conjonctif, qui constituent le *système réticulo-endothélial,* sont en outre douées d'un pouvoir phagocytaire considérable; elles débarrassent le sang des colloïdes étrangers, détruisent les globules rouges vieillis, interviennent dans l'élaboration des pigments biliaires, dans le métabolisme du fer, des lipides.

Des modifications pathologiques des cellules et du réticulum peuvent s'observer dans les lésions aiguës et chroniques des organes hémopoïétiques, ainsi que dans le groupe d'affections qu'on a désigné sous le nom de *réticulo-endothélioses.*

LYMPHOÏDE (Tissu). — Tissu qui entre dans la constitution des ganglions lymphatiques et de la rate. Follicules et système caverneux sont constitués par des sinus, tapissés par un endothélium et des cellules étoilées formant de larges mailles; la charpente du tissu lymphoïde est un réticulum dense qui s'anastomose avec ces mailles; réticulum et système caverneux appartiennent au tissu réticulo-endothélial.

En dehors des ganglions lymphatiques et de la rate, on trouve des amas de tissu lymphoïde dans le tissu conjonctif du derme, autour du pharynx (anneau lymphatique de Waldeyer, constitué par les amygdales pharyngiennes, palatines, tubaires, linguales), dans l'iléon (plaques de Peyer) et l'appendice. Le thymus, qui s'atrophie à la puberté, est également constitué en partie par du tissu lymphoïde.

LYMPHOSARCOME. — Tumeur maligne formée de cellules lymphatiques, lymphocytes ou lymphoblastes, et pouvant se développer dans les ganglions du cou, le tissu lymphoïde du rhino-pharynx, les amygdales, l'estomac, l'intestin. Voir SARCOME.

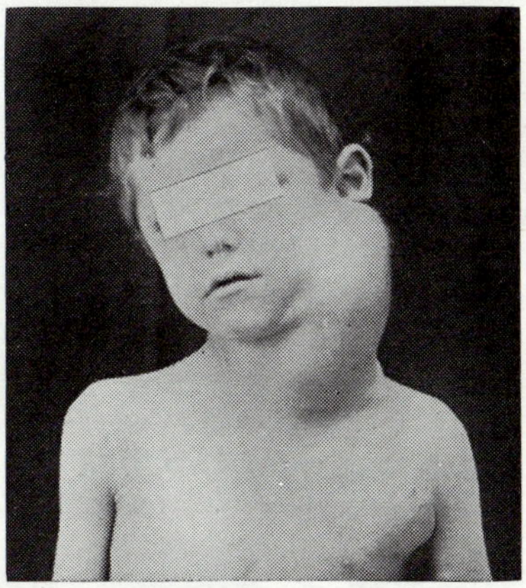

FIG. 1087. — Lymphosarcome du cou et de l'aisselle.
(Musée de l'hôpital Saint-Louis.)

LYOPHILISATION. — Dessiccation spéciale de substances susceptibles d'être altérées par l'action du temps, et qui retrouvent intégralement leurs propriétés quand on leur restitue la quantité d'eau nécessaire à leur dissolution. La lyophilisation comporte d'abord un refroidissement rapide à très basse température (— 80 °C), puis une évaporation de l'eau par sublimation dans un vide poussé. De nombreuses substances d'origine biologique peuvent être ainsi placées dans des conditions de conservation optimales, tels certains extraits glandulaires (thyroïde), certains vaccins ou ferments (anatoxine diphtérique et tétanique, ferments lactiques, etc.) et, en général, toutes substances colloïdes de nature protéique utilisées en biologie et en pharmacie. Les substances lyophilisées sont conservées sous vide dans des ampoules scellées; leur dissolution est immédiate lorsqu'on les replace en présence du solvant approprié.

LYPÉMANIE (du gr. *lupê,* tristesse). — Folie à forme mélancolique. V. MÉLANCOLIE.

LYSAT (du gr. *lusis,* dissolution). — Résultat d'une lyse microbienne. C'est, en quelque sorte, une solution de microbes, qui a les propriétés d'un antigène.

LYSE (du gr. *lusis,* dissolution). — Destruction avec mise en liberté dans le milieu ambiant du contenu intérieur des corps microbiens (bactériolyse) ou des globules rouges (hémolyse).

La lyse peut être naturelle ou spontanée (autolyse). Elle peut aussi être provoquée en mettant les corps microbiens ou les globules rouges dans un liquide hypotonique, comme l'eau distillée, ou en présence de certaines substances, comme l'urée, les alcools, l'éther, ou encore dans certaines conditions physiques (alternatives de chaud ou de froid).

LYSIMAQUE. — Plante de la famille des Primulacées (*Lysimachia nummularis*), dont les fleurs jaunes ont des vertus légèrement astringentes.

LYSINE. — Substance organique ayant la propriété de dissoudre les globules rouges (hémolysine), les bactéries (bactériolysine), les cellules des tissus.

LYSIS (du gr. *lusis,* solution). — Terminaison graduelle d'une fièvre ou d'une crise nerveuse.

LYSOL. — Solution savonneuse de crésylol (ou crésol), obtenue en incorporant au crésol son poids de savon de potasse. Liquide sirupeux, jaune-brun, donnant avec l'eau ordinaire une solution trouble, et qui est employé comme désinfectant (2 à 5 p. 100).

LYTIQUE (mélange ou « cocktail »). — Se dit d'associations de substances neuroleptiques et neuroplégiques (v. ces mots au *Supplément*) que l'on utilise en vue de supprimer les réactions du système neuro-végétatif, au cours de l'anesthésie ou au cours de l'hibernation artificielle (v. HIBERNATION, au *Supplément*).

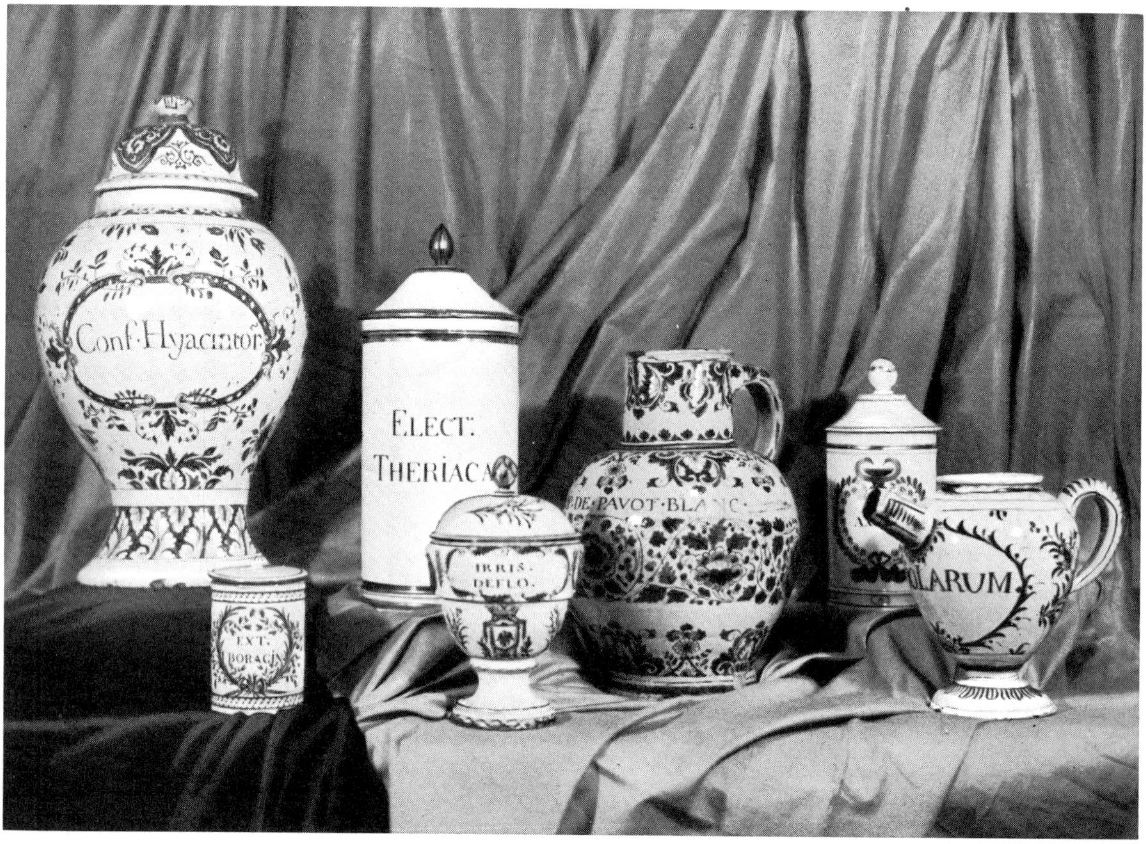

MÉDICAMENTS ANCIENS *(Poteries anciennes du Musée de l'Assistance publique, à Paris.)*

M

MAC BURNEY (Point de) [Voir figure à APPENDICITE]. — Siège de la plus grande douleur déterminée par la pression d'un doigt sur le bas-ventre dans l'appendicite; il est situé à peu près sur le milieu de la ligne qui relie l'épine iliaque antéro-supérieure à l'ombilic.

MACÉRATION. — Opération consistant à verser une substance médicamenteuse dans de l'eau froide, la dissolution des principes actifs se faisant par simple contact, prolongé pendant un temps variable suivant la substance. Ex. : *Macération de quinquina, de quassia amara, de graine de lin.*

MÂCHOIRE. — I. MÂCHOIRE (Anatomie). — La mâchoire est formée par deux arcs osseux : l'inférieur, mobile, est constitué par le *maxillaire inférieur ;* le supérieur, par les deux os *maxillaires supérieurs.*

Maxillaire supérieur. — Os pair, (*fig.* 1088, 1089), quadrilatère, creusé d'une cavité profonde qui diminue son poids, le *sinus maxillaire* ou *antre d'Highmore.* De sa face interne part une large apophyse, l'*apophyse palatine,* se portant horizontalement en dedans, à la rencontre de l'apophyse du côté opposé; ainsi se trouve constituée la *voûte palatine.* Cette apophyse est traversée en avant par le *conduit palatin* antérieur. Au-dessus de l'apophyse palatine s'ouvre l'orifice du *sinus maxillaire.* La face externe, saillante au niveau de la bosse canine, présente à l'*apophyse pyramidale,* qui s'articule avec l'os malaire et en arrière d'elle, des orifices pour les nerfs dentaires postérieurs. Le bord inférieur est creusé d'*alvéoles,* où sont implantées les racines des dents. L'angle supérieur est surmonté de l'*apophyse montante,* qui s'articule avec les os du nez, le frontal et l'unguis. Le maxillaire supérieur s'articule en outre avec l'ethmoïde, le vomer, le cornet inférieur. La plupart des muscles de la face viennent s'insérer sur cet os.

Maxillaire inférieur (*fig.* 1090, 1091). — Os impair constitué en une partie moyenne horizontale, le *corps,* qui se prolonge de chaque côté par une partie verticale, les *branches,* en formant l'angle de la mâchoire. Le bord supérieur porte les alvéoles des dents, le bord inférieur est épais. Sur la face interne se trouvent l'orifice interne du *canal dentaire inférieur,* la ligne mylo-hyoïdienne et les *apophyses géni,* les insertions des muscles génio-glosse, génio-hyoïdien, mylo-hyoïdien, du temporal et des ptérygoïdiens. Sur la face externe, on distingue le *trou mentonnier* ou orifice externe du canal dentaire inférieur, les insertions du masséter, des muscles du menton.

Chaque branche se termine par deux saillies, séparées par l'*échancrure sigmoïde :* en avant, l'*apophyse coronoïde ;* en arrière, le *condyle,* qui s'articule avec le temporal.

Articulation temporo-maxillaire. — Elle est constituée (*fig.* 1092) par le *condyle du maxillaire inférieur,* ellipsoïde à direction oblique d'arrière en avant, et la *cavité glénoïde du temporal,* deux ou trois fois plus grande que le volume du condyle *maxillaire.* La partie postérieure de la cavité, celle qui se trouve en arrière d'une fissure osseuse, la *scissure de Glaser,* est remplie d'un tissu cellulo-graisseux, et ne participe pas au jeu de l'articulation. Elle représente une cavité supplémentaire destinée à agrandir, ou même à remplacer entièrement, la cavité principale dans certaines circonstances. La partie antérieure est représentée par le *condyle temporal,* convexe d'avant en arrière et légèrement concave de dehors en dedans.

Entre les deux surfaces articulaires convexes, condyle temporal et condyle maxillaire, existe un *disque* fibreux biconcave qui se moule sur les sur-

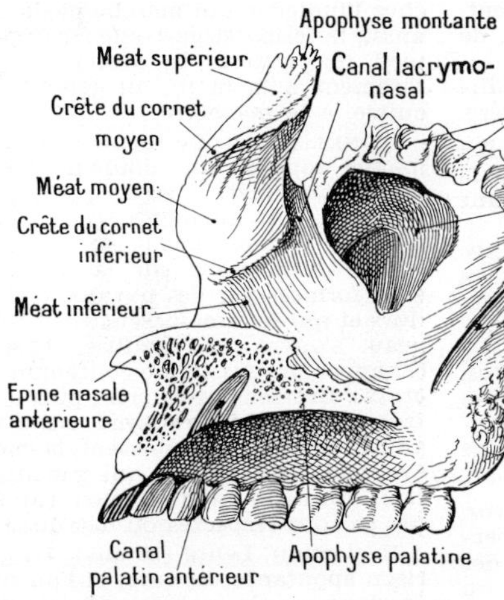

FIG. 1088. — Maxillaire supérieur. Partie interne.

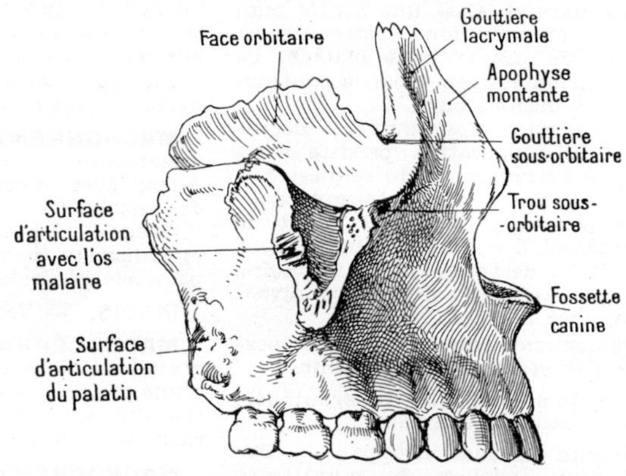

FIG. 1089. — Maxillaire supérieur. Partie externe.

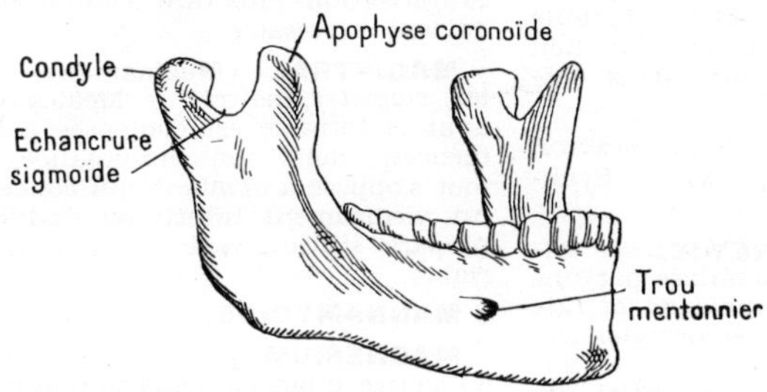

FIG. 1090. — Maxillaire inférieur. Partie externe.

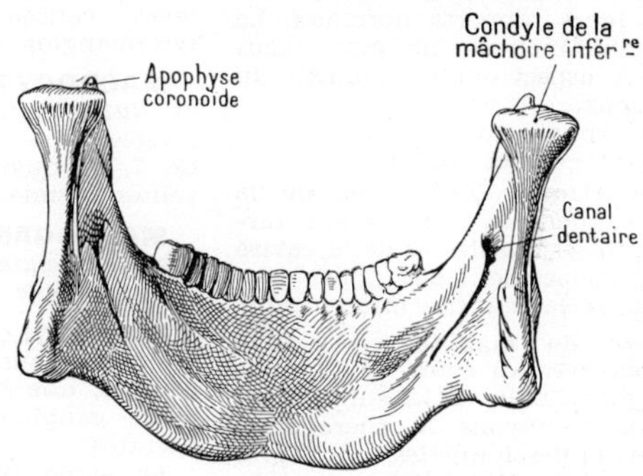

FIG. 1091. — Maxillaire inférieur. Partie interne.

faces osseuses. Ce *ménisque*, elliptique, est fixé aux extrémités interne et externe du condyle.

Les surfaces articulaires en pré-

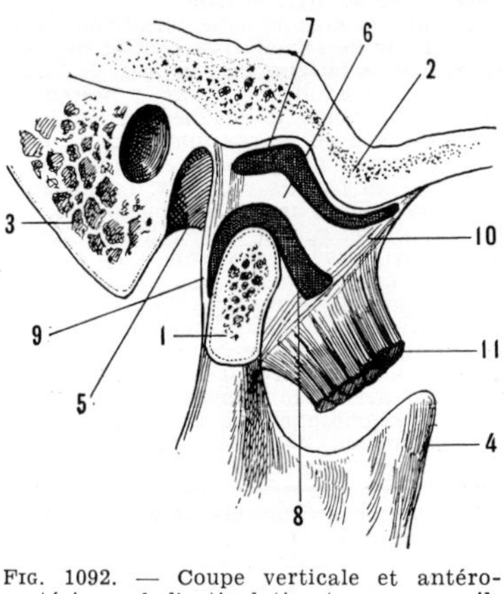

FIG. 1092. — Coupe verticale et antéro-postérieure de l'articulation temporo-maxillaire pendant l'ouverture de la bouche.
(*D'après Testut.*)

1. Condyle du maxillaire inférieur; 2. Apophyse transverse; 3. Apophyse mastoïde; 4. Apophyse coronoïde; 5. Partie supérieure de la scissure de Glaser; 6. Ménisque interarticulaire; 7. Synoviale supérieure; 8. Synoviale inférieure; 9. Partie postérieure de la capsule articulaire; 10. Partie antérieure de cette capsule; 11. Muscles ptérygoïdiens externes.

sence sont maintenues par une *capsule articulaire,* renforcée par des *ligaments latéraux,* externe et interne, et par des ligaments accessoires : *ligaments sphéno-, stylo-* et *ptérygo-maxillaires.* Deux *synoviales* tapissent, l'une la portion sus-méniscale, l'autre la portion sous-méniscale de l'articulation. Cette articulation peut exécuter trois sortes de mouvements : abaissement et élévation, projection en avant et en arrière, et diduction (mouvements de latéralité). L'abaissement de la mâchoire s'accomplit par un double mouvement autour d'un axe, qui passe un peu au-dessus de l'orifice du canal dentaire.

Des muscles puissants : le masséter, le ptérygoïdien interne et le temporal, relèvent la mâchoire inférieure, qui est abaissée par de petits muscles insérés à l'os hyoïde (*digastrique, mylo-hyoïdien, génio-hyoïdien*), aidés par l'action de la pesanteur. D'autres muscles (*ptérygoïdiens interne et externe*) permettent des mouvements latéraux de glissement, utiles dans le broiement des aliments.

II. MÂCHOIRES (Maladies des). —

Actinomycose. — V. ce mot.

Constriction des mâchoires (Trismus). — Élévation temporaire ou continue de la mâchoire inférieure, qui est appliquée plus ou moins complètement contre la supérieure.

CAUSES. I. *Forme passagère.* — Contracture du masséter d'origine nerveuse ou consécutive à une irritation locale (arthrite de l'articulation de la mâchoire, douleurs dentaires, angine, accidents de la dent de sagesse, actinomycose), mais elle est parfois un signe de tétanos, de méningite. Elle peut aussi être simplement mentale et n'apparaît alors qu'à l'occasion de certains actes (parole, mastication); c'est une sorte de tic.

II. *Forme permanente.* — Cicatrice vicieuse avec rétraction du masséter, ankylose succédant à une arthrite temporo-maxillaire, une fracture mal consolidée.

TRAITEMENT. De la cause. En cas de tic, psychothérapie; mettre un bouchon entre les dents.

Dans la forme permanente, mobilisation de l'articulation en imprimant au maxillaire inférieur les mouvements naturels : l'abaissement et l'élévation de la mâchoire et les deux mouvements latéraux. Section des brides fibreuses. Dans les cas graves, résection du col du maxillaire.

Fracture. — V. à FRACTURE : *Fracture du maxillaire.*

Luxation. — V. à LUXATION : *Luxation de la mâchoire.*

Ostéite phosphorée. — V. à PHOSPHORE.

Ostéite simple. — CAUSES. Inflammation dentaire (périodontite), obturation complète ou extraction sans désinfection, éruption tardive de la dent de sagesse. En général, les lésions siègent à la mâchoire inférieure.

SIGNES. Aux troubles provoqués par la lésion dentaire (douleur, fluxion) s'ajoutent ceux de l'inflammation périalvéolaire; tuméfaction au-dessous de la muqueuse sur une des faces du maxillaire, douloureuse à la pression, puis formation d'un abcès qui s'ouvre et laisse une *fistule* buccale ou cutanée dont l'extrémité est constituée par la dent malade. La mastication est gênée par la contraction des masticateurs.

Une portion d'os peut être nécrosée : la suppuration persiste alors jusqu'à l'élimination du séquestre.

Dans certains cas, l'ostéite ne suppure pas (rétention de la dent de sagesse) et il se produit simplement, au niveau de l'angle de la mâchoire, un épaississement du rebord alvéolaire, avec douleurs sourdes.

TRAITEMENT. Ouvrir le plus tôt possible l'abcès et extraire la dent.

Ostéite syphilitique, tuberculeuse. — V. à OS et à SYPHILIS.

Ostéite fibreuse (Ruppe). — Tuméfaction indolore du maxillaire par soufflure osseuse, entraînant des troubles mécaniques des dents, qui perdent leurs rapports normaux. La radiographie montre une image lacunaire avec aspect ouaté, pommelé du tissu osseux.

Pas de trouble du métabolisme calcique. Etat général conservé.

COMPLICATIONS. Ulcérations de la muqueuse buccale, obstruction tardive des fosses nasales et de la cavité buccale, déplacement des globes oculaires, qui réclament une intervention.

Nécrose du maxillaire. — Elle peut s'observer au cours de l'intoxication phosphorée, à la suite d'applications de rayons X, thérapeutiques ou professionnelles, ou après injections dans l'organisme de substances radio-actives (thorium X).

Tumeurs. — **Tumeurs inflammatoires d'origine dentaire** (granulome et kyste radiculo-dentaires). — Elles apparaissent surtout au contact de dents infectées, en particulier à la dent de sagesse inférieure. Le kyste radiculaire évolue par poussées successives et peut atteindre un volume considérable.

TRAITEMENT. Haute fréquence, ionisation, ozone, extirpation chirurgicale.

Adamantinome. — V. ce mot.

Tumeurs osseuses. — I. *Bénignes. — Fibromes, chondromes, ostéomes, tumeurs à myéloplaxes :* celles-ci s'observent souvent chez les jeunes. La radiographie montre une image lacunaire.

TRAITEMENT. Radiothérapie associée à la chirurgie.

II. *Malignes. — Sarcomes* (rares), apparaissant avant la quarantaine; *épithélioma*, plus fréquent, apparaissant après la quarantaine; peut siéger sur le maxillaire inférieur ou le maxillaire supérieur, envahissant le sinus. Au début, il s'agit d'une ulcération saignante à fond sanieux, qui s'étend rapidement aux parties molles; les ganglions sont fréquemment atteints.

TRAITEMENT. Association de l'électrochirurgie (diathermocoagulation), de la chirurgie et de la radiothérapie.

Malformation des maxillaires. — V. *Bec-de-lièvre,* à BOUCHE.

Déformation des mâchoires. — V. ORTHODONTIE.

Mâchoire à clignotement (Gunn). — Elévation de la paupière supérieure provoquée par les mouvements de la mâchoire (succion, bâillement, action de tirer la langue, d'avaler, de parler).

On l'attribue à une anomalie d'innervation du releveur de la paupière.

MÂCHONNEMENT. — Action incessante de mâcher un objet imaginaire, avec écartement insignifiant des mâchoires.

CAUSES. S'observe dans certaines maladies du cerveau, notamment la paralysie générale.

MACIS. — V. MUSCADE.

MACROCÉPHALIE (du gr. *makros,* grand, et *kêphalê,* tête). — Tête d'une grosseur anormale. Cette monstruosité est souvent un signe de rachitisme ou de maladie du cerveau.

MACROCHEILIE (du gr. *makros,* grand, et *kheilos,* lèvre). — Hypertrophie congénitale d'une ou des lèvres, causée ordinairement par un lymphangiome.

MACROCYTE (du gr. *makros,* grand, et *kutos,* cellule). — Gros globule rouge ayant 9 μ de diamètre au lieu de 7, et qu'on rencontre dans certaines anémies.

MACROGAMÈTE (du gr. *makros,* grand, et *gametês,* époux). — Synonyme d'*ovule.*

MACROGLOBULINÉMIE. — Affection sanguine caractérisée par une anémie, une hypertrophie de la rate et des ganglions, des hémorragies fréquentes.

Le signe biologique essentiel est l'augmentation considérable dans le sang des malades d'une globuline dont le poids moléculaire est extrêmement élevé (aux alentours de 1 000 000).

MACROGLOSSIE (du gr. *makros,* grand, et *glôssa,* langue). — Développement plus ou moins grand de la langue, soit congénital (crétin, idiot) avec déviation des lèvres et des dents, soit provoqué par la syphilis, le cancer ou le myxœdème.

MACROPHAGE (du gr. *makros,* grand, et *phagein,* manger). — Cellule capable d'englober et de digérer d'autres cellules ou des microbes, grâce à un ferment. Ces macrophages comprennent les cellules du tissu conjonctif, les cellules endothéliales des vaisseaux, les cellules de la rate et celles de la moelle osseuse.

MACROSTOMIE (du gr. *makros,* grand, et *stoma,* bouche). — Prolongation de l'orifice buccal au niveau de la joue.

MACULA (mot latin signifiant *tache*). — Partie de la rétine. V. ŒIL.

MACULE. — Tache de la peau s'observant dans un certain nombre d'affections cutanées. Ces taches peuvent être érythémateuses, purpuriques, pigmentaires, etc.

MADUROMYCOSE (Pied de Madura). — Mycétome endémique observé dans les Indes, l'Afrique, à Madagascar et parfois en Amérique.

La tumeur contient des *grains* de diverses couleurs (noirs, jaunes, blancs, rouges), formés de champignons de divers genres : *Madurella, Aspergillus, Indiella, Sterigmatocystis, Nocardia, Discomyces ;* une écharde, une épine en favorise l'inoculation chez l'indigène qui marche pieds nus; aussi, la lésion siège-t-elle surtout au pied (en général le droit) et plus rarement à la main, au genou, à la cuisse, à la mâchoire.

SIGNES. Après une incubation assez longue apparaît une douleur vive au point d'inoculation et un gonflement du pied, qui augmente progressivement de volume; des bosselures multiples apparaissent sur la face dorsale, formées par des noyaux, d'abord durs et qui se ramollissent ensuite. La peau s'ouvre, se fistulise, laissant échapper un pus fétide contenant des *grains* diversement colorés; puis d'autres noyaux apparaissent en divers points du pied et subissent la même évolution. La jambe, qui s'atrophie, fait contraste avec le pied tuméfié. Les os sont respectés ou détruits.

EVOLUTION. Lente (10 ans). La guérison spontanée est rare; si l'on n'intervient pas, le malade se cachectise.

TRAITEMENT. Au début, raclage et cautérisation. Plus tard, l'amputation devient nécessaire.

MAGISTRAL (Médicament) [du lat. *magister,* maître]. — Médicament dont la formule est composée par le médecin dans son ordonnance. Ce mot s'oppose à *officinal,* qui concerne un médicament inscrit au Codex et préparé suivant une formule invariable.

MAGNAMYCINE. — V. *Supplément.*

MAGNÉSIUM. — Minéral existant en petite quantité dans l'organisme, notamment dans les tissus riches en nucléine.

Le magnésium est un des constituants fondamentaux de la matière vivante; son rôle est évident dans le règne végétal; le magnésium est le principe biologique essentiel de la *chlorophylle.*

De jeunes animaux mis à un régime dépourvu de magnésium cessent de croître et meurent en 30 jours environ.

La carence magnésienne chez l'homme se traduit par de l'amaigrissement et de l'asthénie, de la fatigue, des vertiges, de l'irritabilité. Un adulte de 70 kg a besoin de près d'un gramme de magnésium par jour.

La carence en magnésium peut tenir à trois facteurs principaux : l'appauvrissement du sol par les végétaux, l'utilisation de sel raffiné qui ne contient que 0,40 p. 100 de chlorure et sulfate de magnésium, alors que le sel gris en contient 1g,70 p. 100; enfin la consommation de pain blanc (en temps normal, le magnésium des graines se trouvant dans l'enveloppe éliminée par le blutage).

Le magnésium favorise l'action des vitamines, active de nombreuses diastases, comme les phosphatases alcalines, joue un rôle important dans le métabolisme des glucides et le métabolisme phospho-calcique.

La solution de chlorure de magnésium à 12g,10 par litre exerce une action cytophylactique, c'est-à-dire exalte l'activité des globules blancs. Les plaies pansées avec cette solution se cicatrisent plus rapidement. Prise par la voie buccale, elle donne un regain d'énergie à l'organisme : le sujet fournit plus de travail avec moins de fatigue.

Certaines lésions de la peau (acné, eczéma, psoriasis), certains prurits peuvent être améliorés.

Au point de vue *digestif,* le chlorure de magnésium excite la sécrétion biliaire, accroît l'activité des sucs pancréatiques et entéritiques; les matières fécales perdent leur odeur désagréable; à la dose employée, le chlorure de magnésium n'est cependant pas purgatif. La tension artérielle n'est pas augmentée.

Les sels de magnésium ont une action stimulante générale (dans la tuberculose par exemple), et sur le système neuro-musculaire. Certains sels ont été utilisés avec succès dans le traitement des accidents anaphylactiques (urticaire, migraine, accidents sériques, asthme).

Il est prouvé que le magnésium, abondant dans l'organisme de l'adolescent et de l'adulte, diminue chez le vieillard, et il semble y avoir une relation entre la sénilité et la diminution du magnésium. L'absorption régulière de magnésium chez le vieillard le rend capable d'un effort plus grand avec une moindre fatigue; elle produit une activité génésique, diminue les raideurs musculaires, le tremblement, fait disparaître les crasses séniles, parfois recolore les cheveux.

Ces divers effets du magnésium s'expliquent par une augmentation de l'activité cellulaire. Mais le magnésium peut faire davantage et guérir de véritables lésions, telles les crasses des vieillards, les verrues, les papillomes, certaines mammites chroniques et peut-être certaines hypertrophies prostatiques.

On a dit que le magnésium pouvait guérir le *cancer;* ces faits ne sont pas prouvés. Delbet a signalé que le cancer était rare là où le magnésium était abondant, et inversement. Il estime que le magnésium peut empêcher le cancer de naître; il fait disparaître les lésions précancéreuses et empêche chez l'animal l'apparition de cancers expérimentaux par le goudron.

Magnésium en poudre. — A été préconisé comme pansement des ulcères chroniques de la jambe.

Carbonate de magnésium (Magnésie anglaise, Magnésie blanche). — Poudre blanche très légère, très peu soluble dans l'eau.

INDICATIONS et DOSES. Antiacide, poudre isolante, employée contre la *dyspepsie,* en une prise après le repas (1 à 10 g), et comme *dentifrice.*

Oxyde de magnésium (Magnésie calcinée). — Il en existe deux variétés : l'une légère (magnésie française), l'autre plus lourde (magnésie anglaise). Poudre amorphe blanche, très peu soluble dans l'eau, sans odeur, de goût faiblement alcalin après action de la salive, qui, en se combinant avec elle, la transforme en partie en hydrate de magnésie.

INDICATIONS et DOSES. Comme *absorbant,* isolant et topique, par exemple dans l'intertrigo. Comme *antiacide,* dans l'hyperacidité gastrique et la dyspepsie flatulente, 50 cg à 2 g en cachets ou dans de l'eau. Comme *purgatif,* 50 cg à 1 g par année d'âge chez l'enfant, 2 à 15 cg chez l'adulte, dans de l'eau sucrée. Comme *antidote,* dans les empoisonnements par les sels métalliques et notamment par l'acide arsénieux, 25 à 30 g. V. à ANTIDOTE.

Hydrate de magnésium. — Poudre blanche insoluble dans l'eau et dont les indications et les doses sont les mêmes que pour l'oxyde. Le goût est plus agréable.

Citrate acide de magnésium. — Sel blanc de peu de goût, très altérable. *Purgatif* agréable, mais à effet lent et inconstant. On fabrique la limonade gazeuse en faisant agir de l'acide citrique sur du carbonate de magnésie additionné de sirop de sucre et d'eau. Pour les enfants, la dose est de 2 g par année d'âge; pour les adultes, 30 à 60 g. La quantité à boire est d'un demi-litre.

Comme *laxatif,* la dose est de 10 g en granulés effervescents qu'on prend dans un verre d'eau sucrée.

Sulfate de magnésium (Sel de Sedlitz, Sel d'Epsom). — Purgatif à la dose de 15 à 40 g.

MODE D'EMPLOI. L'eau de Sedlitz artificielle contient 30 g de sulfate par bouteille, qu'on boit par grands verres à 1/4 d'heure d'intervalle. Chez les enfants, 1 à 2 g par année d'âge. Comme *laxatif,* 6 à 7 g. En lavement, 15 à 30 g.

Chlorure de magnésium. — Cristaux incolores, solubles dans l'eau, de saveur très amère. Employé comme *purgatif* à la dose de 10 à 30 g.

Hyposulfite de magnésium. — Sel cristallisé incolore, soluble dans l'eau, doué de propriétés antichoc (Lumière). Employé par la bouche en comprimés ou solution (1 à 3 g par jour), ou en injections sous-cutanées ou intraveineuses (5 cm³ d'une solution hypertonique à 10-25 p. 100) dans les migraines rebelles, l'asthme, l'urticaire; il possède, en outre, les propriétés sédatives et anticancéreuses qu'on attribue aux sels de magnésium.

MAGNÉTISME. — V. HYPNOTISME, SUGGESTION.

MAGNÉTO-ÉLECTRIQUE (Machine). — V. ÉLECTROTHÉRAPIE.

MAIGREUR. — Fonte durable du tissu graisseux, coïncidant ou non avec un faible développement musculaire.

Maigreur et amaigrissement ne sont pas synonymes. L'*amaigrissement* est ordinairement transitoire; il est consécutif à une sous-alimentation ou à un trouble dans l'utilisation des apports nutritifs (troubles digestifs ou endocriniens), à une maladie infectieuse ou fébrile (dénutrition azotée); il peut tenir aussi à une augmentation des dépenses énergétiques (surmenage physique) ou à une mauvaise régularisation de ces dépenses.

La *maigreur* s'observe plutôt dans les *maladies chroniques,* avec insuffisance d'appétit ou de digestion des aliments, telles que la tuberculose, où l'inappétence et l'anorexie sont la règle, le cancer (du tube digestif surtout), les obstacles situés sur le cours du tube digestif, certaines maladies comme les entérites chroniques, les diarrhées. La maigreur peut aussi s'observer chez certaines jeunes femmes, psychopathes atteintes d'*anorexie nerveuse* ou *mentale,* à la suite de chagrins ou de préoccupations.

La maigreur reconnaît souvent une *origine endocrinienne :* hyperthyroïdie accompagnée de tachycardie et d'élévation du métabolisme basal; affections pancréatiques; insuffisance surrénale (maladie d'Addison).

La *maigreur d'origine hypophysaire* est réalisée par la *maladie de Simmonds,* qui frappe surtout les jeunes filles ou les jeunes femmes. L'amaigrissement, qui peut aboutir à une extrême cachexie, s'accompagne d'asthénie, d'anorexie et d'aménorrhée. On note, en outre, des troubles digestifs (vomissements, douleurs intestinales), psychiques (dépression), des altérations des phanères, donnant à la malade un aspect sénile; l'hypotension est la règle; il existe une hypoglycémie et un abaissement du métabolisme basal.

Cette maigreur hypophysaire est liée à une lésion du lobe antérieur (atrophie ou adénome) ou à une lésion du tuber.

SIGNES. Un individu commence à être maigre lorsque le nombre de kilogrammes représentant son poids est notablement moins élevé que le nombre de centimètres donné par la taille au-dessus du mètre. Un individu de 1m,75 doit normalement peser 75 kg; s'il en pèse 65, il est maigre.

Les individus amaigris se refroidissent facilement, particulièrement dans l'eau, même en nageant; leurs pieds et leurs mains sont fréquemment froids.

L'amaigrissement peut porter non seulement sur la graisse, mais aussi sur le tissu musculaire, entraînant fatigue et faiblesse et expliquant les ptôses, hernies, troubles digestifs, douleurs dans le dos que présente le malade. Des *œdèmes* peuvent apparaître chez les sous-alimentés (œdèmes de carence). La résistance de ces malades est diminuée et les amaigris supportent moins bien les abaissements de la température et les maladies comme la pneumonie, la tuberculose.

TRAITEMENT. Hygiène rationnelle, repos, hydrothérapie, climat favorable. Alimentation copieuse et bien équilibrée, riche en protides, lipides et glucides, suivant les cas (poissons et fromages gras, féculents, mets sucrés, œufs, jus de viande). Petits repas peu importants, mais nombreux.

MÉDICAMENTS. *Stimulants de l'appétit :* arsenic, phosphore, fer, lécithine, cholestérol, cinnamate de benzyle, amers, vitamines B et C.

Fenugrec, anis, verveine, ferments gastriques, pancréatiques, intestinaux, malt, extraits hépatiques. Bains de soleil, rayons ultraviolets.

Injections d'insuline avant les repas, avec adjonction de sucre.

Parfois extrait thyroïdien à faibles doses.

Lobe antérieur d'hypophyse, en cas de cachexie hypophysaire.

L'anorexie mentale relève de la psychothérapie et de l'isolement strict.

MAILLET. — Sorte de marteau en bois (*fig.* 1093), ou plus ordinairement en bronze, qu'emploient les chirurgiens pour frapper sur la gouge (ciseau à tranchant demi-circulaire) dans le dessein d'enlever des copeaux d'os.

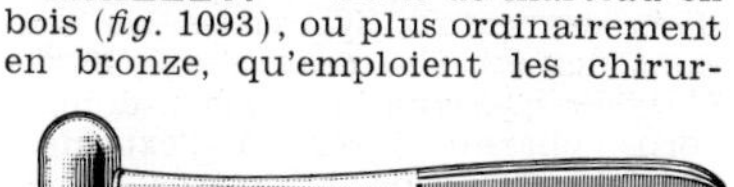

FIG. 1093. — Maillet.

MAIN (lat. *manus*). — **I. MAIN (structure).** — Le squelette de la main (*fig.* 1094, 1095) est formé du *carpe* (v. ce mot) [poignet], composé de 8 petits os dont la rangée supérieure s'articule avec les os de l'avant-bras, et la rangée inférieure avec les *cinq métacarpiens* (v. ce mot), les extrémités inférieures de ceux-ci s'articulant avec les *phalanges* (v. ce mot) des doigts, qui se continuent par les *phalangines* et les *phalangettes* (le pouce n'a pas de phalangine). La figure 1096 montre les différentes étapes de l'ossification des mains.

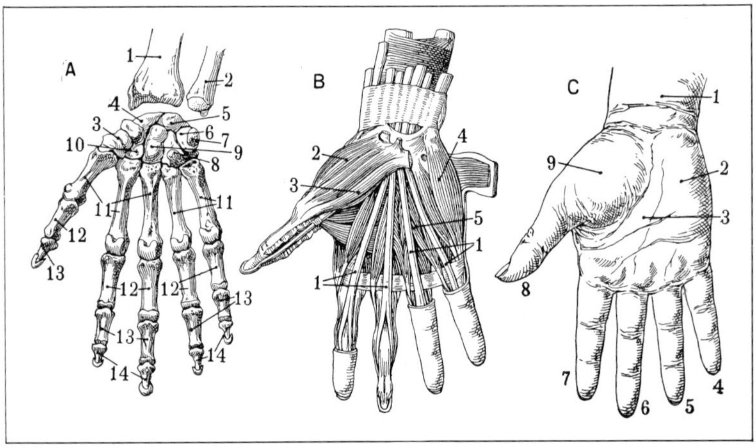

FIG. 1094. — Main.

A. *Squelette :* 1. Radius; 2. Cubitus; 3. Trapèze; 4. Scaphoïde; 5. Semi-lunaire; 6. Pyramidal; 7. Pisiforme; 8. Os crochu; 9. Grand os; 10. Trapézoïde; 11. Métacarpiens; 12. Phalanges; 13. Phalangines; 14. Phalangettes. — B. *Muscles :* 1. Fléchisseur superficiel des doigts; 2. Court abducteur du pouce; 3. Court fléchisseur; 4. Abducteur du petit doigt; 5. Lombricaux. — C. *Face interne :* 1. Poignet; 2. Eminence hypothénar; 3. Paume; 4. Auriculaire; 5. Annulaire; 6. Médius; 7. Index; 8. Pouce; 9. Eminence thénar.

Le carpe s'articule avec le radius et le cubitus; cette articulation permet les mouvements de *pronation* et de *supination* (la main est dite en pronation quand elle tourne sa paume en bas) et les mouvements de flexion et d'extension.

Les mouvements de la main proprement dits sont dus à de nombreux muscles qui s'insèrent sur le squelette de la main et dont certains remontent sur le squelette de l'avant-bras.

Sur la face dorsale de la main passent les tendons des muscles *extenseurs*. Ce sont : l'*extenseur commun des doigts*, dont le corps charnu inséré à l'extrémité inférieure de l'humérus se termine par quatre tendons destinés à chaque doigt (sauf le pouce) ; l'*extenseur propre de l'index*, venant de la face postérieure du cubitus; l'*extenseur du petit doigt;* le *long* et le *court extenseur du pouce;* le premier et le deuxième *radial externe*.

Sur la face palmaire cheminent dans des gaines synoviales les tendons des *muscles fléchisseurs*, le *fléchisseur commun superficiel*, dont le corps charnu, inséré à l'extrémité inféro-externe de l'humérus et au bord antérieur du radius, se termine par quatre tendons se fixant chacun par deux languettes sur les côtés de l'extrémité supérieure de la 2e phalange du doigt correspondant; le *fléchisseur commun profond*, s'insérant sur la face antéro-interne de la partie inférieure du cubitus se terminant aussi par quatre tendons; le *long fléchisseur propre du pouce;* le *petit* et le *grand palmaire*.

D'autres groupes musculaires constituent à la paume deux saillies : l'*éminence thénar*, formée par les muscles de la région externe, tous destinés au pouce : le *court abducteur du pouce*, le plus superficiel; le *court fléchisseur du pouce*, l'*opposant du pouce*, l'*adducteur du pouce;* et l'*éminence hypothénar*, formée par les muscles de la région interne, commandant les mouvements du petit doigt : l'*adducteur du petit doigt*, le *court fléchisseur du petit doigt*, l'*opposant du petit doigt*, le *palmaire cutané;* entre les deux éminences thénar et hypothénar se trouvent les *muscles lombricaux*, superficiels, et les *interosseux palmaires* et *dorsaux*, profonds.

Ces divers muscles sont recouverts par du tissu fibreux plus ou moins épais, des aponévroses telles que l'*aponévrose palmaire superficielle*, qui s'étend immédiatement sous la peau, sur toute la face antérieure de la main. L'*aponévrose palmaire profonde* forme avec l'*aponévrose dorsale profonde* une loge renfermant les muscles interosseux.

L'irrigation de la main est largement assurée par de nombreuses artères flanquées chacune de deux veines (*fig.* 1101). Ce sont les *deux arcades palmaires*, superficielles et profondes, formées par les anastomoses des artères cubitale et radiale, qui donnent une grande gravité aux plaies profondes de la paume de la main; en raison de la difficulté d'arrêter les hémorragies par une ligature des deux bouts de l'artère, on est obligé d'employer, dans certains cas, des pinces à demeure et de comprimer l'artère humérale.

Des arcades palmaires naissent les artères collatérales palmaires des doigts, qui cheminent de chaque côté de la gaine des fléchisseurs des doigts.

Les *nerfs moteurs* des muscles de la main sont fournis par le médian, le radial et le cubital, branches du plexus brachial. Quant aux territoires cutanés, ils reçoivent leur *sensibilité*, à la face palmaire, du médian en dehors et du cubital en dedans; à la face dorsale, c'est le radial qui innerve la moitié externe et le cubital la moitié interne; le médian innerve les dernières phalanges de l'index, du médius et de l'annulaire

II. MAIN (**déformations**). — **Main en griffe** (*fig.* 1097). — La paralysie du nerf cubital se traduit par l'extension permanente des premières phalanges sur le métacarpe avec flexion des secondes et troisièmes phalanges sur les premières. Elle est due à l'atrophie des muscles interosseux, qui, au début, tout au moins, ne porte que sur quelques-uns d'entre eux; elle s'accompagne aussi de l'atrophie d'autres régions de la main ou de l'avant-bras et se complique, plus tard, de rétractions et d'adhérences tendineuses, qui rendent permanente cette attitude.

Main figée. — Trouble moteur (contracture ou paralysie, ou association des deux) occupant les mains, en dehors de toute lésion des nerfs périphériques, et survenant plus ou moins rapidement à la suite de blessures d'intensité et de localisations variables.

Tantôt le trouble moteur existe seul, tantôt (et c'est le cas le plus

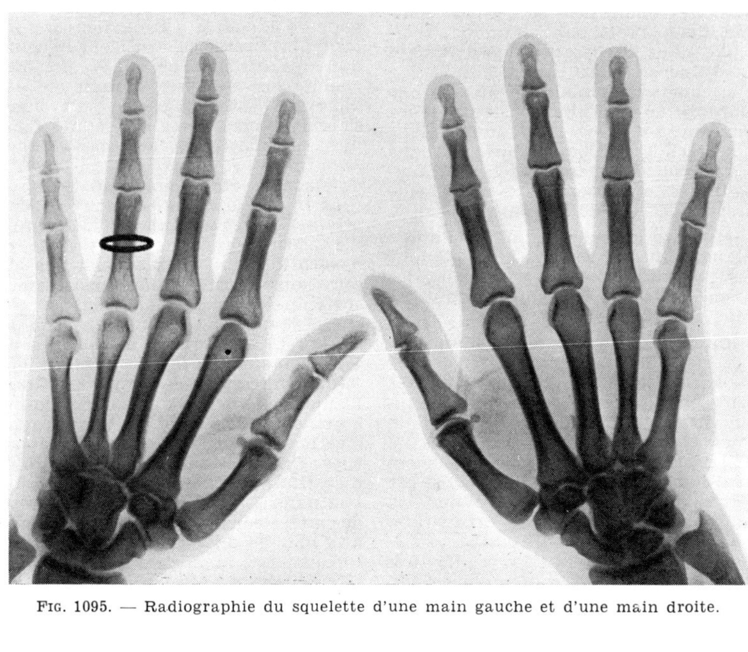

FIG. 1095. — Radiographie du squelette d'une main gauche et d'une main droite.

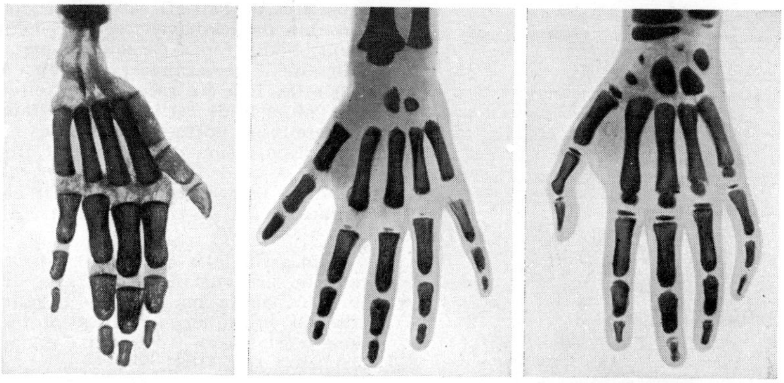

Main de fœtus. Main d'enfant de 2 ans. Main d'enfant de 6 ans.

FIG. 1096. — Les différentes étapes de l'ossification des mains. (*Cl. Massiot.*)

fréquent) il s'y associe des troubles organiques plus ou moins intenses (lésions articulaire ou musculo-tendineuse) ou des troubles calorifiques, vaso-moteurs, sécrétoires, trophiques, électriques.

Il s'agit le plus souvent d'une manifestation pithiatique.

Main faisant les cornes. — Cette attitude, qui s'observe dans le saturnisme, est due à l'atrophie des muscles extenseurs communs des doigts, laissant intacte l'action des extenseurs propres du petit doigt et de l'index.

Main de singe. — L'atrophie des interosseux est progressive : peu à peu, il devient impossible de fléchir les premières phalanges, d'étendre les autres; écartés, les doigts ne peuvent plus se rapprocher, ni, rapprochés, s'écarter.

Les régions thénar et hypothénar sont également atrophiées, et le pouce, qui ne peut plus s'opposer aux autres doigts, est accolé à l'index.

CAUSES. Maladies de la *moelle épinière* (sclérose latérale amyotrophique [amyotrophie du type Aran-Duchenne ou du type Gombault-Déjerine], syringomyélie, paralysie infantile), névrites toxiques (saturnines ou infectieuses [lèpre], ainsi que lésions traumatiques du plexus brachial).

Main d'accoucheur. — Contracture spéciale de la main dans la tétanie. Les doigts sont serrés les uns contre les autres, de façon à former un cône, comme la main de l'accoucheur, qui cherche à pénétrer dans l'utérus.

Main contracturée. — La main en flexion excessive, pouvant amener à faire pénétrer les ongles dans la paume (*main de fakir* [*fig.* 1098]), s'observe dans la syringomyélie, la lèpre, l'hémiplégie organique.

Main de prédicateur (*fig.* 1100). — Extension de la main sur l'avant-bras, et flexion des phalanges; s'observe lorsque les nerfs médian et cubital sont atteints, tandis que le radial est intact : la main a l'attitude de celle du prédicateur.

CAUSES. Syringomyélie (v. MOELLE) et pachyméningite cervicale.

Main en trident. — Main courte en spatule, avec doigts courts et boudinés, qu'on observe dans l'achondroplasie.

Main succulente. — Infiltration œdémateuse des tissus sous-cutanés de la face dorsale de la main, au niveau des premières phalanges, avec parfois atrophie musculaire.

Ce trouble trophique peut, dans certains cas, s'observer chez les syringomyéliques et les anciens hémiplégiques.

Main bote (*bot* signifie « émoussé, arrondi »). — Déformation congénitale ou acquise de la main qui, repliée sur l'avant-bras, se termine par une extrémité arrondie (*fig.* 1102).

CAUSES. Malformation osseuse (absence de radius) congénitale, paralysie spasmodique ou raccourcissement des muscles, consécutifs à des convulsions.

TRAITEMENT. En cas de lésion congénitale, appareil de prothèse. En cas

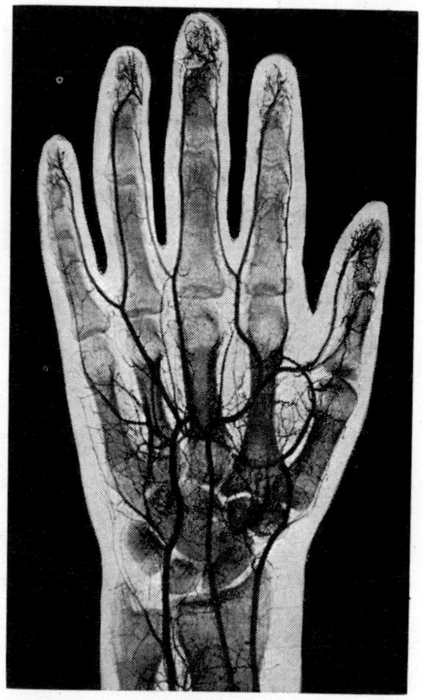

FIG. 1101. — Radiographie d'une main injectée d'une solution opaque laissant apparaître les vaisseaux. (*Extrait des* Rayons X, *par Niewenglowski.*)

de paralysie, massage, électricité, section des tendons.

Dans la forme due à la paralysie spasmodique, on peut allonger les tendons de plusieurs muscles pour enrayer le mouvement défectueux et supprimer le spasme.

III. MAIN (maladies). — Les abcès et les phlegmons y prennent une

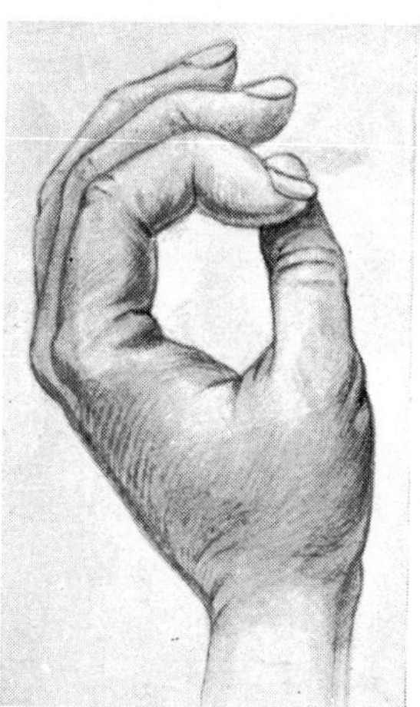

FIG. 1097. — Main en griffe. (*D'après Gilbert.*)

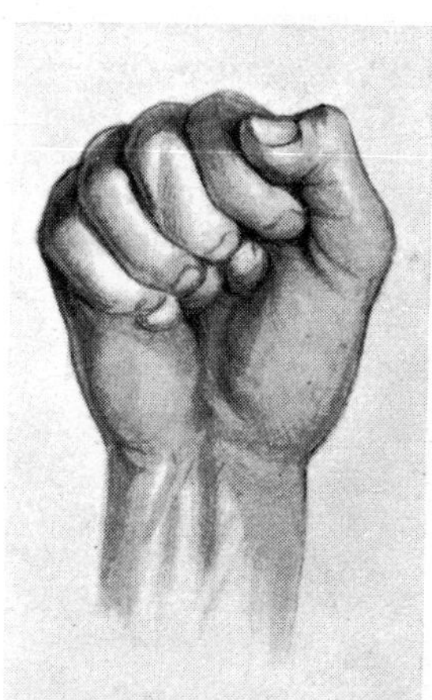

FIG. 1098. — Main de fakir. (*D'après Déjerine.*)

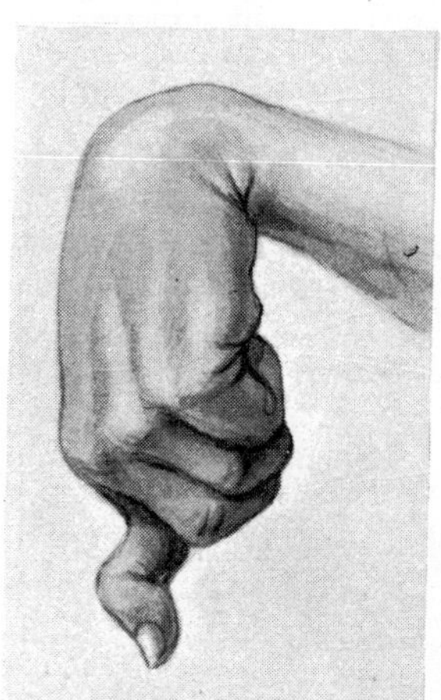

FIG. 1099. — Main d'hémiplégique. (*D'après Déjerine.*)

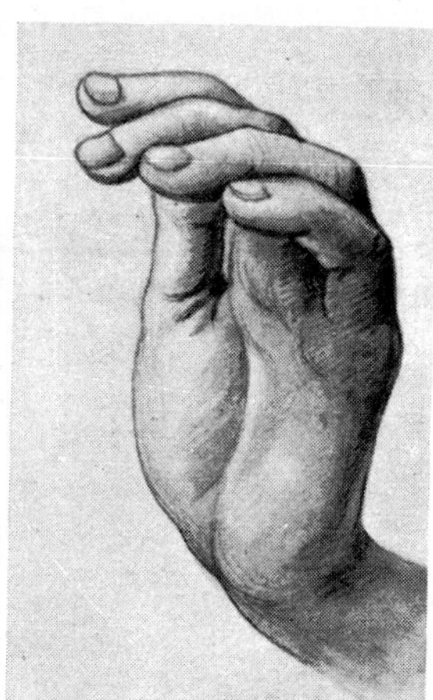

FIG. 1100. — Main de prédicateur. (*D'après Déjerine.*)

gravité particulière lorsqu'ils sont placés au-dessous de l'aponévrose. V. PANARIS et aussi BRÛLURE, ÉCORCHURE, ÉPINE, VENTOUSE, VERRUE.

Vices de conformation. — **I. Congénitaux.** — Les doigts (v. texte et figure à ce mot) peuvent être trop nombreux (*polydactylie*) ou réunis entre eux (*syndactylie*). V. aussi *Main bote.*

II. Acquis. — Des cicatrices vicieuses peuvent se produire à la suite de brûlures ou de plaies accidentelles,

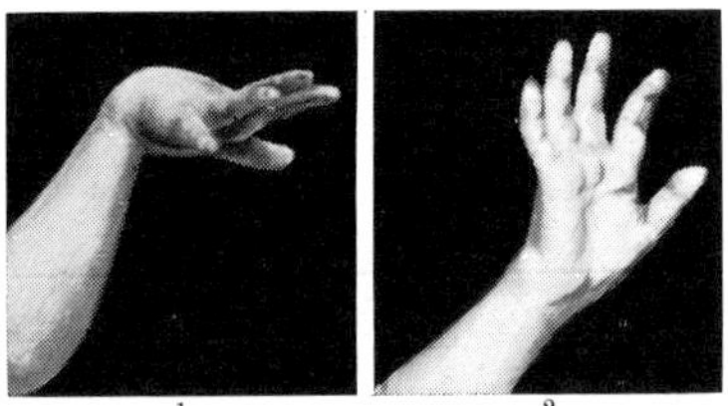

FIG. 1102. — Main bote palmaire cubitale produite par une hémiplégie cérébrale infantile (enfant de 7 ans).
1. Avant l'intervention; 2. Après l'intervention.
(*Coll. du Dr Mencière, de Reims.*)

parfois d'incisions opératoires; elles peuvent être *localisées* ou *diffuses*, empêchant le fonctionnement d'un ou de plusieurs doigts.

TRAITEMENT. Variable suivant les cas : exciser la cicatrice vicieuse; combler la perte de substance par l'apport d'une peau nouvelle (greffe), ou par opération plastique (décollement d'un lambeau de peau saine avec son pédicule nourricier).

Blessure par arme à feu. — La radiographie (*fig.* 1104) montre l'emplacement d'une balle de revolver et permet ainsi son extraction. Une telle blessure peut être l'origine d'un plegmon.

Fractures. — Les fractures atteignent en général les phalanges, les métacarpiens et les os du carpe. V. FRACTURES.

Phlegmons. — Ceux de la *face dorsale* n'ont pas d'intérêt spécial, mais il en est tout autrement de ceux de la *paume*, qui sont très fréquents et peuvent présenter une grande gravité.

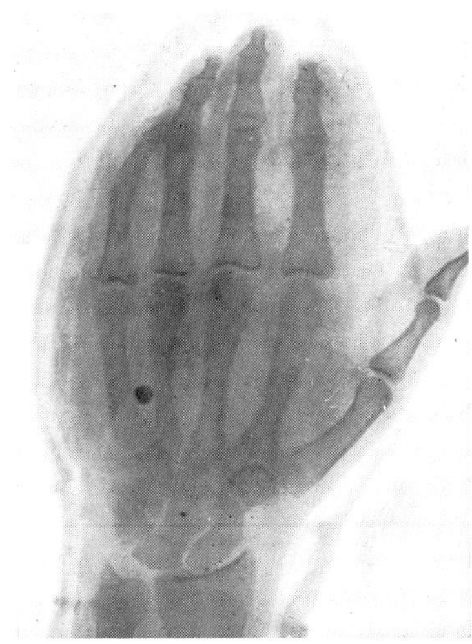

FIG. 1104. — Balle de revolver dans une main photographiée à travers le pansement.
(*Phot. M. Sorel.*)

CAUSES. Piqûres, excoriations, plaies de toute nature et surtout *panaris* (v. ce mot).

VARIÉTÉS. Le *phlegmon sous-aponévrotique* peut succéder à une lymphangite, il s'accompagne alors de lourdeur de la main, de gonflement de la région et des ganglions du coude et de l'aisselle, et de fièvre souvent élevée (40° à 41°) ; il peut aussi être consécutif à un durillon forcé avec abcès en bouton de chemise, c'est-à-dire dont les deux extrémités sont réunies par un canal étroit; ou bien à un panaris.

Le *phlegmon profond sous-aponévrotique* peut fuser dans tous les sens, et sa guérison est difficile et longue.

TRAITEMENT. Incision rapide, drainage et désinfection de la plaie. Sulfamides; pénicilline.

Plaies. — Elles sont particulièrement graves à cause de la blessure des artères. (V. plus haut.)

IV. MAIN (hygiène). — Les mains sont en contact avec un grand nombre d'objets plus ou moins sales et sont exposées continuellement aux poussières de l'air. Il est donc indispensable de les laver régulièrement *avant* chaque repas. Ce soin est particulièrement nécessaire après avoir été à la selle. Il a été reconnu, en effet, que l'absence de cette habitude rend dangereux les porteurs de bacilles.

La désinfection des mains du chirurgien avec de l'eau chaude et du savon, de l'alcool, est le premier acte opératoire. V. ANTISEPSIE, DÉSINFECTION.

Main artificielle de travail. — Organe de préhension permettant aux amputés de la main et de l'avant-bras de pratiquer certaines professions (vigneron, soudeur, plombier, etc.) [*fig.* 1103].

MAISON DE SANTÉ. — Etablissement payant, public ou privé, destiné à recevoir des malades atteints d'une affection chirurgicale ou médicale (en particulier les nerveux et les aliénés).

MAL AU CŒUR (ou *de cœur*). — Expression fausse qui signifie envie de *vomir* (v. ce mot), par conséquent gêne de l'estomac et non du cœur.

MAL BLANC. — V. PANARIS.

MAL DE BRIGHT. — V. REINS.

MAL DE L'AIR. — Indisposition provoquée par l'altitude en avion et accrue par les trous d'air, en particulier chez certains sujets prédisposés.

Le mal de l'air, comparable au mal de mer et qui semble attribué à un déséquilibre du système sympathique, est calmé par la belladone.

MAL DEL PINTO. — V. CARATÈS.

MAL DE MER ou NAUPATHIE. — Troubles causés par les mouvements du bateau.

SIGNES. Chez beaucoup de personnes, tout se borne à une sensation d'angoisse, de dépression physique et psychique, avec dégoût de la nourriture, ou même à quelques nausées survenant par gros temps. Parfois, les signes sont plus pénibles, il y a une sorte de malaise général, des maux de tête, des vertiges, des nausées et même des vomissements. Certains sujets (vagotoniques) présentent une salivation abondante, de la diarrhée, de la pâleur, des sueurs froides et un état de prostration; d'autres (sympathicotoniques) se plaignent de maux de tête

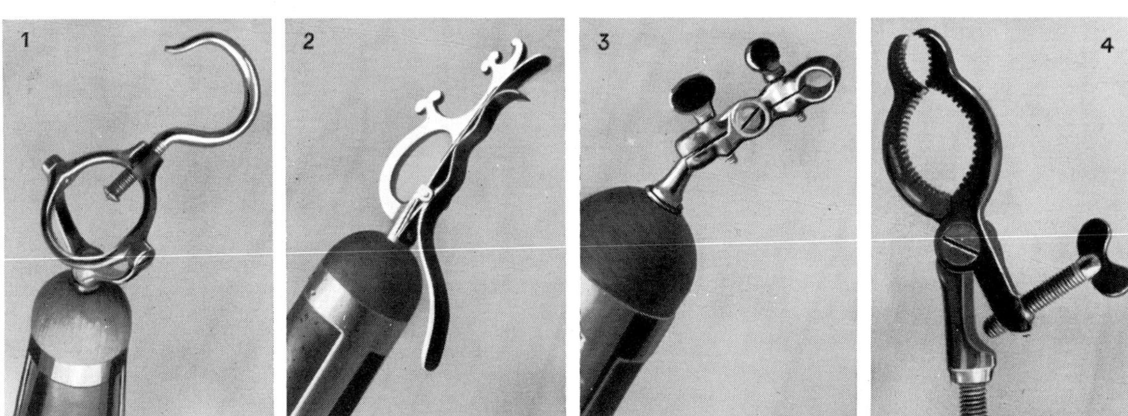

FIG. 1103. — Mains artificielles de travail.
1. Main de terrassier; 2. De vigneron; 3. De soudeur; 4. De plombier.

violents, de vomissements particulièrement intenses et fréquents.

Cet état de mal aigu peut durer plusieurs jours. Il disparaît souvent sous l'influence du traitement ou dès que le malade pose le pied sur la terre ferme; parfois, les vomissements, les vertiges, les maux de tête se prolongent à terre pendant quelques heures.

CAUSES. Chez la plupart des sujets normaux (près de 90 p. 100 des personnes sont atteintes de mal de mer par gros temps), les mouvements de roulis ou de tangage provoquent des excitations anormalement fortes de l'appareil vestibulaire (organe de l'équilibre, situé dans l'oreille interne). L'appréhension, la mauvaise aération, les odeurs de cuisine ou de tabac, les trépidations favorisent le déclenchement des troubles.

TRAITEMENT. *Mesures hygiéniques.* — Chez les sujets qui appréhendent le mal de mer, éviter à bord le confinement, se tenir le plus près possible du centre de gravité du bateau, avoir une activité physique, s'alimenter souvent et peu. Si les premiers malaises apparaissent, il sera bon de se coucher, la tête basse, dans une atmosphère aérée.

Médicaments. — L'atropine, la scopolamine, le bromure, le chloral et surtout le gardénal (2 à 4 cg avant le départ, dose à renouveler chaque jour) sont actifs, mais semblent dépassés par certains antihistaminiques (Dramamine, Nautamine, Braumanantine); ces derniers produits, administrés préventivement par la bouche, une demi-heure avant le départ, puis avant les repas, empêchent le plus souvent l'apparition du mal de mer. Ils agissent également d'une façon curative, mais ont un effet moins constant. En cas de vomissement, il est conseillé de remplacer les comprimés par des suppositoires.

MAL DE POTT. — V. POTT (Mal de).

MAL DE REINS. — V. LUMBAGO, REINS.

MAL DES AVIATEURS. — Voir AÉRONAUTIQUE (Médecine).

MAL DES MONTAGNES (Mal des hauteurs). — V. ALPINISME et MONTAGNES.

MAL DE TÊTE. — V. CÉPHALÉE.

MAL DES TRANSPORTS. — Troubles occasionnés par les mouvements des engins de locomotion (bateau, automobile, avion, train, etc.) [V. MAL DE MER et MAL DE L'AIR]. Ils se traduisent par des nausées ou des vomissements. Le traitement est le même que celui du mal de mer.

MAL DE VERS. — V. BASSINE.

MAL DU PAYS. — V. NOSTALGIE.

MAL PERFORANT. — Trouble trophique, consistant dans une ulcération circulaire tendant constamment à progresser en profondeur et due à une lésion nerveuse. On a signalé des maux perforants au nez, à l'oreille, à la langue, mais les deux sièges principaux sont la bouche et les pieds.

Mal perforant buccal. — Chute spontanée des dents, résorption du rebord alvéolaire supérieur, perforation de la voûte palatine. S'observe chez les tabétiques.

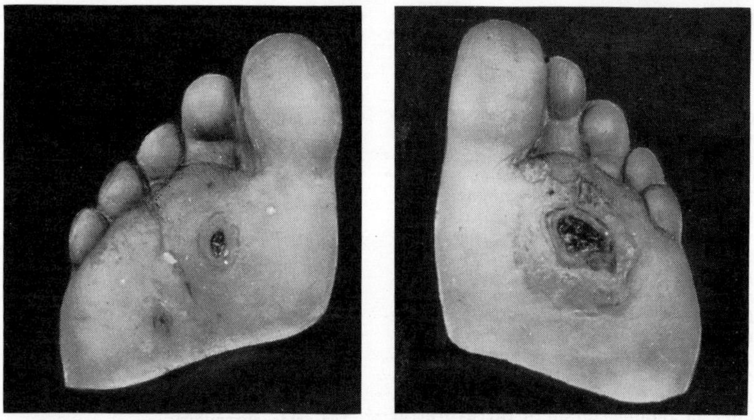

FIG. 1105. — Mal perforant à deux périodes de la maladie.
(*Musée de l'hôpital Saint-Louis.*)

Mal perforant plantaire (*fig.* 1105). — CAUSES. I. *Occasionnelles.* — Compression de la peau entre les os des pieds et une chaussure mal faite.

II. *Déterminantes.* — Névrite de cause variable : blessure du nerf sciatique, lèpre, diabète, alcoolisme ou saturnisme, fracture de la colonne vertébrale, spina-bifida, *tabès*, syringomyélie, tumeurs vertébrales, paralysie générale, blessure des vaisseaux fémoraux.

SIÈGE. Cette lésion se produit à la plante des pieds, au niveau des points de pression (articulations métatarso-phalangiennes), plus rarement au-dessous des orteils et du talon, chez les pieds bots, aux points qui supportent le corps.

SIGNES. Le mal débute par un épaississement de l'épiderme, sorte de durillon qui s'ouvre pour laisser passer du pus sérosanguinolent. Un petit ulcère arrondi entouré d'un cercle épais d'épiderme apparaît alors; le tissu qui le tapisse n'a pas de sensibilité et peut impunément être piqué avec une épingle. La maladie gagne les os: d'où ostéite, carie et nécrose.

EVOLUTION. Progressive, mais lente. Peut se compliquer de phlegmon.

TRAITEMENT. Repos, air chaud, injections de novocaïne à 1 p. 100 dans les tissus voisins ou dans l'artère fémorale, pansements aseptiques, puis grattage, résection et même amputation. Traitement antisyphilitique.

MAL SACRÉ. — Syn. d'ÉPILEPSIE.

MAL SOUS-OCCIPITAL. — Variété du *mal de Pott.*

MALADE. — V. GARDE-MALADES, DÉSINFECTION, DÉSODORISATION, LIT.

MALADIE. — Processus morbide envisagé dans son évolution, depuis sa cause initiale jusqu'à ses dernières conséquences.

L'évolution d'une maladie peut être rapide (*aiguë*) ou lente et prolongée (*chronique*). Certaines maladies peuvent être *générales* (diathèse), d'autres *locales*, c'est-à-dire circonscrites à un organe tout entier ou à une portion d'organe (estomac, peau).

CAUSES. Les causes principales sont le froid, l'humidité, l'introduction et la multiplication de microbes dans l'organisme. V. BACTÉRIES, MICROBES.

Maladies familiales. — V. FAMILIALES.

Maladies héréditaires. — Affections ou anomalies qui se transmettent, dans une famille, selon les lois de l'hérédité. Ce terme n'est pas synonyme de « maladies familiales », car celles-ci peuvent être soit réellement héréditaires, soit acquises (exemples : tuberculose, carences alimentaires); il ne l'est pas, non plus, de « maladies congénitales », celles-ci ayant comme caractéristique d'être visibles dès la naissance ou peu après; elles peuvent être dues soit à un processus vraiment héréditaire, soit à la transmission au fœtus d'une maladie de la mère (exemple : syphilis).

Les maladies héréditaires sont des malformations innées, définitives. Elles ne sont donc susceptibles d'aucune guérison par un traitement général. Elles ne peuvent être que corrigées par une intervention chirurgicale ou orthopédique, quand celle-ci est possible (exemples : bec-de-lièvre, hernies, varices), ou masquées par des artifices (exemples : alopécie, hypertrichose), ou neutralisées temporairement par un antagoniste (exemple : hormone en cas d'insuffisance glandulaire). Même alors, elles ne cesseront pas d'être transmissibles aux générations suivantes.

Le seul moyen de les combattre est d'éviter l'union entre deux sujets porteurs de la même tare ou issus de familles dans lesquelles cette même tare existe; d'où l'attention particulière que l'on doit porter aux mariages entre cousins. C'est un des buts essentiels de l'eugénique. Certains pays ont édicté des lois soit pour interdire ces unions, soit pour empêcher le porteur d'une anomalie grave de procréer. Mais ces lois ne peuvent avoir quelque efficacité réelle que contre les maladies héréditaires en dominance, seules généralement visibles chez les parents; dans les maladies récessives, rien ne permet de discerner si l'un ou les deux parents sont vraiment normaux ou seulement normaux en apparence quoique porteurs du facteur anormal.

Maladies latentes. — Maladies dont les signes sont peu ou pas apparents (période d'incubation et de début, période de convalescence [microbisme latent] pendant laquelle le malade reste porteur de germes).

Dans certains cas, il peut y avoir adaptation du sujet à des lésions cependant très importantes, pendant un temps assez long et même toute la vie (lésion du cœur ou de l'aorte chez un vieillard, athérome, lithiase biliaire sans coliques hépatiques), mais qui, à un moment donné, provoquent des troubles extrêmement graves. Quelquefois aussi, toute l'évolution est silencieuse et les lésions ne sont pas vues parce que les manifestations se produisent sous les vêtements (varicelle ou scarlatine siégeant uniquement sur le tronc) ou dans des régions inaccessibles à la vue du malade (chancre syphilitique utérin chez la femme, chancre intra-urétral chez l'homme, tuberculose ou cancer viscéral au début), mais qu'un examen médical aurait décelé.

Il importe que dès le premier symptôme d'une affection, dès les premiers troubles inaccoutumés, le malade s'adresse à un médecin; celui-ci pourra souvent dépister une affection jusqu'alors latente et instituer un traitement curatif, alors qu'il en est temps encore. V. CANCER, SYPHILIS, TUBERCULOSE.

Maladies mixtes. — Dans certains cas, deux maladies affectent en même temps les mêmes organes ou tout au moins le même système; elles débutent en même temps.

Le plus souvent même, le sujet a puisé les deux germes à la même source; mais les symptômes des deux affections sont différents, et les symptômes de l'une d'elles sont si bruyants qu'ils dominent ceux de la seconde, au point de les étouffer.

Les types de maladies mixtes sont l'association : 1° de la fièvre typhoïde et du paludisme, la fièvre *typho-malérienne;* 2° de la mélitococcie (fièvre de Malte) et de la fièvre typhoïde, la fièvre *typho-mélitococcique;* 3° de la fièvre typhoïde et du typhus exanthématique; 4° du typhus exanthématique et de la fièvre récurrente, qui ont pour origine commune la piqûre du poux, mais le type le plus fréquent est la fièvre *typhoïde dysentérique* à la suite d'absorption d'eau contenant les microbes des deux affections.

Maladies contagieuses. — V. CONTAGIEUX, INFECTIEUX, DÉSINFECTION.

Maladies professionnelles. — La loi du 25 octobre 1919, modifiée par les lois du 1er janvier 1931 et du 30 octobre 1946, complétées par de nombreux décrets, indemnise certaines maladies professionnelles, sous la condition que l'ouvrier ait été effectivement employé à l'un des travaux industriels susceptibles de provoquer l'intoxication ou la maladie, qu'il présente une des affections énumérées dans la loi et que l'affection ne soit pas apparue après le *délai de responsabilité* (D. d. R.), désigné désormais sous le terme « *délai de prise en charge* ».

Deux régimes distincts existent : le régime général et le régime agricole. Les agents responsables sont surtout des toxiques en ce qui concerne le régime général, et des germes nuisibles en ce qui concerne le régime agricole (bien que ce dernier ait été récemment élargi par le décret du 22 mai 1973).

Le régime général comporte actuellement 63 tableaux; chaque tableau correspond à un agent causal différent, précise les activités professionnelles pouvant être incriminées ainsi que les lésions ou troubles susceptibles d'être reconnus. Le régime agricole ne comporte que 29 tableaux.

Une maladie professionnelle diagnostiquée et déclarée donne droit à la réparation et à la gratuité des soins.

Voici la liste des tableaux du *régime général :*

1° plomb ;
2° mercure ;
3° tétrachloréthane ;
4° benzène ;
5° phosphore ;
6° rayons X et substances radio-actives;
7° tétanos ;
8° ciments;
9° chloronaphtalène;
10° acide chromique;
11° tétrachlorure de carbone;
12° dérivés chlorés de l'éthylène ;
13° dérivés nitrés et chloronitrés des carbures benzéniques ;
14° dinitrophénol ;
15° amines aromatiques ;
16° brai de houille, goudrons, huiles anthracéniques ;
17° sesquisulfure de phosphore;
18° charbon ;
19° leptospiroses ;
20° arsenic ;
21° hydrogène arsénié ;
22° sulfure de carbone ;
23° nystagmus des mineurs ;
24° brucelloses ;
25° silicose;
26° bromure de méthyle;
27° chlorure de méthyle;
28° ankylostomose;
29° air comprimé ;
30° amiante ;
31° streptomycine ;
32° fluorure double de glucinium et de sodium ;
33° glucine et sels de glucinium ;
34° insecticides à base d'esters phosphoriques;
35° marteaux pneumatiques ;
36° lubrifiants ;
37° oxydes et sels de nickel ;
38° chlorpromazine ;
39° bioxyde de manganèse ;
40° tuberculose bovine ;
41° pénicilline ;
42° bruits;
43° aldéhyde formique et polymères;
44° sidérose;
45° hépatites virales;
46° dermatoses d'origine animale ;
47° bois exotiques ;
48° meulage et polissage ;
49° amines aliphatiques et alicycliques ;
50° phénylhydrazine ;
51° résines époxydiques et leurs constituants;
52° chlorure de vinyle ;
53° rickettsioses ;
54° poliomyélite ;
55° amibiase ;
56° rage ;
57° hygromas du genou ;
58° travail à haute température ;
59° hexane;
60° pentachlorophénol et pentachlorophénate de sodium;
61° cadmium et composés;
62° isocyanate et composés;
63° enzymes protéolytiques.

Voici la liste des tableaux du *régime agricole :*

1° tétanos ;
2° ankylostomose ;
3° spirochétose ictéro-hémorragique ;
4° charbon ;
5° leptospirose *a mitis ;*
6° brucellose;
7° tularémie ;
8° sulfure de carbone ;
9° tétrachlorure de carbone ;
10° arsenic ;
11° tiophosphate de diéthyl et paranitrophényl (ou parathion) ;
12° mercure ;
13° dinitrophénol, dinitrocrésol et autres dérivés ;
14° ciments;
15° dermatophyties d'origine animale;
16° tuberculose bovine;
17° poumon de fermier;
18° plomb ;
19° benzène ;
20° rayons X et substances radio-actives;
21° dérivés halogénés des hydrocarbures acycliques ;
22° silicose ;
23° bromure de méthyle;
24° streptomycine ;
25° lubrifiants ;
26° chlorpromazine ;
27° pénicilline ;
28° aldéhyde formique et polymères ;
29° meulage et polissage.

La loi prévoit l'usage d'un *barème indicatif,* donnant les taux d'incapacité permanente partielle attribuée à chaque affection.

Maladies de l'adaptation. — Voir *Supplément.*

Maladie d'Addison ou Maladie bronzée. — V. SURRÉNALES (Capsules).

Maladie d'Albers-Schoenberg. — V. OSTÉOPÉTROSE : *Ostéopétrose essentielle.*

Maladie d'Albright. — Ostéite fibreuse disséminée avec troubles des glandes endocrines et pigmentation aréolaire.

Maladie de Banti. — Variété d'anémie qui s'observe chez les sujets jeunes de 15 à 40 ans, et qui se caractérise par une augmentation du volume de la rate, une anémie progressive avec rémissions, puis une cirrhose hépatique avec ascite. Une ablation précoce de la rate est le seul traitement efficace.

Maladie de Barlow. — V. SCORBUT : *Scorbut infantile.*

Maladie de Basedow. — V. à THYROÏDE : *Goitre exophtalmique.*

Maladie de Bechterew. — Cyphose hérédo-traumatique à marche ascendante avec ankylose des vertèbres, mais sans ankylose des articulations de la racine des membres; signes d'irritation et de compression nerveuses des régions cervicale, dorsale et parfois lombaire. Elle s'observe après un traumatisme, chez des sujets ayant une prédisposition héréditaire.

Maladie de Besnier-Boeck. — Association de *lupus pernio* de la face ou des mains (décrit par Besnier) et de nodosités (sarcoïdes) dermiques (décrites par Boeck), brunes ou violacées, grosses comme un noyau de cerise ou une noisette, ainsi que d'infiltrations dermiques en nappe rouge violacé; ces lésions ne s'ulcèrent ni ne suppurent.

Les ganglions des aines, des aisselles, du cou sont souvent augmentés de volume et indolores. Les amygdales peuvent aussi être atteintes.

La radiographie pulmonaire montre des lésions des ganglions du hile et un aspect marbré (en mailles de filet) du poumon, rappelant la granulie tuberculeuse.

La radiographie des os des doigts, plus rarement des orteils, montre souvent un aspect kystique (en grille) avec raréfaction du tissu compact.

On a signalé également des lésions de la rate, du foie (hypertrophiés), des reins, des muscles, des glandes (seins, testicules, glandes salivaires, lacrymales, sous-maxillaires, parotides), de l'hypophyse.

On a décrit également des troubles oculaires : névrite optique, conjonctivite folliculaire, inflammation de l'iris et du corps ciliaire (uvéite) accompagnant souvent une parotidite avec fièvre et une paralysie des nerfs crâniens.

Dans ces lésions multiples, on trouve en général un aspect histologique identique : une infiltration de cellules épithélioïdes et des lymphocytes; peu de cellules géantes; ces lésions diffèrent de celles de la tuberculose.

ÉVOLUTION. Lente; les lésions de la peau peuvent durer de 10 à 20 ans.

CAUSE. Obscure; rangée par certains dans la tuberculose, peut-être bovine, par d'autres dans la lèpre, cette maladie est peut-être une granulomatose infectieuse autonome.

TRAITEMENT. Liqueur de Fowler, sulfarsénol en injections, associés aux injections de tuberculine. Injections de sels bismuthiques, d'or, d'éthers chaulmoogriques; vitamine D^2 + calcium; dérivés cortisoniques.

Rayons de Bucky.

Maladie de Biermer. — V. ANÉMIE : *Anémies hyperchromes.*

Maladie bleue. — V. CŒUR : *Maladies congénitales.*

Maladie de Borholm. — V. MYALGIE ÉPIDÉMIQUE.

Maladie de Bouillaud. — V. RHUMATISME : *Rhumatisme articulaire aigu.*

Maladie de Bourneville. — V. SCLÉROSE : *Sclérose tubéreuse.*

Maladie de Bouveret. — V. TACHYCARDIE : *Tachycardie paroxystique.*

Maladie de Bowen. — V. BOWEN.

Maladie de Bright. — V. REINS : *Néphrite chronique.*

Maladie de Brill. — V. TYPHUS : *Typhus exanthématique murin.*

Maladie de Buerger. — V. THROMBOSE : *Thrombo-angéite oblitérante.*

Maladie de Calvé-Perthes. — Voir OSTÉOCHONDRITE : *Ostéochondrite de la hanche.*

Maladie de Chagas. — V. TRYPANOSOMIASES : *Trypanosomiase américaine.*

Maladie de Charcot. — V. MOELLE : *Sclérose latérale amyotrophique.*

Maladie de Chauffard-Still. — S'observe surtout chez l'enfant entre deux et huit ans, plus rarement chez l'adulte. Maladie infectieuse de nature inconnue, se traduisant par des arthrites symétriques avec fixation des articulations en flexion, sans ankylose vraie, des adénopathies multiples, une grosse rate, et parfois un gros foie.

La maladie évolue par poussées successives accompagnées de fièvre et aboutit à la mort par cachexie. Parfois, une endocardite vient encore compliquer le tableau.

TRAITEMENT. Pénicilline, sulfamides, sels d'or, gluconate de calcium, pyrétothérapie. L'ablation de la rate est suivie d'une amélioration généralement passagère.

Maladie cœliaque. — V. CŒLIAQUE.

Maladie du collagène. — V. COLLAGÈNE, au *Supplément.*

Maladie de Cooley. — V. ANÉMIE.

Maladie de Cornelia de Lange. — Affection congénitale des nourrissons, due à un arrêt de développement du *corps strié* (V. CERVEAU).

SIGNES. Hypertrophie musculaire, troubles moteurs et déficience mentale.

Maladie de Corrigan. — Insuffisance aortique d'origine endocardique. V. CŒUR.

Maladie de Crouzon. — V. DYSOSTOSE : *Dysostose cléido-faciale.*

Maladie de Cushing. — V. HYPOPHYSE.

Maladie de Darier. — V. DYSKÉRATOSE : *Dyskératose folliculaire végétale.*

Maladie de Dercum. — V. ADIPOSE DOULOUREUSE.

Maladie de Duhring. — V. DERMATITE : *Dermatite herpétiforme.*

Maladie de Dukes-Filatow. — V. QUATRIÈME MALADIE.

Maladie de Dupuytren. — V. PALMAIRE : *Rétraction de l'aponévrose palmaire.*

Maladie de von Economo. — Encéphalite épidémique. V. CERVEAU.

Maladie de Feer-Selter. — Voir ACRODYNIE.

Maladies des femmes. — V. à FÉMININS (Organes génitaux), LEUCORRHÉE, RÈGLES.

Maladie de Friedreich. — V. MOELLE ÉPINIÈRE.

Maladie de Gaucher. — V. *Supplément.*

Maladie de Gee-Herter. — V. CŒLIAQUE : *Maladie cœliaque.*

Maladie des griffes du chat. — Voir CHAT.

Maladie de Guillain-Barré. — Voir RADICULO-NÉVRITE.

Maladie d'Hallervorden-Spatz. — Affection nerveuse paraissant en rapport avec des lésions des noyaux gris centraux (*globus pallidus* et *locus niger*) et caractérisée par des troubles choréiformes (mouvements involontaires, agitation psychique, troubles de la marche avec hypertonie généralisée, parole et déglutition difficiles).

Maladie de Hanot. — Variété de cirrhose du foie. V. FOIE.

Maladie de Hansen. — V. LÈPRE.

Maladie de Heine-Medin. — V. POLIOMYÉLITE : *Poliomyélite antérieure aiguë,* et MOELLE.

Maladie de Hirschsprung. — Voir CÔLON : *Mégacôlon congénital.*

Maladie de Hodgkin. — V. LYMPHOGRANULOMATOSE : *Lymphogranulomatose aiguë.*

Maladie de Hogdson. — Insuffisance aortique d'origine artérielle. V. CŒUR.

Maladie de Jaccoud-Osler. — Endocardite maligne lente. V. CŒUR : *Endocardite.*

Affection très grave, caractérisée par un syndrome infectieux survenant chez un malade porteur d'une lésion cardiaque ancienne, généralement d'origine rhumatismale : fièvre continue ou intermittente, anémie, purpura, grosse rate, arthralgies, parfois doigts hippocratiques, nodosités rouges et douloureuses passagères des doigts.

L'hémoculture sur bouillon montre un *Streptococcus viridans.* Dans les urines, on note souvent de l'albumine et une hématurie microscopique.

Mort en quelques mois avant les antibiotiques.

TRAITEMENT. Antibiotiques à hautes doses, et surtout après détermination du corps le plus actif par antibiogramme. Le pronostic a été renversé par ces nouveaux traitements.

Maladie de Kahler. — V. MYÉLOME.

Maladie de Kaposi. — V. SARCOMES : *Sarcome de Kaposi.*

Maladie de Kœnig. — V. OSTÉOCHONDRITE : *Ostéochondrite disséquante.*

Maladie de Kölher-Pellegrini-Stieda. — Ossification métatraumatique paracondylienne interne du fémur. S'observe surtout chez l'homme jeune, entre 25 et 40 ans, à la suite d'un traumatisme léger du genou (choc, chute, entorse).

SIGNES. 4 à 5 semaines après le traumatisme, la radiographie du genou montre une ossification de la région paracondylienne interne du fémur, qui n'existait pas sur la radiographie faite après l'accident. Cette lésion peut être due soit à une fracture de l'épicondyle interne du fémur, soit à l'ossification du ligament latéral interne ou des tissus voisins, consécutive à un hématome.

ÉVOLUTION. Possible vers la guérison spontanée par résorption de l'ossification, mais parfois les douleurs du genou persistent, avec légère limitation des mouvements (incapacité permanente partielle de 5 à 30 p. 100).

TRAITEMENT. *Préventif.* — Ponction du genou en cas d'épanchement; injection de novocaïne dans la capsule interne, immédiatement après l'accident. Pas de massage précoce. Radiothérapie, diathermie, air chaud.

Si l'ossification détermine des douleurs, ablation.

Maladie de Kümmel-Verneuil. — V. SPONDYLITE : *Spondylite post-traumatique.*

Maladie de Kussmaul (Périartérite noueuse). — Affection rare, de nature inconnue, atteignant surtout l'homme entre 20 et 40 ans.

SIGNES. Vives douleurs musculaires avec crampes, trémulations; signes de polynévrite avec parésie et abolition des réflexes; asthénie, fièvre irrégulière; troubles digestifs (méléna), urinaires (albuminurie, hématurie), cardiaques.

Signes cutanés : purpura, exanthèmes de la peau et des muqueuses, et surtout nodosités sous-cutanées, mobiles, douloureuses.

ÉVOLUTION. Progressive vers la cachexie et la mort.

Le diagnostic ne peut être affirmé que par une biopsie qui montrera des lésions caractéristiques.

TRAITEMENT. Symptomatique. Les injections de lait (protéinothérapie) sont parfois efficaces.

Maladie de Leiner-Moussous. — Erythrodermie desquamative des nourrissons. V. ÉRYTHRODERMIES.

Maladie de Libman-Sachs. — Syndrome caractérisé par une fièvre prolongée, des lésions cutanées à type de lupus érythémateux aigu disséminé, du purpura, des arthralgies, des manifestations pleuro-pulmonaires, cardiaques (endocardite), rénales; hémoculture toujours négative.

Pronostic grave.

Maladie de Lindau. — V. ANGIOME.

Maladie de Little. — V. MOELLE ÉPINIÈRE.

Maladie de Lobstein. — V. OS : *Ostéopsathyrose.*

Maladie de Madelung. — *Radius curvus.* V. POIGNET : *Subluxation spontanée du poignet.*

Maladie de Marfan. — V. DOLICHOSTÉNOMÉLIE.

Maladie de Mikulicz. — V. MIKULICZ.

Maladie de Milkman-Looser. — Ostéose douloureuse avec pseudofractures multiples et symétriques, décalcification des os du bassin, du fémur, de l'omoplate, des côtes, et un éclaircissement de l'os simulant une fracture à la radiographie. V. OSTÉOPATHIE : *Ostéopathie de carence.*

Maladie de Morton. — V. MÉTATARSALGIE.

Maladie de Morvan. — V. PANARIS : *Panaris analgésique.*

Maladie de Nicolas-Favre. — Voir LYMPHOGRANULOMATOSE : *Lymphogranulomatose inguinale.*

Maladie de Niemann-Pick. — Xanthomatose constitutionnelle et familiale, frappant surtout la race juive, et due à une surcharge du tissu réticulo-endothélial par des phosphatides.

Maladie d'Oppenheim. — V. MYATONIE : *Myatonie congénitale.*

Maladie d'Osgood-Schlatter. — V. OS : *Ostéite.*

Maladie de Paget. — V. PAGET.

Maladie de Parkinson. — V. PARALYSIE : *Paralysie agitante.*

Maladie de Parrot. — V. SYPHILIS.

Maladie périodique. — V. *Supplément.*

Maladie postopératoire. — Troubles, parfois graves, survenant après une opération, surtout abdominale, en particulier chez des sujets tarés, des rénaux, des diabétiques, des obèses.

CAUSES. Mis autrefois sur le compte du choc traumatique ou de l'anesthésie générale, ces accidents sont aujourd'hui attribués surtout à des troubles humoraux et à des troubles sympathiques.

SIGNES. Inappétence, langue saburrale, diurèse faible, fatigue, vomissements. Pouls rapide, hypotension, congestion pulmonaire. Fièvre légère.

Dans les *cas bénins,* ces troubles durent trois à quatre jours et tout rentre dans l'ordre.

Dans les *cas graves,* arrêt complet des gaz, langue sèche, soif intense, vomissements abondants, urines très diminuées, respiration courte, congestion pulmonaire, crachats sanglants. Fièvre parfois élevée, pouls petit, hypotension, traits tirés, insomnie, sueurs profuses. Cyanose des extrémités, prostration, coma et mort. Parfois mort subite.

TRAITEMENT. I. *Préventif.* — Opérer en douceur sans dilacérer brutalement les tissus; opérer sous les rayons infrarouges.

S'il y a lieu, pendant et après l'opération, transfusion sanguine de 100 g ou 100 cm^3 de sérum glucosé à 30 p. 100.

II. *Curatif.* — Injections intraveineuses de sérum artificiel à 4 p. 100. Si possible, perfusion de sang conservé ou de plasma.

Sérum adrénaliné, ouabaïne, suivant les cas. Bicarbonate de soude en cas d'acidose. Insuline en cas d'hyperglycémie postopératoire.

Maladie de Quincke. — V. QUINCKE.

Maladie de Raynaud. — Asphyxie locale et gangrène symétrique des extrémités, qui paraît due à un spasme avec ou sans artérite des vaisseaux, sous la dépendance de troubles sympathiques ou endocriniens (thyroïde, ovaire).

SIGNES. Crise douloureuse des extrémités des doigts ou des orteils, parfois du nez, des oreilles, de la langue; en quelques minutes, la peau des extrémités de chaque côté est cireuse, exsangue, pâle, froide (crise syncopale). Parfois, la couleur est cyanotique, violet noirâtre (crise asphyxique). Température locale abaissée, pas de troubles sudoraux. Fourmillements, onglée, brûlure, parfois anesthésie. Les deux phases syncopale et asphyxique peuvent se succéder ou évoluer séparément. Tout peut se borner à ces crises, qui se répètent plus ou moins souvent. Mais, dans les formes graves, on peut voir apparaître des phlyctènes, puis des ulcérations et une nécrose sèche des phalangettes, avec amputation; une escarre superficielle laissant une cicatrice blanchâtre sur les extrémités des doigts effilés. Quelquefois, la *gangrène* s'étend plus profondément ou envahit aussi les oreilles et le nez.

CAUSES. Souvent associée à la sclérodactylie. Reconnaîtrait quelquefois une origine infectieuse (rhumatisme, syphilis). S'observe surtout chez la femme adulte.

TRAITEMENT. I. *De la cause.* — Paludisme, syphilis, etc.

II. *Symptomatique.* — Acétylcholine, trinitrine, insuline; injections intraveineuses de glycocolle en solution à 10 p. 100, diathermie, bains, massages, iodure de potassium, citrate de soude, opothérapie.

Maladie des rayons. — V. RADIOLOGIE : *Maladies engendrées.*

Maladie de Recklinghausen. — V. NEUROFIBROMATOSE et OS.

Maladie kystique de Reclus. — V. SEINS.

Maladie de Rendu-Osler. — V. ANGIOME : *Angiomatose hémorragique héréditaire.*

Maladie de Riga. — Petite ulcération grisâtre siégeant au frein de la langue chez les nourrissons et les enfants atteints de toux, de coqueluche, par suite du frottement du frein contre les incisives inférieures.

TRAITEMENT. Attouchements au bleu de méthylène, au sulfarsénol, aux sulfamides.

Maladie de Rothmund. — Association de sclérodermie avec ulcérations, de cataracte bilatérale, de canitie et d'enrouement.

Maladie de Schuller-Christian. — V. DYSOSTOSE : *Dysostose cranio-hypophysaire.*

Maladie de Schultz. — V. AGRANULOCYTOSE.

Maladies secrètes et vénériennes. — V. VÉNÉRIENNES, BLENNORRAGIE, CHANCRE : *Chancre mou,* et SYPHILIS.

Maladie du sérum. — V. SÉROTHÉRAPIE.

Maladie de Siemens. — V. DYSPLASIE : *Dysplasie ectodermique anhidrotique.*

Maladie de Simmonds. — V. CACHEXIE : *Cachexie hypophysaire,* et MAIGREUR.

Maladie du sommeil. — V. TRYPANOSOMIASE.

Maladie de Steinert. — V. MUSCLES : *Myotonie atrophique.*

Maladie de Stokes-Adam. — Voir POULS : *Pouls lent permanent.*

Maladie de Tay-Sachs. — V. IDIOTIE : *Idiotie amaurotique familiale.*

Maladie de Thomsen. — Myopathie, souvent familiale et héréditaire, caractérisée par un trouble de la décontraction des muscles volontaires.

Maladie de Vaquez. — V. POLYGLOBULIE : *Polyglobulie essentielle ou Erythrémie.*

Maladie de Volkmann. — V. CONTRACTURE : *Contracture ischémique de Volkmann.*

Maladie de Warding-Hoffmann. — V. POLIOMYÉLITE *chronique.*

Maladie de Weber-Christian. — V. PANNICULITE.

Maladie de Weir-Mitchell. — V. ÉRYTHROMÉLALGIE.

Maladie de Wilson. — V. FOIE : *Hépatite familiale juvénile.*

MALADRERIE. — V. LÉPROSERIE.

MALAIRE (du lat. *mala,* joue). — **Apophyse malaire.** — Saillie rugueuse du maxillaire supérieur qui s'articule avec l'os du même nom.

Os malaire, os de la pommette (*fig.* 1106). — Il constitue le relief de la joue; particulièrement accusé chez les Asiatiques, il a une forme irrégulièrement quadrilatère; sa face supérieure, concave, contribue à former l'*orbite* (v. ce mot). Il s'articule avec quatre os : en haut, avec le frontal; en bas et en avant, avec le maxillaire supérieur; en arrière, avec le temporal; en arrière et en dedans, avec la grande aile du sphénoïde. Il donne insertion aux deux muscles zygomatiques, à l'élévateur de la lèvre supérieure, au temporal et au masséter. Il

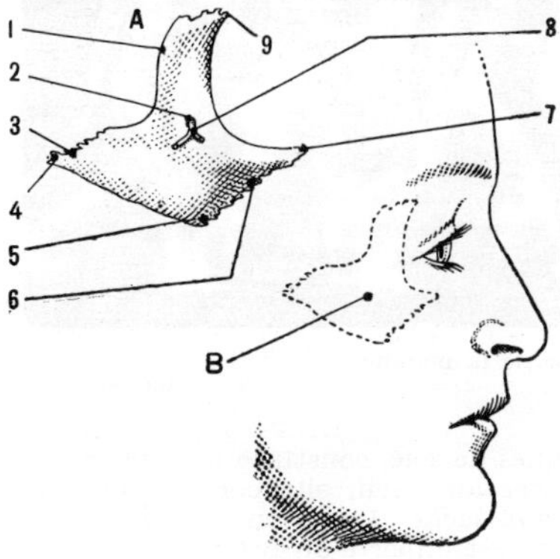

FIG. 1106. — Os malaire.
A. Face externe : 1. Bord postéro-supérieur (bord de la fosse temporale) ; 2. Orifice osseux; 3. Arcade zygomatique; 4. Angle postérieur; 5. Angle inférieur; 6. Bord antérieur; 7. Angle antérieur; 8. Filet nerveux cutané venant du maxillaire supérieur; 9. Angle supérieur. B. Emplacement de l'os malaire.

est traversé par un conduit en Y, le *conduit malaire*, qui livre passage à des filets nerveux provenant du nerf maxillaire supérieur.

MALAISE. — Etat dans lequel, sans être à proprement parler malade, on éprouve différents troubles : sentiment de faiblesse générale, inaptitude au travail, vertige, quelquefois nausées.

MALARIA (mot ital. signif. *mauvais air*). — V. PALUDISME.

MALARIATHÉRAPIE. — Impaludation expérimentale préconisée par Wagner von Jauregg (de Vienne), dans le traitement de la paralysie générale, de nombreuses observations ayant mis en valeur la rareté de la paralysie générale chez les paludéens.

La malariathérapie semble agir par le choc thermique qui en résulte.

INDICATIONS. Sont justiciables de l'impaludation expérimentale les paralysies générales récentes ou s'accompagnant d'un bon état général.

CONTRE-INDICATIONS. L'âge avancé, la tuberculose, l'alcoolisme, les lésions hépatiques ou cardio-rénales.

L'impaludation n'a pas d'effet préventif.

TECHNIQUE. On utilise le *plasmodium vivax,* et jamais l'agent du paludisme pernicieux. On prélève dans une veine du pli du coude de 3 à 5 cm³ de sang du paludique, qu'on injecte aussitôt dans une veine du paralytique, ou sous la peau de la région interscapulo-vertébrale. Mais, comme on n'a pas toujours sous la main un paludique, on arrive actuellement à conserver dans un tube du sang de paludique qui peut être utilisé à distance (sang citraté, défibriné ou gélatiné).

L'incubation du paludisme est d'environ huit à douze jours, mais peut se prolonger jusqu'à vingt-deux jours. Puis apparaît la fièvre d'invasion qui dure deux à quatre jours; les accès tendent à se régulariser par la suite et à prendre soit le type tierce, soit le type quotidien. La température monte alors à 40° ou même 41°. Entre les accès, la température redescend à la normale. On laisse généralement se produire dix à douze accès fébriles, tout en surveillant l'état général du malade, puis on arrête l'évolution du paludisme par l'administration de la quinine (1 g à 1g,5 de quinine par la bouche par jour). En cinq à six jours, les accès fébriles s'arrêtent. On institue ensuite un traitement arsenical ou bismuthique.

ACCIDENTS. Parfois, soit par suite du parasite inoculé, soit par suite de la mauvaise résistance du sujet, l'impaludation peut entraîner des accidents pulmonaires, cardiaques ou urinaires, des hémorragies, une rupture de la rate pouvant aller jusqu'à la mort du malade impaludé.

RÉSULTATS. L'action de la malariathérapie demande parfois plusieurs semaines ou plusieurs mois pour se faire sentir. Mais, très rapidement, on constate, dans 40 p. 100 des cas, un relèvement de l'état général : les forces et l'appétit reviennent, le malade reprend du poids. Ce sont les symptômes psychiques qui sont les premiers améliorés : les idées délirantes cessent, la mémoire réapparaît, l'affectivité se trouve mieux équilibrée, le raisonnement et l'activité intellectuelle reviennent.

On a également utilisé la malariathérapie dans d'autres manifestations de la syphilis : tabès, méningites. Les résultats obtenus ont été inférieurs à ceux qu'on obtient dans la paralysie générale; dans le tabès, on a vu les douleurs fulgurantes et les crises gastriques s'amender, mais l'ataxie et les réflexes demeurent non modifiés.

MALFORMATION. — Anomalie définitive, plus ou moins grave, dans le développement d'un tissu, d'un organe ou d'un appareil.

Les malformations sont *congénitales.* Certaines sont dues à des traumatismes subis par le fœtus pendant la grossesse; elles sont dites *acquises* (exemples : étranglement ou amputation d'un pied par bride amniotique au cordon ombilical, atrophie par rayons X). Beaucoup sont *héréditaires,* relèvent d'altérations des chromosomes et se transmettent, selon les cas, en dominance ou en récessivité (exemples : pied bot, bec-de-lièvre, luxation congénitale de la hanche).

MALIGNITÉ. — Caractère grave ou insidieux d'une maladie, qui prend une évolution rapidement mortelle.

Les tumeurs dites *malignes* (cancer) envahissent les tissus voisins ou éloignés (métastases), se reproduisent après ablation et provoquent un affaiblissement extrême (cachexie cancéreuse).

MALIQUE (Acide). — Acide existant dans presque tous les fruits : pommes, prunes, prunelles, sorbes; dans les racines et pétioles de rhubarbe; dans les feuilles de frêne, sous forme de malate de chaux.

MALLÉINE (du lat. *malleus,* morve). — Substance extraite des cultures du bacille de la morve, employée pour déceler l'existence de cette maladie chez les animaux.

MALLÉOLES (chevilles). — Saillies formées à la partie inférieure de la jambe, en dedans par l'extrémité du tibia, en dehors par celle du péroné.

MALONYLURÉE (acide barbiturique). — Composé synthétique sans applications thérapeutiques, mais d'où dérivent de nombreux analgésiques et hypnotiques. Les principaux sont la butyléthylmalonylurée (*sonéryl*), la phénylméthylmalonylurée (*rutonal*), la phényléthylmalonylurée (*gardénal, luminal*). Le *dial,* le *noctal,* le *penténal,* le *phanodorme,* l'*évipan,* le *somnifène,* l'*allonal* sont également des dérivés de la malonylurée.

MALT. — Orge germée et séchée employée par les brasseurs pour préparer la bière.

La germination de l'orge détermine la production d'une diastase (amylase ou maltine), qui a été retrouvée dans d'autres céréales et dans les tubercules de pommes de terre. Elle hydrolyse les hydrates de carbone du type amidon et fécule en les dédoublant en dextrine et maltose.

ACTION. Digestive.

MODE D'EMPLOI et DOSES. 2 à 4 g de poudre; bière ou sirop de malt, 1 à 2 cuillerées à soupe avant et après le repas.

Maltase. — Diastase ou suc intestinal, qui agit sur le maltose, matière sucrée en C_{12}, pour donner deux molécules de glucose.

MALTE (Fièvre de). — V. BRUCELLOSE.

MALTINE. — Principe actif du malt, se présentant sous forme de poudre blanc jaunâtre à prendre comme digestif, à la dose de 10 à 50 cg *après* les repas.

Elle transforme 50 fois son poids d'amidon en sucre et favorise la digestion des amylacées, surtout en milieu alcalin. Elle est particulièrement indiquée chez les personnes dont le suc gastrique est trop acide, la ptyaline de la salive étant neutralisée par l'hyperacidité. Pour la même raison, on lui associe souvent à quantité égale de la magnésie et du bicarbonate de soude.

MALTOSE. — Résultat de l'action sur l'amidon de certains ferments solubles (maltine, ptyaline, amylopsine) et des acides minéraux étendus et bouillants.

La salive et le suc pancréatique, agissant sur les matières amylacées, en produisent dans l'intestin; mais, sous l'influence d'un ferment, la maltose se dédouble en glycose. Dans certains cas, on trouve du maltose dans le sang.

MAMELLE, MAMELON, MAMMITE. — V. SEINS, ALLAITEMENT.

MAMMOGRAPHIE. — Examen radiologique du sein. La *mammographie simple* sans préparation nécessite une technique et une interprétation rigoureuses (confrontation avec la clinique et la cytoponction) : elle permet de préciser certains kystes et tumeurs du sein et débouche, au moindre doute, sur l'exploration chirurgicale de principe. La *mammographie avec préparation* consiste en l'opacification préalable des canaux galactophores par une substance opaque (galactographie) ou en l'injection de gaz dans le tissu graisseux situé en arrière du sein (pneumomammographie) : elle est surtout utilisée pour le diagnostic des écoulements sanglants du mamelon et dans les maladies des canaux galactophores : galactophorite, dilatation kystique sans kyste, papillomatose, cancer intragalactophorique.

MANDÉLATE D'AMMONIUM. — Sel de l'acide mandélique ou phénylglycolique gauche, obtenu par hydrolyse de l'amygdaline des amandes amères ou par synthèse. Employé à la dose de 8 à 12 g par jour pour *acidifier l'urine,* dans le traitement des colibacilloses (pyélite, cystite, infection à colibacilles).

MANDRAGORE (*Atropa mandragora*). — Plante de la famille des Solanacées, qui croît en Asie, en Italie, en Espagne, en Algérie, au Maroc. Antispasmodique comme la belladone, la jusquiame. Peut être employée sous forme d'alcoolature de racine (XV à XX gouttes) dans les spasmes de l'entérocolite, le ténesme rectal, l'asthme, le rhume des foins.

MANDRIN. — Tige employée comme tuteur des *sondes* (v. ce mot).

MANGANÈSE. — Les sels de manganèse (sulfate, carbonate, bioxyde de manganèse) sont parfois employés comme toniques dans l'anémie et comme oxydants dans le diabète ($0^{g},1$ à $0^{g},5$ par jour).

INTOXICATION. Chronique et professionnelle, par inhalation de poussières (broyage de minerais, alliages à haute température dans la sidérurgie, manipulation de bioxyde de manganèse) chez les verriers, céramistes, dans la fabrication de piles sèches, de chlore, de permanganate.

SIGNES. Troubles nerveux par atteinte des noyaux gris centraux et de la moelle, apparaissant 6 mois à 2 ans après le début de l'intoxication. Démarche et tremblement rappelant les symptômes de la maladie de Parkinson et de la sclérose en plaques. Troubles sensitifs, psychiques. Polyglobulie sanguine. Ces troubles peuvent disparaître si l'ouvrier change de métier; sinon évolution progressive avec complications : anémie, troubles hépatiques, pneumonie.

Déclaration obligatoire.

Permanganate de potasse. — Oxydant énergique des matières organiques; employé comme *antiseptique* (lavage des mains, injections vaginales et utérines), comme *antigonococcique,* en injections ou lavages; comme *désinfectant* (bromidrose, désinfection des déjections, épuration des eaux); les applications de poudre ont été préconisées comme *caustique* dans le traitement du lupus. Des injections intradermiques avec une solution à 1 p. 100 autour de la plaie ont été conseillées dans les morsures de serpents. Les solutions employées pour lavages varient de 25 cg à 1 g par litre. La teinte rouge violet donnée à la peau par les solutions disparaît par un lavage avec une solution de bisulfite de soude à 10 p. 100.

MANGUIER. — Arbre des régions tropicales (*Mangifera indica*), de la famille des Térébinthacées.

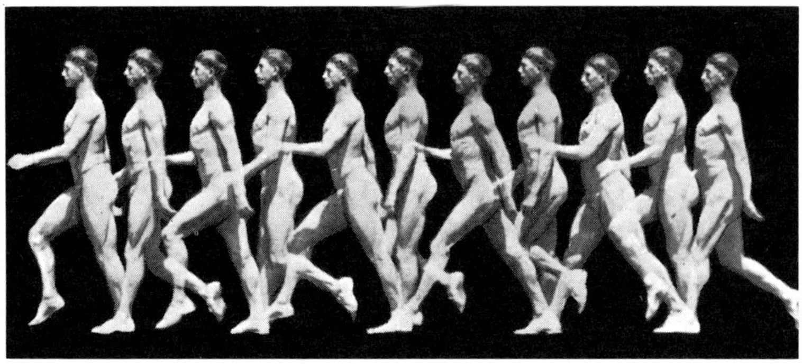

FIG. 1107. — Analyse de la marche.

(Phot. Boyer.)

Son fruit (pomme des tropiques), sucré, est comestible après avoir été pelé; l'écorce, la tige, la sève et la pelure du fruit sont toxiques; on note une éruption rouge et vésiculeuse avec démangeaisons et œdème des lèvres. On prépare avec le fruit et l'écorce des extraits fluides doués de propriétés astringentes.

MANIE. — Etat d'excitation, hyperactivité des fonctions physiques avec suppression du contrôle de la volonté.

L'activité psychique du maniaque est intense et rapide; d'où la fugacité, la variabilité, la richesse des idées, des sentiments, des mouvements. L'intelligence est dans un état d'excitation morbide qui ne cesse jamais. Le maniaque a une bonne orientation et souvent des réflexions judicieuses; son attention peut se fixer et peut être fixée; sa mémoire est accrue (hypermnésie), ainsi que son imagination; les associations d'idées se font avec une grande intensité. Mais toute cette activité est superficielle et stérile, car au facteur intensité s'ajoute le facteur rapidité, et cet élément permet d'expliquer les troubles du jugement et des perceptions : telles les illusions, les fausses reconnaissances, les idées délirantes.

Le malade atteint de manie manifeste son état par la parole et par les actes. La logorrhée (flux de mots sans suite), les chants, les propos obscènes, les écrits incohérents chargés de dessins et d'arabesques, les courses, les danses, les gesticulations bizarres, enfin le besoin de briser, de déchirer, de renverser tout ce qui tombe sous la main, tels sont les caractères objectifs de la manie.

Cette affection s'accompagne de signes généraux : insomnie, amaigrissement. Mais il n'y a pas de fièvre, sauf chez les malades attachés.

Le pronostic immédiat est favorable; mais l'avenir est toujours réservé.

TRAITEMENT. Isolement dans un établissement spécial. Durant l'accès, alitement méthodique, emploi des calmants de toute sorte, surtout les bains prolongés pendant plusieurs heures. Electrochoc.

MANIOC. — Plante de la famille des Euphorbiacées (*Iatropha manihot* ou *Manihot utilissima*), qui croît aux Antilles et au Brésil. Le manioc est cultivé à Madagascar.

Sa racine, rapée et lavée, fournit une farine qui, séchée sur des plaques de tôle, constitue le *tapioca;* séchée au soleil, elle porte le nom de *moussache.* L'amidon desséché sans feu est importé du Brésil sous le nom d'*arrow-root;* la pulpe de la racine, lavée et pulvérisée, constitue la *farine de manioc,* qui, cuite en pains ronds sur des plaques, forme le *pain de cassave.*

Le suc du manioc, blanc laiteux, contient de l'acide cyanhydrique; c'est un poison violent.

MANNE. — Nom générique donné à des exsudats de saveur douceâtre, soit spontanés, soit dus à la piqûre d'insectes, soit encore obtenus à l'aide d'incision de l'écorce de divers arbres.

La manne proprement dite est un suc sucré fourni par diverses espèces de frênes (*Fraxinus ornus, F. rotondifolia, F. excelsior*), de la famille des Oléacées, qui poussent dans toute l'Europe, en particulier en Sicile et en Calabre.

On distingue la *manne en larmes* (la seule officinale), en morceaux jaune pâle friables, de saveur sucrée, qui contient 10 à 15 p. 100 de sucre, 20 à 80 p. 100 de mannite et une résine qui semble le principe purgatif le plus actif, et la *manne en sorte,* moins pure, en fragments jaunâtres, réservée aux lavements.

Purgatif ou laxatif doux, employé à la dose de 10 à 60 g dans du lait. On l'associe souvent au séné. On l'utilise surtout chez les enfants, à cause de son goût sucré, à la dose de 2 g par année d'âge.

Mannite. — Un des principes de la manne, mais non le plus purgatif.

DOSE. 1 g par année d'âge.

MANOMÉTRIE BILIAIRE. — Voir *Supplément.*

MARAIS. — V. PALUDISME.

MARASME. — V. CACHEXIE.

MARCHE. — Cet exercice met en action principalement les muscles des membres inférieurs, les plus importants du corps. Il s'effectue en grande partie automatiquement, par suite avec un minimum de travail cérébral. Il peut être proportionné aux forces et graduellement augmenté par un entraînement rationnel (*fig.* 1107).

La marche est un exercice de fond, excellent pour tout homme sain; exécutée dans certaines conditions, elle devient un traitement pour les cardiaques, les obèses, les personnes qui ont des varices.

La meilleure allure de marche, celle qui économise le mieux l'effort, est le rythme de 55 à 65 pas à la minute.

Pendant la marche, non seulement le tronc, mais les bras sont en mouvement : les membres supérieurs se meuvent en même temps que les membres inférieurs, mais en sens opposé, le bras gauche allant en arrière pendant que le pied gauche est lancé en avant. Ces mouvements ont pour but de corriger en partie les déplacements du centre de gravité dus au mouvement des jambes et à la torsion du tronc. Plus l'allure est rapide, moins l'oscillation des bras est étendue ; ceux-ci se fléchissent même pour osciller plus rapidement. Cette explication fait comprendre que tout effort pour annuler ou contrarier ces mouvements des bras aura pour résultat une gêne de la marche. Il en sera de même si on les exagère.

Comment doit s'effectuer la marche? En été surtout, la plus grande étape doit être faite le matin, afin de s'arrêter vers 11 h ou 11 h 1/2. Il faut donc partir vers 6 h et même plus tôt; en hiver, le jour ne se lève que vers 7 h 1/2, mais, en revanche, on pourra ne s'arrêter qu'à midi. De 6 h à 11 h ou de 7 h à midi, on aura cinq heures de marche, soit 30 km, à raison d'une moyenne de 6 km à l'heure. C'est beaucoup, mais avec un entraînement progressif, on fera facilement, sans fatigue, 25 km dans la matinée, avec arrêts suffisants aux beaux endroits. En se reposant jusqu'à 14 h ou 15 h, on pourra gaillardement abattre les 15 à 20 km de la seconde étape, soit 40 à 45 km par journée.

Dans les marches militaires, les pieds doivent être l'objet de soins constants; dès qu'une partie quelconque est pressée douloureusement, il faut remédier à la gêne produite en quittant les chaussures, s'il est possible, et graisser fortement la partie lésée et la partie de la chaussure qui frotte. S'il y a écorchure, il faut enduire la plaie de l'ingrédient autorisé et la protéger avec un linge; on évitera soigneusement que le linge ne fasse des plis dans le soulier. Les hommes qui ont des ampoules doivent les traverser, au moyen d'une aiguille flambée enfilée d'un fil graissé, laisser le fil dans l'ampoule et graisser ensuite. Chaque jour, à l'arrivée, on doit se nettoyer les pieds avec un linge légèrement humide et les essuyer. Il ne faut pas se laver les pieds à grande eau.

On ne saurait trop surveiller l'usage de la boisson pendant les marches; en principe, il faut boire le moins possible, se gargariser si la soif est trop vive. L'ingurgitation rapide de grandes quantités d'eau pendant les marches est souvent suivie d'accidents graves et même de mort. A la grande halte ou à l'arrivée, il est prudent de manger un peu avant de boire.

Quand on est en transpiration, on doit boire lentement et à petites gorgées. On doit s'abstenir de boissons alcooliques, qui ne donnent qu'une excitation factice et passagère, et prendre de préférence du thé ou du café mélangés avec une grande quantité d'eau. On évitera le vin doux, le cidre nouveau, le poiré. Si l'eau à employer comme boisson est trouble, on la passe à travers un linge pour enlever les impuretés ; désinfection par addition de corps chimiques.

Autant que possible, on ne part pas à jeun; on réserve toujours quelque aliment pour la grande halte; il ne faut manger de fruits, même bien mûrs, qu'avec modération.

Eviter au repos les endroits humides ou trop frais, et, si l'on est en transpiration, se prémunir contre le vent.

Lorsque le soleil est trop chaud, il faut se garantir la tête avec un mouchoir, en l'interposant entre la tête et la coiffure, de telle manière que la partie postérieure fasse l'office de couvre-nuque. V. aussi INSOLATION.

A la suite d'une longue marche, d'un exercice fatigant, après la pluie et particulièrement les grandes chaleurs, on ne doit pas se dévêtir en arrivant, à moins qu'on ne veuille changer de linge; dans ce cas, on le fait sans perdre de temps et en se garantissant des courants d'air. Après une grande fatigue suivie de transpiration, un repos complet et immédiat est pernicieux; le mouvement fait éviter les refroidissements.

Si l'on n'a pas de lit, il faut ôter sa chaussure, se déshabiller en partie, ou tout au moins desserrer toutes les parties des vêtements, et se couvrir le mieux possible, en évitant les courants d'air. On ne doit jamais se coucher sur la terre même, mais, autant que possible, sur de la paille, du foin ou des copeaux.

Marche en montagne. — ***Ascension.*** — L'attitude du corps dans la marche en montagne diffère selon l'inclinaison du terrain. Alors qu'en plaine elle doit être droite, en montagne elle doit être *penchée en avant* dans l'ascension : la montée dans ces conditions est moins pénible, parce qu'on met en action les muscles des lombes, bien plus développés que les extenseurs des cuisses employés dans l'attitude droite.

L'allure de cette marche est lente, à balancements doux et alternatifs de gauche à droite et de droite à gauche. Les groupes musculaires extenseurs d'un côté attirent le segment opposé du corps en formant pour cela une masse rigide, qui prend un point d'appui fixe sur la jambe fléchie en avant du même côté.

On monte avec son dos en utilisant le poids de la tête et du buste incliné vers le sol, qui a pour effet de déplacer en avant le centre de gravité du corps.

Descente. — L'attitude doit être *verticale en arrière* dans la descente : on doit tendre à reporter le centre de gravité du corps d'avant en arrière, selon un plan vertical. Pour cela, tout le poids du corps doit reposer en entier sur la plante des pieds; les pieds attaquent le sol suivant un plan oblique parallèle à celui de la côte.

La descente sur les talons ne doit se faire que sur des pentes très inclinées. Les talons jouent alors le rôle de pieux rigides qui s'enfoncent pour soutenir le poids du corps et empêcher la chute en avant : la tête est fortement rejetée en arrière pour faire contrepoids; un pied sert de point d'appui en arrière, en même temps que d'arrêt. La flexion de la jambe favorise l'adhérence du pied au sol. Si la jambe est allongée, le pied glisse. V. CURE : *Cure de terrain,* ESSOUFFLEMENT, EXERCICE.

Marche chez le nourrisson. — Il est utile, vers 6 à 8 mois, de mettre le bébé sur une couverture ou un tapis, où il essayera lui-même de se maintenir assis, de se déplacer en se traînant sur les genoux; un jour, on le verra se dresser debout en se tenant à un meuble ; peu à peu, il s'essayera à faire quelques pas, soutenu sous les deux bras par une personne placée derrière lui, puis soutenu seulement par les mains; il

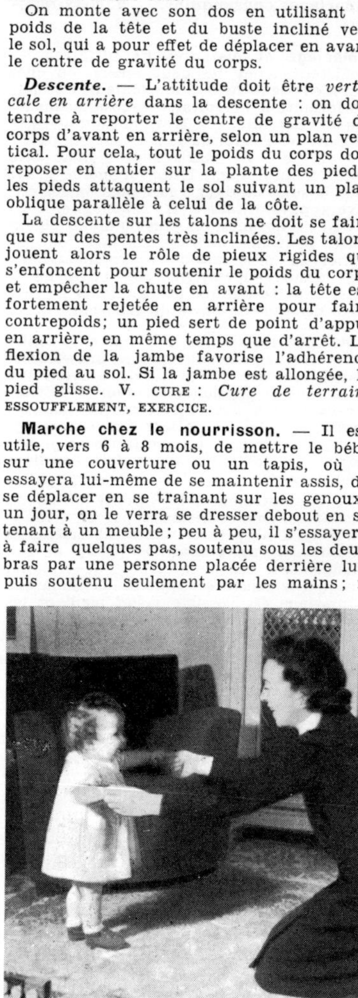

FIG. 1108. — Les premiers pas de l'enfant. *(Phot. A. Roy.)*

faut éviter de le tenir sur le côté par une seule main ou un seul bras, car, s'il venait à tomber brusquement, le tiraillement sur le membre qu'on tient pourrait provoquer une foulure.

L'enfant commence à marcher vers un an, d'autant plus tard qu'il est plus gros ou plus affaibli par des maladies quelconques. L'alimentation au lait de vache retarde notablement ses premiers pas. Tous ses mouvements doivent être très surveillés, car le bébé ayant tendance à des attitudes mauvaises (marche sur le bord externe du pied, marche l'un des pieds en dedans), il faut combattre au plus tôt les mauvaises habitudes.

L'enfant qui ne marche pas à 18 mois ou à 2 ans est en *retard ;* un examen médical est nécessaire, surtout s'il a un gros ventre.

Il est nuisible en tout cas de hâter ces premiers pas en se servant de lisière, de chariots roulants, etc.

Troubles de la marche. — La marche peut être troublée du fait d'une lésion du système nerveux ou locomoteur. V. DÉMARCHE.

MARES (Eau des). — L'eau de pluie forme la partie la plus importante des mares, auxquelles de petites sources apportent quelquefois aussi un contingent. Ces eaux stagnantes contiennent des boues qui les rendent d'autant plus malsaines que les animaux les piétinent en venant y boire et qu'elles reçoivent souvent les eaux ménagères, du purin et les détritus du linge qu'on y lave. Il faut donc s'abstenir d'en boire; la mauvaise odeur qu'elles répandent souvent, par suite des phénomènes de putréfaction qui s'y opèrent, n'incite, du reste, pas à s'en servir.

De plus, elles servent d'habitat aux larves des moustiques et contribuent ainsi à produire le paludisme.

MARGARINE. — Combinaison d'acide margarique et de glycérine. Les margarines du commerce sont des oléo-margarines. Ces succédanés du beurre sont faits en empruntant la matière grasse aux huiles (sésame, coton), aux huiles densifiées (hydrogénation suivant le procédé découvert par Sabatier), aux oléos (partie huileuse des meilleurs suifs et gras de bœuf), et en partie au lait luimême (*fig.* 1109).

Ces produits sont, au point de vue culinaire, moins fins et moins appréciés que le beurre fin, mais comme valeur nutritive ils valent les beurres ordinaires et leur sont même supérieurs.

Certaines margarines étrangères sont exclusivement végétales. Le lait entre pour un tiers dans leur fabrication.

MARIAGE. — Au point de vue légal, une femme peut se marier à 15 ans; au point de vue de l'hygiène et de la médecine, tout mariage avant 20 ans est ordinairement un acte *imprudent* si la jeune fille est parfaitement bien portante, *très dangereux* si elle est d'une constitution faible, si son enfance a été maladive, si, étant enfant de parents âgés ou affaiblis par des maladies, elle est, par ce fait seul, prédisposée à la tuberculose.

Avant le mariage, chaque conjoint doit présenter un *certificat prénuptial* (v. ce mot).

Deux conditions peuvent amener le médecin consulté à déconseiller le mariage : soit l'existence d'une maladie contagieuse, soit celle d'une lésion organique qui rend dangereux le mariage et ses conséquences possibles, grossesse en particulier ; plus délicats sont les problèmes posés par l'impossibilité de procréation, les maladies héréditaires, les mariages consanguins, les petites maladies mentales.

De toute façon, le médecin consulté pour l'établissement du certificat prénuptial ne

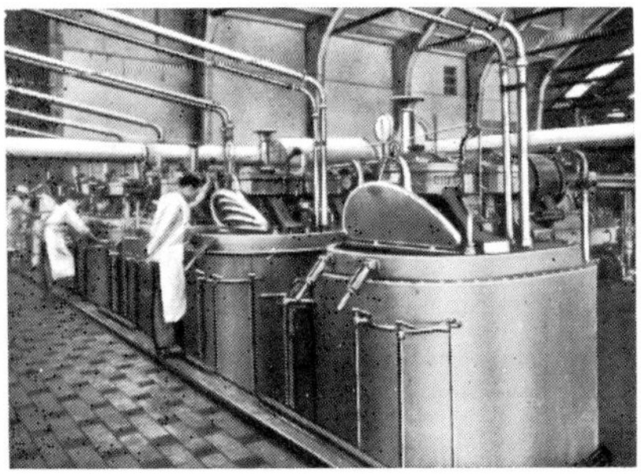
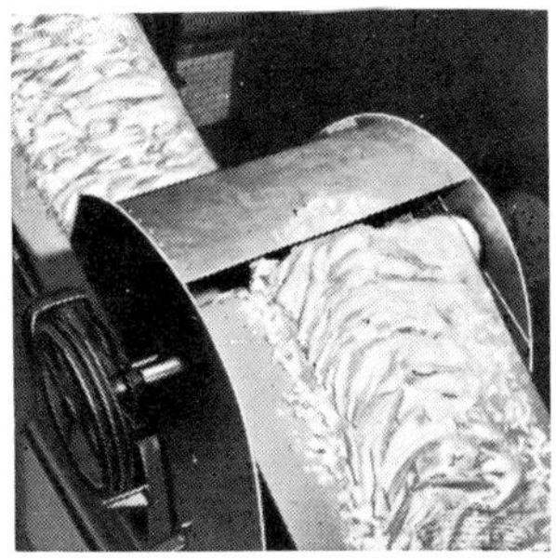
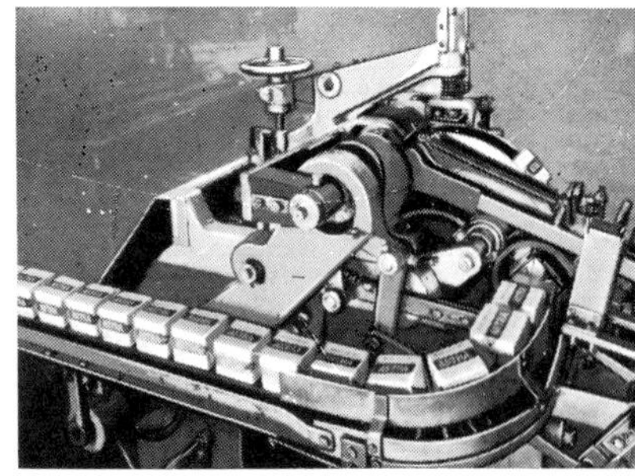

FIG. 1109. — Fabrication de la margarine.
De gauche à droite : Barattage, laminage et mise en paquets. (*Doc. Astra.*)

peut empêcher le mariage. Son seul rôle est d'avertir le seul conjoint malade, de lui expliquer les risques qu'il court ou qu'il fait courir à son partenaire en se mariant, de lui conseiller un traitement efficace qui, le plus souvent, suffit à lever la contre-indication au mariage.

Mariage et maladies contagieuses. — Trois maladies contagieuses sont particulièrement à envisager : la tuberculose, la syphilis et la blennorragie.

Mariage des tuberculeux. — V. TUBERCULOSE et GROSSESSE.

Mariage des syphilitiques. — V. SYPHILIS.

Mariage des blennorragiques. — Trop souvent, on voit, quelques semaines après le mariage, une jeune femme condamnée à la chaise longue toute sa vie ou à une opération mutilatrice parce que son mari, atteint d'une blennorragie chronique, l'a contaminée. Un ancien blennorragique doit donc se faire examiner par un spécialiste, afin de savoir s'il est encore contagieux. Un léger suintement, persistant malgré tout traitement, n'est de nature à empêcher le mariage que si l'on découvre encore des gonocoques.

Mais le futur époux devra ne pas avoir de lésions de l'urètre décelables par l'urétroscopie, ne pas présenter de gonocoques à l'examen direct de la sécrétion après épreuves de réactivation (nitrate d'argent, bière), ne pas en présenter dans les cultures de son exsudat et de son sperme. V. SPERMOCULTURE.

La contre-indication au mariage ne touche que les tuberculeux, les syphilitiques et les malades porteurs d'une blennoragie qui pourraient contaminer leurs conjoints. Le plus souvent, un traitement adéquat suffit à stériliser les lésions même chroniques.

Mariage des cardiaques. — Autrefois, on interdisait le mariage à tous les cardiaques et à tous les hypertendus. Actuellement, le rétrécissement mitral, quand il est serré, doit être opéré (V. COMMISSUROTOMIE) pour ne pas faire courir en cas de grossesse les risques d'accidents gravidocardiaques; seule l'hypertension maligne n'est guère compatible avec le mariage. Quant aux néphrites chroniques, il s'agit là aussi d'une question de degré et seul le médecin traitant peut conseiller utilement.

Si une cardiaque ou une brightique est autorisée à se marier, il conviendra de prendre des précautions en cas de grossesse. On doit surveiller l'alimentation, faire fréquemment l'examen des urines (albuminurie, rétention des chlorures), mesurer la tension artérielle, afin d'empêcher l'éclampsie. Eviter toute fatigue et prescrire le repos complet dès le 4e mois. Vers la fin de la première moitié de la grossesse, il y a lieu de craindre l'insuffisance cardiaque, qui se manifeste d'abord par la gêne respiratoire avec palpitations au moment d'un effort, puis bientôt dans le repos. Dans les derniers mois, le danger est l'œdème aigu du poumon, caractérisé par de la dyspnée, de l'angoisse et une toux brève et quinteuse accompagnée de crachements d'une mousse sanguinolente. Il convient donc, le travail commencé, de le hâter par le forceps ou la version. Dans certains cas aussi, on est conduit à la césarienne systématique.

Mariages consanguins. — V. CONSANGUINITÉ.

Mariage et maladies héréditaires. — L'existence chez les deux époux, ou chez l'un d'eux seulement, d'une maladie ou d'une malformation héréditaire expose, selon les lois de l'hérédité, à la transmission de cette maladie ou malformation à tout ou partie des enfants. Le mariage doit donc être évité lorsqu'il s'agit d'une anomalie grave pour le sujet ou dangereuse pour la société. Divers pays (Etats-Unis, Allemagne, etc.) ont édicté des mesures plus ou moins rigoureuses pour interdire ces mariages ou empêcher la procréation (V. STÉRILISATION). Ces mesures n'existent pas en France; aussi importe-t-il que les candidats au mariage demandent l'avis du médecin.

Mariage des aliénés. — L'existence continue avec une personne entraine une ressemblance mentale qui peut même avoir une action sur la physionomie; d'où la possibilité de contagions d'affections nerveuses : obsessions, phobies, folie à deux, suicide à deux; d'où la grande importance de ne pas marier des individus ayant déjà certaines prédispositions mentales communes.

Le consentement est l'essence même du mariage; l'union contractée par un « fou », parce qu'il ne peut consentir librement, et valablement comprendre la portée de son engagement, est donc nulle : le tribunal n'a qu'à le constater. Mais il suit de là que le mariage est possible : soit pendant les intervalles lucides, soit au cours d'états mentaux sans influence sur le consentement.

De plus, à côté de l'absence de consentement, la loi a prévu (art. 180) des *vices du consentement* : en l'espèce, la violence et l'erreur. Il est incontestable que le consentement peut être altéré et ses vices facilités par l'existence de certains états psychopathiques (mariages annulables, nullité relative prononcée par le Tribunal).

Il existe des moyens de prévenir, dans une certaine mesure, ces nullités de mariage pour cause de « démence ». Ces moyens préventifs peuvent être mis en œuvre grâce aux dispositions applicables au consentement des parents, quand il est nécessaire, et aux oppositions au mariage, actes signifiés par huissier aux futurs et à l'officier de l'état civil.

Sous réserve que toutes les conditions nécessaires soient acquises, que les obligations de consentement ou de non-opposition, de même que les formalités préalables (publication, remises de pièces, etc.), soient remplies et que le domicile matrimonial soit déterminé selon les règles légales, l'union d'un *malade interné* et la célébration du mariage dans les formes requises sont possibles.

L'aliénation ne constitue pas, en France, une cause de *divorce*, en dehors des cas où les troubles mentaux d'un des conjoints, existant déjà à l'époque du mariage, auraient été dissimulés. Les tribunaux admettent alors qu'il y a « injure grave ».

MARISQUE (du lat. *marisca*, figue). — Hémorroïde atrophiée par suite de l'oblitération des varices qui l'avaient formée.

MARJOLAINE. — Plante de la famille des Labiacées (*Origanum majorana*), cultivée dans les jardins en raison de ses propriétés analogues à celles de la sauge. Elle fournit une essence riche en terpène et en terpinéol, et a des vertus antispasmodiques; elle agit sur le système parasympathique et augmente l'amplitude des mouvements péristaltiques de l'intestin. Son infusion, d'une saveur délicieuse, a les mêmes indications que celles de l'origan; elle peut aussi servir extérieurement dans le traitement du coryza : il suffit d'en renifler plusieurs fois par jour de façon à s'en baigner les fosses nasales. La marjolaine sauvage des campagnes est l'*origan*.

MARLIOZ (Savoie). — Station d'eaux minérales sulfurées sodiques (0g,30 de sulfhydrate de sodium, 0g,26 de sulfate de chaux et soude, 0g,29 de carbonate de soude et 1 mg et demi d'iodure de sodium).

INDICATIONS. Affections du nez, de la gorge, des bronches. Asthme, emphysème, lymphatisme et scrofule.
CURE. Inhalations, pulvérisations, douches nasales.

MARMELADE. — On donne ce nom à des substances végétales confites dans du sucre, en vue de préparations alimentaires et pharmaceutiques. La marmelade de pommes est laxative, celle de coings constipante. Ces marmelades et celles d'autres fruits peuvent servir, en outre, à dissimuler des médicaments.

MARRONNIER D'INDE. — Arbre (*Æsculus hippocastanum*) de la famille des Sapindacées.

L'*écorce* renferme un tanin et un glucoside, l'*esculine;* elle a des propriétés toniques et fébrifuges; la *graine* ou semence contient une saponine et une huile fixe qui a été vantée contre la goutte; la *farine* et la *fécule* de marron d'Inde, privées de leur principe âcre, peuvent être employées aux usages de l'amidon et de la fécule de pomme de terre.

L'alcoolature de semences de marron d'Inde, l'extrait et l'intrait de marron d'Inde sont efficaces dans le traitement des hémorroïdes ou des varices en général. Ils agissent aussi favorablement chez les malades porteurs de varicocèle ou présentant de la congestion et de l'hypertrophie de la prostate.

On emploie soit la teinture de marron d'Inde, soit l'alcoolature stabilisée, à la dose de X gouttes trois fois par jour. L'intrait est utilisé à la dose de V à X gouttes par jour.

MARRUBE. — Plante de la famille des Labiacées. Le marrube blanc (*Marrubium vulgare*) contient une huile volatile et un principe fébrifuge amer, la *marrubiine,* qui aseptise, fluidifie les sécrétions bronchiques et favorise l'expectoration.

MARSUPIALISATION (du gr. *marsupion,* bourse). — Opération qui consiste à suturer à la paroi abdominale les bords d'une poche (kyste de l'ovaire), lorsque celle-ci ne peut être enlevée, de façon que les liquides qui s'y trouvent s'évacuent en dehors et non dans le péritoine.

MARTEAU À RÉFLEXES (*fig.* 1110). — Marteau percuteur, garni de caoutchouc à son extrémité, utilisé pour

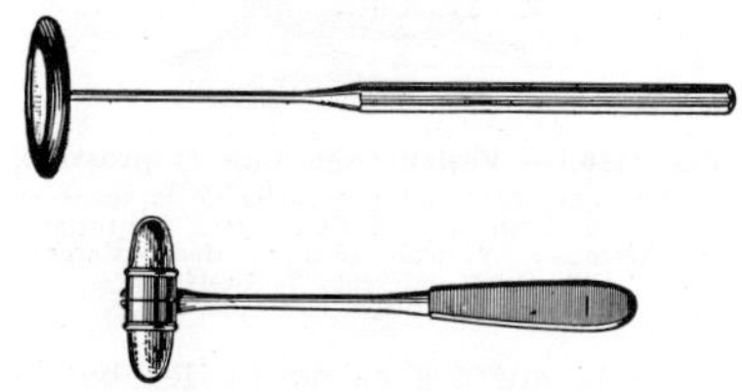

FIG. 1110. — Marteaux à réflexes.

provoquer la réaction des réflexes du tendon d'Achille, du tendon rotulien et des muscles radiaux. V. aussi à RÉFLEXES.

MARTIAL. — Thérapeutique martiale. — Traitement par le fer ou ses sels, dans les anémies. (V. FER.)

MARTIGNY (Vosges). — Station d'eaux minérales sulfatées calciques froides (1g,40 de sulfate de chaux, 33 cg de sulfate de magnésie, 36 cg de bicarbonate de chaux et de magnésie, 3 cg de chlorure de lithium).

CURE. Boisson, bains, douches, massages, bains térébenthinés.

ACTION PHYSIOLOGIQUE. Eaux diurétiques, activant la nutrition, apéritives à doses faibles, laxatives à doses moyennes, purgatives à doses massives.

INDICATIONS. Uricémie, gravelle, goutte, affections catarrhales des voies urinaires, congestion du foie, glycosurie, constipation, dermatoses arthritiques (prurit, prurigos).

MASCULINS (Organes génitaux). — I. ANATOMIE. — L'appareil génital de l'homme (*fig.* 1111) se compose de plusieurs parties :

1° Les *enveloppes* des testicules;

2° Les deux *testicules,* glandes qui sécrètent le liquide fécondant et à chacune desquelles est joint un appendice, l'*épididyme,* formé par les canaux excréteurs du liquide du testicule et aboutissant au canal déférent;

3° Le *canal,* dit *déférent,* qui, avec les vaisseaux l'entourant, constitue le *cordon spermatique;*

4° A chaque canal déférent est annexée une glande, la *vésicule séminale,* qui sert de réservoir au liquide testiculaire et y ajoute un sécrétion spéciale;

5° Le canal déférent, avant de traverser une seconde glande annexe, la *prostate,* qui ajoute aussi sa sécrétion aux deux précédentes, s'accole à celui du côté opposé et prend le nom de *canal éjaculateur,* dont l'ouverture est sur la paroi de l'urètre;

6° Le liquide formé par la réunion des liquides testiculaire, vésiculaire

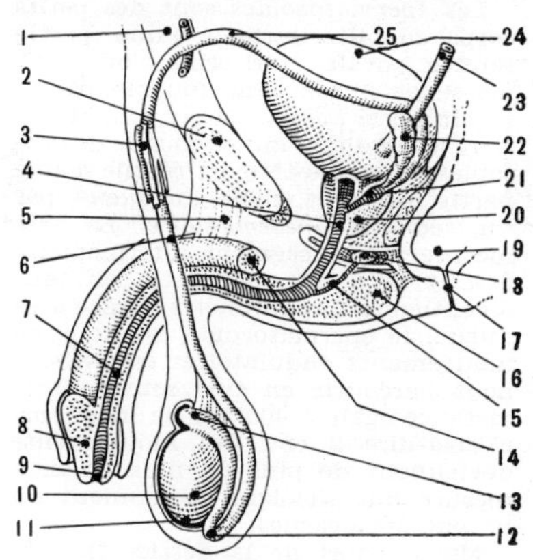

FIG. 1111. — Ensemble des organes génitaux masculins.

1. Paroi abdominale; 2. Pubis; 3. Artères et veines testiculaires; 4. Urètre prostatique; 5. Ligament suspenseur. 6. Canal déférent; 7. Urètre pénien; 8. Gland; 9. Méat urinaire; 10. Testicule gauche; 11. Cavité vaginale; 12. Queue de l'épididyme; 13. Tête de l'épididyme; 14. Corps caverneux gauche sectionné; 15. Canal excréteur de la glande de Cowper; 16. Bulbe; 17. Canal anal; 18. Glande de Cowper; 19. Rectum; 20. Prostate; 21. Canal éjaculateur gauche; 22. Vésicule séminale gauche; 23. Uretère gauche; 24. Vessie; 25. Canal déférent (portion abdominale).

et prostatique, et qui prend le nom de *sperme,* est enfin complété, au cours de son passage dans l'urètre, par le liquide des glandes de Cowper et de Littre, annexées à ce conduit, et dont la description est faite au mot URÈTRE.

Enveloppes des testicules (*fig.* 1112). — Ce sont, de dehors en dedans : 1° le *scrotum* (mot signifiant *sac*), peau brunâtre, mince, ayant des alternances de contraction et de relâchement et servant d'enveloppe com-

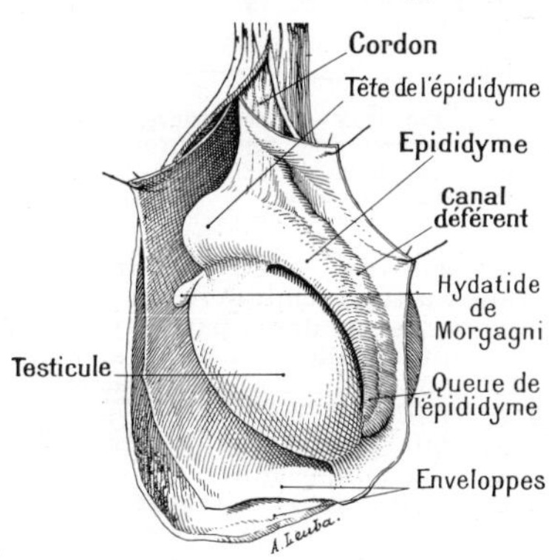

FIG. 1112. — Testicule normal et ses annexes.

mune aux testicules. Il est divisé en deux par une saillie, le *raphé,* qui va de l'anus à la base de la verge. Son épiderme est très pigmenté;

2° Le *dartos* (du gr. *derô,* j'écorche), couche de tissu musculaire lisse très adhérente au scrotum; elle est divisée en deux loges par une cloison qui sépare les deux testicules. Ses fibres sont entremêlées de fibres élastiques et sont parsemées de vaisseaux abondants; leur direction est longitudinale et leur contraction produit des plis transversaux : *rides du scrotum;*

3° La *tunique celluleuse sous-cutanée,* qui contient les vaisseaux et les nerfs superficiels;

4° La *tunique fibreuse superficielle,* lame fibro-celluleuse aponévrotique;

5° Le *crémaster* (du gr. *kremaô,* je suspens), muscle strié qui soulève le testicule et qui est uni au dartos par une couche celluleuse lâche où s'infiltre la sérosité en cas d'œdème des bourses;

6° La *tunique fibreuse profonde,* en forme de sac contenant le cordon, l'épididyme et le testicule;

7° La *vaginale,* séreuse, qui n'est qu'un fragment du péritoine et qui entoure complètement chaque organe sexuel par un sac dont une des parois adhère au crémaster et l'autre à l'enveloppe du testicule, l'*albuginée.* A l'état sain, ce sac ne contient qu'une très petite quantité de liquide, permettant aux surfaces de glisser l'une sur l'autre à l'occasion des mouvements des testicules; mais cette cavité peut être distendue par un liquide. V. plus loin *Hydrocèle.*

La cavité de la vaginale communique d'abord avec le péritoine par un canal, le *canal vagino-péritonéal,* mais, d'ordinaire, ce canal s'oblitère à la naissance. Cette situation explique la fréquence des hernies inguinales chez les nouveau-nés.

Testicule, épididyme et canal déférent. — Les testicules sont des glandes ovoïdes obliques d'avant en

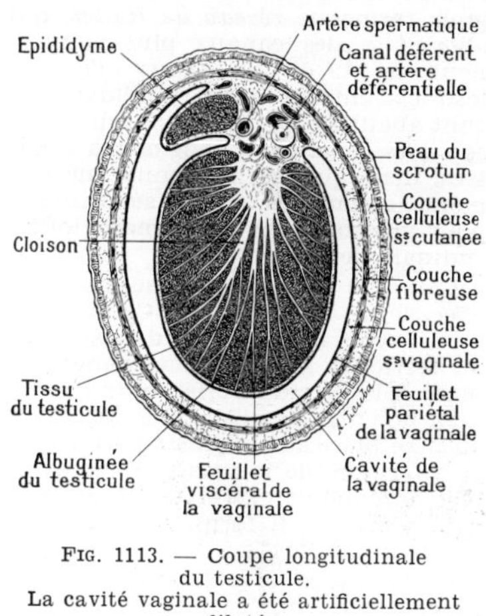

FIG. 1113. — Coupe longitudinale du testicule.
La cavité vaginale a été artificiellement dilatée.

arrière (*fig.* 1111), ayant la forme d'un œuf un peu comprimé latéralement; elles ont environ 5 cm de long sur 3 cm de large et 2 cm 1/2 d'épaisseur; la gauche est un peu plus volumineuse que la droite et descend un peu plus bas qu'elle; le poids est de 21 g en moyenne.

Sur le bord postéro-supérieur du testicule est placé un organe allongé, l'*épididyme* (du gr. *epi,* sur, et *didumos,* testicule), dont la consistance est molle, alors que celle du testicule est très ferme. L'épididyme, qui coiffe le testicule comme un cimier de casque, possède une partie antérieure renflée, la *tête,* une partie moyenne, le *corps,* et une partie inférieure, la *queue,* qui se continue avec le *canal déférent.*

Le testicule est entouré par une membrane fibreuse résistante, blanche (albuginée), portant un épaississement (*corps d'Highmore*) ; du bord su-

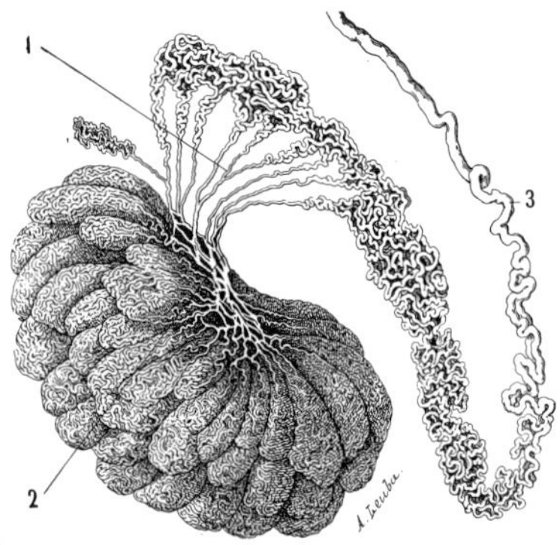

FIG. 1114. — Structure du testicule.
1. Canaux efférents; 2. Réseau de Haller; 3. Canal déférent.

périeur de cette membrane partent des prolongements vers l'intérieur de l'organe, constituant des cloisons qui le partagent en environ 200 loges pyramidales (*fig.* 1113, 1114).

Ces loges sont occupées par une grande quantité de petits *canaux,* dits *séminifères,* enroulés sur eux-mêmes, qui commencent par un cul-de-sac, se réunissent ensuite les uns aux autres pour former le *réseau de Haller,* qui aboutit à des canaux plus volumineux, les 12 ou 20 *canaux efférents,* lesquels entrent dans l'épididyme et vont aboutir dans un canal unique, le *canal de l'épididyme,* long de 6 à 7 mètres, mais qui est pelotonné sur lui-même, comme les canaux séminifères, pour n'occuper qu'une étendue longitudinale de 5 cm.

Ce canal épididymaire se continue avec le *canal déférent.* Ce dernier, après avoir longé le bord postérieur du testicule, gagne l'anneau inguinal placé à la partie inférieure de l'abdomen et entre ainsi dans cette cavité, où il se place sur la partie postérieure et inférieure de la vessie. Après avoir reçu le conduit excréteur de la *vésicule séminale,* il forme le *canal éjaculateur* (*fig.* 1111).

Les canaux éjaculateurs (un de chaque côté) sont contenus dans la prostate et se terminent dans l'urètre postérieur.

Des *nerfs,* des *artères* se rendent au testicule, et de nombreuses *veines* en partent; ces dernières, lorsqu'elles sont devenues variqueuses, constituent le *varicocèle* (v. ce mot).

Les nerfs, les artères et les veines, unis au canal déférent, constituent le *cordon spermatique,* qui pénètre dans l'abdomen par l'anneau inguinal.

Le testicule a une double sécrétion : une sécrétion externe, le liquide testiculaire avec les spermatozoïdes, et une sécrétion interne, qui se déverse directement dans le sang. V. TESTICULES et SÉCRÉTION : *Glandes à sécrétion interne.*

Liquide testiculaire. — Le liquide testiculaire est un liquide épais, blanc mat, constitué pour les 9/10 par des spermatozoïdes (*fig.* 1115), c'est-à-dire des cellules destinées à féconder les ovules de la femme.

Les *spermatozoïdes* sont des petits corps mobiles formés d'une partie renflée, ovale, piriforme, ou *tête,* masse de chromatine fournie par le noyau de la *spermatide* (v. plus loin) et revêtue d'une mince couche de protoplasma. Cette tête est réunie à une partie mince et effilée, ou *queue,* par un *segment intermédiaire.* La tête mesure 5 μ, le segment intermédiaire 6 μ et la queue 40 μ, soit en tout 5 centièmes de millimètre. Grâce à sa queue, le spermatozoïde est doué de mouvements ondulatoires très vifs et peut parcourir en une minute une distance égale à 400 fois sa longueur, c'est-à-dire 2 cm. Ces mouvements deviennent de plus en plus lents, à mesure que s'éloigne le moment où ils ont été évacués.

Mis à l'abri de la dessiccation et maintenus à une température de 20°, les spermatozoïdes conservent ces mouvements durant plusieurs heures.

Le noyau de la tête du spermatozoïde ne renferme qu'un seul jeu de chromosomes (ceux d'origine paternelle). Sa queue mobile lui permet de remonter le long des voies génitales et d'aller féconder dans la trompe l'ovule, issu de l'ovaire et nanti également d'un seul jeu de chromosomes, d'origine maternelle. La fécondation de l'ovule par le spermatozoïde rétablit donc le nombre normal de chromosomes et fusionne les caractères héréditaires de chacun des deux générateurs. Voir HÉRÉDITÉ.

Ces spermatozoïdes naissent aux dépens des diverses cellules qui tapissent les tubes séminifères (spermatogenèse). Les cellules placées immé-

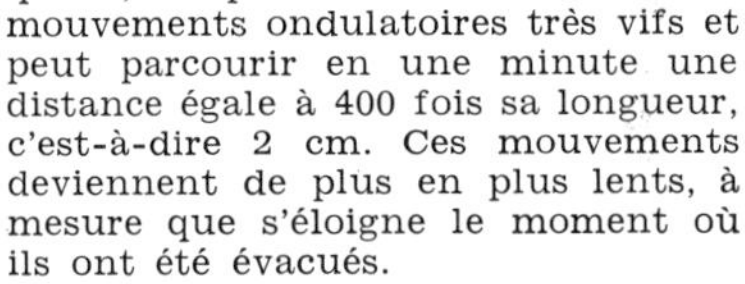

FIG. 1115. — Spermatozoïde (grossi 1 000 fois environ).
A. Vu de face; B. Vu de profil. 1. Tête; 2. Segment intermédiaire; 3. Queue; 4. Filament terminal.

diatement au contact de la membrane du tube séminifère, ou *spermatogonies,* engendrent par karyokinèse des cellules filles, ou *spermatocytes,* qui donnent naissance chacune à *4 spermatides;* ce sont les spermatides qui engendrent le spermatozoïde, par simple différenciation.

Entre les tubes séminifères existent des cellules polygonales à noyau sphérique, contenant des grains isolés (mitochondries), des graisses, des lipides et du pigment; ces *cellules interstitielles,* qui appartiennent à la glande endocrine qui est aussi le testicule (v. TESTICULES), sont plus abondantes chez l'enfant que chez l'adulte et le vieillard, ainsi que dans les testicules ectopiques.

Vésicules séminales (*fig.* 1116). — Ces deux glandes, ainsi qu'il a été dit déjà, ont pour double rôle de servir de réservoir au sperme et d'y ajouter une sécrétion spéciale; elles sont placées entre le fond de la vessie et le rectum.

Leur longueur est de 5 à 6 cm, sur 16 mm de largeur et 6 mm d'épaisseur; leur cavité est repliée à l'infini sur elle-même, ce qui en augmente beau-

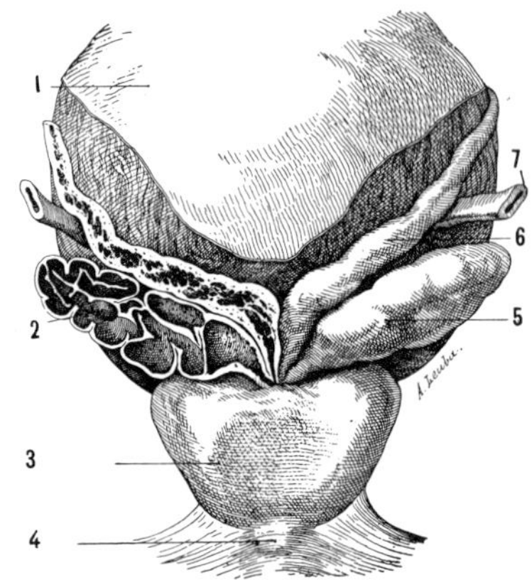

FIG. 1116. — Vésicule séminale et prostate.
1. Péritoine recouvrant une partie de la vessie en arrière; 2. Vésicule séminale ouverte; 3. Prostate; 4. Urètre; 5. Vésicule séminale (face externe); 6. Canal déférent; 7. Uretère.

coup la surface et donne les bosselures extérieures. C'est par leur extrémité inférieure qu'elles se joignent au canal déférent.

Liquide vésiculaire. — Les parois de la vésicule sécrètent un liquide spécial, grisâtre, plus fluide que le liquide testiculaire, et qui, par suite, liquéfie celui-ci et lui donne en partie sa teinte.

Prostate (*fig.* 1116, 1117). — Glande annexe de l'appareil génital de l'homme.

Impaire et médiane, elle a une forme conique, une coloration gris rougeâtre, une consistance dure; son volume varie au cours de la vie; rudimentaire chez l'enfant, elle s'accroît à la puberté, comme les autres

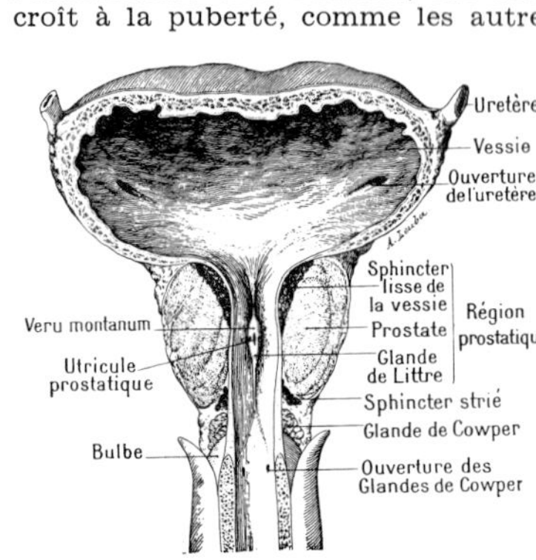

FIG. 1117. — Région prostatique de l'urètre.

organes génitaux, atteint son développement de 20 à 25 ans et reste stationnaire jusque vers 45 ans; elle mesure environ 3 cm de longueur sur 4 cm de largeur, et pèse 20 à 25 g. Après 60 ans, elle s'accroît de nouveau, pour acquérir un volume double ou triple du volume normal. V. plus loin, *Hypertrophie de la prostate.*

La prostate est traversée par les deux *canaux éjaculateurs* et par l'*urètre* dans sa portion prostatique; c'est à ce niveau que l'urètre présente une saillie oblongue, le *veru montanum,* dont le sommet est perforé d'une fente médiane qui conduit dans une cavité tubuleuse tapissée par une muqueuse, l'*utricule prostatique.* La prostate est située au-dessus du périnée, dans une cavité aponévrotique et osseuse, la *loge prostatique;* elle repose en arrière sur la paroi antérieure du rectum, dont elle est séparée par l'*aponévrose prostato-péritonéale;* en avant, elle regarde la symphyse pubienne; son sommet ou *bec* se continue par la portion membraneuse de l'urètre; sa base répond au col de la vessie, entouré du sphincter vésical. En arrière existe une fossette dans laquelle se logent les vésicules séminales et les canaux déférents.

La prostate est constituée normalement par deux *lobes,* droit et gauche. Après 60 ans, la partie de la prostate qui est comprise entre l'urètre et les deux canaux éjaculateurs forme un troisième lobe ou *lobe médian,* qui répond au col de la vessie; en s'hypertrophiant, il peut soulever le fond de la vessie et déterminer des troubles urinaires.

La prostate est constituée par un *stroma* formé de fibres conjonctives et musculaires lisses; des cloisons rayonnantes déterminent des loges fibreuses qui contiennent 30 à 40 *éléments glandulaires* en tube, groupés en une douzaine de lobules, dont les *conduits excréteurs,* longs et flexueux, traversent la couche épaisse des deux sphincters de la vessie, avant de s'ouvrir dans l'urètre.

Liquide prostatique. — La sécrétion des glandules de la prostate s'effectue seulement pendant la période d'excitation. Elle est formée par un liquide laiteux non filant, légèrement alcalin, qui constitue la majeure partie du sperme. Il contient une émulsion très fine de graisse phosphorée qui lui donne sa couleur. Son rôle est de diluer le liquide testiculaire très épais et, peut-être, par une *sécrétion interne,* de stimuler les mouvements des spermatozoïdes.

Autour de la glande se trouve une couche musculaire lisse qui la comprime au moment nécessaire et expulse brusquement le liquide dans l'urètre.

Sperme. — Le sperme (*fig.* 1118) est un liquide résultant du mélange du produit des testicules avec les sécrétions de la vésicule séminale, de la prostate et des glandes de Cowper.

C'est un liquide blanc jaunâtre, semi-liquide, plus ou moins gélatineux et filant, à odeur spéciale. Sa réaction est neutre; il renferme, en dehors de 82 p. 100 d'eau, des spermatozoïdes décrits précédemment, des matières albuminoïdes, de la lécithine, des sels minéraux, notamment des phosphates, des sulfates, des carbonates et des chlorures.

Lorsqu'il n'y a pas eu de rapports sexuels depuis longtemps, le sperme, qui provient alors des vésicules séminales, peut contenir des globules rouges, surtout chez les vieillards.

Abandonné à lui-même, le sperme laisse déposer des cristaux composés de phosphate de chaux uni à une base organique, la *spermine.* En se desséchant au contact d'un linge, il donne à celui-ci une consistance d'empois.

Dans le testicule, le sperme progresse en partie par le fait de la poussée que lui imprime le liquide

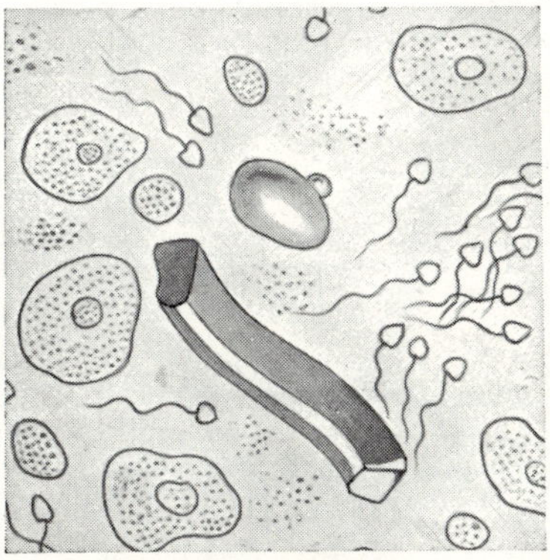

FIG. 1118. — Sperme.
Ce liquide contient des spermatozoïdes mobiles, des cellules épithéliales provenant des canaux, des globules blancs, des granulations réfringentes, des cristaux de phosphate de chaux et du phosphate de spermine.

nouvellement sécrété, en partie par l'action des muscles qui entourent le testicule (dartos, crémaster), dont l'effet est surtout sensible pendant l'érection. Dans le canal déférent, des contractions musculaires le font pénétrer dans la vésicule séminale, où il stationne jusqu'au moment où il passe dans les canaux éjaculateurs et, de là, dans l'urètre.

La quantité rejetée varie entre 1 et 8 g. Le centre des excitations nerveuses génitales semble localisé à la partie de la moelle épinière qui se trouve vers la quatrième vertèbre lombaire.

II. MALADIES. — Lésion des enveloppes du testicule. — On comprend sous ce titre les maladies du scrotum, du dartos, du crémaster et de la séreuse vaginale.

Contusions du scrotum. — CAUSES. Coups de pied et surtout chocs provoqués chez les cavaliers par le pommeau de la selle. Le sang est infiltré entre les tuniques du scrotum ou se collecte dans le tissu cellulaire au-dessus du dartos.

SIGNES. Dans le premier cas, il y a simplement une ecchymose bleuâtre plus ou moins étendue et pouvant gagner la verge, le périnée, les cuisses. Lorsque le sang est collecté, l'*hématome* forme une tumeur piriforme à grosse extrémité inférieure, d'abord molle et fluctuante, puis pâteuse, dont la résorption est très lente.

TRAITEMENT. Repos, les bourses relevées sur un coussin; compresses froides. Si les caillots ne se résorbent pas, il y a quelquefois utilité à les évacuer par une incision.

Eléphantiasis du scrotum. — Voir ÉLÉPHANTIASIS.

Phlegmon simple du scrotum. — CAUSES. Coups, plaies, ulcération, furoncle, eczéma, érysipèle, fistule du scrotum.

SIGNES. Douleur vive, cuisante, rougeur, gonflement, œdèmes du voisinage, qui s'atténuent dès l'ouverture de l'abcès.

TRAITEMENT. Repos au lit, les bourses soulevées par un coussin. Compresses chaudes imbibées d'un antiseptique.

Phlegmon diffus du scrotum. — CAUSES. Celles du phlegmon simple, plus particulièrement chez les vieillards, les débilités par une maladie chronique ou infectieuse (fièvre typhoïde); rupture de l'urètre, rétrécissement de l'urètre, hernie scrotale, gangrène.

SIGNES. Au début, ceux du phlegmon simple, puis fièvre et gangrène de la région, caractérisée par des plaques grisâtres très étendues qui se détachent en laissant le testicule à nu; suppuration longue, mais aboutissant au recouvrement de l'organe par un tissu nouveau.

TRAITEMENT. Débridement hâtif au thermocautère, eau oxygénée. Toniques, sulfamides, pénicilline.

Plaies des enveloppes. — Lorsqu'elles intéressent à la fois le scrotum et le dartos, le testicule peut faire hernie au-dehors; il est nécessaire de le réduire et de faire une suture très soigneuse.

Vaginalite. — L'inflammation de la séreuse testiculaire peut être aiguë ou chronique (v. HYDROCÈLE); aiguë, elle est due habituellement à une infection du péritoine (tuberculose), à la propagation d'une inflammation du testicule ou de l'épididyme.

Hydrocèle (du gr. *hudôr,* eau, et *kêlê,* tumeur). — Epanchement de sérosité dans la séreuse vaginale (*fig.* 1119).

CAUSES. Maladie fréquente à tout âge, mais spécialement dans la petite enfance (1 sur 12), à la suite d'un

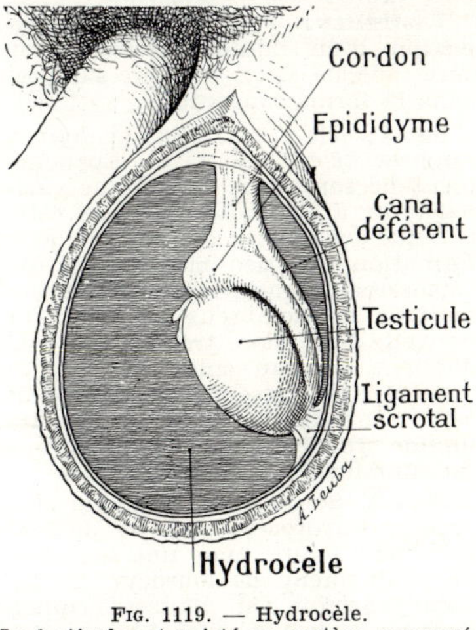

FIG. 1119. — Hydrocèle.
Le testicule est rejeté en arrière, repoussé par le liquide.

coup, quelquefois de la syphilis. Elle existe souvent chez le nouveau-né avec un phimosis congénital.

Elle peut être *congénitale,* la communication de la vaginale avec le péritoine ne s'obstruant pas (ce canal n'est pas fermé chez 90 p. 100 des nouveau-nés, chez 4 p. 100 des adultes). Le plus souvent, l'hydrocèle est *acquise* : froissement du testicule chez les cavaliers, compression, effort. Elle peut enfin être la manifestation d'un état général (v. ANASARQUE). D'ordinaire, l'hydrocèle ne se produit que d'un côté.

Le liquide est transparent, citrin, rarement gélatineux, quelquefois laiteux (filariose). Le testicule est placé en arrière de la tumeur; si la compression est très prolongée, il peut s'atrophier, avec stérilité consécutive.

SIGNES (*fig.* 1112 : la comparer avec la *fig.* 1119).

Chez l'enfant, on peut avoir affaire à une hydrocèle congénitale due à la persistance du canal vagino-péritonéal. L'hydrocèle est dans ce cas unilatérale et réductible, le liquide remontant facilement dans l'abdomen. Il existe même parfois une poche abdominale (hydrocèle en bissac).

Parfois, l'hydrocèle coïncide avec la crise génitale du nouveau-né; elle est alors bilatérale et réductible. Enfin, chez les hérédo-syphilitiques, on peut observer une hydrocèle unilatérale, persistante et irréductible.

Chez l'adulte, l'hydrocèle non congénitale a la forme d'une tumeur en poire à base inférieure; elle peut être très développée; son évolution est lente, régulière, indolore. La pression ne la réduit pas et le doigt qui la percute donne un son mat et perçoit de la fluctuation. Si on l'éclaire de près, en mettant une lumière derrière la tumeur et en regardant cette lumière à travers ladite tumeur, on voit que celle-ci est transparente dans la partie en avant du testicule.

COMPLICATIONS. Envahissement par la sérosité de la vaginale de l'autre côté, épanchement de sang (hématocèle), hernie, ectopie testiculaire (surtout dans la forme congénitale), rupture par gonflement extrême et choc avec infiltration du scrotum.

TRAITEMENT. Ponction suivie d'injection d'un liquide sclérosant ou cure radicale. Cette dernière s'impose dans la forme congénitale.

Hématocèle vaginale (du gr. *haima,* sang, et *kêlê,* tumeur). — Epanchement de sang dans la tunique vaginale, dû à une altération de cette tunique (vaginalite chronique), avec formation de néo-membranes qui l'épaississent considérablement et renferment de nombreux vaisseaux de nouvelle formation, très fragiles, qui donnent issue au sang.

Celui-ci se présente sous forme de caillots, de gelée de groseilles ou d'un liquide rouge brunâtre ou séreux sanguinolent.

SIGNES. Souvent l'hématocèle succède à l'hydrocèle. Pas de douleur proprement dite, mais une sensation de tiraillement, de lourdeur. La tumeur s'accroît par poussées, coïncidant avec de nouvelles hémorragies, et devient de plus en plus dure; elle est piriforme, puis ovoïde, peu ou pas fluctuante, non transparente.

COMPLICATIONS. Atrophie du testicule. Possibilité de suppuration.

TRAITEMENT. Résection de la vaginale.

Affections des testicules. Non-descente des testicules (Ectopie). — L'*ectopie* (du gr. *ek,* hors, et *topos,* lieu) est l'arrêt du testicule au cours de la migration qui, pendant la vie fœtale, l'amène du ventre dans les bourses (*fig.* 1120).

Lorsque l'ectopie est double, on dit qu'il y a *cryptorchidie* (du gr. *kruptos,* caché, et *orkhis,* testicule) ; cette

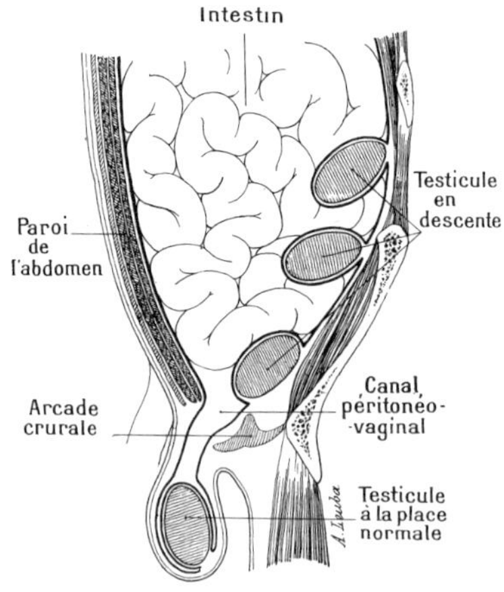

FIG. 1120. — Etapes de la descente du testicule.
(*Testut et Jacob.*)

lésion est très rare (1 p. 10 000 individus) et il n'y a pas alors de trace de bourses; lorsqu'elle n'existe que pour un seul testicule, il y a *monorchidie* (du gr. *monos,* seul), anomalie la plus fréquente (1 p. 1 000 hommes).

Le testicule est arrêté le plus souvent (3 sur 4) dans l'anneau inguinal, c'est-à-dire à la partie inférieure du ventre. Dans les autres cas, le testicule reste soit dans l'abdomen, soit dans la fosse iliaque.

SIGNES. Lorsque l'ectopie n'existe que d'un côté, le scrotum est aplati du côté opposé et la main ne trouve qu'un testicule. On rencontre le plus souvent l'autre dans l'aine, où il forme une saillie plus ou moins prononcée, suivant sa position dans le canal inguinal (orifice interne, trajet ou orifice externe).

Sa situation peut, du reste, souvent varier; les efforts le rendent plus apparent à certains moments, tandis que le repos et certaines attitudes le font rentrer dans le ventre (testicule flottant).

On sent, sous le doigt, lorsqu'il est extérieur ou près de l'anneau, une tumeur lisse qui, à la moindre pression, fait percevoir à l'individu une sensation spéciale.

Chez l'enfant, le testicule ectopié ne se révèle par aucune sensation, jusqu'au moment de la puberté, où, sous l'influence du développement qu'il prend à ce moment, il devient douloureux ou tout au moins provoque une sensation de pesanteur, de tiraillements, à l'occasion de la marche et des efforts. Il peut même être l'origine de névralgies très pénibles, avec irradiations aux cuisses et dans le bas du dos.

COMPLICATIONS. La présence du testicule dans l'anneau inguinal facilite la création d'une hernie de l'intestin par ce canal : hernie qui peut s'étrangler; d'autre part, le testicule, lorsque son volume s'accroît, peut, lui aussi, s'étrangler et présenter des signes tout à fait analogues à ceux de l'étranglement herniaire.

Plus exposé que dans sa situation normale à des pressions, le testicule ectopié peut s'enflammer plus facilement. Il peut être aussi le siège d'une orchite blennorragique et, dans une proportion assez grande, chez les hommes de moins de trente ans, se transformer en cancer à évolution rapide.

TRAITEMENT. Les testicules peuvent n'effectuer leur descente qu'en deux ou trois ans; il n'y a pas urgence à intervenir avant l'âge de huit à dix ans, sauf par un massage léger sur le cordon, de façon à favoriser son allongement; plus tard, le testicule peut s'atrophier ou subir la dégénérescence cancéreuse. L'intervention consiste dans une orchidopexie qui fixe le testicule au fond du scrotum.

Un traitement hormonal peut être fait avant et après l'intervention. Si l'enfant a le type adiposo-génital : opothérapie antéhypophysaire. Si l'enfant est chétif, peu développé : hormones antéhypophysaire, surrénale et thyroïdienne. Si le sujet est normalement développé : hormone gonadotrope.

Inversion du testicule. — Dans certains cas, le testicule peut être tourné dans un sens différent de la normale, en haut, latéralement; mais, le plus

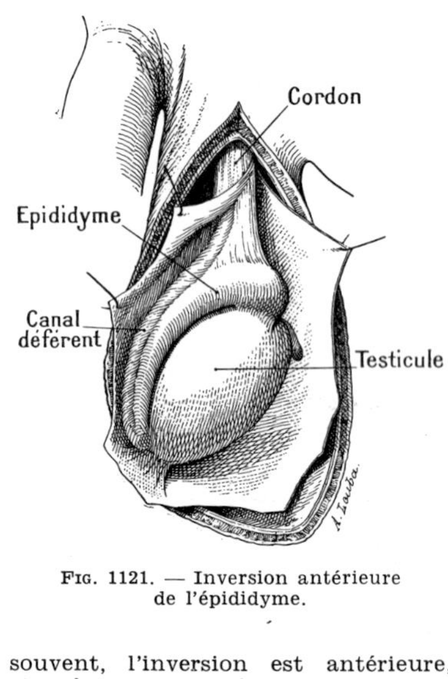

FIG. 1121. — Inversion antérieure de l'épididyme.

souvent, l'inversion est antérieure, c'est-à-dire que l'épididyme est en avant et le testicule en arrière (voir *fig.* 1112, et la comparer avec la *fig.* 1121). Ces inversions sont importantes à connaître en cas d'hydrocèle.

Contusions, Luxations, Plaies. — ***Contusions.*** — CAUSES. Coup de pied; chute à califourchon.

SIGNES. Douleur très vive, irradiant dans l'aine. Gonflement du testicule, qui ne diminue que très lentement.

TRAITEMENT. Repos au lit, application de compresses trempées dans un liquide antiseptique chaud.

Luxation. — Sous l'action d'un coup violent, le testicule peut remonter jusqu'à l'aine et y rester sous la peau. Dans ce cas, une opération analogue à celle de l'ectopie devient nécessaire.

Plaies. — Les plaies peu étendues n'ont pas grande gravité si l'instrument est aseptique. Si les tubes séminifères font hernie au-dehors, il y a *fongus,* avec possibilité d'infection.

Epididymite et Orchite. — Inflammation de l'épididyme et du testicule. Les deux organes peuvent être lésés ensemble (orchi-épididymite), ou isolément (*fig.* 1122).

CAUSES. 1° *Traumatisme* (direct), contusions externe et interne par instruments introduits dans l'urètre des malades atteints d'affections urinaires (rétrécissement de l'urètre, hypertrophie de la prostate, calcul et excès vénériens) ; l'*orchite par effort* n'existe pas, il s'agit d'une orchite infectieuse ayant son point de départ dans une urétrite profonde méconnue (blennorragique, tuberculeuse) ; 2° *Blennorragie* (fatigue excessive, injection faite trop violemment, cathétérisme), le gonocoque ayant envahi les conduits spermatiques ; 3° *Maladies infectieuses* (oreillons, scarlatine, fièvre typhoïde, rhumatisme aigu ou chronique, variole, paludisme, tuberculose, syphilis, goutte, intoxication saturnine). A chacune de ces causes répondent des formes un peu spéciales.

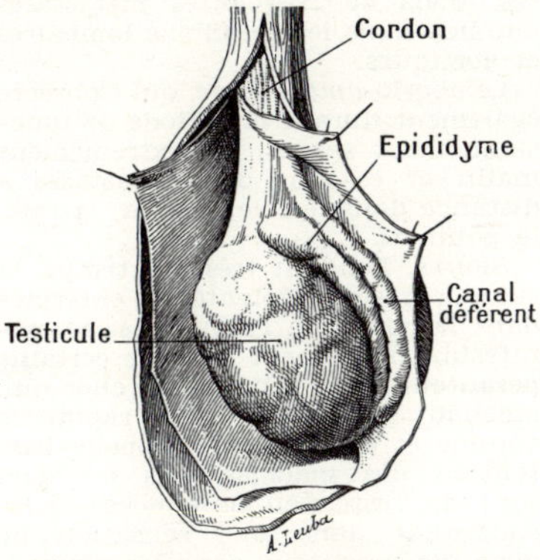

FIG. 1122. — Orchite aiguë.

Orchite traumatique. — Elle se produit après une contusion extérieure, quelquefois assez vite, mais aussi après plusieurs jours, chez les urinaires. Le testicule seul est atteint dans le premier cas (orchite), le testicule et l'épididyme dans le second. L'évolution est plus ou moins aiguë, avec gonflement douloureux des organes, œdème du scrotum, frisson et fièvre; mais les formes atténuées sont fréquentes. La résolution complète est souvent assez lente.

Epididymite blennorragique (*fig.* 1123). — L'épididyme est seul atteint, mais dans la proportion d'une fois sur dix blennorragies aiguës; encore faut-il ajouter les cas plus rares où l'inflammation apparaît au cours d'une blennorragie chronique.

L'épididymite se produit le plus souvent entre la 3e et la 5e semaine. Au réveil, le malade éprouve une sensation de lourdeur dans le scrotum et ressent un gonflement douloureux dans la partie inférieure (queue) de l'épididyme. L'écoulement urétral a grandement diminué. Au 5e ou 6e jour, la douleur est devenue très vive; une moitié du scrotum est tendue, luisante, rouge. Le gonflement de l'épididyme est souvent masqué par un gros épanchement de sérosité (*hydrocèle*) dans la tunique vaginale qui forme une tumeur ovoïde. Si le liquide est peu abondant, au contraire, et qu'il puisse être refoulé, on sent (*fig.* 1122) en avant la masse lisse et souple formée par le testicule, qui est coiffé en arrière et au-dessus par une partie débordante, dure, irrégulière, dont la pression est très pénible. Le canal déférent est, le plus souvent, aussi augmenté de volume et douloureux. Le malade éprouve une fatigue générale, et la température varie entre 38° et 39°,5.

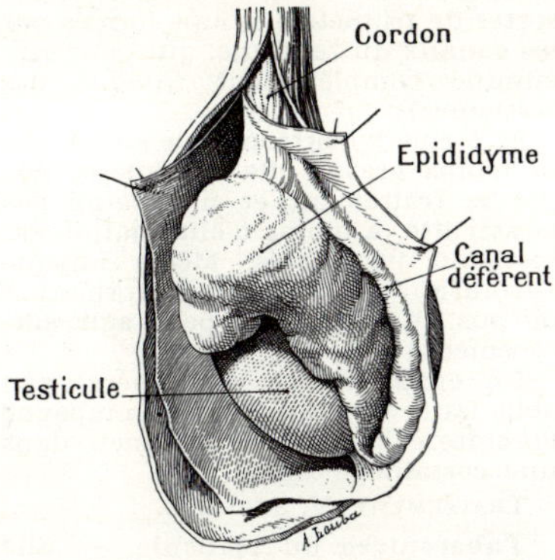

FIG. 1123. — Epididymite blennorragique aiguë.

Vers le 12e jour, l'inflammation et la douleur décroissant, le gonflement s'atténue par disparition progressive de l'œdème du scrotum et de l'hydrocèle, et l'induration de l'épididyme (*fig.* 1124) diminue de haut en bas, mais subsiste longtemps (mois et années) dans la partie inférieure, (queue) sous forme d'un pois dur qui peut être le siège d'une nouvelle poussée sous l'action d'une nouvelle blennorragie ou du réveil de la chronicité de la première. L'écoulement de l'urètre reparaît au moment de l'atténuation de l'orchite. Tant que l'épididyme reste très dur (9 fois sur 10), le passage des spermatozoïdes ne s'effectue pas. Si les deux organes sont pris (1 cas sur 20), la suppression des spermatozoïdes peut être complète. Lorsque l'épididymite est double, l'inflammation peut s'atténuer d'un côté, puis y renaître ensuite (épididymite à bascule).

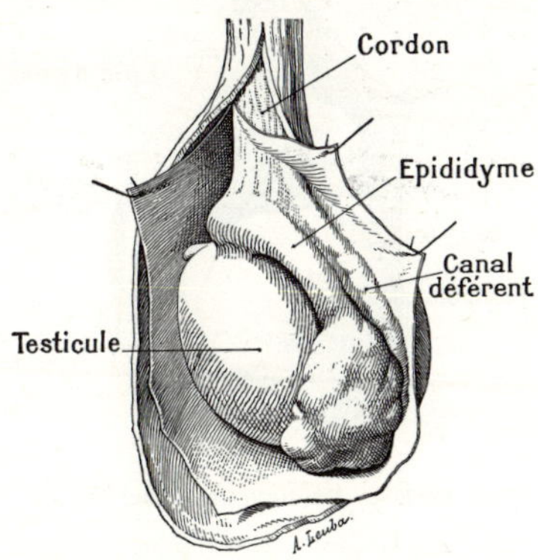

FIG. 1124. — Epididymite blennorragique chronique.

La douleur est, dans certains cas, extrêmement violente (*orchite névralgique*), soit par compression des testicules due à une surabondance du liquide, soit par inflammation des testicules eux-mêmes; dans d'autres cas, elle est insignifiante et il convient alors de penser à la possibilité d'une évolution tuberculeuse.

On observe quelquefois aussi des complications : *funiculite* (v. ce mot), *prostatite, vésiculite* (v. plus loin).

Orchite ourlienne (V. OREILLONS). — Elle peut précéder la manifestation des parotides et l'accompagne dans un tiers des cas chez l'adulte. Une fois sur neuf, elle est double. Elle provoque exceptionnellement l'atrophie du testicule. Une atrophie bilatérale entraînerait l'impuissance.

Orchite scarlatineuse, typhoïdique, variolique. — Exceptionnelle et peu marquée dans la scarlatine et la variole, où la tunique vaginale est souvent plus touchée que le testicule, l'orchite est moins rare dans la fièvre typhoïde, où l'inflammation atteint aussi l'épididyme et s'accompagne de fièvre et de douleurs assez vives. Elle apparaît de préférence au cours de la convalescence chez les hommes de 15 à 30 ans.

Orchi-épididymite paludéenne. — Le début est brusque, la douleur, intense, irradie vers l'aine; le gonflement des testicules et de l'épididyme, compliqué par l'hydrocèle, est volumineux. Il existe de la fièvre et des maux de tête. L'évolution se prolonge 15 jours et peut laisser de l'atrophie testiculaire dans la moitié des cas.

Orchi-épididymite tuberculeuse. — V. plus loin.

Orchi-épididymite syphilitique. — V. plus loin.

Orchi-épididymite rhumatismale. — Elle est peu fréquente et s'accompagne d'une hydrocèle très développée. L'atrophie du testicule est assez rare.

Orchite filarienne. — V. FILAIRE.

TRAITEMENT. *Orchite traumatique.* — Repos au lit et traitement externe de la forme suivante.

Orchite blennorragique. — Suspensoir, pas d'équitation, pas de station debout trop prolongée, pas de rapports vénériens, ne jamais se sonder soi-même l'urètre, pas d'injection à trop forte pression.

Repos complet au lit, bourses relevées, avec application de glace ou de cataplasmes chauds. Bains tièdes prolongés. Empêcher la constipation par des lavements chauds et des laxatifs. Les premiers jours, salicylate de soude (3 à 5 g). Vaccins antigonococciques, propidon, sulfamides, pénicilline.

Contre la persistance de l'induration, iodure de potassium (1 à 3 g), en périodes interrompues par du repos. Eaux de Salies, de Biarritz, de Salins.

Orchites infectieuses. — Traiter la cause. Employer le traitement de la forme blennorragique, notamment les compresses chaudes, les sulfamides, les antibiotiques.

Syphilis du testicule.— *Epididymite syphilitique.* — Les lésions de l'épididyme sont assez rares. Elles se produisent d'ordinaire à la phase secondaire de la *syphilis* (v. ce mot) et sont souvent doubles.

La tête de l'epididyme (*fig.* 1125) présente un noyau dur, élastique, arrondi, en général tout à fait indolore : exceptionnellement cependant apparaissent des phénomènes inflammatoires : peau rouge et chaude, douleurs vives. Cette phase aiguë est, en tout cas, courte, et la maladie reprend rapidement son caractère habituel.

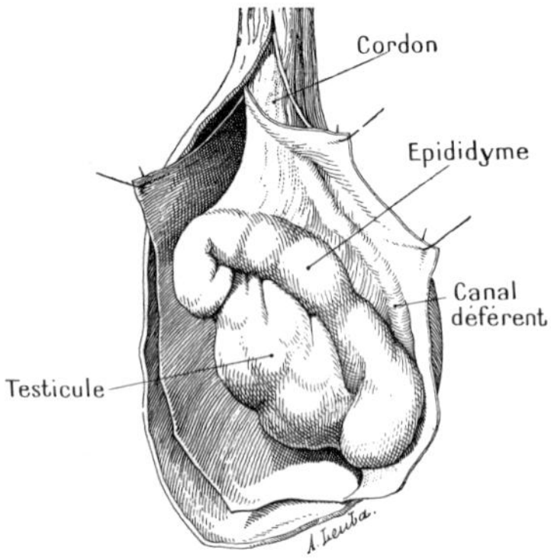

Fig. 1125. — Syphilis du testicule.

Orchite syphilitique. — Les lésions du testicule proprement dit sont très fréquentes, notamment entre 2 et 5 ans, après le début d'une syphilis acquise (accidents tertiaires) et peu de temps après la naissance, en cas de syphilis héréditaire. Elles peuvent présenter trois formes : *orchite gommeuse, scléreuse hypertrophique,* puis *atrophique.*

Signes. Au cours de la période tertiaire (v. syphilis), un testicule peut grossir (atteindre le volume d'un œuf de poule), devenir plus lourd; il s'aplatit en galet et prend une dureté ligneuse; sa surface, au lieu d'être lisse, présente des petites saillies dures; mais, loin d'être douloureux, il supporte des pressions qui, normalement, ne seraient pas acceptées.

Peu à peu, dans une seconde phase, l'irrégularité de la surface s'accroît, toujours sans douleur, mais le testicule devient de plus en plus petit et peut se réduire au volume d'un simple haricot (*haricocèle*).

La forme atrophique est constituée d'emblée par la seconde phase de la forme précédente.

Le second testicule peut être atteint à son tour.

Dans la forme gommeuse, le testicule grossit notablement et sa surface peut rester normale ou présenter parfois des bosselures; l'une s'accroît dans certains cas, adhère au scrotum (*en avant,* contrairement à l'abcès tuberculeux) et s'évacue au-dehors, sous forme d'abcès chaud, mais plus souvent sous celle d'abcès froid, par un pus liquide contenant des grumeaux blanchâtres; il se forme un ulcère taillé à pic, tapissé d'une matière blanchâtre, ressemblant à des sortes de paquets d'étoupe formés par les canaux du testicule, qui peut être éliminé complètement (*fongus* des testicules).

La forme hypertrophique simple est la moins grave; elle est guérissable par le traitement et n'entraîne pas la stérilité, à moins d'élimination du testicule par abcès. Même lorsque l'évolution a abouti à la formation de pus, le traitement peut agir efficacement.

Un épanchement, en général peu abondant (*hydrocèle*), accompagne l'orchite et peut gêner l'examen, dans une certaine mesure.

Traitement. V. syphilis.

Tuberculose du testicule. — Elle est assez fréquente (6 à 8 p. 100 des tuberculeux). Son maximum de fréquence est entre 15 et 35 ans.

Tandis que, dans la syphilis, le testicule est le plus souvent atteint, dans la tuberculose, au contraire, c'est l'*épididyme* (*fig.* 1126), et le testicule ne l'est jamais que secondairement et par sa région postérieure qui touche à l'épididyme, c'est-à-dire par continuité du tissu.

L'envahissement peut être total ou partiel; dans ce cas, les lésions siègent de préférence à l'extrémité supérieure ou plus rarement inférieure, sous forme d'une noisette dure. La lésion envahit progressivement la tunique vaginale (d'où un peu d'hydrocèle), la prostate, les vésicules séminales.

Signes. Quelquefois, le début est aigu, mais en général l'évolution s'opère silencieusement par un gonflement progressif : l'épididyme présente des bosselures, qu'on trouve souvent aussi sur le testicule. L'épididyme finit par déborder le testicule, qu'il coiffe d'un casque dur à bord tranchant, douloureux en certains points. Après un temps variable (deux mois en général) , le scrotum adhère à l'organe et une suppuration se fait jour à sa surface. Il se forme une fistule qui persiste indéfiniment.

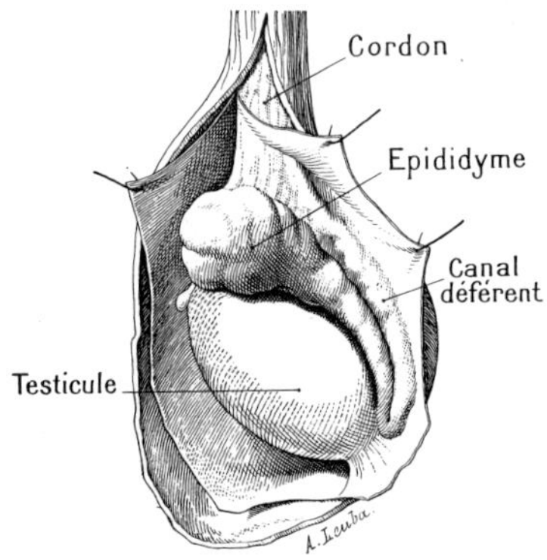

Fig. 1126. — Epididymite tuberculeuse.

Le second testicule est souvent envahi à son tour.

Complications. Assez souvent, la tuberculose testiculaire succède à une tuberculose rénale, une prostatite tuberculeuse, caractérisée par des envies fréquentes d'uriner, une brûlure au début ou à la fin de l'émission d'urine, un écoulement blanchâtre contenant des bacilles de Koch.

Evolution et traitement. I. *Général.* — La tuberculose testiculaire peut guérir par le traitement général, antibiotiques, vitamine D_2 et calcium. V. tuberculose.

II. *Local.* — Ablation de l'épididyme et, s'il y a lieu, d'une partie du testicule. Rayons ultraviolets.

Tumeurs du testicule. — Elles se développent aux dépens des cellules séminales (*séminomes*) ou aux dépens de cellules embryonnaires (*épithélioma wollfien, chorio-épithéliome*), des cellules interstitielles dans des testicules ectopiques.

L'*épithélioma séminifère* (séminome) survient chez des sujets jeunes (30 à 40 ans) et forme une tumeur de volume variable, de consistance dure, moins dure cependant que le testicule syphilitique; l'épididyme et le scrotum sont tardivement intéressés, mais de fréquentes métastases ont lieu dans les ganglions lombaires et aortiques.

Le *chorio-épithéliome,* qui s'observe également durant la période de fonctionnement sexuel, est extrêmement malin et essaime des métastases à distance dans le foie, le rein, la rate, le poumon.

Signes. Pendant très longtemps, la tumeur reste indolente et enfermée dans la coque de l'albuginée, se manifestant seulement par une certaine pesanteur. C'est souvent un choc qui, amenant un accroissement rapide de volume et des douleurs, appelle l'attention des malades. Ces douleurs sont du reste peu prononcées; elles consistent dans une sensation de gêne, de pesanteur dans les bourses, avec irradiations vers la région supérieure de la cuisse. Le testicule est gros, lourd, lisse, élastique, fréquemment insensible à la pression. L'état général est satisfaisant pendant cette première partie de l'évolution, mais quand la tumeur essaime des métastases, la cachexie enlève le malade.

Traitement. Ablation chirurgicale avec curage ganglionnaire lomboiliaque; radiothérapie accessoire.

Maladies de la prostate. — Prostatite (Inflammation de la prostate). — Il existe une forme aiguë et une forme chronique.

Prostatite aiguë. — Causes. *Blennorragie* (cas le plus fréquent); la complication prostatique se produit d'ordinaire vers la fin de la troisième semaine, par suite de fatigues quelconques ou d'usage prématuré d'injections irritantes. Parfois aussi, une prostatite chronique peut passer à l'état aigu à l'occasion d'un excès ou d'un sondage. Beaucoup plus rarement, l'origine est une contusion, le passage d'un calcul, des lésions du voisinage (maladies de l'anus ou du rectum).

Forme glandulaire. — Extension de la blennorragie par propagation aux glandules seules.

Signes. L'évolution étant en général subaiguë, les troubles se confondent avec ceux de la blennorragie.

Il est assez difficile de distinguer dans la sécrétion du canal les filaments de pus provenant de la prostate. Il existe de la pesanteur au périnée, de la cuisson dans le canal postérieur au moment de l'émission d'urine, et les besoins de miction sont plus fréquents.

TRAITEMENT. Celui de la blennorragie; repos et lavements prolongés une demi-heure (chauds), de 45° à 50°, et bains chauds; suppositoires belladonés et opiacés, antibiotiques.

Forme parenchymateuse ou *Abcès de la prostate.* — Les glandules sont en général atteintes par propagation de la blennorragie ou par extension à la prostate d'une lésion du voisinage, ou encore après des sondages malpropres et au cours de certaines septicémies.

SIGNES. Cette forme étant d'ordinaire plus aiguë, les douleurs sont beaucoup plus intenses. Les besoins d'aller à la selle sont fréquents et l'évacuation est pénible. Le malade a grande peine à uriner. L'abcès, s'il se produit, s'annonce par la chaleur de la région, qui présente des battements; il s'évacue par le canal ou par le rectum, quelquefois par la peau.

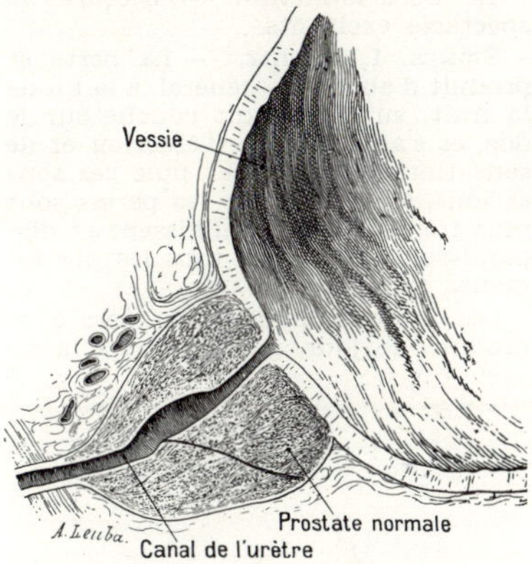

FIG. 1127. — Prostate à l'état normal.

EVOLUTION. Chez les vieillards, la prostatite aiguë peut évoluer sans d'autres troubles qu'une gêne de la défécation. Chez l'adulte, la résolution, ou tout au moins la transformation en forme chronique, est fréquente en cas de repos et de traitement; l'abcès est plus rare; son évacuation peut ne pas terminer la maladie, et elle peut laisser des fistules longues à guérir.

TRAITEMENT. Celui de la forme glandulaire. On y ajoutera, s'il y a lieu, l'ouverture hâtive de l'abcès.

Prostatite chronique. — Elle peut être chronique d'emblée ou succéder à la prostatite aiguë. Ses causes sont les mêmes : en premier lieu, la blennorragie aiguë ou chronique.

SIGNES. Douleurs vagues dans le périnée, irradiant vers les testicules, les cuisses, le sacrum; elles s'accroissent à la suite de la marche, de la station assise prolongée, notamment en voiture. Ecoulement par l'urètre, soit spontanément, soit à l'occasion des selles, d'une goutte d'un liquide en général laiteux, plus ou moins filant, mais pouvant être incolore ou jaune verdâtre, parfois même teinté de sang. Ce liquide peut exister en quantité variable dans le premier jet d'urine. Souvent, les envies d'uriner sont plus fréquentes que la normale.

TRAITEMENT. I. *Local.* — Massage, lavements prolongés très chauds. Badigeonnages iodés, instillations de nitrate d'argent.

II. *Général.* — Régime sévère, hydrothérapie.

Hypertrophie de la prostate (*fig.* 1128). — S'observe surtout vers 60 ans, au déclin des énergies génitales; paraît due à un déséquilibre des hormones testiculaires ou à une diminution dans l'organisme d'hormone femelle par rapport à l'hormone mâle. V. HORMONE.

LÉSIONS. Le volume de la prostate est notablement accru. La glande subit en outre une déformation, l'hypertrophie s'effectuant en arrière et en haut, d'où : 1° refoulement du bas-fond de la vessie; 2° saillie dans le rectum, qui est comprimé.

La partie postérieure de l'urètre est allongée, la concavité de sa courbure antérieure est exagérée, la paroi inférieure étant particulièrement déformée.

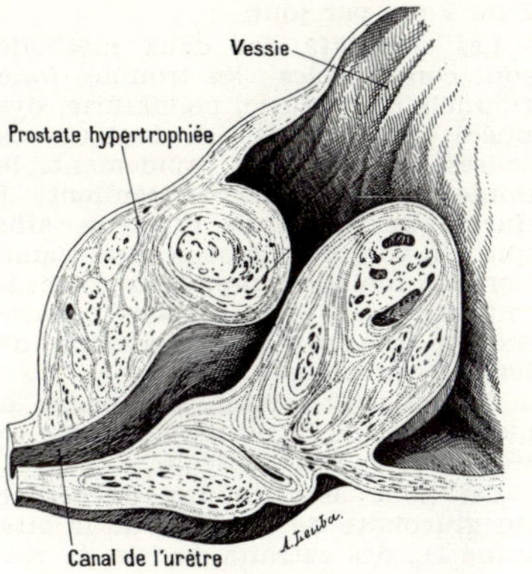

FIG. 1128. — Prostate hypertrophiée.

L'hypertrophie de la prostate est de la catégorie des tumeurs bénignes : c'est un *adénofibrome.*

SIGNES. *Au début,* envies fréquentes d'uriner, particulièrement dans les dernières heures de la nuit : jet sans force, aussi évacuation très lente et plutôt entravée par les efforts d'expulsion. Le jet a conservé le calibre normal (ce qui distingue l'hypertrophie du rétrécissement). *Plus tard,* le malade n'évacue qu'incomplètement sa vessie (v. URINE : *Rétention*), surtout s'il est obligé d'attendre pour satisfaire ses besoins. Plus tard encore, il peut y avoir soit *incontinence par regorgement* nocturne, puis diurne, soit *incontinence vraie* (v. à URINE : *Incontinence*). La quantité d'urine rendue par jour peut atteindre 3 litres; d'abord limpide, elle devient ensuite trouble et nuageuse, par suite du catarrhe de la vessie. Une hématurie peut se produire soit spontanément, soit à la suite d'un sondage.

Le matin, le malade a des érections sous l'influence de la compression des corps caverneux par la vessie distendue.

A la première phase (rétention) répond une dilatation de la vessie sans distension, tandis que dans la seconde (incontinence par regorgement) cette distension s'est produite.

COMPLICATIONS. Hémorragie due à la congestion provoquée par la rétention; fausses routes par cathétérisme sans douceur. Infection de l'urètre et de la vessie par des microbes (colibacilles) : inflammation de la partie postérieure de l'urètre; prostatite; inflammation du testicule et de l'épididyme; pyélonéphrite.

Transformation possible de l'adénome en cancer.

HYGIÈNE. Eviter les poussées congestives entraînant des complications (rétention, cystite, néphrite), produites par les refroidissements, l'alimentation, la constipation, la fatigue des organes voisins, et cela en recourant aux mesures suivantes :

1° Pour prévenir le *refroidissement partiel* ou *général* du corps, notamment les courants d'air pendant les transpirations, se vêtir entièrement de *laine* (gilet, caleçon, ceinture, chaussettes); la nuit, tout au moins pendant les froids, uriner sous les couvertures, dans un vase spécial;

2° Comme *régime :* pas de salaisons, de viandes faisandées, de crustacés, de poissons de mer ni d'asperges, pas d'épices ni de condiments, pas de truffes, de fromages forts, pas de bière ni de liqueurs, peu de cidre, peu de vin pur; de l'eau coupée d'un tiers de vin au plus; pas de thé ni de café. Les aliments et boissons devront être pris en quantité modérée; l'excès de liquide accroîtrait d'une façon exagérée le travail des reins;

3° Eviter la *constipation* par l'usage régulier de laxatifs doux, de lavements froids;

4° Eviter la *rétention,* en ne résistant jamais au besoin d'uriner. Prévenir ce besoin en urinant régulièrement toutes les 3 heures ou même toutes les 2 heures;

5° Uriner avant de se déshabiller, puis de nouveau au moment de se mettre au lit, en augmentant cette seconde miction *par des pressions sur le bas-ventre.* Ne jamais reposer sur le dos, mais alternativement sur les deux côtés;

6° Eviter la fatigue des organes voisins; pas d'excès vénériens; l'abstinence, au moins à un certain âge, est nécessaire; pas d'équitation ni de bicyclette.

TRAITEMENT. Si, malgré ces prescriptions, le malade a des envies fréquentes d'uriner et des fausses envies de défécation, prendre des lavements chauds le soir.

Antipyrine (50 cg) le soir avant de se coucher. Iodure de potassium, 1 g par jour.

Hormones mâles, soit par voie buccale, soit en injections (testostérone).

Ce traitement influence heureusement l'état général; les forces physiques sont revigorées et les troubles fonctionnels, la pollakiurie diurne et nocturne, de même que la dysurie sont améliorés.

Mais l'action de ce traitement sur l'adénome et les rétentions paraît nulle. On ne doit pas l'appliquer chez un malade infecté ou quand on soupçonne une transformation maligne.

Massage de la prostate, cathétérisme par le médecin et sans évacuation complète, pour éviter une hémorragie.

Si les urines sont septiques : lavage à l'eau bouillie, puis injection de 30 à 40 g d'une solution au millième de nitrate d'argent.

Quand l'adénome est encore à sa période initiale ou bien quand l'état général du malade ne permet pas une intervention chirurgicale grave, on peut se contenter de réséquer les saillies adénomateuses du col et de l'urètre sous le contrôle de la vue, après anesthésie épidurale ou rachidienne. On utilise une anse métallique coupante et coagulante, grâce à un courant de haute fréquence. Sonde à demeure, pendant cinq jours. Les urines restent troubles pendant un à deux mois. Deux complications peuvent survenir : l'hémorragie et l'infection.

En cas d'adénome volumineux, le seul traitement est l'ablation de la prostate. V. PROSTATECTOMIE.

Tuberculose de la prostate. — CAUSES PRÉDISPOSANTES. Age : 20 à 30 ans; blennorragie et prostatite chronique. Elle peut être primitive ou succéder à une tuberculose de l'épididyme ou du poumon.

SIGNES. Tantôt la lésion est dans le tissu avoisinant le rectum, d'où une pesanteur au niveau de l'anus, des troubles dans l'évacuation du rectum (ténesme) et la formation d'un abcès dont le pus apparaît au périnée ou sur les selles.

Tantôt la lésion a son siège près de l'urètre, et il se produit de la douleur au moment des mictions, dont le nombre est augmenté; du pus, plus ou moins mélangé de sang et contenant le bacille de Koch, est évacué par l'urètre, et des hémorragies ordinairement légères peuvent accompagner ou précéder l'émission d'urine, qui peut s'effectuer en deux temps lorsque la prostate est creusée de cavernes profondes.

EVOLUTION. Guérison ou transformation fibreuse de la prostate, envahissement des organes voisins, avec formation d'abcès multiples.

TRAITEMENT. Antibiotiques. (V. à TUBERCULOSE.)

Tumeur (cancer) de la prostate. — Assez rare chez des individus ayant, en général, plus de 45 ans.

SIGNES. Douleur siégeant au périnée, avec irradiation vers la verge et le long des cuisses (nerfs crural et sciatique); des hémorragies non douloureuses se produisent à un moment quelconque de la miction, une gêne plus ou moins intense dans l'évacuation de l'intestin. Quant aux troubles de la miction, ce sont les mêmes que dans l'hypertrophie.

Propagation fréquente aux organes voisins (vessie, rectum), aux ganglions voisins, ou métastases viscérales ou osseuses (foie, poumon, péritoine, sacrum, os iliaque, rachis, fémur, sternum, épaule).

TRAITEMENT. I. *Chirurgical.* — Prostatectomie totale; radium- ou radiothérapie.

II. *Médical.* — On a constaté que les cellules épithéliales de la prostate (qu'il s'agisse de cellules normales ou de cellules en voie de dégénérescence maligne) régressent dans leur développement et leur activité quand les hormones masculines sont considérablement réduites, soit par castration, soit par neutralisation par des hormones féminines.

Le traitement du cancer de la prostate par la *castration* a été employé surtout en Amérique; l'irradiation des testicules par les rayons X ne donne pas de résultats appréciables.

L'autre méthode consiste à neutraliser les hormones masculines en *féminisant l'organisme.* On s'est adressé au di-éthyl-stilbène (distilbène), produit synthétique dont l'activité œstrogène, c'est-à-dire génératrice d'*œstrus,* est triple de celle de la folliculine. Les doses d'attaque sont de 6 à 10 mg par jour, jusqu'à ce qu'on observe un gonflement douloureux des seins (gynécomastie), ce qui indique que l'équilibre hormonal est dépassé; la dose est alors réduite à 1 ou 2 mg par jour.

Les *résultats* des deux méthodes sont comparables : les troubles fonctionnels (hématurie, pollakiurie, dyspnée) s'améliorent, les douleurs osseuses disparaissent rapidement, les douleurs périnéales s'atténuent, la dureté de la glande diminue, ainsi que son volume; l'état général s'améliore; le malade reprend du poids. La radiographie des métastases osseuses montre souvent une régression des lésions cancéreuses.

On ne peut, certes, pas parler de guérison dans la plupart des cas, car les récidives sont la règle.

On peut associer aux œstrogènes du gluconate de calcium, de la vitamine D_2, des extraits de foie de veau ou de muqueuse gastrique.

Maladies des vésicules séminales. — **Inflammation des vésicules** (Spermato-cystite). — *Forme aiguë.* — Elle est liée à une blennorragie aiguë ou chronique, et ses signes sont ceux de l'urétrite, de la prostatite et de la cystite, qu'elle accompagne (pesanteur au périnée, puis douleurs irradiant vers la verge et l'anus; envies fréquentes d'uriner); le toucher rectal permet seul de reconnaître la spermato-cystite.

Elle se produit, le plus souvent, entre le 15e et le 20e jour de l'urétrite et est localisée à une seule des vésicules. La guérison est la règle après 4 à 8 jours.

Forme chronique. — Elle est une complication de la blennorragie chronique, avec laquelle ses signes se confondent : filaments dans l'urine, émission par l'urètre d'un liquide filant et visqueux au moment des selles, diminution de la puissance génitale et éjaculation très rapide.

TRAITEMENT. Celui de la prostatite. Lavements prolongés à 45°, avec massage tous les deux jours, pendant cinq minutes, la vessie pleine. Instillations.

Troubles dans la sécrétion spermatique. — **Spermatorrhée ou Pertes séminales.** — Emission involontaire de sperme, se répétant à plusieurs reprises et non déterminée par la continence, les pertes produites par celle-ci constituant une évacuation naturelle physiologique. Les jeunes gens continents se tourmentent souvent beaucoup de ces pertes nocturnes, dans lesquelles ils voient soit un péché, soit une maladie. Leurs craintes les portent à la neurasthénie. Ils doivent se tranquilliser : c'est un phénomène absolument normal lorsque lesdites pertes sont suffisamment espacées. Si elles se répètent fréquemment, ils seront sages de consulter un médecin, la spermatorrhée étant d'autant plus facile à guérir qu'elle est soignée au début. En tout cas, ils doivent veiller à éviter la constipation.

La spermatorrhée vraie n'est pas très fréquente; la *prostatorrhée* (voir ci-dessous) l'est bien davantage.

CAUSES. I. *Déterminantes.* — Excès vénériens et onanisme, prostatite, blennorragie, constipation opiniâtre, accumulation de matière sébacée autour du gland, hémorroïdes, oxyures, maladies de la moelle épinière.

II. *Occasionnelles.* — Lecture ou spectacle excitants.

SIGNES. I. *Locaux.* — La perte se produit d'abord, en général, à la fin de la nuit, surtout étant couché sur le dos, et s'accompagne d'érection et de sensation voluptueuse; puis ces sensations, à mesure que les pertes sont plus fréquentes, s'affaiblissent et disparaissent, ainsi que tous les phénomènes d'excitation.

Les pertes commencent alors à se produire le jour, notamment à la fin

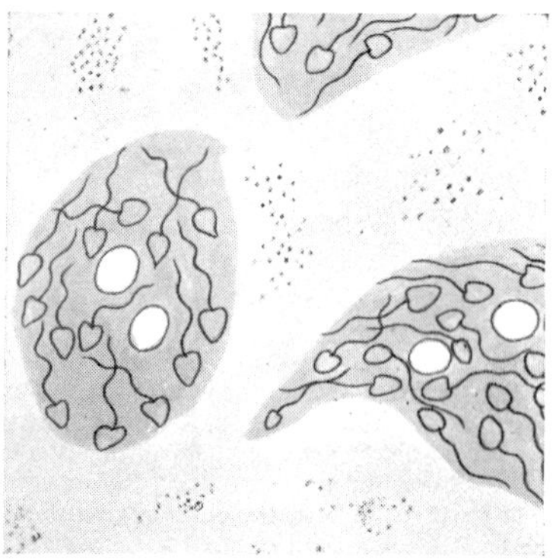

FIG. 1129. — Résultat de la centrifugation d'une urine de spermatorrhéique : amas de mucus contenant beaucoup de spermatozoïdes immobiles.

(*D'après Deschiens.*)

des selles ou de l'émission d'urine (*fig.* 1129), à l'occasion d'un effort quelconque ou de l'équitation.

Le liquide peut être formé de sperme complet, ou seulement de liquide prostatique (*prostatorrhée*); dans le premier cas, il est blanc grisâtre, épais et empèse le linge; dans le second, il est blanchâtre, onctueux, et n'empèse pas le linge; plus tard, le liquide devient de moins en moins consistant et presque incolore.

II. *Généraux.* — Lassitude et fatigue extrêmes, inaptitude au travail, palpitations de cœur, maux de tête, vertige; le caractère change et devient morose, le malade se préoccupe grandement de son état et s'inquiète, les yeux deviennent caves, la faiblesse fait chaque jour des progrès.

Evolution. La maladie est d'autant plus difficile à guérir que le malade a plus attendu pour se soigner. L'état général dérive en grande partie de la neurasthénie qui vient s'ajouter aux troubles locaux.

Traitement. Varie avec la cause. Exercice gradué et surveillé, hydrothérapie, lotions froides. Calmants (belladone, bromure de camphre, ergotine) ou, au contraire, excitants (strychnine).

MASCULINISATION ou MASCULINISME. — Etat d'un être femelle qui présente un certain nombre de caractères physiques ou psychiques du type mâle.

Cet état est dû à la circulation, dans l'organisme, d'hormones mâles. Il peut se réaliser lorsque deux jumeaux de sexe différent ont une circulation placentaire commune ou lorsque l'ovaire renferme des cellules à sécrétion interne de nature masculine restées en activité.

MASQUE. — I. Masque de grossesse. — V. chloasma.

II. Masque pour anesthésie. — V. anesthésie.

III. Masques protecteurs. — Des masques de divers modèles ont été construits pour protéger les ouvriers contre les poussières, les soldats et les pompiers contre les gaz asphyxiants.

On a également préconisé le port d'un masque pour protéger l'entourage d'un malade atteint d'affection se transmettant par la contamination aérienne (grippe, fièvres éruptives, tuberculose, diphtérie, méningite cérébro-spinale). Ce masque doit envelopper complètement la tête et ne pas s'appliquer exactement sur le visage, afin d'éviter la contamination directe des parties saillantes, mais être maintenu à une certaine distance par l'emploi d'un cadre léger, pourvu d'une sorte de visière frontale saillante sur laquelle se réfléchit l'étoffe protectrice; ce cadre permet, en outre, le port de lunettes. 5 à 6 épaisseurs de tarlatane à 10 fils par centimètre sont suffisantes.

Masque ecchymotique de la face. — A la suite d'une compression violente du thorax ou de l'abdomen (compression sous les roues d'une voiture, dans la cage d'un ascenseur), on peut observer presque immédiatement après le traumatisme que le visage du blessé devient tout bleu et que les yeux lui sortent de la tête. La coloration cyanosée de la face peut descendre jusqu'au cou; il existe aussi des ecchymoses sur les muqueuses du nez, du pharynx, du larynx. Habituellement, tout disparaît sans laisser de trace, en une huitaine de jours.

Traitement. Celui de l'asphyxie : respiration artificielle, injection d'éther.

MASSAGE. — Ensemble d'actes mécaniques exercés sur divers points du corps avec les mains, ou accessoirement avec des appareils, dans un dessein thérapeutique ou hygiénique.

Dans un sens plus large (*kinésithérapie*), on entend deux sortes d'opérations : 1° un certain nombre de manœuvres effectuées par le masseur et qui constituent le massage proprement dit; 2° une série de mouvements exécutés par le masseur et le malade et dont l'ensemble est désigné sous le nom de *mobilisation*.

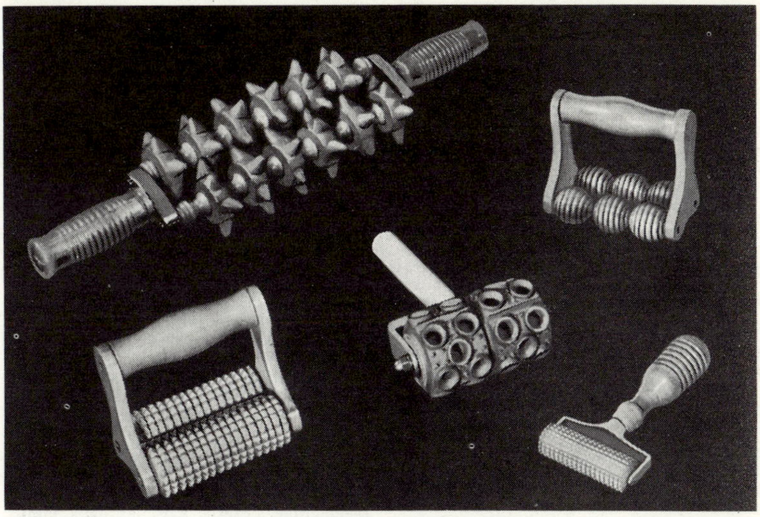

Fig. 1130. — Appareils de massage.

(Cl. Mon Drapier.)

Action. Le traitement manuel (massage et gymnastique médicale) agit, bien employé et bien exécuté, sur la plupart des tissus (appareils et glandes) de l'organisme, directement ou indirectement :

Sur le *système nerveux*, en calmant ou en stimulant le sujet;

Sur l'*appareil circulatoire*, en décongestionnant ou en congestionnant telle ou telle partie visée de l'organisme;

Sur les *muscles*, striés et lisses, pour les fortifier ou les ramener à leur état normal, lorsqu'ils ont été compromis par surmenage, accident ou maladie;

Sur les *articulations*, en les assouplissant, si elles sont trop raides, ou en leur rendant leur solidité normale, si elles sont trop flasques;

Sur le *tissu graisseux*, en facilitant sa résorption et sa désassimilation mécaniquement et par voies réflexes;

Sur l'*appareil digestif*, pour régulariser ses fonctions (contre l'atonie, le spasme, la sécrétion défectueuse);

Sur l'*appareil respiratoire*, pour amplifier sa fonction;

Sur la *sécrétion urinaire*, en augmentant le volume de l'urine et en favorisant la désassimilation.

Technique. Le masseur doit prendre soin de ses mains : avant chaque massage, il se lavera les mains; il emploiera, de préférence, de l'eau chaude, qui a pour effet de réchauffer et d'assouplir l'épiderme. Les ongles ne doivent être ni trop courts ni trop longs; ils seront coupés au niveau de l'extrémité des doigts.

Les principaux ingrédients utilisés par les masseurs sont la *vaseline* et le *talc*.

Les muscles sont massés dans le sens de leurs fibres et de leurs ligaments. On doit également suivre la direction des tendons, des vaisseaux et des nerfs; mais, sauf pour ces derniers, le mouvement général du massage doit être centripète, c'est-à-dire dirigé dans le sens de la circulation veineuse : des extrémités vers le cœur.

Les manœuvres de massage peuvent être exécutées selon deux modes différents; douces, lentes et rythmées, elles constituent le *massage sédatif* ou calmant; brusques, rapides et irrégulières, le *massage stimulant* (tabl. XXXIII). Indépendamment de leur mode d'exécution, ces diverses manœuvres sont, les unes plutôt calmantes, les autres plutôt stimulantes. La pression est la manœuvre la plus douce et la plus sédative. La friction et l'effleurage peuvent encore être utilisés dans le massage sédatif; mais le pétrissage, la percussion et la vibration doivent être réservés pour le massage stimulant.

Massage sédatif. — a) *La pression.* — La pression consiste à comprimer la région à masser avec la face palmaire de la main ou des doigts. Ainsi que la plupart des autres manœuvres, elle se décompose en trois temps différents : le contact, la manœuvre proprement dite et la cessation de celle-ci. Le contact doit être doux, sans secousse et sans heurt. La pression doit s'effectuer avec une force d'abord croissante, puis stationnaire, enfin décroissante. Le retrait de la main doit se faire lentement et sans brusquerie.

b) *La friction.* — Dans la friction, comme dans la pression, la main reste fixée sur son point d'application et ne se déplace pas à la surface de la peau, mais, en même temps qu'elle comprime les tissus, elle exécute des mouvements en entraînant avec elle la peau, qu'elle fait glisser sur les plans profonds. Ces mouvements, quelquefois alternatifs, sont le plus souvent circulaires; leur amplitude est déterminée par le degré d'élasticité de la peau et des tissus cellulaires sous-cutanés.

c) *L'effleurage.* — L'effleurage consiste à faire glisser la face palmaire de la main ou des doigts à la surface de la peau, en comprimant cette dernière avec plus ou moins d'intensité. La main doit se modeler d'une façon parfaite sur toutes les irrégularités qu'elle rencontre sur son passage. Afin que le mouvement soit continu et uniforme, la main ne doit pas, autant que possible, perdre contact avec la peau : pour revenir à son point de départ, elle effleure légèrement cette dernière.

d) *Le pétrissage.* — Le pétrissage consiste à produire un pincement combiné à une sorte de torsion des parties molles. Il comporte plusieurs temps : 1° préhension des tissus entre le pouce et les autres doigts des deux mains placées à faible distance l'une de l'autre; 2° léger soulèvement de ces tissus; 3° mouvements des deux mains en sens contraire l'une de l'autre. On peut aussi ajouter un quatrième mouvement, qui consiste à exécuter une rotation des mains sur les doigts pris comme pivot.

On aura soin de saisir la plus grande masse possible de parties molles, car, le plus souvent, ce sont les muscles qui sont visés dans le pétrissage. Ce n'est qu'exceptionnellement que la manœuvre s'applique à la peau.

e) *La percussion.* — La percussion consiste en une série de chocs d'une intensité et d'une rapidité variables, exécutés quelquefois avec le poing mollement fermé, la pulpe des doigts ou leur face dorsale, mais, le plus souvent, avec le bord cubital du petit doigt; dans ce dernier cas, où la manœuvre prend le nom de hachures, la main reste ouverte et les doigts, très souples, sont légèrement écartés les uns des autres. La chute de la main sur la peau rapproche brusquement les doigts et les fait retomber les uns sur les autres; de ce choc multiple résulte un bruit caractéristique. La percussion est ainsi plus moelleuse que si on l'effectuait avec les doigts rapprochés.

Cette manœuvre exige une grande souplesse du poignet et s'exécute, le bras restant immobile, par une série de mouvements successifs de pronation et de supination. Si on percute avec les deux mains, les mouvements doivent être alternatifs : une main s'abaisse quand l'autre se soulève.

f) *La vibration.* — La vibration est une manœuvre dans laquelle la main, posée en permanence sur la peau, exécute, en même temps qu'une pression, un mouvement oscillatoire de très faible amplitude. Les oscillations doivent être non pas transversales, mais perpendiculaires à la surface des téguments. Ces oscillations sont produites par une sorte de trépidation de tous les muscles de la main, de l'avant-bras, du bras et de l'épaule de l'opérateur. Bien qu'à peine perceptibles à l'œil, elles sont très pénétrantes et se propagent souvent dans tout l'organisme du malade, qui les ressent profondément.

Massage stimulant. — Dans le mode stimulant, les manœuvres employées sont les mêmes que dans le mode sédatif, mais elles en diffèrent par le rythme et par l'intensité. En effet, pour être stimulantes, les manœuvres doivent être rapides, énergiques et brusques. Il faut, en outre, une certaine irrégularité dans les mouvements. L'opérateur doit entremêler les manœuvres et passer rapidement de l'une à l'autre.

Une séance de massage stimulant doit durer moins longtemps (10 minutes) qu'une séance de massage sédatif (20 à 30 minutes) ; si l'action, plus intense, se prolongeait outre mesure, elle pourrait devenir une cause de fatigue pour le malade.

Action physiologique des différentes manœuvres. — La *pression* est la manœuvre la plus douce et la plus calmante; elle sera, par conséquent, utilisée chaque fois qu'il s'agira de lutter contre la douleur et la contracture musculaires. En outre, par son effet mécanique, elle agit sur les infiltrations des tissus cellulaires souscutanés. Elle sera donc très utile pour chasser l'œdème.

Les *frictions,* par le tiraillement qu'elles produisent sur la peau, agissent spécialement contre les adhérences, les cicatrices qui fixent les tissus cutanés aux plans profonds. Elles sont donc particulièrement indiquées pour assouplir les tissus cicatriciels, détruire les brides fibreuses anormales, combattre la raideur articulaire.

L'*effleurage,* par son effet mécanique, active la circulation veineuse et chasse l'œdème infiltrant les parties molles; de plus, par son action excitante sur les terminaisons nerveuses, il provoque des réflexes qui influent favorablement sur la nutrition des tissus.

Le *pétrissage* combine les effets de la pression avec ceux de la friction, mais son action est plus énergique que celle de chacune de ces deux manœuvres. On l'emploie pour assouplir les tissus et stimuler les régions massées.

La *percussion,* manœuvre essentiellement stimulante, agit sur les terminaisons nerveuses sensitives et réveille la vitalité des tissus.

La *vibration* a des effets qui ne sont pas nettement définis et qui, d'ailleurs, varient suivant les individus. D'une façon générale, on peut affirmer que son action pénétrante provoque des réflexes d'où résulte une stimulation de l'organisme tout entier.

Massage suivant les régions. — Certaines régions doivent être évitées, afin de ne pas léser les organes délicats et sensibles qui s'y rencontrent, notamment les gros vaisseaux et les ganglions. Ces zones sont : le creux poplité ou pli du jarret; la face antéro-interne de la cuisse; le triangle de Scarpa (limité par le pli de l'aine, le bord interne de la cuisse, sur une longueur de 15 cm environ, et par une troisième ligne rejoignant l'extrémité de ces deux côtés); la région des reins, constituée par cette partie du tronc qui est comprise entre la colonne vertébrale, le rebord des côtes et la crête iliaque; le pli du coude; le creux de l'aisselle; la région du cou, qui s'étend entre le bord antérieur du sterno-cléido-mastoïdien et le rebord du maxillaire inférieur.

Massage des membres. — S'opère suivant la technique indiquée plus haut, en combinant ou en alternant les frictions, la pression, l'effleurage.

Massage du tronc. — Pour le massage de la poitrine, le malade est couché sur le dos. Les muscles à masser sont les pectoraux et les intercostaux. Toutes les manœuvres peuvent s'exécuter sur les pectoraux, mais, sur les intercostaux, le pétrissage est difficile. Les pressions et les frictions se pratiquent avec la pulpe des doigts. L'effleurage s'exerce avec les deux mains, qui partent en même temps de la ligne médiane dont elles s'écartent pour contourner la face antérieure et latérale du thorax ou pour suivre le sens des fibres musculaires des pectoraux. Les percussions de cette région ne doivent jamais être violentes.

Pour la face postérieure du tronc, le malade est couché sur le ventre. Toutes les manœuvres peuvent s'appliquer sur la région fessière. Sur la région lombaire, on peut pratiquer des pressions, des frictions, de l'effleurage et des percussions; mais le pétrissage n'est pas aisé à exercer sur cette région à cause des aponévroses qui entourent les muscles. Les pressions, les frictions et l'effleurage s'exécutent soit à l'aide des pouces, soit avec la pulpe des doigts bien alignés et placés longitudinalement, dans le sens de la colonne vertébrale. Ces manœuvres doivent s'appliquer sur les extenseurs du tronc, qui sont logés des deux côtés de l'épine dorsale, dans les gouttières vertébrales. On évitera les apophyses épineuses, parce que le massage, inutile d'ailleurs sur ces saillies osseuses, pourrait irriter la peau. On évitera aussi la région néphrétique, c'est-à-dire ces parties molles non protégées par le squelette et sous lesquelles se trouvent les reins, qui pourraient être déplacés. Les manœuvres sont identiques à celles de la poitrine.

Massage abdominal. — Il prend une place assez importante dans le massage général, aussi bien que dans un grand nombre d'affections intéressant l'abdomen lui-même. On place le sujet couché sur le dos et couvert d'un drap souple, la tête légèrement soulevée, les genoux fléchis, écartés et soutenus, et les bras étendus le long du corps, en l'invitant à respirer tranquillement et à ne pas se raidir. On débute par quelques effleurages ordinaires dans le sens de progression physiologique des matières fécales et dans le cadre osseux formé par les rebords costaux, les os iliaques et le pubis. A mesure que le sujet se laisse aller, on augmente graduellement la force et la vitesse du mouvement et l'on s'assure de l'état de réplétion des différentes parties de l'intestin. Ensuite, on procède au pétrissage, en attaquant le côlon pelvien dans la fosse iliaque gauche ou plus près de la ligne médiane et le plus près possible derrière le pubis, pour s'approcher autant qu'on le peut du rectum. Les mains montent successivement le long du côlon descendant, du côlon transverse et du côlon ascendant jusqu'au cæcum, mais en poussant le contenu de l'intestin constamment dans le sens physiologique, c'est-à-dire en sens inverse du trajet des mains. La manipulation suivante consiste en un foulage transversal de tout le paquet intestinal par les deux mains, placées l'une auprès de l'autre, en agissant avec élasticité, mais non sans une certaine décision. On finit par l'effleurage dans le sens physiologique de tout le paquet intestinal. Ce traitement a un effet mécanique sur la sangle abdominale et le contenu de l'intestin, et dynamique sur l'innervation des organes abdominaux : ce dernier effet est le plus important.

Massage du cou. — Les muscles à masser sont : le trapèze, le sterno-cléido-mastoïdien et, indirectement, le sus-épineux, par suite de ses rapports avec le trapèze. Les manœuvres exécutées sont la pression, la friction, l'effleurage et le pétrissage. Les manœuvres s'exécutent de haut en bas; les pressions et les frictions s'opèrent avec la pulpe des doigts d'une main, l'autre main immobilisant la tête; l'effleurage se pratique avec les deux mains à la fois. Le massage du sterno-cléido-mastoïdien doit être très léger, en raison du voisinage d'organes délicats : gros vaisseaux et nerfs. La percussion ne devra jamais être pratiquée sur ce muscle.

Massage facial. — V. FACE.

INDICATIONS. Le traitement manuel est indiqué dans les maladies :

Des *muscles :* Atrophie, contusion, déchirure, myalgie; séquelle de blessures de guerre;

Du *squelette et de ses articulations :* Raideur articulaire et autres affections arthritiques, entorse, luxation réduite, hydarthrose et synovites;

De la *circulation :* Troubles cardio-vasculaires, hémorroïdes, varices;

De la *respiration :* Bronchite, asthme, emphysème, suites de pneumonie ou de pleurésie;

Des *organes abdominaux :* Dyspepsie, catarrhe gastrique ou intestinal, dilatation de l'estomac, atonie et ptôse, constipation, diarrhée;

Du *système nerveux :* Névralgie, névrose, insomnie, tic, parésie;

Des *organes génitaux de la femme,* selon la méthode *Thure Brandt;*

Constitutionnelles : Anémie, goutte, certains diabètes, néphrites et affections hépatiques.

Ce traitement est également indiqué comme *orthopédie :* Déviations de la colonne vertébrale.

CONTRE-INDICATIONS. Infection locale, intoxication, phlébite avant l'organisation certaine du caillot, néoplasme, tuberculose locale (tumeur blanche, mal de Pott), maladies infectieuses, affections graves du cœur, des vaisseaux et du rein, états graves qui débutent par de la fièvre et qui réclament un repos absolu.

Massage cardiaque, V. MASSAGE (*Suppl.*).

MASSÉTER (du gr. *masêter,* qui mâche). — Muscle épais, court, quadrilatère, couché sur la branche montante du maxillaire inférieur. Il s'insère en haut au bord inférieur de l'arcade zygomatique, formé par le temporal de l'os malaire, et se termine en bas sur l'angle formé par la mâchoire et la partie inférieure de la face externe de la branche montante. Sa face superficielle, recouverte par l'*aponévrose massétérine,* est en rapport avec l'artère transversale de la face, la parotide et le canal de Sténon, les ramifications du nerf facial. Innervé par une branche du nerf maxillaire inférieur, le masséter est élévateur du maxillaire inférieur; il joue un rôle important dans la mastication. V. tabl. et pl. en couleurs à MUSCLES.

MASTIC. — Résine provenant d'incisions pratiquées au tronc et branches du lentisque (*Pistacia lentiscus*) de la famille des Térébinthacées, qui croît dans le Levant (Grèce, Chio). On s'en servait autrefois comme masticatoire, d'où son nom; il est encore employé comme antidiarrhéique.

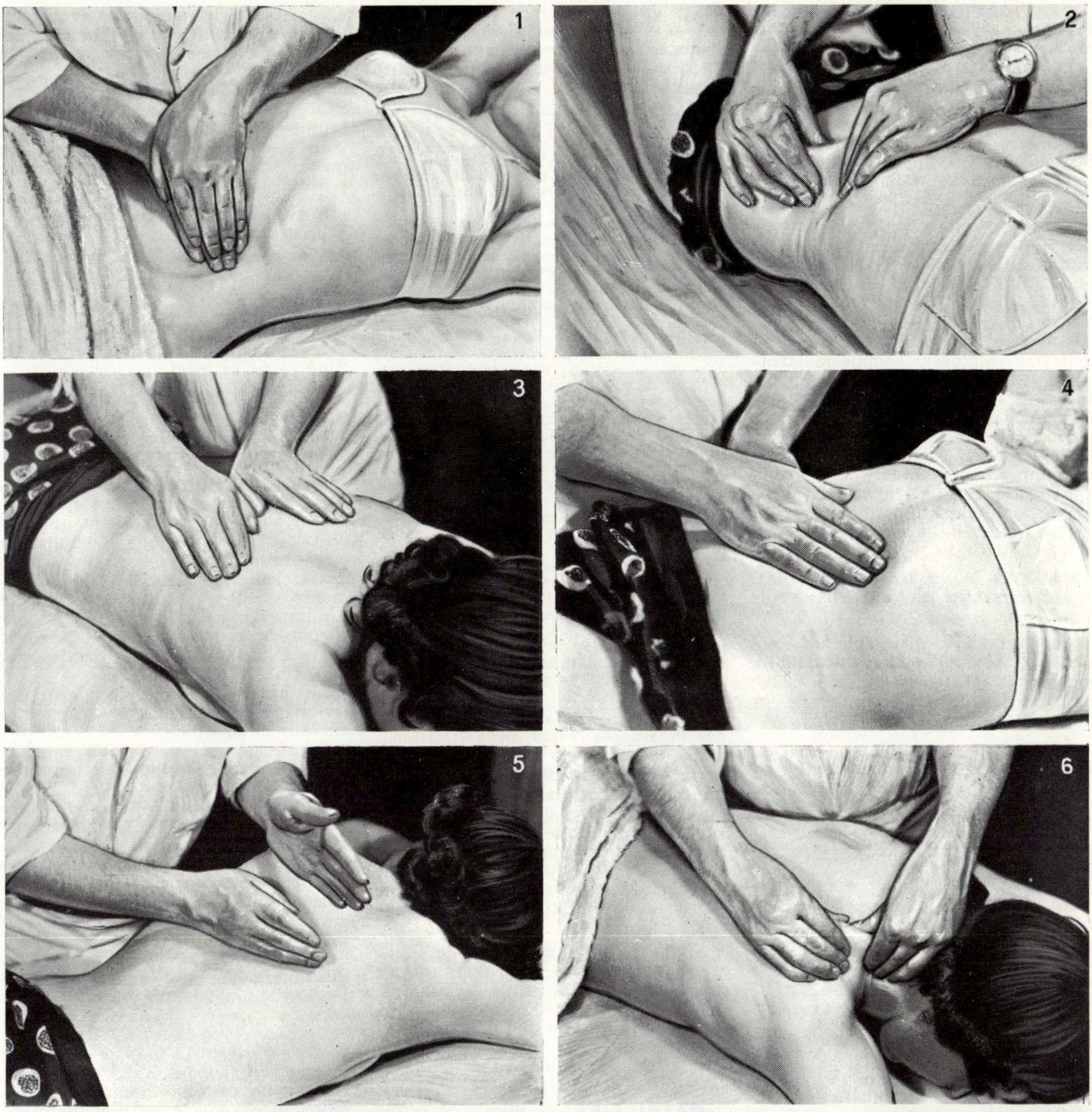

Principaux genres de massages.

1. Vibration pointée; 2. Pétrissage cutané; 3. **Effleurage longitudinal**; 4. **Vibration plane**; 5. Percussion (hachures); 6. Pétrissage transversal; 7. Pression simple; 8. **Friction.**

(Phot. Larousse; Cl. Ecole d'Assas, Centre de massothérapie.)

MASTICATION. — Le broiement des aliments par les dents ne produit pas seulement leur division en petites particules, mais accroît, en outre, la sécrétion, par les glandes salivaires, de la salive, c'est-à-dire d'un liquide qui transforme en sucre les substances amylacées et facilite le glissement dans l'arrière-bouche du bol alimentaire. V. à DIGESTION.

MASTICATOIRE. — Substance qu'on mâche pour provoquer la sécrétion de la salive : rond d'ivoire des petits enfants, pierre mise dans la bouche par les soldats en marche.

Toutes les plantes sialagogues (qui excitent la salive), telles que le pyrèthre, le capsique annuel, le tabac, peuvent être employées comme masticatoires. On y adjoint ordinairement une substance insoluble dans la salive (gutta percha, résine aromatisée, pouvant être mâchée longtemps).

Les Américains ont coutume de mâchonner continuellement une *gomme chicle* ou *chewing-gum* préparée avec le latex de l'*Achras sapota* (de la famille des Sapotacées), aromatisée et sucrée.

MASTITE (du gr. *mastos*, mamelle). — Inflammation des mamelles. Voir SEINS.

MASTODYNIE (du gr. *mastos*, mamelle, et *odunê*, douleur). — Point douloureux au niveau du sein, causé par une lésion quelconque de la glande. V. SEINS.

MASTOÏDE (Apophyse) [du gr. *mastos*, mamelle, et *eidos*, forme]. — L'apophyse mastoïde est la saillie de l'os temporal que l'on sent en arrière de l'oreille. V. TEMPORAL et OREILLE.

MASTOÏDITE. — Inflammation de la mastoïde. V. OREILLE.

MASTOPEXIE (du gr. *mastos*, mamelle, et *pexis*, fixation). — Opération esthétique consistant à relever un sein tombant et à le fixer au muscle pectoral.

MASTURBATION. — V. ONANISME.

MATÉ. — Plante de la famille des Ilicacées. C'est une variété de houx (*Ilex paraguayensis*) qui croît spontanément au Paraguay, dans le nord de l'Argentine, en Uruguay et dans le sud du Brésil. Ses feuilles, vivaces, épaisses et dentelées, sont employées en infusion remplaçant le thé et le café, après avoir été torréfiées et broyées.

MODE DE PRÉPARATION. Faire bouillir environ 200 g d'eau, échauder la théière avec un peu de cette eau qu'on jette, introduire le maté à la dose d'une (2 g) à deux cuillerées à café, puis verser 180 g d'eau bouillante; laisser infuser cinq minutes. On peut aussi verser le maté dans l'eau froide, faire bouillir et laisser infuser deux à trois minutes.

PROPRIÉTÉS. Le maté est utilisé comme tonique général.

MATÉRIEL A USAGE UNIQUE. — Ce terme s'applique aux seringues, aiguilles (à injection et à ponction), cathéters, sondes, gants, etc., qui ne sont utilisés qu'une seule fois; après usage, le matériel est jeté. Très pratique mais onéreux, le matériel à usage unique réduit le temps consacré aux stérilisations ainsi que les risques des stérilisations mal faites (infections, propagation de l'hépatite d'innoculation).

MATERNITÉ. — Hôpital où l'on reçoit les femmes qui sont sur le point d'accoucher (tabl. XXXIV).

Tout doit y être prévu pour que des secours rapides puissent être apportés à la femme et à l'enfant.

Une maternité comprend une *polyclinique*, pour les consultations de femmes enceintes, d'anciennes accouchées et les *consultations de nourrissons ;* une *salle de travail*, une *salle d'interventions obstétricales*, des *salles d'hospitalisation* distinctes pour les accouchées aseptiques et pour les accouchées infectées.

L'infection a toujours été menaçante dans les maternités ; l'*infection puerpérale* y faisait autrefois des ravages (5 p. 100 de mortalité en 1850 au lieu de 0,3 p. 100 actuellement en ville). On lutta contre cette infection streptococcique par la désinfection des instruments, des pansements et des mains du personnel ; comme les porteurs pharyngés de streptocoques peuvent projeter en parlant des gouttelettes de Flügge, le port d'un masque est indispensable pendant toute l'attente d'un travail prolongé.

La *scarlatine puerpérale* sévissait autrefois en épidémies redoutables chez les femmes enceintes et les jeunes sages-femmes. Elle est ordinairement importée à la maternité par une entrante ou une visite. Le *pemphigus du nouveau-né* est dû à une faute de stérilisation des langes et pansements ou à un personnel insuffisamment soigneux.

MATICO. — Plante de la famille des Pipéracées (*Piper angustifolium*), dont les feuilles contiennent une huile essentielle utilisée comme astringent et antiblennorragique.

DOSES. Poudre, 0g,5 à 2 g; infusé 10 p. 1 000; huile 0g,25 à 1 g; eau distillée en injections urétrales.

De fortes doses prolongées peuvent amener des troubles digestifs, une excitation circulatoire et des éruptions sudorales.

MATITÉ. — Diminution de sonorité, accompagnée de résistance au doigt du médecin qui percute, et qu'on observe dans un certain nombre d'affections du poumon (pleurésie, densification pulmonaire), de l'abdomen (maladies du foie, de la rate, du péritoine, etc.).

MATRICAIRE. — Plante de la famille des Synanthérées. Les capitules de *Matricaria parthenium* contiennent des graisses, des sucres, une essence, et sont employés en infusé à 5 p. 1 000 comme stomachique, emménagogue, antispasmodique, vermifuge.

Matricaria chamomilla sert à préparer l'huile de camomille; son infusion donne des tons dorés aux chevelures blondes.

MATROCLINIE (du lat. *mater*, mère, et du gr. *klinein*, faire pencher). — Cas où certaines anomalies de l'hérédité font que les descendants sont identiques à la mère, sans influence paternelle.

MAUVE. — Plante de la famille des Malvacées. La grande mauve (*Malva sylvestris*) et la petite mauve (*M. rotundifolia*) ont des propriétés analogues. L'infusion de fleurs (10 g par litre) est employée en gargarisme comme calmant dans la toux, les angines.

Elle jouit également de propriétés laxatives; elle facilite la progression du bol fécal chez les atoniques. On peut aussi employer l'extrait fluide de mauve stabilisé (1 à 2 cuillerées à café par jour). La décoction de feuilles (30 g par litre) sert aussi pour les lavements adoucissants. La mauve fait partie des fleurs ou espèces pectorales.

MAXILLAIRE. — Os maxillaire. — V. à MÂCHOIRE.

Sinus maxillaire. — V. SINUS.

MÉAT (du lat. *meare*, couler). — Synonyme de CANAL et d'ORIFICE.

Méat du nez. — V. NEZ.

Méat urinaire. — Ouverture de l'*urètre* (v. ce mot).

MÉATOTOMIE (de *méat*, et du gr. *tomê*, section). — Incision du méat urinaire en cas de rétrécissement congénital ou acquis de ce méat.

MÉCANOTHÉRAPIE (du gr. *mekhanê*, machine, et *therapeia*, traitement). — Utilisation, dans une intention thérapeutique, d'appareils mécaniques destinés à produire dans des articulations traitées des mouvements localisés, qui doivent être communiqués par la machine au patient : *mouvement passif*, ou par le patient à la machine : *mouvement actif* (tabl. XXXV p. 685).

Les appareils mécaniques sont des leviers gradués, diversement articulés suivant la position.

La résistance est variable pour le malade, et est fonction de la longueur du bras de levier.

Le travail et la dépense de force peuvent être alors dosés mathématiquement.

C'est la théorie des leviers et leurs méthodes d'application qui détermineront la force du mouvement. Son amplitude est réglée par la course même du bras du levier, que l'on peut limiter d'avance à volonté, et graduer millimètre par millimètre, pour ne jamais demander aux muscles et aux articulations ce qu'ils ne peuvent effectuer.

MODE D'EMPLOI. Le malade est devant la machine, debout, assis ou couché, suivant le cas, de manière que ses mouvements soient localisés rigoureusement, pour n'intéresser que le groupe musculaire ou l'articulation malade.

Pour les mouvements actifs, le malade actionne lui-même l'appareil avec une manette ou une pédale.

Pour les mouvements passifs, on utilise des contrepoids, que le malade peut contrôler à l'aide du membre sain, ou qui peuvent être surveillés par un aide.

BUT. 1° Rééducation d'une articulation d'amplitude limitée, soit qu'il s'agisse des suites d'un traumatisme, d'une immobilisation prolongée, ou d'une affection articulaire.

2° Exercer certains muscles ou groupes de muscles atrophiés ou insuffisamment développés.

3° Action mixte. Récupération articulaire et, en même temps, rééducation de la musculature qu'il actionne.

Un traitement mécanothérapique doit être dirigé médicalement, car il ne faut pas en systématiser l'indication.

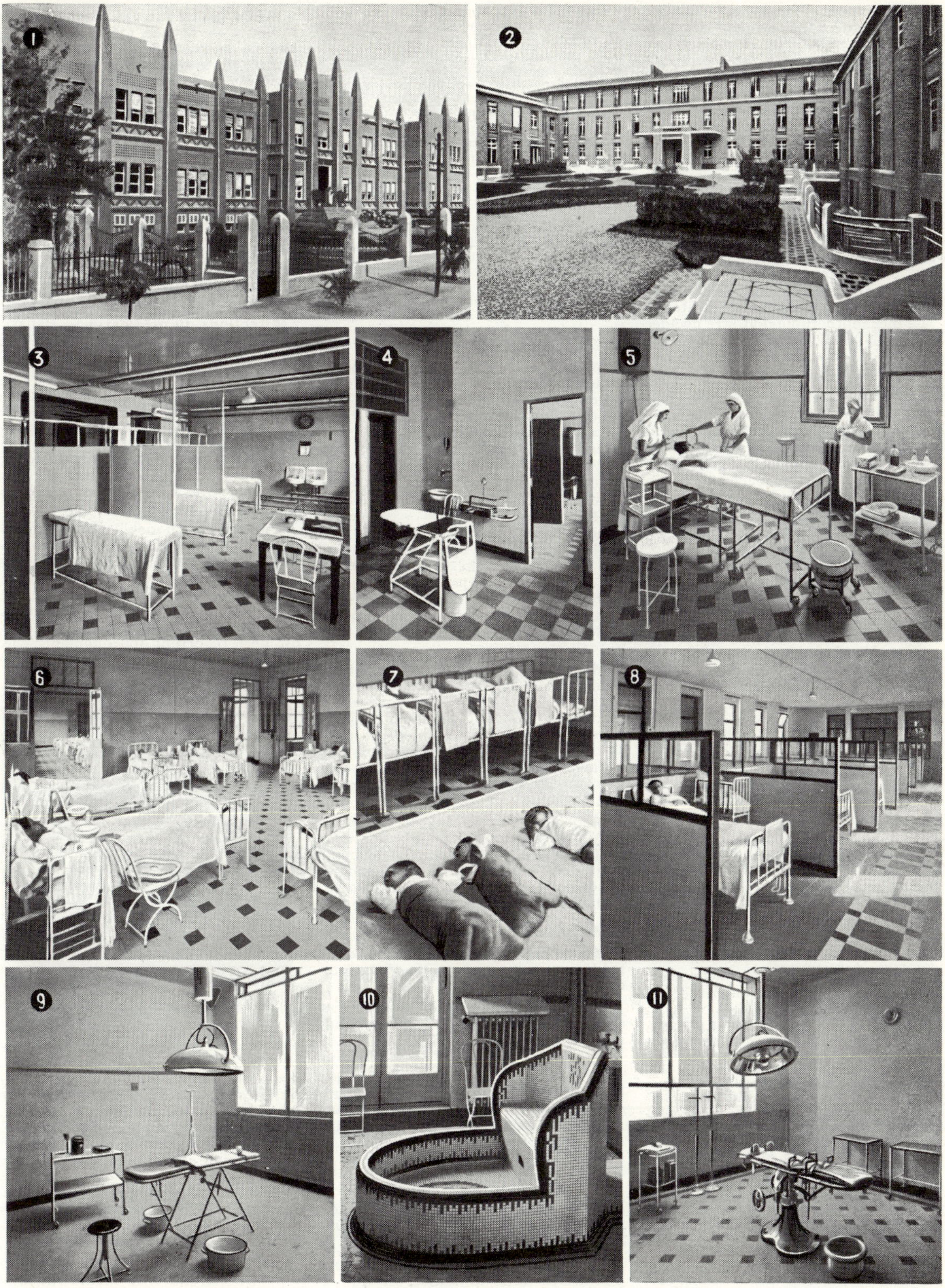

Maternités.

1. Maternité indigène à Dakar (Sénégal) ; 2. Maternité Adolphe-Pinard à Paris; 3. Salle de consultation (hôpital Bichat) ; 4. Salle d'examens gynécologiques (hôpital Saint-Antoine) ; 5. Chambre individuelle de travail (hôpital Baudelocque) ; 6. Une salle d'accouchées (hôpital Lariboisière) ; 7. Une crèche (hôpital Lariboisière) ; 8. Boxes individuels (hôpital Beaujon) ; 9. Une salle de forceps (Hospice Saint-Vincent-de-Paul) ; 10. Siège avec douche pour la toilette des entrantes (Hospice Saint-Vincent-de-Paul) ; 11. Salle d'opérations septiques (hôpital Bichat).

(*Cl. ministère de la France d'Outre-mer* [1] *et Assistance publique, à Paris* [2 à 11].)

Actuellement, la mécanothérapie n'est plus guère utilisée pour développer les possibilités de la respiration. D'autre part, les résultats sont loin d'être heureux dans les essais de redressement des déformations.

Dans les suites d'accidents, notamment ceux du travail (ankylose, atrophie ou rupture musculaire, arthrite consécutive à des contusions ou une entorse, cicatrices tendineuses ou musculaires adhérentes aux tissus voisins), les massages, les manipulations, les appareils du type pendulaire sont des adjuvants efficaces de la mécanothérapie. Les appareils mécaniques permettant l'emploi d'une force motrice puissante sont difficiles à freiner, et dans l'ensemble discutés.

La mécanothérapie doit être décidée après avis médical autorisé. Elle peut mener à des déboires si elle est utilisée à contretemps et d'une manière trop intensive.

MÈCHE. — Petite bande de gaze stérilisée, iodoformée ou salolée, qu'on introduit dans l'ouverture d'une plaie afin d'empêcher son occlusion avant la cicatrisation du foyer placé en arrière, dont le pus peut ainsi s'écouler.

MÉCONIUM (du gr. *mêkônion,* suc de pavot). — Nom donné, par analogie de couleur et de consistance avec le suc de pavot, aux matières visqueuses, molles et pâteuses, brun verdâtre, qui s'accumulent dans l'intestin du fœtus pendant la grossesse et que l'enfant expulse peu de temps après sa naissance (dans les trois premiers jours), quelquefois même avant (dans le cas de présentation du siège) ; cette expulsion hâtive est un signe de souffrance du fœtus.

Le méconium est constitué par de la bile mélangée avec des sécrétions intestinales (cellules de la muqueuse). Sa quantité varie entre 60 et 250 g, avec une moyenne de 120 g; l'évacuation diminue donc de ce chiffre le poids du bébé. Les gros enfants diminuent plus que les petits, parce qu'ils expulsent davantage de méconium.

La non-expulsion du méconium dans les vingt-quatre premières heures doit faire redouter une malformation intestinale.

MÉDECIN (Docteur en médecine). — Praticien qui exerce la médecine.

L'exercice de la médecine est régi en France par la loi du 30 novembre 1892. Nul ne peut exercer la médecine en France s'il n'est muni d'un diplôme de docteur en médecine, délivré par le gouvernement français, à la suite d'examens subis devant un établissement supérieur médical de l'Etat (facultés et écoles de plein exercice et écoles préparatoires réorganisées). La durée des études est de six années.

La loi du 26 octobre 1940 a institué un *Ordre des médecins,* avec un conseil supérieur national et des conseils départementaux. Nul ne peut exercer la médecine s'il n'est habilité par un conseil professionnel dit *Conseil de l'Ordre des médecins.* Dans chaque département, le Conseil de l'Ordre dresse un tableau de personnes qui, réunissant les conditions imposées, sont admises à pratiquer leur art. Ce conseil établit un code de déontologie et est saisi de tous litiges entre médecins.

Fournitures de médicaments. — Les médecins, établis dans des localités où il n'existe pas de pharmacien ayant l'officine ouverte, peuvent fournir des médicaments simples ou composés aux personnes près desquelles ils sont appelés, mais sans avoir le droit de tenir une officine ouverte (loi de germinal, an XI).

Ils peuvent fournir des médicaments a ceux de leurs clients appartenant à une commune pourvue d'un pharmacien, mais seulement au domicile personnel où ils payent patente, comme suite de leur consultation.

Au domicile desdits clients, ils doivent, au contraire, s'abstenir, sauf le cas d'urgence.

Refus d'assistance. — Le médecin est libre de refuser ses soins à un malade qui ne lui convient pas. Dans le cours même d'une maladie, il a le droit de se retirer si les dispositions du malade à son égard ou son refus d'obéir à ses prescriptions lui semblent de nature à engager sa responsabilité.

Il n'est dans l'obligation de se rendre auprès d'un malade qu'en cas de réquisition légale par l'autorité compétente.

Secret professionnel. — V. SECRET.

Médecine sanitaire maritime (poste créé en 1819). — Médecin nommé après examen spécial, et dont la présence est obligatoire sur tous les navires transportant au moins 100 voyageurs ou la poste et effectuant une traversée de plus de sept jours ou un parcours d'une escale à l'autre nécessitant plus de quarante-huit heures de mer.

Le médecin remplit le rôle de médecin traitant et d'agent sanitaire; il est chargé des mesures propres à empêcher l'apparition des maladies épidémiques sur le navire; il tient le registre journalier de santé du bord et fait toutes déclarations utiles aux autorités sanitaires.

Médecin du travail ou d'entreprise. — La loi du 28 juillet 1942 a rendu obligatoire la présence d'un médecin dans les établissements de plus de 500 salariés; ce médecin pratiquera l'examen d'embauche, des examens périodiques de santé pour dépister les maladies sociales et professionnelles.

Médecin spécialiste. — Médecin qui s'est particulièrement adonné à l'étude d'une partie de la médecine : ophtalmologie, oto-rhino-laryngologie, gynécologie, dermatologie, neurologie, orthopédie, etc.

MÉDECINE. — Art de guérir.

Médecine légale. — Partie de la médecine qui s'occupe des relations de la médecine avec le droit.

Médecine préventive. — Moyens s'opposant à la propagation des maladies (hygiène, prophylaxie).

Médecine sociale. — Partie de la médecine concernant la pratique des lois sociales (maladies professionnelles, hygiène des usines, assurances sociales, dispensaires antituberculeux et antivénériens, puériculture, etc.).

MÉDECINES. — Potions purgatives.

Médecines noires. — Potions contenant de la casse et du séné, qui donnent une teinte noire.

Médecines blanches. — Potions purgatives dont la teinte est due à l'émulsion d'amande.

MÉDIAN (Nerf) [du lat. *medium,* milieu]. — Nerf du membre supérieur. V. NERF.

Pour sa *paralysie,* v. ce mot.

MÉDIASTIN (du lat. *mediastinum* milieu). — Espace existant, dans le thorax, entre les deux plèvres. Il est limité en avant par le sternum, en arrière par le rachis, en bas par le diaphragme. On le divise en médiastin antérieur et médiastin postérieur.

Médiastin antérieur. — Il contient le thymus et le cœur, enveloppé du péricarde, et les gros vaisseaux artériels et veineux.

Médiastin postérieur. — Il contient la partie inférieure de la trachée et des ganglions lymphatiques, l'aorte thoracique, l'œsophage, le canal thoracique, la veine azygos, les nerfs pneumogastrique, récurrent et grand sympathique.

Affections du médiastin. — CAUSES. *Abcès* provenant de ganglions, du sternum ou des côtes, de l'œsophage.

Tumeurs bénignes. — Goitre médiastinal, solide ou kystique; hyperplasie du thymus, tumeurs nerveuses (neurofibromes, neurinomes, ganglioneuromes du sympathique), lipomes, adénites tuberculeuse, syphilitique; anévrisme de l'aorte; kystes dermoïdes, kystes congénitaux des bronches et de l'œsophage.

Tumeurs malignes. — Lymphosarcomes, tumeurs du thymus; métastases cancéreuses d'une tumeur de l'œsophage, de l'estomac, du sein; leucémie des ganglions médiastinaux.

SIGNES. Dus à la compression des organes contenus dans le médiastin, du nerf récurrent (enrouement, voix bitonale), de la trachée (dyspnée avec tirage et cornage, toux coqueluchoïde), de l'œsophage (dysphagie), des nerfs (douleurs intercostales, scapulaires, cervicales), des veines (œdème de la face et des membres supérieurs, avec cyanose et dilatation veineuse). La radioscopie montre une ombre médiastinale volumineuse et élargie (*fig.* 1131).

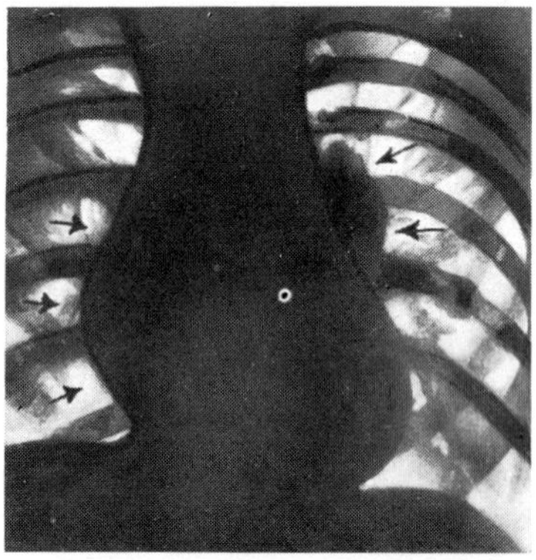

FIG. 1131. — Tumeur du médiastin.

TRAITEMENT. Evacuation de l'abcès. Intervention chirurgicale quand elle est possible. Traitement antisyphilitique. Rayons X.

MÉDIASTINITE. — Inflammation du tissu cellulaire du médiastin. Une inflammation chronique de ce tissu cellulaire complique parfois la symphyse cardiaque, déterminant des adhérences péricardiques avec la paroi thoracique (*médiastino-péricardite calleuse*).

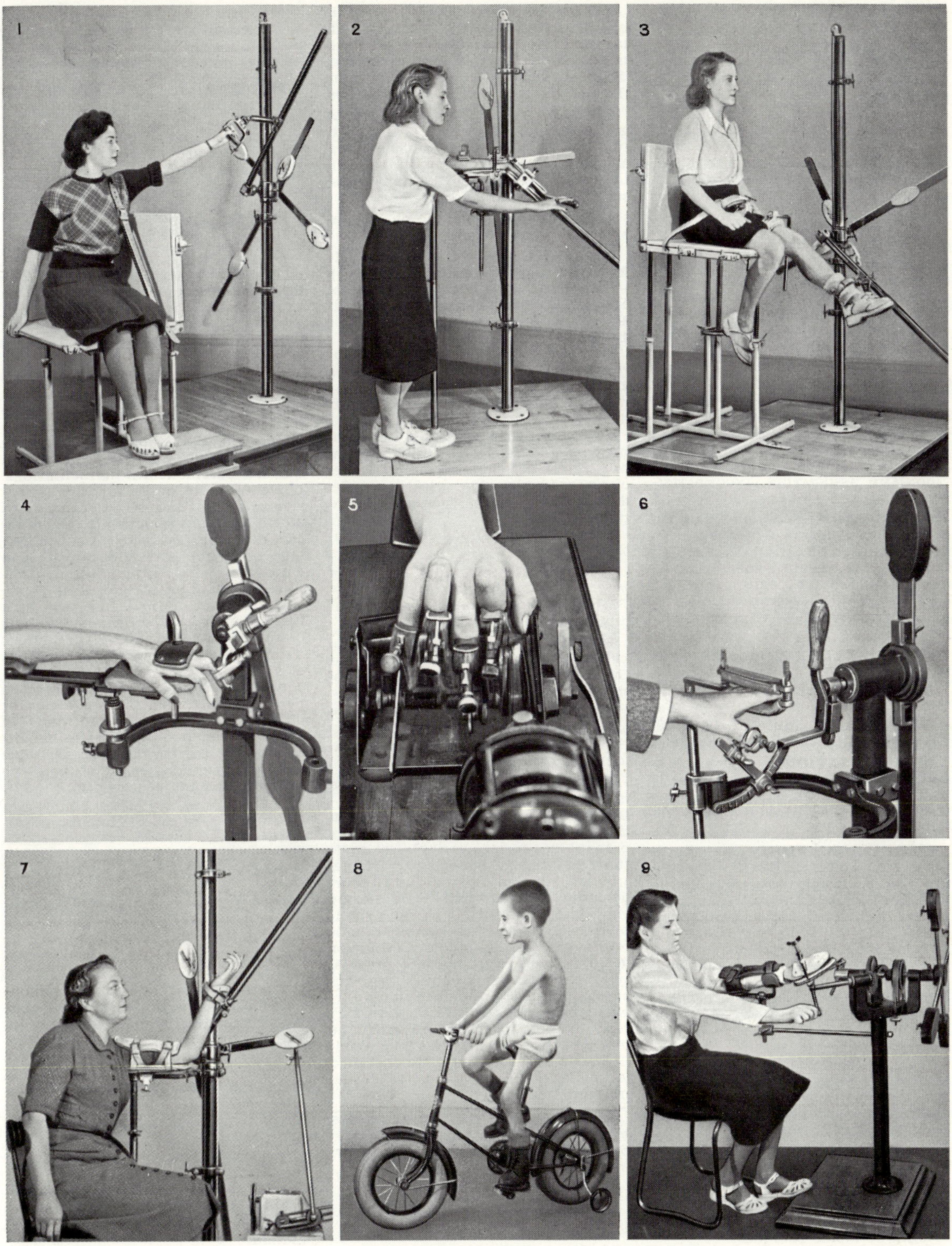

Mécanothérapie.
1 à 7, et 9. Différents appareils de rééducation articulaire; 8. Rééducation par le jeu.
(Coll. Dr Ducroquet et Sylvain Albert.)

MÉDIASTINOGRAPHIE GAZEUSE. — V. *Supplément.*

MÉDICAMENTS. — Substances minérales, végétales ou animales, qu'on fait absorber dans le dessein de guérir, soit par les voies digestives (bouche, anus), soit par les voies respiratoires (inhalations), soit par la peau (injections sous-cutanées, emplâtres et pommades), soit par le système nerveux (ponction lombaire), soit par les veines (injections intraveineuses).

Les médicaments se divisent en *officinaux* et en *magistraux.*

Médicaments officinaux. — Médicaments dont la formule est arrêtée et inscrite au *Codex* (répertoire officiel de la pharmacie), et qui doivent se trouver prêts, sous la même forme, dans toutes les officines.

Médicaments magistraux. — Ils se composent des précédents, mais, au lieu d'être délivrés tels quels, sont préparés au gré du médecin, selon son ordonnance.

Antagonisme, Association, Incompatibilité des médicaments. — V. ANTAGONISME, ASSOCIATION, INCOMPATIBILITÉ.

MÉDICATION. — Emploi d'un ou de plusieurs agents thérapeutiques pour produire une action déterminée : faire cracher, vomir, suer, etc. La médication est une partie seulement du *traitement,* qui comprend tous les moyens mis en œuvre pour guérir une maladie.

MÉDICINALES (Plantes). — Voir PLANTES.

MÉDIUS. — Doigt du milieu. V. MAIN.

MÉDULLAIRE (du lat. *medulla,* moelle). — Qui a trait à la moelle.

MÉDULLISATION. — Envahissement du tissu compact des os par le tissu médullaire, ce qui entraîne une fragilité osseuse (hérédo-syphilis du jeune âge, vieillesse).

MÉDULLOCULTURE. — Ensemencement d'un milieu de culture avec de la moelle osseuse obtenue par ponction sternale ou trépanation, pour y rechercher certains microbes.

Les résultats sont comparables à ceux de l'hémoculture; elle est toujours positive quand l'hémoculture est positive; elle peut même être positive en cas de négativité de l'hémoculture. Dans la fièvre typhoïde, au début, la médulloculture permet souvent d'isoler le bacille d'Eberth, alors que l'hémoculture reste stérile et que le sérodiagnostic est douteux. Dans les autres septicémies, elle donne des résultats comparables à ceux de l'hémoculture.

MÉDULLOSURRÉNALOME. — Tumeur de la substance médullaire de la glande surrénale.

MÉDULLOTHÉRAPIE. — Traitement de la rage par l'inoculation de moelles de lapins rabiques.

MÉDULLOTRANSFUSION. — Méthode de transfusion dans la moelle osseuse par voie tibiale ou fémorale chez le nouveau-né athrepsique ou atteint d'infection grave. Cette méthode, combinée à la sulfamido- et pénicillothérapie, peut rendre de grands services.

MÉDUSE. — Cœlentéré dont le contact provoque une urtication de la peau, les tentacules de ces animaux contenant des cellules munies d'une sorte de dard, d'où le surnom d'*orties de mer* donné aux méduses.

MÉGACARYOCYTE (du gr. *megas,* grand, *karuon,* noyau, et *kutos,* cellule). — Grande cellule de 50 à 100 μ, à noyau bourgeonnant, existant dans la moelle osseuse et donnant naissance aux globulins.

MÉGACÔLON (Maladie de Hirschsprung). — V. CÔLON.

MÉGALÉRYTHÈME ÉPIDÉMIQUE (cinquième maladie éruptive). — Affection saisonnière (printemps, été) atteignant surtout les enfants de 4 à 12 ans. Incubation silencieuse (4 à 10 jours).

Le premier signe est un *exanthème rouge* des joues avec petites macules, s'étendant à toute la face, sauf au menton, aux lèvres et à l'extrémité du nez.

Puis l'exanthème envahit les membres supérieurs, les fesses, les membres inférieurs, sous forme de taches circinées d'un rouge grisâtre, serties de violet. Pas d'énanthème, ni fièvre, ni ganglions.

Durée : 10 jours; pas de desquamation.

MÉGALOBLASTE (du gr. *megas, megalos,* grand, et *blastos,* cellule). — Globule rouge à noyau clair de grande dimension (10 μ).

MÉGALOCÉPHALIE (du gr. *megas, megalos,* grand, et *kêphalê,* tête). — Grosseur anormale de la tête (épilepsie, hydrocéphalie).

MÉGALOCYTE (du gr. *megas, megalos,* grand, et *kutos,* cellule). — Hématie géante provenant des mégaloblastes qui ont perdu leur noyau.

MÉGALOMANIE (du gr. *megas, megalos,* grand, et *mania,* manie). — Délire de grandeur, fait d'idées ambitieuses, de conceptions orgueilleuses, prenant des formes variables et revêtant des degrés également variables suivant la maladie psychique au cours de laquelle il survient et le terrain sur lequel il évolue. Dans son type le plus net, le délire mégalomaniaque représente l'un des stades d'évolution de la psychose systématisée progressive. Les états maniaques peuvent aussi présenter quelques idées orgueilleuses, mais on les observe surtout dans la paralysie générale, où leur caractère essentiel est leur mobilité, leur absurdité, leur incohérence, les malades imaginant posséder des milliards, ou être roi, pape, Dieu.

MÉGALOSPLÉNIE (du gr. *megas, megalos,* grand, et *splên,* rate). — Synonyme de *splénomégalie.* V. RATE (maladies).

MÉGISSIER. — V. PIGEONNEAU.

MEIBOMIUS (Glandes de). — V. *Paupière,* à ŒIL.

MEINICKE (Réactions de). — Réactions utilisées dans le diagnostic de la syphilis. V. RÉACTION.

MÉIOPRAGIE (du gr. *meiôn,* moindre, et *prassein,* circuler). — Amoindrissement de l'aptitude fonctionnelle d'un organe, par suite d'une lésion antérieure.

MÉIOSE (du gr. *meioô,* je diminue). — Processus de réduction de moitié du nombre des chromosomes dans les gamètes ou cellules reproductrices.

MÉLÆNA ou MÉLÉNA (du gr. *mélaina,* fém. de *melas,* noir). — Hémorragie intestinale. Le sang, qui est noir, est évacué, mélangé ou non avec des matières fécales. Pour le traitement, voir HÉMORRAGIE.

MELALEUCA. — Plantes de la famille des Myrtacées, d'où l'on extrait l'essence de Cajeput, le goménol.

MÉLANCOLIE (du gr. melas, *noir,* et *kholê,* bile) [syn. : lypémanie]. — Etat de dépression, d'hypo-activité de toutes les fonctions psychiques.

Le mélancolique est bien orienté; il est toujours présent, mais il a souvent des idées délirantes, d'indignité, d'auto-accusation, de malheur. Ses perceptions sont parfois diminuées (perte de la vision mentale externe et interne) et parfois perverties, d'où apparition d'illusions et de troubles de l'anesthésie. Le mélancolique n'a que très rarement des hallucinations. L'hypo-activité de la fonction affective se traduit par un ralentissement ou un arrêt des sentiments. Le caractère dominant est la tristesse; le malade sent que son affectuosité, son émotivité pour autrui sont diminuées. Fuyant la société, il se replie sur lui-même, il ne s'intéresse qu'à lui, ne pense qu'à ses maux, est sans cesse en proie à une vive douleur morale, allant parfois jusqu'à l'anxiété et à l'angoisse. La volonté du mélancolique est affaiblie et des notions parasites s'installent dans son esprit : obsessions, phobies, impulsions. La vie active est amoindrie et le mélancolique est parfois dans un véritable état d'inertie motrice, de stupeur. Le sens moral n'est pas atteint.

Les troubles des actes sont assez fréquents : refus d'aliments, automutilations, suicide, homicide altruiste.

Cette affection est grave pendant les accès en raison du danger de suicide : il faut surveiller étroitement les malades au moment des crises; dans l'intervalle, le malade peut se comporter comme une personne normale.

TRAITEMENT. L'électrochoc se montre efficace dans toutes les formes de la mélancolie : simple, délirante et surtout anxieuse. Médication calmante lors des crises : laudanum de Sydenham (X à C gouttes par jour), belladone, gardénal. En dehors des crises : toniques, arsenic et, en cas d'hypotension, adrénaline. Hormones mâles.

Traiter les troubles digestifs, forcer le malade à s'alimenter.

Lors des crises, internement habituellement nécessaire. Traitement moral à toutes les phases de la maladie.

MÉLANÉMIE (du gr. *melas,* noir, et *haima,* sang). — Présence de mélanine dans le sang, ainsi que dans certains organes (rate, foie), dans le paludisme et les tumeurs mélaniques.

MÉLANIDROSE (du gr. *melas,* noir, et *hidrôs,* sueur). — V. CHROMIDROSE.

MÉLANINE. — Pigment noir renfermant des traces de fer et de soufre, qui colore normalement la peau des Noirs, les cheveux, la choroïde, et qui semble résulter de la transformation des acides aminés. La formation de mélanine est accrue dans la peau sous l'influence de rayons solaires ou ultraviolets, ainsi que dans la maladie d'Addison, les tumeurs et sarcomes mélaniques.

MÉLANISME (du gr. *melas,* noir). — Pigmentation foncée physiologique de la peau. On doit le distinguer de la mélanodermie, qui est une pigmentation foncée d'origine pathologique. Le mélanisme peut être acquis (action du soleil) ou héréditaire; dans ce dernier cas, il est le plus souvent racial (Noirs, Arabes), mais parfois aussi familial et transmissible en dominance.

MÉLANODERMIE (du gr. *melas, anos,* noir, et *derma,* peau). — Etat pigmentaire anormal de la peau qui prend une teinte brune plus ou moins foncée.

Cette pigmentation peut être locale ou générale, le plus souvent sous forme de plaques d'étendue considérable. La mélanodermie s'observe dans la maladie d'Addison (v. SURRÉNALES), la tuberculose (à la période de cachexie), le paludisme, le diabète bronzé, les cirrhoses pigmentaires des diabétiques, l'intoxication arsenicale, aurique ou argentique. La phtiriase, déterminant un prurit violent, peut, chez les malheureux, créer une véritable mélanodermie par suite du grattage incessant : c'est la maladie des vagabonds.

Le traitement dépend de la cause.

MÉLANOME (du gr. *melas, anos,* noir). — Tumeur formée aux dépens des cellules mélanoblastes, qui élaborent un pigment noirâtre et qui s'observe surtout à la peau et à l'œil.

Mélanomes bénins. — Ce sont les *naevi pigmentaires* de la peau, taches pigmentaires, lentigo, nævus bleu, etc. V. NÆVUS.

Mélanomes malins. — Tumeurs très malignes prenant naissance dans l'œil (choroïde) ou dans la peau (nævus), pouvant revêtir la structure soit d'un épithélioma, soit d'un sarcome; elles s'accroissent rapidement, envahissent les ganglions régionaux, se propagent par voie sanguine, envoyant des métastases dans la plupart des viscères et dans les os.

TRAITEMENT. Cette forme de cancer, la plus maligne que l'on connaisse, ne doit pas être traitée chirurgicalement; le radium et les rayons X, même très pénétrants, sont souvent inefficaces; le seul traitement est la destruction précoce par l'*électrocoagulation.*

MÉLANOSARCOME (Sarcome mélanique). — Tumeur maligne développée aux dépens de la peau ou de l'œil (choroïde).

MÉLANOSE. — Teinte noirâtre de la peau et de certains organes, causée par la mélanine.

La teinte noirâtre donnée au poumon par les poussières de charbon se différencie de la mélanose vraie par la forme anguleuse et irrégulière de ces fragments de charbon.

Mélanose de Riehl. — Teinte noirâtre de la face, du cou et du front. La pigmentation brun chocolat forme un réseau à mailles fines. Bon état général. Evolution lente vers la guérison.

ORIGINE. Obscure. Avitaminose de dénutrition. Action irritante de certains carbures d'hydrogène entrant dans la composition des huiles de graissage, de produits de teinture de cheveux ou d'hygiène et beauté. Favorisée par la lumière, un état séborrhéique de la peau.

TRAITEMENT. Vitamine C et extrait cortical surrénal; favoriser l'évacuation de l'intestin; calmer l'irritation nerveuse; supprimer les causes externes, quand elles existent.

MÉLANURIE (du gr. *melas,* noir, et *ouron,* urine). — Urine noirâtre (intoxication par l'acide phénique) ou existence dans l'économie de tumeur mélanique (mélanose).

MÉLASSE. — Sorte de sirop épais, résidu du suc de canne ou de betterave après la cristallisation. Elle est laxative.

MÉLILOT. — Plante (*Melilotus officinalis*) de la famille des Légumineuses, dont les sommités fleuries doivent à la présence d'un glucoside engendrant de la coumarine un parfum très suave, qu'accentue la dessiccation. L'infusion est souvent utilisée dans le traitement des conjonctivites, mais elle est douée également de propriétés antispasmodiques, diurétiques et béchiques.

MÉLIOÏDOSE (du gr. *melis,* morve, et *eidos,* forme). — Infection septicémique sévissant en Extrême-Orient. Elle est causée par un bâtonnet mobile, Gram négatif (*Bacillus Whitmore*). La maladie sévit surtout chez les rongeurs et parfois chez les animaux domestiques; le parasite est transmis par les puces, les moustiques (*Ædes aegypti*); l'homme s'infecte par ingestion de matières alimentaires souillées ou par voie cutanée.

SIGNES. Fièvre élevée, aspect d'une typhoïde, diarrhée, collapsus, dyspnée, délire, abcès multiples.

PRONOSTIC. Grave; ordinairement, septicémie mortelle.

TRAITEMENT. Il n'existe encore aucun traitement spécifique; les essais de vaccins n'ont pas été probants. Sulfamides.

MÉLISSE (Citronnelle). — Plante de la famille des Labiacées (*Melissa officinalis*), employée en infusé (10 g p. 1 000) comme stimulant, vulnéraire et antispasmodique; son odeur agréable est due à l'essence contenue dans les poils épidermiques glanduleux. On prépare avec la plante fraîche un alcoolat simple ou composé (*eau de mélisse des Carmes*).

L'alcoolat dit « eau de mélisse », contenant 90 p. 100 d'alcool, peut être une cause d'alcoolisme chez les femmes qui en abusent sans se douter du danger. Il doit être employé à la dose de quelques gouttes sur un morceau de sucre, en cas d'indigestion, de douleurs d'estomac, de syncopes, de crises de nerfs.

La mélisse des bois (*Melittis melissophyllum*) est une autre Labiacée, douée également de propriétés antispasmodiques.

MÉLITINE. — Filtration d'une culture en bouillon du microbe de la mélitococcie (*Micrococcus* ou *Brucella melitensis*) âgée d'environ 15 jours.

L'inoculation intradermique (*intradermo-réaction*) d'une goutte de mélitine donne au bout de 2 à 3 heures une réaction locale rouge et douloureuse qui permet d'affirmer le diagnostic de mélitococcie.

Cette réaction dure de la 3e heure au 3e jour.

MÉLITOCOCCIE. — V. à MALTE (Fièvre de).

MELLITE. — Médicament liquide, visqueux, contenant une forte proportion de miel dissous dans de l'eau, des solutions médicamenteuses diverses (mercuriale) ou du vinaigre (oxymellite).

MELON. — Le melon, de la famille des Cucurbitacées, est un excellent fruit. S'il produit des diarrhées et des coliques, c'est parce que, souvent, on le mange trop mûr et qu'on le prend au début du repas au lieu de le prendre au dessert, avec du sucre, comme tous les autres fruits. Une poire très mûre, prise avant le déjeuner, provoquerait les mêmes troubles.

MELTZER-LYON (Épreuve de). — V. *Tubage duodénal,* à DUODÉNUM (modes d'exploration).

MEMBRANE. — Nom collectif donné à des tissus minces destinés à envelopper d'autres organes (peau, méninges, séreuse, aponévrose), à absorber ou à sécréter certaines substances (muqueuse).

Rupture des membranes. — Rupture des membranes de l'œuf au moment de l'accouchement. Voir *Poche des eaux,* à ACCOUCHEMENT (phénomènes physiologiques).

MÉMOIRE (Maladies de la). — On peut distinguer trois sortes de maladies de la mémoire : 1° les *amnésies* (du gr. *a,* priv., et *mnêmê,* souvenir) ou troubles par affaiblissement de la fonction; 2° les *hypermnésies* (du gr. *huper,* par-dessus, et *mnêmê,* souvenir) ou troubles par exaltation de la fonction; 3° les *paramnésies* (du gr. *para,* à côté de, et *mnêmê,* souvenir), constituées par une déviation de la fonction.

Amnésies. — On peut distinguer de deux sortes : les amnésies totales et les amnésies partielles.

Les principales sortes d'amnésies totales sont les suivantes.

Amnésies temporaires. — A la suite d'accidents ou d'émotions, des individus oublient complètement non seulement ce qui s'était passé dans les moments qui ont précédé l'accident, mais parfois aussi tout ce qu'ils avaient appris depuis leur enfance, et on est obligé de les rééduquer complètement.

Amnésies périodiques. — Ce sont les cas de malades atteints d'un dédoublement de la *personnalité* (voir ce mot) qui ne se souviennent que d'une partie de leur vie à la fois.

Amnésies progressives. — Ce sont celles qui, par un travail de dissolution constante, amènent l'abolition de la mémoire à la suite d'hémorragies cérébrales, d'apoplexie, de ramollissement ou de paralysie générale. C'est ainsi que les malades commencent par oublier une période de leur vie, puis oublient progressivement tout leur passé.

Amnésies congénitales. — Ce sont celles que l'on observe chez les idiots.

Les *amnésies partielles* sont celles où un individu oublie brusquement un ensemble de données, une science, une langue vivante, ou bien perd la mémoire des noms propres, des figures, des signes. C'est dans cette catégorie que l'on range les aphasies.

Loi de régression (de Ribot). — Quand la mémoire est troublée et que des souvenirs sont perdus, les premiers à disparaître sont ceux qui étaient le moins fortement fixés, les derniers acquis, ou ceux auxquels correspondaient le moins grand nombre d'expériences. L'amnésie est donc régressive; elle s'étend du moins stable au plus stable, du plus récent au moins récent, du plus concret au moins concret.

Cette loi s'applique aux amnésies totales aussi bien qu'aux amnésies partielles. En effet, les malades, et même les vieillards normaux par ailleurs perdent d'abord la mémoire des événements récents et gardent beaucoup plus longtemps les souvenirs anciens.

De même, dans les amnésies de la parole, les faisceaux de souvenirs les premiers perdus sont ceux des noms propres, puis des noms communs, des adjectifs, et les derniers de tous, des verbes et des interjections.

On donne souvent à ces amnésies le nom d'*antérogrades,* par opposition aux premières, qui sont des amnésies *rétrogrades.*

Hypermnésie. — Les noyés, les pendus qu'on a pu faire revivre grâce à la respiration artificielle, ont donné de curieux exemples d'hypermnésie, en racontant que, lorsqu'ils s'étaient sentis mourir, ils avaient revu dans un éclair, avec une précision extraordinaire, un panorama complet de leur vie.

On cite aussi les cas de personnes qui auraient, dans leur petite enfance, enregistré inconsciemment des souvenirs qu'elles se rappellent plus tard avec une netteté étonnante; il arrive aussi que des individus se mettent brusquement à discourir en une langue qu'ils n'avaient pas parlée depuis trente ou quarante ans.

Paramnésie. — Dans cette catégorie se range la troublante illusion du « déjà vu », qui peut être un signe de lésion cérébrale organique mais se voit souvent chez des sujets normaux.

MENDÉLISME. — Ensemble des conceptions explicatives du mécanisme biologique de l'hérédité, qui s'appuient sur les lois découvertes par Mendel.

Le mendélisme, à peu près universellement admis aujourd'hui, s'applique à tous les phénomènes, à toutes les anomalies biologiques des espèces. Ses notions fondamentales sont les suivantes :

Les caractères héréditaires sont des unités, indépendantes les unes des autres, qui se transmettent intégralement d'une génération à l'autre. C'est la *loi de pureté* ou *d'indépendance des caractères.* Exemples : la fossette du menton, la kératose palmo-plantaire, l'aptitude à la musique.

Chaque caractère héréditaire mendélien est le résultat de l'interaction de deux facteurs, dont l'un est dit « dominant », alors que le second est dit « récessif ». C'est la *loi de dominance.* Exemple : le facteur et le caractère « cheveux frisés » dominent le facteur et le caractère « cheveux plats »; si un individu possède de son père le caractère « cheveux frisés » et de sa mère le caractère « cheveux plats », le premier domine le second et le sujet aura les cheveux frisés.

Lorsque deux ou plusieurs caractères sont, à la fois, dissemblables chez le père et la mère, ces caractères demeurent indépendants les uns des autres dans leur transmission héréditaire; ils peuvent donc se séparer, entrer en « ségrégation ». C'est la loi de *ségrégation des caractères.* Exemple : le père a les cheveux frisés et une fossette au menton; la mère a les cheveux plats et n'a pas cette fossette; certains des enfants auront les cheveux frisés, mais pas de fossette au menton, ou inversement; d'autres auront ces deux caractères à la fois, d'autres n'en auront aucun, selon les lois de Mendel de dominance ou de récessivité.

MÉNIÈRE (Maladie ou Vertige de). — V. OREILLE (maladies de l'oreille interne).

MÉNINGES (du gr. *mênigx, iggos,* membrane). — Nom des trois enveloppes membraneuses qui entourent

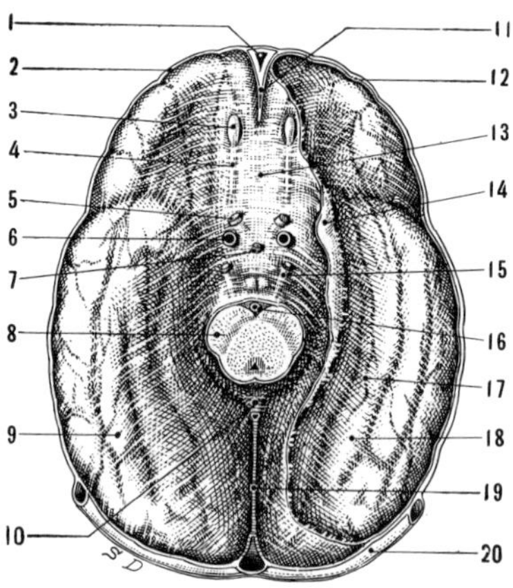

FIG. 1132. — Méninges. Le feuillet viscéral de l'arachnoïde à la base du cerveau.

1. Sinus longitudinal supérieur; 2. Coupe de la dure-mère; 3. Bulbe olfactif; 4. Bandelette olfactive; 5. Nerf optique; 6. Carotide interne; 7. Tige du corps pituitaire; 8. Coupe des pédoncules cérébraux; 9. Hémisphère droit recouvert par l'arachnoïde; 10. Ampoule veineuse de Galien; 11. Faux du cerveau; 12. Coupe de l'arachnoïde; 13. Pont arachnoïdien; 14. Arachnoïde sectionnée et écartée; 15. Nerf moteur oculaire commun; 16. Tronc basilaire; 17. Réseau veineux sous la pie-mère; 18. Hémisphère gauche recouvert par la pie-mère; 19. Faux du cerveau; 20. Sinus latéral.

le cerveau et la moelle : la dure-mère, l'arachnoïde et la pie-mère (*fig.* 1132).

La *méninge dure,* fibreuse, est la plus superficielle; elle est au contact des parois osseuses. La plus profonde est la *pie-mère,* fine membrane délicate qui épouse pieusement tous les sillons des centres nerveux, s'y enfonce, apportant avec elle les vaisseaux nourriciers. Entre ces deux méninges se trouve l'*arachnoïde.* L'arachnoïde est séparée de la pie-mère par les espaces sous-arachnoïdiens. Des travées conjonctives vont de la pie-mère à l'arachnoïde. Entre ces travées circule le liquide céphalo-rachidien, destiné à protéger les centres nerveux contre les traumatismes.

MÉNINGÉES (Hémorragies). — Epanchements sanguins se faisant à la surface des méninges.

1° A la *face externe* de la dure-mère, ils sont d'ordinaire traumatiques par rupture d'une artère méningée, d'un sinus veineux (fracture du crâne). Ils se traduisent par un coma progressif.

Le traitement est chirurgical (hémostase). Il consiste dans l'ablation du sang et des caillots.

2° L'hémorragie peut se faire à la *face interne* de la dure-mère, entre des membranes de nouvelle formation (pachyméningite hémorragique).

Elle a alors pour causes prédisposantes l'âge, la vieillesse, surtout l'alcoolisme; et accessoirement le rhumatisme, l'aliénation mentale, la syphilis. Une émotion, un effort peuvent déterminer la rupture vasculaire.

Chez le nouveau-né, un accouchement laborieux, un forceps, l'asphyxie pendant l'accouchement sont des causes prédisposantes aux hémorragies méningées.

3° L'hémorragie peut encore se faire dans l'*espace sous-arachnoïdien* (rupture d'une artère athéromateuse). Au début, céphalée, vertiges; puis attaque d'apoplexie, parfois avec hémiplégie. Plusieurs attaques peuvent se succéder. L'affection se termine souvent par la mort.

TRAITEMENT. Celui de l'hémorragie cérébrale. Ponction lombaire.

MÉNINGIOME. — Tumeur, généralement bénigne, développée aux dépens de l'arachnoïde.

MÉNINGITE. — Inflammation, aiguë le plus souvent, parfois chronique, des enveloppes du cerveau et de la moelle. Cette inflammation se traduit presque toujours par une *raideur* de la colonne rachidienne. Le médecin la recherchera en fléchissant la tête sur le tronc (raideur de la nuque), le tronc sur les jambes étendues (v. KERNIG [Signe de]).

De nombreux microbes peuvent déterminer des méningites : le méningocoque, le pneumocoque, le streptocoque, le bacille de Pfeiffer, le colibacille, etc., responsables des *méningites purulentes;* le bacille de Koch, responsable de la *méningite tuberculeuse;* le tréponème pâle, responsable de la *méningite syphilitique;* des *virus* (méningite ou réaction méningée du zona, des oreillons, de la grippe, etc.).

La *ponction lombaire* est le plus souvent indispensable pour assurer un diagnostic précis et permettre le traitement; elle ne doit donc pas être redoutée du malade ni de son entourage.

Méningites purulentes. — Elles sont souvent apparemment primitives, parfois secondaires à une septicémie, une affection pulmonaire, urinaire, otitique, une angine, etc.

SIGNES. Les signes évocateurs sont au nombre de trois : maux de tête, constipation et vomissements. La fièvre est généralement élevée; on note de la raideur de la nuque, un signe de Kernig, parfois une éruption.

Mais, bien souvent, les signes sont beaucoup plus discrets, surtout chez le jeune enfant, et demandent au médecin un examen minutieux.

L'examen du liquide céphalo-rachidien retiré par ponction lombaire donne des résultats très importants à connaître : il est *trouble*, alors que normalement il est clair; il contient un grand nombre de globules blancs dits polynucléaires, et le taux de l'albumine y est augmenté. Par ailleurs, on y met en évidence le microbe responsable : méningocoque, pneumocoque, streptocoque, staphylocoque, bacille de Pfeiffer, etc.

(Pour plus de détails, voir plus loin à *méningite cérébro-spinale épidémique.*)

EVOLUTION. En l'absence de traitement, des paralysies, des convulsions apparaissent, la mort survenant plus ou moins rapidement après une période de coma. Les antibiotiques permettent heureusement de guérir un grand nombre de méningites.

TRAITEMENT. Placer le malade dans une chambre obscure et silencieuse. Alimentation liquide. Combattre la constipation. Glace sur la tête. Les antibiotiques sont le traitement de choix : sulfamides par la bouche ou en injections intrarachidiennes, le plus souvent associés à la pénicilline en injections intramusculaires. La streptomycine et la chloromycétine donnent des résultats favorables contre certains germes résistants. La terramycine et l'auréomycine peuvent également être indiquées.

Méningite ou réaction méningée due à un virus. — Un grand nombre de maladies infectieuses dues à un virus peuvent donner des réactions méningées : le plus souvent cette inflammation bénigne des méninges se traduit par un début brutal avec fièvre, des maux de tête, des douleurs et de la raideur au niveau de la colonne vertébrale (raideur de la nuque, signe de Kernig). La ponction lombaire montre une augmentation du nombre des globules blancs, dits lymphocytes, et de l'albumine. Cette sorte de méningite se rencontre au cours de certaines angines, du zona, des oreillons, etc. Elle évolue le plus souvent vers la guérison sans laisser de trace. La poliomyélite commence souvent par un tableau analogue, mais, si la méningite guérit, les paralysies qui lui font suite ont la gravité que l'on connaît. La mononucléose infectieuse, le virus d'Armstrong, peuvent donner de véritables méningites de durée assez longue (une à deux semaines) et de guérison habituelle.

TRAITEMENT. Vessie de glace sur la tête, uroformine, salicylate de soude, auréomycine dans certains cas.

Méningite tuberculeuse. — Inflammation des enveloppes du cerveau due au bacille de Koch. Chez l'enfant ou chez l'adulte jeune, elle est souvent secondaire à une primo-infection et elle est souvent accompagnée d'une granulie. Chez l'adulte, c'est souvent une complication d'une tuberculose osseuse, pulmonaire ou rénale. Chez les jeunes enfants, on retrouve fréquemment la notion de contagion par un proche (parent, ami, voisin, etc.). Aussi faut-il éviter à tout prix les contacts entre les tuberculeux pulmonaires et les enfants. La méningite tuberculeuse est rarissime chez les sujets vaccinés par le B. C. G.

SIGNES. *Forme de l'enfant.* — 1° *Période de début* (quelques jours à 5 ou 6 semaines). Le diagnostic est souvent difficile. L'attention est attirée par des symptômes différents ou non constants en dehors d'une fièvre irrégulière entre 37°,5 et 39°. Ce sont des vomissements, une perte de l'appétit, un changement de caractère, des maux de tête, de l'amaigrissement, de la constipation, de la somnolence, etc. Au moindre doute, on pratiquera une cuti-réaction à la tuberculine ou, mieux, une intradermo-réaction. Et si l'une de ces réactions est positive, on pratiquera une ponction lombaire.

2° *Période d'état.* Les symptômes se précisent, la fièvre est constante, d'allure variable, souvent irrégulière. L'enfant se plaint de maux de tête, il vomit fréquemment. Il est généralement constipé; parfois, il a de la diarrhée. La fatigue est de règle (l'enfant réclame son lit). Les parents notent le changement de caractère de l'enfant (qui devient triste, maussade et geignard), les troubles du sommeil (somnolence le jour, agitation la nuit). Le pouls et la respiration sont irréguliers, la raideur de la colonne vertébrale existe, mais elle est moins nette que dans les méningites purulentes. On note parfois des convulsions. Souvent, l'enfant redoute la lumière (photophobie) et recherche l'ombre.

3° *Période terminale.* Le pouls et la respiration deviennent de plus en plus irréguliers, la maigreur devient cachectique, les paralysies apparaissent (hémiplégie, paralysie oculaire), les convulsions deviennent plus fréquentes et la mort apparaît, la maladie ayant duré trois semaines environ.

Forme de la première enfance (nourrissons). — Elle est souvent d'un diagnostic très difficile. La contagion familiale ou par des proches est très fréquente. Les signes essentiels sont la torpeur, la fièvre, les troubles digestifs (vomissements, diarrhée). La courbe de poids est stationnaire ou en chute; la fontanelle est tendue et la nuque est souvent raide. L'évolution est comparable à celle décrite précédemment, mais la mort apparaît plus précocement.

Forme de l'adulte. — Dans certains cas, elle débute par des crises d'épilepsie, des signes de confusion mentale, une fièvre inexpliquée, une paralysie isolée. Les autres signes se rapprochent de la forme infantile.

La ponction lombaire donne issue à un liquide céphalo-rachidien clair, hypertendu, contenant de nombreux lymphocytes et des bacilles de Koch qui ne seront parfois mis en évidence que par culture ou inoculation au cobaye. L'albumine est augmentée, le taux du sucre et des chlorures est diminué.

PRONOSTIC. Autrefois, le diagnostic de méningite tuberculeuse était un arrêt de mort. Les antibiotiques modernes permettent de guérir un grand nombre de cas.

TRAITEMENT. La streptomycine est habituellement administrée par voie intramusculaire et intrarachidienne pendant très longtemps. On l'associe généralement à l'isoniazide (en comprimés par la bouche et en solution par voie intrarachidienne) et au P. A. S. (par la bouche ou en perfusion intraveineuse).

La surveillance des malades devra être très prolongée, en contrôlant fréquemment l'état du liquide céphalo-rachidien (ponction lombaire), les poumons (radiographie pulmonaire), le fond des yeux (recherche des tubercules choroïdiens), l'encéphale (électro-encéphalogramme). Les rechutes sont possibles : elles nécessitent alors la reprise du traitement; elles sont exceptionnelles au bout de deux ans, date à laquelle on peut considérer la guérison comme définitive.

Méningite syphilitique. — S'observe à la période secondaire et tertiaire de la syphilis acquise et dans l'hérédo-syphilis.

SIGNES. Céphalée rebelle à prédominance nocturne, paralysies fréquentes du nerf moteur oculaire commun, parcellaires et fugaces, fièvre peu élevée, état général conservé. Le liquide céphalo-rachidien est clair ou à peine louche, hyperalbumineux et renferme des lymphocytes; la réaction de Wassermann est positive.

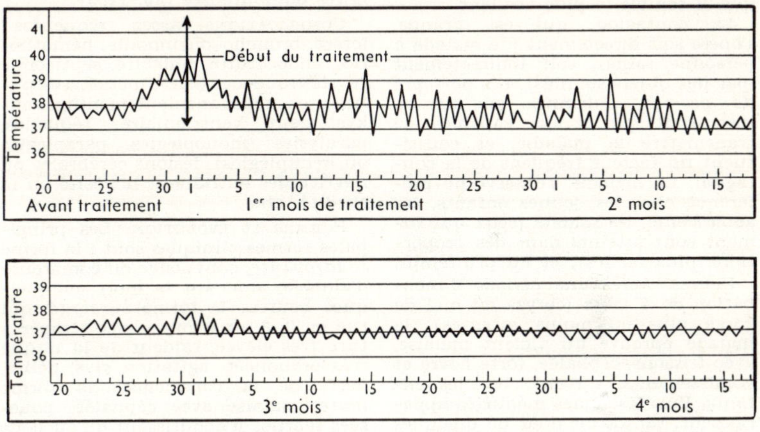

FIG. 1133. — Courbe de température au cours d'un cas de méningite tuberculeuse traitée et guérie par les antibiotiques antituberculeux.

Traitement. Pénicilline ou bismuth en injection intramusculaire, mercure en injection intraveineuse. Il a une efficacité remarquable.

Méningite cérébro-spinale épidémique. — Maladie épidémique et contagieuse localisée d'abord dans le rhinopharynx et qui produit ensuite un exsudat fibrino-purulent autour du cerveau et de la moelle.

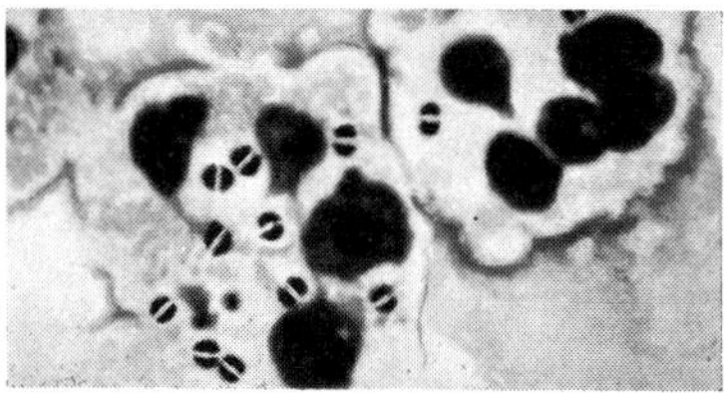

Fig. 1134. — Méningocoques.
(*Phot. Institut Pasteur.*)

Cause. L'agent pathogène est le *méningocoque* de Weichselbaum (*fig.* 1134), qui se présente sous forme de cocci en grains de café, accolés deux à deux, souvent intracellulaires, ressemblant aux gonocoques.

On en distingue plusieurs types, A, B, C, D, d'après l'étude de leurs propriétés antigéniques; le méningocoque B semble le plus virulent.

La contagion, qui est grande, s'opère soit directement (de malade à personne saine), soit indirectement (par des objets souillés). Les *porteurs de germes,* indemnes eux-mêmes, n'en sont pas moins capables de transmettre la maladie, et constituent un facteur fréquent de la contagion. La maladie s'observe de préférence chez les jeunes enfants, les adolescents, les soldats (ceux qui fument sont atteints dans des proportions plus faibles), et au printemps.

Signes. Après une période d'incubation de 4 jours (coryza ou mal de gorge plus ou moins intenses), le malade éprouve un violent malaise, avec frissons, céphalée, forte fièvre et vomissements, surtout chez les enfants. Puis les signes méningés apparaissent, tantôt au bout de quelques heures, tantôt après 24 ou 48 heures, quelquefois davantage : raideur de la nuque, signe de Kernig, phénomènes de contracture des membres, association de l'opisthotonos du tétanos à l'attitude en chien de fusil des méningites tuberculeuses; strabisme, photophobie; douleurs de tête variables, tantôt extrêmement violentes, arrachant au malade une plainte continuelle, tantôt relativement supportables; douleurs au niveau du thorax, de l'abdomen, surtout de la région lombaire, etc.

La fièvre se montre ordinairement élevée (parfois 40° d'emblée) et se maintient ainsi plusieurs jours (cependant, on observe des oscillations quotidiennes d'assez grande amplitude, jusqu'à 2°).

La respiration et le pouls sont rapides, souvent irréguliers.

Sauf chez les petits enfants, les convulsions ne s'observent que dans les formes graves, mais il y a toujours un certain degré d'excitation, d'agitation diurne, d'insomnie nocturne. Le délire est rare ou alors tranquille, et, dans la plupart des cas, la lucidité des malades est complète.

Les vomissements du début cessent assez rapidement, et la constipation est rare; chez les enfants, on note plutôt de la diarrhée. La soif est extrêmement marquée; l'urine, d'ailleurs, est claire et contient exceptionnellement de l'albumine.

Le malade présente souvent des manifestations cutanées, érythémateuses, purpuriques et surtout d'herpès (qui constitue un signe important), et des manifestations articulaires douloureuses (*fig.* 1135).

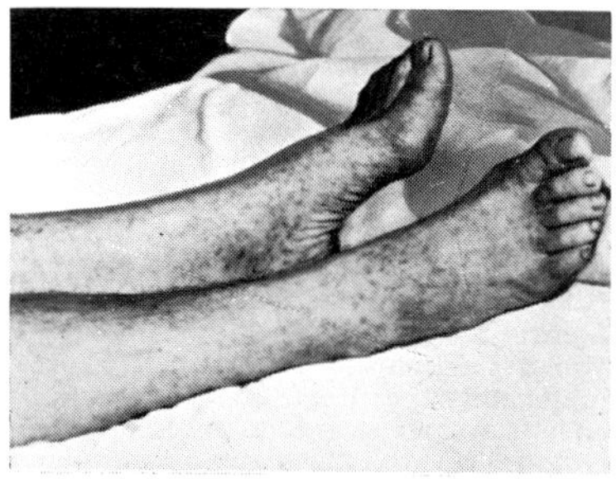

Fig. 1135. — Manifestations cutanées sur les jambes d'un malade atteint de méningite cérébro-spinale.
(*Cl. U. S. I. S.*)

Complications. Assez fréquentes : ictère, broncho-pneumonie, hémothorax, endocardite, phlébite, septicémie (v. méningococcémie), métastases purulentes, cloisonnement méningé, enkystement ventriculaire, séquelles, paralysies (monoplégies, paraplégies ou hémiplégies), lésions cérébrales ou névritiques entraînant la cécité ou la surdité, etc.

Formes et évolution. Les principales formes cliniques sont : la forme *foudroyante,* convulsive ou comateuse d'emblée, amenant la mort en quelques heures; la forme *suraiguë,* qui tue en 2, 3 ou 4 jours, avec température très élevée, raideur de la nuque très prononcée, agitation vive, délire, perte de la conscience; la forme *lente,* malaise avec céphalée, poussées fébriles n'aboutissant qu'au bout de 2 ou 3 semaines à l'allure aiguë de la maladie; la forme *chronique,* pouvant durer jusqu'à une année et davantage, avec raideur de la nuque, douleurs, troubles vaso-moteurs, fièvre, troubles digestifs, amaigrissement, parésie, aboutissant finalement à une séquelle incurable due à une lésion nerveuse destructive; la forme particulière aux *nourrissons,* qui se distingue de la forme de l'adulte par l'existence de troubles digestifs très accusés, et qui est, par son extrême gravité, rapidement mortelle; enfin, la forme *fruste,* dans laquelle on ne constate que quelques symptômes légers (fatigue, mal de tête, fièvre éphémère, douleurs à la nuque ou aux lombes, etc.), qui parfois n'empêchent pas le malade de vaquer à ses occupations.

La durée de la maladie est de 15 à 20 jours. Mais il reste souvent des phases de rémission pouvant alterner avec des périodes d'exacerbation.

Ponction lombaire. La ponction lombaire montre un liquide trouble, hypertendu, contenant une polynucléose nette (la mononucléose est assez rare), des méningocoques, surtout à l'intérieur des leucocytes, et une diminution du sucre et des chlorures.

Pronostic. La mortalité a diminué dans des proportions considérables depuis la découverte des antibiotiques.

Traitement. Jusqu'en 1937, la sérothérapie antiméningococcique représentait la seule thérapeutique et permettait certaines guérisons. En 1937, l'avènement des sulfamides augmenta le nombre des guérisons.

La découverte d'*antibiotiques* nouveaux a abaissé encore la mortalité. L'association pénicilline-sulfamide est souvent utilisée avec succès; parfois, on aura recours à la chloromycétine, à la streptomycine, etc.

Isoler le malade. Désinfecter le linge, les mouchoirs. Déclaration obligatoire. Dépister les porteurs de germes (par prélèvement de gorge) et les traiter.

Pour les personnes exposées à la contagion, les gouttes antiseptiques nasales, les gargarismes, les soins minutieux de propreté de la bouche, du visage, des mains, réalisent une protection souvent efficace.

Méningite sérique. — Au cours d'un traitement sérothérapique d'un malade atteint de méningite cérébro-spinale, on peut voir une exacerbation de phénomènes méningés sous l'influence de l'introduction du sérum dans les espaces sous-arachnoïdiens. Ces phénomènes, qui contre-indiquent toute réinjection, doivent être bien distingués d'avec ceux qui seraient dus à une recrudescence de l'infection.

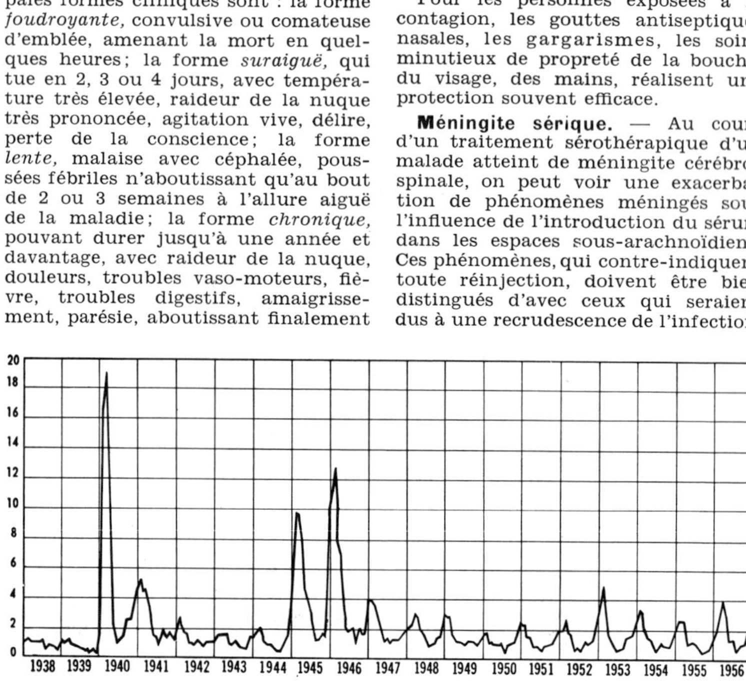

Fig. 1136. — Méningite cérébro-spinale.
Variations mensuelles de la mortalité en France rapportée à 100 000 habitants de 1938 à 1956.
(*Doc. Institut national d'hygiène.*)

MÉNINGITIQUE (Raie). — Raie rose persistant un temps assez long (quelquefois plusieurs minutes) lorsqu'on passe l'ongle sur la peau d'un malade atteint de méningite, de fièvre typhoïde, de grippe.

MÉNINGOCÈLE (du gr. *mênigx*, membrane, et *kêlê*, tumeur). — Tumeur congénitale due à la hernie hors du crâne d'une partie des enveloppes du cerveau, empêchant la réunion des os au cours de la vie fœtale.

TRAITEMENT. Compressions, ponctions.

MÉNINGOCOCCÉMIE. — Septicémie causée par le passage du méningocoque dans le sang; elle peut affecter des formes diverses.

Forme fébrile. — Accès fébriles simulant le paludisme, survenant tous les jours ou tous les deux ou trois jours; éruptions cutanées diverses, douleurs dans les muscles, les articulations, les os. Grosse rate. Durée : parfois plusieurs mois; une méningite peut apparaître tardivement.

Forme purpurique. — Dans la forme foudroyante, frissons, vomissements, convulsions, larges placards purpuriques sur tout le corps, dyspnée, cyanose, mort rapide. Parfois purpura moins intense, avec hémorragies viscérales et complications oculaires, pulmonaires, cardiaques, médullaires, surrénales.

Forme typhoïdique. — Simule la fièvre typhoïde, mais début plus brusque, avec herpès; parfois, des signes méningés apparaissent, ou endocardite, arthralgie.

Forme rhumatismale. — Arthralgies avec fièvre, généralisées, puis localisées sur une grosse articulation; peuvent guérir complètement ou avec arthralgie.

En raison du polymorphisme des manifestations, seul l'examen bactériologique permet d'affirmer le diagnostic : hémoculture, recherche du méningocoque au niveau des taches purpuriques, dans le liquide céphalorachidien.

TRAITEMENT. Pénicilline et sulfamides à hautes doses par voie intramusculaire et intrarachidienne.

MÉNINGOCOQUE. — Microbe de la méningite cérébro-spinale.

MÉNINGO-ENCÉPHALITE. — Inflammation du cerveau et de ses enveloppes.

MÉNINGO-MYÉLITE. — Inflammation de la moelle et de ses enveloppes.

MÉNINGO-TYPHUS. — Forme méningée de la fièvre typhoïde.

MÉNISCITE. — Altération traumatique ou non d'un ménisque articulaire.

MÉNISQUE (du gr. *menê*, lunule). — Fibrocartilage mince, concave sur ses deux faces, complétant des articulations (fémur-tibia, mâchoire, clavicule-sternum).

MÉNOPAUSE (du gr. *mên*, mois, et *pausis*, cessation). — Arrêt du fonctionnement des glandes génitales à partir de 50 ans *chez la femme*. Cet arrêt s'accompagne de certains troubles, en particulier de la cessation des règles. V. RÈGLES.

Ces troubles peuvent être très améliorés par les injections de propionate de testostérone à 25 cg, trois fois par semaine, pendant deux à quatre semaines. D'autres médecins préfèrent utiliser pour ce traitement des œstrogènes.

Chez l'homme, les fonctions gonadiques diminuent à partir de 50 ans, et il peut aussi survenir des troubles variés : bouffées de chaleur, sueurs profuses, palpitations, céphalée, nervosité, irritabilité, insomnie, dépression, fatigabilité, arthralgies, constipation, amaigrissement.

MÉNORRAGIE (du gr. *mên*, mois, et *raghê*, rupture). — V. HÉMORRAGIE : *Hémorragies utérines*.

MENSTRUATION et MENSTRUES. — V. RÈGLES.

MENSURATION. — Mode d'exploration consistant à mesurer, avec un mètre à ruban ou avec un thoracographe, la *poitrine* d'un malade, pour faire la comparaison de ses deux côtés, et, par suite, juger de l'état des deux poumons; ou, avec un pelvimètre, les diamètres du *bassin*.

MENTAGRE (du lat. *mentum*, menton, et du gr. *agra*, prise). — Inflammation des follicules pileux du menton.

MENTHE. — Plante de la famille des Labiacées (v. pl. en couleurs à DIGESTIVES [plantes]), dont les feuilles et les sommités fleuries de nombreuses espèces (*Mentha piperata, M. viridis, M. Pulegium* [pouliot], *M. arvensis, M. crispa*) possèdent une odeur pénétrante, aromatique, une saveur chaude et piquante, puis fraîche et agréable, grâce à l'huile volatile qu'elles contiennent. Propriétés stimulantes, stomachiques, antispasmodiques, toniques.

MODE D'EMPLOI. Infusion, 2 à 10 g p. 100; eau distillée et sirop, 20 à 100 g; alcoolat, V à XX gouttes dans un verre d'eau; esprit, II à X gouttes. Les pastilles sont formées de sucre et de gomme parfumée à l'essence.

MENTHOL. — Alcool secondaire extrait de l'essence de menthe, se présentant sous forme de cristaux transparents.

ACTION. Antinévralgique, antiseptique et arrêtant les nausées et les vomissements.

Employé comme analgésique local sous forme de crayons ou de pommades contre les névralgies, la sciatique, de poudres composées au 1/20, contre le prurit, de poudres à priser au 1/100, contre le coryza, en inhalations, en pulvérisations alcoolisées, contre le *coryza*, la *laryngite*. En verser quelques gouttes dans de l'eau chaude, ou simplement dans le creux de la main, pour en respirer les vapeurs. Tenir les yeux fermés, car le menthol les irrite désagréablement.

INCONVÉNIENTS. Irritant de l'estomac. L'huile mentholée à 1 p. 100, même à la dose de II gouttes, peut, chez les nourrissons, provoquer en injection nasale un spasme de la glotte, avec phénomènes asphyxiques.

MENTON. — Il est constitué par l'os maxillaire inférieur, recouvert par les muscles *carré* et *houppe* du menton. V. figure à MUSCLES.

MENTON (Alpes-Maritimes). — Ville de 15 000 hab.; station d'hiver, au bord d'un petit golfe de la Méditerranée, bien abritée contre les vents; température douce, égale.

CURE. Air, lumière, soleil et cure marine.

INDICATIONS. Arthritiques, goutteux, obèses. Déprimés, surmenés, convalescents, neurasthéniques.

MENTONNIER. — Artère mentonnière. — L'artère dentaire inférieure prend ce nom, au sortir du *trou mentonnier* de la face externe du maxillaire inférieur, près du point de réunion (symphyse) des deux moitiés primitives de cet os. V. MÂCHOIRE.

MENTONNIÈRE. — Bandage du menton.

MÉNYANTHE (Trèfle d'eau). — Plante de la famille des Gentianacées (*Menyanthes trifoliata*), dont les feuilles contiennent un glucoside doué de propriétés amères, toniques, stomachiques, fébrifuges, emménagogues. Infusé, à 10 p. 100; extrait, 1 à 4 g; elle entre dans la composition du sirop de raifort composé ou sirop antiscorbutique.

MÉPHITISME. — Viciation, par une cause quelconque, de l'air, qui devient irrespirable.

MER. — L'action hygiénique et thérapeutique de la mer s'effectue par l'air marin, auquel s'ajoute ou non l'effet des bains.

Caractère général du climat marin. — Le voisinage de la mer abaisse la température de l'air, dont les différences entre le jour et la nuit, l'été et l'hiver sont moins sensibles que dans l'intérieur des terres.

L'air marin est pur, sans poussière et sans microbes; il est naturellement encore plus pur sur la mer elle-même; il contient de l'ozone et, sur les côtes, une quantité notable de chlorure de sodium (10 mg par m^3) et une faible quantité d'iode et de brome.

Action de l'air de la mer. — L'air marin exerce une action sur la peau par son humidité et son mouvement intense qui accroissent la déperdition de calorique et, par suite, la circulation cutanée.

Il agit, par sa pureté et son ozone, sur la *respiration* et la *digestion* : accroissement de l'ampleur des inspirations et, par suite, des échanges gazeux dans le poumon; suractivité de la circulation; augmentation de l'appétit et accélération du travail digestif. Conséquence : assimilation et désassimilation plus rapides, qui s'accusent par une quantité plus grande des urines, et particulièrement de la proportion d'urée, avec diminution, au contraire, de l'acide urique, par le coup de fouet donné à l'action nerveuse. L'air de la mer est donc fortifiant, reconstituant, excitant.

La cure d'air marin peut se pratiquer soit sur la plage même, soit dans une barque ancrée à quelques encablures du rivage, ou promenée doucement à la voile. Le malade est étendu sur une chaise longue ou dans un hamac, la tête protégée du soleil, le corps bien couvert et gardé du vent au besoin par un capot. La durée de l'exposition est d'une heure au début, puis de plusieurs heures, et enfin de la journée presque entière, quand le temps le permet.

On a aussi préconisé la *cure de plein large*, qui se pratique en croisière, de préférence à bord d'un voilier qui n'a pas les inconvénients (trépidation, odeurs, etc.) des grands paquebots; elle peut se prolonger pendant des mois et se montre d'une efficacité tout à fait supérieure, car le malade y jouit du repos absolu, du bain d'air le plus pur, d'une luminosité optimum et de toutes les propriétés du climat marin intégral.

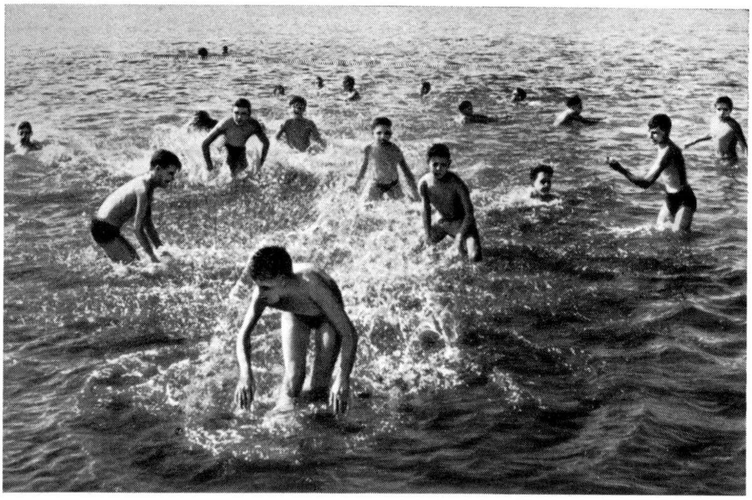

FIG. 1137. — Bains de mer. (*Doc. UFOVAL.*)

Effets produits par le bain. — Les bains de mer froids produisent sur l'organisme deux effets : 1° l'immersion produit immédiatement une sensation de saisissement, d'oppression plus ou moins intense, particulièrement chez les enfants très jeunes, chez lesquels elle s'accroît d'une peur instinctive ; la respiration et la circulation se ralentissent, la peau pâlit, le sang reflue vers les viscères, vers la tête surtout (de là provient la teinte rouge ou bleutée du visage) ; 2° après quelques secondes, une agréable réaction s'établit. On éprouve une sensation de soulagement, la circulation s'accélère, la peau s'échauffe et se colore, pendant que la respiration devient plus large.

Mais cette réaction ne se produit pas toujours ; un nouveau frisson, *frisson secondaire,* peut apparaître, accompagné d'une oppression plus grande qu'à l'entrée du bain, et cela n'est pas très rare chez les enfants trop jeunes, trop délicats. Il y a lieu de tenir compte, en effet, de la différence de déperdition de calorique chez l'adulte et chez le petit enfant, surtout s'il est débile et si, par suite, sa circulation ne s'opère pas avec l'activité nécessaire. La surface de la peau du bébé est, proportionnellement à la masse de son corps, beaucoup plus grande (*plus du double*) que celle de l'adulte. Naturellement, cette différence s'atténue avec l'âge et la taille, mais elle reste sensible jusqu'à ce que la stature normale ait été atteinte. Les enfants qui ont eu une croissance particulièrement rapide et dont le cœur, par suite, n'est pas en proportion normale, sont surtout sujets à ces refroidissements à la suite des bains. La lame n'agit pas seulement par percussion révulsive, mais par le balancement qu'elle donne au corps.

Les effets généraux du bain sont les mêmes que ceux de l'air salin ; l'action sur le système lymphatique est particulièrement remarquable.

Règles à suivre pendant le bain. — ***Heure et durée.*** — Les heures préférables sont de 10 heures à midi, de 3 à 5 heures l'après-midi, c'est-à-dire entre les repas. Ne pas hésiter à entrer dans l'eau si l'on a un peu chaud, la réaction n'en sera que plus faible. Le bain devra durer 2, puis 3, puis 5, et enfin 10 minutes, comme fortifiant ; plus longtemps si l'effet calmant est recherché. Il ne faut pas s'attarder dans l'eau si l'on ressent un frisson.

Entrée, séjour, sortie. — Il est préférable, surtout si l'on vient pour la première fois à la mer, de s'acclimater pendant 2 ou 3 jours à l'air de la mer avant de prendre le premier bain, et de choisir un temps favorable. On pourra, pendant cette période d'attente, prendre des bains chauds d'eau de mer.

Lorsqu'on entre dans l'eau, se hâter de s'y plonger tout entier et rester complètement immergé, sauf la tête, pendant tout le bain ; faire des mouvements (nage, alternatives d'accroupissement et de station droite).

Au sortir de l'eau, il est recommandé de s'essuyer vigoureusement et de prendre de l'exercice pour faire la réaction. Les bains de soleil seront pratiqués rationnellement. V. HÉLIOTHÉRAPIE.

Précautions pour les enfants. — Les jeunes enfants ne doivent être amenés que *progressivement* sur la plage ; une demi-heure, une heure d'abord, puis en augmentant, suivant qu'on observe qu'aucun effet nuisible n'en est résulté. Ils réagissent, en effet, très vivement à l'atmosphère marine, au vent du large, et le témoignent par leur caractère irritable, leur agitation et leur insomnie. Il arrive même que les nourrissons deviennent tellement méchants au bord de la mer qu'on ne peut plus les y mener.

CONTRE-INDICATIONS. I. *Bébés.* — Encore n'est-il question ici que des enfants facilement énervés, mais non malades ; l'effet est bien plus intense chez les vrais nerveux (hystérie, épilepsie, chorée dans la période aiguë).

Une autre classe d'enfants souffre de la mer : ce sont les eczémateux ; le vent salin de la mer provoque souvent des poussées très intenses et qui peuvent, dans certains cas, se généraliser à tout le corps. Toutes les affections cutanées se trouvent mal, du reste, du traitement marin, qu'elles soient aiguës ou chroniques. Les dermatoses démangeantes dépendant de l'herpétisme et de l'arthritisme reçoivent un coup de fouet préjudiciable.

Les *ophtalmies,* même celles de nature scrofuleuse, et toutes les affections chroniques de l'*œil* et des *paupières* sont une contre-indication au séjour à la mer. Il en est de même des inflammations chroniques de la *muqueuse* du conduit auditif, alors qu'au contraire les lésions osseuses de l'appareil auditif bénéficieront de l'air marin. Il y a lieu d'interdire aussi la mer à tous les bébés dont le cœur ne fonctionne pas régulièrement, à ceux qui sont atteints de rhumatisme articulaire, musculaire, synovial.

II. *Enfants et adultes.* — Pour les enfants plus grands et les adultes, les mêmes contre-indications existent, et il convient d'y ajouter l'artériosclérose grave, la tuberculose aiguë et fébrile, certaines affections de l'estomac, les cardiopathies, les néphrites, l'asthme, la goutte, le diabète, l'obésité, le rhumatisme, la bronchite chronique, les dermatoses aiguës.

Les femmes enceintes qui n'ont pas l'habitude du tub froid feront bien de s'abstenir, sauf si leur grossesse a commencé au cours d'une saison de bains.

Pendant la période des règles, les Américaines n'interrompent pas les bains, les Françaises les cessent au contraire : il y a là encore une question d'habitude ; en tout cas, il n'y a pas d'inconvénient à reprendre les bains lorsqu'il ne subsiste plus qu'un léger suintement. En général, les règles ont tendance à revenir plus tôt à la mer ; chez certaines personnes, au contraire, le séjour à la mer les supprime.

INDICATIONS. I. *Enfants.* — Le séjour à la mer est indiqué pour tous les enfants dont la nutrition est ralentie, pour les lymphatiques, les scrofuleux.

On enverra aussi à la mer les enfants atteints de rachitisme, d'ostéites et de caries, car la mer est la grande rédemptrice de toutes les *affections osseuses.* Elle rendra enfin de grands services dans les paralysies, soit infantiles, soit de convalescence.

Au-dessus de 2 ans, on pourra essayer les bains de mer même, mais en y habituant progressivement l'enfant par des pataugeages, des pêches à la crevette, sans quoi il s'exaspère, se congestionne et pousse des cris.

La durée du premier de ces bains ne dépassera pas 1 minute, et les suivants 5 minutes. Il sera prudent de laisser d'abord un intervalle d'un jour entre deux bains successifs, et de les espacer encore davantage en cas d'insomnie ou d'excitation notable. Naturellement, on les arrêtera si le résultat n'est pas satisfaisant. On aura soin de frotter vigoureusement la peau de l'enfant après le bain, et de le faire courir ensuite ; tout cela est indispensable pour que la réaction nécessaire s'opère normalement.

II. *Adultes.* — Anémie, chlorose, scrofulo-tuberculose (ganglions, tumeurs blanches au début), rachitisme, maladies de l'utérus, dyspepsie, goutte, maladies chroniques des os. Les résultats très favorables obtenus dans l'anémie prétuberculeuse, la scrofule, le rachitisme, la tuberculose osseuse et ganglionnaire ont incité à créer sur les côtes de France un certain nombre d'établissements destinés à prévenir (*préventorium*) et à traiter (*sanatorium*) ces affections éminemment guérissables, à la condition que les malades puissent bénéficier d'un séjour *prolongé.*

Accidents. — Ils sont ordinairement provoqués par la trop longue durée du bain et le refroidissement qui en résulte ; le froid et la fatigue peuvent suffire seuls à les produire : les plus graves sont les *crampes* et la *syncope,* qui peuvent entraîner la submersion. V. NOYÉ.

Dans certains cas, les bains de mer produisent des *maux de tête* ou des *troubles digestifs* (vomissements, diarrhée), qu'on évitera en prenant, au début surtout, des bains très courts. Les troubles des *règles* sont assez fréquents ; elles peuvent être rapprochées, éloignées et même supprimées, mais cet état est transitoire et sans gravité. Il en est de même des éruptions diverses (notamment de l'urticaire marin), qui se produisent chez certaines personnes.

On évitera ainsi non seulement les affections pulmonaires, mais l'engorgement des ganglions trachéo-bronchiques, lesquels produisent des toux persistantes et la suppuration des ganglions du cou.

Emploi des eaux mères de sel. — Ces eaux résiduelles de la fabrication du sel commun (chlorure de sodium) contiennent une forte proportion de ce sel et une certaine quantité de bromure. On les utilise soit pour additionner les bains de baignoire, soit en compresses résolutives chaudes laissées toute la nuit sur les adénites cervicales et les fongosités articulaires.

Bain de soleil à la mer. — V. HÉLIOTHÉRAPIE.

Bain de varech. — Les grandes algues, ou goémons, auxquels on donne ce nom contiennent des sels alcalins et des iodures. L'usage externe de préparation de varech augmente l'appétit, active la circulation, la digestion, la sécrétion rénale. On réserve donc ces bains aux lymphatiques. Il suffit aux malades de se coucher dans les varechs à marée basse. On peut aussi prendre des bains chauds dans lesquels on ajoute quelques brassées de varech fraîchement cueilli.

Bain de mer artificiel. — Sel gris, 8 kg; sulfate de soude, 3kg,500; chlorure de calcium, 700 g; chlorure de magnésium, 2kg,950; le tout pour 300 litres d'eau.

Injections sous-cutanées d'eau de mer. (*Plasma de Quinton*). — L'eau de mer recueillie au large des côtes et à 10 mètres de profondeur, est un tonique employé avec succès contre la gastro-entérite des nouveau-nés, l'athrepsie, la tuberculose pulmonaire, surtout osseuse, ganglionnaire et cutanée, les plaies atones, chez les nourrissons débiles, scrofuleux, la migraine, la neurasthénie, les maladies nerveuses, les troubles menstruels.

Ces injections ont été également préconisées chez des enfants atteints d'eczéma, de dermatoses diverses. Elles ont donné souvent des succès manifestes, se montrant un bon agent de reminéralisation et de désintoxication de l'organisme; mais, dans d'autres cas, les résultats sont nuls ou mauvais, et parfois même ce mode de traitement conduit à de véritables désastres. En tout cas, il ne doit jamais être employé sans prescription médicale.

L'injection se fait, chez les *enfants*, à la région de l'omoplate; chez l'*adulte*, aux fesses, à la région rétro-trochantérienne.

DOSES. Chez le nouveau-né, 30 cm^3 tous les 2 jours, pendant 20 à 30 jours. Chez l'adulte, 100 à 200 cm^3 tous les 3 jours, pendant 30 à 60 jours.

MER (Mal de). — V. à MAL DE MER.

MÉRALGIE PARESTHÉSIQUE (du gr. *mero*, cuisse, et *algos*, douleur; et de *para*, indiquant fausseté, et *aisthesis*, sensation). — Affection ordinairement bénigne, caractérisée par des sensations désagréables, pénibles, de cuisson, de peau morte, de peau cartonnée, parfois par de véritables douleurs, survenant par crises, surtout après une marche où la station debout. Elles siègent à la face antéro-externe de la cuisse, dans le domaine du nerf fémoro-cutané; il existe un point douloureux à l'émergence du nerf, sous l'épine iliaque antéro-supérieure, et une hypoesthésie.

CAUSES. Traumatisme local, attitude vicieuse due à un pied plat ou bot, spondylite; maladies infectieuses (syphilis, tuberculose, scarlatine, grippe, typhoïde, zona); entérocolite, goutte, diabète: intoxications (alcool, acide oxalique); exposition prolongée au froid, avitaminose.

Parfois, l'affection survient sans cause nette, souvent chez des obèses et des alcooliques.

TRAITEMENT. Analgésiques souvent peu efficaces. Gardénal. Injections locales intradermiques (10 à 20) avec une solution faible d'histamine. Ionisation salicylée. Infiltrations à la novocaïne à 1 p. 100, à l'alcool à 90°, à l'antipyrine à 25 p. 100 au point d'émergence du nerf fémoro-cutané; dans les cas rebelles, section chirurgicale du nerf.

MERCURE ET SES SELS (Hydrargyre). — **Mercure métallique.** — Métal liquide, dense, blanc d'argent, mobile, émettant des vapeurs à toute température. Ces vapeurs s'absorbent : 1° par la peau, dès que l'épiderme a été éraillé par des frictions; 2° par le poumon.

Les préparations mercurielles sont absorbées par la muqueuse de l'intestin et dans les muscles où elles ont été injectées. L'élimination a lieu dans les 24 heures pour une dose isolée, par l'urine, la salive, l'intestin, la sueur, le lait, le pus. Une absorption prolongée entraîne la fixation de parcelles de mercure dans l'organisme.

ACTION. Exagère les sécrétions, notamment celle de la salive; accroît la diurèse, active les fonctions défensives du système lymphatique, modifie les engorgements ganglionnaires. C'est un antiseptique et un antiparasitaire énergique. Il détruit le tréponème, agent de la syphilis dans l'économie.

MODE D'EMPLOI. *A l'extérieur.* — Emplâtre de Vigo, qui adhère facilement à la peau; onguent mercuriel simple ou gris (1 de mercure pour 7 d'axonge); onguent mercuriel double ou napolitain (quantité égale de mercure ou d'axonge), dose 1 à 5 g. On se sert de ces onguents pour faire des *onctions* sur la peau, notamment aux aines, aux aisselles. *Suppositoires* à l'onguent napolitain dans la syphilis ou contre les oxyures.

A l'intérieur. — Pilules dites *bleues*, qui contiennent 5 cg de mercure, et qu'on prend à raison d'une ou deux. Les *pilules purgatives de Belloste* contiennent à la fois du mercure et de l'aloès.

L'*onguent napolitain*, sous forme d'une bille contenant 4 à 10 cg d'onguent pour 40 cg de beurre de cacao, peut être absorbé par la muqueuse du rectum (en suppositoire), la muqueuse du gland chez l'homme, la muqueuse vaginale chez la femme. L'introduction de la bille s'effectue le soir; elle est maintenue par un tampon d'ouate qui empêche l'écoulement du produit fondu.

L'*huile grise* (40 p. 100) est employée en injections intramusculaires, à la dose de 5 cg tous les 8 jours.

L'*arquéritol*, amalgame de mercure et d'argent, est utilisé de la même façon.

Benzoate de mercure. — Il est employé en injections intramusculaires, à la dose de 1 cg trois fois par semaine.

Protochlorure de mercure (Chlorure mercureux). — On donne le nom de *calomel à la vapeur* au protochlorure préparé par sublimation dans un courant de vapeur d'eau; c'est la seule forme à employer à l'intérieur; c'est une poudre blanche très fine, très dense, insoluble dans l'eau.

Le protochlorure préparé par précipitation, *précipité blanc*, produit moins pur, ne doit être employé qu'à l'extérieur, en pommades; c'est une poudre amorphe et onctueuse.

ACTION. *A l'intérieur.* — *A dose massive*, purgatif doux (pas de coliques, mais quelquefois des nausées), antiseptique, vermifuge, décongestionnant le foie et provoquant la sécrétion biliaire, entravant les fermentations putrides des albuminoïdes, donnant lieu à des selles molles, de couleur verdâtre. *A dose fractionnée*, antiseptique, diurétique lent, antisyphilitique; ne doit pas être prolongé (stomatite).

A l'extérieur. — En pommades, antiseptique.

INCOMPATIBILITÉS. *Sel marin*, acides, alcalis, bromures, iode, fer, looch et lait d'amandes, eau de laurier-cerise, qui le transforment en composés mercuriels beaucoup plus toxiques.

DOSE. Enfant de 6 à 15 mois, 5 à 10 cg; de 15 mois à 3 ans, 10 à 15 cg; de 3 ans à 5 ans, 20 à 25 cg; au-dessus, 30 à 50 cg; chez l'adulte, 30 cg à 1 g; comme diurétique, 10 cg en 10 paquets.

MODE D'EMPLOI. *A l'intérieur.* — Mélangé à du sucre, lactose ou miel blanc dans de l'eau ou du lait, ou dans de la confiture, des biscuits, du chocolat.

A l'extérieur. — La pommade au calomel est ordinairement au 1/10, celle au précipité blanc au 1/20 (blépharites ciliaires). V. YEUX (maladies).

Bichlorure de mercure (Sublimé corrosif ou Chlorure mercurique) [*poison violent*]. — Cristaux blancs, transparents, lourds, à saveur métallique très désagréable.

ACTION. Médicament antiseptique, désinfectant, antisyphilitique, antiparasitaire, cautérisant.

INCOMPATIBILITÉS. Alcalis, carbonates, sulfures, iodures, bromures alcalins, savons, émétiques, décoctions astringentes, albumine, matières animales, métaux.

DOSES. *A l'intérieur.* — 5 mg à 3 cg.

A l'extérieur. — 25, 50 cg et 1 g par litre en solution, en injection (ne pas employer sans ordonnance plus de 50 cg).

MODE D'EMPLOI. *A l'extérieur.* — Bain dans une baignoire en bois, 10 à 20 g avec 20 g de chlorhydrate d'ammoniaque pour grands bains (syphilis). Collyre, 5 cg pour 50 cg de chlorure de sodium et 20 g d'eau (conjonctivite granuleuse). Eau phagédénique, bichlorure, 40 cg, eau pure, 12 g, et eau de chaux 125 g, pour lotions (ulcères vénériens). Gaze au sublimé, 1 g par kg (pansement). Papier Balme: chaque feuille est imbibée de 50 cg de sublimé et d'indigo qui colore en bleu la solution. Vaseline au sublimé, 10 cg par 100 g. Savon au sublimé, 1 g p. 100.

Solution antiparasitaire (poux de tête et du pubis). Imbiber les cheveux et enlever les lentes au peigne fin, avec 0,5 de sublimé par 330 g de vinaigre. Pour les poux du pubis, employer cette solution tiède.

A l'intérieur. — Liqueur de Van Swieten, 1 g de sublimé par litre d'eau; la dose, par jour, est de II à X gouttes chez les bébés, les premiers mois, puis de XX gouttes jusqu'à 2 ans; on augmente progressivement jusqu'à LXXX gouttes (4 g à 5 ans, 10 g à 10 ans). Pour l'adulte, 15 à 20 g en 4 à 6 fois dans un demi-verre de lait additionné de quelques gouttes d'essence d'anis, ou, s'il se produit de la diarrhée, de V à X gouttes d'élixir parégorique. V. OPIUM.

Les pilules de Dupuytren contiennent 1 cg de sublimé et 2 cg d'extrait thébaïque.

INCONVÉNIENTS. Les solutions concentrées sont caustiques; les solutions fortes (1 g par litre) sont irritantes et peuvent provoquer, notamment chez les accouchées, les personnes atteintes d'affections rénales (mal de Bright), une stomatite, des éruptions papulo-vésiculeuses rouges prurigineuses (hydrargyrie cutanée). V. INTOXICATION.

Cyanure de mercure (poison très violent). — Employé extérieurement comme collyre (0,01 p. 100) dans la conjonctivite et en injections intraveineuses de 1 cg contre la syphilis et, en particulier, les lésions cardio-vasculaires.

Iodures de mercure. — *Proto-iodure de mercure* (Iodure mercureux). — Poudre jaune verdâtre, lourde, devenant noire par l'action de la lumière.

ACTION. Antisyphilitique le mieux toléré par le tube digestif; il provoque cependant quelquefois la diarrhée.

INCOMPATIBILITÉS. Alcalis, sulfures, iodures, chlorures, lumière.

DOSES. *A l'intérieur.* — 1 à 10 cg en pilules; les plus généralement employées en contiennent 5 cg.

A l'extérieur. — En pommade, 50 cg à 1 g pour 20 g d'axonge.

Bi-iodure de mercure (Iodure mercurique rouge) [poison]. — ACTION. Antisyphilitique et antiseptique puissant.

INCOMPATIBILITÉS. Les mêmes que pour le proto-iodure.

DOSE et MODE D'EMPLOI. *A l'intérieur.* — 5 à 2 mg en pilules ou sous forme de sirop de Gibert, qui contient par cuillerée à soupe 10 mg de bi-iodure de mercure et 1 g d'iodure de potassium.

Employé aussi en injections intramusculaires.

A l'extérieur. — En pommade, contenant 5 à 50 cg de bi-iodure pour 30 g d'axonge.

Oxydes de mercure (poison). — I. *Oxyde jaune de mercure* (Oxyde mercurique par voie humide). — Poudre jaune amorphe insoluble dans l'eau, employée pour pommade, à la dose de 50 cg pour 10 g de vaseline, contre l'orgelet, en onctions matin et soir sur la paupière. V. ŒIL.

II. *Oxyde rouge de mercure* (Oxyde mercurique par voie sèche ou *Précipité rouge*). — Poudre rouge cristallisée, employée comme la précédente, à la même dose et contre la même affection.

Oxycyanure de mercure. — En injection intramusculaire contre la syphilis. En solution de 0,10 à 0,20 p. 1 000 en oculistique.

Salicylarsinate de mercure (Énésol). — Préparation contenant à la fois de l'arsenic et du mercure. Employé en injections intramusculaires et intraveineuses dans la syphilis et le psoriasis.

Sulfate de mercure (Turbith minéral ou *Précipité jaune*). — Poudre jaune amorphe, utilisée en pommade, à 1 g p. 30 de vaseline, contre les dermatoses, notamment l'eczéma de la barbe.

Bisulfure de mercure (Sulfure rouge ou *Cinabre* ou *Vermillon*). — Employé en fumigations avec de l'encens, dans les maladies de peau.

Intoxication par le mercure et ses sels. — Intoxication aiguë. — Volontaire (suicide) ou accidentelle, par le sublimé (20 à 50 cg) : injections intra-utérines de sublimé au 1/1 000; traitement antisyphilitique par les sels insolubles.

Le mercure s'élimine par les reins, l'intestin, les glandes salivaires, le foie.

SIGNES. *Forme aiguë.* — Elle réalise une néphrite aiguë de la plus haute gravité. Les premiers signes sont ceux de l'intoxication : signes de choc, pouls filant, tension basse, douleurs vives de la bouche, de l'œsophage, de la région épigastrique, vomissements, diarrhée, pâleur. Vers le deuxième jour, les urines se raréfient, d'abord troubles et rougeâtres, puis absentes. La stomatite persiste. Le diagnostic est donné par l'interrogatoire, et au besoin par les dosages dans le liquide gastrique ou les urines. L'évolution spontanée se fait souvent vers la mort par anurie : asthénie, hypothermie, troubles de la conscience; la période critique (8 à 10 jours) peut être suivie par la reprise de la diurèse, qui parfois est suffisante.

Forme subaiguë (intoxication médicamenteuse). — Stomatite plus ou moins grave, autour des incisives inférieures ou des dents cariées; tuméfaction des gencives, de la langue, des glandes salivaires, salivation abondante, trismus; parfois noma et nécrose des maxillaires.

Diarrhée, éruptions érythémateuses ou bulleuses, prurigineuses, avec fièvre, céphalée, albuminurie, amaigrissement, pâleur.

Intoxication chronique, professionnelle (hydrargyrisme). — CAUSES. Ouvriers employés à l'extraction et à la métallurgie du mercure, à la construction de thermomètres et baromètres, de lampes à vapeurs de mercure, d'accumulateurs; étamage des glaces, chapellerie, pelleterie (secrétage des poils au nitrate acide de mercure), fabrication d'explosifs, empaillage d'animaux, fabrication de sels de mercure.

SIGNES. Amaigrissement, anémie, *troubles digestifs, albuminurie,* œdèmes, hypotension, troubles psychiques, torpeur, rêves terrifiants, démence; convulsions, parésies, *tremblement* vibratoire, localisé aux lèvres et à la langue, ou généralisé, exagéré par les émotions; névrite rétro-bulbaire.

TRAITEMENT. I. *Préventif.* — Soins de propreté; élimination des vapeurs et poussières de mercure dans les ateliers; soins de la bouche, suppression des chicots, gargarismes au chlorate de potasse.

II. *Traitement de l'intoxication aiguë.* — Il comprend le traitement de l'intoxication proprement dite et celui de l'insuffisance rénale aiguë. La rongalite et le B. A. L. sont des substances antitoxiques qui peuvent être employées en lavages d'estomac et en injections. L'insuffisance rénale est combattue par le régime pauvre en protides, les perfusions qui rétablissent l'équilibre hydro-électrolytique, les antibiotiques de façon systématique. Les méthodes d'épuration extra-rénales peuvent permettre dans les formes graves d'attendre la reprise de la diurèse. Actuellement, le rein artificiel, la dyalise intestinale et péritonéale ont à leur actif de nombreuses survies.

LÉGISLATION. L'hydrargyrisme professionnel est inscrit au nombre des maladies prévues par la loi de 1919. Délai de responsabilité : 1 an (décret du 4 janvier 1931). Les maladies indemnisées sont la stomatite (incapacité variable suivant le nombre de dents perdues), les tremblements (invalidité de 10 à 70 p. 100 suivant l'intensité et la généralisation), les paralysies, l'anémie, la néphrite.

MERCURIAUX. — Préparations à base de mercure.

Mercuriels (Emplâtres). — *Emplâtre de Vigo* (gris), qui renferme 18 p. 100 de mercure. *Emplâtre de Vidal* (rouge), qui renferme 5 g de minium et 3 g de cinabre par 52 g d'emplâtre diachylon.

Mercurielles (Onctions). —V. MERCURE.

MÉROCRINE (Glande) [du gr. *meros,* partie, et *krinein,* sécréter]. — Glande dont une partie seulement de la cellule sécrétante est expulsée dans l'intérieur de la cavité et rejetée par le canal sécréteur; le reste de la cellule persiste et élabore de nouveaux produits. Les glandes sudoripares sont un type de mérocrine.

Dans les *glandes holocrines,* au contraire, la sécrétion contient la cellule entière.

MÉROGONIE (du gr. *meros,* partie, et *gonê,* action d'engendrer). — Fécondation d'un fragment d'une cellule reproductrice et non, comme normalement, de cette cellule tout entière.

MÉROZOÏTE (du gr. *meros,* partie, et *zoon,* animal). — Phase du cycle évolutif des sporozoaires, de l'hématozoaire du paludisme en particulier.

MÉRYCISME ou RUMINATION (du gr. *mêrukomai,* je rumine). — Habitude maladive par laquelle certaines personnes, à l'imitation des ruminants, font revenir dans la bouche, quelques minutes à une demi-heure après les repas, les aliments dont la digestion est plus ou moins commencée. Elles les remastiquent de nouveau, puis les ravalent ou les rejettent.

TRAITEMENT. Psychothérapie réveillant la volonté du malade, et, s'il est nécessaire, écartement des mâchoires à l'aide d'un bouchon.

MÉSARAÏQUE (du gr. *mesaraion,* mésentère). — Synon. de *mésentérique.* V. MÉSENTÈRE.

MÉSENTÈRE (du gr. *mesos,* au milieu, et *enteron,* intestin). — Repli du péritoine qui relie le jéjuno-iléon à la paroi abdominale postérieure. Dans le tissu cellulaire compris entre les deux feuillets péritonéaux cheminent des vaisseaux et des nerfs destinés à l'intestin.

Artères mésentériques. — Il en existe deux : 1° *Une supérieure,* qui naît de la partie antérieure et droite de l'aorte, au-dessous du tronc cœliaque, et forme dans le mésentère une grande courbure à convexité gauche et en avant; elle distribue des rameaux au pancréas, au duodénum, au côlon (*artères coliques droites*), à l'intestin grêle, et se termine à l'iléon en s'anastomosant avec une branche de la colique droite;

2° *Une inférieure,* qui naît de la partie antérieure et gauche de l'aorte, passe dans le mésocôlon descendant, donne les *coliques gauches* et se termine sur les côtés du rectum en se bifurquant et en formant les deux *hémorroïdales supérieures.*

Veines mésentériques. — La *veine mésentérique inférieure* ou *petite mésaraïque* accompagne l'artère du

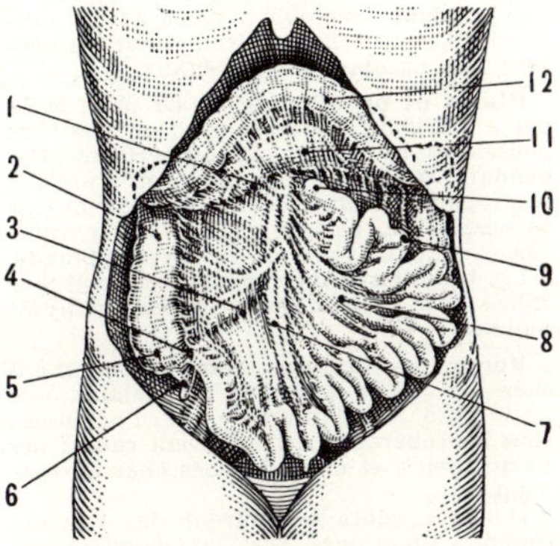

FIG. 1138. — Mésentère et intestin grêle étalés.

1. Insertion du mésocôlon transverse; 2. Côlon ascendant; 3. Racine (ou insertion) du mésentère; 4. Abouchement de l'intestin grêle dans le cæcum; 5. Cæcum; 6. Appendice; 7. Relief des vaisseaux sous le feuillet antérieur du mésentère; 8. Mésentère; 9. Bord libre de l'intestin grêle; 10. Angle duodéno-jéjunal; 11. Mésocôlon transverse; 12. Côlon transverse relevé.

même nom; elle fait suite aux plexus hémorroïdaux du rectum, reçoit les veines coliques gauches et se réunit à la veine splénique.

La *veine mésentérique supérieure* ou *grande mésaraïque* répond également à l'artère homonyme; après avoir reçu les veines coliques droites

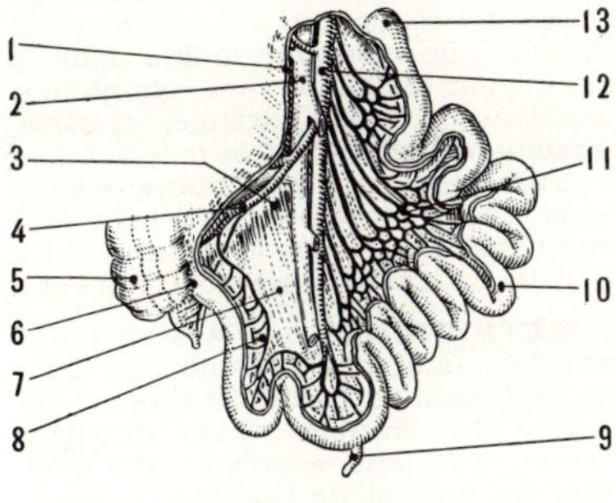

FIG. 1139. — Vascularisation de l'intestin grêle.

1. Le feuillet antérieur du mésentère est enlevé; 2. Veine mésentérique supérieure; 3. Racine du mésentère; 4. Artère colique droite; 5. Cæcum; 6. Abouchement de l'intestin grêle; 7. Feuillet postérieur du mésentère; 8. Artère iléale; 9. Diverticule de Meckel; 10. Anses grêles écartées; 11. Arcades artérielles; 12. Artère mésentérique supérieure; 13. Angle duodéno-jéjunal.

et celles de l'intestin grêle, elle va former avec le tronc commun de la splénique et de la mésentérique inférieure le tronc de la veine porte.

Ganglions mésentériques. — Très nombreux, ils sont placés entre les deux feuillets du mésentère. Les lymphatiques afférents qui s'y rendent (*chylifères*) viennent de l'intestin grêle; les efférents se rendent aux ganglions situés au-devant de l'aorte.

Plexus mésentériques. — Au nombre de deux, supérieur et inférieur, ils sont constitués par un entrelacement des branches du plexus solaire auxquelles, pour l'inférieur, se joignent des rameaux provenant des ganglions lombaires du grand sympathique. Ces nerfs se rendent aux deux instestins en suivant les divisions des deux artères mésentériques.

Affections du mésentère. — Kystes. — Plus fréquents chez la femme, ils sont constitués par une tumeur liquide, soit unique, soit multiple, développée entre les deux feuillets de la séreuse; en général, ce sont des kystes hydatiques (v. à ÉCHINOCOQUE), qui peuvent atteindre le volume de la tête d'un adulte.

SIGNES. Le kyste peut évoluer d'une façon latente et indolore, mais habituellement il se traduit par une sensation très pénible qui siège aux environs de l'ombilic, avec irradiation vers les flancs, et s'exagère à l'occasion des mouvements. La tumeur est placée au milieu de l'abdomen; elle est mobile, arrondie, élastique, fluctuante. Elle peut provoquer une péritonite, une occlusion intestinale, et donner lieu à des troubles de la digestion (perte d'appétit, vomissements, constipation) qui entraînent l'affaiblissement du malade. L'évolution est lente.

TRAITEMENT. Laparotomie avec extirpation du kyste.

Lipomes. — Ces tumeurs peuvent devenir extrêmement volumineuses (20 à 30 kg). Leurs signes sont analogues à ceux des kystes. Elles sont bosselées et donnent une sensation de mollesse spéciale.

TRAITEMENT. Enucléation, le plus près possible de leur début.

Mésentérite rétractile. — Rétraction du mésentère enflammé, pouvant entraîner une occlusion intestinale.

MÉSOCÔLON. — Partie du mésentère qui relie à la paroi abdominale postérieure les diverses portions du gros intestin (mésocôlon ascendant, transverse, descendant, iléo-pelvien ou sigmoïde).

MÉSODERME (du gr. *mesos,* milieu, et *derma,* peau). — Feuillet moyen du blastoderme.

MÉSOTHORIUM. — Produit secondaire obtenu dans la fabrication du thorium, dont l'industrie des manchons à gaz consomme des quantités énormes. Corps radio-actif contenant des rayons β et γ, plus pénétrants que ceux du radium, mais dont la période de transformation est beaucoup plus courte (6 à 8 ans au lieu de 1 600 ans).

Le mésothorium a été employé comme le radium dans le traitement du cancer (tubes portés au contact ou dans l'intimité de la tumeur, ou injections intraveineuses de 2 à 5 microgrammes de bromure de mésothorium).

Les boues de mésothorium, les injections intraveineuses ou sous-cutanées de bromure de mésothorium ont été également employées avec succès dans les manifestations arthritiques, goutteuses, rhumatismales, la névralgie sciatique, le rhumatisme déformant, les arthrites blennorragiques. V. RADIUM, THORIUM.

MESURES. — Les mesures varient suivant que la substance est liquide ou solide.

Contenance d'une cuillerée:

	Alcool à 60° ou huile.	Eau.	Sirop.
A café......	3 g	4 g	5 g
A dessert...	9 g	12 g	16 g
A soupe.. ..	12 g	16 g	20 g

Un verre à liqueur contient environ 30 g d'eau.

Un verre à madère contient environ 60 g.

Un verre à bordeaux contient environ 100 g.

Un verre à eau contient environ 250 g.

Mesures pour les substances solides :

Une pincée de fleurs ou de feuilles pèse à peu près 2 g.

Une poignée de farine pèse 100 g.

MÉTABOLISME (du gr. *metabolê,* changement). — Ensemble des transformations chimiques qui s'opèrent dans le corps, soit par assimilation (*anabolisme*), soit par désassimilation (*catabolisme*).

Métabolisme basal. — Dépense minimum (dépense de fond) d'énergie nécessitée par les opérations chimiques élémentaires des tissus et par l'activité du cœur, des muscles respiratoires, des fibres lisses du tube digestif, du tonus musculaire, etc. C'est donc l'énergie exprimée en grandes calories, dépensée par heure et m² de surface du corps, lorsque le sujet est au repos complet, à

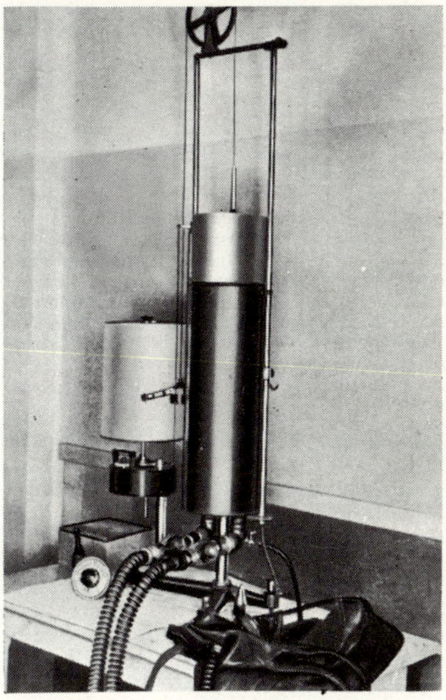

FIG. 1140. — Appareil utilisé pour la mesure du métabolisme basal.

jeun depuis 12 à 14 heures, dans une atmosphère moyenne de 16°. Si, par exemple, 40 calories sont émises par un sujet en 1 heure et par m² de surface, on dira que le métabolisme basal de ce sujet sera de 40.

Pour mesurer le métabolisme basal, il faut déterminer la surface du corps du sujet à jeun et au repos (des formules donnent cette surface en connaissant le poids et la taille) et connaître la quantité de chaleur dégagée par l'organisme en un temps donné. Pour mesurer ces combustions, on emploie généralement la méthode des échanges respiratoires (*fig.* 1140, 1141).

Le sujet respire l'air atmosphérique par l'intermédiaire d'un masque (masque Tissot, par exemple). L'air respiré passe dans un flacon intermédiaire; puis il sort à l'extérieur par le tube A; pendant la durée de l'épreuve, on ferme le tube A et l'air respiré passe dans un spiromètre; deux ballons de caoutchouc sont branchés sur le flacon intermédiaire et servent à prendre des échantillons qu'on analysera ensuite avec un eudiomètre (mesure quantitative de gaz carbonique et d'oxygène contenus dans 100 cm^3 de gaz expiré).

Notamment, la valeur du métabolisme basal est de 40 chez le nouveau-né, puis il s'élève à 60 vers 5 ans, pour redescendre à 40 à 20 ans, 38 à 40 ans, 35 à 70 ans.

Variations pathologiques. — Le métabolisme basal augmente dans l'*hyperthyroïdie* (de 20 à 80 p. 100 suivant l'intensité de la maladie de Basedow); il est diminué

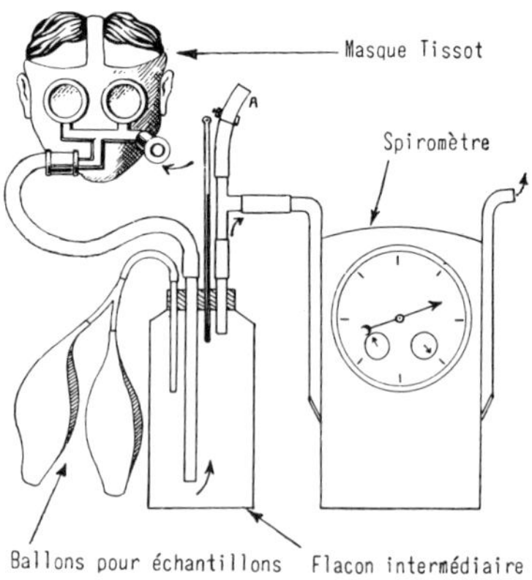

FIG. 1141. — Schéma de l'épreuve de métabolisme basal.
(*Dr H. Janet.*)

dans l'*hypothyroïdie* (de 15 à 60 p. 100 dans le myxœdème). Le métabolisme est augmenté de 40 à 50 chez les leucémiques.

Il est utile de rechercher le métabolisme basal chez les *tachycardiques*, afin de dépister un basedowisme fruste; chez les *obèses*, où le métabolisme est hyponormal; chez ceux qui mangent trop de viande et chez ceux qui ont une insuffisance endocrinienne. Chez les *diabétiques*, le métabolisme permet d'étudier le bon équilibre de la nutrition; il diminue avec l'apparition de la dénutrition; il augmente dans l'acidose.

MÉTACARPE (du gr. *meta*, après, et *karpos*, carpe) [V. figures à MAINS]. — Partie de la main comprise entre le poignet et les doigts. Elle est formée de cinq métacarpiens, os longs parallèles, s'articulant : 1° entre eux (articulations *métacarpiennes*); 2° au-dessus, avec la dernière rangée du carpe, trapèze, trapézoïde, grand os et os crochu (articulations *carpo-métacarpiennes*); 3° au-dessous, avec la première phalange des doigts (articulations *métacarpo-phalangiennes*). V. aussi à MAINS.

Pour les fractures, voir à FRACTURES.

MÉTALLOPHOBIE (du gr. *metallon*, métal, et *phobos*, crainte). — Appréhension morbide de toucher certains objets métalliques (boutons de porte, etc.).

MÉTAMÈRE (du gr. *meta*, après, et *meros*, partie). — Segment résultant de la division primitive de la corde dorsale et des tissus environnants de l'embryon (*métamérie*).

MÉTAPLASIE (du gr. *meta*, après, et *plassein*, former). — Transformation d'un tissu différencié en un tissu différencié d'un autre caractère. Ainsi se trouve constitué un tissu normal en lui-même, anormal seulement par sa localisation. C'est ainsi que la muqueuse de l'estomac au niveau du pylore subit fréquemment la métaplasie intestinale.

MÉTASTASE (du gr. *metastasis*, changement de place). — Transport du processus pathologique en un point de l'économie éloigné du point primitivement atteint. Exemple : embolies métastatiques dans le cerveau, au cours d'une endocardite infectieuse, métastase cancéreuse du foie au cours d'un cancer de l'estomac.

MÉTATARSALGIE (Maladie de Morton). — Douleur localisée au pied, à la région antérieure du métatarse, au niveau de l'articulation métatarso-phalangienne du 4e orteil, et pouvant s'étendre à tout le pied.

SIGNES. Douleur sans traumatisme, à la base du deuxième orteil, exacerbée par la marche. Tuméfaction de la deuxième articulation métatarso-phalangienne.

CAUSES. Comme pour les autres épiphysites de croissance, il semble s'agir d'une ostéomyélite très atténuée du noyau épiphysaire.

TRAITEMENT. Repos et immobilisation jusqu'à consolidation des lésions. Port de chaussures larges. En cas d'arthrite déformante, résection de l'articulation métatarso-phalangienne.

MÉTATARSE (du gr. *meta*, après, et *tarsos*, tarse) [V. figures à PIED]. — Partie du corps comprise entre le tarse et les orteils. Le métatarse est formé de 5 os métatarsiens, petits os longs, parallèles, qui s'articulent entre eux (articulations *métatarsiennes*) et : 1° en arrière, avec les os de la dernière rangée du tarse, les 3 cunéiformes et le cuboïde (articulations *tarso-métatarsiennes*); 2° en avant, avec la première phalange des orteils (articulations *métatarso-phalangiennes*). Voir aussi PIED. Pour les fractures, voir à FRACTURES.

MÉTAUX COLLOÏDAUX. — V. à ARGENT : *Argent colloïdal*, et à COLLOÏDES.

MÉTÉORISME (du gr. *meteoros*, élevé). — Dilatation du ventre par des gaz. On l'observe chez les dyspeptiques aérophages, chez les constipés, où il est d'ordinaire transitoire, dans les affections intestinales, péritonéales et hépatiques (tuberculose de l'intestin ou du péritoine, fièvre typhoïde, péritonites aiguës, cirrhose du foie), dans l'occlusion intestinale, dans le mégacôlon. Une forme spéciale de météorisme s'observe dans l'hystérie (ventre en obusier) : elle disparaît sous anesthésie.

MÉTÉOROPATHOLOGIE. — Certains troubles pathologiques peuvent être déterminés par les variations des facteurs météorologiques.

Chaleur. — La chaleur provoque les gastro-entérites et les diarrhées infantiles; elle aggrave la mortalité chez les enfants au-dessous de 3 ans. V. COUP DE CHALEUR.

Froid. — Le froid diminue la résistance de l'organisme aux microbes; il favorise le coryza, la pneumonie, la pleurésie, aggrave les lésions de la tuberculose pulmonaire, détermine des néphrites, de l'hémoglobinurie, une paralysie faciale, une sclérose en plaques, de l'urticaire.

Le *coup de froid* se traduit par une sensation de fatigue, de somnolence, la léthargie et la mort.

Dénivellements barométriques. — Un brusque changement de temps peut déterminer des hémoptysies chez les tuberculeux, aggraver l'asthme, la pneumonie, les cardiopathies. V. aussi AÉRONAUTIQUE (Médecine), CAISSONS ET SCAPHANDRES (Maladies des), MONTAGNES (Mal des).

Humidité atmosphérique. — Elle favorise le rhumatisme, la goutte, l'asthme, l'emphysème, aggrave la tuberculose pulmonaire, agit défavorablement sur les nerveux, les cardiaques, les rénaux.

Pluies et brouillards. — La pluie et la neige purifient l'atmosphère en abattant poussières et germes atmosphériques. Cependant, à la suite des pluies, on a signalé la propagation du choléra, la fréquence de la scarlatine, de la rougeole, de la diphtérie, du paludisme, de la fièvre typhoïde.

Les brouillards incommodent les asthmatiques, les bronchitiques et les emphysémateux.

Vents. — Certains vents déterminent chez des sujets sensibles un malaise, une irritabilité, de l'insomnie, de l'angoisse; chez les tuberculeux, ils peuvent causer des hémoptysies, et de la dyspnée chez les cardiaques.

D'autres vents engendrent des troubles toujours identiques. C'est ainsi qu'à Lyon, quand souffle le vent du Midi, les nourrissons des crèches deviennent agités, insomniques, font de la fièvre, parfois meurent d'accidents cholériformes.

Electricité atmosphérique. — Une tension atmosphérique forte peut amener une excitation d'activité, mais aggrave les urémiques, les hypertendus. Une tension faible diminue l'énergie et déprime les malades, aggrave les vagotoniques, les tuberculeux pulmonaires.

Une électricité atmosphérique chargée positivement aggrave l'état des rhumatisants, des asthmatiques; chargée négativement, elle détermine une sensation de bien-être, un ralentissement des mouvements respiratoires.

MÉTHÉMOGLOBINE. — Substance prenant naissance par l'action sur l'oxyhémoglobine de certains corps oxydants, réducteurs ou toxiques; la présence de méthémoglobine dans le sang peut entraîner des symptômes asphyxiques par anoxémie, cyanose, anxiété, dyspnée, parfois polyglobulie.

L'excès de méthémoglobine dans le sang (*méthémoglobinémie*) peut être combattu par l'acide ascorbique : 1 g par la bouche ou par voie veineuse.

MÉTHIONINE. — Acide aminé soufré (aminométhylthiobutyrique) indispensable à la vie. Sa carence entraîne des troubles de la nutrition (amaigrissement, anorexie), des troubles du foie, et de l'anémie.

INDICATIONS. Intoxications, cirrhose hépatique, anémies, purpura, brûlures, convalescence.

DOSES. 2 à 8 g par jour.

MÉTHONIUM. — V. GANGLIOPLÉGIQUE, au *Supplément*.

MÉTHYLARSINATE DE SOUDE (Arrhénal). — V. ARSENIC.

MÉTHYLE (Bromure de). — Produit toxique, liquide à 0°, gazeux à la température ordinaire.

Intoxication professionnelle. — Elle est inscrite au nombre des maladies professionnelles (décret du 16 mars 1948).

Emploi industriel. — Préparation, manipulation du bromure de méthyle; remplissage et utilisation d'extincteurs au bromure de méthyle; désinsectisation et dératisation avec le bromure de méthyle. Préparations de produits chimiques ou pharmaceutiques au moyen du bromure de benzyle (antipyrine, etc.).

SIGNES. Au début, malaises, troubles visuels, démarche ébrieuse, vertiges, parfois vomissements. Après une période de rémission apparaissent des troubles nerveux.

Sont inscrits dans la loi les troubles encéphalo-médullaires (tremblements intentionnels, myoclonies, crises épileptiformes, ataxies, aphasie et dysarthrie, accès confusionnels, anxiété pantophobique, dépression mélancolique), les troubles oculaires (amaurose ou amblyopie, diplopie), les troubles auriculaires (hyperacoustie, vertiges et labyrinthites), les accidents aigus (crises épileptiques, coma) ; les délais de prise en charge pour ces divers troubles sont de sept jours.

La forme suraiguë, avec œdème aigu du poumon et mort, est exceptionnelle.

Longue convalescence. Des troubles psychiques et d'incoordination des mouvements peuvent persister durant des mois.

MÉTHYLE (Chlorure de). — Ether méthylchlorhydrique obtenu industriellement à partir des vinasses de betterave.

Gaz qui se liquéfie par refroidissement et compression à 5 ou 6 atmosphères. Le liquide ainsi produit est incolore, très mobile, et sa vaporisation à l'aide d'un appareil spécial détermine un froid intense (— 23°) utilisé pour l'anesthésie locale.

On l'emploie dans les névralgies (dentaire, faciale, intercostale), mais principalement dans la sciatique et aussi dans le torticolis, le lumbago, sous forme de pulvérisations ou de stypage.

L'action étant très intense doit être très courte. Il faut s'arrêter lorsque la peau blanchit et devient dure, sous peine de provoquer de la vésication et même une escarre.

Intoxication professionnelle. — Le décret du 16 mars 1948 place cette intoxication au nombre des maladies professionnelles (préparation, emploi et manipulation du chlorure de méthyle, réparation des appareils frigorifiques).

SIGNES. Excitation ébrieuse, agitation suivie de somnolence, persistant parfois plus de 24 h. Nausées, diplopie, tremblement des extrémités.

Sont inscrits dans la loi les troubles suivants : vertiges, amnésie, amblyopie, ataxie (délai de responsabilité, sept jours), accidents aigus (coma, délire) [trois jours].

MÉTHYLE (Salicylate de). — V. SALICYLATES.

MÉTHYLÈNE (Bleu de). — Voir BLEU.

MÉTHYLÈNE (Chlorure de). — Liquide voisin du chloroforme, plus toxique que celui-ci; employé parfois comme anesthésique.

A causé des intoxications mortelles.

MÉTIS (du lat. *mixtus,* mêlé). — Produit du croisement entre sujets d'espèces ou de races différentes.

Les exemples de métis d'espèces sont assez rares, en raison des différences entre les appareils chromoso-

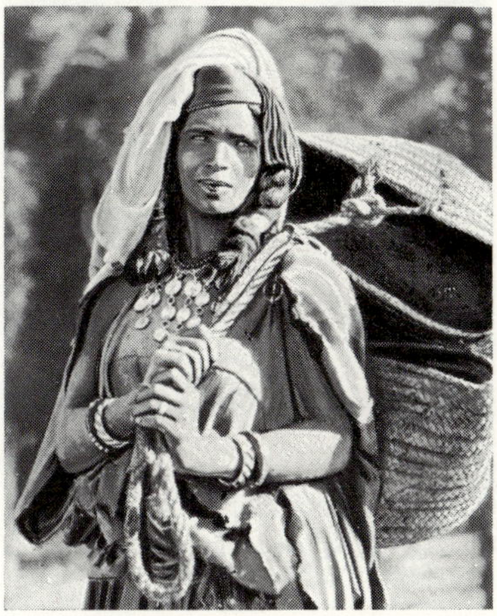

FIG. 1142. — Noire métisse, à Beni-Abbès (Territoires du Sud).
(*Phot. Mission Citroën.*)

miens et de l'habituelle impossibilité d'échanges entre les deux chromosomes de chaque paire au moment de la *préméiose* (v. ce mot). Le plus connu est celui du mulet, produit de l'accouplement d'un âne et d'une jument (le bardot [ou bardeau] étant celui de la fécondation d'une ânesse par un cheval). Ces métis sont stériles, sauf de très rares exceptions.

Chez l'homme, le métissage peut être individuel (mariage d'un blanc et d'une asiatique ou d'une noire [*fig.* 1142]) ou collectif, racial (bâtards de Rehoboth, en Afrique australe, issus de Boers et de femmes hottentotes). Le métissage n'a aucun inconvénient quand il s'exerce entre sujets normaux; en revanche, il facilite l'introduction dans une race des qualités ou des défauts d'une autre race.

MÉTRITE. — V. à FÉMININS (Organes génitaux) : *Maladies.*

MÉTRORRAGIE (du gr. *metra,* utérus, et *raghê,* rupture). — Ce mot s'applique plus spécialement aux hémorragies produites dans l'intervalle des règles. V. HÉMORRAGIE : *Hémorragies utérines.*

MIASMES (du gr. *miasma,* souillures). — Gaz putrides, c'est-à-dire substances organiques altérées, volatiles, provenant de déchets végétaux ou animaux en voie de décomposition, et transportées par l'air, surtout par les chaleurs humides.

MICROBES (du gr. *mikros,* petit, et *bios,* vie). — Nom donné par Sédillot pour désigner les organismes microscopiques qui pullulent dans l'air, dans les eaux, dans la terre, à la surface et à l'intérieur des corps inorganiques et des êtres organisés. Un grand nombre de microbes vivent en saprophytes dans notre organisme sans causer la moindre maladie; certains même sont utiles. Cependant, un certain nombre de microbes sont pathogènes; ceux-ci se divisent eux-mêmes en microbes spécifiques et non spécifiques.

Les microbes *spécifiques* sont ceux qui déterminent des maladies dont les caractères principaux sont toujours semblables à eux-mêmes : *bactéries* de la blennorragie, du chancre mou, du charbon, du choléra (*fig.* 1143), de la coqueluche, de la diphtérie, de la dysenterie, de la gangrène gazeuse, de la grippe, de la lèpre, de la méningite cérébro-spinale, de la mélitococcie, de la morve, de la peste, du tétanos, de la fièvre typhoïde, de la tuberculose; *virus filtrant* des fièvres éruptives et de la dengue; *protozoaires* de la syphilis, du pian (spirochètes [*fig.* 1144]), des trypanosomiases et des leishmanioses, de la dysenterie amibienne, de la rage, de la fièvre récurrente et du paludisme; *champignons* des actinomycoses, aspergilloses (*fig.* 1145), endomycoses, mycétomes, oosporoses, saccharomycoses et sporotrichoses.

Les microbes *non spécifiques* comprennent des agents infectieux qui peuvent produire des manifestations pathologiques absolument dissemblables, suivant le terrain et la localisation. Le streptocoque est susceptible de donner naissance à la broncho-pneumonie, à la fièvre puerpérale, à un érysipèle, à des fausses membranes, à une lymphangite, et le staphylocoque à un furoncle, à une ostéomyélite, une endocardite.

Toutefois, une maladie bien déterminée comme la broncho-pneumonie peut être due à des microbes très divers : colibacille, pneumocoque, streptocoque, staphylocoque.

Porte d'entrée des microbes. — Les microbes peuvent pénétrer dans l'organisme :

1° *Par la peau,* l'infection ayant d'autant plus de chance de se développer que la plaie est plus profonde; mais il suffit cependant d'une éraillure pour la pénétration des microbes de la syphilis, du chancre mou; 2° *par les muqueuses,* notamment par celles de l'intestin (fièvre typhoïde, choléra, dysenterie, tuberculose), par la conjonctive,

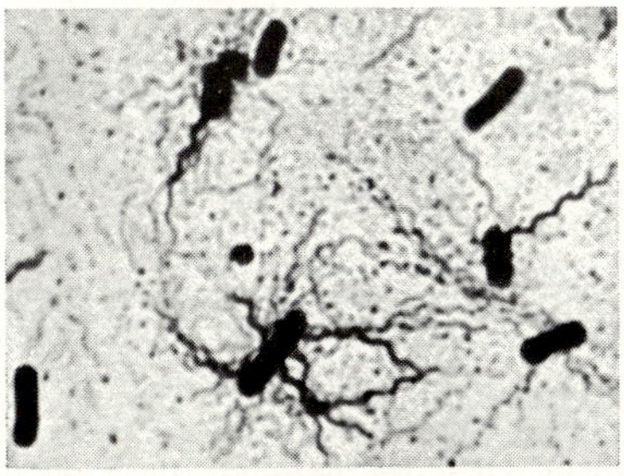

FIG. 1143. — Vibrions cholériques.

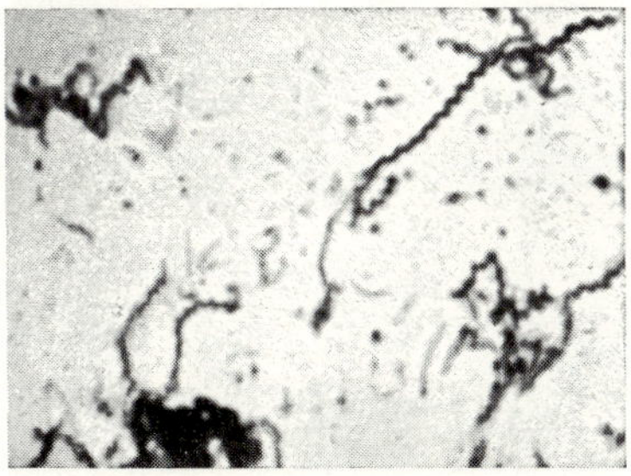

FIG. 1144. — Spirochètes.

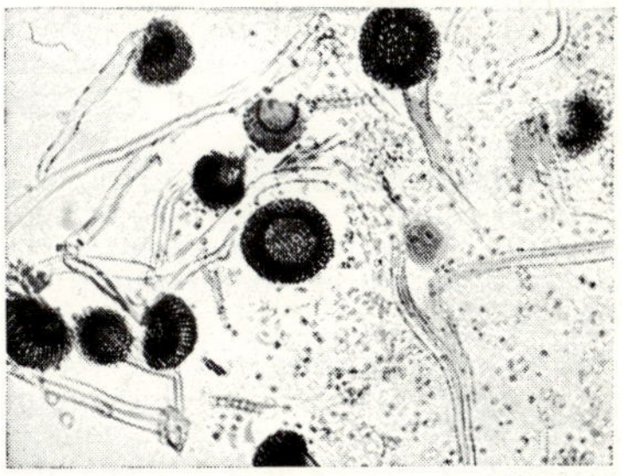

FIG. 1145. — *Aspergilus fumigatus.*

par le poumon; 3° *par les nerfs* (rage, tétanos), les microbes remontant jusqu'aux centres nerveux. V. aussi à INFECTION.

Causes des localisations microbiennes. — Les bactéries ont tendance à se fixer : 1° dans les régions où se produit une grande activité nutritive (les os chez les enfants) ou fonctionnelle; 2° dans les régions affaiblies, mal nourries, soit dès la naissance, soit comme le cerveau après un surmenage intellectuel.

Les points du corps où se produisent une coxalgie, un mal de Pott, un accident syphilitique tertiaire, sont de préférence ceux où un coup, une chute, aura préparé le terrain pour un envahissement microbien.

MICROBIOLOGIE et MICROBIOLOGISTE. — Le *microbiologiste* est un savant qui étudie les organismes microscopiques, y compris les bactéries (*microbiologie*). V. MICROBES et BACTÉRIES.

MICROCÉPHALIE (du gr. *mikros*, petit, et *kêphalê*, tête). — Petite taille du crâne coïncidant avec un arrêt de développement du cerveau. Elle s'accompagne habituellement d'idiotie.

MICROCOQUE. — Variété de *bactéries* (v. ce mot).

MICROCYTE (du gr. *mikros*, petit, et *kutos*, cellule). — Hématie dont le diamètre est de 6 μ au lieu de 7.

MICRODACTYLIE (du gr. *mikros*, petit, et *daktulos*, doigt). — Petitesse d'un doigt ou d'un orteil par arrêt de développement ou absence de certaines phalanges.

MICRODONTISME (du gr. *mikros*, petit, et *odons*, dent). — Malformation consistant, chez l'adulte, dans la petitesse exagérée de quelques ou de toutes les dents; elle est toujours plus marquée sur les incisives et les canines. Les dents peuvent même être absolument rudimentaires (nanisme dentaire). Origine la plus fréquente : syphilis héréditaire. V. DENTS.

MICROGAMÈTE (du gr. *mikros*, petit, et *gametês*, époux). — Synonyme de *spermatozoïde*.

MICROGLOSSIE (du gr. *mikros*, petit, et *glôssa*, langue). — Petitesse de la langue.

MICROGNATHIE (du gr. *mikros*, petit, et *gnathos*, mâchoire). — Petitesse anormale des mâchoires.

MICROGRAMME. — Millième de milligramme ou millionième de gramme; représenté par la lettre grecque γ.

MICROMÉLIE (du gr. *mikros*, petit, et *mêlos*, membre). — Membres en disproportion, par leur petitesse, avec le tronc. V. ACHONDROPLASIE et NANISME.

MICRON (du gr. *mikros*, petit). — Unité (1 millième de mm) employée pour la mensuration des éléments visibles au microscope. On l'indique par la lettre grecque μ.

MICROPHAGES (du gr. *mikros*, petit, et *phagein*, manger). — Phagocytes de petite taille représentés par les polynucléaires neutrophiles et éosinophiles.

MICROPHTALMIE (du gr. *mikros*, petit, et *ophtalmos*, œil). — Anomalie congénitale, consistant dans la petitesse d'un ou, plus souvent, des deux yeux.

MICRORCHIDIE (du gr. *mikros*, petit, et *orkhis*, testicule). — Arrêt de développement des testicules, s'accompagnant de stérilité et de débilité intellectuelle.

MICROSCOPE (du gr. *mikros*, petit, et *skopein*, regarder). — Instrument d'optique fréquemment employé dans les examens de laboratoire (sang, urines, cellules, etc.) et destiné à grossir les objets.

Il est constitué essentiellement par des verres lenticulaires convergents, l'un à court foyer, dénommé *objectif*, parce qu'il est tourné vers l'objet,

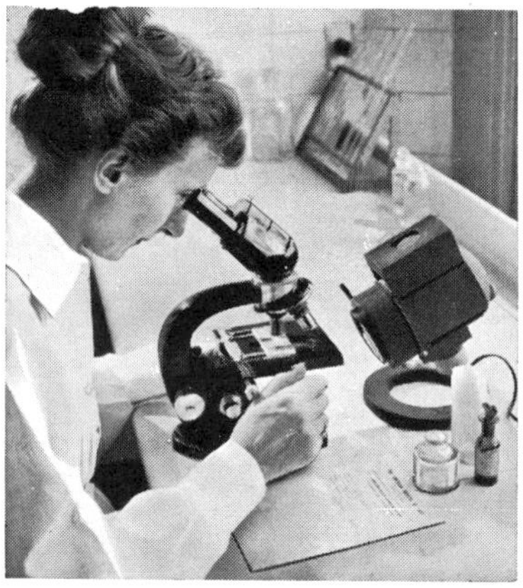

FIG. 1146. — Examen du sang à l'aide d'un microscope dans un laboratoire.
(*Phot. René-Jacques.*)

l'autre, moins convergent, dénommé *oculaire*, parce qu'il est près de l'œil de l'observateur. Ces systèmes de verres sont fixés dans un même tube, de manière que leurs axes coïncident (*fig.* 1146).

Pour les examens microbiologiques, il est nécessaire d'obtenir de forts grossissements (1 200 à 1 500 fois); on utilise à cet effet les *objectifs à immersion*. Entre l'objectif et la lame de verre sur laquelle se trouve la préparation à examiner, on interpose une goutte d'huile de cèdre, qui a le

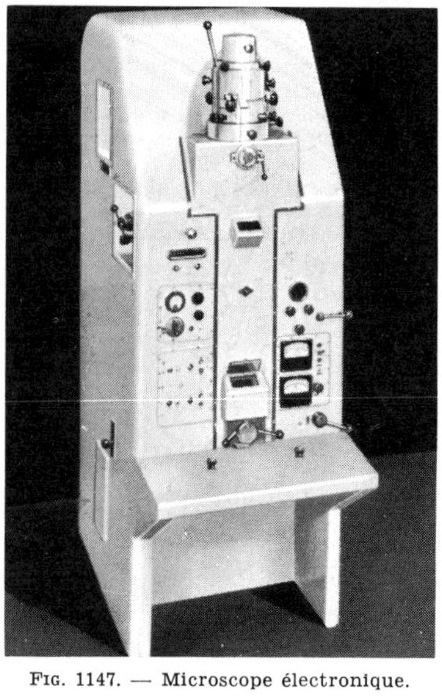

FIG. 1147. — Microscope électronique.

même indice de réfraction que le système de lentilles de l'objectif.

Pour l'examen de certains micro-organismes (spirochètes, par exemple), on utilise l'ultramicroscope.

Microscope électronique. — Instrument analogue au microscope optique, mais dans lequel les rayons lumineux sont remplacés par des faisceaux d'électrons réfractés à travers des champs magnétiques créés par des bobines parcourues par le courant électrique, et tenant ainsi la place des lentilles du microscope ordinaire (*fig.* 1147). Le grossissement obtenu peut atteindre des dizaines de mille et permet de voir des corps un million de fois plus petits que ceux que montrait le microscope ordinaire; c'est ainsi que le microscope électronique permet de voir des corps mesurant de 3 à 5 millimicrons, c'est-à-dire 3 à 5 millionièmes de millimètre (μ) et de photographier le *bactériophage*, invisible au microscope ordinaire (v. *fig.* pp. 102 et 106).

MICROSPHYGMIE (du gr. *mikros*, petit, et *sphugmos*, pouls). — Etat caractérisé chez certains enfants par un pouls permanent *petit, filiforme*, difficile à percevoir, sans qu'il existe d'altération du cœur, ni même des parois des artères, qui conservent leur calibre normal.

Cet état s'accompagne souvent de *refroidissement* et de *couleur bleuâtre* de la peau (cyanose) au niveau des extrémités, d'ichtyose et parfois de nanisme et d'idiotie.

La cause relève souvent d'une syphilis héréditaire, de la tuberculose, de l'alcoolisme ou du saturnisme des parents.

MICROSPORIE. — Teigne tondante à petites spores. V. TEIGNE.

MICROSPORON (du gr. *mikros*, petit, et *sporos*, semence). — Champignon parasite. On en distingue plusieurs variétés.

Microsporon Audouini. — Un des agents de la teigne tondante. Voir TEIGNE.

Microsporon furfur. — Agent du *pityriasis versicolor*.

Microsporon minutissimum. — Agent de l'*érythrasma*.

MICTION. — Action d'uriner. Pour les troubles de la miction, v. à URINE.

MIEL. — Produit complexe formé de glucose et de lévulose (70 p. 100), avec des principes aromatiques, des colorants, un peu d'acide formique.

Le miel provient des matières sucrées de nectaires des fleurs absorbées et transformées dans l'estomac de l'abeille, puis régurgitées dans des cellules de cire ou rayons.

C'est un liquide épais, devenant ensuite grenu, de coloration variant du blanc au brun; les miels les plus recherchés sont ceux de Narbonne, du Gâtinais et de Bretagne; il existe des miels exotiques de coloration variable (rouge, jaune, vert); certains miels recueillis sur des plantes toxiques peuvent être vénéneux.

Propriétés émollientes, rafraîchissantes, laxatives.

Employé comme laxatif, notamment chez les enfants, 40 à 60 g (2 cuillerées à soupe); pour sucrer les tisanes, 60 g par litre; en lavement, 20 à 60 g pour 400 g d'eau.

Le miel forme la base des sirops ou *mellites*, dans lesquels il remplace le sucre. Ces mellites sont formés de

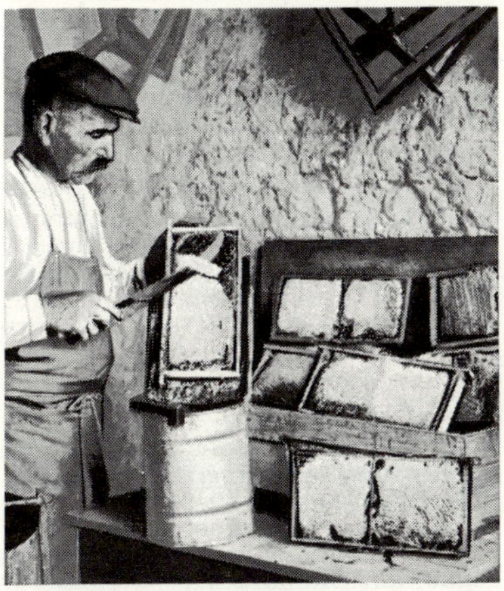

FIG. 1148. — Récolte du miel sur les châssis d'une ruche. (*Phot. J. Boyer.*)

3/4 de miel pour 1/4 d'eau. Lorsque le vinaigre remplace l'eau, on obtient les *oxymellites*.

Falsifications. — Les principales fraudes sont l'excès d'humidité (maximum 25 p. 100), l'addition de saccharose, glucose, sucre inverti, dextrine, amidon, antiseptique de saccharine, l'emploi d'acide sulfureux ou de bisulfites pour le décolorer.

Miel rosat. — Mélange à parties égales de miel et d'infusion de roses (50 g pour 300 g d'eau); astringent.

MIERS-ALVIGNAC (Lot). — Petite station d'eaux minérales sulfatées sodiques, calciques magnésiennes et ferrugineuses, employées exclusivement en boisson. Elle est surnommée le Carlsbad français.

ACTION. Excite les sécrétions gastriques, biliaires et intestinales à dose moyenne; laxative et diurétique à dose forte.

INDICATIONS. Dyspepsies, entérite muco-membraneuse, constipation, appendicite chronique, ictère, cholémie familiale, congestion du foie, lithiase urinaire, cystite, artériosclérose, hypertension artérielle, migraines, goutte, obésité, diabète sucré.

MIGRAINE (du gr. *emisus*, demi, et *cranion*, crâne). — Céphalalgie très vive, habituellement unilatérale, due au spasme des vaisseaux encéphaliques, suivi de vaso-dilatation. La céphalée survient par accès de 12 à 24 heures, accompagnés de troubles digestifs (en général vomissements) et séparés par des périodes d'accalmie absolue, sans troubles nerveux intercalaires.

SIGNES. L'accès débute fréquemment le matin, mais la veille le migraineux présente parfois quelques signes précurseurs qui ne le trompent pas d'habitude : soit modifications de l'état général et du psychisme, courbature, inaptitude au travail physique et intellectuel, insomnie, plus rarement sensation de bien-être et plus grande vivacité d'esprit, soit troubles digestifs (anorexie, bâillements, crampes d'estomac), soit auras localisées (perversion du goût ou de l'odorat, troubles visuels passagers, bourdonnements auriculaires, hyperesthésies cutanées, crises vasomotrices, avec éternuements répétés et hydrorrhée nasale).

Au début, le migraineux éprouve une sorte de lourdeur, qui bientôt devient plus aiguë. Continue, elle est entrecoupée de paroxysmes qu'exagèrent tout effort physique, toute impression sensorielle un peu vive. Le patient la compare à un broiement, paraissant siéger dans l'os et faire éclater les sutures et s'accompagnant d'hyperalgie cutanée extrême.

L'intensité de la douleur fait rechercher une série d'*attitudes* qui la soulage : tête demi-fléchie, main comprimant la région temporale, elle-même appliquée contre l'oreiller; immobilité absolue au lit, loin de tout bruit et dans une pièce demi-obscure.

La douleur est unilatérale, tout au moins pendant la plus grande partie de l'accès; à la fin, elle peut passer du côté opposé. Elle siège peut-être plus fréquemment à gauche qu'à droite.

A cette douleur s'ajoutent, outre un léger appoint anxieux, un état vertigineux avec nausées pénibles et souvent des vomissements alimentaires ou bilieux, qui peuvent être, suivant les cas, précoces ou tardifs. Cet état ne s'accompagne pas de douleur gastrique.

Il existe parfois des *troubles vasomoteurs* qui ont fait distinguer deux sortes de migraines : la *migraine blanche* (migraine sympathico-tonique), la plus fréquente, se caractérise par la pâleur de la face, la dureté de l'artère temporale, la mydriase unilatérale, le refroidissement des extrémités, avec frissonnement léger; la *migraine rouge* (sympathico-paralytique) se traduit par une rougeur prédominant du côté douloureux, du myosis, de l'hypersécrétion oculaire et nasale, une sensation de chaleur interne.

Souvent, la migraine commune passe par deux phases : blanche au début, elle devient rouge ensuite.

Pendant la crise, on note la rareté et la coloration des urines, puis une polyurie après l'accès.

Certains migraineux ont des modifications du *rythme cardio-respiratoire* : ralentissement du pouls ou respiration plus faible.

La crise se termine par l'atténuation de la céphalée; une polyurie et une transpiration abondantes, un sommeil lourd et réparateur en marquent la fin. La durée totale varie de quelques heures à 2 ou 3 jours dans les fortes crises.

L'évolution peut d'ailleurs varier suivant les malades : les uns se plaignent seulement de céphalée; chez d'autres, ce sont les vomissements ou l'état vertigineux qui prédominent.

Le premier accès débute en général vers l'adolescence. Chez la jeune fille, la migraine apparaît au moment des *règles* et peut reparaître à cette période pendant des années, en ne cessant que pendant les grossesses et à la ménopause. Chez l'homme, la migraine disparaît vers 35 à 45 ans.

Migraines associées. — *Migraine ophtalmique*, qui débute par une amblyopie, des troubles de l'accommodation, une hémianopsie et des scotomes scintillants sous forme d'étincelles, de flammèches; puis ces troubles oculaires sont remplacés par une céphalée unilatérale.

On a décrit aussi une *migraine auditive*, avec sifflements d'oreilles, une *migraine olfactive*, avec odeurs spéciales, une *migraine gustative*, avec sensation de goûts anormaux.

Migraines compliquées. — *Migraine ophtalmoplégique*, avec paralysie du nerf moteur oculaire commun (ptôsis, strabisme externe et diplopie, mydriase).

Migraine parétique, avec parésie transitoire d'un membre ou d'un côté.

Migraine aphasique, qui débute en même temps qu'une paresthésie d'un membre, le malade ne pouvant plus parler pendant quelques minutes ou quelques heures, ou bien se trompant, disant un mot pour un autre.

Migraine vertigineuse, avec vertiges, nausées, titubation, rappelant le vertige de Ménière.

Migraine psychique, avec état profond d'obnubilation, anxiété et parfois confusion mentale. Certaines crises peuvent être remplacées par un *coma* brusque survenant sans cause et disparaissant sans laisser de traces.

Parfois, la migraine est marquée par une crise paroxystique de spasme artériel périphérique, par une crise d'urticaire.

Certaines migraines s'observent chez des malades atteints de rétrécissement du duodénum et disparaissent après l'intervention (*migraines duodénales*); d'autres se rencontrent chez des sujets atteints d'atonie ou de stase de la vésicule biliaire (*migraines biliaires*). Ces migraines violentes, précédées ou non de gonflement douloureux du foie, s'accompagnent souvent de vomissements abondants, souvent bilieux, elles sont remarquablement influencées par des tubages duodénaux avec introduction dans le duodénum de sulfate de magnésie à 33 p. 100 ou d'une solution de peptone de Witte à 10 p. 100.

CAUSES. La migraine est plus fréquente chez la femme; sans doute faut-il incriminer les troubles de la sécrétion ovarienne (migraine menstruelle, disparaissant pendant la grossesse et à la ménopause) et la constipation chronique (stase intestinale chronique). Elle est fréquente également chez les intellectuels. Le travail et les veilles prolongées sont des causes provocatrices, mais ne créent pas le terrain migraineux hérité généralement des parents. L'hérédité neuro-arthritique est souvent notée; il existe toute une série de familles chez lesquelles on voit apparaître, soit successivement chez un même individu, soit isolément chez les ascendants et les collatéraux, des syndromes morbides d'allure assez différente, mais réunis les uns aux autres par le terrain sur lequel ils évoluent : asthme, lithiase (en particulier lithiase biliaire), goutte, dermatoses (eczéma), obésité et diabète, migraines.

Les facteurs hépatiques et biliaires jouent un rôle important.

Chez un individu donné, le facteur qui détermine le paroxysme migraineux est habituellement toujours le même : fatigue musculaire ou intellectuelle, émotion, ingestion de tel ou tel aliment, en particulier de chocolat. Comme un temps perdu, parfois de plusieurs heures, sépare l'ingestion de l'accès migraineux, et que cet accès est précédé d'une crise colloïdoclasique, on a fait de la migraine, comme de l'asthme, de l'urticaire, le résultat d'une crise d'ordre anaphylactique.

Le sang des migraineux contient un excès d'acide urique et oxalique et de cholestérine (2 g au lieu de 1g,50).

TRAITEMENT. *Au moment de la crise :* placer le malade dans une chambre obscure et faire le silence autour de lui. Applications locales d'eau fraîche ou d'eau sédative; crayon mentholé.

Pour faire avorter l'accès : extrait post-hypophysaire en injection ou en prise endonasale; dihydro-ergotamine en gouttes ou injections sous-cutanées.

Injection intraveineuse d'une solution hypertonique, chlorurée sodique (20 cm³ à 20 p. 100) ou glucosée (10 à 20 cm³ à 30 p. 100); injections intraveineuses de vitamine B_1.

TRAITEMENT. *Migraines endocriniennes :* opothérapie ovarienne, thyroïdienne, parathyroïdienne rétrohypophysaire (injection intradermique de III gouttes d'extrait), pancréatique.

Migraines digestives : régime de restriction carnée (v. plus loin), sulfate de soude ou solution de Bourget le matin à jeun, mucilages, huile de paraffine.

Extrait hépatique, calomel, huile d'olive.

Migraines biliaires : sels biliaires, glycocolate de soude, ou drainage biliaire; un peu de sulfate de magnésie le matin, puis absorption de thé chaud ou bien tubage duodénal deux fois par semaine avec une solution à 30 p. 100 de sulfate de magnésie.

Migraines anaphylactiques : un cachet de 50 cg de peptone trente minutes avant le repas. Hyposulfite de magnésium ou de soude en ingestion ou en injections intraveineuses (10 cm³ d'une solution à 20 p. 100); chlorure de calcium; autohémothérapie.

Injection lente de 1 g d'histamine diluée dans 500 cm³ de sérum artificiel; tartrate d'ergotamine en comprimés, prostigmine (15 mg par jour par la bouche).

En cas de *déséquilibre vago-sympathique,* gardénal, bromures, chlorhydrate de papavérine (2 granulés de 2 cg).

En cas de *migraines rebelles,* traitement neurochirurgical. Section de l'artère temporale déjà préconisée par A. Paré, ce qui entraîne la section des filets sympathiques; injection de novocaïne intratemporale; infiltration novocaïnique péri-temporale.

HYGIÈNE DU MIGRAINEUX. Régime à prédominance végétarienne et fruitarienne, avec restriction des viandes de boucherie, des œufs, des légumes riches en acide oxalique (oseille, épinards, haricots verts), et avec abstention quasi complète de gibier, d'abats, de coquillages, de crustacés, de chocolat, de crudités, de salaisons, de condiments de toutes sortes et également d'alcool.

Activité physique, exercice au grand air. Eviter tous les excès et la constipation.

Une *cure de désintoxication,* au moyen de solutions légèrement laxatives prises le matin à jeun, pendant quelques jours, suivie d'une cure de diurèse d'une dizaine de jours (eau de Vittel ou d'Evian), sera souvent très favorable.

Les *cures thermales* peuvent être efficaces, qu'elles s'adressent suivant les cas à l'état hépatique (Vichy), à la diurèse (Contrexéville, Vittel, Evian) ou encore à la sédation du système nerveux (Néris, Divonne, etc.).

MIKULICZ (Maladie de). — Affection d'origine obscure, parfois syphilitique, caractérisée par un gonflement modéré, indolore, à évolution lente, symétrique et simultanée des glandes lacrymales et salivaires, survenant sans cause appréciable chez des sujets de 20 à 30 ans. Non seulement les glandes salivaires (parotides, sous-maxillaires et sublinguales) peuvent être envahies, mais également les petites glandes (glandes de Blandin-Nühn, du palais et des lèvres).

Troubles fonctionnels rares, purement mécaniques : gêne de la mastication (parotides), refoulement en bas de la paupière supérieure et gêne de la vision (glandes lacrymales). Parfois sécheresse de la bouche ou de la conjonctive, par diminution des sécrétions glandulaires.

Ces troubles aboutissent parfois à la leucémie et relèveraient d'une infection.

TRAITEMENT. I. *Médical.* — Arsenic, iodure.

II. *Chirurgical.* — Extirpation totale ou partielle des glandes. Radiothérapie. Traitement antisyphilitique.

MILIAIRE (du lat. *milium,* grain de millet). — Eruption obscure chez les individus présentant d'abondantes sueurs pendant les saisons chaudes, dans les régions tropicales (bourbouille) et au cours de certaines maladies infectieuses, par exemple la fièvre typhoïde, la scarlatine, etc.

SIGNES. Petites vésicules contenant un liquide incolore. Ces vésicules, au début presque imperceptibles, forment ensuite des gouttelettes transparentes et prennent le nom de *sudamina.* Quand elles apparaissent sur une peau saine, c'est la *miliaire blanche.* Si, au contraire, les vésicules se groupent en une plaque érythémateuse, infiltrée, c'est la *miliaire rouge.* Bientôt les vésicules crèvent; il se fait une légère desquamation. On peut rapprocher de la miliaire les cas où apparaissent des plaques rouges, desquamant rapidement et se produisant sous l'influence d'une poussée sudorale dans une région recouverte d'une substance imperméable (pansement).

TRAITEMENT. Bains, poudre d'amidon; traiter si possible la cause qui provoque la sueur. Suppression des lainages.

Fièvre miliaire. — V. SUETTE.

Granulation miliaire. — V. TUBERCULOSE : *Granulie.*

MILIEU. — Ensemble des conditions dans lesquelles se développe et s'exerce la vie des organismes.

En génétique, on distingue deux milieux : le *milieu génotypique,* qui est constitué par la réunion des caractères dont est pourvu l'organisme, dès la conception; le *milieu extérieur* ou péristase, qui est l'ensemble des conditions extérieures (climat, nourriture, éducation, etc.) dans lesquelles l'organisme se développe.

MILIUM (ou Grutum). — Granulations de volume d'une tête d'épingle, blanches, perlées, qui sont de petits kystes épidermiques à l'intérieur du derme ou de l'épiderme. Ils siègent surtout sur le front, le nez, les joues et aux organes génitaux.

TRAITEMENT. Ablation à la curette.

MILLE-FEUILLE (Achillée). — Plante (*Achillea millefolium*) de la famille des Synanthérées. Les sommités fleuries en infusion (30 à 50 g par litre) sont quelquefois employées comme tonique, vulnéraire, emménagogue, antirhumatismal.

On peut aussi utiliser la teinture (XX à XXX gouttes, trois fois par jour), l'extrait aqueux (2 à 3 g). Les applications du suc de la plante fraîche ont été vantées contre les crevasses du mamelon, les ulcères variqueux.

Parmi les autres espèces, la racine et les feuilles de *A. potarmica* ont des vertus sternutatoires et sialagogues; *A. herba rota* est réputée vulnéraire; *A. moschata,* tonique et stomachique, donne une essence d'odeur agréable (génépi blanc).

MILLEPERTUIS (Herbe de la Saint-Jean). — Plante (*Hypericum perforatum*) de la famille des Hypéricacées. Les sommités fleuries sont employées comme stimulant balsamique, contre les bronchites, comme anthelminthique en infusion : 15 à 30 g par litre d'eau, en teinture alcoolique; 1 à 2 g en potion. L'huile de millepertuis est un antiseptique très utile dans le traitement des plaies, des ulcères et des brûlures. Le millepertuis entre dans la composition de l'alcoolat vulnéraire et du baume du Commandeur.

MILLIMICRON. — Millième de micron ou millionième de millimètre (mμ).

MILNE (Méthode de). — Méthode préconisée dès 1880 par le médecin anglais Milne et qui tend à supprimer, dans certaines maladies infectieuses, comme la rougeole et surtout la scarlatine, l'isolement des malades et les mesures de désinfection.

Quand un enfant a été exposé à la contagion scarlatineuse ou morbilleuse (rougeole), qu'il présente déjà, ou non, des troubles prémonitoires, il faut, en attendant la venue du médecin, badigeonner, aussi haut et aussi bas que possible, ses amygdales et son pharynx avec de la glycérine ou de l'huile phéniquée à 10 p. 100; ces badigeonnages doivent être faits toutes les deux heures et continués pendant un ou plusieurs jours. Tenir, en outre, la bouche et les dents très propres.

Deux fois par jour, pendant les quatre premiers jours, et ensuite une

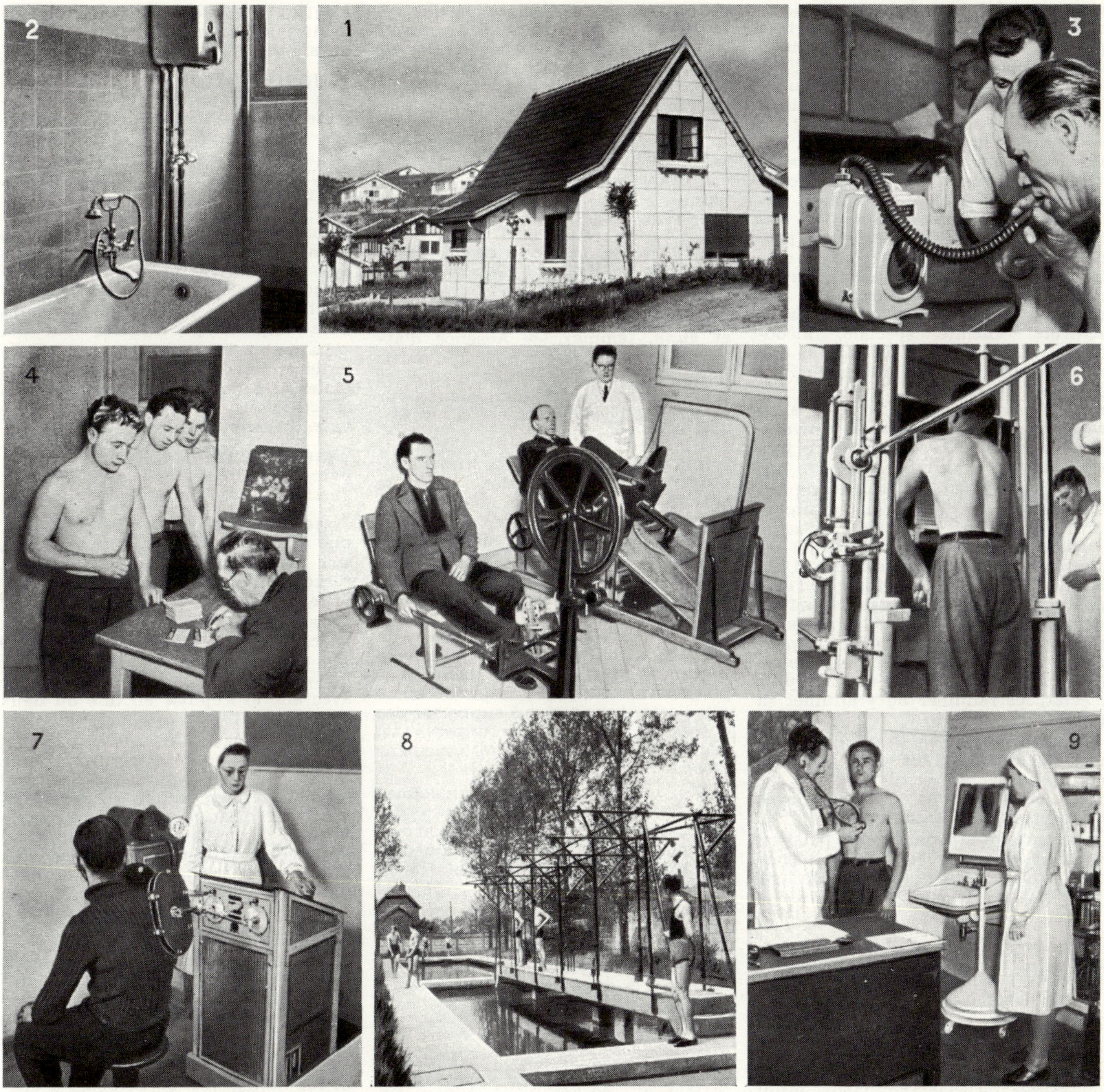

FIG. 1149. — L'hygiène des mineurs.
1. Une cité moderne en Moselle; 2. Salle de bains dans une cité-chalet, à Lens; 3. Contrôle médical à l'aide du spiromètre, à Merlebach (Lorraine); 4. Examen médical dans une fosse par un poste ambulant (Nord); 5. Mécanothérapie en clinique (Valenciennes); 6. Radioscopie; 7. Electrothérapie; 8. Piscine dans un centre d'apprentissage du Pas-de-Calais; 9. Examen médical (Nord).
(*Cl. Charbonnages de France; Phot. Guy Le Boyer.*)

fois seulement jusqu'au dixième jour de la maladie, onctionner la surface entière du corps (même le cuir chevelu) avec de l'essence d'eucalyptus.

L'infection cesse de se propager, et il ne subsiste aucun risque de contagion; les enfants et les grandes personnes peuvent vivre et coucher, sans inconvénient, dans la chambre des malades; par suite, l'isolement, dans le cas de scarlatine ou de rougeole, n'est plus nécessaire. Cependant, les objets, vêtements, linges ayant servi aux malades avant et pendant les premiers jours de l'application de la méthode doivent être désinfectés.

MINDERERUS (Esprit de). — V. AMMONIAQUE : *Acétate d'ammoniaque.*

MINÉRALES (Eaux). — V. à EAUX MINÉRALES.

MINERVE. — Appareil orthopédique utilisé dans le traitement du mal de Pott cervical et du torticolis, afin de redresser le cou et la tête, soit sans opération, soit après opération. V. POTT (mal de), TORTICOLIS.

MINES et MINEURS (Hygiène des). — La vie sous terre entraîne des modifications *spéciales* de la santé par suite de l'insalubrité du milieu même.

ACTIONS NUISIBLES. 1° *Absence de lumière solaire* et éclairage artificiel insuffisant.

2° *Chaleur humide,* qui peut dépasser 30°, la température augmentant d'un degré environ par 30 mètres de profondeur.

3° *Altérations de l'air,* où l'oxygène a notablement diminué : 18 au lieu de 21 p. 100, et accroissement des gaz toxiques (acide carbonique et oxyde de carbone) par la respiration, la combustion des lampes ou les émanations provenant de l'action de l'humidité sur les charpentes de soutien des galeries.

4° *Altérations produites sur l'individu lui-même par cette humidité* (rhumatisme, fluxion de poitrine), par la différence de température et de pression de l'air dans la mine et au-dehors, par l'absorption de poussières.

5° *Absorption de l'ankylostome,* parasite qui produit l'ankylostomiase ou anémie des mineurs, d'autant plus facilement que les causes précédentes ont amené leur déchéance physique.

6° *Maladies : 1° de l'appareil digestif* (gastrite, entérite), par suite des mauvaises conditions pour les repas au fond de la mine, de l'obligation des attitudes couchées, courbées pendant le travail, des refroidissements répétés, de l'usage de l'eau saumâtre qu'on trouve dans la mine; 2° *des poumons et des bronches* (bronchite, pneumonie, asthme), par suite du froid et des poussières qui s'introduisent dans les bronches et s'implantent dans le poumon en constituant une maladie nommée *anthracose* (v. POUSSIÈRES); les cas d'asphyxie sont assez fréquents (production très abondante d'acide carbonique et de grisou); 3° *du cœur et des vaisseaux* (émotions, abus des alcools); 4° *générales* (rhumatisme, scrofule, anémie spéciale, alcoolisme); 5° *oculaires* (nystagmus caractérisé par des oscillations de l'œil survenant par accès de quelques minutes, principalement lorsque l'œil regarde en haut). Ces accès peuvent, dans certains cas, se reproduire jusqu'à vingt fois par jour.

HYGIÈNE. I. *Générale.* — La prophylaxie du grisou, gaz formé de protocarbure d'hydrogène (89,54), d'acide carbonique (0,73), d'azote (8,87) et d'oxygène (0,64), consiste dans : 1° la bonne ventilation des mines; 2° l'emploi de lampes ne permettant pas l'inflammation du grisou, lorsqu'elles sont maintenues *fermées;* 3° la prudence du mineur, qui ne doit *jamais* les ouvrir pour leur donner plus d'éclat, les rallumer ou y allumer sa pipe.

II. *Personnelle.* — Usage de costumes en laine, en flanelle, en tricot de coton. Lavage entier du corps au savon à chaque retour de la mine, avec changement de vêtement.

En cas de nystagmus, cesser pendant un certain temps le travail souterrain. Voir, en outre, les instructions pour la prévention de l'anémie à ANKYLOSTOMIASE.

MINIUM. — V. PLOMB : *Oxyde de plomb.*

MIRBANE (Essence de). — V. NITROBENZÈNE.

MIROIR. — Les laryngologistes se servent d'un miroir frontal concave, ou miroir de Clar (*fig.* 1150), muni

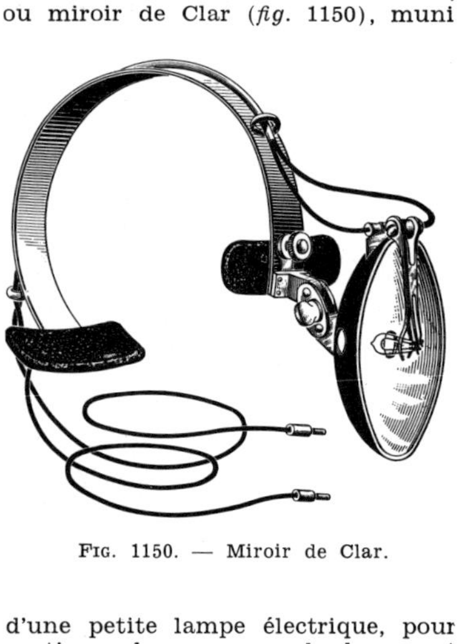

FIG. 1150. — Miroir de Clar.

d'une petite lampe électrique, pour pratiquer les examens du larynx et de l'oreille.

Contrôle et correction des tics. — H. Meige conseille l'emploi du miroir pour contrôler et corriger les tics de la face, de la tête, des épaules, le torticolis et les attitudes vicieuses de l'enfance (scoliose, cyphose, hémiplégie infantile).

Écriture en miroir. — V. ÉCRITURE.

MISANTHROPIE (du gr. *misos,* haine, et *anthrôpos,* homme). — Forme de mélancolie.

MISERERE (Colique de). — Voir INTESTIN (maladies) : *Occlusion intestinale.*

MISOGYNIE (du gr. *misos,* haine, et *gunê,* femme). — Absence d'attraction pour les rapports sexuels normaux, ou même répulsion pour les rapports sexuels ou simplement pour la société des femmes. V. HOMOSEXUEL.

MITHRIDATISME (de *Mithridate,* qui, d'après la tradition, dans la crainte d'être empoisonné par quelqu'un de son entourage, s'était entraîné à absorber des doses croissantes de poisons et était arrivé à supporter impunément des doses toxiques de ces poisons). — Immunité acquise vis-à-vis de poisons minéraux ou végétaux, par suite de l'ingestion de ces poisons, à doses minimes et facilement tolérées et progressivement croissantes, de sorte que l'organisme arrive à supporter des doses qui, administrées auparavant, provoqueraient un empoisonnement (accoutumance).

Des hommes, dits « arsenicophages », s'habituent peu à peu à des doses croissantes d'acide arsénieux ou d'orpiment. Ils arrivent ainsi à absorber le double et le quadruple de la dose mortelle.

Les morphinomanes, les cocaïnomanes, les éthéromanes prennent des doses qui, pour les morphinomanes, peuvent être vingt-sept fois supérieures à la dose toxique.

MITOSE (du gr. *mitos,* filament). — Phénomène complexe au cours duquel le noyau et le protoplasme d'une cellule subissent une série de modifications qui se déroulent suivant un ordre rigoureux et variable selon les espèces, et chez un même individu suivant la cellule considérée.

La mitose consiste essentiellement dans le partage égal des chromosomes entre deux cellules filles résultant de la division de la cellule mère.

Des anomalies dans cette division cellulaire s'observent dans les tissus inflammatoires et en particulier dans les tumeurs malignes.

MITRAL. — Valvule mitrale. — Orifice auriculo-ventriculaire gauche du cœur. V. CŒUR.

Insuffisance et rétrécissement mitrals. — V. CŒUR.

Faciès mitral. — Visage coloré, silloné de varicosités, couperosique, avec cyanose des lèvres, qui s'observe chez les malades atteints d'affection mitrale. V. CŒUR.

MITTE. — Emanation des fosses d'aisances, formée d'ammoniac et d'acides carbonique et sulfhydrique, très irritante pour les yeux.

MIXTURE. — Mélange liquide de médicaments actifs aqueux, alcooliques, éthérés, etc.

MOBILISATION. — La mobilisation a un double but : 1° l'assouplissement des articulations; 2° l'exercice des muscles qui font mouvoir ces articulations. Elle peut être manuelle ou mécanique (auquel cas, on lui réserve le nom de mécanothérapie), mais, quel que soit le procédé employé, le principe est toujours le même : localiser le mouvement dans une articulation ou dans un groupe musculaire donné en mettant les articulations et les muscles voisins dans l'impossibilité d'entrer en action.

La mobilisation est le complément indispensable du traitement des plaies et lésions des membres et des articulations. V. ARTICULATIONS, MASSAGE, MÉCANOTHÉRAPIE.

MODIFICATEURS (Facteurs). — Facteurs héréditaires qui modifient l'action d'autres facteurs héréditaires.

MODIFICATION. — En génétique, une modification est l'apparition dans une race ou dans une lignée d'un caractère nouveau ou de forme nouvelle, mais qui n'est pas héréditaire.

Ce caractère est généralement dû à l'action du milieu extérieur sur le *soma* et non sur le *germen* (v. ce mot); il disparaît donc rapidement avec elle et s'épuise en une ou deux générations.

La modification est donc différente de la *variation,* qui, résultat d'une mutation, c'est-à-dire d'une altération du germen et non du soma, devient héréditaire et obéit aux lois de Mendel. Exemple : la pigmentation cutanée des Européens qui vivent en pays chauds est une « modification » passagère; la pigmentation des Noirs, des Arabes est une « variation » héréditaire, raciale et durable.

MOELLE ÉPINIÈRE. — Partie inférieure de l'axe encéphalo-médullaire, contenue dans le canal formé par la superposition des trous des vertèbres.

I. MOELLE ÉPINIÈRE (structure et fonctions) [Pl. en couleurs à CERVEAU, et tabl. XXXVI]. — La moelle se continue en haut par le bulbe; en bas, elle se termine, après un trajet d'environ 43 cm au niveau de la première vertèbre lombaire, par une extrémité effilée (cône terminal) que prolonge jusqu'au sacrum un long filament (tabl. XXXVI, 1 et 3). Son diamètre, de 1 cm environ, se renfle en deux points : le *renflement cervical,* au niveau de la 6e vertèbre cervicale; et le *renflement lombaire,* qui va de la 10e dorsale à la 1re lombaire.

Les membranes qui entourent la moelle (méninges rachidiennes) se continuent avec celles qui entourent l'encéphale (dure-mère, arachnoïde, pie-mère [tabl. XXXVI, 2 et *fig.* 1151].

Autour de la moelle, comme autour de l'encéphale, se trouve, entre l'arachnoïde et la pie-mère, un liquide protecteur dit *céphalo-rachidien,* communiquant avec le liquide qui entoure l'encéphale et celui qui remplit les ventricules cérébraux. Il occupe l'espace sous-arachnoïdien. C'est ce liquide qui s'écoule lorsqu'on

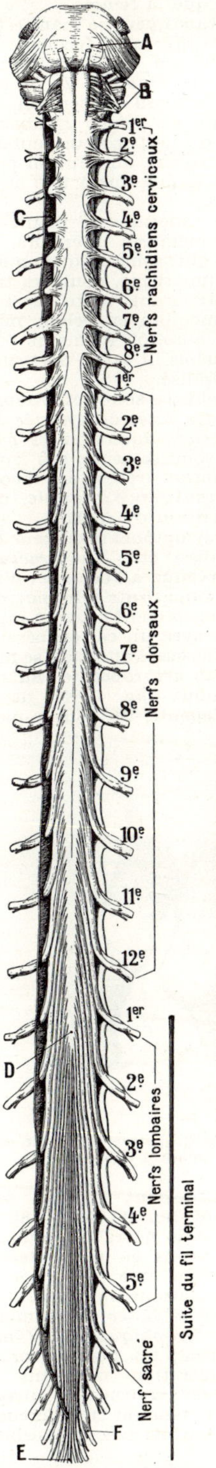

1. — Moelle épinière.

A. Protubérance; B. Nerfs crâniens; C. Dure-mère; D. E. Cône terminal; F. Nerf coccygien.

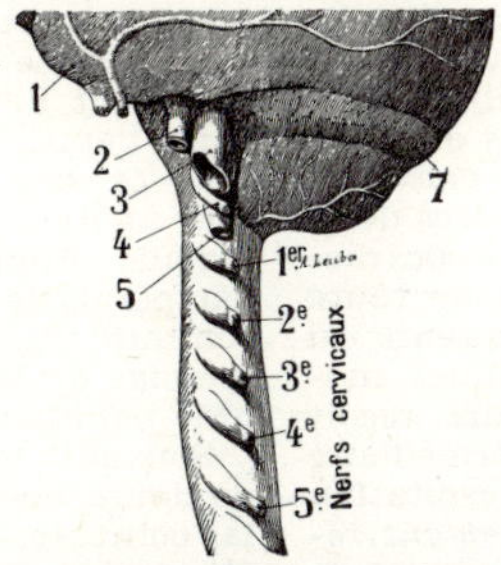

2. — Enveloppes de la moelle. Sac formé par la dure-mère.

1. Dure-mère crânienne; 2. Artère carotide; 3. Veine jugulaire; 4. Nerf pneumogastrique; 5. Sinus latéral.

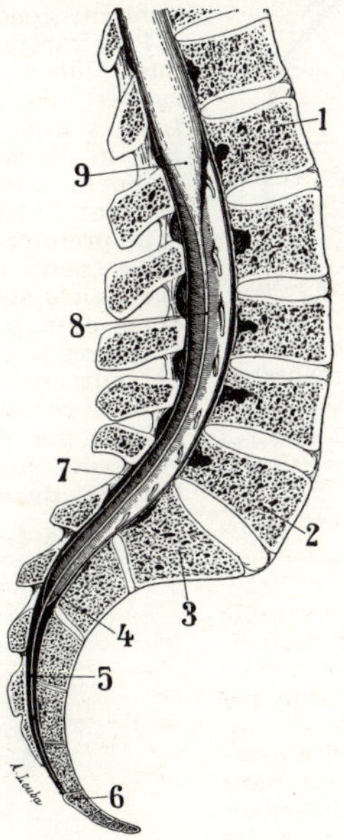

3. — Terminaison de la moelle dans le canal rachidien.

1. Vertèbre lombaire; 2. 5e vertèbre lombaire; 3. Vertèbre sacrée; 4. Cône terminal de la dure-mère; 5. Fil terminal externe; 6. 1re vertèbre coccygienne; 7. Dure-mère; 8. Fil terminal interne; 9. Cône médullaire.

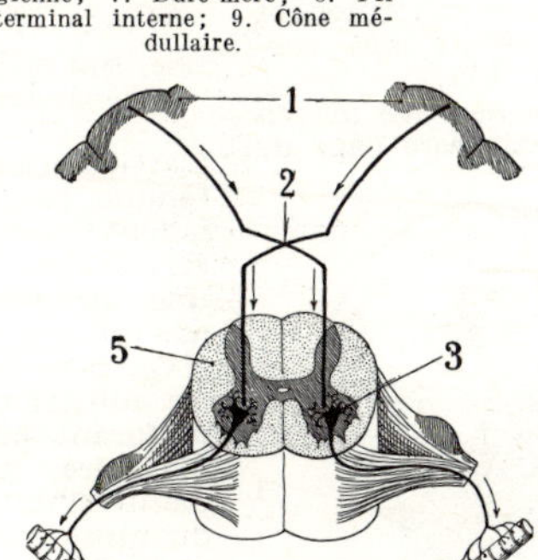

9. — Mouvement volontaire (schéma).

1. Cerceau; 2. Entrecroisement des fibres nerveuses motrices d'origine cérébrale; 3. Cellules motrices des cornes antérieures; 4. Muscle strié; 5. Tronçon de moelle.

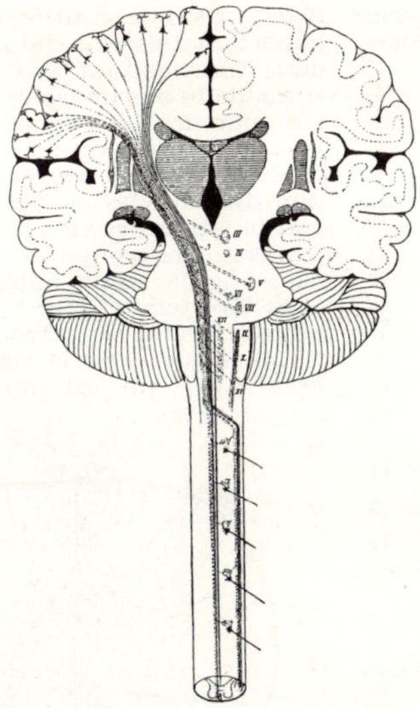

4. — Schéma des voies nerveuses, allant des parties du cerveau, réservées aux mouvements de la jambe, des bras, etc., à la moelle, puis aux nerfs qui commandent les muscles du bras, etc.

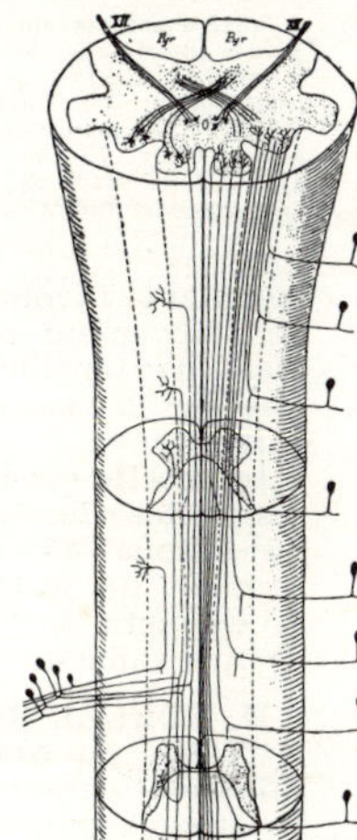

5. — Schéma des voies nerveuses dans la moelle et leur direction vers le cerveau, où s'organisent les centres de mouvements conscients.

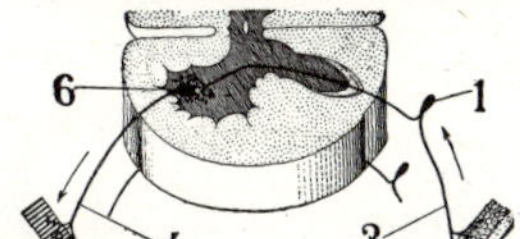

10. — Mouvement réflexe (schéma).

1. Cellule du ganglion spinal (neurone sensitif périphérique); 2. Portion de peau; 3. Fibre nerveuse sensitive (centripète); 4. Fibre nerveuse motrice (centrifuge); 5. Fibre musculaire striée; 6. Cellule de la corne antérieure.

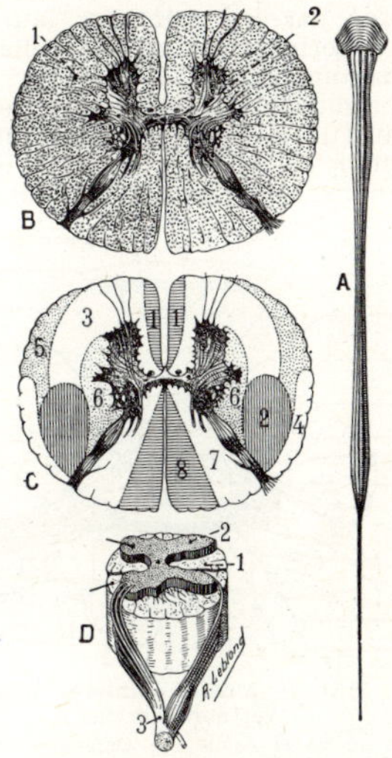

6. — Ensemble de la moelle épinière (A).

B. *Coupe transversale :* 1. Substance blanche; 2. Substance grise. — C. *Systématisation nerveuse.* Faisceaux : 1. Pyramidal direct; 2. Pyramidal croisé; 3. Radiculaire antérieur; 4. Cérébelleux direct; 5. De Gowers; 6. Latéral mixte; 7. De Burdach; 8. De Goll. — D. *Origine des nerfs :* 1. Substance blanche; 2. Substance grise; 3. Nerf rachidien.

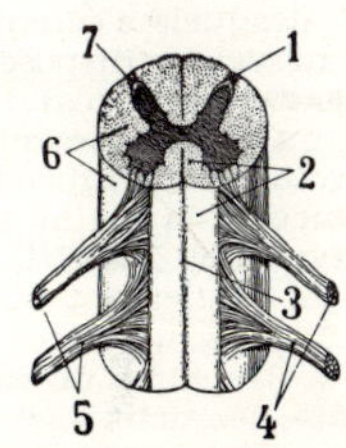

7. — Vue antérieure de la moelle (partie cervicale) avec les racines des nerfs.

1, 7. Racines postérieures; 2. Cordon antérieur; 3. Sillon médian antérieur; 4, 5. Racines antérieures des nerfs; 6. Cordon latéral.

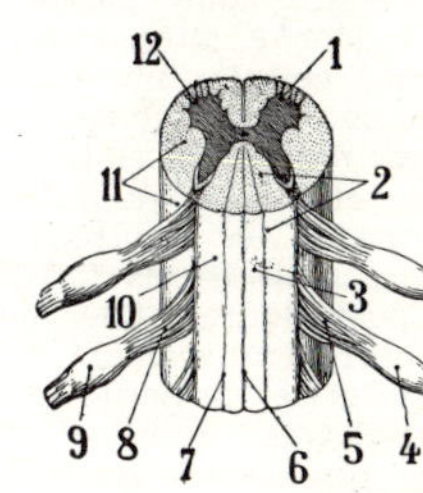

8. — Vue postérieure de la moelle (partie cervicale) avec les racines des nerfs.

1, 12. Racines antérieures; 2, 10. Cordon postérieur; 3. Faisceau de Goll; 4, 9. Ganglions; 5, 8. Racines postérieures des nerfs; 6. Sillon médian; 7. Sillon intermédiaire; 11. Cordon externe.

Moelle épinière et nerfs.

enfonce une aiguille entre deux vertèbres et qu'on ponctionne le sac formé par les méninges au-dessous de la terminaison de la moelle (ponction lombaire).

La moelle est cylindrique; elle présente un large et profond sillon antérieur, un sillon postérieur plus superficiel. Sur chaque face latérale se

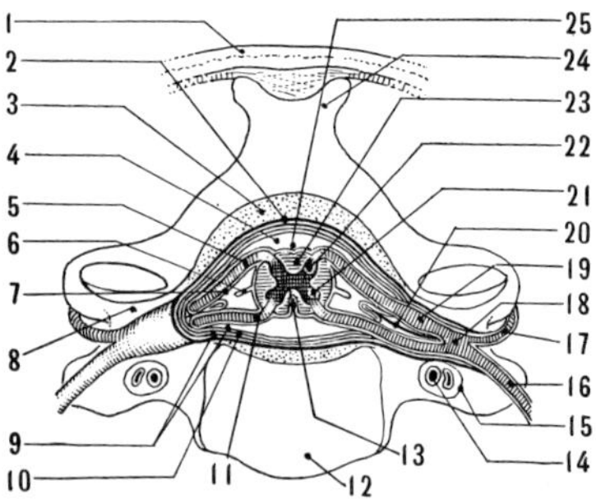

FIG. 1151. — Moelle épinière, méninges et vertèbre cervicale.

1. Peau de la nuque; 2. Dure-mère; 3. Espace épidural; 4. Espace sous-arachnoïdien; 5. Racine postérieure; 6. Ligament dentelé; 7. Pie-mère; 8. Trou de conjugaison; 9. Les deux feuillets arachnoïdiens; 10. Cavité arachnoïdienne; 11. Racine antérieure; 12. Corps vertébral; 13. Sillon médian antérieur; 14. Artère vertébrale; 15. Trou transversaire; 16. Branche antérieure; 17. Branche postérieure; 18. Nerf rachidien; 19. Ganglion spinal; 20. Cloison dure-mérienne; 21. Corne antérieure; 22. Corne postérieure; 23. Moelle épinière; 24. Apophyse épineuse; 25 Sillon médian postérieur.

trouvent deux nouveaux sillons (collatéral antérieur et collatéral postérieur), desquels s'échappent des cordons nerveux, disposés par paires (racines rachidiennes). La racine antérieure ou *motrice* conduit les ordres qu'envoient aux muscles les cellules de la moelle, la racine postérieure est sensitive (tabl. XXXVI, 7 et 8) et présente un renflement ou *ganglion spinal.*

Il y a 31 paires de racines de chaque côté, les deux racines de chaque paire se réunissant pour former un tronc nerveux (nerf rachidien) [6 D]. A la partie inférieure, dans le canal sacré, elles descendent verticalement en formant la *queue de cheval.*

Sur une coupe, la moelle présente de la substance grise disposée en H (6, 7, 8); chacune des branches de l'H présente une partie antérieure renflée (*corne antérieure*) qui contient les cellules nerveuses donnant naissance aux racines antérieures (cellules motrices), et une partie postérieure effilée (*corne postérieure*) [6], renfermant les neurones sensitifs, dont les cylindraxes forment les racines postérieures et les nerfs.

La barre transversale de l'H (commissure grise) présente en son centre un canal très étroit (*canal de l'épendyme*), qui occupe toute la longueur de la moelle et se continue en haut avec les ventricules cérébraux.

La substance blanche entoure la substance grise; elle est divisée par les cornes de l'axe gris et par des *sillons,* antérieur large et peu profond, postérieur étroit et profond, en faisceaux ou *cordons,* les *cordons postérieurs* (de Goll et de Burdach), formés par les fibres sensitives, amenées par les racines postérieures, fibres constituées par les prolongements cylindraxiles des cellules des ganglions spinaux (5), les *cordons antérieurs* et les *cordons latéraux* (6 C). Ceux-ci contiennent un très important faisceau (faisceau pyramidal), transmettant aux cellules motrices de la moelle les ordres des centres moteurs du cerveau (V. CERVEAU) [4, 5, 6, 7]. Les cellules motrices de la moelle peuvent déterminer la contraction des muscles en dehors de toute participation des centres moteurs du cerveau. Un groupe de cellules motrices de la corne antérieure reçoit alors directement, par l'intermédiaire de collatérales sensitives, l'excitation périphérique. C'est le *mouvement réflexe* (10), qui est inconscient ou

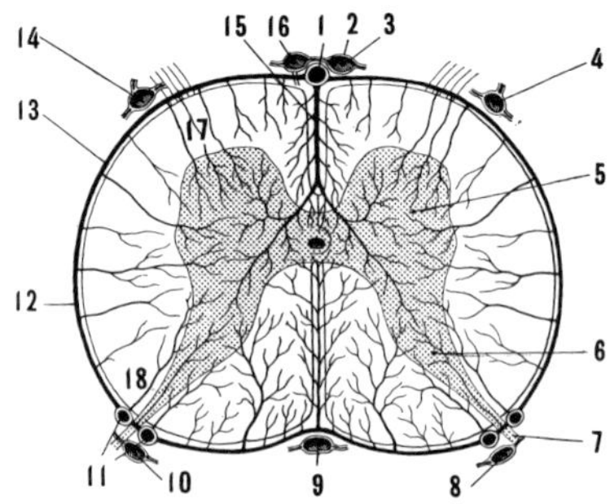

FIG. 1152. — Moelle (artères et veines).

1. Artère spinale antérieure; 2, 3, 4, 14 et 16. Veines antérieures; 5. Corne antérieure; 6. C. postérieure; 7. Racines postérieures; 8, 9 et 16. Veines postérieures; 11. Artères spinales supérieures; 12, 13. Anastomoses entre les artères antérieures et postérieures; 15. Artères médianes antérieures; 17. Artères radicales antérieures; 18. Artères radicales postérieures.

conscient involontaire. Un exemple de mouvement réflexe est le mouvement d'extension de la jambe, provoqué par la percussion du tendon rotulien.

La moelle est nourrie par des artères et des veines qui pénètrent dans les sillons antérieur et postérieur, forment un réseau dans la pie-mère et envoient à l'intérieur de l'organe de fins rameaux (*fig.* 1152).

II. MOELLE ÉPINIÈRE (maladies). — **Tabès ou Ataxie locomotrice.** — Affection caractérisée par une *méningite chronique syphilitique,* avec atteinte des racines postérieures et dégénérescence secondaire des cordons postérieurs (*fig.* 1153).

C'est une affection de l'âge moyen de la vie, qui apparaît vers l'âge de

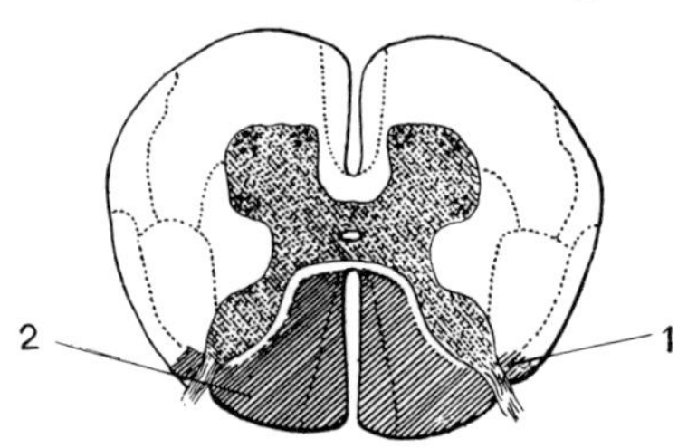

FIG. 1153. — Lésions de la moelle dans le tabès (Collet).

1. Corne postérieure; 2. Cordons postérieurs.

30 à 40 ans, 10 à 15 ans après le chancre syphilitique, passé parfois inaperçu. Dans certains cas rares, le tabès survient chez le jeune homme, de 1 à 5 ans après le chancre (tabès juvénile). L'homme est plus fréquemment atteint que la femme.

SIGNES. Le tabès peut se manifester au début de différentes façons, suivant l'appareil qui est atteint. Parfois, ce sont les *troubles de la vue* qui attirent d'abord l'attention du malade (diplopie, ptôsis, strabisme par paralysie du nerf moteur oculaire commun ou externe, diminution progressive de la vision, due à une atrophie papillaire).

Souvent, le tabétique se plaint de *douleurs* des membres inférieurs, de la ceinture, qui sont fréquemment étiquetées rhumatisme, douleurs très violentes, parcourant toute la longueur d'un membre en éclair, mais disparaissant aussitôt (douleurs fulgurantes). Parfois, il existe un prurit anal ou généralisé.

Plus rarement, ce sont des *troubles auriculaires,* des accès de *dyspnée laryngée,* des *crises douloureuses gastriques* avec vomissements, des *troubles de la miction* (rétention, incontinence), l'*impuissance génitale,* qui attirent l'attention du malade.

Le premier symptôme révélateur du tabès peut aussi être une *fracture spontanée* survenue à l'occasion d'un choc, d'un traumatisme minime; ces fractures se consolident souvent rapidement, mais avec un cal exubérant.

Dans certains cas, l'affection se manifeste par des *arthropathies* au niveau des genoux (*fig.* 1154), de la hanche, de l'épaule, du cou-de-pied.

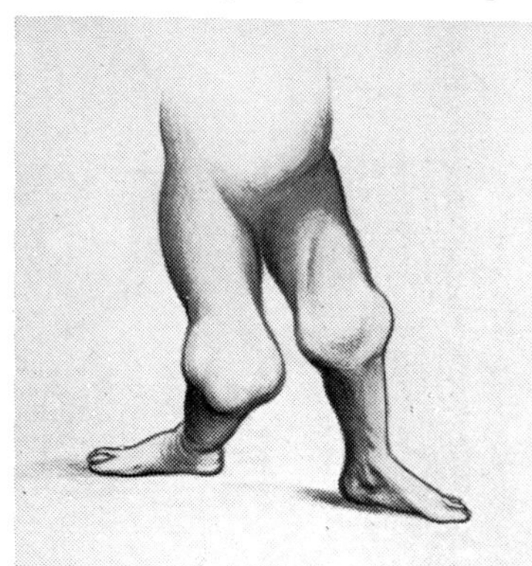

FIG. 1154. — Arthropathie bilatérale des genoux (d'après Glorieux).

L'articulation devient énorme, distendue par un liquide séro-sanguinolent, mais sans fièvre ni douleur, et il existe parfois en même temps une atrophie ou une hypertrophie osseuse avec luxations indolores.

On peut encore noter des troubles de nutrition (*trophiques*), un mal perforant buccal, un mal perforant plantaire (ulcération occupant la plante d'un pied, souvent au niveau du gros orteil, tendant à se creuser et confondue parfois avec un durillon forcé).

La deuxième période est dite d'*incoordination* ou *ataxie.* Le malade a conservé sa force musculaire, mais il a perdu ce sens qui permet, même les yeux fermés, de se rendre un compte exact de la position de ses membres, de la direction ou de l'étendue de ses mouvements (sens musculaire).

Quand il marche, il lance ses jambes et les laisse retomber lourdement sur le sol; il ne sait plus proportionner ses efforts au but à atteindre. Debout, immobile, il oscille en tous sens, mais si on lui fait fermer les yeux, il ne tarde pas à tomber; tous ces troubles augmentent en effet dans l'obscurité (signe de Romberg).

Les mouvements, même simples, des membres supérieurs (porter rapidement l'index sur le nez) sont maladroits et imprécis : le malade manque le but.

Si l'on place les membres, les doigts, les orteils des malades dans des positions variées, après leur avoir fait fermer les yeux, ils sont incapables de dire dans quelle position ils sont.

Il y a parfois d'autres troubles de la sensibilité cutanée (retards des perceptions).

Les *signes physiques* fondamentaux du tabès sont l'abolition des réflexes des tendons rotuliens et achilléens; les troubles pupillaires (myosis, inégalité pupillaire et surtout signe d'Argyll, c'est-à-dire la perte de la réaction pupillaire à la lumière, et la persistance du réflexe de l'accommodation).

La réaction de Wassermann est souvent négative dans le sang. Dans le liquide céphalo-rachidien, elle peut être positive; on peut noter une lymphocytose et une augmentation du taux de l'albumine rachidienne; mais toutes ces réactions peuvent faire défaut quand le tabès est fixé et n'évolue pas.

Diagnostic. Il existe des *pseudotabès* par lésions des nerfs ou de la moelle se manifestant par les mêmes signes d'ataxie, mais sans signe d'Argyll ni altérations du liquide céphalo-rachidien. Ils relèvent soit d'une infection, comme la diphtérie, soit d'un diabète, d'une anémie pernicieuse.

Évolution. Le tabès est incurable, mais l'évolution est très variable. Il peut rester de longues années au stade initial préataxique, surtout quand le malade est bien traité. Actuellement, la syphilis étant traitée plus énergiquement qu'autrefois, les ataxiques deviennent de plus en plus rares. La mort survient au bout de longues années, soit dans le gâtisme et la cachexie, soit du fait d'une complication de nature syphilitique (aortite, néphrite), soit d'une affection pulmonaire intercurrente.

Traitement. Antisyphilitique (bismuth), mercure, pénicilline.

Contre les *douleurs fulgurantes :* injections de vitamine B_1, aspirine.

Diathermie, ondes courtes, radiothérapie.

Contre les *crises viscérales :* injections intraveineuses d'atropine, de bromure de sodium, d'hyposulfite de sodium; autohémothérapie. Rachianesthésie; injections sous-cutanées ou intradermiques épigastriques de novocaïne, d'histamine.

Traitement chirurgical. Laminectomie et résection des 7e, 8e, 9e et 10e racines postérieures dorsales.

Hydrothérapie (bains, douches tièdes); cure à Balaruc, Néris, Uriage, Lamalou; rééducation des mouvements.

Atrophies musculaires (*fig.* 1155). — Diminution de volume de certains groupes musculaires, ayant tendance à s'étendre de jour en jour, et à envahir de nouveaux groupes primitivement épargnés. Ces atrophies musculaires, d'origine médullaire, dues le plus souvent à des lésions de cellules des cornes antérieures de la moelle, doivent être distinguées des atrophies musculaires causées par une lésion des nerfs ou des muscles eux-mêmes (myopathies). Elles ont pour caractère d'apparaître dans le jeune âge ou chez l'adulte, de débuter habituellement par les extrémités des membres, d'être bilatérales et généralement symétriques; on note la présence de contractions fibrillaires, une diminution de la contractilité électrique et la fréquence de la réaction de dégénérescence. Ces lésions, d'évolution lente ou rapide, sont incurables.

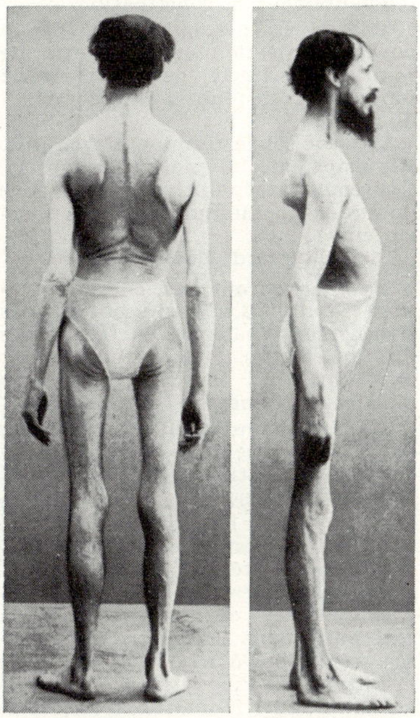

Fig. 1155. — Atrophie musculaire progressive.
(*Phot. Dr Infroit.*)

On distingue les atrophies à marche lente et à marche rapide.

I. Atrophies à marche lente. — ***Atrophie musculaire progressive*** (Maladie d'Aran-Duchenne). — Débute par de la gêne des mouvements des mains, de la faiblesse (il devient difficile de tenir une plume, de boutonner un vêtement, etc.).

Les muscles de l'éminence thénar diminuent de volume, leur saillie est remplacée par un méplat, le pouce se met sur le même plan que les autres doigts (main de singe); puis les muscles de l'éminence hypothénar et les interosseux se prennent à leur tour : les espaces interosseux se creusent, la main se met en griffe (voir figure à main). Enfin, les muscles de l'avant-bras sont atteints : la main pend flasque et ballante au bout d'un avant-bras amaigri (main de squelette).

L'atrophie s'étend progressivement aux muscles des bras, des épaules, du tronc et du cou; elle atteint rarement les membres inférieurs. Il n'y a ni troubles sensitifs ni troubles sphinctériens.

Marche progressive; durée 6 ans, 10 ans et plus. Mort par tuberculose ou par asphyxie (envahissement des centres bulbaires).

La syphilis joue un rôle évident dans certains cas.

Traitement. Gymnastique, électrothérapie.

Sclérose latérale amyotrophique (Maladie de Charcot). — Causes. Cette maladie survient entre 35 et 50 ans; son origine reste inconnue. Les principales lésions sont : la dégénérescence du faisceau pyramidal, dont les fibres nerveuses disparaissent, et la disparition des grandes cellules motrices des cornes antérieures de la moelle.

Signes. Paraplégie spasmodique sans troubles sensitifs ni sphinctériens; diminution de la motilité volontaire avec raideur et exagération des réflexes. Atrophie musculaire type Aran-Duchenne, débutant, comme l'atrophie musculaire progressive, par les muscles des mains (éminence thénar, hypothénar, interosseux), donnant « la main en griffe », plus tard « la main de squelette », s'accompagnant de contractions fibrillaires des muscles atteints. Enfin, symptômes bulbaires, paralysie de la langue, du voile du palais, du larynx, des muscles masticateurs, entraînant de la difficulté de la parole, de la déglutition. Plus tard, syncopes cardiaques, entraînant la mort.

Évolution. Durée : 10 à 20 ans. Marche progressive, entrecoupée de rémissions.

Traitement. Révulsion, électrisation prudente (courants continus). Radiothérapie, vitamine B.

Syringomyélie. — Affection, causée par une cavité ou une tumeur (gliome) intra-médullaire, atteignant les deux substances blanche et grise (*fig.* 1156).

Causes. Se développe surtout de 10 à 40 ans. Le traumatisme semble jouer un rôle; en dehors de cela, on ne connaît rien de l'étiologie.

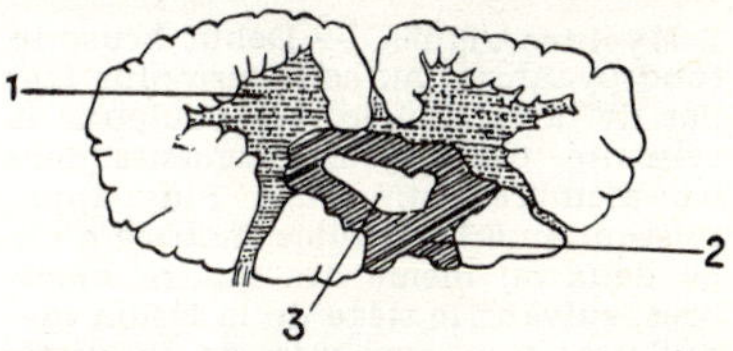

Fig. 1156. — Lésions de la moelle dans la syringomyélie.
1. Corne antérieure; 2. Gliome; 3. Cavité creusée au centre d'un gliome.

Signes. 1° *Atrophie musculaire* commençant par les mains et tout à fait semblable à l'atrophie musculaire progressive;

2° *Paralysie des membres inférieurs* s'accompagnant de contracture (paraplégie spasmodique).

Abolition de quelques réflexes tendineux. *Dissociation de la sensibilité :* disparition de la sensibilité douloureuse et thermique avec conservation de la sensibilité tactile (les malades se brûlent sans le sentir; lorsqu'on les pique profondément, ils n'accusent qu'une sensation de contact).

3° *Troubles de nutrition :* crevasses, fissures de la peau, déformations des ongles, panaris analgésiques (maladie de Morvan), maux perforants, arthropathies ressemblant à celles du tabès, fractures spontanées, incurvations de la colonne vertébrale (cyphose, scoliose).

DURÉE. Longue en général, elle peut excéder 40 ans. Mort par envahissement du bulbe (syncopes) ou par une complication infectieuse (complication urinaire, escarres).

TRAITEMENT. Révulsion sur la région spinale.

Radiothérapie médullaire (séries de 10 à 20 séances de 400 R), radiothérapie pénétrante.

Parfois opération chirurgicale : drainage de la cavité médullaire à son point déclive.

II. Atrophies à marche rapide. — *Poliomyélite antérieure aiguë* (Maladie de Heine-Medin). — V. POLIOMYÉLITE (paralysie infantile).

Hématomyélie. — S'observe à la suite de décompressions atmosphériques brusques, de fractures du rachis. Epanchement sanguin à l'intérieur de la moelle, qui réalise une paralysie des quatre membres avec dissociation de la sensibilité. Après amélioration, il peut persister une atrophie musculaire et de la paralysie spasmodique.

Myélites. — Inflammations de la moelle. On doit distinguer les *myélites aiguës,* relevant d'infections générales ou locales (grippe, fièvre typhoïde, diphtérie, variole, pneumonie, blennorragie, panaris, amygdalites, etc.) ou d'intoxications (arsenic, saturnisme), et les *myélites chroniques :* myélite syphilitique, compression de la moelle par des tumeurs de la moelle ou de ses enveloppes (sarcomes méningés, tubercule, gomme syphilitique, etc.), par un abcès froid venu de la colonne vertébrale, par la colonne vertébrale elle-même, déformée (cancer vertébral, mal de Pott), enfin par un traumatisme vertébral (fracture, luxation de la colonne vertébrale, hémorragie méningée).

Myélites aiguës. — Début brusque, foudroyant, ou au contraire plus lent par de la rachialgie, des douleurs en ceinture, des engourdissements dans les membres inférieurs. Puis apparaissent une impotence motrice d'un, de deux ou même des quatre membres, suivant le siège de la lésion médullaire, une paralysie de la vessie et du rectum, se traduisant par l'incontinence d'urine et des matières fécales, des troubles trophiques (atrophie musculaire, escarres).

L'état général est grave, et la mort survient dans le marasme et l'hecticité par broncho-pneumonie, pyélonéphrite, ou par infection consécutive aux escarres. Une forme spéciale de myélite aiguë, la *paralysie ascendante aiguë* (de Landry), atteint les quatre membres, puis les muscles du cou; les muscles servant à la respiration (diaphragme) sont ensuite atteints, et la mort survient rapidement, en 8 à 10 jours, par paralysie de la langue et asphyxie.

TRAITEMENT. Eviter les infections vésicales, et pour cela ne sonder le malade qu'avec des sondes parfaitement stérilisées, après s'être soigneusement lavé les mains et avoir lavé l'urètre du malade. Eviter les escarres en empêchant tout contact avec l'urine, en se servant d'un matelas de caoutchouc rempli d'eau, pour éviter les pressions, en changeant fréquemment la position du malade. Eviter soigneusement la constipation.

Sulfamides en injections ou par la bouche; injection intraveineuse de solution de Lugol, de salicylate de soude, d'urotropine, d'iodure de sodium.

Ergot de seigle, quinine, strychnine. Révulsion sur la colonne vertébrale. Traitement syphilitique d'épreuve (iodure de potassium, frictions mercurielles).

Bien plus tard, électrothérapie.

Myélites chroniques. — Les myélites chroniques se traduisent par des symptômes analogues à ceux des myélites aiguës, mais l'évolution est beaucoup plus longue, durant des mois et des années.

Les signes peuvent d'ailleurs varier suivant la forme de la myélite et surtout la localisation des lésions.

La *myélite transverse,* quand elle est localisée à la région dorso-lombaire, ce qui est le cas le plus fréquent, se caractérise par une paraplégie (paralysie des membres inférieurs) avec douleurs et diminution de la sensibilité dans les membres paralysés, rétention d'urine faisant place ensuite à de l'incontinence et obligeant à sonder le malade, troubles de nutrition (escarres des régions soumises à des pressions [talons, fesses, région sacrée]) amenant souvent la mort.

La guérison est possible, mais rare.

Quand la myélite transverse est localisée à la moelle cervicale, elle détermine une paralysie des deux membres supérieurs.

La *myélite syphilitique* survient dans les années qui suivent l'infection (2e à 4e année). Elle débute par des troubles de la sensibilité ou une rigidité spasmodique des membres inférieurs (avec réflexes très exagérés), survenant lentement et augmentant progressivement, des troubles pupillaires (signe d'Argyll). Le liquide céphalo-rachidien montre une lymphocytose et un Wassermann positif.

TRAITEMENT. Celui des myélites aiguës. Traitement syphilitique énergique dans la myélite syphilitique. Dans les compressions médullaires, traitement chirurgical. Calmer les douleurs et empêcher les escarres et l'infection.

Sclérose en plaques. — Plaques multiples de sclérose (prolifération du tissu conjonctif), irrégulièrement disséminées dans la moelle, le bulbe et la protubérance, le cerveau, le cervelet.

CAUSES. Virus neurotrope probable. On a observé quelques cas de sclérose familiale en plaques, attribués par certains à la contagion, par d'autres à une fragilité héréditaire du système nerveux vis-à-vis de ce virus neurotrope.

SIGNES. L'affection éclate entre 20 et 30 ans par une *paralysie* spasmodique, surtout des membres inférieurs; les jambes sont raides; pendant la marche, le malade a de la peine à détacher ses pieds du sol; les réflexes sont exagérés. Parfois, en même temps, titubation et démarche ébrieuse, troubles de l'équilibre.

Un *tremblement,* surtout marqué aux membres supérieurs, survient à l'occasion des mouvements volontaires et s'exagère lorsque le malade est sur le point d'atteindre le but qu'il vise (tremblement intentionnel).

La sensibilité est en général intacte. Du côté des yeux, on peut trouver : des secousses des globes oculaires lorsqu'on fait regarder latéralement (nystagmus), des paralysies des muscles des yeux, des troubles de la vision, une amaurose transitoire.

Troubles de la parole constants : parole lente, monotone, scandée, explosante. Parfois surdité transitoire, vertiges. L'intelligence est parfois légèrement affaiblie.

On note l'existence du signe des orteils de Babinski et une abolition fréquente des réflexes cutanés abdominaux.

La ponction lombaire montre une réaction positive du benjoin dans le liquide céphalo-rachidien; le Wassermann est négatif; l'albumine et la cytologie sont normales. La réaction de Pandy est souvent positive.

EVOLUTION. Lente, par poussées partiellement curables, mais récidivant fatalement. Le mariage est contre-indiqué chez la jeune fille atteinte de sclérose en plaques, la grossesse pouvant déclencher des poussées graves. La mort peut survenir à la suite d'attaques apoplectiformes, ou tardivement à la suite d'une maladie intercurrente.

TRAITEMENT. Arsenicaux, cyanure de mercure, salicylate de soude, urotropine, iodure de sodium en injections intraveineuses.

Pyrétothérapie (malariathérapie ou ondes courtes). Radiothérapie profonde, diathermie vertébrale, héliothérapie, massages, bains chauds.

Maladie de Friedreich. — Maladie de la moelle survenant chez les enfants, en général avant 14 ans. Héréditaire, mais surtout familiale (elle atteint plusieurs enfants dans une même famille).

SIGNES. L'enfant marche en titubant, les jambes écartées (démarche d'ivrogne). Au repos, les pieds se déplacent constamment pour maintenir l'équilibre. Tremblement intentionnel et mouvements choréiformes.

Les réflexes tendineux sont abolis. Les globes oculaires sont animés de secousses lorsqu'on fait fixer un objet (nystagmus). La parole est lente, traînante; l'intelligence est conservée.

Marche progressive; pas de guérison, mais très longue durée.

TRAITEMENT. Suspension, massage, galvanisation, rééducation des mouvements.

Maladie de Little (*fig.* 1157). — CAUSES. Affection congénitale relevant d'un arrêt de développement du grand faisceau moteur de la moelle (faisceau pyramidal) chez un nouveau-né, né avant terme, ou d'altérations cérébrales ou médullaires traumatiques, consécutives à un accouchement laborieux, ou encore de lésions syphilitiques ou infectieuses.

SIGNES. Ce n'est qu'au bout de quelques mois que l'on s'aperçoit que l'enfant est raide : vers 18 mois ou 2 ans, il ne peut marcher seul. L'affection consiste en une raideur extrême des membres inférieurs, qui

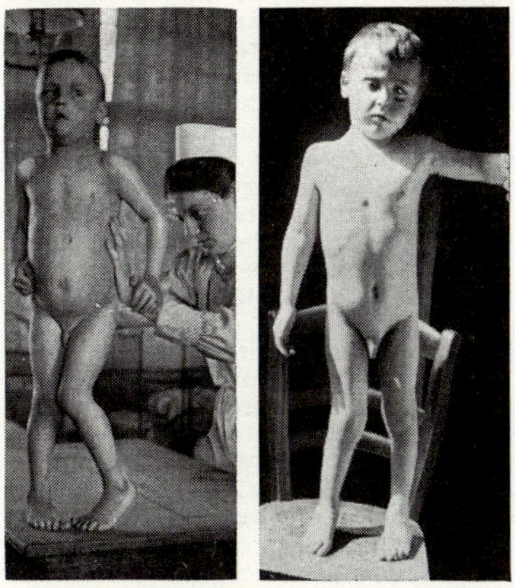

FIG. 1157. — Maladie de Little. Avant et après le traitement. (*Collection du Dr Calot, de Berck.*)

sont demi-fléchis, en légère rotation interne : les genoux sont collés l'un contre l'autre, les jambes sont séparées par un intervalle ovalaire, les pieds sont en équinisme.

La raideur est moins marquée aux membres supérieurs, mais existe également. Il n'y a ni atrophie ni troubles sensitifs ou sphinctériens. L'idiotie et l'épilepsie peuvent parfois s'observer.

En général, l'état tend à s'améliorer, mais sans aller jusqu'à la guérison complète.

TRAITEMENT. Massage, gymnastique, appareils orthopédiques. Redressement des attitudes vicieuses par les moyens chirurgicaux (section du tendon d'Achille, des muscles obturateurs, des adducteurs et des fléchisseurs de la cuisse).

Compression de la moelle. — CAUSES. Fracture du rachis, mal de Pott, cancer.

SIGNES. Au début, douleurs radiculaires; fourmillements, engourdissement, sensation de chaud ou de froid siégeant aux membres inférieurs, au tronc, aux membres supérieurs, suivant le siège de la lésion.

Troubles moteurs, fatigabilité d'un membre, sensation de dérobement des jambes.

L'examen montre une asymétrie ou une exagération des réflexes tendineux, un signe de Babinski, des bandes d'anesthésie.

Quand la compression est plus accentuée, les signes sont plus nets, variant, d'ailleurs, suivant le siège de la compression. Une compression de la moelle dorso-lombaire détermine une paraplégie avec incontinence ou rétention d'urine. Une compression de la moelle cervicale entraîne la paralysie des deux membres supérieurs ou des quatre membres.

Le liquide céphalo-rachidien révèle une dissociation albumino-cytologique (albumine $0^{g},6$, cellules 0,8); Wassermann négatif. L'épreuve de Queckenstedt-Stookey fournira des renseignements intéressants.

TRAITEMENT. Celui de la cause.

Plaies de la moelle. — CAUSES. Blessures par instrument tranchant ou par balle, éclat d'obus; fracture du rachis par éboulement; il y a souvent des esquilles multiples; la dure-mère est ouverte ou non; une hémorragie abondante peut s'être produite en dehors ou en dedans de la dure-mère ou même à l'intérieur de la moelle, qui peut être sectionnée complètement.

SIGNES. Le blessé de la moelle épinière a en général la sensation d'un coup violent, d'avoir les « reins brisés », d'être « coupé en deux », et tombe à terre, incapable de se relever; cependant, quelquefois, en s'aidant de ses bras, il peut ramper pendant quelques mètres.

Dans le cas le plus habituel (blessure de la région dorsale moyenne), la *paraplégie* est complète; au bout de quelque temps, on note une *atrophie* des muscles, une abolition des *réflexes tendineux* (rotulien, achilléen, médioplantaire), une *anesthésie tactile et douloureuse* des régions paralysées, une rétention d'urine, de l'incontinence des matières, des troubles trophiques (escarres), analogues à ceux qui ont été signalés plus haut.

La température est élevée, avec un pouls régulier, mais quelquefois dissocié comme fréquence. Les troubles respiratoires sont assez rares; cependant, on observe souvent du hoquet.

Les cas de guérison sont très rares; la survie peut varier de quelques jours à quelques mois.

TRAITEMENT. I. *Local.* — Enlèvement des esquilles osseuses, fragments de vêtements et projectiles. Grands lavages au sérum salé physiologique pour nettoyer les blessures.

II. *Médical.* — Emploi de lits mécaniques et de matelas de caoutchouc. Maintien de la propreté absolue des malades par les infirmières, qui, munies de gants de caoutchouc, doivent faire le lavage de la région inférieure du dos salie par l'incontinence fécale, plusieurs fois par jour, avec de l'eau savonneuse alcoolisée, puis assécher et poudrer avec du talc stérilisé. Si l'escarre se produit, lavage au permanganate ou à l'eau oxygénée, attouchements au bleu de méthylène et pansements avec des pommades balsamiques, de la poudre de Lucas-Championnière. Air chaud.

Isolement par des couches d'ouate des autres régions escarrifiables (talons, malléoles, genoux).

Sondage aseptique de la vessie quatre fois par jour, lavages vésicaux en cas de purulence des urines. Alimentation reconstituante. Injection de sérum et de morphine contre l'insomnie.

Tumeurs. — Elles sont rares (neurinomes, kystes, malformations angiomateuses).

SIGNES. Troubles paraplégiques et sensitifs. La ponction lombaire avec épreuve de Queckenstedt-Stookey, la radiographie, après injection de lipiodol, permettront de localiser la tumeur.

TRAITEMENT. Au début, traitement chirurgical; plus tard, radiothérapie.

Moelle osseuse. — Tissu rouge chez le fœtus et l'enfant, jaune chez l'adulte, existant au centre des os longs ou plats, et constitué par un réseau de cellules conjonctives contenant des cellules graisseuses et les éléments myéloïdes.

Certains de ces éléments doivent demeurer dans la moelle et ne pas passer dans le sang : tels sont les *hémohistioblastes,* grandes cellules de 15 à 20 μ; les *hémocytoblastes,* les *myéloblastes,* les *myélocytes,* les *mégacaryocytes,* grandes cellules de 50 à 100 μ; les *plasmocytes,* les *hématies nucléées.* V. SANG.

Parfois, dans certaines infections et intoxications, ces éléments passent dans le sang (*myélémie*).

D'autres éléments créés dans la moelle, les hématies et les polynucléaires, passent dans le sang chez l'adulte.

C'est, en effet, la moelle qui est chargée d'assurer l'entretien et la rénovation de ces éléments dans le sang; mais la *moelle rouge* du fœtus et de l'enfant a seule une activité hématopoïétique; la *moelle jaune* de l'adulte est adipeuse et stérile. On trouve cependant chez l'adulte la moelle rouge en certains points : os plats, vertèbres, tiers supérieur du fémur et de l'humérus.

La moelle doit également réparer les pertes de sang après les hémorragies et les anémies.

Ponction de la moelle osseuse. — Elle se pratique ordinairement au niveau du sternum, dans un dessein de diagnostic. V. MYÉLOGRAMME.

Injections intramédullaires. — Les injections dans la moelle osseuse peuvent remplacer les injections intraveineuses chez le nourrisson, les grands choqués, les brûlés, en cas d'œdème important. Chez le nourrisson, l'injection se fait facilement dans le tissu spongieux de l'extrémité supérieure du tibia.

Opothérapie. — La moelle osseuse, faute de bœuf ou de veau, peut être employée comme stimulant des centres hématopoïétiques. Dose : 50 à 100 g par jour dans du bouillon, ou mélangée avec une poudre de sucre et de cacao. Extrait sec, 50 cg à 1 g par jour; extrait injectable correspondant à 15 g de moelle fraîche par jour.

L'opothérapie médullaire est le traitement de choix de l'anémie aplastique; elle est utile dans l'anémie de Biermer, associée à l'hépatothérapie (extraits de foie).

MOIGNONS. — Les moignons d'amputation ne sont *consolidés,* et utilisables, qu'après un certain délai, qui dépasse de beaucoup les limites de la cicatrisation de la plaie et va de deux mois pour le poignet à six mois et plus pour la cuisse. Une méthode d'entraînement peut hâter cette consolidation : l'héliothérapie et l'*appareillage immédiat.* Il s'agit d'appareils de fortune qui, sans presser sur l'extrémité terminale, mais prenant appui sur la racine du membre, permettent précocement quelques exercices destinés à déraidir l'articulation, à entraîner les muscles, à activer la fonte de la graisse.

Certains moignons d'amputation, même correctement taillés, peuvent *devenir douloureux.* V. AMPUTATION.

MOLAIRE. — V. DENTS.

MÔLE HYDATIFORME (du lat. *moles,* masse). — Tumeur embryonnaire de l'utérus constituée par la dégénérescence kystique des villosités du chorion (enveloppe de l'œuf fœtal). Les vésicules, d'un volume variant d'un grain de mil à un petit œuf, sont remplies d'un liquide jaunâtre ou rosé (*fig.* 1158). La masse de ces vésicules entoure la caduque hypertrophiée, envahit seulement d'ordinaire la cavité de l'utérus, mais peut dans certains cas pénétrer dans les sinus, à travers les fibres musculaires de la paroi, et même les perforer complètement.

L'œuf disparaît en général tout entier (môle pleine) ; exceptionnellement, un des œufs d'une grossesse gémellaire est respecté.

SIGNES : 1° *Pertes,* apparaissant vers le 2ᵉ ou le 3ᵉ mois, formées de sang pur ou mélangé de sérosité. Cette hémorragie se répète à intervalles plus ou moins éloignés et peut même être continue ;

2° *Développement anormal de l'utérus,* qui, au 3ᵉ mois de la grossesse, a le volume du 6ᵉ mois ;

3° Le diagnostic est confirmé par le *dosage quantitatif des hormones gonadotropes* qui sont sécrétées par la tumeur et sont à un taux supérieur à

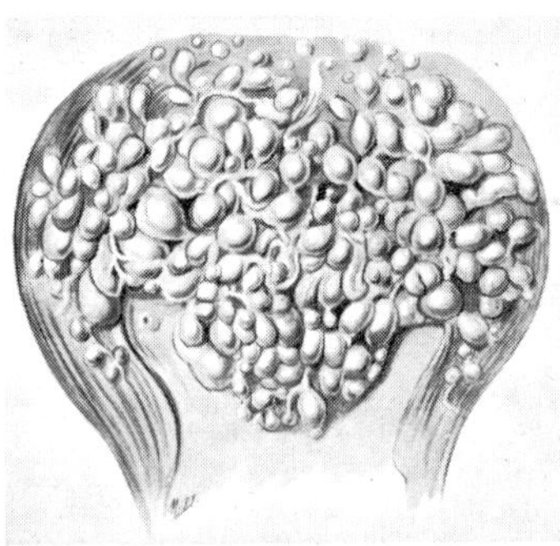

FIG. 1158. — Môle vésiculaire de l'utérus.

celui qui est observé dans une grossesse normale. L'évolution habituelle est l'expulsion de la tumeur par avortement, qui est très hémorragique.

TRAITEMENT. Provoquer l'expulsion dès le diagnostic certain. Compléter par un contrôle de la vacuité utérine et faire au besoin une révision utérine ; en effet, les débris, quand ils persistent, donnent une tumeur maligne très grave rapidement extensive. (V. CHORIO-ÉPITHÉLIOME.)

MOLÈNE. — V. BOUILLON-BLANC.

MOLITG (Pyrénées-Orientales). — Station d'eaux sulfurées, sodiques, alcalines, azotées, siliceuses, radioactives, contenant une forte quantité de *glairine.*

CURE. Bains, douches, boissons, pulvérisations, gargarismes, injections.

INDICATIONS. Maladies de la peau, même les plus irritables, psoriasis, eczémas prurigineux, avec poussées aiguës.

MOLLET. — Partie postérieure de la jambe faisant une saillie formée par le triceps sural (jumeaux et soléaire). V. JAMBE.

MOLLUSCUM. — Nom donné à plusieurs tumeurs mollasses de la peau.

Molluscum contagiosum. — Variété de dyskératose caractérisée par de petites tumeurs épithéliales se présentant sous la forme de petites élevures saillantes, hémisphériques, *ombiliquées,* blanchâtres ou rosées,

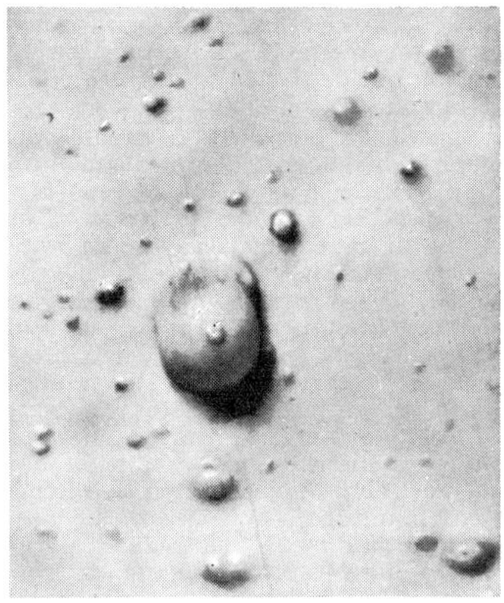

FIG. 1159. — Molluscum.

grosses comme une tête d'épingle ou un pois (*fig.* 1159 et pl. en couleurs). Quand on les presse entre deux doigts, on extrait de l'ombilic une matière crémeuse ou pâteuse.

TRAITEMENT. Extirpation à la curette tranchante, qui ne laisse pas de cicatrices ; application de teinture d'iode ou d'alcool camphré quand les éléments sont petits.

Molluscum pendulum (*Nævus molluscum*). — Variété de nævus caractérisée par une production flasque, aplatie ou saillante, souvent pédiculée, apparaissant dans l'adolescence et surtout après 40 ans, au cou, au dos, aux paupières.

MOLLUSQUES. — La *chair* des mollusques contient une grande proportion d'eau (80 p. 100), des matières albuminoïdes (6 p. 100 dans les huîtres, 16 p. 100 dans les escargots), des graisses (1 p. 100) et des sels (1 p. 100).

L'escargot est le plus nourrissant des mollusques.

Les moules sont moins nourrissantes : certaines d'entre elles ont l'inconvénient de contenir une ptomaïne toxique.

Les mollusques peuvent provoquer, chez certains individus, de l'urticaire, des troubles de l'estomac et de l'intestin.

MOMIFICATION. — Transformation d'un cadavre en momie, ou bien dessiccation *spontanée* des tissus, qui se produit dans certains cas de gangrène sèche ou *provoquée* pour prévenir la putréfaction des tissus condamnés à être éliminés. Dans ce dessein, on saupoudre la surface de la région malade de poudres absorbantes (charbon, quinquina, permanganate de potasse).

MONGOLISME (Idiotie mongolienne). — Variété d'idiotie congénitale. Les enfants ont un aspect chinois, surtout dû aux yeux, qui sont petits, avec obliquité des fentes palpébrales ; épicanthus souvent très net, parfois peu accusé ; souvent, blépharite chronique ; nystagmus ou strabisme. Quelquefois, opacité cristallinienne, pouvant aller à la cataracte. La face est arrondie en pleine lune (*fig.* 1160) ; la tête est très petite, diminuée d'avant en arrière (brachycéphalie) ; la bouche béante montre une langue hypertrophiée avec des sillons bien dessinés : c'est une langue plicaturée, dite langue scrotale.

La salivation est très accentuée ; les végétations adénoïdes sont fréquentes et la voûte palatine ogivale.

Les mains sont plates et larges ; les doigts sont courts, surtout le pouce et l'auriculaire, dont les phalanges et les phalangines sont atrophiées. Les pieds sont également courts et larges et présentent parfois une syndactylie unissant le 2ᵉ et le 3ᵉ orteil. Les articulations jouissent d'une souplesse excessive ; les membres exécutent des mouvements exagérés en tout sens.

Développement corporel insuffisant ou retardé. Les organes génitaux, surtout chez les garçons, sont à l'état rudimentaire. Le cuir chevelu est garni de cheveux souvent abondants et fins, contrairement à ce qui se voit dans le myxœdème. Il existe un retard

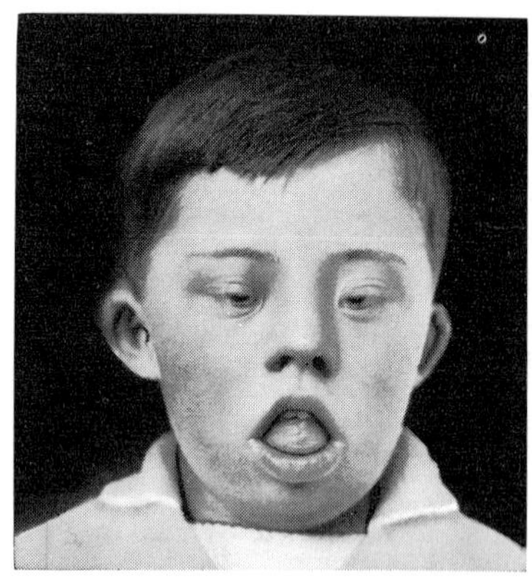

FIG. 1160. — Mongolisme infantile.
(*Doc. hôpital Saint-Louis.*)

intellectuel simple ou une idiotie complète.

A l'autopsie, on trouve un cerveau petit, d'un poids très inférieur à la normale ; il présente les lésions décrites sous le nom de *lissencéphalie :* circonvolutions larges, aplaties, peu lissées, peu sinueuses. Les glandes endocrines ont été trouvées le plus souvent intactes.

CAUSES. Le mongolisme est dû à l'existence d'un chromosome supplémentaire résultant de la rupture en deux de l'un des chromosomes normaux. Le mongolien possède 47 chromosomes au lieu de 46, l'élément surnuméraire étant un chromosome 21 (d'où le nom de « trisomie 21 » également donné à la maladie). Les mongoliens naissent le plus souvent de femmes âgées de 35 ans ou plus.

TRAITEMENT. Education médico-pédagogique, gymnastique, opothérapie thyroïdienne, surrénale, testiculaire ou thymique. Calcium, vitamines. Calmants nerveux : gardénal, bromure de calcium.

MONILÉTHRIX (du lat. *monile,* collier, et du gr. *thrix,* poil). — Anomalie de développement du poil qui présente de distance en distance des rétrécissement et est, en outre, sec et cassant. V. CHEVEUX.

MONOCLE. — V. à ŒIL : *Lunettes.*

MONOCYTE. — Grand mononucléaire de 12 à 25 μ existant normalement dans le sang (4 à 10 p. 100 des leucocytes) ; il semble provenir du tissu réticulo-endothélial et non du tissu lymphoïde comme les lymphocytes.

MONOCYTOSE. — Augmentation du nombre des monocytes dans le sang (au-delà de 12 p. 100 des leucocytes) ; elle existe transitoirement dans toutes les infections aiguës (typhoïde, fièvres éruptives, endocardites infectieuses), dans quelques maladies chroniques (paludisme, fièvre récurrente) et certaines leucémies.

MONOHYBRIDISME (du gr. *monos,* unique, et *ubris,* qui dépasse la règle). — Etat de deux individus d'une même espèce qui ne diffèrent que par un seul caractère. C'est le cas, entre autres, de deux variétés d'une même plante, identiques en tout point, sauf par la couleur de leurs fleurs.

MONOMANIE. — V. ALIÉNATION MENTALE et FOLIE.

MONONUCLÉAIRE (du gr. *monos,* seul, et du lat. *nucleus,* noyau). — Leucocyte à un seul noyau. V. SANG.

MONONUCLÉOSE. — Leucocytose portant surtout sur les mononucléaires.

Mononucléose infectieuse (Angine monocytaire, Adénolymphoïdite aiguë). — Maladie infectieuse dont l'agent est inconnu ; elle se manifeste par une atteinte élective des organes lymphoïdes (amygdales, ganglions, rate) et une formule sanguine spéciale.

S'observe surtout chez les enfants et les adolescents, au printemps, parfois par petites épidémies.

SIGNES. Après une incubation de 8 à 15 jours apparaît une angine avec fièvre et dysphagie ; amygdale rouge, tuméfiée, parfois enduite d'une substance pultacée ou grisâtre, ulcérée dans certains cas.

Engorgement des ganglions cervicaux, sous-angulo-maxillaires, parfois axillaires ou inguinaux, peu volumineux et ne suppurant pas.

Rate augmentée de volume. Fièvre à 38°-39°. Asthénie.

Le sang montre une *leucocytose* modérée entre 10 000 et 30 000 leucocytes ; les polynucléaires sont diminués ; il existe un fort pourcentage de cellules mononucléées à cytoplasme basophile ; le myélogramme est normal.

EVOLUTION. Bénigne. Les signes régressent en une huitaine de jours.

Le *diagnostic* peut s'établir d'une façon certaine grâce à la *réaction de Paul et Bunnel.*

TRAITEMENT. Repos au lit, désinfection de la bouche, badigeonnages au bleu de méthylène. Désinfection intestinale par le charbon et l'oxyquinoléate de bismuth. Vitamine D ; sulfamides ; pénicilline.

Injection de sérum de convalescents dans les formes graves.

MONOPLÉGIE (du gr. *monos,* seul, et *plettein,* frapper). — Paralysie limitée à une seule région.

MONORCHIDE (du gr. *monos,* seul, et *orkhis,* testicule). — Se dit d'un homme qui n'a qu'un testicule dans les bourses, l'autre étant atrophié ou n'ayant pas effectué sa descente hors de l'abdomen. V. à MASCULINS (Organes génitaux) : *Non-descente des testicules* (*Ectopie*).

MONOTROPE (Suce pin). — Plante de la famille des Monotropacées (*Monotropa hypotritys*), qui vit en parasite sur les racines des pins, sapins, charmes et mélèzes ; quand on la froisse, elle exhale une odeur de salicylate de méthyle ; elle contient deux glucosides : la monotropéine et la monotropine.

Employée contre la toux quinteuse, la coqueluche, sous forme de teinture au 1/5, X à L gouttes par jour.

MONSTRES et MONSTRUOSITÉS (étym., *êtres qu'on montre*) [tabl. XXXVII]. — Anomalies graves d'organisation, imprimant au corps humain des modifications importantes rendant difficile ou impossible l'accomplissement d'une ou plusieurs fonctions, ou produisant chez les individus qui en sont affectés une forme vicieuse.

Dans la grande majorité des cas, les malformations sont dues à l'action de causes extérieures sur l'évolution d'un ovule après la fécondation ; dans certains cas, cependant, les malformations ont des causes antérieures à la fécondation et préexistent dans le germe mâle ou femelle (hérédité). L'influence de l'imagination de la mère sur la production de malformations n'est guère admissible aujourd'hui si l'on songe à l'indépendance des deux organismes fœtal et maternel.

MODE DE FORMATION. Les anomalies peuvent être produites :

1° *Par un arrêt de développement,* qui peut être complet ou répondre à un état transitoire, être lié à une anomalie des nerfs ou des vaisseaux ou à une adhérence entre l'embryon et ses enveloppes ;

2° *Par fusion d'organes habituellement distincts.*

VARIÉTÉS. Il existe quatre variétés principales : 1° les anomalies simples, comprenant les inversions d'organes ; 2° les hermaphrodites ; 3° les monstres ; 4° les monstres doubles.

Le tableau de la page 710, établi d'après la classification d'Isid. Geoffroy Saint-Hilaire, donne une idée de ces diverses anomalies.

Monstres doubles. — Ils résultent de la fusion de deux jumeaux. La réunion est *superficielle,* et les deux êtres peuvent être séparés, ou elle est *profonde,* et cette séparation est impossible, les organes étant communs.

ORIGINE. Le jaune d'œuf de la poule porte une cicatricule. C'est au niveau de cette cicatricule que se développe l'embryon, le reste du jaune étant chargé de pourvoir à la nutrition du produit formé. Généralement, le jaune ne présente qu'une cicatrice, parfois cependant il en existe deux. Chaque cicatrice devient alors le siège des mêmes modifications et les deux blastodermes restent distincts, mais comme chaque embryon n'est séparé de son frère que par un faible espace, il y a possibilité de fusion et de développement des deux embryons dans un blastoderme unique.

Geoffroy Saint-Hilaire a établi que lorsque deux sujets sont unis pour composer un monstre double, l'union a lieu par les faces homologues de leur corps (ventre contre ventre, par exemple).

Les deux sujets composant un monstre double sont placés et ont leurs organes disposés plus ou moins symétriquement des deux côtés de la ligne ou du plan suivant lequel se fait l'union.

VARIÉTÉS. Les *xiphopages* (du gr. *xiphos,* appendice xiphoïde, et de *pagein,* unir) sont unis par une membrane qui est devenue assez flexible pour leur permettre de vivre non face à face, mais accolés à côté l'un de l'autre, deux bras en avant, deux bras en arrière.

Chez les *frères siamois* (Eng et Chang Buhler, nés en 1811), ce lien était extrêmement solide : lorsqu'on le touchait en son milieu, les deux jumeaux éprouvaient à la fois la sensation du toucher ; mais si on s'éloignait à droite ou à gauche, celui de ce côté ressentait seul le contact. Plaisirs et peurs étaient distincts, mais ils éprouvaient ensemble le besoin de boire et de manger, sans du reste que l'absorption de nourriture par l'un d'eux rassasiât l'autre. Leur taille était de 1m,65 (Eng était un peu moins grand) ; ils marchaient et sautaient vite, et leur mère, qui avait eu d'autres enfants bien conformés, n'éprouva aucun accident à leur naissance. Leurs caractères étaient opposés : Chang vif et gai, Eng triste et taciturne, d'où des disputes violentes et la demande de les séparer à Nélaton, qui refusa. Ils avaient épousé deux sœurs, non jumelles, dont l'une eut six enfants et l'autre cinq, tous très bien constitués.

En 1874, Chang mourut d'une fluxion de poitrine ; Eng succomba quelques heures après, quoique n'ayant pas souffert de la maladie de son frère. L'autopsie a démontré la présence, dans le pédicule, de vaisseaux unissant les deux foies.

Un gros pont du foie unissait également les deux sœurs Maria-Rosalina, qui furent opérées par Chapel-Prévost et dont l'une survécut.

Deux autres sœurs xiphopages, Radica-Doodica, furent opérées par le Dr Doyen en 1902. L'une succomba quelques jours après l'opération, l'autre survécut deux ans.

Les *pygopages* (du gr. *pugê,* fesse, et *pagein,* unir) [type : les sœurs Rosa-Josepha] sont des monstres unis par le bassin. Des deux sœurs, l'une s'est mariée et a eu un enfant normal. La mort de l'une a entraîné la mort de l'autre quelques instants après.

Chez les *dérodymes* (du gr. *derê,* cou, et *dumos,* jumeaux) [type : les Tocci], il n'y a plus, comme dans le cas des frères siamois, un lien, réunissant deux êtres distincts ; ici, le tronc est unique, si les têtes sont doubles et les bras quadruples.

Les *pygomèles* (du gr. *pugê,* fesse, et *mêlos,* membre) sont des monstres doubles parasitaires dans lesquels il y a fusion de deux êtres, mais dont l'un a un arrêt de développement très considérable, le parasite étant réduit à plusieurs membres (hétéradelphes) ou à un seul, comme dans le cas de Frank Lentini, inséré entre les membres normaux. Le membre inférieur surnuméraire, représentant une jambe droite, part, chez Lentini, de la hanche, à peu près au niveau de la fosse iliaque externe ; ce membre surajouté est constitué par une courte masse charnue épaisse à laquelle font suite d'abord une cuisse légèrement incurvée, puis une jambe qui présente un léger degré d'atrophie musculaire et qui se termine par un pied bot.

Ce membre a une mobilité volontaire assez grande, une sensibilité parfaite ; le bassin supplémentaire est adhérent au bassin normal, mais l'articulation coxo-fémorale permet la plupart des mouvements. A la face interne du genou s'insère un pied anormal très réduit, rudiment du pied gauche. A l'origine de la cuisse se trouve une masse ovoïde molle. C'est une mamelle supplémentaire.

La famille de Lentini a eu 12 enfants, tous les autres normaux ; il s'est lui-même marié et a eu un enfant normal.

I. — Anomalies.

- De volume
  - Taille
    - Diminution (nanisme). V. NAINS.
    - Augmentation (gigantisme). V. GÉANTS.
  - Volume proprement dit
    - Diminution ou augmentation partielle
      - des régions;
      - des systèmes (hypertrophie des poils : homme, ou femme à barbe). V. HYPERTRICHOSE;
      - des organes (mamelle volumineuse chez l'homme).
- De forme
  - Des régions — Difformité de la tête.
  - Des organes — Difformité de l'estomac, du cœur, de la matrice, etc.
- De structure
  - Couleur
    - Diminution (*albinisme*).
    - Augmentation (*mélanose*).
  - Structure proprement dite
    - Persistance de l'état cartilagineux des os.
    - Ossifications anormales.
- De disposition
  - Déplacements des organes splanchniques
    - A l'intérieur du corps
      - Partiel (direction anormale du cœur).
      - Général (changement de place ou *inversion* des viscères).
    - En dehors du ventre — Hernie intestinale ou de l'ovaire.
  - Déplacement des autres organes (*pied bot*).
  - Changement de connexions (dents hors rang, articulations anormales, points anormaux d'attache des muscles, ouvertures des canaux dans des points anormaux).
  - Continuité — Imperforation de l'anus, du vagin, réunion des *doigts* (v. ce mot).
  - Cloisonnement — Vagin double.
  - Disjonction
    - Perforations anormales (persistance des orifices du cœur).
    - Divisions anormales : fissures spinales (*spina bifida*), bec-de-lièvre, (v. BOUCHE), épispadias, hypospadias (v. URÈTRE).
- De nombre
  - Diminution numérique
    - de parties d'organes (faisceaux musculaires);
    - d'organes entiers : *doigts* (v. ce mot), dents, vertèbres; existence d'un seul poumon, d'un seul rein; absence d'utérus, de vagin ou de vessie.
  - Augmentation numérique
    - de parties d'organes (plus de dix doigts);
    - d'organes entiers (plus de deux mamelles, deux utérus).

II. — Hermaphrodites.

Au début du développement, l'embryon est d'abord à l'état indifférent; il possède dans chaque moitié du corps, et l'un à côté de l'autre, les éléments qui donnent naissance aux attributs de chaque sexe. La différenciation des sexes se fait par l'évolution continue d'un de ces éléments et l'atrophie de l'autre. La loi normale est qu'il y ait soit deux ovaires, soit deux testicules, et que les organes annexes se produisent dans les mêmes conditions. L'anomalie hermaphrodite peut consister dans une des formes suivantes : sexe double des deux côtés; sexe masculin et féminin d'un côté, féminin seulement de l'autre; masculin d'un côté, féminin de l'autre (cas le plus fréquent); organes extérieurs féminins ou masculins, avec glandes de sexe différent.

III. — Monstres simples.

AUTOSITES

(Du grec *autositos*, capable de se nourrir par ses propres organes.) Ils possèdent un cœur

- ECTROMÉLIENS (du grec *ektroô*, je fais avorter, et *mélos*, membre). Avortement d'une ou de plusieurs parties d'un membre entier (*phocomèle*).
- SYMÉLIENS (du grec *sun*, avec, et *mélos*, membre). Fusion médiane de deux membres d'une même paire, une partie du membre pouvant manquer.
- CÉLOSOMIENS (du grec *kélé*, hernie, et *sôma*, corps). Eventration avec anomalies des membres et des organes génitaux.
- EXENCÉPHALIENS (du grec *ex*, hors, et *egkephalos*, encéphale). Cerveau mal conformé, incomplet, en totalité ou en partie hors du crâne (*notencéphale*).
- PSEUDENCÉPHALIENS. Cerveau très rudimentaire.
- ANENCÉPHALIENS (du grec *an*, privatif, et *egkephalos*, encéphale). Cerveau absent (*dérencéphalien*).
- CYCLOCÉPHALIENS (du grec *kuklos*, globe de l'œil, et *kephalê*, tête). Œil unique à la place du nez.
- OTOCÉPHALIENS (du grec *ous, ôtos*, oreille, et *kephalê*, tête). Réunion des deux oreilles en une seule sous le menton.

OMPHALOSITES

(Du grec *omphalos*, ombilic, et *sitos*, nourriture.)

- Incapables de vivre après la rupture du cordon qui les unit à la mère, car ils ne possèdent pas de cœur. Ils proviennent d'une grossesse gémellaire, dans laquelle l'un des fœtus est bien conformé, tandis que l'autre est monstrueux.

IV. — Monstres doubles.

AUTOSITAIRES

(Du grec *autositos*, qui se procure soi-même sa nourriture.) Ils ont tous deux un volume à peu près égal.

- Ils proviennent d'un œuf unique.
- EUSOMPHALIENS (du grec *eu*, bien, et *omphalos*, ombilic). Sujets complets, viables, à ombilic distinct, adhérent; par un seul point, qui peut être la région fessière (*pygopage*) [sœurs Rosa-Josepha], le front (*méiopage*), le front pour l'un, la nuque pour l'autre (*céphalopage*), le sternum (*xiphopage*) [frères siamois].
- MONOMPHALIENS (du grec *monos*, seul, et *omphalos*, ombilic). Sujets viables, à ombilic commun et à viscères fusionnés. L'union peut se faire au-dessous de l'ombilic (*ischiopage*), par le sternum (*sternopage*).
- SYCÉPHALIENS (du grec *sun*, avec, et *kephalê*, tête). Fusion intime des deux têtes (*janiceps*).
- MONOCÉPHALIENS (du grec *monos*, seul, et *kephalê*, tête). Tête unique (*iniodyme*).
- SYSOMIENS (du grec *sun*, avec, et *sôma*, corps). Fusion incomplète des deux troncs : *xyphodymes*, réunis par l'appendice xyphoïde; *dérodymes*, à tronc unique (les Tocci).
- MONOSOMIENS (du grec *monos*, seul, et *sôma*, corps). Fusion complète des deux troncs (*iniodyme*).

PARASITAIRES

- Le volume d'un des monstres est très inférieur à celui de l'autre; dans certains cas, il se réduit à une partie seulement, tête, bras ou jambe (*hétéradelphe, pygomèle*) [Franck Lentini].

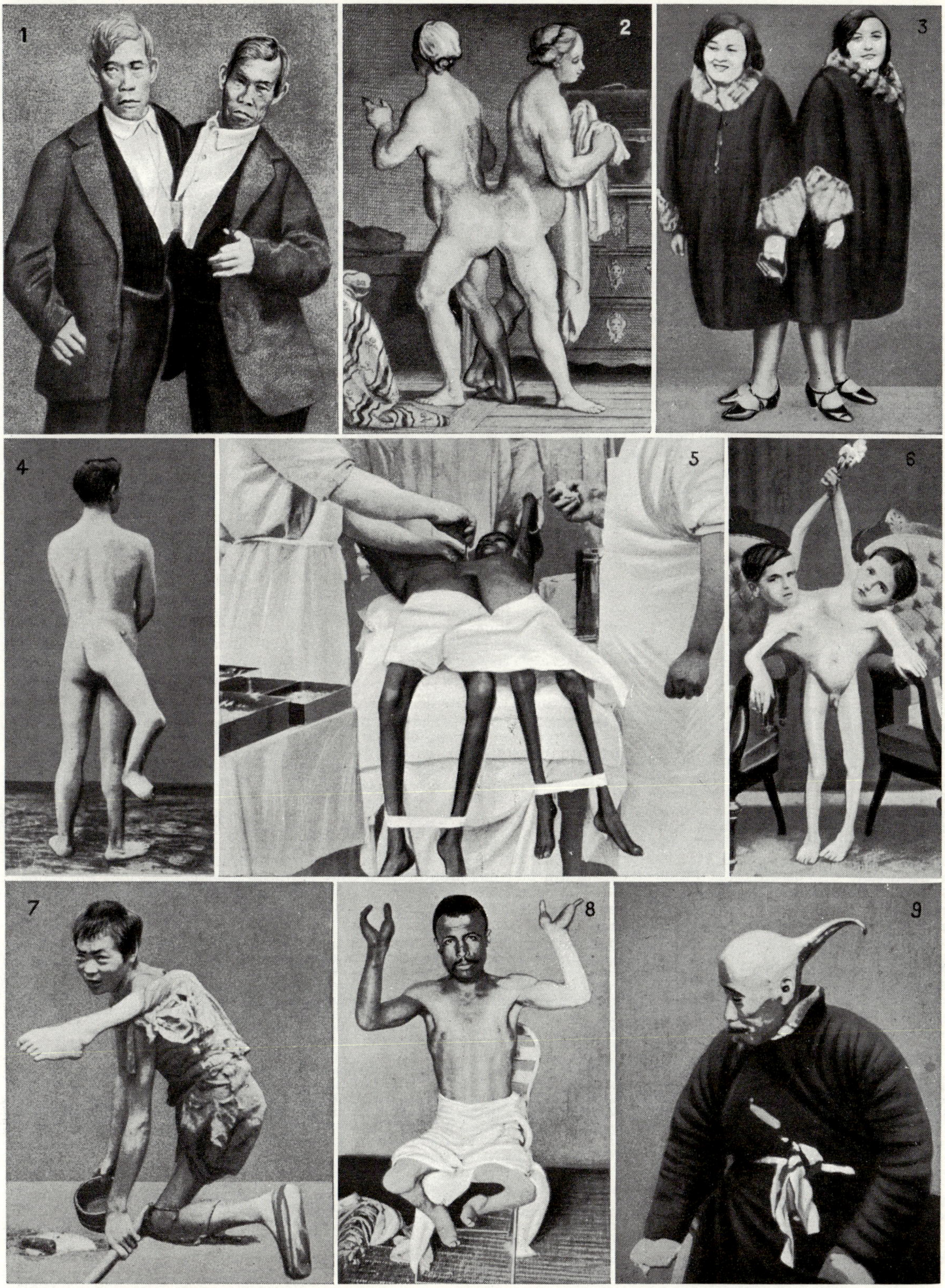

Monstres.

1. Les xiphopages frères siamois; 2. Type de pygopages (d'après une gravure ancienne); 3. Autre type de pygopages, les sœurs américaines Gibbs; 4. Le pygomèle Frank Lentini; 5. Le docteur Doyen séparant les deux sœurs Radica et Doodica; 6. Les dérodymes Tocci; 7. Chinois ayant une jambe articulée à l'épaule; 8. Abyssin aux mains et pieds atrophiés; 9. Chinois porteur d'une corne en arrière du crâne.

(*Doc. Dr Billard* [1]; *J. Boyer* [3, 5, 7, 8, 9]; *Pr Vigne* [4]; *Dr Baudoin* [6].)

MONTAGNES (Cure de). — Voir ALTITUDE.

MONTAGNES (Mal des). — Ensemble des troubles apparaissant chez les alpinistes lorsqu'ils s'élèvent en altitude, et provoqués par l'anoxémie.

CAUSES. I. *Déterminantes.* — L'abaissement de la pression atmosphérique provoque une diminution de la tension partielle de l'oxygène dans l'air respiré et une oxygénation incomplète de l'hémoglobine sanguine.

II. *Aggravantes.* — L'effort musculaire, le chargement, une protection insuffisante contre le froid, ont une influence très marquée. Mais l'entraînement compense partiellement ces troubles.

SIGNES. I. *Précurseurs.* — Malaise général, jambes cassées, genoux rompus, impression d'un poids énorme.

II. *De la période d'état.* — Sueurs froides, bourdonnements d'oreilles, oppressions; maux de tête intenses; état nauséeux, vomissements, palpitations; perte de volonté, besoin impérieux de dormir, quelquefois syncope.

Tous ces signes s'atténuent dès que le sujet se couche, mais reparaissent lorsqu'il veut reprendre la marche.

On remarquera les rapports de ces troubles avec le *mal des aviateurs.*

CONTRE-INDICATIONS DES ASCENSIONS. — Pour les raisons énumérées précédemment, il convient de ne pas permettre les grandes ascensions aux sujets fatigués, aux convalescents, aux cardiaques, aux hypertendus, et aussi aux tuberculeux.

TRAITEMENT. I. *Préventif.* — Se couvrir chaudement, de vêtements légers et amples (V. ALPINISME), monter lentement, éviter toute fatigue inutile.

II. *Curatif.* — Dès l'apparition des premiers symptômes, il est préférable d'abandonner l'ascension et de redescendre à une altitude mieux tolérée. Dans les cas sérieux, l'inhalation d'oxygène procure une guérison immédiate, mais temporaire, les troubles reparaissant dès qu'on cesse l'inhalation d'oxygène si le sujet n'est pas redescendu à une altitude plus favorable.

MONT-DORE (Puy-de-Dôme). — Station d'eaux faiblement arsenicales sodiques (0,001), chlorurées sodiques (36 cg), bicarbonatées sodiques (60 cg), ferrugineuses et gazeuses, fortement siliceuses, radio-actives, de 38° à 47°.

INDICATIONS. Arthritisme, rhinites, laryngites, trachéo-bronchites, avec ou sans emphysème; asthme, rhumatisme articulaire chronique, eczéma, diabète.

CONTRE-INDICATIONS. Insuffisance rénale et hépatique, cardiopathies mal compensées, forte hypertension artérielle; tuberculose pulmonaire en évolution.

CURE. Boisson, bains, douches, inhalations, gargarismes, irrigations et pulvérisations.

MONTMIRAIL (Vaucluse). — Station d'eaux froides. On y trouve une eau sulfatée sodique magnésienne, purgative (n'est pas exploitée), une eau ferrugineuse contre l'anémie et la chlorose, une eau sulfurée calcique (3g,25), utilisée dans les affections respiratoires, les dermatoses, la syphilis. Altitude : 180 mètres.

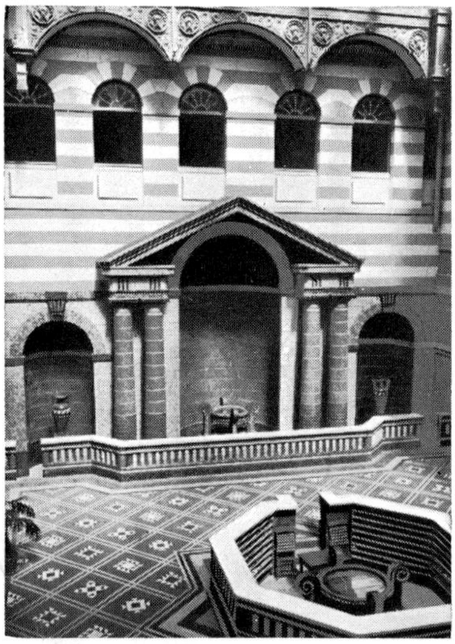

FIG. 1161. — Le Mont-Dore. Le hall des sources de l'établissement.
(*Phot. Lizon.*)

MONT-REVARD (Savoie). — Station climatique. Cure d'été, cure d'air et de soleil en hiver.

INDICATIONS. Neurasthénie, anémie, convalescence.

MONTROND-LES-BAINS (Loire). — Station d'eaux bicarbonatées sodiques, silicées, magnésiennes, ferrugineuses, carboniques fortes (26°).

CURE. Boisson, bains (en baignoire, en piscine), massages sous l'eau, douches ascendantes.

INDICATIONS. Affections de l'estomac et du tube digestif, diabète, artériosclérose.

MORAL. — L'influence du moral sur le physique est incontestable : un individu déprimé par des malheurs privés ou publics (défaites) est prédisposé aux maladies infectieuses, et les maladies sont plus graves chez lui.

Traitement moral. — V. PSYCHOTHÉRAPIE.

MORBIDITÉ. — Ensemble des causes qui peuvent produire une maladie, et ensemble des maladies qui peuvent atteindre un individu ou une agglomération d'individus.

Les tables de morbidité indiquent le rapport entre le nombre des malades et celui des individus vivants, dans une année moyenne, avec mention comparative des âges et des sexes; on y ajoute le chiffre exprimant la durée moyenne desdites maladies et quelquefois aussi la proportion des décès par rapport au nombre de personnes atteintes d'une maladie donnée, par exemple en période d'épidémie cholérique. Ce nombre est, du reste, toujours inexact, car les formes atténuées ne sont pas déclarées. Pour les maladies communes transmissibles, la proportion est surtout établie d'après les malades des hôpitaux; elle est très variable suivant les épidémies.

MORBILLEUX. — Qui a rapport à la rougeole.

MORELLE NOIRE. — Plante (*Solanum nigrum*) de la famille des Solanacées, qui, surtout à l'état vert, renferme une petite quantité de *solanine,* glucoside calmant à petite dose, toxique à dose élevée.

Propriétés sédatives, émollientes, narcotiques. Décocté (50 g p. 1 000) employé en lotions contre les hémorroïdes et les prurits. Les feuilles sèches entrent dans la composition du baume Tranquille et de l'onguent populeum.

MORIA (du lat. *morio,* bouffon). — Trouble mental observé dans les tumeurs du lobe frontal et caractérisé par un état d'euphorie et de jovialité.

MORPHÉE. — Sclérodermie en plaques. V. SCLÉRODERMIE.

MORPHINE et MORPHINOMANIE. — V. OPIUM.

MORPHOGENÈSE (du gr. *morphê,* forme, et *gennaô,* j'engendre). — Ensemble des processus qui déterminent la forme de chaque espèce et de chaque individu au cours de son développement.

Certains de ces processus sont dus à l'action du milieu extérieur (exemple : callosités professionnelles des manœuvres).

MORPION. — Pou du pubis. V. POU.

MORSBRONN-LES-BAINS (Bas-Rhin). — Station d'eaux chlorurées sulfatées sodiques et calciques (41°).

CURE. Bains, boisson.

INDICATIONS. Rhumatisme articulaire subaigu et chronique; sciatique, lumbago; lymphatisme, anémie; hypertension artérielle; affections chroniques des voies respiratoires; séquelles post-traumatiques (fractures, luxations, entorses).

CONTRE-INDICATIONS. Rhumatisme articulaire aigu; insuffisance cardiaque, rénale ou hépatique; cancer, tuberculose.

MORSURE. — Plaie faite par la dent d'un animal. Certains mollusques, certains crustacés, notamment les crabes, déterminent l'apparition d'une lésion simulant l'érysipèle. Voir ÉRYSIPÉLOÏDE.

Pour les morsures simples, voir PLAIES. Pour les morsures compliquées de l'introduction d'un virus, voir RAGE, VIPÈRE, VENIMEUX (Animaux).

MORT. — La mort est le résultat d'un arrêt de la nutrition cellulaire, soit que la substance constituant les cellules (protoplasma) devienne incapable de donner naissance au double mouvement d'assimilation et de désassimilation nécessaire à la vie, soit que le milieu où baignent les cellules subisse des modifications qui rendent les échanges impossibles.

Il y a auto-intoxication de l'organisme.

D'après les statistiques, la mort est plus fréquente de minuit à 7 heures du matin, et particulièrement de 5 à 6 heures du matin.

Cette affirmation est contredite cependant, en ce qui concerne les femmes, par certains médecins, qui trouvent au contraire pour elles un maximum de fréquence entre 6 et 7 heures du soir.

Mort subite. — Cessation imprévue de la vie, sans que la personne ait semblé malade ou du moins ait présenté de troubles graves jusque-là.

Les hommes y sont plus prédisposés que les femmes, et, chez certains sujets, on note l'hérédité.

1° *Affections du nourrisson.* — La mort survient, dans certains cas, assez rares du reste, pendant le sommeil; l'enfant s'était couché bien portant et l'autopsie ne montre aucune lésion; elle révèle parfois une broncho-pneumonie isolée ou accompagnée d'un gros thymus, une néphrite aiguë avec abcès, une asphyxie par hypertrophie thymique (15 à 40 g), une embolie de lait ou du contenu gastrique dans les voies aériennes pulmonaires. Parfois, il existe une malformation du cœur, des lésions des capsules surrénales, des signes d'hérédo-syphilis.

2° *Affections évoluant sans signes.* — Certaines affections, notamment la fièvre typhoïde et la pleurésie, et aussi la méningite, présentent une forme dite ambulatoire, qui ne modifie pas la vie habituelle du faux bien portant (soit méningite tuberculeuse, soit méningite suppurée, provoquée par un coryza purulent ou une otite). La pneumonie peut aussi évoluer chez les vieillards et les alcooliques, sans signes apparents.

3° *Affections du cœur.* — Insuffisance aortique, athérome de l'artère coronaire, anévrisme de l'aorte à l'occasion d'une fatigue, d'un coup, de la montée d'un escalier, d'une émotion; mais, contrairement à ce qu'on croit, la mort subite par rupture d'anévrisme est très rare (4 p. 1 000).

4° *Affections du cerveau.* — Hémorragie ou congestion cérébrale, rupture d'anévrisme des artères du cerveau.

5° *Affections du tube digestif.* — Rupture de varices œsophagiennes, perforation d'un ulcère d'estomac, étranglement herniaire, pancréatite aiguë.

6° *Affections des reins.* — Néphrite interstitielle chez le vieillard.

7° *Affections des voies respiratoires.* — Œdème aigu du poumon, congestion, embolie et hémorragie, pleurésie.

Mort apparente. — I. *Chez l'adulte.* — Suspension de la vie animale avec continuation de la vie végétative. Les battements du cœur sont faibles, mais cependant perceptibles, alors que le pouls a disparu. V. CATALEPSIE, LÉTHARGIE.

TRAITEMENT. Tractions rythmées de la *langue* (v. ASPHYXIE), *flagellations* sur diverses parties du corps, *frictions* sèches ou avec du vin, du vinaigre, de l'alcool; bain chaud. Continuer ces soins avec persévérance.

II. *Chez l'enfant.* — L'enfant en état de mort apparente à sa naissance peut présenter deux aspects différents : les formes *bleue* et *blanche.*

SIGNES. *Forme bleue.* — Dans cette asphyxie, toute la peau est colorée en bleu, particulièrement à la face et aux extrémités, et la flaccidité est générale. Les battements du cœur sont très faibles; la respiration est presque nulle ou se produit par saccades, à intervalles prolongés.

Forme blanche. — L'état de syncope est caractérisé par les signes précédents, mais la peau est d'une pâleur blanche, cireuse, sauf aux lèvres, qui sont violacées.

ÉVOLUTION. Si le traitement réussit, la respiration se régularise peu à peu, l'enfant crie et sa peau devient rose de proche en proche, depuis le haut de la poitrine, mais le danger persiste pendant 2 ou 3 jours, pendant lesquels une surveillance incessante est nécessaire.

TRAITEMENT. Si l'accouchement a été très long et difficile, il est utile, pour ranimer l'enfant, de préparer *d'avance* des langes chauds, de l'alcool, de l'eau chaude pour un bain de 35° à 40°, auquel on ajoutera de la farine de moutarde.

Forme bleue. — Enlever avec le doigt les mucosités que le bébé peut avoir dans la gorge, le frictionner avec de l'alcool versé sur la poitrine et le dos, le réchauffer dans un bain, l'entourer ensuite de langes chauds, *aspirer* avec la bouche les mucosités qui peuvent se trouver dans les voies aériennes (larynx, trachée), puis insuffler de l'air bouche à bouche. Insufflation avec un ballon de carbogène en appuyant sur le ballon à chaque inspiration artificielle ou spontanée de l'enfant. Examiner l'état de la ligature du cordon.

Forme blanche ou syncopale. — Avoir bien soin de ne lier le cordon qu'après la disparition de tout battement dans les vaisseaux du cordon, en frictionnant pendant ce temps le corps, la tête placée plus bas que le siège. Entourer l'enfant de langes chauds. Enlever les mucosités, faire les tractions de la langue ou insuffler de l'air pendant longtemps (une heure et plus), bain tiède.

L'enfant une fois ranimé, lui donner du lait alcoolisé et le mettre dans une couveuse, en le surveillant.

Mort réelle. — SIGNES TIRÉS DE LA CIRCULATION. 1° *Cessation définitive des battements du cœur.* — Constatée par une auscultation prolongée (5 minutes) ou deux fois à une demi-heure d'intervalle.

2° *Absence de la coloration jaune d'or orange des tissus et de la conjonctive.* — Constatée 1 heure après une injection sous-cutanée ou intramusculaire de 10 cm^3 de solution de fluorescéine.

3° *Réaction acide de la pulpe du foie et de la rate.* — Recueillie par ponction exploratrice (le papier de tournesol bleu rougit). Signe valable 30 minutes après la mort.

4° *Suppression du pouls, absence de gonflement de veines après une ligature.*

5° *Hypostases et lividités cadavériques.*

6° *Procédé de la phlyctène.* — Lécher la peau avec une flamme de bougie; on obtient une phlyctène humide de brûlure chez un sujet vivant, une phlyctène sèche remplie d'air chez un sujet mort (signe inconstant).

7° *Procédé de la forcipressure.* — Comprimer entre les mors d'une pince à forcipressure robuste (thanatographe) [*fig.* 1162], une portion de téguments. Chez le sujet vivant, les tissus

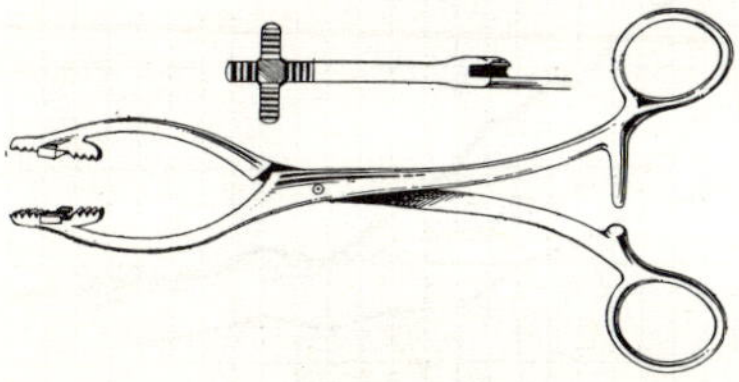

FIG. 1162. — Thanatographe du Dr L. Graux.

traumatisés reprennent peu à peu leur apparence primitive. Sur le cadavre, la dépression persiste et prend un aspect parcheminé.

8° *Après section d'une artère le sang ne coule pas.* — Preuve réservée à un médecin, et d'ailleurs infidèle.

SIGNES TIRÉS DE L'ARRÊT DE LA RESPIRATION ET DE LA CALORIFICATION. 1° *Cessation de la respiration.* — Constatée à l'œil ou au miroir.

2° *Refroidissement cadavérique.* — Progressif; tendance à l'équilibre avec la température extérieure en 15 à 20 heures : le refroidissement commence souvent pendant l'agonie et amène progressivement le corps à la température extérieure (le minimum pour la vie est de 20°). Quelquefois, pendant plusieurs heures, la température se maintient ou même augmente (maladies cérébrales, choléra, fièvres éruptives, insolation, tétanos).

3° *Epreuve diathermique.* — Le passage d'un courant pendant 20 minutes n'élève pas la température buccale ou axillaire d'un cadavre, contrairement à ce qu'on observe chez le vivant.

4° *Rigidité cadavérique.* — Débute par la mâchoire inférieure, d'où elle descend en 6 à 12 heures jusqu'au pied, et disparaît dans le même ordre. Elle apparaît quelquefois immédiatement après la mort (cas d'épuisement, de tétanos, d'empoisonnement par la strychnine), presque immédiatement dans les cas de coup de foudre, de froid ou de chaleur extrême (— 10° ou + 45°).

5° *Putréfaction cadavérique.* — Signe certain de la mort, mais tardif (2 à 3 jours). Débute ordinairement au niveau du cæcum et s'étend plus ou moins rapidement à tout l'abdomen (tache verte).

SIGNES TIRÉS DE L'ARRÊT FONCTIONNEL DU SYSTÈME NERVEUX. 1° *Immobilité, insensibilité, relâchement des muscles et des sphincters.*

2° *Signes oculaires.* — Abolition des réflexes cornéens, affaissement et fluidité du globe oculaire : rougissement du papier de tournesol bleu placé sous les paupières.

TEMPS ÉCOULÉ DEPUIS LA MORT. — D'après les signes précédents, et la température étant moyenne, le temps écoulé depuis la mort peut être fixé ainsi :

1° Corps encore chaud et souple, pas plus de 24 heures;

2° Corps à la température ambiante et encore souple, pas plus de 36 heures;

3° Corps rigide, taches rouges violettes aux parties déclives, 24 heures à 4 jours;

4° Le corps n'est plus rigide, taches précédentes plus accentuées et tache verte au ventre, 3 à 4 jours.

Toilette mortuaire. — Il faut procéder à la toilette du mort dans les cinq premières heures, avant qu'il soit refroidi et que son corps ait pris la rigidité cadavérique. On abaisse pieusement les paupières, on étend les membres et on maintient avec une mentonnière le maxillaire inférieur, qui tend à s'abaisser.

Le matelas est recouvert d'une toile cirée, sur laquelle on place un drap, qui sera le suaire; sur le mort, on ne mettra pas de couvertures, mais un simple drap; les mains sont croisées sur ce drap et tiennent le plus souvent un chapelet.

La tête est basse, posée sur un seul oreiller, sans traversin.

On ferme les persiennes, on éteint le feu.

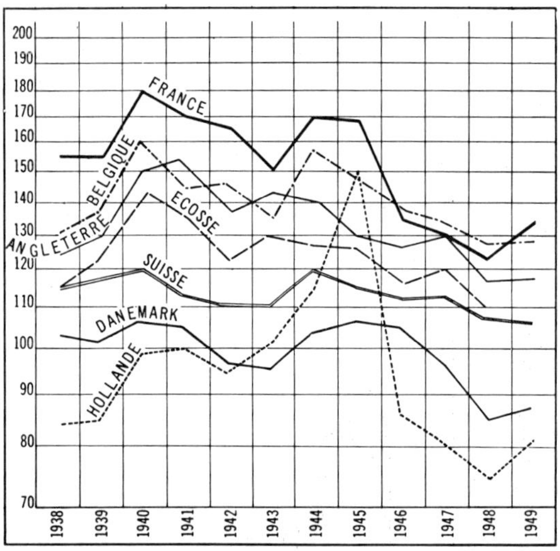

FIG. 1163. — Mortalité générale en divers pays de 1938 à 1949 pour 10 000 habitants de chaque sexe.
(Doc. Institut national d'hygiène.)

ANNÉES	1901		1948		1957		Indices 1964 base 100 en 1901	
	Sexe masc.	Sexe fém.	Sexe masc.	Sexe fém.	Sexe masc.	Sexe fém.	Sexe masc.	Sexe fém.
0- 1 an	1 550	1 040	585	449	327	256	14,2	16,0
1- 4 ans	176	166	33	29	18	15	6,2	5,4
5- 9 —	48	49	10	8	6	4	10,4	6,1
10-14 —	35	35	8	6	5	3	11,4	5,7
15-19 —	49	52	14	11	11	5	20,4	7,7
20-24 —	81	69	22	17	15	7	18,5	8,7
25-29 —	76	77	26	20	20	10	22,4	9,1
30-34 —	85	76	32	24	24	13	22,4	13,2
35-39 —	105	85	39	26	30	18	26,6	17,7
40-44 —	123	94	57	34	47	27	32,7	23,4
45-49 —	153	110	83	47	74	39	41,2	30,0
50-54 —	198	139	120	66	119	59	50,2	36,0
55-59 —	261	192	170	96	181	85	62,0	37,0
60-64 —	367	291	257	148	267	132	66,0	38,2
65-69 —	550	457	381	235	398	215	66,4	38,4
70-74 —	850	720	610	413	614	373	64,6	42,8
75-79 —	1 375	1 205	1 011	715	965	651	61,6	45,4
80-84 —	2 195	1 860	1 613	1 205	1 492	1 116	62,0	51,8
85 et +	3 500	2 975	2 887	2 275	2 623	2 103	63,4	62,4
Tous âges	216	193	133	116	127	113	52,2	51,8

FIG. 1164. — Mortalité générale annuelle pour 10 000 habitants selon le sexe et l'âge, de 1901 à 1964.

MORTALITÉ. — Rapport du nombre des morts avec celui des vivants pendant une période donnée, avec mention comparative d'âge, de sexe, de profession (*fig.* 1163, 1164). V. LONGÉVITÉ, SURVIE.

Mortalité infantile. — La mortalité infantile est nettement en décroissance en France. En 1957, 24 000 enfants de moins d'un an sont morts au lieu de 57 000 en 1946. En 1866, le taux de mortalité infantile était de 179 p. 1 000 nés vivants ; en 1905, 139 ; en 1913, 114 ; en 1920, 98 ; en 1925, 88 ; en 1930, 78 ; en 1936, 67 ; en 1946, 67,3 ; en 1947, 66,3 ; en 1948, 51 ; en 1949, 56 ; en 1950, 46 ; en 1957, 29 (*fig.* 1165) ; en 1968, 16,8.

La mortalité infantile est d'ailleurs variable suivant les départements (*fig.* 1166).

L'hygiène alimentaire du nourrisson a permis, ces dernières décades, de faire reculer la mortalité par diarrhée et entérite de plus de 90 p. 100. Il en résulte que la mortalité maximum enregistrée naguère en été est devenue la plus faible.

Mortalité maternelle. — Les mesures de protection maternelle ont donné d'excellents résultats. Alors qu'au début du XXe siècle la mortalité provoquée par septicémie, infection puerpérale, accidents de la grossesse, de l'accouchement, atteignait 5 à 6 décès pour 1 000 parturientes, ce taux a été abaissé, en 1950, au-dessous de 1 décès pour 1 000 accouchements (*fig.* 1168).

La réduction de la mortalité à tout âge, grâce aux progrès de l'hygiène, a comme conséquence l'allongement de la vie. V. LONGÉVITÉ.

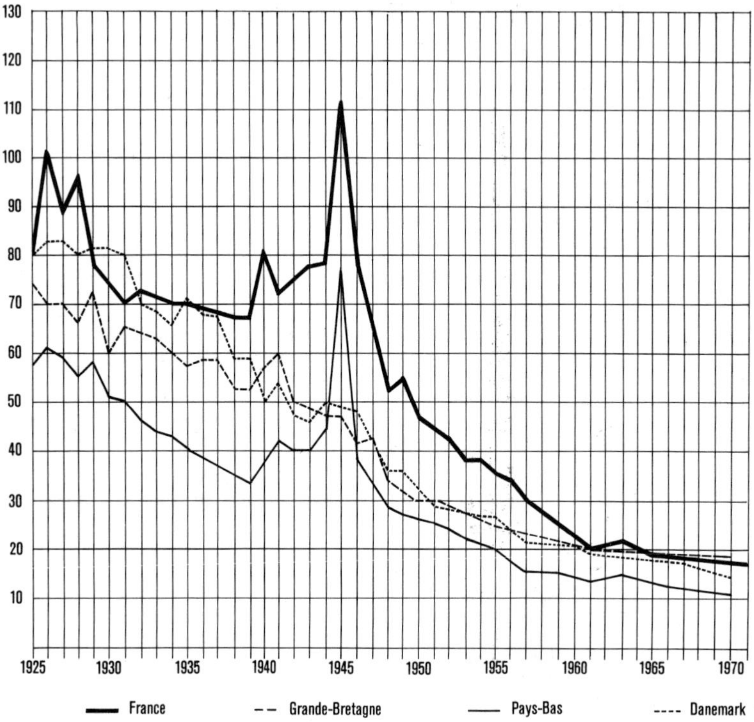

FIG. 1165. — Mortalité infantile, de 1925 à 1970, en divers pays. Décès de 0 à 1 an pour 1 000 naissances vivantes.
(Carte dressée par M. Moine. Institut national d'hygiène.)

MORT-AUX-RATS. — Préparation à base d'arsenic ou de strychnine.

Poison fréquemment employé par les criminels.

MORTIER. — Récipient en métal, marbre, ou verre, dans lequel le pharmacien pile et réduit en poudre, à l'aide d'un pilon, des substances solides, ou mélange diverses substances pour faire des émulsions ou des pommades.

MORTINATALITÉ. — En France, les registres de l'état civil ne donnent la qualité de mort-nés qu'aux fœtus ayant plus de 6 mois de vie intra-utérine, et rangent sous la même rubrique :

1° Les fœtus morts pendant la gestation et expulsés après une plus ou moins longue période de rétention ;

2° Les fœtus morts pendant la parturition ;

3° Les enfants nés vivants, mais ayant succombé avant l'expiration du délai légal de déclaration des nouveau-nés, c'est-à-dire moins de 3 jours après la naissance.

Ils n'enregistrent pas les œufs expulsés avant le sixième mois de la gestation, dont beaucoup d'ailleurs sont expulsés à la suite de manœuvres criminelles.

On compte en France, chaque année, environ 15 000 mort-nés (1968). La mortinatalité a, en effet, atteint un pourcentage de 1,9 p. 100 des naissances vivantes (1967 et 1968). La législation de ces dernières années a contribué à faire baisser ce taux.

CAUSES. Une des causes de la mortinatalité est la syphilis des procréateurs. Les toxémies gravidiques, les dystocies, les infections, les intoxications professionnelles (saturnisme) sont également à incriminer.

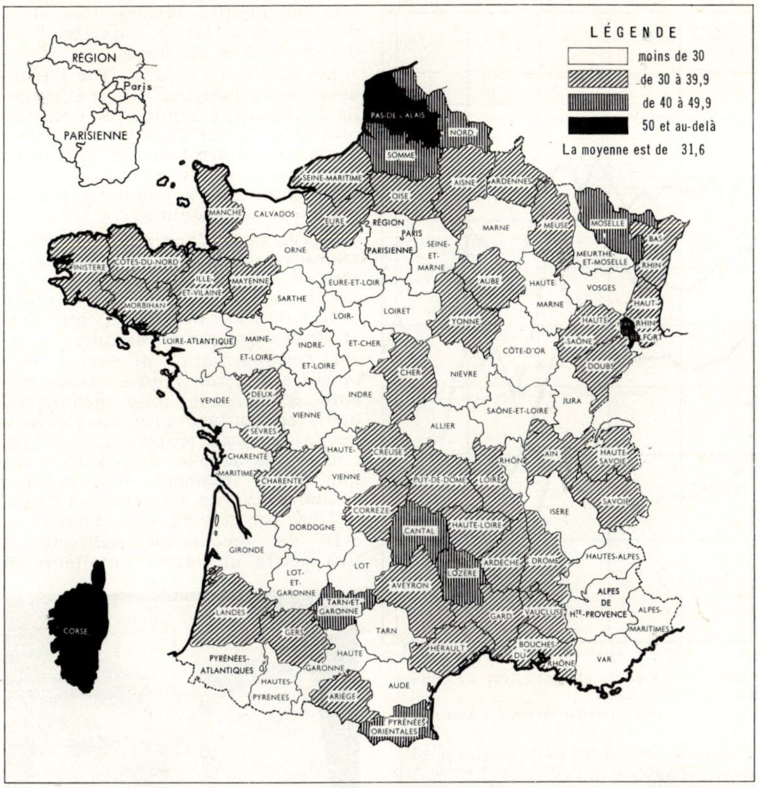

FIG. 1166. — Mortalité infantile en 1956. Décès de 0 à 1 an pour 1 000 naissances vivantes.
(*Carte dressée par M. Moine, Institut national d'hygiène.*)

Enfin, l'expulsion prématurée du fœtus est souvent déterminée par le surmenage physique de la mère, continuant à travailler malgré son état de gestation.

REMÈDES. 1° *Assistance médicale pendant la gestation :* Créations de consultations de femmes enceintes et de dispensaires où l'on puisse surveiller l'évolution de la gestation jusqu'à son terme; reconnaître et traiter les états pathologiques qui peuvent la troubler; reconnaître par avance et rectifier les mauvaises présentations; reconnaître les causes de dystocie et prendre en temps opportun les mesures nécessaires pour y parer; dépister les maladies héréditaires et les traiter.

2° *Assistance obstétricale pendant la parturition :* Assistance *à domicile* et, pour tous les cas où une difficulté est prévue, assistance *dans une maternité,* dirigée par un médecin compétent.

Créations de maternités bien organisées dans les centres ouvriers et industriels.

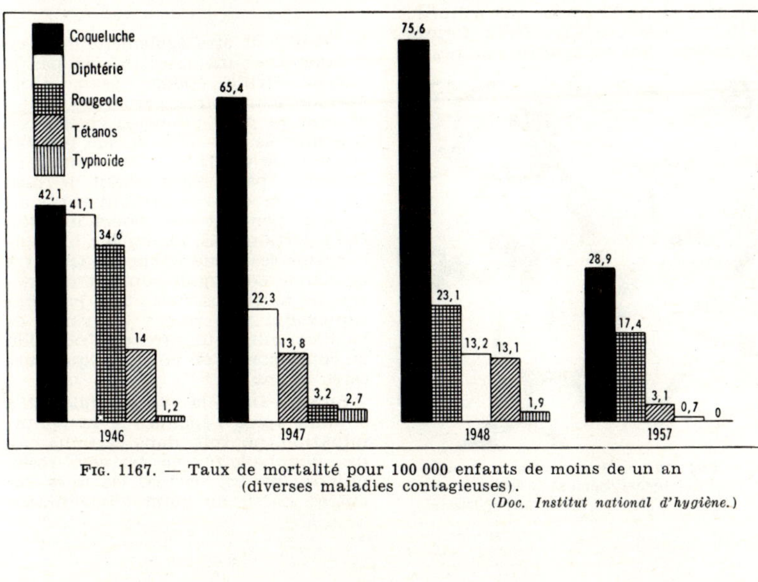

FIG. 1167. — Taux de mortalité pour 100 000 enfants de moins de un an (diverses maladies contagieuses).
(*Doc. Institut national d'hygiène.*)

3° *Aide sociale :* Les femmes enceintes dénuées de ressources peuvent bénéficier de l'aide médicale gratuite et des allocations mensuelles de l'aide à l'enfance.

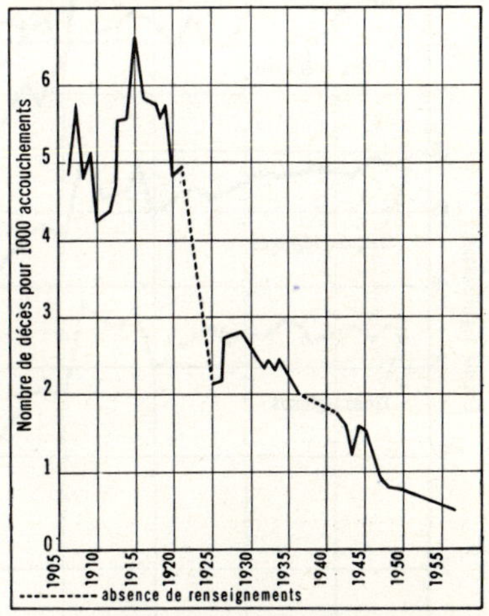

FIG. 1168. — Mortalité maternelle dans la France entière. Diminution des décès provoqués par septicémie, infections puerpérales, accidents de la grossesse, de l'accouchement et état puerpéral, pour 1 000 accouchements.
(*Doc. Institut national d'hygiène.*)

4° *Législation du travail :* Les femmes salariées ne peuvent être employées pendant une période de huit semaines entourant leur accouchement et notamment pendant les six semaines suivant leur délivrance.

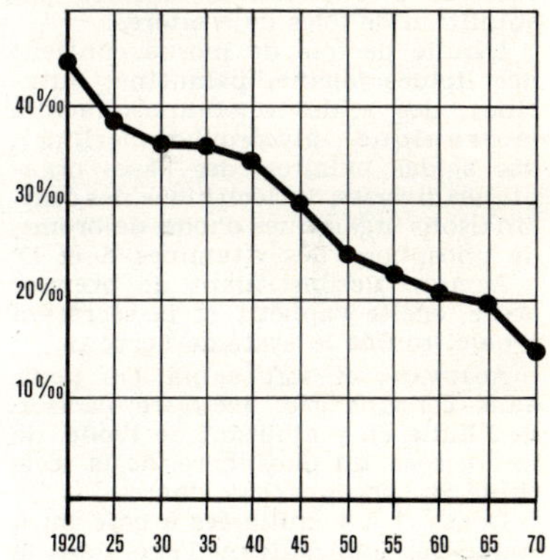

FIG. 1169. — Mortinatalité enregistrée en France depuis 1920. Proportion des mort-nés des deux sexes pour 1 000 naissances totales.

5° *Sécurité sociale :* V. SÉCURITÉ SOCIALE (assurance maternité), au *Supplément*.

MORTON (Maladie de). — Voir MÉTATARSALGIE.

MORUE. — Poisson de mer (*Gadus morrhua*), très nourrissant, qu'on peut utiliser frais (cabillaud), desséché ou salé.

Huile de foie de morue. — Huile extraite du foie frais par expression, par fermentation ou par chauffage modéré à la vapeur. On distingue trois variétés commerciales : l'*huile blonde* ou *ambrée,* d'odeur et de

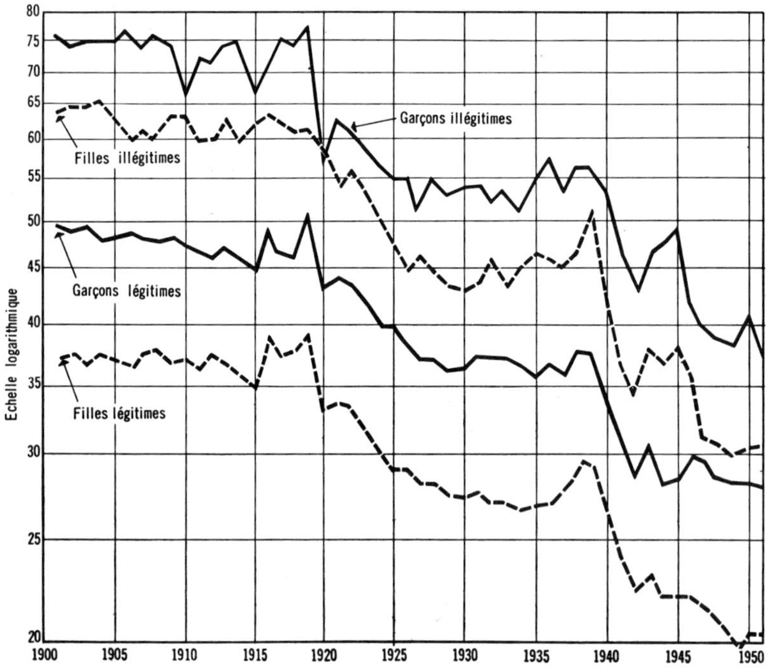

FIG. 1170. — Mort-nés pour 1 000 naissances totales (nés vivants et mort-nés) de chaque sexe et selon la légitimité de 1900 à 1952.
(Doc. Institut national d'hygiène.)

saveur spéciales, non rance : c'est le produit officinal; l'*huile blanche,* décolorée; l'*huile brune,* extraite par ébullition de foies déjà altérés.

L'huile de foie de morue contient des lipides (oléine, palmitine, butyrine), des acides organiques (acides morrhuique, glycérophosphorique), des acides biliaires, des bases organiques diverses, des lécithines, des combinaisons organiques d'iode, de brome, de phosphore, des vitamines A et D.

ACTION. Reconstituant de premier ordre, excite l'appétit et la sécrétion rénale, tonifie le système nerveux.

ADJUVANT et ÉMULSIONS. On peut, dans certains cas, accroître l'action de l'huile en y ajoutant de l'iode, de la créosote, du phosphore, de la lécithine, du phosphate de chaux.

DOSES. 1 à 4 cuillerées à café ou à soupe par jour, suivant l'âge, dans le lymphatisme, la tuberculose, le rachitisme, l'ostéomalacie, les suppurations prolongées, le rhumatisme chronique, le scorbut.

On a également fait des injections intraveineuses d'huile de foie de morue dans la tuberculose pulmonaire et cutanée (injections lentes de 1 cm³) ; elles sont souvent suivies de toux, de chaleur, parfois de cyanose, et, une demi-heure après, de tremblement et de réaction fébrile (fièvre à 38°-40°, suivant les sujets). Résultats souvent favorables.

A l'extérieur, employée en pommade dans certaines dermatoses, notamment le prurigo de Hebra.

CONTRE-INDICATIONS. Diarrhée, fièvre, intolérance caractérisée par un mauvais goût persistant, des nausées, des vomissements, de la diarrhée, des éruptions.

MOYENS DE MASQUER LE GOÛT. On peut masquer le goût de ce produit soit en y associant de l'essence de menthe ou d'amandes amères (IV ou V gouttes p. 100), de l'eucalyptol (1 g p. 100), soit en le faisant prendre sur du vin ou, mieux encore, de la bière, dont il a la couleur : l'huile, étant plus légère, est absorbée la première, et la bouche se trouve lavée par les liquides.

MORULA (m. lat. signifiant *petite mûre*). — Stade précoce et éphémère dans la division de l'œuf fécondé, pendant lequel les cellules dérivées de cette division forment une petite masse sphérique framboisée avant de se creuser d'une cavité centrale, au stade de blastula.

MORVAN (Maladie de). — Panaris analgésique. V. MOELLE (maladies) : *Syringomyélie.*

MORVE et FARCIN. — Maladie contagieuse des solipèdes (cheval, âne, mulet), transmissible à l'homme et quelquefois aussi d'homme à homme et de l'homme aux solipèdes. Elle se présente sous deux formes : la *morve,* qui se traduit par des sécrétions nasales, fétides, très abondantes; et le *farcin,* caractérisé par des boutons et des abcès.

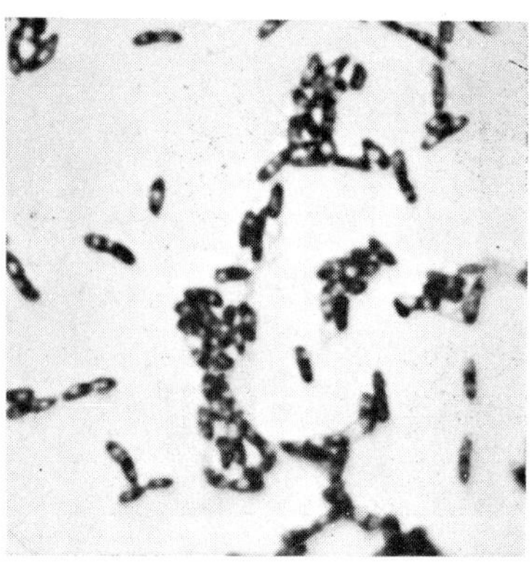

FIG. 1171. — Bacilles de la morve (grossissement 1 800).
(Phot. Institut Pasteur.)

Les sécrétions nasales et le pus des abcès sont l'origine des contagions; ils contiennent le microbe spécifique, qui est en forme de bâtonnets grêles, à extrémités arrondies et présentant des espaces clairs (*fig.* 1171). Il est très dangereux à manier et inoculable à tous les animaux.

Morve chez l'homme. — MODE DE PROPAGATION. La morve humaine est rare et s'observe chez les personnes ayant des rapports avec les chevaux, ordinairement avec ceux qui sont atteints de morve chronique.

I. *Par inoculation directe.* — 1° A la surface d'une piqûre, d'une gerçure, d'une plaie, mise inconsciemment en contact avec les éléments nocifs pendant le pansage; 2° par morsure de la joue; 3° par déchirure due à des fragments d'os pendant l'équarrissage (la virulence ne disparaît pas par la mort des animaux).

II. *Par inoculation indirecte.* — Une petite ulcération antérieure de

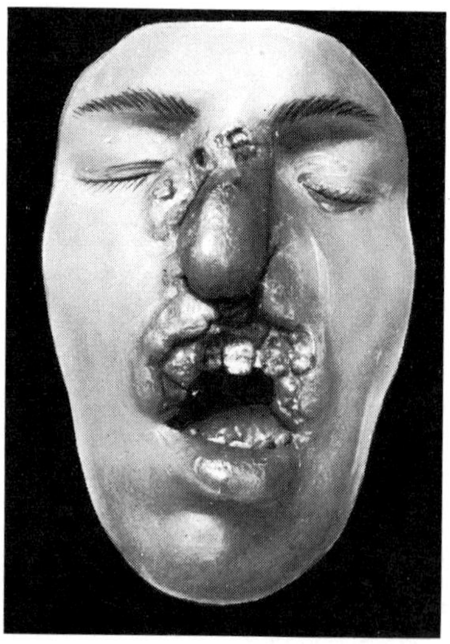

FIG. 1172. — Ulcères de la face à la suite de morve chronique.
(Musée de l'hôpital Saint-Louis.)

la peau peut être également mise en contact avec un objet infecté par le cheval (étrille, éponge, seau, licou, harnais, mangeoires, parois des stalles et mur de face, fourrage et litière). Quelquefois, cet objet même produit l'écorchure virulente (brosse blessant la main, paille égratignant le pied ou la jambe ou s'introduisant sous l'ongle pendant le bouchonnage). Dans certains cas, l'homme a bu dans le même seau que le cheval. Quant à la viande contenant souvent des débris de moelle osseuse et de lymphatiques qui renferment beaucoup de bacilles, elle peut être une occasion de contagion et on en a cité quelques rares exemples.

SIGNES. Dans la *morve aiguë,* 2 à 8 jours après l'époque de la contamination, on voit, dans certains cas, des *lymphangites* en traînées roses, plus ou moins écartées les unes des autres, partir du point d'inoculation (*chancre morveux*) pour se répandre sur le membre; dans d'autres, celui-ci est, dès le début, rouge, tuméfié et chaud. Une septicémie généralisée se déclare rapidement et l'infection s'annonce par des frissons, une grande augmentation de la température du corps, des maux de tête et des vomissements.

Les lèvres et les gencives s'ulcèrent, l'haleine a une odeur repoussante, les glandes salivaires sont tuméfiées. L'état général est grave, la fièvre intense, avec délire et diarrhée profuse. La mort se produit 5 à 10 jours après, dans le coma. La guérison est très rare.

La *morve chronique* se comporte comme une infection localisée qui tendrait par poussées à se généraliser. Il existe des ulcères phagédéniques térébrants et des abcès des membres et de la face. Il peut se produire des mutilations considérables de la face (*fig.* 1172), avec destruction des parties molles du nez, des joues, des lèvres, sans atteinte du squelette. Des manifestations articulaires, digestives, respiratoires, viennent compliquer la série. La guérison est rare, le plus souvent temporaire. Au bout de 8 à 15 mois, le malade succombe aux progrès de la cachexie, qui se caractérise par un amaigrissement progressif et incoercible, ou par un accès de morve aiguë.

TRAITEMENT. On ne connaît pas de traitement spécifique de la morve. En cas de lésion au début, excision chirurgicale ou destruction au thermocautère. Radiothérapie des ulcérations chroniques.

L'affection étant très contagieuse, les personnes qui soignent un morveux doivent prendre toutes les précautions nécessaires. V. DÉSINFECTION.

La morve est une maladie évitable si l'on applique le règlement administratif indiqué ci-après concernant la morve des équidés.

Farcin chez le cheval et le mulet. — SIGNES. *Période d'invasion* (période de 24 à 48 heures). — L'animal est triste; il porte la tête basse ou reste insensible aux excitations. L'appétit est nul, le regard sans expression, le poil terne et hérissé; la faiblesse et l'amaigrissement s'accroissent rapidement. De temps en temps, on observe de grands frissons.

Période d'éruption. — Les yeux sont chassieux et un liquide séreux, jaunâtre, s'écoule des narines (*jetage*); la respiration devient sifflante. Sur la peau, on constate des tumeurs plus ou moins volumineuses, à une distance variable les unes des autres, mais toujours dures et douloureuses à la pression. Elles sont reliées à de gros ganglions (*glandage*) par des sortes de *cordes*, qui disparaissent bientôt au milieu du gonflement des parties voisines et ne tardent pas à présenter, en certains points, de petits abcès.

Période d'ulcération. — L'écoulement des narines devient séro-purulent. Il est mélangé de sang et répand une odeur infecte. Les abcès s'ouvrent, et un pus huileux s'en écoule : en se desséchant, il forme des croûtes qui dissimulent la cavité des ulcères (*fig.* 1173).

La *morve chronique*, le *farcin chronique*, diffèrent trop peu de la morve aiguë pour qu'il soit nécessaire de les décrire. Dans les formes chroniques, les signes sont atténués : la morve chronique peut passer inaperçue pendant des années chez certains chevaux.

MESURES À PRENDRE. Dès que la maladie est reconnue : 1° abattre les chevaux et enfouir leurs cadavres à

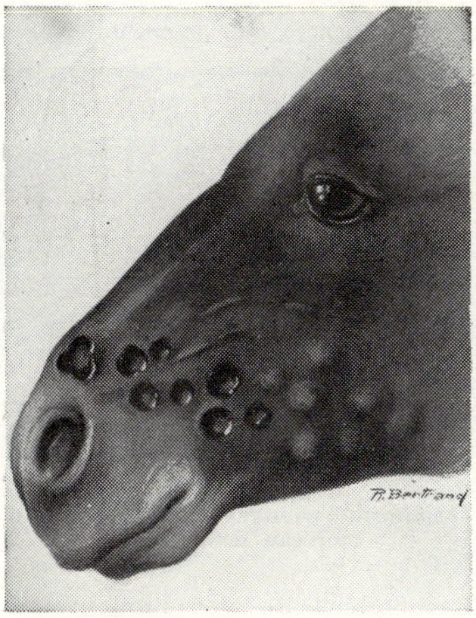

FIG. 1173. — Farcin du mulet.

une profondeur suffisante; interdiction du colportage et de la vente des dépouilles; 2° désinfecter les écuries, après avoir consulté à ce sujet un vétérinaire. Ne rien laver avec des éponges et ne se servir, pour le nettoyage, que d'instruments à manche mettant les mains à l'abri de toute infection.

MOSAÏQUE. — Mode rare d'hérédité selon lequel un ou plusieurs secteurs de l'organisme ont entièrement les caractères de l'un des générateurs, alors que les autres secteurs ont les caractères de l'autre générateur.

Exemple : le père a les cheveux roux, la mère les cheveux noirs : un enfant aura une mèche rousse et le reste de la chevelure noir.

MOTTE-LES-BAINS (La). — Voir LA MOTTE-LES-BAINS.

MOUCHE DE MILAN. — Petite rondelle de taffetas noir de 4 cm de diamètre recouverte d'un mélange à base de cantharide. V. VÉSICATOIRE.

MOUCHER (Comment on doit se). — Il faut comprimer avec le doigt une des narines et souffler dans le mouchoir, sans violence, puis faire de même pour l'autre.

En soufflant fortement dans les deux narines qu'on ferme en même temps avec le mouchoir, on s'expose à de graves inconvénients : 1° Si on a un rhume de cerveau, le nez étant bouché, l'air ne sort pas par cet orifice, mais s'engouffre dans l'ouverture de la trompe d'Eustache, au haut du pharynx, et entraîne ainsi dans l'oreille moyenne des mucosités qui peuvent amener une *otite*; 2° Le moucher violent et fréquent peut provoquer une hypérémie de la muqueuse et, à la longue, une hypertrophie du cornet inférieur, une augmentation des déviations anormales de la cloison, l'infection des sinus.

MOUCHES. — Insectes du genre *Musca*. Nom donné par extension à tous les insectes de l'ordre des diptères (œstres, hypodermes, taons), qui offrent une certaine ressemblance avec les mouches.

Les mouches jouent un rôle considérable dans la propagation des maladies infectieuses; aussi doit-on connaître leur évolution, leurs différentes variétés et les moyens de les combattre.

Métamorphose des mouches. Les mouches pondent des *œufs* d'un blanc crayeux, cylindroïdes, d'une longueur de 1 mm environ; il en sort une *larve*, vulgairement appelée asticot. Au bout de quelques jours,

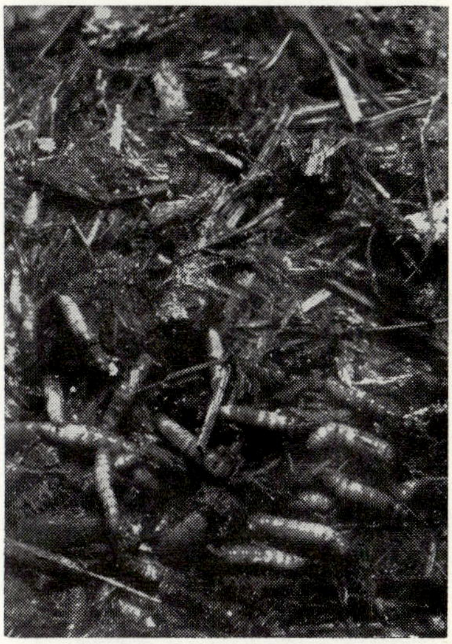

FIG. 1174. — Larves de mouches dans le fumier.

la larve se contracte et se transforme en *nymphe* ou *pupe*, qui brunit, prend l'aspect d'un grain de riz; un peu plus tard, la mouche éclot et prend son vol. La durée

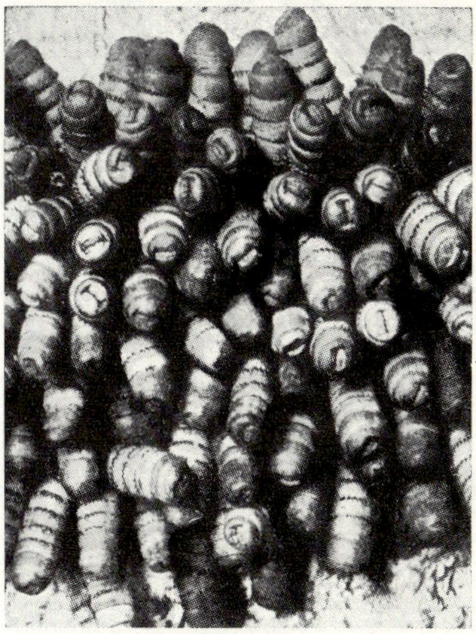

FIG. 1175. — Larves de *Gastrophilus* sur la muqueuse gastrique du cheval.

des métamorphoses varie entre 10 à 15 jours, selon la température. Une mouche pondant en moyenne 120 œufs peut donner naissance à 5 quatrillons d'individus du 15 avril à la fin de septembre.

Les mouches pondent dans le fumier (*fig.* 1174), les matières fécales, les gadoues, les détritus de cuisine, la viande, les latrines et, en général, sur toutes les substances en décomposition. Le mode de ponte varie d'ailleurs suivant les espèces.

Parmi les *Œstrides* (grosses mouches dont les yeux écartés laissent entre eux la place où loger trois ocelles et de courtes antennes), nous citerons *Gastrophilus intestinalis* (tabl. XXXVIII, 10), grosse mouche velue, grise, qui vit au grand air autour des chevaux, des ânes, des mulets, en voltigeant sans cesse; elle dépose ses œufs, qu'elle colle aux poils de ces animaux, dans un endroit où ils peuvent se lécher, principalement aux jambes et aux genoux. De ces œufs sortent de petites larves vermiformes, que le cheval, en se léchant, avale souvent en grand nombre; elles descendent dans son œsophage et arrivent dans l'estomac, où elles s'attachent à la muqueuse, au moyen de leurs mandibules; elles en pompent le sang. On en trouve quelquefois plusieurs centaines ainsi fixées les unes à côté des autres (*fig.* 1175), immobiles pendant un an ou un an et demi; après quoi, elles se détachent de la muqueuse, passent dans l'estomac, l'intestin, le rectum, d'où elles sont expulsées avec les matières fécales, et tombent sur le sol, où elles se transforment en parfaites pupes, puis en insectes parfaits.

Les œufs de *Dermatobia cyaniventris* (tabl. XXXVIII, 4) déposés dans les troncs d'arbres, sont transportés par les moustiques et inoculés par ceux-ci à l'homme.

Rôle pathogène des mouches. — *A l'état adulte,* la mouche domestique, la plus commune, est, par cela même, la plus redoutable. Elle se promène et se pose partout : sur nos aliments, sur nos lits, sur

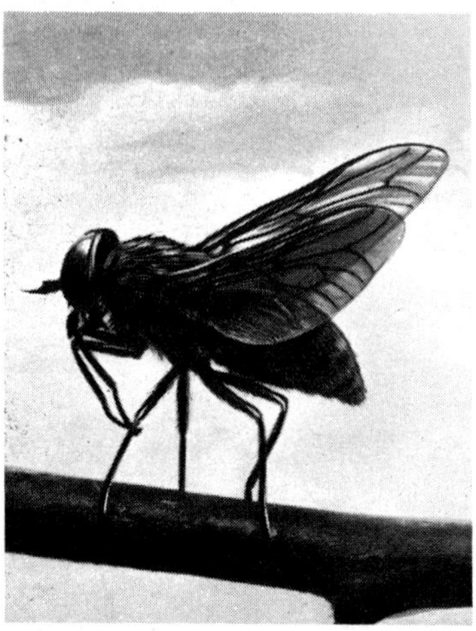

FIG. 1176. — Mouche domestique lissant ses pattes.
(*Phot. J. Boyer.*)

notre corps. Elles pullulent aussi bien dans nos cuisines et dans nos salles à manger que dans nos chambres. Or, elle est née dans l'ordure, dans le fumier, dans les fosses d'aisances, sur les viandes corrompues, sur toutes les matières en putréfaction. Elle en vient, elle y retourne à chaque instant, car c'est là qu'elle pond; c'est sur ces immondices qu'éclosent et se développent ses larves, qui précèdent l'insecte parfait. Et, partout où elle se pose, venant soit de ces ordures, soit d'endroits riches en microbes, elle lisse ses ailes, frotte ses pattes, étend sa trompe, semant ainsi en tous lieux les germes qu'elle a récoltés antérieurement.

Par exemple, une mouche placée dans une culture de germes typhiques et transportée ensuite sur une plaque de gélatine a laissé une trace dans laquelle on a relevé la présence de 30 000 bactéries. Supposons que cette mouche sombre dans une tasse de lait et y barbote: au bout de quelques heures, le lait est transformé en un véritable bouillon de culture.

Voici un autre cas. Une mouche qui s'était promenée sur un malade atteint de choléra fut trempée dans un verre de lait pur. Une goutte de ce lait, examinée au microscope, contenait au bout de quelques instants des centaines de bacilles.

Les mouches infestent particulièrement les chambres de malades; elles se tiennent de préférence sur les moribonds. Elles affectionnent les crachats des tuberculeux. Or, il a été constaté que 5 jours après qu'une mouche s'était promenée dans un

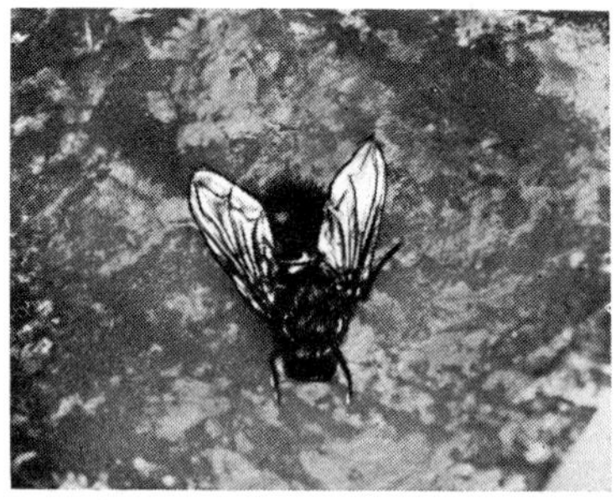

FIG. 1177. — Mouche à vers (*Calliphora vomitoria*) pondant des œufs sur un morceau de fromage.
(*Phot. J. Boyer.*)

crachoir, on retrouvait des bacilles de Koch dans ses excréments déposés un peu partout. On conçoit quel péril la mouche nous fait ainsi courir, soit qu'elle dépose ces germes pathogènes sur notre corps, et notamment sur nos muqueuses, soit, surtout, qu'elle en souille ceux de nos aliments, comme le lait, les salades, le sucre, les fruits, que plus tard nous consommerons crus.

Les maladies transmises par les mouches paraissent être très nombreuses. On peut nommer déjà la fièvre typhoïde, la tuberculose, la diarrhée infantile, le choléra, la dysenterie, la diarrhée épidémique, l'ophtalmie purulente, la conjonctivite granuleuse ou trachome. Dans les pays chauds (Egypte, Indes), des enfants indigènes ont parfois les paupières et le pourtour des yeux couverts de mouches qui transportent ainsi avec leur trompe le pus de l'ophtalmie purulente.

Les mouches piqueuses sont surtout coupables de l'extension prise par le charbon, la fièvre aphteuse, les trypanosomiases (maladie du sommeil) et peut-être la paralysie infantile ou poliomyélite épidémique.

Lutte contre les mouches. — *Destruction des mouches adultes.* — Papier tue-mouches, lait ou bière formolés à 15 p. 100. Gaz toxiques : anhydride sulfureux, chloropicrine; pulvérisations de DDT sur les parois.

MOUCHES (accouchement). — Douleurs de ventre espacées, annonçant l'approche de l'accouchement.

MOUCHES VOLANTES. — Points brillants ou noirs qui passent devant les yeux. Lorsque le phénomène se produit chez un individu normal, à la suite de l'action de regarder le soleil, une lumière intense (électricité) ou un mur blanc, il est transitoire et sans gravité. Mais les mouches volantes peuvent être causées par un trouble de réfraction (myopie) ou une maladie du corps vitré, de la rétine ou de la choroïde.

MOUCHETURE. — Scarification légère, produite avec une aiguille, pour faire évacuer la sérosité de l'œdème de la peau. V. ŒDÈME.

MOUILLÈRE (La). — V. LA MOUILLÈRE.

MOULES. — Mollusques lamellibranches, à valves noirâtres, dont l'espèce commune (*Mytilus edulis*) abonde sur nos côtes. Ces mollusques se fixent sur les rochers (*fig.* 1178), sur la vase, à l'aide d'une sécrétion filamenteuse ou *byssus.*

Les moules ont des qualités nutritives (v. MOLLUSQUES); mais elles peuvent produire des empoisonnements par suite de l'absorption d'une toxine élaborée dans leur foie, la *mytilotoxine* (substance analogue au

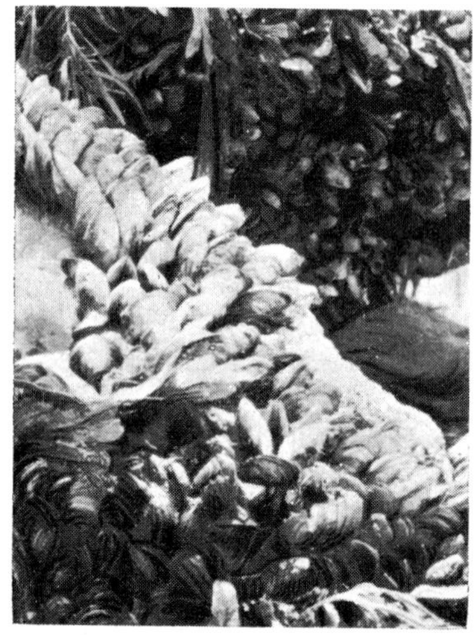

FIG. 1178. — Moules sur un rocher à marée basse.

curare), notamment lorsqu'elles sont mangées dans les mois de mai à septembre.

Intoxication. — Elle peut être due à la mytilotoxine, ou à des substances toxiques fixées par la moule sur son foie, et à des germes pathogènes provenant d'eau polluée et contenues dans la moule, ou encore à une sensibilité particulière du sujet. V. ANAPHYLAXIE.

Cette intoxication peut être légère ou grave.

SIGNES. *Forme légère.* — Troubles digestifs, suivis parfois d'ictère bénin; diarrhée; urticaire pouvant affecter les muqueuses et donner un œdème de la glotte.

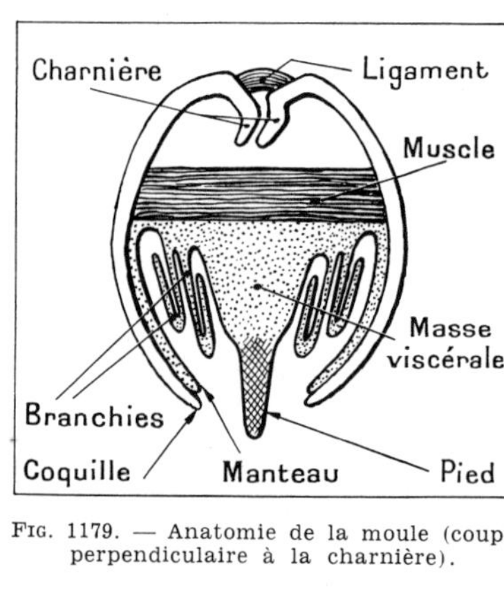

FIG. 1179. — Anatomie de la moule (coupe perpendiculaire à la charnière).

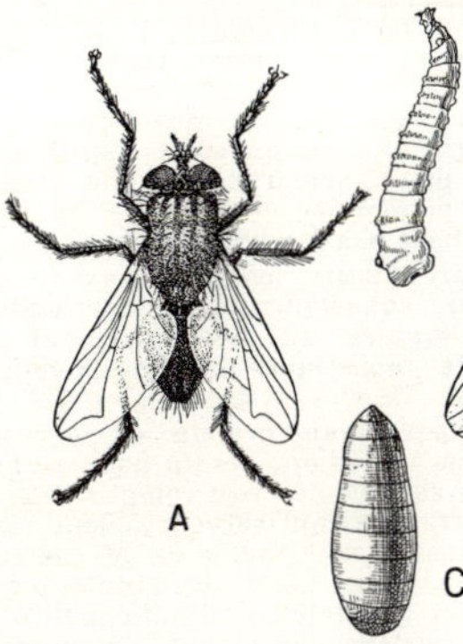

1. — *Musca domestica.*
A. Insecte parfait; B. Larve; C. Pupe.

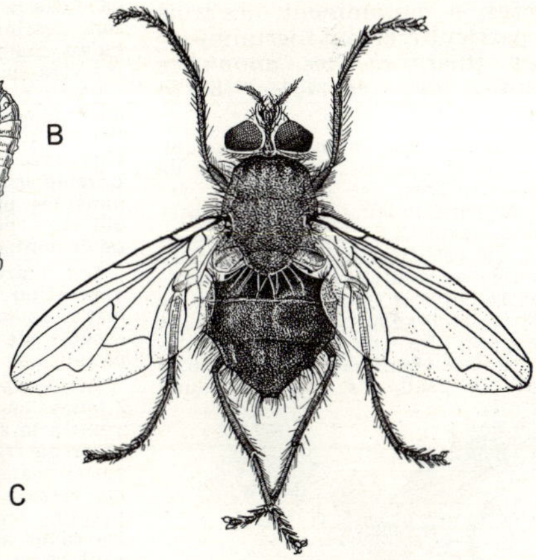

2. — *Calliphora vomitoria.*

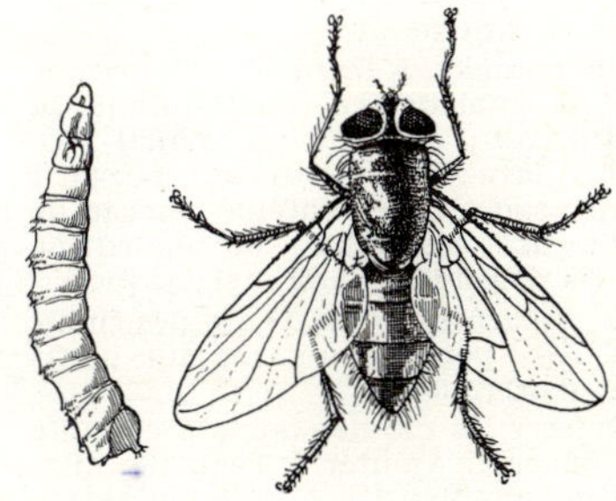

3. — *Lucilia Caesar* et sa larve.

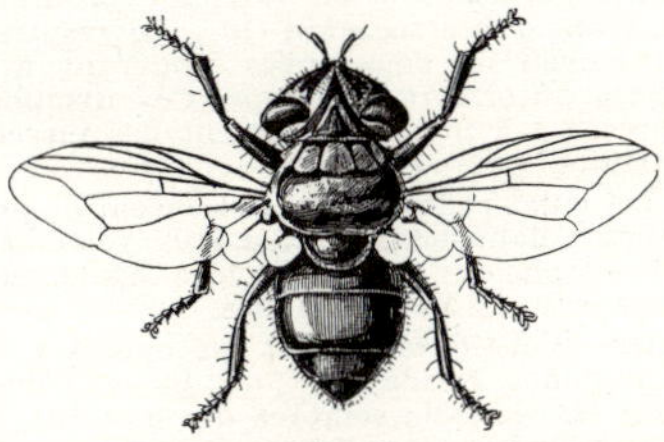

4. — *Dermatobia cyaniventris.*

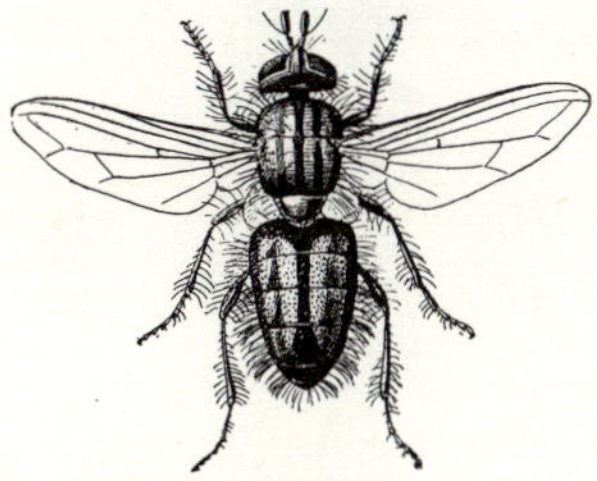

5. — *Sarcophaga carnaria.*
(*D'après van Beneden.*)

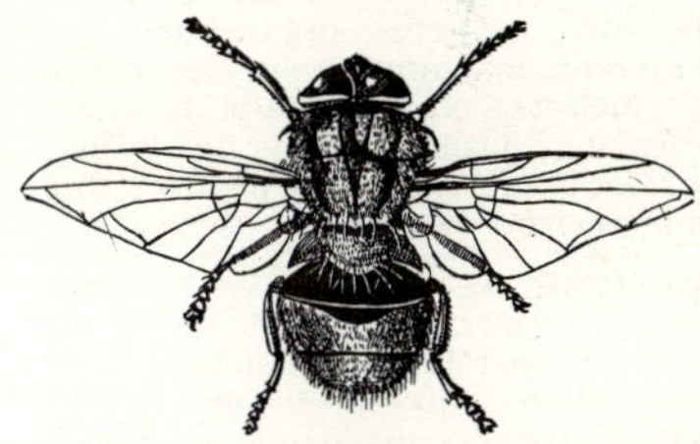

6. — *Compsomya macellaria.*
(*D'après Osborn.*)

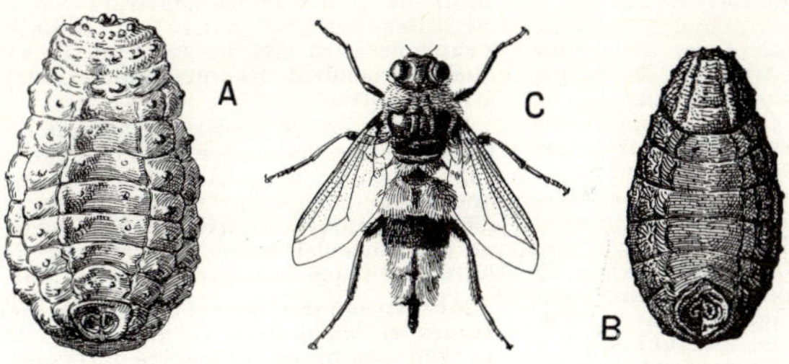

7. — *Hypoderma bovis.*
A. Larve; B. Pupe; C. Insecte parfait.

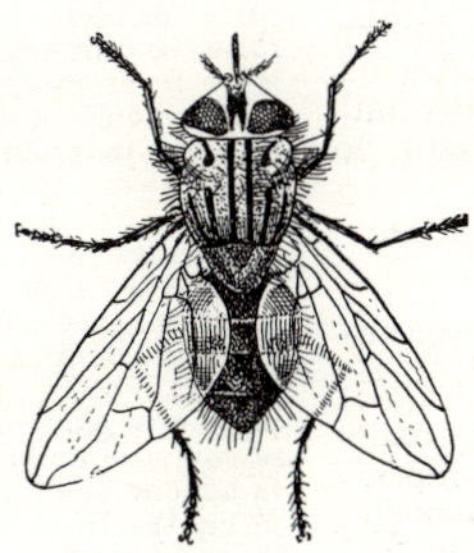

8. — *Stomoxys calcitrans.*
(Howard.)

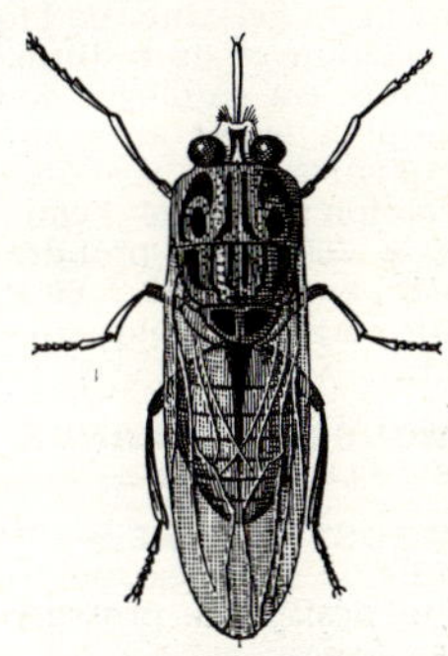

9. — *Glossina palpalis.*

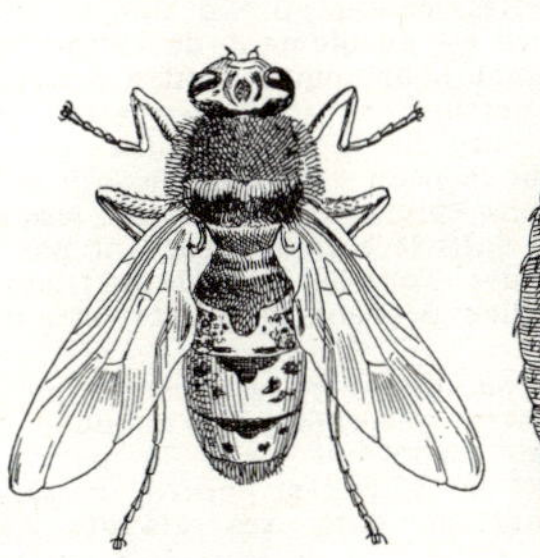

10. — *Gastrophilus* et sa larve.

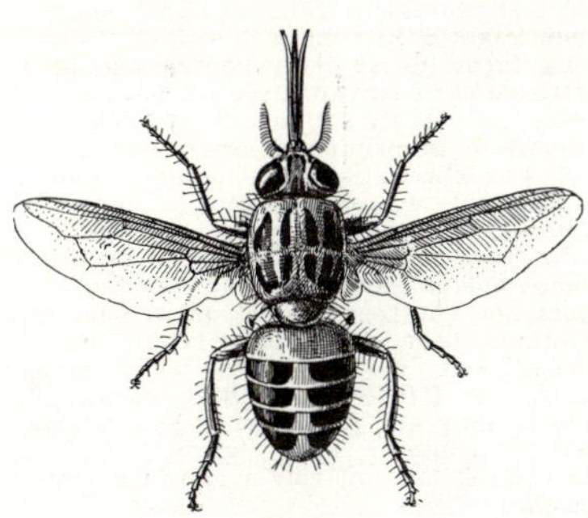

11. — *Glossina morsitans.*

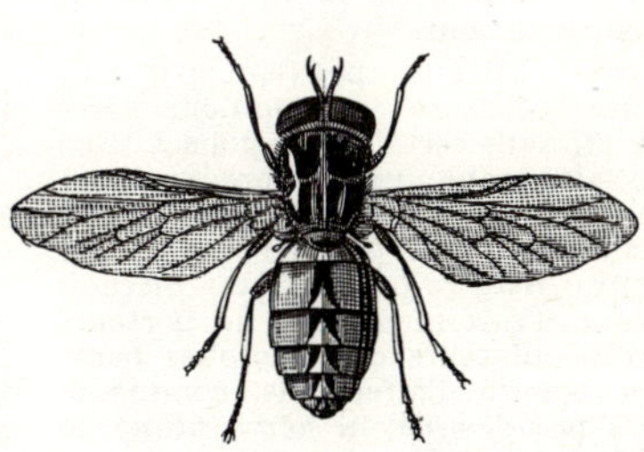

12. — *Tabanus autumnalis.*

Variétés de mouches.

Forme grave. — Nausées, vomissements 3 à 4 heures après les repas; secousses musculaires, paralysies; angoisse, cyanose, refroidissement des extrémités, sueurs froides; parfois coma et mort.

INTERDICTION. Les personnes atteintes d'affections des reins et celles qui sont sujettes à l'urticaire doivent s'abstenir de moules.

TRAITEMENT. I. *Curatif.* — Faire vomir le malade en chatouillant la luette, en lui donnant un *vomitif* (v. ce mot); lavage de l'estomac; purgatif salin; camphre et caféine en cas de collapsus; adrénaline ou éphédrine en cas d'accidents anaphylactiques.

II. *Préventif.* — La vente des moules n'est permise qu'avec un certificat d'origine.

Rejeter les moules dont la coquille est ouverte. Ajouter à l'eau de cuisson des moules 3 à 4 g de carbonate de soude par litre d'eau.

Dermite professionnelle. — Les ouvriers qui trient les moules peuvent présenter des lésions cutanées dues aux matières organiques qui recouvrent les moules sur les claies ou bouchots, plongés dans la mer; ces lésions consistent dans des bulles, une desquamation de la peau et une démangeaison assez vive.

MOUSSE DE CORSE. — Mélange d'algues rouges provenant de divers genres, en particulier *Alsidium Helminthocorton,* qu'on obtient en raclant les rochers maritimes de Corse, de Sardaigne, de Sicile. Ces algues, de goût salé et d'odeur marine, contiennent de la gélatine, de l'iode, des sels de calcium et de sodium. La mousse de Corse est employée comme vermifuge pour les enfants, surtout contre les oxyures, à la dose de 5 à 20 g en décoction dans de l'eau ou du lait (100 à 200 g), à prendre à jeun, le matin, en gelée, 20 à 60 g.

On y ajoute quelquefois du semen-contra.

MOUSSE D'IRLANDE. — V. FUCUS : *Fucus crispus.*

MOUSTIQUAIRE. — Voile de tulle simple ou silicatisé, ou treillis métallique destiné à protéger contre les moustiques.

MOUSTIQUES. — Insectes de la famille des Culicidés, caractérisés par une trompe longue et cornée dont ils se servent pour piquer l'homme ou les animaux et se nourrir de leur sang (*fig.* 1180); c'est la femelle qui pique vers la tombée de la nuit; elle est invisible le jour.

Les moustiques peuvent, par leur piqûre, produire une douleur assez vive et, dans certaines régions à tissu cellulaire lâche, une enflure quelquefois considérable : tel est le cas, notamment, aux paupières. Il a été reconnu, d'autre part, que ces insectes servent d'intermédiaires, de porteurs et d'inoculateurs des microbes parasites, agents d'affections, comme la *fièvre paludéenne,* la *fièvre jaune,* la *filariose.* Le champ des maladies ainsi transmises s'accroît chaque jour : on a signalé récemment la *dengue,* qui serait due au *phlébotome;* la *pellagre* et la *lèpre,* qui sont peut-être inoculées par des *simulies.*

Il est donc important de connaître la conformation et le mode de vie de ces insectes, et, notamment, des trois variétés particulièrement incriminées : les *culex* (filariose), les *anophèles* (paludisme), les *stégomyies* (fièvre jaune).

CONFORMATION. Les moustiques (tabl. XXXIX, 1) sont des insectes pourvus de deux ailes (diptères), se distinguant des mouches par leurs longues antennes. Entre les antennes (tabl. XXXIX, 2) est placée la *trompe,* qui est constituée par une pièce rigide creusée en gouttière, la *lèvre supérieure,* contre laquelle vient s'appliquer une pièce aplatie, la *langue.* Cette trompe est complétée par les *mandibules* et les *maxilles,* les unes terminées par une pointe qui perfore la peau, les autres par une

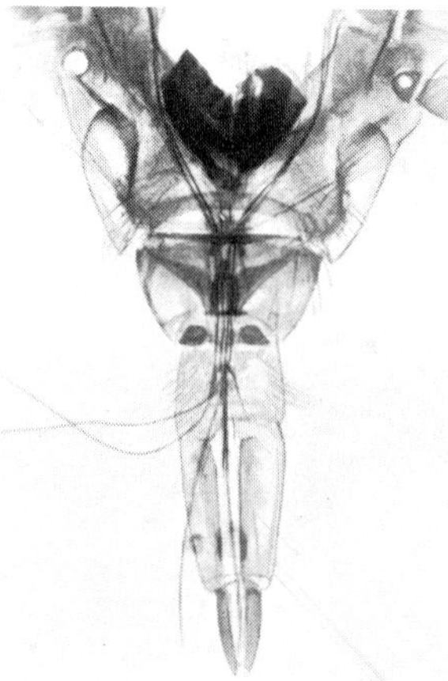

FIG. 1180. — Trompe de moustique piqueur. (*Microphot. Duval-Eymonnet.*)

sorte de scie qui élargit la plaie ainsi faite. Le tout est engainé entre-temps par la lèvre inférieure, qui, étant molle, se replie au moment où l'animal pique. De chaque côté de la trompe se trouvent les *palpes maxillaires,* qui sont aussi longues que la trompe chez le mâle; chez les femelles du type culex, les palpes sont plus courtes que la trompe; chez l'anophèle, cette différence n'existe pas. Les femelles (qui seules piquent l'homme) ont des an ennes presque glabres, alors que les mâles ont des antennes plumeuses. L'appareil suceur (2) se compose de la trompe, se continuant par la bouche, le pharynx, qui, alternativement, se contracte et se dilate, aspirant ainsi le sang, lequel passe ensuite dans l'œsophage, auquel est annexé un réservoir supplémentaire, le jabot, un gros estomac et un intestin. En avant du jabot se trouvent deux glandes salivaires dont les conduits excréteurs se réunissent dans un canal commun aboutissant à la trompe.

La façon de se tenir contre une paroi verticale varie suivant l'espèce. Les culex et les stégomyies s'y appliquent *parallèlement,* l'anophèle, *perpendiculairement* (5).

Quand le moustique veut piquer, il choisit rapidement un endroit où la peau est mince et recouvre un vaisseau sanguin. Il enfonce sa trompe dans la peau en même temps que sa gaine se replie (9). Il injecte alors une goutte de salive qui a pour but d'insensibiliser la peau et de rendre le sang incoagulable, ce qui facilite sa digestion ultérieure. L'insecte se gorge ensuite de tout le sang que son jabot et son estomac peuvent contenir, et il s'envole l'estomac distendu et laissant voir le sang par transparence.

Les moustiques femelles déposent leurs œufs (7) à la surface des eaux stagnantes : marais, rizières, *flaques d'eau, citernes* ouvertes, *vases* quelconques et même *fosses d'aisances* (culex). Ces œufs sont en nombre considérable. Chaque moustique pond 300 œufs, et, comme des générations successives peuvent se produire au cours de la même année, ce nombre atteint 1 milliard dès la 4e génération. De ces œufs naissent des larves, qui vivent dans l'eau jusqu'au moment de la transformation en insectes parfaits.

L'eau est donc nécessaire pour que les moustiques se reproduisent dans une localité; il faut, en outre, que cette eau soit *stagnante;* les larves de moustiques ne se développent ni dans les eaux courantes ni dans les pièces d'eau de grande étendue qui sont poissonneuses et dont les bords ne deviennent pas fangeux en été.

Les mares dans lesquelles existe une végétation aquatique sont particulièrement favorables au développement des espèces de moustiques qui propagent le paludisme.

Les œufs se transforment en *larves* en 2 jours; ces larves ont besoin pour vivre de venir à la surface de l'eau remplir d'air les tubes ou trachées qui servent à leur respiration; aussi est-il facile de les détruire en versant dans l'eau de l'huile ou du pétrole; les gouttelettes d'huile oblitèrent les tubes aériens des larves, qui meurent asphyxiées. Le mode de respiration est différent chez le culex et l'anophèle (tableau XXXIX, 6 et 8).

Les larves, après 20 à 25 jours, se transforment à leur tour en *nymphes* recourbées en point d'interrogation (10), qui respirent au moyen de deux tubes s'ouvrant à la partie antérieure du corps. Ces nymphes, après 2 à 5 jours, deviennent des insectes parfaits, qui s'envolent.

Les culex et les stégomyies vivent de préférence dans les villes ou leur voisinage; les anophèles, en dehors des agglomérations et dans les campagnes.

Les moustiques aiment les endroits bas et humides. Pendant le jour, ils se cachent dans les endroits sombres des maisons, les bois ombreux, dans les grottes, etc.

Dans nos climats, les moustiques apparaissent au mois de mai et disparaissent à la fin du mois d'octobre; les larves peuvent subsister dans l'eau pendant tout l'hiver.

Moustiques et maladies. — Certaines espèces de moustiques sont seules susceptibles de propager les maladies dont les parasites évoluent dans leur corps; on s'explique ainsi que des localités dans lesquelles abondent les moustiques puissent être salubres.

D'autre part, le moustique n'étant qu'un intermédiaire, les espèces nuisibles ne peuvent propager la maladie, en l'inoculant, que si eux-mêmes ont absorbé le parasite dans une piqûre antérieure. Un stegomyia ne peut inoculer la fièvre jaune que s'il a lui-même piqué auparavant un malade.

Absorption des microbes par les moustiques et inoculation à l'homme. — Pour la *filariose,* il est démontré : 1° que les moustiques absorbent avec le sang de l'homme les embryons de filariose qui s'y trouvent; 2° que ces embryons, arrivés dans l'estomac, traversent sa paroi et vont se loger dans les muscles de l'insecte, puis, après une vingtaine de jours, pénètrent dans la gaine de la trompe. Gonflée par ces parasites, celle-ci prend une certaine consistance et, au moment de l'effort fait par l'animal pour piquer, laisse échapper par des pertuis ces hôtes dangereux, qui tombent dans la plaie produite par la trompe sur la peau d'un homme sain et lui inoculent les embryons de filariose, lesquels pénètrent dans le corps en passant par les lymphatiques. Tous les moustiques, notamment le culex, peuvent provoquer cette inoculation.

Pour le *paludisme,* on a constaté que les hématozoaires absorbés par l'anophèle sur un malade pénètrent dans la paroi de l'estomac de l'insecte, après certaines transformations dans ses glandes salivaires, de sorte que, lorsque le moustique inocule sa goutte de salive, il inocule en même temps à l'homme sain les hématozoaires.

Lutte contre les moustiques. — ***Destruction des adultes.*** — Gaz sulfureux, pyrèthre ou pyréthrine, pulvérisations de

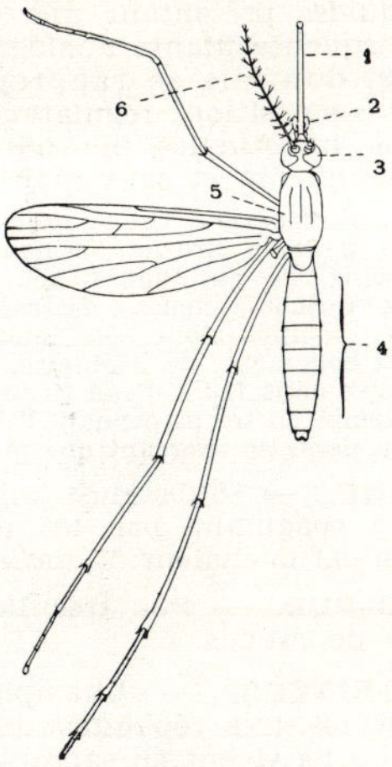

1. — Morphologie d'un moustique.

1. Trompe; 2. Palpes. 3. Yeux; 4. Abdomen; 5. Mésothorax; 6. Antenne.

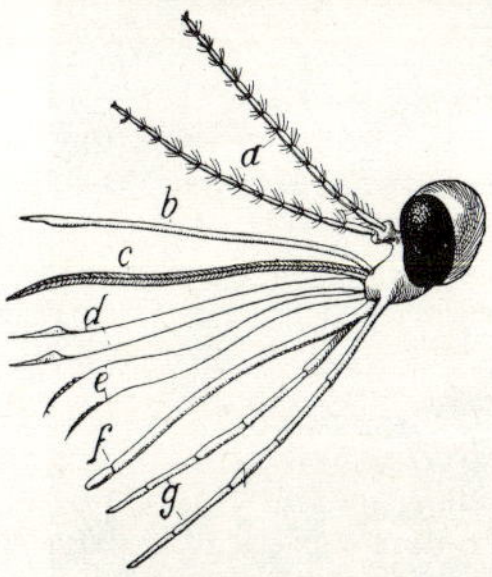

2. — Structure de la trompe d'un moustique.

a. Antennes; *b.* Lèvre; *c.* Langue; *d.* Mandibules; *e.* Mâchoires; *f.* Gaine de la trompe; *g.* Palpe maxillaire.

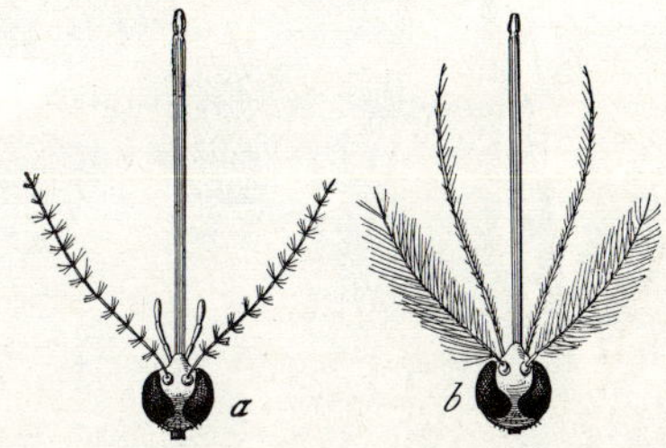

3. — Têtes de culex.

a. Femelle; *b.* Mâle.

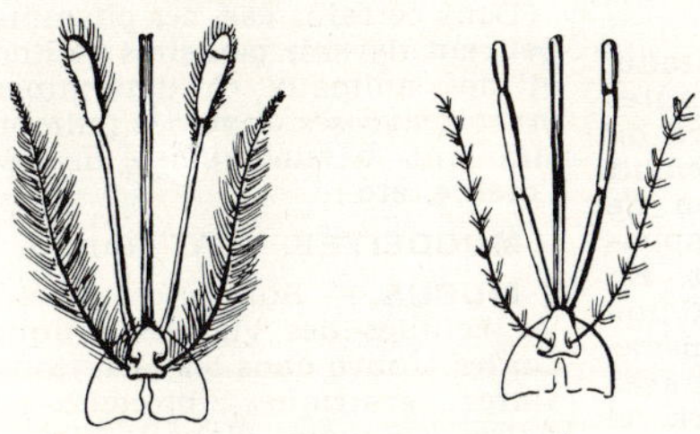

4. — Têtes d'anophèle.

a. Mâle; *b.* Femelle.

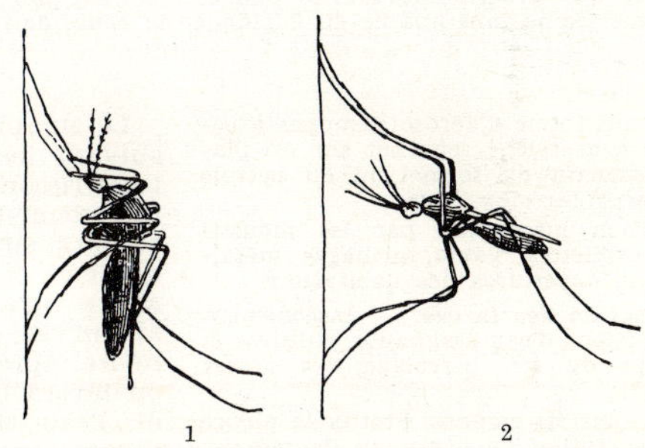

5. — Moustiques au repos sur une paroi verticale.

1. Culex; 2. Anophèle.

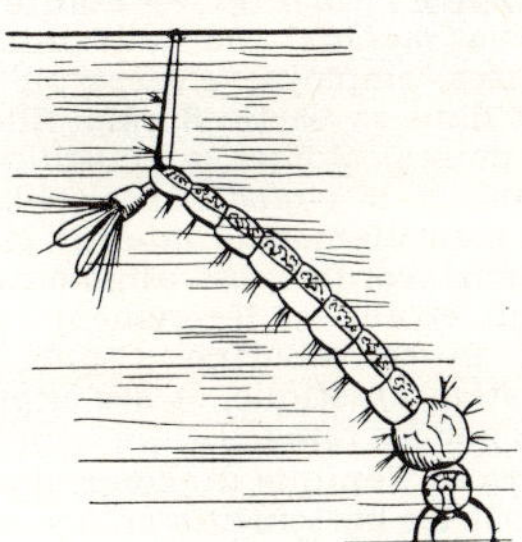

6. — Larve de culex.

Chez la larve de culex, les orifices respiratoires sont à l'extrémité d'un tube; ces larves se tiennent obliquement pour respirer.

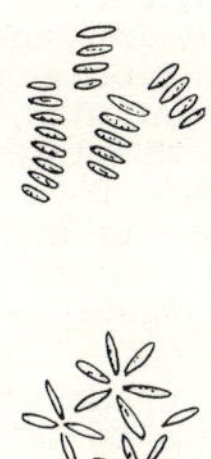

7. — Œufs d'anophèles.

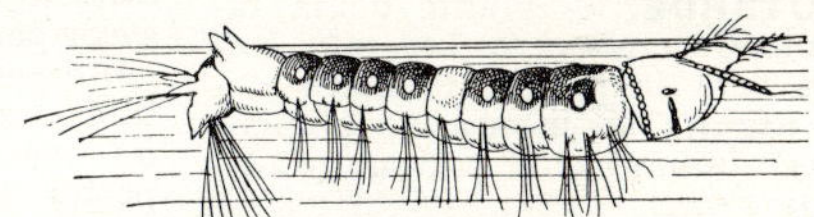

8. — Larve d'anophèle.

Chez la larve d'anophèle, les orifices respiratoires s'ouvrent directement sur la face dorsale de l'avant-dernier anneau. Pour respirer, ces larves doivent donc flotter horizontalement.

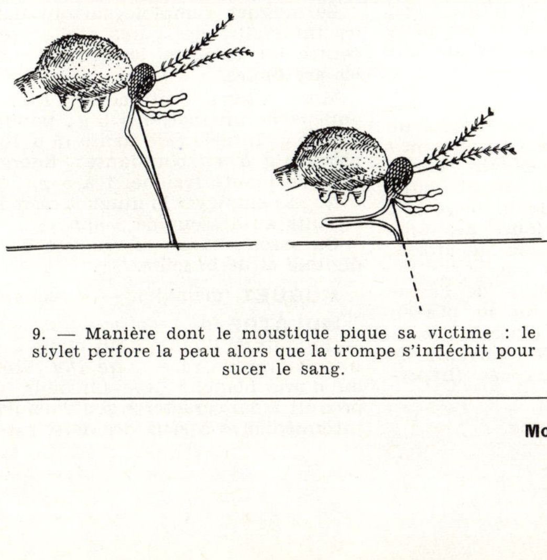

9. — Manière dont le moustique pique sa victime : le stylet perfore la peau alors que la trompe s'infléchit pour sucer le sang.

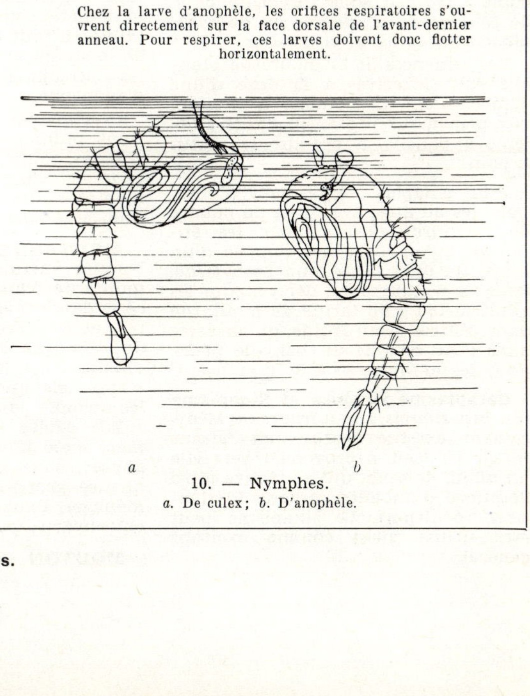

10. — Nymphes.

a. De culex; *b.* D'anophèle.

Moustiques.

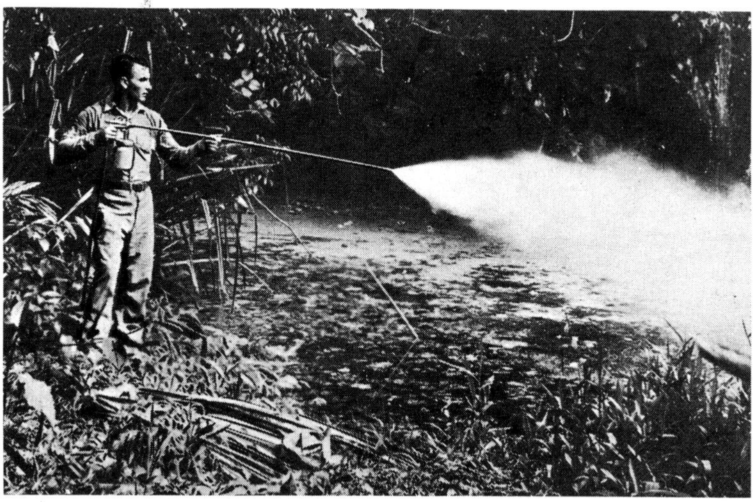

FIG. 1181. — Destruction des larves de moustiques par pétrolage d'un marécage près d'une base américaine dans une île du Pacifique, au cours de la Seconde Guerre mondiale.
(*Phot. U. S. I. S.*)

D.D.T. sous forme d'aérosol. Lampes à pétrole ou à acétylène reposant sur un plateau contenant du formol ou du pétrole où tombent les moustiques.

Protection mécanique par les moustiquaires, voilettes, gants, grillages métalliques aux ouvertures des habitations.

Destruction des larves. — Assèchement des collections d'eau stagnante, cultures et labourage du sol, pétrolage des mares (*fig.* 1181).

TRAITEMENT DES PIQÛRES. Frotter la piqûre avec des feuilles de persil ou de poireau écrasées, ou bien appliquer sur la piqûre un petit tampon imbibé d'eau de Javel pure ou d'une goutte d'acétone iodée (acétone 15 g, iode 4 g), de gaïacol au centième ou de chloral camphré (hydrate de chloral 5 g, camphre 5 g).

MOUTARDE. — Plante de la famille des Cruciféracées. Les plus employées sont la moutarde noire (*Sinapis nigra*), la moutarde blanche (*S. alba*), la moutarde sauvage (*S. arvensis*).

C'est surtout la farine de semences de moutarde noire qu'on emploie comme révulsif sous forme de *bain,* de feuilles de *sinapisme* ou de *cataplasme sinapisé.* V. ci-dessous.

Les semences de la moutarde blanche sont *laxatives* à la dose d'une demi-cuillerée à bouche, à prendre aux principaux repas, ou d'une cuillerée à bouche, à prendre le matin à jeun.

Bain sinapisé. — Le bain se fait, pour les adultes, avec 1 kg de poudre de moutarde (200 g pour les enfants), qu'on place, enveloppée d'un linge fin, dans l'eau d'un bain *tiède.* Pour les pédiluves, on délaye, pour les adultes, 150 g de farine de moutarde dans 3 litres d'eau froide, qu'on verse dans l'eau chaude du bain de pieds. Pour les enfants, 20 à 30 g suffisent.

Cataplasme sinapisé et Sinapisme (du lat. *sinapis,* moutarde). — Médicament externe destiné, en faisant rougir la peau, à provoquer vers elle un afflux de sang, qui se trouve ainsi détourné d'un autre organe (dérivation, révulsion). Le sinapisme peut être utilisé aussi comme excitant général.

Le sinapisme devra être maintenu, suivant les individus, de 5 minutes (nourrisson) à un quart d'heure ou une demi-heure (adulte), en tenant compte surtout de la sensation de douleur, car la rougeur peut n'apparaître qu'après son enlèvement. En aucun cas, on ne le laissera plus d'une heure. Après avoir retiré le sinapisme, on lavera la surface de la peau avec de l'eau tiède et on appliquera, si l'irritation est grande, une couche de poudre d'amidon et d'ouate.

EFFET. Sous l'action de la farine de moutarde, la peau rougit d'une façon intense et il se produit une sensation de brûlure, qui va en croissant. Elle s'atténue après 10 minutes, puis s'exaspère après 20 à 25 minutes. Si l'effet est trop prolongé, il se forme une cloque (vésication) et même, si on n'enlève pas la moutarde, une petite escarre. La rougeur persiste souvent 24 heures.

Chez les personnes ayant un certain degré d'anesthésie de la peau, la douleur peut ne pas exister ou être faible; il faut donc surveiller l'action de la sinapisation, en particulier chez les personnes ayant une attaque d'apoplexie.

INDICATIONS. Bronchites, congestions pulmonaires et cérébrales, névralgies, points de côté et, d'une façon générale, chaque fois qu'il est utile d'obtenir une révulsion rapide sur une large surface.

MOUTARDE (condiment). — Fabriquée surtout avec les graines de moutarde blanche, que l'on fait macérer dans du vinaigre pendant 24 heures, et que l'on délaye ensuite dans du moût de raisin, de la bière, du vinaigre, etc. On y ajoute des aromates tels que l'estragon, le citron, les anchois, les truffes, etc.

Elle excite la sécrétion de l'estomac, mais il y a lieu de ne pas en abuser, sous peine d'irriter la muqueuse gastrique, qu'il convient de ménager dans certains cas (hyperchlorhydrie, gastrorrhée).

MOUTON. — V. VIANDE.

MUCILAGES. — Médicaments demi-liquides présentant une consistance visqueuse, filante, analogue aux gommes, dont ils se rapprochent par leur composition; régulateurs des fonctions intestinales, ils n'irritent pas la muqueuse et sont inoffensifs.

MODE DE PRÉPARATION. On les prépare en versant 3 g de la drogue : semences de lin, de coing, de psyllium, lichen, fruits pectoraux (jujubes, figues, dattes, etc.), fleurs de bouillon-blanc, de guimauve, feuilles de bourrache, de capillaire, racine de guimauve dans 150 g d'eau tiède, qu'on agite de temps en temps pendant 6 heures, puis qu'on passe en exerçant une pression.

MUCINE. — Substance albuminoïde se coagulant par les acides, mais non par la chaleur. V. URINE.

MUCO-PUS. — Pus très liquide, mélangé de mucus.

MUCORINÉES. — Champignons myxomycètes très répandus dans la nature, où ils vivent en saprophytes; on les appelle vulgairement des *moisissures.* Les principaux sont *Mucor mucedo, Mucor corymbifer, Rhizomucor parasiticus.*

Dans certains cas, ces champignons peuvent devenir parasites de l'homme et des animaux et déterminer des *mucoromycoses* (mycoses pulmonaires simulant la tuberculose, mycoses de l'oreille, etc.).

MUCOSITÉS. — V. GLAIRES.

MUCUS. — Substance sécrétée par les cellules des glandes muqueuses. On les trouve dans les sécrétions salivaires, gastriques, broncho-pulmonaires (crachats), dans la bile.

MUET. — V. SOURDS-MUETS.

MUGUET (plante). — Plante (*Convallaria maialis*) de la famille des Liliacées, employée entière ou seulement dans sa partie florale. Elle contient deux alcaloïdes, la *convallamarine* (fleurs) et la *convallarine* (rhizome).

La convallamarine ralentit les contractions cardiaques, augmente leur énergie et abaisse légèrement la pression; la convallarine a une action purgative, drastique, et des effets irritants sur les reins.

ACTION. Tonique du cœur, dont elle ralentit les battements en accroissant la pression du sang, de même qu'elle ralentit les mouvements respiratoires en accroissant leur étendue (palpitations d'origine nerveuse, hypertrophie du cœur, gêne respiratoire); on l'associe souvent à des diurétiques.

Le muguet s'emploie surtout dans les intervalles des cures digitaliques contre les œdèmes, les palpitations, les arythmies.

MODE D'EMPLOI et DOSES. Extrait aqueux de muguet, 1 à 3 g; poudre, 2 à 10 g. Infusion de fleurs (5 à 10 g par 200 g d'eau bouillante). Energétène de plante fraîche, 1 à 5 g.

Ne pas employer le muguet chez les enfants au-dessous de 3 ans.

On associe aussi au muguet de la digitale et de la scille.

MUGUET (maladie). — V. BOUCHE.

MULÂTRE (de l'esp. *mulo,* mulet). — Produit de l'union d'un blanc avec une femme de race noire (*fig.* 1182) ou d'une blanche avec un noir. Ce produit a des caractères généralement intermédiaires à ceux des deux races.

L'union d'un mulâtre (ou demi-sang) avec un membre d'une des deux races initiales (habituellement la blanche) donne naissance à des

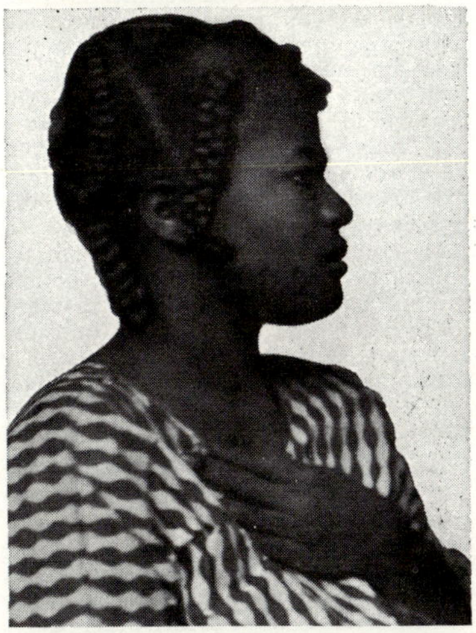

FIG. 1182. — Mulâtresse de Surinam (Guyane), fille d'un Européen et d'une femme de race noire.
(*Coll. du prince R. Bonaparte.*)

quarterons ; celle d'un quarteron avec un sujet de la race blanche donne naissance à des *octavons.*

MULTIPARE (du lat. *multus,* nombreux, et *parere,* enfanter). — Femme qui a eu plusieurs accouchements.

MUQUEUSE (Fièvre). — Forme légère de fièvre typhoïde.

MUQUEUSES. — Membranes qui tapissent la face interne de tous les organes creux du corps et communiquent avec le dehors par des ouvertures : tube digestif (bouche, anus), bronches et trachée, larynx, pharynx, nez, matrice et vessie (urètre et vagin), yeux (conjonctive). Elles sécrètent toutes un liquide, le *mucus,* qui humecte leur surface externe.

Les muqueuses sont formées d'une trame, le chorion, et d'un épithélium cylindrique pavimenteux ou prismatique, pouvant être hérissé de cils vibratiles (bronches). Elles présentent les orifices de nombreuses *glandes* (v. ce mot) de formes diverses, qui y versent soit le mucus simple, soit des liquides destinés à transformer les aliments (tube digestif). La surface de la muqueuse intestinale (v. INTESTIN) présente des papilles et des villosités qui donnent à la membrane un aspect velouté. Les capillaires sont très abondants : d'où l'aspect rouge de ces membranes. Elles reçoivent des nerfs.

MUQUEUSES (Plaques). — Voir SYPHILIS : *Accidents secondaires.*

MÛRIER. — Plante de la famille des Urticacées. Le suc des fruits du mûrier noir [*Morus nigra*] contient de l'acide citrique et est employé sous forme de sirop, surtout en gargarismes dans les inflammations de la gorge ou de la bouche.

Les feuilles du mûrier blanc (*Morus alba*) sont diurétiques et employées en infusion (7 g p. 250 g d'eau) ou bien sous forme d'extrait fluide (5 à 15 g).

MURMURE VÉSICULAIRE. — Bruit de la respiration qui s'entend à l'auscultation du poumon d'un individu normal.

MURPHY (Bouton de). — Appareil (*fig.* 1183) servant à réunir deux portions d'intestin coupées. On fronce chaque extrémité d'intestin autour de chacune des tiges, puis on fait

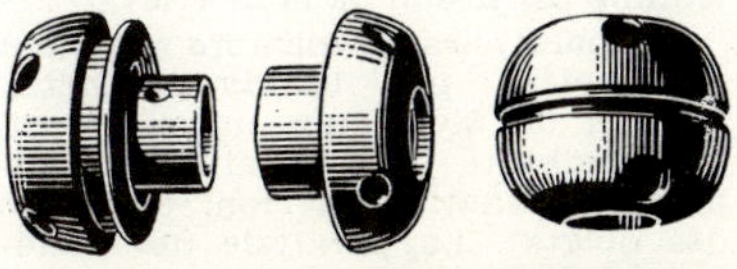

FIG. 1183. — Bouton de Murphy.

entrer à frottement l'une des pièces dans l'autre. La pression continue des deux pièces entraîne le sphacèle des tuniques intérieures, pendant que des adhérences réunissent les tuniques extérieures, qui deviennent continues. Lorsque le sphacèle est complet, le bouton de Murphy tombe dans l'intestin, dont la réunion est achevée, et est rejeté par les selles.

MUSC. — Produit sécrété par une glande du bas-ventre du chevrotin mâle porte-musc (*Moschus moschiferus*), de la famille des Ruminants. Il se présente en une masse noire, d'odeur forte, se désagrégeant par dessiccation. Stimulant et antispasmodique puissant, peu employé aujourd'hui contre les convulsions, les accidents hystériques.

MODE D'EMPLOI et DOSES. 5 cg à 1 g en pilules ou dans un petit lavement de 200 g d'eau.

Empoisonnement. — Toxique à haute dose : nausées, vomissements, mal de tête, vertiges, dépression générale, somnolence avec congestion de la face, saignements de nez.

MUSCADE. — Semence du muscadier (*Myristica fragans*), plante de la famille des Myristicacées (v. pl. en couleurs à PLANTES DANGEREUSES) [le *macis* est son arille]. Amande ovoïde, arrondie, d'odeur forte et aromatique, contenant une huile, le *beurre de muscade.* On emploie ses propriétés excitantes aromatiques comme condiment et aussi comme médicament : *à l'intérieur,* à la dose de 20 cg à 4 g de poudre, de II à X gouttes d'essence; *à l'extérieur,* sous forme de beurre et surtout de *baume Nerval* et de *liniment de Rosen,* en frictions sur la région malade. Comme condiment ou médicament, elle ne doit être employée qu'à *petite dose,* car elle est toxique à dose élevée.

Empoisonnement. — Une seule amande suffit.

SIGNES. Soif, nausées, rougeur et gonflement de la peau, sueurs très abondantes, fréquentes envies d'uriner, oppression respiratoire, mal de tête, rire nerveux, hallucinations, délire, troubles visuels, avec, finalement, collapsus.

TRAITEMENT. Faire vomir et purger, compresses froides sur la tête.

MUSCLES (du lat. *musculus,* petit rat, les muscles semblant courir sous la peau).

I. MUSCLES (structure et fonctions). — Les muscles constituent la *chair ;* ils sont formés par la juxtaposition de cellules allongées en fuseau dont les unes sont *striées* en travers (*fig.* 1184) et soumises à la volonté (ex. : muscles de la locomotion, de la déglutition, de la mastication), et les autres *lisses* (*fig.* 1185), sur lesquelles

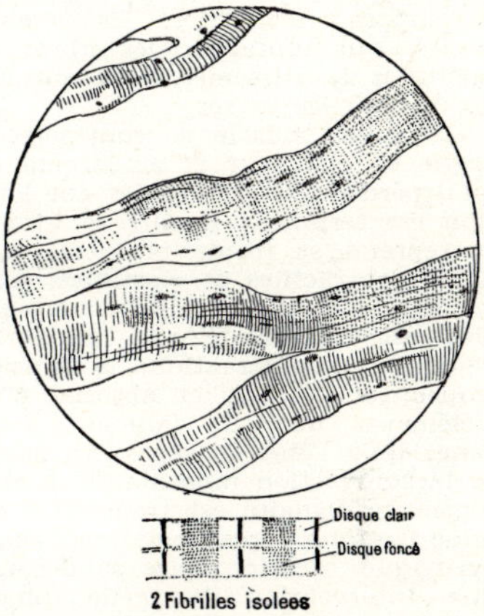

FIG. 1184. — Fibres musculaires striées.

la volonté n'a pas d'action (ex. : muscles des viscères, de l'œsophage, de l'estomac, de l'intestin, de la vessie, de la matrice). Le cœur, bien que muscle strié, fait exception : il n'est pas sous l'action de la volonté.

La couleur des fibres est rougeâtre plus ou moins foncé dans les fibres striées, grisâtre ou gris rougeâtre dans les fibres lisses.

Les fibres forment des faisceaux et peuvent se *contracter,* c'est-à-dire se raccourcir ou se *relâcher* (repos). La

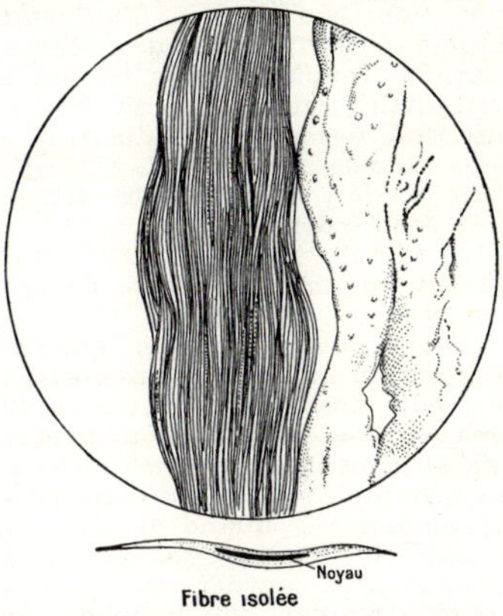

FIG. 1185. — Fibres musculaires lisses.

contraction est généralement brusque dans les muscles volontaires striés, lente dans les muscles lisses.

Les muscles peuvent soit former des sortes d'anneaux au pourtour d'un orifice ou d'un conduit (ex. : *orbiculaires des lèvres* ou *des paupières* [muscles striés] ; *sphincter de la vessie* ou *circulaires de l'œsophage* [muscles lisses]), soit (c'est le cas le plus fréquent pour les muscles striés) être constitués par des fibres parallèles fixées à leurs deux extrémités à des os différents, directement ou par l'intermédiaire d'un tissu blanchâtre, ferme, inextensible, épais, le *tendon,* ou mince et étale, l'*aponévrose d'insertion.*

La contraction des fibres rapproche les deux os, leur relâchement les laisse s'éloigner l'un de l'autre.

Les muscles sont isolés les uns des autres et séparés de la peau par des enveloppes résistantes, les *aponévroses,* qui protègent les fibres et facilitent le glissement des muscles les uns sur les autres.

Lorsqu'un muscle se contracte, il gagne en épaisseur et en largeur ce qu'il perd en longueur; dès que l'action est terminée, il entre en repos et reprend sa forme primitive. Les fibres contractiles et élastiques sont les organes actifs du mouvement qui leur est commandé par les nerfs. Pendant la contraction, le muscle emprunte au sang et absorbe plus d'éléments nutritifs (aliment, oxygène) qu'à l'état de repos. Au cours de la contraction musculaire, le glycogène musculaire est transformé en acide lactique, après formation d'acide pyruvique : cette phase se déroule sans intervention d'oxygène (phase anaérobie) ; dans une deuxième phase, qui exige l'apport d'oxygène (phase aérobie), on assiste à une combustion d'une partie de l'acide lactique pour reformer le glycogène et permettre au muscle de se contracter à nouveau.

Le nombre des muscles du corps est de 400 environ (v. pl. en couleurs MUSCLES et hors-texte en couleurs ANATOMIE HUMAINE, en tête du volume). Leur dénomination résulte soit de leur action (*fléchisseurs des doigts, extenseurs des orteils*), de leur insertion (*sterno-cléido-mastoïdien,* c'est-à-dire qui s'insère au sternum, à la clavicule, à l'apophyse mastoïde), de leur position (*temporal, pectoral, iliaque*), de leur forme (*digastrique,* muscle constitué par deux masses charnues réunies par un tendon intermédiaire; *dentelé,* parce que son insertion forme des dentelures), de leurs dimensions (*grand, moyen* et *petit fessier*), soit de leurs attaches à la peau (*peaucier*).

Les muscles impriment aux articulations un certain nombre de *mouvements.*

On dit qu'il y a *flexion* quand la contraction musculaire rapproche un segment osseux d'un autre (avant-bras sur le bras) ; le mouvement opposé constitue l'*extension.* Quand un membre s'éloigne du corps, il est en *abduction;* quand il s'en rapproche, il est en *adduction.* Un membre peut tourner autour de son axe longitudinal : soit en dehors, c'est la *supination;* soit en dedans, c'est la *pronation.* Ainsi, l'avant-bras est en supination avec la paume de la main dirigée en haut; il est en pronation avec la paume tournée vers le sol.

Enfin, la liberté des mouvements est telle à l'articulation de l'épaule (scapulo-humérale) ou de la hanche (coxo-fémorale) que le membre peut décrire des cercles ou des arcs de cercle : c'est la *circumduction.*

II. MUSCLES (indications données par leur état). — Ils peuvent être : 1° *atrophiés* (maladies des muscles, du cerveau, de la moelle, des nerfs) ; 2° *hypertrophiés* (myopathies et myosites) ; 3° en *contracture* (hémiplégie datant de 2 à 3 mois, paraplégie spasmodique, paralysie faciale ancienne, paralysie générale, hémorragie cérébrale, tétanos et tétanie, hystérie) ; 4° en *catalepsie* (hystérie, forme catatonique de la démence précoce et de la mélancolie) ; 5° *paralysés,* entraînant des troubles dans les fonctions; 6° ils peuvent enfin présenter des *tremblements fibrillaires* (amyotrophie par lésion de la moelle).

Les paralysies du membre supérieur s'apprécient par le *dynamomètre,* l'action de boutonner un vêtement, l'impossibilité de certains mouvements (pronation, flexion, extension des doigts). La paralysie des membres inférieurs se traduit par des troubles de la démarche. V. HÉMIPLÉGIE.

La paralysie de la face se caractérise par la déviation des traits d'un côté et la difficulté de parler, siffler, souffler, fermer un œil; la paralysie des muscles du ventre et de la poitrine, par l'impossibilité de tousser, de respirer profondément, de rentrer le ventre.

III. MUSCLES (maladies). — Les principales lésions musculaires sont les suivantes.

Atrophie musculaire (ou Amyotrophie). — Du fait de la diminution du volume des muscles, le relief de ceux-ci sous la peau disparaît et, dans les cas accentués, se transforme en une dépression.

Amyotrophie généralisée. — V. MAIGREUR.

Amyotrophie localisée. — Elle reconnaît deux grandes causes : les affections douloureuses; les lésions nerveuses.

Les *affections douloureuses* s'accompagnent rapidement d'amyotrophie. Cette fonte musculaire, facilement appréciable par la mensuration du membre, représente par exemple un signe important d'atteinte articulaire tuberculeuse (coxalgie, tumeur blanche du genou, suites de fractures).

Elle constitue également un élément habituel, après un certain temps d'évolution, des arthrites infectieuses (gonococciques en particulier), des entorses, des fractures, des sciatiques. L'atrophie musculaire vient entraver la reprise du fonctionnement du membre à la convalescence. Il faut lutter contre elle, dès qu'il est possible, par le massage, la mobilisation passive, puis active, du membre.

Les *lésions nerveuses,* ou tout au moins certaines d'entre elles, provoquent de l'amyotrophie. C'est un des éléments différentiels essentiels entre les lésions nerveuses centrales et les lésions périphériques. Tandis que les altérations du faisceau pyramidal retentissent peu sur la trophicité du muscle, l'atrophie musculaire est de règle au cours des atteintes du neurone antérieur. On les observe dans les *maladies de l'axe gris de la moelle* (poliomyélite antérieure aiguë, syringomyélie, sclérose latérale amyotrophique, syphilis médullaire, hématomyélie) ; dans les *lésions des racines antérieures* (compressions radiculaires par tumeur, pachyméningite, lésions de la queue de cheval) ; dans les polynévrites (alcoolique, saturnine, arsenicale, etc.) ; dans les lésions des nerfs périphériques.

EVOLUTION. Si l'interruption nerveuse est complète et définitive, il est inutile d'escompter une guérison de l'amyotrophie. Au contraire, si la maladie nerveuse est transitoire, il faut tout mettre en œuvre pour réduire le degré de l'amyotrophie : les massages, la mécanothérapie, l'électrothérapie, la chaleur (diathermie, rayons infrarouges) seront dès que possible utilisés.

Il convient également de lutter contre les attitudes vicieuses, conséquence de l'amyotrophie, en mettant le membre en position de fonction. Il importe, par exemple, de mettre le pied à angle droit et de le protéger par un cerceau du poids des couvertures.

Amyotrophie type Charcot-Marie. — C'est une maladie familiale qui commence dans l'enfance ou l'adolescence. L'amyotrophie prédomine toujours aux extrémités : mains, pieds, loge antéro-externe de la jambe et antérieure de l'avant-bras. Cette maladie ne met pas la vie en danger. Elle entraîne une infirmité bien moindre que ne le laisserait supposer le degré de l'atrophie.

Contusion. — CAUSES. Chute, coups, fractures compliquées.

SIGNES. Infiltration de sang avec rupture de quelques fibres, ou rupture plus ou moins complète de tout le muscle. Lorsque le corps qui a produit le choc est étroit et la contusion violente, la rupture est nette; si le corps est large, il y a eu écrasement pouvant mettre le muscle en bouillie, la peau restant à peu près intacte. *Douleur* profonde, intense, augmentant par la pression ou les mouvements; *engourdissement* du muscle; *gonflement* formé par une collection sanguine, si la déchirure est importante. Le membre prend l'attitude dans laquelle le muscle est relâché.

EVOLUTION. En général, la cicatrisation s'opère rapidement, mais, dans certains cas, il se produit de la myosite, des contractures, de la paralysie et de l'atrophie.

TRAITEMENT. Repos au lit, massage avec compression légère entre les séances. Si les douleurs sont très vives, morphine. Plus tard, mécanothérapie

Hernie musculaire. — La hernie d'un muscle à travers l'aponévrose qui l'enveloppe (*hernie vraie*) est très rare; il n'en est pas de même des suites de rupture musculaire (*hernie fausse*).

CAUSES. La *hernie vraie* succède à des mouvements prolongés et répétés, usant l'aponévrose : elle a pour siège principal les muscles adducteurs de la cuisse chez les cavaliers.

La *hernie fausse,* au contraire, se produit à la suite de mouvements brusques et violents.

SIGNES. *Hernie vraie.* — L'apparition est lente (plusieurs mois) et silencieuse. La hernie se manifeste par une petite tumeur arrondie, croissant progressivement, avec sensation de pesanteur, gêne et affaiblissement des mouvements. Au repos, elle est molle; augmente pendant le relâchement du muscle; se réduit lorsqu'on le contracte passivement; se durcit si la contraction est volontaire.

Hernie fausse. — L'apparition de la tumeur est brusque, très douloureuse et s'accompagne d'une sensation de craquement, d'une ecchymose. Si on contracte volontairement le muscle, il y a accroissement de volume, et la saillie ne disparaît pas en cas de contraction passive.

ÉVOLUTION et TRAITEMENT. La guérison est rapide, en général, sous l'action d'un bandage compressif.

Myopathies. — Affections du système musculaire, caractérisées par une dégénérescence des fibres musculaires, qui semble primitive. Elles débutent ordinairement dans l'enfance et l'adolescence, et peuvent être *sporadiques* (consécutives à un traumatisme ou à une infection) ou *familiales* (dans un tiers des cas).

SIGNES. Diminution progressive de la force de certains muscles, qui aboutit à l'atrophie musculaire, parfois à une pseudo-hypertrophie, due à la prolifération du tissu interstitiel, qui donne au gros muscle une dureté spéciale.

Réflexes tendineux précocement abolis. Pas de secousses fibrillaires, de troubles sensitifs sphinctériens. Liquide céphalo-rachidien normal.

L'examen électrique montre une hyperexcitabilité galvanique et faradique des muscles, sans inversion de la formule polaire ni réaction de dégénérescence, comme on l'observe en cas de lésions des neurones périphériques.

Les lésions sont symétriques; elles débutent par les muscles des ceintures et s'observent rarement aux muscles innervés par les nerfs crâniens.

On distingue les *formes* suivantes de myopathies.

1° *Paralysie pseudo-hypertrophique de Duchenne.* — Elle débute vers 4 à 6 ans, ou plus tôt, par les muscles de la ceinture pelvienne, puis elle frappe les membres inférieurs; certains muscles, comme les jumeaux, sont pseudo-hypertrophiés, d'autres atrophiés; le malade a des *jambes de colosse* (*fig.* 1187); il marche en canard avec un dandinement dû à l'inclinaison du bassin sur la jambe et à celle du tronc du côté opposé. L'atrophie atteint ensuite les muscles du tronc et de l'épaule, puis se généralise, et l'atrophie remplace partout la pseudo-hypertrophie. C'est la plus grave des myopathies; l'enfant devient rapidement infirme et survit rarement au-delà de 15 ans.

2° *Myopathie type Leyden-Möbius.* — Elle est identique à la forme précédente, on note seulement l'absence de pseudo-hypertrophie.

L'atrophie prédomine au niveau des lombes et des cuisses, les muscles de l'abdomen atrophiés entraînant des *ensellures* lombaires très marquées (*fig.* 1186).

3° *Myopathie facio-scapulo-humérale de Landouzy-Déjérine.* — Elle débute tôt, par les muscles peauciers de la face; le malade présente un aspect stupide, sa physionomie étant inexpressive, inerte (faciès myopathique) [*fig.* 1188]. Le front a un

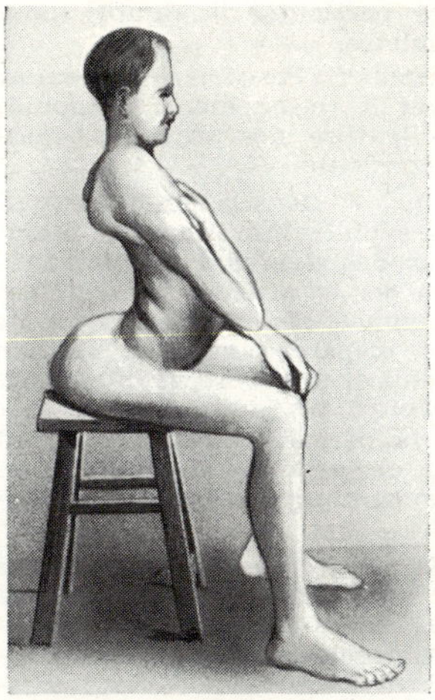

FIG. 1186. — Type de myopathie progressive. (*D'après Souques.*)

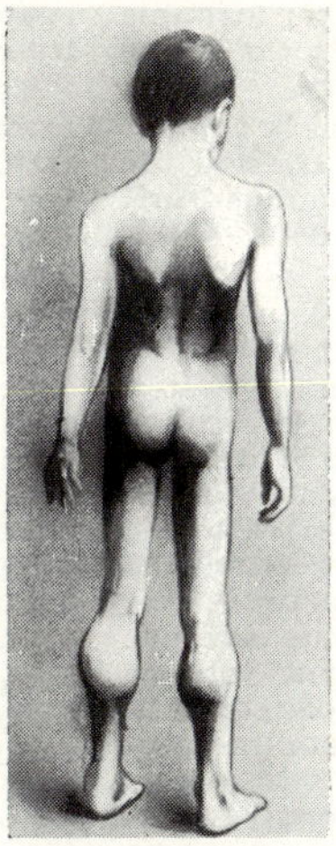

FIG. 1187. — Type pseudo-hypertrophique. (*Déjérine.*)

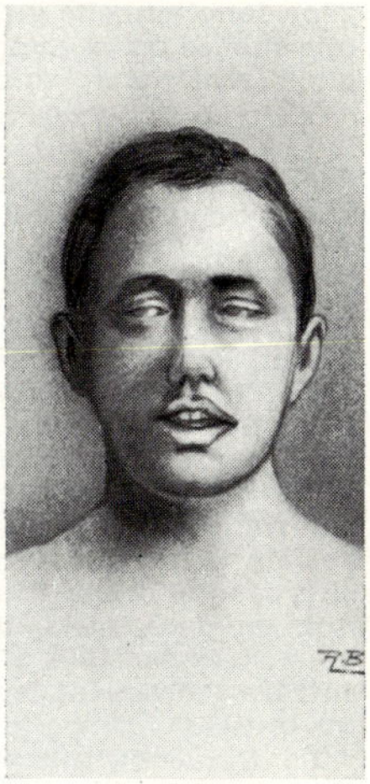

FIG. 1188. — Faciès myopathique. (*Brissaud.*)

poli d'ivoire; l'œil reste grand ouvert, même pendant le sommeil, par suite d'impossibilité d'occlusion des paupières, due à l'atrophie de l'orbiculaire. Les lèvres sont tantôt saillantes, renversées même en dehors « en bords de pot de chambre », par suite de leur hypertrophie; tantôt, au contraire, amincies par l'atrophie et d'aspect variable. Au bout de quelques années, les muscles des bras et des épaules s'atrophient, puis ceux du tronc, et enfin ceux des membres inférieurs. Le malade n'est confiné au lit qu'après de longues années.

4° *Myopathie juvénile d'Erb.* — Elle débute après la puberté; elle se rapproche de la précédente, mais les peauciers sont à peine touchés, et tardivement; certains muscles sont pseudo-hypertrophiés.

5° *Myopathie distale.* — Elle débute entre 25 et 40 ans, ou même plus tard; les membres inférieurs sont parfois seuls atteints; on note du steppage, des mains en griffe; plus tard, les racines des membres et les ceintures sont atteintes, et parfois les peauciers;

6° *Myotonie atrophique* (Maladie de Steinert). — Elle débute chez l'adolescent et l'adulte jeune; elle prédomine aux extrémités et atteint de nombreux muscles (paupières, peauciers, masticateurs, voile du palais, pharynx, langue, sterno-mastoïdiens), qui présentent la réaction myotonique. En outre, les muscles sont atrophiés, et on peut observer des troubles endocriniens (goitre, insuffisance testiculaire, cataracte ponctuée, calvitie précoce).

ÉVOLUTION. Lente et progressive; pas de régression durable. Le malade devient infirme et finit par succomber à une broncho-pneumonie ou à la tuberculose.

TRAITEMENT. Alimentation substantielle; repos. Ionisation. Extraits musculaires et glandulaires; vitamines B_1, B_6, E, souvent sans action. Glycocolle (10 à 15 g par jour en solution dans l'eau pendant plusieurs mois); injections sous-cutanées de chlorhydrate d'adrénaline (1 à 3 mg) et de pilocarpine (1 à 2 mg) chaque jour durant 2 à 34 mois; prostigmine (injection de 1/2 à 1 mg). Traitement orthopédique.

Myosite (Inflammation des muscles). — **Myosite aiguë.** — CAUSES. La myosite peut être *primitive*, c'est-à-dire succéder à une piqûre, à une coupure, avec séjour ou non de corps étranger dans la plaie, à une contusion, à une rupture musculaire. Cette forme se produit presque exclusivement chez l'homme adulte exerçant un métier pénible, et a pour siège les extenseurs de la jambe et des pieds, les biceps, le psoas, le quadriceps crural, les adducteurs du bras, le deltoïde, les pectoraux (chez le forgeron). Dans d'autres cas, elle est *secondaire* à une infection *locale* (furoncle, panaris) ou *générale* (fièvre typhoïde, rougeole, variole, scarlatine, morve), à une appendicite ou à un abcès par congestion (psoas).

Les germes trouvés dans les abcès sont surtout le staphylocoque, puis le streptocoque, le gonocoque, le pneumocoque, le bacille d'Eberth.

SIGNES. *Douleur* musculaire pénible lors de la contraction. Le relâchement du muscle diminue la souffrance. *Gonflement* et *induration* de la région enflammée, puis ramollissement et *abcès*.

Dans les cas graves, phlegmon diffus du muscle, avec frissons, fièvre à 41°, délire, mort rapide. Ou bien forme pyohémique avec foyers suppurés multiples; le plus souvent, abcès collecté unique.

La myosite peut guérir sans suppuration, avec dégénérescence fibreuse, rétraction et attitude vicieuse.

TRAITEMENT. Chimiothérapie : injections d'électrargol, sulfamides, pénicilline. Incision ou excision de l'abcès.

Myosite chronique. — CAUSES. Inflammation chronique à microbes pyogènes banaux ou bien tuberculose et syphilis.

SIGNES. Tumeur indurée, scléreuse du muscle atteint ou abcès froid musculaire; dans la syphilis, des gommes peuvent s'ulcérer. Non traitée, la myosite peut entraîner une gêne fonctionnelle grave par atrophie musculaire ou se compliquer d'ostéite ou d'arthrites de voisinage.

TRAITEMENT. Excision de la tumeur scléreuse; incision ou excision de l'abcès froid, suivie ou non de suture. Traitement antisyphilitique.

Myosite ossifiante. — La forme *circonscrite* (*ostéome musculaire*) se produit à la suite d'un choc, d'effort violent ou de traumatismes répétés, chez des soldats de 20 à 30 ans, et siège dans le brachial et le deltoïde chez les fantassins, dans les adducteurs des cuisses chez les cavaliers. Un fragment de périoste, arraché à l'os voisin, s'implante dans un muscle et provoque l'apparition d'un ostéome, qui, en deux mois, devient volumineux, très sensible à la palpation et entrave grièvement le fonctionnement du muscle.

La forme *diffuse* progressive, plus rare, n'apparaît aussi que chez des individus jeunes; elle débute par la nuque, le dos, la poitrine, raidissant la colonne vertébrale, et peut envahir tous les muscles striés, gênant considérablement tous les mouvements et pouvant, par compression, produire des escarres.

TRAITEMENT. Dans la myosite *fibreuse,* massage, mécanothérapie, électrisation, bains sulfureux. Radiothérapie.

Dans la forme *ossifiante circonscrite,* ablation de l'ostéome. Dans la forme *diffuse,* iodure de potassium.

Plaies. — Les sections incomplètes ou dans le sens de la longueur du muscle guérissent rapidement, parce que l'écartement des fibres est alors faible; il peut être considérable en cas de section transversale complète.

Cependant, les muscles se réparent bien, sans trouble dans le fonctionnement, lorsqu'on les place dans une position favorable (relâchement). On est souvent obligé, en outre, de faire la ligature des deux tronçons et d'immobiliser le membre dans un appareil plâtré, avec électrisation des muscles pour empêcher leur atrophie. V. PLAIES.

Rupture par contraction excessive. — CAUSES. I. *Prédisposantes.* — Fièvre typhoïde, alcoolisme, syphilis, rhumatisme, rougeole, variole, ataxie, surmenage.

II. *Déterminantes.* — Epilepsie, éclampsie, tétanos, effort intense et maladroit, volontaire ou non.

SIGNES. Dans les ruptures des muscles superficiels, *douleur* localisée, survenant insidieusement lorsque la lésion se produit au cours d'une maladie infectieuse, et brusquement, au contraire, lorsqu'elle succède à un effort; sensation de *craquement* avec chute s'il s'agit d'un muscle du membre inférieur; *ecchymose* apparaissant rapidement si le muscle est superficiel et l'aponévrose rompue, tardivement dans le cas contraire.

Elle crée un *gonflement* d'abord diffus et pâteux, puis circonscrit et très dur; une *dépression* entre les deux bouts du muscle, variant de profondeur, suivant l'épaisseur du muscle. Ses deux bouts forment un relief arrondi, mou à l'état de repos, dur à l'occasion d'une contraction.

EVOLUTION. En général, favorable : guérison en 15 à 21 jours pour les ruptures partielles, le double pour les complètes.

TRAITEMENT. Position du membre favorisant le relâchement. Immobilisation, ligature des tronçons, massage, électrisation.

Syphilis. — Dans la période secondaire, la syphilis musculaire se manifeste par des *douleurs,* particulièrement au dos et au cou, apparaissant de préférence pendant le repos, la nuit, et disparaissant sous l'action de l'exercice. On observe aussi des *contractures.*

Dans la période tertiaire, on peut observer des troubles analogues; les *gommes* sont plus fréquentes. V. SYPHILIS.

Tuberculose (assez rare). — Des noyaux durs deviennent peu à peu sensibles dans l'épaisseur des muscles; ils grossissent, gênent les mouvements et aboutissent à la formation d'un abcès *froid.* V. TUBERCULOSE.

Tumeurs liquides. — Kystes hydatiques. — Ce sont les plus fréquentes des tumeurs musculaires. Ils siègent sur le tronc, sont longtemps tout à fait indolores, et l'on ne s'aperçoit de leur existence qu'au moment où ils deviennent volumineux ou provoquent des douleurs par compression d'un nerf voisin. Leur surface est arrondie, lisse; leur consistance d'ordinaire élastique.

TRAITEMENT. Extirpation ou résection.

Tumeurs solides. — Lipomes. — Uniques ou multiples et souvent alors symétriques. Ils sont localisés à la langue ou sur les membres.

Myomes. — Leur siège est l'utérus.

Sarcomes. — On les rencontre, très rarement du reste, dans les muscles de la cuisse ou du mollet.

SIGNES. La tumeur est immobile pendant la contraction du muscle, mobile latéralement pendant son relâchement.

TRAITEMENT. Extirpation totale.

Trichinose. — V. ce mot.

MUSCULAIRE PROGRESSIVE (Atrophie). — V. MOELLE ÉPINIÈRE (maladies).

MUSCULO-CUTANÉS (Nerfs). — Nerfs qui se rendent à la fois à des muscles et à la peau (bras, cuisse).

Au bras, le nerf musculo-cutané est une branche du plexus brachial, se détachant dans l'aisselle de la racine externe du médian; il descend dans le bras, perfore le muscle coraco-brachial, traverse le pli du coude et distribue des rameaux moteurs au coraco-brachial, au biceps, au brachial antérieur, et des rameaux sensitifs à la peau de la moitié externe de l'avant-bras.

A la cuisse, les deux nerfs musculo-cutanés externe et interne sont des branches du crural; les rameaux musculaires de ces nerfs vont au couturier, au pectiné et au moyen adducteur; les rameaux sensitifs vont à la peau de la région interne de la cuisse.

MUSEAU-DE-TANCHE. — Orifice du col utérin.

MUSIQUE. — La musique exerce une action intense sur les personnes qui l'aiment et même sur les autres. On l'a employée avec succès comme calmant dans diverses affections nerveuses, notamment contre les migraines et certains troubles neurasthéniques. La répétition de sons monotones, chantés ou émis par un instrument comme le piano ou le violon, provoque le sommeil, non seulement chez les bébés, mais quelquefois chez les grandes personnes, pour lesquelles cette musique est un remède souverain à une insomnie persistante et très affaiblissante. Dans certains cas de folie, on a fait aussi usage de la musique comme calmant; dans d'autres, au contraire, comme excitant.

L'*aptitude intellectuelle à la musique* est souvent héréditaire; elle se transmet alors en dominance, c'est-à-dire directement d'une génération à la suivante. Parmi maints exemples connus (Beethoven, Mozart et Weber, Brahms, Schubert, Rossini, Bizet, Strauss, etc.), on cite souvent celui de la famille allemande des Bach, qui, sur 54 membres en 5 générations, aux XVIIe et XVIIIe siècles, compte 47 musiciens distingués, dont 17 de haute réputation.

MUSSET (Signe de). — Secousses rythmées de la tête, isochrones au pouls, signalées pour la première fois par A. de Musset, qui était atteint d'une insuffisance aortique. Ce hochement involontaire de la tête a été observé aussi dans l'anévrisme de l'aorte. Il serait dû à l'hypertension artérielle.

MUTANT. — Membre d'une lignée, jusque-là normale, chez lequel apparaît une mutation.

MUTATION (du lat. *mutatio,* action de changer). — Variation brusque dans la stabilité d'un caractère héréditaire dans une espèce ou dans une lignée.

Exemples : apparition brusque d'albisnisme, idiotie amaurotique, d'adénomes symétriques de la face dans une famille jusque-là indemne, et sans apport de cette tare par un mariage.

MUTILATIONS. — Les aliénés *mâles* (mélancoliques mystiques et délirants systématisés mystiques) se mutilent volontairement les organes génitaux sous l'influence d'une idée d'expiation ou de purification. Les hypocondriaques se font des blessures en cherchant l'origine de leur maladie. Les déments, les idiots, se griffent, se déchirent, par suite d'une anesthésie plus ou moins étendue.

MUTISME (du lat. *mutus,* muet). — L'absence d'articulation des mots peut être *volontaire* (aliénés et simulateurs), *temporaire* (sourds qui apprennent à parler), *permanente* (idiotie, crétinisme, arrêt du développement cérébral).

MUTITÉ. — V. SOURDS-MUETS.

MYALGIE (du gr. *mus,* muscle, et *algos,* douleur). — Douleur musculaire.

Myalgie épidémique (Maladie de Bornholm). — Affection contagieuse épidémique appelée encore « rhumatisme musculaire aigu contagieux »; assez fréquente en été dans le nord de l'Europe et en Amérique du Nord, survenant surtout chez les enfants et les adultes jeunes, de mai à septembre. La maladie débute brusquement par des douleurs musculaires vives de la région pectorale ou abdominale, avec fièvre, sueurs, céphalée, hoquet.

La maladie dure environ 2 à 3 jours; parfois, rechute au bout de 24 heures.

La guérison rapide est la règle; certaines formes peuvent cependant durer plusieurs semaines.

Complications possibles : pleurésie, péricardite, otite moyenne, bronchite, pneumonie, orchite, encéphalite.

La contagion se fait par contact; l'incubation dure de 2 à 4 jours. Agent causal inconnu.

MYANÉSINE. — Substance de synthèse, dérivée du propane, et étudiée en Angleterre comme résolutif musculaire (propriété curarisantes). Employée dans l'anesthésie, associée au pentothal (1 à 4 injections de 5 à 10 cm^3); provoque un relâchement musculaire complet en quelques secondes.

MYASTHÉNIE (Maladie de Erb-Goldflam). — Maladie caractérisée par un épuisement anormalement rapide de la force musculaire, sans aucun signe de paralysie ni aucun autre symptôme neurologique.

L'affection atteint surtout les muscles de la face, presque toujours le releveur de la paupière supérieure (d'où ptôsis), parfois les muscles masticateurs. Elle peut atteindre les muscles de la nuque, ceux de la déglutition et de la phonation.

Cette maladie évolue pendant des années en l'absence de traitement. Elle serait due à un blocage de l'influx nerveux au niveau de la jonction du nerf et du muscle.

TRAITEMENT. La prostigmine, en injection ou par la bouche, permet généralement au malade de mener une vie normale. La vitamine B_1, la strychnine, les corps synthétiques « anticholestérasiques », l'A.C.T.H. peuvent rendre de grands services. L'ablation chirurgicale du thymus donne de bons résultats dans les cas de myasthénie grave.

MYATONIE (du gr. *mus,* muscle, *a* priv., et *tonos,* ressort). — Absence ou destruction de la tonicité musculaire.

Myatonie congénitale (Maladie d'Oppenheim). — Maladie de la première enfance, caractérisée par une paralysie flasque, complète ou non, avec atonie complète, sans atrophie. Les muscles frappés sont ceux des membres inférieurs, parfois ceux du tronc; ceux de la face sont respectés; l'intelligence est indemne.

TRAITEMENT. Rayons ultraviolets; extrait thyroïdien, adrénaline, prostigmine, calcium et vitamines D_2 et E.

MYCÉLIUM (du gr. *mukês,* champignon). — Filaments simples ou ramifiés provenant de la végétation des spores des champignons, et constitués par une seule cellule allongée ou par plusieurs cellules placées bout à bout (filaments cloisonnés).

MYCÉTOME (du gr. *mukês,* champignon). — Tumeur mycosique à marche progressive, contenant des grains de couleur variable, qui renferment un feutrage mycélien et peuvent être éliminés à l'extérieur par des fistules. Les actinomycoses et les maduromycoses sont des mycétomes. Le champignon est ordinairement inoculé par une écharde, une épine.

Pied de Madura (Fongus du pied). — Mycétome du pied appartenant à la variété dite *maduro-mycose.* Il se traduit par une hypertrophie considérable du pied, qui est infiltré et ulcéré, avec de nombreuses fistules (*fig.* 1189).

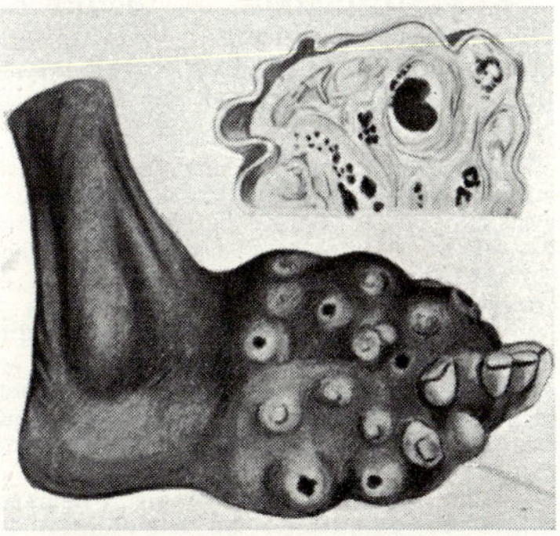

FIG. 1189. — Mycétome dû à *Madurella mycetomi.* En haut, coupe du même mycétome.
(*D'après Deschiens.*)

MYCODERME (du gr. *mukês,* champignon, et *derma,* peau). — Champignon hyphomycète, dont certaines espèces sont parasites de l'homme.

MYCODERMOSE (du gr. *mukês,* champignon, et *derma,* peau). — Affection cutanée due à un hyphomycète du genre *Mycoderma.* Ce champignon a été trouvé dans des dermatoses diverses : tantôt dans des ulcérations pseudo-membraneuses (*M. subtile, M. Perieri*), tantôt dans des nodosités gommeuses, d'abord dures, puis se ramollissant et s'ulcérant (*M. cutaneum, M. Sakuranei*); tantôt dans des placards végétants et verruqueux avec gommes fermées ou ulcérées (*M. pulmoneum*).

TRAITEMENT. V. BLASTOMYCOSES.

MYCOSES. — Maladies produites par des champignons microscopiques variés. Ceux-ci peuvent envahir tous les organes : téguments, ongles, poils, œil, conduit auditif externe, tube digestif, appareil urinaire et même muscles et tissu osseux.

Les *mycoses* ont augmenté de fréquence depuis l'utilisation courante des antibiotiques. En particulier, les mycoses buccales et le muguet sont favorisés par la prise d'antibiotiques par la bouche.

Les principales mycoses sont les suivantes.

a) *Mucorinées.* — Les mycoses mucoriennes spontanées sont assez rares. Ce sont presque toujours des maladies des voies aériennes ou des cavités naturelles (conduit auditif, sinus faciaux). *Mucor corymbifer,* agent d'une mycose généralisée au poumon, à l'intestin et au cerveau, a aussi été trouvé dans des bouchons cérumineux; *Rhizomucor parasiticus* a été trouvé dans les crachats de pseudo-tuberculeux.

b) *Ascomycètes.* — Ces champignons, pourvus d'un mycélium cloisonné, produisent des asques. La famille des *Saccharomycètes* comprend comme champignons pathogènes *Endomyces albicans,* agent du muguet (V. BOUCHE), des *Saccharomyces* et des *Cryptococcus,* qui peuvent donner naissance à des angines, à des otites, à des lésions cutanées (blastomycoses).

La famille des *Gymnoascées* comprend tous les champignons des teignes : *Trichophyton, Epidermophyton, Microsporon, Achorion.* V. TEIGNES, EPIDERMOPHYTIE.

Enfin, la famille des *Périsporiacées* renferme certains parasites appartenant aux genres *Aspergillus, Sterigmatocystis, Penicillium, Scopulariopsis,* qu'on a trouvés dans certaines lésions pulmonaires (V. TUBERCULOSE [fausses tuberculoses pulmonaires]), certains mycétomes des caratés, des gommes sous-cutanées, des lésions de l'oreille.

c) *Hyphomycètes.* — Ces champignons à thalle filamenteux, semblant se reproduire exclusivement par des conidies, renferment un grand nombre d'espèces parasites donnant habituellement naissance à des lésions cutanées gommeuses ou ulcéreuses, tels *Sporotrichum, Acremonium, Hemispora, Monilia, Mycoderma.* Certains *Madurella* et *Indiella* sont les agents de mycétomes à grains noirs ou blancs.

Les *Trichosporum* forment le long des poils de diverses régions du corps des grains cornés, qui leur communiquent un toucher rugueux et comme pierreux, d'où le nom colombien de « piedra » donné à ces affections.

Les *Discomyces* ont été trouvés dans les lésions de l'actinomycose, dans certains abcès cutanés et musculaires. D'autres espèces causent des mycétomes à grains blancs, des nodosités juxta-articulaires, des lésions pulmonaires simulant la tuberculose.

TRAITEMENT. Badigeonnages iodés, iodure de potassium, nouvelles substances chimiques *antifungiques* (v. ce mot), sulfamides, radiothérapie.

MYCOSIS FONGOÏDE. — Affection de la peau assez rare, caractérisée à sa période d'état par des infiltrations du tégument aboutissant à des tumeurs plus ou moins étendues, fongueuses et ulcérées (*fig.* 1190).

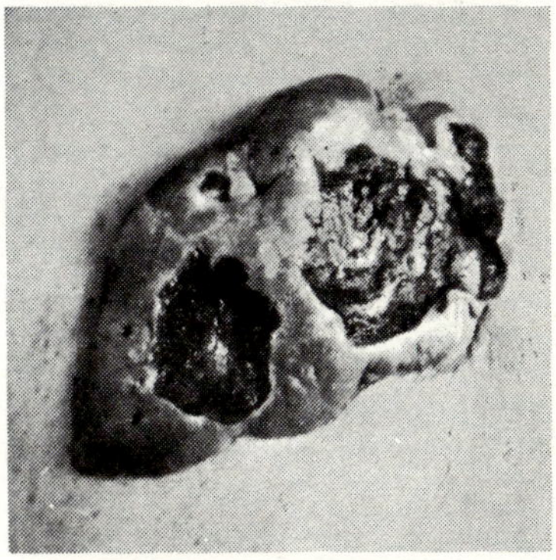

FIG. 1190. — Tumeur ulcérée d'un mycosis fongoïde dans la région dorsale.
(*Musée de l'hôpital Saint-Louis.*)

TRAITEMENT. L'arsenic en ingestion ou injections, la radiothérapie, permettent d'obtenir des améliorations remarquables et quelquefois des guérisons apparentes plus ou moins durables.

MYCOTHÉRAPIE. — Emploi en thérapeutique des produits fabriqués a partir des champignons. La mycothérapie repose essentiellement sur l'utilisation de la pénicilline, de la streptomycine, de la chloromycétine, de l'auréomycine, de la néomycine, de la terramycine. A cette liste s'ajoutent un nombre important de produits moins utilisés ou moins actifs, mais aussi s'ajouteront tous ceux que des recherches actuellement très actives ne manqueront pas de découvrir.

MYDRIASE (du gr. *amudros*, obscur). — Dilatation de la pupille, due à l'action des filets du sympathique cervical, nerf dilatateur de la pupille.

Elle se produit physiologiquement dans l'obscurité, sous l'influence de certains médicaments (atropine), dans certaines maladies de l'œil (glaucome), dans certaines affections nerveuses. La mydriase s'observe, par exemple, en cas de paralysie du nerf moteur oculaire commun, qui est le nerf constricteur de la pupille. Quand elle est unilatérale, c'est ordinairement un signe de syphilis, de tabès ou de paralysie générale.

MYDRIATIQUE. — Médicament provoquant la mydriase : belladone, atropine, cocaïne.

MYÉLÉMIE (du gr. *muelos*, moelle, et *haima*, sang). — Présence dans le sang de cellules (hématies nuclées, myélocytes) qui normalement ne se trouvent que dans la moelle osseuse.

MYÉLINE. — V. NERFS.

MYÉLITE. — Maladie de la moelle épinière. V. MOELLE ÉPINIÈRE.

MYÉLOBLASTE (du gr. *muelos*, moelle, et *blastos*, germe). — Cellule souche de la série granuleuse ou myéloïde donnant naissance aux myélocytes. V. SANG et MOELLE ÉPINIÈRE : *Moelle osseuse*.

MYÉLOBLASTOSE. — Variété de leucémie aiguë caractérisée par la présence de nombreux myéloblastes dans le sang.

MYÉLOCYTE (du gr. *muelos*, *moelle*, et *kutos*, cellule). — Polynucléaire renfermant des granulations neutrophiles, éosinophiles ou basophiles et un noyau non encore multilobé; il existe dans la moelle osseuse normale et accidentellement dans le sang pathologique. V. SANG, LEUCÉMIE.

MYÉLODYSPLASIE (du gr. *muelos*, moelle, *dus*, difficile, et *plassein*, former). — Vice de développement congénital minime de la moelle, se traduisant par quelques troubles (incontinence d'urine, troubles sensitifs) ou malformations (syndactylie, *spina bifida*).

Dans une forme familiale, en rapport avec une syringomyélie lombosacrée, il existe des lésions mutilantes symétriques des membres inférieurs, intéressant la peau, les os et les articulations (mal perforant plantaire).

MYÉLOÏDE (du gr. *muelos*, moelle, et *eidos*, forme). — Qui a trait à la moelle osseuse et à ses éléments cellulaires.

Leucémie myéloïde. — V. LEUCÉMIE.

Tumeur myéloïde. — Tumeur constituée par les éléments de la moelle osseuse.

MYÉLOGRAMME. — Lecture des éléments cytologiques obtenus par étalement de pulpe de moelle osseuse, par ponction d'un os plat, le plus souvent le sternum.

Normalement, un myélogramme montre surtout des polynucléaires granuleux, quelques myélocytes, lymphocytes et monocytes, des érythroblastes et des globules rouges.

Dans les leucémies, au contraire, on trouve de nombreux myélocytes dans la leucémie myéloïde et de nombreux lymphocytes dans la leucémie lymphoïde.

Le myélogramme rend également des services dans l'étude des anémies : anémie simple, anémie de Biermer, anémie pernicieuse ; dans les myélomes; dans la mise en évidence de parasites comme l'hématozoaire du paludisme, les leishmania, les tripanosomes.

MYÉLOGRAPHIE. — *V. Supplément.*

MYÉLOME. — Sous le nom de *myélome*, on entend habituellement myélomes multiples des os ou *maladie de Kahler*. Cette maladie est caractérisée, au point de vue anatomique, par la multiplicité et la dissémination de foyers nodulaires habituellement localisés au tissu osseux; au point de vue biologique, par les troubles de la protéinogenèse.

Cette affection assez rare atteint surtout l'adulte aux environs de la cinquantième année.

SIGNES. Le premier symptôme est habituellement une douleur vague et mal localisée. Les fractures spontanées révèlent quelquefois la maladie. L'atteinte de l'état général est presque la règle.

A la radio du squelette, on constate l'existence de lacunes à l'emporte-pièce de siège variable.

Un examen de la moelle osseuse montre la prolifération importante de plasmocytes.

Dans le sang, on constate une hyperprotidémie avec hyperglobulinémie.

Dans les urines existe quelquefois une albumine de type particulier dite de Bence-Jones.

ÉVOLUTION. La maladie dure habituellement plusieurs années, nettement influencée dans son évolution par la radiothérapie et les traitements symptomatiques.

MYÉLOPLAXE (Mégacaryocyte). — Grande cellule de 50 à 100 μ à gros noyau plurilobé et bourgeonnant ou à plusieurs noyaux, qui existe dans la moelle osseuse.

Ces cellules peuvent déterminer des tumeurs spéciales (*tumeurs à myéloplaxes*) ou, au contraire, ronger la substance osseuse et y déterminer des lacunes profondes (*ostéite fibreuse*).

MYÉLOSE (du gr. *muelos*, moelle). — Altération de la moelle osseuse, causée par des infections ou des intoxications.

MYÉLOSE APLASIQUE (Anémie aplastique). — Altérations du sang et de ses organes formateurs (moelle osseuse, rate), se traduisant par l'absence de régénération sanguine.

Une forme *essentielle*, rare, atteint les sujets jeunes, entre 10 et 30 ans, sans cause apparente.

L'*aplasie globale*, très grave, rapidement mortelle, se caractérise par une pâleur de cire et une asthénie extrême, des douleurs de la bouche et du pharynx avec lésions nécrotiques des gencives, des joues et du pharynx; hémorragies gingivales, épistaxis, purpura; fièvre élevée.

L'examen du sang montre une anémie pure sans hématies nucléées ni réticulocytes; la valeur globulaire est inférieure à l'unité; la moelle sternale est blanchâtre.

L'évolution est fatale, en quelques semaines ou quelques mois.

Plus fréquentes sont les myéloses aplasiques d'origine *toxique* : telles l'anémie benzolique, chez les ouvrières travaillant dans le caoutchouc; celle qui peut survenir au cours d'un traitement par les arsénobenzènes, les sels d'or, les corps radio-actifs (rayons X, radium, thorium X), dans les leucémies, les myélomes osseux.

TRAITEMENT. V. AGRANULOCYTOSE.

Myélose hyperplasique. — Exagération des fonctions hématopoïétiques de la moelle, entraînant l'apparition d'une leucémie ou d'une polyglobulie.

Myélose érythrémique (Erythromyélose maligne). — Affection rare, décrite par di Guglielmo, s'observant à tout âge, surtout chez les jeunes; ce processus morbide est équivalent, pour la série rouge (hématies), de la myélose leucémique pour la série blanche (leucocytes).

Maladie aiguë, fébrile, avec grosse rate et gros foie; le signe principal est la présence d'une *érythroblastose* sanguine, médullaire, splénique, hépatique, et de tout le système réticulo-endothélial; hémorragies rares.

Début brutal par de la fièvre ou une hémorragie; habituellement progressif : asthénie, fièvre, pâleur, troubles digestifs.

ÉVOLUTION. Aiguë, rapidement mortelle, ou prolongée avec rémissions; mais la mort est fatale malgré les divers traitements employés : foie, fer, arsenic, vitamines, petites transfusions (50 g), répétées tous les deux à trois jours.

Myélose ostéomalacique. — Hyperplasie myéloïde des os plats et courts, avec décalcification simulant l'ostéomalacie : douleurs diffuses, déformations osseuses, fractures spontanées, fièvre, mauvais état général.

MYÉLOTOMIE (du gr. *muelos*, moelle, et *tomê*, section). — Section d'une partie de la moelle, en particulier les commissures (*myélotomie commissurale*).

La section porte sur les fibres thermo-algésiques, au niveau de leur croisement sur la ligne médiane. On sectionne la moelle le long de la ligne médiane jusqu'au canal de l'épendyme ou jusqu'à la commissure blanche antérieure sur la hauteur de trois segments au moins.

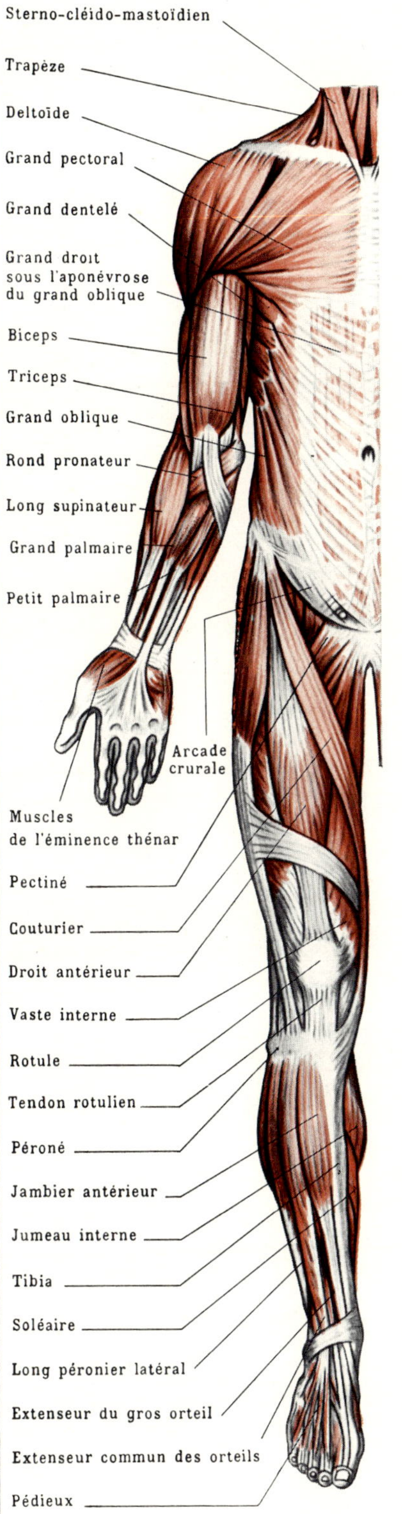

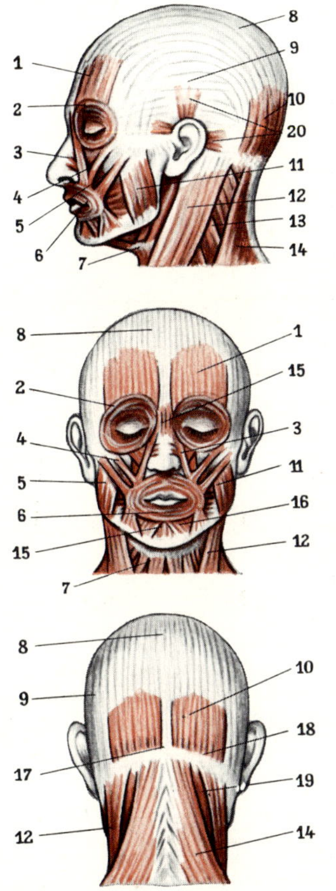

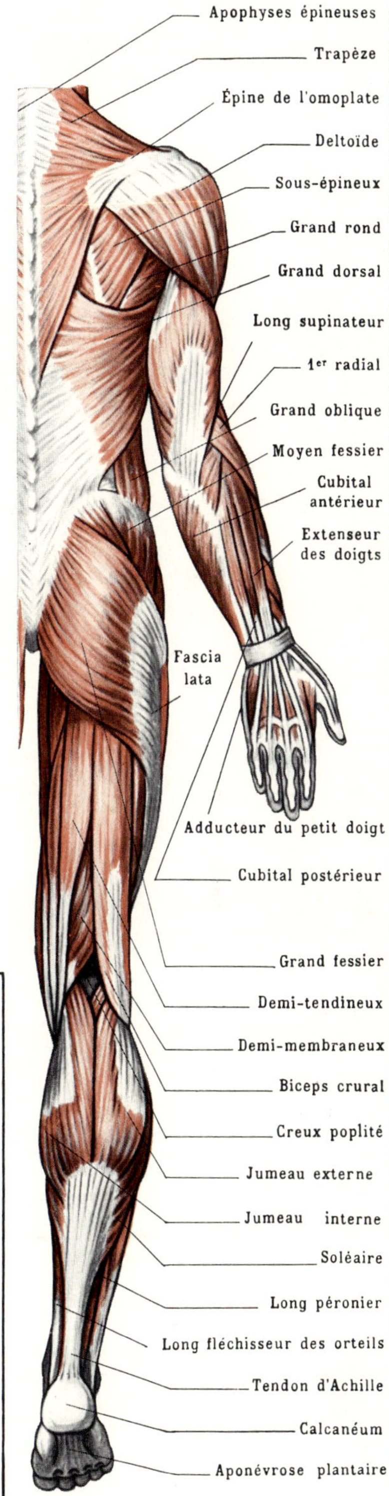

1. Frontal
2. Orbiculaire des paupières
3. Transverse du nez
4. Petit zygomatique
5. Grand zygomatique
6. Orbiculaire des lèvres
7. Muscles sous-hyoïdiens
8. Aponévrose épicrânienne
9. Aponévrose temporale
10. Occipital
11. Masséter
12. Sterno-cléido-mastoïdien
13. Splénius
14. Trapèze
15. Triangulaire des lèvres
16. Carré du menton
17. Protubérance occipitale
18. Ligne courbe occipitale
19. Splénius
20. Muscles auriculaires

MUSCLES

La myélotomie postérieure doit porter sur le segment médullaire immédiatement sus-jacent au territoire douloureux. Cette opération peut se faire sous anesthésie locale; elle est habituellement bénigne. Elle a été préconisée dans le traitement des algies post-zostériennes, les douleurs du moignon et des membres fantômes, les douleurs tabétiques des cancéreux, les douleurs causées par des tumeurs pelviennes.

MYIASE (du gr. *muia*, mouche). — Maladie produite par les larves de mouches vivant en parasites chez l'homme.

Myiases cutanées. — Les larves de certaines mouches (*Hypoderma, Gastrophilus, Dermatobia cyaniventris*) peuvent cheminer sous la peau en occasionnant une douleur vive et une ligne rouge sinueuse caractéristique : c'est la maladie rampante (*creeping disease*). D'autres fois, ce sont des tumeurs inflammatoires sous-cutanées, fugaces, ambulatoires, ou des furoncles que déterminent ces diverses larves.

Myiases cavitaires. — La ponte de certaines mouches s'effectue dans les *fosses nasales*. Les larves peuvent donc se développer dans le nez, la gorge, déterminant des épistaxis. Elles peuvent aussi envahir les sinus frontaux.

Dans le *conduit auditif*, les larves de *Lucilia, Sarcophaga, Calliphora,* peuvent provoquer des douleurs intolérables, un écoulement de l'oreille et parfois une perforation du tympan.

Des mouches telles que *Sarcophaga, Lucilia,* peuvent venir déposer leurs œufs et leurs larves sur des plaies (blessures, ulcères, plaies syphilitiques) dont l'odeur les attire.

Traitement. Extraction à la pince des larves. Injections ou inhalations de chloroforme. Inhalations de basilic ou de jusquiame.

Myiases intestinales. — Les larves de plusieurs variétés de mouches peuvent traverser le tube digestif, y séjourner sans perdre de leur vitalité, y provoquer des troubles par leur seule présence et quelquefois, en perçant la muqueuse avec les crochets de leur appareil buccal, amener l'ouverture de capillaires ou inoculer des microbes.

Les larves qui sont introduites le plus habituellement sont celles de : l'*Anthromyes*, qu'on avale avec les radis et les salades; de la petite mouche noire des urinoirs et des cabinets d'aisances, dont les œufs sont probablement absorbés en touchant les objets où ils ont été pondus; de la mouche de fromage.

Le séjour de ces larves dans l'estomac produit des nausées, des vomissements, dans l'intestin des coliques et des troubles analogues à la dysenterie, notamment des hémorragies. Le malade peut expulser une grande quantité de ces larves.

Traitement. Lavage d'estomac. Antihelminthiques. Mettre les substances alimentaires à l'abri des mouches et bien laver les légumes consommés crus.

MYOCARDE (du gr. *mus*, muscle, et *kardia*, cœur). — Partie musculaire du cœur.

MYOCARDITE. — Inflammation du myocarde. V. cœur.

MYOCLONIE (du gr. *mus*, muscle, et *klonos*, agitation). — Contractions brusques, rapides, non coordonnées, rythmiques ou non, involontaires, localisées à un muscle, à un groupe de muscles, ou seulement à une partie de muscle.

Cause. Obscure : fragilité constitutionnelle du système nerveux. Dans certains cas, la myoclonie accompagne ou suit une crise d'épilepsie; la myoclonie peut être permanente ou survenir par accès.

Traitement. Barbituriques (gardénal, solantyl).

MYODYNIE (du gr. *mus*, muscle, et de *oduné*, douleur). — Douleur continue dans les muscles, se produisant, particulièrement chez les femmes en couches, dans les deux mollets, au cours du premier lever; elle est accrue par les mouvements et rend la marche pénible et même impossible.

MYOGLOBINE. — Chromoprotéide porphyrinique contenant du fer existant dans les muscles rouges; c'est l'hémoglobine musculaire.

MYOGLOBINURIE. — Passage de la myoglobine dans l'urine.

Certaines myoglobinuries sont primitives, survenant sans causes apparentes; vives douleurs musculaires, pâleur, cyanose, syncope, émission d'urine rouge.

Ce tableau rappelle celui de l'hémoglobinurie paroxystique; cependant, la myoglobinurie ne survient pas à la suite de refroidissement, mais à la suite d'efforts musculaires.

MYOGRAPHE (du gr. *mus*, muscle, et *graphein*, tracer). — Instrument (*fig.* 1191) destiné à enregistrer la contraction musculaire. Le mouvement est transmis avec amplification; l'étude en est ainsi facilitée.

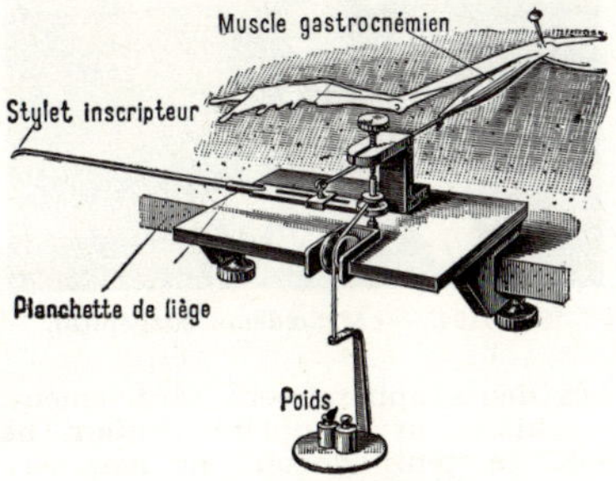

Fig. 1191. — Myographe.

Le myographe a permis l'étude de la pression sanguine dans les canaux veineux, ainsi que celle des mouvements du cœur et des poumons.

MYOME (du gr. *mus*, muscle, et *omê*, signifiant « tumeur »). — Tumeur constituée soit par des fibres musculaires lisses (léiomyome), soit par des fibres striées (rhabdomyome).

Léiomyome. — Il peut se rencontrer au niveau de la trompe, de l'ovaire, de la prostate, de l'intestin, de l'estomac, de la peau. Mais le plus fréquent est le myome de l'utérus, tumeur dure, bosselée, à contours lisses, qui subit souvent la dégénérescence fibreuse (fibrome), parfois une dégénérescence œdémateuse (myxome).

Rhabdomyome. — Rare, il est causé par des fibres striées embryonnaires, et s'observe au cœur, à la vessie, au testicule, à l'ovaire.

MYOMECTOMIE (de *myome*, et du gr. *ektomé*, ablation). — Ablation chirurgicale d'un myome de l'utérus.

MYOPATHIE (du gr. *mus*, muscle, et *pathos*, maladie). — V. muscles.

MYOPIE (du gr. *muein*, cligner, et *ôps*, œil). — V. à œil : *Troubles de la réfraction.*

MYOSINE. — Substance albuminoïde des muscles, liquide pendant la vie et se coagulant après la mort.

MYOSIS (du gr. *muein*, cligner de l'œil). — Resserrement permanent de la pupille, sous l'influence des fibres du nerf moteur oculaire commun, muscle constricteur de la pupille. La pupille se contracte normalement à la lumière et dans la vision rapprochée, sous l'influence des mouvements d'accommodation (v. œil), dans certaines maladies de l'œil (iritis) ; artificiellement, sous l'influence de la morphine et de l'ésérine; dans certaines affections nerveuses, par lésions destructives du sympathique (nerf dilatateur) ; dans les anévrismes de l'aorte et tumeurs du médiastin, les lésions de la moelle cervicale (mal de Pott), la paralysie du plexus brachial. Dans la section du sympathique, le myosis s'accompagne d'énophtalmie (œil rentré à l'intérieur de l'orbite) et de rétrécissement de la fente palpébrale.

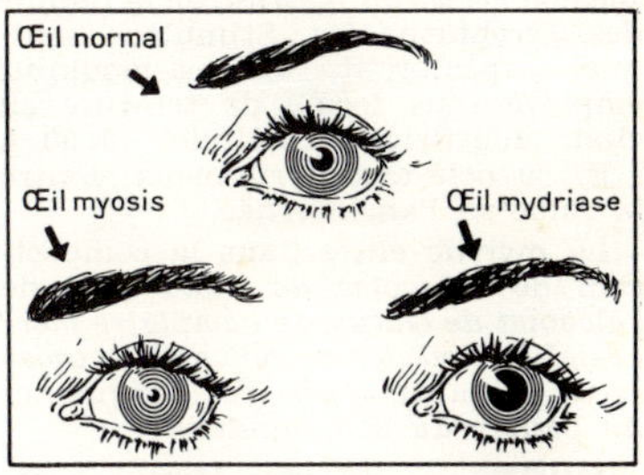

Fig. 1192. — Myosis.

Parfois, une pupille présente un myosis plus marqué que l'autre (inégalité pupillaire) : cela s'observe souvent dans la syphilis nerveuse, la paralysie générale.

Le myosis est l'inverse de la mydriase.

MYOSITE. — V. muscles.

MYOTONIE (du gr. *mus*, muscle, et *tonos*, tension). — Etat de contracture des muscles, qui représente la *réaction myotonique.*

Myotonie acquise. — Affection fugace, curable, caractérisée par des crampes et une réaction myotonique après des efforts prolongés.

Myotonie atrophique. — V. muscles : *Myopathies.*

Myotonie congénitale. — V. maladie : *Maladie de Thomsen.*

Myotonique (réaction). — Trouble de l'excitabilité électrique de certains muscles : contractions plus lentes, augmentation nette de l'excitabilité faradique, et légère de l'excitabilité galvanique; inversion de la formule, comme dans la réaction de dégénérescence.

MYRIAPODES (du gr. *muria*, dix mille, et *pous, podos*, pied). — Arthropodes dont le corps allongé est formé de nombreux segments, et qui peuvent s'introduire dans les oreilles, les

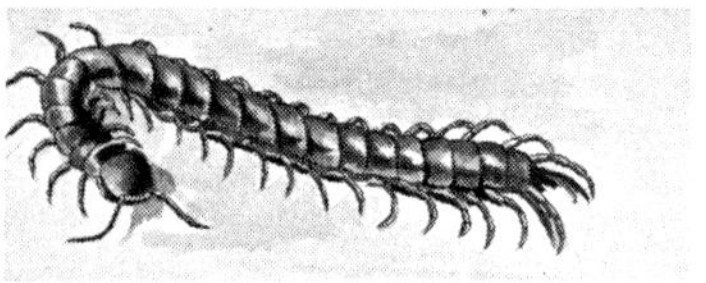

FIG. 1193 — Myriapode.

fosses nasales pendant le sommeil, ou encore dans le tube digestif avec des fruits avariés (*fig.* 1193).

MYRINGITE. — Inflammation du tympan. V. OREILLE.

MYRRHE. — Gomme-résine de *Balsamodendron myrrha*, de la famille des Térébinthacées. Stimulant tonique, expectorant, antispasmodique, employé sous forme de teinture en élixir dentifrice, en pilules (0g,50 à 4 g), associé aux ferrugineux, contre la chlorose, l'aménorrhée.

La myrrhe entre dans la composition de l'*alcoolat de Fioravanti*, de l'*alcoolat de Garus*, de l'*emplâtre mercuriel*, des *pilules de cynoglosses opiacées*, de la *teinture balsamique* ou du *baume du commandeur*.

MYRTE. — Plante (*Myrtus communis*) de la famille des Myrtacées, dont les feuilles et les baies contiennent une essence astringente et aromatique. Préconisée dans les catarrhes bronchiques, la leucorrhée, les cystites, sous forme de teinture (5 à 10 g) ou de myrtol.

Myrtol. — Produit de distillation de l'essence de myrte, qui passe entre 160° et 170°; indiqué contre la bronchite fétide, la gangrène pulmonaire, les cystites.

DOSE. 0g,25 à 1 g en capsules.

MYRTILLE. — V. AIRELLE.

MYSTICISME. — Idées délirantes ou hallucinations (extases, visions), d'ordre religieux ou superstitieux. Ce délire est plus fréquent chez la femme, surtout à la période de la ménopause. V. DÉLIRE.

MYTHOMANIE (du gr. *muthos*, fable, et *mania*, folie). — Variété de déséquilibre psychique, caractérisée par la tendance à l'altération de la vérité, au mensonge, à la fabulation et à la simulation répétés. La mythomanie se rencontre très fréquemment chez l'enfant, chez lequel on a pu décrire une véritable constitution mythomaniaque. La mythomanie revêt le plus ordinairement une forme vaniteuse.

On peut distinguer trois sortes de mythomanie vaniteuse : la hâblerie fantastique, l'auto-accusation criminelle et la simulation d'attentats ou de maladie, si fréquente chez les enfants et destinée à susciter l'étonnement ou l'intérêt.

MYXŒDÈME (du gr. *muxa*, mucus, et *oidêma*, gonflement). — Etat dystrophique causé par l'insuffisance de la sécrétion de la glande thyroïde. Il en existe plusieurs formes.

Myxœdème infantile ou Idiotie myxœdémateuse (décrit par Bourneville). — Peut être congénital ou acquis.

Myxœdème congénital. — Apparaît dès la naissance ou dans le premier mois de la vie. Dû ordinairement à une absence totale ou presque totale du corps thyroïde. La tuberculose, l'alcoolisme, la syphilis des parents, semblent être les causes de cette anomalie.

Le faciès est caractéristique; la tête est bombée, surtout en arrière, volumineuse; le front bas, étroit; la face blême, œdématiée; les téguments infiltrés, les paupières bouffies, la bouche entrouverte, les lèvres épaisses; la langue, tuméfiée, violacée, sort de la bouche, d'où la salive coule continuellement; le cou est court, l'expression stupide. Les cheveux sont secs, cassants, les ongles striés.

Les mains et les pieds sont gonflés, énormes, violacés, froids; la peau sèche et dure, la circulation ralentie, la respiration lente, la température centrale au-dessous de la normale, 36°, 35°. La taille et le poids sont très inférieurs à la normale (nanisme).

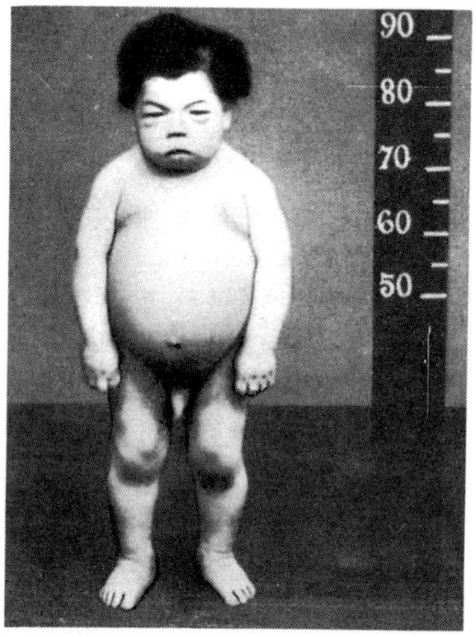

FIG. 1194. — Myxœdème congénital.

Les dents apparaissent tardivement.

L'idiotie est complète, l'enfant ne sait se tenir debout ni marcher; c'est un être végétatif, qui respire et digère. Très tardivement, il apprend à marcher, mais il ne peut apprendre à lire ni à parler.

L'évolution est lente, sans amélioration spontanée. A la puberté (si l'enfant y parvient), les organes génitaux restent infantiles, les poils n'apparaissent pas. Habituellement, la mort survient avant 20 ou 30 ans, par maladie intercurrente, tuberculose le plus souvent.

Myxœdème acquis. — Apparaît dès la première enfance; il est causé par des lésions thyroïdiennes infectieuses dues à la rougeole, la scarlatine, ou par une broncho-pneumonie.

Les signes sont ici atténués; le développement physique est plus avancé, l'intelligence plus éveillée, le nanisme moins complet et l'idiotie moins absolue. La peau est épaissie et infiltrée, mais moins sèche. La croissance est retardée et la taille reste petite. Une éducation rudimentaire est possible. L'enfant peut arriver à se faire comprendre et à parler. Non traité, il succombe à un âge peu avancé.

Le déficit thyroïdien détermine l'*infantilisme myxœdémateux :* face jouf-

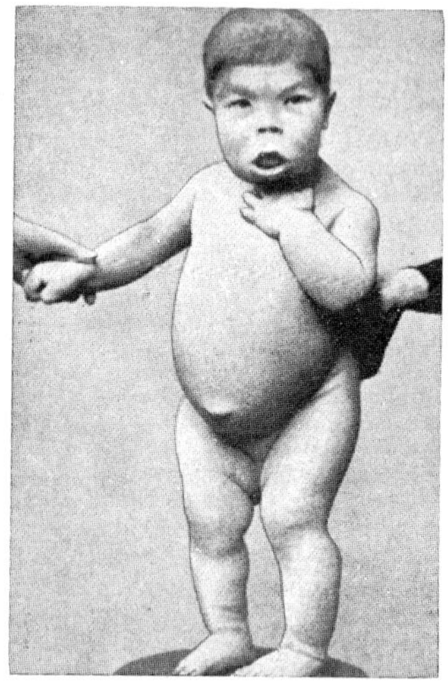

FIG. 1195. — Myxœdème de l'enfant.

flue, membres potelés comme ceux d'un enfant, organes génitaux rudimentaires, voix grêle, poils rares. La radiographie du squelette montre un retard dans l'apparition des points d'ossification et la persistance du cartilage de conjugaison au-delà des limites normales.

Cet infantilisme myxœdémateux ne doit pas être confondu avec les autres infantilismes. V. INFANTILISME.

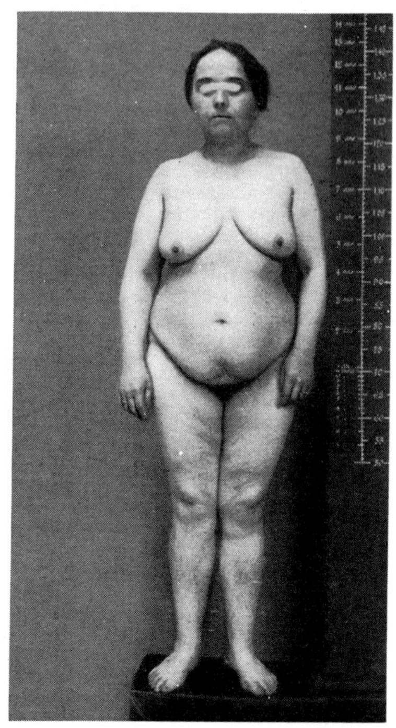

FIG. 1196. — Myxœdème de l'adulte.
(*Archives hôpital Saint-Louis.*)

Myxœdème de l'adulte. — Survient surtout chez les femmes à l'époque de la ménopause, entre 30 et 60 ans; parfois longtemps après une maladie infectieuse; rhumatisme articulaire, fièvre typhoïde, scarlatine, ayant lésé la glande thyroïde.

Comme chez l'enfant, l'aspect du malade est typique. La face est large, arrondie, en pleine lune; la peau est infiltrée, blanc jaunâtre, sèche, rugueuse. Les membres sont œdématiés, les mains et les pieds élargis et épaissis; les cheveux sont secs et cassants; la chute des sourcils, des cils, des poils des aisselles et du pubis, est très fréquente. Le corps thyroïde est atrophié.

Le malade vit dans un état de torpeur et d'apathie profondes; il est indifférent à ce qui l'entoure; ces mouvements sont lents; il regarde d'un air hébété et répond aux questions d'une voix lente et monotone.

Les bruits du cœur sont assourdis, le pouls est petit. La température est abaissée et les malades se plaignent d'une sensation de froid. Les troubles

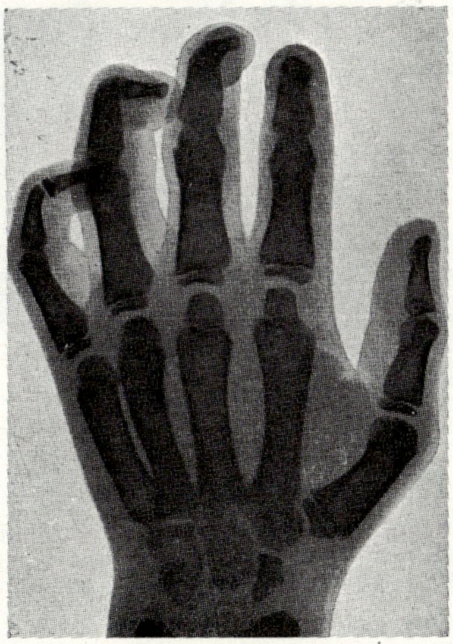

FIG. 1197. — Squelette palmaire d'un nain myxœdémateux, montrant le retard dans les points d'ossification et la persistance du cartilage de conjugaison au-delà des limites normales.
(*Coll. Dr Hertoghe.*)

génitaux sont constants : frigidité chez l'homme, aménorrhée chez la femme.

Myxœdème postopératoire (Reverdin). — Après l'ablation totale des goitres, on observe chez l'homme et l'animal des *accidents aigus* de tétanie (ces accidents, dus en réalité à une atteinte des glandes parathyroïdes, ne se voient plus aujourd'hui chez l'homme après la thyroïdectomie) et des *accidents chroniques*, survenant 3 ou 4 mois après l'opération et analogues au tableau du myxœdème de l'adulte.

Myxœdème endémique. — V. CRÉTINISME.

Myxœdème fruste (Petite insuffisance thyroïdienne). — Lorsque la fonction de la glande thyroïde n'est plus totalement abolie, le myxœdème revêt une série de formes dégradées et atténuées, essentielles à connaître chez le nourrisson en raison des séquelles psychomotrices qu'engendrerait tout retard dans la mise en route

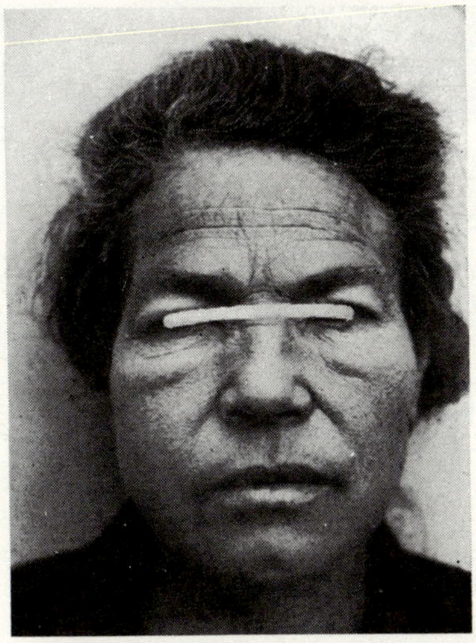

FIG. 1198. — Myxœdème de l'adulte.
(*Arch. hôpital Saint-Louis.*)

du traitement. Ces formes frustes relèvent souvent d'un trouble de l'hormonogenèse d'étiologie génétique : au sein d'un corps thyroïde présent, la synthèse des hormones thyroïdiennes est bloquée à l'un de ses stades par une carence enzymatique définie.

Les petits signes précoces doivent permettre le nécessaire diagnostic avant un an. On notera surtout le *comportement du bébé* : il est trop sage, somnole, ne pleure pas, mais ne sourit pas; il est peu bruyant; son cri est bref et rauque; l'*anorexie*, qui contraste avec l'aspect soufflé de l'enfant dont la courbe de poids ne progresse pourtant pas; la succion et la déglutition sont difficiles; la *constipation* est fréquente. L'examen clinique doit retenir : la *pâleur* et l'infiltration, même discrète, du visage; le *ballonnement abdominal* avec fréquente hernie ombilicale; le refroidissement et la *sécheresse de la peau*; la *radiographie des extrémités osseuses*, qui confirme le diagnostic en montrant le retard des points d'ossification épiphysaire et dysgénésie épiphysaire.

Les myxœdèmes cutanés. — Ils doivent être différenciés du myxœdème généralisé, car ils ne s'accompagnent pas d'hypofonctionnement thyroïdien. Il en existe deux variétés : le *myxœdème lichénoïde*, qui est caractérisé par des papules roses disséminées et parfois par une infiltration en nappe de la peau avec érythème; il peut évoluer vers une cachexie mortelle; le *myxœdème circonscrit prétibial*, qui survient chez des malades ayant des antécédents d'hyperthyroïdie, et qui est caractérisé par de gros nodules, roses ou violacés, des deux jambes, avec aspect verruqueux et grisâtre de la peau.

TRAITEMENT. L'*opothérapie* constitue le meilleur traitement. Le corps thyroïde est absorbé par voie digestive, soit sous forme de glande fraîche de mouton ($1^{g},50$ à 3 g par jour chez l'adulte; $0^{g},25$ à $1^{g},50$ chez l'enfant), soit sous forme de glande sèche, poudre desséchée à froid dans le vide (pilules, cachets ou tablettes à la dose de $0^{g},30$ à $0^{g},40$ par jour). L'iodothyrine est aussi employée ($0^{g},25$ à $0^{g},75$ par jour). Le traitement doit être surveillé, en commençant par des doses faibles; il doit être continué pendant plusieurs mois, des années, parfois même toute la vie, avec des périodes de repos. Les résultats sont toujours très nets : amélioration et parfois guérison; les effets sont d'au-

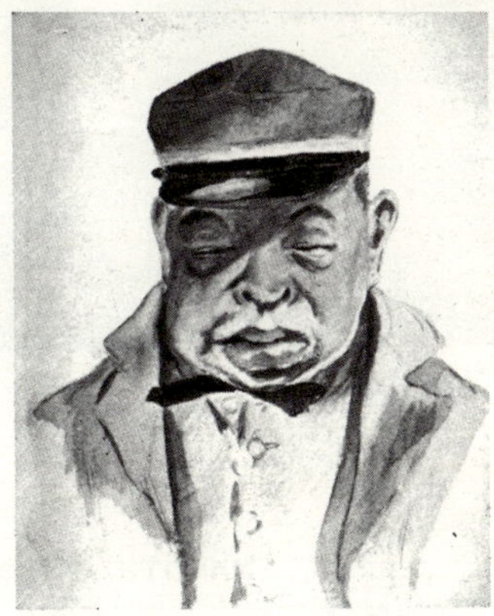

FIG. 1199. — Myxœdème de l'adulte à un degré avancé (Pacha, de Bicêtre.)
(*Communiqué par* l'Asepsie.)

tant plus remarquables que l'enfant est plus jeune.

Dans l'*insuffisance thyroïdienne*, le traitement doit être employé avec précaution, en tâtonnant ou en commençant par de faibles doses ($0^{g},01$ à $0^{g},025$), qui souvent sont suffisantes. Le traitement sera prolongé et discontinu. On cessera si le malade présente des signes d'intolérance : accélération du pouls, palpitations, bouffées de chaleur, sueurs, tremblement.

MYXOMATOSE. — V. *Supplément.*

MYXOME. — Tumeur formée par du tissu muqueux souvent associé à du tissu conjonctif (myxosarcome). V. SARCOME, NEZ : *Polypes du nez*, MÔLE HYDATIFORME.

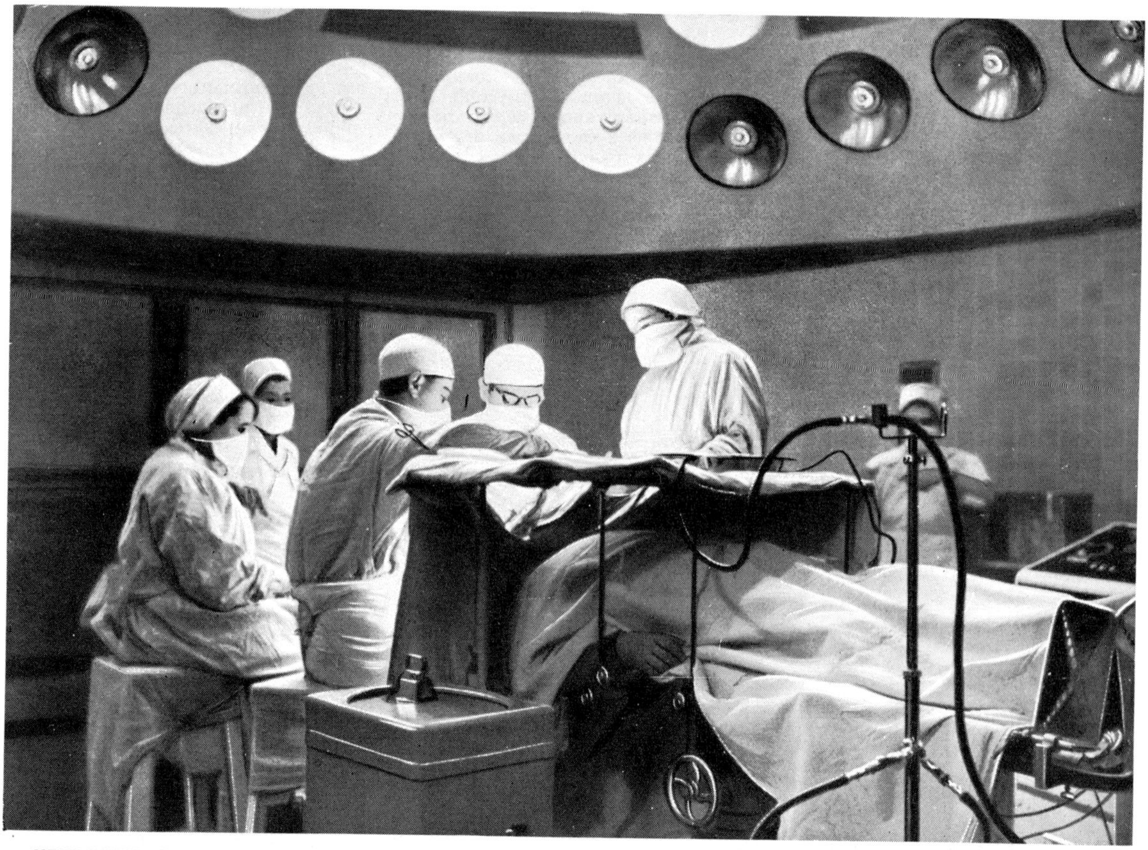

NEUROCHIRURGIE. Une opération à l'hôpital de la Pitié. (*Phot. Boiron.*)

N

NABOTH. — Nom d'un anatomiste saxon du XVIIIe siècle.

Glandes de Naboth. — Glandules de la muqueuse du col de l'utérus. Le contenu de ces glandes peut s'épaissir et former des concrétions globuleuses, qui en distendent les culs-de-sac, constituant alors les *œufs de Naboth,* sortes de kystes dont l'ouverture n'est pas complètement oblitérée.

NACRE. — La nacre de l'huître perlière sert à façonner des boutons, des éventails et des objets divers.

INTOXICATION PROFESSIONNELLE. Elle se traduit, chez les ouvriers qui préparent ou façonnent la nacre, par des accidents divers : pneumoconiose et conjonctivite, dues aux poussières; eczéma des mains et onyxis, par macération de la peau des doigts dans des baquets d'eau; déformation des doigts en S, par suite de mode de préhension des coquilles; ostéomyélite atténuée (*ostéite des nacriers*) de certains os : cubitus, radius, maxillaires. Les os sont tuméfiés, mais suppurent rarement. Ces lésions paraissent dues à des embolies de poussières de nacre dans les os.

HYGIÈNE PRÉSERVATRICE. Celle des industries à poussières : masques, appareils protecteurs et lunettes, ventilation, caisse d'aspiration au-dessus de l'établi; renouvellement fréquent de l'eau des baquets où s'opère le meulage.

Le mouvement de rotation des meules doit s'effectuer à l'opposé de l'ouvrier, de façon que les poussières soient rejetées loin de lui.

NÆVO-CARCINOME. — Tumeur maligne d'origine nævique (V. NÆVUS), de coloration foncée, et ayant tendance à s'accroître rapidement et à se généraliser.

A la suite d'un traumatisme léger, un nævus peut montrer subitement des signes de prolifération maligne; sa teinte foncée augmente; il s'accroît facilement et devient douloureux.

Il faut intervenir rapidement, car les métastases sont précoces et nombreuses (ganglions, peau, viscères).

TRAITEMENT. L'extirpation chirurgicale est dangereuse. Destruction par l'électrocoagulation ou la radiothérapie pénétrante.

NÆVUS (signe, envie, tache de vin, grain de beauté). — Difformité circonscrite de la peau, d'origine embryonnaire, souvent familiale et héréditaire, apparaissant dès la naissance ou, plus tardivement, dans l'enfance, et même à l'âge adulte; leur évolution est très lente; certaines formes peuvent se transformer en tumeurs malignes (V. NÆVO-CARCICOME). Il existe différentes variétés de nævi.

Nævi molluscum. — V. MOLLUSCUM.

Nævi pigmentaires. — Dyschromie due à une production exagérée de mélanine, pigment normal de la peau; tels sont les taches hépatiques de couleur brune rappelant celle du foie, les éphélides, le lentigo.

Nævi pileux. — Des poils abondants, gros, foncés, frisés, peuvent se développer sur les nævi pigmentaires ou tubéreux.

La cause des nævi est en réalité inconnue.

TRAITEMENT. On peut *vacciner* les jeunes enfants au niveau d'un nævus vasculaire et le remplacer ainsi par une cicatrice.

Destruction des poils des nævi pilaires par l'électrolyse ou l'électrocoagulation. Application de neige carbonique, extirpation chirurgicale, radiothérapie.

Le radium paraît supérieur aux rayons X dans le traitement des nævi, surtout tubéreux, de même que les rayons limite de Bucky dans le traitement des nævi vasculaires plans.

Nævi vasculaires. — Dus à une dilatation des vaisseaux cutanés. Voir ANGIOME.

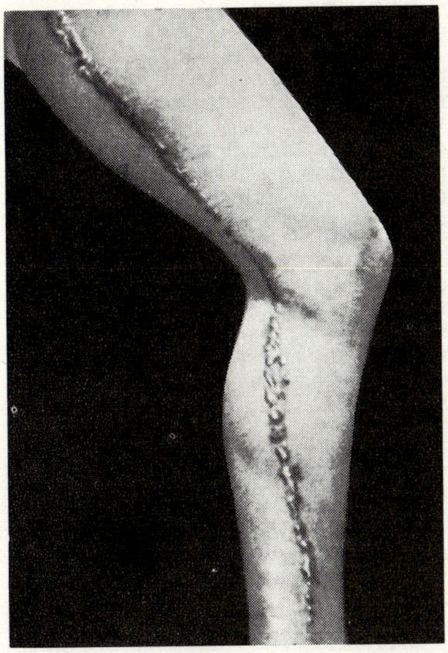

FIG. 1200. — Nævus verruqueux linéaire.

Nævi verruqueux. — Saillies dures, aplaties, irrégulières, parfois pigmentées et pileuses (*fig.* 1200).

NAGANA. — Trypanosomiase du cheval, des ruminants et des chiens, dans l'Afrique centrale. L'homme paraît réfractaire à cette affection.

NAIN. — Individu de petite taille. V. NANISME.

NAISSANCE. — Pour la déclaration, v. DÉCLARATION. Pour l'accouchement, v. ACCOUCHEMENT. Pour les soins à donner à la naissance, voir NOURRISSON, NOUVEAU-NÉ, DÉBILE.

NANCY-THERMAL. — Source artésienne thermale (36°) d'eaux chlorurées sodiques faibles, lithinées, bromurées et magnésiennes.

CURE. Boissons, bains.

INDICATIONS. Arthritisme, rhumatisme, goutte, lombago, raideurs consécutives aux fractures, phlébite, maladies des reins et du foie.

NANISME (du gr. *nanos*, nain). — Anomalie caractérisée par la petitesse de la taille par rapport à celle des individus du même âge et de même race. Les attributs sexuels sont ceux d'un adulte normal, ce qui différencie le nanisme de l'infantilisme.

Il existe un *nanisme racial*, dû à des conditions d'existence déficitaires. Mais la plupart des nanismes sont *pathologiques*. Il en existe plusieurs variétés.

Nanisme myxœdémateux. — Voir MYXŒDÈME.

Nanisme achondroplasique. — V. ACHONDROPLASIE.

Nanisme rachitique. — Les rachitiques sont nains, la plupart du temps, par l'importance des déformations de leur squelette, qui diminuent la taille par courbure des os. Les modifications portent surtout sur les articulations, qui sont « nouées », suivant l'expression populaire; les diaphyses se sont courbées, la colonne vertébrale est atteinte de cypho-scoliose. Ils ont le crâne élargi, mais, par ailleurs, et notamment au point de vue sexuel, ils sont normaux et on constate qu'ils sont souvent intelligents. V. RACHITISME.

Nanisme pottique. — Les nains pottiques sont des nains imparfaits, en ce sens que leur nanisme n'est pas

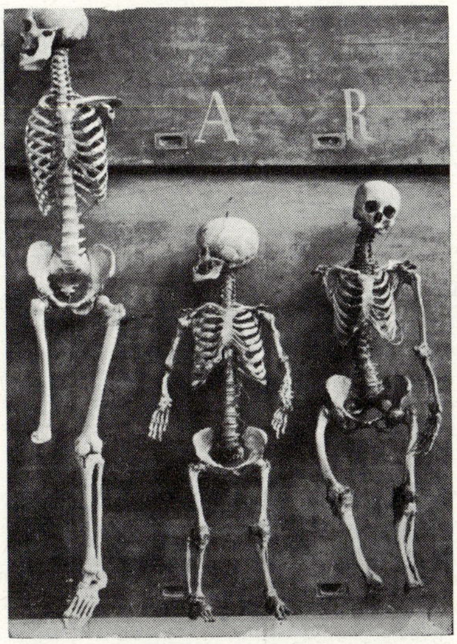

FIG. 1201. — Squelette d'achondroplasique (A) et de rachitique (R) rapprochés d'un squelette normal.
(*Collection du Dr Durante.*)

dû à une diminution de toutes les proportions du corps, mais seulement à l'affaissement total qu'entraîne la difformité de la colonne vertébrale.

Nanisme ostéomalacique. — Cette variété est très rare. V. texte et figure à OSTÉOMALACIE.

Nanisme anangioplasique. — Dû à des anomalies du système vasculaire, notamment au rétrécissement

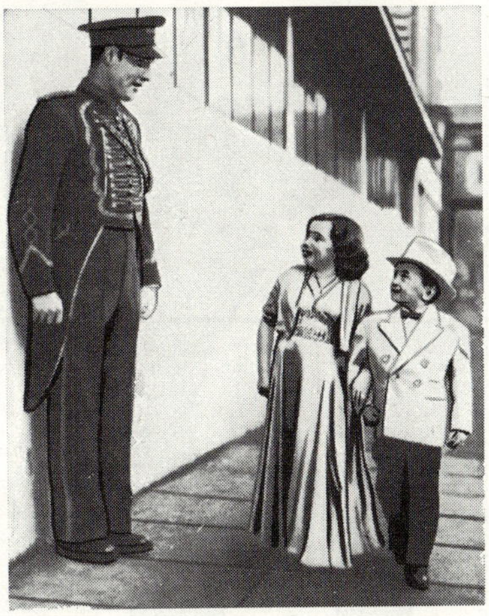

FIG. 1202. — Un couple de nains tous deux âgés de vingt ans et appartenant à un cirque londonien.
(*Phot. Keystone.*)

des artères ou à une malformation de la valvule mitrale (rétrécissement). Ces sujets poussent mal, parce que les matériaux nutritifs ne parviennent que péniblement et parcimonieusement à leurs cellules en raison de la malformation des voies sanguines.

Nanisme endocrinien. — Les glandes endocrines sont responsables de beaucoup de nanismes. En premier lieu, la glande thyroïde (v. THYROÏDE, MYXŒDÈME), l'hypophyse, les parathyroïdes. On a encore rattaché certains cas de nanisme à l'insuffisance surrénale ou à l'insuffisance pancréatique. Il est d'ailleurs probable que l'arrêt de développement n'est pas dû à l'altération d'une seule glande, mais à l'action synergique de plusieurs glandes (insuffisance polyglandulaire).

TRAITEMENT. Varie suivant la cause du nanisme.

NAPHTALAN. — Huile brunâtre, retirée des naphtes du Caucase, employée dans les maladies de la peau (eczéma chronique, psoriasis), le rhumatisme, en solution à 2 p. 100 d'huile d'olive.

NAPHTALÈNE ou NAPHTALINE. — Produit retiré des huiles lourdes de houille, qui passent entre 200° et 250° dans la distillation du goudron. Lamelles nacrées, blanches, d'odeur forte.

A été employée comme vermifuge, comme antiseptique de l'intestin et des voies urinaires : 50 cg à 5 g en cachets; en pommade contre les maladies de peau. Contre-indiquée en cas de néphrite. Surtout utilisée comme insecticide.

NAPHTOL. — Aiguilles blanchâtres à odeur de phénol. Il existe sous deux formes, α et β.

USAGE et DOSE. Antiseptique intestinal, 50 cg à 2 g (10 cg par âge d'enfant).

A l'extérieur, employé comme parasiticide contre la gale, la pelade (pommade à 5 à 10 g).

EMPOISONNEMENT. Le naphtol à trop haute dose peut provoquer des vomissements, une difficulté d'uriner, des urines sanglantes, des convulsions et un évanouissement. On a même signalé des cas de mort chez des nourrissons après des frictions faites avec une pommade au naphtol.

Naphtol camphré. — Liquide brunâtre obtenu en mélangeant 1 g de naphtol avec 2 g de camphre. Antiseptique employé en injection dans les tuberculoses locales (abcès froids, fistules), en applications dans l'érysipèle, les furoncles.

Médicament dangereux.

Benzoate de naphtol. — V. BENZONAPHTOL.

NARCÉINE. — Alcaloïde de l'opium V. OPIUM.

NARCISSE. — Plante de la famille des Amaryllidacées. Les fleurs de narcisse des prés (*Narcissus pseudo-narcissus*) sont employées comme antispasmodique sous forme d'infusion (1 à 2 g pour 125 g d'eau).

Le bulbe du narcisse des prés, ainsi que celui des narcisses des poètes (*N. poeticus*), sont purgatifs et émétocathartiques à la dose de 1 à 2 g. Le bulbe de *N. mirabilis* du midi de la

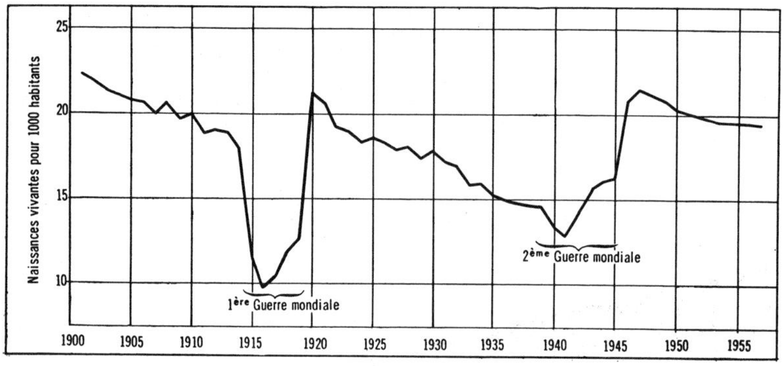

FIG. 1203. — Evolution de la natalité en France de 1901 à 1957.
(*Doc. Institut national d'hygiène.*)

France a provoqué des accidents toxiques tétaniformes.

EMPOISONNEMENT. Les narcisses peuvent causer, au toucher, des éruptions érythémateuses et vésiculeuses aux mains, aux avant-bras et au visage. L'ingestion de bulbes et feuilles de narcisses cuits et pris pour des poireaux peut occasionner des troubles digestifs graves : nausées, tranchées abdominales, crises tétaniques avec contractures.

TRAITEMENT. Vomitifs, régime lacté.

NARCO-ANALYSE. — Méthode d'investigation et médication consistant à provoquer chez un patient un état hypnagogique, situé aux confins de l'état de veille et du sommeil, par injection intraveineuse lente d'un hypnotique (pentothal, amytal, évipan sodique, nesdonal).

La phase crépusculaire du sommeil, à laquelle succède, par étapes, la phase de réveil, permet de commencer l'analyse, qui dure environ une demi-heure. On profite de cet instant d'abandon, de ralentissement du *self-control,* où le sujet, s'affranchissant de toute contrainte, laisse apparaître sa vraie personnalité, son moi le plus secret.

La narco-analyse *améliore* ou *guérit* certaines névroses : c'est ainsi que la guérison des névroses émotionnelles, qui peuvent s'accompagner de crises convulsives, de paralysies, de spasmes, d'anesthésies, peut être obtenue en une seule séance.

NARCOLEPSIE (du gr. *narkê,* engourdissement, et *leptikos,* propre à prendre). — Besoin irrésistible de dormir se produisant *brusquement,* par accès courts et répétés, au milieu des occupations habituelles.

La narcolepsie peut être *essentielle,* survenant sans causes apparentes (maladie de Gélineau). Elle est plus souvent *symptomatique,* survenant à la suite d'une tumeur cérébrale, de syphilis cérébrale, de traumatisme crânien, au cours du diabète, de l'obésité, de l'épilepsie, après une commotion cérébrale (explosion violente).

Le sommeil est plus ou moins profond et peut exister de quelques minutes (quelquefois une seule) à 2 heures et plus. Les accès ont lieu de 2 à 200 fois par jour.

TRAITEMENT. Celui de la cause.

NARCOSE (du gr. *narkôsis,* assoupissement). — Sommeil lourd artificiel.

NARCOTINE. — Un des alcaloïdes de l'opium. Non employé.

NARCOTIQUES. — Médicaments atténuant, et même supprimant, la douleur (*calmants, sédatifs*) ; ils produisent le sommeil (*hypnotiques*). Tels sont l'opium et ses alcaloïdes, le chloral, le sulfonal, le trional, le véronal. De la dose du médicament dépend l'effet obtenu. Les *plantes narcotiques* sont : la belladone, la jusquiame, la morelle, le tabac, le pavot et la stramoine.

Pour les conditions qui favorisent l'action des narcotiques, v. SOMMEIL.

NARINES, NASAL. — V. NEZ.

NASILLEMENT. — Voix sombrée de l'arrière-nez et retenue en quelque sorte dans cette région, avec forte vibration de toutes les parties musculaires de la région nasale, y compris l'origine des narines ; l'air vibrant dans le nez apporte une sonorité aiguë de raucité légère à la voix.

NASONNEMENT. — Voix sombrée du nez, mais gardant le timbre postérieur et pharyngien inférieur ; sa sonorité est plus grave que celle du nasillement et est moins désagréable. Certains barytons nasonnent légèrement et donnent ainsi du *bronze* à leur timbre.

NASO-PHARYNGIENNES (Végétations). — V. NEZ (tumeurs).

NASO-PHARYNX. — Partie supérieure du pharynx, en arrière de l'ouverture postérieure des fosses nasales. V. NEZ.

NATALITÉ. — Rapport des naissances à la population.

La France, qui, de 1801 à 1877, avait toujours eu des excédents de naissances, égalant ou dépassant 200 000, a vu ensuite sa natalité diminuer dans de grandes proportions ; les années de guerre de 1914-1919 ont montré un gros excédent de décès, suivis d'excédents de naissances importants en 1920-1921, puis moindres les années suivantes. La chute de la natalité s'est accentuée jusqu'en 1939, alors qu'à l'étranger, en Angleterre, en Allemagne, en Italie, le nombre des

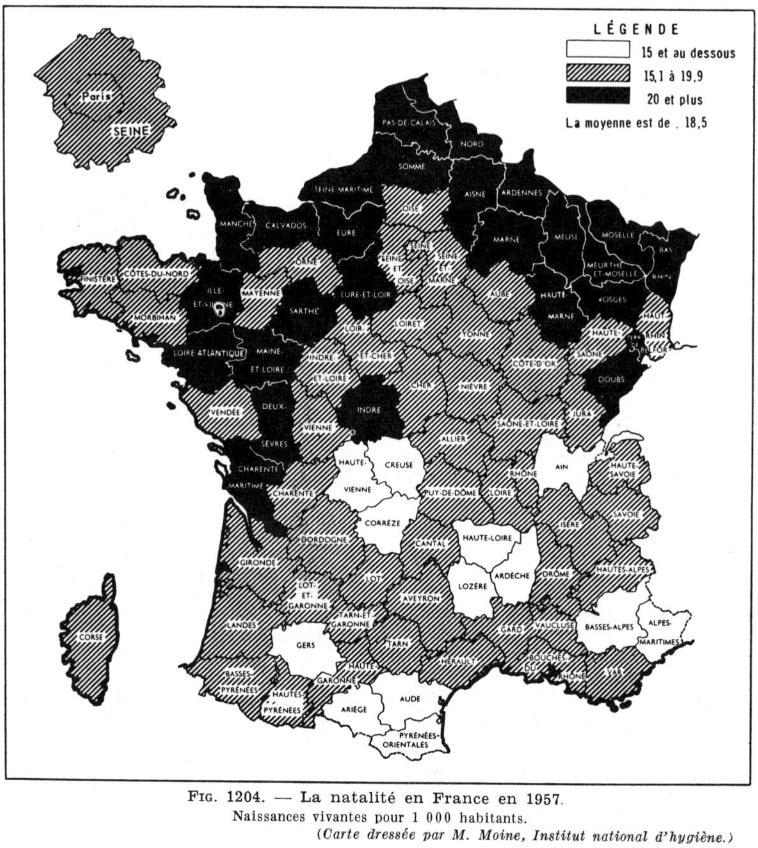

FIG. 1204. — La natalité en France en 1957.
Naissances vivantes pour 1 000 habitants.
(*Carte dressée par M. Moine, Institut national d'hygiène.*)

naissances, qui avait fléchi jusqu'en 1933, s'était ensuite relevé.

En 1942, le mouvement s'est renversé. Pendant plusieurs années le nombre des naissances a progressé régulièrement : 836 221, en 1946; 862 955, en 1947; 864 116 en 1948; 865 191 en 1949; mais, à partir de 1964, on assiste à une régression sensible : 862 300 en 1965, 833 600 en 1968.

En 1957, la France connaissait une des plus fortes natalités d'Europe.

Les causes s'opposant à la natalité en France sont d'ordre médical, moral ou social.

Parmi les *causes médicales*, citons l'alcoolisme, les maladies vénériennes, la stérilité par malformation des organes génitaux ou séquelles de lésions infectieuses génitales.

Parmi les *causes morales* et *sociales*, on peut incriminer les divorces.

NATATION. — Souvent considérée comme sport complet, la natation est incontestablement un des meilleurs exercices corporels en même temps que des plus utiles, véritable assurance contre la noyade.

Effets de la natation. — La fonction respiratoire se développe beaucoup, le thorax s'élargit et ses mouvements s'amplifient. C'est chez les nageurs que les plus grandes capacités pulmonaires sont observées (5 et 6 litres, parfois 7 litres). Le cœur augmente de volume comme grossit un muscle. La circulation, surtout celle des membres inférieurs, se fait plus facilement, par la station horizontale et par le massage doux de l'eau.

La nutrition est accélérée par l'effet tonique des excitations des terminaisons nerveuses cutanées par l'eau.

Température de l'eau. — Le corps plongé dans l'eau se refroidit très vite si l'eau est froide. Pour les bains très froids, particulièrement toniques (de 1° à 15°), il faut une intégrité absolue de tous les organes et un entraînement très progressif. La température habituelle va de 18° à 22°.

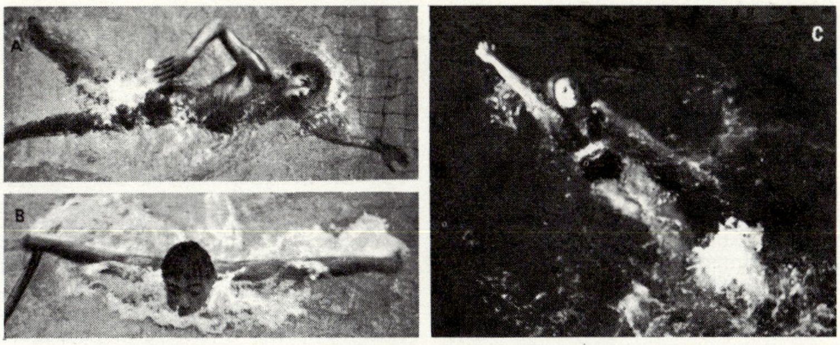

FIG. 1206. — Natation. Autres types de nage.
A. Crawl; B. Brasse papillon; C. Dos crawlé.
(*Doc. Direction générale de la Jeunesse et des Sports.*)

Heure du bain. — Tous les moments de la journée ont leurs charmes. On évitera pourtant, si l'eau est froide et si on est peu habitué, de se baigner après un repas important.

Durée du bain. — Le nageur doit savoir limiter la durée de son bain suivant le cas. Il ne doit jamais aller jusqu'à la sensation de froid interne, muscles contractés, tremblement des mâchoires.

Lieux. — La natation se pratique en mer, en rivière, en lac, en étang, en piscine.

Mer. — Sauf dans les ports, l'eau est exempte de microbes pathogènes. Il faut toujours tenir le plus grand compte des avis des nageurs exercés et des marins, et se méfier des sables mouvants, des marées et des courants.

Rivière. — L'eau en est malheureusement polluée par des produits chimiques des usines et les ordures des villes (égoûts) ou des particuliers (cadavres d'animaux, etc.). Un état d'esprit serait à créer en France pour que les rivières ne soient plus considérées comme les vecteurs naturels de toutes les ordures et déjections.

Lacs, étangs. — L'eau a parfois en étang un goût désagréable dû à des algues microscopiques.

Piscines. — Piscines couvertes et piscines découvertes. V. PISCINE.

Styles. — La façon de progresser dans l'eau peut être très variée et les styles sont nombreux. En compétition, la brasse et la brasse papillon, le dos crawlé et le crawl se sont imposés. Ces styles, très purs et bien étudiés, sont à apprendre d'emblée aux débutants. Ce sont eux qui, par le travail symétrique des deux parties du corps, procureront le meilleur développement physique.

Ne jamais jeter ou pousser à l'eau un débutant. Le choc émotif peut engendrer une peur durable et retarder considérablement l'apprentissage. La nage sous l'eau, en profondeur, est très agréable, surtout en rivière et à la côte. Tout nageur doit être capable de faire 15 à 20 mètres sous l'eau. Mais l'effort demandé au cœur est considérable, et les parcours sous l'eau ne doivent pas être répétés trop souvent ni poussés au maximum de durée.

Accidents. — Un individu tombant à l'eau se noie s'il ne sait pas nager, mais le nageur peut aussi se noyer. Dans la grande majorité des cas, il se noie parce que son sens de l'eau n'est pas suffisant, parce qu'il ne peut sans s'affoler et se crisper avoir de l'eau sur la figure ou garder la tête sous l'eau quelques secondes, ou se dégager calmement d'un paquet d'herbes. Il importe donc que tout nageur s'habitue non seulement à parcourir des distances à la surface, tête hors de l'eau, mais qu'il s'habitue aussi à nager la tête dans l'eau, dès son apprentissage. La noyade peut survenir aussi par épuisement (trop longue distance à parcourir), surtout en eau froide. La syncope survenant dans l'eau fait couler le sujet à pic et entraine aussi la noyade (noyé blanc). L'existence de la congestion est très discutée. Il semble pourtant prudent de ne pas se baigner en eau très froide après un repas abondant et arrosé. Les accidents dus au froid (bronchite, rhume, etc.) sont surtout l'effet du refroidissement qui suit la sortie de l'eau; s'essuyer et se couvrir pour les éviter.

Certains sujets présentent une intolérance à l'eau froide. Dès l'immersion, le corps devient rouge et des malaises apparaissent, qui peuvent aller jusqu'à la mort. Cette prédisposition, très rare, interdit absolument les bains froids. Les crampes ne doivent pas entraîner d'accident. Il faut s'habituer à les réduire immédiatement dans l'eau, par élongation forcée du muscle atteint. La chasse sous-marine et le water-polo ne doivent être pratiqués que par des nageurs très exercés.

Pour les secours en cas d'asphyxie par submersion, v. ASPHYXIE. Pour les *noyés*, v. ce mot.

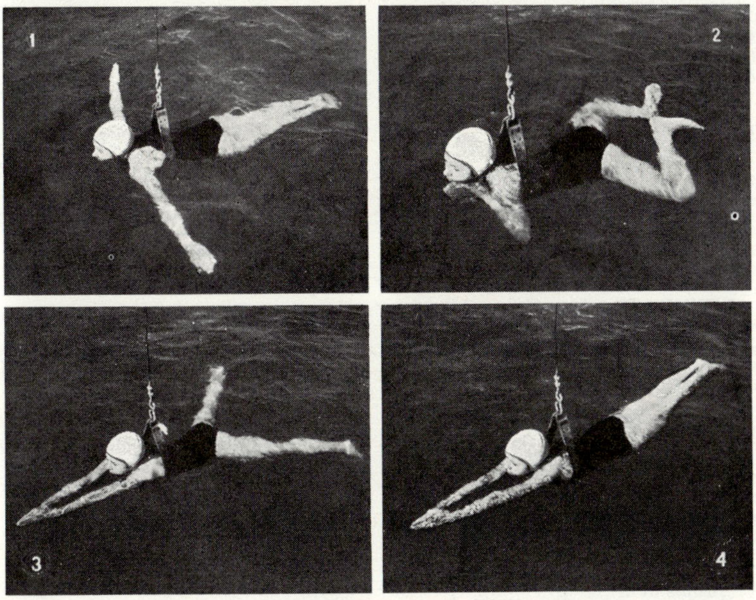

FIG. 1205. — Natation. Les quatre temps de la brasse.
(*Doc. Direction générale de la Jeunesse et des Sports.*)

NATIFORME (Crâne) [du lat. *nates*, fesses]. — Déformation crânienne consistant dans la présence de deux saillies globuleuses au niveau de la région occipito-pariétale, séparées par une dépression dont le fond est constitué par la suture sagittale.

NATRÉMIE (de *natron*, sodium). — Taux du sodium contenu dans le sang; normalement, ce taux est de 15 cg pour les globules et 3g,40 par litre pour le plasma.

NAUPATHIE. — V. MAL DE MER.

NAUSÉE (du gr. *nausia,* nausée, provenant de *naus,* vaisseau, à cause du mal de mer). — Envie de vomir, précédée d'une sensation de malaise général avec pâleur, vertige et tendance syncopale.

CAUSES. Peut s'observer à jeun chez les buveurs et les névropathes, ou après le repas.

S'observe également chez les femmes, notamment par suite de grossesse, tumeur ou rétroflexion de la matrice, puberté ou ménopause; chez les malades porteurs de vers (ténia) ou atteints de dyspepsie, avec séjour trop prolongé des aliments dans l'estomac (rétrécissement du pylore, indigestion ou entérite chronique); de tumeurs cérébrales, d'urémie, de rein flottant, de mal de mer, d'empoisonnement par la **morphine, le** tabac, l'oxyde de carbone, les intoxications alimentaires.

TRAITEMENT. Repos; la position couchée sur le dos améliore la situation. Lorsque l'origine est un trouble digestif, employer des boissons stimulantes chaudes (thé, camomille) ou quelques gouttes d'alcool de mélisse ou de menthe. Dans les autres cas : valériane, bromures, eau chloroformée (I à X gouttes trois fois par jour), antinauséeux de synthèse.

NAVET. — Racine charnue fusiforme de *Brassica napus esculenta* (famille des Cruciféracées), riche en amidon et de saveur légèrement sucrée, employée comme aliment. Sa racine est employée en sirop pectoral et en tisanes. Sa pulpe cuite sert en cataplasmes émollients.

NAVICULAIRE (Fosse). — Dilatation de l'urètre en arrière du méat.

NÉARTHROSE (du gr. *neos,* nouveau, et *arthron,* articulation). — Articulation qui se forme au point où deux os se trouvent anormalement en contact à la suite d'un déplacement devenu permanent (luxation irréductible) ou de la suppression d'une portion d'os. V. à ARTICULATION.

NÉCROPSIE (du gr. *nekros,* cadavre, et *opsis,* vue). — Examen des cadavres. Synonyme d'AUTOPSIE.

NÉCROSE (du gr. *nekros,* mort). — Mortification d'un os ou d'une portion d'os qui devient ainsi un corps étranger que la nature tend à éliminer du corps, soit en totalité, soit par fragments, avec formation d'un abcès. Ex. : la *nécrose phosphorée* est une mortification des os de la mâchoire. La nécrose est souvent produite par la tuberculose. V. os (maladies) et PHOSPHORE.

Ce nom sert parfois aussi à désigner la destruction des autres tissus.

NÉFLIER. — Arbre (*Mespilus germanica*) de la famille des Rosacées, dont le fruit, mangé blet, renferme une pulpe molle, sucrée et un peu astringente, riche en tanin et en acides malique, citrique et tartrique.

Préconisé dans les diarrhées consécutives à la dysenterie, il régularise les fonctions intestinales.

NÉGATION (Délire de). — Forme particulière des idées hypocondriaques. Les malades qui en sont atteints s'imaginent que certains de leurs organes ne fonctionnent pas, quelquefois même qu'ils n'existent plus.

NÉGATIVISME. — Tendance permanente et instinctive à se raidir contre toute sollicitation venue de l'extérieur, quelle qu'en soit la nature. C'est une résistance systématique, une opposition avec entêtement à tout déplacement, à tout acte commandé ou provoqué, quel qu'il soit. Le malade qui présente du négativisme se refuse aux mouvements les plus simples; il ne veut pas marcher, parler, écrire, se vêtir; plus rarement, il refuse de céder à ses propres besoins, ne mange pas, n'urine pas, ne va pas à la selle.

TRAITEMENT. Alitement, bains. Alimentation forcée par la sonde.

NÉGATOSCOPE. — Appareil essentiellement composé d'une lame de verre dépoli derrière laquelle se trouve un éclairage électrique d'intensité variable. Cet appareil sert à l'examen des négatifs radiographiques (*fig.* 1207).

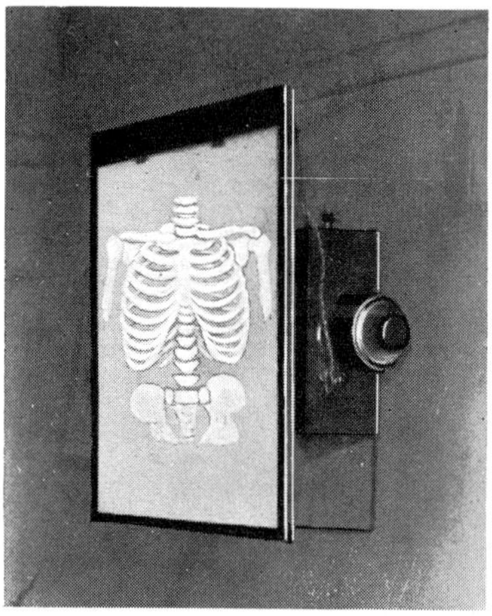

FIG. 1207. — Négatoscope.
(Phot. Larousse.)

NEIGE CARBONIQUE. — V. CRYOTHÉRAPIE.

NELSON (Test de). — V. *Supplément.*

NÉMATODES. — Vers ronds, dont certains, comme les ascaris ou lombrics, les anguillules, les trichines, les filaires, sont parasites de l'homme.

NÉNUPHAR (Lis d'eau, Lis des étangs). — Plante (*Nymphaea alba*) de la famille des Nymphéacées, dont les fleurs, qui contiennent beaucoup de mucilage, et le rhizome, spongieux, ont été vantés comme sédatifs et anaphrodisiaques.

NÉOMEMBRANES. — Membranes se produisant à la suite d'inflammations à l'intérieur des séreuses, dont elles réunissent les parois par des brides vasculaires.

NÉOMYCINE. — Antibiotique. V. *Supplément.*

NÉON. — Gaz rare de l'atmosphère.

NÉOPLASIE (du gr. *neos,* nouveau, et *plasis,* formation). — Formation d'un tissu nouveau.

NÉOPLASME (du gr. *neos,* nouveau, et *plassein,* former). — Synonyme de *tumeur* (v. ce mot).

NÉPHRECTOMIE (du gr. *nephros,* rein, et *ektomê,* ablation). — Ablation du rein.

NÉPHRÉTIQUES (Coliques). — V. REINS (maladies).

NÉPHRITE (du gr. *nephros,* rein). — Inflammation des organes sécréteurs de l'urine, les reins. V. REINS.

NÉPHROPEXIE (du gr. *nephros,* rein, et *pexis,* fixation). — Fixation en position normale d'un rein ptôsé.

NÉPHROPTÔSE (du gr. *nephros,* rein, et *ptôsis,* chute). — V. REINS (maladies) : *Rein mobile ou flottant.*

NÉPHRORRAGIE (du gr. *nephros,* rein, et *raghê,* rupture). — Hémorragie rénale.

NÉPHROSE. — Lésion dégénérative du rein sans inflammation (sans néphrite). V. REINS.

NÉPHROSTOMIE (du gr. *nephros,* rein, et *stoma,* bouche). — Opération qui consiste à ouvrir le rein et à l'aboucher à la paroi lombaire, pour que l'urine sécrétée s'écoule au dehors par un orifice artificiel.

NÉPHROTOMIE (du gr. *nephros,* rein, et *tomê,* section). — Section du rein pour évacuer des calculs et du pus.

NERFS. — Organes de transmission unissant les centres nerveux (cerveau et moelle) à la périphérie (peau, organes des sens, viscères, muscles). Les uns sont exclusivement sensitifs, les autres exclusivement moteurs; la plupart contiennent à la fois des fibres sensitives et des fibres motrices.

I. NERFS (structure, fonctions et variétés) [Pl. en couleurs à CERVEAU et tabl. XL]. — Les nerfs sont constitués essentiellement de fibres groupées en faisceaux entourés et séparés les uns des autres par un tissu conjonctif périfasciculaire. Une gaine conjonctive, le *névrilemme,* entoure le nerf et réunit les faisceaux qui le constituent.

La fibre se compose d'un filament central (*cylindre-axe*), prolongement d'une cellule nerveuse. Le cylindre-axe est entouré d'une gaine d'une substance spéciale (*myéline*), elle-même enveloppée d'une membrane amorphe (gaine de Schwann). La gaine de myéline est discontinue et disparaît, de place en place, le cylindre-axe n'étant plus recouvert que par la gaine de Schwann : ce sont les *étranglements annulaires.*

Quelques fibres (fibres de Remak) sont dépourvues de myéline; on les rencontre surtout dans le système grand sympathique.

En dehors des fibres nerveuses ou *neurites,* le nerf périphérique comprend deux *éléments* cellulaires, capables de proliférer et donner naissance à des tumeurs : les *cellules de Schwann* ou *glie périphérique,* et les *cellules conjonctives* appartenant au périnèvre. V. plus loin à *Tumeurs.*

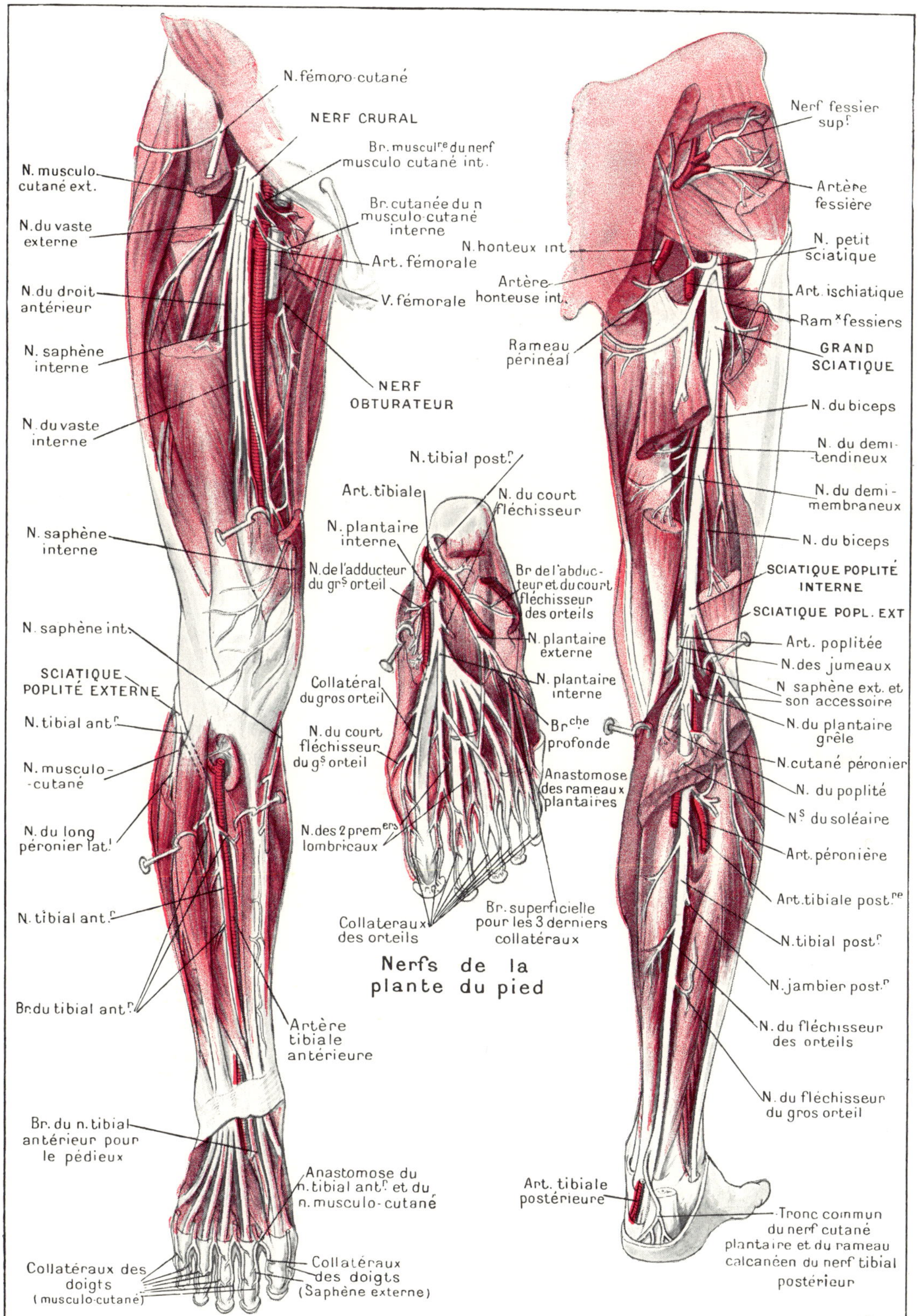

Nerfs du membre inférieur.

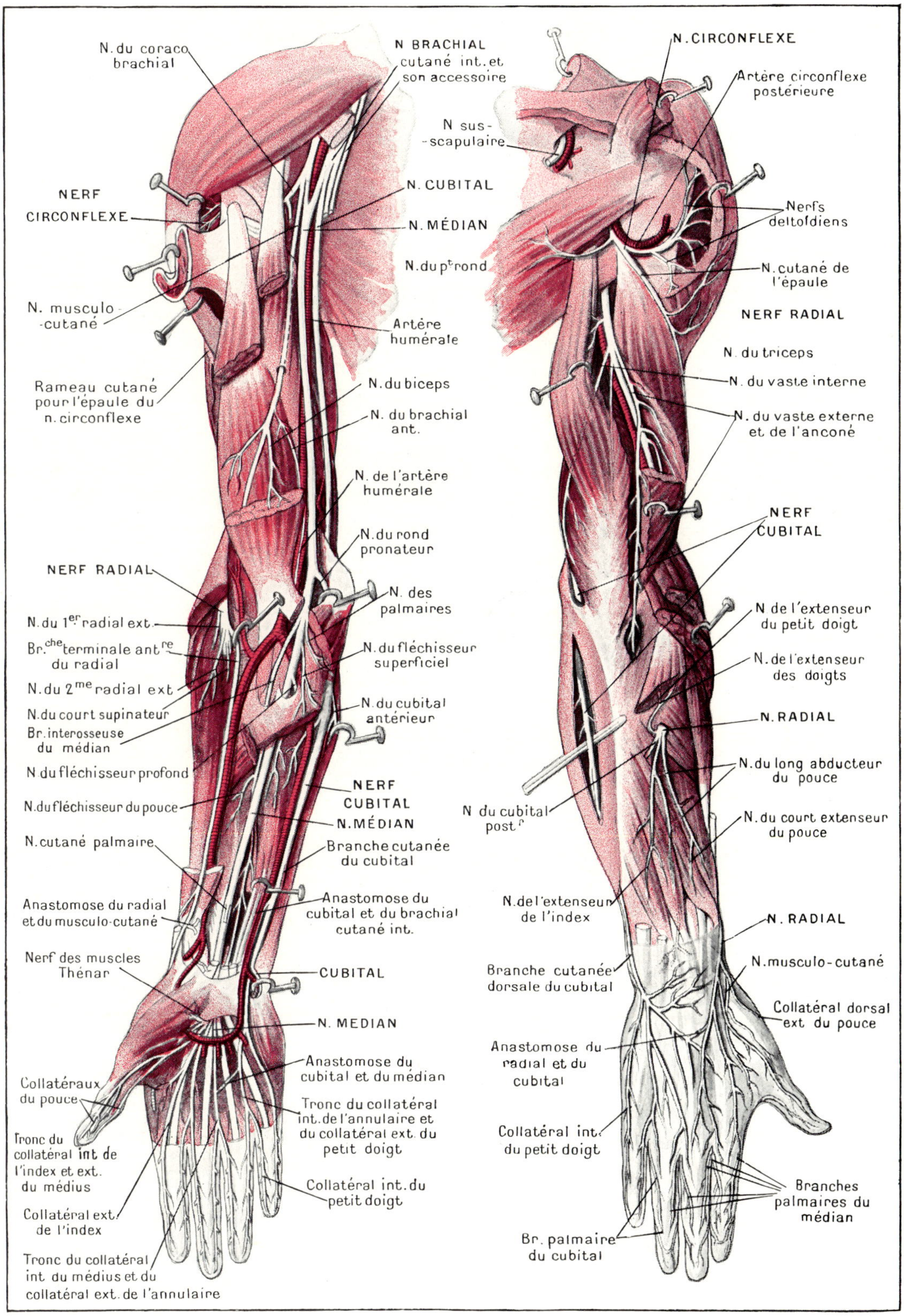

Nerfs du membre supérieur.

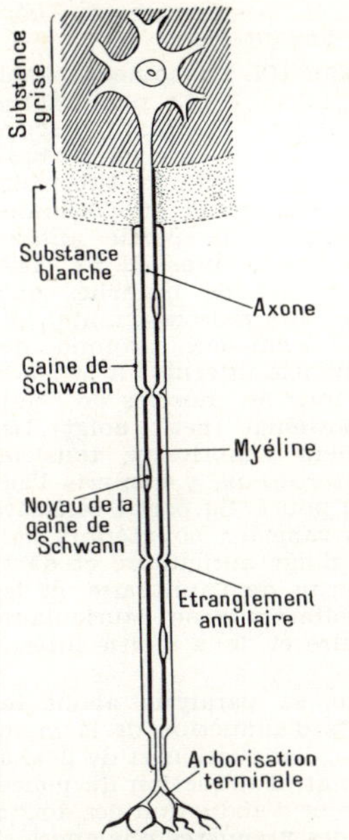

1. LES GAINES DU CYLINDRAXE DANS LES CENTRES NERVEUX ET DANS LES NERFS (Schéma)

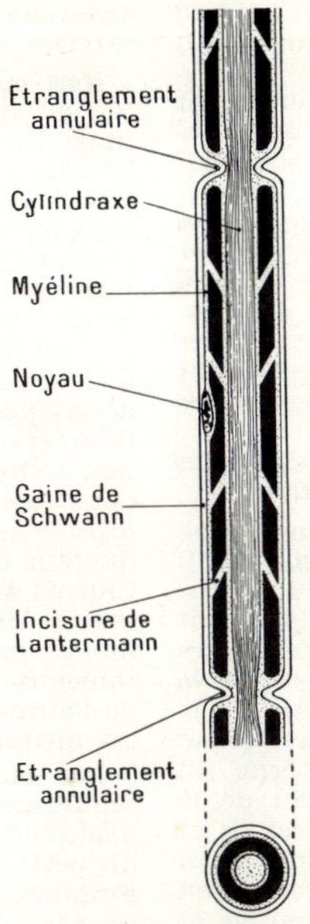

2. STRUCTURE D'UNE FIBRE MYÉLINIQUE

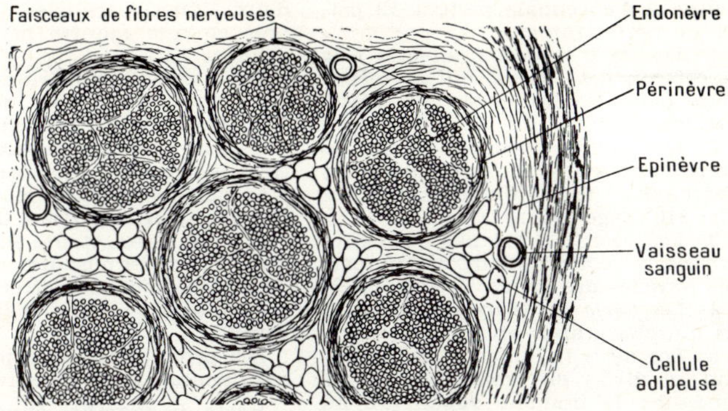

3. FRAGMENT D'UNE COUPE TRANSVERSALE D'UN NERF

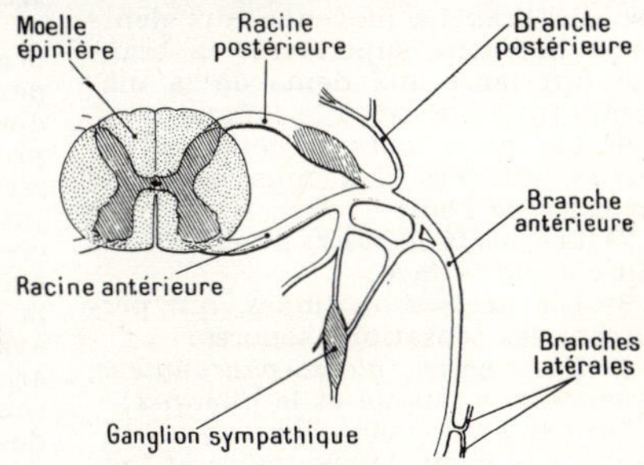

4. ORIGINE DES NERFS RACHIDIENS

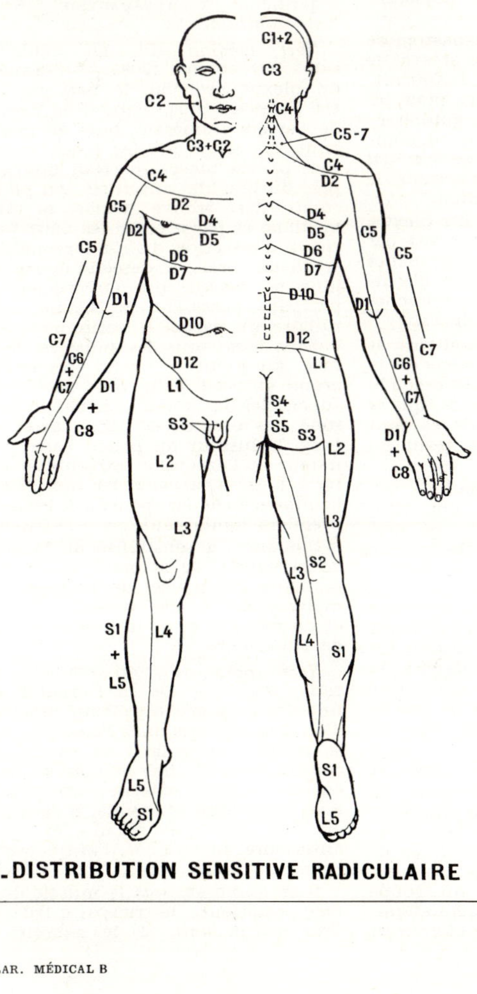

5. DISTRIBUTION SENSITIVE RADICULAIRE

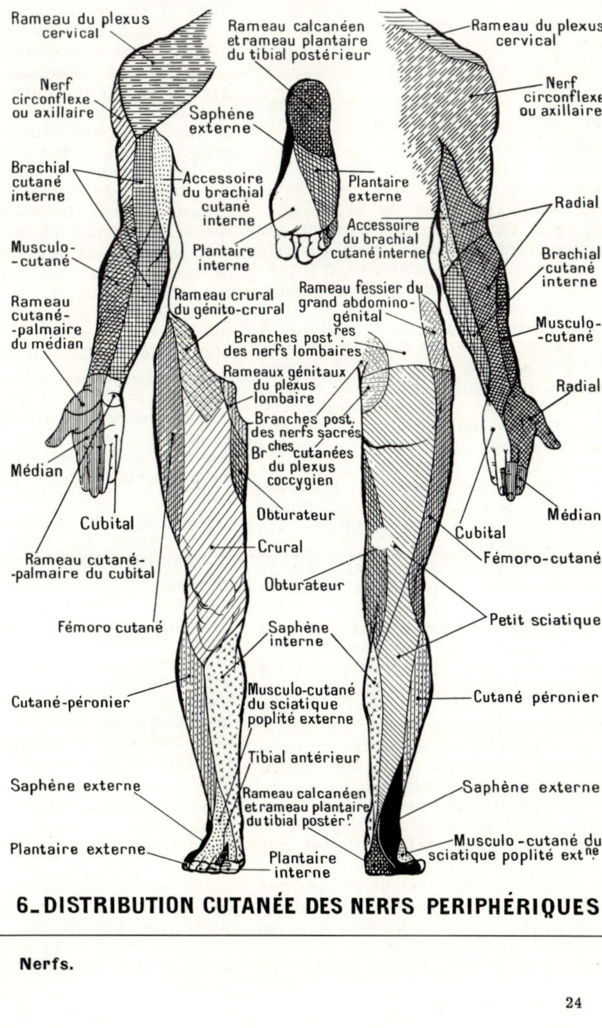

6. DISTRIBUTION CUTANÉE DES NERFS PERIPHÉRIQUES

Nerfs.

Nerfs crâniens. — De la face inférieure de l'encéphale partent 12 paires de nerfs *crâniens :*

1° Les *nerfs olfactifs,* affectés à la perception des odeurs, qui se terminent dans la muqueuse des fosses nasales;

2° Les *nerfs optiques,* dont les fibres s'entrecroisent (*chiasma*) avant d'atteindre les globules oculaires (*fig.* 310, page 192).

3° Les *nerfs moteurs oculaires communs,* commandant la plupart des muscles des yeux;

4° Les *nerfs pathétiques,* innervant les muscles grands obliques de l'œil;

5° Les *nerfs trijumeaux,* dont chacun se divise en trois branches se rendant : la branche supérieure au globe de l'œil et à la muqueuse du nez; la branche moyenne aux dents de la mâchoire supérieure; la branche inférieure aux dents de la mâchoire inférieure et à la langue;

6° Les *nerfs moteurs oculaires externes,* destinés aux muscles droits externes de l'œil;

7° Les *nerfs faciaux,* innervant les muscles de la face;

8° Les *nerfs acoustiques,* qui perçoivent les sensations sonores;

9° Les *nerfs glosso-pharyngiens,* innervant la langue et le pharynx;

10° Les *nerfs pneumogastriques,* innervant le cœur, les poumons et l'estomac;

11° Les *nerfs spinaux,* qui se ramifient dans les muscles du larynx et dans les muscles sterno-cléido-mastoïdiens et trapèzes;

12° Les *nerfs hypoglosses,* commandant les mouvements de la langue.

Nerfs rachidiens. — Ils se détachent de la moelle (tabl. XL) [voir MOELLE], au nombre de 31 de chaque côté. Ils prennent naissance par deux racines, une antérieure, motrice et une postérieure, sensitive, qui présente un petit renflement, le *ganglion spinal.*

Les deux racines se réunissent à l'intérieur même du canal rachidien, de sorte que, du trou de conjugaison, sort un nerf qui paraît simple, bien que formé de deux nerfs distincts. Ceux de ces nerfs qui se détachent du renflement cervical et du renflement lombaire s'unissent pour former des *plexus* (cervical, brachial, lombaire, sacré), d'où se détachent les nerfs du cou, des membres, des muscles du tronc, etc.

Ces plexus sont des entrelacements très complexes de plusieurs nerfs rachidiens. C'est d'eux que partent les *nerfs périphériques.* A cause de ces entrelacements et de ces anastomoses, un nerf périphérique peut contenir des fibres venant de plusieurs racines, et une racine donne des fibres à plusieurs nerfs. La distribution motrice et sensitive radiculaire est donc bien différente de la distribution motrice et sensitive nerveuse. Par exemple, une lésion d'une racine rachidienne pourra déterminer la paralysie de muscles innervés par des nerfs différents. Au point de vue de la distribution sensitive des racines, de la topographie radiculaire de la peau, on peut admettre que, les membres étant écartés du tronc à angle droit, chaque racine innerve un territoire cutané en bande, limité par deux lignes parallèles (c'est à peu près ce que montre la figure 6 du tableau XL).

Les nerfs périphériques émettent sur tout leur trajet des branches collatérales. Ces branches sont les unes musculaires (motrices), les autres sensitives; les fibres sensitives sont richement anastomosées; elles se terminent en émettant dans la peau des filets libres et des filets aboutissant à des corpuscules du tact. Les nerfs reçoivent des artérioles venant des vaisseaux voisins, et il en part des veinules.

Les principaux nerfs périphériques des membres sont les suivants :

Nerfs du membre supérieur (Tabl. XL, pl. en couleurs et *fig.* 1208). — Ces nerfs proviennent du *plexus brachial,* formé par l'entrelacement des branches antérieures des quatre dernières paires cervicales et de la première paire dorsale. Il part de la région inférieure du cou et s'étend jusqu'à la partie supéro-interne du creux de l'aisselle : au niveau de la clavicule, il est placé entre cet os et la première côte; puis, il répond, en avant, aux muscles pectoraux; en arrière, aux muscles grand dentelé et sous-scapulaire; en haut, au tendon de ce muscle et à l'articulation de l'épaule; en bas, à l'aponévrose axillaire. L'artère sous-clavière le contourne, puis le traverse, accompagnée par la veine sous-clavière.

Le plexus brachial s'anastomose avec le grand sympathique et avec le deuxième nerf intercostal. Il fournit: 1° des branches *collatérales* pour les muscles sus- et sous-scapulaires; 2° des branches *terminales,* au nombre de six : le *circonflexe,* le *brachial cutané interne,* le *musculo-cutané,* le *radial,* le *cubital* et le *médian.*

A la suite de blessures du plexus, la totalité des muscles innervés par le plexus brachial et ses branches peuvent être paralysés, mais d'ordinaire une ou plusieurs des branches terminales sont seules atteintes.

Nerf circonflexe (Pl. en couleurs et tabl. XL). — Ce nerf émerge de la partie postérieure du plexus brachial et se divise en deux branches, qui se rendent au muscle deltoïde et vont à la partie externe de la peau du bras.

Nerf brachial cutané interne (Pl. en couleurs, *fig.* 1208 et tabl. XL). — Exclusivement sensitif, ce nerf descend le long de la partie interne du bras, arrive sous la peau au niveau du tiers supérieur du bras et se divise au-dessous du coude en deux branches, dont l'antérieure fournit des rameaux à la partie antéro-interne de la peau de l'avant-bras, et la postérieure, après avoir contourné l'épitrochlée, en donne à la partie postérieure de la peau de l'avant-bras.

Nerf musculo-cutané (*fig.* 1208 et tabl. XL). — En se séparant du plexus brachial, le musculo-cutané se dirige en dehors, traverse le muscle coraco-brachial, descend le long de la partie antéro-externe du bras, passe au milieu du pli du coude sous la veine médiane céphalique, pénètre alors sous la peau et fournit des rameaux à la peau des régions antérieure et postérieure du bord externe de l'avant-bras.

Nerf cubital (Pl. en couleurs, tabl. XL et *fig.* 1208). — Le nerf cubital naît du plexus brachial, descend le long de la partie interne du bras, passe au coude, entre la tubérosité interne de l'humérus et l'olécrâne, puis le long de la partie antéro-interne de l'avant-bras. Il ne commence à donner de branches qu'à l'*avant-bras,* aux muscles cubital antérieur et fléchisseur profond des doigts (sa moitié interne). A la *main,* il innerve tous les muscles de l'éminence hypothénar (petit doigt), les deux derniers lombricaux, tous les muscles interosseux, y compris l'adducteur du pouce. Sa partie sensitive fournit les rameaux collatéraux *palmaires* du doigt auriculaire et de la moitié interne de l'annulaire, et les rameaux collatéraux de l'auriculaire, de l'annulaire et de la moitié interne du médius.

Par suite, sa paralysie abolit les mouvements d'adduction de la main, d'adduction, d'abduction et de flexion du petit doigt, d'adduction du pouce, d'adduction et d'abduction des doigts, de flexion des premières phalanges et d'extension des deux dernières.

Le résultat donne à la main l'attitude d'une griffe dite « cubitale », qu'accentue l'atrophie de l'éminence hypothénar. V. à PARALYSIE : *Paralysie cubitale.*

Nerf médian (Pl. en couleurs, tabl. XL et *fig.* 1208). — Branche du plexus brachial, le nerf médian est placé au bras, d'abord en dedans de l'artère humérale, puis en avant, enfin en dehors d'elle; il est recouvert par le biceps (portion interne), près du brachial antérieur. Au *pli du coude,* il se trouve derrière la veine médiane et passe entre les deux faisceaux d'insertion du rond pronateur. A l'avant-bras, il descend entre les muscles fléchisseurs superficiels et profonds, passe sous le ligament annulaire du carpe. Il actionne : 1° à l'*avant-bras,* tous les muscles de la face antérieure : rond pronateur, grand et petit palmaires, fléchisseur superficiel des doigts, fléchisseur profond des doigts (sa partie externe), long fléchisseur du pouce, carré pronateur, à l'exception du cubital antérieur; 2° à la *main,* les muscles de l'éminence thénar (pouce) et les deux premiers lombricaux.

Il assure la sensibilité de la peau de la paume de la main, de la face palmaire du pouce, de la face palmaire et de la face dorsale de l'index et du médius, et de la moitié externe de l'annulaire.

Nerf radial (Pl. en couleurs et tabl. XL). — Le nerf radial est une des branches du plexus brachial, d'où il se détache dans l'aisselle, pour se diriger de dedans en dehors en contournant l'humérus, dont il longe ensuite le bord externe; arrivé à la face antérieure du coude, il se divise en deux branches terminales, l'une antérieure ou cutanée, l'autre postérieure ou musculaire.

Il *actionne* au *bras* le muscle de la face postérieure, le triceps; à l'*avant-bras* et à la *main :* 1° les muscles de

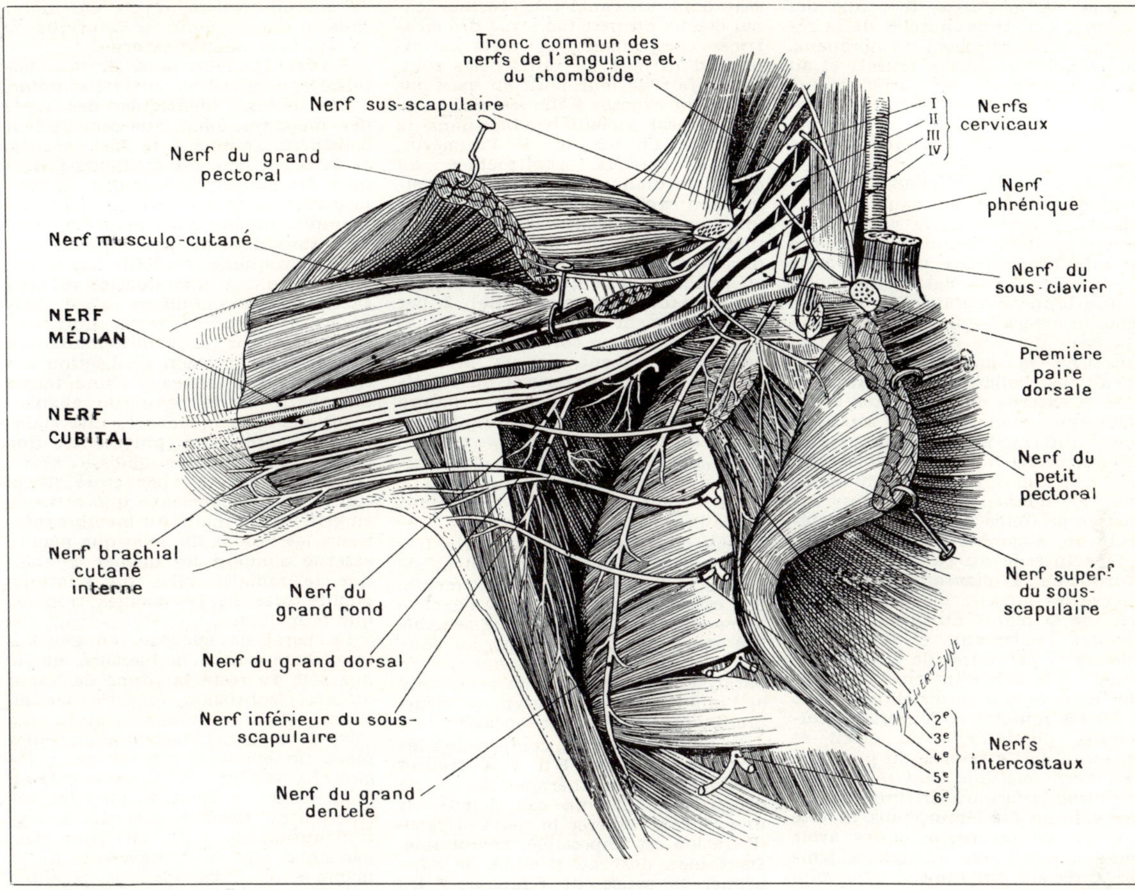

FIG. 1208. — Plexus brachial et ses divisions (d'après Testut).

la région postérieure et externe, l'extenseur commun des doigts et propre du petit doigt, le cubital postérieur, l'anconé, le long abducteur du pouce, le court et le long extenseur du pouce, l'extenseur propre de l'index; 2° le long et le court supinateur, le premier et le deuxième radial externe. Son rôle est donc d'étendre le membre supérieur et de tourner la paume de la main en haut (supination).

Il donne la *sensibilité* à la partie postéro-interne du *bras*, à la partie moyenne de la face postérieure de l'avant-bras, à la moitié externe du dos de la main, à la face dorsale du pouce et de la première phalange de l'index, et à la moitié externe de la première phalange du médius (face dorsale).

Nerfs du membre inférieur. — Ils naissent, les uns, ceux de la face antérieure, du *plexus lombaire :* nerfs *crural, fémoro-cutané, génito-crural, obturateur;* les autres, ceux de la face postérieure, du *plexus sacré :* nerf *sciatique* et nerfs *fessiers,* dont l'un porte aussi le nom de *petit sciatique* (v. pl. en couleurs pour les rameaux moteurs et tabl. XL, 6, pour les rameaux sensitifs).

I. Branches du plexus lombaire. — *Nerf crural.* — Ce nerf naît du plexus lombaire, passe entre les muscles iliaque et psoas, dans la gaine de ce dernier, auquel il fournit des rameaux, puis passe sous l'arcade fémorale, en dehors de l'orifice supérieur du canal crural traversé par les vaisseaux fémoraux.

Le nerf crural donne à la cuisse : 1° un rameau moteur au muscle triceps; 2° un rameau sensitif, *saphène interne,* pour la peau des parties internes du genou, de la jambe et du pied; 3° deux rameaux, dont l'un, moteur, se partage entre les muscles couturier, pectiné et premier adducteur, et dont l'autre, sensitif, se rend à la peau de la partie antérieure de la cuisse et du genou.

Nerf fémoro-cutané. — Né du plexus lombaire, ce nerf traverse le muscle psoas, passe sous l'arcade fémorale avec le muscle iliaque, et se divise en deux branches, dont l'une se rend à la peau de la partie externe et antérieure de la cuisse, l'autre à la peau de la fesse et de la partie supérieure de la cuisse.

Nerf génito-crural. — Autre branche du plexus lombaire, dont le *rameau génital* est destiné à la peau du pubis et du scrotum et au muscle crémaster, et le *rameau crural* pénètre dans le canal du même nom, puis se divise pour donner la sensibilité à la peau de la partie supéro-interne de la cuisse.

Nerf obturateur. — Né du plexus lombaire, le nerf obturateur descend dans le bassin, traverse le trou obturateur et se partage en deux branches, en arrière des muscles premier adducteur et pectiné. Il donne le mouvement aux muscles obturateur externe, droit interne et aux trois adducteurs, et donne la sensibilité à la peau de la partie interne de la partie inférieure de la cuisse et du genou.

II. Branches du plexus sacré. — *Nerfs fessiers.* — Leurs branches sortent du bassin par l'échancrure sciatique; la *supérieure* donne des rameaux aux muscles petit et moyen fessiers, l'inférieure (*petit sciatique*) forme deux rameaux, l'un *génital,* destiné à la peau du périnée et à la partie postérieure du scrotum ou de la grande lèvre, l'autre *fémoral,* qui va à la peau de la face postérieure de la cuisse et de la partie supérieure de la jambe.

Nerf sciatique. — Né du plexus sacré, ce nerf sort du bassin par la partie inférieure de la grande échancrure sciatique, au-dessous du muscle pyramidal, en dehors des vaisseaux ischiatiques et honteux internes, descend entre la tubérosité de l'ischion et le grand trochanter du fémur, puis sur la face postérieure de la cuisse, recouvert en haut par le grand fessier, plus bas par la longue portion du biceps, puis par l'aponévrose crurale, le tissu sous-cutané et la peau. A la *cuisse,* il donne des branches aux trois muscles de la région postérieure (demi-membraneux, demi-tendineux, biceps crural) et au grand adducteur. Au *jarret* (creux poplité), il se divise en deux branches : le *nerf sciatique poplité interne,* et le *nerf sciatique poplité externe.*

Le *nerf sciatique poplité interne* descend verticalement dans le creux poplité, en arrière de la veine et de l'artère poplitées, donne des branches aux muscles jumeaux, plantaire grêle et poplité, à l'articulation du genou et une branche cutanée, le *saphène tibial* ou *externe,* qui donne des filets à la peau du côté externe du talon, contourne la malléole externe et fournit les collatéraux dorsaux interne et externe du petit orteil et du quatrième orteil. Le nerf sciatique poplité interne, arrivé à l'anneau du soléaire, prend le nom de *tibial postérieur,* accompagne l'artère du même nom, et donne des branches aux muscles profonds de la région postérieure de la jambe; puis, parvenu à la face interne du calcanéum, il se bifurque en : a) *plantaire interne,* qui innerve les muscles de la région interne de la plante du pied, les deux premiers lombricaux, et fournit les collatéraux plantaires de trois orteils et demi à la partie interne; b) *plantaire externe,* qui se distribue à tous les autres muscles et fournit les collatéraux plantaires d'un orteil et demi à la partie externe du pied.

Le *nerf sciatique poplité externe* contourne la face postérieure du condyle externe du fémur, puis la tête et le col du péroné, et, après avoir donné une branche au muscle jambier antérieur, un rameau *accessoire du saphène externe* pour la peau du tiers inférieur de la jambe et du talon, et un rameau *cutané-péronier* pour celle de la face externe de la jambe, se bifurque en : a) *tibial antérieur,* qui donne des branches aux muscles antérieurs de la jambe, aux pédieux et collatéraux dorsaux profonds de l'espace entre le premier et le deuxième orteil; b) *musculo-cutané,* qui se distribue aux muscles péroniers latéraux, traverse l'aponévrose jambière et donne les collatéraux dorsaux de trois orteils et demi à la partie interne du pied.

Système sympathique. — A l'opposé des nerfs précédents, qui véhiculent l'influx nerveux *conscient,* c'est-à-dire celui qui correspond à un ordre du cerveau (action musculaire) ou à une sensation (brûlure, tact), il existe des nerfs qui transmettent les influx moteurs et les sensations de nos organes internes, dont nous n'avons *pas conscience* normalement : ce sont les nerfs sympathiques, d'anatomie complexe. L'élément le plus individualisé est la chaîne ganglionnaire, placée de chaque côté de la colonne vertébrale.

II. NERFS (maladies). — **Compression et contusion.** — CAUSES. La *compression lente* peut être due à l'augmentation progressive de volume d'un ganglion (adénite), d'un anévrisme, d'un os (exostose) ou d'un *cal vicieux,* au déplacement graduel d'un organe voisin, comme celui des vertèbres dans le mal de Pott, à l'étranglement d'un nerf à son passage dans un canal inextensible (canal osseux du nerf facial), à des *cicatrices* comprimant les filets terminaux d'un nerf. Certains nerfs sont, par le fait de leur position, particulièrement exposés à une compression, par un cal vicieux (radial dans la gouttière de torsion de l'humérus, cubital derrière l'épitrochlée au coude, médian au poignet). La *compression rapide* est provoquée : 1° par une mauvaise position pendant le sommeil (tête sur le bras, aisselle pressée contre le dossier d'un banc) ou pendant la veille (aisselle pressée par le manche d'une béquille) ; 2° par le déplacement d'un os luxé, l'anse d'un seau ou une corde; 3° au cours de l'accouchement, par la pression exercée sur le nerf crural ou sciatique; de même, il peut se produire une compression chez l'enfant, par l'effet du forceps.

La *contusion* est due le plus souvent à une luxation ou à un choc. Le siège le plus fréquent de ces lésions est le bras.

SIGNES. Si l'action est violente, il y a d'abord une douleur très vive; sinon, il se produit des fourmillements, des crampes, une sensation de chaleur; la peau a d'abord une sensibilité excessive, puis devient, au contraire, insensible, et les muscles se paralysent. La perte de la sensibilité et l'impuissance à se servir du membre ont une durée très variable.

TRAITEMENT. Repos, compression légère du membre. S'il y a crainte d'atrophie, électrothérapie. En cas de compression par un cal vicieux ou une tumeur, libérer le nerf; si cette libération est impossible, névrotomie. Dans bien des cas, il suffit de supprimer la cause, de rembourrer les béquilles ou de modifier le port de bretelles.

Distension et déchirure. — La distension peut être lente (tumeur) ou brusque (dans un mouvement forcé), notamment à l'occasion de la réduction d'une luxation (épaule, coude), de la flexion exagérée de la cuisse sur le bassin.

SIGNES. Anesthésie incomplète et parésie temporaire en cas de distension légère; paralysie et anesthésie complète si la distension est importante ou s'il y a déchirure.

TRAITEMENT. Immobilisation et électrisation dans la forme légère. Suture en cas de déchirure.

Élongation. — Opération consistant dans la mise à nu du nerf et son allongement au moyen d'un élongateur. Ce procédé aurait donné quelques succès dans certaines névralgies ou névrites et dans le mal perforant.

Luxation. — Le nerf cubital peut quelquefois être chassé de la gouttière où il est logé, en arrière de l'épitrochlée, et venir se placer audevant de cette partie de l'humérus.

TRAITEMENT. Réduction et immobilisation.

Plaies (Piqûres, blessures, coupures). — CAUSES. Aiguille, fleuret, débris d'os, couteau, éclat de verre, projectile.

Les plus nombreuses lésions des nerfs sont celles qui atteignent les nerfs du membre supérieur : médian et cubital, isolément ou ensemble; puis le radial; enfin, le sciatique ou le sciatique poplité externe.

SIGNES. Douleur, perte de la sensibilité et de motilité, suivie d'atrophie.

Des lésions identiques des nerfs des membres, bien que tous soient considérés comme à la fois sensitifs et moteurs, peuvent d'ailleurs provoquer des manifestations différentes : la déchirure de tel nerf, le radial par exemple, amène une paralysie souvent sans douleur, alors que le médian provoque des douleurs très fortes, par suite d'une inflammation du nerf (*névrite*). Ces douleurs s'accompagnent de troubles de la nutrition, provoqués par la gêne circulatoire due à la suppression de l'action des nerfs sur les vaisseaux; une teinte blanchâtre de la peau, un abaissement de la température, une sudation exagérée, des phlyctènes, une peau lisse, aminci (*glossy skin*). Quant au cubital, par suite de la contracture, il présente une attitude en griffe de la main. Au membre inférieur, les lésions du sciatique poplité externe donnent les mêmes troubles que le radial; celles du sciatique poplité interne, les mêmes troubles que le médian.

La paralysie succède, en général, immédiatement à la blessure, quelle que soit du reste la forme de lésion du nerf (contusion, éraflure, section incomplète ou complète), après une sorte de décharge électrique ou seulement un engourdissement de la région. La paralysie peut s'accentuer au moment de la cicatrisation, par rétraction du tissu de nouvelle formation autour du nerf; elle peut être, par suite, tardive et apparaître un et même deux mois après la blessure. S'il y a eu fracture, le nerf peut être : 1° irrité par les aspérités des esquilles; 2° interposé entre deux fragments, dont il gêne la réunion; 3° inclus et inséré dans le cal; 4° lié par le tissu fibreux à un os ou un muscle voisin, ou à un autre nerf (médian uni à cubital).

TRAITEMENT. Libération et suture du nerf, souvent retardées par la suppuration, qui peut se prolonger plusieurs mois. L'existence de douleurs peut même obliger à opérer en milieu septique; leur cessation succède d'ordinaire aussitôt à la libération supprimant la compression. Cette libération est souvent très délicate, le tissu fibreux qui entoure le nerf étant très dur et adhérant aux tissus voisins. La suture névrilemmatique s'opère avec des aiguilles fines, et, dans certains cas, on dédouble le bout central du nerf pour pouvoir suturer ce bout au bout périphérique, et on s'efforce d'entourer le nerf ainsi réuni de tissu sain pour empêcher l'enveloppement par du tissu de nouvelle formation cicatricielle.

Quelquefois, un retour rapide de la motilité succède à l'opération; mais, dans beaucoup de cas, ce retour des mouvements n'apparaît qu'après plusieurs mois.

Des massages, des séances de galvano-faradisation, accélèrent la régénération musculaire.

Tumeurs. — On en distingue plusieurs sortes. Les *gliomes périphériques* sont formés aux dépens des cellules névrogliques de Schwann. Ils peuvent être solitaires ou multiples, et siéger soit sur un filet nerveux de la peau, du sein, du tube digestif, soit sur un gros tronc nerveux (acoustique, sciatique, médian, cubital). Ils peuvent s'observer en très grand nombre sur le même sujet, comme dans la neurofibromatose de Recklinghausen.

Les *névromes* sont des tumeurs constituées par des fibres nerveuses, soit entourées d'une gaine de myéline (névromes myéliniques du système cérébro-spinal), soit sans myéline (névromes amyéliniques du système sympathique). Ces tumeurs sont surtout congénitales, siègent à la tête (cuir chevelu, front, nuque, cou, langue) et s'accompagnent souvent d'un épaississement de la peau (névrome plexiforme de la neurofibromatose).

Les *fibromes* des nerfs se développent aux dépens du tissu conjonctif du périnèvre. Ils siègent sur les nerfs des membres, particulièrement au bras (médian), et sont souvent multiples, de la grosseur d'une noisette à une noix, de consistance solide, et produisent, après compression des éléments nerveux, des élancements, des secousses douloureuses, disparaissant souvent par la compression au-dessus de la tumeur et s'accroissant par la compression directe de celle-ci.

TRAITEMENT. Libération des nerfs ou suture après section des deux côtés de la tumeur.

Névralgies. — Douleur présentant des périodes d'accalmie et des périodes d'augmentation, siégeant sur le trajet d'un nerf. Tantôt, la névralgie est sous la dépendance d'une altération du nerf (névrite) ; d'autres fois, le nerf ne présente aucune altération.

CAUSES. Froid, humidité, tumeurs (du nerf lui-même ou du voisinage comprimant le nerf), blessure du nerf, infections (paludisme, grippe, syphilis, blennorragie) ; enfin arthritisme, goutte, rhumatisme, diabète, tabès; l'hérédité joue un rôle important.

SIGNES. Douleur continue, mais présentant des paroxysmes survenant sous forme d'accès. La douleur éclate tout d'un coup sur un ou sur plusieurs points à la fois et irradie dans diverses directions sur le trajet du nerf ou de ses branches. Elle est comparée à des coups de couteau, à des brûlures profondes, à des décharges électriques. Quelquefois, elle est soulagée par une pression énergique. Entre les accès, toute douleur peut faire défaut; en général, la douleur persiste, légère, sourde mais obsédante par sa persistance. Elle peut être réveillée par la pression au niveau de points déterminés selon les différents nerfs atteints.

A ces phénomènes douloureux s'ajoutent souvent des plaques d'anesthésie ou d'hyperesthésie sur le trajet du nerf, des troubles moteurs, des secousses musculaires dans la région douloureuse (tics douloureux de la face), des troubles trophiques (éruptions, zona, atrophie musculaire).

La durée varie de quelques jours, dans les formes bénignes sans lésions du nerf, à plusieurs mois, dans les formes avec atrophie musculaire, troubles trophiques (névrite).

Nous décrirons les névralgies les plus communes.

Névralgie faciale (*fig.* 1209). — Atteint une ou plusieurs branches du nerf trijumeau. Aux causes communes à toutes les névralgies, il faut ajouter les causes locales (carie dentaire, périostite alvéolo-dentaire, rhino-pharyngite et sinusites faciales).

Le siège de la douleur, habituellement unilatérale, varie suivant la

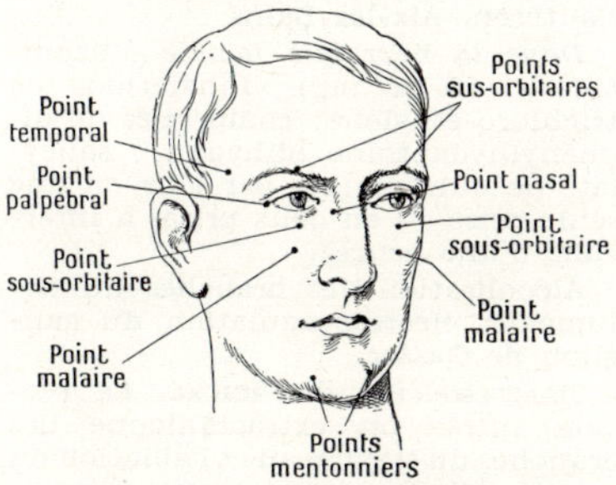

FIG. 1209. — Points douloureux de Valleix dans les névralgies faciales.

branche nerveuse intéressée (ophtalmique le plus souvent, puis maxillaire supérieur). V. figure à TRIJUMEAU.

Les points douloureux à la pression sont les suivants.

Pour la névralgie ophtalmique : le point sus-orbitaire, au milieu et au-dessus de l'arcade sourcilière; le point nasal, en dedans de l'angle interne de l'œil; le point palpébral.

Pour la névralgie du maxillaire supérieur : le point sous-orbitaire, le point malaire et les points dentaires (*fig.* 1210).

Pour le maxillaire inférieur : le point mentonnier.

La douleur, ordinairement continue, s'exacerbe de temps à autre en

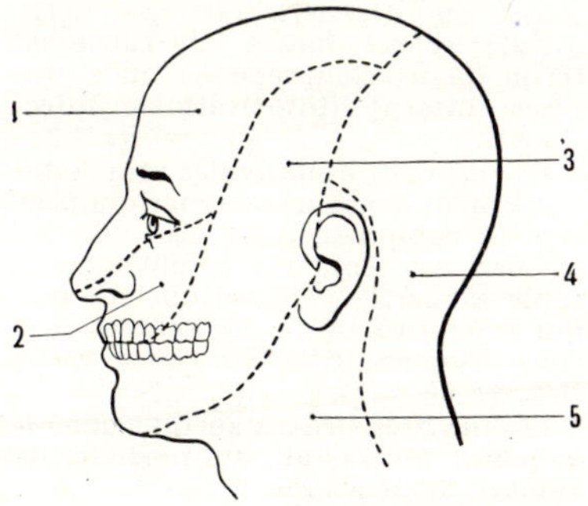

FIG. 1210. — Territoires sensitifs de la tête. *Nerf trijumeau* : 1. Territoire de l'ophtalmique; 2. Territoire du maxillaire supérieur; 3. Territoire du maxillaire inférieur. — *Nerfs cervicaux* : 4. Nerf sous-occipital; 5. Plexus cervical superficiel.

accès atrocement douloureux, s'accompagnant parfois de secousses musculaires (tic douloureux de la face).

A la longue, on peut voir apparaître des troubles de la sensibilité, qui est diminuée (hypoesthésie), des troubles de la nutrition, comme une modification de la peau (éruptions, zona, décoloration des cheveux), et même une altération de la cornée, dans la névralgie ophtalmique.

Névralgie cervico-brachiale (nerfs circonflexe, radial, médian, cubital). — CAUSES. Traumatisme, parfois associé à une périarthrite de l'épaule ou à un rhumatisme cervical.

Points douloureux (Tabl. XL). — *Nerf circonflexe* : passage de ce nerf entre les muscles grand et petit rond.

Nerf cubital : gouttière de l'épitrochlée et en dehors de l'os pisiforme.

Nerf médian : bord interne du biceps, en avant de l'articulation du coude, en avant du poignet.

Nerf radial : partie postérieure de l'aisselle, dans la gouttière de torsion de l'humérus, à la face postérieure de l'avant-bras, 6 cm au-dessous du coude; tabatière anatomique.

Névralgie cervico-occipitale (branches des quatre premiers nerfs cervicaux, et particulièrement le grand occipital).

Points douloureux. — *Point occipital* : à égale distance de l'apophyse mastoïde et des premières vertèbres cervicales.

Point de l'apophyse mastoïdienne.

Point de la base pariétale.

Point apophysaire : au niveau des premières vertèbres du cou.

Névralgie intercostale. — CAUSES. Froid, affection du rachis (mal de Pott), des côtes, surtout de la plèvre. Affection générale : syphilis, tabès, diabète, paludisme, tuberculose.

SIGNES. La douleur, exagérée par les mouvements respiratoires, la toux, est réveillée par la pression au niveau de trois points : un postérieur, un antérieur et un latéral.

Névralgie du diaphragme (ou du nerf phrénique). — CAUSES SPÉCIALES. Pleurésie diaphragmatique, maladies du foie, de la rate, de l'aorte; péricardite.

SIGNES SPÉCIAUX. Douleurs au niveau des attaches du diaphragme aux dernières côtes, au cou, à l'épaule; engourdissement de la main; gêne de la respiration. V. aussi RESPIRATOIRES (Organes) : *Pleurésie diaphragmatique.*

Névralgie crurale. — La douleur part de l'aine, se répand sur la partie antérieure de la cuisse, s'étend sur le côté interne du genou et de la jambe, à la malléole *interne* et à la plante des pieds, c'est-à-dire sur une fraction ou la totalité du nerf et de ses rameaux.

Névralgie sciatique. — CAUSES. Causes communes à toutes les névralgies, auxquelles il faut ajouter : le mal de Pott, le cancer vertébral, la méningite spinale, les varices, une tumeur des organes pelviens, la hernie d'un disque vertébral, la sacralisation de la première vertèbre lombaire, une compression des racines nerveuses, due à des causes diverses : hernie du disque intervertébral, épaississement du ligament jaune, ou arthrite apophysaire.

Un examen radiographique après lipiodol permettra de déceler ces lésions et de voir s'il existe une compression médullaire.

En cas de sciatique bilatérale, rechercher le diabète, la syphilis, la tuberculose, les diverses intoxications (arsenic, plomb, alcool).

SIGNES. La douleur siège à la fesse, à la face postérieure de la cuisse, sur le trajet du nerf sciatique. En marchant, le malade boite et porte le poids du corps sur la jambe saine. La douleur peut être réveillée si l'on fléchit la cuisse sur le bassin, la jambe étant étendue sur la cuisse (signe de

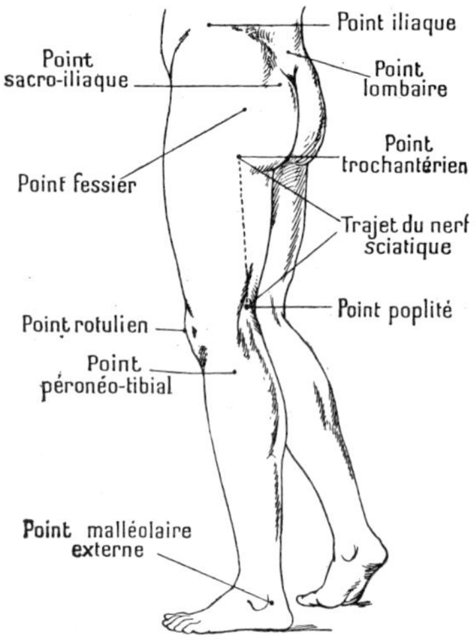

FIG. 1211. — Points douloureux de Valleix dans la névralgie sciatique.

Lasègue). Elle est encore réveillée par la pression de certains points (points de Valleix : point fessier, point trochantérien, points fémoraux, poplité, péronéo-tibial, etc. [*fig.* 1211]).

De temps à autre surviennent des paroxysmes extrêmement douloureux, caractérisés par des élancements partant d'un ou de plusieurs points et irradiant en éclairs sur le trajet du nerf.

A la douleur peut s'ajouter une attitude spéciale de courbure de la colonne vertébrale en avant (cyphose), ou sur le côté (scoliose), avec abaissement de l'épaule; cette dernière attitude pouvant être observée soit du côté malade, soit du côté opposé, et s'associer avec l'attitude courbée en avant. Cette immobilisation est une attitude de défense destinée à laisser le nerf sciatique dans le relâchement.

Dans les formes graves apparaissent plus ou moins tardivement des troubles de la sensibilité, des troubles trophiques (atrophie musculaire), des modifications du réflexe du tendon d'Achille au talon annonçant une névrite vraie.

MÉDICATION CONTRE LES NÉVRALGIES. Analgésiques : aspirine, pyramidon, aconit, belladone, allonal. Vitamine B_1. Pas de morphine, en raison du danger d'accoutumance.

Dans la névralgie cervico-brachiale : immobilisation, chaleur ; frictions avec des liniments analgésiques; révulsifs. Infiltration de novocaïne au voisinage de l'émergence des racines.

Injections intraveineuses de salicylate de soude ou iodo-salicylées, de vitamine B_1.

Radiothérapie; ionisation iodurée.

Dans la sciatique : frictions, vésicatoire, siphonage au chlorure de méthyle.

Injections intradermiques d'histamine; injections sous-cutanées d'air ou d'oxygène dans le domaine du sciatique. Au voisinage du nerf, injections de trois modificateurs ou analgésiants (sérum physiologique, 5 cm^3 de novocaïne, iodure de sodium, lipiodol, solution d'acide salicylique).

Radiothérapie rachidienne; ionisation, diathermie; massages.

Cures thermales à Bourbonne, Lamalou, Néris, Dax, Saint-Amand, Cauterets, Aix-les-Bains.

Dans la névralgie faciale : aconitine (1/10 de mg); inhalations de trichloro-éthylène; comprimés de diphénylhydantoïne (dihydan); salicylate de quinine (1 g par jour en une seule prise ou en deux prises à intervalle d'une heure).

Alcoolisation des branches du trijumeau; électrocoagulation du ganglion de Gasser.

TRAITEMENT CHIRURGICAL. La section intra- ou extracrânienne des branches du trijumeau et l'ablation du ganglion de Gasser ne donnent jamais qu'un résultat temporaire; il faut recourir à la *neurotomie rétrogassérienne* (opération de Frazier); la section de la racine en arrière du ganglion de Gasser peut se faire par voie temporale, après trépanation de la fosse temporale et décollement de la dure-mère, ou par voie postérieure; la première voie est plus aisée et moins dangereuse (2 p. 100 de mortalité), mais on peut observer des kératites post-opératoires, par section des filets qui se rendent à la cornée, et des troubles paralytiques et anesthésiques.

En cas de sciatique par hernie discale, le traitement consistera, suivant les cas, dans le port d'un corset orthopédique, des séances de radiothérapie sur la région lombaire, ou dans un traitement chirurgical (exérèse de la hernie discale).

Névrites. — Lésions inflammatoires ou dégénératives des nerfs, qu'elles soient dues à une cause externe (plaie, compression) ou à une cause interne (intoxications, infections).

Les *névrites unilatérales* sont habituellement d'origine traumatique (section ou compression du nerf). Quand un nerf est sectionné complètement, toute la partie périphérique du nerf qui se trouve isolée des centres nerveux dégénère (dégénérescence wallérienne).

Les névrites siègent surtout dans le domaine du radial, du médian, du cubital, du sciatique.

SIGNES. En cas de traumatisme brusque, le blessé peut ressentir une douleur très vive, en éclair, sur le trajet du nerf sectionné; souvent, la section se traduit uniquement par la paralysie des muscles innervés par le nerf intéressé et par l'anesthésie du territoire cutané de ce nerf. Au bout d'un certain temps, les troubles trophiques font leur apparition dans le domaine du nerf (atrophie musculaire, œdème, peau lisse et violacée, abaissement de la température locale, arthrite et ankylose des articulations). Si cette affection n'est pas traitée chirurgicalement, la paralysie est ordinairement définitive.

Quand la névrite est due à une compression lente par tumeurs, abcès de voisinage, exostoses, etc., les signes cliniques s'installent progressivement.

TRAITEMENT. *Libération et suture du nerf.* La sensibilité reparaît la première, mais la régénération du nerf et la réapparition des mouvements demandent au minimum 2 à 3 mois. Electrisation, massage.

Les *névrites bilatérales* ou *généralisées* s'accompagnent d'atrophies plus ou moins étendues.

Elles reconnaissent une origine interne : *intoxications*, souvent professionnelles; *maladies infectieuses* (fièvre typhoïde, érysipèle, diphtérie, tuberculose, anémie pernicieuse, cancer, diabète, paludisme).

Toutes ces causes frappent non pas un nerf déterminé, mais un grand nombre de nerfs; dans chaque nerf, certaines fibres sont atteintes, d'autres sont intactes. Ce sont des névrites multiples ou *polynévrites*.

La *polynévrite alcoolique* atteint le plus souvent les membres inférieurs, et plus particulièrement les muscles extenseurs des orteils et péroniers, qui relèvent le pied. Le pied est étendu sur la jambe et ne peut être relevé; pendant la marche, le malade, pour éviter que le pied ne frotte le sol, lève la cuisse plus haut que de coutume (steppage). Les douleurs sont très vives : fourmillements, sensation de chaleur ou de froid, élancements, brûlures.

On note une abolition des réflexes tendineux aux membres inférieurs, une hyperesthésie et une douleur à la pression des masses musculaires, une amyotrophie précoce des muscles de la loge antéro-externe de la jambe.

La *névrite saturnine* atteint le plus souvent les muscles extenseurs des doigts et de la main. Ce sont surtout les peintres en bâtiment qui en sont atteints. C'est une névrite presque exclusivement motrice; les phénomènes sensitifs sont très peu marqués.

La *névrite diphtérique* débute pendant la convalescence de la diphtérie Souvent localisée au voile du palais elle peut se généraliser.

Les névrites d'origine interne guérissent ordinairement, mais parfois au bout d'un temps très long; la plus grave est la névrite alcoolique.

TRAITEMENT. Celui de la cause.

Contre les douleurs : analgésiques, vitamine B_1, hypnotiques, bains chauds.

Contre l'atrophie musculaire : frictions, massages, bains chauds, rééducation des mouvements.

Electrothérapie. Injections de strychnine. Cure thermale à Lamalou.

Névrite hypertrophique familiale. — Affection débutant dans l'enfance et à marche progressive, caractérisée par une névrite interstitielle hypertrophique et une amyotrophie, surtout aux extrémités.

SIGNES. Déformation des pieds, cypho-scoliose, perte des réflexes rotuliens, diminution de la sensibilité et augmentation du volume des nerfs périphériques.

Paralysie des nerfs. — V. PARALYSIE.

NERFS (Attaque de). — Malaise général, d'abord sans détermination précise, puis se localisant, avec angoisse croissante et accidents convulsifs (V. CONVULSIONS, HYSTÉRIE, ÉPILEPSIE). Changement du caractère, qui devient triste, irritable, impressionnable.

PREMIERS SOINS. Aération. Veiller à la constipation. Faire respirer de l'éther et en faire prendre quelques gouttes en potion.

NÉRIS (Allier). — Ville d'eaux minérales thermales simples (52°), contenant très peu de sels (chlorure de sodium, bicarbonate de soude, iode, bore, fluor, lithine, cuivre, plomb), mais assez riches en gaz rares (argon, néon, hélium) et en matières organiques (conferves).

CURE. Bains, douches, pulvérisations, massages sous l'eau.

INDICATIONS. *Maladies du système nerveux.* — Douleurs, contractures, ataxie locomotrice, polynévrites, névralgies, crampes des écrivains, des pianistes; névroses, neurasthénie, maladie de Basedow, maladie de Parkinson.

Maladies des femmes.

Affections rhumatismales. — Principalement le neuro-arthritisme.

Dermatoses.

CONTRE-INDICATIONS. Lésions évolutives aiguës du système nerveux, affections mentales dépressives, paralysie générale, angine de poitrine, cancer utérin.

NÉROLI. — Essence de fleurs d'oranger.

NERPRUN. — Arbrisseau indigène à rameaux épineux (*Rhamnus cathartica*), de la famille des Rhamnacées, dont les fruits ou *baies* sont doués de vertus purgatives; elles contiennent, comme la rhubarbe, l'aloès, les feuilles de séné, les écorces de bourdaine et de cascara, un principe anthraquinonique, l'émodine.

Purgatif énergique à la dose de 20 à 30 fruits; employé surtout sous forme de sirop (15 à 30 g) ordinairement associé à l'eau-de-vie allemande.

NERVEUX (Malades). — V. ISOLEMENT.

NERVOSISME. — Susceptibilité nerveuse. V. NEURASTHÉNIE.

NEUBOURG (Le) [Eure]. — Petite station d'eaux carbonatées calciques faibles, stimulant la fonction urinaire et favorisant la désintoxication.

INDICATIONS. Diabète, algies articulaires, rhumatisme chronique.

CURE. Boisson.

NEURASTHÉNIE (du gr. *neuron*, nerf, *a* priv., et *sthenos*, force). — Affaiblissement de la force nerveuse, caractérisé par l'asthénie, la céphalée, la rachialgie, l'insomnie, l'atonie gastro-intestinale et un état mental particulier. L'asthénie est le symptôme le plus fréquent; les neurasthéniques sont toujours fatigués par l'exercice le plus court et le plus simple, et ils sont toujours en imminence de fatigue musculaire. La céphalée ne manque presque jamais. Surtout vive à jeun et au réveil, augmentée par le bruit et le travail intellectuel, elle est généralisée à tout le crâne. La rachialgie, moins constante et moins tenace, augmentée par les mouvements et la pression, se localise à la partie inférieure de la région cervicale, à la région lombaire, au sacrum.

L'état mental des neurasthéniques est surtout caractérisé par la dépression : ils sont enclins au découragement, aux idées tristes, aux préoccupations hypocondriaques. Chez eux, la volonté est diminuée; ils sont incapables de fixer leur attention.

Née sur un terrain préparé le plus souvent par des causes prédisposantes (hérédité neuro-arthritique), elle trouve son éclosion au milieu de causes provocatrices, telles que le surmenage cérébral, s'exerçant plus dans la sphère des facultés affectives que dans la sphère des facultés intellectuelles. C'est à la source des passions dépressives, des préoccupations morales qu'elle puise toute son intensité. Cette étiologie a contribué à élucider le problème du surmenage intellectuel. Ce n'est pas tant le travail cérébral même qui surmène et épuise, c'est l'effort de tête accompagné du souci du lendemain, de la préoccupation vive d'un but à atteindre, de la crainte d'un insuccès ou d'un échec, qu'il s'agisse d'affaire industrielle ou commerciale où est engagée la fortune, d'un examen ou d'un concours d'où dépend l'avenir.

La mentalité du neurasthénique est dominée par l'émotivité.

TRAITEMENT. Le traitement de la neurasthénie doit être à la fois moral et physique. Au point de vue moral, c'est la *psychothérapie* par persuasion, ou, dans les cas graves, l'isolement. Au point de vue physique, on emploiera l'hydrothérapie, le massage, un exercice modéré de plein air (cessation de tout travail absorbant ou de plaisirs fatigants [théâtres, soirées]). Quelquefois, dans les cas graves, un repos prolongé au lit sera nécessaire.

Une *cure hydrominérale* pourra rendre des services : les psychasthéniques iront à Divonne; les névropathes avec troubles digestifs ou cardiovasculaires, à Pougues, Bourbon-Lancy, Bagnères-de-Bigorre; les déprimés nerveux et les convalescents à Royat, La Bourboule, Pougues, Saint-Gervais, Bussang. Cure de petite altitude (1 000 m) ou de plaine.

La mer ne sera conseillée qu'aux sujets frappés d'épuisement et nerveux, à la suite de fatigues physiques excessives ou de travaux intellectuels exagérés, et dans tous les cas où les phénomènes d'éréthisme et d'excitation font à peu près défaut et où prédominent les symptômes de langueur et de faiblesse.

NEURINOME. — Tumeur des nerfs. V. NERFS.

NEUROCHIRURGIE. — Branche de la chirurgie traitant les affections de l'encéphale, de la moelle, des nerfs périphériques et du système sympathique.

Le Français A. Broca, l'Anglais V. Horsley et l'Allemand F. Krause ont été les premiers pionniers de cette spécialité, qui est née au XIXe siècle. Auparavant, Ambroise Paré avait utilisé la trépanation pour la cure de lésions traumatiques, et l'on sait que certains crânes néolithiques portent la trace cicatrisée de trépanations, qui avaient été pratiquées vraisemblablement plus dans un dessein religieux que médical. La neurochirurgie moderne a vu le jour au XXe siècle, et à sa création sont attachés les noms de H. Cushing, W. E. Dandy, O. Foerster, T. de Martel et Clovis Vincent.

Au niveau du cerveau, le neurochirurgien s'attaque surtout aux tumeurs : gliomes, méningiomes, neurinomes, angiomes et anévrismes. Leur diagnostic topographique précis est assuré par deux méthodes exploratrices : la ventriculographie et l'angiographie. L'électrocorticographie (*fig.* 1212), ou enregistrement de l'activité électrique du cerveau, a permis de guérir des épilepsies non tumorales. Les hydrocéphalies, certaines cicatrices cérébrales de l'enfant, ont pu aussi être traitées avec succès. Il est même jusqu'à certains mouvements anormaux (maladie de Parkinson, chorée) qui sont maintenant opérés par des sections de la substance blanche du cerveau. Les lobotomies, les topectomies, font partie des opérations pratiquées en psychochirurgie pour agir sur certaines composantes des maladies mentales. Enfin l'hémorragie cérébrale elle-même peut, dans certains cas, être guérie par le neurochirurgien.

Les affections qui, au niveau du rachis, ressortissent à cette spécialité sont essentiellement les compressions, soit médullaires, soit radiculaires, dont les plus fréquentes sont celles des racines du nerf sciatique par hernie discale.

Au niveau des nerfs périphériques, ce sont surtout les lésions traumatiques qui demanderont la compétence du neurochirurgien. Il aura ainsi à pratiquer des sutures et des greffes.

Quant au sympathique, on en pratiquera l'ablation segmentaire dans la maladie de Raynaud, dans certains cas d'artérite et d'hypertension artérielle.

Mais, parmi les conquêtes de la neurochirurgie, la plus belle et la plus importante a été la guérison de la douleur. A tous les étages du système nerveux, une action efficace est possible : que ce soit au niveau de la moelle et des racines, où le neurochirurgien pratiquera des radicotomies, des cordotomies, des myélotomies commissurales; que ce soit au niveau du sympathique, dont l'exérèse pourra soulager certaines causalgies; que ce soit enfin au niveau du cerveau, où la thalamotomie par coagulation ou la lobotomie frontale ont pu avoir raison de certaines douleurs incoercibles. Enfin, des sections de nerfs crâniens guérissent certaines névralgies localisées comme celle du trijumeau ou du glosso-pharyngien.

Le neurochirurgien sera aussi le spécialiste tout qualifié pour traiter les traumatismes crâniens et rachidiens.

La minutie des opérations demande un personnel très spécialisé et une installation technique particulièrement étudiée comprenant une salle d'opération munie d'un éclairage permettant de voir en profondeur et de systèmes d'aspiration et de coagulation-section électriques. Les tables d'opération, conçues spécialement, doivent permettre d'opérer aussi bien le malade assis que couché sur le dos ou sur le ventre.

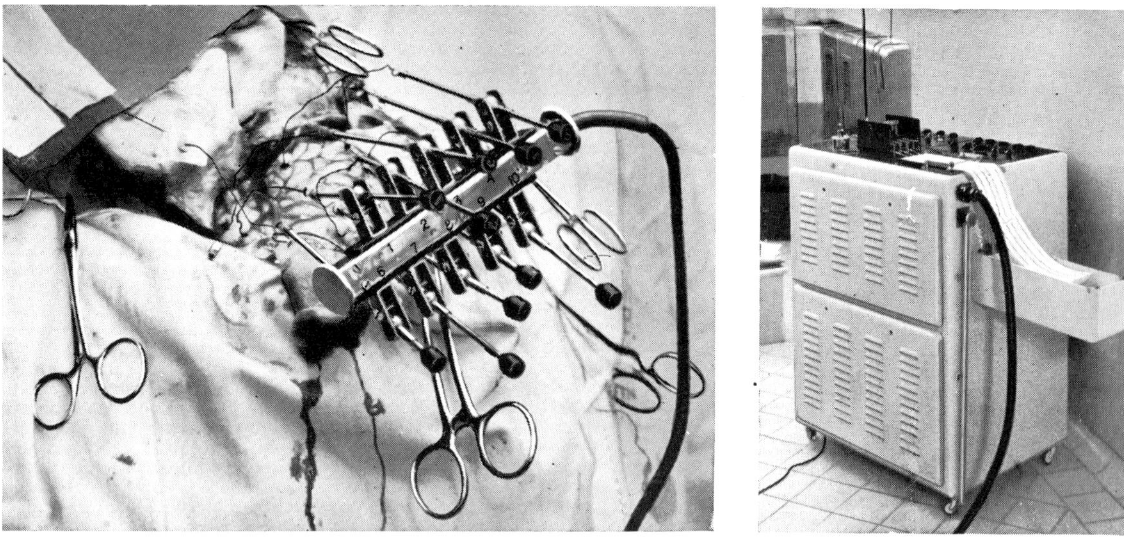

FIG. 1212. — L'électrocorticographie dans le traitement de certaines épilepsies. Des électrodes placées directement au contact du cerveau, au cours d'opération, permettent de rechercher et de délimiter avec précision une zone de souffrance d'où part la décharge épileptique. L'ablation de cette zone guérira le malade en supprimant ses crises.
A gauche : la boîte crânienne a été ouverte, laissant voir le cerveau sur lequel sont posées les électrodes. *A droite :* l'appareil enregistreur.
(*Service de neurochirurgie, Hôpital de la Pitié. Prof[r] Petit-Dutaillis. Phot. Larousse.*)

NEURO-ECTODERMOSES. — Groupe d'affections qui intéressent simultanément les divers dérivés de l'ectoderme embryonnaire, c'est-à-dire, d'une part, la peau et ses annexes (poils, glandes, ongles, etc.), d'autre part, le système nerveux (cerveau, moelle, nerfs, méninges, etc.).

NEUROFIBROMATOSE. (Maladie de Recklinghausen). — Dystrophie embryonnaire familiale et héréditaire, caractérisée par plusieurs symptômes dont quatre sont plus particulièrement importants : pigmentations

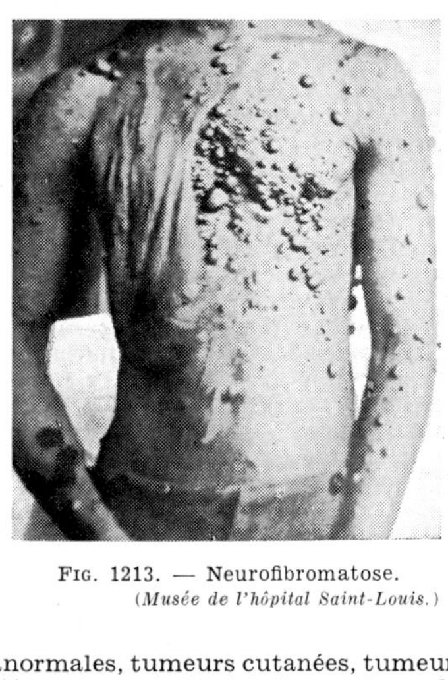

FIG. 1213. — Neurofibromatose.
(*Musée de l'hôpital Saint-Louis.*)

anormales, tumeurs cutanées, tumeurs siégeant sur le trajet des nerfs, enfin troubles mentaux.

Les *pigmentations* apparaissent sous forme de macules plus ou moins grandes qui peuvent former soit de petites taches lenticulaires, soit des taches plus grandes, dites « taches hépatiques », ou aboutir à la formation de grands placards de mélanodermie plus ou moins diffuse : la teinte de ces taches varie du jaune au brun foncé.

Les *tumeurs cutanées* sont de petits molluscums ou petites tumeurs de consistance molle qui peuvent naître dans les couches profondes de la peau, formant une véritable masse herniée à travers les téguments, et se pédiculisant ultérieurement. Leur nombre est variable, parfois considérable (*fig.* 1213). Leur volume peut acquérir celui d'une tête d'adulte (tumeur majeure).

Les *tumeurs des nerfs* sont des noyaux durs, allongés en fuseau, situés sur le trajet des filets nerveux de l'avant-bras, du cou, des flancs.

Les *troubles mentaux* se révèlent par des signes de dépression intellectuelle et par un déséquilibre général des facultés.

Il existe souvent aussi des altérations du squelette.

Le seul traitement que l'on puisse proposer dans un dessein esthétique, lorsqu'il existe des tumeurs majeures, est l'ablation chirurgicale.

NEUROLOGIE (du gr. *neuron*, nerf, et *logos*, étude). — Partie de la médecine qui s'occupe des affections nerveuses (anatomie, physiologie et pathologie).

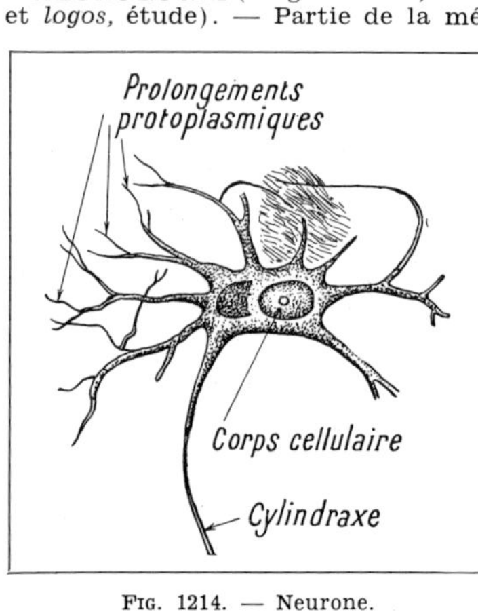

FIG. 1214. — Neurone.

NEUROLOGISTE. — Médecin spécialiste des affections nerveuses.

NEURONE (du gr. *neluron*, nerf). — Elément de la cellule nerveuse (*fig.* 1214). V. CERVEAU.

Chaque neurone, moteur ou sensitif, a deux variétés de prolongements : l'un servant pour la conduc-

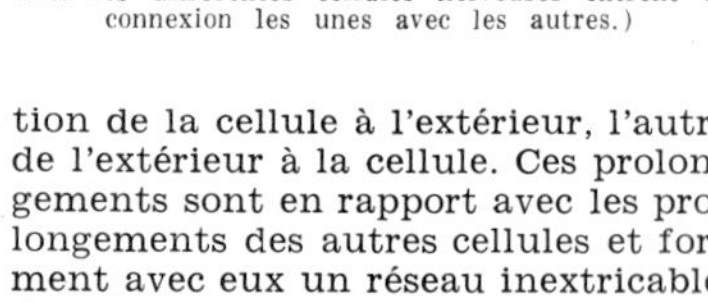

FIG. 1215. — Association de neurones.
A. Premier neurone; B. Neurone intercalaire; C. Deuxième neurone.
(Figure schématique destinée à montrer la manière dont les différentes cellules nerveuses entrent en connexion les unes avec les autres.)

tion de la cellule à l'extérieur, l'autre de l'extérieur à la cellule. Ces prolongements sont en rapport avec les prolongements des autres cellules et forment avec eux un réseau inextricable. On admet habituellement que les rapports des prolongements de cellules différentes ne s'opèrent pas par continuité, mais par *contiguïté* (*fig.* 1215). Les neurones *rétiniens* forment des variétés spéciales, sensitives et visuelles.

NEUROPHAGIE (du gr. *neuron*, nerf, et *phagein*, manger). — Phagocytose s'opérant dans les centres nerveux, suivant les auteurs, soit par des cellules de la névroglie (*neuronophagie*, de Marinesco), soit comme d'ordinaire, par des leucocytes. En tout cas, le résultat est la destruction plus ou moins complète des cellules nerveuses par des éléments spéciaux.

NEUROPLÉGIQUE. — V. *Supplément.*

NEURO-PSYCHIATRIE. — V. *Supplément.*

NEUROTOMIE (du gr. *neuron,* nerf, et *tomê,* section). — Section chirurgicale d'un nerf, pour mettre fin à une névralgie rebelle.

La section se pratique entre le centre ganglionnaire et les centres médullo-bulbaires; c'est ainsi que, dans la névralgie faciale, on a sectionné la racine sensitive du trijumeau, on a également pratiqué la neurotomie du nerf intermédiaire de Wrisberg.

NEUROTOXINE. — Toxine agissant sur le système nerveux, comme les toxines diphtérique et tétanique.

NEUROTROPISME (du gr. *neuron,* nerf, et *trepein,* tourner). — Affinité de certaines substances chimiques et de certains microbes pour le système nerveux.

NEUTRON. — Particule électriquement neutre, constituant avec les protons les noyaux des différents atomes.

Effets biologiques. — Les neutrons possèdent une action comparable à celle des rayons X, mais plus intense et plus élective.

NEUTROPÉNIE. — Diminution du nombre des leucytes neutrophiles. V. SANG.

NÉVRALGIES (du gr. *neuron,* nerf, et *algos,* douleur). — V. à NERFS (maladies), l'étude des névralgies en général et celle des névralgies *diaphragmatique, faciale, intercostale, sciatique.*

Pour la *névralgie générale,* V. NEURASTHÉNIE; la *névralgie lombaire,* V. LOMBAGO; la *névralgie-migraine,* V. MIGRAINE.

NÉVRAXE (du gr. *neuron,* nerf, et *axôn,* axe). — Axe nerveux. V. NERFS.

NÉVRILEMME (du gr. *neuron,* nerf, et *lemma,* enveloppe). — Tissu conjonctif qui entoure chaque nerf, formant une enveloppe commune aux faisceaux nerveux.

NÉVRITE. — V. NERFS (maladies).

NÉVRODERMITE (du gr. *neuron,* nerf, et *derma,* peau) [prurit avec lichénification]. — Lésions cutanées caractérisées par un épaississement de l'épiderme, que l'on appelle *lichénification.* Ces lésions sont secondaires au grattage déterminé par un prurit, qui représente la maladie première. La lésion peut être circonscrite ou diffuse.

Névrodermite circonscrite. — Prurit circonscrit avec lichénification, prurigo circonscrit, lichen simplex de Vidal. V. LICHEN.

Névrodermite diffuse (prurigo vulgaire diffus). — Cette forme ne se distingue de la précédente que par le fait que le prurit pré-éruptif et la lichénification qui lui succède s'étendent sur de grandes surfaces, pouvant envahir la presque totalité des téguments.

ÉVOLUTION. Elle peut être aiguë, les téguments pouvant reprendre leur souplesse première après plusieurs semaines; mais souvent surviennent, au même point, des récidives. Enfin, dans d'autres cas, l'évolution est chronique.

CAUSES. On observe plus particulièrement cette affection chez la femme de 20 à 50 ans. Il faut incriminer plus particulièrement le nervosisme des sujets comme cause prédisposante; d'autre part, on retrouve souvent comme causes déterminantes les violentes secousses nerveuses. On doit faire une part également à toutes les causes d'intoxications lentes : caféisme, théisme, alcoolisme.

TRAITEMENT. I. *Général.* — 1° Eviter tout excitant du système nerveux; régime lacto-végétarien.

2° Calmer le système nerveux hyperexcité; repos intellectuel; séjour à la campagne, montagne ou mer, cure d'altitude. Electricité (bains statiques, effluves de haute fréquence), hydrothérapie chaude en douches laveuses sur la colonne vertébrale, sérothérapie, auto-hémothérapie, sérum glucosé, hyposulfite de soude, fer à hautes doses (4 à 6 g par jour).

Aspirine, valériane, bromure, arsenic. Cures thermales à La Bourboule, Néris, Luxeuil, Saint-Gervais, Bagnères-de-Bigorre, La Roche-Posay.

II. *Local.* — Lotion iodée, salicylée, lotions chaudes, vernis goudronné, emplâtres simples ou mercuriels, pâtes goudronnée, camphrée, à l'huile de foie de morue.

Cryothérapie, radiothérapie. Douche filiforme.

Infiltration à la novocaïne.

NÉVRODOCITE (du gr. *neuron,* nerf, et *dokis,* petite poutre). — Inflammation des canaux osseux, fibro-osseux ou aponévrotiques dans lesquels passe un tronc nerveux, déterminant une paralysie ou une névralgie. Ainsi, au crâne et à la face, la *paralysie faciale* dite *a frigore* peut être due à la compression du nerf facial dans le canal de Fallope; la *névralgie faciale,* à la compression des branches du trijumeau dans les canaux par lesquels ils sortent du crâne; la *névralgie occipitale,* à la compression dans le canal aponévrotique que traverse le nerf; au membre supérieur, la *paralysie radiale a frigore* peut être due à la compression au niveau de la gouttière de torsion humérale; au membre inférieur, la *névralgie sciatique* peut être due à la compression au niveau de la grande échancrure sciatique.

NÉVROGLIE (du gr. *neuron,* nerf, et *glia,* glu). — Tissu de charpente des centres nerveux. V. CERVEAU.

NÉVROME (du gr. *neuron,* nerf, et *omê,* qui désigne une tumeur). — Tumeur très douloureuse qui se développe dans le tissu d'un nerf. V. NERFS (maladies) : *Tumeurs.*

Névrome plexiforme. — Tumeur formée par un amas de cordons nerveux renflés et noueux. S'observe dans la neurofibromatose.

NÉVROPATHIE (du gr. *neuron,* nerf, et *pathos,* maladie). — Affection du système nerveux.

NÉVROSE. — Affection nerveuse d'origine fonctionnelle, sans lésion anatomique appréciable des éléments nerveux. V. HYSTÉRIE, NEURASTHÉNIE, PSYCHASTHÉNIE, SINISTROSE (névrose traumatique).

NÉVROTOMIE. — V. NEUROTOMIE.

NEYRAC-LES-BAINS (Ardèche). — Petite station d'eaux bicarbonatées calciques, arsenicales, ferrugineuses, riches en titane, radio-actives.

INDICATIONS. Rhumatismes, chlorose, maladies du tube digestif, dermatoses.

CURE. Boisson, bains.

NEZ. — Le nez constitue la première portion de l'arbre respiratoire et renferme l'organe de l'odorat.

Pour la description, on le divise en trois parties :

1° Nez proprement dit;

2° Fosses nasales;

3° Arrière-cavité des fosses nasales.

I. NEZ (structure et fonctions) [v. pl. en couleurs et tabl. XLI]. — Formé par l'ensemble de la partie saillante, disposé comme un auvent au-devant de l'orifice antérieur des fosses nasales, dont il empêche de voir la cavité et la direction, il est constitué par un squelette rigide, osseux (apophyses montantes des maxillaires supérieurs, os propres du nez) et un squelette flexible, cartilagineux. Ce squelette est recouvert de parties molles (tissu conjonctif, graisse, peau).

La peau présente souvent des glandes sébacées plus ou moins développées (petits points noirs appelés comédons). Le nez s'ouvre en avant par deux orifices regardant en bas et séparés par la cloison et la sous-cloison : ces orifices, appelés *narines,* sont garnis de poils destinés à empêcher l'entrée des poussières.

La forme du nez est très variable, suivant les races humaines et suivant les sujets (*fig.* 1216). Cette forme dépend de la cloison cartilagineuse des fosses nasales.

Fosses nasales (*fig.* 1217, 1218). — Canal double. Les fosses nasales sont dirigées horizontalement, d'avant en arrière, situées au-dessous de la base du crâne, de la lame criblée de l'ethmoïde, entre les deux cavités orbitaires et les os des pommettes (os maxillaires supérieurs et sinus maxillaires), au-dessus du plafond de la bouche.

La cloison descend perpendiculairement de la base du crâne au plancher des fosses nasales; elle est formée par la lame perpendiculaire de l'ethmoïde, le vomer et le cartilage quadrangulaire. Elle est rarement rectiligne, souvent s'incurve et présente des déviations qui rétrécissent l'une des fosses nasales ou rejettent le nez à droite ou à gauche.

Le cartilage quadrangulaire régit la forme extérieure du nez; c'est sur lui que peuvent être effectuées des opérations ayant pour but la rectification des déviations ou la restauration de la respiration insuffisante.

Les parois latérales (apophyses ptérygoïdes, os maxillaires supérieurs, masses latérales de l'ethmoïde) portent trois saillies horizontales, dirigées d'avant en arrière : les trois *cornets,* inférieur, moyen, supérieur, formés d'une lame osseuse recouverte d'une muqueuse. Au-dessous de chaque cornet est un espace en forme de canal antéro-postérieur, appelé *méat* (inférieur, moyen, supérieur).

Dans le méat inférieur débouche le canal lacrymal, amenant les larmes; dans le méat moyen s'ouvrent les

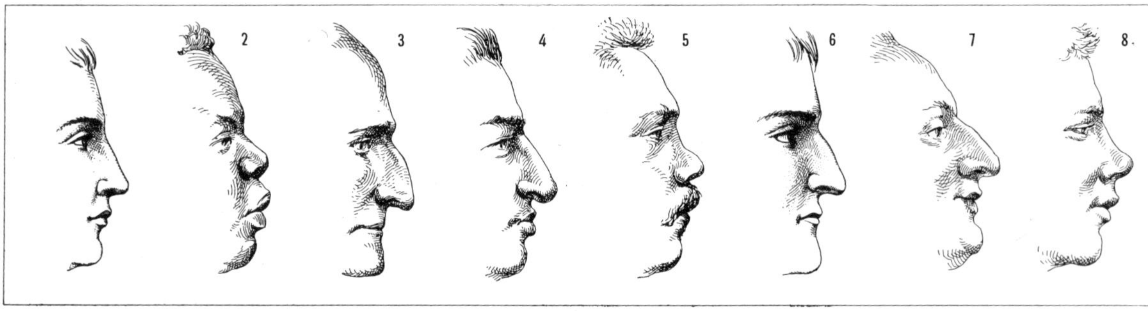

FIG. 1216. — Les principales variétés de nez.
1. Droit (grec) ; 2. Epaté (race noire) ; 3. Busqué; 4. Tombant; 5. Camard; 6. Aquilin; 7. Bourbonien; 8. Retroussé.

sinus frontaux, maxillaires et les cellules ethmoïdales; enfin, dans le méat supérieur, on trouve, en arrière, l'orifice du sinus sphénoïdal.

Les orifices antérieurs des fosses

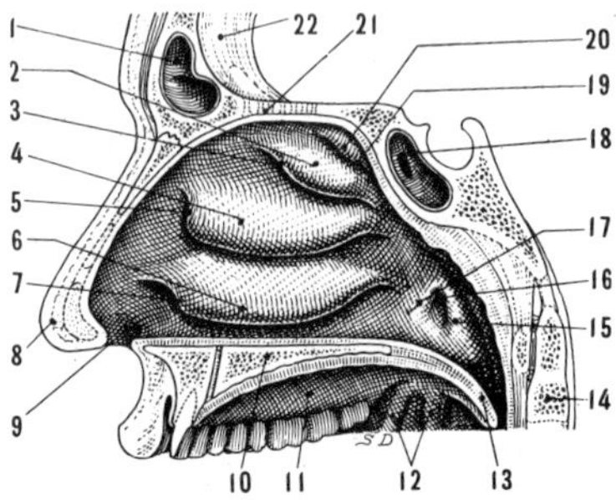

FIG. 1217. — Nez. Fosse nasale droite, paroi externe.
1. Sinus frontal; 2. Cornet supérieur; 3. Méat supérieur; 4. Cornet moyen; 5. Méat moyen; 6. Cornet inférieur; 7. Méat inférieur; 8. Lobule du nez; 9. Vestibule des fosses nasales; 10. Maxillaire supérieur; 11. Voûte palatine; 12. Piliers du voile du palais; 13. Luette; 14. Axis; 15. Pli salpingo-pharyngien; 16. Orifice pharyngien de la trompe d'Eustache; 17. Repli salpingo-palatin; 18. Sinus sphénoïdal; 19. 4e méat; 20. 4e cornet; 21. Lame criblée de l'ethmoïde; 22. Faux du cerveau.

nasales sont masqués par la chute du nez; les orifices postérieurs donnent accès au pharynx nasal.

Les parois osseuses sont recouvertes

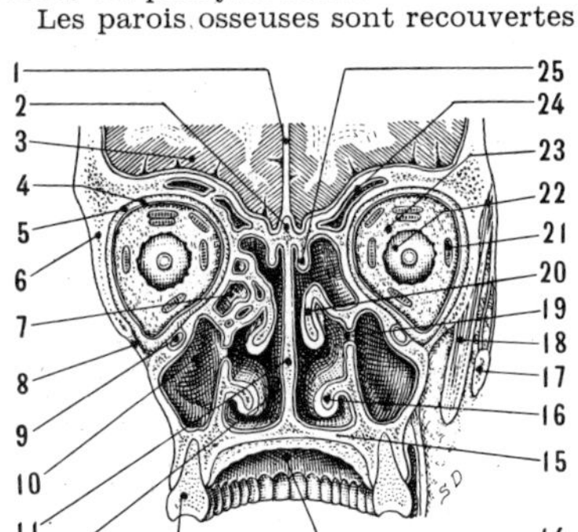

FIG. 1218. — Coupe frontale de la tête par les fosses nasales, les cavités orbitaires (segment antérieur de la coupe).
1. Faux du cerveau; 2. Apophyse crista galli; 3. Cerveau; 4. Feuillet péri-viscéral; 5. Espace péri-viscéral; 6. Grande aile du sphénoïde; 7. Cellules ethmoïdales; 8. Fente sphéno-maxillaire; 9. Nerf sous-orbitaire; 10. Sinus maxillaire; 11. Cloison des fosses nasales; 12. Fosse nasale gauche; 13. 3e molaire; 14. Voûte palatine; 15. Maxillaire supérieur; 16. Cornet inférieur; 17. Arcade zygomatique; 18. Muscle temporal; 19. Orifice du sinus maxillaire dans le méat moyen; 20. Cornet moyen; 21. Muscles de l'œil; 22. Globe de l'œil; 23. Cavité orbitaire; 24. Sinus frontal; 25. Cornet supérieur.

par une muqueuse dont la structure varie suivant la région.

En effet, l'étage inférieur (cornets et méats inférieurs et moyens) est destiné au passage de l'air respiratoire, tandis que l'étage supérieur est préposé à l'odorat.

Dans l'étage inférieur respiratoire, la muqueuse est épaisse, très vasculaire (tabl. XLI), car elle doit fournir à l'air inspiré les 500 g d'eau qui lui sont nécessaires par 24 heures. De plus, elle livre passage à un nombre incalculable de globules blancs du sang, qui englobent et détruisent les microbes de l'air inspiré que la couche de mucus arrête à la surface de la muqueuse, protégeant ainsi l'or-

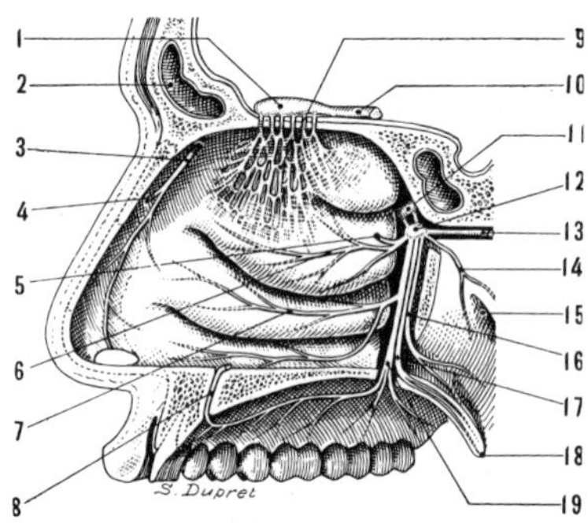

FIG. 1219. — Nerf olfactif et branches nasales du trijumeau.
1. Bulbe olfactif; 2. Sinus frontal; 3. Rameau externe du nasal interne; 4. Nerf naso-lobaire; 5. Nerf sphéno-palatin interne; 6. Nerf sphéno-palatin externe; 7. Nerf nasal postérieur; 8. Nerf sphéno-palatin interne; 9. Ramifications olfactives externes; 10. Bandelette olfactive; 11. Nerf maxillaire supérieur; 12. Ganglion sphéno-palatin; 13. Nerf vidien; 14. Nerf ptérygo-palatin; 15. Trompe d'Eustache; 16. Nerf palatin postérieur; 17. Nerf palatin moyen; 18. Luette; 19. Nerf palatin antérieur.

ganisme contre de nombreuses infections morbides (phagocytose nasale).

L'étage supérieur des fosses nasales (cornet supérieur, fente olfactive) renferme l'organe de l'odorat, sous forme de filaments nerveux qui viennent se terminer à la surface de la muqueuse de cette région. Voir figure 1219 et à OLFACTIF (Nerf).

Les nerfs de la sensibilité générale proviennent du trijumeau.

La muqueuse nasale est recouverte par un épithélium à cils vibratiles, sauf au niveau de l'entrée des narines, où il est pavimenteux, stratifié.

Arrière-cavité des fosses nasales (Pharynx nasal, Cavum). — Les fosses nasales ont une direction horizontale; le pharynx nasal, au contraire, est dirigé verticalement de haut en bas, faisant donc avec les premiers un angle droit.

Son extrémité supérieure est accolée à l'apophyse basilaire de l'occipi-

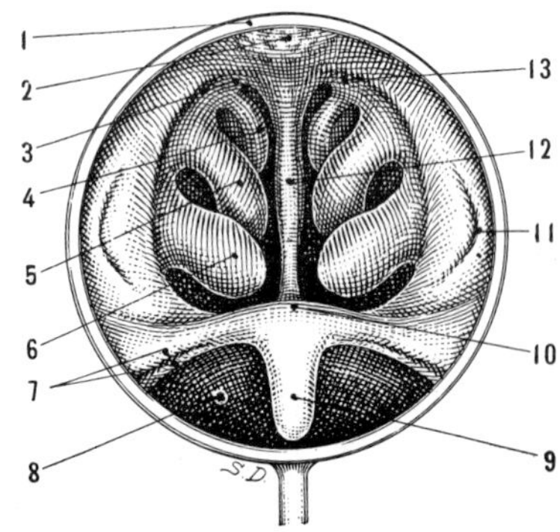

FIG. 1220. — Vue postérieure du naso-pharynx.
1. Miroir laryngien; 2. Amygdale pharyngée; 3. Choane droite; 4. Queue du cornet supérieur; 5. Queue du cornet moyen; 6. Queue du cornet inférieur; 7. Piliers antérieur et postérieur; 8. Cavité buccale; 9. Luette; 10. Voile du palais; 11. Orifice pharyngien de la trompe d'Eustache; 12. Cloison; 13. Choane gauche.

tal; sa face postérieure s'applique à la colonne vertébrale (face antérieure des corps vertébraux).

Sa face antérieure porte, en haut, l'ouverture postérieure (*fig.* 1220) des deux fosses nasales (choanes), séparées par la cloison (vomer) ; plus bas, cette paroi est formée par le voile du palais.

Les parois latérales confinent aux vaisseaux et nerfs du cou (artères carotides, veines jugulaires, nerfs pneumogastrique, spinal et grand sympathique), et présentent à leur partie supérieure l'orifice des deux trompes d'Eustache, dont les pavillons cartilagineux font une légère saillie.

La muqueuse de cette région est riche en tissu lymphoïde, qui forme un amas plus important au niveau de l'apophyse basilaire, sous le nom d'*amygdale de Luschka;* l'hypertrophie de cette amygdale constitue une maladie très fréquente chez l'enfant, connue sous le nom de *tumeurs* ou *végétations adénoïdes*. V. plus loin.

L'épithélium de la muqueuse est cylindrique vibratile.

II. NEZ (examen). — L'examen endonasal ne peut être pratiqué, tant en ce qui concerne la rhinoscopie

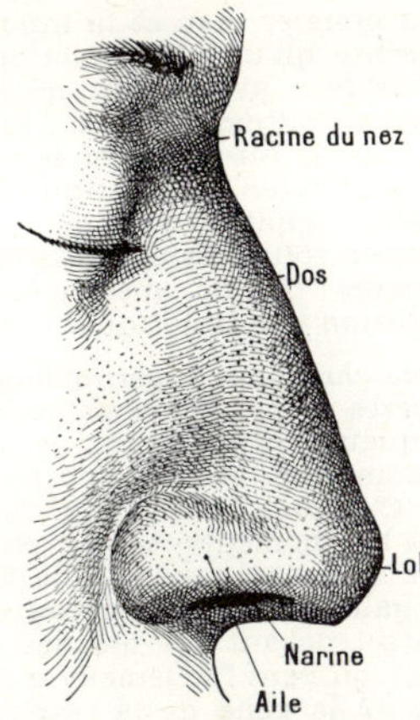

1. — Partie externe du nez.

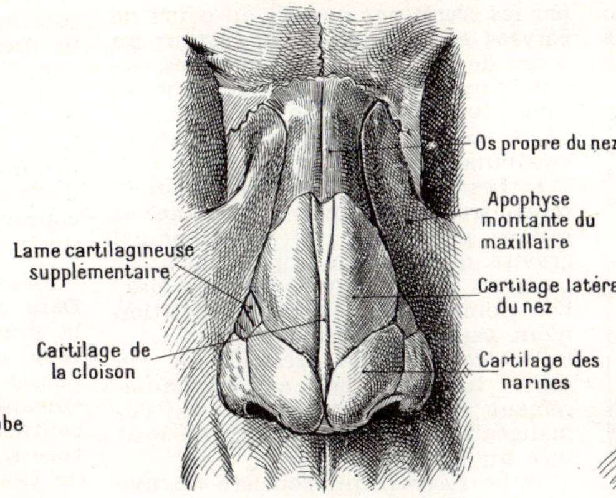

2. — Os et cartilages.

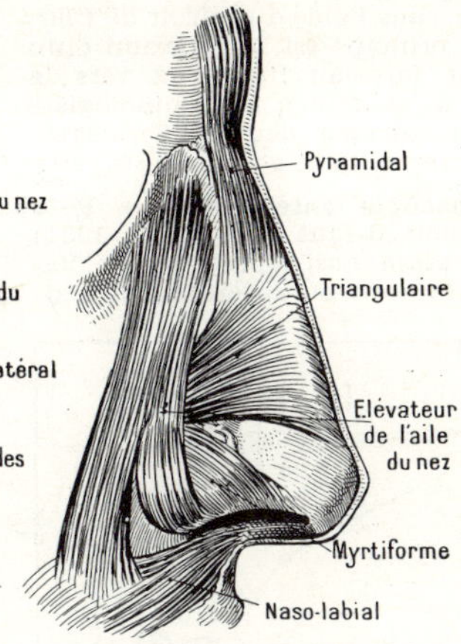

3. — Muscles.

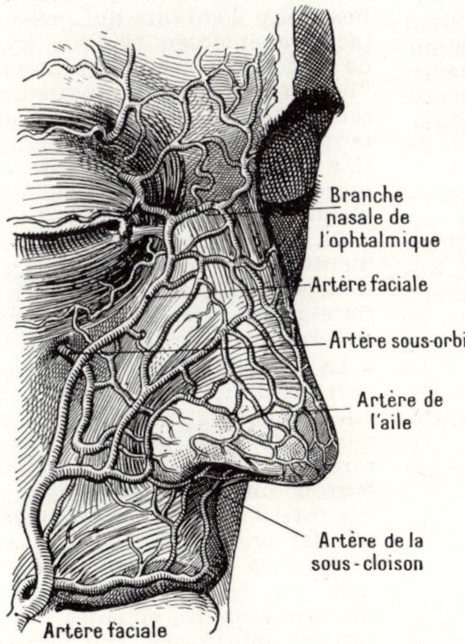

4. — Artères.

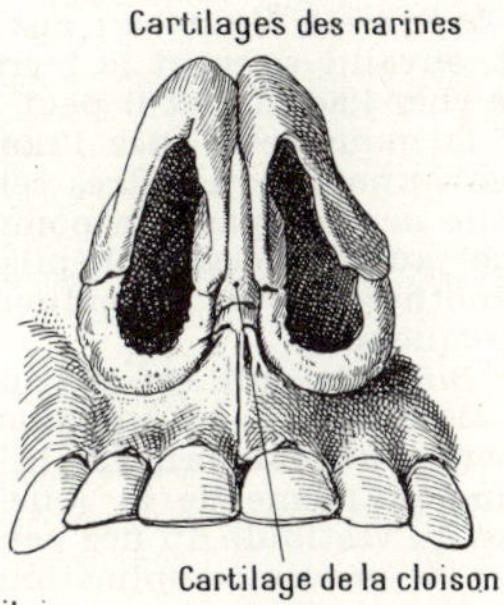

5. — Cartilages du nez (narines et cloison vues par-dessous).

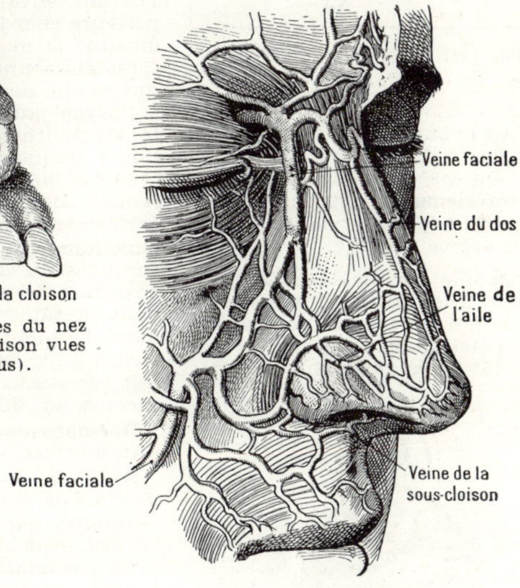

6. — Veines.

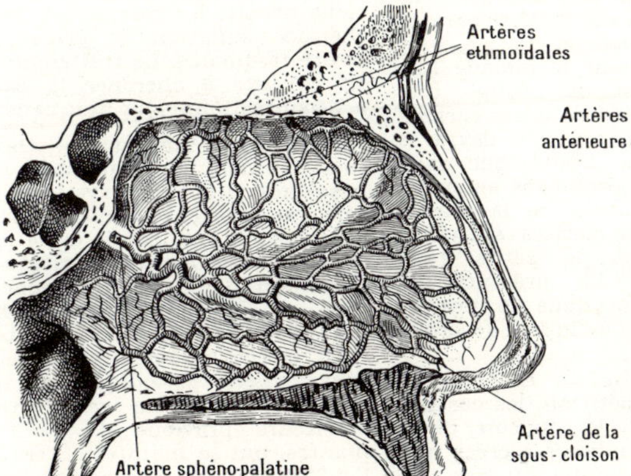

7. — Artères de la paroi interne.

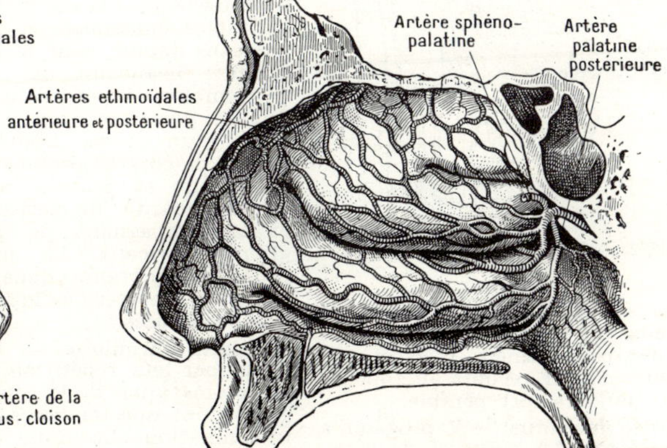

8. — Artères de la paroi externe.

Nez : os, cartilages, muscles et vaisseaux. (D'après Hirschfeld.)

antérieure que la rhinoscopie postérieure, sans l'aide du miroir de Clar, dont le principe est la réflexion d'un puissant faisceau lumineux vers la région à examiner, le rhinologiste pouvant voir par deux orifices latéraux correspondant à ses propres yeux.

Rhinoscopie antérieure. — Pour cet examen, il faut utiliser (*fig.* 1221) les *speculum nasi* (spéculum de Vacher d'Hautant ou spéculum de Palmer), dont le but est d'écarter la paroi externe de la fosse nasale, la seule mobile. On ne peut avoir que les étages inférieurs et moyens, l'étage supérieur des fosses nasales étant invisible par ce procédé.

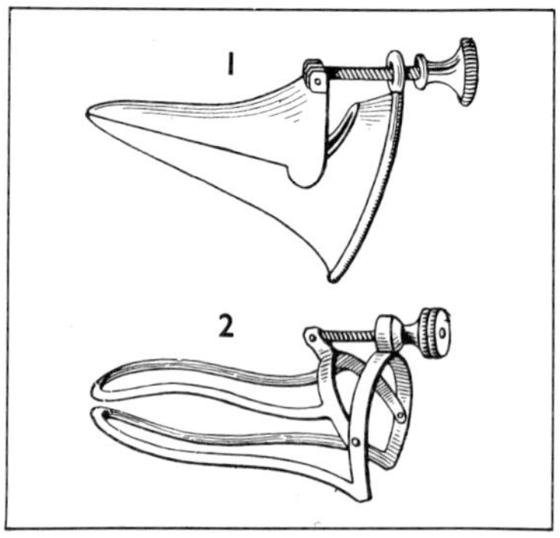

FIG. 1221. — Speculum nasi.
1. Spéculum plein; 2. Spéculum fenêtré.

Rhinoscopie postérieure (examen du cavum) [*fig.* 1222]. — Abaisser la base de la langue, introduire, derrière le voile palatin, un petit miroir incliné à 45°, préalablement chauffé; envoyer sur ce miroir un fort rayon lumineux. Quand le malade laisse pratiquer cet examen, il n'est pas nécessaire d'avoir recours au toucher digital, toujours fort pénible.

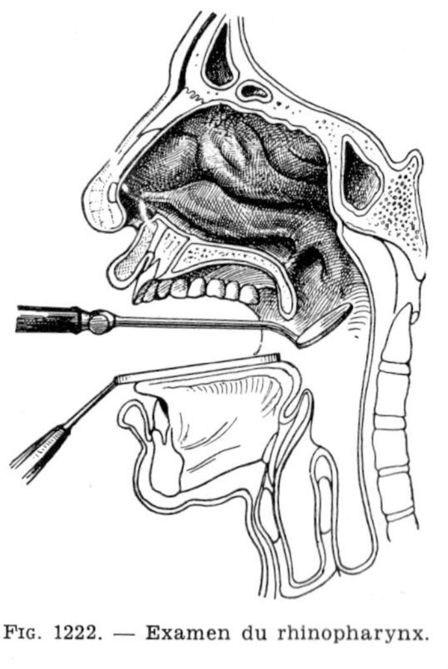

FIG. 1222. — Examen du rhinopharynx.

Examen des sinus. — V. plus loin à NEZ, *maladies des sinus et de l'ethmoïde.*

III. NEZ (maladies). — Hémorragie, saignement de nez (Epistaxis).

— V. HÉMORRAGIES.

Dermatoses vestibulaires. — Le vestibule du nez peut être infecté par les sécrétions nasales au cours de coryzas aigus intenses et surtout au cours de coryzas chroniques. Les sujets lymphatiques, neuro-arthritiques sont plus particulièrement prédisposés à ces infections. Les dermatoses vestibulaires comprennent :

1° Les *fissures* ou crevasses, qui se rencontrent aux angles des narines et qui ne présentent, du reste, comme gravité, que d'être une porte d'entrée pour des lymphangites, des furoncles : bon nombre d'érysipèles à répétition n'ont pas d'autre origine;

2° L'*eczéma,* qui présente ici son aspect habituel, mais est particulièrement douloureux à cause des démangeaisons, des sensations de brûlure qu'il provoque;

3° Le *sycosis,* qui consiste en une éruption impétigineuse caractérisée par la formation de petites bulles jaunâtres traversées par un poil : ces vésicules s'ouvrent, se dessèchent et sont remplacées par des croûtes jaunâtres. Le sycosis, limité au nez chez l'enfant, envahit souvent la lèvre supérieure chez l'adulte, et il peut ainsi envahir la moustache chez l'homme. C'est alors une affection très rebelle, qui, si elle ne cède pas à la pommade à l'oxyde jaune, nécessite l'épilation, la vaccinothérapie ou les effluves de haute fréquence;

4° Le *furoncle,* qui est particulièrement douloureux et entraîne un gonflement souvent énorme de la lèvre supérieure et même de la joue. Les furoncles du vestibule du nez peuvent entraîner de graves complications, et dans certains cas ont été suivis de mort. Le meilleur traitement consiste encore à recourir à la vaccinothérapie, soit par stocks-vaccins, soit par autovaccins, et aux antibiotiques.

Dermatoses nasales. — V. ACNÉ, RHINOPHYMA, GRANULOME.

Rhinites. — **Rhinite aiguë banale** (Rhume de cerveau). — V. CORYZA.

Rhinite pseudo-membraneuse. — Le nez peut non seulement être infecté secondairement au cours d'une angine diphtérique, mais encore être atteint primitivement. Il s'agit généralement de diphtérie à forme torpide, ambulatoire. Pourtant, ces cas ne doivent pas être négligés, car ils peuvent être le point de départ de véritables épidémies, et ils ne sont pas sans danger pour le malade lui-même : beaucoup de croups dits d' « emblée » succèdent à des coryzas diphtériques méconnus. On devra se défier d'un coryza diphtérique dans les cas de coryzas prolongés amenant une petite excoriation de la narine correspondante, de petites épistaxis, et s'accompagnant de petits ganglions cervicaux. La présence de fausses membranes dans le nez et l'examen bactériologique lèveront tous les doutes.

Rhinite chronique. — Les coryzas aigus, par leur répétition, les coryzas symptomatiques de la rougeole, de la grippe, ont une tendance à créer une inflammation chronique du nez. La rhinite chronique, suivant les stades où on la considère, peut se présenter sous deux formes principales : la *rhinite chronique simple* et la *rhinite hypertrophique.*

Rhinite chronique simple. — Dans cette forme, les troubles de sécrétion sont au premier plan et la muqueuse ne présente qu'une tuméfaction modérée; il faut avant tout ici sécher le nez. Le traitement local sera fait par le malade lui-même et le spécialiste : soufre en inhalation ou en pommade, applications de nitrate d'argent en solutions progressivement concentrées ou de méchages avec une solution d'antibiotiques.

Rhinite chronique hypertrophique. — Dans cette forme, la tuméfaction de la muqueuse prime tout; le symptôme dominant est ici l'obstruction nasale. C'est une obstruction variable suivant les moments, tantôt plus accentuée à droite, tantôt plus accentuée à gauche : en plaçant un miroir de Glatzel devant les narines et en soufflant, on peut facilement se rendre compte de la gêne de la respiration. L'obstruction nasale peut s'accompagner de tout son cortège : bouche ouverte, sécheresse de la gorge, troubles de l'odorat, du goût, troubles des oreilles, troubles de la voix, aphonie. Beaucoup d'enfants qui présentent le faciès adénoïdien typique n'ont pas de végétations, mais seulement de l'hypertrophie de la muqueuse pituitaire. Beaucoup d'adultes ou d'enfants qui se plaignent de maux de tête continuels entraînant une certaine incapacité de travail ont simplement le nez bouché.

En général, les sécrétions sont augmentées, et, en raison de l'obstruction, ces sécrétions tombent dans l'arrière-gorge : les malades mouchent en arrière et deviennent catarrheux.

La tuméfaction de la muqueuse porte surtout sur le cornet inférieur; elle est généralement plus accentuée d'un côté, mais les lésions sont bien rarement uniquement unilatérales. Parfois, une partie seulement du cornet inférieur est hypertrophiée : l'extrémité antérieure ou, plus souvent, l'extrémité postérieure. Dans ce dernier cas, la rhinoscopie postérieure montre, dans les choanes, une petite tumeur muriforme, qui constitue la *queue du cornet.*

Le traitement palliatif de la rhinite hypertrophique consiste à déboucher le nez. Dans les cas moyens, cautérisations nasales au galvanocautère, diathermocoagulation et étincelage de haute fréquence. Le traitement curatif consiste à chercher la cause et à décongestionner la muqueuse.

Rhinite spasmodique. — On range sous ce nom une affection oculo-naso-bronchique paroxystique, due à une ou plusieurs causes irritantes exogènes ou endogènes, et se produisant chez les neuro-arthritiques appartenant directement ou par hérédité à la classe des névropathes ou des goutteux. Elle se présente sous deux aspects principaux : 1° le *coryza spasmodique périodique* ou *rhume des foins,* dont la cause irritante extérieure provient du pollen des plantes, qui se manifeste vers le milieu de mai en Europe, et cesse au bout de 7 semaines à 2 mois; 2° le *coryza spasmodique apériodique,* qui dure toute l'année.

La cuti-réaction est positive aux extraits de pollen de graminées.

Les symptômes éprouvés par les malades peuvent, d'après leur localisation, se diviser en : 1° *symptômes oculaires :* le malade est pris d'une vive sensation de cuisson dans les yeux; il a du larmoiement; ses conjonctives sont injectées; la lumière du jour lui est pénible; 2° *symptômes nasaux :* le malade a des crises d'éternuement interminables; il présente un écoulement nasal très abondant, et généralement extrêmement clair, ne tachant guère le linge; il a le nez obstrué; 3° *symptômes bronchiques :* ceux-ci sont constitués par de véritables crises d'*asthme ;* ils existent dans environ un tiers des cas, caractérisant la forme oculo-naso-bronchique; dans les autres cas, ils manquent (forme oculo-nasale simple).

A l'examen du nez, on ne trouve que des lésions banales : hypertrophie des cornets, crête de la cloison, déviations, etc.; en revanche, la muqueuse présente une hyperesthésie spéciale; en touchant certaines zones au stylet, on peut provoquer une crise.

TRAITEMENT. I. *De la crise.* — Pulvérisations nasales de solutions d'éphédrine ou d'adrénaline. Ingestion d'éphédrine associée ou non à l'aspirine et antihistaminiques de synthèse.

II. *Préventif.* — Mettre le nez dans les conditions les plus normales possibles, en supprimant tout ce qui peut provoquer la localisation nasale (crête de la cloison, polypes, etc.).

Injections intradermiques de peptone commencées six semaines au moins avant la date présumée du début. Gardénal et belladone.

Badigeonnage de la muqueuse avec du liquide de Bonain, en arrière de la queue du cornet moyen, ou injection de quelques gouttes de novocaïne à 1 p. 100 ou d'alcool dans cette région. Injections sclérosantes sous la muqueuse nasale.

Ozène (du gr. *ozein,* sentir mauvais). — L'ozène (punaisie) n'est qu'un symptôme : la syphilis nasale, les corps étrangers, les sinusites, provoquent de la puanteur.

Au point de vue clinique, on appelle « ozène » une maladie se caractérisant à une période donnée par les trois symptômes suivants : perte de l'odorat, présence de croûtes fétides dans le nez, atrophie, sans ulcérations, de la muqueuse nasale.

L'ozène se développe généralement avant la puberté. Il est plus fréquent chez les jeunes filles. Ce n'est pas une maladie à proprement parler contagieuse; pourtant, le contact prolongé avec des ozéneux peut ne pas être sans danger, à cause de l'infection secondaire des sécrétions et des croûtes. La diphtérie nasale créerait une prédisposition.

Les enfants destinés à devenir des ozéneux commencent souvent à présenter pendant des années les symptômes d'une rhinite purulente, à sécrétion verdâtre, d'odeur fade, désagréable, mais non fétide. A cette époque, on peut guérir certains malades par un traitement général avec une désinfection prolongée.

Plus tard, l'ozène vrai s'installe. L'odeur fétide, pénétrante, que répand le malade, est caractéristique; elle tient à la présence de croûtes qui obstruent complètement les fosses nasales et qui sont très adhérentes aux parties sous-jacentes. Les cavités nasales apparaissent très élargies, par suite d'un arrêt de développement qui porte surtout sur la muqueuse du cornet inférieur, et qui n'atteint que beaucoup plus tardivement le cornet moyen.

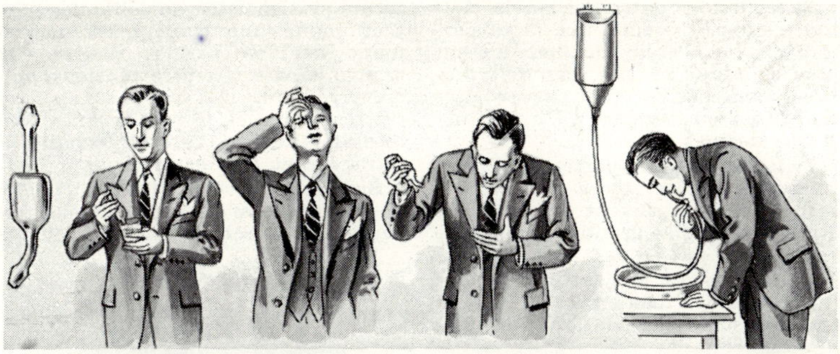

FIG. 1223. — Pipette nasale. Différents temps du bain nasal. Douche nasale.

Généralement, les malades ont un odorat très diminué, sinon aboli; ils ne sentent pas ou peu l'odeur qu'ils dégagent.

Les lésions de l'ozène peuvent dépasser les fosses nasales et s'étendre au pharynx et même au larynx.

D'autre part, l'ozène entraîne, par ses croûtes, une obstruction nasale et des infections secondaires, qui peuvent retentir tant sur les voies lacrymales que sur l'oreille.

Son evolution est lente, et ce n'est qu'au bout de 10, 15, 20 ans et plus que les malades les voient s'atténuer.

Cette pénible affection est liée parfois à une perturbation du fonctionnement des glandes endocrines; l'opothérapie pourra donc être adjointe au traitement local.

TRAITEMENT. Les lavages de nez (*fig.* 1223) débarrassent bien les malades de leurs croûtes, mais ils risquent d'infecter l'oreille.

A la douche nasale, même donnée sous faible pression, doit être préféré le bain nasal à la pipette. La technique en est simple : on plonge la pipette dans le liquide tiède, l'index servant à obturer à volonté l'orifice supérieur. La pipette remplie, on en place l'embout dans la narine, l'index obstruant toujours l'orifice supérieur. Puis on renverse la tête en arrière, en soulevant l'index, ce qui permet au liquide de descendre dans les fosses nasales et de baigner le cavum. Il est important, pendant cette manœuvre, de retenir sa respiration et de garder la bouche ouverte. Dès que le besoin de respirer se fait sentir, ramener la tête en avant au-dessus d'une cuvette.

Eviter de se moucher fortement; ne le faire en tout cas que par une narine, pour éviter la projection de liquide dans l'oreille.

On peut employer pour le bain à la pipette le sérum hypertonique à 20 ou 30 p. 1 000, préalablement tiédi.

Dans le dessein de désinfecter, on a utilisé la vacccinothérapie : soit un vaccin spécifique monovalent avec le Perez ou avec le Lœwenberg, soit un vaccin spécifique polyvalent, soit enfin l'autobactériothérapie aujourd'hui remplacée par l'aérosolthérapie d'antibiotiques variant suivant les germes.

Pour lutter contre l'atrophie, la paraffinothérapie a fait place à la chirurgie restauratrice à l'aide d'acrylic (technique d'Eyriès).

Tuberculose. — La tuberculose nasale, appelée *lupus,* se présente en général en dehors de toute atteinte pulmonaire. Ce n'est pas une complication, mais une manifestation particulière atténuée. Les lésions sont toujours antérieures, cartilagineuses. Elles sont caractérisées par la présence de *nodules,* saignant au moindre contact, siégeant d'abord sur la cloison, puis sur le plancher et les cornets.

Depuis ces dernières années, l'évolution de cette maladie, qui allait jusqu'à l'amputation de la pyramide nasale par infiltration des téguments, a été considérablement et avantageusement modifiée. On guérit maintenant les lupus *pris au début.* (V. LUPUS TUBERCULEUX [Traitement].) La surveillance par le spécialiste n'est, cependant, pas à négliger.

Syphilis. — **Syphilis acquise.** — Les *chancres du nez* sont très rares; la *syphilis secondaire* nasale évolue d'une façon très insidieuse et est concomitante de la syphilis secondaire buccale, beaucoup plus importante qu'elle. Les lésions siègent avec prédilection dans le sillon nasogénien.

En revanche, la *syphilis tertiaire* aime à se localiser dans le nez et sur le nez. Il s'agit alors de lésions gommeuses plus ou moins étendues, simulant le lupus, amenant d'abord une obstruction douloureuse, généralement unilatérale, avec sensibilité à la pression des os propres, et parfois un écoulement d'autant plus abondant et d'autant plus fétide qu'il est plus ancien, et qui s'accompagne de formations de croûtes et de séquestres.

Si les lésions ont porté sur la voûte du palais, il peut se faire une perforation palatine, par laquelle le nez et la bouche communiquent, causant du nasonnement et des troubles de la déglutition; une partie des aliments passe dans les fosses nasales. Si les lésions ont porté sur les os propres, le nez est aplati dans sa portion supérieure : c'est le nez dit « en pied de marmite ».

Si les lésions ont porté sur la cloison, celle-ci présente une large perforation, et l'arête du nez n'étant plus soutenue en bas, des déformations consécutives peuvent se produire (nez en lorgnette). V. plus loin *Malformations*.

Si les lésions ont porté sur la portion externe des fosses nasales, des cornets entiers peuvent être éliminés et l'affection a de grandes chances de se propager aux sinus.

Si les lésions siègent à la paroi supérieure des fosses nasales, il faut craindre une propagation aux méninges.

On comprend donc combien il est important d'établir tôt un diagnostic précis, car, ici, le traitement donne des résultats merveilleux et arrête, la plupart du temps, en quelques semaines, l'évolution de la maladie.

Syphilis héréditaire. — La syphilis héréditaire peut se manifester d'une façon tardive, à l'âge de 8 à 10 ans; elle se présente alors avec les mêmes symptômes que la syphilis tertiaire. Mais beaucoup plus fréquent est le coryza syphilitique héréditaire, évoluant chez les enfants dans le cours des trois premiers mois. Son intensité, sa ténacité, doivent mettre en éveil, les autres stigmates de l'affection, permettant de faire le diagnostic et d'instituer un traitement rapidement curatif.

Végétations ou Tumeurs adénoïdes. — Elles sont constituées par l'hypertrophie du tissu adénoïde normal du pharynx nasal, et plus précisé-

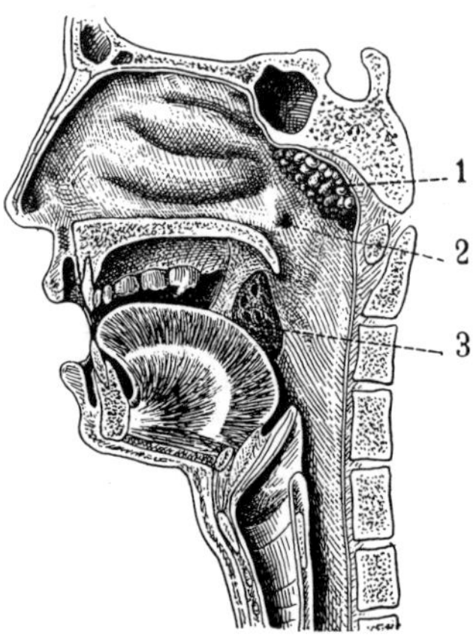

FIG. 1224. — Tumeurs adénoïdes.
1. Végétations adénoïdes; 2. Orifice de la trompe d'Eustache; 3. Amygdale.

ment de l'amygdale de Luschka (v. pl. en couleurs). Cette maladie est extrêmement fréquente chez l'enfant.

La masse de la tumeur apparaît sous la forme de 4 à 6 lobes implantés sur la partie la plus élevée du cavum, au niveau de l'apophyse basilaire de l'occipital, accolés les uns aux autres et verticalement dirigés de haut en bas. Son volume varie depuis un simple épaississement jusqu'à remplir plus ou moins complètement le cavum et à gêner la respiration nasale.

La tumeur est essentiellement constituée par du tissu adénoïde de His, sous la forme disséminée et sous la forme systématisée de follicules clos. C'est donc une tumeur essentiellement bénigne par sa nature. On trouve dans son centre plusieurs micro-organismes pathogènes ou saprophytes, dont les plus fréquents sont le staphylocoque, le streptocoque, le tétragène et le pneumocoque.

SIGNES. Les végétations adénoïdes obstruant plus ou moins le passage de l'air, il en résulte des accidents

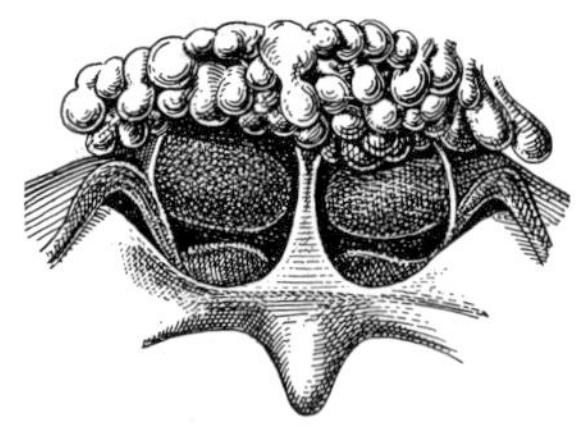

FIG. 1225. — Ouvertures postérieures des fosses nasales surmontées de végétations adénoïdes.

dus à l'insuffisance nasale. Chez le nourrisson, la gêne de la respiration peut rendre la tétée impossible. Chez l'enfant, la respiration se fait par la bouche, qui demeure entrouverte, ce qui donne à l'adénoïdien un air hébété. L'enfant ronfle en dormant; il a souvent des insomnies, des terreurs nocturnes. La prononciation est défectueuse. Il dit « don, banban », pour « non, maman ». Le nez se rétrécit latéralement et empêche le développement du massif facial; les pommettes sont peu saillantes; la cavité palatine devient ogivale; les dents supérieures chevauchent les unes sur les autres. La déformation ainsi produite est caractéristique et porte le nom de *faciès adénoïdien*.

EXAMEN LOCAL. La rhinoscopie postérieure permet de constater que le cavum est occupé par une masse lobée qui le remplit plus ou moins et empêche de voir le bord postérieur du vomer.

Si l'enfant est réfractaire à l'examen précédent, il faut pratiquer le toucher avec le doigt, qui palpe la masse remplissant l'arrière-nez.

COMPLICATIONS. *Infection.* — La masse adénoïdienne s'infecte facilement, soit primitivement, soit à la suite d'un coryza donnant lieu à une adénoïdite aiguë, avec fièvre, ganglions tuméfiés et douloureux au cou, céphalée, courbature, malaise général. Cette adénoïdite peut être une maladie violente à l'aspect grave, mais de bon pronostic. Elle peut durer plusieurs jours, avec température élevée; la complication à craindre est l'otite aiguë.

Dans l'adénoïdite chronique, l'enfant a une température légèrement élevée (37°6-38°) le soir, et cela pendant des mois, sans qu'on puisse en avoir l'explication si on n'examine pas le cavum.

Oreilles. — L'adénoïdite se propage fréquemment aux trompes d'Eustache et aux oreilles moyennes, donnant naissance à des surdités intermittentes, variables, récidivantes, ou à de véritables otites, avec ou sans suppuration. La répétition de ces accidents finit par causer dans les oreilles moyennes des lésions permanentes entraînant des surdités plus ou moins accusées et devenant incurables.

Larynx et trachée. — L'infection d'origine adénoïdienne se propage aussi très facilement au larynx et à la trachée, occasionnant des toux quinteuses, spasmodiques, simulant la coqueluche ou prenant l'aspect de véritables laryngites striduleuses (faux croup). Beaucoup d'enfants ont de la bronchite à la suite d'une adénoïdite et sont immobilisés à la chambre pendant l'hiver.

Intestin. — Il n'est pas rare que l'infection suive la voie intestinale et donne des entérites, qui ne guérissent que par l'opération.

Développement. — L'adénoïdien respire insuffisamment; il souffre d'insuffisance d'air, comme d'une insuffisance de nourriture. Il peut être arrêté dans son développement. L'effort qu'il a fait pour introduire de l'air dans ses poumons produit des déformations de la cage thoracique. Il a comme un tirage chronique.

PRONOSTIC. Les troubles causés par les végétations sont très variables d'intensité. Chez certains, il s'établit une sorte de compensation respiratoire; chez d'autres, l'insuffisance est très marquée. La gravité résulte surtout de la fréquence des complications.

S'il est ordinaire de voir les masses adénoïdiennes s'atrophier vers l'âge

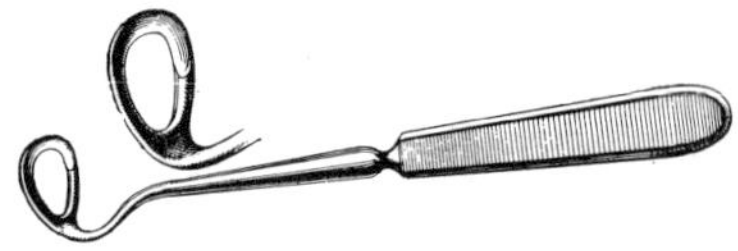

FIG. 1226. — Couteau à végétations adénoïdes.

adulte, il est imprudent d'attendre cette atrophie quand il y a des troubles accusés, car ceux-ci peuvent rester permanents pendant toute la vie.

TRAITEMENT. Le seul traitement des végétations est l'ablation, à l'aide

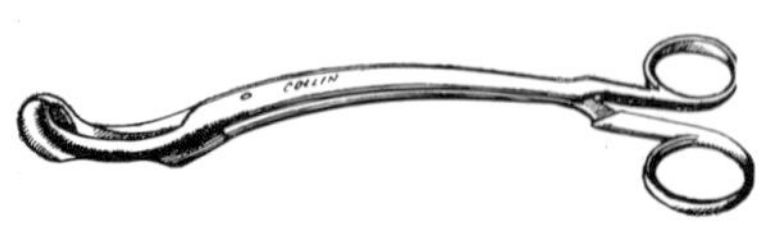

FIG. 1227. — Pince du Dr Chatellier.

d'instruments spéciaux (*fig.* 1226, 1227). Elle se fait ordinairement avec une curette spéciale, de forme appropriée.

L'intervention est pratiquée sous anesthésie générale au chlorure d'éthyle.

Le point important est de n'opérer les malades que lorsque leurs végétations ne présentent plus aucune trace d'infection.

Rhinosclérome. — V. ce mot.

Lèpre. — V. ce mot.

Morve. — V. ce mot.

IV. NEZ (tumeurs). — Polypes du nez. — Les polypes du nez sont le résultat de la réaction banale de la pituitaire sous l'influence d'infections répétées, quelle que soit du reste la nature de ces infections (sinusite, ethmoïdite, rhinite chronique, s'accompagnant toujours d'ostéite sous-jacente). Aussi, ces tumeurs bénignes sont-elles fréquentes. (V. pl. en couleurs).

Suivant leur cause, les polypes sont *muqueux* ou *fibreux*. Rarement, il existe un polype unique; la plupart du temps, derrière un polype plus volumineux sont cachés d'autres polypes plus petits, qui n'ont pas eu la place pour se développer.

Les polypes apparaissent comme des masses blanc grisâtre ou gris rosé, à surface lisse, à consistance molle et gélatineuse.

Ils s'insèrent le plus souvent soit par une large base, soit par un étroit pédicule, dans le méat moyen; jamais sur le cornet inférieur; ils sont toujours très mobiles. Ils peuvent être tellement volumineux qu'ils font saillie hors des narines ou qu'ils débordent les choanes.

Suivant leur volume, suivant qu'ils sont uni- ou bilatéraux, l'obstruction nasale qu'ils occasionnent est plus ou moins intense. Ils entraînent par eux-mêmes une hypersécrétion marquée.

L'ablation des polypes du nez se fait facilement, à l'anse froide (*fig.* 1228), après cocaïnisation du nez. On étaye le polype dans l'anse, puis on remonte

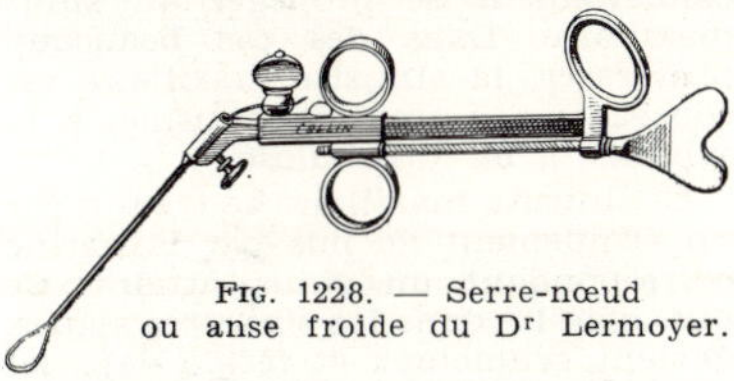

FIG. 1228. — Serre-nœud ou anse froide du Dr Lermoyer.

celle-ci vers le point d'implantation; un serrement lent et progressif du fil détermine la section du pédicule.

Les polypes enlevés, il faut rechercher quelle est leur cause et soigner celle-ci : ostéite de la base d'implantation.

Parmi les polypes du nez, certains s'insèrent tout à fait au niveau des choanes. Ces polypes, plus durs que les polypes ordinaires, tendent à se développer dans l'arrière-nez plutôt que dans le nez.

Le malade éprouve une sensation de corps étranger dans le naso-pharynx et des troubles auditifs : si le polype est très volumineux, les mouvements du voile du palais sont gênés. Le polype peut même apparaître dans la bouche, derrière le voile du palais. Ces polypes sont mobiles : ils ne provoquent pas, habituellement, d'hémorragies.

Le traitement est le même que pour les polypes ordinaires, mais il est beaucoup plus difficile à appliquer.

Tumeurs malignes. — Nous ne parlerons pas ici des tumeurs qui, nées dans les cavités voisines, se propagent aux fosses nasales (tumeurs des sinus et surtout fibromes naso-pharyngiens), mais des tumeurs primitives du nez, dont les principales sont le sarcome et l'épithéliome.

Le *sarcome*, très rare, se rencontre surtout chez les jeunes gens et les adultes; il se traduit par des épistaxis, des douleurs névralgiques et de l'obstruction nasale; la tumeur, lisse, arrondie, rosée, largement pédiculée, est plus ou moins dure, suivant qu'elle est plus ou moins fibreuse.

D'abord localisée à un côté du nez, cette tumeur peut envahir le côté opposé, en perforant la cloison; elle arrive à repousser au-dehors le squelette cartilagineux et osseux, et amène ainsi des déformations extérieures du nez et même de la face. La durée de l'évolution est très variable (de 10 mois à 12 ans); le pronostic diffère suivant les formes, mais il est toujours grave.

L'*épithéliome* apparaît de 50 à 70 ans. Il provoque des douleurs précoces, mais les épistaxis spontanées sont rares et surtout peu abondantes.

Il est constitué par une masse bourgeonnante, friable, et donnant, lorsqu'on la fragmente, des hémorragies assez considérables.

Il s'accompagne, plus rapidement que le sarcome, d'engorgement ganglionnaire et d'amaigrissement du malade. Le pronostic est rapidement grave, par suite de l'envahissement précoce des régions voisines.

Dès que l'examen histologique a dénoté d'une façon nette l'existence d'une tumeur maligne, le seul traitement est d'opérer très largement.

Quand on arrive trop tard pour faire une large intervention, il est inutile d'enlever à l'anse de petits morceaux de la tumeur, car la récidive est immédiate et l'hémorragie consécutive peut être dangereuse. Curiethérapie avec des aiguilles de radium ou radiothérapie pénétrante, en ayant soin d'éviter les radionécroses.

V. NEZ (corps étrangers, malformations, traumatismes, lésions externes). — **Corps étrangers.** — Les corps étrangers du nez pénètrent :

1° Par les *narines* (les enfants, les aliénés, introduisent souvent dans leur nez des noyaux de cerise, des bouts de crayon);

2° Par les *choanes*. Des corps étrangers peuvent être projetés dans les fosses nasales par les choanes, dans tous les cas où le voile du palais fonctionne irrégulièrement, qu'il s'agisse d'un trouble momentané (fausse déglutition, accès de toux) ou d'un trouble dû à une lésion inflammatoire (angine phlegmoneuse) ou à une lésion nerveuse (paralysie).

Le corps étranger détermine d'abord des éternuements, au cours desquels il peut être expulsé, sinon il se produit une sorte d'accoutumance, où le corps étranger n'est plus qu'une cause d'obstruction et d'infection nasale. S'il est introduit depuis peu de temps dans le nez, on peut, par la rhinoscopie antérieure, l'apercevoir sous l'aspect où il a été introduit; si, au contraire, il y séjourne depuis longtemps, il peut s'être entouré de calcaire par stratification (rhinolithe), et l'on ne reconnaîtra sa nature qu'à la coupe : au simple examen, il ressemblera à un séquestre.

En dehors de l'infection, les corps étrangers du nez provoquent rarement des accidents. Leur présence ne devient grave que si, pour les ôter, on se livre à des exercices intempestifs.

Le mieux sera de cocaïniser la fosse nasale contenant le corps étranger, puis, la cocaïne ayant produit sa vasoconstriction, il faudra, sous le contrôle de la rhinoscopie antérieure, aller le chercher avec un crochet, en passant par-derrière, et le ramener en le faisant glisser sur le plancher des fosses nasales.

Parasites. — Les parasites du nez sont très rares dans nos pays. Dans les pays chauds, ils sont au contraire fréquents et sont constitués par des mouches ou des myriapodes.

Malformations. — Les malformations comprennent : 1° les difformités du nez; 2° les synéchies; 3° les malformations de la cloison.

Difformités nasales. — Elles relèvent de causes diverses :

1° Traumatisme;

2° Trouble de développement des os de la face. Ces déformations peuvent être : a) *partielles*, intéressant soit la partie fixe de l'auvent nasal

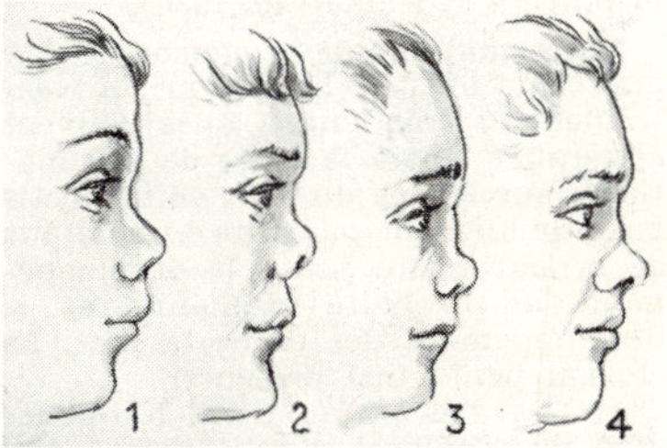

FIG. 1229. — Malformations du nez chez les hérédo-syphilitiques.

1. Nez camard; 2, 3. Effondrement de la charpente supérieure du nez; 4. Effondrement de la charpente inférieure du nez (nez en lorgnette) [d'après E. Fournier].

(largeur excessive des os propres, saillie osseuse du nez busqué), soit la partie mobile cartilagineuse (voussure des cartilages triangulaires, déformation du lobule du nez ou luxation de la sous-cloison); b) *totales*, les plus apparentes, comprenant à la fois l'os et le cartilage (nez crochu, nez épaté, nez droit épaissi, nez uniformément large et saillant, nez tordu, nez oblique);

3° Affection chronique du squelette du nez : tuberculose et surtout syphilis héréditaire ou acquise. On peut noter : *a*) un aplatissement et un élargissement de la base du nez, au-dessus de la forme du frontal (nez camard ou nez « en pied de marmite »); *b*) un effondrement de la charpente supérieure ou inférieure du nez (nez « en lorgnette ») [*fig.* 1229].

La chirurgie rhinologique moderne corrige avec succès ces genres de déformations; l'intervention, toujours délicate, consiste, après avoir incisé la muqueuse du vestibule nasal, à réséquer, à la faveur de décollements plus ou moins étendus suivant les lésions, la portion ostéo-cartilagineuse exubérante. L'opération, ainsi pratiquée par voie endonasale, ne laisse aucune cicatrice extérieure et donne, dans la plupart des cas, des résultats satisfaisants.

Dans des malformations syphilitiques, le traitement antisyphilitique est impuissant; c'est encore à la prothèse qu'il faut avoir recours. L'inclusion sous la peau du dos du nez d'un fragment de cartilage prélevé au niveau du 7e ou 8e cartilage costal, ou mieux, d'une pièce d'acrylic, reconstitue la rectitude de l'arête nasale.

Synéchies. — Soudures de deux surfaces ulcérées osseuses ou membraneuses, qui, en guérissant, se rapprochent l'une de l'autre par une cicatrice commune.

TRAITEMENT. Traitement chirurgical des synéchies osseuses pour les transformer en synéchies membraneuses,

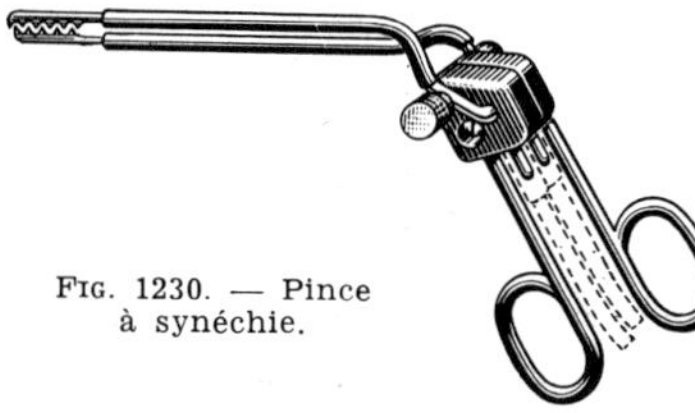

FIG. 1230. — Pince à synéchie.

puis traitement de ces dernières par diathermocoagulation bipolaire, avec la pince à synéchie (*fig.* 1230).

Malformations de la cloison. — Les malformations de la cloison sont extrêmement fréquentes. Elles peuvent apparaître soit à la suite de traumatisme sur le dos du nez, soit constitutionnellement, par suite d'un défaut de synchronisme entre le développement de la boîte crânienne et le développement des os de la face. La cloison peut ainsi présenter :

1° Des déviations dans lesquelles elle est déplacée d'un même côté, tout d'un bloc, et fait une courbe plus ou moins compliquée;

2° Des épaississements, qui affectent deux types principaux : une crête osseuse longitudinale siégeant sur le bord antérieur oblique du vomer, ou des éperons qui sont des crêtes limitées et de faible dimension, localisées généralement à la partie antérieure.

Généralement, déviation et épaississement se trouvent combinés.

Toutes ces déformations entraînent une obstruction nasale plus ou moins accentuée et prédisposent aux infections chroniques des fosses nasales.

Lorsqu'elles entraînent des troubles manifestes, elles nécessitent des opérations chirurgicales. Les éperons et les crêtes peuvent être enlevés à la scie ou au rabot.

Les déviations sont pour la plupart justiciables d'une opération qui consiste à inciser la muqueuse du côté convexe, à la décoller de l'os et du cartilage sous-jacents, à enlever tout l'os et tout le cartilage déviés et à adosser les deux muqueuses l'une contre l'autre. Cette résection sous-muqueuse donne les meilleurs résultats.

Traumatismes. — **Fractures et luxations des os propres.** — Les fractures des os propres ne sont pas très rares; les luxations sont plus exceptionnelles. Les fractures sont souvent masquées au début par le gonflement des parties molles, qui est souvent considérable, et il importe de constater le déplacement des fragments et la crépitation. Pourtant, un diagnostic précoce est extrêmement important, car la consolidation est assez rapide et, lorsque l'œdème des parties molles est tombé, on peut se trouver en face de fragments déjà soudés et d'une déformation définitive. Il faut donc faire la réduction le plus tôt possible. Si la déformation tend à se reproduire, on maintiendra le redressement : 1° en faisant à l'intérieur un tamponnement modéré; 2° en appliquant à l'extérieur un petit appareil moulé ou métallique.

Fractures et luxations de la cloison. — Ces lésions sont beaucoup plus fréquentes que les fractures des os proprement dits. Elles intéressent surtout le cartilage de la cloison.

Aussitôt après le traumatisme, la fracture ou la luxation est brusquement masquée par la production d'un *hématome*, qui, épanché entre la muqueuse et le cartilage, forme une tumeur diffuse empêchant la respiration. Laissé à son évolution, l'hématome suppure généralement, donnant lieu à un *abcès chaud de la cloison*, et ultérieurement à un effondrement de l'arête nasale par élimination du cartilage. Aussi convient-il d'évacuer l'hématome chirurgicalement, soit par une incision, soit par une pointe de feu faite à sa partie déclive.

L'hématome guéri, la fracture ou la luxation apparaît nettement.

On peut essayer de les réduire, mais généralement elles se reproduisent avec une extrême facilité, et l'on doit attendre leur consolidation pour traiter ensuite les crêtes ou les déviations qu'elles ont entraînées.

Nez rouges. — La rougeur de la peau peut être strictement limitée au nez, mais, le plus souvent, elle s'observe également en d'autres points de la face et même sur les oreilles.

Une rougeur simple peut exister dans l'érythrose faciale, l'érythème pernio ou engelures, l'acné rosacée ou couperose.

Accompagnée d'un état inflammatoire, la rougeur du nez s'observe dans l'érysipèle et dans la streptococcie cutanée de la région.

Dans le lupus érythémateux, la rougeur s'accompagne d'une hyperkératose ponctuée et évolue vers l'atrophie cicatricielle.

Enfin, la peau rouge est infiltrée dans le lupus pernio, dans le lupus tuberculeux, dans la syphilis tertiaire du nez.

VI. NEZ (maladies des sinus et de l'ethmoïde). — **Affections inflammatoires des sinus et de l'ethmoïde ou Sinusites.** — Les affections inflammatoires des sinus ou *sinusites* sont très rarement primitives. Elles sont en général consécutives à une affection du voisinage (affection osseuse : suppuration d'une cavité voisine), quelquefois à un traumatisme ou à une infection générale.

Elles évoluent soit d'une manière aiguë, soit d'une manière chronique.

Lorsqu'elles évoluent d'une manière aiguë, la muqueuse présente seulement des lésions de catarrhe, et on obtient la guérison la plupart du temps par un simple traitement médical. Lorsqu'elles passent à l'état chronique, la muqueuse réagit en s'hypertrophiant, en formant des bourgeons charnus et même de véritables polypes; généralement, alors, un traitement chirurgical s'impose.

Quelle que soit leur localisation, elles se traduisent par un certain nombre de signes communs, qui sont du reste assez peu précis et n'ont une réelle valeur que par leur groupement :

1° L'écoulement d'un pus franc, bien lié, fétide et assez abondant, par une narine;

2° Une sensation subjective de mauvaise odeur dans le nez;

3° Des phénomènes douloureux périorbitaires avec irradiations plus ou moins profondes dans toute la tête, souvent à horaires fixes;

4° La chute de mucosités dans le pharynx, entraînant des toux rebelles, trachéites et bronchites.

A ces signes assez vagues se joignent des signes particuliers, suivant que l'affection porte sur l'un ou l'autre des différents sinus.

Sinusite maxillaire. — La sinusite maxillaire est d'origine nasale, et c'est alors le plus souvent au cours de la grippe qu'elle se déclare. Elle peut être aussi d'origine extra-nasale; elle a alors pour cause, dans la plupart des cas, une infection dentaire de la 2e prémolaire ou des deux grosses molaires supérieures, qui ont des rapports très étroits avec le sinus; l'infection de leurs racines peut secondairement se propager au sinus maxillaire. Dans des cas beaucoup plus rares, la sinusite maxillaire est consécutive à un traumatisme, à la syphilis, à la tuberculose.

La sinusite maxillaire se traduit par un écoulement de pus par la narine correspondant au sinus atteint. Ce pus, bien lié dans les sinusites aiguës, devient grumeleux et fétide dans les sinusites chroniques. A la rhinoscopie antérieure, on voit que l'écoulement siège dans le méat moyen, dont la muqueuse présente des altérations d'autant plus intenses que le cas est plus ancien (formation du bourrelet de Kauffmann au niveau de la tête du cornet moyen). Une grande partie de ce pus s'écoule en arrière et peut donner lieu à tous les symptômes d'une pharyngite chronique. Pour savoir si le pus provient bien du sinus maxillaire, on a recours à la diaphanoscopie, en mettant une petite lampe électrique allumée dans la bouche; normalement, les cavités des sinus maxillaires s'éclairent : s'il y a sinusite d'un côté, le sinus maxillaire atteint ne s'éclaire pas, alors que le sinus sain a sa translumination normale. Du reste, on peut encore être plus sûr de la présence du pus dans le sinus en le ponctionnant à l'aide du trocart, à travers la paroi du méat inférieur. Cette ponction, outre qu'elle rend absolument certain le diagnostic de sinusite, permet : 1° de reconnaître la nature du pus et sa fétidité; 2° d'apprécier jusqu'à un certain degré les altérations de la muqueuse du sinus. Si la muqueuse est très altérée, il sort du sang au lavage. D'autre part, la cavité du sinus apparaîtra amoindrie. Cette ponction sera toujours faite en dehors d'une poussée aiguë.

TRAITEMENT. 1° Dans les cas aigus, s'il s'agit d'une sinusite d'origine nasale, il faut décongestionner et désinfecter par des pulvérisations d'argyrol et au chlorhydrate d'éphédrine, des inhalations avec la teinture de benjoin et de tolu; pratiquer

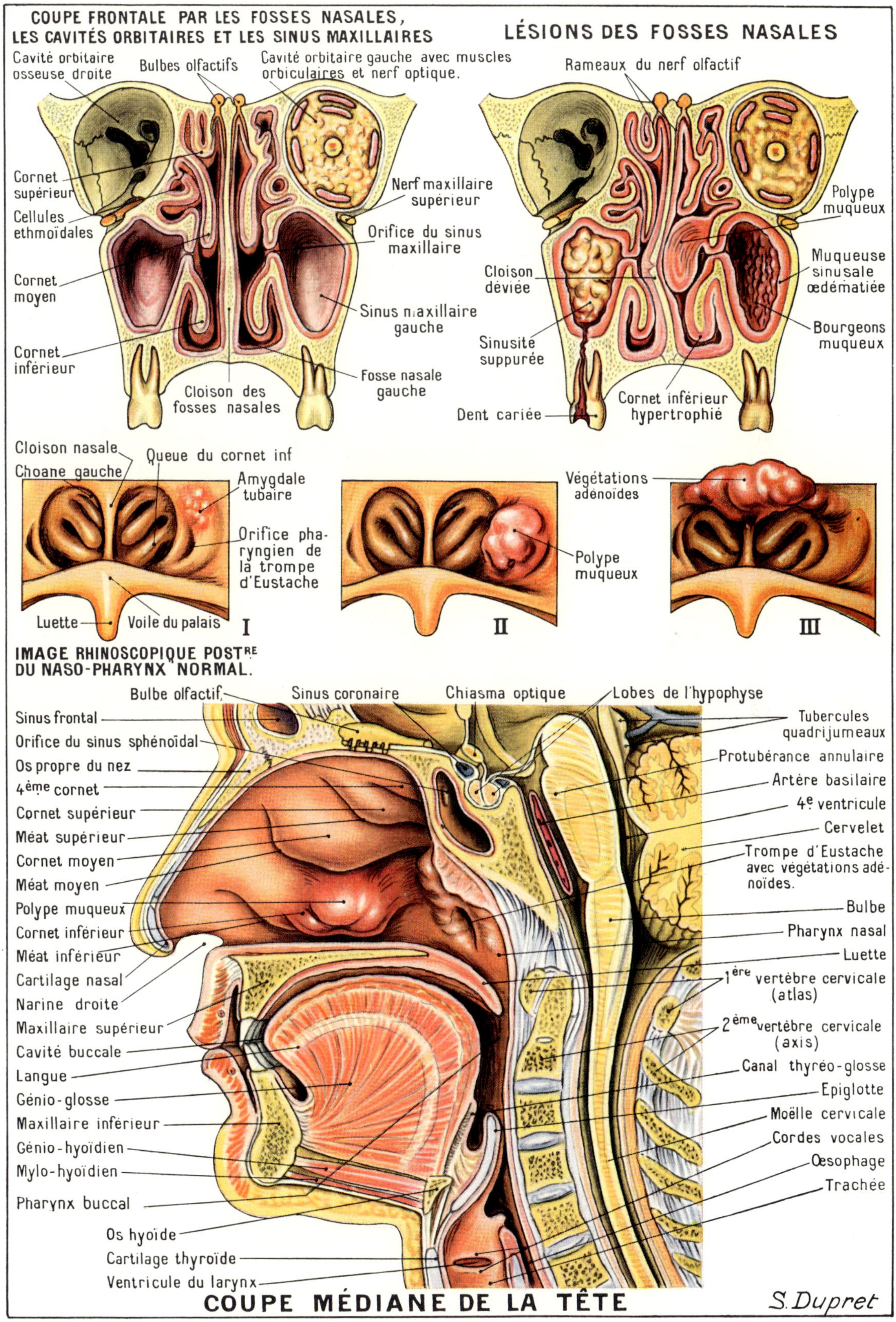

Nez et maladies du nez.

une série d'aérosols d'antibiotiques appropriés aux aspirations du sinus par le procédé de Proest et Le Mée. S'il s'agit d'une sinusite d'origine dentaire, l'ablation de la dent malade peut être suivie d'une guérison rapide.

Analgésiques : phénacétine, pyramidon, gardénal, caféine.

Traitement anti-infectieux : injections de propidon; sulfamides, pénicilline.

En cas d'échec, la guérison sera en général obtenue en faisant des lavages du sinus maxillaire avec une solution de pénicilline (20 000 unités tous les deux jours). Ces lavages seront faits en pratiquant une perforation alvéolaire, dans le cas de sinusite d'origine dentaire; en pratiquant une ponction dans le méat inférieur, dans le cas de sinusite d'origine nasale après lipiodo-radiodiagnostic.

2° Dans les cas franchement chroniques, les procédés simples échouent souvent. Il faut alors recourir à un curetage chirurgical du sinus maxillaire (opération de Calwell-Luc).

Sinusite frontale. — La sinusite frontale est soit primitive, et elle est due en général à une maladie infectieuse et en partie à la grippe, soit secondaire, et elle complique une sinusite maxillaire; dans la plupart des cas, c'est plutôt le sinus frontal qui infecte secondairement le sinus maxillaire.

Dans la forme aiguë, les symptômes généraux et fonctionnels sont extrêmement inquiétants : le malade est pris tout d'un coup, à la suite d'un frisson et d'une forte température, d'une douleur très aiguë au niveau de l'arcade sourcilière. Il mouche du pus; ces phénomènes durent pendant quelques jours, mais en général s'apaisent sans donner lieu à la formation d'abcès sous-cutanés ou de complications cérébrales.

Dans la forme chronique, les phénomènes ressentis par le malade sont beaucoup moins violents. Le sujet se plaint d'une céphalée avec tension douloureuse au niveau du sinus frontal, surtout le matin. Il mouche du pus, surtout le matin, voit son odorat diminué et éprouve de temps à autre une sensation de mauvaise odeur dans le nez.

A la rhinoscopie antérieure, on voit nettement du pus dans la partie antérieure du méat moyen. Comme pour la sinusite maxillaire, ce pus est d'autant plus fétide que le cas est plus ancien. En mettant une lampe électrique dans l'angle interne de l'œil, on voit que le sinus ne s'éclaire pas, tandis que le sinus opposé s'éclaire lorsqu'on fait la même manœuvre.

Dans la presque totalité des cas, les sinusites frontales chroniques se compliquent de lésions des cellules ethmoïdales.

Elles peuvent donner lieu aussi à des complications : a) *cutanées*, en se fistulant dans la région du front; b) *orbitaires* (phlegmon de l'orbite), en se fistulant dans l'orbite; c) *endocrâniennes*, par perforation de la paroi postérieure ou même simplement par infection du voisinage.

Traitement. A la période aiguë, il suffit généralement d'inhalations faiblement mentholées, après cocaïnisation du méat moyen, pour amener la cessation de tous les phénomènes morbides.

Devant une sinusite frontale chronique, la thérapeutique est beaucoup plus complexe.

S'il s'agit d'une sinusite frontale non compliquée et n'entraînant pas de grosses douleurs, on peut se contenter de drainer le mieux possible en enlevant la tête du cornet moyen et en ouvrant les cellules ethmoïdales antérieures.

Dans le cas contraire, on est forcé d'en arriver à une trépanation du sinus frontal atteint, trépanation qu'il faudra presque toujours compléter par un large curetage de toutes les cellules ethmoïdales atteintes.

L'aérosolthérapie d'antibiotiques avec aspiration donne d'excellents résultats à la période aiguë. A la phase de chronicité, elle constitue sinon un moyen thérapeutique, du moins une préparation appréciable à l'acte opératoire.

Sinusite sphénoïdale. — L'*inflammation* du sinus sphénoïdal se traduit par une céphalée continue et gravative, avec localisation soit à la nuque, soit au vertex, et par tous les signes subjectifs du catarrhe naso-pharyngien. On sait que le sinus sphénoïdal débouche dans le méat supérieur. Aussi, par la rhinoscopie antérieure, ne verra-t-on qu'un peu de pus dans la fente olfactive. Au contraire, la rhinoscopie postérieure démontrera la présence du pus dans le méat supérieur, au-dessus du cornet.

La sinusite sphénoïdale évolue rarement isolée : elle complique généralement une sinusite frontale ou une sinusite fronto-maxillaire. Mais il faut prendre garde de la méconnaître, car elle donne souvent lieu à des complications endocrâniennes graves et à des troubles oculaires pouvant aller jusqu'à la cécité.

Ethmoïdites. — L'inflammation des cellules ethmoïdales n'a pas d'autres causes que l'inflammation des sinus maxillaire, frontal, ethmoïdal.

Dans le cas d'ethmoïdite antérieure, on constate la présence de pus dans le méat moyen, et, par l'exploration au stylet, on sent une crépitation osseuse à la partie supérieure et postérieure de la paroi de ce méat, crépitation due à la dénudation et à la nécrose des parois osseuses extrêmement minces des cellules ethmoïdales. Si l'ethmoïdite est ancienne, il existe de nombreux polypes muqueux, en tout point analogues à ceux dont nous avons parlé plus haut. L'inflammation des cellules ethmoïdales antérieures peut envahir l'orbite et donner lieu à tous les symptômes d'un phlegmon de l'orbite.

Dans le cas d'ethmoïdite postérieure, on constate la présence de pus dans la fente olfactive par la rhinoscopie postérieure, et dans le méat supérieur par la rhinoscopie antérieure. Les complications se rapprochent de celles de la sinusite sphénoïdale.

Traitement. Dans les cas d'ethmoïdite aiguë, il faut se contenter d'un traitement médical avec inhalations.

Le traitement de l'ethmoïdite purulente chronique est au contraire une intervention chirurgicale. Dans les cas simples, on peut se contenter d'ouvrir le mieux possible, par la voie endonasale, toutes les cellules ethmoïdales infectées. Dans les cas compliqués, il faut pratiquer un évidement aussi complet que possible de l'ethmoïde.

Sinusites combinées. — Dans les cas très anciens, la suppuration reste rarement limitée à une cavité isolée : il se forme des combinaisons de sinusites doubles; les plus fréquentes sont :

1° Les sinusites fronto-maxillaires, dans lesquelles l'ethmoïde antérieur est généralement pris;

2° L'inflammation de tous les sinus d'un même côté, avec intégrité des sinus du côté opposé;

3° Les sinusites maxillaires doubles;

4° Les sinusites frontales doubles;

5° Les sinusites fronto-maxillaires doubles;

6° Les pansinusites prenant tous les sinus.

Le traitement sera d'autant plus complexe que la combinaison portera sur un plus grand nombre de cavités. Proetz a proposé une *méthode de déplacement*. On vide les cavités sinusales par aspiration, et on y introduit, suivant les cas, des huiles médicamenteuses ou de la pénicilline concentrée.

Tuberculose. — Nous ne ferons que mentionner la tuberculose, qui crée rarement des lésions du sinus frontal ou du sinus maxillaire.

Syphilis. — La syphilis des sinus est plus fréquente. Elle s'accompagne en général de lésions syphilitiques nasales, qui permettent le diagnostic.

Tumeurs. — Les tumeurs des sinus sont assez rares.

Tumeurs bénignes au niveau du sinus maxillaire. — 1° Il existe assez fréquemment des *kystes dentaires* qui envahissent peu à peu le sinus, et qui souvent se vident dans la cavité sinusienne, donnant ainsi tous les symptômes d'une sinusite banale, dont il est alors impossible de les différencier cliniquement. La chose n'est pas essentielle, puisque, dans l'un et l'autre cas, il faut trépaner le sinus; 2° *Au niveau du sinus frontal*, on observe quelquefois la formation d'une tumeur liquide, la *mucocèle*, qui résulte tantôt de l'accumulation de sécrétion muqueuse dans le sinus, tantôt d'un traumatisme, et qui se traite par la trépanation de la cavité sinusienne.

Tumeurs malignes. — Elles sont très rares au niveau du *sinus frontal*. Parmi les tumeurs du sinus maxillaire, on trouve des sarcomes à évolution rapide et des épithéliomes comme au niveau de l'ethmoïde.

Enfin, ethmoïde et sinus peuvent être envahis par des tumeurs du voisinage, dont la plus fréquente est le fibrome naso-pharyngien.

NIAOULI (Essence de). — Essence retirée par distillation à la vapeur des feuilles fraîches d'un arbre de la Nouvelle-Calédonie (*Melaleuca viridiflora*), de la famille des Myrtacées.

Liquide incolore, soluble dans l'alcool et les huiles végétales, contenant de l'eucalyptol, du pinène, du terpinéol et un peu de citrène. Employé comme antiseptique et anticatarrhal dans les affections bronchiques et urinaires (1 à 3 g par jour en capsules de 25 cg); en inhalations contre le coryza, la coqueluche, les bronchites; en injections huileuses intratrachéales (huile à 2, 5, 10 p. 100), en instillations vésicales; dans les cystites; en pansements des plaies, brûlures, ulcères; en pommades.

Le *goménol* est une essence de niaouli purifiée, débarrassée de ses aldéhydes irritantes.

NICE (Alpes-Maritimes, 200 000 habitants). — Station d'hiver au climat abrité, ensoleillé et sec, surtout sur le plateau de Cimiez-Carabacel et dans la vallée du Paillon. Sports d'hiver à Beuil et à Peira-Cava.

CLIMAT. *Vents* fréquents dans la région de la plaine.

Température. Refroidissement intense au moment du coucher du soleil.

INDICATIONS. Ralentis, surmenés, déprimés, intoxiqués, obèses, diabétiques, dyspeptiques, albuminuriques, cardiaques compensés, psychasténiques, vieillards.

NICKEL. — Métal toxique. La proportion de nickel qu'on peut absorber sans danger ne doit pas dépasser 2 mg par kilogramme de poids du sujet.

Les objets en nickel (bracelets, montre) peuvent causer un *eczéma* au siège du bracelet.

INTOXICATION PROFESSIONNELLE. — Les sels de nickel peuvent déterminer un eczéma prurigineux des mains, doigts, poignets, pouvant se généraliser (ouvriers en galvanoplastie).

NICOTINE. — Alcaloïde du tabac. V. TABAC.

NICOTINIQUE (Amide). — Vitamine PP. Normalement, le sang en contient 70 à 90 mg p. 100 cm^3.

Acide nicotinique (Provitamine PP). — Il joint aux propriétés de la vitamine PP des propriétés vaso-dilatatrices propres des extrémités et de la tête.

Employé à la dose de 5 à 50 cg dans la maladie de Raynaud, certaines acroparesthésies, l'acrocyanose, les engelures. En ophtalmologie, il améliore souvent l'acuité visuelle et le champ visuel, et il abaisse la tension oculaire dans le glaucome.

NICOTINISME. — Intoxication par le tabac.

NICTATION ou NICTITATION (du lat. *nictare*, clignoter). — Clignotement.

NIDATION (du lat. *nidus*, nid). — Fixation de l'œuf fécondé au début de la grossesse en un point de la muqueuse utérine.

NIEDERBRONN (Bas-Rhin). — Petite station d'eaux froides, les unes salées (chlorure de sodium, potassium, calcium, magnésium) et radioactives, contenant aussi des gaz rares, les autres hypominéralisées et diurétiques.

Source salée. CURE. Boisson et bains généraux.

INDICATIONS. Maladies du tube digestif et du foie, arthritisme, obésité, lymphatisme.

Source hypominéralisée. Présclérose et artériosclérose, hypertension, gravelle urinaire, cystite.

NIELLE DES BLÉS. — Plante (*Agrostemma githago*) de la famille des Caryophyllacées (v. pl. en couleurs à PLANTES DANGEREUSES), très velue, à fleurs d'un rouge vineux, dont le fruit (capsule) contient 40 graines d'environ 1 mm, irrégulièrement sphériques, à surface noire, très chagrinée.

Croît communément au milieu des moissons; au moment du battage, ses graines peuvent se mêler à celles du blé ou du seigle et être broyées avec elles sous la meule. Ces graines contiennent un principe toxique (sapotoxine ou githogine).

La présence de ces graines dans les farines ou dans les mélanges de semences employées comme succédanés du café ont causé des accidents mortels. Le principe toxique, qui résiste donc à une torréfaction modérée, agit sur la moelle allongée et peut provoquer la paralysie des muscles, des centres respiratoires et vaso-moteurs, des nerfs et des muscles du cœur.

NIGELLE (Poivrette). — Plante de la famille des Renonculacées (*Nigella sativa, N. damascena*), dont les graines ont des propriétés carminatives, emménagogues, aphrodisiaques.

NITRATE. — Syn. d'*azotate* (v. ce mot).

Nitrate d'argent; Nitrate de bismuth; Nitrate de potasse, etc. — V. ARGENT, BISMUTH, POTASSE, etc.

NITRE. — Syn. de *nitrate de potasse*. V. POTASSE : *Azotate de potasse*.

Vapeurs nitreuses. — V. AZOTIQUES (Vapeurs).

NITRIFICATION. — Transformation en nitrites et nitrates, dans le sol, des matières albuminoïdes et de l'ammoniaque des substances végétales et animales par les microbes dits « nitrificateurs », qui les rendent ainsi aptes à être absorbées par les plantes.

NITRITE D'AMYLE. — V. AMYLE.

NITRITOÏDE (Crise). — Crise congestive, faciale, avec nausées, vomissements, tachycardie et hypotension, qu'on observe immédiatement après une injection intraveineuse de novarsénobenzol. V. ARSENIC.

NITROBENZÈNE. — Liquide jaunâtre obtenu par action sur la benzine d'un mélange d'acides sulfurique et azotique.

L'intoxication par le nitrobenzène peut résulter de son emploi en parfumerie ou en confiserie, où il est utilisé sous le nom d'*essence de mirbane*, comme succédané de l'essence d'amandes.

SIGNES. Picotements à la gorge et à la langue, maux de tête et étourdissements, perte de connaissance, teinte bleue de la face et coma prolongé une heure et plus, laissant une grande fatigue et une anémie profonde dans l'intoxication chronique.

TRAITEMENT. Oxygénothérapie et injection intraveineuse de bleu de méthylène.

LÉGISLATION. Intoxication professionnelle figurant au nombre des maladies professionnelles (v. MALADIES : *Maladies professionnelles*).

NITROGLYCÉRINE. — V. TRINITRINE.

NOCARDIA. — Nom donné à certains actinomycètes.

NODOSITÉ (du lat. *nodus*, nœud). — Productions morbides sous-cutanées ou péri-articulaires donnant au toucher la sensation de corps durs, arrondis et circonscrits.

Les nodosités sous-cutanées s'observent souvent dans certaines affections aiguës, comme l'érythème noueux, le rhumatisme subaigu; dans ce dernier cas, des nodules gros comme un pois apparaissent autour des genoux, des poignets, et durent vingt-quatre à quarante-huit heures.

On note encore des nodosités souscutanées dans la syphilis, la lèpre. Les injections hypodermiques d'huile camphrée, de paraffine, laissent parfois après elles des nodosités qui peuvent persister indéfiniment.

Nodosités d'Héberden. — Epaississement noueux des phalanges, au voisinage de l'articulation phalangino-phalangettienne, dans le rhumatisme chronique.

Nodosités de Meynet. — Petite tumeur sous-cutanée, sphérique ou ovoïde, de consistance ferme, de la grosseur d'une lentille à une noisette, s'observant dans le rhumatisme articulaire aigu, au voisinage des articulations, à la voûte crânienne, aux apophyses épineuses et vertébrales. Durée : 3 à 4 semaines. Formées par du tissu conjonctif, elles indiquent une forme grave de rhumatisme.

Nodosités juxta-articulaires. — Tumeurs fibreuses arrondies ou multilobées; elles apparaissent sous la peau, au niveau des articulations, et sont signalées en Nouvelle-Guinée, au Cambodge, à Java, à Madagascar.

NODULE (du lat. *nodulus*, petit nœud). — Petite nodosité.

Nodule ou Tubercule des trayeurs. — Petite nodosité dure du dos des mains, au voisinage du pouce et de l'index, survenant après une phase vésiculeuse, chez les trayeurs et trayeuses, au contact du pis des vaches. La lésion disparaît en trois semaines sans laisser de traces.

On considère cette lésion comme une manifestation atypique du cowpox (vaccine).

Nodule douloureux de l'oreille. — V. OREILLE.

NŒUD (ligature). — Un fil, même très fin, noué droit, ne casse pas; la ligature tient bon, ne lâche pas. Au contraire, quand on fait le « nœud de travers » ou « nœud de vache », le nœud peut déraper.

La façon de réussir un nœud droit est de faire passer le chef de droite au-dessus du chef opposé pour la première boucle, et de le faire passer au-dessous pour la seconde boucle.

NŒUD (anatomie). — **Nœud vital** (Flourens). — Point situé sur le plancher du 4e ventricule (v. CERVEAU), dont la lésion entraîne la mort par arrêt respiratoire.

Nœud sino-auriculaire (Keith et Flack). — Petit amas de tissu primitif sarcoplasmique situé au pôle supérieur droit ou vestibule sinusal du cœur. V. SINUS.

Nœud auriculo-ventriculaire (Aschoff-Tawara). — Amas de tissu primitif situé dans la partie postéro-inférieure droite de la cloison inter-auriculaire, à son union avec le ventricule droit (v. CŒUR). De la partie antérieure de ce nœud se détache le *faisceau de His.* Il est irrigué par une branche de l'artère coronaire droite.

NOISETIER (Coudrier). — Arbuste de la famille des Cupuliféracées (*Corylus avellana*), dont l'écorce, bouillie dans un mélange d'eau et de vin, est un bon tonique des ulcères variqueux.

NOIX. — Fruits à coque osseuse, bivalve, parfois recouverte d'une substance charnue ou *brou.* V. NOYER.

NOIX DE GALLE. — Excroissance produite sur les bourgeons du *Quercus infectoria,* petit chêne qui abonde en Asie Mineure, et le long des côtes méditerranéennes. Ces corps globuleux, hérissés d'aspérités pointues (galles d'Alep, de Smyrne), contiennent 70 p. 100 de tanin ou acide gallotannique, de la résine et de l'acide gallique.

Employée sous forme de poudre (1 à 2 g), de décocté (20 g p. 1 000), de teinture (4 à 12 g), comme astringent, et comme antidote de l'émétique et des alcalis végétaux.

NOIX VOMIQUE. — Semence de *Strychnos nux vomica,* de la famille des Loganiacées. Médicament *très* dangereux, contenant deux alcaloïdes : la *strychnine* (0,5 p. 100) et la *brucine* (1 p. 100).

Strychnine. — Alcaloïde de la noix vomique. Poison convulsivant, provoquant des crises rappelant celles du tétanos. Ses sels (arséniate, sulfate, azotate de strychnine) sont tous *très toxiques.*

EFFET THÉRAPEUTIQUE. Stimulant, névrosthénique, excito-moteur musculaire, cardiotonique.

INDICATIONS. Asthénie par insuffisance de l'activité bulbo-médullaire; convalescence; intoxications par le bromure, le chloral ou les barbituriques; grippe à forme nerveuse; neurasthénie; paralysies des sphincters, paralysies diphtérique ou saturnine; impuissance; hyposystolie; syncope chloroformique.

La noix vomique est indiquée aussi dans l'insuffisance de sécrétion des glandes et de contraction des muscles de la vie organique (dyspepsie, constipation, perte d'appétit), dans l'alcoolisme.

MODE D'EMPLOI et DOSES. *Noix vomique :* poudre, 5 à 20 cg; extrait sec, 1 à 4 cg; teinture, 50 cg à 2 g.

Strychnine (ou ses sels) : 5 mg à 1 cg par 24 heures, en granulés ou en injections hypodermiques (solution à 1 mg par cm^3).

Dans certains cas, tels que l'intoxication barbiturique, on peut injecter 1 cg par heure (parfois 10 à 15 cg par 24 heures et même beaucoup plus).

INCOMPATIBILITÉS. Sels de fer, d'argent, de plomb, décoctés astringents.

Gouttes amères de Baumé. — Amer apéritif et tonique désigné aussi sous le nom de *fève de Saint-Ignace composée.* On en prescrit V à XV gouttes par jour.

Empoisonnement par noix vomique et strychnine. — L'amertume de la strychnine et de la noix vomique rend difficiles les empoisonnements criminels. Les empoisonnements accidentels sont dus à une erreur de posologie ou à une méprise (aliment empoisonné destiné à la destruction d'animaux nuisibles).

SIGNES. Moins d'un quart d'heure après l'absorption du poison, la face devient pâle, décomposée; le corps devient rigide, puis tombe, la tête fortement rejetée en arrière, les mâchoires contractées, la respiration irrégulière, angoissée ; les membres sont agités par des convulsions; la parole est entrecoupée, la *connaissance restant entière.* Après 3 ou 4 minutes, l'accès s'arrête pendant 10 à 15 minutes, puis la contracture raidit de nouveau tout le corps, tordant les pieds en dedans. Secousses musculaires des membres; cyanose, dyspnée. La mort peut se produire, suivant la dose ingérée, après 4 ou 5 accès, en 1 à 3 ou 4 heures (en moyenne après une heure et demie). En cas de forte dose, l'accès est plus lent à se produire, mais tue en quelques minutes.

La rigidité cadavérique apparaît rapidement et peut persister 2 mois.

PREMIERS SOINS. Provoquer mécaniquement les vomissements en chatouillant la luette; lavage de l'estomac, respiration artificielle (v. ASPHYXIE), lavement de chloral. Infusion concentrée de café.

NOMA (du gr. *nemein,* ronger). — Gangrène de la bouche. V. BOUCHE (maladies).

NOMBRIL. — V. OMBILIC.

NON VIABLE. — Dénomination donnée à l'enfant né avec un vice de conformation tel que la mort est fatale peu de temps après la naissance. V. MONSTRES, MORT-NÉ.

NO-RESTRAINT (de l'angl. *no,* sans, et *restraint,* contraint). — Suppression, pour les aliénés, de tout moyen de contrainte, remplacée par une simple surveillance attentive. Cette façon d'agir, employée dans quelques établissements à la campagne, a donné de bons résultats dans certaines formes de *folies* (v. ce mot).

NORMOBLASTE. — Erythroblaste de la taille d'un globule rouge normal.

NORMOCYTE. — Hématie adulte dérivant d'un normoblaste par expulsion du noyau.

NOSOCOMIAL (du gr. *nosos,* maladie, et *komizein,* soigner). — Qui est relatif aux hôpitaux.

NOSOCONIOSE (du gr. *nosos,* maladie, et *konios,* poussière). — Maladie produite par l'action des poussières d'origine minérale, végétale ou animale.

NOSOMANIE et NOSOPHOBIE (du gr. *nosos,* maladie, et *mania,* folie, ou *phobos,* crainte). — Formes de manies dans lesquelles l'individu analyse ses moindres sensations et se préoccupe incessamment de sa santé.

NOSTALGIE (du gr. *nostos,* retour, et *algos,* tristesse). — Tristesse intense produite par le désir de revoir la patrie. Si ce sentiment ne provoque en général qu'un abattement transitoire, il peut, dans certains cas, amener une perte complète d'appétit et un affaiblissement considérable. Si alors le malade ne peut revenir dans son pays, une insomnie persistante, une diarrhée continue et une fièvre ardente entraînent la mort en un temps assez court.

NOURRICE. — HYGIÈNE. La mère qui allaite ou la nourrice mercenaire doit mener une vie calme, prendre 9 à 10 heures de sommeil, faire dans la journée un exercice modéré. Elle devra faire surveiller sa denture, afin de dépister la carie dentaire, veiller à sa propreté corporelle générale et surtout à celle de ses seins et mamelons.

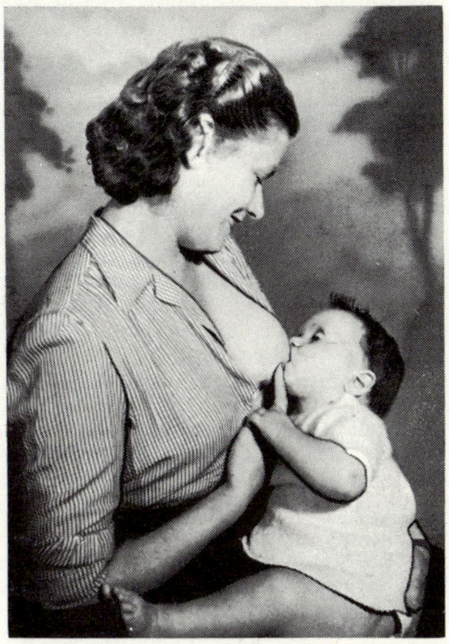

FIG. 1231. — Jeune femme allaitant.
(*Phot. R. Nadau.*)

Une nouvelle grossesse n'empêche pas la lactation; au moment de la menstruation, l'enfant peut avoir des coliques.

La ration alimentaire de la nourrice doit être de 3 000 calories : 150 g de protides, 75 g de lipides et 500 g de glucides; son alimentation sera riche en calcium et comportera des vitamines A et C; elle évitera les mets épicés, le gibier, surtout faisandé, les conserves de viande. Les choux, l'ail, les oignons, les asperges, les poireaux ont, dans certains cas, au contraire, une action mauvaise, car les essences que contiennent ces légumes passent dans le lait. Certains médicaments passent également dans le lait.

Les abcès du sein, la fatigue (asthénie, essoufflement, douleurs dorsales), obligent parfois à suspendre ou à arrêter l'allaitement; les maladies graves ou de longue durée entraînent une suspension de l'allaitement.

LÉGISLATION. L'allaitement mercenaire est codifié par la loi Roussel.

Tout parent qui place pour une période supérieure à 8 jours son enfant en nourrice ou en garde doit en faire la déclaration à la mairie.

Toute personne désirant recevoir chez elle un nourrisson ou des enfants en garde doit être munie d'un certificat de moralité délivré par le maire, et d'un certificat médical.

Les personnes engageant une nourrice au sein doivent également faire une déclaration à la mairie dans les quarante-huit heures après l'arrivée de la nourrice.

NOURRISSON. — Nom donné à l'enfant, de sa mise au sein au sevrage. Avant d'être nourrisson, il est *embryon, fœtus, nouveau-né.*

Fonctionnement des organes chez le nourrisson. — Poumon et respiration. — Le fonctionnement des organes (poumon, cœur, peau, tube digestif, rein, cerveau et nerfs) est beaucoup plus actif chez le nouveau-né que chez l'adulte. Alors que celui-ci respire seulement 16 fois par minute, le nourrisson fait *51 inspirations et expirations* dans cet espace de temps. Puis le nombre des respirations s'abaisse à 35, et, vers un an, à 27 pendant le sommeil, en restant notablement plus élevé à l'état de veille.

Cœur et pouls.—Alors que le pouls d'un adulte varie entre 70 et 75, celui du nouveau-né oscille entre *120* et *140*, c'est-à-dire que le cœur a des battements presque *deux fois plus nombreux*, mais ils tendent à diminuer dès que l'enfant grandit.

De même que les respirations, le pouls est moins fréquent pendant le sommeil. Le cœur est, proportionnellement, plus gros chez le petit enfant (1/120 du corps) que chez l'adulte (1/140).

Système nerveux. — L'exagération de proportion constatée chez le bébé pour le cœur est beaucoup plus considérable encore pour le système nerveux : le cerveau représente 1/7 du poids du corps au lieu de 1/40 chez l'adulte; la moelle épinière a un développement trois fois plus grand; aussi, les troubles nerveux, et notamment les convulsions, sont-ils fréquents, d'où la nécessité d'empêcher toute surexcitation nerveuse. Sa vie intellectuelle commence vers la fin du 1er mois, où il manifeste sa satisfaction par des sourires et commence à examiner autour de lui, mais il ne reconnaît son entourage que plusieurs mois après et ne répète quelques mots que vers un an. Les filles sont plus précoces que les garçons. La sensibilité à la douleur, due à un choc, à un pincement, est peut-être moins forte que plus tard, étant provoquée seulement par l'acte matériel, sans intervention d'idée (crainte, colère), comme elle le sera plus tard.

Tube digestif. — L'appareil digestif du nourrisson (*fig.* 1232) est incomplet : les dents n'existent pas encore; la sécrétion salivaire est d'abord faible, puis, peu à peu, s'accroît et devient même surabondante au moment de la dentition. L'estomac est *petit* et ne peut contenir que 50 cm^3 la première semaine (c'est-à-dire la valeur d'à peu près 3 cuillerées à soupe de lait), puis s'élève à 100 cm^3 à la fin du premier mois et à 150 à la fin du troisième, d'où l'obligation de repas peu abondants et répétés seulement à des intervalles suffisants pour que le viscère ait le temps de se vider (2 heures au moins avec l'allaitement maternel et 3 heures avec celui au lait de vache).

Le pancréas, grosse glande qui, chez l'adulte, joue le rôle principal dans la digestion intestinale, ne fonctionne normalement que vers la fin de la première année. L'enfant ne *peut* et ne *doit*, par suite, *digérer que du lait* au début de sa vie. Le foie, au contraire, est très développé chez le

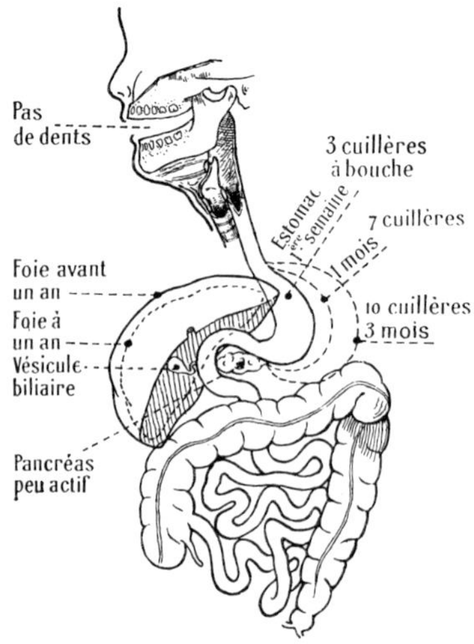

FIG. 1232. — Appareil digestif du nourrisson. Il ne peut digérer que du lait et seulement en quantité proportionnelle au développement de l'estomac : 3 cuillerées à bouche la première semaine, 7 cuillerées à un mois, 10 cuillerées à trois mois.

nourrisson; aussi, le *beurre* du lait est bien digéré et joue un rôle *beaucoup plus important* dans l'alimentation du nouveau-né que dans celle de l'adulte.

C'est le beurre qui entretient surtout sa chaleur, ayant à volume égal un pouvoir calorifique double des autres aliments.

A mesure que le nourrisson prend du lait, ses matières deviennent jaunâtres, épaisses, plus ou moins homogènes et de la consistance d'une bouillie assez compacte. D'abord, les selles sont assez nombreuses : deux, trois et même quatre par jour; puis elles se réduisent à deux, à 10 ou 12 heures d'intervalle, assez souvent même à une seule par 24 heures. Toute modification dans la couleur (teinte verdâtre), dans l'homogénéité (flocons blanchâtres), dans l'odeur, dans la consistance (selles liquides), dans le nombre de selles (excès de fréquence ou, au contraire, constipation), est l'indice d'une alimentation défectueuse. V. ALLAITEMENT.

Squelette. — Le crâne du nourrisson est formé de 7 pièces osseuses réunies les unes aux autres par des sutures membraneuses, les *fontanelles*, qui, chez les enfants bien portants, sont tendues et résistantes. La face est très peu développée. La colonne vertébrale est presque rectiligne à la naissance; les inflexions ne commencent qu'à partir du 3e mois. Le thorax a son diamètre antéro-postérieur relativement très développé. En revanche, le bassin est petit.

Organes génitaux. — Chez le garçon, les testicules sont le plus souvent dans les bourses dès sa naissance; après la poussée génitale des premières semaines (V. NOUVEAU-NÉ), les testicules ressemblent à deux petites olives non sensibles à la pression. Chez la petite fille, les grandes lèvres, peu développées, laissent à découvert le clitoris, qui est relativement gros à cette période.

Vessie et urine. — La vessie de l'enfant contient à la naissance une quantité d'urine qui est en moyenne de 10 cm^3, et qu'il expulse tantôt immédiatement, auquel cas cet acte peut passer inaperçu, tantôt plus tard, dans ses couches.

L'urine est peu colorée. La quantité sécrétée pendant le 1er mois est proportionnellement 3 ou 4 fois supérieure à celle de l'adulte, puis s'élève encore jusqu'au 5e mois, pour ensuite diminuer progressivement. Le nombre des mictions, qui est d'abord de 10 à 15, tombe à 6 ou 8 à la fin de la 1re année; vers 6 mois déjà, beaucoup d'enfants retiennent leur urine pendant la nuit et peuvent être dressés à la propreté.

Température. — La température cependant n'est pas supérieure à celle de l'adulte; elle s'abaisse d'abord à 36° et même jusqu'à 33° chez les enfants débiles, puis se relève à 37°. La surface de la peau du bébé est, proportionnellement à la masse de son corps, beaucoup plus grande que celle de l'adulte, *plus du double.*

L'enfant a donc à lutter contre la déperdition considérable de chaleur qui se produit sur sa peau.

Besoins alimentaires. — La ration d'entretien du nourrisson doit être, toutes proportions gardées, plus élevée que celle de l'adulte, en raison de la déperdition de chaleur.

Du fait de sa croissance rapide, l'enfant a besoin de 100 calories par kilogramme de son poids la 1re année; le lait donne en moyenne 700 calories par litre. Le nourrisson doit en outre recevoir des vitamines A, B, C, et des amino-acides (lysines, cystine, tryptophane), indispensables à la croissance; il a également besoin de sels de calcium, de sodium, de chlore, ainsi que de fer, de potassium, de magnésium, de manganèse, de zinc et d'iode.

L'alimentation au sein n'entraîne jamais de maladie chez le nourrisson, sauf en cas de sous-alimentation de la nourrice. Au contraire, l'alimentation artificielle peut causer des troubles, dus soit à une insuffisance, soit à un excès, soit à une intolérance de la ration.

Croissance, Habillement, Propreté, etc. — Le *poids* diminue les premiers jour, par suite de l'expulsion du méconium; il augmente ensuite régulièrement, ainsi que la taille. Le seul moyen de voir si l'enfant profite est de le peser une fois par semaine. (V. CROISSANCE.) Le nouveau-né doit être : 1° maintenu *propre* (V. LAVAGE DU CORPS) ; 2° *nourri* d'une façon rationnelle (V. ALLAITEMENT, BIBERON, NOURRICE, SEVRAGE) ; 3° *vêtu* de façon à avoir chaud sans perdre la liberté de ses mouvements (V. HABILLEMENT) ; 4° *couché* de façon à prendre le repos prolongé qui convient à cet âge (V. SOMMEIL) ; 5° *promené* au grand air chaque jour; 6° *examiné* lorsqu'il se *plaint*, pour

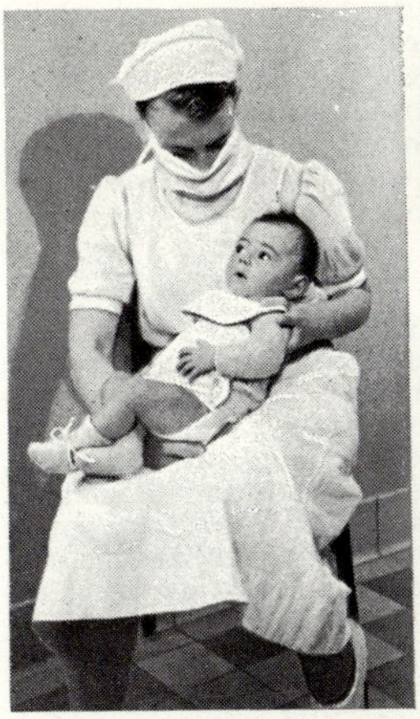
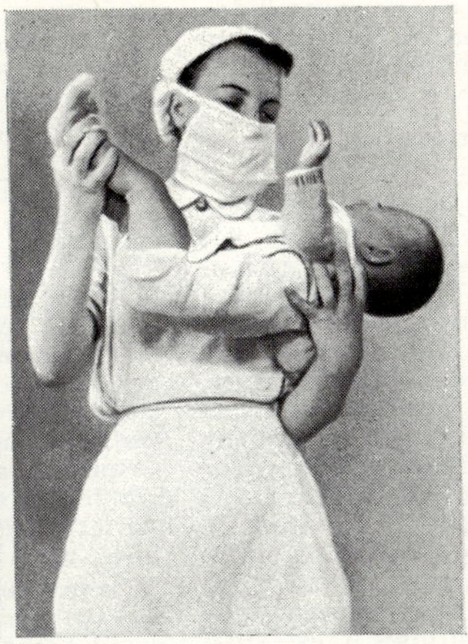
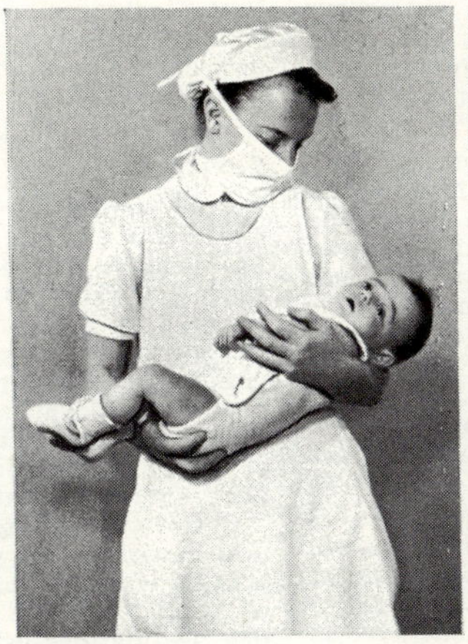
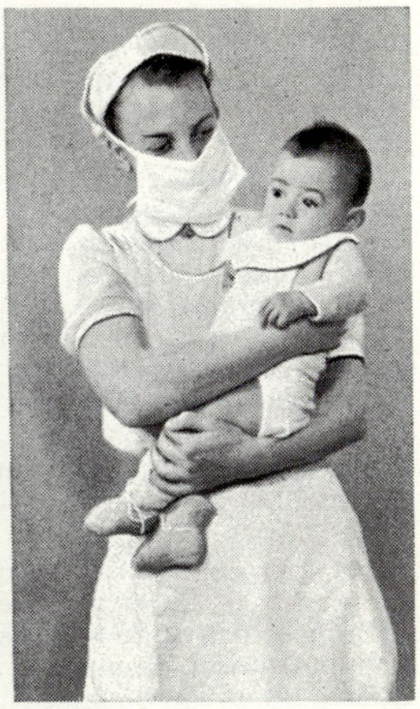

FIG. 1233. — Comment tenir un nourrisson. FIG. 1234. — Comment soulever un nourrisson. FIG. 1235. — Comment porter l'enfant couché. FIG. 1236. — Comment porter l'enfant debout.

(*Ecole de puériculture, Paris. Phot. Larousse.*)

voir s'il ne manque de rien ou s'il souffre réellement, et pourquoi il crie (V. CRI).

Comment on doit tenir l'enfant. — *Règle générale.* 1° La tête du petit nourrisson est très lourde, et il ne peut la tenir qu'après quelques mois : il faut donc la soutenir ; 2° les os de ses membres et ses articulations n'étant pas encore solides, il est nécessaire de ne jamais le prendre par l'extrémité d'*un* des membres.

Pour le tenir sur les genoux et le prendre. — Si elle le tient sur ses genoux, la maman doit écarter ceux-ci pour soutenir le corps entier. Placer la main gauche au-dessous du cou, de façon à soutenir le haut du dos et la tête, que l'enfant sans cela laisserait retomber ; de cette façon, la tête ne peut glisser, se trouvant entre le pouce et l'extrémité des autres doigts. Placer la main droite sous les fesses (*fig.* 1233).

Ne jamais saisir un nourrisson par les mains et les pieds, car alors sa tête tombe en arrière.

Pour soulever l'enfant. — Soutenir toujours la tête avec la main sous le cou, et prendre la partie inférieure des jambes, soit au-dessus, soit au-dessous, en écartant l'une de l'autre par l'index (*fig.* 1234).

Pour porter l'enfant couché. — Pendant les premiers mois, alors qu'il ne peut encore soutenir sa tête et que ses reins sont encore faibles pour le porter, on le couche sur le bras gauche, de façon que la tête repose sur le pli du coude et que les fesses soient dans la main (*fig.* 1235). Si cette situation est prolongée, il faut changer de bras, de façon à ne pas comprimer le même côté et aussi à ne pas fatiguer la porteuse.

Pour porter l'enfant debout. — Lorsque les reins de l'enfant seront plus forts et qu'il dressera fièrement sa tête sur son cou, on l'assiéra sur le bras gauche, en maintenant le torse avec la main droite passée sous le bras gauche du bébé (*fig.* 1236).

Voyages. — Le nourrisson peut voyager après 1 mois ou 6 semaines, mais il faut lui éviter les trop longues traversées, les hautes altitudes (pas plus de 800 mètres) et les séjours à la mer, qui, surtout dans les plages très venteuses, le surexcitent.

Maladies du nourrisson. — Le nourrisson devient réceptif, surtout à partir de 6 mois. Les portes d'entrée des germes pathogènes sont la bouche et le nez, la peau et le tube digestif. Les principaux agents de transmission sont les personnes qui soignent ou changent l'enfant; dans la famille, le danger est réduit au minimum, mais il convient de limiter le nombre des personnes qui approchent le nourrisson et de restreindre les effusions et baisers, dangereux pour le bébé; dans les crèches, les infirmières devront porter un masque, pour éviter la dissémination des germes par les gouttelettes de Flügge.

Prophylaxie des maladies du nourrisson. — V. PUÉRICULTURE.

Mortalité du nourrisson. — Voici les causes de la mortalité de 0 à 1 an pour 1 000 enfants déclarés vivants : diarrhée et entérite : 12 à 22 p. 1 000 suivant les années; débilité congénitale, 17; affections respiratoires, 16; méningite simple, 4 à 5; maladies épidémiques, 3 à 4; tuberculose, 1,50; grippe, 1 p. 1 000.

Cette mortalité est favorisée par des causes héréditaires : débilité à la naissance et prématuration, sous-alimentation maternelle; hérédité constitutionnelle, syphilis, tuberculose.

La mortalité par causes infectieuses est surtout due à la coqueluche, à la rougeole, à la grippe, à la syphilis, à la tuberculose.

NOUURE. — V. RACHITISME.

NOUVEAU-NÉ. — Soins à donner à l'enfant (de sa naissance à sa mise au sein). — 1° Dès que l'accouchement est effectué, vérifier si le cordon n'est pas enroulé autour du cou de l'enfant; dans ce cas, se hâter de le dérouler.

2° Passer le doigt dans sa bouche pour le débarrasser des matières qui peuvent y avoir pénétré pendant l'accouchement.

3° L'envelopper *immédiatement* dans des serviettes chaudes ou au moins sèches, ou dans une étoffe de laine, car la température de la matrice (35°) est beaucoup plus élevée que celle de l'extérieur, et il faut soigneusement éviter qu'il se refroidisse.

4° Laver légèrement les yeux avec de l'ouate imbibée d'eau tiède et d'un savon de toilette, puis entrouvrir les paupières et y faire couler quelques gouttes de jus de citron ou d'un collyre au nitrate d'argent.

5° Faire alors *seulement* la ligature du cordon, où les battements devront avoir disparu.

6° Mettre l'enfant dans le *berceau* pendant qu'on donne des soins à la mère, en le portant, une main sous la nuque et l'autre tenant les pieds.

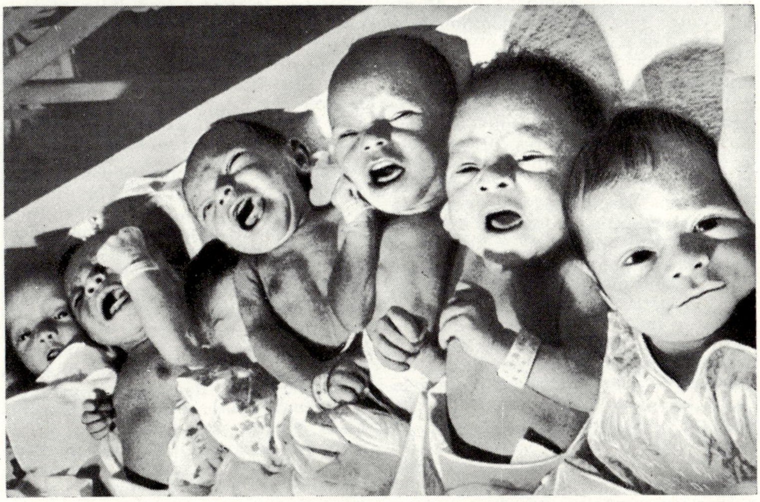

FIG. 1237. — Un groupe de nouveau-nés dans une maternité.

(*Phot. Agence intercontinentale.*)

7° Préparer le lavage du corps (V. LAVAGE DU CORPS).

8° Peser alors rapidement l'enfant et inscrire immédiatement son poids initial.

9° Poudrer l'enfant avec un mélange à parties égales de talc et de carbonate de magnésie, bien préférable à la poudre d'amidon, qui fermente. Le poudrage est très important, car il protège la peau toujours humide du nouveau-né contre les effets de la macération, et facilite le glissement des brassières.

On aura avantage à enduire d'un peu de lanoline les parties génitales et les fesses.

10° Le pansement du cordon s'effectue en le faisant passer à travers un placard d'ouate stérilisée sèche et en appliquant dessus un second paquet d'ouate qu'on maintient avec la bande de flanelle. Attendre, pour donner des bains, que le cordon soit tombé ou, tout au moins, protéger cette région pendant le bain par un tampon épais d'ouate, recouvert de taffetas-chiffon. Changer ce pansement chaque fois qu'il est sali.

11° Pour l'*habillement,* v. ce mot.

12° Coucher l'enfant sur le *côté* (tantôt l'un, tantôt l'autre), de façon que, s'il vomit, les matières ne retombent pas dans le larynx.

Particularités des nouveau-nés. — Peau. — A la naissance, l'enfant est couvert d'une substance grasse, l'*enduit sébacé,* qu'on enlève par le lavage, et la peau paraît alors très rouge ; puis cette teinte s'affaiblit peu à peu et fait place à une couleur blanc rosé.

Il n'y a pas lieu de s'inquiéter d'ordinaire d'une légère coloration jaunâtre (*ictère physiologique du nouveau-né*), qui existe dans 80 p. 100 des cas environ et se dissipe d'elle-même au bout de 7 à 8 jours. Cet ictère serait le fait de la destruction intense des globules rouges, due à la congestion cutanée et à l'exagération de la sécrétion biliaire.

Le premier épiderme ne tarde pas à s'exfolier sous forme de débris très petits formant une sorte de poussière blanchâtre ou, au contraire, d'écailles assez larges, qui tombent du 4e au 40e jour. Puis, la peau commence à fonctionner normalement, et la sueur apparaît lorsque l'enfant est exposé à une chaleur trop intense.

Les paupières, le front des nouveau-nés présentent souvent des taches plates, rougeâtres, presque vineuses, à bords irréguliers, qui disparaissent vers le 2e ou 3e mois. Ces dilatations vasculaires passagères ne doivent pas être confondues avec les nævi congénitaux.

Il est fréquent de voir le bout du nez, le menton des nouveau-nés couverts de petits boutons blancs à peine saillants (milium) enchâssés dans le derme ; ils disparaissent vers la fin du 1er mois. On peut observer encore un pinceau de *poils* ronds et effilés sur le front ; ces poils disparaissent au bout de 3 ou 4 semaines.

A la région sacro-coccygienne, on note parfois une tache bleuâtre (tache bleue mongolique), qui disparaît ordinairement en quelques mois. Dans certains cas, il existe quelques poils, surtout développés en cas de *spina bifida occulta* de la région sacrée, mais qui peuvent se voir en dehors de toute malformation.

Frein de la langue ou filet. — V. FILET.

Crise génitale. — Souvent, les mamelles du nouveau-né, quel que soit son sexe, se tuméfient après la naissance (*mastite*), et du lait peut apparaître à la pression vers le 8e ou le 10e jour. Cette sécrétion se prolonge pendant les 2 ou 3 premières semaines, puis disparaît, et la glande mammaire s'affaisse spontanément. Il est inutile et nuisible de malaxer les seins pour faire sourdre le lait de force.

Cette tuméfaction mammaire du nouveau-né est un phénomène normal et fait partie de la *crise génitale,* qui se traduit par une activité momentanée des glandes génitales. C'est ainsi qu'on peut noter chez la fille un écoulement sanguin vulvaire, qui dure quelques heures ou quelques jours, et, chez le garçon, une légère hydrocèle vaginale qui disparaît au bout de quelques semaines. Le milium du nouveau-né, les poils frontaux, le lanugo, sorte de duvet qui se développe rapidement sur tout le corps dans les premiers jours et qui tombe en quelques semaines, font également partie de la crise génitale du nouveau-né.

Selles. — Peu après la naissance (parfois même pendant le travail), le nouveau-né expulse, en une ou plusieurs fois, par l'anus, au cours des trois premiers jours, une masse molle, visqueuse, verdâtre, le *méconium* (du grec *mekôn,* suc de pavot), qui est formé d'un mélange de mucus, de cellules de l'intestin et de bile, d'où sa couleur. La quantité varie entre 50 et 150 g, en moyenne 75 g. Si le méconium tarde plus de 48 heures à apparaître, il faut craindre une *imperforation anale.*

Cas anormaux. — Absence de cri. — Si, à sa naissance, l'enfant ne crie pas (et ce cri est indispensable, car il appelle ainsi l'air dans le poumon, qui se déplisse), s'il n'a pas la couleur rouge caractéristique, mais est flasque, bleuâtre, le thorax immobile, mais le cœur battant bien, il suffit de le frictionner sur la colonne vertébrale et les membres pour provoquer le cri. Si on n'obtient pas ce résultat, il faut aspirer les mucosités avec l'insufflateur ou bouche à bouche. V. aussi à MORT : *Mort apparente.*

Hémorragies du nouveau-né. — On distingue : les *hémorragies méningées,* les plus fréquentes, dues aux traumatismes obstétricaux et à l'hérédosyphilis ; l'enfant naît en état de mort apparente et meurt en général six à douze heures après la naissance, avec des convulsions, des contractures, de la cyanose ; les *hémorragies digestives* (hématémèses, méléna rouge ou noir) ; parfois, seul l'examen chimique des selles permet de déceler l'hémorragie ; les *hémorragies ombilicales,* suintement continu siégeant à l'implantation du cordon, loin de la ligature, qui peuvent être consécutives à une ligature insuffisante, à une gêne respiratoire (maillot trop serré) ; les *hémorragies cutanées* et *sous-cutanées,* en forme de larges ecchymoses et d'hématomes.

Toutes ces hémorragies du nouveau-né peuvent être dues à un défaut de prothrombine, ferment sanguin qui favorise la coagulation du sang.

TRAITEMENT. Injections intramusculaires de vitamine K (10 mg), de thrombine.

Bosse séro-sanguine. — Epanchement de sérosité sanguine dans tous les tissus de la tête, siégeant au niveau des points comprimés, en cas d'accouchement très prolongé ; à l'occiput, si l'enfant s'est présenté par le sommet (allongement de la tête) ; aux joues, aux lèvres, aux paupières, dans la présentation de la face ; aux parties génitales, dans celle du siège.

TRAITEMENT. Laisser la nature agir ; *pas de massage,* la résorption se fera rapidement et d'elle-même.

Céphalématome. — Tumeur sanguine existant entre le périoste et un os du crâne. V. CÉPHALÉMATOME.

Hématome du sterno-mastoïdien. — Epanchement du sang consécutif à une déchirure de ce muscle au cours d'un accouchement par le siège. La résorption est lente, laisse longtemps un noyau dur et peut provoquer un torticolis temporaire. V. aussi à DÉBILES.

Syndrome toxique du nouveau-né et du nourrisson (Syn. TOXICOSE). — Syndrome relativement fréquent et grave, il survient en général chez l'enfant nourri au lait artificiel, jamais chez l'enfant nourri au sein. Il s'observe le plus souvent en élevages collectifs (pouponnières, maternités). Le début est brusque, fait d'une modification de l'appétit et des selles, et de l'aspect de l'enfant. Très rapidement, la déshydratation devient nette : chute de poids, pli cutané persistant, fontanelle excavée, pouls rapide. Des vomissements et de la diarrhée, une véritable torpeur complètent le tableau. L'évolution est très grave en l'absence de traitement.

TRAITEMENT. Antibiotiques, traitement de l'otite que l'on retrouve parfois à l'origine (souvent aucune cause n'est reconnue), réhydratation buccale, sous-cutanée, par perfusions, toniques, oxygène, vitamine K, cortisone.

NOYÉ. — Les secours qu'on peut donner à un noyé ou, plus exactement, à un individu en péril de *submersion* sont de deux sortes : 1° le ramener à terre ; 2° le faire respirer s'il est asphyxié. V. ASPHYXIE.

Conditions nécessaires pour opérer un sauvetage. — 1° Avoir du sang-froid ; 2° savoir bien nager avec les pieds, savoir plonger, savoir regarder dans l'eau ; 3° être nu, en costume de bain, ou avoir tout au moins enlevé ses chaussures, dont leur poids, lorsque l'eau les remplirait, gênerait les mouvements.

Conduite à tenir par le sauveteur. — 1° *Agir immédiatement,* en tenant compte des courants qui, au bord de la mer, poussent les corps dans un sens différent (droite ou gauche), suivant que le flot monte ou descend.

2° Regarder si des bulles d'air s'élèvent à la surface de l'eau : là ou tout près de là sera le noyé.

3° *Agir par surprise et en se tenant de façon à ne pas être saisi soi-même.* Il faut s'approcher de l'individu en train de se noyer, *par-derrière,* et le saisir *brusquement* sous les aisselles, *les bras fortement tendus en avant,* de manière à l'empêcher de vous toucher (*fig.* 1239). Le redresser alors et placer sa tête hors de l'eau, puis le pousser vers le rivage en nageant soi-même avec les pieds. Si l'individu se débat,

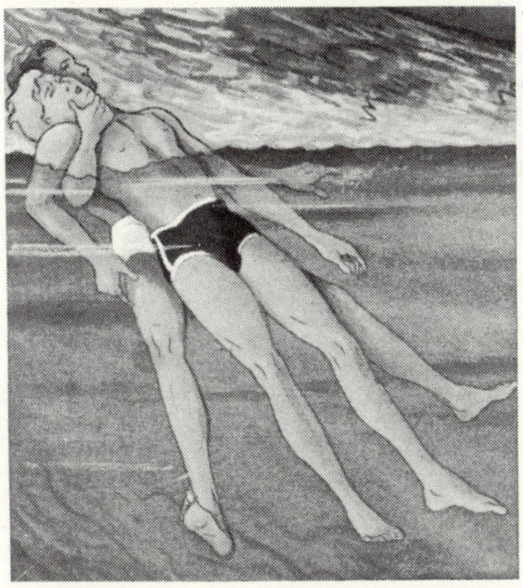

FIG. 1239. — Comment saisir une personne sur le point de se noyer.

attendre qu'il *ait perdu connaissance,* de façon à le saisir comme il a été indiqué.

4° *Ne pas le prendre par les cheveux,* à moins qu'il n'ait perdu complètement connaissance; le noyé, dans ces conditions, pourrait se rapprocher trop près du sauveteur.

Si la personne est simplement fatiguée ou a une crampe, dites-lui de mettre *une main* sur votre épaule, mais *non,* comme on le conseille quelquefois, de placer ses deux mains sur vos épaules en vous faisant face, de façon à être poussée par vous vers le rivage. Si elle a peur, en effet, ses mains instinctivement quittent les épaules pour saisir le cou. On peut lui conseiller encore de faire la planche et on la pousse alors devant soi.

5° *Si le noyé vous saisit :* a) *par les poignets,* tourner les bras de façon à tordre les pouces du noyé, auquel la douleur fera forcément desserrer son étreinte; b) *par le cou,* aspirer fortement l'air, se pencher vers le noyé et, sortant le bras droit hors de l'eau, saisir ses narines en appuyant la paume de la main sur son menton et en l'écartant de toute votre force; contraint d'ouvrir la bouche pour respirer, le noyé lâche votre cou; c) *à bras-le-corps,* même action sur le nez, et appuyer le genou sur l'abdomen du noyé.

6° *En cas de fatigue,* il ne faut pas hésiter à abandonner le noyé immédiatement, sans cependant le perdre de vue. On le ressaisira ensuite, lorsqu'on aura repris haleine et qu'on sera reposé.

Soins à terre. — Il ne faut pas se laisser décourager par l'état de mort apparente dans lequel les individus peuvent se trouver au moment où on les retire de l'eau; la couleur rouge, violette ou noire du visage, la lividité, le froid du corps, la raideur des membres, ne sont pas toujours des signes certains de mort, et il faut tout tenter pour rappeler à la vie même ceux qui auraient fait dans l'eau un séjour assez prolongé, par la pratique de la respiration artificielle. (V. ASPHYXIE, *Asphyxie des noyés.*)

Sauvetage sur la glace. — Si l'individu en péril de submersion s'est plus ou moins effondré sur la glace trop légère pour le supporter, il devra s'efforcer de s'étendre complètement pour répartir son poids sur la plus grande surface possible. Le sauveteur devra faire de même, et, pour arriver auprès de la personne en danger, il marchera, en écartant les jambes, sur les barres d'une échelle ou sur une planche. Il pourra mettre aussi une planche en travers de son corps, de façon à être soutenu en cas de brisure de la glace. Enfin, il devra être relié au sol au moyen d'une corde tenue par des aides.

NOYER. — Arbre (*Juglans regia*) de la famille des Juglandacées (v. pl. en couleurs à APÉRITIVES [Plantes]), dont le fruit ou noix fraîche contient des matières albuminoïdes (11,05), des matières grasses (41,98), du sucre (17,5), de la cellulose et de l'eau. C'est un aliment assez nourrissant, mais, à cause de l'abondance de graisse, assez indigeste.

Le *péricarpe* et les *feuilles* ont des propriétés astringentes, stomachiques, dépuratives, vermifuges. Ils renferment du tanin, une huile essentielle, de la *juglandine.* Les feuilles sont employées en infusion (20 g p. 1 000), en décoction (50 g p. 1 000) pour lotions capillaires, gargarismes et injections contre les leucorrhées.

On attribue à l'extrait de noyer (juglane) des propriétés antidiabétiques.

Brou de noix (suc de l'enveloppe de la noix ou péricarpe). — Il est employé dans la teinture des cheveux.

NUBILITÉ. — Aptitude à la conception, qui, dans le climat d'Europe, se produit vers 18 à 20 ans. V. PUBERTÉ, MARIAGE, RÈGLES.

NUCK (Canal de). — Cul-de-sac du péritoine accompagnant le ligament rond dans le canal inguinal du fœtus. En général, il s'oblitère à la naissance, mais peut persister et faciliter alors la création d'une hernie inguinale.

NUCLÉINES et NUCLÉO-ALBUMINES (du lat. *nucleus,* noyau). — Substances azotées contenant 4 p. 100 de phosphore et se présentant sous forme de poudres amorphes très peu solubles dans l'eau. Elles existent dans le noyau des cellules animales ou végétales, dans le lait, le sperme, le tissu nerveux, le jaune d'œuf, les cellules de levure de bière. Dans l'organisme, elles sont d'ordinaire à l'état de combinaison d'acide *nucléique* avec les matières albuminoïdes, sous forme de *nucléo-albumines,* dont le type est la caséine du lait. Ces nucléines et nucléo-albumines varient suivant leur provenance.

NUCLÉIQUE ou NUCLÉINIQUE (Acide) et NUCLÉINATES. — On distingue deux acides nucléiques différents, l'acide *thymonucléique* et l'acide *ribonucléique.*

Nucléinate de fer. — Extrait des œufs; absorbé seulement dans le jéjunum, par les leucocytes.

DOSE. 50 cg par jour comme reconstituant.

Nucléinate de soude. — Provoquerait une hyperleucocytose défensive contre les infections et l'élimination des toxines (péritonites, fièvre typhoïde, tuberculose, choléra). Employé en solution à 1 p. 100 cm^3 de sérum physiologique à la dose de 10 à 50 cm^3, en injections hypodermiques ou intramusculaires.

NULLIPARE. — Femme qui n'a pas eu d'enfant.

NUQUE. — Partie supérieure du cou, en arrière.

Le *squelette* de la nuque est formé par les vertèbres cervicales, qui sont recouvertes par un grand nombre de *muscles,* disposés en plusieurs plans. Au-dessous du trapèze, du rhomboïde et de l'angulaire se trouvent le splénius, le grand et petit complexus, le transversaire du cou, le grand et petit droit postérieur, le grand et petit oblique de la tête. Tous ces muscles, innervés par le grand nerf occipital et les branches postérieures des nerfs cervicaux, sont en général des extenseurs de la tête.

NUTATION (du lat. *nutare,* branler la tête). — Oscillation de la tête.

NUTRITION (du lat. *nutrire,* nourrir). — Ensemble des échanges qui s'établissent entre l'organisme vivant et le milieu ambiant.

NYCTALOPIE (du gr. *nux,* nuit, et *ôps,* œil). — Maladie dans laquelle on ne distingue bien les objets qu'à une faible lumière ou pendant la nuit.

CAUSES. Grande sensibilité de la rétine ou de l'iris, entraînant un resserrement de la pupille ou, au contraire, une dilatation excessive; taie de la cornée, cataracte du cristallin, intoxication par l'alcool et le tabac.

TRAITEMENT. Verres fumés, coquilles aux personnes atteintes de la cataracte, verres jaunes aux nerveux.

NYCTHÉMÈRE (du gr. *nux,* nuit, et *hêmera,* jour). — Espace de temps comprenant un jour et une nuit.

NYCTURÉSIS (syn. ÉNURÉSIS). — Incontinence nocturne d'urine. Voir URINE (incontinence).

NYCTURIE. — Emission d'urine pendant la nuit, ou plus abondante la nuit que le jour.

NYMPHOMANIE (du gr. *numphê,* nymphe, et *mania,* manie). — Impulsion sexuelle exagérée qui pousse la femme vers l'homme. Elle commence souvent dès l'enfance.

CAUSES. Malpropreté génitale, oxyures chez la fillette. Congestion passive du bassin (rétention urinaire, trépidations d'un long voyage en auto ou en chemin de fer) ; prurit vulvaire de la ménopause; troubles hormonaux : hyperfolliculisme, ovaire scléro-kystique.

Maladies générales : tuberculose, lèpre, syphilis.

SIGNES. Hyperesthésie vulvaire, parfois mamelonnaire. Psychisme souvent atteint. Les nymphomanes sont généralement stériles.

TRAITEMENT. Traiter le prurit vulvaire. Anaphrodisiaques : melon, concombre, fleur d'oranger; bromure de potassium, de camphre, lupulin, valériane, gardénal, belladone. Résection d'un ovaire ou du plexus hypogastrique supérieur. Mariage.

NYSTAGMUS (du gr. *nustagmos,* oscillation). — Spasme des muscles des yeux provoquant une oscillation perpétuelle, surtout *latérale,* du globe oculaire, mais pouvant être horizontale, rotatoire ou mixte. Souvent binoculaire; parfois il n'existe qu'à certains moments, notamment lorsque les yeux regardent en haut. L'attention, les émotions, l'action de fixer, l'exagèrent; il s'atténue au contraire ou peut même disparaître complètement par le repos, la distraction. Il coïncide souvent avec une diminution de la vue.

CAUSES. Le nystagmus peut être congénital ou symptomatique d'une lésion et d'origine :

1° *oculaire,* consécutif à des affections survenues au cours du premier âge. Il est associé à d'autres lésions de la vue (cataracte, albinisme, myopie, rétinite). On l'observe assez souvent chez les mineurs, et il semble dû aux efforts d'accommodation et à la direction convergente du regard en haut et en dedans.

Le nystagmus des mineurs est une maladie professionnelle (décret du 13 juillet 1945) ; le délai de responsabilité est d'un an;

2° *auriculaire,* dans les lésions de la caisse du tympan ou du labyrinthe. Il peut être provoqué par l'épreuve de Barany;

3° *nerveuse,* s'observant alors dans la sclérose en plaques, la maladie de Friedreich, les lésions du cervelet, les méningites aiguës.

Nystagmographie. — **Méthode d'enregistrement du nystagmus; elle donne un document objectif et comparatif indispensable dans le diagnostic des vertiges et des troubles vestibulaires.**

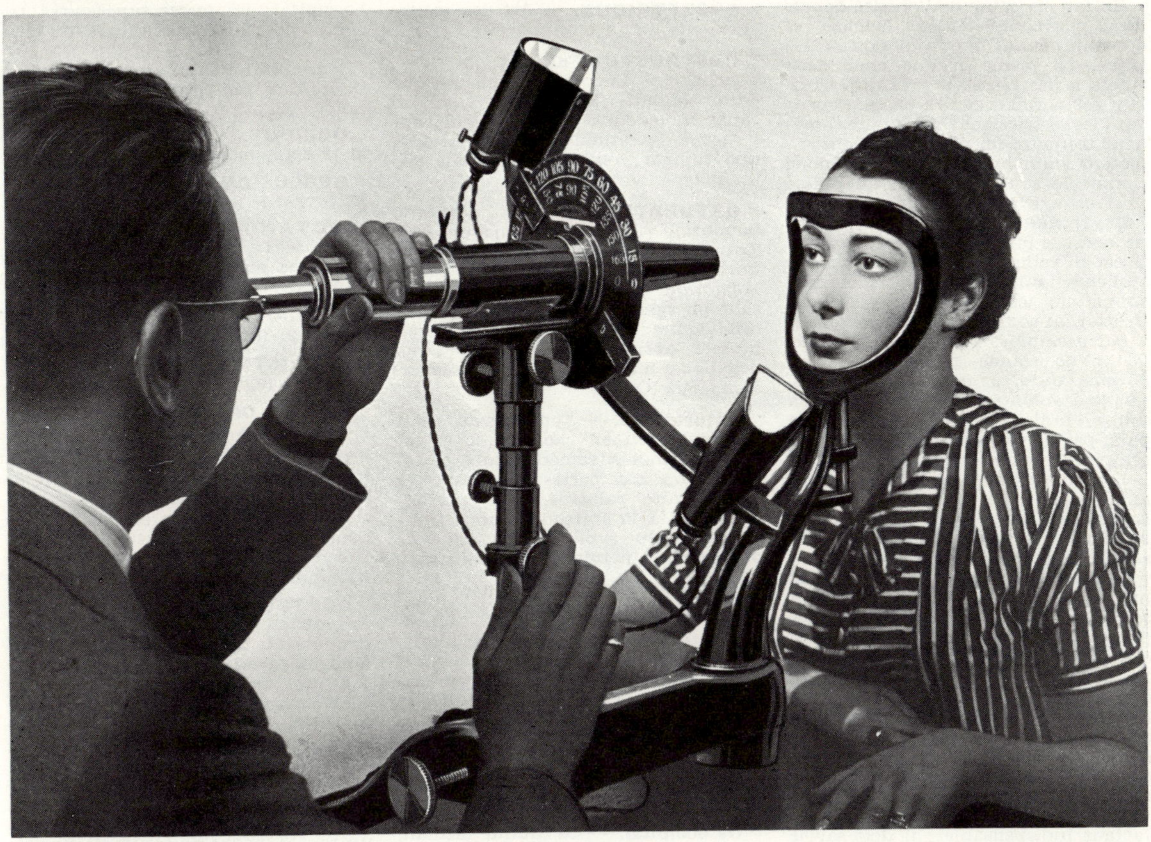

OPHTALMOMÈTRE (*Phot. G. Marant.*)

OBÉSITÉ (du lat. *obesus*, gras, trop bien nourri). — Prédominance de l'anabolisme des graisses sur leur catabolisme, c'est-à-dire de l'apparition des graisses de l'organisme sur leur destruction. Il en résulte une augmentation du poids et du rapport entre le poids et la taille. On considère comme obèse tout sujet dont le poids exprimé en kilos s'élève de 10 à 15 p. 100 au-dessus du nombre de centimètres staturaux dépassant le mètre. On connaît l'aspect général de l'obèse, mais l'obésité prédomine selon les sexes sur une partie du corps (v. figure).

Les complications de l'obésité sont nombreuses. Elles peuvent être liées à la cause même de l'obésité, mais elles sont dues le plus souvent à la surcharge des organes vitaux : le cœur, le foie, les reins doivent fournir un travail qui dépasse la normale et sont précocement usés. Parfois, enfin, l'infiltration graisseuse des organes est en cause (paroi artérielle en particulier).

CAUSES. Deux types de facteurs sont responsables de l'obésité : l'*alimentation* est presque toujours la cause, unique ou non, erreur diététique qui attribue des besoins alimentaires énormes à des sédentaires, absorption de friandises, de sucreries dont on ignore souvent la valeur calorique. Les restrictions dues à la guerre de 1939-1945 ont bien montré le rôle de la suralimentation puisque des obèses inguérissables ont maigri à cette occasion. Cependant, il existe des obèses qui mangent peu et des maigres qui mangent beaucoup. C'est là qu'interviennent les autres facteurs.

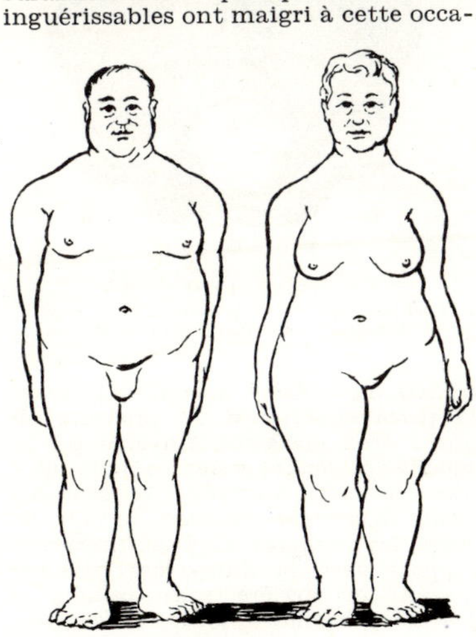

FIG. 1240. — Deux types caractéristiques d'obésité.
A gauche : moitié supérieure du corps (plus fréquente chez l'homme) ; *à droite :* moitié inférieure (plus fréquente chez la femme).
(D'après *le Concours médical.*)

ÉLÉMENT NERVEUX. Action périphérique du système neuro-végétatif, action centrale d'un centre régulateur hypothalamique. Des tumeurs, des lésions méningées, des chocs affectifs peuvent modifier le fonctionnement de ces centres et entraîner une obésité.

Plus importants sont les *facteurs endocriniens;* l'insuffisance de la sécrétion *thyroïdienne* ne réalise pas une obésité vraie, mais une infiltration plutôt œdémateuse que graisseuse.

L'*hypophyse* intervient peu par sa propre sécrétion, mais beaucoup plus par la sécrétion des hormones qui stimulent la glande cortico-surrénale. Les glandes *génitales* agissent autant par leurs effets secondaires (modification du genre de vie : sédentarité ou vie très active) que par leur action sur le métabolisme; à noter leur action sur la répartition des graisses, qui réalise des obésités masculines et féminines. Le *pancréas,* par hyperinsulinisme, augmente l'appétit et intervient donc comme facteur de suralimentation. Enfin, la glande *cortico-surrénale* intervient, comme le montre l'existence de certaines maladies (maladie de Cushing).

En fait, la cause de l'obésité banale n'est pas complètement élucidée et apparaît comme une intolérance calorique. Le même régime chez deux sujets a des résultats très différents, l'un est normal, l'autre obèse. Cependant les restrictions alimentaires amènent toujours un amaigrissement. Le facteur alimentaire apparaît donc comme le seul sur lequel on puisse toujours agir avec efficacité.

TRAITEMENT. Le régime hypocalorique est le pivot de la thérapeutique. Il est difficile de faire peser tous les aliments : mieux vaut un régime très simple où les denrées se comptent (fruits) ou se mesurent (lait écrémé).

Par exemple : 4 jours par semaine, 200 g de viande grillée maigre ou 3 œufs durs, 3 fruits, 2 biscottes, salade à volonté avec une cuillerée à soupe d'huile. Les autres jours, pas de pain, pas de pâtisserie, pas d'aliments gras, de fromage, de légumes secs.

Toujours commencer le repas par un aliment peu nutritif : salade, tomate, concombre; supprimer le pain; se peser tous les deux jours en établissant une courbe de poids.

Associer à ce régime, au début, une limitation des liquides, une *restriction salée,* les cures d'exercices physiques pour les sédentaires, de repos selon les cas, les *massages* corporels généraux. Le médecin pourra adjoindre : les *amphétamines,* qui coupent l'appétit; l'*opothérapie thyroïdienne* à petites doses, qui favorise les progrès du début; les mucilages, qui donnent une impression de repas copieux, qui évitent la constipation; les *diurétiques.*

Mais la *volonté* du malade est le facteur indispensable : il doit savoir la réalité de la phrase célèbre : « L'homme creuse sa tombe avec ses dents. »

OBJETS AVALÉS. — V. AVALÉS (Objets).

OBNUBILATION (du lat. *obnubilatus,* entouré comme d'un nuage). — Syn. ÉBLOUISSEMENT, VERTIGE.

OBSESSION (du lat. *obsequi,* suivre). — Syndrome morbide caractérisé par l'apparition involontaire et anxieuse dans la conscience de sentiments ou de pensées parasites qui tendent à s'imposer au moi, évoluent à côté de lui malgré ses efforts pour les repousser, et créent ainsi une variété de dissociation psychique dont le dernier terme est le dédoublement conscient de la personnalité.

L'idée obsédante est irrésistible. Elle tend à envahir tout le champ de la conscience, réduisant ainsi à son minimum l'activité intellectuelle volontaire.

L'idée obsédante s'accompagne d'angoisse concomitante. Tantôt, c'est une anxiété doublée d'angoisse; il y a des symptômes physiques surajoutés : anxiété précordiale, mal de tête, rougeur, pâleur du visage, sueurs froides, tremblements, crises de diarrhée, pollakiurie.

Enfin, l'idée obsédante se termine souvent par une impression de satisfaction qui marque la fin du paroxysme. Mais les malades ne sont ni fiers ni heureux d'avoir de nouveau cédé à un besoin qu'ils trouvent ridicule; ils sont fatigués et honteux d'eux-mêmes.

OBSTÉTRIQUE. — Art des accouchements. V. ACCOUCHEMENT.

OBSTRUCTION (du lat. *obstruere,* boucher). — Engorgement mécanique d'un conduit. Ex. Obstruction du canal cholédoque par un calcul; obstruction intestinale par des matières, une tumeur; obstruction nasale par un polype.

OBTURATEUR (du lat. *obturare,* boucher). — **Trou obturateur.** — Trou qui se trouve dans l'os iliaque et qui est en grande partie fermé par la *membrane obturatrice,* qui s'insère, sauf en haut, à sa circonférence, et qui donne attache en dehors au muscle *obturateur externe,* et en dedans au muscle *obturateur interne.* V. ILIAQUE (Os).

Obturateurs. — Appareils en métal inoxydable ou en caoutchouc galvanisé, destinés à remédier aux perforations ou aux pertes de substances de la voûte palatine, soit congénitales, soit à la suite de lésions traumatiques ou syphilitiques, afin de permettre la parole et la déglutition.

OBTURATION (d'une dent). — V. DENTS.

OCCIPITAL. — Artère occipitale. — Branche collatérale de la carotide externe donnant des rameaux aux muscles et à la peau de la nuque.

Muscle occipital. — Il s'attache d'un côté à l'aponévrose épicrânienne qui recouvre la partie supérieure du crâne, et de l'autre à la ligne courbe supérieure de l'os du même nom.

Os occipital. — Os unique médian, symétrique, constituant la paroi inférieure et postérieure du crâne (*fig.* 1241). La face externe convexe présente d'avant en arrière : 1° au

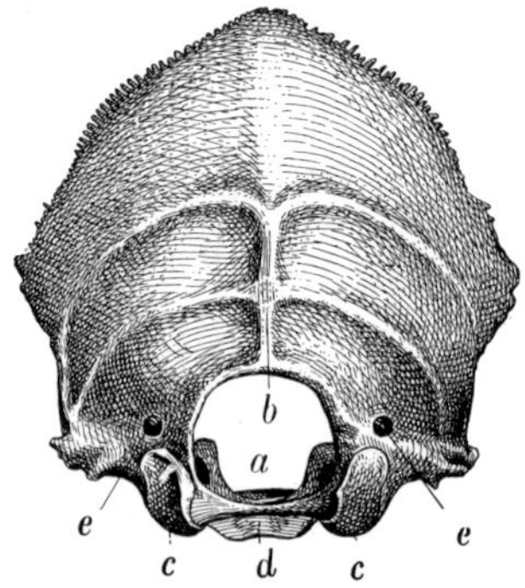

FIG. 1241. — Os occipital.
a. Trou occipital; *b,* Crête occipitale; *c.* Condyle; *d.* Apophyse basilaire; *e.* Trou condylien.

milieu, la *surface basilaire,* formant la paroi supérieure du pharynx; le *grand trou occipital,* traversé par la moelle épinière et ses enveloppes, ainsi que les nerfs spinaux; la *protubérance occipitale externe;* 2° sur les côtés, les *condyles.* La face interne en rapport avec la dure-mère présente d'avant en arrière : au milieu, la *gouttière basilaire,* le trou occipital; la *crête occipitale* interne, qui donne attache à un repli de la dure-mère; la *faux du cervelet,* qui partage en deux cet organe, dont chaque lobe est logé dans les *fosses inférieures* de l'occipital; les *fosses supérieures,* recevant les lobes postérieurs du cerveau.

L'occipital est uni aux pariétaux en haut, aux temporaux et aux sphénoïdes en avant.

OCCIPUT. — Partie postérieure de la tête répondant à l'os occipital.

OCCLUSION INTESTINALE. — V. INTESTIN (maladies).

OCTANOL. — Alcool octylique primaire. La solution à 1 p. 10 000 est employée en injection intraveineuse dans l'hypertension artérielle.

OCULARISTE. — Fabricant de pièces de prothèse oculaire.

OCULISTE. — Médecin spécialiste des yeux (ophtalmologiste).

OCULO-CARDIAQUE (Réflexe). — V. RÉFLEXE.

OCULO-RÉACTION. — Réaction inflammatoire plus ou moins vive de la conjonctive (larmoiement, sécrétion fibrineuse) après instillation dans l'œil d'une goutte de toxine tuberculeuse ou typhique chez les tuberculeux et les typhiques.

OCYTOCIQUE (du gr. *ôkus,* prompt, et *tokos,* accouchement). — Nom donné à un traitement ou à une manœuvre favorisant l'accouchement.

L'*ergot de seigle* ne donne pas de contractions, mais une contracture utérine; il ne faut l'employer qu'après la délivrance, quand l'utérus est vide.

En revanche, le *lobe postérieur de l'hypophyse,* injecté dans les muscles, produit, en une dizaine de minutes, un renforcement de contractions utérines, et l'accouchement se produit peu après. Pour combattre l'effet un peu brutal de l'extrait hypophysaire, on lui associera du chloroforme et de la spasmalgine, sinon on pourrait provoquer des déchirures utérines ou la mort du fœtus.

ODDI (Sphincter d'). — V. *Supplément.*

ODEUR. — Impression particulière que certains corps produisent sur l'organe de l'odorat. V. NEZ.

La plus grande partie des odeurs du corps sont dues à des vapeurs organiques. La propagation des odeurs se fait plus rapidement de bas en haut que de haut en bas; leur persistance semble indépendante de leur intensité.

ODONTALGIE (du gr. *odous, odontos,* dent, et *algos,* douleur). — Douleur dentaire. V. DENTS, DENTIFRICES.

ODONTOÏDE (du gr. *odous,* dent, et *eidos,* forme). — Apophyse en forme de dent de la vertèbre *axis.*

ODONTOLOGIE (du gr. *odous, odontos,* dent, et *logos,* discours). — Partie de l'anatomie qui traite des dents.

ODONTOME (du gr. *odous,* dent, et *omê,* qui désigne une tumeur). — Tumeur provenant de la multiplication anormale des cellules d'une des parties du follicule dentaire.

ODORAT. — V. NEZ (structure) et ODEUR.

ŒDÈME (du gr. *oidein,* grossir). — Infiltration des tissus cellulaires sous-cutanés et viscéraux par un liquide dont la composition chimique est voisine de celle du plasma sanguin.

L'*œdème sous-cutané* est caractérisé par une enflure de consistance molle, où le doigt enfonce comme dans du beurre et laisse une empreinte (godet), persistant un certain temps. Si la maladie se prolonge, si l'œdème devient chronique, le tissu cellulaire durcit (œdème dur des variqueux, des lymphangitiques, des éléphantiasiques). L'œdème généralisé porte le nom d'*anasarque*.

L'œdème se produit lentement, progressivement ou brusquement. Son intensité varie avec la région; il apparaît à la jambe (partie antérieure), aux régions malléolaires, à la face, aux paupières inférieures, qui forment des poches caractéristiques; au scrotum. Il est d'autant plus intense que le tissu cellulaire est lâche, il prédomine aux lieux les plus déclivés : en station debout, aux malléoles, couché sur le dos, dans la région lombaire.

La peau est tendue, luisante; elle est décolorée (œdème blanc) chez les rénaux, livide et violacée (œdème bleu) chez les cardiaques, rouge en cas d'inflammation (phlegmons, lymphangite), brune et bronzée dans les œdèmes durs chroniques.

CAUSES. L'*œdème* est la traduction clinique d'une accumulation d'eau dans les espaces interstitiels. L'eau de l'organisme est répartie en trois secteurs : 1° *intravasculaire* (sang et lymphe) ; 2° *intra-cellulaire* (dans les cellules) ; 3° *interstitiel* (autour des cellules). Deux facteurs interviennent surtout : *a*) la *rétention de sodium et d'eau globale* de l'organisme, en général due à des lésions rénales (le rein est normalement chargé de régler la quantité de liquides contenus dans l'organisme) ; *b*) une *anomalie de répartition entre les liquides interstitiels et le sang.*

CAUSES GÉNÉRALES. 1° Les *lésions rénales :* néphrite aiguë, chronique, néphrose lipoïdique, amylose rénale, agissent en empêchant l'élimination de l'eau et des sels. (V. REINS.)

2° Les *lésions cardiaques :* l'insuffisance cardiaque globale ou droite. Elle agit par l'augmentation de la pression veineuse; celle-ci empêche la réabsorption des liquides interstitiels qui se fait normalement au niveau des capillaires veineux. La rétention de sel et d'eau, de mécanisme discuté, joue aussi un grand rôle.

3° Les *œdèmes cirrhotiques :* d'origine hépatique, ils sont dus à des modifications de la teneur en protides du sang, résultat d'une atteinte de la cellule hépatique, dont un des rôles est de fabriquer puis de détruire certains protides.

4° Les *œdèmes anaphylactiques :* ils sont dus a des intolérances à l'égard de certains corps et rentrent dans le cadre de l'allergie.

5° Les *œdèmes cachectiques,* qui ont le même mécanisme que les œdèmes d'origine hépatique.

6° Certaines *lésions nerveuses,* qui sont de nature à donner des œdèmes le plus souvent localisés (hémiplégie, affection médullaire).

7° Les *œdèmes des maladies par carence,* qui sont dus à un défaut de protides.

8° Enfin, les *œdèmes toxiques* (arsenic, belladone) et ceux dus aux *maladies infectieuses* (fièvre typhoïde).

CAUSES LOCALES. 1° L'*obstruction des voies lymphatiques,* qui empêche le drainage de la lymphe d'une partie du corps. Elle peut être réalisée par des

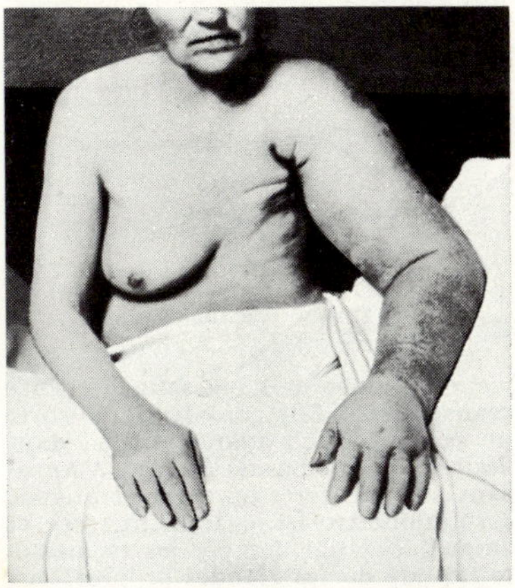

FIG. 1242. — Œdème du bras.
Malade opérée d'un cancer du sein (curage ganglionnaire axillaire incomplet).

tumeurs bénignes ou malignes, qui réalisent des tableaux différents selon leurs localisations. Les tumeurs pelviennes ou abdominales donnent un œdème des membres inférieurs unilatéral ou bilatéral (cancer de l'utérus, du rectum, grossesse, kyste de l'ovaire, fibrome, tumeur de la vessie). L'œdème en pèlerine prenant la face, le cou et la partie supérieure du thorax est donné par une compression médiastinale; l'œdème des membres supérieurs, par la compression des ganglions du cou et axillaires. Enfin, l'œdème peut être dû à l'*ablation chirurgicale des ganglions lymphatiques :* le cancer du sein oblige à l'ablation des ganglions de l'aisselle et donne parfois lieu à une complication : l'œdème éléphantiasique du membre supérieur correspondant, qui est dû à l'intervention et non au processus tumoral.

2° Les *compressions veineuses,* qui donnent les mêmes tableaux (souvent la compression est lymphatique et veineuse). Plus particulière est la *phlébite,* qui réalise l'obstruction de la veine par un caillot. Les *varices* sont aussi source d'œdème.

3° Les *infections locales,* qui ne donnent que des œdèmes circonscrits.

TRAITEMENT. Général : celui de la cause. Local : élévation de la région atteinte, mouchetures aseptiques (peu usitées).

Œdème aigu circonscrit. — Voir QUINCKE (Maladie de).

Œdème dur traumatique. — Siège surtout au dos de la main, à la suite de traumatismes répétés par corps contondant. S'observe souvent chez les accidentés du travail (simulation).

Œdème de la glotte. — V. LARYNX.

Œdème aigu du poumon. — Voir RESPIRATOIRES (Organes) : *Maladies.*

Œdème malin. — V. PUSTULE : *Pustule maligne.*

Œdème de la papille. — V. ŒIL.

ŒIL (lat. *oculus*). — L'œil (*fig.* 1243) n'est pas à lui tout seul l'instrument ou l'organe de la vision; il n'en est que l'appareil transmetteur.

I. ŒIL (structure et fonctions). — L'œil représente très exactement la chambre noire d'un appareil photographique : il reçoit les images fournies par le monde extérieur. (V. pl. en couleurs et tabl. XLII.)

Ces images sont ensuite transmises au cerveau par des conducteurs nerveux (nerfs optiques, etc.).

Arrivées au cerveau, elles sont superposées ou fusionnées, interprétées, et de ces opérations résulte le phénomène de la vision.

Nous décrirons succinctement les diverses parties constitutives de l'œil et nous verrons, pour poursuivre la comparaison précédente, que chacune d'elles concourt à assurer son parfait fonctionnement.

Les *paupières* protègent et recouvrent l'œil comme l'obturateur des photographes; la *cornée* et le *cristallin* représentent l'objectif; l'*iris* est un diaphragme mobile et contractile, sui-

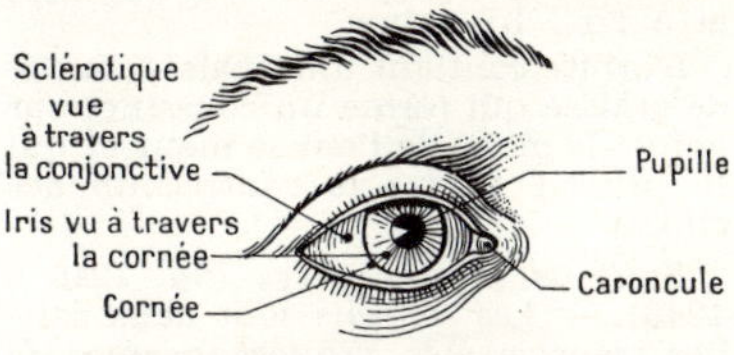

FIG. 1243. — Œil, vu de face.

vant l'intensité de la lumière; la *rétine* constitue la plaque sensible. Enfin, le *pourpre rétinien* qui imprègne les éléments de la rétine est le support chimique de la sensation visuelle.

L'étude anatomique de l'œil peut être divisée en six parties :

1° Les organes protecteurs;
2° Les enveloppes du globe;
3° Les milieux transparents de l'œil;
4° L'appareil de perception (la rétine) et de transmission (les nerfs optiques) ;

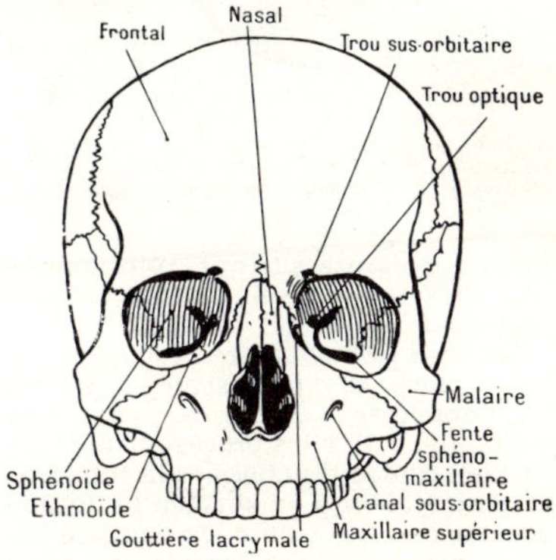

FIG. 1244. — Cavités orbitaires.

5° Les muscles moteurs de l'œil;
6° L'appareil lacrymal.

Organes protecteurs. — Orbite. — L'*orbite* est une cavité pyramidale quadrangulaire dont la base, ouverte, regarde en avant et en dehors.

Les orbites (*fig.* 1244 et 1245) sont formées par la réunion de divers os : le *frontal,* le *sphénoïde,* le *malaire,* l'*unguis,* l'*ethmoïde* et le *maxillaire supérieur;* elles présentent en arrière un orifice arrondi, le *trou optique,* par lequel sortent les nerfs optiques, et un autre plus large, la *fente sphénoïdale,* par où pénètrent les vaisseaux et les nerfs destinés aux muscles de l'œil et à l'œil lui-même.

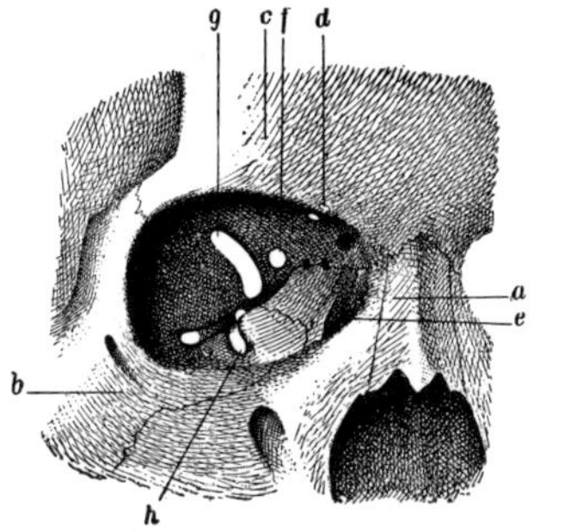

FIG. 1245. — Orbite (détail).
a. Os nasal; *b.* Os malaire; *c.* Os frontal; *d.* Trou sus-orbitaire; *e.* Gouttière lacrymale; *f.* Trou optique; *g.* Fente sphénoïdale; *h.* Canal sous-orbitaire.

L'orbite contient une épaisse couche de graisse qui forme un coussinet sur lequel le globe de l'œil se meut et qui le protège contre le contrecoup des chocs.

Sourcils et paupières (*fig.* 1246 à 1248). — Les *sourcils* sont deux saillies transversales, arquées, garnies de poils et situées au niveau du bord orbitaire supérieur. Ils servent à arrêter la sueur s'écoulant du front.

Les *paupières* sont des voiles musculo-membraneux qui recouvrent en avant le globe de l'œil; c'est la paupière supérieure surtout, plus longue que l'inférieure, qui joue ce rôle de protection.

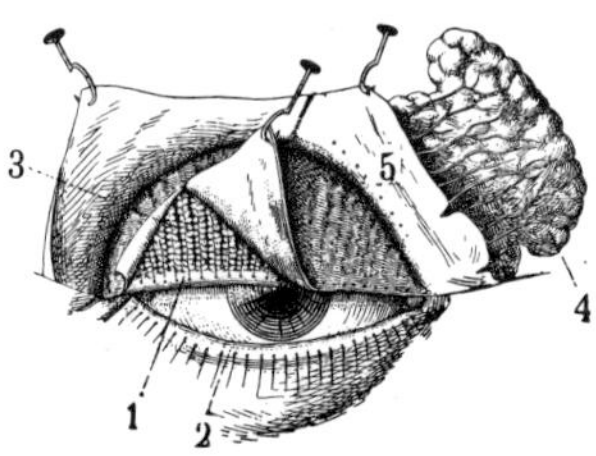

FIG. 1246. — Paupières.
1. Bord de la paupière supérieure; 2. Paupière inférieure; 3. Glandes de Meibomius; 4. Glandes lacrymales; 5. Canaux excréteurs conjonctivaux.

Le bord des paupières est garni de longs poils, les *cils,* destinés à arrêter les poussières. Le rôle des paupières est double : 1° elles protègent le globe de l'œil contre les chocs et la lumière; 2° elles étalent à sa surface le liquide des larmes, lubrifient la surface de l'œil, puis chassent comme un balai les détritus vers les voies d'excrétion des larmes.

Cette fonction est réalisée par le phénomène du *clignement.* Les paupières sont formées, de l'extérieur à l'intérieur : 1° d'une peau très fine; 2° d'un muscle circulaire, l'*orbiculaire des paupières,* dont la contraction produit l'occlusion des yeux et le spasme, le tic convulsif assez commun chez les enfants; 3° d'une lame fibreuse, le *cartilage tarse* (*fig.* 1247), haut de 1 centimètre environ, à la paupière supérieure dont il constitue la charpente, et au bord supérieur duquel s'attache le *muscle releveur de la paupière,* qui sert à ouvrir les yeux; 4° d'une doublure muqueuse, qui s'appelle la *conjonctive.*

Cette *conjonctive* est la muqueuse qui tapisse non seulement le *dedans* des paupières, mais encore *tout l'extérieur* du globe de l'œil, sauf la cornée transparente. Elle constitue une sorte de sac ouvert en avant, et c'est dans ses replis, ou culs-de-sac, que s'amassent les poussières ou corps étrangers. La conjonctive est légèrement rosée, et sa surface, lubrifiée par les larmes et le liquide de ses glandes propres, sert à favoriser le glissement des paupières sur le globe. Dans l'angle interne de l'œil, vers l'endroit communément dénommé *larmier,* la conjonctive forme une saillie mamelonnée, la *caroncule lacrymale,* et un repli, le *repli semi-lunaire.*

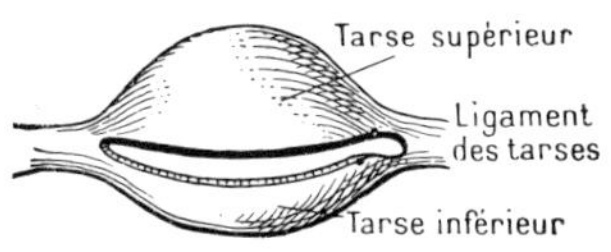

FIG. 1247. — Cartilage tarse.

Ce dernier organe est très accusé chez les animaux (les chiens en particulier), où il est cartilagineux et devient ce qu'on appelle la *troisième paupière.*

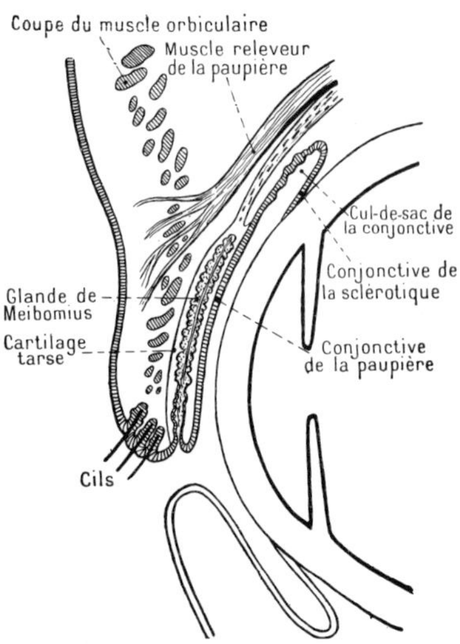

FIG. 1248. — Paupières (coupe verticale).

Enveloppes du globe. — Les enveloppes du globe (tabl. XLII et *fig.* 1249 à 1251) sont, de dehors en dedans, la conjonctive, la sclérotique et la choroïde.

La *sclérotique* (du gr. *skleros,* dur), ou *cornée opaque,* est la partie communément appelée « blanc de l'œil ». C'est une membrane fibreuse, opaque, très résistante, qui constitue les 4/5 postérieurs de l'enveloppe protectrice du globe, le 1/5 antérieur étant formé par la *cornée transparente.*

Son épaisseur est de 1 mm, et elle est assez élastique pour résister victorieusement à des chocs assez forts.

La *choroïde* est une membrane constituée presque uniquement par des vaisseaux sanguins, artères et veines, et qui s'étale, en la tapissant, à l'intérieur de la coque formée par la sclérotique. C'est la membrane nourricière du globe de l'œil; elle se compose de trois parties distinctes :

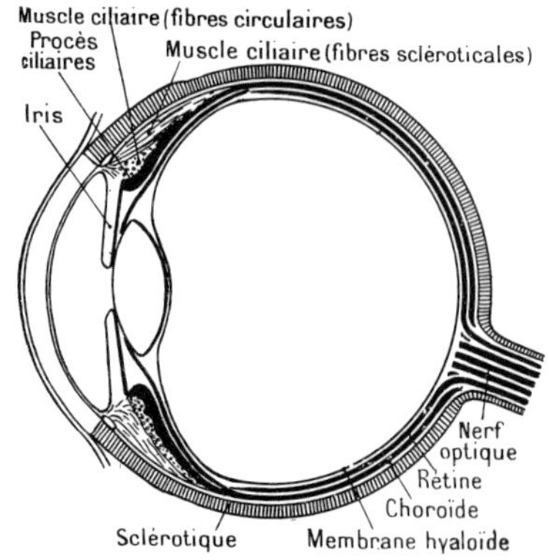

FIG. 1249. — Enveloppe du globe oculaire (coupe).

1° La *choroïde* proprement dite, qui tapisse le fond de l'œil et qui contient un réseau très important de vaisseaux sanguins ainsi que du pigment noir.

Ce pigment est destiné à obscurcir les parois de la chambre noire oculaire et à empêcher la lumière de pénétrer à travers l'épaisseur de la sclérotique;

2° Le *corps ciliaire,* qui est un bourrelet formé par la choroïde au niveau du point où elle s'attache au pourtour de la cornée et où elle se continue avec l'iris. Ce point de jonction, où pénètrent également du dehors la plupart des artères de l'œil, est appelé le *nœud vital de l'œil.*

Le corps ciliaire comprend lui-même deux parties : le *muscle ciliaire,* qui sert à accommoder la vue aux différentes distances et qui est un organe essentiel au fonctionnement de la vision; les *procès ciliaires* (*procès* vient du lat. *processus,* prolongement), qui sont des plis en série encadrant le cristallin et qui renferment de nombreux capillaires pouvant être gonflés de sang sous l'action du muscle ciliaire.

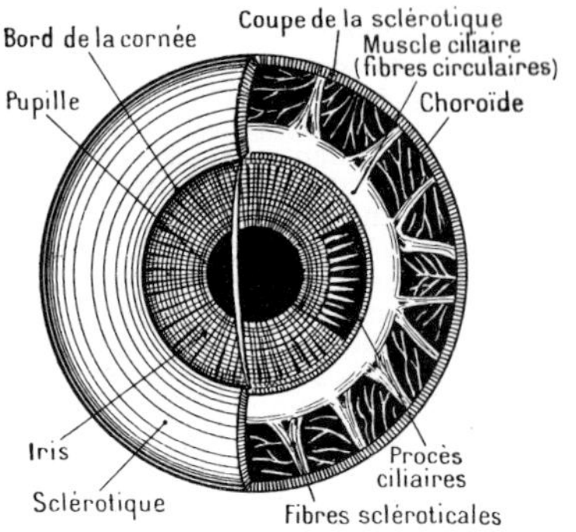

FIG. 1250. — Partie antérieure de la choroïde.

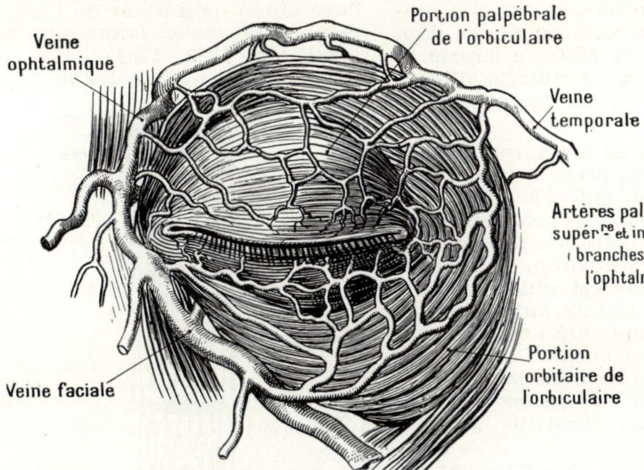

1. — Muscle orbiculaire et veines des paupières

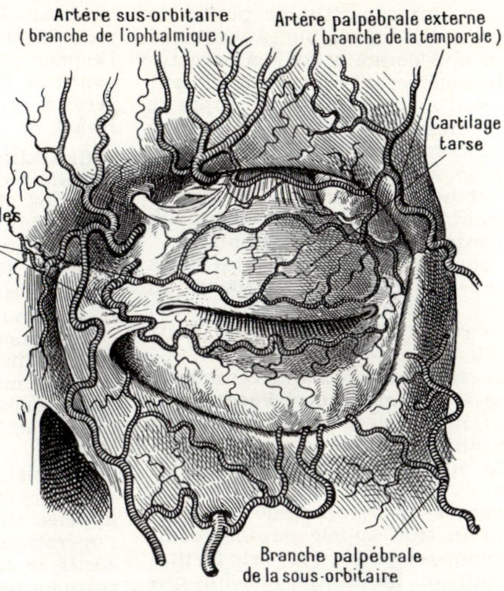

2. — Artères des paupières.

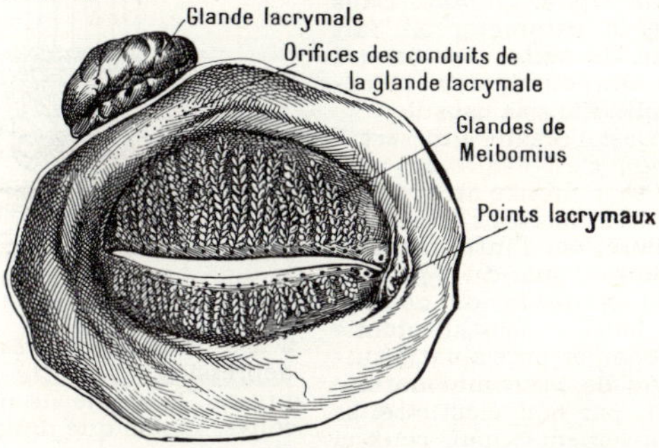

3. — Glandes de Meibomius vues sur la face conjonctivale des paupières.

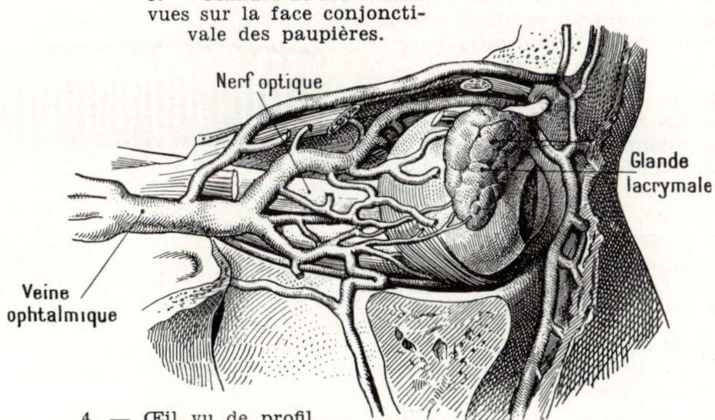

4. — Œil vu de profil.

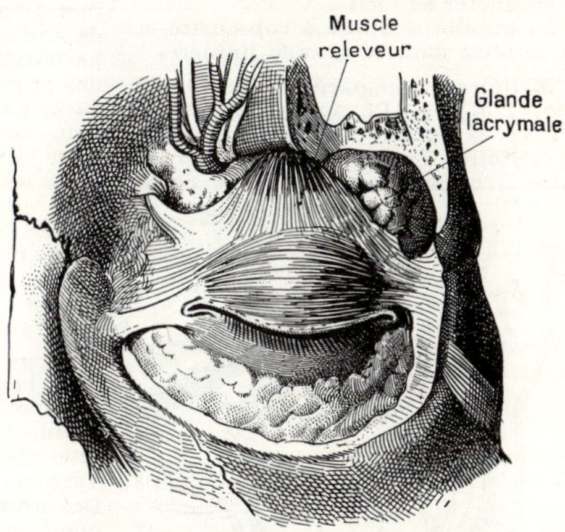

5. — Muscle releveur de la paupière supérieure et glande lacrymale.

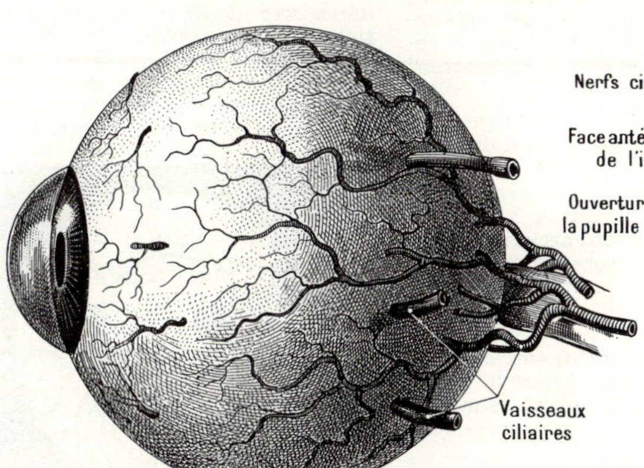

6. — Sclérotique traversée et sillonnée par les vaisseaux ciliaires.

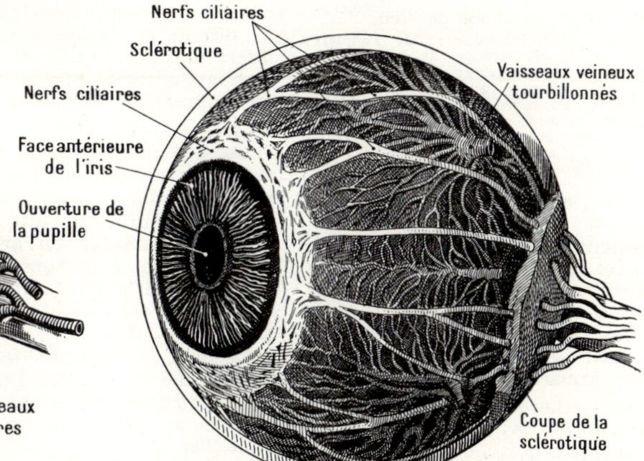

7. — Choroïde, iris et pupille, avec leurs nerfs et vaisseaux.

M. Dessertenne, del.

Œil : muscles et vaisseaux des paupières, sclérotique, choroïde, iris (d'après Hirschfeld).

L'*iris*, qui termine la choroïde en avant, et qui constitue la partie de cette membrane visible au-dehors; c'est lui qui donne à l'œil sa caractéristique colorée, suivant la façon dont le pigment s'associe au tissu propre de cette membrane : yeux noirs ou bruns (très pigmentés), yeux bleus, gris.

Chez les albinos, le pigment manque complètement, et l'iris et la pupille paraissent roses par la coloration du sang contenu dans les vaisseaux.

On appelle yeux *vairons* les yeux qui, par une inégale répartition du pigment, présentent une coloration irrégulière ou inégale sur les deux yeux. (V. pl. en couleurs.)

L'iris constitue un diaphragme contractile à la lumière et à l'accommodation; il est placé juste au-devant du cristallin, qui joue le rôle principal dans la mise au point des images visuelles.

Le centre du diaphragme irien est percé d'un trou appelé *pupille* (communément *prunelle*), qui varie de diamètre suivant l'éclairage ou selon que l'œil regarde de près ou de loin. Les mouvements du diaphragme irien sont régis par le muscle appelé « sphincter de l'iris ».

La pupille se dilate à l'obscurité et se rétrécit dans la grande lumière.

Milieux transparents de l'œil (*fig.* 1251). — Ce sont, d'avant en arrière, la cornée, l'humeur aqueuse, le cristallin, l'humeur vitrée ou corps vitré. L'humeur aqueuse et le corps

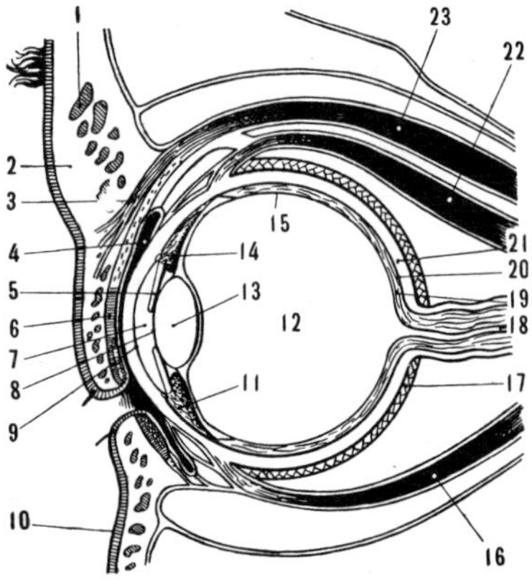

FIG. 1251. — Coupe de l'œil.

1. Coupe du muscle orbiculaire; 2. Paupière; 3. Tendon du muscle releveur de la paupière; 4. Cul-de-sac de la conjonctive; 5. Iris; 6. Cartilage tarse; 7. Humeur aqueuse; 8. Pupille; 9. Cornée; 10. Paupière inférieure; 11. Muscle ciliaire; 12. Humeur vitrée; 13. Cristallin; 14. Procès ciliaires; 15. Hyaloïde; 16. Muscle droit inférieur; 17. Capsule de Tenon; 18. Nerf optique; 19. Rétine; 20. Choroïde; 21. Sclérotique; 22. Muscle droit supérieur; 23. Muscle releveur de la paupière supérieure.

vitré jouent un rôle très secondaire dans l'action optique des milieux transparents de l'œil; ce sont plutôt des organes de remplissage.

Le rôle capital est tenu par le cristallin, qui représente réellement l'objectif de l'appareil optique visuel.

Cornée. — La *cornée* forme la partie antérieure de l'enveloppe extérieure de l'œil, dont le reste est constitué par la sclérotique; mais elle est transparente et plus bombée que cette membrane, dans laquelle elle semble enchâssée comme un verre de montre.

Humeur aqueuse. — L'*humeur aqueuse*, liquide transparent très limpide, légèrement salé, est placée dans l'espace qui existe entre la cornée en avant et l'iris doublé du cristallin en arrière, espace nommé *chambre antérieure de l'œil*.

Cristallin. — Le *cristallin* est une lentille biconvexe placée entre l'iris et le corps vitré, et entourée au niveau de son équateur par les procès ciliaires. Le diamètre de cette lentille est d'un demi-centimètre environ, et sa convexité postérieure est plus forte que la courbure de la face antérieure. Sa consistance, molle chez l'enfant, augmente progressivement et devient plus ou moins dure dans la vieillesse. Sa transparence doit rester parfaite; son opacification constitue la *cataracte*.

Le cristallin est constitué par un noyau enveloppé dans une coque appelée *capsule cristallinienne*. Dans l'opération de la cataracte, on fait sortir le noyau de cette capsule qui reste en place. On peut également extraire le cristallin dans sa capsule.

Le cristallin est l'organe qui sert à l'*accommodation*, c'est-à-dire qui permet à l'œil de se « mettre au point », de s'adapter aux différentes distances. Le muscle ciliaire, par l'intermédiaire des procès ciliaires, puis du *ligament suspenseur du cristallin* ou *zonule*, agit sur la lentille cristallinienne pour la faire bomber ou s'aplatir suivant les efforts de l'accommodation.

Le cristallin, par son élasticité, se prête à ces mouvements; mais ceux-ci sont plus faciles chez les sujets jeunes. Les sujets âgés perdent peu à peu leur pouvoir d'accommodation : ce défaut constitue la *presbytie*.

Corps vitré. — Le *corps vitré*, placé dans la cavité comprise entre le cristallin et la rétine, est une masse gélatineuse transparente enfermée dans une membrane nommée *membrane hyaloïde* (du gr. *hualos*, verre fondu). Des fibres de cette membrane s'attachent à la capsule cristallinienne, au niveau de sa face postérieure, d'autres l'unissent au corps ciliaire.

Appareil de perception et de transmission. — L'appareil de perception des images visuelles et de leur transmission se compose : 1° de la *rétine*, qui reçoit et emmagasine les images; 2° des *nerfs optiques* et des *bandelettes optiques*, qui rattachent la rétine au cerveau et lui transmettent les impressions visuelles.

Rétine. — La *rétine*, membrane nerveuse qui double tout le fond de l'œil, est l'épanouissement des fibres du nerf optique.

Cette membrane, qui a 1/2 millimètre d'épaisseur en arrière, va en s'amincissant à mesure qu'on se rapproche de l'iris. Elle contient plusieurs couches de cellules et de fibres superposées (*fig.* 1252).

La plus importante de ces couches est formée de cellules ayant la forme de bâtonnets et de cônes, sur lesquelles se peignent les impressions visuelles.

Une couche de cellules fortement pigmentées en noir sépare la rétine de la choroïde et vient constituer le *fond* de la chambre noire oculaire. La partie la plus sensible de la rétine se trouve à l'extrémité postérieure de l'axe antéro-postérieur de l'œil, et se nomme la *tache jaune* ou *macula lutea* (*fig.* 1253, 1254); elle occupe une surface de 1 mm 1/2 de haut sur

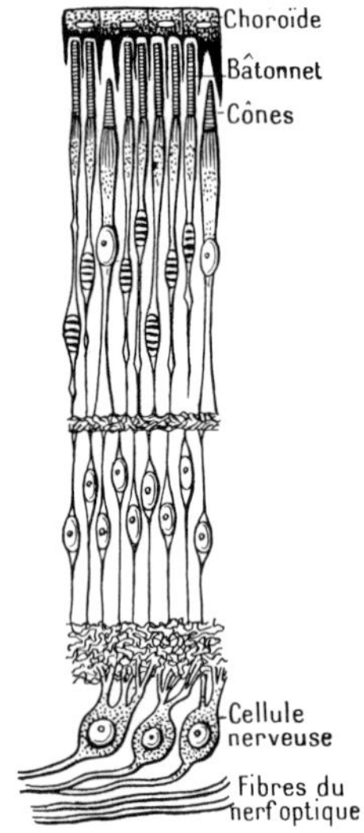

FIG. 1252. — Rétine : couches superposées de cellules nerveuses.

2 à 3 de large et présente une légère dépression : *fossette centrale*. A ce niveau, la rétine ne présente que des cônes, tandis que dans le reste de son étendue les cônes sont mélangés de

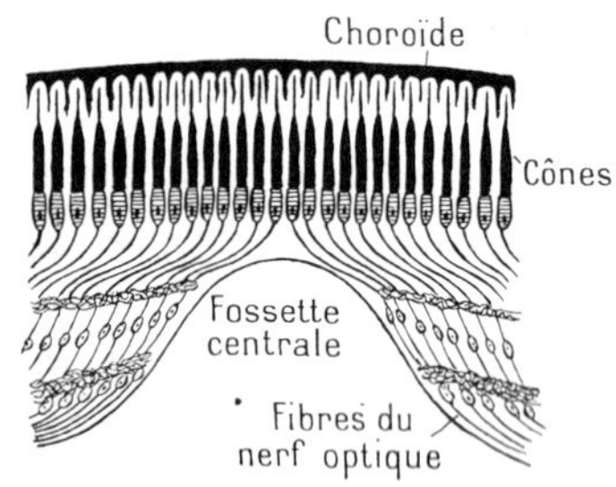

FIG. 1253. — Fossette centrale de la tache jaune.

bâtonnets dans des proportions régulières. Ces cônes sont l'organe essentiel de la perception visuelle diurne et de la vision des couleurs; ils sont très nombreux et très serrés dans la fossette centrale, où ils atteignent le nombre de 2 000 environ. Les

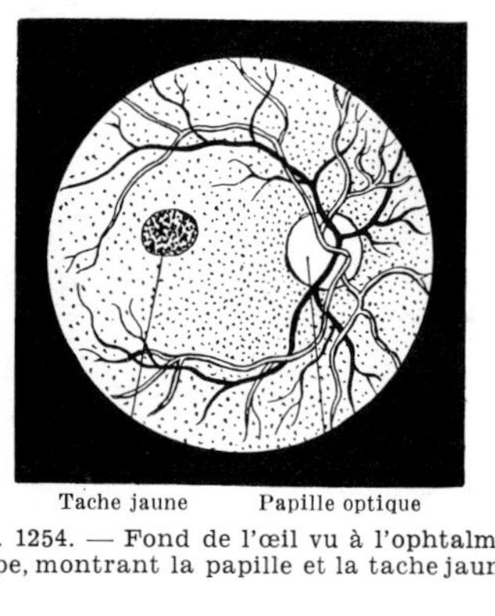

FIG. 1254. — Fond de l'œil vu à l'ophtalmoscope, montrant la papille et la tache jaune.

bâtonnets sont surtout sensibles aux faibles éclairages et sont l'organe de la vision nocturne.

La rétine est parcourue par des vaisseaux, artères et veines, qui sont vus à nu dans l'examen du fond de l'œil à l'ophtalmoscope; dans certaines circonstances, un observateur peut distinguer la circulation de son œil même (*vision entoptique*).

Le point d'entrée du nerf optique dans la rétine, et qui est aussi celui où pénètrent les vaisseaux, forme un disque arrondi ou légèrement ovoïde qui s'appelle la *papille* (*fig.* 1254 et pl. en couleurs).

Ce disque est insensible à la lumière, étant dépourvu de cônes et de bâtonnets. En fermant l'œil gauche et en fixant avec le droit un point dessiné sur une feuille de papier placée à 30 cm, on remarque qu'un second point tracé à 8 cm à droite du premier cesse d'être perçu lorsqu'on approche ou éloigne légèrement la feuille; son image se forme alors au niveau de la papille. On appelle cette zone aveugle : la *tache de Mariotte.*

Nerf optique. — Le *nerf optique* (*fig.* 1255), après sa sortie du globe, traverse le fond de l'orbite et passe

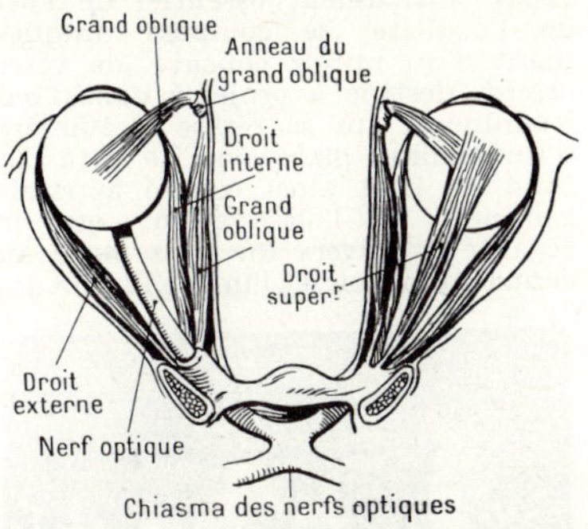

FIG. 1255. — Nerf optique et muscles de l'œil.

dans la cavité du crâne par le trou optique. Arrivé en ce point, il s'entrecroise avec le nerf optique du côté opposé, formant le *chiasma,* puis se rend au cerveau sous la forme de prolongements appelés *bandelettes optiques.*

L'aboutissement extrême des fibres des nerfs optiques est la partie des circonvolutions du cerveau qui se trouve à la face interne du lobe occipital (*cuneus*). C'est là qu'est placé le *centre de la vision.*

Muscles moteurs de l'œil (*fig.* 1255 à 1257). — Six muscles striés, muscles obéissant à la volonté, ou bien automatiquement à l'effort visuel coordonné des deux yeux, tournent l'œil du côté où il est nécessaire qu'il se place pour recevoir les rayons lumineux venant de l'objet visé par le regard.

Quatre de ces muscles proviennent du fond de l'orbite : ce sont les muscles *droits supérieur, inférieur, externe* et *interne;* ils vont s'insérer à la partie antérieure de la sclérotique et à une petite distance de la cornée; leur contraction dirige l'œil en haut, en bas, en dehors ou en dedans.

Le *grand oblique* s'insère également en arrière, mais s'attache au globe de l'œil après réflexion sur une poulie osseuse faisant saillie sur la paroi interne de l'orbite. Ce muscle tourne l'œil en bas et en dehors; c'est lui qui agit lorsque le regard se porte en

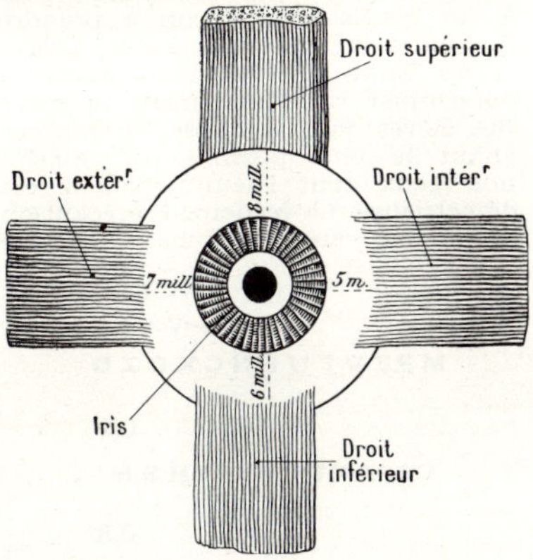

FIG. 1256. — Insertion des muscles droits de l'œil.

bas dans l'expression de la douleur : d'où le nom de *nerf pathétique* donné au nerf qui l'innerve.

Le *petit oblique,* très court, s'attache à la partie interne de l'orbite

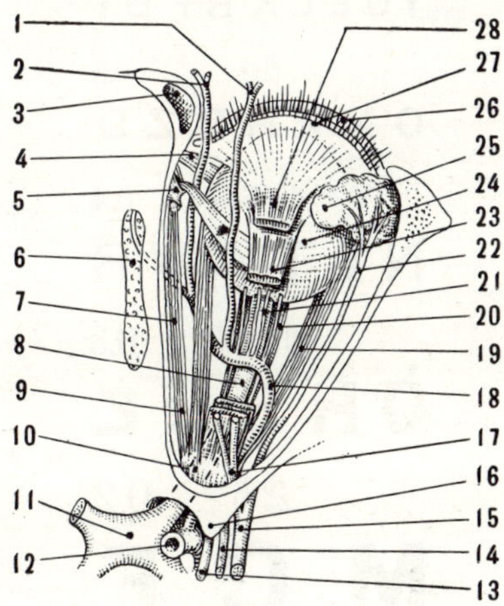

FIG. 1257. — Face supérieure de l'œil.

1. Artère frontale externe; 2. Artère frontale interne; 3. Sinus frontal; 4. Muscle petit oblique; 5. Partie du muscle grand oblique; 6. Lame criblée de l'ethmoïde; 7. Muscle droit interne; 8. Nerf optique; 9. Muscle grand oblique; 10. Anneau de Zinn; 11. Chiasma optique; 12. Artère carotide interne; 13. Nerf moteur oculaire commun; 14. Nerf pathétique; 15. Nerf ophtalmique; 16. Apophyse clinoïde antérieure droite; 17. Nerf frontal; 18. Artère ophtalmique; 19. Muscle droit externe; 20. Muscle droit inférieur; 21. Artères ciliaires; 22. Nerf lacrymal; 23. Muscle droit supérieur coupé; 24. Globe oculaire; 25. Glande lacrymale; 26. Paupière inférieure; 27. Paupière supérieure; 28. Muscle releveur de la paupière supérieure coupé.

et à la partie postérieure et externe du globe; il porte l'œil en haut et en dedans.

Appareil lacrymal. — L'appareil lacrymal (*fig.* 1258) se compose : 1° des *glandes lacrymales,* préposées à la sécrétion des larmes; 2° des *voies lacrymales,* système de canaux destinés à évacuer le trop-plein des larmes et à les conduire dans l'intérieur du nez.

La fonction des larmes est de lubrifier la surface de l'œil, de maintenir celle-ci humide et brillante et de favoriser le jeu des paupières.

Glandes lacrymales. — Elles sont au nombre de deux : une *glande principale,* logée dans l'intérieur de l'orbite, à l'angle externe de cette cavité; une *glande accessoire,* située au fond du cul-de-sac supérieur de la conjonctive et dans sa partie externe. Cette glande accessoire est beaucoup moins importante comme volume et comme rendement que la première.

Le liquide des larmes est assez exactement de l'eau salée. Cette eau est amenée assez pure dans la cavité conjonctivale de l'œil; elle en sort chargée des poussières, débris de mucus et autres détritus provenant du dehors.

Le rôle des larmes est donc non seulement de lubrifier la surface de

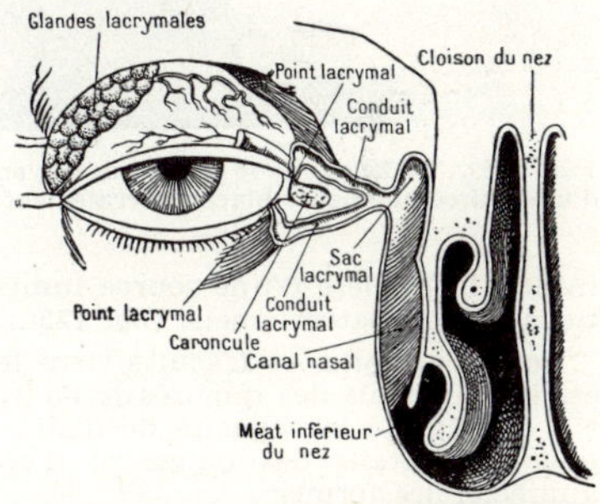

FIG. 1258. — Appareil lacrymal.

l'œil, mais aussi de la nettoyer; les paupières agissent ici à la façon d'un balai.

Voies lacrymales. — Elles reçoivent la portion des larmes qui a balayé l'œil et qui ne s'est pas évaporée au cours de son passage. Ces larmes, conduites par les paupières, arrivent à l'angle interne de celles-ci, où se trouve la caroncule.

En cette région, chaque paupière présente une petite saillie, le *tubercule lacrymal,* percée d'un orifice, le *point lacrymal,* ouverture d'un tube, le *conduit lacrymal,* qui, après un trajet légèrement oblique, va s'unir à celui de l'autre paupière pour aboutir au *sac lacrymal,* lequel loge exactement à l'angle interne de l'œil, sous la peau.

Le sac lacrymal s'ouvre largement en bas dans un conduit vertical, le *canal nasal,* qui porte les larmes dans le *méat inférieur* des fosses nasales.

Les larmes sont attirées dans les fosses nasales par l'aspiration que produit la respiration, et avec une plus grande force encore dans l'acte de se moucher. Quand les larmes sont sécrétées en trop grande abondance pour pouvoir passer en totalité par leurs voies naturelles, elles s'écoulent sur la joue; ce sont les *pleurs.*

II. ŒIL (examen). — Le premier examen de l'œil doit porter sur l'ensemble de l'organe, les paupières, qu'on retournera pour voir si elles recouvrent des corps étrangers (v. plus loin), la conjonctive, la cornée. Pour l'exploration de cette dernière partie, ainsi que des régions superficielles, et visibles à l'œil nu (chambre antérieure, iris, pupille et face antérieure du cristallin), on se servira du moyen d'exploration appelé *éclairage latéral,* obtenu à l'aide d'une loupe qui concentre en foyer, sur les régions à exa-

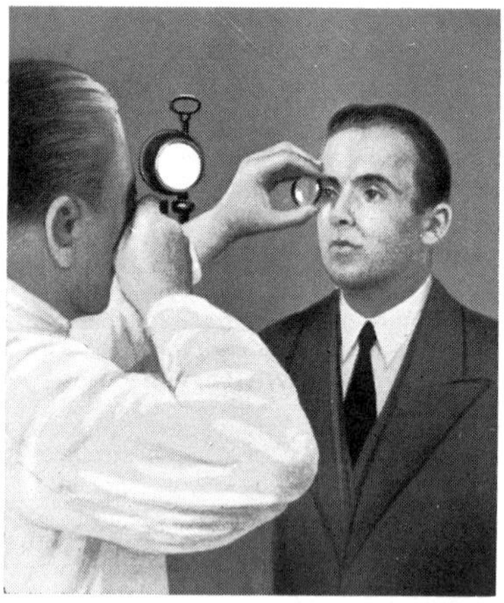

FIG. 1259. — Examen de l'œil au moyen d'une source lumineuse placée latéralement.

miner, la lumière d'une source lumineuse placée latéralement (*fig.* 1259).

Acuité visuelle. — L'acuité visuelle est la principale des qualités de l'œil; elle représente la capacité de distinguer les détails des objets et d'en apprécier les formes.

Les troubles de la réfraction, d'une part (myopie, hypermétropie, astigmatisme), les lésions ou maladies de l'œil, d'autre part (taies de la cornée, lésions des membranes du fond de l'œil ou du nerf optique), sont autant de facteurs capables de modifier l'acuité visuelle et de faire voir des images troubles.

La détermination de l'acuité visuelle se fait par une méthode très simple. Une *échelle* de lettres, de dimensions décroissantes, par exemple l'échelle optométrique de Monnoyer (*fig.* 1260), dans laquelle l'acuité visuelle est exprimée en fractions décimales, est collée sur un carton et accrochée au mur à hauteur d'homme, recevant un éclairage aussi *constant* que possible.

Il existe divers types d'échelles visuelles, mais ce qui importe le plus, c'est que l'éclairage demeure constant d'une observation à une autre; cette condition est réalisée au mieux par l'éclairage artificiel; aussi, beaucoup d'optotypes sont-ils placés sur un fond lumineux.

Le sujet à examiner est placé devant le tableau des *optotypes* à une distance de *cinq mètres,* qui est assimilable à l'infini dans l'espèce. Si, à cette distance de 5 mètres, il lit toute la série des lignes du tableau, son acuité visuelle est normale : on dit qu'elle égale 1. S'il ne peut lire qu'une partie des lignes, c'est que son acuité est inférieure à la normale. Dans ce cas, le degré de son acuité est évalué par la fraction décimale inscrite à la suite des caractères les plus petits qu'il a été en état de lire. Ainsi, si le sujet ne peut lire audelà de la cinquième ligne du tableau, il possède une acuité réduite à 0,5 ou 1/2 de la normale.

Ce très simple examen devrait être fait par les professeurs et les instituteurs au début des années scolaires. Il permettrait d'appeler l'attention des parents sur l'utilité d'une visite à un oculiste, de façon à prendre immédiatement les mesures nécessaires. Enfin, il servirait au maître à déterminer rationnellement la place des élèves dans la classe, en rapprochant le plus possible du tableau noir ceux dont l'acuité visuelle est défectueuse. La principale précaution à prendre en recherchant l'acuité

d=2mètres

A=5 $\frac{d}{V}$=V = 1,0

MRTVFUENCXOZD

5,55.. 0,9

DLVATBKUEHSN

6,25 0,8

RCYHOFMESPA

7,14.. 0,7

EXATZHDWN

8,33.. 0,6

YOELKBFDI

10 0,5

OXPHBZD

12,50 0,4

NLTAVR

16,66.. 0,3

OHSUE

25 0,2

MCF

50 0,1

ZU

FIG. 1260. — Echelle de Monnoyer. (Réduction pour la vue à 2 mètres.)

visuelle est de boucher soigneusement l'œil non examiné, pour que la vision de celui-ci ne vienne pas fausser le résultat. Beaucoup de personnes croient avoir une vision égale et bonne des deux yeux, qui n'ont jamais fait la simple expérience de rechercher la qualité respective de leur vision en fermant tantôt un œil, tantôt l'autre.

Si la diminution de l'acuité visuelle ne tient pas à un trouble de réfraction, elle résulte alors d'une maladie, d'une lésion de l'œil, qu'il faut déterminer, et qu'on recherchera soit par l'examen direct ou avec une loupe et une lampe placée latéralement (*fig.* 1259), soit au moyen de l'appareil appelé *ophtalmoscope.*

L'*ophtalmoscope* (*fig.* 1261, 1262,

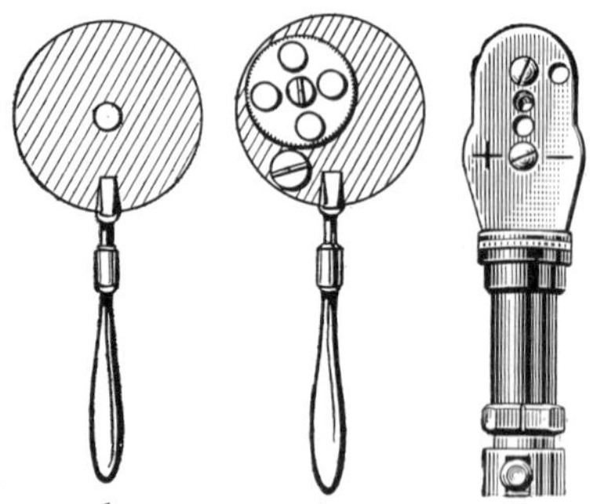

1 2 3

FIG. 1261. — Ophtalmoscopes.
1. Modèle avec orifice simple au centre; 2. Modèle disposé de façon à faire passer successivement différents verres devant l'orifice; 3. Ophtalmoscope électrique.

1263), instrument essentiel de l'art de l'oculiste, se compose uniquement d'un miroir concave, de verre étamé, destiné à projeter dans l'œil examiné et sur sa rétine la lumière d'une lampe placée sur le côté. Le fond de l'œil ainsi éclairé apparaît lumineux à l'observateur, qui le regarde à travers un trou placé au centre du miroir, et l'image lumineuse

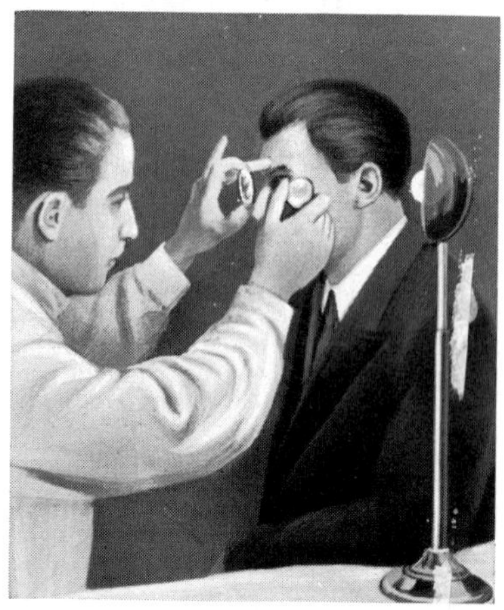

FIG. 1262. — Examen de l'œil au moyen de l'ophtalmoscope.

de ce fond d'œil est reçue par l'observateur, qui le fait converger dans son œil même et la rend nette au moyen d'une loupe tenue de la main gauche. Cette loupe sert à la mise au point de l'image du fond de l'œil examiné.

Fait en chambre noire, cet examen ophtalmoscopique permet de voir l'ensemble du fond de l'œil examiné : les vaisseaux rétiniens, l'entrée du nerf optique, la macula, mais l'image est petite et renversée. L'*ophtalmoscope électrique* permet de voir le fond de l'œil à un grossissement beaucoup plus fort; il en donne une image droite, très lumineuse et nette. L'ocu-

COUPE SAGITTALE DE L'ŒIL DROIT

SEGMENT INTERNE

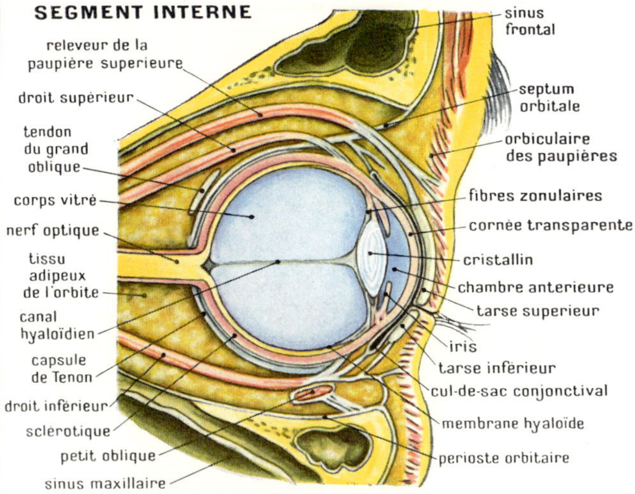

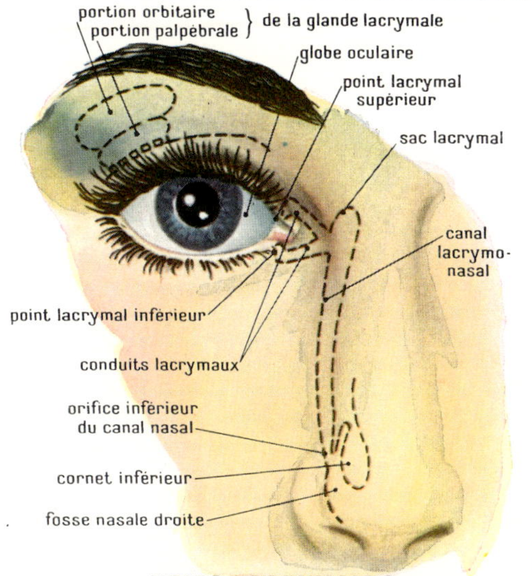

VOIES LACRYMALES

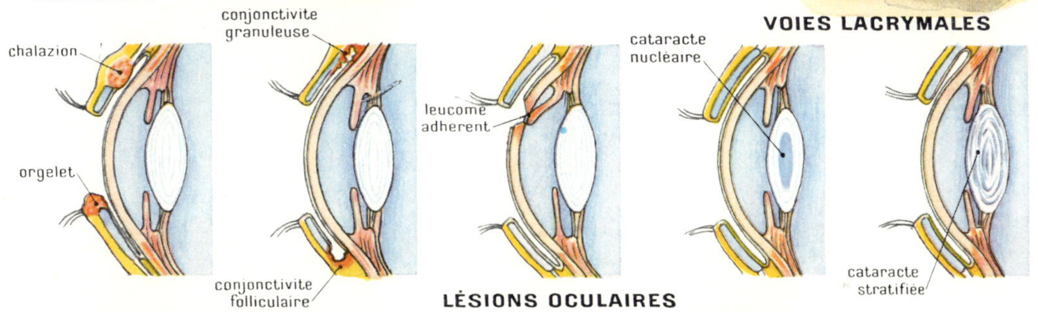

LÉSIONS OCULAIRES

COUPE VERTICO-TRANSVERSALE DE L'APPAREIL AUDITIF DROIT

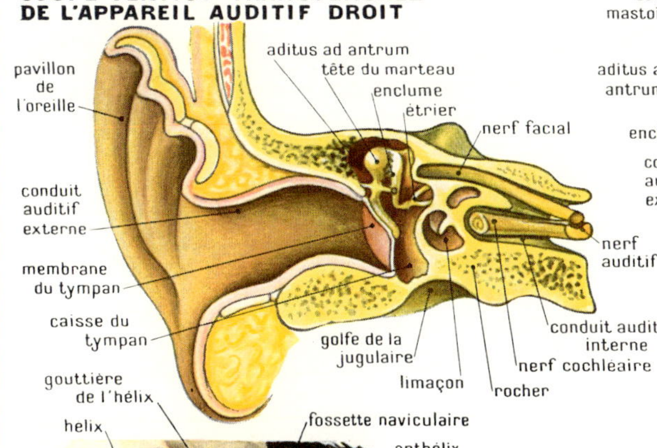

COUPE HORIZONTALE

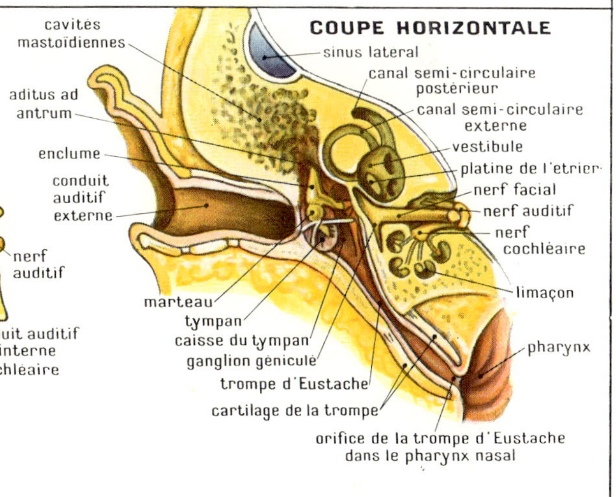

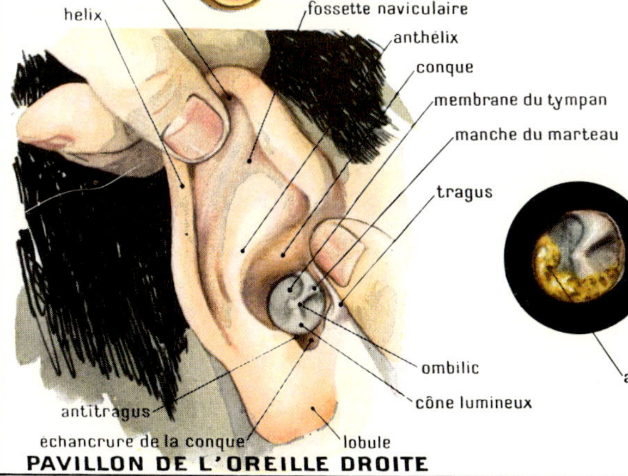

PAVILLON DE L'OREILLE DROITE

OTITE MOYENNE AIGUË

OTORRHÉE CHRONIQUE

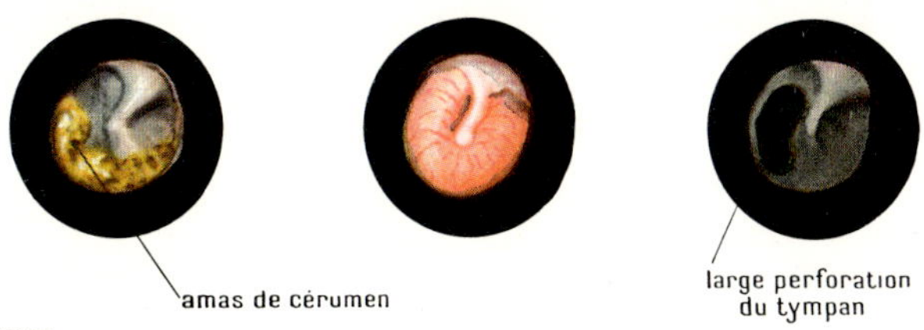

Coupe de l'œil et lésions oculaires. — Oreille et maladies de l'oreille.

liste peut alors observer toute une série de détails anatomiques qui sont d'ordinaire cachés dans l'intérieur des tissus ou dans d'autres organes. L'étude des altérations du fond de l'œil est très importante dans un grand nombre de maladies, et notam-

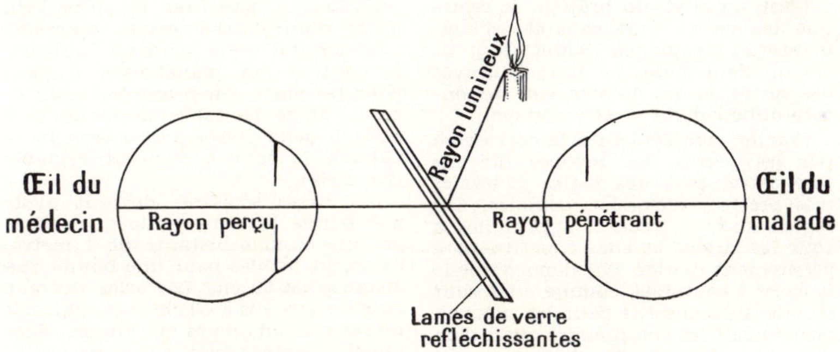

FIG. 1263. — Principe de l'ophtalmoscope.

ment celles atteignant le cerveau : méningite, syphilis, hypertension et surtout tumeur du cerveau. (V. pl. en couleurs à EXAMEN.)

L'examen des fonctions visuelles comporte encore : la *périmétrie* ou examen du *champ visuel,* qui se pratique au moyen d'un instrument appelé *périmètre* (*fig.* 1264) ou campimètre; l'examen de la *vision des couleurs* et de son altération, ou *dys-*

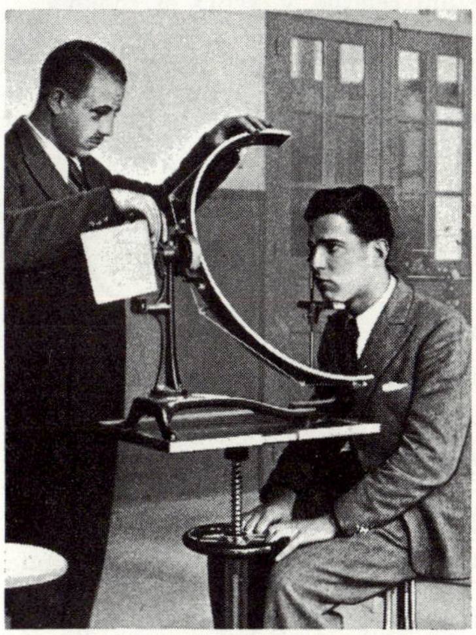

FIG. 1264. — Examen du champ visuel au moyen du périmètre.
(*Phot. J. Boyer.*)

chromatopsie (dont le *daltonisme* n'est qu'une modalité) [v. pl. en couleurs à DYSCHROMATOPSIE] ; l'étude de la *diplopie* ou vision double. Ces recherches, trop spéciales pour être exposées ici, nécessitent en général une instrumentation assez compliquée.

III. ŒIL (réfraction). — L'œil humain est un véritable instrument d'optique, et, au point de vue *dioptrique,* un système complexe centré, constitué d'avant en arrière par la cornée, l'humeur aqueuse et surtout le cristallin, qui est l'organe principal de la réfraction de l'œil. Pour qu'un objet soit vu nettement, il faut que son image se forme en *foyer* sur la rétine.

Dans un œil *à l'état de repos,* les rayons lumineux venant d'au moins 5 mètres (distance assimilable à l'infini) pénètrent à travers la cornée. passent par la pupille, de là sont *réfractés* (*fig.* 1265) par le cristallin, et vont converger vers un *foyer unique,* qui est *sur* la rétine si l'œil est normal ou *emmétrope* (du gr. *en,* en, et *metron,* mesure), *en avant* d'elle s'il

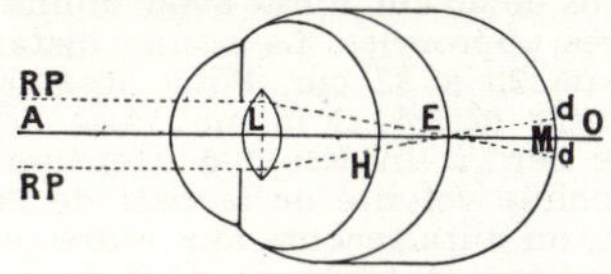

FIG. 1265. — Réfraction oculaire.

AO. Axe optique; L. Lentille (cristallin) ; RP. Rayons parallèles; E. Œil emmétrope à foyer sur la rétine; H. Œil hypermétrope à foyer en arrière de la rétine; M. Œil myope à foyer en avant de la rétine; *d,* Rayon divergent à partir du foyer.

est *myope, en arrière* s'il est *hypermétrope.*

La conséquence de ce fait est que, dans la myopie et l'hypermétropie, l'image d'un point n'est plus, sur la rétine, un point, mais un cercle diffus, *image de diffusion.*

Heureusement, le cristallin, qui joue le rôle de l'objectif, a la supériorité sur les appareils d'optique de pouvoir, par un changement de courbure de ses faces (*accommodation*) [*fig.* 1266], dû à la contraction ou au relâchement du muscle ciliaire, s'adapter, s'accommoder pour la vision à diverses distances.

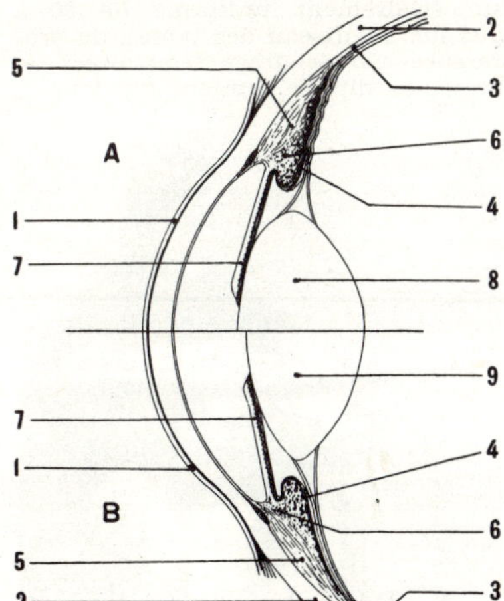

FIG. 1266. — Accommodation.

A (moitié supérieure de la figure). Vision des objets rapprochés. B (moitié inférieure). Vision des objets éloignés. 1. Cornée; 2. Sclérotique; 3. Choroïde; 4. Procès ciliaire; 5. Fibres longitudinales du muscle ciliaire; 6. Fibres orbiculaires de ce muscle; 7. Iris; 8, 9. Cristallin (8, sa coupe dans la vision des objets rapprochés; le muscle ciliaire est contracté, le cristallin bombé; 9, sa coupe dans la vision des objets éloignés, muscle ciliaire relâché, cristallin aplati).

Ce pouvoir d'accommodation contrebalance et annule pendant un certain temps et jusqu'à un certain degré l'hypermétropie, mais non la myopie; c'est ce qui explique que les myopes ne peuvent se passer de verres correcteurs pour voir net, alors que les hypermétropes peuvent en général y suppléer tant qu'ils sont jeunes.

En effet, le pouvoir accommodatif diminue avec l'âge, et, lorsque la lecture à la distance de 0 m 30 à 0 m 40 n'est plus possible avec un œil antérieurement normal, on dit qu'il y a *presbytie.*

Une insuffisance d'accommodation peut se voir accidentellement, en cas de faiblesse générale, chez les jeunes filles anémiques, chez les convalescents; elle provoque des troubles visuels, qu'on corrige avec des verres, comme la presbytie : c'est l'*asthénopie accommodative.*

A côté des troubles de réfraction principaux : la myopie et l'hypermétropie, existe un état très particulier et extraordinairement fréquent, l'*astigmatisme* (du gr. *a,* privatif, et *stigma,* point), ce qui veut dire que nulle part il ne se forme un foyer véritable des objets extérieurs, ni en avant de la rétine comme dans la myopie, ni en arrière comme dans l'hypermétropie.

Chez les astigmates, les différentes courbures de la cornée, et parfois du cristallin, sont dissemblables entre elles. Par suite, il se forme un foyer spécial pour chaque méridien principal, et il en existe deux principaux pour chaque œil; l'œil astigmate est un œil à méridiens inégaux ou irréguliers. Dans l'astigmatisme, le cristallin intervient encore, grâce à des contractions partielles du muscle ciliaire, pour en réaliser la correction; c'est ce qui fait que l'astigmatisme, même fort, peut rester longtemps méconnu, surtout chez les sujets jeunes.

En général, cependant, ces contractions irrégulières du muscle ciliaire sont une source de fatigue, et l'astigmatisme se révèle *plus tôt* que l'hypermétropie. En tout cas, il importe de savoir que ces divers états de l'œil : myopie (la myopie pathologique mise à part), hypermétropie, astigmatisme, ne peuvent être comptés comme des *maladies.* Ce sont simplement des troubles de réfraction (*amétropies*).

Ces états comportent comme traitement essentiel une correction optique par des verres appropriés.

IV. ŒIL (troubles de la réfraction). — Ce sont la *myopie,* l'*hypermétropie,* l'*astigmatisme.*

Myopie. — La myopie (pl. en couleurs et *fig.* 1267, 1268) est due généralement à l'allongement de l'axe antéro-postérieur de l'œil; la caractéristique optique de cet état de l'œil est que les rayons lumineux se réfractent en avant de l'écran rétinien.

La myopie est de tous les troubles de réfraction, ou amétropies, celui qui se révèle le plus tôt et qui se diagnostique le plus facilement quand il est prononcé. Outre les renseignements tirés de la myopie des ascendants directs ou indirects, chacun sait que le myope se reconnaît à ce double caractère qu'il ne voit pas de loin, mais que, en revanche, il voit de

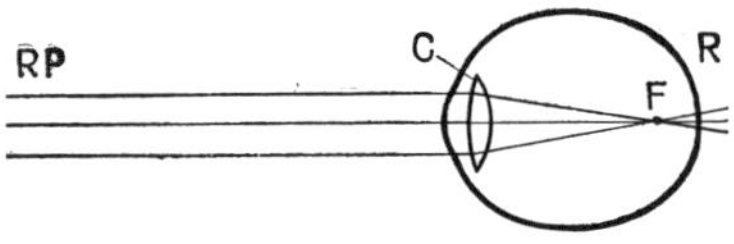

FIG. 1267. — Réfraction de l'œil myope.
RP. Rayons parallèles; C. Cristallin; F. Foyer; R. Rétine.

près, et même les plus fins objets. Mais ceci est vrai pour le myope très accentué, tandis que le myope faible échappe souvent au diagnostic, ou du moins ne consent pas à convenir qu'il est myope, parce qu'il distingue assez de choses de loin et qu'il n'a pas besoin, pour lire, de se rapprocher à l'extrême du papier. Et cependant, ces myopies moyennes ou faibles sont utiles à connaître, moins pour les corriger par des verres, si les sujets préfèrent s'en passer, que pour leur imposer une règle de conduite capable d'enrayer les progrès de l'amétropie. Si donc il semble qu'un enfant ait, pour les objets éloignés, une vue moins perçante que ses condis-

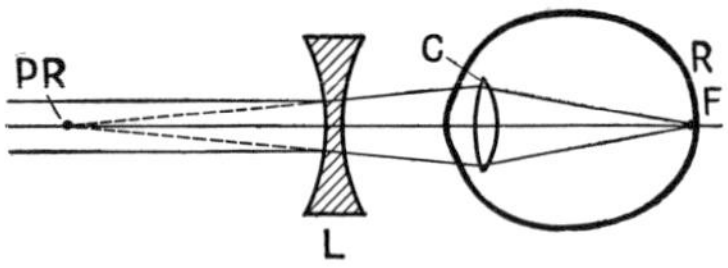

FIG. 1268. — Correction de la myopie par un verre divergent.
C. Cristallin; F. Foyer; R. Rétine; PR. *Punctum remotum;* L. Lentille divergente.

ciples, on devra l'examiner au point de vue d'une myopie moyenne probable. Est déjà myope un sujet qui, à travers une rue, distingue avec difficulté l'heure à une horloge publique. Pour s'assurer si le trouble visuel ne dépend pas de l'astigmatisme ou d'une lésion organique de l'œil, on recherchera la qualité de la vision à la lecture de près : le myope moyen lit les caractères les plus fins à $0^{m},20$ ou $0^{m},25$ sans difficulté, ce qui n'est pas le cas pour l'astigmate et, à plus forte raison, pour celui qui est atteint de lésions du fond de l'œil.

En résumé, pour le myope fort, mauvaise vue à distance et bonne vision de tout près; pour le myope faible ou moyen, vision médiocre de loin et très bonne à la distance de 20 ou 30 cm (ceci pour répondre à ceux qui se refusent à reconnaître leur myopie, parce qu'ils lisent à une distance ordinaire). La vision excellente de près à 10 cm pour les myopes forts, à 30 cm, et plus pour les myopes faibles, est ce qui distingue la myopie des autres troubles de réfraction, et en particulier de l'astigmatisme.

Une fois la myopie reconnue ou pressentie, il s'agira de faire porter des verres à l'enfant. En dehors de l'avis, toujours nécessaire, d'un oculiste, on peut poser comme règle générale la suivante : le port des verres correcteurs est incapable de fatiguer les yeux; *c'est même le meilleur moyen d'enrayer la marche de la myopie,* pourvu que les verres donnés ne soient pas trop forts.

C'est, en effet, un préjugé de croire que les verres sont capables d'augmenter la myopie par l'habitude qu'ils créent. Seulement, l'enfant qui, avec des verres, jouira de bien voir, renoncera difficilement à cet avantage.

Comme complément à la correction par les verres, les myopes doivent être astreints à des règles générales très précises d'hygiène oculaire. Ces règles sont, en réalité, applicables à tous les sujets, et elles constituent à proprement parler l'hygiène visuelle scolaire : toutefois, comme elles sont d'obligation absolue pour les myopes, on pourrait les comprendre aussi bien dans le traitement prophylactique de la myopie.

Le premier point, et le plus important, est la distance au travail rapproché. Il doit être absolument interdit aux enfants de lire et d'écrire à moins de 20 cm, après avoir donné les verres appropriés. La bonne distance est de 25 à 33 cm. Pour obtenir le résultat désiré, si la mauvaise habitude tient à un défaut d'attention ou de bonne volonté de la part de l'enfant, on aura recours aux redresseurs variés qui se trouvent dans tous les mobiliers scolaires. Le plus simple des redresseurs consiste en une règle de 25 cm, qu'on fixera au front et qui, butant sur le pupitre, empêchera la tête de s'approcher du cahier de lecture.

La question de l'éclairage des locaux scolaires est de première importance. L'éclairage diurne des classes devra autant que possible être bilatéral. Lorsque l'éclairage sera unilatéral, le jour devra venir de la gauche des élèves.

L'éclairage artificiel devra donner un éclairement uniforme de 80 à 100 lux au niveau des tables, de préférence par éclairage semi-direct ou systèmes dits « lumière du jour ».

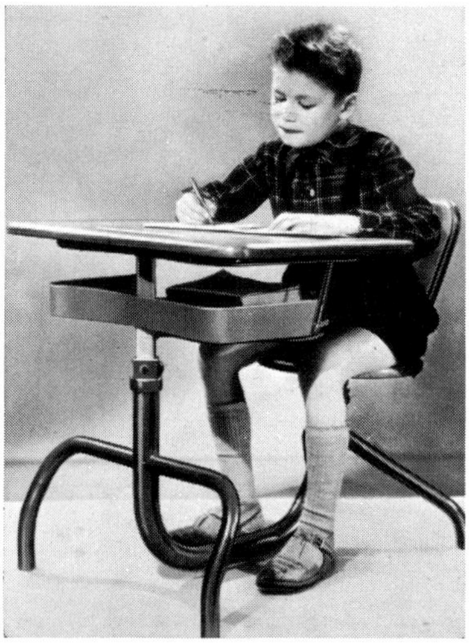

FIG. 1269. — Siège et pupitre à hauteur réglable.
(*Cl. Ets Mullca.*)

Le mobilier scolaire doit remplir les conditions suivantes : la distance entre le banc et la table sera négative (table surplombant le banc) ou nulle. La différence de hauteur entre le banc et la table sera telle que le coude se posera naturellement sur la tablette. Le banc ou le siège sera muni d'un dossier assez rapproché pour servir d'appui pendant l'écriture. Il existera des planchettes d'appui pour les pieds. On préconise maintenant l'usage des tables horizontales à une ou deux places avec sièges individuels, le tout à hauteur réglable (*fig.* 1269).

Les livres scolaires devront avoir une bonne lisibilité, telle qu'éclairés par une bougie distante de 1 mètre, ils soient lisibles pour une bonne vue distante de 80 cm. Les atlas doivent pouvoir être lus à 40 cm. Les tableaux muraux seront noirs ou, mieux, légèrement teintés (verts, par exemple).

La durée des heures de travail, importante pour tous les sujets, doit être surveillée avec une attention extrême chez les myopes. Une attention trop prolongée et le rapprochement excessif des objets sont les deux causes qui favorisent le plus énergiquement la progression de la myopie.

Les sujets atteints de myopie un peu accusée devront, de temps à autre, toutes les demi-heures environ, laisser reposer leurs yeux quelques minutes en les tenant fermés, et la tête étant relevée. V. ÉCOLE et ÉCOLIER.

Hypermétropie. — L'hypermétropie (*fig.* 1270, 1271) résulte du raccourcissement de l'axe antéro-postérieur de l'œil. L'œil, trop long chez le

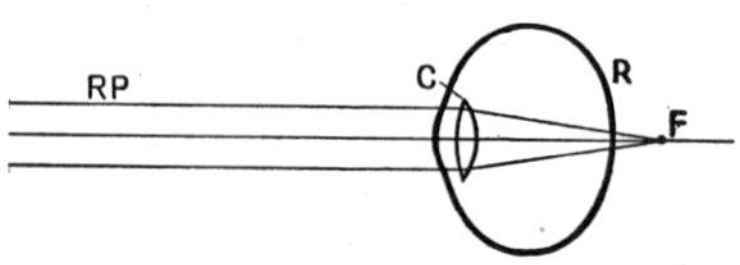

FIG. 1270. — Réfraction de l'œil hypermétrope.
RP. Rayons parallèles; C. Cristallin; F. Foyer; R. Rétine.

myope, est trop court chez l'hypermétrope, et les rayons lumineux réfractés se croisent en arrière de la rétine. Ce genre d'amétropie est assez difficile à faire comprendre au public, qui ne peut admettre qu'un enfant porte les verres de son grand-père et qu'il soit « presbyte avant l'âge ».

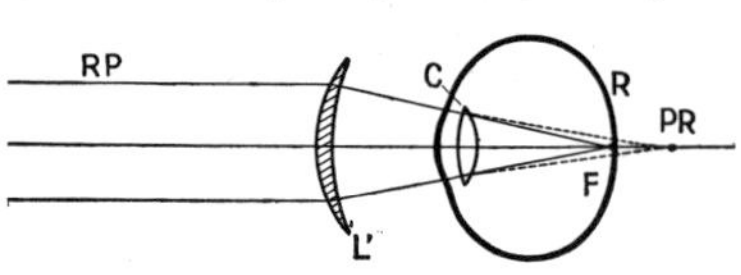

FIG. 1271. — Correction de l'hypermétropie par un verre convergent
RP. Rayons parallèles; L'. Lentille convergente; C. Cristallin; R. Rétine; F. Foyer; PR. *Punctum remotum.*

Il faut savoir, du reste, que l'hypermétropie, étant, en somme, une insuffisance de réfringence des milieux de l'œil, se trouve le plus souvent compensée par les efforts accommodatifs de l'enfant, et cela d'autant plus complètement qu'il sera plus jeune. Ainsi, l'hypermétropie, à moins qu'elle ne soit forte, se révèle ordinairement beaucoup plus tardivement que la myopie, car elle ne se manifeste que lorsque l'accommodation se trouve épuisée ou fatiguée, c'est-à-dire au moment des plus fortes études, vers quatorze ou quinze ans environ, et par des troubles visuels particuliers que nous étudierons plus tard sous le nom d'*asthénopie accommodative*.

Lorsqu'il s'agit d'une hypermétropie forte, elle ne peut être surmontée complètement par la puissance accommodative de l'enfant, encore qu'elle soit considérable. Ce trouble de réfraction est caractérisé par ce fait que la vision n'est bonne ni de loin ni de près, mais qu'elle est encore plus défectueuse de près que de loin. Ce caractère distingue nettement l'hypermétropie de la myopie, et aussi de l'astigmatisme, car, dans ce dernier trouble de réfraction, la vision de près, tout en étant imparfaite, reste pourtant meilleure que celle de loin.

Les yeux hypermétropes se reconnaîtront, en outre, à ces signes extérieurs qu'ils sont petits, enfoncés dans l'orbite et très mobiles, tandis que les myopes ont plutôt (pas toujours cependant) les yeux saillants et à fleur de tête.

Le remède aux troubles visuels hypermétropiques est le port de verres convexes convenables. On ne craindra pas de choisir les plus forts que pourra supporter l'enfant pour voir de loin; il les portera constamment, aussi bien pour le travail de près que pour la vision à distance.

Astigmatisme. — L'astigmatisme (*fig.* 1272 à 1274) est un trouble singulier de réfraction qui résulte de l'inégalité de la distance focale des

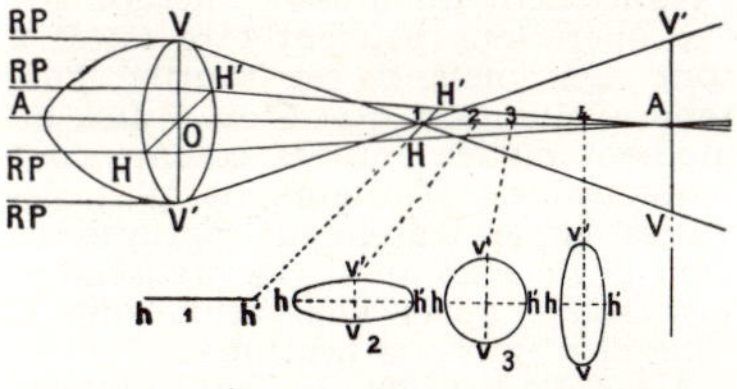

FIG. 1272. — Astigmatisme. Coupe du faisceau lumineux réfracté par un œil astigmatique en divers points de son axe.

RP. Rayons parallèles; VV'. Méridien vertical plus réfringent; HH'. Méridien horizontal moins réfringent et lignes focales correspondantes; 1, 2, 3, 4. Images données par un point d'un objet.

différents méridiens de l'œil. Il en résulte, au point de vue de la vision, qu'elle est toujours défectueuse, soit que l'enfant regarde à distance, soit qu'il s'efforce de lire dans un livre. On

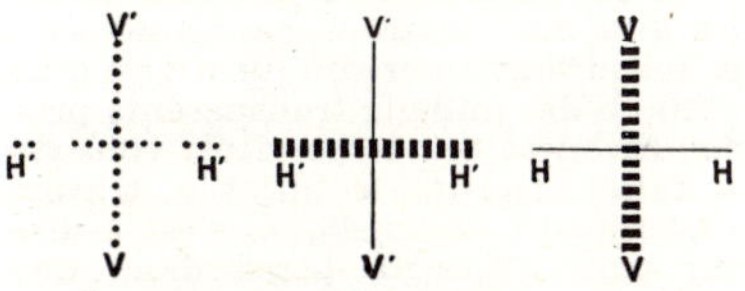

FIG. 1273. — Astigmatisme.

1. Lignes croisées décomposées en points; 2. Lignes vues par l'œil adapté dans le méridien horizontal; 3. Lignes vues par l'œil adapté dans le méridien vertical (Truc et Valude).

différencie (en dehors des procédés spéciaux de diagnostic) l'astigmatisme de l'hypermétropie par le fait que, dans l'astigmatisme, la vision de près est plutôt meilleure que la vision éloignée, ce qui est l'inverse de ce qui s'observe dans l'hypermétropie. Mais il est un caractère beaucoup plus important et très particulier à l'astigmatisme, c'est que les sujets atteints de cette amétropie, dans un même mot, écrit avec des caractères de même grandeur, distinguent très bien certaines lettres et nullement les autres. Ainsi, par exemple, la lettre E pourra être très bien reconnue, tandis que la lettre H, de

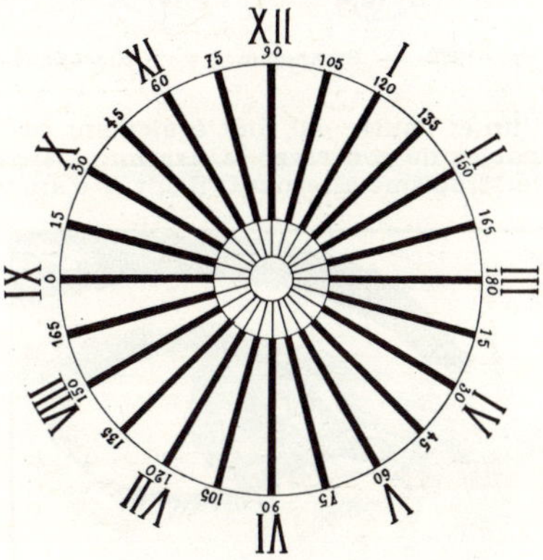

FIG. 1274. — Cadran horaire pour reconnaître l'astigmatisme.

même grandeur, placée à côté, ne le sera pas. Le fait tient à ce que l'œil astigmate, en raison de la différence de réfraction de ses divers méridiens, se trouve, dans ce cas, adapté pour distinguer les traits horizontaux qui caractérisent l'E et nullement pour apercevoir les traits verticaux qui figurent l'H.

Cette particularité de reconnaître facilement certaines lettres et non d'autres est assez singulière pour être souvent remarquée, et elle servira à révéler l'existence de l'astigmatisme.

Pour en établir le genre et le degré, il sera nécessaire, aussi bien que pour la correction optique de cette amétropie, de recourir ensuite à l'examen d'un ophtalmologiste.

Certains astigmatismes très légers ne se manifestent par aucune imperfection visuelle ni de près ni de loin, mais révèlent leur existence par des troubles *asthénopiques* survenant à l'occasion du travail. Ces troubles asthénopiques, consistant en maux de tête principalement et en *obnubilations* visuelles, se déclarent dès que le sujet se met à lire, ce qui les distingue de l'asthénopie accommodatrice des hypermétropes, qui s'observe surtout chez les adolescents. Le choix précis de verres correcteurs est le seul moyen de faire cesser ces troubles visuels, troubles qui sont parfois assez importants pour éveiller la crainte des parents, du médecin, et simuler même une affection cérébrale au début.

Presbytie (du gr. *presbus*, vieillard). — Etat d'un œil qui ne distingue plus, sans effort, les caractères d'imprimerie à la distance normale et oblige l'individu à éloigner le livre à plus de 33 cm.

CAUSES. Elle est provoquée par une diminution dans l'élasticité du cristallin, qui ne peut plus prendre la courbure nécessaire ou ne la prend que sous l'action exagérée du muscle chargé de l'accommodation de cette lentille. Cet excès de travail, surtout le soir à la lumière, à la suite d'une lecture ou d'un travail prolongé, amène une gêne, un malaise oculaire : les lettres se brouillent, les yeux rougissent et pleurent, et des maux de tête peuvent se produire.

L'anémie, la neurasthénie, la convalescence et toutes les maladies ou émotions dépressives accentuent les manifestations de la presbytie; il en est de même des travaux obligeant à une vision rapprochée.

TRAITEMENT. Par l'effet d'une erreur courante, les presbytes préfèrent souvent pendant longtemps se fatiguer à la lecture ou au travail et forcer leur puissance accommodative plutôt que de prendre des verres, dans la crainte de *s'abîmer les yeux* et d'être obligés rapidement d'en venir à des verres très forts. La vérité est que, dès qu'on éloigne le livre à plus de 40 cm, on a intérêt à se servir de verres convexes. Ils soulageront l'accommodation et éviteront des troubles congestifs qui peuvent devenir pénibles. On ne doit pas hésiter à adopter ceux qui permettent de bien lire à 40 cm, en augmentant tous les 2 ou 3 ans leur numéro, de façon à ne pas fatiguer le muscle qui modifie la forme du cristallin. Les verres ne devront, du reste, être employés que pour les travaux minutieux et la lecture. Enfin, il arrive parfois que la presbytie semble diminuer d'elle-même; les vieillards feront bien, dans ce cas, de consulter un médecin, car il y a grande chance, s'il en est ainsi, que le cristallin soit atteint d'un début de cataracte.

Asténopies. — L'asténopie, ou fatigue visuelle, est un symptôme très fréquent. Il faut distinguer : 1° l'*asténopie accommodative*, que l'on rencontre chaque fois qu'un individu est obligé d'accommoder trop fort ou trop longtemps (le presbyte, l'hypermétrope, l'astigmate) ; on la rencontre également chez les sujets en mauvais état général, qui ne peuvent soutenir l'effort d'une accommodation, même normale. La correction optique, par verres convexes (ou cylindriques pour l'astigmate), soulagera ces sujets; 2° l'*asténopie musculaire*, que l'on rencontre chez les myopes qui, à côté de leur imperfection visuelle dans la fixation à distance, éprouvent parfois certains troubles dans le travail de près. Ils déclarent qu'après une fixation un peu soutenue ils voient « double », et les parents remarquent souvent qu'à ce moment un de leurs yeux dévie et s'écarte de la fixation. Les sujets trouvent parfois d'eux-mêmes le remède à ces phénomènes pénibles et qui consiste à supprimer le désaccord des yeux en fermant l'un des deux avec la main. L'*asténopie musculaire* est due à l'*insuffisance des droits internes*, incapables de soutenir, un temps prolongé, l'effort de la convergence.

L'asténopie musculaire se rencontre aussi chez des sujets non myopes, mais qui présentent un léger déséquilibre dans la coordination motrice des deux yeux. Ce strabisme latent ou *hédéro-*

phonie oblige à un effort constant pour que l'image soit vue nettement. Malgré une vue apparemment bonne, ceux qui en sont atteints souffrent de maux de tête, de brûlures oculaires, de vertiges (dyssinopsie). Une fois mise en évidence, cette hétérophonie sera traitée par des exercices appropriés ou par le port de verres prismatiques.

Strabisme (du gr. *strabus,* louche). — Loucherie. Le strabisme est un défaut d'action des muscles de l'œil; mais ses rapports avec des troubles de réfraction sont si intimes qu'il a paru nécessaire de l'étudier avec ceux-ci.

VARIÉTÉS. Le strabisme est *convergent* (*fig.* 1275) lorsque la déviation se fait en dedans; *divergent* (*fig.* 1276), lorsqu'elle se fait en dehors; *alternant,* quand il affecte, sans préférence marquée, chacun des deux yeux; il peut être *fixe* et *permanent* ou, au contraire, passager, *intermittent.* Dans le strabisme ordinaire, non paralytique, l'œil louche, tout en étant dévié, accompagne toujours l'autre œil.

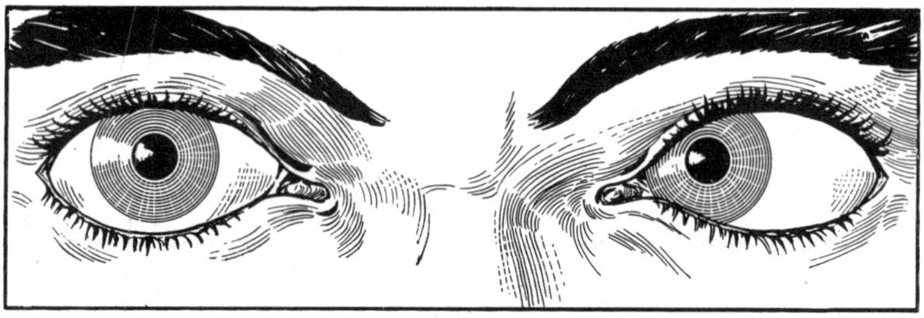

FIG. 1275. — Strabisme convergent de l'œil gauche.

SIGNES. Lorsque le strabisme n'atteint qu'un seul œil, pour reconnaître celui qui est dévié, on couvre l'un des yeux avec une main, puis on engage l'individu à fixer avec l'autre œil le doigt placé à 30 cm sur la ligne médiane, et on découvre le premier œil. Si l'œil, qui était occupé à fixer, se dévie pour laisser le premier en fixation, cet œil est celui qui est atteint de strabisme et a abandonné la fixation, parce que sa vision est sans doute défectueuse, inférieure en tout cas à celle de l'œil non dévié.

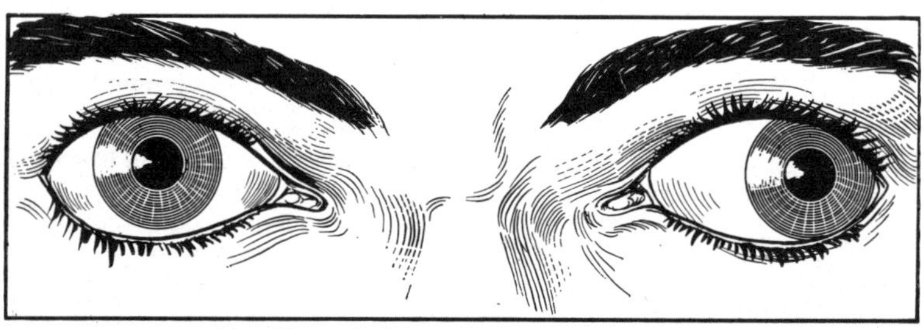

FIG. 1276. — Strabisme divergent de l'œil gauche.

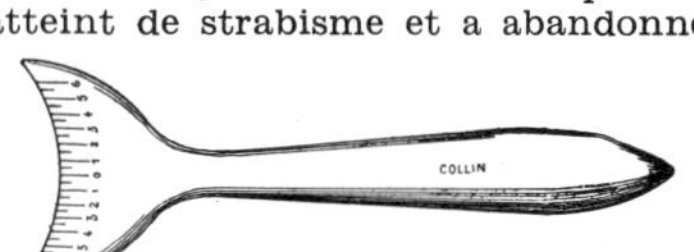

FIG. 1277. — Strabomètre.

Le degré du strabisme se mesure soit avec le périmètre, soit avec le strabomètre (*fig.* 1277, 1278).

Le strabisme alternant se reconnaît à ce que, par l'expérience précédente, l'un et l'autre œil sont également capables de conserver la fixation. Dans le strabisme alternant, il n'y a d'amblyopie marquée ou même faible d'aucun côté.

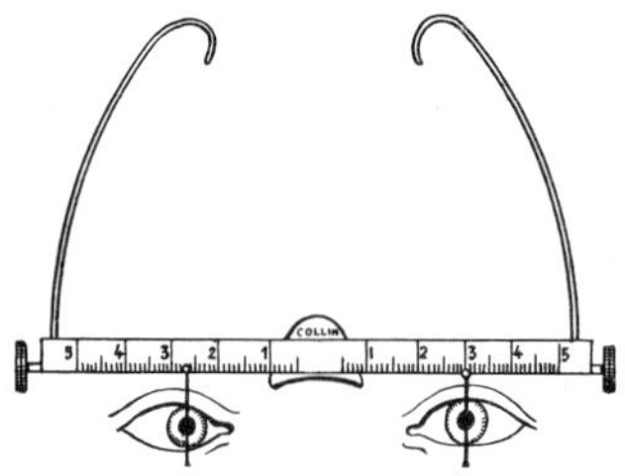

FIG. 1278. — Strabomètre de Galezowski.

Le strabisme convergent se déclare principalement chez les hypermétropes, et le strabisme divergent chez les myopes. Aussi voit-on le strabisme se manifester souvent vers l'âge de 3 ou 4 ans, lorsque les enfants commencent à fixer avec un peu d'attention. L'apparition de la déviation a souvent lieu sous l'action de causes occasionnelles, telles que les convulsions, ou encore à la suite de maladies infectieuses ou dépressives, les fièvres éruptives, la diphtérie, la fièvre typhoïde; mais elle est surtout influencée par un état névropathique héréditaire souvent très prononcé. La principale cause du strabisme est le défaut de vision d'un œil, dû soit à un vice de réfraction, soit à une lésion du globe oculaire ou des voies optiques intracrâniennes. Le strabisme peut aussi provenir d'une atteinte congénitale ou d'un accident lors de l'accouchement.

Assez souvent, il arrive que le strabisme convergent disparaisse à l'âge de la puberté, s'il est faible; en tout cas, avant d'en venir à la correction opératoire, il faut essayer, pendant un certain temps, le traitement optique. Celui-ci réussit un certain nombre de fois (assez rarement malheureusement) et plutôt, chose curieuse, dans les strabismes fixes légers et surtout dans les strabismes intermittents que dans les strabismes alternants.

On commencera par expérimenter au moyen d'une cure d'atropine destinée à paralyser l'accommodation et à neutraliser ainsi une partie des efforts de la convergence (il ne s'agit ici, comme traitement orthoptique, que du strabisme convergent, car le divergent accentué est totalement rebelle à tout autre moyen qu'à l'opération). On instillera à l'enfant, chaque jour, quelques gouttes d'une solution faible d'atropine dans les deux yeux. Si, par ce moyen, au bout de quelques jours, le strabisme diminue ou disparaît, on sera autorisé à espérer en l'efficacité du traitement par les verres convexes, et après avoir déterminé avec soin ceux qui corrigent l'hypermétropie du sujet, on les lui fera porter constamment du matin au soir. En même temps et pour rehausser la vision de l'œil dévié, on fermera quotidiennement et pendant une heure ou deux, avec un bandeau, l'œil bon de l'enfant; on exercera ainsi l'œil défectueux de près, puis de loin. Ce traitement devra être suivi pendant des années jusqu'au moment du complet développement de l'enfant. Chez les enfants trop jeunes pour porter des lunettes, on pourra essayer d'instiller, alternativement, de 3 jours en 3 jours, de l'atropine dans chacun des yeux.

Souvent, d'ailleurs, ce traitement optique reste inefficace et il faut en venir aux opérations de ténotomie simple ou de ténotomie combinée à l'avancement du muscle antagoniste. Ces opérations peuvent être faites à tout âge, mais il est inutile d'attendre plus tard que 5 ou 6 ans, au moment où les enfants commencent leurs études. D'ailleurs, le port des verres et le traitement optique de l'œil dévié sont aussi rigoureusement nécessaires après l'opération que si celle-ci n'était pas pratiquée.

Après l'opération, on entreprendra de reconstituer la vision binoculaire au moyen d'exercices pratiqués avec le stéréoscope ou le diploscope de Rémy. Ces exercices peuvent suffire, à eux seuls, dans certains cas, à la cure du strabisme et à faire disparaître la déviation.

Cas où les verres n'améliorent pas la vision. — La vue peut parfois ne pas être améliorable par des verres.

Le moyen subjectif le plus simple pour reconnaître si le trouble visuel est dû à une amétropie sans lésions ou à une altération organique du fond de l'œil ou des milieux transparents profonds (cristallin, corps vitré) consiste à faire regarder le sujet à travers un trou dit *sténopéique,* c'est-à-dire un trou d'épingle percé dans une carte, par exemple. Les troubles de réfraction sont annihilés pour un si petit faisceau lumineux; les objets les plus éloignés sont vus distinctement par les myopes. S'il existe, au contraire, des lésions organiques, les troubles visuels qui en résultent persistent complètement, malgré cette vision sténopéique, ou même sont plutôt aggravés, en raison de la petitesse du faisceau lumineux qui pénètre dans l'œil.

Si la vision est améliorée par le trou sténopéique, le malade doit persévérer dans le port de verres dont la prescription devra être faite avec grand soin; dans le cas contraire, il conviendra que l'oculiste fasse un examen complet de l'œil pour déceler l'origine de la lésion.

Verres correcteurs. — Pour déterminer la réfraction, on place devant les yeux, dans des lunettes spéciales, une série de verres correspondant au genre d'amétropie à laquelle on a affaire, et dont la réfraction est de plus en plus forte. Le verre convergent le plus fort ou le verre divergent le plus faible qui donne la meilleure acuité visuelle est le verre correcteur cherché.

On appelle dioptrie la valeur réfringente d'une lentille ayant 1 mètre de *distance focale;* un verre de 1 dioptrie a son foyer à 1 mètre, et un verre de 2 dioptries son foyer à un demi-mètre. La force réfringente des verres de lunettes est, on le voit, inverse de leur distance focale, plus grande à mesure que celle-ci devient plus courte. On compte actuellement les verres en dioptries, et leur force augmente en même temps que leur numéro, de sorte que le verre de 10 dioptries est deux fois plus fort qu'un verre de 5 dioptries, etc.

Variétés de verres. — Les verres *plans* (*fig.* 1279) sont à surface plane ou courbe, et alors on les dénomme verres *coquilles*. Ces verres sont neutres, c'est-à-dire sans effet dioptrique; on les emploie fumés ou avec des teintes diverses : jaune, jaune fumé, jaune vert, bleu, bleu ardoisé, gris neutre, etc.

Les verres *sphériques* (*fig.* 1281) sont *convexes* ou *concaves* et biconvexes ou biconcaves, c'est-à-dire convexes ou concaves des deux côtés; plan-convexes ou plan-concaves; *périscopiques,* c'est-à-dire ayant deux courbures, l'une plus forte ou plus faible que l'autre et formant un ménisque convexe ou concave. Les verres

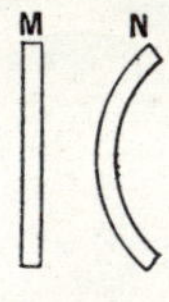

FIG. 1279. Verres plans.
M. Ordinaire; N. Coquille.

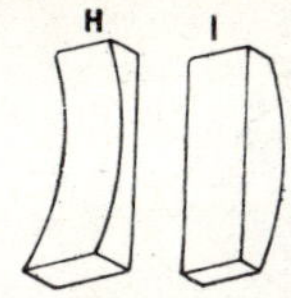

FIG. 1280. — Verres cylindriques.
H. Concave; I. Convexe.

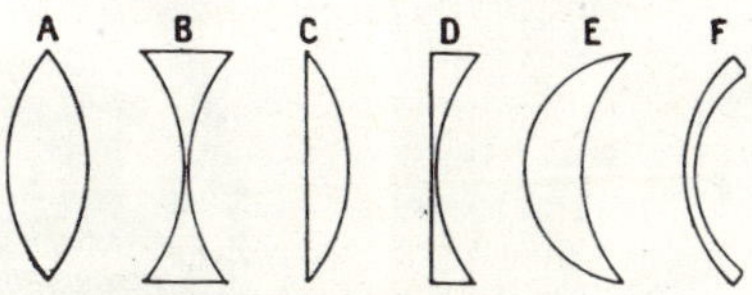

FIG. 1281. — Verres sphériques.
A. Biconvexe; B. Biconcave; C. Plan-convexe; D. Plan-concave; E. Périscopique-convexe; F. Périscopique-concave.

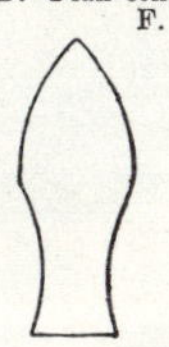

FIG. 1282. Verre Franklin.
Convexe en haut; concave en bas.

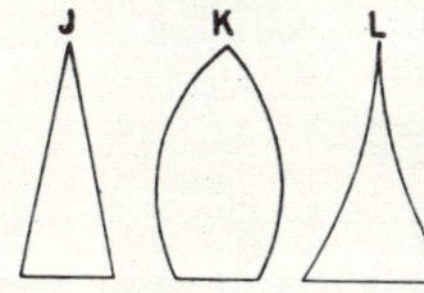

FIG. 1283. — Verres prismatiques.
J. Simple; K. Convexe; L. Concave.

convexes sont destinés aux hypermétropes et aux presbytes. Les concaves sont destinés aux myopes.

Les verres *cylindriques* (*fig.* 1280), taillés sur un cylindre parallèlement à l'axe, sont d'un côté concaves ou convexes, et de l'autre plan ils servent à corriger l'astigmatisme.

Les verres *sphéro-cylindriques,* dits « combinés », sont sphériques d'un côté et cylindriques de l'autre : on les emploie dans le cas, habituel d'ailleurs, où l'astigmatisme est associé à la myopie ou à l'hypermétropie. Les verres *toriques* sont des verres sphéro-cylindriques périscopiques. Les verres *à la Chambland* sont une association de deux verres cylindriques croisés. Les *Franklin* (*fig.* 1282) servent à corriger avec la même lunette la vue pour voir de loin et la vue pour voir de près; on emploie dans le même dessein les verres à *double foyer.* Les verres *prismatiques* (*fig.* 1283) peuvent être combinés avec les précédents; ils servent à corriger un défaut de la convergence des yeux.

Qualité des verres. — Les verres doivent être très transparents, sans défauts, sans bulles, parfaitement polis; les matières employées dans leur fabrication sont le verre de vitre ou, mieux, de glace, le crown glass, qui est à base de potasse, le flint glass, qui est à base de plomb, et le

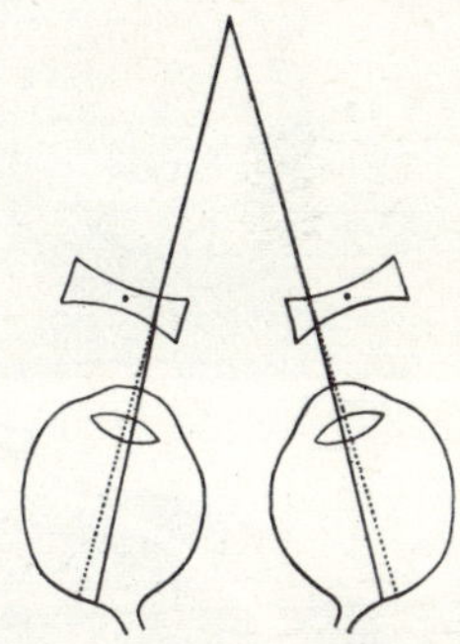

FIG. 1284. — Position des verres concaves décentrés, et leur action sur la marche des rayons lumineux. Les rayons normaux sont en pointillé et les rayons déviés en traits pleins.

cristal de roche. Les verres dits « isométropes » sont des verres à base de baryte, très transparents. En général, les verres de lunettes sont faits en verres de glace, et leur transparence est parfaite quand ils sont bien

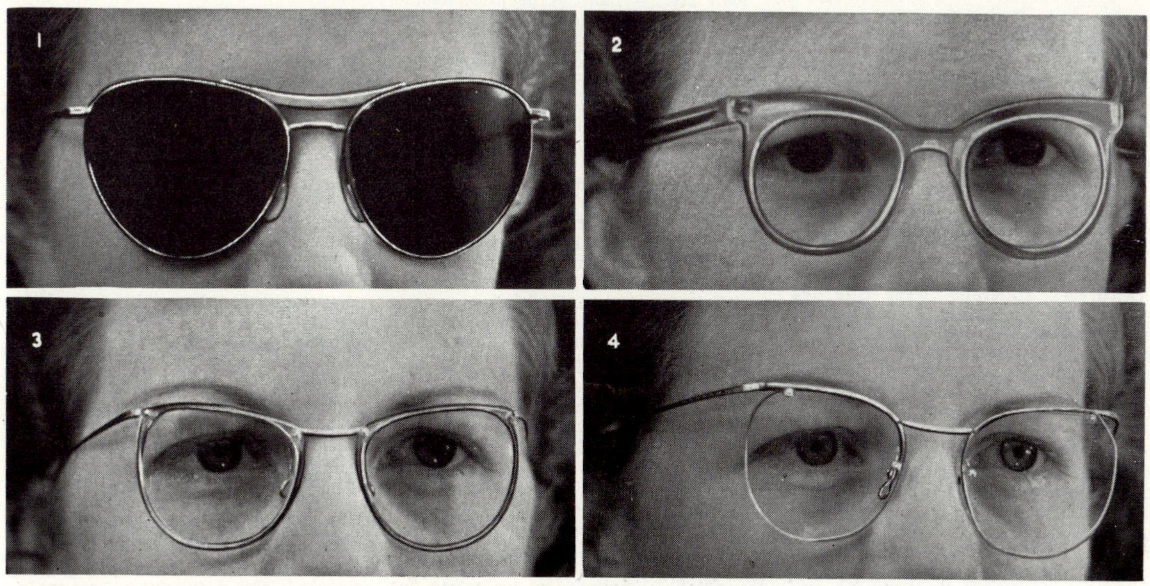

FIG. 1285. — Diverses variétés de lunettes.
1. Lunettes solaires; 2, 3, 4. Quelques formes variées de verres correcteurs et de montures.

(*Cl. S[té] des lunetiers.*)

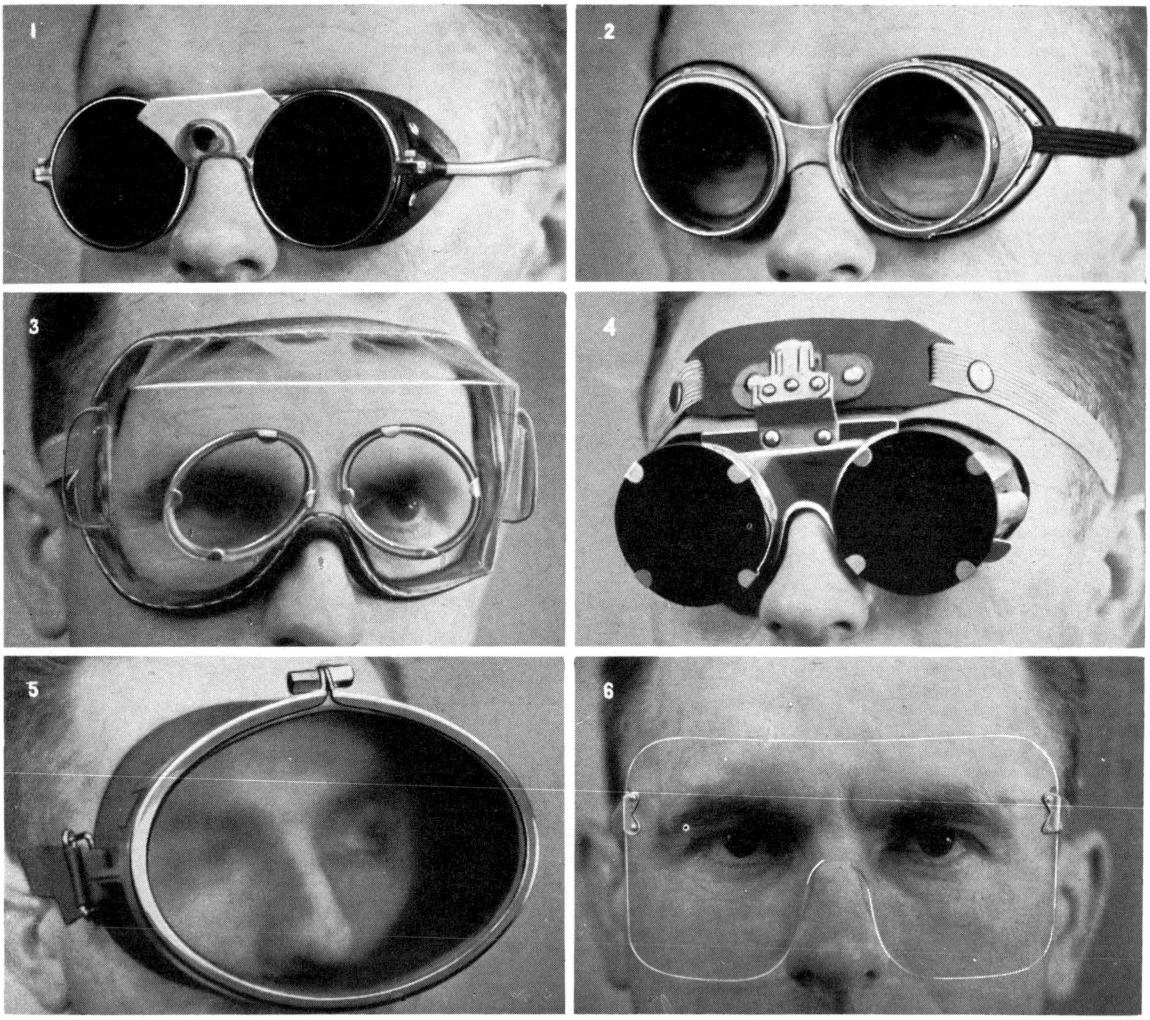

FIG. 1286. — Lunettes de protection.

1. Verres spéciaux absorbant les rayons nuisibles, pour soudeurs ou travaux de brasage; 2, 3. Lunettes contre les poussières et les éclats des travaux à la meule; 4. Lunettes pour soudeurs, à verres interchangeables, pouvant être relevées pour contrôler le travail effectué; 5. Masque sous-marin; 6. Visière pour tourneurs et fraiseurs.

(*Cl. L'Industrie de protection* [1, 2, 3, 4, 6], *Hurricane* [5].)

travaillés et que la matière est de qualité supérieure.

Les verres en matière plastique, incassables, sont recommandés pour les enfants et les sportifs.

Montures. — Les verres se montent en *lunettes, lorgnons, faces-à-main, monocles.*

Ce qui importe essentiellement avec ces divers appareils, c'est que les verres correcteurs soient exactement centrés, c'est-à-dire que le milieu du verre corresponde à la direction du regard, à l'axe de la pupille. Pour que les verres soient bien exécutés, l'opticien devra donc connaître l'écartement des yeux et la hauteur du nez; cette distance se mesure avec des instruments spéciaux; il devra veiller à ce que le plan du verre ne se place pas trop obliquement par rapport aux yeux. Il faudra éviter les montures rondes pour les verres cylindriques corrigeant l'astigmatisme.

Dans certains cas d'insuffisance des muscles droits internes, l'effort de convergence est impuissant à amener les deux yeux à fixer un même point rapproché, et il en peut résulter un trouble visuel pouvant aller jusqu'au dédoublement des images. On remédie à cette insuffisance de convergence en ajoutant aux verres correcteurs des prismes à base interne. Toutefois, comme le verre correcteur est souvent concave, car l'amétropie de l'insuffisance de convergence est ordinaire dans le cas de myopie, on peut obtenir le même effet prismatique en décentrant en dedans les verres concaves correcteurs (*fig.* 1284).

Lunettes (*fig.* 1285, 1286). — Les *ponts* qui s'appuient sur le nez représentent la partie essentielle des lunettes et peuvent affecter diverses formes (*fig.* 1285). Les préférables sont les ponts en selle et ceux dits « chinois », un peu larges.

Des dispositions spéciales (*fig.* 1286) protègent les travailleurs contre la trop forte lumière (soudure électrique), la chaleur (verriers), ou les éclats de pierre ou d'acier (casseurs de pierre). Les coureurs en automobile, les motocyclistes, sont obligés de porter des lunettes, de façon à préserver leurs yeux contre les irritations dues à la poussière soulevée par le vent. Le point essentiel de ces lunettes est que l'accès de l'air sous les verres soit assuré par un fin treillis de toile métallique permettant à l'air d'entrer pour éviter la buée, tout en retenant la poussière.

Les nageurs, en particulier ceux faisant des plongées de longue durée, portent des lunettes hermétiquement closes qui leur permettent de voir dans l'eau.

Lorgnon. — Il se maintient sur le nez par pression et grâce à un ressort latéral. Le lorgnon est beaucoup moins utilisé de nos jours.

Face-à-main. — Ces verres ne peuvent servir que pour une lecture courte ou une fixation de loin de peu de durée (spectacles, musées, etc.).

Monocle. — Le monocle, utilisé pour corriger la vue d'un seul œil, est maintenu par contraction musculaire de l'arcade sourcilière.

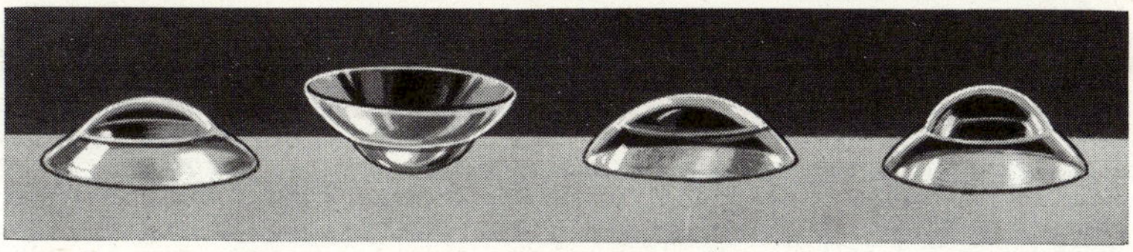

FIG. 1287. — Verres de contact.

Verres de contact. — Coquilles minces en verre optique transparent ou en matière plastique, se portant directement sur l'œil, sous les paupières (*fig.* 1287).

Le verre se compose de deux parties à courbure différente : l'une située en avant de la cornée, et qui n'est pas au contact de cette cornée; l'autre, marginale, qui s'applique contre la sclérotique en assurant l'adhérence voulue.

Ces verres ont l'avantage esthétique d'être invisibles. En revanche, il arrive qu'ils ne puissent être tolérés que peu d'heures consécutives. Ces verres sont utiles aux acteurs et aux sportifs.

INDICATIONS. Kératocône, correction des anomalies de la réfraction, astigmatisme irrégulier, dû à une kératite ou à une plaie cornéenne; myopie ou hypermétropie fortes.

Verres teintés. — La mode intervient aussi pour le choix des verres teintés employés contre le soleil ou la vive lumière artificielle. C'est ainsi qu'elle a conduit à adopter des verres jaunes qui ne sont pas très différents de ceux qu'avait préconisés autrefois Fieuzal.

Parmi les verres teintés, les plus employés sont encore les *fumés* de diverses teintes, dont l'usage se restreint surtout au cas où l'œil est malade ou lorsqu'il vient de subir une opération. Ces verres ont l'inconvénient d'assombrir le paysage. Les verres *jaunes* ou surtout *jaunes fumés* sont en effet très bons, car ils ont le double avantage d'enlever aux rayons du soleil ou à la lumière vive les rayons ultraviolets, qui sont fatigants pour la rétine, tout en n'assombrissant pas le paysage extérieur.

V. ŒIL (maladies des paupières) [pl. en coul.] — **Blépharite ciliaire** [du gr. *blepharon,* paupière]. — Inflammation du bord libre de la paupière où sont implantés les cils.

CAUSES. I. *Prédisposantes.* — Lymphatisme, arthritisme.

II. *Déterminantes.* — Conjonctivite, rhinite, obstruction des voies lacrymales, poussières, fumées, travail à la lumière artificielle, troubles de réfraction, notamment astigmatisme et hypermétropie.

Blépharite ciliaire simple non suppurée (*fig.* 1288). — SIGNES. I. *Physiques.* — Les bords des paupières sont rouges, d'un rose vif, qui tranche d'autant plus aisément sur la peau blanche des sujets que ceux-ci sont ordinairement des blonds, des lymphatiques; la base des cils est encroûtée de productions cireuses, qui forment des squames minces et sèches ou des écailles solides. Suivant que le dépôt séborrhéique se présente sous la forme d'une masse cireuse molle ou d'écailles poussiéreuses blanchâtres, on distingue une variété humide ou sèche de blépharite ciliaire simple. Les cils se laissent facilement arracher ou tombent spontanément : ils sont courts et raides.

II. *Fonctionnels.* — Les paupières sont lourdes, collées le matin. Le malade souffre sous l'action de la lumière, lorsqu'il travaille un peu longtemps ou lorsqu'il se trouve au milieu de poussières et de fumées.

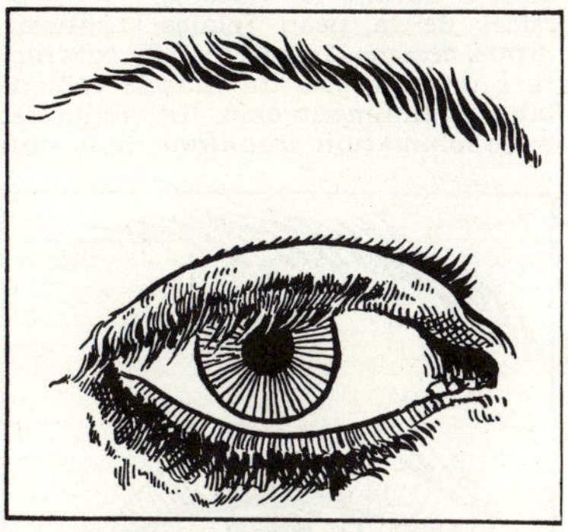

FIG. 1288. — Blépharite ciliaire.

Blépharite ulcéreuse ou suppurée (*fig.* 1289). — Aggravation de la forme précédente dans de mauvaises conditions d'hygiène. Elle accompagne l'impétigo de la face, la kératoconjonctivite phlycténulaire, l'acné du visage.

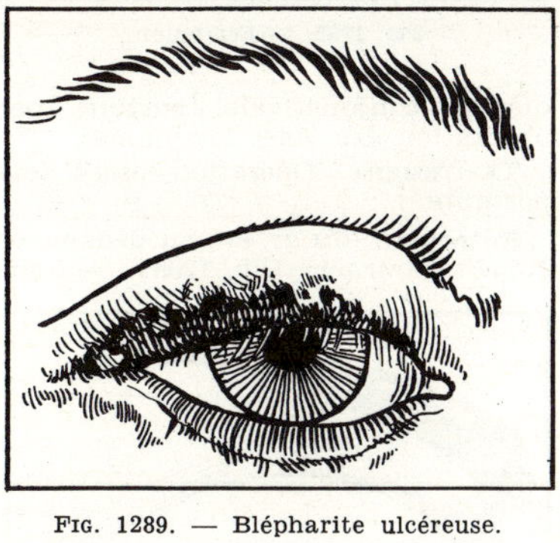

FIG. 1289. — Blépharite ulcéreuse.

SIGNES. Le bord des paupières est rouge, gonflé; les cils, accolés par petits bouquets, forment des sortes de pinceaux raides dont la base est englobée dans les croûtes pustuleuses. Si l'on enlève ces croûtes avec une pince ou par le frottement, le bord ciliaire apparaît ulcéré, saignant, privé de cils. Les paupières, sous lesquelles filtre un écoulement séro-purulent, sont fermées par un spasme violent (*blépharospasme*); le malade ne peut voir la lumière sans souffrir (*photophobie*). Si la maladie se prolonge, le bord des paupières se recourbe en dedans (*entropion*) et les cils viennent irriter la cornée, constituant le *trichiasis.*

TRAITEMENT. I. *Hygiénique.* — Propreté des mains et du visage. Eviter la lumière vive, les fumées, les poussières. Porter les verres appropriés aux troubles de la réfraction, ou des verres fumés. Pas de bandeau.

II. *Général.* — Régime alimentaire équilibré. Huile de foie de morue, glycérophosphate de chaux, préparation ferrugineuse. Vitamines. Opothérapie.

III. *Local.* — Frotter doucement la base des cils avec un tampon imbibé de solution de nitrate d'argent à 1 p. 100 ou d'eau de Dalibour. Appliquer ensuite de la pommade à l'oxyde jaune de mercure à 2 ou 5 p. 100 ou de la pommade à la pénicilline. Ce traitement quotidien ou biquotidien devra être prolongé pendant au moins trois semaines. Eviter de mouiller les paupières, pas de bains ou de compresses humides. Le bien-être ainsi obtenu est suivi d'une aggravation des symptômes. On ne se servira de compresses humides que pour faire tomber les croûtes dans la blépharite ulcéreuse. On touchera les ulcérations avec une solution de nitrate d'argent à 1 p. 100 ou même avec un crayon de nitrate. L'épilation est souvent utile. En cas de blépharospasme, instiller de la pseudocaïne à 2 p. 100 entre les paupières.

Traiter l'impétigo ou la kératoconjonctivite, souvent associés. Rétablir la perméabilité des voies lacrymales.

Blépharoptôse ou Ptôsis (*fig.* 1290) [du gr. *ptôsis,* chute]. — Impossibilité plus ou moins complète du relèvement de la paupière supérieure.

CAUSES. La blépharoptôse peut être :

1° *Congénitale.* Dans ce cas, elle est partielle et presque toujours bilatérale, donnant à la physionomie un air hébété. Elle est causée par la syphilis, une lésion obstétricale;

2° *Paralytique.* Elle est alors souvent complète, empêchant la vision, et unilatérale. Elle est due à la paralysie du nerf ou du muscle releveur de la paupière supérieure, causée par une blessure, la syphilis, une méningite ou une tumeur du cerveau.

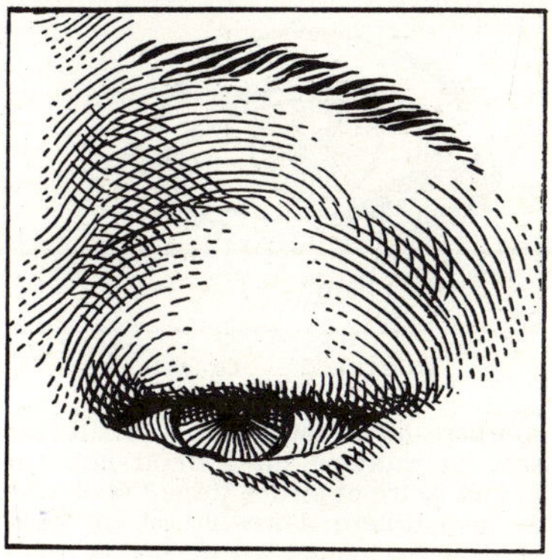

FIG. 1290. — Blépharoptôse.

TRAITEMENT. I. *Général.* — Antisyphilitique.

II. *Local.* — Collodion ou bandelettes de sparadrap, lunettes spéciales, et surtout opération.

Blépharospasme. — Contraction intermittente, convulsive (*tic*) ou continue (*contracture*) du muscle orbiculaire des paupières.

Causes. Corps étranger sur la conjonctive, kératites, inflammation du voisinage, hystérie.

Traitement. Celui de la blépharite ou conjonctivite causale. Eventuellement, enlever le corps étranger.

S'il est d'origine nerveuse ou psychique : léger massage des paupières, sédatifs nerveux, douches froides oculaires.

Chalazion (du gr. *chalaza,* grêlon) [*fig.* 1291] **et Orgelet** (*fig.* 1292 et pl. en couleurs). — Le chalazion est une

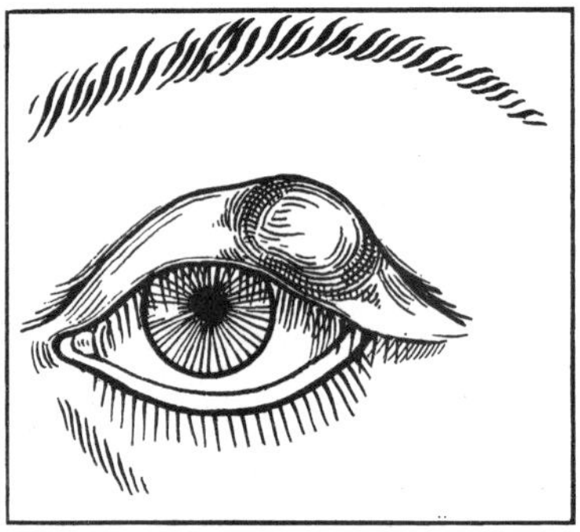

Fig. 1291. — Chalazion.

petite tumeur de la paupière produite par l'oblitération d'une glande de Meibomius.

Il faut distinguer du chalazion l'*orgelet* ou *compère-loriot,* qui est un petit bouton enflammé, un petit furoncle placé juste au bord de la paupière.

Le diagnostic entre le *chalazion* ou *kyste* de la paupière et l'*orgelet* ou

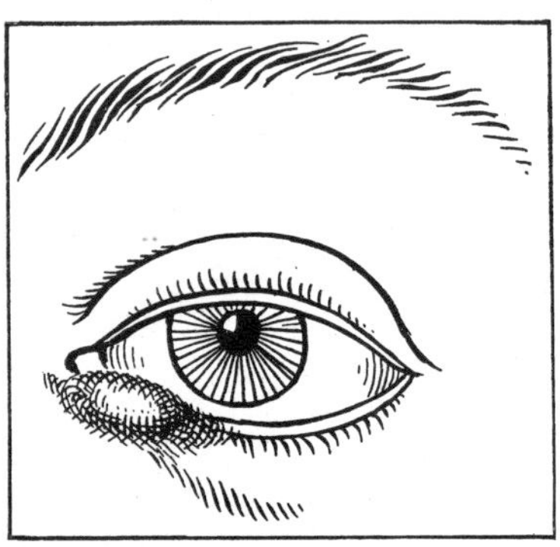

Fig. 1292. — Orgelet.

compère-loriot est facile. Le chalazion est une tumeur, en général non inflammatoire et située dans l'*épaisseur* de la paupière; l'orgelet est un petit bouton enflammé situé *sur le bord* même de la paupière. Le chalazion dure des semaines et parfois ne cède qu'à l'opération, à moins que des applications de pommade à l'oxyde jaune de mercure ne réussissent à le faire résorber; l'orgelet disparaît en 3 ou 4 jours, soit tout seul, soit sous l'influence d'applications émollientes ou de cataplasmes de fécule. La douleur est vive, lancinante pendant 2 à 3 jours, puis il se forme au sommet une petite pointe blanche, en même temps que la douleur se calme : l'orgelet a abouti. Enfin, la pointe se crève et le bourbillon s'évacue; parfois, il se résorbe et tout est fini.

La prophylaxie de ces deux affections est assez efficace et, pour empêcher les petites tumeurs désagréables de récidiver, il faut traiter la blépharite; remédier, le cas échéant, au trouble de la réfraction et remonter l'état général, souvent déficient.

Ectropion (du gr. *ek,* dehors, et *trepein,* tourner) [*fig.* 1293 et pl. en couleurs]. — Renversement des paupières en dehors, avec larmoiement.

Causes. Il en existe trois, répondant à autant de variétés : 1° *cicatrices* de la peau (plaies, brûlures, lupus, eczéma, impétigo) ; 2° *contracture* ou *paralysie* du muscle orbiculaire, notamment chez les vieillards; 3° *inflammation chronique* de la mu-

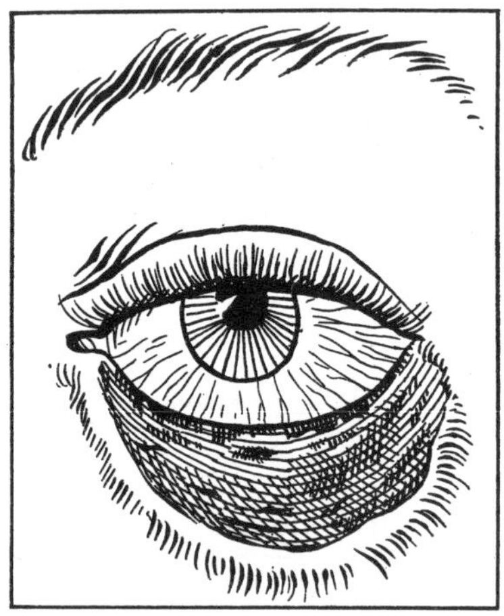

Fig. 1293. — Ectropion.

queuse conjonctivale, surtout par obturation des voies lacrymales.

Traitement. Opération assez importante.

Entropion (du gr. *en,* en dedans, et *trepein,* tourner) [*fig.* 1294]. — Ren-

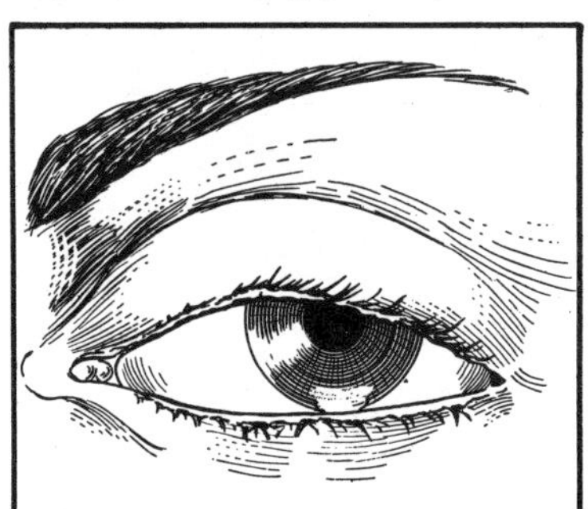

Fig. 1294. — Entropion.

versement de la paupière en dedans, avec irritation de la conjonctive et de la cornée frottées par les cils.

Causes. Elles sont de deux sortes et constituent deux formes différentes : 1° la *forme cicatricielle,* survenant à la suite de blessures, de brûlure, de diphtérie, mais surtout de la conjonctivite granuleuse ou trachome; 2° la *forme spasmodique des vieillards,* dans laquelle on observe surtout le spasme de la partie de l'orbiculaire qui occupe la paupière inférieure.

Traitement. Pour les cicatrices, une opération; contre la forme des vieillards, application, avec un pinceau, de collodion non élastique en dehors de la rangée des cils, sur la peau des paupières (Valude), ou opération.

Epicanthus (du gr. *epi,* sur, et *kanthos,* angle d'œil) [*fig.* 1295]. — L'épicanthus est une malformation congé-

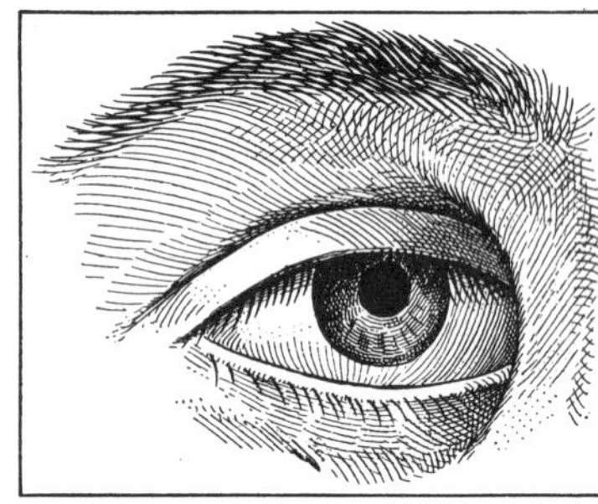

Fig. 1295. — Epicanthus.

nitale constituée par un repli cutané qui recouvre la commissure interne des paupières. Cette disposition est double en général, et il en résulte un élargissement de la base du nez et un aspect bridé des yeux qui donnent à la physionomie le type mandchou exagéré.

Lagophtalmie (du gr. *lagôs,* lièvre, et *ophthalmos,* œil). — Occlusion incomplète de l'œil par insuffisance des paupières, pouvant produire le dessèchement de la cornée et la destruction de l'œil.

Causes. Ectropion, paralysie faciale, grande perte de substance.

Traitement. Celui de la cause. Port d'un bandeau fermant l'œil ou, mieux, occlusion chirurgicale des paupières ou blépharorrhaphie.

Symblépharon (du gr. *sun,* avec, et *blêpharon,* paupière) [*fig.* 1296]. — Soudure du globe de l'œil aux pau-

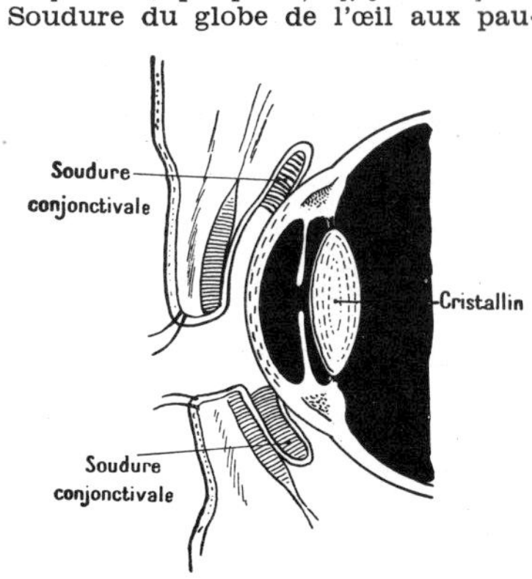

Fig. 1296. — Symblépharon.

pières par des cicatrices vicieuses de la conjonctive.

Causes. Brûlures de la conjonctive, conjonctivites.

Trichiasis (du gr. *thrix, trikhos,* poil). — Déviation des cils, qui se dirigent vers le globe oculaire et l'irritent. Cette déviation peut être partielle ou générale; elle atteint surtout les cils de la paupière inférieure.

CAUSES. Blépharite et surtout conjonctivite trachomateuse.

TRAITEMENT. Celui de la blépharite, puis renversement des cils par une opération d'ensemble. Dans les cas légers, épilation des cils déviés.

Tumeur maligne des paupières. — Les paupières, et notamment l'angle interne de la paupière inférieure, sont fréquemment le siège d'un cancer de la face. Celui-ci présente au début l'aspect d'un bouton dur qui s'ulcère et saigne facilement. Il s'étend surtout en surface. Son évolution assez lente permet en général un traitement efficace.

TRAITEMENT. Le plus tôt possible, ablation chirurgicale large. Radium. Rayons X.

VI. ŒIL (maladies de la conjonctive). — La conjonctive s'étalant à la fois sur la face interne des paupières et sur la sclérotique, les maladies de la conjonctive sont communes à ces deux parties de l'œil.

Conjonctivites (Maladies infectieuses de la conjonctive). — Très fréquentes, les conjonctivites se caractérisent essentiellement par une rougeur de conjonctive avec dilata-

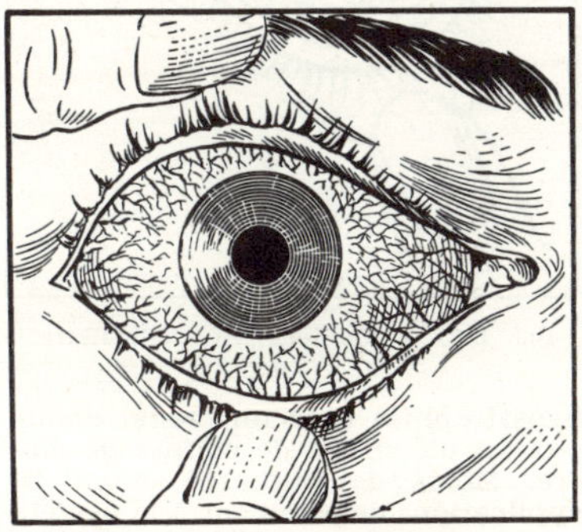

FIG. 1297. — Conjonctivite.

tion de vaisseaux (*fig.* 1297) et une sécrétion plus ou moins abondante agglutinant les paupières au réveil; elles sont, pour la plupart, des maladies microbiennes, transmissibles, surtout par contamination directe.

Il existe plusieurs types de conjonctivites, qu'on divisait en conjonctivites catarrhales, purulentes et pseudo-membraneuses. On connaît actuellement le microbe causal d'un certain nombre d'entre elles.

Conjonctivite aiguë contagieuse. — S'observe principalement chez l'enfant, dans les crèches, les écoles, et surtout dans les pays chauds. Très contagieuse, elle atteint rapidement les yeux; elle est causée par le bacille de Weeks (*fig.* 1298). C'est une maladie bénigne et actuellement rare en France.

SIGNES. L'enfant présente une rougeur vermillon de la conjonctive bulbaire et une turgescence modérée de la conjonctive palpébrale; en même temps, les paupières sont agglutinées le matin au réveil, un peu gonflées, et on trouve, dans le cul-de-sac, des filaments jaunâtres de muco-pus. Les paupières sont parfois œdématiées.

Le matin, l'enfant a les yeux collés; il se plaint de sécheresse, de

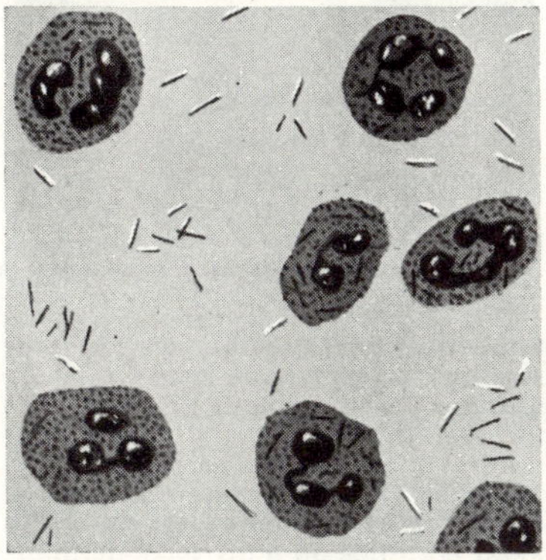

FIG. 1298. — Bacilles de Weeks.

cuisson, d'une sensation de sable, qui le poussent à se frotter les yeux. La photophobie est constante.

TRAITEMENT. Isolement du malade jusqu'à guérison complète. Instillations d'un collyre au nitrate d'argent au 1/50; dans les cas plus légers, lavages fréquents avec la solution d'oxycyanure de mercure et instillations, matin et soir ou trois fois par jour, d'un collyre à l'argyrol au 1/10.

Conjonctivite subaiguë. — Contagieuse, ordinairement bilatérale, due au diplobacille de Morax (*fig.* 1299).

SIGNES. Début insidieux; agglutinement des paupières au réveil. Le bord des paupières est rose et humide, surtout aux angles (conjonctivite angulaire); la face interne des paupières est très rouge; sensation de gravier dans l'œil, démangeaisons aux yeux, surtout le soir, à la lumière et au réveil.

Parfois, il se produit une ulcération superficielle de la cornée, guérissant

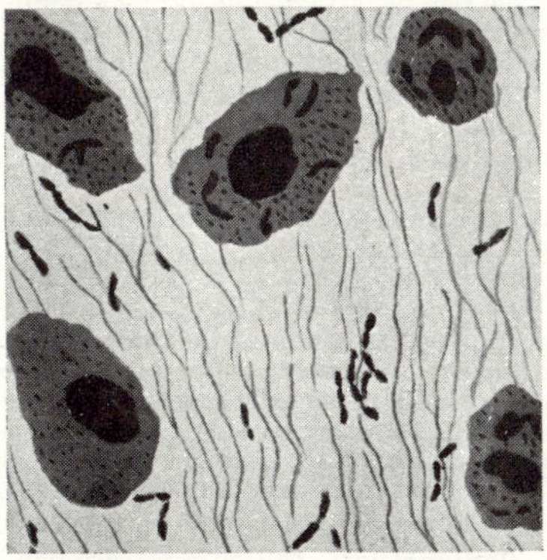

FIG. 1299. Diplobacilles de Morax.

rapidement. C'est une conjonctivite bénigne, mais son évolution comporte des rechutes.

TRAITEMENT. I. *Curatif.* — Collyre au sulfate de zinc (25 cg p. 100 dans les deux yeux) ou pommade à la pénicilline.

II. *Préventif.* — Lavage de l'œil avec une solution faible d'oxycyanure de mercure ou avec la solution suivante, recommandée pour l'hygiène des yeux.

Eau distillée de lavande.......	250 g
Borate de soude	10 g

En cas de lésions palpébrales, pommade ichtyolée.

Conjonctivite à pneumocoques. — Revêt des types variables : un type aigu à sécrétion muco-purulente, un type pseudo-membraneux, et un type qu'on observe chez le nouveau-né, vers le huitième ou douzième jour (plus tard que la conjonctivite blennorragique), la *conjonctivite lacrymale des nouveau-nés,* qui guérit rapidement. L'examen bactériologique permet de reconnaître cette forme de conjonctivite.

TRAITEMENT. Lotions tièdes avec de l'eau bouillie ou boriquée; instillations quotidiennes d'un collyre au sulfate de zinc au 1/50 ou à base de sulfamides; pommade à l'optochine.

Conjonctivite aiguë à bacille de Pfeiffer. — Contagieuse; elle atteint surtout les jeunes enfants. Pus jaunâtre, visqueux, agglutinant les paupières. Guérison en 4 ou 5 jours.

TRAITEMENT. Comme pour la forme précédente, ou collyre à l'argyrol.

Conjonctivite blennorragique. — CAUSES. Transport des microbes de la blennorragie ou de la blennorrhée, les gonocoques, de l'urètre aux yeux, par les doigts ou par les linges, après les pansements. Elle peut se produire quelquefois chez les enfants, par transport des microbes de la leucorrhée d'une personne de leur entourage. Extrêmement contagieuse.

Parfois, au cours d'une infection gonococcique, le microbe peut arriver à la conjonctive par voie sanguine : c'est la *conjonctivite métastatique.*

Conjonctivite de l'enfant et de l'adulte. — Affection grave en raison de ses complications cornéennes fréquentes.

SIGNES. De quelques heures à 2 ou 3 jours après le contact infectieux, la conjonctive devient rouge, les yeux redoutent la lumière, les paupières sont gonflées, et il s'en écoule un liquide qui devient rapidement du pus jaune ou verdâtre : le pus est si abondant qu'il peut descendre le long des joues; le gonflement des paupières s'accroît et les douleurs sont très violentes.

L'évolution peut être bénigne, mais très souvent on note une *ulcération cornéenne* (qui peut aboutir rapidement à la perforation), des lésions de l'iris, parfois un ectropion de la conjonctive de la paupière supérieure.

Conjonctivite du nouveau-né (*fig.* 1300). — Cette maladie, produite par une infection gonococcique des yeux des enfants à leur passage dans les voies maternelles, fut jadis l'origine en France d'un tiers des cécités.

SIGNES. La maladie apparaît du troisième au cinquième jour après la naissance. Le bord des paupières est rouge et sécrète un liquide clair, citrin, jaune plus ou moins foncé; en 2 jours, les paupières deviennent gonflées et la conjonctive, rouge, violacée, sécrète un pus épais et généralement très abondant (la quantité de pus retenue au-dessous des paupières est quelquefois telle que, au moment où on les relève, il peut en être projeté au visage). Dans certains cas, le gonflement rend l'écoulement très difficile.

Si l'on n'agit pas rapidement, la partie transparente de l'œil, la cornée,

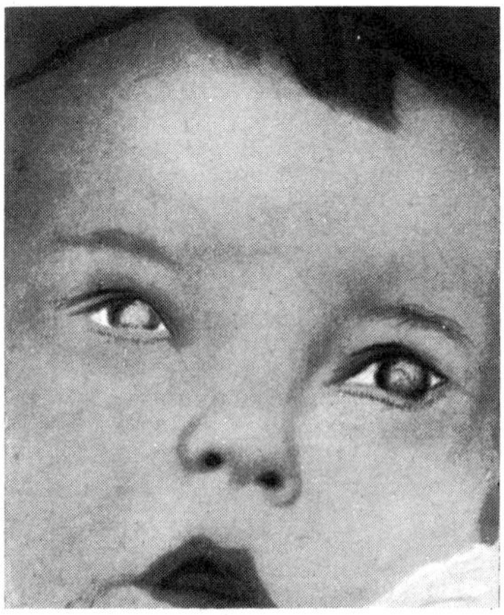

FIG. 1300. — Ophtalmie purulente blennorragique d'un nouveau-né ayant produit la cécité par altération de la cornée (taies). *Atlas* de MAITLAND RAMSAY (Maloine, édit.).

peut se détruire (un quart des cas), et parfois l'œil se vide.

Conjonctivite métastatique. — Rare, elle apparaît souvent en même temps que les arthropathies gonococciques. Les deux yeux sont ordinairement atteints; la conjonctive est injectée; cuisson, photophobie. Guérison en deux à trois semaines sans complications cornéennes.

TRAITEMENT PRÉVENTIF. *Chez le nouveau-né.* — Irrigations vaginales

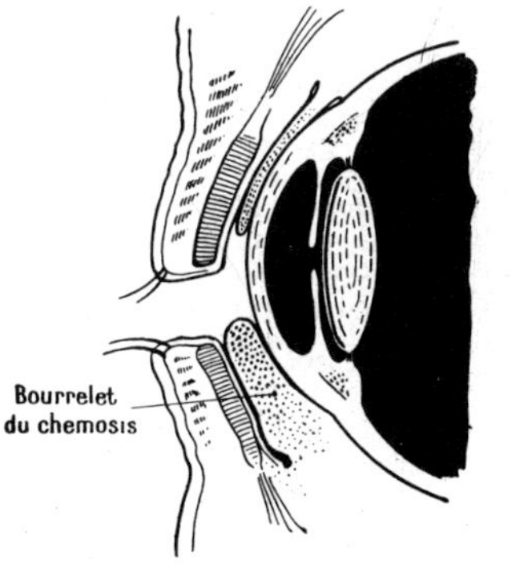

FIG. 1301. — Chemosis.

chez la mère avant, pendant et après l'accouchement. Immédiatement après la naissance, *avant même la section du cordon,* essuyer les yeux avec une boulette d'ouate hydrophile stérilisée, pour enlever le méconium et l'enduit gras; laver ensuite légèrement les paupières avec de l'eau boriquée à 4 p. 100, à défaut avec de l'eau bouillie; puis, instiller quelques gouttes de nitrate d'argent à 2 p. 100 ou de la pénicilline.

Chez l'adulte. — Propreté méticuleuse des mains après le pansement

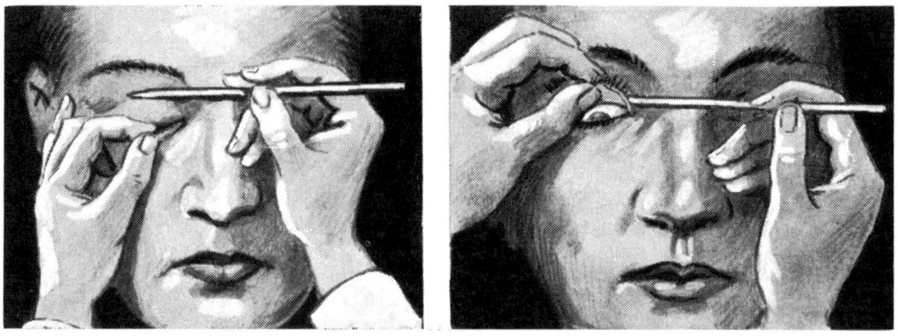

FIG. 1302. — Manière de soulever la paupière supérieure (1er et 2e temps).

d'une blennorragie. Prendre des précautions en soignant cette maladie pour ne pas recevoir le pus dans ses propres yeux.

Après l'apparition de la maladie, préserver l'œil sain par l'application sur cet œil de compresses imbibées d'eau boriquée ou d'un verre de montre maintenu par des languettes de diachylon (la maladie se transportant facilement d'un œil à l'autre); soulever avec précaution les paupières (*fig.* 1302), de façon à éviter le danger signalé plus haut; se laver soigneusement les mains avec la solution de sublimé (1/1000) après avoir touché les yeux malades.

TRAITEMENT CURATIF. L'*ophtalmie des nouveau-nés* est une affection sérieuse, mais qui n'est plus aussi grave qu'autrefois. On donnera tout d'abord des sulfamides, qui peuvent apporter la guérison en 2 ou 3 jours. Si l'absorption de sulfamides échoue, instillations conjonctivales de pénicilline et injections de pénicilline intramusculaires.

Conjonctivites à streptocoques. — Le streptocoque peut déterminer au niveau de la conjonctive une conjonctivite lacrymale, de pronostic bénin, chez les adultes atteints de lésions des voies lacrymales, et une forme très grave chez l'enfant, au cours des fièvres éruptives, souvent associée à un coryza purulent ou à l'impétigo de la face. Elle est caractérisée par la présence de fausses membranes et la fréquence de lésions cornéennes destructives.

TRAITEMENT. I. *Préventif.* — Désinfecter les fosses nasales au cours des fièvres éruptives.

II. *Curatif.* — Pénicilline en collyre et en traitement général. Attouchements de l'impétigo au nitrate d'argent.

Conjonctivite diphtérique. — Peut accompagner une manifestation de la diphtérie ou exister isolément. Elle se caractérise par l'existence de fausses membranes blanc grisâtre, adhérentes à la conjonctive. Les complications cornéennes sont fréquentes.

TRAITEMENT. Celui de la diphtérie.

Conjonctivite folliculaire de l'enfance (*fig.* 1303). — Caractérisée par la présence de follicules ou granulations sur la conjonctivite. Se rencontre surtout chez les enfants adénoïdiens, les hypermétropes. Donne une légère sensibilité à la lumière, des picotements, mais peut ne pas être perçue par celui qui en est atteint. Il n'y a pas de sécrétion. Les granulations, petites saillies d'un millimètre de diamètre, blanc rosé, se trouvent surtout sur la conjonctivite tarsienne de la paupière inférieure, qui est peu enflammée.

L'évolution est lente et bénigne.

TRAITEMENT. Toucher tous les deux jours ou tous les jours la muqueuse

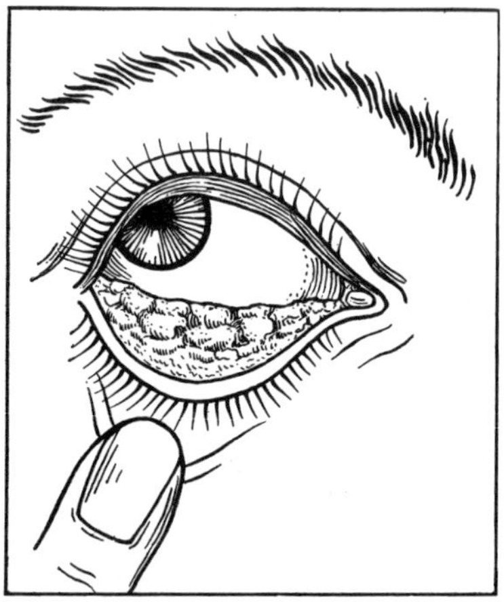

FIG. 1303. — Conjonctivite folliculaire.

hypertrophiée avec un cristal d'alun pur ou un cristal de sulfate de cuivre. Moins douloureuses seront les applications de pommade à la pénicilline. Ablation des amygdales et des végétations.

Conjonctivite folliculaire dite « de piscine ». — Un certain nombre de cas de conjonctivites sont observés à la suite de bains dans les *piscines,* par défaut de désinfection et de surveillance des bassins de natation.

Après quelques jours de congestion simple des conjonctives, avec sécrétion modérée, des follicules apparaissent dans les culs-de-sac inférieurs et supérieurs. L'inflammation diminue en quelques semaines. Les follicules peuvent mettre plusieurs mois à disparaître. La guérison est totale.

TRAITEMENT. Instillations de nitrate d'argent à 1 p. 100. Auréomycine.

Conjonctivite papillaire simple. — On voit souvent chez les adolescents, les jeunes filles un peu anémiques surtout, de petites granulations qui donnent un aspect velouté à la conjonctive.

Ces granulations, petites, d'une teinte carminée, parfois très nombreuses, ont pour caractère de siéger surtout au cul-de-sac inférieur et dans les angles oculaires; il n'en existe presque jamais à la paupière supérieure, ce qui est un signe distinctif très important avec le trachome. Ces fausses granulations, ou conjonctivite papillaire simple, s'accompagnent de cuisson des yeux, d'un peu de larmoiement, de gêne pour ouvrir les paupières, *qui semblent lourdes au réveil;* il n'existe jamais, en pareil cas, de sécrétion purulente, et les paupières ne sont même pas collées le matin. Cet état occasionne une gêne visuelle, parfois très grande, surtout à la lumière vive, et peut empêcher le travail.

TRAITEMENT. Il consistera à cautériser tous les deux jours les nids de granulations avec un cristal d'alun pur. Il sera nécessaire, en outre, de traiter l'état général chez les anémiques et de choisir des verres correcteurs en cas de troubles de réfraction ou d'asthénopie accommodative.

Conjonctivite granuleuse ou Trachome (*fig.* 1304). — Le *trachome* est une affection très répandue dont la forme aiguë a causé tant de ravages sous le nom d'*ophtalmie d'Egypte.* Le

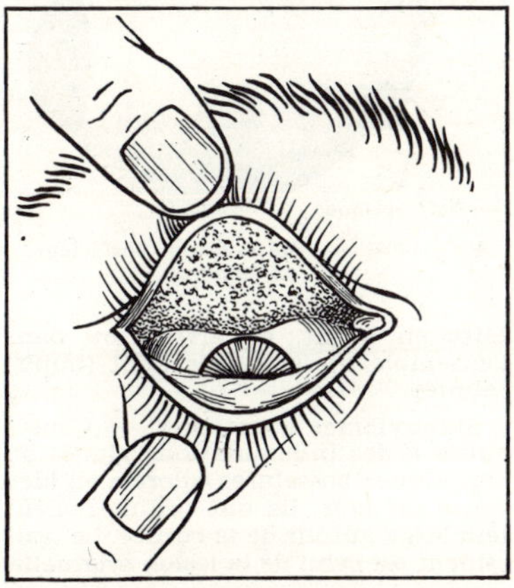

FIG. 1304. — Conjonctivite granuleuse.

trachome est encore l'affection oculaire la plus commune peut-être, non seulement en Egypte, mais dans beaucoup de pays d'Europe, tels que l'Espagne, la Russie et la plupart des Etats balkaniques. La maladie se localise dans les régions basses qui répondent à l'embouchure des grands fleuves. Les pays à altitude élevée ne sont pas touchés. La misère physiologique, le défaut de propreté, favorisent le développement du trachome, et, dans nos pays, les granuleux appartiennent à la classe la plus pauvre de la société. Le trachome est dû sans doute à un virus filtrant; il se propage par contagion directe effectuée au moyen des produits de sécrétion de l'œil : il en résulte que les formes sécrétantes du trachome sont les plus contagieuses, et même que l'affection n'est contagieuse que lorsqu'elle s'accompagne de sécrétion. Les mauvaises conditions hygiéniques, les mains sales, le linge collectif, favorisent la dissémination du virus, ce qui explique sa rapide diffusion dans les pensionnats et les écoles.

SIGNES. La conjonctivite granuleuse, ou trachome vrai, se caractérise par la présence des granulations types, c'est-à-dire des granulations grises, arrondies, translucides, qui sont ordinairement comparées à du frai de grenouille, et qui siègent au fond des culs-de-sac, sur le fornix, de préférence, et, par prédilection, *à la paupière supérieure.* A ces granulations peut se surajouter un état catarrhal aigu, qui rend l'affection comparable à l'ophtalmie purulente; en dehors de ces poussées, le trachome offre peu de réaction, occasionne peu de gêne et passe même parfois inaperçu. Ordinairement, cependant, il existe un peu de larmoiement, une légère photophobie, et les paupières sont agglutinées le matin.

A la différence des conjonctivites folliculaires, le trachome s'accompagne d'une lésion caractéristique de la cornée : le pannus, envahissement de la partie supérieure de la cornée par les vaisseaux du limbe avec formation d'une membrane opaque.

L'évolution du trachome est très longue et présente des périodes d'exacerbation et de rémission; les complications (surinfections par les microbes de diverses conjonctivites) sont fréquentes. Au stade cicatriciel, des brides blanchâtres comblent en partie le cul-de-sac supérieur. Très souvent, persistance d'un entropion et de trichiasis.

TRAITEMENT. Améliorer l'état général du malade; lui faire observer les règles de l'hygiène.

Aux stades aigus, absorption de sulfamides à forte dose; localement, pommade à la pénicilline.

L'état chronique peut être traité par des cautérisations pratiquées avec le cristal de sulfate de cuivre, tous les 2 jours, ou le glycérolé de cuivre.

Le traitement chirurgical du trachome est très en faveur; c'est un bon moyen de raccourcir la durée du traitement. Lorsque les granulations se présentent en rangées isolées au fond des culs-de-sac, l'excision pure et simple ou l'écrasement à l'aide de la pince à rouleaux de Knapp sont indiqués. Lorsque la muqueuse palpébrale est farcie de granulations, c'est au brossage qu'on s'adressera, brossage pratiqué avec une brosse dure, et précédé de quelques scarifications des points les plus infiltrés.

On peut employer aussi la destruction profonde, par îlots, des granulations, au moyen du thermocautère.

Le pannus est justiciable des greffes de cornées lamellaires.

Tuberculose de la conjonctive. — Primitive (localisation bénigne de la primo-infection de l'enfant, adénopathie constante) ou secondaire à une tuberculose voisine, cette lésion peut se manifester soit par des ulcérations destructives de la conjonctive et des paupières, soit par des végétations papillaires avec adénopathie.

TRAITEMENT. Ablation, curetage, scarifications, cautérisation ignée, cure d'altitude, streptomycine.

Syphilis de la conjonctive. — On peut observer au niveau de la conjonctive l'accident primitif ou *chancre* et des lésions secondaires de différents types. V. SYPHILIS.

Conjonctivite impétigineuse ou phlycténulaire (*fig.* 1305 et pl. en coul.). — SIGNES. Sur la conjonctive apparaissent de petites élevures rouges et coniques, dont le sommet s'ouvre en formant des ulcérations grisâtres à bords peu saillants. Cette

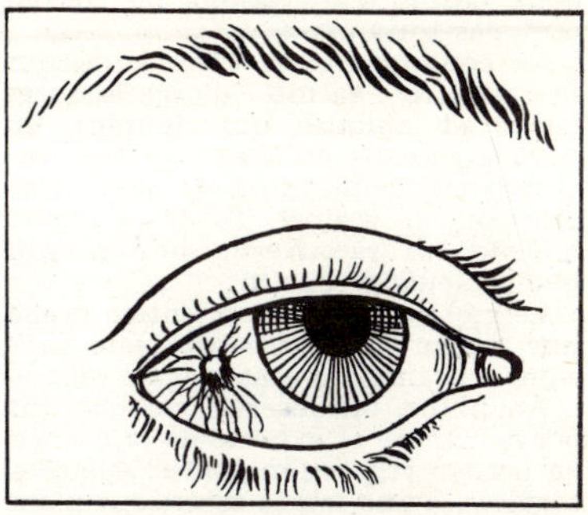

FIG. 1305. — Phlyctène conjonctivale.

conjonctivite est en général associée à une kératite phlycténulaire. V. plus loin, *Maladies de la cornée.*

CAUSES. I. *Prédisposantes.* — Scrofule, mauvaise hygiène, rhinite, malpropreté, poux du cuir chevelu, impétigo du visage, et notamment du nez et des oreilles.

II. *Déterminantes.* — Microbe : staphylocoque, qui est l'origine aussi de l'impétigo.

TRAITEMENT. Celui des blépharites ulcéreuses. V. précédemment, *Maladies des paupières.*

Conjonctivite au cours d'affections cutanées. — Au cours de la *rougeole,* on peut noter des sécrétions conjonctivales érythémateuses.

Au cours de la *variole,* des vésicules peuvent apparaître sur la conjonctive bulbaire et des ulcérations de la cornée ont été signalées.

Dans l'*érythème polymorphe,* il existe parfois une injection diffuse de la conjonctive bulbaire, parfois une exsudation pseudo-membraneuse.

Dans le *pemphigus,* on peut voir au niveau de la conjonctive des bulles qui crèvent et laissent une ulcération irrégulière, qui se transforme ensuite en tissu cicatriciel qui peut gagner la cornée et la recouvrir d'un voile opaque.

Conjonctivite printanière (*fig.* 1306). — Cette affection, assez fréquente, atteint surtout les garçons et présente ce caractère très spécial de re-

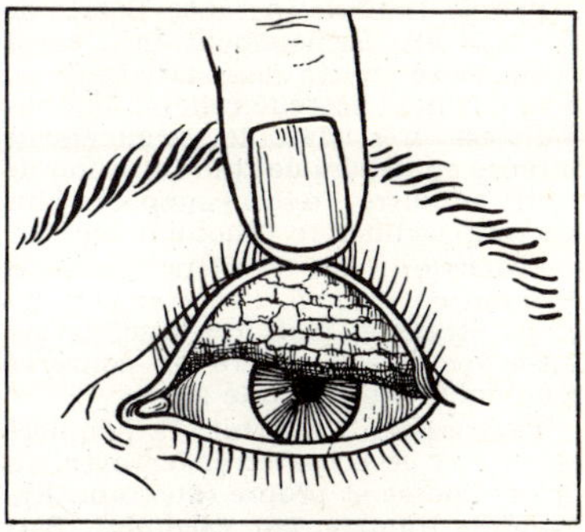

FIG. 1306. — Conjonctivite printanière.

venir chaque année à la même saison (pas toujours le printemps), d'où le nom qui lui a été donné aussi de *conjonctivite saisonnière.* Les lésions se localisent en deux points : à la conjonctivite du tarse supérieur et au pourtour de la cornée; mais ces deux ordres d'altérations ne coexistent pas toujours.

La conjonctive du tarse supérieur se montre garnie d'excroissances larges et aplaties qui figurent un pavage grossier et irrégulier; ces excroissances sont dures et leur tissu crie sous le scalpel. Toute la région malade est recouverte d'un enduit blanc bleuâtre, opalin.

Le globe de l'œil tout entier prend une teinte jaune rosé et reste sensible à la lumière ainsi qu'au vent.

Au limbe, on observe, surtout aux bords interne et externe de la cornée, de petites végétations pâles, épaisses, coriaces, d'une teinte rosée, qui n'ont aucune tendance à s'ulcérer (ce qui les distingue des phlyctènes) et qui persistent plusieurs mois avec cet aspect. Cette affection est peu douloureuse, mais assez gênante; elle se répète plusieurs années, toujours à la même époque, et finit par s'évanouir d'elle-même.

Traitement. Il s'agit vraisemblablement d'une maladie allergique. On doit essayer de désensibiliser le sujet : autohémothérapie, antihistaminiques, vitamines, opothérapie.

Conjonctivite électrique. — Cause. Exposition des yeux à un foyer électrique très puissant.

Signes. Rougeur intense de la conjonctive, difficulté d'ouvrir les yeux à la lumière, larmoiement, douleurs quelquefois très intenses.

Traitement. I. *Préventif.* — Emploi de verres très foncés par les ouvriers occupés, par exemple, à la soudure électrique.

II. *Curatif.* — Compresses froides, collyre suivant :

Eau distillée	10 g
Cocaïne	0 g 03
Adrénaline à 1 p. 1000....	XV gouttes.

Corps étrangers. — Causes. Poussière de charbon (reçue souvent quand on se penche à la fenêtre d'un wagon, d'où l'indication de se protéger avec un journal du côté de la machine), poussière métallique, terreuse, pierreuse, débris végétaux. Le *siège* le plus fréquent est le cul-de-sac supérieur, entre l'œil et la paupière, et, avec une grande prédilection, le dessous de la paupière supérieure.

Signes. Douleur irritante. Besoin de frotter l'œil; larmoiement. Si le corps étranger se trouve dans la cornée ou a simplement écorché celle-ci, la douleur est très vive, le larmoiement intense en dehors de toute friction de l'œil; en outre, l'œil ne supporte plus du tout la lumière (photophobie).

Évolution. La douleur persiste, énervante, jusqu'à l'enlèvement du corps étranger, mais quelquefois celui-ci peut être toléré et conservé longtemps sans aucune gêne.

Traitement. Retourner la paupière et enlever le corps étranger avec un objet mousse et propre (du coton hydrophile humide, par exemple). Baigner l'œil dans de l'eau fraîche et ne pas le frotter.

Epanchement de sang ou Ecchymose. — L'épanchement de sang sous la conjonctive est assez fréquent.

Causes. Efforts de toux, notamment dans la coqueluche. Coup, plaie, fatigue par le travail trop prolongé, fracture du crâne.

Évolution. La durée varie de quelques jours à quelques semaines.

Traitement. Compression légère, compresses froides.

Pinguécula ou Pinguicula (du lat. *pinguis*, gras) [*fig.* 1307]. — Tumeur jaunâtre placée sous la conjonctive du globe de l'œil, en dedans de la cornée,

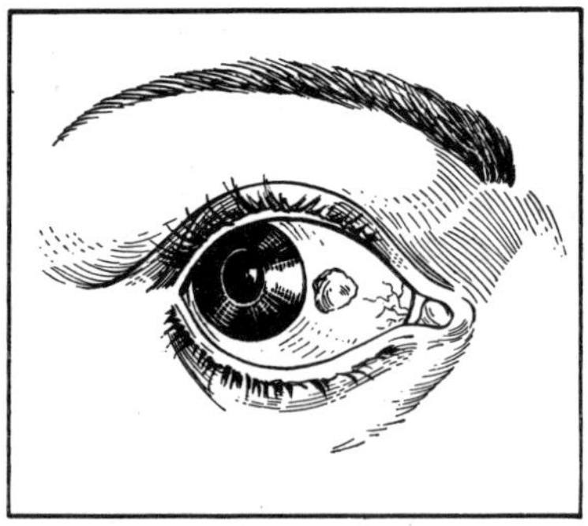

Fig. 1307. — Pinguécula.

se développant lentement et ne produisant ordinairement aucune gêne.

Traitement. Cautérisation au thermocautère ou excision, mais seulement en cas de gêne.

Ptérygion (du gr. *pterugion*, petite aile) [*fig.* 1308]. — Epaississement triangulaire de la conjonctive, ordinairement au côté interne de la cornée, pouvant se développer et envahir la cornée.

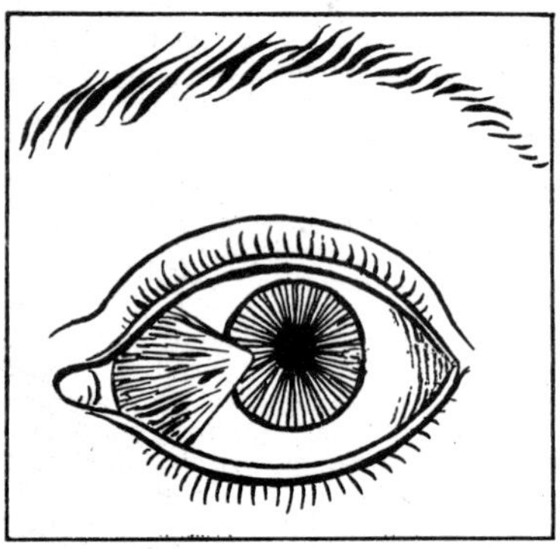

Fig. 1308. — Ptérygion.

Traitement. Excision.

Xérosis ou Xérophtalmie (du gr. *xeros*, sec) [pl. en couleurs]. — Sécheresse de la conjonctive.

Causes. Brûlure, ulcération, ablation de la glande lacrymale, avitaminose A.

Traitement. Occlusion temporaire des paupières, huile de foie de morue en cas d'avitaminose.

VII. ŒIL (maladies de la sclérotique). — Affections rares; les plus fréquentes sont les suivantes.

Sclérites. — Inflammations de la sclérotique qui présente un petit bouton au centre d'une zone très congestive; la douleur est très vive.

Profonde, l'inflammation peut se transmettre à la choroïde et être suivie d'un staphylome.

Superficielle, c'est l'*épisclérite*, peu grave mais tenace, telle l'*épisclérite fugace périodique*, qui survient parfois chez les femmes au moment de leurs règles.

Cause. Souvent inconnue. On les rencontre chez les adultes et principalement chez certains arthritiques ou rhumatisants.

Sclérokératite tuberculeuse. — Un nodule tuberculeux se forme sur la sclérotique au voisinage immédiat du limbe; l'infection gagne ensuite le limbe et la cornée. La cicatrisation se fait en laissant une tache ardoisée opaque sur la cornée. Les récidives sont fréquentes; tout le pourtour de la cornée peut être atteint et même parfois le centre.

Traitement. Cure sanatoriale. Acide para-amino-salicylique. Streptomycine par voie générale et localement.

Staphylome (*fig.* 1309). — Dilatation de la sclérotique. Elle peut se faire en avant, en arrière ou dans l'ensemble du globe de l'œil (buphtalmie).

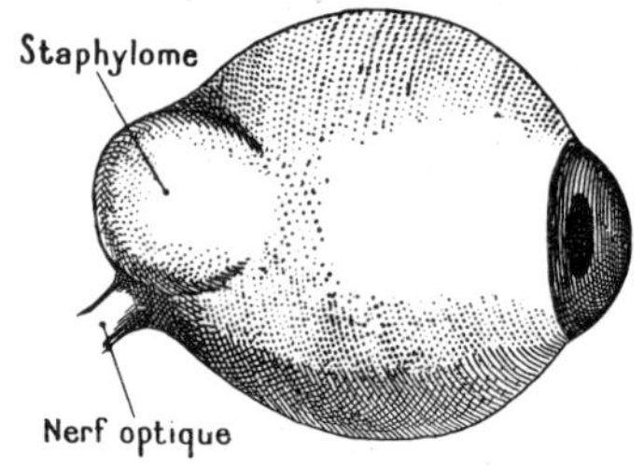

Fig. 1309. — Staphylome postérieur, vu du dehors.

Staphylomes antérieurs. — Consécutifs à des inflammations aiguës ou chroniques, bosselures colorées en bleu foncé ou noir, ils ont ordinairement leur siège autour de la cornée. Le traitement est celui de la lésion originelle.

Staphylome postérieur. — On l'observe surtout dans la myopie progressive, par l'effet de la croissance et des fatigues des muscles chargés de l'accommodation.

VIII. ŒIL (maladies de la cornée). — **Arc sénile ou Gérontoxon** (du gr. *geron*, vieillard, et *toxon*, arc) [*fig.* 1310 et pl. en couleurs]. — Anneau blanc bleuâtre qui apparaît autour de la cornée chez les vieillards et parfois aussi chez des individus moins âgés, athéromateux, alcooliques ou

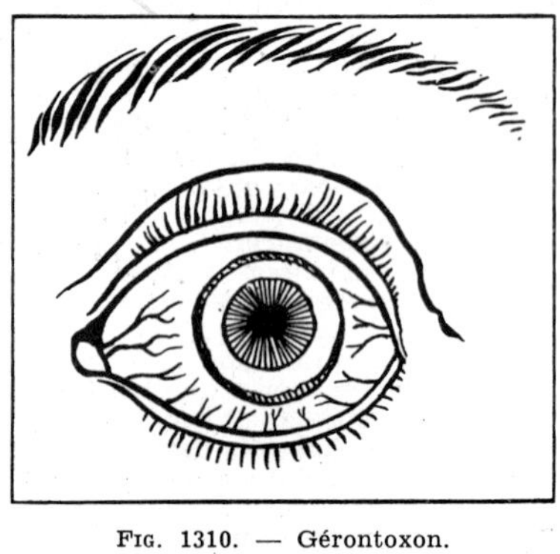

Fig. 1310. — Gérontoxon.

syphilitiques, et même sans cause appréciable. Il débute par un demi-cercle supérieur, puis se réunit à un demi-cercle qui apparait ensuite à la partie inférieure de la cornée. Ne gêne en rien la vision.

Kératites (du gr. *keras*, cornée). — Inflammations de la cornée. Il en existe plusieurs variétés.

Kératite interstitielle (*fig.* 1311). — La syphilis héréditaire en est la grande cause, et l'on retrouve souvent chez les malades les stigmates de l'hérédo-syphilis. V. SYPHILIS.

La tuberculose peut aussi donner une kératite interstitielle aux signes

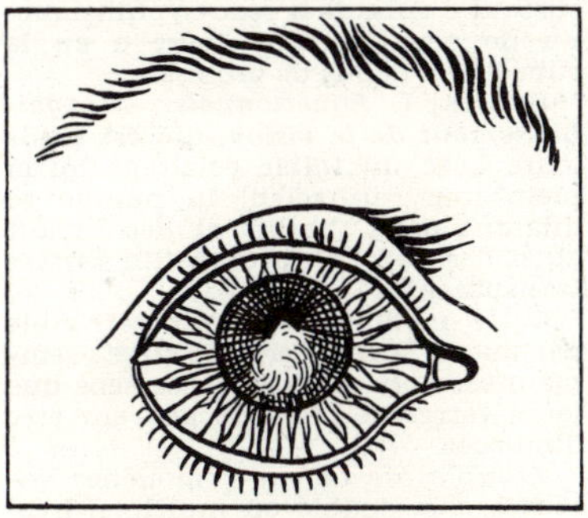

FIG. 1311. — Kératite interstitielle.

plus discrets et associée le plus souvent à des lésions de l'iris et de la sclérotique.

La kératite interstitielle d'origine syphilitique s'observe chez les enfants de 6 à 10 ans, mais elle est surtout fréquente de la douzième à la quinzième année. Elle peut encore se produire plus tard chez des sujets qui souvent n'ont rien présenté antérieurement du côté des yeux.

SIGNES. La kératite interstitielle s'annonce, au début, sans grandes douleurs ni sensations pénibles, par une infiltration profonde de la cornée, sous forme de taches grises, diffuses, qui souvent paraissent confluentes, et qui sont prononcées surtout au centre. En même temps, une vascularisation réactionnelle se produit, au niveau du limbe de la cornée, sous forme d'un cercle rouge grenat foncé, qui semble d'une teinte uniforme, tellement les vaisseaux de nouvelle formation sont fins et serrés. Ces vaisseaux vont, gagnant du terrain, de la périphérie vers le centre. A la période d'état, la cornée est presque tout entière envahie par la vascularisation profonde, et le centre seul paraît grisâtre. De même, la surface cornéenne a perdu son brillant et semble terne. La régression s'opère des bords au centre, qui reste le plus longtemps opaque; dans les cas sérieux, il y persiste indéfiniment une légère opacité centrale. La marche y est toujours lente et l'évolution de la maladie très longue; il faut compter sur 6 mois dans les cas légers, sur une année, 18 mois et même davantage dans les cas graves. Ceux-là sont d'ailleurs sujets à des récidives pendant toute la durée de l'adolescence.

Les douleurs, la photophobie, le larmoiement, sont d'intensité variable. L'irido-choroïdite amène la production d'exsudats et d'adhérences pupillaires.

La kératite interstitielle atteint presque toujours les deux yeux, ordinairement l'un après l'autre.

TRAITEMENT. I. *Préventif.* — C'est celui de l'hérédo-syphilis. Il est à instituer chez tous les enfants hérédo-syphilitiques. Grâce à lui, la kératite interstitielle est devenue une maladie rare.

II. *Curatif.* — Essentiellement général; doit être intensif. Utiliser successivement le sulfarsénol, les composés mercuriels, les composés bismuthiques. Localement : injections rétrobulbaires d'alcool à 60°. Atropine. Compresses chaudes. Port de lunettes noires.

Kératite phlycténulaire (*fig.* 1312). Affection de l'enfance caractérisée par la présence sur la conjonctive et la cornée d'un ou de plusieurs nodules, petits, grisâtres, entourés d'un réseau vasculaire inflammatoire; photophobie, larmoiement. Ces lésions aboutissent souvent à une ulcération superficielle, vite cicatrisée, mais pouvant laisser des taies. Quelquefois, aussi, la cornée se couvre de petits vaisseaux sanguins (*pannus scrofuleux*).

Dans 85 p. 100 des cas, chez l'enfant, il s'agit d'une manifestation atténuée de la tuberculose.

TRAITEMENT. Laver à l'eau bouillie tiède les yeux malades et introduire

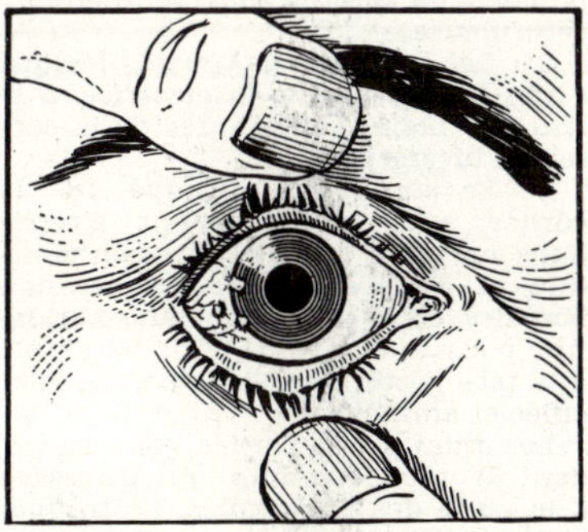

FIG. 1312. — Kérato-conjonctivite phlycténulaire.

deux fois par jour, entre les paupières, une certaine quantité de pommade à l'oxyde jaune d'hydrargyre à 1 ou 2 p. 100 de vaseline. La pénicilline est aussi très efficace sous forme de collyre ou de pommade.

Comme la cornée est atteinte, on ajoutera l'instillation, une fois par jour, d'un collyre à l'atropine à 1 p. 100.

Le pansement des enfants, instillation du collyre et application de la pommade, est ordinairement très difficile, car ils résistent à l'ouverture des paupières, à cause de la lumière qu'ils ne peuvent supporter.

Une recommandation importante est de ne pas laisser emprisonner les yeux des enfants sous un bandeau quelconque, l'occlusion augmentant fâcheusement la sécrétion conjonctivale. Pour obvier à la photophobie ou peur de la lumière, on prescrira le port de lunettes fumées, même chez les sujets très jeunes.

Les lésions du voisinage recevront les soins qu'elles comportent; l'écoulement nasal, en particulier, sera traité par des applications boriquées. Soigner l'état général. (Voir précédemment, *Conjonctivites impétigineuses.*)

Kératite ulcéreuse à pneumocoques. — CAUSES. I. *Prédisposantes.* — Individus débilités, surmenés, conjonctivite avec dacryocystite (inflammation des voies lacrymales).

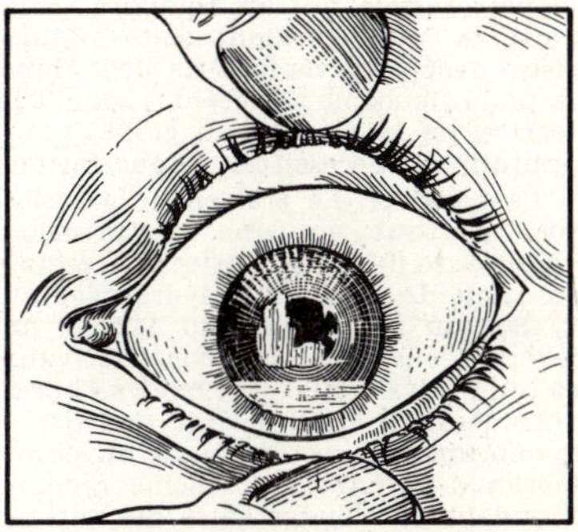

FIG. 1313. — Kératite ulcéreuse.

II. *Occasionnelles.* — Poussières irritantes, barbes de blé (ulcère des moissonneurs), fragments de pierre ou de métal (ouvriers), cil dévié.

SIGNES. L'affection s'annonce par une douleur assez vive de l'œil, irradiant au pourtour de l'organe; ce n'est plus la sensation de cuisson symptomatique de la conjonctivite, mais une brûlure profonde et même parfois des élancements. L'œil devient sensible à la lumière et pleure. En même temps, on observe une injection sanguine, partielle ou totale, mais s'accusant au pourtour de la cornée; la rougeur est nettement plus marquée auprès du limbe que dans le reste de la conjonctive bulbaire. Il n'y a pas de sécrétion purulente conjonctivale. Les paupières sont généralement gonflées. Au niveau de la cornée, on aperçoit une partie ulcérée, grise ou jaune, plus ou moins étendue, et, à la partie la plus déclive de la chambre antérieure, un épanchement purulent jaunâtre (hypopyon) [*fig.* 1314]. La cornée tout entière, en dehors de la partie ulcérée, est ordinairement trouble, infiltrée. Parfois, bien que l'ulcère semble très petit, il n'en existe pas moins un vaste hypopyon et une infection profonde de l'œil. Les cas graves sont cependant ceux dans lesquels la destruction ulcéreuse a atteint la plus

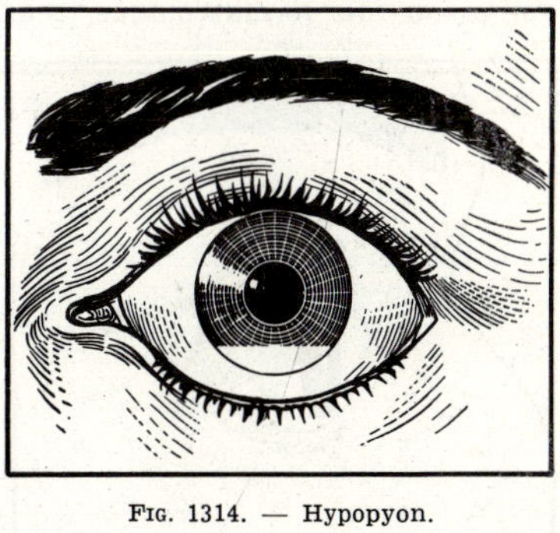

FIG. 1314. — Hypopyon.

grande surface de la cornée. A ce moment, la douleur est moins vive et la photophobie moins prononcée; et, en effet, les nerfs superficiels de la cornée étant détruits par les progrès de l'ulcération, les sensations réactionnelles se trouvent atténuées.

Non traitée, l'évolution se fait vers la perforation, qui est indolore; à la suite de quoi survient soit la guérison avec enclavement de l'iris dans la plaie (leucome adhérent), soit l'infection de la totalité du globe (panophtalmie), nécessitant l'énucléation.

TRAITEMENT. Le traitement consistera surtout en une désinfection vigoureuse du foyer septique. Avec une solution de cyanure d'hydrargyre au 1/1500 ou de sublimé au 1/2000, on lavera les culs-de-sac conjonctivaux et aussi les voies lacrymales, après débridement, si elles sont malades : le débridement systématique du point lacrymal inférieur est même recommandable. Il faudra faire des attouchements de l'ulcère, s'il est petit, avec de la teinture d'iode, sinon des cautérisations au thermocautère sur les bords de l'ulcère, puis des instillations d'un collyre au sulfamide ou à la pénicilline, répétées plusieurs fois par jour.

Une fois l'œil désinfecté, on le placera sous un pansement ouaté sec et maintenu par un bandeau.

Les complications graves de la kératite ulcéreuse, l'extension incoercible de l'ulcère et l'hypopyon peuvent nécessiter la ponction cornéenne et surtout l'ouverture large de la cornée (opération de Sæmisch).

Herpès de la cornée — Certaines kératites, dites *herpès de la cornée,* sont caractérisées par de petites ulcérations en forme de *coup d'ongle.* C'est souvent au cours d'une maladie fébrile que le malade éprouve brusquement une douleur vive avec photophobie et larmoiement.

L'herpès peut aussi coïncider avec le retour des périodes menstruelles. C'est une affection bénigne, mais pouvant laisser des taies de cornée.

TRAITEMENT. Bains d'yeux avec du sérum; collyre au nitrate d'argent à 1 p. 100.

Kératocône ou Staphylome transparent de la cornée (*fig.* 1315). — Altération de la courbure de la cornée, qui prend une forme conique, tout

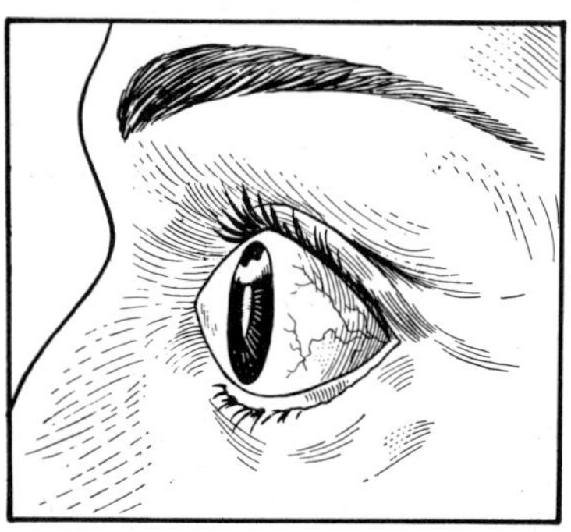

FIG. 1315. — Kératocône.

en restant transparente. Elle s'accompagne de myopie forte et d'astigmatisme irrégulier.

TRAITEMENT. Emploi de verres spéciaux (verres de contact) et opération.

Taies ou Leucomes (du gr. *leukos,* blanc) [*fig.* 1316]. — Opacifications cicatricielles blanchâtres de la cornée; leur épaisseur, leur étendue, leur siège, sont très variables. L'acuité visuelle

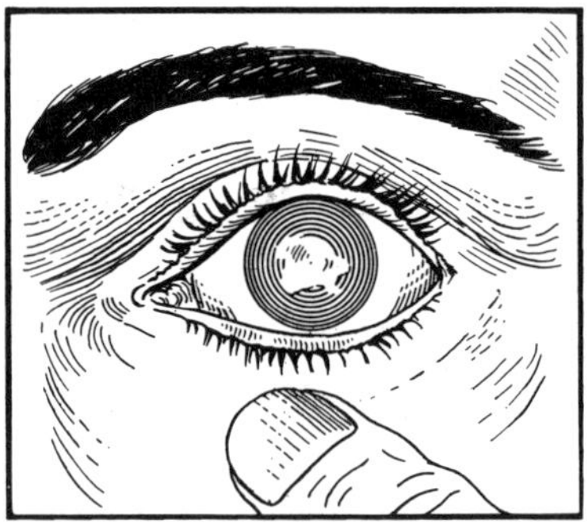

FIG. 1316. — Taie de la cornée.

est plus ou moins diminuée; de l'astigmatisme et de la myopie se produisent.

Ces altérations de la cornée peuvent se présenter sous trois aspects différents :

1° Les *taies* (*leucomes*), qui se rencontrent aussi bien à la suite des ophtalmies purulentes qu'après des poussées de kératite phlycténulaire ou scrofuleuse;

2° Le *leucome adhérent,* lorsque l'iris est resté fixé à la cicatrice, à la suite de plaies pénétrantes de la cornée, d'ulcère perforé;

3° Le *staphylome opaque.* Ici, la cornée, plus profondément altérée, dans un point ou sur toute son étendue, a cédé à l'effort de pression oculaire et a subi une déformation, une poussée en avant. L'iris est accolé à la face postérieure de la cornée opacifiée et amincie.

Les *taies de la cornée* sont l'accident le plus commun qui s'observe à la suite des ophtalmies. Le trouble visuel dépend plus de la dimension de la taie que de son opacité. Des opacités très légères (albugo, néphélion), à peine visibles, mais étendues, causent un trouble visuel plus marqué qu'un leucome épais, complètement opaque, mais limité à un point de la cornée.

TRAITEMENT. Est peu efficace sur les lésions cicatricielles. On pourra essayer des applications chaudes, des massages à la pommade à l'oxyde jaune de mercure, ou à la pommade vitaminée. L'épithélium qui recouvre les taies est fragile, aussi l'infection secondaire des taies est fréquente. Il faudra la traiter par des applications de pommades antiseptiques et des instillations d'atropine. L'adhérence de l'iris à la cornée peut entraîner une irritation perpétuelle de l'œil, avec des poussées d'hypertension qui, notamment dans le staphylome opaque, peuvent nécessiter l'amputation de la partie antérieure de l'œil.

Si l'opacité est centrale, non inflammatoire, et empêche la vision, on pourra recourir à l'*iridectomie optique,* si la partie périphérique de la cornée est transparente, ou à la *greffe de cornée.* V. KÉRATOPLASTIE.

IX. ŒIL (maladie du cristallin). — **Cataracte** (du gr. *kataraktês,* chute d'eau; la maladie provenant, pour les Anciens, de la chute d'une humeur) [*fig.* 1317 et pl. en couleurs]. — Opacité du cristallin.

CAUSES. Ordinairement vieillesse, notamment chez les artérioscléreux, les arthritiques, les diabétiques; il peut y avoir une prédisposition héréditaire.

Par ailleurs, la cataracte peut être causée par un traumatisme oculaire, une blessure du cristallin.

Chez l'enfant, il existe différents types de *cataracte congénitale* (zonulaire, nucléaire, polaire, etc.). Il s'agit surtout d'enfants hérédo-syphilitiques ou de ceux dont la mère a eu la rubéole en début de grossesse.

SIGNES. I. *Fonctionnels.* — *Affaiblissement de la vision,* qui est meilleure avec un faible éclairage qu'en plein jour, au soleil, la pupille se dilatant dans l'ombre et découvrant ainsi des parties du cristallin restées transparentes.

Cette modification n'est corrigible par aucun verre; certains sujets semblent devenir myopes, en ce sens que leurs verres de presbyte peuvent être diminués.

Troubles de la vue : mouches volantes, vue double ou multiple, irradiations autour des objets lumineux.

II. *Physiques* (*fig.* 1317). — La pupille, uniformément ou seulement par places, est grisâtre, bleuâtre ou blanchâtre.

ÉVOLUTION. Plus ou moins lentement progressive (2 à 6 ans); plus rapide sous l'influence de maladies

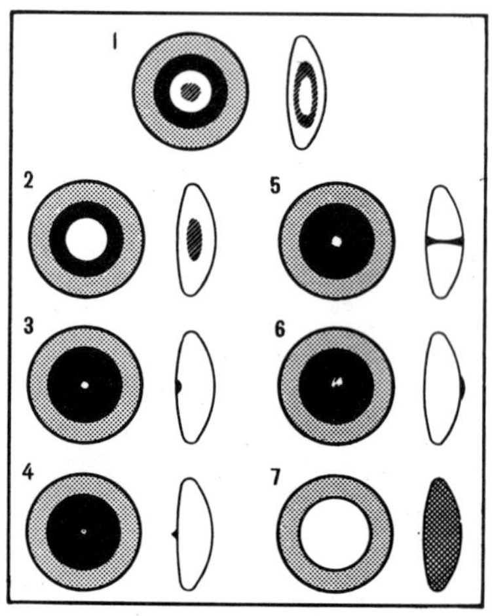

FIG. 1317. — Schéma des différentes opacités cristalliniennes (face et profil).
1. Cataracte zonulaire; 2. Cataracte nucléaire; 3. Cataracte polaire antérieure; 4. Cataracte pyramidale; 5. Cataracte fusiforme; 6. Cataracte polaire postérieure; 7. Cataracte totale (l'iris est en grisé). Les parties transparentes du cristallin sont reproduites en noir sur ce schéma.
(*D'après Morax.*)

générales, de la fatigue, d'une nutrition défectueuse, de lésions locales banales.

La cataracte dure sénile simple est la forme la plus habituelle. Elle atteint généralement les deux yeux; sa marche est régulière, sans lésion de la rétine; la guérison opératoire est facile, surtout si l'on agit de bonne heure.

La cataracte se manifeste d'abord par les signes subjectifs précédemment énumérés, et surtout par des mouches volantes et un trouble visuel croissant. Puis la pupille, au lieu d'être d'un noir pur, devient grisâtre, soit uniformément, soit par taches ou par secteurs. Ces détails sont très visibles à l'éclairage latéral de l'œil. Enfin, l'aspect gris laiteux de la pupille devient très visible à l'extérieur et, quand la cataracte atteint sa maturité, elle donne à l'œil l'apparence d'un œil de poisson cuit.

On n'intervient souvent que lorsque la cataracte est complète, *mûre,* parce qu'elle se détache plus facilement de l'enveloppe capsulaire et permet d'éviter les cataractes secondaires consécutives; on reconnaîtra la maturité de la cataracte à ce fait que l'éclairage latéral de l'iris ne projette plus l'ombre de celui-ci sur la face opacifiée du cristallin. L'extraction du cristallin dans sa capsule, qui est l'opération la plus fréquente actuellement, permet d'intervenir avant la maturité complète de la cataracte.

Traitement. I. *Médical.* — Il est presque illusoire; on conseille des bains d'œil avec une solution iodurée à la dose de 2 à 3 g p. 100 d'eau distillée, mais leur efficacité est douteuse; vitamines, opothérapie.

II. *Chirurgical.* — Il consiste dans l'extraction du cristallin.

Pour cela, on pratique une incision au niveau du limbe qui s'étend sur la moitié supérieure du pourtour cornéen.

L'iris est ensuite sectionné à sa partie supérieure.

Puis, selon les cas, le cristallin sera extrait dans la capsule ou hors de sa capsule.

Selon la première technique, une pince ou une ventouse sera appliquée sur la capsule cristallinienne, que des tractions appropriées détacheront de ses attaches au muscle ciliaire. La capsule et le cristallin qui y est inclu sortiront facilement par la brèche limbique.

Selon la seconde technique, un crochet déchire la capsule cristallinienne, des pressions et contre-pressions font saillir le cristallin hors de sa capsule et l'amènent hors du globe. La capsule contient alors des masses molles opalescentes qui doivent être retirées par aspiration.

Dans 25 p. 100 des cas, la capsule restante s'opacifie dans les semaines qui suivent, ce qui nécessite une seconde opération, d'ailleurs très bénigne, pour ouvrir une brèche dans cette *cataracte secondaire.*

Après l'opération, le malade devra rester alité quelques jours, les deux yeux bandés. Rapidement, l'œil non opéré sera laissé libre.

La figure 1318 montre les divers temps de l'extraction du cristallin cataracté. Quand il persiste des restes de cataracte après l'opération, sous forme de *cataracte secondaire,* on pratique une opération spéciale pour déchirer la membranule ainsi formée.

Une fois la cicatrisation terminée, une acuité visuelle suffisante peut être obtenue par le port de verres convexes de 10 à 12 dioptries.

X. ŒIL (maladies de l'iris ou Iritis) [*fig.* 1319]. — Causes principales. Rhumatismes, syphilis, blennorragie, infection de voisinage (dentaire, rhinopharyngée), blessure, corps étranger, tuberculose; l'iritis tuberculeuse, peu douloureuse, évolue à bas bruit, mais l'infection tend à envahir les régions voisines.

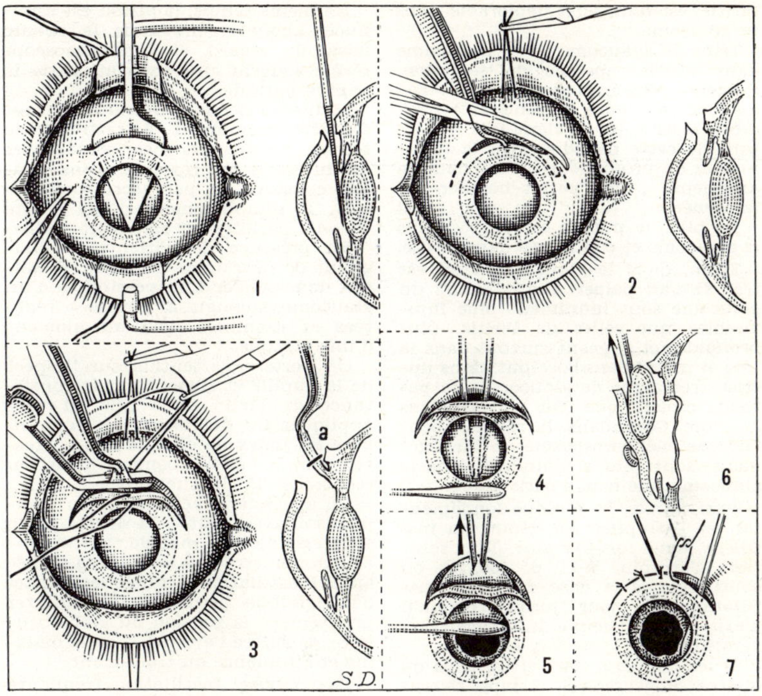

Fig. 1318. — Extraction intra-capsulaire de la cataracte (œil droit).

1. Ouverture du globe à la pique; 2. L'incision est agrandie; 3. Pose des fils de sécurité et iridectomie périphérique (*a*, niveau de la section de l'iris); 4. La pince a saisi le cristallin; 5. Le cristallin apparaît; 6. L'extraction vue en coupe; 7. Etalement de l'iris et suture de la plaie.

L'âge adulte est l'âge des iritis idiopathiques, syphilitiques ou rhumatismales. On n'observe guère cette maladie pendant l'adolescence, pas plus que dans la vieillesse.

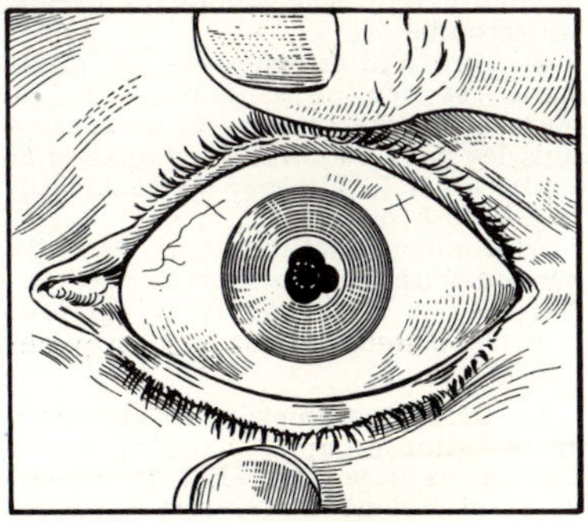

Fig. 1319. — Iritis.

Signes. L'iritis aiguë s'annonce par des douleurs dans l'œil, et qui s'irradient au front et à la tempe.

En même temps, il existe de la photophobie et du larmoiement quand on cherche à ouvrir l'œil. La rougeur est marquée surtout au pourtour de la cornée, et, de plus, l'iris apparait terne et comme rouillé sur les yeux bruns. Il n'y a aucune sécrétion de la conjonctive, rien que des larmes en abondance.

L'iris malade tend à adhérer par son bord pupillaire à la face antérieure du cristallin. Après guérison, la pupille reste souvent déformée, et l'on y voit des points noirs, traces d'anciennes adhérences; parfois même, ces adhérences ou synéchies empêchent une dilatation normale de la pupille après instillation d'atropine; elle prend alors une forme irrégulière (pupille en trêfle).

Les récidives sont fréquentes. Ces poussées iritiques peuvent à la longue entraîner des complications graves : cataracte ou hypertension secondaires.

Il est important de connaître les signes qui permettent de distinguer l'iritis aiguë d'une conjonctivite, d'une part, et d'un glaucome, d'autre part.

Ce sont là des erreurs de diagnostic fréquemment commises; et rien n'est plus grave, car le traitement propre à chacune de ces maladies devient dangereux s'il est appliqué aux deux autres.

Il est assez facile de distinguer l'iritis d'une conjonctivite. L'existence d'une sécrétion purulente ou mucopurulente pathognomonique de la conjonctivite manque absolument dans l'iritis. De plus, la douleur de la conjonctivite consiste essentiellement dans une sensation de gravier, localisée sous les paupières; dans l'iritis, ce sont des douleurs irradiées au front et à la tempe.

Enfin, la rougeur de la conjonctivite est générale et de teinte vermillon, tandis que celle de l'iritis, plus sombre, se limite au pourtour du limbe cornéen.

Le diagnostic avec le glaucome est un peu plus malaisé, mais il est essentiel à établir, car l'atropine, qui est le remède par excellence de l'iritis, est d'un effet déplorable dans le glaucome.

Dans le glaucome, il y a, comme dans l'iritis, absence de sécrétion, rougeur périkératique, aspect terne de l'iris, douleurs profondes et irradiées. Mais il est un signe très important de cette maladie, c'est la diminution de profondeur de la chambre antérieure : l'iris paraît bomber sur la cornée.

De plus, la pupille est dilatée dans le glaucome et contractée dans l'iritis.

Enfin, dans le glaucome, l'œil est *très dur* au palper. Les douleurs du glaucome sont infiniment plus intolérables que celles de l'iritis, plus profondes et siégeant surtout dans la tête et même dans l'occiput; dans une crise très aiguë de glaucome, les patients croient que leur mal est dans le crâne. Cependant, la rougeur oculaire, le blépharospasme, le larmoiement, sont plutôt moindres dans le glaucome que dans l'iritis aiguë.

TRAITEMENT. Le topique fondamental est l'atropine. Au début, on instillera, 4 et 6 fois par jour, de la solution d'atropine à 1 p. 100, et on continuera, à la dose de 1 à 2 instillations par jour, jusqu'à ce qu'il n'existe plus aucune injection périkératique.

Si les douleurs sont vives, trois ou quatre sangsues à la tempe réussiront à les calmer; l'injection intraorbitaire d'alcool à 60° serait encore plus efficace. Il sera essentiel de rechercher la cause de l'iritis et de la traiter. Il est à noter que le cyanure de mercure en injection intraveineuse est efficace non seulement dans l'iritis syphilitique, mais dans beaucoup d'iritis de cause mal connue dites « iritis idiopathiques ».

Le malade, pendant la durée des phénomènes aigus, portera un bandeau noir, des lunettes fumées, ou même se confinera à la chambre noire.

Glaucome. — Le *glaucome aigu*, foudroyant, est tellement douloureux, la perte de la vision si complète et si rapide, que l'erreur ne peut être de longue durée, car les patients, en proie à des souffrances intolérables, ne tardent pas à recourir à un spécialiste.

Il en est autrement pour le *glaucome subaigu*. Celui-ci procède par poussées, souvent légères, qui consistent en ce que l'œil devient un peu sensible à la lumière, rougit faiblement, se voile légèrement et temporairement; en même temps, les patients ressentent une douleur, *non pas dans l'œil, mais au front et à la tempe*, ce qui leur fait croire qu'il s'agit de douleurs névralgiques du cuir chevelu.

Un phénomène caractéristique des prodromes du glaucome est que les sujets atteints voient autour des lumières comme des arcs-en-ciel, *des auréoles irisées*.

Au bout de plusieurs de ces attaques, il en survient ordinairement une plus forte qui, s'accompagnant d'un trouble sérieux de la vision, amène le patient à se faire examiner l'œil. On trouve alors les traits distinctifs du glaucome : œil dur au toucher, pupille ovale et immobile, reflet glauque du cristallin, rougeur périkératique très modérée.

En même temps, la vision est diminuée, abolie même dans le champ nasal du regard, et l'ophtalmoscope révèle souvent une excavation de la papille optique.

Malheureusement, le traitement est souvent impuissant à rattraper le terrain perdu lors des précédentes atteintes. Ce qui reste de vision peut être conservé, un peu accru quelquefois; le rétablissement d'une acuité visuelle parfaite est rarement réalisé.

En présence de patients se plaignant de névralgies frontales, il faudra donc songer à la possibilité d'un glaucome subaigu à poussées répétées et examiner l'œil au moment d'une attaque.

On portera l'attention sur l'aspect de la pupille et surtout sur la consistance de l'œil; pour cela, il faut appliquer les doigts sur le front et, avec les index de chaque main, presser sur le globe comme pour en rechercher la fluctuation.

On appréciera facilement, par comparaison avec l'autre, la dureté ou la souplesse de l'œil malade.

Le tonomètre appliqué sur la cornée après l'instillation de quelques gouttes d'analgésique permettra de mesurer précisément la tension du globe oculaire, de suivre l'évolution de la maladie et l'influence du traitement.

TRAITEMENT. Instillation fréquente de collyres myotiques. L'ésérine à 1 p. 100 est indiquée au moment des crises, car son action est plus énergique que celle de la pilocarpine; cette dernière substance, à 1 ou 2 p. 100, s'emploiera dans l'intervalle des crises ou dans les cas où l'ésérine est mal supportée. Acide nicotinique (3 cg par la bouche).

Lorsque, malgré les myotiques, l'œil reste dur et que les douleurs persistent, on ne devra pas attendre pour pratiquer une opération destinée à détendre l'œil : sclérotomie ou, mieux, iridectomie.

Si l'on n'intervient pas, le glaucome est destiné à poursuivre une marche progressive. Or, on ne compte plus les yeux atteints de glaucome et conservés à la vue par une iridectomie faite à propos.

Le glaucome jouit encore de cette particularité d'être fortement influencé par l'état moral. Il survient plus fréquemment chez les nerveux et les émotifs.

XI. ŒIL (maladies de la choroïde, de la rétine et du nerf optique). — CAUSES PRINCIPALES. Mal de Bright (V. REINS : *Néphrite chronique*), artériosclérose, diabète, alcoolisme, syphilis, abus du tabac, tuberculose, tumeur du cerveau et certaines causes locales : traumatisme, action d'une lumière intense, éclipses du soleil, fulguration, etc.

SIGNES. Ils ne peuvent être déterminés qu'après examen à l'ophtalmoscope par un spécialiste, et sont, en résumé, les suivants.

I. *Choroïdites*. — Taches exsudatives d'un blanc jaunâtre, entourées parfois de pigment noir, disséminées dans tout le fond de l'œil. Lorsqu'elles se localisent à la région maculaire, on a affaire à une choroïdite maculaire; quand elles prédominent à la périphérie, il s'agit d'une choroïdite périphérique diffuse ou aréolaire, selon la disposition des lésions. Parfois, tuberculome de la choroïde.

Sensations lumineuses (étincelles, croissants, boules), mouches volantes, lumineuses ou non, douleurs frontales; diminution de la vision, soit générale (choroïdite généralisée), soit de la vision centrale (choroïdite maculaire). Dans ce dernier cas, il existe parfois de la métamorphopsie ou déformation des objets vus, ce qui tient à l'altération des cônes au niveau de la macula.

II. *Rétinites*. — Taches, sanguines le plus souvent, ou d'un blanc éclatant. Les taches sanguines affectent diverses formes : en nappes, en flammèches, le long des vaisseaux sanguins, en pointillés disséminés un peu partout.

La rétinite est souvent associée à la choroïdite : chorio-rétinite myopique, chorio-rétinite pigmentaire (caractérisée par la présence de taches noires offrant une forme étoilée).

Dans beaucoup de rétinites, la vue baisse progressivement; un signe important de rétinite est l'*héméralopie*, qui est caractérisée par la mauvaise vision aux faibles éclairages, notamment à la tombée de la nuit.

Les lésions des vaisseaux rétiniens entraînent des troubles visuels divers allant jusqu'à la cécité brutale (oblitération de l'artère ou de la veine centrale, capillarose, etc.).

L'œdème de la rétine se voit à la suite d'un traumatisme ou dans les hypertensions intracrâniennes.

Décollement de la rétine (*fig.* 1320). — S'observe soit chez un individu ayant une forte myopie, soit parfois après un traumatisme; disparition plus ou moins brusque et plus ou

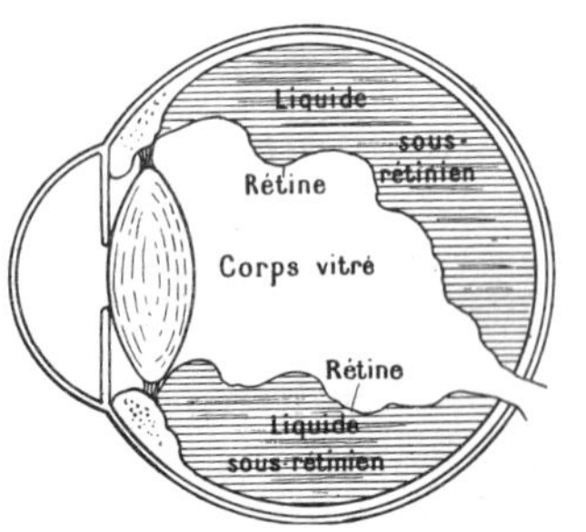

FIG. 1320. — Décollement total de la rétine. (Un liquide existe entre la rétine et la choroïde.)

moins absolue de la vision, souvent avec amélioration transitoire au réveil. A l'ophtalmoscope : aspect bleuâtre de la rétine décollée, qui souvent flotte comme un drapeau. En un point, on voit la tache rouge de la déchirure rétinienne.

Gliome de la rétine. — Tumeur maligne survenant chez les jeunes enfants. Evolution très rapide et fatale si l'œil n'est pas énucléé dès le tout début de la maladie. Atteint assez souvent d'emblée ou successivement les deux yeux. Maladie terrible, mais heureusement rare.

III. *Nerf optique*. — Le nerf optique, ou plutôt la papille optique, qui est sa partie visible à l'ophtalmoscope, peut être rouge et enflammé (névrite), gonflé (névrite œdémateuse)

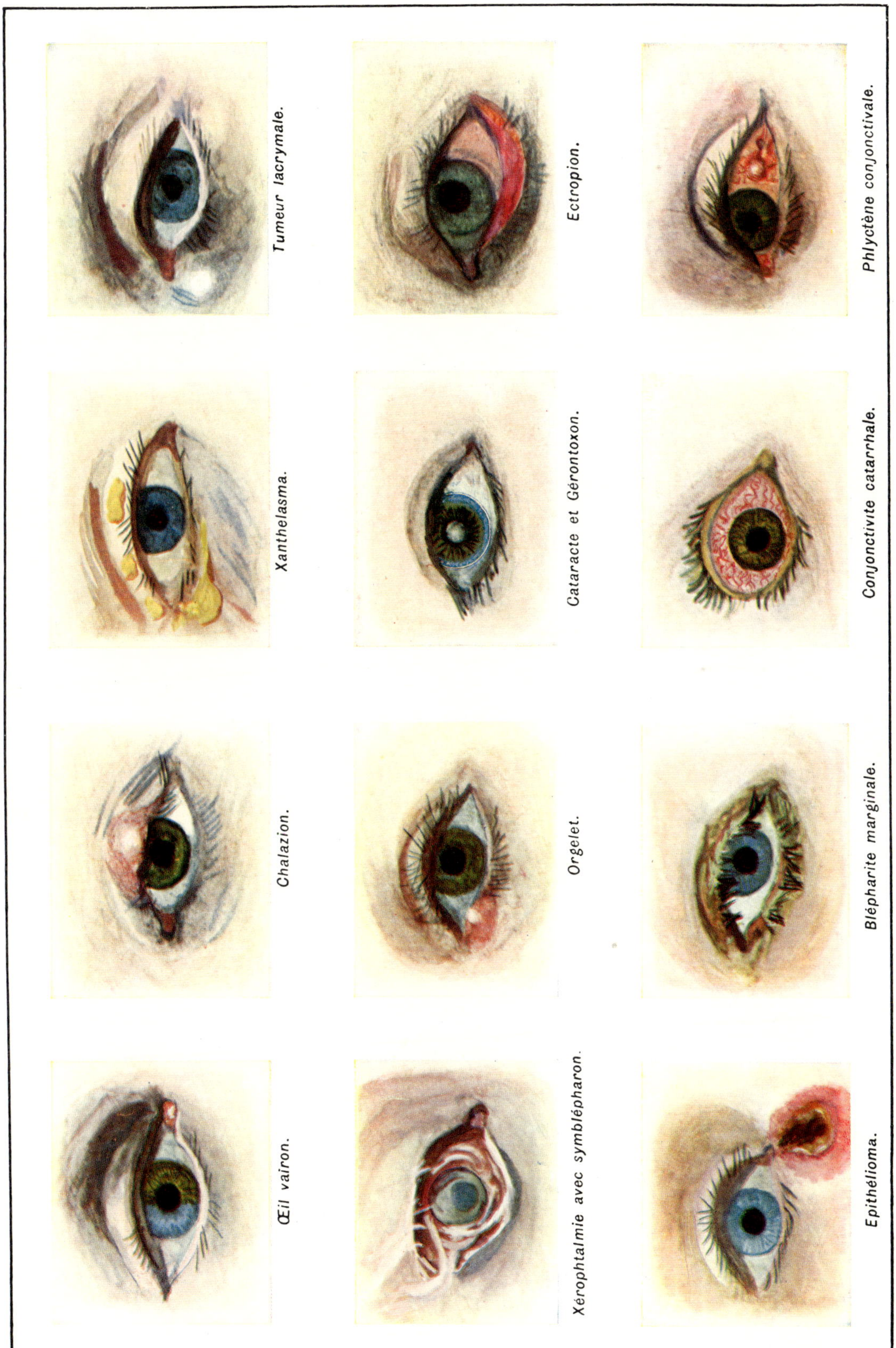

Tumeur lacrymale.

Ectropion.

Phlyctène conjonctivale.

Xanthelasma.

Cataracte et Gérontoxon.

Conjonctivite catarrhale.

Chalazion.

Orgelet.

Blépharite marginale.

Œil vairon.

Xérophtalmie avec symblépharon.

Epithélioma.

Maladies de l'œil.

D'après nature et d'après les cires de M. Jumelin. (Tramond-Rouppert, édit.)

ou atrophié en totalité ou partiellement; dans ce cas, la papille optique devient blanche et ses vaisseaux diminuent de calibre.

L'examen de la papille fournit de précieuses indications dans l'hypertension intracrânienne (méningites, tumeurs du cerveau), les intoxications et un grand nombre de maladies cérébrales.

Amblyopies diverses. — Il existe des troubles visuels, sans lésions matérielles des membranes profondes ni

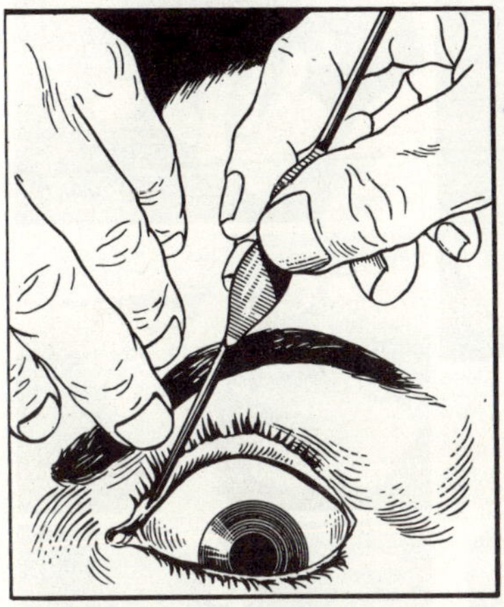

FIG. 1321. — Cathétérisme par le point lacrymal supérieur incisé.

du nerf optique, qu'on appelle des « amblyopies ». Ce sont souvent des amblyopies dues à l'atteinte des voies optiques; d'autres peuvent être dues à des intoxications diverses; la fixation du soleil pendant une éclipse

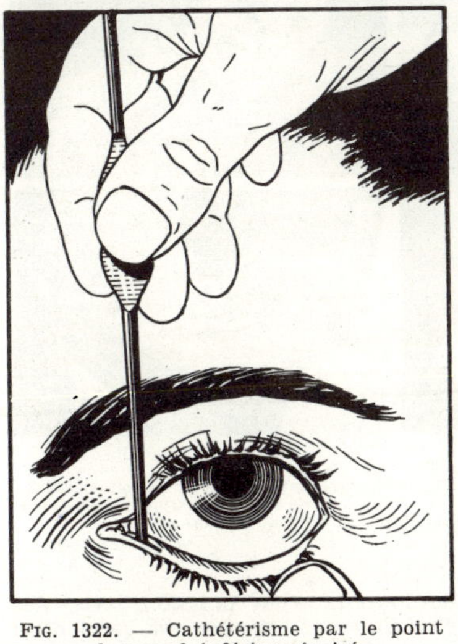

FIG. 1322. — Cathétérisme par le point lacrymal inférieur incisé.

peut causer un scotome central qui s'accompagne parfois de lésions maculaires ou optiques.

TRAITEMENT. Mercure et iodure de potassium, dont les doses seront déterminées par un oculiste. Bien qu'il ne s'agisse pas toujours de lésions syphilitiques, le mercure, soit en

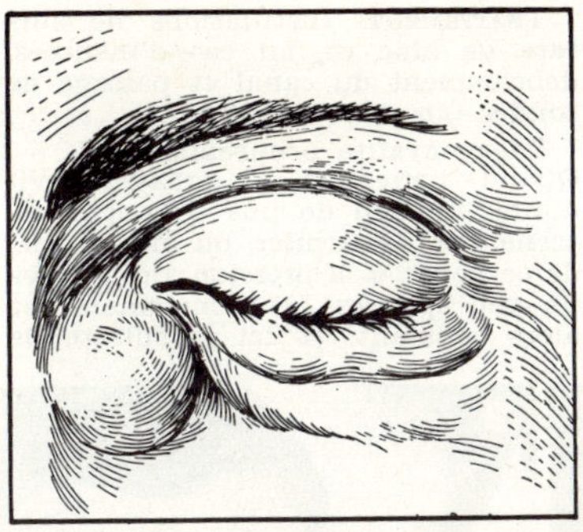

FIG. 1323. — Abcès du sac lacrymal.

injections générales, soit en injections localisées à l'œil, fait la base de toute la thérapeutique des affections du fond de l'œil. On l'emploie également en injections sous-conjonctivales dans les choroïdites maculaires, même des myopes.

XII. ŒIL (maladies de l'ensemble de l'œil). — Ophtalmie sympathique. — Accidents irritatifs ou inflammatoires survenant sur un œil alors que l'autre a été antérieurement blessé ou atrophié.

CAUSES. Ulcère de la cornée avec perforation, plaies pénétrantes et infectées du globe oculaire, corps étrangers intra-oculaires.

SIGNES. Ceux d'une irido-choroïdite; ils apparaissent au moins 14 jours après l'accident du premier œil, mais parfois des semaines ou des années après. La vision diminue; les douleurs sont nulles; la pupille est petite; des synéchies postérieures se forment, et l'œil peut s'atrophier. Evolution essentiellement chronique.

TRAITEMENT. I. *Préventif.* — Le seul traitement capable d'enrayer le développement de cette redoutable complication, c'est l'énucléation de l'œil blessé, s'il a perdu toute vision, *avant* l'apparition de l'ophtalmie sympathique, car une fois celle-ci déclarée, il est trop tard.

II. *Curatif.* — Instillations de sulfate d'atropine, injections sous-conjonctivales de cyanure de mercure à 1/1 000, injections d'arsénobenzol, sérothérapie diphtérique. La cortisone s'est montrée remarquablement efficace dans des cas d'ophtalmie sympathique, au début.

Glaucome. — Voir plus haut.

Panophtalmie. — Cest l'infection de l'œil dans son ensemble et notamment du corps vitré.

CAUSE. Plaie pénétrante du globe, ulcère de la cornée, septicémie.

TRAITEMENT. Essayer la pénicilline et les sulfamides. En cas d'échec, énucléation.

XIII. ŒIL (Mycoses de l'). — L'œil peut être envahi par les divers champignons qu'on observe également dans la peau, le poumon (aspergillose, sporotrichose, teigne trichophytique). [V. MYCOSES.] Le diagnostic ne peut être fait que par l'examen microscopique et la culture.

Kératomycose. — C'est un léger traumatisme de la cornée, par un fétu de paille par exemple, qui apporte sur cet organe le champignon (*Aspergillus* ou *Penicillium*). La lésion est constituée par une zone blanchâtre, qui s'ulcère plus tard avec les signes de la *kératite* (v. plus haut), pouvant aboutir à une opacification définitive d'une partie de la cornée (taie).

Sporotrichose. — Elle peut atteindre les *paupières*, se caractérisant par des ulcérations non douloureuses, la *conjonctivite*, sous forme de taches jaunâtres et d'érosions avec induration profonde des paupières. Dans les deux cas, il existe une adénite marquée en avant des oreilles.

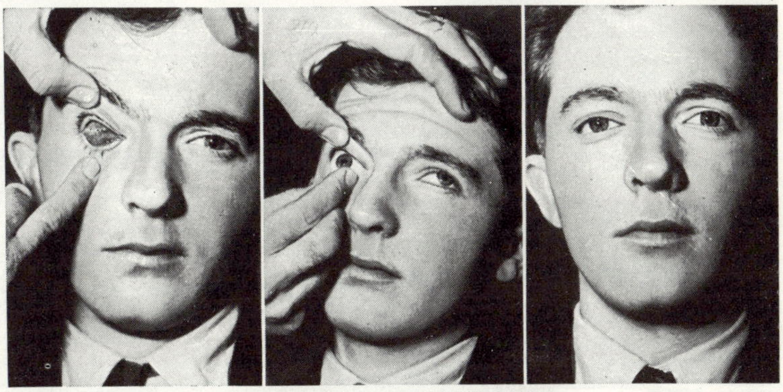

FIG. 1324. — Pose d'un œil artificiel.
De gauche à droite : la cavité oculaire sans prothèse; engagement de la prothèse dans la cavité; prothèse en place. (*Phot. Fournier.*)

Teignes. — Très rares; le diagnostic est fait par la coïncidence de lésions sur le cuir chevelu.

TRAITEMENT. Iodure de potassium à l'intérieur, 4 à 8 g, et traitement local avec la liqueur de Lugol.

XIV. ŒIL (maladies de l'appareil lacrymal ou Dacryocystites) [du gr. *dakruon*, larme, et *kustis*, sac] (pl. en couleurs). — Inflammation du sac et du canal des larmes, qui descend de l'angle interne de l'œil jusque dans les fosses nasales.

Dacryocystite des enfants nouveau-nés. — Vers le dixième jour après la naissance, il existe un peu de conjonctivite (v. *Conjonctivite à pneumocoques*). En pressant dans l'angle du nez et de la joue, au-dessous de l'œil, on fait sortir du pus jaunâtre des points lacrymaux. Un abcès et même une *fistule* (v. plus loin) peuvent être la suite de cette lésion.

CAUSE. Retard dans l'ouverture de l'orifice nasal ou conduit lacrymal.

PREMIERS SOINS. Instillation d'une solution de sulfate de zinc (50 mg p. 100) et sondage du canal.

Dacryocystite des adultes. — C'est chez l'adulte que les affections des voies lacrymales acquièrent le plus d'intensité et de fréquence. Ces affections, qui dépendent toutes d'une étroitesse ou d'un rétrécissement des canaux lacrymaux ou du canal nasal, vont en croissant d'importance et de gravité, depuis le larmoiement simple jusqu'au phlegmon du sac lacrymal.

Larmoiement simple. — L'œil est simplement humide et larmoyant, soit constamment, soit seulement à l'air et au vent froid. Pas de suppuration ni de larmes épaisses.

TRAITEMENT. Instillations de sulfate de zinc et, en cas d'insuccès, débridement du canal et passage de sondes (*fig.* 1321 et 1322).

Dacryocystite proprement dite. — Quand l'affection s'aggrave, l'œil donne un peu de pus à l'angle interne, vers le larmier, ou bien il sort de ce point, à la pression, des larmes un peu épaisses. Le larmoiement est alors constant, et ici le sulfate de zinc n'a plus d'action. Il faut débrider largement, passer des sondes et même désinfecter par des lavages le conduit nasal.

Dans la dacryocystite chronique, le sac lacrymal est toujours élargi et dilaté parfois, il est tellement distendu qu'il forme une tumeur à l'angle interne de l'œil : c'est la tumeur lacrymale. Cette variété est justiciable d'une opération radicale d'ablation, qui supprime le foyer infectieux, mais le larmoiement persiste. Une opération fort délicate permet d'aboucher le sac lacrymal directement avec les fosses nasales et rétablit l'évacuation normale des larmes.

Phlegmon et fistule lacrymale. — Souvent, à la suite d'une infection intercurrente ou d'un coup de froid, la dacryocystite devient aiguë et phlegmoneuse.

L'angle interne des paupières se montre alors gonflé, rouge et très douloureux à la pression, avec des élancements. L'aspect est celui d'un érysipèle de la face, avec lequel on peut le confondre. C'est le *phlegmon du sac*. Le gonflement, cependant, devient de plus en plus marqué au niveau de l'angle interne, et là se forme bientôt une tumeur fluctuante ou *abcès lacrymal* (*fig.* 1323), qui ne laisse plus de doute pour le diagnostic. Si les choses suivent leur cours, l'abcès finit par s'ouvrir au dehors par une ouverture déchiquetée

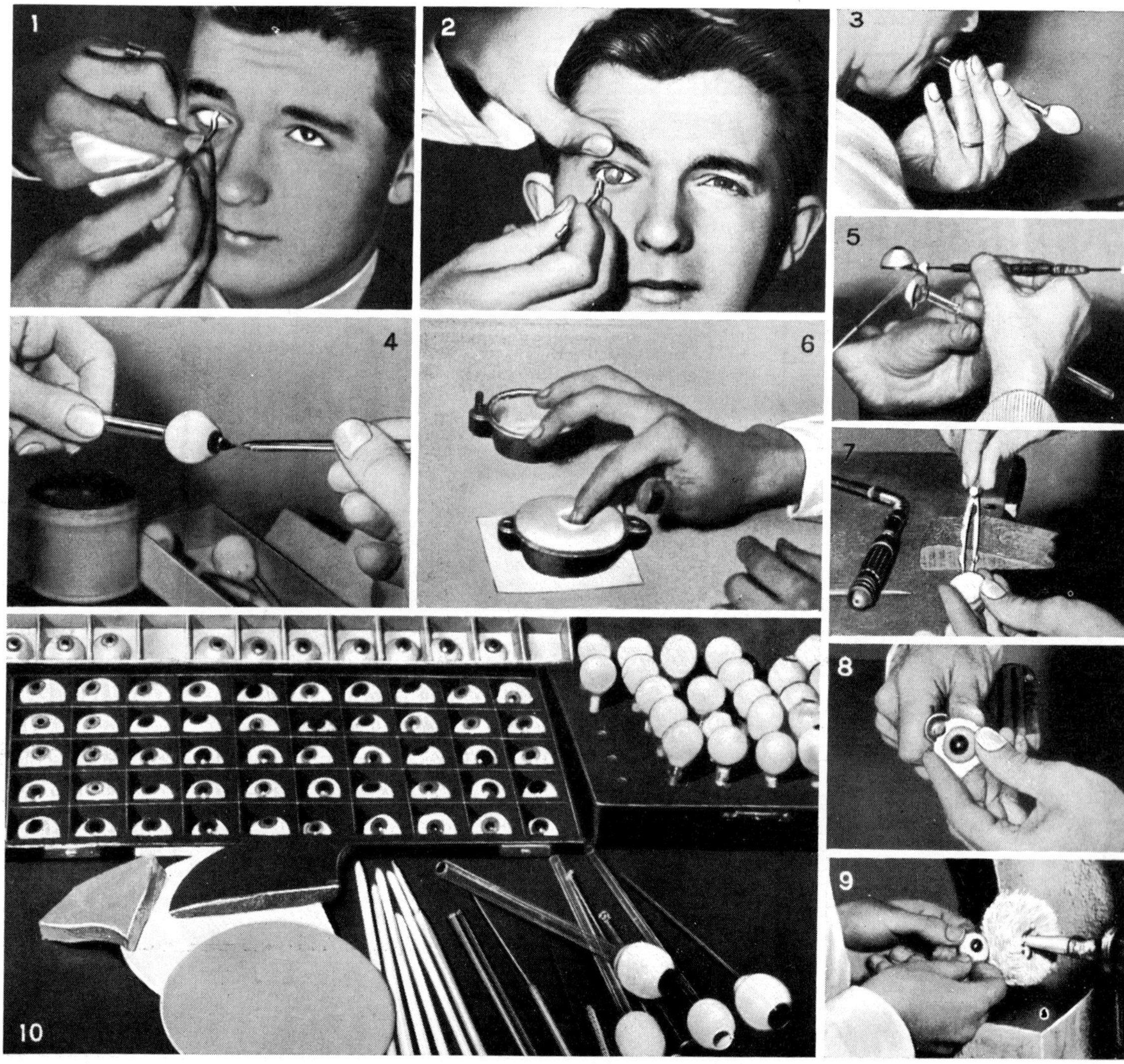

FIG. 1325. — Fabrication des yeux artificiels.

1. Moulage de l'orbite sur le sujet; 2. Tracé de l'emplacement de l'iris; 3. Soufflage d'une sclérotique en émail; 4. Montage de l'iris dans la sclérotique préalablement perforée; 5. Découpage de l'ébauche au chalumeau; 6. Moulage de l'empreinte dans du plâtre spécial; 7. Tracé de l'iris sur la sclérotique en plastique; 8. Ebarbage de la prothèse après polymérisation; 9. Polissage; 10. Matières premières, sclérotiques, ébauches, types de couleurs et formes.

(*Phot. Fournier.*)

de la peau : c'est la *fistule lacrymale*. Il est mauvais de laisser une fistule se former d'elle-même, et l'ouverture chirurgicale de l'abcès est de beaucoup préférable.

Auparavant, on cherchera à faire avorter le phlegmon par des applications émollientes de cataplasmes de fécule arrosés d'eau blanche, et par l'administration de sulfamides.

XV. ŒIL (maladies de l'appareil moteur). — **Paralysies.** — Chez les adultes, on observe, avec plus de fréquence qu'aux autres âges de la vie, des *paralysies* des muscles de l'œil.

CAUSES. Traumatisme orbitaire ou crânien. Syphilis, en particulier sous forme de tabès. Méningite, surtout tuberculeuse. Encéphalite, sclérose en plaques. Lésion vasculaire cérébrale chez un hypertendu ou un diabétique. Tumeur du cerveau.

La paralysie isolée de l'accommodation a pour causes principales : la diphtérie, le botulisme, l'encéphalite léthargique. Si la pupille est très dilatée, elle peut être due à une instillation de collyre contenant de l'atropine.

Les paralysies oculaires ne se manifestent pas toujours par le signe évident de la diplopie ou vision double; le plus souvent même, et surtout au début, les malades ne se plaignent que de voir trouble. Toutefois, leur attitude, leur port de tête (tête penchée ou contournée), leur remarque que la diplopie apparaît dans certaines conditions, ne permettent pas une longue hésitation.

L'examen de la diplopie, en plaçant un verre rouge devant un œil et en faisant fixer une bougie à distance, lèvera tous les doutes. D'autres fois, la paralysie est limitée au releveur de la paupière; celle-ci ne peut se soulever, et cet état est connu sous le nom de *ptôsis*.

Le traitement des paralysies oculaires varie avec leur cause.

En dehors du traitement causal qui est essentiel, on pourra administrer de la vitamine B_1 à forte dose, un peu de strychnine à dose progressive.

XVI. ŒIL (hygiène générale). — La préoccupation de garantir les yeux de toute atteinte et de prévenir ainsi la cécité tient une très grande place dans l'esprit de nombre de gens. Cette préoccupation, qui n'est justifiée que dans certains cas, très rares en somme, est ordinairement exagérée; elle conduit à des mesures préventives bien superflues.

Il faut surtout que la correction optique soit la meilleure possible. Un œil qui voit sans effort n'est normalement ni rouge ni douloureux. Les soins préventifs (lavages, bains) sont alors inutiles ou nuisibles.

Les soins d'hygiène consisteront à éviter la trop grande lumière, les poussières, les corps étrangers, et, éventuellement, à porter les verres protecteurs appropriés.

L'éclairage artificiel ne doit pas être trop vif et surtout ne doit pas frapper *directement* les yeux.

Il faut, avant tout, pour un travail de bureau ou un exercice prolongé de couture, un éclairage de moyenne intensité. V. ÉCLAIRAGE.

L'attitude au travail doit être surveillée de façon que l'objet regardé se trouve toujours à la distance comprise entre 30 et 40 cm de l'œil. Certaines amétropies ne peuvent être parfaitement corrigées, ce qui entraîne une fatigue visuelle qui peut être calmée par des compresses humides, des bains d'yeux dans un liquide chaud ou frais (infusions de plantes ou simplement eau bouillie salée). Certaines peaux supportent mal les applications humides; il faudra donc toujours bien sécher la peau après l'avoir mouillée, et au besoin la talquer.

Une bonne hygiène des dents et du rhinopharynx évitera un grand nombre de maladies oculaires.

Œil artificiel. — Les yeux artificiels (*fig.* 1324, 1325) sont fabriqués en émail ou en matière plastique d'une façon si parfaitement semblable à des yeux sains qu'il est souvent difficile de s'apercevoir de la substitution lorsque ces pièces sont placées sur un moignon suffisant et que les muscles qui meuvent l'œil n'ont pas été altérés.

SOINS SPÉCIAUX. Enlever l'œil artificiel la nuit et le placer dans de l'eau; laver les paupières chaque soir, et, en outre, une ou deux fois dans la journée s'il se produit un peu d'irritation. Dès que l'émail n'a plus son poli, remplacer la pièce artificielle (une bonne pièce doit durer huit mois).

On peut aussi porter la nuit un œil artificiel plus petit, ce qui : 1° ménage la pièce de jour; 2° conserve à l'orbite l'habitude nécessaire, tout en donnant aux paupières, pendant le sommeil, un repos utile; 3° maintient le côté esthétique, non négligeable. La substitution des deux pièces doit s'effectuer après un lavage soigné.

On emploie généralement pour la désinfection des yeux artificiels l'ébullition, mais ce procédé est lent. Coulomb conseille l'immersion rapide (sept secondes) dans une solution iodo-iodurée à 1 p. 300, suivie d'un rinçage à l'eau bouillie.

ŒIL-DE-PERDRIX. — Cor interdigital, rendu mou par la macération.

ŒILLÈRE. — Ce mot a deux acceptions.

Œillère (dent). — On donne ce nom aux deux canines de la mâchoire supérieure, parce que l'extrémité de leur racine est assez rapprochée de l'orbite.

Œillère (bassin). — Petit vase employé pour baigner l'œil (*fig.* 1326).

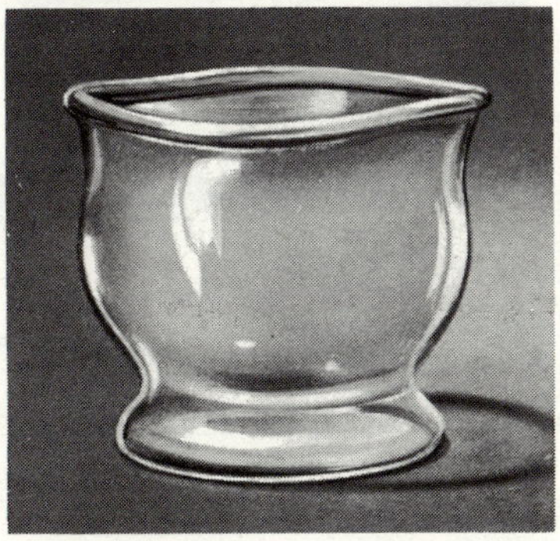

FIG. 1326. — Œillère.

ŒILLET ROUGE. — Plante (*Dianthus caryophyllus*) de la famille des Caryophyllacées, dont les fleurs fournissent un sirop qu'on prend à la dose de 15 à 60 g et qui est propre à calmer la soif des fébricitants et à stimuler leurs fonctions cutanées.

ŒILLETTE. — Nom vulgaire du pavot cultivé (*Papaver somniferum*), qu'on trouve spécialement dans le Nord. On en retire une huile siccative et non narcotique qu'on emploie comme huile à manger sous le nom d' « huile blanche ». Elle sert souvent à falsifier l'huile d'olive.

ŒNANTHE (Ciguë aquatique, Navet du diable). — Plante de la famille des Ombelliféracées. Les deux principales espèces indigènes sont l'œnanthe phellandrie (*Œnanthe phellandrium* [v. pl. en couleurs à PLANTES DANGEREUSES] et l'œnanthe fistuleuse (*Œ. fistulosa*), qui croissent dans les endroits marécageux; leurs feuilles peuvent être confondues avec celles du céleri. Leur racine a été prise pour une racine comestible.

Empoisonnement. — SIGNES. Chute brusque, avec cri perçant; vomissements, face verdâtre, perte de connaissance : celle-ci peut être précédée de sensations de brûlure dans la bouche et le nez; vertiges, secousses dans les muscles, coliques. Puis, le malade rend une écume sanglante, a des contractions et des convulsions et de la gêne respiratoire.

La guérison peut se produire sans que le malade ait le souvenir de la crise.

TRAITEMENT. Faire vomir et purger, réchauffer par des bouillottes chaudes et des sinapismes sur les membres.

ŒNOLÉ. — Préparation pharmaceutique dont l'excipient est le vin.

ŒSOPHAGE (du gr. *oisô*, futur irrég. de *osein*, porter, et *phagein*, manger). — Tube musculo-membraneux reliant le pharynx à l'estomac.

I. ŒSOPHAGE (structure et fonctions). — L'œsophage (*fig.* 1327) a 25 cm de long sur 2 cm 1/2 de large; il fait suite au pharynx; son extrémité supérieure (bouche œsophagienne) est située au niveau du bord inférieur du cartilage cricoïde et répond en arrière à la 6e ou 7e vertèbre cervicale. Au cou, l'œsophage est en rapport en avant avec la trachée, en arrière avec le rachis, et sur les côtés avec le corps thyroïde, les artères carotides primitives et thyroïdienne inférieure, la jugulaire interne, le nerf récurrent et le grand sympathique.

Au thorax, il répond en avant à la bifurcation trachéale et aux ganglions trachéo-bronchiques, en arrière au rachis, dont il est séparé par le canal thoracique, les veines azygos, et par l'aorte à la partie inférieure. Sur les côtés, l'œsophage est au contact de la plèvre et des poumons et des nerfs pneumogastriques qui enlacent l'œsophage dans un plexus nerveux. L'œsophage traverse ensuite l'anneau œsophagien du diaphragme et s'ouvre dans le cardia à la hauteur de la 10e ou 11e dorsale.

Il présente normalement trois rétrécissements : 1° en arrière du cartilage cricoïde; 2° à la région supérieure de la poitrine, au niveau de la troisième vertèbre dorsale; 3° au point où il traverse l'anneau du diaphragme.

L'œsophage est irrigué par des *artères œsophagiennes* issues de la thyroïdienne inférieure et de l'aorte; les

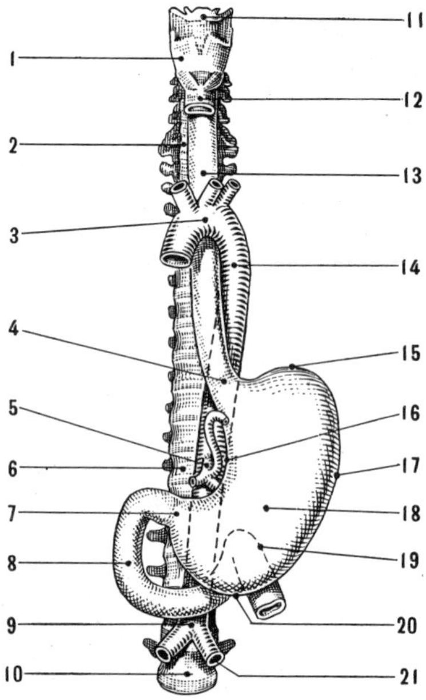

FIG. 1327. — L'œsophage et l'estomac dans leurs rapports avec le rachis et l'aorte (vue antérieure).

1. Larynx; 2. 7e vertèbre cervicale; 3. Crosse de l'aorte; 4. Cardia; 5. Tronc cœliaque; 6. 12e vertèbre dorsale; 7. Pylore; 8. Duodénum; 9. Aorte abdominale; 10. 5e vertèbre lombaire; 11. Os hyoïde; 12. Trachée; 13. Œsophage; 14. Aorte thoracique; 15. Grosse tubérosité; 16. Petite courbure; 17. Grande courbure; 18. Estomac; 19. Angle duodéno-jéjunal; 20. Petite tubérosité; 21. Artère iliaque primitive gauche.

veines se jettent dans les azygos et les thyroïdiennes inférieures. Il est *innervé* par le pneumogastrique et le sympathique.

L'œsophage est formé, de dedans en dehors : 1° par une *muqueuse* contenant des glandes qui sécrètent un liquide destiné à faciliter le glissement des aliments; 2° par deux couches de *muscles,* dont l'une, extérieure, est constituée par des fibres longitudinales, et l'autre, inférieure, par des fibres circulaires.

La contraction des premières rapproche l'un de l'autre les anneaux musculaires, qui, en se resserrant, poussent de haut en bas les aliments par des mouvements dits *péristaltiques.*

Dans les vomissements, l'action est inverse, et les mouvements sont dits alors *antipéristaltiques.*

II. ŒSOPHAGE (exploration). — **Palpation du cou.** — Elle permet de sentir une tumeur, lorsque celle-ci a déjà un développement important, ou bien une dilatation, lorsque l'œsophage est distendu par les aliments.

Radioscopie. — Elle donne des renseignements précieux sur le dépistage de corps étrangers, de rétrécissements; elle permet, grâce à l'injection d'une bouillie baritée, de localiser le siège du rétrécissement, de

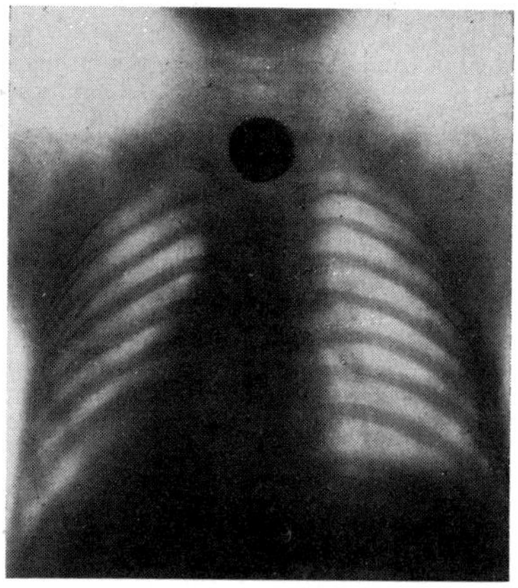

FIG. 1328. — Pièce de monnaie arrêtée à l'entrée de l'œsophage.
(*Radiogr. Massiot.*)

déceler sa forme, et de savoir s'il est unique ou multiple; elle met en évidence des diverticules.

Cathétérisme. — Procédé aveugle qu'on peut pratiquer dans certains cas, sous écran, avec une sonde opaque; contre-indiqué en cas de soupçon d'ectasie aortique.

Œsophagoscopie. — Application de l'endoscopie à l'examen de l'œsophage.

L'œsophagoscope se compose d'un tube (léger) cylindrique à extrémités émoussées et taillées en bec de flûte, de longueur variable et muni d'une source lumineuse. Ce tube, introduit après anesthésie locale du pharynx et de la bouche œsophagienne, permet de préciser avec netteté le siège et l'état des lésions de l'œsophage (corps étrangers, spasmes, rétrécissement, cancer) et de pratiquer sans danger une biopsie.

III. ŒSOPHAGE (maladies). — **Œsophagite.** — Inflammation de l'œsophage. Elle peut être *aiguë,* ulcéreuse, phlegmoneuse, suivant les cas, d'origine microbienne ou causée par une brûlure, par liquide trop chaud ou caustique.

Elle peut être *chronique,* causée par une irritation par le tabac, l'alcool, les poussières irritantes, la tuberculose, la syphilis et l'actinomycose.

SIGNES. Plus ou moins marqués suivant les genres de brûlures. Douleur très violente le long de l'œsophage; vomissements de sang; impossibilité d'avaler. Puis, peu à peu, les douleurs diminuent, mais le rétrécissement persiste.

TRAITEMENT. I. *Immédiat.* — Boissons neutralisantes. Si le liquide est acide : bicarbonate de soude et eau de chaux. S'il est alcalin : citron, eau acidulée, limonade sulfurique. Gastrotomie.

II. *Tardif* (quand le rétrécissement est constitué). — Séances de dila-

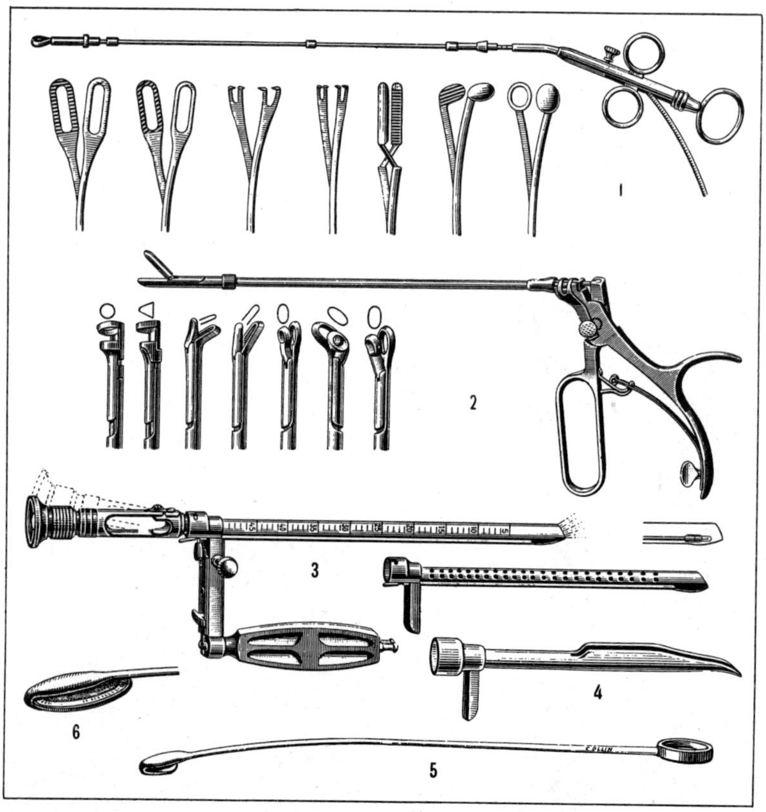

FIG. 1329. — Appareillage pour œsophagoscopie.

1. Pince de Brünings et instrumentation pour extraction des corps étrangers; 2. Manche universel et instruments opérateurs; 3. Œsophagoscope de Moulonguet à optique basculante et tube permettant le passage des instruments opérateurs; 4. Spatule de Brünings pour laryngoscopie; 5. Crochet extracteur du Pr Kirmisson, pour enfant; 6. Pour adulte.

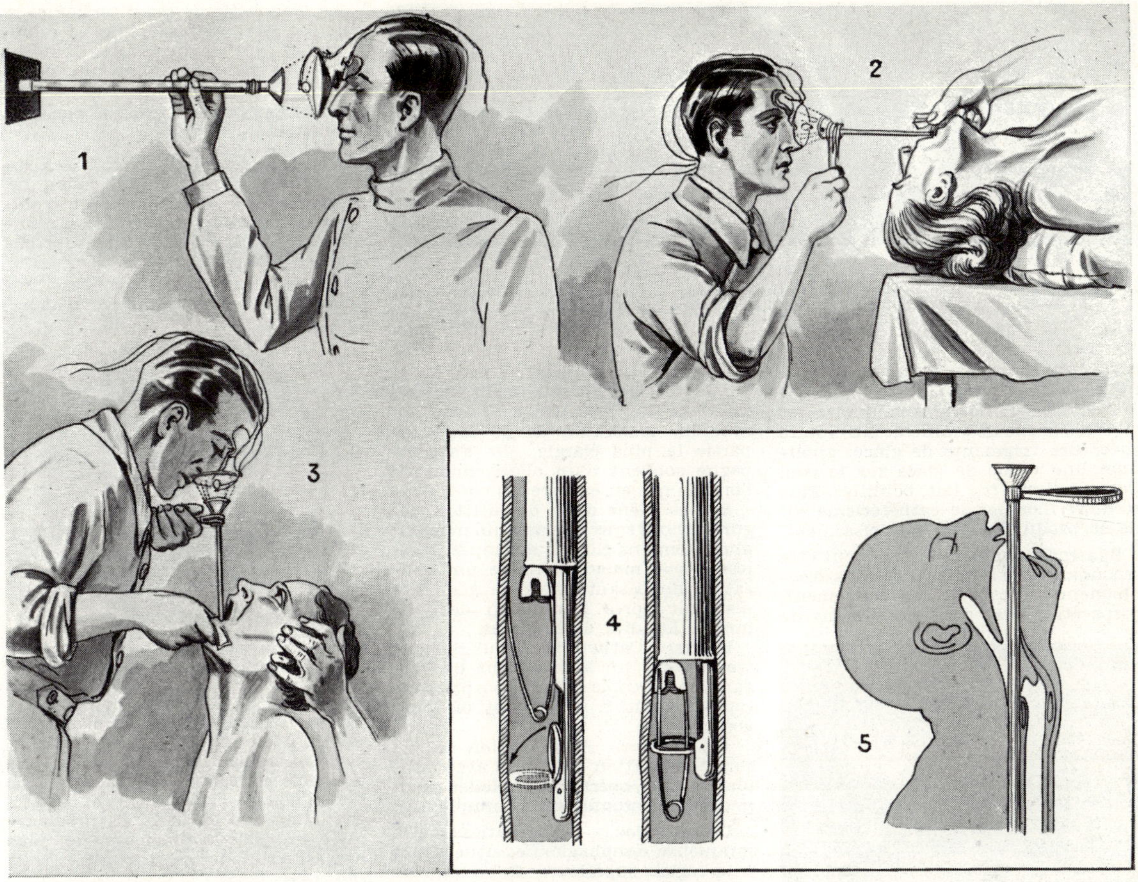

FIG. 1330. — Œsophagoscopie.
1. Eclairage à l'extrémité du tube d'exploration; 2. Examen de l'œsophage en position couchée; 3. En position assise; 4. Les deux temps d'extraction, avec le crochet spécial, d'une épingle de nourrice ouverte, dans l'œsophage; 5. Introduction du tube dans l'œsophage (schéma).

tation progressive sous le contrôle de l'œsophagoscope.

Corps étrangers. — Objets se fixant dans l'œsophage, qu'ils irritent et où ils peuvent à la longue provoquer une ulcération ou une perforation et, par suite, un rétrécissement cicatriciel.

CAUSES. Aliments (arête, os, noyau, morceau de viande très dure) ; objets avalés accidentellement (clou, épingle, monnaie, haricot, bille, embouchure de trompette, pièce dentaire ou râtelier) ; objets avalés volontairement (par les aliénés et les hystériques).

LÉSIONS. Sauf le cas des objets pointus, qui peuvent se fixer en un point quelconque, les autres s'arrêtent au niveau d'un des points où l'œsophage est normalement rétréci : en arrière du cartilage cricoïde du larynx, à la partie supérieure du thorax ou au niveau de l'orifice du diaphragme, que traverse le conduit œsophagien.

SIGNES. Au moment où l'objet est avalé, s'il est trop volumineux, il se produit une crise de suffocation avec toux et vomissement, qui généralement l'expulse; mais, si ce résultat n'est pas obtenu, l'enlèvement immédiat à l'aide de l'œsophagoscope s'impose, sous peine d'asphyxie.

Si l'objet est petit, au contraire, la sensation d'étranglement disparaît

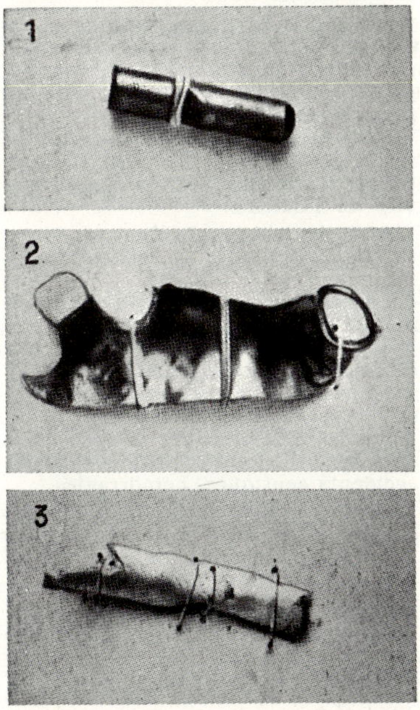

FIG. 1331. — Extraction de corps étrangers.
1. Sifflet extrait de la bronche droite, chez un enfant de 2 ans; 2. Dentier extrait de la trachée, chez une femme de 49 ans; 3. Os de lapin extrait de la bronche droite, chez un enfant de 16 mois.
(*Coll. du Dr Guisez.*)

peu à peu, et il persiste seulement une douleur siégeant en général en arrière du haut du sternum, quel que soit le point d'arrêt réel.

Cette douleur s'accroît quand on avale des liquides ou des aliments pâteux, qui, du reste, passent avec plus ou moins de difficulté. Puis, le malade rejette des mucosités sanglantes, son haleine devient fétide; l'ulcération est constituée. Si l'on n'intervient pas, il peut se produire une compression des organes voisins, avec gêne respiratoire, aphonie, cornage, ou une perforation, avec fièvre, hémorragie, broncho-pneumonie.

TRAITEMENT. *Corps de volume moyen et mousses récemment avalés.* — Refoulement dans l'estomac, avec la sonde chez l'adulte, le crochet de Kirmisson (*fig.* 1329) chez l'enfant, le malade étant placé devant un écran radioscopique, de façon à suivre la saisie du corps étranger. Extraction à l'aide de longues pinces, dont les mouvements sont contrôlés par l'œsophagoscopie.

Corps étrangers mousses ou de forme irrégulière avalés depuis longtemps. — Extraction à l'aide de l'œsophagoscope.

SIGNES. *Douleur* se produisant le long de l'œsophage, accrue par l'absorption des aliments; difficulté d'avaler, et même spasmes du conduit empêchant l'introduction des aliments

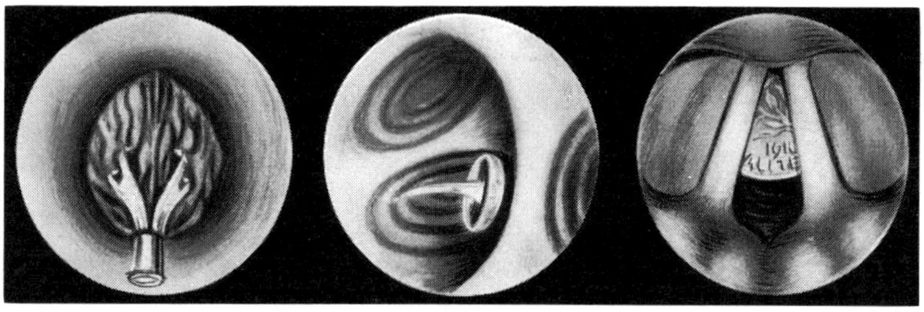

FIG. 1332. — Extraction de corps étrangers.
De gauche à droite : Noyau de pêche dans l'œsophage, amorçage à la pince; clou dans une bronche secondaire; pièce de monnaie logée dans la sous-glotte.
(Coll. du Dr Lemaître.)

(œsophagisme), vomissements, hémorragies. V. à BRÛLURES.

TRAITEMENT. Boissons calmantes et glacées (tisane de graine de lin) ; faire sucer des fragments de glace, appliquer une vessie de glace sur le cou. Comme *aliments :* lait, bouillies. Plus tard, vérifier par le cathétérisme s'il ne se produit pas de rétrécissement.

Spasme œsophagien. — Il peut être secondaire à d'autres affections œsophagiennes (cancer, rétrécissement, corps étrangers) ou à des lésions de

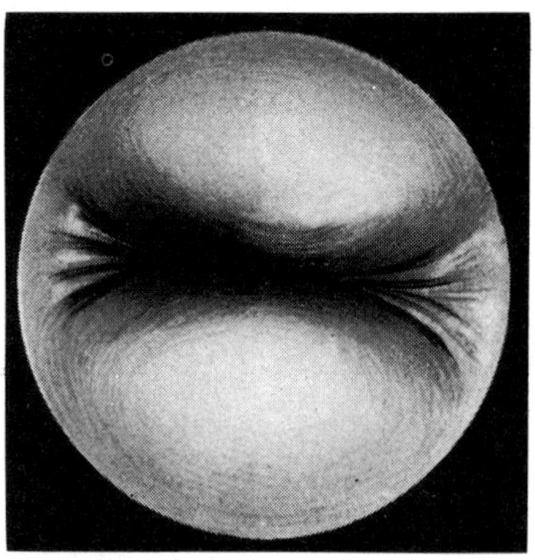

FIG. 1333. — Contracture spasmodique de l'œsophage.
(Dr Lemaître.)

voisinage (larynx, pharynx, aorte), à une maladie infectieuse (rage, tétanos) ou une intoxication.

Il peut aussi survenir sans cause, brusquement : impossibilité totale d'avaler, angoisse, vomissements.

L'œsophagoscopie est rendue difficile.

TRAITEMENT. Antispasmodiques, psychothérapie. Sonde à demeure, dilatation progressive par les bougies. Traitement de la cause en cas de spasme secondaire.

Paralysie œsophagienne. — Associée ordinairement à une paralysie pharyngée au cours de maladies infectieuses (diphtérie, botulisme), de lésions du pneumogastrique ou du bulbe, d'une intoxication par le plomb ou l'alcool.

SIGNES. Dysphagie prononcée, mais indolore; régurgitation des aliments.

Dilatation de l'œsophage (Mégaœsophage). — Affection rare, s'observant d'ordinaire chez l'adulte. Elle porte sur toute la circonférence de l'œsophage, ce qui la différencie des *diverticules* (v. ci-après), et peut occuper la totalité ou seulement le tiers inférieur de l'œsophage. Fusiforme, avec un maximum de 30 cm à sa partie la plus élargie, elle s'accompagne souvent d'un allongement de l'organe qui en exagère les courbures.

SIGNES. Gêne de la déglutition, régurgitations sans efforts à un moment plus ou moins éloigné des repas, après lesquels le malade éprouve une sensation de pesanteur et de gêne qui disparaît après l'expulsion des aliments. Fétidité de l'haleine.

EXAMEN. Cathétérisme qui démontre souvent un allongement de l'organe, radioscopie après absorption de repas bismuthé, et surtout œsophagoscopie.

TRAITEMENT. Alimentation à la sonde, dilatation du cardia avec œsophagoscopie, opération de Heller (œsophago-cardiotomie extra-muqueuse).

Diverticules. — Evaginations de la muqueuse œsophagienne, situées soit à la région supérieure de l'œsophage empiétant sur le pharynx (diverticules pharyngo-œsophagiens), soit sur l'œsophage lui-même (diverticules œsophagiens.

Diverticules pharyngo-œsophagiens. — D'origine congénitale, ou dus à une pression mécanique des aliments sur la paroi postérieure du pharynx et de l'œsophage.

SIGNES. Gêne de la déglutition, sécheresse de la gorge, toux, régurgitation d'aliments non digérés, fétidité de l'haleine.

Diverticules œsophagiens.— *Diverticules de traction.* — Petites invaginations parfois multiples, s'observant chez l'adulte, et liées à une inflammation ganglionnaire du voisinage.

Elles se compliquent quelquefois d'une perforation due à un ganglion suppuré qui s'ouvre dans le diverticule ou à un corps étranger.

SIGNES. Minimes; petite gêne de la déglutition, douleur rétro-sternale; accidents septiques, hémorragies.

Diverticules de pulsion. — Siègent surtout à la partie moyenne et inférieure de l'œsophage; volume d'un pois à celui d'une orange.

SIGNES. Les aliments pénètrent dans le diverticule et le distendent, tandis que l'œsophage reste vide; ils sont expulsés de temps en temps par des régurgitations et des vomissements, et une si faible quantité descend dans l'estomac que le malade se trouve dans un état à peu près complet d'inanition. L'haleine devient fétide.

Le diagnostic de ces diverticules se fait par l'œsophagoscopie et la radiographie, qui montrent la bouillie barytée s'engageant dans une poche arrondie et régulière, qu'elle distend.

TRAITEMENT. Extirpation par une opération chirurgicale.

Rétrécissement cicatriciel. — CAUSES. Brûlure par un liquide caustique, corps étranger. Rétrécissement syphilitique, à la suite de l'évolution d'une gomme; ulcère simple ou tuberculose de l'œsophage.

LÉSIONS. Le rétrécissement est unique lorsqu'il est produit par d'autres

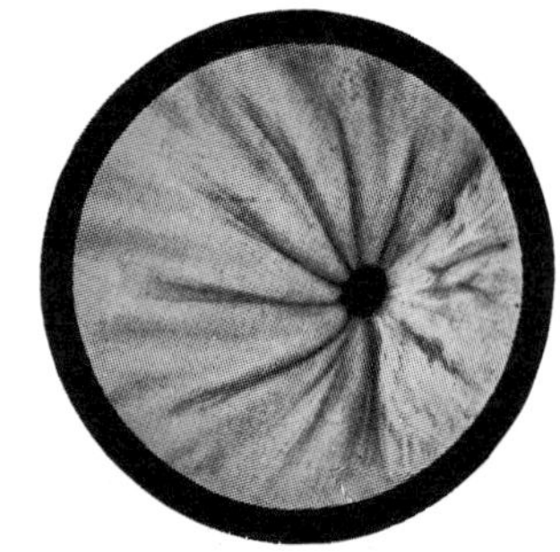

FIG. 1334. — Rétrécissement cicatriciel du cardia dû à un corps étranger.

causes que l'ingestion d'un caustique, cas où il est multiple, très étendu et particulièrement localisé au niveau des trois rétrécissements naturels de l'œsophage (v. plus haut, STRUCTURE), et surtout à la partie inférieure. Lorsqu'il en existe plusieurs, le plus bas est ordinairement le plus étroit (*fig.* 1334, 1335).

SIGNES. Difficulté progressive d'avaler d'abord les aliments solides, puis les pâteux et, enfin, les liquides, et

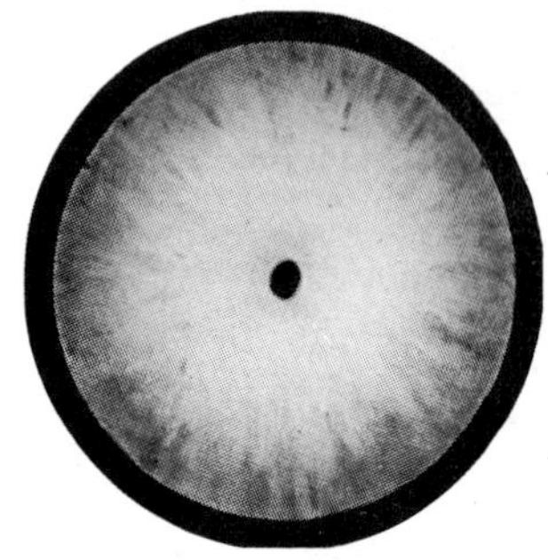

FIG. 1335. — Rétrécissement cicatriciel du cardia, d'origine inflammatoire.

régurgitation immédiate des substances qui n'ont subi aucune digestion. La difficulté est mécanique, mais peu ou pas douloureuse.

La radioscopie permet d'apprécier le siège, la forme et l'étendue du rétrécissement (*fig.* 1336). Le cathétérisme se fait avec une bougie molle, opaque, sous écran.

ÉVOLUTION. Gêne croissante de l'alimentation. La mort survient par cachexie ou inanition; elle peut être hâtée par une crise de spasme aigu.

TRAITEMENT. Cathétérismes répétés. Alimentation liquide. Gastrostomie.

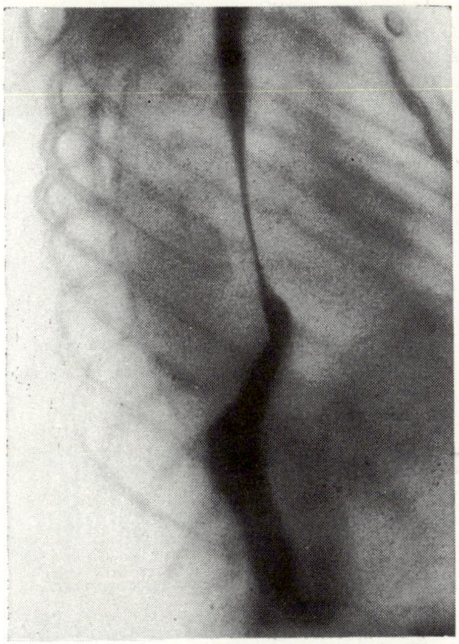

FIG. 1336. — Raccourcissement cicatriciel de l'œsophage.
(*Radiogr. du Dr Regad.*)

Ulcère simple. — Il siège au tiers inférieur de l'œsophage, surtout chez les alcooliques entre 40 et 50 ans.

SIGNES. Douleur derrière l'appendice xiphoïde du sternum ou au creux épigastrique, irradiant vers différents points de la poitrine, se produisant au moment où les aliments vont pénétrer dans l'estomac; ceux-ci sont souvent rejetés immédiatement.

Les vomissements contiennent du sang, et une hémorragie peut avoir lieu : rouge si le rejet est immédiat, noire si le sang est tombé dans l'estomac et n'a été évacué que tardivement.

En cas de guérison, un rétrécissement est toujours à craindre.

TRAITEMENT. Attouchements de nitrate d'argent, insufflation de sous-nitrate de bismuth.

Tumeurs bénignes. — *Sessiles* (kystes, papillomes, fibromes) ou *pédiculées* (polypes).

Les premières siègent surtout à la

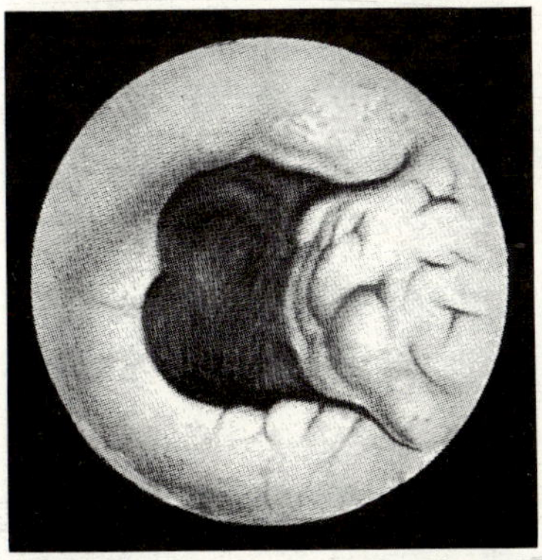

FIG. 1337. — Epithélioma du cardia.
(*Coll. du Dr Guisez.*)

partie inférieure de l'œsophage, les secondes à la partie supérieure, au-dessous du cricoïde, chez les hommes âgés.

L'œsophagoscopie et la laryngoscopie permettent le diagnostic.

TRAITEMENT. Galvanocautérisation sous œsophagoscopie. Dans les cas graves, œsophagotomie externe cervicale ou gastrostomie..

Tumeurs malignes. — Le cancer de l'œsophage est un épithélioma. Il infiltre d'abord la muqueuse, puis tend à s'étendre circonférenciellement. Il s'observe surtout chez l'homme de 40 à 60 ans (6 p. 100 des cancers); favorisé par le tabac, l'alcool, la syphilis. Ordinairement unique, il siège surtout au tiers moyen ou inférieur de l'œsophage.

SIGNES. Le premier signe est un trouble de la *déglutition : la dysphagie.* C'est une difficulté d'avaler d'abord des solides, telle une bouchée de pain, qui survient pendant quelques jours et cède ensuite. Ces troubles se renouvellent; ils doivent alerter rapidement, car c'est à ce stade que le traitement a le plus de chance de réussir. Bientôt surviennent la dysphagie pour tous les aliments, même liquides, la fétidité de l'haleine, les régurgitations et les signes de compression médiastinale : toux, modification de la voix, œdème en pèlerine,

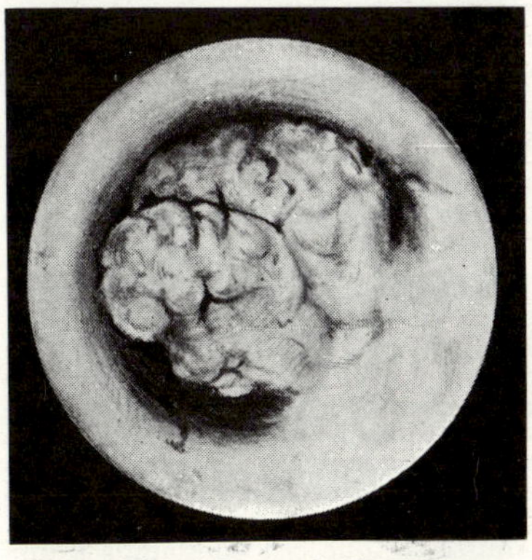

FIG. 1338. — Cancer de l'œsophage.
(*Coll. du Dr Guisez.*)

dyspnée. Au stade de début, la radiologie après opacification de l'œsophage fait le diagnostic; l'œsophagoscopie permet la biopsie dans certains cas.

ÉVOLUTION. En l'absence de traitement, mort dans la cachexie, les complications infectieuses conséquences des fistules.

TRAITEMENT. Ablation chirurgicale quand elle est possible. La continuité peut parfois être rétablie; parfois une gastrostomie permet l'alimentation. Radiothérapie et curiethérapie.

ŒSOPHAGOSCOPIE (du gr. *oisophagos*, œsophage, et *skopein*, regarder). V. ŒSOPHAGE.

ŒSOPHAGOTOMIE (du gr. *oisophagos*, œsophage, et *tomê*, incision). — Incision faite sur l'œsophage pour retirer de ce conduit un corps étranger ou introduire des aliments au moyen d'une sonde.

ŒSTRADIOL (Dihydrofolliculine). — V. OVAIRE.

ŒSTRE. — V. MOUCHES.

ŒSTROGÈNES DE SYNTHÈSE. — Composés chimiques dont la constitution diffère de celle de la folliculine, mais qui en possèdent les propriétés.

Ces composés synthétiques provoquent expérimentalement, à doses minimes, chez l'animal, l'œstrus, et sont plus actifs que la folliculine.

INDICATIONS. Aménorrhée, dysménorrhée, troubles de la ménopause, hémophilie, leucémie; tumeurs de la prostate.

Contre-indiqué chez les hyperfolliculiniques.

DOSES. 1 à 5 mg par jour.

ŒSTRONE (Folliculine). — Voir OVAIRE.

ŒSTRUS. — Phase du cycle sexuel, pendant laquelle se produit la maturité de l'ovaire, grâce à l'action de l'hormone folliculaire. V. RÈGLES.

ŒUF. — **Œuf humain.** — Grosse cellule d'environ un cinquième de millimètre de diamètre, formée par fécondation de l'ovule par un spermatozoïde.

Œuf de poule. — L'œuf de poule (poids 50 à 52 g en moyenne) est composé d'une coquille (5 g), faite de carbonates calcaire et magnésien, de phosphates et de matières organiques, tapissée d'une *membrane* blanchâtre, dite *coquillière,* à deux feuillets écartés au plus gros pôle (chambre à air) et renfermant : *a*) le *blanc* (30 g), entouré d'une deuxième *membrane* dite *testacée,* formé d'albumine se coagulant à 70° ou 80°, de sels (15 à 18 p. 100) et d'eau (80 p. 100); *b*) le *jaune* et sa *membrane* d'enveloppe, dite *vitelline,* plus léger que le blanc et de moindre volume (15 g), mais plus riche en matières nutritives (5 p. 100 d'eau seulement, 15 p. 100 de matières albuminoïdes, 30 p. 100 de matières grasses très appréciées, lécithine, cholestérine, du fer sous une forme assimilable).

Le jaune est suspendu au milieu du blanc par des sortes de ligaments ou *chalazes.* La partie centrale du

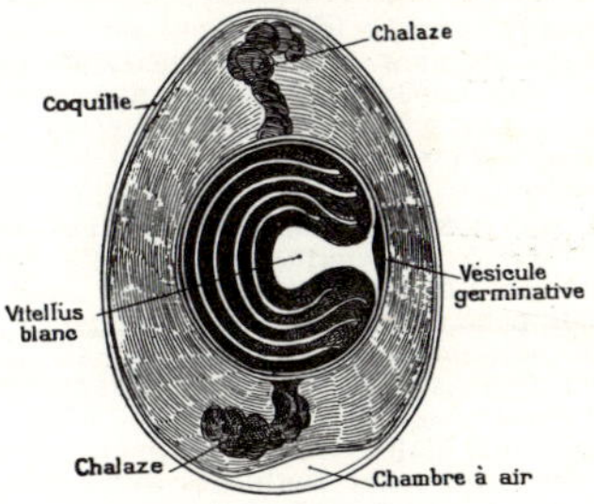

FIG. 1339. — Œuf de poule.

jaune est remplie par une matière claire, qui communique par un canal avec une tache blanche centrale, la *cicatricule,* qui contient la *vésicule germinative :* c'est l'*embryon,* qui, fécondé, produira par incubation le poussin.

ALIMENTATION. L'œuf possède tous les caractères d'un aliment complet pouvant apporter des matériaux d'élaboration à tous les tissus de l'organisme, même au tissu osseux, par des phosphates ferreux et par la lécithine. Si l'on veut profiter de toute sa digestibilité, il importe de le consommer cru, légèrement chauffé au bain-marie, de le manger à la coque : en cet état, le blanc et le jaune sont rapidement attaqués par le suc gastrique.

Deux œufs dégagent 130 calories ; ils équivalent à environ 350 g de lait ou 50 g de viande ; ils contiennent de l'albumine (12,5 p. 100), de la graisse (12 p. 100) et des sels (1 p. 100).

On utilise avec succès les *œufs crus*, chez les personnes affaiblies, convalescentes, les phtisiques, la lécithine produisant ainsi

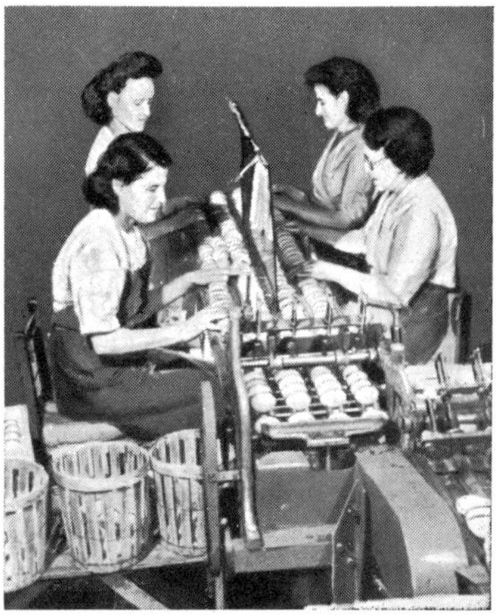

FIG. 1340. — Mirage des œufs. (*Doc. Laiterie parisienne. Phot. J.-P. Ronzel.*)

toute son action, et l'albumine étant mieux absorbée. Pour aider à sa digestion, il est quelquefois utile de faire prendre des digestifs artificiels, pepsine ou pancréatine.

L'œuf à la coque est le plus facile à digérer : il ne séjourne que 1 à 2 heures dans l'estomac.

INDICATIONS. Alimentation normale, dyspepsie, convalescence, tuberculose, diabète.

CONTRE-INDICATIONS. Entérites (l'œuf favorisant les putréfactions intestinales et entretenant la constipation), lithiase biliaire, azotémie, artériosclérose.

Certaines personnes, prédisposées par leur idiosyncrasie, ne peuvent tolérer les œufs : les unes sont prises de vomissements ; d'autres ont une poussée d'urticaire, de prurit, d'eczéma, quand elles en mangent. V. ANAPHYLAXIE.

MÉDICAMENT. Le blanc d'œuf est employé comme calmant et antidiarrhéique dans l'eau albumineuse ; le jaune agit comme reconstituant (V. LÉCITHINE) et sert à faire des émulsions pour les potions et les *lavements*.

ALTÉRATION. Les œufs sont souvent altérés. L'œuf provenant d'une poule saine n'est pas forcément exempt de germes. L'œuf peut être infecté avant la ponte ; il peut contenir des bactéries qui s'y sont incorporées au cours de son développement sur l'ovaire et dans l'oviducte. Mais les germes qui l'altèrent proviennent souvent de l'extérieur, des souillures auxquelles il est exposé au moment de la ponte ou après celle-ci (excréments, terre, boue, fumier) ; ils pénètrent dans l'œuf à la faveur des pores de la coquille, la membrane coquillière et la couche albumineuse étant perméables aux gaz, aux microbes et aux moisissures. Les œufs frais sont infectés dans la proportion de 10 p. 100 (90 p. 100 sont donc stériles).

On a rencontré dans les œufs une quinzaine d'espèces de bactéries, presque toutes aérobies saprophytes ou accidentellement pathogènes ; les plus communes sont : *Staphylococcus albus, S. aureus, Pasteurella, Bacillus coli, B. pyocyaneus, B. subtilis, Proteus vulgaris, B. fluorescens putridus, B. prodigiosus.*

Intoxication par les œufs. — Les intoxications par les œufs ou les aliments qui en contiennent s'expliquent par le fait que le bouillon additionné de blanc et de jaune d'œufs constitue un excellent milieu de culture pour les microbes les plus dangereux.

Les cas d'intoxication mortelle ont surtout été constatés après l'ingestion de gâteaux à la crème, des produits toxiques se formant par décomposition du blanc d'œuf (V. CRÈMES). Les empoisonnements sont très rares avec les œufs cuits, car les toxines sont habituellement détruites par la chaleur.

Œufs de poissons. — Les œufs de poissons salés (*caviar* ou œufs d'esturgeon) ou conservés dans leur membrane naturelle et séchés au soleil (œufs de mulet) constituent un condiment excitant, digestif, bien supporté des convalescents et des dyspeptiques.

Œufs de parasites intestinaux. — Les œufs des divers parasites intestinaux peuvent être retrouvés dans les selles. V. COPROLOGIE.

Œufs de Naboth. — Kystes formés aux dépens des glandes obstruées ou dilatées du col utérin en cas de métrite. V. FÉMININS (Organes génitaux) [maladies].

OFFICINAL (Médicament). — Médicament qui existe tout préparé chez les pharmaciens, conformément au Codex, par opposition au médicament *magistral*, prescrit d'après une ordonnance de médecin.

OIDIOMYCOSE. — Mycose due à des champignons du genre *Oïdium*. V. MYCOSE.

OIGNON (maladie). — Durillon de la tête du premier métatarsien, en cas d'*hallux valgus*.

OIGNON (plante). — Bulbe d'une plante (*Allium cepa*), de la famille des Liliacées, contenant des sels, une essence (sulfure d'allyle), des oxydases et diastases, disparaissant par la chaleur et exerçant une action diurétique très nette chez les malades atteints de cirrhose du foie, de péricardite, de pleurésie. Mais l'oignon ne doit être administré que cru ou soumis à une faible cuisson.

L'extrait frais a des effets bactéricides sur la flore microbienne buccale, intestinale ; il est indiqué dans les affections cardio-vasculaires.

L'oignon s'emploie sous forme de vin diurétique (500 g haché et tamisé pour 1 litre de vin blanc), 2 à 4 cuillerées à soupe par jour ; d'alcoolature (2 à 6 cuillerées à café) ; de bouillon d'oignons (bouillon aux herbes, auquel on ajoute au moment de la prise 3 ou 4 cuillerées à café d'oignon cru, finement haché).

Aliment ne contenant pas d'amidon ; il contribue à varier le menu des diabétiques, mais est mal toléré par les dyspeptiques.

OLÉCRÂNE. — Saillie du cubitus au niveau du coude.

OLÉIQUE (Acide). — V. OLIVIER.

OLÉOCALCAIRE (Liniment). — V. à CALCIUM.

OLÉOTHORAX. — Méthode de traitement qui consiste dans l'injection à l'intérieur de la plèvre d'huile stérilisée, destinée à se substituer à un épanchement tuberculeux ou à maintenir le collapsus et la compression du poumon sous-jacent.

Divers appareils ont été préconisés pour faire cette injection (appareil de Kuss, de Hinault et Guinard) [*fig.* 1341].

On injecte d'abord dans la plèvre des doses faibles, 2 cm³, puis 10 cm³ trois jours

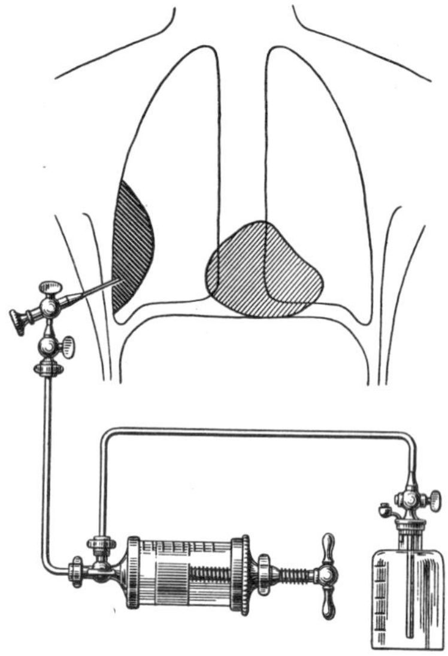

FIG. 1341. — Appareil de Hinault et Guinard.

après, s'il n'y a pas de réaction fébrile, puis, tous les deux jours, 20 à 50 cm³ d'huile d'olive stérilisée pure.

Ultérieurement, l'entretien de l'oléothorax nécessite des réinjections de 50 cm³ tous les 3 à 4 mois.

INDICATIONS. Epanchements purulents tuberculeux chroniques et récidivants, secondaires aux pneumothorax artificiel ; pyopneumothorax spontanés, pleurésies purulentes tuberculeuses secondairement infectées, symphyses pleurales, pneumothorax inefficace.

COMPLICATIONS. Perforation pleuro-pulmonaire, oléome.

OLFACTIF (Nerf) [*fig.* 1342, et à NEZ, *fig.* 1219]. — Nerf de la première paire, donnant la perception des odeurs. Il émerge de la partie posté-

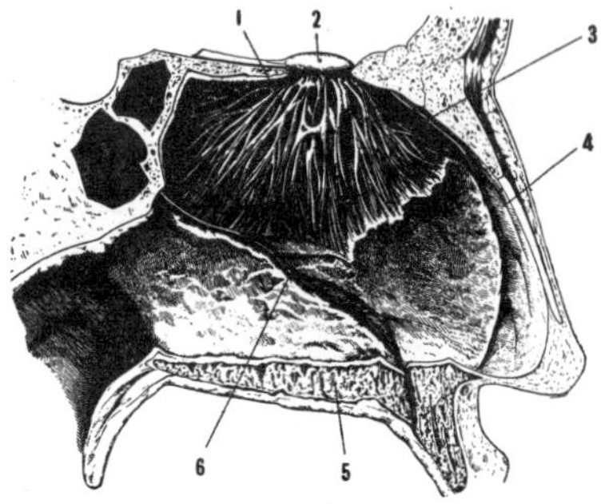

FIG. 1342. — Nerf olfactif (rameaux internes) sur la cloison des fosses nasales et branches nasales du nerf trijumeau (d'après Hirschfeld).

1. Rameaux internes ; 2. Bulbe olfactif ; 3. Filet ethmoïdal (trijumeau) ; 4. Nerf nasolobaire (trijumeau) ; 5. Palais ; 6. Nerf nasopalatin (trijumeau).

rieure et interne de la face inférieure du lobe frontal du cerveau (v. tabl. VI, nº 2, à CERVEAU), en formant une bandelette grisâtre à l'extrémité de laquelle le nerf se renfle pour devenir le bulbe olfactif (*fig.* 1342), qui est placé sur le côté de l'apophyse crista-galli de l'ethmoïde, sur la face supérieure de la lame criblée de cet os. Les trous qu'elle présente sont traversés par des filets de ce nerf, lesquels vont se distribuer dans la partie de la muqueuse pituitaire recouvrant la face criblée, la surface supérieure de la cloison, du cornet et du méat supérieur et du cornet moyen. Cette région est la seule qui perçoit les odeurs. Chaque filet, à sa terminaison, qui est réduite au cylindre-axe, aboutit à une cellule nerveuse particulière dite *cône olfactif.*

Le mucus nasal sécrété par la muqueuse pituitaire s'imprègne de l'odeur apportée par l'air; s'il n'existe pas en quantité suffisante, l'odorat est plus ou moins supprimé.

Lorsqu'on veut accroître la sensation, on *inspire* plusieurs fois de suite; lorsque l'odeur est désagréable, on expire de l'air pour la chasser, et instinctivement l'inspiration suivante s'opère par la bouche, le voile du palais se soulevant pour obturer l'orifice postérieur des fosses nasales, de façon que la senteur mauvaise n'y pénètre pas.

OLFACTION ou ODORAT. — Voir NEZ.

OLIGO-AMNIOS. — Insuffisance de la quantité du liquide amniotique, qui peut s'abaisser à 100 g pour une grossesse à terme. Dû à une inflammation de l'amnios, il entraîne un travail long et pénible, et l'enfant naît souvent en état d'asphyxie ou avec des déformations dues à une compression utérine. Mortinatalité considérable.

OLIGOCYTÉMIE (du gr. *oligos,* peu, *kutos,* cellule et, *haima,* sang). — Diminution de la quantité des globules sanguins.

OLIGURIE (du gr. *oligos,* peu, et *ouron,* urine). — Diminution de la quantité des urines.

OLIVE (Corps ou Eminence olivaire). — Nom donné : 1° à un noyau de substance nerveuse placé au centre de la substance blanche du *cervelet ;* 2° à une saillie de la partie supérieure et latérale du bulbe rachidien, en dehors de chaque pyramide antérieure, dont elle est séparée par un sillon d'où émergent les racines du grand hypoglosse, tandis qu'elle est séparée en haut de la protubérance annulaire par la dépression dite *fossette sus-olivaire.*

OLIVER (Signe d'). — Mouvements de bas en haut du larynx, synchrones à la systole cardiaque, observés dans les anévrismes de la crosse de l'aorte.

OLIVIER. — Arbre (*Olea europea*) de la famille des Oléacées. Sa drupe (*olive*) se mange soit à l'état vert, conservée dans l'eau salée, soit après maturité (olive noire), salée et additionnée d'un peu d'huile.

Le péricarpe du fruit mûr, les feuilles et l'écorce contiennent une *huile* jaunâtre, de densité 0,915, se troublant à 10°, et dont le principe actif est l'*acide oléique.*

L'huile est employée comme *laxatif* en lavement (15 à 30 g), comme *cholagogue* pour faciliter l'expulsion des calculs du foie (100 à 200 g). Utilisée aussi pour les *liniments* et les *emplâtres* et comme dissolvant de médicaments (camphre, goménol, etc.) employés en injections sous-cutanées et intra-musculaires.

OMBILIC (du lat. *umbo,* bosse). — Dépression arrondie placée au milieu du ventre et représentant la cicatrice du cordon ombilical sectionné après la naissance (v. ACCOUCHEMENT, NOUVEAU-NÉ). C'est par l'ombilic que sortent les hernies ombilicales. V. figure à HERNIES.

Ombilic bleu. — Une ecchymose colorant la peau de l'ombilic a été signalée dans la grossesse tubaire, dans la pancréatite aiguë hémorragique (signe de Cullen).

Cordon ombilical. — V. CORDON OMBILICAL, ACCOUCHEMENT, pour le *pansement du cordon;* NOUVEAU-NÉ, pour la *ligature.*

Infections ombilicales. — L'infection du nouveau-né par la voie ombilicale peut se produire soit par le cordon avant sa chute, soit par la plaie ombilicale non cicatrisée. La plaie infectée peut bourgeonner d'une façon exagérée (*fongus*) ou, au contraire, s'ulcérer; les portions voisines de l'ombilic s'enflamment (*omphalite*) : les microbes peuvent envahir le derme (*érysipèle ombilical*), les vaisseaux lymphatiques (*lymphangite*) ou le tissu cellulaire sous-cutané (*phlegmon*) ; la veine ombilicale peut être atteinte (*phlébite*), et une *septicémie généralisée* accompagnée parfois d'ictère en est souvent la conséquence ; la mort survient habituellement en quelques jours.

L'infection de la plaie ombilicale par le bacille de Nicolaïer peut déterminer le *tétanos* des nouveau-nés. V. TÉTANOS.

OMOPLATE. — Os plat, de forme triangulaire, très mince, constituant la pointe postérieure de l'épaule (*fig.* 1343) ; il est attaché, par de solides ligaments, à la partie postéro-supérieure du thorax. Son angle externe

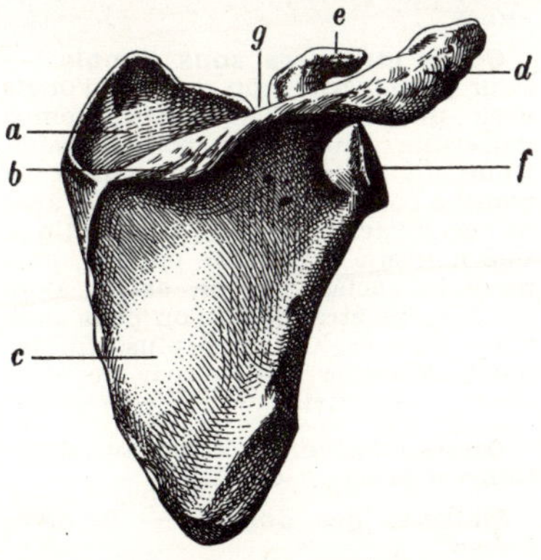

FIG. 1343. — Omoplate.
a. Fosse sus-épineuse; *b.* Epine de l'omoplate; *c.* Fosse sous-épineuse; *d.* Acromion; *e.* Apophyse coracoïde; *f.* Cavité glénoïde; *g.* Echancrure coracoïdienne.

supérieur est creusé d'une cavité peu profonde, la *cavité glénoïde,* dans laquelle vient se placer la tête de l'humérus. Sur sa face dorsale, on voit une crête oblique, l'*épine* de l'omoplate, séparant la *fosse sus-épineuse* de la *fosse sous-épineuse,* où viennent s'insérer de nombreux muscles. L'extrémité élargie de cette arête, ou *acromion,* s'articule avec la clavicule. Au-dessus de la cavité glénoïde est une apophyse recourbée, l'*apophyse coracoïde,* qui, avec l'acromion, forme une sorte de voûte limitant les mouvements du bras.

Sur l'omoplate s'insèrent un grand nombre de *muscles :* en avant, le sous-scapulaire et le grand dentelé; en arrière, le sus-épineux, le sous-épineux, le petit et le grand rond; sur l'épine et l'acromion, le trapèze et le deltoïde.

Sur le bord interne, le grand dentelé, le grand et le petit rhomboïde, l'angulaire; sur le bord externe, le triceps; sur l'apophyse coracoïde, le court triceps, le coracobrachial, le petit pectoral.

Élévation congénitale de l'omoplate (Maladie de Sprengel). — *Elévation unilatérale.* — Douleur provoquée par la pression sur le bord supérieur de l'omoplate; mouvements limités; la coracoïde fait sous la clavicule une forte saillie.

Elévation bilatérale. — Plus grave, en raison de la gêne fonctionnelle; la tête est enfoncée entre les épaules, qui se relèvent de chaque côté du cou.

On note souvent une *scoliose* concomitante (48 p. 100), une *asymétrie faciale.*

CAUSES. Arrêt de développement, poliomyélite antérieure aiguë.

TRAITEMENT. I. *Orthopédique.* — Corset dans les cas simples.

II. *Opératoire.* — Section des éléments qui s'opposent à l'abaissement de l'omoplate.

Fracture de l'omoplate. — V. FRACTURES.

OMPHALITE. — Inflammation de l'ombilic.

OMPHALOCÈLE. — Syn. de *hernie ombilicale.* V. HERNIES.

OMPHALOPAGE (du gr. *omphalos,* ombilic, et *pageis,* réuni). — Variété de monstres doubles *monomphaliens.*

OMPHALOSITE (du gr. *omphalos,* ombilic, et *sitos,* nourriture). — Variété de monstre simple.

ONANISME. — Moyens employés par l'un ou l'autre sexe pour produire l'orgasme vénérien en dehors de tout rapprochement sexuel. Peut se produire dès la petite enfance (2, 3, 5 ans), par exemple sous l'influence d'une démangeaison locale, suite de malpropreté. Comme le sens génital n'existe pas à cet âge, il faut considérer ces attouchements comme une manie, un tic, plutôt que comme une perversion précise.

L'onanisme n'a pas les inconvénients qu'on lui a autrefois attribués. Chez les bébés, on s'opposera à toute tentative en les habillant d'une certaine façon ou en leur attachant les mains. Quand l'onanisme est provoqué par une irritation locale (vulvite, phimosis, oxyures, eczéma) traiter cette irritation.

ONCHOCERCOSE. — Manifestations causées par une filaire du genre *Onchocercus* (*O. volvula*) et observées en deux foyers principaux, l'un africain (Congo, Afrique-Occidentale française), l'autre américain (Guatemala, Mexique). Les larves de la filaire sont inoculées à l'homme par la piqûre d'un moucheron, *Simulium damnosum*.

SIGNES. Tumeurs sous-cutanées des parties découvertes (crâne, genou, coude, crête iliaque, gril costal) [ces localisations cutanées sont aussi appelées craw-craw]; troubles oculaires (kératite, irido-choroïdite); lésions cutanées, prurit, papules, vésico-pustules, croûtelles (gale filarienne), éléphantiasis.

TRAITEMENT. I. *Curatif.* — Ablation des tumeurs contenant les parasites. Emétique, arsenic.

II. *Préventif.* — Destruction des gîtes de simulies; protection des parties découvertes du corps.

ONCTION. — Acte d'enduire une région de la peau d'une solution grasse : huile, liniment.

ONGLE (*fig.* 1344 à 1346) [gr. *onux*]. — Annexe de la peau d'origine épidermique. Lame demi-transparente de substance cornée et dure qui recouvre l'extrémité des doigts de la

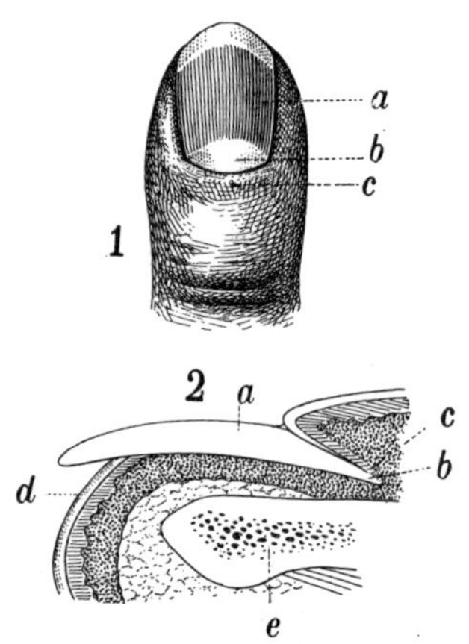

FIG. 1344. — Ongle.
1. *a.* Ongle; *b.* Lunule; *c.* Repli cutané de l'ongle. — 2. *a.* Ongle; *b.* Racine; *c.* Matrice; *d.* Pulpe du doigt; *e.* Phalangine.

main et du pied. Sa *racine* est constituée par un bord mince et dentelé qui s'enfonce sous un repli de la peau et qui est le siège principal de l'accroissement de l'ongle.

La partie moyenne de l'ongle est adhérente par sa face inférieure con-

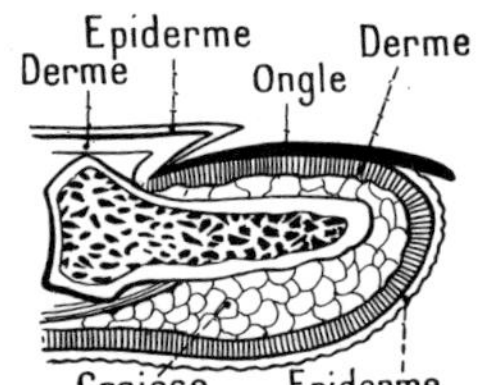

FIG. 1345. — Coupe d'un doigt montrant la situation de l'ongle.

cave au derme sous-jacent, le *lit* de l'ongle, tandis que sa partie antérieure est libre. Le pourtour est enclavé dans un sillon (*matrice unguéale*) constitué par la peau qui s'étend au-dessus sur une surface de 5 mm, puis revient en arrière en s'adossant à elle-même. La croissance quotidienne des ongles varie de 4 à 14/100 de mm. Elle dépend de l'activité de la matrice unguéale. Toute

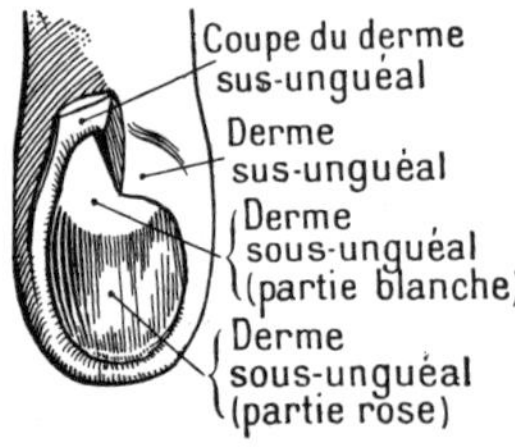

FIG. 1346. — Extrémité d'un doigt dont l'ongle a été enlevé.

lésion de cette matrice se traduira par un arrêt de la croissance et pourra être marquée par un sillon transversal de l'ongle si la lésion a été temporaire, par une atrophie si elle est permanente.

L'influence de l'âge est très manifeste sur la croissance de l'ongle. Le maximum de vitesse de croissance s'observe chez les sujets jeunes, ayant de 5 à 30 ans environ. Avant 3 ans, il pousse peu; à 3 ans, il s'allonge de 1/10 de mm par jour. Entre 30 et 60 ans, la croissance est généralement, comme à 3 ans, de 1/10 de mm. Mais, après 60 ans, un ralentissement marqué se produit, la croissance n'étant plus, à 70 ou 80 ans, que de 6,5 ou 4/100 de mm. Il y a donc une relation générale de 5 à 80 ans entre la croissance des ongles et la vitalité générale de l'organisme.

Décoloration des ongles (*Leuconychie*). — Congénitale ou due à un traumatisme. On peut masquer les taches blanches en les peignant avec la poudre suivante : 10 g d'oxyde de zinc et 10 cg de carmin, ou une solution d'éosine. Vitamine D.

Hypertrophie. — V. ONYCHOGRYPHOSE.

Corps étrangers sous l'ongle. — Pour les enlever : 1° on ramollit l'ongle avec un bout d'allumette trempé dans une solution de potasse caustique au dixième; 2° on enlève la bouillie cornée en raclant l'ongle avec un éclat de verre; 3° on applique une nouvelle couche de potasse, puis nouveau raclage, et on arrive alors sur le corps étranger, qu'on peut aisément enlever. On peut plus simplement découper l'ongle par copeaux avec un bistouri.

Ongle incarné. — V. à PIED (affections externes) : *Onyxis*.

Maladies des ongles. — V. ONYCHOSE.

ONGLÉE. — Engourdissement de l'extrémité des doigts produit par le froid; il s'accompagne d'une sensation douloureuse de picotements et de fourmillements très pénibles.

TRAITEMENT. I. *Préventif.* — Gros gants de laine; ne pas employer des gants trop étroits (surtout en peau), qui, en gênant la circulation, prédisposent à l'onglée.

II. *Curatif.* — Frictions avec de la neige ou de l'eau froide. Ne pas faire usage d'eau chaude et ne pas exposer les mains à un feu très vif.

ONGUENT (du lat. *ungere*, oindre). — Médicament externe contenant, en dehors de la substance active, comme excipient, de l'huile, de la cire, de la graisse, des résines. Les principaux onguents sont : les *onguents gris* et *napolitain*, à base de mercure; l'*onguent de la mère*, à base de plomb; les *onguents populeum, rosat, styrax*.

ONIRIQUE (Délire). — Délire semblable au rêve d'un sommeil pathologique (Régis). Ce délire, que l'on observe au cours des infections et des intoxications, se traduit par « des associations fortuites d'idées, des reviviscences hallucinatoires d'images et de souvenirs antérieurs, des combinaisons d'événements étranges, impossibles ». Il peut n'apparaître que lorsque le malade somnole, ou exister en plein jour. En outre, le délirant onirique ressemble à un somnambule : il prend une part active à son rêve, parle et gesticule, puise dans les manifestations extérieures, qu'il perçoit plus ou moins obscurément, des éléments pour son rêve.

Le délire onirique se rencontre dans l'alcoolisme et d'autres exo-intoxications, dans les auto-intoxications gastro-intestinales, hépatiques, rénales, chez les diabétiques, les artérioscléreux, les éclamptiques, et dans les infections : paludisme, infection puerpérale, pneumonie, érysipèle, fièvres éruptives, etc.

ONOMATOMANIE (du gr. *onoma*, mot, et *mania*, manie). — Obsession d'un mot qu'on veut se rappeler, qu'on ne peut s'empêcher de répéter, auquel on croit attaché un pouvoir de préservation contre le danger. Ce mot est souvent injurieux ou ordurier (coprolalie). V. à OBSESSION.

ONYCHOGRYPHOSE (du gr. *onux*, ongle, et *grupos*, courbé). — Hypertrophie unguéale ayant transformé l'ongle en une véritable griffe. Cette

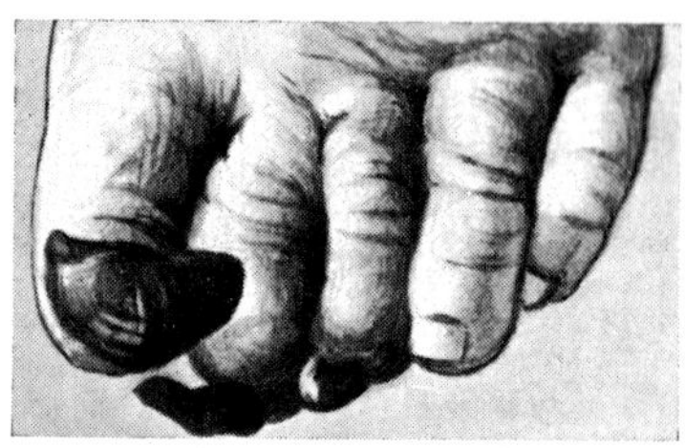

FIG. 1347. — Onychogryphose.
(Dr Darier.)

transformation s'observe surtout au gros orteil (*fig.* 1347), chez les sujets peu soigneux et les vieillards. Il faut souvent *scier* la partie ainsi hypertrophiée et régulariser la repousse par des pommades salicylées.

ONYCHOPHAGIE (du gr. *onux*, ongle, et *phagein*, manger). — Habitude morbide de se ronger les ongles, fréquente chez les enfants psycho-névropathes et dégénérés, où elle devient un tic, qui peut persister plus tard. Il faut lutter de bonne heure contre cette manie déplorable, qui a

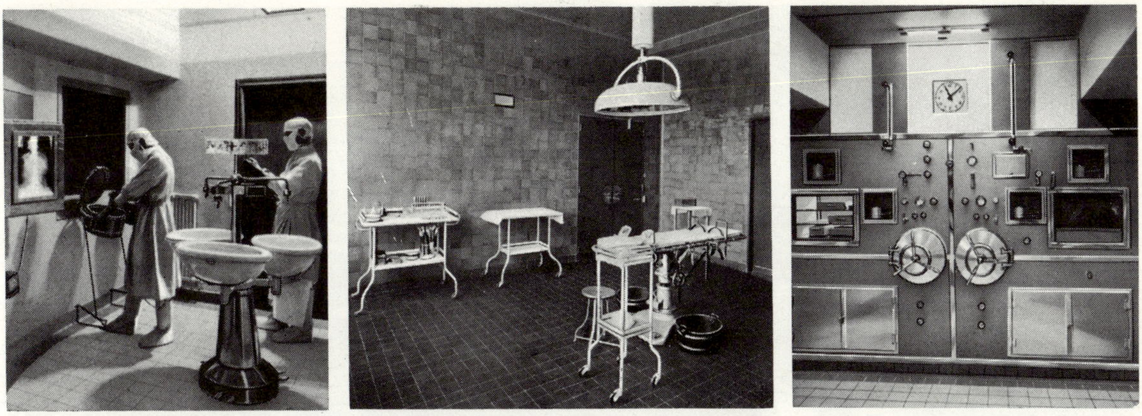

FIG. 1348. — Salle d'opération et ses annexes.
De gauche à droite : salle de lavage des mains des opérateurs, salle d'opération, salle de stérilisation.
(*Cl. Ets Flicoteaux et Assistance publique, à Paris.*)

pour effet de déformer les doigts, de les faire saigner, de les enflammer parfois (panaris).

TRAITEMENT. Surveillance et punitions. Enduire les ongles de substances amères (aloès, asa fœtida, teinture de quinquina, gentiane, quassia); emploi de gants de *fil;* au besoin, attacher les mains de façon que l'enfant ne puisse toucher sa bouche. Dérivation par la vie au grand air, les exercices physiques, les jeux, les bains, les douches.

ONYCHOSES (du gr. *onux,* ongle). — Altérations des ongles d'origine congénitale ou acquise.

Certaines onychoses sont *héréditaires* et *familiales* (leuconychie, koïlonychie, atrophie ou hypertrophie unguéale, absence complète des ongles).

L'*onyxis* est une lésion inflammatoire de l'ongle; il s'accompagne souvent d'inflammation des replis sous-unguéal et latéraux (*périonyxis*).

L'onyxis s'observe souvent après l'impétigo, le psoriasis, les affections à staphylocoques ou streptocoques (*O. pyococcique*). L'*eczéma* des doigts et orteils, le *psoriasis,* le *pityriasis rubra pilaire,* la *pelade,* le *pemphigus,* s'accompagnent souvent d'altérations unguéales (ongle épaissi, strié, érodé, fissuré, effrité, ponctué).

Dans la *radiodermite* chronique professionnelle, les ongles sont souvent effrités, exfoliés, et même atrophiés.

Les *maladies générales* (fièvres éruptives, fièvre typhoïde, pneumonie), les grands traumatismes, les érythrodermies, l'accouchement, peuvent donner lieu à une dépression transversale en fossé atteignant toute la largeur de l'ongle; cette lésion, due à une altération de la matrice unguéale, apparaît sur la lunule et avance avec la croissance de l'ongle.

La *syphilis* s'accompagne de lésions unguéales importantes (ongle craquelé, décollé, ulcéré, replis enflammés ou ulcérés). Les onyxis et périonyxis sont peu douloureux et évoluent lentement; ils s'observent aux périodes secondaire et tertiaire de la syphilis et aussi dans la syphilis héréditaire.

Les *mycoses* des ongles (*onychomycoses*), dues aux tricophytons d'origine animale, sont indolentes et rebelles au traitement.

TRAITEMENT. Badigeonnages à la teinture d'iode, pommades à la chrysarobine.

Radiothérapie.

ONYXIS. — V. PIED (affections externes) : *Onyxis.*

OOSPOROSE. — Mycose due à des *Oospora,* champignons inférieurs très répandus dans l'air, la terre, les débris végétaux.

Les oosporas produisent dans le poumon une affection simulant la tuberculose, des abcès de l'amygdale, une stomatite ressemblant au muguet, des lésions des ongles.

OPEN-DOOR (mot anglais signifiant *porte ouverte*). — Mode de traitement des aliénés, par la vie au dehors (promenades, travaux dans les champs et les jardins), sous la surveillance de gardiens, et laissant aux malades la plus grande liberté. V. COLONIES D'ALIÉNÉS.

OPÉRATION. — On doit se résoudre à une opération lorsque c'est l'avis formel du médecin et du chirurgien consultés. Le chirurgien peut être choisi par le malade.

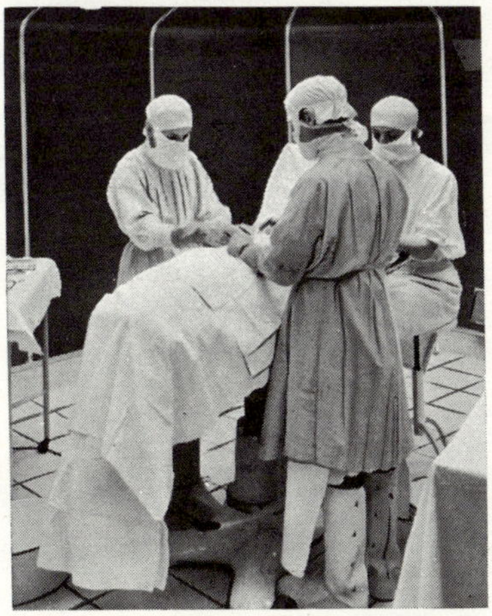

FIG. 1349. — Costume du chirurgien et de ses aides.
(*Phot. Holophane.*)

Salle d'opération. — Une opération, qu'elle soit pratiquée dans un hôpital ou dans une clinique, nécessite une installation complexe que l'on nomme *bloc opératoire* (v. ce mot et *fig.* 176 et 1348). Celui-ci comprend essentiellement une *salle d'opération* dont toutes les parois sont autant que possible carrelées et les angles arrondis, de manière à éviter tout dépôt de poussière et faciliter le nettoyage. Une des parois de la pièce et souvent le plafond sont constitués par un vitrage permettant un bon éclairage et une parfaite aération entre les opérations. La *table d'opération,* articulée, qui peut être mise dans toutes les positions et à hauteur nécessaire, est placée au centre et éclairée par un appareil appelé *scialytique.* soit par d'autres systèmes d'éclairage artificiel (V. ÉCLAIRAGE).

De part et d'autre, deux petites tables à roulettes, recouvertes de linge stérile, reçoivent les intruments du chirurgien et de l'aide.

A la tête de la table d'opération, où se tient l'anesthésiste, se trouve une *table d'anesthésie,* également à roulettes, où sont placés tous les instruments nécessaires. Le long des murs, enfin, se trouvent des tables supportant les boîtes à gants, les boîtes à instruments, les boîtes de compresses stériles et le matériel nécessaire aux ligatures.

Annexées à la salle d'opération, le bloc opératoire comprend aussi une *salle d'anesthésie,* où les malades sont endormis dans le calme, et une *salle pour le lavage des mains* des opérateurs, qui comprend deux ou trois lavabos avec des robinets commandés au pied et débitant de l'eau et du savon stériles.

Enfin, la dernière pièce du bloc opératoire est la *salle de stérilisation,* où se trouvent les autoclaves et autres appareils nécessaires pour la stérilisation du linge et du matériel.

Costume du chirurgien. — Le chirurgien se couvre entièrement de toile, met un masque sur son visage, et emploie des gants en caoutchouc (*fig.* 1349). La blouse et les gants ont été stérilisés auparavant.

Examen des humeurs du malade. — Il convient d'examiner les urines

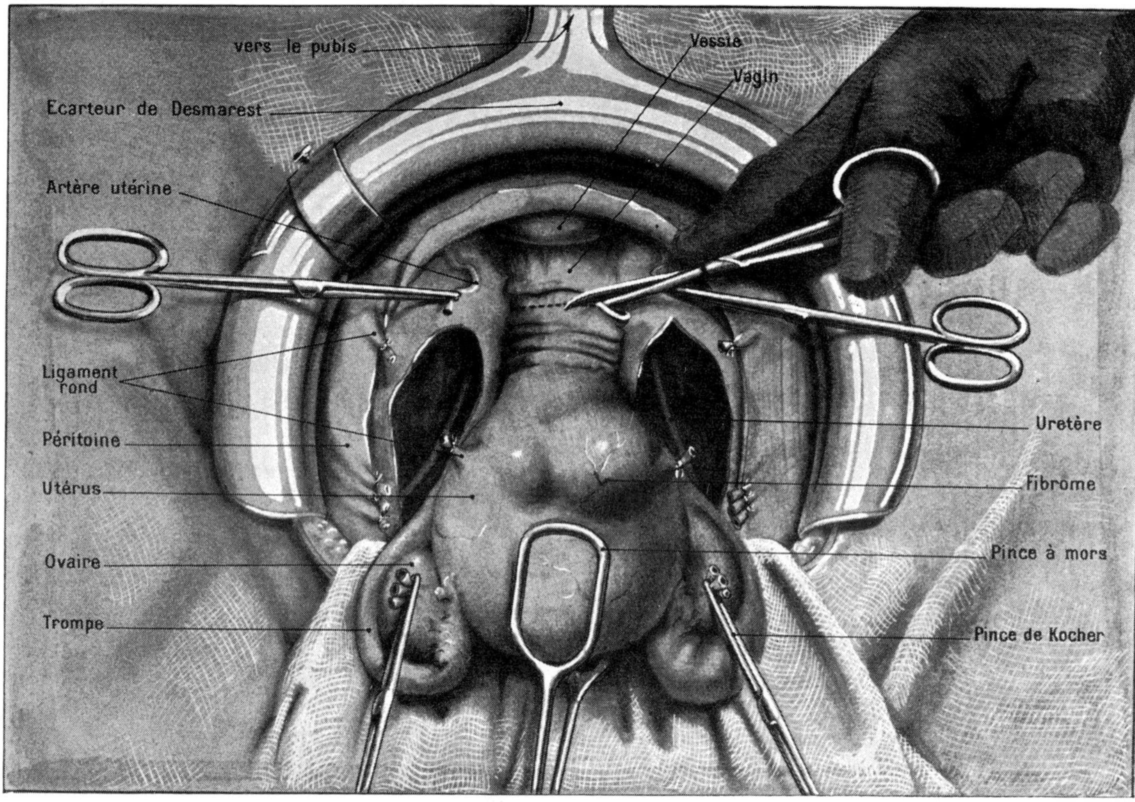

Section du vagin.

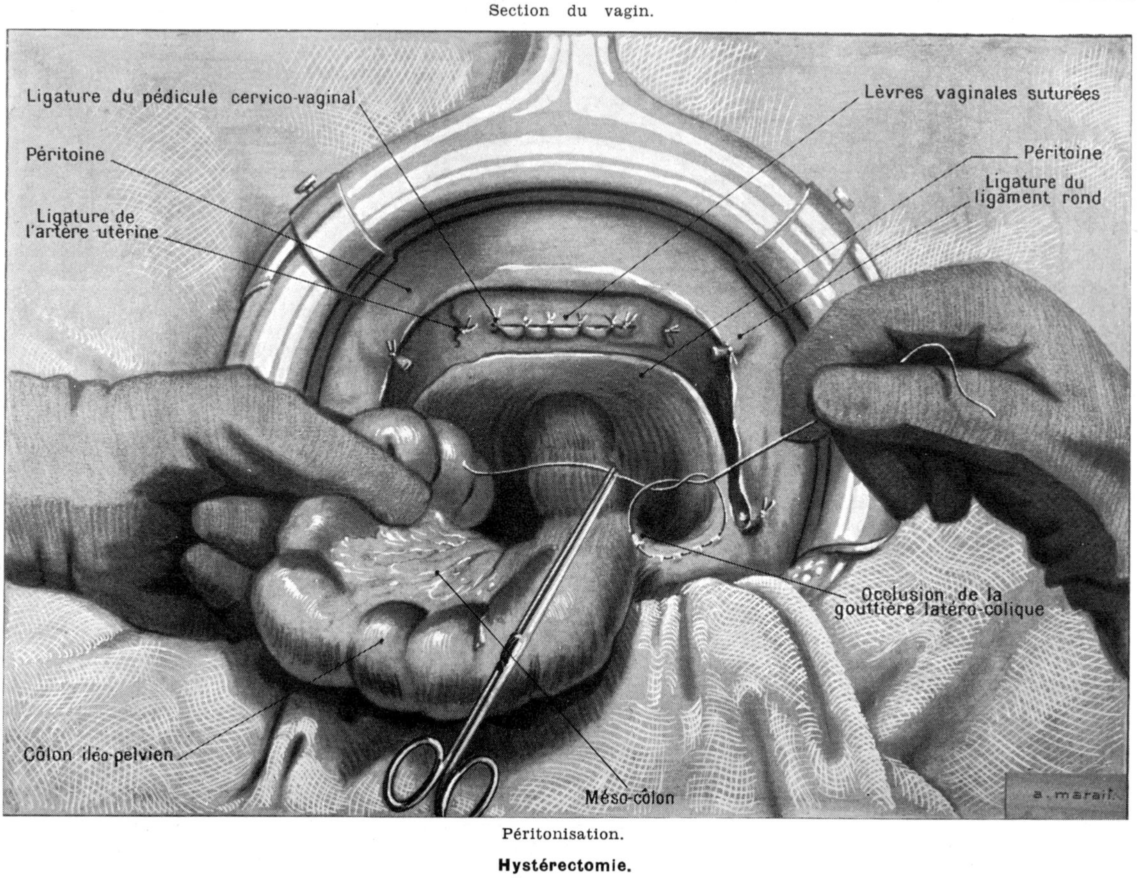

Péritonisation.

Hystérectomie.

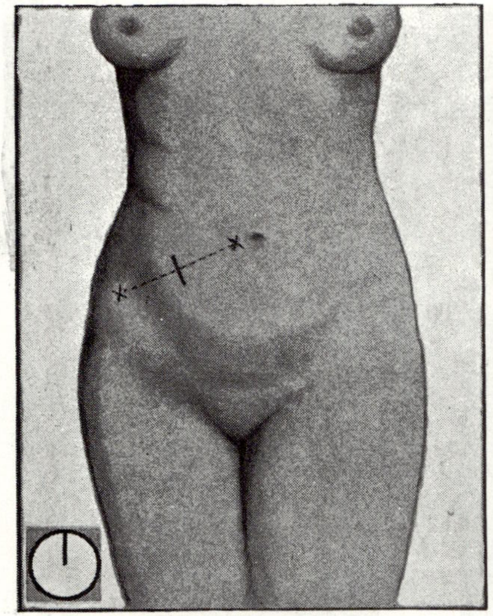
Point de Mac Burney.

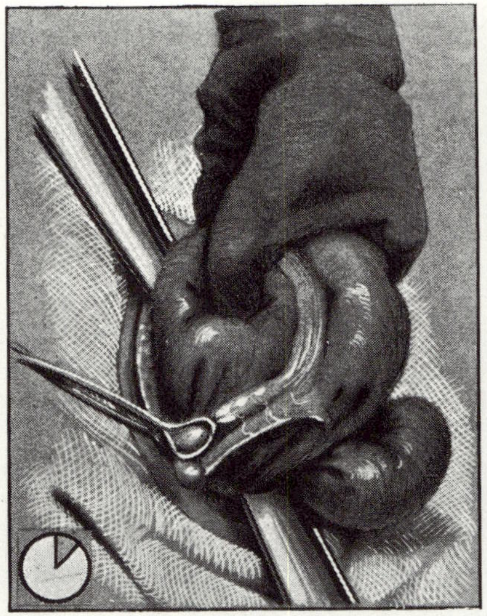
Extraction du cæcum.

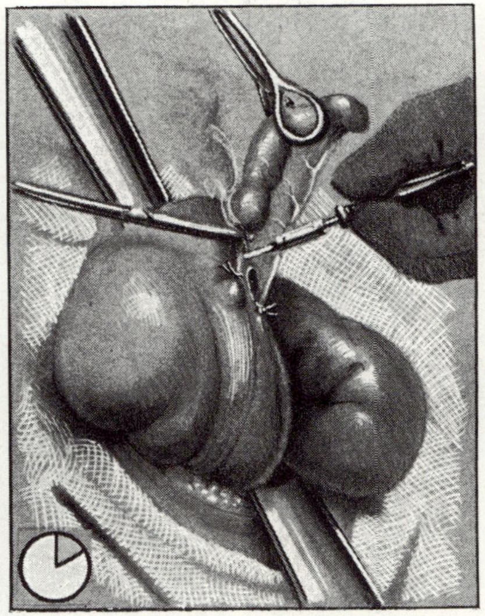
Section de l'appendice au thermocautère.

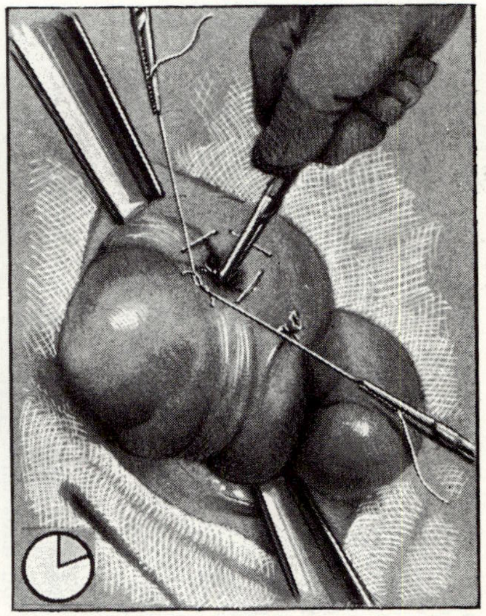
Enfouissement du moignon.

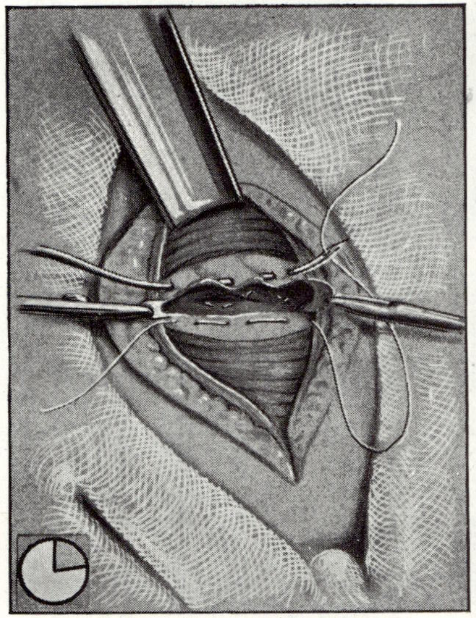
Fermeture du péritoine.

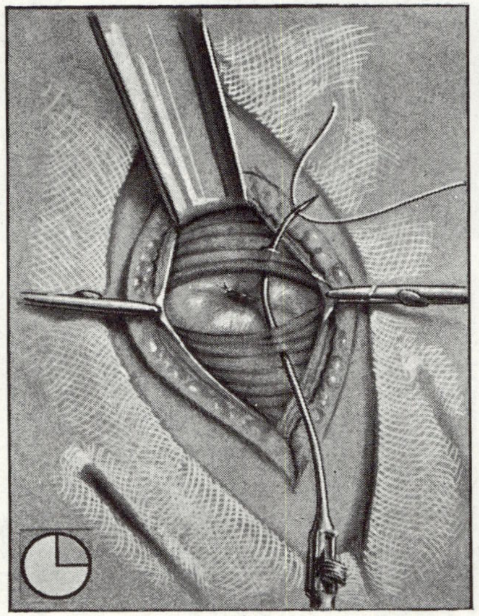
Suture du plan profond musculaire.

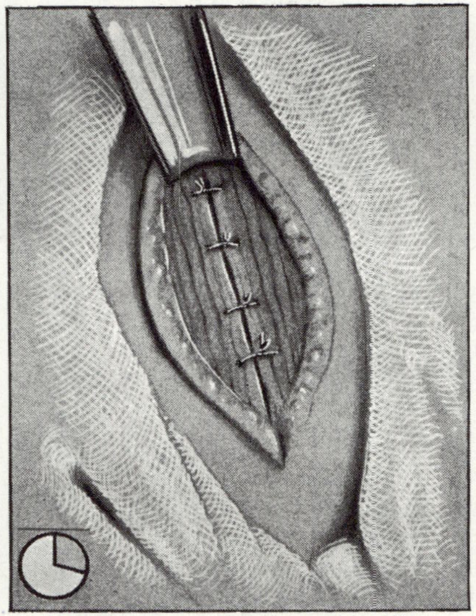
Suture de l'aponévrose du grand oblique.

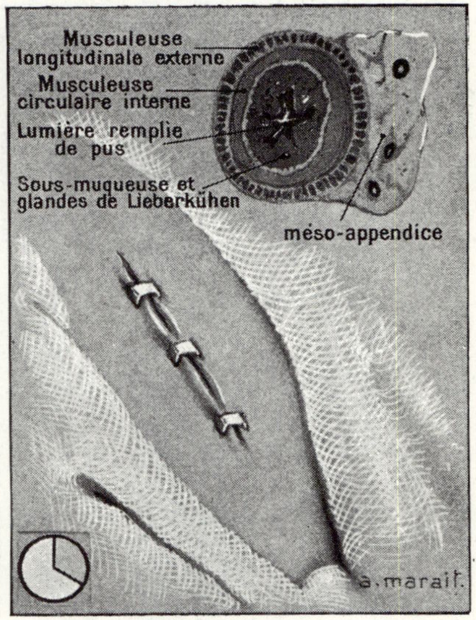

Suture de la peau.
(*En haut*, coupe transversale de l'appendice.)

Appendicectomie.
Vues successives de l'opération. En médaillon, durée moyenne en minutes de l'intervention.

(sucre, albumine, éléments anormaux), de faire la numération des globules et de rechercher l'acidose, l'urée du sang, la glycémie, le temps de saignement et de coagulation, etc.

On pourra ainsi éviter de voir apparaître après l'opération les troubles connus sous le nom de *maladie post-opératoire*. V. MALADIE : *Maladie post-opératoire*.

Soins post-opératoires. — L'opéré sera transporté dans sa chambre, aérée et chauffée à 17°-20°, couvert suffisamment pour ne pas prendre froid, la tête un peu basse et tournée sur le côté, de façon à évacuer facilement s'il vomit, et éviter le refluement dans les voies respiratoires. On enlèvera l'oreiller et le traversin pour que l'opéré conserve la tête basse.

Dès le premier soir de l'opération, à moins de choc opératoire ou d'indication contraire du chirurgien, il sera utile d'asseoir le malade sur son lit.

On mettra des bouillottes aux pieds, en prenant bien soin qu'elles ne puissent brûler le malade, qui, sous l'action de l'anesthésie, sera dans l'impossibilité de se plaindre et pourrait ainsi être brûlé assez profondément. Sa respiration doit être surveillée.

Transfusion sanguine ou injection de sérum en cas d'anémie post-hémorragique.

Pendant les trois premiers jours, surveiller l'aspect du visage, la *langue*, le *pouls*, la *température*, l'émission des *urines* et des *matières*. Une ascension fébrile peut, du reste, n'avoir pas d'importance dans les premières 48 heures, pouvant tenir à des causes multiples, surtout après une opération longue.

Pendant les 6 à 12 heures qui suivent l'intervention et l'anesthésie générale, le malade ne doit rien prendre; ensuite, il pourra absorber, par petites quantités, de l'eau fraîche additionnée de citron, puis des tisanes chaudes.

L'insomnie est fréquente le premier soir chez les opérés, mais peut se répéter plusieurs jours chez les nerveux.

Le malade, surtout si l'opération a porté sur la tête, la poitrine et les membres supérieurs, sera levé aussi précocement que possible.

OPHIASIS. — V. PELADE.

OPHTALMIE (du gr. *ophtalmos*, œil). — Maladie des yeux. V. ŒIL (maladies de l'ensemble de l'œil).

OPHTALMOCONIOSE (du gr. *ophtalmos*, œil, et *konios*, poussière). — Maladies des yeux produites par les *poussières* (v. ce mot).

OPHTALMOPLÉGIE. — Paralysie des nerfs moteurs de l'œil. Elle peut être limitée aux muscles externes de l'œil (ophtalmoplégie *extrinsèque*) ou aux muscles internes, muscle ciliaire et sphincter de la pupille (ophtalmoplégie *intrinsèque*) ; être complète ou incomplète, suivant qu'une partie des muscles est complètement ou incomplètement paralysée.

CAUSES. Migraine ophtalmoplégique, tumeurs, hémorragie du cerveau, parasites cérébraux.

OPHTALMO-RÉACTION. — Instillation d'une goutte de tuberculine à 1 p. 100 entre les paupières. Chez les tuberculeux, on note au bout de six à vingt-quatre heures une injection des vaisseaux de la conjonctive et parfois de l'œdème des paupières. Comme cette réaction a donné lieu parfois à des conjonctivites durables, elle a été abandonnée pour la cuti-réaction. V. TUBERCULOSE.

OPHTALMOSCOPE. — V. à ŒIL (examen).

OPIACÉS. — Médicaments à base d'opium.

OPIAT. — Electuaire contenant de l'opium. Actuellement, ce nom désigne simplement une pâte molle formée de poudres délayées dans du *miel* (opiats dentifrices) ou dans un *baume*, tel l'*opiat antiblennorragique*, formé de baume de copahu et de poudre de cubèbe; inusité aujourd'hui.

OPIOMANIE. — V. à OPIUM.

OPISTHOTONOS (du gr. *opisthen*, en arrière, et *tonos*, tension). — Contracture des muscles du dos qui forme une voûte incurvant le corps en arrière. V. TÉTANOS.

OPIUM (du gr. *opos*, suc). — Suc obtenu par incision des capsules de pavot (*Papaver somniferum*), de la famille des Papavéracées (pl. en couleurs à PLANTES DANGEREUSES). Médicament *calmant* et *somnifère*, il doit

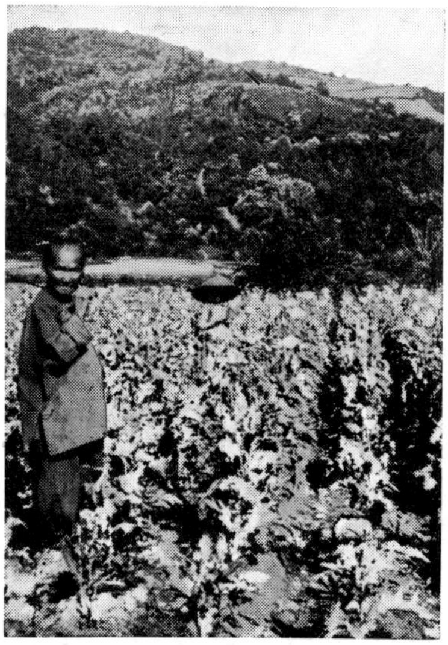

FIG. 1350. — Culture du pavot en Chine.

son action aux différents alcaloïdes qu'il contient : *morphine, codéine, narcéine, narcotine, papavérine*. Les deux premiers sont seuls couramment employés.

ACTION. *A petite dose*, sur le *cœur*, les *vaisseaux*, la *respiration*; il y a d'abord excitation, hypertension, pouls plein et accéléré; respiration plus ample et plus rapide, stimulation psychique. *A doses fortes*, hypotension, pouls lent, arythmique, respiration ralentie.

Les sécrétions des muqueuses sont réduites : difficulté d'uriner, constipation.

A trop faible dose, le système nerveux est excité; à dose normale, il est endormi; le sommeil est coupé par des rêves et, au réveil, l'individu souffre de la tête, et est dans une sorte de torpeur, sans appétit.

L'opium accroît la température du corps; la morphine l'abaisse.

Les *enfants* sont très sensibles à l'effet des opiacés : aussi, ne doit-on employer pour eux que les sirops de pavot blanc, diacode, l'élixir parégorique, le laudanum dilué dans 120 g de potion.

INDICATIONS. Hypnotique; sédatif de la douleur, calme la toux, entrave l'expectoration; analgésique contre les coliques abdominales, les douleurs utérines.

CONTRE-INDICATIONS. Insuffisance rénale, œdème aigu du poumon, tendance à l'apoplexie.

DOSES et MODE D'EMPLOI. Employé sous forme d'*extrait d'opium* ou d'*extrait thébaïque* (de Thèbes, Egypte, d'où parvient une variété d'opium), à la dose de 1 à 10 cg, en pilules qui contiennent de 1 à 5 cg, de *sirop d'opium* ou *sirop thébaïque*, dont une cuillerée à soupe contient 4 cg d'opium.

Les pilules opiacées de *cynoglosse* contiennent chacune 2 cg d'extrait thébaïque et 2 cg de poudre de jusquiame.

Le *sirop diacode* contient 1 cg d'extrait thébaïque par cuillerée à soupe.

Le *sirop pectoral* contient 1 cg d'extrait par 100 g; dose : 5 cuillerées à soupe.

L'*élixir parégorique* contient 10 cg d'opium par 20 g, 1 g répond à LIII gouttes; dose : 10 à 20 g.

Les *gouttes noires anglaises* contiennent 50 p. 100 d'opium; dose : I à V gouttes.

La *poudre de Dover* contient de la poudre d'ipéca et d'opium, du nitrate et du sulfate de potasse; 1 g renferme 0g,10 de poudre d'opium.

Elle calme la toux, fait expectorer et décongestionne le poumon; dose : 20 cg à 1 g (enfants, 0,05 par année).

10 cg de poudre d'opium équivalent à 1 cg de morphine, 5 cg d'extrait d'opium, 1 g de teinture d'opium ou de laudanum, 20 g d'élixir parégorique, 1 g de poudre de Dover, 20 g de sirop thébaïque, 100 g de sirop diacode, 500 g de sirop d'espèces pectorales.

INCOMPATIBILITÉS. Alcalis et leurs carbonates; sels d'argent, de fer, de plomb, tanin; iode, chlore.

Diascordium. — V. ÉLECTUAIRE.

Laudanum. — Le *laudanum* (vin d'opium composé) proprement dit ou *de Sydenham* est un liquide contenant de l'opium, du safran, de la cannelle, de la girofle, en macération dans de l'alcool; XLIII gouttes pèsent 1 g, c'est-à-dire la dose maximum à atteindre à l'*intérieur*, chez l'adulte, où on la donne sous forme de V à X gouttes versées à 4 reprises dans la journée sur un petit morceau de sucre; à l'*extérieur*, sur un cataplasme, on peut en employer LX à LXXX gouttes.

Lavements opiacés ou laudanisés. — On les donne : 1° dans une poire en caoutchouc d'une contenance de 60

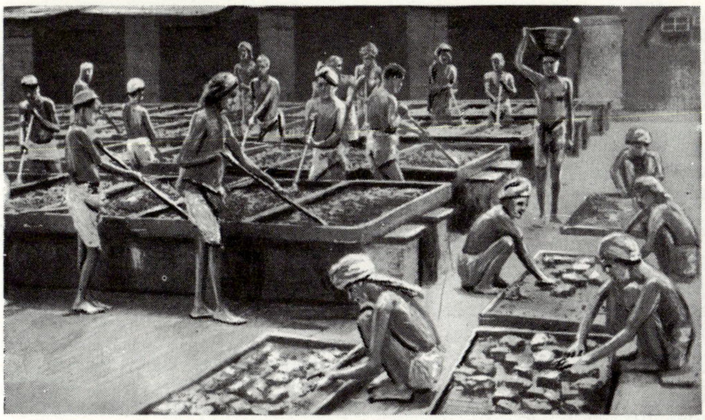

FIG. 1351. — Mélange de l'opium brut aux Indes.
(*Ph. Delius.*)

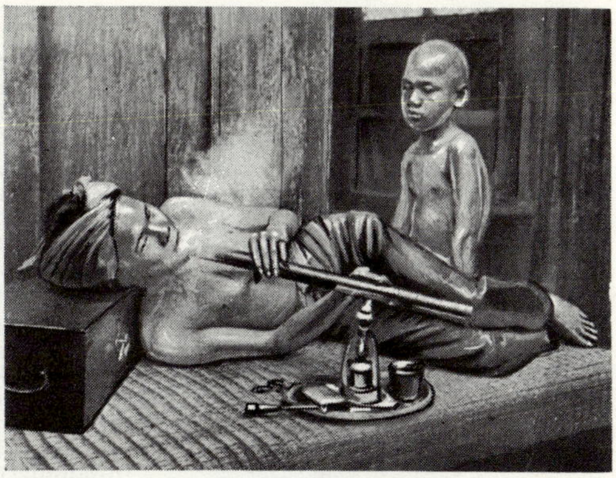

FIG. 1352. — Fumeur d'opium.

à 200 g, avec, suivant les cas, V à XX gouttes de laudanum dans 200 g d'amidon, de décoction de ratanhia ou de décoction de guimauve.

Liniments opiacés ou laudanisés. — *Liniment calmant.* — Baume tranquille, 60 g; chloroforme, 10 g; laudanum, 10 g; ou extrait d'opium, 1 g; extrait de belladone, 2 g; glycérine, 20 g; huile de camomille camphrée, 60 g.

Codéine. — DOSE. 1 à 5 cg.

MODE D'EMPLOI. En pilules, et surtout sous forme de sirop, qui contient 4 cg de codéine par cuillerée à soupe.

Morphine. — Sous forme d'acétate, de bromhydrate, de chlorhydrate ou de sulfate de morphine.

DOSE (par 24 heures). 1 à 3 cg en injections hypodermiques; en pilules ou en sirop qui contient 1 cg de chlorhydrate de morphine par cuillerée à soupe.

Inconvénients des préparations opiacées. — Elles constipent les malades, alors que déjà le séjour au lit espace les selles; aussi est-il utile de donner seulement ces préparations de temps en temps, en les remplaçant dans les intervalles par d'autres somnifères, comme le chloral, le sulfonal, etc.

L'opium ingéré agit en 20 minutes; la morphine, en injection hypodermique, en 5 minutes. Mais ces deux médicaments s'éliminent lentement : une simple dose d'opium exige 48 heures pour que l'élimination en soit complète. Il faut donc se méfier des effets cumulatifs quand on prescrit des médicaments de ce groupe.

Empoisonnement aigu par l'opium et les opiacés. — SIGNES. Au début, excitation et palpitations, puis sécheresse de la bouche, soif vive, maux de tête, lassitude générale, somnolence de plus en plus profonde, avec les yeux à demi fermés; refroidissement de la peau, ralentissement et irrégularité de la respiration.

TRAITEMENT. Si l'opiacé a été introduit par la bouche, faire vomir avec de l'ipéca, lavages d'estomac, d'intestin; saignée.

Faire tenir le malade debout, l'empêcher de dormir.

Faire boire du café très fort ou injecter de la caféine. Massage. Respiration artificielle. V. ASPHYXIE.

Opiomanie (Thébaïsme). — Autrefois, cette intoxication était exclusive aux Asiatiques, mais, elle a maintenant gagné l'Europe.

Les pays producteurs et exportateurs d'opium des fumeurs sont la Perse, les Indes anglaises, Macao.

Les fumeurs d'opium prennent à l'aide d'une longue aiguille une boule de cette substance, qu'ils introduisent dans leur pipe, habituellement métallique, l'allument, s'étendent et aspirent les bouffées de fumée en les faisant passer lentement dans les bronches.

L'usage habituel de l'opium entraîne une série de troubles d'ordre physique et d'ordre psychique. Dans le domaine physique, on observe des désordres gastro-intestinaux, hépatiques, urinaires, une irritation des bronches prédisposant à l'emphysème et à la tuberculose, des troubles circulatoires (palpitations, crises d'angine de poitrine), des troubles nerveux enfin, avec exagération ou diminution de la sensibilité cutanée, titubation, paralysies variables.

Dans le domaine psychique, la fumée d'opium plonge le sujet dans un sommeil artificiel, ou plutôt une rêverie où la perception des choses extérieures est le plus souvent seulement atténuée et non totalement disparue. Le sujet s'imagine alors n'être plus que pensée, et cette pensée repose dans une atmosphère paisible, lumineuse, heureuse dans l'indifférence.

Avec les progrès de l'intoxication, les opiomanes perdent la mémoire, le sens moral, voient leur intelligence baisser, leurs affections s'amoindrir, et en arrivent à commettre des actes délictueux divers.

Le laudanum a été employé par les opiomanes en injections intramusculaires. On a observé des abcès profonds avec escarres cutanées, des céphalées avec contracture douloureuse de la nuque, de la dyspnée, un coma, parfois suivi de mort.

Intoxication chronique par la morphine (Morphinisme). — Les troubles qui relèvent d'une intoxication par la morphine peuvent être observés chez des individus soumis médicalement à la morphine, ou plus fréquemment chez les morphinomanes névropathes, qui ne savent résister à une impulsion impérieuse à s'intoxiquer.

SIGNES. Après une période d'initiation (céphalée, nausées, inappétence), le sujet éprouve une euphorie, une griserie, avec mémoire surprenante, imagination débordante, illusion du génie.

Mais l'injection de morphine en appelle une autre, et bientôt le malade ressent un *état de besoin,* se traduisant par une angoisse pénible, une agitation délirante. L'intoxication se manifeste par des signes physiques : pâleur, dos voûté, sénilité précoce, myosis, asthénie, hypotension, troubles digestifs, insomnie; on note aussi une diminution de l'intelligence, de la mémoire, de la volonté et de l'attention.

L'intoxiqué, pour lequel rien ne compte plus, si ce n'est le besoin de piqûre, peut arriver à une période de *cachexie* (infections cutanées par piqûres malpropres, amaigrissement cadavérique, œdèmes, albuminurie, tuberculose pulmonaire).

TRAITEMENT. Souvent difficile, ce traitement ne doit être tenté que dans une maison de santé spécialisée. Le *sevrage brusque* ne peut être essayé que chez des sujets jeunes et robustes, car il peut s'accompagner d'une violente excitation et d'insuffisance cardiaque.

Plus habituel est le *sevrage rapide,* en quelques semaines, la dose étant diminuée chaque jour.

Mais souvent la guérison n'est qu'éphémère, parce que le malade ne peut pas ou ne veut pas guérir.

La morphine, inscrite au tableau B, ne peut être délivrée que sur ordonnance médicale datée et signée et pour un usage de 7 jours au maximum.

OPODELDOCH (Baume). — Voir BAUME.

OPOPANAX. — Gomme-résine d'une Ombellifèracée (*Opopanax chironium*), qui entre dans la préparation du baume de Fioravanti.

OPOTHÉRAPIE (du gr. *opos,* suc, et *therapeia,* traitement). — Méthode de traitement par les glandes et tissus animaux. Ceux-ci sont rarement employés en nature à l'état frais; ils sont utilisés soit sous forme de sucs ou d'extraits glycérinés ou aqueux d'organes, par la bouche ou en injections sous-cutanées, soit en poudres préparées avec des tissus desséchés et pulvérisés. Ces organes sont prélevés sur les grands animaux de boucherie, en bonne santé et pas trop âgés (veau, mouton, porc).

Opothérapie thyroïdienne. — Indiquée dans le myxœdème, les infantilismes thyroïdiens et certains goitres. On l'utilise aussi dans l'obésité, le rhumatisme chronique, certaines dermatoses (eczéma, ichtyose, pityriasis, rubia, psoriasis). A doses trop élevées ou trop longtemps prolongées, elle peut amener certains accidents : tachycardie, fièvre, agitation, nausées, vomissements. A surveiller.

On emploie la glande thyroïde fraîche de mouton ou, mieux, un extrait thyroïdien desséché; l'étalon international est une poudre sèche de thyroïde dont 10 mg correspondent à une unité internationale. Dose 10 cg (30 cg par jour).

Opothérapie gastrique et hépatique. — Le suc gastrique, l'*estomac* de porc, ont été préconisés dans certaines *anémies* (méthode de Castle); la pepsine est prescrite par voie buccale dans l'insuffisance de la sécrétion gastrique, et en injections hypodermiques dans le traitement des ulcères gastro-duodénaux.

Le *foie,* desséché ou frais, a été prescrit dans l'anémie pernicieuse (méthode de Whipple), dans certains diabètes et insuffisances hépatiques.

La *bile* de bœuf desséchée est employée comme cholagogue et dans l'entérite muco-membraneuse.

Opothérapie pancréatique. — On a extrait du pancréas deux principes, l'*insuline* et la *vagotonine,* qui agissent sur la glycémie pour l'abaisser, la première en provoquant la destruction du sucre sanguin dans les tissus, la seconde en favorisant sa mise en réserve dans le foie. Ces deux corps, surtout l'insuline, sont utilisés dans le diabète.

Opothérapie surrénale. — Des deux substances de la surrénale, la *médullaire* produit l'*adrénaline,* qui augmente la pression artérielle; la *corticale* renferme de la choline, des lipoïdes, du cholestérol, du carotène, de l'acide ascorbique. Elle renferme surtout de la desoxycorticostérone, la cortisone et des androgènes.

L'extrait surrénal est indiqué dans l'insuffisance surrénale, la maladie d'Addison. On l'utilise aussi dans la grippe, la fièvre typhoïde, la diphtérie, la tuberculose, les hémorragies. Il est contre-indiqué chez les hypertendus, les brightiques, les diabétiques. Dose : 20 à 60 cg par jour.

Opothérapie hypophysaire. — Le *lobe postérieur* est indiqué dans le diabète insipide, contre l'inertie utérine après l'accouchement et pour activer le travail, dans les hémoptysies (20 à 40 cg par jour).

Le *lobe antérieur* crée une accélération de la croissance générale et une hyperactivité des glandes génitales, grâce à deux hormones gonadotropes (*gonadostimuline* et *prolan* A et B). Ce lobe est indiqué dans les troubles de croissance générale, les retards de développement génital. Contre-indiqué dans l'acromégalie. Dose : 10 cg par jour. On peut injecter des préparations solubles (antélobine, gravidostyl) chez la femme atteinte d'aménorrhée ou de dysménorrhée, d'insuffisance ovarienne (contre-indiqué dans les ménorragies), et chez l'enfant atteint d'infantilisme génital, de cryptorchidie et d'ectopie testiculaire.

Opothérapie rénale. — Extrait desséché en cachets de 25 cg (8 par jour) ou injection de sérum de veine rénale (10 à 20 cm^3 par jour) dans l'insuffisance rénale, au cours des néphrites.

Opothérapie testiculaire. — On a retiré du testicule une hormone mâle, la *testostérone,* qui est indiquée dans le défaut de développement génital, l'impuissance, l'hypertrophie de la prostate, ainsi que dans certaines inflammations du sein et divers troubles menstruels chez la femme.

Opothérapie ovarienne. — L'extrait d'*ovaire total* peut s'employer dans les cas d'insuffisance ovarienne et de dysménorrhée, 15 jours avant les règles, à la dose de 25 cg à 1 g par jour en poudre ou en extraits injectables. Mais il vaut mieux utiliser séparément les deux *hormones* sécrétées par l'ovaire : la *folliculine* et la *lutéine.*

La *folliculine* est le médicament de l'insuffisance ovarienne, de certaines aménorrhées, de stérilités, des accidents de la ménopause.

La *lutéine* est indiquée dans les ménorragies et métrorragies et dans les dysménorrhées. V. aussi au nom de chaque glande et à HORMONES.

OPPRESSION. — Gêne respiratoire provoquée par une maladie du cœur ou de la poitrine (pneumonie, bronchite, pleurésie). Une émotion morale ou des maladies nerveuses peuvent suffire à provoquer l'oppression.

OPSIURIE (du gr. *opsios,* en retard, et *ourein,* uriner). — Modification de la diurèse, caractérisée par un retard de l'élimination des liquides ingérés, qui fait que la quantité d'urine émise pendant la nuit est plus grande que celle qui est émise pendant le jour.

Elle relève de causes complexes, parmi lesquelles la plus importante est un retard de l'absorption aqueuse au niveau de l'intestin, du fait d'une hypertension du système porte. S'observe dans les cirrhoses du foie, parfois dans les lithiases biliaires.

OPSONINES (du gr. *opsonein,* préparer des vivres). — Substances spécifiques (anticorps) contenues dans le plasma sanguin, résistant au chauffage à 60° et préparant les microbes à être phagocytés.

Index opsonique. — Si on mélange des volumes égaux d'émulsion de microbes, de leucocytes et de sérum normal, et qu'on fasse de même avec le sérum d'un sujet infecté, l'index opsonique est représenté par la différence entre le nombre de microbes phagocytés en présence du sérum normal et du sérum infecté.

OPTIQUE (du gr. *optomai,* je vois). — **Couche optique** (Thalamus). — Renflement ovoïde de substance blanche et de substance grise à cellules multipolaires, placé au milieu de la face interne de chaque hémisphère cérébral.

Il est placé en dehors et au-devant des tubercules quadrijumeaux, au-dessus et en dedans du pédoncule cérébral, en arrière et en dedans du corps strié. Sa face supérieure concourt à former le plancher des ventricules latéraux; sa face interne constitue en avant la paroi latérale du ventricule moyen; sa face inférieure présente deux saillies, les corps genouillés internes et externes, dont le bord antérieur se continue avec la bandelette d'origine des nerfs optiques. V. figure à CERVEAU et à PINÉALE (Glande).

Syndrome thalamique. — Troubles nerveux provoqués par des lésions (hémorragie, ramollissement) siégeant dans les couches optiques (thalamus).

Bandelettes optiques. — Cordons nerveux, l'un droit, l'autre gauche, situés à la base du cerveau, et qui s'étendent du chiasma optique au corps genouillé externe et interne. Chacun contient des fibres optiques venues de la moitié correspondante droite ou gauche de chaque rétine.

Radiations optiques. — Les fibres nerveuses, issues des bandelettes optiques et ayant traversé les couches optiques et la partie supérieure de la capsule interne, se rendent aux couches corticales des lobes cérébraux postérieurs (*cuneus*) [v. CERVEAU]. Leur destruction, dans un côté, occasionne la perte de la vision dans la moitié du champ visuel (v. HÉMIANOPSIE).

Chiasma optique. — V. CHIASMA et CERVEAU.

Nerf optique. — V. ŒIL.

OPTOMÈTRE (du gr. *optesthai,* voir, et *metron,* mesure). — Appareil destiné à mesurer la portée visuelle.

OPTO-STRIÉE (Couche). — Ensemble de la couche optique et du corps strié du cerveau. V. figure à CERVEAU et à PINÉALE (Glande).

OR. — L'or, sous sa forme *colloïdale,* est utilisé comme agent *anti-infectieux* en injections intraveineuses. V. COLLOÏDES.

Sous la forme de *sels* (hyposulfite) ou de dérivés organiques, il a été employé contre la *tuberculose,* le *rhumatisme* et accessoirement la *syphilis.*

INTOLÉRANCE. Des accidents, annoncés souvent par du prurit ou de la diarrhée, peuvent commander l'arrêt du traitement : lésions cutanées, fièvre, lésions des muqueuses (stomatite, colite, conjonctivite, kératite); lésions du rein (néphrites) ou du foie (ictère); purpura, anémie, agranulocytose, myélose aplasique.

CONTRE-INDICATIONS. L'aurothérapie est dangereuse chez les cachectiques et chez ceux qui ont une tare rénale ou hépatique.

ORANGER. — Arbre de la famille des Aurantiacées (v. pl. en couleurs à APÉRITIVES [Plantes]).

On utilise deux variétés : 1° l'*oranger amer* ou bigaradier (*Citrus vulgaris*), dont les fleurs sont employées pour faire un hydrolat (eau de fleurs d'oranger) utilisé comme antispasmodique et digestif. L'essence de fleurs d'oranger porte le nom d'*essence de néroli.* Le zeste ou écorce

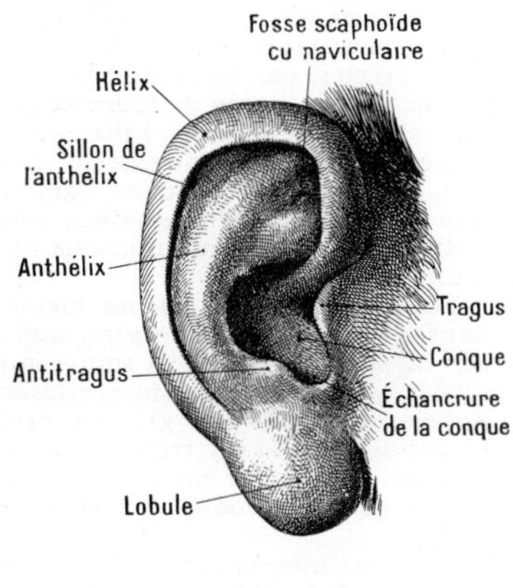

FIG. 1353. — Pavillon de l'oreille.

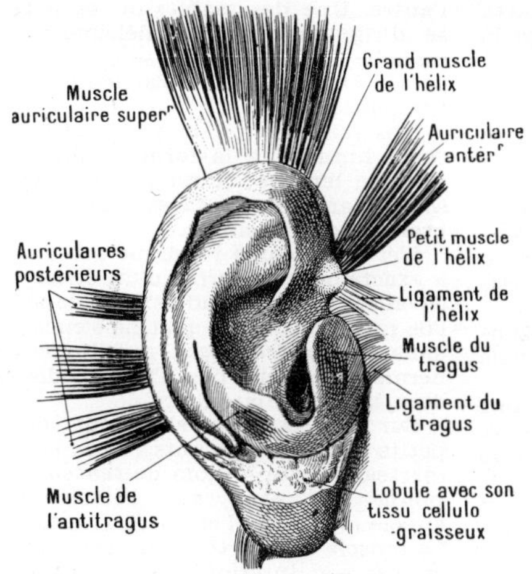

FIG. 1354. — Muscles du pavillon.

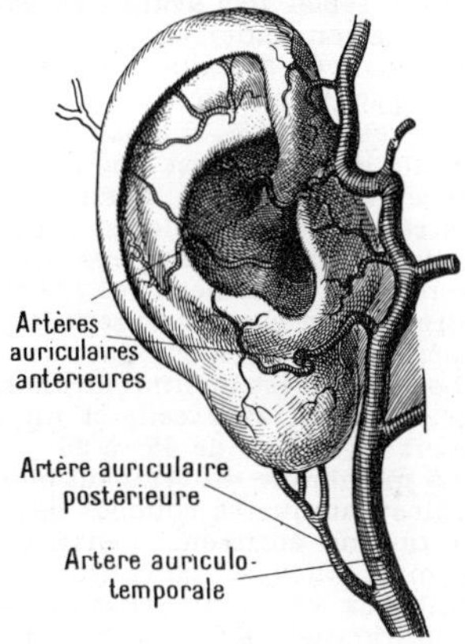

FIG. 1355. — Artères du pavillon.

sert à préparer des sirops, une teinture, des alcoolats employés comme toniques, amers, stomachiques et aromatiques. L'écorce de fruit entre aussi dans la composition du *sirop de raifort composé;* 2° l'*oranger doux* (*Citrus aurantium*), dont on utilise les fleurs et les feuilles comme antispasmodique en infusion, et le fruit comme rafraîchissant. Le suc acidulé (acide citrique) de l'orange sert à faire un sirop rafraîchissant et une limonade (orangeade); il contient de la vitamine C. Avec les zestes frais, on obtient l'*essence de Portugal.*

Orangeade. — V. LIMONADE.

Intoxication. — Les ouvriers qui manipulent les oranges amères sont atteints, sous l'action de l'huile essentielle qu'elles contiennent, de prurit, puis de dermite rouge, œdémateuse des mains, des doigts (onyxis), des avant-bras, et parfois de la face. Dans certains cas, il se produit des maux de tête, des vertiges, des névralgies et des convulsions.

ORA SERRATA (du lat. *ora,* bord, et *serrata,* en dents de scie). — Ligne circulaire dentelée établissant la démarcation entre la zone ciliaire et la zone choroïdienne et la choroïde. V. ŒIL.

ORBICULAIRE (Muscle). — Muscle formant un cercle autour d'un orifice : *orbiculaire des lèvres, des paupières.*

ORBITE, ORBITAIRE (Cavité). — Cavité dans laquelle est placé l'œil. V. ŒIL (structure et fonctions).

ORCHIDOPEXIE (du gr. *orkhis,* testicule, et *pexis,* fixation). — Descente et fixation à sa place normale d'un testicule non descendu dans les bourses et qui est resté dans le canal inguinal ou dans l'abdomen.

ORCHITE (du gr. *orchis,* testicule). — Inflammation des testicules. V. à MASCULINS (Organes génitaux) [maladies].

ORDONNANCE. — Prescription faite par un médecin. Quand celui-ci formule son ordonnance, on ne saurait trop recommander à l'entourage de ne pas lui adresser la parole, afin d'éviter des erreurs de rédaction qui pourraient être préjudiciables au malade.

Les ordonnances des médicaments délivrés par le pharmacien sont transcrites par lui, avec un numéro d'ordre, sur un registre *ad hoc.*

Certaines ordonnances ne peuvent être renouvelées par le pharmacien : ce sont celles qui contiennent des substances toxiques (cocaïne, morphine). V. TOXIQUES.

OREILLE (lat. *auricula*). — Organe de l'audition et de l'équilibration. (Voir pl. en couleurs, à ŒIL, et tableau XLV.)

I. OREILLE (anatomie et physiologie). — **Structure.** — On distingue dans l'oreille trois parties auxquelles sont dévolues des fonctions différentes : l'oreille externe, qui recueille les sons et contribue à renseigner sur leurs directions; l'oreille moyenne, qui les transmet en les adaptant à la réception; l'oreille interne, où ils passent du milieu aérien en milieu liquide pour être recueillis et analysés par les terminaisons nerveuses du nerf auditif.

Oreille externe. — Le *pavillon,* en forme de conque, et le *conduit auditif,* canal concave en bas et en arrière, dirigent les ondes sonores vers le tympan. Ainsi s'expliquent les reliefs du pavillon : l'*hélix,* bourrelet extérieur continué par le *tragus* en avant du conduit; l'*anthélix,* qui lui est concentrique, et que la fossette scaphoïde divise en deux branches à la partie supérieure. Il est prolongé en bas par la saillie de l'*antitragus.* De plus, le pavillon est pourvu de trois muscles qui le rattachent au crâne; ces muscles sont atrophiés chez l'homme, mais ils donnent à l'animal une remarquable précision dans l'orientation auditive. Le volume d'air enclos dans le conduit et les premiers replis du pavillon est d'environ 4 cm³. Formé d'une portion cartilagineuse et d'une partie profonde osseuse, la longueur du conduit est d'environ 25 mm, dont 1/3 pour la partie cartilagineuse et 2/3 pour la partie osseuse. Son diamètre, très variable, peut aller de 4 mm à 10 mm. Enfin, il est tapissé dans son tiers extérieur d'un revêtement cutané épais, pourvu de poils et de glandes qui sécrètent une substance jaunâtre appelée *cérumen.*

Oreille moyenne. — L'oreille moyenne est constituée essentiellement par un ensemble de cavités aériennes contenant les osselets et leurs muscles (*fig.* 1356). En arrière, c'est l'*apophyse mastoïde,* massif osseux pneumatisé qui correspond extérieurement à la partie du crâne située en arrière du pavillon et privée de cheveux. Elle semble destinée à maintenir constante la pression, la température et le degré

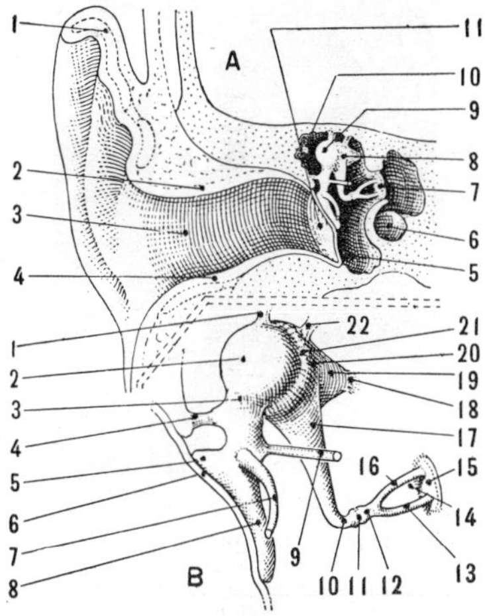

FIG. 1356. — L'appareil auditif.

A. Coupe vertico-transversale de l'appareil auditif droit : 1. Pavillon de l'oreille; 2. Paroi supérieure du conduit; 3. Conduit auditif externe; 4. Paroi inférieure du conduit; 5. Caisse du tympan; 6. Limaçon; 7. Etrier; 8. Enclume; 9. Marteau; 10. Aditus ad antrum; 11. Membrane du tympan. B. Chaîne des osselets et leurs ligaments : 1. Ligament supérieur; 2. Tête du marteau; 3. Col; 4. Ligement externe; 5. Apophyse courte; 6. Membrane du tympan; 7. Apophyse longue; 8. Manche du marteau; 9. Tendon du muscle du marteau; 10. Apophyse lenticulaire; 11. Articulation enclume-étrier; 12. Tête; 13. Branche postérieure; 14. Ligament annulaire; 15. Base de l'étrier; 16. Branche antérieure; 17. Branche inférieure; 18. Ligament postérieur; 19. Branche supérieure; 20. Corps de l'enclume; 21. Articulation marteau-enclume; 22. Ligament supérieur.

hygrométrique; elle est en rapport avec le sinus latéral (en dedans), avec le nerf facial (en avant) et avec la méninge (en haut).

La *caisse du tympan* a la forme d'un ménisque biconcave.

La *membrane du tympan,* qui ferme l'oreille en dehors, est une membrane mince, transparente, élastique, mais très résistante, car elle est formée de plusieurs couches de fibres qui s'entrecroisent. Fortement tendue sur un cadre osseux, elle présente à la partie supérieure un segment flaccide.

Le tympan est incliné sur l'horizontale, formant avec celle-ci un angle ouvert en dehors de 45° à 55°.

La membrane du tympan, bien que formée par quatre couches de tissus, n'a qu'une épaisseur d'environ 1/10 de mm. Elle est parcourue par de nombreux vaisseaux sanguins qui se congestionnent dans les cas d'inflammation.

Elle possède aussi des filets nerveux provenant des nerfs pneumogastrique et auriculo-temporal. Le tympan offre une attache au plus externe des osselets, le marteau.

Le *marteau* ressemble plus à une massue qu'à un marteau; la tête, plus volumineuse, est séparée du manche par une partie rétrécie qu'on

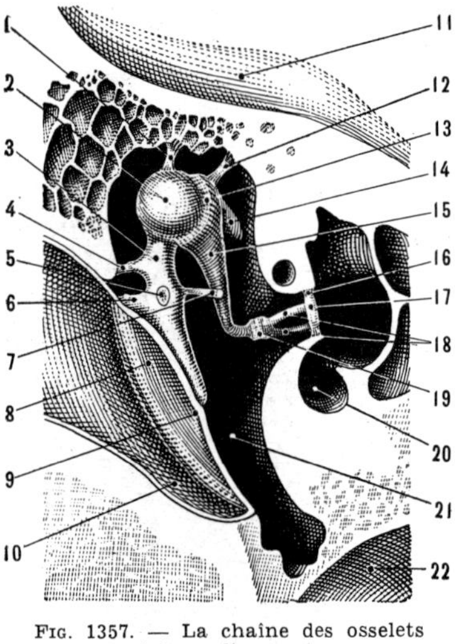

FIG. 1357. — La chaîne des osselets et leurs ligaments.

1. Ligament supérieur du marteau; 2. Tête du marteau; 3. Col; 4. Ligament externe; 5. Section de l'apophyse longue; 6. Apophyse courte; 7. Tendon du muscle du marteau; 8. Membrane du tympan; 9. Ombilic; 10. Conduit auditif externe; 11. Fosse cérébrale moyenne; 12. Ligament supérieur de l'enclume; 13. Articulation du marteau avec l'enclume; 14. Branche supérieure de l'enclume; 15. Branche inférieure de l'enclume; 16. Ligament annulaire de l'étrier; 17. Base de l'étrier; 18. Les deux branches de l'étrier; 19. Articulation de l'enclume avec l'étrier; 20. Oreille interne; 21. Oreille moyenne; 22. Golfe de la veine jugulaire interne.

appelle le col. L'axe de la tête forme avec l'axe du manche un angle de 140°. La longueur de l'os est d'environ 8 mm, dont 3 pour la tête, 1 pour le col et 4 pour le manche. Ce dernier est inclus dans l'épaisseur de la membrane du tympan, dont il suit forcément les mouvements.

L'*enclume,* qui s'articule avec la tête du marteau, ressemble assez à une grosse molaire qui n'aurait que deux racines dont les directions seraient perpendiculaires l'une à l'autre. Une des racines ou branches se dirige en bas, parallèlement au manche du marteau, et se coude près de son extrémité pour s'articuler avec l'os lenticulaire.

L'os *lenticulaire,* le plus petit du corps humain, a la forme d'une minuscule lentille; il est généralement soudé par une des faces à la longue branche de l'enclume.

L'*étrier,* comme l'indique son nom, a exactement la forme d'un étrier de cavalier; sa tête ronde s'articule avec l'os précédent, et sa platine s'encadre dans la *fenêtre ovale,* qu'elle ferme hermétiquement par l'intermédiaire d'un ligament circulaire.

Sur les osselets s'insèrent deux petits muscles puissants : l'un, sur le marteau, porte le nom de *tenseur du tympan;* l'autre, sur l'étrier, est appelé *muscle de l'étrier* ou *stapedius.* Le muscle du marteau tire cet osselet et, par son intermédiaire, le tympan en dedans, tandis que le muscle de l'étrier attire cet osselet en arrière.

Sur la partie antérieure du pourtour de la caisse du tympan, on trouve l'orifice auriculaire de la *trompe d'Eustache,* canal de 35 mm à 40 mm de long, qui s'ouvre d'autre part dans le pharynx, au-dessus du voile du palais. Ce canal est formé d'une portion osseuse et d'une portion cartilagineuse qui ont chacune la forme d'un tronc de cône et qui se réunissent par leur petite base; à ce niveau, la trompe d'Eustache n'a pas plus de $1^{mm},5$ à 2 mm de diamètre; on comprend facilement que la moindre inflammation de la muqueuse qui tapisse ce canal suffise à en obstruer la lumière, comme cela arrive fréquemment dans les inflammations du nez et du pharynx.

La paroi opposée à la membrane du tympan est osseuse; elle présente deux orifices : la *fenêtre ovale,* située à la partie supérieure, fermée par la platine de l'étrier, et, plus bas et en arrière, la *fenêtre ronde,* fermée par une membrane parfois appelée tympan secondaire. Toute la caisse du tympan ainsi que les cellules mastoïdiennes sont tapissées par une muqueuse qui n'est que la continuation de celle du pharynx et de la trompe d'Eustache.

Oreille interne. — En dedans de ces deux fenêtres se trouve un organe d'une complexité structurale extrême : une sorte de sac membraneux rempli d'un liquide appelé endolymphatique, suspendu lui-même dans un autre liquide appelé périlymphatique. Ce sac constitue le *labyrinthe,* auquel on distingue deux parties, l'une postérieure, l'autre antérieure, communiquant entre elles au moyen d'un très mince canal : le *ductus reuniens.*

Le labyrinthe postérieur se compose des *canaux semi-circulaires,* de l'*utricule* et du *saccule.* Le labyrinthe antérieur, enroulé sur lui-même comme certains coquillages, est pour cette raison appelé le *limaçon.* A lui seul est dévolue la fonction acoustique, tandis que le labyrinthe postérieur contribue au maintien de l'équilibre du corps au repos et en mouvement.

Les plans des canaux semi-circulaires sont orientés de la façon suivante : le canal supérieur a sa courbe dans un plan vertical et dirigé d'avant en arrière; le canal postérieur, dans un plan vertical et transversal; enfin, le canal horizontal a son plan horizontal et sa courbe dirigés d'avant en arrière. Les cinq artifices de ces trois demi-cercles, car deux de ces canaux se fusionnent à une de leurs extrémités, s'abouchent dans l'utricule. Ils présentent chacun une extrémité renflée, l'*ampoule.* C'est dans l'ampoule que se trouve la terminaison sensorielle du nerf vestibulaire, sous forme d'une crête ciliée.

Les canaux et les poches membraneuses sont séparés des cavités osseuses par la *périlymphe,* et ils sont remplis d'*endolymphe.* De petits corpuscules appelés otolithes (du gr. *ous,* oreille, et *lithos,* pierre) s'y trouvent en suspension. C'est leur mobilité qui, irritant les cils, provoque la sensation de vertige.

Le sac membraneux de l'oreille interne est complètement clos et n'a aucune communication avec l'intérieur. Au contraire, le liquide au milieu duquel il est immergé communique avec le liquide céphalo-rachidien par un canal minuscule : l'*aqueduc cochléaire.*

Le tube enroulé qui constitue le limaçon est subdivisé en deux étages ou rampes par une lame mi-osseuse mi-membraneuse qui s'étend de la base jusqu'au sommet, qu'elle ne rejoint d'ailleurs pas complètement. C'est la *lame spirale* (tabl. XLV, 4).

L'espace laissé libre au sommet est *hélicothrème.* L'étage supérieur est la *rampe vestibulaire,* et se termine au voisinage de la fenêtre ovale. L'étage inférieur est la *rampe tympanique,* qui aboutit à la fenêtre ronde. C'est dans la rampe vestibulaire que se trouve le canal membraneux qui renferme l'organe sensoriel, le *canal cochléaire.* Il repose sur la lame spirale qui le sépare de la rampe tympanique, et la partie qui le sépare du restant de la rampe vestibulaire est appelée *membrane de Reissner.*

L'organe sensoriel qui transforme l'onde sonore en phénomène physiologique se trouve à l'intérieur du canal cochléaire. L'ensemble des cellules de cet organe est désigné sous le nom d'*organe de Corti.* La partie la plus remarquable est constituée par des arcades dont l'ensemble forme un tunnel. Chaque arcade est formée par des piliers (6 000 externes et 4 500 internes). L'*arcade de Corti* repose sur la *membrane basilaire.* En dehors et en

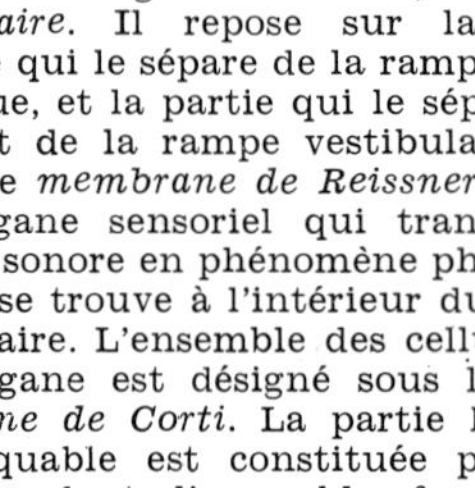

FIG. 1358. — Terminaison du nerf auditif dans l'oreille interne.

dedans d'elle, les cellules ciliées constituent l'organe sensoriel de l'audition. On compte 15 000 à 20 000 cellules ciliées externes contre 3 500 internes.

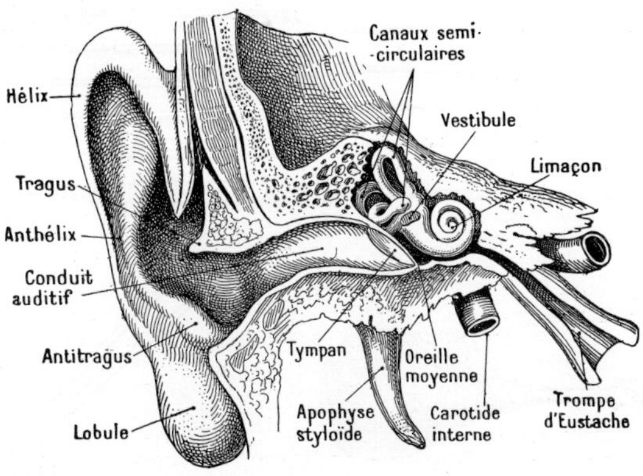

1. — Coupe de l'oreille.

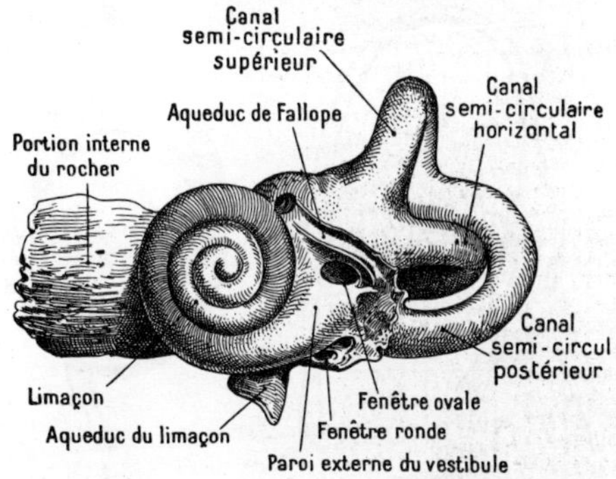

3. — Limaçon et canaux demi-circulaires osseux.

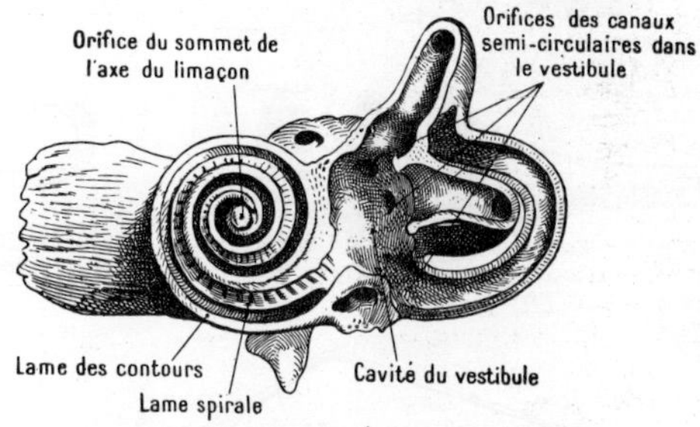

4. — Coupe du limaçon et des canaux semi-circulaires.

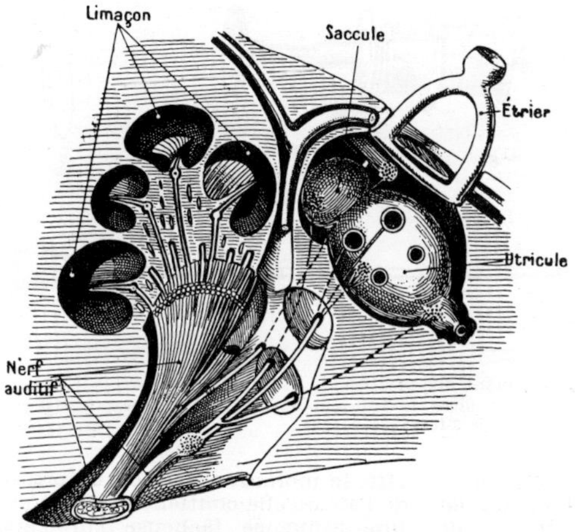

2. — Distribution du nerf auditif.

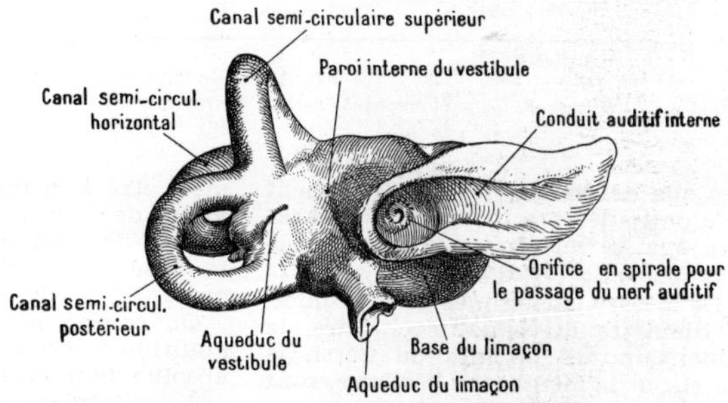

5. — Face interne du labyrinthe et conduit auditif interne.

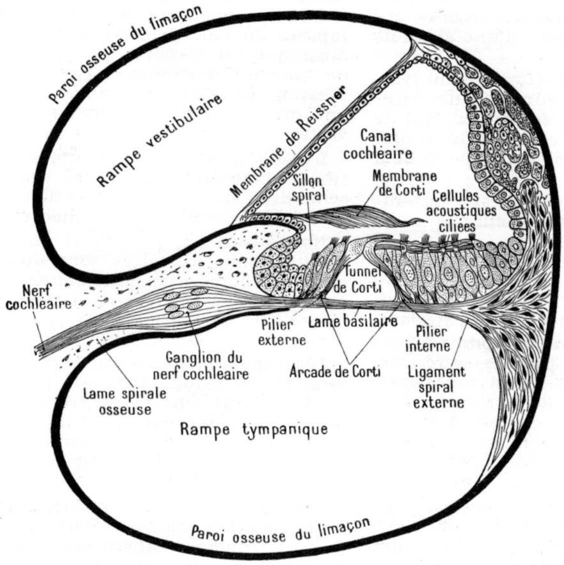

6. — Coupe schématique du limaçon montrant les organes de Corti.

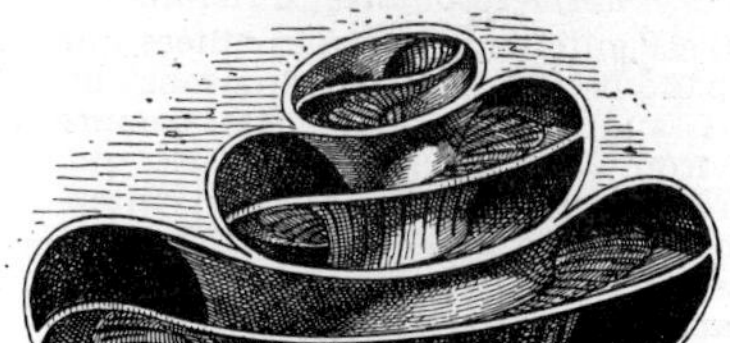

7. — Coupe verticale du limaçon.

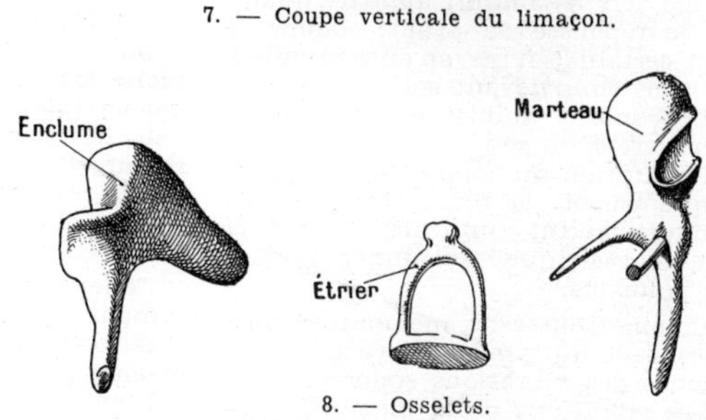

8. — Osselets.

Oreille : nerf auditif, limaçon, canaux semi-circulaires, etc.

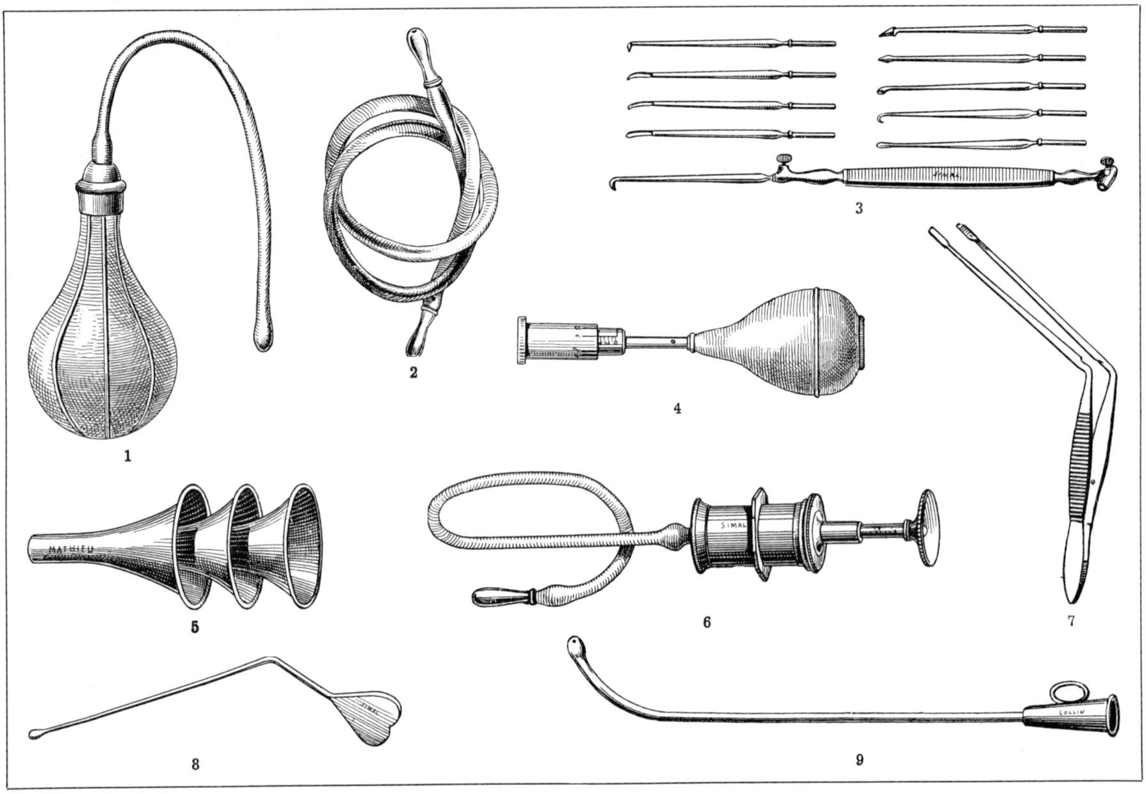

Fig. 1359. — Divers accessoires pour le traitement des oreilles.
1. Poire de Politzer; 2. Tube otoscope; 3. Série d'instruments pour opérations sur les oreilles; 4. Sifflet de Galton; 5. Spéculums de Toynbee; 6. Masseur du tympan; 7. Pince coudée; 8. Petit stylet; 9. Sonde d'Itard.

Les cils de chaque cellule traversent une cuticule et sont en contact avec une épaisse membrane flottante : la *membrane tectoriale.*

De la base au sommet de la cochlée, le diamètre du canal cochléaire, la dimension des arcades de Corti, la largeur de la membrane basilaire, vont en augmentant. Ce sont les arguments qui plaident le plus en faveur de la *théorie de la résonance,* d'Helmholtz.

C'est autour des cellules ciliées que s'épanouissent les terminaisons du nerf auditif (*fig.* 1358). On compte environ 25 000 fibres nerveuses, qui, après un trajet intracérébral interrompu par de nombreux relais, aboutissent aux deux hémisphères cérébraux.

Fonctions. — Le pavillon de l'oreille recueille les ondes sonores et les dirige vers le conduit auditif; quand on le repousse en avant, comme le font certains sourds, on entend mieux les sons émis devant soi.

Le conduit auditif est un simple conducteur du son.

L'irritation du conduit auditif provoque parfois la toux, parce que ce conduit reçoit un filet du nerf pneumogastrique, qui innerve aussi les poumons.

Comme toutes les membranes tendues, celle du tympan vibre sous l'influence des vibrations sonores.

Les vibrations de la membrane du tympan se transmettent à la chaîne des osselets par l'intermédiaire du manche du marteau, qui est solidement fixé à la membrane; le mouvement de bascule en dedans ou en dehors détermine un déplacement de la base de l'étrier dans la fenêtre ovale.

On comprend ainsi comment une audition normale exige l'intégrité absolue de tous ces petits organes, qui ont des déplacements d'une si faible étendue.

Cependant, une perforation du tympan, et même l'élimination des osselets, ne détermine, en général, que de la dureté d'oreille et non une surdité complète, si l'étrier continue à bien fonctionner.

La caisse du tympan est constamment remplie d'air; à chaque mouvement de déglutition, la trompe d'Eustache s'ouvre et l'air de la caisse du tympan se met en équilibre de pression avec l'air du pharynx et, par conséquent, avec l'air extérieur.

Quand le canal de la trompe d'Eustache est obstrué par des sécrétions, par le gonflement de la muqueuse, l'air de la caisse du tympan ne se renouvelle pas, et, comme il est en partie résorbé par la muqueuse, il en résulte que la pression dans la caisse est inférieure à la pression extérieure.

Celle-ci agit sur la membrane du tympan, qu'elle déprime, d'où mauvais fonctionnement de la chaîne des osselets et, comme conséquence, bourdonnements d'oreilles, audition diminuée, tendance aux vertiges.

Comme la cavité de la caisse du tympan est d'une très faible capacité, la moindre variation de pression de l'air qu'elle contient pourrait avoir une influence fâcheuse sur l'audition; mais l'apophyse mastoïde avec laquelle elle communique, et qui est formée d'un tissu spongieux, alvéolaire, sert pour ainsi dire de régulateur en augmentant la capacité des espaces où l'air peut se loger. C'est ainsi que les oiseaux, qui subissent de grandes et subites variations de pression en s'élevant dans les airs, ont des cellules mastoïdiennes très vastes.

L'oreille interne a une double fonction : l'orientation par les canaux semi-circulaires et la perception des vibrations sonores par le limaçon.

Nous avons fait remarquer que les canaux semi-circulaires sont dirigés dans des plans perpendiculaires l'un à l'autre : un plan vertical antéro-postérieur, un plan vertical et transversal, et un plan horizontal.

Les mémorables expériences de Flourens et de Cyon, sur des pigeons et des lapins, ont démontré que la lésion d'un des canaux semi-circulaires déterminait des troubles de l'équilibre en rapport avec la situation du canal lésé.

Expliquer toutes les particularités de la fonction auditive, c'est ce que doit en principe réaliser une théorie de l'audition. Il n'en est cependant aucune qui puisse prétendre atteindre un but aussi ambitieux. Il s'agit plutôt de quelques principes dans le cadre desquels on s'efforce ensuite d'aménager au mieux les données de l'observation et de l'expérience. Les théories sont nombreuses; il serait sans intérêt de les passer toutes en revue.

II. OREILLE (examen du fonctionnement). — Les maladies de l'oreille, comme les maladies de tous les organes, se traduisent par des symptômes qui sont divisés en deux classes : les signes subjectifs, sentis ou perçus par le malade (douleur, bourdonnements, surdité, etc.), et les signes objectifs, appréciables à l'œil (modifications de forme, de couleur, de volume, etc.).

L'examen complet de l'oreille comporte encore une série d'études de la fonction, d'épreuves qui permettent de localiser le siège de la lésion et de mesurer le degré d'abaissement de l'audition; mais cela est l'affaire du spécialiste et non du malade.

Examen de l'audition. — On se servait autrefois de la montre, de la voix et des diapasons. Ces épreuves, qui peuvent encore nous fournir des renseignements non négligeables, ont été remplacés par l'*audiométrie*. A l'aide d'un générateur de fréquences, il est possible d'obtenir dans un écouteur ou un haut-parleur toute la gamme des sons audibles : ce qui permet de balayer l'étendue du champ auditif. D'autre part, à l'aide d'un atténuateur gradué en décibels, il est possible d'obtenir pour chaque fréquence l'intensité du seuil auditif. Ainsi se trouvent réalisées les conditions nécessaires à l'établissement d'une courbe de réponse de l'oreille, appelée *audiogramme*. Une courbe de seuil de référence ayant été arbitrairement choisie, et les récepteurs ayant été étalonnés, on apprécie le déficit auditif dans ses deux dimensions.

On pourra de même tracer la courbe de réponse de l'oreille interne à l'aide d'un vibrateur passé sur la mastoïde.

Ces données, plus précises que les examens aux diapasons, permettent aussi de déterminer le niveau où se trouve la lésion.

Examen de la fonction de la trompe d'Eustache. — Le canal de la trompe, dont la muqueuse est sous-tendue par les muscles péristaphylins, possède à l'état de repos une lumière virtuelle. Il s'entrouvre à l'occasion de deux manœuvres: le bâillement et la déglutition. Pour lutter contre l'obstruction tubaire, on utilise des instruments spéciaux (*fig.* 1359) qui ont pour but de créer une surpression d'air dans l'arrière-nez au moment de la déglutition, ou de conduire une couche d'air dans le canal à l'aide d'un cathéter appelé *sonde d'Itard*.

Examen du conduit auditif et de la membrane du tympan. — Cet examen, réservé au spécialiste, consiste à introduire dans le conduit un spéculum ayant la forme d'un entonnoir, et d'un calibre approprié (*fig.* 1359 [5] et 1360), puis de diriger dans l'axe de l'instrument la lumière d'une lampe réfléchie par un miroir frontal. Comme le conduit auditif est généralement incurvé, il est indispensable de tirer le pavillon de l'oreille en haut et en arrière pour redresser la courbure et permettre au spéculum de pénétrer

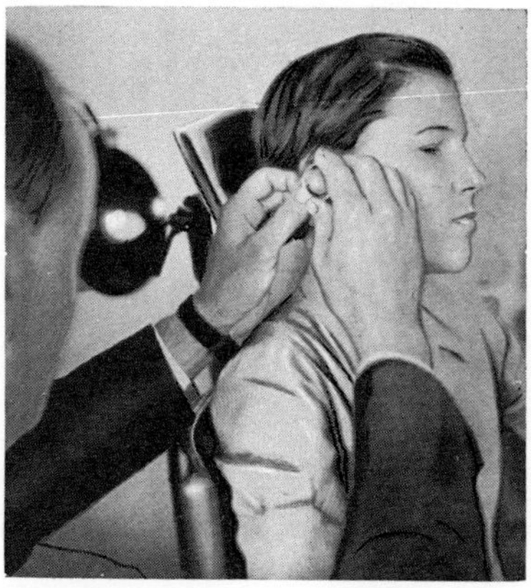

FIG. 1360. — Examen de l'oreille à l'aide du spéculum.

aussi avant qu'il est nécessaire pour bien observer. V. pl. en couleurs.

III. OREILLE (hygiène). — Ne jamais faire pénétrer de l'eau froide sous pression dans les oreilles.

Ne pas se servir de la petite éponge montée sur tige pour nettoyer l'oreille, parce qu'elle refoule le cérumen dans la profondeur.

Ne pas prendre l'habitude de se gratter les oreilles à chaque instant et avec le premier objet qu'on a sous la main; on risque d'excorier la peau du conduit auditif et de provoquer des furoncles.

En cas d'inflammation d'oreille ou de douleurs de dents, ne pas introduire dans le conduit de petits tampons d'ouate, qui vont dans la profondeur ou sont oubliés, mais de gros tampons qui n'ont pas ces inconvénients.

Ne verser dans l'oreille aucun liquide sans l'avis du médecin, l'épiderme du conduit étant très sensible.

Ne pas croire qu'un écoulement purulent de l'oreille, si léger qu'il soit, est salutaire ou même insignifiant; il peut être une menace pour l'audition.

Ne pas croire, comme on l'admet communément, qu'une maladie d'oreille se guérira ou que la surdité s'améliorera au moment de la puberté chez une fillette; il n'est pas d'erreur aussi funeste.

En cas d'écoulement de pus par l'oreille, consulter le spécialiste le plus tôt possible.

Ne pas oublier qu'un enfant qui devient complètement sourd n'apprend pas à parler ou même oublie ce qu'il savait s'il n'a pas plus de 5 à 6 ans; il devient ainsi sourd et muet. On doit aussi porter la plus grande vigilance à l'écoulement du pus par les oreilles, qui est loin d'être rare chez les très jeunes enfants.

La perforation du tympan ne cause pas de surdité complète, comme on le croit généralement; s'il n'y a pas d'autre altération grave de l'oreille moyenne ou du labyrinthe, on peut même entendre correctement.

Se méfier d'une diminution de l'ouïe graduelle et qui s'aggrave d'année en année, sans douleur et sans autres symptômes. Elle peut conduire, avec le temps, à une surdité très prononcée : alors il sera trop tard pour consulter le médecin.

Il ne faut pas compter sur une amélioration spontanée de la surdité : elle ne fait que s'aggraver avec l'âge; c'est pour cela qu'il faut faire soigner un jeune enfant qui n'a qu'une diminution très légère de l'ouïe; si on néglige de le faire, vers l'âge de 18 à 20 ans, il peut être sérieusement gêné, et, à 40 ans, réellement sourd.

Comment se nettoyer les oreilles? Le but du nettoyage est d'enlever le cérumen qui se forme dans la partie la plus externe du conduit auditif; il n'y a pas de meilleur moyen pour arriver à ce résultat que de se servir d'un peu d'ouate qu'on roule autour d'une tige, comme une allumette, de façon à former un mince tampon allongé comme un fuseau (*fig.* 1361).

Il faut surtout se garder de faire des injections, qui n'auraient d'autre effet que d'irriter la membrane du tympan sans pour cela expulser la parcelle de cérumen.

Il faut penser à la possibilité d'une otite moyenne aiguë chez un jeune enfant qui ne parle pas encore et qui

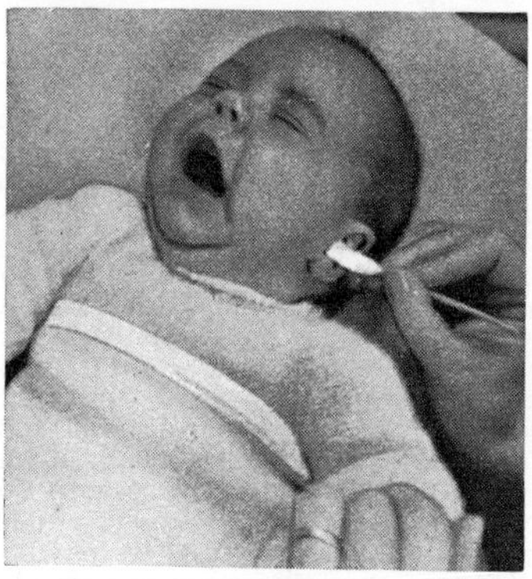

FIG. 1361. — Nettoyage de l'oreille à l'aide d'un tampon d'ouate roulé sur une tige.

présente des symptômes de méningite : fièvre, agitation, somnolence ou convulsions; tous ces symptômes alarmants peuvent disparaître dès l'apparition d'un écoulement d'oreille, par perforation spontanée ou chirurgicale de la membrane du tympan.

Causes des maladies d'oreilles et de la surdité. — Nous n'avons en vue que les causes des maladies de l'oreille moyenne qui entraînent la surdité.

Un grand nombre de maladies infectieuses peuvent s'accompagner d'une suppuration de la caisse du tympan : rougeole, variole, scarlatine, fièvre typhoïde, diphtérie, érysipèle, grippe, coqueluche.

Dans les causes générales, on peut ranger : la syphilis, l'arthritisme et le lymphatisme.

La cause la plus fréquente de l'inflammation aiguë ou chronique de l'oreille moyenne est le catarrhe aigu ou chronique de la muqueuse du nez et du pharynx, qui se transmet par la trompe d'Eustache à la caisse du tympan.

On ne devra pas négliger un rhume de cerveau s'il se renouvelle fréquemment ou un catarrhe habituel qui se

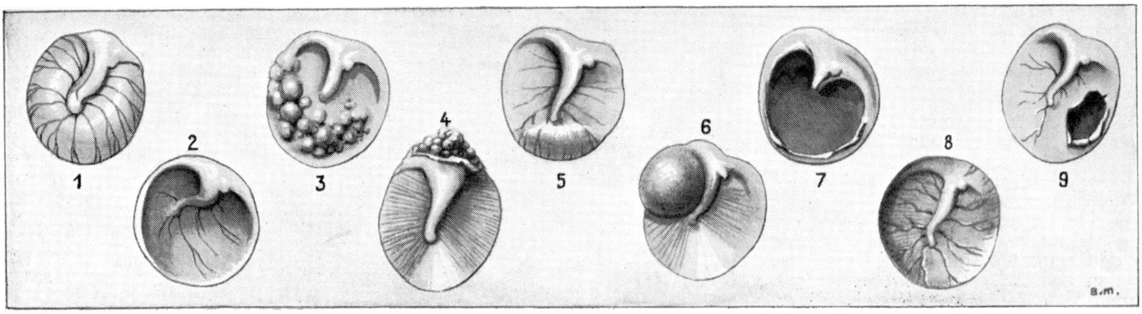

FIG. 1362. — Maladies de la caisse du tympan.

1. Otite moyenne aiguë; 2. Tympan rétracté; 3. Bourgeonnement externe; 4. Fongosités; 5. Epanchement de la caisse; 6. Otite enkystée; 7. Destruction de la membrane; 8. Congestion de la muqueuse; 9. Perforation du tympan.

traduit par la formation de mucosités abondantes, purulentes, jaunâtres, visqueuses.

Il en est de même des enfants qui ont de l'obstruction du nez due à des végétations adénoïdes et qui dorment en entrouvrant la bouche; ces enfants doivent être examinés par le médecin si l'on veut leur éviter une suppuration de l'oreille ou une surdité ultérieure.

IV. OREILLES (malformations). — Les malformations congénitales du pavillon de l'oreille s'observent le plus fréquemment chez les dégénérés de tout ordre, les idiots, les hérédo-syphilitiques.

Ces anomalies sont très nombreuses (*fig.* 1362) : ourlet incomplet ou absent, inflexions vicieuses de l'hélix et de l'anthélix, oreille géante ou au contraire infantile, oreille ronde, oreille aplatie en « plat à barbe », oreille étirée dans son grand axe (oreille de faune), oreille en cornet, dans lequel le pavillon n'est plus représenté que par une lamelle enroulée sur elle-même, oreille en anse, le pavillon s'écartant du crâne pour se présenter parfois presque de face.

On peut encore observer des anomalies portant sur le diamètre du conduit auditif; ce canal peut être très spacieux ou, au contraire, très exigu, au point qu'il ne peut admettre que le spéculum d'oreille du plus petit diamètre.

La courbure du conduit auditif peut encore être nulle ou très exagérée. On peut y rencontrer des exostoses.

Des vices de conformation peuvent atteindre la membrane du tympan, les osselets, la trompe d'Eustache, compatibles encore avec un certain degré d'audition; il n'en est plus de même quand l'arrêt de développement frappe l'oreille interne; dans ces cas, la surdité est complète et irrémédiable.

Souvent, la malformation atteint, en même temps, plusieurs des parties de l'organe auditif; il n'y a que l'examen local, aidé de l'examen fonctionnel, qui permette de déterminer avec exactitude l'étendue du désastre.

TRAITEMENT. Ces arrêts de développement de l'organe sont irrémédiables; cependant, il est certaines malformations du pavillon qui sont justiciables d'une opération esthétique ou d'un traitement orthopédique.

C'est ainsi que l'on peut remédier dans une certaine mesure à un trop grand écartement du pavillon à l'aide d'une prothèse qui l'applique contre le crâne (*fig.* 1363) ou par une opération chirurgicale.

Quand, au contraire, le pavillon est insuffisamment détaché du crâne,

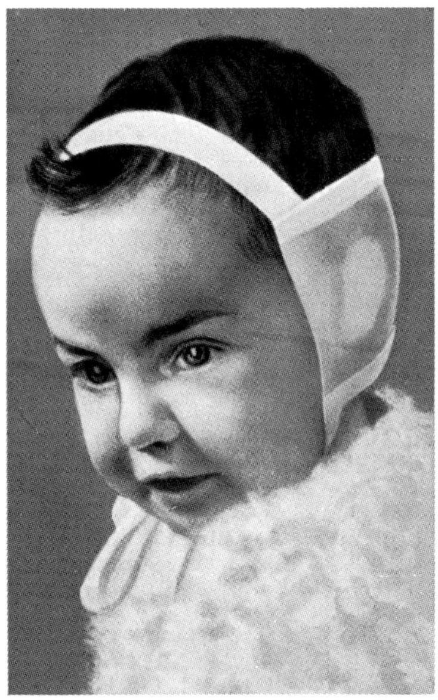

FIG. 1363. — Appareil redresseur d'oreilles.

c'est qu'il a été fixé dans cette position disgracieuse par le bonnet ou les brides de la coiffure.

Il est maintenant classique d'opérer pour réduire le volume du lobule, la trop grande largeur du pavillon, l'oblitération du conduit auditif par un diaphragme membraneux congénital ou acquis.

V. OREILLE (maladies du pavillon). — **Eczéma.** — Très fréquent chez les nourrissons, où il envahit quelquefois tout le pavillon, le conduit auditif et une partie du visage; rougeur vive et épaississement des téguments de la conque, suintement abondant, puis formation de croûtes jaunâtres, qui, en tombant, laissent apparaître la peau desquamée.

Dans certains cas, l'affection est limitée à l'angle que forme le pavillon avec le crâne, où elle détermine du suintement, des fissures douloureuses et tenaces.

Si on laisse évoluer cette maladie, la démangeaison devient fort vive et trouble le sommeil de l'enfant.

Pour le traitement, v. ECZÉMA. Rechercher toujours la possibilité d'une suppuration minime de la caisse du tympan.

Hématome. — Développé sous l'influence d'un coup violent (hématome des boxeurs), d'une chute sur le pavillon, l'épanchement de sang forme une tumeur plus ou moins volumineuse (*fig.* 1364), qui se résorbe très lentement et qui laisse fréquemment une déformation notable des courbures du pavillon.

Si la tumeur est de petit volume, mettre l'oreille à l'abri des irritations par un pansement compressif; si l'hématome est volumineux, il peut

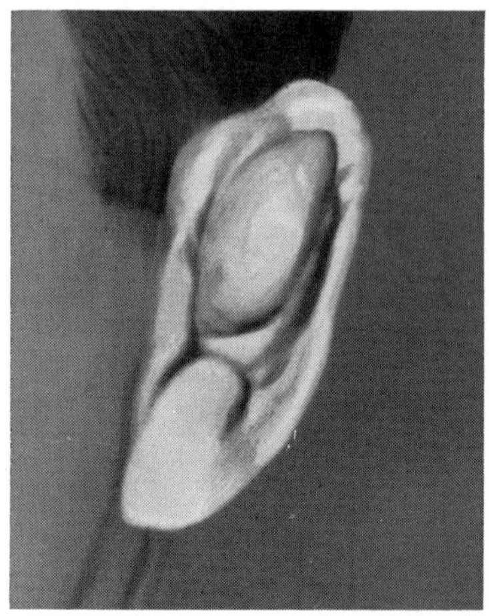

FIG. 1364. — Hématome de l'oreille.

être utile d'ouvrir par une incision déclive la poche pour évacuer le sang, puis de réappliquer le périchondre sur le cartilage par un pansement très compressif.

Nodule douloureux de l'oreille. — Nodule lenticulaire siégeant sur le bord libre de l'hélix, plus rarement sur le lobule de l'oreille, de consistance ferme, couvert de squames adhérentes et pouvant suinter légèrement. S'accompagne toujours de douleurs plus ou moins vives à la moindre pression, au moindre frôlement.

Traitement. Destruction du nodule par l'électrocoagulation ou excision chirurgicale.

VI. OREILLE (maladies du conduit auditif). — **Bouchons de sécrétion.** — Les produits de sécrétion, qui peuvent former un bouchon et obstruer le conduit auditif, sont de trois natures différentes; ils peuvent être croûteux, épidermiques ou cérumineux.

Bouchon de cérumen. — Ils sont de beaucoup les plus fréquents; ils sont formés par la sécrétion, anormalement exagérée, du cérumen.

Quand la sécrétion est assez abondante pour obstruer le conduit auditif, il y a formation d'un bouchon

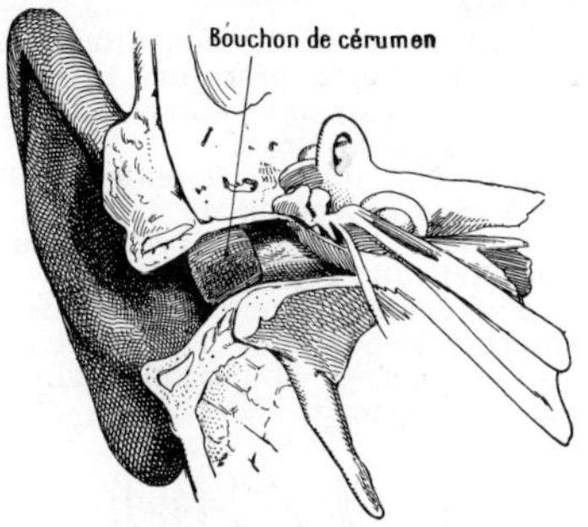

Fig. 1365. — Bouchon de cérumen dans l'oreille.

(*fig.* 1365) plus ou moins volumineux, qui entraîne de la surdité, des bourdonnements et quelquefois des vertiges.

Généralement, la surdité survient brusquement après la toilette du matin, où l'on a fait pénétrer de l'eau dans l'oreille, eau qui a ramolli le bouchon, l'a repoussé dans la profondeur et a provoqué son gonflement.

Il n'y a que l'examen local qui permette de déterminer si la surdité est due à un bouchon de cérumen.

Si l'on soupçonne une pareille éventualité, on peut tenter de l'expulser par des injections répétées d'eau tiède un peu alcaline. Si le bouchon est sec et très dur, il faut préalablement le ramollir en instillant quelques gouttes d'eau oxygénée officinale ou de glycérine.

Il y a souvent récidive après un ou deux ans, quelquefois moins.

Bouchon épidermique. — Il est constitué par les cellules de l'épiderme du conduit auditif qui se desquame sous l'influence d'une inflammation intense; il a la consistance et la couleur du mastic; il adhère très fortement aux parois du conduit. Les injections sont souvent insuffisantes pour l'extraire; il faut alors recourir à l'emploi de stylets, de pinces, maniés avec douceur et prudence, pour débarrasser le conduit auditif de ce bouchon gênant. Son extraction sera facilitée par l'instillation préalable de glycérine.

Bouchon croûteux. — Après guérison d'une suppuration de l'oreille moyenne, il persiste encore, parfois, une sécrétion très peu abondante, latente, qui se dessèche sur place et qui arrive, après plusieurs semaines ou mois, à former un véritable bouchon dur, foncé comme l'est une croûte qui se forme sur une plaie extérieure non pansée. Ce bouchon croûteux ne peut être diagnostiqué et enlevé que par le spécialiste.

Corps étrangers de l'oreille. — Les corps étrangers les plus disparates peuvent se rencontrer dans le conduit auditif : bouts de crayon d'ardoise, chez les jeunes enfants, noyaux, boutons, tampons d'ouate, etc.

Souvent, un corps étranger, de petit volume, qui est englué dans le cérumen, ne donne lieu à aucun symptôme et n'est découvert qu'à l'occasion d'un examen de l'oreille pour une tout autre cause.

Si l'on a connaissance de la pénétration d'un corps étranger ou si un enfant vous prévient qu'il s'est introduit dans l'oreille tel objet, que faut-il faire?

Il faut surtout se rappeler qu'un corps étranger n'est point, en général, dangereux par lui-même, ce qui laisse tout le temps nécessaire pour aller consulter le spécialiste, qui est outillé pour une extraction facile.

Il ne faut jamais introduire au hasard, dans le conduit, un instrument quelconque, pince ou crochet, destiné à retirer un objet qu'on ne voit pas, qui n'existe peut-être pas; de graves accidents ont été la conséquence d'une pareille façon d'agir.

Tout au plus peut-on essayer les injections d'eau tiède si l'objet ne gonfle pas par imbibition, comme le liège, les graines; mieux vaut consulter tout de suite le spécialiste.

Les animaux vivants, comme les moucherons, seront tués par l'instillation de quelques gouttes d'huile, puis l'injection d'eau bouillie tiède en amènera l'expulsion.

Abcès et furoncles du conduit auditif. — Surviennent généralement chez les personnes qui se grattent le conduit auditif avec des corps rugueux, comme des têtes d'épingle, des bouts d'allumette; il en résulte une excoriation des parois et une inoculation de microbes pathogènes.

Douleurs vives, irradiant dans tout le côté de la tête et pouvant empêcher le malade de dormir; la mastication est douloureuse. Au bout de 5 à 6 jours, l'abcès s'ouvre spontanément; les douleurs se calment et tout rentre dans l'ordre habituel.

Mais on voit fréquemment les abcès se succéder sans interruption, par inoculation des glandes voisines, et la maladie durer des semaines, laissant à peine 2 ou 3 jours de répit entre chaque poussée nouvelle.

Traitement. Tout à fait au début, on peut faire des applications d'alcool à 80° saturé d'acide borique, ou, mieux, de vaccins, d'antibiotiques, pour tâcher d'arrêter le développement de l'abcès ou empêcher la récidive.

Pour calmer les douleurs, appliquer sur l'oreille une compresse imbibée d'eau chaude.

Il est quelquefois utile de faire ouvrir l'abcès, quand le pus est collecté et forme une saillie bien localisée.

Si les furoncles ont tendance à se succéder, on aura recours à la vaccinothérapie antistaphylococcique, soit par autovaccin, soit par stock-vaccin; et même, dans les cas graves, à une cure de pénicilline générale.

Pityriasis du conduit. — Cette affection détermine de vives démangeaisons, qui incitent à se gratter l'oreille très fréquemment; la curette ramène de petites pellicules d'épiderme, qui se renouvellent sans cesse.

Cette desquamation, plus ou moins abondante, est, dans certains cas, occasionnée par la présence de champignons parasites (otomycoses).

Dans le pityriasis simple, on calmera les démangeaisons non par un grattage intense, toujours dangereux, mais par l'instillation de solutions étendues de nitrate d'argent au 1/30 ou au 1/50. Par la suite, les bains d'alcool boriqué sont indiqués.

Otite externe diffuse aiguë. — Cette affection accompagne souvent l'otite moyenne aiguë, dont le pus irrite les parois du conduit auditif, surtout chez les enfants; elle peut succéder aux abcès de ce canal, qui gagnent toute son étendue.

Il faudra pratiquer une rigoureuse antisepsie de l'oreille et appliquer le traitement indiqué pour les abcès et furoncles.

Otalgie. — Les douleurs que l'on ressent dans la profondeur de l'oreille n'indiquent pas toujours une maladie de cet organe. Elles peuvent être occasionnées soit par des affections étrangères à l'oreille (otalgie), soit par une maladie inflammatoire de cette région (otodynie).

Les causes de l'otalgie sont variées : névralgies du nerf trijumeau, du plexus cervical superficiel, carie dentaire, angine, affections ulcéreuses de la langue, du pharynx, du larynx.

Le paludisme, la chlorose, peuvent aussi déterminer des accès d'otalgie.

La douleur qui accompagne les affections inflammatoires de l'oreille (otodynie) s'observe dans les cas de furoncle ou d'abcès du conduit auditif, dans l'otite moyenne aiguë et l'une de ses complications : la mastoïdite.

Traitement. Celui de la cause.

VII. OREILLE (maladies de la caisse du tympan). — **Plaies et déchirures de la membrane du tympan.** — Les plaies accidentelles du tympan sont produites par une tige mince qui, pendant qu'elle est dans le conduit auditif, est projetée contre la membrane par un choc, un heurt du bras.

Les déchirures sont dues, généralement, soit à un bruit très intense, comme un coup de canon, ou à l'application d'un soufflet sur l'oreille avec la paume de la main; l'air du conduit auditif est alors comprimé avec force et fait éclater la membrane.

Cet accident s'accompagne de l'écoulement d'un peu de sang, et détermine immédiatement de la surdité, des bourdonnements et souvent un vertige plus ou moins prononcé.

Traitement. Que faut-il faire? En général, rien. Se borner à placer un tampon d'ouate aseptique dans l'oreille pour isoler l'organe malade et arrêter l'écoulement sanguin s'il persiste; il faut surtout se garder de faire des injections, qui sont plus nuisibles qu'utiles.

Si la plaie n'intéresse pas la chaîne des osselets, elle se répare très vite, sans laisser de surdité; la déchirure, en raison de la commotion, peut cependant laisser à sa suite de la surdité ou des bourdonnements.

Otite moyenne. — L'inflammation de l'oreille moyenne peut présenter tous les degrés d'intensité possibles; on les classe en *otites subaiguës* ou *aiguës*, otites chroniques suppurées et otites chroniques non suppurées, qui sont l'*otite catarrhale chronique* et la *sclérose*.

Comme, dans la plupart des cas, l'inflammation de la trompe d'Eustache constitue la première étape de l'otite moyenne, il est logique de commencer par exposer les symptômes de celle-ci.

Obstruction aiguë de la trompe d'Eustache. — Dans le cours d'un coryza ou d'une angine, on éprouve une sensation de gêne, de plénitude dans l'une des oreilles ou dans les

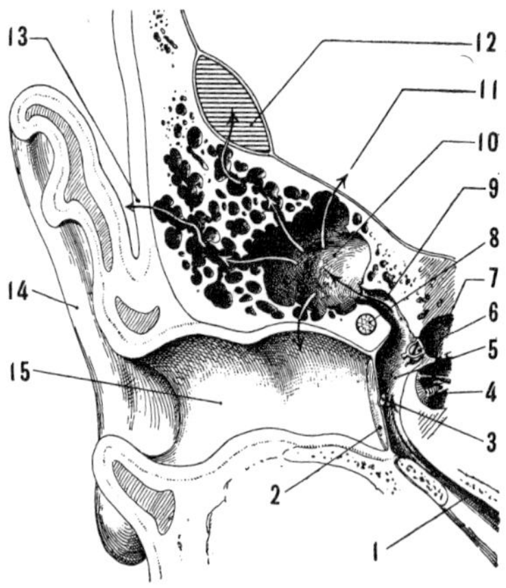

FIG. 1366. — Marche d'un processus inflammatoire parti de la trompe d'Eustache et gagnant successivement les différentes parties de l'appareil auditif. (Les flèches indiquent la marche de l'infection.)

1. Trompe d'Eustache; 2. Membrane du tympan; 3. Section du manche du marteau; 4. Limaçon; 5. Oreille moyenne; 6. Etrier. 7. Rampe vestibulaire; 8. Nerf facial; 9. Aditus; 10. Antre; 11. Fosse cérébelleuse; 12. Sinus latéral; 13. Région mastoïdienne; 14. Pavillon; 15. Conduit auditif externe.

deux; un peu de surdité ou la résonance de sa propre voix; quand on se mouche, on perçoit un bruit de râles muqueux; tels sont les signes de l'inflammation aiguë de la trompe.

Généralement, ces symptômes disparaissent avec la maladie causale, mais parfois aussi l'otite moyenne se déclare et continue à évoluer malgré la guérison de la maladie initiale.

TRAITEMENT. Le traitement est celui du coryza ou de l'angine.

Si ces inflammations aiguës, même légères, se répètent souvent, la muqueuse de la trompe reste tuméfiée et obstrue plus ou moins complètement le canal; dans ces cas, la caisse du tympan est envahie par l'inflammation chronique; il en résulte de la surdité et souvent des bourdonnements.

L'obstruction chronique de la trompe ne peut être traitée que par le médecin, à l'aide de moyens spéciaux; l'insufflation de Valsalva, le plus souvent, ne suffit pas pour rétablir la perméabilité du canal d'une façon durable.

Otite subaiguë. — Les symptômes subjectifs de l'otite subaiguë sont ceux de l'obstruction de la trompe, mais l'examen du tympan révèle une rougeur vive, plus ou moins généralisée, de cette membrane. En général, cette otite ne produit pas de suppuration; elle peut guérir sans traitement spécial, mais en laissant une diminution de l'audition.

Otite aiguë suppurée (pl. en couleurs). — C'est la forme la plus fréquente et aussi la plus sérieuse. Dans le cours d'une grippe, d'un simple rhume de cerveau ou d'une maladie infectieuse, il survient assez brusquement des douleurs vives dans la profondeur de l'oreille, sous forme d'élancements, de battements; les douleurs persistent de 1 à 5 jours, quelquefois plus, mais rarement; elles cessent au moment où le tympan se perfore pour donner issue au liquide séro-sanguinolent que la caisse du tympan renferme.

Il ne faut pas attendre cette perforation spontanée du tympan. En effet, la nature fait parfois mal les choses, et cette perforation ne sera pas assez déclive, d'où rétention de pus et tendance à une infection traînante; ou bien elle sera à l'emporte-pièce, d'où cicatrisation difficile. Au contraire, l'otologiste, au moyen de l'aiguille à paracentèse, fera une incision basse et linéaire (*fig.* 1367).

Ce n'est guère qu'après 24 à 48 heures que le liquide devient blanc, purulent, et coule avec abondance, au point, quelquefois, de tacher l'oreiller. A partir du moment où le pus s'écoule facilement, il n'y a plus de douleurs vives, à moins de complications, mais des sensations de battements persistent pendant quelque temps encore.

Chez le nouveau-né ou le nourrisson, une otite latente peut déclencher un syndrome cholériforme, des troubles digestifs et une chute de poids non expliqués par une faute de régime. La paracentèse fait rétrocéder ce syndrome toxique.

Livrée à elle-même, sans soins convenables, l'otite moyenne suppurée n'a pas de tendance à guérir seule; elle persiste, elle s'éternise jusqu'à ce qu'une complication grave oblige le malade à consulter le médecin; elle passe ainsi à l'état chronique.

Il ne faut pas négliger une pareille affection, que certains ignorants regardent comme salutaire ou au moins sans importance, car le malade est exposé à des complications aiguës : méningite, abcès du cerveau, mastoïdite avec ou sans phlébite du sinus latéral.

Plus tardivement peuvent survenir des complications chroniques : production de polypes de la caisse avec carie et élimination des osselets, paralysie du nerf facial, ostéite labyrinthique, avec fistule.

On comprend qu'une suppuration si abondante entraîne une surdité momentanée, souvent très accusée, parfois complète et définitive.

La membrane du tympan est largement perforée, et souvent même complètement détruite.

Malgré tous ces symptômes, on peut, par un traitement judicieux, enrayer la suppuration et faire cicatriser la muqueuse enflammée; il reste, comme traces de cette inflammation, soit une perforation du tympan, soit des cicatrices avec des déformations de la membrane; quant à l'audition, souvent elle n'est pas trop compromise, et quelquefois même elle est aussi bonne qu'avant.

TRAITEMENT. A la première période, on calmera les douleurs par des bains d'oreille avec des solutions isotoniques de sérum adrénaliné et de glycérine, puis application sur l'oreille d'une couche d'ouate; séjour à la chambre.

Le mieux est d'aller consulter l'auriste, qui pourra pratiquer la paracentèse du tympan et abréger ainsi la période de douleurs.

D'ailleurs, quand l'oreille coule, même sans provoquer de douleurs, il sera prudent et sage de prendre aussitôt l'avis du spécialiste.

En attendant, il ne faut pas laisser séjourner le pus dans le conduit auditif externe, et si possible dans la caisse du tympan; des bains d'eau

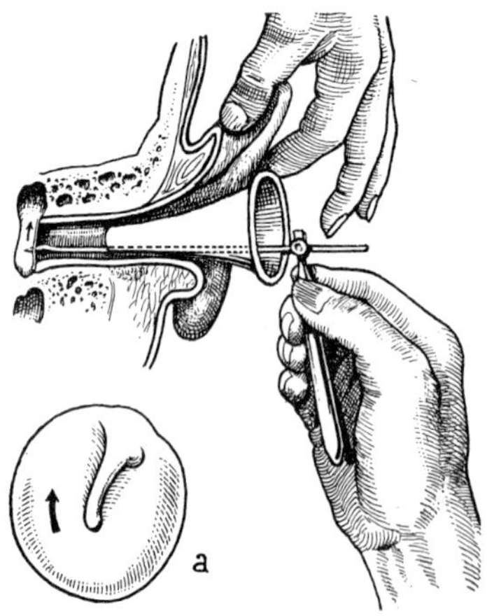

FIG. 1367. — Paracentèse du tympan.
a. Ligne d'incision du tympan.

oxygénée à 10 volumes boratés ou d'alcool dilué avec barbotage léger au compte-gouttes sont indiqués. Après vidage, en inclinant la tête, on instillera des préparations légèrement tiédies de sérum physiologique, d'antibiotiques ou de solutions sulfamidées. Ces soins sont à renouveler deux ou trois fois par jour.

Après avis de l'otologiste, instituer un traitement interne de sulfamides ou d'antibiotiques, suivant les cas et les signes généraux.

Mastoïdite. — La partie de l'os temporal située en arrière et au-dessous du conduit auditif constitue l'apophyse mastoïde (*fig.* 1368), formée d'une multitude d'alvéoles plus ou moins grands communiquant entre eux et avec la caisse du tympan par un orifice : l'entrée de l'antre.

Dans l'otite moyenne suppurée, il arrive parfois que l'inflammation gagne les cellules de l'apophyse mastoïde et s'y cantonne; on a alors affaire à une des complications fréquentes de l'otite aiguë : la mastoïdite. La mastoïdite peut apparaître dans les premiers jours de l'otite aiguë, comme dans la grippe : c'est l'otomastoïdite d'emblée; elle est exceptionnelle. Généralement, elle survient un certain temps après le début de l'otite moyenne suppurée.

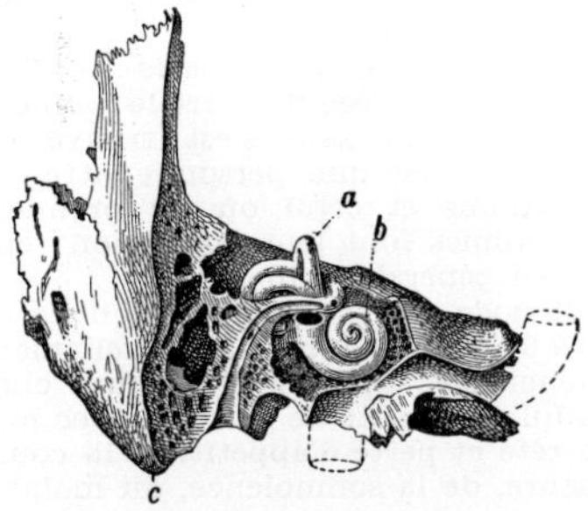

FIG. 1368. — Apophyse mastoïde.
a. Labyrinthe; b. Limaçon; c. Apophyse mastoïde.

Elle s'annonce par des douleurs vives dans le fond de l'oreille, et qui irradient autour de cet organe; la température se maintient légèrement au-dessus de la normale; l'écoulement habituel de pus augmente et s'épaissit; il sourd par battements. La partie du crâne située en arrière du pavillon est douloureuse à la pression, à la percussion; le conduit auditif est rétréci par le gonflement de sa paroi postérieure ou supérieure.

Si l'on n'intervient pas à temps, la région rétro-auriculaire se tuméfie, devient rouge, douloureuse; il se forme une collection purulente derrière l'oreille, collection qui s'ouvre spontanément en arrière du pavillon ou dans le conduit.

Sous l'influence du pus qui baigne toute la région, l'os lui-même se carie et permet à l'inflammation de gagner le crâne ou le sinus latéral; la cavité mastoïde est séparée du cerveau et d'une grosse veine, le sinus latéral, par une cloison osseuse très mince; on assiste alors à la formation d'une thrombo-phlébite du sinus ou à un abcès siégeant sous la dure-mère ou dans le tissu même du cerveau ou du cervelet; il est inutile d'insister sur la gravité de pareilles complications, souvent mortelles.

Dans certains cas, le pus de la mastoïde s'ouvre une issue à la face profonde de la pointe de la mastoïde et s'infiltre au-dessous des muscles qui s'insèrent à cet os : cette variété de complications est appelée *mastoïdite de Bezold.*

TRAITEMENT. I. *Préventif.* — Soigner dès le début tout écoulement d'oreille.

II. *Curatif.* — Trépanation de l'apophyse mastoïde; drainage des cavités isolées de l'oreille moyenne et de la mastoïde.

Les sulfamides, en comprimés, en applications locales (poudre), donnent souvent d'excellents résultats dans ces complications osseuses et labyrinthiques des otites suppurées et même dans les complications endocrâniennes : thrombo-phlébite des sinus, méningites, surtout quand elles sont d'origine streptococcique.

Le traitement aux antibiotiques appropriés et à fortes doses évitera les complications en favorisant la cicatrisation.

Otite chronique suppurée. Polypes de l'oreille. — Quand l'oreille moyenne a suppuré pendant longtemps, la muqueuse qui la tapisse dégénère. Parfois, elle s'épaissit par place pour former des bourgeons charnus ou même un ou plusieurs polypes. Le polype est une petite tumeur charnue qui est rattachée à la paroi de la caisse par un pédicule plus ou moins long; la tumeur peut être assez grosse pour gagner le conduit auditif et le remplir, mais ce dernier cas est plutôt rare. Chez un sujet atteint d'écoulement d'oreille, l'existence d'un polype s'annonce généralement par la couleur rougeâtre de la sécrétion ou du liquide de lavage, surtout si l'injection a été pratiquée avec force. Cette hémorragie n'est pas grave par son abondance, mais a une grande importance révélatrice pour le malade négligent qui n'a pas encore songé à se faire examiner l'oreille.

Dans d'autres cas, il se produit des lésions d'ostéite, soit des parois de la caisse, soit des osselets, annoncées par la fétidité de l'écoulement.

TRAITEMENT. La présence d'un polype entretient la suppuration, malgré les soins les plus minutieux; il faut donc le détruire par des caustiques chimiques, la curette s'il est petit, ou le sectionner avec l'anse froide s'il est volumineux.

Ne pas perdre de vue que tant qu'une oreille est le siège d'une suppuration, elle peut donner lieu aux complications les plus graves; il y a donc nécessité de recourir à un traitement actif et ne pas hésiter, devant la persistance d'un écoulement, à accepter une opération radicale.

Hémorragies de l'oreille (Otorragies). — L'écoulement de sang qui se fait par l'oreille peut avoir une origine traumatique évidente : blessure de l'oreille par un corps piquant, par une balle d'arme à feu; fracture du crâne; déchirure du tympan par un soufflet appliqué sur l'oreille; le diagnostic de la cause ne présente pas ici de difficultés.

Les causes non traumatiques de l'otorragie sont variées : tumeurs ulcérées du conduit auditif ou de la caisse du tympan, hémorragies névropathiques, phlyctènes hémorragiques du conduit auditif et du tympan, que l'on observe au début ou dans le cours d'une grippe; la cause la plus fréquente est l'existence de polypes dans la caisse du tympan.

TRAITEMENT. Ces otorragies, sauf dans les cas où un vaisseau est intéressé, ne sont généralement pas assez abondantes pour menacer l'existence, mais elles nécessitent pour être soignées l'intervention du médecin, qui seul peut faire le diagnostic de la cause et prescrire un traitement approprié à chaque cas.

En attendant la présence du spécialiste, on peut faire le tamponnement du conduit auditif avec de l'ouate hydrophile aseptique, imbibée ou non d'eau oxygénée.

Otite moyenne catarrhale chronique. (V. pl. en couleurs, p. 768). — Elle est consécutive à l'inflammation aiguë ou chronique des muqueuses du nez et du pharynx, qui se transmet à la trompe d'Eustache, puis à la caisse du tympan (*fig.* 1357).

Dans cette maladie, il n'y a pas de douleurs, mais seulement une sensation, parfois passagère, de plénitude dans l'oreille; la surdité s'installe sournoisement, graduelle, progressive, augmentant d'année en année, restant stationnaire quelquefois pendant longtemps, puis tout à coup s'aggravant beaucoup en quelques mois.

En général, les deux oreilles sont atteintes, mais à un degré inégal. Les bourdonnements d'oreilles ne sont pas constants, mais très fréquents; ils peuvent atteindre une intensité telle qu'ils sont un supplice pour le malade.

Le procédé de Valsalva ne fait point pénétrer de l'air dans la caisse, parce que la trompe d'Eustache est plus ou moins rétrécie.

La membrane du tympan est épaissie et a perdu sa transparence par places ou d'une façon générale; elle est plus concave qu'à l'état normal; la chaîne des osselets fonctionne mal.

En présence d'une surdité, même légère, mais progressive, surtout chez les enfants, il faut consulter le spécialiste le plus tôt possible, et ne pas attendre 5, 10 ans, comme le font certains malades, avant de prendre son avis.

Plus la maladie est ancienne, plus le traitement sera long et moins il sera efficace.

Le traitement prophylactique consiste à ne pas négliger, comme on le fait généralement, les catarrhes aigus ou chroniques du nez et du pharynx; tous ces enfants ou adolescents qui mouchent beaucoup et épais, qui reniflent, « graillonnent », pour employer une expression vulgaire, sont des catarrheux du rhino-pharynx, qui sont prédisposés au catarrhe chronique de l'oreille; ce sont des candidats sérieux à la surdité.

On comprendra facilement que le traitement de cette otite chronique soit du ressort du spécialiste et ne doive pas être restreint aux petits soins que pourrait se donner lui-même le malade.

Otosclérose. — L'otosclérose ou sclérose de l'oreille succède à l'otite suppurée, à l'otite catarrhale, aux affections exogènes, venues de la trompe d'Eustache.

La caisse du tympan est envahie par un tissu cicatriciel, qui finit par englober les osselets, mais n'envahit jamais le labyrinthe.

Le malade est prévenu de ces lésions par deux ordres de symptômes : la surdité, surtout pour les sons graves, et les bourdonnements parfois intolérables.

TRAITEMENT. L'otosclérose ou otite cicatricielle peut parfois être améliorée par le cathétérisme de la trompe d'Eustache; elle peut souvent être prévenue par un traitement endonasal (sur la cloison ou les cornets) qui empêche les poussées de catarrhe tubo-tympanique par l'application de radium à l'entrée de la trompe.

Otospongiose. — Affection endogène, primitive, plus particulièrement diathésique, survenant dans le sexe féminin, entre 15 et 20 ans, et toujours progressive; elle envahit souvent le labyrinthe, qui dégénère par places.

Elle se manifeste par une surdité pouvant atteindre aussi bien les sons graves que les sons aigus, par des bourdonnements, quelquefois par des vertiges. Le malade entend mieux quand on lui parle au milieu du bruit (en voiture ou en chemin de fer) que dans le silence.

Les lésions anatomiques consistent surtout en une ankylose de l'étrier, coincé dans sa loge par du tissu osseux anormalement développé quï peut envahir l'oreille interne.

TRAITEMENT. Les iodures ou le phosphore pourraient, peut-être, au début de cette redoutable affection, parfois héréditaire, en enrayer la marche ou en diminuer la rapidité d'évolution, sans négliger l'opothérapie hypophyso-ovarienne ou parathyroïdienne. L'électrothérapie, sous ses formes variées : ionisation, diathermie, ultrasons, connaît des succès.

L'opération de la fenestration semble avoir ouvert des horizons nouveaux.

VIII. OREILLE (maladies de l'oreille interne). — Vertige de Ménière. — La suppuration de l'oreille moyenne peut gagner, soit directement par voie osseuse, soit par voie veineuse, le labyrinthe acoustique ou vestibulaire. La surdité devient complète, des vertiges intenses s'installent, avec nausées, vomissements, nystagmus, et les réflexes vestibulaires (vertige après rotation, après irrigation d'eau ou d'air froid dans le conduit, après excitation électrique) disparaissent du côté malade. La fièvre s'installe et, si, d'urgence, le labyrinthe n'est pas vidé, trépané, cureté, la suppuration peut gagner les méninges et déterminer une méningite mortelle.

Le labyrinthe ou le nerf acoustique peuvent encore souffrir en dehors de toute suppuration : c'est la *maladie de Ménière*.

Soit apoplectiforme (hémorragie dans les canaux semi-circulaires ou le limaçon), soit progressif et lent, le syndrome de Ménière se manifeste par des vertiges très intenses avec nausées et vomissements, par des sifflements dans les oreilles, par une surdité totale passagère. Parfois, l'intensité du vertige entraîne une chute, avec conservation de la conscience.

Manifestation rare d'artériosclérose, de leucémie, de brightisme, ce vertige est aussi le fait d'une syphilis acquise ou héréditaire et occasionné par une névrite de la huitième paire (nerf acoustique).

La maladie de Ménière, surtout dans ses formes lentes et progressives, demande un examen neurologique complet; l'étude des réflexes centraux et l'examen de l'œil permettent, en effet, de rattacher le vertige labyrinthique ou rétro-labyrinthique à une affection cérébelleuse ou méningée.

TRAITEMENT. *Antisyphilitique*. Au cours de la crise, une injection de morphine ou d'hyoscyamine peut atténuer les troubles. Injection intraveineuse ou ionisation de sérum physiologique.

Dans les formes chroniques et récidivantes, la section du nerf acoustique ou du nerf vestibulaire a donné des résultats inconstants.

IX. OREILLE (prothèse). — Les malades qui sont très sourds, et chez qui tout traitement a été inefficace, doivent se résigner à recourir aux appareils amplificateurs des sons : cornets acoustiques ou prothèses électroniques (V. AMPLIFICATEUR et *fig.* 63). Avant d'adopter un appareil, ils feront bien de consulter le praticien pour faire pratiquer un audiogramme, et d'expérimenter une série d'appareils, comme on le fait pour les lunettes; un appareil mal approprié à l'audition du malade peut aggraver sa surdité sans apporter aucun soulagement.

OREILLETTE. — Chacune des deux cavités supérieures du cœur. V. CŒUR (structure).

OREILLONS (Ourles, Fièvre ourlienne, Parotidite épidémique). — Maladie infectieuse, générale, se localisant sur les glandes salivaires

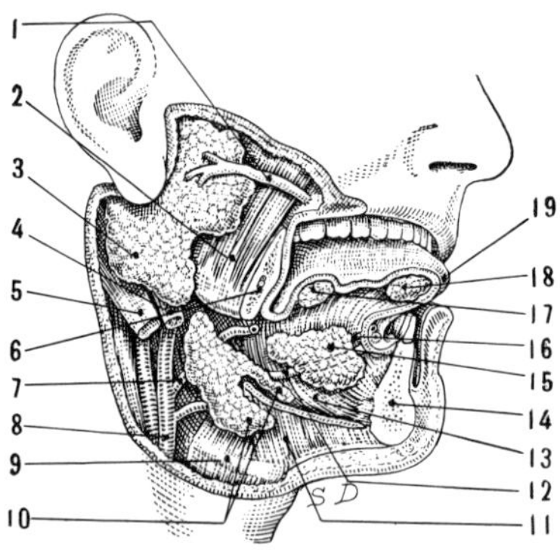

FIG. 1369. — Glandes salivaires (côté droit).
1. Canal de Sténon; 2. Muscle masséter; 3. Glande parotide; 4. Muscle stylo-hyoïdien; 5. Muscle digastrique; 6. Coupe du maxillaire; 7. Artère faciale; 8. Carotide externe; 9. Os hyoïde; 10. Glande sous-maxillaire; 11. Muscle mylo-hyoïdien; 12. Canal de Wharton; 13. Muscle génioglosse; 14. Coupe du maxillaire; 15. Glande sublinguale; 16. Canal excréteur de la glande sublinguale; 17. Glande de Weber; 18. Glande de Nühn; 19. Muqueuse linguale.

(*fig.* 1369), mais affectant toute l'économie, à la manière des fièvres éruptives; elle peut intéresser accessoirement d'autres glandes (testicule, ovaire, glande lacrymale, prostate, thyroïde).

Cette affection contagieuse et épidémique sévit à l'état permanent dans les grandes villes, mais elle est plus fréquente au printemps et en hiver. On l'observe dans la première enfance et même chez les nourrissons, mais beaucoup plus souvent de 3 à 15 ans (contagions dans les squares et dans les écoles). Plus tard, elle se produit surtout dans les prisons et à la caserne. Les garçons sont plus fréquemment atteints.

La transmission d'un sujet à un autre se réalise par *contagion directe*. La contagiosité existe surtout pendant les périodes d'invasion et de tuméfaction parotidienne. Les oreillons immunisent; habituellement, ils ne récidivent pas.

CAUSE. L'agent causal est un virus filtrant, existant dans la salive parotidienne. Inoculé au singe, il a déterminé les oreillons chez cet animal.

La salive est virulente surtout pendant les trois premiers jours, et cesse de l'être à partir du neuvième jour, phase qui correspond à celle de la tuméfaction : le sang se montre virulent tant que les malades présentent des signes généraux.

SIGNES. *Période d'incubation.* — C'est la phase qui s'écoule entre le moment où l'individu sain s'est trouvé en contact avec une personne atteinte d'oreillons et celui où les premiers symptômes font leur apparition; elle est en général de 18 jours.

Période d'invasion. — Elle dure de 12 à 36 heures; elle est habituellement silencieuse; parfois, surtout chez l'adulte, on note de la fièvre avec mal de tête et perte d'appétit, de la courbature, de la somnolence, du malaise avec ou sans frissons, des sueurs nocturnes, des saignements de nez, des bourdonnements et des douleurs dans les oreilles, de l'herpès des lèvres et surtout un certain degré d'angine avec assez souvent du gonflement des amygdales.

Période d'état. — Mais la maladie n'est le plus ordinairement reconnue que lorsque le gonflement apparaît à la région parotidienne, c'est-à-dire entre la saillie osseuse placée en arrière du maxillaire supérieur. Ce gonflement mollasse, tremblotant, déforme le visage, et son maximum est au niveau de cette branche montante, ce qui différencie nettement les oreillons de l'adénite cervicale. La peau est épaissie, lisse au toucher, douloureuse à la pression, notamment au niveau de l'articulation des mâchoires, de l'apophyse mastoïde et du plancher de la bouche. La mâchoire est pour ainsi dire immobilisée par la douleur, qui apparaît à chaque mouvement de mastication; quelquefois, du reste, il existe un certain degré de contracture des muscles (trismus), qui serre les dents les unes contre les autres et fait que la bouche s'ouvre à peine. Le gonflement s'étend peu à peu au pourtour et sous la mâchoire inférieure, formant un double menton (envahissement des glandes sous-maxillaires et sublinguales) sans aucun changement de coloration, ce qui est caractéristique de la maladie.

Quelquefois, la muqueuse de la bouche est congestionnée, rouge; la quantité de la salive est parfois diminuée, beaucoup plus souvent augmentée.

Les *symptômes généraux* sont très atténués : fièvre modérée, perte d'appétit, agitation nocturne, parfois délire et insomnies. Ils sont quelquefois si insignifiants que l'enfant n'est pas arrêté et propage son affection jusqu'au moment où le gonflement devient caractéristique.

EVOLUTION. Une huitaine de jours (dont la moitié de phase d'augmentation et moitié de décroissance). Mais, parfois, l'affection est allongée par des rechutes, pouvant se produire 15 jours à 3 semaines après le retour à la santé (10 p. 100 des cas), ou par des complications.

COMPLICATIONS. La plus fréquente et la plus grave est l'*orchite ourlienne*,

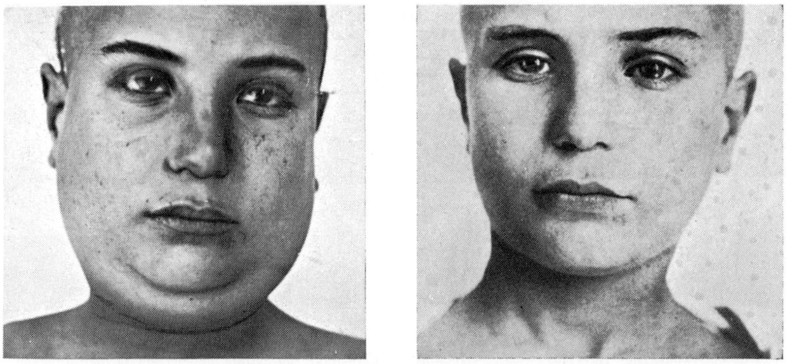

FIG. 1370. — Oreillons.
A gauche : gonflement de la région parotidienne au cours de la période d'état. *A droite* : le même sujet à l'état normal.
(*Cl. hôpital Saint-Louis.*)

un ou les deux testicules sont pris, une fois sur huit, avec tuméfaction intense et douloureuse. Cette orchite peut durer 6 à 8 jours, avec possibilité d'*atrophie* consécutive. La stérilité est possible s'il y a atrophie des deux testicules, mais cette éventualité est très rare. L'orchite est extrêmement fréquente chez les jeunes gens dans les épidémies de caserne (1 sur 3) ; elle est assez rare chez les enfants; il en est de même pour l'envahissement des ovaires (*ovarite ourlienne*), caractérisée par des douleurs dans la partie inférieure et latérale du ventre des jeunes filles.

On a signalé également une inflammation des glandes mammaires (*mastite*), du cordon spermatique (*funiculite*), de la prostate (avec dysurie et gêne dans la défécation); de l'*urétrite;* mais des complications sont rares.

La glande thyroïde, le pancréas, peuvent parfois être touchés. La *pancréatite ourlienne* se caractérise par une douleur épigastrique, des nausées, des vomissements, parfois de la diarrhée : elle guérit en 4 à 5 jours.

Les *accidents nerveux* se bornent parfois à du délire et à des convulsions; il existe aussi des *paralysies* ou une véritable *méningite,* avec signe de Kernig, raideur de la nuque et lymphocytose du liquide céphalorachidien.

On a noté également des *complications oculaires* (conjonctivite, névrite optique, paralysies oculaires) et *auriculaires* (bourdonnements, surdité), de l'*albuminurie,* une véritable *néphrite aiguë,* des manifestations articulaires (*pseudo-rhumatisme ourlien*), des *érythèmes,* une *phlébite,* de l'*œdème de la glotte.*

PRONOSTIC. Ordinairement bénin. La mort peut survenir par méningo-encéphalite, ou néphrite aiguë, mais elle est exceptionnelle. Cependant, des séquelles possibles, atrophie testiculaire ou mammaire, albuminurie, surdité, parésies, doivent faire réserver le pronostic.

TRAITEMENT. I. *Préventif.* — Isolement durant 21 jours du malade et des enfants qui ont eu contact avec lui. Désinfection. Déclaration facultative.

II. *Curatif.* — Repos au lit 8 jours et à la chambre 8 jours. Régime lacté. Uroformine. Des lavages et des gargarismes fréquents à l'eau boriquée ou bouillie antiseptiseront la bouche, et un liniment calmant apaisera la douleur produite par le gonflement (huile chloroformée ou laudanisée, pommade au gaïacol à 5 p. 100).

On a préconisé, comme traitement préventif de l'orchite ourlienne, une injection sous-cutanée de 20 cm³ du sérum de convalescent recueilli du 25ᵉ au 30ᵉ jour après la fièvre. L'orchite une fois déclarée, repos rigoureux au lit, les bourses soulevées par une planchette ouatée. Onctions avec pommade belladonée, pommade au collargol.

OREZZA (Corse, à 50 km de Bastia). — Ville d'eaux minérales ferrugineuses très fortes (carbonate ferreux, 12 cg par litre), froides, gazeuses. Elles contiennent, en outre, des traces d'arsenic, de lithium, de manganèse.

INDICATIONS. Convalescence, engorgement du foie et de la rate consécutif à des intoxications; anémie, cachexie paludéenne.

CONTRE-INDICATIONS. Tuberculeux, cardiaques, artérioscléreux congestifs.

ORGANE. — Ensemble de tissus associés pour l'exécution d'une fonction spéciale : organe digestif, de l'ouïe, de la vue. L'ensemble des organes homologues constitue un *système* (système nerveux). La réunion d'organes différents en vue d'une même fonction forme un *appareil :* appareil circulatoire (cœur et vaisseaux), digestif (œsophage, estomac, intestin, foie, etc.).

ORGANES GÉNITAUX. — V. MASCULINS (Organes génitaux) et FÉMININS (Organes génitaux).

ORGASME (du gr. *organ,* être excité). — Excitation extrême des sens, et en particulier de l'instinct sexuel.

ORGE. — Graminacée (*Hordeum vulgare*) dont les semences sont employées, soit dépouillées de leurs glumelles (*orge mondé*), soit décortiquées et blanchies mécaniquement (*orge perlé*), comme adoucissantes et rafraîchissantes sous forme de tisane (20 g par litre en décoction).

Le *malt* est l'orge germée et séchée; la germination de l'orge détermine la formation d'une diastase. Dans les touraillons d'orge éliminés par la brasserie, on a extrait un alcaloïde, l'*hordénine,* doué de propriétés antiseptiques et antidiarrhéiques.

ORGEAT. — Sirop calmant fait autrefois avec de l'orge (d'où son nom), mais fabriqué actuellement avec des amandes douces et amères, de l'eau de fleur d'oranger et de l'eau simple.

ORGELET. — V. ŒIL.

ORIFICE AORTIQUE, MITRAL, TRICUSPIDE. — V. CŒUR.

ORIGAN (Marjolaine sauvage). — Plante (*Origanum vulgare*) de la famille des Labiacées, qui contient une huile essentielle, d'un parfum pénétrant.

Les sommités fleuries entrent fraîches dans l'alcoolat vulnéraire et sèches dans les espèces vulnéraires; elles sont employées en décoction (20 g par litre) dans la dilatation d'estomac, dans l'aérophagie.

ORME. — Arbre (*Ulmus campestris*) de la famille des Ulmacées. L'écorce des rameaux de l'orme, privée de la partie superficielle, contient un mucilage employé en décoction dans les maladies de la peau, à la dose de 20 g p. 1 000. Sirop, $0^{g},40$ pour 20 g.

ORNITHODORE (du gr. *ornis,* oiseau, et *doros,* javelot). — Acarien parasite de l'homme. V. RÉCURRENTE (Fièvre).

ORNITHOSE. — V. *Supplément.*

OROBANCHE. — Plante parasite de la famille des Orobanchacées (*Orobanche major*), dont la poudre a été employée contre les vieux ulcères de jambe et le cancer.

ORONGE. — Champignon dont certaines espèces sont comestibles (*Amanita caesarea, rubescens*) et d'autres très vénéneuses (*A. phalloïdes, A. pantherina, A. citrina, A. muscaria*). V. à CHAMPIGNONS.

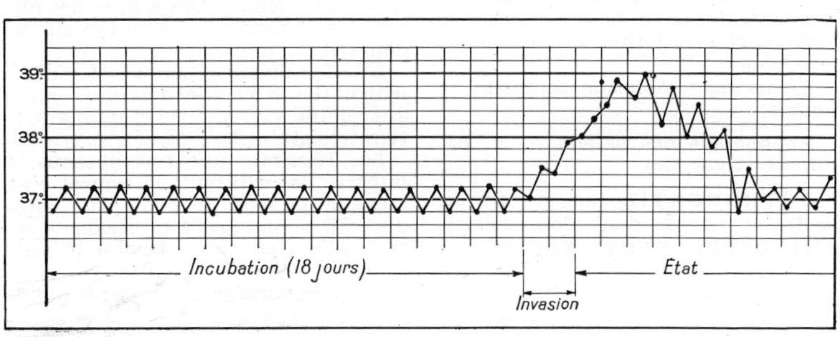

FIG. 1371. — Evolution de la température dans les oreillons.

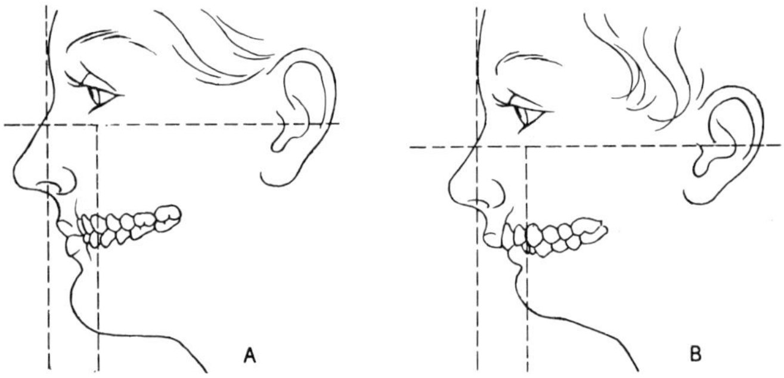

Fig. 1372. — Orthodontie.
A. Type de profil et d'arcades normaux; B. Exemple de rétrognathisme inférieur.

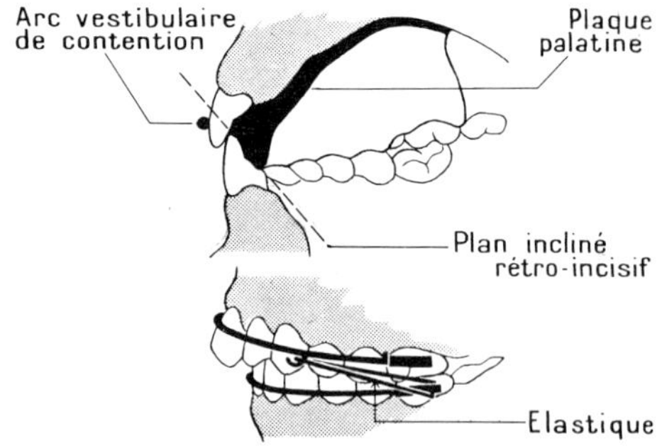

Fig. 1373. — Orthodontie.
Exemple d'appareillage permettant de corriger la malformation B de la figure 1372.

ORPIMENT. — Sulfure d'arsenic.

ORTEILS. — Doigts du pied. Ils sont formés chacun de trois os : la phalange, la phalangine, la phalangette, sauf le gros orteil, qui ne contient pas de phalangine. V. PIED (*fig.* 1488).

Orteil en marteau. — Déviation congénitale ou plus souvent acquise du deuxième ou troisième orteil avec extension forcée de la première phalange sur le métatarsien et flexion des deux autres sur la première. Elle a pour conséquence la saillie de l'articulation de la première avec la deuxième phalange et l'application sur le sol de la partie dorsale de la phalangette. Les orteils voisins passent en partie au-dessus de celui qui est en marteau.

La marche est pénible; il se forme un durillon avec bourse séreuse : 1° sur l'angle formé par les deux premières phalanges; 2° sur la troisième phalange, qui souvent s'excorie. La bourse séreuse peut s'enflammer et donner lieu à un abcès et à une fistule chronique.

TRAITEMENT. I. *Préventif.* — Chaussure assez large.

II. *Curatif.* — Résection des deux extrémités voisines de la phalange et de la phalangette.

Exostose sous-unguéale. — Tumeur osseuse, fibro- ou cartilagino-osseuse, se produisant sous l'ongle de la phalangette des orteils (ordinairement celle du gros) à l'âge de 15 à 18 ans, de préférence chez les jeunes filles.

CAUSES. Contusions, chaussure trop courte ou trop dure.

SIGNES. Le développement est, au début, indolore, et on constate seulement que l'ongle est soulevé et a une teinte violacée; peu à peu, il s'incurve au-dessus de l'exostose, puis se perfore, et il se forme une ulcération très tenace.

TRAITEMENT. Ablation complète de l'ongle.

Phénomène des orteils. — V. BABINSKI (Signe de).

ORTHODONTIE (du gr. *orthos,* droit, et *odous,* dent) **ou, mieux, ORTHOPÉDIE DENTO-FACIALE.** — Prévention et correction, au cours de la croissance, des malpositions dentaires et des déformations maxillo-faciales, exception faite des lésions d'origine traumatique, infectieuse ou même trophique, caractérisées par des solutions de continuité ou des pertes de substance du squelette et des parties molles.

Prenant pour base le système dento-maxillo-facial dans son développement normal, elle en détermine les déviations morphologiques sous leurs aspects cliniques, recherche les causes qui les ont produites, prévoit les conséquences qu'elles entraînent. Elle peut alors instituer une thérapeutique appropriée, principalement mécanique, et obtenir ainsi la restauration anatomique et fonctionnelle des organes déformés ou déplacés. (G. Izard.)

TRAITEMENT. Le traitement orthodontique ne peut être envisagé qu'après l'établissement d'un diagnostic très précis.

Le spécialiste procède à l'examen général du sujet, puis fait appel à des méthodes d'examen local comportant des mensurations (soit directement sur le sujet, soit sur des photographies), des moulages des arcades, des téléradiographies. Cet examen clinique très complet permet d'établir un véritable dossier dont la conclusion constitue le diagnostic positif du cas envisagé.

Un plan de traitement est alors établi.

Les méthodes de traitement sont très diverses et font appel soit aux forces naturelles, soit aux forces mécaniques. Dans l'un ou l'autre cas, les appareillages peuvent être fixes ou mobiles. Les appareils inamovibles sont constitués par des bagues ou des gouttières scellées, portant des arcs. Des dispositifs permettent d'utiliser l'élasticité du métal pour agir sur les dents et les maxillaires.

Les appareils mobiles utilisent des plaques plus ou moins ajourées; ils portent également des arcs et des dispositifs de fixation et d'action sur les dents et les maxillaires.

L'action de ces appareils est généralement lente et elle doit s'accompagner d'une surveillance et d'un entretien très attentif.

Les résultats une fois obtenus, il importe de maintenir le nouvel état. C'est la période de contention. Elle dure un temps égal à la période d'action. Elle a pour but d'éviter la récidive.

Il est important de noter les points suivants :

Le traitement doit être commencé le plus tôt possible;

La suppression de mauvaises habitudes, l'exécution d'exercices musculaires, le port d'appareils simples chez les tout jeunes enfants évitent des traitements ultérieurs compliqués. C'est pourquoi il est indispensable que dès la formation de la première denture, à 3 ans au plus tard, l'enfant soit examiné par un spécialiste.

En règle générale, plus un traitement est commencé de bonne heure, plus le succès est probable.

On fixe souvent la limite d'âge vers 15 ans, mais dans de nombreux cas des traitements sont effectués sur des sujets adultes. Tout dépend alors de l'état de calcification du sujet et de l'importance des déplacements à réaliser.

Vue dans son cadre médico-social, l'orthopédie dento-faciale présente un intérêt évident. L'examen systématique des enfants et le traitement précoce des lésions constatées permet l'évolution des jeunes sujets vers leur plein épanouissement physiologique.

ORTHOFORME. — Poudre cristalline, blanc jaunâtre, employée comme antiseptique et analgésique. Même mode d'emploi que l'iodoforme, dont il n'a pas la mauvaise odeur. Utilisé en insufflation dans les laryngites tuberculeuses et cancéreuses, ou en solutions alcooliques à 1 p. 20 dans les stomatites, les crevasses du sein, les brûlures.

ORTHOGNATHE (du gr. *orthos,* droit, et *gnathos,* mâchoire). — Mot définissant les races humaines chez lesquelles le rebord alvéolaire et les

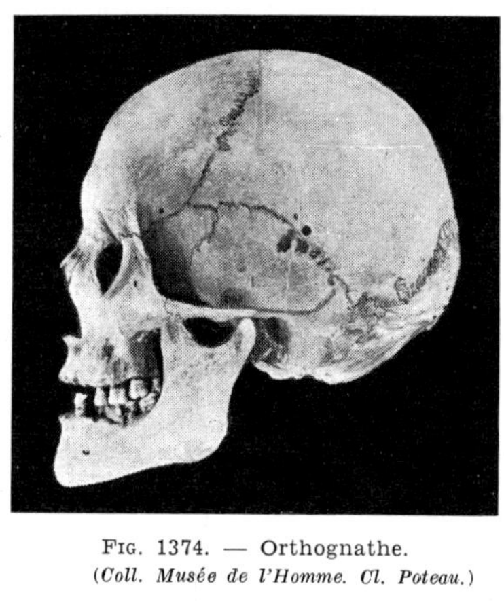

Fig. 1374. — Orthognathe.
(*Coll. Musée de l'Homme. Cl. Poteau.*)

dents de la mâchoire supérieure présentent une obliquité antérieure peu prononcée (*fig.* 1374), tandis que le contraire se produit chez les *prognathes.*

ORTHOPÉDIE (du gr. *orthos,* droit, et *pais, paidos,* enfant). — Partie de la médecine qui s'occupe de prévenir ou de guérir les déformations du corps, soit par une gymnastique rationnelle, soit par des positions à prendre pendant un temps plus ou moins prolongé (v. COLONNE VERTÉBRALE : *Déviations*), soit par l'application d'appareils, soit par la mise en action de mécaniques spéciales (mécanothérapie). Le massage et l'hydrothérapie sont des adjuvants de l'orthopédie.

Cette définition est, étymologiquement, et était, initialement, la seule valable; mais aujourd'hui ce terme tend à désigner la spécialité médico-chirurgicale qui traite de la pathologie osseuse et, aux méthodes thérapeutiques précédentes, s'ajoutent des interventions chirurgicales.

ORTHOPHONIE (du gr. *orthos,* droit, et *phonê,* voix). — Bonne prononciation. Des méthodes scientifiques permettent de remédier aux défauts de prononciation. Les médecins spécialistes du larynx et de la voix (v. BÉGAIEMENT) donnent les instructions nécessaires. Un cours d'orthophonie existe à l'Institution nationale des sourds-muets, rue Saint-Jacques, à Paris.

ORTHOPHORIE (du gr. *orthos,* droit, et *pherein,* porter). — Parallélisme parfait des deux axes visuels en vision éloignée. Quand ce parallélisme fait défaut, il y a ***hétérophorie.***

ORTHOPNÉE (du gr. *orthos,* droit, et *pnéo,* je respire). — Gêne respiratoire obligeant le malade à maintenir le thorax vertical.

ORTHOSIPHON. — Plante de la famille des Labiacées (*Orthosiphon stamineus*), poussant aux Indes néerlandaises, en Australie, et dont les feuilles et les sommités fleuries sont employées en tisane (10 g par litre) comme diurétique dans les affections des reins et de la vessie, l'arthritisme, la gravelle. L'orthosiphon facilite l'évacuation des déchets azotés uratiques et phosphatiques.

ORTHOSTATIQUE (du gr. *orthos,* droit, et *statein,* se tenir debout). — Qui est en rapport avec la station debout. L'*albuminurie orthostatique* s'observe seulement quand le sujet est levé et disparaît quand il est couché.

ORTHOTONOS (du gr. *orthos,* droit, et *tonos,* contracture). — Contracture musculaire maintenant le corps dans la rectitude, dans certaines formes de tétanos.

ORTIE. — Plante de la famille des Urticacées, couverte de poils, sécrétant un liquide vésicant, à base d'acide formique, et occasionnant sur la peau une démangeaison et une cuisson douloureuses (*urtication*). On en distingue trois espèces principales : l'ortie brûlante (*Urtica uteris*), dont le suc a été préconisé comme hémostatique interne (50 à 100 g par jour); l'ortie romaine (*U. pilulifera*), employée contre la diarrhée; la grande ortie, dont le suc agit comme vasoconstricteur dans les ménorragies, les épistaxis, et comme antidiarrhéique dans l'entérite muco-membraneuse, l'entérite aiguë et chronique. Suc de plantes fraîches (100 à 125 g), extrait fluide (2 à 4 cuillerées à café).

Ortie blanche. — V. LAMIER BLANC.

ORTIÉES (Plaques). — Elevures cutanées, arrondies ou irrégulières, rouges ou blanches, cerclées de rouge, dures, tendues, éphémères, s'accompagnant souvent de sensation de brûlure et de prurit. C'est la lésion élémentaire de l'*urticaire.*

OS. — On donne ce nom aux parties solides et dures qui forment la charpente du corps et sur lesquelles s'attachent les muscles. Leur ensemble constitue le *squelette* (v. ce mot).

I. OS (anatomie). — **Conformation extérieure.** — 1° *Forme.* — Trois types : les *os longs,* les *os larges* ou *plats,* les *os courts.*

Les os longs, qui font partie des membres, présentent un corps et deux extrémités : le corps, ou *diaphyse,* est prismatique ou cylindrique; quant aux extrémités, ou *épiphyses,* elles sont en général plus volumineuses que le corps et présentent des surfaces lisses : ce sont les *surfaces articulaires.*

Les os larges ou plats, qui circonscrivent les cavités du tronc (crâne, thorax), présentent deux faces : une concave, qui regarde la cavité; l'autre externe, qui regarde l'extérieur.

Les os courts (os de la main, du carpe, os du pied, du tarse, vertèbres) se trouvent dans les parties du corps où il est besoin de mobilité et de solidité.

2° *Direction.* — La direction des os est déterminée par la situation qu'ils occupent par rapport à l'axe et aux divers plans du corps.

3° *Couleur.* — La couleur est rose chez les jeunes sujets, plus mate chez les adultes, jaunâtre chez les vieillards.

Composition chimique. — Les os sont composés de matière organique (osséine et élastine), dans la proportion de 31 p. 100, et de substances minérales (phosphate tricalcique, carbonate de chaux et, en petite quantité, chlorure de calcium, fluorure de calcium, phosphate de magnésie), dans une proportion de 69 p. 100.

Structure. — Tout os est constitué par une trame protéique, sur laquelle se fixe une trame inorganique, formée de sels de calcium et de phosphore.

Les os longs (*fig.* 1375) sont constitués à la surface par un *tissu compact,* composé de cellules creuses, ramifiées et anastomosées entre elles,

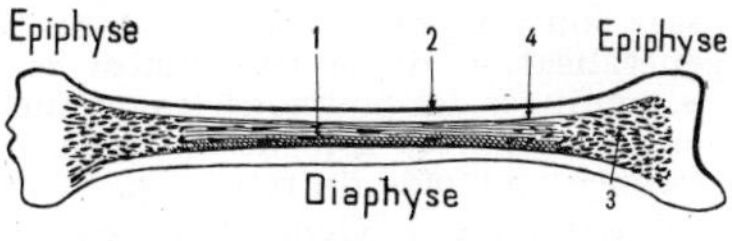

FIG. 1375. — Coupe d'un os long.
1. Canal médullaire; 2. Périoste; 3. Tissu compact.

de la profondeur à la surface même de l'os; à l'intérieur, ils contiennent une substance molle, graisseuse, jaunâtre, rougeâtre ou grisâtre : la *moelle.*

Les os courts et les os plats sont constitués par une masse centrale de substance *spongieuse* recouverte par une couche superficielle de substance compacte.

Les os longs, plats et courts sont enveloppés par une membrane fibro-élastique, riche en éléments cellulaires, en vaisseaux et en nerfs, qui recouvre toute leur surface jusqu'aux limites du cartilage : c'est le *périoste,* qui reproduit extérieurement du tissu osseux, à mesure que ce tissu est résorbé intérieurement au niveau de la moelle.

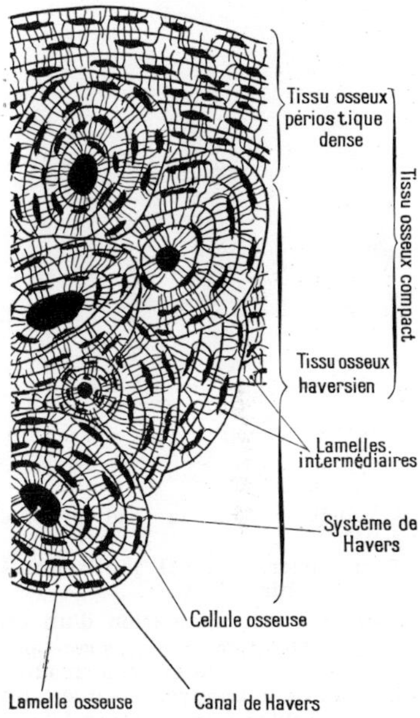

FIG. 1376. — Tissu osseux haversien.
Portion d'une coupe transversale dans la diaphyse d'un os long.

Cette propriété a été utilisée pour régénérer les os, quand on est obligé, par une maladie, d'en enlever un fragment plus ou moins considérable : il suffit de respecter le périoste pour voir l'os se reconstituer.

Le tissu osseux, vu au microscope, présente sur une coupe perpendiculaire à sa longueur les orifices circulaires des *canaux de Havers,* qui s'anastomosent entre eux de façon à former un réseau, suivant l'axe de l'os (*fig.* 1376).

Le tissu spongieux est constitué par des canaux de Havers très dilatés.

Le développement de l'os se fait aux dépens d'un cartilage ou du périoste.

II. OS (maladies). — **Périostite.** — Inflammation du périoste.

CAUSES. I. *Locales.* — Violences extérieures, traumatisme, froid, propagation d'une inflammation voisine.

II. *Générales.* — Faiblesse de constitution, rhumatisme, tuberculose, syphilis, fièvre typhoïde.

SIÈGE. Généralement sur les os longs, surtout le tibia et le fémur.

SIGNES. Douleur vive, spontanée, augmentée par la pression : empâtement profond, mal limité, avec rougeur et chaleur des parties molles;

la peau présente des taches irrégulières, rosées, et des traînées de lymphangite.

Tuméfaction et épaississement de l'os, visibles sur la radiographie (*fig.* 1377).

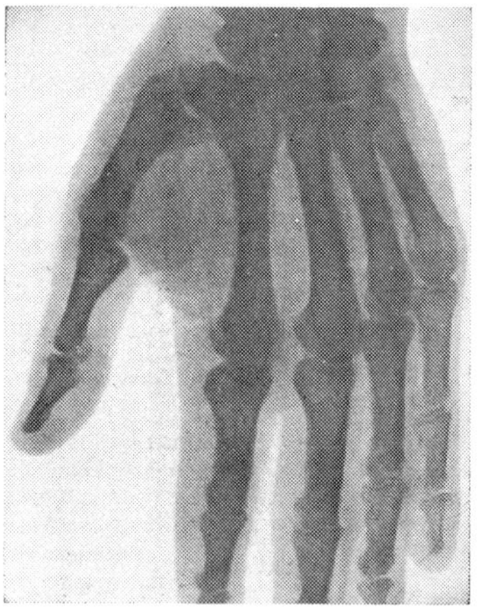

FIG. 1377. — Périostite d'un métacarpien. (*Radiogr. Massiot.*)

TRAITEMENT. Médical (antisyphilitique) ou chirurgical.

Ostéite. — Inflammation d'un os.

CAUSES. Multiples : le plus souvent, infection de tout le système médullaire d'un os (ostéomyélite), due à un agent microbien introduit à la faveur d'un traumatisme extérieur (fracture compliquée) ou provenant d'une infection endogène, le germe étant apporté par l'infection générale (typhoïde, syphilis). L'ostéite peut encore être causée par un champignon (actinomycose, sporotrichose).

Dans certaines ostéites fibreuses, la moelle est remplacée par un tissu fibreux (maladie de Paget).

Certaines ostéites peuvent être dues à des poisons chimiques (phosphore, mercure), qui amènent la nécrose du tissu osseux, ou bien encore à des infections pulmonaires (ostéo-arthropathies hypertrophiantes pneumiques). Le traumatisme n'intervient habituellement que comme cause occasionnelle.

SIGNES. Douleur variable suivant le cas; gonflement plus ou moins limité, avec possibilité d'issue par la plaie d'un champignon de pus.

La radiographie permet de distinguer tantôt une décalcification homogène, tantôt une formation d'un nouveau tissu osseux de la moelle, dont le type est la maladie de Paget.

TRAITEMENT PRÉVENTIF. Immobilité, compression légère et pansement antiseptique de toute lésion osseuse.

Ostéite apophysaire de croissance (maladie d'Osgood-Schlatter). — Affection de la période de croissance caractérisée par une douleur au niveau de l'apophyse antéro-supérieure d'un ou des deux tibias avec tuméfaction de la région.

Ostéite fibreuse. — V. plus loin, *maladie de Recklinghausen.*

Ostéite tuberculeuse. — Lésion du squelette produite par le bacille de Koch. Le noyau tuberculeux siège habituellement dans le tissu spongieux; il aboutit plus ou moins rapidement à la nécrose du tissu osseux (carie). La carie peut devenir sèche, atrophique; habituellement, l'os atteint se ramollit; il se forme une cavité kystique contenant des fongosités et dont le centre est occupé par une masse caséeuse, analogue au mastic du vitrier, et qui donne naissance aux abcès froids.

Les os atteints le plus fréquemment sont : les vertèbres, l'extrémité supérieure du fémur, l'extrémité supérieure et inférieure (*fig.* 1378) du tibia, les os de la main et du pied, les côtes, le sternum, le bassin, le crâne.

SIGNES. Très souvent, évolution insidieuse jusqu'à la formation des abcès; cependant, *douleur* localisée, profonde, augmentée par la pression; *tuméfaction*, qui, peu à peu, augmente, se ramollit, et à laquelle succède un *abcès froid* (abcès par congestion, abcès ossifluent).

Ces abcès peuvent se développer sur place ou s'éloigner du point osseux originel, leur trajet étant subordonné aux dispositions anatomiques; dans certains os, ils s'ouvrent dans des viscères ou dans des articulations.

Après l'ouverture des abcès, qu'elle soit spontanée ou chirurgicale, une suppuration persistante s'établit; des fistules à bords fongueux, amincis, violacés, par lesquelles s'écoule un liquide purulent, granuleux, auquel sont souvent mêlés des débris d'os (séquestres), s'installent en différents points.

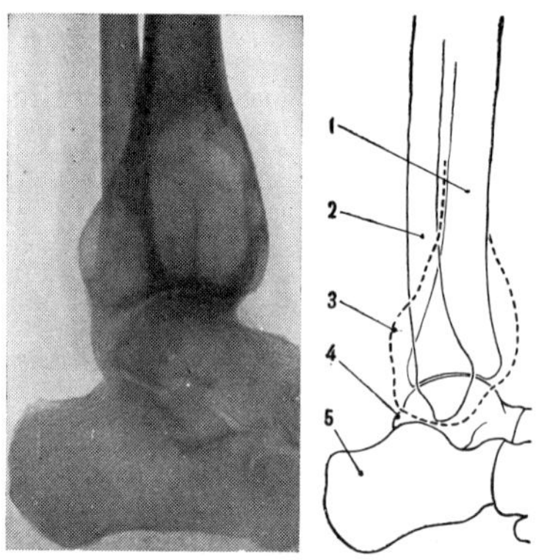

FIG. 1378. — Ostéite tuberculeuse du tibia.
1. Tibia; 2. Péroné; 3. Ostéite tuberculeuse; 4. Astragale; 5. Calcanéum.
(*Radiogr. Massiot.*)

Ces suppurations interminables peuvent n'entraîner aucune altération de l'état général; cependant, assez souvent, on constate soit de la généralisation de la tuberculose sur les méninges, les poumons, les organes génito-urinaires, soit de la dégénérescence amyloïde du rein.

TRAITEMENT. I. *Général.* — Repos, révulsifs, fortifiants, calcium, vitamines D_2, antibiotiques.

II. *Local.* — Ponction des abcès froids; incision aseptique, avec extraction des séquestres, évidement des foyers osseux; drainage, antibiotiques.

Ostéite syphilitique. — Rare comme accident de la période secondaire (survenant alors au plus tôt 15 jours après l'apparition du chancre), l'ostéite est surtout fréquente à la période tertiaire, où elle revêt la forme d'ostéite gommeuse, et dans la syphilis héréditaire.

CAUSES OCCASIONNELLES. Contusions. Aussi, les os le plus souvent atteints sont-ils ceux qui sont placés le plus superficiellement : le tibia, l'humérus, la clavicule, les régions frontales, pariétales, temporales, nasales, le maxillaire, le cubitus, les côtes.

Le plus souvent multiples, les foyers d'ostéomyélite gommeuse envahissent non seulement plusieurs segments du squelette, mais ils se présentent souvent disséminés sur le même os et siègent plus fréquemment dans la diaphyse que dans l'épiphyse; le périoste est souvent atteint.

SIGNES. *A la période secondaire.* — Douleurs dites « ostéocopes », fixes, à exacerbation nocturne (chaleur du lit); parfois, en outre, tuméfactions superficielles.

A la période tertiaire. — *Ostéites gommeuses.* Au début, douleurs violentes, ostéocopes, soit continues, soit intermittentes à exacerbation nocturne; tuméfaction osseuse, parfois globuleuse, parfois fusiforme; elle est généralement régulière, indolore, sans modification de mobilité ou de coloration des téguments. Evolution exceptionnelle vers la suppuration et la nécrose. Généralement, guérison par le traitement (iodure de potassium, arsenic, bismuth, mercure).

Dans la *syphilis héréditaire,* la lésion survient soit chez les nouveau-nés, soit à une période plus avancée de la vie, entre 6 et 12 ans surtout; la douleur a les mêmes caractères que dans les formes précédentes : tuméfactions diffuses, périostoses, hyperostoses; le tibia, principalement, paraît incurvé, saillant, « en lame de sabre ». Au crâne, le frontal se bombe et prend le type « olympien », ou « ventru », ou « en carène»; le nez, effondré en masse, présente les déformations en « lorgnette ». La voûte palatine devient ogivale. De plus, concomitamment, on constate parfois des déformations dentaires (dents « en escalier»), de la kératite, de la surdité, et assez souvent, chez les nouveau-nés et les jeunes enfants, des décollements des épiphyses osseuses et des fractures spontanées.

TRAITEMENT. V. SYPHILIS.

Ostéomyélite. — Lésion infectieuse des os prédominant au niveau de la moelle osseuse et aboutissant à la suppuration, avec formation de *séquestres* osseux.

Ostéomyélite des adolescents. — CAUSES. I. *Prédisposantes.* — Age (10 à 17 ans), période de croissance; pendant celle-ci, la région juxta-épiphysaire est le siège d'une grande activité formatrice; par suite, la vascularisation y est plus active, mais la circulation peut y être ralentie, ce qui explique que les microbes contenus dans le sang peuvent s'y arrêter.

De plus, à cet âge, on constate des traumatismes fréquents, de la fatigue, des actions musculaires exagérées.

II. *Déterminantes.* — Infection; généralement la moelle osseuse est infectée par le *staphylocoque doré.* Mais on a trouvé également d'autres microbes (staphylocoque blanc, streptocoque, pneumocoque).

SIGNES. L'affection débute en général après un traumatisme, ou une maladie générale, quelquefois en pleine santé, au niveau du fémur, de l'humérus surtout, par des signes généraux simulant soit une fièvre typhoïde, soit une méningite : céphalée, frissons, délire, fièvre à 39°-40°.

Mais bientôt apparaît une douleur sourde, d'abord intermittente, puis continue, avec exacerbation nocturne rapidement intolérable (douleur excruciante); tuméfaction dont le maximum est à l'union de la diaphyse et de l'épiphyse; empâtement dur, profond, à la limite diaphysaire duquel on constate un bourrelet qui indique presque sûrement l'existence

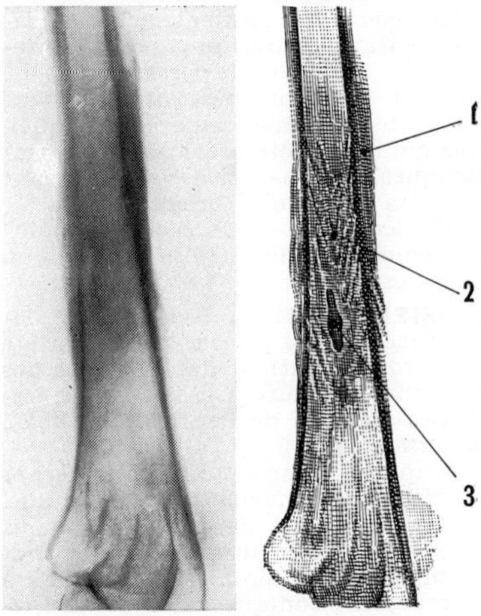

FIG. 1379. — Ostéomyélite du fémur.
1. Epaississement cortical; 2. Nécrose centrale; 3. Séquestre.

d'un *abcès* en voie de formation sous le périoste.

Ce bourrelet devient très net, les téguments se colorent, et on constate de la fluctuation. Pendant ce temps, les signes généraux s'exagèrent : le faciès est anxieux, le malade craint les moindres mouvements, a un aspect typhoïdique ou méningitique; sa langue est sèche et noirâtre, son pouls rapide, sa température élevée. Si l'abcès est incisé ou s'ouvre naturellement, la défervescence est prompte, mais il persiste une fistulisation avec suppuration plus ou moins prolongée, pendant laquelle s'éliminent de petits fragments osseux nécrosés.

C'est pendant cette période que les malades sont exposés aux *complications,* tant générales (abcès du foie, du rein, pleurésie, pneumonie) que locales (lésions articulaires, fusées purulentes, luxations et fractures spontanées, décollement de l'épiphyse, déformation, raccourcissement ou allongement du membre).

FORMES. A côté de cette *forme aiguë,* il existe des *formes suraiguës et septicémiques,* hypertoxiques, amenant rapidement la mort au milieu d'un état typhique, avec fièvre (39° à 40°), délire, abattement, fuliginosités de la bouche.

Forme prolongée récidivante. — Les trajets fistuleux ne se ferment pas ou s'ouvrent incessamment pour laisser s'écouler du pus. Cette forme est due à la présence de séquestres, qu'il faut enlever pour amener la guérison.

Forme atténuée (fièvre de croissance). — Elle survient à l'époque de la puberté, à la suite de grandes fatigues ou de fièvres éruptives.

Parfois, simple *poussée de croissance,* sans fièvre, avec juste quelques points épiphysaires douloureux : l'enfant traîne la jambe, après une légère fatigue. Au bout d'un temps variable, tout rentre dans l'ordre; l'enfant ne se plaint plus et sa taille a beaucoup augmenté.

Dans d'autres cas, c'est une véritable *fièvre de croissance,* car, outre les points douloureux, on constate une élévation de la température des épistaxis, parfois même un aspect typhoïde.

Quelquefois, les signes locaux sont moins apparents que les signes généraux, mais il faut toujours, chez un enfant qui a de la fièvre, palper le pourtour des grandes articulations et rechercher les points douloureux juxta-épiphysaires.

Forme chronique d'emblée. — Non précédée de phénomènes aigus. Se traduit par de la douleur et de la tuméfaction osseuse; peut aboutir à l'hyperostose, à la suppuration ou à la nécrose.

TRAITEMENT. A la période initiale, il faut *immobiliser strictement* le membre malade par un plâtre et instituer un traitement anti-infectieux (péniciline : 300 000 à 800 000 unités par jour; sulfamides).

Toutefois, si la pénicilline peut être efficace au début du traitement, cela ne modifie pas les indications du traitement chirurgical, quand la radiographie montre des lésions osseuses.

Ostéomyélite consécutive à certaines fièvres infectieuses. — Elle s'observe chez les sujets jeunes, consécutivement à la fièvre typhoïde, à l'influenza, à l'érysipèle, aux fièvres éruptives, à la pneumonie; elle est due à la localisation sur le système osseux du microbe pathogène de l'infection première, seul ou associé à d'autres.

L'*ostéomyélite post-typhoïdique,* la plus fréquente, s'observe généralement aux membres et débute pendant la convalescence.

SIGNES. Douleurs très vives, à exacerbation nocturne. Parfois, production d'une hyperostose plus ou moins persistante; parfois aussi, collection superficielle sous-périostique, de laquelle, à l'incision, s'écoule du pus peu abondant, fluide.

Abcès des os. — CAUSES. Le plus souvent, ce sont des formes circonscrites, prolongées, d'ostéomyélite infectieuse; dans quelques cas seulement, les abcès résultent de tubercules ou de kystes. Ils se rencontrent dans tous les points, tant diaphysaires qu'épiphysaires, mais leur lieu d'élection est la région juxta-épiphysaire. Le siège le plus fréquent est le tibia, puis l'humérus, la clavicule.

SIGNES. Douleur, tuméfaction osseuse régulière, dure, douloureuse à la pression. Etat général satisfaisant, mais température à 38°.

TRAITEMENT. Pratiquer la trépanation et l'évidement de l'abcès, avec ablation du séquestre inclus s'il y a lieu, et faire un curetage de la paroi.

Kyste des os. — Lésion dystrophique de l'enfance se manifestant par une augmentation de volume d'une région voisine d'un cartilage en activité de croissance (genou, épaule,

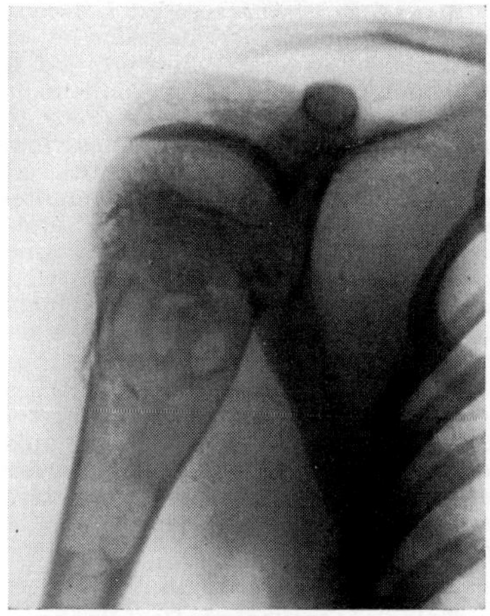

FIG. 1380. — Kystes osseux dans une tête humérale.

poignet), sans aucune douleur. C'est le plus souvent une fracture spontanée qui provoque une radiographie, montrant une zone claire à contours linéaires bien limités, sans réaction périostée (*fig.* 1380). Parfois kystes multiples.

On a décrit également des *kystes séreux,* reliquat d'abcès tuberculeux ou ostéomyélitiques, des *kystes hydatiques,* dus au ténia échinocoque, et une *ostéite kystique,* qu'on rencontre parfois chez les adolescents, à l'occasion d'une fracture spontanée.

Nécrose (*fig.* 1381). — C'est la mort du tissu osseux; ce n'est point une maladie : c'est la terminaison d'un

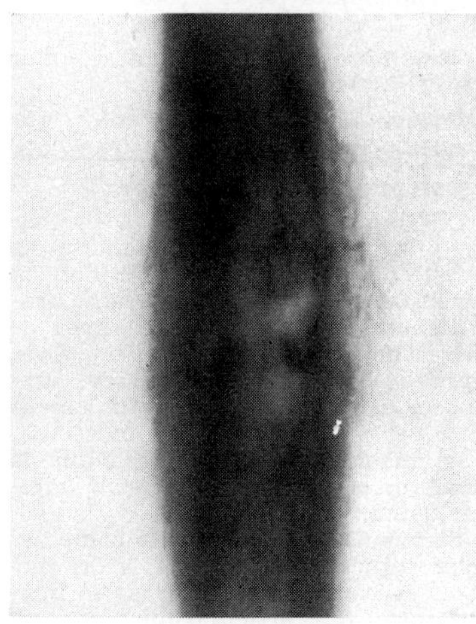

FIG. 1381. — Nécrose osseuse avec séquestre sur une diaphyse fémorale.

grand nombre de lésions osseuses. La partie d'os privée de vie devient un véritable corps étranger, qui finit par s'isoler de l'os dont elle vient : elle s'appelle *séquestre*.

CAUSES. I. *Externes.* — Brûlures, froidures, traumatismes, fractures comminutives, amputations, résections.

II. *Internes.* — Ostéites syphilitiques, tuberculeuses, ostéomyélites de toute nature, intoxication phosphorée, mercurique.

SIGNES. Si l'os nécrosé est à découvert, le séquestre se dessèche et se détache de l'os sain. S'il est profond, il y a douleur, tuméfaction, gonflement parfois étendu à toute la longueur de l'os, œdème des parties molles, formation d'abcès dont la suppuration est interminable et très abondante, entraînant généralement une altération de l'état général. Si, par une des fistules, on introduit un stylet, celui-ci rend un son clair et signale la présence d'un os dénudé, fixe ou mobile, à l'extrémité du trajet.

TRAITEMENT. Combattre les causes de la nécrose. Une fois le séquestre constitué, extraction de celui-ci; puis désinfection de la cavité de nécrose et suppression des tissus infectés; enfin comblement du foyer par la greffe.

Exostose. — V. ce mot.

Maladie osseuse de Recklinghausen (Ostéite fibreuse, Ostéose parathyroïdienne). — Affection osseuse se développant chez un sujet de 20 à 30 ans, débutant par des douleurs sourdes, une asthénie progressive, jusqu'à l'apparition de déformations tumorales d'un os (crâne, mâchoire, os des membres), ou de fractures spontanées. La radiographie montre une ostéoporose généralisée avec atrophie de la corticale et présence de pseudo-kystes osseux.

Le métabolisme phosphocalcique est altéré : augmentation du taux du calcium dans le sang et l'urine; diminution des phosphates. On note parfois une lithiase rénale associée.

COMPLICATIONS POSSIBLES. — Crises gastriques avec vomissements.

CAUSE. Adénome parathyroïdien.

TRAITEMENT. Ablation chirurgicale de l'adénome parathyroïdien; calcium; phosphore; vitamine D.

Maladie osseuse de Paget. — Voir PAGET (Maladie osseuse de).

Ostéomalacie. — V. ce mot.

Ostéopétrose. — V. ce mot.

Ostéoporose. — V. ce mot.

Ostéopsathyrose (du gr. *osteon*, os, et *psathuros*, fragile) [Maladie de Lobstein]. — Dystrophie familiale et héréditaire caractérisée par une fragilité osseuse anormale (hommes de verre) des os, longs, courts ou plats, siégeant surtout au niveau des diaphyses et guérissant très rapidement avec un cal normal ou minime.

Le métabolisme phosphocalcique, la calcémie, la phosphorémie, sont habituellement normaux.

Signes accessoires : teinte bleue des sclérotiques, surdité avec parfois vertiges et bourdonnements, laxité ligamentaire des articulations, génératrice d'entorses et de luxations fragilité extrême des dents.

La *radiographie* montre des os minces, incurvés, transparents.

CAUSE. Obscure : trophonévrose, trouble des glandes à sécrétion interne, des parathyroïdes en particulier, entraînant un trouble du métabolisme du calcium.

TRAITEMENT. Hormones thyroïdienne et parathyroïdienne; vitamine D.

Ostéosarcome (Sarcome ostéogénique). — Sarcome des os ayant son point de départ soit dans la moelle osseuse (il se développe alors dans les épiphyses des os longs et dans le tissu spongieux des os courts), soit dans le périoste, avec développement plus marqué au niveau des diaphyses des os longs (*fig.* 1382).

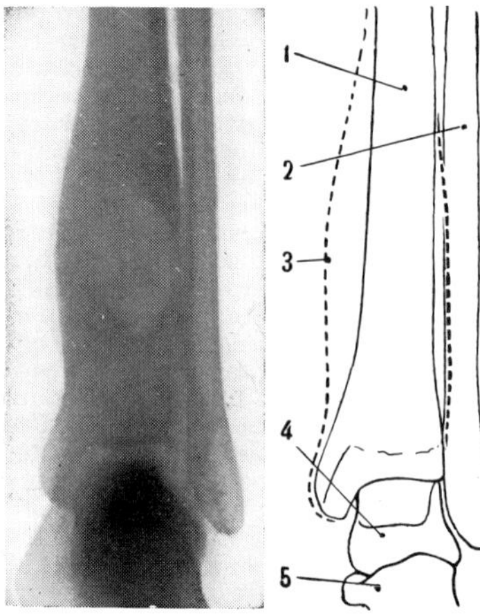

FIG. 1382. — Sarcome du tibia.
1. Tibia; 2. Péroné; 3. Sarcome du tibia; 4. Astragale; 5. Calcanéum.

CAUSES. Contusions; âge : période de croissance (les deux tiers des ostéosarcomes se développent avant 30 ans).

SIGNES. La douleur, tantôt sourde et n'apparaissant que par la fatigue, tantôt lancinante, est généralement le premier symptôme; tumeur soit globuleuse, soit fusiforme, à grand axe parallèle à la diaphyse, soit en massue; cette tumeur fait corps avec l'os; elle est unie ou bosselée.

La biopsie permet de faire un diagnostic précoce.

La radiographie montre que la médullaire est le siège d'une plage claire mal limitée par destruction du tissu osseux (ostéolyse); la corticale est rompue, le périoste est crevé et la tumeur envahit les parties molles.

EVOLUTION. Très rapide. Fractures spontanées possibles. Métastases pulmonaires (pleurésie, hémorragie), amaigrissement et cachexie rapide.

TRAITEMENT. La radiothérapie peut amener un certain nombre de guérisons ou d'améliorations. Mais le traitement classique est l'opération. Dans les sarcomes épiphysaires, amputer à distance dans le segment sus-jacent; dans les sarcomes diaphysaires, désarticuler plus souvent qu'amputer.

Sarcome d'Ewing. — Myélo-sarcome d'origine réticulo-endothéliale, apparaissant insidieusement entre 10 et 14 ans.

La radiographie montre également de l'ostéolyse de la substance médullaire.

EVOLUTION. Invasion des parties molles enflammées, avec fièvre.

TRAITEMENT. Radiothérapie; puis amputation, qui donne 12 p. 100 de survie après 5 ans.

Cancer secondaire des os. — Cliniquement, il peut se manifester par des douleurs ou une fracture spontanée. Radiologiquement, on constate des lésions de condensation ou d'ostéoporose. L'origine en est le plus souvent une cause glandulaire. Le traitement est radiothérapique.

Rachitisme. — V. ce mot.

III. **OS** (**fractures**). — V. FRACTURES.

OSCILLOMÈTRE (de Pachon). — Appareil destiné à mesurer la tension artérielle. V. HYPERTENSION.

OSEILLE. — Plante (*Rumex acetosa*) de la famille des Polygonacées, employée comme aliment et comme médicament.

Aliment. — Les feuilles d'oseille fournissent un aliment acidulé, rafraîchissant, diurétique; mais, contenant de l'oxalate de potasse, elles ne doivent être absorbées qu'en potage et sont défendues aux arthritiques, aux goutteux, aux uratiques, aux oxaluriques, c'est-à-dire à ceux qui sont atteints de coliques néphrétiques.

Médicament. — La racine est employée comme diurétique en infusion à la dose de 20 g p. 1 000 g d'eau.

OSIER. — Plante de la famille des Salicacées (*Salix purpurea*). Sa variété *osier rouge* contient dans l'écorce des branches de deux à trois ans, à certaines époques de l'année, de l'*acide salicitannique*.

Employé comme tonique amer et fébrifuge, sous forme d'extrait fluide, à la dose de 5 à 20 g par jour, sous forme de potion, sirop ou vin, et sous forme d'extrait mou, à la dose de 2 à 4 g, comme tonique amer et antipyrétique.

OSMOSE (du gr. *osmos*, action de pousser). — Passage d'eau à travers une membrane séparant deux liquides, sous l'influence d'une différence de concentration. L'eau passe du moins concentré au plus concentré.

OSSÉINE. — Substance organique azotée entrant dans la composition des os.

OSSIFICATION. — Elle se produit soit aux dépens du cartilage, soit aux dépens du périoste.

1° *Ossification cartilagineuse.* — Les cellules primitives du cartilage se divisent chacune en plusieurs cellules filles qui deviennent la substance fondamentale en formant des boyaux allongés; dans ces boyaux s'introduisent ensuite des capillaires sanguins, qui apportent des cellules osseuses, les *ostéoblastes*. Ceux-ci en sécrètent d'autres, qui constituent des lamelles successives, et la substance fondamentale cartilagineuse disparaît peu à peu, tandis que les ostéoblastes s'incrustent de sels calcaires.

2° *Ossification périostée.* — De la couche profonde du périoste (couche ostéogène d'Ollier) partent des fibres conjonctives, *fibres de Sharpey*, qui entraînent avec elles des vaisseaux sanguins et des cellules jeunes, lesquelles sécrètent de la substance osseuse par couches concentriques.

Dans les os de la voûte du crâne, l'ossification est uniquement périostée; dans les autres os, elle s'opère par les deux systèmes.

L'os s'ossifie tout entier, sauf à l'union de la diaphyse et des épiphyses, où subsiste une bande cartilagineuse de 1 à 2 mm d'épaisseur, le *cartilage de conjugaison,* qui s'accroît en épaisseur et s'ossifie à mesure en allongeant l'os jusqu'à 25 ans; à cet âge, la soudure des épiphyses et de la diaphyse arrête l'allongement de l'os.

L'os est d'abord constitué par du tissu *spongieux,* puis le rétrécissement des aréoles qui contiennent les vaisseaux par de nouvelles couches d'ostéoblastes donne naissance au tissu *compact.*

Le canal de la moelle osseuse provient du travail destructeur des *ostéoclastes,* cellules volumineuses à prolongements multiples qui résorbent peu à peu le cartilage primitif. Les vaisseaux introduits dans ce canal ne laissent plus alors transsuder d'ostéoblastes, et le tissu conjonctif se développe pour les entourer.

Dans la vieillesse, les ostéoblastes se ratatinent progressivement en diminuant la vitalité de l'os, qui devient cassant et empêche la consolidation rapide des fractures à cet âge.

OSTÉITE. — Inflammation des os. V. os (maladies).

OSTÉO-ARTHROPATHIE HYPERTROPHIANTE PNEUMIQUE. — Maladie décrite par Pierre Marie, et consistant dans : 1° l'hypertrophie des doigts des mains (en battant de cloche), avec déformation des phalangettes, développement extrême des ongles, qui sont bombés en verre de montre et recourbés en bec de perroquet; 2° l'hypertrophie des doigts des pieds, notamment du gros orteil ; 3° l'incurvation en cyphose de la colonne vertébrale avec diminution de la taille; 4° l'atrophie des muscles des membres et limitation des mouvements par troubles articulaires et accroissement de l'appétit et de la soif; 5° de la cyanose.

Ces lésions sont des complications d'une maladie du poumon (tuberculose, pleurésie purulente, dilatation des bronches, gangrène pulmonaire) ou de malformations congénitales du cœur.

ÉVOLUTION et TRAITEMENT. Celle de la maladie causale.

OSTÉOBLASTE (du gr. *osteon,* os, et *blastos,* germe). — Cellules des os remplissant la cavité des ostéoplastes et envoyant des prolongements dans les canalicules, par lesquels elles communiquent avec les cellules voisines. V. OSSIFICATION.

OSTÉOCHONDRITE (du gr. *osteon,* os, et *khondros,* cartilage). — Inflammation de l'os à son stade cartilagineux, c'est-à-dire au cours de l'enfance.

Ostéochondrite de la hanche (Maladie de Calvé-Legg-Perthes). — Affection, souvent familiale et héréditaire, de la hanche (*coxa plana*), survenant surtout chez le garçon de 6 à 9 ans, et pouvant atteindre les deux hanches successivement.

SIGNES. Début insidieux : boitement, fatigue après la marche, douleur de

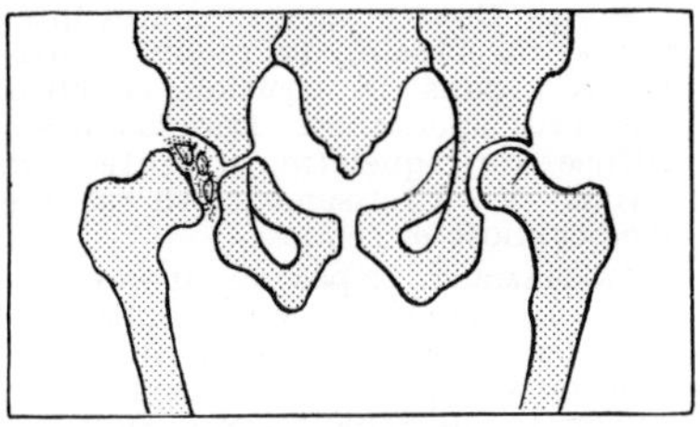

FIG. 1383. — Ostéochondrite au début.
Irrégularité du noyau de la tête qui dans les cas graves paraît se fragmenter. Col plus gros. Trochanter plus épais.

la hanche. L'enfant traîne un peu la jambe; debout sur le côté malade, il penche le tronc du côté sain. Atrophie musculaire de la cuisse et parfois de la fesse; mouvements de la hanche un peu limités, surtout l'abduction et la rotation interne. On pourrait croire à une coxalgie, mais la *radiographie* montre une raréfaction osseuse du noyau de la tête fémorale, aboutissant à un aplatissement en galette, à des irrégularités et parfois à une fragmentation de ce noyau (*fig.* 1383) ; espace articulaire élargi; cartilage irrégulier, dentelé; col fémoral court, trapu, parfois incliné en *coxa vara.*

La maladie tend normalement vers la guérison en 12 à 18 mois, sans destruction osseuse ni ankylose. Il persiste parfois une légère atrophie musculaire, une limitation de l'abduction et une tendance à la fatigue.

CAUSE. Encore obscure : infection atténuée, traumatisme, origine vasomotrice.

TRAITEMENT. Repos en décubitus dorsal; immobilisation de la hanche dans un appareil plâtré pendant au moins six mois, sous contrôle radiographique.

Médicaments recalcifiants ; rayons ultraviolets.

Ostéochondrite disséquante (Maladie de Kœnig). — Nécrose épiphysaire spontanée et détachement d'un fragment ostéo-cartilagineux, d'abord enchâssé dans une niche de l'épiphyse, puis libre dans la cavité articulaire. Siège au genou, au coude, à la hanche.

CAUSE. Obscure : dystrophie constitutionnelle, peut-être d'origine endocrinienne.

TRAITEMENT. Chirurgical, ablation du séquestre.

OSTÉOCLASTE (du gr. *osteon,* os, et *klastos,* brisé). — Instrument destiné à produire une fracture osseuse ou *ostéoclasie,* pour remédier à des déformations osseuses ou articulaires.

OSTÉOCOPE (du gr. *osteon,* os, et *koptein,* couper). — *Douleurs ostéocopes.* — Douleurs nocturnes brisantes des os, spéciales à la syphilis. V. OS et SYPHILIS.

OSTÉOÏDE (du gr. *osteon,* os, et *eidos,* forme). — *Production ostéoïde.* — Tissu analogue au tissu osseux qui se produit au pourtour des articulations chez les vieillards ou à la suite d'un traumatisme, quelquefois aussi autour des tumeurs.

OSTÉOLYSE (du gr. *osteon,* os, et *lusis,* destruction). — Destruction progressive du tissu osseux dont il

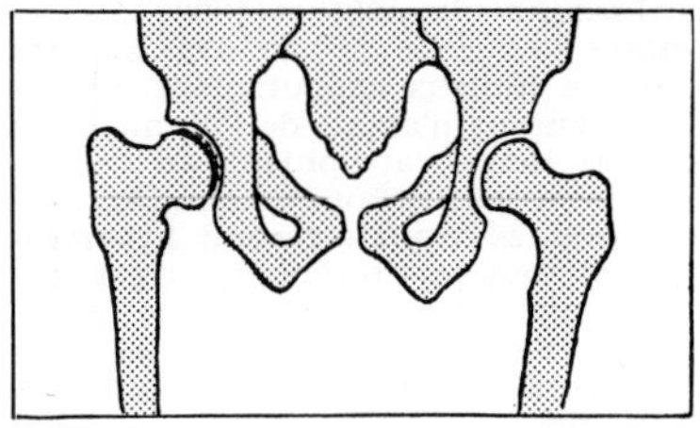

FIG. 1384. — Ostéochondrite évoluée.
Restitution *ad integrum.* Dans quelques circonstances, la tête ne reprend plus sa sphéricité et le col se met en *coxa vara.*

ne reste que la trame conjonctive. Elle est consécutive à un traumatisme, une infection, des troubles du métabolisme calcique ou endocrinien.

OSTÉOMALACIE (du gr. *osteon,* os, et *malakia,* mollesse). — Variété de décalcification d'origine minérale; la trame protéique de l'os est intacte, à

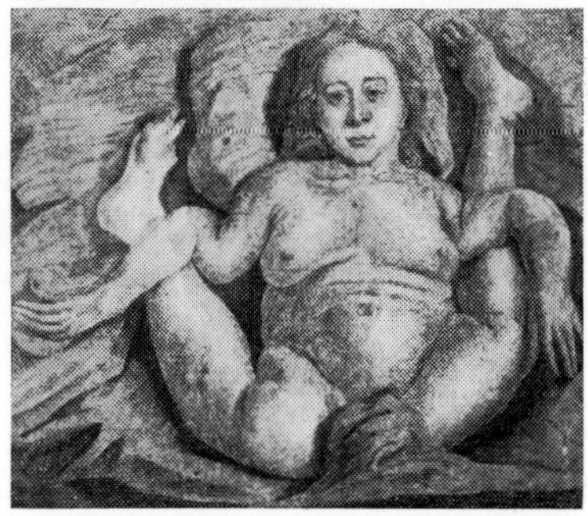

FIG. 1385. — Cas extraordinaire de ramollissement successif des os à l'occasion de plusieurs couches.
(*D'après une ancienne gravure du musée Dupuytren.*)

l'inverse de l'ostéoporose, mais le calcium et le phosphore de la trame inorganique sont apportés ou absorbés en quantité insuffisante.

Cette affection n'apparaît, en effet, habituellement qu'après 20 ans et de préférence chez la femme, à la suite de grossesses répétées, de misère, de privation de viande.

CAUSES. L'origine semble être une résorption exagérée des substances

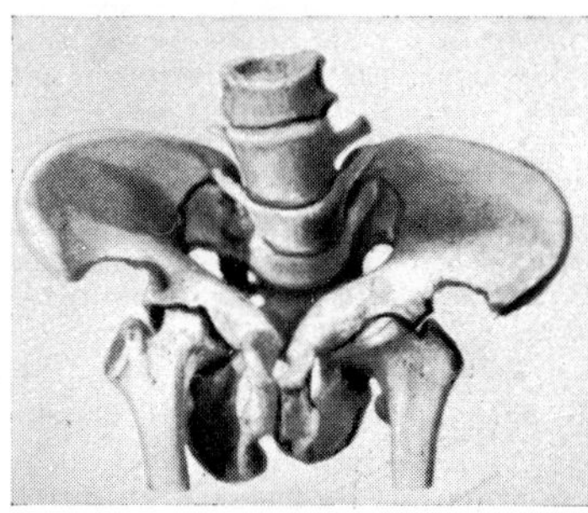

FIG. 1386. — Bassin ostéomalacique.
La déformation du bassin est due à la saillie du promontoire et au rapprochement des ischions par suite de la pression des deux têtes fémorales.
(*Coll. musée Dupuytren.*)

calcaires, compliquée ou non de leur apport insuffisant à l'os, le tout étant une conséquence d'une lésion nerveuse encore inconnue.

LÉSIONS (*fig.* 1385 et 1386). Le périoste se décolle de l'os, d'où sort un liquide huileux sanguinolent. Les os augmentent d'abord de volume, puis les os longs s'atrophient au centre, s'hypertrophient aux extrémités, tandis que les os plats restent hypertrophiés, tout en devenant, eux aussi, très mous. La proportion de phosphate de chaux, qui est de 86 à 50 p. 100, tombe à 20 et même à 2 p. 100.

SIGNES. Des douleurs plus ou moins sourdes apparaissent dans le bassin (ostéomalacie de la grossesse), les membres inférieurs, le rachis, le thorax (ostéomalacie non puerpérale). La fatigue, la marche, la pression des os, accroissent cette douleur, qui se complique de l'exagération des courbures normales, de fractures dont la consolidation ne s'effectue pas, de diminution de la taille. La station debout, la marche « en canard », deviennent peu à peu impossibles, et l'évolution continuant atteint les membres supérieurs.

Les os deviennent si mous qu'on peut les plier en tous sens comme du caoutchouc. Le bassin se déforme en carte à jouer, d'où la difficulté de l'accouchement. La colonne vertébrale s'incurve dans tous les sens : cyphose, lordose, scoliose (v. COLONNE VERTÉBRALE), et le corps se déforme d'une façon lamentable.

EVOLUTION. La durée de la maladie est de 8 à 10 ans, avec périodes de rémission.

TRAITEMENT. I. *Curatif.* — Bains salés, sulfureux, d'air comprimé, inhalation d'oxygène, huile de foie de morue, phosphates, castration.

II. *Hygiénique.* — Climat chaud et sec, aliments riches en phosphates, riz, macaroni, purées farineuses.

OSTÉOME (du gr. *osteon,* os, et *omê,* tumeur). — Tumeur bénigne, unique ou multiple, développée aux dépens du tissu osseux (os longs, vertèbres, os de la base du crâne), de consistance compacte ou spongieuse, d'origine inflammatoire ou traumatique.

Des ostéomes peuvent aussi apparaître dans les tissus, comme la peau, les muscles (ostéomes des muscles adducteurs des cavaliers), les ganglions; souvent alors, ils ne sont pas constitués par des tissus osseux véritables, mais par une infiltration calcaire.

Les ostéomes multiples réalisent l'image de l'exostose ostéogénique.

OSTÉOMYÉLITE (du gr. *osteon,* os, et *muelos,* moelle). — Inflammation de la moelle des os. V. os (maladies).

OSTÉOPATHIE (du gr. *osteon,* os, et *pathos,* affection). — Maladie des os.

Ostéopathie de carence ou de famine. — Lésions osseuses causées par la diminution du calcium, du phosphore et de la vitamine D. Elles sont consécutives aux restrictions alimentaires.

Cette affection, qui était le lot des pays pauvres et surpeuplés, est apparue en France après 1940; elle frappe plus particulièrement les femmes après 60 ans.

SIGNES. Douleurs des membres inférieurs, du bassin, du rachis, disparaissant dans la position couchée. Fractures spontanées. Décalcification diffuse du squelette, visible aux rayons X. Affaissement thoracique avec cyphose et scoliose.

TRAITEMENT. Repos au lit; exposition aux rayons solaires ou ultraviolets. Régime alimentaire normal. Médication recalcifiante : phosphate ou gluconate de chaux en injections intraveineuses ou intramusculaires; vitamine D_2.

OSTÉOPÉRIOSTITE. — Inflammation de l'os et du périoste. V. os (maladies).

OSTÉOPÉTROSE (du gr. *osteon,* os, et *petros,* pierre). — Altération osseuse caractérisée par une condensation du tissu compact avec disparition de la substance spongieuse et du canal médullaire (os de pierre ou de marbre). Malgré cela, les os sont friables (fractures spontanées). L'ostéopétrose peut relever de causes diverses : anémie aplastique, myélose aleucémique, leucémie myéloïde, cancer secondaire des os, intoxications par le fluor.

Ostéopétrose essentielle (Maladie d'Albers-Schönberg). — Affection de l'enfance atteignant parfois tardivement l'adulte, transmise par hérédité.

SIGNES. Anémie aplastique intense avec réaction érythroblastique et lymphocytose; hypertrophie du foie, de la rate et des ganglions. Enfants petits, chétifs, avec fractures et déformations osseuses.

Il existe des formes lentes bénignes et des formes rapides mortelles, surtout chez l'enfant.

CAUSE. Obscure : origine parathyroïdienne probable, entraînant des troubles du métabolisme calcique. Elimination exagérée du calcium dans l'urine.

OSTÉOPHAGE (du gr. *osteon,* os, et *phagein,* manger). — Grosse cellule de la moelle des os munie de prolongements multiples. V. OSSIFICATION.

OSTÉOPHYTE (du gr. *osteon,* os, et *phuton,* végétation). — Formation osseuse développée dans une articulation atteinte d'arthrose aux dépens du périoste ou d'un ligament, au voisinage de son insertion.

OSTÉOPLASTIE (du gr. *osteon,* os, et *plassein,* former). — Opération destinée à remplacer tout ou partie d'un os.

Ostéoplastie osseuse. — Soudure, à l'extrémité d'un os trop court, d'une portion d'os prise à une saillie osseuse du même individu.

Ostéoplastie périostique. — Transplantation d'une portion du périoste doublé de peau ou de muqueuse au point où une régénération est nécessaire.

OSTÉOPOROSE (de *osteon,* os, et *poros,* pore). — Variété de décalcification dans laquelle l'osséine de la trame protéique est altérée, le calcium et le phosphore ne pouvant plus se fixer.

CAUSES. Multiples. Une ostéoporose aiguë peut succéder à une immobilisation prolongée dans un plâtre pour une fracture (vers la troisième semaine), pour une ostéotomie, une paralysie infantile; on peut aussi l'observer chez des sujets non immobilisés, chez des malades atteints de brûlures, de méningite, de pneumonie, de paludisme.

Certaines ostéoporoses sont sous la dépendance de troubles glandulaires qui provoquent des altérations du métabolisme des protéines : telles les ostéoporoses de la ménopause, de l'acromégalie, des parathyroïdites, de la maladie de Cushing, par dysfonctionnement des ovaires, de l'hypophyse, des parathyroïdes.

SIGNES. On constate une altération de l'état général, une diminution de l'appétit, des vomissements; les urines éliminent du calcium et du phosphore en excès, parfois du sang; douleurs lombaires violentes à type de coliques néphrétiques. La radiographie montre une réduction de l'opacité osseuse, surtout au niveau du membre immobilisé.

TRAITEMENT. Vitamines D, phosphate tricalcique. Mais surtout traitement de la cause de l'ostéoporose (souvent hormonothérapie).

OSTÉOPSATHYROSE. — V. os (maladies).

OSTÉOSARCOME (du gr. *osteon,* os, et *sarx,* chair). — Tumeur sarcomateuse se produisant dans un os. V. os.

OSTÉOSPONGIOSE (du gr. *osteon,* os, et *spoggia,* éponge). — Tissu osseux devenu très spongieux (*spina ventosa*).

OSTÉOSYNTHÈSE (du gr. *osteon,* os, et de *synthèse*). — Réunion des fragments d'un os fracturé par des boulons, vis, fils métalliques, etc. V. FRACTURES.

OSTÉOTOMIE (du gr. *osteon,* os, et *tomê,* section). — Section des os dans une partie saine pour remédier à une difformité (*genu valgum*).

OTALGIE (du gr. *ous, ôtos,* oreille, et *algos,* douleur). — Douleur de l'oreille. V. OREILLE (maladies).

OTHÉMATOME (du gr. *ous, ôtos,* oreille, et de *hématome*). — Collection sanguine du pavillon de l'oreille, à la suite d'un coup ou d'une chute. Cette lésion est fréquente dans l'aliénation mentale, particulièrement dans la paralysie générale.

OTITE (du gr. *ous, ôtos,* oreille). — Inflammation de l'oreille. V. OREILLE (maladies).

OTOMYCOSES (du gr. *ous, ôtos,* oreille, et *mukê,* champignon). — Nom des maladies dues au développement de champignons dans l'oreille.

OTOPLASTIE (du gr. *ous, ôtos,* oreille, et *plassein,* former). — Opération ayant pour but de restaurer l'oreille externe déformée ou détruite.

OTOPYORRHÉE (du gr. *ous, ôtos,* oreille, *puon,* pus, et *rhein,* couler). — Ecoulement purulent par l'oreille.

OTORRAGIE (du gr. *ous, ôtos,* oreille, et *regnumi,* couler). — Ecoulement de sang par l'oreille. Voir OREILLE (maladies).

OTORRHÉE (du gr. *ous, ôtos,* oreille, et *rhein,* couler). — Ecoulement par l'*oreille* (v. ce mot.)

OTOSCOPE (du gr. *ous, ôtos,* oreille, et *skopein,* examiner). — Instrument destiné à l'examen de l'oreille.

OUABAÏNE. — Glucoside cristallisé, retiré du *Strophantus gratus.* Tonicardiaque énergique, on l'utilise dans les insuffisances cardiaques.

0^{mg},25 en injection intraveineuse; 10 à 20 mg *per os ;* 0^{g},0025 à 0^{g},005 par voie rectale.

OUATAPLASME. — Médicament externe. Même usage que le cataplasme. V. à CATAPLASME.

OUATE. — V. COTON.

OUÏE. — V. OREILLE.

OURAQUE (du gr. *ouron,* urine). — Conduit faisant partie de l'allantoïde, dont il constitue la partie allant de la vessie à l'ombilic. Après la naissance, le ligament fibreux qui le remplace se perd dans la ligne blanche.

OURLES. — V. OREILLONS.

OUTILS PNEUMATIQUES. — Les vibrations des outils pneumatiques peuvent déterminer des troubles vasomoteurs (doigt mort) et des lésions de l'articulation du coude.

OVAIRES. — Glandes génitales de la femme. V. FÉMININS (Organes génitaux).

FONCTIONS. *Sécrétion externe.* — Ovulation. V. FÉMININS (Organes génitaux).

Sécrétion interne. — Il existe deux *hormones* ovariennes : la *folliculine,* qu'on a extraite du follicule de Graaf et qu'on retrouve dans l'urine de la femme enceinte, et la *lutéine,* secrétée par le corps jaune. Le lobe antérieur de l'hypophyse sécrète une hormone qui stimule les fonctions ovariennes (*gonadostimulines* A et B); deux autres sont sécrétées par le placenta (*prolans*). Il existe une interdépendance de ces diverses sécrétions entre lesquelles s'établit un équilibre qui régit la fonction ovarienne. Voir HORMONES.

Les modifications de la sécrétion folliculinique peuvent entraîner des troubles suivant qu'elle pèche par excès (*hyperfolliculinie*) ou par défaut (*hypofolliculinie*). Le chiffre normal de folliculine qu'on trouve chez la femme, une semaine avant les règles, est de 200 à 400 unités internationales; ce chiffre peut s'élever à 1 000 et même 4 000 dans l'hyperfolliculinie, déterminant des hémorragies utérines et parfois des aménorrhées.

Il est souvent difficile de savoir si les troubles observés sont dus à l'hypo- ou à l'hyperfolliculinie. On doit recourir au dosage de la folliculine dans le sang et dans l'urine, dosage long et difficile, ou bien s'adresser à des méthodes indirectes, comme la recherche du pH vaginal, qui varie suivant la richesse du sang en folliculine, la recherche des bacilles du vagin, qui disparaissent quand le taux de folliculine est abaissé.

Enfin, la biopsie de l'endomètre, ou muqueuse utérine, permet d'apprécier l'activité, le rythme et l'équilibre des hormones ovariennes; la folliculine détermine la prolifération de l'endomètre.

Insuffisance de la sécrétion ovarienne. — AVANT LA PUBERTÉ. *Infantilisme ovarien :* taille de 1 m à 1^{m},50, poids de 40 à 50 kg, arrêt de développement des organes génitaux, absence de développement des poils et des seins, aménorrhée et obésité légère.

Retard de la puberté, aménorrhée.

CHEZ L'ADULTE. L'insuffisance folliculinique se traduit par une *dysménorrhée,* des *troubles nerveux* (céphalée, migraine), parfois des *psychoses* (confusion mentale, manie, hallucinations), de l'*obésité ;* celle-ci est nettement en corrélation avec les troubles ovariens (obésité post-nuptiale, obésité gravidique).

L'insuffisance lutéinique se manifeste par la stérilité ou l'impossibilité de mener à terme une grossesse.

Suppression de l'activité ovarienne. — *Ménopause artificielle* ou *post-opératoire.* Atrophie de l'utérus, atténuation des caractères sexuels secondaires (atrophie des seins, apparition de poils sur les régions glabres, voix plus masculine), tendance à l'obésité, troubles vaso-moteurs et nerveux (bouffées de chaleur, céphalée, migraines, palpitations, angoisse, insomnie, neurasthénie).

Ménopause naturelle (âge critique). — Elle s'accompagne de troubles analogues.

Exagération de la sécrétion folliculinique (V. RÈGLES). — Grandes hémorragies utérines séparées par des intervalles d'aménorrhée; congestion mammaire intense et douloureuse à chaque période menstruelle. Tendance au développement de fibromes, de tumeurs ovariennes se traduisant par une puberté précoce, développement des seins, apparition de poils pubiens et axillaires, métrorragies.

TRAITEMENT. Il varie naturellement suivant la cause. La lutéine, antagoniste de la folliculine, est indiquée dans les cas d'hyperfolliculinémie; la folliculine, au contraire, dans les cas d'insuffisance folliculinique.

MÉDICAMENT. Les deux hormones ovariennes sont utilisées en thérapeutique.

Folliculine. — On peut la retirer du liquide folliculaire de la jument et de l'urine de jument gravide, mais elle existe en proportion plus élevée dans le testicule et l'urine d'étalon. Sa synthèse industrielle a été réalisée. On l'emploie sous forme de dihydrofolliculine ou de benzoate de dihydrofolliculine, soit en comprimés, soit surtout en injections de solutions aqueuses ou huileuses, soit en pommades. On a aussi préconisé l'implantation sous-cutanée des cristaux de folliculine.

On a préparé synthétiquement des corps dérivés du stilbène ou diphényléthylène, qui ont des propriétés œstrogènes plus marquées que celles de la folliculine, et qui se prescrivent par la bouche en comprimés de 1 à 5 mg.

Les médicaments contenant de la folliculine doivent être employés avec précaution; les cures ne doivent pas excéder deux à trois semaines, suivies de pauses de même durée; en effet, l'administration prolongée de folliculine peut provoquer une atrophie des glandes sexuelles, sans doute par suppression de la fonction gonadotrope du lobe antérieur de l'hypophyse. V. HORMONES.

La folliculine est indiquée dans l'hypofolliculinémie : troubles de la ménopause, prurit vulvaire, kraurosis; puberté retardée, aménorrhées, acné, hypertrichose.

Hormone du corps jaune (Progestérone, Lutéine). — On peut l'extraire du corps jaune de la truie ou la préparer par synthèse. On l'emploie soit en comprimés, soit en injection sous-cutanée ou intramusculaire.

Indiquée dans la stérilité par insuffisance lutéinique, l'avortement habituel, l'aménorrhée, la dysménorrhée hyperfolliculaire; les règles trop fréquentes, trop abondantes par hyperfolliculinisme, l'ovarite kystique, les fibromes.

OVALE (Fosse). — Dépression de la cloison inter-auriculaire du cœur. C'est le vestige du canal de Botal qui se ferme à la fin de la vie embryonnaire.

OVARIOTOMIE. — Opération consistant à enlever l'ovaire ou les ovaires malades, par laparotomie, opération suivie des meilleurs résultats et le plus souvent bénigne. Seule libératrice dans les kystes et autres tumeurs de l'ovaire, dans l'ovarite chronique et certaines salpingo-ovarites.

La castration ovarienne donne souvent naissance à des troubles divers. V. FÉMININS (Organes génitaux).

OVARITE. — Inflammation des ovaires. V. FÉMININS (Organes génitaux) : *Ovaires* et *Salpingo-ovarite.*

OVILLÉ (du latin *ovis,* brebis). — *Matières ovillées.* — Matières fécales dures et arrondies comme les excrément des brebis. V. CONSTIPATION.

OVOCYTE. — Deuxième stade, après celui d'ovogonie, dans la maturation de l'ovule à l'intérieur d'un follicule de l'ovaire, pendant lequel se fait, par le processus de préméiose, une réduction de moitié du nombre des chromosomes, avant de devenir ovule.

OVOGONIE. — Premier stade dans la formation de l'ovule à l'intérieur d'un follicule de l'ovaire, pendant lequel ce gamète femelle possède encore deux jeux de chromosomes.

OVOTESTIS. — Gonade ou glande sexuelle qui renferme à la fois du tissu de l'ovaire et du tissu du testicule. Il en résulte un état avancé d'intersexualité ou d'hermaphrodisme vrai.

OVULATION. — Emission à peu près mensuelle, par l'ovaire, d'un ovule arrivé à maturité et prêt à être fécondé par un spermatozoïde. Cet ovule pénètre dans la trompe de Fallope, où se fait la fécondation, puis se fixe sur la muqueuse de l'utérus pour s'y développer, s'il a été fécondé.

OVULE. — Gamète ou cellule sexuelle femelle élaborée par l'ovaire. Son volume est assez grand (un cinquième de millimètre de diamètre) pour le rendre visible à l'œil nu. V. FÉMININS (Organes génitaux) : *Ovaires,* et RÈGLES.

OVULE. — Masse de glycérine en forme d'œuf utilisée dans les métrites. V. FÉMININS (Organes génitaux) : *Maladies de l'utérus.*

MODE D'EMPLOI. La malade introduit ordinairement elle-même l'ovule au moment de se mettre au lit, puis se garnit comme pour ses règles; l'ovule fond pendant la nuit en produisant un effet décongestionnant sur l'utérus.

OXALÉMIE (d'*oxalique,* et du gr. *haima,* sang). — L'acide oxalique existe à l'état normal dans le sang et dans l'urine, mais à très faibles doses; dans l'oxalémie, ou plus exactement dans l'hyperoxalémie, la quantité peut s'élever à 5 cg et, dans l'hyperoxalurie (*ouron,* urine), l'urine en contient jusqu'à 10 cg par 24 heures.

CAUSES. Absorption exagérée d'*aliments* et de *médicaments* contenant une forte proportion d'acide oxalique. V. OXALIQUE (Acide).

Lorsqu'il y a surproduction ou diminution d'élimination de l'acide oxalique, celui-ci passe dans le sang (oxalémie), se fixe dans certains tissus, un peu dans les muscles et surtout dans le système nerveux et les os, sous forme d'oxalate de chaux; dans le sang, l'acide oxalique peut se transformer en oxyde de carbone.

L'oxalémie s'observe surtout chez les goutteux et certains rhumatisants.

SIGNES. *Intoxication aiguë et subaiguë.* — V. plus loin à OXALIQUE (Acide) : *Empoisonnement.*

Oxalémie chronique. — SIGNES. Dépression nerveuse, fatigue intellectuelle, impossibilité d'efforts, hypocondrie, migraines fréquentes, névralgies ordinairement passagères. Dyspepsie avec malaises, météorisme, constipation, douleur au niveau du plexus cœliaque.

Les urines peuvent contenir soit du sable blanchâtre pouvant s'accompagner d'hématurie, soit des calculs irréguliers, hérissés d'aspérités, analogues à un oursin.

Les oxalémiques souffrent souvent de douleurs dans les articulations des doigts, de l'épaule, et dans l'articulation sacro-iliaque. On observe aussi des crises d'asthme; la peau est sèche et peut présenter de l'eczéma et du psoriasis.

EVOLUTION. La crise se termine souvent par une décharge d'acide oxalique dans l'urine.

TRAITEMENT. Régime pauvre en viandes et en légumes contenant de l'acide oxalique (oseille, haricots verts, cacao). Usage : 1° de farine, laitage et fruits; 2° d'alcalins, pour précipiter l'acide oxalique dans l'intestin; 3° de diurétiques et purgatifs salins, pour aider à l'élimination; 4° de citrate, phosphate et sulfate de soude, pour neutraliser l'acide.

OXALIQUE (Acide). — L'acide oxalique existe sous forme d'oxalates : 1° dans le thé et le cacao (4 à 5 g par kg); ce dernier doit donc être éliminé des farines alimentaires pour enfants ou du moins doit y être très réduit comme proportion; 2° dans le poivre (3g,95), la rhubarbe (2,45), les épinards (2,50), l'oseille (2 g), le sarrasin (1,75). Le chocolat en contient 0,75 par kg. On en trouve également dans les pois chiches, les champignons, le céleri, le citron, l'orange, la pomme.

EMPOISONNEMENT. Très rarement *criminel,* car l'acide oxalique et le sel d'oseille (bioxalate de potasse) ont un goût désagréable. Se produit en général *accidentellement,* par confusion avec du sulfate de magnésie ou de soude, de la crème de tartre ou de l'acide tartrique, ou par inadvertance, le sel d'oseille étant employé pour enlever les taches d'encre.

Dose mortelle pour un adulte : 2 à 30 g d'acide oxalique; 12 à 16 g de sel d'oseille.

SIGNES. Quand l'acide a été absorbé en solution concentrée, douleurs brûlantes dans la bouche, l'estomac, puis vomissements et oppression. Les matières vomies présentent une réaction acide et sont d'ordinaire noires ou verdâtres, quelquefois sanglantes. Crampes dans les membres. Sensation de contriction de la gorge. Faiblesse très grande, dilatation des pupilles, obscurcissement de la vue. Coma.

TRAITEMENT. Si la potion est en *solution concentrée,* aider les vomissements par la titillation de la luette. Eau de chaux, saccharate de calcium. Contre les douleurs, opium à petites doses; huile camphrée.

Si le poison est en *solution étendue,* lavage de l'estomac à l'aide d'eau chaude à 30° ou 37°; vomitif. Solution de chlorure de calcium ou de magnésium.

OXALIS. — Plantes de la famille des Oxalidacées, dont certaines (*O. acetosella, O. corciculata*) sont riches en sel d'oseille (oxalate de potasse). On peut préparer avec les feuilles fraîches, d'une saveur acidulée agréable, une boisson rafraîchissante, antiscorbutique.

Le suc des tiges et feuilles d'*O. crassicaulis* est astringent et peut être utilisé contre les hémorragies.

OXALURIE. — Dépôt d'oxalates dans l'urine, associé ou non à de l'acide urique, avec lequel il forme des calculs. V. REINS et VESSIE.

CAUSES. Absorption excessive d'acide oxalique chez les arthritiques (v. OXALIQUE [Acide]), les spermatorrhéiques, les malades atteints d'affection de la moelle épinière.

TRAITEMENT. Absorption d'eaux alcalines.

OXAZOLIDINE. — V. *Supplément.*

OXYCARBONISME. — Empoisonnement par l'oxyde de carbone. Voir CARBONE.

OXYCÉPHALIE. — Conformation vicieuse du crâne, allongé en hauteur et aplati sur la face latérale (crâne en pain de sucre, crâne en tour). Il existe souvent une exophtalmie intense, du strabisme et des troubles visuels pouvant aller jusqu'à la cécité par atrophie du nerf optique (*fig.* 1387).

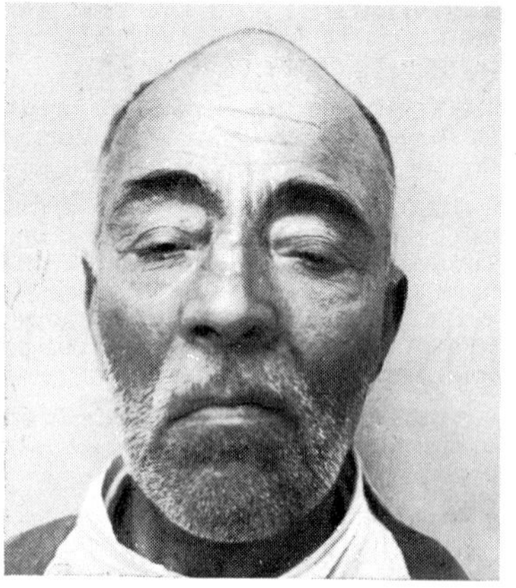

FIG. 1387. — Oxycéphalie avec cécité.
(*Archives hôpital Saint-Louis, Dr Touraine.*)

OXYDASES. — Ferments existant dans les cellules animales et végétales et jouant le rôle d'agents de transport et de fixation de l'oxygène sur les tissus.

OXYDES. — V. au nom du métal.

OXYGÉNÉE (Eau). — V. EAU OXYGÉNÉE.

OXYGÉNOTHÉRAPIE. — Emploi thérapeutique de l'oxygène soit en inhalations, soit en injections intradermiques ou sous-cutanées.

On trouve dans le sang artériel de l'oxygène combiné (18,5 p. 100 en vol.), sous la forme d'*oxyhémoglobine;* au contact de l'oxygène de l'air, 95 p. 100 de l'hémoglobine se transforment en oxyhémoglobine; il existe également 0,2 à 0,3 p. 100 d'oxygène dissous dans le plasma sanguin.

INDICATIONS. L'oxygénothérapie est indiquée quand il faut rétablir la concentration normale du sang en oxyhémoglobine. Les *blessés* atteints de plaies de poitrine, du cœur, les opérés du poumon, les malades atteints de complications pulmonaires post-opératoires, ceux qui ont beaucoup saigné, bénéficient de l'inhalation d'oxygène.

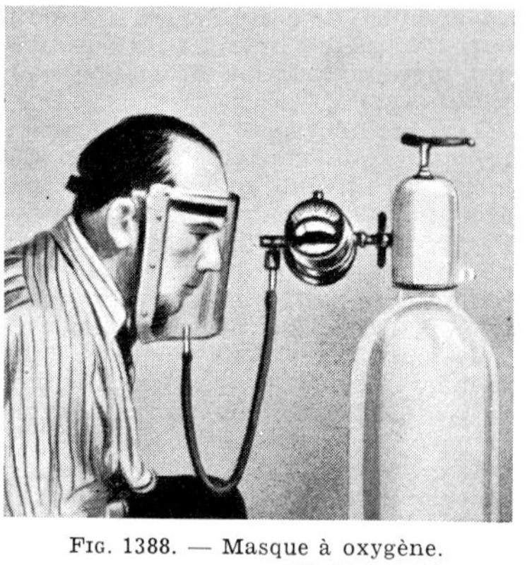

FIG. 1388. — Masque à oxygène.
(*Cl. Rainal frères.*)

L'oxygénothérapie rend également des services dans certaines *affections respiratoires* . œdème de la glotte, laryngite diphtérique, asthme, œdème aigu du poumon.

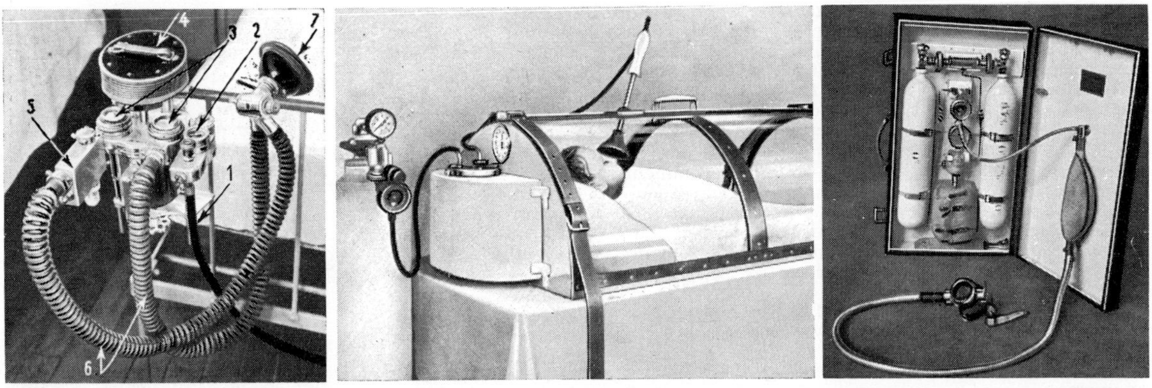

FIG. 1390. — Appareils à oxygénothérapie.
De gauche à droite : appareil à oxygénothérapie en circuit fermé (*Sce de réanimation du Centre chirurgical de Saint-Germain-en-Laye*) ; appareil pour enfants (*cl. Fenzy*) ; inhalateur d'oxygène (*cl. Mendet-Commheines*).
Détail de l'appareil à oxygénothérapie en circuit fermé : 1. Arrivée d'oxygène détendu ; 2. Débimètre ; 3. Soupapes respiratoires ; 4. Soufflet accordéon pour la respiration artificielle ; 5. Appareil à aérosols ; 6. Tubulures conduisant au masque ; 7. Masque.

Les *intoxiqués par le gaz* sont également justiciables de l'oxygénothérapie. Dans l'asphyxie par l'oxyde de carbone, l'oxygène pur déplace l'oxyde de carbone et l'hémoglobine oxycarbonée. Le déplacement est encore plus rapide quand l'oxygène est additionné d'acide carbonique (*carbogène*).

On peut réaliser l'oxygénothérapie de diverses façons : par des *inhalations,* des *injections* et des *bains.*

Inhalations. — Celles-ci se font grâce au classique *ballon de caoutchouc,* qui peut être avantageusement remplacé par l'*obus* délivré par l'industrie et dont la contenance est de 2 000 à 3 000 l. On peut utiliser aussi des *masques* (*fig.* 1388), où l'on évitera toute surpression d'oxygène, ou encore des *tentes individuelles* (*fig.* 1389), où l'on peut réaliser un débit de 8 litres-minute, une concentration de

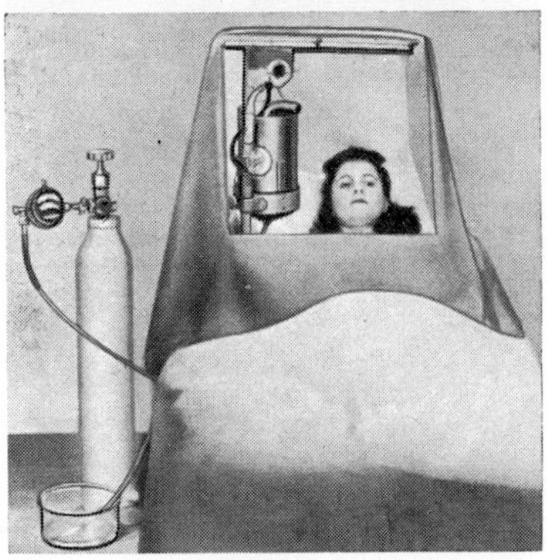

FIG. 1389. — Tente à oxygène Binet et Bochet.
(*Cl. Rainal frères.*)

60 à 65 p. 100 en oxygène et de 1,4 p. 100 en gaz carbonique. On administre quelquefois l'oxygène à l'aide d'une sonde fine et flexible introduite par une narine, et dont l'extrémité se trouve dans le pharynx. A l'hôpital, on a créé des *chambres d'oxygénation* et des *caisses d'oxygénation* pour nouveau-nés.

Injections. — Indiquées surtout quand la respiration est difficile ou impossible. On injecte sous la peau de la région externe de la cuisse 100 à 200 cm³, à la vitesse de 20 cm³ à la minute (*fig.* 1391). Ces injections donnent de bons résultats dans l'acro-

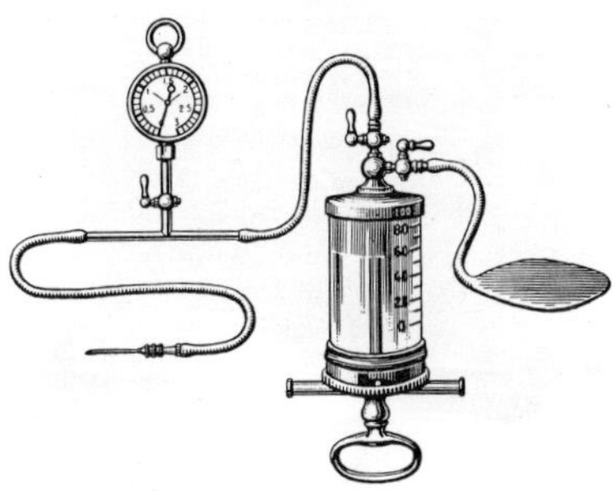

FIG. 1391. — Hypodermo-oxygénateur.

asphyxie des téguments, les hémoptysies ; Toulouse les a employées avec succès dans certaines maladies mentales.

Oxygénothérapie hyperbare. — C'est une oxygénothérapie dont la pression est supérieure à la pression atmosphérique ; elle est utilisée dans le traitement de l'intoxication oxycarbonée et dans les interventions chirurgicales à cœur ouvert et arrêté.

OXYLITHE (Peroxyde de sodium). — Poudre blanche qui contient 90 à 93 p. 100 de peroxyde pur et qui, au contact de l'eau, produit, avec échauffement et sifflement, un dégagement d'oxygène en passant à l'état de soude.

C'est un oxydant énergique qu'il faut éviter de mêler aux substances organiques (alcools, glycérine, huiles), dont il pourrait déterminer l'inflammation.

USAGES. Stérilisation de l'eau potable, fabrication d'eau oxygénée à l'aide d'appareils calqués sur les lampes portatives d'acétylène ; pansement des plaies. Masque contre les gaz asphyxiants.

OXYMEL. — Mélange de 4 g de miel à 1 g de vinaigre *simple* (angine) ou de vinaigre de *scille* (oxymel scillitique).

OXYURE VERMICULAIRE (Ver blanc) [du gr. *oxus,* aigu, et *oura,* queue). — Les oxyures (*fig.* 1392) sont de petits vers blancs assez semblables à ceux des fromages. Ils appartiennent à la classe des helminthes nématodes. Le mâle n'a que 2 ou 4 mm ; il est contourné en spirale ; la femelle est plus grande (9 à 12 mm) ; ils multiplient très rapidement chez les enfants, de préférence, mais quel-

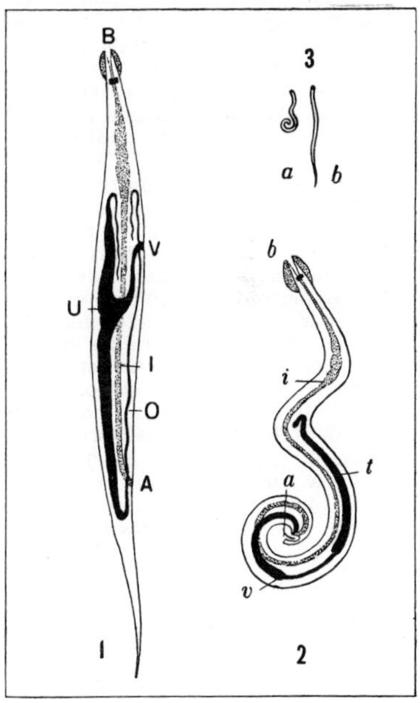

FIG. 1392. — Oxyures.
1. Femelle : A. Anus ; B. Bouche ; I. Intestin ; O. Ovaire ; U. Utérus ; V. Vulve. — 2. Mâle : *a.* Anus ; *b.* Bouche ; *i.* Intestin ; *v.* Vésicule séminale ; *t.* Testicule. — 3. Grandeur naturelle : *a.* Mâle ; *b.* Femelle. (*D'après Guiart.*)

quefois aussi chez l'adulte, dans l'intestin grêle, dans les premières années de leur existence, puis les femelles vont pondre dans l'appendice et le gros intestin.

OXYUROSE. — Les troubles causés par les oxyures sont fréquents. Les œufs sont transportés par les mouches, la poussière, sur les aliments, les fruits, les légumes ou dans l'eau de boisson. Les enfants parasités peuvent infester les personnes qui s'occupent de leur toilette; l'auto-infestation est, de plus, très fréquente : en se grattant, les malades peuvent recueillir dans leurs ongles des œufs ou même des femelles et les porter à leur bouche.

Troubles intestinaux. — Prurit anal périodique, vespéral. On a trouvé des oxyures dans l'appendice iléo-cæcal, et un certain nombre de cas d'appendicite peuvent être déterminés par ce ver.

Troubles nerveux. — Instabilité, mélancolie, convulsions, syncope, vertiges chez les enfants.

Troubles génitaux. — Erection, onanisme.

Troubles cutanés. — Lésions suintantes de la région périnéale et génito-crurale simulant l'eczéma intertrigineux.

DIAGNOSTIC. L'examen coprologique ne révèle des œufs que dans 5 p. 100 des cas; les œufs doivent être recherchés dans le produit de raclage de l'espace sous-unguéal et au niveau des plis radiés de l'anus. La recherche en sera facilitée en appliquant sur le pourtour de l'anus la face adhésive de cellophane; en enlevant la cellophane, on arrache les œufs d'oxyures. On colle la face adhésive sur une lame de verre et on examine par transparence des œufs au microscope.

TRAITEMENT. I. *Préventif.* — Eviter l'utilisation des matières fécales humaines dans la culture; lessiver à chaud les linges ayant servi à des individus parasités, utiliser les eaux filtrées et s'abstenir de fruits et de légumes crus, mal lavés.

II. *Curatif.* — Ingestion d'un anti-helminthique (thymol, violet de gentiane) pour tuer les oxyures mâles et femelles qui se trouvent dans l'intestin grêle; administration de lavements hypertoniques (10 à 50 g de sel marin par litre) contre les femelles fécondées qui vivent dans les parties terminales du gros intestin, et application de pommade au calomel ou à l'oxyde jaune à la région anale pour les œufs et les embryons libres.

Thymol : 8 cachets de 50 cg à prendre à jeun à 10 minutes d'intervalle, 3 jours par semaine pendant un mois. 3/4 d'heure après le dernier cachet, prendre une purgation saline (30 g de sulfate de soude). Les autres jours, lavement de 250 cm^3 d'eau tiède avec 10 g de sel de cuisine.

Violet de gentiane : prendre pendant 10 jours, une heure avant chaque repas, 2 pilules de 5 cg (une pilule pour l'enfant) ; repos 10 jours et recommencer.

Déhydrocholate de soude ou dycholium : 15 à 30 cg suivant l'âge, trois fois par jour durant une semaine; repos 15 jours et reprendre.

OZÈNE. — V. NEZ (maladies).

OZONE. — Modification allotropique de l'oxygène par polymérisation

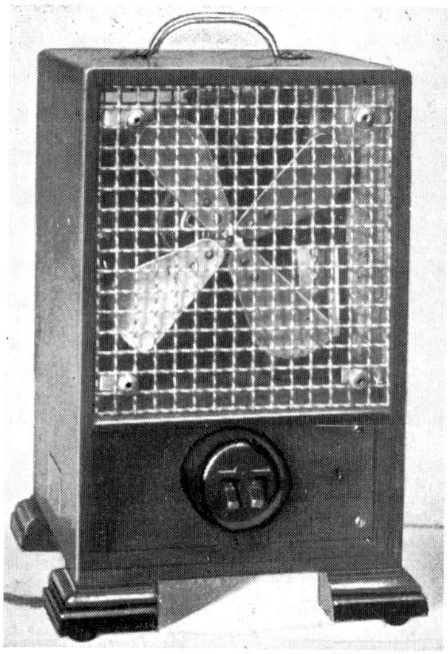

FIG. 1393. — Ventilateur-Ozonateur.
(*Phot. Larousse.*)

de la molécule d'oxygène soumise à l'action d'un champ d'effluves électriques à haute tension.

L'ozone existe en faibles proportions dans l'air des villes; il est plus abondant à la montagne, à la mer, et encore davantage dans les forêts de conifères.

L'ozone, oxydant énergique, est doué de propriétés bactéricides (stérilisation de l'eau [*fig.* 1394] et antiseptiques (*fig.* 1393).

Des appareils médicaux, générateurs d'un mélange oxygène-ozone,

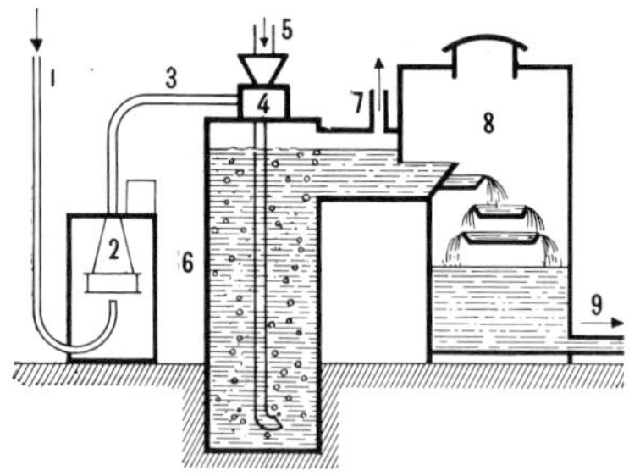

FIG. 1394. — Installation de stérilisation de l'eau par l'ozone.

1. Arrivée de l'air sec; 2. Ozoneur; 3. Passage de l'air ozoné; 4. Emulseur; 5. Arrivée d'eau filtrée; 6. Colonne de contact; 7. Sortie de l'air ozoné; 8. Désaturateur; 9. Sortie de l'eau stérilisée.

permettent l'ozonothérapie sous ses diverses formes : les inhalations dans la coqueluche, les anémies, les bronchites, la tuberculose, le diabète; les injections sous-cutanées ou intra-

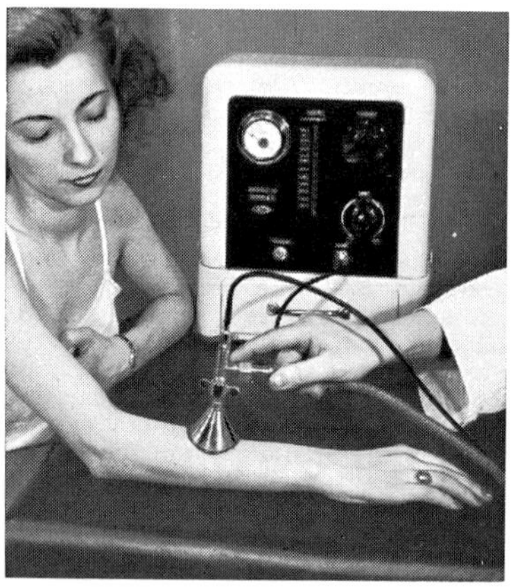

FIG. 1395. — Séance d'ozonothérapie pour une affection cutanée.
(*Doc. Ets Duflot.*)

musculaires dans la furonculose et les maladies de la peau; les douches en jet sur les plaies infectées et atones; les lavements dans la colibacillose et les parasites intestinaux (oxyures, ténia).

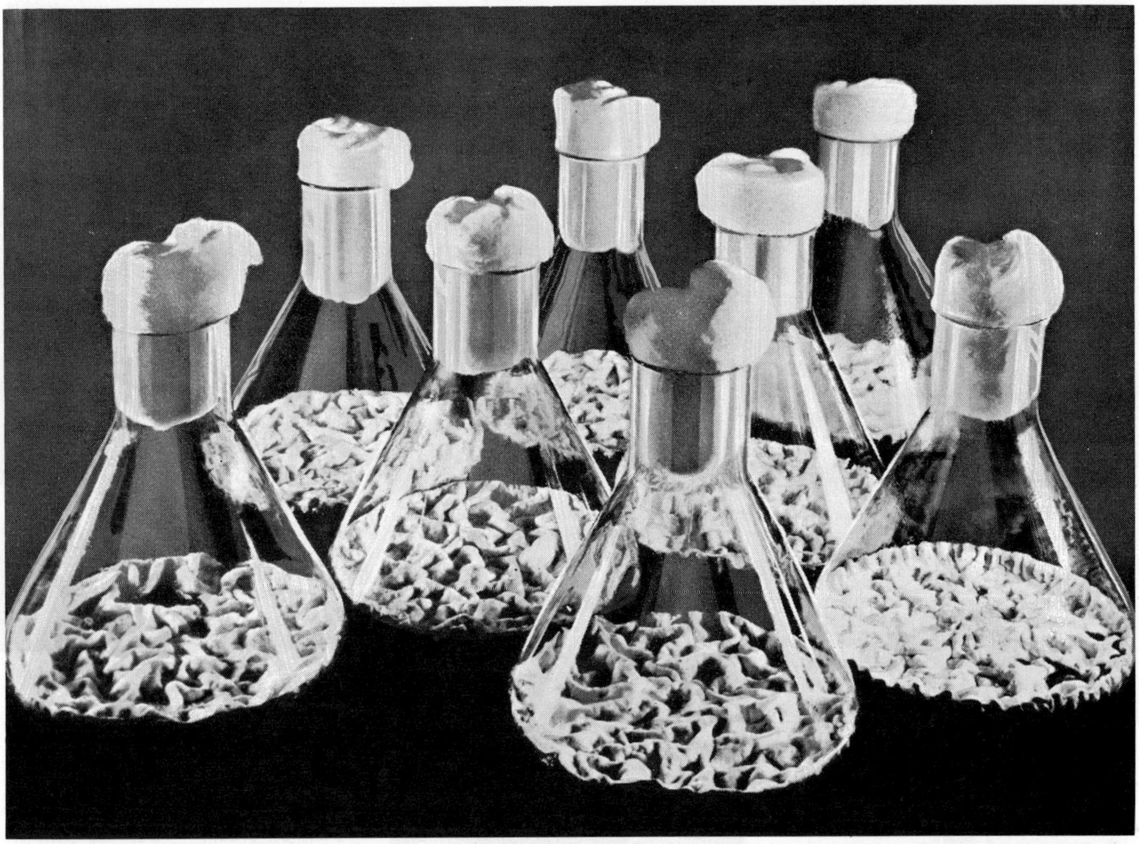

MOISISSURES CULTIVÉES EN VUE DE LA PRÉPARATION DE LA PÉNICILLINE *(Phot. U. S. I. S.)*

P

PACHYDERMIE (du gr. *pakhus*, épais). — Hypertrophie du derme et du tissu cellulaire sous-cutané, limitée à certaines régions du corps, principalement aux membres inférieurs (*fig.* 1396). V. ÉLÉPHANTIASIS.

Pachydermie verticillée du cuir chevelu. — Epaississement localisé ou généralisé du cuir chevelu avec

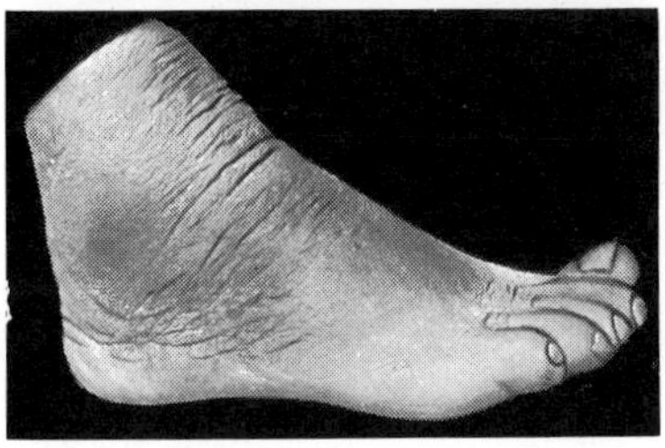

FIG. 1396. — Pachydermie.
(Musée de l'hôpital Saint-Louis.)

bourrelets saillants limitant des sillons ou poussent de rares cheveux; on range habituellement cette malformation parmi les naevi hypertrophiques.

PACHYMÉNINGITE (du gr. *pakhus*, épais, et *ménigx*, membrane). — Epaississement inflammatoire de la dure-mère. Elle est consécutive à une lésion méningée aiguë (méningite, traumatisme) et en constitue une séquelle parfois grave, de nature à donner de graves troubles neurologiques. V. MÉNINGES.

Pachyméningite aiguë. — La forme suppurée est ordinairement consécutive à une phlébite du sinus (otite moyenne, traumatisme de la base du crâne).

Pachyméningite hémorragique. — Hématome formé de sang frais ou d'une bouillie brunâtre contenue à l'intérieur de la dure-mère.

Pachyméningite chronique (Pachyméningite cervicale hypertrophique). — Epaississement de la dure-mère de la région cervicale inférieure. Elle complique souvent la syringomyélie.

SIGNES. *Phase de douleurs* (5 à 8 mois). — Névralgies au niveau du cou, de la nuque, entre les épaules, pouvant se propager dans les membres supérieurs, et présentant des paroxysmes très pénibles.

Phase paralytique. — Affaiblissement des épaules et des bras, contractions fibrillaires; les doigts se recourbent en griffe et la main prend l'attitude du prédicateur. V. MAIN.

Phase d'atrophie musculaire. — Atteint la main, l'avant-bras et l'épaule.

ÉVOLUTION. Longue, 5 à 20 ans.

TRAITEMENT. Iodure de potassium et mercure. Rayons X sur le rachis, au cou. Pointes de feu; massage.

PACHYPLEURITE. — Epaississement et accolement des deux feuillets de la plèvre, qui représentent une séquelle fréquente des pleurésies. La pachypleurite entraîne une altération de la fonction respiratoire d'importance variable.

PACHYVAGINALITE. — Epaississement de la tunique vaginale dans l'hydrocèle chronique. V. MASCULINS (Organes génitaux) [maladies].

PAGET (Maladie osseuse de). — Ostéite déformante chronique progressive, en général bilatérale, décrite en 1876 par le chirurgien anglais Paget et caractérisée par une augmentation de volume des os, notamment des os longs et de ceux de la voûte du crâne.

S'observe surtout à l'âge mûr ou dans la vieillesse. Les professions de blanchisseurs, chapeliers, peintres, où il existe une intoxication par les sels minéraux, semblent donner un terrain favorable à cette maladie.

SIGNES. En général, des douleurs souvent assez vives et continues

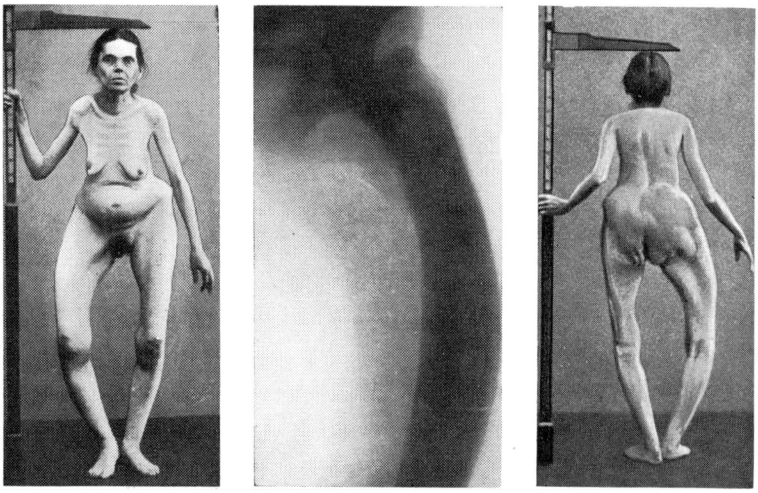

FIG. 1397. — Maladie osseuse de Paget : bassin et fémur. *Au centre,* radiographie du fémur.
(Collection du Dr Pierre-Weil.)

apparaissent dans les jambes; elles s'exagèrent par la pression et à certains moments de la journée. Quelquefois cependant elles n'existent pas et les déformations sont le premier signe (*fig.* 1397).

Ces déformations sont habituellement bilatérales et atteignent surtout les fémurs et les tibias, puis le rachis, les côtes, les clavicules, les radius, le crâne (*fig.* 1398). Parfois cependant

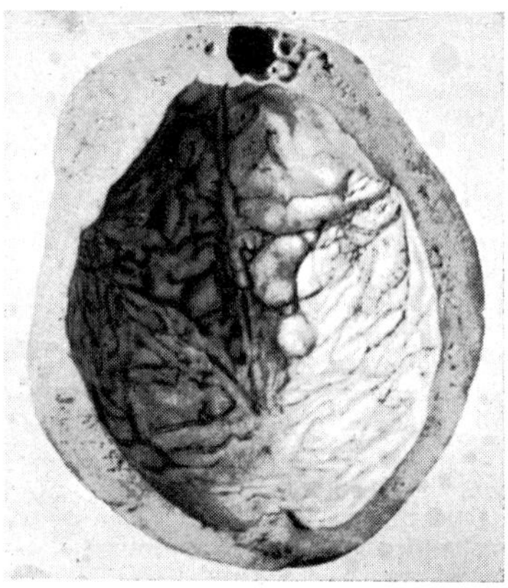

FIG. 1398. — Maladie osseuse de Paget. Aspect du crâne avec épaississement considérable de la calotte osseuse.
(Musée Dupuytren.)

les lésions demeurent unilatérales et dans certains cas se localisent à un seul os (fémur, tibia),

TRAITEMENT. Calcithérapie. Vitamines C.

PAGET (Maladie de). — Affection du mamelon. V. SEINS.

PAGLIARI (Eau de). — V. à ALUN.

PAIN. — Produit de la cuisson d'une pâte composée de farine de céréales, de froment le plus souvent.

Eau	35 à 40 p. 100
Protides	6 à 8 p. 100
Glucides	50 à 55 p. 100
Lipides	0,4 à 0,8 p. 100
Sels	1,5 à 2 p. 100

Le pain doit être mangé lentement, sinon il détermine des lourdeurs d'estomac. Un pain mal cuit, mal tra-

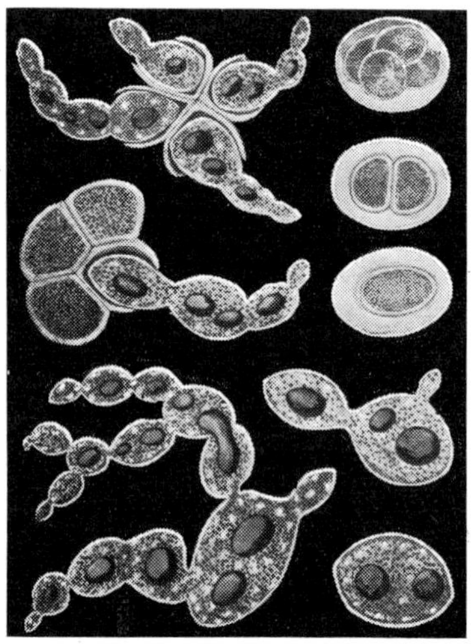

FIG. 1399. — Levure (très grossie).
(Proj. Vitry.)

vaillé, renfermant un excès d'eau, est encore plus indigeste. Au contraire, le pain grillé, les biscottes, renfermant moins d'eau, sont plus digestibles.

Variétés de pains. — ***Pain à chanter ou azyme*** (du gr. *a* priv. et *zumê,* levain). — Ce pain, sans levain, ne présente donc pas de trous (yeux) et forme des plaques blanches unies, qui servent à entourer les médicaments à goût désagréable. V. CACHET.

Pain de ménage. — Il est fait avec de la farine blutée à 72 ou 74 p. 100, c'est-à-dire de la farine obtenue en séparant du produit brut de la mouture 26 ou 28 parties sous forme de son.

Pain bis. — Il est fabriqué avec de la farine blutée à 80 p. 100; il contient une petite partie de son; sa couleur est brunâtre; il est nutritif, savoureux et légèrement laxatif.

Pain complet. — Pain fait avec de la farine non séparée du son, c'est-à-dire de l'enveloppe du grain.

Pain d'amandes. — Mélange de farine de blé et d'amandes douces; il doit contenir 24 p. 100 de protides, 50 p. 100 de lipides et seulement 1 p. 100 de glucides; il convient donc aux diabétiques.

Pain déchloruré. — Ce pain ne doit renfermer que 1 g de chlorure de sodium par kg, au lieu de 10 environ. Il convient aux hypertendus et aux brightiques.

Pain grillé (Biscotte). — Il contient surtout ou exclusivement de la croûte et est

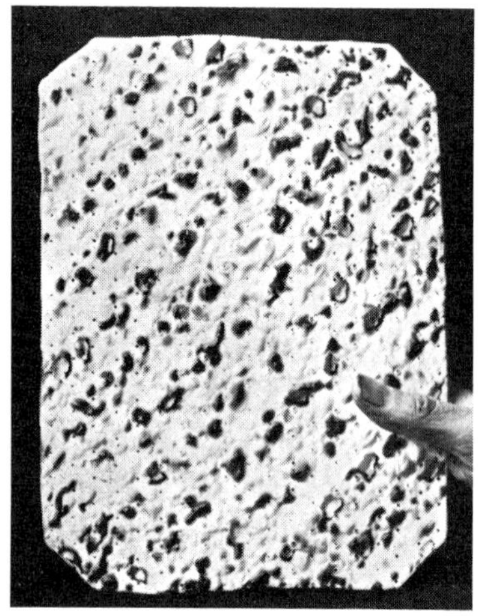

FIG. 1400. — Pain azyme.

utile aux dyspeptiques, aux obèses et à certains diabétiques.

Pain de gluten. — Doit contenir au maximum 25 p. 100 de matières saccharifiables et au moins 60 p. 100 de gluten. Convient aux diabétiques.

Pain de gruau. — C'est un pain très blanc, fabriqué avec de la fleur de farine de blé; il est très digestible.

Pain d'épice. — Il est fait avec de la farine de seigle, du miel et une poudre formée de différentes substances aromatiques ou épices, telles que l'angélique, l'anis, la coriandre, la cannelle, le girofle. Il est lé-

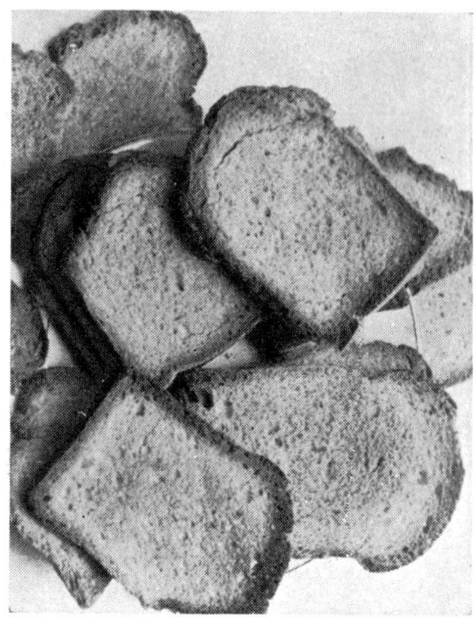

FIG. 1401. — Biscottes.
(Phot. A. Roy.)

gèrement laxatif et peut servir d'excipient à certains médicaments : *pain d'épice purgatif* ou *vermifuge.*

Pain de seigle. — La farine de seigle contient beaucoup de matières grasses; ce pain est donc assez laxatif.

Pain de soya. — Le soya est une légumineuse dont les graines renferment une forte proportion d'albuminoïdes et de graisse.

Le pain fabriqué avec sa farine est légèrement laxatif, a le goût du pain de seigle, se digère bien, et a l'avantage de se conserver 5 jours. Il convient aux diabétiques.

Pain viennois. — On emploie pour ce pain un liquide formé d'une partie de lait pour quatre d'eau. Il est appétissant et bien digestible.

Altérations. Falsifications. — Les spores de l'air, en tombant sur le pain, peuvent, après un certain temps, y faire naître des moisissures (pain moisi), qui se manifestent par des taches verdâtres, bleuâtres, noires ou même jaune orangé (oïdium), lesquelles peuvent provoquer des troubles intestinaux et parfois des empoisonnements.

Pour éviter ces inconvénients, il est utile de ne pas conserver trop longtemps le pain et de le placer sur des étagères à claire-voie, dans des pièces propres et sèches.

Les principales falsifications consistent dans l'adjonction de farine de légumineuses ou de pomme de terre, de *bicarbonate de soude*, pour annuler l'acidité des farines avancées, de *sulfate de baryte* (spath pesant), pour donner du poids ; d'*alun*, pour blanchir et aider au gonflement de la pâte ; de *sulfate de cuivre*, pour masquer l'incorporation d'un excès d'eau et l'emploi de farines insuffisantes en gluten.

PALAIS (du lat. *palatum*). — **Structure.** — Partie supérieure de la bouche (*fig.* 1402), formée en avant par les deux os maxillaires supérieurs (apophyses palatines), et en arrière par les os palatins revêtus d'une épaisse muqueuse qui se continue en avant et sur les côtés avec celle des

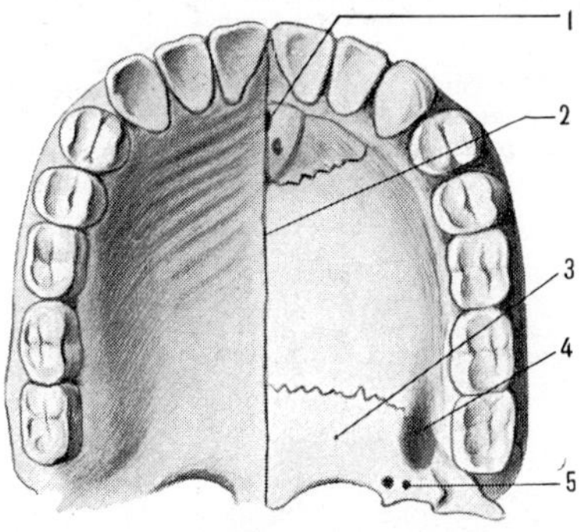

Fig. 1402. — Palais normal.
A gauche, recouvert par la muqueuse ; *à droite*, os à nu.
1. Canal incisif ou palatin antérieur ; 2. Suture des deux apophyses palatines du maxillaire ; 3. Os à nu ; 4. Canal palatin postérieur ; 5. Canaux palatins accessoires.

gencives et du voile du palais. Elle présente au milieu un raphé (c'est-à-dire une ligne de raccordement des deux moitiés), qui se termine en avant par une petite saillie correspondant à l'orifice du canal incisif.

Dans le tiers antérieur, 4 à 5 plis transversaux partent du raphé et se dirigent vers les bords du palais. Cette muqueuse contient, surtout en arrière, de nombreuses glandes.

Abcès du palais. — Ils siègent près du bord alvéolaire et ont pour origine une dent cariée. Arrondis et de la grosseur d'un pois ou d'une noisette, ils font saillie sous la muqueuse ; rouge sombre et d'abord tendus, ils deviennent dépressibles lorsque le pus est formé. Peu douloureux, ils guérissent rapidement après leur ouverture.

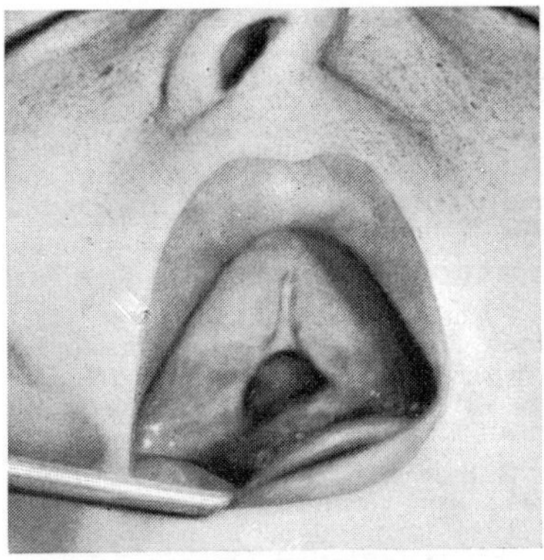

Fig. 1403. — Perforation congénitale du voile du palais d'origine hérédo-syphilitique.
(*Musée de l'hôpital Saint-Louis.*)

Divisions congénitales. — V. à bouche (maladies) : *Bec-de-lièvre.*

Perforations. — Perforation traumatique. — Par corps étranger (crayon, porte-plume, tuyau de pipe ou trompette).

Certains édentés, porteurs au maxillaire supérieur d'appareils prothétiques munis de succions en caoutchouc qui adhèrent à la muqueuse palatine, peuvent présenter des perforations de la voûte palatine, causées par les succions ; mais la perforation n'apparaît que sur terrain syphilitique.

Perforation tuberculeuse. — Rare, peut être due au lupus.

Perforation syphilitique. — Très fréquente, au contraire, dans la syphilis tertiaire ou héréditaire tardive.

Celle-ci évolue ordinairement sans douleur, et la perforation se produit brusquement, surtout la nuit ; la perte de substance a la grandeur d'une pièce de 20 à 50 centimes ; elle se manifeste par le reflux des liquides par le nez et le nasonnement.

Tumeurs. — La plus fréquente est la tumeur *mixte*, formée d'un élément épithélial et d'un élément conjonctif.

Unique et toujours d'un seul côté, elle siège en général au niveau du voile ; arrondie ou ovale, lisse ou bosselée, elle a le volume d'une noisette

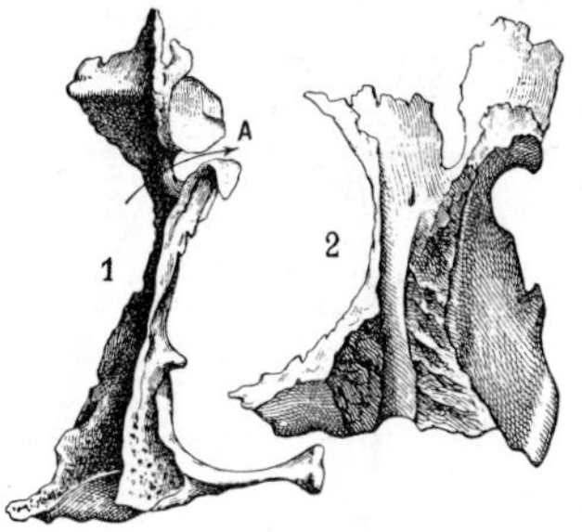

Fig. 1404. — Os palatin.
1. Palatin en position normale (vue postérieure) ; A. Trou palatin ; 2. Palatin (face externe).

à un œuf ; elle n'est pas adhérente, et la capsule fibreuse qui l'entoure rend facile son enlèvement, qui amène une guérison définitive.

Son évolution est lente et silencieuse, aussi s'en aperçoit-on souvent par hasard. C'est seulement lorsqu'elle s'est beaucoup développée qu'elle peut provoquer des troubles de la parole et de la gêne dans la déglutition.

PALATIN (Os) [*fig.* 1404]. — Os pair formé : 1° d'une portion horizontale, dont la face supérieure constitue la partie postérieure du plancher des fosses nasales, et dont la face inférieure complète en arrière la voûte du palais et donne attache au voile ; 2° d'une portion verticale, qui fait partie de la paroi externe des foses nasales. Son bord supérieur contribue à former l'orbite.

PALATO-STAPHYLIN (Muscle). — Muscle élévateur de la luette.

PALETTE. — I. De saignée. — Récipient en étain, de contenance de 125 g, et destiné à recevoir le sang produit par les saignées.

II. Pour pansement. — Planche ayant la forme de la main, avec découpures répondant aux doigts. On l'emploie dans les pansements, pour tenir séparés les doigts, de crainte d'adhérence, lorsqu'on doit immobiliser les diverses parties de la main.

PÂLEUR. — La pâleur peut être produite par une action nerveuse (émotion, hystérie, épilepsie), par un trouble de la circulation (hémorragie, chloro-anémie), par un trouble digestif (inanition ou, au contraire, indigestion, intoxication par le tabac).

Traitement. Repos ; boissons chaudes alcoolisées (grogs), reconstituants (fer, quinquina, cola, etc.).

Un syndrome *pâleur-hyperthermie,* associé à la dyspnée, à évolution rapidement fatale, peut s'observer chez le nourrisson après une opération, chez l'adulte après des traumatismes crâniens ou des brûlures étendues.

PALILALIE (du gr. *palin,* de nouveau, et *lalein,* parler). — Trouble de la parole constitué par répétition spasmodique, involontaire et spontanée du même mot ou de la même phrase, deux, trois fois de suite ou même davantage. Quelquefois, le malade a également des rires et des pleurs spasmodiques (Souquet).

PALLIATIF (du lat. *palliare,* cacher). — Remède dont le but est de calmer les phénomènes douloureux d'une affection incurable.

PALMAIRE (du lat. *palma,* paume). — Se dit des organes placés du côté de la paume de la main.

Aponévrose palmaire (*fig.* 1405). — Lame aponévrotique triangulaire, prolongement du muscle *palmaire grêle,* recouvrant la paume de la main, au-dessous de la peau, à laquelle elle est adhérente. Elle recouvre, de chaque côté, les muscles des éminences thénar et hypothénar et, dans son milieu, les tendons des muscles fléchisseurs, les vaisseaux et les nerfs de cette région.

Rétraction de l'aponévrose palmaire (Maladie de Dupuytren). — Les doigts sont progressivement fléchis par des brides fibreuses saillantes, conséquence d'une hypertrophie avec raccourcissement, d'abord de l'aponévrose, puis plus tard de tous les tissus de la partie interne de la main, y compris la peau et les os.

CAUSES. Arthritisme (diabète, goutte, rhumatisme). Traumatismes répétés, hérédité.

SIGNES. Gêne progressive dans l'extension des doigts auriculaire et annulaire, dont les deux premières phalanges se fléchissent, la première sur le métacarpien, la seconde sur la première, sans qu'il soit possible de les étendre, tandis que la troisième est au contraire en extension et y

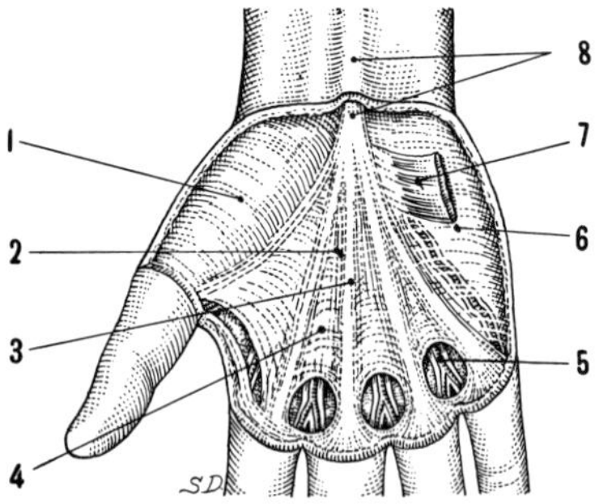

FIG. 1405. — Aponévroses palmaires.
1. Aponévrose de l'éminence thénar; 2. Aponévrose palmaire moyenne; 3. Fibres longitudinales; 4. Fibres transversales; 5. Artères et veines collatérales des doigts; 6. Aponévrose de l'éminence hypothénar; 7. Muscle palmaire cutané; 8. Tendon du petit palmaire.

revient aussitôt si on la fléchit. On voit sous la peau qui leur est adhérente des brides saillantes présentant des noyaux constitués par de petits fibromes. Les tendons de fléchisseurs sont eux-mêmes raccourcis. Les autres doigts peuvent être atteints, mais plus faiblement.

EVOLUTION. Lente, mais progressive; la seconde main peut être envahie à son tour.

TRAITEMENT. Iodure en potion et pommade iodurée, injections de fibrolysine, massage, infiltrations stellaires répétées.

Excision du tissu fibreux entourant les tendons.

Arcades palmaires. — Les deux *arcades palmaires* (*fig.* 1406, 1407), superficielle et profonde, sont formées par des vaisseaux transversaux qui unissent l'artère cubitale et l'artère radiale.

Muscles palmaires. — Le *palmaire grêle* et le *palmaire cutané* sont des petits muscles qui ont une action sur la peau de la main.

PALOMMIER. — V. GAULTHÉRIE.

PALPATION, PALPER. — Examen avec les doigts des régions du corps, permettant de se rendre compte de l'état des organes placés sous la peau.

Palper abdominal. — Mode d'examen pour vérifier la position occupée par le fœtus dans le ventre de la mère, et effectuer, le cas échéant, une version par manœuvres externes.

PALPÉBRAL. — Qui se rapporte aux paupières.

PALPITATIONS (du lat. *palpitare*, s'agiter). — Battements de cœur plus fréquents ou plus forts que de coutume et devenus non seulement perceptibles, mais incommodes et parfois pénibles pour le malade.

CAUSES. Rarement, les palpitations sont en rapport avec une lésion cardiaque, une maladie de Basedow ou de Bouveret; le plus souvent, il s'agit de phénomènes nerveux, soit primitifs (cœurs irritables), soit réflexes, en rapport avec des troubles digestifs (exagération des gaz dans l'estomac ou le côlon) ou toxiques (abus du café, du thé, du tabac).

TRAITEMENT. Vie hygiénique; suppression des efforts excessifs, des sports violents, des toxiques nervins (café, thé, alcool, tabac), repas à des heures régulières suivis de siestes.

Gardénal, quinine, cratægus, spartéine, génésérine, papavérine, bromures, passiflore, ballotte. La digitaline et l'ouabaïne sont contre-indiquées s'il n'y a pas d'insuffisance cardiaque.

Séjour à la campagne avec repos physique et moral. Hydrothérapie.

PALUDISME (du lat. *palus*, marais) [syn. : infection paludéenne, malaria, fièvres intermittentes]. — Maladie infectieuse caractérisée par des phénomènes fébriles et causée par la présence, dans les globules rouges du sang, de sporozoaires parasites,

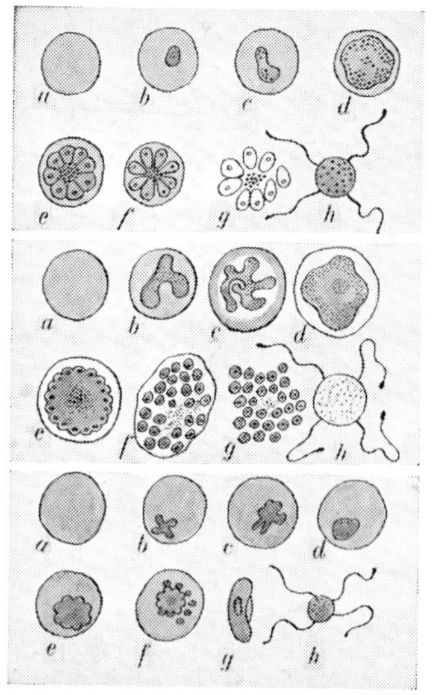

FIG. 1408. — Variétés d'hématozoaires du paludisme humain.
1. *Plasmodium malariae* de la quarte; 2. *Plasmodium vivax* de la tierce; 3. *Plasmodium falciparum* des fièvres irrégulières et estivo-automnales (d'après Guiart); *a*. Globule rouge normal; *b, c, d*. Globule rouge parasité par un plasmodium; *e, f*. Corps en rosace; *g*. Spores libres ou corps en croissant; *h*. Corps flagellés.

découverts par Laveran, appartenant au genre *Plasmodium*, inoculés à l'homme par la piqûre de certains moustiques. Le genre *Plasmodium*

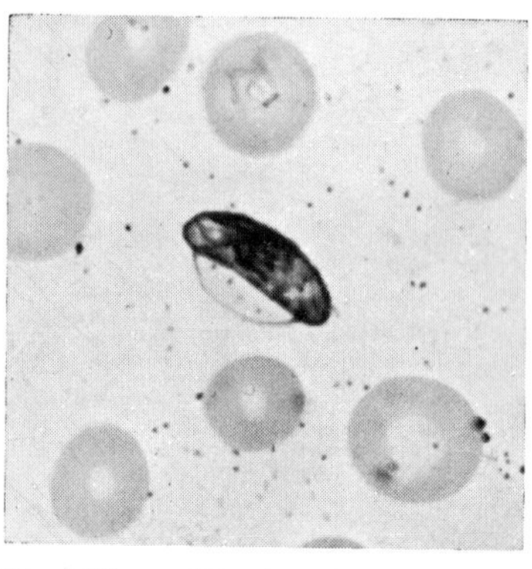

FIG. 1409. — Hématozoaire parasite du paludisme, forme en croissant. (Gr. 1 800.)
(*Phot. Institut Pasteur.*)

comprend de nombreuses espèces parasites de divers animaux; trois d'entre elles déterminent le paludisme chez l'homme; ce sont : *P. vivax*, *P. maladiae* et *P. falciparum*, causant, la première, la fièvre tierce bénigne; la seconde, la fièvre quarte; et la troisième, la fièvre tierce maligne et les fièvres pernicieuses (*fig.* 1408).

Les hématozoaires du paludisme présentent deux modes de reproduction ou deux cycles évolutifs.

Le premier est asexué et se produit dans le sang de l'homme : on l'a appelé *cycle schizogonique* ou *schizogonie*.

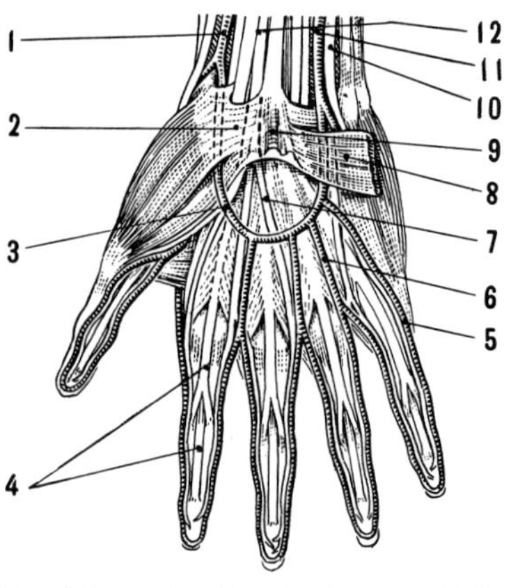

FIG. 1406. — Arcade palmaire superficielle et ses branches afférentes (face antérieure).
1. Artère radiale; 2. Ligament annulaire du carpe; 3. Arcade palmaire superficielle; 4. Tendon fléchisseurs des doigts; 5. Artères collatérales palmaires des doigts; 6. Artères digitales; 7. Branches du nerf médian; 8. Muscle palmaire cutané; 9. Aponévrose palmaire; 10. Nerf cubital; 11. Artère cubitale; 12. Nerf médian.

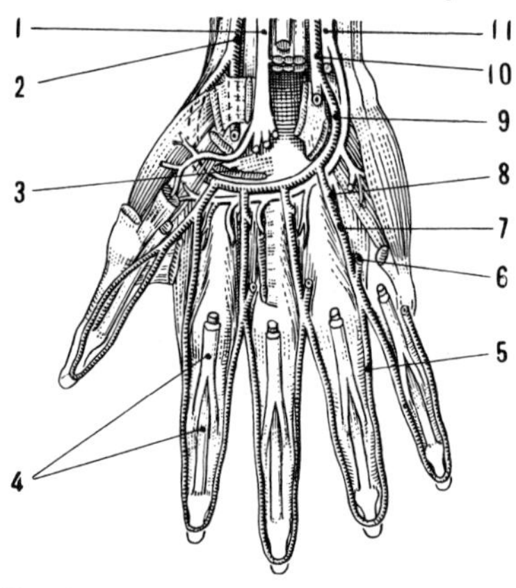

FIG. 1407. — Arcade palmaire profonde et ses branches afférentes (face antérieure).
1. Nerf médian; 2. Artère radiale; 3. Muscle adducteur du pouce; 4. Tendons fléchisseurs des doigts; 5. Artères collatérales des doigts; 6. Abouchement des artères digitales; 7. Artères interosseuses palmaires; 8. Artères perforantes; 9. Arcade palmaire profonde; 10. Artère cubitale; 11. Nerf cubital.

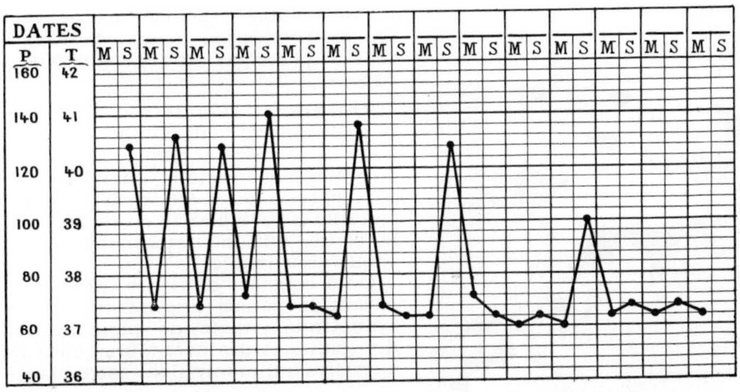

FIG. 1410. — Fièvre intermittente, quotidienne, puis tierce, puis quarte (Laveran).

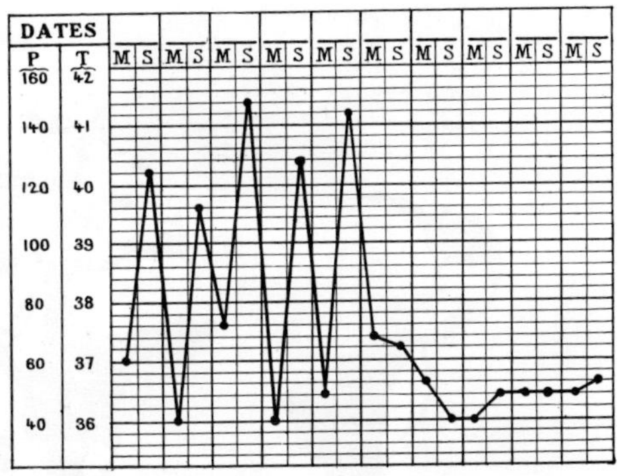

FIG. 1411. — Fièvre intermittente quotidienne.

Le second cycle est sexué : c'est le *cycle sporogonique* ou *sporogonie*.

Le paludisme est *endémique* dans la Basse-Egypte, l'Afrique du Nord, l'Afrique-Occidentale française, Madagascar, la Cochinchine, le Mexique, les Antilles, dans les régions côtières et dans l'Amérique centrale, notamment à Panama.

En Europe, on rencontre le paludisme en Russie, en Roumanie, en Grèce, en Espagne, en Italie (marais pontins et campagne romaine, dont l'assèchement a été entrepris), et un peu en France.

SIGNES. *Incubation.* — Le temps qui s'écoule entre l'inoculation de l'hématozoaire sous forme de sporozoïtes par la piqûre du moustique et l'apparition des premiers signes est de 8 à 15 jours.

Invasion. — Malaise général, avec céphalée, vertiges, courbature, anorexie, constipation ou diarrhée, fièvre persistante simulant la fièvre typhoïde, la dysenterie, etc.

Ce sont les recherches de laboratoire qui, en révélant dans le sang obtenu par la piqûre du doigt la présence de l'hématozoaire sous forme de schizontes en petit nombre, permettent d'affirmer qu'il s'agit de paludisme.

Paludisme aigu. — Après une période latente de 2 à 3 semaines apparaissent des manifestations fébriles diverses.

Accès intermittents. — Ces accès correspondent à une schizogonie et se reproduisent en principe à intervales réguliers, mais variables, suivant le parasite causal : accès quotidien, accès tierce (1er, 3e, 5e jours); accès quarte (1er, 4e, 7e jours).

L'accès est caractérisé par trois phases successives : 1° une *phase de froid* (1, mais quelquefois 2 heures), marquée par un frisson intense et prolongé, accompagné de claquements de dents, d'un tremblement, qui peu à peu se généralise à tout le corps, et d'oppression; la peau est glacée, surtout aux extrémités (mains, pieds), et cependant le thermomètre sous l'aisselle peut s'élever à 40° et même 41°. Le pouls est petit. Le malade a des nausées, des vomissements ordinairement alimentaires, quelquefois biliaires. La rate augmente considérablement de volume. Cette phase peut faire défaut, notamment dans les pays chauds; 2° une *phase de chaleur* (1 à 2 heures), où le froid est remplacé par une chaleur intense; la peau est sèche et brûlante, la face rouge, la soif insatiable. La température atteint son maximum. Le malade souffre de maux de tête intenses; quelquefois il délire; 3° une *phase de sueur* (2 à 4 heures), qui rend la fraîcheur à la peau et permet un sommeil réparateur, la température s'abaissant progressivement jusqu'à devenir dans certains cas inférieure à la normale. Le pouls se ralentit, la rate diminue de volume. Les sueurs sont si abondantes que le malade doit être changé plusieurs fois.

Accès rémittents. — Ces accès ne sont pas séparés par une phase d'apyrexie totale. Malaise, courbature, céphalée, fièvre légère, puis s'élevant à 39°-40°, sans frisson, pendant 4 à 7 jours. Anorexie, embarras gastrique, vomissements, subictère, diarrhée. Foie et rate augmentés de volume et douloureux. Anémie. Asthénie, prostration. Urines rares, albumineuses.

Accès pernicieux. — Invasion brusque. Puis, après un frisson violent, apparaissent des vomissements bilieux,

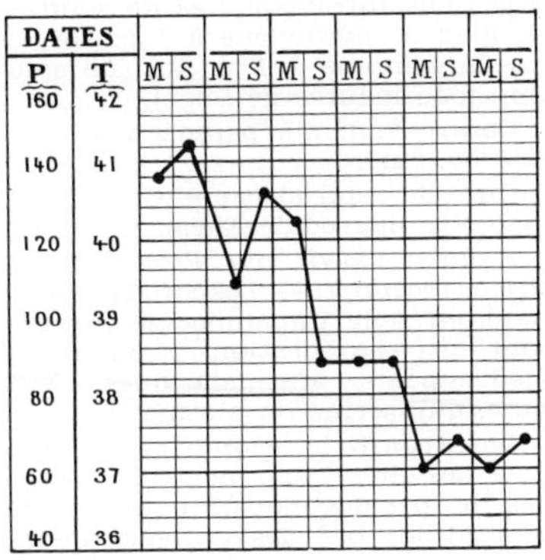

FIG. 1412. — Fièvre paludéenne. Type continu.

parfois incoercibles, de la fièvre élevée, du purpura, de l'hémoglobinurie (fièvre bilieuse hémoglobinurique) avec polyurie d'abord et anurie ensuite dans les cas graves, des œdèmes, de l'ictère plus ou moins accentué, de l'algidité. On peut noter des signes d'insuffisance surrénale, de l'hypotension, de l'azotémie.

Des accès, souvent mortels, dus à des embolies de parasites dans les capillaires, peuvent éclater en divers sièges. Au poumon, ils donnent lieu à des fausses pneumonies avec crachats rouillées. Dans l'intestin, ils produisent des phénomènes dysentériformes, cholériformes, algides. Dans le foie, ils font penser à une hépatite suppurée. Au cerveau, ils se traduisent par de la prostration, un état typhoïde, des signes méningés (délire, coma ou ataxie).

Paludisme chronique. — Des rechutes peuvent s'observer chez les anciens paludéens. Les accès peuvent même n'être qu'ébauchés, et leur répétition à intervalles à peu près exacts en indique seule l'origine. Ordinairement, la santé est satisfaisante entre les accès, mais leur répétition amène une *anémie* profonde. Cette *anémie* est liée à la destruction des globules rouges par les parasites.

Les malades présentent une pâleur terreuse, une lassitude extrême, des palpitations, des épistaxis, des maux de tête. Ils finissent par aboutir, dans les cas graves, à la *cachexie palustre*. Peau sèche, amaigrissement parfois énorme des membres, contrastant avec le volume du ventre, par suite de l'augmentation de volume du foie, de la rate, ainsi que de l'hydropisie (ascite), qui en est la conséquence. Parfois, il existe des hémorragies diverses.

Des *accès pernicieux* peuvent également apparaître à cette période et emporter le malade.

Paludisme congénital. — Le passage des parasites de la mère au fœtus peut déterminer l'éclosion du paludisme chez l'enfant. En outre, le paludisme est un important facteur d'avortement.

Rechutes. — Quand un accès ou une série d'accès sont guéris, le malade n'est pas pour cela débarrassé du paludisme, qui reparaît après une période d'apyrexie à peu près équivalente à celle de l'incubation; la rechute paraît due à la persistance d'un certain nombre de schizontes qui ont résisté au traitement et qui ramènent la fièvre par divisions successives.

Immunité. — La fréquence des rechutes varie surtout suivant l'état général du malade, qui joue, dans le paludisme, un rôle très important. S'il est bon, les parasites se multiplient moins facilement, les anticorps interviennent et la guérison se produit spontanément et sans traitement.

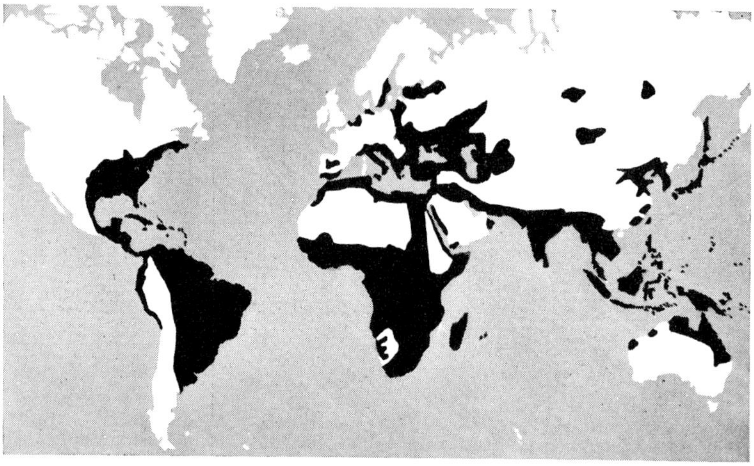

FIG. 1413. — Répartition du paludisme dans le monde.

S'il est mauvais, une médication même intensive ne débarrasse pas le malade de ses parasites, qui se développent sans arrêt.

Mais il n'y a pas d'immunité de race. Les indigènes des tropiques contractent dès l'enfance le paludisme.

TRAITEMENT CURATIF. *A la période primaire,* la *quinine* est le médicament de choix.

La quinine s'emploie à la dose de 3 g par jour au début, par fractions de 1 g en cachets ou comprimés, en solution, en injections sous-cutanées ou intramusculaires. On peut aussi employer aux mêmes doses le *totaquina,* préparé avec les écorces des divers quinquinas et en contenant les alcaloïdes.

L'action de la quinine peut être renforcée par des composés chimiques. Les uns jouissent, comme la quinine, de *propriétés schizonticides :* tels la *quinacrine* ou *atébrine,* qui dérive de l'acridine, et le *stovarsol*

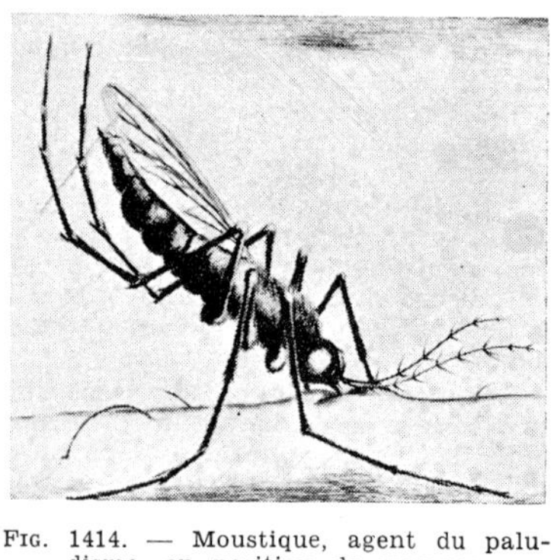

FIG. 1414. — Moustique, agent du paludisme, en position de morsure.
(*Doc. U. S. I. S.*)

(3 comprimés de 25 cg par jour pendant dix jours) ou le *quinio-stovarsol* (4 comprimés de 25 cg par jour pendant dix jours).

Les autres, qui dérivent de la quinoléine, ont des propriétés *gaméticides :* la *plasmochine* ou *préquine* (3 comprimés de 1 cg par jour en évitant les longues séries) et la *rhodoquine* (mêmes doses).

On peut prendre simultanément ces deux produits sous forme de *rhodopréquine,* qui renferme 5 mg de chacun : 3 comprimés par jour.

On peut associer les deux médications antischizontes et antigamètes, sous forme de *quinoplasmine* en comprimés de 30 cg de quinine et 1 cg de plasmoquine, et de *prémaline* (10 cg de quinacrine et 1 cg de rhodopréquine), 3 comprimés par jour.

Dans les accès pernicieux et les formes graves du type cérébral ou comateux, on a conseillé l'injection intraveineuse très lente de 50 cg de quinine et de 1 mg d'adrénaline dans 250 cm³ de sérum physiologique.

Hormone cortico-surrénale, réhydratation, transfusion, oxygénothérapie.

Les arsenicaux peuvent agir comme adjuvants du traitement quinique (stovarsol, arrhénal, cacodylate de soude). On a employé également les injections intraveineuses de solution de bleu de méthylène à 1 p. 100, de mercurochrome à 1 p. 100, de solution iodo-iodurée de Lugol.

Contre l'anémie paludéenne : fer, arsenic, cuivre.

Cure de demi-altitude. Cures thermales (La Bourboule, Encausse, Vichy).

HYGIÈNE PRÉVENTIVE. *Protection des sujets réceptifs.* — Les sujets séjournant en zone impaludée se protégeront par l'absorption régulière de médicaments antimalariques (quinine, quinacrine ou plasmochine).

Lutte contre les anophèles. — S'éloigner des gîtes d'anophèles. Protection des lits par des moustiquaires, et des habitations par des grillages métalliques.

Destruction des larves. — Assèchement des marais, désherbage, faucardage, curage des canaux, pétrolage des mares, pulvérisations des cultures sous forme d'aérosols avec des appareils spéciaux et des avions spécialement équipés et de diverses poudres insecticides (tri-oxyméthylène, D.D.T.) [V. MOUSTIQUE, DÉSINSECTISATION].

PANADE. — Soupe constituée par du pain bouilli dans de l'eau, avec adjonction de sel et d'un peu de beurre.

Des troubles rachitiques peuvent être provoqués par la panade donnée comme principal aliment aux nourrissons.

PANAIS. — Plante (*Pastinaca sativa*) de la famille des Ombelliféracées, dont la racine est employée à cause de son odeur spéciale comme légume de « pot-au-feu ». Cette racine a une certaine ressemblance avec celle de la ciguë, qui, heureusement, a une odeur désagréable.

On a constaté dans des usines préparant le panais une *dermite* rouge cyanotique, suivie de pigmentation des mains et des avant-bras chez les ouvrières qui manipulent cette plante.

PANAMA (Écorce de). — V. QUILLAJA.

PANARIS. — Inflammation aiguë d'une ou de toutes les parties molles qui entourent les os des doigts (quelquefois de l'os lui-même) et des orteils, mais, le plus ordinairement, du pouce et de l'index.

CAUSES. Blessures légères (piqûre, écorchure) avec un instrument sale. Les microbes peuvent être aussi apportés par l'air, dans la plaie restée sans pansement à cause de son insignifiance.

VARIÉTÉS. L'inflammation la plus superficielle, constituée par de la rougeur et un peu de gonflement, est une sorte de lymphangite. Sa forme la plus fréquente, la *tourniole,* qui occupe la face dorsale des doigts au

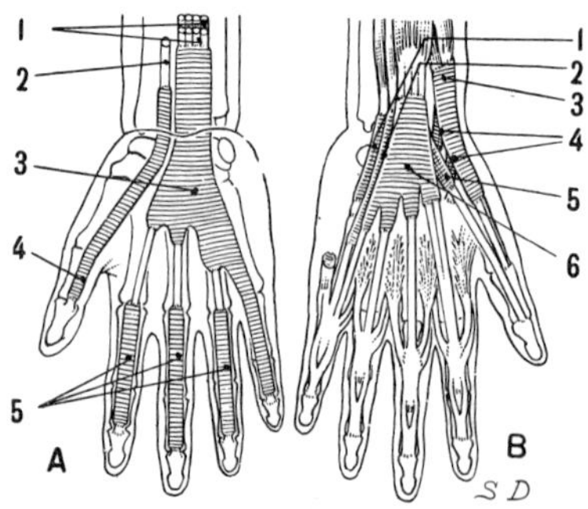

FIG. 1415. — Synoviales tendineuses antérieures et postérieures de la main.

A. Synoviales tendineuses antérieures : 1. Tendons des fléchisseurs communs profonds et superficiels des doigts ; 2. Long fléchisseur propre du pouce ; 3. Synoviale digito-carpienne interne ; 4. Synoviale digito-carpienne externe ; 5. Synoviales digitales (index, médius, annulaire). B. Synoviales tendineuses postérieures : 1. Synoviale du cubital postérieur ; 2. Synoviale de l'extenseur du petit doigt ; 3. Synoviale du long abducteur et du court extenseur du pouce ; 4. Synoviale des deux radicaux externes ; 5. Synoviale du long extenseur du pouce ; 6. Synoviale de l'extenseur commun des doigts.

pourtour de l'ongle, s'annonce par des démangeaisons qui deviennent des douleurs très vives lorsque la peau est soulevée par une sérosité roussâtre qui se transforme rapidement en pus, lequel peut fuser sous l'ongle et amener sa chute.

Il existe une autre forme, *panaris-furoncle,* qui occupe le dos des doigts au niveau de l'articulation de la première phalange avec la deuxième.

Le *panaris sous-cutané* a son siège à la pulpe de la troisième phalange ou entre les deux phalanges.

Quant au *panaris profond,* c'est un véritable phlegmon, donnant lieu à une suppuration abondante.

Le dernier surtout est grave, car, atteignant les synoviales tendineuses (*fig.* 1415) et le périoste, il peut amener la destruction totale des doigts.

Les panaris du pouce et du petit doigt sont particulièrement importants, car, tandis que les gaines des fléchisseurs de l'index, du médius et de l'annulaire ont une synoviale limitée aux deux premières phalanges, ce qui oblige l'infection à s'y cantonner, les synoviales du petit doigt et du pouce communiquent avec celles du carpe, d'où l'extension de l'inflammation à la paume de la main et à l'avant-bras.

TRAITEMENT. Immersion du doigt pendant une demi-heure à trois heures dans un bain antiseptique (sublimé) de 45° à 50°; puis, après nettoyage au savon de toute la surface de la peau, enveloppement dans des compresses de tarlatane imbibées d'alcool à 95° ou d'éther, qu'on recouvre d'ouate et de taffetas gommé; changer ce pansement toutes les heures.

Incision parfois nécessaire; radiothérapie.

Dans le panaris profond, grands bains chauds, incision précoce; ne pas s'attarder aux pommades dites « résolutives », qui font perdre du temps.

Panaris analgésique (Maladie de Morvan). — Cette affection est caractérisée par des névralgies dans un des membres supérieurs; puis l'avant-bras présente un certain degré de paralysie, avec atrophie musculaire et perte de la sensibilité; alors, seulement, se produisent des panaris complètement indolores (bulles, puis exulcération et déformation de l'ongle) se terminant par une nécrose de l'os et la disparition du doigt. Plusieurs sont atteints successivement.

CAUSES. Ces troubles sont dus sans doute à une névrite. Ils peuvent s'observer au cours de la syringomyélie. V. MOELLE ÉPINIÈRE (maladies).

PANCRÉAS (du gr. *pan*, tout, et *kreas*, chair). — Glande digestive annexée au duodénum, dans la cavité duquel il déverse le produit de sa sécrétion, le suc pancréatique.

Le pancréas est situé dans l'abdomen, en avant de la première ou deuxième vertèbre lombaire, en arrière de l'estomac, entre la rate à gauche et l'anse duodénale à droite. Il pèse environ 70 g. Il a une forme allongée transversalement; son extrémité droite, ou *tête*, plus volumineuse, est enclavée dans l'espèce de fer à cheval que forment les trois premières portions du duodénum, son extrémité gauche, ou *queue*, est réunie à la tête par une partie moyenne ou *corps* (*fig.* 1416).

Le pancréas est une glande rappelant la structure des glandes salivaires : il est constitué par des lobules formés d'acini, tapissés de cellules sécrétoires pyramidales. Au sein des lobules pancréatiques existent des corpuscules arrondis formés de cordons cellulaires pleins : les *îlots de Langerhans*, qui jouent un rôle dans la sécrétion interne du pancréas.

Quant au suc pancréatique, qui représente la sécrétion externe du pancréas, il est éliminé par les conduits excréteurs, qui aboutissent à deux canaux collecteurs, un principal, le *canal de Wirsung*, et un accessoire, qui s'ouvrent dans la deuxième portion du duodénum, au niveau de l'*ampoule de Vater*, au-dessous du canal cholédoque (*fig.* 1417).

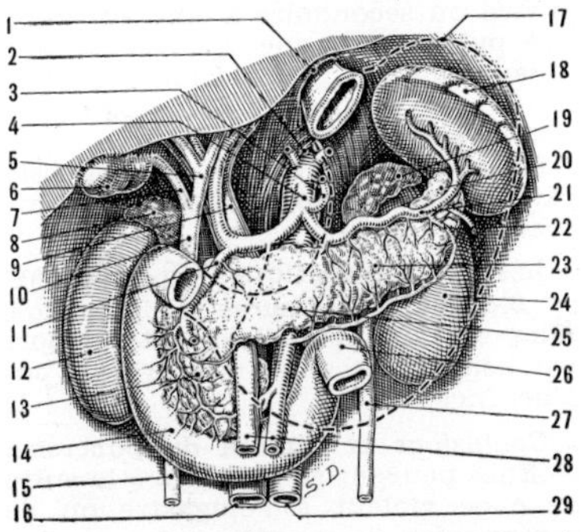

FIG. 1416. — Pancréas vu en place (le foie et l'estomac sont sectionnés).

1. Orifice œsophagien du diaphragme; 2. Orifice aortique du diaphragme; 3. Artère coronaire stomachique; 4. Tronc cœliaque; 5. Canal hépatique; 6. Vésicule biliaire; 7. Canal cystique; 8. Glande surrénale droite; 9. Veine porte; 10. Cholédoque; 11. Artère gastro-duodénale; 12. Rein droit; 13. Tête du pancréas; 14. Duodénum; 15. Uretère droit; 16. Veine cave inférieure; 17. Emplacement de l'estomac; 18. Rate; 19. Glande surrénale gauche; 20. Queue du pancréas; 21. Artère splénique; 22. Arcade artérielle pancréatique; 23. Corps du pancréas; 24. Rein gauche; 25. Isthme du pancréas; 26. Angle duodéno-jéjunal; 27. Uretère gauche; 28. Artère et veine mésentériques supérieures; 29. Aorte abdominale.

FONCTIONS. *Sécrétion externe.* — Le pancréas sécrète le *suc pancréatique*, liquide aqueux tenant en dissolution des sels minéraux (chlorures et phosphates de potassium ou de sodium), du mucus et trois diastases : 1° l'*amylase*, ferment saccharifiant qui achève la transformation en glucose des féculents, ébauchée par la ptyaline de la salive; 2° la *trypsine*, ferment peptonifiant qui achève la transformation en peptones des aliments albuminoïdes, ébauchée par le suc gastrique; 3° la *lipase*, ferment saponifiant qui émulsionne et saponifie les graisses. V. DIGESTION.

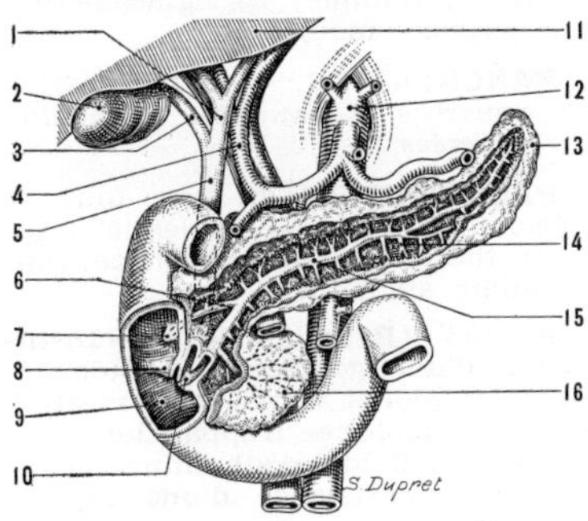

FIG. 1417. — Canaux du pancréas.

1. Canal hépatique; 2. Vésicule biliaire; 3. Canal cystique; 4. Artère hépatique; 5. Cholédoque; 6. Canal de Santorini; 7. Son orifice duodénal; 8. Valvule duodénale; 9. Cavité duodénale; 10. Orifice de l'ampoule de Vater; 11. Foie sectionné; 12. Tronc cœliaque; 13. Queue du pancréas; 14. Canaux interlobulaires; 15, 16. Pancréas.

Sécrétion interne. — La sécrétion interne du pancréas modère l'émission du sucre par le foie. L'ablation du pancréas chez le chien entraîne une augmentation de sucre dans le sang et le passage du sucre dans l'urine; la mort survient rapidement par cachexie.

En 1922, des médecins canadiens, Banting et Best, ont retiré des îlots de Langerhans une substance, l'*insuline* (du lat. *insula*, îlot), qui provoque chez le lapin une diminution marquée du sucre sanguin et chez le chien privé de pancréas une diminution de la quantité de sucre du sang et de l'urine. L'insuline a été employée avec succès chez l'homme dans le diabète consomptif et le coma diabétique.

Maladies du pancréas. — **Pancréatite aiguë.** — S'observe au cours de certaines infections (oreillons, typhoïde, variole, pneumonie, grippe), d'intoxications (urémie), après une cholécystite lithiasique.

SIGNES. Douleur épigastrique avec nausées et vomissements, à tendance paroxystique et syncopale. Pendant la crise, faciès altéré, pouls faible.

Guérison fréquente.

Pancréatite aiguë hémorragique. — CAUSES. Inflammation des voies biliaires; obésité, éthylisme.

SIGNES. Drame pancréatique; en pleine santé, une douleur extrêmement intense « en coup de poignard » se produit dans le creux de l'estomac, puis des vomissements d'abord alimentaires, puis bilieux, mais jamais fécaloïdes. Le ventre se ballonne et la paralysie de l'intestin est absolue (ni gaz ni matières ne sont rendus). Affaiblissement extrême et rapide, cyanose de la face, pouls rapide et petit, température normale, quelquefois élevée.

Le plus souvent, on opère de tels malades. A l'ouverture du ventre, le chirurgien constate que le pancréas est volumineux, hémorragique; il existe un épanchement séro-hématique et, sur la surface du péritoine, des taches de bougie arrondies, blanc mat, tranchant sur la coloration jaunâtre de la séreuse; ces taches sont causées par des acides gras, résultant du dédoublement des graisses neutres, transformés en savons calcaires : c'est la *cyto-stéatonécrose*, qui traduit la destruction du tissu graisseux.

Cette affection est très sérieuse mais assez souvent curable.

Pancréatite suppurée. — CAUSES. Maladies infectieuses généralisées ou voisines : abcès du foie, ulcères de l'estomac ou du duodénum, phlegmon périnéphrétique.

SIGNES. Très analogues à ceux de la pancréatite hémorragique, mais la douleur est moins violente et la fièvre est constante. Dans la forme subaiguë, on constate aussi au-dessus de l'ombilic une tumeur douloureuse à la pression.

TRAITEMENT. Laparotomie et drainage du foyer.

Pancréatites chroniques. — CAUSES. Elles s'observent à la suite d'une obstruction mécanique du canal de Wirsung par un cancer ou un calcul, d'une affection lithiasique ou cancéreuse des voies biliaires ou de la tête du pancréas. La tuberculose, la syphilis congénitale ou acquise, peuvent également entraîner des altérations du tissu pancréatique.

SIGNES. Au début, ce sont ceux de la maladie, dont la pancréatite n'est qu'une complication; puis apparaissent les troubles par compression des organes voisins : cholédoque (ictère), plexus solaire (douleur très pénible).

L'insuffisance du fonctionnement du pancréas entraîne l'apparition dans les selles d'une partie des aliments que sa sécrétion devait digérer : *graisses* se montrant sous forme de gouttes huileuses ou de petites boules de suif (stéatorrhée et hypostéatolyse) ; morceaux de *viande* restés à peu près intacts. Mais cette insuffisance d'action est surtout visible au microscope.

Elle se manifeste souvent aussi par une *diarrhée* abondante, l'accélération de l'évacuation du résidu des repas, beaucoup plus abondant que de coutume, et sa putréfaction plus active. Un *amaigrissement* et un *affaiblissement* très nets en sont la conséquence. Lorsque la sécrétion interne du pancréas est altérée, il y a *glycosurie,* l'un des rôles de cette sécrétion étant de modérer la formation du sucre.

TRAITEMENT. Opothérapie pancréatique, opération.

Tumeurs du pancréas. — ***Kystes ou Adénomes des îlots de Langherans.*** — SIGNES. Hypoglycémie et hyperinsulinisme : faim anxieuse, vertiges, bâillements, lipothymie, sueurs, crampes, amnésie, torpeur. Tous ces troubles sont calmés par l'alimentation.

Cancer du pancréas. — Habituellement primitif, parfois secondaire à un cancer du voisinage; il siège soit à la tête, soit au corps du pancréas. Il s'agit habituellement d'un *épithélioma,* plus rarement d'un *sarcome.*

On l'observe de préférence chez l'homme (30 à 60 ans, le plus souvent vers 35 ans).

SIGNES. Perte d'appétit, diarrhée, vomissements, crises de douleur au creux de l'estomac (souvent atroces dans le cancer du corps), amaigrissement, perte de forces, puis *ictère,* fonçant de plus en plus, devenant vert et noirâtre, surtout dans le cancer de la tête; constipation habituelle avec prurit intense, décoloration plus ou moins complètes des selles, qui sont graisseuses et avec quelquefois des phases de diarrhée intense; puis apparaissent les signes de compression des organes voisins (ascite, œdème des membres inférieurs). Mort en 6 mois à 2 ans.

TRAITEMENT. Traitement médical de l'ictère.

Une intervention chirurgicale peut être tentée pour éliminer l'erreur avec une lithiase ou une pancréatite.

Cholécysto-gastrostomie (abouchement de la vésicule biliaire dans l'estomac), qui fait disparaître le prurit et atténue l'ictère.

Quand le cancer est peu évolué, on a quelquefois pu tenter l'exérèse d'une portion du pancréas.

Syphilis du pancréas. — Peut être héréditaire ou acquise. Elle se traduit chez l'enfant par de l'athrepsie et un diabète hérédo-syphilitique; chez l'adulte, elle peut déterminer une tumeur fibreuse, comprimant le cholédoque, le duodénum, le pylore, le plexus cardiaque, et simulant une pancréatite chronique ou un cancer.

TRAITEMENT. Antisyphilitique.

Tuberculose du pancréas. — Primitive ou secondaire à une tuberculose pulmonaire, elle se présente soit sous forme de granulations, d'abcès froids, soit de pseudo-tumeurs ou de lésions scléreuses.

SIGNES. Vagues signes de dyspepsie pancréatique, diabète, signes de compression.

Lésions traumatiques du pancréas. — ***Plaies par blessures du pancréas.*** Elles entraînent rapidement la mort par hémorragie si on n'intervient pas d'urgence.

Contusions et rupture du pancréas. — Elles peuvent se produire à la suite de choc violent à l'épigastre ou de compression prolongée.

SIGNES. Ce sont ceux de la contusion de l'abdomen. Contracture de la paroi, douleur, parfois vomissements; signes d'hémorragie interne, le sang s'épanchant dans la cavité abdominale ou se collectant en un hématome de l'arrière-cavité des épiploons; dans ce cas, les signes n'apparaissent que quelques jours après la contusion.

TRAITEMENT. Laparotomie; évacuation de l'hématome et drainage de la poche en marsupialisant.

Radiologie du pancréas. — L'examen radiologique du pancréas donne surtout des renseignements dans la *lithiase pancréatique,* les calculs riches en calcium étant opaques aux rayons X; dans les autres affections pancréatiques (cancer, kystes, pancréatite chronique), les signes ne sont pas pathognomoniques.

PANCRÉATITE. — Inflammation du pancréas. V. PANCRÉAS : *Maladies du pancréas.*

PANDÉMIE (du gr. *pan,* tout, et *dêmos,* peuple). — Epidémie frappant toute une contrée et pouvant s'étendre au monde entier.

PANDY (Réaction de). — Instillation d'une goutte de liquide céphalo-rachidien dans une solution d'acide phénique. L'apparition d'un précipité colloïdal d'albumine permet d'affirmer l'existence d'une méningite vraie.

PANICAUT. — Plante de la famille des Ombelliféracées. On mangeait autrefois les racines du panicaut des champs (*Eryngium campestre*), vulgairement *chardon Roland,* et du panicaut maritime (*E. maritimum*). On se sert encore parfois des racines du panicaut pour arrêter la sécrétion lactée.

PANNICULITE. — Inflammation du tissu graisseux sous-cutané (pannicule adipeux). Cette panniculite peut évoluer sous forme de nodosités roses et douloureuses disséminées, avec céphalée et fièvre. Tendance aux récidives et terminaison par atrophie cutanée (maladie de Weber-Christian).

PANNUS. — Maladie de la cornée, caractérisée par la formation sur cet organe d'un réseau de capillaires, prolongement de ceux de la conjonctivite. V. à ŒIL (maladies de la cornée).

PANOPHTALMIE (du gr. *pan,* tout, et *ophthalmos,* œil). — Suppuration aiguë du globe oculaire, aboutissant à l'atrophie de l'œil. V. ŒIL.

PANSEMENT. — Traitement aseptique ou antiseptique et protection d'une plaie contre les microbes extérieurs.

Du premier pansement, précoce et bien fait, dépend souvent l'évolution d'une plaie ou d'une blessure. Avant de commencer un pansement, il faut rendre ses *mains aseptiques* par un lavage *soigneux* à l'eau savonneuse chaude, puis dans l'alcool à 90° ou une solution de sublimé.

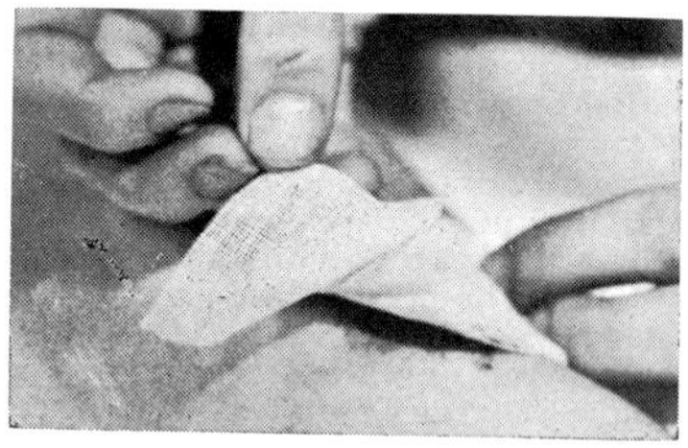

FIG. 1418. — Application, sur une petite plaie, d'un pansement composé de gaze et d'un tissu adhésif.

On ne touchera la plaie qu'avec des instruments préalablement stérilisés.

Pansement sec. — Appliquer sur la plaie : 1° un morceau de *gaze aseptique* (stérilisée) ou *antiseptique* (boriquée, iodoformée, salolée) formant 8 doubles, qu'on retire, au *moment* même, de la boîte où elle était enfermée; 2° un morceau d'*ouate hydrophile stérilisée;* on maintient le tout par quelques tours de bande de gaze modérément serrée.

Cette bande sera placée de façon que le pansement ne glisse pas, mais qu'il n'y ait pas non plus de constriction trop forte pouvant entraîner de la gangrène. La bande sera placée de l'extrémité vers la racine du membre. V. BANDAGE.

Pansement humide. — On l'emploiera de préférence si les tissus voisins sont enflammés. La gaze sera alors préalablement trempée dans le liquide antiseptique (eau oxygénée ou solution de sublimé), puis recouverte d'ouate hydrophile stérilisée et, extérieurement, d'un morceau de taffetas chiffon, puis maintenue par des bandes de gaze, comme il a été dit précédemment.

On utilise du tulle à mailles de 2 mm environ, imprégné de vaseline. Ce *tulle gras* est coupé en carrés de diverses dimensions, qui sont superposés sous forme de pile dans des boîtes métalliques remplies de corps gras et stérilisées à l'autoclave à 120° pendant 20 minutes.

Plaies infectées. — Après épluchage des parties nécrosées, on peut appliquer soit un pansement antiseptique à l'éther, au liquide de Dakin (solution d'hypochlorite de soude à 0g,5 p. 100), soit des antibiotiques (sulfamides, pénicilline, tyrothricine).

PANTHOTHÉNIQUE (Acide). — Vitamine hydrosoluble du groupe B.

PAPAÏNE. — Latex desséché obtenu après incision ou piqûre des papayes ou fruit du papayer. Poudre blanchâtre, amorphe, à saveur de pain grillé, qui constitue une diastase dédoublant les protéines en albumoses et acides aminés, en milieu neutre.

Employée pour favoriser la digestion des albuminoïdes chez les dyspeptiques, à la dose de 10 à 50 cg par jour en cachets, sirop, vin, élixir.

PAPAVÉRINE. — Alcaloïde de l'opium. Antispasmodique, narcotique et hypotenseur (2 à 15 cg, par la bouche ou en injections intramusculaires).

PAPAYER. — Arbre de la famille des Papayacées (*Carica papaya*), répandu dans les régions tropicales, dont toutes les parties, y compris le fruit, renferment un latex blanchâtre se concrétant par évaporation. V. PAPAÏNE.

Une autre espèce de papayer, qui croît au nord du Brésil, *Carica digitata*, a un latex qui passe pour un poison aussi terrible que les upas de Java.

PAPIER. — Le papier protège parfaitement contre les abaissements de la température, d'où l'usage populaire de placer un journal entre le gilet et la chemise, sur la poitrine et sur le dos, lorsqu'on est surpris par le froid.

Papiers médicinaux. — Les plus employés sont les suivants :

Papier antiasthmatique. — Il en existe plusieurs variétés : les uns ne contiennent que du nitrate de potasse, les autres une association de ce composé avec de la belladone, de la digitale, de la stramoine, de la phellandrie, de la myrrhe. On fait brûler ces papiers auprès des malades, et leurs vapeurs les soulagent.

Papier arsenical. — Papier imbibé d'arséniate de soude (5 cg par section). On le fume en aspirant la fumée.

Papier Balme. — Papier au sublimé. Il permet de faire une solution antiseptique excellente (25 cg par feuille pour 1 litre d'eau). V. MERCURE.

Papier Joseph. — Papier non collé servant à panser les vésicatoires.

Papier réactif de tournesol. — L'un, bleu, rougit au contact des acides; l'autre, rosé par une immersion dans un acide, revient au bleu par contact avec un alcali. On les emploie pour juger la réaction de la salive, de l'urine et, d'une façon générale, de tous les liquides de l'organisme.

PAPILLE. — **Papilles de la peau et de la langue.** — Elevures coniques du derme de la peau et des muqueuses à épithélium pavimenteux, notamment de la langue.

Papille optique. — Epanouissement du nerf optique. V. ŒIL.

PAPILLOME (de *papille*, et du gr. *omê*, tumeur). — Tumeurs bénignes ayant la conformation des papilles cutanées. Elles se produisent sur la peau (verrues) et sur les muqueuses (végétations).

PAPULE. — Petite élevure de la peau, de la grosseur d'un grain de millet à celle d'une lentille. Elle est dure, ordinairement rougeâtre, en pointe (acuminée), conique, demi-sphérique ou plate. V. PRURIGO, LICHEN : *Lichen plan.*

PÂQUERETTE. — Plante messagère de printemps, de la famille des Synanthérées (*Bellis perennis*), employée autrefois comme antiscrofuleuse et vulnéraire. Elle jouit également de propriétés hypotensives qui justifient son emploi (en infusion ou en salade) dans l'artériosclérose. Le contact de cette plante peut provoquer des éruptions cutanées.

PARA - AMINOBENZOÏQUE (Acide). — Aiguilles cristallisées incolores extraites de la levure de bière. Cette substance, qui fait partie du groupe vitaminique B, existe également dans les tissus animaux (muscles, foie) et végétaux (chou, son de de riz).

PARACENTÈSE (du gr. *para*, à travers, et *kentein*, piquer). — Opération faite avec un instrument pointu (seringue de Pravaz, aspirateur Potain, trocart), dans le dessein de permettre l'évacuation d'un liquide épanché dans une cavité : *paracentèse du péricarde*, en cas d'hydropisie de la séreuse qui enveloppe le cœur; *paracentèse de l'abdomen*, en cas d'ascite; de la *cornée;* de la *poitrine* (v. THORACENTÈSE); du *tympan* (v. OREILLE).

PARACOUSIE (du gr. *parakouein*, entendre mal). — Bourdonnement d'*oreille* (v. ce mot).

PARAFFINE. — Substance contenue dans les huiles lourdes qui passent à la distillation des pétroles bruts entre 375° et 435°. Il en existe deux variétés : l'une molle, fondant de 36° à 40°; l'autre dure, fondant de 57° à 60°.

Elle a été préconisée pour corriger les difformités du visage et même les simples rides. en injections sous-cutanées.

Huile de paraffine (paraffine liquide). — Huile neutre, inodore (quand elle est pure), de plus grande viscosité que l'huile de vaseline. Laxatif mécanique à la dose de 15 à 40 g par jour pendant plusieurs jours de suite.

PARAGANGLIOME. — Tumeur développée aux dépens de cellules embryonnaires, qu'on trouve dans le système sympathique et dans la couche médullaire de la glande surrénale.

PARAKÉRATOSE (du gr. *para*, à travers, et *keras*, corne). — Affection cutanée caractérisée par un trouble de l'évolution cornée des cellules épidermiques (disparition de la couche granuleuse).

Parakératose psoriasiforme. — Dermatose sèche, pityriasique, rappelant le psoriasis ou l'eczéma séborrhéique.

TRAITEMENT. Celui de l'eczéma.

PARALDÉHYDE. — Polymère de l'aldéhyde ordinaire éthylique; liquide à la température ordinaire, à odeur de pomme reinette. S'emploie comme hypnotique chez les aliénés, les maniaques, les alcooliques, les cardiaques, à la dose de 2 à 4 g en potion ou en lavement.

PARALYSIE (du gr. *paraluein*, relâcher). — Employé *seul*, le mot paralysie signifie cessation ou diminution notable et persistante des contractions des *muscles* de la vie animale ou végétative, c'est-à-dire paralysie du *mouvement*, due à une lésion primitive ou secondaire du système nerveux central ou périphérique. Par suite, les impuissances musculaires produites par des sections de tendons, l'ankylose des articulations, les anesthésiques ou le coma ne sont pas des paralysies.

I. PARALYSIE (généralités). — La paralysie peut être plus ou moins localisée : *hémiplégie*, paralysie du côté droit ou gauche du corps; *paraplégie*, paralysie de la moitié inférieure du corps, y compris ou non le rectum et la vessie; *monoplégie*, paralysie d'un seul membre. La paralysie d'un nerf peut être totale ou partielle; lorsque la paralysie est incomplète, on dit qu'il y a *parésie*.

La perte de la *sensibilité* au *tact* se nomme *anesthésie*, celle de la sensibilité à la douleur *analgésie*. L'anesthésie accompagne souvent la paralysie du mouvement ou est remplacée, au contraire, par une sensibilité excessive, une *hyperesthésie*.

La paralysie est souvent suivie d'une raideur musculaire, *contracture*, et d'un degré plus ou moins grand d'amaigrissement, *atrophie*. Des *crampes* douloureuses peuvent se produire dans ces circonstances.

CAUSES. Les paralysies se divisent, d'après leur origine, en deux groupes : 1° les *paralysies organiques*, dues à une lésion du système nerveux et siégeant dans le cerveau, la moelle épinière ou les nerfs périphériques. Les lésions peuvent être : *a*) reconnaissables à l'œil nu : ramollissement cérébral par embolie ou thrombose sanguine, blessure d'un nerf; *b*) ou visibles seulement au microscope : névrites des maladies infectieuses (diphtérie), intoxications (alcool, plomb, aliments avariés), froid, rhumatisme, goutte, diabète;

2° les *paralysies fonctionnelles*, dues à un phénomène d'inhibition entravant le fonctionnement du système nerveux. Ce sont les paralysies hystériques, qui se reconnaissent par l'intégrité des réflexes, des réactions électriques, et par leur distribution illogique.

TRAITEMENT. Celui de la cause. Electrothérapie. Strychnine dans certains cas, lorsque l'origine n'est pas cérébrale.

VARIÉTÉS. Pour les diverses variétés de paralysie, v. HÉMIPLÉGIE, PARAPLÉGIE, CERVEAU (maladies) : *Congestion cérébrale, Hémorragie cérébrale, Ramollissement cérébral*, MOELLE ÉPINIÈRE (maladies) : *Paralysie spinale atrophique de l'enfance* et *Paralysie spinale de l'adulte*, PLOMB : *Paralysie saturnine.*

II. PARALYSIE (variétés). — **Paralysie agitante** (Maladie de Parkinson). — Affection caractérisée par de la *rigidité musculaire* avec faciès figé et tremblement, mais sans paralysie à proprement parler (*fig.* 1419 à 1421).

SIGNES. La maladie débute par un tremblement léger et intermittent d'un doigt ou d'une main.

Bientôt, la *raideur musculaire* produit une attitude spéciale de la tête, qui est tendue en avant, de la face, qui est immobilisée et perd toute

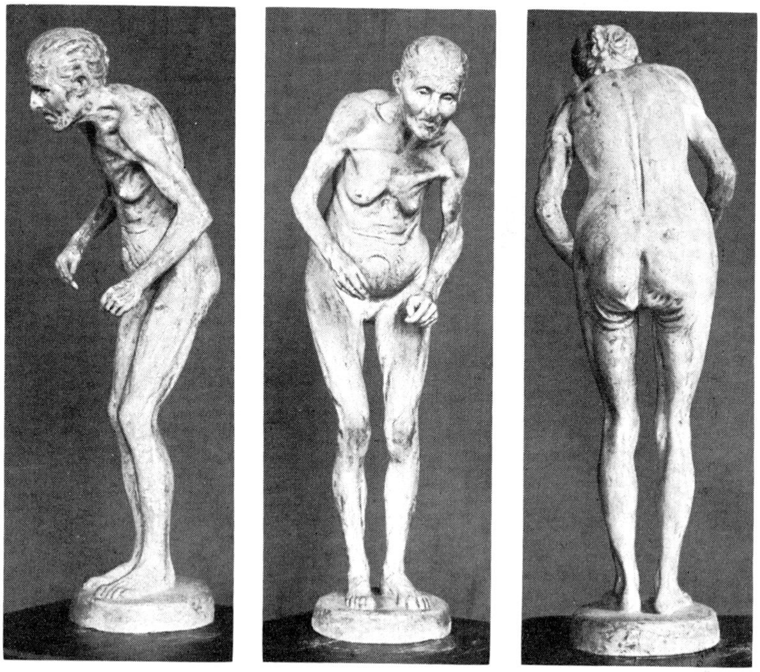

FIG. 1419, 1420, 1421. — Paralysie agitante.
(*D'après les statuettes du professeur Richet.*)

expression, du tronc, qui est voûté et semble soudé. C'est le premier signe, et cette raideur peut constituer à elle seule la maladie. Lorsque le malade marche, il s'élance, sautillant à petit pas, le corps porté en avant, comme poussé par une force irrésistible.

Pour voir de côté, il ne tourne pas la tête, mais le corps. Lorsque le malade est debout, l'axe du tronc fait avec les jambes un angle obtus ouvert en avant. Son corps est recouvert de plis lui donnant l'aspect d'un vieillard et, d'autre part, ses muscles et ses tendons en contraction forment des saillies notables. La main est fléchie sur l'avant-bras, et celui-ci sur le bras. Les malades éprouvent souvent le besoin de *s'étirer*, et cette action leur apporte un soulagement.

Les troubles de la sensibilité consistent dans une crainte continuelle de la *chaleur,* qui les amène à se coucher en hiver sans couverture. Ils sentent souvent des bouffées de chaleur, suent abondamment.

Au point de vue intellectuel, beaucoup de malades conservent l'intégrité de leur fonction mentale, mais la fatigue qu'occasionne tout mouvement, l'absence d'expression de leur visage, les fait faussement juger.

Ils semblent égoïstes et découragent leur entourage par leur indifférence; alors, ils deviennent méfiants (délire de suspicion de Meige). D'autres deviennent mélancoliques, avec dépression et tendance au suicide.

ÉVOLUTION. Le *tremblement* atteint d'abord la main, dont les quatre derniers doigts, réunis et allongés comme s'ils tenaient une plume à écrire tremblent d'une seule pièce pendant que le pouce glisse sur eux, semblant émietter du pain. Le poignet se fléchit et s'étend alternativement ainsi que les orteils et les pieds. La mâchoire, la langue, les paupières, peuvent aussi être agitées par les tremblements.

Assis, le malade bat le sol du pied et tressaute sur sa chaise. La mâchoire s'abaisse et s'élève, de sorte que le paralytique semble marmotter des mots. La tête ne tremble pas.

Le tremblement est dû à des contractions alternatives des extenseurs et des fléchisseurs; les oscillations varient de 4 à 7 par seconde, s'accentuant à certains moments, notamment au réveil. L'écriture est altérée (*fig.* 1422).

Une harmonie, un synchronisme absolu, président aux mouvements du corps. Il semble qu'une seule ficelle, comme pour les polichinelles, fasse secouer en même temps tous les membres. Ces mouvements diminuent sous l'action de la volonté et cessent pendant le sommeil. Le malade a un besoin incessant de changer de place; il se plaint de crampes douloureuses et d'une sensation de chaleur excessive; il maigrit et s'affaiblit progressivement.

La parole est basse et lente, avec des crises où elle est au contraire précipitée.

La maladie peut n'exister que d'un côté du corps (hémiplégie de Parkinson), soit jusqu'à la fin, soit temporairement, l'autre côté du corps étant ensuite envahi.

La maladie de Parkinson est incurable et le traitement ne peut qu'en atténuer les symptômes. Cependant, les formes aiguës consécutives à l'encéphalite épidémique peuvent guérir, mais une récidive tardive s'observe parfois.

Il ne faut pas considérer comme des signes d'amélioration ou d'aggravation de la maladie les *variations passagères* dans l'intensité des symptômes; la raideur, le tremblement et le malaise général peuvent souvent s'exagérer sous l'effet d'une émotion vive, d'une contrariété, du froid.

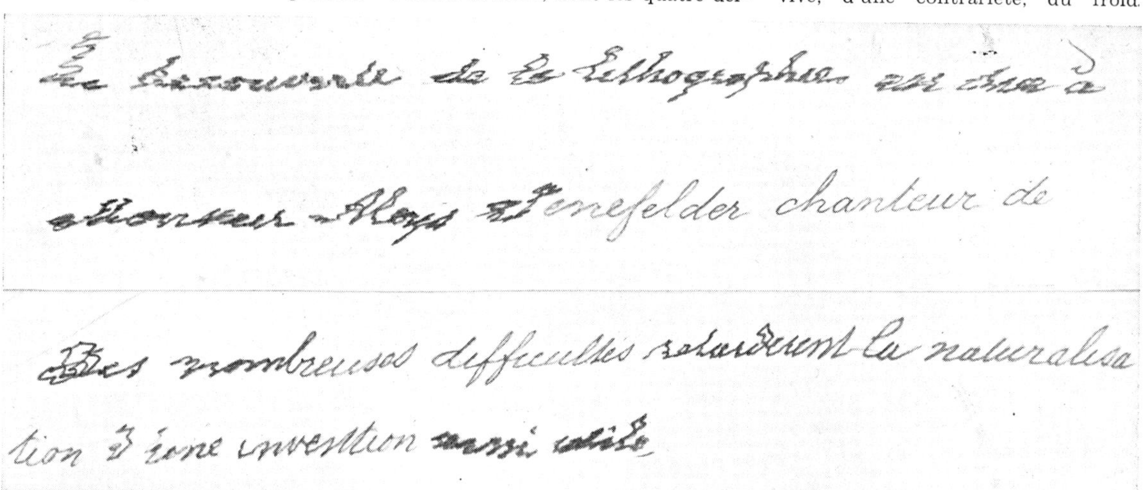

FIG. 1422. — Ecriture de malade atteint de paralysie agitante.

Causes. La connaissance des causes des syndromes parkinsoniens permet de guider leur traitement : il reste cependant bien des découvertes à faire en neurophysiologie.

Le plus souvent, le syndrome parkinsonien est *idiopathique*, présénile et sénile : on le nomme, dès lors, maladie de Parkinson; le tremblement en est le signe majeur.

Le parkinson post-encéphalitique est devenu rare. Le parkinson peut succéder à des accidents vasculaires cérébraux. Il est rarement le témoin d'une tumeur cérébrale. Citons les formes dues à une intoxication par l'oxyde de carbone, par le manganèse, les formes post-traumatiques, pour insister sur les syndromes parkinsoniens induits par certains médicaments (neuroleptiques surtout). Les recherches récentes ont insisté sur le rôle de la diminution du taux de *dopamine* (v. *Supplément*) dans les noyaux gris centraux, dans la genèse de certains syndromes parkinsoniens.

Traitement. Il a un triple but. Par les *médicaments :* diminuer les troubles symptomatiques; par la *physiothérapie* et la *kinésithérapie :* lutter contre les rétractions tendineuses et musculaires, les blocages articulaires; par la *psychothérapie :* aider le malade à mieux supporter une affection longue.

Les médicaments classiques n'agissent que sur l'hypertonie; ils utilisent les nombreux antiparkinsoniens de synthèse : le trihexyphénidyle et le chlorhydrate de procycildine sont les produits les plus efficaces, l'amine-oxyde de scopolamine, la profénamine, la benzatropine peuvent être associées à l'un des produits précédents. Tous ces produits ne sont pas sans danger : ils peuvent être responsables de somnolence ou, au contraire, d'agitation, de vertiges, de troubles digestifs, etc.; leurs effets atropiniques peuvent être gênants : ils sont contre-indiqués en cas de glaucome associé. Quant à la *L. dopa* (v. DOPAMINE [*Supplément*]), nouveau médicament, elle ne peut être utilisée que sur indications spécialisées, comme la *neurochirurgie*.

Paralysie amyotrophique. — V. à MOELLE ÉPINIÈRE : *Atrophie musculaire progressive.*

Paralysie ascendante (Maladie de Landry). — Paralysie de la moelle où les lésions de myélite aiguë se propagent de bas en haut. Elle apparaît soit isolément, soit au cours d'une maladie infectieuse (grippe, variole), et semble due à l'action de microbes divers, notamment le méningocoque, le pneumocoque et le staphylocoque.

Signes. Ordinairement, au début, il existe de la fièvre, puis, très rapidement, les membres inférieurs se paralysent; cette disparition du mouvement s'accompagne souvent de douleurs assez intenses. La paralysie gagne les muscles des membres supérieurs et de la poitrine, avec diminution de la sensibilité. L'intelligence reste intacte.

Evolution. Très rapide; en 8 à 12 jours se montrent les phénomènes bulbaires, et la paralysie du diaphragme entraîne l'asphyxie.

Paralysie bulbaire ou labio-glosso-laryngée. — Syndrome caractérisé par une paralysie progressive des muscles de la langue, des lèvres, du voile du palais, du pharynx et du larynx.

Causes. Multiples. Lésions des noyaux moteurs de la partie inférieure du bulbe (paralysie bulbaire vraie ou polio-encéphalite inférieure) à la suite de maladies infectieuses. Lésion bilatérale des hémisphères cérébraux (paralysie pseudo-bulbaire d'origine cérébrale). V. plus bas.

Lésion des nerfs périphériques (paralysie pseudo-bulbaire d'origine névritique).

Dans certains cas, absence de lésions organiques (névrose).

Signes. La maladie évolue lentement et sans fièvre. Elle débute par la *paralysie de la langue :* les *d* et les *t* sont transformés en *ch;* la prononciation des consonnes *r, l, s, g, k* devient de plus en plus difficile; la salive s'accumule dans la bouche et s'écoule au-dehors; la déglutition est gênée : le malade avale de travers, et souvent les liquides passent par le nez.

Les mouvements actifs de la langue finissent par cesser complètement, aussi la langue s'atrophie. Elle est le siège de contractions fibrillaires involontaires. Le voile du palais se paralyse à son tour; les *b* et p sont prononcés *m;* la déglutition devient de plus en plus difficile.

La paralysie des *lèvres* supprime la prononciation de l'*o* et de l'*u;* la bouche reste béante et la voix se réduit à une sorte de grognement incompréhensible. L'intelligence n'est pas altérée. Enfin, des troubles de la respiration et du cœur terminent la maladie.

Evolution. Quelques mois à 3 ans. Souvent, la mort est hâtée par une broncho-pneumonie de déglutition.

Traitement. L'électrisation ne donne pas de résultat. Contre les troubles de déglutition, on doit conseiller aux malades de manger très lentement, au besoin employer la sonde œsophagienne.

Paralysie pseudo-bulbaire. — Causes. Apanage des vieillards. Manifestation du ramollissement cérébral chronique consécutif à l'artériosclérose cérébrale avec lésions bilatérales. Syphilis.

Signes. Très analogues à ceux de la paralysie labio-glosso-laryngée, mais se produisant à la suite d'une attaque d'hémiplégie, elle-même consécutive à une attaque antérieure, qui a atteint l'autre moitié du corps et a guéri.

Le malade marche à petits pas et a une tendance à chanceler; son visage est inexpressif ou pleurard. Contrairement à ce qui se produit dans la paralysie labio-glosso-laryngée, il n'y a pas d'atrophie des muscles; l'intelligence est altérée. Le malade souffre de crises de rire ou de pleurs spasmodiques.

Les troubles intellectuels sont fréquents; le malade parle mal, lentement, épelant certaines syllabes, en lançant d'autres, au contraire, avec violence. Par suite de la paralysie du voile du palais, la mastication et la déglutition sont difficiles, et le malade doit s'aider de ses doigts pour pousser ses aliments en arrière.

Evolution. Très longue, 10 à 20 ans.

Traitement. V. à CERVEAU : *Ramollissement cérébral,* et à SYPHILIS.

Paralysie faciale. — V. FACIAL.

Paralysie générale progressive (Maladie de Bayle). — Méningo-encéphalite diffuse, d'origine syphilitique, s'observant surtout dans les milieux urbains et dans les classes élevées, chez les intellectuels. La réaction de Wassermann est presque constamment positive dans le sang des paralytiques généraux; elle est constante et intense dans leur liquide céphalo-rachidien.

Signes. La maladie débute parfois brusquement par un ictus, plus souvent de manière insensible, le sujet présentant des maux de tête, des paralysies oculaires, de la lassitude au travail, de la diminution de la mémoire, une irritabilité excessive ou, au contraire, de l'indifférence, une sensation de bien-être anormal.

Les signes, graduellement, s'exagèrent, et le malade prend le type soit du neurasthénique, dont il peut être difficile de le distinguer, soit de l'excité, avec suractivité physique et psychique, facilité de parole, d'idéation, de productions diverses, exagération de la sensibilité. Dès ce moment, cependant, l'observation minutieuse décèle des signes de démence commençante avec, par instants, des défaillances tant intellectuelles et morales que physiques.

Bientôt, le malade est devenu le paralytique général typique. Il présente des troubles variés : troubles de la parole, qui devient incertaine, trémulante, hésitante, avec des répétitions ou des suppressions de syllabes.

Le liquide céphalo-rachidien obtenu par ponction lombaire montre une lymphocytose abondante, une hyperalbuminose et un Wassermann positif.

On note un affaiblissement de l'intelligence avec diminution de la mémoire, de la réflexion, du jugement, appauvrissement des idées, perte de l'autocritique, diminution de la volonté, du sens moral, de l'affectivité, indifférence émotive; en somme, « dissolution globale progressive de la personnalité » tant intellectuelle que morale et affective.

A ces signes démentiels s'ajoutent des troubles psychiques divers.

Evolution. Quelques mois, parfois quelques années (3 à 4 ans), s'écoulent avec possibilité d'améliorations temporaires, et le malade s'achemine vers le gâtisme, avec hébétude du visage, relâchement des sphincters, démence complète. Il succombe aux progrès de cette déchéance, parfois à une attaque congestive (ictus).

Pronostic. Grave autrefois, le pronostic est amélioré depuis la malariathérapie.

Traitement. Un syphilitique qui a suivi un traitement régulier et prolongé arsénico-bismuthique ne devient pas paralytique général.

En cas de maladie déclarée ou lorsque le liquide céphalo-rachidien montre une lymphocytose abondante, faire un traitement arsenical prolongé avec le stovarsol sodique; injections sous-cutanées trois fois par semaine aux doses successives de $0^{g},25$, $0^{g},50$, puis, à partir de la troisième injection, 1 g. Série de 21 injections.

Ce traitement ne peut être fait chez les malades dont le foie ou les reins sont insuffisants; surveiller les yeux, en raison du danger de névrite optique (cécité).

Pyrétothérapie. C'est la malariathérapie qui paraît donner les meilleurs résultats (30 à 50 p. 100 de rémissions complètes).

On a aussi proposé l'inoculation de la fièvre récurrente, du sodoku, ainsi que d'autres moyens d'élever la température : injection de vaccin antichancrelleux, d'huile soufrée, bains de lumière, courants de haute fréquence, ondes courtes.

Les résultats semblent inférieurs à ceux de la malariathérapie.

L'*internement* est parfois rendu nécessaire par l'apparition de troubles intellectuels de nature délictueuse, ou par le danger que le paralytique général fait courir à lui-même ou à son entourage.

Paralysie infantile. — V. POLIOMYÉLITE.

Paralysie des membres supérieurs. — Paralysie des nerfs radiculaires du plexus brachial. — Le plexus brachial est formé par les nerfs des quatre dernières paires cervicales et ceux de la première paire dorsale. Il donne des rameaux aux muscles du membre supérieur, au moignon de l'épaule et à quelques muscles de la partie supérieure du dos et de la poitrine. V. NERFS.

CAUSES. Chute sur l'épaule, luxation, blessure, cal vicieux, froid, lésion cérébrale.

SIGNES. 1° *Paralysie totale.* — Le bras tombe inerte, le moignon de l'épaule est aplati; impossibilité de fléchir l'avant-bras et les doigts; insensibilité de la peau de la main, de l'avant-bras et de la face externe du bras; atrophie précoce des muscles paralysés.

2° *Paralysies partielles.* — Une partie seulement des muscles du bras et de l'épaule sont paralysés.

Les doigts se fléchissent en crochet, le relâchement diminuant la douleur, qui est très vive; le gonflement est plus ou moins étendu, suivant le doigt intéressé.

TRAITEMENT. Immersion du doigt dans un bain antiseptique (sublimé) de 45° à 50°.

EVOLUTION. La période de paralysie est précédée d'une période douloureuse plus ou moins courte et plus ou moins intense.

TRAITEMENT. Courants faradiques (V. ÉLECTROTHÉRAPIE) et massage.

Paralysie radiale. — De toutes les paralysies de la main, elle est la plus fréquente. Le nerf radial, qui part de l'aisselle, traverse le bras et l'avant-bras et se termine à la main. Tout au long de son trajet, une série de rameaux partent de ce nerf pour se distribuer, soit aux muscles (fibres motrices), soit à la peau (fibres sensitives).

Les principaux muscles innervés par le nerf radial sont : les muscles extenseurs du poignet, qui relèvent le dos de la main; les muscles extenseurs des doigts, les extenseurs et supinateurs.

On a dit, à juste titre, que le nerf radial distribue la motilité aux *muscles supinato-extenseurs.*

CAUSES. *Froid* (sommeil dans un courant d'air), *compression* (coucher sur le bras [paralysie des amoureux], béquilles, fracture, luxation), élongation dans la pronation forcée (dos de la main en avant) ; maladies *infectieuses* (typhus) ; *intoxications* (saturnisme) ; *traumatismes* (section, blessure de guerre).

SIGNES. Impossibilité de redresser la main, dont le dos est bombé (*fig.* 1423) ; impossibilité de faire exécuter au poignet des mouvements de latéralité; impossibilité d'étendre les doigts, dont les deux dernières phalanges sont seules extensibles après redressement artificiel des premières phalanges (sous l'action des muscles interosseux qui sont innervés par le nerf cubital) ; le pouce est fléchi.

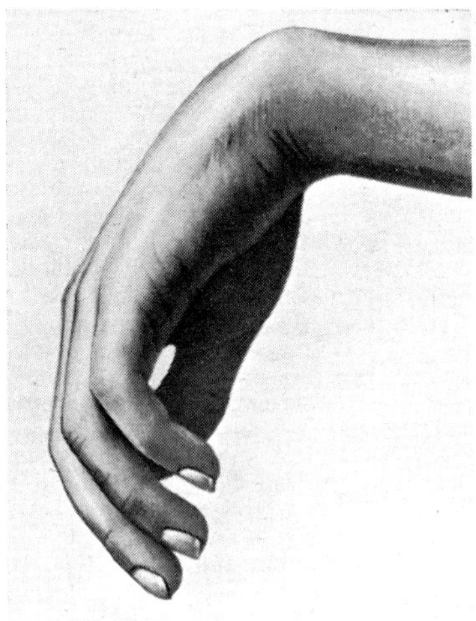

FIG. 1423. — Paralysie radiale.
(*Coll. du Dr Ducroquet.*)

EVOLUTION. La paralysie due au froid est la plus fréquente; elle apparaît dès le réveil ou après une phase d'engourdissement et de fourmillement. Sa durée varie entre 4 et 6 semaines. Quant aux paralysies par section du nerf, elles sont habituellement définitives.

TRAITEMENT. Pour la paralysie rhumatismale, courants continus ou faradiques, électricité statique. En cas de section du nerf, suture précoce quand elle est possible. Quand la paralysie est définitive, on peut remédier orthopédiquement aux troubles fonctionnels à l'aide d'appareils prothétiques, dont de nombreux modèles ont été créés (*fig.* 1424).

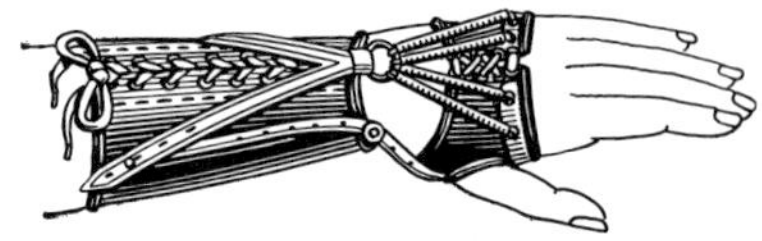

FIG. 1424. — Appareil pour paralysie radiale.

Paralysie cubitale. — Le nerf cubital innerve les muscles des deux derniers doigts; il innerve aussi la masse musculaire, appelée « éminence hypothénar », qui se trouve à la base du petit doigt, où elle forme le bord interne de la main. Il innerve, de plus, les petits muscles interosseux et lombricaux qui garnissent les espaces intermétacarpiens.

Les rameaux sensitifs du nerf cubital se distribuent au bord interne de la main, tant à la face palmaire qu'à la face dorsale.

En cas de paralysie, il se produit une flexion des deux derniers doigts, qui s'accompagne souvent de la flexion moins prononcée du médius. La main se déforme et prend l'aspect très spécial que l'on appelle « griffe cubitale » (*fig.* 1425, 1426).

Les espaces intermétacarpiens sont excavés et, en même temps, l'éminence hypothénar est très atrophiée.

Au début, la griffe reste souple, mais, au bout de peu de temps, les tendons fléchisseurs se rétractent, la griffe est fixée, il n'est plus possible d'étendre les doigts. La sensibilité est abolie dans le territoire du nerf; les piqûres ne sont plus perçues; il en est de même des sensations de froid et de chaleur.

TRAITEMENT. Suture du nerf quand elle est possible. Appareil prothétique.

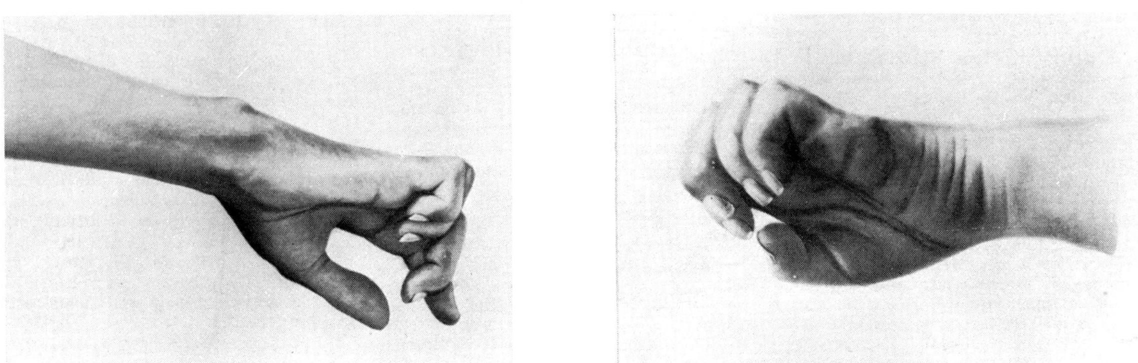

FIG. 1425, 1426. — Griffe cubitale.

(*Coll. du Dr Ducroquet.*)

Paralysie du nerf médian. — Le médian innerve les *fléchisseurs* de la main et des doigts; il innerve presque tous les muscles de la petite masse musculaire appelée « éminence thénar » qui se trouve à la base du pouce. Il innerve, de plus, les muscles qui tournent l'avant-bras en dedans et qu'on appelle muscles *pronateurs*. On peut donc dire que le nerf médian distribue la motilité aux *muscles pronato-fléchisseurs*.

Les fibres sensitives se distribuent principalement à la partie palmaire de la main, dans la région répondant au pouce, à l'index et au médius.

Les conséquences de la paralysie du nerf sont l'atrophie des muscles de l'éminence thénar. L'atrophie de ces muscles rend les mouvements d'opposition du pouce aux autres doigts complètement impossibles.

Souvent, les doigts restent allongés, mais le pouce, tombant, se trouve en face de l'index. Parfois, la paralysie du médiam se complique de la déformation en griffe, moins prononcée, à vrai dire, que la griffe cubitale.

Le traitement chirurgical peut seul améliorer leur situation; les appareils orthopédiques n'ont guère d'utilité.

Paralysie du nerf circonflexe (paralysie du muscle deltoïde). — CAUSES. Traumatisme (fracture ou luxation de l'humérus). Lésion inflammatoire de l'articulation de l'épaule. Pression et chocs répétés de béquilles.

SIGNES. Le bras pend le long du corps et, si la paralysie est déjà ancienne, l'acromion fait une forte saillie anormale par atrophie du deltoïde. On constate, par suite, la dépression en coup de hache, mais elle est due ici à cette atrophie et non à la luxation de la tête humérale, qui est à sa place.

Le malade ne peut ni élever le bras, ni mettre la main dans sa poche, ni écrire sans déplacer avec l'autre main le papier.

Les troubles moteurs sont plus ou moins accusés suivant qu'une partie ou la totalité du nerf est intéressée.

Paralysies des membres inférieurs. — Le nerf sciatique innerve presque tous les muscles du membre inférieur. V. NERFS.

Le sciatique peut être comprimé ou sectionné avant sa division : on note alors une *paralysie sciatique*.

Plus bas, après sa division, on observe une *paralysie du sciatique poplité externe* ou du *sciatique poplité interne* (cette dernière est, d'ailleurs, très rare).

Paralysie totale des muscles du membre inférieur. — Cette paralysie entraîne l'impotence complète des muscles moteurs du genou et du pied.

Si le malade veut marcher, son genou se dérobe. Toute progression est rendue impossible.

Les muscles moteurs du pied étant paralysés, la pesanteur entraîne la chute du pied. On donne le nom de « pied bot équin » à ces déformations du pied.

Un appareil prothétique permet de remédier à tous ces troubles fonctionnels.

Paralysies partielles. — ***Paralysie du nerf sciatique poplité externe lésé au creux poplité.*** — Le pied est ballant, tourné en dedans, en varus, et tombe en équin, c'est-à-dire la pointe en bas, le talon relevé (pied en varus équin) [*fig.* 1427]. La marche s'effectue en steppant (la pointe touche le sol avant le talon; on entend deux bruits au lieu d'un seul).

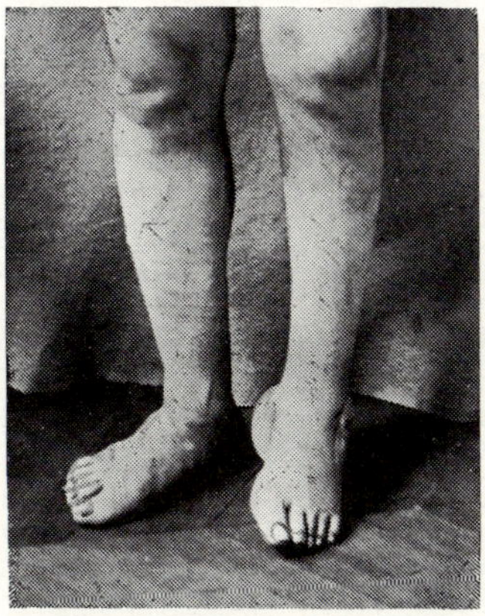

FIG. 1427. — Déformation du pied en varus équin.
(*Coll. du Dr Ducroquet.*)

Impossibilité du mouvement d'élévation du pied (paralysie du muscle jambier antérieur); pas d'abduction du pied (paralysie des péroniers latéraux); pas d'extension de la première phalange des orteils (paralysie de l'extenseur des orteils et du pédieux). Anesthésie dans le territoire du nerf.

Paralysie du tibial antérieur à la partie moyenne de la jambe. — Pas d'équinisme ni de chute des quatre derniers orteils, impossibilité d'extension du gros orteil. Zone d'anesthésie dans le territoire du nerf.

Paralysie du nerf sciatique poplité interne au creux poplité. — Affaissement de la saillie du tendon d'Achille au-dessus du talon. Flaccidité des muscles du mollet; le pied ne tombe pas, mais il tourne facilement. Marche très gênée, orteils en griffe par extension exagérée des premières phalanges. Impossibilité d'abaissement du pied (paralysie du triceps), adduction et élévation du pied (paralysie du jambier postérieur), impossibilité de la flexion des orteils (paralysie des fléchisseurs des orteils et muscles plantaires). Zone d'anesthésie dans le territoire du nerf paralysé.

Paralysie du grand sciatique. — I. *A la région postérieure de la cuisse.*

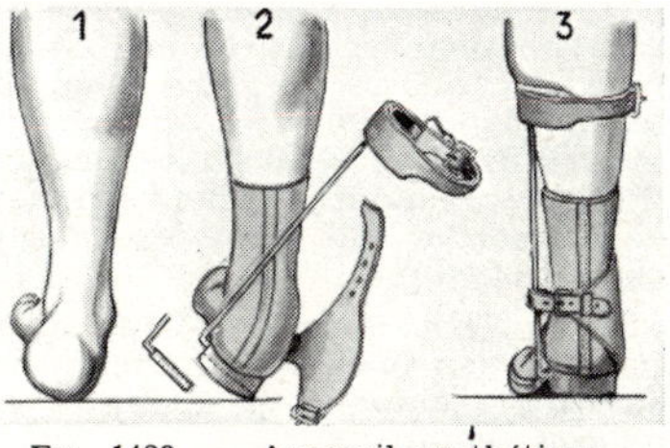

FIG. 1428. — Appareil prothétique pour pied varus.
1. Pied varus; 2. Muni d'une chaussure ordinaire, en appui, il augmente sa déformation; 3. Muni d'une chaussure à talon désaxé, en appui, il se redresse.

— Impossibilité de mouvements du pied et des orteils. Pied et orteils absolument ballants. Pas de contractions volontaires à la jambe et aux pieds. *Sensibilité :* anesthésie à la piqûre de presque tout le pied et des deux tiers inférieurs de la face postéro-externe de la jambe.

II. *A la région fessière.* — Mêmes signes que ci-dessus et, en outre, impossibilité de la flexion de la jambe sur la cuisse.

TRAITEMENT. Appareil prothétique (*fig.* 1428).

Paralysie des nerfs moteurs de l'œil. — Trois nerfs crâniens (*oculo-moteur commun, oculo-moteur externe* et *pathétique*) président aux mouvements de l'œil.

CAUSES. 1° *Maladies du système nerveux* (méningite, tumeurs, gomme, tubercules), paralysie bulbaire, générale, infantile; atrophie musculaire progressive, tabès, polyencéphalite, sclérose en plaques; migraine ophtalmique, hystérie, neurasthénie.

2° *Maladies du cœur, des vaisseaux, du cerveau* (endartérite et anévrisme).

3° *Traumatismes.*

4° *Intoxications* (alcoolisme, viandes avariées, saturnisme).

5° *Maladies infectieuses* (coqueluche, diphtérie, érysipèle, grippe, rougeole, fièvre typhoïde, syphilis, tuberculose).

6° *Diabète.*

7° *Froid* (rhumatisme et goutte).

SIGNES. Dans tous les cas, il y a *diplopie* (vue double), les deux yeux n'étant plus dirigés vers le même point; mais l'image *fausse* fournie par l'œil malade varie de situation suivant le muscle inactif.

I. Nerf oculo-moteur commun. — Nerf crânien de la troisième paire, destiné à l'élévateur de la paupière supérieure et à quatre muscles moteurs du globe : le *droit interne,* qui le tourne en dedans; les *droits supérieur* et *inférieur,* qui le tournent en haut et en bas; le *petit oblique,* qui le tourne en dehors en l'élevant.

Il existe plusieurs variétés, suivant que la paralysie frappe un ou plusieurs de ces muscles.

D'autre part, si la lésion est à l'intérieur du pédoncule cérébral, la paralysie est double; si elle est placée avant que les nerfs pénètrent dans ce pédoncule, elle est alterne.

Forme complète. — SIGNES. 1° *Chute plus ou moins complète de la paupière supérieure* (ptôsis) [v. à ŒIL, *fig.* 1290, p. 775] : le malade ne peut plus voir qu'en renversant fortement la tête en arrière et en abaissant le globe vers le bas; 2° *Immobilité à peu près complète de l'œil :* l'œil est fixé en dehors, d'où loucherie externe; l'individu voit double, l'autre œil n'étant pas dévié dans le même sens; dilatation de la pupille.

Forme incomplète. — Suivant le nombre de rameaux nerveux lésés, un ou plusieurs des signes précédents existent.

EVOLUTION. Brusque ou graduelle, elle varie en durée avec la cause.

II. Nerf moteur oculaire externe. — Nerf crânien de la sixième paire, destiné au muscle droit externe de l'œil.

Signes. Diminution de la mobilité de l'œil en dehors : loucherie en dedans; la tête est inclinée du côté paralysé; le malade voit double, avec cette circonstance particulière que l'écartement des images s'accentue avec leur éloignement.

III. Nerf pathétique. — Nerf crânien de la quatrième paire, destiné au muscle grand oblique de l'œil.

Signes. Faible loucherie en haut et en dedans; la tête est inclinée en bas et du côté paralysé. L'individu voit double dès qu'il regarde en bas, ce qui gêne la marche; les images sont à des hauteurs différentes.

Paralysie périodique familiale. — Paralysie se produisant par accès, d'une durée ordinairement de quelques heures, de préférence au cours d'un repos, notamment la nuit, et chez les personnes d'une même famille. Elle atteint d'abord les membres inférieurs, puis gagne le tronc, les membres supérieurs, le pharynx et le larynx.

Paralysie de Parkinson. — V. précédemment *Paralysie agitante.*

Paralysie pseudo-hypertrophique. — V. à muscles : *Myopathies.*

Paralysie saturnine. — V. à plomb.

Paralysie spinale. — V. à poliomyélite : *Poliomyélite antérieure aiguë.*

Paralysie du nerf trijumeau. — Rôle du nerf. Le trijumeau, nerf crânien de la cinquième paire (*fig.* 1429), est à la fois *sensitif* (peau de la face, muqueuse de l'œil [conjonctive], du

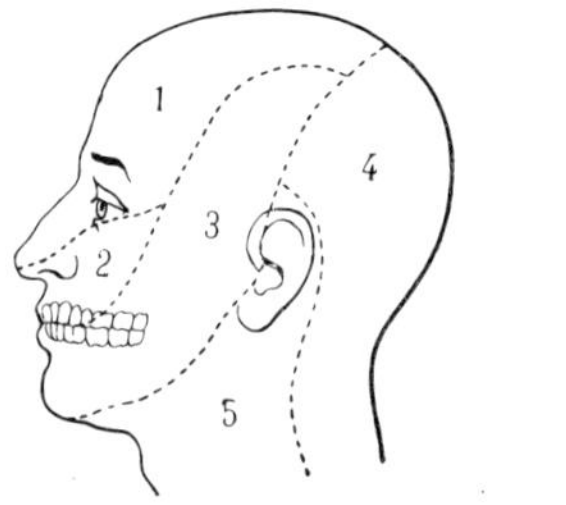

Fig. 1429. — **Territoires sensitifs de la tête.**
Nerf trijumeau : 1. Territoire de l'ophtalmique; 2. Territoire du maxillaire supérieur; 3. Territoire du maxillaire inférieur. — *Nerfs cervicaux :* 4. Nerf sous-occipital; 5. Plexus cervical superficiel.

nez [pituitaire], des gencives, de la bouche, du voile du palais, de la langue, des dents supérieures et inférieures) et *moteur* (muscles de la mastication).

La paralysie peut être totale ou partielle; en tout cas, elle n'existe que d'un côté.

Causes. Froid, contusions, plaies, exostose, méningite chronique.

I. Paralysie partielle. — Signes. *Nerf ophtalmique.* — Insensibilité d'un seul côté de la face, de la peau du front, de la paupière supérieure et du nez, de la conjonctivite et de la pituitaire; le clignement de l'œil ne se fait plus automatiquement.

Nerf maxillaire supérieur. — Insensibilité de la peau de la partie supérieure de la joue, de la muqueuse des gencives, de la lèvre et des dents supérieures; diminution de l'odorat.

Nerf maxillaire inférieur. — Insensibilité de la peau de la partie inférieure de la joue, de la muqueuse de la bouche, de la partie antérieure de la langue et du voile du palais, de la lèvre, des gencives et des dents inférieures.

Les aliments, n'étant plus sentis, s'accumulent derrière les arcades dentaires; un verre posé sur les lèvres, dont la moitié n'a plus de sensibilité, semble cassé par le milieu. Le voile du palais est insensible, la déglutition gênée, le goût diminué.

Si la paralysie atteint la branche motrice du maxillaire inférieur, les muscles masticateurs sont paralysés avec déviation de la mâchoire inférieure du côté sain.

II. Paralysie complète. — Hémianesthésie faciale complète, avec paralysie homolatérale de la mastication.

PARAMÉDICALES (Professions). — V. *Supplément.*

PARAMIMIE. — Dissociation entre les idées et les gestes.

PARAMNÉSIE (du gr. *para,* déviation de, et *mnesis,* souvenir). — Oubli des mots entendus et tendance à intervertir les lettres de ces mots.

PARAMUSIE (du gr. *para,* déviation, et *musa,* musique). — Altération des fonctions cérébrales, provoquant des erreurs dans le chant.

PARANÉOPLASIQUE. — **Syndrome paranéoplasique.** — C'est l'ensemble des manifestations ayant un rapport de causalité avec un cancer viscéral ou une hémopathie en évolution, mais sans pour cela être la conséquence d'un envahissement direct par les cellules tumorales d'un organe ou d'un tissu. Ces manifestations peuvent être neurologiques : la neuropathie sensitive de Denny Brown en est un exemple caractéristique; ailleurs elles sont musculaires, endocriniennes, dermatologiques, hématologiques, etc.

PARANOÏA. — Le terme de « paranoïa » s'applique, suivant les psychiatres, aux troubles psychiques les plus divers, et l'on a pu faire entrer, dans le cadre des paranoïas, la psychose systématisée progressive, certains délires des dégénérés, les obsessions, des cas de confusion mentale hallucinatoire aiguë, et même la démence précoce paranoïde. V. ces mots.

PARAPHASIE. — V. aphasie.

PARAPHIMOSIS. — V. phimosis.

PARAPLÉGIE (du gr. *para,* incomplet, et *plessein,* frapper). — Paralysie des deux membres inférieurs (la paralysie des quatre membres s'appelle *quadriplégie*). Elle est due à une interruption bilatérale des voies motrices, située habituellement au niveau de la moelle; elle peut être *flasque* ou *spasmodique.*

Paraplégie flasque. — Paralysie complète des membres inférieurs avec anesthésie cutanée et abolition des réflexes tendineux.

Il existe une rétention d'urine avec mictions réflexes ou par regorgement simulant l'incontinence ou une incontinence vraie et une rétention des matières. A la longue apparaissent des troubles trophiques : escarres sacrées, œdème des membres inférieurs.

Cette paraplégie flasque s'observe dans les cas de section complète ou non de la moelle et dans certaines polynévrites.

Paraplégie spasmodique. — Apparaît d'emblée ou succède à une paralysie plus ou moins complète des membres inférieurs avec raideur ou contracture en extension : le malade marche sans flexion articulaire et porte le membre en avant par une inclinaison avec rotation du tronc du côté opposé (démarche spasmodique). Les réflexes sont exagérés et la flexion brusque du pied déclenche une trépidation indéfinie. L'excitation de la plante du pied avec une épingle provoque l'extension du gros orteil et non sa flexion comme à l'état normal (signe de Babinski). Les troubles sensitifs sont peu marqués.

Causes. Le *traumatisme* est une cause assez fréquente de paraplégie, surtout en temps de guerre : plaies de la moelle par balle ou éclats d'obus, fracture ou luxation d'une vertèbre, hématorachis ou hématomyélie. Le *mal de Pott* peut déterminer une paraplégie à tous les âges, même chez le vieillard, par luxation vertébrale, abcès intrarachidien ou pachyméningite externe. Plus rare est le *cancer* des vertèbres ou des méninges.

La paraplégie d'Erb est un type de myélite dorsale d'origine syphilitique avec rigidité spasmodique des membres inférieurs, troubles génito-urinaires. Son évolution est très lente.

Les *affections médullaires,* sclérose en plaques, tabès dorsal, sclérose latérale amyotrophique, hématomyélie, maladie de Little, s'accompagnent de paraplégie. V. moelle.

Dans l'*hystérie,* on peut observer une paraplégie flasque ou spasmodique, qui apparaît ou disparaît brusquement chez des sujets névropathes; elle s'accompagne d'une anesthésie segmentaire « en caleçon » ou « en bas ». Elle guérit par la psychothérapie.

Pronostic. Dépend surtout de la cause. Habituellement, les grands paraplégiques succombent dans la cachexie avec des escarres, de l'infection urinaire ou des complications pleuro-pulmonaires.

Dans les paraplégies traumatiques, il est très important de distinguer les sections complètes de la moelle des sections incomplètes, moins graves.

Les paraplégies pottiques guérissent fréquemment avec raideur persistante; mais la mort peut survenir par complication tuberculeuse et surtout par la méningite.

Les paraplégies syphilitiques peuvent amener une mort rapide, ou, au contraire, demeurer stationnaires ou même rétrocéder si le traitement a été précoce.

Traitement. I. *Général.* — Electrisation galvanique, bains chauds, pointes de feu ou radiothérapie, au niveau du rachis.

II. *De la cause.* — Traitement antisyphilitique en cas de syphilis. Intervention chirurgicale dans la paraplégie traumatique. Corset plâtré et immobilisation dans le mal de Pott.

PARAPSORIASIS. — Dermatose rappelant le psoriasis.

PARASITAIRES (Maladies). — Affections causées par des parasites animaux ou végétaux.

PARASITES (du gr. *parasitos,* qui mange à côté d'un autre). — De nombreux parasites animaux ou végétaux peuvent s'observer chez l'homme.

Les uns vivent en *saprophytes* dans l'organisme, leur présence ne déterminant aucun trouble. D'autres, au contraire, sont *pathogènes,* et provoquent des troubles variés. Certains vivent à la *surface du corps* (chiques, mouches, moustiques, puces, punaises, rougets), dont ils percent la peau pour se nourrir.

D'autres se creusent une habitation *sous la peau,* comme le sarcopte de la gale.

D'autres encore passent leur existence à l'*intérieur du corps,* soit dans les organes digestifs (ankylostome, douve, lombric, oxyure, ténia), puis dans les muscles (trichine), soit dans le sang exclusivement, ou de là dans différents organes (bactéries, protozoaires).

Enfin, certains champignons vivent à la surface de la peau (erythrasma, teignes) ou dans différentes parties du corps (mycoses). V. au nom des divers parasites.

PARASITICIDES. — Substances destinées à détruire les parasites. V. DÉSINSECTISATION.

PARATHYROÏDES. — Petites glandes, de la grosseur d'un grain de chènevis et d'un poids total de 8 à 12 cg, placées dans le voisinage de la glande thyroïde et dont la structure et les fonctions sont distinctes de

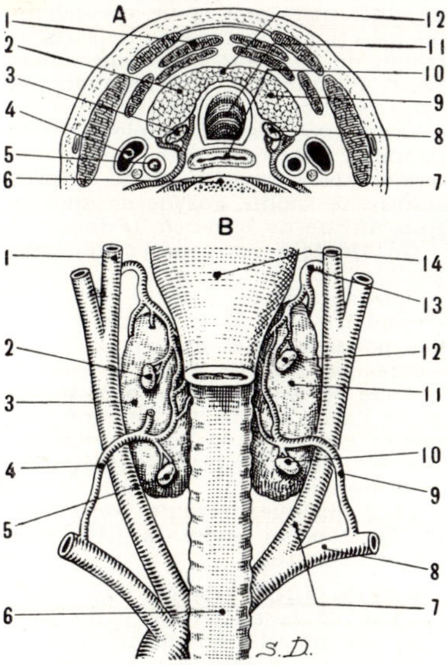

FIG. 1430. — Situation et rapports des parathyroïdes.

A. Coupe transversale du cou passant par la 6e vertèbre cervicale : 1. Muscles superficiels du cou; 2. Lobe gauche de la glande thyroïde; 3. Parathyroïde inférieure gauche; 4. Veine jugulaire interne; 5. Artère carotide primitive gauche; 6. 6e vertèbre cervicale; 7. Artère thyroïdienne inférieure droite; 8. Parathyroïde inférieure droite; 9. Lobe droit de la glande thyroïde; 10. Œsophage; 11. Trachée; 12. Isthme thyroïdien. — B. Glande thyroïde et parathyroïdes, vue postérieure : 1. Carotide externe; 2. Parathyroïde supérieure gauche; 3. Lobe gauche de la glande thyroïde; 4. Artère thyroïdienne inférieure gauche; 5. Parathyroïde inférieure gauche; 6. Trachée; 7. Artère carotide primitive droite; 8. Artère sous-clavière droite; 9. Artère thyroïdienne inférieure droite; 10. Parathyroïde inférieure droite; 11. Lobe droit de la glande thyroïde; 12. Parathyroïde supérieure droite; 13. Artère thyroïdienne supérieure droite; 14. Pharynx.

cette glande. Elles forment deux groupes : l'un externe ou inférieur, formé de deux ou trois glandules situées le long de l'artère thyroïdienne inférieure, près du point où elle pénètre dans la glande thyroïde; l'autre interne ou supérieur, qui peut être réduit à une seule glandule, placée près du point où l'artère thyroïdienne supérieure plonge dans la thyroïde et souvent accolée chez l'homme au lobe thyroïdien voisin (*fig.* 1430).

Embryologiquement, l'origine des parathyroïdes est différente de celle de la thyroïde, et il en est de même de leur conformation. Elles sont constituées par une trame de tissu conjonctif formant des loges remplies de cellules tassées les unes contre les autres et ne contenant pas d'alvéoles; elles sécrètent une hormone (parathyrine).

L'ablation des parathyroïdes chez l'animal et chez l'homme entraîne des accidents convulsifs graves à type tétanique, avec diminution du calcium sanguin et augmentation du calcium dans les urines et les matières.

L'hormone parathyroïdienne élève la calcémie et la calciurie et diminue l'excitabilité des muscles.

PARATYPHOÏDE. — V. TYPHOÏDE.

PARÉGORIQUE (Élixir). — Voir OPIUM.

PARENCHYME (du gr. *para,* auprès, et *egkhuma,* effusion). — Tissu vasculaire propre aux organes glandulaires.

PARÉSIE (du gr. *paresis,* détente). — Paralysie légère, incomplète.

PARESTHÉSIE (du gr. *para,* faux, et *aisthesis,* sens). — Troubles légers de la sensibilité (anesthésie, hallucinations).

PARIÉTAIRE (Perce-muraille). — Plante (*Parietaria officinalis*) de la famille des Urticacées (v. pl. en couleurs à SUDORIFIQUES [Plantes]), qui renferme, mêlée à un mucilage épais, une forte proportion de nitrate de potasse, qu'elle emprunterait aux vieilles murailles sur lesquelles elle vit. Ses feuilles sont employées comme apéritives et diurétiques en infusion (10 g par litre) chez les arthritiques, goutteux, calculeux, dont la diurèse est insuffisante.

PARIÉTAUX (Os). — Os pairs formant, réunis, la partie supérieure et moyenne du crâne. Ils sont placés entre le frontal en avant, l'occipital en arrière. Leur bord inférieur est joint au temporal. V. figure à CRÂNE.

PARKINSON (Maladie de). — V. PARALYSIE : *Paralysie agitante.*

PAROLE. — V. VOIX.

PAROMOMYCINE. — Antibiotique bactéricide lent, actif sur le staphylocoque, le colibacille, les salmonelles et shigelles; surtout efficace dans l'amibiase intestinale aiguë et dans la trichomonase vaginale.

PAROSMIE (du gr. *para,* à côté, et *osmê,* odorat). — Trouble olfactif consistant en sensation fausse d'une odeur.

PAROTIDE et PAROTIDITE. — V. SALIVAIRES (Glandes), OREILLONS.

PAROXYSME (du gr. *paroxumos,* irritation). — Maximum d'acuité d'un symptôme, d'un accès de fièvre ou d'épilepsie par exemple.

PARROT (Maladie de). — Voir SYPHILIS.

PARTHÉNOGENÈSE (du gr. *parthênos,* jeune fille, et *genesis,* procréation). — Reproduction asexuée, c'est-à-dire développement normal

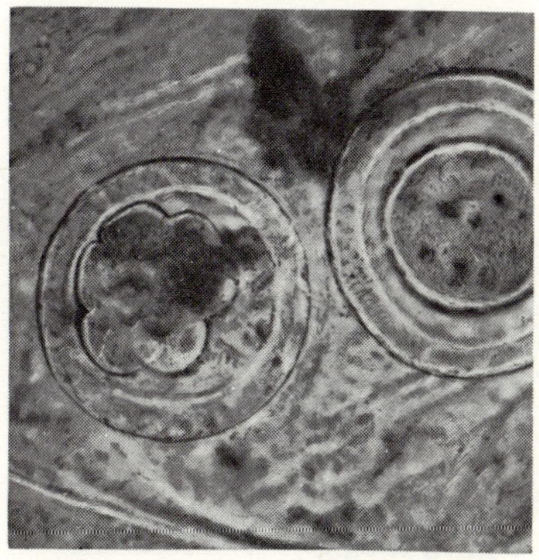

FIG. 1431. — Division de l'ovule artificiellement activé chez le lapin.
(*D'après Pincus.*)

d'un œuf formé seulement par un ovule non fécondé par un spermatozoïde.

La *parthénogenèse naturelle* se rencontre de façon sporadique dans presque tous les groupes animaux à l'exception des vertébrés.

Le sexe du produit varie selon l'espèce. Chez l'abeille, par exemple, la parthénogenèse est productrice de

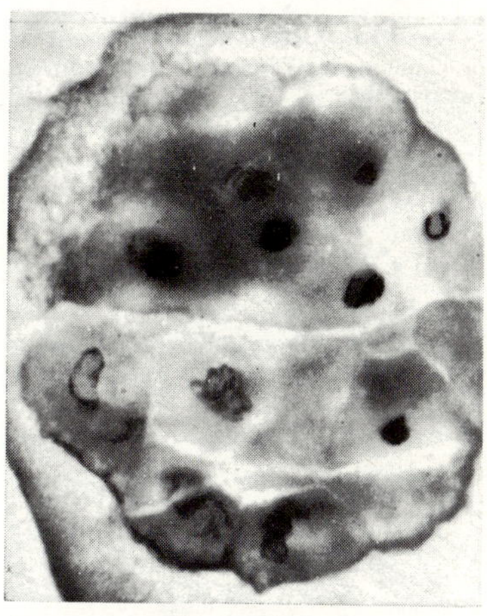

FIG. 1432. — Morula parthénogénétique chez le lapin.
(*D'après Ch. Thibault.*)

mâles, alors que chez d'autres insectes elle donne naissance à des femelles.

La *parthénogenèse artificielle* a pu être réalisée en soumettant l'ovule à des agents physico-chimiques remplaçant l'action fécondante de la cellule mâle. Elle a permis d'obtenir le développement de l'œuf non fécondé chez l'oursin, le ver à soie, la grenouille, le crapaud et, même, chez certains mammifères (lapine, brebis).

En parthénogenèse artificielle, comme en parthénogenèse naturelle, le sexe des produits dépend de l'espèce considérée. Chez la grenouille, le lapin, etc., la parthénogenèse ne peut produire que des individus femelles; chez le ver à soie, elle peut produire les deux sexes.

PARTURITION (du lat. *parturire*, enfanter). — Synonyme d'*accouchement* (v. ce mot).

P. A. S. (acide para-amino-salicylique). — Produit synthétique dû aux travaux de l'école suédoise. C'est un dérivé de l'acide salicylique. Il s'utilise à des doses allant de 5 g à 20 g pendant un temps variable.

Formes particulières : P.A.S. retard, P.A.S. calcique, P.A.S. à l'isoniazide.

L'administration se fait *per os*, mais peut conduire à des intolérances digestives; et par voie intraveineuse, en perfusion.

Le plus souvent, le P.A.S. est associé à la streptomycine dans le traitement de la tuberculose, plus particulièrement dans les formes aiguës.

PAS-D'ÂNE. — V. TUSSILAGE.

PASSERAGE. — Plante (*Lepidium Iberis*) de la famille des Crucifèracées.

PASSIFLORE. — Plante (*Passiflora incarnata, P. coerulea*), de la famille des Passifloracées, originaire de l'Amérique tropicale et des Antilles. Douée d'une action sédative, elle est utilisée contre l'insomnie des hystériques, des neurasthéniques et des alcooliques, contre l'angoisse, les troubles nerveux de la ménopause.

PASTÈQUE (Melon d'eau). — Plante (*Cucurbita citrullus*) de la famille des Cucurbitacées, dont le fruit, presque uniquement formé d'eau et de saccharose, est mangé cru ou en confitures.

PASTEUR. — V. INSTITUT.

PASTEURELLA. — Groupe d'agents pathogènes ne prenant pas le Gram, d'aspect coccobacillaire, en navette, pathogènes surtout pour les

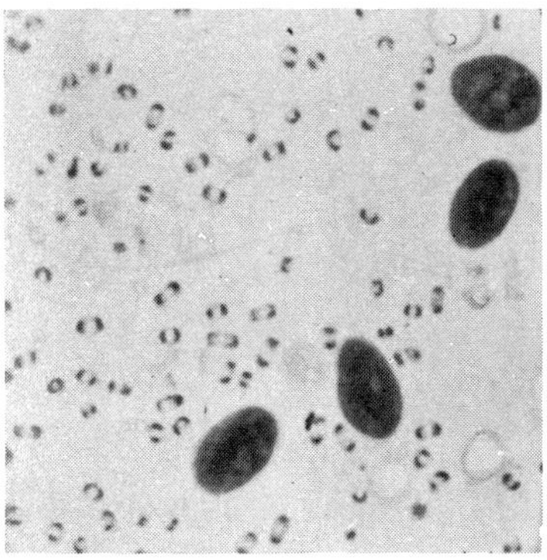

FIG. 1433. — Bacille du choléra des poules (frottis de sang) [gross. : 1 850].
(*Doc. Institut Pasteur.*)

animaux : oiseaux, cobaye, cheval. Le plus anciennement connu est le bacille du choléra des poules, isolé par Pasteur (*fig.* 1433).

PASTEURELLOSE. — Maladie causée par les *pasteurella* (cheval, porc, poule, cobaye). Les pasteurelloses peuvent se transmettre à l'homme, mais n'ont pas chez lui la même gravité.

PASTEURISATION. — Opération consistant à porter à 70-75° pendant

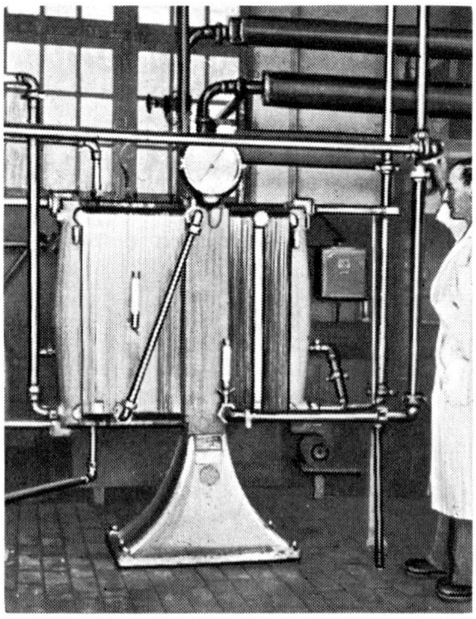

FIG. 1434. — Pasteurisateur à plaques pour le lait.
(*Doc. Laiterie parisienne. Phot. J.-P. Ronzel.*)

20 à 30 minutes un liquide fermentescible, puis à le refroidir brusquement.

PASTILLES. — Mode de préparation pharmaceutique consistant dans le refroidissement, sous forme de petites plaques arrondies, d'une pâte sucrée contenant un médicament. Ex. : pastilles d'ipéca, de menthe.

PATATE. — Plante (*Convolvulus batatas*) de la famille des Convolvulacées, d'origine américaine, donnant un tubercule volumineux, riche en fécule (15 p. 100), en sucre (10 p. 100) et en matières albuminoïdes, analogue à celui de la pomme de terre. On n'en cultive qu'une seule espèce, la patate douce (*batatas edulis*).

PATELLAIRE (du lat. *patella*, rotule). — *Réflexe patellaire* ou *rotulien*. Voir RÉFLEXE.

PATENTE DE SANTÉ. — Passeport que doit présenter le capitaine à l'entrée dans un port. On y inscrit : 1° l'état sanitaire des ports de départ et de relâche; 2° les maladies qui se sont produites sur le navire au cours de la traversée.

La patente délivrée dans les ports où règnent le choléra, la fièvre jaune ou la peste, est dite *brute*, par opposition à celle des ports indemnes, qui est dite *nette*. Toute épidémie est considérée comme éteinte lorsque 5 jours pleins se sont écoulés sans qu'on ait observé sur le vaisseau de décès ou de cas nouveau. V. QUARANTAINE.

PÂTES ALIMENTAIRES. — Aliments fabriqués avec de la farine de blé additionnée de beurre, de lait et d'œufs : gnocchi, macaroni, nouilles, vermicelle, pâtes d'Italie.

Les pâtes constituent un aliment très nourrissant, soit comme complément d'un potage, soit préparées au beurre, fromage ou avec des tomates.

PÂTES MÉDICAMENTEUSES. — Plusieurs sortes de préparations pharmaceutiques existent sous ce nom.

Pâtes adoucissantes pour la toux. — On les absorbe à l'intérieur; elles sont de consistance assez grande pour ne pas coller aux doigts. Elles sont fabriquées en condensant par la cuisson du sucre, de la gomme, de l'eau additionnée d'un calmant : pâtes de guimauve, de jujube, de lichen, de réglisse.

Ces pâtes sont transparentes ou opaques : dans ce dernier cas, elles contiennent du blanc d'œuf.

Les pâtes pectorales de lichen et de réglisse renferment 1 cg d'extrait d'opium par 50 g : il ne faut donc pas en abuser.

Pâtes caustiques. — Elles sont faites avec une substance caustique à laquelle on ajoute de la farine et de l'eau : pâte arsenicale, pâte de Canquoin (v. ZINC : *Chlorure de zinc*), pâte caustique de Vienne. V. POTASSE.

Pâtes dépilatoires. — Ces pâtes sont employées pour supprimer les poils. V. DÉPILATOIRES.

Pâtes dermatologiques. — Préparations poreuses employées contre certaines maladies de la peau et constituées essentiellement par un mélange, à parties égales, de poudre et de corps gras. Ces pâtes constituent un pansement : 1° mince, rapidement applicable, formant un enduit sec; 2° adhérant et protecteur, empêchant les infections et permettant la respiration de la peau; 3° décongestionnant; 4° absorbant; 5° empêchant les démangeaisons et le grattage.

Les poudres les plus employées sont l'amidon, le carbonate de chaux (craie), la ceyssatite (terre d'infusoires), le kaolin, l'oxyde de zinc, le sous-nitrate de bismuth, le talc.

On ajoute à ces poudres une proportion de matière grasse (axonge, huile, lanoline ou vaseline, glycérolé d'amidon) égale ou inférieure à celle des poudres (*pâtes dures*), ou supérieures (*pâtes molles*).

A ces pâtes simples, on peut incorporer dans certains cas des médicaments : acide salicylique, résorcine, soufre, goudron, ichtyol (*pâtes médicamenteuses*).

Dans quelques formules, on ajoute de l'eau pour rendre la pâte plus rafraîchissante.

PATHÉTIQUE (Nerf). — Nerf crânien de la quatrième paire, destiné au muscle grand oblique de l'œil. Pour sa paralysie, v. PARALYSIE : *Paralysie des nerfs moteurs de l'œil.*

PATHOGÉNIE (du gr. *pathos*, maladie, et *genesis*, génération). — Partie de la médecine qui s'occupe de l'origine des maladies.

PATHOGNOMONIQUE (du gr. *pathos*, maladie, et *gnômôn*, indicateur). — Signe caractéristique d'une maladie.

PATHOLOGIE (du gr *pathos*, maladie, et *logos*, discours). — Science des maladies.

Etat pathologique — Etat anormal, morbide, du corps ou d'une fonction.

PATHOMIMIE (du gr. *pathos,* maladie, et *mimeomai,* je simule). — Etat morbide qui pousse certains malades à simuler une maladie, même au prix d'une automutilation.

PATIENCE (Rhubarbe sauvage). — Plante de la famille des Polygonacées. La racine de la patience commune ou grande patience (*Rumex patientia*) et de la patience crépue (*Rumex crispus*) contient du tanin et une combinaison phosphorique de fer.

Employée dans la chlorose et la chloro-anémie, chez les convalescents de la typhoïde et du paludisme, sous forme de poudre de racine, en cachets de 0g,50 à 0g,75 (2 à 4 par jour au moment des repas); employée aussi en décoction de racine, en extrait aqueux comme laxatif.

PATINAGE. — Le patinage est un bon exercice, qui met en jeu des muscles qui, dans la marche, la danse et même la bicyclette, travaillent à peine. Les pieds, les hanches, le buste et la tête ont à effectuer ou à subir des torsions beaucoup plus prononcées que dans tout autre exercice.

Le patin à glace se réduit à une plaque dans laquelle sont pratiqués quelques trous pour le passage des vis servant à le fixer à la semelle.

Conseils pour l'exercice. — Ne pas descendre seul sur la glace : il y a nécessité à être soutenu. Faire des petits pas en déplaçant alternativement le poids du corps de droite à gauche, le haut du corps penché en avant, les genoux ployés et la pointe des pieds légèrement tournée en dehors.

Ne se risquer seul que lorsqu'on sait bien *s'arrêter* et *marcher en arrière,* afin d'éviter les crevasses et les collisions avec les autres patineurs.

Les chutes sont rarement graves.

PÂTISSERIES. — Les pâtisseries, contenant du beurre, des œufs, du lait, de la farine et du sucre, additionnés de condiments parfumés (café, chocolat, vanille), ont une valeur nutritive élevée (100 g = 350 calories), mais elles sont indigestes, à l'exception des biscuits secs.

Les *entremets* confectionnés avec des œufs, des crèmes, du sucre, des féculents, sont très nourrissants et digestibles : les flans, les puddings à la semoule et au riz, les soufflés, les crèmes et les glaces constituent des aliments précieux pour les dyspeptiques, les convalescents, les brightiques, les uricémiques.

Empoisonnement par les pâtisseries. — Des intoxications peuvent se produire et même être mortelles à la suite d'absorption de gâteaux à la crème. Les salmonelloses trouvent en effet dans les crèmes et les gâteaux un milieu de culture favorable. Voir INTOXICATION.

PATTE-D'OIE. — Réunion, sur l'extrémité supérieure du tibia, des tendons des muscles couturier, demi-tendineux et droit interne.

PAU (Basses-Pyrénées). — Station d'hiver, à 209 m d'altitude.

ACTION. Tonique, régulatrice et sédative, Diminue le catarrhe pulmonaire, excite l'appétit, active la nutrition.

INDICATIONS. Névroses, hystérie, chorée, épilepsie, neurasthénie, surmenage, crises douloureuses du tabès, tuberculose (et principalement la tuberculose à forme éréthique), tuberculose congestive, bronchites chroniques ou aiguës, asthme nerveux, angine de poitrine, dyspepsies, convalescence.

CONTRE-INDICATIONS. Tuberculoses torpides ou trop avancées, asystolies, myocardites, rhumatisme chronique, goutte, lymphatisme.

PAUPIÈRES. — V. ŒIL (structure, maladies) : *Blépharite.*

PAVILLON. — V. OREILLE.

PAVIMENTEUX (Epithélium). — Epithélium constitué par des cellules aplaties, disposées comme des pavés en une seule ou plusieurs couches.

PAVOT. — Plante (*Papaver somniferum*) de la famille des Papavéracées (v. pl. en couleurs à PLANTES DANGEREUSES), dont il existe deux variétés : le *pavot blanc* (à pétales et à graines blanches) et le *pavot noir* (à pétales rouge violacé et à graines noires).

On emploie les semences de ce pavot pour la fabrication de l'huile d'œillette ou *huile blanche,* qui est alimentaire, sans odeur et de goût agréable.

Le pavot à opium est surtout cultivé en Asie et dans la haute Egypte. On le fume dans les pays orientaux pour provoquer une ivresse et un sommeil délirants. V. OPIUM.

Les *têtes* ou *capsules sèches* de pavot blanc, qui contiennent de l'opium, sont employées comme sédatif, calmant et narcotique léger, à l'*intérieur,* en infusion, 10 g (sans les graines) par litre sous forme de tisane ou de lavement (1 tête par 500 g d'eau bouillante), à l'*extérieur,* en décoction (1 tête par 500 g d'eau), sous forme de lotions.

Les feuilles de pavot sont narcotiques; elles entrent dans la composition du baume tranquille.

INTOXICATION. Le pavot de nos pays, contenant de l'opium, est toxique, tout comme le pavot asiatique.

Le simple mâchonnement machinal des tiges et des feuilles peut donner lieu à une intoxication. V. OPIUM.

P.C.B. (abrév. de Certificat de physique, chimie, biologie). — Année préparatoire aux études médicales, se terminant par un examen. Le P.C.B., qui relève de la faculté des sciences, fait l'objet de transformations de programme très fréquentes.

PEARSON (Liqueur de). — Liqueur contenant de l'arséniate de soude. V. ARSENIC.

PEAU (lat. *pellis*). — Membrane qui recouvre le corps de l'homme et de beaucoup d'animaux.

I. PEAU (structure, fonctions et préservation). — Epiderme et derme. — La peau (*fig.* 1435 et 1436), dont la surface totale dépasse $1^{m^2},60$, est un organe complexe. Sa partie superficielle, l'*épiderme,* est constituée par des couches superposées de cellules dont les plus profondes sont molles et les plus superficielles cornées; ces dernières se séparent de la couche profonde, sous l'action d'une brûlure par exemple, pour former les *bulles* ou *cloques,* et sont très épaisses à la peau des mains et des pieds. A l'état normal, ces cellules cornées se détachent d'une façon insensible en une poudre très fine.

Dans les maladies rouges, les cellules cornées se détachent en fragments plus visibles, notamment dans la scarlatine.

La partie profonde de la peau, le *derme,* contient un grand nombre de fibres élastiques : d'où l'élasticité de l'organe. Au point de réunion avec l'épiderme, le derme contient une série de saillies, les *papilles* (*fig.* 1435), qui contiennent les anses capillaires, les vaisseaux artériels et veineux, et les terminaisons de nombreux nerfs sensitifs.

Les cellules profondes du derme produisent une graisse, liquide à la température du corps, qui constitue une couche protectrice contre le froid.

Les *glandes sudoripares* (*fig.* 1435) sont des tubes qui traversent l'épiderme et s'enfoncent dans le derme; d'abord légèrement tortillées, puis droites, elles s'enroulent sur elles-mêmes (glomérules) à leur extrémité inférieure, qui se termine en cul-de-sac.

Le nombre des glandes sudoripares est d'environ 3 millions pour l'étendue de la peau, qui présente en moyenne 200 de leurs orifices par cm^2; ces orifices sont particulièrement rapprochés à la paume de la main, à la plante des pieds.

Le liquide sécrété est la *sueur* : elle contient 995 parties d'eau, un peu de chlorure de sodium (sel marin), des traces d'urée et une substance alcaline au sortir de la glande, qui devient acide au contact de l'air et des matières grasses sécrétées par les glandes sébacées, ce qui peut la rendre irritante pour la peau.

La quantité excrétée par 24 heures est évaluée à $1^l,25$, soit 40 à 50 g par heure.

Respiration par la peau. — Il convient de signaler que la respiration, c'est-à-dire l'absorption d'oxygène et l'expulsion de gaz carbonique, s'effectue aussi par la *peau.* C'est ainsi qu'un oiseau enfermé, sauf la tête, dans une boîte remplie de gaz toxique (oxyde de carbone, hydrogène sulfuré), meurt assez rapidement, bien qu'il puisse respirer par le bec et les narines.

Si, d'autre part, on applique sur la peau un verre de montre imbibé d'eau transparente de baryte, on voit bientôt se former, sous l'action du gaz carbonique exhalé, des précipités de couleur blanchâtre de carbonate de baryum.

Rôle de la sueur. — A l'état normal, la transpiration est *insensible,* parce que la sueur, en arrivant au niveau de la couche cornée de l'épiderme, est absorbée en grande partie dans les interstices de cet épiderme. Elle est la *régulatrice de la température* du corps. La transpiration ne peut s'effectuer régulièrement que si l'air n'est pas *saturé* d'humidité, ce qui est souvent le cas dans les pays chauds.

L'excrétion de la sueur est réduite au minimum lorsqu'il fait froid, afin de ne pas diminuer la chaleur naturelle du corps. Il est très dangereux, lorsqu'on sue abondamment, de rester dans un courant d'air, parce que l'évaporation est alors si rapide qu'un refroidissement intense peut être la conséquence de cette imprudence.

Rôle des poils. — Les *poils* sont des annexes de l'épiderme, lequel, pour les

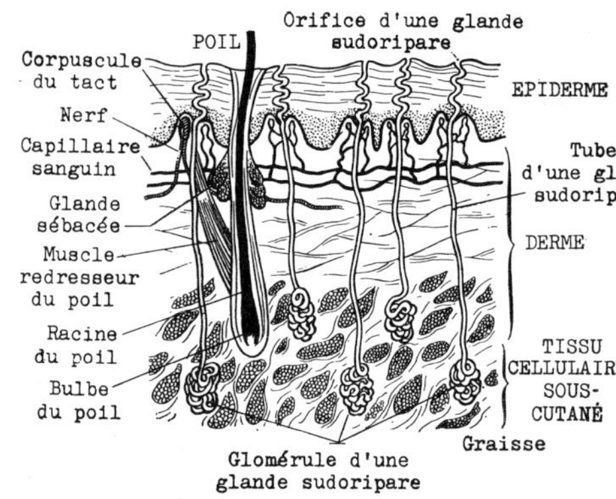

Coupe générale de la peau.

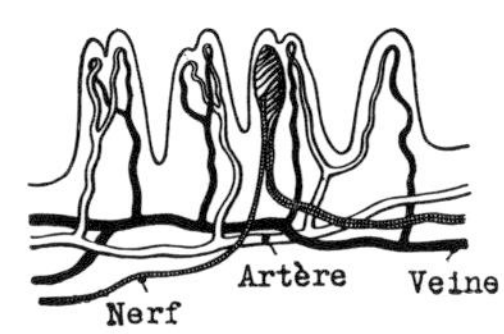

Papilles du derme avec les anses capillaires et les terminaisons nerveuses.

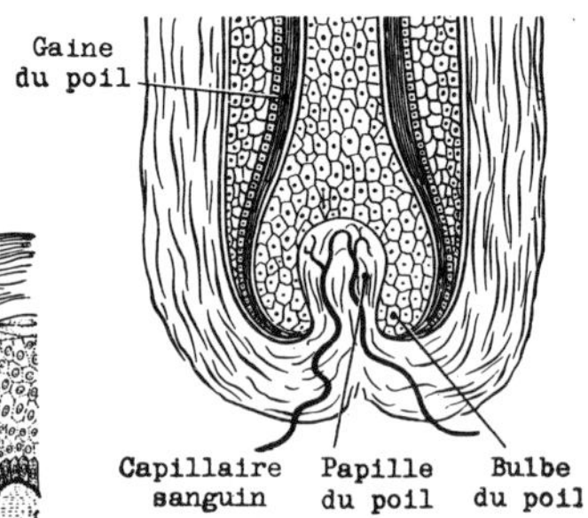

Bulbe pileux.

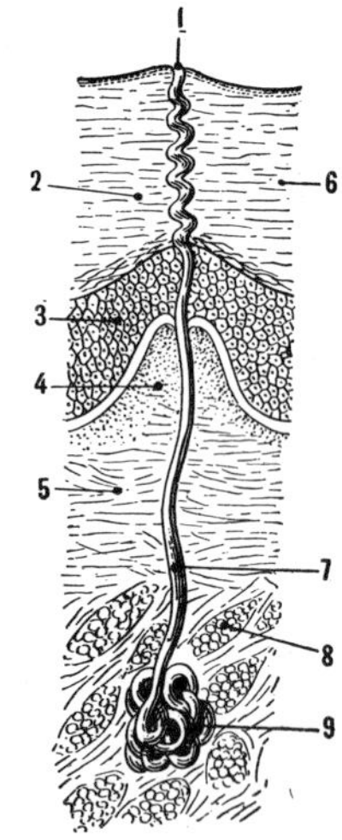

Glande sudoripare.

1. Orifice du canal excréteur; 2. Couche cornée de l'épiderme; 3. Couche de Malpighi; 4. Papille du derme avec membrane basale; 5. Derme; 6, 7. Canal excréteur; 8. Cellule adipeuse du tissu sous-cutané; 9. Glomérule sudoripare.

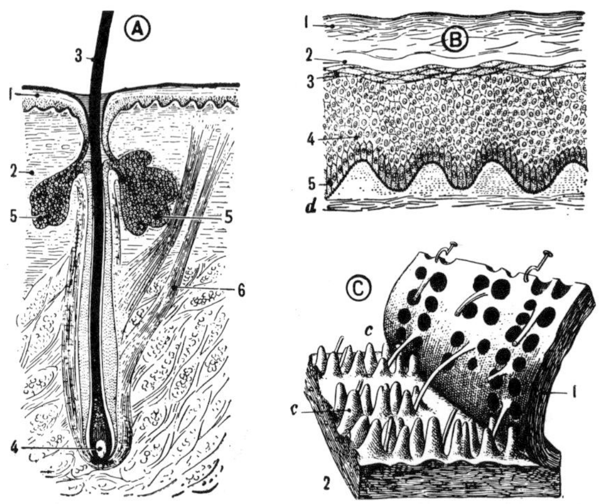

Coupe de la peau (détails).

A. *Coupe de la peau avec poil :* 1. Epiderme; 2. Derme; 3. Poil; 4. Bulbe pileux; 5. Glandes sébacées; 6. Muscle du poil. — B. *Epiderme :* 1. Couche cornée; 2. Couche transparente; 3. Couche granuleuse; 4. Couche de Malpighi; 5. Couche génératrice; *d.* Derme. — C. *c. Papilles dermiques :* 1. Epiderme; 2. Derme.

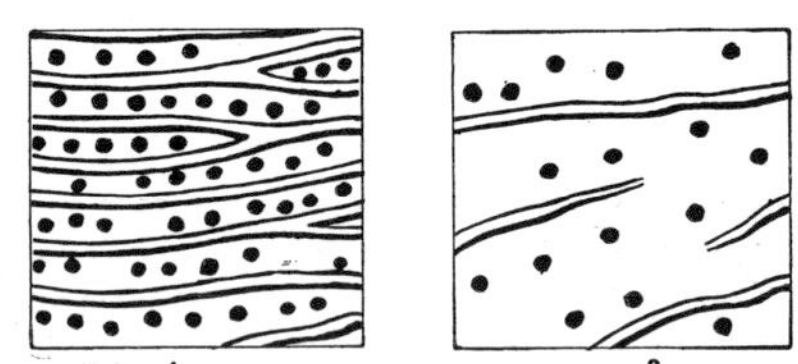

Orifices des glandes sudoripares sur deux parties de la peau vus à fort grossissement.

1. Sur la généralité du corps; 2. Sur la paume de la main ou sur la plante du pied.

FIG. 1435. — Structure de la peau.

constituer, pousse au-dessous de lui, dans le derme, des bourgeons, les *bulbes pileux* (*fig.* 1435), qui se terminent par une dépression emboîtant une saillie du derme, la *papille du poil,* laquelle renferme des capillaires sanguins. A l'intérieur du bulbe pileux monte une tige cornée, le *poil,* capable de se développer peu (duvet) ou notablement (cheveux, barbe) et qui fait défaut seulement à la plante des pieds et à la paume des mains.

Le rôle des poils est d'emprisonner l'air, qui forme une couche isolante mauvaise conductrice de la chaleur. Aux poils sont annexés (*fig.* 1435) : 1° des *muscles horripilateurs,* qui les font dresser (chair de poule), sous une influence physique (froid) ou psychique (peur); 2° des *glandes sébacées,* qui sécrètent des gouttelettes graisseuses destinées à lubrifier le poil et à former un vernis protecteur sur l'épiderme.

Excrétion, desquamation et poussières. — Les crasses qui salissent le linge du corps sont formées par l'agglomération, par la sueur et la sécrétion des glandes sébacées, de la

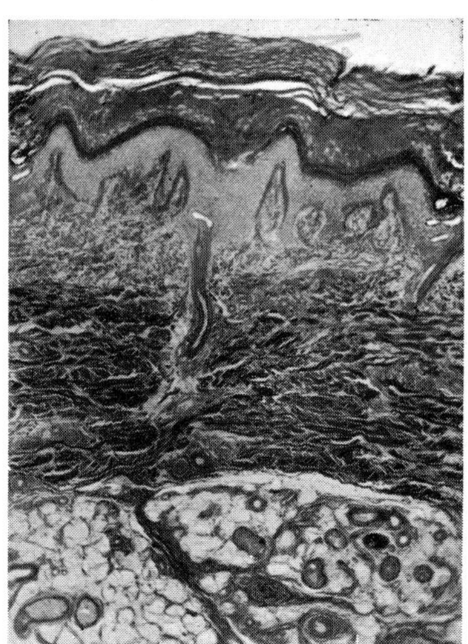

FIG. 1436. — Coupe de la peau du doigt de l'homme.
(*Microphot. J. M. Baufle et G. Bresse.*)

desquamation épidermique et des poussières de l'air; elles gênent notablement les fonctions de la peau et peuvent l'irriter par leur séjour, car elles contiennent un nombre considérable de microbes nuisibles qui jouent un rôle important dans la genèse des maladies de peau, et qui compliquent les moindres écorchures et les transforment en petits abcès.

Fonctions de la peau. — En dehors de ses fonctions de protectrice des organes placés au-dessous et de régulateur de la température du corps, la peau a un rôle important de *dépuration* par l'élimination qui se fait à sa surface du gaz acide carbonique et des autres déchets de la désassimilation éliminés dans la sueur (urée, sels minéraux).

Elle joue aussi un rôle complémentaire des reins et de la respiration (on évalue son action à 1/7 de la respiration totale). La *perspiration* cutanée est si importante que les animaux succombent très rapidement lorsqu'on recouvre leur corps d'un enduit imperméable et que dans les brûlures, même très superficielles, la

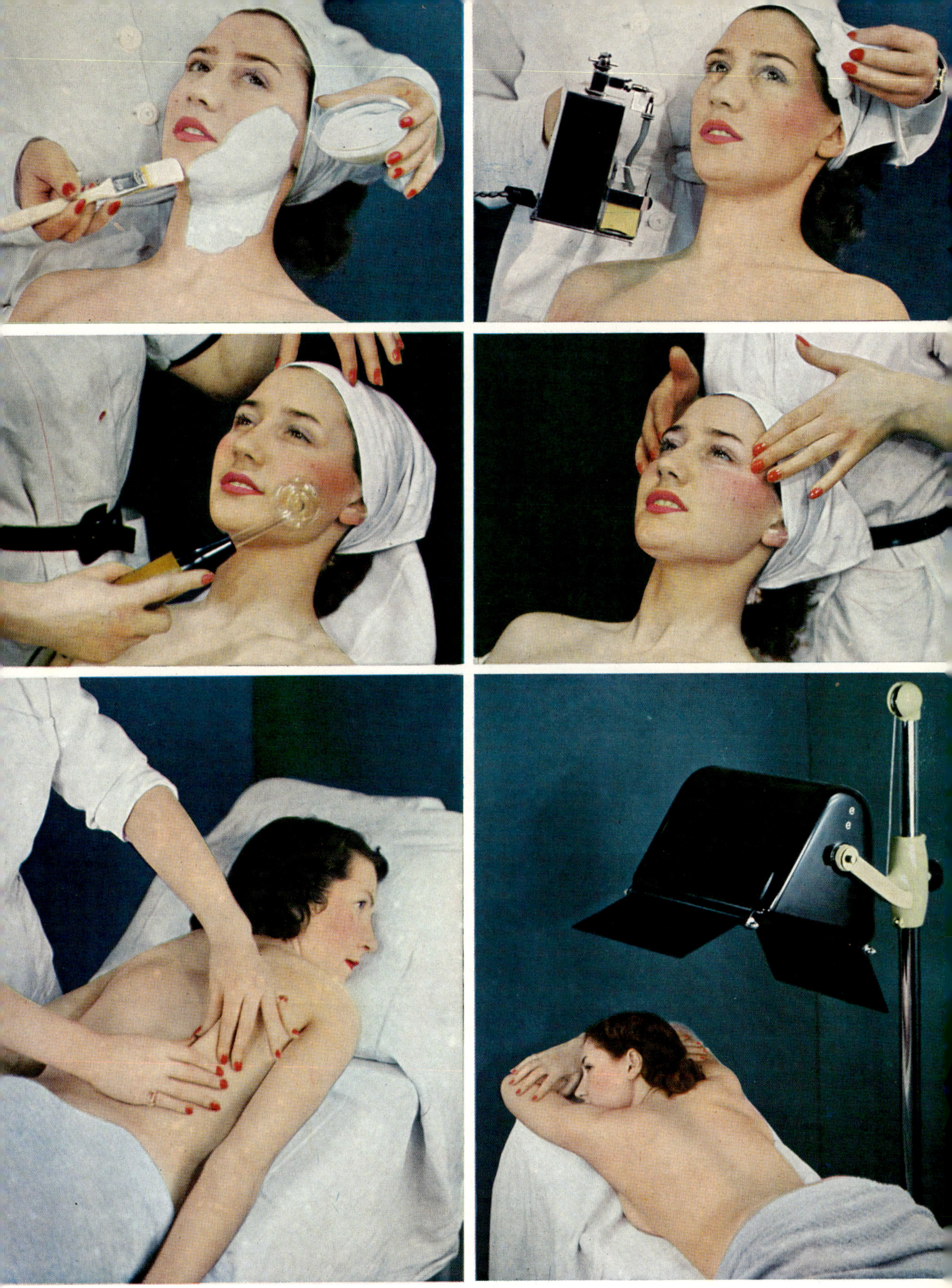

SOINS DE LA PEAU. — *De gauche à droite et de haut en bas :* **Masque tonifiant; Pulvérisation; Courant de haute fréquence; Massage contre les rides; Massage contre la cellulite; Rayons ultraviolets.** (*Doc. Sté L'électroradiologie.*)

(Cl. Ecole d'Assas, Centre de massothérapie, Phot. Larousse.)

mort peut se produire lorsque un tiers de la peau est intéressé.

Enfin, pouvant être considérée comme une immense terminaison

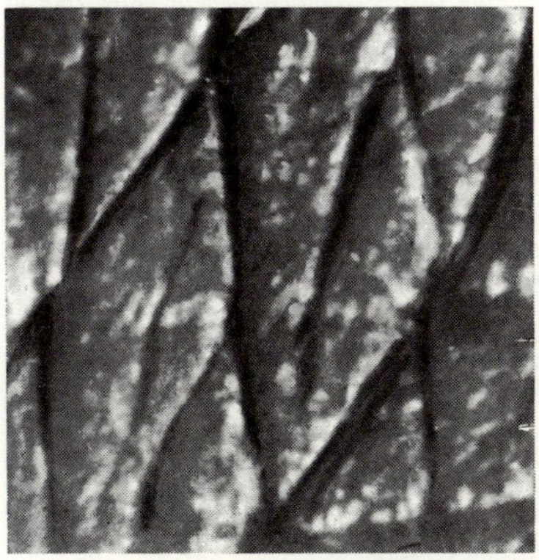

FIG. 1437. — Peau de la main vue au microscope. (*Phot. Larousse.*)

nerveuse étalée, la peau est par excellence un organe de *sensibilité* et de *réflectivité.*

Hygiène de la peau. — La propreté est un des éléments les plus importants de la prophylaxie des dermatoses; celles-ci sont engendrées, entretenues et aggravées par la saleté.

Il faut donc laver soigneusement, deux fois au moins par jour, toutes

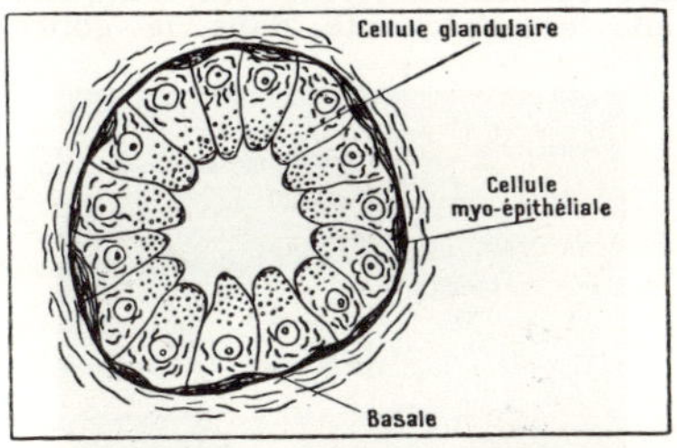

FIG. 1438. — Glande sudoripare. (Coupe du segment excréteur.)

les régions découvertes (visage, cou, mains) et celles au niveau desquelles il se fait d'actives sécrétions (pieds, parties génitales, aisselles).

Certaines peaux supportent peu les savons : elles se gercent et sont atteintes d'eczémas quand on les savonne d'une manière habituelle. On remédiera à cet inconvénient en les enduisant de cold-cream frais sans odeur ou de glycérolés d'amidon, ou de glycérine neutre pure.

Les personnes dont la peau est grasse, séborrhéique, peuvent employer des savons plus chargés en alcalis, de l'eau alcalinisée avec du borate ou du bicarbonate de soude, des lotions alcoolisées (eau de Cologne).

Aux peaux sèches conviennent les nettoyages avec des corps gras (cold-cream frais).

Il est bon de prendre un ou deux bains par semaine (bain tiède et savonneux à 32°, 34° durant 20 à 30 minutes). Certaines peaux irritables réclament des bains d'eau de pluie ou d'eau bouillie, des bains d'amidon, de glycérine, chez les sujets à peau sèche; des bains de Pennès ou des bains alcalins chez les sujets à peaux grasses ou séborrhéiques.

II. PEAU (maladies). — Les maladies de la peau, ou dermatoses, forment un ensemble des plus complexes dont l'étude ne peut être abordée qu'à la faveur de classifications précises. Ces classifications sont de deux ordres.

Les unes se proposent de ranger les lésions cutanées en créant des groupes justifiés par les ressemblances ou les dissemblances morphologiques. C'est ainsi que l'on distingue des dermatoses érythémateuses, érythémato-squameuses (pityriasis rosé, psoriasis), papuleuses (lichen), vésiculeuses (eczéma), bulleuses (pemphigus), pustuleuses (pyodermites, impétigo), ulcéreuses (ecthyma). Dans chacune d'elles, on différencie les caractères de telle variété d'érythème, de papule, etc., suivant la teinte, la consistance des lésions; dans ces classifications, on distingue celles qui atteignent l'épiderme, le derme ou l'hypoderme, celles qui se localisent sur les annexes de la peau, les glandes sébacées, les poils, les glandes sudoripares. On arrive ainsi à préciser les caractères de ce que l'on appelle la *lésion élémentaire* qui définit une dermatose.

A côté de ce premier type de classification, la science dermatologique en possède un deuxième, reposant sur des notions étiologiques précises. C'est ainsi que l'on distingue des *dermatoses artificielles,* dues à une cause externe (brûlures, éruptions solaires, radiodermites, etc.) ou interne (éruptions d'origine médicamenteuse, alimentaire); des *dermatoses parasitaires,* causées par des insectes (poux, puces), des acariens (gale), des vers et des larves (filaire, douve), des champignons (teignes, favus, actinomycose, sporotrichose); des *dermatoses causées par des agents microbiens,* soit des pyocoques vulgaires (impétigo), soit des bacilles spécifiques (tuberculose, lèpre, morve, charbon, diphtérie cutanée, chancre mou); des *dermatoses dues à des protozoaires* (syphilis, pian, leishmanioses, etc.).

Hygiène des dermatoses. — Pour éviter les dermatoses, il faut que tous les organes fonctionnent bien, que le système nerveux soit en équilibre parfait, que l'alimentation soit de bonne qualité et concorde avec les dépenses.

Le régime alimentaire a une grande importance : les principales affections cutanées (eczéma, acné) sont directement influencées par les troubles de l'appareil digestif et par ceux de la nutrition.

Certains aliments (poissons à chair grasse, crustacés, viandes faisandées, charcuterie, fromages forts, fruits acides, fraises, groseilles, truffes, choux, pâtisseries, œufs pas frais) peuvent provoquer, quelques minutes à 48 heures après leur absorption, une éruption d'érythème, d'urticaire, d'acné, etc. Il en est de même de certaines boissons (vins frelatés, liqueurs, café, thé).

Les susceptibilités individuelles sont d'ailleurs des plus curieuses, et tel individu pourra sans inconvénient consommer du homard ou des moules et sera pris d'urticaire en mangeant du veau.

La mauvaise digestion des aliments, une mastication rapide et incomplète, sont également une cause provocatrice des dermatoses. L'acné rosacée (couperose), qui s'exaspère souvent après le repas, reconnaît fréquemment cette étiologie : le bol alimentaire grossier, par trituration incomplète, irrite l'estomac, produit graduellement l'excitation et le surfonctionnement des vaisseaux et des glandes cutanées de la face par l'intermédiaire du système nerveux.

III. PEAU (troubles de la pigmentation). — Ces troubles peuvent être dus soit à une diminution, soit à une exagération de la pigmentation.

La diminution peut être plus ou moins complète, réalisant la *leucodermie* ou *achromie.*

On distingue : 1° une *achromie congénitale,* qui porte le nom d'albinisme et qui peut être généralisée (négresse blanche) ou partielle (négresse pie) [*fig.* 1439]; 2° une *achromie acquise.* Cette dernière se voit

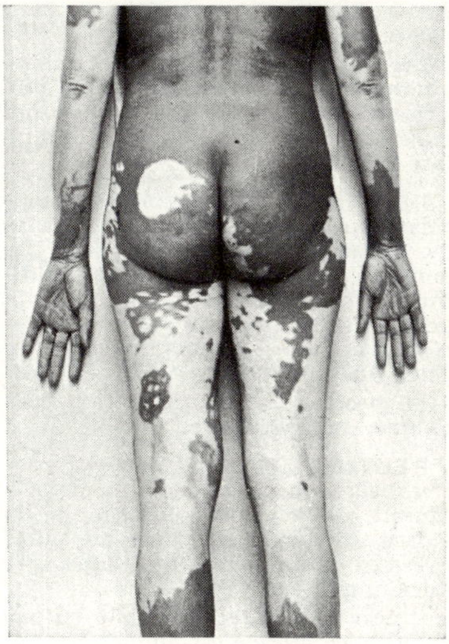

FIG. 1439. — Négresse pie. (*Archives hôpital Saint-Louis.*)

sous deux types : *a*) l'*achromie vraie,* caractérisée par une décoloration simple sans hyperchromie à la périphérie; *b*) le *vitiligo,* qui est une association d'achromie et d'hyperchromie.

L'exagération de la pigmentation ou *hyperchromie,* ou encore *mélanodermie,* peut être partielle ou généralisée, congénitale ou acquise.

Congénitale, l'hyperchromie est constituée par les *naevi pigmentaires* (v. ce mot) et la *nigritie,* affection dans laquelle on trouve des plaques noires isolées sur la surface du corps.

Acquises, les hyperchromies répondent à des causes multiples.

Causes internes : le type en est la maladie d'Addison (v. SURRÉNALES [Capsules]).

Causes parasitaires : mélanodermie des vagabonds.

Causes médicamenteuses : mélanodermie à la suite de l'emploi prolongé de l'arsenic.

Enfin, le *lentigo* et le *chloasma* (voir ces mots) sont des hyperchromies acquises.

IV. PEAU (**tuberculose**). — V. à TUBERCULOSE et LUPUS.

PEAUCIER. — Muscle inséré d'un côté à la peau : tel est le cas de nombreux *muscles de la face* (v. à FACE et pl. en couleurs à MUSCLES). Chacun d'eux a un nom particulier.

Le *peaucier du cou* est un muscle large, charnu, très mince, situé à la partie antéro-latérale du cou, s'insérant en bas à l'aponévrose recouvrant le grand pectoral, le deltoïde, et en haut au bord du maxillaire inférieur; un faisceau se perd dans la commissure des lèvres. Sa contraction tend et soulève la peau du cou.

PÊCHER. — Arbre (*Amygdalus persica*) de la famille des Rosacées. Le fruit, ou pêche, est sucré et parfumé; mais il ne faut pas en abuser, car il peut déterminer des troubles digestifs.

Les fleurs et les feuilles du pêcher exercent, comme la rose pâle, une action laxative doublée d'effets sédatifs. Employées en infusion : 30 g par demi-litre d'eau ou de lait.

Les ouvriers qui cueillent et manipulent les pêches peuvent avoir une irritation de la peau due à certaines moisissures qui se trouvent à la surface des fruits.

PECTINE. — Substance gommo-gélatineuse existant dans les racines de betterave, de carottes, dans les pommes, poires, groseilles; sous l'influence d'un ferment, la *pectase*, la pectine se transforme en *acide pectique*, ce qui entraîne la prise en gelée du liquide.

La pectine exerce une action coagulante hémostatique.

PECTINÉ (Muscle) [du lat. *pecten*, peigne, à cause de sa forme]. — Muscle de la partie interne de la cuisse, s'insérant en haut au pubis et à l'os coxal, en bas à la ligne âpre du fémur.

Innervé par le nerf musculo-cutané externe, ce muscle est adducteur, fléchisseur et rotateur externe de la cuisse.

PECTORAL. — Muscle grand pectoral. — Muscle volumineux, triangulaire, qui s'insère au bord antérieur de la clavicule, à la face antérieure du sternum et des cartilages des six premières côtes et, d'autre part, au bord antérieur de la gouttière du biceps.

Innervé par le plexus brachial, ce muscle tourne le bras en avant et en dedans; en outre, son faisceau supérieur élève l'épaule, tandis que son faisceau inférieur l'abaisse. Le bras étant fixé, il élève le tronc, permettant l'action de grimper.

Muscle petit pectoral. — Muscle triangulaire, petit, placé au-dessous du précédent; il s'insère à l'apophyse coracoïde de l'omoplate et, d'autre part, aux troisième, quatrième et cinquième côtes. Innervé par une branche du plexus brachial, il abaisse l'épaule et joue le rôle d'inspirateur en élevant les côtes. V. pl. en couleurs à MUSCLES.

PECTORALES (Fleurs). — Les *fleurs pectorales* (v. pl. en couleurs à CALMANTES [Plantes]) sont les fleurs de mauve, de bouillon-blanc, de pied-de-chat, de tussilage ou pas-d'âne, de violette, de guimauve, les pétales de coquelicot, qu'on emploie à parties égales en infusion à la dose de 10 g par litre comme adoucissant dans les bronchites.

Les *espèces pectorales* sont les feuilles sèches de capillaire, de véronique, d'hysope et de lierre terrestre. Même mode d'emploi que pour les fleurs.

PECTORAUX (Fruits). — Les *quatre fruits pectoraux*, dattes, raisins secs, jujubes, figues, sont employés en décoction, à la dose de 50 g par litre, comme adoucissant dans les maladies de poitrine.

PECTORILOQUIE (du lat. *pectus*, poitrine, et *loqui* parler). — Nom donné par Laënnec à la résonance que présentent la voix et la toux à l'auscultation de la poitrine lorsqu'il existe des cavités dans le poumon, dues à des cavernes tuberculeuses ou à la gangrène.

Pectoriloquie aphone. — Perception très distincte, à l'auscultation de la poitrine, d'un chuchotement du malade comptant à voix basse. Ce signe est caractéristique d'un épanchement dans la *plèvre* (v. ce mot à RESPIRATOIRES [Organes]).

PÉDÉRASTIE (du gr. *pais, paidos*, garçon, et *erastês*, amoureux). — Inversion de l'instinct sexuel de l'homme, qui recherche l'assouvissement de cet instinct avec un autre homme.

PÉDIATRIE (du gr. *paîs, paidos*, garçon, et *iatreia*, médecine). — Médecine des enfants.

PÉDICULOÏDES. — Acarien vivant dans les céréales et la farine et pouvant déterminer des éruptions cutanées. V. GALE : *Gale du blé*.

PÉDICULOSE. — V. POUX.

PÉDICURE. — Personne faisant la profession de soigner les pieds et particulièrement les *cors* (v. ce mot).

PÉDIEUX. — Relatif au pied.

Artère pédieuse. — Suite de la tibiale antérieure, qui prend ce nom au niveau de la partie moyenne de l'espace qui existe entre les malléoles, pour se terminer à la partie postérieure du premier espace intermétatarsien, où elle pénètre pour aller s'unir avec la partie terminale de l'artère plantaire externe. Appuyée sur le squelette, elle se trouve en dehors de la gaine de l'extenseur du gros orteil, en dedans du muscle pédieux. V. à PIED.

Muscle pédieux (v. à PIED et pl. en couleurs, à MUSCLES). — Petit muscle du dos du pied s'insérant d'un côté à la face antérieure du calcanéum et, de l'autre, par quatre divisions qui s'insèrent à la 1re phalange du gros orteil et sur les tendons du 2e, 3e, 4e orteil du long extenseur commun.

Innervé par une branche du tibial antérieur, le pédieux est un extenseur des 4 premiers orteils.

PÉDILUVE. — Bain de pieds, chaud, tiède ou froid.

USAGES. 1° *Chaud*. Le bain de pieds chaud, et même très chaud, est employé comme révulsif pour attirer le sang vers la région inférieure du corps (retard dans les règles) ou pour le détourner d'une autre région où il afflue en trop grande abondance (congestion cérébrale, rhume de cerveau ou de poitrine). Le bain de pieds très chaud est utilisé aussi au début des entorses, afin d'amener la résorption du liquide épanché; la durée ne doit pas dépasser 15 minutes.

2° *Tiède*. Le bain de pieds tiède repose après une grande marche.

Bain de pieds sinapisé. — N'employer que de l'eau tiède (37°), car le principe actif de la moutarde s'évapore sous l'action de la grande chaleur.

PÉDONCULES CÉRÉBRAUX (du lat. *pes, pedis*, pied). — Cordons blancs arrondis et prolongeant la moelle allongée dans l'épaisseur des hémisphères du cerveau.

PELADE (Alopécie en aires). — Taches ou plaques glabres, arrondies ou ovalaires, de dimensions et de nombre variables, occupant le cuir chevelu et la barbe.

CAUSES. La pelade se voit surtout chez les jeunes sujets (entre 6 et 12 ans). Plus fréquente chez l'homme; souvent héréditaire et familiale.

La contagiosité de la pelade n'est plus admise. Les règlements scolaires n'interdisent plus l'entrée des écoles aux enfants atteints de pelade.

La pelade paraît en relation avec des troubles endocrino-sympathiques; elle est fréquente dans le goitre

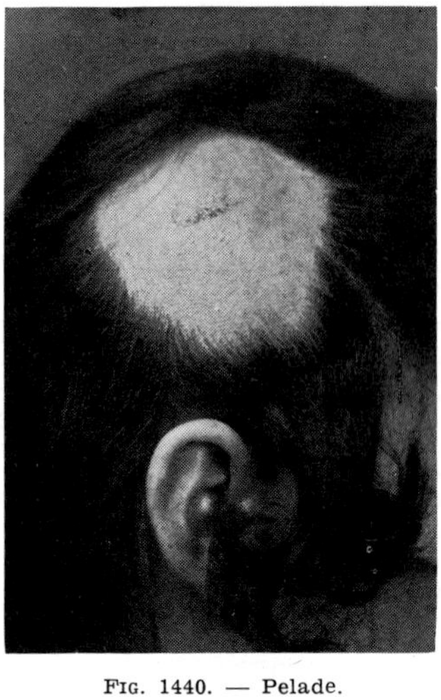

FIG. 1440. — Pelade.

exophtalmique, le myxœdème. Les pelades de la ménopause, de la grossesse, chez la femme, semblent relever de troubles analogues. De nombreux cas de pelade surviennent chez des *déprimés*, après un surmenage intense chez les sujets atteints de déséquilibre vaso-sympathique. Les *lésions dentaires*, l'*hérédo-syphilis*, ont été incriminés comme facteur étiologique.

SIGNES. La pelade est constituée par des taches alopéciques, arrondies, variables dans leur dimension, uniques ou multiples, siégeant surtout au cuir chevelu. La peau, au niveau des plaques, est unie, lisse, non cicatricielle, sans desquamation et complètement dépourvue de poils à la partie centrale. Les plaques s'étendent surtout par leur périphérie, et c'est en bordure que l'on rencontre les poils avec les altérations caractéristiques. Le poil peladique (*fig.* 308) est cassé à quelques millimètres de la peau; l'extrémité libre est franchement sectionnée. A mesure que l'on se rapproche de l'insertion, le poil se rétrécit, se décolore, se réduisant à un simple filament. Il a une forme massuée, en point d'exclamation. La présence du poil peladique indique que l'affection est encore en voie d'extension. Quand la maladie est arrêtée, on trouve sur les plaques des poils minces, des follets, indiquant la repousse. Souvent, les nouveaux poils poussent décolorés et les anciennes plaques sont marquées par des touffes blanches, surtout chez le sujet ayant dépassé la quarantaine.

Parfois, il n'existe qu'une seule plaque dans le cuir chevelu; parfois, au contraire, on trouve plusieurs plaques de petites dimensions. Il existe une forme à grande plaque s'étendant en couronne, qui serpente de la nuque au front : c'est l'*ophiasis de Celse,* spéciale à l'enfance et particulièrement rebelle au traitement (*fig.* 309).

La variété la plus grave est la *pelade décalvante,* dans laquelle l'alopécie se généralise à la totalité du cuir chevelu, de la face et du corps. La peau est lâche, facilement plissable (hypotonie), et les ongles sont altérés, friables, cassants, piquetés, striés en moelle de jonc.

La barbe peut être le siège de la pelade. Les plaques y sont en général difficiles à guérir. Les sourcils et les cils ne sont atteints qu'avec lésion concomitante du cuir chevelu. Quel que soit le siège de la pelade, cette affection ne s'accompagne d'aucun prurit, d'aucun signe fonctionnel.

Evolution. Variable : les cas légers guérissent en 2 ou 6 mois, mais les rechutes sont très fréquentes. Il y a des pelades incessantes. La pelade décalvante dure parfois 5 à 10 ans.

Traitement. I. *Général.* — Toniques (phosphate, arsenic). **Eviter le surmenage.** Vie au grand air.

Traitement antisyphilitique chez les peladiques hérédo-syphilitiques. Combattre les troubles endocriniens (génitaux, thyroïdiens).

II. *Local.* — Il est toujours bon de couper aussi ras que possible les cheveux chez un peladique.

Faire des massages, des brossages biquotidiens du cuir chevelu, afin d'irriter les papilles pilaires. Frictions avec des lotions acétiques, ammoniacales, chloroformées, alcooliques, iodées.

Agents physiques : faradisation, haute fréquence, rayons ultraviolets.

Injections intradermiques dans la plaque de substances vaso-dilatatrices (histamine, acécoline) ou d'hormones (folliculine, lobe antérieur de l'hypophyse) : résultats variables, souvent favorables.

Pseudo-pelade (de Brocq). — Taches glabres, petites et oblongues, dispersées sur le cuir chevelu, aboutissant à une atrophie cicatricielle de la peau (*fig.* 1441). Les petites taches peuvent se fusionner pour former une plaque plus grande, à bords festonnés.

Paraît plus fréquente chez la femme que chez l'homme; peut commencer dès l'enfance.

Evolue ordinairement sans arrêt; mais parfois rémissions et reprises.

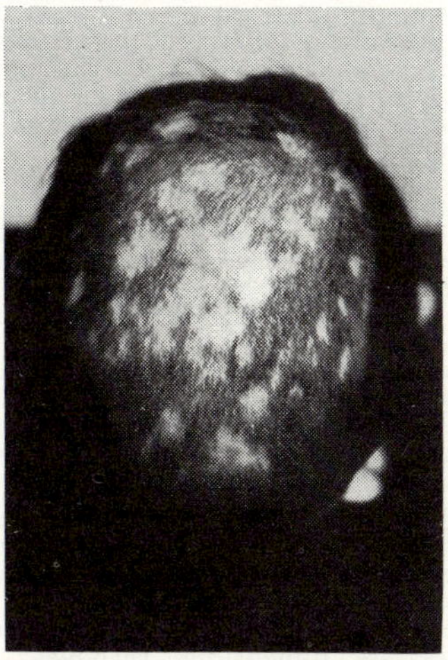

Fig. 1441. — Pseudo-pelade de Brocq.

Nature inconnue : paraît spécifique; peut-être affection microbienne.

Traitement. Soufre sous ses différentes formes (pommades, lotions). Mais l'alopécie, une fois formée, est définitive.

PÉLARGONIUM. — Plante de la famille des Géraniacées, cultivée comme ornement, et dont le contact peut déterminer des lésions cutanées (érythème, prurit).

PÉLIOSE (du gr. *pelios,* livide). — Eruption purpurique.

PELLAGRE (du lat. *pelles,* peau, et *agra,* malade). — Maladie par *carence, avitominose,* due à la déficience alimentaire en vitamine PP (amide de l'acide nicotinique). Cette affection chronique est endémique dans certains pays (Italie, Roumanie, Espagne, Portugal, Hongrie), où les paysans se nourrissent presque exclusivement de maïs.

Signes. Début printanier, par un érythème qui apparaît sur les régions découvertes, en particulier à la face dorsale des mains (*fig.* 1442), la figure, le cou. La peau prend un aspect rouge sombre, se gonfle; sensation de chaleur et brûlure.

L'érythème peut envahir l'avant-bras jusqu'au coude. Au bout d'une quinzaine de jours, il se fait une fine desquamation et le tégument brunit.

Il existe en outre un affaiblissement très marqué, des troubles digestifs : anorexie, diarrhée fétide, amaigrissement, frissons et fièvre. On peut noter des troubles nerveux et mentaux graves : paralysie, convulsions, mélancolie, délire avec tendance au suicide. Beaucoup de pellagreux viennent échouer dans les asiles d'aliénés. Dans certains foyers, la mortalité est considérable.

Traitement. Alimentation en albuminoïdes, graisse, sucre, viande et lait; remplacer le maïs par le blé.

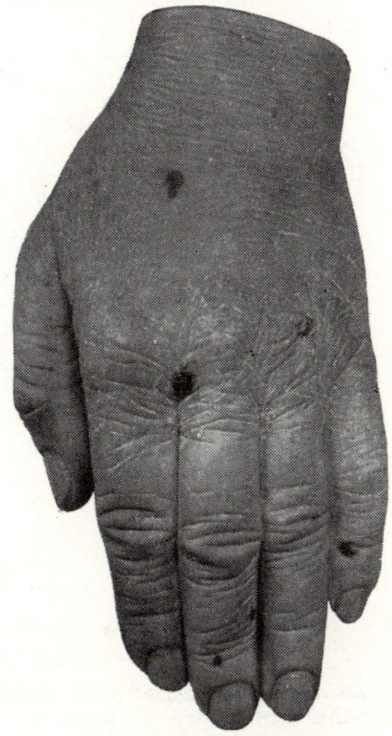

Fig. 1442. — Erythème pellagreux.
(*Musée de l'hôpital Saint-Louis.*)

Phosphore, arsenic. Hyposulfite de soude. Calcium.

Levure de bière, vitamine PP (acide nicotinique) contre les troubles cutanés et digestifs; vitamine B_1 contre les troubles névritiques.

PELLET. — Préparation de certaines substances destinées à être incluses sous la peau en vue d'une absorption lente et permanente dans l'organisme. Les pellets sont de petits comprimés que le chirurgien introduit, par une incision de quelques millimètres, dans le derme abdominal, le plus souvent après les interventions du type hystérectomie. Cette méthode très simple, et qui relève de la petite chirurgie courante, permet, par une seule intervention, d'éviter des injections répétées de produits de synthèse. Elle a également pour but de compenser la déficience hormonale survenant à la suite de l'ablation des ovaires. V. implantation : *Hormones.*

PELLETIÉRINE. — V. grenadier.

PELLICULES. — V. cheveux et pityriasis.

PELOTE BASQUE. — Excellent exercice physique qui développe au plus haut point la vitesse, la détente, la précision et l'élégance des gestes.

Ce sport, très recommandable, peut être pratiqué très longtemps, et c'est en pelote basque que l'on compte les champions les plus âgés (parfois plus de 50 ans).

PELVICELLULITE. — Inflammation du tissu cellulaire du bassin.

PELVIEN. — Qui appartient au bassin (*pelvis* en latin).

PELVIMÈTRE. — Instrument destiné à mesurer le diamètre du bassin de la femme pour s'assurer de la possibilité de l'accouchement.

Avec l'un (*fig.* 1443), on mesure extérieurement le bassin; avec le second (*fig.* 1444), le médecin pénètre

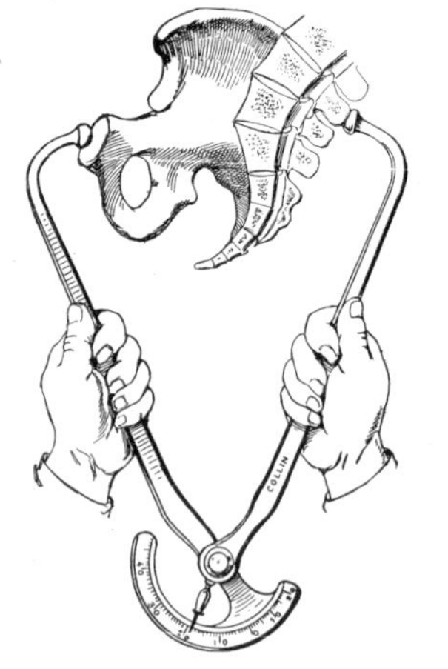

FIG. 1443. — Pelvimètre à compas.

dans les voies maternelles et mesure le détroit supérieur. V. à BASSIN.

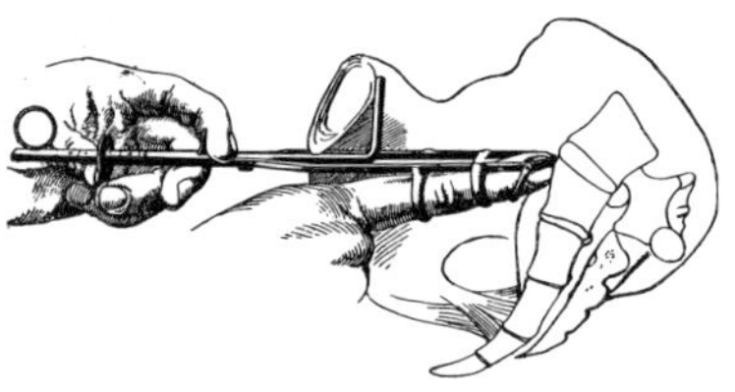

FIG. 1444. — Pelvimètre promoto-pubien.

PELVIPÉRITONITE. — Péritonite du bassin. V. PÉRITONITE.

PELVI-RECTAL (Espace). — Espace existant entre le rectum et les parois du bassin; à sa partie inférieure, il est rempli par de la graisse.

PELVI-SUPPORT. — Appareil imaginé pour supporter le bassin d'un blessé, de façon que ses épaules seules touchent le plan du lit. L'enroulement des bandes est ainsi facilité.

PELVITOMIE (du lat. *pelvis,* bassin, et du gr. *tomê,* section). — Section chirurgicale de la ceinture pelvienne, dans le dessein d'agrandir momentanément le bassin pendant l'accouchement en cas de bassin rachitique ou cyphotique : on peut recourir soit à la *symphyséotomie* (section de la symphyse pubienne), soit à la *pubiotomie* (section du pubis).

PEMPHIGUS (Dermatite bulleuse) [du gr. *pemphigx,* bulle]. — Terme appliqué à un groupe d'éruptions bulleuses disparates et d'origine encore obscure. On distingue différents types de pemphigus.

Pemphigus épidémique des nouveau-nés (*fig.* 1445). — Variété d'impétigo. Insidieusement se développent, sur le cou, la face, les membres, des bulles du volume d'un gros pois, contenant un liquide citrin d'abord, purulent ensuite, et entourées d'une zone érythémateuse. Ces bulles apparaissent par poussées dans l'intervalle de plusieurs jours. Après rupture, le contenu se concrète, formant une croûte jaunâtre, qui tombe en laissant une tache brunâtre.

L'évolution se fait en 3 ou 5 semaines. Pronostic bénin.

TRAITEMENT. Soins de propreté. Nettoyage à l'eau de Dalibour. Crever les bulles, saupoudrer de talc, bismuth, etc.; sulfamides, pénicilline.

Pemphigus aigu fébrile grave. — Septicémie à début brusque : frissons, soif, vomissements, fièvre à 40°, pouls rapide. Au bout de 24 à 48 heures, éruption bulleuse sur la peau et les muqueuses, à contenu clair, citrin ou hémorragique. Dyspnée, grosse rate, gros foie, urines rares.

Evolution rapide en 3 à 15 jours vers la mort; mais guérison possible (15 p. 100).

De nombreux microbes ont été trouvés dans les bulles ou le sang : pneumocoque, pyocyanique, staphylocoque, streptocoque, coli.

S'observe surtout chez ceux qui manient des animaux morts et après une blessure à la main.

Pemphigus chronique. — Sans cause apparente surviennent des bulles débutant souvent par les muqueuses pharyngée ou laryngée et s'étendant au thorax et aux membres. De dimensions variables, les

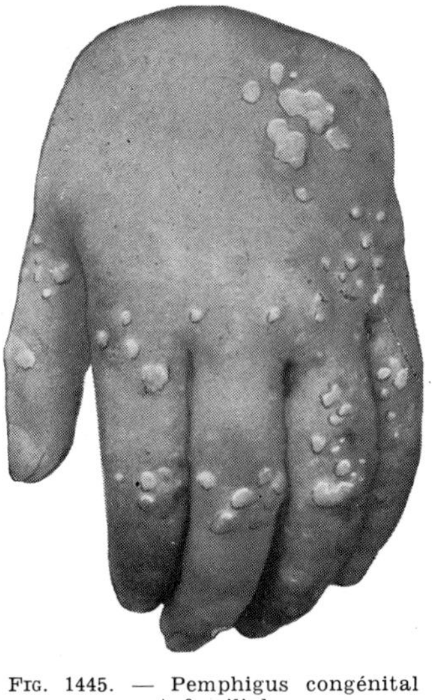

FIG. 1445. — Pemphigus congénital et familial.
(*Musée de l'hôpital Saint-Louis.*)

bulles sont arrondies, pleines d'un liquide clair, puis opalin. Elles peuvent se dessécher sans s'ouvrir; le plus souvent, elles se rompent : il se forme une croûte jaunâtre recouvrant une véritable ulcération. Quelquefois, les bulles se transforment en ulcérations végétantes, surtout quand elles siègent aux plis de flexion.

La maladie évolue par poussées successives et s'accompagne de rares troubles de la sensibilité. Mais l'état général est rapidement altéré : perte d'appétit, amaigrissement, marasme. Souvent, des complications pulmonaires intercurrentes emportent les malades avant la période de cachexie.

Le pronostic du pemphigus chronique est extrêmement grave : les malades meurent presque toujours au bout d'un temps variable (1 à 15 ou 18 mois).

Pemphigus foliacé. — Dermatose qui apparaît chez les adultes en état de déchéance physique ou morale; débute par un pemphigus et se transforme en une érythrodermie exfoliante lamelleuse.

Pemphigus végétant. — Siège aux aines, dans les grands plis articulaires et au pourtour de la bouche. Début par une bulle flasque et séro-purulente d'emblée qui, au bout de 5 à 6 jours, s'ulcère, bourgeonne et devient végétante, sécrétant un pus fétide. Affection grave d'origine inconnue.

TRAITEMENT. Tryparsamide, moranyl (germanine), arsénobenzènes; autohémothérapie; sulfamides, pénicilline (bien qu'elle ait une action inconstante).

Localement : badigeonnages au nitrate d'argent ou avec une solution alcoolique de cristal violet; éosine, en badigeonnages également.

Pemphigus congénital (Epidermolyse bulleuse). — Affection congénitale, habituellement héréditaire, constituée par la formation de bulles contenant un liquide séreux ou séro-sanguinolent, superficielles et passagères sur la peau.

Maladie de Duhring. — V. DERMATITE : *Dermatite herpétiforme.*

PENDAISON. — Mode de suicide assez courant. La mort survient en 5 ou 10 minutes. Il y a deux types de mort par pendaison : 1° la mort rapide, instantanée, par luxation des vertèbres cervicales et lésion du bulbe : celle de la peine de mort en Angleterre; 2° la mort lente par asphyxie et anémie cérébrale : c'est celle de suicidés qui ne savent pas s'y prendre en général pour obtenir la mort instantanée. Il n'est pas nécessaire, pour qu'elle se produise, que le corps soit au-dessus du sol; il peut s'y appuyer, au contraire, par une bien plus large surface que l'un des pieds (suicide du prince de Condé), mais l'issue fatale peut être ainsi retardée.

Le lien est d'ordinaire une corde de fouet, une ceinture de cuir, une serviette roulée, un fil de fer, maintenu par un nœud coulant dont la façon peut déceler la profession du suicidé.

L'obstruction de la trachée peut être due au refoulement de la langue contre le larynx ou à la constriction de la trachée, l'asphyxie pouvant se produire lorsque la trachée n'est réduite que de moitié.

TRAITEMENT. En intervenant aussitôt, on a pu sauver quelques pendus, même après plusieurs minutes de suspension, ou lorsque la corde s'est cassée.

PÉNICILLINE. — Puissant agent antibiotique, à la fois bactériostatique et bactéricide, élaboré par un champignon inférieur du genre *Penicillium* (*P. notatum, P. chryssogenum*), moisissure banale analogue à celle qui recouvre les fromages (*fig.* 1446 à 1448).

HISTORIQUE. Fleming (de Londres), en septembre 1928, au cours de l'examen de races de staphylocoques cultivées sur gélose en boîtes de Petri, constata que plusieurs cultures avaient été contaminées

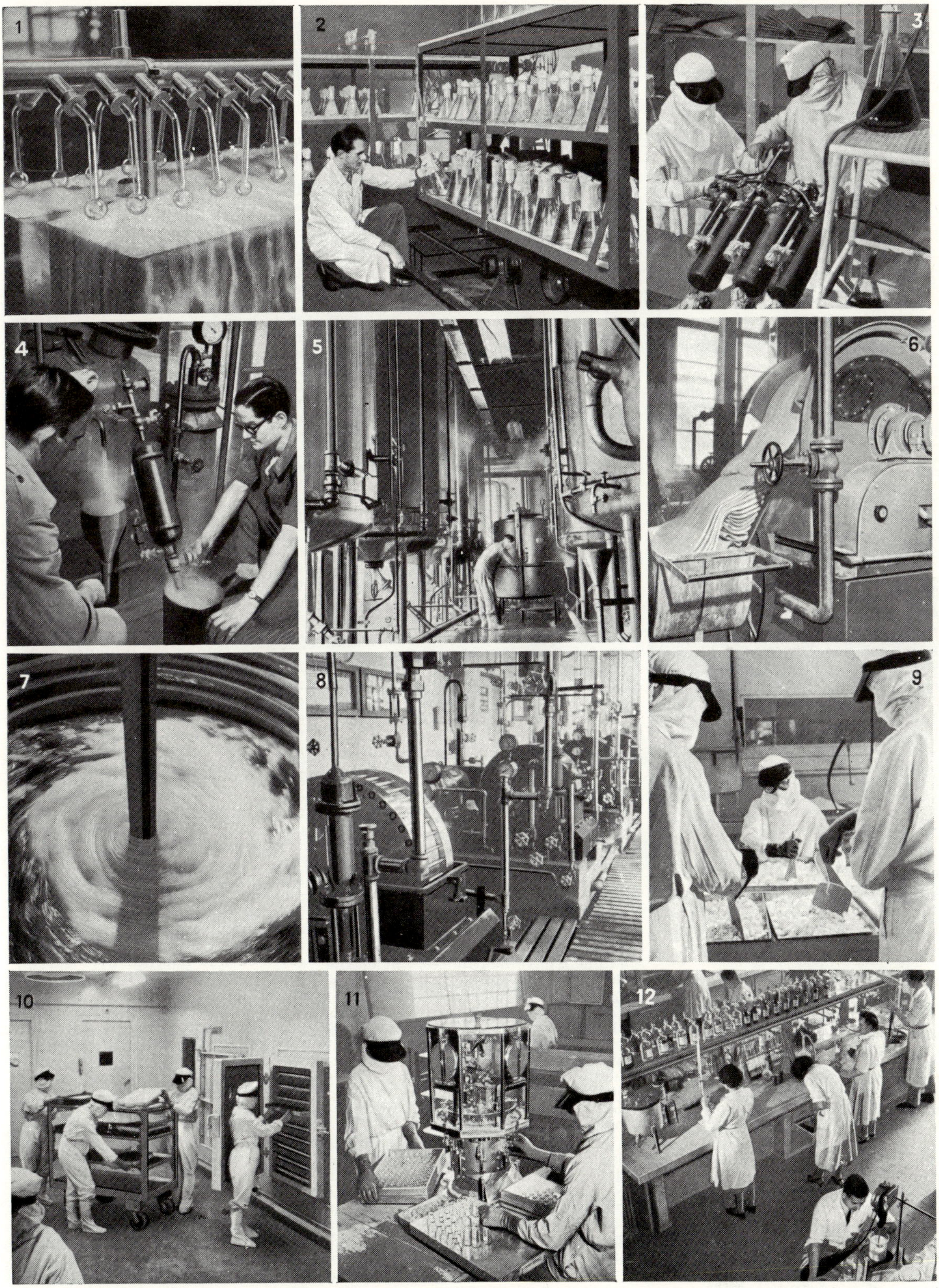

Fabrication de la pénicilline dans un laboratoire français.

1. Dessiccation des spores par le froid; 2. Préparation des émulsions de spores au shaker; 3. **Remplissage aseptique de l'émulsion de spores dans les bombes d'inoculation;** 4. **Ensemencement d'un pied de cuve industriel par une bombe d'inoculation;** 5. **Batterie de fermenteurs industriels;** 6. **Séparation du mycélium par filtre rotatif;** 7. **Refroidissement des jus de fermentation avant l'extraction de la pénicilline;** 8. **Extracteurs centrifuges;** 9. **Préparation de pâte d'aqua-péni-quinyl, avant dessiccation;** 10. **Armoires à dessiccation sous vide;** 11. **Répartition automatique de la pénicilline en flacons;** 12. Un laboratoire de recherches.

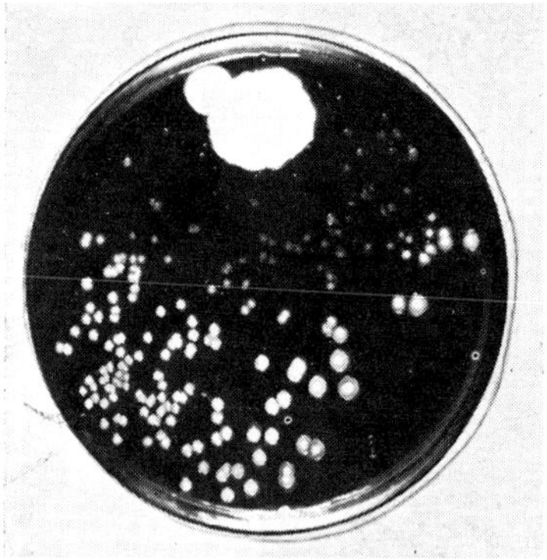

Fig. 1446. — Boîte de culture originale de Fleming.

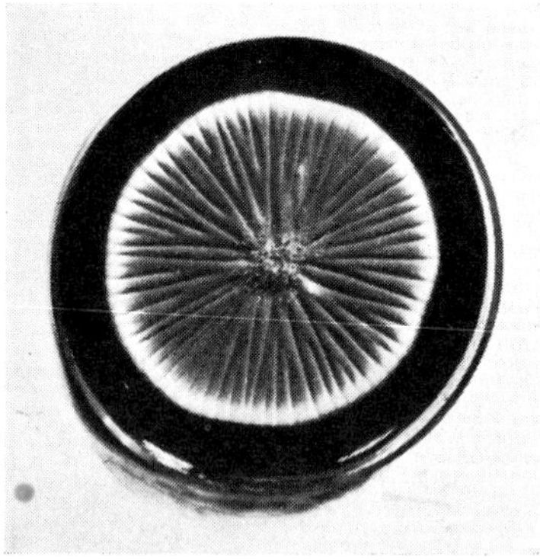

Fig. 1447. — Développement du *Penicillium notatum* après 10 jours.

par l'air ambiant et qu'une moisissure verdâtre s'était développée; autour d'elles, les colonies microbiennes avaient disparu.

On n'entrevit pas immédiatement les conséquences de cette découverte, et ce n'est qu'en 1934 que l'école d'Oxford, avec Florey et ses collaborateurs, entreprit l'étude systématique de la substance élaborée par le champignon *Penicillium notatum*.

La pénicilline se présente sous la forme d'une poudre, blanche quand elle est pure, grisâtre ou brunâtre

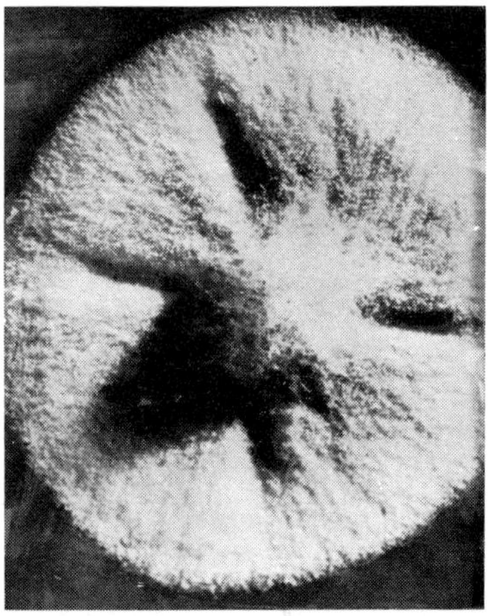

Fig. 1448. — Souche de *Penicillium chryssogenum*, vue au microscope. (*Phot. U. S. I. S.*)

quand elle est impure. La pénicilline commerciale n'est pas, en effet, une substance toujours identique à elle-même. Elle est composée au moins de quatre pénicillines, appelées aux Etats-Unis G, X, F et K, qui diffèrent les unes des autres par la composition chimique de leur structure nucléaire. Ces diverses pénicillines se rencontrent en proportions variables dans les préparations commerciales, suivant le *penicillium* employé.

La pénicilline G est la plus active. Elle se présente dans le commerce sous forme de sels amorphes calciques ou sodiques; elle contient 90 p. 100 de pénicilline G pure cristallisée (benzylpénicilline) et titre 1 500 U. O. par mg; il n'est pas nécessaire de la conserver au froid à l'état sec.

Les ampoules sont ordinairement dosées de 10 000 à 100 000 unités Oxford (U. O.), l'unité Oxford étant la plus petite quantité de pénicilline qui, dissoute dans 50 cm^3 de bouillon de viande, empêche la culture du staphylocoque doré.

On dissout la poudre extemporanément dans du sérum physiologique ou une solution glucosée isotonique (20 000 U. de poudre dans un cm^3 de solution isotonique). Pratiquement, on injecte à travers la capsule de fermeture du flacon de 100 000 U 20 cm^3 de solution isotonique salée ou glucosée, et on prélève 2 cm^3 à 2 cm^3 et demi, qu'on injecte toutes les 3 heures, jour et nuit.

L'élimination de la pénicilline est, en effet, très rapide; un quart d'heure après le début de l'injection intraveineuse, 75 p. 100 de la dose est hors du sang; une demi-heure après, il ne reste plus que 10 p. 100 du produit.

Afin de prolonger l'action thérapeutique de la pénicilline, et pour l'administrer d'une façon massive, on a cherché à retarder son élimination et, ainsi, à augmenter son action thérapeutique (pénicilline-retard). On a employé pour cela diverses méthodes : suspension de la pénicilline soit dans un mélange de cire d'abeille et d'huile d'arachide, soit dans une solution à 3 p. 100 de lanoline dans l'huile d'olive neutralisée, soit encore dans une solution de polyvinylpyrrolidone.

On est arrivé à produire des pénicillines synthétiques (méthicilline, phénéthicilline), dont le principal avantage est d'être insensibles à l'action de la pénicillinase staphylococcique. Ces pénicillines sont donc actives sur les staphylocoques résistants à la pénicilline ordinaire.

Mode d'emploi. L'ingestion n'est pas recommandable, le liquide gastrique détruisant la pénicilline. On peut obvier à cet inconvénient en administrant en même temps un produit tampon neutralisant l'acidité du jus gastrique (carbonate de calcium, citrate trisodique).

Il convient de mettre la pénicilline au contact direct des lésions ou des germes infectants, de l'injecter à doses suffisantes d'emblée, de recourir à des doses continues ou fréquemment répétées. On peut associer la pénicilline aux sulfamides, mais il ne faut jamais se servir des antiseptiques habituels, qui altèrent la pénicilline.

Pour les *injections intramusculaires,* on utilise 100 000 à 200 000 U. O. dans 5 à 10 cm^3 de sérum salé isotonique; les injections doivent être répétées à trois ou quatre heures d'intervalle jusqu'à la dose de 1 000 000 U. O.

Les *injections intraveineuses* utilisent une solution à 10 000 U. O. par cm^3, soit en perfusion lente, soit en injections répétées.

On peut aussi utiliser la *voie intrarachidienne,* intrapéritonéale, intratrachéale, intrapleurale ou intra-articulaire.

La pénicilline peut être associée dans la même solution à la streptomycine ou à la colimycine, ou être administrée simultanément avec des antibiotiques actifs par voie buccale ou rectale (tétracyclines, chloramphénicol, érythromycine). L'action des antibiotiques associés se trouve fréquemment renforcée.

Localement, dans les plaies, on peut utiliser les irrigations continues, les compresses imbibées de solution saline de 250 à 500 U. O. par cm^3, ou les saupoudrages.

Indications. Certains médecins estiment qu'il est superflu de recourir à la pénicilline dans les états infectieux sans gravité : grippes ou angines passagères, fièvres éruptives évoluant favorablement, lymphangites localisées ou petits furoncles.

La pénicilline est indiquée dans : les *staphylococcies* graves : septicémies à staphylocoques, staphylococcies malignes de la face (90 p. 100 de guérisons), anthrax de la lèvre supérieure ou de l'aile du nez, ostéomyélites aiguës (55 p. 100 de guérisons), phlegmons périnéphrétiques, arthrites suppurées, méningites à staphylocoques (50 p. 100 de guérisons) : 200 000 à 400 000 U. O. par jour en injections intramusculaires ou intraveineuses;

les *méningites cérébro-spinales à méningocoques :* 2 injections intrarachidiennes de 20 000 à 50 000 U. O. par jour associées à des injections intramusculaires ou intraveineuses (79 p. 100 de guérisons; pronostic plus grave chez le nourrisson);

les *pneumococcies :* pneumonies graves ou sulfamido-résistantes, pleurésies, méningites : 20 000 à 60 000 U. O. par voie intramusculaire, intrapleurale ou intrarachidienne (50 p. 100 de guérisons);

les *affections aiguës du poumon* non pneumococciques. Les *abcès du poumon* sont justiciables d'un traitement combiné, intramusculaire et intratrachéal (aérosols) [60 p. 100 de guérisons]; méningites (66 p. 100 de guérisons);

les *endocardites malignes* aiguës ou lentes, qui sont justiciables d'un traitement intensif et prolongé (un million d'U. par 24 heures et même plus);

les *péritonites :* 1 000 000 U. et plus par jour par voie intrapéritonéale;

les *gonococcies :* urétrites simples ou compliquées, si l'antibiogramme indique l'activité de la pénicilline sur la souche en cause;

les *rhumatismes gonococciques* : 80 p. 100 de guérisons;

les *conjonctivites gonococciques* : 100 p. 100 de guérisons avec une dose variant de 200 000 à 500 000 unités;

la *syphilis* récente : guérison rapide des lésions contagieuses avec 2 millions 400 000 U. O. en injections intramusculaires de 40 000 U. O. toutes les trois heures pendant sept jours; mais des rechutes possibles peuvent nécessiter un traitement associé;

les *maladies des yeux :* suppurations palpébrales, accidents post-opératoires : 60 000 à 300 000 U. O. en injections intramusculaires ou sous-conjonctivales.

Dans les *plaies de guerre,* la pénicilline a été employée avec succès dans les plaies superficielles et profondes des membres, les fractures ouvertes, les brûlures infectées, la gangrène gazeuse.

La pénicilline a donné de bons résultats dans les formes graves d'*actinomycose,* en particulier les formes pulmonaires, dans les *pharyngo-stomatites gangreneuses* (noma) primitives ou secondaires (leucémie aiguë, agranulocytose), dans le traitement des lésions trophiques ou gangrenées, dans la maladie de Raynaud, dans l'artérite type Bürger.

CONTRE-INDICATIONS. La pénicilline est sans action sur les fièvres typhoïde et paratyphoïde, le rhumatisme articulaire aigu, les infections à bacilles de Pfeiffer, à colibacilles, le paludisme, le choléra, la tuberculose, la peste, les brucelloses, le chancre mou, l'encéphalite épidémique.

INCIDENTS. L'injection intramusculaire est parfois un peu douloureuse, aussi peut-on y adjoindre un peu de novocaïne. Les injections intraveineuses peuvent durcir les veines. Rarement, on observe de la fièvre, de l'urticaire, des éruptions érythémateuses vésiculaires, prurigineuses.

ACCIDENTS. Les plus graves sont les accidents tardifs survenant à la suite d'injections intrarachidiennes répétées : paralysie flasque avec abolition des réflexes, anesthésie et troubles sphinctériens; la régression est partielle, mais de graves séquelles peuvent persister.

PENICILLIUM. — Moisissure abondante dans la nature, où elle vit en saprophyte; parfois pathogène, elle a été trouvée dans certaines otites et certains caratés.

PÉNIS (lat. *penis*). — Membre viril ou verge.

I. PÉNIS (structure). — Organe masculin servant à la miction et à la copulation (*fig.* 1449, 1450).

Il est placé à la partie inférieure de l'abdomen, au-dessus du scrotum, et adhère au pubis par son ligament suspenseur et par les racines du corps caverneux. Il se termine par un renflement conoïde, le *gland,* à l'extrémité duquel est situé le *méat urinaire* de l'urètre. La forme, la direction, la consistance, le volume et la taille du pénis varient suivant qu'il est en état de flaccidité ou d'érection. Sa longueur moyenne varie aussi de 9 à 15 cm, sa circonférence de 9 à 12 cm.

La verge est constituée par des organes érectiles : les corps caverneux et spongieux.

Les *corps caverneux* occupent le dos de la verge; ils ont 15 à 16 cm à l'état de flaccidité, 20 à 21 cm à l'état d'érection. Ils ont la forme de deux cylindres, étendus du périnée à

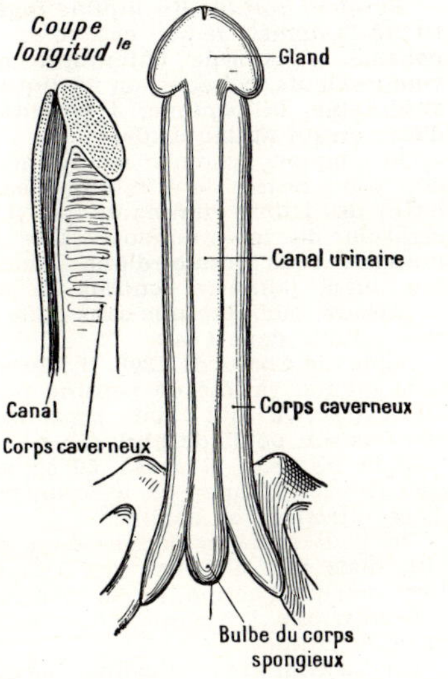

FIG. 1449. — Pénis.
(*D'après Gegenbaur.*)

la base du gland et adossés sur la ligne médiane; la cloison qui les sépare est incomplète. La face supérieure est creusée d'un sillon qui contient une veine, deux artères et deux nerfs. La face inférieure forme

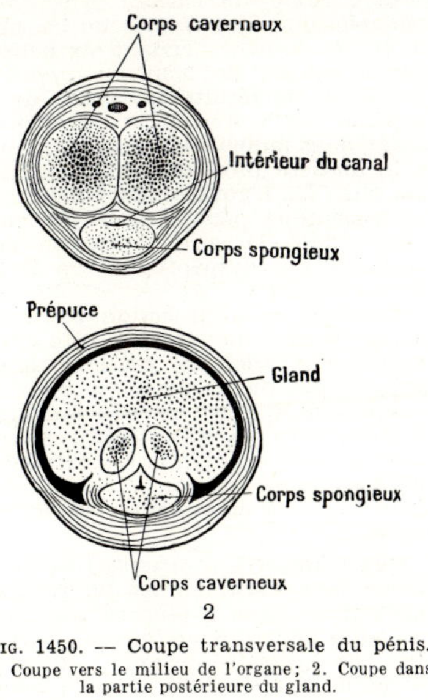

2

FIG. 1450. — Coupe transversale du pénis.
1. Coupe vers le milieu de l'organe; 2. Coupe dans la partie postérieure du gland.

une gouttière dans laquelle est placé le corps spongieux. Les deux extrémités postérieures s'effilent en pointes qui se séparent pour aller s'attacher à l'os du bassin. Les deux extrémités antérieures se terminent dans la base du gland. Le tissu est formé par une enveloppe d'où partent des cloisons incomplètes qui circonscrivent des compartiments (aréoles) communiquant entre eux et qui prennent un volume plus ou moins grand selon l'afflux du sang.

Le *corps spongieux,* dont la structure est analogue à celle des corps caverneux, a 12 ou 18 cm de longueur et a la forme d'un cylindre entourant l'urètre. Il est renflé à son extrémité postérieure, le *bulbe,* et surtout à son extrémité antérieure, le *gland,* qui déborde le pénis en constituant la couronne du gland. Celui-ci est circonscrit par le sillon *balano-préputial* et se trouve recouvert par le *prépuce,* repli de la peau dont la face interne prend les caractères d'une muqueuse et qui, au-dessous de la verge, est rattaché au gland par un repli muqueux, le *frein.* L'orifice du prépuce permet en général le découvrement complet, mais, dans certains cas, il est assez rétréci pour l'empêcher. V. PHIMOSIS.

L'ensemble des corps érectiles est recouvert par une gaine fibreuse, épaisse de 2 mm, formée de fibres entrecroisées et qui est séparée de la peau par une couche celluleuse et musculeuse.

II. PÉNIS (maladies). — **Balanoposthite** (du gr. *balanos,* gland, et *posthê,* prépuce). — Inflammation du gland. V. BALANITE.

Cancer. — Epithélioma spino-cellulaire apparaissant chez le vieillard.

SIGNES. Il débute toujours par l'extrémité de la verge, soit par le prépuce, qu'il épaissit en consistance de carton et où il peut provoquer un phimosis, soit par le gland, où il a d'abord l'apparence d'une petite ulcération aux bords durs qui, peu à peu, s'accroît et présente des bourgeons fongueux saignant facilement et suppurant abondamment.

EVOLUTION. Lente, 2 à 4 ans.

TRAITEMENT. Opération; ablation du pénis.

Lymphangite. — C'est une complication des chancres mous et indurés et des lésions de la syphilis. Elle s'accompagne d'une adénopathie dans l'aine.

Gangrène. — Elle peut être consécutive à une lésion des organes génitaux: chancre, gonococcie, herpès, ou apparaître au cours d'une maladie infectieuse. Peut aussi survenir sans cause apparente (gangrène foudroyante primitive de Fournier).

Survient habituellement chez des adultes jeunes sans tares apparentes. Débute par une rougeur, puis par un œdème de la région préputiale; ensuite, au bout de 2 à 15 jours, phlyctènes ou mortification noirâtre de la base du prépuce au dos de la verge; la gangrène s'étend ensuite rapidement, envahissant en 24 heures le prépuce, le fourreau et le scrotum. Signes généraux intenses : vomissements, sueurs, pâleur, diarrhée. La mort peut survenir. Mais habituellement, grâce au traitement, les lésions se circonscrivent; un sillon d'élimination se forme et la zone nécrosée tombe, laissant des pertes de substance plus ou moins étendues.

Parfois complications : hémorragies, érysipèle, septicémie.

La cause paraît être un coccobacille en navette, anaérobie facultatif. On peut trouver d'autres microbes anaérobies, des fuso-spirilles, du streptocoque.

TRAITEMENT. Injections d'arsénobenzènes, de sérum antigangreneux. Sulfamides. Pénicilline. Toniques généraux. Si besoin est, débridements au bistouri ou au cautère. Localement : pansements humides au permanganate, au liquide de Dakin, au sulfate de cuivre, à l'eau oxygénée; puis poudres inertes, ou aristol, iodoforme, sulfamides, air chaud.

Induration des corps caverneux. — Infiltration nodulaire des corps caverneux par du tissu fibreux, apparaissant après 50 ans, surtout chez les diabétiques, les goutteux, et entraînant une déviation de la verge pendant l'érection. Elle coïncide parfois avec une rétraction de l'aponévrose palmaire; la syphilis n'est pas en cause.

TRAITEMENT. Iodure de potassium; radiothérapie; ionisation iodurée.

Phagédénisme. — V. ce mot.

III. PÉNIS (maladies traumatiques). — **Contusions.** — Elles ne peuvent guère se produire que pendant l'érection et ont pour conséquence une collection sanguine (*hématome*) qui ordinairement se résorbe, mais peut donner lieu à une induration localisée ou quelquefois à un abcès.

Plaies. — CAUSES. Blessure, chute à califourchon, morsure.

SIGNES. Hémorragie pouvant être très abondante, rétention d'urine par lésion ou spasme des corps caverneux.

TRAITEMENT. Celui de l'hémorragie; suture, s'il y a lieu, des deux parties de l'urètre.

Rupture. — C'est la déchirure des corps caverneux à la racine de la verge pendant l'érection, au cours d'un mouvement brusque et maladroit, pendant les relations sexuelles ou par suite de la « rupture de la corde » dans la blennorragie.

SIGNES. Douleur vive, bruit sec, arrêt de l'érection de l'organe, qui présente du gonflement et des ecchymoses. Si l'urètre est blessé, du sang s'écoule par le méat et il se produit une difficulté d'uriner avec quelquefois rétention complète.

EVOLUTION. La cicatrice peut gêner l'érection.

TRAITEMENT. Si la collection sanguine est importante, il peut être nécessaire de l'inciser. Plus tard, on remédiera à la cicatrisation vicieuse, si elle se produit.

PENSÉE SAUVAGE. — Plante (*Viola tricolor*) de la famille des Violariacées, contenant du salicylate de méthyle. L'infusion de fleurs (60 g par litre) est adoucissante et dépurative dans les dermatoses d'origine neuro-arthritique (eczéma, psoriasis, impétigo).

PENTAMÉTHYLÈNE-TÉTRAZOL. — Poudre blanche, soluble dans l'eau. Stimulant cardiaque et respiratoire, convulsivant. Il a été utilisé aussi dans les dermatoses douloureuses : herpès, zona, ulcères de jambe, dans le prurit de l'eczéma, des dermites artificielles, dans l'urticaire.

PENTOTHAL. — Anesthésique général employé en injections intraveineuses à la dose de 1 g. On peut l'employer au début d'une anesthésie ou l'utiliser seul pour une opération de courte durée, ou pour une narco-analyse.

PEPSINE (du gr. *pepsis,* digestion). — *Ferment soluble* du liquide digestif de l'estomac, le *suc gastrique.* La pepsine transforme l'albumine des viandes, œufs, poissons, en un liquide absorbable, la *peptone,* à condition d'être en un milieu acide.

On emploie, comme médicament, la pepsine retirée du 4e estomac (caillette) des jeunes ruminants, par macération de la muqueuse. Elle se présente sous forme d'une poudre fine, blanc jaunâtre, sentant un peu la présure, mais presque sans goût et très soluble dans l'eau.

Depuis le Codex de 1898, il n'existe plus qu'une variété de pepsine pure ou extractive qui doit peptoniser 100 fois son poids de fibrine.

MODE D'EMPLOI et DOSES. 50 cg par cachet : 2 à 4 par repas, avec un peu d'eau citronnée ou acidulée.

On peut aussi la donner dans du vin, mais peu alcoolisé, car l'alcool fort détruit l'action de la pepsine.

INDICATIONS. Dyspepsie, notamment chez les enfants.

INCOMPATIBILITÉS. Alcalins, alcool, atropine, chloral, créosote, tanin.

PEPTONATE DE FER, DE MERCURE. — V. FER, MERCURE.

PEPTONES. — Mélanges de composés solubles résultant de l'action de la pepsine ou de la pancréatine sur les matières albuminoïdes. C'est un produit solide, de coloration blanc jaunâtre, soluble dans l'eau.

Le Codex de 1937 décrit la *peptone pancréatique,* qui résulte de l'action de la pancréatine pendant six heures sur la viande de bœuf, la *peptone pepsique,* qui résulte de l'action de la pepsine sur la fibrine, et la *peptone iodée,* dans laquelle l'iode est combiné à la matière protéique ou dissimulé par elle (X à L gouttes par jour).

La peptone pancréatique est employée dans la suralimentation des débilités, des dyspeptiques, en lavements nutritifs.

La peptone en injection intraveineuse cause une réaction dite *choc peptonique,* analogue au choc anaphylactique ou vaccinal (V. PROTÉINOTHÉRAPIE), aussi a-t-elle été préconisée, dans les affections d'origine anaphylactique (migraines, urticaire, asthme), en cachets de 50 cg pris une demi-heure à une heure avant les repas.

PEPTONURIE. — Passage des peptones dans l'urine; c'est un trouble assez rare, qu'on a observé dans des maladies de l'estomac (ulcère ou cancer), de l'intestin (cancer), du foie (atrophie jaune aiguë), dans l'empoisonnement par le phosphore.

PERCHLORURE DE FER. — V. FER.

PERCUSSION (du lat. *percutere,* frapper). — Procédé médical d'exploration qui consiste à frapper avec le doigt sur la main appliquée contre une région afin de percevoir le son que donne cette région et de la limiter (*fig.* 1451). Suivant la nature du son produit, on dit qu'il y a matité, sonorité ou tympanisme. V. aussi PLESSIMÈTRE.

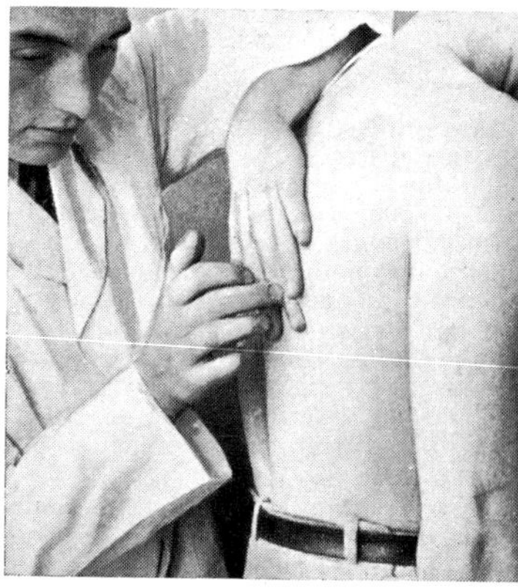

FIG. 1451. — Percussion.
(*Phot. Larousse.*)

PERFORANT (Mal). — V. MAL PERFORANT.

PERFORATEURS et PERFORATION. — Opération qui s'exécute avec une couronne de trépan et avec des instruments spéciaux, notamment sur les cellules de l'apophyse mastoïde, lorsqu'elles sont infiltrées de pus.

Perforation de la voûte palatine. — V. PALAIS.

Perforation intestinale. — V. PÉRITONITE.

PERFUSION. — Injection lente et continue, goutte à goutte, d'un liquide, d'un sérum, de sang, dans un vaisseau (artère, veine) [*fig.* 1452].

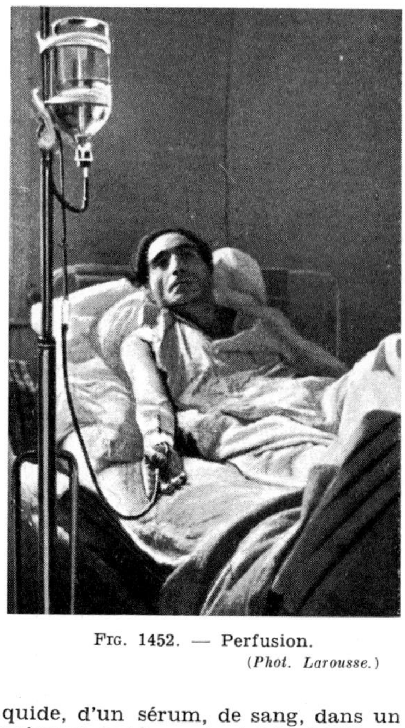

FIG. 1452. — Perfusion.
(*Phot. Larousse.*)

Perfusion intestinale. — V. *Supplément.*

PÉRI (du gr. *peri,* autour). — Pour les composés, voir au mot qui suit ce préfixe : ainsi pour *périadénite,* V. ADÉNITE; pour *périarthrite,* V. ARTHRITE.

Périartérite noueuse. — V. MALADIE : *Maladie de Kussmaul.*

PÉRICARDE. — Enveloppe séreuse qui entoure le cœur.

PÉRICARDECTOMIE. — V. *Supplément.*

PÉRICARDITE. — Inflammation de l'enveloppe du cœur, le péricarde. V. CŒUR (maladies).

PÉRICHONDRE (du gr. *peri,* autour, et *khondros,* cartilage). — Membrane vasculaire qui enveloppe les cartilages non articulaires.

PÉRICHONDRITE. — Inflammation du périchondre. V. à LARYNX.

PÉRIHÉPATITE. — Inflammation de la portion du péritoine qui enveloppe le foie.

PÉRINÉE. — Région losangique comprise entre l'anus et les bourses, chez l'homme; entre l'anus et le vagin, chez la femme (*fig.* 1453). Elle est séparée, d'avant en arrière, en

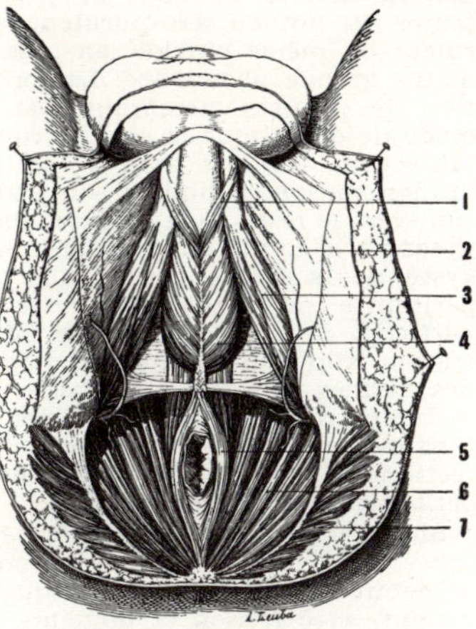

FIG. 1453. — Muscles du périnée.

1. Muscle de Houston; 2. Aponévrose superficielle; 3. Ischio-caverneux; 4. Bulbo-caverneux; 5. Sphincter de l'anus; 6. Releveur de l'anus; 7. Fessier.

deux parties égales par une ligne dite *raphé* de la peau. Cette région est constituée essentiellement par des *muscles,* qui se répartissent en deux groupes : en avant, ce sont le transverse du périnée, l'ischio-caverneux, le muscle de Guthrie et de Wilson, le sphincter externe de l'urètre; en arrière, ce sont le sphincter externe de l'anus, le releveur de l'anus et l'ischio-coccygien. Ces muscles sont séparés les uns des autres par trois *aponévroses périnéales :* superficielle, moyenne et profonde. Chez l'homme, les muscles ischio-caverneux, bulbo-caverneux, ont une action sur l'érection de la verge, en comprimant l'origine des corps caverneux. Chez la femme, le bulbo-caverneux, ou constricteur du vagin, participe à l'érection du clitoris; sa contraction spasmodique entraîne le *vaginisme.*

Déchirures du périnée. — CAUSES. Chute sur une grille, coup de fourche, mais, dans la généralité des cas, surdistension au cours d'un accouchement, surtout lorsqu'il y a eu de l'œdème au niveau de la région.

SIGNES. Lorsque la lésion atteint seulement la partie inférieure de la vulve, il n'existe qu'une sensation de fatigue et de pesanteur au périnée; lorsque la déchirure est étendue, la vulve peut être réunie au rectum.

TRAITEMENT. Il est important, après un accouchement, d'examiner soigneusement le périnée et de faire une suture (*périnéorraphie*) si une déchirure s'est produite. Lorsque la lésion est étendue et ancienne, on a recours à l'avivement et à l'autoplastie.

PÉRINÉPHRÉTIQUE. — V. REINS (maladies).

PÉRIODIQUE (Folie). — Folie caractérisée par l'alternance d'accès de *manie* et d'accès de *mélancolie* (v. ces mots).

PÉRIONYXIS. — Inflammation du pourtour de l'ongle.

PÉRIOSTE. — Membrane de tissu conjonctif qui couvre les os. V. OS (structure).

PÉRIOSTITE. — Inflammation aiguë ou chronique du périoste, accompagnant habituellement une ostéite. V. OS (maladies).

PÉRIOSTOSE. — Lésion non inflammatoire du périoste, pouvant aboutir à la formation d'os néoformé.

PÉRIPHLÉBITE (du gr. *peri,* autour, et *phlebs,* veine). — Inflammation du tissu conjonctif entourant une veine.

PÉRISTALTIQUE (du gr. *peri,* autour, et *stelbin,* resserrer). — **Mouvements péristaltiques.** — Mouvements de contraction de l'estomac et de l'intestin, allant de haut en bas, pour faire progresser les matières alimentaires.

PÉRITOINE. — Membrane séreuse qui tapisse la face interne des parois de l'abdomen (*péritoine pariétal*), passant de là sur tous les viscères qui y sont contenus, en leur formant une enveloppe plus ou moins complète (*péritoine viscéral*); mais sa cavité est comblée par les viscères abdominaux, qui, sans traverser ses parois, les ont repoussées de dehors en dedans, en se coiffant de la séreuse.

I. PÉRITOINE (formation et structure). — Au début, la cavité abdominale est vide, doublée du sac séreux péritonéal. Les viscères, en se développant entre la paroi et le revêtement péritonéal postérieur, vont refouler celui-ci, l'enfonçant en quelque sorte vers le centre de la cavité.

C'est d'abord l'intestin, tube primitivement rectiligne, qui, une fois devenu central, se trouve entouré presque complètement du feuillet séreux venu de la paroi postérieure et qui, après l'avoir engainé, s'adosse à lui-même pour regagner la paroi en formant une membrane à double feuillet qui rattache l'intestin à cette paroi et constitue le *mésentère dorsal primitif.*

Les modifications profondes que subissent les différents segments du tube intestinal (formation et rotation de la poche stomacale, allongement et torsion de l'anse intestinale primitive) et la formation des viscères abdominaux, nés de bourgeons partis de l'intestin, entraînent, au cours du développement embryonnaire, des modifications complexes du mésentère dorsal primitif et du reste du revêtement péritonéal; ces modifications sont d'ailleurs régies par la pré-

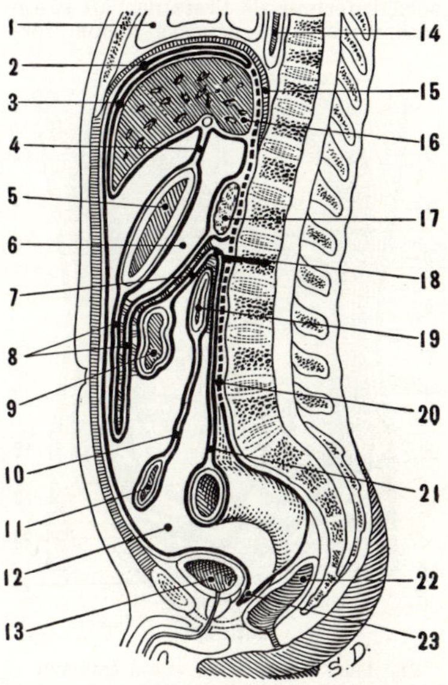

FIG. 1454. — Péritoine : coupe médiane du tronc montrant comment le péritoine entoure tous les viscères, les rattachant à la paroi abdominale par des replis ou ligaments.

1. Cœur; 2. Péritoine pariétal; 3. Péritoine viscéral; 4. Epiploon gastro-hépatique; 5. Estomac; 6. Arrière-cavité des épiploons; 7. Mésocôlon transverse; 8. Les deux lames du grand épiploon accolées; 9. Côlon transverse; 10. Mésentère; 11. Intestin grêle; 12. Grande cavité péritonéale; 13. Vessie; 14. Œsophage; 15. Diaphragme; 16. Foie; 17. Pancréas; 18. Racine du mésocôlon transverse; 19. Duodénum; 20. Péritoine pariétal postérieur primitif; 21. Mésosigmoïde; 22. Rectum; 23. Cul-de-sac vésico-rectal.

sence des vaisseaux, qui, de la paroi, gagnent les viscères, et par la tendance qu'ont les feuillets péritonéaux à se fusionner quand ils se superposent.

Finalement, tous les organes abdominaux se trouvent avoir une enveloppe péritonéale plus ou moins complète (*fig.* 1454 à 1457); en outre

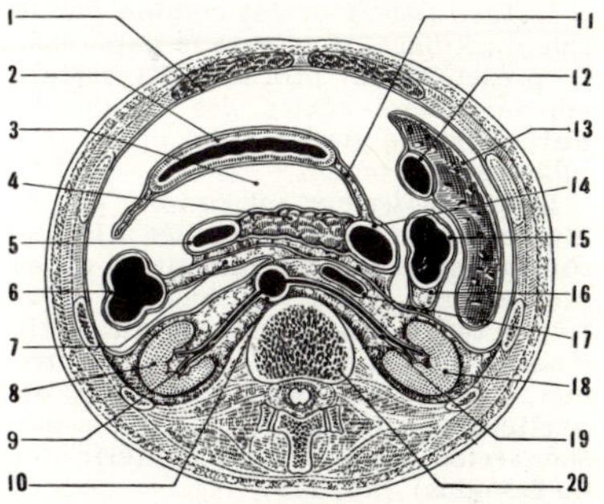

FIG. 1455. — Le péritoine, vu sur une coupe horizontale du tronc.

1. Péritoine; 2. Estomac; 3. Arrière-cavité des épiploons; 4. Pancréas; 5. Angle duodéno-jéjunal; 6. Angle colique gauche; 7. Mésocôlon gauche; 8. Rein gauche; 9. Artère rénale gauche; 10. Aorte abdominale; 11. Petit épiploon; 12. Vésicule biliaire; 13. Lobe droit du foie; 14. Duodénum; 15. Angle colique droit; 16. Mésocôlon droit; 17. Veine cave inférieure; 18. Rein droit; 19. Artère rénale droite; 20. 2e vertèbre lombaire.

des lames péritonéales rattachent les organes flottants à la paroi : ce sont les *mésos* (mésentère de l'intestin grêle, mésocôlons) ; d'autres unissent des viscères : ce sont les *épiploons* : petit épiploon, étendu de l'estomac au foie; grand épiploon, étendu du bord inférieur de l'estomac au côlon transverse, qu'il dépasse même, formant au-dessous de lui une sorte de tablier rempli de graisse, au-devant de la masse des intestins.

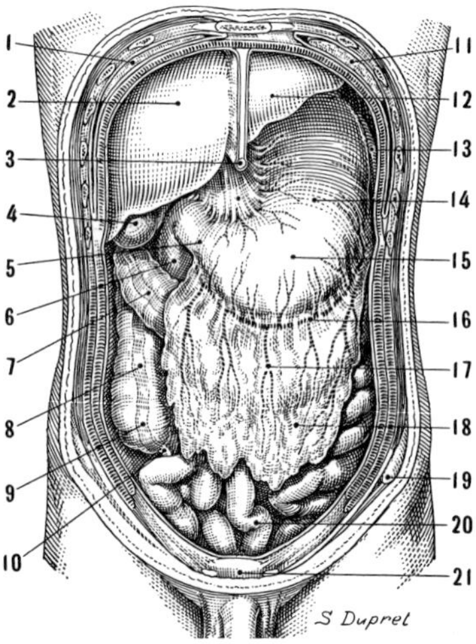

FIG. 1456. — Péritoine, grand épiploon.

1. Poumon droit et cavité pleurale; 2. Lobe droit du foie; 3. Ligament rond du foie; 4. Vésicule biliaire; 5. Pylore; 6. Duodénum; 7. Côlon transverse; 8. Côlon ascendant; 9. Cæcum; 10. Appendice; 11. Poumon gauche; 12. Lobe gauche du foie; 13. Rate; 14. Petit épiploon; 15. Estomac; 16. Artère gastro-épiploïque; 17. Artères du grand épiploon; 18. Grand épiploon; 19. Epine iliaque antéro-supérieure; 20. Anses grêles; 21. Pubis.

Il existe enfin de nombreux replis du péritoine, appelés *ligaments,* qui rattachent les organes à la paroi ou à d'autres organes.

Disposition de la cavité péritonéale. — Irrégulière et anfractueuse, la cavité péritonéale est virtuelle, comblée à l'état normal par les viscères et les formations péritonéales. Elle se trouve divisée en deux étages superposés par le côlon transverse et son méso.

L'*étage supérieur* est comblé par le foie, l'estomac, la rate et le pancréas; il présente un profond diverticule appelé *arrière-cavité des épiploons,* qui s'insinue derrière le petit épiploon et l'estomac.

L'*étage inférieur* est comblé par la masse des intestins rattachés à la paroi postérieure par le mésentère et les mésocôlons. Enfin, en bas, le péritoine tapisse les organes du petit bassin, tendant à s'enfoncer entre eux, en formant des *culs-de-sac,* en particulier chez la femme (culs-de-sac vésico-utérin et recto-utérin ou de Douglas) [*fig.* 1457, 17].

Structure. — Comme toutes les séreuses, le péritoine est constitué par une couche extérieure conjonctive, doublée d'une couche interne de cellules aplaties, appelée *endothélium.*

Propriétés. — Le péritoine sécrète normalement une très petite quantité de liquide destiné à favoriser le glissement des surfaces; mais, à l'état pathologique, ce liquide séreux peut être épanché en abondance (*ascite*); il peut être séro-purulent ou purulent (*péritonite*).

II. PÉRITOINE (maladies). — Péritonisme. — Ensemble des accidents d'origine nerveuse réflexe, caractérisé par des symptômes abdominaux et généraux qui simulent la péritonite aiguë.

CAUSES. Il s'agit seulement de troubles nerveux réflexes dont le point de départ est ordinairement abdominal (irritation péritonéale, phénomènes douloureux intestinaux ou viscéraux). Le péritonisme s'observe surtout chez les sujets névropathes, hystériques, chez lesquels le point de départ des accidents réflexes, très minime, passe toujours inaperçu.

SIGNES. Le péritonisme simule plus ou moins bien le tableau de la péritonite aiguë généralisée (v. PÉRITONITE). Mais la fièvre fait défaut, l'altération des traits est nulle ou peu marquée; l'évolution, enfin, est généralement rapide et la guérison brusque.

TRAITEMENT. Révulsion abdominale au moyen de glace, de compresses chaudes ou de cataplasmes laudanisés. Médication bromurée, chloral, au besoin morphine. En cas de troubles circulatoires, réflexes marqués (faiblesse du pouls, tendances aux syncopes), tonicardiaques (injections d'huile camphrée, de caféine, d'éther).

Péritonites. — Affections dues à l'inflammation du péritoine et revêtant une forme différente suivant la cause et l'étendue de l'infection et la nature des germes microbiens.

Péritonites aiguës. — ORIGINE. — Inflammation aiguë du péritoine par les microbes ordinaires de la suppuration : streptocoques, staphylocoques, colibacilles, pneumocoques, gonocoques. Leurs voies de pénétration sont multiples :

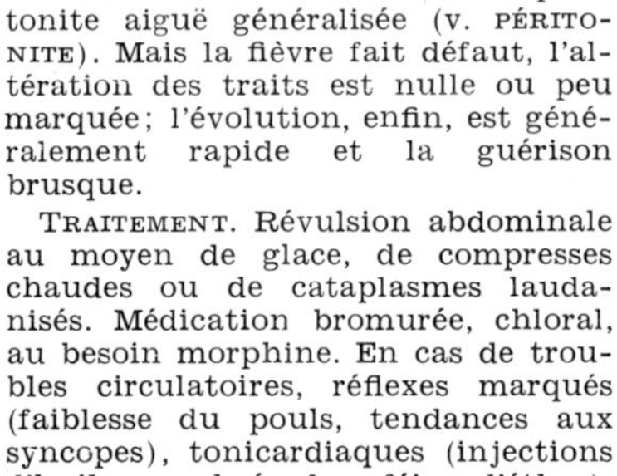

FIG. 1457. — Péritoine de l'excavation pelvienne chez la femme.

1. Uretère droit; 2. Ligament lombo-ovarien; 3. Ovaire, non recouvert par le péritoine; 4. Trompe de Fallope; 5. Ligament rond; 6. Vessie; 7. Pubis; 8. Péritoine vésical; 9. Cul-de-sac vésico-utérin; 10. Aponévrose vésico-vaginale; 11. Péritoine pariétal; 12. Mésosigmoïde; 13. Péritoine utérin; 14. Utérus; 15. Péritoine rectal; 16. Péritoine vaginal; 17. Cul-de-sac de Douglas; 18. Cloison recto-vaginale; 19. Rectum; 20. Vagin.

a) *Voie circulatoire,* rare : péritonites compliquant des infections générales (septicémies, fièvres éruptives, pneumonies);

b) *Voie lymphatique,* par propagation d'une inflammation viscérale de voisinage, en particulier des organes génitaux de la femme (salpingo-ovarites, infection puerpérale);

c) *Pénétration directe des germes pathogènes* par plaie pénétrante de l'abdomen, à la suite d'une opération abdominale, par ouverture d'une collection purulente de voisinage (phlegmon de la paroi, phlébite suppurée, pyosalpinx, phlegmon du ligament large) ou enfin par *pénétration des microbes normalement contenus dans le tube digestif* à la faveur d'une perforation (ulcérations intestinales dans la fièvre typhoïde, l'ulcère de l'estomac ou du duodénum, la cholécystite calculeuse, l'appendicite).

LÉSIONS. Le péritoine réagit à l'infection microbienne, dans un premier stade, par de la congestion : la séreuse apparaît rouge et comme dépolie; puis apparaissent des exsudats jaunâtres, fibrineux ou fausses membranes qui agglutinent les anses intestinales. Enfin, le péritoine enflammé sécrète au bout de peu de temps du liquide séro-purulent, purulent ou même putride, en plus ou moins grande abondance. La formation des fausses membranes est un mode de défense de la séreuse contre l'infection, car elle tend à localiser l'inflammation, à limiter son extension vers le reste de la séreuse, aboutissant à la formation d'un abcès enkysté de la cavité péritonéale : la péritonite est dite *circonscrite* ou *partielle.* Si, au contraire, la pénétration trop brusque ou trop massive des germes infectieux ne laisse pas le temps à la séreuse de former les fausses membranes protectrices, l'infection se diffuse rapidement et la péritonite est *généralisée.*

SIGNES. A. *Péritonites aiguës généralisées.* — 1° Dans la forme moyenne, le début est d'ordinaire brusque et violent, avec frisson et douleurs abdominales extrêmement vives, qui se généralisent rapidement à tout l'abdomen, avec des paroxysmes provoqués par le moindre attouchement ou le poids seul des couvertures. On note une *contracture généralisée à toute la paroi antérieure de l'abdomen.* Le ventre n'est ni ballonné ni météorisé; il est plat, formant à la palpation un *rideau rigide* masquant le contenu abdominal. Ce ventre *de bois* est uniformément douloureux; toutefois, il existe un *point douloureux maximum, constant, de première importance,* car il indique le plus souvent le siège des lésions causales.

Les intestins paralysés sont distendus par les gaz (météorisme), ce qui entraîne la constipation.

Des vomissements se produisent bientôt, répétés, bilieux, puis verts (*vomissements porracés*). L'état général s'altère rapidement, les traits se tirent, les yeux se cernent et s'enfoncent, le nez se pince, la langue devient sèche. La température, montée dès le début à 39° ou 40°, reste aussi élevée; le pouls est petit et rapide. Vers le troisième ou quatrième jour, les douleurs et les vomissements deviennent moins fréquents et la maladie évolue vers la guérison. Parfois cependant, les symptômes généraux s'aggravent, la faiblesse augmente, la respiration devient pénible et superficielle, le corps se couvre de sueurs visqueuses; du hoquet persistant apparaît et la mort survient, avec conservation de l'intelligence, en général vers le sixième jour, si l'on n'est pas intervenu.

2° A côté de cette forme moyenne, il existe des formes *toxiques* ou *gangreneuses* rapidement mortelles. Le type en est la péritonite par perforation (ulcère de l'estomac, appendicite). Le début se fait par une douleur soudaine et déchirante, en « coup de poignard », que suivent bientôt des vomissements. Mais ces deux symptômes se calment souvent assez vite, et ce qui domine, c'est l'atteinte profonde de l'état général avec altération extrême des traits, teint terreux, oppression, pouls misérable, anurie.

L'évolution de cette forme est très rapide et la mort survient d'ordinaire en 3 ou 4 jours, parfois en 24 ou 36 heures.

Il existe des formes relativement bénignes, telles que la *péritonite gonococcique* chez la *femme*, qui, malgré ses symptômes bruyants : température élevée, visage vultueux, pouls précipité, vomissements porracés, arrêt des matières et des gaz, guérit après traitement médico-chirurgical.

La *péritonite pneumococcique* s'observe surtout chez l'enfant de 3 à 12 ans, et chez les filles en particulier.

Les *péritonites d'origine infectieuse génitale* et la *péritonite gravidique*, qu'on observe vers le troisième ou quatrième mois de la grossesse, et qui sont d'origine colibacillaire, guérissent également, soit médicalement, soit après une intervention.

Les *péritonites puerpérales streptococciques*, consécutives à un avortement ou à un accouchement infecté, sont plus graves, et sont justiciables d'une seule intervention : l'hystérectomie rapide.

B. *Péritonites localisées ou partielles.* — 1° *Secondaires.* Elles succèdent à une péritonite généralisée, se traduisant après les symptômes de cette dernière par une sédation progressive des troubles avec amélioration de l'état général, puis par la formation dans une région de l'abdomen d'une tuméfaction dure et douloureuse.

2° *Localisées d'emblée.* Elles sont bien plus fréquentes que les précédentes et rappellent les péritonites généralisées, mais tous les signes sont moins marqués et l'état général beaucoup moins atteint, sauf en cas de phénomènes de péritonisme surajouté.

Pronostic. I. *Des péritonites aiguës généralisées.* — Sans traitement, il est, d'une façon générale, très grave, en particulier dans les formes streptococciques, presque toujours mortelles. La guérison peut cependant survenir, rarement par résorption du liquide épanché, d'ordinaire par localisation de l'inflammation à l'aide de fausses membranes et transformation de la péritonite généralisée en péritonite localisée.

II. *Des péritonites localisées.* — Les phénomènes aigus du début s'amendent peu à peu, mais il persiste des frissons, de la fièvre, des troubles digestifs, qu'entraîne la persistance dans la cavité abdominale d'une collection purulente. Celle-ci peut se résoudre; mais l'évolution naturelle est l'ouverture de l'abcès, soit à l'extérieur, d'ordinaire à l'ombilic, soit dans un organe creux voisin (intestin, vessie, vagin). Son ouverture dans la grande cavité péritonéale entraînerait une péritonite généralisée rapidement mortelle. Enfin, même après guérison, il subsiste des adhérences, des brides, qui peuvent déterminer secondairement des accidents d'occlusion intestinale.

Traitement. *Péritonites généralisées.* — Repos et diète absolue; vessie de glace sur l'abdomen. Injection de sérum artificiel adrénaliné, de caféine, d'huile camphrée à haute dose. Sulfamides dans les péritonites pneumococciques et gonococciques. Pénicilline en injections intramusculaire et intrapéritonéale.

Laparotomie précoce : de sa précocité dépend son succès. Après l'intervention, placer le malade en position demi-assise, qui facilite la respiration et le drainage. Injection de sérum glucosé par goutte-à-goutte rectal et par voie sous-cutanée. Lavages tièdes de l'estomac.

Péritonites partielles. — Au début, *traitement médical,* immobilisation, diète, opium et glace sur le ventre.

Par la suite, dès que le foyer suppuré est bien localisé et perceptible, incision et drainage.

Péritonites chroniques. — On sait maintenant que les péritonites chroniques sont presque toutes des péritonites tuberculeuses (v. ci-dessous). On admet cependant l'existence de rares inflammations péritonéales chroniques non tuberculeuses, les unes secondaires à des lésions chroniques de voisinage, les autres à des états morbides tels que le mal de Bright, l'alcoolisme, certaines cardiopathies.

Lésions. Epaississement plus ou moins marqué du péritoine, rétractions, adhérences et fausses membranes fibreuses solides qui unissent les intestins, pouvant même les étrangler. Epanchement liquide (*ascite*) dont l'abondance est en raison inverse du développement des fausses membranes.

Signes. Se confondent toujours avec ceux de l'affection causale. Leur apparition se traduit par des douleurs abdominales vagues, des troubles digestifs, et par une ascite, qui disparaît secondairement.

Traitement. I. *Local.* — Révulsion abdominale : teinture d'iode, etc. *Paracentèse* (v. ce mot).

II. *Général.* — Régime lacté et traitement de la maladie causale.

Péritonites tuberculeuses. — Affections dues à l'action, sur la séreuse péritonéale, du bacille de Koch ou de ses toxines.

Causes. I. *Prédisposantes.* — Celles de la tuberculose en général (surmenage, misère, alcoolisme). Fréquence devenue particulière au cours de la deuxième enfance et de l'adolescence; on l'observe aussi bien à la campagne qu'à la ville.

II. *Déterminantes.* — Le bacille de Koch ou ses toxines. La tuberculose péritonéale peut être *primitive,* les bacilles traversant alors la paroi intestinale sans la léser; ou *secondaire* à un foyer tuberculeux antérieur, pulmonaire ou plus souvent intestinal ou pleural.

Lésions. 1° Dans la *péritonite tuberculeuse aiguë,* la cavité péritonéale, qui contient un peu de liquide, présente sur sa surface congestionnée un semis de petites granulations tuberculeuses (granulie). Celles-ci, d'ailleurs, parsèment aussi en général les plèvres et les viscères;

2° Dans la *péritonite tuberculeuse chronique,* les lésions sont variables suivant les formes.

a) Dans la *forme ascitique,* outre l'épanchement de liquide citrin abondant, on note des granulations de volume variable à la surface de la séreuse. Si la guérison ne se fait pas, leur développement et leur ramollissement aboutissent à la deuxième forme.

b) Dans la *forme ulcéro-caséeuse,* la cavité péritonéale est cloisonnée par des adhérences épaisses, infiltrées de productions tuberculeuses. Les ganglions mésentériques, le foie, la rate et l'appareil pleuro-pulmonaire présentent souvent des lésions de même nature.

c) Dans la *forme fibreuse,* qui représente le stade de guérison, des adhérences fibreuses, qui renferment çà et là de petits nodules tuberculeux enkystés, engainent et unissent tous les organes.

Signes. *Péritonite tuberculeuse aiguë.* — Elle n'est le plus souvent que la localisation d'une granulie généralisée (v. tuberculose). Le ventre est tendu, ballonné, très douloureux; vomissements répétés, verdâtres. Fièvre oscillant entre 38° et 39°; troubles nerveux fréquents, stupeur, délire, convulsions chez les enfants.

Péritonite tuberculeuse chronique. — La péritonite tuberculeuse chronique généralisée peut revêtir trois formes, qui ne sont en réalité que les trois stades successifs de la maladie :

1° *Forme ascitique.* Forme de début en général; s'observe surtout chez les *jeunes sujets* (péritonite essentielle des jeunes filles). S'installe au milieu de troubles digestifs avec amaigrissement progressif et augmentation de volume du ventre, qui traduit la formation de l'ascite. Souvent la guérison survient au bout de quelques mois; sinon la deuxième forme s'installe;

2° *Forme fibro-caséeuse.* Parfois primitive chez l'adulte; elle se traduit par de la fièvre, des troubles digestifs (vomissements, alternances de diarrhée et de constipation). Le ventre, d'abord ballonné, s'affaisse et présente au palper des *gâteaux péritonéaux,* zones dures et empâtées. A la longue, les troubles augmentent, de même que l'amaigrissement; les jambes enflent, la fièvre décrit de grandes oscillations, et la cachexie aboutit à la mort, l'évolution pouvant être abrégée par la généralisation tuberculeuse ou une complication telle que le phlegmon stercoral. Mais souvent, la forme ulcéro-caséeuse évolue vers la guérison, aboutissant alors à la forme fibreuse;

3° *Forme plastique adhésive.* Secondaire aux formes précédentes ou primitives. Disparition du liquide péritonéal et rétraction du ventre, dont la paroi irrégulière se moule sur les anses intestinales sous-jacentes. L'état général s'améliore, la fièvre a disparu, mais les troubles digestifs, en particulier la constipation, persistent.

Quand les lésions sont très marquées, on peut noter des phénomènes d'*occlusion* aiguë ou chronique. Habituellement, les malades se plaignent de dyspepsie et de crampes abdominales douloureuses. Le ventre est sensible à la palpation. Il existe un amaigrissement plus ou moins notable et un état subfébrile. Ces phénomènes peuvent s'amender et le malade guérir, mais les rechutes sont possibles;

Formes localisées. — Variables suivant le siège des exsudats ou adhérences inflammatoires. Empâtement, douleurs simulant une appendicite, une cholécystite, une sigmoïdite, une salpingite, etc.

PRONOSTIC. La guérison complète s'observe souvent dans la forme ascitique (81 p. 100). Elle est plus rare dans la forme fibro-caséeuse, dont la mortalité est de 66 p. 100. La mort peut survenir par granulie, méningite tuberculeuse, extension des lésions aux poumons.

La guérison peut être incomplète du fait de séquelles persistantes (troubles digestifs, occlusion chronique) ou de récidives.

TRAITEMENT. *Médical.* — La péritonite tuberculeuse en évolution doit être traitée par les antibiotiques spécifiques : isoniazide, streptomycine, P.A.S. (acide para-amino-salicylique) associés et, en cas d'intolérance, cyclosérine, viomycine. Ce traitement devra être intense, faire rapidement preuve d'efficacité et, surtout, être prolongé (un an et demi à deux ans).

Chirurgical. — La chirurgie ne garde des indications que dans les séquelles de la péritonite tuberculeuse (occlusions). Les opérations se font sous couvert d'antibiotiques.

PÉRITONÉOSCOPIE. — V. CŒLIOSCOPIE.

PÉRITONISME. — V. PÉRITOINE (maladies).

PÉRITYPHLITE. — V. CÆCUM (maladies).

PÉRIVISCÉRITE. — V. *Suppl.*

PERLE. — Capsule gélatineuse contenant un médicament liquide, volatil, à goût ou odeur désagréable.

PERLÈCHE. — Affection contagieuse de la peau siégeant au niveau des commissures labiales. Le plus souvent bilatérale, elle est caractérisée par la présence de petites fissures sur l'épithélium, qui est macéré et qui desquame. En ouvrant la bouche, le malade ressent de vives douleurs, et, à ce moment, de petites hémorragies peuvent se produire.

Evolue en 2 ou 3 semaines, mais peut récidiver. Elle se transmet d'ordinaire par les verres à boire passant d'un sujet à un autre.

De nature infectieuse, elle paraît causée par un streptocoque, par un staphylocoque, ou par un champignon. On peut aussi l'observer dans l'anémie hypochrome et l'avitaminose C.

TRAITEMENT. Appliquer une solution d'eau de Dalibour ou de nitrate d'argent au niveau des lésions, comme dans l'impétigo. Les enfants doivent éviter de s'embrasser; leurs verres et leurs couverts seront lavés à l'eau bouillante.

PERLINGUALE (Voie). — Mode d'administration de certains médicaments, comme les hormones, qui sont détruits quand ils sont avalés. On place les pastilles *sous la langue* et on les laisse se désagréger, sans faire de mouvements de déglutition; la résorption du médicament se fait par la muqueuse sublinguale. On ne boira pas pendant le quart d'heure qui suit la prise de la pastille, qui doit se faire de préférence après les repas.

PERMANGANATE. — V. MANGANÈSE.

PERNIO (Erythème, Lupus). — V. ENGELURE, LUPUS.

PÉRONÉ. — Os long, de forme prismatique triangulaire, situé en dehors du tibia, avec lequel il forme le squelette de la jambe. Son extrémité supérieure, renflée, s'articule avec le tibia; son extrémité inférieure, également renflée, forme la *malléole externe* ou *cheville,* s'articulant avec l'astragale. V. JAMBE.

Fractures du péroné. — V. FRACTURES.

PÉRONIER. — Artère péronière. — Artère de la partie profonde de la jambe, née de l'artère poplitée. Au niveau des malléoles, elle se divise en *péronière postérieure,* pour la partie postérieure du pied, et *péronière antérieure,* qui descend sur le dos du pied.

Muscles péroniers. — Ils sont au nombre de trois :

1° Le *péronier antérieur,* qui s'étend de la moitié inférieure du bord antérieur et de la face interne du péroné à l'extrémité postérieure du cinquième métatarsien;

2° Le *court péronier latéral,* qui va de la face externe du péroné à l'extrémité postérieure du cinquième métatarsien, et qui étend le pied sur la jambe en élevant un peu son bord externe;

3° Le *long péronier latéral,* qui s'insère en haut à la tête du péroné, en bas à la partie externe de la base du premier métatarsien, et qui étend le pied ou la jambe en élevant la pointe en dehors.

Ces trois muscles sont innervés par des branches du nerf sciatique poplité externe.

PÉROU (Baume du). — V. BAUMES.

PEROXYDES. — Oxydants énergiques, produisant de l'oxygène au contact de l'eau. Les principaux sont les peroxydes de calcium, de magnésium, de zinc et de sodium.

Le *peroxyde de magnésium* est employé comme antiseptique gastrique ou intestinal (30 à 60 cg par jour en cachets).

Le *peroxyde de zinc* (ectogan), poudre blanc jaunâtre, est employé en poudre ou en pommades pour le pansement des plaies, des ulcères, des brûlures; il produit de l'eau oxygénée ou de l'oxygène naissant au contact des sérosités des plaies.

PERROQUETS et PERRUCHES (Maladies des). — V. PSITTACOSE.

PERSÉCUTION (Idées de). — Les idées de persécution, qui se rencontrent dans une série de troubles psychiques, comptent parmi les plus importantes des idées délirantes. Le malade qui en est atteint s'imagine être l'objet de machinations diverses, de poursuites, de vols, de calomnies; on cherche à lui nuire dans ses affaires, ses affections, sa santé, son existence.

Les idées de persécution se rencontrent dans diverses psychopathies, chez les dégénérés mélancoliques, dans la psychose alcoolique, la paralysie générale, l'épilepsie; elles revêtent leur caractère le plus net au cours du délire de persécution de la folie systématisée progressive, et du délire de persécution des dégénérés.

PERSICAIRES. — Plantes aquatiques (*Polygonum hydropiper, P. persicaria*) de la famille des Polygonacées, aux propriétés excitantes et diurétiques, sous forme de poudre (1 à 4 g) ou d'extrait aqueux (50 cg à 1g,5). Ils donnent de bons résultats dans les hémorragies gastriques, utérines, hémorroïdaires (Leclerc).

PERSIL. — Plante (*Apium petroselinum*) de la famille des Ombelliféracées (v. pl. en couleurs, à PLANTES DANGEREUSES, pour la comparaison avec la CIGUË). On emploie : 1° la *racine,* comme diurétique, apéritif, sous forme d'infusion (50 à 100 g par litre), et qui entre dans la composition du sirop des cinq racines; 2° les *feuilles* et la *semence* comme stimulant, emménagogue, en poudre à la dose de 2 g ou de 3 ou 4 cuillerées d'un sirop fait avec ces feuilles.

Apiol. — Principe actif du persil; on l'extrait des semences. C'est un liquide huileux, verdâtre ou jaune-brun.

ACTION. Excitant employé comme emménagogue et aphrodisiaque à la dose de 20 à 40 cg en capsules.

A forte dose (2 à 4 g), il peut déterminer de l'ivresse, des étourdissements, des vertiges, des sifflements d'oreilles, de la céphalée, et même des hépato-néphrites graves. On a également signalé des polynévrites, même à doses faibles, quand l'apiol a été falsifié par l'addition de phosphate de crésyl.

PERSONNALITÉ (Maladies de la). — Les maladies de la personnalité peuvent être divisées en trois types :

1° Maladies de la personnalité consciente, que l'individu apprécie lui-même et dont il s'inquiète; on les observe chez les obsédés;

2° Maladies de la personnalité caractérisées par un trouble dans les rapports entre personnalités consciente et inconsciente, telles qu'on les observe dans les névroses, particulièrement dans l'hystérie, dans les psychoses toxiques avec délire onirique, en somme dans les états seconds;

3° Maladies de la personnalité caractérisées par l'affaiblissement et la dissolution de la personnalité, comme celles des états démentiels à substratum organique, et à évolution progressive.

Enfin, chez les dégénérés, et particulièrement les imbéciles et les idiots, il existe une véritable non-formation de la personnalité.

PERSULFATE DE SODIUM. — V. SODIUM.

PERTE DE CONNAISSANCE. — V. ÉVANOUISSEMENT.

PERTES BLANCHES. — V. LEUCORRHÉE.

PERTES ROUGES. — V. RÈGLES.

PERTES SÉMINALES. — V. à MASCULINS (Organes génitaux) : *Spermatorrhée.*

PERVENCHE (Violette des sorciers). — Plante (*Vinca minor*) de la famille des Apocynacées.

Les feuilles, amères et astringentes, sont employées en infusion (10 g par litre) comme vulnéraires et pour tarrir le lait; elles entrent dans la formule des *espèces vulnéraires*. Leclerc conseille l'infusion aux dyspeptiques, dont la motricité et la sécrétion gastriques laissent à désirer; la prendre aux principaux repas.

PERVERSION (lat. *perversio*). — Déviation de divers instincts ou du jugement.

Perversion sexuelle. — V. HOMOSEXUALITÉ.

PERVERSITÉ. — Trouble psychique consistant dans le plaisir à faire le mal.

PÈSE-BÉBÉ. — V. CROISSANCE.

PÈSE-LAIT. — V. LAIT.

PESÉES. — V. MESURES.

PESSAIRES (gr. *pessos*). — Petits appareils de forme variée, ordinairement en caoutchouc durci, mais quelquefois en aluminium ou en étain,

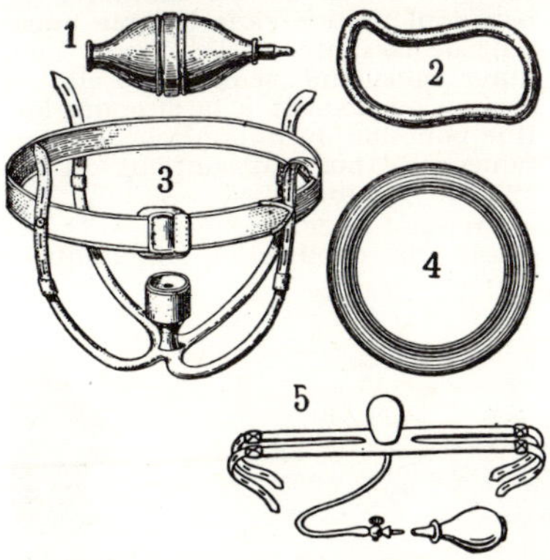

FIG. 1458. — Pessaires.
1. Insufflateur de Gariel; 2. Pessaire de Sims; 3. De Bonnet; 4. De Dumontpallier; 5. Gonflé, de Gariel.

qu'on dispose aux alentours du col de l'utérus afin de le maintenir dans sa position normale; on combat ainsi les déviations en avant ou en arrière (v. FÉMININS [Organes génitaux]). Pour faciliter le placement du pessaire, il est nécessaire que la femme ait uriné et que son intestin ait été évacué par un lavement.

Certains pessaires ont la forme d'un ballon de caoutchouc qu'on gonfle avec une poire afin de maintenir l'utérus en cas de prolapsus.

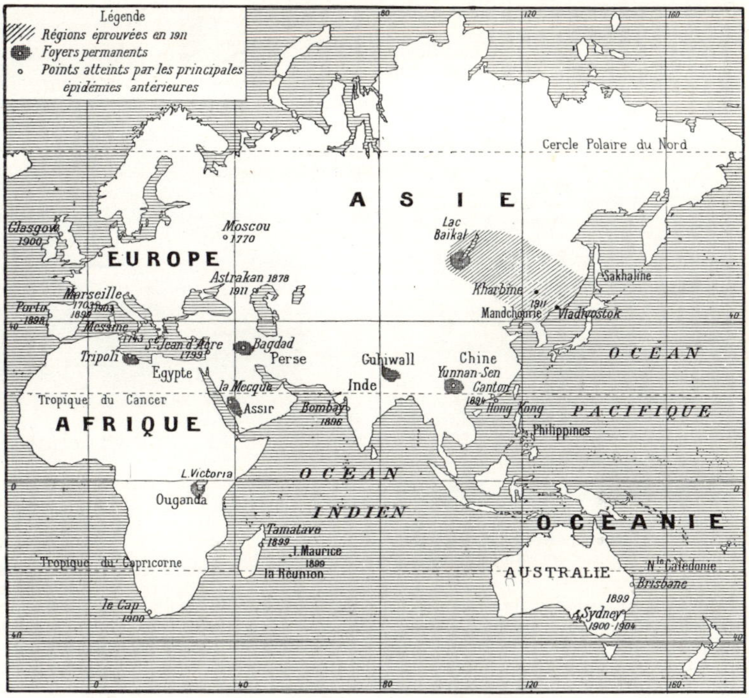

FIG. 1459. — Principaux foyers de la peste.

Les pessaires ne doivent être employés que sur le conseil d'un médecin ou d'une sage-femme expérimentés. Ils doivent être retirés fréquemment afin d'être nettoyés.

PESTE. — Maladie infectieuse, épidémique et contagieuse, due à l'action d'un microbe spécial, le bacille pesteux de Yersin.

HISTORIQUE. La peste est connue depuis la plus haute antiquité. Originaire de l'Asie (Himalaya, Yunnan), elle a essaimé en Perse, en Turquie, en Europe, en Afrique. Les épidémies les plus connues et les plus meurtrières sont celles des croisades (mort de Saint Louis), la *peste noire* qui ravagea l'Europe au XIVe siècle, celle de Marseille en 1720, celle d'Egypte (Saint-Jean-d'Acre,

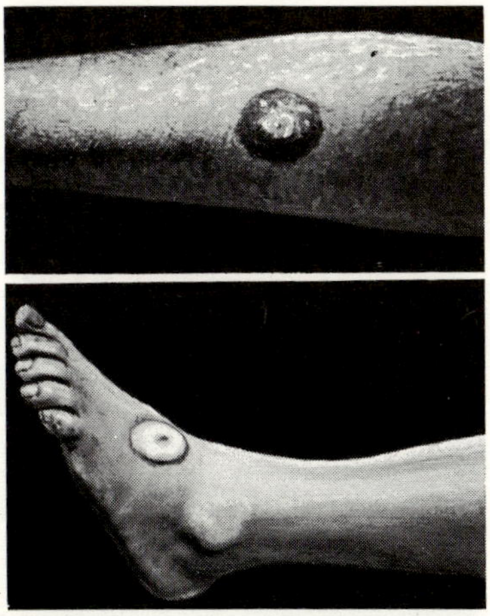

FIG. 1460. — *En bas :* phlyctène à la suite d'une piqûre de puce chez un pesteux; *En haut :* charbon pesteux sur une jambe survenant après phlyctène.
(*Cl. Institut Pasteur.*)

1799), celle de Chine et d'Indochine en 1884, où Yersin découvrit le bacille, celle de Mandchourie en 1910-1911. Une petite épidémie de 81 cas (avec 34 décès) sévit à

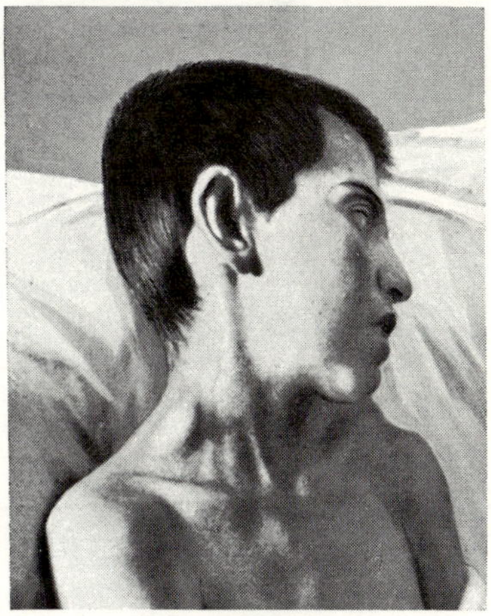

FIG. 1461. — Bubon (ganglion) cervical chez un pesteux.
(*Cl. Institut Pasteur.*)

Paris en 1920 dans les quartiers populeux encombrés d'émigrants et de chiffonniers; elle fut rapidement maîtrisée.

SIGNES. Après une incubation de 24 heures à 15 jours, la peste peut évoluer différemment.

Forme septicémique. — Parfois, le malade est pris brusquement, en pleine santé apparente, d'un frisson intense. La fièvre monte à 40° et même 42°; il existe de vives douleurs de tête, du délire, du vertige; le malade tombe rapidement dans le coma et meurt au bout de 24 à 36 heures, sans avoir présenté aucun signe apparent de la peste.

Forme bubonique. — La fièvre monte brusquement à 39°, 40°. On constate souvent au début, sur un membre, une tache lenticulaire res-

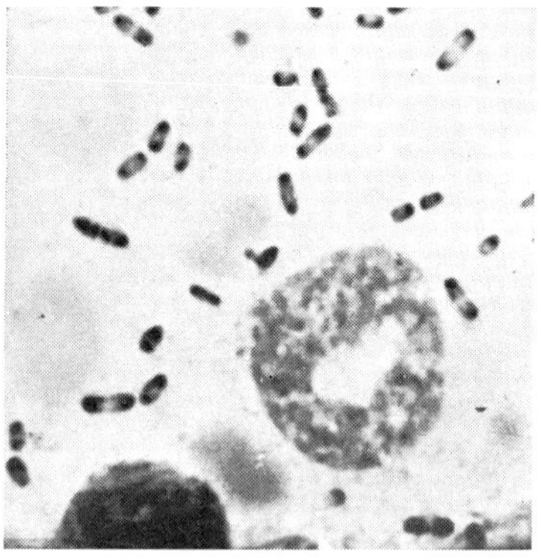

FIG. 1462. — Le microbe de la peste dans un frottis de bubon pesteux (gross. 1 800). (*Cl. Institut Pasteur.*)

semblant à une piqûre de puce ou de punaise, qui devient charbonneuse : l'épiderme se soulève, il se forme une bulle, une *phlyctène* (*fig.* 1460) contenant un liquide d'abord transparent,

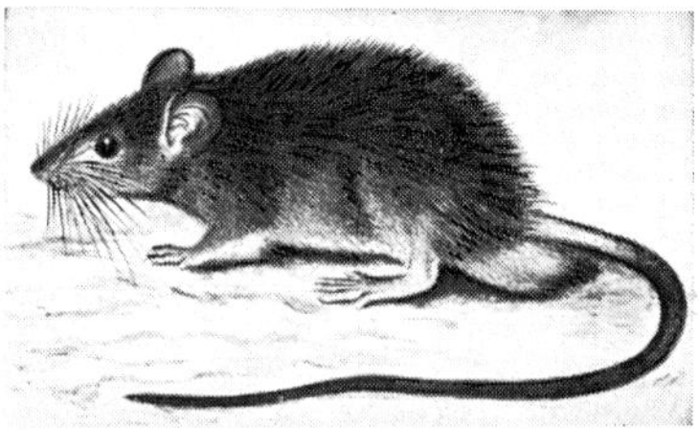

FIG. 1463. — Rat noir, grand propagateur de la peste.

puis trouble et sanguinolent. Parfois la peau se gangrène à ce niveau et il se forme une escarre noirâtre : c'est le *charbon pesteux* (*fig.* 1460).

Les glandes s'engorgent rapidement et deviennent douloureuses; on les trouve aux aisselles, à l'aine, au cou,

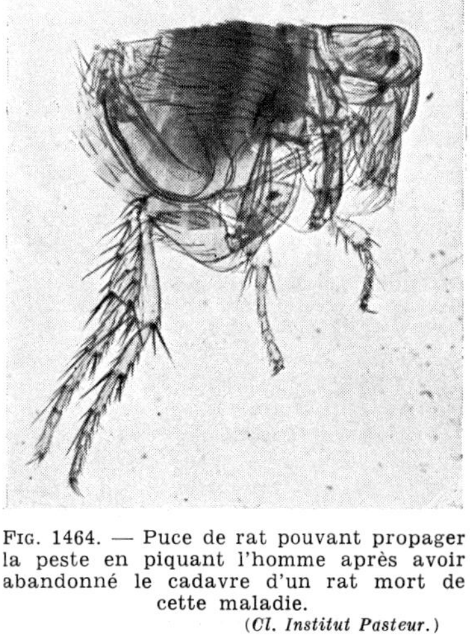

FIG. 1464. — Puce de rat pouvant propager la peste en piquant l'homme après avoir abandonné le cadavre d'un rat mort de cette maladie. (*Cl. Institut Pasteur.*)

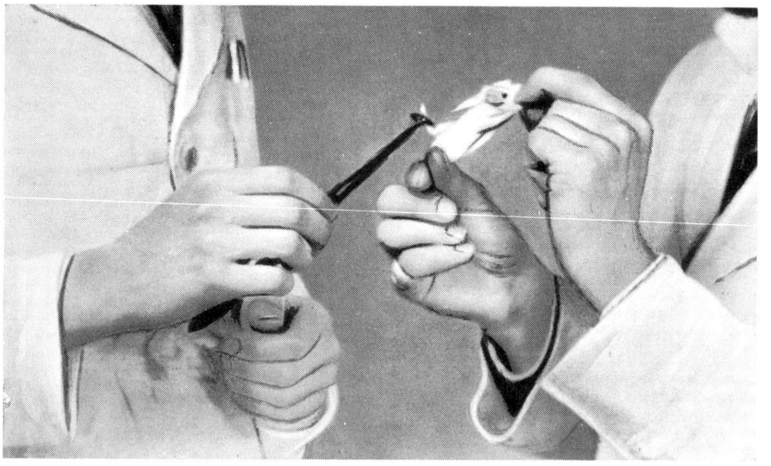

FIG. 1465. — Dans un service de dératisation, inoculation de rate supposée pesteuse à une souris blanche. (*Phot. Larousse.*)

formant des tumeurs du volume d'une noix, d'un œuf de poule ou même d'une tête d'enfant; c'est le *bubon pesteux* (*fig.* 1461). Ce bubon peut disparaître de lui-même, ou, au contraire, suppurer, à moins que la mort ne vienne interrompre le cours de la maladie. Le pus du bubon contient un grand nombre de bacilles pesteux et est donc très contagieux. La mortalité est de 75 p. 100.

Forme hémorragique (peste noire). — Dans cette forme, il existe chez le malade des hémorragies multiples (pétéchies) se formant dans le nez, la bouche, l'intestin; la peau présente aussi des hémorragies ponctiformes.

Forme pneumonique. — Cette forme, très grave, est celle qui a sévi en Mandchourie en 1911. Après une incubation de 2 à 3 jours, pendant laquelle le sujet conserve son activité, la fièvre s'élève à 38°, 39°; la respiration s'accélère et le malade se plaint parfois d'un point de côté. A l'auscultation, on entend des signes de pneumonie. Le malade tousse un peu et crache avec difficulté quelques crachats visqueux; puis, à un moment, apparaît un crachat sanglant, caractéristique de la pneumonie pesteuse. Les quintes de toux augmentent de fréquence; le malade, anhélant, suffocant, ne peut plus rester allongé; il s'assoit au bord de son lit, et tousse, courbé en deux, ou bien il se lève, bavant une spume teintée de sang ou lançant devant lui des gouttelettes ou des crachats visqueux et rouges de la dimension d'une pièce de 1 franc.

La mort survient en 2 ou 3 jours dans 100 p. 100 de cas.

Forme ambulatoire. — Dans cette forme, les symptômes, peu graves, permettent au malade de circuler; celui-ci présente une adénite, le plus souvent inguinale ou axillaire, un peu douloureuse, sans trouble apparent de la santé. Cette adénite peut durer plusieurs semaines; elle se résorbe ou aboutit à la suppuration. Une ponction du bubon à la seringue ramène du pus qui contient du bacille de Yersin.

CAUSES. I. *Prédisposantes.* — Toutes causes de débilitation organique :

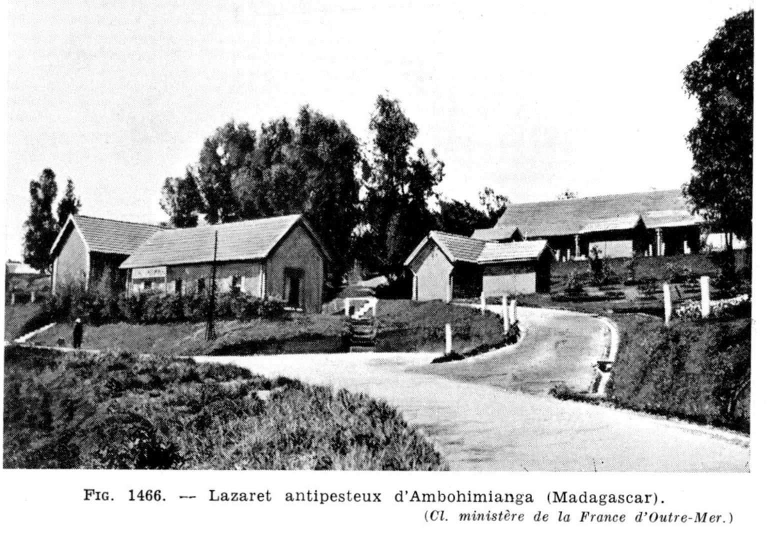

FIG. 1466. — Lazaret antipesteux d'Ambohimianga (Madagascar). (*Cl. ministère de la France d'Outre-Mer.*)

misère, famine, malpropreté. Les saisons favorables à l'éclosion des épidémies sont l'automne et le printemps. Les Européens ont une résistance plus grande (38 p. 100 seulement de mortalité) que les Musulmans (70 p. 100) et les Indiens (80 à 90 p. 100).

II. *Déterminantes.* — Le bacille de la peste, découvert par Yersin, en 1894 (*fig.* 1462), est très abondant dans les bubons et aussi dans le sang, les *crachats,* le mucus nasal, les déjections nasales, fécales et l'urine. C'est un petit coccobacille du genre *Pasteurella,* ovoïde, ne prenant pas le Gram et facilement cultivable.

Mode de transmission de la peste. — La peste est transmise par des *rongeurs* domestiques, dont les plus importants sont les *rats :* le rat noir ou de maison (*Mus rattus*), le rat gris ou rat d'égout (*Mus decumanus*); la souris est peu pestigène pour l'homme.

Certains *rongeurs sauvages* (gerbille, gerboise, marmotte d'Asie ou tarabagan, écureuils) peuvent aussi transmettre le virus.

Un parasite joue le rôle d'intermédiaire entre le rat et l'homme : c'est la *puce,* plus rarement la punaise.

TRAITEMENT. I. *Préventif.* — Isolement du malade. Port d'un masque par toutes les personnes de l'entourage du malade, qui devront, en outre, se faire vacciner (vaccin antipesteux); la durée de protection est de six mois.

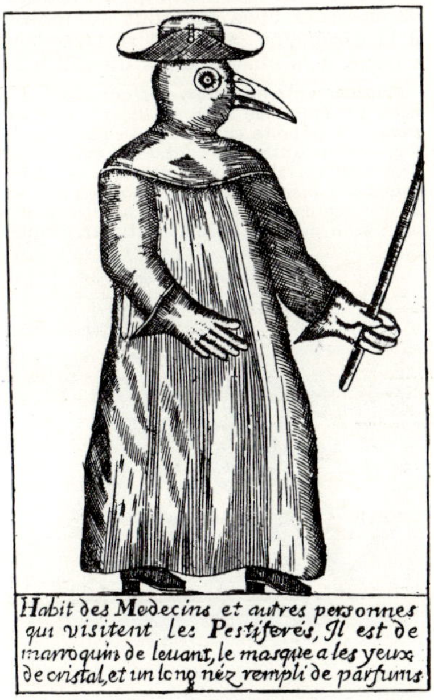

FIG. 1467. — Gravure extraite du *Traité de la peste,* par le Dr Manget, docteur en médecine (Genève, chez Philippe Planche, 1720).

Lutte contre les rats et les puces. Les cadavres de rats doivent être arrosés de pétrole ou de benzine et brûlés ou enfouis. Les cales des navires doivent être désinfectées. V. DÉSINFECTION et DÉRATISATION.

II. *Curatif.* — En cas de peste reconnue (par ponction du ganglion ou réaction de fixation) ou simplement soupçonnée, on injectera immédiatement au malade 100 à 120 cm^3 de *sérum antipesteux* de l'Institut Pasteur, par *voie intraveineuse* (l'injection sous-cutanée est généralement inefficace). On renouvellera l'injection intraveineuse de sérum, à la dose de 60 à 80 cm^3, le lendemain et les deux jours suivants, jusqu'à la disparition de la fièvre et des douleurs buboniques.

Bactériophage antipesteux.

Dans les formes graves, septicémiques et pulmonaires, sulfamides à hautes doses.

PESTRIN (Le) [Ardèche]. — Petite station d'eaux bicarbonatées calciques faibles, légèrement ferro-manganésiennes et iodées (12°).

CURE. Boisson. Eau exportée.

ACTION. Antidiarrhéique. Indiquée dans les diarrhées aiguës et chroniques du nourrisson et de l'adulte; entérite muco-membraneuse, dysenterie, convalescence de fièvre typhoïde.

PÉTÉCHIE. — Petite tache de la peau, rouge, ressemblant à la morsure d'une puce, due à la rupture spontanée de capillaires. V. à PURPURA et à TYPHUS.

PETIT-CHÊNE. — V. GERMANDRÉE.

PETIT-LAIT. — V. LAIT.

PETITE CENTAURÉE. — V. CENTAURÉE.

PETITE VÉROLE. — V. VARIOLE.

PETITE VÉROLE VOLANTE. — V. VARICELLE.

PÉTREUX (du lat. *petrosus,* pierreux). — Qui a trait au rocher. V. TEMPORAL : *Os temporal.*

Nerfs pétreux. — Les *grand et petit nerfs pétreux profonds* sont des branches du nerf de Jacobson, branche du glosso-pharyngien.

Les *grand et petit nerfs pétreux superficiels* sont des branches du facial.

Ganglion pétreux (d'Andersch). — Petit renflement grisâtre que présente le nerf glosso-pharyngien à sa sortie du trou déchiré postérieur, au contact du rocher.

PÉTROLE. — Le *pétrole brut* ou *naphte* est un liquide brun verdâtre fluorescent dont la composition varie suivant son extraction (Amérique, Roumanie, Caucase). Les pétroles américains et roumains sont constitués par un mélange de carbures d'hydrogène. Par distillations fractionnées, on extrait des produits divers :

l'*éther de pétrole,* incolore, qui distille au-dessous de 65°, le *pétrole léger,* qui distille au-dessous de 50°, la *gazoline,* au-dessous de 85°;

l'*essence de pétrole,* qui distille entre 85° et 120°; très inflammable, elle sert à l'éclairage et comme dissolvant;

l'*huile de pétrole,* ou pétrole lampant, incolore, qui distille entre 130° et 280°; elle ne doit pas être inflammable au-dessous de 35°;

les *huiles lourdes de pétrole,* qui passent entre 280° et 400°; elles servent au graissage des machines, au chauffage;

la *paraffine,* qui passe entre 375° et 435°;

la *vaseline,* qui passe au-dessous de 360°.

ACTION et MODE D'EMPLOI. *A l'intérieur.* — Contre la lithiase biliaire (V à XXX gouttes de pétrole rectifié, sous forme de perles).

A l'extérieur. — Contre la gale, la phtiriase, la gale des vendangeurs.

Cependant, les frictions au pétrole pur peuvent déterminer des dermites étendues; il vaut mieux l'employer en liniment alcoolique ou savonneux.

Intoxications. — Le pétrole est peu toxique, et il en faut des doses assez élevées (200 à 500 g) pour produire des troubles sérieux : nausées, vomissements, diarrhée, perte de connaissance, avec assoupissement profond.

Cependant, chez certaines femmes qui s'étaient lavé les cheveux avec une assez grande quantité de pétrole (150 g), il est survenu des accidents temporaires : pâleur, cyanose des lèvres, faiblesse du pouls, mal de tête, œdème du cuir chevelu.

PREMIERS SOINS (après absorption du pétrole). Faire vomir en chatouillant la luette, ou en faisant absorber de l'ipéca, puis donner des stimulants.

PÉTROSITE (du lat. *petrosus,* rocheux). — Ostéite profonde du rocher à la suite d'une otite moyenne. V. ROCHÉRITE.

PEUPLIER. — Arbre (*Populus nigra*), de la famille des Salicacées, dont les bourgeons, qui contiennent de l'acide gallique et une résine se rapprochant du baume de Tolu, entrent dans la composition de l'*onguent populeum,* pommade verte antihémorroïdaire renfermant également des feuilles de belladone, jusquiame, morelle et pavot. Le bois de peuplier s'emploie sous forme de *charbon végétal.*

PEUR. — Réflexe normal de protection qui met l'individu en état de défense contre un danger réel ou imaginaire.

La peur correspond à un afflux important du sang vers les centres nerveux, qu'elle éveille et prépare aussitôt pour la lutte.

Dans la peur, il y a ordinairement deux éléments : 1° un élément instinctif involontaire; 2° un élément intellectuel : la conscience d'un danger connu ou inconnu. Ce dernier n'existe naturellement pas dans les premiers mois de la vie et peut être réduit à peu de chose chez l'enfant déjà assez grand, qui a une connaissance suffisante des choses pour savoir l'inanité de ses craintes. La peur présente des variétés nombreuses répondant à des degrés divers d'impressionnabilité et de sensibilité : appréhension, inquiétude, crainte, frayeur, terreur, qui peuvent être différentes dans les mêmes circonstances, suivant l'impressionnabilité nerveuse du sujet.

Les manifestations physiques les plus fréquentes de la peur sont la gêne, l'angoisse respiratoire, la pâleur, ou, au contraire, la couleur écarlate du visage, qui indiquent un trouble dans la circulation.

La peur est la croyance à un danger; pour guérir de la peur, il suffit de se persuader ou de persuader les autres qu'il n'existe aucun danger. V. PHOBIE, TERREURS NOCTURNES INFANTILES.

PEYOTL. — Petit cactus mexicain sans épines (*Echinocactus Williamsii*), de la famille des Cactacées, appelé aussi *plante divine*.

La partie aérienne, mâchée ou prise en infusion, produit une ivresse affectant surtout le centre visuel cérébral, détermine un véritable *rêve éveillé*, qui, à la manière d'une projection cinématographique, déroule, sur l'écran noir des paupières closes, la suite lumineuse, diversement colorée et sans cesse renouvelée de ses multiples et fantasques visions (plante qui fait les yeux émerveillés).

Elle détermine aussi une *audition colorée :* les sons se transforment en couleurs, à tel point que la traduction en images d'un poème musical écrit par un compositeur est rendue possible.

pH. — Coefficient de concentration de l'acidité d'un liquide; la détermination du pH permet la mesure de l'acidité actuelle ou réelle d'un milieu ainsi que l'appréciation de la fraction d'acide libre.

Cette méthode est fondée sur la mise en liberté des ions acides et des ions alcalins d'un liquide donné.

Une solution *alcaline* est celle dans laquelle les ions OH l'emportent sur les ions H en liberté. Plus une solution est alcaline, plus le pH se rapproche de 14.

Une solution *neutre* (l'eau pure) aura son pH voisin de 7.

Donc, dans la notation du pH, les nombres de 0 à 7 (exactement 7,7) expriment l'acidité, et de 7 à 14 (exactement à 14,14) l'alcalinité. Plus le nombre exprimant l'acidité se rapproche de 0, plus il indique une acidité forte; plus le nombre exprimant la basicité s'élève vers 14, plus il exprime une alcalinité forte.

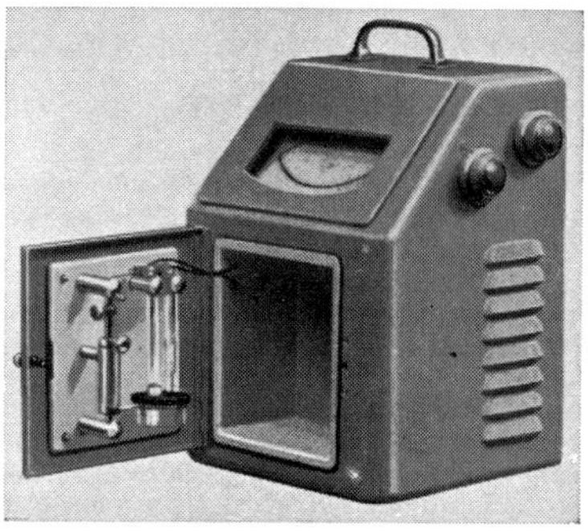

FIG. 1468. — Appareil de mesure du pH. (*Cl. A.D.S.U.L.*)

Applications. — ***Urine.*** — Le pH de l'urine normale oscille entre 5,8 et 6,2 avec un régime mixte.

Normalement, le travail musculaire, une alimentation riche en albuminoïdes et graisses, abaissent le pH urinaire; au contraire, les végétaux et les fruits l'élèvent. L'ingestion d'eau pure, qui augmente le débit urinaire, élève le pH; toute oligurie s'accompagne au contraire d'un abaissement du pH.

Les *variations pathologiques* du pH urinaire sont les suivantes :

pH abaissé : il y a acidose urinaire quand le pH oscille entre 5,1 et 5,3; on l'observe dans le diabète, le jeûne, les vomissements, l'insuffisance hépatique, les diarrhées.

Certains médicaments : chlorure de magnésium, acide phosphorique, mandélate d'ammonium, abaissent le pH.

pH élevé : infections urinaires, phosphaturie, maladies fébriles, cancer, tétanie, dermatoses.

Suc gastrique. — Le suc gastrique étant très acide, le pH oscille entre 1,5 et 2,5. L'acidité devient très forte dans l'ulcère gastrique, alors que dans le cancer de l'estomac le pH s'élève vers 5,7.

Sang. — Normalement, le sang est alcalin, et son pH est en moyenne de 7,4.

Le maintien du pH sanguin à son taux normal est assuré par le bon fonctionnement des émonctoires naturels : poumons, qui éliminent les acides volatils; reins et intestins, qui éliminent les acides non volatils, et par l'existence de substances tampons (carbonates, bicarbonates, phosphates alcalins, hémoglobine), qui neutralisent tout excès d'acide et constituent la *réserve alcaline* (R. A.).

Normalement, R. A. chez l'adulte = 60 volumes de CO_2 pour 100 volumes de plasma; elle est chez l'enfant de 50 volumes.

Quand R. A. diminue et varie entre 55 et 30 volumes, on dit qu'il y a *acidose :* cette acidose est compensée quand le pH demeure normal; elle est décompensée et devient grave quand R. A. tombe au-dessous de 30 et que pH est diminué (de 7,3 à 6,7); elle aboutit alors au coma.

Quand R. A. augmente (70, 80 volumes et plus), on dit qu'il y a *alcalose.*

Liquide céphalo-rachidien. — Ce liquide est normalement légèrement alcalin (pH = 7,5); certaines méningites s'accompagnent d'une acidose : 7,06.

PHACOMATOSE. — Affection caractérisée par la présence d'anomalies congénitales du développement, intéressant surtout les tissus d'origine ectodermique (peau, système nerveux, rétine).

PHACOMÈTRE (du gr. *phakos,* lentille, et *metron,* mesure). — Instrument permettant de savoir par une simple lecture le nombre de dioptries des verres de lunettes.

PHAGÉDÉNISME (du gr. *phagein,* manger, et *adên,* beaucoup). — Extension indéfinie d'une lésion ulcéreuse, soit en surface (*phagédénisme serpigineux*), soit en profondeur (*phagédénisme térébrant*); celui-ci peut devenir *mutilant,* quand il siège à la face, détruisant le nez, les lèvres, etc.

Il peut s'observer dans des ulcérations d'apparence banale, ainsi que dans le *chancre mou,* soit au niveau du chancre même, soit au niveau du bubon; dans la *syphilis,* au niveau de l'accident primitif (chancre) ou des lésions tertiaires.

CAUSE. Encore obscure; divers microbes ont été signalés : streptocoque, staphylocoque doré, bacille de la gangrène, bacille de Ducrey; association de spirilles ou de microbes anaérobies. Le terrain a été incriminé (débilités, intoxiqués), mais le phagédénisme a été également observé chez des sujets jeunes, vigoureux, sans tares appréciables.

TRAITEMENT. Antisyphilitique ou antichancrelleux; sérum antigangreneux. Ablation au bistouri quand c'est possible; cautérisations au thermocautère, au chlorure de zinc. Pommade au collargol au 1/10. Poudre de sulfamides, d'iodoforme. Pénicilline.

Ulcères phagédéniques. — Ulcérations ayant une tendance très marquée à envahir les tissus voisins, en surface et en profondeur. Evolution aiguë par la marche, chronique par la durée. Une forme spéciale est fournie par l'*ulcère phagédénique des pays chauds.* V. ULCÈRE.

PHAGOCYTE et PHAGOCYTOSE. — Certains leucocytes jouent un rôle dans la lutte anti-infectieuse; ils englobent le microbe pour le digérer et le faire disparaître (Metchnikov). V. BACTÉRIES.

PHALANGES, PHALANGINES, PHALANGETTES. — Os de la main et du pied (v. figure à MAIN). La phalange est articulée avec les métacarpiens ou les métatarsiens, la phalangine avec la phalange au-dessous et la phalangette au-dessus.

PHANTASME (du gr. *phantasma,* fantôme, fausse apparence). — Idées imaginaires qui persécutent les malades atteints de névrose (forme chronique) ou se produisent passagèrement chez des femmes pendant leurs règles, ou dans les deux sexes, à l'occasion d'une digestion difficile ou de troubles urinaires (forme aiguë).

PHARMACIE (du gr. *pharmakon,* médicament). — Art de préparer les médicaments. La *pharmacie chimique* s'occupe de l'étude des substances minérales et organiques, et la *pharmacie galénique,* de l'étude des médicaments composés (sirops, pommades, extraits, etc.).

PHARMACIE DE FAMILLE, DE VOYAGE ET D'URGENCE. — Ensemble de médicaments qu'il est utile de posséder chez soi, tout au moins à la campagne (*fig.* 1469 et 1470), en voyage, à la chasse, dans un camp.

Médicaments internes. — *Magnésie calcinée :* un flacon de 30 g. — *Bicarbonate de soude :* une boîte contenant 10 paquets de 5 g, comme antiacide contre les empoisonnements, les aigreurs d'estomac. — *Salicylate de bismuth :* une boîte contenant 10 cachets de 50 cg. — *Elixir parégorique :* un flacon de 20 g, comme antidiarrhéique.

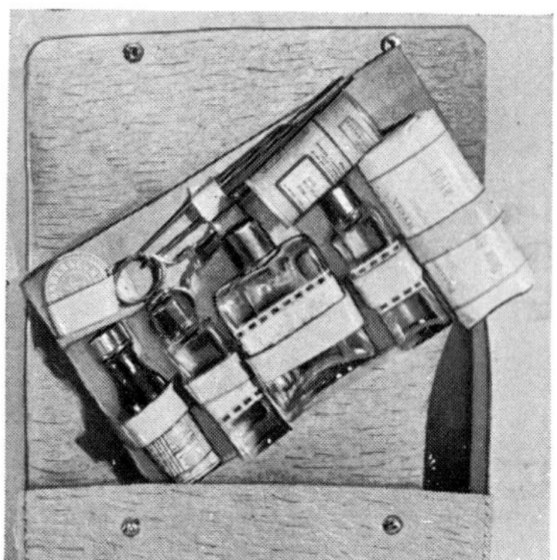

FIG. 1469. — Trousse pharmaceutique de voyage. (*Phot. Larousse.*)

— *Antipyrine :* une boîte contenant 10 comprimés de 50 cg; *chlorhydrate de quinine :* une boîte contenant 10 comprimés de 25 cg et 10 comprimés de 50 cg; *aspirine:* un tube de verre contenant des comprimés de 50 cg, comme antifébriles et antinévralgiques. — *Bromure de potassium :* 10 paquets de 1 g. — *Ether :* un flacon bien bouché de 30 g. — Fleurs de *tilleul* et *d'oranger* en sac de 20 g chaque, comme calmants. — Fleurs de *camomille :* 30 g dans un sac, comme digestif. — *Queues de cerises* et *chiendent :* 2 paquets de 20 g, comme diurétiques. — *Amidon :* 100 g dans une boîte, pour lavements d'enfant, comme émollient. — *Calomel* (protochlorure de *mercure*) : une boîte contenant 20 paquets de 5 cg ; *huile de ricin* : un flacon de 40 g ; *sulfate de soude* : une boîte contenant un paquet de 60 g ; *sulfate de magnésie* : un paquet de 50 g ; comme purgatifs. — *Eau de mélisse des Carmes* : un flacon ; *ammoniaque* : un flacon de 10 g ; comme stimulants. — *Sirop de chloral* : 120 g en un flacon ; *sulfonal* : 5 cachets de 0,50 ; comme soporifiques. — *Fleurs et feuilles de bourrache* : 20 g dans un sac, comme sudorifique. — *Ipéca* : une boîte contenant 10 paquets de 25 cg ; *tartrate d'antimoine* : 10 paquets de 5 cg ; comme vomitifs.

Médicaments externes et pansements. — Liniment *oléocalcaire*, 100 g, contre les brûlures. — *Graines de lin* : 250 g dans une boîte en fer-blanc. — Une boîte de *sinapismes*, comme révulsif. — *Teinture d'iode* : un flacon de 10 g, contre les piqûres. — *Collodion* : un flacon de 10 g. — Papier au *bichlorure de mercure* : un cahier de 10 feuilles. — *Acide borique* :

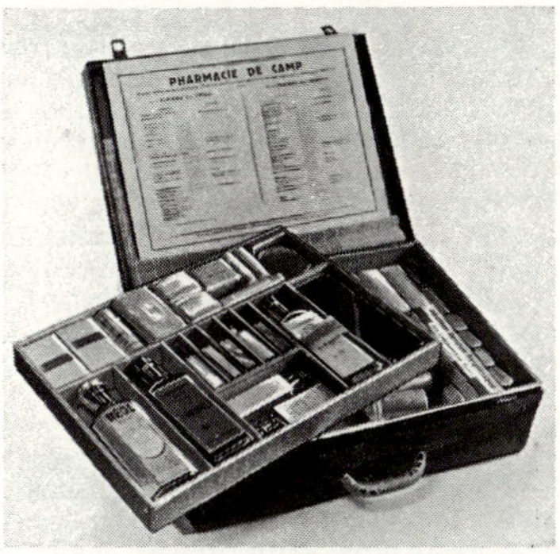

FIG. 1470. — Pharmacie de camp.
(*Phot. A. Roy.*)

une boîte contenant 120 g. — *Alcool camphré* : un flacon contenant 150 g. — *Eau oxygénée* : un flacon de 120 g. — *Gaze aseptique* : 15 mètres. — *Ouate hydrophile* : 250 g. Bandes de vieille toile et en mousseline souple. Bandes en coton élastique (de 3 largeurs : 5 cm, 7 cm et 10 cm), contre les blessures et plaies. Un flacon de *sérum* contre les morsures des vipères.

Conseils pour le rangement. — Il est *indispensable* que ces médicaments, dont quelques-uns sont des poisons, soient mis dans une boîte soigneusement fermée par une clef placée dans un endroit *fixe*. Chaque espèce de médicament doit être remise *soigneusement* en place après emploi. Les flacons et les boîtes porteront : 1° le nom de la substance contenue ; 2° la quantité par cuillerée à soupe pour les médicaments en bouteille, par cachet ou paquet pour ceux en boîte.

Les médicaments devront être soumis de temps en temps à la vérification d'un pharmacien, qui constatera leur état de conservation.

Récipients. — Un *gobelet* en bois ou en métal. Une *cuillère* à soupe et une à café portant inscrite à l'intérieur la contenance d'eau. Une *cuvette* en tôle émaillée. Un *bock*. Une *poire* à lavement.

Instruments. — Une *pince* à mors étroits. Une *pince* à artère. Une paire de *ciseaux*. Une seringue à injections, avec aiguilles en nickel.

PHARMACIEN. — Celui qui exerce la pharmacie.

L'enseignement de la pharmacie est donné dans les facultés de Paris, Montpellier, Nancy, Bordeaux, Lille, Lyon, Toulouse, Marseille, Strasbourg et Alger ; dans les écoles de plein exercice de Nantes, Rennes, Tours, Angers, Clermont-Ferrand et Limoges ; dans les écoles préparatoires d'Amiens, Besançon, Caen, Dijon, Grenoble, Poitiers, Reims et Rouen.

Depuis la loi du 19 avril 1898, on ne délivre qu'un seul diplôme de pharmacien de 1re classe, le diplôme de pharmacien de 2e classe est supprimé.

Les études en vue du diplôme de pharmacien durent cinq ans, dont une année de stage et quatre ans de scolarité. Le diplôme de bachelier de l'enseignement secondaire est nécessaire pour l'inscription comme stagiaire. Le stage ne peut être accompli que dans des officines agréées par les recteurs.

Il existe un grade de *docteur en pharmacie*, dont l'obtention est obligatoirement subordonnée à la possession du diplôme de pharmacien, à des travaux de scolarité effectués à la faculté et à la soutenance d'une thèse.

Durant leurs années d'études, les pharmaciens ne reçoivent pas d'instruction médicale ; ils ne fréquentent pas l'hôpital (à part les internes en pharmacie). Ils ne peuvent donc dans tous les cas donner les conseils que les clients réclament si souvent d'eux.

Un pharmacien ne peut d'ailleurs exercer légalement la médecine que s'il est pourvu du diplôme de docteur en médecine.

Cependant, en cas d'accident subit et en l'absence du médecin, il est permis au pharmacien de donner des soins d'urgence, soit dans son officine, soit sur la voie publique.

PHARMACOLOGIE (du gr. *pharmakon*, médicament, et *logos*, traité). — Etude de l'action des médicaments et de leur emploi thérapeutique.

PHARMACOPÉE (du gr. *pharmakon*, médicament, et *polein*, faire). — V. CODEX.

PHARYNX ou GORGE (du gr. *pharugx*, gosier) [tabl. XLVII]. — Carrefour aérodigestif en forme de cheminée avec trois parois lisses représentées, en arrière par les muscles prévertébraux, latéralement par les constricteurs du pharynx, et s'ouvrant en avant, à l'étage supérieur, par les choanes dans les fosses nasales, à l'étage intermédiaire par l'isthme du gosier dans la bouche, à l'étage inférieur par l'hypopharynx dans le larynx.

C'est un croisement entre le circuit aérien (nez, larynx) et le circuit alimentaire (bouche, œsophage), dont l'aiguillage est assuré grâce à deux clapets : le voile du palais, en haut, l'épiglotte, en bas.

I. PHARYNX (structure et fonctions) [tabl. XLVII]. — Le pharynx peut être divisé en trois régions : 1° région *supérieure* ou *nasopharynx*, en arrière des fosses nasales, dans laquelle se trouve en haut et en dedans l'ouverture de la trompe d'Eustache ; 2° région moyenne *buccale* ; 3° région inférieure *pharyngo-œsophagienne*, se prolongeant au-dessous par l'œsophage.

Le pharynx est un tube musculo-membraneux de 12 cm de long ; ses muscles, qui sont formés de faisceaux circulaires, ou *constricteurs*, et de faisceaux longitudinaux, ou *élévateurs*, ont plus particulièrement pour fonction la déglutition, les derniers élevant le pharynx et le portant au-devant du bol alimentaire, tandis que les constricteurs, en se resserrant de haut en bas, poussent les aliments vers l'œsophage. Au-dessus de ces muscles se trouve une muqueuse rouge grisâtre qui : 1° dans sa partie supérieure, en arrière des narines, est recouverte d'un épithélium à cils vibratiles et renferme en abondance des follicules clos (*amygdales pharyngées*) ; 2° dans sa partie inférieure (en arrière de la bouche) présente un épithélium pavimenteux et de nombreuses glandes en grappe. Les lymphatiques se rendent aux ganglions rétropharyngiens (*fig.* 1473), qui se trouvent à l'union des parois latérales et postérieures du pharynx (ganglions de Gillette), et aux ganglions carotidiens.

Les artères sont : la *pharyngienne inférieure*, branche de la carotide externe, et la *pharyngienne supérieure*, branche de la maxillaire interne.

Le pharynx est innervé par un plexus constitué par des filets du ganglion cervical supérieur du grand sympathique, du glosso-pharyngien, du pneumogastrique et du spinal. La muqueuse des arrière-narines est innervée par le nerf pharyngien de Bock, qui vient du ganglion sphéno-palatin, lequel reçoit des fibres du nerf maxillaire supérieur, branche du trijumeau, du glosso-pharyngien et du facial.

Amygdales (du gr. *amugdalê*, amande). — Les amygdales *palatines* sont les plus volumineuses du cercle de glandes amygdaliennes qui composent l'anneau de Waldeyer, cons-

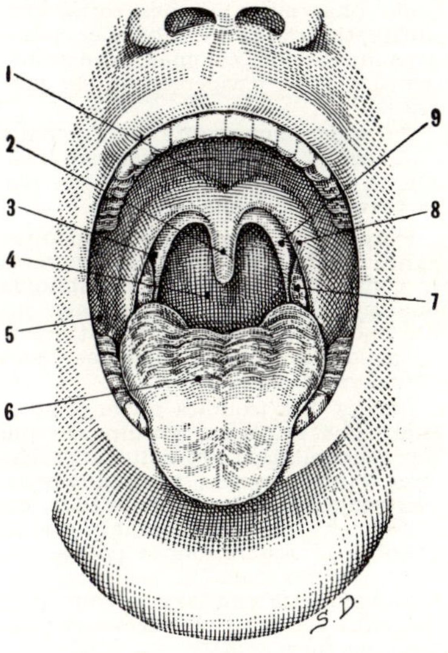

FIG. 1471. — Isthme du gosier et amygdales palatines.

1. Bord postérieur du palais osseux ; 2. Luette ; 3. Fossette sus-amygdalienne ; 4. Muqueuse pharyngienne ; 5. Relief du bord antérieur du maxillaire inférieur ; 6. Langue ; 7. Amygdale palatine dans la fossette amygdalienne ; 8. Pilier antérieur (muscle glosso-staphylin) ; 9. Pilier postérieur (muscle pharyngo-staphylin).

titué avec elles par les amygdales *pharyngées* (*adénoïdes*) et les *amygdales linguales*, à la partie postérieure de la langue. Elles ont 1cm,5 à 2 cm de longueur et forment deux masses rougeâtres placées (*fig.* 1471) de chaque côté de l'isthme du gosier, dans une fossette formée par les piliers antérieur et postérieur du voile du palais. Les amygdales (*fig.* 1472) sont constituées par des amas de tissu lymphoïde rappelant la structure du ganglion lymphatique ; elles jouent un rôle dans la production des globules blancs ; elles présentent des dépressions dans lesquelles les déchets et notamment les microbes peuvent s'arrêter et sont englués par un mucus visqueux sécrété par la muqueuse buccale qui s'étend sur les amygdales.

II. PHARYNX (lésions chirurgicales). — **Corps étrangers** (arêtes, fragments d'os). — Ils peuvent s'implan-

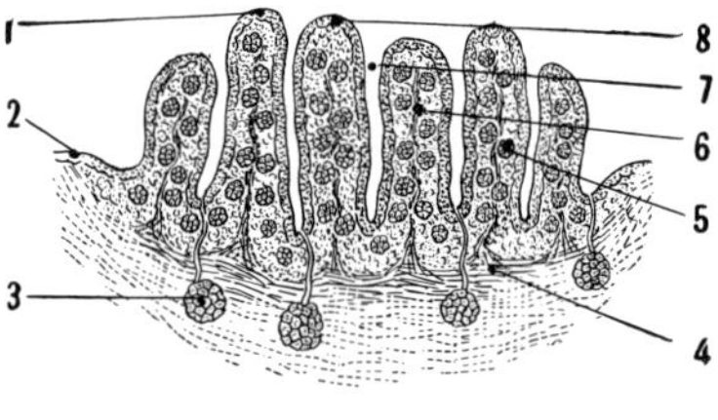

Fig. 1472. — Coupe transversale de l'amygdale.

1. Pli; 2. Muqueuse bucco-pharyngienne; 3. Glandes acineuses s'ouvrant au fond des diverticulums; 4. Capsule fibreuse; 5. Follicules clos; 6. Cloisons conjonctives interlobaires; 7. Crypte (ou diverticulum); 8. Couche épithéliale.

ter dans la paroi du pharynx et y produire une petite plaie, mais leur siège fréquent est l'amygdale.

Traitement. Désinfecter et isoler la plaie pharyngée par des corps gras antiseptiques. Si la substance passe cependant dans l'estomac, faire absorber des tiges d'asperges ou de poireaux.

S'il s'agit d'une arête plantée dans l'amygdale, elle est souvent peu visible et ne peut être enlevée que par la pince d'un spécialiste.

Polypes de l'amygdale et du pharynx. — Ils sont bénins, assez rares et constitués par un tissu lymphoïde analogue à celui de l'amygdale, un fibrome, un lipome ou une tumeur dermoïde, et ne récidivent pas après ablation.

Signes. Les troubles qu'ils produisent sont si légers d'ordinaire que leur constatation est faite à l'occasion d'une angine : chatouillement, picotement entraînant de la toux, du ronflement la nuit et une certaine gêne de la respiration, le polype venant obturer dans la position couchée l'ouverture du larynx. Pour qu'il devienne visible, il est nécessaire souvent de faire tousser le malade.

Traitement. Section du pédicule au ciseau ou à l'anse galvanique.

Rétrécissement. — Causes. Il peut être le résultat : 1° d'une adhérence anormale du voile du palais à la paroi postérieure du pharynx, le nasopharynx ne communiquant avec le reste du conduit que par une faible ouverture; 2° de la formation d'une membrane cicatricielle réduisant l'ouverture du pharynx au fond de la bouche à un orifice très étroit; 3° d'une rétraction fibreuse du pharynx un peu au-dessus de l'œsophage. Dans la plupart des cas, cette lésion, du reste très rare, résulte de la cicatrisation vicieuse d'une gomme syphilitique; elle peut être plus souvent consécutive à une brûlure par caustique, à une ulcération tuberculeuse, ou due au lupus.

Traitement. Opération supprimant les adhérences ou simple dilatation avec des bougies de gomme.

III. PHARYNX (abcès). — **Abcès latéropharyngiens.** — Ils résultent de l'inflammation des ganglions lymphatiques *carotidiens,* à la suite d'une angine ou d'une infection bucco-pharyngée, chez l'enfant comme chez l'adulte.

Signes. Après une angine d'intensité variable, il se produit une gêne dans la déglutition, avec une légère contraction des mâchoires (trismus) et un torticolis douloureux, surtout à la mobilisation. La voix est parfois altérée, mais la respiration reste d'ordinaire à peu près normale.

A l'examen de la gorge, l'amygdale du côté malade est repoussée vers la luette, et le doigt sent, en bas, derrière le pilier postérieur, un gonflement allongé verticalement qui, lorsque le pus est constitué, donne une sensation de fluctuation.

Les ganglions placés au-dessous de la mâchoire sont très tuméfiés; la fièvre est plus ou moins élevée.

Evolution. Affection grave, en raison de la profondeur de l'abcès difficilement accessible, et du voisinage des gros vaisseaux du cou.

Traitement. Pénicilline, sulfamides; vaccins. Incision de l'abcès dès qu'il est collecté, afin d'éviter son évacuation dans les voies respiratoires.

Abcès péri- et rétropharyngiens. — Ils peuvent être chauds ou froids.

Abcès chaud. — Causes. Inflammation (adénite) des ganglions lymphatiques rétropharyngiens (*fig.* 1473). Son volume varie d'une noisette à un œuf de poule.

Ces abcès se produisent chez le nourrisson (4 à 12 mois) et, en général, chez des enfants débilités et hérédo-syphilitiques; ils sont très rares

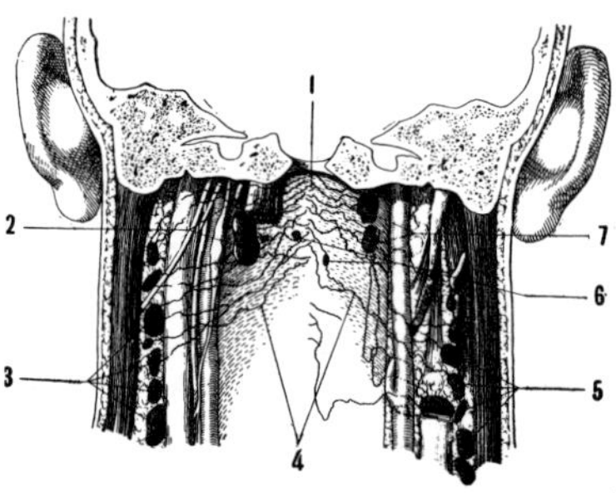

Fig. 1473. — Ganglions rétropharyngiens et cervicaux. (D'après Poirier.)

1. Lymphatiques se rendant aux ganglions rétropharyngiens; 2. Ganglions rétropharyngiens; 3. Ganglions de la chaîne cervicale; 4. Lymphatiques du pharynx; 5. Ganglions de la chaîne cervicale; 6. Ganglions intermédiaires; 7. Ganglions rétropharyngiens.

après 4 ans, les ganglions lymphatiques, siège de ces abcès, diminuant beaucoup de volume après la première année. L'origine est une lésion, quelquefois très minime, de la muqueuse du nez, du naso-pharynx, de la bouche, de l'oreille moyenne, de la peau du visage ou de la nuque (notamment un eczéma). Quelquefois aussi, l'infection est consécutive à la rougeole, à la scarlatine ou aux oreillons.

Signes. Gêne de la déglutition, devenant si forte que le nourrisson, après quelques efforts de succion, s'arrête, avale de travers et pousse des gémissements. La respiration devient ronflante, puis lente, pénible, surtout à l'inspiration, et, l'enfant étant étendu, elle s'accompagne de tirage; des crises d'étouffement apparaissent au moment des efforts de déglutition.

La voix est rauque et nasillarde (voix de canard).

Le cou est raide et la tête inclinée sur un côté; tout effort pour la remettre droite provoque des cris.

Les ganglions au-dessous de la mâchoire sont gonflés. Le médecin, en touchant le fond de la gorge, perçoit le gonflement, après avoir mis un bouchon entre les arcades dentaires pour maintenir la bouche ouverte.

Il existe un certain degré de fièvre, dont l'intensité est plus ou moins forte, suivant les cas.

Evolution. Très variable, aiguë ou lente.

Traitement. Pénicilline, sulfamides. L'incision *précoce,* par la bouche, est nécessaire, l'évacuation spontanée de l'abcès pouvant être très dangereuse. Baisser rapidement la tête de l'enfant, pour que le pus s'écoule par la bouche. Malgré toutes les précautions, un accès de spasme glottique peut se produire au moment de l'incision.

Dans ce cas, mettre la tête en bas, flageller le thorax, faire la traction de la langue et la respiration artificielle. V. asphyxie.

Abcès froid. — Son origine est la tuberculose des vertèbres cervicales (mal de Pott sous-occipital), et le pus, résultant d'un abcès, vient se collecter dans le tissu cellulaire rétropharyngien.

Il peut apparaître à tout âge.

Signes. Mêmes signes que pour l'abcès chaud, mais d'ordinaire atténués; évolution plus lente; pas ou peu de fièvre. La fluctuation de l'abcès au toucher est nette, et il existe de la douleur dans les vertèbres du cou; la raideur du cou est très accentuée.

Traitement. Incision sur le bord antérieur du muscle sterno-mastoïdien; exploration et, s'il y a lieu, curetage des vertèbres lésées.

IV. PHARYNX (maladies inflammatoires ou angines). — Nom donné aux affections du pharynx, qu'elles soient généralisées à toutes ses parties (pharynx proprement dit, amygdales, voile du palais, pilier du voile du palais) ou localisées seulement aux amygdales (palatines ou amygdales proprement dites et amygdales linguales).

Causes. I. *Prédisposantes.* — Froid, humidité, insuffisance de la salive, rendant plus fragile l'épithélium de la muqueuse.

II. *Déterminantes.* — Introduction de microbes (streptocoque, staphylocoque, pneumocoque, pneumobacille, bacille diphtérique), hôtes de la gorge qui peuvent devenir pathogènes sous diverses influences.

Signes. Les angines se caractérisent par des modifications dans l'aspect de la région pharyngée : une dysphagie intense ou légère, des adénopathies sous-maxillaires discrètes ou très développées, une température plus ou moins élevée, une albuminurie transitoire.

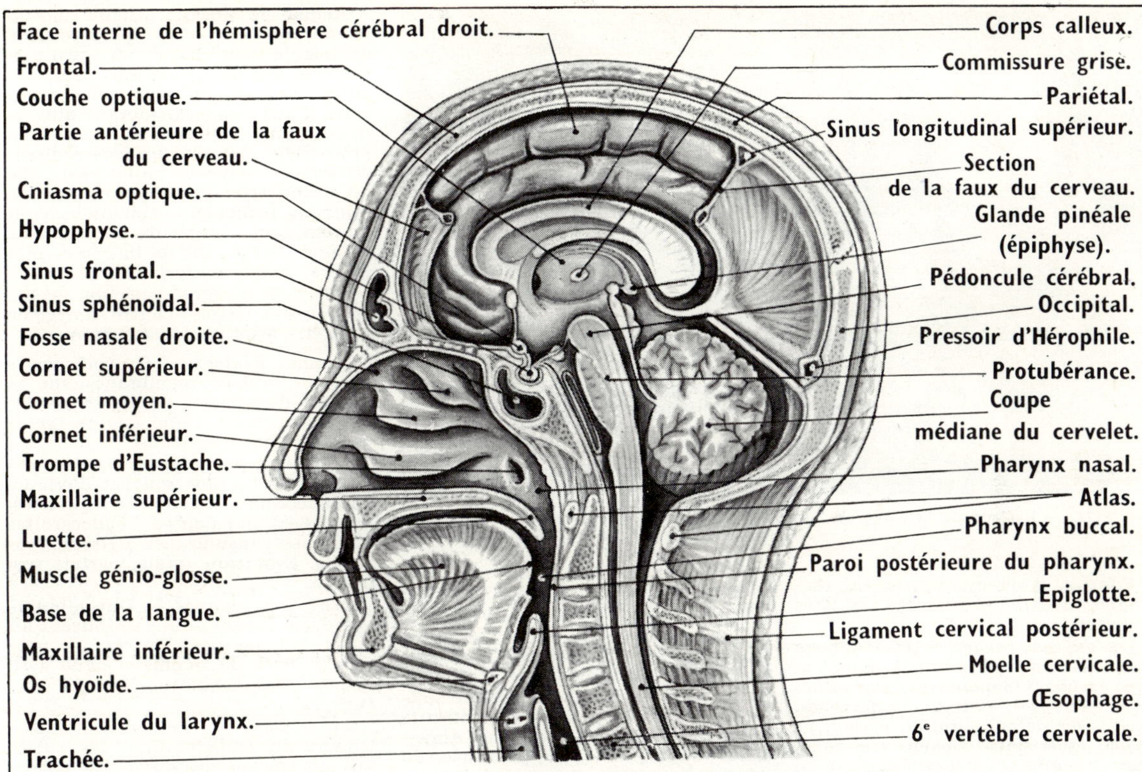

PHARYNX NASAL ET PHARYNX BUCCAL, vus sur une coupe médiane de la tête.

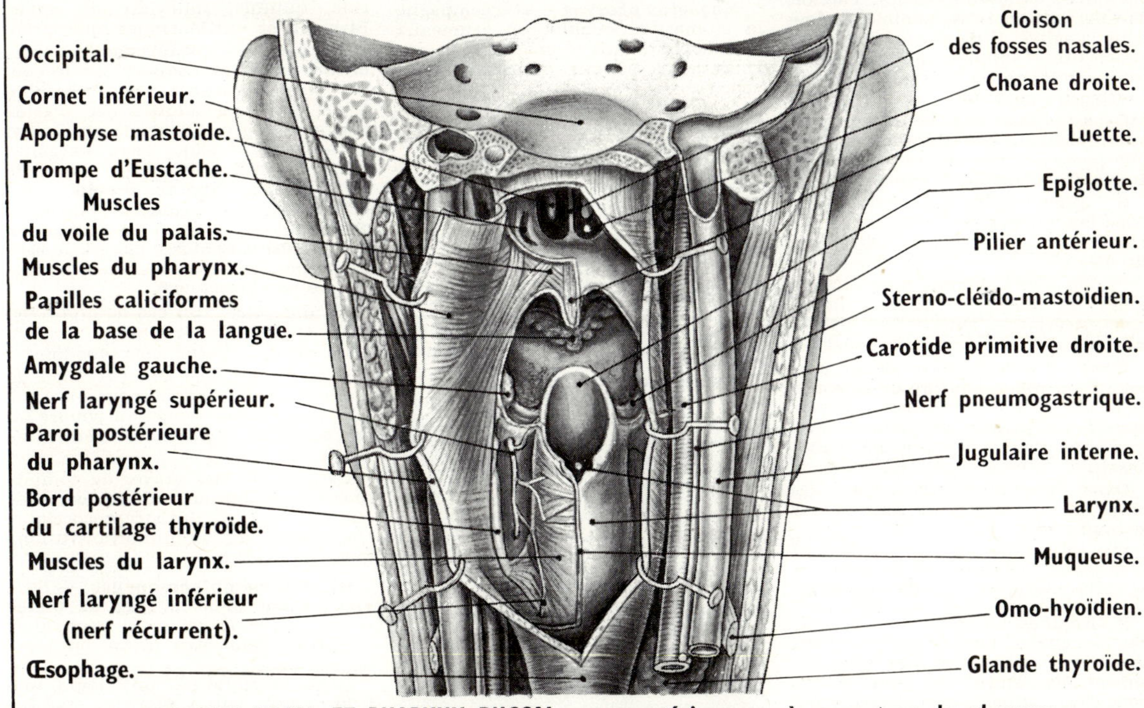

PHARYNX NASAL ET PHARYNX BUCCAL, vue postérieure après ouverture du pharynx.

Pharynx vu dans ses rapports avec les organes voisins.

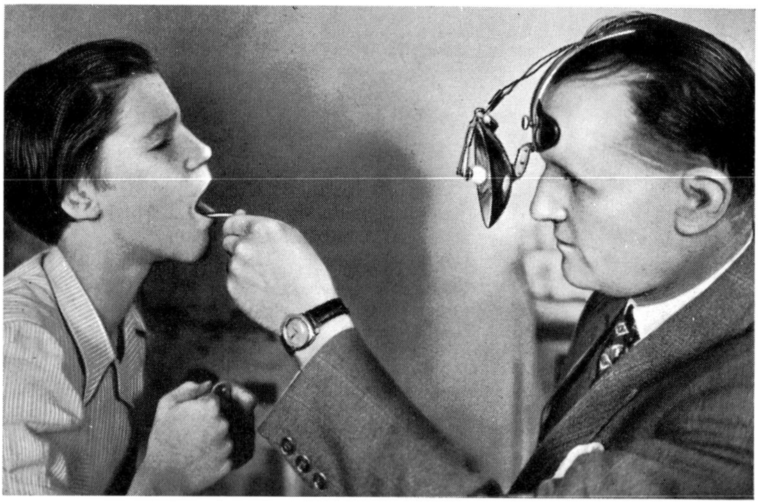

FIG. 1474. — Examen de la gorge au moyen de l'abaisse-langue et du miroir de Clar. (*Phot. Larousse.*)

FORMES. A première vue, on distingue quatre principales variétés d'angines :

Les *angines rouges,* érythémateuses sans exsudat; les *angines blanches,* avec exsudats blanchâtres; les *angines phlegmoneuses,* rouges ou blanches, avec foyer de suppuration périamygdalien et trismus souvent très marqué; les *angines gangreneuses,* avec sphacèle des tissus amygdaliens.

I. Angines rouges. — Sécheresse et cuisson du pharynx, qui est gonflé, rouge au niveau du voile, de la luette, des piliers et des amygdales; l'action d'avaler est parfois pénible, même pour la salive. Il peut y avoir un peu de surdité, si l'inflammation gagne la trompe d'Eustache. Fièvre peu élevée, courbature générale.

CAUSES. Une angine rouge n'est habituellement pas diphtérique, mais une phase érythémateuse peut précéder le stade pseudo-membraneux.

Il s'agit habituellement d'une affection primitive bénigne et de courte durée : l'*angine catarrhale simple.*

Parfois, on observe une angine rouge au *début de diverses infections :* scarlatine, rhumatisme articulaire aigu, grippe, érysipèle, rougeole.

L'*angine scarlatineuse* donne une coloration rouge pourpré de la gorge, et la langue est framboisée; l'*angine morbilleuse* possède un piqueté rouge et s'accompagne de catarrhe oculonasal.

Dans l'*angine érysipélateuse,* des phlyctènes apparaissent souvent sur le fond rouge.

L'angine rouge apparaît également à la suite d'absorption d'*iodure* et dans l'intoxication par la *belladone.*

II. Angines blanches. — Un exsudat blanchâtre, localisé ou généralisé, recouvre le pharynx et plus habituellement les amygdales. Cet enduit peut être *pultacé,* crémeux et mou, peu adhérent, se dissociant dans l'eau, ou *pseudo-membraneux,* résistant, épais, adhérent, non dissociable dans l'eau.

Angines pultacées. — On distingue deux formes principales.

Angine folliculaire ou lacunaire (amygdalite à points blancs). — Très commune. Elle survient brusquement après un coup de froid : fièvre souvent élevée, dysphagie, albuminurie transitoire, adénopathie légère. Amygdales rouges, tuméfiées, parsemées au niveau des cryptes de *points blancs* pultacés, parfois confluents en petites plaques.

Evolution bénigne; guérit en quelques jours.

Muguet du pharynx. — Il accompagne la stomatite. Exsudat en grumeaux de lait contenant le champignon pathogène. V. BOUCHE (maladies médicales).

Angines pseudo-membraneuses. — Le type de ces angines est l'angine diphtérique; c'est à elle qu'il faut toujours penser, et en présence d'une telle angine, il faudra immédiatement appeler le médecin, qui fera un prélèvement de la fausse membrane aux fins d'examen bactériologique, et, même avant d'obtenir le résultat de l'examen, fera une injection de sérum antidiphtérique.

Angine diphtérique. — V. DIPHTÉRIE.

Angine scarlatineuse. — La scarlatine est, après la diphtérie, la cause la plus fréquente de l'angine pseudomembraneuse. Habituellement précoce, elle est parfois tardive et peut alors se compliquer de diphtérie.

Angine herpétique. — Rare; elle se caractérise par l'apparition sur le pharynx de petites vésicules qui se rompent bientôt en laissant des érosions circulaires ou polycycliques, par confluence de plusieurs vésicules (voir pl. couleurs à BOUCHE). Ces érosions se recouvrent rapidement de fausses membranes. Début brusque avec frisson unique et violent, température élevée, herpès des lèvres, du nez, des oreilles. Guérison habituelle en quelques jours.

Angine syphilitique. — V. plus loin.

Angine de Vincent (Angine ulcéro-membraneuse). — Due à l'association du bacille fusiforme et du spirille de Vincent. Au début, c'est une ulcération amygdalienne peu profonde, recouverte d'une fausse membrane diphtéroïde; puis l'ulcération creuse en profondeur et prend un aspect chancriforme; souvent unilatérale, elle est recouverte d'une pulpe grisâtre, saignant facilement. Ganglions douloureux vers l'angle de la mâchoire, haleine fétide, fièvre modérée, état général conservé, dysphagie légère.

Affection bénigne; guérison en 8 à 15 jours : parfois l'autre amygdale peut être atteinte consécutivement.

Angines diverses. — On peut observer des fausses membranes sur la surface de section d'une *amygdalotomie,* au cours d'une *angine typhique, variolique, aphteuse.*

COMPLICATIONS. *Accidents septicémiques.* — Le plus souvent d'origine streptococcique : arthrites suppurées, pleurésies purulentes, endocardites végétantes; insuffisance aiguë hépatorénale. Evolution fatale, parfois très courte.

Accidents rénaux. — Une albuminurie transitoire s'observe souvent au cours des angines. Parfois, on note une poussée de néphrite aiguë avec urines rares, albuminuriques, hématuriques.

TRAITEMENT. I. *Préventif.* — Isolement du malade. Chez les sujets qui ont des angines à répétition, cautérisation ou ablation des amygdales hypertrophiées, dans l'intervalle des poussées aiguës.

II. *Général.* — Repos, alimentation liquide. Purgation; aspirine, antipyrine, quinine, salicylate de soude. Bismuth et antibiotiques appropriés.

III. *Local.* — Cataplasmes ou compresses humides chaudes sur le cou. Lavage au bock avec de l'eau bouillie tiède, pure ou additionnée d'acide borique (30 g p. 1 000), de phénosalyl (5 à 10 p. 1 000), d'eau oxygénée (100 p. 1 000). Siphonage d'eau de Seltz dans les angines pseudo-membraneuses. Gargarismes à l'infusion de feuilles de ronces, à l'eau oxygénée, au chlorate de potasse (20 g p. 1 000). Badigeonnages cocaïnés avec un collutoire boraté, salicylé.

IV. *Spécial.* — En cas de *diphtérie,* sérothérapie. V. DIPHTÉRIE.

En cas de *syphilis,* voir plus loin.

Dans l'*angine de Vincent,* bleu de méthylène en badigeonnage au 1/20, au 1/100; arsénobenzol en poudre ou en solution glycérinée; pénicilline locale.

Dans les formes graves ou compliquées : pénicilline, sulfamides; vaccin ou sérum antistreptococcique, transfusion et immunotransfusion; abcès de fixation.

III. Angine phlegmoneuse. — Survient entre 18 et 20 ans de préférence; les récidives sont fréquentes.

L'abcès peut être intra- ou périamygdalien.

Début brusque par un frisson, une fièvre élevée (40° à 41°), un état saburral des voies digestives, une douleur unilatérale à la déglutition; voix nasonnée, trismus. L'abcès se collecte et ne s'ouvre guère spontanément que vers le huitième jour, et son accroissement est très pénible.

Quelquefois, les abcès sont multiples et n'arrivent pas à maturation au même moment; l'évolution est plus lente.

Dans une autre forme plus fréquente, le pus se collecte dans le tissu cellulaire qui entoure l'amygdale (phlegmon péri-amygdalien) ; elle succède aussi à une angine catarrhale, et son apparition est marquée brusquement par une élévation de température à 40°, des frissons, des vomissements, et par une impossibilité absolue d'avaler; la salive s'écoule par les coins de la bouche; les muscles de la mâchoire et du cou sont contractés; la parole est très modifiée, les ganglions sous-maxillaires très gonflés, l'amygdale est fortement repoussée vers la luette, qui est déviée du côté sain.

L'abcès se vide vers le dixième jour dans la bouche, et le soulagement est très rapide.

COMPLICATIONS. Rares : phlébite de la jugulaire, du sinus caverneux, septicémie, méningite; hémorragie grave par ulcération des vaisseaux voisins: néphrite aiguë.

TRAITEMENT. Sulfamides, pénicilline; vaccins antipyogènes, injection intraveineuse d'électrargol. Grands bains de bouche; siphonnage du pharynx.

Incision précoce de l'abcès dès qu'il est collecté.

Inflammation chronique des amygdales. — Hypertrophie des amygdales palatines. — Elle s'observe dans la deuxième enfance, surtout chez les enfants atteints de végétations adénoïdes.

SIGNES. L'amygdale hypertrophiée est le siège d'une infection chronique se traduisant par une fétidité de l'haleine, une douleur pharyngée, parfois une gêne de la déglutition.

La respiration de l'enfant est bruyante pendant le jour, et la nuit prend le caractère d'un ronflement : *il parle du nez.* Parfois, poussées fébriles avec ganglions cervicaux hypertrophiés. L'affection peut se compliquer de néphrite, d'albuminurie

TRAITEMENT. I. *Local.* — Cautérisations au galvanocautère, de façon à amener l'atrophie partielle des amygdales, ou ablation soit totale, à l'aide de l'amygdalotome de Sluder

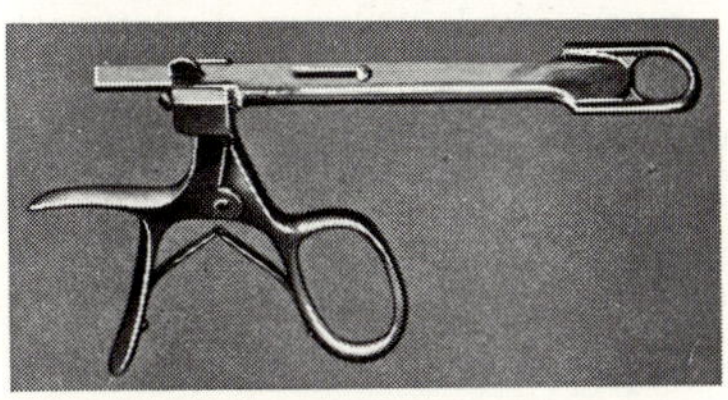

FIG. 1475. — Amygdalotome de Sluder-Ballenger.

(*fig.* 1475), dans la guillotine duquel l'amygdale est saisie pour être décollée de sa loge, soit partielle, au moyen de la pince-emporte-pièce de Ruault.

II. *Général.* — Huile de foie de morue, bismuth. Vitamine D_2, calcium.

CURE. Allevard, Cauterets, Luchon, Biarritz, Salins, Salies-de-Béarn, et les bains de mer.

Hypertrophie de l'amygdale pharyngée, végétations adénoïdes. — V. NEZ.

V. PHARYNX (syphilis et tuberculose). — **Syphilis.** — **Chancre.** — Le chancre provient d'une contagion directe ou par l'intermédiaire d'objets contaminateurs. Il siège d'ordinaire sur l'amygdale, qui présente soit une érosion variant de la taille d'une lentille à un disque de 5 à 10 mm, rouge vernissé ou grisâtre, soit une ulcération profonde à bords plus saillants. La lésion n'existe que d'un côté, et autour d'elle l'amygdale est dure. On sent au cou, sur les côtés du cartilage thyroïde, des ganglions également durs, ligneux, dont un, assez volumineux, atteint parfois le volume d'un œuf. Ce chancre, contrairement à la règle, s'accompagne assez souvent d'un état fébrile.

Accidents secondaires. — Les plaques muqueuses siègent souvent sur les amygdales, qui peuvent aussi être recouvertes par des fausses membranes, avec ulcération de la muqueuse, douleur et difficulté d'avaler, à l'occasion d'une angine banale provoquée par le froid chez des individus à grosses amygdales. (V. planche en couleurs, à BOUCHE.)

Accidents tertiaires. — Il peut exister des gommes au niveau des amygdales, du voile du palais, aboutissant à l'ulcération et à la perforation. Voir PALAIS.

Des ulcérations siègent assez fréquemment sur la paroi postérieure.

TRAITEMENT. V. SYPHILIS.

Tuberculose. — I. Primitive. — Forme rare : amygdale hypertrophiée et ulcérée, s'accompagnant de ganglions sous-maxillaires. L'infection tuberculeuse, d'abord localisée à l'amygdale, peut ensuite se généraliser.

TRAITEMENT. Effluvation. Streptomycine.

II. *Secondaire.* — La tuberculose pharyngée est, comme la tuberculose linguale, ordinairement secondaire à une tuberculose pulmonaire. Elle peut affecter : une *forme aiguë* miliaire, granulique, rapidement mortelle; une forme *subaiguë* avec poussées récidivantes, mais pouvant se terminer par la guérison, et une forme *chronique* ulcéro-végétante, de pronostic grave. Une forme spéciale, le *lupus bucco-pharyngé,* succède ordinairement à un lupus du nez ou de la face, chez des sujets jeunes et sans tuberculose pulmonaire. Guérison au prix de déformations et d'adhérences. Récidives possibles.

TRAITEMENT. Vitamine D_2, calcium. Antibiotiques.

VI. PHARYNX (Spasmes du). — Réaction nerveuse(secondaire le plus souvent à des quintes de toux répétées.

PHELLANDRIE. — V. ŒNANTHE.

PHÉNIQUE (Acide) ou PHÉNOL.

— Produit extrait des goudrons de houille ou préparé synthétiquement. Il existe sous diverses formes : *cristallisée, neigeuse* ou *aqueuse* (phénol officinal cristallisé, 100 g; eau distillée, 10 g). Les solutions de phénol dites *synthétiques* sont inodores, alors que les autres ont une odeur très désagréable.

ACTION. Il est très rapidement absorbé par la peau intacte et davantage encore par les plaies : d'où des intoxications possibles. Il est éliminé surtout par l'urine (il peut provoquer dans les reins une néphrite), un peu par les sueurs, la salive, le poumon.

Employé autrefois comme *antiseptique* en solution faible ou forte, sous forme de glycérine, d'huile phéniquée (moins caustique que les solutions aqueuses). Peu employé actuellement, car des solutions, même faibles (10 p. 1 000 et moins), peuvent, par contact prolongé avec la peau, déterminer des accidents graves : dermite et même gangrène.

Empoisonnement. — SIGNES. Cuisson vive de la bouche à l'estomac; la muqueuse des lèvres et de la bouche est blanche et dure; la face est livide, l'urine foncée; troubles cérébraux et bulbaires (céphalée, vertiges, ivresse, puis torpeur et coma). Ces accidents surviennent en particulier chez l'enfant. Chez l'adulte, une dose de 2 g peut être dangereuse, une dose de 10 g est ordinairement mortelle.

PREMIERS SOINS. Faire boire ou, mieux, faire le lavage de l'estomac avec 30 g de sulfate de magnésie et de soude dissous dans un litre d'eau chaude; répéter ce lavage jusqu'à ce que l'odeur du phénol ait disparu. Faire vomir, puis purger avec de l'huile de ricin. Plus tard, faire prendre des stimulants (grogs chauds), réchauffer les extrémités, faire inhaler de l'oxygène.

PHÉNOBARBITAL. — Phényléthylmalonylurée (gardénal, luminal), dérivé de l'acide barbiturique; poudre blanche cristalline, légèrement amère, douée de propriétés hypnotiques et antiépileptiques. Employé dans les convulsions infantiles, l'éclampsie, l'épilepsie.

DOSES. 10 à 50 cg par jour; commencer par 1 cg chez l'enfant, 10 cg au moins chez l'adulte.

Dans l'épilepsie, le traitement doit être continué plusieurs mois. Injections sous-cutanées dans l'éclampsie ou les vomissements gravidiques (2 à 6 cg). Ce médicament peut déterminer des maux de tête, des éruptions cutanées, des douleurs rhumatoïdes.

PHÉNOLPHTALÉINE (Dihydroxyphtalophénone). — Réactif alcalimétrique dans les laboratoires.

Laxatif à la dose de 5 à 10 cg, purgatif à la dose de 30 à 50 cg. Il entre dans la composition de nombreux purgatifs (purgène, loraga, fructines Vichy, etc.).

S'emploie pour déterminer chez certaines personnes des éruptions cutanées, pigmentaires fixes.

PHÉNOMÈNE. — 1° Monstruosité anatomique. V. MONSTRES.

2° Manifestation d'ordre biologique, qui se produit toujours dans des conditions déterminées.

Phénomène d'Arthus. — La réinjection d'un corps protéique (sérum de cheval) provoque chez un animal sensibilisé (lapin) qui a déjà reçu plusieurs injections préalables de ce sérum une réaction inflammatoire violente au lieu de l'injection, alors que le même corps injecté à un animal neuf est résorbé sans réaction. Le même fait s'applique aux microbes et à leurs toxines.

On peut produire chez l'homme des phénomènes analogues au phénomène d'Arthus en injectant de nouveau du sérum de cheval (sérum antidiphtérique) à un sujet qui vient d'être atteint d'une urticaire intense et généralisée avec séro-précipitation, à la suite d'injections antérieures de ce sérum.

Phénomène de Bordet. — Après plusieurs injections intrapéritonéales de petites doses de globules rouges d'une espèce étrangère, le sérum sanguin d'un animal acquiert la propriété de détruire, *in vitro*, ces globules rouges. S'il s'agit d'un animal neuf, les globules rouges ne sont pas détruits.

Phénomène d'Hérelle. — V. BACTÉRIOPHAGE.

Phénomène de Pfeiffer. — V. CHOLÉRA.

Phénomène de Schultz. — Le sérum humain normal et celui des scarlatineux dont la maladie date de plus de 3 semaines ont le pouvoir *d'éteindre l'exanthème scarlatineux* dans la région où ils ont été injectés, et ils restent sans action sur tout autre érythème. De plus, le sérum de scarlatineux, dans les 15 premiers jours de la maladie, ne peut provoquer ce phénomène d'extinction. Enfin, les sérums d'origine animale (cheval, mouton, etc.) n'ont aucune influence sur l'exanthème scarlatineux.

Phénomène de Koch. — Si l'on injecte à un cobaye une culture de bacilles tuberculeux, il apparaît en 15 jours une lésion nodulaire, qui se ramollit et s'ulcère. Mais si l'on fait une réinoculation à des cobayes déjà infectés, il apparaît très rapidement au lieu de l'injection une lésion cyanotique, qui se nécrose et se cicatrise, tandis que la tuberculose produite par la première inoculation continue à évoluer jusqu'à la mort de l'animal.

PHÉNOTHIASINE. — V. *Supplément.*

PHÉNOTYPE (du gr. *phainô*, j'apparais, et *tupos*, forme). — Etat sous lequel se présente un être, et qui résulte des modifications apportées au patrimoine héréditaire par l'action des conditions extérieures.

PHÉNYLBUTAZONE. — V. *Supplément.*

PHÉNYLÉTHYLHYDANTOÏNE. — V. HYDANTOÏNE, au *Supplément.*

PHÉNYLHYDRAZINE. — Le chlorhydrate de phénylhydrazine cristallisé a été employé dans l'érythrémie, à la dose de 10 à 20 cg en capsules gélatinées, parce qu'il détruit les hématies. Ce médicament est toxique pour le foie et doit être employé prudemment.

PHIMOSIS et PARAPHIMOSIS (du gr. *phimoô*, je serre). — **Phimosis.** — Etroitesse congénitale ou inflammatoire (chancre, herpès, eczéma diabétique) de l'ouverture du prépuce. Il s'y joint fréquemment des adhérences du prépuce au gland, adhé-

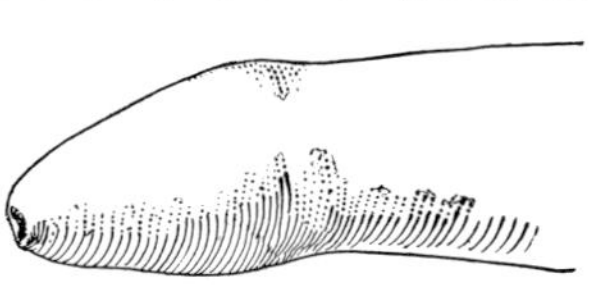

FIG. 1476. — Phimosis.

rences que l'on est obligé de décoller pendant l'opération, d'où difficulté ou impossibilité de découvrir le gland.

INCONVÉNIENTS. Le phimosis, outre la possibilité de production du paraphimosis (v. ci-après), a le désavantage : 1° d'empêcher de tenir en état de propreté suffisante la couronne du gland (*fig.* 1476), ce qui a pour conséquence de la balanite et des abcès sous-préputiaux; 2° de rendre cette surface facilement ulcérable, d'où une prédisposition à la syphilis et au chancre mou; 3° de gêner l'émission de l'urine, qui souvent s'écoule goutte à goutte lorsque le phimosis est très étroit et long (c'est-à-dire dépasse le gland); 4° d'empêcher les relations sexuelles.

TRAITEMENT. *Forme congénitale.* — Le phimosis est extrêmement fréquent dans la première enfance, mais, sous l'influence de la dilatation du gland, il se supprime très souvent de lui-même. S'il n'en est pas ainsi ou si des troubles se produisent, la circoncision, c'est-à-dire la suppression du prépuce, est une opération préventive fort utile : les statistiques démontrent la rareté relative de la syphilis chez les israélites. On peut aussi, s'il n'y a pas urgence, avant de recourir à cette opération, essayer la dilatation progressive avec une bougie.

Forme acquise. Pansement aseptique, qui, en général, supprime l'inflammation et ramène l'état antérieur.

Paraphimosis (du gr. *para*, au-delà de, et *phimoô*, je serre). — Etranglement du gland par un prépuce dont l'ouverture est insuffisamment large (*fig.* 1477). Ce prépuce, après avoir été tiré violemment en arrière, où il

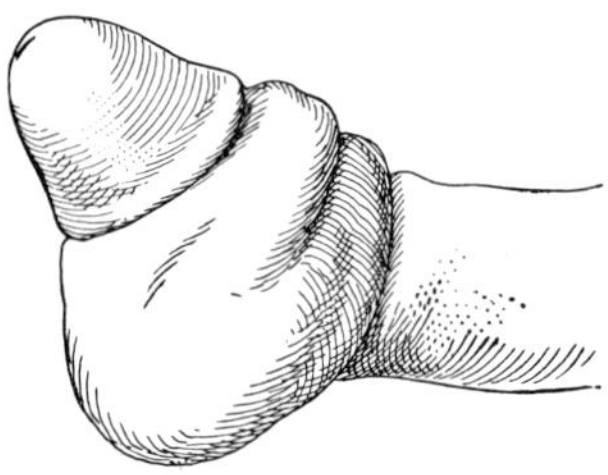

FIG. 1477. — Paraphimosis.

étrangle en partie le gland, ne peut plus revenir en avant qu'après un débridement. Si l'on n'intervient pas tout de suite, l'étranglement peut amener un sillon de gangrène de la verge.

TRAITEMENT. On essayera, sans trop insister, de ramener le prépuce dans sa position normale en graissant le gland avec de la vaseline; en cas d'insuccès, le chirurgien fera une section de l'anneau constricteur au thermocautère ou au bistouri.

PHLÉBITE (du gr. *phleps*, veine). — Formation d'un caillot (ou thrombus) à l'intérieur d'une veine. On pensait autrefois que la cause était toujours une infection microbienne; il semble que l'augmentation de la coagulabilité sanguine (par choc opératoire, par exemple) et le ralentissement de la circulation veineuse (par séjour au lit prolongé) soient des facteurs beaucoup plus importants.

LÉSIONS. La localisation initiale du caillot se fait le plus souvent dans les veines de la plante du pied ou du mollet. Le caillot initial est fait de plaquettes; il va se fixer en un point peu étendu de la paroi veineuse et s'accroître. Deux cas peuvent se présenter : 1° ou bien le caillot est libre et flotte dans la paroi de la veine : c'est la *phlébothrombose*, état dangereux, car la tête du caillot est mobile, peut se détacher et créer une embolie (v. RESPIRATOIRES (Organes) : *Maladies*); 2° ou bien le caillot devient obstructif, se fixe, et le courant sanguin est interrompu. La jambe devient trop grosse, mais les risques d'embolie sont moindres : c'est ce qu'on appelle la *thrombophlébite*.

CAUSES. Elles sont multiples. Ce peut être un ralentissement de la circulation par immobilité au lit, insuffisance cardiaque, obésité, etc. Certaines interventions chirurgicales se compliquent de phlébite : hernies, fibrome, prostate, fracture de la jambe. L'accouchement et l'avortement provoquent souvent des phlébites dans leurs suites. Certaines altérations (varices, phlébite antérieure), certaines affections (typhoïde, grippe, appendicite suppurée, goutte, tuberculoses graves, cancer) se compliquent de phlébite. Parfois, on ne trouve aucune cause valable.

SIGNES. *Phase de début.* — Elle est souvent très pauvre en symptômes et pourtant très dangereuse (v. plus haut *phlébothrombose*). On note une température inexpliquée, le plus souvent des *douleurs* à type de crampe, de tension siégeant au mollet ou à la plante du pied; parfois, la phlébite se révèle par une embolie. L'examen montre un léger œdème de la cheville, une douleur à la pression douce du mollet ou à la flexion dorsale du pied, un réseau veineux sous-cutané plus visible. Le traitement anticoagulant (v. plus loin) a, à ce stade, son maximum d'efficacité.

Phase oblitérante ou Phlegmatia alba dolens. — Elle est très riche en symptômes, mais le traitement est moins efficace. Elle se manifeste par des douleurs dans les jambes (le mollet surtout). La jambe est déformée : énorme, gonflée d'un œdème dur et blanchâtre, chaude et luisante. La température oscille entre 38° et 39°.

Evolution. En l'absence de traitement, la jambe reste grosse pendant 4 ou 5 semaines. Parfois, la phlébite s'étend de l'autre côté (phlébite à bascule) ou aux veines iliaques et cave. Les embolies pulmonaires, quoique rares à ce stade, peuvent se voir.

Souvent, la phlébite guérit en laissant des marques pénibles : œdèmes à la reprise de la marche, douleurs et raideurs articulaires dans la jambe, varices, ulcères de jambe. Les traitements modernes permettent d'éviter le plus souvent ces complications.

CAS PARTICULIERS. La *phlébite des veines superficielles* ou variqueuses (nommée souvent *périphlébite*) se présente sous forme d'un cordon ou d'un paquet veineux rouge et chaud.

La *phlébite latente* (sans symptôme) se manifeste directement par une embolie.

Dans la *phlébite suppurée*, aux phénomènes locaux s'ajoutent des frissons, sueurs, une fièvre oscillante. Cette forme peut donner des embolies septiques à distance (broncho-pneumonie, abcès viscéraux).

La *phlébographie* n'est employée que dans les suites de phlébites, quand les phénomènes inflammatoires sont

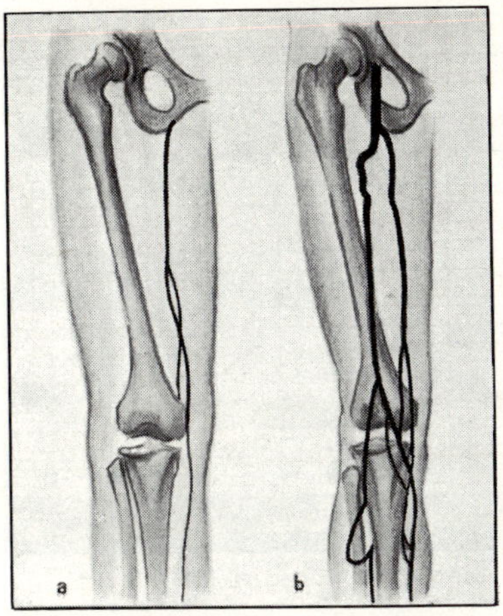

FIG. 1478. — Phlébographie : *a.* Après une phlébite oblitérante, augmentation de volume de la jambe, oblitération des veines profondes ; *b.* Aspect normal après phlébite traitée tôt.

éteints. Elle montre l'interruption du retour profond dans la *phlegmatia alba dolens.* Elle démontre l'intégrité veineuse dans les formes traitées tôt.

TRAITEMENT. I. *Préventif.* — Il faut lutter précocement contre le ralentissement de la circulation après les interventions chirurgicales et les accouchements par la gymnastique des jambes au lit et un lever aussi rapide que possible. Parfois, il est indiqué de donner préventivement une médication anticoagulante 3 ou 4 jours après la délivrance ou après l'opération.

II. *Curatif.* — Les médicaments anticoagulants ont bouleversé les conceptions anciennes qui étaient d'immobiliser la jambe dans une gouttière et de ne lever le malade qu'après trois semaines de température normale. On utilise :

les dérivés de la *coumarine* (Dicoumarol, Tromexane, etc.) sous forme de comprimés absorbés trois fois par jour. Mais cette médication nécessite des examens de laboratoire fréquents (taux de prothrombine), aussi est-elle surtout utilisée dans les hôpitaux et les cliniques ;

l'*héparine,* soit en perfusion intraveineuse lente et continue, soit en injections intraveineuses répétées toutes les 4 à 6 heures, soit à défaut en injection sous-cutanée retard.

Sous l'influence de ces médicaments (qui ne peuvent être prescrits et surveillés que par un médecin), le sang devient moins coagulable (augmentation du temps de coagulation), les risques d'embolies et d'extension sont minimes et le lever précoce au bout de 4 à 8 jours permet d'éviter les séquelles (œdèmes et varices).

Si la phlébite est suppurée ou infectieuse, les antibiotiques (pénicilline, auréomycine, etc.) sont indiqués. Dans certains cas, pour éviter les embolies, il peut être nécessaire de faire des ligatures veineuses opératoires (veine fémorale ou iliaque) ou même de retirer chirurgicalement le caillot (*thrombectomie*).

Contre l'œdème, les douleurs, les varices postphlébitiques, on dispose de moyens divers : compression douce de la jambe par un bas en latex ; cures thermales, ablation chirurgicale du segment de veine oblitéré ou opération sur le sympathique.

PHLÉBOGRAPHIE. — V. *Supplément.*

PHLÉBOLITHE (du gr. *phleps,* veine, et *lithos,* pierre). — Ancien caillot de fibrine incrusté de sels calcaires qu'on trouve quelquefois dans les veines variqueuses.

PHLÉBOTOME (du gr. *phleps,* veine, et *tomê,* incision) **ou PAPPATACI.** — Petit insecte diptère, dont la femelle suce, la nuit, le sang de l'homme et peut transmettre diverses maladies : fièvre des trois jours, leishmanioses (kala-azar indien, méditerranéen, bouton d'Orient).

PHLÉBOTOMIE (du gr. *phleps,* veine, et *tomê,* incision). — Saignée veineuse.

PHLEGMASIE (du gr. *phlegein,* brûler). — Inflammation.

PHLEGMATIA ALBA DOLENS. — V. PHLÉBITE.

PHLEGMON. — Collection de pus s'accompagnant de phénomènes inflammatoires. Cette collection, suivant le siège où elle se développe, peut être profonde ou superficielle ; elle peut rester localisée ou, au contraire, avoir tendance à l'envahissement profond et lointain des couches cellulaires de la région. Donc, deux variétés : phlegmon circonscrit et phlegmon diffus.

Phlegmon circonscrit. — CAUSES. Contusions ; léger traumatisme ; plaies irrégulières, anfractueuses, particulièrement celles dans lesquelles un corps étranger (débris de vêtement, fragment de métal, écharde, projectile) a pénétré dans le tissu cellulaire. Le phlegmon circonscrit succède aussi aux épanchements de sang et de sérosité, à l'infiltration de l'urine dans le périnée, de matières fécales sous la muqueuse de la marge de l'anus. L'inflammation primitive d'un ganglion lymphatique, d'une articulation, d'un os, détermine parfois aux environs l'apparition d'une collection purulente : abcès circonscrit du voisinage. Enfin, des phlegmons peuvent se rencontrer au cours de maladies infectieuses : fièvre typhoïde, scarlatine, variole, pyohémie.

SIGNES. Au début, les signes sont exclusivement locaux et sont ceux de toute inflammation : rougeur, chaleur, douleur, tuméfaction indurée au centre où existe la rougeur, œdémateuse à la périphérie.

Puis il se produit de la fièvre, quelquefois des frissons ; il y a de la céphalée, de l'anorexie, un état saburral des voies digestives, de l'insomnie. Après deux ou trois jours, la collection est constituée au niveau de la tumeur, qui est toujours rouge, entourée d'empâtement ; on sent de la fluctuation (le doigt appuyant doucement sur un point de la tumeur est soulevé par le pus qui se déplace sous la pression brusque d'un ou plusieurs doigts de l'autre main appuyant sur un autre point de la tumeur) ; cette fluctuation peut ne pas se trouver dans certains phlegmons profonds ; dans ces cas, l'œdème des téguments joint à une rougeur diffuse est un signe presque certain de présence du pus.

Le plus souvent, tendance à la rupture de la poche ; très rarement, résolution.

Chez les sujets cachectiques ou affaiblis, chez les diabétiques, le phlegmon peut évoluer sans fièvre ni phénomènes généraux. La tuméfaction est indolore ; elle infiltre, au cou en particulier, les tissus, qui sont d'un rouge violacé et d'une dureté de bois (*phlegmon ligneux de Reclus*) ; la suppuration survient après plusieurs semaines et la guérison est très lente.

TRAITEMENT. Bains prolongés, pansements humides, sulfamides, pénicilline. Si le pus est collecté, s'il se produit de la fluctuation : incision et drainage.

Phlegmon diffus. — Diffère du phlegmon circonscrit par sa tendance à envahir rapidement les régions voisines et à se diffuser, par la mortification plus ou moins massive des tissus enflammés, enfin par l'intensité des symptômes généraux.

CAUSES. I. *Prédisposantes.* — Rare depuis l'antisepsie, on peut cependant le voir encore à la suite de plaie contuse, d'un écrasement de la main ou du pied, à la suite de phlegmon des gaines ; après piqûre faite au cours d'une autopsie d'un sujet mort de septicémie ou d'infection puerpérale ; après opération sur la bouche, le pharynx ou le tissu cellulaire du cou.

II. *Déterminantes.* — Microbes très virulents (streptocoque surtout, staphylocoque, etc.) et, d'autre part, organisme en état de moindre résistance : individus surmenés, alcooliques, diabétiques, albuminuriques.

SIGNES. I. *Généraux.* — Dès le début, état général gravement atteint : frisson violent, fièvre élevée (40° à 41°), insomnie, délire, dyspnée, quelquefois vomissements et diarrhée.

II. *Locaux.* — Douleur d'abord localisée et légère, puis lancinante, intolérable ; gonflement diffus ; peau rouge foncé avec, par endroits, des placards livides ; élévation de la température locale, qui dépasse parfois de plus de 1°5 celle des régions saines ; adénopathie douloureuse à la racine du membre.

EVOLUTION. Parfois, mort dès le deuxième ou troisième jour, malgré toute thérapeutique, sans réaction locale, par intoxication septique générale. Le plus souvent, vers le cinquième ou sixième jour, suppuration, sphacèle et perforation de la peau, écoulement de pus contenant en suspension des débris de tissu cellulaire sphacélé ; et alors, si le malade n'est pas soigné, la température prend le type des températures à grandes oscillations. L'affection se termine par la septicémie, la mort, ou bien la guérison par bourgeonnement progressif.

COMPLICATIONS. Hémorragies dues aux ulcérations des artères ; phlébite par thrombose des veines ; névrites ; arthrites suppurées, se terminant par ankylose ; élimination de tendons ; infection générale ; pleurésie purulente ; endocardites.

PRONOSTIC. Autrefois, affection mortelle. Aujourd'hui, affection grave, chez un adulte jusque-là sain, grâce aux moyens thérapeutiques actuels, mais souvent guérison. Si, au contraire, le phlegmon se produit chez des cachectiques, des diabétiques, des surmenés, la mort est fréquente, soit rapide, par septicémie, soit tardive, par hecticité et cachexie dues à la suppuration prolongée qu'entraîne l'élimination des escarres.

TRAITEMENT. Pénicilline, propidon, sulfamides, vaccins antistreptococciques. Dès qu'on soupçonne la présence de pus : incisions larges, multiples, précoces; drainage prolongé; contre-ouvertures. Traitement général : toniques du cœur, alcool, quinquina. Insuline chez le diabétique.

PHLORIDZINE. — Glucoside que l'on retire des racines de divers arbres (prunier, pommier, etc.), et qui a la propriété, quand on l'injecte à des animaux sains, de provoquer l'élimination du sucre par l'urine, en abaissant le seuil rénal du glucose. V. REINS (fonctions).

PHLYCTÈNE (du gr. *phluzein*, bouillir). — Soulèvement de l'épiderme (ampoule) par un amas de sérosité transparente, comme dans les brûlures. V. BRÛLURES.

PHOBIE (du gr. *phobos*, crainte). — Obsession dans laquelle l'anxiété se manifeste par une crainte. C'est une peur maladive. Quelquefois non fixée et se traduisant par un état constant d'attente angoissée qui éclate en véritable crise, à l'occasion d'accidents les plus divers, mais également futiles (*phobie diffuse*). Plus souvent, la phobie se fixe sur un objet (*phobie systématisée*). On se trouve alors en présence de malades qui ont peur d'objets qui, normalement, ne suscitent aucune crainte. Ces phobies sont innombrables et les classifications en sont impossibles.

On a pu cependant distinguer : des phobies des objets (épingles, allumettes, poussières, métaux divers, velours, fruits, etc.), des actes, telles que les phobies professionnelles; des phobies des lieux : grands espaces (agoraphobie), chambres fermées, sommets; des éléments : mer, vent, feu; les phobies des maladies et de la mort; enfin les phobies des êtres vivants.

La plupart de ces phobies se développent chez des prédisposés : hystériques, neurasthéniques, psychasthéniques, à l'occasion d'un choc émotif violent.

Chaque fois qu'une impression, quelle qu'elle soit, ravive le souvenir de ce choc premier désagréable, le phobique éprouve un ébranlement général, avec reproduction parfaite des éléments de ce choc.

TRAITEMENT. Suppression de tout excitant : alcool, café, vin. Quelques calmants, mais en quantité très modérée et surtout contre l'insomnie; douches (tièdes en général), électricité statique ou de haute fréquence.

Psychothérapie en cure libre ou isolement.

PHONATION (du gr. *phônê*, voix). — V. LARYNX.

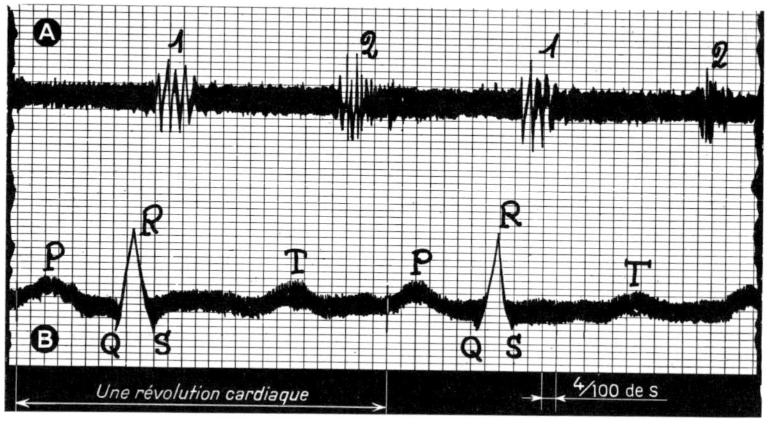

FIG. 1479. — Phonocardiographie.
A. Phonocardiogramme normal : 1. 1er bruit du cœur; 2. 2e bruit du cœur. B. Electrocardiogramme enregistré simultanément.

PHONENDOSCOPE (du gr. *phônê*, voix, *endon*, à l'intérieur, et *skopein*, regarder). — Stéthoscope biauriculaire muni d'une caisse de résonance, pouvant servir à ausculter ou à délimiter les organes superficiels (*fig.* 1479).

PHONOARTÉRIOGRAPHIE (du gr. *phônê*, voix, *arteria*, artère, et *graphê*, écriture). — Méthode permettant d'enregistrer les différents bruits audibles suivant l'importance de la contre-pression exercée sur l'artère.

PHONOCARDIOGRAPHIE. — Enregistrement graphique des bruits du cœur. On se sert d'un phonocardiographe à amplificateur à lampes, associé à un microphone et à un oscillographe électromagnétique. On peut ainsi apprécier le siège des bruits du cœur, le nombre des oscillations, leur amplitude, leur durée et leur fréquence à la seconde.

PHOROMÈTRE. — Appareil permettant l'examen de l'équilibre oculomoteur, la recherche des hétérophories et l'évaluation de leur importance (*fig.* 1480) ; il est employé pour l'examen fonctionnel de la vision dans certaines professions, en particulier dans l'aviation.

Le sujet est invité à ramener lui-même en concordance, en agissant sur des prismes tournants, les deux images visuelles dissemblables d'un point test lumineux placé à 5 mètres; l'importance et le sens de la déviation des axes oculo-moteurs sont lus directement sur les graduations portées sur les montures des prismes.

PHOSPHATASE. — Ferment capable d'hydrolyser et de précipiter les sels organiques de l'acide phosphorique; il existe dans les cartilages articulaires, le foie, le plasma sanguin. Très augmenté dans certaines lésions osseuses(maladie de Paget, de Recklinghausen), les ictères par obstruction.

PHOSPHATE. — V. CHAUX, FER, SOUDE.

PHOSPHATURIE. — Elimination excessive de phosphates par l'urine et troubles qui en sont la conséquence. Normalement, on évacue chaque jour 1g,80 à 2g,10 de phosphates.

SIGNES. L'élimination exagérée des phosphates entraîne un appauvrissement général, mais qui atteint particulièrement les muscles et les centres nerveux, ayant pour conséquence de l'amaigrissement, de la faiblesse, de la fatigue, des maux de tête, des douleurs rhumatoïdes en divers points du corps, des troubles visuels.

Comme complications, on observe la fragilité des os, d'où la fréquence des fractures, et l'albuminurie.

La quantité des phosphates éva-

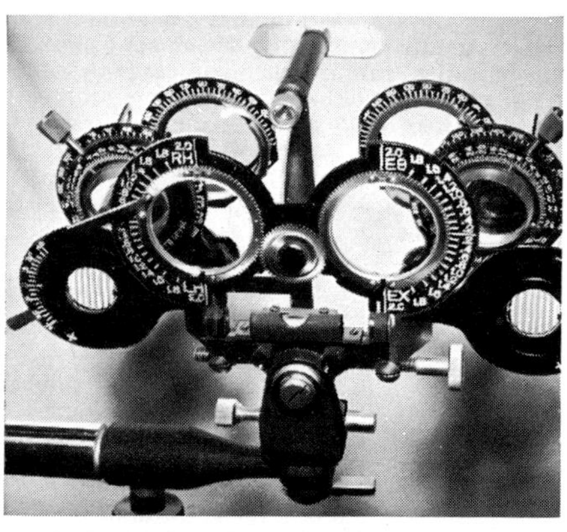

FIG. 1480. — Phoromètre pour l'examen de l'équilibre oculo-moteur.

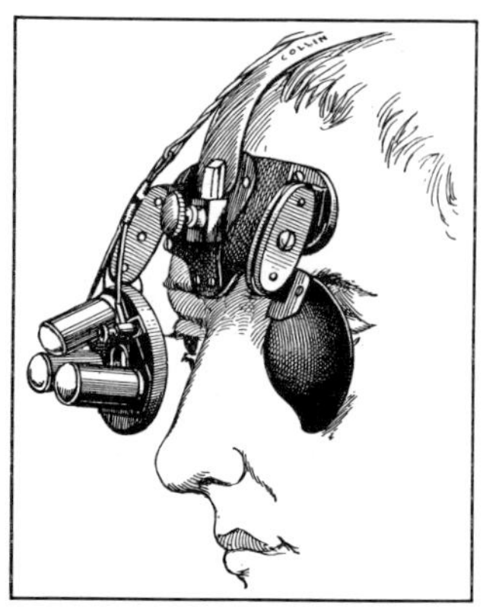

FIG. 1481. — Photophore à cône variable.

cués par l'urine peut atteindre 30 g par jour (diabète phosphaturique).

CAUSES. 1° *Hyperchlorhydrie; tuberculose;* 2° *diabète;* 3° *neurasthénie grave;* 4° *épilepsie;* 5° *convalescence de maladies fébriles.* La *phosphaturie essentielle* qu'on observe chez les jeunes gens arthritiques s'accompagne des signes ordinaires de l'arthritisme.

TRAITEMENT. Eviter tout surmenage nerveux et s'astreindre à un régime formé d'aliments peu riches en chaux.

Comme médicaments : augmenter l'acidité de l'urine par l'emploi de solution d'acide citrique, chlorhydrique ou phosphorique; huile de foie de morue, arséniate de soude. La strychnine est indiquée dans certains cas.

PHOSPHÈNE (du gr. *phôs,* lumière, et *phainen,* faire briller). — Image lumineuse provoquée par la compression du globe oculaire ou par l'électricité (ouverture et fermeture du courant).

Le phosphène central a la forme d'un disque et résulte de la pression au centre de l'œil; les latéraux ont la forme d'un croissant et sont produits par la pression du doigt du côté opposé. Ces phosphènes sont blanc bleuâtre et leur intensité s'accroît à proportion du séjour dans l'obscurité. Ils permettent de se rendre compte de la sensibilité de la rétine et, par suite, des chances de succès d'une opération de cataracte ou de pupille artificielle.

PHOSPHITE. — Sel de l'acide phosphoreux. On emploie surtout trois hypophosphites.

Hypophosphites de chaux, de fer, de soude. — ACTION. Ces trois médicaments ont une action reconstituante. Ils accroissent l'appétit et les règles, à condition d'être employés à petites doses et à intervalles, sans quoi ils peuvent produire des maux de tête, de la courbature, des vertiges et une tendance aux hémorragies : d'où l'avantage qu'il y a à les remplacer par les phosphates.

PHOSPHORE. — Médicament *très dangereux,* préconisé comme stimulant du système nerveux et dans le rachitisme.

MODE D'EMPLOI et DOSES. La dose maximum est de 1 mg pour une dose et de 2 mg par 24 heures chez l'adulte, ordinairement sous forme d'*huile phosphorée* au 1 000e, pour l'usage interne (1 à 5 mg en capsules), d'huile de foie de morue phosphorée (une cuillerée à café renferme 1/4 de mg de phosphore) ou d'huile à 1 p. 100 pour usage externe (frictions).

Radiophosphore. — Le radiophosphore, dont la vie est relativement courte, n'émet que des rayons β.

Empoisonnement. — Le *phosphore,* sous forme de mort-aux-rats, a été souvent employé par les criminels. Chez l'adulte, une dose de 5 cg de phosphore peut être mortelle; l'enfant, particulièrement sensible, peut succomber après ingestion de quelques milligrammes.

Intoxication aiguë. — SIGNES. Douleur à l'estomac, peu de vomissements; les *matières vomies* peuvent être *lumineuses* dans l'obscurité. *Odeur de phosphore dans l'haleine.* Affaiblissement considérable, pouls très petit, souvent après quelques palpitations. *Douleur au niveau du foie* et *jaunisse.* Saignement de nez, vomissements de sang, extravasation de sang sous la peau. Urines rares, albumineuses.

La mort survient entre le 2e et le 8e jour dans le collapsus ou le coma.

TRAITEMENT. Lavage d'estomac avec une solution de sulfate de cuivre au 1/10 000. Grand lavement purgatif non huileux. Charbon animal pulvérisé; 4 à 8 capsules de 1 g d'essence de térébenthine. Injection de sérum salé, d'oxygène.

Intoxication chronique. — Fréquente parfois, elle n'est plus possible aujourd'hui, le phosphore blanc des allumettes qui la provoquait ayant été remplacé depuis 1898 par le sesquisulfure de phosphore, qui n'émet pas de vapeur à la température ordinaire et ne présente qu'une faible toxicité.

SIGNES. Carie dentaire, puis formation d'abcès aux joues par nécrose de l'os maxillaire inférieur et quelquefois des autres os de la face. Anémie profonde avec vomissements et diarrhée.

TRAITEMENT PRÉVENTIF. Surveillance de la ventilation; lavage des mains et soins dentaires des ouvriers.

LÉGISLATION. Les maladies causées par le phosphore blanc et le sesquisulfure de phosphore sont sur la liste des maladies professionnelles.

Les *industries* susceptibles de provoquer une intoxication phosphorée sont : la fabrication du phosphore blanc ou rouge, des composés phosphorés, des allumettes; la fabrication de bandes pour le rallumage des lampes de mineurs, et celle des jouets à détonateur.

Phosphore blanc. — La nécrose phosphorée est devenue rare; le pourcentage d'invalidité dépend du nombre de dents perdues, des lésions des muqueuses et des maxillaires, des fistules. Délai de responsabilité, un an.

Sesquisulfure de phosphore. — Dermites aiguës ou chroniques récidivantes (phosphorides); le pourcentage d'invalidité de ces dernières varie de 5 à 30 p. 100. Délai de responsabilité, 30 jours.

PHOSPHORÉ (Hydrogène). — Ce corps, qui se dégage surtout lors de la préparation du ferrosilicium, peut causer des intoxications brutales et graves : angoisse, bourdonnements d'oreilles, vomissements, dyspnée, œdème pulmonaire, convulsions, délire, stupeur, coma mortel.

PHOSPHORIQUE (Acide). — L'acide phosphorique officinal est un liquide sirupeux, incolore, renfermant 50 p. 100 d'acide orthophosphorique. Médicament employé dans certaines maladies des os (rachitisme, ostéomalacie), dans la spermatorrhée, à la dose de 20 cg à 2 g par jour, sous forme de *limonade phosphorique,* qui contient 2 g d'acide phosphorique pour 900 g d'eau et 100 g de sirop de sucre; ou encore sous forme de sirop, de solution, de gouttes.

PHOSPHURE DE ZINC. — Médicament employé à la dose de 2 à 5 mg dans les maladies où l'on fait usage de phosphore, en particulier dans l'impuissance génitale.

PHOTON. — Particule d'énergie rayonnante.

Les diverses formes de l'énergie rayonnante se transmettent par ondes électromagnétiques, caractérisées par leur fréquence ou par leur longueur d'onde. Mais sur les ondes l'énergie ne paraît pas répartie uniformément; dans un grand nombre de phénomènes, tout se passe comme si elle était localisée dans un espace très petit. Pour expliquer l'*effet photo-électrique* (émission d'électrons par les corps éclairés), Einstein a été amené, en 1905, à supposer que l'énergie lumineuse était formée de véritables projectiles, les photons, susceptibles de provoquer, par leurs chocs contre les atomes, les effets habituels des bombardements de corpuscules. Cette théorie s'est trouvée confirmée par d'autres découvertes.

Dans un atome, le passage d'un électron d'un niveau énergétique au niveau inférieur (v. ATOME) détermine l'émission d'un photon.

C'est pour concilier les deux hypothèses de l'*émission* et des *ondulations* que L. de Broglie a énoncé les principes de la *mécanique ondulatoire,* d'après lesquels les ondes et les corpuscules seraient deux aspects complémentaires d'une même entité.

PHOTOPHOBIE (du gr. *phôs,* lumière, et *phobos,* crainte). — Etat d'un œil auquel la lumière est pénible (v. à ŒIL [maladies] : *Conjonctivites, kératites*). La photophobie n'est pas en rapport avec l'intensité des lésions.

PHOTOPHORE (*fig.* 1481). — Appareil fournissant un éclairage suffisant pour permettre l'examen de certaines cavités.

PHOTOPSIE (du gr. *phôs,* lumière, et *ôpsis,* vue). — Sensations lumineuses produites non pas par des images, mais par des excitations mécaniques ou morbides (choroïdite, rétinite, lésions du cerveau). Elles sont simples ou colorées et ont la forme de boules, d'étincelles, de croissants.

PHOTOSENSIBILISATION. — Accroissement de la sensibilité de l'organisme, de la peau en particulier, vis-à-vis des radiations actiniques du spectre solaire.

Certaines dermatoses, comme l'*hydroa vacciniforme,* s'accompagnent souvent d'une coloration rose des urines due à l'hématoporphyrine; le *xeroderma pigmentosum,* les *éphélides,* paraissent causés par l'action des rayons solaires sur la peau.

L'introduction d'une substance médicamenteuse dans l'organisme, comme les injections intraveineuses de *trypaflavine,* peut favoriser l'apparition d'un coup de lumière (actinite) avec rougeur de la peau et parfois vésiculation.

La photosensibilisation est la conséquence de la formation ou de l'introduction dans l'organisme de substances dites photosensibilisatrices, qui abaissent, pour des irradiations solaires données, le seuil de l'érythème, celui de la vésiculation et des autres accidents locaux ou généraux de l'insolation.

Les huiles végétales appliquées à la surface des téguments paraissent diminuer l'irritation de la peau exposée aux lampes médicales ou à la lumière solaire, sans nuire cependant à la formation des pigments. D'où la pratique des onctions d'huiles aromatiques employées l'été par les baigneurs et les baigneuses désireux d'obtenir le brunissement en évitant les pénibles coups de soleil.

PHOTOTHÉRAPIE (du gr. *phôs,* lumière, et *therapeia,* traitement). — Méthode de traitement par l'emploi de rayons lumineux. La source idéale de lumière est fournie par le soleil (V. HÉLIOTHÉRAPIE), mais cette source naturelle est inconstante et difficilement réglable; aussi la remplace-t-on souvent dans nos pays par la lumière électrique.

On appelle *pouvoir actinique* d'une radiation le pouvoir qu'elle possède de provoquer des actions chimiques, par exemple d'impressionner la plaque photographique. Les radiations bleues et violettes du spectre sont déjà actiniques, mais celles qui possèdent ce pouvoir au plus haut degré sont les radiations ultraviolettes.

Propriétés physiologiques. — La lumière agit sur le corps humain surtout par ses radiations actiniques, et sa principale action est son pouvoir *bactéricide* puissant. Elle agit aussi en provoquant une action circulatoire très grande; la peau rougit; il se produit, si on prolonge l'action, une brûlure de l'épiderme (érythème, coup de soleil), puis une pigmentation, considérée comme une réaction de défense de l'organisme.

La lumière agit sur les globules rouges du sang, en augmentant leur propriété de fixer l'oxygène de l'air.

Enfin, certaines radiations lumineuses, frappant l'œil, déterminent sur le cerveau, par l'intermédiaire du nerf optique, des actions spéciales suivant la couleur : ainsi les rayons rouges produisent de l'excitation cérébrale, les rayons violets, une action calmante.

PHOTOTHERMOTHÉRAPIE. — Les radiations calorifiques (chaleur qui se propage par rayonnement) sont de même nature que les radiations lumineuses. En effet, la chaleur, comme tous les agents physiques, est un mode de mouvement.

Le soleil est aussi, comme la lumière, la source par excellence de chaleur lumineuse. Mais, à cause de son inconstance et de la difficulté de la régler, on lui préfère, en thérapeutique, surtout dans nos climats, la lumière produite par l'énergie électrique.

Propriétés physiologiques. — Les radiations calorifiques arrivant sur le corps humain se transforment en chaleur effective; elles élèvent la température des tissus et celle des liquides de l'organisme, le sang en particulier, déterminent une activité plus grande de la circulation, une augmentation des échanges cellulaires et des combinaisons chimiques. Elles provoquent la transpiration mieux que la chaleur obscure, à cause de l'action des rayons lumineux et chimiques qui augmentent l'activité des glandes sudoripares.

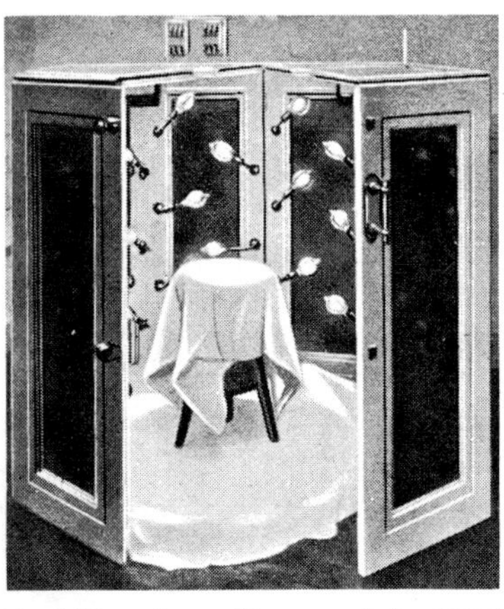

FIG. 1482. — Appareillage pour bain général de lumière.

Appareillage. — L'application de chaleur lumineuse peut être faite à l'aide de *bains généraux* ou de *bains locaux.*

Dans les bains généraux, le malade, complètement dévêtu, est assis dans une caisse octogonale, d'où la tête seule émerge. Sur les pans de la boîte, recouverts de glaces, sont fixées des ampoules à filaments chauffants, colorées, dont la lumière est réfléchie sur le corps par les miroirs qui en augmentent l'intensité.

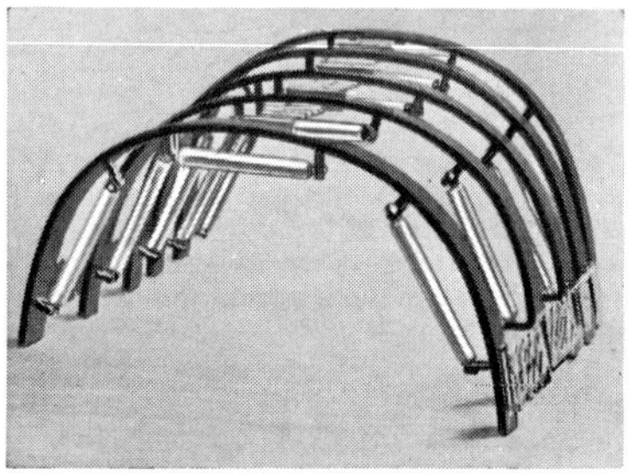

FIG. 1483. — Appareil pour bain local de lumière et de chaleur.
(*Doc. Rupalley.*)

Ce même appareil peut produire, grâce à un jeu d'interrupteurs, de la lumière bleue, rouge ou blanche. Il constitue alors le *bain de lumière électrique* (*fig.* 1482, 1483).

INDICATIONS THÉRAPEUTIQUES. Ces bains de chaleur et de lumière sont appliqués avec succès dans un grand nombre de maladies :

1° *Pour provoquer une transpiration abondante et une activité plus grande des combustions organiques.* Traitement général des obèses, des arthritiques, des goutteux, des intoxiqués;

2° *Comme sédatif de la douleur.* Douleurs consécutives aux traumatismes, douleurs rhumatismales, goutteuses, névralgiques;

3° *Pour faciliter la résorption des exsudats et l'élimination des produits de déchet qui s'accumulent en certains points de l'organisme :* les reliquats d'arthrites tuberculeuses et blennorragiques, les arthrites goutteuses, les épanchements de synovie, les œdèmes, les épanchements sanguins consécutifs aux luxations et entorses, les phlébites anciennes. Cette thérapeutique, toujours sans danger, est le plus souvent d'une efficacité remarquable.

PHRÉNICECTOMIE ou **PHRÉNICOTOMIE.** — Excision d'une partie du nerf phrénique ou simplement section de ce nerf (phrénicotomie) dans certaines formes de tuberculose pulmonaire.

PHRÉNIQUE (de *phrên,* diaphragme). — **Centre phrénique.** — Aponévrose centrale du diaphragme présentant un anneau dans lequel passe la veine cave.

Nerf phrénique. — Nerf du diaphragme. Naît du plexus cervical profond, chemine au cou le long du muscle scalène antérieur, passe dans le thorax entre le péricarde et la face interne du poumon, et se distribue au diaphragme. C'est le véritable nerf respiratoire.

Névralgie phrénique. — Douleur vive augmentée par les mouvements du diaphragme. S'observe dans les affections du cœur, de l'aorte, du foie, du péricarde, de la plèvre et du péritoine. Sa cause est parfois indéterminée.

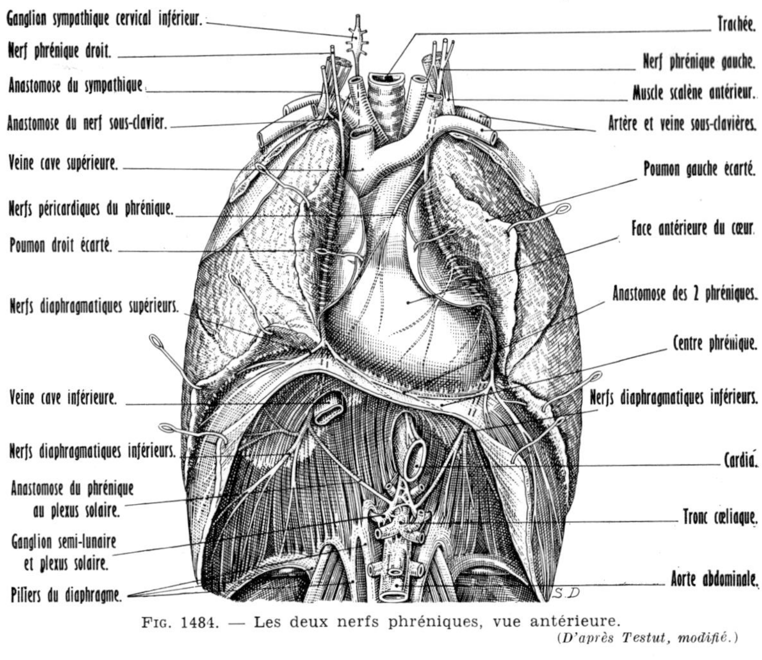

FIG. 1484. — Les deux nerfs phréniques, vue antérieure.
(*D'après Testut, modifié.*)

PHRÉNOLOGIE (du gr. *phrên*, esprit, et *logos*, discours). — Système de Gall d'après lequel toutes les facultés, toutes les inclinations, sont innées et ont leur siège dans les saillies cérébrales sur lesquelles se moulerait la calotte crânienne, d'où possibilité de connaître ces facultés et inclinations d'après l'inspection des bosses de la tête.

Or : 1° il n'y a pas correspondance exacte entre les bosses crâniennes et les circonvolutions cérébrales; 2° les facultés ne sont pas logées dans ces saillies.

Ce système n'a donc aucun caractère sérieux.

PHTIRIASE. — Lésions de la peau produites par les poux. V. POUX.

PHTISIE. — V. TUBERCULOSE.

PHYSIOLOGIE et **PHYSIOLOGIQUE** (du gr. *phusis*, nature, et *logos*, étude). — La physiologie est l'étude des fonctions du corps.

Etat physiologique. — Etat naturel ou normal des fonctions.

PHYSIONOMIE (du gr. *phusis*, nature, et *nomos*, loi). — La physionomie est le résultat des expressions imprimées sur le visage par les sentiments et les émotions habituels de l'individu. Les mouvements passagers des muscles nombreux et mobiles de la face (*fig.* 1485) deviennent, à la suite d'une répétition fréquente, des *traits persistants ;* les muscles mis souvent en jeu se développent plus vigoureusement, deviennent plus facilement excitables et restent même au repos dans un certain état de tension. Par suite, les lignes ou rides du visage dues à leur contraction habituelle peuvent devenir plus profondes et plus apparentes.

Des muscles spéciaux du visage sont mis en action suivant l'expression à traduire.

Dans la *souffrance*, les frontaux se contractent.

Le *rire* est surtout sous l'action du grand zygomatique, qui attire les coins des lèvres en haut et en arrière.

Le *mépris*, le *dédain*, s'affirment par l'occlusion partielle des paupières, le fait de détourner les yeux et le corps tout entier.

La *surprise*, l'*étonnement*, se manifestent par l'élévation des sourcils (muscle frontal), qui deviennent plus arqués et s'accompagnent d'une large ouverture des yeux et de la bouche.

Dans la *frayeur*, la *terreur*, il y a exagération des actions musculaires de l'étonnement, et les poils et les cheveux se hérissent.

PHYSIOTHÉRAPIE (du gr. *phusis*, nature, et *therapeia*, traitement). — Médication par les agents physiques (air, altitude, climat, eau, électricité, exercice, lumière).

PHYSOMÉTRIE (du gr. *phusa*, gaz, et *mêtra*, matrice). — Dilatation de l'utérus par des gaz dus aux germes de la putréfaction, en cas d'infection amniotique ou de putréfaction fœtale; l'utérus est volumineux et sonore à la percussion, distendu par les gaz, qui s'échappent lors de l'accouchement.

PHYTOTHÉRAPIE (du gr. *phuton*, plante, et *therapeuein*, soigner). — Traitement par les préparations végétales ou les principes actifs qu'on en retire.

PIAN (*yaw* des Anglais, *frambrœsia* des Allemands et Hollandais). — Spirillose chronique voisine de la syphilis, mais non vénérienne et non héréditaire. Très répandue dans les pays tropicaux : Inde, Indochine, Océanie, Afrique équatoriale, Amérique du Sud.

CAUSE. L'agent causal est *Treponema pertenue* (*fig.* 1486), découvert par Castellani; il est moins régulièrement spiralé que *T. pallidum*, agent de la syphilis.

SIGNES. Après une période d'incubation de 16 à 92 jours, caractérisée par des troubles généraux, une fièvre légère, des troubles digestifs, de la céphalée, des douleurs ostéo-articulaires, puis une éruption squameuse, apparaît au point d'inoculation, surtout aux membres inférieurs, au cou, au bras, au thorax, un chancre pianique ou *pian mère*, élevure conique, à fond régulier, reposant sur une base infiltrée, puis papillomateux, analogue à une framboise. La lésion se recouvre ensuite d'une croûte épaisse (*fig.* 1487) : le tréponème s'y trouve en abondance. Le Wassermann est positif comme dans la syphilis.

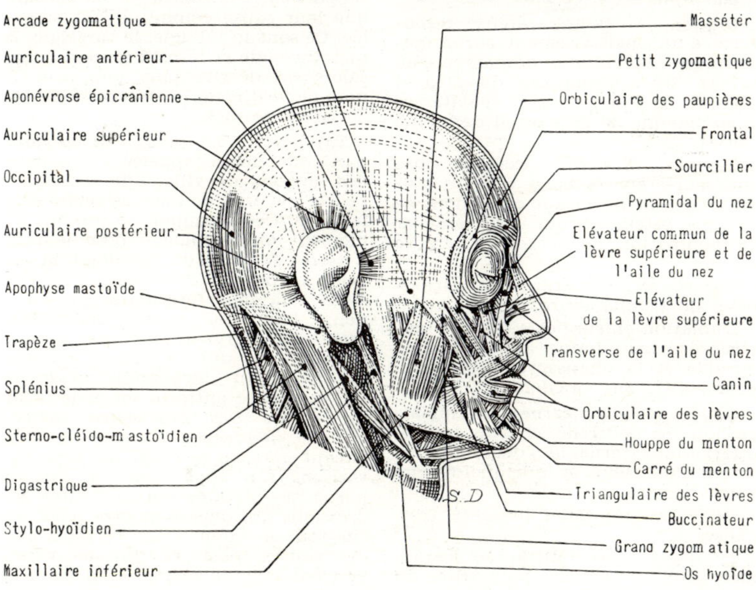

FIG. 1485. — Muscles de la face.

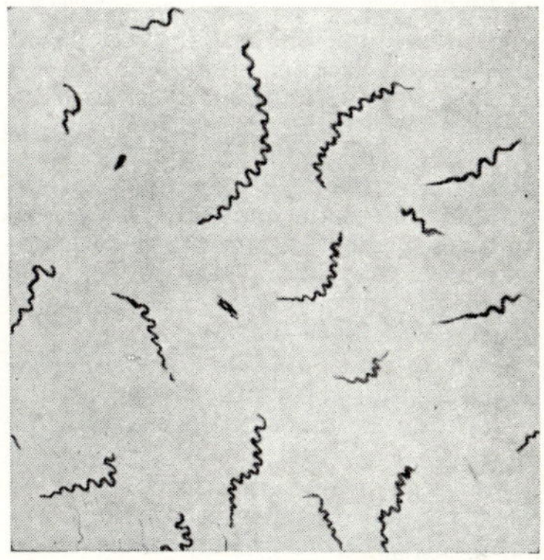

FIG. 1486. — *Treponema pertenue*, agent du pian.
(*Doc. d'Aguilar.*)

Les nourrissons contaminent leur mère au mamelon.

Au bout de quelques mois peuvent apparaître, comme dans la syphilis, une *éruption secondaire* généralisée, papuleuse ou circinée, et parfois des lésions articulaires ou périostées. Les muqueuses sont toujours épargnées.

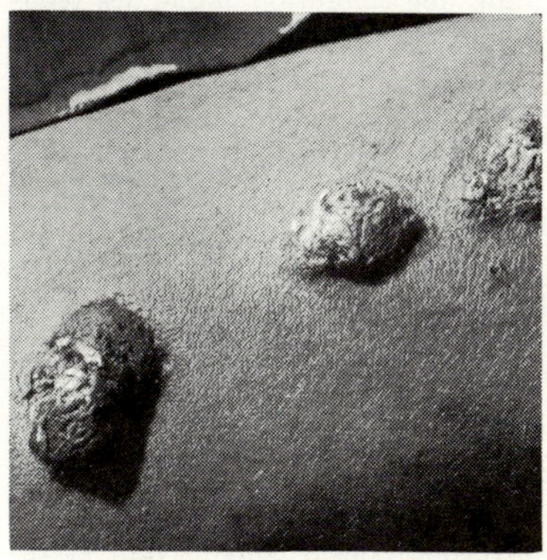

FIG. 1487. — Pian.
(*Prof. Gougerot.*)

On a même décrit des *lésions tertiaires :* gommes, ulcérations cutanées, déformations osseuses, ostéite hypertrophiante du maxillaire inférieur (goundou), nodosités juxta-articulaires.

TRAITEMENT. Arsenicaux (arsénobenzènes, stovarsol); bismuth. Le mercure est sans action.

Pian bois. — V. LEISHMANIOSES : *Leishmanioses américaines.*

PICA (du lat. *pica*, pie). — Impulsion à absorber des substances non alimentaires, ce qu'on reproche aux pies.

PICRIQUE (Acide) [Trinitrophénol]. — Médicament employé dans certaines maladies de la peau (eczéma, zona), mais surtout contre les brûlures. Il supprime la douleur, antiseptise la plaie et amène la réparation de l'épiderme.

MODE D'EMPLOI. Solution contenant :

Acide picrique	5 g
Alcool à 90°	80 g
Eau distillée	1 000 g

On l'emploie en bains, si la partie brûlée peut être immergée facilement (doigts, mains), puis en imbibant des compresses, qu'on applique sur la plaie et qu'on recouvre d'ouate, mais *non d'un tissu imperméable* (taffetas gommée ou toile caoutchoutée), qui maintiendrait l'humidité et retarderait la cicatrisation. Les pansements ne sont renouvelés que rarement (tous les 3 ou 4 jours).

Pour le *zona,* on fait des badigeonnages à l'aide d'un pinceau aseptique trempé dans une solution alcoolique au 1/10.

Mais, en raison de l'apparition de dermites sur des peaux particulièrement susceptibles, cette médication picriquée est de moins en moins employée. Il faut éviter son absorption par une surface cutanée étendue, sous peine d'accidents toxiques, notamment chez l'enfant.

Intoxication. — Les ouvriers manipulant la mélinite (trinitrophénol fondu), les artificiers, les teinturiers, peuvent présenter des signes d'intoxication professionnelle. En revanche, des pansements avec de trop fortes doses d'acide picrique peuvent rarement donner une intoxication.

L'*ingestion* d'acide picrique détermine une coloration jaune des téguments; elle a été utilisée souvent en 1914-1918 par des soldats voulant simuler un ictère.

SIGNES. Coloration canari des parties découvertes du corps, conjonctivite, coryza, stomatite, vomissements et diarrhée de couleur jaune; prurit, érythème, lésions vésiculeuses ou pustuleuses de la peau. Toux; dyspnée, bronchite; anémie.

TRAITEMENT. I. *Préventif.* — Eliminer les ouvriers intolérants. Aération des locaux et captage des poussières.

II. *Curatif.* — Symptomatique.

PICROTOXINE. — Cristaux incolores, de saveur amère, formés par la combinaison de *picrotoxinine* et de *picrotine.* Poison convulsivant et tétanisant.

Préconisée à la dose de 1 à 6 mg contre l'épilepsie, la chorée, la paralysie agitante; comme antidote physiologique de l'opium, contre les accidents de l'anesthésie générale, et l'intoxication barbiturique. Employée aussi en pommade contre les poux et comme antisudoral.

Empoisonnement. — La picrotoxine peut déterminer une intoxication à la dose de 2 cg; la coque du Levant (*Anamirta cocculus*), plante qui contient la picrotoxine, est toxique à la dose de 3 cg.

SIGNES. Sensation de brûlure à la gorge et à l'œsophage, augmentation de la salive, vomissements, douleurs dans le ventre, selles diarrhéiques, engourdissement, sueur froide, pâleur de la face, confusion des idées, vertiges, arythmie cardiaque, sommeil profond avec délire, contractures et convulsions épileptiformes.

TRAITEMENT. Faire vomir et purger; morphine; compresses chaudes sur le ventre, froides sur la tête. Injection intraveineuse de chloral.

PIED (gr. *pous*). — Partie inférieure du membre inférieur, reposant sur le sol.

I. PIED (structure et fonctions) [*fig.* 1488]. — Le squelette du pied est constitué par le *tarse* (astragale, calcanéum, scaphoïde, cunéiformes, cuboïde), le *métatarse,* formé par les cinq métatarsiens, et les *orteils,* composés, comme les doigts, d'une phalange, d'une phalangine et d'une phalangette pour les quatre derniers, et d'une phalangine et d'une phalangette seulement pour le premier ou gros orteil. De nombreux ligaments recouvrent les diverses articulations et réunissent ces os. Ils donnent insertion aux muscles de la jambe et sont couverts par des muscles propres à la région : court fléchisseur des orteils, courts fléchisseurs du gros et du petit orteil, court abducteur du gros orteil, pédieux, lombricaux, interosseux.

L'articulation du tibia et du péroné avec l'astragale permet l'extension et la flexion du pied; celle de l'astragale avec le calcanéum, les mouvements du pied en dehors et en dedans. La face supérieure ou *dos* du pied est convexe : au-dessous de la peau se trouvent une aponévrose, le muscle pédieux et l'artère pédieuse, des veines, les nerfs saphènes interne et externe, musculo-cutané et tibial antérieur. La face inférieure ou *plante du pied* est incurvée en voûte pour donner une base élastique au corps. La peau y est très épaisse et doublée d'une couche importante de graisse.

L'empreinte donnée par le pas est très différente, suivant que le pied est normal, très incurvé ou, au contraire, plat (*fig.* 1489).

II. PIED (affections externes). — **Cor.** — V. ce mot.

Durillon. — V. ce mot.

Oignon. — Bourse séreuse recouverte d'un épaississement corné épidermique (durillon), développée au niveau des articulations du pied et surtout de l'articulation métatarso-phalangienne du gros orteil en hallux valgus.

CAUSES. Pression exagérée des chaussures sur la bosse osseuse produite par la déviation en dehors de ce gros orteil, et qui peut amener l'inflammation de la bourse séreuse (hygroma).

TRAITEMENT. Amélioration rationnelle de la chaussure.

L'ablation chirurgicale de la bourse séreuse ne peut donner aucun résultat durable si la chaussure, cause première, n'est pas améliorée.

Onyxis (Ongle incarné). — Inflammation du bourrelet charnu latéral, interne ou externe, de l'ongle du gros orteil (*fig.* 1490) et quelquefois des autres doigts.

Cette inflammation présente trois phases :

1er degré : sensibilité; 2e degré : ulcération; 3e degré : apparition du pus et des chairs fongueuses.

CAUSES. I. *Généralités.* — Pour l'onyxis circulaire : lymphatisme, scrofule, diabète, syphilis.

II. *Locales.* — Pour l'onyxis latéral : chaussures mal faites, insuffisamment larges et hautes. Sueurs macérantes, érythème humide et fétide.

TRAITEMENT. I. *Préventif.* — Soins de propreté.

II. *Curatif.* — Chirurgical. Ablation de l'ongle et surtout de la matrice qui le reforme, par excision du bourrelet fongueux de la rainure, d'une bande de l'ongle et de la partie correspondante de la matrice.

Hyperhidrose. — V. ce mot.

Verrue. — V. ce mot.

Déviation du gros orteil. — Voir HALLUX VALGUS.

III. PIED (affections chirurgicales). — **Auto-écrasement du pied.** — Ensemble des accidents provoqués sur le squelette du pied (*fig.* 1488) par le poids du corps. Ces accidents sont de degrés fort divers et vont de la simple contusion chronique des parties les plus saillantes du squelette jusqu'à l'effondrement de la voûte plantaire et à des fractures de métatarsiens.

Ces accidents s'observent presque exclusivement chez les sujets astreints par leur profession à une station debout prolongée : sergents de ville, portiers d'hôtel, garçons de banque, commis de magasin, etc. Ils sont plus fréquents chez les jeunes gens de grande taille. Il semble qu'ayant grandi rapidement, leur squelette n'a pas pris une vigueur suffisante pour supporter l'accroissement de poids dû à l'augmentation de la taille.

Une forme particulière s'observe chez les ataxiques : elle porte le nom de *pied tabétique.* Elle est due à la fragilité spéciale du squelette chez ces malades.

Les divers accidents réunis sous la dénomination d'auto-écrasement du pied sont décrits en général séparément et comme des affections sans rapport entre elles, souvent même sans que leur cause commune soit signalée. Ce sont la talalgie, la tarsalgie, la métatarsalgie et le pied forcé. La tarsalgie est décrite plus loin sous le nom de *pied plat ;* la *métatarsalgie* est décrite à ce mot.

Talalgie. — La talalgie a été plus particulièrement appelée la maladie des sergents de ville. Elle est caractérisée par une douleur siégeant sous le talon. Cette douleur se produit au moment où le malade pose le pied à terre; la pression du doigt la réveille et permet de constater qu'elle siège à la face inférieure du calcanéum. Elle peut persister, mais atténuée, dans le repos. La cause de cette douleur est due à une contusion chronique du calcanéum, écrasé en quelque sorte entre le sol et le poids du corps. Des chaussures défectueuses, présentant des soulèvements irréguliers sous le talon du pied, favorisent son apparition, en faisant porter sur certains points limités des pressions qui devraient être réparties sur tout le talon. Dans certains cas, des saillies osseuses du calcanéum peuvent agir de même, et il est bon de s'en assurer par la radiographie.

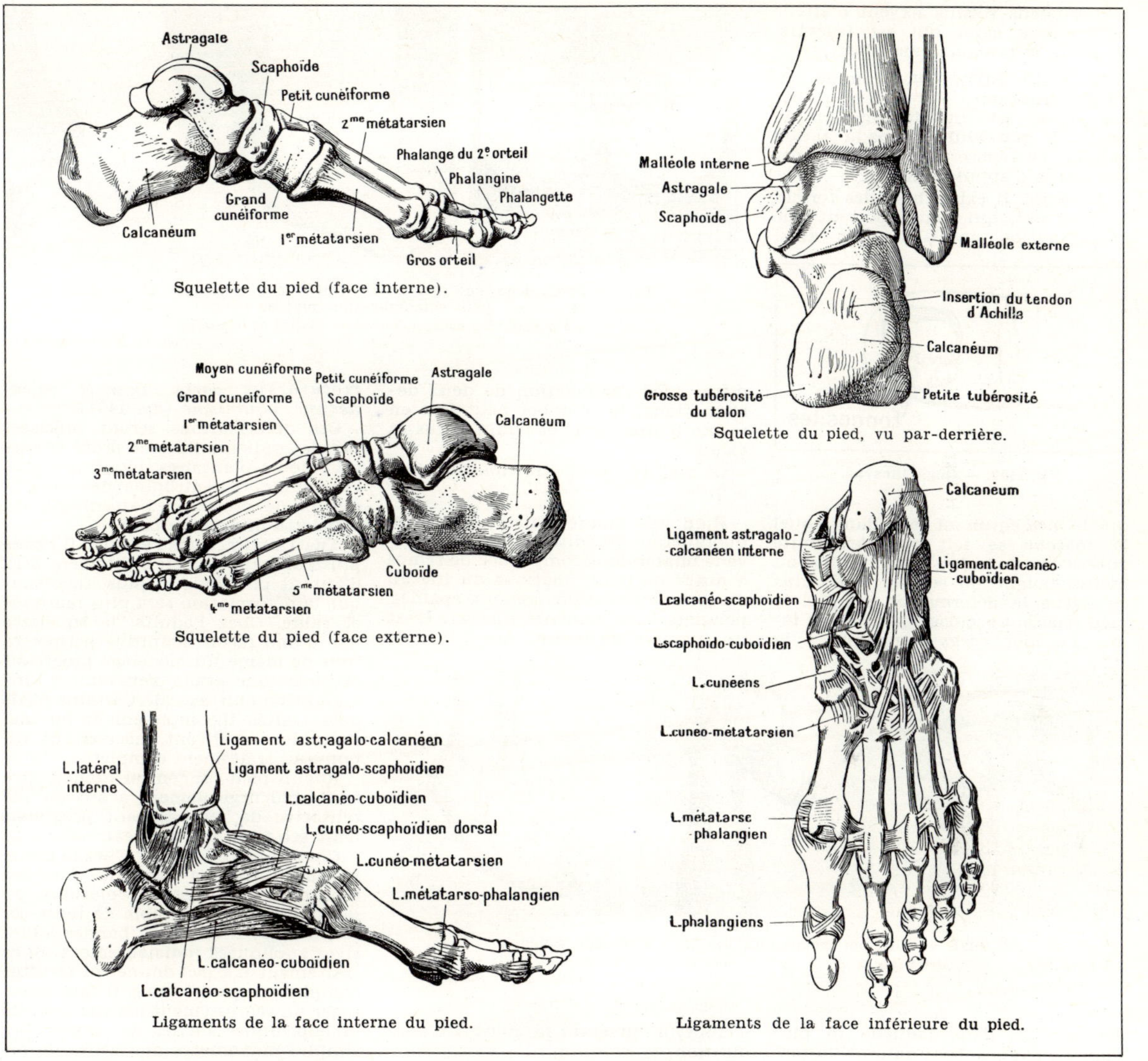

Squelette du pied (face interne).

Squelette du pied, vu par-derrière.

Squelette du pied (face externe).

Ligaments de la face interne du pied.

Ligaments de la face inférieure du pied.

FIG. 1488. — Anatomie du pied.

Une opération est parfois nécessaire pour les réséquer.

La talalgie peut être une complication de la blennorragie; mais la cause principale, efficiente, est le poids du corps.

TRAITEMENT. Repos. Mettre dans la chaussure des talonnettes en caoutchouc, ou sous le talon de la chaussure des rondelles en caoutchouc, que l'on trouve couramment dans le commerce.

Pied forcé. — Tandis que les accidents précédents sont l'effet d'un auto-écrasement chronique, le pied forcé est un accident aigu relevant de la même cause. Il se voit surtout chez les jeunes soldats ayant fourni une longue marche en portant une lourde charge. Parfois, il se produit brusquement, à l'occasion d'un saut.

Le pied est gonflé et douloureux; la radiographie démontre l'existence d'une fracture d'un des métatarsiens moyens (deuxième, troisième ou quatrième).

Par suite de la fatigue, la voûte de l'avant-pied s'est effondrée, les têtes de ces métatarsiens sont arrivées en contact avec le sol, et comme ils sont moins volumineux que les métatarsiens extrêmes, ils se sont fracturés à l'occasion d'un effort plus violent.

TRAITEMENT. Repos. Il n'est pas nécessaire de réduire la fracture ou de la contenir par un bandage : les

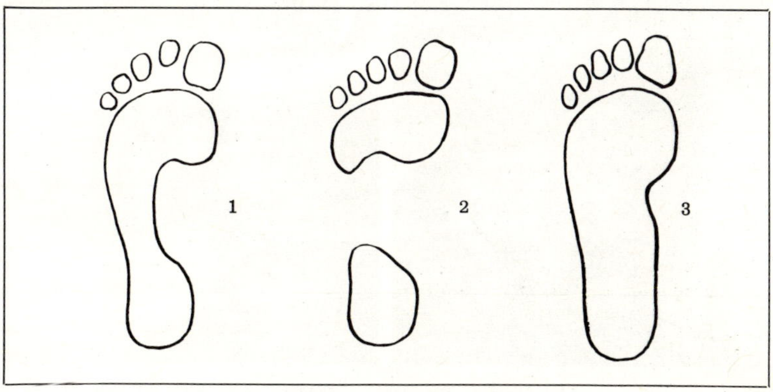

FIG. 1489. — Empreintes de pieds.
1. Pied normal; 2. Pied creux; 3. Pied plat.

métatarsiens voisins servent d'attelle naturelle à celui qui est fracturé. V. aussi à TENDONS (maladies).

IV. PIED BOT (*bot,* tronqué, en vieux français). — Le pied bot (*fig.* 1491) est une déformation du pied telle que celui-ci, dans la station debout, ne repose plus sur le sol par ses points d'appui normaux.

VARIÉTÉS. Il existe bien des formes de pied bot, qui toutes portent une dénomination spéciale; c'est ainsi

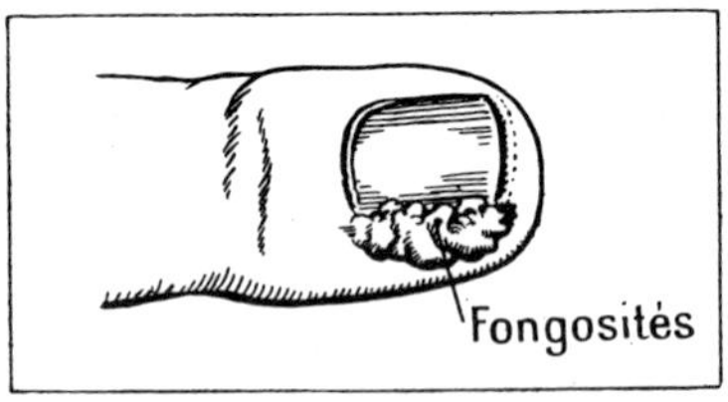

FIG. 1490. — Ongle incarné.

que le *pied équin* est celui dans lequel la marche se fait sur l'extrémité antérieure, le talon restant plus ou moins éloigné du sol; le *pied talus* constitue la déformation inverse, le pied reposant exclusivement sur le talon. Le mot *varus* s'applique à la

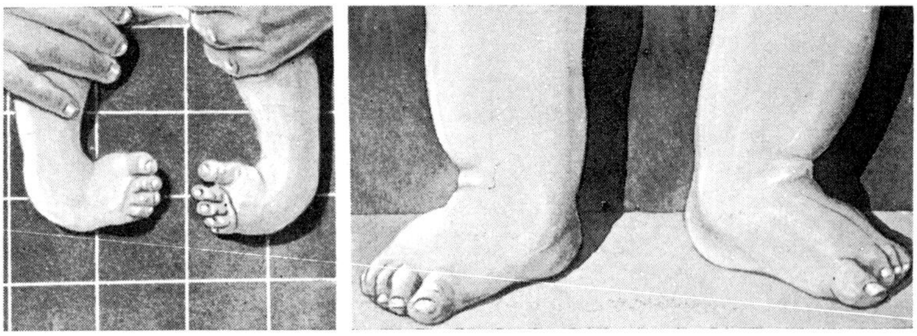

FIG. 1493. — Pieds bots de nourrisson traités par massages et bandelettes puis immobilisation plâtrée.
A gauche : à 3 mois; *à droite :* au moment de la marche.
(*Coll. du Dr Ducroquet.*)

même pied l'association de deux déformations; le pied bot peut être en même temps varus et équin, talus et valgus.

Le pied bot peut être *congénital* ou *acquis.*

Pied bot congénital. — Affection quelquefois héréditaire, le plus souvent bilatérale, accompagnée de temps à autre de malformations au niveau d'autres articulations (genoux, épaules, poignets bots, hanches luxées). C'est un trouble primaire, endogène de

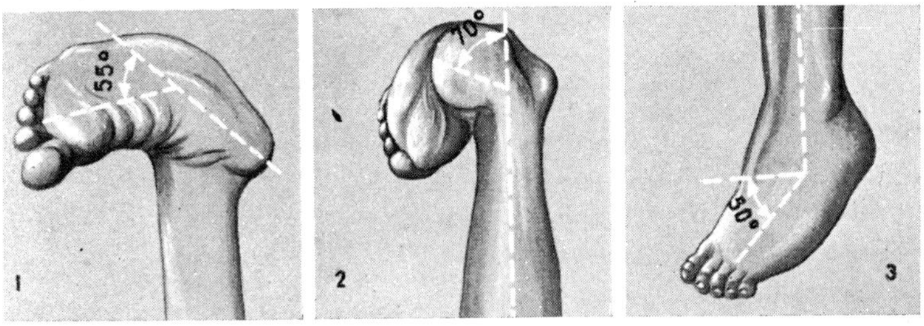

FIG. 1491. — Pied bot congénital. Les trois attitudes vicieuses.
1. *Metatarsus varus;* 2. Bascule calcanéenne; 3. Equinisme.
(*Coll. du Dr Ducroquet.*)

déformation dans laquelle le pied s'appuie sur son bord externe, la face plantaire regardant en dedans; le *valgus* est l'opposé du varus : le pied s'appuie sur son bord interne, et la plante est dirigée en dehors.

Le plus souvent, on trouve sur le

l'embryon, affectant les noyaux d'ossification.

Le pied bot congénital sera dépisté dès la naissance, car la déformation est d'emblée à son maximum d'amplitude. Cette déformation est caractérisée par trois attitudes vicieuses : *metatarsus varus, bascule calcanéenne, équinisme* (*fig.* 1491).

Ces déformations seront précisées par des radiographies de profil et surtout dorso-plantaires, montrant dans l'ensemble une atrophie des noyaux osseux de croissance, au niveau du squelette interne du pied.

TRAITEMENT. Chez l'enfant, il existe plusieurs stades, et le traitement sera d'autant plus long et plus important que la déformation sera plus marquée et raide. Chez l'adulte, le squelette fixé d'une façon définitive permettra tout de même un modelage progressif orthopédique avant d'en venir à l'intervention chirurgicale. Certains pieds bots traités incomplètement ou mal surveillés récidivent, nécessitant un nouveau traitement complet.

Aucun pied congénital ne doit être traité chirurgicalement avant qu'une tentative de redressement progressif n'ait été faite (Ducroquet).

Chez le nourrisson. — Chez le nourrisson et jusqu'à l'âge de quelques mois dans le cas des déformations peu marquées, il est possible de redresser le pied bot à l'aide de bandes adhésives appliquées judicieusement. Si ce traitement n'a pas donné un résultat complet en quatre mois, il faut envisager un redressement par manœuvres orthopédiques suivies de plâtres. Les simples manœuvres manuelles de redressement sont toujours suivies d'insuccès quand il s'agit d'un vrai pied bot. Si l'attitude vicieuse est importante, le redressement par manœuvres orthopédiques suivies de

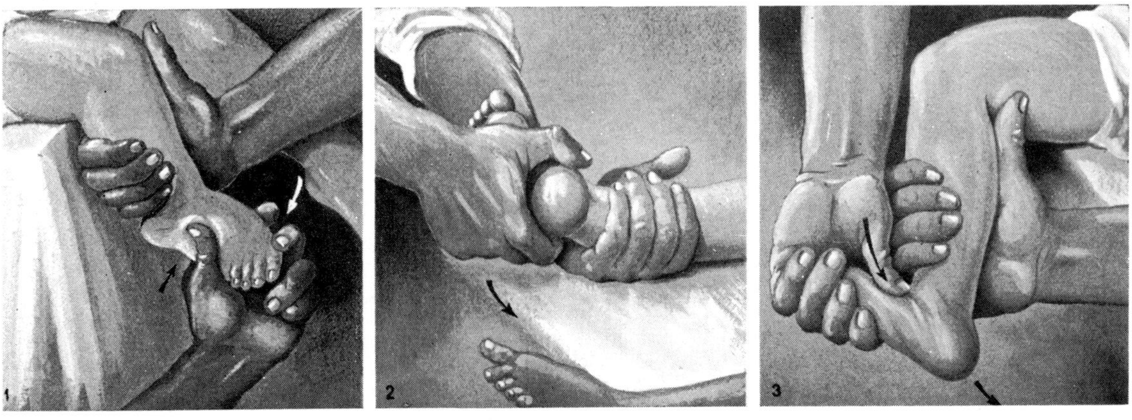

FIG. 1492. — Pied bot congénital. Manœuvres de correction.
1. Manœuvres contre le *metatarsus varus;* 2. Contre la bascule calcanéenne; 3. Redressement de l'équinisme.
(*Coll. du Dr Ducroquet.*)

plusieurs plâtres est indiqué dès l'âge de six semaines. Il est bien rare qu'un pied bot important traité de cette manière demande plus de trois mois pour être complètement redressé (*fig.* 1492).

Chez l'enfant. Le traitement est identique; il nécessite des manœuvres orthopédiques plus puissantes, des

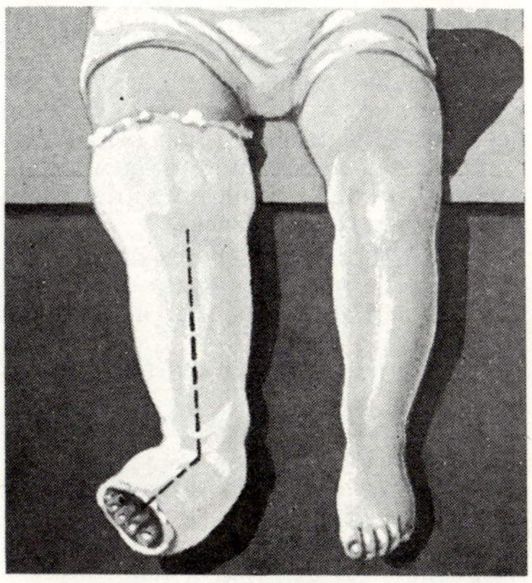

Fig. 1494. — Traitement du pied bot chez l'enfant. Plâtre maintenant la correction. (*Coll. du Dr Ducroquet.*)

plâtres de maintien plus prolongés, des interventions chirurgicales (à la fi du traitement orthopédique) ne touchant pratiquement jamais le squelette, mais seulement les ligaments et les muscles (par exemple,

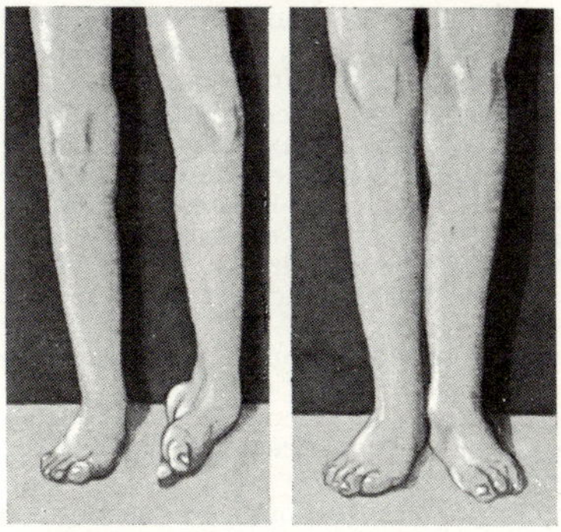

Fig. 1495. — Pied bot de 8 ans, traité par trois manipulations sous anesthésie. (*Coll. du Dr Ducroquet.*)

transplantation du jambier antérieur sur le court péronier). Le temps de traitement sera de quelques mois (*fig.* 1493, 1494, 1495).

Les interventions chirurgicales osseuses pratiquées chez l'enfant ont donné bien des déboires : en effet, tout geste chirurgical touchant le squelette d'un pied en plein développement perturbe considérablement la croissance de celui-ci et provoque des attitudes vicieuses secondaires qui s'installent en quelques mois ou en quelques années. D'autre part, le pied risque de ne plus se développer normalement en longueur.

A partir de quinze ans, si le pied redressé orthopédiquement n'est pas stable, une arthrodèse médio-tarsienne-sous-astragalienne pourra être

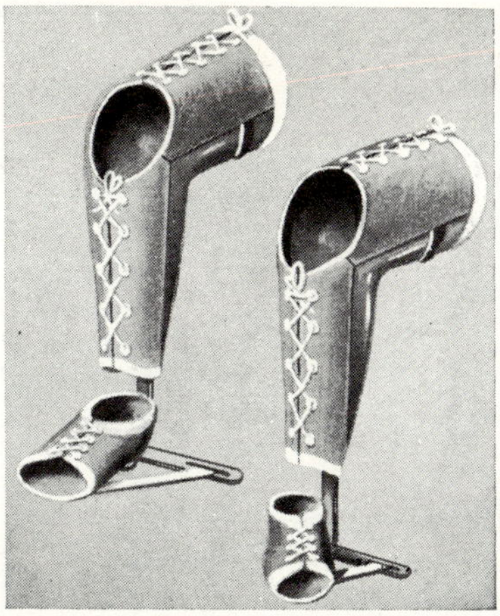

Fig. 1496. — Appareil de maintien après guérison, porté seulement la nuit et destiné à lutter contre l'adduction de l'avant-pied. (*Coll. du Dr Ducroquet.*)

effectuée, sans pour cela toucher à la cheville, qui doit rester mobile.

Le pied bot redressé ayant toujours tendance à récidiver partiellement pendant la période de grosse croissance, même après redressement, le résultat devra être entretenu. Il faudra utiliser des appareils de posture qui, portés la nuit seulement pendant les quelques années qui suivent le redressement, permettront de conserver la rectitude. Jusqu'à un an, simple attelle métallique, puis appareil en cuir moulé, genou fléchi (*fig.* 1496).

Chez l'adulte. — Le pied déformé est fixé en un bloc qui paraît inextensible et présente souvent des altérations cutanées par pressions anormales. Il est toujours possible de redresser cette déformation en associant un traitement chirurgical au traitement orthopédique (*fig.* 1497). Le traitement commence par des ma-

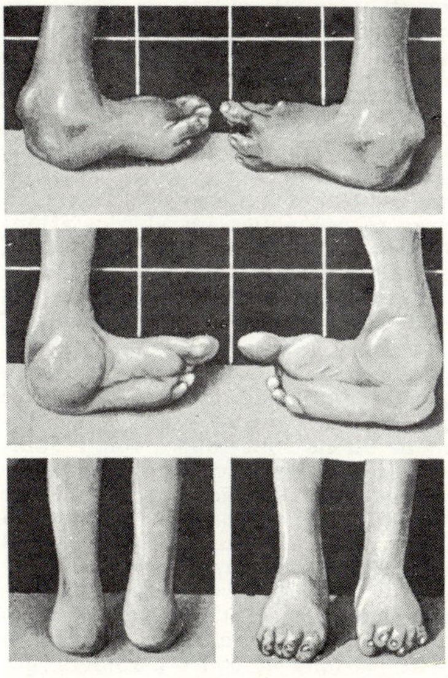

Fig. 1497. — Pied bot bilatéral adulte traité par manœuvres, puis par arthrodèse médio-tarsienne et sous-astragalienne. (*Coll. du Dr Ducroquet.*)

nœuvres de redressement progressives suivies de plâtres pendant quatre à cinq mois. Il sera terminé par une intervention chirurgicale, tarsectomie cunéiforme, qui permettra de compléter la correction tout en fixant le résultat. L'intervention chirurgicale primitive est possible, mais elle nécessite la suppression d'une grosse partie du squelette du pied pour obtenir d'emblée une position normale. Elle laisse en définitive un pied redressé, mais très raccourci, alors que les manœuvres progressives précédant l'intervention permettent la conservation du maximum de longueur. Il est bien évident que ces redressements progressifs doivent être exécutés par des spécialistes entraînés à la confection des plâtres, lesquels doivent être effectués avec beaucoup de soins. Trop serrés, ils risquent une complication circulatoire; pas assez, aucune correction n'est obtenue.

Pied bot acquis. — Affection le plus souvent d'origine paralytique (paralysie infantile). Dans ce cas la déformation survient à la suite d'un déséquilibre musculaire.

Traitement. La déformation évolue peu et est assez facilement corrigée par

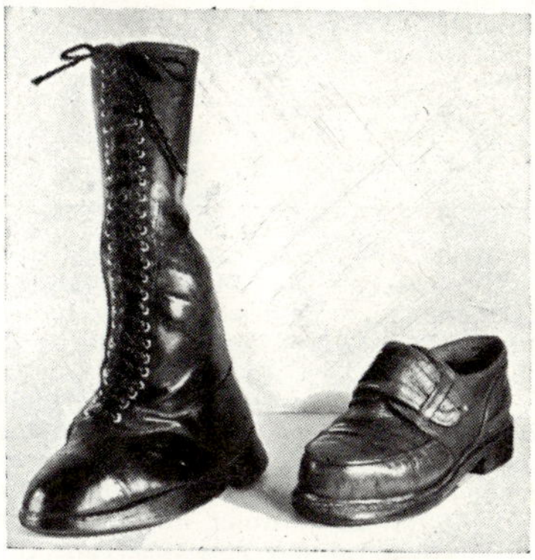

Fig. 1498. — Chaussures portées avant et après redressement d'un pied bot. (*Coll. du Dr Ducroquet.*)

des manipulations suivies de transplantations musculaires pour rééquilibration des forces motrices du pied.

V. PIED PLAT. — Mécanisme de formation. Les muscles représentent les éléments actifs d'une articulation : c'est leur tonicité seule qui maintient à celle-ci ses rapports normaux. Quelque serrés que soient les ligaments fibreux (qui unissent les os entre eux), ils ne tarderaient pas à se laisser distendre sous l'influence d'une tension persistante.

Le pied plat, ou effondrement des voûtes plantaires, est dû à un allongement anormal des ligaments articulaires sous l'influence du poids du corps, qui vient les distendre à chaque pas dans la marche. Mais il faut considérer cette laxité ligamentaire, cause immédiate de pied plat, comme n'étant elle-même que la conséquence de la défaillance du véritable soutien de l'articulation : les *muscles.*

Destiné à recevoir le poids dû corps, le pied présente une forme complexe; on y reconnaît la présence de deux

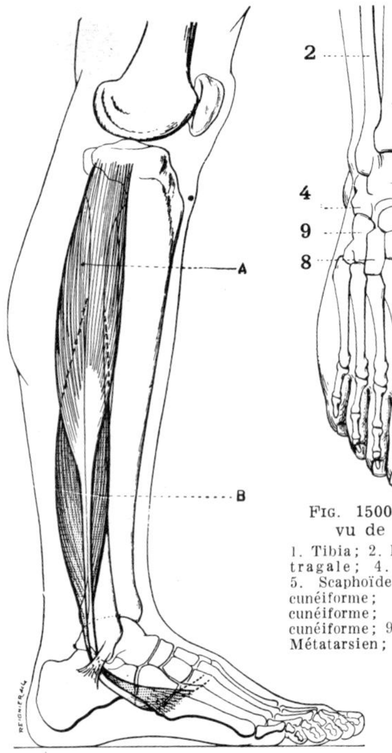

FIG. 1499. — Jambe (voûte externe).
A. Long péronier; B. Court péronier.

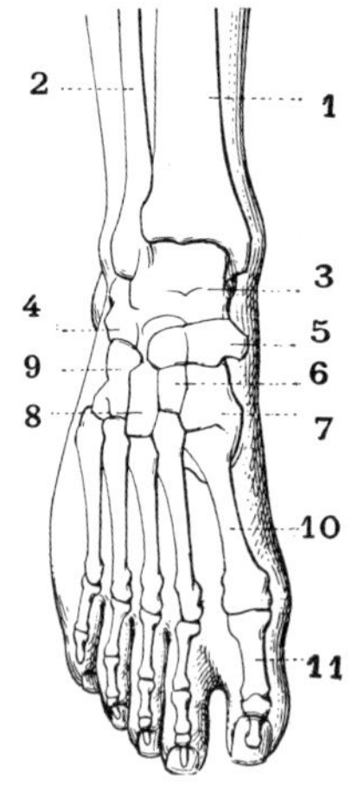

FIG. 1500. — Pied vu de dessus.
1. Tibia; 2. Péroné; 3. Astragale; 4. Calcanéum; 5. Scaphoïde; 6. Premier cunéiforme; 7. Deuxième cunéiforme; 8. Troisième cunéiforme; 9. Cuboïde; 10. Métatarsien; 11. Phalange.

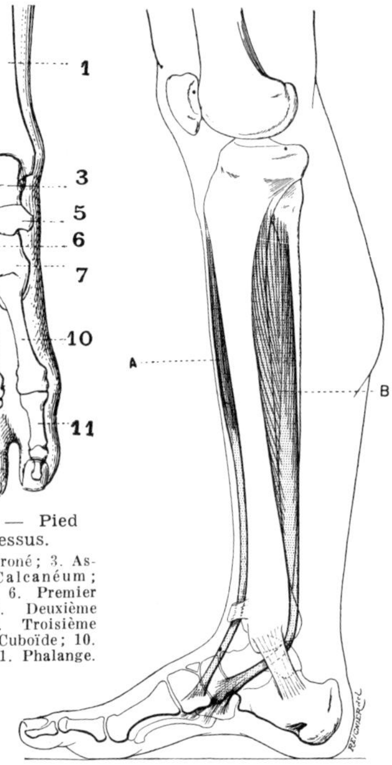

FIG. 1501. — Jambe (voûte interne).
A. Jambier antérieur; B. Jambier postérieur.

voûtes; une voûte interne et une voûte externe (*fig.* 1499 à 1501). La forme correcte de ces voûtes est indispensable à l'exécution normale de la marche.

Or, le maintien de la forme normale de la *voûte interne* dépend lui-même de la fonction du muscle jambier antérieur et de celle du jambier postérieur (*fig.* 1501). Le jambier antérieur tire la voûte à lui par son insertion sur le scaphoïde; le jambier postérieur, par son insertion sur la voûte, lui forme une sorte de sangle, sur laquelle elle repose.

La *voûte externe,* de son côté, n'a pour soutien musculaire que le long péronier latéral qui s'insère à la partie postérieure du premier métatarsien, et vient se réfléchir sur la clef même de la voûte (*fig.* 1499). Il forme à la voûte externe une sangle analogue à celle que forme le jambier postérieur à la voûte interne. Le long péronier, en plus de son rôle de soutien de la voûte externe, augmente la concavité de la voûte interne en abaissant l'extrémité antérieure du premier métatarsien.

Si un sujet a des muscles insuffisants, ses voûtes plantaires ne sont plus soutenues, et en station debout tout le poids du corps est reporté sur les ligaments; ceux-ci se tendent à la partie inférieure des voûtes et s'opposent normalement à leur aplatissement, mais ils ne peuvent résister longtemps et se laissent distendre : d'où l'effondrement des voûtes.

SIGNES. Deux symptômes traduisent la maladie : l'*aplatissement des voûtes,* d'où dérive le nom de pied plat; et la *douleur,* qui est le mode de protestation des ligaments étirés.

On rencontre le pied plat à trois âges différents : dans l'enfance, à l'adolescence et à l'âge adulte.

Dans l'enfance, de 4 à 10 ans, chez les sujets dont les muscles sont insuffisants et dont tout le poids du corps se trouve reporté sur les ligaments. Il est à remarquer que chez l'enfant les ligaments se distendent sans réaction douloureuse.

Le pied est affaissé lorsque l'enfant est debout, mais les voûtes se reforment lorsqu'il se trouve assis; les muscles, n'ayant plus à supporter le poids du corps, suffisent alors au maintien des voûtes.

Chez l'enfant, à partir de 10 ans et dans l'adolescence, le pied s'effondre, mais les ligaments protestent et le sujet souffre. Tout d'abord, il souffre dès qu'il impose à son pied un travail exagéré : longues marches, stations debout prolongées (jeunes soldats, garçons de café). Les jours où il ne fatigue pas, les muscles suffisent à leur tâche et le sujet ne souffre pas.

A chaque jour de douleur correspond un plus grand affaissement du pied. Les muscles ont alors beaucoup plus à travailler, et il arrive un moment où ils sont tout à fait insuffisants; le poids du corps repose exclusivement sur les ligaments; le malade souffre et il immobilise son pied en contractant certains muscles. Le pied a perdu toute souplesse; il se meut en bloc, et les diverses articulations du pied paraissent soudées les unes aux autres. Les muscles contractés sont les long et court péroniers, qui portent le pied en dehors, mettant ainsi en tension les ligaments de la partie interne du pied. Les ligaments de la face interne du pied l'empêchent d'aller plus en dehors, et la contraction du péronier s'oppose à ce qu'il soit amené en dedans. La contraction du jambier antérieur s'oppose à l'abaissement de la partie antérieure du pied, et le premier métatarsien ne peut plus être abaissé. Après deux ou trois crises semblables, le pied devient tout à fait plat et reste plat même en position assise (v. tabl. XLVIII, 1 et 2).

En somme, première période de pied souple, deuxième de pied contracturé, troisième de pied déformé, mais non plus souple, car, outre la défense musculaire plus ou moins persistante, des phénomènes d'arthrite se sont manifestés dans les articulations brutalisées.

Il peut alors y avoir des douleurs à caractère névralgique jusque dans les cuisses, qui donnent lieu à bien des erreurs de diagnostic.

En résumé, donc, trois formes cliniques :

Chez l'enfant, l'effondrement du pied est indolore;

Chez l'adolescent, l'affaissement du pied est douloureux;

Chez l'adulte, le pied est douloureux, mais ne s'effondre pas.

TRAITEMENT. Le traitement est le même dans ces trois formes, mais avec quelques modalités différentes suivant les cas. Où *le pied est réductible,* la chaussure est à elle seule suffisante.

Dans les cas légers, on se contente de fabriquer une semelle de liège dans laquelle on ménage une éminence en dos d'âne destinée à maintenir concave la voûte du pied (*fig.* 1502). La semelle en celluloïd ou en aluminium, fabriquée d'après un moulage, est encore préférable.

Mais un tel procédé est insuffisant dans les cas sérieux; il est nécessaire de recourir à une semelle spéciale qui, de même que la semelle de liège, a une disposition en dos d'âne, destinée à maintenir la voûte. Mais comme l'insuffisance est due à ce fait que le pied glisse en dehors et se dérobe ainsi à son action orthopédique (*fig.* 1503), on prolonge extérieurement la semelle en un crochet qui vient embrasser le bord externe du pied (*fig.* 1506).

En dehors du port de la semelle, le sujet doit exécuter des mouvements de gymnastique qui ont pour effet : *a*) de rendre au pied sa souplesse en reformant la voûte : ce sont les exercices passifs; *b*) de renforcer les muscles : ce sont les exercices actifs.

Pour les exercices passifs, le médecin essaie d'exagérer la voûte plantaire; empaumant le talon de la main gauche et prenant de la main droite l'avant-pied par son bord externe, il pratique d'une façon progressive le redressement forcé de la voûte plantaire, jusqu'à obtenir une hypercorrection et à amener le pied en varus.

Pour les mouvements actifs, le sujet exécute des mouvements libres et essaie à plusieurs reprises de placer son pied en varus. Le médecin peut rendre le mouvement plus intense en fixant la jambe d'une main et en s'opposant avec son autre main aux mouvements du pied (*fig.* 1504).

Il est aussi très utile de faire exécuter au malade des exercices de

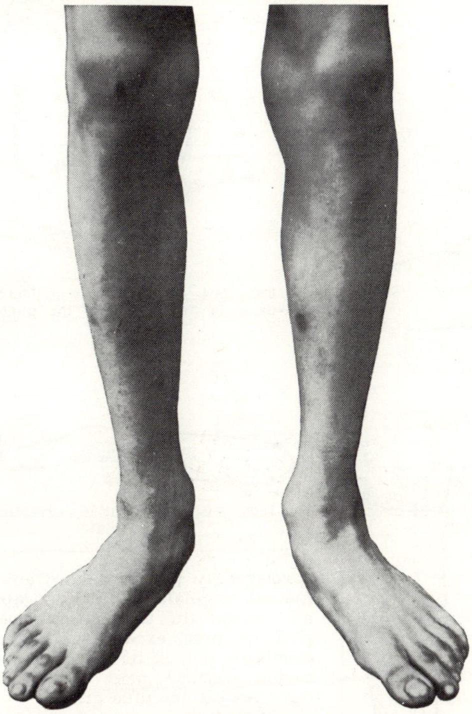

1. — Pieds plats.
(Polyclinique H. de Rothschild.)

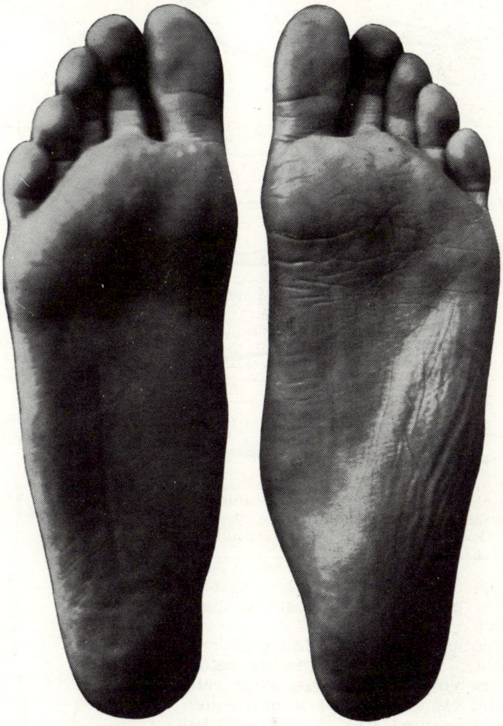

2. — Pieds plats (face plantaire).
(Polyclinique H. de Rothschild.)

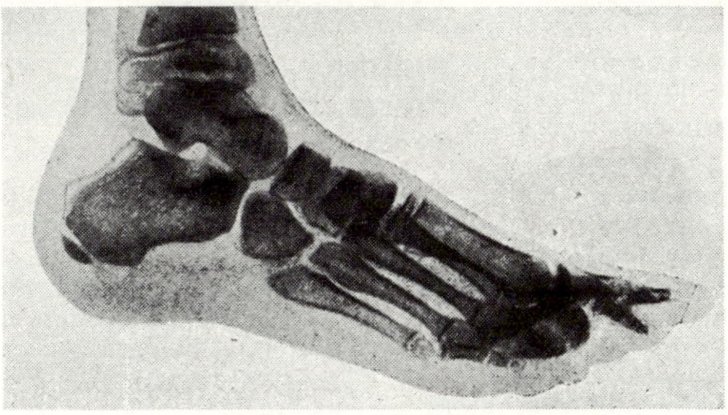

3. — Radiographie d'un pied normal montrant l'obliquité du calcanéum.

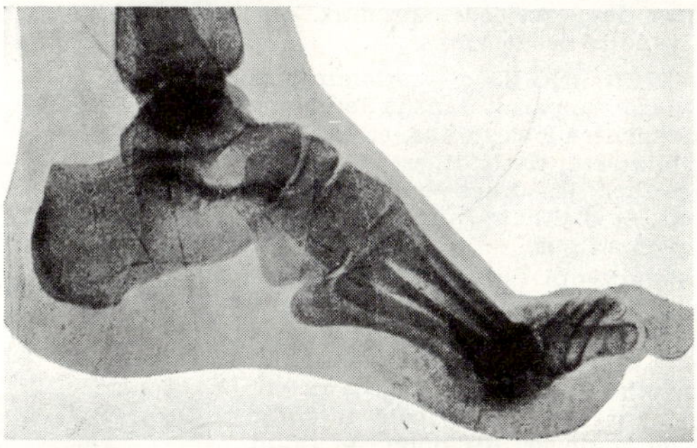

4. — Radiographie d'un pied creux.

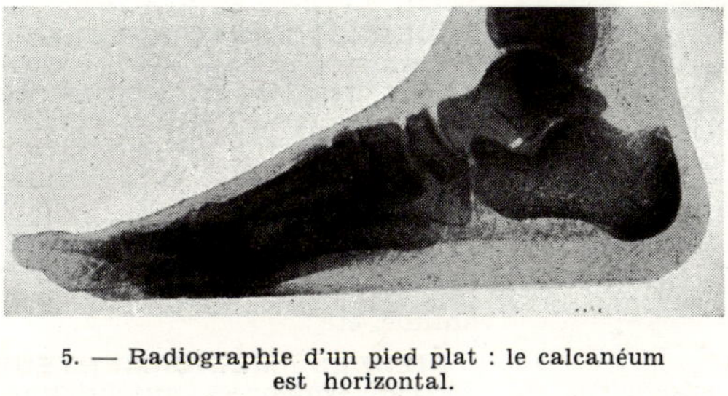

5. — Radiographie d'un pied plat : le calcanéum est horizontal.

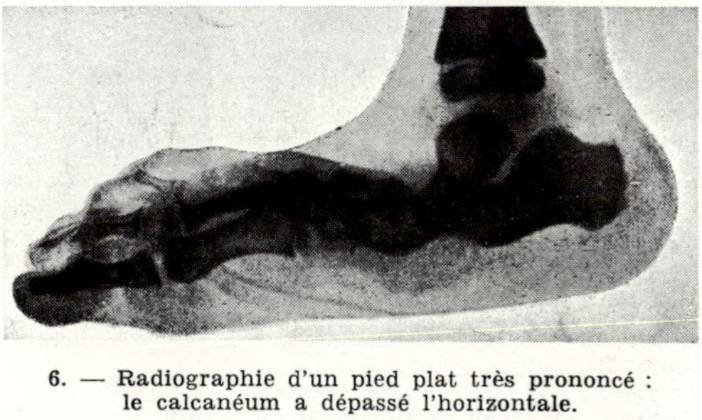

6. — Radiographie d'un pied plat très prononcé : le calcanéum a dépassé l'horizontale.
(Collection du Dr Ducroquet.)

Pieds plats et pieds creux.

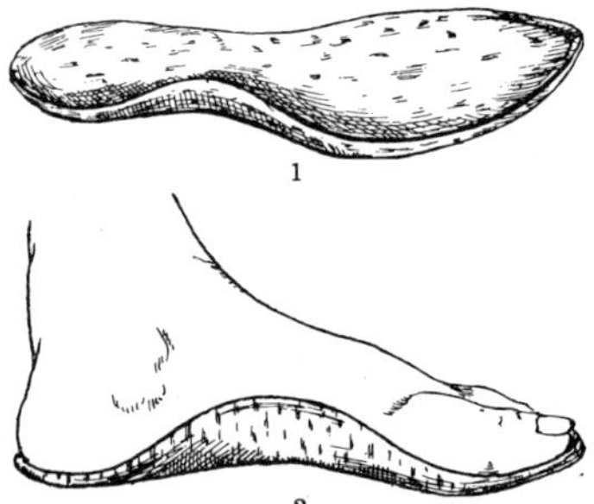

FIG. 1502. — Semelle de liège.
1. Isolée; 2. En place.

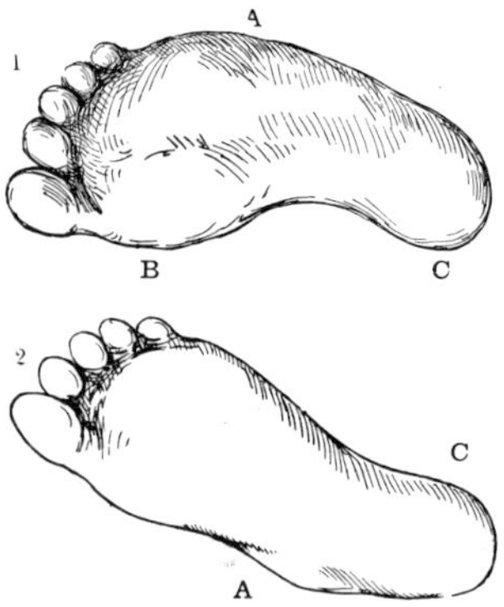

FIG. 1503. — 1. Pied normal.
A, B, C. Points normaux de pression.
2. Pied plat.
A, B, C. Points d'appui de la semelle de redressement (*fig.* 1506).

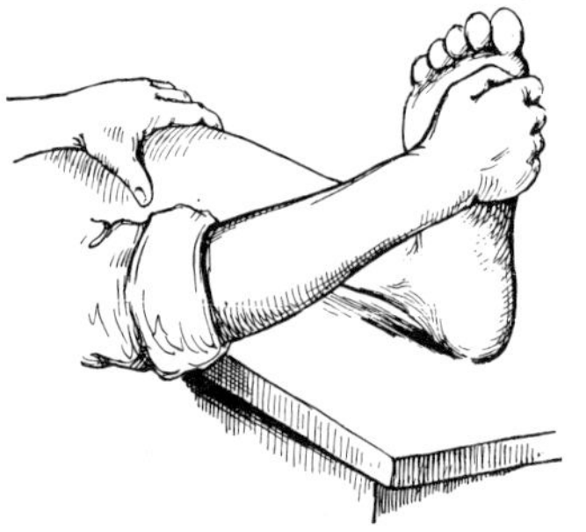

FIG. 1504. — Action du médecin dans le redressement du pied.

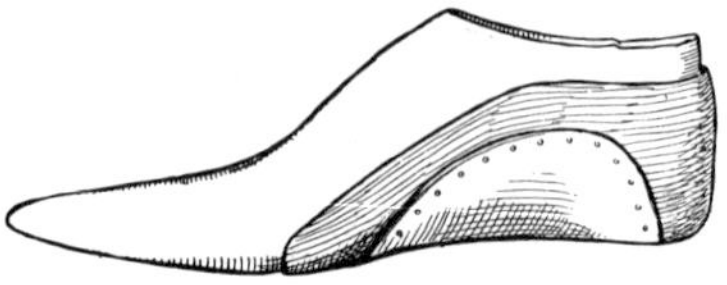

FIG. 1505. — Contreforts en aluminium posés sur la forme pour être incorporés à la chaussure. (Vus de la face interne.)

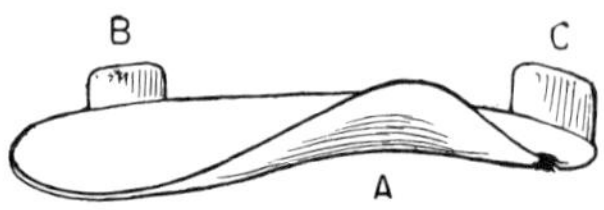

FIG. 1506. — Semelle pour le redressement du pied plat.

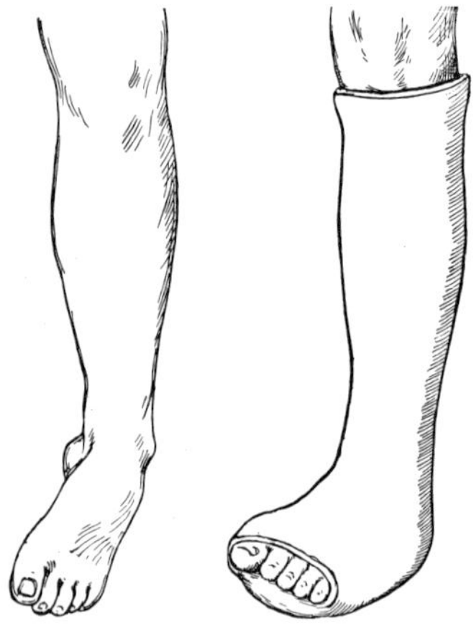

FIG. 1507. — Appareil plâtré pour le redressement du pied.

marche : marche en pied bot, marche sur les pointes, marche sur le bord externe.

Lorsque le pied est *affaissé et irréductible,* il est nécessaire de reformer les voûtes plantaires. Pour cela, le sujet est endormi et le chirurgien redresse le pied, c'est-à-dire qu'il lui rend ses voûtes et l'immobilise pendant 5 à 6 semaines dans un appareil (*fig.* 1507). L'appareil enlevé, le sujet porte une chaussure comme dans les cas précédents, et on lui fait exécuter les exercices spéciaux que nous venons de décrire.

VI. PIED CREUX. — Comme le pied plat, il apparaît dans la deuxième enfance, entre 8 et 15 ans, et est souvent bilatéral, mais il est plus fréquent chez les filles que chez les garçons, et d'ailleurs plus rare que le pied plat valgus.

Le début, qui est indolore et rarement observé, se manifeste par une chute de l'avant-pied, visible quand l'enfant est assis, les pieds ballants. Les orteils, et surtout le gros orteil, se mettent en griffe, mais il suffit alors de soulever, du doigt, le talon antérieur pour faire disparaître toute la déformation (premier degré) ; plus tard, la déformation devient irréductible. C'est à ce moment qu'apparaissent les douleurs; les douleurs sont dues presque uniquement à l'atrophie du coussinet adipeux de la plante, surtout du talon antérieur, et à l'apparition de durillons à ce niveau sous l'influence de la pression qui s'y exerce fortement lors de la marche et de la station. La plante, excavée, présente des saillies longitudinales dues à la rétraction de l'aponévrose plantaire, tandis qu'à la face dorsale apparaît une saillie du cuboïde et des cunéiformes soulevés. C'est le deuxième degré.

TRAITEMENT. Il sera aussi précoce que possible. Massage et électrisation pour fortifier les muscles de la région jambière antérieure et les interosseux qui, normalement, s'opposent à la chute de l'avant-pied; les exercices orthopédiques destinés à mobiliser l'avant-pied en renforçant les mêmes muscles seront également indiqués. Le redressement manuel, facile au début, sera plus tard remplacé par le redressement sous anesthésie générale, avec l'aide, au besoin, de la ténotomie de l'aponévrose plantaire. Le pied, redressable, ou redressé, sera maintenu par une bottine orthopédique spéciale, avec semelle de liège surélevée au niveau des articulations métatarso-phalangiennes et abaissée au niveau du talon. Cette semelle sera, de plus, excavée au niveau de durillons, s'il est nécessaire. Une opération osseuse peut être indiquée dans les cas les plus graves.

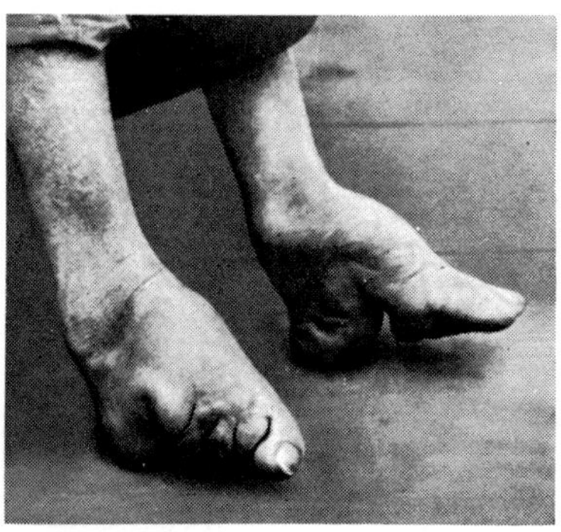

FIG. 1508. — Pieds de Chinoise volontairement déformés.

PIED-DE-CHAT. — Plante (*Gnaphalium dioicum*) de la famille des Synanthérées, dont les fleurs, douées de propriétés béchiques, figurent parmi les *espèces pectorales* et les *espèces vulnéraires.*

PIED DE MADURA. — V. MADUROMYCOSE.

PIEDRA. — V. POILS.

PIEDS (Bain de). — V. PÉDILUVE.

PIE-MÈRE. — V. MÉNINGES.

PIERRE. — V. VESSIE : *Calculs de la vessie.*

PIERREFONDS (Oise). — Ville d'eaux minérales calciques et hydrosulfurées froides. Il existe en outre une source ferrugineuse.

CURE. Pulvérisations, bains.
INDICATIONS. Angines et laryngites chroniques, asthme, maladies de la peau.

PIERRE PONCE. — Pierre volcanique poreuse, grise, fibreuse, employée pour décaper les cors ou en poudre dentifrice associée à d'autres poudres (savon, craie préparée).

PIERRES ARTIFICIELLES. — Produits constitués par des éléments divers, dont certains sont caustiques (chaux, chlorure de zinc, d'étain). De plus, ces pierres peuvent être colorées par des colorants toxiques : bichromate de potasse, acétate de plomb, chromate de plomb, arséniate de cuivre, vert de Schweinfurth (arsenic), cinabre (sulfure de mercure), aniline, etc.

PIERRES MÉDICAMENTEUSES. — Peu employées aujourd'hui, les principales pierres médicamenteuses sont :

la *pierre divine,* à base de sulfate de cuivre, d'alun et de nitre;

la *pierre médicamenteuse,* à base d'alun, de céruse, de sulfate de zinc, employée contre les vieux ulcères et les fistules rebelles;

la *pierre vulnéraire,* à base d'alun, de sulfate de zinc, d'acétate de cuivre, contre les ulcères;

la *pierre infernale* ou crayon de nitrate d'argent fondu, comme caustique.

PIGAMON. — Plante de la famille des Renonculacées (*Thalictrum flavum*), qui passe pour purgative.

PIGEONNEAU (Perdreau, Rossignol, Tourtereau). — Ulcération des mains, fréquente chez les mégissiers, les tanneurs, les teinturiers en peaux et quelquefois aussi chez les blanchisseurs, les brunisseurs en ruolz, les maçons, les plâtriers, par suite du maniement de substances caustiques : solution ou poudre de chaux, solution contenant des acides, solution de bichromate de potasse, carbonate de potasse, produits chlorés.

SIÈGE. Très variable, plus souvent à l'articulation métacarpo-phalangienne du pouce gauche chez les teinturiers en peau, à la face dorsale des doigts ou de la main.

SIGNES. Ulcération cratériforme, lenticulaire, de 2 mm à 1 cm de diamètre; à bords rouges, saillants,

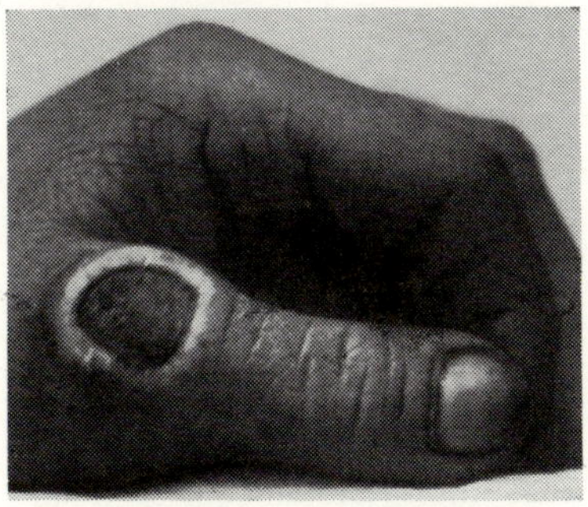

FIG. 1509. — Pigeonneau.
(*Musée de l'hôpital Saint-Louis.*)

lisses, luisants, durs, en bourrelet (*fig.* 1509). La lésion ressemble à un œil d'oiseau, d'où son nom; elle est à l'emporte-pièce, profonde de 1 à 5 mm, à fond gris, sanieux, quelquefois comblée par une croûtelette noirâtre. Vives douleurs, même la nuit.

La cessation du travail amène une guérison rapide; sinon l'ulcération s'agrandit et il peut se produire des complications : panaris, phlegmons, cicatrices vicieuses, rétraction de l'aponévrose palmaire. L'affection est lente à guérir.

TRAITEMENT. I. *Préventif.* — Propreté minutieuse et lavage à l'eau chaude, soigner immédiatement les moindres gerçures, porter des gants imperméables en caoutchouc.

II. *Curatif.* — Badigeonnage au nitrate d'argent; cold-cream; pâte ichtyolée.

PIGMENTATION. — Accumulation de pigment en certains points de la peau, normale ou pathologique.

Les *pigments* cutanés sont de deux ordres : le pigment noir ou *mélanine,* qui contient du soufre, et le pigment ocre ou *hémosidérine,* qui contient du fer et vient du sang extravasé.

La mélanine siège dans les cellules basales de l'épiderme et dans le bulbe des pores. C'est elle qui donne la coloration de la peau (mamelon, scrotum, grandes lèvres, anus), de la *choroïde,* de l'*iris,* des *procès ciliaires.*

Le pigment cutané varie d'intensité, suivant la race et suivant la région du tégument.

Le pigment se manifeste pendant l'été sous l'influence des rayons solaires, et persiste souvent ensuite longtemps dans des taches du visage ou des parties découvertes (taches de rousseur ou *lentigo*) fréquentes chez les personnes blondes; il existe aussi dans les *nœvi.*

La distribution du pigment dépend de plusieurs facteurs encore mal connus des glandes endocrines (surrénales, thyroïde, ovaire, hypophyse, foie) et du système nerveux sympathique.

A l'état pathologique, le pigment cutané peut être augmenté (*hyperchromie*), donnant une teinte foncée, parfois noirâtre, aux téguments (*mélanodermie*). D'autres fois, il disparaît (*achromie*). Certaines lésions cutanées, comme le vitiligo, sont à la fois achromiques au centre et hyperchromiques à la périphérie (*dyschromie*). V. PEAU.

Pigment biliaire. — V. FOIE.

PILE À URANIUM ou À PLUTONIUM ou PILE ATOMIQUE. — Appareil dans lequel se développe lentement une réaction en chaîne que l'on peut contrôler.

Une pile comporte la matière au sein de laquelle se fait la réaction (uranium 235 ou plutonium) et la matière que l'on veut irradier par les neutrons produits (uranium 238), mélangées à des modérateurs (graphite, eau lourde) et à des réflecteurs de neutrons. Elle comporte également des installations de refroidissement, de contrôle et de protection. V. URANIUM.

La pile atomique, comme le cyclotron, permet la production massive d'isotopes radio-actifs.

PILOSELLE (Epervière). — Plante (*Hieracium pilosella*) de la famille des Composacées, employée contre la gravelle et l'ascite, comme vulnéraire et fébrifuge. Elle jouit de propriétés diurétiques. Infusion de plante fraîche (10 p. 100) ou extrait fluide stabilisé (4 g par jour).

PILULES. — Petites boules pesant de 10 à 30 cg et contenant un médicament incorporé dans une pâte formée de substances inertes (miel, savon, etc.); on ajoute souvent une goutte de glycérine, pour empêcher la dessiccation. Ces pilules sont faites avec le pilulier (*fig.* 1510).

Ce mode de préparation a pour but de permettre l'absorption facile de médicaments ayant une saveur désagréable.

Certaines substances ne peuvent être mises en pilules (notamment les iodures), parce qu'elles se dissoudraient. Pour éviter que les pilules adhèrent entre elles, on a soin de les recouvrir soit d'une poudre inerte (lycopode), soit de gélatine ou de gluten.

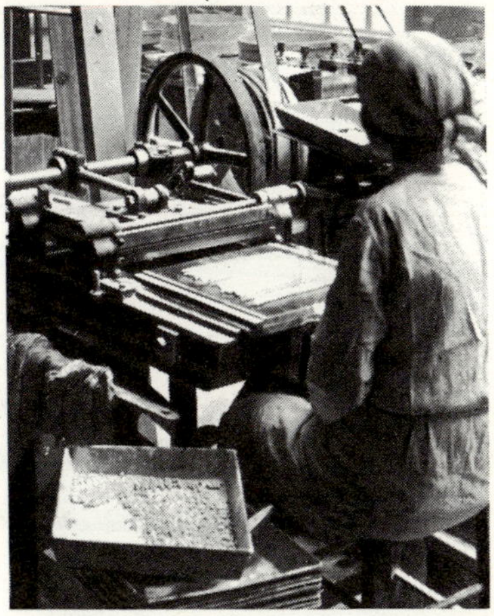

FIG. 1510. — Machines pour la fabrication des pilules.

On peut aussi les *kératiniser,* de façon qu'elles ne soient dissoutes que dans l'intestin.

INCONVÉNIENTS. Certaines pilules durcissent après un certain temps et deviennent alors inattaquables par les sucs digestifs; aussi passent-elles intactes dans l'intestin. Tel est le cas, par exemple, pour les pilules de mercure ou de sulfate de quinine; aussi la forme en cachets est-elle souvent préférable.

Pilules asiatiques. — V. ARSENIC : *Acide arsénieux.*

Pilules de Belloste, bleues, de Dupuytren, de Ricord. — V. MERCURE.

Pilules de Blancard. — Pilules contenant 5 cg d'iodure de fer.

Pilules de Blaud. — Pilules contenant 5 cg de protocarbonate de fer.

Pilules de cynoglosse. — V. OPIUM.

Pilules de Méglin. — V. ZINC.

Pilules de Moussette. — Pilules contre les névralgies et la migraine, contenant chacune 1/5 de mg d'aconitine cristallisée et de quinine : 2 à 3 par jour (*à surveiller*).

Pilules de Vallet. — Pilules contenant du carbonate de fer.

PIMENTS. — Excitants digestifs peu recommandables. Proviennent de diverses plantes, en particulier le *piment de la Jamaïque,* provenant du *Myrtus pimenta* (Myrtacées), et le *poivre de Cayenne* ou paprika (*Capsicum annuum*), de la famille des Solanacées, employé également à l'extérieur comme révulsif. V. POIVRES.

PIMPRENELLE. — Plante (*Poterium sanguisorba*) de la famille des Rosacées, douée de propriétés astringentes, hémostatiques, diurétiques, vulnéraires; elle favorise la sécrétion lactée et modère les sécrétions intestinales. Infusion de plante fraîche contre les selles diarrhéiques et sanglantes, les entérocolites muco-membraneuses (Leclerc). Les feuilles servent comme assaisonnement dans la salade.

PIN. — Arbre résineux de la famille des Conifères, dont on extrait le goudron. V. GOUDRON.

Pin sauvage (*Pinus sylvestris*). — Ses bourgeons ou *turions* (faussement

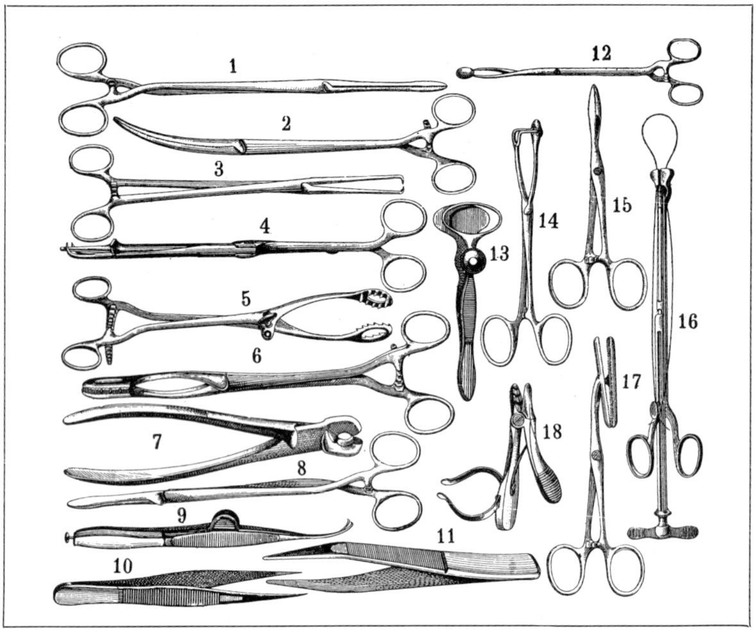

Fig. 1511. — Pinces médicales
1. A pansement; 2. Courbe; 3. A griffes; 4. A érigne; 5. A tumeurs; 6. A morcellement; 7. A gouge; 8, 15, 17. Hémostatiques; 9. A rotation de Liebreich; 10, 11. A dissection; 12. Tire-balles; 13. De Desmarres, pour chalazion; 14. Tire-langue; 16. Serre-nœud; 18. Porte-aiguille.

appelés bourgeons de sapin) ont une odeur résineuse balsamique; ils sont employés en infusé ou décocté (20 p. 1 000) et en sirop (100 à 200 g), comme béchique et diurétique.

On fabrique avec le pin sylvestre une *laine végétale* servant à la matelasserie, une *flanelle* végétale, de l'*ouate* de pin.

Pin maritime (*Pinus pinaster* ou *maritima*). — Il forme les forêts landaises étendues depuis Bordeaux jusqu'à Bayonne, fournit l'essence de térébenthine de Bordeaux, la colophane. La *sève de pin maritime* a été vantée en cet état ou en sirop contre les bronchites et les affections catarrhales des voies respiratoires.

PINCE. — Il en existe plusieurs variétés (*fig.* 1511, 1512); celles qu'on doit posséder sont les suivantes.

Pince à mors étroits. — Elle sert pour retirer les corps étrangers de l'oreille, du nez, de la peau (aiguillons); mais à condition que le corps étranger soit près de l'orifice, sans quoi on a chance de le repousser et de rendre très difficile l'action du médecin.

Pince à pansement (*fig.* 1511, 1). — Avec cette pince, on enlève successivement les diverses pièces de gaze qui recouvrent une plaie.

Pince de Laborde (*fig.* 1512, 3). — Elle est employée pour saisir ou tirer la langue dans le traitement de l'asphyxie.

Pince à artère (*fig.* 1511, 8, 15, 17). — Avec ces pinces, on saisit la partie saignante dans une hémorragie : la constriction se fait par l'entrée d'une saillie de l'une des branches du manche dans un cran de l'autre.

Les modèles des figures 1511 et 1512 montrent une partie de la très grande

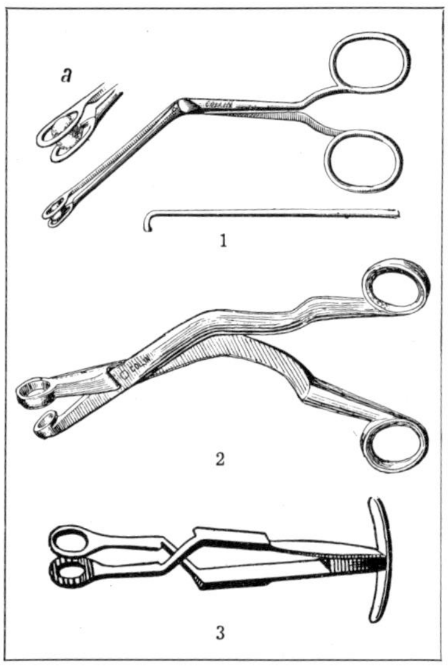

Fig. 1512. — Pinces médicales.
1. Pinces à mors fenêtrés et crochet mousse; *a.* Détail; 2. Pince à morcellement de Ruault; 3. Pince tire-langue de Laborde.

variété de pinces employées en chirurgie pour divers usages. D'autres sont représentées au cours de l'ouvrage à l'article qui les concerne.

PINCÉE. — Quantité de poudre ou de feuilles prise par la réunion du pouce ou de l'index; elle répond à 1 ou 2 g de fleurs de camomille, de guimauve, de tilleul, de fruits d'anis.

PINCEMENT. — V. massage

PINCE-NEZ. — Variété de lunettes. V. œil.

PINÉALE (Glande) ou ÉPIPHYSE. — Petit corps en forme de pomme de pin, de la grosseur d'un pois, de teinte gris cendré (*fig.* 1513), placé dans l'épaisseur de la toile choroïdienne, entre les deux tubercules quadrijumeaux antérieurs, au-dessus de l'aqueduc de Sylvius, à la partie supérieure du ventricule moyen du cerveau, à

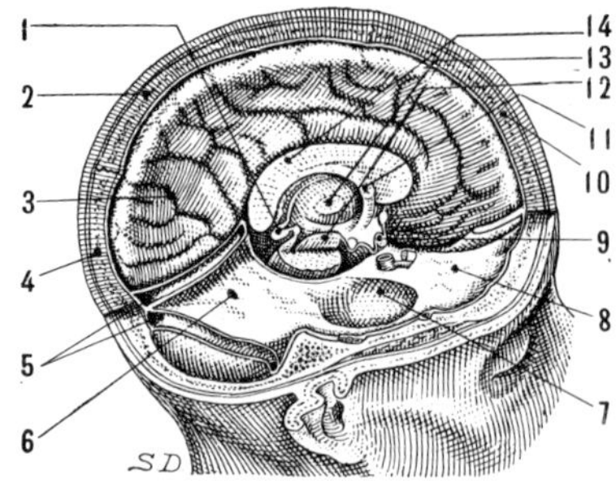

Fig. 1513. — Situation de la glande pinéale. La moitié droite de la calotte crânienne et l'hémisphère cérébral droit ont été enlevés, montrant la face interne de l'hémisphère gauche vue en place.
1. Glande pinéale (ou épiphyse); 2. Pariétal; 3. Circonvolution de la face interne du cerveau; 4. Occipital; 5. Sinus veineux; 6. Sente du cervelet; 7. Etage moyen; 8. Etage antérieur de la base du crâne; 9. Chiasma optique; 10. Frontal; 11. Trigone cérébral; 12. Pédoncule cérébral; 13. Commissure grise; 14. Bourrelet du corps calleux.

laquelle il est rattaché par de la substance blanche, les *pédoncules de la glande pinéale.*

Cette glande est enveloppée d'une membrane contenant des vaisseaux, dépendance de la pie-mère.

Elle est constituée, pour certains auteurs, exclusivement par des cellules névrogliques. D'autres auteurs y décrivent des cellules nerveuses et des éléments glandulaires.

La glande ne paraît active que dans l'enfance, et à partir de 7 ans elle subit une involution qui se traduit par l'apparition de la névroglie, de kystes et de concrétions calcaires.

Fonctions. Encore obscures. L'épiphyse représente, au point de vue morphologique, l'œil pinéal des animaux inférieurs. Rappelons l'hypothèse de Descartes qui plaçait dans cette glande le siège de l'âme.

On admet que l'épiphyse joue un rôle important dans le développement physique et sexuel; ce rôle semble être antagoniste de l'hypophyse, au point de vue de son action gonadotrope; l'épiphyse agit comme un frein envers la pituitaire.

Syndrome épiphysaire. — Des tumeurs de l'épiphyse ont été observées surtout chez les enfants du sexe masculin, âgés de moins de 12 ans. Elles se manifestent par deux ordres de symptômes.

Signes dystrophiques. Accroissement rapide de la taille; augmentation considérable des organes génitaux (verge, testicules); à 8 ou 10 ans, les enfants ont des érections et le sperme contient des spermatozoïdes; apparition précoce des poils au niveau des parties sexuelles, des aisselles et de la face; mue de la voix à 5 ans. Parfois, adiposité et diabète insipide comme dans les tumeurs de l'hypophyse.

SIGNES DE TUMEUR. Céphalée, vomissements, somnolence, torpeur, hydrocéphalie, troubles auditifs et oculaires; phénomènes paralytiques.

La mort survient de 3 à 18 mois à la suite d'une crise épileptiforme ou dans le coma.

TRAITEMENT. Purement symptomatique. Ponction du ventricule ou trépanation décompressive.

PINGUÉCULA ou PINGUICULA (du lat. *pinguis*, gras). — Petite tumeur arrondie, de la grosseur d'un grain de chènevis, siégeant sur la conjonctive, au grand angle de l'*œil*. Elle est formée non de graisse, comme on le croyait, mais par un amas de cellules épithéliales et du tissu conjonctif. V. ŒIL, *maladies de la conjonctive*.

PINTA (Mal del Pinto). — Terme mexicain synonyme de *caratès*. Voir CARATÈS.

PIPÉRAZINE. — Corps cristallisé déliquescent (diéthylène-diamine), formant avec l'acide urique un urate soluble dans l'eau. Conseillé contre la gravelle urique et la goutte, à cause de son action éliminatoire sur l'acide urique.

DOSE. 1 à 2 g en cachets, en solution à 10 p. 100, ou sous forme de granulés effervescents.

PIPETTE. — Tube de verre (*fig.* 1514) présentant au milieu un renflement. On obture avec un doigt l'orifice supérieur du tube et on

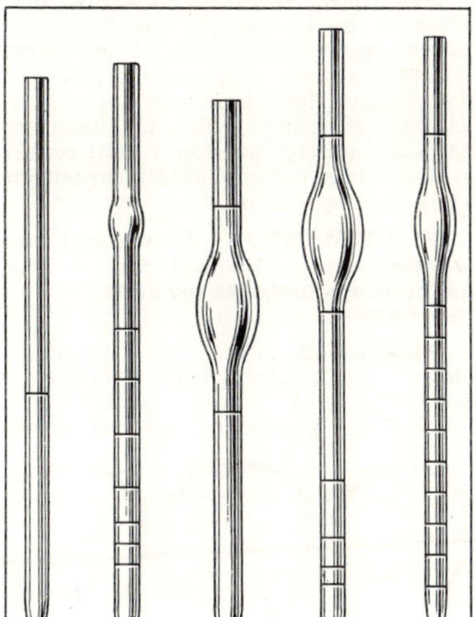

FIG. 1514. — Diverses variétés de pipettes.

plonge ce tube dans le liquide que l'on veut recueillir et qui monte alors dans la partie renflée.

On l'emporte ainsi; pour le faire s'écouler dans un récipient, il suffit d'enlever le doigt.

PIQÛRES. — Introduction dans la peau ou une muqueuse de l'aiguillon d'un insecte.

Piqûres de la peau par des abeilles, frelons, guêpes, chenilles, cousins, taons. — SIGNES. Rougeur et gonflement accompagnés d'une douleur cuisante ou d'une sensation de brûlure et de démangeaison avec apparition d'une plaque d'urticaire, c'est-à-dire d'une éruption analogue à celle qui est donnée par le contact des orties. Quelquefois, cependant, les accidents peuvent prendre une certaine gravité, par suite de la multiplicité des piqûres; on peut observer alors des abcès et une enflure étendue. Dans des cas *tout à fait exceptionnels* se rapportant à des enfants qui, ayant détruit l'habitation des guêpes ou des abeilles, avaient été assaillis par un très grand nombre d'insectes, on a vu les membres être atteints de gangrène, des phénomènes généraux graves se produire et la mort s'ensuivre.

TRAITEMENT. I. *Préventif.* — Pour faire fuir les mouches, taons, etc., il suffit de frotter les parties exposées

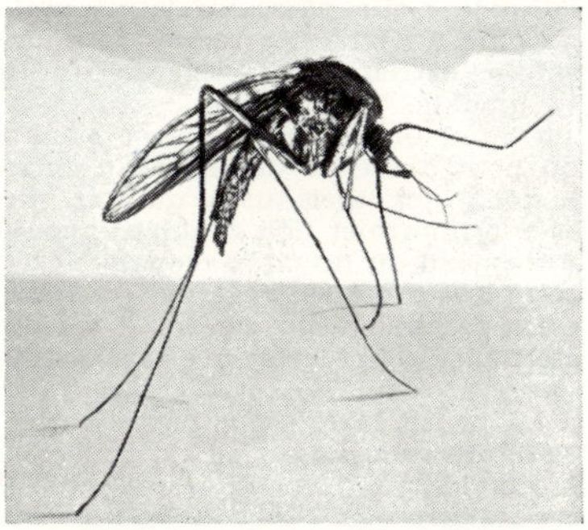

FIG. 1515. — Cousin annelé (*Culex annulatus*), prêt à enfoncer sa lancette. (*Phot. J. Boyer.*)

avec une substance ayant une odeur désagréable aux insectes : eau de feuilles de noyer, eau de tilleul, eau de quassia. Les voilettes préservent le visage.

II. *Curatif.* — Ne pas se gratter. Lotions d'eau froide salée, de vinaigre, d'eau de Cologne ou avec quelques gouttes d'ammoniaque liquide. Friction légère avec de la teinture d'aloès.

Pour calmer les démangeaisons, appliquer un topique : formol, 15 g; xylol, 5 g; acétone, 4 g; baume du Canada, 1 g; essence de girofle, 25 g.

Lorsque l'aiguillon est resté dans la plaie, il arrive souvent que la poche à venin qui se trouve à la base de cette pointe a été également arrachée et peut, par suite, laisser échapper son contenu dans la piqûre; il est nécessaire alors de couper tout ce qui dépasse la peau avant de retirer doucement la pointe avec une pince. Lorsque les blessures sont très nombreuses, il faut, en outre, faire prendre au malade un bain et le remonter avec des toniques.

Piqûres de guêpes à l'intérieur de la bouche. — SIGNES. Ces piqûres offrent une très grande gravité par suite de la tuméfaction de la langue et des tissus du fond de la gorge qui en est la conséquence. La mort dans un très court espace de temps (souvent quelques minutes), sans doute par asphyxie, a été fréquemment observée dans ces circonstances.

CAUSES. L'accident se produit presque toujours parce que l'on commet l'imprudence de ne pas ouvrir un fruit avant de mordre dedans; il arrive même qu'on le mette tout entier dans la bouche sans le regarder, et c'est ainsi que la guêpe qui s'y trouvait vous pique la gorge.

PREMIERS SOINS. Le meilleur traitement semble être un gargarisme avec du sel de cuisine dans de l'eau à laquelle on ajoutera un peu de vinaigre.

V. aussi à ABEILLE.

Piqûres des paupières. — *Abeille.* — Piqûre très douloureuse avec boursouflement des paupières. En cas de piqûres multiples, il se produit des troubles généraux (grande faiblesse, petitesse du pouls), des éruptions généralisées érythémateuses ou scarlatiniformes, mais tout disparaît rapidement.

Guêpes et frelons. — Douleur également vive et apparition d'une tuméfaction rouge portant à son centre un petit point bleuâtre avec bouffissure générale et rapide de la face, troubles généraux; tendance à la syncope, sueurs froides, éblouissements, cuisson sur une très grande partie du corps, urticaire très étendu, mais passager.

TRAITEMENT. Application d'eau de chaux, d'ammoniaque liquide, de vinaigre, de sel de cuisine.

V. ANATOMIQUE (Piqûre), INSECTE, MOUSTIQUE, POISSONS, SCORPION, VIVE.

PIROPLASME (ou Babesia). — Parasites endoglobulaires affectant la forme de poires, évoluant chez les ixodes : ils vivent dans les globules rouges de certains animaux domestiques, tels que le chien, le mouton, le cheval, l'âne, et surtout le bœuf, chez lequel *Babecia bovis* détermine une piroplasmose appelée fièvre du Texas ou hémoglobinurie du bétail.

PISCIDIE. — Arbrisseau des Antilles, de la famille des Légumineuses (*Piscidia erythrina*), dont les feuilles, les fruits et l'écorce sont doués de propriétés enivrantes. L'écorce a été employée comme narcotique et calmant.

PISCINE. — L'eau des piscines urbaines, thermales ou maritimes peut déterminer un certain nombre d'affections : conjonctivites, trachome, rhino-pharyngites, angines, maladies de peau, spirochétoses, infections intestinales.

L'hygiène des piscines exige les précautions suivantes :

a) Interdiction d'entrée des chiens;

b) Renouvellement fréquent de l'eau, au moins tous les cinq jours;

c) Faire couler continuellement dans la piscine une certaine quantité d'eau stérilisée remplaçant une quantité équivalente d'eau usée qui s'en va par une ouverture pratiquée dans le fond du bassin;

d) Nettoyage du baigneur par une douche chaude et brossage au savon avant la plongée dans l'eau de la piscine.

Les piscines doivent être pourvues de salles spacieuses de nettoyage et de W.-C;

e) Epuration de l'eau par filtration et désinfection; l'eau des couches profondes de la piscine est envoyée par des pompes sur des bassins filtrants, et, à la sortie des bassins, elle est purifiée (ammoniaco-chloration, rayons ultraviolets, ozone).

PISIFORME (du lat. *pisum*, pois, et *forma*, forme). — Quatrième os de la première rangée du *carpe* (v. ce mot).

PISSEMENT DE SANG. — Voir HÉMORRAGIE.

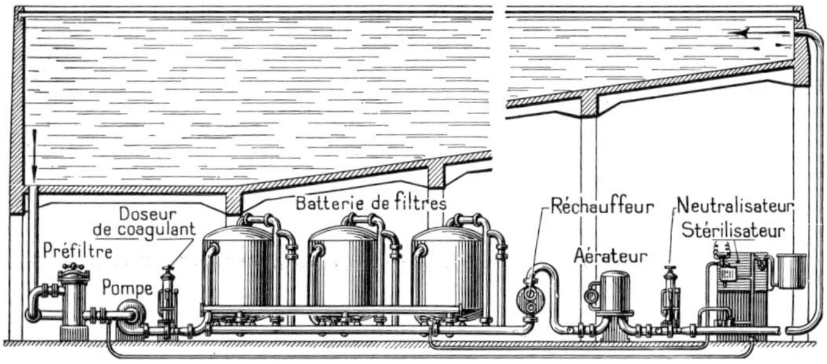

FIG. 1516. — Schéma d'une installation d'épuration continue d'eau de piscine.
(*Doc. A. C. I. F.*)

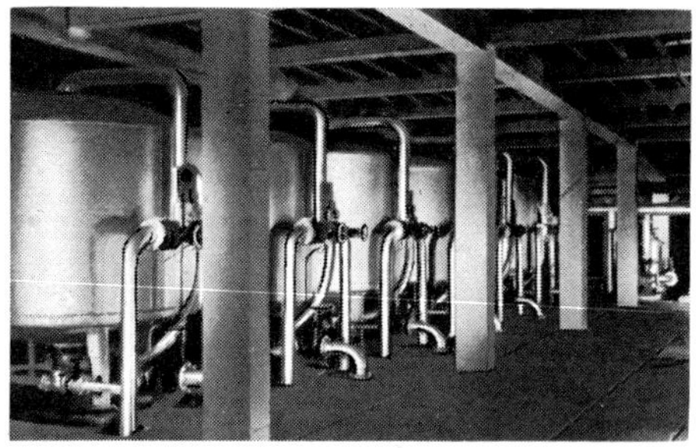

FIG. 1517. — Batterie de filtres d'une installation d'épuration continue d'eau de piscine.
(*Doc. A. C. I. F.*)

PISSENLIT. — Plante (*Taraxacum dens leonis*) de la famille des Synanthérées. La plante entière est employée comme apéritive et diurétique, à la dose de 1 à 5 g d'extrait aqueux. La fleur de pissenlit a été conseillée contre les taches de rousseur.

La *racine* contient de l'insuline, des sucres, une résine et une matière amère, la *taraxacine*. Elle a des propriétés toniques et apéritives. Le suc de la racine récolté en automne est indiqué dans la congestion du foie, la lithiase biliaire : 1 à 2 cuillerées à soupe de suc de racines fraîches additionnées de glycérine, d'alcool et d'eau; extrait mou, 1 à 5 g.

PISTACHE. — Semence du fruit du pistachier (*Pistacia vera*), plante de la famille des Térébinthacées. Verdâtre, d'un goût agréable, elle est employée comme condiment et comme calmant (en sirop ou *looch vert*, dans les bronchites).

PISTOIA (Poudre de). — V. COLCHIQUE.

PITHIATISME (du gr. *peithô*, persuasion, et *iatos*, guérissable). — Troubles psychiques produits par suggestion et guérissables par persuasion (Babinski). Syn. d' HYSTÉRIE.

PITUITAIRE (Glande). — Voir HYPOPHYSE.

PITUITAIRE (Muqueuse). — Membrane muqueuse du nez.

PITUITE (du lat. *pituita*, mucosité). — Rejet, sous forme de crachat et de vomissement, d'un liquide aqueux et filant, formé par un mélange de salive et de sécrétion de l'œsophage. Les efforts de la pituite peuvent être suivis de vomissements proprement dits, avec évacuation plus ou moins complète de l'estomac.

La pituite se produit particulièrement le matin chez les alcooliques.

PITYRIASIS (du gr. *pitarion*, son du blé). — Affections cutanées, variées caractérisées par une très fine desquamation. Nous citerons les principales formes.

Pityriasis versicolor (v. pl. en couleurs). — Epidermomycose due au *Microsporon furfur*, qui occupe la couche cornée de l'épiderme et s'arrête au fond de l'infundibulum pilaire.

Le malade présente une série de taches de dimensions variables, tantôt petites et ponctuées, tantôt arrondies, dessinant des contours des plus irréguliers. La coloration est essentiellement changeante suivant les modifications de la vascularisation cutanée : elle passe du jaune paille au café au lait. Ces taches font une saillie extrêmement légère sur les téguments.

Quand on les écaille avec l'ongle, on peut détacher un lambeau extrêmement fin, mettant à nu une surface brillante et non sanglante (signe du copeau ou du coup d'ongle). C'est toujours sur les régions couvertes qu'apparaissent les lésions : régions sternale, scapulaire et interscapulaire.

Un prurit léger accompagne l'affection, qui ne produit jamais de lésions profondes, mais elle est tenace et tend à s'étendre.

TRAITEMENT. Frictions avec de l'alcool iodé, du benzoate de benzyle, de l'éosine à 2 p. 100 dans l'alcool, du mercurochrome à 1 p. 100. Applications d'une solution d'hyposulfite de soude à 5 p. 100, suivie d'une solution d'acide tartrique à 3 p. 100, 5 jours de suite. Puis applications de pommades à l'acide salicylique et au calomel.

Pityriasis rosé de Gibert (v. pl. en couleurs). — L'affection débute sur le cou ou le tronc sans aucun prodrome, par une plaque initiale jaune chamois ou rose brunâtre, ovalaire ou ronde; elle paraît un peu déprimée en son centre, et ses bords sont recouverts de très fines squames. Au centre, l'épiderme a un aspect brillant et légèrement « gaufré ».

CAUSE. Paraît être causé par un champignon trouvé dans les squames par Du Bois. Le pityriasis rosé s'observe chez les tuberculeux, les syphilitiques, les dyspeptiques, mais il peut survenir chez des sujets en parfaite santé.

TRAITEMENT. Eviter toute médication trop active, tels les bains sulfureux et pommade soufrée, qui empêcheraient la guérison spontanée de la dermatose. Poudres inertes, pâtes de zinc.

Pityriasis rubra de Hebra. — Erythrodermie grave formée de plaques rouges à squames furfuracées qui s'étendent progressivement; la peau s'infiltre et la mort survient en quelques années dans le marasme ou la tuberculose.

Pityriasis rubra pilaire. — Dermatose caractérisée par des productions cornées folliculaires dont le sommet est centré par un poil. Les productions peuvent être confluentes, formant des plaques. Les lésions sont accompagnées d'une fine exfoliation et d'une rougeur plus ou moins intense. L'affection peut siéger sur toutes les parties du corps, mais atteint avec prédilection la face dorsale des doigts. Les lésions tendent à se généraliser d'une façon continue ou par poussées irrégulières.

TRAITEMENT. Onctions grasses et huileuses. Emploi de la pommade à l'huile de cade, injections de tuberculine. Huile de foie de morue. Arsenic.

Pityriasis simplex. — Plaques finement squameuses (dartres) s'observant à la face ou au cuir chevelu (pellicules) et relevant de la séborrhée.

PIVOINE. — Plante (*Paeonia officinalis*) de la famille des Renonculacées, dont les racines et les fleurs ont été vantées contre les convulsions, l'épilepsie; les semences sont émétiques et purgatives. La teinture (V à XV gouttes par jour) peut rendre des services comme antispasmodique dans la coqueluche.

PLACEMENT. — **Placement des aliénés.** — V. INTERNEMENT. — **Placement des malades nerveux.** — Voir ISOLEMENT.

PLACENTA (mot lat. signifiant *gâteau*). — Nom donné, à cause de sa forme, à la masse mollasse qui, pendant la gestation, sert d'intermédiaire entre l'utérus et le *fœtus* (v. ce mot) et qui fait partie du *délivre* rejeté après l'accouchement (*fig.* 1518 à 1521).

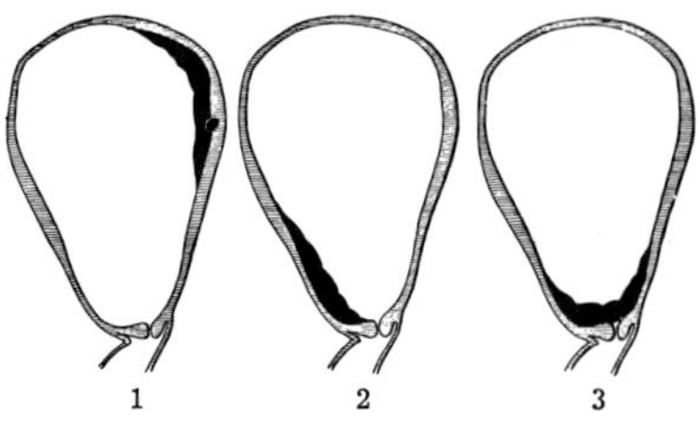

1 2 3

FIG. 1518. — Placenta.
1. Insertion normale; 2. Insertion basse; 3. Placenta praevia.

Il affecte l'aspect d'un gâteau difforme, vaguement discoïde, de consistance molle, spongieux, onctueux au toucher. Une de ses faces s'insère sur la muqueuse utérine; l'autre donne insertion au cordon ombilical qui émane du fœtus.

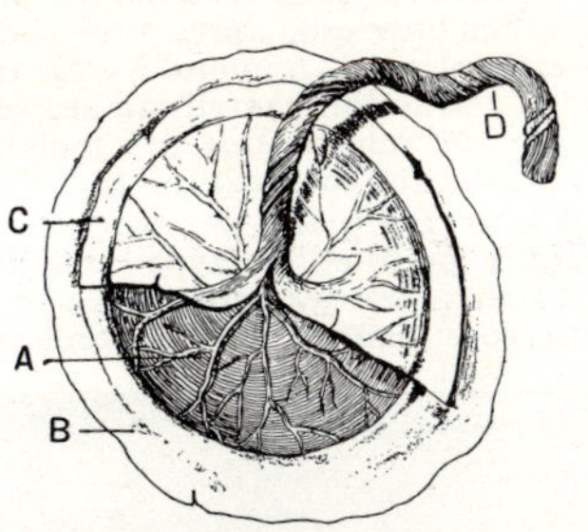

FIG. 1519. — Placenta vu par sa face fœtale. (L'amnios est déchiré pour laisser voir les vaisseaux.)
A. Face fœtale du placenta; B. Chorion; C. Amnios; D. Cordon (son insertion sur le plateau est centrale).

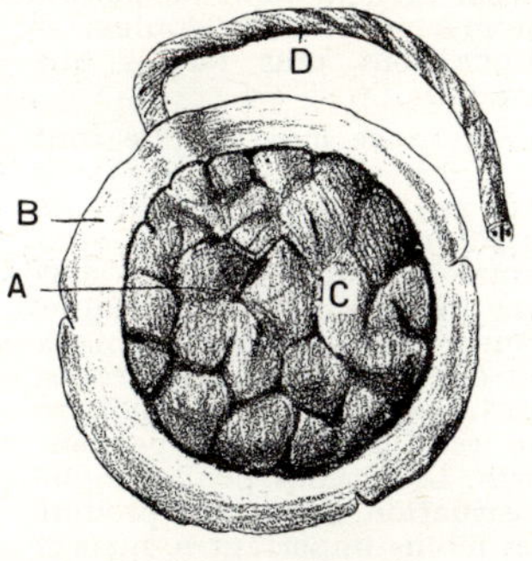

FIG. 1520. — Placenta vu par sa face externe ou utérine.
A. Villosité choriale; B. Chorion se continuant avec le bord du placenta; C. Cotylédons; D. Cordon.

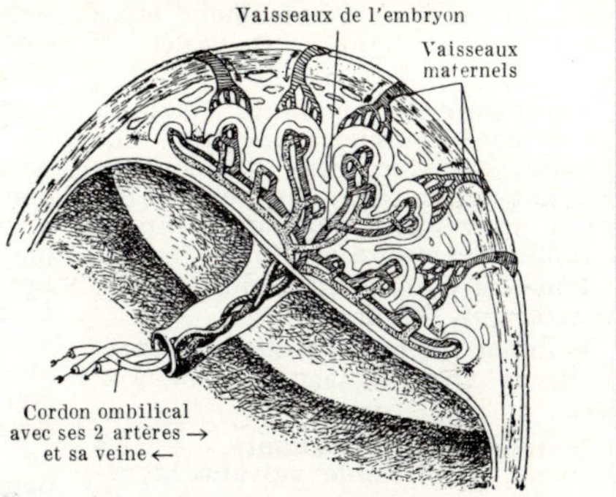

FIG. 1521. — Coupe schématique à travers le placenta humain montrant les rapports des vaisseaux fœtaux et maternels.

Au moment de l'accouchement, le placenta mesure 15 à 20 cm de largeur, 3 à 4 cm d'épaisseur.

Le placenta (v. pour l'origine le mot FŒTUS) se compose de deux parties : l'une formée par l'embryon, l'autre par la mère, portant respectivement les noms de *placenta fœtal* et de *placenta maternel*.

L'élément essentiel de la partie fœtale est la villosité; celle-ci est formée par la ramification d'une branche émanée des artères ombilicales, qui se divise en capillaires pour se recollecter en une branche de la veine ombilicale (*fig.* 1521).

La villosité se termine de deux façons : certains de ses prolongements finissent librement dans les lacs sanguins du placenta maternel; les autres, beaucoup moins nombreux, s'attachent à ce dernier et sont nommés pour cette raison *crampons*.

Le placenta maternel siège dans la portion de la muqueuse utérine où s'implantent les villosités; il est essentiellement formé de vaisseaux et de lacs sanguins dans lesquels baignent les prolongements vasculaires de l'embryon.

L'ensemble, constitué par le placenta maternel et le placenta fœtal, comprend, en outre, du tissu conjonctif qui comble les intervalles laissés par les vaisseaux et qui fait un tout des deux parties constituantes.

Le système vasculaire du placenta fœtal est complètement clos; en aucun point, le sang de l'embryon ne se mêle à celui de sa mère, mais comme ceux-ci ne sont séparés l'un de l'autre que par une cloison cellulaire de quelques millièmes de millimètre seulement d'épaisseur, il en résulte que les échanges nutritifs s'effectuent entre les deux circulations.

Le rôle du placenta apparaît ainsi manifestement : il permet au fœtus de puiser dans le sang maternel les aliments et l'oxygène dont il a besoin pour vivre, et d'y déverser les produits de désassimilation; il supplée ainsi aux fonctions du système digestif, des poumons et des reins.

Le placenta est aussi une glande à sécrétion interne importante. Il produit des œstrogènes, de la gonadotrophine choriale et de petites quantités de progestérone.

L'insertion du placenta sur l'utérus n'est pas absolument fixe; en général, son emplacement correspond à l'intervalle de l'orifice des deux trompes (v. FÉMININS [Organes génitaux] et OBSTÉTRIQUE); parfois, il s'insère sur le segment inférieur de l'utérus; c'est une position franchement vicieuse, et il porte alors le nom de *placenta praevia* (de *praevius*, en avant) [*fig.* 1518]. Cette anomalie donne lieu, au cours de la grossesse, à des hémorragies graves par décollement placentaire; elle expose, en outre, à des complications graves pour la mère et surtout pour l'enfant, par présentations vicieuses. Voir GROSSESSE et OBSTÉTRIQUE.

Dans les conditions normales, le placenta reste adhérent à l'utérus quelques instants après l'expulsion de l'enfant; mais il ne tarde pas à se détacher de la muqueuse utérine suivant une ligne située un peu au-dessus de la musculature et nommée ligne de décollement; bientôt après, il est expulsé au dehors; il constitue alors ce qu'on nomme vulgairement le *délivre* ou l'*arrière-faix :* il comprend le cordon ombilical, le placenta proprement dit (placentas maternel et fœtal réunis) et enfin les membranes, au nombre de trois : 1° la caduque, qui est friable; 2° le chorion, qui est résistant; 3° l'amnios (ou poche des eaux), qui renferme les eaux. V. DÉLIVRANCE.

A terme, le cordon ombilical a la grosseur du petit doigt; il mesure en moyenne 50 cm, mais sa longueur peut varier entre 10 cm et 3 m; il est limité extérieurement par une gaine et renferme les deux artères ombilicales et la veine ombilicale qui partent du fœtus (région ombilicale) pour se rendre au placenta. V. FŒTUS.

Le cordon s'insère, en général, sur le centre du placenta, parfois près du bord, plus rarement encore sur les membranes; il n'est pas simplement arrondi, mais tordu sur lui-même à gauche.

Il est très important, si la délivrance s'est opérée en l'absence du médecin, de conserver le délivre, car son examen lui permettra de voir s'il est complet et s'il n'est pas resté dans l'utérus des débris de membranes qui pourraient être par la suite des causes d'infection puerpérale. Il pourra, en outre, reconnaître certaines affections (albuminurie, endométrites, syphilis) et s'expliquer certains accidents.

Ainsi, dans le cas où le bord du placenta est à moins de 10 cm de la déchirure des membranes, l'insertion de ce placenta était sur la partie inférieure de l'utérus et a été l'origine de l'accouchement prématuré.

Cette insertion peut se faire très près et même sur l'orifice interne de l'utérus et être cause d'avortement et d'hémorragie, surtout si la femme se livre à un travail, alors que le repos au lit s'impose.

Le placenta pèse en moyenne 450 à 550 g; si le poids est inférieur, on doit craindre l'albuminurie; s'il est supérieur à 600 g, on peut craindre la syphilis, qui est toutefois rarement prouvée.

Le placenta est en effet altéré dans certaines *maladies*.

Le *placenta albuminurique* est diminué de volume, dégénéré par places, avec çà et là des foyers noirâtres d'infarctus (placenta truffé), qui deviennent ensuite blancs.

Le *placenta syphilitique* est hypertrophié; il peut peser 800 à 1 500 g pour un fœtus de 3 000 g; ce placenta œdématié est d'un rose pâle, couleur de chair à saucisse; en cas de syphilis active, il est farci de tréponèmes.

Le placenta est parfois réniforme ou présente des cotylédons accessoires. Il peut subir la dégénérescence calcaire, et être le siège de kystes séreux ou hématiques, ou de tumeurs (fibromes, adénomes, sarcomes). Voir PLACENTOME.

PLACENTOME. — Tumeur développée aux dépens du placenta. Pendant la grossesse, ces tumeurs proviennent des éléments conjonctifs du placenta (fibromes, angiomes) ou des éléments épithéliaux des villosités choriales (môle hydatiforme).

Après la grossesse, on peut observer : 1° un *placentome bénin*, formé aux dépens de débris placentaires qui continuent à vivre dans la cavité utérine et déterminent des hémorragies, parfois abondantes; un curetage amènera la guérison; 2° un *placentome malin*, formé aux dépens de vestiges de la môle hydatiforme, le chorio-épithéliome.

PLAIES. — Section de la peau ou des muqueuses se produisant en général de dehors en dedans, mais aussi de dedans en dehors (fracture). Suivant la forme de l'instrument et sa propreté, l'accident peut varier en gravité.

Instruments piquants (aiguille, corne, épée, fourche, poinçon). — La douleur est vive, mais l'hémorragie souvent faible, à moins de blessure d'une artère, et la réparation rapide, à moins de piqûre septique.

Pour les *piqûres anatomiques,* voir ANATOMIQUE (Piqûre).

Pour les *piqûres d'insecte,* de scorpion, de vive, V. ABEILLE, SCORPION, VIVE.

Instruments tranchants. — La douleur est variable suivant la région, plus grande en cas d'affilement insuffisant du couteau, de l'état inflammatoire des tissus. L'écartement des lèvres de la plaie nécessite une suture.

Instruments mousses. — Les plaies sont contuses (V. CONTUSION), irrégulières, déchiquetées, et la compression subie entraîne souvent de la gangrène.

Armes à feu. — *Grains de poudre.* — Lorsque l'arme est près de la peau, les *grains de poudre* s'incrustent dans la peau et y forment un tatouage bleuté ou noir indélébile.

Grains de plomb. — Si l'arme était à petite distance, ils font balle et produisent à l'entrée de la peau une plaie unique ou entourée de petites plaies secondaires dues à des grains isolés; mais dans l'intérieur des tissus, les grains se séparent et peuvent provoquer des lésions multiples.

Balles. — Les *balles de revolver,* si la force de pénétration est faible, peuvent ne pas dépasser le tissu cellulaire sous-cutané; mais il en est différemment avec les *balles des fusils modernes* qui, suivant l'éloignement, produisent des sortes d'*explosions* avec grands dégâts dans les tissus, des *perforations* avec orifice de sortie plus grand que celui d'entrée, des *déchirures* ou de simples *plaies contuses.*

Armes de guerre. — La caractéristique des plaies de guerre moderne, dues en grande majorité à des éclats d'obus, de grenades et de torpilles, est leur *déchiquetage* (peau écrasée, muscles déchirés), et surtout leur *souillure,* qui les rend *septiques;* la balle de fusil ou de mitrailleuse produit au contraire le plus souvent une plaie aseptique, d'où sa bénignité relative.

La souillure provient des produits septiques entraînés dans la plaie : boue, cailloux, débris de vêtements ou de la peau du blessé, les uns et les autres salis; cette souillure entraîne à bref délai l'infection.

SIGNES. L'état général varie souvent avec l'individu plus qu'avec l'intensité de la lésion. Des blessures importantes peuvent laisser à un soldat la force de combattre, alors qu'une lésion insignifiante provoque souvent la syncope chez un nerveux.

En cas de mutilation, le blessé est dans un état de stupeur. La peau se couvre d'une sueur froide, la température et le pouls sont abaissés. Si une réaction se produit, l'hémorragie, que la diminution de pression artérielle atténuait, s'accentue.

Plaies par arrachement (doigt pris dans une machine). — La douleur et l'hémorragie sont plus faibles que dans les autres.

Morsures (V. ce mot). — Ce sont d'ordinaire des plaies contuses avec déchirure des téguments par les dents de l'animal (chien, cheval, etc.) ou quelquefois d'un homme. Le simple aspect indique souvent l'origine. Les chevaux et les grands animaux font souvent des blessures graves, arrachent la peau, qui est mâchonnée ainsi que les muscles; les os peuvent être broyés. Le tétanos peut compliquer la situation. Le chien produit des plaies moins importantes, mais il peut inoculer la rage.

Plaies envenimées. — V. RAGE, VENIN.

TRAITEMENT. Si l'agent de la blessure (instrument ou balle) est resté dans la plaie, il y a lieu de faire l'examen radiographique. S'il était sale et de nature à produire une infection, le débridement rapide par un médecin s'impose pour nettoyer la plaie.

Injection de sérum antitétanique. Badigeonner à l'aide d'un antiseptique les bords et la surface d'une plaie par balle aussitôt que possible.

Dans les plaies de guerre, après débridement, nettoyage et épluchage des tissus mortifiés, on fait un grand lavage au sérum artificiel ou à l'éther.

Quand la plaie n'est pas infectée, on peut, en réséquant, dans les dix premières heures qui suivent la blessure, tous les tissus nécrosés par l'énergie cinétique du projectile, transformer une plaie de guerre en plaie chirurgicale et faire une *suture primitive,* qui peut donner des résultats fonctionnels très satisfaisants.

Si la plaie est infectée, désinfection par des lavages au liquide de Dakin ou avec la poudre de Vincent. Sulfamides par la bouche ou localement (en poudre sur la plaie); pénicilline.

Plaies atones. — Les plaies atones peuvent être causées dans certains cas par des *troubles trophiques* ou *de*

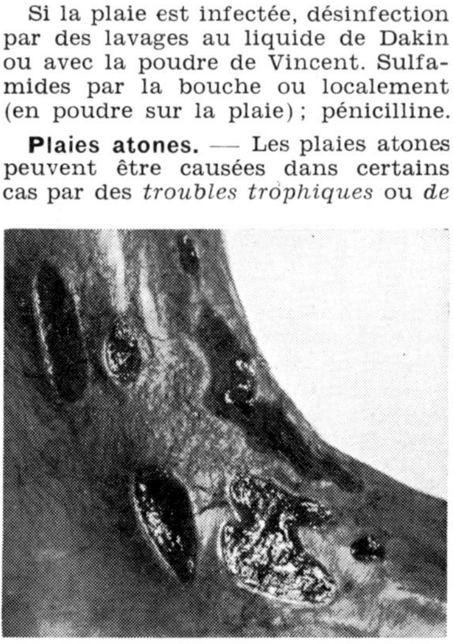

FIG. 1522. — Ulcérations atones consécutives aux incisions d'un phlegmon du cou-de-pied.

nutrition, tels : les blessures des membres inférieurs, accompagnées de troubles vasculo-nerveux, les ulcérations consécutives à l'ouverture des phlegmons (*fig.* 1522) ou au sphacèle par froidure, les ulcères variqueux et les escarres sacrées.

Dans d'autres cas, les lésions sont conditionnées, surtout, par des *causes mécaniques;* telles : les larges plaies superficielles, qui, après une période de cicatrisation, tendent à s'agrandir par la rétraction centrifuge des téguments; les ulcérations des moignons d'amputation mal étoffés (*fig.* 1523).

SIGNES. Les plaies par troubles trophiques prennent le type de l'ulcère variqueux. Elles sont violacées ou d'un rose blafard; leurs bords sont

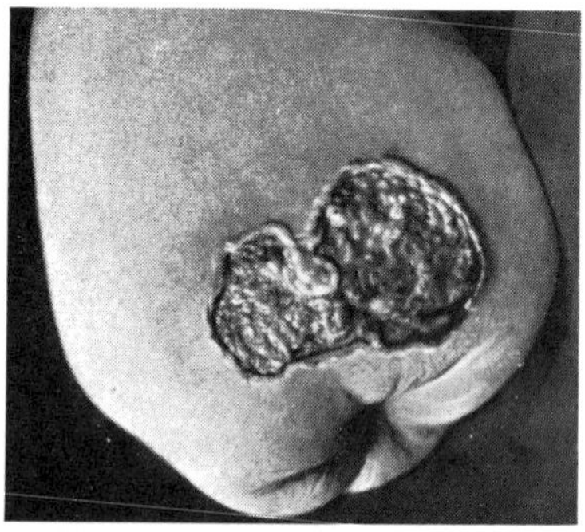

FIG. 1523. — Ulcère trophique sur un moignon de jambe.
(Archives hôpital Saint-Louis.)

taillés à pic ou relevés en un bourrelet saillant; leur fond, à l'ordinaire excavé, est parfois comblé par de gros bourgeons mous. La suppuration est abondante.

Aucune tendance vers la guérison spontanée.

COMPLICATIONS. L'*eczématisation* se réduit parfois à une simple desquamation. Dans d'autres cas, on observe une *dermo-épidermite* microbienne, avec rougeur vive, vésiculation, suintement abondant et prurit irrésistible. Mal soignées, ces lésions s'infectent et dégénèrent en pyodermite.

Les *troubles fonctionnels* vont de la raideur articulaire à l'ankylose. Ils sont la conséquence d'une trop longue immobilisation dans des pansements volumineux.

TRAITEMENT. Gymnastique élévatoire et élévation continue; massage. Badigeonnage de la plaie avec une solution de nitrate d'argent, de permanganate de potasse, suivi d'une application de pâte ichtyolée. Poudre d'aluminium ou de magnésium.

Dans les cas rebelles, greffes dermo-épidermiques.

PLANTAINS. — Plantes herbacées de la famille des Plantaginacées. Les diverses variétés : le plantain commun (*Plantago major*), le petit plantain (*P. minor*), le plantain moyen (*P. media*), sont douées de propriétés astringentes légères et sont employées sous forme d'hydrolat comme collyre.

On attribue au suc de plantain des propriétés fébrifuges et efficaces contre les morsures de vipères.

Les semences d'une variété de plantain, le *psyllium,* sont utilisées comme laxatif.

PLANTAIRE. — Qui a trait à la plante des pieds.

Artères plantaires. — Les *artères plantaires,* l'*interne* et l'*externe,* sont les branches terminales de l'artère tibiale postérieure; l'*arcade plantaire*

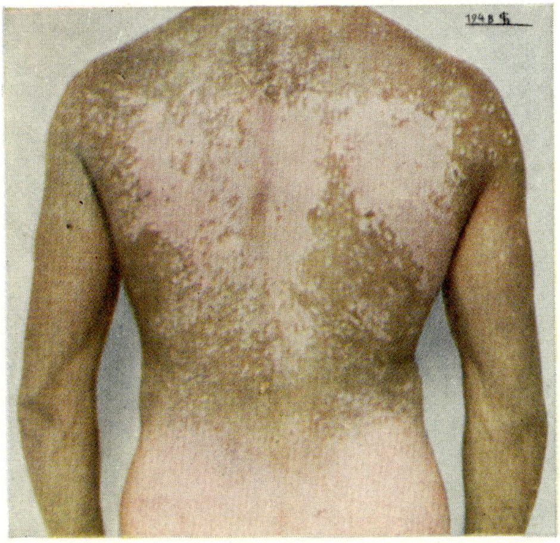

PITYRIASIS VERSICOLOR

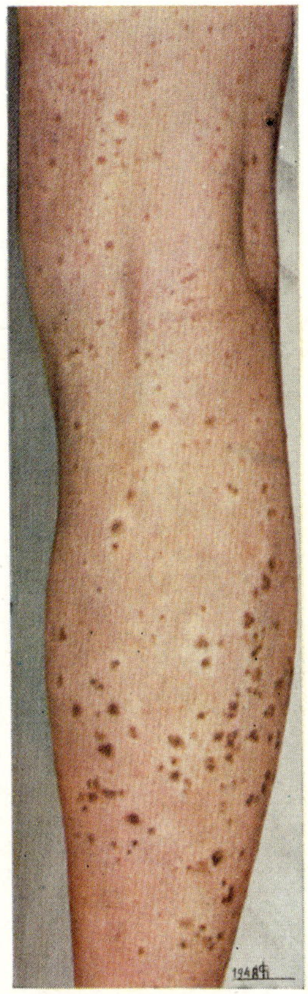

PURPURA RHUMATOÏDE

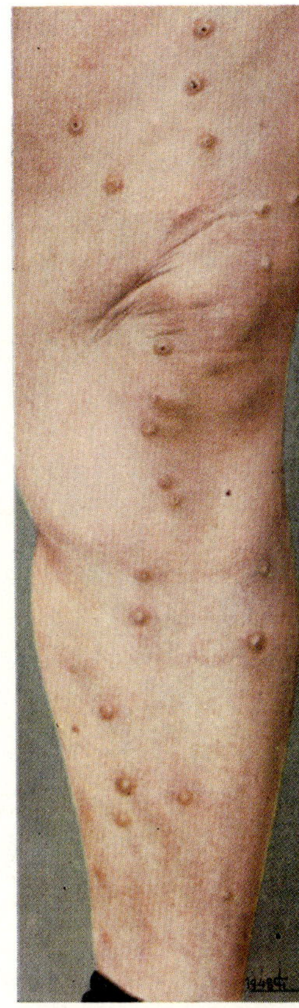

PRURIGO NODULAIRE

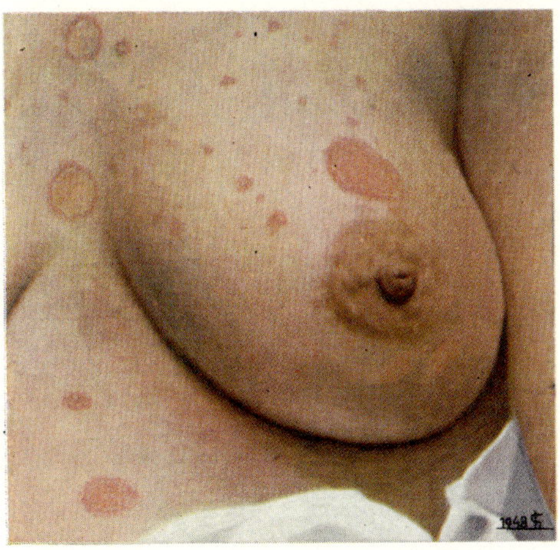

PITYRIASIS ROSÉ

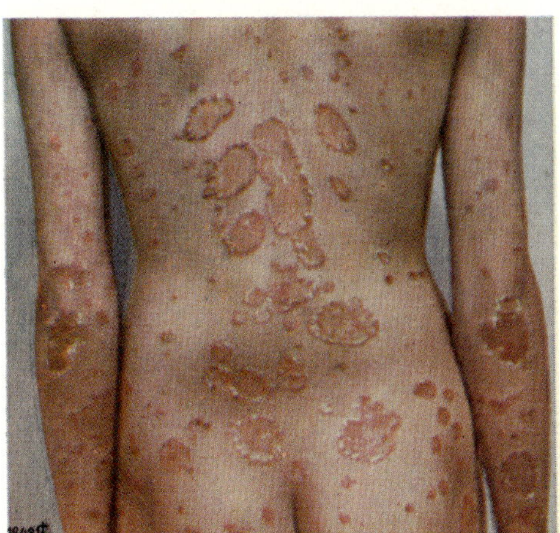

PSORIASIS CIRCINÉ

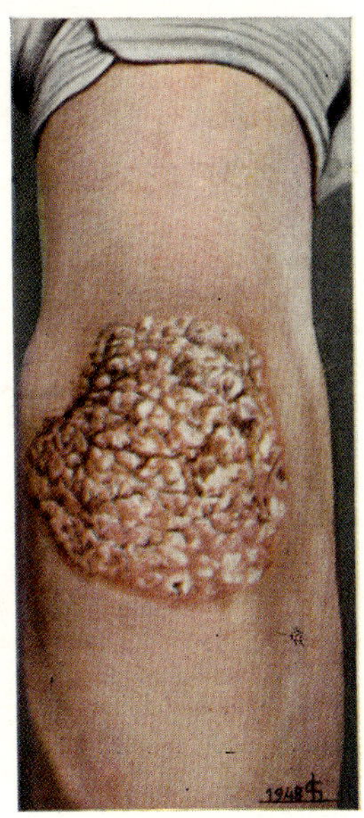

PSORIASIS

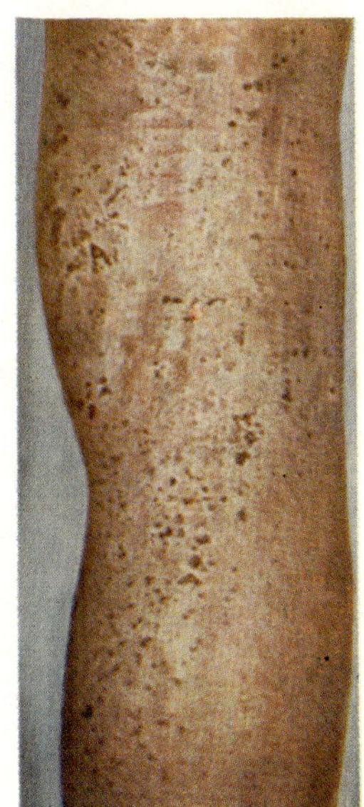

PRURIGO DE BESNIER

MALADIES DE LA PEAU : **Pityriasis, Prurigo, Psoriasis, Purpura.**

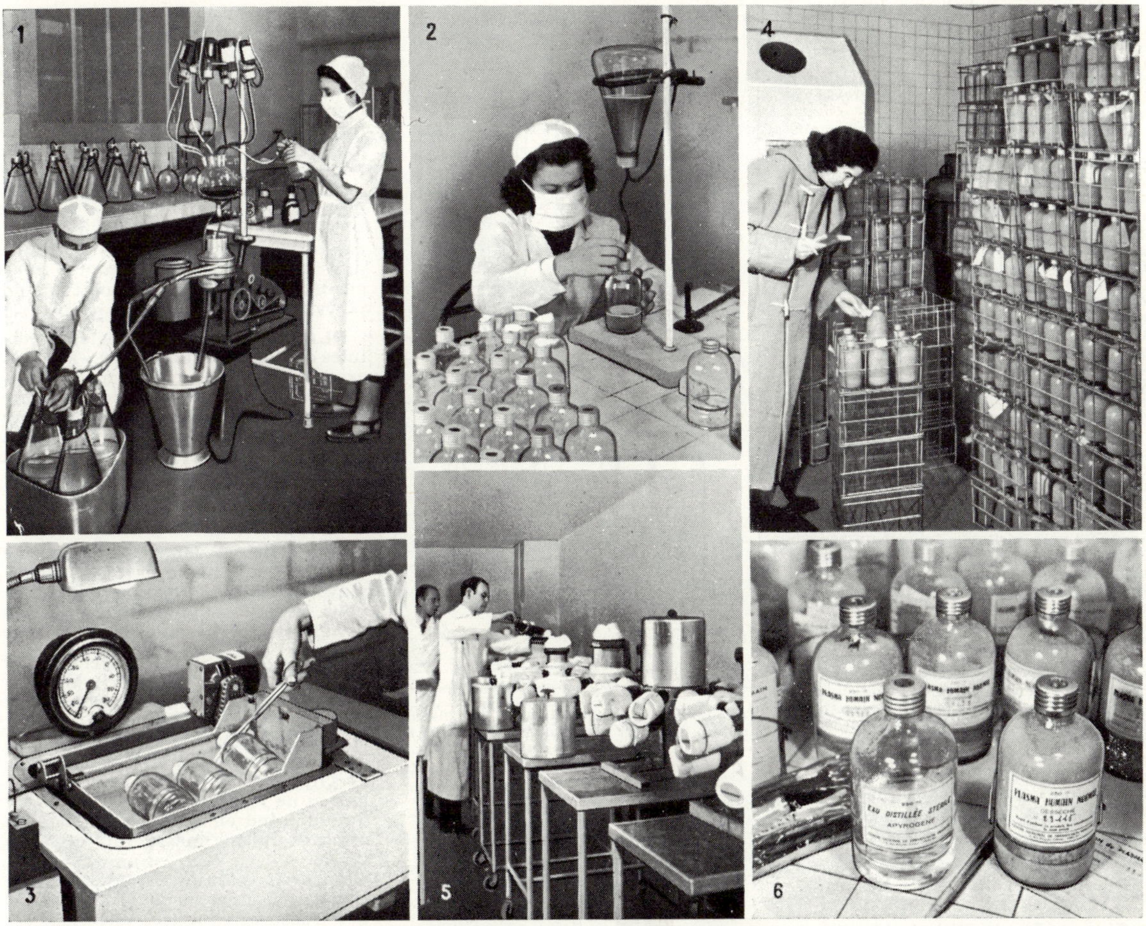

Fig. 1524. — Fabrication de plasma sanguin sec.

1. Centrifugation stérile du sang en vue de la séparation du plasma, dans une salle stérile irradiée aux rayons germicides; 2. Répartition en doses individuelles du plasma centrifugé (en salle stérile irradiée); 3. Congélation du plasma sur appareil rotatif, dans un bain froid à — 70° C; 4. Identification du plasma congelé stérile après examen bactériologique (travail exécuté en chambre froide à — 25° C); 5. Salle de cryodessiccation; 6. Produits finis. Au premier plan : *à droite*, flacon de plasma; *à gauche*, flacon d'eau distillée pour la dissolution du plasma au moment de l'utilisation et matériel nécessaire pour l'injection.

(Centre national de transfusion sanguine, Paris. Phot. Larousse.)

est une artère, anastomose de la terminaison de l'*artère pédieuse* avec l'*artère plantaire externe*.

Muscle plantaire grêle. — Muscle grand, charnu seulement à sa partie supérieure, s'insérant à la partie postérieure du condyle externe du fémur et à la face postérieure du calcanéum par un tendon très grêle et aplati. Sa rupture, assez fréquente, provoque une douleur vive et subite (coup de fouet), rend la marche impossible pendant assez longtemps, et nécessite un repos assez long. V. PIED, MUSCLES.

PLANTES DANGEREUSES. — Certaines plantes contiennent des principes vénéneux, dangereux pour l'homme et les animaux; mais la sensibilité de l'organisme dans lequel pénètrent les poisons végétaux est très variable pour chacun d'eux.

En dehors des champignons, il existe dans nos bois et nos champs de nombreuses plantes toxiques qu'il est utile de connaître. Toutes nos Renonculacées renferment des principes âcres, irritants, vésicants même; il faut se méfier des renoncules ou bouton-d'or, des clématites, des anémones, des ellébores et surtout de l'aconit. Les pavots des jardins sont des plantes à opium. La chélidoine des terrains vagues laisse écouler, quand on la froisse, un latex très vénéneux, employé jadis pour brûler les verrues. Les Rosacées sont, pour la plupart, des plantes à acide cyanhydrique : le cerisier laurier-cerise est très toxique; les branches et les feuilles du pêcher sont vénéneuses pour le bétail.

Les Cucurbitacées dangereuses sont la coloquinte et la bryone, celle-ci par ses racines et ses fruits. Les Ombelliféracées fournissent un lot malfaisant : les œnanthes et les ciguës. L'œnanthe safranée est commune dans le marais poitevin. L'œnanthe phellandre ou ciguë aquatique est aussi dangereuse; cependant, sa toxicité est faible au printemps. Quant aux ciguës, on en distingue trois : 1° la *grande ciguë* ou ciguë tachetée (*Conium*) des lieux incultes, qui atteint 2 mètres de haut et ne peut se prêter à aucune confusion; 2° la *ciguë vireuse* ou cicutaire des marais, dont les feuilles écrasées ont une odeur repoussante; sa racine, qui rappelle celle du céleri, a souvent causé mort d'homme; 3° enfin la *petite ciguë* ou faux persil (*Æthusa cynapium*).

PLANTES MÉDICINALES. — Les plantes médicinales sont des plantes qui contiennent des principes utilisables en thérapeutique; entre elles et les *plantes dangereuses*, il n'y a souvent d'autre différence qu'une question de dose.

Certaines de ces plantes ne poussent que dans les pays chauds, d'autres, au contraire, se développent parfaitement dans nos climats.

Plantes exotiques. — De nombreuses plantes contiennent des principes *purgatifs* et *vomitifs*, tels : la rhubarbe, qui vient de Chine; le ricin, originaire de l'Inde et de la Syrie; les casses (séné), qui habitent l'Amérique; le tamarin indien, le cascara, le podophylle, qui viennent de l'Amérique du Nord; la manne, de Sicile. Les aloès sont originaires de l'Afrique tropicale, l'ipéca vient du Brésil. Parmi les *amers* et les *astringents*, le ratanhia provient du Pérou et le colombo de l'Afrique tropicale; la noix vomique, la fève de Saint-Ignace, le *quassia amara*, de l'Amérique tropicale et des Indes.

Parmi les plantes calmantes, le pavot somnifère est cultivé en Perse, en Egypte, dans l'Inde et en Chine; le camphre, au Japon et en Chine.

Les principaux *fébrifuges*, les *toniques*, comprennent le quinquina, originaire des Indes et cultivé à Ceylan, à Java; la noix de kola, cultivée dans l'Afrique-Occidentale française; le cocaier, dans les régions chaudes d'Amérique.

Parmi les *plantes pectorales*, la réglisse vient de Syrie, de Mésopotamie et de la Russie méridionale; la grindélie de l'Amérique du Nord; la capillaire, du Canada.

Certaines plantes *anthelminthiques*, comme le koussotier, poussent en Ethiopie; le semen-contra provient de certaines armoises de Judée.

Plantes indigènes. — Certaines plantes indigènes renferment les principes extrêmement actifs des alcaloïdes que seul le médecin peut prescrire. Tels sont : la digitale (digitaline), le genêt (spartéine), l'aconit (aconitine), la jusquiame (hyoscyamine), la belladone (atropine).

Puis viennent des espèces d'action moindre, mais encore indéniable. Ce sont des purgatifs comme le nerprun, le ricin, la mercuriale, les graines des courges et des concombres ; des anthelminthiques comme le grenadier, la fougère mâle ; des antigoutteux comme le colchique et la bryone, puis la rue, la sabine, la valériane. D'autres, moins importantes, mais encore très utiles, figurent dans des remèdes connus, comme la chicorée et l'alkékenge, lesquels font partie du sirop de chicorée, utilisé pour les petits enfants ; le millepertuis, qui entre dans le baume du commandeur ; le capillaire, qui fait partie de l'élixir de Garus ; le cresson, qui entre dans le sirop antiscorbutique ; l'amandier, qui sert à préparer le sirop d'orgeat et les loochs.

On extrait de la laitue, cultivée en grand pour cet usage dans les environs de Clermont-Ferrand, un suc ou latex calmant, dont l'usage est préférable, dans certains cas, aux produits opiacés.

La bardane, dont la racine sèche n'a aucune action véritable, fournit un remède fort actif contre la furonculose, si elle est utilisée fraîche ; le fenugrec, qu'Avicenne recommandait contre le diabète, a été reconnu actif contre cette maladie ; l'aubépine, le gui, sont utiles contre l'hypertension artérielle.

Viennent ensuite les innombrables tisanes : bourrache, bouleau, camomille, chiendent, pensée, violette, lichen, tilleul, etc. ; les plantes employées par les fabricants de liqueurs : carvi, fenouil, absinthe, coriandre, génépi, gentiane, menthe ; celles qui sont utilisées en parfumerie : lavande, thym, romarin, saponaire, etc. (V. au nom de chaque plante.)

PLAQUES. — Plaques de Peyer. — Follicules clos agminés de l'intestin grêle. V. INTESTIN.

Plaques blanches des fumeurs. — V. LANGUE et LEUCOPLASIE.

Plaques fauchées de la langue. — V. LANGUE et SYPHILIS.

Plaques muqueuses. — V. SYPHILIS.

Plaques ortiées. — V. ORTIÉES (Plaques).

PLASMA (mot gr., de *plassein*, former). — Partie liquide entrant dans la composition de certains tissus (muscles, sang).

Plasma sanguin. — Partie liquide du sang privée de globules rouges et blancs, et contenant des éléments salins minéraux, les protéides (sérumalbumine, sérumglobuline, fibrinogène), de la cholestérine et des lipides. C'est un liquide transparent, jaune ambré, un peu visqueux. 250 g de sang frais correspondent à 100 g de plasma liquide et à 8 g de plasma desséché.

Plasma de Quinton. — V. MER : *Injections sous-cutanées d'eau de mer.*

PLASMA ou PLASMON. — En *génétique,* partie du patrimoine héréditaire qui ne dépend pas de facteurs chromosomiens, mais d'une hérédité cytoplasmique.

PLASMATHÉRAPIE (de *plasma,* et du gr. *therapeia,* traitement). — Le plasma sanguin est employé en injections intraveineuses, plus rarement en injections intra-artérielles ou intrasternales (250 cm³ à 3 litres et plus par 24 heures) pour la réanimation des blessés et des malades shockés

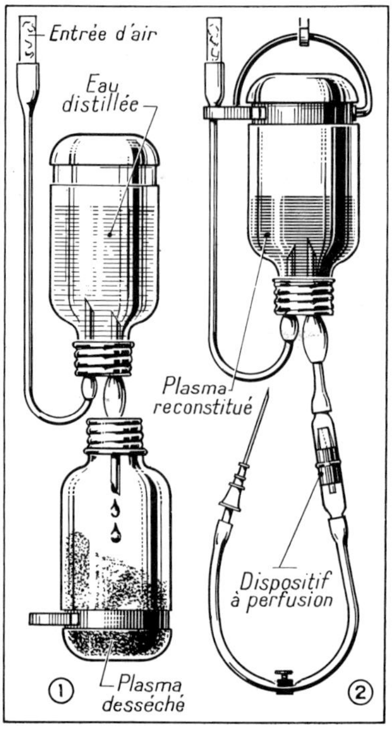

FIG. 1525. — Reconstitution du plasma liquide, à partir du plasma desséché, en vue d'une perfusion.
1. Introduction de l'eau distillée ; 2. Disposition pour la perfusion.

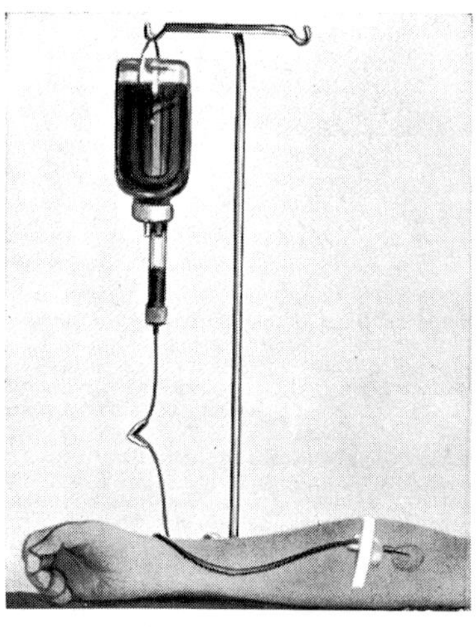

FIG. 1526. — Perfusion de plasma sanguin.

(shocks traumatiques avec ou sans hémorragie, shock opératoire, brûlures graves, hémorragies massives).

Accessoirement, la plasmathérapie est utilisée en médecine dans les œdèmes de famine, les états anorexiques, les diarrhées aiguës ou chroniques, les suppurations chroniques, la néphrose lipoïdique, l'hyperthyroïdie.

Le plasma employé peut être liquide ou desséché ou congelé.

Le *plasma liquide* est obtenu par sédimentation ou centrifugation des hématies du sang citraté conservé dans les centres de transfusion : il est conservé en flacons stériles de 250 à 500 cm³ à la glacière.

Le *plasma desséché,* habituellement employé, est obtenu en desséchant dans le vide à —70° le plasma préalablement congelé ; c'est une poudre formée de paillettes jaunâtres ou chamois qu'on dissout au moment de l'emploi dans de l'eau bidistillée stérile (250 cm³ d'eau pour 20 g de plasma).

On a également employé des *plasmas artificiels,* tels que les solutions physiologiques gommées à 6 p. 100, gélatinées à 5 p. 100, les solutions de polyvinylpyrrolidone à 3,5 p. 100.

PLASMOCYTE. — Variété de cellules conjonctives de 15 à 20 µ à noyau excentrique et à protoplasma se colorant par les couleurs basiques d'aniline ; ces cellules n'existent en nombre important dans le sang circulant qu'à l'état pathologique (variété de lymphadénie, de tumeurs osseuses).

PLASMODIUM. — Hématozoaire du paludisme.

PLATINE. — Métal gris-blanc, de point de fusion élevé (1 770°), employé dans la fabrication d'aiguilles pour injections hypodermiques, de pointes de thermocautères.

PLÂTRE. — Sulfate de chaux. Le plâtre fin de Paris, ou plâtre à modeler, est employé, en chirurgie, pour confectionner des *appareils plâtrés,* et a la propriété, lorsqu'il est délayé dans de l'eau en quantité convenable, de s'hydrater en dégageant de la chaleur et de former un composé hydraté qui se prend en l'espace de quelques minutes en une masse dure et résistante.

Appareil plâtré. — Appareil de contention usité dans le traitement des fractures et autres affections, et préparé avec des pièces de tarlatane, pliées en plusieurs doubles et imprégnées de plâtre délayé dans de l'eau en proportion convenable. V. FRACTURES.

PLÉOMORPHISME (du gr. *pleos,* nombreux, et *morphê,* forme). — Forme multiple que peuvent présenter les bactéries et les champignons dans certaines conditions.

PLÉONOSTÉOSE. — V. DYSTROPHIE.

PLESSIMÈTRE (du gr. *plessein,* frapper, et *metron,* mesure). — Peu employé aujourd'hui, le plessimètre

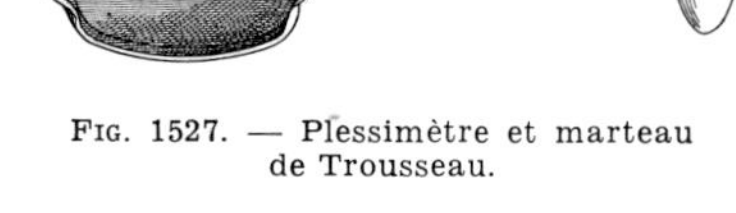

FIG. 1527. — Plessimètre et marteau de Trousseau.

était un instrument destiné à pratiquer la percussion médiate.

PLÉTHORE (du gr. *plethein,* être plein). — Type clinique caractérisé par l'aspect florissant, hypercoloré, hypersanguin du sujet.

Le *pléthorique* n'est pas un malade au sens propre du mot ; à part quelques malaises intermittents (hémorroïdes, dermatoses), il jouit d'une santé florissante, en apparence parfaite; il mange beaucoup et ses fonctions digestives s'accomplissent à merveille; il boit et urine abondamment; son teint est coloré; sans être obèse, son poids est nettement supérieur à la normale; sa résistance à la fatigue est considérable; il est suractif et fournit une somme de travail supérieure à la moyenne.

Son cœur hypertrophié fournit une systole plus vigoureuse, se traduisant par une tension artérielle élevée (V. HYPERTENSION). Son sang, plus riche, moins dilué, accuse une viscosité sanguine plus forte, et souvent de l'hyperglobulie. Ses reins éliminent une quantité élevée d'eau de sels, une urine dense, hyperacide.

Mais le pléthorique est un candidat à l'obésité, au diabète, à la goutte, à la gravelle, aux scléroses cardio-artério-rénales precoces, annoncées par des phénomènes d'angor, des étouffements, du pseudo-asthme.

TRAITEMENT. Alimentation modérée, surtout végétarienne, purgatifs répétés, saignées fréquentes.

PLÉTHYSMOGRAPHE (du gr. *plethusmos*, augmentation, et *graphein*, écrire). — Instrument destiné à l'enregistrement du changement de volume d'une partie du corps.

PLEURÉSIE. — V. à RESPIRATOIRES (Organes) : *Maladies*.

PLEURODYNIE (du gr. *pleura*, côté, et *odunê*, douleur). — Douleur dans les muscles de la poitrine, ne s'accompagnant pas de fièvre. Elle est due souvent au rhumatisme. V. aussi POINT DE CÔTÉ.

TRAITEMENT. Applications de boules d'eau chaude, badigeonnage laudanisé, ventouses, sinapismes. Massage. Air chaud.

PLEURO-PNEUMONIE. — Association d'une pleurésie et d'une pneumonie. V. ces mots à RESPIRATOIRES (Organes) : *Maladies*.

PLEUROSCOPE, PLEUROSCOPIE. — V. *Supplément*.

PLEUROTE. — Champignon de la famille des Agaricinées, à spores blanches. La plupart des pleurotes sont comestibles; seul le pleurote de l'olivier (*P. olearius*), de *coloration* orangée, est vénéneux et provoque de fortes indigestions.

PLEUROTOMIE. — Ouverture de la plèvre. V. RESPIRATOIRES (Organes) : *Pleurésie*.

PLÈVRE. — Séreuse qui enveloppe le poumon. V. ce mot à RESPIRATOIRES (Organes).

PLEXUS (du lat. *plectere*, entrelacement). — Entrelacement de nerfs ou de vaisseaux anastomosés.

Les *plexus nerveux*, dont le but est de concentrer l'action nerveuse en certains points de l'organisme, sont assez nombreux. Les uns appartiennent au système nerveux périphérique, tels les *plexus brachial lombaire, sacré, crural* (V. NERFS) ; les autres, au système sympathique, comme le *plexus carotidien*, le *plexus cardiaque*, derrière la crosse de l'aorte, les *plexus mésentériques, pulmonaires, rénaux*, le *plexus solaire* dans la région épigastrique, sur le rachis, le *plexus splénique*, dont les filets nerveux accompagnent l'artère splénique. V. NERFS et SYMPATHIQUE (Système nerveux).

Plexus hypogastrique. — Le plexus hypogastrique, élément essentiel du sympathique pelvien, est destiné à l'innervation de la vessie, du rectum et des organes génitaux. Il constitue une lame nerveuse irrégulièrement quadrilatère, percée de nombreux orifices, que limitent ganglions et nerfs hypogastriques. Il est placé de chaque côté du rectum et des vésicules séminales chez l'homme, du rectum et du vagin chez la femme.

PLIQUE (du lat. *plicare*, mêler). — Enchevêtrement inextricable des cheveux, mêlés de parasites, de poussières. Cette affection des gens malpropres coïncide souvent avec une autre maladie du cuir chevelu.

TRAITEMENT. Couper les cheveux. Nettoyage de la tête et pansement des plaies. V. à POUX, CHEVEUX.

PLOMB. — Métal existant en quantités infimes dans le corps humain (muscles, sang). Rarement employé sous forme de métal.

Cependant, le *plomb colloïdal*, en injection intraveineuse, paraît avoir une influence anticancéreuse.

Les sels de plomb ne sont plus employés à l'intérieur.

Acétate neutre de plomb ou Sel de Saturne. — Cristaux blancs astringents de saveur douceâtre et métallique. Médicament astringent employé : 1° en injection, pour l'urètre (1 g pour 200 g d'eau); 2° en pommade, contre la *calvitie* et les *engelures* (4 g pour 45 g de vaseline et 15 g de cire blanche).

Sous-acétate de plomb liquide ou Extrait de Saturne. — Médicament résolutif, astringent, cicatrisant. Employé surtout à l'extérieur sous forme d'*eau blanche* (2 g p. 100 d'eau commune); d'*eau de Goulard* ou *végéto-minérale* (2 g pour 90 d'eau commune et 10 g d'alcoolat vulnéraire).

Oxyde de plomb. — Le *protoxyde* (massicot, litharge) est utilisé sous forme d'emplâtre; le *deutoxyde* (minium) ou *oxyde rouge* est employé (emplâtre rouge de Vidal) dans le pansement des ulcères.

Carbonate de plomb (blanc d'argent, de céruse, de plomb). — Le carbonate de plomb a été utilisé en peinture, mais son action toxique l'a fait remplacer par l'oxyde de zinc (blanc de zinc).

Iodure de plomb. — Poudre jaune employée en pommade au 1/10 comme fondant et résolutif.

Empoisonnement aigu par les sels de plomb. — Rare; il est dû à l'ingestion accidentelle ou volontaire de sels de plomb (extrait de Saturne).

Les sels de plomb pénètrent dans l'organisme par les voies digestives et respiratoires et par la peau. Ils se localisent dans le foie et les reins et s'éliminent par les urines, la sueur, la salive, les matières fécales.

SIGNES. Saveur métallique, douceâtre, avec sensation de brûlure dans l'arrière-gorge, nausées, vomissements, contenant des parcelles blanchâtres de sel de plomb, soif vive, coliques au creux de l'estomac, diminuant par la pression, ventre rétracté, constipation intense, ou, plus rarement, diarrhée, pouvant être colorée en noir par le sulfure de plomb, rétention d'urine, prostration profonde, refroidissement général, haleine fétide.

EVOLUTION. Si le malade dépasse le quatrième jour, il y a grande possibilité de guérison, mais la convalescence est très longue.

PREMIERS SOINS. Vomitif, puis 45 g de sulfate de magnésie ou de soude délayés dans du lait.

Lavage d'estomac avec une solution de sulfate de zinc à 3 p. 1 000. Lait, eau albumineuse (V. ALBUMINE), cataplasme sur le ventre.

Intoxication chronique (Saturnisme). — CAUSES. Le saturnisme est rarement *accidentel* (conserves dans des boîtes de fer-blanc plombifère, liquides conservés dans des récipients contenant du plomb, conduites d'eau plombifères, projectiles de plomb non extirpés). Le saturnisme est le plus souvent *professionnel*. V. plus loin.

SIGNES. *Anémie* intense, peau pâle jaunâtre, amaigrissement, pouls petit; *liséré* de Burton, gris bleuâtre, sur les bords des gencives (dépôt de poussière plombique ou élimination par la muqueuse); *haleine fétide;* les *parotides* sont souvent *gonflées*.

Coliques de plomb, se produisant après quelques troubles digestifs ou très brusquement : douleurs continues dans tout le ventre, mais avec exaspération à certains moments, diminuant souvent par la compression de l'abdomen. Elles partent de l'ombilic et irradient au loin (côtes, testicules) ; le ventre est dur, rétracté; la constipation est complète; la durée varie entre un et plusieurs jours. Des douleurs peuvent se produire dès le début de l'intoxication, particulièrement la nuit, dans les articulations (cou-de-pied, genou).

La peau a perdu sa sensibilité en certains points (*anesthésie, analgésie*) ou, au contraire, est hyperesthésiée. Des troubles de la vue peuvent se produire.

Complications cardio-vasculaires. — Hypertension artérielle, artériosclérose, myocardite chronique, angine de poitrine, céphalée, vertiges, cécité et surdité transitoires.

Complications rénales. — Néphrite chronique, pouvant évoluer vers la grande azotémie avec rétention chlorurée.

Complications nerveuses. — Fréquente est la *paralysie radiale*, atteignant les muscles des extenseurs des deux mains, sauf le long supinateur : les doigts sont fléchis sur la main, la main fléchie sur le poignet, qui porte une sorte de tumeur indolore qui disparaît avec les autres accidents. Le côté droit est particulièrement atteint chez les droitiers, le gauche chez les gauchers.

Plus rarement, la paralysie atteint d'autres groupes musculaires : muscles de la main (type Aran-Duchenne); muscles de l'épaule (type Duchenne-Erb); péroniers latéraux et extenseur commun des orteils.

Un certain degré d'atrophie atteint les muscles paralysés. Les mains sont atteintes d'un *tremblement* qui s'accroît par la fatigue.

On peut aussi observer des *réactions méningées,* avec albumine et lymphocytose du liquide céphalo-rachidien.

On a décrit sous le nom d'*encéphalopathie saturnine* des accidents délirants, convulsifs ou comateux, avec céphalée, vertiges, hallucinations; la mort peut survenir dans les convulsions ou le coma (25 p. 100). On tend à rattacher aujourd'hui ces accidents à l'hypertension, à la néphrite chronique saturnine, ou à l'alcoolisme concomitant.

La *goutte saturnine* est caractérisée par des déformations précoces des articulations avec dépôt de tophus, coïncidant avec un aspect cachectique.

Le saturnisme provoque l'impuissance chez l'homme, des enfants mort-nés et des avortements chez la femme, même lorsque le mari seul travaille dans le plomb.

Les enfants sont souvent atteints de débilité congénitale, et, s'ils survivent, restent longtemps malingres et chétifs.

TRAITEMENT. I. *Préventif.* — Douches hebdomadaires; toilette soignée des mains, des ongles, du visage et de la bouche à la sortie du travail. Les repas doivent être pris hors de l'atelier. Huilage des mains pendant le travail; port de vêtements spéciaux; abstention d'alcool. Aération des ateliers, élimination des poussières. Depuis 1909, la céruse a été interdite et remplacée par le blanc de zinc.

II. *Curatif.* — Bains sulfureux, avec savonnage, enlevant toutes traces de sel de plomb. Contre les coliques de plomb : cataplasmes chauds laudanisés; belladone et opium par la bouche ou en suppositoires; purgatifs fréquents ; miel soufré (30 g par jour).

Contre les accidents cardio-vasculaires : iodures, toni-cardiaques et diurétiques.

Contre les paralysies : strychnine, vitamine B; électrothérapie.

LÉGISLATION. Le *saturnisme professionnel* est mentionné aux tableaux de la loi sur les maladies professionnelles dans ses manifestations suivantes : coliques saturnines, accidents nerveux et cardio-vasculaires, néphrite, anémie confirmée par l'examen hématologique.

Délai de responsabilité, un an ; réduit à 30 jours pour les coliques saturnines.

Les *industries* susceptibles de provoquer l'intoxication saturnine sont : la manipulation du plomb et de ses minerais, la métallurgie du plomb, la soudure et l'étamage à l'alliage de plomb, la fonte de caractères d'imprimerie, la fabrication d'objets en plomb, d'accumulateurs en plomb, l'emploi de peintures, vernis à base de plomb, d'émaux plombeux, la fabrication et l'emploi de plomb tétraéthyle.

PLOMB ou MITTE (Asphyxie par le). — On donne ce nom au gaz des fosses d'aisances (acide sulfhydrique, ammoniaque). V. à ASPHYXIE.

PLOMBAGE (des dents). — Obturation des *dents* (v. ce mot).

PLOMBIÈRES (Vosges). — Ville d'eaux faiblement minéralisées (arséniate de soude 0,0002, chlorure de sodium 0,014, silicate et bicarbonate de soude 0,06), chaudes (30° à 70°) et contenant une proportion importante de gaz rares (argon, hélium, crypton, xénon, néon), qui jouent un rôle dans son action. Il y a aussi une source ferrugineuse froide.

CURE. Boisson, bains, compresses à eau courante, douches, inhalations, étuves, injections vaginales, rectales.

INDICATIONS. Affections spasmodiques douloureuses (sédation de la douleur grâce à la radio-activité considérable des eaux), paralysies, polynévrites, névroses, chorée, goitre exophtalmique, entérocôlite muco-membraneuse, constipation spasmodique, dyspepsie chronique, rhumatismes chroniques, douleurs névralgiques, sciatiques, affections utéro-ovariennes douloureuses, phlébites, dermatoses chroniques.

CONTRE-INDICATIONS. Affections gastro-intestinales aiguës, rhumatisme aigu, tuberculose, cancer.

PNEUMATOCÈLE (du gr. *pneuma,* air, et *kêlê,* tumeur). — Tumeur gazeuse ou emphysème. On peut observer une tumeur gazeuse des *os du crâne* à la suite de perforation des sinus frontaux ou des cellules mastoïdiennes. La pneumatocèle du *canal de Sténon* est fréquente chez les verriers.

PNEUMECTOMIE (du gr. *pneumôn,* poumon, et *ektomein,* enlever). — Opération qui consiste à enlever un poumon en totalité ou en partie. L'intervention se fait à ciel ouvert, après ouverture large du thorax.

INDICATIONS. Cancer du poumon et des grosses bronches; dilatation des bronches étendue à plusieurs lobes.

Pratiquée dès le début d'un cancer pulmonaire, la pneumectomie a permis d'obtenir une guérison durable.

PNEUMOBACILLE (de Friedländer). — Bacille encapsulé (*fig.* 1528), ne prenant pas le Gram, souvent

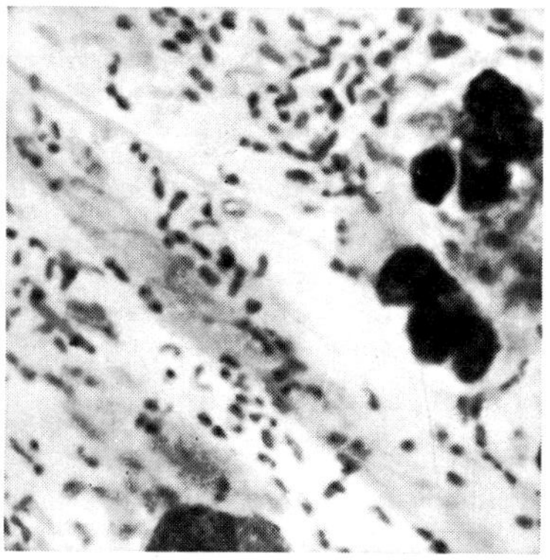

FIG. 1528. — Pneumobacille de Friedländer. (*Cl. Institut Pasteur.*)

groupé par deux, qu'on rencontre dans les crachats. Il peut déterminer une septicémie.

PNEUMOCÈLE. — Tumeur formée par la hernie d'une portion du poumon à travers un espace intercostal.

TRAITEMENT. Bandage compressif.

PNEUMOCOCCIE. — Infection par le pneumocoque, non seulement localisée au poumon (pneumonie), mais généralisée aux autres viscères et à leurs enveloppes : foie, rate, plèvre, péricarde, endocarde, méninges.

CAUSES. La cause occasionnelle est, comme pour la pneumonie ordinaire, « le coup de froid », qui donne un caractère de virulence aux pneumocoques, hôtes fréquents de la gorge et du nez chez des personnes normales, et provoque leur multiplication chez les sujets fatigués, chez les exotiques.

SIGNES. Ils diffèrent suivant les épidémies. A côté de pneumonies lobaires franches unilatérales, on peut observer des lésions diffuses de congestion, d'œdème aigu, de broncho-pneumonie, d'infarctus hémorragiques épars dans les deux poumons, avec signes fugaces, changeants, multiples, et des localisations diverses (angine, arthrite, endocardite, lymphangite, méningite, péritonite).

Evolution souvent grave; mortelle chez les sujets débilités.

TRAITEMENT. I. *Préventif.* — Désinfection du nasopharynx, emploi de vêtements chauds; acclimatation progressive des exotiques à la température hivernale.

II. *Curatif.* — Grogs chauds; pénicilline, sulfamides, sérothérapie antipneumococcique, oxygénothérapie.

PNEUMOCONIOSE (du gr. *pneumôn,* poumon, et *konis,* poussière). — Maladies produites dans le poumon par les *poussières* (v. ce mot).

PNEUMOCOQUE. — Diplocoque encapsulé (*fig.* 1529, 1530), agent causal de la pneumonie et d'autres affections (pleurésies, péritonites, abcès).

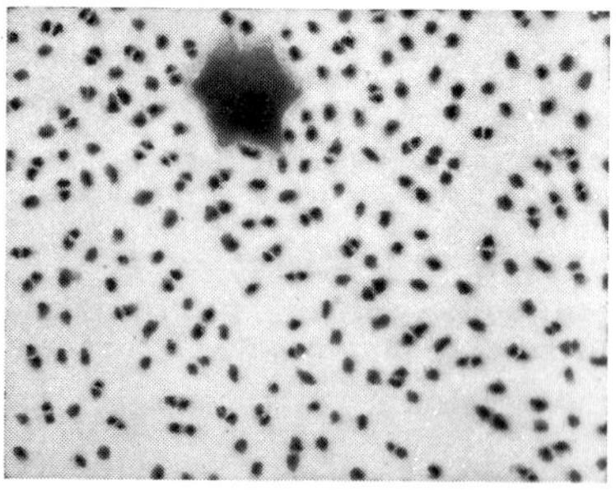

FIG. 1529. — Pneumocoques (grossis[t] 1 800). (*Cl. Institut Pasteur.*)

Si l'on met en présence des pneumocoques et du sérum d'un lapin immunisé avec la même souche microbienne, on observe une *agglutination* microscopique et un *gonflement* immédiat de la capsule, qui peut tripler ou quadrupler de volume. C'est ainsi qu'on a pu distinguer 32 types de pneumocoques.

L'inoculation du produit à examiner (crachat, pus) dans le péritoine d'une souris blanche favorise les recherches. La ponction du péritoine 4 à 5 heures après l'inoculation montre la pullulation microbienne, permet un réensemencement en bouillon, la culture et l'isolement du germe en cause. A Paris, les types de pneumocoques le plus fréquemment observés sont les types I, II, III, IV et VI (58 p. 100 des cas). Aux Etats-Unis, les pourcentages les plus élevés sont les suivants : type I (26 p. 100);

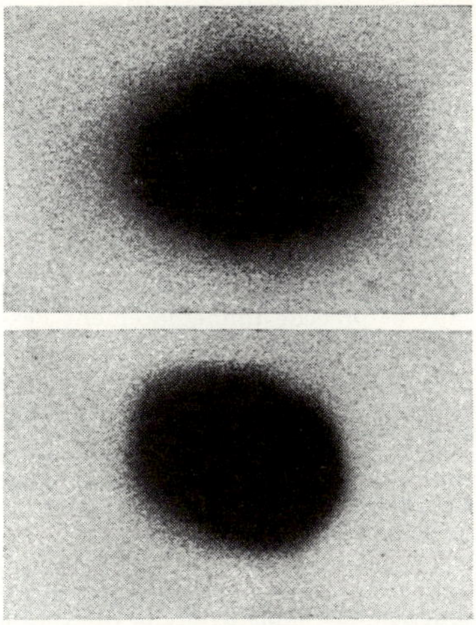

FIG. 1530. — Pneumocoques vus au microscope électronique, l'un (en haut) avec sa capsule protectrice, l'autre (en bas) dont la capsule a été détruite par des anticorps.

III (12 p. 100) ; II, V, VI, VII, VIII (9 p. 100) ; IV (7 p. 100).

Cette identification du germe permet le traitement par la sérothérapie, spécifique des pneumococcies. Elle a perdu aujourd'hui de son intérêt, puisque contre le pneumocoque on utilise surtout les sulfamides et la pénicilline.

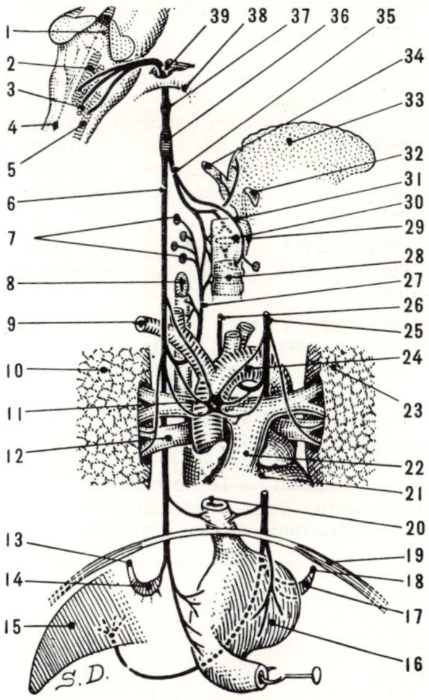

FIG. 1531. — Nerf pneumogastrique.
1. Plancher du IVe ventricule; 2. Noyau dorsal; 3. Noyau solitaire; 4. Sillon médian postérieur du bulbe; 5. Noyau ambigu; 6. Pneumogastrique droit; 7. Muscles laryngiens; 8. Œsophage coupé; 9. Artère sous-clavière droite; 10. Poumon droit; 11. Ganglion cardiaque; 12. Veine pulmonaire droite; 13. Grand splanchnique droit; 14. Ganglion semi-lunaire droit; 15. Foie; 16. Face antérieure de l'estomac; 17. Ganglion semi-lunaire gauche; 18. Grand splanchnique gauche; 19. Diaphragme; 20. Œsophage; 21. Face antérieure du cœur; 22. Artère pulmonaire; 23. Poumon gauche; 24. Crosse de l'aorte; 25. Pneumogastrique gauche; 26. Récurrent gauche; 27. Récurrent droit; 28. Trachée; 29. Larynx; 30. Glotte; 31. Nerf laryngé externe; 32. Os hyoïde; 33. Langue; 34. Epiglotte; 35. Nerf laryngé supérieur; 36. Ganglion plexiforme; 37. Ganglion jugulaire; 38. Trou occipital; 39. Trou déchiré postérieur.

PNEUMOGASTRIQUE (Nerf) [ou Nerf vague]. — Nerf de la deuxième paire, le plus long, le plus important des nerfs crâniens (*fig.* 1531). Né du sillon latéral du bulbe par un certain nombre de filets, il se dirige vers le trou déchiré postérieur, sort du crâne, traverse verticalement le cou et le thorax, passe à travers l'orifice œsophagien du diaphragme et débouche dans la cavité abdominale, où il se termine par de nombreux rameaux pour l'estomac, le foie et le plexus solaire.

Le tronc du pneumogastrique se renfle en deux points, formant le *ganglion jugulaire,* au niveau du trou déchiré postérieur, et le *ganglion plexiforme,* au-dessous du précédent. Il s'anastomose avec le spinal, le facial, le grand hypoglosse, le sympathique. Au niveau du cou, il fournit le nerf pharyngien, des rameaux cardiaques, le nerf laryngé supérieur et le nerf laryngé inférieur ou récurrent (v. LARYNX). Au thorax, il émet des rameaux cardiaques, pulmonaires et œsophagiens.

Le pneumogastrique tient sous sa dépendance la circulation et la respiration. Ses fonctions sont antagonistes de celles du sympathique. Normalement, il existe un équilibre à peu près parfait entre les tonus des deux systèmes. Mais il peut arriver que sous une influence quelconque l'un de ces tonus s'exagère (vagotonie ou sympathicotonie) et crée un état pathologique.

PNEUMOGRAPHE (de Marey). — Appareil destiné à enregistrer les expansions circonférentielles du thorax pendant les mouvements respiratoires.

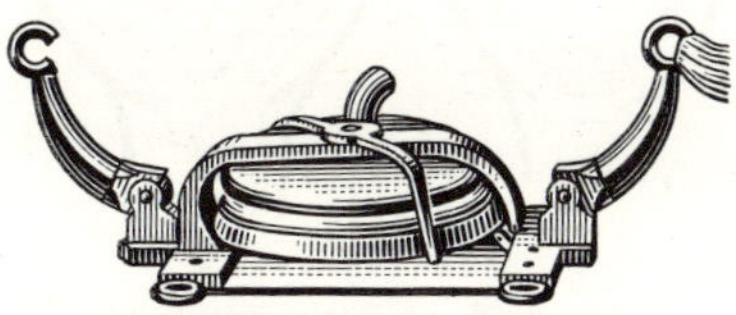

FIG. 1532. — Pneumographe.

PNEUMOMÉDIASTIN ARTIFICIEL. — V. MÉDIASTINOGRAPHIE GAZEUSE, au *Supplément*.

PNEUMONECTOMIE. — V. *Supplément*.

PNEUMONIE. — V. RESPIRATOIRES (Organes) : *Maladies*.

Pneumonie à virus. — V. *Supplément*.

PNEUMOPATHIE. — V. *Supplément*.

PNEUMOPÉRICARDE (du gr. *pneuma,* air, et de *péricarde*).— Epanchement d'air ou de gaz dans le péricarde, le plus souvent consécutif à une plaie du thorax.

PNEUMOPÉRITOINE. — Epanchement gazeux dans la cavité péritonéale. Il peut être *spontané* au cours d'une perforation intestinale : perforation d'ulcère de l'estomac, par exemple. Il peut être *provoqué* dans un dessein thérapeutique (tuberculose pulmonaire surtout) par injection d'air filtré, au moyen d'une aiguille placée dans la cavité péritonéale et reliée à un appareil de Kuss (v. PNEUMOTHORAX). L'air remonte ainsi sous le diaphragme et, en limitant la respiration de la partie antérieure des poumons, permet d'obtenir certaines guérisons.

PNEUMORACHIE (du gr. *pneuma,* air, et de *rachis*).— Introduction d'air par ponction lombaire dans le canal rachidien, pour explorer aux rayons X ce canal ou les ventricules cérébraux.

PNEUMOTHÉRAPIE (du gr. *pneuma,* air, et *therapeia,* traitement). — Méthode de traitement rarement utilisée. Elle consiste à faire inspirer le malade dans l'air comprimé et à le faire expirer dans l'air raréfié.

PNEUMOTHORAX. — Epanchement gazeux dans la plèvre.

Pneumothorax spontané. — V. RESPIRATOIRES (Organes) : *Maladies de la plèvre*.

Pneumothorax artificiel. — Méthode de *collapsothérapie* (v. ce mot) visant à établir une diminution de

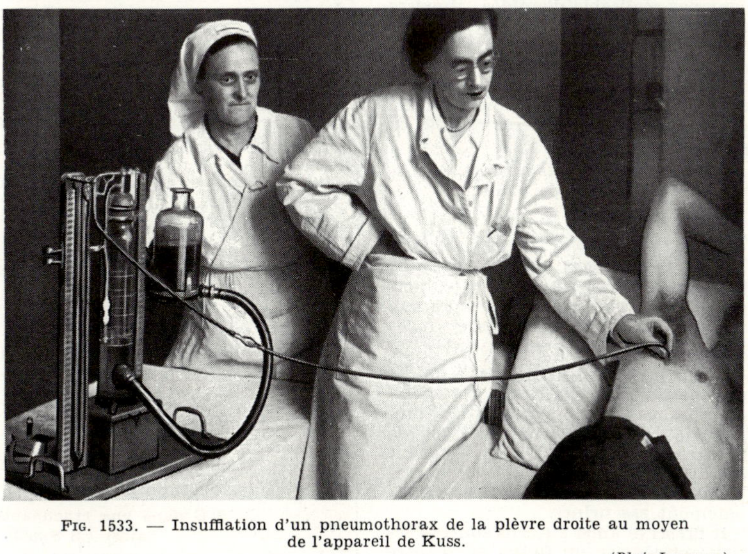

FIG. 1533. — Insufflation d'un pneumothorax de la plèvre droite au moyen de l'appareil de Kuss.

(*Phot. Larousse.*)

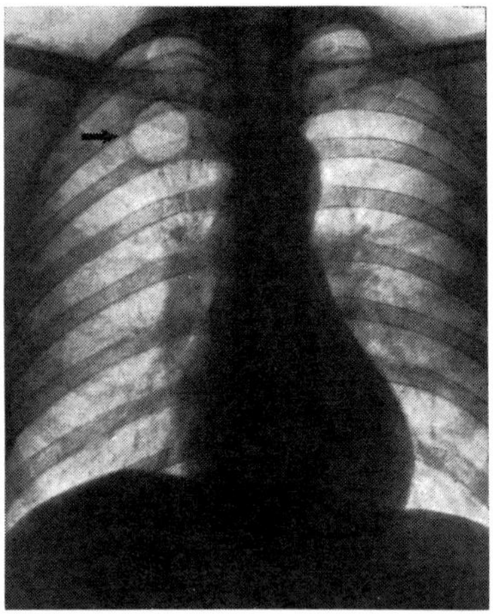

FIG. 1534. — Radiographie faisant apparaître une caverne, indiquée par une flèche, sous la clavicule droite.

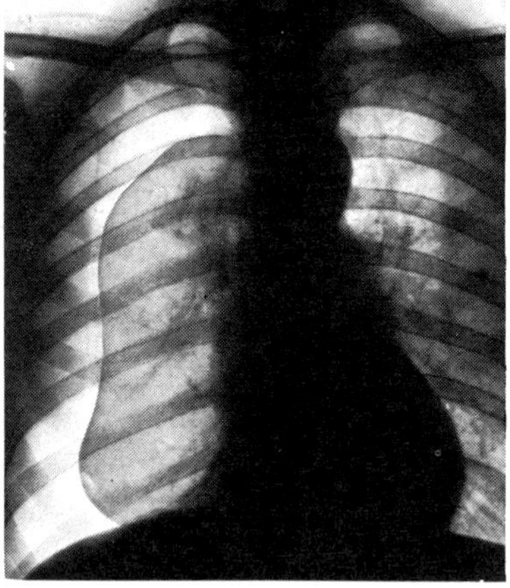

FIG. 1535. — Création d'un pneumothorax. Le poumon droit, décollé de la paroi thoracique, est mis au repos.

l'expansion pulmonaire par introduction d'air ou de gaz filtré à la périphérie du poumon. Cette méthode permet une immobilisation élective des lésions (caverne tuberculeuse, par exemple) et une cicatrisation.

Pneumothorax intrapleural. — L'introduction d'air filtré (insufflation) dans la *cavité pleurale* (v. RESPIRATOIRES [Organes] : *Plèvres*) se fait généralement (*fig.* 1533) par l'intermédiaire d'une aiguille (que l'on introduit entre deux côtes), qui est reliée à un appareil de Kuss. Cet appareil est composé de deux flacons, l'un fixe et l'autre mobile; un liquide stérile, passant d'un flacon dans l'autre chasse l'air devant lui, et cet air filtré passe dans la cavité pleurale. La première insufflation est la plus délicate; le rythme des insufflations, fréquent au début (tous les 2 ou 3 jours), se ralentit rapidement (tous les 8 ou 15 jours). La quantité d'air varie de 300 à 600 cm^3 chaque fois. La durée d'un pneumothorax est de 2 à 4 ans.

Le pneumothorax total n'est souvent pas réalisable d'emblée; il existe des *brides pulmonaires* (v. ce mot, au *Supplément*), qu'il convient de couper par *section de brides*. Le pneumothorax est quelquefois impossible (adhérences) ou donne une réaction liquidienne (épanchement minime ou pleurésie vraie).

INDICATIONS ET RÉSULTATS. Voir le traitement de la tuberculose.

Pneumothorax extrapleural. — Voir le traitement de la tuberculose.

PNEUMOTOMIE (du gr. *pneumôn*, poumon, et *tomê*, section). — Incision du poumon pour évacuer un abcès pulmonaire, un kyste hydatique, un foyer gangréneux, etc.

POCHE DES EAUX. — La poche des eaux est constituée par deux membranes enveloppantes de l'œuf humain, l'une externe, le *chorion*, l'autre interne, l'*amnios*, qui contient le *liquide amniotique*. Il est formé par les excrétions du fœtus, principalement ses urines.

Il préserve ainsi l'utérus contre l'action immédiate du fœtus et, d'autre part, celui-ci contre les chocs que peut subir l'abdomen de la mère. Au moment de l'accouchement, sa quantité moyenne est d'environ un litre; il est refoulé avec les membranes vers le col de l'utérus et forme ainsi la poche des eaux (*fig.* 1536).

La disposition de cette poche est importante : *plate* (*fig.* 1536, 1) si la position de l'enfant est bonne, comme

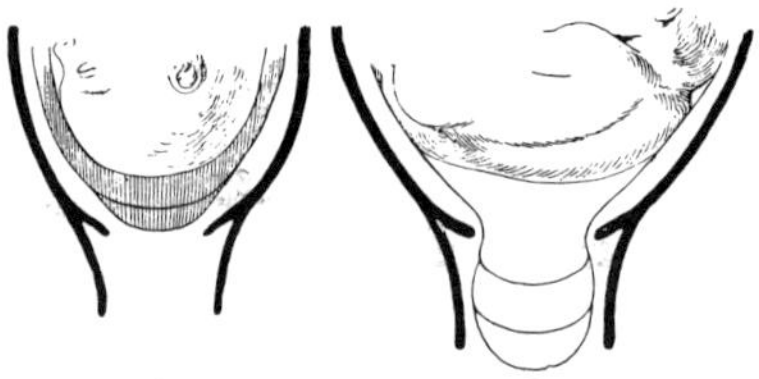

1 2

FIG. 1536. — Poche des eaux.
1. Plate; 2. En boudin.

dans la présentation de l'occiput prêt à sortir; volumineuse ou *en boudin* (*fig.* 1536, 2) dans les présentations vicieuses, où un grand espace existe entre le sommet de la poche et la région qui est près de l'orifice du col.

Rupture de la poche des eaux. — **Rupture normale.** — Normalement, la poche des eaux doit se rompre spontanément, quand la dilatation du col est complète, à l'occasion d'une contraction de l'utérus. Quelquefois, la membrane externe, le chorion, se rompt isolément d'abord, une certaine quantité de liquide amniotique s'étant infiltrée entre les deux membranes et donnant lieu à une *poche amniochoriale*, d'où une première perte des eaux, toujours très peu importante et qui est suivie, en général assez rapidement, de la véritable perte des eaux et précède immédiatement l'expulsion du fœtus.

Ruptures anormales. — ***Rupture tardive.*** — Lorsque la phase d'expulsion commence sans que la poche se rompe, il y a lieu de procéder à la rupture *artificielle*, que l'accoucheur fait d'ordinaire en égratignant la membrane d'un coup d'ongle.

Rupture précoce. — C'est celle qui se produit pendant le travail de l'accouchement, mais avant la dilatation complète du col de l'utérus. S'il s'agit d'une présentation du sommet de la tête du fœtus bien engagé, elle n'a pas d'importance, mais la rupture précoce peut être une cause de dystocie, si elle accompagne une présentation sans engagement, comme celle de l'épaule. Quand elle coïncide avec une insertion basse du placenta, elle peut avoir l'avantage de supprimer une hémorragie.

Rupture prématurée (c'est-à-dire avant le commencement du travail). — Elle présente les mêmes inconvénients et les mêmes avantages que la rupture précoce, suivant le mode de présentation. Cette rupture est, du reste, suivie à bref délai du travail de l'accouchement.

TRAITEMENT. Immédiatement, repos absolu au lit; appeler l'accoucheur et préparer tout ce qui est nécessaire pour l'accouchement. V. GROSSESSE et OBSTÉTRIQUE.

PODAGRE (du gr. *pous, podos*, pied, et *agra*, proie). — Goutte du pied.

PODOPHYLLE. — Plante (*Podophyllum peltatum*) de la famille des Berbéridacées, dont le rhizome est un excellent purgatif très employé dans les pays anglo-saxons sous forme de poudre, de teinture ou d'extrait.

DOSES. 5 à 10 cg, en pilules, ordinairement associé à la belladone ou à la jusquiame. Peut déterminer chez des sujets prédisposés des érythèmes pru-

Poids et mesures employés dans la pharmacie en Angleterre.

POIDS	*Grain.*	*Scruple* (20 grains).	*Drachm* (3 scruples).	*Ounce* (avoirdupois).	*Pound* (16 ounces).
	0^{g},0648	1^{g},296	3^{g},888	28^{g},34	453^{g},592
MESURES ...	*Minime.*	*Fluidrachm* (60 minim).	*Fluidounce* (8 fluidrachms).	*Pint* (16 fluidounces).	*Gallon* (8 pints).
	0$^{cm^3}$,059	3$^{cm^3}$,54	28$^{cm^3}$,40	0^{l},568	4^{l},543

Poids et mesures employés dans la pharmacie aux États-Unis.

POIDS	*Grain.*	*Scruple* (20 grains).	*Drachm* (3 scruples).	*Ounce* (8 drams).	*Pound troy* (12 ounces).
	0^{g},0648	1^{g},296	3^{g},888	31^{g},103	373^{g},24
MESURES ...	*Minime.*	*Fluidrachm* (60 minim).	*Fluidounce* (8 fluidrachms).	*Pint* (16 fluidounces).	*Gallon* (8 pints).
	0$^{cm^3}$,061	3$^{cm^3}$,69	29$^{cm^3}$,7	0^{l},4753	3^{l},785

S S dans une ordonnance américaine veut dire *demi;*
ainsi ℥ S S veut dire *une demi-once.*

rigineux. La poudre brune est employée à l'extérieur en suspension au quart dans une huile minérale, en badigeonnage contre les végétations vénériennes.

POIDS DU CORPS. — Pour le poids jusqu'à 30 ans, v. à CROISSANCE; après 50 ans, v. à VIEILLESSE.

POIDS ET MESURES ÉTRANGERS. — Le système décimal est admis en Allemagne, Autriche, Belgique, Danemark, Espagne, Hollande, Italie, Norvège, Tchécoslovaquie, Yougoslavie et Suisse.

On trouvera ci-contre les poids et mesures employés dans la pharmacie en Angleterre et aux Etats-Unis.

POIGNÉE. — Quantité qu'on peut tenir dans la main. Une poignée de semences d'orge équivaut à 80 g; de semences de lin, à 50 g; de farine de lin, à 100 g.

POIGNET. — Le squelette du poignet ou *carpe* est formé de 8 os sur deux rangées : *scaphoïde, pyramidal, semi-lunaire* et *pisiforme,* d'une part; *trapèze, trapézoïde, grand os* et *os crochu,* d'autre part. V. MAIN.

Fracture du poignet. — V. FRACTURE et CARPE.

Subluxation spontanée du poignet (*Radius curvus,* Maladie de Madelung).

SIGNES. *Luxation de l'extrémité inférieure du cubitus,* unie ou bilatérale, soit *palmaire* (la tête du cubitus vient soulever la peau de la face antérieure du poignet), soit habituellement *dorsale* (l'épiphyse cubitale vient faire saillie à la face dorsale du poignet) ; accessoirement, *incurvation radiale* et parfois cubitale; exostoses radiales : hyperostose de l'extrémité inférieure du cubitus; raccourcissement du radius et des deux os de l'avant-bras.

Pathogénie discutée : lésion nerveuse, rachitisme, tuberculose, traumatisme.

TRAITEMENT. I. *Palliatif.* — Repos, massage, balnéation locale chaude; gantelet de cuir moulé immobilisant le poignet, en laissant aux doigts leur mobilité.

II. *Curatif.* — Ostéotomie linéaire du radius pratiquée de dehors en dedans, ou ostéotomie cunéiforme.

POÏKYLOCYTOSE (du gr. *poikilos,* varié, et *kutos,* cellule). — Déformation des globules rouges en forme de poire, de virgule, etc. On l'observe dans certaines anémies.

POÏKYLODERMIE (du gr. *poikilos,* varié, et *derma,* peau). — Affection cutanée caractérisée par un réseau rouge, puis brunâtre, sillonné de varicosités capillaires rouges; au centre du réseau, la peau est atrophiée. Elle se localise surtout au visage, parfois sur la partie supérieure du tronc et sur les membres; elle s'observe surtout chez la femme, au moment de la ménopause.

EVOLUTION. Vers la chronicité.

TRAITEMENT. Opothérapie ovarienne, hypophysaire.

POILS. — Les poils sont des filaments cornés implantés dans le derme, dans lequel ils se terminent en présentant une extrémité en cupule pour recevoir une papille vasculaire. Les poils se composent d'une tige libre à la surface de la peau : c'est le poil proprement dit, et d'une partie cachée dans le derme : c'est la *racine.* V. CHEVEUX et PEAU.

Il peut y avoir un développement anormal du système pileux : c'est l'*hypertrichose.* On observe surtout l'hypertrichose du menton, de la lèvre, de la poitrine, des seins.

L'emploi des épilatoires excite en général la repousse. On peut traiter l'hypertrichose par des lotions à l'eau oxygénée neutralisée. On peut aussi recourir à l'électrolyse. La radiothérapie est un moyen dangereux.

Altération des poils. — Trichoptilose. — Fissuration dans le sens de la longueur du poil ou du cheveu, qui devient fourchu à son extrémité.

Trichorrhexis nodosa. — Le poil se gonfle en nodosités en un ou plusieurs points. Au niveau de ces nodosités, le poil éclate en fibres séparées. Cette altération est due à l'abus des savonnages et des lotions alcalines. V. CHEVEUX.

Monilethrix ou Aplasie moniliforme. — Les poils cassants, secs, ont un aspect régulièrement moniliforme. La kératose pilaire accompagne souvent cette malformation. V. CHEVEUX.

Décoloration des poils (Canitie). — V. CHEVEUX.

Lepothrix. — Affection commune dans tous les pays, aux aisselles et aux parties génitales, chez les personnes, même propres, qui transpirent beaucoup. Les poils deviennent rugueux, noueux, jaunâtres ou rougeâtres. Il existe souvent de la chromidrose de la région (sueurs rouges ou bleues). L'écorce rugueuse du poil est formée d'amas de microbes ou de champignons (trichomycose).

Piedra. — Nouure des cheveux et parfois de la barbe, qui s'observe surtout dans l'Amérique du Sud et les Balkans. Les nodules durs sont formés de spores et de champignons (*Trichosporum*) tassés et agglutinés sous l'épidermicule du poil.

Pili torti. — Malformation congénitale et souvent familiale des cheveux, qui naissent avec une apparence laineuse, due à la torsion du poil sur lui-même. Le poil reprend son aspect normal vers la puberté.

POINT DE CÔTÉ. — Douleur thoracique pouvant reconnaître une cause variable. Muscles, nerfs et squelette de la paroi, plèvre, poumon, péricarde et cœur, moelle et racines rachidiennes, péritoine et organes abdominaux peuvent être le point de départ de la douleur.

Affections abdominales. — Douleur d'origine *hépatique, vésiculaire* (lithiase biliaire), *gastrique* (ulcère d'estomac), *splénique.*

Affections cardiaques. — *Angine de poitrine* (douleur angoissante avec irradiations dans le bras gauche), *péricardite, myocardite, endocardite.*

Plus fréquentes que les précédentes sont les douleurs précordiales des faux cardiaques, des névropathes.

Affections pleuro-pulmonaires. — *Lésions pulmonaires aiguës* (pneumonie, broncho-pneumonie, fluxion de poitrine, gangrène pulmonaire) ; *lésions pleurales* (pneumothorax, pleurésie sèche ou avec épanchement, pleurésie diaphragmatique).

Affections nerveuses. — Compressions des racines rachidiennes par un mal de Pott, un cancer du rachis, le tabès.

Affections locales. — Zona intercostal, abcès froid costal, ostéite typhique, ostéosarcome.

Névralgie intercostale. — Très fréquente, elle survient à la suite d'un coup de froid chez les rhumatisants, les diabétiques, les paludéens. Points douloureux à l'émergence des filets nerveux.

Pleurodynie (douleur musculaire). — S'observe à la suite de traumatisme, d'effort de toux ou de vomissements, après les crises d'asthme et les convulsions. Douleur à la pression des muscles et sous l'influence des mouvements.

TRAITEMENT. I. Celui de la cause.

II. *Symptomatique.* — Applications locales : cataplasmes sinapisés, sinapismes, compresses humides chaudes, ventouses sèches ou scarifiées, pointes de feu. Médication interne : aspirine, pyramidon, caféine.

POINT DE MAC BURNEY. — V. à MAC BURNEY (Point de) et à APPENDICITE.

POINTES. — **Pointes de feu.** — V. CAUTÉRISATION.

Pointes de hernie. — V. HERNIE.

POIRE. — **Poire de Politzer** (voir figure à OREILLE). — Poire en caoutchouc employée dans les maladies de l'oreille pour envoyer de l'air dans la trompe d'Eustache. Elle présente ou non un orifice au fond, de façon à permettre d'envoyer plusieurs jets d'air sans que l'embout soit retiré du nez. Cet embout est approprié à l'ouverture de la narine, c'est-à-dire ovalaire, ou plat d'un côté et arrondi de l'autre.

Au moment de lancer l'air, le malade doit prononcer le mot *houk,* qui relève le voile du palais.

Poire pour lavement. — Elle est en caoutchouc (*fig.* 1537). Il en existe de très petites pour les lavements médicamenteux, de plus grandes pour

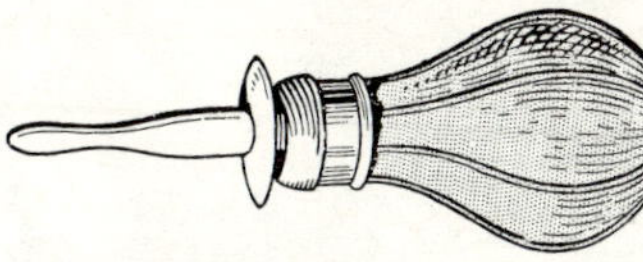

FIG. 1537. — Poire pour lavements.

les lavements alimentaires, et enfin de capacité variable pour les lavements des petits enfants.

MODE D'EMPLOI. 1° Comprimer complètement la poire; 2° plonger la canule dans le liquide à absorber et relâcher la compression : la dilatation fait monter le liquide dans la poire; 3° introduire dans l'anus la canule préalablement graissée avec de la vaseline ou de l'huile; 4° comprimer la poire et ne cesser cette compression qu'*après* avoir retiré l'instrument de l'intestin, sinon on aspire le liquide injecté.

POIRÉ. — Boisson fermentée obtenue avec des poires fraîches, dont le jus est extrait avec ou sans addition d'eau. Le poiré est d'un goût agréable, diurétique et anticonstipant. Il est plus excitant que le jus de la pomme (cidre) pour les nerveux.

POIREAU (Excroissance). — Voir VERRUE.

POIREAU (Légume). — Plante (*Allium porrum*) de la famille des Liliacées; le bulbe contient, comme l'oignon, une essence volatile, piquante pour les yeux. La décoction est employée en tisane comme diurétique, en lavement comme laxatif. Le suc frais de poireau calme rapidement les troubles occasionnés par les piqûres de moustiques.

POIS. — Légume nutritif, de la famille des Papilionacées (*Pisum sativum* et *arvense*), à condition qu'il soit écrasé, car l'enveloppe n'est pas digestible, et il arrive fréquemment, au moins chez les enfants, que les pois sont rendus tels qu'ils ont été absorbés. Ils peuvent, dans ce cas, provoquer la diarrhée.

POISON (ou toxique). — Substance pouvant produire la maladie ou la mort. V. EMPOISONNEMENT.

POISSONS. — La chair des poissons constitue un aliment nutritif, surtout celle des poissons salés et fumés, dont le prix est cependant moins élevé que celui des poissons frais, et qui favorise moins les fermentations intestinales.

Il importe de différencier les poissons maigres (sole, limande, truite, brochet, carpe, barbeau, perche, etc.), renfermant à peine 2 p. 100 de graisse, des poissons *demi-gras* et *gras* (maquereau, hareng, congre, saumon), qui en ont jusqu'à 25 p. 100 et sont par suite mal supportés par les estomacs délicats, alors que les premiers sont au contraire de facile digestion. Il convient de manger les poissons maigres en friture et les autres rôtis ou bouillis, puisqu'ils ont déjà trop de graisse. La cuisson bouillie rend le poisson plus digestible.

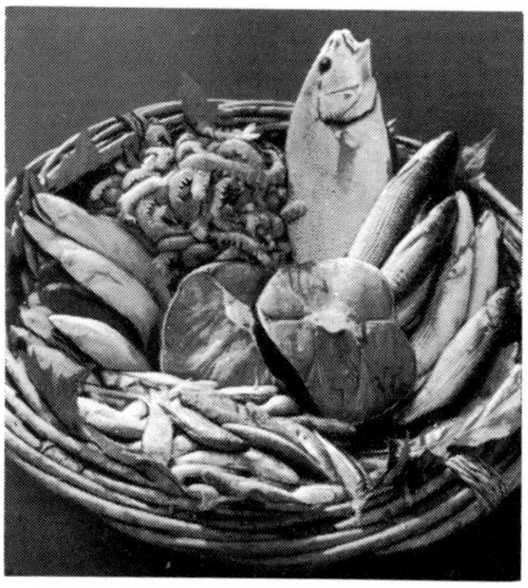

FIG. 1538. — Poissons divers.
(*Phot. Lecomte.*)

La chair de poisson s'altère très rapidement et, par suite, il ne faut la consommer que si elle est parfaitement fraîche. Les œufs de nombreux poissons, même en pays tempéré, sont toxiques, tels ceux de l'esturgeon, qui servent à préparer le caviar.

CONTRE-INDICATIONS. La viande de poisson ne convient pas aux goutteux, aux arthritiques, à ceux qui ont de l'insuffisance hépatique ou rénale, aux malades de la vessie ou de la peau. Elle peut provoquer chez certains sujets de l'urticaire et de l'eczéma.

Intoxication. — Des empoisonnements peuvent être dus à l'ingestion de poisons existant naturellement dans le poisson, ou de poisons qui se sont produits dans le poisson conservé et altéré.

TRAITEMENT. Lavages de l'intestin et de l'estomac. Vomitifs. Purgatifs, stimulants, toni-cardiaques. Café, thé. Enveloppements chauds, laudanisés, de la région abdominale. Diurétiques, balnéation, saignée suivie d'injections sous-cutanée, intraveineuse ou intrarectale de sérum artificiel. V. EMPOISONNEMENT, INTOXICATION, COQUE DU LEVANT.

Piqûres. — Beaucoup de poissons, surtout dans les espèces tropicales, étant munis d'appareils venimeux composés de glandes aboutissant à des épines cannelées (*fig.* 1539) peuvent introduire le poison profondément dans les tissus.

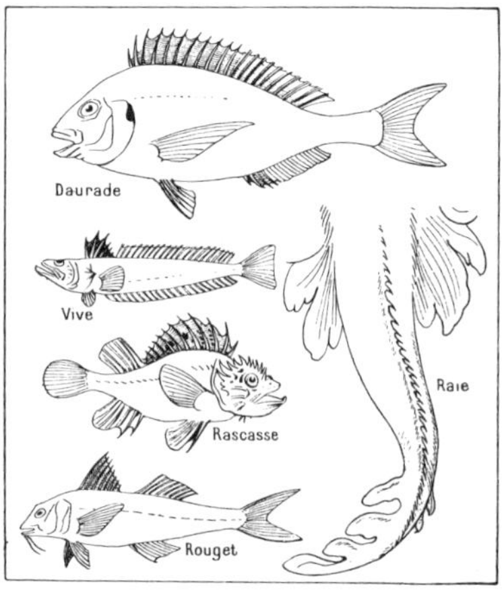

FIG. 1539. — Poissons à épines.

Dans nos pays, les espèces les plus dangereuses sont la raie, la daurade, le rouget, la rascasse, la vive.

SIGNES. Douleur vive à l'endroit piqué, qui irradie à tout le membre, lequel peut devenir lourd et comme paralysé. Parfois, panaris ou phlegmon plus ou moins grave. Rougeur violacée à type érysipéloïde.

Signes généraux : syncope, vomissements bilieux, sueurs, frissons; complications septiques parfois mortelles.

Il peut parfois persister des séquelles de névrite plus ou moins durables.

TRAITEMENT. Succion de la plaie. Bain chaud local; enveloppements humides et chauds; frictions à l'essence de térébenthine. Dans les cas plus graves, pansement à la poudre de sulfamides et au chlorure de chaux *sec* (5 g p. 100 g d'eau), au sublimé (1 p. 1 000), et, s'il y a lieu, ouverture large ou amputation. Antibiotiques dans les complications infectieuses.

POITRINAIRES. — Nom donné aux phtisiques. V. TUBERCULOSE.

POITRINE (Maladies et plaies de). — V. RESPIRATOIRES (Organes) : *Maladies.*

POIVRES. — Ils sont fournis par diverses plantes.

Poivre commun. — Fruit du *Piper nigrum*, liane grimpante de l'Inde et de la Malaisie (Pipéracées). Le *poivre noir* est le fruit cueilli avant sa maturité; le *poivre blanc* est recueilli à maturité totale et débarrassé de son péricarpe. Le poivre contient un alcaloïde, la *pipérine*. Le fruit est employé comme condiment stimulant et comme médicament aphrodisiaque à la dose de 5 cg à 2 g. Il entre dans la composition des pilules asiatiques; on l'a employé comme rubéfiant dans les cataplasmes.

Poivre cubèbe. — V. CUBÈBE.

Poivre de la Jamaïque. — Piment provenant des fruits desséchés du *Pimenta officinalis* (Myrtacées).

Poivre de Cayenne, de Guinée (Paprika). — Piment fourni par le *Capsicum annuum* (Solanacées).

POIX. — Produits résineux dérivés des térébenthines et entrant dans la composition des emplâtres.

Poix blanche ou de Bourgogne. — Produit direct d'incisions du faux sapin (*Picea excelsa*).

Poix résine. — Elle est obtenue en brassant dans l'eau bouillante la résine qui persiste après la distillation de l'essence de térébenthine.

Poix noire. — Produit de combustion des filtres de paille ayant servi à l'épuration de la térébenthine et de copeaux de sapin.

POLIO-ENCÉPHALITE (du gr. *polios*, gris, et de *encéphale*). — Inflammation de la substance grise de l'encéphale (cortex et noyaux bulbo-protubérantiels). V. CERVEAU. Cette polio-encéphalite s'observe à la suite de maladies infectieuses (diphtérie, scarlatine) ou d'intoxication (alcool, plomb).

Les signes varient suivant le siège de la lésion.

POLIOMYÉLITE (du gr. *polios*, gris, et *muelos*, moelle). — Inflammation de l'axe gris de la moelle épinière.

Poliomyélite antérieure aiguë (Paralysie infantile, Maladie de Heine-Medin). — Elle est caractérisée anatomiquement par une atrophie de cel-

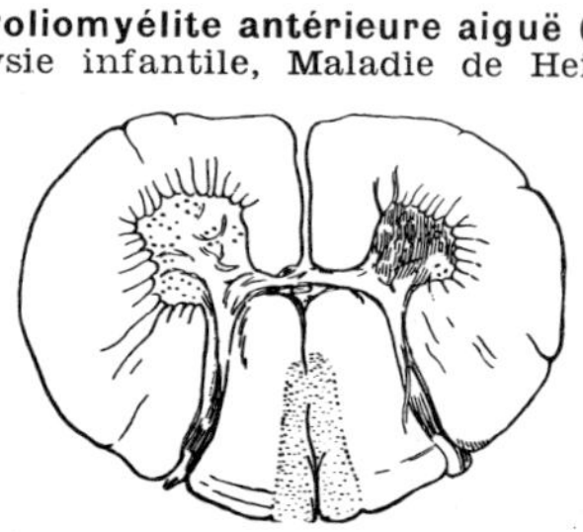

FIG. 1540. — Lésions de la moelle dans la paralysie infantile (Collet).

PLANTES DANGEREUSES

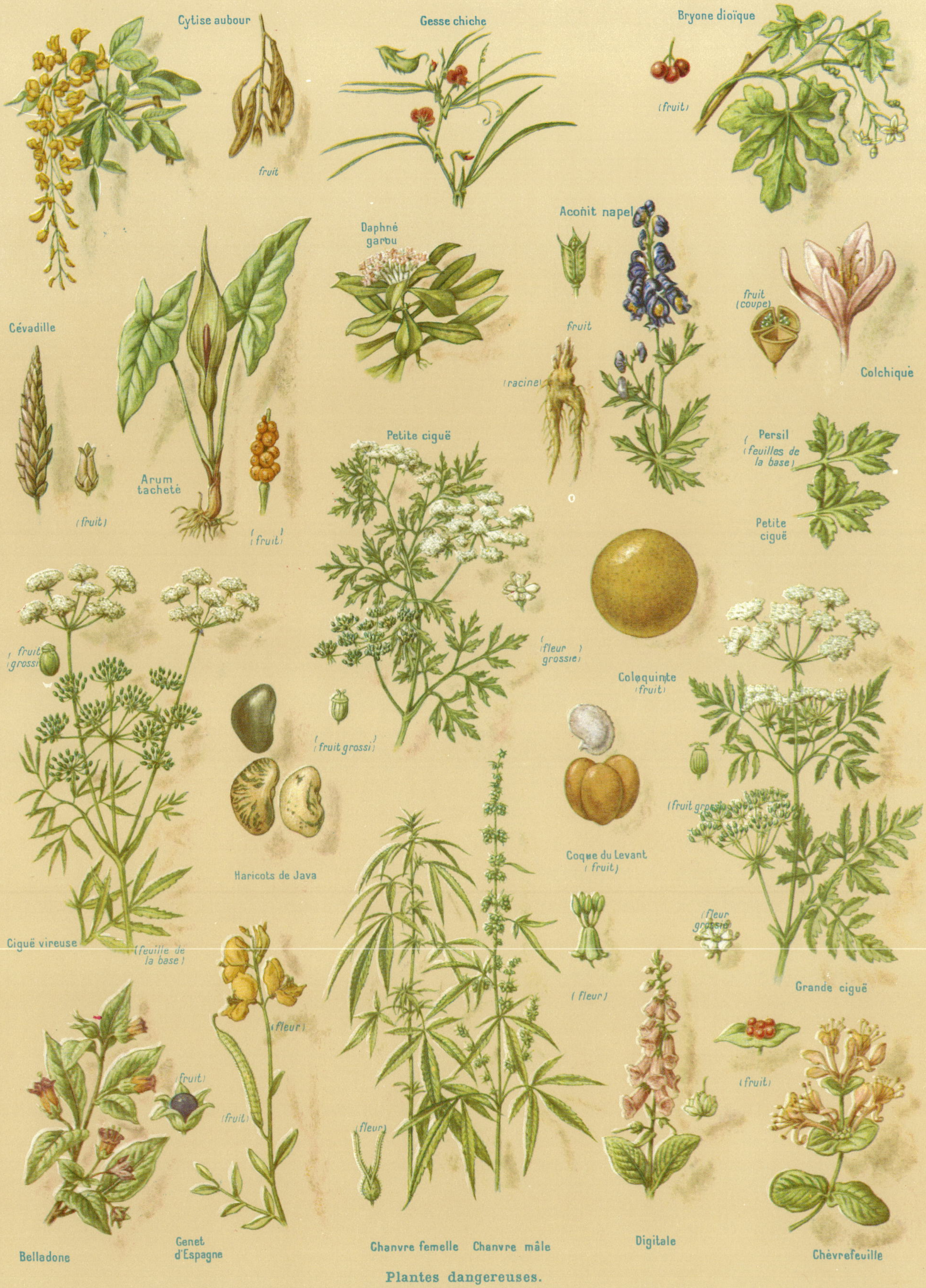

Plantes dangereuses.

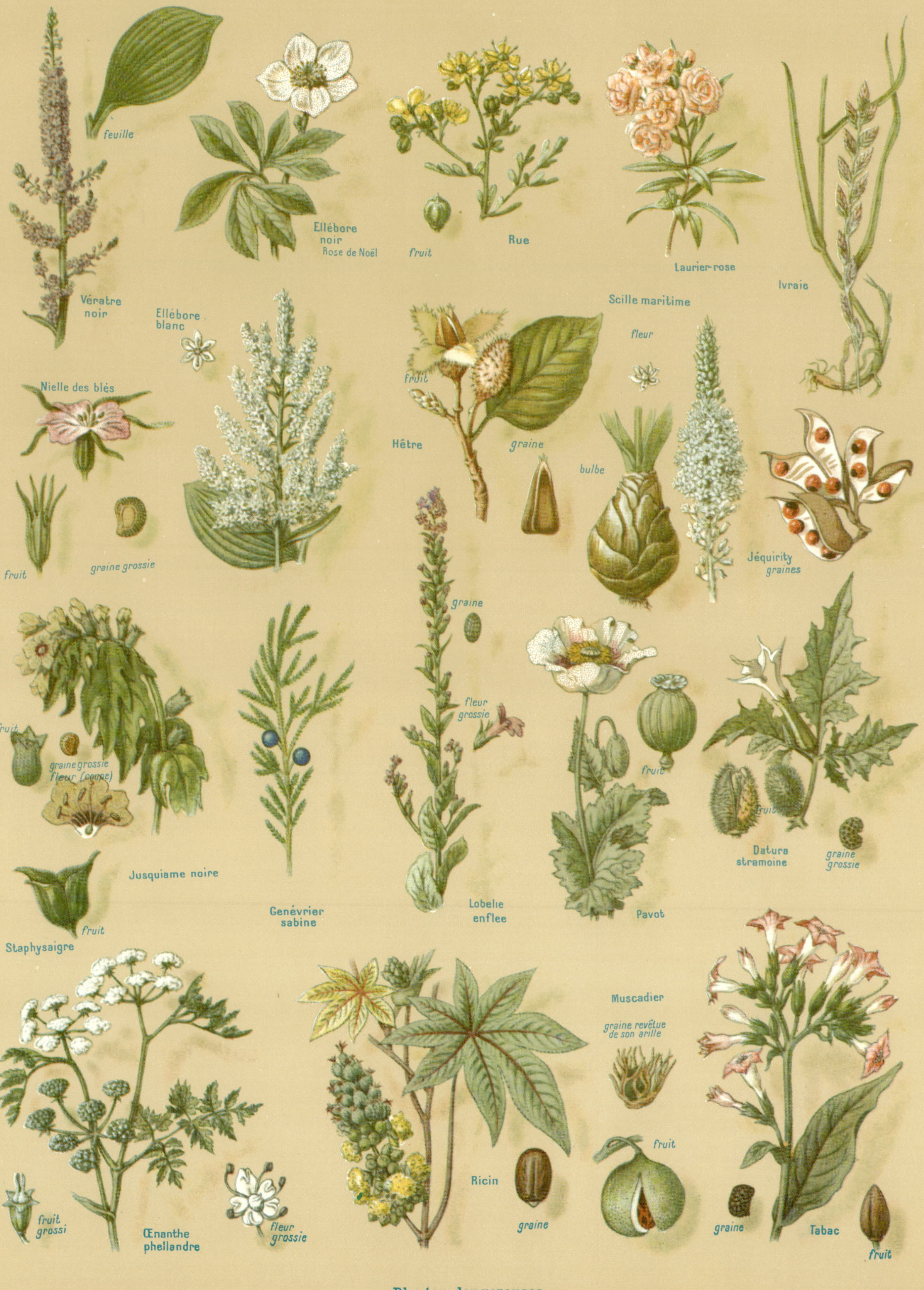

Plantes dangereuses.

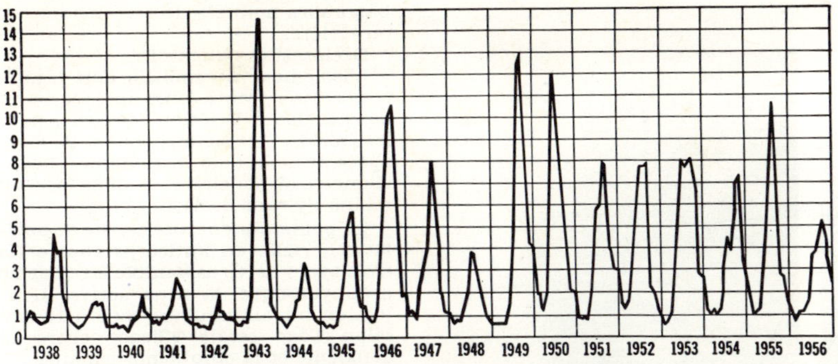

FIG. 1541. — Poliomyélite. Variation annuelle de la morbidité en France rapportée à 100 000 habitants de 1938 à 1957.

lules des cornes antérieures de la moelle (*fig.* 1540), et cliniquement par une paralysie flasque du type périphérique.

La *morbidité* varie beaucoup selon les pays et les épidémies (*fig.* 1541 et 1542). On note en France une nette recrudescence de la maladie en été et en automne.

Ce sont surtout les enfants de six mois à cinq ans qui sont le plus atteints (la morbidité est maximum à 2 ans et plus importante chez le garçon), puis les individus de 6 à 20 ans; les adultes sont moins souvent touchés, mais nettement plus que jadis.

CAUSES. En 1909, Landsteiner et Popper transmirent la maladie au singe par inoculation de moelle épinière d'enfants morts de la maladie. Au microscope électronique, le virus responsable mesure de 15 à 20 millionièmes de millimètre.

Il existe trois types distincts de virus poliomyélitiques, le type I étant de beaucoup le plus fréquent (85 p. 100 des cas). Ces trois virus provoquent des anticorps différents dans le sérum des sujets atteints. On admet que si la majorité des adultes sains ont dans leur sérum des anticorps antipoliomyélitiques, c'est qu'ils ont subi une *infection inapparente qui les a immunisés* (la poliomyélite « paralytique » étant une complication relativement rare).

La pénétration du virus dans l'organisme se fait par les voies aériennes supérieures (nez, pharynx, amygdales), mais surtout par voie digestive. Le

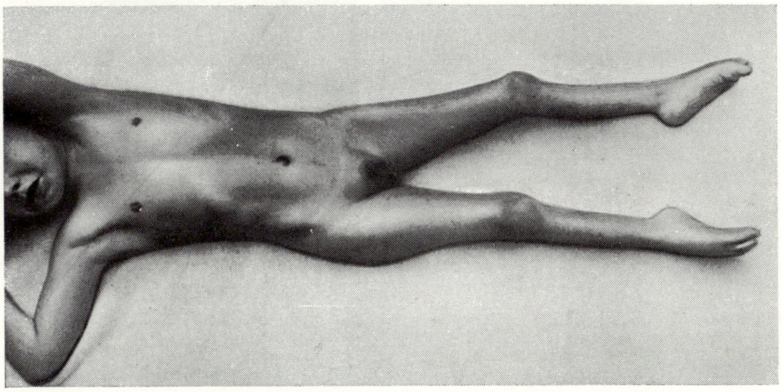

FIG. 1543. — Enfant atteint de poliomyélite.

(*Phot. Maire.*)

virus s'élimine par les matières fécales, qui, déversées dans les eaux d'égout, confèrent à ces eaux une grande virulence, d'ailleurs passagère.

Certains insectes vecteurs, comme les mouches, peuvent servir d'agents de liaison.

L'entourage du malade renferme le plus souvent *plusieurs porteurs de germes sains,* qui sont autant de sources de contagion.

SIGNES. ***Forme de l'enfant*** (Paralysie infantile). — Symptômes de début simulant la grippe. Fièvre, troubles pharyngés et digestifs, somnolence, céphalée, douleurs des membres, surtout dorso-lombaires, douleurs à la pression des masses lombaires, signe de Lasègue, parfois phénomènes méningés, raideur de la nuque, signe de Kernig.

La ponction lombaire montre parfois une réaction méningée, d'abord à polynucléaires, puis à lymphocytes.

Phase de paralysie. — Puis brusquement apparaît une paralysie frappant d'emblée les muscles d'un ou de plusieurs membres, les membres atteints étant flasques et ballants (membres de polichinelle). A cette époque, les symptômes ne sont pas encore définitifs, et ce n'est qu'au bout de 1 ou 2 mois que l'on pourra savoir quels seront les muscles définitivement atteints.

Phase de régression. — Certains muscles primitivement paralysés recouvrent, en effet, peu à peu leurs fonctions, tandis que d'autres restent paralysés (deltoïde, péroniers, muscle

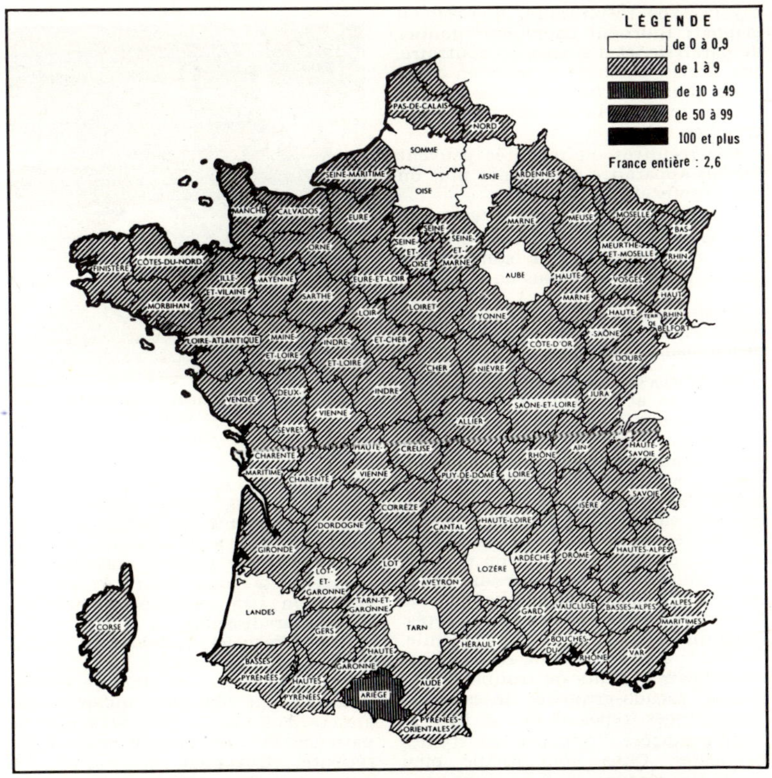

FIG. 1542. — La poliomyélite en France en 1956. Cas pour 100 000 habitants.

(*Carte dressée par M. Moine, Institut national d'hygiène.*)

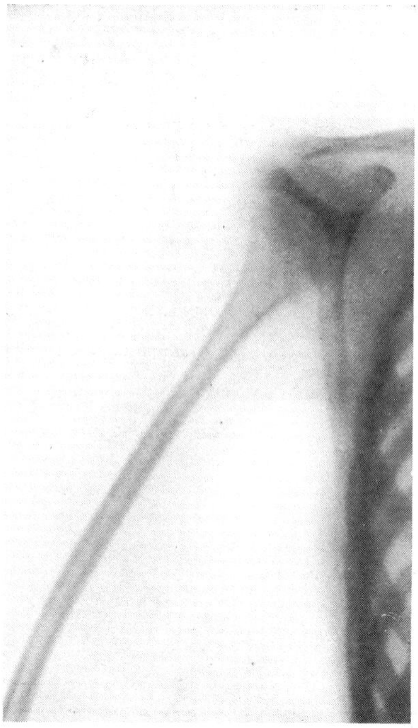

FIG. 1544. — Radiographie du bras gauche atrophié par une poliomyélite.

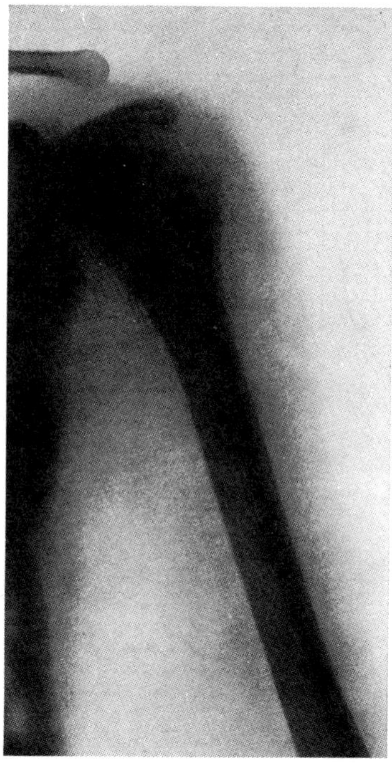

FIG. 1545. — Radiographie du bras droit (état normal).

grand dentelé) et vont en s'atrophiant. L'atrophie peut porter d'ailleurs non seulement sur les muscles, mais sur les os, qui croissent moins, sont plus grêles du côté malade que du côté sain (*fig.* 1544). Les articulations sont lâches, la peau est violacée. Il n'y a habituellement ni troubles de la sensibilité ni troubles sphinctériens.

Phase de paralysie définitive. — L'atrophie de certains groupes musculaires entraîne des déformations (pied bot). Le malade reste plus ou moins infirme; lorsque l'atrophie des membres inférieurs et des muscles du

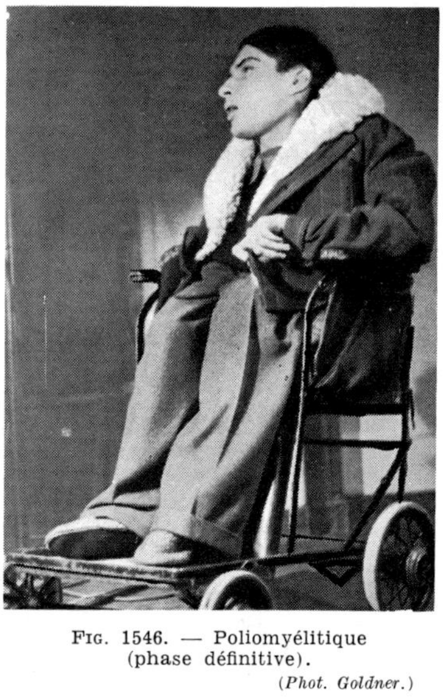

FIG. 1546. — Poliomyélitique (phase définitive).
(*Phot. Goldner.*)

bassin est très marquée, le malade ne peut progresser qu'en se traînant à la façon d'un cul-de-jatte (*fig.* 1546).

Certaines *formes abortives* ou frustes (à type respiratoire, digestif ou grippal) tournent court sans donner de paralysie, et d'autres, au contraire, très *graves,* amènent la mort en quelques jours. Parfois, on observe des formes avec douleurs névritiques ou troubles méningés.

Des récidives ou rechutes peuvent parfois apparaître à échéance plus ou moins lointaine.

PRONOSTIC. La mortalité varie de 5 à 30 p. 100 suivant les épidémies; les formes sporadiques sont moins graves, mais laissent plus de séquelles.

Forme de l'adulte. — Affection analogue, plus rare et sans arrêt de développement osseux.

PROPHYLAXIE. Désinfection des selles du malade et de l'entourage; n'envoyer les matières fécales au tout-à-l'égout qu'après un contact suffisant avec un antiseptique : sulfate de fer, crésyl, eau de Javel, chlorure de chaux. Désinfection du linge. Ebullition de l'eau si elle est suspecte, cuisson des légumes verts, absence de crudités; il convient d'éviter de prendre des médicaments sans nécessité absolue et même de faire des vaccinations. L'ablation des amygdales sera différée. Dans une zone où sévit une épidémie, on sera particulièrement sévère pour les enfants atteints de troubles pharyngés, pseudo-grippaux, intestinaux ou méningés (repos absolu au lit).

On a exagéré l'influence néfaste des baignades. Dans une piscine bien tenue, les risques sont pratiquement nuls, mais il n'en est pas de même des baignades polluées de certains fleuves ou rivières.

Déclaration obligatoire.

L'isolement du malade doit légalement durer trente jours après le début de la maladie. Eviction des écoles pour les frères et les sœurs pendant 28 jours après le début de la maladie; licenciement de la classe si deux cas au moins s'y sont déclarés.

La *gamma-globuline* (v. au *Supplément*), riche en anticorps contre les trois types de virus, semble être l'arme prophylactique la plus active. L'injection intramusculaire de 5 à 10 cm^3 selon l'âge serait efficace entre la deuxième et la cinquième semaine.

La *vaccination* doit être maintenant largement utilisée. (V. *Supplément.*)

TRAITEMENT. *Période aiguë.* — Sérothérapie précoce avec le *sérum antipoliomyélitique de Petitt,* le sérum d'ancien poliomyélitique ou même d'adulte sain (20 à 50 cm^3); les avis diffèrent quant à l'efficacité une fois les paralysies apparues. L'acide folique est peut-être capable de prévenir les paralysies ou de réduire leur diffusion.

Repos au lit. Eviter les attitudes vicieuses des membres inférieurs en soulevant les draps au moyen d'un cerceau, en maintenant les jambes en bonne position (pied à angle droit) au moyen de gouttière plâtrée ou en celluloïd.

Certains troubles respiratoires sont justiciables du poumon d'acier (paralysie des muscles intercostaux et du diaphragme), d'injections de lobeline (paralysie bulbaire).

Période chronique. — Réchauffement des membres atteints (enveloppements tièdes, rayons infrarouges,

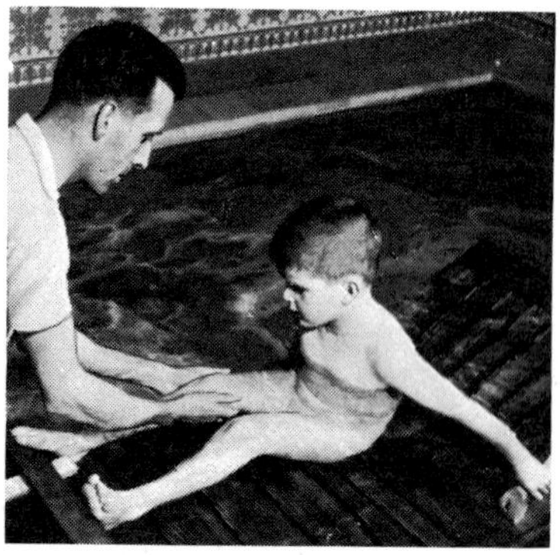

FIG. 1547. — Traitement de la poliomyélite. Massage sous l'eau.
(*Phot. Office suisse de tourisme.*)

diathermie); radiothérapie de la moelle; massage et mobilisation précoce et prudente au début (mouvements passifs, puis actifs); mécanothérapie (*fig.* 1549); massage et mouvements sous l'eau (*fig.* 1547); ionisation transcérébro-médullaire; galvanofaradisation.

Il est essentiel d'adapter le traitement à chaque malade, de le poursuivre *longtemps,* certaines récupérations n'étant obtenues qu'après des années d'efforts. Il faut beaucoup de patience et une grande volonté de réussite. L'examen électrique des muscles et des nerfs permet de prévoir les récupérations éventuelles.

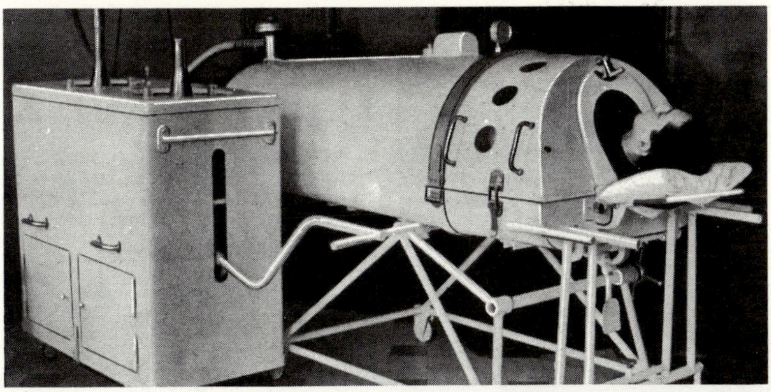

FIG. 1548. — Traitement de la poliomyélite. Poumon d'acier.
(*Phot. Favart.*)

Périodes des déformations. — Appareils orthopédiques appropriés; interventions chirurgicales : sections tendineuses, ostéotomie, résections.

A toutes les phases de la maladie, rééducation systématique intensive de

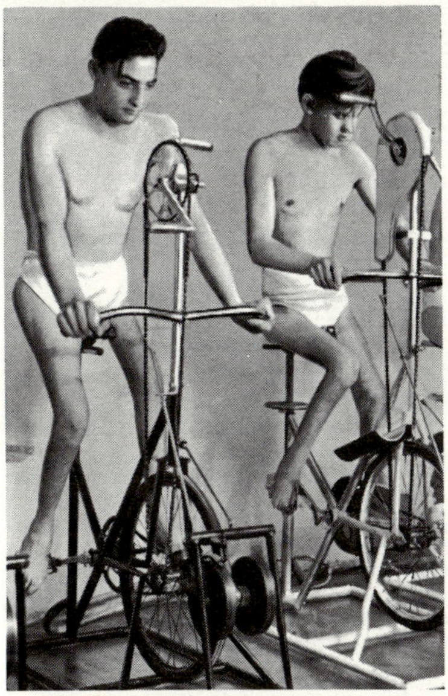

FIG. 1549. — Traitement de la poliomyélite. Rééducation de la musculature par la mécanothérapie.

la musculature, prolongée chaque jour jusqu'à la phase de stabilisation.

Poliomyélite postérieure. — Inflammation des cornes postérieures de la moelle, dans le zona par exemple.

POLLAKIURIE (du gr. *pollakis,* souvent, et *ourein,* uriner). — Besoin fréquent d'uriner, sans que le total du liquide soit nécessairement excessif.

POLLEN. — Poussière jaunâtre qui se forme dans les anthères des fleurs et qui sert à la fécondation des ovules. Le pollen de certaines graminées détermine la *fièvre des foins.*

POLLUTION NOCTURNE. — Voir MASCULINS (Organes génitaux) : *Spermatorrhée.*

POLYADÉNIE (du gr. *polus,* nombreux, et *aden,* glande). — Hypertrophie de ganglions lymphatiques multiples.

POLYARTHRITE (de *polus,* nombreux, et *arthron,* articulation). — Inflammation aiguë ou chronique atteignant plusieurs articulations. Voir ARTHRITE et ARTHROSE.

POLYCHOLIE (du gr. *polus,* beaucoup, et *kholê,* bile). — Surabondance de bile. V. à FOIE (maladies).

POLYCORIE (du gr. *polus,* beaucoup, et *koros,* satiété). — Accumulation pathologique de substances de réserve (glycogène, lipides, lipoïdes) dans un organe (foie, rein, muscle, tissu réticulo-endothélial, centres nerveux), aboutissant à son hypertrophie (Debré).

POLYCYTHÉMIE (du gr *polus,* nombreux, *kutos,* cellule, et *haima,* sang). — V. POLYGLOBULIE.

POLYDACTYLIE (du gr. *polus,* nombreux, et *daktulos,* doigt). — Voir à DOIGT : *Malformations.*

POLYDIPSIE (du gr. *polus,* beaucoup, et *dipsa,* soif). — Soif excessive. V. DIABÈTE.

POLYDYSPLASIE (du gr. *polus,* nombreux, *dus,* difficile, et *plassein,* façonner). — Malformations multiples chez un même individu.

POLYGALA (V. pl. en coul. à SUDORIFIQUES [Plantes]). — Plante de la famille des Polygalacées; on peut employer le polygala de Virginie (*Polygala senega*) ou les polygalas indigènes (*P. vulgaris* et *amara*). La racine, diurétique, expectorante, est employée dans l'asthme, aux doses de 0g,05 à 0g,60 d'extrait en pilules et 0g,50 à 2 g de poudre en cachets ou pilules. En infusion : 1 g p. 100 d'eau. Elle est purgative et émétique en hautes doses.

POLYGLOBULIE. — Etat permanent du sang caractérisé par une augmentation des hématies dépassant 5 500 000 par mm^3, par une rougeur de la peau (face et mains), des muqueuses et du fond de l'œil.

Certaines *fausses polyglobulies* sont en rapport avec une réduction de la masse sanguine, à la suite de déshydratation de l'organisme (sueurs ou diarrhées profuses, vomissements incoercibles).

Les *polyglobulies vraies* peuvent être secondaires à des affections du cœur, congénitales ou non, avec cyanose, au mal des altitudes, à des intoxications (arsenic, phosphore, oxyde de carbone, antipyrine), à des lésions de la rate, des glandes endocrines.

Polyglobulie essentielle ou Erythrémie (Maladie de Vaquez). — S'observe surtout chez la femme vers quarante ans. Affection caractérisée par la rougeur intense de la face, qui est enluminée, avec arborisations vasculaires nombreuses se dessinant sur la peau.

SIGNES. La rate et le foie sont généralement augmentés de volume; douleurs des jambes, surtout nocturnes; troubles gastriques donnant le tableau de l'ulcère.

A l'examen du sang, les hématies sont augmentées (6 à 15 millions), sans formes anormales; le taux de l'hémoglobine est au-dessus de la normale; augmentation variable des leucocytes. Le myélogramme montre la présence de normoblastes, de myélocytes et de mégacaryocites. V. SANG.

EVOLUTION. Chronique; alternatives de rémissions et d'aggravations.

COMPLICATIONS. Hémorragies diverses, albuminurie, phlébite; ictère. Mort par cachexie, leucémie, tuberculose, hémorragie ou ramollissement cérébral.

CAUSE. Obscure.

TRAITEMENT. Le traitement d'urgence en cas d'hyperviscosité sanguine menaçante est la saignée. Les traitements de fond consistent à administrer du radiophosphore, du busulfan, et plus récemment, du pipobroman.

POLYMYOSITE (du gr. *polus,* nombreux, et *mus,* muscle). — Noyaux inflammatoires intramusculaires douloureux avec fièvre, qui paraissent en rapport avec une avitaminose B.

POLYNÉVRITE (du gr. *polus,* nombreux, et *neuron,* nerf). — Affection atteignant un ensemble ou un groupe de nerfs. Les polynévrites peuvent être d'origine toxique ou infectieuse. La plus fréquente est la polynévrite éthylique, survenant chez les sujets habitués à consommer de fortes quantités d'alcool.

POLYNUCLÉAIRE. — Globule blanc à plusieurs noyaux. V. SANG.

POLYNUCLÉOSE. — Augmentation du nombre des polynucléaires dans le sang.

POLYPEPTIDE. — Substance azotée provenant de la désintégration des albumines de l'organisme, intermédiaire entre les peptones et les acides aminés. Ces polypeptides existent dans le sang (20 mg par litre) et dans l'urine (10 mg par litre).

POLYPES (du gr. *polus,* nombreux, et *pous,* pied). — Nom donné à des tumeurs généralement bénignes des muqueuses cylindriques, dues à une prolifération de la muqueuse et du chorion, et formant des masses exubérantes, tantôt pédiculées, tantôt sessiles. On les observe au niveau de l'estomac, du gros intestin, du rectum, de l'utérus; elles sont fréquentes au nez, au larynx, à l'oreille.

Les polypes peuvent grossir et acquérir un fort volume, mais ils peuvent aussi régresser et disparaître spontanément; leur transformation cancéreuse est rare.

TRAITEMENT. Arrachement avec des pinces spéciales, excision, cautérisation au fer rouge, ligature.

POLYPHAGIE (du gr. *polus*, beaucoup, et *phagein*, manger). — Faim insatiable sans altération de la santé.

POLYPNÉE (du gr. *polus*, beaucoup, et *pnein*, respirer). — Respiration fréquente, 40 à 60 fois par minute au lieu de 16.

POLYPODE (du gr. *polus*, nombreux, et *pous*, pied). — Fougère (*Polypodium vulgare*), dont le rhizome, renfermant de la glycyrrhizine et une saponine, a des propriétés laxatives, cholagogues; employé dans l'insuffisance hépatique, en infusion (100 g par litre), en poudre (2 à 4 g), en extrait fluide (1 à 3 g).

POLYPORE. — V. AGARIC : *Agaric blanc officinal.*

POLYURIE (du gr. *polus*, beaucoup, et *ouron*, urine). — Sécrétion abondante d'urine (dépassant 2 litres). Elle peut être : 1° *passagère :* grande ingestion de liquide, injections salines sous la peau, emploi de diurétiques, de régime déchloruré, de lait, à la suite de crise nerveuse, à la terminaison des maladies fébriles et des intoxications; 2° *permanente :* maladies des reins, maladies cérébrales et plus particulièrement du bulbe, diabète, début de tuberculose, hystérie, neurasthénie, goitre exophtalmique, paralysie agitante, et enfin chez les dégénérés.

POLYVINYLPYRROLIDONE. — Corps organique de synthèse. Employé en solution aqueuse à 35 p. 100 comme succédané du plasma sanguin, dans les états de choc, les grandes hémorragies. Utilisé également pour dissoudre la pénicilline, dont il prolonge l'action (pénicilline-retard).

POMMADE. — Topique d'une consistance molle ayant pour base un corps gras : l'*axonge*, qui a l'inconvénient de rancir, mais pénètre bien la peau; la *lanoline*, inaltérable et pénétrante, mais trop consistante; la *vaseline*, inaltérable, mais moins pénétrante; le mieux est le mélange de ces deux dernières. On emploie plus rarement la glycérine, les huiles, la moelle de bœuf.

A cet excipient, on incorpore la substance active, habituellement un corps solide (oxyde de zinc, calomel, oxyde jaune de mercure, etc.).

La pommade réalise l'occlusion de la peau, abolit la respiration cutanée, provoque des actions congestives, et fait pénétrer profondément dans la peau la substance active. Elle ne convient pas aux dermatoses irritées ou irritables, sur lesquelles il faut appliquer des pâtes.

Il existe des *pommades en bâtons,* à base de lanoline et d'huile, auxquelles on peut incorporer un médicament actif (chrysarobine, par exemple). Ces bâtons sont propres et portatifs.

POMME (*Malus communis*). — Son acidité agréable aide à la digestion en provoquant une grande sécrétion de

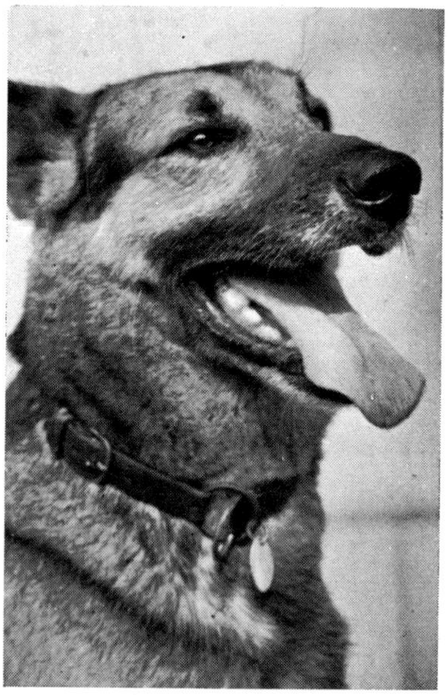

FIG. 1550. — Chien à l'état de polypnée thermique.
(*Cl. G. Bresse.*)

salive et des glandes intestinales : laxatif léger à l'état cru et en marmelade. L'infusion du péricarpe (pelure) est diurétique, et peut être prescrite dans la goutte, le rhumatisme chronique.

POMME D'ADAM. — Cartilage thyroïde situé à la partie antérieure du larynx.

POMME DE TERRE. — Plante de la famille des Solanacées (*Solanum tuberosum*), dont le tubercule est employé comme aliment. Sa composition varie beaucoup suivant la variété considérée. Elle renferme beaucoup d'eau (66 à 80 p. 100), des matières azotées (1,4 à 2,8 p. 100), des matières grasses (0,04 à 0,24), de l'amidon et des sucres (51,50 à 29,8 p. 100), de la cellulose (0,37 à 0,98) et des cendres riches en potasse et en magnésie (0,44 à 1,8 p. 100). Il faut 3 kg de pommes de terre *cuites à l'eau* ou 1 200 g de pommes *frites* pour équivaloir 1 kg de pain blanc. La pomme frite absorbe près de 9 p. 100 de graisse, et devient par suite moins digestible pour les dyspeptiques.

ALTÉRATIONS et INTOXICATIONS. L'humidité chaude fait germer les pommes de terre et y provoque, notamment dans les pousses, la création d'un glucoside toxique, la *solanine*. Leur absorption donne lieu alors à une intoxication très grave décrite à l'article SOLANINE.

Médicament. — 1° *A l'intérieur.* — La pauvreté de la pomme de terre en chlorures la recommande pour le régime déchloruré. Elle a été conseillée pour remplacer le pain chez les diabétiques, qui peuvent en absorber sans inconvénient de 500 g à 3 kg.

2° *A l'extérieur.* — La fécule et la pulpe de pomme de terre sont utilisées comme cataplasme. Pour l'obtenir : 1° on épluche une pomme de terre crue; 2° on en râpe 60 g; 3° on délaye dans une quantité égale ou 100 g d'eau froide; 4° on porte à ébullition; 5° on étend cette pâte avec une cuillère comme un cataplasme ordinaire.

POMMELIÈRE. — Tuberculose des vaches. V. TUBERCULOSE et VIANDE : *Viandes malsaines.*

POMPE STOMACALE. — Pompe aspirante et foulante en caoutchouc durci avec laquelle on peut, à l'aide d'un tube introduit par l'œsophage

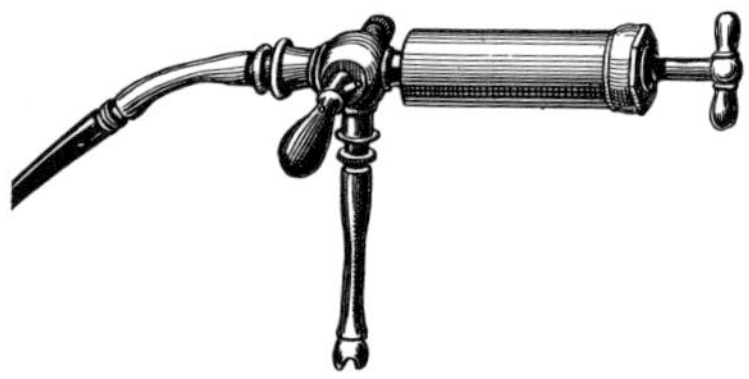

FIG. 1551. — Pompe stomacale.

dans l'estomac, soit aspirer un liquide contenu dans ce viscère, soit y injecter un liquide modificateur ou nutritif (*fig.* 1551).

PONCTION. — Introduction dans une cavité naturelle ou artificielle d'un trocart ou de l'aiguille d'un

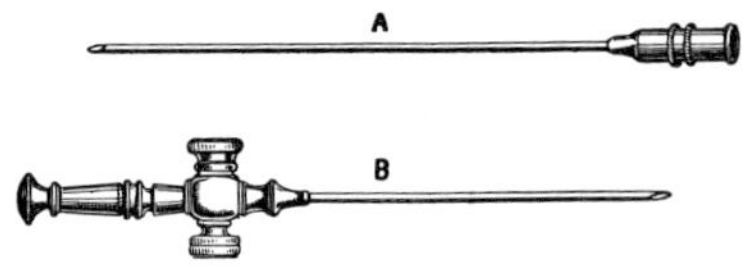

FIG. 1552. — Aiguilles à ponction.
A. Aiguille de Tuffier; B. Aiguille de Kœnig.

aspirateur pour évacuer un liquide (*fig.* 1552). On fait aussi la ponction de l'œil (paracentèse), d'une hydrocèle, de la vessie, du canal rachidien.

Ponction lombaire. — Opération consistant à enfoncer entre la quatrième et la cinquième vertèbre lombaire une aiguille (*fig.* 1553, 1554) jusque dans le cul-de-sac arachnoïdien, au-dessous de la terminaison de la moelle, qui ne court par conséquent aucun risque, soit pour retirer du liquide céphalo-rachidien, soit pour injecter des substances médica-

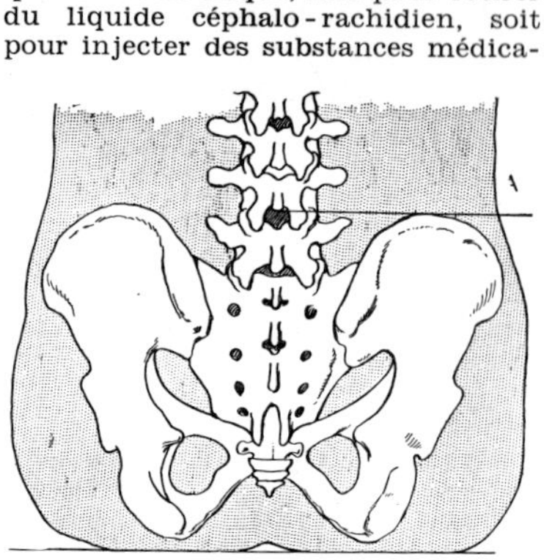

FIG. 1553. — Ponction lombaire.
A. Endroit où doit pénétrer l'aiguille.

menteuses : sérum antiméningococcique dans la méningite cérébro-spinale, novocaïne ou stovaïne pour obtenir la rachianesthésie des membres inférieurs et de la moitié inférieure du tronc; on peut ainsi pratiquer des

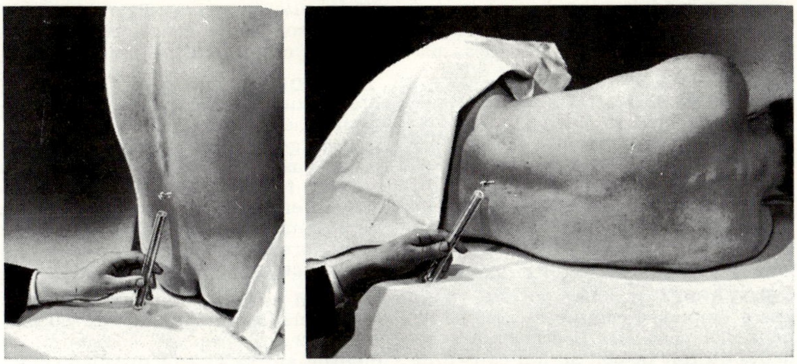

Fig. 1554. — Ponction lombaire, position assise et position couchée.
(*Phot. Larousse.*)

opérations chirurgicales sans endormir le patient et sans aucune douleur.

Les éléments cellulaires contenus dans le liquide céphalo-rachidien (lymphocytes, polynucléaires) sont très importants pour le diagnostic des méningites.

Après une ponction lombaire, le malade doit demeurer couché pendant 24 heures, pour éviter les petits accidents de méningisme (vomissements, céphalée).

Ponction sous-occipitale. — Elle donne accès au grand lac cérébello-médullaire de la cavité sous-arachnoïdienne (*fig.* 1555). Le malade peut être en position assise, en position abdominale, la tête fléchie, ou en position de préculbute (*fig.* 1556). L'aiguille est enfoncée au milieu de la ligne médiane unissant la protubérance occipitale à l'épiphyse épineuse de l'axis. La ponction sous-occipitale est utilisée, en outre, pour le lipiodol-diagnostic, le traitement des méninges cérébro-spinales cloisonnées. Cette méthode évite les accidents de méningisme; mais on a signalé parfois des

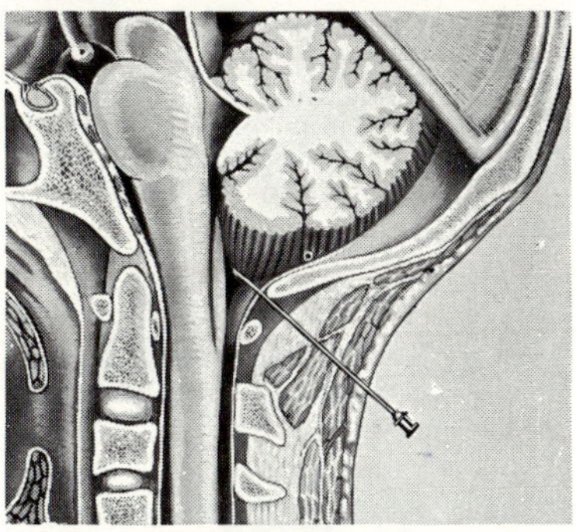

Fig. 1555. — Ponction sous-occipitale. L'aiguille pénètre dans le lac cérébelleux inférieur.

accidents d'hémorragies par blessure des artères vertébrale ou cérébelleuse.

Contre-indiquée chez le vieillard, l'hypertendu, l'artérioscléreux, l'hémophile.

Ponction veineuse. — Pour faire une injection intraveineuse, une transfusion, il faut aseptiser le pli du coude, arrêter la circulation de retour par un lien placé au-dessus du pli du coude, puis, le bras du malade

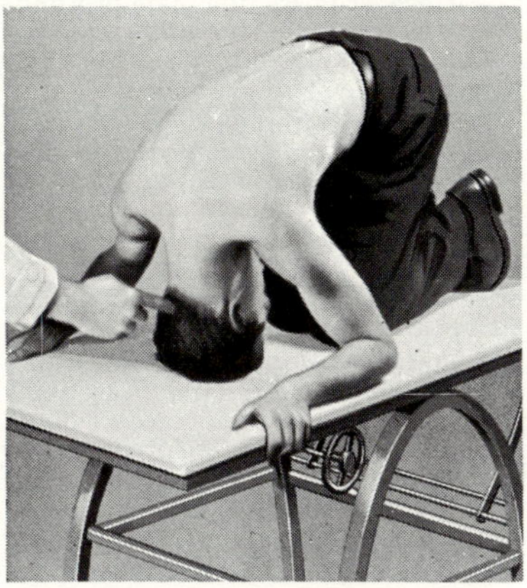

Fig. 1556. — Ponction sous-occipitale. Position de pré-culbute.

étant très étendu, on dirige l'aiguille obliquement vers la veine.

Ponction de la rate. — V. RATE.

Ponction de la moelle osseuse. — V. MYÉLOGRAMME.

Ponction-biopsie.—V.*Supplément.*

POPLITÉ (du lat. *poples, poplitis,* jarret). — Qui concerne le jarret.

Creux poplité. — Creux du jarret. Espace losangique, limité par des tendons et des muscles; en haut, par les

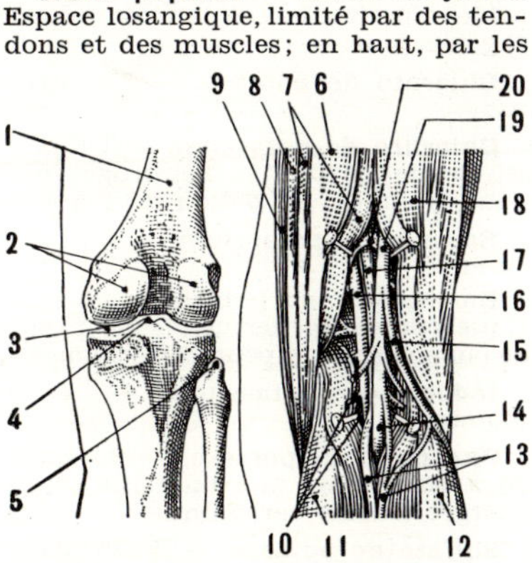

Fig. 1557. — Creux poplité.

1. Fémur; 2. Condyles fémoraux; 3. Interligne articulaire; 4. Épine du tibia; 5. Apophyse styloïde du péroné; 6. Demi-tendineux; 7. Demi-membraneux; 8. Droit interne; 9. Couturier; 10. Artère et nerf du jumeau interne; 11. Jumeau interne; 12 Jumeau externe; 13. Veine et nerf saphènes externes; 14. Nerf sciatique poplité interne; 15. Nerf sciatique poplité externe; 16. Artère poplitée; 17. Veine poplitée; 18. Long biceps; 19. Nerf grand sciatique; 20. Anneau du 3e adducteur.

deux portions du biceps crural, le demi-tendineux, le demi-membraneux, le droit interne et le couturier; en bas, par le jumeau externe, le plantaire grêle, le poplité et le jumeau interne (*fig.* 1557).

Le creux du jarret renferme du tissu graisseux au milieu duquel sont le *nerf sciatique poplité interne, l'artère poplitée,* qui fait suite à l'artère fémorale et se divise, en haut de la jambe, en artère péronière et tibiale postérieure, la *veine poplitée;* en dehors se trouve le *nerf sciatique poplité externe.* Il existe, en outre, des *ganglions* et des *vaisseaux lymphatiques.*

Le creux poplité peut être le siège d'anévrismes et de kystes.

POPULÉUM (Onguent). — Onguent fait avec des bourgeons récents de peuplier (en latin, *populus*), des feuilles récentes de pavot noir, de la belladone, de la jusquiame, de la morelle et de l'axonge. On l'emploie comme calmant sur les hémorroïdes douloureuses et les crevasses du sein.

PORC. — V. CHARCUTERIE.

PORCHERS (Maladie des). — Variété de *leptospirose* (v. ce mot).

PORENCÉPHALIE (du gr. *poros,* cavité, et *encéphale*). — Cavités cratériformes s'ouvrant à la surface des hémisphères cérébraux, ordinairement des deux côtés, et qui sont le résultat d'une rétraction cicatricielle par encéphalopathie infantile. Les unes (*porencéphalie vraie*) atteignent le ventricule latéral, les autres (*pseudo-porencéphalie*) ne l'atteignent pas. Les premières semblent résulter d'un arrêt de développement, les autres d'un travail destructif, et toutes d'un vice de circulation.

Pour les SIGNES, V. CERVEAU (maladies) : *Encéphalopathies infantiles.*

POROKÉRATOSE (du gr. *poros,* cavité, et *keras,* corne). — Lésion cornée localisée aux glandes sudoripares des paumes et des plantes (Brocq).

Placard circiné constitué au centre par une peau normale, atrophique ou cornée, et limité par un bourrelet épidermique creusé d'une rigole (Mibelli).

TRAITEMENT. Pommades salicylées ou résorcinées; électrolyse ou électrocoagulation.

PORPHYRINE. — Substance dérivée de l'hémoglobine, pouvant s'observer dans les urines et les fèces. L'urine prend une coloration rouge pourpre. La porphyrinurie se rencontre dans diverses intoxications (plomb, sulfonal, véronal) ou dans certaines avitaminoses PP.

PORTE (Veine). — Gros vaisseau recueillant le sang veineux de tous les viscères abdominaux, sauf le foie et le rein. La veine porte est formée par la réunion de trois grosses veines : la *splénique,* venant de la rate; les deux *mésentériques supérieure et inférieure,* venant de l'intestin; elle se dirige vers le hile du foie, où elle se divise en deux branches, et elle se capillarise comme une artère (*fig.* 1558).

Après avoir parcouru des capillaires à l'intérieur du foie, le sang va dans les veines *sus-hépatiques,* qui recueillent aussi, après sa désoxygénation, le sang amené au foie par l'artère hépatique; ces veines sus-hépatiques se jettent dans la veine cave inférieure, qui aboutit au cœur.

On donne le nom de *système porte* à un tel vaisseau se terminant à ses deux extrémités par un réseau capil-

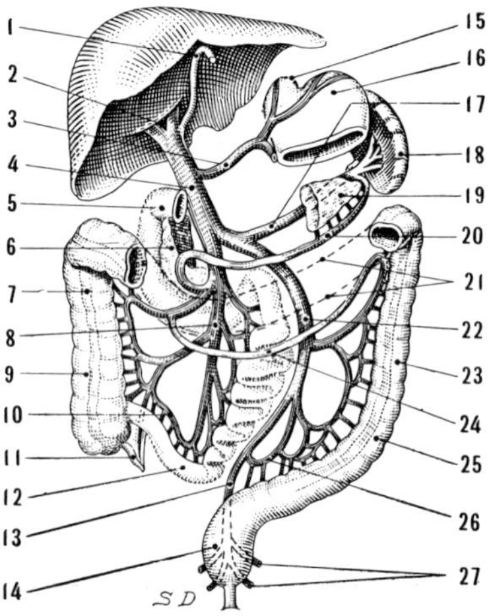

FIG. 1558. — Veine porte et ses affluents.
1. Ligament rond du foie; 2. Hile du foie; 3. Veine coronaire stomachique; 4. Tronc de la veine porte; 5. Duodénum; 6. Tête du pancréas; 7. Côlon ascendant; 8. Veine mésentérique supérieure; 9. Cæcum; 10. Veine iléale; 11. Appendice; 12. Intestin grêle; 13. Veine hémorroïdale supérieure; 14. Rectum; 15. Orifice œsophagien du diaphragme; 16. Estomac; 17. Veine splénique; 18. Rate; 19. Queue du pancréas; 20. Veine gastro-épiploïque; 21. Côlon transverse; 22. Veine mésentérique inférieure; 23. Côlon descendant; 24. Arcade veineuse du côlon transverse; 25. Côlon sigmoïde; 26. Veines sigmoïdiennes; 27. Veines hémorroïdales.

laire. La veine porte naît, en effet, du réseau capillaire du tube digestif, du pancréas et de la rate, et se termine dans le foie par un second réseau capillaire.

PORTE-AIGUILLES. — Instrument destiné à tenir les aiguilles fines. Il en existe de nombreuses variétés.

PORTEURS DE GERMES. — Les porteurs de germes comprennent soit des *malades* d'hier (convalescents) et de demain (en incubation ou en forme fruste), soit des sujets *sains,* qui transportent les germes pathogènes sans en souffrir personnellement. Ces porteurs de germes jouent un grand rôle dans la propagation des maladies infectieuses.

MESURES PROPHYLACTIQUES. 1° *Désinfection du nasopharynx.* — Badigeonnages de la gorge, matin et soir, avec de la glycérine iodée à 1/80. Gargarismes fréquents à l'eau oxygénée à 1/10. Sulfamides, pénicilline.

2° *Désinfection de l'intestin et des selles.* — V. DYSENTERIE, TYPHOÏDE.

3° *Traitement général.* — V. DIPHTÉRIE, GRIPPE, MÉNINGITE : *Méningite cérébro-spinale épidémique,* DYSENTERIE, TYPHOÏDE.

PORTO-CAVE (Dérivation ou anastomose). — V. *Supplément.*

PORTOGRAPHIE. — V. *Supplément.*

POSITON. — Electron positif. Voir ÉLECTRON.

POSOLOGIE (du gr. *poson,* quantité, et *logos,* étude). — Etude des doses des médicaments et des manières de les administrer.

POSSESSION (Délire de). — Parmi les délires hypocondriaques, l'un des plus intéressants est le délire de possession corporelle, dans lequel les malades imaginent que certains de leurs organes, parfois leur être entier, sont possédés soit par des animaux, soit par des humains, soit par des individus surnaturels.

POTASSE. — La potasse n'est guère employée comme médicament; mais elle peut être l'occasion d'accidents du fait de son action caustique sur la peau; après 5 à 10 minutes, elle amène d'abord de la cuisson, puis une brûlure trois fois plus large que sa surface, et laisse une plaie profonde avec escarre molle. V. BRÛLURES.

Elle peut aussi être absorbée. Voir CAUSTIQUES.

Potasse caustique (Oxyde hydraté de potassium). — Employée comme caustique sous le nom de *pâte de Vienne,* unie avec de la chaux vive.

Sels de potassium. — Etant irritants, ils doivent être pris très dilués et au moment des repas, de façon à en réduire l'absorption.

Acétate de potasse. — Diurétique à la dose de 1 à 5 g dans de la limonade (500 g) ou dans une décoction de chiendent (1 000 g). A prendre par petites tasses.

INCOMPATIBILITÉS. Fruits et acides, sels acides, sels d'argent, sels de mercure.

Arsénite de potasse. — V. à ARSENIC.

Azotate de potasse (Nitre ou Salpêtre; existe dans la bourrache). — Diurétique, à la dose de 50 cg à 2 g dans de la tisane de chiendent ou dans du vin blanc. Fait partie de la poudre de Dover et de celle des voyageurs. Employé comme contre-stimulant à la dose de 4 à 5 g. Il forme la partie active du *papier nitré* utilisé en fumigation.

Bicarbonate de potasse. — Antiacide, antigoutteux, à la dose de 1 à 3 g par jour.

Chlorate de potasse. — V. CHLORATE.

Chlorure de potassium (Sel digestif, Sel de Sylvius). — Fébrifuge, fondant, purgatif, en potion de 1 à 4 g.

Bromure de potassium. — V. à BROMURES.

Bichromate de potasse. — Caustique contre les verrues, sous forme de pommade (10 cg pour 15 g d'axonge).

Iodure de potassium. — V. à IODURES.

Phosphate de potasse. — Purgatif, 20 à 30 g dans une bouteille d'eau chargée d'acide carbonique.

Sulfate de potasse. — Entre dans la composition des sels anglais, qui sont formés de ce sel imbibé d'acide acétique cristallisable.

Sulfure de potassium. — V. SULFURES.

POTENTILLE. — Plante de la famille des Rosacées, dont les feuilles et les racines de plusieurs espèces (*Potentilla anserina, P. reptans, P. verna*) sont astringentes par le tanin qu'elles renferment.

POTION (du lat. *potare,* boire). — Préparation composée d'un ou plusieurs médicaments dissous dans un liquide généralement sucré et qu'on prend par cuillerées. Comme les potions fermentent facilement, elles doivent en général être absorbées dans les 24 heures. L'addition de tolu, d'eau chloroformée ou de laurier-cerise retarde cette fermentation.

Potion antidiarrhéique. — Extrait thébaïque, 5 cg; sous-nitrate de bismuth, 2 g; sirop de coings et de menthe aa, 15 g; eau distillée, 75 g; une cuillerée toutes les heures.

Potion cordiale. — Sirop d'écorces d'oranges amères, 50 g; teinture de cannelle, 10 g; vin de Banyuls, 150 cm³; une cuillerée à soupe toutes les deux heures comme stimulant.

Potion de Todd. — Eau-de-vie ou rhum, 50 g; sirop simple, 40 g; teinture de cannelle, 5 g; eau distillée qs, 150 cm³; une cuillerée à soupe toutes les deux heures comme stimulant.

Potion de Rivière. — Médicament employé contre les vomissements. Il se compose d'une potion n° 1, contenant du *bicarbonate de soude,* et d'une potion n° 2, contenant de l'*acide citrique.* On absorbe rapidement une cuillerée de la potion n° 1, puis de la potion n° 2. L'acide citrique, en s'associant à la soude, fait dégager de l'acide carbonique, qui calme l'estomac.

POTIRON. — Plante (*Cucurbita maxima*) de la famille des Cucurbitacées, dont les semences, comme celles de la courge, sont employées contre le ténia, à la dose de 60 g, associées à quantité égale de sucre et parfumées par de l'eau de fleurs d'oranger.

POTOMANIE (du gr. *potos,* boisson, et *mania,* folie). — Impulsion qui pousse certains dégénérés à boire des liquides en abondance.

POTT (Mal de). — Tuberculose d'un segment plus ou moins étendu de la colonne vertébrale.

On distingue le mal de Pott cervi-

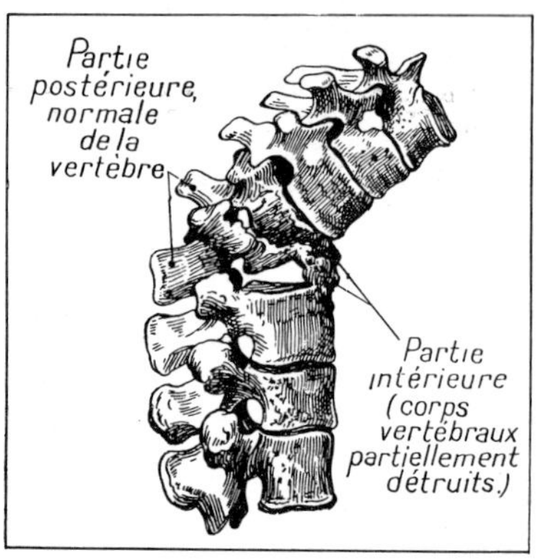

FIG. 1559. — Colonne vertébrale dans le mal de Pott.

cal, le mal de Pott dorsal, intéressant généralement un nombre assez grand de vertèbres, et le mal de Pott lombaire, intéressant au contraire peu de vertèbres.

L'agent infectieux, le *bacille de Koch,* détruit de préférence la partie antérieure des vertèbres ou corps vertébraux et les disques intervertébraux voisins. La partie postérieure des ver-

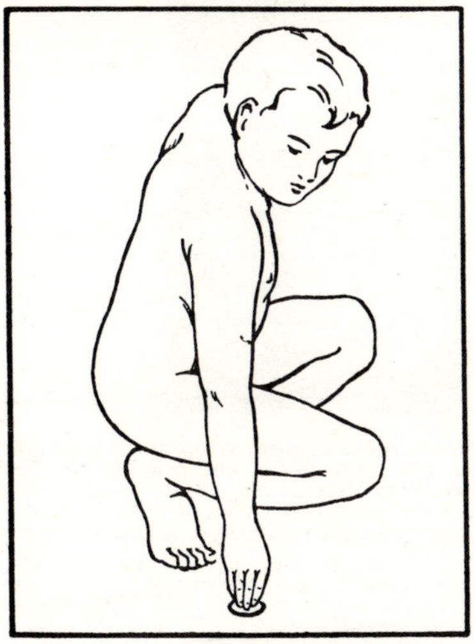

Fig. 1560. — Raideur du rachis quand le malade se baisse.

tèbres touchées garde une hauteur normale; la colonne s'infléchit en avant et présente une angulation (*fig.* 1559) qui, lorsqu'elle est importante, prend le nom de *gibbosité.*

Signes. *Période de début.* — Pas de déformation visible, tout au plus la petite saillie d'une apophyse épineuse.

Le malade présente essentiellement une douleur localisée à un niveau vertébral, bien limitée et pouvant irradier en ceinture, douleur qui est exacerbée quand on appuie sur la vertèbre intéressée. Elle est plus vive à la fatigue et augmente lentement avec le temps.

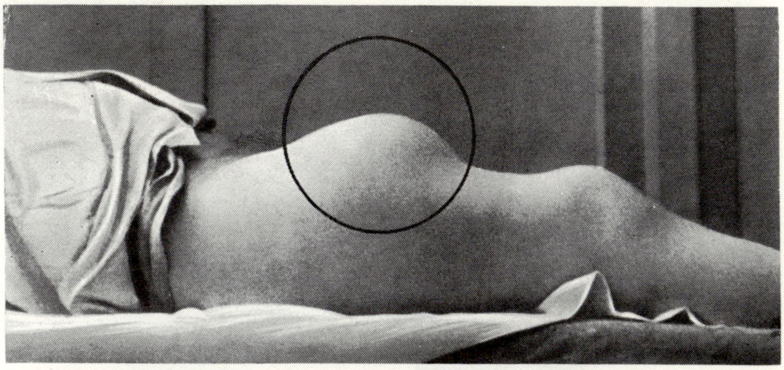

Fig. 1561. — Volumineux abcès iliaque, d'origine lombaire, fusant sous l'arcade crurale.
(*Doc. Ducroquet.*)

La *raideur* du segment vertébral sus- et sous-jacent au foyer pottique est due à la contracture des masses musculaires latérovertébrales. Cette raideur, qui donne un aspect « figé » au malade, est un signe caractéristique. Le malade se baisse tout d'une pièce, en fléchissant les jambes et en gardant le tronc droit (*fig.* 1560).

Période d'état. — Le diagnostic est aisé. A la douleur et à l'impotence fonctionnelle s'ajoute une déformation du rachis traduisant une destruction osseuse déjà marquée; c'est la *gibbosité,* qui est toujours angulaire et médiane.

Abcès. — Le mal de Pott non traité ou très virulent peut se compliquer d'abcès importants à départ vertébral, fusant largement dans les tissus avoisinants, ou suivant les gaines musculaires.

C'est ainsi que le mal de Pott lombaire fuse en suivant la gaine du muscle psoas iliaque, jusque dans l'aine (*fig.* 1561).

Fistule. — Les abcès, trop volumineux, ou non ponctionnés, peuvent, à la longue, venir ulcérer la peau et donner lieu alors à une fistule. Le trajet fistuleux tuberculeux peut alors se surinfecter à partir de microbes venus de l'extérieur, compliquant sérieusement l'état du malade.

Ces fistules et leurs infections aiguës secondaires étaient souvent fatales aux malades avant l'apparition des antibiotiques.

Paralysie. — Si le pus tuberculeux venant de la partie antérieure de la vertèbre fuse en arrière dans la direction du canal médullaire et des enveloppes de la moelle épinière, il provoque quelquefois une réaction fibreuse cicatricielle. Cette gangue fibreuse, serrée autour de la moelle, en anneau, provoque une paralysie plus ou moins importante, mais presque toujours définitive : paraplégie d'abord flasque, puis spasmodique, s'accompagnant de contractures et même de déformations permanentes des pieds.

Les paralysies n'apparaissent généralement que si la maladie est traitée trop tardivement.

Pronostic. L'évolution sera d'autant plus normale que le diagnostic aura été plus précoce et que le traitement aura été suivi strictement.

La durée du traitement ne sera jamais au-dessous d'un an et demi, souvent beaucoup plus. Le traitement

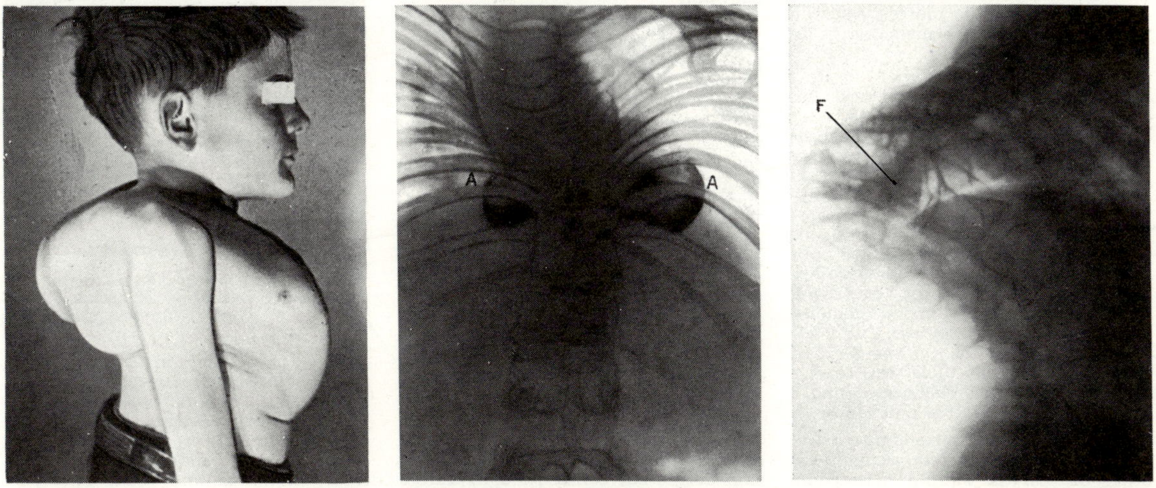

Gibbosité très importante à la suite d'un mal de Pott dorsal de l'enfance.

Radiographie de face montrant la diminution de moitié de la colonne par ulcération compressive. Noter les abcès calcifiés (A).

Radiographie de profil montrant l'angulation de la colonne autour du foyer pottique (F) où les vertèbres ne se différencient plus.

Fig. 1562. — Mal de Pott dorsal.

(*Doc. Ducroquet.*)

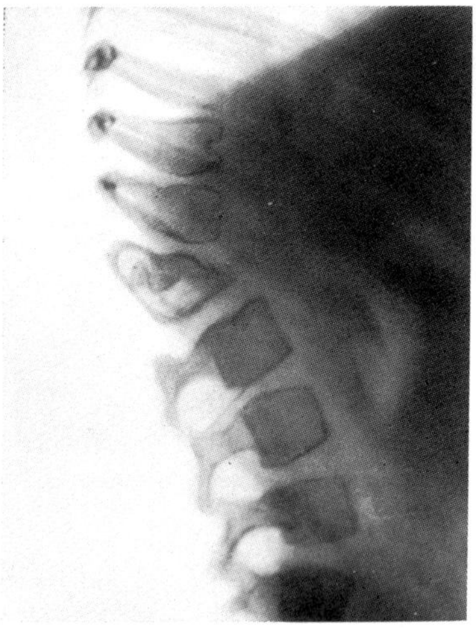

Mal de Pott dorso-lombaire, vu de profil, chez un enfant de 3 ans. Fonte typique de deux vertèbres.

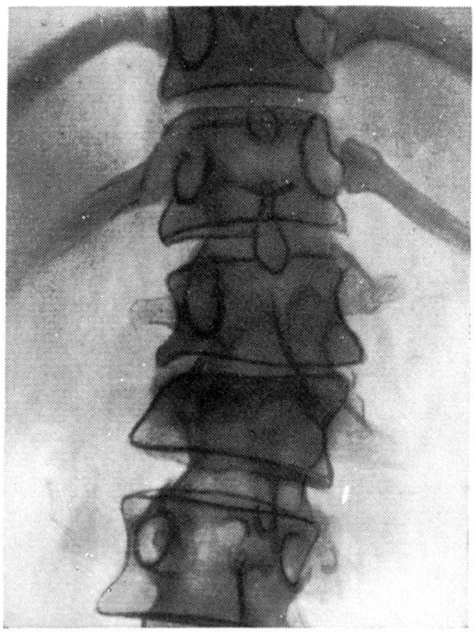

Mal de Pott lombaire, vu de face, touchant les 1re et 2e vertèbres lombaires. Noter la disparition du disque intervertébral et la fonte partielle des deux corps vertébraux voisins.

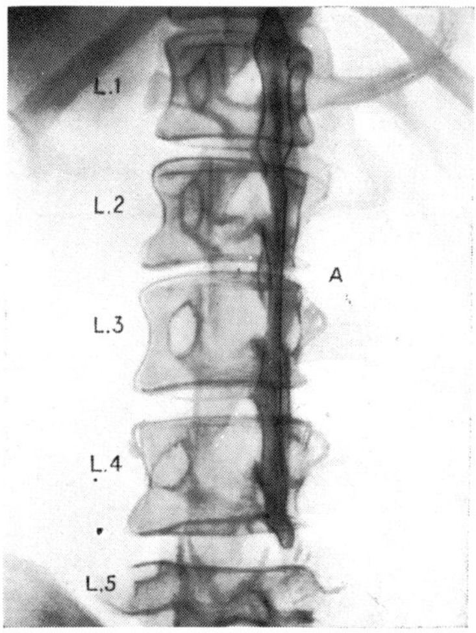

Greffe d'Albee, après stabilisation d'un mal de Pott lombaire ayant peu détruit. Les vertèbres lésées ont gardé un volume presque normal. La greffe s'étend de la 1re à la 4e vertèbre lombaire. (Vue prise de face.)

FIG. 1563. — Mal de Pott lombaire.

(*Doc. Ducroquet.*)

sera conditionné par la stabilisation plus ou moins rapide de la maladie.

TRAITEMENT. Il diffère selon que la maladie a frappé un enfant ou un adulte. En effet, l'évolution du mal de Pott de l'enfant se fait naturellement vers l'ankylose osseuse, alors que celui de l'adulte n'a aucune tendance à la guérison spontanée.

Chez l'enfant. Le *traitement général* comporte la cure hélio-marine en dehors de toute tuberculose pulmonaire; dans ce dernier cas, cure hygiéno-diététique banale, la thérapeutique par les antibiotiques antituberculeux, streptomycine, isoniazide, P.A.S. Le *traitement local* reste toujours employé. Dans la plupart des cas, le *traitement orthopédique* suffit. Le lit spécial de Bercq n'immobilise pas suffisamment l'enfant, et on a recours à la coquille plâtrée, qui non seulement immobilise, mais corrige les attitudes vicieuses.

L'évolution d'un tel mal de Pott correctement traité est cyclique. Les abcès peuvent apparaître, mais ne se compliquent pas; les déformations ne peuvent se fixer. On assiste à la phase de stabilisation, caractérisée par l'atténuation des signes cliniques, l'amélioration des images radiologiques et la réapparition des contours osseux. La phase de guérison survient au bout d'un temps variable, classiquement deux à quatre ans; dans les formes traitées précocement, plus rapidement.

Le traitement chirurgical, essentiellement chez l'enfant la *greffe d'Albee,* n'est indiqué que dans les formes très sévères, très destructrices. L'abord direct du foyer est très peu employé.

Chez l'adulte. Le traitement général est identique. Le *traitement local* est différent, car la simple orthopédie impose trois ans de lit, sept ans de corset, expose aux réveils et aux récidives.

Le traitement chirurgical offre deux types d'intervention :

La *greffe d'Albee* est un greffon prélevé sur le tibia qui réunit entre elles les apophyses épineuses ou les lames des vertèbres. Cette pratique permet d'obtenir l'ankylose du foyer après un repos sur lit, plâtré, pendant six mois et le port d'un corset en celluloïd pendant deux ans, au cours desquels la marche sera progressivement reprise.

On insiste actuellement sur une nouvelle méthode qui est permise par l'apparition des antibiotiques antituberculeux. Il s'agit de l'*abord direct du foyer avec curage* de la cavité osseuse et comblement de la brèche par de l'os spongieux. Cette méthode a l'avantage de supprimer radicalement tout le foyer tuberculeux et de mettre à l'abri d'un réveil ultérieur de la tuberculose locale, de permettre un lever précoce sous couvert du port d'un corset en celluloïd.

TRAITEMENT DES COMPLICATIONS. Il faut traiter les *abcès,* qui peuvent être précoces et même apparaître sous traitement. Les ponctions en position *non déclive,* en peau saine, sous le couvert d'une asepsie rigoureuse, et complétées par l'injection d'antibiotiques spécifiques, doivent permettre d'éviter la fistulisation de ces abcès et leurs surinfections.

L'*apparition de paraplégie,* plus grave, fait mettre en route les soins d'hygiène : propreté minutieuse, traitement des troubles sphinctériens. Les lits spéciaux ou les matelas alternatifs doivent empêcher la formation d'escarres. Enfin, on doit lutter contre l'apparition des attitudes vicieuses au niveau des membres inférieurs (équinisme en particulier). La paraplégie tardive est plus grave : une intervention peut aller lever une compression osseuse (laminectomie), mais elle est sans action sur celles qui sont dues à une pachyméningite. En conclusion, le mal de Pott reste une maladie grave, car certaines complications sont au-dessus de toutes thérapeutiques, mais il est devenu curable, même chez l'adulte, où il avait auparavant un très sombre pronostic. Et surtout la guérison est le plus souvent totale ou presque, et permet la reprise d'une activité normale après une incapacité dont la durée a été réduite.

POU. — V. POUX.

POUCE (V. figure, à MAINS). — Le pouce ne contient que deux phalanges. Pour les *luxations,* v. ce mot.

POUDRES. — Substances en très fines particules obtenues par trituration dans un mortier, puis tamisage. On devra avoir soin de couvrir le mortier et le tamis si les substances sont réduites en poudre impalpable, surtout s'il s'agit de poisons, car des particules en seraient absorbées par le préparateur. On doit savoir aussi que certaines poudres (chlorate, nitrate, permanganate) sont susceptibles de produire des explosions lorsqu'on les mélange à des substances organiques comme du sucre ou du charbon. Les poudres peuvent être composées d'une seule substance

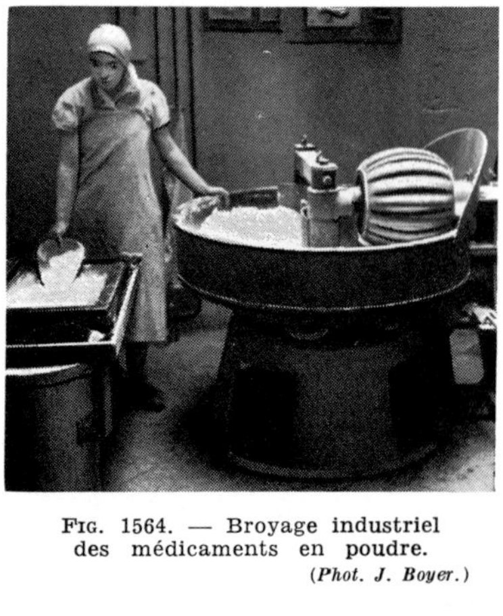

FIG. 1564. — Broyage industriel des médicaments en poudre.

(*Phot. J. Boyer.*)

(*poudre simple*) ou de plusieurs (*poudre composée*). Les principales sont les suivantes.

Poudre absorbante ou antiacide. — Elle est formée de quantité égale de magnésie et de sucre. On l'emploie dans les empoisonnements et les maladies d'estomac (aigreurs, renvois acides), à la dose de 40 à 60 cg.

Poudre de Dover. — Préparation calmante, diurétique, contenant du sulfate et du nitrate de potasse, de l'ipéca et de l'extrait d'opium. DOSE. Maximum pour adultes, 1 g.

Poudre dentifrice. — V. DENTIFRICES.

Poudre de riz. — V. RIZ.

Poudre de viande. — V. VIANDE.

POUGUES (Nièvre). — Station d'eaux minérales froides, bicarbonatées sodiques et calciques, ferrugineuses, magnésiennes lithinées, ayant comme propriétés de stimuler les fonctions digestives, d'augmenter la diurèse, les éléments normaux de l'urine et les coefficients urinaires.

CURE. Boisson, bains, lavages intestinaux, massages, gymnastique suédoise, cure de terrain à 300 mètres d'altitude.

INDICATIONS. Gastropathies : atonie gastrique, dyspepsie. Atonie intestinale. Lithiases biliaire, urique, phosphaturique, oxalurique. Albuminurie dyspeptique. Catarrhe chronique de la vessie. Goutte. Diabète arthritique. Chlorose. Anémie. Convalescence. Neurasthénie. Uricémie. Hépatisme colonial.

CONTRE-INDICATIONS. Cancer et ulcère de l'estomac, diabète grave, grosses hypertensions permanentes.

POULAIN. — Nom vulgaire du bubon de l'aine du chancre mou.

POULS. — Pouls artériel. — Sensation de soulèvement brusque qu'éprouve le doigt lorsqu'il presse légèrement sur une artère reposant sur un plan osseux. Ce soulèvement est dû à l'onde de pression produite par l'expulsion sanguine systolique qui se propage le long de l'arbre artériel. Le pouls présente un retard sur le battement du cœur, retard d'autant plus accentué que le pouls est pris sur une artère plus éloignée du cœur (la pédieuse, par exemple), mais qui est lui-même très minime (un dixième de seconde), la propagation de l'onde sanguine étant extrêmement rapide. Le pouls est presque synchrone au choc cardiaque. On prend en général le pouls sur l'artère radiale, près du bord du poignet qui se continue par le pouce (*fig.* 1565) : on peut le prendre aussi sur l'artère temporale, à la tempe.

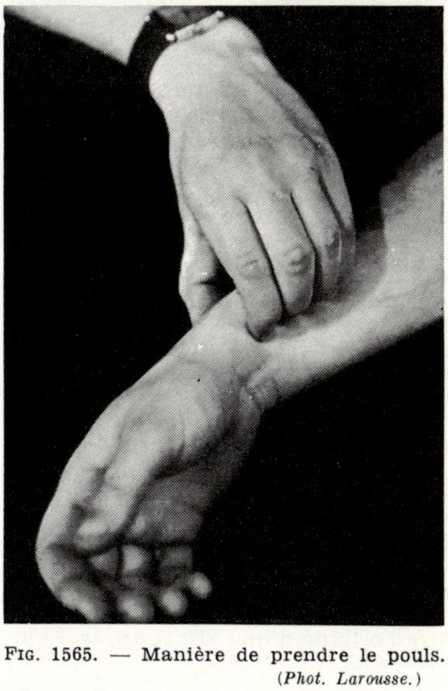

FIG. 1565. — Manière de prendre le pouls. (*Phot. Larousse.*)

Pouls normal. — Le pouls normal, chez l'adulte, varie entre 60 et 70 par minute; il est un peu plus fréquent chez la femme (73) et surtout chez les enfants (130 à la naissance, 90 à 6 ans, 80 à 10 ans).

Il varie un peu aussi aux diverses heures de la journée; il est plus fréquent après les repas.

Pouls anormal. — Le pouls exprime en général l'état du cœur; mais, dans certains cas, il peut y avoir dissociation, les contractions cardiaques étant normales ou simplement atténuées et les pulsations faibles (tachycardie paroxystique) ou même supprimées (insuffisance mitrale).

Le rétrécissement de l'aorte peut aussi diminuer le pouls et amener ainsi une autre variété de dissociation avec les battements du cœur.

Visibilité du pouls. — Les pulsations sont souvent visibles à l'œil sur l'artère temporale ou l'aorte abdominale, particulièrement chez les individus amaigris; au cou (carotide), dans l'insuffisance aortique, l'anévrisme de ce vaisseau et le goitre exophtalmique, avec accompagnement dans certains cas d'oscillations de la tête. Celles-ci s'observent, du reste, quelquefois chez l'individu normal, après les repas, lorsqu'il baisse légèrement le menton.

Variétés. — Le pouls présente diverses formes. On dit qu'il est : 1° *bondissant,* lorsque le soulèvement est brusque et intense (pouls de Corrigan de l'insuffisance aortique); 2° *dépressible,* lorsque l'artère se laisse facilement aplatir; 3° *filiforme,* lorsqu'il est à peine perceptible.

Le pouls peut être très diminué sur la radiale d'un des bras par suite d'une anomalie de volume de l'artère ou de son passage sous un muscle, ou par le fait d'une compression (anévrisme, tumeur, phlegmon, œdème local). On l'observe aussi dans certains cas de tuberculose pulmonaire.

Le pouls est dit *bigéminé, trigéminé* ou *quadrigéminé* quand un groupe de deux, trois ou quatre pulsations est séparé périodiquement d'un groupe semblable par un intervalle.

Le pouls est *dicrote* quand le doigt perçoit à la radiale deux soulèvements, l'un systolique, l'autre diastolique, ce que montre nettement le sphygmographe.

Le pouls peut être inégal; dans le pouls alternant, une pulsation faible succède à une pulsation forte; dans le *pouls paradoxal,* le pouls diminue ou même disparaît au cours des inspirations moyennes.

Retard du pouls. — Il se produit dans les anévrismes de l'aorte et atteint un nombre d'autant plus grand d'artères qu'il existe à un point plus voisin du cœur. Ce retard s'accentue en cas de rétrécissement de l'aorte. V. CŒUR.

Ralentissement transitoire du pouls (50 et même 40 pulsations). — Intoxication par les sels biliaires dans les diverses variétés d'ictère, par l'aconit, la belladone, la digitale, le phosphore, le plomb, le tabac; auto-intoxication des néphrites, intoxications par maladies infectieuses (diphtérie, grippe, appendicite, pneumonie [début de convalescence], fièvre typhoïde, rougeole, maladies du système nerveux, notamment au début : hémorragie cérébrale, méningites, abcès et tumeurs cérébrales, sclérose en plaques, sclérose amyotrophique; compression du globe oculaire (réflexe oculo-cardiaque). V. CŒUR (affections médicales) : *Bradycardie.*

Accélération du pouls (Tachycardie). — Elle peut être transitoire ou permanente.

I. *Accélération transitoire.* — Dans la *fièvre,* l'accélération est d'ordinaire en rapport avec la température, mais il peut y avoir dissociation (fièvre typhoïde).

Au cours d'un *effort,* le pouls s'accélère, et d'autant plus que cet effort est plus violent et plus prolongé.

D'une façon générale, on peut dire qu'après un effort moyen l'accélération du pouls (par rapport au taux du repos) est d'autant moindre et le retour à l'état antérieur, après cessation de l'exercice, d'autant plus rapide que la puissance de réserve du cœur est plus grande, et inversement.

Suivant l'*attitude,* le passage de la position horizontale à la position verticale accélère le pouls (tachycardie orthostatique).

Au cours des *émotions,* l'augmentation des pulsations ne dure d'ordinaire que quelques minutes.

Au cours de la *douleur,* on peut observer également un accroissement des pulsations quel que soit l'organe atteint.

Au cours des *intoxications* (caféine et théisme, théobromisme), le pouls n'est d'abord plus fréquent que transitoirement, mais cette tachycardie peut devenir plus ou moins permanente; d'où l'utilité de la suppression du thé et du café chez les cardiaques excités.

II. *Accélération permanente.* — Elle se produit au cours d'une affection du cœur : myocardite, péricardite, lésions des orifices, particulièrement celui de l'aorte. V. CŒUR (affections médicales) : *Tachycardie.*

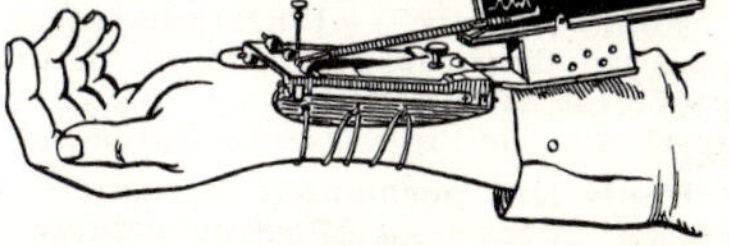

FIG. 1566. — Sphygmographe de Marey.

Le *sphygmographe* (du gr. *sphugmos,* pouls, et *graphein,* écrire [*fig.* 1566]) inscrit toutes les variations du pouls dans un dessin résultant des battements des artères elles-mêmes. Il se compose essentiellement d'un ressort qui d'un côté appuie sur l'artère et de l'autre est en rapport avec un levier très léger muni d'une plume. Celle-ci, qui est mise en mouvement à chaque oscillation de l'artère, inscrit la série de ces oscillations sur un cylindre tournant.

A l'état normal (*fig.* 1567), la ligne sphygmographique présente une petite oscillation interrompant la ligne

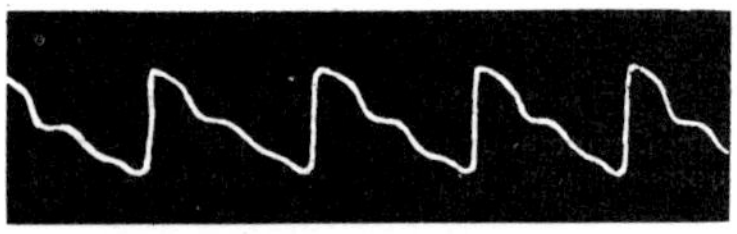

FIG. 1567. — Tracé sphygmographique de pouls chez l'adulte normal.

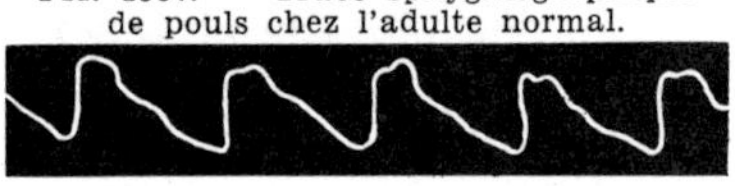

FIG. 1568. — Pouls du vieillard.

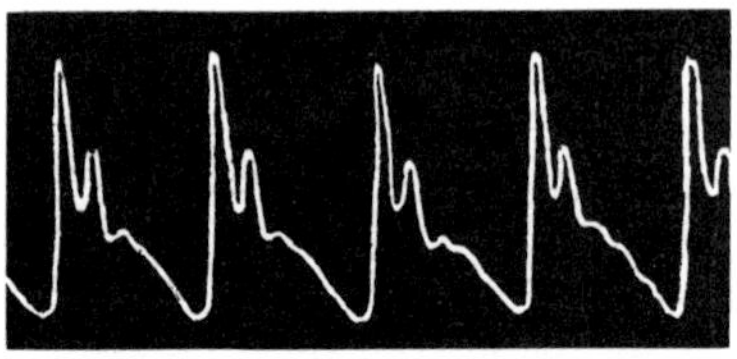

Insuffisance aortique.

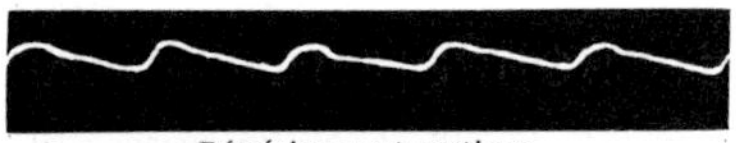

Rétrécissement aortique.

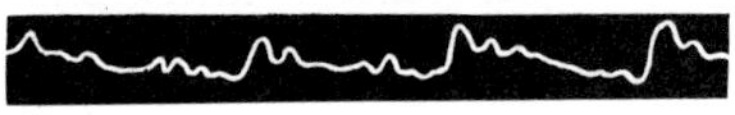

Insuffisance mitrale.

FIG. 1569 à 1571. — Pouls dans les maladies du cœur et des vaisseaux.

de descente, mais cette oscillation peut être beaucoup plus accentuée : c'est le phénomène du *dicrotisme.*

La *régularité* du pouls s'exprime sur les tracés par la forme de la ligne d'ensemble de ce tracé, où les oscillations sont identiques ou non.

L'étude graphique du pouls artériel (sphygmographie) est de peu d'intérêt dans l'examen des cardiaques si on l'envisage en elle-même. Mais elle prend une grande importance lorsqu'on l'associe à celle du pouls veineux; cette combinaison est d'un précieux secours dans le diagnostic des arythmies.

Pouls veineux. — Pulsations qu'on observe dans les jugulaires. Leur étude est utile pour le diagnostic des arythmies, de l'insuffisance cardiaque.

Pouls lent permanent (Maladie de Stokes Adam). — Affection caractérisée par la diminution du nombre des pulsations au niveau des artères.

Il en existe, d'après C. Lian, deux grandes variétés : le pouls lent permanent par dissociation auriculo-ventriculaire, dans lequel les contractions ventriculaires seules sont lentes (ce que montre l'électrocardiographie), et le pouls lent permanent par bradycardie totale, dans lequel le ralentissement porte sur le cœur tout entier. V. CŒUR (affections médicales) : *Arythmies.*

CAUSES. La bradycardie totale est souvent d'origine nerveuse, parfois d'origine cardiaque. La dissociation auriculo-ventriculaire est la conséquence d'une altération du faisceau musculaire ou *bandelette de His* (voir ce mot à CŒUR : *Fontionnement du cœur*).

Cette affection survient surtout chez des sujets âgés de plus de 50 ans, athéromateux; mais on peut aussi l'observer chez des jeunes.

SIGNES. En dehors de la diminution des pulsations, qui dans la dissociation sont souvent au voisinage de 25 à 30, mais restent en général régulières, on observe tantôt de simples vertiges, tantôt des syncopes ou des accès épileptiformes. Ces troubles apparaissent le plus souvent sans aucune raison. Les crises sont courtes. Elles se répètent plus ou moins souvent, et peuvent même manquer.

EVOLUTION. Bénigne dans les bradycardies totales, mais grave dans la dissociation, où la mort subite est à redouter au cours d'une crise convulsive ou par syncope.

TRAITEMENT. Il comporte l'administration par la bouche d'éphédrine (10 à 20 cg par jour) ou d'isoprénaline (10 à 50 mg). Cependant ce traitement médical peut être insuffisant. Lorsque la dissociation auriculo-ventriculaire est passagère (au cours d'une maladie infectieuse, dans les suites d'un infarctus du myocarde, etc.), un stimulateur cardiaque est provisoirement utilisé pour permettre au patient de passer la période dangereuse. Lorsqu'il s'agit d'une dissociation définitive, un stimulateur (v. *Suppl.*) doit être mis en place chirurgicalement et de façon définitive.

POUMON. — V. à RESPIRATOIRES (Organes).

POUMON D'ACIER. — V. POUMON ARTIFICIEL.

POUMON ARTIFICIEL. — Appareil à respiration artificielle, dérivant de l'ancien *spirophore* (*fig.* 1572), que Woillez avait proposé en 1876 comme appareil de sauvetage pour le traitement de l'asphyxie, et principalement de l'asphyxie des noyés et des nouveau-nés.

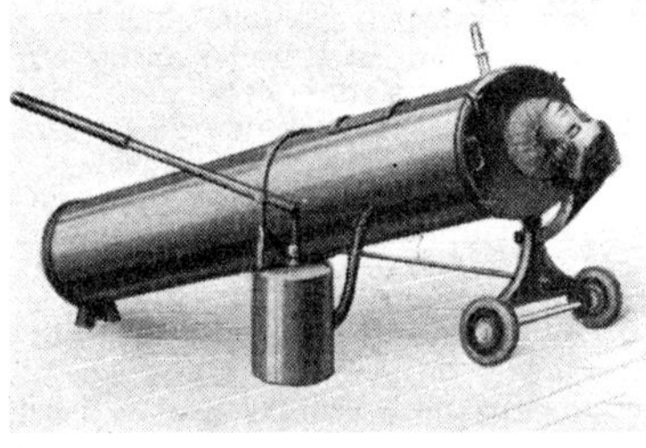

FIG. 1572. — Le spirophore de Woillez, ancêtre du poumon d'acier.

De nombreux appareils ont été proposés ultérieurement dans le même dessein (Panis, Cot, Hederer, Binet). Ils assurent la respiration artificielle par compression thoracique rythmique, c'est-à-dire qu'ils effectuent une expiration poussée, l'inspiration étant secondairement due à l'élasticité du thorax.

Des perfectionnements ont été apportés à ces appareils, et des « poumons d'acier » ont été créés à l'étranger et en France (*fig.* 1573).

Ces appareils volumineux englobent le corps entier du sujet; seule émerge la tête. Un appareil approprié permet de produire une dépression rythmique à l'intérieur de la chambre et d'entretenir des mouvements respiratoires par les procédés ordinaires. Des fenêtres permettent d'observer le malade, et des passages facilitent l'évacuation des déjections du sujet. Ces appareils ont rendu des services dans le traitement des diverses asphyxies et des paralysies respiratoires dues à la poliomyélite.

A côté de ces appareils très onéreux, il y a place pour des modèles plus simples, qui permettent de réaliser le procédé mécanique cherché en facilitant les changements de position du malade, l'évacuation de ses déjections, la pratique des injections sous-cutanées.

Ces appareils, formés soit d'un cadre métallique pliant, revêtu de tissu imperméable, soit d'une cuirasse en matière plastique (*fig.* 1574), constituent une cavité étanche autour de la partie thoraco-abdominale du sujet, grâce à un diaphragme en caoutchouc ajusté au cou et à une ceinture serrée au niveau des hanches. Pour réaliser l'alternance de la respiration, on met alternativement l'enceinte, grâce à un distributeur électrique, en communication avec un appareil aspirateur de modèle courant, puis avec l'air extérieur, qui rétablit la pression atmosphérique.

POUPONNIÈRE. — V. PUÉRICULTURE.

POURPIER. — Plante mucilagineuse (*Portulaca oleracea*) de la famille des Portulacées, qui a des propriétés vermifuges, diurétiques, et purgatives à hautes doses.

POURRITURE D'HÔPITAL. — Infection contagieuse compliquant les plaies, sous forme d'exsudats pseudomembraneux et gangréneux. Cette lésion, due à l'association du bacille fusiforme et du spirille de Vincent, a disparu des hôpitaux, sauf en temps de guerre.

TRAITEMENT. Lavages au liquide de Dakin; sulfamides, pénicilline, tyrothricine.

POUSSIÈRES. — Les poussières ordinaires de l'air contiennent : 1° des *débris* minéraux (calcaire, silice, fer), végétaux (fibres, cellules, grains de pollen provenant les uns des plantes, les autres d'étoffe) et animaux (notamment infusoires); 2° des *microbes* indifférents ou pathogènes; aussi est-il utile de respirer l'air non par la bouche, mais par le nez, qui rejette ces poussières engluées dans des mucosités; la précaution est d'autant plus utile que les mucosités ont de plus un pouvoir microbicide.

Les poussières végétales peuvent être l'origine d'une affection, la *fièvre des foins.*

Poussières professionnelles. — Elles ont pour origine des substances *animales* (crin, laine, etc.), *végétales* (charbon, chanvre, etc.), *minérales,* soit pierreuses, soit métalliques, soit salines.

Maladies causées par les poussières (Nosoconioses). — Les poussières peuvent

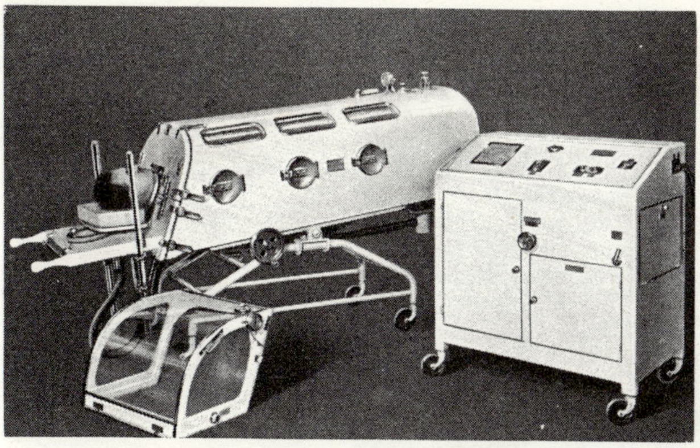

FIG. 1573. — Poumon artificiel. Appareil englobant le corps entier du malade.
(*Cl. le Matériel médical et sanitaire.*)

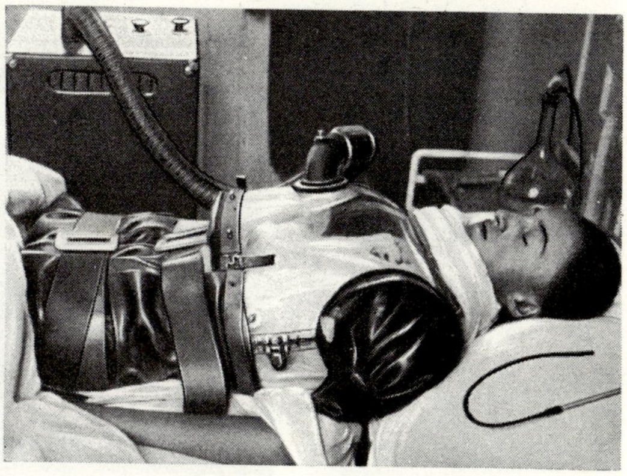

FIG. 1574. — Poumon artificiel formé d'une cuirasse enveloppant seulement le thorax.
(*Phot. J. Boyer.*)

nuire à l'organisme en se fixant sur la peau (*dermatoconioses*) ou en pénétrant dans les voies broncho-pulmonaires (*pneumoconioses*), dans l'œil, le nez, ou en étant entraînées dans les voies digestives (*entéroconioses*).

Dermatoconioses. — Elles peuvent affecter divers types de lésions cutanées : érythèmes, papules, vésicules, pustules, furoncles, ulcérations.

Ouvriers les plus atteints. — Tailleurs de pierre, cimentiers, verriers, ouvriers en chrome.

Maladies du poumon ou Pneumoconioses (du gr. *pneumôn*, poumon, et *konis*, poussière). — Les poussières pénètrent par les inhalations (surtout chez les individus respirant par la bouche) dans les voies respiratoires supérieures, où elles sont longtemps arrêtées par les poils du nez, les cils vibratiles de la muqueuse, puis arrivent plus avant par suite de l'irritation qu'elles provoquent et au cours des inflammations aiguës (rhume de cerveau, angine, laryngobronchite) d'origine banale qu'elles facilitent. Elles entrent dans les lymphatiques au niveau des alvéoles, s'infiltrent entre les lobules pulmonaires, puis de là sont transportées aux ganglions, qu'elles encombrent. Pour Calmette, les poussières absorbées par la déglutition viendraient au poumon par les lymphatiques de l'intestin.

En tout cas, ces poussières n'ont d'action nettement nuisible qu'à la suite d'infections, notamment par la tuberculose, dont elles préparent seulement le terrain.

I. *Silicose.* — Les poussières de *silice* (bioxyde de silicium) sont dangereuses pour les ouvriers soumis à un travail continu dans les poussières (mineurs, aiguiseurs de métaux, mouleurs, polisseurs au jet de sable, carriers, tailleurs de pierre, de grès, broyeurs de silice).

Les *silicates* produisent des lésions analogues à celles de la silice, mais plus lentes et plus torpides, telles les pneumoconioses produites par l'amiante (silicate de magnésium et de calcium), l'ardoise (silicate alumineux), le talc (silicate de magnésium hydraté).

SIGNES. Après une période de tolérance qui dure plusieurs années apparaît une dyspnée avec tachycardie. Finalement, la silicose entraîne des lésions de fibrose pulmonaire visibles à la radiographie, avec complications cardio-vasculaires ou pulmonaires. Le malade finit comme un cardiaque ou un tuberculeux.

On peut observer parfois quelques *complications :* asthme, broncho-pneumonie, gangrène pulmonaire, dilatation des bronches, cancer du poumon.

TRAITEMENT. 1° *Curatif.* — N'existe pas; tout sujet atteint de silicose doit être soustrait à l'atmosphère nocive.

2° *Préventif.* — Ventilation et dépoussiérage des lieux de travail. Eliminer les ouvriers prédisposés aux affections des voies respiratoires.

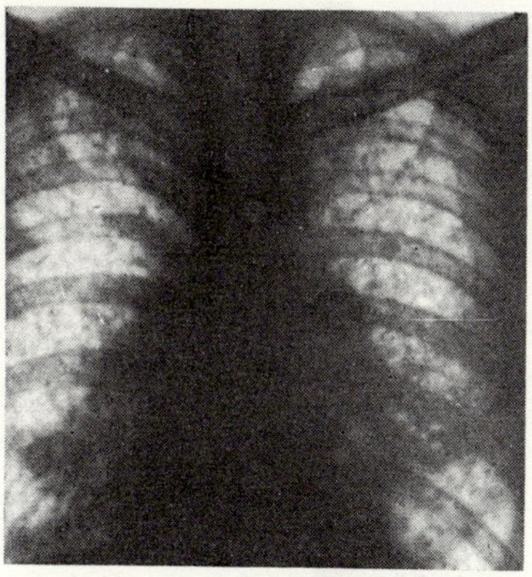

FIG. 1575. — Radiographie de poumons atteints de silicose.

LÉGISLATION. Les lésions de fibrose pulmonaire, les complications cardio-pulmonaires, les complications tuberculeuses et infectieuses non tuberculeuses causées par les poussières de silice ou d'amiante, sont reconnues comme maladies professionnelles. Délai de prise en charge, cinq ans.

II. *Anthracose* (du gr. *anthrax*, charbon). — Les poussières de charbon ne sont pas considérées comme nocives; elles paraissent bien tolérées par le poumon.

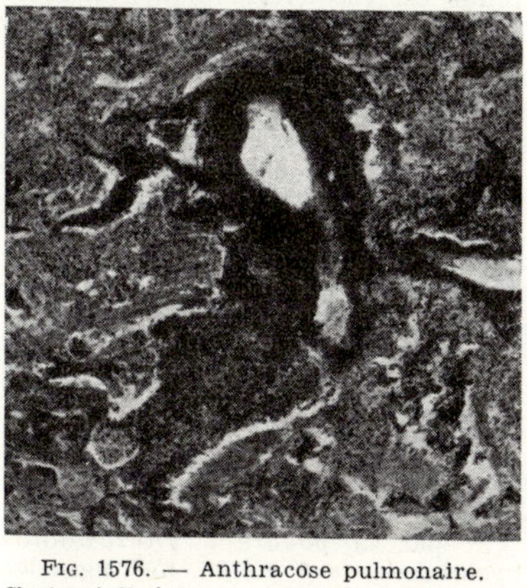

FIG. 1576. — Anthracose pulmonaire.
Charbon infiltré dans les mailles interstitielles du poumon (pneumonie chronique pseudo-tuberculeuse).
(*Microphot. Vitry.*)

qu'elles tatouent en noir. Les lésions pulmonaires ne s'observeraient que chez les mineurs travaillant dans les zones où le charbon traverse des couches de roches siliceuses. V. plus haut, SILICOSE.

III. *Chalicose* (du gr. *khalix*, petit caillou). — Pneumoconiose provoquée par l'inhalation des poussières minérales. Elle s'identifie à la silicose, car il est démontré que l'agent nocif sur le poumon est la silice et non la chaux.

Ouvriers les plus atteints. — Carriers, cantonniers, tailleurs de pierre, aiguiseurs, porcelainiers.

IV. *Sidérose* (du gr. *sideros*, fer). — L'infiltration par les poussières de fer ou d'oxyde rouge de fer est moins commune. Ses signes sont aussi ceux de l'anthracose, mais avec des crachats rougeâtres.

Ouvriers les plus atteints. — Miroitiers, batteurs d'or, polisseurs de glaces.

V. *Formes mixtes.* — Elles sont fréquentes, notamment la *chalicose-sidérose* des aiguiseurs, des fabricants d'aiguilles.

VI. *Autres variétés.* — On observe quelquefois des accidents analogues chez les ouvriers qui travaillent dans l'amiante (*asbestose*), le schiste (*schistose*), les verriers, les carriers, les plâtriers, les briquetiers, les porcelainiers, les useurs de grès, les ouvriers en ouate, les cardeurs de frisons de soie, les plumassiers, les nacreurs, les ouvriers pulvérisant les scories de déphosphoration.

Maladies de l'intestin ou Entéroconioses (du gr. *enteron*, intestin, et *konis*, poussière). — Troubles dus à l'altération des muqueuses digestives, par pénétration et incrustation des poussières ingérées ; ces entéroconioses peuvent être purement mécaniques, dues à l'action des poussières (gastro-entérite, parfois hémorragique, des porcelainiers) ou infectieuses, dues à des poussières virulentes (charbon).

Maladies des yeux ou Ophtalmoconioses (du gr. *ophtalmos*, œil, et *konis*, poussière). — Les lésions consistent en blépharite simple ou ulcéreuse ou phlycténulaire, en conjonctivite, en kératite, ptérygion, hypopyon (v. à ŒIL). Les plus longues sont celles qui sont provoquées par les poussières animales ou végétales. La blessure opérée par les poussières sert de porte d'entrée aux microbes.

Ouvriers les plus exposés. — Scieurs de long, tourneurs, brosseurs, plumassiers, moissonneurs, maçons, tailleurs de pierre, plafonneurs.

Maladies du nez ou Rhinoconioses (du gr. *rin*, nez, et *konis*, poussière). — Les lésions consistent dans une rhinite chronique aboutissant à une ulcération ayant pour siège la cloison au niveau du sillon nasal. Elle est due à un dépôt de poussières caustiques (arsenicales ou de bichromate de potasse) retenues en ce point qui est humide et par les poils du nez.

Ouvriers les plus exposés. — Traitement des sels d'arsenic et de bichromate de potasse, travail des chapeaux de feutre, soudure des boites à conserves, cimentiers.

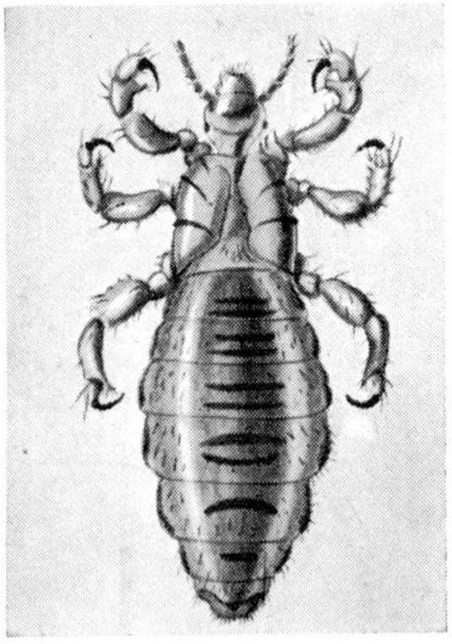

FIG. 1577. — Pou de tête (*Pediculus capitis*).

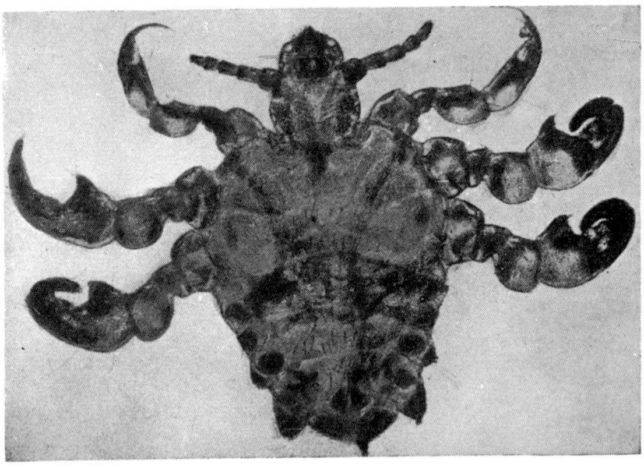

FIG. 1578. — Pou du pubis (très fortement grossi) [*Phtirius pubis*].

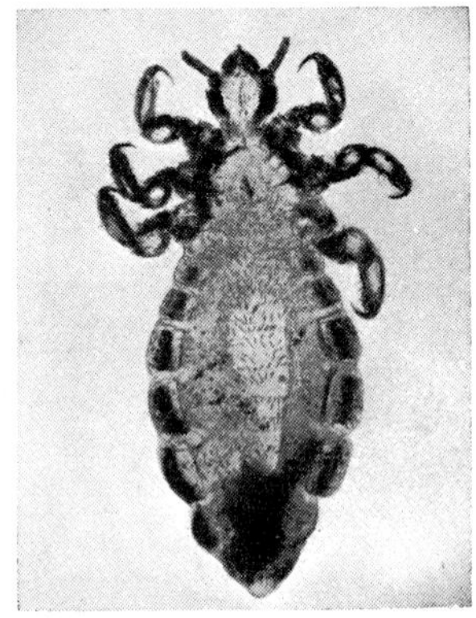

FIG. 1579. — Pou du corps (*Pediculus vestimenti*).

TRAITEMENT PRÉVENTIF. Ventilation générale; isolement des poussières par des appareils d'évacuation et d'aspiration. Protection individuelle de l'ouvrier par des gants, lunettes, masques filtrants. Surveillance médicale périodique de l'ouvrier.

POUX. — La présence des poux sur le corps, en dehors des démangeaisons très pénibles qu'elle produit, est l'origine, soit directement, soit par l'action du grattage avec des doigts malpropres, de diverses éruptions (*phtiriase,* ou prurigo pédiculaire, *ecthyma, furonculose*), qui, étendues, prennent un caractère grave. D'autre part, les poux sont les agents exclusifs du *typhus exanthématique* et de la *fièvre récurrente,* et très probablement jouent un rôle important dans la transmission de la *fièvre typhoïde.*

En piquant successivement plusieurs hommes, le pou prend dans leur sang les germes des maladies dont ces hommes sont affectés et les inocule dans la peau des autres, pouvant produire ainsi des épidémies.

La vitalité des poux est très grande. Ils subsistent 48 heures au moins sans nourriture et peuvent passer d'un individu à un autre, enfouis, dans l'intervalle, au milieu de la paille, du foin, après être tombés d'un vêtement ou d'un sous-vêtement secoué par la précédente victime.

Trois espèces de poux sont parasites de l'homme.

Pou de tête (*Pediculus capitis*). — Les poux de tête sont localisés au cuir chevelu, mais peuvent aussi passer dans la barbe. On les observe, presque exclusivement, chez les enfants mal tenus des écoles primaires.

DESCRIPTION DE L'INSECTE. Petit insecte grisâtre (*fig.* 1577), sans ailes, de 1 à 2 mm de long sur 1/2 à 1 mm de large; il a 6 pattes terminées par des crochets et une bouche qui peut mordre et sucer, la peau étant d'abord déchirée par les mandibules, puis perforée par l'appareil aspirateur, le *rostre.*

Les femelles sont plus nombreuses que les mâles et la ponte est très fréquente : chacune peut donner 50 œufs en 6 jours et 5 000 rejetons en 8 semaines.

Les œufs, ou *lentes* (*fig.* 1580), sont réunis et collés aux cheveux; lorsqu'on en trouve à leur sommet, on

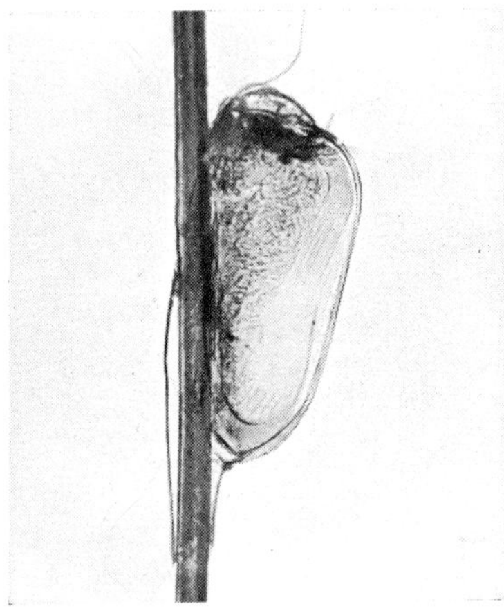

FIG. 1580. — Lente du pou de tête fixée sur un cheveu.
(*Phot. Institut Pasteur.*)

peut être certain que les poux sont établis depuis longtemps sur la tête.

SIGNES. Par leurs morsures, les poux déterminent une vive démangeaison, du grattage et des excoriations.

La tête de certains enfants mal tenus est recouverte d'une véritable calotte formée de cheveux emmêlés de lentes, fourmillant de poux et agglutinés par des croûtes d'odeur nauséabonde.

TRAITEMENT. *Epouillage :* 1° par une *solution* à 5 p. 100 *d'oxyde de benzyle et d'éthyle,* appliquée sur le cuir chevelu avec une éponge, laissée en place vingt minutes; on fait ensuite une friction sèche; les poux meurent en moins de cinq minutes. On renouvelle le traitement au bout de huit jours, afin d'être sûr que les lentes seront détruites;

2° par le *savon parasiticide au pyrèthre,* appliqué avec une éponge et laissé en place vingt minutes; ensuite on fait une friction sèche;

3° par la *poudre à l'hexachlorocyclohexane* à 3 p. 100, mélangée au talc, appliquée à l'aide d'un flacon poudreur (5 g pour un homme, 10 g pour une femme). La mort des poux survient environ 1 heure après; on renouvellera l'application au bout de huit jours à cause des lentes.

On peut aussi enduire les cheveux d'une épaisse couche de vaseline pure ou additionnée de xylol (I à II gouttes par gramme) en enfermant ensuite la tête dans un bonnet. La vaseline englue les parasites et les tue.

Puis friction avec une solution de vinaigre antiseptique formée de 1 g de sublimé pour 300 g de vinaigre et 300 g d'eau chaude, de façon à enlever les œufs (le peigne sec ne réussirait pas, tandis que le vinaigre chaud les décolle des cheveux).

Pou de corps (*Pediculus corporis s. vestimenti*). — DESCRIPTION DE L'INSECTE. Plus gros que le pou de tête (3 mm de long sur 1 de large), mais plus agile (*fig.* 1579). Sa fécondité est proverbiale : une femelle pleine peut en 2 mois donner naissance à 9 000 individus. C'est dans les plis de la chemise, de préférence au niveau du col, à l'entour des coutures des gilets de flanelle qu'on le rencontre. On l'observe aussi sur les poils du corps, surtout au pubis. Cette phtiriase est fréquente chez les vagabonds, les miséreux; les adultes sont plus souvent atteints que les enfants.

SIGNES. La piqûre du pou donne naissance à une élevure urticarienne très prurigineuse. Les démangeaisons et le grattage surviennent de préférence la nuit.

Les lésions siègent surtout dans le haut du dos et aux environs des points où les vêtements forment des plis serrés au corps (nuque, partie postérieure de l'aisselle au niveau de l'emmanchure postérieure, reins, taille, poignets, fesses), sous la forme d'excoriations linéaires suivant le trajet des ongles.

A la longue, la peau devient épaisse et pigmentée, et sur un fond brunâtre tranchent des cicatrices blanches, des excoriations récentes et des croûtes nombreuses. Cette mélanodermie prédomine aux épaules et au dos, mais peut se généraliser.

La phtiriase, à la longue, altère gravement la santé, par suite de l'insomnie qu'elle entraîne, et le pouilleux perd l'appétit, maigrit et s'affaiblit.

TRAITEMENT. Désinfection des vêtements au soufre ou à l'étuve, repassage à l'aide d'un fer chaud, en insistant sur les coutures et les replis du col, fortement humectés avec une

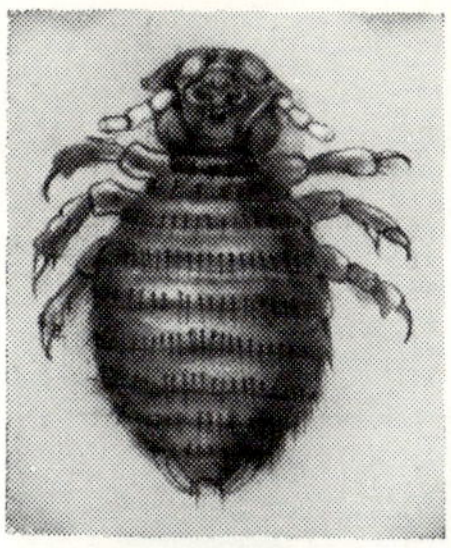

FIG. 1581. Pou du chien.

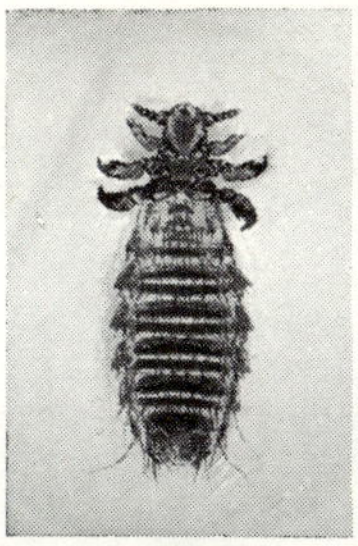

FIG. 1582. Pou du rat.

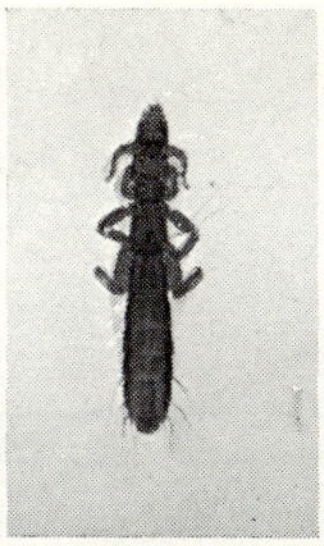

FIG. 1583. Pou du pigeon.

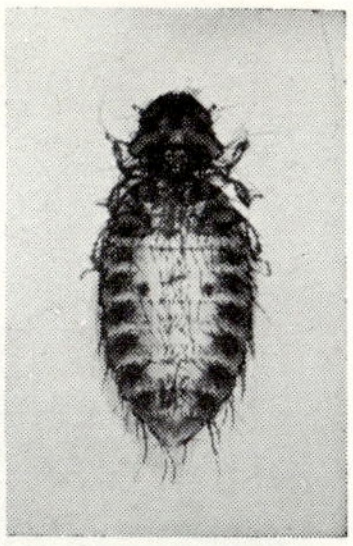

FIG. 1584. — Pou de la poule (mâle). (*Microphot. Vitry.*)

éponge imbibée d'eau; la vaporisation de cette eau par la chaleur du fer, outre qu'elle évite de roussir le vêtement, tue plus sûrement les lentes. Poudres insecticides à base de produits organiques chlorés (D.D.T., hexachloro-cyclohexane). V. DÉSINFECTION.

Pou du pubis ou Morpion (*Phtirius pubis*). — DESCRIPTION DE L'INSECTE. Son corps est beaucoup plus large (1 mm 1/2 de large sur 2 de long) que celui du pou de tête, et sa couleur est plus pâle (*fig.* 1578). Ses pattes sont terminées par des sortes de griffes qui s'enfoncent dans la peau.

Il reste en général immobile au lieu de courir sur la peau, mais il est assez difficile à reconnaître par suite de sa localisation (partie inférieure du bas-ventre et haut des cuisses, quelquefois creux de l'aisselle, la poitrine chez les personnes très couvertes de poils, et même les cils [blépharites ciliaires]).

SIGNES. C'est ordinairement par contact vénérien qu'on acquiert des morpions. Ils sont fréquents chez les prostituées de bas étage, mais la contagion peut aussi être indirecte par les cabinets d'aisances, les lits d'hôtels malpropres. Les démangeaisons que ce pou occasionne sont très pénibles, surtout la nuit.

Parfois, on note de l'eczéma ou des pyodermites des régions indiquées précédemment. Le venin du parasite amène l'apparition de *taches bleues* ou ombrées, visibles surtout sur l'abdomen, les flancs, les cuisses.

TRAITEMENT. Frictions à l'onguent gris, à la pommade au calomel, au xylol, lotions au sublimé.

Pou du rat, du pigeon, de la poule, du chien (*fig.* 1581 à 1584). — Ces variétés de poux ne font qu'un séjour très court sur l'homme. Ils ne produisent donc qu'une irritation temporaire et assez réduite, sauf si leur nombre est considérable; mais le pou du rat peut jouer un rôle indirect dans l'inoculation de diverses maladies graves infectieuses, notamment la peste, en transmettant cette affection d'un rat à l'autre, d'où elle est transportée sur l'homme par la puce des rats. V. PESTE.

P.P.S.B. — Fraction plasmatique contenant des facteurs II, VII, X, XI de la coagulation; injectée lors des hémorragies de l'hémophilie B et des insuffisances hépatiques graves.

PRAUSNITZ-KUSTNER (Épreuve de). — Epreuve de la recherche de l'anaphylaxie passive chez l'homme.

On injecte dans le derme d'un sujet non hypersensible 1/10 de cm³ de sérum d'un homme sensibilisé; si le lendemain on injecte au même point 1/10 de cm³ de la substance sensibilisante (extraits protéiques divers), un placard ortié apparaît en 10 minutes au lieu de l'injection si la réaction est positive.

PRÉCHACQ-LES-BAINS (Landes). — Station d'eaux minérales sulfatées calciques hyperthermales froides et de boues végéto-minérales.

CURE DE BOUE. — Rhumatisme chronique, sciatique, lumbago.

CURE SULFATÉE CALCIQUE. — Rhumatisme; auto-intoxication chronique.

CURE SULFUREUSE. — Affections chroniques des voies respiratoires (humages), dermatoses arthritiques (bains).

CONTRE-INDICATIONS. — Rhumatisme et goutte à l'état aigu; maladies du cœur.

PRÉCIPITÉ BLANC, JAUNE, ROUGE. — V. MERCURE.

PRÉCIPITINES. — Anticorps (c'est-à-dire substances protectrices de l'organisme) qui ont la propriété de former un précipité, c'est-à-dire de rendre insoluble l'antigène ou toxine qui pénètre dans notre corps. Les précipitines seraient élaborées par la rate, les organes lymphoïdes et les globules blancs. Elles ne sont pas détruites par la chaleur et sont spécifiques, c'est-à-dire qu'elles ne peuvent être déterminées que par une seule espèce d'antigène.

PRÉCORDIAL (du lat. *prae*, devant, et *cor*, cœur). — Situé au-devant du cœur.

PRÉDISPOSITION (du lat. *prae*, devant, et *disponere*, disposer). — Etat de l'organisme le mettant en opportunité de contracter une maladie (*opportunité morbide*). Elle est *innée* (congénitale par hérédité) ou *acquise*, et résulte alors de l'âge, de l'absence d'immunité par une atteinte antérieure, de l'acclimatement à une région nouvelle, du sexe, du genre d'alimentation ou de boissons.

PRÉGNANDIOL. — Forme inactive d'élimination de l'hormone du corps jaune dans l'urine de la femme ou de la jument gravides.

PRÊLE. — Les diverses espèces de prêles (*Equisetum arvense, sylvaticum, limosum, palustre*), de la famille des Equisétacées, sont très riches en silice et ont une triple action : diurétique, hémostatique, reminéralisante. On emploie la décoction (50 g de plante sèche pour 500 g d'eau), l'extrait fluide, comme diurétique (2 à 5 g par jour), contre les hémorragies, l'artériosclérose (5 à 20 g par jour).

PRÉMATURÉ (Accouchement). — Accouchement avant terme. Les causes peuvent être *artificielles* ou *naturelles*.

L'accouchement artificiel est provoqué pour raisons médicales. Les causes de l'accouchement prématuré naturel sont pathologiques et relèvent de l'état de santé des parents et surtout de la mère. La tuberculose, la syphilis, l'albuminurie, sont de ce nombre, ainsi que les maladies aiguës survenues pendant le cours de la grossesse ou les convulsions éclamptiques. Enfin, l'insertion vicieuse du placenta sur le segment inférieur de l'utérus est une cause fréquente de l'accouchement prématuré.

PRÉMATURÉ (Enfant). — Enfant né viable avant terme, c'est-à-dire à

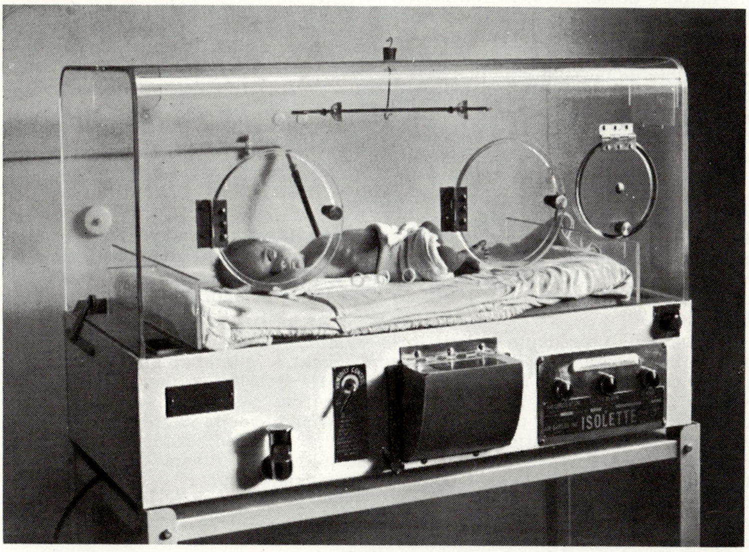

FIG. 1585. — Enfant prématuré dans un incubateur.
(*Doc. Ecole de puériculture, boulevard Brune, à Paris; phot. Jean Gilbert.*)

partir du 180e jour (fin du sixième mois, époque légale de la viabilité jusqu'à 8 mois 1/2).

L'enfant peut être considéré comme à terme lorsque son poids atteint 2 500 g. Chez les prématurés, le poids est d'autant plus bas que la naissance a été plus précoce. Il oscille entre 900 et 1 000 g, moyenne de l'enfant né à 6 mois, et 2 500 g, moyenne de celui qui naît à 8 mois 1/2.

La taille du prématuré est petite, et varie entre 20 et 40 cm. Sa température est ordinairement basse, constamment au-dessous de 37° et pouvant ne pas dépasser 34° et même 33°. La persistance d'une température anormalement basse pendant plusieurs jours est d'un pronostic fâcheux.

Les prématurés sont, pour ainsi dire, toujours des débiles, c'est-à-dire des enfants nés en état de faiblesse anormale, par suite de l'insuffisance du développement des organes, du tube digestif en particulier. La plupart des décès de prématurés se produisent par infection du tube digestif. Il en résulte que l'alimentation de ces enfants est très difficile et que leur sevrage doit être reculé aussi loin que possible.

Trois grands dangers menacent le prématuré : le refroidissement, l'alimentation défectueuse et les maladies infectieuses.

Le refroidissement est combattu, lorsque l'enfant est vraiment en péril de ce fait, par sa mise en incubateur ou en *couveuse* (v. ce mot). En outre, pour relever l'état général de l'enfant, on utilise les frictions et les massages doux et parfois les injections de sérum artificiel.

La lutte contre les maladies infectieuses se résume en soins de propreté minutieuse, voisine de l'asepsie chirurgicale.

Quant à l'alimentation, elle doit être effectuée par la mère elle-même et au sein. Cette nécessité est plus impérieuse encore que pour les enfants nés à une époque normale. Une nourrice peut, en cas d'impossibilité de la part de la mère, la remplacer. Mais il est souvent difficile de faire prendre le sein à ces enfants débiles, qui n'ont pas la force de téter. On tente alors de leur faire couler le lait goutte à goutte dans la bouche, ou de le leur donner à la cuiller. Si l'enfant n'avale pas, force est de recourir au gavage.

A défaut de lait de femme, on devra, tout au moins pendant les premiers jours, employer le lait d'ânesse. Enfin, si tout autre mode d'allaitement est impossible, on aura recours au lait de vache, soigneusement stérilisé et coupé d'eau bouillie ou d'eau lactosée.

Les conseils précédents restent aujourd'hui encore valables loin des grands centres et pour les prématurés voisins de la normale. Mais pour les grands prématurés, un progrès décisif a été réalisé par la création de centres spécialisés où les nouveau-nés mis en incubateur sont maintenus à température rigoureusement constante. Leur alimentation se fait à la sonde avec du lait de femme mêlé de babeurre. Une asepsie rigoureuse est indispensable. Les appareils modernes (*fig.* 1585) permettent de réaliser aisément toutes les exigences.

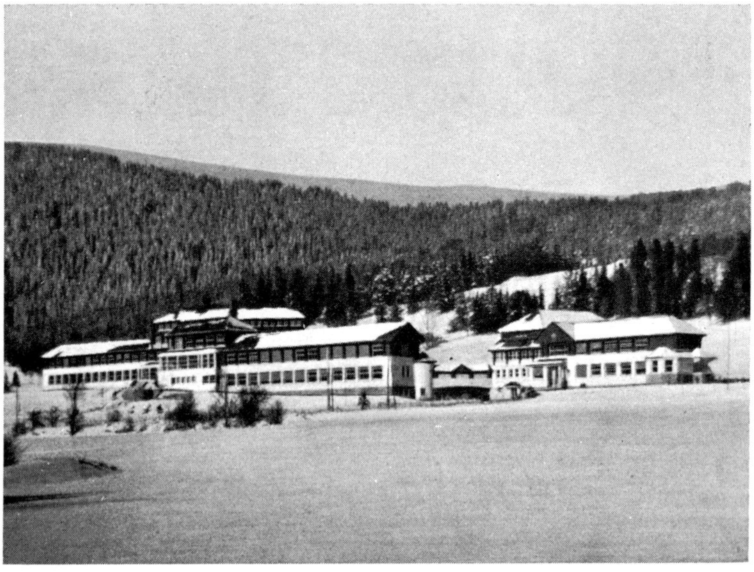

FIG. 1586. — Préventoriums d'Autrans (Isère).

(*Phot. Oddoux.*)

Au point de vue de l'hygiène prophylactique, le meilleur moyen d'éviter les accouchements prématurés est d'augmenter les maisons de protection de la femme enceinte. V. MORTINATALITÉ et PUÉRICULTURE.

PRÉMÉIOSE (du préfixe *pré*, avant, et du gr. *meioô*, je réduis). — Ensemble des stades par lesquels passent les chromosomes d'une même paire avant la formation des gamètes ou cellules reproductrices par réduction de moitié du nombre des chromosomes.

PRÉPUCE. — Peau mobile qui recouvre le gland de la verge. V. BALANITE, CHANCRE, HERPÈS, PÉNIS, PHIMOSIS, SYPHILIS.

PRESBYACOUSIE (du gr. *presbus*, vieillard, et *acouein*, entendre). — Lésion sénile de l'ouïe, caractérisée par une meilleure audition des paroles dites de loin et de la voix chuchotée que des paroles dites de près et de la voix haute.

Elle est due à un affaiblissement des muscles accommodateurs du tympan pour les sons.

PRESBYTIE. — V. à ŒIL (maladies de la réfraction).

PRÉSENTATION. — Partie fœtale qui s'engage la première dans la filière pelvienne lors de l'*accouchement* (v. ce mot).

PRESSION VASCULAIRE. — Pression du sang contre les parois des vaisseaux : elle augmente avec l'énergie des systoles cardiaques et la résistance des parois.

La mesure de cette pression, qui donne des indications importantes, se fait avec divers appareils. Voir HYPERTENSION.

La *pression artérielle maximum* normale varie de 14 à 16 de mercure (7 à 10 chez l'enfant).

La *pression minimum* est de 5 à 7 cm de mercure.

La *pression moyenne* est de 8 à 10 cm.

La *pression différentielle* (écart entre les pressions maximum et minimum) varie de 4 à 8 cm.

La *pression artériolaire*, prise dans les collatérales des doigts, avec le tonomètre de Gaertner, est de 10 à 12 cm de mercure.

La *pression des capillaires* de la région sous-unguéale varie entre 0,75 et 1cm,46 de mercure.

La *pression veineuse* (le sang d'une veine du pli du coude étant mis en communication avec un manomètre) est de 13 cm chez l'homme, 12 cm chez la femme.

PRESTE (La). — V. LA PRESTE.

PRÉSURE (Lab-ferment). — Ferment amenant la caséification du lait. Il existe des présures animales et végétales.

Présure animale. — Le présure est sécrétée par les glandes gastriques des jeunes mammifères non sevrés (veaux, agneaux, chevreaux). Elle peut être *solide* (caillette d'un jeune veau séchée à l'air) ou *liquide* (macération de caillette séchée dans de l'eau salée et alcoolisée). On l'emploie pour obtenir du petit-lait et du fromage.

Présures végétales. — Presque tous les végétaux contiennent un suc présurant, qui abonde surtout dans les organes verts (jeunes tiges, bourgeons, feuilles), dans la fleur (surtout le style), les jeunes fruits et les graines. Sont particulièrement riches en présure : la chardonnette, le gaillet jaune, le figuier commun, la grassette, le papayer, le mûrier à papier, puis l'ivraie enivrante, la luzerne, le lupin, les euphorbes, etc.

PRÉSYSTOLE. — Période précédant immédiatement le premier bruit du cœur (systole ventriculaire) ; elle correspond à la contraction des oreillettes.

PRÉVENTIF (Traitement) [du lat. *praevenire*, prévenir]. — V. PROPHYLAXIE.

PRÉVENTORIUM. — Etablissement organisé pour l'application de la cure hygiéno-diététique chez les candidats à la tuberculose, avec aération continue, association de repos et d'entraînement physique et intellectuel en régime d'internat, sous une direction médicale permanente.

Le préventorium doit être situé à la campagne, hors des grosses agglomérations, entouré d'espaces libres et ombragés. Suivant sa destination, il est organisé pour recevoir des nourrissons, de jeunes enfants, des écoliers ou des adolescents. Il doit comprendre un service médical doté d'installations radiologiques, d'une galerie de cure et d'une infirmerie.

On admet pratiquement dans les préventoriums les enfants venant de faire leur primo-infection. Ces enfants ne sont pas contagieux, mais ont besoin d'un repos surveillé sous un climat favorable.

PRIAPISME (du gr. *Priapos,* dieu de la Génération). — Erection douloureuse, persistant sans désirs sexuels ni sensation voluptueuse, se produisant au cours d'affections des *voies urinaires* (cystite calculeuse ou cantharidienne, blennorragie, dite *cordée,* les maladies de la prostate) ou d'affections *cérébro-spinales* (fracture du rachis, idiotie, imbécillité) ou d'affections sanguines (leucémies).

TRAITEMENT. Bains tièdes prolongés, compresses froides, lavements chauds laudanisés, hydrothérapie.

A l'intérieur : Bromure de camphre, lupulin, opium, œstrogènes de synthèse.

PRIMEVÈRE (du lat. *primavera,* printemps). — Plante de la famille des Primulacées (*Primula officinalis, P. vulgaris*), dont la racine est légèrement astringente et dont les feuilles ont des propriétés béchiques et antispasmodiques.

Certaines primevères cultivées comme plantes d'ornement (*Primula sinensis, Primula obconica*) sont susceptibles de déterminer, chez ceux qui se livrent à leur culture, chez des personnes qui possèdent ces plantes dans leur appartement et les soignent, des lésions cutanées (prurit, eczéma vésiculeux) aux parties découvertes.

PRIMIPARE (du lat. *primus,* premier, et *parere,* enfanter). — Femme qui accouche pour la première fois.

PRIMO-INFECTION. — Envahissement de l'organisme pour la première fois par un germe infectieux; se dit surtout de la tuberculose.

PROCESSUS (du lat. *procedere,* s'avancer). — Evolution d'une série de phénomènes morbides.

PROCIDENCE (du lat. *procidere,* tomber). — Chute intempestive en dehors de l'utérus, au moment de l'accouchement, soit du *cordon ombilical,* qui peut ainsi être comprimé, d'où une gêne dans la circulation de l'enfant, soit d'un des *membres* du fœtus, ce qui rend difficile l'accommodation de celui-ci à l'ouverture du bassin, soit de ces deux parties de l'enfant.

CAUSES. Mauvaise accommodation au bassin, résultant de la multiparité, de l'insertion trop basse du placenta, d'une mauvaise conformation du bassin, qui est rétréci, du volume trop grand de l'enfant, ou du liquide amniotique.

PROCONSULAIRE (Cou). — Tuméfaction du cou due à une infiltration des tissus, avec grosse adénopathie, qui s'observe surtout dans la diphtérie maligne. Elle rappelle l'aspect du cou du proconsul Vitellius (v. *fig.* 524).

PROCRÉATION. — Action d'engendrer.

PROCTECTOMIE (du gr. *proktos,* anus, et *ektomê,* ablation). — Résection d'une partie du rectum.

PROCTITE. — Inflammation de l'anus.

PRODROME (du gr. *pro,* devant, et *dromos,* course). — Etat de malaise, avant-coureur d'une maladie.

PROFESSIONNELLES (Maladies). — V. MALADIES.

PROGERIA. — Vieillissement juvénile, appelé encore *nanisme sénile.*

PROGESTÉRONE. — Hormone du corps jaune de l'ovaire (lutéine, progestine).

PROGNATHISME (du gr. *pro,* en avant, et *gnathos,* mâchoire [*fig.* 1587,

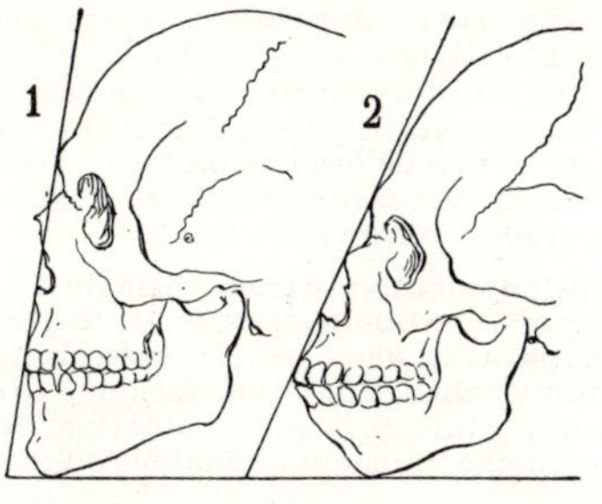

FIG. 1587. — Prognathisme.
1. Orthognathe; 2. Prognathe.

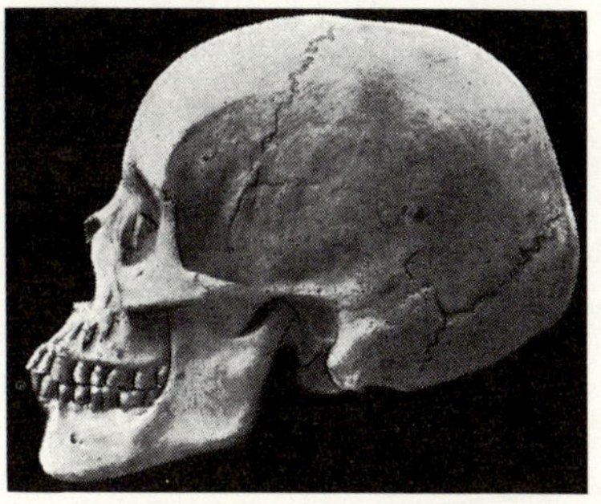

FIG. 1588. — Prognathisme.
Crâne de Noir du Soudan.
(*Coll. Musée de l'Homme. Cl. Poteau.*)

1588]). — Saillie en avant des mâchoires donnant à la face l'apparence d'un museau (Tartares, Mongols, Soudanais). Chez l'*orthognathe,* la saillie de la mâchoire est peu prononcée. V. à CRÂNE.

PROLAN. — Hormone gonadotrope existant dans le sang et les urines de la femme enceinte.

PROLAPSUS (du lat. *pro,* en avant, et *lapsus,* part. passé de *labi,* tomber). — Chute ou abaissement d'un organe. Pour le prolapsus du *cordon,* v. PROCIDENCE. Pour le prolapsus de l'*utérus,* v. à FÉMININS [Organes génitaux]. Pour les prolapsus du *rectum,* de la *vessie,* v. ces mots.

PRONATION et SUPINATION (du lat. *pronus,* couché sur le ventre, et de *supinus,* couché sur le dos) [*fig.* 1589]. — La pronation est la position de la main couchée sur la face palmaire (ventre de la main), la face dorsale étant par suite en avant.

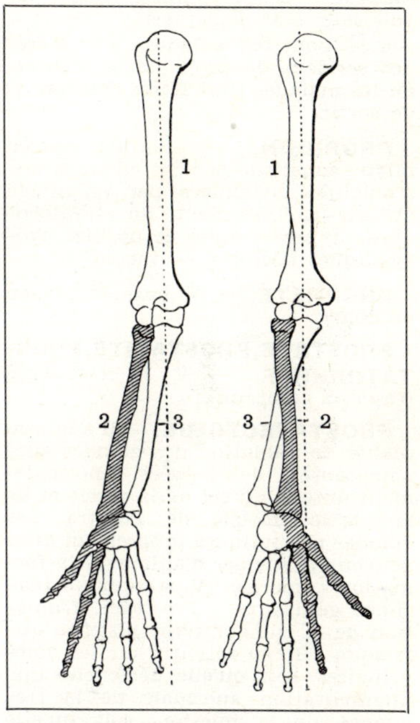

FIG. 1589. — Mouvement de pronation et de supination de la main droite vue par devant. *A gauche,* supination; *à droite,* pronation (pouce du côté du corps).
1. Humérus; 2. Radius; 3. Cubitus.

La *supination* est l'inverse, le dos de la main étant couché sur l'objet et la face palmaire en avant.

Ces mouvements se réalisent par suite de la mobilité du radius, auquel la main est liée, sur le cubitus, qu'il croise dans la pronation et auquel il est parallèle dans la supination. Des muscles spéciaux : *rond* et *carré* pronateurs, *long* et *court* supinateurs (V. AVANT-BRAS) effectuent ces mouvements.

PRONONCIATION (Vices de). — V. à VOIX et aux noms des altérations de la prononciation.

PRONOSTIC (du gr. *pro,* d'avance, et *gnôsis,* connaissance). — Issue prévue par les médecins pour une maladie.

PROPHYLAXIE (du gr. *pro,* avant, et *phulaxis,* action de garantir). — Mesures préventives destinées à empêcher l'apparition d'une maladie épidémique ou à en réduire l'extension. V. à DÉCLARATION : *Déclaration des maladies contagieuses,* DÉSINFECTION, ISOLEMENT, LAZARET, QUARANTAINE.

Prophylaxie antituberculeuse. — V. TUBERCULOSE.

Prophylaxie antivénérienne. — V. SYPHILIS, PROSTITUTION.

Prophylaxie mentale. — A côté des aliénés véritables, qui sont justiciables d'un internement, il existe une catégorie d'individus qui ne sont que des « demi-fous », des fatigués, des surmenés, des malades qui se présentent comme douteux, scrupuleux, hypocondriaques, anxieux, etc., ou bien des intoxiqués alcooliques, cocaïnomanes, morphinomanes, qui sont susceptibles, s'ils ne sont pas soustraits à leur famille et à leurs travaux habituels, isolés, calmés, traités, de voir leur état s'aggraver.

C'est pour ces malades qu'on a créé des services de prophylaxie mentale où les malades sont libres d'entrer et de sortir.

PROPIDON. — Bouillon-vaccin mixte, constitué par des cultures microbiennes atténuées par chauffage ou par vieillissement, de streptocoques, staphylocoques et bacilles pyocyaniques (Delbet). V. VACCIN.

PROPRETÉ. — V. PEAU et LAVAGE DU CORPS.

PROSTATE, PROSTATITE, PROSTATORRHÉE. — V. à MASCULINS (Organes génitaux).

PROSTATECTOMIE. — Il s'agit en réalité de l'ablation des glandes adénomateuses développées anormalement autour du col de la vessie et de la partie initiale de l'urètre. Les glandes prostatiques proprement dites peuvent participer d'ailleurs à la formation tumorale. (V. MASCULINS [Organes génitaux] : *Prostate*). L'ablation de la tumeur n'est justifiée que lorsque celle-ci retentit sur les voies urinaires, soit qu'elle déclenche une augmentation anormale de la fréquence de la miction, soit qu'elle entraîne un trouble aigu dans l'évacuation de la vessie, soit enfin que, la vessie étant distendue par le résidu qui augmente progressivement, il y ait un reflux à travers l'uretère, qui ne se défend plus jusqu'aux éléments nobles du système urinaire : les reins.

On oppose comme traitement plusieurs procédés opératoires.

La prostatectomie *par voie périnéale* est trop dangereuse, d'une part parce qu'elle se pratique dans une zone où

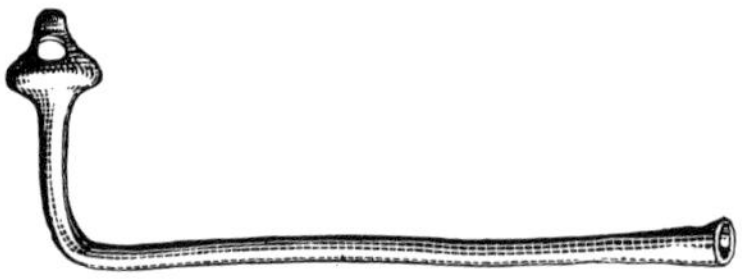

FIG. 1590. — Sonde de Pezzer, coudée, destinée à être placée dans les orifices de cystostomie.

le chirurgien le plus habile risque de blesser deux organes importants : l'urètre et surtout le rectum; d'autre part à cause des suites opératoires facilement troublées (hémorragies, infection), d'autant plus sérieuses qu'il s'agit le plus souvent d'une personne fatiguée.

Deux interventions se partagent, inégalement d'ailleurs suivant les pays, la faveur des chirurgiens : l'*adénomectomie transvésicale* et l'*adénomectomie rétropubienne.*

Adénomectomie transvésicale (type Freyer). — Elle s'effectue en un seul temps ou en deux temps : cystostomie simple, chez un sujet fatigué, urémique infecté, puis ablation de l'adénome, plusieurs semaines ou mois après. Les suites opératoires sont en général simples, bien que longues : incidents dus à l'infection à peu près inévitable quoique largement raccourcie par les antibiotiques actuels; incontinence due à l'obligation où l'on se trouve de laisser la sonde d'évacuation placée dans l'urètre plus longtemps qu'on ne le désire.

Adénomectomie rétropubienne (de Térence Millin). — Elle est faite à

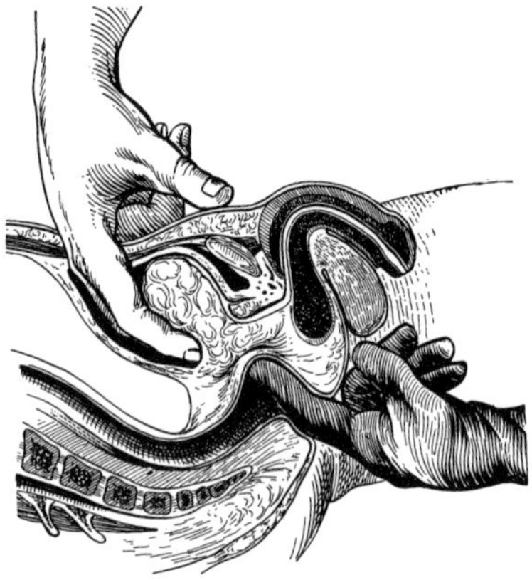

FIG. 1591. — Enucléation de la tumeur prostatique.

l'heure actuelle avec une fréquence beaucoup moins grande qu'au début de sa pratique. C'est qu'elle exige beaucoup de douceur dans le décollement de la partie inférieure de la

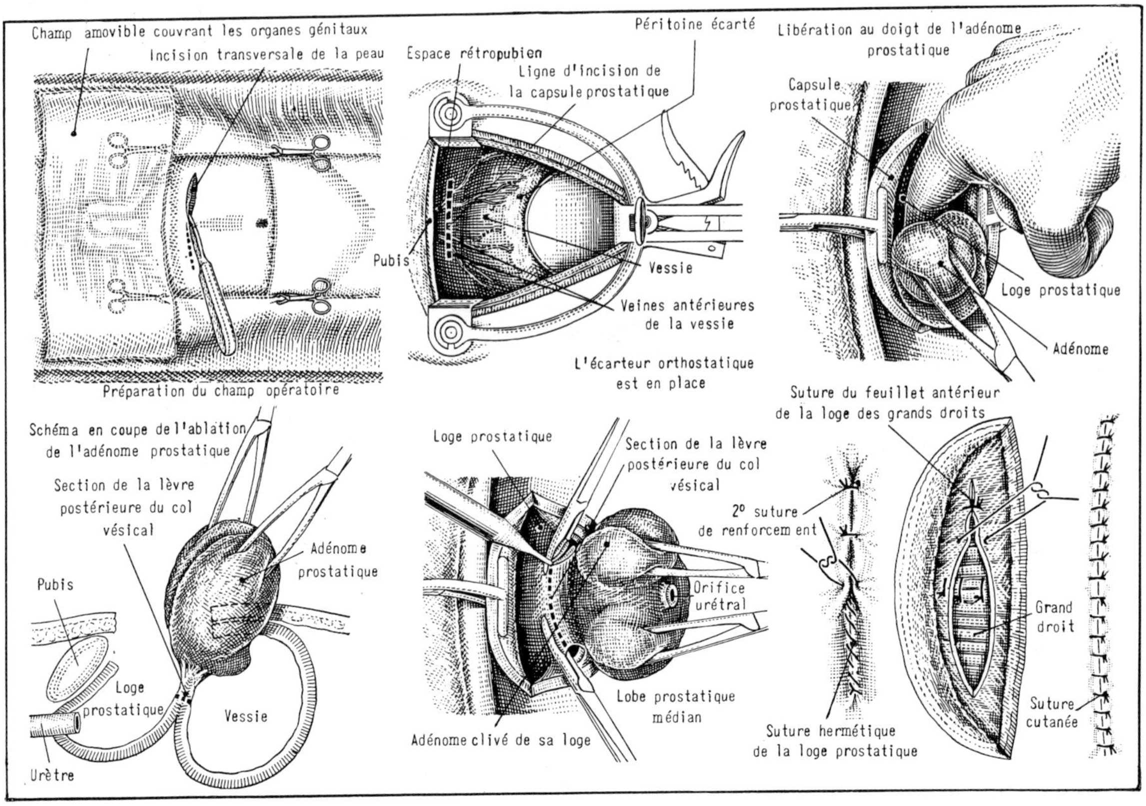

FIG. 1592. — Adénomectomie rétropubienne (opération de T. Millin).

vessie, et une hémostase très soigneuse, souvent difficile à réaliser chez des sujets dont le panicule adipeux est trop important. De plus, la tumeur ne doit pas être trop grosse, afin que l'extirpation, qu'elle se fasse aux doigts, aux ciseaux ou au bistouri électrique, ne soit pas l'occasion de déchirure étoilée de la vessie, dont la réfection obligatoire devient impossible. Enfin, la vessie ne doit pas contenir d'urine en rétention et les urines ne doivent pas être infectées. C'est dire que tout sujet qui urine trop souvent, et surtout la nuit, doit consulter immédiatement un urologue afin de bénéficier de cette intervention qui raccourcit évidemment les soins postopératoires et permet une fermeture première de la vessie.

Il ne faut pas cependant ignorer les suites lointaines de cette intervention (ostéite du pubis et rétrécissement de la partie initiale de l'urètre).

PROSTIGMINE. — V. *Supplément.*

PROSTITUTION. — En France, la prostitution n'est pas un délit, chacun ayant droit de disposer de son corps comme il l'entend; le racolage sur la voie publique seul tombe sous le coup de la loi.

Les maisons de prostitution sont actuellement supprimées en France. Les prostituées libres sont invitées à se présenter deux fois par semaine à la visite médicale. Si elles sont reconnues atteintes de maladies vénériennes, elles sont soignées dans un hôpital jusqu'à guérison.

PROSTRATION. — Anéantissement physique. La prostration est un des signes typiques de la fièvre typhoïde.

PROTAMINE. — V. *Supplément.*

PROTARGOL. — Combinaison d'albumose et d'argent (8 p. 100 d'argent) ; poudre jaune soluble dans l'eau; le soluté aqueux est brun. V. ARGENT.

PROTÉASE. — Variété de diastase sécrétée par les leucocytes myéloïdes et capable de digérer les protéines par hydrolyse.

PROTÉIDE. — Variété de protide donnant par hydrolyse des acides aminés.

PROTÉINE. — V. ALBUMINE.

PROTÉINOTHÉRAPIE (de *protéine*, et du gr. *therapeia*, traitement). — Méthode de traitement qui consiste à injecter des protéines dans l'organisme, pour lutter contre diverses infections et intoxications ou augmenter la coagulabilité du sang.

Les injections se font dans le tissu sous-cutané, dans les muscles ou dans les veines. On emploie les corps suivants :

1° Le *lait*. V. LAIT (Injections de);

2° Les *peptones :* contre les hémorragies, on injecte 2 à 5 cm^3 d'une solution de peptone de Witte à 5 p. 100, stérilisée à 120°. L'injection a lieu sous la peau ou dans le muscle. Dans l'hémophilie, on fait 10 à 12 injections séparées par un intervalle de quelques jours.

Contre les infections, on a injecté dans les veines une solution de peptone pure à 10 p. 100. Mais cette injection donne lieu à des réactions très violentes au bout d'une heure : frisson prolongé, température élevée;

3° Le *sérum :* en dehors de son action spécifique, il agit en temps que protéinothérapie par les albumines contenues dans le sang; il est employé contre les infections et les affections hémorragiques. V. SÉROTHÉRAPIE.

On a aussi injecté le *sang total,* prélevé sur le sujet lui-même ou un individu quelconque et injecté dans les muscles à la dose de 10 à 40 cm^3, le *lait peptoné,* le *nucléinate de soude,* qui peut être considéré comme un fragment de nucléoprotéide.

INCIDENTS. Réactions locales (douleur, érythème, gonflement) et générales (fièvre, courbature, frissons). Ces réactions, ou *choc peptonique,* semblent dues à une action physique, à un trouble de l'équilibre colloïdal du plasma sanguin; cette rupture d'équilibre plasmatique déterminant la production d'une crise (crise colloïdoclasique).

INDICATIONS. Dans certaines *infections fébriles,* traînantes (gonococcies, staphylococcies, grippe), on peut essayer de briser la courbe thermique et les accidents infectieux par le choc peptonique (lait, peptones).

Dans les *affections hémorragipares* (hémophilie), les injections sous-cutanées de peptone et de sérum ont une grande efficacité.

Dans certains *troubles digestifs* des nourrissons, les injections de lait sous la peau amènent une sédation de l'intolérance pour cette substance.

PROTEUS (Bacille). — Bacille (*fig.* 1593) très abondant dans la nature, dans l'eau impure, et pouvant pénétrer dans l'intestin de l'homme et des jeunes enfants avec la nourriture. Certains *proteus* sont des agents habituels de la putréfaction. Le sérum des malades atteints de rickettsiose agglutine certaines souches de *proteus* (réaction de Weil-Félix).

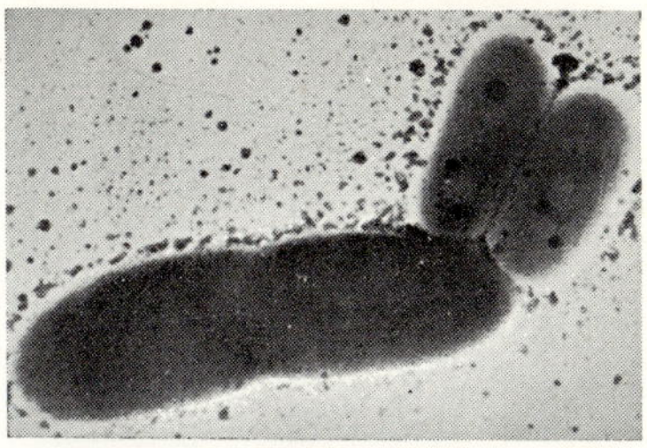

FIG. 1593. — Bacilles *proteus* (culture en bouillon). Cellules tertiaires à côté de cellules primaires vues au microscope électronique (grossiss. 20 000).

PROTHÈSE (du gr. *pro,* au lieu de, et *tithêmi,* je pose). — Remplacement, par une pièce artificielle, d'un organe enlevé ou dissimulation d'une difformité. V. DENT (*Dents,* prothèse), ŒIL, *œil artificiel,* ORTHOPÉDIE.

Prothèse externe. — Elle a acquis depuis la Première Guerre mondiale une importance considérable, en raison du grand nombre d'amputés.

Avant d'appareiller un amputé, une question se pose : est-il appareillable?

1° Le moignon est *appareillable* si le sujet est amputé depuis au moins 2 mois pour l'avant-bras et 6 mois pour la cuisse, et si le moignon est parfaitement cicatrisé. En outre, le moignon doit encore réaliser certaines conditions : il doit être conique; au début, il est gonflé, œdématié; pour l'amener à sa forme définitive, il est nécessaire de le soumettre à une compression méthodique. On commencera par le serrer au moyen d'une bande de crêpe Velpeau; plus tard, on aura recours à la bande de tissu élastique caoutchouté, si on veut obtenir une rétraction plus considérable. La compression se fera de l'extrémité du moignon vers sa base. Il est nécessaire de bien encapuchonner l'extrémité, afin d'éviter la déformation en champignon de se produire.

Le meilleur moyen pour préparer rapidement un moignon consiste à l'appareiller d'une manière immédiate au moyen d'un appareillage de fortune.

Chez un sujet amputé de la cuisse, le moignon rétracté permet de palper directement

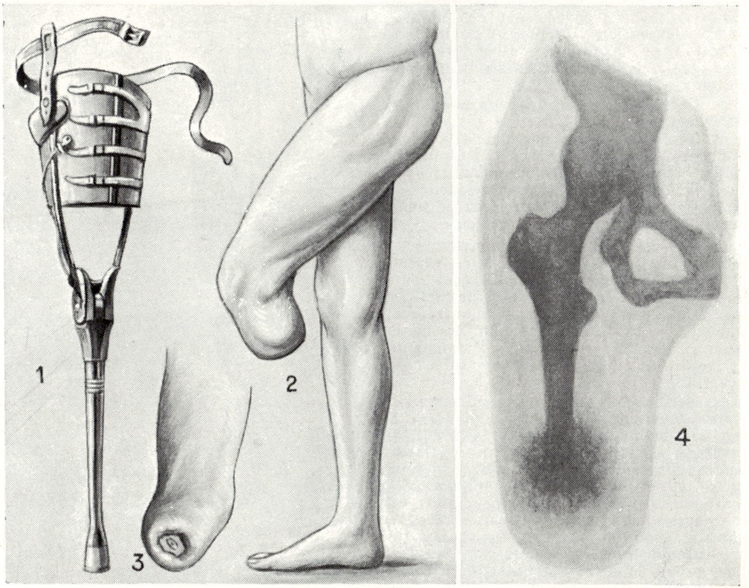

FIG. 1594. — Amputation du membre inférieur.
1. Un appareil provisoire, le pilon en bois (*doc. Mayet-Guillot*) ; 2. Déformation du genou en flexion; 3. Cicatrice terminale ulcérée; 4. Champignon d'ostéite de l'extrémité du fémur.

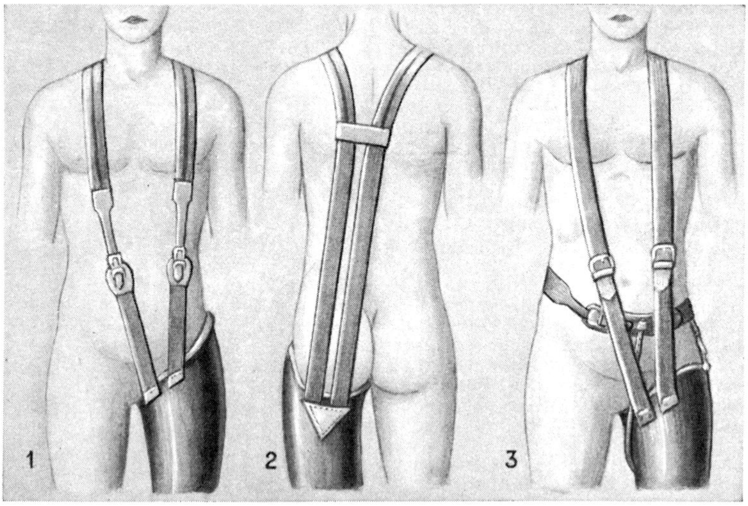

FIG. 1595. — Modes de suspension des appareils pour amputation de la cuisse.
1, 2. Suspension américaine par bretelles; 3. Suspension américaine et suspension française par ceinture. Ces deux modes de suspension doivent être employés conjointement pour fixer les appareils sur les moignons courts.

la partie inférieure de l'ischion. Les muscles longitudinaux, à l'état normal, tendus de l'ischion au genou, ne permettent pas d'atteindre toute la partie inférieure de cet os. Comme il est destiné à servir d'appui, il importe que l'appareil puisse coiffer sa partie inférieure. Si le moignon est trop gros, l'appareil vient buter sur le périnée et sa pression est intolérable.

Un autre moyen permet, chez les amputés de la cuisse, d'obtenir une bonne rétraction du moignon. Il suffit de faire porter au malade un *appareil provisoire;* le pilon en bois, qui est peu coûteux, est tout indiqué (*fig.* 1594, 1). Il a pour autre avantage d'être très large, peu adapté; le moignon n'est pas irrité et joue à l'intérieur comme un battant de cloche. Il sera porté de 3 à 6 mois, et, ensuite, le sujet l'utilisera comme appareil de secours.

Beaucoup de moignons ont tendance à prendre une attitude vicieuse en flexion (*fig.* 1594, 2). On évitera la fixation de cette attitude vicieuse en recommandant au sujet de faire fréquemment des mouvements d'extension du genou s'il s'agit d'amputation de la jambe, des mouvements d'extension de la hanche s'il s'agit d'amputation de la cuisse.

2° Le moignon n'est pas *appareillable.* Cela peut être dû à diverses raisons. La plus fréquente est l'ulcération de la peau, qui siège souvent en pleine partie cicatricielle, au niveau du canal médullaire de l'os (*fig.* 1594, 3). Elle est la conséquence de lambeaux peu étoffés. Il est alors de toute nécessité de réséquer 2 à 3 cm d'os.

La cicatrice adhère assez souvent à la section osseuse. La pression à ce niveau et les tiraillements de la peau sont douloureux. Il ne faut pas se hâter de rectifier un tel moignon; l'expérience a montré que, souvent, surtout si la peau qui forme le tissu cicatriciel est épaisse, les téguments arrivent à se mobiliser et à se détacher de l'os.

On voit parfois des parties du moignon rester volumineuses, rouges, chaudes et tendues, subphlegmoneuses; c'est qu'il y reste des débris de corps étrangers, morceaux de capote, éclats d'obus. Il faut inciser et nettoyer. Parfois, le moignon présente une fistule qui donne peu, mais ne se cicatrise pas; c'est qu'elle est entretenue par des esquilles osseuses, des lambeaux périostiques infectés, encore adhérents à l'os, qui est le siège d'une ostéite de voisinage.

Chez les sujets amputés de la cuisse, il arrive, beaucoup plus souvent que chez ceux qui sont amputés de la jambe, que l'extrémité du moignon soit entourée d'une zone d'ostéite raréfiante. A la palpation, on sent un volumineux champignon coiffer l'extrémité fémorale (*fig.* 1594, 4). Ce champignon renferme encore des microbes capables de retrouver leur virulence si le moignon est irrité, et on peut voir de volumineux abcès succéder à un appareillage trop précoce.

Il est donc indispensable d'avoir constaté une résorption notable de l'ostéite avant de permettre l'appareillage. De plus, ces sujets, trop vite appareillés, font des abcès. La zone d'ostéite, non irritée et livrée à elle-même, finit par se résorber. L'extrémité de ces moignons présente souvent, après résorption, une série d'exostoses qui partent en rayonnant de l'extrémité inférieure du fémur.

Prothèse des membres inférieurs. — Un appareil de prothèse pour amputation d'un membre inférieur se compose de trois parties :

1° Un système de suspension, qui s'oppose à la descente de l'appareil sous l'influence de la pesanteur;

2° Un cône d'emboîtement, qui englobe le moignon et auquel le moignon peut communiquer ses mouvements actifs;

3° Une pièce terminale, qui doit restaurer au mieux la forme et la fonction du membre supprimé. La pièce terminale se continuant à sa partie supérieure par le cône d'emboîtement, ces deux parties forment un tout, la colonne de prothèse.

Appareils pour amputation de la cuisse. — Dans le cas d'un amputé de la cuisse, l'appareil devra : 1° être suspendu au tronc; 2° englober la partie restante de la cuisse; 3° instaurer la forme et la fonction du genou, de la jambe et du pied.

1° On peut réaliser de deux façons différentes l'*appareil de suspension.*

Les Américains utilisent des bretelles (*fig.* 1595, 1, 2); les Français se servent d'une ceinture. Il est nécessaire, pour les moignons courts, où le cône d'emboîtement est difficile à bien fixer, d'utiliser ces deux modes de suspension à la fois (*fig.* 1595, 3).

2° La *colonne de prothèse,* qui se compose du cône d'emboîtement que prolonge la pièce terminale, est en bois ou en cuir.

Dans les *appareils en cuir,* le cône d'emboîtement, lacé en avant, a l'avantage de pouvoir suivre les variations

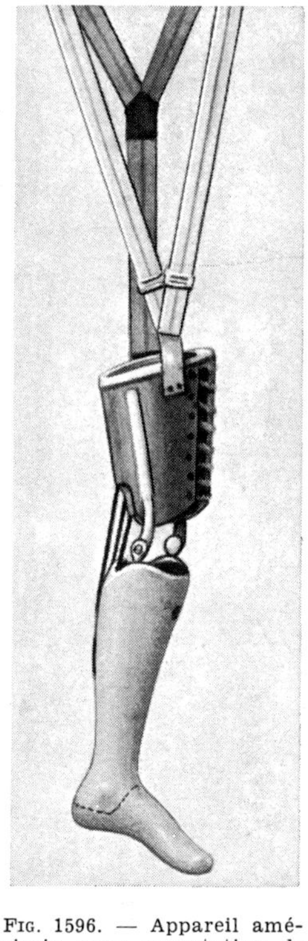

FIG. 1596. — Appareil américain pour amputation de la jambe.

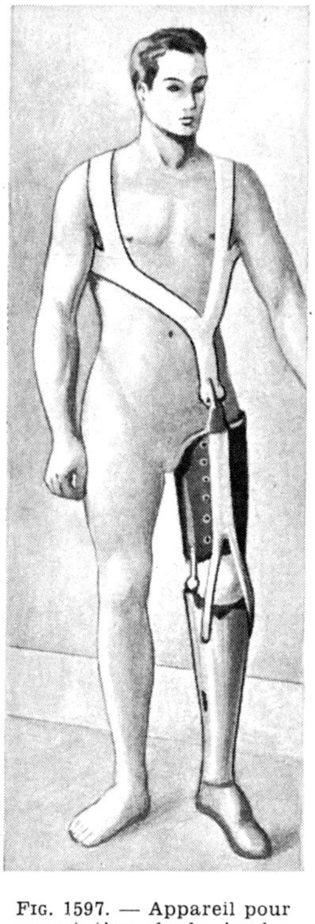

FIG. 1597. — Appareil pour amputation de la jambe, en place.

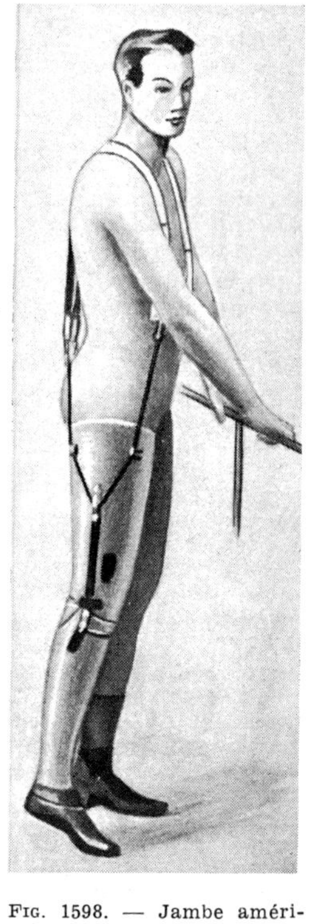

FIG. 1598. — Jambe américaine pour amputation de la cuisse.

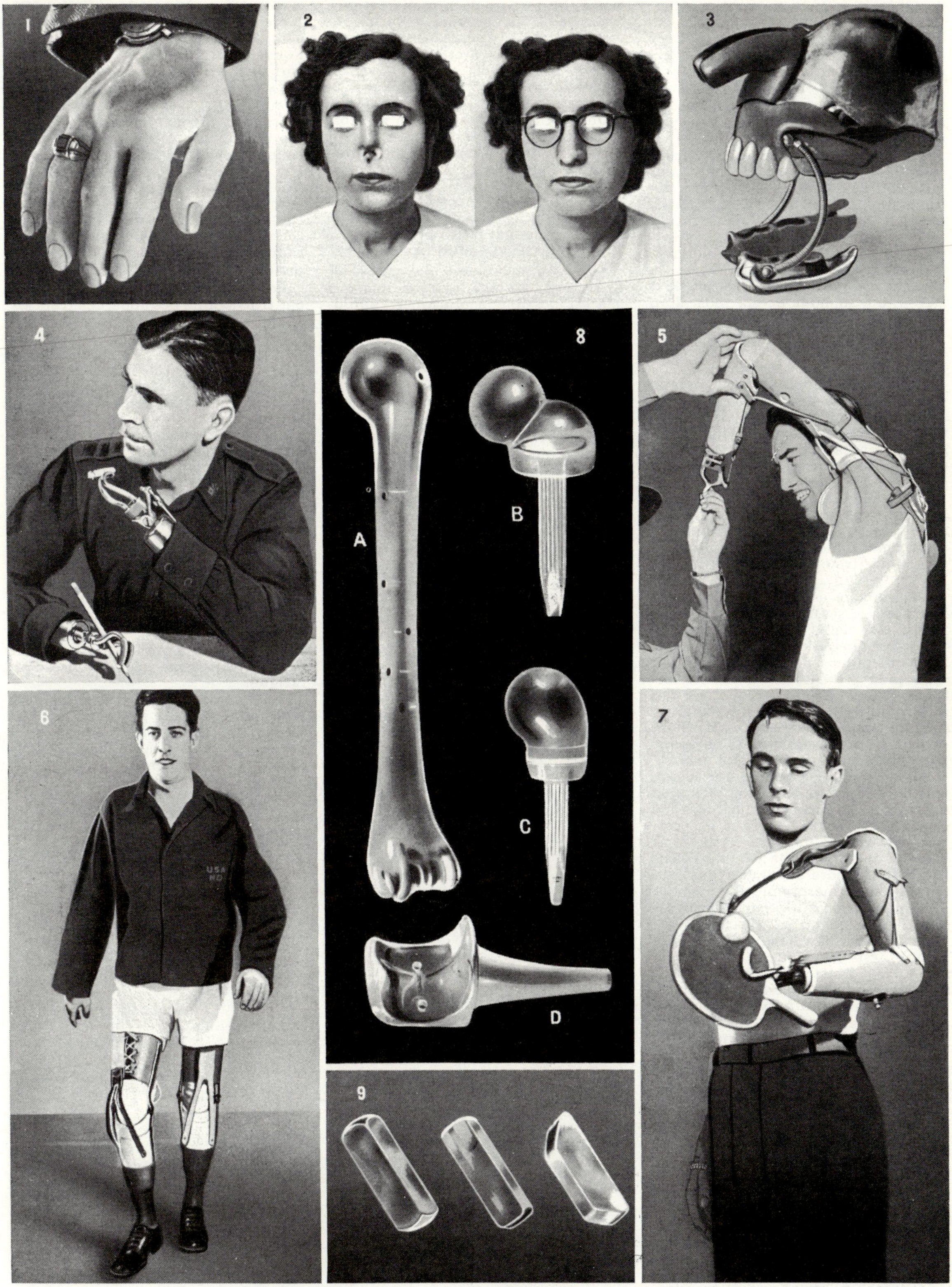

Prothèse externe et prothèse interne.

PROTHÈSE EXTERNE : 1. Main artificielle en matière plastique; 2. Prothèse nasale en résine acrylique dissimulant une mutilation du nez par lupus; 3. Appareil dentaire pour destruction du maxillaire supérieur; 4. Mains artificielles métalliques; 5. Bras artificiel; 6. Mutilé marchant avec deux jambes artificielles; 7. Mutilé jouant au ping-pong avec un bras artificiel. PROTHÈSE INTERNE : 8. Pièces de prothèse en résine acrylique (A. Humérus; B. Tête fémorale déportée; C. Tête humérale; D. Olécrâne) ; 9. Bâtonnets-greffons en résine acrylique pour l'ozène.

(*Doc. Industrie des plastiques* [1]; *Hôpital Saint-Louis* [2]; *Dr Ginestet* [3]; *U. S. I. S.* [4, 5, 6, 7]) ; *Ets Drapier* [8, 9].)

du moignon; c'est dire qu'il convient comme premier appareil; le moignon, en effet, diminue souvent beaucoup de volume pendant les six premiers mois.

Colonne de prothèse en bois. — L'appareil en bois le plus simple est le pilon (*fig.* 1594, 1); il est peu coûteux, très léger; le moignon va et vient dans son cône d'emboîtement comme un battant de cloche; l'amputé doit donc remplir le vide avec des linges divers au fur et à mesure de l'amaigrissement de son moignon.

Il est bon de l'utiliser comme appareil provisoire; il permet au moignon de prendre sa forme définitive; la dépense est modique et le sujet peut être muni au bout de six mois d'un appareil modelé sur le moignon.

Les appareils modelés, en bois, varient selon la profession de ceux qui les utilisent.

Certains ont avantage à utiliser la véritable jambe américaine (*fig.* 1598).

Elle se compose de trois parties, toutes également en bois : le cuissard, dont la partie supérieure, le cône d'emboîtement, englobe le moignon; la jambière et le pied.

Un axe métallique réunit la jambière au cuissard. A l'extrémité supérieure de la jambière, en effet, deux tiges métalliques latérales sont percées d'un trou qui livre passage à l'axe.

La jambière est en bois, creusée à l'intérieur; seule, l'extrémité inférieure est pleine et livre passage à une pièce métallique, laquelle reçoit l'axe qui l'unit au pied.

Le pied présente deux cavités, situées, l'une en avant, l'autre en arrière de l'axe, et qui sont remplies, celle qui est en arrière par un cylindre de caoutchouc, celle qui est en avant par une lame de même substance.

Lorsque le sujet appuie sur le sol, par le talon, l'articulation du pied s'ouvre et comprime le cylindre de caoutchouc; le pied reprend sa position dès que le membre artificiel se détache du sol, et cela grâce à l'élasticité du cylindre en caoutchouc, qui reprend sa forme première.

Le mécanisme qui permet le redressement du genou est particulièrement intéressant : lorsque le membre amputé est en période d'appui, le genou est droit; il fléchit, puis se redresse pendant la période oscillante, lorsque le membre passe d'arrière en avant. Le redressement est produit, très simplement, soit par une lanière de caoutchouc fixée, d'une part au cône d'emboîtement, en haut, d'autre part à la partie inférieure de la jambière. La flexion tend le caoutchouc à la fin de la période d'appui; sa rétraction pendant la période oscillante amène le redressement du genou.

Un bon procédé consiste à user des bretelles de suspension comme mode de redressement.

Ces bretelles sont constituées par deux lanières de cuir fixées en haut de la jambière (*fig.* 1598); un lacet placé au-dessous du genou permet de les rapprocher; les efforts de traction s'exercent d'autant plus en avant que le laçage est plus serré. Une poulie fixée à la partie supérieure des lanières livre passage à un cordon de cuir; les extrémités du cordon se fixent, l'interne à la bretelle interne, l'externe à la bretelle externe. Le redressement du genou fléchi est dû à la tension des bretelles, par suite de l'élévation des épaules et de la descente de l'appareil pendant la période oscillante.

On fabrique des appareils en fibre qui sont plus légers que les appareils de bois et dont le cône est adapté au moignon au moyen d'une couronne de feutre.

On fabrique également des appareils en matières plastiques dont les coloris, plus naturels, permettent à une femme le port d'un bas fin.

Appareils pour amputation du genou. — Il y a avantage, chaque fois que cela est possible, à pratiquer l'amputation au tiers moyen de la jambe. La figure 1599, 1, représente un moignon jeune encore œdématié, mais de bonne longueur.

Dans l'*appareil français,* la pièce de suspension est formée d'un cuissard muni, sur ses parties latérales, de deux attelles métalliques qui se réunissent, au niveau du genou, à la colonne de prothèse (*fig.* 1599, 2). La colonne de prothèse comporte une jambière en cuir doublée, sur chacun de ses côtés, de deux attelles métalliques.

L'extrémité inférieure des attelles jambières est recouverte d'un cône en tôle métallique qui simule la jambe à ce niveau.

Un ressort de rappel maintient la position du pied à angle droit sur la jambe toutes les fois que l'appareil n'appuie pas sur le sol.

Le ressort de rappel (*fig.* 1599, 3) est constitué par un *ressort en spirale* à double effet, placé dans le pied, et terminé par deux branches verticales; celles-ci butent sur une traverse doublée de cuir (afin d'amortir le bruit) qui réunit les attelles jambières au-dessus de l'axe tibio-tarsien. La branche arrière s'oppose à l'ouverture de l'angle du pied, le ressort avant à sa fermeture.

La partie antérieure du pied est sectionnée au niveau des articulations métatarso-phalangiennes; on enlève au niveau un coin à la base supérieure; les deux parties sont unies par une lanière de cuir, tandis que, à leur partie supérieure, elles sont écartées l'une de l'autre par un ressort à boudin. La partie antérieure se relève pendant l'appui, le ressort de rappel la ramène droite pendant la période oscillante.

Les *appareils américains* diffèrent par trois points des appareils français :

1° La matière qui constitue leur colonne de prothèse est le bois, au lieu du cuir;

2° Leur pied est monté de façon différente;

3° Ils possèdent deux dispositifs de suspension.

Les jambes américaines possèdent donc un appareil de suspension double, composé d'un cuissard et de bretelles (*fig.* 1596).

Le cuissard est analogue à celui qu'on utilise dans les appareils français.

Les bretelles constituent un adjuvant précieux, car elles augmentent la fixation de l'appareil et, par suite, permettent de serrer moins le cuissard, ce qui facilite la contraction des muscles de la cuisse.

L'expérience montre, en effet, qu'un muscle comprimé arrive vite à la fatigue.

Si le moignon est court, les bretelles se terminent à l'avant par une sangle de cuir en forme de V renversé qui se fixe à la partie supérieure de la jambière (*fig.* 1597). Lors-

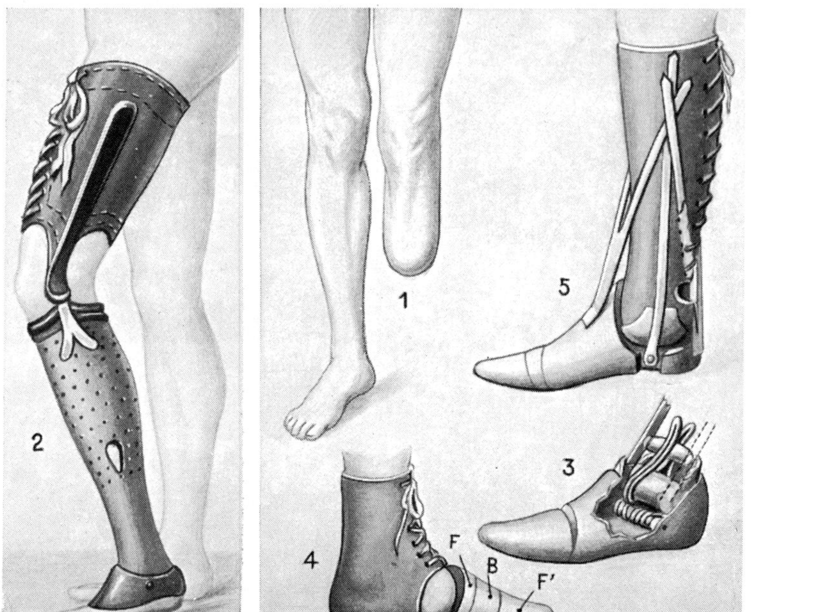

FIG. 1599. — Appareillage pour amputation du membre inférieur.

1. Moignon de jambe de bonne longueur encore œdématié; 2. Jambe artificielle française pour amputation de la jambe; 3. Pied français avec ressort en spirale; 4. Appareil de Chopart pour amputation du pied (F et F'. Feutre; B. Bois); 5. Appareil français pour désarticulation du pied.

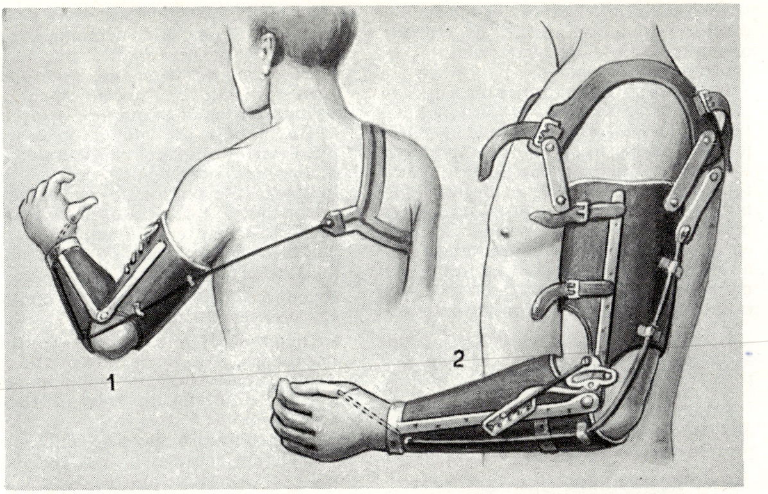

FIG. 1600. — Appareils pour l'amputation de l'avant-bras et du bras.
1. Appareil muni d'un pouce automoteur; 2. Appareil muni d'une crémaillère.

que le sujet lève son membre mutilé, l'appareil s'abaisse, et la sangle en cuir, qui se trouve tendue, provoque ainsi l'extension du genou; on voit donc que l'utilité de cette bretelle est double, puisque, outre son action de suspension, elle aide les muscles à produire le redressement du genou. La partie supérieure de la jambière, le cône d'emboîtement, est en bois de tilleul ajusté directement sur le moignon.

Un pied analogue à celui qui est décrit à propos de l'amputation de la cuisse se trouve fixé à l'extrémité inférieure de la colonne de prothèse.

Appareil pour amputation du pied. — Les amputations du pied sont partielles ou totales.

Amputation partielle du pied. — L'amputation partielle est appelée amputation de Lisfranc lorsque le chirurgien enlève les orteils en même temps que les métatarsiens.

Elle est appelée amputation de Chopart lorsque tous les os du pied sont enlevés à l'exception de l'astragale et du calcanéum.

L'opération de Chopart donne des résultats très différents. Le moignon est mobile ou fixé en équinisme : s'il est mobile, la pression sur la face plantaire est indolore et la marche est très satisfaisante; il peut exécuter des mouvements de flexion et d'extension. Ce sont les muscles antérieurs de la jambe qui, en se contractant, produisent ces mouvements de flexion.

Si le moignon est fixé, il fait à peine quelques mouvements. La marche est possible si l'articulation du moignon est bonne; mais si elle est défectueuse, en position d'équinisme, l'extrémité antérieure du calcanéum pointe en bas et porte sur le sol, de façon exclusive, au moment de l'appui; cette pression, qui est intolérable, rend la marche à peu près impossible. Ces moignons doivent être retouchés par le chirurgien, et l'opération la meilleure consiste à enlever l'astragale, opération dite « de Ricard ».

L'appareil pour amputation de Lisfranc ou de Chopart se compose d'une planchette terminée à l'avant par un bloc de feutre qui remplace la partie du pied qui a été supprimée. Une guêtre en cuir permet de fixer l'appareil au membre amputé (*fig.* 1599, 4).

Amputation totale du pied. — Elle est totale quand tous les os du pied sont enlevés.

L'appareil français en cuir se compose d'une gaine qui entoure la partie inférieure de la jambe et d'un pied en bois. Sur la guêtre, de chaque côté, se trouvent des attelles métalliques qui dépassent le moignon de 2 cm; un trou percé à leurs extrémités livre passage à l'axe qui traverse le pied en bois. Deux bandes élastiques fixées, l'une en avant, l'autre en arrière, rendent le pied solidaire de la jambe et l'empêchent de ballotter (*fig.* 1599, 5).

Les appareils américains, qui sont très résistants, ont souvent une forme défectueuse ; ils englobent le moignon sur les côtés, ce qui augmente de façon très inesthétique le diamètre de son extrémité inférieure. Une bonne forme consiste en une jambière divisée en deux et lacée en avant; le bois n'arrive pas jusqu'aux parties latérales du moignon.

Prothèse des membres supérieurs. — Il n'y a aucun avantage à utiliser le bois pour les appareils du membre supérieur; le modèle en cuir suivant est de fabrication française.

Comme ceux du membre inférieur, les appareils du membre supérieur se composent de deux pièces :

1° Une pièce de fixation, le point de support, qui s'oppose à la descente de l'appareil sous l'influence de la pesanteur;

2° Une colonne de prothèse, qui simule le membre amputé. La partie supérieure de la colonne de prothèse englobe le moignon; elle est conique comme le moignon lui-même; c'est le cône d'emboîtement.

Amputation de l'avant-bras. — L'appareil de suspension est formé par un brassard en cuir; celui-ci est doublé, en dedans et en dehors, de deux attelles métalliques dont l'extrémité inférieure est réunie aux attelles antibrachiales qui doublent la gaine de cuir de la colonne de prothèse (*fig.* 1602).

Une main munie d'un pouce formant pince termine l'appareil. Un ressort à boudin, placé en dedans du pouce, assure la pression constante de ce dernier contre la face palmaire des doigts. Le pouce peut s'ouvrir automatiquement; il suffit, pour cela, d'ajouter à la partie dorsale du pouce une corde de traction fixée à un bourrelet qui entoure l'épaule saine. Lorsque le sujet écarte le bras du corps ou le porte en avant, le pouce se relève; dès que le sujet ramène le bras vers lui, le pouce revient sur lui et la pince se trouve fermée (*fig.* 1600).

Un système spécial permet à l'amputé de fixer une fourchette à l'intérieur de sa main (*fig.* 1601, 3).

On a créé des mains de travail pour les diverses professions (jardinier, wattman, brossier, mécanicien, serrurier, etc.). V. MAIN.

Amputation du bras. — L'appareil pour amputation du bras (*fig.* 1600, 2) se compose de deux parties, qui sont : 1° Une pièce de suspension, l'épaulière;

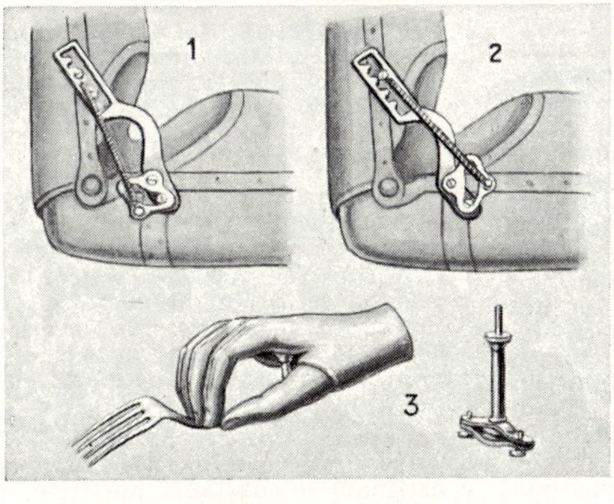

FIG. 1601. — Appareillage pour amputation du bras avec mécanisme spécial permettant de fixer l'articulation du coude en une position déterminée.
1, 2. Schéma du fonctionnement de l'appareil à crémaillère : la crémaillère est bloquée (1), le bras est fixé; la crémaillère est débloquée (2), le bras est libre; 3. Porte-fourchette de Raynal.

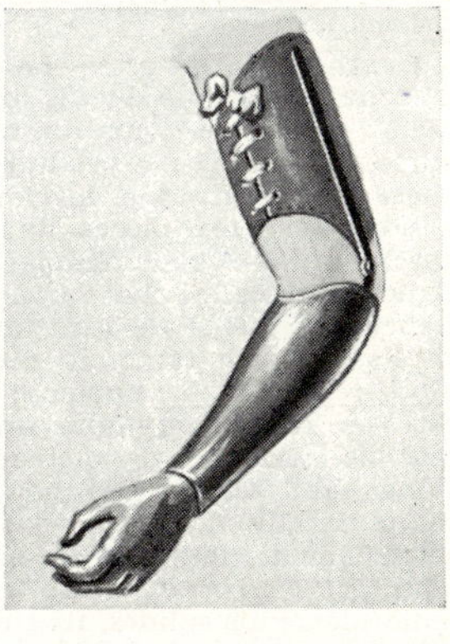

FIG. 1602. — Appareil pour amputation de l'avant-bras à la partie moyenne.
La main peut être munie d'un pouce s'ouvrant automatiquement au moyen d'une corde fixée à une sangle entourant l'épaule saine (*fig.* 1600, 1).

2° une colonne de prothèse formée d'un brassard et d'un avant-bras que termine une main. La main peut être remplacée par un outil.

Un mécanisme spécial permet de fixer l'articulation du coude en une position déterminée.

On se sert ordinairement, à cet effet, d'une crémaillère dont l'extrémité supérieure est fixée sur l'attelle brachiale. Les dents pratiquées à l'extrémité inférieure de la crémaillère engrènent dans un bouton placé sur l'attelle antibrachiale; un loquet articulé avec l'extrémité supérieure de la crémaillère donne attache à sa partie supérieure à une bande élastique. Ce loquet présente un tenon qui vient buter contre la crémaillère au-dessus de l'articulation supérieure; la tension du caoutchouc abaisse alors la crémaillère (*fig.* 1601, 1). Les dents se trouvent en prise; quand le mutilé veut étendre le bras, il abaisse le loquet : le caoutchouc abaisse la crémaillère (*fig.* 1601, 2), le bras se trouve dégagé et peut se mettre en extension.

Il faut signaler particulièrement les appareils anglais pour les amputations de l'avant-bras, qui donnent non seulement l'apparence et même la souplesse naturelle de la main, mais aussi une résistance et une légèreté plus grandes grâce aux nouveaux produits utilisés pour leur fabrication. Ils donnent une grande mobilité à la main.

De grands progrès ont été réalisés dans la confection des mains de parade (tabl. XLIX, 1), mais il n'en existe aucune qui puisse permettre un véritable travail ouvrier.

Prothèses pour mutilation de la face. — Ces prothèses sont réalisées actuellement au moyen de l'acétate de cellulose. La translucidité des résines synthétiques (méthyl, méthacrylates), facilement colorables, permet de les confondre avec les téguments voisins; elles sont maintenues en place au moyen de lunettes (tabl. XLIX, *fig.* 2), ce qui permet de mieux dissimuler la plus grande partie des bords de la prothèse. Inaltérable à l'air et aux sécrétions organiques, pratiquement incassables, d'une durée indéfinie, elles sont d'un entretien facile. V. CHIRURGIE : *Chirurgie réparatrice.*

Prothèse interne. — La prothèse interne est connue depuis longtemps. Mais l'emploi de nouveaux métaux et surtout de nouveaux produits de synthèse ont permis son développement.

Les premières pièces de prothèse furent utilisées pour remplacer la tête fémorale dans les cas d'arthrite de la hanche et même de luxation congénitale. La tête fémorale malade est alors réséquée et remplacée par une tête en résine acrylique (méthacrylate de méthyle) de mêmes dimensions (tabl. XLIX). Des métaux nouveaux (vitellium) remplacent souvent actuellement les résines acryliques pour la construction de ces têtes fémorales. Plus solides, ils supportent mieux l'usure imposée par le fonctionnement quotidien de cette articulation qui supporte la moitié du poids du corps.

Par la suite, les pièces de prothèse ont été utilisées pour certaines fractures fémorales, humérales, et même comme support interne de greffes osseuses dans le cas, par exemple, de prothèse lombo-sacrée.

L'emploi d'un champignon s'encastrant dans le canal médullaire de l'extrémité osseuse après résection, dans le cas d'une amputation des membres inférieurs, quelle qu'en soit la hauteur, donne non seulement la possibilité d'un appui terminal indolore, mais il permet les réinsertions musculaires importantes, conservant ainsi au moignon une grosseur et une force normales rendant plus facile et plus rapide l'appareillage définitif externe.

PROTHROMBINE. — Elément du sang qui intervient dans la *coagulation* (v. ce mot).

PROTIDE. — Nom générique donné aux acides aminés et aux substances protéiques. V. ALBUMINE et *Supplément*.

PROTOPLASMA (du gr. *prôtos*, premier, et *plasma*, formation). — Elément premier de la vie, d'où dérive la cellule. Substance organisée azotée, libre ou contenue dans une enveloppe et commune à tous les êtres organisés du règne végétal ou animal. Elle est demi-liquide, étant constituée par un réseau de filaments contractiles (cytoplasma), entre les mailles desquels se trouve un liquide (suc intracellulaire).

Le protoplasma présente des contractions et des mouvements amiboïdes dans certaines conditions de chaleur, d'humidité, d'oxygénation.

PROTOZOAIRE (du gr. *prôtos*, premier, et *zôon*, animal). — Groupe animal le plus inférieur, formé d'une seule cellule et comprenant plusieurs classes : les rhizopodes, les sporozoaires, les flagellés et les infusoires.

Certains protozoaires sont parasites de l'homme, tels les spirochètes et tréponèmes, les amibes, les trypanosomes, l'hématozoaire du paludisme, les leishmanias.

PROTUBÉRANCE. — Saillie d'un organe : soit osseux, *protubérance occipitale;* soit nerveux, *protubérance annulaire* du *cerveau* (v. ce mot).

PROVINS (Seine-et-Marne). — Petite station d'eau minérale ferrugineuse froide bicarbonatée.

PROVITAMINE. — Substance contenue dans certains aliments, capable de se transformer en vitamines, tels le *carotène* en vitamine A, les *stérols* en vitamine D. Voir VITAMINE.

PRUNIER. — Plante (*Prunus domestica*) de la famille des Rosacées. Son fruit facilite les évacuations, et la prune, par sa teneur en sucre et en hydrates de carbone, peut faire partie de la ration alimentaire du rhumatisant, du goutteux, de l'artérioscléreux, du brightique, qui bénéficieront en outre de son action diurétique.

Pruneau. — Prune soumise à la dessiccation, qui développe les principes constituant sa substance nutritive. A la dose de 50 à 200 g, la pulpe de pruneaux bouillis constitue un bon laxatif alimentaire. On peut renforcer l'action en plongeant dans l'eau de cuisson un sachet de mousseline contenant 6 à 8 g de follicules de séné.

PRURIGO. — Affection de la peau caractérisée par une démangeaison primitive, s'accompagnant, sous l'influence de grattages, de réactions cutanées secondaires spéciales, la lichénification et la papule de prurigo.

Cette papule est de la grosseur d'un grain de millet à celle d'un pois; sa forme est hémisphérique, de coloration rose ou rouge; sa surface, lisse, brillante, est souvent excoriée et recouverte d'une croûte sanguine.

On distingue plusieurs formes cliniques de prurigo.

Prurigo simplex aigu ou Strophulus. — V. STROPHULUS.

Prurigo de Hebra. — Cette forme apparaît au cours de la première année de la vie et évolue par poussées intenses, récidivantes, très prurigineuses.

CAUSES. Hérédité, vices de l'alimentation dans l'enfance ; trouble des glandes à sécrétion interne.

Prurigo diathésique (Besnier) [pl. en couleurs à PITYRIASIS]. — Début dans l'enfance ou l'adolescence par un eczéma banal très prurigineux, à poussées successives, qui va se cantonner aux membres, surtout au pli des coudes et aux creux poplités; sous l'influence du grattage, la peau se lichénifie de plus en plus à chaque poussée, qui peut s'accompagner d'un suintement eczémateux; les ganglions sont engorgés.

EVOLUTION. Par poussées successives; guérison possible, mais rarement complète; parfois, on note des alternances de prurigo avec des crises d'asthme, de rhume des foins, de migraine.

Certaines formes de prurigo sont nettement saisonnières (prurigo d'hiver, prurigo d'été).

Prurigo nodulaire (pl. en couleurs à PITYRIASIS). — Grosses papules hémisphériques, du volume d'un pois, disséminées ou groupées sur les membres, le tronc, rarement sur la face. Il s'observe surtout chez les femmes d'âge moyen, dure indéfiniment et donne lieu à un prurit intense, parfois féroce.

Prurigo lymphadénique (Adénie éosinophilique prurigène). — Prurit intense et persistant, s'accompagnant de papules de prurigo excoriées ou non et de lichénification; tuméfaction parfois considérable des ganglions externes ou internes. Poussées successives avec fièvre. Mort par cachexie. Le sang montre une leucocytose modérée (20 000 globules blancs) et une éosinophilie constante (8 à 15 p. 100). Cette forme se rapproche des leucémides. V. LEUCÉMIE.

Prurigo parasitaire. — Secondaire à la présence de parasites (poux, sarcoptes). V. POUX, GALE.

TRAITEMENT. I. *Général.* — Maintenir en état les fonctions gastro-intestinales. Repos, vie calme. Séjour à la campagne ou à la montagne. Le traitement varie suivant les périodes de l'existence.

Enfants : Régler les tétées; surveiller la nourrice. Quelquefois, supprimer les œufs. Ni pain, ni charcuterie, ni fromage fort, ni gibier, ni poisson.

Adultes : Médicaments antinervins : chloral, belladone, bromure, extrait de guaco.

Toniques généraux. Huile de foie de morue, arsenic; autohémothérapie.

Agents physiques : bains d'amidon, douches tièdes en jet brisé, douches filiformes, bains statiques, effluves de haute fréquence, radiothérapie.

II. *Thermal.* — La Bourboule convient aux enfants dès les premières atteintes de prurigo.

Saint-Gervais doit être conseillé pour les enfants dont la peau est particulièrement irritable.

Uriage est la station des personnes dont le tégument n'est pas trop irritable. Enfin, la cure peut se faire à Salies-de-Béarn et La Motte.

III. *Local.* — Lotions chaudes, colles de zinc, pommades à l'*huile de foie de morue,* pâtes mentholées.

PRURIT. — V. DÉMANGEAISON.

PRUSSIQUE (Acide). — V. CYANHYDRIQUE (Acide).

PSAMMOME (du gr. *psammos,* sable). — Tumeur fibreuse, contenant parfois des dépôts calcaires, qu'on observe surtout au niveau des méninges.

PSEUDARTHROSE (du gr. *pseudês,* faux, et *arthron,* articulation). — Articulation anormale entre deux fragments d'os, à la suite d'une fracture non consolidée. V. ARTICULATIONS (affections médicales) et FRACTURES.

PSEUDO-ASTHME. — Crise dyspnéique asthmatiforme d'origine cardiaque due à une insuffisance ventriculaire gauche.

PSEUDO-MEMBRANE (du gr. *pseudês,* faux, et de *membrane*) [voir figure à DIPHTÉRIE]. — Exsudat pathologique formé habituellement par un feutrage fibrineux à la surface des muqueuses ou des séreuses : angine, laryngite, bronchite, entérite pseudo-membraneuse.

PSEUDO-PARALYSIE (Parrot). — Impotence motrice douloureuse d'un ou de plusieurs membres, s'observant chez les hérédo-syphilitiques du premier âge, et due à des lésions d'ostéite, ostéochondrite, périostite, fracture.

PSEUDO-PELADE. — V. PELADE.

PSEUDOPODE (du gr. *pseudês,* faux, et *pous, podos,* pied). — Prolongement que poussent les leucocytes et certains organismes inférieurs (amibes) pour se déplacer.

PSEUDO-TABÈS. — Troubles nerveux rappelant ceux du tabès (douleurs fulgurantes, abolition des réflexes, signe de Romberg) et dus à une neurasthénie ou à une névrite périphérique.

PSEUDO-XANTHOME ÉLASTIQUE. — V. ÉLASTORRHEXIE.

PSITTACOSE (du gr. *psittakos,* perroquet). — Maladie contagieuse des perruches et perroquets, éventuellement des serins et des canaris, transmissible à l'homme et peut-être de l'homme à l'homme, due à un ultra-virus (250 mμ). On a même trouvé des corpuscules plus volumineux, intracellulaires ou libres, considérés comme des rickettsies.

La *contagion* se fait par voie respiratoire, soit directement (alimentation de bouche à bouche, morsure, manipulation de cadavres d'animaux), soit indirectement (objets souillés par les déjections des psittacidés).

SIGNES. Septicémie grave rappelant tantôt la pneumonie, tantôt la fièvre typhoïde, le plus souvent les symptômes associés des deux affections. Après 8 à 10 jours d'incubation, on constate de l'abattement, de la courbature, du mal de tête, des frissons, une fièvre continue (39°5 à 40°5) avec légère rémission le matin, accompagnée souvent de délire. Langue épaisse, nausées, vomissements, saignements de nez; la constipation est fréquente avec ballonnement du ventre; mais, dans d'autres cas, il y a de la diarrhée. La maladie peut tourner court et la guérison survenir en 8 à 10 jours; mais souvent la fièvre persiste; des signes de congestion pulmonaire à foyers multiples apparaissent, évoluant par poussées successives. Souvent, une pneumonie s'installe. Dans 30 p. 100 des cas, la mort survient par collapsus cardiaque. La gravité est souvent en rapport avec le mode de contagion; la morsure est toujours plus grave.

La *déclaration de la psittacose* est obligatoire, ainsi que la *désinfection.*

HYGIÈNE PRÉVENTIVE. Se méfier des perruches vendues par des marchands ambulants; ne *jamais faire manger* des perruches, ni, du reste, des animaux quelconques, dans sa propre bouche. Suspecter la psittacose chaque fois que l'animal reste immobile, somnolent, les plumes hérissées, le corps en boule, les ailes tombantes, refusant la nourriture, et qu'il est atteint d'une diarrhée permanente, qui souvent entraîne la mort.

TRAITEMENT. Symptomatique : tonicardiaques, grogs, uroformine, métaux colloïdaux, sulfamides.

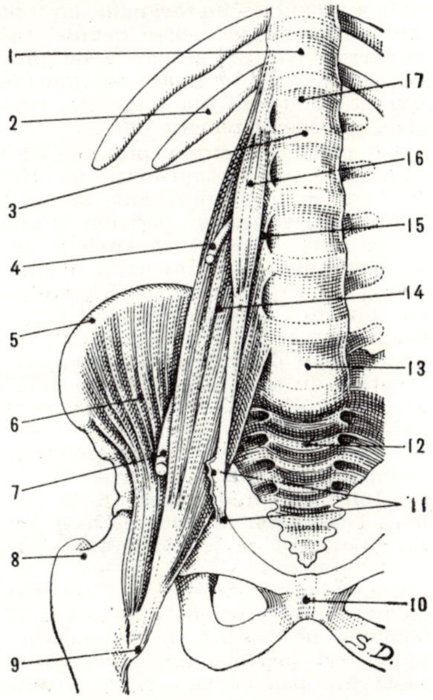

FIG. 1603. — Muscle psoas-iliaque.

1. 12e vertèbre dorsale; 2. 12e côte; 3. Disques intervertébraux; 4. Nerf fémoro-cutané; 5. Crête iliaque; 6. Muscle iliaque; 7. Nerf crural; 8. Fémur; 9. Petit trochanter; 10. Symphyse du pubis; 11. Insertions du petit psoas; 12. Sacrum; 13. 5e vertèbre lombaire; 14. Muscle psoas; 15. Arcades fibreuses du psoas; 16. Petit psoas; 17. 1re vertèbre lombaire.

PSOAS-ILIAQUE (Muscle). — Muscle du bassin et de la cuisse (*fig.* 1603), formé de deux portions : le *muscle psoas,* qui s'insère en haut sur la 12e vertèbre dorsale et les quatre premières lombaires, les disques intervertébraux et les apophyses transverses de ces vertèbres; le *muscle iliaque,* qui s'insère sur la fosse iliaque interne, la crête iliaque, la base du sacrum, les épines iliaques antérieures, la capsule articulaire de la hanche. Les faisceaux de ces deux muscles convergent vers le petit trochanter, où ils s'insèrent. Le psoas-iliaque est recouvert par une aponévrose qui occupe toute la fosse iliaque interne, l'*aponévrose lombo-iliaque* ou *fascia iliaca.*

Innervé par des rameaux du plexus lombaire, le psoas-iliaque fléchit la cuisse sur le bassin et rapproche le fémur de la ligne médiane.

Petit psoas. — Muscle rudimentaire reposant sur le grand psoas et allant de la dernière vertèbre dorsale et de la première lombaire à l'éminence ilio-pectinée de l'os coxal et au *fascia iliaca,* où il se fixe par un tendon grêle.

PSOÏTIS. — Inflammation du muscle psoas.

CAUSES. Exercice excessif, notamment effort pour soulever des fardeaux. Chute. Inflammation du voisinage, infections générales.

SIGNES. Douleur vive dans la région lombaire; la cuisse est fléchie sur le bassin et tournée en dehors (contracture du muscle); on sent d'abord un empâtement profond dans la fosse iliaque, pouvant être remplacé plus tard par une sensation de fluctuation, lorsque l'abcès s'est constitué. Fièvre intense.

EVOLUTION. Lente.

PREMIERS SOINS. Immobilisation au lit. Cataplasmes laudanisés. Opération évacuant le pus de l'abcès.

PSORIASIS (du gr. *psora,* gale). — Dermatose caractérisée par des plaques plus ou moins étendues, formées par des squames sèches et blanches, reposant sur une base érythémateuse.

SIGNES (v. pl. en couleurs à PITYRIASIS). Au début, il n'existe qu'une petite tache d'un rouge vif bien circonscrite. Elle grandit peu à peu, puis se couvre de squames, quelquefois séparées par des fissures.

En grattant, on enlève les squames, qui se résolvent en une fine poussière blanchâtre (tache de bougie), et on met à nu facilement, au-dessous d'une pellicule décollable, une surface vernissée, lisse, sur laquelle apparaît parfois un piqueté hémorragique (rosée sanglante). La base des plaques psoriasiques n'est jamais infiltrée et épaissie.

Quand les lésions disparaissent, il subsiste une coloration brune, lente à s'éteindre.

Les signes subjectifs (prurit) varient suivant les malades; ils peuvent être nuls ou très accentués.

Les taches de psoriasis ont une dimension variable, ressemblant suivant les cas à une tête d'épingle (*P. punctata*), une goutte de cire (*P. guttata*), une pièce de monnaie (*P. nummularis*). Parfois, elles dessinent des anneaux, des rubans disposés en arabesques (*P. gyrata* ou *figurata*). Les lésions sont souvent symétriques; le siège d'élection est aux points les plus exposés aux traumatismes : coudes, genoux, cuir chevelu, sacrum. On peut l'observer sur la paume des mains, de la plante des pieds. Les ongles peuvent être atteints, friables, en moelle de jonc.

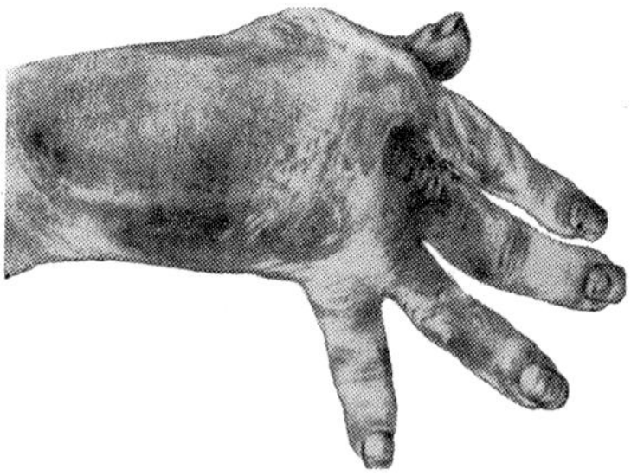

FIG. 1604. — Main déformée par le psoriasis arthropathique.

Dans certains cas, le psoriasis recouvre toute la surface du corps, qui est rouge, squameuse (*P. universalis*).

Une complication grave est l'apparition d'*arthropathies* (8 p. 100 des cas), osseuses ou fibreuses, atteignant les petites et les grandes articulations et conduisant à des déformations avec ankylose et rétractions (*fig.* 1604).

ÉVOLUTION. Chronique avec poussées successives. Le début se fait habituellement dans le jeune âge. Les poussées peuvent être provoquées par des irritations locales (frottement des bretelles, plaies, traumatismes), par une émotion morale vive.

Dans les formes étendues, le psoriasis peut aboutir à une érythrodermie desquamative.

CAUSE. Inconnue, malgré sa fréquence. Non contagieux. Parfois héréditaire et familial.

Certains psoriasis sont apparus après un accident grave ou un choc moral.

TRAITEMENT. I. *Général.* — Bonne hygiène. Injections de préparations mercurielles, bismuthiques ou arsenicales; injections intra-fessières d'huile soufrée (souvent douloureuses), d'entéro-vaccins. Extraits thyroïdiens, thymiques. Vitamines B_2, C et D.

L'or a été préconisé dans les formes rhumatismales.

Les régimes végétariens et sans graisse paraissent sans effet.

II. *Local.* — *Décapage* des lésions au moyen de bains savonneux ou cadiques ou même de pansements humides, en cas d'éruptions circonscrites. Applications d'huile de cade, d'acide pyrogallique ou chrysophanique, d'éosine à l'alcool.

Douche filiforme. Radiothérapie locale ou à distance sur la rate ou les glandes à sécrétion interne.

CURES THERMALES. La Bourboule, Uriage, La Roche-Posay, Luchon, Saint-Sauveur, Aix, Saint-Gervais, Plombières.

PSYCHANALYSE (du gr. *psukhê*, âme, et de *analyse*). — La psychanalyse est la dernière venue des méthodes psychothérapiques. Développée par le Pr Freud, cette méthode a pour but de parvenir à une guérison durable de certains troubles nerveux en les analysant de manière serrée, afin de découvrir la cause qui les a produits; elle s'efforce de montrer au malade ce qu'il y a de plus caché en son esprit, les idées subconscientes ou inconscientes qui seraient à la base des troubles psychiques qu'il présente, de les transformer en idée consciente, afin que le malade puisse diminuer ou supprimer leur puissance nocive.

Pour dégager de l'inconscient les désirs refoulés, la psychanalyse s'appuie sur un certain nombre de procédés, tels que l'interprétation des actes manqués : lapsus, erreurs de lecture ou d'écriture, oublis de noms propres, pertes d'objets, méprises diverses, que l'on attribue si volontiers au hasard et qui seraient, en réalité, sous la dépendance de processus psychiques refoulés dans l'inconscient.

Elle s'appuie également sur le procédé de l'interprétation des actes accidentels : mouvements que nous faisons sans but apparent; sur l'étude des associations d'idées spontanées et libres : états de rêverie, réflexions qui surgissent spontanément dans le champ de la conscience; associations expérimentales; sur l'analyse des rêves, dont la plupart auraient pour cause des désirs refoulés, et dont les images visuelles seraient les symboles d'idées diverses.

Grâce à ces procédés, la psychothérapie analytique réussit à améliorer et souvent à guérir une série de névropathes, les neurasthéniques, les hypocondriaques, les névrosés anxieux, les hystériques, les obsédés.

PSYCHASTHÉNIE (du gr. *psukhê*, âme, *a*, priv., et *sthênos*, force). — Psychonévrose que quelques psychiatres assimilent à la neurasthénie, dont elle ne serait que la variété psychique; d'autres, en revanche, en font une entité morbide bien définie, caractérisée par un ensemble de processus mentaux donnant au malade qui en est atteint une mentalité particulière complètement déviée.

Le psychasthénique présente des *obsessions*, des *impulsions*, des *tics* (v. ces mots), survenant souvent par crises, véritables périodes d'agitation avec angoisse et anxiété qui se reproduisent, en général, chaque fois qu'une résolution est à prendre. L'étude du psychasthénique révèle des « manies » diverses, particulièrement manie du présage ou de l'interrogation du sort; des phobies: peurs maladives d'objets qui normalement ne suscitent aucune crainte. Le psychasthénique est un insuffisant de la volonté, un indolent, un irrésolu, un routinier, un timide; c'est un distrait dont l'attention ne peut se fixer sur un objet, d'où sa tendance aux rêveries solitaires.

Généralement intelligent, souvent même supérieurement doué dans le domaine de l'esprit, le psychasthénique est parfois un psychologue assez fin, parfois un artiste vivant dans l'avenir ou le passé, plutôt que dans le présent, dans ce qui est vague et loin de toute application précise; c'est un émotif, quelquefois même un extatique. C'est toujours un inquiet, un incomplet, un désharmonique.

La psychasthénie se développe, à l'occasion de causes diverses, sur un terrain prédisposé. Au premier rang des causes prédisposantes, il faut placer l'hérédité, similaire ou dissemblable. D'autre part, la psychasthénie est plus fréquente chez la femme; elle se développe surtout à la puberté et est souvent en rapport plus ou moins étroit avec les troubles de la sphère génitale. Toutes ces causes prédisposantes se trouvent aggravées par l'éducation fâcheuse que reçoivent ces malades. Quant aux causes occasionnelles, elles sont multiples, tous les événements de la vie pouvant intervenir : émotions, préoccupations religieuses, questions de mariage, maladies ou mort de personnes chères, maladies du sujet lui-même.

L'évolution de la psychasthénie est essentiellement chronique, avec rémissions. Tardivement, les psychasthéniques peuvent arriver à des psychoses diverses : mélancolie anxieuse, états hypocondriaques, états paranoïaques, délires systématisés, et plus particulièrement délire de persécution.

Le suicide est une terminaison possible. Cependant, ce n'est pas une maladie incurable; beaucoup de psychasthéniques s'améliorent ou guérissent spontanément vers la fin de la jeunesse.

Le traitement psychothérapique est souvent voué à l'échec. Il vaut mieux savoir prévenir la psychasthénie par une éducation bien comprise.

PSYCHIATRIE (du gr. *psukhê*, âme, et *iatreia*, médecine). — Médecine mentale.

PSYCHONÉVROSE. — Affection nerveuse dont le point de départ est surtout psychique (neurasthénie, hystérie, mélancolie, psychasthénie).

PSYCHOPATHIE (du gr. *psukhê*, âme, et *pathos*, maladie). — Trouble psychique susceptible de constituer par lui-même une entité morbide. Les psychopathies se divisent en : maladies psychiques ou psychoses, atteintes fonctionnelles du psychisme, infirmités psychiques, altérations de quantité de psychisme (dégénérescences psychiques, déchéances psychiques ou démences).

PSYCHOSES (du gr. *psukhê*, âme). — Les psychoses représentent, dans les classifications courantes de psychiatrie, les psychopathies-maladies, c'est-à-dire les maladies qui troublent le psychisme dans son fonctionnement, et s'opposent aux psychopathies-infirmités, qui lèsent ce psychisme dans sa constitution.

Il existe deux types de psychoses : les psychoses généralisées (manie, mélancolie, folie à double forme, confusion mentale), et les psychoses essentielles, qui se résument dans la psychose systématisée progressive avec ses variétés.

Psychose polynévritique (Syndrome de Korsakoff). — Ensemble de troubles mentaux accompagnés ou non de névrites plus ou moins multiples.

CAUSES. — Alcoolisme, intoxication arsenicale (vin, bière arseniqués), saturnine, sulfocarbonée ou oxycarbonée. Etat puerpéral, maladies infectieuses, tumeur cérébrale. Vieillesse (*presbyophrénie*).

SIGNES. Troubles névritiques sensitifs et moteurs plus ou moins intenses et plus ou moins généralisés. Ils atteignent souvent les nerfs pneumogastrique et optique.

Troubles mentaux. — Diminution ou perte complète de l'attention volontaire avec absence de souvenir aussi bien des faits récents que des faits anciens. Désorientation plus ou moins complète. Aucune conscience de l'état de maladie et réponse aux questions par des histoires inventées et hors de la réalité. Hallucinations fréquentes, surtout chez les alcooliques.

ÉVOLUTION. Très variable, rapide quand le pneumogastrique est intéressé (syncope cardiaque).

TRAITEMENT. Suppression de la cause d'intoxication, l'alcool surtout. Toniques. Traitement des névrites.

Psychoses commotionnelles. — Psychoses consécutives à une émotion, à un choc intense, qu'on observe dans des conditions variables (traumatisme de guerre, accidents du travail, accidents de chemins de fer, explosions de mines, tremblement de terre).

SIGNES. — Tout d'abord, immédiatement après le choc, état aigu ou suraigu se caractérisant par de la stupeur ou par une agitation accompagnée de délire hallucinatoire. Cette phase est courte (quelques jours) et le malade en perd tout souvenir (amnésie lacunaire).

La seconde période peut être marquée par trois sortes de troubles à allures subaiguës :

1° L'*inhibition psychique,* marquée par l'impuissance de penser, l'absence de tout souvenir, la diminution ou la suppression de la sensibilité, l'affaiblissement général, l'hésitation des mouvements et de la parole, et les paralysies fonctionnelles (mutisme) ;

2° L'*hyperémotivité,* caractérisée par l'inquiétude et les paroxysmes anxieux, avec le cortège des désordres organiques qui accompagnent toute émotion violente : tremblement, troubles respiratoires et vaso-moteurs, états vertigineux, manifestations convulsives (hystérie) ;

3° L'*hyperactivité* de l'imagination, qui se manifeste par des rêves, du somnambulisme, des crises hallucinatoires épisodiques. Dans certains cas, les troubles se réduisent à un seul, soit que l'émotion ait été moins forte, soit que le temps l'ait réduite, laissant seulement une séquelle.

PSYCHOTHÉRAPIE (du gr. *psukhê,* âme, et *therapeia,* traitement). — Traitement par des moyens psychiques. Ce traitement, qui ne peut rien contre les psychoses graves, est en revanche susceptible d'amener d'importantes améliorations et souvent des guérisons dans une série de troubles nerveux.

La coprolalie, par exemple, peut être traitée, avec souvent de bons résultats, par la psychothérapie.

La psychothérapie réclame, de la part du médecin, une sensibilité affinée, une pitié agissante développant sa patience et fortifiant son désir de guérir.

La suggestion et l'hypnotisme font également partie de ces méthodes psychothérapiques. Mais alors que le système de Dubois renforce les facultés critiques du sujet, la suggestion les affaiblit, la guérison y étant fondée sur des idées qu'on met artificiellement dans la tête du malade, mais qui ne le changent en rien, et le laissent sans résistance devant une nouvelle cause.

Enfin, Freud a préconisé une méthode psychothérapique qui, par une analyse serrée, s'efforce de parvenir à la cause pathogène et amène, lorsqu'elle atteint son but, une guérison sans récidives. V. PSYCHANALYSE.

PSYLLIUM (Herbe aux puces). — Plante (*Plantago psyllium*) de la famille des Plantaginacées. Les semences sont employées comme *laxatif,* dans les mêmes conditions que les graines de lin. V. LIN.

PTÉRÉON (du gr. *pteron,* aile). — Région du crâne où se rencontrent les sutures des os frontal, pariétal, temporal et sphénoïde. V. CRÂNE.

PTÉRYGION (du gr. *pterugion,* petite aile). — Epaississement des capillaires de la conjonctive oculaire, formant un triangle qui a sa base à l'angle interne de l'œil et sa pointe à la cornée, qu'il tend à envahir. V. ŒIL (maladies de la conjonctive).

PTÉRYGOÏDE (Apophyse) [du gr. *pteryx,* aile, et *eidos,* forme]. — Prolongement vertical de l'os sphénoïde.

PTOMAÏNES (du gr. *ptôma,* cadavre). — Bases organiques alcalines (alcaloïdes) qui se produisent pendant la putréfaction des cadavres. Ces alcaloïdes ont pour origine la fermentation des matières albuminoïdes du corps sous l'action des microbes. Les ptomaïnes donnent une coloration bleu de Prusse avec les sels ferriques.

PTÔSE (du gr. *ptôsis,* chute). — Relâchement des ligaments suspenseurs qui maintiennent les viscères de l'abdomen, ou des parois mêmes de celui-ci. Il se produit de préférence chez les femmes (*fig.* 1605).

CAUSES. Affaiblissement et amaigrissement des tissus à la suite de maladies fébriles, surabondance des aliments ingérés et constipation produisant un élargissement excessif des intestins; dilatation des parois abdominales par des grossesses répétées à peu d'intervalle, compression par le corset annulant l'énergie musculaire, blessure du ventre (laparotomie), chute, neurasthénie.

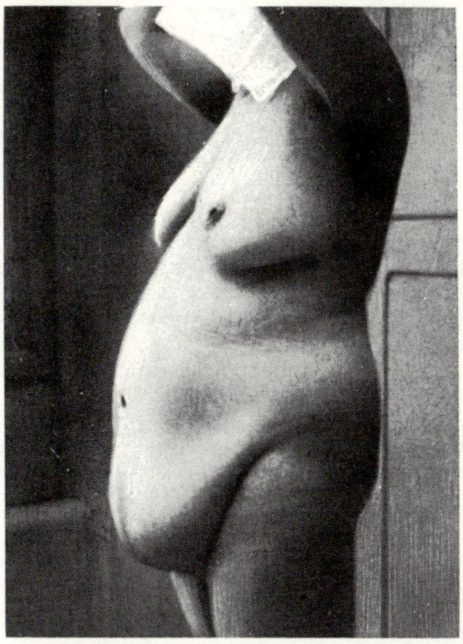

FIG. 1605. — Ptôse abdominale.

Ptôse de l'estomac (Gastroptôse). — L'abaissement est limité d'ordinaire à la région du pylore, qui peut, lorsqu'il existe en outre de la dilatation du viscère, descendre presque jusqu'au pubis. La gastroptôse coïncide, en général, avec la ptôse d'autres viscères.

SIGNES. Sensation de ballonnement, éructations, palpitations, douleurs, notamment au moment où le bol alimentaire passe dans l'intestin. Le ventre est évasé et on perçoit du clapotage au niveau de l'ombilic.

Entéroptôse. — Le ventre est en besace; la dixième côte est mobile; enfin, on peut sentir au creux de l'estomac les battements de l'aorte.

Néphroptôse. — V. REINS (maladies) : *Rein mobile ou flottant.*

TRAITEMENT GÉNÉRAL. I. *Préventif.* — Ceinture et corset rationnel et peu serré (*fig.* 1606); pas d'excès de gymnastique.

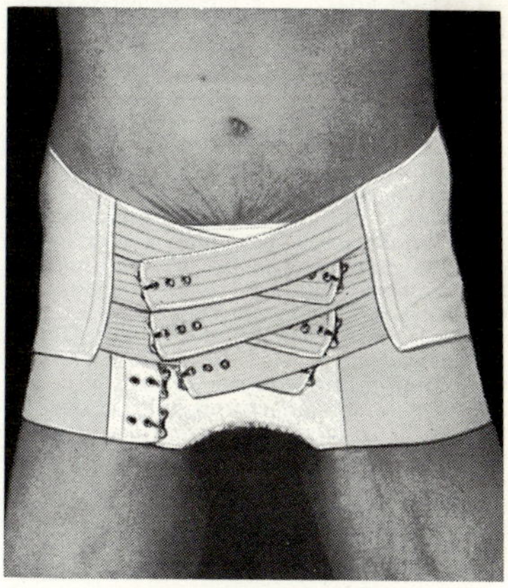

FIG. 1606. — Sangle en mains croisées pour ptôse abdominale.
(*Cl. Wickam.*)

II. *Curatif.* — Séjour prolongé (plusieurs semaines) au lit. Alimentation de l'*entérocolite* (v. ce mot à INTESTIN [maladies]). Ceinture-sangle appliquée dans la position couchée.

PTÔSIS (mot gr.). — Chute de la paupière supérieure, qui ne peut se relever et recouvre plus ou moins le globe oculaire.

Le ptôsis peut être *congénital* (il est alors habituellement bilatéral) ou *acquis,* dû à une paralysie du nerf moteur oculaire commun qui commande le muscle releveur de la paupière supérieure. La syphilis, le diabète, des lésions cérébrales, sont les causes les plus fréquentes de ce ptôsis acquis, qui est ordinairement unilatéral.

TRAITEMENT. Celui de la cause. En cas de ptôsis congénital, raccourcissement chirurgical de la paupière.

PTYALINE (du gr. *ptualon,* salive). — Ferment de la salive.

PTYALISME (du gr. *ptualon,* salive). — Salivation exagérée. Voir SIALORRHÉE.

PUBERTÉ (du lat. *pubis,* poil follet). — La puberté est l'époque (11 à 15 ans) où les jeunes gens ont un développement notable des organes génitaux et où apparaissent les premières manifestations des fonctions sexuelles.

Au point de vue légal, l'*âge de puberté* est celui auquel la loi permet le mariage. En France, la puberté légale a été fixée à 15 ans chez la femme, à 18 ans chez l'homme.

Chez les garçons. — Le premier symptôme de la puberté est le développement des *poils au pubis* (vers 14 ans), formant une collerette autour de la racine de la verge. Puis les régions axillaires se garnissent également de poils (vers 15 ans et demi). Le développement des poils sur les joues et les lèvres est plus tardif. La *mue de la voix* suit de quelques mois l'apparition des poils pubiens. V. LARYNX.

Le volume des *organes génitaux* ne se modifie que vers 17 ans; la verge et les testicules s'accroissent, et le scrotum brunit, se plisse et se couvre de poils.

Les *seins* se tuméfient parfois chez le jeune garçon; ils prennent le volume d'une cerise, d'une mandarine, et sont sensibles à la pression (mastite des adolescents).

Chez les filles. — La puberté est marquée par la venue des premières *règles,* précédée de troubles spéciaux inconstants : maux de tête, douleurs dans les lombes, le bas-ventre, le bassin, courbature générale, avec rougeur de la face, dureté des seins, sensation de démangeaisons et de chaleur dans la région génitale.

L'âge moyen de la menstruation est, à Paris, de 14 ans et demi, mais les variations sont notables; la première menstruation est plus précoce chez les brunes que chez les blondes, dans les races méridionales que chez les peuples du Nord, chez les filles des villes que chez celles des campagnes, chez les filles des classes aisées que chez les filles pauvres. La précocité ou le retard sexuel et la puissance génitale se transmettent d'ailleurs par hérédité dans les familles.

En même temps, les petites lèvres du vagin s'agrandissent et deviennent sensibles; souvent même, au moment des règles, elles sont le siège de démangeaisons; le bassin prend un grand développement; les hanches s'arrondissent, ainsi que la poitrine et les membres, par suite d'un accroissement de graisse qui est utilisée pour le perfectionnement des formes.

Le mamelon se dessine, l'aréole se colore davantage et les seins augmentent de volume, parfois avec une rapidité surprenante; d'autres fois, les seins demeurent longtemps rudimentaires.

Des poils apparaissent quelques semaines avant les règles, sur le pubis, quelques semaines après aux aisselles. Le larynx s'allonge, plus qu'il ne grandit, en profondeur et en largeur; la voix devient plus étendue et plus élevée; la respiration costale supérieure s'accentue progressivement; les yeux prennent de l'expression.

Le cœur subit une augmentation considérable de volume pendant la puberté. Cette augmentation de volume est normale; cependant, dans certains cas, elle s'accompagne de palpitations, de crises, d'oppression, lorsqu'elle s'effectue avec une rapidité trop grande.

La fréquence du pouls, normalement plus grande chez la femme que chez l'homme, est au maximum, chez elle, au moment de la puberté; mais elle diminue après la formation.

La pression sanguine est accrue au début des règles de 1 à 2 centimètres de mercure, puis, après, elle s'abaisse d'autant.

La glande thyroïde et, par suite, le cou augmentent de volume; souvent même, le goitre débute à ce moment, surtout lorsque la menstruation est précoce. Un gonflement temporaire de la glande thyroïde accompagne du reste dans certains cas les règles, celles-ci étant normales ou en quantité exagérée. En revanche, l'apparition du goitre exophtalmique avant la formation peut empêcher la venue des règles.

L'utérus s'agrandit considérablement au moment de la puberté. Sa longueur, qui était de 25 mm au début de la douzième année, passe à 54 chez les filles menstruées à 13 ans. Les ovaires grandissent beaucoup aussi à ce moment. Les bulbes vulvaires, organes érectiles placés sur les parties latérales de la vulve, font leur apparition et deviennent turgescents au moment de la menstruation. Le clitoris (v. FÉMININS [Organes génitaux]) se développe, et notamment les corpuscules génitaux qui terminent les nerfs de son tissu caverneux.

La puberté s'accompagne de modifications importantes dans le caractère. A la fois plus réservée et plus exubérante, la jeune fille a de brusques changements d'humeur, une propension à la mélancolie et à la solitude, à une exaltation amicale ou religieuse; elle ressent des désirs vagues qu'elle ne s'explique pas. Sa susceptibilité devient souvent excessive et un mot suffit pour la faire fondre en larmes. Elle éprouve le besoin qu'on s'occupe d'elle. Il est très important que l'enfant soit prévenue de la possibilité de la perte de sang qui constitue les règles, sans quoi elle peut s'effrayer au point de présenter des troubles mentaux graves.

HYGIÈNE. Surveiller la régularité et l'abondance des règles. Eviter les fatigues, le surmenage intellectuel, aussi bien que physique; supprimer les mets excitants. Beaucoup d'air et de lumière sont nécessaires; pratique régulière de la gymnastique de mouvements.

Croissance et puberté. — A la puberté, on note un accroissement qui porte sur le poids, la taille et le périmètre thoracique. V. CROISSANCE.

Mais on peut également observer à cette période des *retards de croissance* qui reconnaissent de multiples origines : infectieuse, alimentaire, toxique; lésions organiques (rétrécissement mitral, lésions rénales), enfin des troubles hormonaux.

La puberté est en effet conditionnée par le bon fonctionnement des glandes endocrines, en particulier par les hormones hypophyso-génitales, dont l'action s'oppose : l'hypophyse est excitatrice, la glande génitale frénatrice; la première détermine une poussée de croissance, mais excite en même temps la sécrétion génitale, qui bloque l'hypophyse et arrête la croissance.

La thyroïde accélère la croissance, mais l'hyperthyroïdie provoque la soudure précoce des épiphyses; les autres glandes, thymus, épiphyse, surrénale, pancréas, ont une influence minime sur les phénomènes de croissance.

TRAITEMENT. En cas de retard de croissance physique et intellectuelle, il convient de mettre l'enfant dans de bonnes conditions de vie avec une alimentation bien équilibrée. Dans certains cas, on peut être conduit à utiliser une thérapeutique hormonale hypophysaire ou génitale.

Maladies apparaissant à la puberté. — ***Maladies nerveuses.*** — On peut alors observer des crises de *mélancolie,* de *manies,* de *confusion mentale,* mais les manifestations les plus fréquentes sont :

1° Le *délire hallucinatoire aigu,* survenant brusquement, à l'occasion d'une fatigue, d'une maladie infectieuse, d'un abus de boisson. Les hallucinations frappent surtout l'ouïe;

2° La *démence précoce* ou *hébéphrénie* (du gr. *hêbê,* puberté, et *phren,* esprit).

C'est aussi à ce moment que les dégénérés ont des crises d'excitation, que chez les personnes intelligentes apparaissent les idées fixes, les maladies de la volonté, du doute, la kleptomanie, la phobie du toucher, la dipsomanie, des impulsions à l'homicide et au suicide, la nymphomanie, le délire religieux, la paranoïa, la folie périodique et intermittente, la neurasthénie, l'hystérie, l'épilepsie, le goitre exophtalmique.

Chlorose. — Elle évolue au moment de la phase de la puberté (v. CHLOROSE). Elle survient souvent chez des jeunes filles mal réglées.

Maladies du cœur. — Les lésions de l'aorte avancent la puberté, les lésions mitrales la retardent.

Albuminurie. — Les premières règles peuvent provoquer la réapparition de l'albumine chez des enfants ayant eu autrefois une néphrite, ou la rendre plus apparente si la lésion était latente.

Dyspepsie. — Elle est assez fréquente, par suite de surmenage du système nerveux, de l'appétit exagéré, coïncidant avec la puberté. Ele se produit de préférence chez les enfants qui mastiquent mal.

Déviations de la colonne vertébrale. — Elles sont dues à la suractivité de la croissance à ce moment, les lésions étant aggravées par les attitudes vicieuses auxquelles les enfants s'abandonnent plus volontiers, par suite de l'état de fatigue spécial de cette phase de la vie.

Maladies de la peau. — Eczémas, poussées d'acné et d'herpès.

Maladies des yeux. — Conjonctivites compliquées d'orgelet.

Troubles menstruels. — Douleurs au moment des règles, chaleurs, vertiges, leucorrhée, aménorrhée endocrinienne; dysménorrhée (par insuffisance de la sécrétion folliculinique ou hypophysaire); hémorragies parfois abondantes et persistantes (par déficiences de la sécrétion du corps jaune). En cas d'imperforation de l'hymen et du vagin ou du col utérin, accumulation de sang dans l'utérus (hématométrie). V. FÉMININS (Organes génitaux).

PUBIOTOMIE (de *pubis,* et du gr. *tomê,* section). — Section chirurgicale du pubis en dehors de la symphyse, afin d'élargir momentanément un bassin rétréci lors de l'accouchement.

PUBIS. — Partie antérieure (*fig.* 1607) de l'os iliaque.

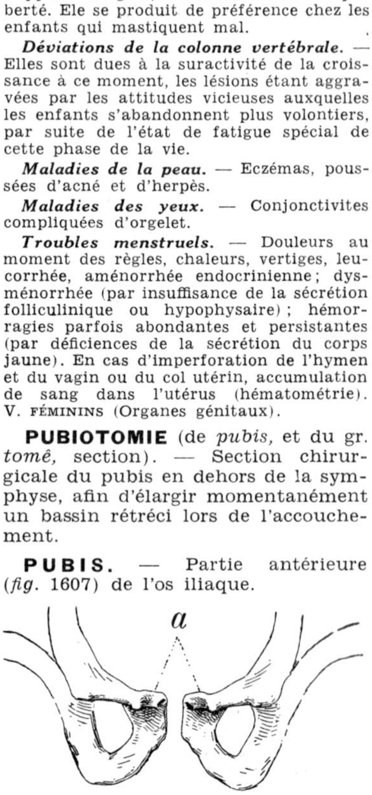

FIG. 1607. — Pubis (*a*).

PUCE. — Insecte aptère (*fig.* 1608 à 1611), coureur ou sauteur, vivant sur le corps de l'homme et d'un grand nombre d'animaux.

DESCRIPTION. Le corps est ovale, brun roussâtre, luisant, aplati transversalement, avec une rangée de poils sur chaque anneau.

La tête est arrondie supérieurement en forme de chaperon. Les yeux, qui sont ovalaires, se trouvent en avant des antennes. Le mâle a $2^{mm},5$ de long sur $1^{mm},5$ de large. La femelle double de volume lorsqu'elle est repue.

La jeune puce peut jeûner pendant une à deux semaines, attendant le moment favorable pour faire sa provision de sang.

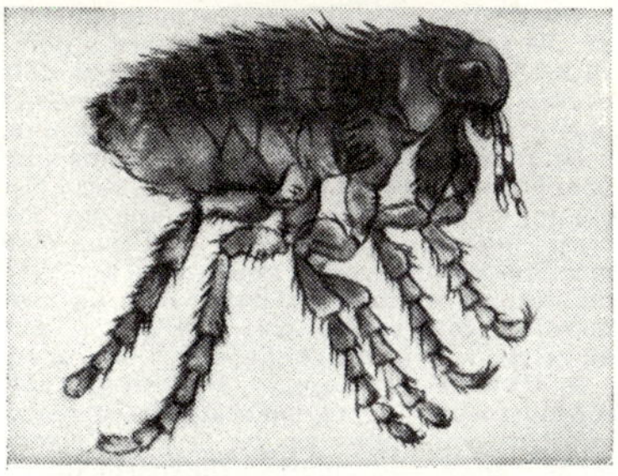

FIG. 1608. — Puce du chien (grossie).

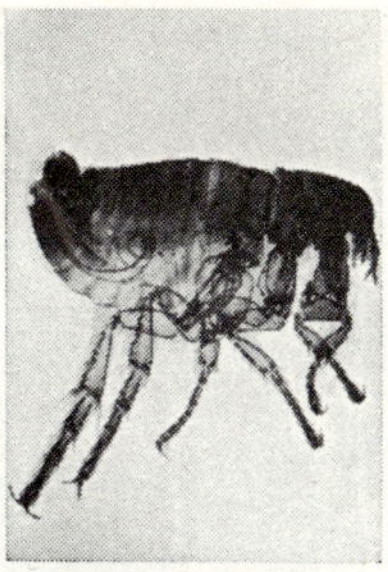

FIG. 1609. — Puce de l'homme [mâle] (grossie).

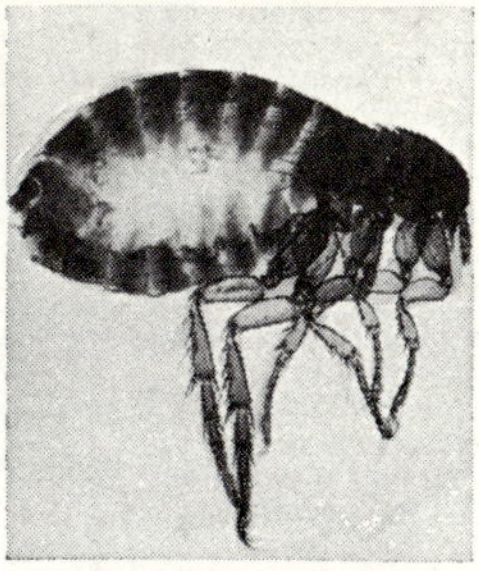

FIG. 1610. — Puce de l'homme [femelle] (grossie).

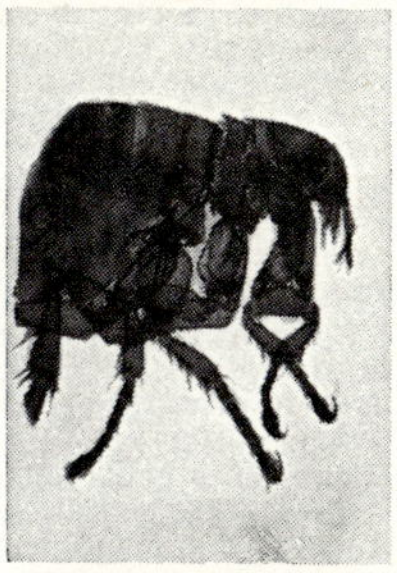

FIG. 1611. — Tête de puce (très grossie).

La reproduction s'effectue *toute l'année*, mais avec moins d'intensité en juin.

Les puces vivent rarement sur une seule espèce animale. Parmi les principales espèces qui piquent l'homme, citons : *Pulex irritans, Xenopsylla cheopis, Ctenocephalus canis, erinacei, Ceratophyllus avium.*

La puce de l'homme (*Pulex irritans*) pique aussi volontiers beaucoup d'animaux. La piqûre s'accompagne de l'inoculation d'un liquide salivaire irritant qui provoque un prurit insupportable chez certaines personnes sensibles. Au point piqué existe une petite ecchymose entourée d'une zone de vaso-dilatation.

La plupart des espèces jouent un rôle dans la transmission du bacille pesteux en le transportant d'un rat malade ou mort à l'homme. V. PESTE.

Certaines puces de campagnols peuvent également transmettre la suette miliaire. Enfin, les puces peuvent servir d'hôte intermédiaire au *Dipylidium caninum.*

HYGIÈNE. Grande propreté de l'habitation et du corps. Laver les interstices des murailles et des parquets avec de l'eau bouillante, un lait de chaux ou de l'huile ordinaire contenant du tabac. L'encaustiquage du plancher, l'huilage du sol, gênent les incursions de ces insectes. Nos grands animaux domestiques, chevaux, bœufs, moutons, n'ont pas de puces, lesquelles semblent fuir leurs émanations; aussi, là où les puces abondent, il suffit de s'envelopper dans une couverture de cheval ayant longtemps servi pour être préservé.

Puce chique. — V. CHIQUE.

PUÉRICULTURE (du lat. *puer*, enfant, et de *culture*). — Science ayant pour but la recherche des connaissances relatives à la reproduction et à la conservation de l'espèce humaine.

Elle se divise en trois sections : 1° *avant la procréation ;* 2° *intra-utérine,* c'est-à-dire pendant la grossesse ; 3° *après la naissance.*

Avant la procréation. — Une grande partie des tares (vices de conformation, intelligence arriérée) qui apparaissent chez certains enfants d'une même famille, alors que les autres sont sains, semblent résulter de ce que les procréateurs n'étaient pas en état de santé parfaite au moment de la procréation ; or, celle-ci ne doit avoir lieu que dans l'état complètement normal.

L'état de déchéance passagère des procréateurs peut tenir à un trouble *passager* (excès de travaux intellectuels ou physiques,

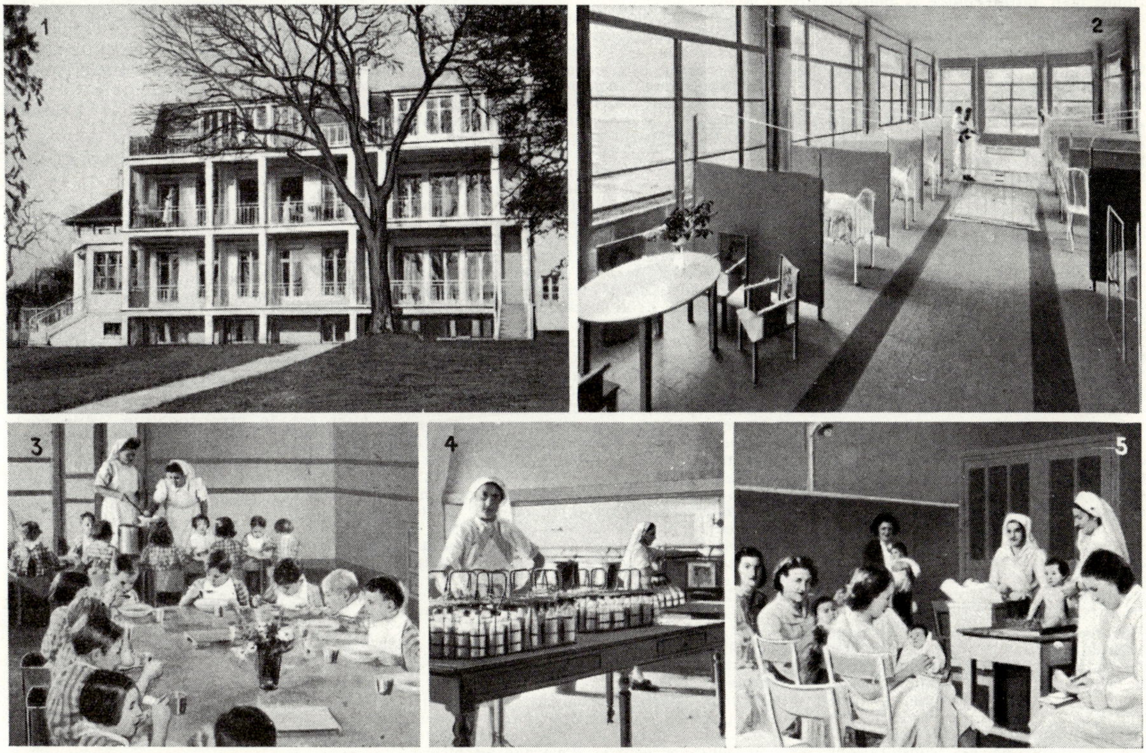

FIG. 1612. — Puériculture.
1. Pouponnière de la S. N. C. F., à Nogent-sur-Marne (vue extérieure) ; 2. Crèche du personnel de l'hôpital Raymond-Poincaré, à Garches (dortoir des enfants) ; 3. Une crèche en Seine-et-Oise; 4, 5. Goutte-de-lait et consultation de nourrissons, rue Jenner, à Paris.
(*Phot. S. N. C. F.* [1], *Favart, Assistance publique, à Paris* [2, 4, 5], *René-Jacques* [3].)

migraine, accès de goutte, intoxication *légère,* après un trop bon dîner, par une surabondance alimentaire ou par l'absorption exagérée de vins et de liqueurs), à une intoxication *profonde* (saturnisme, alcoolisme chronique), à une maladie infectieuse comme le paludisme ou surtout la syphilis.

Le *certificat prénuptial* a pour but d'avoir une progéniture saine. V. CERTIFICAT.

Pendant la grossesse. — La puériculture consiste dans les mesures de protection de la mère avant et pendant les couches.

Pour éviter le surmenage maternel, une future mère peut quitter son emploi 6 semaines avant la date prévue pour l'accouchement. Elle bénéficie des *allocations journalières de maternité.*

Les femmes enceintes non assurées sociales ni femmes d'assurés, et dépourvues de ressources suffisantes, peuvent bénéficier de l'*assistance aux femmes en couches* pendant les 6 semaines qui précèdent et les 6 semaines qui suivent l'accouchement.

Des *allocations prénatales* sont versées à toute future mère qui remplit (ou dont le conjoint remplit) les conditions générales d'attribution des allocations familiales.

La *prime de salaire unique* permet à la future mère, dans les 2 ans qui suivent le mariage, ou à la mère de famille, de percevoir une allocation de 10 à 20 p. 100 du salaire moyen mensuel, si la famille ne reçoit qu'un seul revenu professionnel; cette loi a pour but de maintenir la mère au foyer.

L'*hôpital* reçoit les femmes enceintes malades (albumine, maladies de cœur). Celles qui, pour des raisons sociales (filles mères), doivent quitter le domicile familial peuvent être reçues dans des *asiles* et *refuges,* des *maisons maternelles,* où elles accomplissent de menus ouvrages leur permettant d'avoir un pécule à leur sortie.

Des *consultations prénatales* ont été créées dans la plupart des maternités hospitalières; à ces consultations sont souvent annexés des dispensaires antisyphilitiques pour lutter contre la mortinatalité due à la syphilis.

Pour lutter contre la sous-alimentation de la mère pendant sa grossesse, les *cantines maternelles* assurent deux repas gratuits par jour.

Au moment de l'accouchement. — Des secours et des allocations peuvent être donnés par les bureaux de bienfaisance, les mutualités maternelles et les Assurances sociales.

Après la naissance. — Diverses dispositions législatives protègent la mère et l'enfant.

Protection de la mère. — La loi interdit à tout établissement industriel et commercial d'employer des femmes accouchées dans les 6 semaines qui suivent leur délivrance.

Une *allocation de maternité* est accordée à toute mère de famille, à chaque naissance, à la seule condition que cette naissance ait lieu dans un délai déterminé.

Des *secours* sont alloués à la mère par le bureau de bienfaisance, ainsi que par les Assurances sociales pendant les 6 semaines qui suivent l'accouchement; les *allocations familiales* sont augmentées à la naissance d'un nouvel enfant. Une *prime d'allaitement au sein* peut être accordée dans les 6 mois qui suivent l'accouchement et une allocation moitié moindre dans les 2 mois suivants. Certains *asiles* reçoivent les mères après leur accouchement, et des *restaurants pour mères nourrices* ont été créés.

Protection de l'enfant. — 1° *Consultations de nourrissons.* — Elles ont pour but d'encourager l'allaitement maternel et de conseiller les mères. L'enfant est pesé, examiné à chaque consultation; un fichier et le carnet de santé sont tenus à jour tous les 15 jours.

A beaucoup de ces consultations est adjointe une laiterie, qui permet de remettre aux mères un lait contrôlé et sain. C'était ce qu'avait voulu faire le Dr Dufour en créant en 1896 les *gouttes-de-lait,*

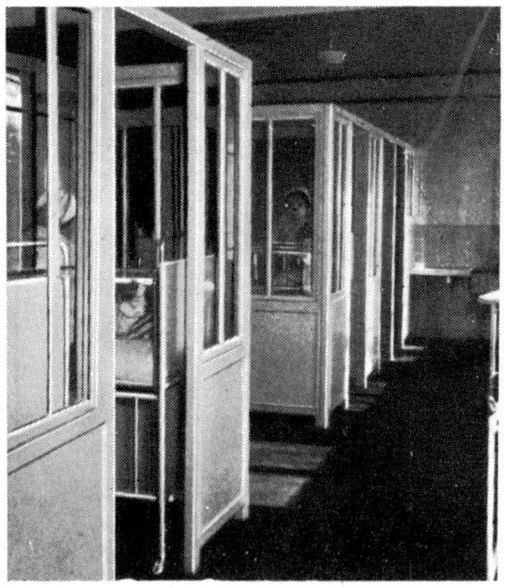

FIG. 1613. — Boxes d'isolement dans une pouponnière de la S. N. C. F. à Nogent-sur-Marne.
(Phot. S. N. C. F.)

dont le but est de diminuer la mortalité des enfants en distribuant le lait nécessaire pour compléter leur allaitement au sein ou pour assurer la ration complète chez les enfants sevrés.

2° *Asiles d'allaitement.* — Ces asiles reçoivent les mères sans foyer et sans ressources nourrissant leur enfant au sein. Ils suppriment radicalement deux des causes principales de la mortalité du premier âge : l'allaitement artificiel d'une part, la séparation prématurée de la mère et de l'enfant, d'autre part.

Quand la mère ne peut garder son enfant qu'une partie de la journée, elle peut le laisser en surveillance, soit dans les *crèches,* soit dans les *chambres d'allaitement.*

3° *Crèches.* — La crèche est un organisme municipal ou privé recevant, pendant la journée aux heures de travail de leur mère, des enfants *bien portants* jusqu'à ce qu'ils puissent aller à l'école maternelle ou jusqu'à l'âge de 3 ans.

Une crèche ne peut être ouverte sans l'autorisation du directeur régional de la Santé, qui constatera que les locaux satisfont aux conditions indispensables de l'hygiène et que le personnel présente des garanties suffisantes. Des inspecteurs d'hygiène se rendent compte périodiquement du bon fonctionnement de la crèche. En cas d'épidémie, la crèche sera fermée.

Un enfant ne peut être admis dans une crèche que s'il est vacciné et après examen du médecin de la crèche. Si, au cours de la journée, un enfant paraît malade, il est placé dans une chambre d'isolement et rendu à sa mère. Aucun animal domestique ne doit pénétrer dans la crèche.

Les *chambres d'allaitement* sont des salles spéciales installées dans les usines ou dans les magasins pour permettre aux mères qui travaillent d'allaiter leurs enfants sous la surveillance du médecin de l'établissement. La loi impose l'installation d'une chambre d'allaitement aux chefs d'entreprise occupant plus de 100 femmes âgées de plus de 15 ans.

Parfois, la mère est obligée de se séparer de son enfant pour des raisons professionnelles.

Elle peut mettre son enfant en *nourrice.* La surveillance de ces enfants est prévue par la loi. V. NOURRICE.

Elle peut également le placer dans des *pouponnières* ou des *centres d'élevage.*

4° *Pouponnières.* — Les pouponnières, véritables internats de nourrissons, devraient en principe recevoir des nourrices élevant un autre enfant que le leur; en fait, ce sont des centres d'élevage au biberon, qui n'échappent pas aux dangers de l'élevage en commun, de l'aération insuffisante, du séjour prolongé et de l'immobilité au berceau.

Un décret prévoit que les pouponnières ne peuvent être ouvertes qu'après autorisation du directeur de la Santé, qui doit agréer le médecin et la directrice; celle-ci doit être infirmière d'Etat ou sage-femme.

Le nombre des enfants admis dans une pouponnière ne doit pas dépasser 50; chaque enfant doit être isolé dans un box fermé jusqu'en haut; il ne doit pas être constamment couché, mais pris au bras de temps en temps, en particulier au moment des biberons; il doit être mis à l'air, au soleil de préférence, de temps en temps.

5° *Centres d'élevage.* — Pour parer aux inconvénients des agglomérations de nourrissons (pouponnières) ou à leur placement entre des mains inexpérimentées (nourrices), on a créé des *centres d'élevage* dans des familles campagnardes, placées sous la surveillance d'un médecin et d'une assistante sociale.

Le fonctionnement de ces centres est beaucoup plus simple et aussi beaucoup moins coûteux que les pouponnières, mais on ne peut leur confier des enfants débiles. Ce mode de placement ne convient donc qu'à des enfants sains.

Les résultats fournis par les centres d'élevage surveillés sont excellents.

La mortalité infantile y est faible.

Assistance sociale. — Les assistantes sociales ont un rôle important à jouer en puériculture. Ce rôle doit s'exercer dans la période prénatale, pour diriger les femmes enceintes vers les consultations prénatales et les prévenir contre le néfaste envoi en nourrice. L'assistante intervient dans la protection de l'accouchement, dans l'encouragement à l'allaitement maternel, dans les consultations de nourrissons, dans la visite des enfants malades, soit à domicile, soit à l'hôpital. Elle est, en outre, l'agent de liaison entre le médecin et la mère dans son foyer.

PUÉRILISME (du lat. *puer,* enfant). — Régression de la mentalité vers l'enfance, dont l'individu reprend le langage, les gestes, les goûts et les sentiments.

Le puérilisme peut être transitoire (choc moral, intoxication, surmenage) ou lentement progressif sous l'action de la sensibilité; il semble lié alors à la rétrogradation de la mémoire vers la vie enfantine.

PUERPÉRALE (Infection, Fièvre) [du lat. *puerpera,* accouchée]. — Ensemble des accidents dus à l'infection des organes génitaux, infection d'ailleurs toujours utérine, au moment de l'expulsion du fœtus. L'infection puerpérale est donc une complication de l'avortement autant que de l'accouchement.

CAUSES DÉTERMINANTES. Considérée autrefois comme due à la rétention des lochies ou du lait (fièvre de lait); Pasteur a montré que l'agent habituel est le streptocoque, plus rarement le staphylocoque, le colibacille, le gonocoque, des anaérobies.

CAUSES OCCASIONNELLES. a) *Après l'avortement.* — Ce qui favorise l'infection, ce sont avant tout les manœuvres abortives, en particulier l'introduction dans l'utérus de sondes, d'aiguilles, etc. (en dehors de toutes précautions d'asepsie), et la rétention totale ou partielle des membranes (arrière-faix) dans l'utérus.

b) *Après l'accouchement.* — Il peut s'agir d'une *auto-infection.* Les germes peuvent parvenir à l'utérus par voie interne au cours d'une infection générale (pneumonie, grippe, érysipèle), d'une infection du rhinopharynx, d'angines rouges.

D'autre part, les voies lymphatiques et vasculaires pourront permettre la propagation à l'utérus d'une inflammation de voisinage (salpingite, pelvipéritonite ou même appendicite antérieures).

Sont prédisposées à l'infection puerpérale les albuminuriques, les auto-intoxiquées, les diabétiques, les surmenées. Mais le plus souvent les germes septiques sont apportés du dehors. Un toucher vaginal septique, des instruments ou des liquides non stérilisés, sont autant de causes d'infection utérine.

Prédisposent particulièrement à l'infection puerpérale la rupture précoce des membranes, les manœuvres opératoires, la déchirure du périnée, la rétention placentaire.

Toute personne qui est en contact avec l'accouchée (médecin, sage-femme, garde) doit donc prendre toutes les précautions d'asepsie et d'antisepsie désirables.

LÉSIONS. Les germes pathogènes parvenus dans l'utérus trouvent au niveau de la plaie laissée par la chute du placenta des conditions très favorables de développement, et, hors le cas d'infection septique où les microbes passent immédiatement dans la circulation générale (septicémie), sans produire de lésions utérines, leur développement au niveau de la muqueuse utérine y détermine les lésions de l'*endométrite puerpérale* : l'utérus est volumineux, sa cavité emplie de fausses membranes grisâtres ou d'une bouillie purulente. La muqueuse est irrégulière, sanieuse, infiltrée de microbes dans sa zone superficielle. Le muscle utérin lui-même est mou, friable, dégénéré, présentant des taches noires qui répondent aux veines thrombosées, et parfois de petites cavités purulentes.

A la surface de l'organe, de petits cordons jaunâtres indiquent les lymphatiques enflammés (*lymphangite utérine*). Mais les microbes vont facilement franchir les limites du foyer utérin, infecter la trompe et l'ovaire (salpingo-ovarite suppurée ou non), gagner soit le tissu cellulaire péri-utérin, en déterminant un phlegmon du ligament large, soit le péritoine, entraînant une pelvipéritonite, si le petit bassin s'est isolé de la grande cavité péritonéale par des adhérences; sinon, il y a péritonite généralisée. La propagation de l'infection aux troncs veineux peut provoquer des phlébites suppurées, et secondairement des abcès à distance par embolies septiques. Enfin, la généralisation de l'infection peut entraîner des formes septicémiques extrêmement graves, ou des localisations surtout cardiaques ou pulmonaires.

SIGNES. Normalement, l'accouchement est suivi d'un frisson avec élévation de température à 37°5, parfois 38° (fièvre de travail). Le troisième jour environ, nouvelle élévation thermique qui ne doit pas dépasser 37°9 au moment de la montée laiteuse (fièvre de lait). Quand, en dehors de ces deux cas, la température dépasse la normale et que le pouls s'accélère, il y a un certain degré d'infection puerpérale. Cette infection peut se localiser aux voies génitales basses : périnée, vulve, vagin, col. Les plaies produites lors d'un accouchement laborieux peuvent se recouvrir d'un enduit diphtéroïde avec parfois œdème du périnée, lymphangite des grandes lèvres, abcès de la vulve.

L'infection peut atteindre l'utérus (endométrite ou métrite parenchymateuse) [v. plus haut].

Forme légère. — Caractérisée par une fièvre à 38° environ, avec pouls à 100 ou 110; les écoulements vaginaux (lochies) ont souvent une mauvaise odeur, et on peut observer de la céphalée et un léger embarras gastrique. Au bout de quelques jours, la température revient à la normale, mais le pouls reste encore quelque temps accéléré. Des complications peuvent cependant survenir dans cette forme atténuée : la *phlegmatia alba dolens* lui appartient.

Forme grave. — Elle débute par un grand frisson suivi d'une élévation de température à 39° ou 40°. Le pouls est à 110 ou 120, le visage altéré et pâle, les yeux cernés, la langue sale et sèche.

Il existe des troubles gastro-intestinaux, les lochies deviennent brunâtres et fétides, et la palpation du bas-ventre est douloureuse. Au bout de 5 à 10 jours, ces troubles s'amendent d'ordinaire, s'il ne survient pas de complications (salpingites, phlegmons péri-utérins, phlébite suppurée, péritonite puerpérale ou complications à distance, cardiaques, pulmonaires ou rénales).

Forme septicémique. — Heureusement fort rare; elle est due à une infection streptococcique extrêmement virulente (streptocoque hémolytique). Début très rapide après l'accouchement, hyperthermie (40° à 41°). Etat général d'emblée très grave, teint terreux, anémie progressive, torpeur et collapsus aboutissant généralement à la mort.

PRONOSTIC. La morbidité par fièvre puerpérale est encore assez répandue (30 p. 100 des accouchées) ; mais la mortalité qui atteignait jadis 9 p. 100 et plus est tombée dans les maternités de 1 à 3 p. 1 000.

TRAITEMENT. I. *Préventif.* — Il doit éviter l'infection dans les suites de couches. Eviter les touchers renouvelés. Mains de la sage-femme ou du médecin lavées et désinfectées par une solution antiseptique ; nettoyage de la vulve au liquide de Dakin, isolement de la parturiente. Un traitement antibiotique de quelques jours est prudent quand toutes les conditions d'hygiène ne sont pas réunies.

II. *Curatif.* — Il comporte des soins locaux et généraux. Essayer d'assurer l'écoulement des lochies, parfois gêné par une obturation du col ou une coudure de l'utérus, par la mise en place d'un drain (drain de Mouchotte) ; injections antiseptiques faibles, vessie de glace sur le bas-ventre. Le traitement général doit être institué rapidement et est fondé sur l'emploi des antibiotiques : sulfamides à la dose moyenne de 6 à 10 g par jour, auréomycine, terramycine à la dose de 1 à 4 g par jour, pénicilline (plusieurs millions d'unités par jour). On les associera au début, puis, selon les résultats de l'antibiogramme et surtout selon l'évolution, on modifiera le traitement, qui sera toujours prolongé. Tonicardiaques, sérum glucosé et autres médications symptomatiques sont souvent nécessaires. Ailleurs, devant l'absence de toute amélioration, ou devant la possibilité d'une rétention placentaire à laquelle il faut toujours penser, on sera conduit à faire une révision utérine qui n'est pas toujours sans danger sur un utérus fragilisé par l'infection.

En dernier recours, on utilise les anciennes méthodes : abcès de fixation, injections sous-cutanées ou intramusculaires de substances colloïdales, immuno-transfusions. Dans les formes avec anuries, l'épuration extra-rénale peut permettre la survie.

PULMONAIRE. — Vaisseaux pulmonaires. — V. CŒUR et RESPIRATOIRES (Organes).

Congestion pulmonaire. — V. RESPIRATOIRES (Organes) : *Maladies.*

PULMONAIRE. — Plante indigène du bois (*Pulmonaria officinalis*), de la famille des Borraginacées, dont les feuilles, marquées de taches blanches, sont légèrement sudorifiques.

PULPITE. — Inflammation de la pulpe des *dents* (v. ce mot).

PULSATILE. — Tumeur pulsatile. — V. ANÉVRISME.

Tumeur pulsatile des os. — Tumeur des os, dans lesquels les vaisseaux sanguins sont très développés et donnent des battements qu'on supprime en comprimant l'artère du membre.

PULSATION. — V. POULS.

PULTACÉ (du lat. *puls, pultis,* bouillie). — Exsudat blanchâtre qui se développe sur la muqueuse de la bouche et du pharynx. V. PHARYNX (maladies inflammatoires).

PULVÉRISATEUR. — Appareil permettant de projeter soit un médicament solide finement pulvérisé, soit un jet de liquide en fine pluie (*fig.* 1614, 1615, 1616).

Ces appareils se composent d'un récipient en verre, obturé par un bouchon métallique ou en caoutchouc, livrant passage à un tube et pourvu d'un orifice pour le passage de l'air; une soufflerie est adaptée au bouchon.

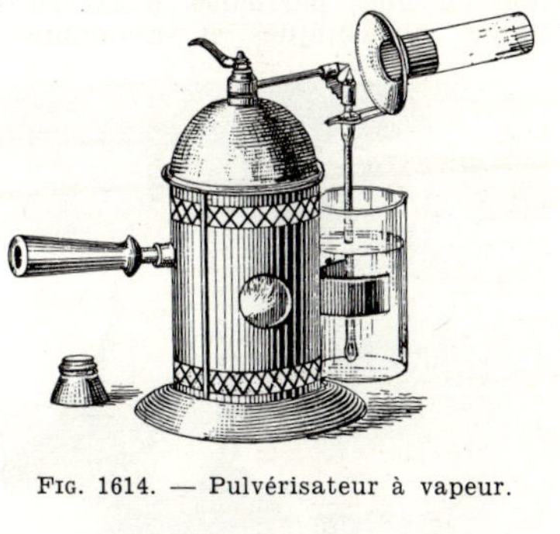

FIG. 1614. — Pulvérisateur à vapeur.

Dans les *pulvérisateurs à vapeur,* on verse de l'eau chaude dans un réservoir métallique reposant sur une source chauffante à l'alcool, au gaz ou à l'électricité ; cette chaudière communique avec un tube horizontal terminé par une petite ouverture donnant passage à la vapeur.

Cette extrémité est en rapport avec l'ouverture, également très petite, d'un tube vertical qui plonge dans un vase où se trouve le liquide médicamenteux, lequel est aspiré par le courant de vapeur. Il est prudent

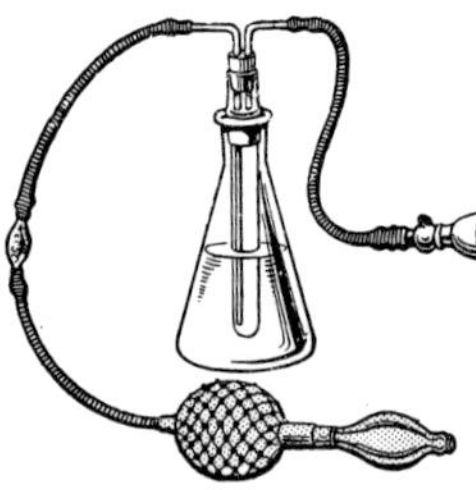

FIG. 1615. — Inhalateur pulvérisateur.

d'*essayer* le jet en dehors du visage du malade; souvent, un peu d'eau s'est condensée sur le bec du pulvérisateur, et le jet de vapeur en sortant peut projeter une gouttelette d'eau bouillante sur la peau et la brûler.

INDICATIONS. Angines, laryngites, rhinites. Les pulvérisations avec de

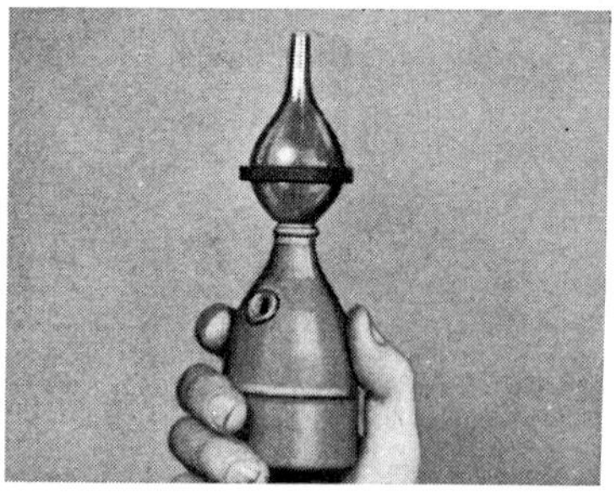

FIG. 1616. — Pulvérisateur nasal.

la vapeur d'eau donnent de bons résultats dans l'eczéma aigu, la furonculose, les lymphangites.

PULVÉRISATION. — Transformation en fines particules d'une substance quelconque, et notamment

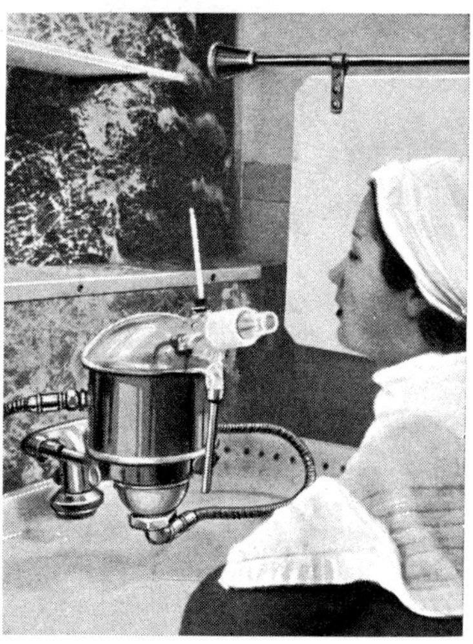

FIG. 1617. — Une installation de pulvérisation dans un établissement thermal de Vichy. (*Phot. Maugins.*)

d'un liquide médicamenteux. Cette méthode est employée dans un certain nombre de stations thermales (*fig.* 1617), qui pulvérisent finement l'eau minérale, de façon à charger l'air en très fines gouttelettes dispersées en brouillard (nébulisation). Le jet très fin d'eau minérale, brisé contre un corps résistant, est divisé en des particules d'autant plus ténues que le jet est plus fin et la pression plus élevée. V. AÉROSOL.

INDICATIONS. Toux nerveuse, asthme, rhume des foins, bronchite chronique, emphysème, rhino-pharyngite, laryngite et trachéite.

PUNAISE (*fig.* 1618). — Insecte répandant une odeur désagréable et qui laisse, après sa morsure, une sensation très douloureuse.

La punaise des lits (*Cimex lectularius*) a 5 mm de long sur 3 de large.

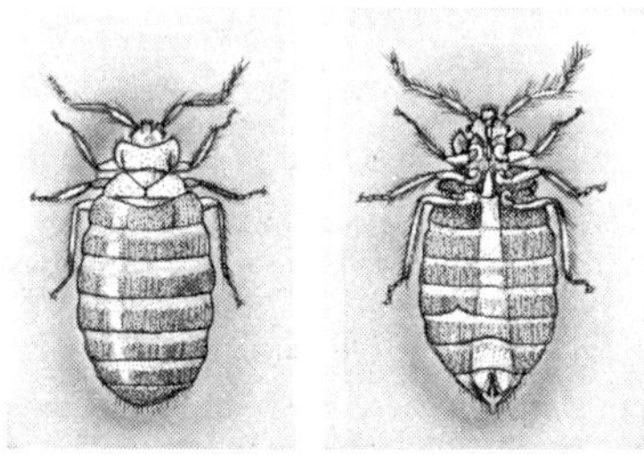

FIG. 1618. — Punaise des lits (très grossie). *A gauche :* face dorsale; *à droite :* face ventrale.

Le corps est ovale, un peu étroit en avant, à bords minces très déprimés; il est assez mou, d'un rouge plus ou moins foncé et hérissé de poils très courts. La tête est à peu près carrée et offre une sorte de capuchon qui sert d'étui à quatre stylets. L'odeur spéciale est due à la sécrétion d'une glande.

La punaise des nids d'hirondelle (*Cimex hirundinis*) et celle des poulaillers et des pigeonniers (*C. columbarius*) peuvent également piquer l'homme.

PRÉCAUTIONS. Propreté absolue. Enduire d'essence de térébenthine, de pétrole ou d'une solution de sublimé corrosif (1/2 000) les murs envahis par ces insectes, le lit, ou encore projeter sur eux de la poudre fraîche de pyrèthre ou de D.D.T. Voir DÉSINSECTISATION.

Désinfection de la chambre en brûlant du soufre.

PUNAISIE. — Syn. de *ozène,* forme de coryza chronique. V. NEZ (maladies).

PUPILLE. — Orifice central de l'iris. V. ŒIL.

Sa grandeur est de 3 mm. Au-dessous de ce chiffre, il y a contraction (*myosis*), au-dessus dilatation (*mydriase*).

ETAT NORMAL. La pupille se rétrécit sous l'action de la lumière, s'élargit dans l'obscurité, à la suite de la contraction ou du relâchement de l'iris (*réflexe lumineux*).

Cette action est *involontaire,* inconsciente; la pupille se rétrécit aussi par l'effet de l'accommodation, lorsqu'on rapproche un objet de l'œil.

ETAT PATHOLOGIQUE. La *suppression lumineuse* du réflexe se produit fréquemment dans la syphilis, le tabès, la paralysie générale et l'iritis.

L'*inégalité des deux pupilles* est un phénomène fréquent dans le tabès, la paralysie générale, la sclérose en plaques, la neurasthénie, la tuberculose; mais elle peut résulter aussi d'une réfraction différente des deux yeux, de taies à la cornée et d'adhérence de l'iris. V. MYDRIASE, MYOSIS.

PURGATION (du lat. *purgare,* purifier). — Médicaments qui déterminent l'évacuation du contenu de l'intestin, c'est-à-dire non seulement des résidus alimentaires, mais des résultats de fermentations, des substances toxiques introduites dans le tube digestif, des excrétions biliaires, glandulaires, sanguines, des microbes et des parasites intestinaux.

Les purgatifs agissent en produisant une exagération de la sécrétion et du péristaltisme de l'intestin.

VARIÉTÉS. On en distingue plusieurs variétés :

1° Les *purgatifs salins,* qui provoquent une hypersécrétion de la muqueuse : le citrate de magnésie, le sulfate de magnésie ou de soude, le bicarbonate de potasse, les phosphates de potasse ou de soude, le chlorure de sodium (sel marin), le calomel, les eaux minérales de Bourbonne-les-Bains, de Carabana, de Montmirail, de Châtelguyon, de Sedlitz;

2° Les *purgatifs cathartiques :* le séné, la rhubarbe, le cascara, la bourdaine, la phénolphtaléine;

3° Les *purgatifs mécaniques* et *huileux :* graines de lin, de moutarde blanche, de psyllium, l'agar-agar, les huiles végétales, l'huile de paraffine. Ces substances inertes agissent sans être digérées ni absorbées, sans produire d'hypersécrétion ni de péristaltisme. Ces purgatifs sont recommandés dans la constipation habituelle, en raison de leur action non irritante. L'huile de ricin contient en outre des principes purgatifs. La glycérine est assez irritante;

4° Les *drastiques,* qui sont irritants pour l'intestin : huile de croton, aloès, podophyllin, évonymine, calomel, gomme-gutte, jalap, turbith, eau-de-vie allemande, colchique.

INDICATIONS. Les purgatifs sont employés contre la constipation, la diarrhée, la dysenterie, l'hydropisie, les maladies du foie, du cœur et des reins, les affections cérébrales (dans ces derniers cas, ils agissent par dérivation), mais ce sont là des indications générales et qui varient suivant les circonstances concomitantes.

CONTRE-INDICATIONS. Obstruction ou occlusion intestinale; localisation douloureuse dans la fosse iliaque droite, faisant craindre une appendicite; péritonite aiguë, même localisée; pelvipéritonite à point de départ utéro-annexiel : l'excitation du péristaltisme intestinal peut, en effet, disséminer les microbes dans la cavité péritonéale; ulcération gastrique ou intestinale; états cholériformes et choléra, les purgatifs ne faisant que hâter le collapsus; au cours d'une fièvre typhoïde, s'il y a diarrhée profuse, ballonnement excessif, douleurs abdominales, à plus forte raison hémorragie intestinale, menace de péritonite.

Dans la grossesse, il faut n'employer les purgations qu'avec prudence, ainsi que pendant les règles. En cas d'hémorroïdes, il faut éviter également les purgatifs, en particulier les résineux (aloès, rhubarbe, gomme-gutte, etc.), qui congestionnent les veines du rectum.

RAPIDITÉ D'ACTION et MOMENT D'ADMINISTRATION. Parmi les purgatifs, le sulfate de magnésie agit après une demi-heure à 1 heure, s'il est pris à l'heure du premier déjeuner et étant levé; après 2 à 4 heures, si le sujet est au lit. Le séné agit au bout de 4 à 5 heures, la rhubarbe après 7 à 8 heures, le cascara, le calomel, le podophyllin et l'aloès au bout de 10 à 12 heures. Il va de soi que ces derniers médicaments seront donnés le soir, au moment du coucher, tandis que le sulfate de magnésie et le séné seront donnés le matin à jeun.

PURINE. — Substance provenant de l'hydrolyse des nucléo-albumines; elle forme le noyau de constitution de divers corps puriques (acide urique, guanine, xanthine, caféine, théophylline).

Les purines proviennent les unes des tissus de l'organisme, les autres des aliments ingérés; la xanthine est contenue dans la viande; des xanthines méthylées se trouvent dans le thé, le café, le cacao. D'autres purines existent dans le thymus de veau (adéine), le pancréas (guanine), la laitance de saumon (guanine et adénine), la rate et le foie (xanthine). V. URINE : *Corps uriques.*

PURPURA (du lat. *purpura,* pourpre) [v. pl. en couleurs à PITYRIASIS]. — Eruption constituée par une hémorragie dans la peau, et caractérisée par des taches d'étendue variable, arrondies ou allongées, peu ou pas saillantes, de couleur rouge foncé, se distinguant nettement par ce fait qu'elles ne s'effacent pas à la pression. Quelquefois confluentes, les taches purpuriques forment de véritables zones ecchymotiques. L'éruption se fait en général par poussées successives et offre fréquemment dans sa disposition une symétrie notable. Elle siège de préférence aux extrémités inférieures. Peu à peu, les taches disparaissent, laissant une pigmentation brunâtre transitoire.

Souvent, le purpura n'est caractérisé que par l'éruption cutanée, mais quelquefois évoluent, en même temps, des symptômes généraux graves : hémorragies diverses et intenses (intestinales, nasales, plus rarement buccales, stomacales, rénales, pulmonaires).

Chez le *nouveau-né,* on peut observer un purpura s'accompagnant de convulsions, d'hémorragies multiples (méléna, hématurie, hémorragie méningée). Chez l'*enfant,* au cours de la méningococcie, on peut voir survenir un *purpura gangréneux,* généralisé en 48 heures; l'escarre apparaît vers le cinquième jour, s'élimine en 3 semaines, et la cicatrisation est obtenue en 5 à 8 semaines.

Purpura secondaire. — Peut survenir au cours de *maladies infectieuses* (méningite cérébro-spinale, variole, scarlatine, fièvre typhoïde, septicémie à pneumocoques, streptocoques, gonocoques ; tuberculose) ; au cours d'*intoxications :* quinine, antipyrine, arsénobenzènes, or, chez les ouvriers qui manipulent le benzène, à la suite d'ingestion de viandes avariées, après une morsure de serpent. Enfin, le purpura peut s'observer au cours de maladies de foie, des reins, de la moelle, du cœur, du sang (leucémies), et au cours du scorbut.

Purpura infectieux primitif. — Forme aiguë typhoïde. Début comme la fièvre typhoïde, puis éruption purpurique, hémorragies, état grave : mort en quelques semaines, guérison dans 30 p. 100 des cas.

Purpura fulminans (Syndrome de Waterhouse-Friderichsen). — Ce tableau dramatique s'observe surtout chez les enfants de moins de 5 ans; la fièvre monte en flèche; l'enfant crie, pleure, vomit, se cyanose; le pouls file; un purpura généralisé, parfois nécrotique, apparaît. Prostration entrecoupée de convulsions; quelquefois, douleurs abdominales vives, qui ont conduit le chirurgien à opérer; assez rarement, hypotension marquée, traduisant l'insuffisance surrénale (on peut trouver des hémorragies surrénales), mort rapide dans le coma avec fièvre élevée en 24 à 36 heures.

La culture du sang prélevé dans la veine au niveau d'une tache montre la présence de méningocoques dans 60 p. 100 des cas, parfois de pneumocoques, de staphylocoques, de streptocoques, de bacilles d'Eberth ou de pyocyaniques.

Purpura rhumatoïde. — Purpura surtout aux membres inférieurs, arthralgies aux genoux, chevilles; troubles gastro-intestinaux, vomissements, diarrhée; quelquefois, *crises abdominales douloureuses* simulant l'appendicite, la péritonite; guérison en quelques semaines.

Purpura chronique hémorragique. — V. HÉMOGÉNIE.

Maladie de Wehrlof. — Purpura ecchymotique, évoluant sans fièvre chez l'enfant de 5 à 10 ans, avec parfois hémorragies intestinales et épistaxis : il guérit spontanément en 8 à 12 jours.

Purpura annularis télangiectoïde (Majocchi). — Dermatose siégeant surtout sur les membres inférieurs, parfois sur le tronc et les membres supérieurs, et caractérisée par des taches rouges, formées par des dilatations des capillaires et devenant annulaires par extension centrifuge. Evolution lente sans troubles de l'état général.

TRAITEMENT. *Médication anti-infectieuse :* pénicilline à hautes doses, sulfamides, sérum antiméningococcique. *Médication hémostatique :* vitamines K dans le purpura du nouveau-né, chlorure de calcium, sérum gélatiné, extrait hypophysaire, acide ascorbique, opothérapie hépatique, adrénaline. Transfusion dans les cas graves.

Radiothérapie. Ablation de la rate dans l'hémogénie.

PURULENTE (Infection). — Voir PYOHÉMIE.

PUS (mot lat.). — Exsudat constitué par une partie liquide ou sérum et des globules blancs ou leucocytes dégénérés (*globules du pus*), des globules graisseux et des microbes divers (staphylocoques, streptocoques, etc.), sous l'influence d'une infection. Quand le pus est collecté, il y a abcès.

Le pus peut être clair, *séreux,* demi-transparent, très liquide, *louable,* épais, blanc jaunâtre, *muco-purulent,* filant. Le pus est rougeâtre lorsqu'il contient du sang, brun chocolat lorsqu'il renferme des parties de tissu gangrené. Le pus bleu est dû au bacille pyocyanique.

Le pus a une odeur fétide en cas de sphacèle et par suite de la présence de microbes anaérobies, lorsque la collection purulente est au voisinage du tube digestif.

PUSTULE (lat. *pustula*). — Soulèvement circonscrit de l'épiderme à contenu purulent. S'observe dans la variole, la vaccine, les dermatites polymorphes douloureuses, l'ecthyma, l'impétigo, l'acné, les folliculites.

Pustule maligne ou Charbon et Œdème malin. — V. CHARBON (maladie).

PUTRÉFACTION (du lat. *putrefactio,* pourriture). — Décomposition des matières organiques sous l'influence des bactéries. Le froid, la chaleur à 100°, la dessiccation, l'absence d'oxygène, les agents antiseptiques, qui empêchent la végétation microbienne, arrêtent la putréfaction; au contraire, une température de 15° à 30°, une humidité suffisante, favorisent les phénomènes de la putréfaction.

Les produits de dédoublement de la fermentation putride sont nombreux : ce sont des gaz (acide carbonique, azote, hydrogène carboné, sulfuré, phosphoré, ammoniac), des acides gras (butyrique), des bases analogues aux alcaloïdes végétaux (ptomaïnes) et des composés albuminoïdes (toxines). Ce sont ces bases et ces toxalbumines qui constituent les poisons putrides.

PUTRIDE (Fièvre). — V. PYOHÉMIE, SEPTICÉMIE.

PYARTHROSE (du gr. *puon,* pus, et *arthron,* articulation). — Arthrite purulente.

PYCNOLEPSIE (du gr. *puknos,* fréquent, et *leptikos,* qui prend). — Petit mal comitial. V. ÉPILEPSIE.

PYÉLITE (du gr. *puelos,* bassin). — Inflammation de la muqueuse qui tapisse le bassinet et les calices des reins. V. REINS (maladies).

PYÉLOGRAPHIE (du gr. *puelos,* bassin, et *graphein,* écrire). — Radiographie du bassinet, des calices et de l'urètre, remplis au préalable d'une substance opaque aux rayons X (*fig.* 1619). L'injection de collargol était douloureuse et dangereuse; elle a été remplacée par des injections de lipiodol, d'iodure de sodium, d'urosélectan, de ténébryl, qui sont indolores.

L'injection du liquide opaque peut se faire dans le bassinet au moyen d'une sonde urétérale. On peut aussi pratiquer l'injection à l'orifice urétéral inférieur, avec une sonde-bouchon spéciale, qui s'oppose au reflux

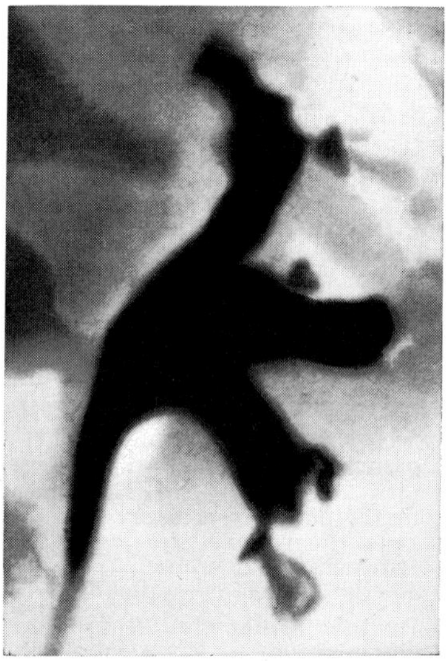

FIG. 1619. — Cavités rénales injectées par uretéro-pyélographie rétrograde.

vésical du liquide injecté dans l'uretère; cette *uretéro-pyélographie rétrograde* fournit non seulement l'image des cavités rénales, mais celle de la totalité de l'uretère. V. aussi UROGRAPHIE.

Cette recherche est indiquée dans le diagnostic des hydronéphroses, de la lithiase, de la tuberculose et des tumeurs des reins, du rein mobile. V. REINS (maladies).

PYÉLO-NÉPHRITE. — Association d'une pyélite et d'une néphrite. V. REINS (maladies).

PYÉLOSTOMIE (du gr. *puelos*, bassin, et *stoma*, bouche). — Opération consistant à aboucher le bassinet à la peau.

PYÉLOTOMIE (du gr. *puelos*, bassin, et *tomê*, section). — Incision du bassinet, en cas d'abcès ou de calcul.

PYGOMÈLE (du gr. *pugê*, fesse, et *melos*, membre). — Monstre qui a un ou deux membres accessoires dans la région hypogastrique. V. MONSTRES.

PYGOPAGE (du gr. *pugê*, fesse, et *pageis*, uni). — Monstres unis par les fesses. V. MONSTRES.

PYLÉPHLÉBITE (du gr. *pulê*, porte, et de *phlébite*). — Inflammation de la veine porte.

PYLORE (du gr. *pulôros*, portier). — Orifice intestinal de l'estomac. V. figure à ESTOMAC.

PYLORECTOMIE (de *pylore*, et du gr. *ektomê*, excision). — Résection du pylore pour rétrécissement dû au cancer.

PYOCOLPOS (du gr. *puon*, pus, et *kolpos*, vagin). — Collection purulente intravaginale.

PYOCULTURE. — Culture du pus d'une plaie faite afin de déterminer la flore microbienne, quand elle existe.

PYOCYANIQUE (Bacille) [du gr. *puon*, pus, et *kuanos*, bleu]. — Bactérie en filaments, colorant en bleu le pus et les linges qui en sont imbibés (*fig.* 1620).

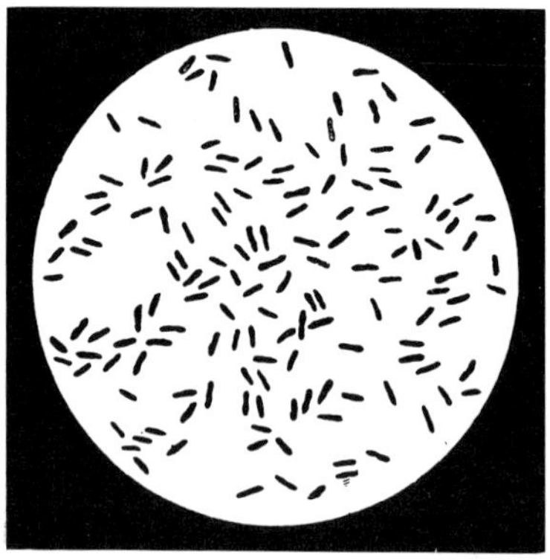

FIG. 1620. — Bacille pyocyanique.

PYODERMITE (du gr. *puon*, pus, et *derma*, peau). — Lésion suppurative de la peau (abcès, furoncles ou folliculites).

Pyodermite végétante. — Lésion cutanée due aux microbes pyogènes et caractérisée par des pustulettes et une surface végétante simulant le sycosis, les mycoses, la tuberculose verruqueuse, la syphilis tertiaire.

TRAITEMENT. Celui de l'impétigo.

PYOGÈNES (Bactéries). — Bactéries qui causent le pus (streptocoques, staphylocoques).

PYOHÉMIE (du gr. *puon*, pus, et *haima*, sang). — Ensemble des accidents provoqués par la pénétration dans le sang des microbes pyogènes (staphylocoques et surtout streptocoques), qui vont donner lieu à des suppurations multiples au niveau des séreuses articulaires et viscérales et dans les parenchymes.

CAUSES. Fractures compliquées, plaies anfractueuses, plaies siégeant dans les régions riches en plexus veineux comme les régions anale, prostatique, utérine; déchirure des vaisseaux du périoste. Dans certains cas, foyers ne communiquant pas avec l'extérieur : ostéomyélite, otite, phlébite, endocardite. La pyohémie peut être favorisée soit par l'encombrement hospitalier, soit par le surmenage, l'alcoolisme, la dépression morale du blessé.

SIGNES. Ce n'est pas une complication des premiers jours; elle survient en général comme terminaison d'une *septicémie* (v. SEPTICÉMIE). Très rarement, pyohémie précoce ayant débuté dans les 8 premiers jours d'une affection suppurante.

En général, elle apparaît au bout de 8 à 10 jours : parfois, elle débute soit par des phénomènes d'infection locale du côté de la plaie, qui prend un vilain aspect, soit par un grand *frisson* avec claquement des dents, sensation de froid glacial, saisissant soudainement un opéré ou un blessé jusqu'alors bien portant, et se prolongeant un quart d'heure, parfois même une demi-heure. Dès la fin du frisson, augmentation considérable de la température (40°, 41°), pouls très accéléré (120, 140 pulsations), sueurs profuses. Des accès fébriles peuvent se renouveler les jours suivants; l'état du patient s'aggrave : les traits s'altèrent de plus en plus, le malade maigrit, perd tout appétit, sa peau se plombe, devient jaunâtre, la langue se sèche, la céphalalgie est intense, l'anorexie est absolue, des nausées ou des vomissements surviennent fréquemment, la respiration devient de plus en plus gênée; mais, en dépit de la prostration croissante, les facultés intellectuelles sont conservées; de plus, le malade est calme et ne se plaint pas. On peut voir apparaître des complications purulentes à distance; une jointure peut se tuméfier, rougir, devenir fluctuante; des cordons durs (phlébite) partent de la plaie, puis des abcès métastatiques apparaissent en des points multiples, dans l'orbite, dans les muscles, dans la plèvre, le poumon, le rein, le foie, la parotide, etc. Ces phénomènes infectieux précèdent de près la mort, qui survient, au milieu de phénomènes d'adynamie profonde, 8 à 15 jours environ après le premier grand frisson.

TRAITEMENT. Débridement et désinfection de la plaie (sulfamides, tyrothricine, liquide de Dakin) ; pénicilline, sulfamides à l'intérieur.

PYOKTANINES. — Matières colorantes dérivées de l'aniline, douées de propriétés antibactériennes (violet de méthyle, auramine); employées en solutions variées de 1 p. 100 à 1 p. 1 000 ou en pommades.

PYONÉPHROSE (du gr. *puon*, pus, et *nephros*, rein). — Dilatation du bassin et du rein par du pus. Voir REINS (maladies).

PYOPNEUMOPÉRICARDE (du gr. *puon*, pus, *pneuma*, air, et de *péricarde*). — Epanchement de gaz et de pus dans le péricarde.

PYOPNEUMOTHORAX (du gr. *puon*, pus, *pneuma*, air, et de *thorax*). — Epanchement de gaz et de pus dans la cavité pleurale.

PYORRHÉE (du gr. *puon*, pus, et *rhein*, couler). — Ecoulement de pus.

Pyorrhée alvéolo-dentaire. — Arthrite alvéolo-dentaire suppurée entraînant un décollement de la sertissure dentaire et un ébranlement des dents et leur chute; elle s'observe chez les arthritiques et les diabétiques.

PYOSALPINX (du gr. *puon*, pus, et *salpinx*, trompe). — Collection de pus dans la trompe de Fallope. V. à FÉMININS (Organes génitaux) : *Salpingite*.

PYOTHÉRAPIE (du gr. *puon*, pus, et *therapeia*, traitement). — Injection de pus dans un dessein thérapeutique. C'est ainsi qu'on a injecté le pus stérile d'un abcès de fixation provoqué par l'essence de térébenthine dans le typhus exanthématique et dans la méningococcie.

PYOTHORAX. — Pleurésie purulente. V. RESPIRATOIRES (Organes) : *Maladies*.

PYRAMIDAL. — I. Os pyramidal. — Os du carpe.

II. Faisceaux pyramidaux. — Faisceaux de fibres nerveuses allant des circonvolutions cérébrales à la moelle épinière. V. CERVEAU et MOELLE.

PYRAMIDON (diméthyl-amido-antipyrine). — Poudre cristalline, blanche, insipide, agissant comme l'antipyrine, mais à doses moindres, comme antithermique, analgésique.

Employé dans la grippe, le rhumatisme articulaire aigu, les névralgies, la migraine, les douleurs fulgurantes du tabès, contre la fièvre des tuberculeux. Doses : 0g,05 à 1 g en cachets; 0g,05 à 0g,10 par année chez l'enfant.

Il produit parfois une coloration rouge de l'urine, accroît les combustions organiques, augmente le taux de l'urée. Il élève aussi le taux du sucre urinaire (contre-indiqué chez les diabétiques).

Camphorate acide de pyramidon. — Poudre blanche employée contre les sueurs des tuberculeux (0g,75 à 1 g en cachets).

PYRÈTHRE. — Plante de la famille des Synanthérées. Les capitules du pyrèthre du Caucase ou de Dalmatie (*Chrysanthemum cinerariaefolium*) sont employés comme insecticides.

La racine du pyrèthre d'Afrique (*Anacyclus pyrethrum*) augmente la salivation, et a des propriétés excitantes et sternutatoires.

Cette racine contient de l'inuline, du tanin, et un principe doué de vertus insecticides, la *pyréthrine*. Ce vermifuge actif et non toxique est employé à la dose de 5 mg par jour, pendant 3 à 5 jours consécutifs, chez l'enfant; il détermine l'expulsion rapide de tous les vers intestinaux : oxyures, ascaris, ténias, trichocéphales.

La teinture alcoolique de pyrèthre est employée comme dentifrice, collutoire, et en applications contre la phtiriase.

PYRÉTOTHÉRAPIE (du gr. *pur*, feu, et *therapeia*, traitement). — Thérapeutique employant des méthodes physiques ou des médicaments qui créent de la fièvre (injections de lait, de vaccins, propidon, dmelcos); malariathérapie.

Les agents physiques ont sur les médicaments l'avantage de permettre de régler l'intensité, la durée et la répétition des accès.

Des *pyrétothérapies peu élevées* peuvent être obtenues par les émetteurs d'infrarouges en enceinte close (bain de lumière), les couvertures électriques chauffantes, le bain de soleil naturel ou artificiel, les bains chauds. V. PHOTOTHERMOTHÉRAPIE.

Pour obtenir des *pyrexies élevées*, on peut recourir au procédé suivant.

Pyrétothérapie par ondes courtes. — *Générale.* — Le malade est enveloppé dans un peignoir et enfermé dans des couvertures ou dans un sac hermétique; les électrodes d'un générateur puissant sont disposées, à distance, en dessous ou au-dessus du malade, dont la température peut atteindre 41°,5 pendant 10 heures. Il faut sécher fréquemment le malade, pour éviter les brûlures par les gouttes de sueur qui peuvent entrer en ébullition.

Locale. — S'effectue grâce à la *diathermie simple* (Roucayrol) ou la *diathermie à ondes courtes* (Halphen et Auclair) : le malade, nu, est placé dans un hamac, et les électrodes sont disposées de façon à obtenir 41°,5 au niveau du bassin, alors que la température buccale n'est que de 38°.

INDICATIONS. Blennorragies aiguës ou chroniques et leurs complications pelviennes; rhumatismes chroniques, infections diverses réclamant un traitement de choc, paralysie générale, asthme.

PYREXIE (du gr. *purexis*, accès de fièvre). — Maladie fébrile.

PYRIDINE. — Liquide incolore très volatil, d'odeur vive, se formant pendant la distillation pyrogénée des matières animales, des os en particulier.

Antidyspnéique; fluidifie les sécrétions bronchiques, favorise l'expectoration.

Indiquée dans l'asthme, l'oppression nerveuse, l'angine de poitrine.

MODE D'EMPLOI ET DOSES. En verser 4 à 5 g dans une soucoupe, que l'on place auprès du malade. Faire respirer les vapeurs de ce produit deux à trois fois par jour pendant 10 à 30 minutes.

Effets inconstants; accoutumance rapide. Peut provoquer des vertiges, des nausées et une somnolence invincible.

PYRIDIUM. — Colorant azoïque de la pyridine; poudre rouge brique, peu soluble dans l'eau, ayant une action bactéricide sur le staphylocoque; il s'élimine par les urines, qu'il colore en rouge sang. Antiseptique des voies urinaires; employé contre la pyorrhée alvéolaire et l'angine de Vincent (20 à 50 cg par jour).

PYRIDOXINE. — Vitamine B_6. Voir VITAMINE.

PYROGALLOL (Acide pyrogallique). — Aiguilles incolores et brillantes obtenues par distillation sèche du tanin ou de l'acide gallique. Le soluté aqueux à 1 p. 100 se colore en jaune brun au contact de l'air.

Employé en solutions éthérées de 1 à 10 p. 100 en emplâtres ou en pommades à 5 p. 100 dans le psoriasis, le lupus, l'eczéma et le pityriasis du cuir chevelu, les chancres phagédéniques, les cancroïdes.

Ne doit être employé que sur de petites surfaces, étant toxique au-dessus de 1 g. Ce médicament dangereux altère les hématies, transforme l'hémoglobine en méthémoglobine; il peut causer une néphrite avec urines noires, albumineuses, des frissons, des vertiges, des vomissements, un abaissement de la température du corps et un collapsus.

PYROLE. — Plante de la famille des Ericacées (*Pyrola rotundifolia*), qui aurait des vertus vulnéraires et toniques. *Pyrola umbellata* est employée comme diurétique et antispasmodique sous forme de décocté à 5 p. 100 (2 à 3 tasses par jour) ou d'extrait fluide (XV à XX gouttes par jour).

Utilisé dans les cardiopathies, les néphrites, les pleurésies, l'anasarque.

PYROMANIE (du gr. *pur*, feu, et *mania*, manie). — Monomanie de l'incendie. V. FOLIE.

PYROSIS (du gr. *purôsis*, action de brûler). — Sensation de renvoi brûlant, montant de l'estomac à la gorge. Elle s'accompagne souvent d'une expulsion abondante de salive acide.

CAUSES. Maladie d'estomac (hyperchlorydrie), surtout après ingestion d'aliments gras, de fromages avancés, de substances irritantes.

TRAITEMENT. Alcalins. Régime lacté. Suppression des aliments nuisibles et médication contre l'affection d'estomac, origine du pyrosis.

PYURIE (du gr. *puon*, pus, et *ourein*, uriner). — Emission de pus mélangé à l'urine; elle s'observe dans certaines affections du rein, de la vessie, de l'urètre, de la prostate.

La pyurie *urétrale* se présente sous forme de filaments; la pyurie *vésicale* est surtout terminale; la pyurie *rénale* est totale; quand le malade urine dans trois verres, les trois verres sont troubles en cas de pyurie rénale; le deuxième verre est surtout trouble dans la pyurie vésicale.

La cystoscopie et le cathétérisme urétéral indiqueront d'où vient le pus; la radiographie pourra montrer des calculs en un point de l'arbre urinaire.

CAUSES. Affections gonococciques; lithiase, tuberculose vésicale ou rénale; pyélonéphrite. V. REINS (maladies).

TRAITEMENT. Salol; bleu de méthylène; sulfamides; pénicilline.

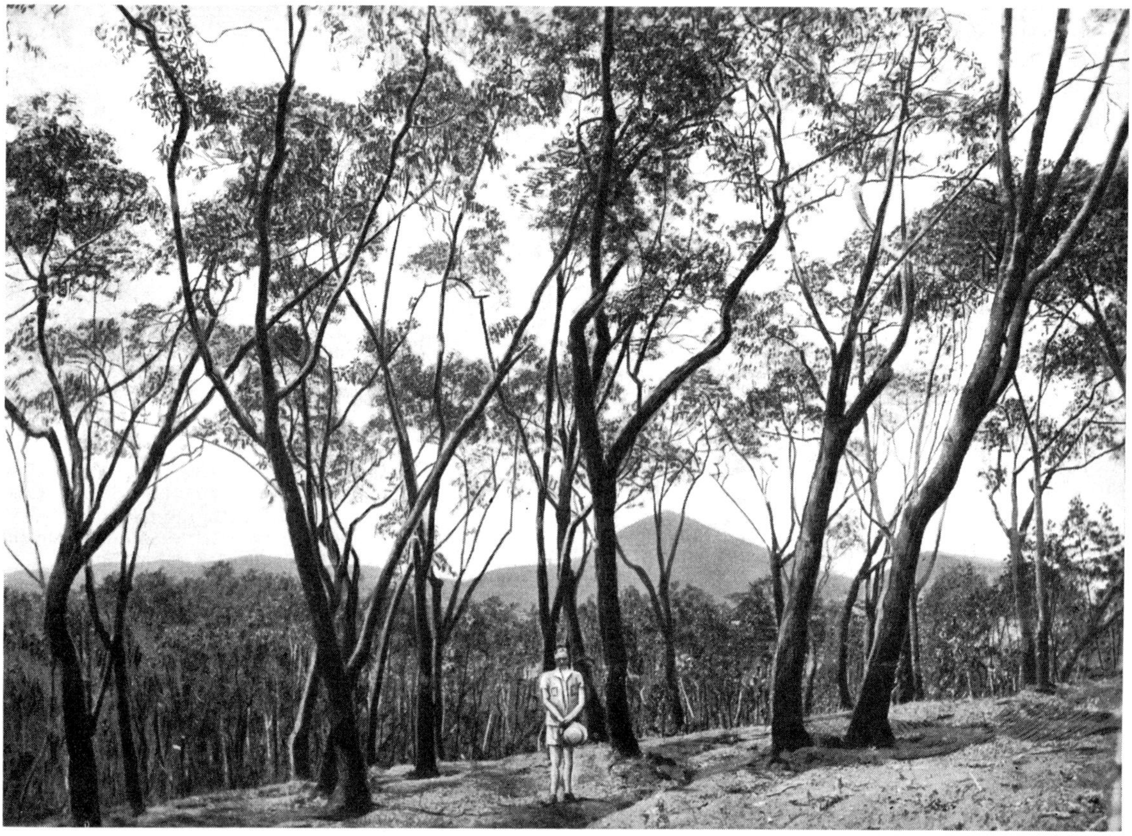

PLANTATION DE QUINQUINAS EN INDONÉSIE (*Phot. J. Boyer.*)

Q

Q. S. — Abréviation de *quantum satis.* Dans une ordonnance, *q. s.* se traduit en français par *quantité suffisante.*

QUADRICEPS CRURAL. — Voir CRURAL.

QUADRIGÉMINÉ (du lat. *quadrus,* divisé en quatre, et *geminus,* double). — Le pouls quadrigéminé est constitué par des séries de quatre pulsations séparées les unes des autres par un intervalle. C'est une forme assez rare.

QUADRIJUMEAU (du lat. *quadrus,* divisé en quatre, et de *jumeau*). — V. CERVEAU.

QUADRIPLÉGIE (du lat. *quatuor,* quatre, et du gr. *plessein,* frapper). — Paralysie des quatre membres.

QUARANTAINE. — Séjour plus ou moins long (autrefois de 40 jours, d'où le nom) dans un lazaret, pour tous individus venant d'une contrée où règne une maladie épidémique (choléra, peste, fièvre jaune, typhus, variole) ou ayant voyagé dans un bateau sur lequel s'est produit un cas d'une de ces maladies.

La quarantaine est actuellement presque toujours remplacée par une simple inspection sanitaire.

QUARTE (Fièvre). — Accès de fièvre intermittente qui se produit seulement tous les quatre jours. Voir PALUDISME.

QUASSIE. — Arbre de la Guyane, du Surinam (*Quassia amara*) ou de la Jamaïque (*Picraena excelsa*), de la famille des Simarubacées, dont l'écorce du bois doit son amertume extrême à un principe, la *quassine,* qui cristallise en aiguilles incolores. Tonique amer excitant les organes digestifs, augmentant les sécrétions salivaire et biliaire; antihelminthique en lavements contre les oxyures. Contre-indiqué pendant la grossesse et les règles.

DOSES. Poudre de bois, 1 à 4 g par jour; extrait aqueux, 10 à 40 cg; teinture au 1/5, 2 à 10 g. Quassine cristallisée, 2 à 10 mg en granules.

Toxique à hautes doses : vertiges, vomissements, narcolepsie; constriction pharyngée. Insecticide employé comme papier tue-mouches.

QUATRE FLEURS PECTORALES. — On appelle ainsi les fleurs de mauve, de violette, de pied-de-chat et de coquelicot qui, réunies en quantités égales, sont employées en infusion, à la dose de 10 g pour un litre, contre le rhume.

QUATRE FRUITS PECTORAUX. — Dattes, jujubes, figues et raisins de Corinthe, employés en décoction contre le rhume.

QUATRE SEMENCES CARMINATIVES. — Fruits d'anis, de carvi, de coriandre, de fenouil, employés en infusion, à la dose de 10 g (parties égales de chacun), comme carminatif, c'est-à-dire pour expulser les vents de l'intestin. C'est, en réalité, une tisane digestive.

QUATRIÈME MALADIE (Maladie de Dukes-Filatov). — Fièvre éruptive qui ne serait ni la rougeole, ni la scarlatine, ni la rubéole.

La période d'incubation est de 9 à 21 jours : l'éruption consiste en un pointillé rose pâle, très serré; la gorge est rouge et tuméfiée, la langue n'est pas framboisée; les conjonctives sont injectées, les ganglions du cou et de la nuque sont un peu tuméfiés; la température est normale ou atteint 38°. L'éruption pâlit vite et est suivie d'une desquamation de 4 à 5 jours.

QUEBRACHO. — Ecorce d'une Apocynacée (*Aspidosperma quebracho*) contenant six alcaloïdes, dont l'*aspidospermine,* la *québrachine.*

Le *quebracho blanc* est utilisé comme tonique, fébrifuge, diurétique, et contre la dyspnée causée par l'asthme et l'emphysème.

DOSES. Poudre d'écorce ou extrait fluide, 30 à 50 cg par jour; teinture, 1 à 4 g; aspidospermine cristallisée, 5 cg par voie hypodermique, chez l'adulte seulement.

QUECKENSTEDT-STOOKEY (Epreuve de). — Epreuve consistant à augmenter la pression du liquide entourant les centres nerveux en comprimant la jugulaire. Les variations de pression se transmettent au liquide céphalo-rachidien; on les mesure à l'aide d'un manomètre adapté à l'aiguille de ponction lombaire. En cas d'obstacle par une tumeur comprimant la moelle, la variation de pression n'est pas transmise.

QUEENSLAND (Fièvre de). — V. FIÈVRE.

QUEUE DE CHEVAL. — Ensemble des racines sacrées et coccygiennes et des quatre dernières lombaires. Voir MOELLE ÉPINIÈRE.

Syndrome de la queue de cheval. — Les compressions de la queue de cheval (traumatismes, tumeurs, méningites syphilitiques ou pottiques) se traduisent par une paraplégie flasque des muscles de la loge antéro-externe de la jambe (équinisme), des douleurs névralgiques à forme de sciatique, une anesthésie des membres inférieurs, du périnée et des organes génitaux, des troubles trophiques (atrophie musculaire, cyanose, œdème dur, escarres), des troubles sphinctériens (incontinence ou rétention).

QUEUE-DE-CHEVAL (plante : *Equisetum palustre*). — V. PRÊLE.

QUEUES DE CERISES. — Employées en décoction (10 g par litre) comme diurétique.

QUILLAJA (Ecorce de Panama). — Ecorce d'un grand arbre du Pérou et du Chili, de la famille des Rosacées (*Quillaja smegmadermos*), riche en saponines.

La teinture à 1/5 sert à émulsionner les substances insolubles dans l'eau (huile de cade). Sa décoction (20 g par litre) est utilisée pour nettoyer le cuir chevelu dans la séborrhée.

En infusion légère ou en teinture, l'écorce peut être employée comme celle du polygala, comme expectorant et diurétique, mais avec prudence, car les saponines sont toxiques.

QUINCKE (Maladie de) [Œdème aigu circonscrit ou Urticaire géante]. — Apparition brusque d'une tuméfaction saillante de la peau, laquelle est à peine rosée, à peine chaude, le plus souvent normale. Cette tuméfaction est plus ou moins arrondie et de grosseur variable, de consistance molle et dépressible, mais ne gardant pas l'empreinte du doigt. Elle est le siège d'une sensation de tension, de brûlure ou de prurit, et se produit seulement de quelques heures à 1 ou 2 jours, en différents points du corps : l'une ou les deux paupières, les lèvres, les joues, le lobule de l'oreille, le tronc, les membres, le scrotum, avec prédilection cependant à la face. Cette enflure, qui a le volume d'une noisette, d'une noix, et même d'une mandarine, est saillante de plusieurs centimètres; elle disparaît aussi rapidement qu'elle est venue. Elle peut récidiver pendant plusieurs jours.

On a également signalé des poussées œdémateuses sur la *langue*, très gonflée, des œdèmes *laryngés*, entraînant une dyspnée inquiétante survenant surtout la nuit, un œdème *viscéral*, se traduisant par des crises douloureuses de la fosse iliaque droite simulant l'appendicite et jugulées par l'adrénaline.

La poussée peut s'accompagner de malaises, de céphalée, de courbature, parfois d'un peu de fièvre. Les crises peuvent se répéter par périodes ou être plus ou moins espacées.

Cette affection se prolonge pendant des années, associée ou non à l'urticaire chronique vulgaire.

CAUSES. Excès de table, alimentation trop carnée, surmenage nerveux, froid, troubles anaphylactiques. Les paroxysmes cutanés sont souvent précédés de crise hémoclasique. Dans l'intervalle, la santé peut être parfaite.

TRAITEMENT. Chlorure de calcium en potion (3 g par jour), hyposulfite de soude (3 à 5 g par jour).

Autohémothérapie. Antihistaminiques de synthèse. En cas de dyspnée laryngée, injection intraveineuse de novocaïne à 1 p. 100.

QUINIDINE. — Alcaloïde isomère de la quinine. Poudre cristalline employée presque exclusivement sous forme de *sulfate de quinine*, comme régulateur du cœur arythmique ou en fibrillation; s'administre par doses fractionnées de 20 cg en comprimés (2 à 5 par jour) ou en injection intraveineuse.

QUININE. — Un des nombreux alcaloïdes du quinquina, découvert par Pelletier et Caventou; la quinine hydratée ou anhydre est à peu près inusitée en nature, en raison de son peu de solubilité dans l'eau; on n'emploie guère que ses *sels*, dont les propriétés sont identiques.

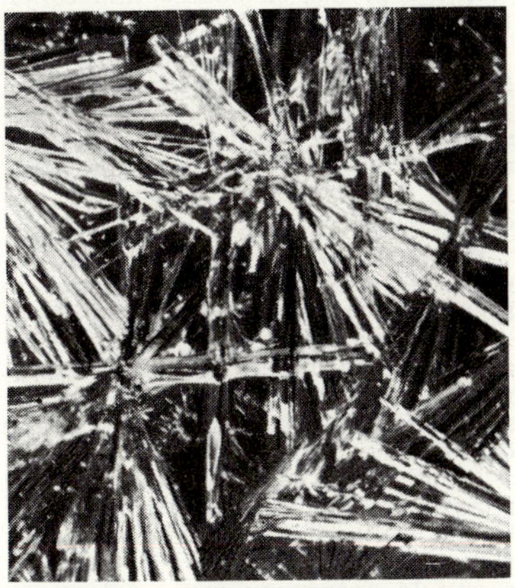

FIG. 1621. — Cristaux de chlorhydrate de quinine et d'urée. (*Cl. Ets Pelletier.*)

ACTION. La quinine est éliminée par le lait, la salive, mais surtout l'urine, où elle apparaît 10 minutes après l'absorption. L'élimination est ralentie si les doses sont fractionnées ou absorbées seulement tous les 3 ou 4 jours. Le fractionnement accroît donc et prolonge l'effet de la quinine.

Les sels de quinine pris à petite dose accroissent la salivation et l'appétit; chez les personnes ayant de la fièvre, ils provoquent assez fréquemment des nausées et des vomissements, de la constipation; à haute dose, au contraire, ils peuvent produire de la diarrhée par un péristaltisme exagéré de l'intestin. Ils décongestionnent le foie et augmentent sa sécrétion, déterminent une rétraction de la rate. Les faibles doses déterminent des contractions plus énergiques du cœur et de l'hypertension artérielle; les fortes doses provoquent un ralentissement des battements et de l'hypotension pouvant aboutir à l'arrêt du cœur après les doses toxiques.

L'action sur la respiration est analogue; accélération, puis ralentissement. L'abaissement de la température est surtout sensible dans le paludisme, la quinine détruisant l'hématozoaire; elle est beaucoup plus faible dans les autres affections fébriles et semble liée à l'action sur le cœur et la respiration. A doses fractionnées et suffisamment fortes (50 cg), les sels sont des sédatifs du système nerveux, que des doses trop faibles peuvent au contraire exciter.

L'action sur la nutrition est très nette : elle ralentit la désassimilation; l'urée est réduite de 40 p. 100. Il en est de même pour l'acide urique, les chlorures.

INDICATIONS. Traitement du paludisme, dont elle prévient et guérit les accidents.

Utilisée comme anesthésique et antithermique dans la grippe, la fièvre typhoïde, les névralgies, comme vasoconstricteur contre les ménorragies et l'épistaxis (à employer avec précaution pendant les règles, car elle contracte l'utérus).

La quinine est employée en lotion contre la chute des cheveux sous forme de teinture de quinine (quinine, 1 g; alcool à 90°, 99 g).

La quinine est irritante pour les muqueuses, en particulier celle du rectum (escarres). Les injections hypodermiques, très douloureuses, peuvent même provoquer des escarres si elles sont trop concentrées.

Sels de quinine. — Les plus employés sont le *sulfate basique* ou *neutre*, le *bromhydrate*, le *chlorhydrate basique* ou *neutre de quinine*, aux doses de 50 cg à 2 g par jour, en cachets; accessoirement, le *cacodylate* et le *méthylarséniate*, les *carbonates*, les *citrates*, les *salicylates*, le *valérianate de quinine*.

Associée à l'urée sous forme de *chlorhydrate de quinine et d'urée*, la quinine peut être employée en applications locales sur les muqueuses ou en injections hypodermiques comme anesthésique; en injections intraveineuses, elle a une action sclérosante, utilisée dans le traitement des varices et des hémorroïdes.

Intoxication. — ***Quinisme.*** — Les sels de quinine, notamment le sulfate, donnent des troubles visuels, de la titubation, des vertiges (ivresse quinique), des bourdonnements d'oreilles et de la surdité; mais ces troubles sont passagers. La quinine peut produire aussi de l'érythème (*roséole quinique*). Si les doses sont encore plus élevées (3, 5, 6 g), on peut observer des troubles nerveux (délire bruyant ou tranquille, stupeur,

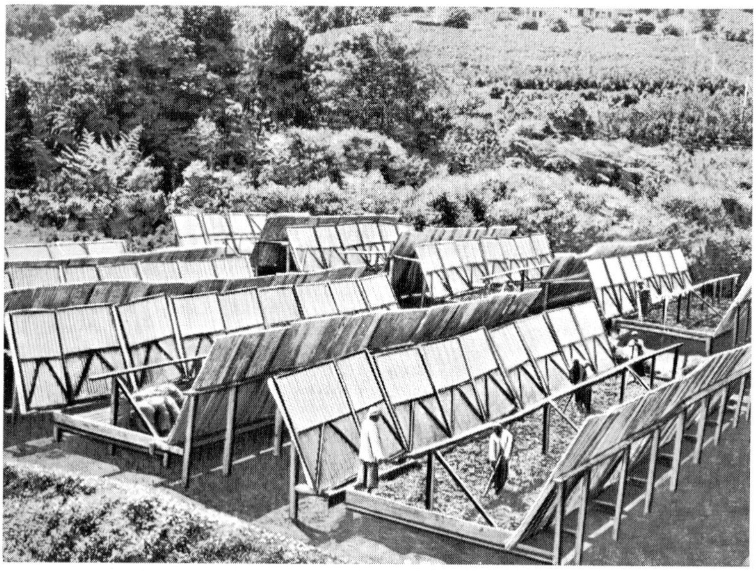

FIG. 1622. — Séchage au soleil des écorces de quinquina.
(*Phot. J. Boyer.*)

prostration) ; à doses massives, elle peut déterminer du collapsus, de la perte de la sensibilité et du sentiment, un coma profond avec une respiration stertoreuse, un pouls filiforme. un abaissement progressif de la température et même la mort par arrêt du cœur.

La quinine peut exercer une action irritante sur la vessie et l'urètre (cystite, hémoglobinurie, hématurie, albuminurie).

ACTION IRRITANTE SUR LA PEAU. Les ouvriers qui font bouillir les écorces de quinquina et mettent le sulfate de quinine en flacons sont exposés à des éruptions sur la peau. On observe un eczéma siégeant aux plis articulaires (coudes, aisselles, aines), organes génitaux externes et face interne des cuisses, visage, cou. Les mains et les avant-bras sont indemnes dans la règle.

Si le travail n'est pas interrompu, l'eczéma devient aigu, avec œdème, rougeur, vésiculation, suintement très marqué, formation secondaire de croûtes, prurit intense.

Le travail suspendu, cet eczéma disparaît en moyenne au bout de trois semaines; la fièvre est habituellement absente, les récidives sont possibles.

QUINIUM. — Extrait alcoolique de quinquina, sur lequel on fait agir de la chaux étendue, et contenant 33 p. 100 de son poids d'alcaloïdes, plus les autres principes solubles du quinquina. Tonique et antifébrile, en pilules de 15 cg, dont on donne une dizaine, ou sous forme de vin, à dose de 100 g.

QUINOLÉINE. — Alcaloïde liquide incolore retiré primitivement de la quinine et obtenu ensuite synthétiquement. Se fixe sur les phénols en donnant des oxyquinoléines.

Propriétés antiseptiques en solution à 5 p. 100, en badigeonnages, en inhalations.

QUINOSOL. — Sulfate double de potasse et d'oxyquinoléine. Poudre jaune clair, douée de propriétés antiseptiques; peu toxique; employée en solution à 1 p. 1 000, ou en pommades à 1 p. 200 dans certaines trichophyties.

QUINQUINA. — Ecorces de différentes espèces de *Cinchona,* arbres de la famille des Rubiacées, originaires de l'Amérique du Sud, et qui sont cultivés maintenant dans certaines régions du sud-est de l'Asie : péninsules indienne et indochinoise et îles d'Indonésie.

La pharmacopée française distingue trois sortes principales de quinquina : le quinquina gris (*Cinchona officinalis*), le quinquina jaune (*C. calisaya*), le quinquina rouge (*C. succirubia*).

Les écorces de quinquina contiennent de nombreux alcaloïdes et un acide quinique. Le nombre et l'importance de ces principes varient d'une espèce à l'autre; les principaux de ces alcaloïdes sont : la cinchonine et son isomère, la cinchonidine; la quinine et son isomère, la quinidine; la quinamine, la paricine, la quinicine et la cinchonicine.

Le *totaquina* est un extrait total de quinquina contenant au moins 70 p. 100 d'alcaloïdes cristallisés.

ACTION. Tonique, apéritif, astringent. Utilisé dans les maladies infectieuses et dans la convalescence de ces maladies. Fébrifuge, il a une action spécifique dans le paludisme.

MODE D'EMPLOI. *Macération,* 10 g par litre. *Décoction,* 20 g par litre, qu'on réduit par coction à un demi-litre. En ajoutant à la décoction du jus de citron, on obtient la *limonade au quinquina.*

Pour préparer le *vin,* on concasse 30 g de quinquina, puis on verse dessus 60 g d'alcool à 60° et on laisse en contact dans un vase fermé pendant 24 heures. Au bout de ce temps, on verse sur le mélange 1 litre de vin rouge (bourgogne ou bordeaux) ou d'un vin blanc généreux, et on fait macérer 10 jours en agitant de temps en temps. On passe alors avec expression et on filtre.

Les pharmaciens vendent des teintures alcooliques de quinquina pour la préparation rapide du vin.

La *bière* de quinquina se prépare avec 10 g de quinquina et 500 g de bière, qu'on fait macérer 2 jours, puis on filtre.

On emploie aussi l'*extrait alcoolique* à la dose de 1 à 4 g et la *poudre.* Cette dernière est employée comme pansement contre les escarres produites par un séjour prolongé au lit.

On emploie aussi le quinquina comme poudre dentifrice.

DOSES. La macération et la décoction se prennent par verres (un à deux par jour), le vin à la dose d'un verre à bordeaux, une demi-heure avant les repas si le vin est sec, au dessert s'il est liquoreux (malaga).

INCONVÉNIENTS. L'emploi trop prolongé du quinquina provoque la perte d'appétit et la constipation.

QUINTE. — Accès de toux. V. TOUX.

QUINTEFEUILLE. — Plante (*Potentilla reptans*) de la famille des Rosacées, dont la racine pivotante est légèrement astringente.

QUINTON (Plasma ou Sérum de). — V. MER.

QUINZE-VINGTS. — Hospice fondé en 1260 par Saint Louis pour 300 (15 fois 20) aveugles, à Paris. Voir AVEUGLE.

QUOTIDIENNE. — Accès de fièvre intermittente se produisant tous les jours. V. PALUDISME.

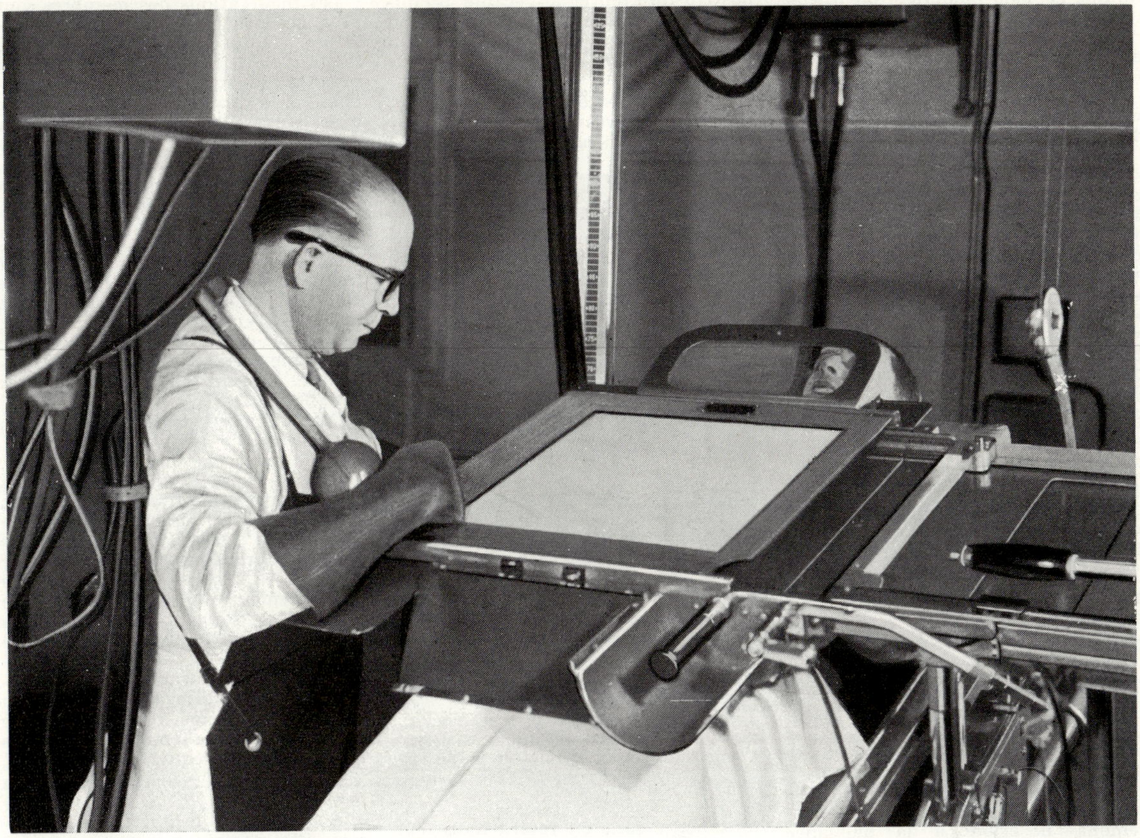

RADIOSCOPIE. Examen d'un malade en position couchée. (*Phot. Larousse.*)

RABEL (Eau de). — Alcool à 85° additionné dans la proportion d'un quart d'acide sulfurique à 66°. Astringent et hémostatique peu employé.

RABIQUE (du lat. *rabies*, rage). — Qui a trait à la rage : *Virus rabique*. V. RAGE.

RACAHOUT. — Mélange de diverses farines.

La formule du racahout dit « des Arabes » est la suivante : cacao torréfié, fécule de pomme de terre et farine de riz, 60 g de chaque ingrédient; salep, 15 g; sucre, 25 g, et vanille 1 g. Dans d'autres formules, la fécule de pomme de terre est remplacée par de la fécule de glands. On fait avec le racahout des bouillies au lait assez agréables en faisant bouillir deux ou trois cuillerées à café de farine par tasse de lait.

RACE (syn. *sous-espèce*). — Division de l'espèce, caractérisée par la réunion d'un plus ou moins grand nombre de caractères mendéliens héréditaires, tels que stature, forme et couleur des yeux, de la chevelure, de la peau, etc.

Beaucoup de races sont dites « géographiques » ou *géotypes*, car elles sont composées d'individus vivant dans un même territoire et soumis à des conditions de vie sensiblement analogues. Exemples : races blanche, jaune, noire chez l'homme; sous-races malaise, chinoise, annamite, etc., pour la race jaune.

Les différentes races d'une même espèce sont fécondes entre elles, leurs croisements donnent naissance à des métis. De la fréquence de ces croisements chez l'homme, au hasard des migrations, des guerres, des colonisations, il résulte qu'il n'existe pas de races humaines pures.

RACHIALBUMINIMÈTRE. — Appareil permettant de doser l'albumine du liquide céphalo-rachidien.

RACHIALGIE (du gr. *rakhis*, colonne vertébrale, et *algos*, douleur). — Douleur le long de la colonne vertébrale, surtout lombaire. V. LOMBALGIE.

RACHIANESTHÉSIE. — Procédé d'anesthésie par l'injection dans le canal rachidien d'un médicament : novocaïne (0^g,08), stovaïne (0^g,06), qui produit l'insensibilité du ventre, du périnée et des deux membres inférieurs (rachistovaïnisation). L'opéré assiste sans douleur à sa propre opération. Certains chirurgiens ont ainsi pu s'opérer eux-mêmes d'appendicite ou se faire une cure radicale de hernie.

Après avoir fait la ponction lombaire, et soustrait 10 à 20 cm³ de

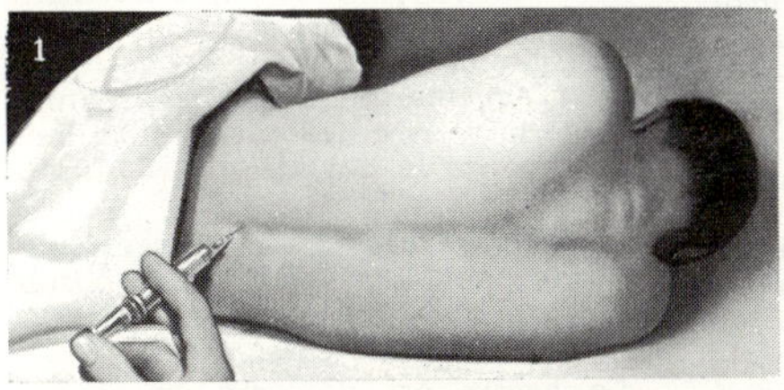

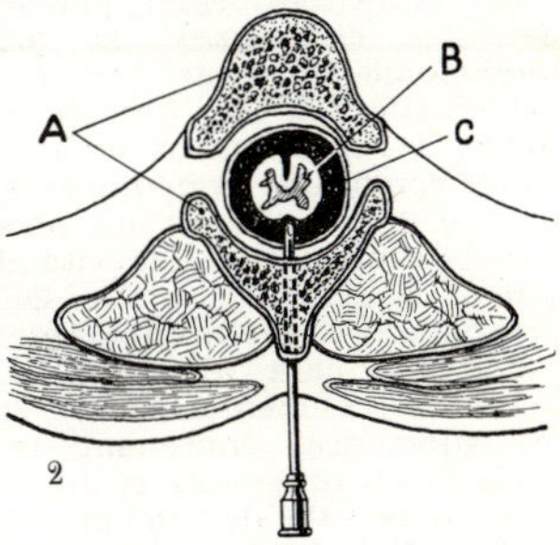

FIG. 1623. — Rachianesthésie.
1. Malade couché sur le côté, les jambes fléchies, en position pour la rachianesthésie; 2. Coupe de la colonne vertébrale, montrant comment l'aiguille pénètre dans l'espace sous-arachnoïdien. A. Vertèbre; B. Moelle; C. Espace sous-arachnoïdien.

liquide céphalo-rachidien, on injecte l'anesthésique.

L'injection doit se faire le malade étant couché en décubitus latéral (*fig.* 1623), jamais en position assise.

Dans le lit, l'opéré restera couché en position inclinée pendant environ 48 heures.

Des accidents ont été signalés : syncope, accidents bulbaires, rétention d'urine, incontinence anale, sciatique, céphalée, vomissements, asphyxie, escarres de la paroi abdominale ou de la région sacrée, paralysie des membres inférieurs avec troubles sphinctériens. La mort est exceptionnelle.

On peut éviter les accidents bulbaires par l'emploi de solutions visqueuses, corriger l'hypotension par l'adjonction d'un vaso-constricteur puissant, l'éphédrine.

RACHICENTÈSE (du gr. *rakhis,* rachis, et *kentein,* piquer). — Syn. de ponction lombaire. V. PONCTION.

RACHIDIEN. — Qui appartient au rachis. V. COLONNE VERTÉBRALE et MOELLE ÉPINIÈRE.

RACHIS. — Syn. de *colonne vertébrale* (v. ce mot).

Fracture du rachis. — V. FRACTURES.

RACHITISME. — Trouble de développement survenant chez les enfants ayant souffert de troubles digestifs ou d'infections répétées, et se traduisant par des altérations et des déformations osseuses.

Le rachitisme apparaît ordinairement entre 3 mois et 2 ans. Rarement, il existe à la naissance (*rachitisme congénital*). D'autre part, certaines déformations osseuses survenant dans la grande enfance ou même l'adolescence peuvent être rattachées au rachitisme (*rachitisme tardif*).

Rachitisme de la première enfance. — Il s'observe surtout chez des *enfants élevés au biberon.*

CAUSES. Divers facteurs peuvent jouer un rôle dans l'apparition du rachitisme, d'abord la *dyspepsie chronique* du nourrisson, qui cause surtout le gros ventre avec évasement des cartilages costaux, la *syphilis héréditaire,* qui crée surtout les déformations crâniennes (crânio-tabès, crâne natiforme), puis les *pyodermites chroniques,* la *broncho-pneumonie prolongée.*

L'absence de la lumière solaire, jointe à l'entassement et aux mauvaises conditions hygiéniques, l'insuffisance du calcium et du phosphore dans l'alimentation, de vitamine D, jouent également un rôle. On a pu provoquer expérimentalement le rachitisme chez le rat en supprimant de l'alimentation de l'animal les substances contenant la vitamine D, du phosphore et du calcium, et en le privant de lumière.

Une fois le rachitisme installé, toutes les *infections aiguës* (fièvres éruptives, diphtérie) peuvent l'aggraver.

SIGNES. *Crâne.* — Quand le rachitisme débute vers 3 ou 4 mois, c'est le crâne qui présente les premières lésions. Le crâne est aminci et ramolli (*crânio-tabès*), surtout à la partie postéro-inférieure, à l'écaille occipitale. Quand on le déprime, on entend un léger bruit comparable à celui qu'on obtient en déprimant une balle de celluloïd.

Plus tard, les os du crâne s'épaississent au niveau des bosses frontales et pariétales; les sutures et les fontanelles sont en retard dans leur ossification et plus ou moins déformées : la fontanelle antérieure, qui est fermée habituellement à 15 mois, reste ouverte jusqu'à 2 ou 3 ans. Le front est haut (front olympien), les bosses pariétales saillantes sont souvent séparées l'une de l'autre par une dépression (*crâne natiforme*).

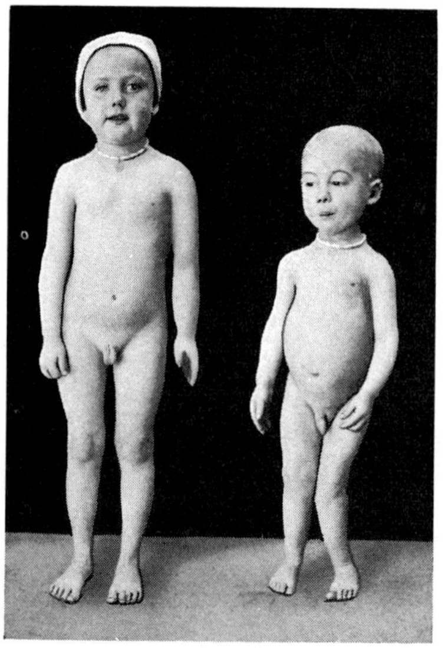

FIG. 1624. — Enfant rachitique (à droite) à côté d'un enfant normal de même âge. (*Archives hôpital Saint-Louis.*)

Face. — La dentition est retardée : les premières dents n'apparaissent qu'à 9, 10 ou 15 mois, et leur implantation est irrégulière; la voûte palatine est profonde, ogivale; les végétations adénoïdes sont fréquentes.

Thorax. — Des déformations (*nouures*) apparaissent à l'union des côtes et des cartilages costaux (*chapelet rachitique*), avec aplatissement latéral de la poitrine, qui est, au contraire, bombée en avant (*poitrine de poulet*) et élargie à sa partie inférieure; le ventre devient très saillant et augmente la déviation des fausses côtes.

La *colonne vertébrale* peut présenter une courbure à convexité postérieure (cyphose). La scoliose et la lordose sont plus rares.

Le *bassin* est déformé en entonnoir ou en cœur de carte à jouer. Cette déformation est tardive, secondaire aux déformations des membres inférieurs; elle acquiert une grande importance chez la femme, en raison de l'obstacle qu'elle peut apporter à l'accouchement.

Membres. — Les épiphyses des os des membres supérieurs et inférieurs sont très gonflées (*nouures*), avec incurvation des jambes en dehors et en dedans, déformation des bras.

Les incurvations des membres sont plus accentuées aux membres inférieurs (fémur, tibia), sur lesquels l'enfant se tient debout, et atteignent plus tard les supérieurs, lorsque, marchant à « quatre pattes », il appuie aussi sur les bras. Les déformations des membres inférieurs et du rachis ont pour effet d'amoindrir la taille. Quand elles sont très prononcées, elles entraînent un véritable *nanisme* rachitique.

Phénomènes généraux. — L'état général est mauvais; les bronchites sont fréquentes et prolongées, les troubles digestifs (constipation, diarrhée) sont la règle. L'enfant est triste, morose, son teint est pâle, sa face bouffie. Gros foie, grosse rate; sueurs nocturnes. Diminution des phosphates dans le sang.

On peut observer des convulsions, des spasmes de la glotte, de la tétanie.

ÉVOLUTION. Par ordre d'apparition, on note d'abord le crânio-tabès, puis le gonflement épiphysaire du poignet et l'évasement thoracique, ainsi que le retard et l'irrégularité de la dentition. La marche est retardée. A partir de 3 ou 4 ans, le rachitisme cesse ordinairement d'évoluer : les os se consolident; souvent les déformations s'atténuent par le progrès de la croissance et, si elles ne sont pas très accentuées, disparaissent complètement à l'âge adulte. Mais la taille du rachitique reste petite, et l'étroitesse du bassin chez les femmes rachitiques est une cause fréquente de dystocie.

TRAITEMENT. *Prophylactique.* La meilleure prophylaxie ne peut être que l'amélioration de l'hygiène générale, alimentaire et vestimentaire de l'enfant. Il faut à la femme en état de gestation et à la femme qui allaite une alimentation saine et variée et une vie au grand air suffisante.

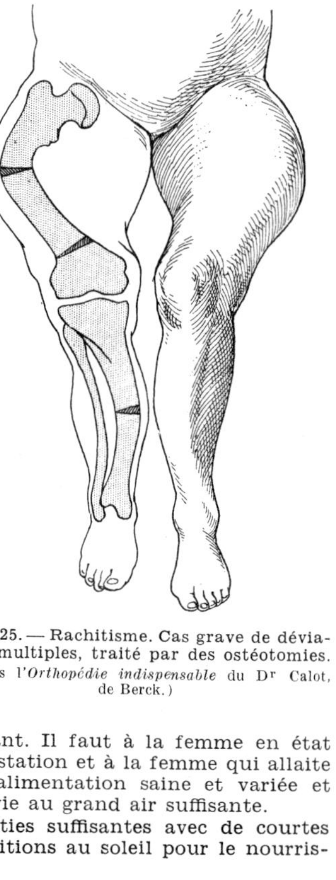

FIG. 1625. — Rachitisme. Cas grave de déviations multiples, traité par des ostéotomies. (D'après l'*Orthopédie indispensable* du Dr Calot, de Berck.)

Sorties suffisantes avec de courtes expositions au soleil pour le nourrisson. Vitamine D : 1 200 à 1 500 unités internationales par jour à donner dans un biberon.

Curatif. L'ergostérol irradié est, pratiquement, la seule substance utilisée. La dose minimum serait de 3 000 unités internationales. La guérison peut s'observer après trois ou quatre semaines de traitement. Mais il faut corriger aussi l'hygiène de vie du nourrisson rachitique. Bains de soleil, exposition aux rayons ultraviolets, sont des adjuvants utiles du traitement par la vitamine D.

Chez les enfants de 3, 4, 5 ans ayant des déformations excessives (incurvations à court rayon, angulations par suite de fractures spontanées), le traitement médical ne suffira pas pour le redressement. On devra faire appel à la chirurgie orthopédique (ostéoclasie ou ostéotomie cunéiforme) [*fig*. 1625]. Chez les jeunes enfants, jusqu'à 3 ou 4 ans, on peut essayer le redressage sans appareil par un séjour prolongé au bord de la mer.

Rachitismes vitamino-résistants. — Les rachitismes vitamino-résistants ne sont pas curables par des doses physiologiques de vitamine D, mais le sont par de fortes doses données juqu'à la fin de la croissance. Ils sont primitifs ou secondaires à des lésions rénales ou intestinales chroniques p. ex. Non traités ils entraînent des déformations squelettiques considérables.

Rachitisme tardif. — Déformations ostéo-articulaires, susceptibles de survenir chez des sujets malingres, anémiques, affaiblis, plus rarement chez des sujets de bonne apparence, au moment de la poussée de la croissance qui précède et accompagne la puberté. Beaucoup de cas de scoliose dite « essentielle » des adolescents, de genu valgum, de pied plat des adolescents, de radius curvus, devraient être rattachés au processus rachitique.

TRAITEMENT. Aération, hydrothérapie, alimentation riche en graisses, en légumes secs. Traitement orthopédique local : mouvements actifs et passifs, massages.

RACINES APÉRITIVES. — On fabrique un sirop apéritif avec des racines sèches d'ache, d'asperge, de fenouil, de petit houx et de persil.

RACINES RACHIDIENNES. — Voir NERFS.

RACLAGE. — Procédé de traitement de certaines dermatoses (tuberculose verruqueuse, végétations).

RADIAL. — Qui se rapporte au *radius* (v. ce mot).

Artère radiale. — Branche de bifurcation externe de l'humérale, qui s'étend du milieu du pli du coude à la paume de la main; elle chemine entre les muscles externes de l'avant-bras et débouche à la région palmaire, où elle s'anastomose avec des branches de l'artère cubitale pour former les *arcades palmaires* superficielle et profonde. Au poignet, la radiale est très superficielle, et c'est sur elle qu'on tâte généralement le *pouls*. Elle est accompagnée de la *veine radiale*. (V. planche en couleurs à CŒUR [Cœur et circulation].)

Nerf radial. — V. NERFS.

Paralysie radiale. — V. PARALYSIE.

RADIATION (du lat. *radius*, rayon). — Action de la lumière et de la chaleur, par suite de leur propagation rectiligne.

La radiation solaire produit trois effets sur le corps humain : 1° la sensation de lumière (*radiation lumineuse*) ; 2° la sensation de chaleur (*radiation calorifique*) ; 3° une action chimique (*radiation chimique*). Les radiations lumineuse, calorifique et chimique sont complètement distinctes. Les radiations calorifiques *obscures* sont décuples des lumineuses dans les lumières artificielles.

Les radiations *lumineuse* et *chimique* ont une action importante sur l'assimilation et la désassimilation des régions atteintes par elles, sur l'accroissement du corps, sur la respiration, la circulation. Les *radiations calorifiques* agissent sur la nutrition. V. les applications à LUMIÈRE, PHOTOTHÉRAPIE, PHOTOTHERMOTHÉRAPIE et RAYONS ULTRAVIOLETS.

RADICALE (Cure). — Méthode de traitement qui guérit la maladie en détruisant sa cause. Ex. : *cure radicale de hernie*.

RADICOTOMIE (du lat. *radix*, racine, et du gr. *tomê*, section). — Section chirurgicale d'une racine de la moelle.

La *radicotomie postérieure* (section des racines postérieures) a été préconisée dans le traitement des névralgies rebelles, du sciatique, du crural, des nerfs du membre inférieur en général, et dans les névralgies cervico-brachiales; la sédation de la douleur s'obtient à condition que le nombre de racines sectionnées soit suffisant.

RADICULAIRE (du lat. *radix*, racine). — Qui a rapport aux racines des nerfs crâniens ou rachidiens.

Paralysie radiculaire du plexus brachial. — V. PARALYSIE.

Disposition radiculaire. — Disposition de certaines dermatoses (nævi [*fig*. 1626], lichen plan, zona, sclérodermie) qui occupent des régions dont les territoires correspondent non pas à la distribution des nerfs, mais à celle des racines émergeant de la moelle épinière, racines qui fournissent des filets à des nerfs différents, de telle sorte que la topographie de leur territoire n'est pas la même que celle des nerfs proprement dits.

RADICULITE. — Inflammation des racines des nerfs rachidiens. Elle succède à la méningite de la moelle.

RADICULO-NÉVRITE (Syndrome de Guillain-Barré). — Syndrome paraissant dû à un virus neurotrope, caractérisé par l'inflammation de nombreuses racines nerveuses et se traduisant par des paresthésies douloureuses, une abolition des réflexes, une paralysie flasque progressive des membres inférieurs, et parfois des membres supérieurs et de la face. Dans certains cas, la dyspnée nécessite l'emploi du poumon d'acier.

Hyperalbuminose du liquide céphalo-rachidien. Dissolution albumino-cytolique.

ÉVOLUTION. Habituellement favorable, les paralysies régressant spontanément sans laisser de traces. Mais la mort peut survenir par atteinte des nerfs respiratoires.

TRAITEMENT. Injection intraveineuse de salicylate de soude, d'urotropine; bévitine, strychnine; ionisation transcérébro-médullaire.

RADIO-ACTIVITÉ. — Découverte en 1896 par Henri Becquerel, la radioactivité est la propriété qu'ont certains éléments chimiques, appelés éléments radio-actifs, ou radio-éléments, de se désintégrer, en émettant spontanément et continuellement de l'énergie, sous forme de rayonnements accompagnés d'un dégagement de chaleur.

Les éléments radio-actifs naturels sont des atomes lourds; il en existe deux grandes familles, qui représentent leur ordre de filiation.

I. *Famille de l'uranium-actinium-radium*. — C'est la plus anciennement connue. Les transformations successives y sont représentées par le schéma suivant : uranium → ionium → radium → radon (gaz), → radium A, B, C, D, E → polonium → radium G (plomb d'uranium). Le radium a été découvert en 1898 par Pierre et Marie Curie.

II. *Famille du thorium*. — Thorium → mésothorium → radiothorium → thorium X → thoron (gaz) → thorium A, B, C, → plomb. Tous ces radio-éléments émettent un mélange de rayons α, β, γ.

1° Les rayons alpha (α) sont formés par

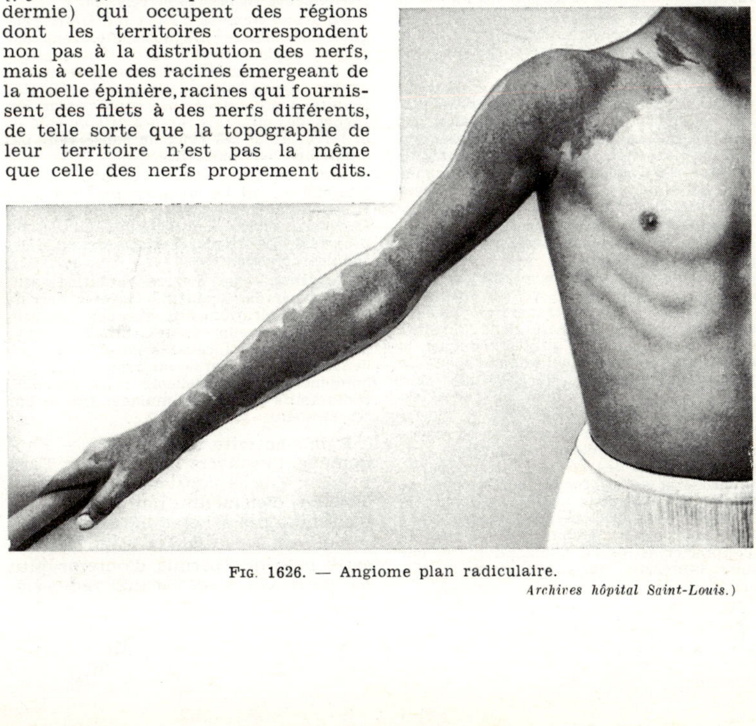

FIG. 1626. — Angiome plan radiculaire.
Archives hôpital Saint-Louis.)

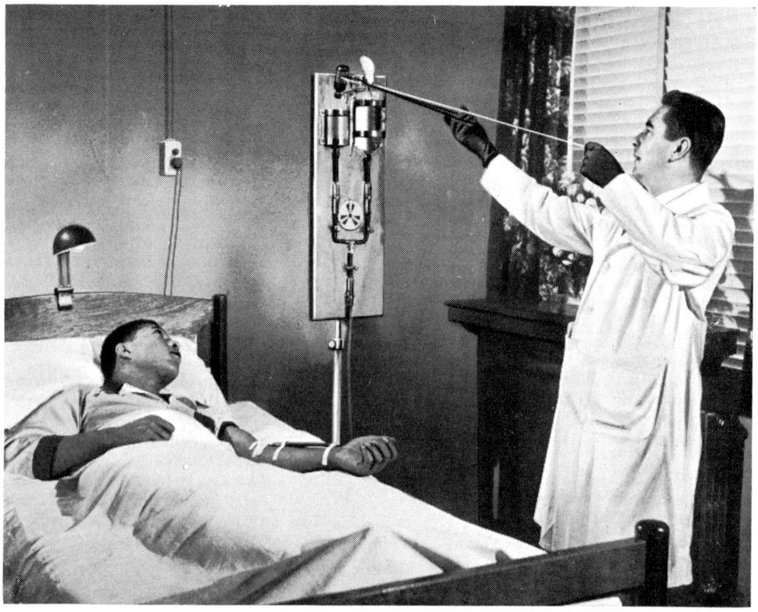

FIG. 1627. — Injection de radiophosphore dans le sang d'un malade.
Le récipient contenant le corps radio-actif est manipulé à distance par l'opérateur, afin d'éviter l'accumulation dans son corps des radiations nocives.
(*Doc. U. S. I. S.*)

des atomes d'hélium ayant perdu deux électrons négatifs, ou *négatons*. Ce sont des noyaux d'hélium, ou *hélions*, porteurs de deux charges positives élémentaires et projetés avec une vitesse initiale comprise entre 14 000 et 25 000 km/s, suivant l'élément. On a trouvé que 1 milligramme de radium expulsait, par seconde, 152 millions de particules α.

Les rayons α sont peu pénétrants ; ils sont arrêtés par une couche d'air de 2 à 9 cm, sous la pression atmosphérique, et quelques centièmes de millimètre d'aluminium constituent un obstacle infranchissable.

Enfin, ils ionisent fortement les gaz.

2° Les rayons bêta (β) sont analogues aux rayons cathodiques ; ils sont constitués par les négatons que projette la substance radio-active. Leur vitesse dépasse celle des rayons cathodiques et atteint les 99/100 de la vitesse de la lumière.

Ils sont plus pénétrants que les rayons α, et certains peuvent traverser une épaisseur de 7 mm d'aluminium.

3° Les rayons gamma (γ) ne sont pas déviés par les champs électriques ou magnétiques, comme les rayons α et β. Ils sont de nature ondulatoire et présentent tous les caractères des rayons X, mais ils ont une pénétration beaucoup plus grande que ces derniers. Certains rayons γ peuvent traverser 22 cm de plomb.

Dans chaque famille radio-active, il existe un élément radio-actif qui engendre par désintégration un gaz radio-actif appelé *émanation*, analogue aux gaz rares de l'air : néon, argon, etc. La substance d'un radio-élément se transforme plus ou moins rapidement. La période de transformation est le temps au bout duquel la moitié de la substance est modifiée. La période du radium est de 1 600 ans ; celle de l'émanation de radium ou radon est seulement de 4 jours.

Mesure de la radio-activité. — Le rayonnement d'un radio-élément possède la propriété d'ioniser les gaz — l'air en particulier — et de les rendre conducteurs de l'électricité. Il peut donc provoquer la décharge d'un électroscope. En mesurant la vitesse de cette décharge, il est possible d'apprécier le degré d'ionisation, et par suite l'intensité du rayonnement radio-actif.

Ce rayonnement peut aussi provoquer la fluorescence de certaines substances, et cette propriété se prête également à des mesures. On peut ainsi mesurer le degré de scintillation d'un écran au sulfure de zinc.

Unité de radio-activité. — Le congrès de Bruxelles, en 1910, a pris comme étalon une masse de 20 mg de radium-élément. En ce qui concerne l'émanation de radium ou radon, l'unité est le *curie ;* c'est la quantité d'émanation en équilibre avec 1 gramme de radium-métal. Ses sous-multiples sont le millicurie (millième de curie) et le microcurie (millionième de curie). L'unité curie est 133 fois plus grande que la quantité d'émanation produite pendant 1 heure par 1 gramme de radium.

Rôle de la radio-activité. — Par l'énergie qu'ils libèrent, les rayonnements radio-actifs jouent un rôle considérable dans les phénomènes terrestres et célestes.

Un grand nombre d'eaux minérales (Bagnères, Plombières, Bagnoles, etc.) sont nettement radio-actives : un tel fait explique les effets curatifs meilleurs obtenus au griffon. Cette radio-activité est d'origine induite, communiquée par contact avec des roches, des minerais radio-actifs au sein de la terre. Aussi ces eaux ne conservent pas longtemps leur puissance.

Action physiologique. — Les rayons α, β, γ, altèrent les cellules vivantes, inhibent leurs fonctions de reproduction et leur mobilité, et causent enfin la mort de la cellule. Cette propriété est employée pour détruire les cellules cancéreuses.

Accidents. — Les diverses radiations peuvent causer des accidents variés : nécrose osseuse, altération des organes hématopoïétiques (moelle osseuse, ganglions lymphatiques, rate), radiodermite. Ces accidents peuvent s'observer chez ceux qui manient professionnellement les éléments radio-actifs et chez les malades traités par ces éléments. V. RAYONS X.

Radio-activité artificielle. — Phénomène, découvert en 1934 par F. et I. Joliot-Curie, consistant en la production d'éléments radio-actifs qui n'existent pas à l'état naturel.

Les recherches sur la radio-activité artificielle ont permis d'obtenir plus de deux cents nouveaux radio-éléments, ou *radio-isotopes,* qui sont de même nature chimique que les atomes déjà connus, et dont les périodes varient de quelques centièmes de seconde à plusieurs années.

Les radio-isotopes ont déjà reçu de multiples applications en diagnostic et en thérapeutique.

Le radiophosphore est utilisé pour le diagnostic de la malignité des tumeurs cérébrales ; le radio-iode est utilisé pour le diagnostic des tumeurs thyroïdiennes et la localisation de leurs métastases ; le radiosodium est employé dans l'étude du fonctionnement cardiaque (radiocardiographie).

En thérapeutique interne, l'emploi des radio-isotopes repose sur leur fixation élective par certains tissus ou organes, sur la durée de leur période de désintégration, sur la qualité et l'énergie des radiations émises, sur la marge de radiosensibilité des cellules à détruire, par rapport aux cellules saines environnantes.

Jusqu'ici, le radiophosphore est seul utilisé pour les maladies du sang, le radio-iode pour les hyperthyroïdies et certaines tumeurs de la glande thyroïde.

De nombreuses recherches sont en cours pour permettre l'utilisation de nouveaux radio-isotopes, notamment le radiocobalt, le radiocarbone, etc.

La fabrication des corps radio-actifs artificiels n'est d'ailleurs pas exempte de danger. Chez le personnel technique, on observe des altérations de la moelle osseuse et du sang, des lésions de la peau (radiodermite), la stérilité par action sur les glandes génitales.

RADIODERMITE. — Inflammation de la peau, sous l'action d'applications de rayons X et d'autres corps radio-actifs (radium, etc.).

Lors de leur application, ces rayons ne causent aucune sensation, et cependant ils peuvent provoquer ultérieurement toute une série d'accidents cutanés graves. Tout dépend de la dose et de la qualité des rayons.

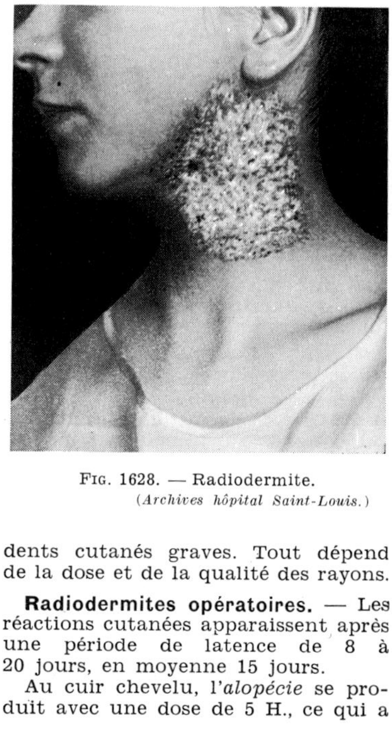

FIG. 1628. — Radiodermite.
(*Archives hôpital Saint-Louis.*)

Radiodermites opératoires. — Les réactions cutanées apparaissent après une période de latence de 8 à 20 jours, en moyenne 15 jours.

Au cuir chevelu, l'*alopécie* se produit avec une dose de 5 H., ce qui a permis à Sabouraud de régler le traitement des teignes. Si l'on ne dépasse pas cette dose, les cheveux repoussent au bout de 3 semaines; si on la dépasse, l'alopécie est définitive. Sur la peau, les lésions sont variables suivant la quantité de rayons absorbés. Certaines régions sont particulièrement sensibles, tels le dos des mains et des pieds, le dos du nez et le front.

Le premier degré de la radiodermite est un *érythème prurigineux,* analogue au coup de soleil; il dure de quelques jours à une semaine et il est suivi de desquamation et de pigmentation. Puis peuvent apparaître des *phlyctènes,* disséminées ou groupées, amorçant *l'ulcération.* Celle-ci a une marche traînante, durant des mois et des années; elle s'accompagne de douleurs cuisantes empêchant souvent tout sommeil. Parfois, on note une *escarre,* soit primitive, soit autour d'une ulcération; elle est blanche, puis noire, très douloureuse, et s'élimine très lentement.

Des *plaques scléreuses,* lardacées, blanches, parsemées de dilatations vasculaires en serpentins, peuvent succéder à l'ulcère ou même à un simple érythème.

Radiodermite professionnelle. — Les radiologistes sont exposés à une radiodermite chronique, grave, qui peut devenir mortelle. Les mains, la face, sont surtout atteints : l'épiderme des doigts, d'abord violacé, se dessèche, desquame; la peau se crevasse, les ongles deviennent striés, fendillés et s'exfolient (*fig.* 1629).

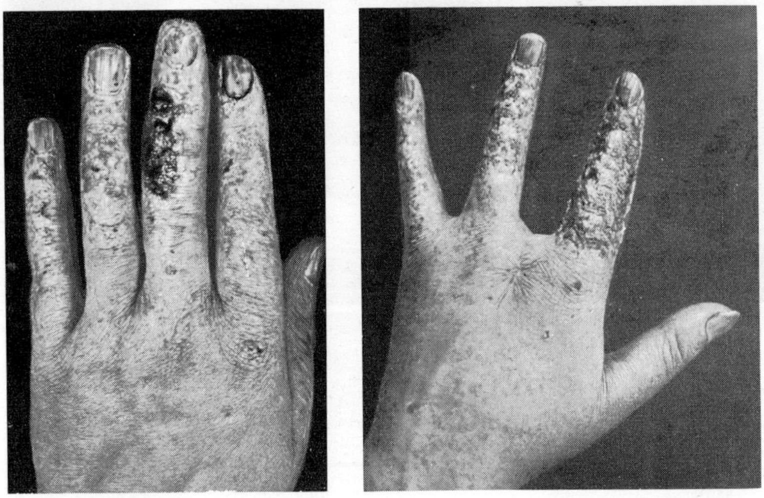

Fig. 1629. — Radiodermites professionnelles (Pr Brocq).

Parfois, des cancers (épithéliomes) se développent sur ces radiodermites chroniques. Les radiologistes de la première heure, qui pratiquaient à l'époque où l'on ignorait les dangers lointains des rayons X, ont tous payé leur imprudence inconsciente de mutilations importantes, et plusieurs de leur vie.

Traitement. I. *Préventif.* — Dosage minutieux des rayons et espacement des séances. Protection des mains et du visage, chez les radiologistes, par des gants et des masques contenant du plomb, qui a la propriété d'arrêter les rayons nocifs.

II. *Curatif.* — Traitement des brûlures : crèmes. Bains statiques, effluves de haute fréquence, rayons infrarouges. Excision chirurgicale. Air chaud.

RADIO-ÉLÉMENT. — Elément chimique radio-actif. V. radio-activité.

RADIOGRAMME. — Epreuve positive fournie par la radiographie.

RADIOLOGIE. — Ce terme devrait comprendre l'étude des radiations en général. Néanmoins, suivant l'usage courant, nous n'étudierons sous ce nom que les rayons X de Rœntgen.

Rayons cathodiques. — La découverte des rayons X a été précédée de recherches nombreuses sur la décharge électrique dans les gaz raréfiés. Si l'on raccorde une ampoule de verre à une pompe pneumatique, on peut très progressivement y faire le vide. Si, d'autre part, cette ampoule est munie de deux électrodes, anode et cathode, reliées à un générateur électrique, tel qu'une bobine de Rhumkorff, on pourra y faire passer un courant électrique à haute tension.

En diminuant progressivement la pression du gaz de l'ampoule, on observe les phénomènes suivants :

1° Si le gaz est à la pression atmosphérique, la décharge électrique se fait sous forme d'étincelles;

2° Quand la pression du gaz est de 2 mm de mercure environ, on observe dans l'ampoule des phénomènes lumineux variés : c'est le *tube de Geissler ;*

3° Quand la pression du gaz atteint 1/100 de millimètre de mercure, on remarque une lueur au niveau de la cathode, et toute la paroi opposée à celle-ci manifeste une vive fluorescence : c'est le *tube de Crookes* (*fig.* 1630) ; cette fluorescence est due à des rayons qui naissent de la cathode et qu'on appelle rayons cathodiques.

Ce sont des rayons de nature corpusculaire, constitués par des électrons négatifs, lancés en ligne droite par la cathode et normalement à celle-ci.

Ces électrons négatifs, ou *négatons,* arrachés aux atomes, sont des grains d'électricité négative sans aucun support matériel. Leur masse représente la 1/1 800 partie de celle de l'atome d'hydrogène.

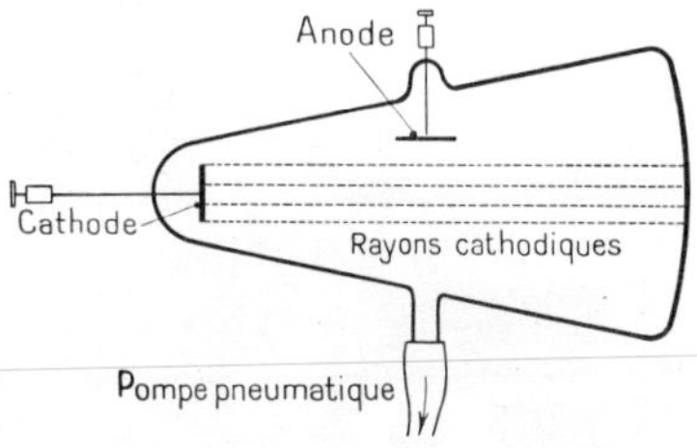

Fig. 1630. — Tube de Crookes.

Par leur rencontre avec un obstacle matériel, ils provoquent trois phénomènes essentiels :

a) l'échauffement de cet obstacle;

b) l'ionisation, plus ou moins profonde, d'un certain nombre des atomes qui le constituent, avec production d'un rayonnement électronique secondaire;

c) la production de Rayons X.

Découverte de Rœntgen. — En décembre 1895, Rœntgen découvrit qu'un tube de Crookes enveloppé de papier noir et placé dans un laboratoire obscur rendait lumineuse une lame de carton recouverte d'une couche de platinocyanure de baryum. Il en conclut que des rayons, inconnus jusqu'alors, avaient traversé la paroi de verre du tube, qui, elle, arrête les rayons cathodiques. Il observa que ces rayons traversaient non seulement le verre, mais aussi d'autres corps, non transparents à la lumière, et impressionnaient la plaque photographique. Il venait de découvrir à la fois les rayons X et les deux méthodes essentielles qui ont permis leur utilisation dans le diagnostic médical : la radioscopie et la radiographie.

L'ampoule qui avait servi à Rœntgen subit des modifications progressives. On savait que les rayons X prenaient naissance sur la paroi de verre, au point où elle était frappée par les rayons cathodiques. Seulement, il en résultait, après un temps très court, la fusion du verre et la perforation de l'ampoule.

On imagina de concentrer les rayons cathodiques sur un bloc de métal lourd : platine, tungstène, capable de supporter un échauffement considérable. On obtint l'*ampoule à gaz,* ou ampoule focus, qui fut utilisée jusqu'en 1912 (*fig.* 1631).

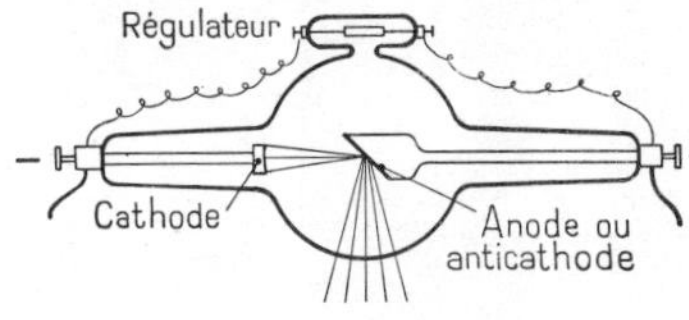

Fig. 1631. — Ampoule à gaz.

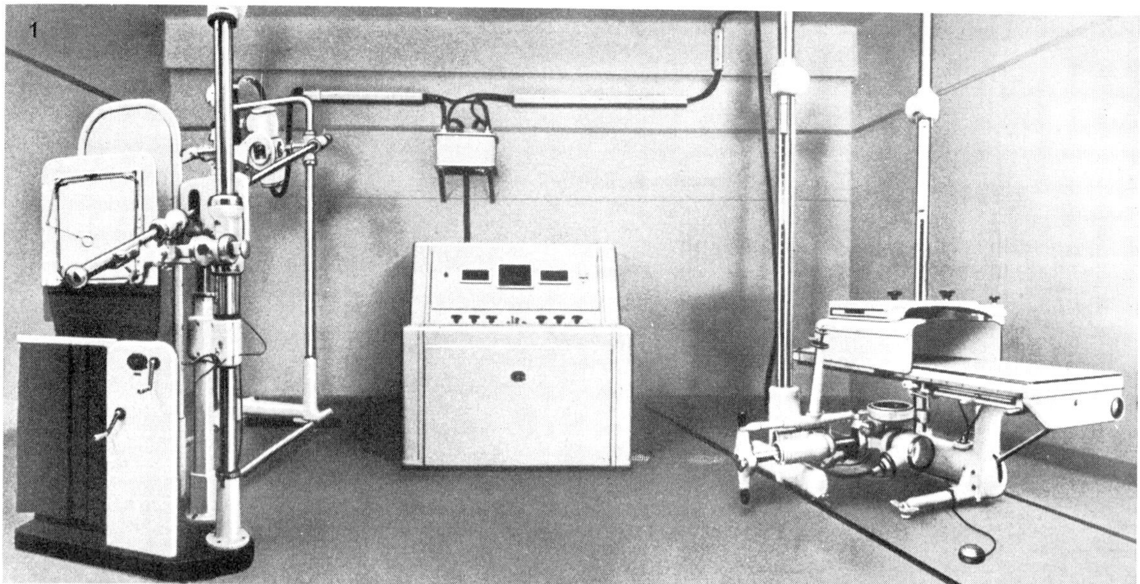

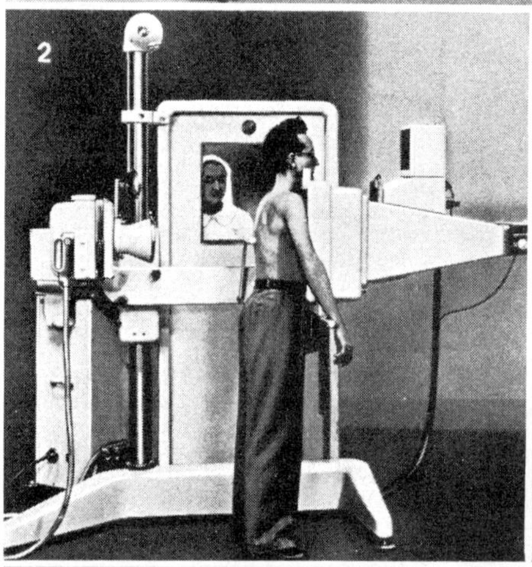

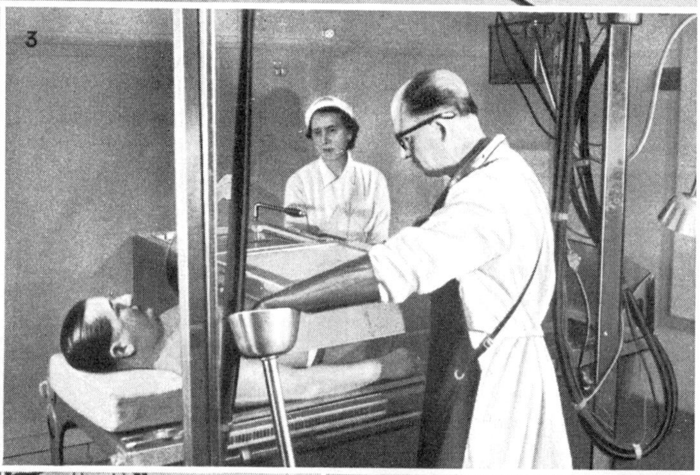

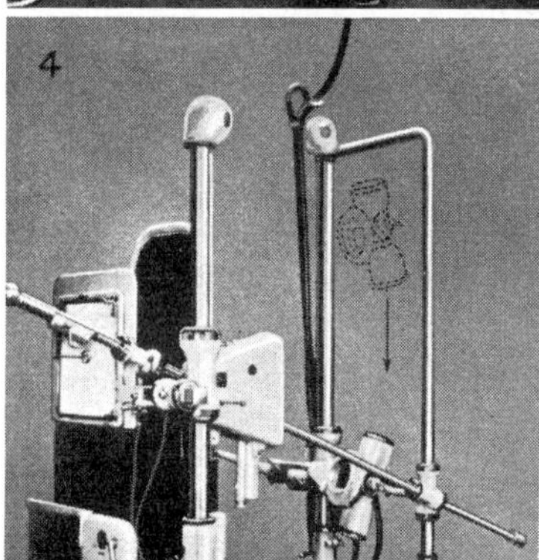

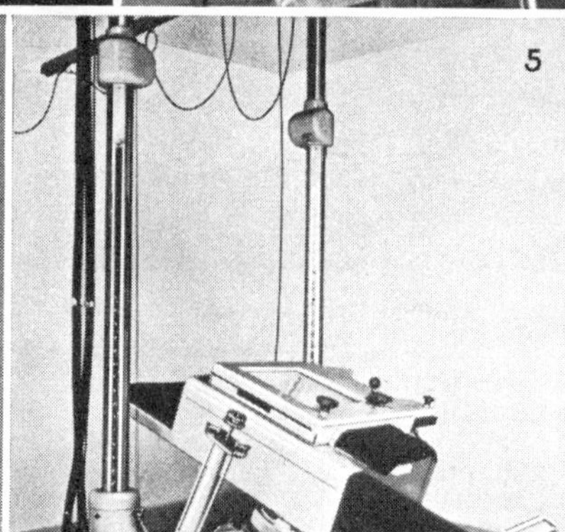

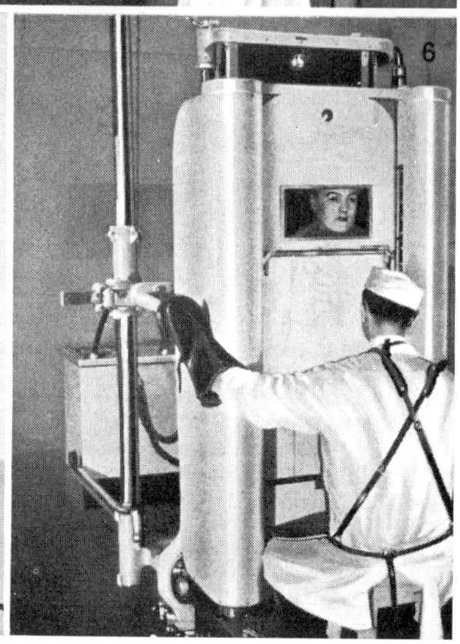

Radioscopie et radiographie.

1. Appareillage moderne de radiodiagnostic (radioscopie et radiographie); 2. Appareil de radiophotographie dans les collectivités; 3. Examen radioscopique d'un malade en position couchée; 4. Appareil de tomographie verticale; 5. Table moderne de radiodiagnostic; 6. Examen radioscopique du thorax.

(*Cl. C. G. R.* [1, 2, 4, 5], *Larousse* [3], *Favart* [6].)

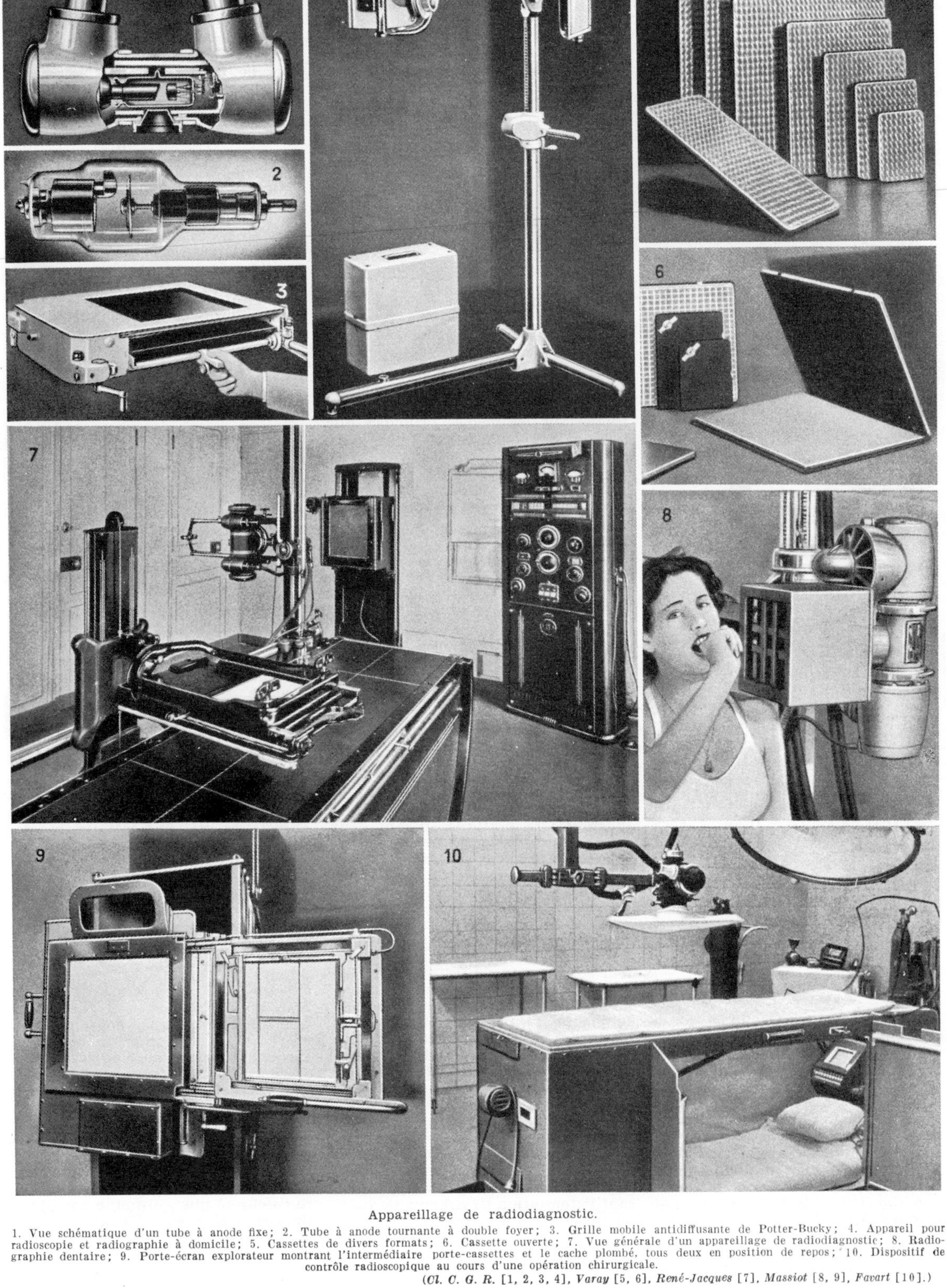

Appareillage de radiodiagnostic.

1. Vue schématique d'un tube à anode fixe; 2. Tube à anode tournante à double foyer; 3. Grille mobile antidiffusante de Potter-Bucky; 4. Appareil pour radioscopie et radiographie à domicile; 5. Cassettes de divers formats; 6. Cassette ouverte; 7. Vue générale d'un appareillage de radiodiagnostic; 8. Radiographie dentaire; 9. Porte-écran explorateur montrant l'intermédiaire porte-cassettes et le cache plombé, tous deux en position de repos; 10. Dispositif de contrôle radioscopique au cours d'une opération chirurgicale.

(*Cl. C. G. R.* [1, 2, 3, 4], *Varay* [5, 6], *René-Jacques* [7], *Massiot* [8, 9], *Favart* [10].)

Actuellement, toutes les ampoules employées sont du *type Coolidge* (*fig.* 1632, 1633), dont la construction repose sur deux principes essentiels : évacuation aussi complète que pos-

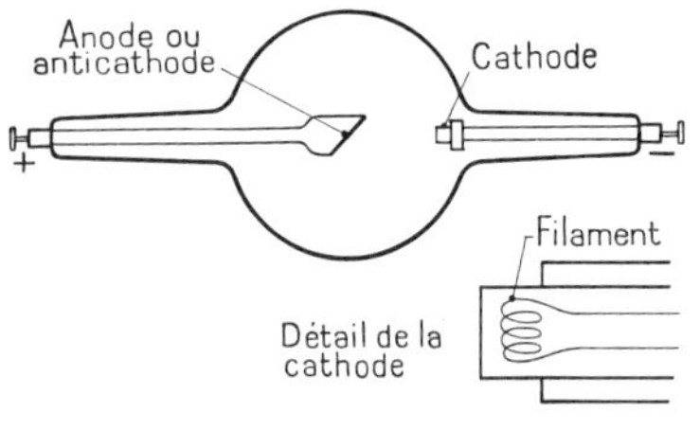

FIG. 1632. — Ampoule Coolidge.

sible du gaz de l'ampoule ; pression de quelques millièmes de millimètre de mercure.

Les électrons négatifs, nécessaires pour produire le faisceau cathodique générateur de rayons X, sont obtenus par échauffement d'un filament de tungstène (effet Edison).

Le bloc de tungstène, c'est-à-dire l'anode ou anticathode, qui reçoit le

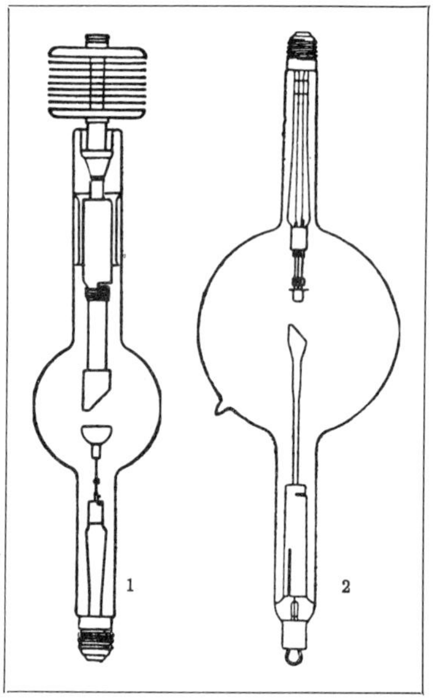

FIG. 1633. — Tubes Coolidge.
1. A radiateur ; 2. Standard.

faisceau de rayons cathodiques, et où prennent naissance les rayons X, subit un échauffement considérable, d'autant plus élevé que la puissance de l'ampoule est plus grande. Il faut refroidir cette anode, par adjonction de radiateurs à ailettes, ou par circulation d'eau.

Pour obtenir des sources de rayons X fines et des ampoules puissantes, on a introduit récemment les ampoules à anode tournante. L'anode est un disque circulaire dont le bord est constitué par une lame de tungstène. Ce disque est animé d'un mouvement de rotation rapide, et c'est sur le bord de tungstène que vient frapper le faisceau cathodique (*fig.* 1634).

Générateurs électriques. — Rœntgen s'était servi pour ses expériences d'une batterie d'accumulateurs qui alimentait une bobine de Rhumkorff. Actuellement, on ne se sert plus que du courant alternatif monophasé ou triphasé, transformé suivant les besoins en courant de haute tension.

Pour obtenir des puissances convenables, on doit utiliser les deux ondes du courant alternatif. Pour cela, on

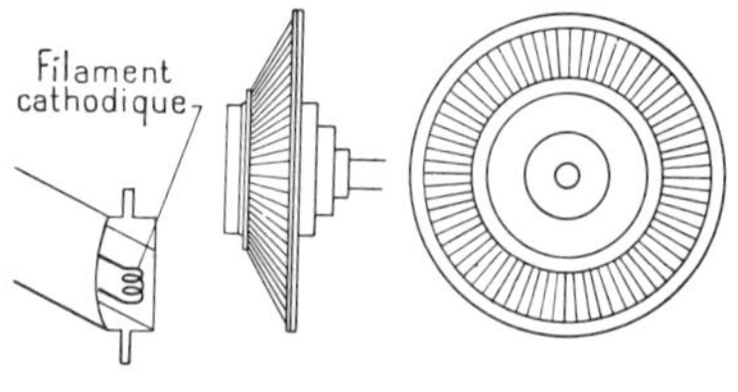

FIG. 1634. — Anode tournante
(profil et face).
En hachures, lame de tungstène.

emploie des redresseurs : redresseurs à contact tournants et, surtout, redresseurs électroniques ou *hénotrons,* fondés sur les mêmes principes que l'ampoule Coolidge.

La manœuvre des puissants appareillages modernes ne peut être confiée qu'à des personnes très expérimentées.

Nature des rayons X. — Le rayonnement X est un rayonnement vibratoire, de même nature que la lumière. Comme elle, il se propage de façon rectiligne, à la vitesse de 300 000 kilomètres par seconde.

Les rayons X ionisent les gaz, traversent les obstacles matériels, impressionnent le film photographique, provoquent la fluorescence du platinocyanure de baryum, du tungstate de calcium, etc.

Ils sont caractérisés par des longueurs d'onde allant de 10 Å à 1/10 de Å. $\left(1\ \text{Å}\ [\text{angstrœm}] = \frac{1\ \text{mm}}{10^7}.\right)$

I. Radiodiagnostic. — Le radiodiagnostic se pratique suivant deux techniques : la radioscopie et la radiographie. L'une et l'autre utilisent la transparence plus ou moins grande des tissus aux rayons X pour faire apparaître, par contraste, les ombres des parties les plus denses. Les os tranchent nettement en noir au milieu des muscles et laissent voir leur solution de continuité (diagnostic des fractures) ou leur déplacement (luxations). Le cœur est parfaitement visible au milieu de la clarté des champs pulmonaires, ainsi que les ombres du foie, de la rate et des reins. On peut rendre ces derniers organes encore plus apparents en insufflant de l'air dans les séreuses qui les entourent.

Les corps étrangers introduits dans l'organisme par suite de blessures (projectiles d'armes à feu, aiguilles, etc.) sont en général très apparents, sauf l'aluminium (fragments de fusée d'obus allemands). Les corps étrangers pénétrés dans les cavités naturelles (tube digestif, trachée, vessie) ne seront perceptibles que s'ils présentent une densité suffisante. Ainsi, une agrafe métallique ou une bille sera bien visible, alors que les noyaux de fruits, les épingles en celluloïd, certains boutons en corne, pourront ne pas être aperçus.

Les calculs des voies urinaires, de la vésicule biliaire, sont soumis aux mêmes lois et seront d'autant mieux diagnostiqués qu'ils contiendront plus de matières minérales lourdes (sels de chaux).

Le radiodiagnostic, aujourd'hui très perfectionné, permet aussi d'étudier la forme d'organes creux naturellement invisibles, grâce à leur remplissage par une matière plastique imperméable aux rayons X, telle que les émulsions de carbonate de bismuth ou de sulfate de baryum. Par le *repas baryté,* il est possible de reconnaître la distension de l'estomac, la position de l'organe plus ou moins allongé ou ptôsé, les troubles de la motricité, c'est-à-dire les mouvements anormaux du tube digestif, les modifications de formes caractéristiques d'un ulcère ou d'un cancer, etc. (V. ESTOMAC.) Le gros intestin deviendra visible lorsque le repas opaque aura pu le remplir ou après un *lavement opaque.*

Enfin, la transparence du tissu pulmonaire est telle que la moindre congestion et à plus forte raison l'induration du parenchyme se traduiront par des ombres permettant de reconnaître dès le début les lésions de la tuberculose. Les pleurésies, même minimes, apparaissent avec la plus grande netteté : le déplacement des organes du médiastin permettra mieux que par tout autre moyen de mesurer la quantité du liquide et de juger de l'utilité d'une ponction. On peut également examiner les altérations trachéo-bronchiques, après injection préalable de lipiodol dans la trachée.

II. Radiographie. — La radiographie est la photographie des ombres produites par les rayons X. Ce procédé présente les avantages de fixer d'une façon définitive les images rœntgéniennes. De plus, le film photographique est très sensible et peut enregistrer de fins détails et des nuances de teintes que l'œil ne perçoit pas, mais il ne donne qu'une seule image de l'organe étudié.

La *cinémato-radiographie* permettrait de voir tous les aspects d'un organe en fonctionnement. Malheureusement, cette méthode n'est pas encore au point et sera toujours compliquée et dispendieuse.

Pour faire une radiographie, on place sous l'organe à radiographier un film photographique, contenu dans une boîte plate en aluminium, hermétiquement fermée, appelée « cassette ».

L'ampoule de Rœntgen est placée au-dessus, à une distance de 70 cm à 1 mètre, et même plus. Le temps de pose dépend de la puissance de l'appareil et peut être très court, de l'ordre du 1/10 de seconde, surtout si l'on a soin de mettre au contact du film un écran fluorescent, dit « écran renforçateur », qui s'illumine sous l'influence des rayons X et renforce considérablement leur action. Le maximum de rapidité est obtenu en utilisant un film émulsionné sur les deux faces et placé entre deux écrans renforçateurs.

Les radiographies du squelette se font très facilement dans ces conditions, et sont devenues indispensables non seulement pour le diagnostic des fractures et des luxations, mais aussi pour le contrôle de la bonne position des os dans les appareils, après réduction, et pour suivre l'évolution des cals.

La radiographie des viscères thoraciques (cœur et poumons) se fait par le même procédé, en employant des temps de pose très courts et une distance ampoule-film de 1^{m},80 à 2 mètres (téléradiographie).

Les radiographies de l'estomac, de l'intestin grêle, de la vésicule biliaire, doivent être précédées de l'ingestion de substances opaques convenables.

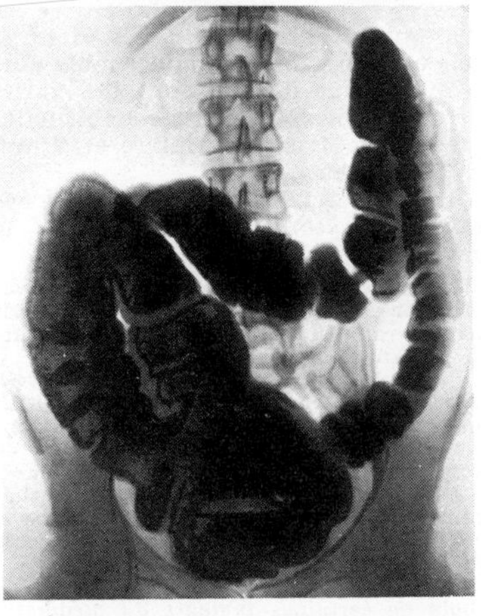

FIG. 1635. — Radiographie du côlon après administration d'un lavement baryté.

Pour le gros intestin ou côlon, on administre un lavement **baryté** (*fig.* 1635).

Les reins peuvent également être radiographiés, mais il est nécessaire de les opacifier par l'injection intraveineuse d'un produit iodé, opaque aux rayons X, qui s'élimine électivement par les cavités rénales. (Urographie intraveineuse.)

Des techniques semblables, utilisant des procédés artificiels de contraste, permettent d'explorer le crâne, les bronches, les artères, l'appareil génital, etc.

Les radiographies dentaires se font en plaçant une pellicule enveloppée de papier noir dans la bouche, au contact de la dent malade. Ces radiographies montrent, outre les fractures et les caries, les petits kystes des racines, qui sont souvent la cause de névralgies. La radiographie dentaire est souvent le seul moyen de reconnaître la dent malade et d'éviter des extractions inutiles. Ces radiographies renseignent enfin, chez l'enfant à dentition anormale, sur l'existence de dents de remplacement et, chez l'adulte, sur les accidents d'évolution de la dent de sagesse.

La radiographie oculaire permet de diagnostiquer et de localiser les corps étrangers qui ont pénétré dans le globe, au moyen de trois clichés pris après déplacement du regard.

La radiographie de la face permettra de diagnostiquer l'inflammation des sinus maxillaires ou frontaux.

En obstétrique, la radiographie peut fournir des renseignements précieux sur les diamètres du bassin de la mère et permet de prévoir les cas de dystocie.

Le squelette fœtal n'est guère visible, même sur un bon cliché, avant quatre mois et demi ; il n'est donc pas possible de faire le diagnostic précoce de la grossesse par les rayons **X**. En revanche, ceux-ci permettent de déceler les grossesses anormales par le siège (grossesse extra-utérine), le nombre (grossesse gémellaire), ou les malformations fœtales.

Une technique spéciale, mais dispendieuse car elle exige de nombreux films, la *tomographie,* ou radiographie en coupes, permet d'explorer avec précision les os et surtout les poumons, en confirmant ou non l'existence de cavernes.

Exploration des artères. — V. ARTÉRIOGRAPHIE.

Exploration radiologique des voies biliaires. — V. CHOLÉCYSTOGRAPHIE.

Exploration du rein. — V. PYÉLOGRAPHIE, UROGRAPHIE.

Organes génitaux de la femme. — Grâce aux injections opaques de lipiodol, qui remplissent tout l'espace disponible des cavités de l'utérus et des trompes, la radiographie a permis de préciser la situation de ces organes, de dessiner les formes exactes et de renseigner sur la contractilité de leurs parois.

Utérus. — La cavité utérine normale, vue de face, donne une large ombre triangulaire à base supérieure. On peut reconnaître facilement sur le cliché l'existence d'une flexion utérine en avant ou en arrière, d'un utérus double. Une ombre cavitaire très agrandie et déformée est celle d'un fibrome.

Trompes. — Mieux que l'insufflation tubaire, l'injection opaque renseigne sur l'état des trompes, leur plus ou moins grande perméabilité. En cas de stérilité, on voit exactement quelle portion de la trompe est restée perméable et le point précis où siège l'oblitération. En cas de salpingite, on peut connaître l'état des cavités tubaires pour poser les indications opératoires.

Cette méthode inoffensive est appelée à rendre de grands services en gynécologie.

Grille antidiffusante de Potter-Bucky. — Pour augmenter la netteté des radiographies des régions épaisses, comme le bassin ou la colonne vertébrale, les constructeurs ont imaginé d'interposer entre le film sensible et le sujet à radiographier une série de lames métalliques de faible hauteur disposées suivant les rayons d'une sphère dont l'ampoule de Rœntgen occupe le centre. Ces écrans opaques arrêtent tous les rayons autres que les rayons centraux et suppriment le flou dû aux radiations parasites. Pour éviter que les lames métalliques ne marquent sur les plaques radiographiques, un mécanisme d'horlogerie les fait se déplacer d'un mouvement lent et uniforme pendant toute la durée de la pose. La même grille non mobile peut s'utiliser en radioscopie.

Tomographie. — V. ce mot.

III. Radioscopie. — Le procédé d'exploration appelé radioscopie consiste à examiner les ombres produites par les rayons X sur un écran fluorescent au platinocyanure de baryum ou au tungstate de calcium.

Cet examen doit naturellement se faire dans une chambre noire, car l'illumination de l'écran est faible et l'œil de l'observateur doit être parfaitement adapté par un séjour de 15 minutes au moins dans l'obscurité. La radioscopie permet d'examiner rapidement tout le corps (recherche des projectiles pendant la guerre) ; elle permet d'étudier les organes dans toutes les positions et sous toutes les incidences, le médecin pouvant ainsi se rendre compte de leur fonctionnement.

L'examen radioscopique du thorax renseigne sur la forme de la cage thoracique, les déviations de la colonne vertébrale, l'existence de ganglions trachéobronchiques, la transparence du tissu pulmonaire (diminuée dès le début de la tuberculose, surtout aux sommets), les mouvements du diaphragme, la présence d'un épanchement liquide ou gazeux, d'un abcès, d'une tumeur, d'un corps étranger trachéal ou bronchique. Le cœur et l'aorte peuvent être mesurés dans tous leurs diamètres par le procédé dit *orthodiagraphie.* Les modifications de forme de ces organes sont caractéristiques de l'hypertrophie cardiaque, du rétrécissement mitral des anévrismes aortiques.

Pour les *examens du tube digestif,* il convient de faire prendre la veille de l'examen un repas contenant 60 g de carbonate de bismuth ou 120 g de sulfate de baryum. Au moment même de l'examen, le patient doit absorber une nouvelle dose de sel opaque, dont le médecin observera le passage dans l'œsophage, la pénétration dans l'estomac et la progression dans l'intestin. Par la palpation sous l'écran, il sera facile de localiser les points douloureux (ulcère pylorique, etc.). S'il n'est pas possible dans tous les cas de se prononcer avec une absolue certitude, certaines images de distension, de ptôse, de cancer, sont absolument caractéristiques. Le mode d'évacuation de l'estomac dans l'intestin fournit en outre des renseignements de premier ordre. Ces examens se font en position debout; ils peuvent aussi se pratiquer en position couchée, le malade s'étendant sur une table en bois mince, avec ampoule placée en dessous. C'est la position adoptée pour les lavements barytés, grâce auxquels le médecin peut étudier entièrement le gros intestin (constipation, entérite, tumeur) ou préciser le siège d'une douleur abdominale (appendicite). En chirurgie d'urgence ou de guerre, la radioscopie a montré combien elle était indispensable pour le diagnostic rapide et précis des fractures, la pose et la surveillance des appareils plâtrés et des greffes osseuses, ainsi que pour le repérage et l'extraction des projectiles.

Extraction des corps étrangers. — Les procédés de repérage radiographique des corps étrangers, dont le type est le compas de Hirtz, sont peu employés maintenant. Les procédés radioscopiques sont plus rapides et moins sujets aux erreurs de technique. Avant toute tentative d'extraction, il est utile de faire un cliché radiographique du projectile aperçu sur l'écran radioscopique.

Ce projectile sera ensuite repéré par une des nombreuses méthodes existantes, qui se ramènent toutes à deux visées sous un angle donné. Le repérage doit être géométrique, c'est-à-dire que le radiographe doit dire la profondeur du projectile cherché. Mais il doit surtout être anatomique, c'est-à-dire que l'observateur doit faire œuvre de médecin et préciser dans quel organe, ou au voisinage de quel organe, se trouve le corps étranger. Cela exige une exacte connaissance de l'anatomie et une série de manœuvres, telles que mobilisation, sondage, injections opaques, etc., souvent très délicates. Une fois le projectile repéré, il sera facile de régler un compas spécial, destiné à guider le chirurgien. Une méthode plus sûre encore est d'opérer sous le contrôle des rayons X sur une table radioscopique, ce qui permettra continuellement au radiologiste, muni d'une petite chambre noire portative avec écran fluorescent, de diriger le chirurgien.

IV. Radiothérapie et Rœntgenthérapie. — La radiothérapie est l'utilisation thérapeutique des propriétés biologiques des rayonnements radioactifs aussi bien que des rayons X. La radiothérapie comprend donc la radiumthérapie et la rœntgenthérapie. Nous n'aurons en vue, dans ce qui suit, que la rœntgenthérapie ou thérapeutique par les rayons X.

Les observations cliniques et l'expérimentation montrent que les rayons X ont sur la vitalité cellulaire une action d'abord excitante à très faible dose, puis rapidement destructive à mesure que la quantité des rayons absorbés augmente. La sensibilité des tissus est extrêmement variable. Bergonié et Tribondeau ont montré que l'action des rayons X était d'autant plus forte que les cellules étaient plus jeunes et se développaient plus rapidement.

Cette loi permet de comprendre la diversité des applications rœntgenthérapiques, capables aussi bien de détruire les cellules jeunes à développement ultra-rapide et anarchique des tumeurs cancéreuses que de modérer simplement la reproduction des cellules des glandes sudoripares ou des follicules pileux. Toute la difficulté du traitement consiste à donner des doses suffisantes pour détruire des éléments morbides sans altérer les éléments normaux.

Dosage. Deux facteurs caractérisent le faisceau de rayons X émis par une ampoule : *a*) la quantité de rayonnement en un temps donné; *b*) sa qualité, c'est-à-dire sa plus ou moins grande pénétration.

a) *Quantitométrie.* — Les anciens procédés de mesure : radiomètres de Sabouraud et Noiré, de Holzknecht, chromoradiomètre de Bordier, etc., sont abandonnés. Actuellement, la mesure de quantité de rayonnement est fondée sur l'ionisation des gaz par les rayons X. On utilise l'ionomètre de Solomon, les dosimètres de Siemens, de Dauvillier, le totalisateur de Hammer, qui se prêtent aux différentes mesures que le radiothérapeute est amené à faire.

Ces appareils comportent une chambre d'ionisation qui peut être placée soit à demeure, dans le cône localisateur, soit sur la peau du malade.

Tout appareillage moderne de rœntgenthérapie, quel qu'il soit, doit actuellement comporter un semblable appareil de mesure.

b) *Qualitométrie.*— Deux méthodes de mesures indirectes sont employées : l'une fondée sur l'absorption du rayonnement par un élément étalon, tel l'aluminium (radiochromomètre de Benoit) ; l'autre fondée sur la mesure de la différence de potentiel ou la mesure de l'étincelle équivalente; voltmètres, kilovoltmètres, spinthermètres, font partie de l'appareillage générateur.

Unités de quantité de rayonnement. — Le deuxième Congrès international de radiologie de Stockhlom, en 1928, a défini l'unité de quantité de rayonnement d'une façon absolue, en la rattachant au système C.G.S. Cette unité internationale, désignée par la lettre *r*, répond à la quantité d'énergie qui, irradiant 1 cm^3 d'air, à 0° et sous une pression de 760 mm de mercure, produit une conductibilité telle que la quantité d'électricité qui en résulte est égale à 1 unité électrostatique C.G.S. L'unité R Solomon, l'unité R allemande, l'unité H de Sabouraud et Noiré, sont abandonnées.

1 *r* (rœntgen) international = 2,2 R Solomon.

La *rœntgenthérapie superficielle* est celle qui utilise des rayons X de faible longueur d'onde, depuis des rayons ultra-mous (8 Å), comme ceux que Bucky fait sortir des ampoules par des fenêtres spéciales, jusqu'à des radiations de 0,25 Å; elle ne s'applique qu'à des lésions extrêmement superficielles (lupus érythémateux, nævi). Ces *rayons limite* de la buckythérapie sont intermédiaires entre les rayons ultraviolets et les rayons X.

La *rœntgenthérapie modérément pénétrante* comprend toutes les applications faites sous des tensions allant de 75 à 120 kilovolts; la longueur d'onde de rayonnement utilisé va de 0,25 à 0,10 Å; c'est celle qu'on utilise le plus souvent pour les dermatoses, les adénopathies, les leucémies, les névrites.

La *rœntgenthérapie pénétrante* réclame une tension dépassant 200 kilovolts; il existe des installations admettant 300, 500 kilovolts. Aux Etats-Unis, il existe plusieurs installations sur un million de volts (cyclotron). La longueur d'onde minimum oscille autour de 0,06 A. Cette méthode est réservée au traitement des tumeurs volumineuses ou profondes, au cancer.

Il est des cas où l'on expose en une fois aux rayons X toute la surface du corps, l'ampoule étant placée à 3 ou 4 mètres au-dessus du malade. C'est la *rœntgenthérapie totale* ou *télérœntgenthérapie.* Cette méthode, qui doit être maniée avec prudence, est employée dans le traitement de quelques dermatoses : le mycosis fongoïde, le pemphigus, le prurigo, la lymphogranulomatose maligne, ainsi que dans les maladies du sang et des organes hématopoïétiques, en particulier les leucémies.

Filtres. Les rayons X émis par une ampoule ne sont jamais des rayons d'une seule et même longueur d'onde; c'est un faisceau complexe composé de rayons de pénétration différente; les rayons les plus mous sont absorbés par les téguments, et les plus pénétrants n'abandonnent qu'une partie de leur énergie aux plans sous-jacents. Pour diminuer son hétérogénéité, on oblige le faisceau à traverser des disques de cuivre et d'aluminium, appelés *filtres,* dont le rôle est d'arrêter les grandes longueurs d'onde. Pour des tensions de l'ordre de 200 kilovolts, on filtre habituellement avec 1 mm de cuivre et 2 mm d'aluminium.

Indications thérapeutiques. Les rayons X sont utilisés contre le cancer.

Les *cancers de la peau* (sauf les nævocarcinomes) sont les plus facilement guéris par la rœntgenthérapie; la guérison survient dans 80 à 85 p. 100 des cas.

Parmi les *cancers de l'appareil digestif,* la rœntgenthérapie pénétrante a été utilisée, combinée à la chirurgie, ainsi que dans les cancers inopérables de la bouche, de l'œsophage, de l'estomac, de l'intestin.

Associée à la chirurgie, la rœntgenthérapie a pu donner quelques succès dans le *cancer du larynx,* du *poumon,* du *rein,* de l'*utérus,* du *sein.*

La rœntgenthérapie est le traitement de choix de certaines *tumeurs du médiastin* (lymphadénomes) et des *tumeurs osseuses* (ostéosarcomes, myélomes). Certaines *tumeurs cérébrales* (gliomes) sont radiosensibles.

En dehors des cancers, la rœntgenthérapie a été employée dans le traitement de certaines *dermatoses.*

Comme elle est un agent d'épilation temporaire, on l'a utilisée avec succès dans certaines affections parasitaires des poils : *teignes, favus, sycosis.*

Elle agit également avec succès dans les *hyperhidroses,* les *séborrhées,* les *acnés,* car elle atrophie les glandes sébacées et sudoripares.

Elle nettoie et guérit certains *eczémas chroniques, psoriasis rebelles, lichen plan, prurits, lupus tuberculeux :* elle fait fondre les tumeurs du *mycosis fongoïde* et donne parfois une longue survie au malade.

Elle fait disparaître le *bubon* de la maladie de Nicolas-Favre, les *verrues* et *papillomes,* les *chéloïdes,* les *angiomes* tubéreux.

La rœntgenthérapie a été également employée avec succès dans certaines *affections inflammatoires,* telles que furoncles et anthrax, abcès tubéreux de l'aisselle, périostites alvéolo-dentaires, accidents de la dent de sagesse, sinusites, mastites, bartholinites, fistules ano-rectales, ostéomyélites chroniques.

On utilise dans ces cas un rayonnement pénétrant ou de pénétration moyenne, filtré; la dose est d'environ 225 *r* (500 R) par séance.

Les rayons X donnent également de bons résultats dans le traitement des *maladies ostéo-articulaires :* périostites, ostéomes, tumeurs osseuses bénignes, arthrites chroniques : rhumatismale, gonococcique ou tuberculeuse.

La rœntgenthérapie, en amenant une atrophie des *glandes à sécrétion interne,* a amélioré certaines affections dues à des *lésions du corps thyroïde* (maladie de Basedow), des *surrénales* (hypertension, céphalée, dyspnée), certaines tumeurs de l'*hy-*

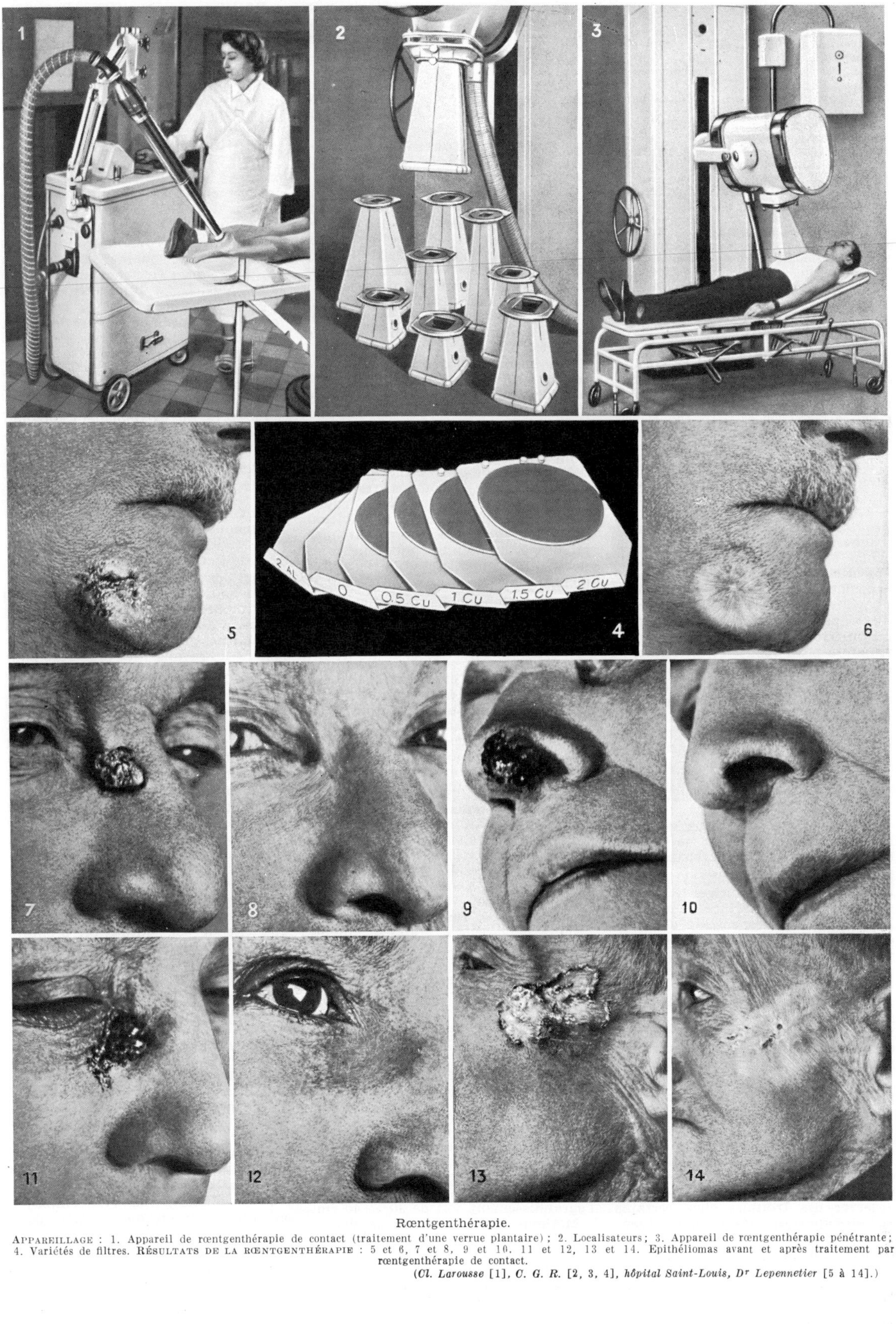

Rœntgenthérapie.

APPAREILLAGE : 1. Appareil de rœntgenthérapie de contact (traitement d'une verrue plantaire) ; 2. Localisateurs ; 3. Appareil de rœntgenthérapie pénétrante ; 4. Variétés de filtres. RÉSULTATS DE LA RŒNTGENTHÉRAPIE : 5 et 6, 7 et 8, 9 et 10, 11 et 12, 13 et 14. Epithéliomas avant et après traitement par rœntgenthérapie de contact.

(*Cl. Larousse* [1], *C. G. R.* [2, 3, 4], *hôpital Saint-Louis, Dr Lepennetier* [5 à 14].)

pophyse (acromégalie, diabète résistant à l'insuline).

Parmi les diverses *adénopathies*, la rœntgenthérapie fait régresser rapidement les *adénites tuberculeuses*; elle améliore, du moins momentanément, la *lymphogranulomatose maligne* (maladie de Hodgkin); elle fait diminuer lentement l'*adénopathie trachéobronchique*.

En raison de son action sur les éléments du sang, la rœntgenthérapie agit favorablement dans la *maladie de Vaquez* (irradiation des os longs et du rachis), la *leucémie myéloïde* (irradiation de la rate, des os longs, du foie) et *lymphatique* (irradiation des ganglions et de la rate).

Dans les *maladies du système nerveux*, la rœntgenthérapie est indiquée dans les *névralgies* et névrites périphériques (sciatiques), les douleurs consécutives au *zona*, dans la *syringomyélie*.

Dans les *fibromyomes utérins*, les rayons X provoquent une régression de la tumeur, ainsi que des troubles généraux; ils arrêtent les métrorragies.

Dans les *hémorragies* des jeunes filles et des jeunes femmes, quelques séances de rœntgenthérapie sur chaque région ovarienne peuvent régulariser les règles.

Dans l'*hypertrophie prostatique*, les rayons X peuvent amener la diminution et même la régression de la tumeur, et améliorent la pollakiurie nocturne. Mais les résultats sont souvent passagers.

Rœntgenthérapie de contact ou Rœntgenthérapie à courte distance, ou Plésiorœntgenthérapie (P.R.T.). — La rœntgenthérapie de contact utilise des rayons X de grande longueur d'onde, appliqués à très courte distance et à doses massives, sur un objectif limité, dans un dessein de destruction. Ces rayons X, émis sous un voltage de 50 à 60 kilovolts, sont filtrés par une épaisseur de 2/10 de millimètre de nickel, et la distance ampoule-peau peut être réduite à quelques millimètres.

La rœntgenthérapie de contact, d'une application facile et rapide, est particulièrement indiquée dans les affections cutanées malignes : épithéliomas des téguments et orifices (face, paupières, lèvres, mains, cuir chevelu), dans les cancers du rectum, dans les angiomes, les chéloïdes, les verrues, etc.

La réparation des tissus demande quelques semaines, et il ne persiste qu'une cicatrice à peine visible.

Rœntgenthérapie indirecte. — Méthode qui consiste à diriger le flux des rayons X non plus directement sur les parties malades, mais à distance, sur les centres nerveux ou les trajets des nerfs dont dépendent les régions à soigner. C'est ainsi que l'application de rayons X sur le sympathique cervico-dorso-lombaire peut être d'un grand secours pour le traitement du lichen plan, de la maladie de Riehl, des angiospasmes, du prurit généralisé.

Ces irradiations indirectes sont parfois pratiquées sur les glandes à sécrétion interne (surrénales, hypophyse, rate), à faibles doses, pour activer leur fonctionnement.

INCONVÉNIENTS. En dehors des accidents que peut causer tout corps radio-actif (V. RADIO-ACTIVITÉ), on peut observer des troubles chez certains malades après une séance de rœntgenthérapie pénétrante; ces troubles, connus sous le nom de *mal des rayons*, consistent en dépression, malaise général, avec asthénie, vertiges, nausées, inappétence. Ces accidents, analogues à ceux du mal de mer, ont été mis sur le compte de troubles du sympathique. Ils durent quelques heures et disparaissent le lendemain.

Plus graves et plus durables sont ceux qui surviennent dans les jours qui suivent des applications fortes de rœntgenthérapie pénétrante ou de hautes doses de radium : asthénie profonde, vomissements, diarrhée, dyspnée d'effort, fièvre, cyanose, pouls petit.

Ces troubles graves, qui peuvent mettre la vie du malade en danger, sont dus aux altérations des organes hématopoïétiques causées par les rayons et au passage dans le sang des produits de désintégration des éléments tumoraux irradiés.

Ces troubles peuvent être combattus par le benzédrine (15 à 30 cg par jour) et les antihistaminiques de synthèse.

Les rayons X demandent à être maniés avec une grande prudence par des médecins avertis. L'emploi des rayons X reste seulement dangereux pour les médecins radiologistes et leurs aides, à cause de l'impossibilité de se préserver complètement pendant les manipulations quotidiennes. V. RADIODERMITES.

Quant au prétendu danger couru par les voisins d'une installation radiographique, il est purement imaginaire. L'appareillage moderne comporte un isolement tel qu'il n'y a plus à craindre les effets du rayonnement X.

Intoxication professionnelle. — La loi sur les maladies professionnelles indemnise les intoxications causées par l'action des rayons X ou des substances radio-actives : uranium, ionum, radium et ses sels, radon, polonium, thorium, mésothorium, thorium X, thoron et actinium.

Les travaux susceptibles de provoquer ces maladies sont l'extraction des corps radio-actifs et leur fabrication, l'utilisation des rayons X et des substances radio-actives.

Maladies engendrées. — Radiodermites et radiumdermites aiguës et chroniques : délai de responsabilité, un an; incapacité de 10 à 80 p. 100; le cancer des radiologistes : délai de responsabilité, 5 ans; 10 à 80 p. 100 d'incapacité pour les lésions précancéreuses, 10 à 100 p. 100 pour les lésions cancéreuses établies, suivies de mutilations.

Anémie simple avec leucopénie, anémie pernicieuse, leucémie, radionécrose : délai de responsabilité, un an.

RADIOMANOMÉTRIE BILIAIRE. — V. *Supplément*.

RADIONÉCROSE. — Nécrose causée par l'emploi des rayons X. Voir RADIODERMITE.

RADIOPHOTOGRAPHIE. — Photographie sur écran fluorescent de l'image radioscopique du thorax. La photographie du format 2,4 × 3,6 est projetée sur l'écran de façon que l'agrandissement soit de 30 × 40 cm.

Méthode employée pour le dépistage de la tuberculose dans les collectivités (écoles, usines); supérieure à la radioscopie, parce qu'elle permet d'étudier à loisir, sans hâte, les clichés pulmonaires.

RADIS. — Crucifère (*Raphanus sativus*) dont on emploie la racine à divers usages. Le *radis rose* est un légume apéritif.

Le *radis noir* (raifort cultivé), qui contient du raphanol, du mercaptan et des vitamines B, a des propriétés antiscorbutiques et expectorantes.

RADIUMTHÉRAPIE ou CURIETHÉRAPIE. — Le radium est un métal de la famille du baryum, découvert en 1898 par Pierre et Marie Curie.

Ce corps émet continuellement un rayonnement corpusculaire α et β, électriquement chargé, ainsi qu'un rayonnement γ électromagnétique, de la chaleur. Il est luminescent.

En rayonnant, le radium se transforme successivement en gaz, le radon, puis en une suite de corps également radio-actifs qui aboutissent au plomb. Il faut 1 600 ans pour que le radium, extrait de son minerai, perde la moitié de son activité.

Ce corps est extrêmement répandu dans la nature. D'importants gisements de minerais existent au Congo belge, au Canada, en Autriche, au Portugal, en France.

Les roches, l'eau de mer en contiennent infiniment peu, mais suffisamment pour que sur la terre le poids total en atteigne plusieurs milliers de tonnes.

Pour les usages thérapeutiques, on arrête toujours les rayons α, qui sont très mous, et l'on utilise soit les rayons β durs et les rayons γ pour la radiumthérapie superficielle, soit seulement les rayons γ les plus durs pour la radiumthérapie des tumeurs profondes.

Appareillage. — L'*appareillage* comprend : 1° Les *appareils plats* recouverts d'un vernis ou, mieux, d'un émail résistant dans lequel est inclus un sel insoluble de radium. La quantité de radium varie de 1 à 5 mg par cm^2. Ces plaques radio-actives servent dans les traitements dermatologiques;

2° Des *tubes de métal* (Dominici), petits tubes d'or, d'argent ou de platine, de 3 mm de diamètre et de 1 à 3 cm de longueur, à parois d'environ 1 mm et renfermant de 5 à 20 mg de radium-élément (c'est-à-dire une quantité de sel, sulfate ou bromure de radium, par exemple, telle qu'il y soit contenu 5 à 20 mg de métal-radium);

3° Des *aiguilles de platine* contenant du radium ou de l'émanation de radium.

Ces derniers appareils sont préparés et livrés par des laboratoires spéciaux. Leur radio-activité va toujours en décroissant, pour devenir nulle après quelques jours. Ce procédé n'est plus guère employé en France, où l'on préfère l'usage des aiguilles chargées de radium. Celles-ci sont introduites directement dans les tissus malades;

4° L'*émanation* (*radon*) est employée en inhalation ou en solution pour lavages.

Dosage du radium. — L'étalonnage d'un appareil se fait en comparant sa radio-activité à celle d'un étalon de mesure. La quantité de radium doit

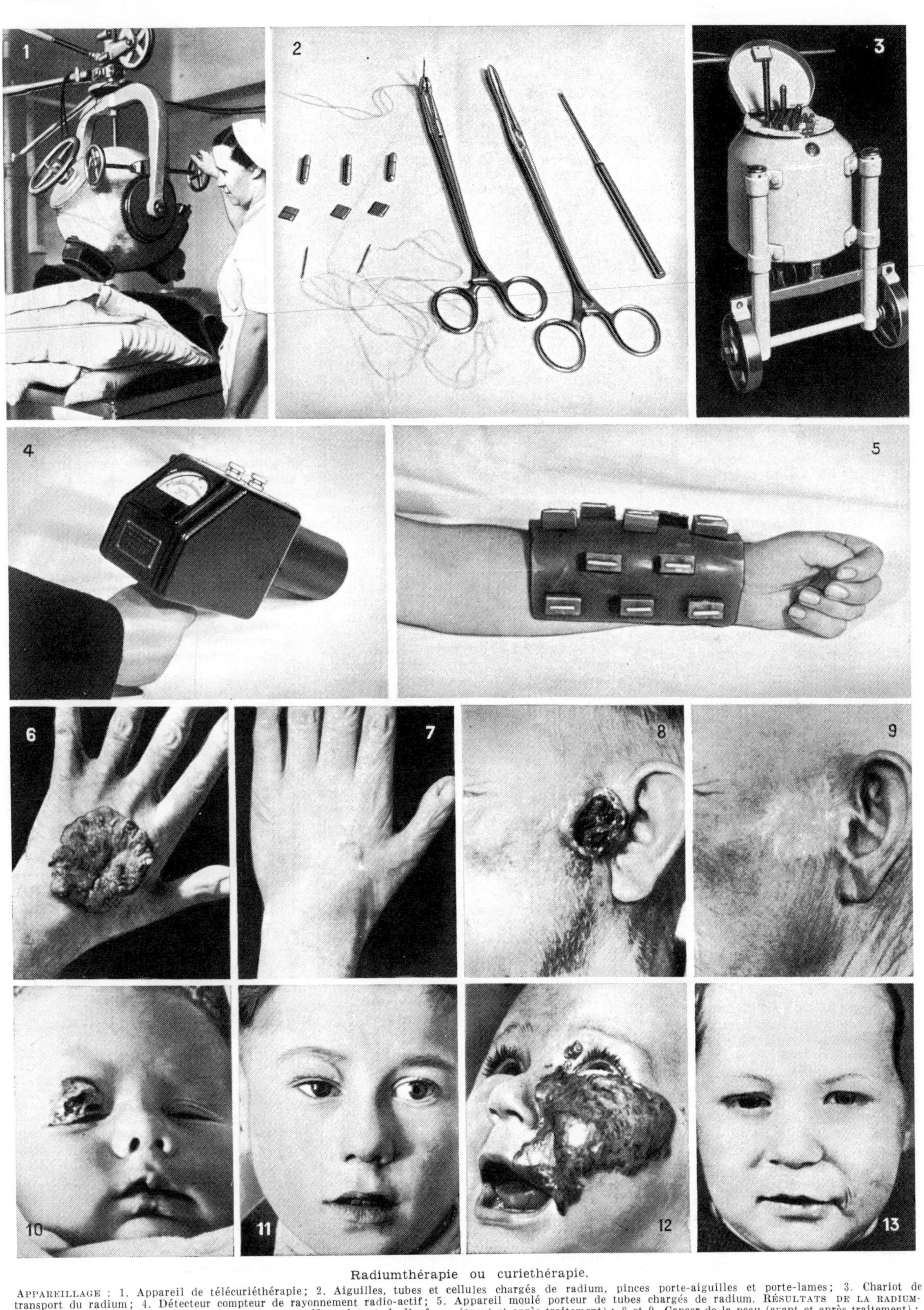

Radiumthérapie ou curiethérapie.

APPAREILLAGE : 1. Appareil de télécuriéthérapie; 2. Aiguilles, tubes et cellules chargés de radium, pinces porte-aiguilles et porte-lames; 3. Chariot de transport du radium; 4. Détecteur compteur de rayonnement radio-actif; 5. Appareil moulé porteur de tubes chargés de radium. RÉSULTATS DE LA RADIUMTHÉRAPIE : 6 et 7. Cancer sur une cicatrice de brûlure datant de l'enfance (avant et après traitement) ; 8 et 9. Cancer de la peau (avant et après traitement) ; 10 et 11, 12 et 13. Angiomes chez de jeunes enfants de 3 et 6 mois puis, quelques années plus tard, après guérison complète.

(*Cl. Malec* [1], *Larousse* [2, 4, 5], *Institut Gustave-Roussy* [6 à 13].)

s'exprimer en milligramme de radium-métal réellement contenu dans le sel, appelé aussi *poids de radium-élément.* Une autre mesure consiste à évaluer la quantité d'émanation détruite pendant une application. L'unité est alors le *curie,* qui représente la quantité d'émanation se mettant en équilibre avec 1 gramme de radium. Cette unité étant naturellement énorme, on compte ordinairement en milli- ou micro-curie, unités mille ou un million de fois plus petites.

Applications. — Les applications de radium se font toujours en interposant entre l'appareil et les tissus des écrans, des filtres, destinés à arrêter les rayons peu pénétrants qui déterminent facilement des brûlures ou radiumdermites, quelquefois très graves.

Ces filtres sont constitués par les parois mêmes des tubes, généralement en platine de 1/2 mm d'épaisseur. Les appareils sont enveloppés soit de liège, soit de caoutchouc ou de compresses pour arrêter le rayonnement secondaire né au contact des filtres en métaux lourds.

La durée d'une application est extrêmement variable suivant la nature de la maladie, la puissance de l'appareil et la filtration employée.

Un traitement dermatologique chez un enfant pourra durer quelques minutes, alors qu'une application pour un cancer de l'utérus durera plusieurs fois 24 heures.

Curiethérapie à distance (**téléсuriethérapie**). — Dans cette méthode, le radium n'est plus placé au contact des organes à traiter, mais au contraire à une distance de plusieurs centimètres. L'irradiation est rendue ainsi plus homogène pour le traitement des organes profonds. Malheureusement, cet avantage est contrarié par la nécessité d'utiliser de très grandes quantités de radium (de 10 à 30 g), ce qui représente un prix considérable.

Action sur les tissus. — Tous les tissus ne réagissent pas également à l'irradiation. C'est cette aptitude inégale à changer d'état sous l'influence de l'irradiation qu'utilise la thérapeutique.

Action sur la peau saine. Radiumdermite. — Suivant la dose de rayonnement, la réaction va du simple érythème jusqu'à l'ulcération profonde accompagnée d'escarre. Les accidents de radiumdermite se rencontrent parfois chez les travailleurs des laboratoires et chez les médecins qui manipulent ces substances. Aussi les appareils les renfermant doivent-ils toujours être maniés avec des pinces.

Action sur le sang. — Elle est analogue à celle des rayons X, produisant d'abord une augmentation, puis une diminution des globules blancs et une diminution parfois considérable des globules rouges.

Glandes reproductrices. — Les spermatozoïdes sont peu sensibles à l'action des rayons du radium, alors que les cellules du testicule sont rapidement détruites. L'ovaire est également très sensible, ainsi que le prouve la possibilité d'obtenir par cette action une ménopause artificielle dans le traitement des fibromes par le radium.

Système nerveux. — Le rayonnement ne semble pas avoir une action particulière sur le système nerveux. Les troubles observés lorsque celui-ci est soumis aux radiations sont dus aux lésions des capillaires.

Indications thérapeutiques. — Les rayons du radium agissent d'une façon très analogue à celle des rayons X. Comme ces derniers, ils ont, à dose suffisante, une action destructive sur les cellules en arrêtant leur reproduction. Les cellules sont d'autant plus sensibles qu'elles sont plus jeunes et qu'elles se développent plus rapidement, d'où l'action élective sur les éléments à prolifération rapide des tumeurs et des cancers.

En dermatologie, les indications sont les mêmes que pour les rayons X : épithéliomas baso-cellulaires, chéloïdes, cicatrices vicieuses, eczéma chronique et surtout angiomes des enfants, pour lesquels la radiumthérapie est assurément le traitement de choix.

En médecine générale, les injections de substances radio-actives, les boues radifères, sont employées dans le rhumatisme chronique et la goutte. Les résultats ne sont pas constants.

Le radium sert aussi au traitement des tumeurs profondes, en particulier du fibrome de l'utérus, du cancer de l'utérus et du rectum. De magnifiques succès résultent, en particulier, de la curiethérapie des cancers du col utérin, qui guérissent dans la proportion de 75 p. 100 quand ils sont traités à leur début. Très souvent l'opération chirurgicale est indispensable, associée ou non au radium ou aux rayons X. Un médecin averti pourra seul décider de la conduite à tenir.

Enfin, la petitesse des appareils de radium permet leur introduction dans le larynx, l'œsophage, pour irradier les maladies de ces organes.

RADIUS. — Os long situé à la partie externe de l'avant-bras (*fig.* 1636), en dehors du cubitus; de forme prismatique triangulaire, il est terminé en haut par une extrémité arrondie ou *tête,* creusée d'une dépression ou cupule, la *cavité glénoïde,* qui s'articule avec le condyle huméral ; la tête est supportée par une partie rétrécie ou *col,* et au-dessous du col se trouve une saillie rugueuse, la *tubérosité bicipitale,* sur laquelle vient s'insérer le tendon inférieur du biceps. L'extrémité inférieure ou carpienne est plus volumineuse; elle s'articule avec le scaphoïde et le semi-lunaire et se prolonge en dehors par l'*apophyse styloïde;* sa face interne concave, ou *cavité sigmoïde,* s'articule avec la tête du cubitus.

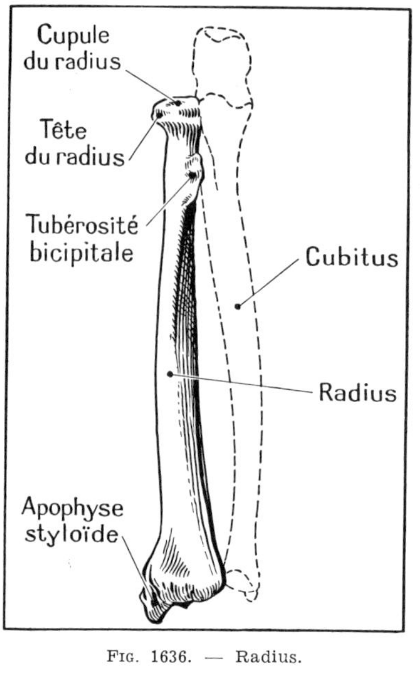

FIG. 1636. — Radius.

Fracture du radius. — V. FRACTURES.

RADIUS CURVUS. — V. MAIN.

RADON. — Emanation du radium.

RAFRAÎCHISSANTS. — Il existe deux sortes de rafraîchissants :

Les premiers *calment la soif,* et aucun ne l'emporte sur l'eau fraîche de bonne qualité, pure ou additionnée du jus de certains fruits. V. LIMONADE;

Les seconds sont les aliments *facilitant les selles :* miel, pruneaux, épinards, cresson, orange, potiron, raisin frais. Pour les plantes *rafraîchissantes,* v. planche en couleurs à APÉRITIVES (Plantes) ; v. aussi LAXATIFS, PURGATIFS.

RAGE. — Maladie provoquée par la morsure ou le simple léchage d'un animal atteint de la rage, alors même qu'il ne présente pas encore de signes certains de sa maladie.

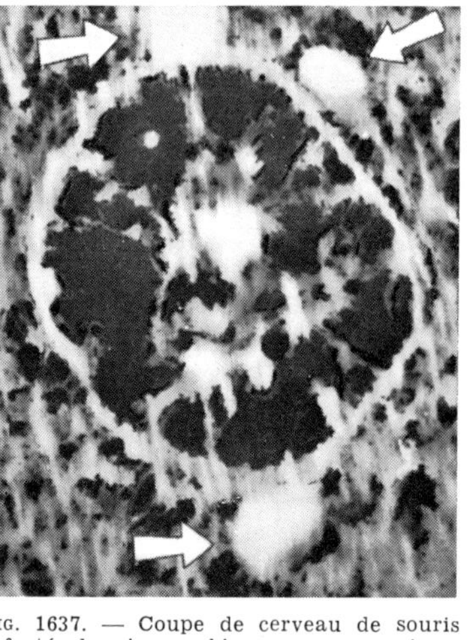
FIG. 1637. — Coupe de cerveau de souris infecté de virus rabique, vue au microscope électronique (grosst 3 500). Les flèches indiquent les corps de Négri, corpuscules intracellulaires se rencontrant surtout dans les cellules pyramidales de la corne d'Hammon chez la souris atteinte de la rage.
(*Phot. Institut Pasteur.*)

I. Rage chez l'homme. — INCUBATION. — Très variable, 14 jours pour les morsures de la face, plusieurs mois pour celles des membres, en moyenne du 30e au 60e jour après la morsure.

Pendant cette période, les plaies cicatrisent comme des plaies ordinaires, sans présenter de signes par-

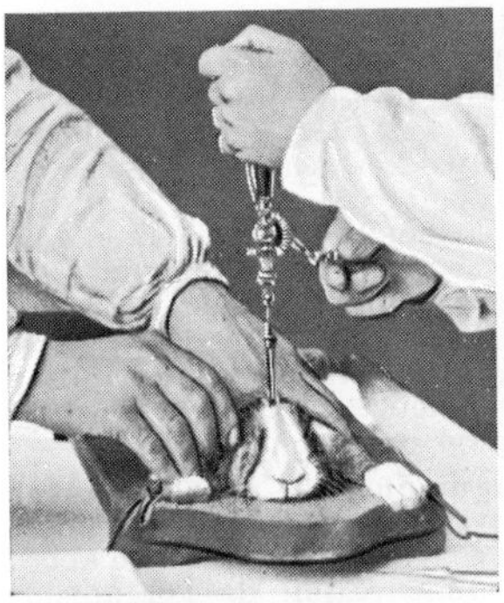
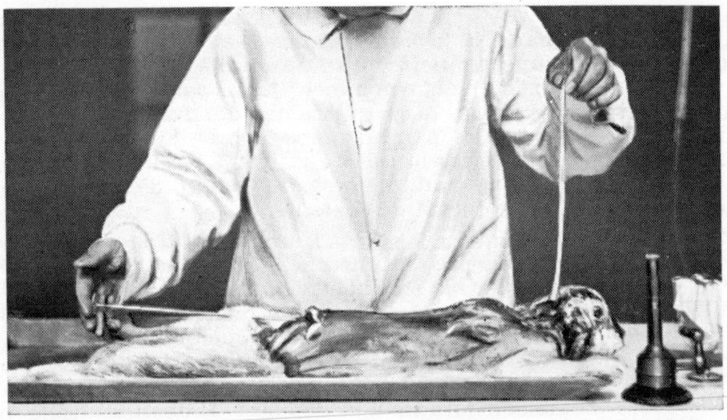
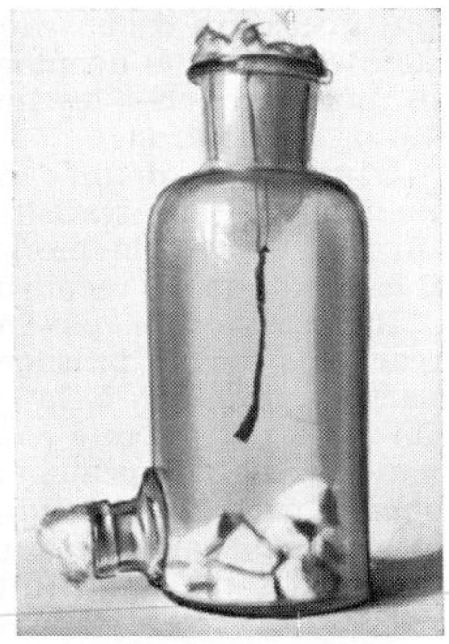

FIG. 1638. — Comment on obtient le vaccin antirabique à l'Institut Pasteur.
De gauche à droite : Trépanation d'un lapin auquel on a inoculé le virus de la rage; extraction de la moelle rabique; moelle rabique conservée dans un flacon.
(*Phot. Institut Pasteur.*)

ticuliers. C'est seulement après cette cicatrisation que des sensations spéciales apparaissent : brûlures, fourmillements, picotements, douleurs lancinantes ou fulgurantes; la plaie est anesthésiée, tandis que son pourtour est le siège d'une sensibilité excessive.

Forme furieuse. — 1° *Période mélancolique* (2 à 3 jours). — Le malade est complètement déprimé et triste; il a des douleurs de tête tenaces, très pénibles, et quelquefois des hallucinations. Sa respiration est entrecoupée, et une sorte d'angoisse l'oppresse.

2° *Période hydrophobique* (1 à 2 jours). — Le moindre essai que fait le malade pour avaler un liquide, sa vue, celle d'un objet brillant ou même le simple souvenir, amènent des spasmes de la gorge si douloureux, une sensation d'étranglement et de suffocation si pénible, que le malade renonce à prendre aucune boisson. La salive elle-même est rejetée.

En essayant de boire, au moment où il va porter le liquide à ses lèvres, le malade recule épouvanté; sa figure exprime la souffrance et l'effroi, ses yeux sont fixes, ses traits se contractent, ses membres tremblent, son corps frissonne et cet accès le met dans l'impossibilité d'avaler une seule goutte de liquide.

Ces crises se produisent bientôt spontanément et à intervalles de plus en plus courts. Elles sont accompagnées de convulsions et d'une très grande augmentation de la température du corps. Entre les accès, le malade a des moments de folie furieuse et, souvent aussi, des idées de suicide.

Sa surexcitation est extrême. Le malade ne peut tenir en place; il se lève, se recouche, erre dans la chambre; il heurte les meubles, les murs, se blesse, crie d'une voix rauque, pousse parfois de véritables hurlements; l'œil est hagard, la bouche, convulsée, se mouille d'une écume épaisse; il arrive aussi qu'il cherche à fuir, à se précipiter dans la rue par les fenêtres; il se recouche encore, s'agite furieusement, se débat, déchire linge, draps, couvertures, mord parfois ce qui se trouve à sa portée.

Le malade peut succomber à une crise particulièrement violente ou entrer dans la phase suivante.

3° *Période paralytique* (quelques heures). — Le corps est couvert d'une sueur visqueuse, et une salive blanchâtre s'écoule incessamment des commissures des lèvres. La prostration s'accroît et le malade meurt dans l'asphyxie.

Forme paralytique. — Au lieu d'être la phase terminale de la forme furieuse, les troubles paralytiques peuvent succéder directement à la phase d'incubation. La région mordue se paralyse : le mouvement et la sensibilité disparaissent. La paralysie s'accompagne, au début, de douleurs le long du nerf, de tremblement, puis s'étend, se généralise; la respiration et le pouls se modifient, et une syncope termine la maladie.

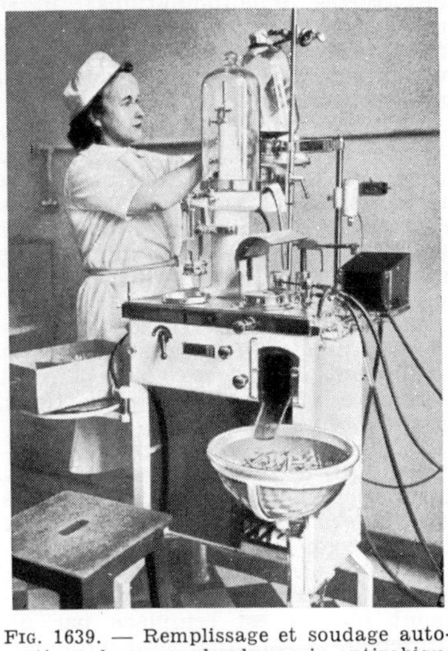

FIG. 1639. — Remplissage et soudage automatique des ampoules de vaccin antirabique à l'Institut Pasteur.
(*Phot. Institut Pasteur.*)

CAUSE. L'agent pathogène de la rage est inconnu; c'est un *virus filtrant* qui siège surtout dans la salive et le système nerveux (bulbe, moelle, cerveau). La rage de l'homme est transmise le plus habituellement par un animal; le chien est l'animal rabique par excellence (87 p. 100 des cas de transmission). Le chien est contagieux 12 jours avant l'apparition des premiers signes de la maladie.

Toutes les morsures ne sont pas suivies fatalement de rage; les plus dangereuses sont celles du visage, des mains; celles du tronc, des membres protégés par les vêtements sont moins dangereuses. La profondeur et la multiplicité des morsures constituent un facteur de gravité. Les coups de griffes du chat sont très dangereux, car le chat se lèche souvent la face palmaire des pattes antérieures, et les griffes peuvent être chargées de salive virulente; un simple lèchement sur une écorchure, une excoriation, peut causer la rage.

TRAITEMENT. I. *Préventif.* — La rage peut être évitée si l'on connaît les signes du début de la rage canine (v. plus loin), alors que le chien n'a aucune tendance à mordre, qu'on peut facilement l'enfermer et le mettre hors d'état de nuire.

II. *Curatif.* — Après morsure, le sujet peut être traité dans un *institut antirabique,* où l'on applique la vaccination pastorienne, à l'aide de virus vivant atténué. Ce traitement consiste dans l'injection sous la peau du flanc (tantôt à gauche, tantôt à droite) d'une solution faite avec des moelles de lapins auxquels on a inoculé un virus fixe obtenu par 78 passages en série, mais dont la virulence a été atténuée à des degrés variés par une dessiccation de 3 à 9 jours dans des étuves et par le voisinage de morceaux de potasse.

La technique est la suivante : pendant les cinq premiers jours, injection deux fois par jour de solution de moelles peu virulentes, puis injection une fois par jour de solutions plus actives, et enfin inoculation de moelles de plus en plus virulentes. Le traitement complet dure 15 jours pour les morsures légères du tronc et des membres, 3 semaines pour les morsures profondes ou celles de la face; dans ce dernier cas, les injections sont répétées plusieurs fois par jour.

S'il n'y a pas d'institut Pasteur à proximité, on emploie des vaccins phéniqués non vivants, qui peuvent être expédiés par la poste.

On fait pendant 15 à 25 jours consécutifs une injection sous la peau de l'abdomen d'une ampoule de 5 cm^3. Dans les cas graves (morsures de loups, morsures multiples ou profondes de la face), les doses seront doublées et le traitement prolongé durant 40 jours.

Ces traitements ont diminué la rage dans des proportions considérables, puisque, dans les cas non traités, elle donne 16 p. 100 de mort, tandis que la mortalité, chez les inoculés, est de 0,3 p. 100 environ.

L'immunité donnée par le traitement n'est que transitoire et, après un an, en cas de morsure nouvelle, il est indiqué d'y recourir de nouveau.

RÉACTIONS. Ne pas s'alarmer des réactions locales passagères observées parfois de la 6e à la 15e injection. On note parfois une *rougeur inflammatoire* de la peau; rarement un *abcès;* parfois une *induration* indolore, qui disparaît lentement.

On a signalé quelques *accidents nerveux :* rétention d'urine passagère, paralysie du facial, des nerfs moteurs de l'œil; ces paralysies sont bénignes et guérissent en quelques jours.

Les accidents paralytiques de la vaccination sont très rares (1 sur 10 000) et ordinairement bénins, sauf la myélite dorso-lombaire et la paralysie ascendante aiguë, parfois mortelle.

LÉGISLATION. La vaccination obligatoire de tous les chiens étant irréalisable, la loi sanitaire du 21 juin 1898 prescrit les mesures suivantes : abattage immédiat de tout chien enragé et de tout chien mordu ou roulé par un chien enragé; mise en fourrière de tout chien errant et son abattage s'il n'est pas réclamé dans les 3 jours; obligation du port d'une muselière et de la tenue du chien en laisse. L'application de ces mesures a rendu la maladie très rare en France. La rage a d'ailleurs complètement disparu dans certains pays (Grande-Bretagne, Suède, Danemark, Hollande, Australie) grâce aux mesures draconiennes de police sanitaire des animaux.

TRAITEMENT DE LA RAGE CONFIRMÉE. Ce traitement n'existe pas, et la mort est fatale. La pénicilline et la streptomycine sont sans action sur le virus rabique.

II. Rage chez les animaux. — La rage n'est jamais spontanée; elle est toujours consécutive à une morsure.

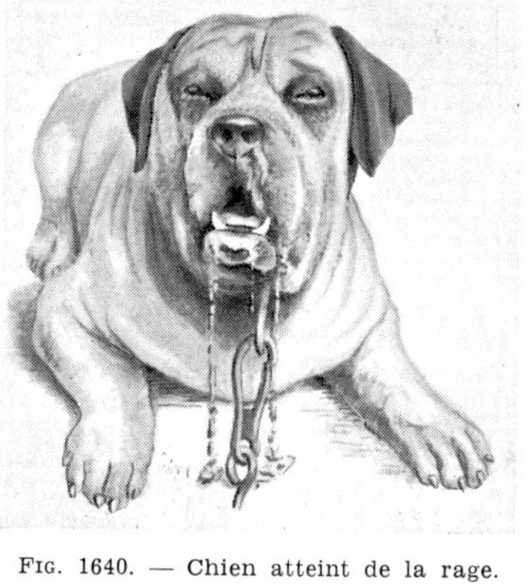

FIG. 1640. — Chien atteint de la rage.

Chez tous les animaux atteints de rage, on constate habituellement une première phase de tristesse et d'inquiétude avec tendance à l'isolement, puis une phase d'excitation, et enfin une phase terminale de paralysie.

La *rage du chien*, très protéiforme, revêt cependant deux types principaux : la *rage furieuse* et la *rage mue* (muette ou tranquille), plus exactement nommée *rage paralytique,* car la paralysie ne débute pas toujours par les masséters, et l'inertie de ces muscles (qui rend le chien muet) peut même faire défaut dans cette forme de maladie.

Rage furieuse. — L'animal est triste, taciturne; il cherche, au début, à s'isoler, à se cacher dans les coins obscurs, à dormir; mais bientôt il se relève, inquiet et agité. Quelquefois, au contraire, il est somnolent, inattentif, et grogne aussitôt qu'on veut le contraindre à se déplacer. Il obéit à son maître, mais sans empressement; le regard a quelque chose d'étrange.

A cette *phase mélancolique,* qui dure 1 à 2 jours, succède une période d'*hyperexcitabilité* de 3 à 4 jours.

Le chien est inquiet; il se remue sans cesse, tourne et retourne tout ce qui est à sa portée, et il commence à baver; on le voit lécher les objets froids, tels que le fer ou la pierre. Il se réfugie vers son maître, lui lèche les mains. Si la peau est excoriée, crevassée, la bave virulente se trouve inoculée : plus d'un cas de rage humaine a eu pour origine cette cause dangereuse.

De temps en temps, il semble avoir des sortes d'hallucinations; il se relève tout à coup pour avaler une mouche imaginaire ou aboyer contre un ennemi invisible, mais la voix du maître l'arrache à cet état.

Le chien enragé *n'a pas horreur de l'eau :* il a toujours soif, au contraire; il boit avidement, et, lorsque le spasme de sa gorge l'empêche d'avaler, il s'épuise en efforts pour laper le liquide et essaye même de le mordre. On en a vu plusieurs traverser une rivière à la nage.

L'*appétit* est conservé, souvent exagéré ou perverti : l'animal déchire et avale tout ce que ses crocs peuvent atteindre : laine, bois, litière, tapis, souliers, etc.

La *bave* est beaucoup moins abondante qu'on se le figure généralement; elle provient à la fois des efforts de mastication et de la difficulté ou de l'impossibilité qu'ont les animaux malades à déglutir les liquides.

La *voix* est rauque, voilée : l'aboiement normal est remplacé par un hurlement à ton final aigu, prolongé, saccadé, caractéristique.

La sensibilité à la douleur est émoussée; les coups ne lui tirent aucune plainte, et souvent il se mord lui-même. On a noté, en outre, une grande surexcitation sexuelle.

A la *période confirmée,* l'animal est porté à mordre tous les animaux qu'il rencontre. Il le fait en *silence* et *sans acharnement*. Ses yeux sont tour à tour humbles et suppliants, ou au contraire brûlants et enflammés. Poussé par le besoin de courir, il fuit la maison du maître, parcourt plusieurs dizaines de kilomètres dans une journée, semant la rage en mordant chiens, chats, porcs, moutons, chevaux, bœufs et vaches, et même l'homme à défaut d'animaux. Puis le chien enragé finit par tomber épuisé ou tué; parfois, il revient au logis au bout de 1 ou 2 jours, avec l'aspect le plus misérable. Il est alors extrêmement dangereux, car il peut répondre par des morsures aux caresses qu'on lui prodigue imprudemment.

A la *période terminale,* le chien n'aboie plus. Les membres postérieurs se paralysent, les yeux reflètent la douleur et l'angoisse : ils s'éteignent; le front se plisse et la gueule reste béante (*fig.* 1640). La mort arrive en général 4 jours après le début de la maladie, mais elle peut survenir au bout de 48 heures ou seulement après une dizaine de jours.

Rage mue ou Rage paralytique. — La paralysie survient au début des symptômes; elle peut atteindre d'abord telle ou telle région de l'organisme (paraplégie, hémiplégie, monoplégie), mais elle frappe souvent les masséters, donnant à l'animal malade une physionomie caractéristique : mâchoire inférieure pendante, langue sortie de la bouche, écoulement abondant de salive. De même que l'aboiement, la préhension des aliments est impossible; le chien, en général, ne répond pas aux provocations; il ne peut pas et ne *veut pas* mordre.

Les paralysies deviennent rapidement envahissantes et l'animal meurt, par asphyxie, en 2 à 4 jours.

Quand on soupçonne de rage un chien ayant mordu une personne ou un animal, *on devra se garder de tuer le chien mordeur;* on s'efforcera, au contraire, de le capturer toutes les fois qu'on pourra le faire sans danger, et on le placera en observation. Comme la rage évolue très vite (4 à 6 jours) et que, d'autre part, elle ne pardonne guère, il suffira de mettre le chien suspect dans l'impossibilité de nuire pendant 6 jours environ. Si, durant ce laps de temps, le chien ne succombe pas, on pourra être certain qu'il n'est pas enragé, et l'on épargnera à soi-même et à autrui bien des soucis, bien des angoisses ou, pour le moins, la perte de temps et les petits ennuis occasionnés par le traitement.

Les signes de la rage sont sensiblement identiques chez les autres animaux : chat, cheval, bovidés, mouton, porc.

RAIE CUTANÉE. — Si l'on frotte la peau du ventre avec la pointe d'un crayon ou l'ongle, on voit apparaître, quelques secondes après, une raie rose due à une vaso-dilatation réflexe des vaisseaux cutanés, et qui dure quelques secondes.

Dans la méningite, cette raie est particulièrement intense et anormalement longue : c'est la *raie méningitique* de Trousseau.

A un degré extrême, la réaction vasomotrice réalise le *dermographisme :* la raie devient rouge, saillante, en relief. Ce phénomène constituait au moyen âge le stigmate diabolique des possédés et suffisait à faire brûler vif celui qui le présentait; il est regardé actuellement comme un stigmate des grandes névropathies, portant surtout sur la sphère sympathique.

Inversement, le réflexe cutané peut se traduire par une *raie blanche,* qui dure 2 à 3 minutes. On observe ce phénomène chez les hypotendus, les asthéniques, les malades atteints d'insuffisance surrénale.

RAIFORT. — Crucifère indigène (*Cochlearia armorica*) dont la racine renferme un ferment, la *myrosine*, et un glucoside sulfuré, le *myronate de potassium*, donnant au contact de l'eau une essence constituée par 70 p. 100 d'*isosulfocyanate d'allyre*, analogue à l'essence de moutarde. La poudre de racine de raifort peut donc être employée comme révulsif et rubéfiant, comme la farine de moutarde. Mais le raifort est surtout antiscorbutique, antigoutteux, diurétique, stomachique.

Doses. Poudre de racines : 2 à 4 g par jour. Sirop antiscorbutique : 20 à 100 g; sirop de raifort iodé : 20 à 100 g. Vin : 20 à 125 g.

RAIPONCE. — Plante (*Phyteuma spitacum*) de la famille des Campanulacées, dont les feuilles et la racine sont rafraîchissantes.

RAISIN. — Le fruit de la vigne (*Vitis vinifera*) [v. pl. en couleurs à apéritives (Plantes)], à l'état frais, est un fruit rafraîchissant laxatif contenant 80 p. 100 d'eau, ce qui explique ses propriétés diurétiques. La cellulose de la peau du raisin contribue au cheminement du bol fécal. L'acide tartrique du raisin excite les parois du tube digestif et accélère le transit

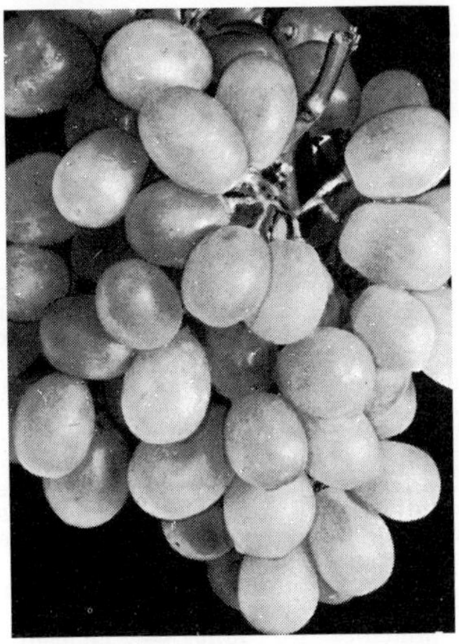

Fig. 1641. — Raisin.
(*Phot. Claire.*)

intestinal; c'est surtout lui qui donne au raisin ses propriétés laxatives; il existe encore dans le raisin un sucre, le glucose (18 p. 100), qui fournit un nombre important de calories, des vitamines B et C, des ferments et des diastases qui peuvent être comparés à ceux que l'on trouve dans la bière ou la levure de pain.

Le raisin avant sa maturité, ou *verjus*, a une saveur acide et astringente; le suc de verjus a des propriétés diurétiques et entre dans la fabrication de certaines moutardes.

Les *raisins desséchés* au soleil (raisins de Smyrne, de Corinthe) ont des vertus émollientes et béchiques et font partie des quatre fruits pectoraux.

L'extrait alcoolique du suc exprimé des *jeunes bourgeons* de la vigne est astringent, diurétique, antispasmo-

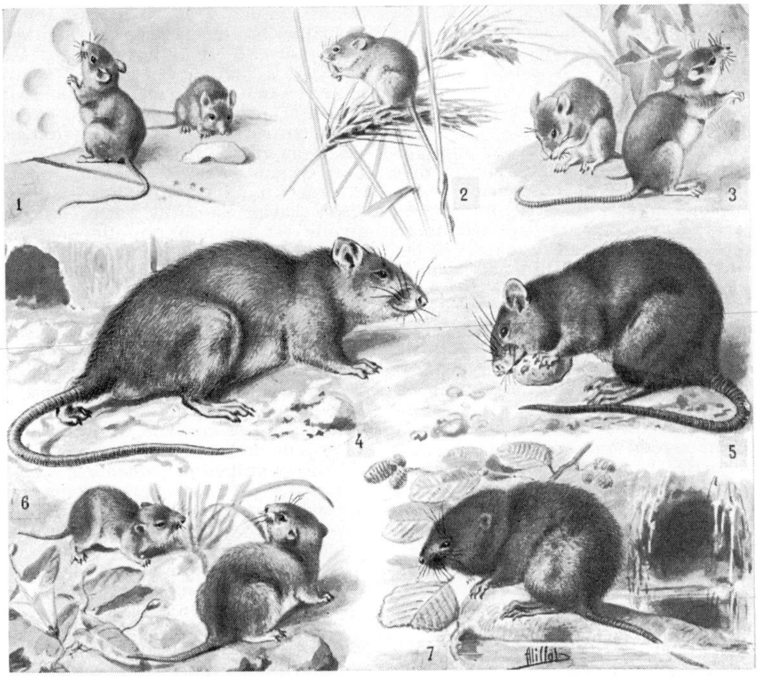

Fig. 1642. — Rats.
1. Souris; 2. Souris des moissons; 3. Rats des champs (mulots); 4. Rat d'égout; 5. Rat noir; 6. Campagnols; 7. Rat d'eau.

dique, et est employé dans certaines régions contre les taches de rousseur.

Les *pépins* de raisin donnent une huile douce, jaune, verdâtre, un peu épaisse, siccative et lubrifiante.

Cure de raisins. — Cette cure peut se faire à domicile ou dans des stations uvales. Le raisin est consommé surtout avant les repas, le matin à jeun, à 11 h et à 18 h. On mangera le raisin mûr, entier, sans rejeter peaux et pépins. La quantité varie suivant les individus; on commence par quelques grappes, puis on augmente progressivement et, après 5 à 6 semaines, on diminue peu à peu la dose.

Indications. Maladies de l'appareil digestif, du foie, de la nutrition : goutte, obésité, uricémie, diabète bénin des gros mangeurs, dermatoses, constipation, rhumatisme chronique, néphrites, hypertension artérielle, quelques maladies de cœur.

Le *jus frais de raisin*, obtenu par une presse ou préparé industriellement et conservé par stérilisation (sans antiseptique), ne fermente pas et a toutes les propriétés du raisin. Divers procédés de cuisson permettent de conserver le raisin pour le mélanger à l'alimentation, tel le *raisiné*.

Ferments de raisin. — On les utilise comme détruisant les matières sucrées et pour modérer les putréfactions intestinales, dans les mêmes conditions que la levure de bière.

Indications. Diabète, maladies de peau (acné, eczéma, furoncle), résultant des maladies du tube digestif.

Empoisonnement par les raisins sulfatés. — V. cuivre : *Sulfate de cuivre*.

RAISON (Perte de la). — V. aliénation mentale, folie, volonté (Maladies de la).

RAKI. — Eau-de-vie extraite du marc de raisin et additionnée d'essences de diverses plantes, notamment d'anis. Elle produit un effet analogue à l'absinthe.

RÂLES. — Bruits produits par le passage de l'air à travers les mucosités (crachats) contenues dans les canaux bronchiques, la trachée-artère, les alvéoles pulmonaires, et que le médecin entend à l'auscultation du poumon.

On les divise en trois groupes suivant leur timbre et leur nature, en râles *secs* ou *sonores*, râles *crépitants*, râles *humides* ou *bulleux*.

RAMOLLISSEMENT CÉRÉBRAL. — V. cerveau (affections médicales).

RANINE (Artère). — Branche terminale de l'artère linguale.

RAPHÉ (du gr. *raptein*, coudre). — Ligne saillante semblable à une couture réunissant deux parties : *raphé du périnée, raphé du scrotum*.

RASH (mot angl. signif. *éruption*). — Erythème fugace qui s'observe dans certaines maladies fébriles, en particulier dans la variole, la varicelle avant l'éruption.

RAT. — Ce genre de rongeurs existe sur tous les points du globe et forme plusieurs variétés; c'est ainsi que l'on connaît : les rats souris (*Mus musculus*), les rats nains (*Mus minutus*), les rats mulots (*Mus sylvaticus*), les rats noirs (*Mus rattus*) et les rats surmulots (*Mus decumanus*) ou rat gris. Tous ont comme caractère commun d'être doués d'une grande fécondité : les femelles, dès l'âge de 3 mois, mettent en général bas plusieurs fois dans l'année, chaque portée variant de 9 à 18 petits, selon les espèces.

Le surmulot et le rat noir peuvent transmettre des maladies : la peste, par l'intermédiaire de la puce, le typhus murin, la tularémie, la mélioïdose, qui sévit en Indochine, la trypanosomiase, la trichinose : les porcs sont atteints de trichinose après avoir mangé des cadavres de ces rongeurs ou des aliments souillés par leurs excréments.

Les morsures des rats peuvent transmettre la rage (Remlinger) à l'homme et aux chiens et chats, le sodoku, la spirochétose ictéro-hémorragique, ainsi qu'une septicémie à *streptobacillus moniliformis*, connue aux Etats-Unis sous le nom d'*érythème arthritique épidémique*, et caractérisée par une fièvre élevée, une éruption rappelant la rougeole ou la rubéole et une polyarthrite atteignant les grosses et les petites articulations.

Lutte contre les rats. — V. DÉRATISATION.

RATANHIA. — Racine d'une légumineuse du Pérou (*Krameria triandra*), de la Nouvelle-Grenade et du Brésil, dont l'écorce est riche en tanin et constitue un puissant astringent, employé dans les diarrhées, les hémorragies, les hémorroïdes, les fissures anales. C'est aussi un dentifrice.

DOSES. *A l'intérieur*. — Tisane en infusion, 20 g par litre ; pour les lavements, 5 g en décoction dans 500 g d'eau; extrait, 0 g 50 à 4 g; sirop, 10 à 100 g; teinture, 5 à 20 g; suppositoire, 1 g d'extrait.

A l'extérieur. — On emploie une forte décoction (50 g par litre).

RATE (gr. *splen*) [*fig.* 1643 et hors-texte en couleurs CORPS HUMAIN, à la fin du volume]. — **I. RATE (structure et fonctions)**. — Glande vascu-

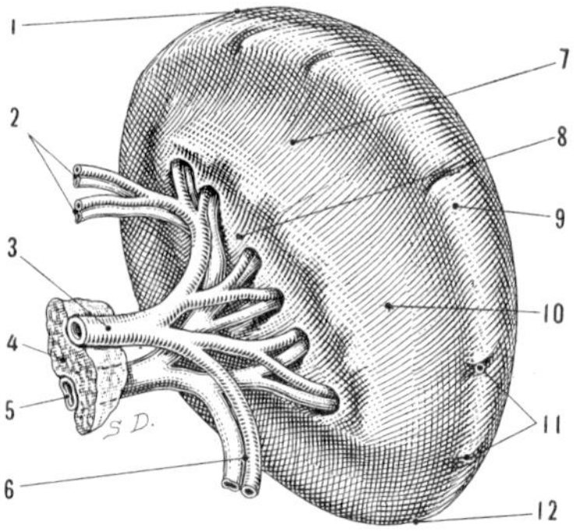

FIG. 1643. — Rate, face antéro-interne.
1. Pôle supérieur; 2. Vaisseaux courts (pour l'estomac) ; 3. Artère splénique; 4. Queue du pancréas; 5. Veine splénique; 6. Vaisseaux gastro-épiploïques gauches, 7. Face antéro-interne; 8. Hile de la rate; 9. Bord antérieur; 10. Zone gastrique; 11. Incisures; 12. Pôle inférieur.

laire sanguine, de teinte violacée, placée dans l'abdomen, à gauche de l'estomac, dans l'hypocondre gauche, au-dessous du diaphragme, au-dessus du côlon, au-dessus et au-devant du rein gauche. Normalement, elle est cachée par les 9e et 10e espaces intercostaux gauches, et est inaccessible à la palpation au-dessous des fausses côtes, car elle est maintenue en place par divers replis péritonéaux. Néanmoins, elle peut se déplacer lors de l'inspiration en cas de distension des anses intestinales et de l'estomac. Cette mobilité peut s'exagérer, surtout quand grossit le volume de la rate (rate mobile). Son poids est d'environ 200 g. Sa taille varie, suivant qu'elle est ou non remplie de sang (13 à 16 cm de long, 8 à 10 cm d'avant en arrière; 33 à 45 mm d'épaisseur).

Elle contient une masse rouge, la *pulpe splénique*, tissu réticulo-endothélial où circulent une grande quantité de veines volumineuses anastomosées ensemble et de veinules ayant la conformation du tissu érectile, d'où la possibilité de dilatation et de contraction de l'organe, suivant qu'il est plus ou moins distendu par le sang.

Dans la pulpe, on trouve des sortes de grains ou corps glanduleux de Malpighi, analogues aux follicules de l'intestin, et de nombreux globules rouges et blancs.

Réservoir sanguin placé en dérivation sur la grande circulation, la rate a une *fonction hématopoïétique* : la rate est aussi le grand réservoir de fer organique et, partant, de l'hémoglobine, qu'elle fournit aux hématies; d'autre part, elle détruit ces globules rouges quand ils sont usés. La rate produit des lymphocytes dans les follicules, et dans son tissu réticulo-endothélial elle fournit des monocytes. Elle réagit toujours par une hypertrophie en cas de leucémie.

La rate joue un rôle important dans la protection de l'organisme contre les infections et les intoxications (fièvre typhoïde, typhus, granulie, paludisme) ; dans ces cas, le volume de la rate augmente toujours.

La rate n'est pas nécessaire à la digestion, mais elle y joue un rôle certain. Elle n'est pas indispensable à la vie. L'homme ou l'animal dératé (splénectomisé) vit sans présenter de troubles graves.

Ponction de la rate. — La ponction de la rate, pratiquée avec une longue aiguille mince, permet le diagnostic bactériologique de certaines septicémies; elle permet de déceler des parasites, les *leishmania* dans le kala-azar, les cellules spéciales de la leucémie myéloïde; dans certaines splénomégalies, elle a pu faire reconnaître un sarcome, une tuberculose de la rate, une maladie de Hodgkin.

II. RATE (maladies). — **Abcès.** — Rare. Peut être consécutif à une infection générale (septicémie, fièvre typhoïde) ou à une infection de voisinage (pancréatite, péritonite, etc.).

SIGNES. La région de la rate est tuméfiée et le siège de douleurs allant de la simple sensation de pesanteur à des souffrances extrêmement pénibles. Il existe une fièvre intense (39°5 à 40°) ; le malade est amaigri, et des sueurs abondantes accroissent cet extrême affaiblissement.

TRAITEMENT. Ponction de l'abcès.

Déplacement ou mobilité de la rate. — CAUSES. Relâchement du tissu fibreux des ligaments péritonéaux, spécial à certaines personnes, et que provoque la mobilité d'autres organes. Ces déplacements se produisent d'ordinaire chez la femme entre 18 et 40 ans; ils peuvent être très étendus, la rate descendant dans la fosse iliaque gauche, vers l'ombilic ou même la fosse iliaque droite, voire dans le petit bassin.

SIGNES. La douleur peut manquer ou être plus ou moins intense, accompagnée de vomissements, de constipation, de ballonnement du ventre, de troubles nerveux (hypocondrie, neurasthénie). Quelquefois, troubles dus à la compression d'un viscère par la rate déplacée (intestin, vessie). La palpation permet de percevoir la tumeur formée par la rate.

EVOLUTION. Lente ou brusque. Une complication grave est la torsion du pédicule, constitué par le péritoine entourant les vaisseaux spléniques très accrus de volume.

TRAITEMENT. Port d'un bandage. Fixation chirurgicale de la rate dans sa loge (*splénopexie*). Extirpation de la rate altérée (*splénectomie*).

Kystes hydatiques. — Rares. SIGNES. Dus à la compression d'organes voisins (nerfs ou muscles) : douleurs vagues dans le flanc gauche, troubles digestifs, compression du diaphragme et du poumon gauche, d'où dyspnée; puis, la tumeur en se développant soulève les fausses côtes. Le malade ne peut plus se coucher sur le côté gauche, les douleurs deviennent plus intenses. La complication la plus fréquente est la suppuration suivie de rupture.

TRAITEMENT. Extirpation du kyste.

Plaies, Rupture de la rate. — Voir à ABDOMEN (affections chirurgicales).

Hypertrophie de la rate (Splénomégalie). — La rate peut augmenter de volume, former une masse dure descendant plus ou moins bas dans l'abdomen et même dans la fosse iliaque gauche. Souvent, la splénomégalie s'accompagne d'une hypertrophie du foie et de troubles de l'équilibre leucocytaire du sang : légère diminution du nombre de globules rouges et augmentation du nombre de globules blancs.

La splénomégalie peut s'observer dans diverses affections.

Maladies du sang. — Leucémie myéloïde, plus rarement lymphoïde, lymphogranulomatose maligne (maladie de Hodgkin, anémie pernicieuse de Biermer, maladie de Vaquez (voir POLYGLOBULIE), ictère hémolytique, hémogénie.

Tuberculose. — Au cours d'une tuberculose généralisée ou en apparence primitive. La grosse rate est associée à de l'anémie, à de la fièvre, à un gros foie, à une ascite et à des adénopathies.

Syphilis. — La splénomégalie est le signe caractéristique de la syphilis héréditaire du 1er âge; la rate fourmille de tréponèmes. Une grosse rate est presque constante dans la syphilis secondaire.

Paludisme. — Une grosse rate est le signe capital de tous les stades du paludisme; elle s'observe également chez les hérédo-paludéens; cette rate évolue vers la sclérose, et la ponction ne permet pas de mettre en évidence l'hématozoaire.

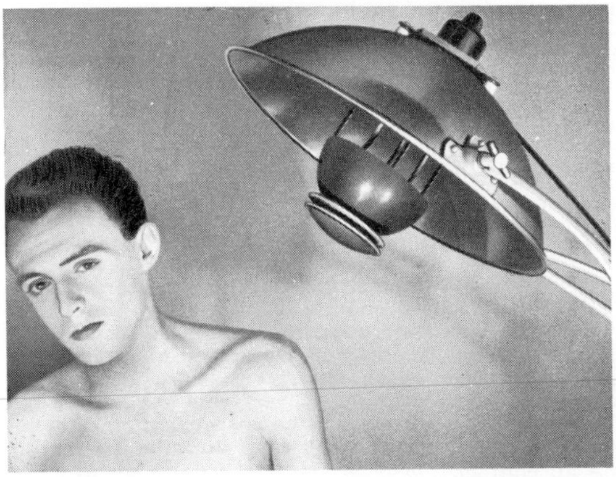

FIG. 1644. — Appareil de traitement par rayons infrarouges.

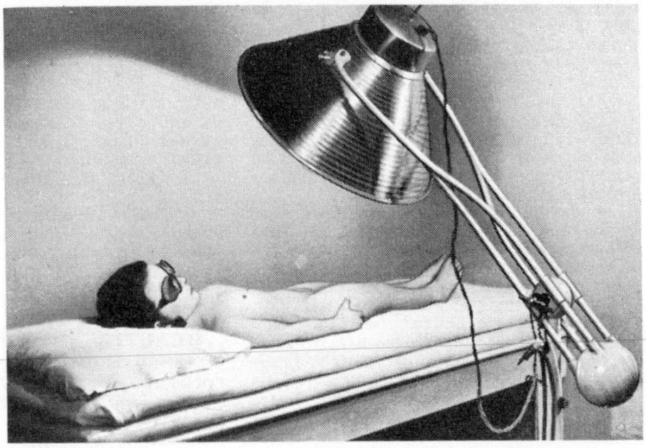

FIG. 1645. — Appareil de traitement par rayons ultraviolets.

Leishmaniose. — Une grosse rate est fréquente dans le kala-azar; elle s'accompagne de fièvre irrégulière, d'anémie et d'amaigrissement. La ponction permet d'extraire des *Leishmania* de la pulpe splénique.

Mycoses. — Des mycoses (actinomycose, aspergillose, blastomycose) peuvent causer une grosse rate avec anémie grave et hémorragies gastro-intestinales.

Anémies spléniques. — Anémie splénique hémolytique, leucopénie avec mononucléose, anémie orthochrome grave, entraînant la mort.

Maladie de Banti. — V. MALADIE.

Tumeurs et abcès de la rate. — Kystes, cancers.

Maladies du foie. — Cirrhose alcoolique, biliaire, syphilitique, cardiaque.

Maladie amyloïde. — V. AMYLOSE.

TRAITEMENT MÉDICAMENTEUX. Variable suivant la cause. Radiothérapie splénique.

TRAITEMENT CHIRURGICAL. Ligature de l'artère splénique; splénectomie. Incision ou ponction dans les abcès ou les kystes.

Transfusion sanguine en cas d'hémorragies.

III. RATE (médicament). — Poudre sèche de rate de mouton ou de porc ou extrait aqueux en injections contre l'anémie des paludéens, les règles irrégulières, les eczémas, les prurits.

RATION D'ENTRETIEN. — Quantité d'aliments strictement nécessaire pour compenser les pertes journalières de l'organisme. V. ALIMENT.

RAUBASINE. — V. *Supplément.*

RAUCITÉ. — Voix rude, grave et comme enrouée. V. VOIX, DIPHTÉRIE.

RAUWOLFIA. — V. *Supplément.*

RAYNAUD (Maladie de). — Voir MALADIE.

RAYONS INFRAROUGES. — Rayons compris entre le spectre visible et les ondes hertziennes. Les longueurs d'onde qui le constituent s'échelonnent entre 343 μ et 0 μ,8 (1 μ = 10^{-3} mm).

Le soleil est une source puissante de rayonnement infrarouge. Les sources actuellement les plus communément employées pour les applications médicales sont les lampes à incandescence à filaments de carbone (*fig.* 1644), mais la plupart des appareils de chauffage en produisent (poêles, cuisinières, radiateurs électriques).

ACTION. Les rayons infrarouges produisent des réactions thermiques; ils agissent sur la plaque photographique préalablement sensibilisée par l'adjonction de cyanines.

En physiologie, les rayons infrarouges provoquent une vaso-dilatation des capillaires, une augmentation de la température du plasma au niveau de la zone d'irradiation, une augmentation du nombre des globules rouges et des lymphocytes.

APPLICATIONS THÉRAPEUTIQUES. En raison de leur action décongestive, anesthésiante et trophique, les rayons infrarouges ont été utilisés avec succès contre les *affections articulaires,* dans les *myalgies,* dans les *myosites traumatiques,* dans des cas de *torticolis* et de *lumbago,* dans des cas d'*adhérences péritonéales* ou *pleurales,* dans les *névralgies* d'origine périphérique, dans les *troubles circulatoires* des extrémités et les *troubles trophiques.* A titre préventif ou curatif, on les a employés contre les *brûlures* cutanées provoquées par les rayons X ou le radium.

RAYONS ULTRAVIOLETS. — A côté des rayons visibles du spectre solaire, dont les longueurs d'onde sont comprises entre 0 μ,8 et 0 μ,4, il existe au-delà du violet des rayons ultraviolets, dont les radiations sont dites *radiations chimiques,* parce que leur énergie est trop faible pour être appréciée autrement que par voie photochimique.

Ces radiations ultraviolettes présentent des longueurs d'onde plus courtes que dans le spectre lumineux visible, et qui vont de 3 900 Å à 136 Å (1 Å = 10^{-7} mm = $10^{-4}\mu$). Ce sont les longueurs d'onde de 3 900 à 2 800 Å qui sont utilisées en thérapeutique.

Les rayons ultraviolets se laissent absorber par la plupart des corps, qui les arrêtent plus ou moins; le verre ne laisse passer que les rayons de l'ultraviolet ordinaire; il arrête l'ultraviolet moyen et extrême.

L'air absorbe partiellement ces radiations, d'autant mieux qu'il est humide.

Les grandes sources de rayonnement ultraviolet utilisées en médecine sont les arcs électriques. On peut employer les arcs entre électrodes en charbon pur, les arcs entre électrodes métalliques (électrodes en fer, en nickel, en tungstène), les arcs en charbons minéralisés (charbons auxquels on a incorporé des substances minérales, et charbons creux à âme de fer), enfin les arcs à vapeur de mercure (*fig.* 1645). L'arc à vapeur de mercure est obtenu dans une atmosphère de vapeurs de mercure entre deux électrodes : l'une, la cathode, en mercure; l'autre, l'anode, en mercure ou en un métal non attaqué par le mercure. On utilise communément en médecine des lampes à vapeurs de mercure dans le vide à enveloppe de quartz.

Les rayons ultraviolets, à l'inverse des rayons X qui traversent les corps opaques, sont arrêtés par le verre et la plupart des milieux transparents à la lumière ordinaire. C'est pourquoi on a utilisé le quartz fondu dans la construction des lampes à vapeurs de mercure.

ACTION. Sur la *peau :* hyperhémie, pigmentation, excitation du processus de défense et de réparation.

Sur le *sang :* augmentation du taux de l'hémoglobine et du nombre des hématies chez les anémiques; augmentation du taux du calcium et du phosphore, dans les cas où ce taux est abaissé (rachitisme, spasmophilie); souvent, augmentation des globules blancs; parfois, abaissement de la tension artérielle.

Sur le *tissu osseux :* amélioration de la croissance, activation du processus de réparation osseuse et de défense.

Sur les *glandes endocrines :* excitation de la sécrétion de l'ovaire, de la thyroïde, des parathyroïdes, du thymus.

Sur le *système nerveux :* action stimulante, pouvant aller jusqu'à l'excitation et à l'insomnie; avec les doses faibles, l'euphorie est la règle.

En résumé : coup de fouet donné à tous les processus de défense et de réparation sanguine et tissulaire : action eutrophique précieuse et étendue.

APPLICATIONS THÉRAPEUTIQUES. Les irradiations U. V. peuvent être *locales* ou *générales.* Les irradiations *générales,* les plus utilisées, se pratiquent à doses progressives, à raison de deux à trois séances hebdomadaires jusqu'à un total, par série d'irradiations, de douze à quinze séances. On interrompt ensuite les irradiations pendant un intervalle de repos de quatre à six semaines, après lequel on recommence les irradiations, s'il y a lieu.

Les irradiations *locales,* dirigées en général contre les affections cutanées, se pratiquent à dose plus forte et de manière à produire des réactions cutanées d'intensité variable (érythème).

INDICATIONS. Les *rayons ultraviolets* constituent l'agent le plus sûr de traitement du *rachitisme* et, en général, des *troubles de l'ossification.* Sous l'effet de ces irradiations, les divers signes de rachitisme : désordres osseux, anémie, hypotonie musculaire, augmentation de volume des ganglions et de la rate, stigmates humoraux (baisse du taux du phosphore sanguin et, accessoirement, du calcium ionisé), cèdent rapidement. D'autres affections de l'enfance, la *spasmophilie* et la *tétanie*, l'*hypotrophie*, les *retards de la marche*, de l'*éruption dentaire*, sont aussi remarquablement améliorées. D'autres maladies infantiles en bénéficient encore, mais de manière plus inconstante (*asthme infantile, coqueluche, pyodermites, bronchopneumonies, paralysie infantile*).

Les rayons ultraviolets ont aussi fait leurs preuves dans le traitement de nombreuses localisations de l'*infection tuberculeuse*. Ils donnent d'excellents résultats dans le traitement des *tuberculoses cutanées* (applications locales, finsenthérapie), des *tuberculoses ganglionnaires*, dans certains cas d'*ostéites* et d'*ostéo-arthrites tuberculeuses*, de *péritonites*, d'*orchi-épididymites*, de *tuberculoses annexielles*. Ils améliorent la *tuberculose laryngée*. Leurs indications sont discutées dans le traitement de la *tuberculose pulmonaire*.

Les irradiations locales et générales de l'uvéthérapie ont été mises à profit dans le traitement de diverses affections cutanées : l'*acné*, le *psoriasis*, les *tuberculoses cutanées* et les *affections du cuir chevelu, pelade, alopécie séborrhéique*.

Enfin, les U. V. ont été employés contre de nombreuses maladies relevant de la pathologie médicale et chirurgicale, de l'urologie, de la gynécologie, de l'oto-rhino-laryngologie, de l'odontostomatologie.

D'une manière générale, tous les *états de dépression organique*, les *anémies*, les *convalescences* des maladies infectieuses et des interventions chirurgicales importantes bénéficient de ce mode de traitement.

ACCIDENTS ET CONTRE-INDICATIONS. Les rayons ultraviolets ne sont pas inoffensifs et ne peuvent être appliqués sans discernement. Seul un médecin doit ordonner et appliquer l'uvéthérapie.

Certains *accidents* sont causés par des *excès de doses* (excès de durée, de rapprochement et de nombre des séances) : érythème vésiculeux, douleurs, insomnie.

D'autres tiennent à l'*intolérance du malade* : vaso-dilatation intense, céphalée, nausées, vomissements, coryza spasmodique, urticaire, eczéma.

Les rayons U. V. peuvent *réactiver des lésions latentes*. Un tuberculeux en évolution (péritonite tuberculeuse, adénopathie trachéo-bronchique, atteinte pulmonaire, même discrète), imprudemment traité par les rayons U. V., peut présenter des accidents redoutables : hémoptysie, poussée évolutive, généralisation tuberculeuse. Les rayons U. V. sont contre-indiqués dans les tuberculoses aiguës, la tuberculose pulmonaire en évolution, les tuberculoses pulmonaires fibreuses. Un amaigrissement notable, l'augmentation de la température, constituent des signes d'alarme et doivent faire cesser la cure.

Aucun accident mortel n'a pu être attribué jusqu'ici d'une manière certaine aux rayons U. V.

Certains *incidents*, habituellement sans gravité, peuvent survenir au cours des applications des rayons U. V. Si le malade ou l'opérateur n'ont pas protégé leurs yeux par un bandeau ou des lunettes, il se produit dans les heures qui suivent une *kérato-conjonctivite* desquamative avec douleur vive et larmoiement.

Les rayons U. V. déterminent sur la peau une *pigmentation* que certains considèrent comme inesthétique ; il est facile d'en garantir les bras, la tête et le décolleté en utilisant une cagoule avec pèlerine et manches.

ACTION SUR LES ALIMENTS. Sous l'influence des irradiations ultraviolettes, certaines substances alimentaires inactives peuvent acquérir un pouvoir antirachitique. C'est ainsi qu'on a pu activer les huiles végétales de coton, de lin, d'olive, la farine des céréales, les feuilles vertes de laitue, d'épinard, le blé, le lait, y compris le lait sec ; mais l'irradiation a l'inconvénient de modifier la saveur du lait, qui prend une odeur de suif ou une saveur de poisson.

La substance active est un corps qui existe dans la fraction insaponifiable des huiles, un *stérol* : il s'agit de *cholestérol* animal ou de *phytostérol* végétal, d'*ergostérol* (vitamine D), qui existe dans l'ergot de seigle, associé à la cholestérine.

Cet ergostérol irradié a une efficacité antirachitique énorme : 1 millième de milligramme empêche le rachitisme expérimental du rat ; à la dose de 1 à 2 mg, il guérit le rachitisme de l'enfant; 5 mg de cette substance représentent le principe actif d'un litre d'huile de foie de morue. Mais ce pouvoir antirachitique des produits irradiés a une durée éphémère. V. RACHITISME et VITAMINE.

RAYONS X. — V. RADIOLOGIE.

Mal des rayons. — V. RADIOLOGIE.

RÉACTIF. — Substance rendant apparentes certaines propriétés d'un corps (papier de tournesol, indiquant l'acidité ou l'alcalinité de l'urine) ou ce corps lui-même (liqueur de Fehling, changeant de teinte au contact du glucose; acide azotique ou réactif d'Esbach, faisant apparaître un nuage d'albumine). V. à URINE.

RÉACTION. — Action vitale destinée à contrebalancer un effet nuisible à l'organisme.

C'est ainsi que le froid provoque un apport plus grand de sang dans certains capillaires; de même, quand des microbes pénètrent dans une partie du corps, les globules blancs mangeurs de microbes (phagocytes) y affluent. V. BACTÉRIES.

La fièvre est une réaction de défense contre certaines infections. La maladie évolue suivant que la réaction de l'organisme est ou non suffisante.

Réaction de dégénérescence. — V. DÉGÉNÉRESCENCE.

Réaction de Dick. — V. SCARLATINE.

Réaction de Schick. — V. DIPHTÉRIE.

Diazo-réaction. — V. TYPHOÏDES (Fièvres).

Réaction de Herxheimer. — Action paradoxale de la médication antisyphilitique (mercure, bismuth, arsenic) sur des manifestations de la syphilis, qui s'exagèrent momentanément, au lieu de disparaître.

Réaction de fixation du complément. — V. COMPLÉMENT, WASSERMANN.

Réaction de floculation. — Apparition d'un trouble dans une solution colloïdale titrée, à laquelle on ajoute une quantité déterminée de sérum.

Lorsqu'on met en présence du sérum ou des extraits alcoolisés ou éthérisés d'organes (foie, cœur), seuls ou, mieux, additionnés de lécithine, de cholestérine, on voit apparaître dans le sérum des granules, des petits flocons, dont la présence trouble plus ou moins le liquide, suivant leur grosseur et leur abondance. Cette *floculation* peut être appréciable à l'œil nu; elle est très nette à l'ultramicroscope.

Ce pouvoir floculant est commun à tous les sérums, mais tous ne le possèdent pas à un même degré. En particulier, le *sérum syphilitique* est capable de faire floculer certaines suspensions colloïdales, c'est-à-dire de détruire l'équilibre qui caractérise l'état colloïdal. Cette destruction a pour effet de produire une agglutination immédiate, une soudure des granules colloïdaux entre eux. Le phénomène se traduit d'abord par l'*opacification* du mélange, puis avec le temps le phénomène s'accentue, les amas de granulés colloïdaux deviennent de plus en plus volumineux et visibles à l'œil nu : c'est la *floculation* ou *précipitation;* enfin, le mélange s'éclaircit, les flocons granuleux se rassemblent et forment un dépôt : c'est la *sédimentation*.

La réaction est simple : à une quantité déterminée de sérum frais ou chauffé (0,1 à 0,4 cm^3), on ajoute une quantité variable de la solution d'antigène. On attend quelque temps et on observe si le sérum demeure clair ou s'il se forme des flocons qui demeurent en suspension ou qui précipitent au fond du tube. La lecture peut se faire à l'œil nu ou avec un photomètre spécial.

Parmi les *méthodes d'opacification*, la plus répandue est celle de *Meinicke;* l'antigène employé est le tolu. Les tubes sont laissés à la température du laboratoire. Le mélange de tolu-antigène avec un sérum syphilitique produit un trouble que l'on constate à la lumière du jour ou à la lumière artificielle, en plusieurs lectures, au bout de 10 minutes, 2 heures et 24 heures.

Les principales *réactions de floculation* ou *précipitation* sont :

La *réaction de Sachs-Georgi*, où l'antigène est un extrait alcoolique de cœur de bœuf additionné de cholestérine pure; on laisse reposer les tubes 18 à 20 heures à l'étuve à 37°; la lecture des résultats se fait soit à la loupe, soit avec un appareil, l'agglutinoscope; les sérums positifs renferment des granulations; les sérums négatifs restent opalescents;

Les *réactions de floculation II et III de Meinicke*, dans lesquelles l'antigène est un extrait alcoolique de cœur de cheval.

La *réaction de Kahn*, qui emploie comme antigène un extrait alcoolique de cœur de bœuf. Cette réaction, d'une grande sensibilité, rapide, peut être effectuée en 20 minutes;

La *réaction de Vernes* (pour la syphilis), qui emploie comme antigène un extrait de cœur de cheval.

Dans la tuberculose, Vernes a préconisé une réaction de floculation avec une solution de résorcine; normalement, la réaction donne à l'échelle de mesure du photomètre de 0 à 20, surtout chez l'adulte. En cas de tuberculose, le nombre s'élève à 100 et davantage.

RÉACTIVATION. — Action consistant à faire apparaître à nouveau des phénomènes disparus. Ce mot s'emploie dans plusieurs sens.

Réactivation d'un sérum. — Elle s'oppose à l'inactivation. Pour *réactiver un sérum* qui a perdu son complément par chauffage ou par vieillissement, il suffit de lui ajouter une goutte de sérum frais.

Réactivation d'une réaction (de la réaction de Wassermann en particulier). — Certains syphilitiques anciens ou latents présentent une réaction de Wassermann négative; si on les soumet au traitement arsenical, on voit apparaître chez eux, après deux injections de 15 à 30 cg

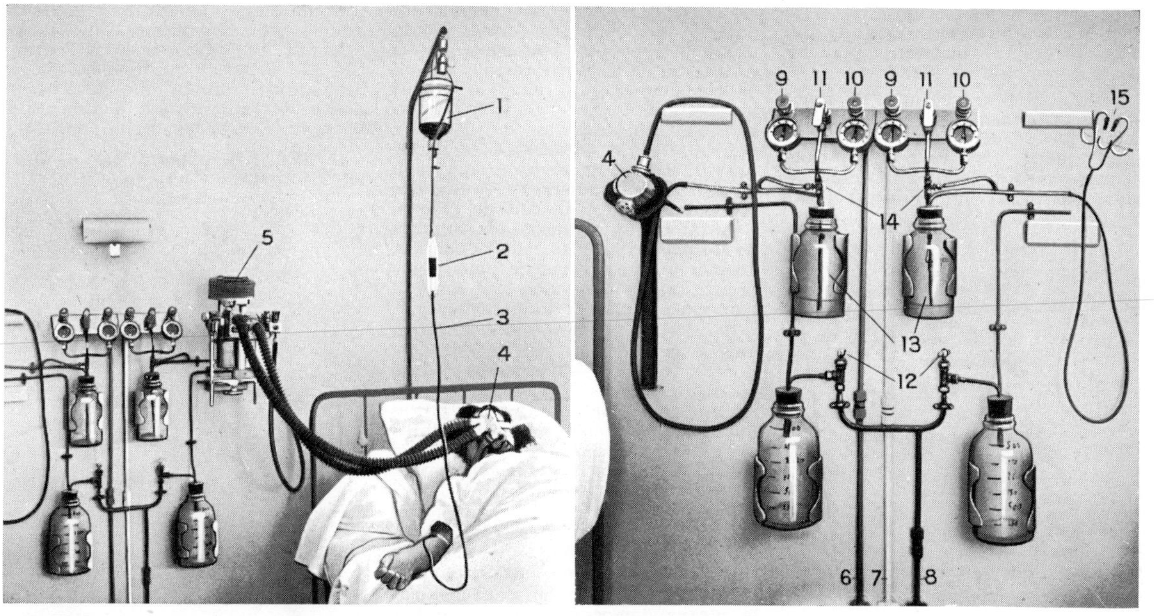

Fig. 1646. — Installation de réanimation dans un centre chirurgical.
1. Flacon de sang conservé; 2. Filtre pour le sang; 3. Tubulure reliant le flacon à l'aiguille intraveineuse; 4. Masque pour oxygénothérapie; 5. Appareil à oxygénothérapie; 6. Tuyau d'arrivée d'oxygène; 7. Tuyau d'arrivée de carbogène; 8. Tuyau d'arrivée de vide; 9. Débitmètre pour l'oxygène; 10. Débitmètre pour le carbogène; 11. Robinet d'arrivée directe d'oxygène; 12. Robinet de réglage de l'aspiration, dans les flacons inférieurs, des sécrétions gastriques et intestinales (à l'aide d'une sonde non figurée sur le document); 13. Flacons humidificateurs; 14. Robinets de mise hors circuit des flacons humidificateurs; 15. Lunettes avec embouts nasaux pour oxygénothérapie.
(Doc. Centre chirurgical de Saint-Germain-en-Laye. Phot. Larousse.)

de novarsénobenzol, une réaction positive; on dit que la réaction de Wassermann a été réactivée.

Réactivation d'une maladie. — Apparition après une médication spécifique de symptômes d'une maladie qui semblait éteinte, tels des symptômes de syphilis après un traitement antisyphilitique, de tuberculose après une injection minime de tuberculine, de kala-azar après une injection de sels d'antimoine. V. BIOTROPISME.

RÉACTIVITÉ. — Aptitude acquise par un sujet vacciné de produire rapidement l'antitoxine ou l'immunisine spécifique.

RÉACTOGÈNE. — Substance (poison, aliment) provoquant l'hypersensibilité de l'organisme.

RÉANIMATION. — Ensemble de soins intensifs utilisés pour rétablir ou maintenir, chez certains malades, un équilibre humoral ou fonctionnel normal; administrés chez des sujets normaux, en phase pré-, per- ou postopératoire, le plus souvent chez des sujets gravement malades (réanimation rénale, respiratoire, cardiaque). La réanimation comprend la surveillance — essentielle — et le traitement. Des appareils automatiques mesurent la pression artérielle, la vitesse du pouls, exécutent un électrocardiogramme; munis d'un signal d'alarme qui se déclenche à la moindre défaillance, ils permettent à l'équipe médicale d'agir le plus rapidement possible. En cas de troubles respiratoires, le traitement nécessite parfois une intubation ou une trachéotomie pour permettre une ventilation assistée. Une anurie peut nécessiter une épuration extrarénale. Certains troubles du rythme cardiaque ne cèdent qu'au choc électrique. L'élimination de certains toxiques peut nécessiter une diurèse provoquée ou une épuration extrarénale. L'obligation de pratiquer de telles manœuvres souligne l'intérêt de *centres spécialisés de réanimation.*

RECALCIFICATION. — Méthode de traitement consistant à donner à l'organisme les sels de chaux qui lui manquent (carbonate et phosphate de chaux). V. DÉCALCIFICATION.

RÉCEPTEURS (alpha et bêta). — V. *Supplément.*

RÉCEPTIVITÉ. — Aptitude à contracter une infection (contraire d'IMMUNITÉ).

RÉCESSIVITÉ. — Mode très fréquent d'*hérédité,* suivant lequel un caractère normal ou anormal, dit récessif, ne se manifeste que s'il n'est pas masqué par un autre état, dit dominant, de ce même caractère, à potentiel puissant. Exemple : hémophilie, daltonisme, certaines atrophies du nerf optique.

RECHUTE, RÉCIDIVE. — Nouvel accès d'une maladie. La *rechute* se produit au cours de la convalescence, la *récidive* après le rétablissement complet de la santé.

RECKLINGHAUSEN (Maladie de). — V. NEUROFIBROMATOSE, OS.

RECONSTITUANTS. — Il en existe deux variétés.

Aliments reconstituants. — Voir VIANDE, PEPTONES.

Médicaments reconstituants. — V. AMERS, APÉRITIFS, ARSENIC, COCA, DIGESTIFS, FER, GENTIANE, KOLA, LÉCITHINE, MORUE (huile de foie de), PANCRÉATINE, PEPSINE, QUASSIE, QUINQUINA, SÉRUM ARTIFICIEL, STIMULANTS.

RECRUDESCENCE (du lat. *recrudescere,* reprendre des forces). — Réapparition de certains signes de maladie et accroissement de leur intensité.

RECTITE. — Inflammation du *rectum* (v. ce mot).

RECTOCÈLE (de *rectum,* et du gr. *kêlê,* hernie). — Saillie du gros intestin à l'intérieur du vagin, dont les parois sont affaissées. V. aussi à RECTUM (maladies) : *Prolapsus rectal.*

RECTOCOLITE. — Inflammation simultanée du rectum et du côlon. V. RECTUM (maladies).

RECTOSCOPIE (de *rectum,* et du gr. *skopein,* examiner). — Examen endoscopique du rectum à l'aide d'un long tube appelé *rectoscope,* l'éclairage de la cavité rectale étant produit par une lampe intra ou extrarectale portée par l'appareil. V. RECTUM.

RECTOSIGMOÏDITE. — Inflammation simultanée du rectum et de l'anse sigmoïde du côlon.

RECTOTOMIE (de *rectum,* et du gr. *tomê,* incision). — Incision du rectum, par voie interne ou externe, en cas de rétrécissement.

RECTO-URÉTRAL (Triangle). — Espace, de forme triangulaire, existant entre l'urètre et le rectum, et dont l'angle supérieur correspond au point de jonction de la vessie et du gros intestin.

RECTO-VAGINALE (Cloison). — Cloison constituée par l'adossement du vagin et du rectum. Elle peut être traversée par une fistule.

RECTO-VÉSICALE (Cloison). — Cloison due à l'adossement des parois du rectum et de la vessie. Elle peut être le siège d'un conduit fistuleux.

RECTUM. — Le rectum est la dernière portion du gros intestin. (V. pl. en couleurs à ABDOMEN; planche découpée et figure à INTESTIN.)

I. RECTUM (structure et fonction). — **Conformation.** — Il succède, sans ligne de démarcation marquée, à l'S iliaque, au niveau de la troisième vertèbre sacrée; il suit la concavité du sacrum et du coccyx et

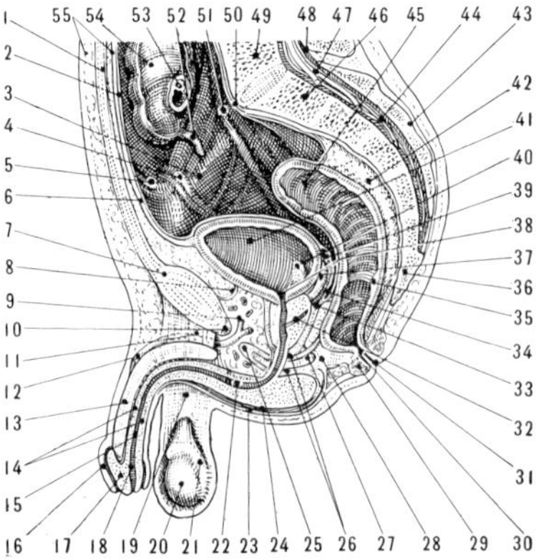

FIG. 1647. — Coupe sagittale de la partie inférieure du tronc chez l'homme (segment droit de la coupe).

1. Ligne blanche; 2. Péritoine; 3. Ligne innominée; 4. Canal déférent droit; 5. Artère épigastrique; 6. Ouraque; 7. Pubis; 8. Ligaments pubo-vésicaux; 9. Plexus veineux de Santorini; 10. Arcuatum; 11. Ligament suspenseur; 12. Veine dorsale profonde de la verge; 13. Corps caverneux; 14. Corps spongieux de l'urètre; 15. Urètre pénien; 16. Prépuce; 17. Gland; 18. Fosse naviculaire; 19. Ligament suspenseur; 20. Face interne du testicule gauche; 21. Epididyme; 22. Cul-de-sac du bulbe; 23. Aponévrose superficielle; 24. Muscle bulbo-caverneux; 25. Ligament de Henle; 26. Feuillets supérieur et inférieur de l'aponévrose périnéale moyenne; 27. Transverse profond; 28. Noyau fibreux central du périnée; 29. Sphincter anal externe; 30. Canal anal; 31. Anus; 32. Utricule prostatique; 33. Aponévrose prostato-péritonéale; 34. Cul-de-sac péritonéal vésico-rectal; 35. Valvule de Houston; 36. Coccyx; 37. Vésicule séminale droite; 38. Orifice vésico-urétral; 39. Canal déférent droit; 40. Orifice urétral droit; 41. Vessie; 42. Espace rétro-rectal; 43. Crête sacrée; 44. Extrémité du cul-de-sac dural; 45. Rectum; 46. Sacrum; 47. Nerfs sacrés; 48. Canal sacré; 49. 5e vertèbre lombaire; 50. Promontoire; 51. Uretère droit; 52. Appendice; 53. Abouchement iléo-cæcal; 54. Cæcum; 55. Paroi abdominale antérieure.

se termine en s'ouvrant à l'extérieur par l'orifice anal, qui n'est pas une simple ouverture, mais un canal de 2 à 3 cm de hauteur. Le rectum, long chez l'adulte de 12 à 14 cm, présente des variations notables de calibre sur le même sujet : vers la partie inférieure, il se dilate en une *ampoule* terminale, susceptible d'acquérir des dimensions considérables par l'accumulation des matières.

Ses rapports en arrière et sur les côtés sont les mêmes dans les deux sexes; en arrière : le sacrum, le coccyx; latéralement, dans sa partie supérieure, par l'intermédiaire du péritoine, les circonvolutions de l'intestin grêle; puis, au-dessous, l'espace pelvirectal supérieur, qui est séparé par le muscle releveur du creux ischiorectal. En avant de lui se trouvent, chez l'*homme,* de haut en bas : la vessie, les vésicules séminales, la prostate (*fig.* 1647) ; enfin, la portion membraneuse et le bulbe de l'urètre; chez la *femme :* l'utérus, le vagin. Voir figure à FÉMININS (Organes génitaux).

L'*anus,* partie terminale du rectum, répond aux muscles sphincters interne et externe. V. ANUS.

Intérieurement, le rectum présente des plis longitudinaux formés par la muqueuse, et qui s'effacent par la distension de la cavité rectale. A côté de ces plis longitudinaux se voient un certain nombre de plis transversaux, les *valvules de Houston* (*fig.* 1647,35 et 1651,2). A la partie tout inférieure du rectum, on voit, à 5 ou 6 mm au-dessus de l'anus, des replis rectilignes, en nid de pigeon, plus ou moins saillants, les *valvules de Morgagni* (*fig.* 1648). Chez l'homme, l'orifice anal est garni de poils nombreux, tandis que chez la femme il n'en existe qu'exceptionnellement.

Le rectum se compose, comme les autres segments du gros intestin, de quatre tuniques superposées : une tunique, séreuse péritonéale, une tunique musculaire formée de fibres longitudinales en dehors, de fibres circulaires en dedans, une tunique celluleuse et une tunique muqueuse. V. INTESTIN.

Les *artères* du rectum sont fournies par les trois artères hémorroïdales supérieure, moyenne et inférieure, qui s'anastomosent entre elles.

Les *veines* forment un riche plexus : le *plexus hémorroïdal,* d'où partent

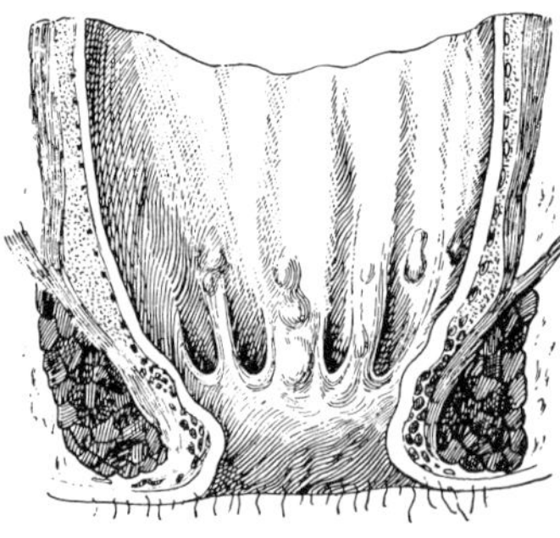

FIG. 1648. — Coupe de l'extrémité du rectum montrant les valvules de Morgagni, entre lesquelles on voit des paquets hémorroïdaires (Testut).

les veines hémorroïdales, qui se rendent à la veine porte par l'intermédiaire de la veine mésentérique inférieure. Ce sont les dilatations variqueuses des veines hémorroïdales qui constituent les *hémorroïdes.*

Les *nerfs* du rectum viennent du plexus lombo-sacré, hypogastrique et sacré.

Fonctions. — Le rectum remplit un double rôle mécanique : il sert de réservoir aux matières et à l'expulsion de celles-ci au moment de la défécation; enfin, sa muqueuse paraît douée de la propriété d'absorption. V. à LAVEMENT : *Lavements alimentaires.*

II. RECTUM (exploration). — L'exploration du rectum doit être faite

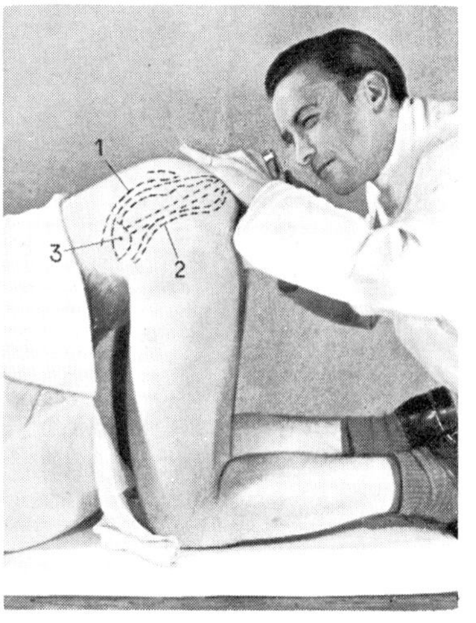

FIG. 1650. — Examen rectoscopique.
1. Sacrum; 2. Rectum; 3. Tumeur.

quand on soupçonne un cancer de cet organe.

Toucher rectal. — Le malade étant couché sur le côté droit, la cuisse gauche fléchie sur le bassin, on introduit dans l'anus l'index droit muni d'un doigtier en caoutchouc et vaseliné. On peut alors sentir, en cas de cancer, soit une masse en chou-fleur plus ou moins friable et plus ou moins haut placée, soit une ou plusieurs ulcérations, soit une zone indurée dans la paroi rectale. Très souvent, le doigtier revient souillé de sang. Chez l'homme, le toucher rectal peut servir à explorer la prostate. Chez la femme, l'examen du rectum peut être complété par le toucher vaginal.

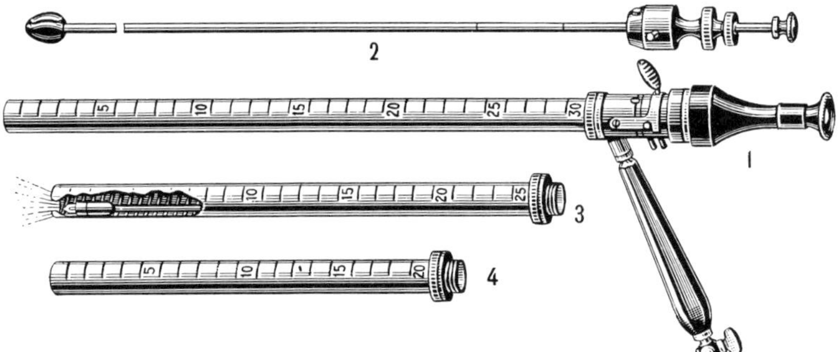

FIG. 1649. — Rectoscopes.
1. Rectoscope avec optique réglable; 2. Mandrin d'introduction; 3 et 4. Tube porte-lampe et son allonge.

Rectoscopie. — Il existe divers modèles de rectoscopes : tous se composant de tubes de diverses longueurs qu'on introduit dans le rectum et qu'on éclaire soit par une

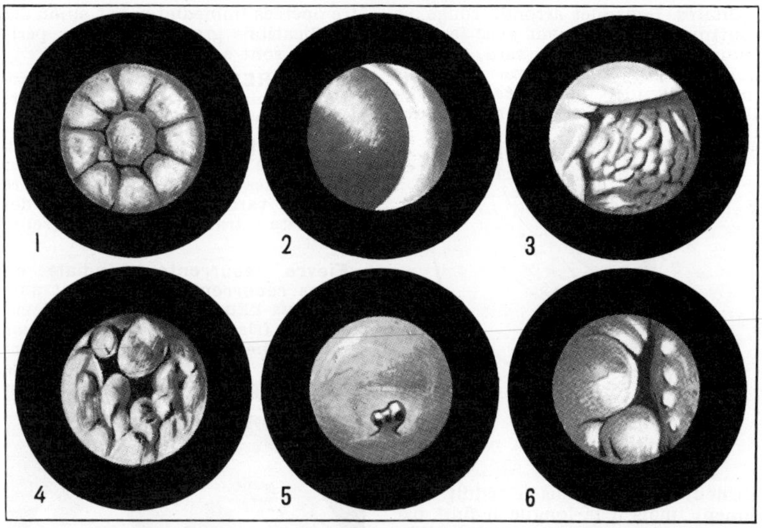

FIG. 1651. — Images fournies par la rectoscopie (Dr Bensaude).
1. Rectum normal, région sphinctérienne; 2. Valvule à l'entrée de l'S iliaque (12 cm) ; 3. Polype cancéreux de la région ampullaire; 4. Cancer à l'entrée de l'S iliaque; 5. Polype rectal; 6. Hémorroïdes de la région sphinctérienne.

lampe extérieure, soit par une lampe intérieure qui pénètre dans le tube (*fig.* 1649). Le malade est purgé l'avant-veille et prend un lavement la veille. Il se place en position génupectorale (*fig.* 1650), ce qui facilite l'introduction du tube. La rectoscopie permet de voir directement des lésions qui peuvent siéger à 30 ou 35 cm au-dessus de l'anus (polypes, cancer, hémorroïdes, etc. [*fig.* 1651]).

III. RECTUM (maladies). — **Malformations congénitales.** — Rétrécissements, imperforations, abouchements anormaux.

Abcès périrectaux. — V. à ANUS.

Corps étrangers. — Coprostase (c'est-à-dire accumulation de matières fécales). Elle se produit d'ordinaire chez des vieillards, des aliénés, des paralytiques. Les matières forment un bloc épais ou des sortes de billes plus ou moins ovalaires, qui donnent une sensation de gêne et de pesanteur, puis des coliques interviennent, avec irradiations dans les aines, les lombes, les membres inférieurs.

TRAITEMENT. Irrigations pour ramollir le bloc, puis purgatif. En cas de paresse complète, évacuation à la curette, puis lavement électrique.

Corps étrangers introduits par l'anus. — CAUSES. Quelquefois canule à lavement ou sonde, mais d'ordinaire objet cylindro-conique (verre de lampe, goulot de bouteille) introduit dans un but de lubricité.

Ces corps peuvent s'enclaver au-dessus du coccyx et leur enlèvement nécessite une opération délicate sous anesthésie.

Rectites. — Inflammation du rectum, le plus souvent consécutive ou concomitante à celle du gros intestin (dysenterie, fièvre typhoïde, constipation) ou à une affection du voisinage (prostatite, salpingite).

CAUSES. La blennorragie, la syphilis primaire ou secondaire ano-rectale, le chancre mou anal, la tuberculose ano-rectale, la bilharziose.

SIGNES. Douleur, ténesme rectal très pénible, prurit, sensation de chaleur et de pesanteur locale, hémorragies, écoulement muco-purulent, matières glaireuses, sanguinolentes. Terminaison soit par résolution, soit par rectite chronique, soit par complications : phlegmons, rétrécissements, fistules.

TRAITEMENT. Bains tièdes plus ou moins prolongés, bains de siège, lavements émollients. Parfois, dilatation de l'anus, cautérisation de la muqueuse.

Recto-colite. — Inflammation portant sur le segment terminal du gros intestin.

Forme aiguë. — Elle s'observe surtout chez l'homme après 50 ans, chez les constipés.

Douleurs vives dans la fosse iliaque gauche, avec constipation, nausées, vomissements, ballonnement du ventre, fièvre (38° à 39°). Albuminurie.

La crise peut durer quelques jours ou quelques semaines et reparaître ensuite.

La recto-colite peut se compliquer d'*abcès* collecté autour de l'intestin, qui peut s'ouvrir à la peau ou dans les organes voisins, ou bien aboutir à un *rétrécissement* de l'intestin avec signes d'occlusion.

Forme hémorragique. — Affection rebelle, récidivante, atteignant le côlon en partie ou en totalité, et se traduisant par des crises dysentériques aiguës ou chroniques, avec émission de glaires, de pus et de sang.

Evolution chronique à poussées successives entrecoupées de rémissions spontanées.

Forme purulente. — Ecoulement par le rectum d'un pus abondant, crémeux ou granuleux.

TRAITEMENT. I. *Médical.* — Glace sur le ventre, évacuation de l'intestin par des produits non irritants : bismuth, mucilages, huile de paraffine. Pansements au sous-nitrate de bismuth, à l'oxyde de zinc. Lavement quotidien contenant 3 g de sulfamide 1162, puis lavements huileux contenant XXX gouttes d'huile de flétan (vitamine A).

Pénicilline; atropine pour lutter contre le spasme. Dans les formes graves avec hémorragies, autohémothérapie, injections quotidiennes d'extrait hépatique, transfusions petites et répétées. Pyrétothérapie avec des injections intraveineuses de Dmelcos.

II. *Chirurgical.* — Mettre l'intestin au repos en pratiquant un anus artificiel; dérivation et anastomoses intestinales dans les formes sténosantes; ouverture des abcès.

Cancer (épithélioma). — Assez fréquent, il s'observe surtout chez l'homme après 50 ans. Il siège ordinairement à l'ampoule rectale, parfois plus haut, ou à l'anus. Il se traduit par des ulcérations de la muqueuse ou par une plaque infiltrée pouvant entraîner une rétrécissement de l'intestin (*fig.* 1652). Il envahit rapidement les ganglions voisins et peut envoyer des métastases au foie ou au poumon.

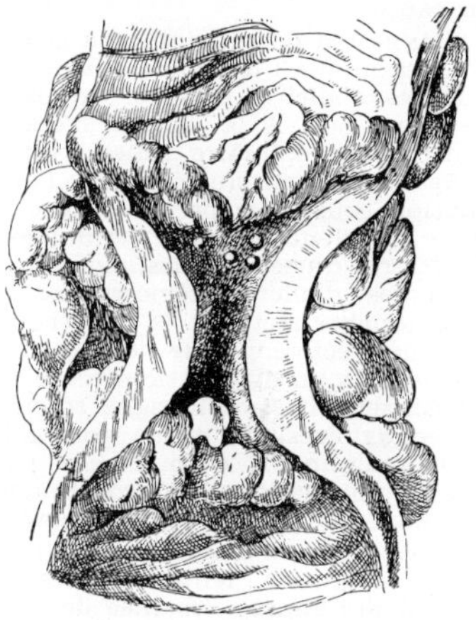

FIG. 1652. — Cancer sténosant du rectum (Hartmann).

SIGNES. Peut demeurer longtemps latent et se manifester par de simples troubles digestifs, une constipation plus ou moins tenace; parfois, on note des filets de sang, des glaires rosées ou striées de sang.

A la période d'état : hémorragies (selles noirâtres ressemblant à du goudron, à du marc de café), douleurs, troubles de la défécation, constipation opiniâtre (les évacuations sont incomplètes, et, la rectite aidant, les malades, tourmentés par de faux besoins, se présentent dix, vingt fois et plus à la selle pour n'expulser le plus souvent, au prix de vives épreintes, que des glaires fétides et sanguinolentes), pertes glaireuses, dysentériformes, parfois purulentes, puis, peu à peu, écoulement sanieux; troubles généraux (pâleur, cachexie). Souvent, envahissement ou perforation soit du vagin, soit de l'urètre, soit de la vessie.

Le toucher rectal et la radioscopie permettent un diagnostic précoce.

EVOLUTION. Progressive. Durée, en moyenne, de 1 à 2 ans. Mort par intoxication progressive due aux produits résorbés, par inanition, par urémie, par maladie intercurrente.

TRAITEMENT. I. *Palliatif.* — Anus contre nature.

II. *Curatif.* — Amputation abdominale ou abdomino-périnéale précoce. Si l'intervention est impossible, la radiumthérapie et la radiothérapie de contact peuvent donner des améliorations importantes.

Rétrécissement. — Diminution du calibre du conduit résultant d'une altération organique, mais non néoplasique, de ses parois.

CAUSES. Rarement *congénital,* le rétrécissement peut être d'origine *traumatique,* consécutif à une brûlure, à une application de radium, à une plaie par corps étranger, à une intervention chirurgicale (rare), ou d'origine *inflammatoire.*

La cause la plus fréquente des rétrécissements est la *maladie de Nicolas-Favre.* La syphilis, la blennorragie, la tuberculose, sont rarement en cause.

SIGNES. Au début, signes de la rectite chronique : douleurs, envies fréquentes d'aller à la selle, expulsion de muco-pus. A la période d'état : constipation opiniâtre, selles à intervalles de plus en plus éloignés; l'évacuation commence par une sorte de fusée purulente, à odeur fétide; matières très dures, aplaties, ovillées ou arrondies; douleurs, hémorragies.

Le toucher rectal et la rectoscopie, avec des rectoscopes de petit calibre, permettent un diagnostic précoce. Ce rétrécissement s'accompagne souvent de condylomes anaux, de gros ganglions inguinaux, d'un œdème parfois éléphantiasique du scrotum chez l'homme, des lèvres chez la femme.

EVOLUTION. En l'absence de traitement, évolution lente, progressive, durant des années, émaillée de complications multiples.

COMPLICATIONS. Obstruction intestinale, suppurations périrectales, néphrite, péritonite limitée, tuberculose pulmonaire.

TRAITEMENT. Les traitements modernes de la maladie de Nicolas-Favre ont modifié le pronostic. Sulfamides et surtout auréomycine. A ces traitements, on est quelquefois contraint d'adjoindre la dilatation progressive et même, dans les rétrécissements serrés, un anus iliaque temporaire est quelquefois nécessaire.

Polype. — Tumeur bénigne, pédiculée, de nature variable (végétations papillaires, myome, lipome, sarcome), plus fréquente chez les enfants, et dont le développement se fait très lentement.

SIGNES. Ecoulement sanguin, sensation de pesanteur, ténesme; tumeur ronde, rouge vif, tantôt lisse, tantôt lobulée.

TRAITEMENT. Excision après ligature du pédicule.

Prolapsus rectal. — Issue par l'anus d'une partie plus ou moins étendue d'intestin (*fig.* 1653).

CAUSES. Age : enfance et vieillesse. Chez l'enfant, faiblesse des sphincters. Chez le vieillard, hémorroïdes et polypes provoquant du ténesme, constipation et diarrhée chroniques.

SIGNES. Bourrelet arrondi, rouge, se continuant directement avec la peau anale, sans sillon. Plus tard, on note une tumeur cylindrique allongée, rouge, humide, longue de 6, 8, 12, 15 cm, ayant la forme d'une massue;

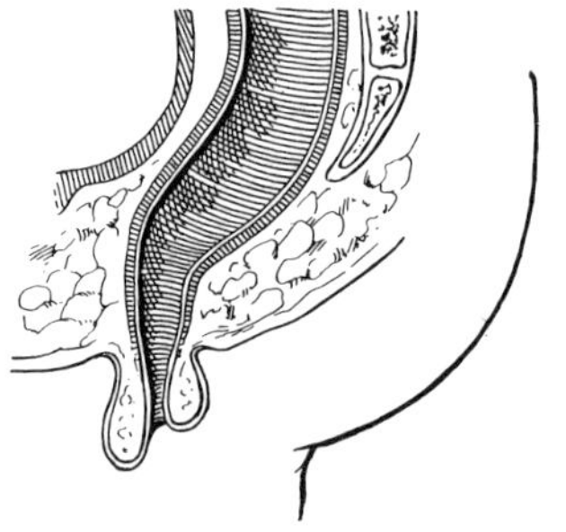

FIG. 1653. — Chute du rectum.

au début, le prolapsus se réduit facilement, mais à la longue il finit par devenir permanent et irréductible, et constitue une véritable infirmité. Il peut s'enflammer, être le siège d'hémorragies, d'ulcérations douloureuses, etc., et se compliquer d'accidents plus ou moins graves : incontinence des matières fécales, gangrène, occlusion intestinale.

TRAITEMENT. Chez l'enfant, surveiller les défécations, modifier la rectite par des lavements froids, bains salés. Ne pas laisser trop longtemps sur le vase les enfants, dont les efforts répétés et prolongés provoquent le prolapsus du rectum. Si ce prolapsus se produit, il faut le réduire après chaque selle et l'empêcher de se reproduire en serrant les fesses l'une contre l'autre.

Chez l'adulte, rétrécir l'orifice anal par des incisions muqueuses suivies de sutures. Suspension chirurgicale du rectum aux parois du bassin (rectopexie), myorraphie des releveurs et, dans les prolapsus irréductibles,

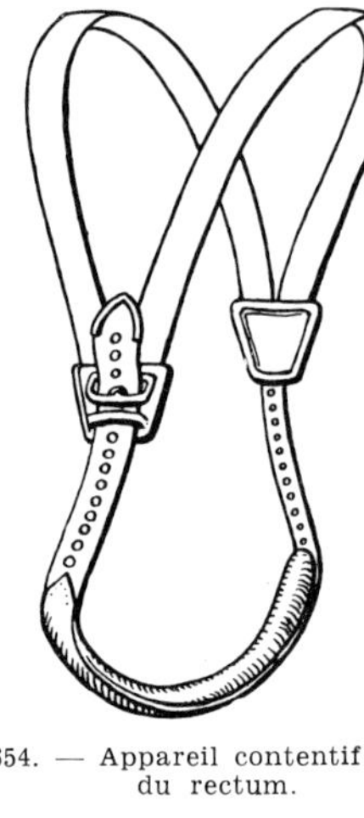

FIG. 1654. — Appareil contentif des chutes du rectum.

pointes de feu sur le bourrelet, résection. Dans certains cas, on est obligé d'avoir recours à des appareils contentifs (*fig.* 1654).

Ruptures. — Elles peuvent se produire par une forte distension du rectum (traumatisme, effort) et doivent être opérées immédiatement, sinon des complications graves (sphacèle, péritonites) sont à redouter.

RÉCURRENT (Nerf) [du lat. *recurrere,* revenir sur ses pas]. — Nerf laryngé inférieur. V. LARYNX.

RÉCURRENTE (Fièvre). — Fièvre caractérisée par des accès séparés par des périodes d'apyrexie. Il en existe plusieurs variétés, toutes dues à des spirochètes transmis par différents insectes.

Fièvre récurrente mondiale ou typhus récurrent. — Elle sévit surtout dans l'Europe centrale, en Russie et en Irlande. Elle est causée par un spirochète découvert par Obermeier (*Sp. recurrentis*), qui existe dans le sang des malades (*fig.* 1655) et

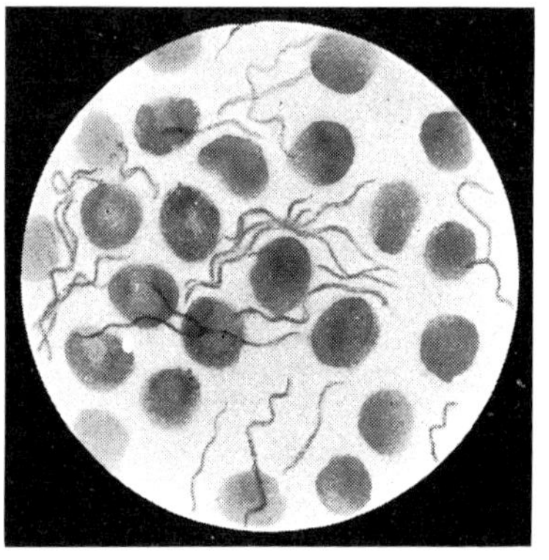

FIG. 1655. — Spirochète de la fièvre récurrente dans le sang.

est transmis d'homme à homme par le *pou* du corps, de tête et parfois du pubis.

SIGNES. La maladie débute brusquement, après une incubation de 5 à 7 jours, par un frisson, une lassitude extrême, de violentes douleurs de tête, le long de la colonne vertébrale et dans les membres, avec fièvre intense (40°-41°) et vomissements. La connaissance reste entière; la langue est humide, la constipation est habituelle.

Souvent, il se produit de la jaunisse, mais les selles restent colorées. Le foie et la rate sont généralement augmentés de volume.

Ces signes persistent de 3 à 10 jours (ordinairement 6), puis brusquement l'accès cesse, avec sueurs profuses, urines abondantes, chute de la température à 36°. Ce repos dure de 3 à 15 jours, puis un nouvel accès semblable se produit, mais d'une durée plus courte (3 à 5 jours), terminé par les mêmes phénomènes de crise.

Ces rechutes peuvent se renouveler trois fois, exceptionnellement davantage, et la guérison est la règle, sauf s'il se produit des complications du côté du poumon ou des hémorragies. La maladie provoque très fréquemment des fausses couches. Dans certaines épidémies, la mortalité peut s'élever à 10 p. 100.

TRAITEMENT. Novarsénobenzol, sulfarsénol, stovarsol : résultats inconstants. Injection de 20 à 30 cm^3 de sérum prélevé en dehors des accès chez un autre malade. Les fortes doses de pénicilline ont été conseillées.

PROPHYLAXIE. Isolement des sujets susceptibles d'héberger le spirochète, et épouillage.

Déclaration et désinfection obligatoires.

Fièvres récurrentes à tiques. — Il en existe plusieurs sous-variétés, ayant des caractères communs : incubation de 6 à 10 jours, début brusque, puis accès fébriles durant quelques jours, période d'apyrexie, puis rechutes.

Le virus est puisé par des tiques, acariens du genre *Ornithodore,* sur des rongeurs sauvages, et qui inoculent ensuite l'homme par piqûre.

Fièvre récurrente africaine (Tick-fever). — Elle sévit en Afrique tropicale, à Madagascar, à l'île Maurice,

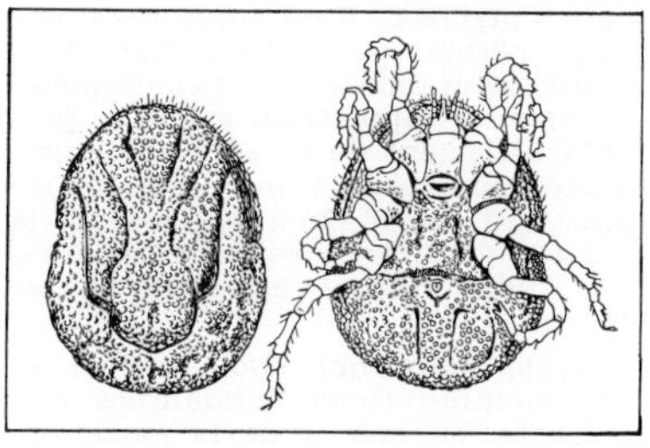

FIG. 1656. — *Ornithodorus moubata* (grossi), face dorsale et face ventrale.

à la Réunion. Elle est due à un spirochète, *Sp. Duttoni,* transmis par l'acarien *Ornithodorus moubata* (*fig.* 1656).

Fièvre récurrente hispano-africaine. — Observée en Espagne et en Afrique du Nord, provoquée par *Sp. hispanica* et transmise par *O. erraticus.*

Fièvre récurrente persane. — Elle sévit en Perse; le parasite, ***Sp. persica,*** est inoculé par *O. tholosani.*

Fièvre récurrente américaine (Colombie, Venezuela, Guyane). — **Elle** est due à *Sp. venezuelensis* et transmise par *O. venezuelensis.* Aux Etats-Unis existe également une fièvre due à *Sp. turicatae* et transmise par *O. turicata.*

PROPHYLAXIE. Déclaration obligatoire. Lutte contre les acariens vecteurs du virus. Eviter les piqûres par le port de guêtres aux jambes.

REDOUL (Coriaire). — **Arbrisseau** de la famille des Coriariacées (*Coriaria myrtifolia*), qui croît dans les lieux incultes de l'Europe méridionale; les jeunes pousses, riches en tanin, sont cultivées pour la préparation de certaines peaux. Ses baies, qui ont été prises pour des mûres, et ses feuilles contiennent des glucosides toxiques, la *coriamyrtine* et la *coriarine,* provoquant des crises convulsives, des contractures, du myosis, de l'asphyxie et parfois la mort. On a signalé des cas de mort à la suite d'ingestion d'escargots qui s'étaient nourris de feuilles de Coriaire.

TRAITEMENT. Barbituriques.

RÉDUCTEURS (Médicaments). — Corps qui ont la propriété de soustraire de l'oxygène aux tissus épidermiques. Ces corps avides d'oxygène sont particulièrement indiqués quand il s'agit de refaire l'épiderme corné dans l'eczéma, le psoriasis (ichtyol, huile de cade, mercuriaux, etc.).

RÉDUCTION. — Remise en place.

I. D'un os fracturé. — V. FRACTURES.

II. D'une articulation luxée. — V. ARTICULATION.

III. D'une hernie. — V. HERNIE.

RÉDUCTION CHROMATIQUE. — Mécanisme par lequel les cellules reproductrices ou gamètes perdent la moitié de leurs chromosomes pendant une de leurs divisions, empêchant ainsi le nombre des chromosomes d'une espèce de doubler à chaque génération.

RÉDUCTION DES LIQUIDES. — V. SEC (Régime).

REDUX (mot latin signifiant *de retour*). — Se dit d'une lésion qui survient spontanément plus ou moins longtemps après une guérison apparente, tel un chancre syphilitique, qui peut réapparaître à l'endroit même où il avait siégé la première fois.

RÉÉDUCATION. — Méthode thérapeutique qui consiste à réapprendre à certains malades atteints d'affections nerveuses des actes en apparence purement instinctifs, mais qui sont en réalité des actes appris, c'est-à-dire devenus automatiques.

Rééducation psychique. — V. PSYCHOTHÉRAPIE.

Rééducation motrice. — Elle consiste à rétablir la mobilité volontaire dans les paralysies, la coordination dans l'ataxie, la correction de l'articulation dans le bégaiement, et enfin les facultés d'arrêt et de contrôle dans le cas de mouvements involontaires (tics). Cette méthode a donné d'excellents résultats : elle est pratiquée couramment à Lamalou pour la rééducation des ataxiques.

Rééducation sensorielle (tact, vue, ouïe). — Elle permet d'améliorer l'acuité sensorielle, quand elle est diminuée ou si le mal est irréparable, et de développer un fonctionnement compensateur dans un des autres appareils de perception.

Rééducation organique. — Rééducation respiratoire. — Elle est indiquée quand la fonction respiratoire s'accomplit imparfaitement, du fait de la douleur (fracture, pleurésie), de la présence d'un obstacle à l'entrée de l'air, d'une adynamie prolongée. Les séances de gymnastique respiratoire réapprennent au malade des mouvements de ventilation pulmonaire qu'il avait peu à peu oubliés.

Rééducation intestinale. — Nombre de constipations sont dues à des habitudes invétérées de se retenir. Le constipé devra réapprendre à se présenter à la garde-robe à heure fixe. V. CONSTIPATION.

RÉFLEXE. — Acte inconscient, commandé par la moelle épinière ou le cerveau sans intervention de la volonté.

Tout acte réflexe comporte une excitation périphérique qui suit la voie sensitive ou *centripète* jusqu'au *centre* (moelle, cerveau), où elle se transforme en une action motrice prolongée par la voie motrice ou *centrifuge* (V. figure à MOELLE). Les réflexes peuvent donc être modifiés dans les cas de lésions d'une partie quelconque de l'arc réflexe (nerf sensitif, moelle, cerveau, nerf moteur).

Il existe plusieurs variétés de réflexes.

Réflexes tendineux. — En percutant un tendon, on provoque une contraction brusque du muscle correspondant, parfois même des muscles voisins. On emploie pour les

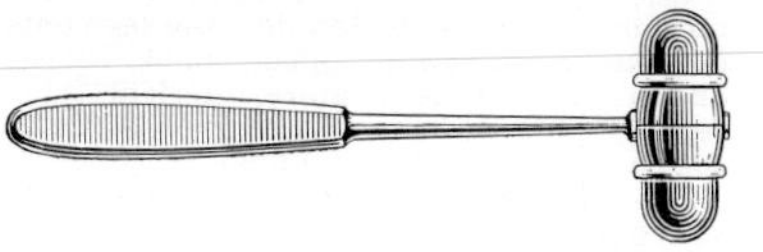

FIG. 1657. — Marteau à percussion.

provoquer le bord de la main, du côté du petit doigt, le manche d'un couteau, mais, de préférence, des marteaux à percussion (*fig.* 1657).

Réflexe rotulien ou patellaire. — Pour le rechercher, on invite le malade à s'asseoir sur une chaise haute en laissant pendre ses jambes, sans aucunement les raidir; si malgré lui il n'y arrive pas, on le prie de serrer la main du médecin ou de lire à haute voix. Le choc du tendon rotulien fait projeter le pied en avant avec contraction visible du quadriceps.

Ce réflexe renseigne sur l'état de la moelle à un niveau correspondant aux 2e, 3e et 4e racines lombaires.

Ce réflexe est *exagéré,* dans les cas de dégénérescence du faisceau pyramidal, c'est-à-dire dans les paraplégies spasmodiques, l'hémiplégie, les légions cérébelleuses, la sclérose en plaques, la paralysie générale.

Il est *aboli* en cas d'altération de la voie centripète ou centrifuge de l'arc ou du centre médullaire du quadriceps. On note cette abolition dans le tabès, certaines polynévrites, dans les paraplégies flasques, le diabète grave, les atrophies musculaires.

Réflexe du tendon d'Achille. — Le malade ayant les pieds nus, on le prie de se mettre à genoux sur une chaise, aussi près que possible de son dossier, en tournant le dos et sans raidir les jambes, puis on frappe le tendon d'Achille avec le marteau : le pied alors s'étend sur les jambes, la plante du pied tendant à prendre la position horizontale, de verticale qu'elle était. Le centre d'où dépendent les muscles mis en marche siège dans le premier segment lombaire de la moelle.

Lorsque ce réflexe est exagéré, il s'accompagne d'une série d'extensions rythmiques et saccadées du pied sur la jambe (*clonus du pied*).

Ce réflexe est aboli dans le tabès, dans certaines névralgies sciatiques.

Réflexe olécrânien. — Quand on percute le tendon olécrânien, l'avant-bras étant en demi-flexion, le triceps brachial se contracte et fait étendre l'avant-bras.

Réflexe du poignet. — La main étant soutenue par le médecin, on frappe avec le marteau sur les deux faces et les deux bords du poignet : on provoque ainsi la contraction des différents muscles de l'avant-bras. L'extension brusque de la main amène, si les réflexes sont exagérés, des mouvements analogues à ceux du clonus du pied.

Réflexes cutanés. — Ils se produisent par excitation de la peau de certaines régions. Leur centre paraît être encéphalique.

Réflexes normaux. — *Réflexe abdominal.* — Une rétraction de la paroi abdominale s'observe quand on gratte légèrement la peau de l'abdomen.

Réflexe crémastérien. — Le testicule s'élève brusquement quand on frôle la partie interne de la cuisse.

Réflexe plantaire. — Si l'on chatouille légèrement le bord externe de la plante des pieds, notamment le gros orteil, les orteils se *fléchissent* sur la plante du pied, et ce mouvement de flexion des orteils se complète par un mouvement de flexion de tous les segments du membre inférieur.

Ces réflexes peuvent être abolis dans certaines lésions organiques : hémiplégie, paraplégie.

Réflexes anormaux. — Dans certains cas, le réflexe plantaire est inversé : le gros orteil se relève. Ce *signe de Babinski* indique une lésion de la voie pyramidale. V. plus haut.

Les *réflexes de défense* consistent dans un mouvement de flexion de trois segments du membre inférieur : pied, jambe, cuisse, quand on excite le membre inférieur (pincement de la peau du dos du pied ou de la partie inférieure de la jambe).

Ils indiquent également l'atteinte de la voie pyramidale.

Le *réflexe pilo-moteur* (A. Thomas) ou de la « chair de poule » se produit dans les cas de sections ou de compressions de la moelle à la suite d'excitations (grattage, frottement doux) de la peau du territoire anesthésique ou en dehors de celui-ci.

Réflexes des muqueuses. — I. *De la cornée.* — Si on la touche en un point, la paupière s'abaisse. Elle est relevée dans le coma, l'anesthésie chloroformique et l'hystérie.

II. *Du pharynx.* — Si l'on chatouille le fond de la gorge (pharynx) avec les barbes d'une plume, il se produit des nausées, et même, si l'on insiste, des vomissements qui n'existent pas dans l'hystérie et les paralysies du pharynx.

Réflexe oculo-cardiaque. — Ralentissement du pouls avec chute de la pression artérielle, après compression des globes oculaires. Normalement, ce ralentissement varie de 5 à 10 pulsations. Ce réflexe peut être *exagéré*, le nombre des pulsations s'abaissant de 20 et même plus dans le goitre exophtalmique, les états vagotoniques. Il peut être *inversé*, les pulsations devenant plus rapides, comme dans les états sympathicotoniques, certains cas de grossesse. Enfin, il peut être *aboli*, la fréquence du pouls ne variant pas, en cas de lésions importantes soit du nerf trijumeau, soit des noyaux bulbaires, soit du pneumogastrique (tabès, paralysie générale, urémie).

On a utilisé ce réflexe dans la thérapeutique de certaines affections : on a obtenu de la sorte la cessation brusque du hoquet, de l'accès d'asthme, de spasmes de l'œsophage, de la tachycardie paroxystique.

Réflexe de l'oreille. — L'oreille peut être le point de départ de réflexes dont les uns sont liés au fonctionnement de l'oreille (comme celui qui a pour but l'ouverture périodique de la trompe d'Eustache, afin de maintenir la pression dans le tympan); les autres ont une action sur les organes plus ou moins voisins : *hoquets, éructations*, à la suite d'irritation chronique du conduit auditif externe, comme l'eczéma, ou un bouchon de cérumen (nerf auriculaire du plexus cervical), *bâillements* ou *toux opiniâtre* (branche du nerf pneumogastrique), dans la sécrétion de la salive, *troubles salivaires* (corde du tympan), *vertiges, troubles oculaires* (diplopie, brouillard).

Réflexes viscéraux. — ***Réflexe réno-rénal.*** — Douleur lombaire et troubles fonctionnels (anurie) du côté sain en cas de lithiase rénale du côté opposé.

Réflexe conditionnel. — V. *Supplément.*

Réflexe réno-urétéral. — Douleur le long de l'uretère en cas de lithiase rénale.

Réflexe réno-vésical. — Dysurie, ténesme vésical, pollakiurie en cas de lithiase rénale.

RÉFLEXOTHÉRAPIE. — Méthode thérapeutique consistant à produire une excitation superficielle qui provoquera à son tour des réflexes utiles. Cette méthode est très ancienne : l'inhalation des sels anglais (ammoniaque) dans la syncope, les tractions rythmées de la langue dans l'asphyxie, sont des exemples de réflexothérapie. Récemment, on a remis en honneur la réflexothérapie endonasale, déjà connue des Chinois et des Arabes. On se propose ainsi d'améliorer ou de guérir certains troubles fonctionnels par des attouchements ou des cautérisations sur les fibres du trijumeau et du sympathique incluses dans la muqueuse pituitaire. On procède soit par galvanocautérisation, soit en attouchements de la muqueuse avec un stylet d'argent, soit par cautérisation au liquide de Bonain. On a ainsi traité avec des succès divers certaines douleurs, des troubles dysménorrhéiques et ménopausiques.

RÉFRACTION. — V. à ŒIL.

RÉFRIGÉRATION et REFROIDISSEMENT. — Comme *cause de maladie*, V. NÉVRALGIE, RESPIRATOIRES (Organes), RHUMATISME, REINS.

Comme *traitement*, V. CRYOTHÉRAPIE, FROID, GLACE, ENVELOPPEMENT : *Enveloppement froid.*

La réfrigération sert aussi à la conservation des sérums, des vaccins, des viandes et des denrées alimentaires. Dans les ménages, les boucheries et les magasins d'alimentation, on se sert, à cet effet, de *coffres à glace* ou d'*armoires frigorifiques*. On emploie de plus en plus des wagons et des camions frigorifiques pour le transport à grande distance des denrées altérables. On soumet au préalable ces denrées à une température de 5° à 10° au-dessous de 0° dans des chambres spéciales.

RÉGIME (du lat. *regere*, gouverner). — Alimentation méthodique et raisonnée dans certaines maladies ou diathèses. V. ALBUMINURIE, DÉCHLORURÉ, DIABÈTE, ESTOMAC, FOIE, GOUTTE, GRAVELLE, INTESTIN, LACTÉ (Régime), DÉMINÉRALISATION, SEC (Régime), VÉGÉTARISME.

Régime sans graisses. — Indiqué dans certaines dermatoses, comme le *psoriasis*.

Supprimer tous les corps gras : graisses animales (saindoux, lard), viandes grasses (porc, charcuterie, oie, abats, cervelle, ris, foie), jus de viande et bouillon non dégraissé, jaune d'œuf; laitages, fromages, beurre, crème, ainsi que les aliments préparés avec ces substances (pâtisserie); graisses et huiles végétales; amandes, noix, noisettes, pois cassés, soya.

L'alimentation se composera surtout de miel, sucre, pâtes sans œufs, céréales, viandes maigres dégraissées, poissons bouillis ou frits, fruits cuits. Assaisonner avec des fines herbes, des épices, du jus de tomate, du citron.

Régime de Gerson. — Le régime de Gerson, modifié par Sauerbruch et Hermannsdorfer, est très vanté en Allemagne dans les différentes formes de tuberculose, le lupus en particulier.

Vitamine D. Prendre par jour 3 cuillerées à soupe d'*huile de foie de morue* ou ses succédanés (vivoléol, stérogyl, ergostérine irradiée) et 3 cuillerées à café de *minéralogène* (préparation à base de lactate et phosphate de calcium, silicate de soude, sulfate de magnésie, sous-nitrate de bismuth).

Aliments interdits. — Sel et mets salés, viande salée, poisson salé, conserves, fromages fermentés, mets épicés.

Aliments tolérés. — Pain sans sel, 60 g par jour; pommes de terre, 250 g; viande fraîche, 100 g par semaine; poisson frais, 70 g par semaine; infusions chaudes en quantité restreinte.

Aliments permis. — Lait, 1 litre et demi par jour; fromages non salés, beurre frais, 100 g; huile, saindoux, lard; œufs; fruits en abondance, compotes; salades et légumes. Condiments : poivre, oignon, échalote, menthe, citron, persil, ail, vanille, canelle, anis.

RÉGION. — Partie anatomique déterminée du corps humain : région thoracique, épigastrique.

RÈGLES (Menstruation). — **I. RÈGLES NORMALES.** — La menstruation est l'écoulement sanguin d'origine utérine qui se fait tous les mois au niveau des organes génitaux chez la femme bien portante, tant qu'elle est apte à procréer; il est supprimé d'une façon absolue par toute gestation, et d'une façon relative par l'allaitement. Sa première apparition a lieu le plus habituellement de 12 à 14 ans, quelquefois plus tôt (11 ans), quelquefois plus tard (16, 18, 20 ans). Quant à la cessation des règles, *ménopause*, elle a lieu ordinairement entre 45 ans et 50 ans.

Cycle menstruel (Cycle œstral). — Les manifestations périodiques que présente, en dehors de la gestation, l'appareil génital femelle des mammifères sont les suivantes.

Chez l'animal. — Ce cycle est caractérisé par trois phases principales : le *pré-œstrus* et l'*œstrus*, le *post-œstrus* ou *métœstrus*, et le *diœstrus* ou *anœstrus*.

1° Le *pré-œstrus* et l'*œstrus* correspondent au rut de l'animal. C'est à ce moment que se produit la maturité du follicule ovarien. La sécrétion des trompes et de l'utérus est abondante; l'épithélium vaginal subit d'importantes modifications histologiques; des cellules cornées apparaissent. Tous ces phénomènes, dus à l'action de l'hormone folliculaire, sont sous la dépendance d'une hormone sécrétée par le lobe antérieur de l'hypophyse. A la fin de cette période, le follicule se rompt et l'œuf est mis en liberté dans le pavillon de la trompe.

2° Le *post-œstrus* ou *métœstrus* est caractérisé par les transformations que présente le follicule rompu, qui est remplacé par un *corps jaune*. Celui-ci passe par deux phases : l'une évolutive, l'autre involutive. Pendant la phase évolutive, l'utérus se prépare à la nidation de l'œuf, c'est-à-dire à son développement s'il avait été fécondé; cette période s'accompagne d'une réaction des glandes mammaires. Puis vient l'involution : le nid se détruit; cette destruction entraîne une chute partielle de la muqueuse utérine, avec hémorragie chez les primates : ce sont les règles.

3° Le *diœstrus* ou *anœstrus* est la phase qui existe entre la fin du *post-œstrus* et le commencement du *pré-œstrus* suivant. C'est une période de repos pour l'appareil sexuel. Il est plus ou moins long suivant l'animal considéré. Chez la chienne, par exemple, il n'y a que deux cycles œstriens par an, d'où *diœstrus* de longue durée. Chez la souris, le cycle s'accomplit en quatre à cinq jours, donc *diœstrus* très court.

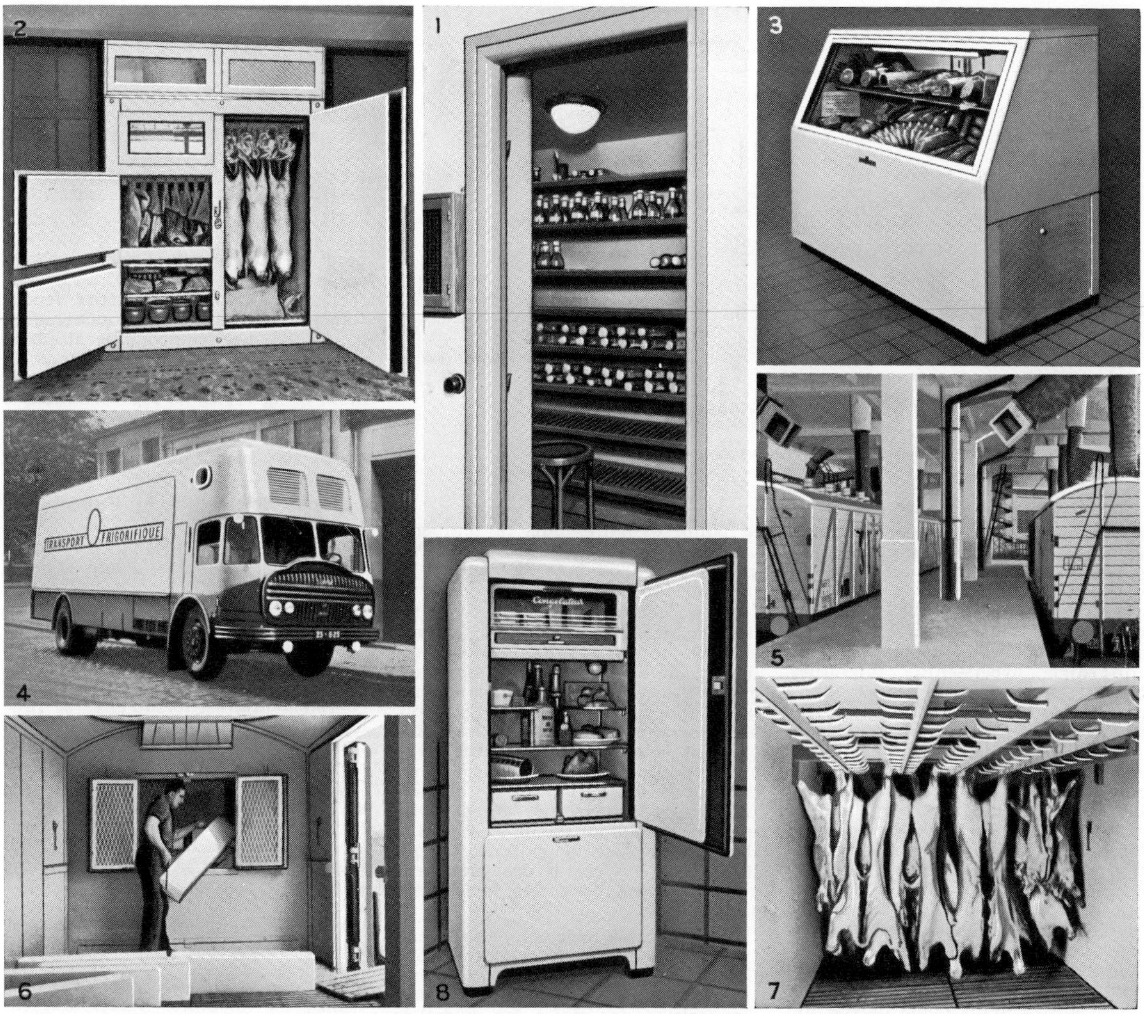

Fig. 1658. — Réfrigération.
1. Chambre froide pour la conservation des sérums dans un laboratoire; 2. Armoire frigorifique de boucherie; 3. Vitrine réfrigérée d'un magasin d'alimentation; 4. Camion frigorifique pour le transport des produits congelés; 5. Hall de préréfrigération d'une gare frigorifique; 6. Glaçage d'un wagon réfrigérant; 7. Intérieur d'un wagon réfrigérant pour le transport des viandes; 8. Armoire frigorifique de ménage.
(*Doc. S. A. T. A. M.* [1, 3], *S. F. R.* [4], *S. T. E. F.* [5, 6, 7], *Bonnet* [8]. *Phot. Photocap, Méheux, Chevajon, Lenoir.*)

Chez la femme. — La durée du cycle varie de 24 à 32 jours, en moyenne 28 jours.

Les organes génitaux de la femme sont aussi, pendant la vie génitale active, le siège de phénomènes cycliques réguliers, ne s'interrompant que pendant les périodes de gestation et de lactation.

Le cycle sexuel de la femme comporte deux phases : la phase folliculinique et la phase lutéinique.

Phase folliculinique. — Après la fin des règles, le lobe antérieur de l'hypophyse sécrète une hormone ou gonadostimuline qui provoque et stimule le développement et la maturation du follicule de Graaf [*fig.* 1659] (v. OVAIRE) ; celui-ci élabore des corps œstrogènes qui déterminent une croissance rapide de la muqueuse utérine (endomètre). Un des follicules, qui se trouve à la surface de l'ovaire, augmente de volume, fait saillie à la surface, mûrit au bout de 11 à 14 jours, se rompt, et l'ovule est mis en liberté et est entraîné dans la trompe.

Phase lutéinique. — Dans le follicule rompu se forme une véritable glande à sécrétion interne, le *corps jaune,* petite tumeur jaune violacé, grosse comme une noisette, qui apparaît à la surface de l'ovaire (*fig.* 1661).

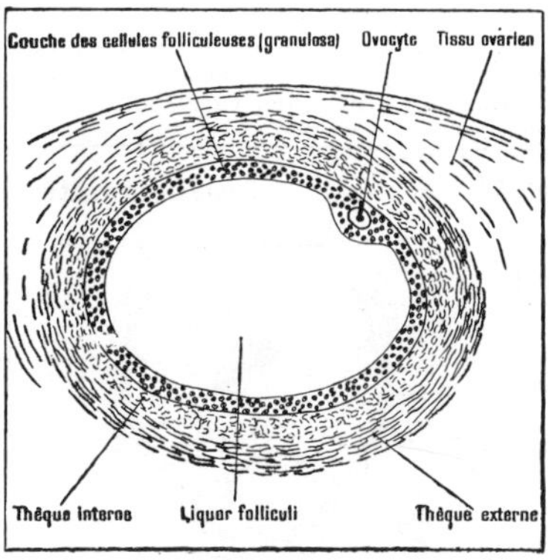

Fig. 1659. — Follicules de De Graaf mûrs dans un ovaire humain.
(*D'après G. Bresse.*)

Si l'ovule a été fécondé, l'œuf se crée un *nid* dans la muqueuse de l'utérus, le corps jaune persiste et la grossesse se poursuit. Si l'ovule n'a pas été fécondé, le corps jaune cesse de fonctionner et s'atrophie ; la menstruation se produit et un nouveau cycle recommence.

Chaque phase est commandée par l'action d'une *hormone* différente : dans la première phase, c'est l'*hormone folliculaire* (folliculine ou œstrone) qui règle les modifications des organes génitaux en vue de la fécondation. Dans la deuxième phase, c'est l'*hormone lutéinique* ou progestérone qui prépare la muqueuse de l'utérus à la nidation de l'œuf.

C'est la menstruation qui sert pratiquement de point de repère et marque le début du cycle sexuel.

L'ovulation s'effectue habituellement chez la femme du 11e au 14e jour après le début de la menstruation antérieure.

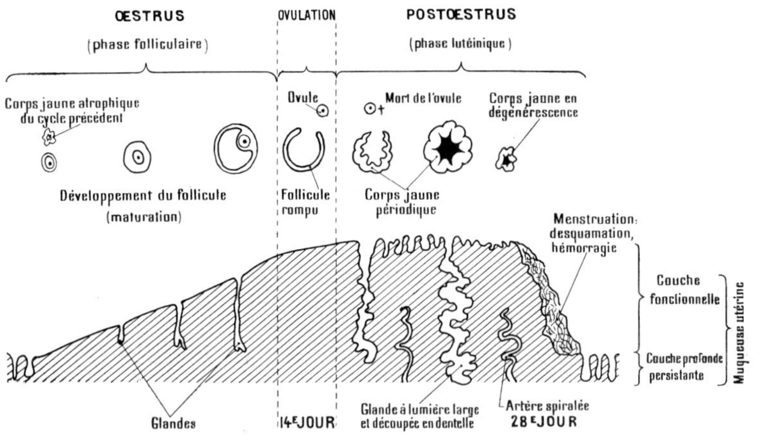

FIG. 1660. — Cycle œstral (schéma).
Evolution du follicule ovarien et de la muqueuse utérine dans le cas de non-fécondation de l'ovule, c'est-à-dire au cours d'une période menstruelle.

On admet que la période de fécondabilité de la femme serait limitée entre le 11e et le 17e jour du cycle. V. FÉCONDATION.

SIGNES. A la période pré-menstruelle, on peut observer quelques troubles nerveux : insomnie ou, au contraire, hypersomnie, migraines, crises asthmatiformes, des troubles psychiques : hyperémotivité, excitation, anxiété, parfois crises comitiales.

Pendant les règles, la congestion s'étend à tout l'ensemble des organes maternels, y compris les seins; d'où un sentiment de pesanteur, de tension et de chaleur dans le bassin, les lombes, les aines, un gonflement et une sensibilité des seins, parfois du corps thyroïde, du foie. L'appétit diminue ou devient capricieux. La diarrhée est fréquente, ainsi qu'une tendance aux palpitations.

La femme subit des fluctuations régulières de *poids,* rythmées par les règles autour d'un poids moyen qui ne varie pas ; la courbe de poids s'élève de 200 à 600 g pendant les dix jours qui précèdent les règles, pour s'abaisser ensuite pendant toute la durée des règles.

On note une augmentation prémenstruelle de 2 à 3 cm du tour de taille, du tour des hanches et du tour de poitrine.

La *température* rectale varie également; elle est inférieure à 37° le matin au réveil pendant les quinze premiers jours du cycle menstruel, par suite de l'action de la folliculine. Un décalage thermique se produit à la ponte ovulaire, puis la température se maintient entre 37° et 37°,2, grâce au pouvoir hyperthermisant de la progestérone.

La quantité de sang perdue lors des règles varie suivant les femmes et, chez une même femme, suivant la période de la vie; en moyenne, elle est de 150 à 200 g, mais peut n'être que de quelques grammes ou, au contraire, de 500 à 600 g. Elle s'accroît sous l'influence d'une riche alimentation, d'exercices musculaires, de l'habitation dans les pays chauds. Le sang est rouge foncé, un peu visqueux, surtout au début et à la fin; il ne forme pas de caillots, ce qui différencie les règles des métrorragies; la durée des règles varie entre 4 et 8 jours.

Menstruation précoce. — La menstruation peut survenir avant l'âge pubère : dans tous les cas de menstruation infantile, quel que soit l'âge d'apparition des règles, les mamelles sont plus développées que d'ordinaire et le pubis ombragé de poils.

Menstruation tardive. — La formation retardée jusqu'à 18 et même 26 ans ne s'accompagne pas de signes extérieurs visibles. Le surmenage intellectuel, l'anémie, la tuberculose, en sont souvent l'origine.

Rapport des règles. — I. Avec la fécondation. — Les femmes peuvent être fécondées sans avoir eu leurs règles, notamment pendant l'allaitement. Lorsque les grossesses se renouvellent à intervalles rapprochés chez des femmes nourrissant leurs enfants, l'absence de règles peut exister pendant 7, 8, 9 et 11 ans.

II. Avec la grossesse. — Au cours de la gestation, même si l'enfant meurt, la femme *n'a jamais de règles ;* elle peut avoir des hémorragies, mais qui sont différentes des règles. Un ou deux mois après la terminaison de la grossesse, les règles reparaissent.

III. Avec l'allaitement. — 27 p. 100 seulement des femmes qui allaitent pour la première fois n'ont pas de règles pendant l'allaitement; ces règles reparaissent d'ordinaire vers le sixième mois après l'accouchement; 35 p. 100 des femmes qui allaitent pour la deuxième fois n'ont pas de règles pendant la durée de l'allaitement et les règles ne reparaissent que vers le huitième ou le neuvième mois; pour leur troisième allaitement, 60 p. 100 des femmes nourrices ne sont pas du tout réglées.

Début des règles et Puberté. — V. à PUBERTÉ.

II. RÈGLES ANORMALES. — Déviation des règles. — *Règles déviées et règles complémentaires.* — Les règles sont dites *déviées* lorsqu'elles s'effectuent avec les manifestations et la périodicité ordinaire par une autre voie que l'utérus et le vagin, les règles normales étant supprimées; *complémentaires,* lorsqu'elles se produisent de cette façon, mais avec conservation des règles normales. Ces règles se produisent à toute époque de la vie féminine, mais plus fréquemment au début de la menstruation, et de préférence chez les anémiques, les hystériques. Elles n'empêchent pas la possibilité d'une grossesse.

Les organes par lesquels elles se produisent sont par ordre de fréquence : l'estomac (hématémèse), les mamelles, le poumon (hémoptysie), le nez (épistaxis), les gencives, l'intestin, les membres inférieurs, les paupières, la vessie (hématurie), plus rarement l'oreille, la muqueuse de la bouche.

Une révulsion sur le bassin (sinapisme à la base des cuisses, bain de siège chaud, injections chaudes, sangsues sur les grandes lèvres) suffit souvent à ramener les règles par le vagin.

Dysménorrhée (du gr. *dus,* difficilement, *mên,* mois, et *rhein,* couler). — L'évacuation douloureuse des règles peut être *primitive* (33 p. 100), apparaissant dès la puberté, causée par une malformation, une hypoplasie des organes génitaux avec ou sans rétroversion. Il y a dans ces cas une hypofolliculinie; mais, chez certaines jeunes filles, la dysménorrhée peut tenir, au contraire, à une hyperfolliculinie. Le traitement est donc différent dans les deux cas.

Le plus souvent, la dysménorrhée est *secondaire* à une infection génitale atténuée (inflammation subaiguë ou chronique du col, souvent gonococcique), à une sténose cicatricielle (à la suite d'une cautérisation ou d'une électrocoagulation), à une rétroversion utérine plus ou moins accentuée, à une ovarite scléro-kystique, ou à un endométriome (tumeur développée aux dépens de certains éléments embryonnaires).

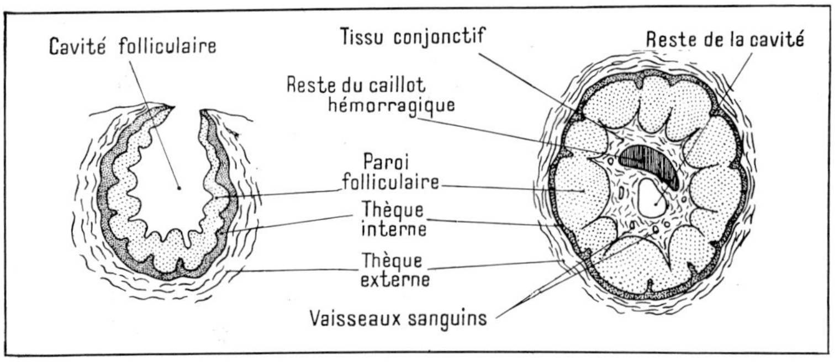

FIG. 1661. — Follicule après rupture (à gauche) et structure du corps jaune (à droite).

Signes. Très fréquente est la dysménorrhée légère; la moitié des citadines souffrent peu ou prou dans les heures qui précèdent les règles; mais 6 à 8 p. 100 des femmes sont obligées de garder la chambre ou le lit.

Des douleurs plus ou moins vives sont ressenties à la région lombaire ou hypogastrique, avec des irradiations vésicales ou rectales. Ces douleurs apparaissent surtout le 1er jour des règles (38 p. 100 des cas) ou avant les règles (18 p. 100), avant le 1er jour (17 p. 100), les 2e ou 3e jours (12 p. 100).

Le sang peut soit s'écouler goutte à goutte, puis s'arrêter (pseudo-métrite membraneuse), soit être très abondant, soit être en quantité très minime; tantôt il est pâle et forme des taches blanc rose sur les linges, tantôt il sort sous forme de caillots. Dans la dysménorrhée membraneuse, la femme expulse à chaque crise une membrane étendue, soit entière, soit par fragments; cette membrane est constituée par la couche interne de la muqueuse utérine.

Traitement. Variable suivant les cas. Dans les hypoplasies avec hypofolliculinie : folliculine, hormone gonadotrope A; traiter l'hérédosyphilis s'il y a lieu.

En cas d'hyperfolliculinie : hormone du corps jaune en injections tous les jours qui précèdent les règles. Testostérone.

Dans les métrites, diathermie et électrocoagulation. En cas de rétroversion : réduction et pessaire.

Modifier le terrain : chlorure ou gluconate de calcium; acide phosphorique; opothérapie thyroïdienne et surrénale. Hydrothérapie; gymnastique respiratoire.

Contre la douleur : gardénal, belladone, papavérine, séneçon, anémone pulsatile.

Dilatation du col parfois indiquée; résection du nerf présacré en cas de douleurs vives; opération en cas d'endométriome.

Hémorragie, Ménorragie, Métrorragie. — La *ménorragie* est un écoulement de sang menstruel excessif; la *métrorragie* se produit en dehors et en surcroît des règles.

L'hémorragie peut être due à une *cause générale* (anémie, maladies infectieuses) ou plus souvent à une *cause locale :* endométrite hémorragique, due à un hyperfonctionnement d'une hormone ovarienne, la folliculine; elle apparaît à la puberté ou aux environs de la ménopause.

Polypes, fibrome ou cancer de l'utérus. Fausse couche (hémorragie succédant à un retard de règles).

Traitement. Repos au lit, la tête basse. Injections chaudes. Ergotine; hamamelis. Hormones ovarienne (lutéine), mammaire, gonadotrope B. Testostérone.

Aménorrhée (du gr. *a* priv., *mên,* mois, et *rhein,* couler). — L'absence des règles peut être *primitive* si la jeune fille n'a jamais été réglée, ou *secondaire;* dans ce cas, elle peut s'observer au cours de maladies fébriles, cachectisantes, de malformations, cardio-vasculaires, à la suite d'une castration chirurgicale ou de radiothérapie ovarienne ou hypophysaire. Normalement, l'aménorrhée s'observe au cours de la grossesse, de la lactation et de la ménopause. Elle peut reconnaître une cause pathologique : malformation génitale, hypoplasie ou infantilisme génital héréditaire (syphilis, tuberculose), inflammation ou cancer de l'utérus, une lésion ovarienne (tuberculose, oreillons, ovarite scléro-kystique).

L'aménorrhée peut reconnaître une origine fonctionnelle due à un dysfonctionnement endocrinien (hypophysaire, thyroïdien, surrénalien et surtout ovarien), ou psychique (aménorrhée de guerre).

L'aménorrhée ne traduit pas toujours un hypofonctionnement de l'ovaire; si l'on dose les hormones génitales dans l'urine des aménorrhéiques, on constate que, dans certains cas, l'excrétion de la folliculine est faible; il s'agit souvent de jeunes filles à développement génital insuffisant, ayant une vulve infantile, un très petit utérus, les poils rares et une absence de développement des seins.

Chez d'autres jeunes filles aménorrhéiques avec développement pubéral précoce ou même exubérant, des caractères sexuels secondaires : poils abondants, seins très développés, l'urine montre, au contraire, une excrétion exagérée de folliculine et d'hormones gonadotropes.

L'*imperforation de l'hymen,* si les autres organes sont normaux, ne cause qu'une aménorrhée passagère avec les accidents dramatiques de l'hématométrie. Une incision chirurgicale fait tout rentrer dans l'ordre.

L'aménorrhée est le premier signe de la *grossesse.*

Signes. Bouffées de chaleur, vertiges, maux de tête, bourdonnements d'oreilles, quelquefois hémorragies par le nez ou crachements de sang, troubles digestifs et nerveux, maux de reins. Quelquefois congestion pulmonaire.

Traitement. Variable suivant la cause. V. plus haut à dysménorrhée.

Traitement fortifiant, quinquina, fer, iode. Séjour à la montagne avec cure d'air et de soleil.

III. RÈGLES (Suppression des) ou MÉNOPAUSE (du gr. *mên,* mois, et *pausis,* cessation). — La ménopause ou cessation des règles, appelée aussi « âge critique » et « retour d'âge », se produit en général vers 50 ans, mais peut être avancée (42-45 ans) ou être reculée (60 ans). Elle est d'autant plus hâtive que la puberté a été plus précoce; l'âge de la cessation des règles correspond souvent à l'époque où la femme ne peut plus enfanter. La ménopause survient quelquefois brusquement, mais le plus souvent elle est précédée de prodromes à partir de 40 ans et jusqu'à la ménopause définitive : aménorrhée, hémorragies utérines, vertiges, céphalée, mouches volantes devant les yeux, crises de dépression nerveuse, hypertension, obésité.

Ces troubles sont dus à un brusque déséquilibre hormonal avec sécrétion élevée d'hormones gonadotropes et disparition de la fonction endocrine de l'ovaire.

La ménopause confirmée est parfois remarquablement tolérée, mais souvent elle se traduit par des bouffées de chaleur, poussées congestives à la face, sueurs profuses, une sensation d'étouffement.

Dans certains cas, on note une dépression physique et morale, une agitation insupportable, parfois même des troubles nerveux et psychiques; ou bien aussi des palpitations cardiaques, de l'obésité avec conservation habituelle de l'instinct sexuel, où l'on reconnaît la suractivité endocrinienne de la thyroïde, de l'hypophyse ou de la surrénale et aussi le déséquilibre neuro-végétatif avec hypervagotonie ou hypersympathicotonie V. sympathique.

Ces troubles s'apaisent peu à peu; les pertes s'espacent, puis cessent, et l'appareil génital entre dans un calme à peu près complet, même chez des personnes qui souffraient auparavant de troubles des organes génitaux.

Il n'est pas rare pendant des mois et même pendant les premières années qui suivent la ménopause de voir survenir un écoulement de sang qui aura la durée habituelle des règles, puis reparaîtra plusieurs mois plus tard, ou parfois une hémorragie abondante de quelques heures, surtout chez les femmes atteintes des lésions précédemment énumérées. Mais on doit tenir pour suspect tout symptôme : douleur ou écoulement sanguin ou jaunâtre, qui semble témoigner d'une activité insolite de l'utérus, surtout à une époque éloignée de la ménopause; un cancer de l'utérus est possible, et l'on doit consulter le médecin. V. à hémorragie : *Hémorragies utérines.*

D'autres troubles (congestions cérébrales, hémorroïdes, éruptions sur la peau comme l'acné ou l'eczéma) peuvent plus rarement se produire après la cessation des règles, mais ils tiennent pour une grande part à ce que cette période coïncide avec une diminution de l'activité physique et à une tendance à une suralimentation particulièrement nuisible justement au moment où les échanges s'effectuent plus lentement dans l'organisme.

Hygiène. Régime dirigé contre l'obésité et l'hypertension. Il convient de réduire un peu les aliments très nutritifs et de faire un large emploi des légumes verts, des fruits rafraîchissants, de façon à assurer quotidiennement l'évacuation des déchets.

Exercice physique modéré; hydrothérapie. Petites saignées ou sangsues; purgations salines répétées.

Traitement. Au début, propionate de testostérone, qui freine la sécrétion hypophysaire; hormone du corps jaune en cas d'aménorrhée.

Plus tard, folliculine ou œstrogènes de synthèse. Implantation d'hormones génitales.

Ménopause postopératoire. — Les opérations supprimant les ovaires et l'utérus peuvent être l'origine de troubles analogues à ceux de la ménopause normale et qui sont souvent plus accusés chez les femmes peu éloignées de celle-ci.

Les plus fréquents sont les bouffées de chaleur, les varices, les hémorroïdes, l'engraissement, des éruptions, une certaine gêne dans la digestion, des maux de tête et une tendance à l'affaissement, à la tristesse. Le sens génital est d'ordinaire peu influencé.

TRAITEMENT. I. *Préventif.* — Conservation, si c'est possible, d'un des ovaires et de l'utérus.

II. *Curatif.* — Folliculine. Œstrogènes de synthèse.

RÉGLISSE. — Arbrisseau (*Glycyrrhiza glabra*) de la famille des Papilionacées, dont le rhizome contient un principe, la glycyrrhizine, qui forme avec l'ammoniaque la *glycyrrhizine ammoniacale.* On emploie ordinairement la réglisse en infusion ou en macération, à la dose de 50 g par litre, comme tisane adoucissante.

Le suc de réglisse sert à fabriquer des pâtes noires et brunes (employées dans les cas de laryngite, de rhume), qui pour 100 g contiennent 2 cg d'opium. L'extrait et la poudre constituent un excipient pour certaines pilules et font partie des poudres laxatives ; ils sont aussi employés dans les maladies de l'estomac.

Glycyrrhizine ammoniacale (Glyzine). — Extrait ammoniacal de la racine de réglisse. Ecailles brunes solubles dans l'eau, à laquelle elles communiquent une saveur sucrée. A la dose de 50 cg dans 1 litre d'eau froide, avec ou non 50 cg d'acide citrique, elle constitue une tisane agréable. On emploie aussi la glyzine, à la dose de 2 à 5 cg, pour masquer le goût de certains médicaments : ipéca, iodure de potassium.

RÉGULATION. — Possibilité pour les blastomères de produire un organisme tout entier et non la partie seulement qu'ils sont normalement destinés à former. Chez l'homme, les deux premiers blastomères sont à régulation et peuvent donner naissance à des jumeaux normaux.

RÉGURGITATION (du préf. *re,* et du lat. *gurges,* gouffre). — Vomissement sans effort à la suite d'absorption surabondante. La régurgitation s'observe assez fréquemment chez les enfants nourris au sein ou au biberon, qui avalent le lait gloutonnement ou en trop grande quantité à la fois. On la rencontre aussi dans les rétrécissements de l'œsophage ou dans certaines affections gastriques. Voir aussi VOMISSEMENT.

REINE (anesthésie à la). — Variété d'anesthésie obstétricale. On fait inhaler à la parturiente quelques bouffées de chloroforme au cours de la période d'expulsion en poussant un peu l'anesthésie au moment du passage vulvaire. Cette méthode doit son nom au fait qu'elle a d'abord été employée pour la reine Victoria.

REINE-DES-PRÉS. — V. ULMAIRE.

RÉINFECTION. — Nouvelle infection survenant chez un sujet antérieurement infecté par le même germe, mais actuellement guéri et non immunisé.

On note exceptionnellement une deuxième atteinte de scarlatine, de fièvre typhoïde, de coqueluche, d'oreillons, maladies conférant l'immunité.

La syphilis confère également l'immunité, et un syphilitique non guéri ne peut à nouveau contracter la syphilis. En revanche, les hérédo-syphilitiques peuvent être contaminés. Mais une syphilis acquise bien traitée peut guérir, et le même malade peut contracter une deuxième et même une troisième fois la syphilis.

Dans d'autres maladies infectieuses, les réinfections s'observent souvent. C'est ainsi que les cas de double rougeole sont assez fréquents. Il en est de même pour les paratyphoïdes se produisant chez un individu précédemment guéri d'une fièvre typhoïde proprement dite.

REINS (lat. *ren*). — **I. REINS (structure).** — Organes sécréteurs de l'urine (tabl. LIV, pl. en couleurs REIN, hors-texte couleurs ANATOMIE HUMAINE en tête du volume et *fig.* 1662), les deux reins sont placés de chaque

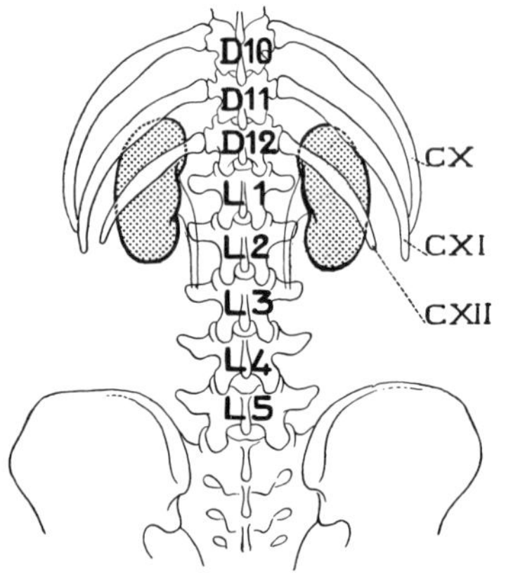

FIG. 1662. — Position des reins.
C. Côtes ; D. Vertèbres dorsales ; L. Vertèbres lombaires.

côté du rachis, à la hauteur des deux dernières vertèbres dorsales et des deux ou trois premières lombaires.

Entourés de graisse (*capsule adipeuse*), les reins sont fixés par un *fascia rénal* recouvert par le *péritoine pariétal,* qui les maintiennent en place, ainsi que par les vaisseaux très courts, artère et veine rénales.

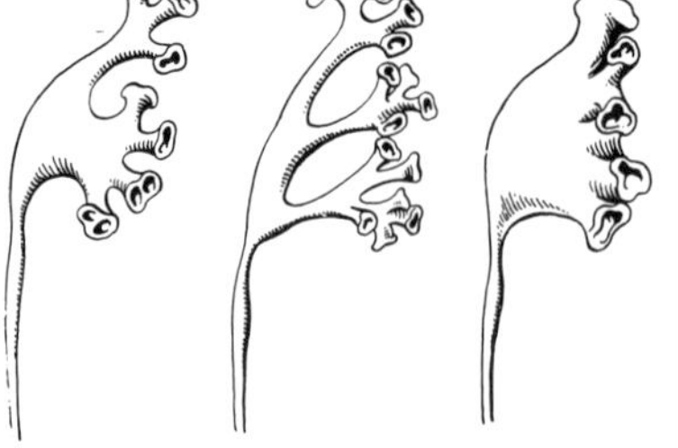

FIG. 1663. — Calices et bassinets de types différents.

De coloration rouge-brun, de consistance ferme, les reins présentent une surface lisse chez l'adulte, bosselée chez le fœtus. Ils ont, en moyenne, 12 cm de longueur, 7 cm de largeur et 3 cm d'épaisseur, et pèsent environ 140 g. Leur forme est celle d'un haricot, et ils présentent sur leur bord interne une partie excavée, le *hile,* où l'on trouve d'avant en arrière : la *veine rénale ;* l'*artère rénale ;* le *bassinet,* qui constitue la partie supérieure fortement dilatée de l'*uretère,* conduit qui mène l'urine à la *vessie.*

La face antérieure du rein droit est en rapport avec l'extrémité droite du côlon transverse, avec le foie et la deuxième portion du duodénum ; le rein gauche répond à la queue du pancréas, à la rate, à la partie terminale du côlon transverse et au côlon descendant ; il repose par sa face postérieure sur le cul-de-sac pleural, le diaphragme, le carré des lombes, le muscle transverse.

Le pôle supérieur de chaque rein est coiffé par la capsule surrénale correspondante.

Coupe du rein (tabl. LIV). — Sur une section médiane du rein, on distingue deux régions : l'une périphérique (*région* ou *substance corticale*), l'autre centrale (*région* ou *substance médullaire*).

La substance médullaire est composée d'un certain nombre de *pyramides de Malpighi,* qui ont un aspect strié dû à la présence des tubes urinifères et se terminent chacune vers le bassinet par un mamelon appelé *papille,* percé de nombreux *pores,* par lesquels l'urine s'écoule goutte à goutte.

Chaque pyramide de Malpighi envoie, d'autre part, vers la couche corticale, plusieurs prolongements coniques, les *pyramides de Ferrein.*

Les pyramides de Malpighi et de Ferrein contiennent, presque en totalité, les tubes urinifères.

La substance corticale est située entre les différentes pyramides de Ferrein et envoie dans la région médullaire de nombreux prolongements : les *colonnes de Bertin,* qui séparent les pyramides de Malpighi.

C'est dans la substance corticale que cheminent la plus grande partie des vaisseaux, ainsi que le *glomérule,* le *tube contourné,* et la partie intermédiaire de chaque tube urinifère.

Tube urinifère (tabl. LIV). — Chaque tube urinifère comprend toute une série de pièces différenciées.

Le *glomérule de Malpighi* en constitue la partie initiale ; il est composé d'une capsule (*capsule de Bowmann*) à double paroi, qui enveloppe, comme ferait un bonnet de coton, un petit peloton vasculaire.

La cavité de la capsule se continue par un orifice rétréci avec un tube large, le *tube contourné,* qui se continue lui-même avec l'anse de Henle ;

L'*anse de Henle* est composée d'une *branche descendante* étroite, qui se dirige de la périphérie vers le bassinet, et d'une *branche ascendante* large, qui retourne vers la périphérie pour s'ouvrir, par l'intermédiaire d'une pièce contournée (*pièce intermédiaire*), dans un *tube collecteur ;* ce dernier se porte directement vers la papille et s'y termine.

Vaisseaux sanguins (tabl. LIV). — L'*artère rénale,* très volumineuse, bien que les reins soient relativement petits, se divise, avant même de pénétrer ces organes, en plusieurs branches qui cheminent bientôt dans les colonnes de Bertin et se ramifient entre les substances médullaire et

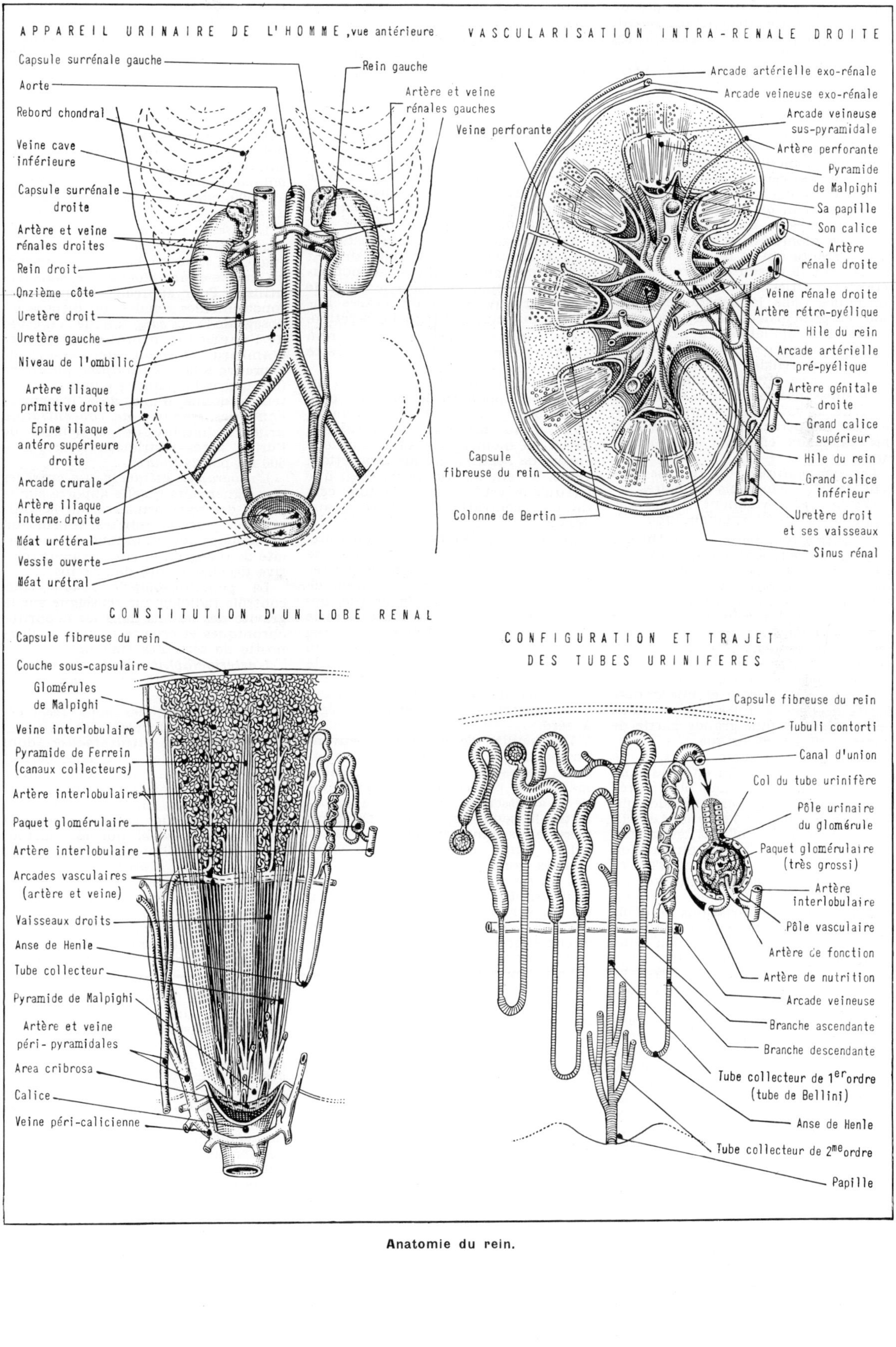

Anatomie du rein.

corticale, à la base des pyramides de Malpighi, en constituant un réseau dans les mailles duquel passent les pyramides de Ferrein.

De ce réseau partent, vers la périphérie, des artères qu'on appelle *radiées,* à cause de leur disposition rayonnante.

De nombreuses artères, dites *glomérulaires,* s'en détachent pour aller dans les glomérules de Malpighi se diviser en un certain nombre de très petits vaisseaux pelotonnés (*glomérules,* du latin *glomerulus,* peloton).

De la capsule de Bowmann, qui coiffe ce glomérule, sort une artère dite *efférente* qui se résout en *capillaires* dont le réseau entoure les différentes parties du tube urinifère contenues dans la substance corticale, et principalement le tube contourné. Les capillaires rénaux se réunissent en veinules qui sont l'origine de la veine rénale, laquelle se jette dans la veine cave inférieure.

La substance médullaire reçoit son sang de la voûte vasculaire située à la base des pyramides de Malpighi et des vaisseaux efférents des glomérules.

Les *lymphatiques* du rein se jettent dans les ganglions lombaires.

Les *nerfs* proviennent du plexus solaire et du petit splanchnique.

II. REINS (fonctions). — La théorie la plus couramment admise aujourd'hui sur la physiologie du rein est la théorie de filtration-réabsorption. Selon cette théorie, au niveau du glomérule, tous les éléments du sang filtreraient dans l'urine, sauf les protéines, qui seraient retenues par un processus physico-chimique.

Les tubes contournés réabsorberaient tout le glucose et une grande partie de l'eau et du sel, alors qu'ils refuseraient la plus grande partie de l'urée et de l'acide urique.

Le rein est un *filtre vivant.* Il ne fabrique pas l'urée. En effet, le sang de l'artère rénale contient plus d'urée que le sang de la veine rénale, qui emporte le sang de l'organe. Le rein ne fabrique pas non plus les urates.

L'augmentation ou la diminution de la pression sanguine dans l'artère rénale amène une augmentation ou une diminution dans la sécrétion urinaire. Mais les variations de débit urinaire ne sont pas proportionnelles aux variations de la pression sanguine, ce qui devrait être, avec l'hypothèse simpliste du rein-filtre. Le rein est un filtre perfectionné, qui sélectionne et qui concentre.

Le rein est un *organe de concentration.* Si du sang contenant 0g,25 d'urée par litre passe par le rein, l'urine correspondante contiendra, par exemple, 25 g d'urée par litre.

Le rein est en outre un *organe de sélection.* Il laisse passer les substances inutiles ou nuisibles à l'organisme (urée, par exemple) et retient les substances utiles à l'organisme (glucose, chlorures, albumine du sérum), du moins tant que ces substances ne sont pas en excès et que le tissu rénal est intact. Si, pour une raison quelconque, le rein est dans l'impossibilité de remplir ce rôle d'épuration (état pathologique ou ligature expérimentale des uretères), on constate que le sang reste surchargé d'éléments excrémentiels, ces éléments allant se localiser dans les tissus cellulaires et provoquer des œdèmes.

Le rein tend donc à éliminer totalement les matières excrémentielles, et, pour d'autres, tels le chlorure de sodium, le glucose, il en élimine seulement l'excès, le trop-plein.

La hauteur à partir de laquelle ce trop-plein s'écoule, c'est la concentration dans le sang au-dessus de laquelle l'élément envisagé passe dans l'urine. Cette concentration constitue ce qu'on nomme le *seuil* de l'élimination de cette substance.

Le seuil des différentes substances est, normalement, variable suivant différentes circonstances, et notamment la proportion dans le sang de l'élément envisagé. C'est l'excès au-dessus du seuil qui régit la sécrétion.

Les corps sont sécrétés par le rein à l'état de solution dans l'eau : cette solution constitue l'urine.

Si, en ne donnant pas à boire à un sujet, on appauvrit le sang en eau, on constate que sa sécrétion d'urine (donc d'eau) diminue, puis disparaît. Or, à ce moment, le sang contient encore de l'eau en grande proportion. Donc, le rein ne sécrète de l'eau que lorsqu'elle est au-dessus d'une certaine concentration dans le sang, au-dessus d'un seuil.

D'autres substances, au contraire, sont éliminées par le rein, tant que le sang en contient, même de petites quantités. Tel est le cas de l'urée, de l'ammoniaque, de l'acide urique, des bases xanthiques et de toute la série des déchets azotés. Telles sont aussi certaines substances utilisées en médecine pour étudier la perméabilité rénale. (V. plus loin.) Ces substances n'ont pas de seuil d'élimination ou, plus exactement, leur seuil est égal à zéro.

Les seuils d'élimination peuvent être abaissés ou élevés par des variations de régime, ou par des médicaments. La phloridzine, par exemple, peut abaisser et même faire disparaître le seuil du glucose. Ce corps passe alors dans l'urine.

Les seuils des différentes substances sont indépendants les uns des autres. La phloridzine abaisse le seuil du glucose, sans toucher à celui du chlorure de sodium.

L'organisme peut donc, suivant les circonstances, retenir plus ou moins fortement telle ou telle substance.

La valeur fonctionnelle du rein dépend de son plus ou moins grand pouvoir de concentrer dans l'urine les éléments qu'il élimine.

La concentration maximum de l'urée chez l'homme est de 50 à 55 g par litre d'urine. Cette concentration, d'ailleurs, ne se présente jamais spontanément chez l'homme, en raison de la quantité relativement grande d'eau quotidiennement ingérée. Si elle tombe au-dessous de 30 g, on est en présence de troubles de la fonction rénale, troubles d'autant plus graves que la concentration maximum sera plus faible.

Le débit de l'urée dans l'urine dépend de la teneur du sang en urée. Si le sujet se met à uriner en grande quantité (polyurie), le *taux* de l'urée dans l'urine baisse; mais, en raison de la grande quantité d'urine émise, la *quantité* totale d'urée des urines est augmentée. Ambard a établi les lois précises reliant ces phénomènes : c'est la *constante uréo-sécrétoire.* Voir AMBARD (Constante urée-sécrétoire d').

Méthodes d'exploration des reins. — Cette exploration est réalisée en clinique par un ensemble d'examens dont le nombre et la complexité ne doivent pas faire oublier les plus simples d'entre eux : la *mesure du volume des urines* de 24 heures (1 200 à 1 500 cm^3), la *couleur,* le *rythme d'émission.*

L'*examen des urines* (V. URINE), l'*examen microscopique* après centrifugation, avec au besoin inoculation au cobaye et antibiogramme, sont très utilisés. Pour apprécier les capacités fonctionnelles rénales, on dispose du dosage de l'*urée sanguine,* de la mesure de l'épuration uréique (constante d'Ambard, *clearance de l'urée*); de l'épreuve à la *phénosulfone-phtaléine* (mesure de la quantité éliminée en un temps donné d'une dose injectée); enfin des *épreuves de concentration urinaire* (mesure de la densité de l'urine après restriction hydrique à 500 ml par 24 heures).

L'*urographie intraveineuse,* outre les renseignements qu'elle apporte sur la forme des voies urinaires, sur la tonicité des voies excrétrices, fournit un document photographique sur la capacité de sécrétion et sur la valeur relative de chacun des deux reins.

La *ponction-biopsie rénale* sous contrôle radiologique renseigne sur la gravité des lésions dans les néphrites chroniques et oriente parfois le diagnostic de certaines tumeurs.

L'*artériographie rénale* est utilisée dans le diagnostic des tumeurs du rein.

D'autres méthodes sont réservées aux infections chirurgicales du rein : 1° l'*urographie intraveineuse,* dont nous avons vu les avantages, permet de déceler l'existence d'un calcul, d'une lésion rénale, en particulier tuberculeuse, d'une lésion urétérale ou même vésicale; 2° l'*urétéro-pyélographie rétrograde,* qui est surtout utilisée quand l'urographie n'est pas possible (taux d'urée sanguin trop élevé). Elle est réalisée par l'injection de produits opaques dans les uretères; 3° la *division d'urines,* par cathétérisme des uretères sous contrôle cystoscopique, qui permet d'étudier séparément la valeur fonctionnelle de chaque rein.

III. REINS (maladies). — Les principales maladies de l'organe sécréteur de l'urine sont étudiées ci-après; quant aux douleurs de la région des reins, elles peuvent être dues soit à ces maladies, soit à des rhumatismes ou à des névralgies atteignant les muscles ou les nerfs de la région rénale, qui, pour le public, comprend non seulement la partie du dos entre les dernières fausses côtes et le bord supérieur de l'os iliaque, mais aussi les fesses (bas des reins). V. LOMBAGO.

Cancer du rein. — CAUSES. Cette affection survient quelquefois dans la première enfance (dysembryome), mais plus fréquemment aux environs de la cinquantaine (épithéliome).

Le cancer du rein se développe souvent lentement et insidieusement.

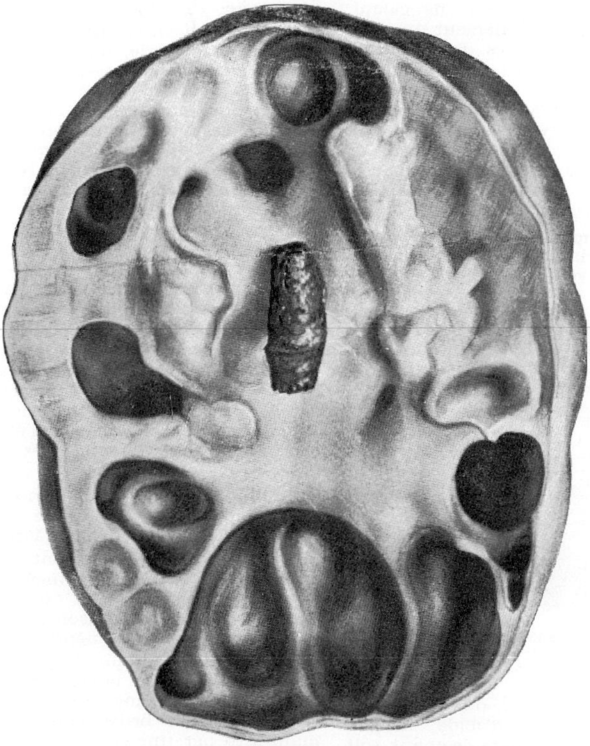

1. — Rein calculeux, avec un calcul au centre.
(Le calcul enlevé est représenté ci-dessous [3] en grandeur naturelle.)

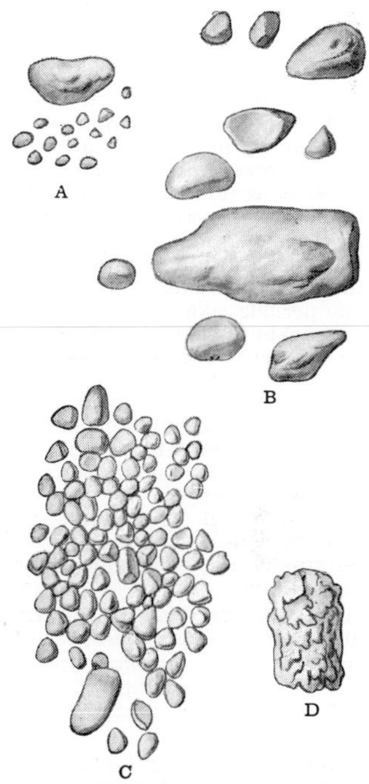

2. — Variétés de calculs du rein.
A. Phosphate de chaux; B. Phosphate de chaux et ammoniaco-magnésien; C. Cystine; D. Oxalate de chaux.

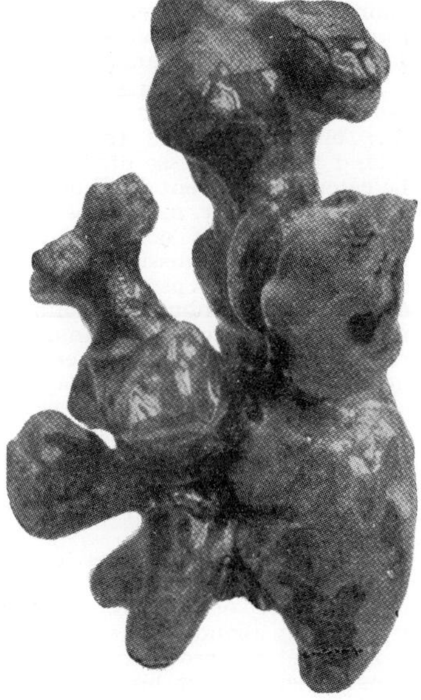

4. — Enorme calcul du rein chez une femme (grandeur naturelle).

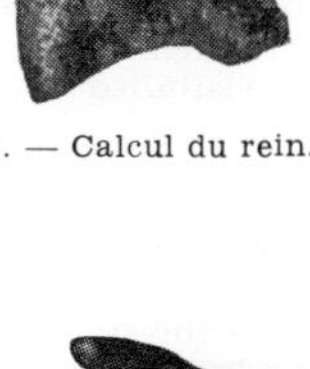

3. — Calcul du rein.

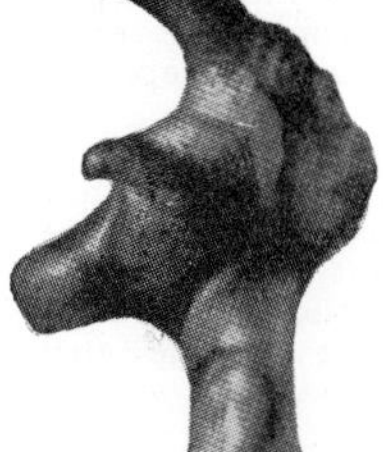

5. — Calcul du rein dit « en ergot » (grandeur naturelle).

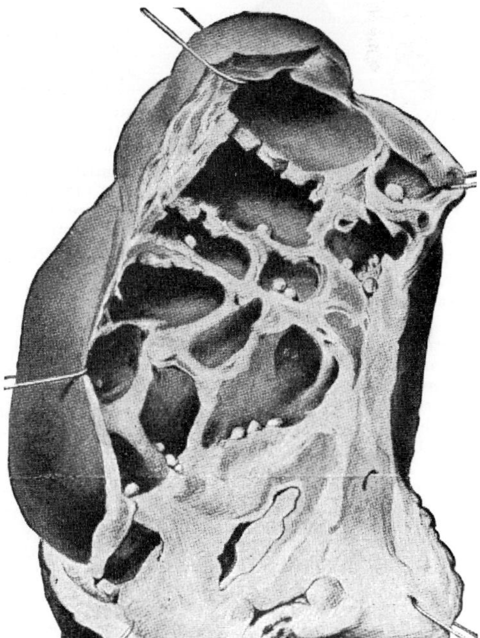

6. — Rein calculeux, avec multiples petits calculs, chez un homme.

(Ces figures font partie de la collection du Dr Georges Luys et sont tirées de l'ouvrage *Exploration de l'appareil urinaire*. Masson et Cie, éditeur.)

Mais une uretéro-pyélographie permet parfois de faire un diagnostic précoce.

Signes. L'*hématurie* (hémorragie) est d'ordinaire le premier signe. Elle survient sans cause et cesse de même; elle n'est pas douloureuse; elle est souvent abondante et colore toute la miction; elle tend à se répéter de plus en plus fréquemment.

La *douleur* du début est une sensation de lourdeur, quelquefois vive, siégeant à la région lombaire, irradiant à l'aine correspondante et au testicule; parfois, elle prend le type de colique néphrétique, quand il y a un caillot sanguin dans l'uretère.

A une période avancée, quand le cancer a envahi les nerfs qui l'entourent, la douleur devient atroce et continue.

La *tumeur* formée par le rein est de volume moyen et de consistance variable; elle est mobile ou fixe, ce qui a une certaine valeur pour le choix du traitement.

Assez souvent, il se produit un varicocèle du côté de la tumeur, une phlébite, une ascite, par compression de la veine cave.

Evolution. Lente vers la cachexie. On peut observer une généralisation au foie, au poumon, au péritoine.

Traitement. L'ablation précoce du rein a pu donner des survies appréciables.

Hydronéphrose (du gr. *hudôr,* eau, et *nephros,* rein). — L'*hydronéphrose*

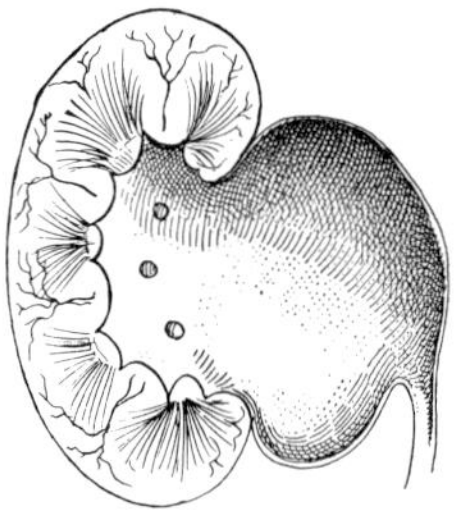

Fig. 1664. — Hydronéphrose.

ou, mieux, l'*uronéphrose* (*fig.* 1664) est la distension des calices et du bassinet par l'urine.

Causes. Malformation congénitale de l'uretère, ou obstacle comprimant ou obstruant l'urètre (rétrécissement, hypertrophie prostatique) ou l'uretère (rétrécissement, coudure, bride, compression par tumeur, obstruction par calcul, corps étranger).

Signes. Tumeur arrondie, lobée ou lisse, de volume variable, située dans la région lombaire; cette tumeur est rénitente ou molle; elle ballotte à la palpation bimanuelle. Brusques et importantes variations dans la quantité des urines.

Le diagnostic est facilité par la pyélographie.

Complications. Atrophie mécanique du rein distendu et néphrite scléreuse. Prédisposition à l'infection.

Traitement. Opération chirurgicale, néphropexie, néphrostomie ou néphrectomie suivant les cas. Il faut toujours s'assurer quelle est la valeur fonctionnelle de l'autre rein avant d'opérer.

Lithiase rénale (tabl. XL). — La *lithiase* rénale est le résultat de la précipitation, sous forme de calcul, des substances normalement ou accidentellement dissoutes dans l'urine.

Causes. Alimentation trop abondante. La lithiase survient chez les gros mangeurs. Abus des végétaux (oseille, haricots verts, raisin, cresson, groseilles, etc.); usage immodéré de viandes, de chocolat, de cacao, boissons trop peu abondantes, vie sédentaire. L'hérédité y prédispose.

Calcul rénal. — Les *calculs* sont d'aspect variable et sont appelés, d'après leur volume : *poussière, gra-*

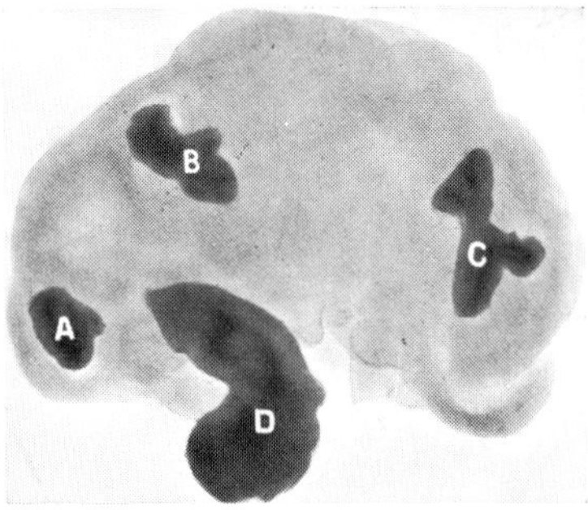

Fig. 1665. — Radiographie d'un rein avec quatre calculs A, B, C, D.

velle, gravier, calcul ou *pierre.* Ils sont formés soit d'acide urique, d'urates divers, d'oxalate de chaux, soit de phosphate ammoniaco-magnésien ou de phosphate de chaux. Les urines, très acides, favorisent les précipitations d'urates; au contraire, avec les urines alcalines, ce sont les calculs oxaliques ou phosphatiques qu'on observe.

La *radiographie* peut, dans les cas douteux, rendre les plus grands services en révélant la présence de corps étrangers (*fig.* 1665) : les calculs phosphatiques apparaissent nettement sur le cliché; les calculs d'acide urique sont invisibles, mais comme ils contiennent fréquemment de l'acide oxalique, la visibilité est la règle.

Signes. Le calcul peut rester dans le bassinet, sans provoquer aucun symptôme; mais, plus souvent, il donne lieu à une sensation de pesanteur ou de *douleur lombaire,* sourde et profonde, que le mouvement (marche, saut, promenade en voiture) exaspère et que le repos diminue.

L'*hématurie* (v. hémorragie), de courte durée, survient en général après une marche ou une course en voiture.

Les urines contiennent du *sable,* formé de cristaux d'acide urique, oxalique ou phosphatique, suivant le cas.

Evolution. Lente. Le pronostic est bénin quand la maladie se borne à quelques coliques néphrétiques espacées, sans complications. Mais des complications peuvent s'observer : la *pyélo-néphrite,* par infection du rein, s'accompagnant de pyurie, de fièvre, et qui commande une intervention, ainsi que l'*anurie* calculeuse et l'*hydronéphrose.*

Traitement. I. *Préventif et diététique.* — V. plus loin à *colique néphrétique.*

II. *Chirurgical.* — Indiqué en cas de pyurie, d'anurie, d'hématuries et de douleurs persistantes. On fait une *néphrotomie,* c'est-à-dire une incision à la région lombaire, et l'on arrive, en sectionnant les différents plans musculaires et aponévrotiques qui doublent la peau, jusqu'au rein. Le bassinet est alors ouvert, et le calcul est extrait à l'aide d'une pince fenêtrée (v. *fig.* 1512, n° 1, p. 876) et d'une curette spéciale.

L'intervention n'est contre-indiquée que si le malade est trop âgé, a un mauvais état général, s'il existe une suppuration des reins et des calculs dans les deux reins.

On n'interviendra d'ailleurs qu'après avoir procédé à une radiographie des deux reins et une séparation des urines, qui renseignera sur l'état et la valeur fonctionnelle des deux organes.

Colique néphrétique. — Crise douloureuse qui prend naissance lors de la migration du calcul dans l'uretère.

Causes. C'est généralement à l'occasion d'une marche prolongée, d'un voyage en chemin de fer ou en voiture, au début d'une saison thermale, qu'apparaît la colique néphrétique.

Signes. La crise a pu être annoncée par l'exagération de la gêne lombaire, ou une petite hématurie, mais elle éclate toujours brusquement et se manifeste par une douleur extrêmement vive dans la région lombaire. Cette douleur irradie dans tout l'abdomen et surtout au creux inguinal, aux organes génitaux et même à la cuisse. Le malade, courbé sur lui-même, est angoissé et pousse parfois des cris; son visage est pâle et couvert de sueurs, ses traits sont tirés; il a quelquefois des vomissements. La fièvre est nulle. Les urines, parfois claires, sont habituellement rares, foncées, uratiques, et contiennent souvent un peu de sang.

La crise dure de 1 à 8 heures; elle est surtout pénible au début et à la fin; elle se termine tout à coup, quand le calcul passe dans la vessie. Le calcul est souvent éliminé dans les jours qui suivent, mais il peut rester dans la vessie et acquérir un gros volume; il peut aussi rester enclavé dans l'uretère et provoquer à brève échéance une nouvelle colique, à moins que, la sécrétion urinaire s'arrêtant par voie mécanique et réflexe, des accidents très graves n'apparaissent rapidement. Mais la crise de colique néphrétique n'est pas toujours due à la migration d'un calcul; aussi l'élimination ou l'enclavement de celui-ci ne sont-ils pas toujours à redouter.

L'une des complications le plus à craindre est l'infection. L'apparition de la fièvre et l'émission d'urines troubles et abondantes en indiquent l'existence; les troubles de la santé générale et surtout les troubles gastro-intestinaux deviennent rapidement inquiétants.

Traitement. I. *De la colique.* — Pour calmer la douleur : antispasmodiques en injections intraveineuses ou intramusculaires. La morphine est contre-indiquée, car elle risque de masquer une affection chirurgicale méconnue. Larges cataplasmes de farine de lin laudanisés sur l'abdomen.

Après la crise, le malade devra suivre un traitement hygiénique et diététique.

II. *Hygiénique.* — Exercice physique méthodique, gymnastique suédoise le matin au réveil : 1 heure de marche après le repas. Douches tièdes, bains tièdes, frictions sèches. Eviter le surmenage intellectuel et les veilles prolongées.

En cas de *lithiase acide* (urique), régime de légumes et de fruits, avec peu de viande ; supprimer *viandes* noires, fumées ou faisandées, le gibier, la charcuterie, les cervelles, le ris de veau, les rognons, les viandes jeunes (agneau, veau, pigeon), les viandes gélatineuses (tête, pied), les bouillons et extraits de viande, les *poissons* de mer, les poissons gras, le saumon, les crustacés, la laitance.

BOISSONS DIURÉTIQUES. Un verre d'eau de Vittel, de Contrexéville ou d'Evian, ou de tisanes diurétiques, à jeun, une demi-heure avant chacun des trois repas, 10 jours par mois. Benzoate de soude et bicarbonate de soude en cachets de 0g,30 de chaque (3 par jour). Benzoate de lithine; pipérazine (0g,50 à 1 g); atophan; atoquinol.

En cas de *lithiase oxalique,* supprimer les *légumes* contenant de l'acide oxalique (asperges, oseille, épinards, haricots verts, aubergines, betterave, cresson, céleri). Les légumineuses (pois secs, haricots, lentilles) seront prises en quantité modérée. Les œufs et le laitage sont indiqués, sauf les fromages fermentés. Les *condiments,* les épices, les champignons, sont interdits, ainsi que le thé, le café fort, le chocolat. Les *fruits* sont recommandés, sauf les châtaignes. Comme *boissons,* rejeter l'alcool, la bière forte, les vins généreux. Ne boire que de l'eau pure ou coupée de vin blanc ou rouge peu alcoolisé, en petite quantité. Infusions chaudes après les repas.

Citrate de magnésie ou chlorure de magnésium (20-60 cg par jour).

En cas de *lithiase phosphatique,* viande, poissons et œufs en quantité très modérée. Pas d'eaux alcalines.

CURES HYDROMINÉRALES. Evian, Contrexéville, Vittel, Vichy, Capvern, Martigny, Royat, Saint-Alban, Vals, La Preste, suivant les cas.

Néphrites aiguës (du gr. *nephros,* rein, et du suffixe *ite,* indiquant une inflammation). — CAUSES. *Maladies infectieuses :* scarlatine, syphilis, tuberculose, fièvre typhoïde, variole, rougeole, etc.

Intoxications : cantharide (vésicatoires), phosphore, sublimé, arsenic, plomb; intoxications médicamenteuses; auto-intoxications : goutte, diabète, dermatoses.

Le froid : chez les sujets prédisposés, soit par une scarlatine, soit par une syphilis récente.

SIGNES. Les néphrites aiguës se présentent sous trois types cliniques principaux (Savy).

Néphrites aiguës passagères (Albuminuries fébriles). — Ce sont celles qui accompagnent souvent les maladies fébriles : fièvre typhoïde, pneumonie, variole, grippe, érysipèle, oreillons, angine, rhumatisme articulaire aigu, rougeole, scarlatine, etc.

Tout se borne à une *albuminurie* parfois abondante, avec cylindrurie, sans œdèmes ni accidents urémiques. Les troubles disparaissent à la convalescence et la guérison est la règle.

Néphrites suraiguës. — A la suite de l'intoxication mercurielle massive (sublimé) par exemple, le malade présente une *anurie* presque complète. Les quelques gouttes d'urine obtenues par cathétérisme sont fortement albumineuses et riches en cylindres. La mort survient en 5 à 10 jours. L'*épuration extrarénale* (v. *Suppl.*) permet certaines guérisons.

Néphrites aiguës typiques. — Début parfois brusque, se manifestant par un frisson, de la fièvre, une céphalée violente, des vomissements et des *douleurs* dans les régions lombaires; plus souvent, début progressif et insidieux, marqué par des œdèmes.

Les *urines* sont rares (quelquefois 500 g seulement en 24 heures), foncées, troubles, ressemblant à du bouillon gras dégraissé; elles contiennent souvent du sang et déposent par refroidissement. Albumine en grande quantité (de 50 cg à 6 ou 8 g et davantage). Cylindres hématiques ou granuleux.

Les tissus sont gonflés (*œdèmes*) ; les paupières, les chevilles, les jambes, tout le corps parfois (*anasarque*) est infiltré; le doigt peut imprimer dans la peau un godet profond et durable.

L'état général est profondément atteint; céphalée continue, vomissements, douleurs, troubles visuels, dyspnée, convulsions, délire et parfois coma. Ces signes urémiques s'accompagnent souvent d'une rétention chlorurée ou azotée passagère.

Les signes cardio-vasculaires sont plus rares; cependant, on peut noter parfois une hypertension précoce.

Quand cette néphrite n'apparaît pas au cours d'une maladie nettement déterminée (scarlatine par exemple), elle peut être méconnue.

Le froid humide peut être une cause occasionnelle (néphrite de troupes en campagne). Il faudra rechercher les traces d'une scarlatine fruste, d'une angine, d'une diphtérie, d'une syphilis secondaire. L'origine tuberculeuse de certaines néphrites aiguës a été démontrée. L'infection grippale, le paludisme, le streptocoque, le pneumocoque, le colibacille, le spirochète d'Inada et Ido, sont parfois en cause, et l'hémoculture révélera souvent l'origine de la néphrite.

EVOLUTION. La mort est rare au cours d'une néphrite aiguë; mais la possibilité de phénomènes urémiques graves doit faire réserver le pronostic. L'albuminurie peut disparaître rapidement après la crise aiguë, et l'on peut espérer une guérison définitive. Mais parfois l'albuminurie persiste 3 à 6 mois, plusieurs années après la néphrite aiguë. Le pronostic dépend alors des phénomènes associés et de l'aspect de l'albuminurie.

S'il existe des signes d'hypertension, des œdèmes fugaces, de petits accidents urémiques, s'il existe un certain degré de rétention chlorurée ou azotée, d'imperméabilité rénale, on peut craindre l'apparition d'une néphrite chronique ultérieure.

Si, au contraire, l'albuminurie est le seul reliquat de la néphrite aiguë, le pronostic est moins grave. Cette albuminurie peut être permanente et peu abondante (inférieure à 0g,50), demeurant à un taux fixe, quels que soient le régime et le genre de vie du malade (albuminurie résiduelle) ; enfin, l'albuminurie peut être peu abondante (inférieure à 0g,50) et revêtir un type intermittent. Dans tous ces cas, c'est la ponction-biopsie rénale qui précisera la gravité des lésions et guidera un traitement éventuel.

TRAITEMENT. Repos au lit, régime lacté, diète hydrique. Régime déchloruré, régime sec pendant 2 jours.

Révulsion lombaire (cataplasmes sinapisés, ventouses sèches). Purgatifs (eau-de-vie allemande, 15 g; huile de ricin). Sudation. Diurétiques.

Antihistaminiques de synthèse.

Sulfamides administrés avec prudence, pour traiter certaines néphrites infectieuses. Pénicilline. Rongalite dans la néphrite mercurielle, par la bouche et dans le lavage d'estomac.

Traitement de la cause en cas de syphilis.

En cas de néphrite grave anurique, l'*épuration extrarénale* (v. *Supplément*) peut être indiquée.

Après la crise aiguë, surveiller pendant longtemps les urines : régime lacto-végétarien, déchloruré.

Un foyer local d'infection permanente (amygdalite, dents cariées) peut être la source de récidives des néphrites. Des soins dentaires et une amygdalectomie sont donc indiqués.

Néphrite chronique (Mal de Bright). — Très fréquente, elle s'observe surtout après 45 ans, mais peut se voir chez des sujets plus jeunes.

CAUSE. Elle peut succéder, à échéance plus ou moins éloignée, à une néphrite aiguë : quelquefois la néphrite aiguë a pu passer inaperçue, ses signes ayant été masqués par la maladie au cours de laquelle elle s'est produite. Inversement, une néphrite aiguë peut n'être qu'un épisode aigu dans le cours d'une néphrite chronique.

Dans d'autres cas, la néphrite chronique s'installe d'emblée à la suite d'infections lentes et atténuées; intoxications légères et prononcées : syphilis tertiaire, tuberculose, paludisme, plomb, alcool, artériosclérose.

LÉSIONS. On peut trouver, suivant les cas, un gros rein blanc, pâle, beaucoup plus gros qu'à l'état normal (*fig.* 1666), ou au contraire un petit rein rouge, rétracté, de surface inégale et finement lobulée. La consistance de l'organe est alors toujours fortement augmentée : le rein est dur, scléreux. Sur la coupe de l'organe, on voit souvent de petits corpuscules indurés : ce sont les corpuscules de Malpighi modifiés.

SIGNES. L'existence de certains petits signes doit attirer l'attention du côté des reins. C'est d'abord une *dyspnée* survenant dans l'effort, ou la

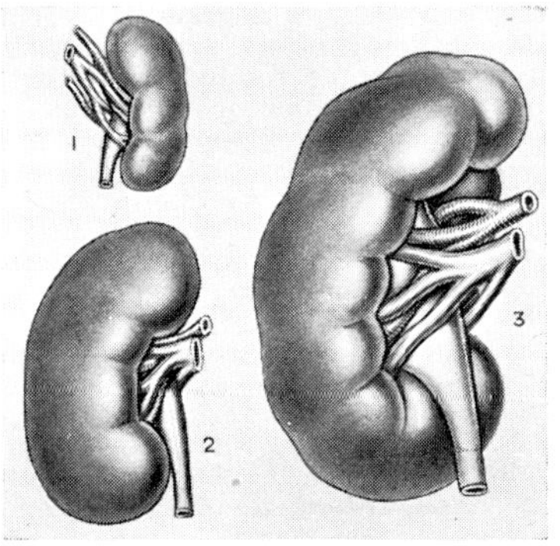

FIG. 1666. — Reins.
1. Atrophie congénitale (rein gauche) ; 2. Rein normal (rein droit) ; 3. Rein globuleux (rein droit).

nuit, sous forme de crises d'asthme et de poussées d'œdème aigu du poumon ; puis des *œdèmes* persistants au niveau des malléoles, une *céphalée* fréquente et tenace, des *vertiges,* des *épistaxis* graves et à répétition, une *sensation de doigt mort,* des *troubles oculaires,* que l'examen du fond de l'œil par un spécialiste permet de rapporter à des hémorragies rétiniennes ou à une rétinite albuminurique ; une *hémiparésie,* conséquence d'un léger ictus hémorragique produit souvent pendant le sommeil, sans phénomènes apoplectiques. Tous ces signes doivent inciter à faire examiner les urines.

On note habituellement une *albuminurie* abondante ou de quantité moyenne (2 à 4 g) ; parfois minime, permanente ou intermittente, souvent accompagnée de cylindrurie.

Cette albuminurie peut exister sans hypertension et sans œdèmes ni manifestations urémiques : c'est la *néphrite albumineuse.*

Dans certains cas, l'albuminurie peut faire défaut, alors que les autres signes d'hypertension et de rétention chlorurée ou azotée sont présents.

Ces signes d'hypertension et de rétention azotée ou chlorurée sont habituels dans la néphrite chronique. Parfois, l'un d'eux prédomine et donne naissance à un type clinique spécial.

Forme hypertensive. — L'hypertension artérielle domine la scène : pouls tendu (le sphygmomanomètre donne une tension mx. 20 à 23, mn. 9 à 13) ; tachycardie, deuxième bruit du cœur clangoreux, hypertrophie cardiaque, vertiges, bourdonnements d'oreilles, doigt mort, dyspnée d'effort.

Des *complications* graves peuvent survenir : hémorragies (épistaxis, hémorragie cérébrale, hémorragies rétiniennes), œdème aigu du poumon, insuffisance cardiaque.

Forme hydropigène ou *chloruré-mique.* — Due à la rétention du chlorure de sodium, que le rein insuffisant ne peut éliminer. Elle se manifeste par des *œdèmes* plus ou moins étendus, pouvant aller jusqu'à l'anasarque, dû à l'accumulation des chlorures dans les tissus, par une albuminurie abondante. L'examen des urines, après ingestion de sel, montre la rétention des chlorures. La perméabilité au bleu de méthylène est normale ou exagérée.

Forme urémigène ou *azotémique.* — Elle est caractérisée par l'imperméabilité rénale avec produits azotés (urée, etc.) qui s'accumulent dans le sang et créent des accidents d'intoxication urémique. Elle se traduit par les signes de l'*urémie nerveuse,* respiratoire ou digestive (v. plus loin, URÉMIE). Rétinite albuminurique, péricardite, torpeur et dépression générale, prurit, diarrhée et vomissements, anémie intense, fonte musculaire considérable.

L'examen de l'urée dans le sang donne la mesure de l'azotémie. Le taux de l'urée, au lieu d'être $0^{g},20$ par litre, comme normalement, peut s'élever à $0^{g},75$, à 1 g et même à 4 g. L'élimination au bleu de méthylène est souvent retardée et prolongée.

ÉVOLUTION. La néphrite chronique définitivement constituée est incurable. Les prescriptions hygiéniques peuvent cependant retarder l'échéance fatale pendant de nombreuses années.

La mort peut survenir lentement, par complications intercurrentes (broncho-pneumonie, asystolie), ou brusquement, par hémorragie cérébrale, œdème du poumon ou coma.

Le pronostic varie d'ailleurs suivant la forme de la néphrite.

La *forme hypertensive* est souvent compatible avec une longue existence ; cependant, quand l'hypertension est très élevée, les hémorragies (cérébrale, rétinienne), l'œdème aigu du poumon, l'asystolie, peuvent venir aggraver le pronostic.

Dans la *forme hydropigène,* les œdèmes peuvent céder assez rapidement au repos, au régime lacté et déchloruré, à la théobromine : ce qui représente un pronostic favorable.

La *forme urémique* est plus grave, mais non fatale, en raison de l'efficacité fréquente d'une médication énergique. On peut tenter d'établir un pronostic sur certains symptômes : la rétinite albuminurique, le taux de l'urée sanguine, la constitution d'une péricardite brightique.

TRAITEMENT HYGIÉNIQUE et DIÉTÉTIQUE. Peu de viande blanche ou rouge, poisson très frais, œufs frais et bien cuits, féculents, légumes verts, mets sucrés et fruits, potages et entremets au lait.

Eviter les aliments épicés, fermentés, faisandés ou conservés. Les mets doivent être très peu salés.

Comme boisson, eau coupée d'un peu de vin.

Exercice modéré, sans fatigue. Se méfier des refroidissements. Eviter les grossesses. Rechercher les climats chauds. Cures hydrominérales : Evian, Saint-Nectaire, Royat. Frictions sèches, bains tièdes, purgatifs répétés. Révulsion lombaire.

TRAITEMENT MÉDICAMENTEUX. Variables suivant la forme.

Forme hypertensive. — Régime lacto-végétarien ; purgations fréquentes, émissions sanguines (sangsues, saignées). Digitaline (V gouttes de la solution au millième pendant 5 jours). En cas d'insuffisance cardiaque, benzoate de benzyle, teinture d'ail (X gouttes, deux fois par jour), extrait de gui ; théobromine.

Forme hydropigène. — Repos au lit, régime hydrique, lacté ou déchloruré. Mouchetures. Diurétiques : théobromine (2 cachets de $0^{g},50$ par jour pendant 10 à 15 jours), chlorure de calcium, acétate de potasse ; bouillon à l'oignon. Purgatifs drastiques (eau-de-vie allemande, scammonée).

Forme urémigène. — Repos absolu, régime hypoazoté et déchloruré. Sont interdits : la viande, le poisson, les œufs, les légumes secs, le sel ; diète hydrique pendant 1 à 2 jours par semaine (2 litres d'eau d'Evian et 100 g de lactose) ; cure de raisin (2 à 3 kg par jour). Saignée de 200 à 300 g. Purgatifs énergiques.

Théobromine. Ponction lombaire contre la céphalée, les vertiges.

L'opothérapie rénale et les interventions chirurgicales (néphrotomie, néphrectomie, décapsulation) donnent des résultats variables.

TRAITEMENT CAUSAL. Varie suivant la cause : *saturnisme, goutte, paludisme, syphilis.* V. ces mots.

Périnéphrite ou Phlegmon périnéphrétique. — Inflammation du tissu cellulaire ou graisseux qui entoure les reins.

CAUSES. Contusion de la région lombaire ; abcès des organes du voisinage : de l'intestin, du foie, de la rate, mais surtout du rein ; lithiase calculeuse suppurée, tuberculose rénale.

Maladie infectieuse, avec ou sans suppuration. Froid.

SIGNES. Début souvent insidieux, mais quelquefois brusque, avec frisson, douleurs lombaires, fièvre irrégulière, état général souvent grave ; au bout de 8 à 15 jours apparaît une tuméfaction de la région lombaire, avec œdème superficiel ; peu à peu, la région devient rouge et chaude, puis fluctuante, et l'abcès s'ouvre, à la région lombaire, dans la vessie, le péritoine, la plèvre, etc.

TRAITEMENT. Pénicilline, sulfamides ; incision et drainage.

Pyélite ou Pyélo-néphrite (du gr. *puelos,* bassinet). — Inflammation de la muqueuse des calices et du bassinet (pyélite), associée ou non à celle du rein (pyélo-néphrite).

Quand il existe de la rétention, le pus s'accumule à l'intérieur du rein, dans les calices et le bassinet dilatés formant une poche purulente (*pyonéphrose*).

CAUSES. Origine *toxique :* térébenthine, santal, cantharide, aspirine, antipyrine.

Origine infectieuse : colibacille gonocoque, staphylocoque, streptocoque, pneumocoque, entérocoque, bacille d'Eberth. Mais, pour que l'inflammation se localise à l'appareil urinaire, il faut une cause prédisposante : traumatisme, gêne à l'écoulement de l'urine.

Les principales causes sont la blennorragie, la lithiase rénale, la grossesse aux environs du cinquième mois, le rein mobile, l'infection urinaire avec distension des prostatiques et des rétrécis, les maladies infectieuses, une infection de l'intestin ou d'un organe du petit bassin. La tuberculose rénale, qui est aussi une cause de pyélo-néphrite, sera étudiée plus loin.

SIGNES. Frissons, fièvre, anorexie absolue, vomissements, céphalalgie violente, courbature; douleurs abdominales et lombaires; urines purulentes avec polyurie et pollakiurie à prédominance nocturne; douleur terminale à la miction; tuméfaction rénale appréciable en cas de pyonéphrose.

La pyélo-néphrite est parfois associée à une néphrite chronique (signes d'urémie et d'hypertension).

PRONOSTIC. Varie suivant l'âge du malade, l'unilatéralité ou la bilatéralité des lésions, l'état des fonctions rénales. La pyélo-néphrite des vieux urinaires, prostatiques et rétrécis, est la plus grave, surtout quand elle est bilatérale. La mort survient dans l'urémie après de longs mois de maladie.

La pyélo-néphrite de la lithiase nécessite l'intervention chirurgicale, qui donne de bons résultats quand elle est pratiquée à temps. La pyélonéphrite gravidique est ordinairement longue; la grossesse évolue normalement et la pyélo-néphrite cesse avec elle; on note parfois un accouchement prématuré.

Les pyélo-néphrites gonococcique, colibacillaire, guérissent habituellement par le traitement médical (vaccinothérapie).

TRAITEMENT. *A la période aiguë.* — Repos au lit, régime lacté, bains tièdes, révulsions, diurétiques; urotropine, acide mandélique. Purgatifs légers. Sulfamides, pénicilline, streptomycine. Vaccinothérapie.

Si le traitement médical est insuffisant, cathétérisme uretéral avec lavage du bassinet au nitrate d'argent (3 p. 100) ou au collargol (5 p. 100), deux à trois fois par semaine. Néphrectomie ou néphrostomie. L'examen fonctionnel de l'autre rein sera toujours pratiqué avant une intervention.

A la période chronique. — Urotropine, benzoate de soude, théobromine. Lavage du bassinet. Néphrectomie. Séjour à Vittel, Contrexéville, Evian.

Rein amyloïde. — CAUSES. Le rein amyloïde, comme la maladie amyloïde, dont il est une localisation,

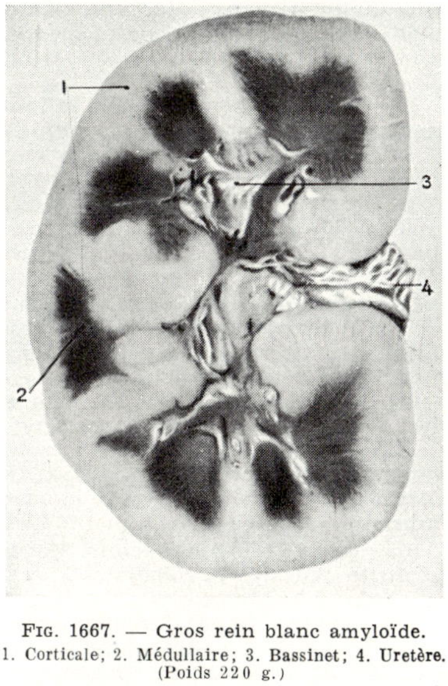

FIG. 1667. — Gros rein blanc amyloïde.
1. Corticale; 2. Médullaire; 3. Bassinet; 4. Uretère. (Poids 220 g.)

peut succéder à toute une catégorie de causes : les infections chroniques, à tendance cachectisante, les suppurations prolongées.

Au premier rang de ces causes se trouvent la tuberculose, la syphilis,

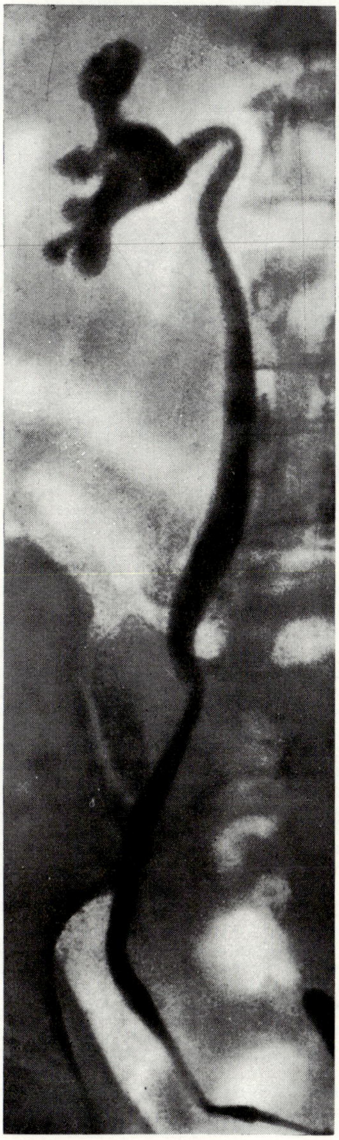

FIG. 1668. — Ptôse rénale avec coudure uretérale.

les ostéomyélites chroniques, les cystites durables, etc.

SIGNES. Les urines sont très abondantes (4 litres), claires, jaune d'or, et contiennent une grande quantité d'albumine.

Le malade a souvent en même temps un foie volumineux, une diarrhée abondante; il est pâle, affaibli, infiltré; il évolue vers la cachexie.

La mort est l'aboutissement ordinaire du rein amyloïde et de la maladie amyloïde en général.

TRAITEMENT. On pourra tenter d'obtenir une amélioration, ou un ralentissement dans l'évolution de cette affection, en donnant de l'iodure de potassium, de la teinture d'iode, du nitrate d'argent; on relèvera l'état général par les toniques (iodure de fer, bains salés). Le régime mixte est celui qui convient le mieux dans ce cas.

Rein mobile ou flottant. — CAUSES. Beaucoup plus fréquent chez la femme (grossesses répétées, corsets). Efforts violents, amaigrissement rapide. Le rein droit est plus souvent mobile que le rein gauche. Les degrés sont très différents : tantôt l'extrémité inférieure du rein est seule perceptible au-dessous des fausses côtes, tantôt le rein descend jusque dans le bassin.

SIGNES. Affection souvent méconnue (le malade se plaignant de troubles divers [gastro-intestinaux, ner-

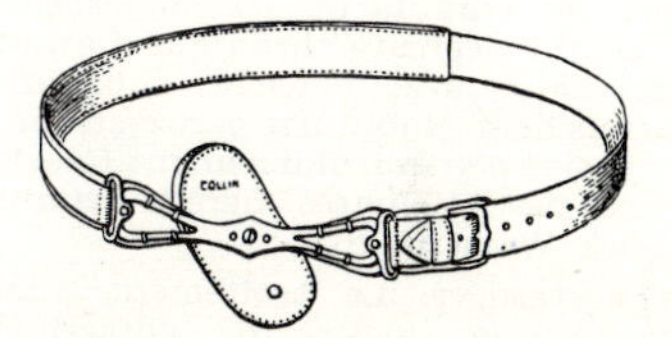

FIG. 1669. — Ceinture pour rein mobile.

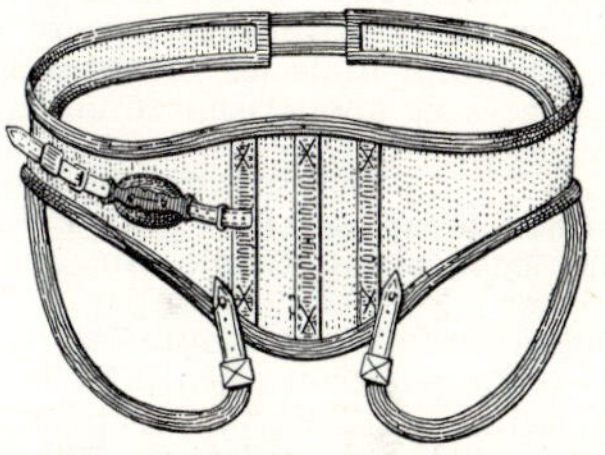

FIG. 1670. — Ceinture pour rein flottant.

veux, d'origine réflexe] sans rapport apparent avec le rein), et souvent associée à d'autres ptôses viscérales (foie, estomac, côlon).

Quelquefois, sensation de déplacement d'un organe dans l'abdomen, tiraillements, douleurs rénales irradiées le long de l'uretère.

Quelquefois aussi, étranglement rénal qui peut faire croire à une péritonite aiguë.

TRAITEMENT. Fixation chirurgicale du rein (néphropexie). Ceinture (*fig.* 1669, 1670), bandage spécial, sangle de Glénard. Contre les troubles douloureux et nerveux : repos horizontal, cataplasmes chauds, bromure, valériane.

Rein polykystique. — Malformation congénitale bilatérale, associée souvent à d'autres formations kystiques du foie, du poumon, du sein. Parfois incompatible avec la vie, mais, dans d'autres cas, cette lésion se traduit par des douleurs, des signes de néphrite chronique, des hématuries. La pyélographie aidera au diagnostic.

COMPLICATIONS. Azotémie progressive, mobilité, suppuration, compression des organes voisins.

EVOLUTION. Lente, vers l'urémie.

TRAITEMENT. Symptomatique. En cas de douleurs intolérables, décortication.

Syphilis rénale. — CAUSES. La syphilis peut causer des néphrites à sa phase secondaire (néphrite aiguë), à sa phase tertiaire (néphrite chronique) et chez les hérédo-syphilitiques.

Néphrite secondaire. — Elle évolue comme une néphrite aiguë, avec œdèmes, urémie et *albuminurie énorme* (10, 20 g et plus). Elle se déclare au cours de l'année qui suit le chancre, en moyenne vers le sixième mois, parfois dès le deuxième ou troisième mois.

Néphrite tertiaire. — C'est une néphrite chronique banale, s'accompagnant parfois d'autres signes de syphilis tertiaire (leucoplasie, aortite, etc.). Le Wassermann, s'il est positif, pourra donner des indications.

Néphrite héréditaire. — S'observe chez les enfants ou les adolescents. C'est une néphrite chronique à évolution lente, avec poussées subaiguës, parfois hémoglobinurie paroxystique à l'occasion d'un refroidissement. Coexistence des stigmates hérédo-syphilitiques. Wassermann.

TRAITEMENT. Le traitement antisyphilitique (iodure de potassium, mercure, arsénobenzènes) se montre habituellement efficace dans la néphrite secondaire. Dans la néphrite tertiaire et héréditaire, on note des améliorations, mais les rechutes sont fréquentes et aboutissent finalement à la mort.

Tuberculose rénale. — Elle est due à la localisation rénale du bacille de Koch. Elle est en général plus étendue et atteint toute la hauteur de l'appareil uro-génital, c'est-à-dire rein, uretère, vessie, prostate, canaux déférents, épididyme. Elle survient généralement chez d'anciens tuberculeux, mais ce peut être la première lésion tuberculeuse.

SIGNES. Le plus fréquemment le début est marqué par l'apparition d'une *cystite :* douleurs et brûlures en urinant, pollakiurie, c'est-à-dire mictions fréquentes et peu abondantes, urines troubles. Ce tableau est dû à l'atteinte de la vessie. En dehors de cause locale connue, il doit faire rechercher les signes de tuberculose. Les antécédents spécifiques manquent rarement. Les examens d'urines peuvent retrouver le germe, montrent des urines purulentes, contenant parfois des germes banaux. De toute façon, il faut cultiver sur milieux spéciaux et inoculer ces urines au cobaye, pour trouver le bacille de Koch. L'urographie intraveineuse va compléter cet examen. Elle précise les lésions et donne une idée de la valeur du fonctionnement rénal, renseignement important pour guider la thérapeutique. Sur les clichés peuvent être visibles : 1° les lésions rénales : cavernes creusées dans le parenchyme rénal comme les cavernes pulmonaires dans le poumon, ou images de dilatation des cavités, conséquences de rétrécissement en aval ; 2° les lésions urétérales : uretère rongé, irrégulier, plus ou moins sténosé ou uretère dilaté par un rétrécissement sous-jacent; 3° les lésions vésicales : vessie petite avec parfois l'image en double contour donnée par l'hypertrophie de la paroi.

En général, l'ensemble de ces examens suffit à donner le diagnostic. Dans le cas contraire, on a recours à la cystoscopie, au cathétérisme urété-

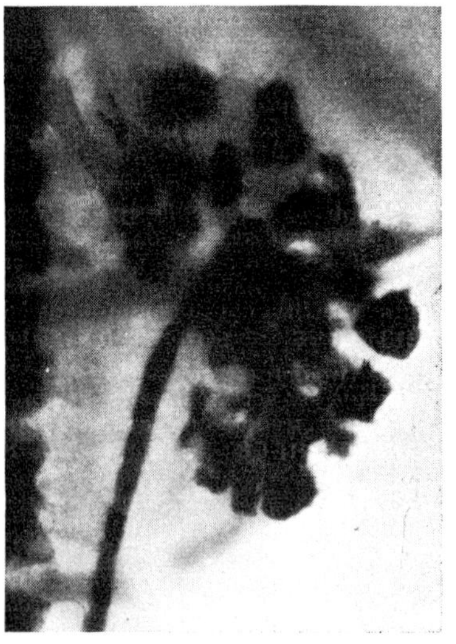

FIG. 1671. — Pyonéphrose tuberculeuse avec urétérite tuberculeuse.

ral, à l'urétéro-pyélographie rétrograde.

Il existe des formes *douloureuses* avec crises de coliques néphrétiques banales; *hématuriques* avec pissement de sang; *infectées* avec tableau de pyélonéphrite, ou de pyonéphrose (v. ces mots) ; enfin des formes *révélées par une altération de l'état général,* une *autre localisation tuberculeuse* en particulier de l'épididyme. L'évolution spontanée est rarement favorable. Peuvent survenir des complications urinaires à type de destruction rénale uni-, puis bilatérale entraînant la mort dans la grande insuffisance rénale, des complications liées à la maladie tuberculeuse (apparition d'autres foyers). En revanche, le traitement permet la guérison totale dans la plupart des cas.

TRAITEMENT. Deux méthodes se complètent. Le *traitement général* est fondé sur la cure hygiéno-diététique et la chimiothérapie spécifique (isoniazide, streptomycine, P.A.S.). Il est toujours institué et permet la guérison de la tuberculose rénale à son début quand il n'existe pas encore de graves lésions anatomiques. Le *traitement chirurgical* n'est possible qu'après préparation du malade par le traitement médical. L'acte opératoire est très variable suivant les cas : la néphrectomie supprime un rein inutile, qui ne fonctionne plus et est une source de diffusion de l'infection; la néphrectomie partielle permet de n'enlever que la partie du rein atteinte; la néphrostomie, c'est-à-dire ouverture et abouchement du bassinet à la peau, permet de sauver un rein dilaté par une sténose en aval (atteinte urétérale ou vésicale).

Plus particulières sont les interventions plastiques, fabriquant un nouvel uretère, voire une nouvelle vessie, en utilisant un segment intestinal pour remplacer les organes normaux lésés par la tuberculose.

Néphrose lipoïdique (Epstein). — Variété de néphrose caractérisée par une infiltration lipoïdique des cellules des tubes contournés. Elle paraît due à un trouble de métabolisme des protides et des lipides. Elle peut précéder, suivre ou accompagner une néphrite chronique, et s'observe surtout chez les jeunes.

SIGNES. Œdèmes blancs et mous; albuminurie abondante (5-20 g), sans signes de néphrite (pas de cylindres urinaires ni d'hématies) ; urée et tension normales.

L'urine contient des corps biréfringents. Le sang montre une diminution des protides, une augmentation des lipides (15-20 g), une augmentation du cholestérol (3-10 g). Le métabolisme de base est abaissé de 15 à 30 p. 100.

ÉVOLUTION. Lente avec rémissions; parfois, guérison complète. Mais les malades sont très vulnérables aux infections pneumococciques et staphylococciques.

Le problème essentiel pour le fondement d'un pronostic est de savoir s'il existe une néphrite associée.

TRAITEMENT. Régime déchloruré; régime d'Epstein riche en protides et pauvre en graisses. 100 à 200 g de viande par jour, 20 g de sucre et 20 g de graisses; pas de sel. Extrait thyroïdien (5 à 20 cg).

En cas de lésions glomérulaires graves décelées à la ponction-biopsie rénale, utilisation sur indications spécialisées de corticoïdes, voire de dépresseurs de l'immunité.

Urémie (du gr. *ouron,* urine, et de *haima,* sang). — Syndrome qui traduit l'intoxication de l'organisme, liée à l'insuffisance de la dépuration urinaire. Elle s'observe au cours de néphrites aiguës et chroniques.

SIGNES. *Urémie lente.* — Troubles respiratoires. Accès de dyspnée ressemblant à l'asthme; troubles du rythme respiratoire (type Cheyne-Stokes), bronchite à répétition; œdème pulmonaire.

Troubles nerveux : torpeur, délire, céphalée, crampes, névralgies, prurit, hémiparésie transitoire, myosis, troubles visuels.

Troubles gastro-intestinaux : langue sèche, luisante, rouge, fendillée, gênant la déglutition; ulcérations buccales; perte absolue de l'appétit, vomissements incoercibles, très amers, contenant beaucoup d'urée; diarrhée abondante, séreuse, quelquefois sanguinolente.

Urémie aiguë. — Elle s'accompagne souvent de troubles digestifs et respiratoires, comme précédemment, mais elle revêt surtout la forme nerveuse : coma, pâleur du visage, dyspnée à type Cheyne-Stokes, myosis, hypertension, délire diffus, convulsions toniques ou cloniques. Le dosage de l'urée dans le sang montre ordinairement de l'azotémie (1 à 4 g).

PRONOSTIC. Dépend surtout de la néphrite causale. V. *Néphrites aiguës* et *Néphrite chronique.*

TRAITEMENT. Dans l'*urémie aiguë,* repos complet au lit, alimentation sans sel et sans viande, diurétiques légers (eau lactosée, scille), injection de sérum glucosé isotonique (45 p. 1 000), antibiotiques en cas de fièvre.

Dans l'*urémie suraiguë* (urée supérieure à 4 g, anurie), l'épuration extrarénale peut être indiquée. (V. *Supplément.*)

Dans l'*urémie chronique,* traitement de la néphrite chronique.

REIN ARTIFICIEL. — V. *Supplément.*

RELAXATION. — V. *Supplément.*

RELEVEURS. — Instruments de chirurgie servant à relever, à écarter certains organes, la luette, les pau-

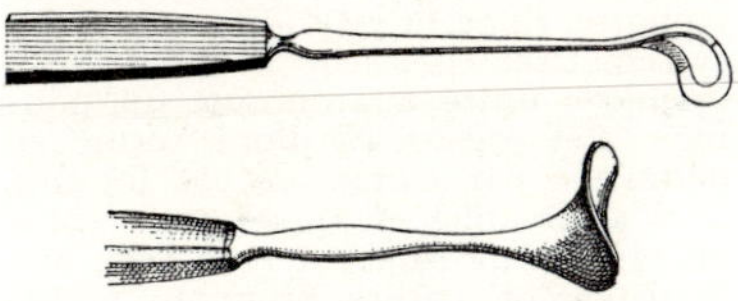

FIG. 1672. — Releveurs.
En haut : releveur de la luette; *en bas :* releveur des paupières.

pières (*fig.* 1672), pour permettre une opération sur les organes voisins.

Releveur de l'anus. — Muscle du périnée qui s'insère d'une part sur le bassin et l'obturateur interne, et d'autre part sur le rectum, où ses fibres se confondent avec les fibres musculaires longitudinales du rectum. Innervé par une branche du plexus sacré, ce muscle forme avec son homologue du côté opposé une sangle qui soutient les organes pelviens et le rectum; il est, en outre, constricteur du rectum.

REMÈDE. — Substance capable de déterminer une amélioration dans une maladie. Ce nom, sans autre qualificatif, est donné aussi aux lavements, considérés autrefois comme le remède par excellence.

REMINÉRALISATION (Régime de). — L'anémie, l'azoturie, la convalescence, le diabète, la dyspepsie, le scorbut, la tuberculose, *déminéralisent* les tissus. Privés de leurs sels normaux (phosphates de calcium, chlorures de magnésium, etc.), les divers tissus (musculaires, nerveux, etc.), les globules rouges, sont dans un état de moindre résistance contre les infections ou les intoxications; les oxydations des cellules diminuent, l'élimination des déchets toxiques se fait mal, les globules sanguins s'altèrent. Pour reconstituer la quantité normale de sels minéraux, il faut avoir recours au lait, au bouillon, aux légumes et aux décoctions de céréales (alcalins), aux œufs, aux cervelles, aux poissons (phosphore), aux épinards (fer).

RÉMISSION (du lat. *remittere,* relâcher). — Cessation ou diminution temporaire plus ou moins complète de la fièvre et, dans certains cas, des autres signes d'une maladie.

RÉMITTENT. — Qui présente des rémissions.

RÉNITENCE (du lat. *reniti,* résister). — Sensation de résistance légèrement élastique à la pression, que donne une tumeur.

RENNES-LES-BAINS (Aude). — Eaux chaudes radio-actives sulfatées calciques et magnésiennes, carbonatées mixtes et chlorurées sodiques; eaux froides sulfatées et ferrugineuses.

CURE. Boisson, bains, douches.

INDICATIONS. Affections rhumatismales; obésité, goutte, gravelle, diabète.

RENONCULES. — Plantes de la famille des Renonculacées. Le suc de renoncule est âcre et possède des propriétés rubéfiantes et vésicantes.

RENOUÉE. — Petite plante grimpante (*Polygonum aviculare*) de la famille des Polyganacées, riche en silice et en tanin. On l'emploie en totalité comme astringent sous forme d'infusion (50 à 100 g par litre d'eau).

RENVOIS (Syn. : éructations). — Emission, sonore ou non, par la bouche, de gaz provenant de l'estomac. V. AÉROPHAGIE.

REPAS D'ÉPREUVE. — Repas qu'on fait absorber à un sujet pour étudier le fonctionnement de son appareil digestif. L'application la plus fréquente est la choléscystographie, c'est-à-dire la radiographie de la vésicule biliaire opacifiée, suivie d'un repas d'épreuve pour étudier les différentes phases de la contraction et du relâchement vésiculaires.

REPOS. — **Cure de repos.** — Le repos peut être soit complet, *alitement permanent,* soit mitigé par la chaise longue dans la journée, soit entrecoupé de petites promenades. Son but est de supprimer l'auto-intoxication due à la fatigue.

On doit ordinairement lui associer l'*aération permanente,* soit à la montagne, soit simplement à la campagne ou, s'il est impossible de faire autrement, à la ville, les fenêtres étant alors continuellement ouvertes.

INDICATIONS. 1° *Affections chroniques.* — Chlorose, anémie, neurasthénie des surmenés, chorée, ptôses de l'estomac, de l'intestin, du rein, maladies du cœur, artériosclérose, albuminurie orthostatique, tuberculose, phlegmatia alba dolens.

2° *Affections aiguës.* — Maladies fébriles, néphrites aiguës, psychoses aiguës.

RÉSECTION (du lat. *resecare,* retrancher). — Opération chirurgicale dans laquelle on enlève une partie (milieu ou extrémité) d'un ou de plusieurs os, en conservant la portion du membre qui fait suite aux parties enlevées.

RÉSERPINE. — V. *Supplément.*

RÉSERVE ALCALINE. — Quantité de carbonates, bicarbonates, phosphates alcalins contenus dans le plasma sanguin et neutralisant tout excès d'acide. On mesure cette réserve alcaline par la quantité de CO_2 en cm^3 que 100 cm^3 de plasma sanguin peuvent fixer à l'état de carbonates; normalement, elle varie entre 50 et 60 vol. de CO_2 pour 100 cm^3 de plasma.

Dans les cas pathologiques, la réserve alcaline peut s'abaisser au-dessous de 30 vol. : on dit qu'il y a *acidose;* elle peut au contraire s'élever à 80 et 100 vol. : on dit qu'il y a *alcalose.* V. pH.

RÉSINES. — Produits végétaux, insolubles dans l'eau, solubles dans l'alcool, le chloroforme et les corps gras, qu'on retire des Coniféracées, des Rutacées, des Térébinthacées, des Légumineuses, des Urticacées, des Sapotacées.

Peu employées aujourd'hui, les résines sont stimulantes, purgatives.

Résine cationique. — V. *Supplément.*

RÉSISTANCE DES GERMES AUX ANTIBIOTIQUES. — Cette méthode permet de cultiver *in vitro* le germe prélevé sur le malade lui-même. Sur la culture, on étudie l'action des divers antibiotiques; ceci permet de connaître l'antibiotique et la dose minimum efficace. Cette méthode rend de grands services dans le traitement des maladies infectieuses.

RÉSISTANCE GLOBULAIRE. — V. HÉMOLYSE.

RÉSOLUTION et RÉSOLUTIFS. — La *résolution* est le retour à l'état normal de tissus malades. Les médicaments *résolutifs* sont ceux qui produisent ce résultat, et le terme est ordinairement synonyme d'*émollients;* les toniques et les antiseptiques qui guérissent les plaies sont quelquefois ainsi dénommés.

Le mot « résolution » est employé aussi dans le sens d'affaiblissement : *résolution des forces,* et dans le sens d'inertie : *résolution musculaire.*

RÉSORCINE (Dioxybenzine). — Substance isomère de la *pyrocatéchine* et de l'*hydroquinone,* se présentant sous forme de cristaux blancs, devenant roses sous l'action de la lumière, d'odeur phéniquée, de saveur désagréable.

Employée seulement à l'extérieur : 1° comme antiseptique pour la bouche, le nez, le traitement des plaies; 2° comme antiprurigineux et kératoplastique dans les maladies de la peau (acné, eczéma séborrhéique, psoriasis, pityriasis).

MODE D'EMPLOI et DOSES. En *solution* à 5 g par litre d'eau; en *collutoire* (stomatite), 5 g pour 50 g de miel blanc et 50 g de glycérine; en *huile,* 5 g pour 95 g d'huile d'amandes douces; en *collodion,* 1 g pour 15 g de collodion riciné; en *pommade* à 10 p. 100.

Intoxication. — La résorcine s'élimine par les urines, qu'elle colore en noir comme le phénol. Les doses toxiques provoquent de la céphalée, des bourdonnements d'oreilles, des vertiges, de l'agitation, des sueurs, puis des convulsions et des contractures, du tremblement et des crises épileptiformes, de l'abaissement de la température, de la tachycardie, de l'hypertension, de l'accélération, et enfin l'arrêt de la respiration.

TRAITEMENT. Vomitifs, lavage de l'estomac, stimulants, grogs chauds. Eau albumineuse. Inhalations de nitrite d'amyle.

RÉSORPTION. — Disparition d'un liquide épanché, ses éléments étant repris par la circulation.

RESPIRATION ARTIFICIELLE. — V. ASPHYXIE.

RESPIRATOIRES (Organes) et RESPIRATION. — La *respiration* est une fonction organique essentielle dont le but est de faire passer : 1° depuis l'air extérieur jusque dans le sang, l'oxygène nécessaire à la combustion au sein des tissus des matériaux de nutrition; 2° depuis le sang jusque dans l'air extérieur, l'acide carbonique, produit de déchet de ces combustions. La fonction respiratoire se résume donc en un échange gazeux entre l'air et le sang, échange qui se fait par l'intermédiaire de l'appareil respiratoire.

Pour parvenir au niveau de l'appareil respiratoire (*fig.* 1673) où doivent se faire ces échanges, l'air extérieur

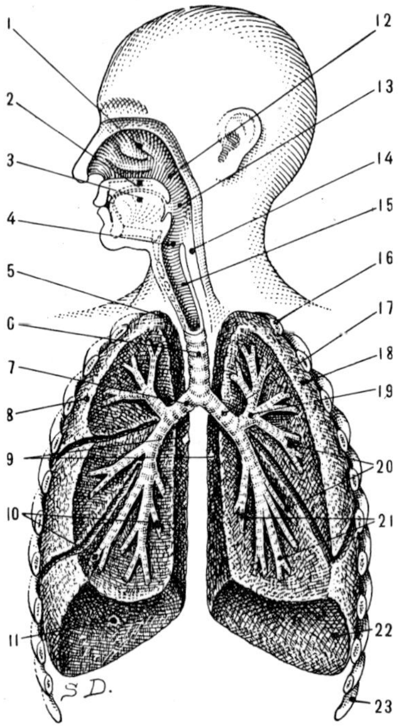

FIG. 1673. — Appareil de la respiration chez l'homme.

1. Fosse nasale; 2. Voûte palatine; 3. Langue; 4. Larynx; 5. Sommet du poumon; 6. Trachée thoracique; 7. Arbre bronchique droit; 8. Poumon droit; 9. Bord postérieur des poumons; 10. Bronches ventrales droites; 11. Face diaphragmatique; 12. Pharynx nasal; 13. Pharynx buccal; 14. Œsophage; 15. Trachée cervicale; 16. 1re côte; 17. Arbre bronchique gauche; 18. Poumon gauche; 19. Bronche supérieure gauche; 20. Bronches dorsales; 21. Bronches ventrales gauches; 22. Face diaphragmatique; 23. 11e côte.

pénètre d'abord dans les fosses nasales, subdivisées elles-mêmes en sortes de canaux par des saillies osseuses, ou cornets.

Les *fosses nasales* (*fig.* 1673 à 1675) sont tapissées d'une muqueuse riche en vaisseaux sanguins et en glandes muqueuses, ce qui leur donne la double propriété de réchauffer l'air et de l'humidifier, tout en retenant les poussières qu'il véhicule. Aussi est-ce par le nez que doit se faire l'entrée de l'air nécessaire à chaque inspiration. Pénétrant par la bouche, qu'il dessèche, l'air arrive en outre froid à la gorge; ce fait suffit souvent à donner aux microbes, hôtes normaux de la cavité bucco-pharyngée, l'occasion d'entrer en action et de provoquer soit une angine, soit une amygdalite, si l'infection porte sur les deux glandes ou amygdales (*fig.* 1676) qui limitent latéralement l'ouverture du pharynx.

Arrivé dans le larynx, l'air non attiédi par la traversée des fosses na-

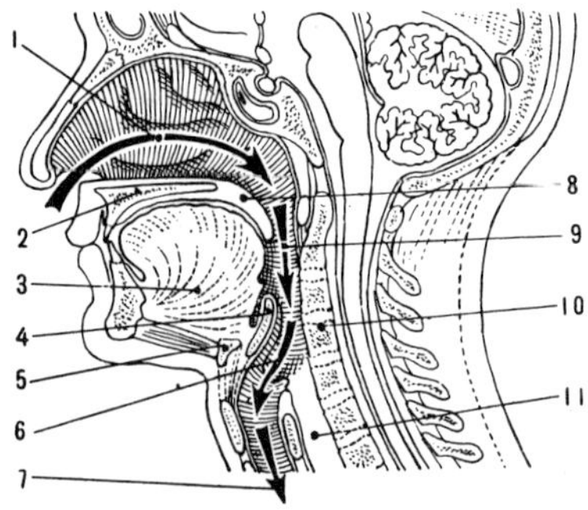

FIG. 1674. — Voies aériennes respiratoires supérieures.

1. Fosse nasale; 2. Voûte palatine; 3. Langue; 4. Epiglotte; 5. Os hyoïde; 6. Larynx; 7. Trachée; 8. Luette; 9. Pharynx; 10. Vertèbres cervicales; 11. Œsophage.

sales peut, de la même façon, provoquer une inflammation plus ou moins marquée de ce conduit (enrouement, laryngite) ou, au-dessous de lui, dans l'appareil bronchique, des lésions inflammatoires qui caractérisent la bronchite ou la congestion pulmonaire. Aussi est-il nécessaire de prendre l'habitude de respirer uniquement par le nez, et d'autant plus que l'air extérieur est plus froid et la respiration plus rapide, c'est-à-dire au cours de tout exercice physique.

L'*appareil respiratoire* proprement dit est constitué schématiquement

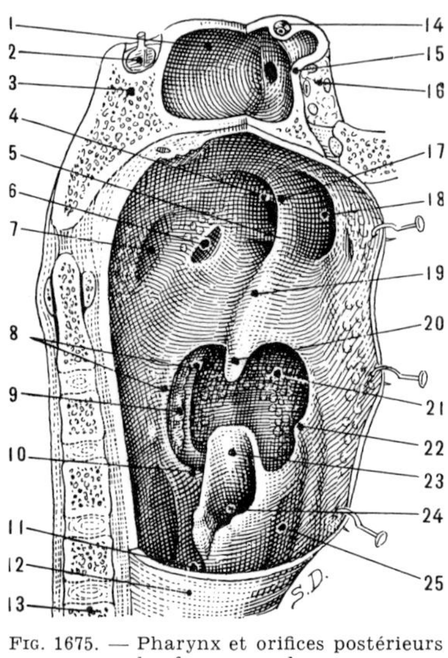

FIG. 1675. — Pharynx et orifices postérieurs des fosses nasales.

1. Sinus sphénoïdal droit; 2. Hypophyse; 3. Coupe médiane postéro-antérieure; 4. Fosse nasale gauche; 5. Cornet inférieur; 6. Orifice de la trompe d'Eustache; 7. Fossette de Rosenmuller; 8. Pilier antérieur et pilier postérieur du voile du palais; 9. Amygdale palatine; 10. Repli pharyngo-épiglottique gauche; 11. Œsophage; 12. Paroi pharyngienne; 13. Vertèbres cervicales; 14. Canal optique; 15. Coupe transversale; 16. Sommet de l'orbite droite; 17. Bord postérieur de la cloison nasale; 18. Fosse nasale droite; 19. Face supérieure du voile du palais; 20. Luette; 21. Amygdale linguale; 22. Grande corne de l'os hyoïde; 23. Epiglotte; 24. Larynx; 25. Gouttière pharyngo-laryngée droite.

par une canalisation d'apport de l'air extérieur, d'abord unique et formée par le *larynx* et la *trachée,* dont l'ensemble constitue les *voies aériennes supérieures.*

Au niveau de l'extrémité inférieure de la trachée, cette canalisation se dédouble en deux conduits divergents, les *grosses bronches* ou *bronches souches,* destinées à chacun des poumons correspondants.

Puis, très rapidement, chacune des deux bronches se ramifie en se subdivisant en conduits de plus en plus fins; les dernières divisions, appelées *bronchioles,* aboutissent à une sorte de petite ampoule, la *vésicule pulmonaire,* dont la réunion en groupes systématisés constitue le *lobule pulmonaire,* unité anatomique du poumon. Cet organe est donc formé en définitive par l'amas de ces lobules, tous semblables et appendus, comme des grains de raisin à leur tige, aux divisions de l'arbre bronchique. Les poumons ainsi constitués sont deux organes élastiques dont les mouvements rythmiques d'expansion et de retrait sont favorisés par le glissement l'un sur l'autre des deux feuillets de leur enveloppe séreuse, ou *plèvres.*

I. RESPIRATOIRES (Organes) [**conformation et fonctions**]. — **Bronches.** — Ensemble formé par les deux bronches souches ou grosses bronches et leurs subdivisions successives (v. tabl. LVI, pl. en couleurs à RESPIRATOIRES [Organes] et hors-texte en couleurs ANATOMIE HUMAINE, en tête du volume).

Nées de la bifurcation de la trachée, les deux bronches souches se séparent à angle aigu pour gagner une portion de la face interne du poumon correspondant appelée *hile,* où elles s'enfoncent. Aussitôt après

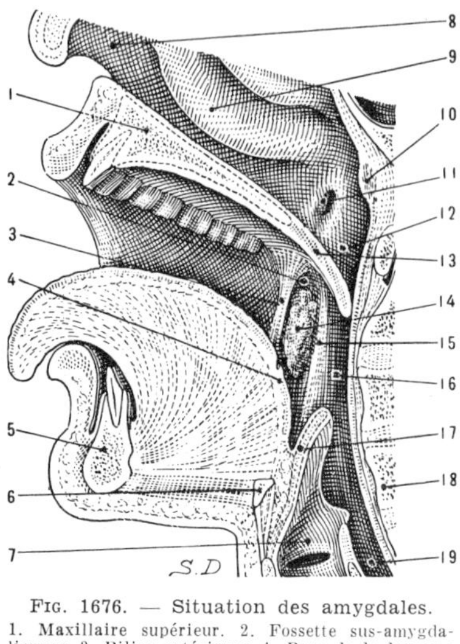

FIG. 1676. — Situation des amygdales.

1. Maxillaire supérieur. 2. Fossette sus-amygdalienne; 3. Pilier antérieur; 4. Base de la langue; 5. Maxillaire inférieur; 6. Os hyoïde; 7. Larynx; 8. Fosse nasale droite; 9. Cornet inférieur; 10. Amygdale pharyngienne; 11. Trompe d'Eustache; 12. Pharynx nasal; 13. Voile du palais; 14. Amygdale palatine; 15. Pilier postérieur; 16. Pharynx buccal; 17. Epiglotte; 18. Vertèbres cervicales; 19. Œsophage.

sa pénétration, chacune des bronches commence à se diviser, la droite en trois branches, la gauche en deux

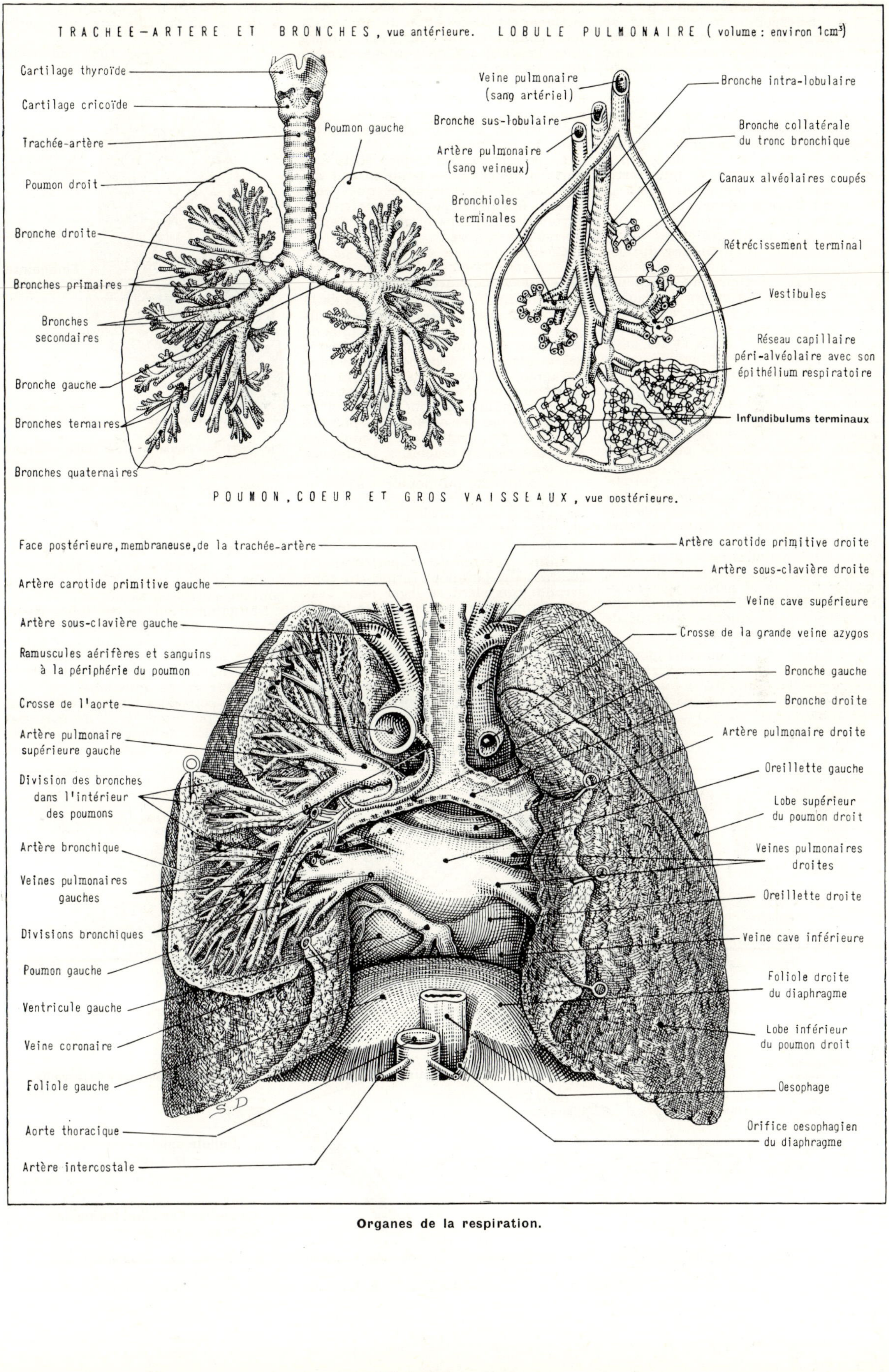

Organes de la respiration.

branches, destinées aux lobes pulmonaires correspondants, où elles se subdivisent un grand nombre de fois.

Chaque bronche comprend donc une première portion extra-pulmonaire courte et indivise, et une véritable arborisation intra-pulmonaire.

Dans leur portion extra-pulmonaire, les deux bronches ne sont pas symétriques; la bronche droite, longue de 5 cm, au lieu de 3 cm à gauche, est plus grosse et plus verticale; aussi, les corps étrangers y pénètrent-ils plus facilement.

Situées dans le médiastin, elles forment avec les artères et les veines pulmonaires et bronchiques qui les accompagnent les deux pédicules pulmonaires. Autour du pédicule gauche s'enroule la crosse de l'aorte, autour du droit la grande veine azygos. Au voisinage des bronches se trouvent enfin des nerfs et les ganglions trachéo-bronchiques.

Dans sa portion intra-pulmonaire, chaque bronche forme par ses ramifications successives un véritable arbre bronchique dont les derniers rameaux, ou bronchioles, pénètrent chacun dans un lobule pulmonaire. (V. plus loin *Poumons.*)

Dans leur portion extra-pulmonaire, les bronches ont la même structure que la *trachée.* Dans leur portion intra-pulmonaire, au contraire, leurs divisions tendent à devenir cylindriques. Elles comprennent deux couches : une couche extérieure fibreuse, où sont incluses de petites pièces cartilagineuses irrégulières, et une couche intérieure, ou muqueuse, pourvue de cellules à cils vibratiles.

Poumons. — Les poumons, portion essentielle de l'appareil respiratoire, sont deux volumineux organes qui occupent la plus grande partie de la cage thoracique.

De volume proportionnel aux dimensions de celle-ci, d'un poids moyen de 1 300 g chez l'homme, leur surface est lisse et brillante, mais leur couleur varie avec l'âge : roses chez l'enfant, ils deviennent ensuite gris, puis ardoisés et même noirs par places, par suite du dépôt de poussières. Leur consistance est molle et spongieuse, mais leur élasticité est considérable et joue un rôle capital dans la respiration.

Le poumon qui a respiré flotte à la surface de l'eau. Le poumon qui n'a pas respiré est plus dense que l'eau. Cette épreuve peut permettre de savoir si un enfant mort-né a respiré ou n'a pas respiré.

Chaque poumon est enveloppé par une séreuse, la *plèvre* (v. ce mot à RESPIRATOIRES [Organes], p. 967).

Occupant les parties latérales de la cage thoracique, avec laquelle ils sont en rapport sur toute l'étendue de leur face externe ou costale, séparés des viscères de l'abdomen par le diaphragme, sur lequel ils reposent par leur base ou face diaphragmatique, les deux poumons sont séparés l'un de l'autre par un *espace interpleural,* ou *médiastin,* comblé par le cœur, les gros vaisseaux thoraciques, la trachée et l'œsophage.

Les pédicules pulmonaires s'échappent du médiastin pour pénétrer dans les poumons, au niveau d'une région de leur face interne ou médiastine appelée *hile* (*fig.* 1684).

Enfin, l'extrémité supérieure, ou sommet du poumon, forme un cône arrondi qui vient se loger dans l'espace limité par la concavité de la première côte, derrière la clavicule, qu'il dépasse un peu.

Les poumons présentent enfin, sur leur surface extérieure, des sillons très profonds, appelés *scissures interlobaires,* qui décomposent chacun d'eux en *lobes;* une scissure sépare ainsi le poumon gauche en deux lobes, un antéro-supérieur, plus petit, et un postéro-inférieur, plus grand. A droite, la division de la scissure

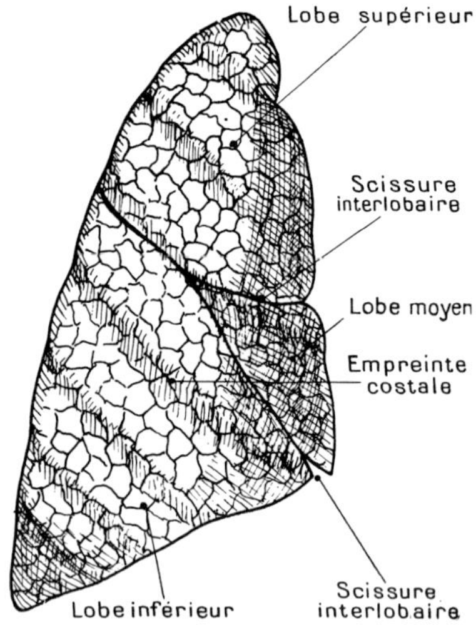

FIG. 1677. — Poumon droit (face externe).

interlobaire du poumon le sépare en trois lobes : supérieur, moyen et inférieur (*fig.* 1677).

Le lobe supérieur droit forme à lui seul presque tout le sommet du poumon; le moyen est au-dessus et en avant du lobe inférieur qui siège au contact du diaphragme.

L'inflammation de ces lobes prend le nom de *lobite.* Mais on a constaté que certaines localisations infectieuses aiguës ou tuberculeuses existaient dans un territoire limité à l'intérieur même d'un lobe.

Aussi, considère-t-on actuellement que les poumons sont formés par juxtaposition de *zones* indépendantes, serrées les unes contre les autres et

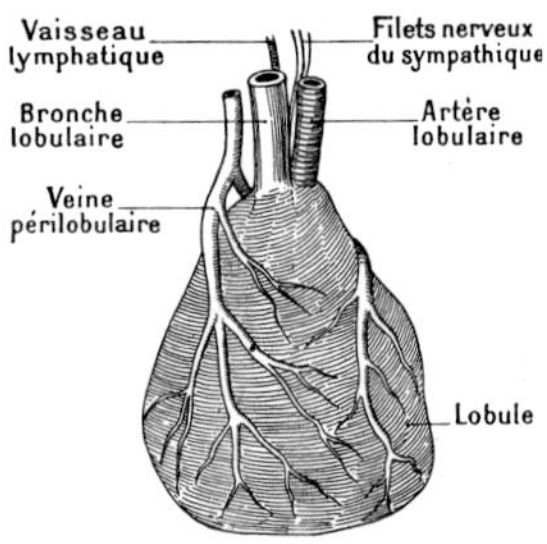

FIG. 1678. — Lobule pulmonaire et son pédicule.

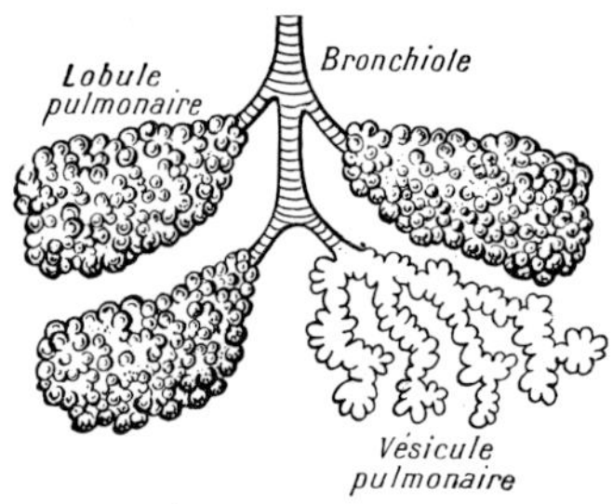

FIG. 1679. — Bronchiole et vésicule pulmonaire.

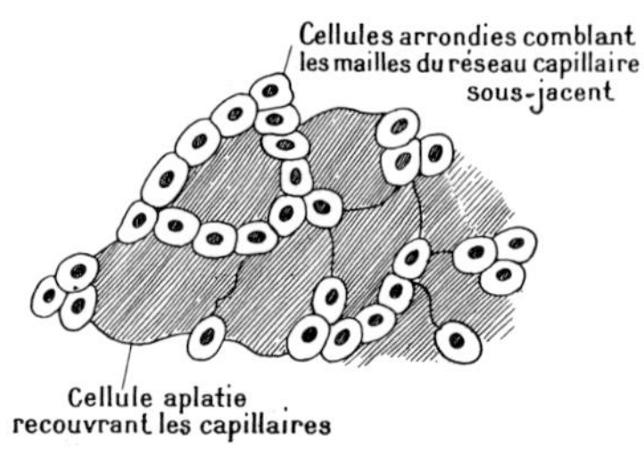

FIG. 1680. Epithélium respiratoire.

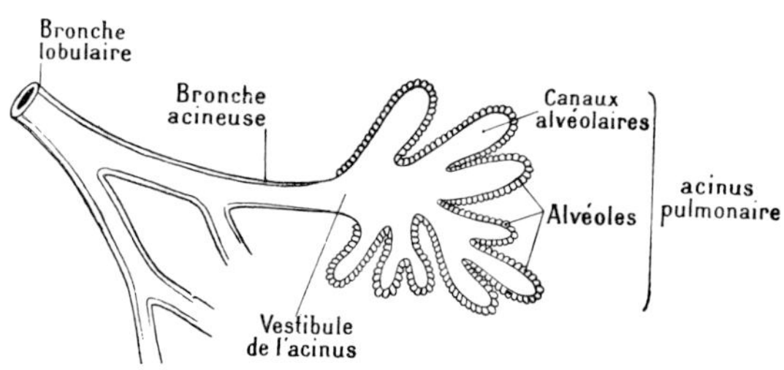

FIG. 1681. — Mode de division de la bronche lobulaire.

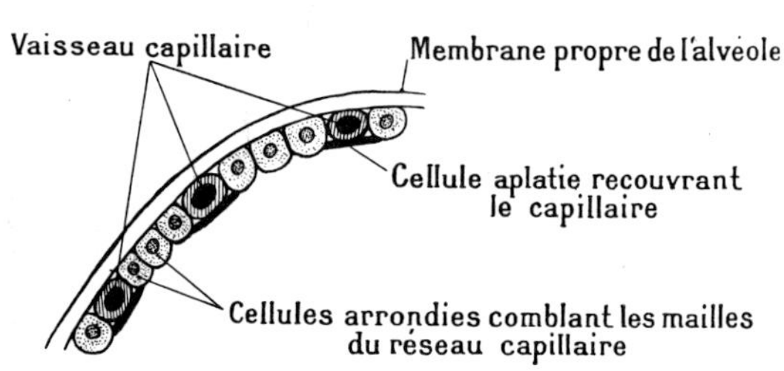

FIG. 1682. — Structure de l'alvéole (coupe schématique).

séparées par des cloisons conjonctives; chaque zone possède sa bronche, ses vaisseaux, ses lymphatiques, ses nerfs; elle a une forme triangulaire à pointe hilaire et à base corticale. Ces zones, avec ventilation et innervation propres, sont en nombre déterminé pour chaque lobe. Une zone peut être seule lésée pathologiquement, et l'étude radiologique permet de reconnaître la topographie exacte de la lésion.

Le poumon est essentiellement constitué par l'arbre bronchique et par les lobules pulmonaires appendus à ses ramifications et formés eux-mêmes par l'arborisation terminale des bronchioles lobulaires (*fig.* 1678, 1679).

Le poumon n'est, en effet, qu'un amas de lobules, tous semblables; chacun forme une petite masse d'un volume de 1 cm^3 environ; à l'une de ses extrémités pénètre le pédicule lobulaire, formé par l'artère pulmonaire du lobule, des lymphatiques, des filets nerveux, et la branche lobulaire. Celle-ci se divise, après sa pénétration dans le lobule, en un grand nombre de bronchioles acineuses : chacune d'elles, en s'épanouissant à son tour en un bouquet de conduits en cul-de-sac, appelés *canaux alvéolaires* (*fig.* 1681), forme un *acinus;* le lobule n'est donc qu'une réunion d'acini.

Or, sur toute la surface des conduits alvéolaires dans lesquels elles s'ouvrent se trouvent une quantité de petites poches hémisphériques pressées les unes contre les autres et offrant dans leur ensemble l'aspect d'un nid d'abeilles : ce sont là les *alvéoles pulmonaires,* et c'est à leur niveau que se font les échanges respiratoires.

Chaque alvéole comprend une *membrane propre* renforcée par des fibres élastiques très développées (*fig.* 1682). Sur la face intérieure de cette membrane est appliqué un *réseau capillaire sanguin* extrêmement riche, fourni par les divisions de la petite artériole pulmonaire qui a accompagné la bronche lobulaire en se ramifiant d'une façon correspondante. Enfin, le réseau capillaire est recouvert par l'*épithélium respiratoire* (*fig.* 1680), moulé en quelque sorte sur lui. Cet épithélium comprend, en effet, deux sortes de cellules : les premières, arrondies et cubiques, comblent les mailles du réseau capillaire, tandis que les autres, en forme de plaques larges et très minces, recouvrent les vaisseaux eux-mêmes; cette disposition est extrêmement favorable aux échanges gazeux entre l'air alvéolaire et le sang du réseau capillaire. Les veines pulmonaires, qui emmènent le sang modifié par l'hématose, sont placées à la périphérie de l'alvéole et du lobule. Bronches et poumons sont *innervés* par les *plexus pulmonaires* péribronchiques qui reçoivent des éléments du pneumogastrique et du sympathique; le poumon se rétracte et se dilate sous l'effet de cette double innervation.

Plèvres (du gr. *pleura,* côte). — Les plèvres sont les deux membranes séreuses qui entourent les poumons (*fig.* 1683). Elles forment, à chacun d'eux, un sac à deux feuillets superposés. Le *feuillet interne* ou *viscéral* est appliqué à la surface du poumon et s'insinue jusqu'au fond des scissures interlobaires; le *feuillet externe* ou *pariétal* revêt la vaste cavité où se trouve logé le poumon. En bas, la plèvre s'étale sur la coupole diaphragmatique (*plèvre diaphragmatique*) ; en haut, elle forme au-dessus du poumon un *cul-de-sac* ou *dôme pleural* qui se moule sur le sommet de l'organe (*plèvre cervicale*) ; en dedans, elle revêt la face correspondante du médiastin (*plèvre médiastine*) ; en dehors, elle tapisse la face interne des côtes et des espaces intercostaux (*plèvre costale*) ; cette plèvre costale forme en bas, entre la voussure diaphragmatique et la face

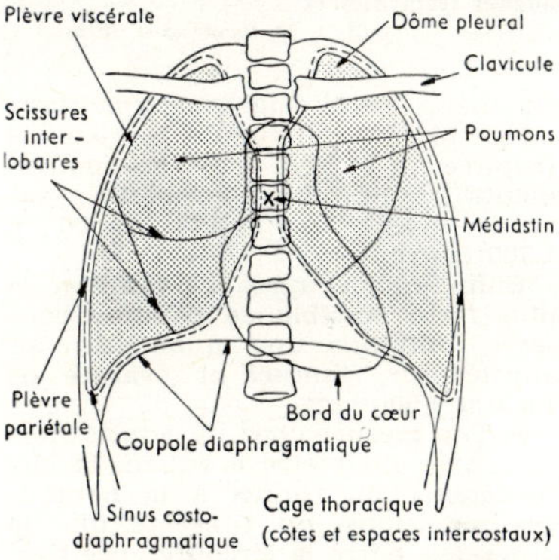

FIG. 1683. — Rapport des plèvres pariétale et viscérale.
Le feuillet interne ou viscéral est en pointillé. Le feuillet externe ou pariétal est en trait plein. (Dessin très schématique.)

interne des côtes, une gouttière angulaire demi-circulaire, le *cul-de-sac inférieur* ou *sinus costo-diaphragmatique.*

Les deux feuillets de la plèvre sont partout accolés; leur intervalle constitue la *cavité pleurale;* virtuelle à l'état normal, elle ne contient qu'une très petite quantité de liquide destinée à lubrifier la surface des deux feuillets pleuraux et à faciliter leur glissement.

C'est entre ces deux feuillets que l'on introduit de l'air pour créer un pneumothorax et que s'accumule le liquide en cas de pleurésie; la cavité pleurale, de virtuelle, devient volumineuse et le poumon se trouve comprimé.

Mais le sac pleural n'est pas complètement clos; il présente une ouverture au niveau de la face interne du poumon. Cette ouverture laisse passer la pédicule pulmonaire, qu'elle engaine, puis, au-dessous, ses bords s'accolent de façon à former un repli séreux triangulaire à sommet supérieur, étendu verticalement du hile au diaphragme et appelé *ligament triangulaire du poumon.*

Respiration. — Les différentes parties de l'appareil respiratoire contribuent à la fonction.

Le rôle des bronches est d'amener l'air extérieur jusqu'aux lobules pulmonaires, où se font, à travers la paroi des vésicules, les échanges gazeux. L'arbre bronchique, par le rétrécissement progressif de ses conduits, présente une disposition très favorable au réchauffement et à la filtration de l'air inspiré, les poussières et les microbes se déposant peu à peu sur les parois. Le mucus visqueux, sécrété par les glandes très

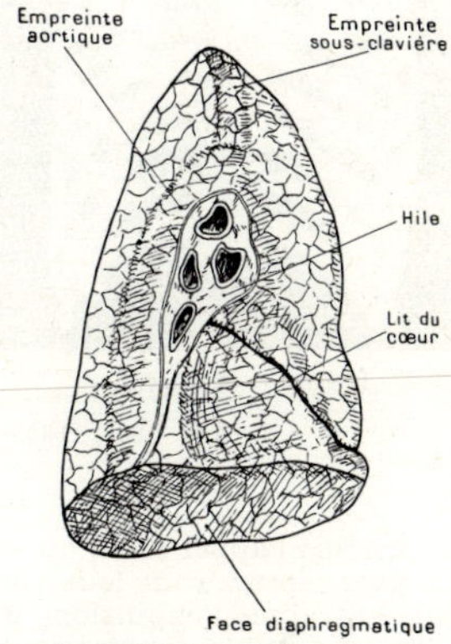

FIG. 1684. — Poumon gauche (face médiastinale).

nombreuses des bronches, retient ces éléments et, ramené vers le larynx par le mouvement des cils vibratiles de la muqueuse (*fig.* 1685), est expulsé

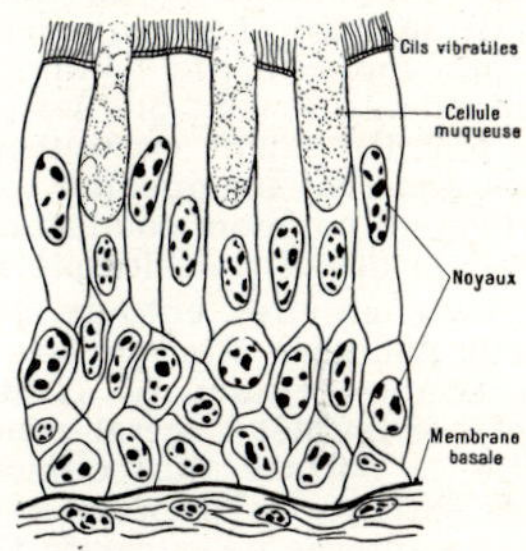

FIG. 1685. — Coupe d'une muqueuse montrant les cils vibratiles.

dans les efforts de toux sous forme de crachats.

Le poumon est l'organe essentiel de la respiration, mais il n'a dans la

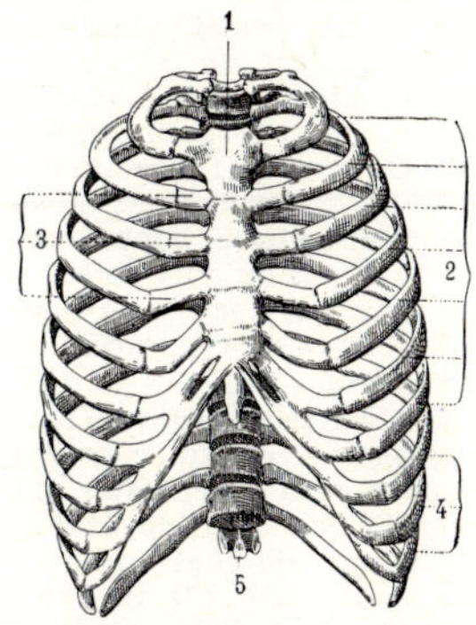

FIG. 1686. — Cage thoracique.
1. Sternum; 2. Vraies côtes; 3. Cartilages costaux; 4. Fausses côtes; 5. Colonne vertébrale.

ventilation pulmonaire, c'est-à-dire dans l'appel de l'air extérieur et le rejet de l'air employé, qu'un rôle passif. Les poumons, en effet, organes très élastiques, se laisseront dilater

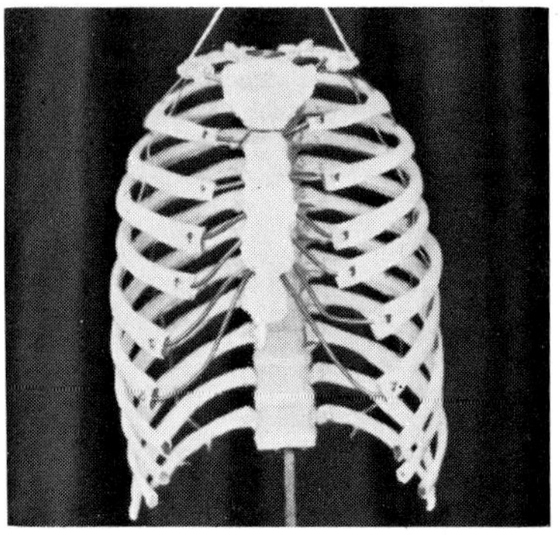

Phase de l'inspiration.

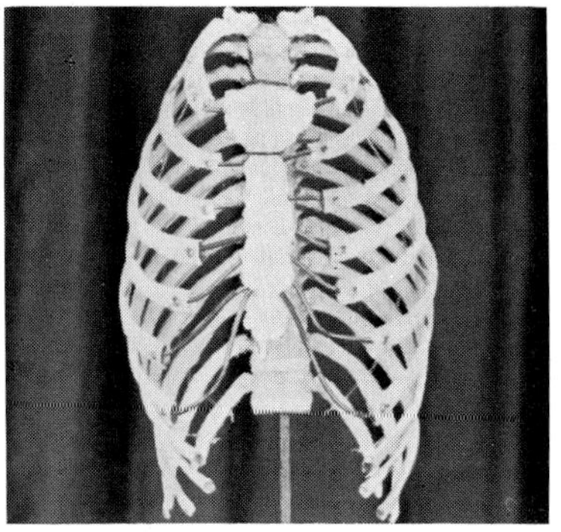

Phase de l'expiration.

FIG. 1687, 1688. — Phénomènes respiratoires.
(*Cl. J. M. Baufle et G. Bresse.*)

(ce qui produit l'appel d'air, ou inspiration), puis reprendront leur volume (ce qui entraîne l'expulsion d'une partie de l'air qu'ils contiennent, ou expiration) dès que le facteur de leur dilatation n'existera plus. Or, ce facteur, c'est l'expansion active de la cage thoracique (*fig.* 1686) due à l'action des muscles dits *inspirateurs,* en particulier du diaphragme et des muscles intercostaux. Mais pour que les mouvements d'expansion et de resserrement de la cage thoracique entraînent des mouvements pulmonaires correspondants, il faut que les parois de la première aient partout prise, qu'elles adhèrent en quelque sorte à la surface du poumon, condition réalisée par la disposition des plèvres.

La plèvre, en effet, entoure chacun des deux poumons à la manière d'un sac à double feuillet (v. ci-dessus, *Plèvres*), le feuillet viscéral adhérant à toute la surface du poumon, le feuillet externe ou pariétal à toute la surface interne de la cavité thoracique. Or, la cavité du sac pleural est normalement nulle, par suite de l'existence à son intérieur d'une pression négative ou vide pleural (due à ce fait que la pression atmosphérique ne s'y exerce pas, alors qu'elle agit et à la surface du thorax et à l'intérieur du poumon).

Grâce à cette pression négative, les deux feuillets du sac séreux restent accolés, appliquant par conséquent hermétiquement le poumon aux parois de la cavité thoracique. Pour suivre leurs mouvements, la surface des poumons glisse contre ces parois, la surface de glissement étant fournie par les faces opposées des deux feuillets pleuraux, qui sont lisses et onctueuses.

Tel est le mécanisme de la *ventilation pulmonaire,* qui se traduit par les mouvements alternatifs d'inspiration et d'expiration (*fig.* 1687, 1688). Mais chacun de ces mouvements n'entraîne l'entrée ou le rejet que d'une quantité d'air relativement faible (*air courant* 500 cm^3) par rapport à la capacité du poumon, qui est de 3 litres à 3 litres et demi, après une expiration calme. Chaque respiration normale ne renouvelle donc qu'un sixième ou septième de la masse gazeuse pulmonaire. Les mouvements respiratoires extrêmes (inspiration et expiration *forcées*) font entrer ou sortir une quantité d'*air complémentaire* ou *de réserve* (en sus de la quantité inspirée ou expirée dans les mouvements respiratoires normaux), variable avec les sujets (1 600 à 1 700 cm^3).

Enfin, même après l'expiration la plus forte possible, le poumon conserve toujours une quantité d'air appelée *air résiduel* et évaluée de 1 800 à 1 900 cm^3.

Si l'on mesure chez un adulte normal, avec un mètre à ruban, la circonférence du thorax à la hauteur des mamelons, on constate que la différence entre la circonférence thoracique après une inspiration forcée et la même circonférence à la suite d'une expiration forcée est de 7 cm en moyenne. C'est ce que Hirtz appelle l'*indice respiratoire.*

La *capacité vitale* est l'ensemble des trois valeurs : air courant, air complémentaire, air de réserve, c'est-à-dire la quantité maximum d'air qui sort de l'appareil respiratoire quand, après une inspiration forcée, est effectuée une expiration forcée. Sa valeur moyenne est de 3^l,500.

La *capacité de l'appareil respiratoire* est indiquée par les valeurs moyennes : air de réserve 1 600, air résiduel 1 800 = 3 400 cm^3.

Les différents éléments de la capacité vitale se déterminent avec un spiromètre. La capacité vitale varie avec l'âge ; elle est de 825 cm^3 à 6 ans, 1 510 à 10 ans, 2 210 à 14 ans, 3 600 à 20 ans, 3 890 à 40 ans; elle diminue après 50 ans.

La capacité vitale augmente avec le poids, mais non indéfiniment, car l'obésité réduit nettement la spirométrie.

L'emphysème pulmonaire réduit la capacité vitale, qui descend à 2 000, 1 500, 1 000.

Il en est de même des pleurésies avec épanchement, de la tuberculose au début et des cardiopathies.

Phénomènes intimes de la respiration. Echanges gazeux. — L'air parvenu dans les alvéoles pulmonaires, les échanges gazeux, but de la respiration, vont pouvoir se produire. L'ensemble des parois alvéolaires peut, en effet, être conçu comme une vaste membrane filtrante formée d'une seule couche de cellules extrêmement minces au niveau des capillaires sanguins placés à son contact, et permettant ainsi des échanges faciles entre le sang de ces capillaires et l'air alvéolaire. Ces échanges consistent dans la filtration en sens inverse de l'oxygène et de l'acide carbonique, en vertu de la tendance qu'ont les gaz à diffuser pour égaliser leur tension.

Or, la tension de l'oxygène étant plus grande dans l'air alvéolaire que dans le sang, ce gaz tendra à passer dans le sang, où il se combine avec l'hémoglobine des globules rouges en formant de l'oxyhémoglobine, combinaison très instable qui, emmenée par le courant sanguin jusque dans l'intimité des tissus, y reprend son état d'hémoglobine en cédant l'oxygène nécessaire aux combustions organiques.

D'autre part, dans le sang, l'acide carbonique, en partie libre, en partie mis en liberté par la décomposition, sous des influences encore mal connues, des carbonates et bicarbonates du sang, tend à diffuser vers les cavités alvéolaires, toujours par le mécanisme de la différence de tension.

Les modifications de la composition de l'air inspiré et expiré donnent la *mesure des échanges gazeux :*

	AIR INSPIRÉ	AIR EXPIRÉ	DIFFÉRENCE
Azote	79	79	0
Oxygène	21	16	— 5
Acide carbonique......	traces	4 1/2	+ 4 1/2
Vapeur d'eau..........	traces	saturation	1 environ

De ces chiffres, il ressort que la quantité d'azote ne change pas, que le cinquième de l'oxygène introduit à chaque inspiration est absorbé, remplacé par une quantité presque égale d'acide carbonique, et qu'enfin l'air expiré est toujours saturé de vapeur d'eau, dont la quantité évacuée en 24 heures peut être évaluée à 300 g environ.

Anormalement enfin, certaines substances volatiles s'éliminent par le poumon (chloroforme, éther, térébenthine, substances aromatiques).

Phénomènes extérieurs de la respiration. — Les mouvements respiratoires, chacun comprenant une inspiration et une expiration, se succèdent régulièrement dans la respiration normale. Leur *nombre* varie suivant de nombreuses conditions, en particulier suivant l'âge. Par minute, il est de 44 dans les premiers mois, de 16 à 18 chez l'adulte. Leur succession constitue le *rythme respiratoire normal,* dans lequel il n'y a aucune pause et où la durée de l'inspiration est un peu moindre que celle de l'expiration.

A la vue, la respiration se traduit par les mouvements d'expansion thoracique, dus surtout chez l'homme à l'abaissement du diaphragme (*type abdominal* ou *diaphragmatique*), tandis que chez la femme ils relèvent principalement de l'élévation des côtes (*type thoracique* ou *costal*).

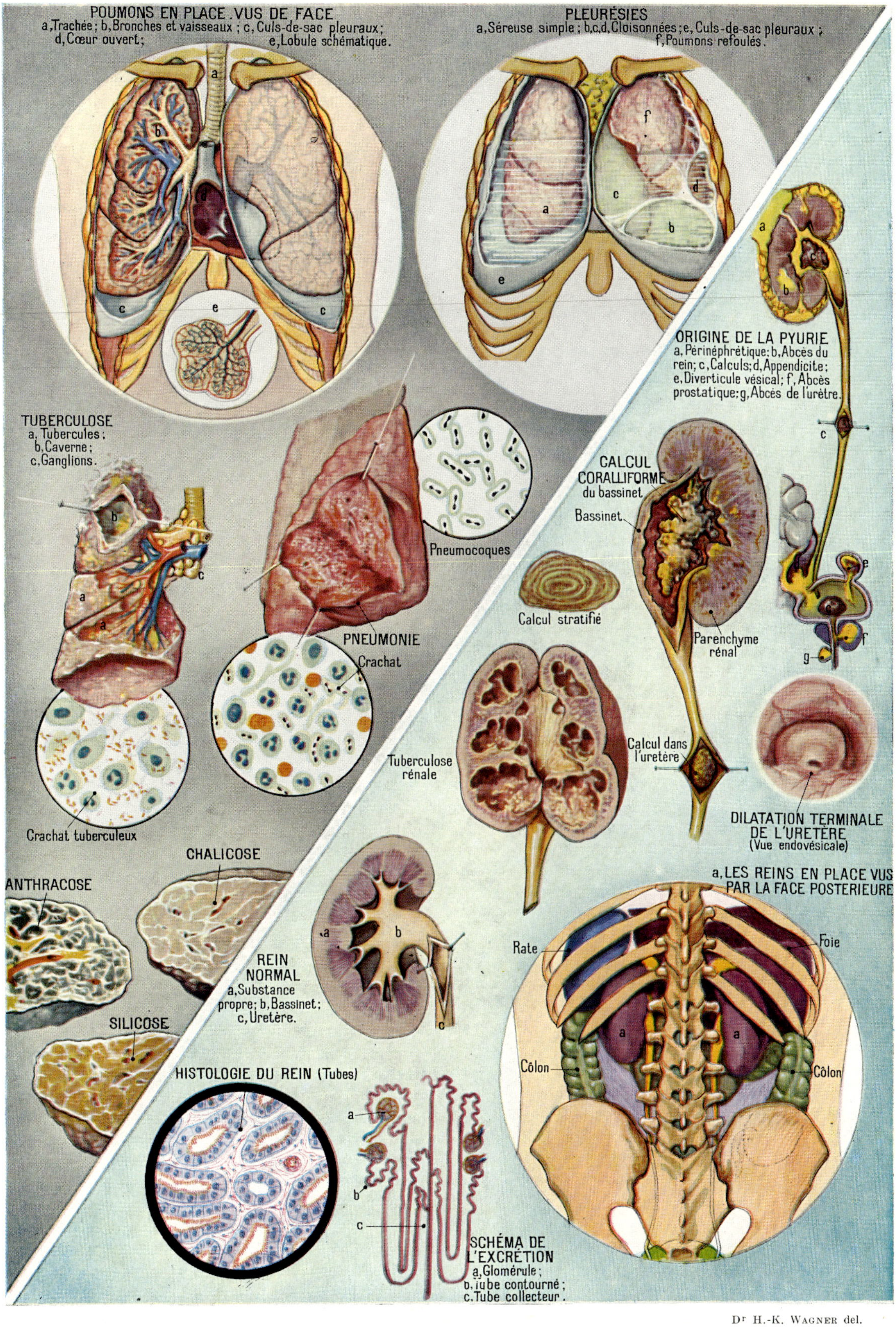

POUMONS (*en haut*) : **Structure et affections**; REINS (*en bas*) : **Structure et affections.**

On a attribué cette différence au port du corset, mais ce type respiratoire existe chez des femmes qui n'en ont jamais porté, et Hutchinson l'attribue, peut-être avec plus de raison, à l'adaptation préventive de la fonction à la grossesse; chez l'enfant (garçon ou fille), la respiration est surtout abdominale.

A l'auscultation, le rythme respiratoire se traduit par un bruit d'aspiration léger et doux appelé *murmure vésiculaire*, correspondant à l'inspiration et produit par l'entrée de l'air dans les alvéoles. Un bruit expiratoire, beaucoup plus faible, succède immédiatement au bruit inspiratoire.

Hygiène de la respiration. — Une bonne ventilation pulmonaire est nécessaire à l'hématose et à la vie organique. Les exercices physiques, le chant, sont très propices au développement de l'appareil respiratoire.

La *gymnastique respiratoire* remplit encore mieux ce but. Les inspirations devront être larges, profondes et lentes, et la respiration se fera par le nez, qui est le désinfecteur et le calorifère de l'air inspiré. D'autres conditions nécessaires à la ventilation pulmonaire tiennent au milieu.

L'air dont la teneur en oxygène est insuffisante (*air confiné*) provoque l'anémie et constitue une cause prédisposante fréquente des maladies infectieuses, en particulier de la tuberculose. Une aération des habitations est donc indispensable.

Quand la quantité d'oxygène devient trop faible, l'*asphyxie* survient, due autant à la privation d'oxygène qu'à l'intoxication par l'acide carbonique en excès. La *gêne respiratoire* ou *dyspnée*, quelle que soit son origine, se traduit par l'accélération des mouvements respiratoires, qui sont plus ou moins précipités et pénibles. Elle relève de l'impossibilité d'évacuer l'acide carbonique, et elle peut être due : 1° à une action musculaire excessive, et son intensité est alors en raison directe de l'intensité des mouvements en un temps donné; 2° à la fièvre; 3° à une maladie de poitrine; 4° à une maladie de cœur ou des reins.

Modes d'exploration des bronches et du poumon. — Le médecin peut explorer l'appareil respiratoire d'un sujet bien portant ou malade de différentes façons.

Inspection du thorax. — Elle révèle les modifications thoraciques : *thorax globuleux, en tonneau,* des emphysémateux, *thorax en carène* des insuffisants respiratoires (adénoïdiens), *thorax rétractés* des pleurétiques; elle montre une *voussure* dans certains épanchements pleuraux.

Palpation. — Les vibrations vocales de la voix, perçues par la paume de la main, tandis que le sujet compte à haute voix, peuvent être abolies ou diminuées en cas d'épanchement pleural, ou augmentées en cas de densification du tissu pulmonaire (pneumonie, sclérose pulmonaire).

Percussion. — La sonorité de la cage thoracique peut être normale, diminuée (matité) dans les épanchements pleuraux, les condensations pulmonaires, ou augmentée (tympanisme) dans l'emphysème et le pneumothorax.

Auscultation. — L'*auscultation immédiate* (avec l'oreille) ou *médiate* (avec un stéthoscope) permet au médecin de percevoir le bruit respiratoire normal et les anomalies pathologiques : souffles, râles, craquements, frottements, modification de la voix (bronchophonie, pectoriloquie, égophonie).

Ponction pleurale. — La ponction exploratrice permet de diagnostiquer l'existence, la nature, la localisation, la formule cytologique des épanchements pleuraux.

Examen de l'expectoration. — Il comprend l'étude de la quantité, de l'aspect, l'étude chimique (dosage d'albumine) et l'étude cyto-bactériologique avec inoculation au cobaye et culture sur milieux spécialisés.

Radiologie. — Elle comprend de nombreux examens : la *radioscopie,* qui permet de juger des grosses lésions et de la cinétique broncho-pulmonaire; la *radiographie,* qui analyse plus finement l'aspect radiologique et sert de document; les *tomographies,* qui donnent du poumon une série d'images dont chacune représente un plan isolé.

La *bronchographie* permet, par l'opacification de la lumière bronchique avec un produit iodé, de préciser le calibre et l'aspect de l'arbre bronchique. D'autres procédés sont moins fréquemment employés : l'*artériographie,* qui, par l'opacification de la lumière artérielle, précise l'état du réseau vasculaire des poumons; la *cinédensigraphie,* la *kymographie* sont encore utilisées pour le dépistage des cancers du poumon.

Bronchoscopie. — V. ce mot.

II. RESPIRATOIRES (Organes) [affections chirurgicales]. — **Plaies pénétrantes du poumon.** — Intéressant forcément la plèvre, elles constituent la presque totalité des plaies pénétrantes de poitrine. Elles peuvent être produites par des instruments piquants, coupants, ou par des projectiles d'armes à feu.

Lésions. Les effets de ces blessures sont différents suivant les dimensions de la plaie de la paroi et la profondeur de la plaie pulmonaire : une large plaie pariétale permettant le libre accès de l'air extérieur dans la cavité pleurale, un *pneumothorax* (v. plus loin) se produit, et la plaie laisse entrer et sortir l'air en même temps qu'une mousse sanglante, suivant les mouvements respiratoires (*traumatopnée*).

Si, au contraire, la plaie est étroite, ne laissant ainsi passer l'air que difficilement, il peut se produire de l'*emphysème sous-cutané* (infiltration de l'air dans le tissu cellulaire sous-cutané).

D'autre part, la plaie du poumon, si elle est superficielle, ne produit que peu de lésions et de troubles, alors que, profonde, elle entraîne le plus souvent la blessure soit de bronches d'un certain calibre et la production d'un pneumothorax par passage de l'air pulmonaire dans la cavité pleurale, soit de vaisseaux importants, d'où écoulement du sang dans la plèvre et formation d'un *hémothorax* (v. plus loin).

Rarement, le sang provient d'une artère de la paroi (artère intercostale ou mammaire interne).

Généralement, d'ailleurs, la plèvre contient à la fois du sang et de l'air (*hémo-pneumothorax*).

Signes. L'état général des blessés est variable : les uns ne se plaignent pas et respirent sans trop de peine; les autres, pâles, oppressés, abattus, sont en demi-syncope. Il existe une douleur variable d'intensité, avec gêne respiratoire très marquée, toux et hémoptysies qui n'apparaissent parfois que quelques heures après l'accident.

Evolution. La mort peut survenir rapidement par anémie ou asphyxie si des vaisseaux importants ont été blessés. Mais, dans la majorité des cas, si les blessés échappent à un certain nombre de complications (hémorragie pleurale secondaire vers le cinquième jour, ou infection se traduisant généralement par la suppuration de l'hémothorax, parfois par de la pneumonie traumatique, un abcès ou de la gangrène pulmonaire), la guérison s'établit très vite.

Traitement. Ne jamais explorer le trajet de la plaie. Pansement et immobilisation absolue. Caféine, éther, huile camphrée, sérum, oxygène. Transfusion.

La plupart des plaies du poumon guérissent spontanément, et c'est seulement en cas d'hémorragie interne très abondante qu'une intervention chirurgicale est indiquée; elle consiste, après l'enlèvement d'un volet thoracique, à arrêter l'hémorragie pulmonaire par un tamponnement ou par des sutures multiples dans l'épaisseur du tissu pulmonaire.

III. RESPIRATOIRES (Organes) [maladies]. — L'appareil respiratoire peut être le siège de maladies très nombreuses. Un certain nombre d'affections pulmonaires mises à part, l'infection joue dans leur genèse un rôle capital. Elle peut se faire soit par voie circulatoire, les microbes charriés par le sang se fixant en un point où leur développement produit des lésions variables avec le siège de l'inflammation, la nature et la virulence des agents de l'infection; soit par voie respiratoire, les microbes étant apportés par l'air inspiré. La disposition de l'arbre bronchique aux ramifications multiples et de plus en plus petites, la résistance de la muqueuse des grosses bronches, où s'arrêtent normalement les germes, rejetés ensuite dans les crachats, tendent à s'opposer à l'infection bronchique et pulmonaire.

Mais qu'une cause quelconque vienne entraver la résistance de la muqueuse, elle se laissera envahir par l'inflammation, qui déterminera une des variétés de *bronchite;* des petites bronches à la paroi peu résistante, l'infection pourra passer au lobule pulmonaire lui-même, entraînant la *broncho-pneumonie,* la *congestion pulmonaire* ou la *pneumonie.* Enfin, quand l'infection atteint les parties superficielles du poumon, la plèvre réagit, soit seulement par de l'irritation ou par la formation d'adhérences (*pleurésie sèche*), soit par la sécrétion de liquide (*pleurésie avec épanchement*). Bien que les pleurésies soient très souvent secondaires à des lésions pulmonaires sous-jacentes, elles peuvent cependant être primitives et dues alors à une infection par voie circulatoire ou lymphatique.

Au point de vue de la nature des microbes, tous les bacilles pathogènes vulgaires se retrouvent : bacille de Koch, pneumocoque, bacille de Friedlander, streptocoque, staphylocoque, bacille de Pfeiffer.

Les lésions infectieuses qu'ils déterminent vont de la congestion et de l'inflammation légères (bronchites, congestion pulmonaire) jusqu'à la suppuration (*tuberculose, abcès du poumon*) et même la *gangrène* (gangrène pulmonaire, pleurésies putrides).

Maladies des bronches. — Suivant le siège et l'intensité de l'inflammation bronchique, la bronchite revêt une forme différente. Portant sur la trachée et les grosses et moyennes bronches, elle constitue la *trachéite* et la *bronchite aiguë*. Enfin, par suite de la diminution de vitalité, de résistance de la muqueuse des bronches, la *bronchite chronique* peut s'installer; s'il s'y ajoute des lésions profondes des parois bronchiques, qui se laissent alors dilater, la *dilatation des bronches* se trouve réalisée.

Bronchite aigu . — Inflammation des grosses et des moyennes bronches.

CAUSES. Influence du froid, des variations thermiques, de la pluie et du brouillard, qui explique la fréquence des bronchites en hiver et dans les régions humides. Irritations par poussières et gaz toxiques, par l'alcool, les iodures.

Les bronchites peuvent être *secondaires* à une maladie infectieuse (rougeole, coqueluche, tuberculose, typhoïde, grippe) ou *primitives*, relevant habituellement d'une infection par des microbes pénétrant par le nez ou le pharynx; les affections du rhino-pharynx, les végétations adénoïdes, la rhinite hypertrophique, favorisent les bronchites à répétitions. Parfois, les bronchites ont une origine diathésique (goutte, diabète, néphrite).

LÉSIONS. Les lésions des bronchites aiguës portent sur la muqueuse, n'atteignant la tunique fibro-musculaire qu'en cas d'inflammation très intense. Elles consistent en une congestion très vive de la muqueuse, qui est gonflée, dépolie et peut même quelquefois présenter de petites érosions; elle sécrète un mucus abondant, quelquefois purulent. Au microscope, il y a dilatation des capillaires sanguins et afflux des globules blancs (phagocytose).

SIGNES. Il faut distinguer dans les bronchites aiguës deux formes d'intensité différente : la *bronchite légère* et la *bronchite aiguë*.

La bronchite légère, *trachéo-bronchite*, vulgairement *rhume*, due à une inflammation légère de la trachée et des grosses bronches, est souvent précédée d'un coryza. Son début est marqué par un léger malaise, de la gêne, des picotements, une brûlure au-devant de la poitrine et à la base du cou; la toux apparaît, d'abord sèche, pénible, rauque, ne ramenant que quelques crachats muqueux. Pas d'oppression proprement dite, à peine un peu de gêne respiratoire, pas ou très peu de fièvre. Au bout de 3 jours environ, la toux, moins fréquente, devient plus facile, grasse et ramène aisément des crachats épais, mucopurulents. La guérison se fait en 8 à 10 jours.

Dans sa *forme plus intense*, portant non seulement sur les grosses, mais sur les moyennes bronches, la bronchite aiguë présente un début analogue à celui de la trachéo-bronchite, mais souvent plus intense, avec malaise, oppression, mal de tête; puis la toux s'établit, pénible, souvent quinteuse, avec, au bout de quelques jours, expectoration très abondante. Il y a souvent un peu de fièvre, et le malade, fatigué, manque d'appétit. La guérison ne survient, dans cette forme, qu'au bout de 2 à 3 semaines.

Dans certains cas, le malade rejette des fausses membranes par expectoration (*bronchite pseudo-membraneuse*), par exemple au cours du croup, de certaines pneumococcies, de la tuberculose.

Chez l'enfant et le vieillard, la bronchite peut atteindre les petites bronches (v. plus loin à *Broncho-pneumonie*). Chez le vieillard, la bronchite peut se compliquer de lésions cardiaques.

Les bronchites dues à une rougeole ou à une coqueluche peuvent évoluer vers la tuberculose pulmonaire.

TRAITEMENT. Repos à la chambre ou au lit; inhalations chaudes, désinfection des voies aériennes supérieures; révulsion thoracique par ventouses sèches, cataplasmes; badigeonnages iodés, potions calmantes et expectorantes, alcoolature de lierre (500 g par jour chez l'adulte); balnéation chaude chez l'enfant (bains chauds à 38° pendant 5 à 10 minutes, toutes les 3 heures, quand la température dépasse 39°). Quinine, antipyrine, poudre de Dover. Sulfamides, pénicilline, si la forme devient sérieuse.

Chez le vieillard : soutenir le cœur à l'aide de la digitale, de la caféine ou de l'huile camphrée.

Bronchite capillaire. — V. *Broncho-pneumonie.*

Bronchite chronique. — CAUSES. S'observe surtout chez l'adulte et le vieillard. Mêmes causes que celles de la bronchite aiguë. L'infection du naso-pharynx joue un grand rôle. Les maladies diathésiques (goutte, obésité, diabète, affections cardio-rénales, chlorurémie) s'accompagnent souvent de bronchites fluxionnaires chroniques.

LÉSIONS. Ce sont des *lésions de sclérose :* épaississement des parois bronchiques, gonflement de la muqueuse, dont la partie profonde devient fibreuse. A ces lésions bronchiques s'ajoutent toujours de l'emphysème et de la congestion du poumon.

SIGNES. La bronchite chronique peut évoluer sous des formes cliniques diverses.

La *forme catarrhale*, ou plutôt trachéo-bronchique chronique, limitée aux grosses bronches, survient après des bronchites répétées, sans emphysème, avec expectoration muco-purulente, dont la cause première est fréquemment une lésion du nez ou du pharynx; elle peut durer longtemps dans ce type ou se transformer en bronchite chronique emphysémateuse.

La forme *pseudo-asthmatique* est la forme la plus fréquente; elle survient quelquefois brusquement au cours d'une bronchite aiguë à début banal, mais le plus souvent insidieusement après de nombreuses bronchites; peu à peu, l'emphysème s'installe, aigu d'abord, disparaissant entre les poussées; puis, plus marqué et plus tenace à chaque récidive, il devient permanent. Cette forme de bronchite chronique s'accompagne très souvent de crises de dyspnée paroxystique analogues à l'asthme, mais en différant par la précession de la bronchite, par l'expectoration plus abondante avant et après la crise, par la persistance des signes bronchiques, par l'échec fréquent des médications antiasthmatiques, notamment de l'injection d'hypophyse-adrénaline. Elle provoque à la longue un emphysème généralisé, et aboutit aux complications cardiaques : asystolie chronique ou aiguë.

Dans la *bronchite chronique avec expectoration fétide,* il s'agit alors d'une sorte de gangrène de la muqueuse bronchique; des hémoptysies fréquentes, une dilatation bronchique, sont souvent associées.

La *bronchite chronique, suite de gaz asphyxiants,* revêt généralement la forme emphysémateuse avec catarrhe et phénomènes congestifs toujours plus ou moins accentués : souvent congestion et même induration des bases; hémoptysies et dilatation cardiaque fréquentes; souvent aussi évolution cardio-pulmonaire grave.

Les *bronchites chroniques mycosiques :* aspergillose, actinomycose, sporotrichose, oosporose, n'ont pas d'histoire clinique propre; on doit y penser et faire les examens de laboratoire nécessaires en vue du traitement (rares).

COMPLICATIONS. Les principales complications sont l'*asystolie* par dilatation du cœur droit, la *broncho-pneumonie* et la *tuberculose* évolutive. Quant à la bronchite aiguë et aux accès d'asthme, ce sont des incidents fréquents de l'affection.

Cependant, la bronchite chronique est compatible avec une survie prolongée si le sujet sait éviter le froid humide, les poussières.

TRAITEMENT. I. *Hygiénique.* — Eviter le froid, l'humidité, le tabac, les poussières. Passer l'hiver dans le Midi (Pau, Arcachon, Amélie-les-Bains). Hydrothérapie. Aérothérapie. Stations thermales sulfureuses (Cauterets. Allevard, Uriage, Amélie-les-Bains. Challes) ou arsenicales (La Bourboule, Le Mont-Dore).

II. *Médicamenteux.* — Désinfection des voies aériennes supérieures. Révulsion répétée par teinture d'iode, pointes de feu. Ventouses. Antisepsie des bronches par inhalations médicamenteuses (eucalyptus, benjoin, terpine, goudron, hyposulfite de soude). Iodure de potassium ou de sodium (0g,50 à 2 g), arsenic, sirop iodotannique, huile de foie de morue chez l'enfant. Auto- ou stock-vaccins.

Traiter la cause quand on la connaît (tuberculose, syphilis, mycose, asthme, sclérose pulmonaire, goutte, cardiopathies).

Dilatation des bronches ou Bronchectasie. — CAUSES. Dans certains cas, il s'agit d'une *malformation congénitale,* surtout chez le sujet jeune; dans d'autres cas, la bronchectasie est *consécutive* à des *infections* (broncho-pneumonies de la rougeole, de la grippe, de la coqueluche), à la pénétration de corps étrangers dans les voies aériennes, à un rétrécissement bronchique dans le cancer pulmonaire, à une intoxication par les gaz. La syphilis héréditaire, la tuberculose fibreuse, peuvent favoriser le rôle des infections secondaires.

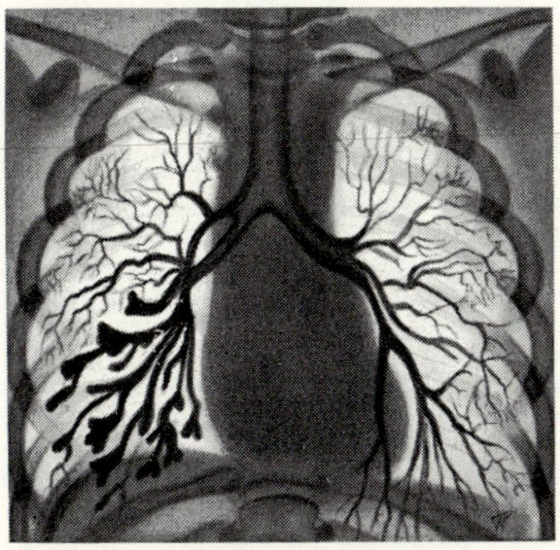

FIG. 1689. — Dilatation des bronches de la moitié inférieure du poumon droit.
Aspect radiographique après injection de lipiodol.

LÉSIONS. Dilatations plus ou moins nombreuses et étendues des conduits bronchiques, dues à des lésions profondes des parois des bronches, qui, au niveau des points où la couche musculo-élastique et les cartilages sont altérés, perdent leur élasticité et se laissent dilater d'autant plus facilement que le tissu pulmonaire voisin est envahi par la sclérose.

SIGNES. Début insidieux, les signes continuant ceux de la broncho-pneumonie initiale; parfois, une hémoptysie accompagnée de fièvre et d'une expectoration abondante constitue le premier symptôme. Plus tard, on note une abondante expectoration, qui peut atteindre 50 g en 24 h (bronchorrée). Chaque matin, au réveil, au milieu d'une quinte de toux, le malade crache les sécrétions très abondantes accumulées dans ses bronches pendant la nuit (pseudo-vomique). L'expectoration présente une odeur spéciale de plâtre frais; elle ne contient pas de bacilles de Koch. La toux est fréquente et quinteuse, l'oppression modérée au début.

La *radiographie pulmonaire,* après injection bronchique de lipiodol, montre une image caractéristique des dilatations bronchiques en doigt de gant (*fig.* 1689). La *tomographie* est souvent utilisée. La *bronchoscopie* peut montrer la présence d'un corps étranger, d'une tumeur, d'un rétrécissement.

ÉVOLUTION. L'état général reste bon très longtemps sans fièvre, sauf de temps en temps, quand survient de la rétention des sécrétions bronchiques. A la longue, hors le cas rare de guérison, l'oppression augmente avec les progrès de la sclérose pulmonaire, le malade s'affaiblit, se cyanose, maigrit, la fièvre s'installe et la situation devient grave.

COMPLICATIONS. Hémoptysies, broncho-pneumonie, pleurésie purulente, gangrène pulmonaire, gangrène des parois bronchiques déterminant une *bronchite fétide* caractérisée par l'odeur infecte de l'haleine et des crachats, abcès du poumon, abcès métastatique du cerveau, insuffisance cardiaque, maladie amyloïde, septicémie, tuberculose.

On note souvent chez les vieux bronchectasiques des déformations du squelette (ostéo-arthropathies hypertrophiantes pneumiques).

TRAITEMENT. I. *Médical.* — Grand air ou altitude. Traitement local des bronches (créosote, goudron, teinture d'ail, huile eucalyptolée ou goménolée en injections intratrachéales). Antibiotiques choisis après antibiogramme de l'expectoration, par voie générale ou en aérosols. Drainage postural, le malade étant mis dans la position où il crache le mieux. Bronchoscopies avec aspiration bronchique tous les 15 jours, puis de plus en plus espacées.

Cures thermales sulfureuses (Eaux-Bonnes, Challes, Luchon, Allevard, Cauterets) ou arsenicales (La Bourboule, Le Mont-Dore).

II. *Chirurgical.* — Chez un sujet jeune, en cas de formes unilatérales ou limitées : ablation d'un lobe pulmonaire ou d'un poumon entier.

Spirochétose broncho-pulmonaire (Bronchite sanglante). — Infection broncho-pulmonaire étudiée à Ceylan, en 1906, par Castellani, qui a trouvé dans les crachats un spirochète : *Treponema bronchiale.* On l'a observée en France en 1914-1918.

SIGNES. La *forme aiguë,* dont l'incubation est de 1 à 3 jours, débute par un accès de fièvre élevée, 39°-40°, avec malaises généraux, toux, crachats jaunâtres, visqueux, gelée de groseille, ne contenant que rarement du sang. Rien à la percussion; quelques râles disséminés à l'auscultation. Les crachats ne renferment, à l'examen ultramicroscopique ou microscopique, que les spirochètes spécifiques; inoculés au singe et au rat blanc, ils donnent lieu à des résultats positifs. La maladie se termine brusquement, au bout de 5 à 6 jours, soit par la guérison, assez rare, soit par la mort; elle peut passer à l'état chronique.

La *forme chronique,* qui peut commencer par un accès aigu, a un début parfois insidieux. La fièvre s'allume peu à peu, affectant une allure tout à fait analogue à celle de la tuberculose, avec une expectoration mucopurulente et des hémoptysies. Aussi a-t-on pu souvent confondre cette maladie avec la tuberculose, d'autant plus que, quand elle se prolonge et traîne, ce qui est le cas habituel, on la voit quelquefois se compliquer de pneumonie et de tuberculose vraie. En cette occurrence, le diagnostic ne peut se fonder que sur l'examen bactériologique des expectorations, qui montre la présence de spirochètes abondants, tandis que le bacille tuberculeux fait totalement défaut.

La contagiosité de la spirochétose broncho-pulmonaire est très grande, et c'est surtout par les expectorations qu'elle se fait.

TRAITEMENT. Arsénobenzol, stovarsol, antibiotiques.

Sténose bronchique (rétrécissement du calibre d'une ou plusieurs bronches). — C'est plus un syndrome qu'une maladie. En effet, le rétrécissement peut être dû à de multiples causes; en revanche, il est marqué par un ensemble de signes communs à toutes les causes.

Celles-ci peuvent être *bronchiques :* inflammation aiguë de la paroi, infection tuberculeuse (les lésions bronchiques tuberculeuses sont fréquentes, qu'elles soient ou non associées à des lésions pulmonaires), syphilis, tumeurs bronchiques. Elles peuvent être *extrinsèques :* compression, tumeurs, ganglions hypertrophiés, tuberculeux, cancéreux, satellites d'une affection locale, d'une réticulose. Reste enfin le corps étranger intrabronchique, qui donne un syndrome de sténose bronchique aigu quand il est bloqué dans une grosse bronche.

SIGNES. Parfois caractéristiques, ils comprennent des signes fonctionnels : toux tenace, quinteuse et coqueluchoïde, sifflements; rarement signes dramatiques avec asphyxie, dyspnée asthmatiforme intense. A l'examen, signes variables dont le seul caractéristique est le sifflement entendu à l'auscultation. C'est la radiologie qui fait le diagnostic en montrant soit une image d'atélectasie (v. plus loin), soit une image d'emphysème obstructif; la bronchoscopie et au besoin la bronchographie objectiveront l'obstacle bronchique.

Tumeurs bronchiques. — Il s'agit de tumeurs *bénignes* ou *malignes.*

Les *tumeurs bénignes* donnent des signes d'obstruction bronchique. (V. *Sténose bronchique,* ci-dessus.) Les *tumeurs malignes* sont représentées par les différents types de « cancers du poumon », cancer primitif, d'origine toujours bronchique, ou cancer secondaire à des lésions du sein, du rein, de la prostate, etc.

Maladies du poumon. — Les affections du poumon sont variées, et beaucoup d'entre elles très fréquentes. Les unes, comme la congestion pulmonaire, l'œdème du poumon, les embolies pulmonaires, sont de cause mécanique, relevant de perturbations circulatoires, ou fonctionnelles, comme l'emphysème; un grand nombre sont de nature infectieuse, dues, les unes à des microbes spéciaux, telles la tuberculose, la pneumonie franche, la syphilis pulmonaire, les autres à l'action des microbes ordinaires de l'infection : congestions actives du poumon, pneumonies grippales, broncho-pneumonie, abcès, gangrène du poumon. Enfin, la cause morbide peut encore être un parasite (kyste hydatique, amibe) ou un champignon (mycose).

Abcès du poumon. — Suppuration localisée du tissu pulmonaire.

CAUSES. L'abcès peut survenir sans cause apparente. Le plus souvent, il est *secondaire* à une opération chirurgicale portant sur l'abdomen, le rhino-pharynx et la bouche, à l'électrochoc, ou bien il survient après

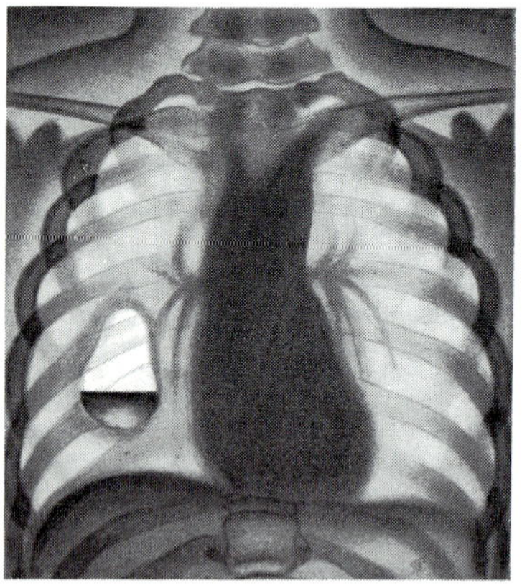

FIG. 1690. — Abcès du poumon droit.

Dans la partie inférieure du poumon droit (à gauche sur la figure) on aperçoit nettement une image hydro-aérique d'abcès pulmonaire (image opaque inférieure liquidienne à niveau horizontal, surmontée d'une tache claire gazeuse). A la partie supérieure de l'image hydro-aérique s'ouvre la bronche de drainage, visible également.

une affection pulmonaire (pneumonie, broncho-pneumonie, dilatation des bronches, corps étranger introduit dans l'arbre bronchique, cancer de voisinage) ; enfin, après la dysenterie amibienne.

Les abcès peuvent être petits et multiples, ou bien il s'agit d'un grand abcès creusé au sein d'un lobe pulmonaire. Le pus peut être bien lié, sans odeur, dû au pneumocoque, au streptocoque, à l'entérocoque, au staphylocoque, au pneumobacille, à des amibes, ou malodorant, putride, dû à des anaérobies ou à des spirochètes.

SIGNES. Souvent peu caractéristiques : toux, oppression, fièvre, mauvais état général. Puis, entre le 6e et le 10e jour, survient la *vomique,* dramatique ou silencieuse, précédée souvent de fétidité de l'haleine et d'hémoptysie.

La radiographie montre dans les cas typiques une ombre centrée par une image hydro-aérique cavitaire; la lecture est parfois difficile et la tomographie peut être utile.

Guérison possible ou évolution vers la chronicité et rechutes successives.

COMPLICATIONS. Métastases infectieuses ou septicémie, hémoptysies, pyopneumothorax putride.

TRAITEMENT. I. *Médical.* — Il est actuellement fondé sur l'association des antibiotiques et des méthodes de drainage. Les antibiotiques sont d'abord utilisés en association (pénicilline, streptomycine, par exemple), puis un antibiogramme bactériostatique et au besoin bactéricide viendra modifier le traitement, qui sera toujours intense, général, associé ou non à une thérapeutique locale, par aérosols, ou instillations endobronchiques.

L'évacuation du pus par *drainage* en modifiant la position du malade (drainage de posture) ou après bronchoscopie complète le traitement médical

II. *Chirurgical.* — Incision de l'abcès et drainage, pneumotomie, pneumectomie.

Apoplexie pulmonaire. — Voir, plus loin, *Embolie pulmonaire.*

Asthme. — V. ce mot.

Atélectasie pulmonaire (Condensation pulmonaire rétractile). — Etat caractérisé par l'affaissement des alvéoles pulmonaires, d'un lobule ou d'un lobe (*fig.* 1691), par obstacle bronchique à la pénétration de l'air.

CAUSES. Elle s'observe après les interventions chirurgicales, après une

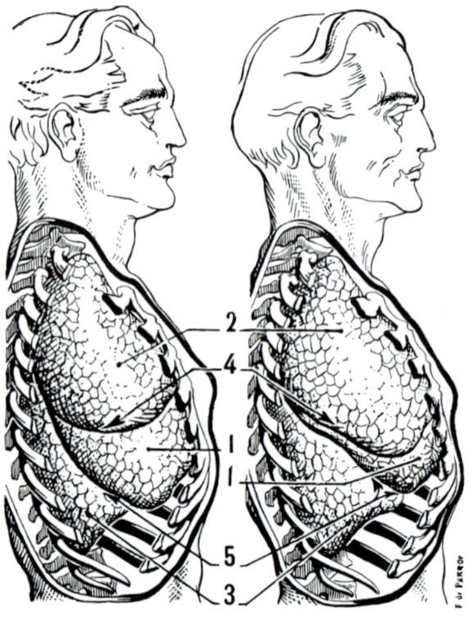

FIG. 1691. — Atélectasie pulmonaire.
A. Poumon droit sain; B. Poumon atélectasié.
1. Lobe moyen (normal en A; atélectasié en B); 2. Lobe supérieur; 3. Lobe inférieur; 4. Petite scissure; 5. Grande scissure interlobaire.

hémoptysie dans la tuberculose, au cours d'un cancer bronchique, par corps étranger bronchique.

SIGNES. La dyspnée et la cyanose qui existent dans les cas aigus font ordinairement défaut; on note une abolition du murmure vésiculaire, une diminution de la sonorité et des vibrations vocales, une rétraction thoracique. La radiographie montre une attraction du médiastin et du diaphragme du côté de l'atélectasie.

TRAITEMENT. Causal.

Broncho-pneumonie. — Affection de nature infectieuse, due à l'extension au tissu pulmonaire voisin d'une inflammation des petites bronches (bronchite capillaire).

Les microbes les plus fréquents sont le pneumocoque, le streptocoque, le pneumobacille, le staphylocoque.

La broncho-pneumonie est nettement distincte de la pneumonie, par son origine bronchique, sa marche irrégulière et ses lésions disséminées.

CAUSES. Maladie de l'enfance et de la vieillesse, et toujours secondaire à une bronchite, elle survient très souvent au cours de la rougeole, de la coqueluche ou de la diphtérie; et chez le vieillard, au cours de la grippe ou d'une bronchite chronique. Plus rare chez l'adulte, elle peut cependant compliquer une maladie infectieuse, comme la typhoïde, la grippe, l'érysipèle, la variole; elle survient surtout chez des albuminuriques, des diabétiques ou des alcooliques.

La tuberculose aiguë peut évoluer sous l'aspect d'une broncho-pneumonie.

LÉSIONS. A la fois bronchiques et pulmonaires. Les foyers inflammatoires sont *circonscrits,* séparés les uns des autres par du parenchyme normal ou congestionné; les foyers sont *disséminés* ou *confluents* (*broncho-pneumonie pseudo-lombaire*).

Dans la *bronchite capillaire,* les lésions ne sont pas, comme on le croyait, limitées aux petites bronches; le tissu pulmonaire est également hyperémié, avec lésions vasculaires.

SIGNES. Chez un enfant atteint de rougeole ou de coqueluche, une ascension brusque de la fièvre vers 40° annonce le début de la bronchopneumonie. En même temps se manifeste une oppression qui tend à croître; la toux, précédemment grasse, devient sèche, pénible, ne ramenant que quelques crachats souvent striés de sang, lorsque l'enfant est en âge de cracher. Puis, tandis que la fièvre reste élevée avec de grandes oscillations, la dyspnée augmente, le nombre des respirations pouvant atteindre 70 et même 80 par minute; le pouls bat à 140, 160; l'enfant, agité, parfois délirant, est pâle avec les lèvres bleuâtres : les ailes du nez battent, le regard est inquiet, le malade refuse toute nourriture, le nourrisson repousse le sein. Parfois, convulsions, vomissements, diarrhée.

Il existe chez l'enfant une *forme suraiguë,* suffocante (*bronchite capillaire*).

La dyspnée est intense, le nombre des respirations pouvant atteindre 80 par minute. Le malade, penché en avant sur son lit, la face pâle, les lèvres bleuies, les ailes du nez battantes, respire convulsivement; la toux est fréquente, saccadée, déchirante, et ramène des crachats épais, visqueux, souvent striés de sang (le jeune enfant cependant ne crache jamais). La fièvre est élevée (40° environ), le pouls rapide et faible; il y a de l'agitation, de l'angoisse, parfois du délire.

La mort survient ordinairement par asphyxie, du cinquième au huitième jour, dans le coma.

La forme aiguë évolue en 2 à 3 semaines par poussées successives. La guérison est toujours possible, même dans les cas en apparence désespérés. La convalescence est lente et pénible.

Enfin, il est des *formes subaiguës* et *chroniques* que viennent compliquer la sclérose pulmonaire et la dilatation bronchique, qui aboutissent à la cachexie et laissent, si la mort ne survient pas, des lésions pulmonaires définitives.

COMPLICATIONS. Pleurésie purulente, abcès du poumon, spasme laryngé chez l'enfant; néphrites, otites, péricardites, arthrites, métastases infectieuses, septicémie, défaillance cardiaque chez le vieillard.

PRONOSTIC. Le pronostic est grave au-dessous de 2 ans : avant les traitements modernes, la mort était à peu près constante; au-dessus de 2 à 3 ans, elle survient 3 fois sur 4; et au-dessus de 6 ans, une fois sur 6. Les antibiotiques ont amélioré dans des proportions variables ce pronostic. Chez l'adulte, le pronostic dépend du germe, le streptocoque étant plus virulent que le pneumocoque. Chez le vieillard, l'affection est toujours grave et souvent mortelle.

La broncho-pneumonie de la diphtérie est plus grave que celle de la rougeole, et celle-ci plus grave que celle de la coqueluche. Le pronostic est grave dans la fièvre typhoïde, la grippe, plus bénin dans l'érysipèle.

TRAITEMENT. Isolement des broncho-pneumoniques. Antisepsie buccopharyngée ; révulsion thoracique ; bains chauds à 38° ; enveloppements sinapisés ; ventouses scarifiées.

Stimulants et toni-cardiaques : potion de Todd à l'acétate d'ammoniaque, camphre, caféine, sirop d'éther.

Réhydratation si nécessaire, sérum glucosé, sérum salé. Oxygénothérapie.

Sulfamides, pénicilline et autres antibiotiques en injections générales ou en aérosols.

Cancer du poumon. — Il s'agit le plus souvent d'un *épithélioma*, rarement d'un *sarcome*. L'épithélioma est de type malpighien par métaplasie.

Le cancer peut être *primitif*, formant un bloc dense jaunâtre dans un lobe pulmonaire (*cancer lobaire* ou *massif*), parfois envahissant la plèvre ou le médiastin. Certains cancers naissent de la paroi des grosses bronches et envahissent ultérieurement le poumon.

Le cancer peut être *secondaire* à un cancer du sein, de l'utérus, de la prostate, du tube digestif ; il se présente alors sous forme de *noyaux multiples* disséminés dans le poumon ; la plèvre est souvent touchée.

SIGNES. Début insidieux. Douleur thoracique profonde, tenace ; dyspnée pénible avec crises paroxystiques de tirage et de cyanose. Toux sèche, quinteuse ; hémoptysies rouges, parfois « gelée de groseille ». Expectoration banale, sans bacilles de Koch, mais pouvant parfois présenter des cellules cancéreuses.

Etat général conservé assez longtemps, puis amaigrissement, fièvre, cachexie terminale en 1 à 2 ans.

Une pleurésie hémorragique est fréquente dans le cancer secondaire.

La radiographie pulmonaire montrera une ombre floue, irrégulière ; la tomographie sera souvent utile pour préciser le diagnostic. La bronchographie lipiodolée révélera une obstruction bronchique ; mais, surtout, la bronchoscopie permettra souvent de voir la tumeur elle-même et de prélever une biopsie.

TRAITEMENT. La radiothérapie pénétrante et la curiethérapie endobronchique peuvent parfois donner des rémissions. Des guérisons durables ont été obtenues par un traitement chirurgical précoce : ablation de la tumeur par une pneumectomie totale ou une lobectomie.

A la phase terminale, soulager le malade par des inhalations d'oxygène et de la morphine.

Congestions pulmonaires. — Affections, d'aspect clinique variable, dues à l'accumulation anormale du sang dans les vaisseaux du poumon. Ce sang peut s'accumuler :

1° *Par obstacle sur les veines pulmonaires :* il y a arrêt de la circulation ; ce sont les congestions par stase, c'est-à-dire des *congestions passives ;*

2° *Par vaso-dilatation des artères pulmonaires :* ce sont les congestions par fluxion, c'est-à-dire des *congestions actives.*

Congestions passives. — Les congestions par stase, passives, s'observent au cours des affections cardiaques, surtout mitrales : asystolie, compression des vaisseaux par une tumeur médiastinale, par un anévrisme de l'aorte, mal de Bright.

Les congestions du décubitus ou congestions hypostatiques s'observent chez les gens âgés, alités depuis longtemps pour une cause quelconque.

Le plus souvent accompagnée de bronchite, la congestion se traduit par de l'oppression et de la toux, avec expectoration.

TRAITEMENT. Changer souvent la position des malades en les faisant asseoir ; révulsion locale, surtout par ventouses ou saignée ; toni-cardiaques, qui, en remédiant à l'insuffisance circulatoire, aident à la décongestion pulmonaire (digitale, ouabaïne).

Congestions actives. — Appelées par certains auteurs *broncho-alvéolites,* ce sont des affections bénignes dont le pneumocoque est l'agent étiologique le plus fréquent. Parfois, elles s'observent au cours de maladies infectieuses (grippe, typhoïde, érysipèle, rhumatisme articulaire aigu). On en a décrit plusieurs types.

Maladie de Woillez. — Maladie saisonnière s'observant au printemps et à l'automne, par temps froid et humide, parfois à la suite d'un traumatisme thoracique.

SIGNES. Début brusque comme une pneumonie, point de côté, frisson, fièvre (40°), crachats abondants. Mais la maladie tourne court entre le 4ᵉ et le 6ᵉ jour ; guérison en 10 jours.

Parfois, un épanchement pleural séro-fibrineux minime apparaît vers le 2ᵉ ou 3ᵉ jour. Evolution bénigne.

Spléno-pneumonie de Grancher. — Forme caractérisée par une congestion massive du poumon et dont le diagnostic avec une pleurésie à épanchement est des plus difficiles. Début brutal ; après une phase aiguë d'environ 10 jours, la fièvre tombe ; évolution lente ; la convalescence peut se prolonger.

Fluxion de poitrine. — Congestion pleuro-pulmonaire avec douleur thoracique vive. Parfois, signes de bronchite. Elle peut revêtir un caractère grave chez le vieillard.

Cortico-pleurite. — Forme caractérisée par des phénomènes inflammatoires sous-pleuraux avec réaction de la plèvre elle-même. Les signes d'auscultation (souffle, égophonie), la matité, disparaissent en peu de jours pour laisser place à quelques frottements. Evolution faiblement fébrile, mais traînante.

TRAITEMENT. Révulsion, enveloppements thoraciques humides, toniques généraux et toni-cardiaques. Sulfamides et pénicilline.

Convalescence à la campagne ou à la montagne : Le Mont-Dore, La Bourboule.

Embolies pulmonaires et Apoplexie pulmonaire. — L'embolie pulmonaire est l'oblitération brusque du tronc ou d'une branche de l'artère pulmonaire par un corps en circulation dans le sang, presque toujours un caillot. D'autres corps peuvent toutefois produire des embolies pulmonaires dites *embolies spécifiques :* des microbes, certains parasites, peuvent provoquer de cette façon au niveau du poumon des affections déterminées ; des gouttelettes de graisse peuvent, à la suite de fractures, produire des *embolies graisseuses ;* enfin, la pénétration de l'air dans les veines, à la faveur des blessures des veines du cou, peut déterminer une *embolie gazeuse,* parfois mortelle. Mais ce sont là des cas très spéciaux, et on réserve habituellement le nom d'*embolie pulmonaire* aux accidents d'origine mécanique provoqués par l'oblitération, en un point quelconque de l'artère pulmonaire ou de ses branches, par un caillot sanguin.

CAUSES. Le caillot est le plus souvent d'origine veineuse, succédant à une *phlébite* (v. ce mot et *fig.* 1692) des veines des membres inférieurs. Les

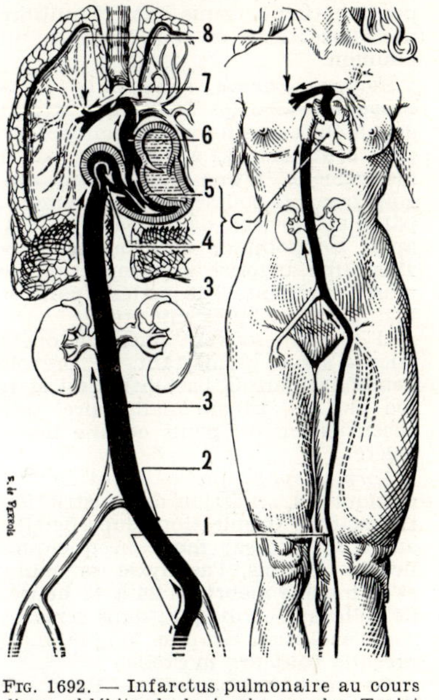

FIG. 1692. — Infarctus pulmonaire au cours d'une phlébite de la jambe gauche. Trajet du caillot.

1. Veine saphène interne gauche ; 2. Veine iliaque externe ; 3. Veine cave inférieure ; 4. Oreillette droite ; 5. Ventricule droit ; 6. Artère pulmonaire ; 7. Artère pulmonaire droite ; 8. Lieu d'infarctus pulmonaire. C. Cœur.

phlébites compliquant les interventions chirurgicales (hernie, appendicite, opérations gynécologiques), les accouchements sont plus souvent génératrices d'embolies que les phlébites des cachectiques, des tuberculeux, des cancéreux, des goutteux et des variqueux. D'autres embolies reconnaissent une origine cardiaque (rétrécissement mitral, endocardite infectieuse, insuffisance du cœur droit).

LÉSIONS. Différentes suivant la taille du caillot. Une grosse embolie entraîne l'anémie subite d'un territoire pulmonaire étendu, d'où mort rapide le plus souvent. Les embolies d'un volume moyen produisent une *apoplexie pulmonaire,* c'est-à-dire une hémorragie d'un territoire pulmonaire limité, véritable caillot infiltré dans les alvéoles, et appelé *infarctus pulmonaire* (*fig.* 1692). Cet infarctus est un foyer d'inflammation aiguë exsudative et non pas une simple hémorragie interstitielle, comme on le croyait autrefois; son volume est variable suivant le territoire occupé (acinus, lobule, lobe). C'est un noyau dur, compact, noirâtre ou violacé à la coupe (aspect de truffe), constitué par les alvéoles gonflés de globules rouges et blancs enserrés dans de la fibrine.

Une *apoplexie diffuse* peut s'observer au cours de l'éclampsie, de l'épilepsie, de certaines hémorragies cérébrales, d'intoxications graves.

Il existe une apoplexie pulmonaire *par effraction,* due à une déchirure pulmonaire (traumatisme thoracique).

Il ne semble pas que l'embolie mortelle soit le simple résultat d'une oblitération mécanique des artères du poumon; on a incriminé un véritable réflexe à point de départ artériolaire et à retentissement général (nerveux, respiratoire, cardiaque), une perturbation brusque dans l'équilibre neuro-végétatif et vaso-moteur du poumon.

SIGNES. *Forme syncopale foudroyante.*—Parfois, un malade atteint de phlébite, même insoupçonnée, est pris brutalement, à l'occasion d'un mouvement, d'une suffocation angoissante : il pousse un gémissement, pâlit et meurt; dans d'autres cas, après un point de côté brutal, survient une angoisse avec sensation de mort imminente : le malade pâlit et meurt en quelques minutes.

Il n'existe souvent chez un opéré aucun signe permettant de prévoir l'embolie; parfois, l'attention est attirée par un œdème malléolaire, une accentuation du pouls et une fièvre légère.

Forme asphyxique. — Point de côté douloureux, sensation de constriction thoracique, respiration superficielle, anxiété, cyanose; mort en quelques heures. Parfois, l'asphyxie se calme et le malade meurt en 24 à 48 heures de collapsus cardiaque; dans certains cas, l'évolution est plus longue, mais presque toujours mortelle.

Forme hémoptoïque. — Point de côté violent, dyspnée; expectoration épaisse, adhérente, visqueuse, rouge noirâtre; rarement, hémoptysie véritable. Crochet thermique à 38°-39°, de courte durée. Ces troubles régressent en quelques jours, et la guérison survient en trois semaines. Parfois, il se produit un épanchement pleural séro-fibrineux ou hémorragique. Certaines complications (suppuration avec vomique, gangrène, pneumonie) peuvent venir aggraver le pronostic.

TRAITEMENT. I. *Préventif.* — C'est d'abord la prévention de la phlébite, en évitant le ralentissement de la circulation (gymnastique au lit et lever précoce chez les accouchés ou les opérés). Dans certains cas, on administre préventivement des anticoagulants (héparine ou dicoumarol), le 3e ou 4e jour suivant une intervention (lorsqu'on a tout lieu de redouter une phlébite). Lorsque la phlébite est constituée, l'héparine et les dérivés de la coumarine (v. PHLÉBITE) sont indiqués. Il est indispensable d'associer à ces anticoagulants la mobilisation et le lever. Chez les cardiaques, il faudra éviter l'apparition de l'insuffisance du cœur, ou asystolie (souvent génératrice d'embolie), en prescrivant des tonicardiaques.

II. *Curatif.* — Contre le choc, la douleur, la dyspnée consécutives à l'embolie : morphine, injection intraveineuse lente de novocaïne, oxygène; les tonicardiaques sont indiqués.

Les anticoagulants (héparine et dérivés de la coumarine) sont indispensables pour éviter de nouvelles embolies. Ces médicaments nécessitent une surveillance de la coagulation sanguine (temps de coagulation ou dosage de la prothrombine). Dans la forme syncopale foudroyante, tenter la respiration artificielle et l'injection intracardiaque d'adrénaline.

En cas d'embolies à répétition, des interventions chirurgicales peuvent être indiquées : ligature veineuse, thrombectomie (v. ce mot).

Exceptionnellement, en cas d'embolie pulmonaire particulièrement grave, on a préconisé l'ablation chirurgicale de l'embolus (embolectomie).

Emphysème. — Affection pulmonaire chronique, liée à la distension excessive et permanente des alvéoles pulmonaires.

CAUSES. Multiples. Dystrophie congénitale du tissu élastique pulmonaire.

Obstruction des voies aériennes entraînant une augmentation de la pression, une distension du poumon et une rupture des alvéoles; c'est ce qu'on observe dans les affections broncho-pulmonaires : asthme, tuberculose scléreuse, bronchites chroniques, pneumoconioses, affections des voies aériennes supérieures, nasales et laryngées. Chez le vieillard, on a incriminé un emphysème de posture par altérations du rachis et de la cage thoracique, avec cyphose et ankylose.

Les professions nécessitant des efforts violents (souffleurs de verre, boulangers, portefaix, etc.) peuvent prédisposer à l'emphysème.

LÉSIONS. Poumons très volumineux, gonflés et mous; ils présentent une teinte pâle un peu saumonée et une consistance élastique. Leur coupe semble exsangue et leur pression ne provoque pas de crépitation. On note une dilatation des vésicules, dont beaucoup, par suite de la destruction de leur paroi, sont fusionnées avec les voisines. Les fibres élastiques sont amincies et déchirées. Les capillaires sanguins sont comprimés et souvent oblitérés, et les cellules de l'épithélium alvéolaire plus ou moins altérées.

SIGNES. Début très insidieux, marqué seulement par un essoufflement croissant dans les efforts. A la longue, l'oppression devient continue, avec un rythme respiratoire spécial (*fig.* 1693) : inspiration courte et rapide, expiration très longue et pénible (*dyspnée expiratoire*). En outre, une bronchite chronique se surajoute le plus souvent, amenant de la toux avec expectoration abondante. L'emphysémateux présente un aspect spécial (dilatation de la poitrine, qui s'arrondit en tonneau, cou semblant raccourci, parole brève).

La radiographie montre une augmentation de clarté des champs pulmonaires; les espaces intercostaux sont élargis et les cartilages costaux sont souvent calcifiés.

La mensuration du thorax précisera l'étendue de la distension, la

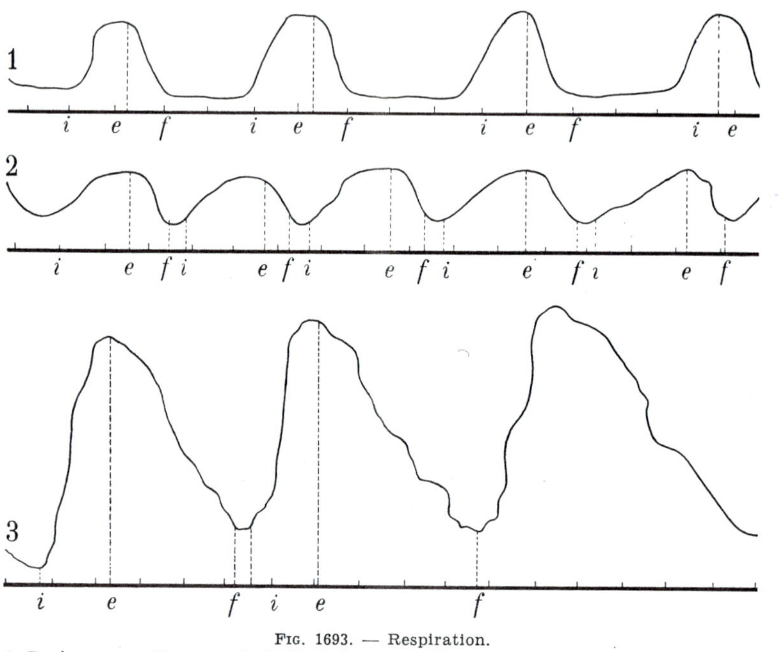

FIG. 1693. — Respiration.

1. Tracé pneumographique normal; 2. Tracé dans un cas d'épanchement pleural; 3. Chez un emphysémateux : *i.* Début de l'inspiration; *e.* Début de l'expiration; *f.* Fin de l'expiration.

(*D'après Sergent.*)

diminution de l'*indice respiratoire* (5 cm et même 2 cm au lieu de 7 cm). La *spirométrie* indique que la capacité vitale du poumon est tombée à 2 litres ou 1 litre et demi.

ÉVOLUTION. Lente, avec crises dyspnéiques, survenant par poussées, surtout en hiver. Les poussées de bronchites, les crises d'asthme répétées, peuvent aggraver le pronostic; celui-ci est grave, et l'insuffisance cardiaque est à craindre quand l'indice respiratoire est inférieur à 3 cm.

COMPLICATIONS. La rupture des vésicules pulmonaires distendues peut produire un *pneumothorax* (v. plus loin) ou de l'*emphysème interstitiel* (infiltration de l'air pulmonaire dans le tissu interstitiel qui sépare les vésicules, cette infiltration pouvant même gagner le tissu cellulaire souscutané, causant un *emphysème souscutané*). Enfin, les emphysémateux sont très prédisposés aux affections infectieuses aiguës des voies respiratoires, à la tuberculose, et la gêne respiratoire finit à la longue par entraîner des accidents cardiaques (dilatation du cœur droit et asystolie).

TRAITEMENT. Hygiène : vie peu active, climat chaud et sec, éviter les refroidissements et l'humidité.

Bain d'air comprimé; gymnastique respiratoire. Adrénaline, arsenic. Inhalations d'oxygène.

Iodure de potassium ; éphédrine ; teinture d'aconit, de drosera; papavérine.

En cas de bronchite surajoutée : polygala, kermès, ipéca, belladone, datura.

Enfin, dès que le cœur menace de faiblir, repos absolu et toni-cardiaques.

Cure thermale au Mont-Dore pour les emphysémateux; à Saint-Honoré et à Cauterets pour les malades atteints de rhino-bronchite.

Gangrène pulmonaire. — Affection caractérisée par la mortification putride d'une portion de tissu pulmonaire.

CAUSES. Microbes anaérobies (*Bacillus ramosus, B. serpens, B. funduliformis, perfringens, oedematiens*) et spirochètes. Les germes anaérobies peuvent arriver au poumon par trois voies : la trachée et les bronches, la voie sanguine, et une plaie pénétrante de poitrine.

La gangrène peut être *primitive*, apparaissant alors chez des sujets profondément affaiblis et débilités (alcooliques, diabétiques), mais elle est surtout *secondaire*, survenant comme complication d'une autre maladie : corps étrangers des voies aériennes, cavernes, suppurations pulmonaires tuberculeuses, suppurations pleurales, pyopneumothorax fistulisé, tumeurs de l'œsophage et du médiastin, infections bucco-pharyngées, cancers ulcérés de l'estomac et de l'intestin, appendicite, caries osseuses, otites moyennes chez l'enfant, infections générales (endocardites malignes, pyoémies), parfois au déclin de maladies infectieuses graves (rougeole, variole, typhoïde).

LÉSIONS. Les foyers de gangrène sont multiples si la gangrène est d'origine embolique, uniques si elle est d'origine aérienne; ils forment dans l'épaisseur du poumon des noyaux fermes, compacts et noirs à la coupe, au début. Ils se ramollissent rapidement pour former des cavernes pleines d'un pus brun chocolat horriblement fétide. Quand le foyer est superficiel, sous-pleural, il coexiste une pleurésie généralement putride.

SIGNES. Début d'ordinaire insidieux au cours d'une des affections énumérées plus haut, se faisant par un point de côté qui augmente d'intensité, de l'oppression, de la toux. Rarement, il s'agit de gangrène pulmonaire primitive avec début violent comme celui d'une pneumonie. Une fois établie, l'oppression augmente, avec toux quinteuse incessante, puis apparaissent la fétidité caractéristique de l'haleine et une expectoration abondante (100 à 400 cm^3 par 24 h par vomiques fractionnées) : crachats lie-de-vin ou grisâtres dont l'odeur est infecte; parfois hémoptysies.

La radiographie pulmonaire montre une image cavitaire au milieu d'un foyer d'opacité.

L'état général est très mauvais : fièvre élevée (40°) en plateau ou irrégulière, pouls petit, irrégulier, teint plombé, langue sèche, vomissements, diarrhée, torpeur ou délire.

COMPLICATIONS. Pleurésie et pyopneumothorax putrides; métastases cérébrales infectieuses.

PRONOSTIC. Grave. La mort est habituelle dans les formes primitives étendues et dans les formes secondaires à d'autres affections pulmonaires ou au cancer œsophagien. Elle survient au bout de 20 à 30 jours par toxi-infection, par hémoptysie foudroyante ou à la suite d'un pyopneumothorax. La guérison s'observe surtout dans les formes primitives limitées; le foyer s'élimine par les bronches.

Le pronostic est très grave chez les vieillards, les alcooliques, les diabétiques.

TRAITEMENT. Isolement du malade; soutenir l'état général (alcool, toni-cardiaques). Expectorants; potions désodorisantes à l'hyposulfite de soude, à la teinture d'ail; injections intratrachéales d'huile goménolée.

Injections d'arsénobenzènes, de sérum antigangreneux; injections intraveineuses d'alcool et de benzoate de soude.

Sulfamides, pénicilline ou autres antibiotiques après étude de la résistance du germe.

Dans les formes localisées, intervention chirurgicale (pneumotomie, lobectomie).

Hémoptysie. — V. HÉMORRAGIE.

Kystes aériens du poumon. — Affection congénitale, voisine de la dilatation bronchique. Ces kystes peuvent être uniques ou multiples (maladie kystique du poumon) ; certains sont remplis d'un liquide analogue au mucus bronchique, et la structure de leur paroi rappelle celle des bronches. Ces kystes s'accompagnent souvent d'autres lésions congénitales (angiomes, kystes du rein ou du foie, malformations du cœur).

Certains kystes, cependant, paraissent *acquis*, consécutifs à une compression bronchique ou à une affection pulmonaire aiguë.

SIGNES. Ces kystes, qui s'observent chez l'enfant comme chez l'adulte, demeurent parfois latents s'ils ne sont pas trop volumineux. Au contraire, un kyste volumineux entraîne la mort de l'enfant peu après sa naissance.

Crises de dyspnée et de cyanose pouvant aller jusqu'à la suffocation et entraîner la mort.

La radiographie montre des taches claires arrondies, plus ou moins volumineuses, devenant sombres après instillation lipiodolée. En cas de kyste géant occupant tout un hémithorax (kyste ballon), le parenchyme pulmonaire sain est refoulé, comme dans un grand pneumothorax.

TRAITEMENT. Ponction, drainage, lobectomie ou pneumectomie.

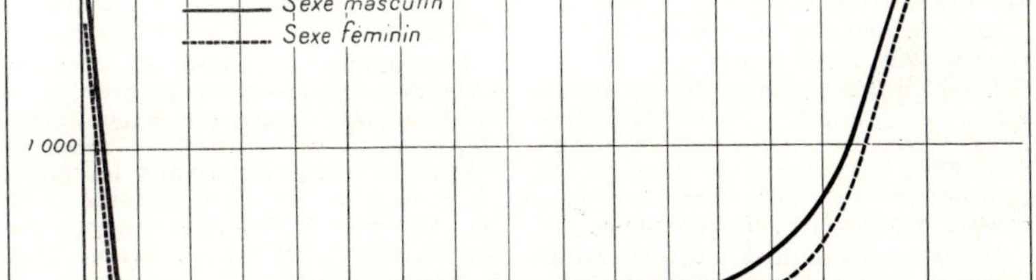

FIG. 1694. — Mortalité provoquée par les maladies de l'appareil respiratoire (tuberculose exceptée) pour 100 000 habitants d'âge et de sexe correspondants (France entière).
(*Doc. Institut national d'hygiène.*)

Kystes hydatiques du poumon. — Tumeurs kystiques du poumon (10 p. 100 des sujets hydatiques) dues au développement intrapulmonaire de l'embryon du *taenia echinococcus*, qui, à l'état adulte, vit dans l'intestin du chien. Après ingestion de l'œuf par les aliments, l'embryon hexacanthe, mis en liberté dans l'intestin, arrive au foie par la veine porte, puis au cœur droit et, par l'artère pulmonaire, au poumon. Rare en France, ce kyste s'observe surtout en pays d'élevage, chez les bouchers, les éleveurs.

Signes. Tant que le kyste reste fermé, les signes sont peu nets : point de côté, toux sèche, tenace; dyspnée et signes de compression thoracique si le kyste est volumineux; urticaire exceptionnelle. Le plus souvent, c'est la radiographie pulmonaire qui, en montrant une ombre circulaire à bords nets, permet le diagnostic. L'éosinophilie sanguine est inconstante; la réaction de fixation de Weinberg avec un antigène hydatique et l'intradermoréaction de Casoni sont souvent positives (80 p. 100 des cas).

Au bout d'un certain temps, les kystes à siège central peuvent s'ouvrir dans les bronches, les kystes à siège périphérique peuvent s'ouvrir dans la plèvre. La rupture dans les bronches provoque une grande vomique, avec douleur vive, angoisse; les crachats contiennent des débris de membrane ou de vésicules hydatiques. La mort peut survenir par asphyxie ou hémoptysie, ou bien l'infection du kyste succède à son ouverture.

Complications. Infectieuses : broncho-pneumonie, gangrène pulmonaire.

Traitement. Ponction dangereuse. Intervention chirurgicale dans les kystes périphériques. Un pneumothorax thérapeutique favoriserait l'évacuation du kyste par les bronches.

Mycoses pulmonaires. — Certains champignons peuvent se localiser au poumon et provoquer des symptômes rappelant absolument la *tuberculose pulmonaire :* toux, hémoptysies, parfois fétidité des crachats; dans certains cas, il existe même un épanchement pleural, comme dans la tuberculose; mais l'évolution est plus lente. Le diagnostic se fait surtout par l'examen des crachats, qui ne contiennent pas de bacilles de Koch, mais des filaments mycéliens ou des spores.

Les principales mycoses pulmonaires sont :

L'*aspergillose,* due à divers aspergillus (*A. fumigatus, bronchialis, nidulas, flavescens*), qui s'observe surtout chez les gaveurs de pigeons, les grainetiers, les meuniers, les peigneurs de cheveux pour postiches;

Les *oosporoses,* dues à divers champignons (*Discomyces, Streptothrix, Nocardia*), et surtout l'*actinomycose ;*

Les *mucormycoses* (*Mucor mucedo, Rhizomycor parasiticus*), la *monilose,* due à divers monilia (*M. tropicalis, pulmonalis, bronchialis*), la *sporotrichose ;*

Les *blastomycoses,* qui peuvent provoquer une septicémie chronique à localisations multiples.

Traitement. Général (iodo-ioduré, antibiotiques et antifungiques), associé à des traitements locaux par aérosols et instillations endobronchiques.

Œdème aigu du poumon. — Affection pulmonaire aiguë caractérisée par l'envahissement du tissu pulmonaire par une sérosité albumineuse venue du sang des capillaires, soumis à un excès de tension artérielle.

Causes. Cardiopathie (insuffisance ventriculaire gauche) liée à une hypertension, une aortite; plus rarement, affection mitrale (au cours de la grossesse). Néphrites chroniques hypertensives. Maladies infectieuses (grippe, rhumatisme articulaire aigu, rougeole). Intoxications (nitrite d'amyle, adrénaline, iodure de potassium, gaz de combat). Goutte.

Lésions. Poumons volumineux, gonflés, dont la coupe jaunâtre laisse échapper un flot de liquide séreux. Au microscope, alvéoles distendus par ce liquide dépourvu de fibrine, mais contenant des globules blancs très nombreux. Les capillaires du poumon sont affaissés, vides de sang.

Signes. Début ordinairement nocturne, parfois diurne, sous l'influence d'un effort, du froid, de l'émotion.

Dyspnée soudaine avec toux sèche, quinteuse. Anxieux, haletant, assis sur son lit, cyanosé, le malade lutte contre l'asphyxie; l'expectoration est abondante, blanc rosé, filante, mousseuse et aérée. Si l'on n'intervient pas par une saignée, la mort peut survenir en quelques minutes; parfois, l'asphyxie entraîne la mort avant que l'expectoration n'apparaisse (forme bronchoplégique).

Sous l'influence du traitement, la dyspnée et l'angoisse s'atténuent, mais la mort peut survenir les jours suivants par défaillance cardiaque. La crise peut cependant guérir, mais les récidives sont fréquentes jusqu'à la crise terminale si une thérapeutique et une hygiène de vie adéquate ne sont pas instituées.

Traitement. *Saignée immédiate* (300 à 500 g). En attendant, ventouses sèches, ventouses scarifiées sur la région précordiale, sinapismes aux jambes. Injection de 1 cg de morphine, injection intraveineuse lente de novocaïne à 1 p. 100, d'ouabaïne; oxygénothérapie; infiltration stellaire. Traiter la cause : tonicardiaques, régime déchloruré, purgatifs, théobromine.

Pneumoconioses. — V. à poussières.

Pneumonie. — Maladie cyclique s'observant surtout au printemps et en hiver, et causée par le *pneumocoque,* dont on connaît 33 races de fréquence variable suivant les pays; en France, ce sont les variétés I, II, III, VI. Aux Etats-Unis, on observe les variétés I, II, III, V, VII et VIII. V. pneumocoque.

Le froid, le traumatisme, le surmenage, qui diminuent la résistance de l'organisme et activent la virulence du pneumocoque, hôte habituel de la salive, sont des causes prédisposantes.

Lésions. Caractéristiques, car elles frappent en totalité un lobe ou la majeure partie d'un lobe; elles consistent dans l'infiltration du tissu pulmonaire par un exsudat fibrineux qui remplit les alvéoles, dont les parois ne présentent pas d'altérations.

Le bloc de pneumonie passe par trois phases : dans la première (*engouement*), il est d'un rouge livide, œdémateux, infiltré d'une sérosité sanguinolente; dans la deuxième

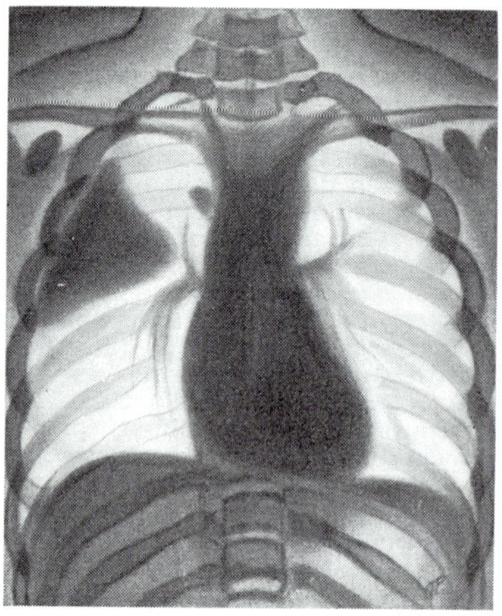

Fig. 1695. — Aspect radiographique d'une pneumonie du poumon droit.

On reconnaît l'opacité triangulaire, traduction radiologique de la zone d'hépatisation pulmonaire. Cette image subsiste quelque temps après la disparition des signes cliniques ; elle s'efface pendant la convalescence.

(*hépatisation rouge*), il devient compact et friable, rouge foncé, granité à la coupe, ressemblant à du foie. Si la pneumomie parvient à la troisième période (*hépatisation grise*) qui répond à la suppuration du foyer, la coupe de la région atteinte, dense et friable à la fois, laisse sourdre un pus grisâtre.

Signes. Dans un quart des cas, les premiers signes de la maladie sont précédés par de la courbature, des maux de tête, de l'insomnie; mais, le plus souvent, la pneumonie débute brusquement par un *frisson prolongé* et unique.

Puis apparaissent rapidement un *point de côté* siégeant au niveau du mamelon, et dont l'intensité est accrue par la toux et les respirations un peu profondes; une *toux quinteuse,* d'abord sèche, mais dès le deuxième jour accompagnée de *crachats jaunâtres* qui, le lendemain, prennent la couleur *rouille* et sont à la fois aérés et très visqueux (adhérents au vase dans lequel ils sont recueillis); une *oppression croissante* (40 respirations par minute au lieu de 16); une *fièvre intense* (39°-40°), avec injection des yeux, rougeur des joues, sécheresse de la langue, vésicules d'*herpès* aux lèvres, urines foncées, quelquefois du délire.

L'auscultation permet d'entendre des râles crépitants et un souffle tubaire.

Évolution. Cyclique, la maladie restant aussi intense pendant toute sa durée, pour se terminer brusquement, au bout de 7 à 9 jours. La température, restée jusque-là aux environs de 40° (v. *fig.* 703, p. 436), tombe alors souvent en une seule nuit à la normale, avec sueurs, diarrhée, urines abondantes. La convalescence est généralement très courte et la guérison est la règle.

Actuellement, l'évolution est écourtée, du fait de la chimio- et mycothérapie. Cependant, certaines formes traînantes ne font leur crise que le 12e ou le 14e jour.

Chez les sujets tarés, les alcooliques, l'évolution se fait vers l'hépatisation grise suppurée : altération de l'état général, langue rôtie, subictère, agitation, crachats noirâtres (jus de pruneau). La mort survient par insuffisance cardio-rénale. Mais le pronostic a été très amélioré par les antibiotiques actuels.

COMPLICATIONS. Apparition d'un nouveau foyer (pneumonie double, migratrice, à rechutes) ; abcès du poumon.

Pleurésie concomitante (séreuse) ou tardive (purulente) de la grande cavité ou de la scissure interlobaire.

Péricardite, endocardite végétante, myocardite, phlébite.

Convulsions chez l'enfant, méningite de la convexité du cerveau.

Ictère, albuminurie, arthrites purulentes à pneumocoques, otite suppurée.

FORMES. *Forme maligne, ataxo-adynamique.* — Cette forme, qui s'observe chez les alcooliques, les débilités, les surmenés, les noirs transplantés en Europe, est une pneumococcie qui se termine souvent par la mort avec des symptômes de typhoïde. L'hémoculture montre souvent la présence de pneumocoques dans le sang.

Forme de l'alcoolique. — La pneumonie est très grave : délire, tremblement, hallucinations, fièvre élevée, langue rôtie; mort en 6 à 8 jours dans l'adynamie.

Forme de l'enfant. — On note un frisson, un point de côté abdominal, avec vomissements (ce qui peut faire croire à une appendicite), des convulsions, de la céphalée, du délire, un herpès naso-labial; pas d'expectoration. La crise survient entre le 5e et le 7e jour, et la guérison est la règle.

Forme du vieillard. — La pneumonie est latente et grave : température peu élevée, pouls rapide, langue sèche, collapsus, mort en l'absence de traitement.

PRONOSTIC. Il est fonction de l'âge : la pneumonie est bénigne chez l'enfant, peu dangereuse chez l'adulte jeune, grave chez le vieillard; tout dépend de l'état du cœur et des reins du malade. Chez les débilités, les alcooliques, les diabétiques, la pneumonie est assez souvent mortelle. Au cours de la grossesse, la pneumonie guérit habituellement, mais peut entraîner l'avortement.

TRAITEMENT. Maintien du malade dans une chambre aérée à 17°, au calme. Lavages soigneux de la bouche. Révulsion thoracique : ventouses sèches et scarifiées, potion de Todd à l'acétate d'ammoniaque.

Les antibiotiques permettent d'abréger la maladie de plusieurs jours.

Les tonicardiaques sont indiqués chez le vieillard, et la strychnine chez l'alcoolique, en plus des antibiotiques, évidemment.

Pneumonie à virus. — V. *Supplément.*

Sclérose pulmonaire. — Transformation diffuse de régions plus ou moins étendues du poumon en tissu fibreux, inapte à la fonction respiratoire.

CAUSES. Inflammations pulmonaires et pleurales chroniques : pneumonie chronique, broncho-pneumonie chronique, dilatation des bronches, pleurésies anciennes, séro-fibrineuses ou purulentes, non guéries, tuberculose fibreuse, syphilis pulmonaire, congestion passive chronique, *pneumoconioses.*

LÉSIONS. En plus des lésions propres de la maladie causale, la transformation fibreuse progressive détermine l'induration et la rétraction du tissu pulmonaire, dont les parties indemnes sont emphysémateuses. L'inaptitude croissante de l'organe à assurer l'hématose se traduit par une gêne respiratoire de plus en plus marquée et par une altération progressive de l'état général.

Aux scléroses, on peut rattacher des productions solides calcifiées de l'appareil respiratoire, les *pneumolithes,* développés en plein parenchyme, surtout au sommet ou au niveau des ganglions trachéo-bronchiques, et les *broncholithes,* observés dans les bronches dilatées.

SIGNES. Oppression tendant à devenir continue, avec crises d'étouffement, toux quinteuse, expectoration abondante. En même temps, fatigue, amaigrissement, anémie, troubles gastro-intestinaux.

COMPLICATIONS. Asthme, emphysème, déviation du cœur, surtout à droite.

ÉVOLUTION. Souvent très longue, aboutissant soit à la tuberculose, soit à l'asystolie cardio-pulmonaire.

TRAITEMENT. Repos, gymnastique respiratoire, cures d'altitude, eaux sulfureuses ou arsenicales. Aérosols; injections intraveineuses de novocaïne. Toni-cardiaques au moindre signe de fatigue du cœur.

Syphilis pulmonaire. — Peut se montrer chez le fœtus et le nouveau-né; elle est alors due à la syphilis héréditaire, et ne paraît pas compatible avec la vie (enfant mort-né ou non viable).

Au contraire, la syphilis pulmonaire de l'adulte, manifestation rare et tardive de la syphilis acquise à sa période tertiaire, revêt la forme d'une affection chronique du poumon, simulant la tuberculose, et atteint surtout l'homme après 40 ans.

LÉSIONS. Ordinairement unilatérales et revêtant deux formes habituellement associées; dans l'une, les lésions circonscrites sont des *gommes,* noyaux durs, grisâtres, qui tendent à se ramollir et à s'évacuer dans les bronches en laissant une petite caverne; dans l'autre, les lésions diffuses sont caractérisées par de la *sclérose péribronchique.* Enfin, aux lésions pulmonaires peuvent s'ajouter des lésions bronchiques (dilatation des bronches) et trachéales, et de la pleurésie.

SIGNES. Oppression, toux, expectoration muco-purulente, petites hémoptysies. Altération très lente, mais progressive de l'état général. La syphilis pulmonaire ressemble en somme beaucoup à la phtisie (*phtisie syphilitique*).

Les antécédents et les stigmates syphilitiques, l'absence de bacilles de Koch dans les crachats, l'évolution lente de l'affection, l'épreuve du traitement antisyphilitique, permettent de différencier la syphilis pulmonaire de la tuberculose, avec laquelle elle est habituellement confondue.

L'état général peut être conservé durant des années. La mort peut survenir par asystolie, gangrène du poumon, ou par d'autres lésions syphilitiques.

TRAITEMENT. Celui de la syphilis tertiaire.

Maladies de la plèvre. — Les affections de la plèvre forment deux groupes.

Le premier comprend celles qui relèvent de l'accumulation ou de la pénétration dans la cavité pleurale, d'une façon en quelque sorte mécanique, de liquide ou d'air : *hydrothorax,* dont l'épanchement séreux pleural a la même origine que les œdèmes concomitants; *hémothorax,* qui est une hémorragie intrapleurale; *pneumothorax,* épanchement gazeux dû à la pénétration de l'air dans la plèvre.

Le deuxième groupe comprend les *pleurésies,* qui dans toutes leurs modalités relèvent de l'infection microbienne.

Hémothorax. — Epanchement de sang dans la cavité pleurale.

CAUSES. 1° *Hémothorax traumatique.* — Se produit dans les plaies pénétrantes de poitrine, certaines fractures de côtes avec déchirures de la plèvre et du poumon, le sang qui s'accumule dans la cavité pleurale pouvant provenir d'un vaisseau de la paroi ou plus souvent du poumon.

2° *Hémothorax spontané ou médical.* — Très rare; se produit soit au cours d'une maladie infectieuse hémorragique (variole, purpura, scorbut), soit à la suite d'inflammation de la plèvre, l'hémothorax (*hématome pleural*) se produisant alors à la manière d'une hématocèle vaginale.

SIGNES et TRAITEMENT. 1° *Hémothorax traumatique* (v. *Plaies pénétrantes du poumon*).

2° *Hémothorax spontané.* — Il se traduit par l'apparition brusque d'un point de côté violent, avec toux quinteuse; sera traité par l'immobilisation, l'ergotine. Plus tard, évacuation de l'épanchement sanguin par thoracentèse.

Hydrothorax (Pleurésie aseptique). — Epanchement pleural séreux dû à une exsudation mécanique de la plèvre, analogue aux œdèmes et à l'ascite, qui coexistent le plus souvent.

CAUSES. Maladies du cœur à la phase asystolique, mal de Bright, cachexies.

SIGNES. D'ordinaire bilatéral, l'hydrothorax s'installe sans douleur et sans fièvre, ne déterminant d'oppression que s'il est très abondant. Le liquide retiré par ponction est séreux, clair, limpide et pas ou peu fibrineux.

TRAITEMENT. Celui de l'affection,

cardiaque ou rénale; la thoracentèse est indiquée s'il faut atténuer la dyspnée, mais on sera appelé à la répéter, car l'épanchement se reconstitue tant que la cause en persiste.

Pleurésies. — Inflammation de la plèvre. Elles résultent parfois d'une infection d'origine circulatoire, le plus souvent de la propagation d'une inflammation voisine, dont le siège rare est la paroi ou le médiastin, le siège habituel le poumon. Les agents infectieux sont surtout le bacille de Koch, puis le pneumocoque, le streptocoque, le staphylocoque. La plèvre réagit à leur action d'une façon variable suivant leur virulence : dans un premier degré, elle se dépolit et se recouvre d'un léger dépôt fibrineux (*pleurésie sèche*). Dans un deuxième degré, elle sécrète un liquide limpide (*pleurésie séro-fibrineuse*), parfois hémorragique. Enfin, dans un troisième degré, le liquide est d'emblée ou devient secondairement purulent (*pleurésies purulentes*).

Pleurésie sèche. — Inflammation pleurale atténuée ne s'accompagnant pas d'épanchement.

CAUSES. 1° *Pleurésie sèche primitive.* — Pleurésie dite *a frigore* ou *rhumatismale* (influence du refroidissement).

2° *Pleurésies sèches satellites d'une inflammation pulmonaire sous-jacente* (congestion pulmonaire, pneumonie, tuberculose, etc.), ou *maladies chroniques* (cardiaques, rénales, hépatiques).

LÉSIONS. Dépôt, sur la plèvre irritée, d'un exsudat fibrineux qui se résorbe au moment de la guérison, pouvant laisser quelques adhérences pleurales.

SIGNES. La *pleurésie sèche secondaire* se confond avec la maladie causale. *Primitive,* elle se traduit par un point de côté, une toux sèche et une petite élévation de la température, de l'amaigrissement. Le pronostic est ordinairement bénin et la guérison rapide. Parfois, cependant, la pleurésie sèche évolue d'une façon chronique ; elle peut alors donner naissance à un accolement des feuillets pleuraux épaissis (*symphyse pleurale*), ce qui entraîne une rétraction thoracique parfois considérable, avec scoliose et immobilité du diaphragme.

TRAITEMENT. Révulsion locale. Traitement et hygiène générale.

Pleurésies séro-fibrineuses. — Pleurésies avec épanchement pleural séro-fibrineux limpide (*fig.* 1696).

CAUSES. 1° *Tuberculose.* — Les pleurésies de la seconde enfance et de l'adolescence correspondent souvent à une primo-infection tuberculeuse; l'évolution est favorable. Mais il faut une cure de repos suffisante après la guérison apparente.

Chez l'adulte, la pleurésie tuberculeuse nécessite les mêmes précautions, car elle peut être le prélude d'autres manifestations tuberculeuses si la convalescence est insuffisante. Souvent aussi, cette pleurésie révèle l'existence de lésions pulmonaires sous-jacentes, plus ou moins importantes, et jusque-là méconnues.

2° *Pleurésies non tuberculeuses.* — Plus rares, au cours de la pneumonie, de la fièvre typhoïde, de la grippe, du rhumatisme articulaire aigu.

En principe, une pleurésie séro-fibrineuse *a frigore* doit orienter le diagnostic vers la tuberculose.

LÉSIONS. Plèvre congestionnée recouverte de *fausses membranes,* productions fibrineuses qui tendent à

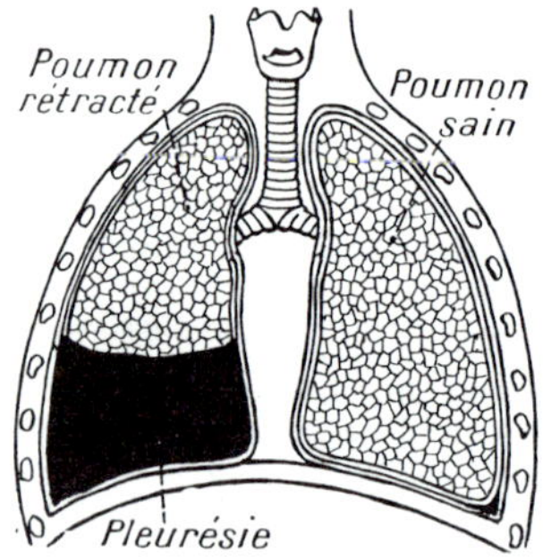

FIG. 1696. — Pleurésie.

s'organiser, formant des brides, des amas sur les feuillets pleuraux, qu'ils peuvent souder une fois l'épanchement résorbé (*symphyse pleurale*). Le liquide de l'épanchement (200 g à 4 litres), retiré par ponction (*fig.* 1697), est limpide, citrin ou jaune, de composition analogue à celle du plasma sanguin; il contient des cellules des-

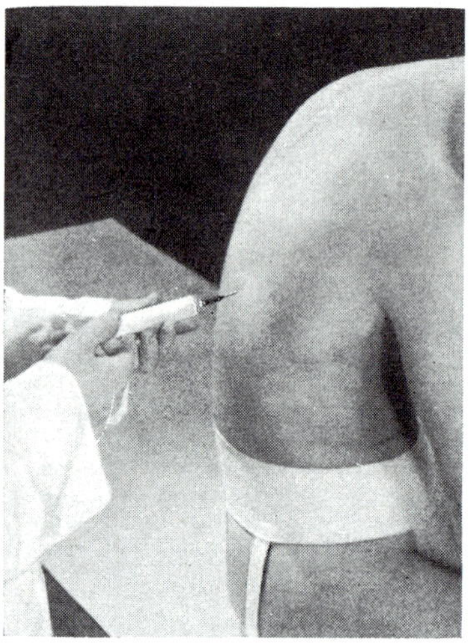

FIG. 1697. — Ponction d'un liquide pleurétique.

quamées de l'endothélium pleural, des globules rouges et des globules blancs dont la variété peut indiquer la cause de la pleurésie (*examen cytologique*).

SIGNES. Début soit insidieux (point de côté léger, toux sèche, amaigrissement et perte des forces), soit brusque, par frissons, point de côté, fièvre élevée et une oppression qui n'est considérable qu'en cas de formation très rapide de l'épanchement. La température, élevée dès le début, continue à osciller de 39° le soir à 38° le matin, tandis que les premiers symptômes s'amendent.

Les signes physiques sont très nets : matité, diminution ou abolition du murmure vésiculaire, égophonie. La radiographie montre une obscurité de la partie inférieure de l'hémithorax; le sinus costo-diaphragmatique est invisible (*fig.* 1698).

ÉVOLUTION. L'épanchement atteint son maximum du 4e au 10e jour, persiste pendant 6 à 10 jours, puis régresse et se résorbe. A ce moment, la fièvre s'atténue, on note de la polyurie, des sueurs profuses; des frottements pleuraux sont perceptibles à l'oreille. La guérison est habituelle. On a pourtant observé quelques cas de mort subite dans les formes à grand épanchement. L'évolution vers la pleurésie hémorragique ou purulente est rare.

PRONOSTIC. Ordinairement favorable; mais il ne faut pas oublier qu'un tiers des anciens pleurétiques deviennent tuberculeux à une plus ou moins longue échéance.

TRAITEMENT. 1° *Pendant l'évolution de la pleurésie.* — Repos absolu au lit. Calcithérapie, vitaminothérapie. Régime normal dès que possible.

L'utilisation des antibiotiques est facultative et n'est commandée que par l'importance de la pleurésie.

L'évacuation de l'épanchement ou *thoracentèse* (*fig.* 1697) est quelquefois imposée par l'importance de la dyspnée. On la pratique aussi quelquefois pour traiter certaines pleurésies à résorption trop lente.

2° *Soins consécutifs.* — Six mois de cure d'air dans le Midi ou en montagne (l'hiver : Amélie-les-Bains, Arcachon, Cannes, Menton; l'été : Allevard, La Bourboule, Mont-Dore, Cauterets) ; gymnastique respiratoire. Huile de foie de morue l'hiver, arsenic, alimentation substantielle. Radiographie de contrôle au bout de 6 mois. Examen radioscopique entre-temps.

Pleurésies hémorragiques. — Variété de pleurésies séro-fibrineuses, dont le liquide contient du sang.

CAUSES. Tuberculose pulmonaire, cancer du poumon, parfois infarctus pulmonaire.

SIGNES. Mêmes signes que les pleurésies séro-fibrineuses.

Pleurésies purulentes (Empyèmes). — Pleurésies dont l'épanchement est constitué par un liquide plus ou moins purulent. Elles peuvent être primitives ou résulter de la transformation purulente d'un épanchement séro-fibrineux ou plus souvent hémorragique.

CAUSES. Nombreuses : 1° Infection directe par plaies septiques de poitrine; c'est un hémothorax qui suppure;

2° Infection de voisinage au cours d'une inflammation de la paroi, du médiastin ou de l'abdomen, mais surtout du poumon (pneumonie et surtout tuberculose); la gangrène pulmonaire peut déterminer une pleurésie purulente extrêmement grave dont l'épanchement est un liquide putride : ce sont les *pleurésies putrides ;*

3° Enfin, pleurésies purulentes par infection d'origine circulatoire au cours de maladies générales infectieuses (infection puerpérale, diphtérie, érysipèle, scarlatine, etc.). Les agents microbiens en cause sont nombreux (*bacille de Koch, pneumocoque, streptocoque, staphylocoque*) et détermine des pleurésies d'évolution et de gravité différentes.

LÉSIONS. Le *liquide* présente des degrés divers de purulence, depuis le liquide simplement louche jusqu'au pus franc. La *plèvre*, toujours altérée, parfois très épaisse, est tapissée de fausses membranes plus ou moins abondantes. Les lésions peuvent soit occuper toute la plèvre, le liquide étant libre dans sa cavité : ce sont les *pleurésies de la grande cavité pleurale;* soit, au contraire, être localisées à une partie de celle-ci : ce sont les *pleurésies partielles* ou *enkystées*.

SIGNES. *Pleurésies de la grande cavité pleurale.* — Début parfois aigu comme celui d'une grande pleurésie séro-fibrineuse, mais souvent très insidieux et se traduisant seulement par de la perte des forces, de la pâleur, un peu d'oppression. Mais la dyspnée, la toux, tendent à augmenter, en même temps que l'état général s'altère et que la fièvre s'élève, décrivant souvent de grandes oscillations. Le teint devient terreux, les forces déclinent, l'appétit disparaît, la langue est sèche; il existe parfois de l'œdème de la paroi du côté malade, de la lymphangite thoracique, une dilatation des veines superficielles.

La guérison peut survenir cependant quelquefois par évacuation spontanée du pus contenu dans la plèvre, soit par les bronches sous forme de *vomique*, soit à travers la paroi thoracique (*empyème de nécessité*). L'air peut d'ailleurs pénétrer dans la plèvre par le trajet ainsi créé, d'où pyopneumothorax.

ÉVOLUTION. Elle dépend de la *forme clinique* de la pleurésie.

Pleurésie à streptocoques. — C'est la forme habituelle de l'adulte; elle survient à la suite de plaies pénétrantes de poitrine, de broncho-pneumonie, de maladies générales (grippe, érysipèle, scarlatine, etc.). L'état général est très touché, la fièvre présente de grandes oscillations. Le pus retiré par ponction est mal lié et renferme des streptocoques. Certaines formes peuvent guérir sans intervention par le seul traitement médical (antibiotiques), mais il faut ordinairement faire une pleurotomie pour amener la guérison. Certaines formes hypertoxiques emportent le malade en quelques jours.

Pleurésie à pneumocoques. — Très fréquente chez l'enfant et l'adulte, elle accompagne ou suit la pneumonie; parfois, elle est en apparence primitive. Avec les traitements médicaux actuels, la guérison survient assez souvent sans intervention. Le pus est bien lié et renferme des pneumocoques.

Pleurésie tuberculeuse. — Moins fréquente que les autres formes, elle est associée ou non à des signes de tuberculose pulmonaire. Son allure est torpide, elle dure des mois et des années; l'enkystement est fréquent, surtout diaphragmatique; le pus est mal lié et ne renferme presque jamais de bacilles de Koch.

Pleurésies putrides. — Le liquide, louche, brunâtre, exhale une odeur infecte de putréfaction. L'affection est due à des microbes anaérobies (*perfringens, ramosus*) associés aux pyogènes (streptocoques). Elle accompagne souvent une gangrène pulmonaire corticale.

La mort est rapide, à moins d'un drainage pleuro-pulmonaire opératoire précoce. Souvent, une vomique putride vient encore aggraver l'état du malade. La mycothérapie a amélioré ce pronostic.

Pleurésie enkystées. — V. plus loin.

COMPLICATIONS. Vomique. Fistulisation cutanée dans le cinquième espace en avant (empyème de nécessité). Métastases infectieuses et septicémie.

PRONOSTIC. Dans l'*empyème à streptocoques*, le pronostic est aujourd'hui très amélioré, mais la pleurotomie chirurgicale est souvent nécessaire.

Dans l'*empyème à pneumocoques*, le pronostic est favorable; chez l'enfant, des ponctions répétées, avec injection *in situ* de pénicilline, peuvent amener la guérison.

La *pleurésie tuberculeuse*, torpide, entraîne la mort dans la cachexie au bout de quelques mois ou de quelques années.

Les *pleurésies putrides* sont graves; un traitement médico-chirurgical s'impose d'une façon générale.

La guérison des pleurésies purulentes ne se fait qu'au prix d'une longue convalescence et peut laisser une rétraction de la paroi, avec déformation quelquefois très marquée du thorax (*fig.* 1698).

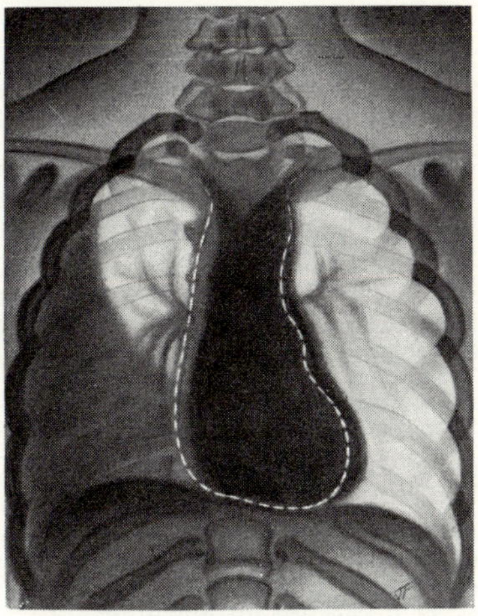

FIG. 1698. — Pleurésie droite.
Le cœur est un peu repoussé vers la gauche (en pointillé, sa position normale).

TRAITEMENT. *Dans les pleurésies non tuberculeuses.* — Sulfamides et pénicilline à hautes doses en injections générales et en injections intrapleurales. On est souvent contraint d'y associer pleurotomie et drainage.

Dans les pleurésies tuberculeuses. — Ponction; lavages de plèvre avec une solution iodo-iodurée ou de sérum glucosé. Pleurotomie ou thoracoplastie, si le malade n'est pas trop affaibli. Streptomycine, P.A.S.

Pleurésies enkystées. — L'épanchement pleural peut être localisé en certains points de la plèvre, bridé par des adhérences dues aux exsudats fibrineux. Le plus souvent, il s'agit de *pleurésies purulentes*. Les plus fréquentes sont les pleurésies interlobaires, diaphragmatiques et médiastines.

Pleurésies interlobaires. — Le pus (quelques cuillerées ou quelques centaines de grammes) est enkysté dans une scissure qui sépare les lobes du poumon.

SIGNES. Toux, dyspnée, point de côté, fièvre comme dans une affection banale des voies respiratoires. Mais au bout de 2 à 4 semaines apparaît une vomique abondante ou fractionnée, suivie d'une amélioration des signes fonctionnels ou généraux. La radioscopie, montrant une zone obscure au centre du poumon, sera d'un grand secours pour le diagnostic.

La guérison survient habituellement par vomique ou par intervention chirurgicale.

Pleurésie diaphragmatique. — Localisée dans la partie de la cavité pleurale comprise entre la base du poumon et le diaphragme, cette pleurésie est soit un empyème à pneumocoques succédant à une pneumonie, soit un empyème à streptocoques ou à anaérobies (bronchopneumonie grippale, suppuration abdominale, appendicite, abcès sousphrénique), soit une pleurésie tuberculeuse.

SIGNES. Douleurs extrêmement vives dues à la névralgie du nerf phrénique, exagérées par les mouvements, la respiration, et réveillées par la pression au niveau de tous les points répondant au trajet du nerf; immobilisation instinctive de la partie inférieure du thorax, immobilité du diaphragme, respiration brève, parfois hoquet, fièvre, délire.

La radioscopie montre l'immobilité absolue du diaphragme du côté malade, la déformation de la coupole diaphragmatique et une ombre correspondant au liquide épanché.

Le traitement est celui de toute pleurésie purulente. Morphine en cas de douleurs.

Pleurésie médiastine. — Pleurésie enkystée, soit entre la face interne du poumon et le péricarde (variété antérieure), soit entre la face interne du poumon et les organes du médiastin (variété postérieure).

Ce sont des épanchements séreux d'origine tuberculeuse ou purulents à pneumocoques, à streptocoques.

La forme antérieure se traduit par des symptômes de péricardite à grand épanchement, la forme postérieure par des signes de compression médiastine (étouffements, toux convulsive, difficulté d'avaler, cyanose).

La radioscopie donne encore ici d'utiles renseignements pour le diagnostic.

Les pleurésies séreuses guérissent spontanément ou après ponction. L'empyème doit être traité chirurgicalement.

Pneumothorax. — Affection due à la présence dans la cavité pleurale d'air ou de gaz.

CAUSES. Le pneumothorax est dû à la pénétration d'air dans la plèvre.

1° Le *pneumothorax traumatique* s'observe dans les plaies pénétrantes de poitrine, surtout avec blessure du poumon, fractures de côtes, rarement contusion thoracique avec rupture

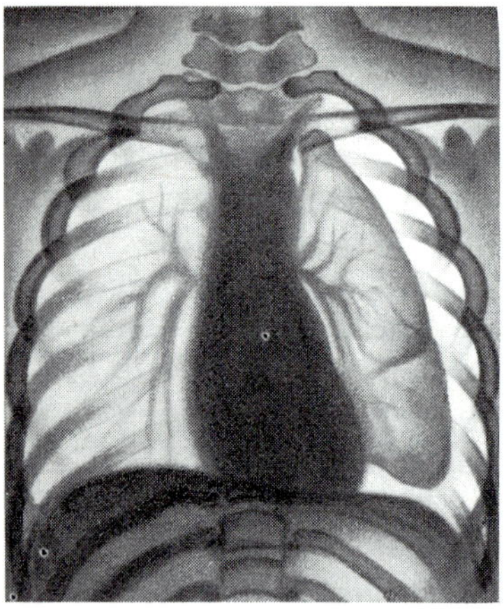

FIG. 1699. — Pneumothorax spontané simple (gauche).

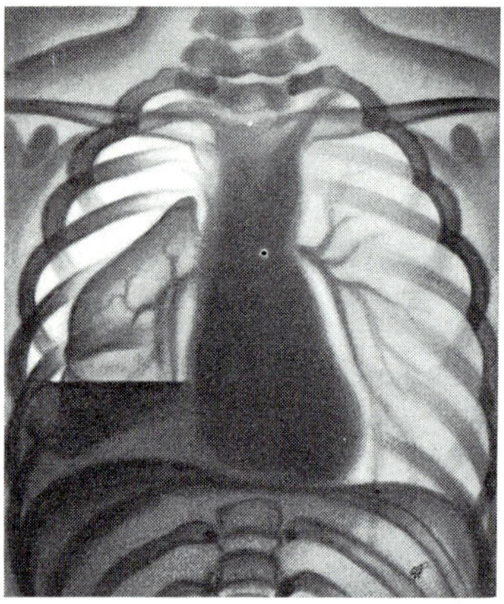

FIG. 1700. — Hydropneumothorax (droit).

du poumon. Il existe un *pneumothorax opératoire* à la suite d'une ouverture chirurgicale de la plèvre ou d'une injection voulue d'air dans la plèvre, dans un dessein thérapeutique. V. PNEUMOTHORAX : *Pneumothorax artificiel.*

2° Le *pneumothorax médical* est dû soit à la *tuberculose pulmonaire* (généralement, au début, par ulcération d'un tubercule sous-pleural), soit à l'*emphysème,* survenant chez des sujets jeunes, emphysémateux latents, à l'occasion d'un effort (pneumothorax des conscrits), par rupture de vésicules pulmonaires sous-pleurales, ou à des causes rares : gangrène pulmonaire, abcès du poumon, empyème de nécessité, migration vers les bronches d'un abcès de voisinage, etc.

LÉSIONS. Cavité pleurale dilatée par de l'air dont la pression varie avec la disposition de l'ouverture de la plèvre (pneumothorax ouvert, fermé ou à soupape).

L'épanchement gazeux peut occuper toute la cavité pleurale (*pneumothorax total*) ou seulement une partie de celle-ci, s'il se trouve localisé par des adhérences et des fausses membranes (*pneumothorax partiel*). En outre, la plèvre contient généralement, en plus de l'air, un liquide soit clair (*hydropneumothorax*), soit purulent (*pyopneumothorax*).

La plèvre, plus ou moins épaissie et recouverte de fausses membranes, porte ou une plaie (pneumothorax traumatique) ou un étroit orifice. Enfin, le poumon correspondant est comprimé, ratatiné et induré.

SIGNES. 1° *Pneumothorax traumatique.* — V. *Plaies pénétrantes du poumon.*

2° *Pneumothorax médical.* — Début brusque, par une douleur thoracique souvent atroce, oppression extrême avec angoisse, provoquant l'immobilisation absolue de la moitié correspondante de la poitrine, voix éteinte, parole brève, visage violacé, fièvre montant à 39° ou 40°; elle s'abaisse par la suite, mais la dyspnée persiste.

A l'examen clinique, sonorité à la percussion, abolition des vibrations vocales, silence respiratoire, sont les éléments essentiels du début. Les jours suivants apparaissent le souffle amphorique et le retentissement métallique de la voix et de la toux.

La radioscopie montre une zone anormalement claire, plus ou moins étendue ou localisée.

ÉVOLUTION. Les formes non tuberculeuses de pneumothorax (traumatisme, broncho-pneumonie, gangrène) sont graves, et c'est l'affection causale qui dicte le pronostic.

Le pneumothorax des conscrits par rupture d'une bulle d'emphysème est bénin.

Dans les formes tuberculeuses, la mort peut survenir en quelques heures ou quelques jours par asphyxie. Mais habituellement les gaz se résorbent; la guérison peut survenir, mais souvent les lésions tuberculeuses continuent à évoluer et le malade succombe au bout de quelques mois.

TRAITEMENT. I. *Immédiat.* — Aussitôt après le début, calmer la douleur et l'oppression; glace sur la poitrine, ventouses, mais surtout morphine. Injections d'éther, de camphre, de caféine, inhalations d'oxygène. En cas d'insuccès et d'accroissement de la dyspnée, thoracentèse d'urgence pour diminuer l'excès de tension gazeuse intrapleurale.

II. *Ultérieur.* — 1° Si le pneumothorax est pur, uniquement gazeux, le laisser évoluer; 2° En cas d'*hydropneumothorax,* évacuer le liquide séreux s'il est trop abondant ou depuis longtemps stationnaire; 3° En cas de *pyopneumothorax,* enfin, celui-ci sera justiciable (sauf s'il est tuberculeux), comme toute collection purulente de la plèvre, d'une large opération d'empyème. Voir, plus haut, *Pleurésies purulentes.*

RESPIRATOIRE (Gymnastique). — V. GYMNASTIQUE.

RESPIRATOIRE (Masque). — Masque protecteur employé par les ouvriers travaillant dans les industries à poussières.

Le masque respiratoire s'impose également dans les maladies, comme la peste à forme pneumonique, la grippe, pour toute personne approchant les malades, la contamination s'effectuant par les gouttelettes de salive.

RESPONSABILITÉ MÉDICALE. — Le médecin n'est responsable devant les tribunaux que pour faute lourde, c'est-à-dire négligence, légèreté ou ignorance des notions fondamentales.

Quant à savoir si tel ou tel traitement a été ordonné à propos ou mal à propos, si telle opération était ou non indiquée, si tel procédé est plus convenable que tel autre, ce sont là des questions d'ordre scientifique qui ne peuvent constituer des cas de responsabilité civile ni tomber sous l'examen des tribunaux (Dupin).

RETARD (Médicament). — Médicament dont l'action dans le temps est prolongée par l'adjonction d'un solvant lentement résorbable. La pénicilline, l'insuline, certaines hormones sont injectées sous forme « retard ».

RÉTENTION (du lat. *retinere,* retenir). — Accumulation d'un solide, d'un liquide ou d'un gaz dans une cavité normale ou pathologique.

Rétention d'urine. — V. URINE.

Rétention azotée. — V. AZOTÉMIE.

Rétention chlorurée. — V. CHLORURÉMIE.

RÉTICULOCYTE. — Hématie visible seulement sur sang frais et après coloration par des bleus basiques; elle présente un réseau filamenteux et de très fines granulations. Le sang normal en contient 0,5 p. 100 ; leur nombre augmente dans l'ictère hémolytique et les anémies en voie de réparation.

RÉTICULO-ENDOTHÉLIOSES ou RÉTICULOSES. — Nom générique sous lequel on groupe diverses affections du *tissu réticulo-endothélial,* tissu qui constitue la trame de nombreux organes : rate, ganglions lymphatiques, moelle osseuse, foie, glandes endocrines, peau. Ce tissu réagit à beaucoup d'infections et d'intoxications (fièvre typhoïde, leishmanioses, paludisme, syphilis, lèpre).

On peut également trouver dans ce tissu des tumeurs se rapprochant des sarcomes (sarcomes d'Ewing, réticulosarcomes), qui envahissent et détruisent le tissu réticulo-endothélial et finalement se généralisent.

Formes aiguë. — Affection grave, observée chez le nourrisson, caractérisée par une très grosse rate, un gros foie et de gros ganglions, avec tendance aux hémorragies (purpura), un début fébrile aigu et une évolution rapidement mortelle (maladie d'Abt-Letterer-Siwe).

Formes torpides. — Dans ce groupe d'attente, on a classé des affections très disparates : mycosis fongoïde, maladies de Hodgkin, de Besnier-Bœck, de Schüller-Christian, de Kaposi, xanthome.

RÉTICULUM (mot lat. signifiant *réseau*). — Réseau de fibres ou de vaisseaux.

RÉTINE et RÉTINITE. — Pour la structure de la rétine, v. ŒIL (structure) ; pour les maladies de la rétine, les *rétinites,* v. ŒIL (maladies de la rétine).

RETOUR D'ÂGE. — V. RÈGLES : *Ménopause.*

RETOUR DE COUCHES. — Réapparition des règles chez une nouvelle accouchée.

RÉTRACTION (du lat. *retractio,* action de tirer). — Diminution de volume et de longueur d'une *aponévrose,* d'un *caillot,* d'un *muscle,* de l'*utérus,* par resserrement de leurs éléments.

Rétraction de l'aponévrose palmaire. — V. PALMAIRE.

Rétraction ischémique. — V. CONTRACTURE.

RÉTRÉCISSEMENT. — Resserrement d'une cavité.

Rétrécissement du bassin. — Voir BASSIN : *Bassins viciés.*

Rétrécissement de l'œsophage. — V. ŒSOPHAGE (maladies).

Rétrécissement des orifices du cœur. — V. CŒUR (affections médicales).

Rétrécissement de l'urètre. — Voir URÈTRE (maladies).

RÉTROFLEXION (du lat. *retro,* en arrière, et *flectere,* fléchir) **et RÉTROVERSION** (du lat. *retro,* en arrière, et *vertere,* tourner) **DE L'UTÉRUS.** — La rétroflexion de l'utérus est une déviation de cet organe dans laquelle le fond utérin se trouve incliné en arrière, tandis que le col garde sa situation normale.

La rétroversion est le renversement en arrière de l'organe tout entier. Voir FÉMININS (Organes génitaux) : *Utérus.*

RÉTROPNEUMOPÉRITOINE. — V. *Supplément.*

REVACCINATION. — V. VACCINATION.

RÊVE. — Le rêve, que la psychologie classique considère comme un désordre psychique, à contenu absurde et sans valeur pratique, tend à être considéré aujourd'hui comme un acte psychique ayant un sens et dont la production est déterminée par des lois précises.

De la sorte, l'étude des rêves a acquis une place notable en médecine mentale, particulièrement sous l'influence de l'école de Freud, pour laquelle le rêve correspondrait à une pénétration de l'inconscient dans le conscient, à la suite de l'affaiblissement de la censure par le sommeil. C'est dire que l'analyse des rêves devient l'une des principales méthodes d'examen de l'inconscient. V. PSYCHANALYSE.

RÉVERSION. — Retour à l'état normal, dans les générations suivantes, d'un caractère anormal. La réversion est le résultat d'une mutation inverse qui annule l'effet d'une mutation initiale, origine de l'anomalie.

RÉVULSION (du lat. *revulsio,* action d'arracher). — Procédé thérapeutique consistant à provoquer une irritation locale superficielle dans une région plus ou moins éloignée d'un organe malade :

Soit en y faisant affluer le sang (frictions, marteau de Mayor, sacs de sable chaud ou d'eau chaude, compresses chaudes, sèches ou humides, bain chaud, simple ou sinapisé, cataplasme de farine de lin ou sinapisé, sinapismes [v. MOUTARDE], compresses froides, enveloppement froid, drap mouillé, stypage ou siphonage au chlorure de méthyle, ventouses sèches, badigeonnage de teinture d'iode, friction à l'essence de térébenthine) ;

Soit par l'issue d'une certaine quantité de sérosité (vésicatoire et cautérisation ponctuée) ;

Soit en y créant un abcès (abcès de fixation).

EFFETS. Dans la première variété, il y a simplement congestion locale; dans la seconde, exsudation de sérosité; dans la troisième, création de pus. A la congestion superficielle répond une décongestion profonde, avec action dépurative et antitoxique, particulièrement intense dans l'abcès de fixation.

La *dérivation* par sangsues ou saignée est considérée aussi comme un mode de révulsion.

INDICATIONS. Affections douloureuses : névralgies diverses, où elle fait disparaître la souffrance. Affections congestives et inflammatoires aiguës ou chroniques : maladies des organes respiratoires, des reins, des articulations (arthrite rhumatismale ou tuberculeuse). Fluxion dentaire. Syncope.

RHABDOMYOME (du gr. *rhabdos,* strie, et *mus,* muscle). — Myome à fibres striées.

RHAGADE (du gr. *rhagas,* fente). — Plaie linéaire intéressant l'épiderme et les parties superficielles du chorion. On les observe surtout aux extrémités et au pourtour des orifices naturels; on leur donne souvent le nom de *crevasses,* de *gerçures.*

RHAMNUS. — V. BOURDAINE, NERPRUN.

RHAPONTIC. — V. RHUBARBE.

RHÉOBASE. — Intensité d'un courant au seuil galvanique; c'est le plus faible courant à début brusque capable d'exciter (Lapicque). V. CHRONAXIE.

RHÉOPHORE (du gr. *rhein,* couler, et *pherein,* porter). — Instrument servant à porter le courant sur une région. V. ÉLECTROTHÉRAPIE.

RHÉSAL (Ether monosalicylique du glycol). — Succédané inodore du salicylate de méthyle; employé également en liniment dans le rhumatisme.

RHÉSUS ou Rh (Facteur). — Agglutinogène sanguin indépendant des anciens agglutinogènes connus, découvert en 1939 par Landsteiner et Wiener. En injectant des globules rouges de singes macaques *rhésus* dans l'oreille du lapin, ils produisirent chez ce lapin un sérum antirhésus capable d'agglutiner non seulement les hématies du sang du macaque lui-même, mais aussi ceux de 85 p. 100 de sang humain (Rh +) ; 15 p. 100, toutefois, échappent à ce phénomène (Rh —).

Cette découverte a permis d'expliquer l'origine d'un certain nombre d'accidents.

Au cours de *transfusions sanguines,* on peut observer des accidents, rares il est vrai (1 à 2 p. 1 000) : état de choc, hyperthermie et même mort en quelques minutes. Ces accidents, qui surviennent en dehors de toute incompatibilité avec des donneurs universels, doivent être attribués à une hémolyse brutale provoquée par

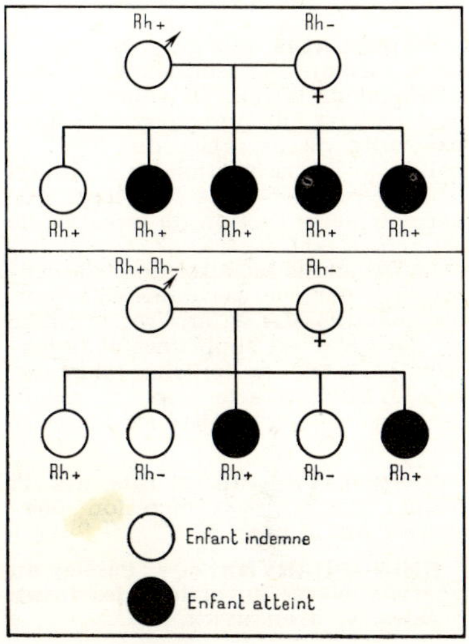

FIG. 1701. — Influence du facteur Rhésus sur la mortalité infantile.
En haut, descendance d'un père Rh + de type pur (homozygote) et d'une mère Rh —; *en bas,* descendance d'un père Rh + Rh — de type impur (hétérozygote) et d'une mère Rh —.
(*D'après A. V. Thomas.*)

un donneur Rh + sur un receveur Rh — ayant acquis un sérum anti-Rh.

Le facteur Rh intervient encore dans une série de maladies rares du fœtus et du nouveau-né (2 à 4 pour 1 000 naissances) : l'anasarque fœto-placentaire, l'ictère grave du nouveau-né, l'anémie grave du nouveau-né, affections familiales survenant soit chez tous les enfants d'une même famille, soit chez un enfant sur sur deux, les premiers nés étant toujours indemnes. Ces *érythroblastoses* surviennent toujours dans des familles dont le père est Rh +, la mère Rh — et l'enfant Rh +.

On admet que la mère Rh — forme, au contact de son enfant Rh +, des anticorps anti-Rh, qui détruisent secondairement les hématies du fœtus. Lors d'une première grossesse, le taux des agglutinines anti-Rh dans le sang maternel est assez faible, mais celui-ci se renforce au cours des grossesses suivantes; ces agglutinines anti-Rh agglutinent à travers le placenta les hématies du fœtus et provoquent les diverses maladies énumérées.

Ces érythroblastoses se traitent par des transfusions ou des exsanguino-transfusions de sang Rh —; il ne faut jamais recourir au sang maternel, qui est anti-Rh, ni au sang paternel ou à un sang Rh +, qui ne feront qu'aggraver l'état de l'enfant.

On a également expliqué par le facteur Rh certains *avortements à répétition* ou des cas de *stérilité conjugale* par incompatibilité des Rh des géniteurs, et l'on peut se demander si le rôle de l'hérédo-syphilis dans la responsabilité de ces accidents n'a pas été exagéré.

RHINITE (du gr. *rhis,* nez, et du suffixe *ite,* qui indique une inflammation). — Syn. de *coryza.* V. NEZ (maladies).

RHINOCONIOSE (du gr. *rhis,* nez, et *kônia,* poussière). — V. à POUSSIÈRES.

RHINOLALIE (du gr. *rhis,* nez, et *lalia,* parole). — Nasonnement et nasillement de la voix. La rhinolalie est dite *ouverte* (*nasonnement*) lorsque, par suite de paralysie du voile du palais ou de perforation de la voûte, la cavité nasale étant plus large que normalement, l'action de la caisse de résonance est exagérée.

La rhinolalie est dite *fermée* (*nasillement*) dans le cas d'obstacle dans les fosses nasales en arrière; la caisse de résonance est supprimée et le malade parle de la bouche (*stomatolalie*). Si l'obstacle est en avant, l'écho de celle-ci persiste au contraire en partie.

RHINOLITHE (du gr. *rhis,* nez, et *lithos,* pierre). — Concrétion pierreuse dans le nez.

RHINOPHARYNX. — Partie du pharynx placée en arrière des fosses nasales. V. à PHARYNX.

RHINOPHYMA (du gr. *rhis,* nez, et *phuma,* tumeur). — Type spécial d'acné rosacée à forme hypertrophique (V. ACNÉ), siégeant sur le nez et

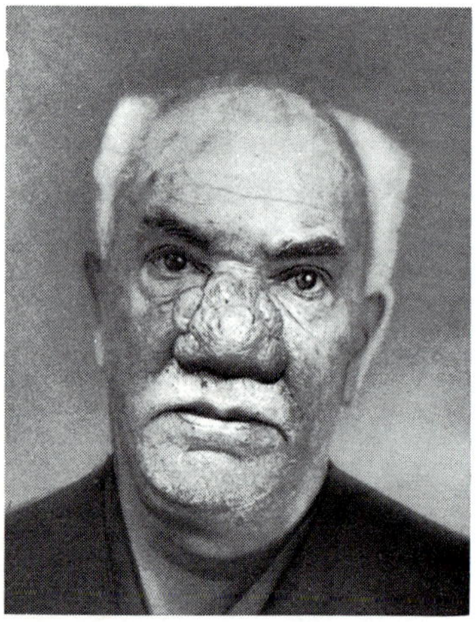

FIG. 1702. — Rhinophyma.
(*Archives hôpital Saint-Louis.*)

déformant les traits (*fig.* 1702). Le nez est énorme, lobulé, tantôt régulièrement, tantôt irrégulièrement; il est recouvert de pustules acnéiques de volumes divers.

TRAITEMENT. Cautérisation, décortication, scarifications et radiumthérapie.

RHINOPLASTIE (du gr. *rhis,* nez, et *plassein,* fabriquer). — Opération qui consiste à restaurer un nez.

RHINORRAGIE (du gr. *rhis,* nez, et *raghê,* rupture). — Hémorragie nasale. V. à HÉMORRAGIE : *Saignements de nez.*

RHINOSCLÉROME (du gr. *rhis,* nez, et *sklêros,* dur). — Affection surtout répandue en Russie, Pologne, Autriche, Italie, Espagne, Suède. Débute entre 20 et 40 ans, surtout chez la femme; elle se localise au rhinopharynx, donnant au malade l'aspect d'un rhinocéros. Cette maladie, qui paraît due à un bacille, le bacille de Frisch, évolue durant 8 à 20 ans, sans fièvre. Au début existe une rhinite avec sécrétion nasale plus ou moins fétide; puis la cloison nasale s'épaissit, gênant la respiration; la partie inférieure des narines est infiltrée, jaune rougeâtre; la phonation est gênée par une infiltration du larynx; enfin, la lésion, localisée à la cloison, progresse vers le haut, exagérant la forme du nez, entraînant des déformations monstrueuses et une gêne respiratoire marquée; la lèvre supérieure et les gencives peuvent être atteintes; épistaxis fréquentes.

CAUSES. Insuffisance d'hygiène et de propreté corporelle; contagiosité douteuse.

TRAITEMENT. Chirurgical, souvent suivi de récidives. Rayons X.

RHINOSCOPIE (du gr. *rhis,* nez, et *skopein,* examiner). — Examen de l'intérieur du nez avec un spéculum introduit dans le nez, ou par un miroir placé en arrière de l'ouverture postérieure des fosses nasales. V. NEZ.

RHIPICÉPHALE (du gr. *rhipis,* éventail, et *kephalê,* tête). — Acarien parasite de l'homme. V. RICKETTSIE.

RHIZOMÉLIQUE (du gr. *rhiza,* racine, et *melos,* membre). — Qui a trait à la racine des membres.

Spondylose rhizomélique. — Voir ARTHRITE.

RHIZOTOMIE (du gr. *rhiza,* racine, et *tomê,* section). — V. RADICOTOMIE.

RHOMBOÏDE (du gr. *rhombos,* rhombe). — **Muscle rhomboïde.** — Muscle du dos placé sous le trapèze et qui s'insère d'un côté aux apophyses épineuses des vertèbres dorsales, et de l'autre au bord interne de l'omoplate, qu'il soulève en la rapprochant de la colonne vertébrale.

RHUBARBE. — Rhizome de plusieurs Polygonacées du genre *Rheum,* dont les unes sont exotiques (Chine, Perse), comme *Rheum officinale,* les autres indigènes, comme le rhapontic (*Rheum rhaponticum*). Le rhizome contient un glucoside tannique, des acides chrysophanique, gallique et cinnamique, de l'émodine.

Employé comme tonique amer : poudre (10 à 30 cg en cachets), extrait aqueux (5 à 20 cg en pilules), teinture (1 à 4 g), vin (10 à 25 g) ; comme laxatif et purgatif : poudre (50 cg à 2 g en cachets), extrait (25 cg à 1 g), teinture (5 à 15 g).

La rhubarbe fait partie de l'*élixir de longue vie,* qui contient, en outre, de l'aloès. Dose, 5 à 15 g.

INCONVÉNIENTS. La rhubarbe constipe après avoir purgé, d'où sa mauvaise influence chez les constipés habituels. Contre-indiquée chez les goutteux et les graveleux; il en est de même chez les dyspeptiques, car elle accroît l'hyperchlorhydrie, et chez les hémorroïdaires, par son action congestive.

Elle colore en jaune les urines acides et en rouge les urines alcalines. Elle donne également une teinte jaune au lait des nourrices, auquel elle communique ses effets purgatifs.

Intoxication. — On a signalé de nombreux cas d'empoisonnement, dont certains mortels, après ingestion de *feuilles* de rhubarbe.

On peut consommer en petite quantité les *pétioles* (côtes) en marmelade sucrée ou en confiture.

La *racine,* qui est purgative, doit être laissée de côté.

Il est prudent de ne pas manger les *feuilles,* ni cuites comme des épinards, ni en compotes, ni en confitures. Ces feuilles contiennent une grande quantité d'acide oxalique et de composés oxyanthraquinoniques, qui irritent l'intestin.

Par suite d'une accoutumance spéciale, certaines personnes peuvent manger impunément des feuilles de rhubarbe ; mais ces feuilles sont toxiques pour la plupart des consommateurs ; il faut se méfier également des recettes culinaires propres à permettre l'ingestion de ces feuilles ; elles ont la même valeur que les prétendus procédés permettant de faire cuire sans danger des champignons vénéneux.

RHUM. — Liqueur produite par la distillation des mélasses de canne à sucre. Elle contient 60 p. 100 d'alcool et doit donc toujours être additionnée d'une notable quantité d'eau. On l'emploie comme stimulant (grog, potion de Todd, thé au rhum) et pour aromatiser les potions.

RHUMATISME (du gr. *rheuma,* fluxion). — Maladie caractérisée par des phénomènes de fluxion sur une

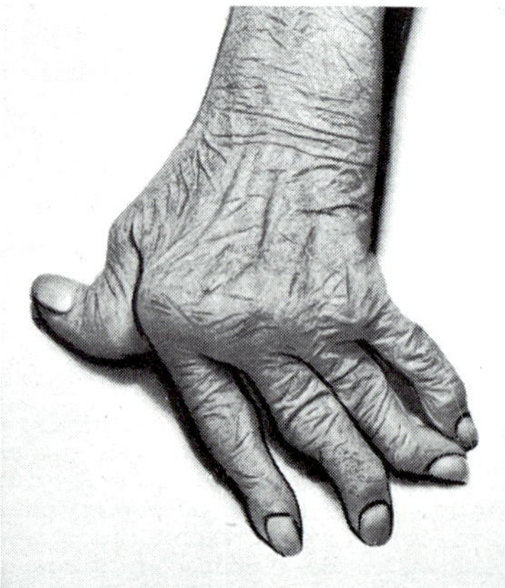

FIG. 1703. — Rhumatisme déformant.
(*Archives hôpital Saint-Louis.*)

articulation, un muscle, un viscère, un nerf, avec douleur vive. Il en existe plusieurs formes.

Rhumatisme articulaire aigu (Maladie de Bouillaud). — Maladie infectieuse, due sans doute à un virus filtrant, les divers microbes décrits ne paraissant pas pathogènes. On a signalé des cas de contagion et quelques petites épidémies de rues, de maisons, de villages, de casernes.

Survient surtout en hiver et au printemps, par froid humide, entre 15 et 40 ans. Une atteinte antérieure prédispose à une nouvelle attaque, qui peut apparaître, comme la première, à l'occasion d'un choc, d'une chute, de troubles digestifs. L'hérédité a une influence.

LÉSIONS. Elles consistent dans un épanchement de sérosité dans les articulations, avec possibilité de fluxions analogues dans les méninges, le péricarde, les plèvres, la couche interne des artères et du cœur. Le sang contient plus de fibrine et de globules blancs.

SIGNES. *Au début*, avant l'apparition des phénomènes articulaires, le malade peut présenter une fièvre légère avec angine rouge, parfois œdémateuse, albuminurie, sueurs profuses, anémie, troubles digestifs, diarrhée.

Puis surviennent les *manifestations articulaires*. Des douleurs apparaissent dans les articulations; elles sont d'abord vagues, mobiles, plutôt péri-articulaires, puis intra-articulaires, avec sensation de gonflement de la jointure; leur intensité est très variable.

Les articulations frappées les premières sont celles qui fatiguent le plus et qui sont exposées au froid.

Ce sont, par ordre : les genoux, le cou-de-pied, les épaules, les poignets, puis, plus rarement, les jointures des mains, des pieds, des vertèbres, de la mâchoire; mais toutes peuvent être atteintes.

Assez supportables dans l'immobilité, la douleur s'accroît par le moindre mouvement, surtout s'il est spontané, par le moindre attouchement. Les ligaments et les tendons placés au pourtour de l'articulation étant

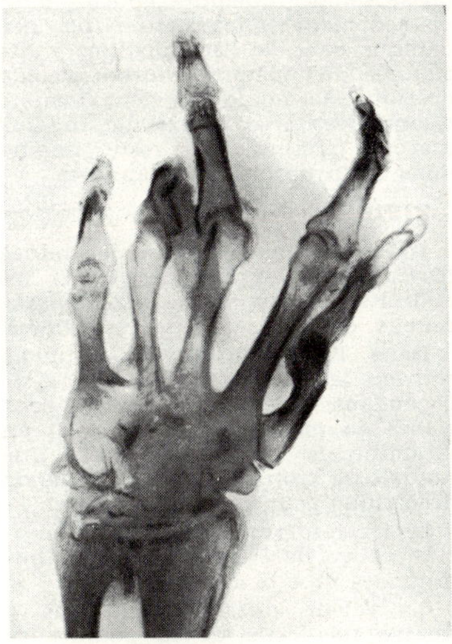

FIG. 1704. — Radiographie de main atteinte de rhumatisme chronique, avec altération osseuse au niveau des nodosités.
(*Doc. Aug. Lumière et Dr Gélibert, de Lyon* [*Avenir médical*].)

particulièrement sensibles, le malade s'efforce de les mettre dans la position où ils sont le moins tendus : genoux et cuisses demi-fléchis, le bras écarté du corps, les mains reposant par la paume, les doigts écartés.

Les articulations sont chaudes; les grosses (genou, épaule) restent blanches, mais les petites (mains) sont rosées, luisantes. Le gonflement est dû à un épanchement de la sérosité, particulièrement visible dans les culs-de-sac de la synoviale du genou, et à une congestion de tous les tissus qui entourent la jointure.

Parfois, on note, en même temps que les manifestations articulaires, des éruptions cutanées, des nodosités passagères, se développant autour des jointures malades ou à distance (nodules sous-cutanés de Meynet); elles sont dures, indolores, adhérentes parfois aux plans profonds, jamais à la peau. On note aussi des œdèmes blancs ou rouges, fugaces et sans gravité.

Le rhumatisant est pâle; sa peau est souvent enflée aux mains et aux pieds; il transpire abondamment, surtout la nuit, et la sueur a une odeur aigrelette; la fièvre varie entre 39° et 40°, souvent plus faible et toujours irrégulière, présentant des rémissions la ramenant près de la normale; une recrudescence annonce une nouvelle poussée fluxionnaire; la continuité d'une température élevée doit faire appréhender une complication viscérale.

La vitesse de sédimentation des hématies est accrue pendant la poussée fébrile; elle redevient normale lors de la guérison et constitue un test précieux de cette guérison.

Les urines sont peu abondantes, rouges, très acides, et donnent, par le refroidissement, un dépôt important d'urates.

En général, l'appétit se maintient et la tête reste libre. Chez les femmes, le rythme menstruel peut être perturbé.

COMPLICATIONS. Elles sont fréquentes au cours du rhumatisme articulaire aigu.

Complications cardiaques. — Le cœur doit être journellement examiné chez tout rhumatisant, car très souvent apparaissent, à la fin du premier septenaire, des lésions du péricarde, de l'endocarde et du myocarde, qui ne se traduisent habituellement par aucun signe fonctionnel. Seule l'auscultation permet de déceler l'apparition de ces complications.

Complications pleuro-pulmonaires. — On peut observer de la *congestion pulmonaire*, de l'œdème des poumons ou de la *pleurésie*, mais ces complications sont d'ordinaire fugaces.

Complications cérébrales. — Rhumatisme cérébral très grave : température élevée (40°-41°), pouls à 120-140, coïncidant avec une disparition de la douleur dans les jointures, des douleurs violentes de tête, de l'insomnie, de l'oppression, une fréquence excessive du besoin d'uriner. Excitation, délire anxieux, convulsions, coma. Mort dans 50 p. 100 des cas.

Complications diverses. — Albuminurie, parfois néphrite aiguë avec oligurie; symptômes péritonéaux.

Thyroïdite, phlébite, iritis.

ÉVOLUTION. La durée d'une attaque varie entre 2, 6 et 8 semaines (les fluxions des petites articulations annoncent une grande durée). Chaque articulation guérit après quelques jours, mais peut être reprise de nouveau.

Les *récidives* sont habituelles; elles se produisent à des intervalles de temps très variables (de quelques mois à une ou plusieurs années).

La maladie peut passer aussi à l'état chronique.

Comme séquelles persistantes, on peut noter une anémie plus ou moins marquée, une albuminurie, la symphyse du péricarde, la chorée chez l'enfant, et parfois le goitre exophtalmique.

La mort survient rarement au cours du rhumatisme articulaire aigu : elle est due à une localisation cérébrale, une myocardite aiguë, une endocardite infectieuse, ou bien à une poussée d'œdème pulmonaire.

TRAITEMENT. Le *repos absolu au lit* est indispensable tant que persiste la fièvre et l'accélération de la vitesse de sédimentation. L'alimentation, sans être trop abondante, doit être variée et agréable.

Le *salicylate de soude* est une thérapeutique très efficace. Il doit être donné à fortes doses (8 à 12 g par la bouche et par jour en 8 prises ou 2 g par voie intraveineuse) pendant longtemps (à doses moindres quand la température se normalise) et associé au bicarbonate de soude. Si le salicylate est mal supporté, on peut le remplacer par du *gentisate de soude* (v. *Supplément*), de l'aspirine, de l'antipyrine, du pyramidon.

Les dérivés cortisoniques trouvent là une de leurs indications les plus valables. Ces produits sont particulièrement actifs dans le cas de douleurs articulaires et de fièvre. Dans les complications cardiaques et dans le rhumatisme articulaire aigu grave, leur activité, sans être constante, permet d'obtenir des résultats souvent remarquables.

La convalescence doit être longue et particulièrement surveillée, pour éviter les rechutes.

Pseudo-rhumatisme infectieux. — Cette forme se distingue du rhumatisme aigu franc parce qu'elle s'observe au cours d'affections déterminées, telles que la scarlatine, les oreillons, l'érythème noueux, le purpura, l'hémophilie, la méningite cérébro-spinale, la dysenterie, la diphtérie, la fièvre typhoïde, la pneumonie, etc., après les injections sériques. On peut aussi l'observer au cours de la syphilis.

Le *pseudo-rhumatisme blennorragique* se reconnaît à son allure subaiguë avec localisation sur les petites articulations, à sa ténacité, à sa résistance au salicylate et à sa tendance vers l'ankylose.

Rhumatisme chronique. — V. ARTHRITE et ARTHROSE.

RHUMATOÏDES (Douleurs). — Douleurs analogues à celles du rhumatisme.

RHUME. — **I. De cerveau.** — V. NEZ (maladies).

II. De poitrine. — V. RESPIRATOIRES (Organes) : *Maladies des bronches.*

III. Des foins. — V. FOINS (Rhume des).

RHUS. — V. SUMACS.

RICIN. — Arbrisseau de la famille des Euphorbiacées (*Ricinus communis*) [v. pl. en couleurs à PLANTES DANGEREUSES], dont les semences ovales, grosses comme de petits haricots, renferment une amande contenant 60 p. 100 d'huile. Cette huile est incolore ou légèrement jaunâtre, transparente, d'odeur presque nulle, de saveur fade. Elle contient 83 p. 100 de glycérides, de l'acide ricinoléique, auxquels elle doit ses propriétés purgatives; le principe purgatif n'est dégagé que dans l'intestin par l'action du suc pancréatique.

MODE D'EMPLOI et DOSES. L'huile de ricin est un excellent purgatif à la dose d'une demi-cuillerée à café (premier mois du nourrisson), une cuillerée à café (jusqu'à 3 mois), puis une cuillerée à dessert (1 an), une cuillerée à soupe (jusqu'à 5 ans). Chez l'enfant jusqu'à 6 ans, d'une façon générale, 2 g par année d'âge; chez l'adulte, 5 à 10 g comme laxatif, ou 15 à 40 g comme purgatif (une cuillerée à soupe, 15 g, suffit bien souvent) : on ne doit rien boire pendant 3 heures après l'absorption. En lavement, 20 à 30 g.

S'emploie en nature ou en émulsion, dans du bouillon gras, du bouillon aux herbes, du café, de la bière, du cassis, du jus d'orange.

Usage externe. — On emploie l'huile de ricin comme excipient de pommade contre les maladies de la peau et du cuir chevelu, et pour rendre le collodion élastique (collodion riciné).

Dans l'industrie, cette huile sert à la savonnerie et comme lubrifiant des moteurs.

INCONVÉNIENTS. L'huile de ricin ne doit pas être employée après la plupart des anthelminthiques végétaux ou chimiques, car, facilitant l'absorption de leur essence, elle diminue son action en même temps qu'elle favorise les phénomènes d'intolérance de ces médicaments : mal de tête, dureté de l'ouïe, vomissements, évanouissements, etc.

Intoxication. — La manipulation du ricin peut déterminer des troubles allergiques : conjonctivite, œdème des paupières, urticaire, asthme.

L'allergène en cause se trouve dans la graine et les parties vertes de la plante; l'huile n'en contient pas.

Des cas mortels d'empoisonnement ont été observés chez l'homme et l'enfant ayant absorbé quelques graines de ricin, ainsi que chez les animaux ayant ingéré des tourteaux de ricin.

SIGNES. Nausées, vomissements se continuant pendant 2 jours, brûlures à la gorge, douleurs à l'estomac, puis dans les intestins, avec diarrhée sanglante. Pâleur du visage, peau visqueuse, refroidissement général, anurie.

TRAITEMENT. Absorption de boissons mucilagineuses ou huileuses, de glace; compresses froides, opiacées; bains chauds, diurétiques.

RICKETTSIES. — Petits micro-organismes, découverts par Ricketts, en forme de grains ovoïdes ou baciliformes de 1 à 2 μ, immobiles, non cultivables sur les milieux ordinaires et ne se développant qu'en présence de cellules vivantes (*fig.* 1705).

On le rencontre chez l'homme dans le sang et le tissu réticulo-endothélial, ainsi que dans le tube digestif de certains insectes ou acariens, qui servent de vecteurs.

RICKETTSIOSE. — Affection causée par les rickettsies. On range actuellement parmi les rickettsies les typhus exanthématiques, les fièvres exanthématiques et boutonneuses, la fièvre des tranchées, la psittacose, le trachome.

Une nouvelle rickettsiose a été décrite aux Etats-Unis en 1947, caractérisée par de la fièvre, des frissons, des sueurs, et une éruption maculo-papuleuse, puis vésiculeuse, rappelant la varicelle. Affection bénigne guérissant en 8-10 jours. Une rickettsie

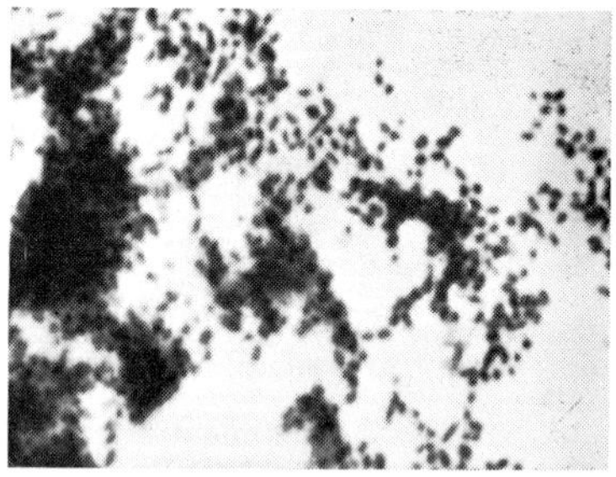

FIG. 1705. — Rickettsies
(*Doc. Institut Pasteur.*)

(*R. akari*) fut trouvée dans le sang; elle est transmise par un acarien, *Allodermanyssus sanguineus,* parasite de la souris.

La plupart des rickettsioses se caractérisent par l'apparition dans le sang du malade d'un pouvoir agglutinant pour une bactérie du genre *Proteus,* dont il existe plusieurs races.

RIDES. — Plis de la peau, surtout marqués au front, aux tempes, au pli naso-labial, au cou, et causés par les progrès de l'âge (dégénérescence sénile de la peau), l'amaigrissement, les excès, l'alcoolisme en particulier, les soucis, les émotions et les chagrins.

RIFAMPICINE. — Antibiotique appartenant à la famille des rifomycines. C'est un puissant antituberculeux; il n'est qu'accessoirement antistaphylococcique. Sa toxicité est faible, sauf sur le foie. Son élimination biliaire est très forte; il est contre-indiqué en cas d'ictère.

RIGIDITÉ. — Raideur des membres.

Rigidité cadavérique. — V. MORT.

RINNE (Épreuve de). — Si on place un diapason devant l'oreille, puis contre l'apophyse mastoïde, on constate normalement que le son est mieux et plus longtemps perçu par la voie aérienne que par la voie crânienne (Rinne positif). Le phénomène est inverse dans les maladies de l'appareil de transmission (Rinne négatif).

RIRE et SOURIRE. — Le sourire est un rire atténué, un rire ébauché, un rire sans éclat (Littré).

Le *rire* peut présenter plusieurs degrés. Dans un premier degré, il est caractérisé par la dilatation subite de l'orbiculaire des lèvres et la contraction du risorius de Santorini, du canin et du buccinateur, en même temps que l'expiration est entrecoupée, mais reste silencieuse.

A un deuxième degré, les contractions musculaires gagnent en propagation toutes les dépendances du nerf facial et s'étendent jusqu'aux muscles du cou, en particulier au peaucier. Ces contractions sont plus marquées, plus soutenues.

Enfin, à un troisième degré, le rire ébranle tout l'organisme; les larmes coulent, l'urine s'échappe chez la femme, le diaphragme comprime par saccades toute la masse intestinale jusqu'à produire parfois une sensation douloureuse.

Dans le *sourire,* la bouche s'élargit plus ou moins, tandis que les commissures des lèvres sont tirées fortement en arrière et légèrement vers le haut. Cette action est le résultat de la contraction de six muscles (v. *fig.* 1485 à PHYSIONOMIE) : le *buccinateur,* l'*élévateur de l'aile du nez et de la lèvre supérieure,* l'*élévateur propre de la lèvre supérieure,* le *petit* et le *grand zygomatiques,* le *risorius de Santorini.*

RIS. — Thymus (de veau) riche en matières albuminoïdes (22 p. 100) et pauvre en graisses (0,4 p. 100).

RITTER (Maladie de). — Maladie cutanée des premières semaines de la vie. Elle est rare en France. L'affection débute par des taches rouges au visage et s'étend ensuite à tout le corps. Puis apparaissent des vésicules et des bulles emplies de sérosité louche qui se rompent rapidement. L'épiderme se détache en larges lambeaux, laissant à nu le derme suintant. Cette affection est grave à cause de l'atteinte de l'état général et des tuméfactions : septicémie broncho-pulmonaire. Aussi au traitement local purement dermatologique faut-il souvent adjoindre un traitement anti-infectieux général.

RIVALTA (Épreuve de). — Si on laisse tomber quelques gouttes d'un épanchement inflammatoire ou mécanique dans de l'eau distillée additionnée de quelques gouttes d'acide acétique, le liquide devient trouble quand il s'agit d'un exsudat inflammatoire (pleurésie) et reste limpide dans les hydropisies mécaniques.

RIVIÈRE (Potion de). — V. POTION

RIZ. — Semence d'une graminée (*Oriza sativa*) qui pousse dans les endroits chauds, humides et marécageux, d'où l'insalubrité des rizières.

Dans l'alimentation, on emploie souvent le riz décortiqué (*riz glacé*); cependant, les enveloppes du riz sont riches en matières protéiques et en vitamine B (antibéribérique). Une nourriture trop exclusive avec le riz décortiqué peut causer le béribéri.

Le riz renferme 77 p. 100 de substances amylacées, 6 p. 100 d'albuminoïdes et 1 p. 100 de graisses.

Sa valeur nutritive équivaut à quatre fois celle de la pomme de terre. On remédie à sa pauvreté en albuminoïdes et en graisses par l'adjonction dans sa préparation de lait, d'œufs, de fromage, de beurre. La cuisson en augmente notablement le volume par absorption d'eau.

INDICATIONS COMME RÉGIME. Sa digestion facile en fait un aliment de régime pour les dyspeptiques, les convalescents, les personnes atteintes d'ulcère d'estomac et surtout les diarrhéiques, sous forme de riz au lait, de *crème de riz.* On emploie aussi, dans les entérites, l'*eau de riz* (décoction de 30 à 50 g dans 1 litre d'eau). La farine de riz fait partie des décoctions de légumes des nourrissons.

La farine de riz entre dans la composition du racahout des Arabes.

CONTRE-INDICATIONS. Constipation, diabète.

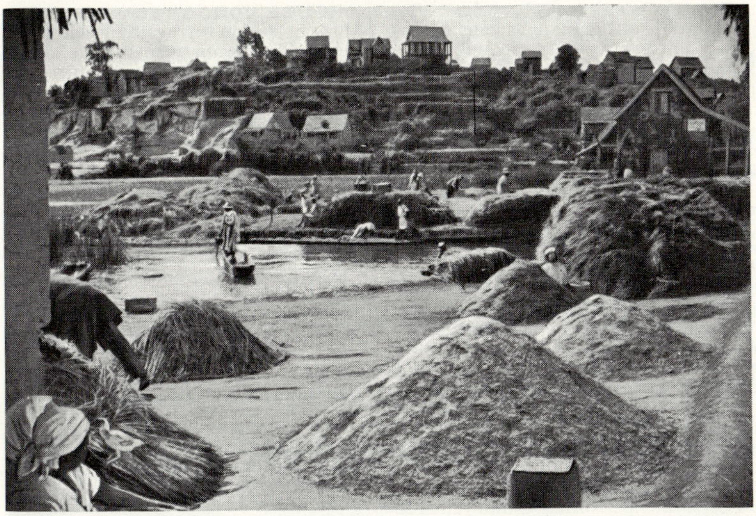

Fig. 1706. — Battage du riz à Madagascar.
(*Phot. Agence française des colonies.*)

Poudre de riz. — Soit pure, soit associée à d'autres poudres calmantes et isolantes (talc, amidon), calme les irritations cutanées. Elle est souvent falsifiée et a l'inconvénient de trop dégraisser la peau.

RIZIFORME. — Semblable à un grain de riz. V. CHOLÉRA (selles riziformes), et SÉREUSES (Bourses) [maladies] : *Synovite chronique tuberculeuse.*

ROB (mot arabe). — Extrait de suc de fruit qu'on fait évaporer jusqu'à ce qu'il ait la consistance du miel.

ROBINIER (Faux acacia). — Arbre (*Robinia pseudo-acacia*) de la famille des Papilionacées. L'infusion des feuilles (12 g pour une tasse d'eau bouillante) a une action cholagogue assez marquée.

ROBUSTICITÉ (Indices de). — Des physiologistes, des médecins, puis des entraîneurs sportifs, ont voulu exprimer l'aptitude à la fatigue et aux sports par des nombres anthropométriques dits « indices de robusticité ». Nous citerons les plus connus.

1° *Indice de Pignet.* — Il est obtenu en soustrayant la taille (T) en centimètres de la somme du poids (P) en kilogrammes et du périmètre thoracique xyphoïdien (Th) pris en inspiration, en centimètres.

Soit : $I = (P + Th) - T$.

Valeur de l'indice jusqu'à 30 ans:

Au-dessus de 10 : surcharge graisseuse;

De + 10 à — 10 : constitution vigoureuse;

De — 11 à — 20 : constitution assez forte;

De — 21 à — 30 : constitution moyenne;

De — 31 à — 35 et au-delà : constitution médiocre ou mauvaise.

2° *Coefficient de Demeny.* — C'est le quotient de la division de la capacité vitale (CV) en centilitres par le poids (P) en kilogrammes. Soit : $C = \frac{CV}{P}$. Un indice inférieur ou égal à 4 est incompatible avec la pratique du sport; il doit approcher ou dépasser 6 pour permettre un entraînement athlétique intense, atteindre ou dépasser 7 pour que le sujet soit, du point de vue respiratoire, apte aux grandes compétitions. Chez les athlètes de valeur, le coefficient de Demeny varie de 7 à 10.

3° *Indice de Ruffier.* — Il s'énonce : $I = R - E$. R est la différence entre le périmètre thoracique pris à l'inspiration (au niveau des mamelons chez l'homme, à la naissance des seins chez la femme) et le périmètre abdominal pris en expiration au niveau ou il est le plus grand. E est l'écart entre le poids en kilogrammes et la taille, exprimée par le nombre de centimètres au-dessus du mètre, quel que soit le sens de cet écart.

Valeur de l'indice :

Au-dessous de 10 : médiocre;

De 10 à 15 : bon;

De 15 à 20 : très bon.

Plus de 20 : exceptionnel.

Les indices des grands champions Jean Bouin, Georges Carpentier et Geo André étaient respectivement 19, 20 et 27 quand le docteur Ruffier les établit pour chacun d'eux.

ROCHE-POSAY (La) [Vienne]. — Ville d'eaux carbonatées calciques, silicatées, séléniées, radio-actives, froides.

Cure. Boisson, bains, pulvérisations, douches ordinaires et filiformes.

Indications. Arthritisme, goutte, rhumatisme, sciatique, lithiase rénale et biliaire, hypertension, eczémas, prurigos, psoriasis.

ROCHER. — Une des parties (os pétreux) du temporal. V. OREILLE et TEMPORAL.

ROCHÉRITE (Pétrosite). — Ostéite profonde avec inflammation des cellules et du tissu osseux pneumatique du rocher.

Apparaît dans 90 p. 100 des cas comme une complication des otites aiguës, entre 10 et 20 ans.

Signes. A la suite d'une oto-mastoïdite opérée apparaît un écoulement purulent abondant et capricieux; le malade accuse des douleurs névralgiques pulsatiles et paroxystiques de la région auriculo-mastoïdienne ou de l'hémicrâne correspondant, et fréquemment une douleur oculo-orbitaire extrêmement pénible, avec larmoiement, photophobie.

On note dans la moitié des cas une paralysie du nerf moteur oculaire externe, et parfois une paralysie faciale.

Durée. Longue, avec alternatives d'amélioration et d'aggravation; de multiples interventions sont souvent nécessaires.

Complications. Abcès du cou latéral externe; parfois, abcès du cerveau, méningite mortelle.

Traitement. Evidement pétro-mastoïdien, curetage et drainage des foyers d'ostéite pétreuse.

RŒNTGENTHÉRAPIE. — Voir RADIOLOGIE.

ROMARIN. — Plante de la famille des Labiacées (*Rosmarinus officinalis*), d'odeur aromatique camphrée, contenant une essence riche en bornéol et en pinène. L'infusion des sommités fleuries (15-20 g par litre) a des vertus stimulantes, stomachiques, emménagogues.

L'essence est employée dans les cholécystites, la congestion du foie, les ictères, l'insuffisance hépatique.

A l'extérieur, l'alcoolat est résolutif, et fait partie des baumes tranquille et opodeldoch, de l'alcoolat vulnéraire, du vin aromatique et de l'eau de Cologne.

ROMBERG (Signe de). — Difficulté et même impossibilité pour un tabétique de se tenir debout, les pieds joints et les yeux fermés. Le malade oscille et tombe.

RONCE. — Arbrisseau des haies de la famille des Rosacées (*Rubus fruticosus*), dont les feuilles et la tige, riches en tanin, ont des propriétés astringentes. Le décocté de feuilles (20 g par litre) constitue un bon gargarisme astringent et un collutoire contre les angines, les ulcérations de la gorge.

RONCHUS. — Gros râle sonore qu'on entend à l'auscultation du poumon dans la bronchite.

RONFLEMENT. — Bruit produit pendant le sommeil en respirant. La tête étant posée sur le traversin, le voile du palais est flottant entre la paroi postérieure du pharynx et la base de la langue; si la bouche est fermée, l'air passe entièrement en arrière de lui pour gagner les fosses nasales; si, au contraire, la bouche reste ouverte, la colonne d'air se partage entre la bouche et le nez et frappe le bord libre du voile du palais, qui vibre ainsi que l'air qui le déplace. Dans certains cas, il est nécessaire d'effectuer l'ablation de végétations, polypes, etc., dans le nez.

RONGALITE (méthylène sulfoxylate de soude). — Dérivé de l'aldéhyde formique. Réducteur énergique; il transforme le sublimé corrosif en calomel, puis en mercure métallique peu toxique; aussi a-t-il été préconisé contre l'intoxication mercurielle.

Après un empoisonnement par le sublimé, on fait un lavage de l'estomac avec une solution de rongalite à 5 p. 100 et une injection intraveineuse de 10 g pour 200 cm^3 d'eau distillée. Dans la colite mercurielle, lavages intestinaux avec une solution à 1 p. 1 000. Dans la stomatite mercurielle, ingestion de 3 à 10 g.

ROSAT (Miel). — V. ROSE.

ROSCOFF (Finistère). — Station climatique des côtes de Bretagne, baignée par le Gulf Stream et jouissant d'une température douce, constante, sans écarts brusques. Pluies fréquentes, surtout nocturnes.

INDICATIONS. Anémie, lymphatisme; maladies de croissance, rhumatisme chronique.

Il existe à Roscoff un sanatorium marin pour la tuberculose osseuse et ganglionnaire.

ROSE. — Les pétales des *roses pâles* (*Rosa damascena*) ou à *cent feuilles* (*R. centifolia*) servent à préparer l'*eau distillée de roses,* base de collyres et de lotions, et la *pommade rosat,* pour les lèvres. Les pétales secs entrent dans la composition du sirop de salsepareille.

Les pétales de la *rose rouge* ou *de Provins* (*Rosa gallica*) [v. pl. en couleurs à APÉRITIVES (Plantes)] sont employées comme médicament astringent, sous forme d'infusion (20 g par litre), de miel rosat (10 à 60 g) ou de vinaigre rosat (5 à 25 g dans une potion de 150 g), comme gargarisme dans les angines.

Le *rosier sauvage* ou *églantier* (*Rosa canina*) a des fleurs légèrement purgatives et un fruit rouge de la grosseur d'une olive (*Cynorrhodon*), astringent et styptique, renfermant une pectine et de la vitamine C. On en fait une conserve contre la diarrhée.

ROSE BENGALE (Épreuve du). — Mode d'élimination du colorant, le rose bengale, après injection intraveineuse et examen colorométrique du sang, 45 minutes plus tard. Normalement, le taux du colorant restant est très bas (au-dessous de 3); au contraire, chez les hépatiques, en cas de rétention biliaire, ce taux est élevé (3 à 9 et plus).

ROSEAUX. — Roseau des jardins (Canne de Provence). — Plante de la famille des Graminacées.

ACTION et MODE D'EMPLOI. Antilaiteux employé par les femmes qui ne veulent pas nourrir leur enfant ou veulent le sevrer. Infusion de rhizome, 20 g par litre.

Roseau à balais (*Arundo phragmites*). — Graminée des étangs et rivières dont la racine et la partie inférieure du chaume, riche en silice et en azotate de potasse, a des propriétés dépuratives, diurétiques et sudorifiques, sous forme de décocté (60 g par litre) ou d'extrait fluide (2 g); indiqué chez les oxaluriques et les goutteux.

Roseau aromatique. — V. ACORE.

ROSÉOLE. — Eruption de petites taches lenticulaires rosées, isolées, pas ou faiblement saillantes, dont la durée est variable, mais toujours temporaire.

On distingue plusieurs types de roséoles :

1° Les *fièvres éruptives roséoliques,* comme la *rougeole,* la *rubéole,* la *roséole saisonnière;* celle-ci se produit de préférence chez l'enfant, à l'occasion d'un trouble digestif, d'une sudation abondante. Après 2 à 3 jours, où il se sent mal à l'aise, souffre un peu de la tête, l'éruption se produit sur le corps, à l'exception du visage; les taches s'effacent sous le doigt; elles provoquent des démangeaisons et disparaissent souvent dans la même journée, pour reparaître de nouveau pendant 7 à 8 jours.

TRAITEMENT. Léger purgatif; surveiller l'alimentation et même la réduire au lait pendant quelques jours. Pommades et poudres;

2° Les *roséoles infectieuses symptomatiques,* tels la roséole de la *syphilis* (voir pl. en couleurs à SYPHILIS), les taches rosées lenticulaires de la *fièvre typhoïde,* du *typhus,* du *choléra,* de la *méningite cérébro-spinale,* le rash précédant l'éruption de la *variole;*

3° Les *roséoles médicamenteuses :* roséoles balsamiques du copahu, du santal, de la térébenthine; roséole quinique, antipyrinique, iodique;

4° La *roséole émotive,* phénomène presque physiologique : c'est une rougeur fugace, disposée en tache ou en anneau, qui se produit sur le haut de la poitrine, le cou et les épaules de certaines personnes quand elles se découvrent en public.

ROSSIGNOL DES TANNEURS. — V. PIGEONNEAU.

ROT. — Gaz s'échappant bruyamment de l'estomac et rendu par la bouche. Est souvent un signe d'*aérophagie* (v. ce mot).

ROTULE. — Petit os plat, épais, presque triangulaire, dont les angles sont arrondis et qui est placé en avant du genou (*fig.* 1707). Il constitue un grand os sésamoïde du tendon des extenseurs de la jambe. Sa face antérieure convexe est couverte par la peau, dont elle est séparée par une bourse séreuse qui, en s'enflammant, détermine un hygroma; sa face postérieure offre en haut une surface articulaire formée de deux concavités séparées par une crête et qui répondent aux deux condyles du fémur. V aussi à GENOU.

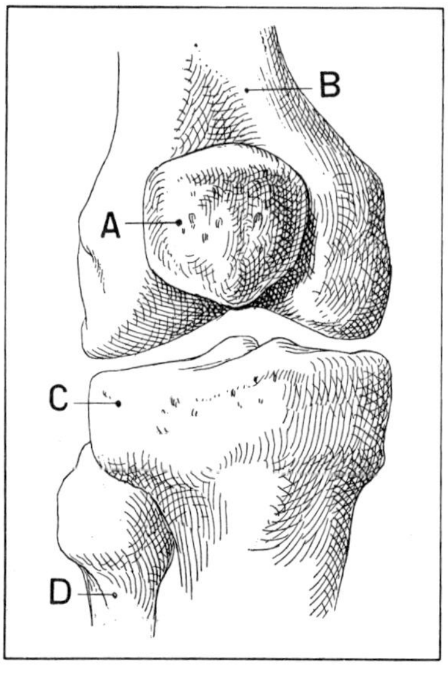

FIG. 1707. — Rotule.
A. Rotule; B. Fémur; C. Tibia; D. Péroné.

Fracture de la rotule. — V. FRACTURES.

ROUGE CONGO (Epreuve du). — Après injection intraveineuse de rouge congo, le colorant disparaît de la circulation en quelques minutes et n'apparaît pas dans l'urine, en cas d'amylose.

ROUGE ÉCARLATE. — Colorant azoïque. Poudre rouge brun qui favorise la formation de l'épiderme. Pommade à 4-10 p. 100 dans les plaies, brûlures, ulcères; *à l'intérieur* dans l'ulcère de l'estomac (0,5 cg, 3 ou 4 fois par jour).

ROUGEOLE. — Fièvre éruptive très fréquente et très contagieuse, surtout entre 2 et 10 ans. Les nouveau-nés et les nourrissons de moins de 6 mois échappent à la contagion. C'est au printemps et en été qu'elle est le plus fréquente. Bien qu'on ait signalé des récidives, il est rare que le même enfant contracte deux fois la rougeole.

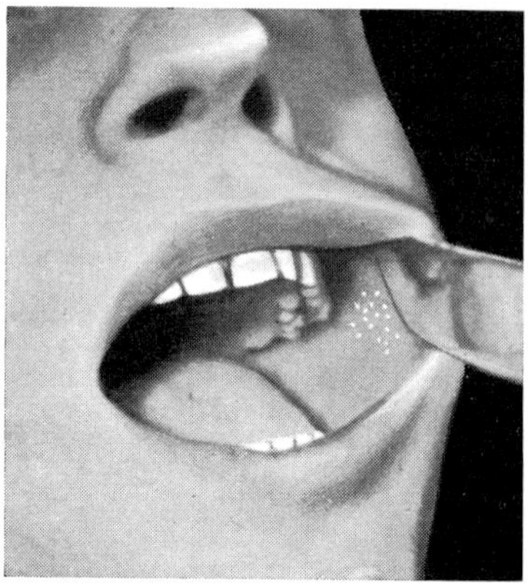
FIG. 1708. — Signe de Koplik.

CAUSES. La rougeole est causée par un virus invisible et filtrant, transmissible à l'homme, au singe, au lapin, au cobaye. Il existe dans le sang dès la fin de la période d'incubation et disparaît 7 jours après l'éruption.

Le virus, très diffusible, se transmet par contact direct; on admet qu'il ne se transmet pas par les objets ni par les locaux.

La contagiosité paraît nulle dans la période d'incubation; elle est très grande dans la période d'invasion; le pouvoir contaminant est nul ou presque nul 5 jours après le début de l'éruption.

SIGNES. La rougeole a une évolution que l'on divise en quatre périodes : incubation, invasion, éruption et desquamation.

I. *Incubation.* — Cette période dure de 8 à 16 jours, en moyenne 12 jours : on ne distingue rien d'anormal chez l'enfant si on n'a pas soin d'examiner la bouche; on rencontre souvent à cette période une muqueuse rouge parsemée d'enduits blanchâtres (*stomatite érythémato-pultacée*) ou encore la présence sur les muqueuses des joues, près des commissures labiales, de petites taches rouges avec un point blanc bleuâtre central : c'est le *signe de Koplik* (*fig.* 1708); la langue est normale. Parfois, il existe un œdème de la conjonctivite palpébrale.

II. *Invasion ou période pré-éruptive.* — Elle dure de 3 à 5 jours. Elle coïncide avec l'apparition d'une inflammation des yeux, du nez et de la gorge. L'enfant, en effet, présente du larmoiement; ses yeux sont injectés et la lumière lui fait mal. Il a un coryza intense avec des éternuements répétés et quelquefois des hémorragies nasales assez abondantes. Souvent, une toux sèche, quinteuse, le fatigue incessamment. L'enfant a un aspect spécial : son visage est bouffi, congestionné; ses yeux sont larmoyants; son nez reste enchifrené. L'examen de la gorge montre alors une rougeur pointillée sur le voile du palais (*énanthème bucco-pharyngé*). En même temps, l'état général s'altère. Des frissons, de l'agitation, quelquefois des convulsions, surviennent. L'embarras gastrique avec perte d'appétit, soif vive, diarrhée, s'établit. La fièvre s'allume, monte de 38°5 à 39°5 le soir, puis, vers le troisième jour, c'est-à-dire la veille de l'éruption, elle tombe.

III. *Eruption* (pl. en coul. à ÉRUPTIONS et *fig.* 1709). — L'apparition de l'éruption après la période inflammatoire précédente caractérise la

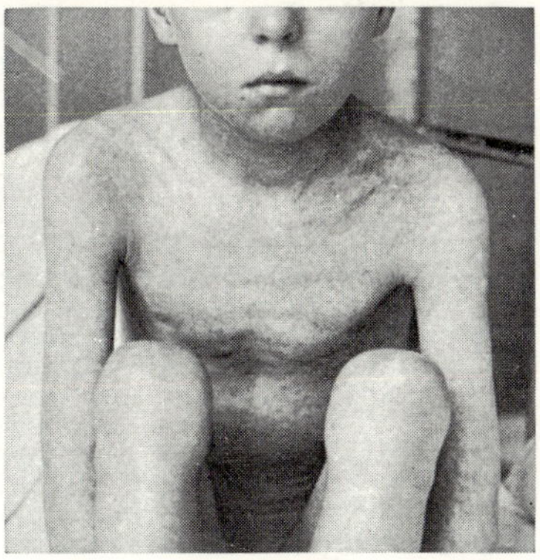

FIG. 1709. — Rougeole à la phase éruptive. (*Archives hôpital Saint-Louis.*)

rougeole. Cette éruption, dite *exanthème,* apparaît en moyenne 14 jours après la contagion. Elle commence toujours par la joue. On voit, le premier jour, de petites taches rouges, analogues à des morsures de puce, siégeant sur les joues, derrière les oreilles, sur le menton, au front, sur le nez; le deuxième jour, ces taches envahissent le cou, le tronc et les membres supérieurs, puis, le troisième jour, l'abdomen et les membres inférieurs, en suivant une marche descendante. L'éruption, une fois constituée, est formée par de petites taches rosées, douces et veloutées au toucher, légèrement saillantes, disparaissant momentanément sous la pression du doigt, rondes, ovalaires ou déchiquetées, semées çà et là, laissant entre elles des intervalles de peau saine, mais se réunissant parfois en placards. Elle peut être discrète ou abondante : dans ce dernier cas, on dit que l'éruption est confluente.

Au bout de 5 à 6 jours, l'éruption pâlit et disparaît dans l'ordre de son apparition, c'est-à-dire de haut en bas. La peau reste seulement tigrée

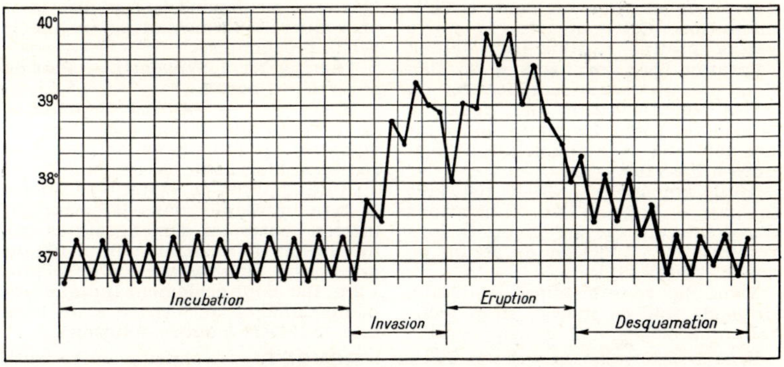

FIG. 1710. — Evolution de la fièvre dans la rougeole.

pendant 15 jours. Pendant ce temps, les phénomènes d'inflammation nasale, oculaire et pharyngée de la précédente période persistent et s'aggravent encore.

La toux devient plus grasse et s'accompagne de mucosités verdâtres. La fièvre se rallume avec l'éruption et se maintient à un maximum (39° à 40°) pendant toute la durée de l'éruption, puis elle s'abaisse peu à peu. La maladie comporte en somme deux journées particulièrement pénibles au moment de l'éruption.

IV. *Desquamation ou convalescence.* — La fièvre tombe tout à fait; une desquamation fine, par petites écailles, commence vers le cinquième jour de l'éruption et dure 5 à 8 jours. Tout rentre dans l'ordre : la maladie a duré 8 à 10 jours en moyenne, s'il n'y a aucune complication, à partir de la période d'invasion.

DIAGNOSTIC. Après l'apparition de l'éruption, il est facile de distinguer la rougeole de la scarlatine, qui ne commence pas par la face et qui est constituée par de larges placards sans intervalles de peau saine. D'autre part, il existe dans la scarlatine une angine intense.

La rougeole se distingue aussi de la rubéole, de la roséole et de toutes les éruptions produites par l'ingestion de médicaments (antipyrine, chloral, etc.) ; dans ces dernières, en effet, l'inflammation des yeux et du nez ou catarrhe oculo-nasal fait défaut, ainsi que la fièvre le plus souvent. La variole ne ressemble pas à la rougeole : elle s'accompagne, d'ailleurs, d'une céphalée et d'une douleur lombaire violentes, qui lui sont spéciales.

COMPLICATIONS. Les complications habituelles qui apparaissent pendant l'éruption ou au début de la convalescence sont la *broncho-pneumonie,* surtout fréquente à l'hôpital et particulièrement grave, et l'*otite,* avec ou sans suppuration, pouvant laisser comme séquelle une surdité. Plus rares sont la *conjonctivite chronique* tenace, la *vulvite* chez les petites filles, la *laryngite striduleuse,* l'*épistaxis,* les *convulsions,* la *diarrhée.*

Exceptionnelles sont les *lésions ulcéreuses* du larynx, de la bouche, de la vulve, l'infection de la peau, la néphrite.

A la rougeole peuvent s'associer la scarlatine, la coqueluche, la diphtérie, une tuberculose pulmonaire ou ganglionnaire, qui peut aussi se développer après la fièvre éruptive.

PRONOSTIC. La rougeole est ordinairement bénigne pour l'enfant soigné dans sa famille. Cependant, le pronostic est grave chez l'enfant de 6 mois à 3 ans, surtout en milieu hospitalier. La mortalité peut être due à une forme hypertoxique, une encéphalite (rare). Lorsqu'il y a décès, le petit malade meurt de diphtérie, d'infection pneumococcique ou streptococcique (broncho-pneumonie, otite, mastoïdite) ou de troubles digestifs par infection gastro-intestinale.

TRAITEMENT. I. *Préventif.* — Isolement pendant les 7 premiers jours. Méthode de Milne.

Injection de sérum de convalescent de rougeole prélevé vers le septième jour de la défervescence, après recherche du Wassermann et de la tuberculose, mis en ampoules et conservé à la glacière, directement ou après chauffage d'une demi-heure à 56°, ou bien additionné de quelques gouttes d'une solution phéniquée. La dose injectée varie de 2 cm^3 chez le nourrisson à 4 et 6 cm^3 chez les enfants plus âgés. L'injection doit être sous-cutanée ou intramusculaire.

Le sérum de rougeoleux convalescents a un pouvoir curatif et préventif.

Injecté immédiatement avant la contamination (10 cm^3), le sérum de convalescents empêche la maladie et peut déterminer un état réfractaire durable (*séro-vaccination*).

Injecté après la contamination pendant les 5 premiers jours, le sérum enraye l'infection morbilleuse; la rougeole ne se produit pas (*séro-prévention*).

Injecté dans la deuxième partie de l'incubation, du septième au neuvième jour, le sérum n'empêche plus la rougeole d'apparaître, mais la modifie en atténuant ses symptômes (*séro-atténuation*).

Injecté après l'apparition de l'éruption, le sérum peut avoir une valeur curative, mais à dose élevée, en injection intraveineuse et seulement s'il s'agit d'une rougeole maligne hypertoxique.

II. *Curatif.* — L'enfant sera maintenu au lit pendant la période fébrile, dans une chambre chaude (18°), mais bien aérée par l'ouverture des fenêtres dans la pièce voisine. On ne donnera que des aliments liquides : lait, tisanes sucrées; aussitôt que la fièvre tombera, on augmentera l'alimentation. On combattra la fièvre par la quinine, la toux par l'opium, l'agitation par les bains à 25°-38°. Pour prévenir toute complication, on lavera soigneusement les yeux, la bouche, la gorge, les mains, les organes génitaux avec une solution boriquée à 3 p. 100.

Huile goménolée à 10 p. 100 dans le nez et les oreilles. Inhalations d'oxygène en cas de complications respiratoires. Injection de sérum de convalescents.

Dans la convalescence traînante, huile de foie de morue, sirop iodotannique et séjour à la campagne.

PRESCRIPTIONS SCOLAIRES. Faire la déclaration légale. La désinfection réglementaire est superflue.

L'enfant ne retournera pas à l'école avant 18 jours. Il prendra auparavant un bain savonneux.

Les frères et les sœurs du malade sont forcément contagionnés quand la maladie est reconnue ; il ne faut pas les envoyer en dehors de leur famille, où ils pourraient créer de nouveaux foyers. Au-dessous de 6 ans, ils ne doivent pas fréquenter l'école pendant une durée de 18 jours après l'isolement du malade.

ROUGET (Aoûtat, Bête d'août, Vendangeron, Lepte automnal) [*fig.* 1711]. C'est la larve hexapode du *Micro-*

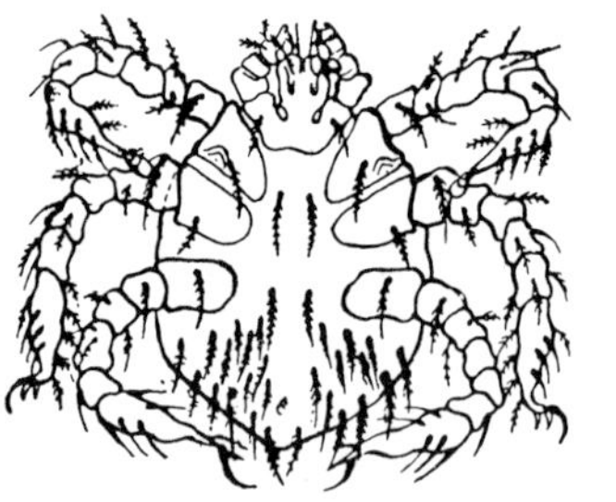

FIG. 1711. — Rouget.

trombidium pusillum ou *Trombidium soyeux,* qui vit surtout dans les lieux humides (bois, taillis), les champs de haricots montants, la vigne vierge, les jardins, certaines prairies. La larve, seule pathogène, parasite les petits rongeurs : taupes, hérissons, lièvres, chauves-souris. A la loupe, la larve repue apparaît comme un point rouge sang, d'un quart à un demi-millimètre de longueur, enfoncé dans l'intérieur du follicule pileux.

Chez l'homme, les larves grimpent le long des jambes et s'arrêtent surtout aux points de striction des vêtements (jarretières, ceinture), où elles provoquent la plupart des lésions en enfonçant leur rostre dans la peau; 3 à 4 heures plus tard, le sujet ressent des démangeaisons souvent vives, surtout aux chevilles, à la partie postérieure des genoux et à la ceinture. La peau est le siège d'érythème et de papules comparables aux lésions des orties, souvent infectées par le grattage. Il y a parfois un peu de température, de l'insomnie, mais tout rentre dans l'ordre en quelques heures (au plus tard deux jours), lorsque la larve repue se détache d'elle-même. Il est à noter que certains sujets s'accoutument aux piqûres et qu'il n'y a pas de transmission d'homme à homme.

VARIÉTÉS EXOTIQUES. Il existe des acares analogues à la Martinique, au Mexique, au Japon; leur piqûre peut provoquer la formation de véritables petits phlegmons.

TRAITEMENT. I. *Préventif.* — Port de molletières, bottes.

II. *Curatif.* — Faire se détacher la larve avec une lotion alcoolisée ou vinaigrée, de la benzine, de l'huile de cèdre, ou bien l'enlever avec une pince ou une aiguille, en évitant de laisser la tête implantée dans la peau. On luttera contre les démangeaisons par une lotion de menthol à 10 p. 100 ou une lotion au sous-acétate de plomb à 2 p. 100. Sont également indiqués les badigeonnages au benzoate de benzyle, le D.D.T. (poudre, solution).

ROUGET. — Maladie infectieuse commune à l'*homme* et au *porc,* causée par un bacille court et grêle, *Bacillus erysipelatus suis,* isolé par Pasteur et Thuillier en 1882. Un vaccin et un sérum ont été préparés avec ce bacille.

Chez le porc, ce bacille détermine une maladie septicémique, sous forme d'épidémies parfois très meurtrières, se traduisant par des arthrites et de l'endocardite, et par de larges placards rouge sombre de la peau (rouget).

Les ovins peuvent aussi être atteints de cette maladie (ostéo-arthrites).

L'*homme* contracte la maladie en maniant la viande de porc : c'est une maladie professionnelle chez les charcutiers, les bouchers, les éleveurs, les vétérinaires.

Le bacille étant aussi hébergé par les poissons, les crustacés, les mollusques, on a constaté du rouget humain après des blessures des mains par arêtes de poissons ou aspérités de coquillages ou crustacés.

SIGNES. *Forme cutanée.* — V. ÉRYSIPÉLOÏDE.

Forme septicémique. — S'observe surtout chez les vétérinaires, à la suite de piqûres au cours de vaccination ou d'autopsie de porcs, ou d'accident de laboratoire. Etat fébrile prolongé; placards rouge violacé, ecchymotiques, occupant les oreilles et les pommettes; parfois, accidents méningés graves. L'hémoculture montre la présence du bacille du rouget.

TRAITEMENT. La forme localisée, l'érysipéloïde, guérit facilement.

Dans la forme septicémique : sérum de Leclainche, sulfamides, stovarsol.

ROUGEUR (de la peau). — V. ÉRYTHÈME.

ROUSSEUR (Taches de). — Voir ÉPHÉLIDES.

ROYAN (Charente-Maritime). — Station climatique et balnéaire, à l'embouchure de la Gironde, et possédant toute une série de plages exposées les unes au midi, les autres face à la mer et aux vents du large. Température variant de 6° à 19°.

INDICATIONS. Malades nerveux et éréthiques et malades torpides. Tuberculose pulmonaire.

ROYAT (Puy-de-Dôme). — Ville d'eaux thermales alcalines, bicarbonatées mixtes, arsenicales, chlorurées, ferrugineuses, lithinées, carboniques fortes, radio-actives. Elles contiennent aussi de la lithine (35 mg), des sels de fer et de l'arsenic.

CURE. Boisson, pulvérisation, irrigations, gargarismes, inhalations, douches, bains carbo-gazeux, bains à eau courante, bains hydro-électriques.

ACTION. Régularise la circulation, la pression artérielle, augmente la perméabilité rénale.

INDICATIONS. Hypertension artérielle, palpitations, extrasystoles, tachycardies, basedowisme, insuffisance cardiaque des mitraux, des aortiques, des obèses; claudication intermittente; artérite oblitérante; goutte viscérale.

CONTRE-INDICATIONS. Tuberculose, cancer, asystolie, anévrisme aortique, albuminurie, azotémie.

RUBÉFACTION (du lat. *ruber,* rouge, et *facere,* faire). — Rougeur produite à la surface de la peau par des rubéfiants.

RUBÉFIANTS. — Médication et médicaments destinés à faire rougir la peau. V. MOUTARDE.

RUBÉOLE. — Maladie épidémique contagieuse due à un agent spécifique inconnu, mais n'offrant aucune gravité. Elle doit être distinguée de la rougeole, pour laquelle elle ne confère aucune immunité.

CAUSES. Jeune âge (5 à 15 ans); endémique dans les villes, particulièrement au printemps et en hiver. La contagion s'effectue avant et au début de l'éruption, mais pas pendant la convalescence, même en cas de desquamation. Une atteinte donne en général l'immunité; cependant, on observe des récidives.

SIGNES. *Incubation :* 12 à 15 jours. La période d'invasion peut passer inaperçue; si elle existe, elle est marquée pendant 24 à 36 heures par un peu de fièvre (38°), des maux de tête.

Taches sans saillie, plus pâles que dans la rougeole et plus séparées. Leur siège est en général la face (joues, pourtour du nez), puis, très rapidement (12 à 24 heures), elles se généralisent aux bras et aux membres. Sur le ventre et les membres inférieurs, chacune des taches est entourée d'un anneau blanc tout à fait spécial à la rubéole. Souvent, en certains points, les taches sont remplacées par des plaques scarlatiniformes; elles occasionnent des démangeaisons et disparaissent très vite (3e jour).

Il peut se produire une éruption sur la muqueuse : d'où coryza, rougeur des conjonctives et de la gorge, mais elle est toujours très faible et très inférieure à celle de la rougeole. Il est fréquent d'observer une augmentation de volume des ganglions. La fièvre est insignifiante et disparaît avant la fin de l'éruption. La desquamation est généralement peu visible.

PRONOSTIC. Bénin. En 8 à 10 jours, la guérison est complète. Exceptionnellement, on observe des complications : broncho-pneumonie, albuminurie persistante.

Les auteurs anglo-saxons ont constaté que la rubéole survenue au début de la grossesse peut déterminer chez le nouveau-né des anomalies congénitales, telles que la cataracte, des malformations du cœur, une surdi-mutité, des anomalies dentaires, une arriération mentale. Ces troubles sont d'autant plus fréquents que la rubéole est apparue plus tôt pendant la grossesse (du 1er au 4e mois).

TRAITEMENT. Repos. V. ROUGEOLE.

Prophylaxie de la *rubéole congénitale.* V. *Supplément.*

RUBIDOMYCINE. — Antibiotique antinéoplasique, très actif dans les leucémies aiguës. C'est un produit très toxique pour la moelle osseuse. Il provoque, par ailleurs, des accidents cardiaques graves lors de traitements prolongés. Son emploi nécessite donc la surveillance régulière de la numération formule sanguine et de la fonction cardiaque.

RUGBY. — Sport violent qui doit être joué avec une correction absolue pour ne pas dégénérer en bagarre et entraîner des accidents nombreux et graves. Jeu athlétique qui développe à la fois la puissance, la vitesse, l'intelligence de conception par des combinaisons multiples et rapides.

Il doit être réservé à des sujets robustes. Les accidents les plus fréquents se situent aux articulations des genoux et des chevilles. On peut observer à ces deux articulations toute la gamme des foulures et des entorses, qui, répétées, peuvent entrainer des lésions chroniques et durables. Au genou, les lésions des ménisques sont caractéristiques du rugby (et du football). Ce sont, en général, des déchirures plus ou moins complètes du ménisque interne (v. GENOU). Ces lésions nécessitent l'arthrotomie et l'extirpation du ménisque lésé. Le résultat est en général excellent et le sujet peut reprendre la pratique du sport.

Le rugby peut entrainer également des fractures (jambe, cuisse, clavicule), parfois, mais très rarement, des lésions de la colonne vertébrale.

RUGINE (*fig.* 1712). — Plaque d'acier à bords en biseaux tranchants et montée sur un manche. Elle est employée pour racler les os, détacher le périoste du crâne (opération du trépan).

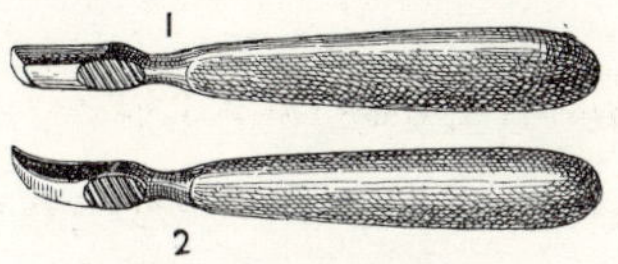

FIG. 1712. — Rugine.
1. Droite ; 2. Courbe.

RUMEX CRISPUS. — V. PATIENCE

RUMINATION. — Action de ramener dans la bouche les aliments contenus dans l'estomac, soit pour les mastiquer et les ravaler ensuite, soit pour les vomir. Certaines personnes, particulièrement les enfants, ont la faculté de provoquer ces réingurgitations. Les dyspeptiques, les névropathes, présentent souvent cette habitude morbide; les idiots éprouvent du plaisir à cette rumination.

TRAITEMENT. Rééducation psychique; combattre les troubles dyspeptiques.

RUPIA (du lat. *rupes,* rocher). — Elément éruptif caractérisé par un soulèvement épidermique contenant du pus et entouré d'une auréole inflammatoire. Bientôt se constitue une croûte centrale, puis la lésion s'étend par la périphérie et de nouvelles croûtes concentriques noirâtres, rocheuses, stratifiées, se forment donnant ainsi l'aspect d'une écaille d'huître (*fig.* 1713). Cet élément, appelé *rupia,* s'observe surtout dans les syphilides tertiaires, la syphilis maligne précoce et parfois dans l'ecthyma. V. SYPHILIS.

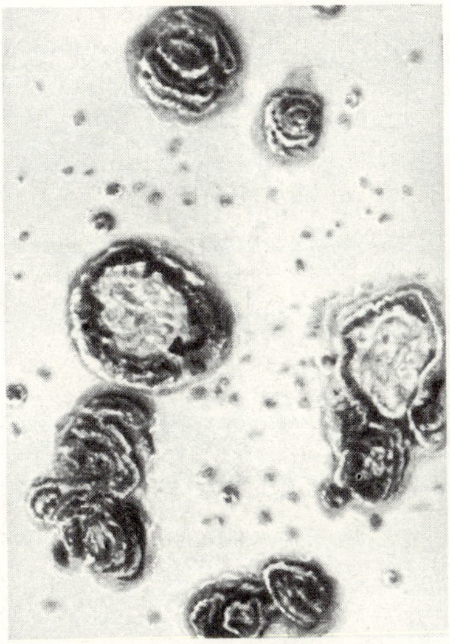

FIG. 1713. — Rupia.

RUPTURE MUSCULAIRE. — Voir MUSCLES (maladies).

RUT. — Ensemble des phénomènes génésiques que présentent les animaux lors de la période d'accouplement et de fécondation. Chez la femelle, le rut correspond à l'*œstrus* (v. ce mot à RÈGLES : *Cycle menstruel*).

RUTINE. — Glucoside extrait des feuilles de rue au moment de la floraison, des feuilles de sarrasin, de tabac, de sureau; elle est douée de propriétés hypotensives, diurétiques; elle est active contre la fragilité capillaire. Préconisée chez les malades atteints d'hypertension, de purpura et d'hémorragies diverses avec fragilité capillaire.

RYTHME (du gr. *ruthmos,* cadence). — **Rythme du cœur.** — Ordre de succession de la systole, de la diastole et de la pause dans chaque révolution du cœur et entre la révolution suivante.

Ce rythme varie d'un individu à un autre et chez chacun d'eux suivant l'âge, l'action, les pensées, car il est sous la dépendance du système nerveux.

La succession se divise en trois périodes : 1° systole des oreillettes et commencement de la systole des ventricules; 2° continuation de la systole des ventricules; 3° repos complet des cavités cardiaques, qui sont en diastole.

D'ordinaire, la durée des deux systoles, c'est-à-dire des deux premiers temps, est égale à la moitié de la durée totale de chaque révolution.
rapide, *tachycardie ;* trop lent, *brady-*
variés; le rythme peut être : trop rapide, *tachycardie ;* trop lent, *bradycardie ;* irrégulier, *arythmie.* Il peut y avoir aussi *embryocardie,* quand les deux bruits prennent un timbre identique et que les deux silences sont égaux et affaiblis comme dans le tictac d'une montre; *rythme couplé,* quand les deux bruits cardiaques sont très rapprochés l'un de l'autre, tandis qu'il sont séparés des bruits suivants par un intervalle plus large que la normale. V. CŒUR.

Rythme du pouls. — V. POULS.

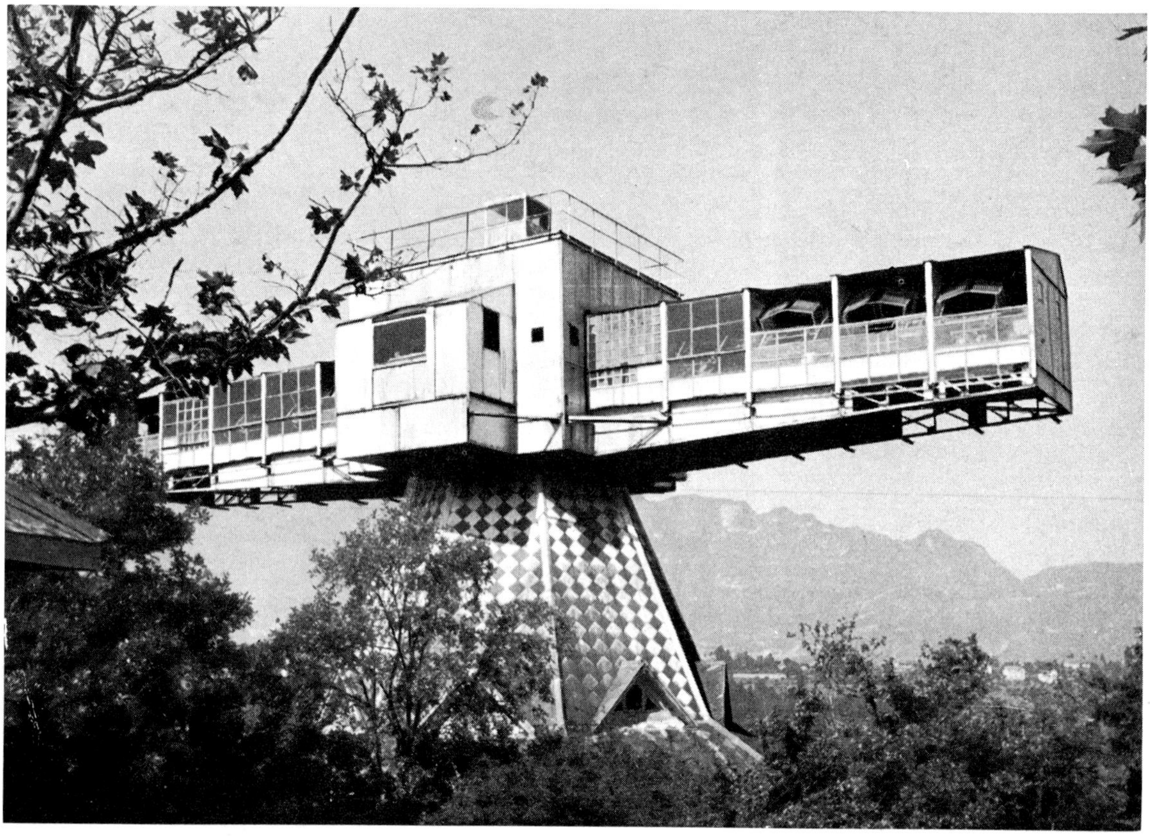

SOLARIUM TOURNANT A AIX-LES-BAINS

(Phot. Géo Brun.)

S

SABINE (v. pl. en couleurs à PLANTES DANGEREUSES). — Plante (*Juniperus sabina*) de la famille des Conifères, dont les feuilles et les sommités des rameaux contiennent une huile essentielle, un alcool, le *sabinol*, et du pinène, et sont utilisées comme emménagogues en infusion (5 g par litre) ou en poudre (10 à 30 cg), soit isolément, soit associées à d'autres plantes ayant les mêmes propriétés (rue, armoise, safran). Remède dangereux.

Localement, sur la peau et les muqueuses, la sabine produit une vive irritation, parfois vésicante.

Empoisonnement. — Employée comme substance abortive, la sabine amène en effet l'expulsion du fœtus, en occasionnant souvent la mort de la mère.

SIGNES. Vomissements, coliques avec diarrhée, hémorragie de l'utérus et de la vessie; difficulté d'uriner, gêne respiratoire, perte de connaissance.

TRAITEMENT. Faire vomir, puis prendre de l'huile de ricin (30 g). Cataplasme sur le ventre. Morphine en injection, en cas de douleurs très violentes.

SABLE (Bains de). — V. BAINS : *Bains de sable.*

SABURRE (du lat. *saburra*, gravier). — Les *saburres* sont les matières muqueuses sécrétées en trop grande abondance, et plus ou moins altérées, qui s'accumulent sur la langue (*langue saburrale*) ou dans l'estomac (*état saburral*) au cours des fièvres et des maladies d'estomac ou simplement d'une indigestion.

La langue est pâteuse, couverte d'un enduit blanchâtre formé de cellules desquamées, de bacilles, de spirilles, de filaments mycéliens et aussi de parcelles alimentaires. La diminution des sécrétions digestives facilite la multiplicité des microbes.

TRAITEMENT. Purgatif.

SAC À EAU CHAUDE OU À GLACE. — Sac en caoutchouc qu'on remplit soit d'*eau chaude* (45° à 50°), soit de glace, et qu'on place sur la région malade. Une compresse de gaze ou de flanelle doit être interposée entre la peau et le sac.

INDICATIONS. Glace : congestions cérébrales, hémorragies, appendicite, péritonites. Eau chaude : douleurs, névralgies.

SACCHARIMÈTRE (du gr. *saccharon*, sucre, et *metron*, mesure). — Appareil servant à doser le sucre contenu dans un liquide. V. URINE.

SACCHARINE (du gr. *saccharon*, sucre). — Corps extrait de la houille (sulfimide benzoïque). Il a un pouvoir sucrant 500 fois supérieur à celui du sucre ordinaire et se présente sous forme de petits cristaux microscopiques blancs.

On l'utilise pour sucrer les aliments des diabétiques, à la dose de 5 à 10 cg, pur ou associé à quantité égale de bicarbonate de soude, qui permet sa dissolution dans l'eau. La saccharine n'a pas les propriétés nutritives du sucre de canne ou de betterave, aussi sa substitution au sucre dans les produits alimentaires (confitures, miel, vins) est-elle considérée comme une fraude (loi du 30 mars 1920).

SACCHAROLÉ. — Mélange de sucre pulvérisé avec un autre médicament également pulvérulent.

SACCHAROMYCÈS (du gr. *saccharon*, sucre, et *mukês*, champignon). — Champignons ne se rencontrant jamais à l'état filamenteux; les articles qui se produisent par bourgeonnement s'isolent rapidement et bourgeonnent à leur tour. Les saccharomycès ont été rencontrés dans des angines et dans les blastomycoses.

SACCHARURE. — Médicament résultant de l'union intime de sucre avec les principes médicamenteux des teintures alcoolisées ou éthérées; les saccharures peuvent être amorphes ou granulés.

SACRALISATION (de la cinquième vertèbre lombaire). — V. COLONNE VERTÉBRALE.

SACRÉ. — Qui appartient au sacrum.

Artères sacrées. — Artères de la région du sacrum : la *sacrée moyenne* est une branche terminale de l'aorte; les *sacrées latérales* proviennent de l'artère iliaque primitive.

SACRO-COCCYGIENNE (Articulation). — Articulation du sacrum avec le coccyx maintenu par le ligament interosseux et les deux ligaments sacrococcygiens antérieur et postérieur.

SACRO - COXALGIE. — Ostéoarthrite tuberculeuse de l'articulation sacro-iliaque, les lésions osseuses étant généralement plus importantes que dans les autres tumeurs blanches.

CAUSES PRÉDISPOSANTES. Traumatisme répété (équitation), accouchements répétés à courts intervalles.

SIGNES. Au début, les douleurs simulent une névralgie sciatique, puis l'attitude rappelle la coxalgie.

A la période d'état, de l'*empâtement* existe au pourtour de l'articulation. Les *points douloureux* se trouvent au niveau de la tubérosité iliaque, de la face postérieure de l'aileron sacré, et souvent aussi sur le corps et l'apophyse transverse de la cinquième vertèbre lombaire. Dans certains cas, la région douloureuse est non plus en arrière, mais en avant; pour le constater, le toucher rectal et vaginal est nécessaire. On réveille et on localise ces douleurs en pressant sur les crêtes iliaques, qu'on rapproche ou écarte.

Il existe fréquemment des abcès froids qui longtemps peuvent rester cachés en dedans du bassin et que le toucher rectal peut seul déceler. Ces abcès donnent parfois lieu à des fistules qui s'accompagnent de fièvre.

TRAITEMENT. Il comporte les antibiotiques antituberculeux (isoniazide, streptomycine, P.A.S.) et parfois un traitement chirurgical.

SACRO-ÉPINEUX (Ligaments). — Il en existe deux : le supérieur et l'inférieur, qui s'étendent des parties latérales du sacrum aux épines supérieure, postérieure et inférieure de l'os iliaque.

SACRO-ILIAQUE (Articulation). — Diarthro-amphiarthrose unissant les deux *facettes auriculaires* du sacrum et de l'os coxal. L'interligne sacro-iliaque a la forme d'un S italique, et les surfaces osseuses se juxtaposent en s'engrenant; cette articulation, pourvue d'une petite synoviale, est constituée par une capsule fibreuse renforcée par les ligaments sacro-iliaques antérieur et postérieur et le ligament ilio-lombaire.

SACRO-LOMBAIRE (Muscle). — Il s'étend de la face postérieure du sacrum, de la partie voisine de la crête iliaque et du sommet des apophyses épineuses des vertèbres lombaires et des dernières vertèbres dorsales à l'angle des douze côtes et aux tubercules postérieurs des apophyses transverses des cinq dernières vertèbres cervicales.

Quand les deux muscles agissent simultanément, ils redressent la colonne vertébrale; lorsque l'un d'eux agit isolément, il tend également à redresser la colonne, mais en même temps l'incline légèrement de son côté.

SACRO-SCIATIQUE (Ligaments). — Ils sont au nombre de deux. Le *grand ligament sacro-sciatique* ou postérieur s'étend de la partie postérieure de la crête iliaque et des côtés du sacrum et du coccyx à la partie interne de la tubérosité de l'ischion. Par son bord externe, il transforme la grande échancrure sciatique en une ouverture, que divise en deux le *petit ligament sacro-sciatique,* qui va du bord correspondant du sacrum et du coccyx à l'épine iliaque. Ces deux ligaments prennent une part importante à la constitution de la paroi postérieure du petit bassin; ils transforment la vaste échancrure que présente l'os coxal en deux orifices, la *grande* et la *petite échancrure sciatique,* établissant une large communication entre la cavité pelvienne et la région fessière, par où passent les muscles, les vaisseaux et les nerfs de la région.

SACRO-VERTÉBRALE (Articulation). — Amphiarthrose unissant le corps de la cinquième vertèbre lombaire à la base du sacrum, par l'intermédiaire d'un disque intervertébral. Les ligaments articulaires sont : les *ligaments vertébraux communs* antérieur et postérieur, et le *ligament sacro-vertébral,* qui s'étend de la partie antéro-inférieure de l'apophyse transverse de la dernière vertèbre lombaire à la partie supérieure du sacrum. Le point de jonction des deux os en avant forme l'*angle sacro-vertébral* ou *promontoire.*

SACRUM (*fig.* 1714). — Os unique triangulaire, placé entre les deux os iliaques, avec lesquels il constitue le bassin. Il fait suite à la colonne vertébrale, étant formé lui-même par cinq vertèbres rudimentaires soudées ensemble. Il présente quatre ou cinq éminences faisant suite aux apophyses épineuses des vertèbres (crête sacrée). Sa face antérieure est concave; sa face postérieure est convexe; ses faces latérales présentent une large facette articulaire en forme d'oreille (*facette auriculaire*) pour la facette similaire de l'os iliaque. Sa base rappelle en tout point la face supérieure d'une vertèbre lombaire avec sa facette articulaire pour la cinquième vertèbre lombaire et deux *ailerons* triangulaires latéraux. Son sommet, en forme de V renversé, s'unit au coccyx.

Le sacrum renferme le *canal sacré,* pour la terminaison de la moelle, et présente en avant et en arrière huit *trous sacrés* antérieurs et postérieurs, quatre de chaque côté, soit seize au total, par lesquels sortent les *nerfs sacrés,* qui donnent naissance au plexus sacré.

Sur le sacrum prennent insertion les muscles iliaque, pyramidal, ischio-coccygien, grand et long dorsal, sacro-lombaire, transversaire épineux et grand fessier.

SADISME (de *Sade,* n. pr.). — Le sadisme entre, avec l'exhibitionnisme, le fétichisme, le masochisme, l'homosexualité, dans le cadre des perversions sexuelles. Les sadiques n'éprouvent de plaisir génital qu'en infligeant des souffrances diverses à des personnes, des animaux ou des objets. Il existe les degrés les plus divers de sadisme, depuis le sadisme purement intellectuel, imaginatif, jusqu'au viol des cadavres. A l'opposé du sadique, actif, le masochiste, passif, ne ressent de volupté génitale qu'en subissant diverses violences.

SAFRAN. — Plante (*Crocus sativus*) de la famille des Iridacées, dont les stigmates jouissent de vertus excitantes, stomachiques et emménagogues. Elles contiennent une essence et des glucosides; leur emploi est indiqué dans les dysménorrhées douloureuses. Le safran agit comme tonique et comme sédatif.

Infusion, 1g,50 p. 100 (2 à 3 tasses par jour); teinture, 2 à 5 g, par prises de X à XX gouttes toutes les deux heures. On utilise les propriétés analgésiantes du sirop pour calmer les douleurs de la dentition au moyen de frictions sur les gencives.

SAFRAN DE MARS. — V. FER : *Oxydes de fer.*

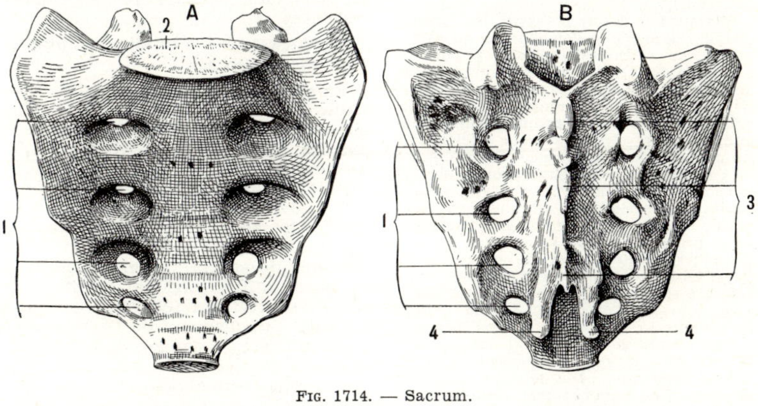

FIG. 1714. — Sacrum.
A. Face antérieure; B. Face postérieure. — 1. Trous sacrés; 2. Corps vertébral; 3. Crête sacrée; 4. Cornes.

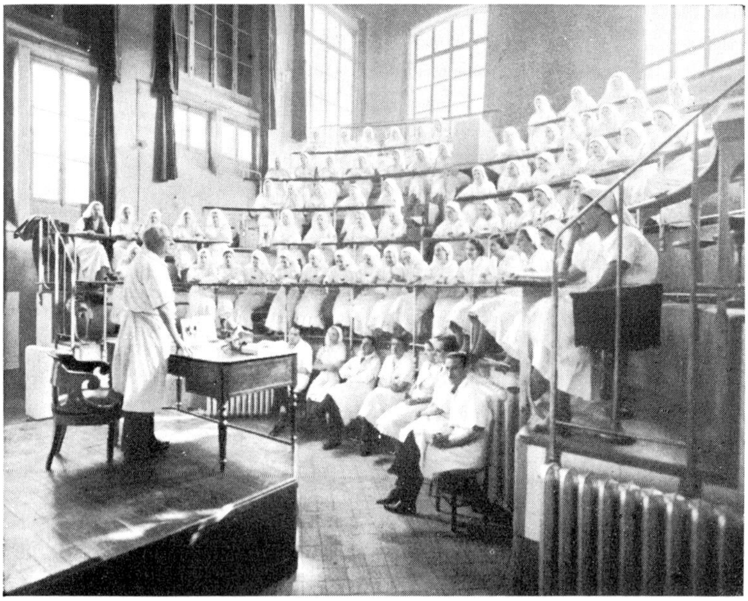

Fig. 1715. — Un cours à l'Ecole des sages-femmes de la maternité de Port-Royal.
(Archives Assistance publique à Paris.)

SAGAPENUM. — Gomme-résine d'une ombellifère (*Ferula persica*), analogue au galbanum, entrant dans la composition des emplâtres.

SAGE-FEMME. — Accoucheuse.

Les candidates au diplôme de sage-femme doivent passer un concours dont les épreuves sont du niveau du brevet. Les candidates titulaires de la première partie du baccalauréat sont dispensées de subir les épreuves du concours. Les élèves sages-femmes reçues choisissent la maternité de leur choix d'après leur classement.

La durée des études dans les maternités est de trois ans; l'internat est obligatoire, sauf pour les femmes mariées. Une fois reçues, les sages-femmes peuvent exercer dans toute la France.

Rôle de la sage-femme. La sage-femme ne doit pas se borner seulement à assister la femme pendant l'accouchement, elle doit pouvoir donner des conseils au cours de la grossesse et ensuite pour la nourriture du nouveau-né.

Elle aura le devoir d'avertir les intéressées des dangers de l'alcoolisme, du saturnisme, de certaines professions pour le fœtus, de donner des conseils sur la façon de se vêtir (action du corset), de se nourrir. Elle devra fréquemment examiner les urines pour pouvoir reconnaître une albuminurie et prévoir une attaque d'éclampsie. Au moment de la naissance, elle veillera à la désinfection des yeux, pour préserver le bébé de l'ophtalmie purulente. L'auscultation lui permettra d'affirmer une grossesse; le palper, de reconnaître une mauvaise présentation, de la corriger par des manœuvres externes et de maintenir le fœtus en bonne position par l'emploi d'une ceinture spéciale. V. grossesse.

Au cours de l'accouchement, la version par manœuvres internes lui est permise, mais *l'emploi du forceps lui est interdit*, et elle doit appeler un médecin pour en faire l'application. D'une façon générale, du reste, les accouchements laborieux ne lui sont pas permis. En revanche, elle a le droit de faire la délivrance artificielle, et l'insufflation chez les enfants nés en état de mort apparente.

Elle peut vacciner et revacciner, mais non prescrire des médicaments, sauf le cas prévu par le décret du 23 juin 1873 et par les décrets qui pourraient être rendus dans les mêmes conditions, après avis de l'Académie de médecine.

Légalement, les sages-femmes excèdent leurs droits quand elles se livrent à des examens gynécologiques, à de petites opérations, à des pansements répétés et à la thérapeutique de certaines maladies de l'enfance. Ces faits constituent un exercice illégal de la médecine.

SAGITTALE (Suture) [du lat. *sagitta*, flèche]. — Suture unissant les deux os pariétaux. Son nom lui vient de ce que sa ligne rencontre à angle droit la suture fronto-pariétale comme une flèche sur un arc.

SAGOU. — Petits granules féculents retirés de la moelle du sagoutier (*Sagus farinacea*), palmier intertropical, renfermant 87 p. 100 d'amidon et des traces seulement d'albumine. On l'emploie en bouillies ou en potages pour les enfants au moment du sevrage, et comme reconstituant en gelée dans les entérites, les convalescences.

SAIGNÉE. — Emission sanguine générale ou locale.

Saignée générale. — Elle se pratique habituellement au pli du coude, sur la veine céphalique, mais on peut saigner sur n'importe quelle veine, à condition qu'elle soit nettement visible et d'un volume suffisant.

On arrête la circulation veineuse au-dessus de la veine choisie, en appliquant une bande ou un tube de caoutchouc sur la veine, de façon à la faire saillir, puis on y introduit une lancette, un bistouri ou une aiguille. Le voisinage de l'artère présente un certain danger; aussi, la saignée ne doit-elle être pratiquée que par un médecin. Lorsqu'elle est suffisante (200 à 500 g), on enlève le lien constricteur et on applique sur la place un pansement aseptique et un bandage compressif.

Indications. La saignée est indiquée dans certaines *maladies du cœur :* dilatation par insuffisance du cœur droit ou défaillance du cœur gauche; certaines *maladies pulmonaires :* pneumonie, *œdème aigu du poumon.*

Chez certains *pléthoriques,* une saignée annuelle ou biannuelle est recommandée. Chez les *hypertendus,* les céphalées, les insomnies, les paresthésies, cèdent pour un temps appréciable à une saignée. Mais la saignée doit ordinairement céder le pas à la diététique. Elle est contre-indiquée chez les athéromateux hypertendus et chez les apoplectiques par ramollissement ou hémorragie cérébrale.

La saignée a une *action antitoxique;* elle est indiquée contre les troubles de l'*urémie,* de l'éclampsie.

Dans les *asphyxies accidentelles,*

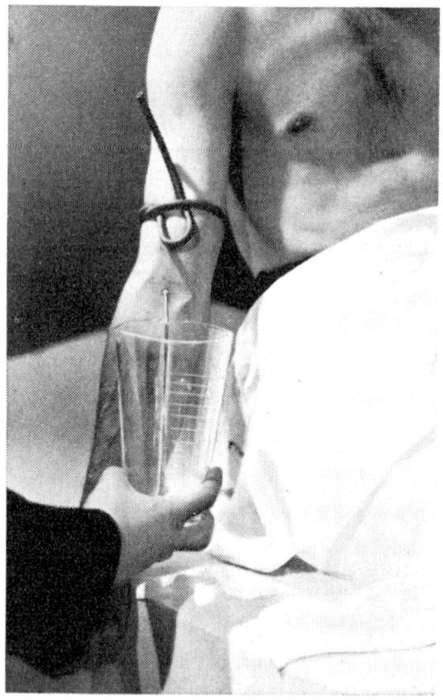

Fig. 1716. — Saignée.

en particulier par l'oxyde de carbone, la saignée rend des services, combinée à l'oxygénothérapie.

Saignée locale. — Elle se pratique à l'aide des ventouses scarifiées et des sangsues, qui agissent comme analgésiques et décongestifs locaux. V. sangsues, ventouse.

SAIGNEMENT. — V. hémorragie.

Temps de saignement (Epreuve de Duke). — Une incision de quelques

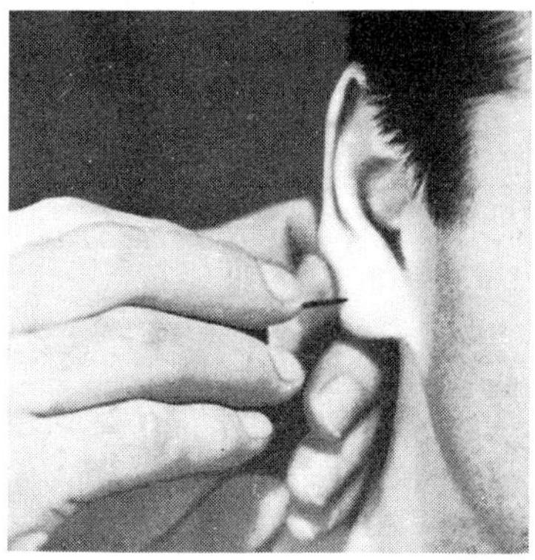

Fig. 1717. — Scarification du lobule de l'oreille pour l'étude du temps de saignement.

millimètres au lobule de l'oreille permet d'obtenir au bout d'une demi-minute une goutte de sang, qu'on recueillera sur un buvard; les gouttes se forment de demi- en demi-minute, et normalement cessent de se former au bout de trois minutes à trois minutes et demie.

Au contraire, ce temps de saignement est augmenté dans l'hémogénie et dans les purpuras.

SAIL-LES-BAINS (Loire). — Desservi par Saint-Martin-Sail-les-Bains; nombreuses sources (du Hamel et des Romains) silicatées alcalines chaudes, sulfatées sodiques, bicarbonatées sodiques lithinées, très radio-actives.

INDICATIONS. Dermatoses inflammatoires ou irritables, eczémas, psoriasis, prurigos, névrodermites, arthritisme, lithiase biliaire et rénale.

CURE. Boisson, pulvérisations, bains, douches générales ou partielles, ascendantes, vaginales.

SAIL-SOUS-COUZAN (Loire). — Petite station d'eaux minérales froides bicarbonatées mixtes (chaux, fer, magnésie, soude), très chargées en acide carbonique libre. Surtout exportées comme eaux de table.

INDICATIONS. Maladies de l'estomac.

SAINDOUX. — V. AXONGE.

SAINT-ALBAN (Loire). — Station d'eaux gazeuses faiblement bicarbonatées mixtes (sodiques et calciques), légèrement ferrugineuses.

CURE. Boisson, bains carbo-gazeux, inhalations, pulvérisations; douches.

Action sur la diurèse, l'hématopoïèse, sur le système sympathico-endocrinien.

INDICATIONS. Goitre, dysménorrhée, troubles de la croissance, anémies.

CONTRE-INDICATIONS. Tuberculose ouverte, néphrite brightique.

SAINT-AMAND (Nord). — Ville d'eaux sulfatées calciques et magnésiennes, et de boues sulfureuses radio-actives naturelles.

INDICATIONS. I. *Des eaux.* — Hyperchlorhydrie, arthritisme.

II. *Des bains de boue.* — Rhumatisme et goutte chroniques, sciatique, phlébite, paralysie, raideurs musculaires, coxalgie, tumeur blanche, carie, luxation, fracture ou entorse anciennes, troubles circulatoires consécutifs à la phlegmatia alba dolens.

CONTRE-INDICATIONS DES BOUES. Goutte aiguë et rhumatisme articulaire aigu. Congestion pulmonaire. Hémoptysies. Brightisme.

SAINT-ARÉ (Nièvre). — Ville d'eaux sulfatées sodiques, située près de Decize.

INDICATIONS. Colites, constipation, troubles hépatiques; hypertension artérielle, colibacillose; dermatoses des nourrissons.

SAINT-BOES (Basses-Pyrénées). — Station d'eaux froides sulfurées et goudronnées (0,073 d'huile de naphte), située à 4 km d'Orthez.

INDICATIONS. Affections des voies urinaires, maladies de la peau.

SAINT-CHRISTAU (Basses-Pyrénées). — Station d'eaux froides ferrugineuses, cuivreuses et sulfatées calciques.

MODE D'EMPLOI. Boisson, gargarismes, bains généraux et locaux, irrigations, douches en épingle et pulvérisations.

ACTION. Diurétique, stimulante des sécrétions cutanées.

INDICATIONS. Affections de la peau. Leucoplasies linguale, buccale et vulvo-vaginale; acné pustuleuse, psoriasis, eczémas impétigineux, séborrhéiques; lichens, rhinites, rhino-pharyngites chroniques, blépharites, métrites, arthritisme, gravelle urique, neurasthénie.

CONTRE-INDICATIONS. Eczéma aigu. Etats congestifs.

SAINT-DIDIER (Vaucluse). — Station climatique, située à 7 km de Carpentras. Eaux froides (9°) contenant de l'oxygène, des traces de magnésie et d'acide carbonique. Station de repos.

CURE. Bains en piscines à eau courante, douches, bains de vapeur, électrothérapie.

INDICATIONS. Affections nerveuses, neurasthénie, chorée, entéro- et gastro-névroses. Intoxications par l'alcool, la morphine, l'éther. Troubles fonctionnels de l'appareil circulatoire et génito-urinaire.

CONTRE-INDICATIONS. Affections aiguës contagieuses. Aliénation mentale.

SAINT-GALMIER (Loire). — Ville d'eaux bicarbonatées calciques et sodiques, gazeuses, froides. Eau surtout connue comme eau de table (Badoit).

INDICATIONS. Affections du tube digestif et du foie, du rein.

SAINT-GERVAIS (Haute-Savoie). — Station thermale et climatique. Eaux chlorurées, sulfatées mixtes, bromurées, lithinées, radio-actives. Quatre sources : deux sources chaudes (40°), une source sulfhydrique, et une source magnésienne.

ACTION. Décongestionnante, laxative en boisson, apéritive, diurétique.

CURE. Boisson, inhalations, pulvérisations, bains, douches générales et filiformes.

INDICATIONS. Arthritisme, hépatisme, uricémie; dermatoses irritables, prurigineuses; rhino-pharyngites; nervosisme.

CONTRE-INDICATIONS. Tuberculose avancée, asystolie cardiaque.

SAINT-HONORÉ-LES-BAINS (Nièvre). — Station d'eaux thermales sulfureuses sodiques, arsenicales, radio-actives.

CURE. Boisson, inhalations, pulvérisations, douches nasales, gargarismes, bains, douches générales.

ACTION. Excitante, suivie de sédation nerveuse et circulatoire. Diminution de la tension artérielle. Augmentation de l'oxyhémoglobine du sang. Stimulation des fonctions digestives.

INDICATIONS. Maladies des voies respiratoires : asthme des jeunes enfants, coryza chronique, pharyngites chroniques granuleuses, laryngite catarrhale, trachéite, bronchite chronique, convalescence de coqueluche, de rougeole. Prétuberculose, eczéma, impétigo, affections utérines, phlébites, végétations adénoïdes.

CONTRE-INDICATIONS. Tuberculose pulmonaire, maladies fébriles, cardiopathies non compensées.

SAINT-LAURENT-LES-BAINS (Ardèche). — Petite station d'eaux à 53°, faiblement minéralisées, radio-actives.

CURE. Boisson, bains, douches, étuves naturelles.

INDICATIONS. Rhumatisme chronique et séquelles de rhumatisme aigu, goutte, sciatique.

SAINT-NECTAIRE (Puy-de-Dôme). — Station d'eaux arsenicales ferriques (0g,002), chlorurées sodiques (2 g), bicarbonatées sodiques (2 g), chaudes (de 39° à 56°).

CURE. Boisson, bains, douches.

ACTION. Excitante, stimulante.

INDICATIONS. Affections rénales (albuminuries, néphrites postinfectieuses, brightisme, lithiase rénale, cystites, syndrome entéro-rénal); dyspepsies, anémies, dysménorrhée, lymphatisme.

CONTRE-INDICATIONS. Neuropathies, hypertension, tuberculose, affections fébriles.

SAINT-RAPHAËL (Var). — Station climatique d'hiver et d'été située au bord du golfe de Fréjus (plage de sable), assez bien abritée contre les vents d'est, mais pas contre le mistral.

INDICATIONS. Convalescents, anémiques, rachitiques, scrofuleux, arthritiques, rhumatisants, emphysémateux, asthmatiques.

CONTRE-INDICATIONS. Tuberculeux pulmonaires, asystoliques, cachectiques.

SAINT-SAUVEUR (Hautes-Pyrénées). — Petite ville d'eaux sulfurées sodiques chaudes (24° à 34°).

CURE. Boisson, bains, douches, injections vaginales, douches ascendantes.

ACTION. Stimulante de la tonicité utéro-pelvienne. Action calmante et sédative.

INDICATIONS. Maladies des femmes (salpingites, métrites, suites de couches, stérilité, nervosisme).

CONTRE-INDICATIONS. Tuberculose, cancer.

SAINT-TROJAN (île d'Oléron). — Aérium, sanatorium maritime, préventorium.

SAISONS. — Les *maladies épidémiques* sont plus ou moins fréquentes suivant les saisons. Au cours de la *période hiberno-vernale,* avec acmé en mars, on observe la rougeole, la varicelle, la variole, les oreillons, la méningococcie, l'encéphalite épidémique, la pneumococcie, la tuberculose, la grippe, le rhumatisme.

Pendant l'*hiver,* la diphtérie domine (acmé en décembre).

Dans la *période estivo-automnale* (acmé en août) dominent les affections intestinales : typhoïde, paratyphoïde, dysenterie, choléra, poliomyélite.

En *été* apparaissent les gastro-entérites du nourrisson, la pellagre.

SALAAM (Tic de) ou DU SALUT. — Tic consistant dans un abaissement de tête avec inclination du corps en avant, puis retour à la position normale. Ce mouvement se répète à plusieurs reprises. Quelquefois, il se complique de clignotement des yeux et de mouvements des épaules.

CAUSES. Epilepsie, tumeur cérébrale.

SALADE. — Aliment rafraîchissant, lorsqu'il est composé par des feuilles fraîches de plantes : céleri, chicorée, cresson, laitue, barbe-de-capucin, assaisonnées de sel, poivre, huile et vinaigre; il est peu nourrissant, la proportion d'eau étant considérable dans les salades (93 p. 100), et la proportion de matières assimilables (amidon, sucre, sels minéraux, acides organiques) minime; mais les salades renferment une grande quantité de cellulose, inattaquée par les sucs digestifs, qui agit mécaniquement sur l'intestin, favorise les mouvements, excite la sécrétion et facilite l'expulsion des résidus alimentaires constituant les matières fécales.

SALAISONS. — Conservation des viandes par le sel. Le sel, qu'on associe souvent à la fumaison et à la chaleur, doit être pur et sans microbes; il agit par son action antiseptique.

On associe souvent au sel le salpêtre ou nitrate de potasse, qui ne doit pas dépasser 10 p. 100 du sel employé; le nitrate, qui se transforme en nitrite, colore les salaisons en rose; l'emploi du nitrite est interdit en France. Les viandes salées perdent environ 1/10 de leurs protéides, 1/4 de leurs substances extractives, et subissent une perte d'eau qui atteint 10 p. 100 pour le porc et 25 p. 100 pour le bœuf; les vitamines A et B sont conservées dans les viandes faiblement salées.

Les salaisons peuvent être envahies par des parasites, des microbes, des moisissures; leur surface devient rose (rouge des salaisons). Les salaisons défectueuses peuvent déterminer du botulisme ou des toxi-infections à salmonelloses.

SALEP. — Substance tirée des tubercules de diverses plantes de la famille des Orchidées (*O. morio, O. bifolia, O. militaris, O. latifolia, O. fusca*), renfermant de l'amidon, de la gomme et de la bassorine. On emploie le salep en gelée pour donner des forces aux malades.

SALÉS (Bains). — On les emploie pour remplacer l'effet des bains de mer ou des eaux minérales chlorurées sodiques. La dose de sel gris est de 1 à 3 kg pour la baignoire d'enfant, de 6 à 8 pour celle d'adulte. On peut employer aussi les eaux mères des sources salées fortes (Salies-de-Béarn, Salins). Si la peau est un peu irritable, on ajoutera de l'amidon ou du son. V. aussi à MER.

INDICATIONS. Débilité infantile, rachitisme, anémie, lymphatisme, tuberculoses articulaire, ganglionnaire et osseuse, rhumatisme chronique, métrite chronique.

SALICAIRE. — Plante (*Lythrum salicaria*) de la famille des Lythracées, dont la fleur et la tige contiennent du tanin et un glucoside, la *salicairine*, et sont utilisées comme astringent et hémostatique dans la diarrhée et dans la dysenterie bacillaire, à la dose de 20 g par litre en infusion. Extrait mou, 0g,50 à 1 g; extrait fluide, 0g,50 à 1g,50 chez l'enfant, 3 à 5 g chez l'adulte; poudre, **3 à 5 g.**

SALICINE. — V. SAULE.

SALICYLIQUE (Acide) et SALICYLATES. — Acide salicylique. — Aiguilles blanches, inodores, à saveur sucrée. Antiseptique et antifermentescible puissant. Peu employé à l'intérieur; à hautes doses, il donne les mêmes signes d'intoxication que le salicylate (v. plus loin). Employé en badigeonnages dans les angines, en pommade au 1/10 dans la séborrhée, le sycosis; en collodion au 1/10 contre les verrues et les cors, en poudre (0g,10 de talc) contre les sueurs des pieds. La préparation stimulante et antiseptique dite *vinaigre de Pennès,* employée en lotions et en bains, contient 6 g d'acide salicylique associés à 6 g d'acétate d'alumine p. 100 g d'un excipient formé d'alcoolés d'eucalyptus, de verveine, de lavande, de benjoin et d'acide acétique (elle est par suite inflammable).

Agent efficace contre l'altération du vin, du cidre, de la bière; mais son usage est interdit en France. Certaines préparations alimentaires (confitures de fraises) en contiennent naturellement.

Salicylate de bismuth. — Poudre blanche, ne se dissolvant pas dans l'eau, employée comme *antiseptique, antidiarrhéique,* sous forme de potion ou plutôt de cachets de 50 cg, à la dose de 2 à 4 g par jour pour les adultes et de 50 cg par année d'âge pour les enfants. On lui associe souvent le benzonaphtol (30 cg par cachet).

Salicylate de lithine. — Poudre blanche à goût sucré, soluble dans l'eau, utilisée contre la goutte subaiguë, à la dose de 0g,50 à 2 g en cachets de 20 cg, associée à 30 cg de benzoate de soude dans de l'eau de Vals.

Salicylate de méthyle (Essence de Wintergreen). — Bon antirhumatismal, notamment dans les petites atteintes, où il fait rapidement disparaître des douleurs musculaires; il supprime également la douleur des points de côté, des névralgies, des démangeaisons, de l'orchite. Employé en frictions (L gouttes). On peut, du reste, masquer l'odeur du salicylate de méthyle en y ajoutant 2 p. 100 d'essence pure de lavande. L'*ulmarène* est un salicylate de méthyle inodore. On renouvelle l'application de façon à utiliser 3 à 4 g par jour.

On peut aussi utiliser le salicylate de méthyle en liniment (avec quantité égale d'huile) ou en pommade à 10 p. 100.

Salicylate de mercure. — Poudre blanche employée comme antisyphilitique, en pilules (5-10 cg) ou en injections intramusculaires, 1-2 cg par jour en solution salée ou 5-8 cg par semaine en suspension huileuse.

Salicylate de phénol. — V. SALOL.

Salicylate de soude. — Poudre blanche, nacrée, inodore, de goût d'abord sucré, puis amer, soluble dans l'eau, altérable (moisissures) par l'air et la lumière.

ACTION SUR LES FONCTIONS. Il s'élimine rapidement par les urines (60 p. 100), à moins d'insuffisance de l'excrétion du rein, auquel cas il peut provoquer ou accentuer l'albuminurie. Les urines, d'abord plus foncées, deviennent ensuite très abondantes et plus claires, et sont chargées d'urates. Il est évacué aussi par la bile, dont la proportion est accrue, et les diverses excrétions. Le salicylate accroît la quantité en sang des règles et peut provoquer des saignements de nez. Etant irritant, à l'état pur, pour la muqueuse gastrique, l'absorber avec beaucoup de liquide.

INDICATIONS et DOSES. *A l'intérieur.* — Rhumatisme articulaire aigu, puis, avec une action moins favorable, le rhumatisme chronique, les arthrites goutteuses et blennorragiques, la migraine, par doses de 50 cg, prises par cuillerées en dissolution dans de l'eau de Vals ou de Vichy (v. aussi à RHUMATISME : *Traitement*), avec maximum de 6 à 8 g; pour les enfants, 50 cg par année d'âge. En gargarisme dans les angines à la dose de 1 p. 100; en pommade de 1 à 2 p. 10.

CONTRE-INDICATIONS. Mal de Bright (v. REINS) et albuminurie, maladies de cœur, artériosclérose, vieillesse, alcoolisme.

Intoxication. — Si, par suite de l'insuffisance d'élimination par l'urine, la quantité de salicylate devient excessive dans l'économie, des troubles se produisent : douleurs d'estomac, vomissements, bourdonnements d'oreilles, surdité, troubles de la vue, battements de cœur fréquents ou inégaux, oppression, tendance à la syncope, refroidissement du corps et sueurs abondantes, délire.

Il est très utile d'examiner les urines avant d'instituer la médication par le salicylate, surtout lorsqu'on doit employer de hautes doses, et de continuer ensuite à les surveiller.

SALIES-DE-BÉARN (Basses-Pyrénées). — Station d'eaux chlorurées sodiques et magnésiennes fortes (245 g), froides, sulfatées, bromo-iodurées sodiques. Elles contiennent, en outre, des métaux rares et offrent une coloration rougeâtre due à la présence d'algues renfermant beaucoup d'iode. L'extraction du chlorure de sodium de ces eaux laisse comme résidu les *eaux mères,* riches en bromure (10 g par litre) et en iodure de magnésium (1 g par litre).

CURE. Bains, douches générales ou locales en jet plein, brisé ou filiforme; injections vaginales en baignoire, rectales, nasales. Applications d'eaux mères.

ACTION. Stimulante et résolutive; régulatrice de la nutrition.

INDICATIONS. Abcès froids, suppurations osseuses ou ganglionnaires; tuberculoses externes, lymphatisme, chloro-anémie, rachitisme, paralysie infantile, maladie de Little, affections utérines, dysménorrhée.

CONTRE-INDICATIONS. Maladies aiguës. Lésions organiques du cœur mal compensées. Maladies du foie et des reins. Paludisme. Néphrites. Tuberculose pulmonaire. Cancers. Entérite, à l'exception de l'entérite muco-membraneuse. Maladies de la peau.

SALIES-DU-SALAT (Haute-Garonne). — Station d'eaux chlorurées sodiques, bromurées et iodurées, fortes.

CURE. Bains, en baignoire et en piscine; douches, massages sous l'eau.

INDICATIONS. Maladies de l'enfance (lymphatisme, rachitisme, scoliose, séquelles de paralysie infantile, anémie) et maladies des femmes.

CONTRE-INDICATIONS. Tuberculose pulmonaire, cardiopathies, néphrite chronique, cancer, maladies fébriles.

SALINS (Jura). — Ville d'eaux chlorurées sodiques et sulfatées calciques fortes (22g,75), *froides.*

CURE. Comme Salies-de-Béarn.

INDICATIONS ET CONTRE-INDICATIONS. Celles de Salies-de-Béarn.

SALINS - DE - LA - MOUILLÈRE (faubourg de Besançon, Doubs). — V. BESANÇON.

SALINS-LES-THERMES (Savoie). — Station d'eaux minérales thermales chlorurées sodiques (12g,50), sulfatées calciques (2 g), arsenicales et ferrugineuses, très chargées en acide carbonique, à 1 500 mètres de Moutiers et à 4 km de Brides, auxquelles elle est reliée par un tramway électrique, de façon à pouvoir combiner les deux cures.

CURE. Bains à eau courante, douches, pulvérisations pharyngiennes, irrigations nasales et vaginales.

ACTION. Résolutive, décongestionnante et hypotensive.

INDICATIONS. Anémie, lymphatisme, adénopathies, rachitisme; hypertension artérielle; maladies chroniques de la femme; rhino-pharyngite chronique.

SALIVAIRES (Glandes). — Glandes de la muqueuse buccale, différenciées en vue d'une fonction spéciale, la sécrétion salivaire.

I. SALIVAIRES (Glandes) [structure et fonctions]. — Les unes sont petites et situées dans l'épaisseur de la muqueuse ou des muscles sous-jacents : ce sont les *glandes palatines ;* d'autres sont volumineuses et réu-

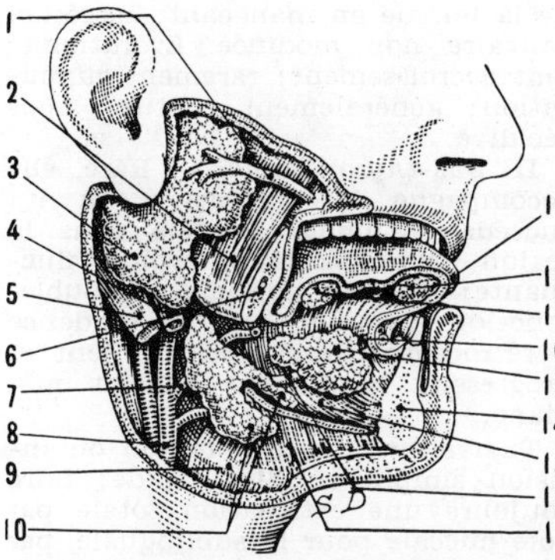

FIG. 1718. — Glandes salivaires, côté droit.
1. Canal de Sténon; 2. Muscle masséter; 3. Glande parotide; 4. Muscle stylo-hyoïdien; 5. Muscle digastrique; 6. Coupe du maxillaire; 7. Artère faciale; 8. Carotide externe; 9. Os hyoïde; 10. Glande sous-maxillaire; 11. Muscle mylo-hyoïdien; 12. Canal de Wharton; 13. Muscle génioglosse; 14. Coupe du maxillaire; 15. Glande sublinguale; 16. Canal excréteur de la glande sublinguale; 17. Glande de Weber; 18. Glande de Nühn; 19. Muqueuse linguale.

nies à la cavité buccale par un canal excréteur plus ou moins long; elles sont au nombre de trois, de chaque côté : la *parotide,* la *sous-maxillaire,* la *sublinguale;* à elles trois, elles forment comme un collier continu le long du corps de l'os maxillaire inférieur (*fig.* 1718).

La parotide. — C'est la plus volumineuse (elle pèse, en effet, 25 à 30 g, et son volume est d'environ 32 cm^3) ; elle est située à la partie supérieure du cou, en arrière de la branche montante de la mâchoire inférieure, au-dessous et en avant de l'oreille, entre la peau et le muscle masséter.

Cette glande est traversée par de nombreux organes : ce sont l'*artère carotide externe* (qui, après avoir émis quelques branches collatérales, se termine en temporale superficielle et maxillaire interne), la *veine jugulaire externe,* le *nerf auriculo-temporal,* le *nerf facial* (qui, dans son trajet intra-glandulaire, se divise en ses deux branches, le nerf temporo-facial et le nerf cervico-facial), enfin des *ganglions lymphatiques,* qui reçoivent des lymphatiques de la région temporale, des sourcils, de l'oreille, du voile du palais.

Son conduit excréteur est le *canal de Sténon,* qui, émergeant au niveau du bord antérieur de la glande, va se terminer en regard de la deuxième grosse molaire.

La sous-maxillaire. — De forme triangulaire, d'un poids oscillant entre 7 et 8 g, elle est située dans la région sous-hyoïdienne, en dedans et au-dessous du maxillaire inférieur. Son canal excréteur, *canal de Wharton,* se dirige en avant et vient s'ouvrir dans la bouche par un petit orifice qui est situé sur les côtés du frein de la langue, au sommet d'un tubercule, la *caroncule salivaire.*

La sublinguale. — En fuseau très allongé, c'est la plus petite des trois grandes salivaires; elle est située au niveau du plancher de la bouche, au-dessous de la muqueuse buccale, de chaque côté du frein de la langue, dans une fossette de l'os maxillaire inférieur; elle possède de nombreux conduits excréteurs (*conduits de Rivinus*), qui s'ouvrent directement dans la cavité buccale.

STRUCTURE. La parotide est une glande séreuse; les palatines sont des glandes muqueuses; la sous-maxillaire et la sublinguale sont des grandes mixtes. Leur parenchyme glandulaire est divisé en lobules, séparés par des cloisons conjonctives; chaque lobule est décomposable en une multitude de saccules sécréteurs ou acini étroitement serrés les uns contre les autres et venant déboucher dans des canaux excréteurs.

Sécrétion de la salive. — La salive est un liquide sécrété par les glandes salivaires et versé par leurs conduits excréteurs dans la bouche, où il se mêle au produit de sécrétion des glandes qui sont continues dans cette cavité, de façon à constituer la *salive mixte :* elle renferme des traces d'albumine, de mucine, de ptyaline, de chlorure de potassium et de sodium. Recueillies à part, les sécrétions des diverses glandes ont des caractères différents. La salive parotidienne est limpide, très riche en ptyaline; c'est la salive de la mastication. La salive sublingale est très épaisse, visqueuse, filante, très pourvue d'éléments figurés. La salive sous-maxillaire est un peu fluide. Ces deux dernières salives agglutinent les particules alimentaires et aident à la déglutition.

La salive, outre qu'elle est nécessaire à la mastication et à la déglutition, en humectant et dissolvant les aliments, rend possible leur gustation et permet de les reconnaître et de les distinguer d'après leur saveur.

ACTION DES MÉDICAMENTS SUR LA SALIVE. Certaines substances, comme l'iodure de potassium, le mercure, introduites dans le corps en potions, en pilules, en injections sous-cutanées ou en onctions sur la peau, sont absorbées par les cellules de ces glandes et y provoquent une sécrétion exagérée de salive.

II. SALIVAIRES (Glandes) [troubles de sécrétion]. — **Salivation.** — Elle peut être *diminuée,* comme toutes les sécrétions, dans les maladies fébriles, dans tous les cas où l'organisme subit une soustraction d'eau importante : diarrhées profuses, sueurs, polyurie.

Elle est souvent *augmentée* (sialorrhée) et, dans certains cas, peut atteindre, en vingt-quatre heures, 3 kg. Cette sécrétion est déterminée soit par une influence nerveuse : névralgie du trijumeau, *grossesse* (dans ce cas, même si la salivation est considérable, elle disparaît spontanément après quelques jours et ne reparaît pas, en général, aux grossesses ultérieures), soit à la suite de maladies des dents. Le plus souvent, elle accompagne les stomatites, soit par absorption de substances irritantes, soit au cours de maladies générales à détermination buccale : scorbut, variole, rougeole, soit par intoxication mercurielle. La sialorrhée, enfin, peut être due au tartre stibié et au saturnisme.

TRAITEMENT. L'extrait de belladone ou, mieux, le sulfate d'atropine, le chlorate de potasse, en cas d'inflammation de la bouche, font cesser la salivation.

III. SALIVAIRES (Glandes) [affections chirurgicales]. — **Affections communes aux trois glandes.** — ***Lithiase salivaire.*** — Affection assez fréquente, se rencontrant surtout chez l'homme, de 20 à 60 ans. Si les calculs siègent dans la glande, on ne perçoit que de très légers troubles, jusqu'à ce que l'on constate des signes d'abcès. S'ils siègent dans les canaux excréteurs, les malades se plaignent de douleurs violentes (coliques salivaires), qui se produisent au moment des repas et sont dues à l'accumulation de la salive derrière le calcul, et d'un gonflement, qui, comme la douleur, d'ailleurs, disparaît rapidement. La palpation révèle l'existence d'un calcul ayant la forme d'une tumeur dure, allongée, douloureuse et constituée par du phosphate de chaux.

TRAITEMENT. Ablation des calculs ou parfois de la glande.

Tuberculose des glandes salivaires. — Très rare. Peut ne présenter qu'un foyer unique ou, au contraire, parsemer la glande de petits noyaux caséeux.

Syphilis des glandes salivaires. — Très rare. Elle peut se rencontrer à la deuxième ou à la troisième période. Son traitement est le traitement spécifique ordinaire. V. SYPHILIS.

Maladie de Mikulicz. — Inflammation indolore chronique des glandes salivaires et lacrymales, avec hypertrophie, diminution ou suppression de leur sécrétion.

CAUSES. Variées : tuberculose, syphilis, lymphosarcomatose, lymphogranulomatose.

Maladies de la région parotidienne. — ***Plaies.*** — Si elles sont profondes, elles présentent un grand intérêt à cause des organes traversant la glande : on peut observer une paralysie totale des muscles de la face, d'un seul côté, ou une paralysie de certains muscles seulement, par lésion du nerf facial.

Si la blessure porte sur les vaisseaux, l'hémostase est des plus difficiles par suite de leur profondeur, et on est souvent obligé d'avoir recours à la ligature de la carotide externe. Enfin, si les vaisseaux et les nerfs sont atteints, le parenchyme glandulaire a dû être divisé, d'où une *fistule salivaire :* l'orifice, très étroit, donne issue à une quantité plus ou moins considérable de salive, qui augmente au moment des repas. Ces fistules se ferment spontanément, sinon on est obligé d'intervenir, soit en comprimant, soit en cautérisant l'orifice fistuleux, soit enfin en suturant les bords de la fistule après avivement. Les *fistules du canal de Sténon* sont plus fréquentes; elles sont, elles aussi, le plus souvent d'origine traumatique, mais peuvent succéder à une lithiase salivaire ou à l'ouverture d'un abcès de la joue. L'orifice fistuleux est minime, mais, dès que le malade mastique, un liquide clair, aqueux, s'en écoule. Le traitement sera le même que pour la fistule glandulaire, une fois que l'on aura dérivé la salive vers la bouche.

Parotidites. — CAUSES. I. *Aiguës.* — Oreillons, infections de voisinage (angine, stomatite gangreneuse, anthrax, otite moyenne), maladies infectieuses générales; interventions chirurgicales chez des sujets cachectiques.

II. *Chroniques.* — Intoxication par le plomb, le mercure; goutte.

SIGNES. Début soit brusque, avec fièvre, frisson, soit lent si l'affection survient dans les états de cachexie. Bientôt, tuméfaction profonde, à limites peu précises, presque jamais nettement fluctuante; peau épaissie, œdématiée, rosée; douleur exagérée par la pression et les mouvements de la mâchoire; parfois, présence d'une goutte de pus à l'orifice buccal du canal de Sténon. Evolution variable, soit vers la résolution, soit vers la suppuration, le phlegmon ou la gangrène (rare); parfois, hémorragie foudroyante par ulcération d'un gros vaisseau, phlébite suppurée des veines faciales, jugulaires, du sinus caverneux.

TRAITEMENT. Dans tous les états infectieux, veiller à l'hygiène de la bouche. Une fois la parotidite déclarée, immobilisation et compression, sulfamides, pénicilline. Mais dès qu'on soupçonne la suppuration, inciser.

Tumeurs de la parotide. — Elles peuvent être : 1° *Liquides* (kystes salivaires), et, dans ce cas, ne sont pas douloureuses, et reconnues seulement quand elles font saillie sous forme de tumeurs arrondies, fluctuantes;

2° *Solides,* peu fréquentes : angiomes, lipomes, sarcomes;

3° *Mixtes.* Ces tumeurs sont de beaucoup les plus importantes. Elles doivent leur nom au fait qu'elles atteignent à la fois le tissu conjonctif et le tissu glandulaire. Elles se rencontrent chez les sujets jeunes.

SIGNES. Début insidieux : aucune douleur, aucun trouble fonctionnel. On constate juste au-dessous du lobule de l'oreille un noyau, de volume variable, arrondi, ligneux, mobile, indolore; la peau est normale. En général, la tumeur augmente de volume très lentement (parfois 15-20-30 ans); peu à peu, la mastoïde est recouverte et le lobule de l'oreille se déplisse. En même temps, la tumeur devient bosselée, irrégulière comme consistance : en certains points, il existe une fluctuation légère; les douleurs et les troubles dus à la compression du facial et des nerfs sensitifs sont très tardifs; seulement quelque gêne des mouvements de la mâchoire et légère surdité par compression du conduit auditif externe. Mais bientôt, alors que la tumeur est restée pendant vingt ans presque stationnaire, en quelques semaines, paralysie du facial, douleurs violentes, accroissement considérable, ulcération de la peau.

TRAITEMENT. Extirpation.

Cancer de la parotide. — Se rencontre chez l'homme, à un âge avancé; il est rarement primitif. En général, il s'agit d'une tumeur mixte dégénérée.

SIGNES. 1° *Squirrhe.* — Petit noyau irrégulier, dur, fixe, adhérant à la peau; adénopathie très marquée; plus tard, rétraction de la tumeur, qui se creuse d'une dépression centrale au fond de laquelle existe une ulcération irrégulière, petite, saignant peu. Assez vite, paralysie faciale, douleurs tardives et légères. Evolution : parfois plusieurs années, aboutissant à l'ulcération et à la cachexie.

2° *Encéphaloïde.* — Evolution très rapide; peau violacée, tendue; tumeur bosselée, molle, parfois pseudo-fluctuante; douleurs violentes et précoces; paralysie faciale plus tardive que dans le squirrhe; adénopathie précoce et volumineuse; hémorragie; cachexie au bout de quelques mois.

TRAITEMENT. Ablation complète de la glande.

Maladies des glandes sous-maxillaire et sublinguale. — *Inflammation de la sous-maxillaire.* — Rare, due à la lithiase salivaire. Elle est aiguë ou chronique.

Aiguë, elle est caractérisée par la fièvre, une douleur plus ou moins vive, la tuméfaction de la région, qui est d'abord dure, non fluctuante, puis fluctuante : alors, la peau devient rouge; à la pression, on fait sourdre une goutte de pus à l'orifice buccal du canal de Wharton. Le traitement est l'incision, mais la résolution spontanée est possible.

Chronique, elle est alors caractérisée par une masse dure, irrégulière, peu douloureuse, à accroissement lent.

Tumeurs de la glande sous-maxillaire. — Bénignes, elles sont rares, et ont les mêmes caractères que les tumeurs mixtes de la parotide. Malignes, elles sont mal limitées, adhérentes, immobiles. La peau finit par s'ulcérer. La mâchoire s'immobilise, d'où gêne de la mastication et de la déglutition. Adénopathie.

TRAITEMENT. Extirpation complète de la glande.

Grenouillettes. — Autrefois considérées comme des kystes salivaires; en

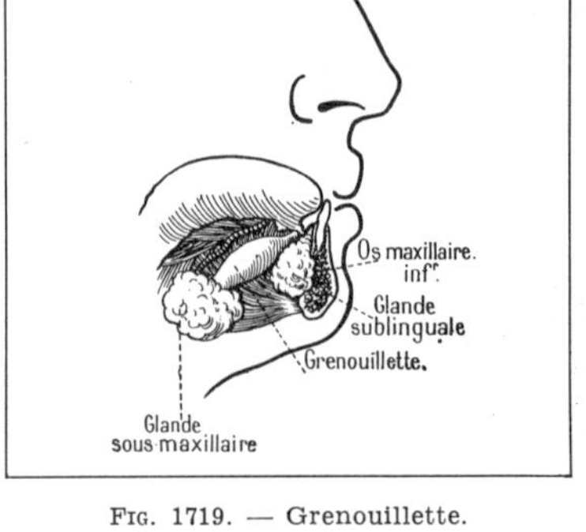

FIG. 1719. — Grenouillette.

réalité, kystes congénitaux du plancher buccal; deux variétés : sublinguale (*fig.* 1719), sus-thyroïdienne.

I. *Sublinguale.* — SIGNES. Début insidieux, qui ne se reconnaît que lorsque la tumeur, par son volume, gêne la parole et la déglutition. A la période d'état, tumeur latérale, entre l'arcade alvéolaire et la base de la langue, légèrement transparente, bleuâtre, à surface lisse, mobile sous la muqueuse, indolore, fluctuante, réductible s'il existe une poche sus-thyroïdienne. Signes fonctionnels insignifiants : bredouillements, morsure de la langue en mangeant; sécrétion salivaire non modifiée. Evolution : lent accroissement; rarement suppuration; généralement rupture, mais récidive.

II. *Sus-thyroïdienne.* — Rare, elle accompagne la précédente ou lui succède : tumeur latérale dans la région sous-maxillaire, ovoïde, fluctuante; peau normale. Troubles fonctionnels nuls. Aucune tendance à rétrocéder. Développement lent et progressif; la tumeur devient médiane.

TRAITEMENT. Avec ponction ou incision simple, récidive rapide; faire toujours une extirpation totale par voie buccale pour la sublinguale, par voie cutanée pour la sus-thyroïdienne.

IV. SALIVAIRES (Glandes) [maladies médicales]. — V. OREILLONS.

SALMONELLA. — Groupe imprécis comprenant des microbes ayant la forme de bâtonnets mobiles,

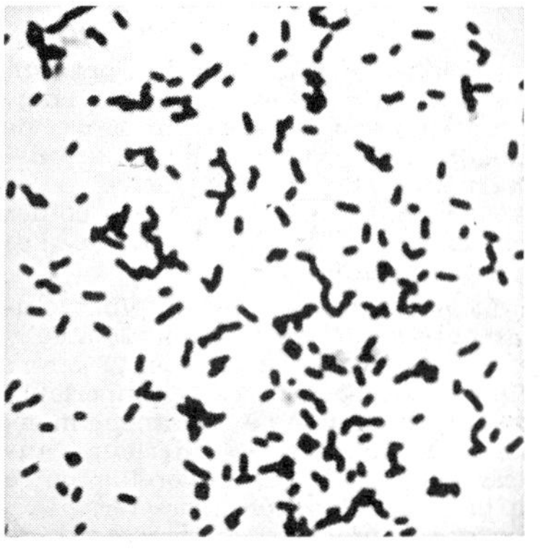

FIG. 1720. — Salmonella.
(*Doc. Institut Pasteur.*)

ciliés, à Gram négatif (divers paratyphiques A, B, C, bacilles de Gärtner, d'Aertrycke ou *typhi murium,* etc.).

Ces *Salmonella* sont hébergées par les animaux de boucherie (veau, bœuf, porc), à titre de microbes pathogènes ou saprophytes. Le transport des *salmonella* par les rats explique la pollution par leurs urines ou leurs excréments des denrées (charcuterie, conserves alimentaires) entreposées dans les halles.

SALMONELLOSES. — Toxi-infections à forme gastro-intestinale, causées par des *salmonella* ou leurs toxines, qui résistent à 100°.

SIGNES. Tantôt l'intoxication revêt la forme d'une *gastro-entérite fébrile,* avec parfois état typhoïde; tantôt un aspect plus grave, cholériforme, avec algidité, crampes, sueurs profuses, urines rares, pouls petit. Mort dans le collapsus.

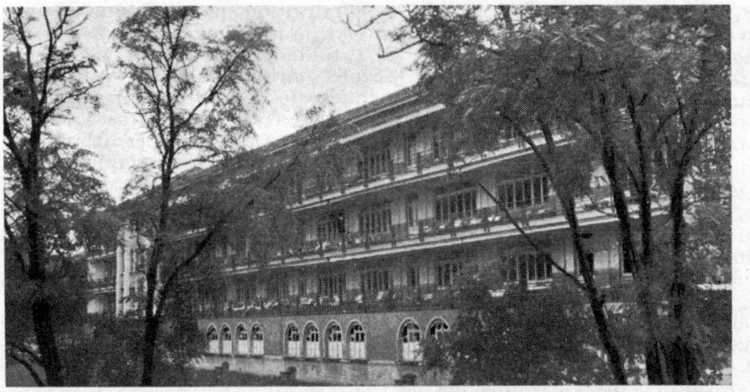
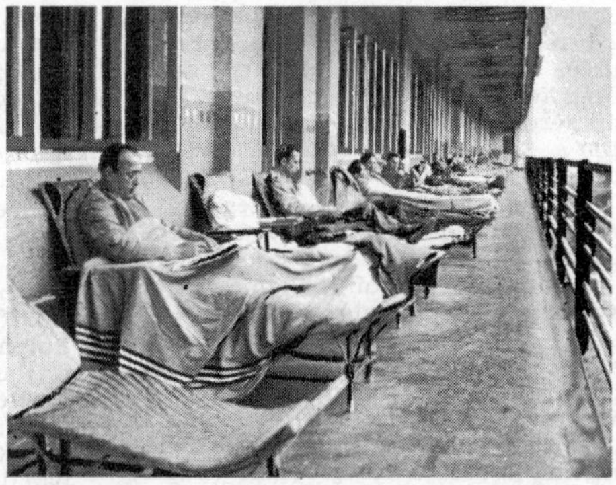

FIG. 1721. — Sanatorium de Champcueil (S.-et-O.), dépendant de l'Assistance publique à Paris. Les galeries de cure (vue générale et détail).

(*Phot. Larousse.*)

CAUSES. *Eau* polluée et aliments souillés par cette eau; ingestion de coquillages; absorption de *crèmes* et *gâteaux à la crème;* les œufs, en particulier ceux de cane, peuvent contenir des *salmonella;* le lait provenant d'animaux malades ou souillé par un porteur de germes peut infecter les gâteaux. Les *porteurs de germes* jouent un rôle important. L'épidémie classique de Cholet (1913) concerne cinquante convives d'un repas de noces, dont trente-huit mangèrent des gâteaux à la crème préparés par une cuisinière porteuse de *salmonella;* les trente-huit convives furent malades (coliques, vomissements, fièvre); dix moururent. Le bacille de Gärtner fut retrouvé dans le sang et les viscères des intoxiqués, dans les gâteaux et dans les selles de la cuisinière.

Les *viandes* de porc, de cheval, de bœuf, de veau, peuvent être contaminées. Les viandes rôties sont plus dangereuses que les bouillies; la cuisson d'un rôti n'amène pas la température centrale à plus de 45°, et il faut trois heures, si le morceau de bœuf bouilli est volumineux, pour atteindre 60°, température qui ne tue pas les toxines. Mais ce sont surtout les viandes travaillées : pâtés, saucissons, cervelas, andouillettes, rillettes, jambons, conserves, qui sont à l'origine de nombreuses épidémies. La gelée est un excellent milieu de culture pour les *salmonella.* On se sert trop souvent en charcuterie de viandes de mauvaise qualité, de viscères souvent contaminés; les officines de charcuterie sont souvent installées dans des conditions d'hygiène défectueuses; les rats et les souris y font de fréquentes incursions.

PROPHYLAXIE. Propreté et hygiène des abattoirs, des officines de charcuterie, des fabriques de conserves; inspection des animaux abattus. Propreté du personnel. Surveiller la cuisson des aliments et les consommer aussitôt après la cuisson.

TRAITEMENT. Antibiotiques buccaux (chloramphénicol, terramycine), toniques généraux et cardiaques.

SALOL (Salicylate de phénol). — Poudre blanche cristalline, d'odeur pénétrante, de goût un peu amer, insoluble dans l'eau, employée comme antiseptique.

MODE D'EMPLOI et DOSES. *A l'intérieur.* — Par cachets de 25 à 50 cg, à la dose de 1 à 2 g, comme antiseptique intestinal, soit seul, soit associé à d'autres antiseptiques et absorbants : naphtol, magnésie, bismuth. Il n'est pas altéré dans l'estomac; il se dédouble dans l'intestin en phénol et acide salicylique.

A l'extérieur. — En poudre sur les plaies et sous forme de collodion (1 g pour 10 de collodion) ou de gaze salolée.

Le salol donne des éruptions érythémato-vésiculeuses souvent intenses, simulant parfois l'érysipèle quand on emploie des poudres ou pommades salolées pour des affections des fosses nasales ou des oreilles. Les dentifrices renfermant du salol donnent souvent un eczéma rebelle des lèvres, suintant ou desquamatif.

Intoxications. — Si la dose est trop élevée ou que l'élimination ne s'effectue pas par l'urine (insuffisance rénale), il peut se produire des troubles tenant à l'acide salicylique (bourdonnements d'oreilles et albuminurie) ou au phénol (abaissement de la température et urines noires).

SALPINGITE. — Inflammation des trompes. V. FÉMININS (Organes génitaux) [maladies].

SALSEPAREILLE. — Racine de divers *smilax,* plantes américaines de la famille des Liliacées, croissant au Mexique, au Honduras, à la Jamaïque, au Brésil. Elle contient une essence, de l'amidon, et trois saponines (parilline, smilasaponine et sarsaponine). On l'emploie comme dépuratif et sudorifique.

MODE D'EMPLOI et DOSES. Sirop de *salsepareille simple* ou *dépuratif* (50 à 120 g). Sirop de salsepareille composé ou *de Cuisinier,* qui contient, en outre, de la décoction de bourrache, de roses, de séné et d'anis. Tisane, 60 g par litre; extrait, 1 à 5 g; poudre, 1 à 10 g.

SALSIFIS. — Le salsifis, racine de *Tragopogon pratensis,* est un légume amylacé (9 à 13 p. 100 d'amidon), d'un goût agréable.

SANATORIUM (du lat. *sanare,* guérir). — Etablissement climatique de plaine, de montagne ou maritime, destiné au traitement de maladies chroniques, cardiaques, nerveuses, pulmonaires, et de maladies des pays chauds. Dans ces établissements, les malades sont soumis à une cure hygiéno-diététique et à une discipline méthodique. En France, ce mot désigne surtout des centres spécialisés dans le traitement des tuberculoses curables. V. TUBERCULOSE.

SANDARAQUE. — Résine fournie par *Callitris quadrivalvis,* de la famille des Conifères, qui pousse au Maroc. La sandaraque sert en pharmacie à enrober les pilules, et est utilisée dans la fabrication des vernis.

SANG. — Liquide nourricier des tissus circulant dans les vaisseaux (v. planche en couleurs à SANG). Son volume est de 5 litres pour un adulte de 70 kg; sa densité est de 1050; sa viscosité, mesurée au viscosimètre de Hess, est quatre à cinq fois plus forte que celle de l'eau.

Le sang se coagule spontanément hors des vaisseaux; au-dessus du *caillot* solide, formé de fibrine, qui emprisonne les globules, transsude un liquide clair, le *sérum.*

Si l'on empêche le sang de se coaguler en ajoutant du citrate, de l'oxalate ou du fluorure de sodium, les globules tombent au fond, et un liquide clair ou opalescent surnage, le *plasma.*

Le sérum a la même composition que le plasma, mais le fibrinogène manque, car il s'est transformé en fibrine dans le caillot.

Voici les constantes chimiques du sérum et du plasma, pour un litre.

Sérum. — Eléments azotés : urée, 20 à 40 cg; acide urique, 5 cg; protides, 80 g environ (dont 50 g de sérine et 30 g de globuline; rapport $\frac{\text{sérine}}{\text{globuline}} = 1{,}70$).

Lipides : cholestérol, $1^{g},50$; lipides totaux, 5 à 6 g.

Glucose : 70 cg à $1^{g},20$.

Eléments minéraux : chlore, $3^{g},60$; sodium, $3^{g},30$; calcium, 10 cg; phosphore, 12 cg.

Plasma. — Fibrine, 4 à 5 g; réserve alcaline en acide carbonique, 60 vol.; équilibre acide-base pH = 7,35.

Sang total. — Taux normal par litre de divers éléments :

Chlore, 3 g; fer, 500 mg; calcium, 95 à 105 mg; sucre, 0,80 à $1^{g},40$;

cholestérol, 1,5 à 2 g; azote total, 220 mg; azote résiduel, 80 à 120 mg; urée, 25 à 45 cg; acide urique du sang total, 80 à 95 mg; acide urique du sérum, 40 à 50 mg; hémoglobine, 120 à 135 g; glutathion, 16 à 20 cg; oxygène du sang artériel, 170 cm³.

Réserve alcaline : adultes, 60 à 65 p. 100; enfants, 50 à 55 p. 100. (V. pH.)

La diminution ou l'augmentation de certaines substances dans le sang, telles que l'urée, le cholestérol, le sucre, jouent un grand rôle dans le pronostic de certaines maladies. Voir AZOTÉMIE, CHOLESTÉRINÉMIE, DIABÈTE.

Le sang contient trois variétés d'éléments figurés : les *globules rouges,* ou *hématies,* ou *érythrocytes,* les *globules blancs* ou *leucocytes,* et les *plaquettes,* ou *globulins,* ou *hématoblastes.*

Globules rouges. — Corpuscules arrondis sans noyaux, ayant la forme d'une lentille biconcave, qui donnent au sang sa couleur et son opacité; l'homme normal en possède 4 500 000 à 5 millions par mm³, la femme un peu moins, l'enfant 6 millions environ par mm³, leur dimension moyenne est de 7 μ à 7 μ 5; on en trouve de plus petits (*microcytes*) et de plus grands (*macrocytes*). Pour les étudier à l'état sec sur lame, on les colore en rose par l'éosine ou en bleu par les bleus basiques.

L'hématie contient un peu de graisses (lécithine, cholestérol) et de protéines; elle renferme essentiellement l'hémoglobine.

Valeur globulaire. — V. HÉMOGLOBINE.

Résistance globulaire. — V. HÉMOLYSE.

Coagulation du sang. — V. COAGULATION.

Sédimentation. — V. ce mot.

Globules blancs. — Les leucocytes sont au nombre de 4 000 à 8 000 par mm³. Pour les examiner, on les colore à l'aide de colorants complexes à base d'éosine, de bleu de méthylène et d'azur. On en distingue deux grands types : les *mononucléaires,* avec un seul noyau et sans granulations protoplasmiques; et les *polynucléaires,* dont le noyau est segmenté et dont le protoplasma renferme des granulations diversement colorées.

Mononucléaires. — On en distingue trois types :

Les *lymphocytes,* éléments de 6 à 9 μ, avec noyau arrondi central occupant presque toute la cellule, bien coloré;

Les *moyens mononucléaires,* un peu plus grands, au protoplasma plus abondant;

Les *monocytes* ou *grands mononucléaires,* cellules de grande taille (15 à 25 μ), irréguliers, à noyau peu coloré.

Polynucléaires. — Leur noyau est découpé en lobes variables et leur protoplasma renferme des granulations d'affinité tinctoriale diverse. On en distingue trois types :

Les *polynucléaires neutrophiles,* les plus abondants (10 μ), à noyau multilobé, et ponctués d'une poussière de fines granulations protoplasmiques;

Les *polynucléaires éosinophiles* ou *acidophiles,* peu nombreux, plus grands que les précédents, avec de volumineuses granulations roses;

Les *polynucléaires basophiles* ou *mastocytes,* moins nombreux encore, au noyau volumineux et aux granulations peu nombreuses, colorées en bleu violacé.

Le pourcentage de ces divers éléments (*formule leucocytaire*) est le suivant :

Polynucléaires neutrophiles, 65 p. 100; monocytes, 10 à 12 p. 100;

Polynucléaires éosinophiles, 1 à 2 p. 100; lymphocytes et moyens mononucléaires, 20 p. 100;

Polynucléaires basophiles, 0,5 à 1 p. 100.

La digestion peut s'accompagner d'une augmentation des leucocytes, en particulier des polynucléaires neutrophiles.

Chez l'enfant, la proportion des mononucléaires est augmentée (47 p. 100), ainsi que celle des éosinophiles (6 p. 100). Le nombre des polynucléaires est par suite diminué (47 p. 100). Chez le vieillard, c'est l'inverse

A l'état pathologique, la formule est modifiée dans un sens ou dans l'autre. On peut constater une augmentation de chacune des catégories mentionnées ci-dessus, que l'on appelle *polynucléose, éosinophilie, lymphocytose, mononucléose, agranulocytose* (v. ces mots).

Les leucocytes sont doués de mouvements amiboïdes, émettant des pseudopodes; ils peuvent traverser les parois capillaires (diapédèse), gagner ainsi les foyers d'inflammation, et jouer un rôle dans la défense de l'organisme contre l'infection, grâce à la phagocytose; les leucocytes absorbent, en effet, les corps étrangers qui viennent à leur contact; d'après Metchnikoff, les polynucléaires sont chargés d'absorber les bactéries; les monocytes, ou *macrophages,* digèrent les débris cellulaires et les corps étrangers. Aussi, la leucocytose est habituelle au cours des infections; dans les infections locales, cette défense peut aboutir à la formation de pus.

Les leucocytes jouent également un rôle dans la destruction des globules rouges et blancs usés; ils transportent certaines substances : fer, graisses, glycogène. Ils produisent un certain nombre de ferments : ferments oxydants ou oxydases, protéases, qui digèrent les protides; ferments glycolytiques, lipolytiques, qui transforment les lipides en glycérine et acides gras.

Globulins. — Les globulins (hématoblastes ou plaquettes sanguines) sont des petits éléments de 2 à 5 μ ressemblant à des bâtonnets mobiles, réfringents, au nombre de 2 à 300 000; ils dérivent des mégacaryocytes.

Ils paraissent jouer un rôle dans la défense de l'organisme contre les microbes et dans la coagulation du sang : le temps de saignement est d'autant plus long que le nombre des plaquettes est plus petit.

Modifications pathologiques des éléments figurés. — **Hématies.** — **L'augmentation pathologique de la quantité d'hémoglobine définit la *polyglobulie* (au-delà de 16 g par litre). La diminution pathologique définit l'*anémie* (au-dessous de 11 g par litre).**

La taille des hématies peut être inégale (*anisocytose*) au cours des anémies; les grandes hématies (*mégalocytes*) s'observent dans l'anémie pernicieuse. Certaines hématies peuvent être déformées en raquettes, en poire, en massue (*poïkilocytose*). De grandes hématies ovales peuvent se voir dans l'anémie pernicieuse ou chez des individus bien portants d'une même famille (*ovalocytose*).

Le sang normal de l'adulte ne contient pas d'hématies avec noyau, mais on peut voir des restes du noyau, vestiges de l'état jeune du globule rouge, dans les hématies adultes, sous forme de gros points ou d'anneaux dans les anémies graves.

Certaines hématies sont ponctuées de granulations basophiles (colorées en bleu par les bleus basiques) dans les anémies graves et dans l'intoxication saturnine.

Sur du sang frais coloré par les bleus basiques, on peut voir des hématies ayant un aspect filamenteux : ce sont les *réticulocytes;* normalement, le sang en contient 0,5 p. 100, mais leur nombre augmente dans les ictères hémolytiques et les anémies en voie de réparation (secondaires à une saignée, une infection); en période de régénération sanguine, sous l'influence de la médication de Castle et Whipple, leur nombre peut devenir considérable; c'est un présage favorable de guérison.

Les *hématies nucléées,* ou *érythroblastes,* existent normalement dans la moelle osseuse et dans le sang du fœtus et du nouveau-né; chez l'adulte, on ne les trouve que dans les anémies. On en distingue deux types :

Les *normoblastes,* qui ont la forme et la dimension d'une hématie adulte, et dont le noyau, entouré d'un halo clair, coloré en bleu, est arrondi ou irrégulier (en étoile);

Les *mégaloblastes,* plus grands (10 à 20 μ), qui renferment un noyau dont la chromatine, disposée en réseau, rappelle un damier, une rosace, un rayon de roue. On les observe dans l'anémie pernicieuse.

Globules blancs. — Les leucocytes augmentent normalement de nombre dans les heures qui suivent la digestion et en cas de travail musculaire exagéré.

Ce nombre peut augmenter dans certaines maladies comme les leucémies. Au cours d'infections locales (suppurations, pneumonie, appendicite aiguë, érysipèle, infection puerpérale), les polynucléaires neutrophiles augmentent (*polynucléose*); au contraire, dans le paludisme, la coqueluche, il existe une *monocytose.*

Le nombre des leucocytes diminue (*leucopénie*) dans l'*agranulocytose,* certaines infections (typhoïde, kala-azar, fièvre récurrente, brucellose, tuberculose aiguë), certaines intoxications (benzènes, arsénobenzènes, rayons X, radium).

On dit qu'il y a *éosinophilie* quand le taux des polynucléaires éosinophiles dépasse le pourcentage normal de 2 à 4 p. 100. V. ÉOSINOPHILIE.

On voit dans certaines maladies apparaître dans le sang des éléments blancs qui normalement ne s'y rencontrent pas, et qui devraient demeurer dans les organes hématopoïétiques. V. HÉMATOPOÏÈSE.

C'est ainsi qu'on peut rencontrer des leucocytes issus les uns du tissu myéloïde, les autres du tissu lymphoïde.

Les *myélocytes* sont de grands mononucléaires de 15 à 18 μ contenant des granulations protoplasmiques, les unes neutrophiles, les autres éosinophiles, d'autres basophiles, plus rares; à côté de ces myélocytes, on a décrit des éléments plus jeunes, les *promyélocytes,* et d'autres plus évolués, les *métamyélocytes.*

Les *myéloblastes* sont des éléments de 15 à 25 μ, à noyau arrondi rose violet et à protoplasma très basophile; on les rencontre dans les leucémies myéloïdes en transformation aiguë ou dans les leucémies aiguës.

Les *lymphoblastes,* assez analogues aux myéloblastes, se rencontrent au cours des poussées aiguës des leucémies lymphoïdes.

Les *plasmocytes,* éléments à noyau rond et à protoplasma très basophile, sont rares dans le sang.

Les *monoblastes,* éléments de 20 μ, apparaissent dans les leucémies à monocytes et les mononucléoses infectieuses.

Enfin, certaines cellules mal classées peuvent se voir : les *cellules de Rieder* dans les leucémies aiguës, les chloromes, et les *cellules de Turk* dans les leucémies myélogènes, les érythroblastoses.

Hémolyse et agglutination. — Les hématies peuvent être *hémolysées* par destruction de leur hémoglobine. V. HÉMOLYSE.

Elles peuvent être *agglutinées* grâce à des substances nommées *agglutinogènes,* qui se comportent comme des antigènes, en agissant sur des substances dites agglutinines, contenues dans les sérums et jouant le rôle d'anticorps.

C'est ainsi que les hématies d'une espèce animale peuvent être agglutinées par le sérum d'individus de même espèce (*iso-agglutinines*); il existe dans certains cas rares une *auto-agglutination* des hématies (affections hépatiques, hémoglobinurie paroxystique, ictère hémolytique).

Ces agglutinines peuvent agglutiner les microbes d'une culture, quand ces microbes sont ceux qui ont infesté l'organisme et développé l'apparition de ces agglutinines : c'est le principe du *séro-diagnostic* de Widal.

Sérodiagnostic. — Après avoir ajouté à un nombre variable de gouttes de culture de bacilles d'Eberth une goutte de sérum suspect, on examine s'il se produit une agglutination visible au microscope ou une floculation visible à l'œil nu. Cette séro-réaction se produit au maximum du quinzième au trentième jour de la maladie.

Cette méthode est surtout utile dans le diagnostic des fièvres *typhoïde* et *paratyphoïde.* Un sérodiagnostic négatif n'a de valeur que s'il a été fait après le huitième jour.

On peut employer le sérodiagnostic dans d'autres infections : la *fièvre de Malte* (la séroréaction doit être fortement positive à 1 p. 200), la *dysenterie bacillaire* (1 p. 50), la *sporotrichose* (1 p. 100), la *spirochétose ictéro-hémorragique* (1 p. 500), le *choléra,* la *peste,* le *typhus exanthématique,* les *mycoses.*

Groupes sanguins. — La détermination des groupes sanguins est fondée sur *l'iso-agglutination* (agglutination des hématies de l'homme par le sérum d'un autre homme); ce phénomène joue un rôle essentiel dans la pratique de la transfusion du sang.

Il existe deux *agglutinogènes,* indépendants et héréditaires, A et B; ces agglutinogènes existent séparément, ou simultanément, ou peuvent manquer tous deux; d'où quatre combinaisons possibles : A, B, AB, et O (zéro). Les agglutinogènes A et B ne provoquent jamais dans le sérum des agglutinines correspondantes α et β, mais bien β pour A et α pour B.

On peut donc établir quatre formules réunissant agglutinogènes et agglutinines :

Aβ (ancien groupe II de Moss) : 45 p. 100 en France;

Bα (ancien groupe III), 10 p. 100;

AB O (groupe I des receveurs universels), 2 p. 100;

O $\alpha\beta$ (groupes IV des donneurs universels), 43 p. 100.

Ces groupes se constituent vers la deuxième année de la vie et demeurent ensuite fixes; ils obéissent aux lois de l'hérédité mendélienne.

Au point de vue de la transfusion, en dehors du groupe AB (receveurs universels), les sujets du groupe A peuvent recevoir du sang de leur propre groupe ou du groupe O (donneurs universels); les sujets du groupe B peuvent recevoir aussi du sang de leur propre groupe ou du groupe O; enfin, les sujets du groupe O (donneurs universels) ne peuvent recevoir du sang que de leur propre groupe. Cette règle doit être observée dans les transfusions, sous peine d'observer des accidents parfois graves.

On a décrit des *sous-variétés* de groupes, et la connaissance du *facteur Rhésus* est venue encore compliquer le problème. V. RHÉSUS (Facteur).

La notion des groupes sanguins peut rendre des services en *médecine légale.*

Dans la *recherche de la paternité,* l'étude des groupes sanguins peut fournir des renseignements dans la détermination de la filiation. Mais la réponse donnée par le médecin légiste n'est jamais qu'une *réponse négative.* Il est possible de dire que tel enfant ne peut pas être l'enfant de tel père ou de telle mère, mais il n'est pas possible d'affirmer que tel enfant est certainement né de telle union.

Par exemple, le père et la mère sont du groupe A; les enfants des groupes B et AB ne pourraient être que des enfants illégitimes.

La mère est du groupe B, le père du groupe A, l'enfant est du groupe AB : on peut conclure qu'il est possible que cet homme soit le père; mais on ne peut le prouver.

Autre exemple : la mère est du groupe O, l'enfant du groupe A et le père du groupe B : il est impossible que cet homme soit le père.

De même, quand on se trouve en présence d'une *tache de sang* retrouvée sur le lieu d'un crime, sur un vêtement, sur un objet, on peut simplement dire que cette tache de sang *peut* provenir de telle personne désignée, parce que les groupes sanguins sont les mêmes.

Ces quatre groupes sanguins sont les plus importants, mais un certain nombre d'autres caractères types ont été découverts, et leurs combinaisons possibles avec les quatre groupes sanguins classiques dépassent aujourd'hui 500.

Maladies du sang. — V. ANÉMIE, LEUCÉMIE, HÉMOPHILIE, POLYGLOBULIE, PURPURA.

Médication par le sang. — L'ingestion de sang en nature n'est plus guère utilisée actuellement.

L'extrait de globules sanguins (*hémoplase*) fabriqué avec le sang d'âne ou de mouton est employé à la dose de 10 cg comme antitoxique et stimulant.

On emploie surtout du *sérum* de chevaux saignés régulièrement et doué de propriétés hémopoïétiques (Carnot), soit sous forme liquide, soit desséché sous forme de comprimés (hémostyl, hémogénol). Voir aussi : HÉMOTHÉRAPIE, SÉRUM, SÉROTHÉRAPIE, TRANSFUSION DU SANG.

Prise de sang. — Pour préciser le diagnostic de certaines maladies, il est bon de faire l'examen du sang.

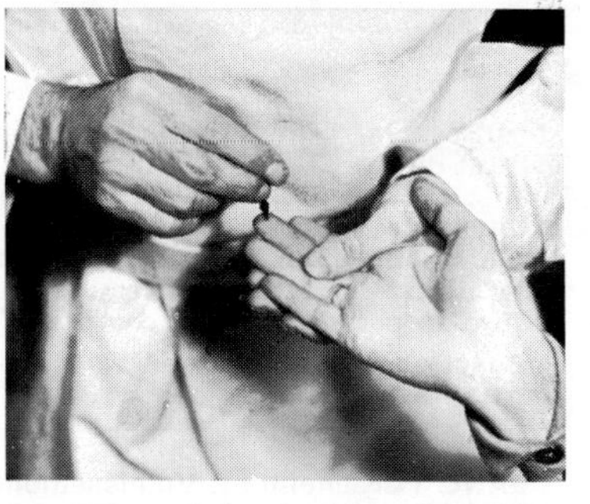

FIG. 1722. — Piqûre du doigt pour prélèvement d'une goutte de sang en vue d'une numération globulaire.

Dans certains cas, il suffit d'une quantité minime de sang (une goutte), si l'on veut, par exemple, faire une numération de globules rouges (dans l'anémie) ou de globules blancs (dans la leucémie). On nettoie à l'alcool ou à l'éther la pulpe d'un doigt, on laisse sécher, et on pique le doigt à l'aide d'un *vaccinostyle* ou d'une épingle flambée, enfoncés d'un coup sec (*fig.* 1722). On laisse s'échapper la première goutte de sang et on recueille les autres à fin d'examen.

S'il faut obtenir une plus grande quantité de sang et de sérum (pour faire une réaction de Wassermann, un ensemencement du sang par exemple), on peut employer une *ventouse scarifiée,* qui permet de recueillir 40 et même 100 cm^3 de sang; on utilisera de préférence une ventouse de Bier, au lieu de la ventouse ordinaire, qu'il faut chauffer, ce qui altère les éléments du sang.

Mais il est préférable de recourir, pour une prise de sang aseptique, à l'*aspiration dans une veine* de l'avant-bras ou du pli du coude. On serre le bras au-dessous du coude, on aseptise la région, on pique obliquement, avec une aiguille adaptée à une seringue

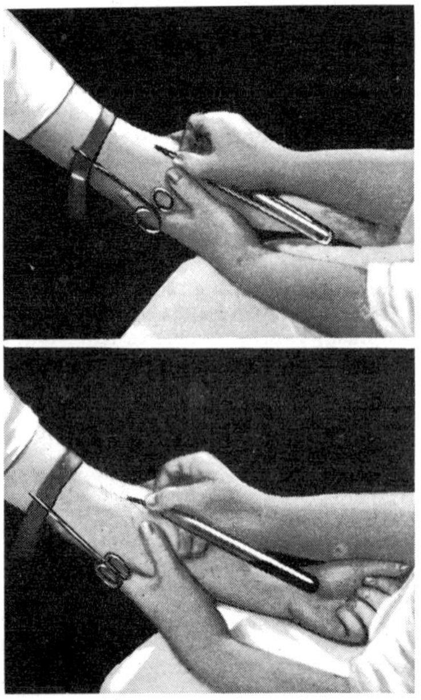

FIG. 1723. — Prise de sang dans une veine du pli du coude.

stérilisée, la veine turgescente, en évitant de la traverser de part en part, puis on aspire avec lenteur. Une fois la quantité de sang obtenue, on relâche la bande, on retire rapidement l'aiguille et on fait au niveau de la piqûre un petit pansement compressif.

Réaction de fixation. — V. COMPLÉMENT, WASSERMANN.

Hémoculture. — V. ce mot.

SANG (Crachement, Vomissement de). — V. HÉMORRAGIE.

SANG-DRAGON. — Substance résineuse d'un rouge sang provenant d'un palmier de l'Inde (*Calamus Draco*), dont la poudre, douée de propriétés astringentes, hémostatiques, est employée à la dose de 1 à 10 g; elle entre dans la composition de dentifrices et de l'eau de Tisserand (sang-dragon et térébenthine, 10 g; eau, 100 g).

SANGLE. — Ceinture en tissu élastique ou en cuir, destinée à soutenir les viscères abdominaux en cas de ptôse.

SANGLOT. — Contraction spasmodique, brusque et instantanée du muscle diaphragme, immédiatement suivie d'un mouvement brusque qui relâche la faible quantité d'air absorbée par le poumon pendant la phase de contraction.

SANGSUES. — Les sangsues ou hirudinées sont des vers (annélides) aquatiques ou terrestres dont le

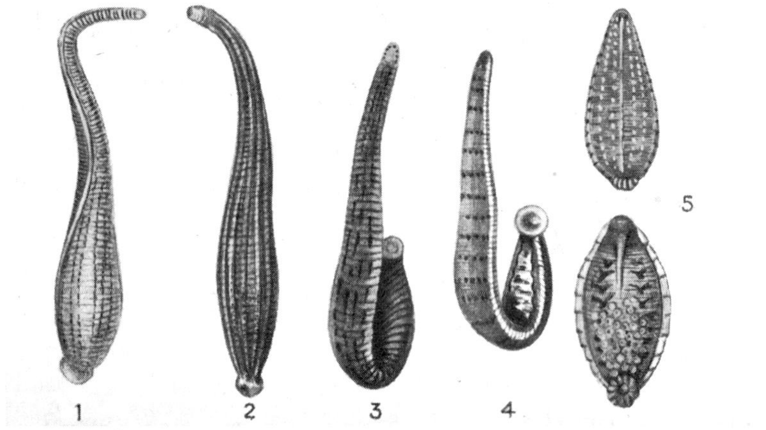

FIG. 1724. — Sangsues (d'après Deschiens).
1. Sangsue du cheval (*Limnatis nilotica*) ; 2. Sangsue médicinale (*Hirudo medicinalis*) ; 3. Sangsue officinale (*Hirudo officinalis*) ; 4. Sangsue truite (*Hirudo troctina*) ; 5. Phacobdelle (*Phacobdella catenigera*) ; en haut, face dorsale; en bas, face ventrale laissant voir les œufs.

corps est formé d'un grand nombre d'anneaux, et terminé par une ventouse à chaque extrémité. Les sangsues étaient utilisées autrefois pour réaliser une saignée locale. En effet, la sangsue, par ses trois mâchoires, provoque une plaie cutanée et suce ainsi le sang du malade — jusqu'à 50 à 60 g —, le sang continuant à couler lorsque la sangsue a été retirée. En fait, la sangsue injecte une substance anticoagulante, l'hirudine, dont on se servait autrefois dans le traitement des phlébites. Les risques d'infection, l'action transitoire des sangsues font qu'elles ne sont plus utilisées actuellement.

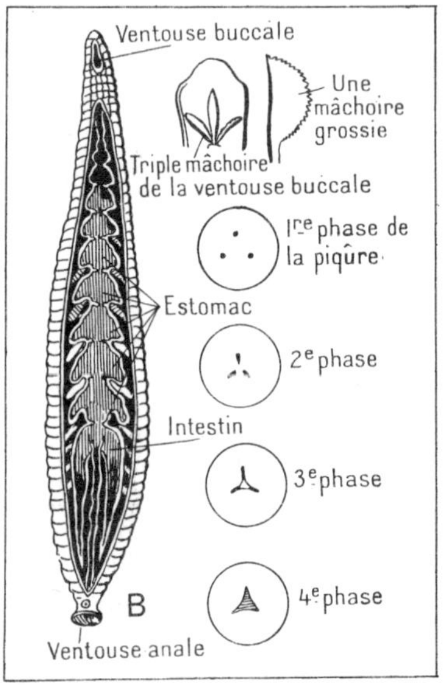

FIG. 1725. — Coupe d'une sangsue et morsure triangulaire d'une sangsue.

SANGUIN (Tempérament). — V. TEMPÉRAMENT.

SANGUINAIRE. — Plante de la famille des Papavéracées (*Sanguinaria canadensis*), dont le rhizome frais contient un suc rouge sang aux vertus cathartiques et émétiques. Les feuilles posséderaient des propriétés analogues à celles de la stramoine et de la digitale.

DOSE. Poudre, 40 cg à 1 g.

SANICLE. — Plante (*Sanicula europaea*) de la famille des Synanthérées, contenant du tanin et douée de propriétés astringentes. On peut l'employer en guise de thé, dans les diarrhées.

SANIE. — Pus sanguinolent et d'odeur fétide.

SANITAIRES (Mesures) [du lat. *sanitas*, santé]. — Mesures préservatrices contre une maladie épidémique. V. PROPHYLAXIE.

Cordon sanitaire. — On donne ce nom à une ligne de troupes dont la consigne est d'empêcher les individus qui se trouvent dans une région où règne une épidémie de sortir de cette région.

Police et régime sanitaires. — Ensemble des dispositions prises pour préserver un pays des affections épidémiques comme le choléra, la peste, la fièvre jaune.

Médecin sanitaire. — V. MÉDECIN.

SAN-SALVADOUR (Var). — Station thermale, voisine d'Hyères. Son climat idéal en hiver a incité la ville de Paris à y créer un sanatorium.

Eaux peu minéralisées, bicarbonatées et sulfatées calciques et lithinées.

ACTION. Diurétique.

CURE. Boisson, bains-douches, massages, bains de lumière.

INDICATIONS. Arthritisme, goutte, rhumatisme.

SANTAL. — L'essence retirée, par distillation, du bois de santal (*Santalum album*), de la famille des Santalacées, est employée contre la blennorragie, à la dose de 1 à 6 g, en capsules de 25 cg.

Le santal peut provoquer des éruptions érythémateuses, vésiculeuses ou bulleuses.

SANTÉ (Maison de). — V. INTERNEMENT et ISOLEMENT.

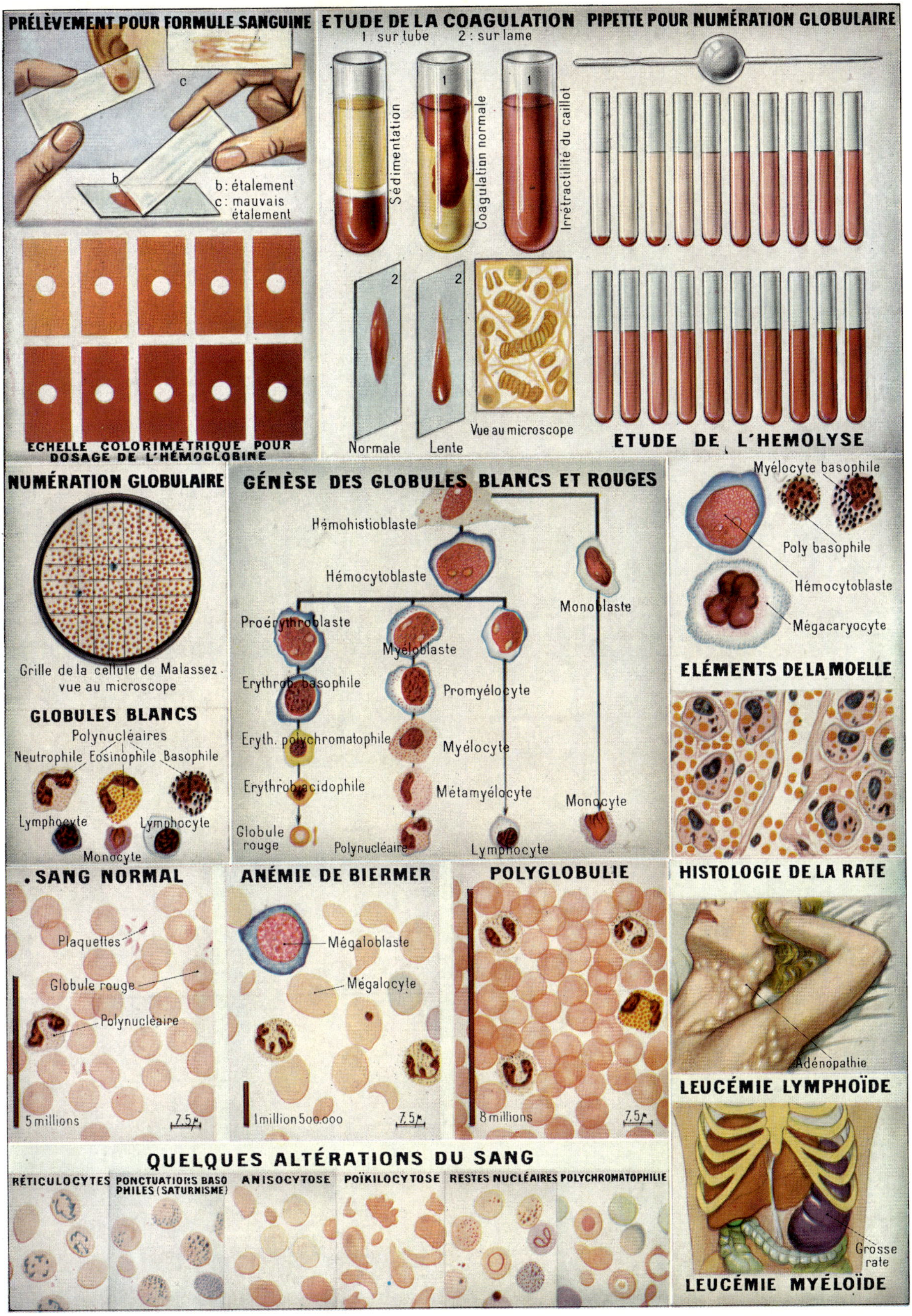

SANG : **Examen, cytologie, maladies.**

Dr H.-K. Wagner del.

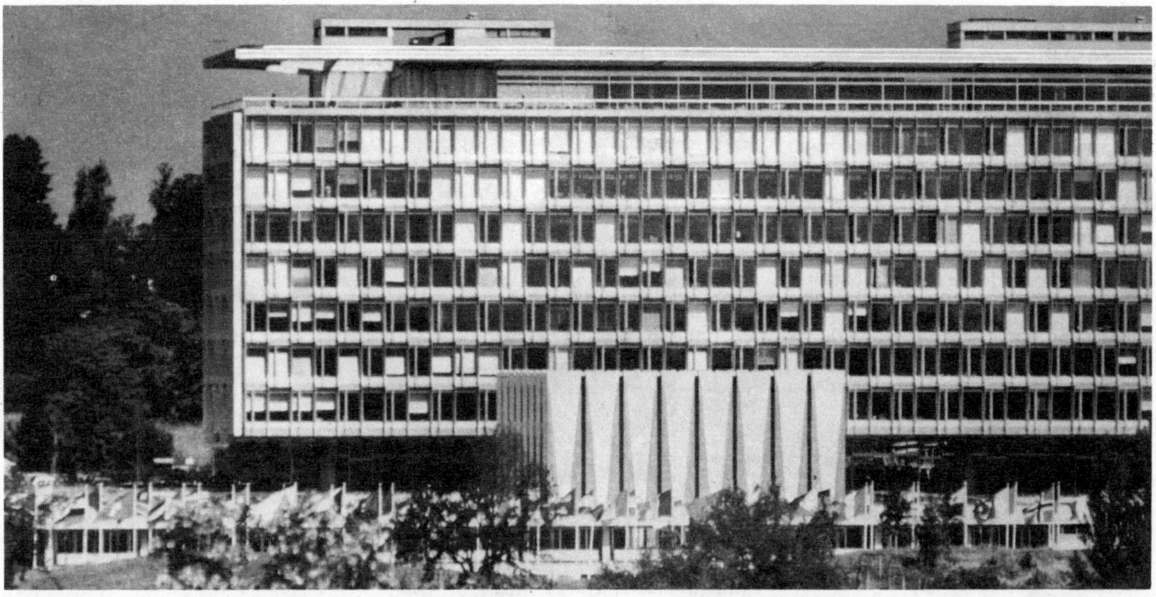

FIG. 1726. — Siège de l'Organisation mondiale de la santé, à Genève.
(*Phot. du service photographique de l'O. M. S.*)

SANTÉ PUBLIQUE. — La loi du 15 février 1902 a pour objet la protection de la santé publique. Celle-ci a réalisé de très importants progrès.

L'Organisation mondiale de la santé (O. M. S.) siège à Genève (*fig.* 1726). — C'est une institution spécialisée, fondée en 1948 au sein de l'Organisation des nations unies. Elle a notamment pour objet « d'amener tous les peuples au niveau de santé le plus élevé possible ». Elle comprend : l'*Assemblée mondiale de la santé* (A.M.S.), composée de délégués de tous les Etats membres, avec une voix par Etat ; le *conseil exécutif*, qui prend les mesures urgentes et choisit le *directeur général*, qui dirige le secrétariat de l'O. M. S. Une décentralisation est intervenue avec six directions régionales. L'O. M. S. s'occupe de la lutte contre les maladies, de la prévention des accidents, de la nutrition et de l'hygiène du milieu, de la protection maternelle et infantile (P. M. I.), de l'hygiène mentale. L'O. M. S. intervient dans la politique sanitaire des Etats membres : par des recommandations aux gouvernements (sans pouvoir réel), par des conventions (adoptées à la majorité des deux tiers de l'A. M. S.) qui doivent être acceptées par les Etats, par des règlements portant sur les modalités d'application des conventions, et qui s'imposent aux Etats qui ont adopté ces dernières. L'O. M. S., enfin, dispose de nombreux moyens d'action : *aide apportée aux gouvernements* qui en font la demande pour organiser leurs services de santé, *définition de normes internationales* (vaccins, standardisation biologique, dénomination des médicaments), *établissement de statistiques sanitaires mondiales*, lutte contre les fléaux sociaux (campagnes de vaccination par le B. C. G., lutte contre la bilharziose, éradication du paludisme, surveillance constante des foyers de typhus exanthématique et de typhus récurrent à poux, de la grippe). D'autre part, l'O. M. S. a mis au point et fait appliquer le *Règlement sanitaire international* pour les maladies quarantenaires (peste, choléra, fièvre jaune, variole). A ce propos, trois vaccinations (antivariolique, antiamarile, anticholérique) sont reconnues par l'O. M. S. comme internationales et portées sur le *carnet international de vaccination*. Le règlement sanitaire international a pour but d'éviter l'introduction, dans un pays indemne, des quatre maladies quarantenaires. L'O. M. S. envoie à toutes les administrations sanitaires toutes les *informations* épidémiologiques dont elle dispose, et elle peut, avec le consentement des gouvernements intéressés, procéder à des *enquêtes* sur place ou *aider* à la mise en pratique des mesures nécessaires contre l'épidémie.

LES PROBLÈMES DE SANTÉ A L'ÉCHELON MONDIAL. La durée de vie est étroitement liée au revenu national par habitant, tout au moins jusqu'au niveau d'environ 5 000 F par an. Les problèmes sanitaires dépendent du niveau de vie : au-dessous de 500 F par an, problème de nutrition (quantité et qualité) ; de 500 à 2 500 F, problème de salubrité (eau, parasites, logement) ; au-dessus de 2 500 F, problème d'environnement (pollution de l'air, de l'eau), maladies professionnelles, vaccinations, etc. Les organismes internationaux ont pour tâche d'étudier comment utiliser au mieux les possibilités dont ils disposent.

Les bilans de santé. — Ils consistent en examens systématiques cliniques et biologiques, sans chercher, en principe, une maladie déterminée. Ainsi, avec le développement de l'informatique, le sujet répond à un questionnaire, et ses réponses sont analysées sur ordinateur; une radiophoto pulmonaire est faite ainsi que des prélèvements de sang et d'urine sur lesquels de nombreuses constantes biologiques sont dosées systématiquement par des auto-analyseurs ; le médecin n'intervient qu'à la fin, en possession des résultats des diverses explorations : son examen est ainsi orienté par les anomalies décelées. L'intérêt du bilan de santé sur le plan du dépistage est discuté. Il permet, en sous-produit, de mieux connaître les normes cliniques et biologiques d'une population, et d'apprécier ainsi des niveaux de santé.

Santé mentale. — Il s'agit d'une notion dont les critères sont très difficiles à définir. L'adaptation au milieu social n'est ni la réussite brillante et à tout prix ni l'acceptation conformiste des structures sociales existantes. Cette adaptation tient à la possibilité de supporter agressivité et frustrations venues du milieu extérieur et de résoudre les problèmes que posent la vie professionnelle, familiale, les loisirs, l'épanouissement des sentiments. L'acceptation et l'exercice harmonieux de la sexualité en constituent un autre critère, tout aussi difficile à définir : ce qui compte, c'est l'intégration harmonieuse de la sexualité à l'ensemble de la personnalité, sans séparation entre le désir physique et son nécessaire contexte affectif. L'aptitude au bonheur, troisième critère, peut se définir par une prédisposition ouverte à des satisfactions ou à des plaisirs matériels et spirituels contrôlés. La santé mentale se résume donc en un équilibre dynamique, susceptible de progrès, et surtout adaptable avec souplesse aux nécessités et vicissitudes du monde extérieur.

SANTENAY (Côte-d'Or). — Source d'eau froide chlorurée sodique (5 g), qui contient en outre du chlorure de lithium (10 cg).

CURE. Boisson principalement, bains, douches, massages, cure de terrain.

ACTION. Purgative, laxative, apéritive, digestive, diurétique. Stimulante de la nutrition. A l'extérieur, action légèrement révulsive, décongestionnante des viscères.

INDICATIONS. Constipation, atonie intestinale et gastrique, congestion du foie, lithiase biliaire et rénale, albuminuries, goutte, obésité, diabète, lymphatisme, scrofule, rhumatisme chronique, anémie, maladies utéro-ovariennes, arthritisme.

CONTRE-INDICATIONS. Névroses, neurasthénie, états aigus de l'appareil digestif, affections des voies respiratoires, néphrites.

SANTOLINE. — Plante (*Santolina chamae-cyparissus*), de la famille des Composacées, douée de propriétés anthelminthiques. Poudres de semences dans du miel, 2 à 4 g; huile essentielle, XV à XX gouttes sur du sucre.

SANTONINE. — Principe actif du *semen-contra* (v. ce mot).

SAPHÈNE (du gr. *saphês,* évident). — **Veines saphènes.** — Veines de la jambe.

La *saphène externe* naît de la dorsale externe du pied, chemine à la face postérieure de la jambe, dans le sillon des deux muscles jumeaux et au creux poplité, perfore l'aponé-

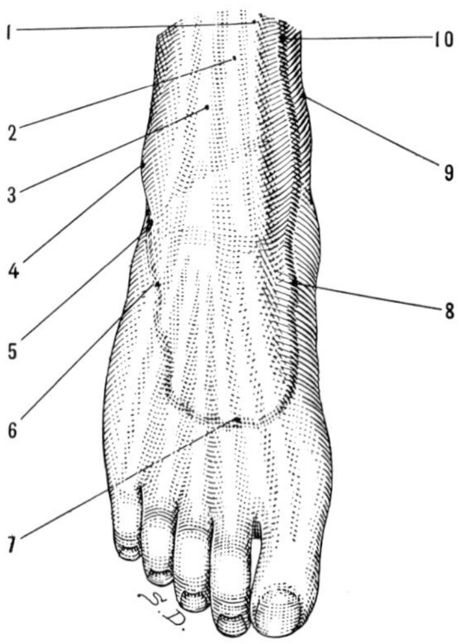

FIG. 1727. — Arcade veineuse dorsale du pied et origine des veines saphènes interne et externe.

1. Relief du jambier antérieur; 2. Extenseur du gros orteil; 3. Extenseur commun des orteils; 4. Malléole externe; 5. Veine saphène externe faisant suite à la veine dorsale externe; 6. Veine dorsale externe; 7. Arcade veineuse dorsale du pied; 8. Veine dorsale interne; 9. Malléole interne; 10. Veine saphène interne faisant suite à la veine dorsale interne.

vrose et s'abouche dans la veine poplitée; elle reçoit des veines de la partie postéro-externe de la jambe.

La *saphène interne* fait suite à la dorsale interne du pied, longe la face interne de la jambe, du genou et de la cuisse, et, à 4 cm de l'arcade crurale, décrit un crochet à concavité inférieure (*crosse* de la saphène) et débouche dans la veine fémorale. Elle reçoit les affluents veineux de la partie antéro-interne de la jambe, les veines sous-cutanées de la cuisse et une anastomose de la saphène externe. Ces veines sont souvent atteintes de varices.

SAPIN. — Arbre (*Abies pectinata*) de la famille des Conifères, dont les bourgeons peuvent être employés à la dose de 20 g par litre; mais les bourgeons qu'on emploie en général sous ce nom proviennent en réalité du pin.

L'écorce du sapin du Canada (*Abies*

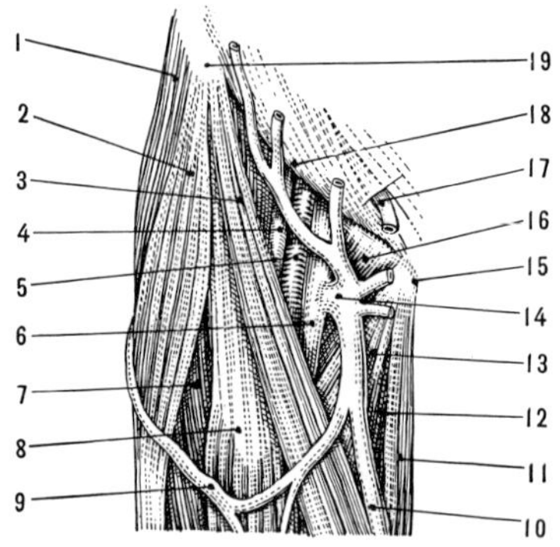

FIG. 1728. — Partie supérieure de la veine saphène interne.

1. Moyen fessier; 2. Tenseur du fascia lata; 3. Couturier; 4. Nerf crural; 5. Artère fémorale; 6. Veine fémorale; 7. Vaste externe; 8. Droit antérieur; 9. Réseau veineux superficiel; 10. Veine saphène interne; 11. Droit interne; 12. Grand adducteur; 13. Premier adducteur; 14. Crosse de la veine saphène interne; 15. Symphyse pubienne; 16. Pectiné; 17. Cordon spermatique; 18. Arcade crurale; 19. Epine iliaque antéro-supérieure.

balsamea) fournit le *baume du Canada,* utilisé en micrographie.

SAPONAIRE. — Plante (*Saponaria officinalis*) de la famille des Caryophyllacées. Elle contient, surtout dans sa racine, un glucoside, la *saponine,* dont 1/1000 suffit pour rendre l'eau savonneuse. Employée comme stimulant, sudorifique et dépuratif dans les rhumatismes, la goutte, les dermatoses squameuses et furfuracées, sous forme d'extrait aqueux (1 à 2 g par jour), de décoction (200 g par litre), de sirop (20 à 60 g).

On a conseillé un lavement avec une infusion de 30 g de racine de saponaire, dans la constipation.

SAPONINE. — Dérivé du stérol, qui existe dans de nombreuses plantes et écorces d'arbres (saponaire, salsepareille, polygala, œillet, douce-amère, quillaya). Propriétés éméto-cathartiques, diurétiques.

SAPROGÈNE (du gr. *sapros,* putride, et *gennen,* engendrer). — **Bacille saprogène.** — Bacille qui produit la putréfaction.

SAPROPHYTES (du gr. *sapros* putride, et *phuton,* plante). — Végétaux parasites ou microbes qui se nourrissent aux dépens de matières organiques en décomposition.

SARCINE. — Bactérie qui se divise en hauteur, largeur, épaisseur, de façon à former des masses cubiques, partagées, par de légers sillons, en multiples de 16 (*fig.* 1729).

On en trouve dans les crachats de la gangrène pulmonaire et les vomissements de maladies chroniques de l'estomac.

SARCOCÈLE (du gr. *sarx,* chair, et *kêlê,* tumeur). — Tumeur du *testicule* (v. ce mot).

SARCOÏDE. — Tumeur de la peau à structure tuberculoïde, soit cutanée,

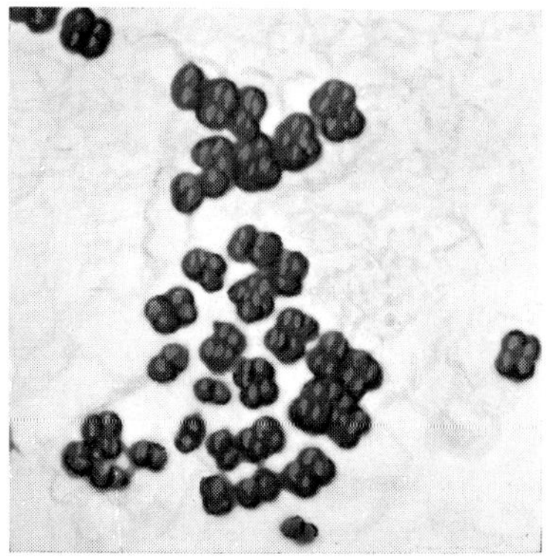

FIG. 1729. — Sarcines (grossiss. 1 800).
(*Phot. Institut Pasteur.*)

soit sous-cutanée; elle est de nature encore mal connue.

SARCOME (du gr. *sarx,* chair). — Tumeur maligne développée aux dépens du tissu conjonctif et de ses dérivés. Contrairement aux épithéliomas, les sarcomes s'observent surtout chez des gens jeunes; les tumeurs sont volumineuses et ont une marche rapide; elles envoient de fréquentes métastases par voie sanguine ou lymphatique dans les différents viscères (poumon, foie).

On en distingue plusieurs variétés.

Sarcomes fuso-cellulaires. — Tumeurs développées aux dépens des cellules fusiformes ou fibroblastes du tissu conjonctif commun.

Sarcomes cutanés (Fibrosarcomes). — Tumeurs dermo-hypodermiques, dures, rouge sombre ou violacé, grossissant lentement et pouvant s'ulcérer; siègent souvent (chez les adultes) dans la paroi abdominale ou inguinale (Darier-Ferrand); elles ont peu de tendances aux métastases ganglionnaires ou viscérales, mais elles récidivent d'ordinaire rapidement après une ablation chirurgicale.

Sarcomes vasculaires (Angiosarcomes). — Siègent surtout dans la rate, le foie, plus rarement aux membres et à la moelle osseuse.

Sarcomes musculaires (Myosarcomes). — Se développent soit aux dépens de fibres musculaires lisses, (*leiomyosarcomes*) dans l'utérus, l'estomac, l'intestin, soit aux dépens des fibres striées (*rhabdomyosarcomes*), dans les organes génito-urinaires et l'œsophage.

Sarcomes cartilagineux (Chondrosarcomes). — Ressemblent à un chondrome ordinaire, mais manifestent leur malignité en essaimant des métastases, en particulier dans le poumon.

Sarcomes osseux (Ostéosarcomes). — Tumeurs malignes apparaissant surtout chez les jeunes, vers les régions épiphysaires des os longs : tibia, fémur, humérus, aux dépens soit de la couche corticale, soit des parties profondes de l'os spongieux.

Ces tumeurs, qui comptent parmi les plus malignes, essaiment à distance de nombreuses métastases (poumon, plèvre, etc.).

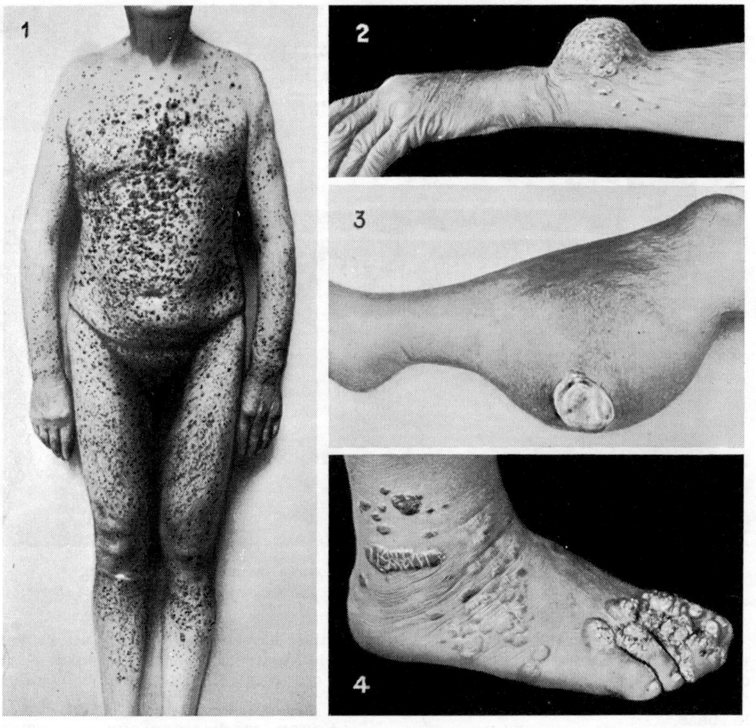

FIG. 1730. — Quelques variétés de sarcomes.
1. Sarcomatose généralisée; 2. Sarcome de l'avant-bras; 3. Sarcome de la jambe; 4. Sarcome de Kaposi.
(*Arch. hôpital Saint-Louis.*)

Tumeurs à myéloplaxes. — Forme plus bénigne caractérisée par un tissu conjonctivo-vasculaire renfermant de nombreuses cellules volumineuses (*myéloplaxes* ou *ostéoclastes*) ; elles se développent à l'intérieur des os longs, où elles peuvent atteindre des dimensions considérables, ou à la surface des os plats et courts et au rebord alvéolaire des maxillaires, où elles revêtent l'aspect de tumeurs bourgeonnantes, grosses comme une noisette ou une noix (*épulide*). Elles sont destructives et envahissantes, mais ne donnent jamais de métastases.

Sarcomes à cellules polymorphes. — Ces tumeurs, appelées autrefois *lymphosarcomes,* sont constituées par des cellules de forme et de dimensions très variables. Elles s'observent chez le sujet jeune ou adulte, au voisinage des orifices naturels, au cou, au niveau de la peau ; les nodosités augmentent rapidement de volume, peuvent s'ulcérer, s'accompagnent d'une réaction ganglionnaire et se généralisent par voie lymphatique.

Sarcomes à cellules rondes. — Ces tumeurs s'observent dans le tissu lymphoïde : ganglions, amygdales, estomac, intestin, peau, rate, moelle osseuse. Leur malignité est très grande.

Quand les ganglions du médiastin sont atteints, il en résulte, par compression des organes voisins, de la toux, de la dyspnée, de la cyanose, une certaine dysphonie, un œdème en pèlerine (syndrome médiastinal).

EVOLUTION. Rapide : fièvre, cachexie, et mort en quelques mois.

Sarcomatose cutanée. — Les tumeurs développées aux dépens de la peau peuvent débuter par une nodosité située en un point du corps, puis, opérées ou non, elles essaiment à distance des tumeurs secondaires, parfois au nombre d'une centaine (*sarcomatose généralisée*), s'ulcèrent et s'accompagnent d'un état général mauvais : amaigrissement, diarrhée, hémorragies, parfois métastases dans les poumons, le foie et la rate. Cette forme, qui s'observe surtout après la quarantaine, se termine par la mort en un à quatre ans.

Sarcomes de Kaposi (Acrosarcomes, Angiosarcomes). — Lésions de nature inconnue, survenant surtout chez l'homme de 40 à 60 ans (*fig.* 1730, 4).

Myélosarcomes. — Tumeurs développées aux dépens de la *moelle osseuse,* siégeant surtout dans la région spongieuse des os plats : corps vertébraux, côtes, sternum, carne, omoplate, parfois aussi des os longs. Certains myélosarcomes des os du crâne et de la face peuvent présenter une coloration jaune verdâtre (*chloromes*).

Trois signes caractérisent cette affection : les douleurs, les fractures spontanées, l'existence de petites tumeurs multiples des os, surtout au thorax.

EVOLUTION. Chronique vers la cachexie et la mort, qui peut être retardée par la radiothérapie.

Réticulosarcomes (Sarcomes d'Ewing). — S'observent principalement dans le jeune âge et atteignent surtout la diaphyse des os longs. Ils se traduisent au début par des signes aigus d'ostéomyélite.

Très radiosensibles, ces sarcomes peuvent disparaître par la radiothérapie, mais ils tendent à récidiver ensuite et à se généraliser.

CAUSES. Certaines irritations locales, telles que les traumatismes, les radiodermites, peuvent déterminer un sarcome. Expérimentalement, on a provoqué un sarcome chez l'animal par des injections sous-cutanées de goudron de houille ou ses dérivés.

TRAITEMENT. Ablation chirurgicale large et précoce ou destruction par l'électrocoagulation des tumeurs à structure fusiforme ou polymorphe. Radiothérapie dans la forme à cellules rondes. Malheureusement, les récidives et les métastases sont fréquentes.

SARCOPTE (du gr. *sarx,* chair, et *koptein,* couper). — Acare de la *gale* (v. ce mot).

SARDONIQUE (Rire). — Aspect spécial du visage dû à la contraction des muscles peauciers, dans le tétanos par exemple.

SARRIETTE. — Arbuste de la famille des Labiacées (*Satureia hortensis*), doué de propriétés aromatiques et excitantes; fait partie de l'alcoolat vulnéraire. L'infusé de sarriette a été vanté contre les diarrhées.

SASSAFRAS. — Arbre de l'Amérique, de la famille des Lauracées (*Sassafras officinale*), dont la racine et l'écorce, qui contiennent une essence (safrol, pinène et eugénol), ont été employées en infusion (à 10 p. 1 000) comme sudorifique et carminatif; poudre, 2 à 4 g.

SATIÉTÉ. — La sensation de satiété est liée à la distension de l'estomac par les aliments.

SATURNE (Extrait de) [*Saturne* était le nom du plomb dans l'ancienne chimie]. — Acétate de plomb. Voir PLOMB.

SATURNISME. — Intoxication par le plomb. V. PLOMB.

SATYRIASIS (du gr. *saturos,* satyre). — Exagération des désirs sexuels chez l'homme.

TRAITEMENT. Antispasmodiques, bains prolongés, lotions froides, diète. Internement.

SAUCES. — Les sauces trop épicées ou contenant en abondance des matières graisseuses (mayonnaise) sont irritantes pour tous les estomacs et sont nuisibles aux dyspeptiques, mais les sauces peu riches en graisses sont nutritives et digestibles, car elles renferment une certaine quantité de peptone, de dextrine et de fécules saccharifiées.

SAUCISSON. — V. CHARCUTERIE, TRICHINOSE.

SAUGE. — Plante (*Salvia officinalis*) de la famille des Labiacées (v. pl. en couleurs, à DIGESTIVES [Plantes]) ; herbe sacrée des Anciens, dont les sommités fleuries contiennent une essence aux vertus antiseptiques, cicatrisantes et résolutives, en lotions ou fumigations. A l'intérieur : propriétés amères, stomachiques, cordiales, toniques; agit puissamment contre les sueurs des tuberculeux, des rhumatisants, des cachectiques.

MODE D'EMPLOI. En infusé (5 p. 1 000 en tisane; 50 p. 1 000 en lotions); en teinture (L gouttes); en extrait fluide (1 cuillerée à café le soir au coucher).

La sauge entre dans la composition des vinaigres antiseptiques et aromatiques, du baume tranquille, de l'alcoolat et des espèces vulnéraires. L'essence de sauge est employée en parfumerie.

SAUJON (Charente-Maritime). — Station de cure, ouverte toute l'année, spécialisée dans le traitement des nerveux. Eaux froides (16°), de faible minéralisation (carbonates, sulfates alcalins et silice).

CURE. Douches, bains, repos.

INDICATIONS. Névroses et psychonévroses, obsessions, phobies, tics, goitre exophtalmique, troubles vago-sympathiques, entérite muco-membraneuse, obésité, goutte, maladies chroniques de la femme, paludisme.

CONTRE-INDICATIONS. Tuberculose, cancer, cardiopathies, néphrite, aliénation mentale.

SAULE BLANC. — Arbre (*Salix alba*) de la famille des Salicacées. On emploie l'écorce comme astringent, tonique, fébrifuge, sédatif génital. Préconisé contre la dysménorrhée, l'éréthisme génital, l'insomnie des neurasthéniques (Leclerc). Poudre d'écorce, 8 à 10 g; macération dans le vin à 50 p. 1 000, 1 verre à bordeaux; extrait aqueux, 2 à 5 g; extrait fluide, 5 à 10 g.

Salicine. — Glucoside extrait de l'écorce de saule; employé comme fébrifuge et astringent à la dose de 1 à 10 g en pilules.

SAUMON. — Poisson employé comme aliment nourrissant, mais un peu indigeste, à cause de la proportion de graisse (20 p. 100 dans le saumon frais, 15,68 p. 100 dans le saumon fumé).

SAUMURE. — Liquide restant dans les vases après enlèvement des viandes conservées par le sel marin, additionné de 2 g de nitre p. 100, et contenant, en dehors du chlorure de sodium, un peu d'albumine.

Les bacilles de choléra sont tués au bout de quelques heures dans la saumure; ceux du typhus, le streptocoque pyogène, la bactérie du rouget, le microbe de la tuberculose, peuvent résister plusieurs mois, sans doute grâce à la sporulation.

Le bacille charbonneux disparaît vite, mais ses spores persistent. Au contraire, c'est souvent dans les viandes salées qu'on rencontre le *Bacillus botulinus,* qui occasionne l'intoxication botulique.

SAURIASIS (du gr. *saura,* lézard). — Forme d'ichtyose dans laquelle la peau rappelle celle du crocodile.

SAUT. — V. à EXERCICE.

SAVEUR. — Qualité des corps appréciée par le sens du goût.

SAVON (du gr. *sapôn*). — Produit obtenu par saponification, c'est-à-dire transformation des corps gras (huile ou matières grasses) par les alcalis, comme la soude (*savon dur*) ou la potasse (*savon mou*).

Les savons sont donc des sels d'acides gras (oléates, stéarates, palmitates).

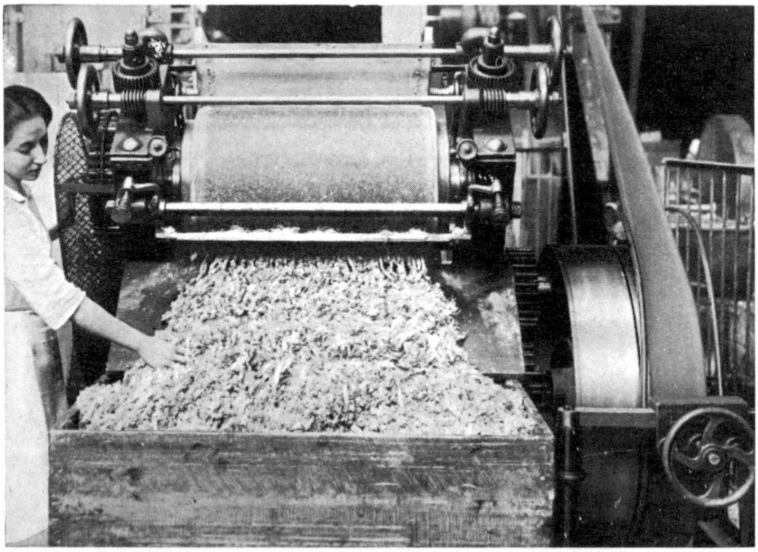

FIG. 1731. — Fabrication du savon. Broyage mécanique de la pâte.
(*Phot. J. Boyer.*)

L'eau de chaux, les eaux séléniteuses, les décomposent en formant des savons insolubles; les acides les décomposent aussi en s'emparant de la base.

Savon amygdalin ou médicinal (résultant de l'action de la soude sur l'huile d'amandes douces). — Il sert à la préparation de pilules (pilules d'aloès et savon, pilules de podophyllin); il est utilisé à l'*intérieur* comme *laxatif* (maladies du foie), en pilules de 20 cg, ou comme *alcalin,* contrepoison en solution, dans les empoisonnements par les acides. On l'emploie aussi en suppositoire chez les enfants, associé à moitié de sa quantité d'onguent populéum. Voir aussi à SAVON BLANC.

A l'*extérieur,* on l'emploie comme *dentifrice,* soit en nature, soit associé à d'autres substances.

Savon antiseptique. — Il en existe plusieurs variétés, préparées avec des savons durs et divers antiseptiques (acide phénique, acide salicylique, résorcine, salol, sublimé, etc.), et fort utiles pour le lavage des mains après les pansements ou des contacts avec des malades contagieux. Le savon simple de Marseille, en solution de 30 à 40 p. 1 000, tue, du reste, tous les microbes.

Savon blanc de Marseille. — Il est fabriqué avec de la lessive de soude caustique et un mélange d'huile d'olives, d'arachide et de sésame, puis *purifié,* c'est-à-dire débarrassé des impuretés qui sans cela le colorent.

Sur certaines peaux, l'emploi répété du savon provoque de la sécheresse cutanée avec fines desquamations, puis des crevasses plus ou moins douloureuses, du prurit, de la rougeur, des éruptions eczémateuses. Le savon est une des principales causes de l'eczéma des laveuses, des chirurgiens.

Savon animal. — Savon obtenu par saponification des graisses animales (graisse de veau, de porc) au moyen de la lessive de soude. Il entre dans la composition du baume opodeldoch.

Savon médicamenteux. — Outre les savons antiseptiques, on prépare aussi des savons à base de soude avec des médicaments comme le goudron, l'huile de cade et de foie de morue, l'ichtyol, le naphtol, le pétrole, le soufre, le sublimé, le borax.

Savon mou noir ou vert de potasse. — On le fabrique avec des huiles de chènevis, de colza, de lin, d'œillette, et de la lessive de potasse, qui est toujours en excès.

On l'utilise pour faire tomber la partie superficielle de la peau dans l'acné, les eczémas séborrhéiques, le psoriasis, les durillons, les verrues, mais on doit surveiller son action, qui peut dépasser le but poursuivi.

On l'associe souvent alors à de l'huile de cade, du soufre, ou on l'emploie dissous dans de l'alcool.

Savons transparents. — Ce sont des savons durs qu'on a fait dissoudre dans leur poids d'alcool, puis qu'on a coulés dans des moules en fer, où on les aromatise.

SAYRE (Appareil ou Corset de). — Appareil, inventé par un médecin américain, étendant au maximum la colonne vertébrale, lorsqu'il existe une déviation de celle-ci (v. figure, à SUSPENSION). On a employé aussi cet appareil dans le tabès, dans le mal de Pott, de façon à permettre une bonne application d'un corset plâtré.

SCABIEUSE (du lat. *scabies,* gale). — Plante sudorifique (*Scabiosa arvensis*) de la famille des Dipsacées, employée comme dépurative dans les affections cutanées, en infusion (20 p. 1 000), en extrait, en sirop, et qui était autrefois considérée comme utile dans la gale, la syphilis.

SCABIEUX (du lat. *scabies,* gale). — Qui a rapport à la gale.

SCALÈNES (du gr. *skalênos,* inégal). — Muscles profonds du cou. L'un, l'*antérieur,* s'insère, d'une part, sur les tubercules antérieurs des troisième, quatrième, cinquième et sixième vertèbres cervicales, et, d'autre part, sur le tubercule de Lisfranc de la première côte; l'autre, le *postérieur,* va des tubercules postérieurs des apophyses transverses des sept vertèbres cervicales à la première et

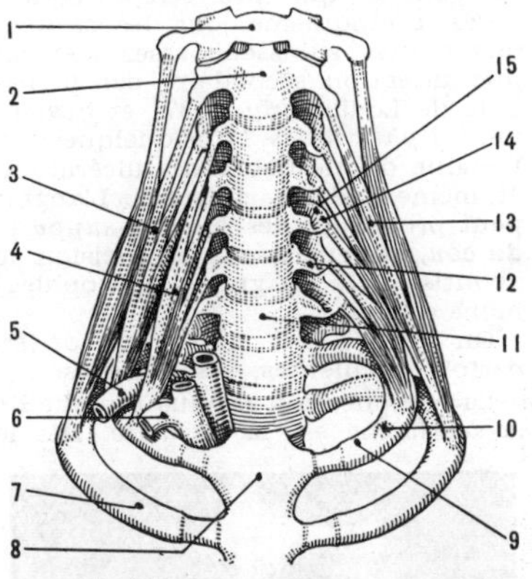

FIG. 1732. — Muscles scalènes, vue antérieure.

1. 1re vertèbre cervicale ou atlas; 2. 2e vertèbre cervicale ou axis; 3. Scalène postérieur droit; 4. Scalène antérieur droit; 5. Artère sous-clavière droite; 6. Veine sous-clavière droite; 7. 2e côte droite; 8. Sternum; 9. 1re côte gauche; 10. Tubercule de Lisfranc; 11. 7e vertèbre cervicale; 12. Tubercule antérieur; 13. Scalène postérieur gauche; 14. Tubercule postérieur; 15. Apophyses transverses gauches.

à la deuxième côte, en formant avec le précédent un *triangle* à base costale, par où passent l'artère sous-clavière et les diverses branches du plexus brachial (*fig.* 1732), tandis que la veine sous-clavière passe en avant du scalène antérieur.

Innervés par des branches des nerfs cervicaux, ces muscles élèvent les côtes et sont inspirateurs.

La section des scalènes (*scalénotomie*) d'un côté est une opération permettant d'obtenir l'immobilité d'un hémithorax; elle est associée souvent à la phrénicectomie.

SCALPEL. — Sorte de couteau utilisé pour disséquer (*fig.* 1733).

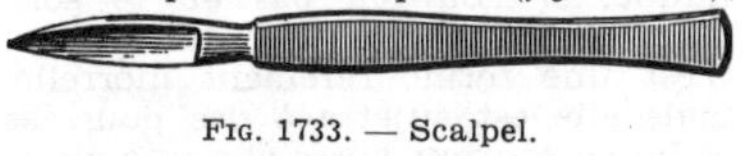

FIG. 1733. — Scalpel.

SCAMMONÉES. — Plantes ayant l'aspect de grands liserons, de la famille des Convolvulacées (*Convolvulus scammonia, C. palaestinus, C. stemophyllus*), originaires d'Alep ou de Smyrne, dont le suc-résine retiré de la racine est employé comme purgatif drastique agissant surtout sur l'intestin grêle, à la dose de 40 à 80 cg, en potions, pilules, biscuits, chocolats ou lait, purgatifs. Entre dans la composition de l'eau-de-vie allemande.

SCAPHANDRIERS. — V. CAISSONS (Maladies des).

SCAPHOÏDE. — Os : 1° de la première rangée du carpe (poignet); 2° du tarse (cou-de-pied). V. PIED.

Scaphoïdite tarsienne. — Lésion d'origine traumatique ou infectieuse (staphylocoque, bacilles de Koch, d'Eberth) du scaphoïde du tarse. Douleur, gonflement du pied; diminution du volume de l'os à la radiographie. Suppuration possible.

SCAPULAIRE (du lat. *scapula,* épaule). — Qui a trait à l'épaule.

Artères scapulaires. — Artères s'irriguant vers les muscles de l'épaule; la *supérieure* et la *postérieure* proviennent de l'artère sous-clavière, l'*inférieure* naît de l'axillaire.

SCAPULALGIE (du lat. *scapula,* épaule, et du gr. *algos,* douleur). — Affection douloureuse de l'épaule. Désigne ordinairement la tuberculose de l'articulation de l'épaule (analogue à la coxalgie pour l'articulation de la hanche). V. ÉPAULE.

SCAPULO-HUMÉRALE (Articulation). — Elle unit la tête de l'humérus avec la cavité glénoïde de l'omoplate. V. ÉPAULE.

SCARIFICATEUR. — Instrument (*fig.* 1734, 2) en forme de boîte d'où sortent, sous la pression d'un ressort, des petites lames tranchantes. Cet appareil est surtout employé pour scarifier les ventouses (maladies de poitrine).

On utilise également en dermatologie le *scarificateur de Vidal*

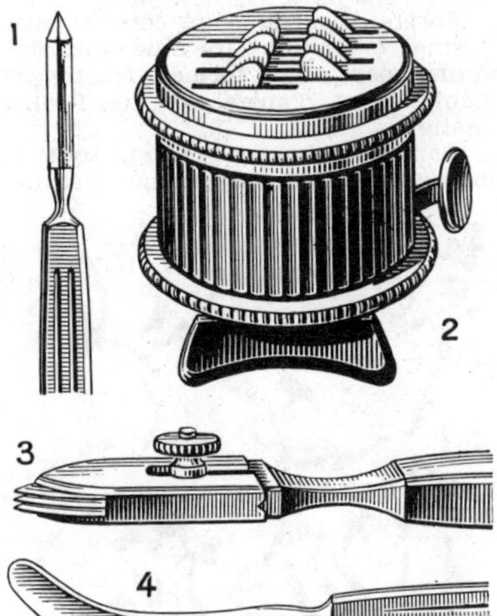

FIG. 1734. — Scarificateurs.

1. De Vidal; 2. A lame; 3. Pour dermatologie; 4. Pour paupières.

(*fig.* 1734, 1), petite lame triangulaire, pouvant agir comme un bistouri ou une aiguille pour couper ou déchirer la peau suivant les cas.

SCARIFICATION (du lat. *scarificare,* inciser). — On utilise la méthode de scarifications linéaires quadrillées dans certaines dermatoses. Elle consiste à couvrir les surfaces malades de petites incisions linéaires, parallèles entre elles, dont la profondeur varie suivant l'affection et le but qu'on se propose. Cette méthode est indiquée dans le lupus tuberculeux et érythémateux, la couperose variqueuse, les prurits rebelles, les eczémas rebelles circonscrits, les chéloïdes.

SCARLATINE. — La scarlatine, ou fièvre écarlate, est une maladie contagieuse, caractérisée par l'association d'une fièvre, d'une angine et d'une éruption franchement rouge, suivie d'une desquamation en grands lambeaux, très significative.

L'agent causal de la scarlatine paraît être un streptocoque virulent

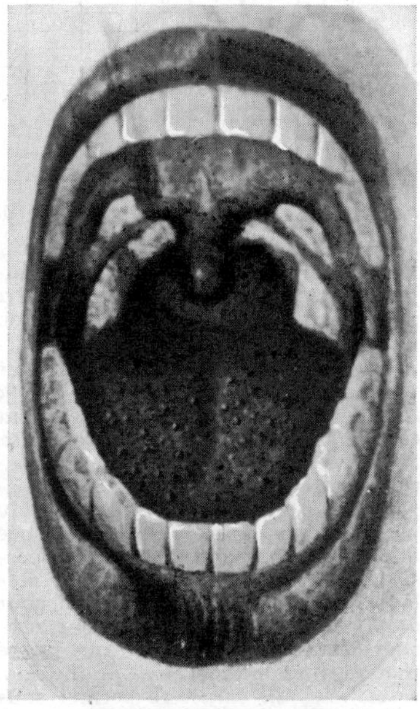

FIG. 1735. — Langue et angine scarlatineuses.

(D'après Escherisch.)

qu'on trouve dans la gorge des scarlatineux, plus que dans les squames; ce streptocoque (streptocoque hémolytique) serait, pour certains auteurs, associé à un virus filtrant. On a pu transmettre au singe le virus de la maladie.

Les convalescents, dans les hôpitaux, sont presque toujours porteurs de nombreux streptocoques, que l'on trouve sur leurs amygdales. Dans les gouttelettes qu'ils projettent en parlant se trouvent de très nombreux streptocoques, qu'ils répandent ainsi autour d'eux.

Certains individus semblent plus prédisposés que d'autres à la scarlatine, en particulier ceux qui sont atteints de rhino-pharyngite chronique. La race anglo-saxonne serait particulièrement réceptive.

La scarlatine sévit surtout de mars à juillet. Elle frappe principalement les enfants de 6 à 15 ans; on a vu des *scarlatines congénitales* chez des nouveau-nés dont la mère était atteinte de scarlatine. La scarlatine est rare chez les enfants de moins d'un an (immunité transmise par le plasma maternel). Elle est fréquente chez les jeunes soldats d'origine rurale.

On a décrit une *scarlatine puerpérale* s'observant dans les maternités, et de pronostic plus grave que la scarlatine habituelle.

SIGNES. L'*incubation* de la scarlatine est assez courte. La maladie éclate en général 3 ou 4 jours après

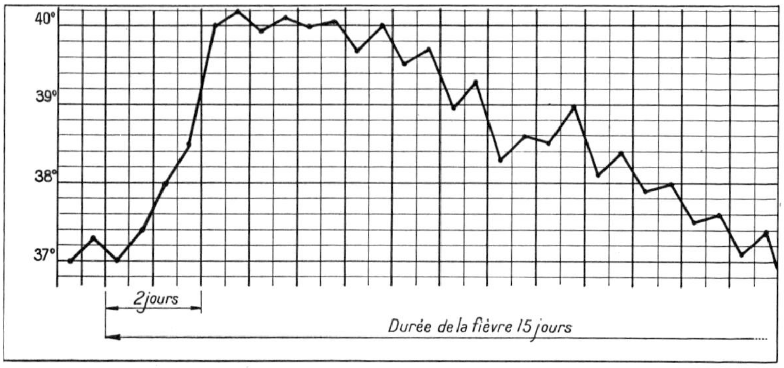

FIG. 1736. — Evolution de la fièvre dans la scarlatine.

le moment de la contagion. Cependant, cette durée peut être plus brève dans certains cas, soit en douze ou vingt-quatre heures.

L'*invasion* est caractérisée par une angine assez intense en général, avec une fièvre d'emblée élevée atteignant facilement 40°. Chez les enfants, cette ascension rapide de la température provoque souvent des vomissements et du délire; la fréquence du pouls est excessive, plus accentuée que ne le comporte la fièvre, et persiste assez longtemps durant la maladie. L'angine de la scarlatine peut à ce moment être simplement érythémateuse ou pultacée, ou même pseudo-membraneuse. Cependant, assez vite, un caractère permet souvent de prévoir l'éruption cutanée prochaine : c'est l'énanthème. La rougeur n'est plus limitée aux amygdales et au pharynx; elle atteint le voile du palais, la bouche, la langue (*fig.* 1735). C'est, en somme, l'*éruption* qui commence.

Quelques heures après, celle-ci se montre à la peau (v. pl. en couleurs, à ÉRUPTIONS). Elle ne débute pas, comme dans la rougeole, par la face; aussi a-t-elle besoin d'être cherchée. C'est par le cou, le haut de la poitrine, les aisselles, les aines qu'elle commence. Elle est souvent assez accentuée dans le dos, sous forme de longues plaques rouges sur lesquelles se détachent de petites pointes saillantes.

La rougeur est diffuse, ce qui la rend difficile à apprécier quand elle n'est pas très intense. Pour la mettre en évidence, il est bon d'appliquer la main à plat, les doigts écartés, sur la région que l'on suppose envahie; puis, après avoir exercé une pression légère, de l'enlever rapidement. On aperçoit alors en blanc l'empreinte qu'elle a laissée.

Si l'on regarde d'un peu près l'éruption, on constate qu'elle n'est pas aussi uniforme qu'un examen superficiel pouvait le faire croire. Elle est formée d'un piqueté rouge extrêmement fin, et si l'on promène doucement la main à sa surface, on sent la peau rugueuse et donnant presque la sensation de la chair de poule. Cette éruption dure en général de 5 à 6 jours, mais elle peut être plus fugace.

La *desquamation* succède à l'éruption. Précoce à la langue, elle y est insensible et ne s'y révèle que par ses conséquences. La langue devient rouge, comme dépouillée, et son aspect est tellement caractéristique qu'il permet de diagnostiquer après coup une scarlatine qui aurait passé inaperçue. A la peau, la desquamation débute vers le quinzième jour et se poursuit jusqu'au quarantième. Aux mains et aux pieds, elle est constituée par de grands lambeaux d'épiderme caractéristiques.

La fièvre dans la scarlatine est plus persistante que dans la rougeole; elle dure facilement 1 ou 2 semaines, parfois plus; elle est en rapport avec l'état de la gorge.

Formes diverses. — A côté de cette forme ordinaire, il faut signaler, d'une part, des formes frustes et bénignes, et, d'autre part, des formes malignes.

Dans les *formes frustes,* tout se borne à une légère angine avec dé-

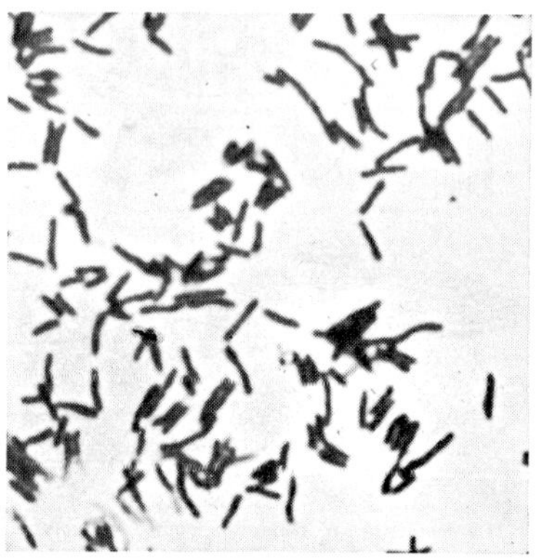

FIG. 1737. — Bacilles de Lœffler (gross. 1 800).
(*Phot. Institut Pasteur.*)

pouillement de la langue, à une desquamation légère de la peau des mains. Ce sont ces formes qui contribuent à la propagation de la maladie.

Dans les *formes bénignes,* tous les symptômes, la fièvre en particulier, sont atténués.

Les *formes malignes* sont caractérisées par l'exagération des symptômes généraux, de la fièvre, et par l'apparition de troubles nerveux : délire, convulsions, coma. On distingue dans les formes malignes les variétés : foudroyante, ataxique, typhoïde et hémorragique (cette dernière surtout fréquente chez les accouchées).

COMPLICATIONS. Les complications respiratoires sont rares dans la scarlatine; mais il faut surveiller l'état du pharynx, du rein, des oreilles, du cœur et des articulations.

L'*angine* peut prendre des caractères graves. Elle peut être *pseudo-membraneuse.* Dans les premiers jours de la maladie, elle ne contient en général que des streptocoques; après le cinquième jour, les pseudo-membranes subissent assez souvent une infection secondaire par le bacille de Lœffler (*fig.* 1737) et deviennent *diphtériques.* Dans quelques cas, l'angine donne lieu à des ulcérations et même à de la gangrène. L'angine peut provoquer des *bubons suppurés du cou,* qui guérissent par incision ou aboutissent à de graves adénophlegmons du cou.

On peut aussi noter des *otites,* parfois purulentes, assez graves.

La complication la plus typique de la scarlatine est la *néphrite.* Dès le

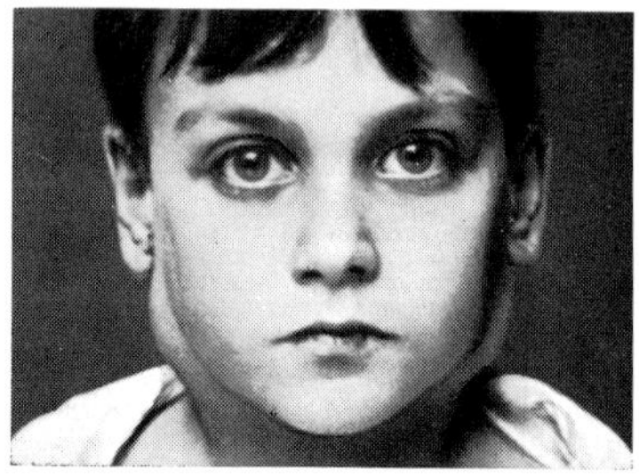

FIG. 1738. — Adénite cervicale bilatérale de la scarlatine.
(*Arch. hôpital Saint-Louis.*)

début de la maladie, il existe en général une albuminurie légère, qu'il faut surveiller; la néphrite grave survient en général deux ou trois semaines après le début. Elle peut, dit-on, apparaître après des scarlatines frustes, c'est-à-dire sans éruption, mais c'est sans doute une erreur d'interprétation, la néphrite pouvant se produire après une angine simple. Cette néphrite débute souvent par de l'anurie, mais elle peut se traduire brusquement par de l'anasarque ou une crise urémique, si l'on n'a pas eu le soin d'examiner chaque jour les urines. C'est une forme rarement mortelle, mais elle est sujette à des poussées et laisse souvent après elle une albuminurie longtemps persistante ou intermittente, plus rarement une véritable néphrite chronique.

Le *pseudo-rhumatisme scarlatin* siège surtout aux petites jointures des mains et des pieds; il disparaît en quelques jours. Rares sont les complications cardiaques : l'*endocardite,* la *péricardite* sèche ou purulente, la *myocardite.*

Enfin, on peut observer exceptionnellement des suppurations multiples, des *hémorragies,* une *hémiplégie.*

DIAGNOSTIC. L'élément capital du diagnostic de la scarlatine, c'est l'éruption avec la desquamation qui lui fait suite. L'éruption, quand elle est nette, est très caractéristique; elle se distingue facilement de la rougeole, qui forme de petites plaques séparées par des intervalles de peau saine, tandis que l'éruption scarlatiniforme est diffuse. Mais il est des cas où cette éruption est si légère qu'on ne sait si l'on a le droit de prononcer le mot de scarlatine. Le diagnostic peut aussi être difficile avec les *érythèmes scarlatiniformes* (v. plus loin). Aussi a-t-on cherché toute une série de *petits signes* capables d'éclairer le diagnostic dans les cas difficiles.

On trouve souvent au début de l'exanthème une éruption linéaire intense, d'abord rosée, puis lie-de-vin, au pli du coude (signe de Pastia) : cet érythème n'existe presque jamais en dehors de la scarlatine.

L'*épreuve de la bande élastique ou du lacet* consiste dans la production de pétéchies sur l'avant-bras, quand on pratique pendant 5 à 15 minutes la compression au-dessus du coude.

Le *signe de la ventouse* entraîne l'exagération de l'éruption et la production d'un piqueté hémorragique (d'Œlnitz).

Le *signe de Filatow* est caractérisé par le contraste entre la pâleur des lèvres, du menton, des ailes du nez, et la rougeur intense des joues.

Le *phénomène d'extinction* de Schultz-Charlton permet de reconnaître si une éruption suspecte est scarlatineuse ou non. On a recours au sérum de convalescent ou au *sérum antiscarlatineux* de l'Institut Pasteur, dont on dilue 1 cm^3 avec 5 cm^3 de sérum physiologique. On injecte dans le derme, au niveau de l'éruption suspecte, 1/2 cm^3 de ce sérum dilué.

Si l'éruption est scarlatineuse, elle disparaît en vingt-quatre heures au point où a été pratiquée l'injection : une zone blanche apparaît à ce niveau.

Si l'éruption n'est pas éteinte localement par l'injection, c'est qu'il s'agit d'un érythème scarlatiniforme, et non pas d'une scarlatine.

Evolution. La guérison est habituelle. La mortalité est en moyenne de 4 à 5 p. 100. La mort peut survenir en quelques heures et avant l'éruption dans les formes foudroyantes; en quelques jours, dans les formes ataxo-adynamiques, ou plus tardivement par complications (néphrite, myocardite, pyohémie). La mort subite peut s'observer par myocardite ou insuffisance surrénale.

La principale séquelle à redouter est l'albuminurie persistante.

Contagion. La contagion est surtout *directe* par les produits rhinopharyngés, parfois *indirecte* (linges, literie). La scarlatine ne paraît pas contagieuse à la période d'incubation; la contagiosité commence à la période d'invasion et se continue pendant la convalescence.

Traitement. I. *Préventif.* — Désinfecter le *cavum* et les *fosses nasales* des malades et des convalescents pour éviter la propagation de la maladie. Les instillations et pulvérisations locales de bouillons-vaccins streptococciques peuvent créer une immunisation antiscarlatineuse préventive.

La période d'incubation n'excédant pas 10 jours, si un sujet isolé, après avoir été en contact avec un scarlatineux, ne présente au bout de ce temps aucun signe de scarlatine, il ne sera vraisemblablement pas atteint.

La *réaction de Dick* permet de reconnaître les sujets susceptibles de contracter la scarlatine et les sujets réfractaires. On injecte *dans le derme,* au niveau de la face antérieure de l'avant-bras, 0$^{cm^3}$,20 de la toxine streptococcique de l'Institut Pasteur, et on lit au bout de 24 h. Si la réaction est *négative* (tache érythémateuse de diamètre inférieur à 1 cm), le sujet peut être considéré comme *réfractaire,* c'est-à-dire comme immunisé contre la scarlatine.

Si la réaction est *positive* (tache érythémateuse de diamètre égal ou supérieur à 1 cm), le sujet doit être considéré comme *réceptif,* c'est-à-dire comme susceptible de contracter la scarlatine. Pour protéger les sujets sains (à Dick positif) contre la contamination scarlatineuse, on peut recourir soit à la *vaccination préventive* par injection de toxine streptococcique scarlatineuse (immunisation active), soit à la *sérothérapie préventive* (injection de 100 000 doses neutralisantes de sérum antiscarlatineux).

II. *Curatif.* — Repos au lit pendant la période fébrile. Régime lacté jusqu'au quinzième ou vingtième jour, pour éviter la néphrite. Examen fréquent des urines. Désinfection de la gorge par des gargarismes, des lavages. Désinfection du nez et du rhinopharynx par l'huile goménolée au 1/10.

Antibiotiques. Ils ont transformé le pronostic et raréfié les complications et en particulier les néphrites. La pénicilline doit être donnée à fortes doses et suffisamment longtemps.

Dans les formes graves hyperthermiques : drap mouillé, bains froids (22°).

Contre la faiblesse cardiaque : huile camphrée, spartéine, caféine, adrénaline au 1/1 000.

Injection de 100 cm^3 de sérum antiscarlatineux (n'a aucune action sur les complications suppurées).

L'enfant ne retournera à l'école que 40 jours après le début de la maladie, et après avoir pris plusieurs bains savonneux. Mise en observation et isolement des frères et sœurs pendant 8 jours après l'isolement du malade. La déclaration de la maladie est prescrite par la loi, et la désinfection est obligatoire.

SCARLATINIFORMES (Érythèmes). — Rougeurs vives et uniformes, plus ou moins généralisées, résultant de la confluence des points hyperhémiques miliaires ou lenticulaires. Certains de ces érythèmes se terminent par une desquamation. L'exanthème buccal est absent ou peu marqué.

Cette éruption peut être d'origine *médicamenteuse* (antipyrine, quinine, mercure, iodure, belladone, sublimé, acide phénique, opium, injection de sérum) ou *infectieuse* (streptocoque, blennorragie, fièvre puerpérale).

Une forme relativement durable porte le nom d'*érythème scarlatiniforme desquamatif récidivant*. Après quelques jours de fièvre, de courbature, de céphalée, l'éruption apparaît sous forme de nappes rouges, prurigineuses, dans les grands plis du tronc et des membres, puis se généralise en 1 ou 2 jours. La desquamation commence avant que la rougeur ait disparu, furfuracée, puis lamelleuse; les mains et les pieds desquament en larges lambeaux.

La maladie dure 3 semaines, mais les récidives sont fréquentes, à intervalles de mois ou d'années.

SCATOL. — Matière azotée résultant de la putréfaction des substances albuminoïdes. Elle est éliminée par les fèces, et parfois par l'urine.

SCEAU DE SALOMON. — Plante (*Polygonatum multiflorum, P. officinale*) de la famille des Liliacées-Asparagacées, dont le rhizome contient la saponine et jouit de vertus vomitives, hémolytiques et vulnéraires. Employée contre les ecchymoses, sous forme de cataplasme de pulpe fraîche de rhizome ou de compresses imbibées de sa décoction concentrée.

SCHICK (Réaction de). — V. DIPHTÉRIE.

SCHISTOSE. — Pneumoconiose due à l'inhalation des poussières d'ardoise.

SCHISTOSOMIASE. — Affection endémique, en Extrême-Orient, due à un trématode, *Schistosomum japonicum.* V. BILHARZIOSE.

SCHIZONTES (du gr. *skhizein,* diviser). — Éléments des sporozoaires qui, au cours de leur cycle de multiplication asexuée (schizogonie), vivent en parasites dans les cellules. V. PALUDISME.

SCHIZOPHRÉNIE (du gr. *skhizein,* rompre, et *phrên,* esprit). — Psychose discordante dans laquelle le malade présente une perte de contact avec l'ambiance.

On a distingué dans les états schizophréniques deux catégories de troubles : 1° Les symptômes primitifs, qui sont sous la dépendance directe d'un état organique cause de la maladie. Le plus important consiste dans un relâchement des associations d'idées aboutissant à un état de dissociation psychique;

2° Les symptômes secondaires (troubles de l'affectivité, délires, etc.), qui sont souvent les plus apparents. Ils résultent soit directement des troubles primitifs, dont ils sont en quelque sorte les corollaires, soit d'une réaction à leur égard.

Traitement. L'électrochoc donne des résultats variables : certains cas sont influencés après une série de douze électrochocs, mais les récidives sont fréquentes; d'autres ne réagissent pas à l'électrochoc, mais, en revanche, obéissent à la cure de Sakel, c'est-à-dire une série de comas insuliniques, où est d'ailleurs associée l'insuline à l'électrochoc.

Utilisation de plus en plus fréquente des neuroleptiques : dérivés de la 10-phénothiazine, par exemple, en injections ou par voie orale.

SCHWANNOME. — Tumeur nerveuse développée aux dépens des cellules de la gaine de Schwann. Voir NERFS.

SCIATIQUE (Nerf). — V. NERFS.

SCIATIQUE (Névralgie). — Voir NERFS (maladies).

SCIE. — Instrument constitué par une lame d'acier dentelée et dont on

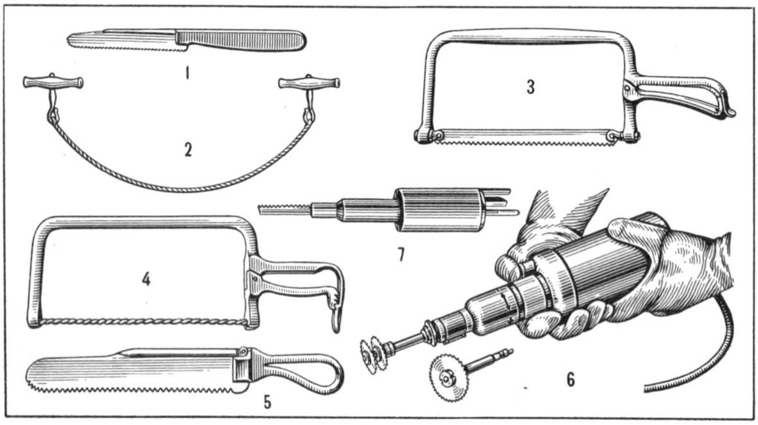

FIG. 1739. — Scies.
1. Scie à dos mobile; 2. Fil-scie; 3. Scie à lame tournante; 4. Scie utilisant le fil-scie; 5. Scie à lame démontable; 6. Scie circulaire électrique; 7. Scie alternative se montant sur la précédente.

se sert pour scier les os. Il en existe de nombreuses variétés (*fig.* 1739).

SCILLE (Oignon marin). — Plante bulbeuse (*Scilla maritima*) de la famille des Liliacées, portant un long épi terminal de fleurs blanches, que l'on rencontre sur les rives de la Méditerranée et les côtes de l'Atlantique. On emploie les écailles du bulbe, dont l'odeur est nulle et la saveur âcre et très amère (v. pl. en couleurs, à PLANTES DANGEREUSES).

La scille contient des glucosides (scillotoxine, scillarène, saposcilline), des résines toxiques.

Utilisée comme diurétique dans l'hydropisie cardiaque, soit isolément, soit associée à la digitale, soit comme agent modificateur des sécrétions bronchiques, dans les bronchites, l'emphysème, la coqueluche, la pneumonie.

Poudre ($0^g,10$ à $0^g,50$). Extrait ($0^g,02$ à $0^g,20$), en pilules. Teinture (1 à 5 g).

La poudre de scille a été vantée sous forme de pâte comme raticide.

INCONVÉNIENTS. La scille provoque quelquefois des nausées et des vomissements.

CONTRE-INDICATIONS. Affections du rein et du tube digestif.

Empoisonnement. — La scille fraîche est beaucoup plus toxique que la scille sèche.

SIGNES. Vomissements, coliques, difficulté d'uriner, refroidissement des extrémités, accroissement des mouvements respiratoires, convulsions.

TRAITEMENT. Evacuation du poison, émollients, camphre, café.

SCINTILLOGRAPHIE. — Méthode fondée sur la propriété que possèdent les substances radio-actives d'impressionner une pellicule photographique placée à leur voisinage.

L'injection de substances radioactives se fixant électivement sur tel ou tel organe permet de reproduire les contours et la forme anatomique de cet organe, par l'intermédiaire d'appareillages appropriés, sur une plaque photographique placée à proximité. On peut « photographier » ainsi le corps thyroïde grâce à l'iode au rose bengale rendu radio-actif par l'iode 131, la rate et le foie par l'or colloïdal radio-actif 198.

La reproduction de l'organe ainsi obtenue est appelée *scintillogramme.*

En cas d'anomalie morphologique de l'organe exploré, ou d'un déficit fonctionnel de celui-ci, la lésion apparaît sur le cliché obtenu.

SCISSURE. — Sillon plus ou moins profond existant à la surface du foie, du cerveau ou du poumon.

SCISSURITE. — Pleurite localisée à une scissure interlobaire, et décelée surtout par la radiographie.

SCLÉRECTOMIE. — Excision de la sclérotique au voisinage de la cornée, pour diminuer la tension oculaire dans le glaucome. V. ŒIL.

SCLÉRÈME (du gr. *sklêrema*, durcissement des tissus). — Induration de la peau et du tissu cellulaire sous-cutané, localisée ordinairement à l'extrémité des membres, mais pouvant s'étendre à tout le corps. La mort est habituelle.

TRAITEMENT. Couveuse, frictions stimulantes, gavage, bains chauds répétés, enveloppement ouaté. Traitement antisyphilitique.

SCLÉRÉMIE. — Sclérodermie généralisée.

SCLÉREUX (du gr. *sklêros*, dur). — Fibreux.

SCLÉRITE. — Inflammation de la sclérotique, qui s'observe chez les rhumatisants, dans la syphilis, le paludisme et les maladies infectieuses chroniques. V. ŒIL.

SCLÉRO-CHOROÏDITE. — Maladie atteignant à la fois la sclérotique et la choroïde, qui s'amincissent et forment en arrière du nerf optique une saillie appelée *staphylome supérieur,* laquelle agrandit l'axe de l'œil, provoquant ainsi ou accroissant la myopie. Toute fatigue de la vue doit être évitée. V. ŒIL.

SCLÉRO-CONJONCTIVITE. — Inflammation de la conjonctive et de la sclérotique. V. ŒIL.

SCLÉRODACTYLIE. — Sclérodermie des doigts. V. SCLÉRODERMIE : *Sclérodactylie.*

SCLÉRODERMIE. — Induration œdémateuse, puis fibreuse, des téguments.

Sclérodermie généralisée ou Sclérémie. — Début brusque par de la raideur et de la gêne des extrémités, ou progressif, insidieux, annoncé par des prodromes : fièvre, sensation de fourmillements, d'engourdissement, des crampes, des névralgies. Puis apparaissent les lésions caractéristiques de la peau.

Dans une première *phase œdémateuse,* les téguments sont épaissis, empâtés, ligneux; le doigt n'y pénètre pas et il est impossible de plisser la peau sur les plans profonds.

Les plis et les rides disparaissent; le visage, marmoréen, est impassible; au thorax, la peau épaisse forme une cuirasse inextensible gênant les mouvements respiratoires; le malade a de

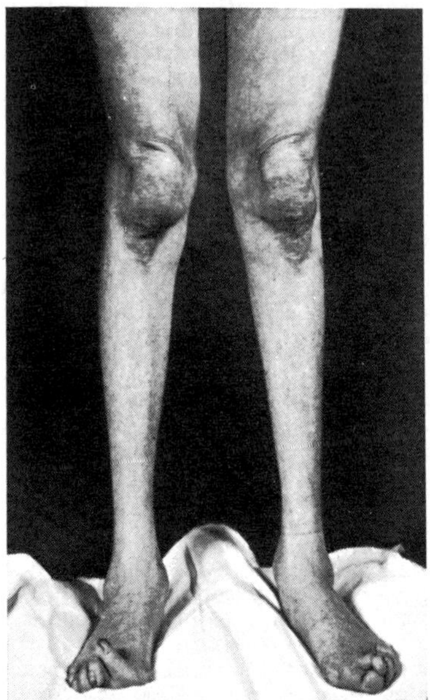

FIG. 1740. — Sclérodermie généralisée.
(*Arch. hôpital Saint-Louis, prof. Brocq.*)

la difficulté à ouvrir la bouche, à cligner de l'œil. On dirait une statue. La peau est d'un blanc cireux, ivoirin, parfois gris sale, pigmentée de brun.

Après plusieurs mois ou années survient la *phase atrophique :* la peau est atrophiée, rétractée, collée sur les plans sous-jacents, ayant un aspect aminci et luisant (*fig.* 1740). Le nez est effilé, aminci; les lèvres, rétractées, bridées, n'arrivent plus au contact; le menton est aminci, les joues s'excavent (*fig.* 1741). Il existe de la gêne de la mastication et de la parole. Le tégument est sec, raide au toucher, et les mouvements des membres sont même gênés par cette raideur. La peau ainsi atrophiée à une

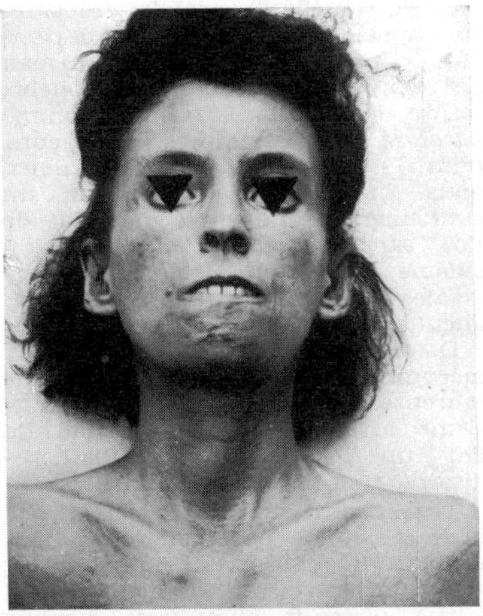

FIG. 1741. — Sclérodermie de la face. (*Arch. hôpital Saint-Louis.*)

coloration cireuse, parfois brunâtre, avec çà et là des télangiectasies et arborisations vasculaires. Le calcium sanguin est souvent augmenté.

L'état général s'altère; des ulcérations et des escarres peuvent apparaître, et le malade succombe dans la cachexie ou est emporté par une maladie intercurrente (pneumonie, tuberculose). Parfois, cependant, la guérison peut s'observer, surtout chez les sujets jeunes, soit spontanément, soit sous l'influence du traitement.

Sclérodermie localisée. — Elle peut revêtir diverses formes.

Sclérodactylie. — La sclérodermie peut rester localisée aux doigts ou aux orteils, au moins pendant une période assez longue. Elle débute souvent par des crises d'asphyxie ou de syncope locale (maladie de Raynaud). La peau se rétracte, colle sur

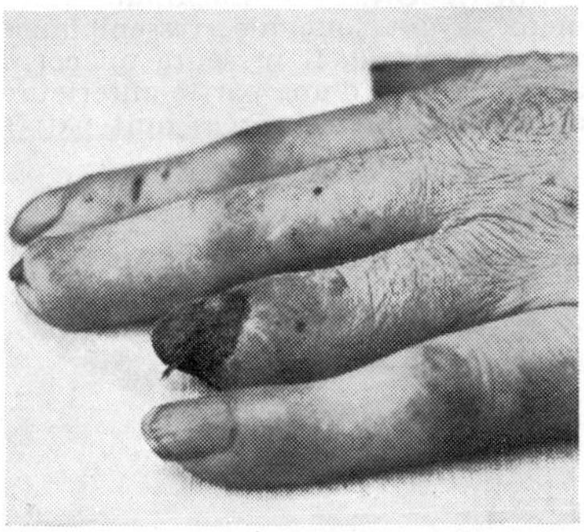

FIG. 1742. — Sclérodactylie.

les doigts, qui s'effilent. Des ulcérations, des pertes de substances (résorption et chute spontanée des phalanges), ne sont pas rares : c'est la sclérodermie mutilante (*fig.* 1742). On peut observer des *concrétions calcaires* sous-cutanées. La sclérodermie peut remonter le long des membres et la face être envahie. La guérison est rare.

Sclérodermie en bandes. — Il s'agit d'une bande épaissie, en relief, blanchâtre ou brunâtre, siégeant aux membres suivant leur longueur : au thorax, dans le sens transversal; au front, en coup de sabre.

Sclérodermie en plaques ou Morphée. — A son début, la maladie est caractérisée par une plaque irrégulière, de petites dimensions, de coloration rose-mauve, lisse, luisante, dont le centre est décoloré et légèrement déprimé. La plaque grandit et, à mesure, la partie médiane se décolore tandis que la périphérie garde sa teinte.

Puis la plaque prend une teinte blanchâtre, ivoirine au centre, et devient parcheminée, résistante au toucher. La sensibilité est intacte au niveau de cette région, et le malade n'éprouve aucun symptôme subjectif.

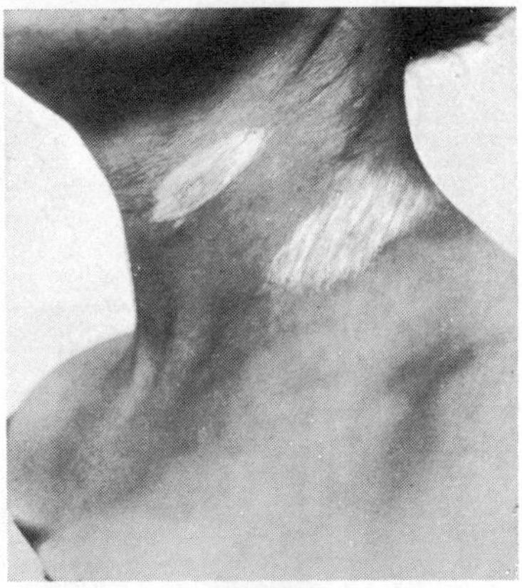

FIG. 1743. — Morphée de la région cervicale. (*Arch. hôpital Saint-Louis, prof. Brocq.*)

La périphérie de la plaque de morphée est constituée par une bordure plus ou moins large, colorée en lilas mauve et se confondant graduellement avec la partie centrale.

Parfois, la morphée s'atrophie et guérit sans laisser de traces ou en donnant une cicatrice atrophique.

Les lésions de morphée siègent surtout à la face, au cou (*fig.* 1743), aux seins, aux bras. Les plaques peuvent être uniques ou multiples, symétriques ou unilatérales.

Sclérodermie annulaire. — Parfois, la sclérodermie forme autour d'un membre un anneau scléreux complet qui détermine de l'œdème sous-jacent (*fig.* 1744).

CAUSE. Encore obscure. On incrimine un trouble trophique de la peau, dû à des lésions nerveuses; ou bien un vice de fonctionnement des glandes endocrines (parathyroïde surtout), sous l'influence d'infections aiguës ou chroniques (syphilis, tuberculose, rhumatisme).

TRAITEMENT. I. *Interne.* — Salicylate de soude, iodure de potassium, traitement antisyphilitique, opothérapie associée (thyroïde, hypophyse, ovaire).

II. *Externe.* — Massages, emplâtres, électrothérapie : électrolyse négative, ionisation à l'iodure de potassium, neige carbonique. Parathyroïdectomie.

Sympathectomie périartérielle; in-

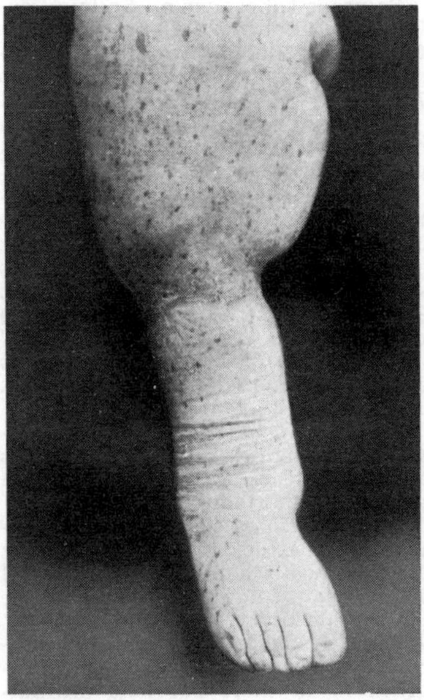

FIG. 1744. — Sclérodermie annulaire.

filtration novocaïnique du ganglion stellaire.

Cures thermales sulfureuses, chlorurées; bains de boue.

SCLÉROGÈNE (du gr. *sklêros*, dur, et *gennân*, engendrer). — Qui favorise le développement d'un tissu dur ou *sclérose*.

SCLÉRO-KÉRATITE. — Élevure blanchâtre, de la grosseur d'un grain de millet, apparaissant à la limite de la sclérotique et de la cornée; elle peut provoquer des taies sur cette cornée. V. ŒIL.

SCLÉROSANTES (Injections). — Injections faites dans des veines dilatées (varices, hémorroïdes), ayant pour but de diminuer le calibre des vaisseaux en sclérosant leurs parois. Les solutions employées sont variables : salicylate de soude de 20 à 40 p. 100, quinine-uréthane, etc.

SCLÉROSE (du gr. *sklêrôsis*, durcissement). — Durcissement des tissus à la suite de phénomènes inflammatoires ou d'une médication. Les éléments anciens du tissu conjonctif sont remplacés par des cellules et des fibres qui, étant plus nombreuses, sont plus serrées et forment un tissu plus dense qui étouffe plus ou moins les éléments actifs de l'organe entre lesquels il est interposé. La sclérose est synonyme d'*induration*.

Scléroses combinées. — Maladies systématisées de la moelle dans lesquelles les dégénérescences des faisceaux blancs sont multiples et portent à la fois sur plusieurs cordons (antérieurs, postérieurs ou latéraux). Telles sont la maladie de Friedreich, l'hérédo-ataxie cérébelleuse, la paraplégie spasmodique familiale. Voir MOELLE ÉPINIÈRE (maladies).

Sclérose latérale amyotrophique. — V. MOELLE ÉPINIÈRE (maladies).

Sclérose en plaques. — V. MOELLE ÉPINIÈRE (maladies).

Sclérose pulmonaire. — V. POUMONS (maladies).

Sclérose tubéreuse ou Epiloïa (Maladie de Bourneville). — Maladie familiale et héréditaire dont les premiers signes n'apparaissent que vers 7-8 ans.

Troubles nerveux. — Arriération mentale ou idiotie, crises d'épilepsie; parfois paralysies diverses.

Troubles cutanés. — Adénomes sébacés rouges de la face; petites nodosités en grain de blé autour des ongles (Kœnen); peau de chagrin, surtout à la région lombaire. Parfois, fibromes cutanés, nævi pigmentaires ou molluscum, vitiligo.

Troubles osseux. — Calcifications du crâne, superficielles ou profondes, décelées par la radiographie.

Troubles oculaires. — Phacomatose rétinienne (petites tumeurs aplaties situées au voisinage de la papille), hémorragies rétiniennes.

Malformations congénitales. — Fissure palatine, défaut de soudure des arcs postérieurs du sacrum, orteil en marteau, infantilisme, absence de poils et de barbe.

Cette dysplasie ectodermique (neuro-ectodermose) a une évolution progressive; la mort survient ordinairement au-dessous de 20 ans, bien que des malades atteints de formes légères puissent parvenir à la soixantaine.

La mort survient dans la cachexie, par tuberculose ou cancer (cancer du rein, tumeur cérébrale).

SCLÉROTIQUE (du gr. *sklêros,* dur). — Enveloppe blanche de l'œil. V. ŒIL.

SCLÉROTOMIE. — Ponction faite à travers la sclérotique. V. ŒIL.

SCOLAIRES (Maladies). — Voir ÉCOLIER.

SCOLEX. — Tête de vers cestodes. V. TÉNIAS.

SCOLIOSE (du gr. *skolios,* tortueux). — Déformation de la colonne vertébrale. V. COLONNE VERTÉBRALE (déviations).

SCOLOPENDRE. — Fougère (*Scolopendrium officinale*) dont on emploie les feuilles possédant une odeur de capillaire et une saveur douce, et entrant dans la composition du sirop de chicorée composé et dans les espèces vulnéraires.

SCOLOPENDRE (Mille-pattes). — Variété d'arthropodes, du genre des myriapodes chilopodes, vivant dans les régions chaudes (midi de la France, tropiques), et qui sont formés de 21 anneaux et d'une tête.

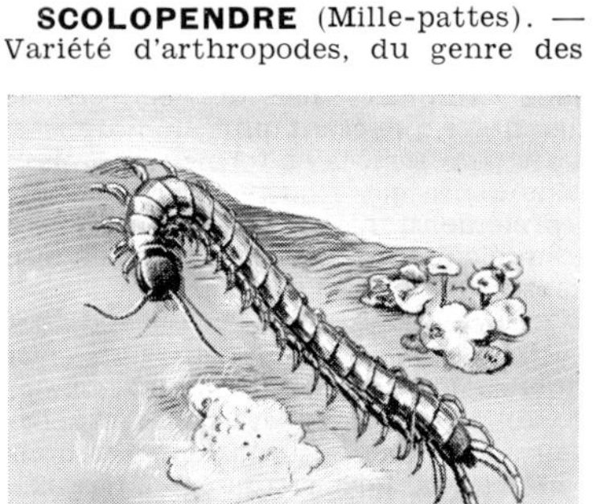

FIG. 1745. — Scolopendre.

Les scolopendres inoculent leur venin par leurs pinces maxillaires.

TRAITEMENT. Verser de l'ammoniaque sur le membre et frotter vivement.

SCOPOLAMINE ou HYOSCINE. — Alcaloïde existant à côté de l'atropine et de l'hyoscyamine dans la plupart des solanacées vireuses (jusquiame, duboisie, datura). V. JUSQUIAMES.

SCOPULARIOPSIS. — Champignon voisin du *penicillium,* trouvé dans des lésions unguéales, dans les gommes, dans les gelures des pieds.

SCORBUT (v. pl. en couleurs à BOUCHE). — **I. Scorbut de l'adulte.** — Avitaminose C se produisant chez des sujets privés de viandes et de végétaux *frais,* obligés pendant un temps trop prolongé d'absorber uniquement des viandes conservées, salées ou fumées, des légumes secs.

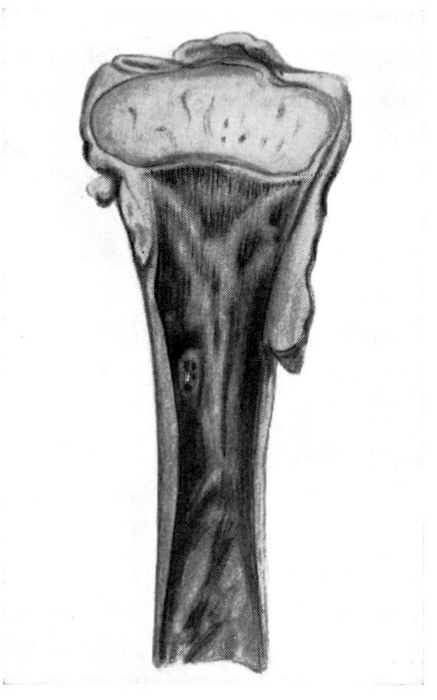

FIG. 1746. — Scorbut infantile.
Coupe verticale d'un tibia montrant les hémorragies osseuses (Nobécourt).

On a pu reproduire expérimentalement le scorbut chez l'animal en le soumettant à un régime privé d'acide ascorbique (vitamine C).

SIGNES. Après une première période de fatigue, de somnolence et de douleurs musculaires ou articulaires, apparaissent des hémorragies multiples : stomatite, gingivite hémorragique, purpura, hémorragies digestives, articulaires ou sous-périostées; parfois, éruption folliculaire et papuleuse, en placards disséminés.

Fièvre nulle ou très modérée (38°-39°). Anorexie, asthénie, anémie.

On peut se rendre compte du degré de gravité du scorbut en dosant l'acide ascorbique dans le sang (normalement supérieur à 5 mg) et dans l'urine (supérieur à 10 mg).

II. Scorbut du nourrisson (Maladie de Barlow). — Avitaminose C, s'observant chez les enfants nourris exclusivement avec des farines et des laits stérilisés et conservés.

SIGNES. Membres douloureux par hémorragies sous-périostées, articulations tuméfiées; parfois, fractures spontanées. Le petit malade devient pâle, souffre des jambes au niveau des épiphyses, lorsqu'on les touche, refuse de marcher et semble comme *paralysé* des membres inférieurs, dont l'un ou l'autre, ou les deux, mais inégalement, présentent un gonflement de la partie moyenne de l'os, sans chaleur et avec ou non œdème de la peau. Hémorragies gingivales (si l'enfant a déjà des dents); anémie hypochrome.

DIAGNOSTIC. L'affection est souvent méconnue et la pseudo-paralysie douloureuse est attribuée à du rhumatisme articulaire aigu, un mal de Pott, une coxalgie, une syphilis héréditaire, une paralysie infantile.

TRAITEMENT PRÉVENTIF. I. *Chez l'adulte.* — Ne pas manger exclusivement des conserves. Fruits et légumes frais : citron, orange, tomate, laitue, pissenlit, chou frais, surtout les fruits et légumes colorés en vert ou en jaune; les parties riches en chlorophylle sont les plus riches en acide ascorbique.

II. *Chez le nourrisson.* — Allaitement naturel ou mixte; le lait stérilisé frais, trait du jour et consommé dans les 24 h, est peu scorbutigène, contrairement aux laits conservés. Ajouter chaque jour à l'aliment de l'enfant une ou deux cuillerées à café de jus de citron, d'orange ou de tomate.

TRAITEMENT CURATIF. I. *Chez l'adulte.* — Vitamine C : 40 à 100 mg en injections intraveineuses; 500 à 800 par la bouche dans les formes graves; 300 mg dans les formes moyennes.

Dans les *hémorragies,* acide ascorbique en injections intraveineuses.

II. *Chez le nourrisson.* — Donner chaque jour 200 à 500 cm^3 de jus de fruits, ou vitamine C (20 à 40 mg par jour) par la bouche ou en injections dans les formes aiguës.

SCORDIUM. — V. GERMANDRÉE.

SCORPION. — Arachnide venimeux ayant quelque ressemblance avec l'écrevisse. Il présente un corps allongé formé d'une partie antérieure à laquelle sont attachées huit pattes et deux pinces, et une partie postérieure qui se prolonge sous la forme d'une queue, terminée elle-même par une sorte de crochet contenant le venin. Ce venin provient de deux

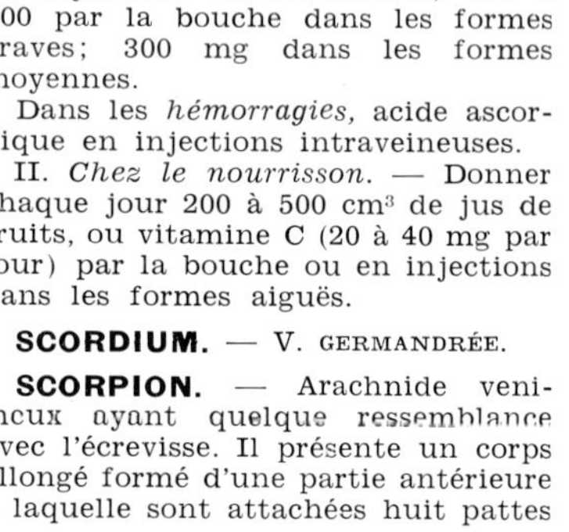

FIG. 1747. — Scorpion.
(*Phot. Le Charles.*)

glandes placées dans la vésicule et qui vident leur contenu par deux orifices placés un peu au-dessus de la pointe de l'aiguillon.

SIGNES. L'inoculation est très douloureuse, le venin agissant sur les nerfs; au point piqué apparaît un bouton rouge livide, qui se transforme en bulle d'où part une traînée de lymphangite. En général, chez l'adulte, tout s'arrête là, et le lendemain l'individu est guéri; mais l'accident est beaucoup plus grave et même mortel avec certaines espèces de scorpions, chez les femmes et surtout chez les enfants, qui éprouvent des convulsions suivies d'une paralysie ou tout au moins d'un engourdissement plus ou moins étendu.

TRAITEMENT. Si l'aiguillon est resté dans la plaie, couper tout ce qui dépasse la peau avant de retirer doucement la pointe avec une pince; on évitera ainsi de vider dans la plaie le contenu des glandes à venin. Injection de sérum antiscorpionique de Sergent.

SCORSONÈRE. — Plante de la famille des Synanthérées (*Scorzonera humilis*), dont la racine contient des sucres, de l'inuline, de la mannite, et a des propriétés excitantes et diaphorétiques.

SCOTOME (du gr. *skotôma,* ténèbres). — Les scotomes sont des lacunes du champ visuel dues à l'altération de la sensibilité de certains points correspondants de la rétine. Ils peuvent être placés au centre ou à la périphérie de la rétine et souvent sont multiples et irréguliers.

Certains scotomes s'accompagnent de lésions oculaires visibles à l'ophtalmoscope, d'atrophie chorio-rétinienne, de colobome de la tache jaune, de tumeur intra-oculaire, de lésion vasculaire, d'atrophie du nerf optique.

D'autres scotomes existent sans lésion apparente du fond de l'œil. Ils sont dus soit à des lésions du nerf optique, soit à des intoxications diverses, par l'alcool et le tabac surtout.

SCROFULAIRE (Herbe aux écrouelles). — Plante de la famille des scrofulariacées; on distingue la grande Scrofulaire (*Scrofularia aquatica*) et la Scrofulaire noueuse (*S. nodosa*), employées autrefois contre la scrofule et les hémorroïdes. Elles ont été à la base de plusieurs onguents antihémorroïdaires.

Emétique et toxique à haute dose.

SCROFULE (du lat. *scrofulae,* de *scrofa,* truie, par analogie avec les tumeurs ganglionnaires du porc). — Diathèse lymphatique, prédisposition à la tuberculose.

Les scrofuleux sont souvent atteints de rhino-pharyngite, greffée le plus habituellement sur des végétations adénoïdes. L'infection du rhino-pharynx peut se propager aux oreilles, aux yeux, aux sinus de la face, et atteindre la peau. On note fréquemment une tendance aux *engelures,* de l'*acné,* des *amygdalites,* des *otites,* des *conjonctivites,* des *blépharites,* des *orgelets,* de la *kératite.*

Parfois, les manifestations cutanées sont plus importantes; ce sont les *scrofulides* des anciens auteurs : impétigo, eczéma, lupus, adénites suppurées du cou (écrouelles), gommes tuberculeuses (scrofuloderme).

Franchissant les glandes, les microbes peuvent produire une infection générale, laquelle se traduit suivant les cas par des méningites, des tumeurs blanches, une tuberculose pulmonaire, une coxalgie, un spina ventosa, une péritonite tuberculeuse.

TRAITEMENT. I. *Général.* — Il consiste surtout à remonter l'organisme par l'huile de foie de morue, l'iode, l'arsenic, les phosphates, etc., par le séjour à la mer, par les cures d'eaux thermales sulfureuses (Luchon, Cauterets, Allevard, Eaux-Bonnes), salines (Salies-de-Béarn, Biarritz, Salins-les-Bains), arsenicales (La Bourboule). Cures d'altitude.

II. *Local.* — Désinfection des cavités aériennes de la face par des pulvérisations, des pommades.

SCROTUM. — V. MASCULINS (Organes génitaux).

SCRUPULE. — V. VOLONTÉ (Maladies de la).

SCULTET (Appareil de). — Appareil provisoire pour fractures de jambe.

SCYBALES (du gr. *skubala,* excréments). — Matières fécales arrondies et dures.

SÉBACÉ (du lat. *sebum,* graisse). — Qui a trait à la matière grasse ou *sébum,* sécrétée par certaines glandes de la peau, les glandes sébacées. Voir PEAU.

Kyste sébacé. — V. LOUPE.

SÉBOCYSTOMATOSE (du lat. *sebum,* graisse, et du gr. *kustis,* vessie). — Dermatose caractérisée par une multitude de kystes sébacés.

SÉBORRHÉE (du lat. *sebum,* graisse, et du gr. *rhein,* couler). — Exagération pathologique de la sécrétion des glandes sébacées (voir planche en couleurs).

Pour certains, dans la séborrhée, il y a non seulement flux de sébum, facilement décelable en appliquant sur la peau une feuille de papier de soie, mais également une lésion élémentaire, le *filament séborrhéique,* qu'on fait sortir comme un ver par les pores en pressant la peau entre deux doigts.

Ce filament est composé de matière sébacée, de débris de matières cornées et d'une quantité énorme de très fins bacilles : les *microbacilles de la séborrhée,* que certains considèrent comme les agents spécifiques de l'affection. Le filament s'épaissit à la surface de la peau, obture ainsi le pore sébacé en formant un *cocon séborrhéique,* dont la forme adulte est le cocon à tête noire ou *comédon.* Ce comédon peut être le point de départ des lésions de l'acné.

SIGNES. La *séborrhée grasse* est caractérisée par la dilatation des pores et du collet des follicules, avec présence de cocons séborrhéiques et de comédons.

La *séborrhée fluente* ou *huileuse* se traduit par un état gras de la peau et par la présence de véritables gouttes d'huile qui perlent sur le tégument.

La peau est souvent d'un aspect jaunâtre et sale; elle est parfois épaissie.

La séborrhée, presque toujours symétrique, a trois centres principaux : la face, surtout le nez, les sillons nasogéniens, le front, en bordure du cuir chevelu; le cuir chevelu au vertex; enfin le tronc aux

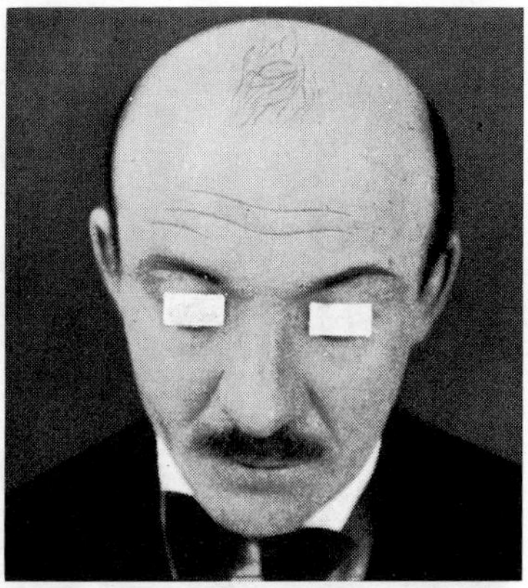

FIG. 1748. — Alopécie séborrhéique.
(*Arch. hôpital Saint-Louis.*)

régions sternales et interscapulaires; elle atteint encore la nuque, le pourtour de l'ombilic et la région sacrée et périanale.

Sur le cuir chevelu, elle provoque la *calvitie* (v. CHEVEUX), surtout chez les sujets qui travaillent beaucoup cérébralement (*fig.* 1748).

Elle s'accompagne souvent d'acné polymorphe.

Chez le vieillard, il existe une forme spéciale de séborrhée, la verrue plate séborrhéique sénile ou *séborrhée concrète des vieillards,* qui se transforme souvent en épithéliome de la peau.

La séborrhée débute ordinairement au moment de la *puberté,* de 12 à 18 ans; elle s'accroît lentement jusqu'à la maturité, puis s'atténue avec l'âge. Elle a deux maximums, à la puberté et à la ménopause.

Son apparition à la puberté montre que la séborrhée coïncide avec l'activité des glandes sexuelles; elle est souvent en corrélation avec des troubles digestifs, la constipation, une alimentation défectueuse; les troubles nerveux, les chagrins, le surmenage, les excès, augmentent le flux séborrhéique. Le dysfonctionnement des glandes endocrines, les troubles menstruels, circulatoires, ont aussi une influence manifeste sur la séborrhée.

TRAITEMENT. I. *Général.* — Eviter toute cause de congestion du visage; mastiquer lentement, combattre la constipation et le froid aux pieds. Régime alimentaire peu chargé en beurre, en graisses, en épices, en mets faisandés. Exercices corporels, sports modérés.

II. *Local.* — Lotions soufrées, alcool camphré; lavages du visage avec de l'eau boratée; dégraissage à l'alcool-éther. Frictions du cuir chevelu avec des préparations cadiques, avec du sulfure ou tétrachlorure de carbone. Opothérapie. Massage facial.

SÉBORRHÉIDES ou ECZÉMA SÉBORRHÉIQUE. — Type de dermatose érythémato-squameuse se rapprochant de l'eczéma mais ne suintant pas, et dont les localisations sont surtout celles de la séborrhée.

Cet eczéma séborrhéique peut affecter une forme figurée circinée,

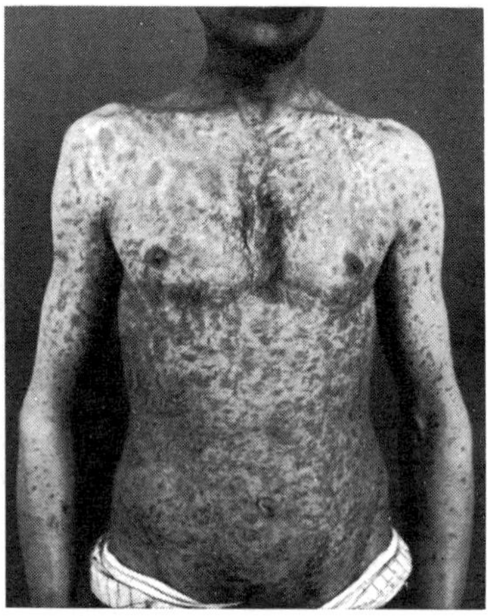

FIG. 1749. — Eczéma séborrhéique.
(*Arch. hôpital Saint-Louis.*)

à bords polycycliques, formés d'éléments squameux de coloration jaune rougeâtre, siégeant au thorax sur la région présternale ou interscapulaire (*fig.* 1749), à la face, au ventre, au cuir chevelu, au front, à la racine

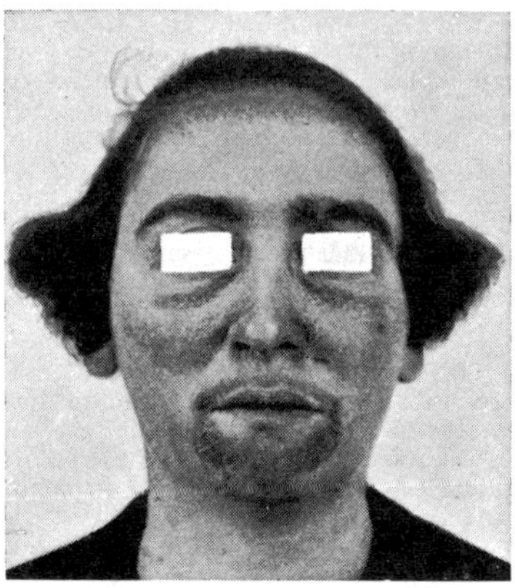

FIG. 1750. — Eczéma séborrhéique de la face.
(*Arch. hôpital Saint-Louis.*)

des cheveux, où l'eczéma forme une couronne festonnée (*fig.* 1750). Le prurit est modéré ou nul. La durée est indéfinie en l'absence de traitement.

Parfois, il s'agit de taches roses, sèches, finement squameuses, rappelant le pityriasis simplex ou le pityriasis rosé de Gibert; ce sont les dartres sèches des anciens auteurs. Enfin, les lésions peuvent revêtir l'aspect du psoriasis, mais le siège est celui de la séborrhée et non pas celui du psoriasis.

CAUSES. Cet eczéma séborrhéique survient à tout âge : pour certains auteurs, le terrain séborrhéique peut favoriser son apparition; mais on observe aussi ces éruptions chez des sujets non séborrhéiques. On a attribué cet eczéma à une infection microbienne locale : staphylocoque, spore de Malassez ou bacille bouteille de Unna (*fig.* 1751), qui existe en abondance dans les pellicules du cuir chevelu, ou à un champignon. La question n'est pas encore résolue.

TRAITEMENT. Bains savonneux alcalins ou sulfureux, soufre en pom-

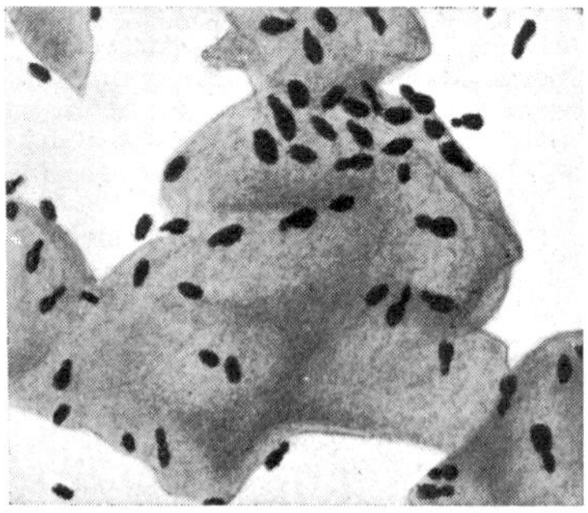

FIG. 1751. — Spore de Malassez ou bacille de Unna.

made ou en lotion, pâte ichtyolée, lotion au polysulfure sur le cuir chevelu.

Régime et hygiène de la séborrhée.

SEC (Régime). — Régime alimentaire comportant une diminution notable de la quantité des boissons ingérées. On peut avoir intérêt à réduire la quantité des liquides absorbés pour diminuer le travail de l'estomac ou de l'intestin, chez les dyspeptiques, les diarrhéiques; pour combattre l'obésité, pour éviter de surcharger la tension vasculaire, chez les albuminuriques et les artérioscléreux.

SÈCHE (Biscuit de mer). — **Pro**duction lamelleuse, ovale, blanche, soutenant le corps d'un mollusque céphalopode (*Sepia officinalis*). Composée de carbonate et de phosphate de chaux, de traces d'iode; a été vantée comme fébrifuge; entre dans la composition des produits dentifrices.

SECOURISTES FRANÇAIS. — Société ayant pour but : 1° de propager les notions des premiers soins à donner aux malades et aux blessés, tant sur la voie publique qu'à la maison; 2° de créer un corps permanent d'infirmiers et d'infirmières volontaires pour le service en temps de guerre.

Les secouristes ne doivent donner que les premiers soins d'urgence avant l'arrivée du médecin, qui doit toujours être appelé immédiatement. Ils ont comme insigne dans le service un brassard formé de deux bandes juxtaposées de couleurs bleue et rouge avec une croix blanche.

SECOURS (Boîte de). — V. PHARMACIE DE FAMILLE.

SECOURS (Premiers). — Le tableau ci-dessous indique les articles auxquels ils convient de se reporter, en cas d'accidents, en attendant le médecin.

Avant tout, avoir du sang-froid. S'il s'agit d'un pansement, prendre tous les soins de propreté indiqués au mot PLAIES, car l'infection ou la non-infection de la plaie dépend de ces précautions.

Ne pas oublier que les conseils donnés ici ont pour but simplement de permettre d'attendre le médecin, et que les mesures recommandées, bonnes comme provisoires, peuvent devenir inefficaces et même nuisibles à la longue; ainsi, pour une hémorragie, la pose d'un garrot est une mesure provisoire, seule la ligature peut donner la sécurité.

SECOURS AUX BLESSÉS (Sociétés de). — V. CROIX-ROUGE et SECOURISTES.

SECRET PROFESSIONNEL. — Les médecins, pharmaciens, dentistes, sages-femmes, ne peuvent révéler les secrets dont ils sont devenus dépositaires par l'exercice de leur profession (art. 378 du Code pénal). On considère comme *secrets* ce qui leur a été confié, ce qu'ils ont appris par l'interrogatoire et l'examen en soignant les malades, et dont la révélation peut porter préjudice à autrui.

Premiers secours.

Accidents par l'*électricité* ou la *foudre*, les *gaz* nuisibles (chauffage, éclairage, fermentation, fosses d'aisances), par *strangulation* ou par *submersion* (noyé)	V. ASPHYXIE, FOUDRE.
Accidents par les *acides* et les *alcalis*	V. BRÛLURES ET CAUSTIQUES.
— par le *feu*	V. BRÛLURES ET CAUSTIQUES.
— par la *chaleur*	V. INSOLATION.
Accidents *nerveux*	V. CONVULSIONS. V. aussi ÉPILEPSIE, HYSTÉRIE.
Accidents par torsion du *pied*	V. ENTORSE.
— par *choc* ou *chute*	V. FRACTURES, LUXATION.
— par le *froid*	V. FROID.
Perte de connaissance avec rougeur de la face	V. APOPLEXIE.
— — avec pâleur de la face	V. ÉVANOUISSEMENT.
Perte de sang	V. HÉMORRAGIE.
Blessures simples	V. PLAIES.
— par insectes	V. PIQÛRES.
— par chien	V. RAGE.
— par serpent	V. VENIMEUX (Animaux).
— par poisson	V. VIVE.
Objets avalés	V. ŒSOPHAGE.
— introduits dans l'oreille	V. OREILLE.
— — dans les yeux	V. ŒIL.
Poison: 1° si l'on ne connaît pas la substance	V. EMPOISONNEMENT.
— 2° si l'on connaît le nom de la substance	V. au *nom* du poison.

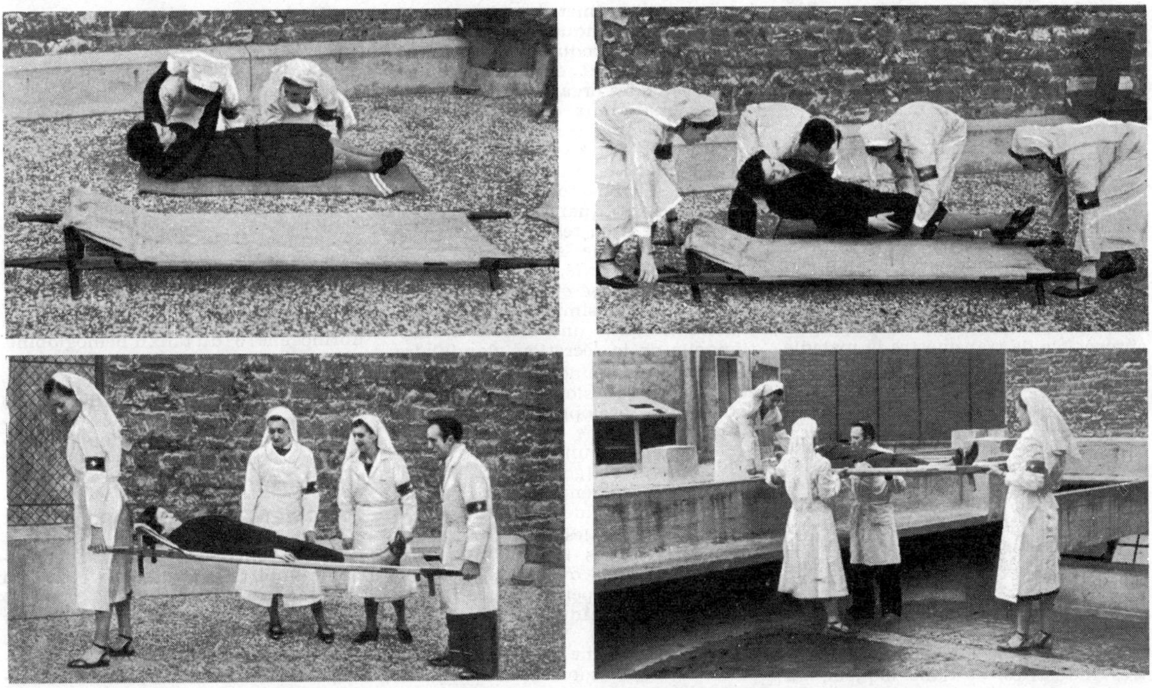

FIG. 1752. — Exercices de transports de blessés par les Secouristes français.

De gauche à droite. En haut : Relèvement d'un blessé et pose sur un brancard (deux personnes soulèvent le blessé tandis que deux aides glissent sous lui le brancard). *En bas :* Transport d'un blessé en terrain plat (les porteurs partent d'un pied différent pour éviter le balancement) ; Passage d'un obstacle (le brancard est maintenu horizontal). (*Phot. Larousse.*)

De même, le secret professionnel est une obligation pour tout infirmier ou garde-malade qui soigne *habituellement* les malades. Les membres de la famille, qui souvent reçoivent des communications du médecin, utiles pour la conduite du traitement, mais n'en sont point les confidents nécessaires, ne sont pas liés pas le secret professionnel.

Au contraire, les maires, les sous-préfets, les employés de bureau qui, par état ou profession, reçoivent les déclarations des médecins en ce qui concerne, par exemple, les déclarations des maladies contagieuses, les directeurs d'hôpitaux, doivent garder le secret absolu.

On avait longtemps soutenu que, pour être punissable, la révélation doit avoir été faite avec l'intention de nuire. Cette interprétation n'est plus admise; le secret est absolu.

La bonne foi du médecin ne saurait être une excuse quand il a divulgué ce que la loi lui imposait de garder secret; accusé d'impéritie, ou se croyant diffamé par un journal, un médecin ne peut pas, pour faire cesser la polémique et défendre son honorabilité professionnelle, publier les caractères de la maladie qu'il a soignée, ou le traitement qu'il a prescrit.

Allant même plus loin, la jurisprudence n'admet pas que la révélation puisse être faite dans l'intention de rendre service au malade lui-même. Le médecin ne peut pas être relevé du secret professionnel, même par son client, qui ne peut souvent connaître la portée de l'autorisation qu'il donne.

Le médecin n'a pas le droit de fournir son témoignage à la justice, mais il doit comparaître quand il est appelé en justice; il peut même être tenu de prêter serment de dire la vérité, quitte à déclarer *ensuite* que les faits sur lesquels on l'interroge ne peuvent être révélés par lui.

Ce qui vient d'être dit a trait à l'obligation du secret médical imposée au *médecin traitant*. Il n'en est plus de même pour les médecins experts près les tribunaux, les médecins des compagnies d'assurances, les médecins d'écoles, les médecins de sociétés de secours mutuels, les médecins de sociétés industrielles, qui ne sont tenus qu'à une simple discrétion.

Dans certains cas, la règle du secret absolu se heurte à quelques difficultés.

La loi de 1902 oblige le médecin à déclarer certaines maladies épidémiques (V. DÉCLARATION). Dans certaines communes, on exige du médecin traitant un certificat de décès indiquant la cause du décès.

Certaines compagnies d'assurances-vie demandent au médecin traitant, lors du décès de l'intéressé, un certificat indiquant les causes de la mort.

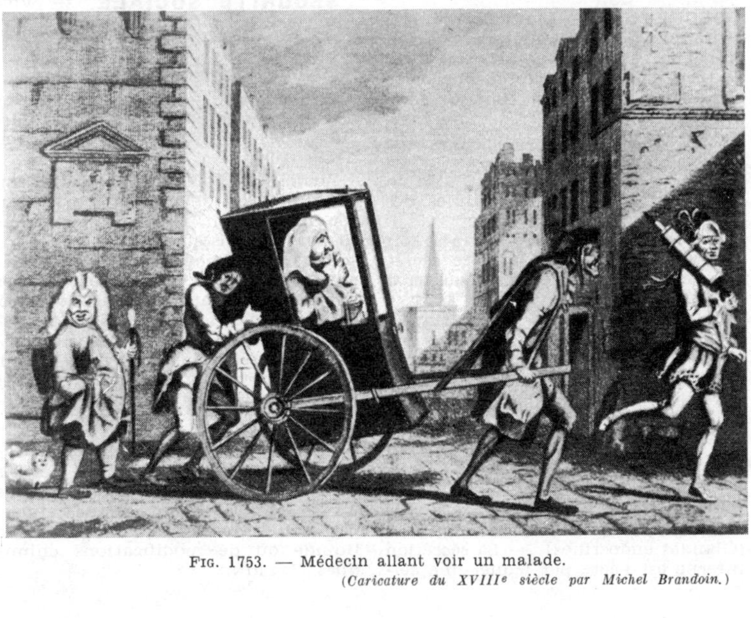

FIG. 1753. — Médecin allant voir un malade.
(*Caricature du XVIII*e *siècle par Michel Brandoin.*)

Le médecin doit refuser, et les familles n'ont pas à s'alarmer des menaces des assureurs.

Le médecin peut se trouver parfois dans une situation délicate, voire dramatique, en cas de maladies vénériennes. S'il soigne un jeune homme atteint de syphilis contagieuse et qui veut se marier, malgré ses objurgations, ou bien s'il soigne un enfant hérédo-syphilitique que les parents veulent confier à une nourrice, contre son gré, le médecin *n'a pas le droit* de prévenir la fiancée ni la nourrice du danger qui les menace. De même, s'il constate une maladie vénérienne chez une bonne d'enfants, qui est susceptible de transmettre la maladie aux enfants dont elle a la charge, le médecin doit garder le secret de sa malade vis-à-vis des patrons. Et cependant, il a le devoir de conjurer le danger de contagion. Il s'efforcera donc d'amener persuasivement la malade à avouer son état aux intéressés ou bien à quitter sa place pour entrer à l'hôpital; s'il échoue, il avertira la malade des conséquences de son état et lui laissera toute la responsabilité de ce qui pourra advenir.

SECRÉTAGE. — Opération importante dans la fabrication des feutres préparés pour la chapellerie et d'autres industries, et dans laquelle on utilise le nitrate acide de mercure. Or, ce sel provoque chez les ouvriers des accidents graves : maux de tête persistants, tremblement mercuriel, diminution de l'acuité visuelle, altération et chute spontanée des dents, fétidité de l'haleine, fongosités des gencives; les mains sont noires, fendillées, crevassées, surtout à la face palmaire; l'épiderme est épaissi et de nombreux durillons siègent au niveau des articulations; les ongles sont raccourcis, grisâtres, striés de profondes raies dans le sens de la longueur. V. MERCURE.

SÉCRÉTINE. — Hormone extraite de la muqueuse duodénale, qui provoque elle-même la sécrétion du liquide pancréatique et accessoirement de la bile et de la salive.

SÉCRÉTION. — Liquide produit à l'intérieur d'une glande et versé soit au dehors (*sécrétion externe*), par l'orifice du canal excréteur de cette glande (exemple : sécrétion salivaire, suc gastrique), soit en dedans, dans les vaisseaux lymphatiques et sanguins (*sécrétion interne*).

Les sécrétions sont le résultat d'un travail à l'intérieur des cellules des organes.

La plupart des glandes ont à la fois une sécrétion interne et une sécrétion externe, qu'elles déversent par un canal excréteur comme le foie (bile), le pancréas (suc pancréatique), le testicule (sperme), la muqueuse de l'intestin (suc intestinal), l'ovaire (ovule).

Certains organes (glande thyroïde, corps pituitaire, glande pinéale, thymus, capsules surrénales), n'ayant pas de canal excréteur, semblent n'avoir comme unique fonction que cette sécrétion interne.

Glandes à sécrétion interne (Glandes endocrines). — La sécrétion interne est l'acte par lequel une cellule produit et émet dans le sang des substances spécifiques que les organes utilisent. Les produits de ces sécrétions se séparent en deux groupes, suivant que les organes les assimilent comme matériaux *nutritifs* ou les emploient comme *excitants fonctionnels* ou *hormones* (v. ce mot).

Ces sécrétions internes sont indispensables au bon fonctionnement de l'organisme, et quand cette sécrétion est troublée il en résulte une série de perturbations dues soit à une *insuffisance fonctionnelle,* soit à un *fonctionnement exagéré* de telle ou telle glande, soit plus simplement à un *dysfonctionnement,* une viciation fonctionnelle de la sécrétion glandulaire.

Ces troubles endocriniens peuvent être dus à une lésion congénitale (un défaut du développement du corps thyroïde entraîne l'apparition du myxœdème) ou à une tumeur (tumeur de la thyroïde [goitre], de l'hypophyse, de la surrénale), qui irrite ou comprime la glande.

D'autres fois, les lésions endocriniennes sont des lésions inflammatoires. C'est ainsi que les thyroïdites, les surrénalites, peuvent être dues à la fièvre typhoïde, à la scarlatine.

Quelquefois, une seule glande est atteinte dans son fonctionnement (une lésion de la thyroïde peut, par exemple, entraîner l'apparition d'un goitre exophtalmique ou au contraire d'un myxœdème; une lésion des surrénales peut causer une maladie d'Addison).

Mais le plus souvent, en raison des relations étroites des glandes endocrines entre elles et avec le sympathique, plusieurs glandes sont atteintes simultanément (syndrome pluriglandulaire). Dans ce cas, on observe des symptômes intriqués, appartenant aux diverses glandes atteintes. V. THYROÏDE, HYPOPHYSE, SURRÉNALES (Capsules), PARATHYROÏDE, OVAIRES, TESTICULES.

SECTION DE BRIDE. — *V.* BRIDE : *Bride pulmonaire,* au *Supplément.*

SÉCURITÉ SOCIALE. — Voir Annexe I, à la fin du volume.

SÉDATIF (du lat. *sedare,* apaiser). — Calmant.

Eau sédative. — Médicament formé d'ammoniaque (60 g), d'alcool camphré (10 g), de chlorure de sodium (60 g) et d'eau (1 000 g).

ACTION ET INDICATIONS. Cette eau est employée surtout *à l'extérieur,* comme excitant, rubéfiant et résolutif, en frictions sur les parties contusionnées, les piqûres d'insectes, les morsures de reptiles; ou en simples applications contre les maux de tête, les névralgies, les douleurs rhumatismales; *à l'intérieur,* à la dose de quelques gouttes dans un verre d'eau, comme stimulant. Pour les risques d'empoisonnement, voir à AMMONIAQUE.

SÉDIMENT (du lat. *sedere,* descendre). — Dépôt abandonné par les matières tenues en suspension dans un liquide ou dissoutes dans celui-ci par suite du refroidissement dudit liquide ou de modifications chimiques. V. URINE.

SÉDIMENTATION. — Formation de sédiment.

Sédimentation des hématies. — Chute des hématies formant un dépôt au fond d'un tube mince contenant du sang rendu incoagulable par le citrate de soude.

Vitesse de sédimentation. — Technique de laboratoire permettant d'apprécier, sur simple observation de la sédimentation des hématies, l'état approximatif de résistance du sang d'un sujet. Plus précisément, le temps de sédimentation donne l'évaluation : 1° du nombre de globules rouges; 2° de la teneur du plasma en fibrinogène; 3° du taux d'hémoglobine.

Technique du prélèvement. — Dans une seringue, on prélève $0^{cm^3},4$ de citrate de soude à 2 p. 1 000, puis $1^{cm^3},6$ de sang par ponction veineuse. Le mélange est versé dans un tube à hémolyse que l'on agite.

SÉDUM. — V. JOUBARBE.

SEGMENT INFÉRIEUR. — Au point de vue anatomique, le segment inférieur correspond à une zone amincie de l'utérus gravide qui s'étend du segment corporéal au col.

Le segment inférieur est formé par des fibres musculaires longitudinales du fait de l'ascension des fibres circulaires attirées en haut par la contraction utérine.

SEIGLE. — La farine de cette graminée a été employée en cataplasmes comme résolutif. Le grain de seigle renferme environ 60 p. 100 d'amidon, un peu de saccharose, des matières grasses et azotées. La partie sous-corticale du grain est riche en diastases et en vitamines; elle contient des substances anticancérigènes.

Seigle enivrant. — Seigle ordinaire envahi par un champignon, *Stromatina tremulenta.* Les grains sont petits et légers, et leur farine provoque des troubles analogues à ceux de l'ivresse.

Seigle ergoté. — V. ERGOT.

SEIGNETTE (Sel de). — V. TARTRIQUE (Acide) : *Tartrate de potasse et de soude.*

SEINS (du lat. *sinus,* pli). — **I. SEINS (configuration et structure).** — Les seins, au nombre de deux, sont situés à la partie antéro-supérieure du thorax, de chaque côté du sternum, en avant des muscles grand et petit pectoral, entre la troisième et la septième côte.

Les seins sont rudimentaires à la naissance (8 à 10 mm de diamètre) et conservent ce caractère jusqu'à la puberté. A cette époque, comme les organes génitaux, les seins subissent un accroissement brusque et rapide et arrivent à leur développement complet; ils mesurent alors 11 cm de hauteur, 13 cm de largeur et 6 cm d'épaisseur; ils sont hémisphériques, fermes et élastiques chez les jeunes filles; ils deviennent quelquefois très mous après plusieurs allaitements, surtout lorsqu'on n'a pas *eu soin de les soutenir suffisamment* à ce moment. Sous l'influence de la grossesse, les seins augmentent de volume, peu de temps après la fécondation, et atteignent leur maximum au cours de l'allaitement (*fig.* 1754).

Très rapidement après l'accouchement, chez les femmes qui ont déjà eu plusieurs enfants, le second ou le troisième jour chez celles qui en ont pour la première fois, les mamelles augmentent de volume et de consistance, deviennent alors dures, lourdes, et leurs dimensions peuvent devenir

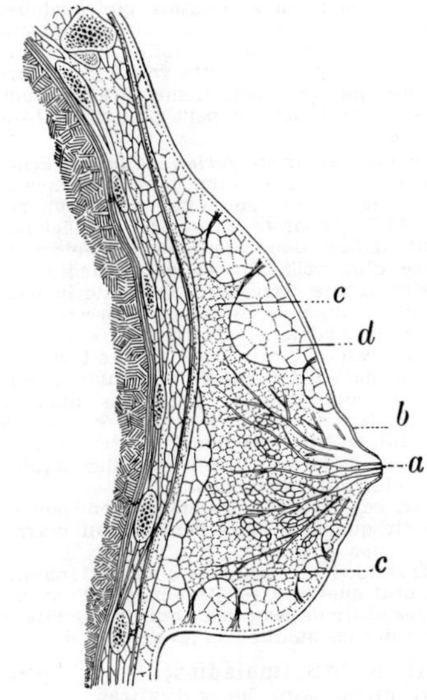

FIG. 1754. — Sein (coupe).
a. Mamelon; *b.* Aréole; *c.* Glandes mammaires; *d.* Loges adipeuses.

le double ou le triple de celles qui ont été prises avant la grossesse. Le doigt y fait paraître, en pressant à leur surface, de petites nodosités constituées par les lobules, qui seront décrits plus loin. Si ce gonflement est trop considérable, il devient gênant et même un peu douloureux; la femme est obligée d'écarter les bras du corps.

Le volume des mamelles n'est en rapport ni avec la taille ni avec la constitution de la femme, et de gros seins n'indiquent pas forcément une sécrétion abondante, car la graisse peut masquer une insuffisance de la glande.

Les seins sont souvent atrophiés chez les femmes qui travaillent cérébralement. D'autre part, quand *plusieurs* générations de femmes ne nourrissent pas, les seins s'atrophient.

Après l'allaitement, l'organe subit une diminution importante, mais temporaire en cas de nouvelle grossesse. Cette atrophie devient plus tard définitive au moment de la cessation des règles (*ménopause*).

Chez l'homme, les seins évoluent comme chez la femme jusqu'à la puberté; deux à trois jours après la naissance, les seins produisent un liquide blanchâtre (lait des nouveau-nés), puis restent stationnaires, s'atrophient ensuite et deviennent rudimentaires chez l'adulte. Les seins de l'homme sont cependant capables de sécréter du lait; le fait a été observé d'une façon certaine, non seulement chez des hermaphrodites, mais chez des sujets parfaitement constitués.

Constitution de la glande. — Les seins sont constitués par la réunion de 15 à 20 glandes en grappe (*fig.* 1755 et 1756), dont les culs-de-sac terminaux portent le nom d'*acini* et aboutissent à des canaux secondaires s'unissant pour former des canaux

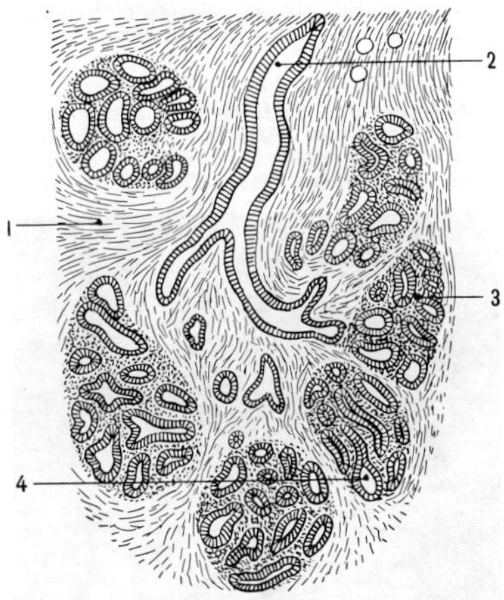

FIG. 1755. — Lobules mammaires de femme en lactation.
1. Stroma conjonctif; 2. Conduit excréteur; 3. Lobules de la glande; 4. Acini excrétant le lait.

terminaux, les *conduits galactophores.* Ces derniers, en nombre égal à celui des glandes, se dilatent en *ampoule* avant d'entrer dans une partie saillante cylindro-conique, brune ou rosée, à surface rugueuse, le *mamelon,* à l'extrémité duquel ils s'ouvrent iso-

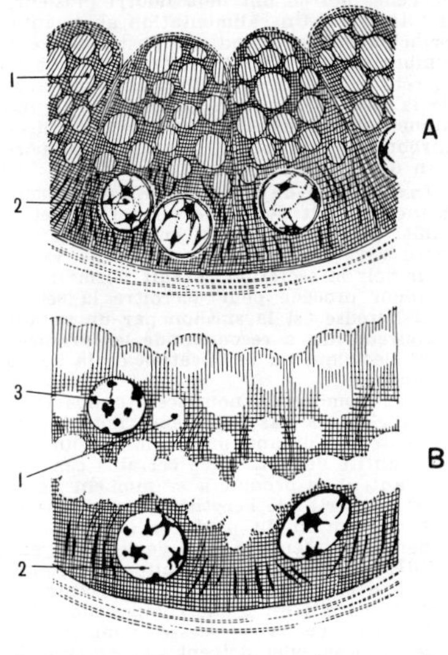

FIG. 1756. — Cellules de la glande mammaire.
A. Stade de sécrétion : 1. Globules de lait; 2. Noyaux en place. B. Stade d'excrétion : 1. Lobules du lait; 2. Noyaux en place; 3. Un noyau expulsé avec la sécrétion lactée.

lément par de petits orifices. La longueur du mamelon est d'environ 1 cm, avec une largeur légèrement plus faible. Le mamelon croît de volume pendant les règles et la grossesse. Chez certaines femmes, le mamelon est plus ou moins rentré dans la glande et ne sort qu'à la suite d'attouchement et de succion. Il y a là une difficulté pour l'allaitement, qu'on résout par des moyens spéciaux. V. BOUT DE SEIN.

Le mamelon est entouré par une surface rosée ou pigmentée, l'*aréole* (*fig.* 1757), que la présence de tubercules rend rugueuse. Ces tubercules de Montgommery, qui représentent la saillie des glandes sébacées, augmentent notablement pendant la grossesse et sécrètent alors du lait.

L'aréole, dont le diamètre varie entre 3 et 5 cm, recouvre de nombreuses fibres musculaires lisses destinées à comprimer les canaux galactophores. Pendant les grossesses, la teinte de l'aréole brunit et son diamètre s'accroît temporairement. Elle s'entoure alors d'une aréole secondaire, dite *tachetée,* parce que sa coloration est interrompue par des îlots de peau non colorée.

Les *artères* nourricières du sein proviennent de la *mammaire interne,* branche de la sous-clavière, de la *mammaire externe,* branche de l'axil-

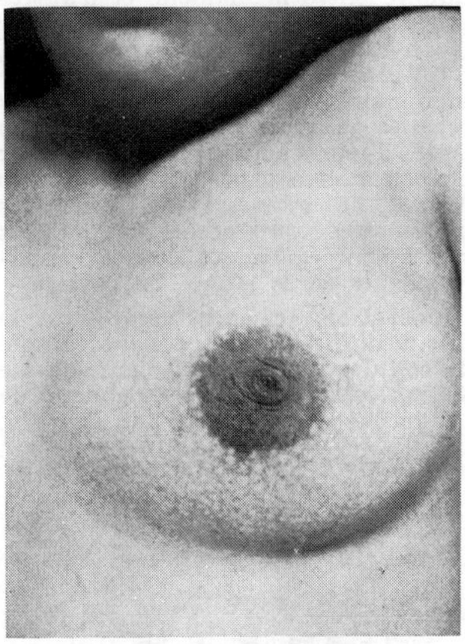

FIG. 1757. — Mamelon et aréole chez une femme enceinte.
(*Coll. de l'hôpital Saint-Louis.*)

laire, et des *intercostales.* Elles s'anastomosent en un réseau pour la peau et la glande. Le sang veineux est recueilli par les *veines* qui accompagnent les artères. Les *lymphatiques* cutanés et glandulaires se rendent aux ganglions axillaires, mammaires internes et externes. Les *nerfs* proviennent des nerfs intercostaux, des branches du plexus cervical et du plexus brachial.

Asymétrie des seins. — On note fréquemment une différence de volume des seins aussi bien chez la jeune fille que chez les nourrices, où elle atteint 78 p. 100; le sein gauche l'emporte dans 50 p. 100 des cas, le sein droit dans 28, les seins n'étant égaux que dans 22 p. 100.

A cette asymétrie correspond non seulement une diminution très notable de la lactation du sein atrophié, mais une variation très considérable dans la teneur en caséine, qui augmente légèrement, en lactose, qui s'abaisse, et en graisse, dont l'augmentation peut doubler et tripler.

Pour diminuer la différence des deux seins, il faut toujours faire prendre au nourrisson le sein atrophié le premier. Lorsqu'on fait l'analyse du lait, il est nécessaire de faire séparément celle des deux seins.

Anomalies. — L'absence des mamelles est exceptionnelle (*amastie*). Plus fréquente est l'augmentation du nombre des mamelles, soit qu'il s'agisse d'une glande complète (*polymastie*), soit simplement du mamelon (*polythélie*). Ces mamelles surnuméraires ne siègent pas en un point quelconque, mais en des points qui, chez l'animal, présentent des mamelles normales (aisselle, thorax, abdomen) ; c'est une anomalie *réversive,* souvent héréditaire.

II. SEINS (fonctions). — La fonction essentielle du sein est la sécrétion lactée.

Sécrétion interne. — On discute encore pour savoir si le sein possède une *sécrétion interne.* On sait cependant qu'il existe une synergie glandulaire entre la mamelle et d'autres glandes à sécrétion interne, comme la thyroïde et les glandes génitales. C'est ainsi qu'on observe une poussée mammaire aux trois périodes où les organes génitaux sont eux-mêmes le siège d'une poussée physiologique : chez le nouveau-né, à la puberté et durant la grossesse. Les poussées mammaires qui accompagnent les règles sont également dues à l'apparition des corps jaunes de l'ovaire.

Sécrétion du colostrum. — A la fin de la grossesse, la couche unique de cellules qui tapisse les culs-de-sac se multiplie aux dépens du sang et de la lymphe qui circulent dans le sein,

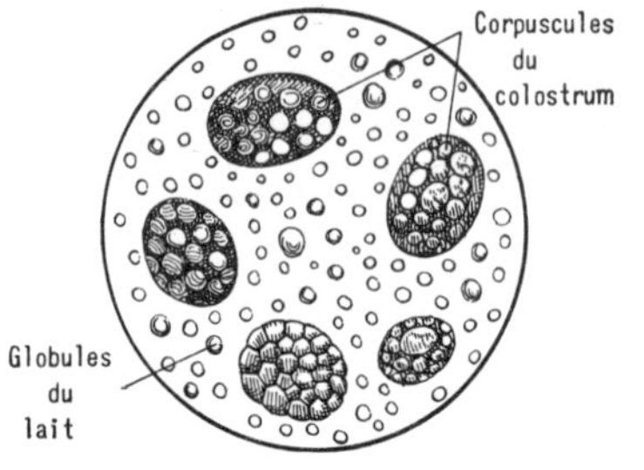

FIG. 1758. — Début de la sécrétion lactée.

et chaque cellule se remplit de graisse, puis se détache. Ces cellules nagent dans un liquide séreux et constituent les globules du *colostrum* (*fig.* 1738), sécrété au début de l'allaitement.

Sécrétion du lait. — Peu à peu, la fonte cellulaire devient très rapide et on ne trouve plus dans le liquide que de simples corpuscules graisseux sphériques, les globules de lait (v. fig. à LAIT), dont les dimensions varient entre 1 et 20 millièmes de millimètre, et qui donnent au lait sa couleur. L'écoulement du lait est dû à la succion de l'enfant.

La quantité de lait sécrétée en 24 heures est en rapport avec le développement de la glande, l'hygiène et la santé de la mère, les besoins, les efforts de succion de l'enfant, et s'accroît progressivement : 600 g les deux premiers mois, 700 g le troisième et le quatrième, pour arriver, par étapes successives de 800, 900, 1 000, jusqu'à 1 300, 1 500 et même plus de 2 000 g. Nombre de femmes peuvent produire 1 000 g dès les premiers mois : d'où la nécessité de rationner l'enfant et la possibilité, en s'aidant un peu, d'allaiter deux jumeaux.

En revanche, la quantité diminue assez rapidement si l'enfant tette insuffisamment, ce qui oblige la femme allaitant un enfant débile, qui lui prend peu de chose, à se faire téter par un autre enfant pour pouvoir maintenir sa sécrétion jusqu'au moment où le faible nourrisson sera en état de bien téter.

Composition du lait. — V. à LAIT.

Modifications du lait. — La composition du lait est assez variable d'une femme à l'autre, d'une tétée à l'autre, du début à la fin de la même tétée. Plus on donne le

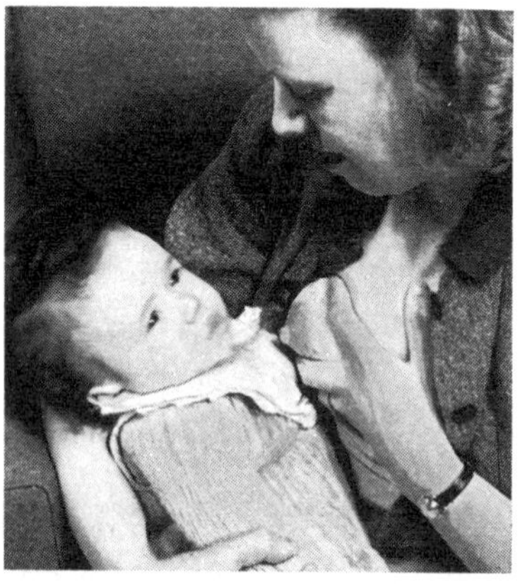

FIG. 1759. — Jeune mère présentant le sein à son enfant.

(*Phot. A. Roy.*)

sein, plus le lait est riche en caséine. Le lait des femmes qui ont leur premier enfant (primipares) est plus aqueux que celui de celles qui en ont déjà nourri plusieurs (multipares). Une alimentation abondante, principalement quand elle est composée d'albuminoïdes (viande, lait), augmente la sécrétion du lait et surtout la proportion de la caséine, du sucre et du beurre ; une alimentation riche en substances hydrocarbonées (pain, sucre) accroît la proportion du sucre.

Insuffisance de la lactation. — L'insuffisance du lait peut être temporaire, et il suffit, pendant quelques jours, d'aider la mère avec du lait d'ânesse ou de vache pour voir la sécrétion devenir normale. Le meilleur procédé pour accroître la sécrétion laiteuse est la succion par un enfant vigoureux. On a recommandé la faradisation électrique ou l'effluvation de la haute fréquence.

Chez nombre de nourrices, l'apparition des règles n'a pas d'influence notable sur la santé de l'enfant, mais diminue un peu la quantité de lait. Dans certains cas, cependant, il se produit à ce moment de la diarrhée verte, de l'érythème des fesses et une diminution du poids de l'enfant. En général, les femmes qui deviennent enceintes au cours d'un allaitement continuent d'avoir une quantité suffisante de lait, et ce lait est d'une composition normale ; lorsque la grossesse commence à être avancée, elles doivent s'aider avec du lait de vache.

Troubles de sécrétion du lait. — Une émotion violente, un accès de colère, la fatigue ou, au contraire, l'insuffisance d'exercice, troublent la sécrétion lactée et provoquent de la diarrhée chez l'enfant. Les maladies légères, maux de gorge, rhume, par exemple, ont peu d'action sur le lait ; il en est de même ordinairement d'affections plus sérieuses, comme la bronchite ou le rhumatisme ; les modifications de la santé de l'enfant (troubles des fonctions digestives, agitation, cris, insomnie persistant pendant plusieurs jours) feront déterminer, suivant leur intensité, si on doit cesser l'allaitement. Dans les abcès du sein, il est nécessaire le plus souvent de n'employer que la mamelle saine, quitte à traire le lait de l'autre sein avec une téterelle.

L'usage exagéré des boissons alcooliques par la nourrice a une influence plus grave, car l'alcool passe en nature dans le lait une heure après l'absorption. Il provoque chez le bébé de l'agitation, de l'insomnie et des convulsions.

ACTION DES ALIMENTS ET DES MÉDICAMENTS. L'alimentation paraît avoir une action très importante sur la sécrétion du lait et sur la régularité des tétées (v. NOURRICE). D'autre part, on a constaté que quelques médicaments donnés à la nourrice passent dans le lait, d'où la possibilité d'administrer des drogues par cette voie à des nourrissons, par exemple du mercure. Le séné passe dans le lait et peut purger l'enfant avec excès.

Examen et appréciation de la sécrétion lactée. — Le lait est non dans le mamelon, mais dans les conduits galactophores (*fig.* 1755) ; pour le faire sortir artificiellement, il faut donc appliquer les doigts, le pouce d'un côté, l'index et le médius de l'autre, à une certaine distance de la base du mamelon, puis exercer une pression de dehors en dedans et d'arrière en avant. Le lait sort alors du mamelon en jets très fins.

C'est par ce procédé qu'on peut traire la femme pour pouvoir juger les qualités de son lait et procéder, le cas échéant, à un examen microscopique. On se souviendra que le lait du début est plus liquide que celui qui vient ensuite.

Par ce procédé, également, on pourra nourrir quelques jours l'enfant qui n'arriverait pas à téter.

Mais tous ces procédés sont, en somme, peu pratiques, et c'est l'examen de l'enfant, les résultats de ses pesées, qui font le mieux apprécier les qualités ou les défauts du lait.

III. SEINS (maladies). — Les plus fréquentes sont les suivantes.

Contusion du sein. — Assez fréquente chez les nourrices, par suite des mouvements du bébé.

SIGNES. Douleur très vive, ecchymose.

PREMIERS SOINS. — Pansements humides et cataplasmes.

Engorgement laiteux ou Galactophorite. — Caractérisé par un malaise et une tension dans le sein, allant jusqu'à gêner les mouvements du bras. Le volume de la glande est accru et on note en certains points des bosselures ; la peau est tendue et luisante.

PREMIERS SOINS. Vider le sein artificiellement avec une téterelle ; nourriture légère, boissons sudorifiques, purgatifs.

CAUSES. Interruption dans l'allaitement.

Galactocèle. — V. ce mot.

Inflammation du sein. — Elle peut parcourir trois étapes : crevasses, lymphangite, abcès, mais le plus souvent s'arrête à la première ou à la seconde, sans aboutir à la suppuration

Crevasses (Fissures, Gerçures). — CAUSES. Premier allaitement, mamelon insuffisamment allongé, difficile à prendre par l'enfant, et qui se fissure de lui-même.

SIGNES. Petite plaie béante à lèvres écartées, plus ou moins apparente, pouvant se dissimuler dans un pli naturel et révélée alors par la douleur aiguë que provoquent les efforts de succion du bébé.

Cette plaie peut donner du sang, que l'enfant absorbe et qui colore en noir ses selles.

TRAITEMENT. I. *Préventif.* — Lotions quotidiennes à l'alcool pendant les deux derniers mois de la grossesse. Ne mettre l'enfant au sein que lorsque,

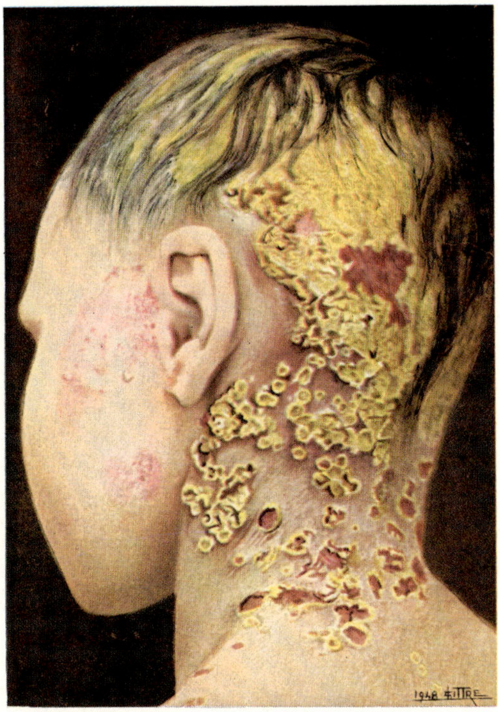

FAVUS

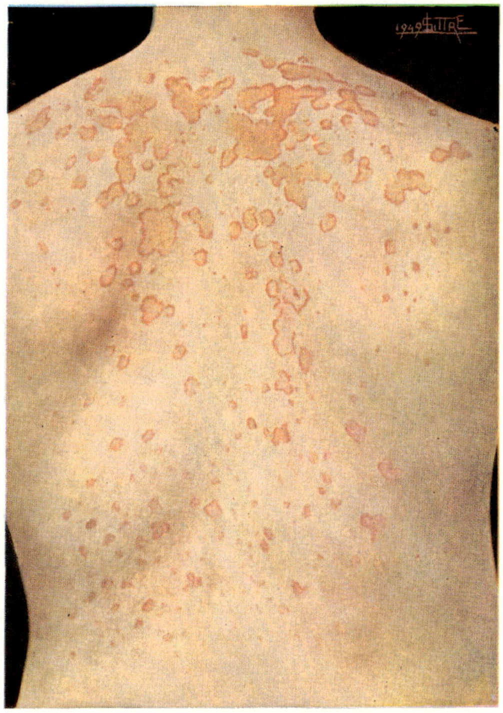

SÉBORRHÉE ECZÉMATEUSE

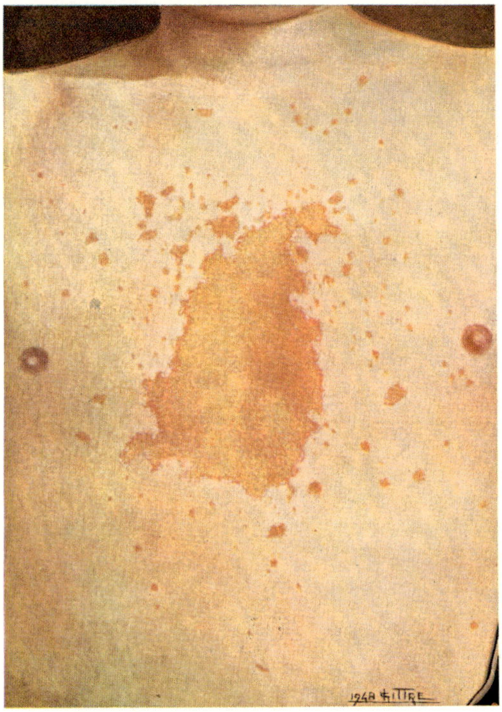

SÉBORRHÉIDES CIRCINÉES TRICOPHYTOÏDES

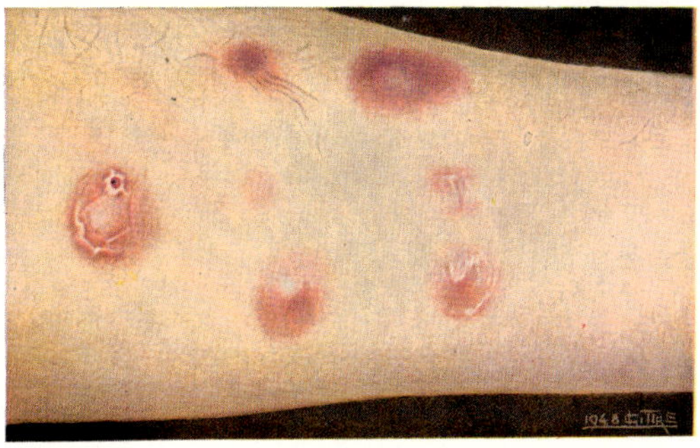

SPOROTRICHOSE

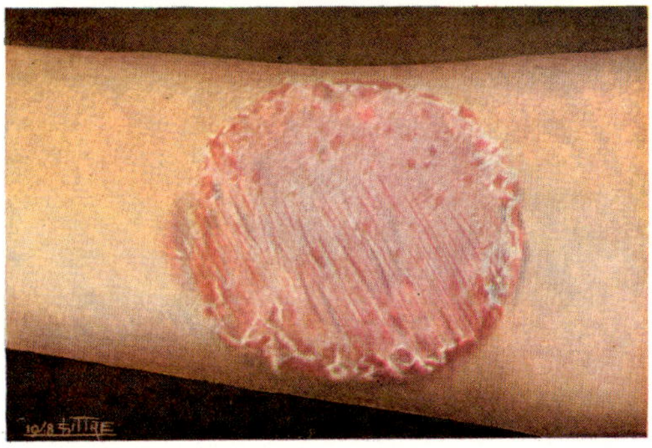

TRICOPHYTIE

Favus, Séborrhée, Sporotrichose, Tricophytie.

la lactation étant bien établie, la succion sera moins énergique. Emploi de la téterelle.

II. *Curatif.* — Application d'eau oxygénée avec quantité égale d'eau bouillie après chaque tétée, puis de gaze stérilisée. Emploi de la téterelle.

Lymphangite. — Signes. Suite de crevasses, la lymphangite est caractérisée par une sensation de malaise, une ascension brusque de température vers 39° ou 40° et du pouls à 120, précédée ou non d'un frisson; le mamelon et le sein deviennent très sensibles et se couvrent de traînées rosées. Tout cesse le lendemain pour reparaître quelquefois à un intervalle variable ou aboutir à l'abcès.

Traitement. Application de cataplasmes de fécule bouillie, aussi chauds qu'on peut les supporter, entre chaque tétée.

On peut aussi, après un léger lavage du sein, appliquer une compresse de tarlatane aseptique pliée en trois ou quatre doubles et plongée dans une solution de nitrate d'argent à 1 p. 150, puis exprimée. On recouvre cette compresse d'une épaisseur de flanelle sur laquelle on applique une vessie de caoutchouc aux deux tiers remplie de glace concassée finement et qu'on renouvelle toutes les deux ou trois heures. Le tout est maintenu par un bandage de corps. Ce traitement est continué jusqu'à disparition de la rougeur et du gonflement, puis on reprend l'allaitement.

Mastite aiguë ou Abcès du sein. — Survient surtout au moment de la puerpéralité. La cause en est habituellement le staphylocoque, le streptocoque ou le gonocoque. Ces germes proviennent soit des téguments de la mère, soit de la bouche du nouveau-né.

Signes. Le sein est d'abord douloureux (engorgé) ; la fièvre est souvent modérée (38°5) ; parfois cependant, il y a déjà fièvre élevée avec frissons. Puis on note une tuméfaction du sein, un empâtement douloureux avec nodules disséminés dans la glande. La pression fait sourdre par le mamelon un mélange de lait et de pus. Puis, en un point, la peau devient violacée, la fluctuation apparaît, l'abcès s'ouvre à l'extérieur, et il peut persister une fistule, difficile à guérir.

Traitement. — Soins de propreté. Expression du sein. Sulfamides, pénicilline. Incision ou, mieux, ponctions hâtives dès que le pus s'est collecté, avec anesthésie locale à la cocaïne. Drainage des plaies avec injection d'eau oxygénée à moitié (puis plus) étendue d'eau. Supprimer temporairement l'allaitement.

Abcès rétro-mammaire. — Abcès du tissu cellulaire placé en arrière de la glande. La mamelle est projetée en avant et semble reposer sur une éponge. Le pus fuse vers la périphérie de la glande.

Traitement. Ouverture précoce de l'abcès.

Congestion du sein. — Tuméfaction douloureuse des seins apparaissant pendant la période intermenstruelle, ou immédiatement avant les règles. Due à une sécrétion exagérée d'hormone œstrogène, à une hyperfolliculinémie.

Chez la femme plus âgée, on peut observer une mastite chronique, nodulaire ou kystique.

Traitement. Hormone mâle (testostérone) en injections, entre le dixième et le vingt-quatrième jour du cycle menstruel.

Régime acidifiant. Médicaments acidifiants (chlorure d'ammonium pour diminuer la rétention d'eau).

Hémorragies. — Une hémorragie par le mamelon peut survenir à tout âge, surtout entre 30 et 60 ans.

Le plus souvent, l'hémorragie provient d'un sein atteint d'une *tumeur* palpable. Il peut s'agir d'une *maladie kystique de Reclus,* d'un *adénosarcome* du sein, d'une *maladie de Paget ;* ordinairement, l'hémorragie est la manifestation d'un *cancer.*

Si l'hémorragie ne s'accompagne pas de tumeur, il faut songer à une hémorragie *traumatique,* à la suite d'un choc violent du sein, ou à une hémorragie *vicariante* des règles; il existe ordinairement des troubles endocriniens.

Dans les cas difficiles, il convient de faire une biopsie, un examen radiographique ou une transillumination du sein, par les méthodes récentes, afin de dépister un cancer au début.

Traitement. L'amputation large du sein s'impose en cas de cancer confirmé; l'ablation sera limitée en cas de tumeur bénigne.

Tumeurs du sein. — Fréquentes.

Tumeurs bénignes. — Noyau isolé (adénofibrome) ou multiple en grappe (maladie kystique de Reclus), survenant avant 40 ans, non adhérent à la peau, qui n'a subi aucune modification, roulant sous le doigt, de consistance souple, élastique, parfois kystique, indolore, gênant seulement par son volume et son poids s'accroissant lentement, surtout lors des règles, avec maintien d'un bon état général.

Complications. Possibilité de transformation en tumeur maligne (carcinome et sarcome).

Tumeurs malignes. — Le cancer ou *épithélioma* du sein se rencontre chez la femme entre 35 et 50 ans, parfois même entre 20 et 30 ans; il peut aussi se voir chez l'homme. La tumeur, généralement unilatérale, peut se propager à l'autre sein. Elle se développe habituellement sur une glande saine, parfois sur une lésion de mammite chronique ou sur un adénome.

Cancer nodulaire. — Le plus fréquent. C'est une masse dure enchassée dans la glande, aux limites imprécises. Au début, on note une nodosité

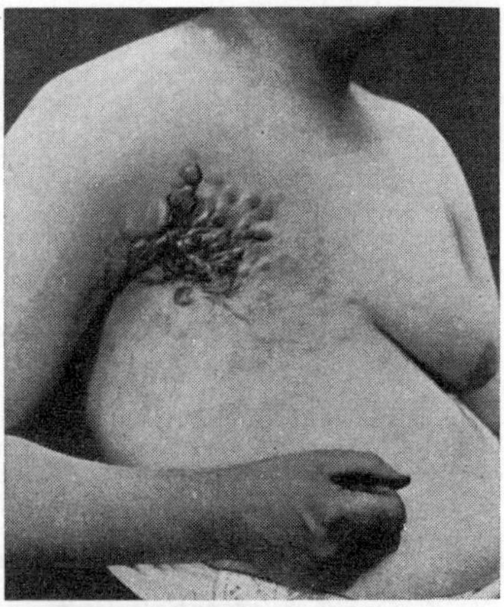

Fig. 1761. — Récidive du cancer du sein après opération insuffisante.
(Musée de l'hôpital Saint-Louis.)

indolore, qui s'accroît progressivement et devient adhérente à la peau (peau d'orange) ; sa consistance est dure; il existe un engorgement des ganglions de l'aisselle. Les douleurs et les élancements deviennent de plus en plus pénibles; puis, la tumeur augmente de volume, la peau rougit, se crevasse et s'ulcère; l'état général est altéré (teinte jaune paille, amaigrissement) ; la compression des gros vaisseaux amène un œdème du bras. Si une intervention précoce n'est pas pratiquée, la mort survient dans la cachexie ou du fait d'une complication (hémorragies, complications pulmonaires).

Le *squirrhe atrophique* s'observe le plus souvent chez des femmes âgées.

Cancer encéphaloïde. — Il est volumineux, mou, et tend à s'ulcérer rapidement.

Cancer aigu ou Mastite carcinomateuse. — Ce cancer atteint les deux seins des femmes jeunes en période de lactation. La glande devient rouge, chaude, douloureuse et volumineuse; l'évolution est rapide, et la généralisation se fait en quelques semaines ou quelques mois.

Sarcome du sein. — Très volumineux, il a une évolution rapide. Il se généralise aussi par voie sanguine, parfois plusieurs années après l'extirpation du cancer, vers le foie, les poumons et surtout vers les os (vertèbres, crâne, fémur, humérus).

Traitement. Ablation chirurgicale précoce. Les rayons X ou le radium ne sont que des adjuvants de l'interven-

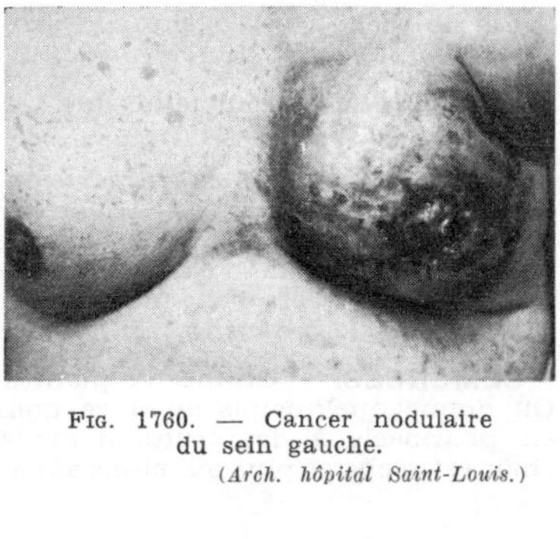

Fig. 1760. — Cancer nodulaire du sein gauche.
(Arch. hôpital Saint-Louis.)

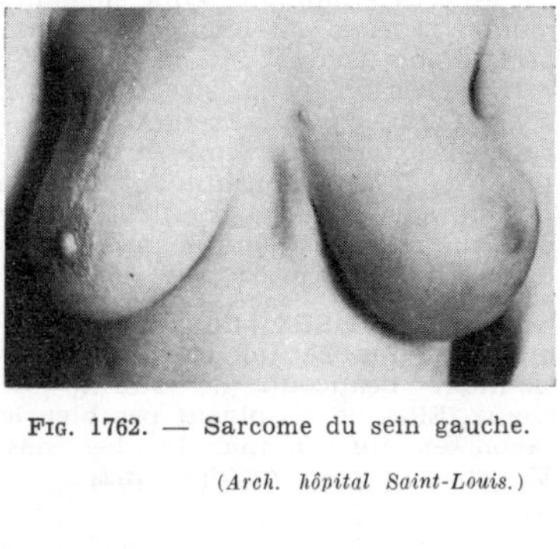

Fig. 1762. — Sarcome du sein gauche.
(Arch. hôpital Saint-Louis.)

tion (*fig.* 1762). La castration chirurgicale ou radiothérapique, l'administration d'hormones mâles, agissent sur le cancer du sein et les métastases consécutives à l'ablation (20-50 p. 100 des cas). On peut associer les deux méthodes, mais l'hormone mâle doit être administrée à doses très élevées (3 000 à 4 000 mg).

Sur certains cancers du sein ou sur leurs métastases, l'administration d'œstrogènes a donné des résultats favorables.

Maladie de Paget du sein. — Affection chronique du mamelon et de l'aréole du sein chez les femmes ayant dépassé la quarantaine.

SIGNES. Au début, apparition de petites croûtes, puis d'ulcérations fissuraires. Au bout de quelques mois

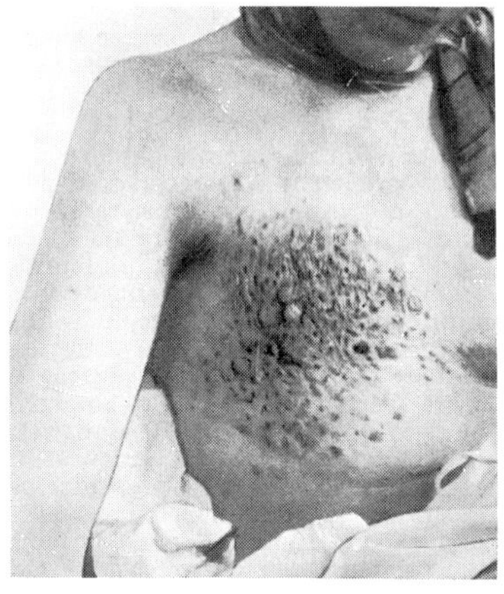

FIG. 1763. — Maladie de Paget du sein.

ou de quelques années, on constate une surface rouge, desquamante, suintante, croûteuse par places (*fig.* 1763), parfois sanguinolente. Le mamelon est rétracté, les ganglions sont indemnes.

TRAITEMENT. Ablation chirurgicale avec radiothérapie pré- et postopératoire.

Syphilis du sein. — On peut observer au niveau du sein l'accident primitif, le chancre du mamelon, chez les nourrices infectées par un nourrisson syphilitique; des lésions secondaires (papules, plaques muqueuses) et des lésions tertiaires.

TRAITEMENT. Antisyphilitique.

SEL. — Le *sel,* sans autre qualification, ou *sel commun,* est du chlorure de sodium. V. SODIUM.

SÉLECTION. — Choix par lequel les espèces éliminent leurs éléments moins favorisés par leur constitution ou leurs aptitudes.

La sélection peut être *naturelle,* conditionnée par les seules circonstances extérieures, ou *artificielle,* telle qu'elle est couramment utilisée en élevage et en agriculture pour obtenir des races pures ou munies d'avantages spéciaux.

SÉLÉNITEUSES (Eaux). — Dénomination donnée aux eaux qui contiennent beaucoup de sulfate de chaux. Elles ne dissolvent pas bien le savon et cuisent mal les légumes. V. EAU : *Purification des eaux.*

SÉLÉNIUM. — Métalloïde se trouvant dans le sol à l'état de minerai (séléniure double de cuivre et de plomb) et dans le commerce, dans les boues des raffineries électrolytiques du cuivre.

INTOXICATION. Employé dans la construction des cellules photo-électriques, la conductibilité électrique du sélénium variant sous l'influence de la lumière, ce métalloïde peut déterminer des troubles chez les ouvriers inhalant des poussières de sélénium (industrie du cuivre, grillage des pyrites) ou des vapeurs comme l'hydrogène sélénié.

Parfois, intoxication *alimentaire* et collective par ingestion de bière contenant accidentellement de l'acide sélénique ou du blé sélénifère.

SIGNES. Odeur alliacée de l'haleine et de la sueur; troubles digestifs (vomissements, diarrhée); coryza; eczéma; parfois, œdème aigu du poumon, paralysies; brûlures cutanées.

TRAITEMENT. Suppression de l'intoxication; médication sucrée.

SELLE TURCIQUE. — V. SPHÉNOÏDE et HYPOPHYSE.

SELLES. — V. INTESTIN (maladies), COPROLOGIE, NOURRISSON.

SELS. — Combinaisons chimiques formées par l'union d'un acide et d'une base.

Sel ammoniac. — Chlorhydrate d'ammoniaque, employé dans des pommades résolutives, notamment contre les taches de rousseur.

Sel anglais. — V. AMMONIAQUE : *Carbonate d'ammoniaque.*

Sel de Berthollet. — V. CHLORATE DE POTASSE.

Sel d'Epsom. — V. MAGNÉSIUM : *Sulfate de magnésium.*

Sel de Glauber. — V. SODIUM : *Sulfate de soude.*

Sel de nitre. — V. POTASSE : *Azotate de potasse.*

Sel d'oseille ou Oxalate de potasse. — Employé autrefois comme rafraîchissant, mais justement abandonné aujourd'hui.

L'acide oxalique est, en effet, très nuisible aux arthritiques (calculs, gravelle) et toxique à faible dose. V. OXALIQUE (Acide).

Sel de Sedlitz. — V. MAGNÉSIUM : *Sulfate de magnésium.*

Sel de Seignette. — V. TARTRIQUE (Acide) : *Tartrate de potasse et de soude.*

Sel de tartre. — Carbonate de potasse.

Sel de Vichy. — V. SODIUM : *Bicarbonate de soude,* et VICHY.

SELTZ (Eau artificielle de). — V. EAU : *Eau gazeuse.*

SÉMÉIOLOGIE (du gr. *semeion,* signe, et *logos,* discours). — Etude des signes qui permettent de faire le *diagnostic* des maladies, c'est-à-dire de les différencier et d'en indiquer la terminaison, le *pronostic.*

SEMENCES. — Graines de plantes. On donne quelquefois aussi ce nom en pharmacie à des fruits dont la chair est sèche et plus ou moins adhérente à la graine. Ces semences doivent être récoltées au moment de la maturité.

SEMEN-CONTRA (étymol. : *Semences contre les vers,* ce dernier mot étant sous-entendu). — On désigne sous ce nom les fleurs non ouvertes (capitules) de plusieurs armoises [*Artemisia maritima, A. contra*]. Leur saveur est âcre et amère, leur odeur forte. Ils contiennent une huile volatile, vermifuge, une résine et un principe actif, la *santonine.*

Il vaut mieux employer la plante elle-même que la santonine, trop toxique.

Action vermifuge, particulièrement contre les ascaris et les oxyures.

DOSES. $0^{g},40$ par année d'âge chez l'enfant de plus de 2 ans; chez l'adulte, 5 à 6 g. Le médicament se prend le matin à jeun, 3 jours de suite, en infusion dans 60 g d'eau bouillante, ou dans du miel, des confitures. Régime lacté durant ce temps. En lavement, 1 à 10 g pour 100 g d'eau contre les oxyures.

Santonine (Acide santonique). — Principe actif du semen-contra, toxique si l'on exagère les doses, lesquelles sont au maximum de 10 cg pour un enfant (1 cg par année d'âge) et de 30 cg pour l'adulte. On donne ce médicament souvent sous forme de pastilles, de dragées dosées à 1 ou 2 cg ou de tablettes dosées à 1 cg.

Empoisonnement. — CAUSES. Les capitules de l'artémise maritime contiennent 2 p. 100 de *santonine,* qui est déjà toxique chez les enfants à la dose de 12 cg. Le *semen-contra,* lui-même, est toxique à la dose de 10 g. La santonine s'éliminant lentement, il y a lieu de craindre les effets cumulatifs des doses données plusieurs jours de suite.

SIGNES. *Par le semen-contra.* — Vomissements, douleurs à l'estomac, convulsions, refroidissement de la peau, dilatation des pupilles, somnolence, asphyxie.

Par la santonine. — Scintillement, immobilité des pupilles, qui sont dilatées; le malade voit les objets en jaune, et quelquefois en violet, pendant plusieurs heures; cuisson de l'urètre pendant l'émission d'urine, qui est souvent difficile et de teinte *jaune citron* (elle peut devenir rouge, par putréfaction); gonflement de la face, mal de tête, vertiges; sorte d'ivresse, avec titubations, convulsions, sueurs froides, perte de connaissance.

TRAITEMENT. Faire vomir, en chatouillant la luette, puis boissons chaudes, sinapismes, linges chauds, inhalations d'éther.

Contre les phénomènes convulsifs, chloral.

SEMI-LUNAIRE (En forme de croissant). — **Cartilages semi-lunaires.** — Ils complètent les cavités glénoïdes de la partie supérieure du tibia, destinée à recevoir les condyles du fémur.

Ganglions semi-lunaires (du grand sympathique). — Ils sont placés en avant des deux piliers du diaphragme, au milieu du plexus solaire.

Os semi-lunaire. — Second os de la première rangée du carpe, le semi-lunaire, avec son voisin le scaphoïde.

s'articule en haut au radius, en bas avec la partie de la seconde rangée du carpe (grand os, trapézoïde et trapèze), qui est articulée avec les trois premiers métacarpiens.

Luxation. — En cas de *chute violente sur la main en extension,* le choc est transmis au radius, qui soit se fracture, soit résiste, et c'est alors le semi-lunaire et le scaphoïde qui sont disloqués; le semi-lunaire, qui a la forme d'un coin, s'énuclée plus ou moins en avant, et le scaphoïde souvent se brise, la partie voisine du semi-lunaire l'accompagnant dans sa luxation.

Depuis la radiographie, on a constaté que cette luxation est la lésion du poignet la plus fréquente après la fracture du radius.

SIGNES. En général, douleur très vive au moment de l'accident. Déformation du poignet, qui semble épaissi dans le sens antéro-postérieur avec inclination légère de la main sur le bord interne et demi-fléchissement des doigts. Au palper, on constate que les os de l'avant-bras sont intacts et on sent à la face palmaire la saillie en noisette du semi-lunaire. Lorsque le scaphoïde est brisé, la tabatière anatomique est remplie par un de ses fragments accompagnant le semi-lunaire. Les mouvements de flexion et d'extension de la main sont très limités. Si l'énucléation du semi-lunaire est complète, la compression du nerf médian provoque une douleur extrême, avec sensation de froid des doigts.

TRAITEMENT. Essayer la réduction dans les premiers jours. Après un mois, extirpation de l'os.

SÉMINAL et SÉMINIFÈRES (du lat. *semen,* semence). — **Pertes séminales.** — V. MASCULINS (Organes génitaux) [maladies] : *Spermatorrhée.*

Vésicules séminales et Conduits séminifères. — V. MASCULINS (Organes génitaux).

SÉMINOME. — Tumeur développée aux dépens de la glande séminale (testicule ou ovaire).

SEMOULE. — Petits grains obtenus en broyant incomplètement le froment et en le débarrassant de ses parties corticales.

La semoule faite avec des grains de riz est plus fine que la semoule de blé et convient mieux aux enfants. L'orge perlé, c'est-à-dire mondé et écrasé en petits grains, est analogue à la semoule.

Tous ces granules alimentaires peuvent servir à faire des potages au bouillon gras ou au lait, qui font partie du régime de l'enfant en bas âge.

SÉNÉ. — Médicament laxatif et purgatif constitué par les feuilles et les fruits de divers *Cassia,* de la famille des Synanthérées, et originaire d'Alexandrie ou de l'Inde.

Le séné exerce son action exclusivement sur le gros intestin, où il provoque des contractions éliminant son contenu. C'est le type des purgatifs *mécaniques;* réveillant la tonicité de la couche musculaire de l'intestin et lui rendant peu à peu son énergie, il le rééduque et amène le malade à l'expulsion naturelle. Le principe actif

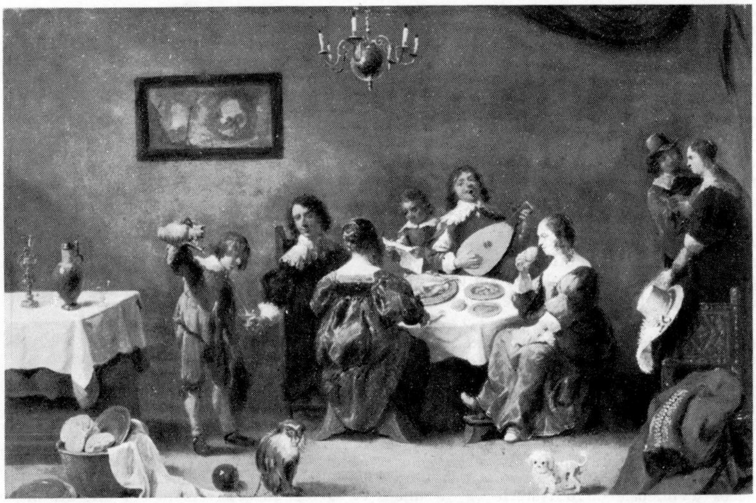

FIG. 1764. — Les cinq sens.
(Tableau de David Teniers; Musée de Bruxelles.)

s'élimine par l'urine ou par le lait (qui devient purgatif) chez les nourrices.

Le goût de l'infusion sucrée est agréable.

MODE D'EMPLOI et DOSES. L'infusion, faite avec trois fruits pour une tasse, suffit dans la constipation chronique, à la dose d'une tasse après chaque repas, soit trois par jour.

Si la constipation est ancienne et tenace, on aura recours à une *décoction* de 5 ou 6 follicules, préalablement *lavés à l'alcool,* afin d'enlever le principe irritant qui, à cette dose, pourrait produire des coliques, et en ayant soin de se servir, pour l'ébullition, d'un vase de terre, car le séné, contenant du tanin, prendrait une couleur noire au contact du fer.

On peut aussi prendre, comme purgatif, 10 à 15 g infusés dans 500 g de décoction de pruneaux, sucrée avec du miel, dans du café ou du thé, ou sous forme de lavement purgatif associé à dose égale de sulfate de soude (10 à 15 g).

Pour les enfants, 1 g de fruits en infusion par année d'âge.

On emploie aussi la poudre en cachets, 4 à 10 g; l'extrait alcoolique, 1 à 4 g; la teinture, 5 à 15 g; le sirop 15 à 30 g.

Le séné entre dans la composition du *thé Saint-Germain,* qui est formé de fleurs de sureau (15 g), de semences de fenouil (6 g), de semences d'anis (5 g), de crème de tartre (5 g) et de feuilles de séné (21 g). On prend chaque matin, comme laxatif, 5 g d'infusion de ce mélange dans une tasse d'eau.

SÉNEÇON. — Plante de la famille des Composacées, comprenant de nombreuses espèces : Séneçon commun (*Senecio vulgaris*), S. Jacobée (*S. Jacobaea*), S. visqueux (*S. viscosus*), etc. Les séneçons renferment deux alcaloïdes : la *sénécine* et la *sénécionine.* Ils sont employés comme émollients, résolutifs, vulnéraires, emménagogues, sédatifs de la douleur (dysménorrhée).

MODE D'EMPLOI. Extrait aqueux, 50 cg à 2 g, par dose progressive, chaque jour, de 25 cg. Extrait fluide, XXX à L gouttes.

SÉNESCENCE (du lat. *senesche,* vieillir). — Processus normal de la vieillesse.

SÉNILITÉ. — Processus pathologique de la vieillesse.

SENS (Organes des). — Les cinq sens sont : le *toucher,* dont le siège est la *peau;* le *goût,* dont le siège est la *langue;* l'*odorat,* dont le siège est le *nez;* la *vue,* dont le siège est l'*œil;* l'*ouïe,* dont le siège est l'*oreille.*

Schématiquement, un organe des sens peut être représenté par la terminaison périphérique d'un filet nerveux *sensitif* destiné à percevoir les diverses impressions extérieures : contact, chaleur ou froid, pression, lumière, son, odeur, saveur. Le nerf sensitif conduit l'impression jusqu'à un centre nerveux, qui la transforme en sensation.

Sens de la direction et des obstacles. — On a remarqué que les aveugles arrivent à se diriger assez facilement, qu'ils ne se cognent pas aux obstacles, perçoivent dans une chambre la présence de gros meubles et peuvent, étant au repos, s'apercevoir de l'approche d'objets, même lorsqu'elle s'effectue très lentement et sans aucun bruit.

Cette sensation de l'aveugle semble reposer simplement sur des ondes acoustiques, réfléchies par les objets, et l'organe perceptif serait le labyrinthe.

Sens musculaire. — Nom donné aux perceptions fournies par la sensibilité profonde et que les membres transmettent à la conscience sur leur position, leurs mouvements, la pesanteur, la résistance des objets et l'effort corrélatif qui en résulte.

Le sens musculaire peut être aboli, diminué ou perverti; ces troubles sont particulièrement constatés au niveau de la main et des doigts et peuvent accompagner l'hémianesthésie.

Sens stéréognostique (du gr. *stereos,* solide, et *gnôstikos,* qui a la faculté de connaître). — Nom donné à la perception (par association de la sensibilité profonde à la sensibilité superficielle) de la forme des objets, de leurs propriétés physiques (consistance, température), de leur usage et de leur dénomination, et appréciable par le palper.

SENSIBILISATION. — Modification produite dans l'organisme par un agent physique, chimique ou biologique supporté précédemment sans inconvénients; cette sensibilisation, soit brusque, soit progressive, peut se traduire par des réactions générales (choc, fièvre) ou locales (eczéma, urticaire, purpura).

SENSIBILITÉ. — Fonction consistant dans la transmission au cerveau par les nerfs centripètes de l'excitation d'un organe périphérique. Cette fonction peut être troublée, modifiée, exaltée ou, au contraire, atténuée et même supprimée. Les diverses variétés de lésions peuvent être séparées en deux classes : celles qui sont perceptibles par le malade, celles qui sont perceptibles par un examen.

Troubles perceptibles par le malade ou Dysesthésie (du gr. *dus,* mal, et *aisthêsis,* sensibilité). — Engourdissement, fourmillements pouvant siéger exclusivement aux extrémités ou *acroparesthésie* (du gr. *akros,* extrémité, *para,* faux, et *aisthêsis,* sensibilité), brûlure ou froid, picotements. Lorsque ces douleurs sont restreintes : 1° à un point du corps, elles peuvent être le premier signe (aura) d'un accès d'épilepsie ou d'hystérie; 2° à une moitié du corps, elles peuvent être la marque d'une hémiplégie.

Les douleurs proprement dites sont très variables : douleurs névralgiques le long d'un nerf, douleurs de tête généralisées ou localisées à une moitié seulement (mal de tête et migraine), douleurs viscérales : coliques hépatiques (v. FOIE), néphrétiques (v. REINS), gastralgiques (v. ESTOMAC), angine de poitrine (v. CŒUR), douleurs fulgurantes du tabès (v. MOELLE ÉPINIÈRE).

Troubles perceptibles par un examen. — Ils sont également très variés : *hypoesthésie,* diminution de la sensibilité; *anesthésie,* suppression totale de la sensibilité; *analgésie,* suppression de la sensibilité à la douleur; *anesthésie dissociée,* lorsqu'un des modes de sensibilité est seul supprimé; *hyperesthésie,* exagération de la sensibilité; *paresthésie,* fausses sensations (retard dans la sensation ou même suppression après plusieurs excitations; retour, au contraire, de la sensation alors que l'excitation n'est pas reproduite; erreur dans le point touché).

L'anesthésie générale est très rare; son origine est l'hystérie.

L'anesthésie restreinte à une moitié du corps (*hémianesthésie*) se produit dans certaines hémiplégies, où elle est ordinairement incomplète, plus marquée aux extrémités, et dans l'hystérie, où elle est complète, y compris le goût et l'audition.

Lorsque l'hémianesthésie est d'origine médullaire, les muscles sont paralysés et la peau est hyperesthésiée du côté de la lésion, tandis que, du côté opposé, la peau est anesthésiée et les muscles sont intacts.

Dans les lésions occupant tout un segment de la moelle épinière (fractures du rachis, mal de Pott, myélites transverses), il y a anesthésie complète de la partie inférieure du corps (*anesthésie paralytique*), la limite supérieure de l'anesthésie indiquant la hauteur de la lésion.

L'anesthésie peut être : 1° *segmentaire,* si un segment de la moelle (v. tabl. XXXVI, à ce mot) est seulement atteint : anesthésie en chaussette, en gant, en caleçon (hystérie, syringomyélie); 2° en *bandes radiculaires* correspondant à une région innervée par une des racines postérieures (compression des racines, syringomyélie, tumeurs) [v. tabl. XL, à NERFS]; 3° en *bandes des nerfs périphériques;* 4° en *plaques,* suivant que tout ou partie d'un nerf périphérique est lésé.

EXPLORATION DE LA SENSIBILITÉ. Le malade devra avoir les yeux *bandés.*

La sensibilité au *contact* s'explore avec le compas de Weber ou esthésiomètre (*fig.* 1765), qui permettra de voir si les deux points doivent être plus ou moins rapprochés que dans la normale pour que le malade perçoive deux sensations et annonce le point touché.

La sensibilité à la *douleur* s'explore par des piqûres d'épingles ou des pincements, ou avec le contact électrique, la pression des points de Valleix (v. à NERFS, p. 741, 742), pour les troncs nerveux.

La sensibilité à la *température* s'apprécie par le contact avec un corps chaud ou froid. Pour le sens des *mouvements passifs,* on prie le malade d'opérer avec la main libre les mouvements imprimés à celle qu'on tient; pour le sens de la *position,* on croise et décroise plusieurs fois les jambes, puis on demande au malade d'indiquer comment elles sont placées; pour le sens du *relief,* on lui met dans la main différents objets, qu'il doit déterminer en les palpant.

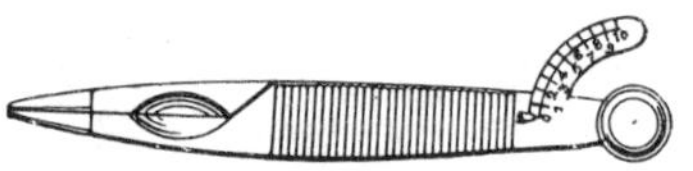

FIG. 1765. — Esthésiomètre.

En ce qui concerne les sens, on constate la sensibilité de l'*audition* par la montre, de l'*odorat* par les odeurs, du *goût* par l'application d'une substance amère, salée et sucrée, successivement sur une des moitiés de la langue.

La sensibilité *viscérale* s'apprécie par des pressions sur les viscères (estomac, vessie, testicule, sein, trachée).

SENTEIN (Ariège). — Station d'eaux minérales ferro-arséniées froides.

INDICATIONS. Anémie, asthénie.

SÉPARATION DES URINES. — V. REINS, URINE.

SEPTÉNAIRE. — Espace de sept jours.

SEPTICÉMIE (du gr. *septikos,* putride, et *haima,* sang) [Empoisonnement du sang]. — Fièvre continue à type rémittent causée par la diffusion dans le sang de divers microbes ou des toxines sécrétées par ces microbes.

La septicémie peut évoluer suivant trois *stades.*

1° *Infection locale.* — Siège variable (membres, utérus, urètre, oreilles, amygdales, bouche). On peut parfois éviter la septicémie à cette période par une désinfection soigneuse et au besoin une intervention chirurgicale.

2° *Décharge microbienne dans le sang.* — Cette phase se traduit cliniquement par la présence du microbe dans le sang, décelée par l'*hémoculture* au moment des accès fébriles. Une médication appropriée peut encore à cette période sauver le malade.

3° *Envahissement du sang par les microbes.* — Les microbes pullulent dans le sang et s'y multiplient, causant des abcès miliaires dans les différents viscères. Ce stade est extrêmement grave; la mort est habituelle.

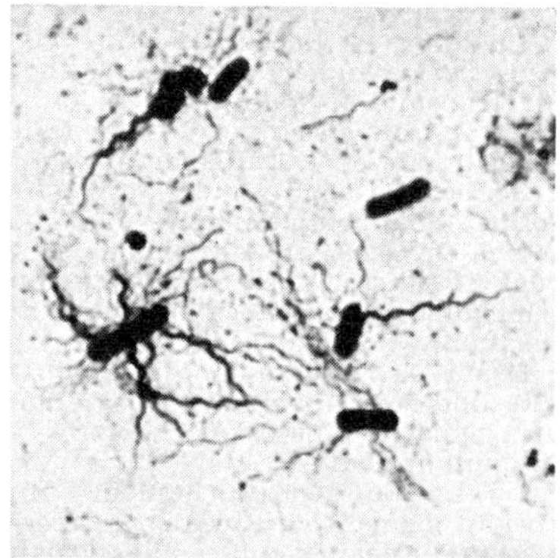

FIG. 1766. — Vibrions septiques (gross. 1 300).
(*Phot. Institut Pasteur.*)

L'hémoculture permet de déceler le *microbe* qui a causé la septicémie et de distinguer deux grands types de septicémies.

Septicémies dues à des germes aérobies. — Ces germes sont les staphylocoques, streptocoques, pneumocoques, méningocoques, gonocoques, colibacilles. V. STAPHYLOCOCCIE, STREPTOCOCCIE, PNEUMOCOCCIE, MÉNINGOCOCCÉMIE, GONOCOCCÉMIE, COLIBACILLOSE et BACTÉRIES.

Le bacille de Koch peut aussi causer des septicémies du type granulie et typho-bacillose. V. TUBERCULOSE.

Septicémies dues à des germes anaérobies. — Les uns sont *telluriques* et vivent dans la terre, ou sont hébergés dans le tube digestif; les autres, *non telluriques,* vivent en saprophytes à la surface des muqueuses.

Germes telluriques. — On distingue *B. perfringens, B. oedematiens, B. histolyticus, B. sporogenes.*

CAUSES. Le point de départ le plus fréquent est l'utérus (avortement criminel), parfois le tube digestif (stomatite, angine, cholécystite, fièvre typhoïde).

SIGNES. Fièvre brusque avec frissons, douleurs abdominales, vomisse-

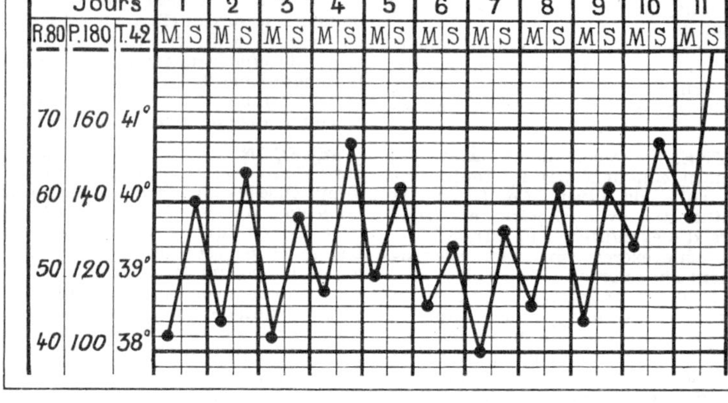

FIG. 1767. — Variation de la température dans la septicémie aiguë.

ments bilieux ou hémorragiques; hébétude, anxiété; érythème généralisé, puis ictère grave avec hémoglobinémie; urines rouge cerise ou brunâtres; hématies diminuées, leucocytose élevée.

Germes non telluriques. — Tels sont : *B. funduliformis, B. fragilis, B. ramosus* et le *streptocoque anaérobie.*

CAUSES. Le point de départ est ordinairement une angine cryptique ou phlegmoneuse, une otite avec mastoïdite, parfois des troubles digestifs (appendicite gangreneuse, intervention chirurgicale sur le gros intestin).

La septicémie par streptocoque anaérobie est due soit à une angine, soit à une infection utérine par thrombo-phlébite.

SIGNES. Grands accès fébriles avec frissons (*fig.* 1767) et sueurs profuses, cyanose, refroidissement des extrémités, collapsus, embolies pulmonaires, ostéo-arthrites purulentes, abcès du foie, ictère, grosse rate, hémorragies, purpura.

Septicémie à streptobacillus moniliformis. — Contractée par le microbe saprophyte du rat, soit par contact avec le rat, soit à la suite de morsure.

SIGNES. Grand frisson, vomissements, céphalée, rachialgie, fièvre à 40°, irrégulière. Puis éruption ressemblant à la rougeole ou à la rubéole du premier au cinquième jour, parfois ecchymoses. Arthralgies pouvant toucher les grosses et les petites articulations. Inflammation du pharynx et du larynx. Hémoculture positive.

ÉVOLUTION. Variable suivant les germes. Guérison dans les cas bénins, mais le plus souvent la mort survient au bout de quinze jours, parfois en quelques heures, par azotémie.

TRAITEMENT. Antibiotiques adaptés à haute dose, employés précocement.

SEPTIQUE (gr. *sêptikos;* de *septos,* pourri). — Se dit de tout corps, de toute plaie, envahis par des microbes *pathogènes.*

L'état *aseptique* est au contraire constitué par l'absence de microbes.

SÉQUELLES (du lat. *sequi,* suivre). — Accidents consécutifs à une maladie : par exemple, fistule osseuse après fracture avec plaie.

SÉQUESTRE (du lat. *sequestrare,* séparer). — Portion d'os qui a perdu toute vitalité, la circulation ne s'y opérant plus; elle devient un corps étranger autour duquel se forme un abcès. V. os (maladies) : *Nécrose.*

SÉREUSES et SYNOVIALES. — I. **SÉREUSES** (structure et fonctions). — Une séreuse est une membrane ayant la forme d'un sac sans ouverture, dont une moitié serait entrée dans l'autre; aussi la compare-t-on avec raison au bonnet de coton.

La paroi externe adhère ou non aux organes du voisinage. Entre les deux parois se trouve une faible quantité de liquide, la *sérosité,* de composition analogue à celle du sérum sanguin, qui permet le glissement d'une paroi sur l'autre.

Des ces séreuses, les unes, *séreuses proprement dites,* enveloppent les viscères, l'*arachnoïde* autour des centres nerveux (cerveau et moelle), la *plèvre* autour du poumon, le *péricarde* autour du cœur, le *péritoine* autour des organes abdominaux.

D'autres séreuses, les *synoviales,* qui contiennent un liquide filant, visqueux, la *synovie,* tapissent l'intérieur des articulations, et, enfin, une troisième variété, les *bourses séreuses,* est placée dans les gaines de tendons. Elles en facilitent les mouvements comme les séreuses facilitent les mouvements des viscères.

STRUCTURE DES SÉREUSES. Les séreuses sont formées de fibres élastiques et contiennent de nombreux vaisseaux capillaires sanguins et lymphatiques.

A l'intérieur, elles sont couvertes d'une couche de cellules qui peut se détacher à la suite d'une inflammation, et elles sont remplacées par du tissu conjonctif pouvant amener des adhérences entre les deux parois, par création de néo-membranes allant de l'une à l'autre.

V. aussi SÉROSITÉ.

II. SÉREUSES ET SYNOVIALES (maladies). — MODIFICATIONS DU LIQUIDE DES SÉREUSES. — Le liquide contenu dans les séreuses peut augmenter de quantité sans modifications produites par une action inflammatoire : *péricardite* (v. à CŒUR); *péritonite* (v. à PÉRITOINE); *pleurésie* (v. à RESPIRATOIRES [Organes]); *arthrite* (v. à ARTICULATIONS [maladies]).

III. SÉREUSES (Bourses). — Il en existe deux variétés.

Bourses des tendons et des muscles. — Lorsqu'un muscle ou un tendon doit frotter contre un muscle ou un tendon, et surtout contre un os, le glissement de ces organes est facilité par l'interposition entre eux d'une *bourse séreuse.*

Ces bourses sont, comme toutes les séreuses, des sacs clos, dont une moitié est encapuchonnée dans l'autre

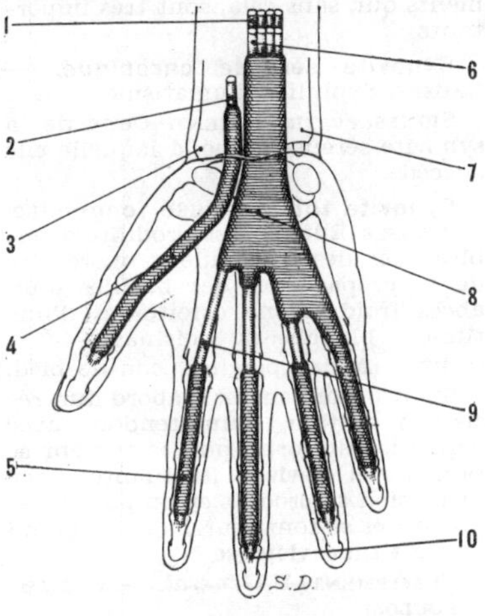

FIG. 1768. — Synoviales tendineuses antérieures de la main.

1. Tendons du fléchisseur profond des doigts; 2. Tendon du fléchisseur du pouce; 3. Radius; 4. Synoviale digito-carpienne externe; 5. Synoviales digitales; 6. Tendons du fléchisseur superficiel des doigts; 7. Cubitus; 8. Synoviale digito-carpienne interne; 9. Tendons fléchisseurs; 10. Insertion du tendon fléchisseur profond.

et dont chacune des parois externes répond à un des organes qu'elle sépare. Celles qui entourent les tendons ont souvent la forme d'un manchon et portent le nom de *gaine synoviale* (*fig.* 1768).

L'intérieur de ces sacs renferme une petite quantité d'un liquide visqueux, la synovie, qui facilite le glissement des tendons.

Bourses séreuses sous-cutanées. — Il existe aussi des *bourses séreuses sous-cutanées,* au niveau des points où la peau, recouvrant directement un os, doit se prêter à des glissements très fréquents. Les plus importantes à connaître, parce qu'elles sont quelquefois l'origine de maladies, sont celles du coude, de la rotule, du talon.

Enfin, certaines bourses séreuses se produisent *anormalement* dans les régions exposées à des pressions réitérées, soit par suite de déformations (pied bot, oignons), soit par l'effet de positions spéciales professionnelles (au milieu de la poitrine, chez les menuisiers; sur les côtés de la colonne vertébrale, chez les portefaix).

IV. SÉREUSES (Maladies des bourses). — **Hygroma** (du gr. *hugros,* humide, et *oma,* qui indique une tumeur). — Inflammation des bourses séreuses normales ou anormales.

Forme aiguë. — CAUSES. Ordinairement une contusion, quelquefois le

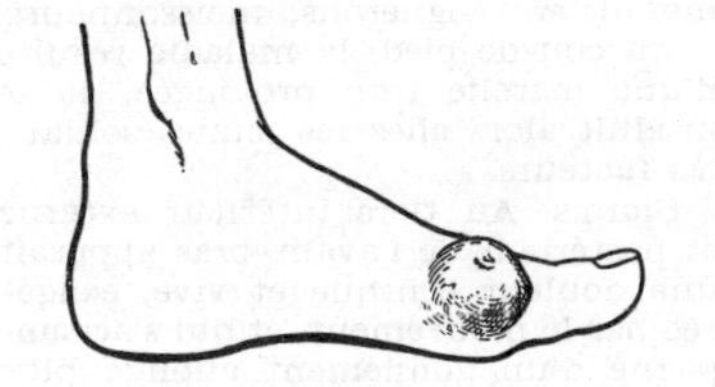

FIG. 1769. — Hygroma.

rhumatisme ou l'extension d'une maladie inflammatoire voisine (anthrax, lymphangite).

SIGNES. Tumeur douloureuse, fluctuante, du volume et de la forme d'une noix à une orange, sur laquelle la peau présente une rougeur plus ou moins diffuse, qui s'accompagne souvent de fièvre. La maladie guérit en quelques jours ou se transforme en abcès.

TRAITEMENT. Repos, cataplasmes, compressions, pointes de feu. Si l'hygroma se transforme en abcès, l'ouvrir.

Forme chronique. — CAUSES. Pressions répétées; aussi l'hygroma chronique existe-t-il surtout au genou chez les frotteurs, les raboteurs de parquets, les maçons, les domestiques et les religieuses; au coude (olécrâne) chez les mineurs; à l'épaule (sur l'acromion) chez les portefaix; dans des bourses anormales, comme au-dessous du genou chez les cordonniers; à la cheville (malléole externe) chez les tailleurs; à la partie antérieure de la cuisse chez les joueurs d'orgue; à la face interne du genou chez les cavaliers; au pied chez les personnes qui ont au niveau de la tête du premier métatarsien un *oignon,* c'est-à-dire un épaississement de l'épiderme au-dessous duquel s'est formée une bourse séreuse (*fig.* 1769).

SIGNES. Simple gêne croissant avec le volume, qui peut atteindre celui d'un œuf. L'évolution est lente et silencieuse, à moins qu'une contusion n'entraîne la transformation en hygroma aigu.

La peau est amincie ou, au contraire, épaissie, et glisse sur la tumeur; la fluctuation est nette. Sous l'action d'un coup, la rupture peut se produire, soit à l'extérieur, soit au-dessous de la peau, avec reproduction de l'épanchement, hémorragie ou suppuration.

TRAITEMENT. Extirpation ou ponction, avec injection iodée.

Synovite aiguë sèche (Ténosynovite ou Aï crépitant). — Inflammation des synoviales entourant les tendons. Il en existe plusieurs variétés.

Inflammation *sèche* des gaines synoviales des tendons des muscles radiaux ou du long abducteur et du court extenseur du pouce à la partie inférieure de l'avant-bras. Beaucoup plus rarement se produit au cou-de-pied une inflammation de la gaine articulaire du biceps. Cette synovite existe quelquefois aux deux membres.

CAUSES. Efforts répétés de ces tendons, qui ont un long trajet et frottent sur des reliefs osseux chez les personnes qui étendent et tournent souvent la main : pianistes, maîtres d'armes, blanchisseuses, gymnastes, menuisiers, vignerons, moissonneurs.

Au cou-de-pied, la maladie résulte d'une marche trop prolongée, et se produit alors chez les jeunes soldats, les facteurs.

SIGNES. Au tiers inférieur externe et postérieur de l'avant-bras apparaît une douleur brusque et vive, exagérée par le mouvement, et qui s'accompagne d'un gonflement allongé plus ou moins prononcé (les lésions siègent dans la gaine du tendon du muscle malade) ; la couleur et la chaleur de la peau sont, en général, peu modifiées, mais il existe toujours, au moment des mouvements de la main provoqués par le muscle en question, une crépitation analogue à celle de l'amidon ou de la neige froissés. La lésion existe souvent aux deux membres.

EVOLUTION. La synovite sèche ne se prolonge pas en général plus de 15 jours, mais elle peut récidiver, et si l'on ne suit pas le traitement ou, tout au moins, si l'on n'observe pas le repos, elle peut exceptionnellement se transformer en synovite purulente.

TRAITEMENT. I. *Curatif.* — Immobilisation, avec légère compression ouatée. Immersion dans l'eau à 45° ou 50° environ, application de teinture d'iode.

Si l'inflammation est très aiguë, onctions mercurielles belladonées.

Si une certaine raideur persiste, le massage et les douches sulfureuses sont indiqués.

II. *Préventif.* — Le port d'un brassard de cuir peut rendre des services aux personnes qui ont eu cette synovite et qui fatiguent beaucoup les muscles de l'avant-bras.

Synovite aiguë plastique. — CAUSES. Elle siège d'ordinaire à la main : contusions, entorses, luxations et fractures ayant entraîné une longue immobilisation, plaies, panaris. Quelquefois, goutte ou rhumatisme.

SIGNES. Main en griffe (synovite palmaire), doigt crochu (synovite digitale) ; douleur dans les mouvements, que rend assez difficiles une raideur plus ou moins prononcée.

TRAITEMENT. I. *Préventif.* — Massage et mobilisation précoces des tendons placés au voisinage d'une jointure ou d'une région enflammée.

II. *Curatif.* — Redressement progressif et mobilisation des tendons par les mouvements imprimés soit par la main, soit par un appareil. Voir MÉCANOTHÉRAPIE.

Synovite aiguë séreuse. — CAUSES. Blennorragie, rhumatisme, goutte, syphilis, maladies infectieuses (scarlatine, fièvre typhoïde). Ses sièges habituels sont le dos de la main, le pied, le haut de la jambe.

SIGNES. Rougeur, douleur, qui disparaissent assez rapidement, tandis que le gonflement qui les accompagne, et qui peut être très prononcé, persiste longtemps.

L'affection passe quelquefois à l'état chronique.

Il y a, dans certains cas, alternance entre les lésions des articulations du rhumatisme et les synovites, qui peuvent passer d'une gaine tendineuse à l'autre.

TRAITEMENT. Celui de la cause.

Synovite aiguë purulente. — CAUSES. Plaies, panaris, maladies infectieuses. Le siège préféré est le poignet, la main, notamment les doigts.

SIGNES. Gonflement de la région thénar ou hypothénar, avec incurvation des doigts, qu'on ne peut relever sans douleur très vive ; le dos de la main rougit et se tuméfie, tandis que, à la peau, apparaît un gonflement allongé en bissac, par suite de l'étranglement qui se produit au niveau du ligament annulaire.

TRAITEMENT. Ouverture précoce de l'abcès pour prévenir des délabrements qui, sans cela, sont très importants.

Synovite séreuse chronique. — CAUSES. Syphilis, rhumatisme.

SIGNES et TRAITEMENT. Ceux de la synovite séreuse aiguë, à laquelle elle succède.

Synovite tuberculeuse fongueuse. — CAUSES. Elle peut se produire d'emblée chez des tuberculeux ou résulte de la propagation des bacilles d'un abcès froid, d'une ostéite ou d'une tumeur blanche du voisinage.

SIÈGE. Main, poignet, cou-de-pied.

SIGNES. Gonflement d'abord dur, résistant, autour d'un tendon, avec lequel il fait corps, puis la tumeur se ramollit et devient fluctuante ; une ulcération se produit et du pus et des fongosités se font jour. La main prend une attitude vicieuse.

TRAITEMENT. I. *Général.* — V. à TUBERCULOSE.

II. *Local.* — Injection d'éther iodoformé à l'intérieur de la synoviale ou de chlorure de zinc à son pourtour.

Synovite chronique tuberculeuse, à grains riziformes. — Les grains riziformes, débris de la couche interne altérée de la synoviale, peuvent être en quantité très abondante (300 à 400), de la grosseur d'un grain de riz à celle d'un haricot, et contiennent souvent des bacilles de Koch. Ils sont entourés par un liquide jaunâtre et filant.

CAUSES. Celles de la précédente. La forme d'emblée se produit de préférence à la main, chez les individus qui s'en servent beaucoup (couturières, forgerons).

SIGNES. Gonflement en bissac par étranglement de la poche au niveau du ligament annulaire, au poignet, ou gonflement allongé le long d'un doigt.

La tumeur est fluctuante et, si l'on place les doigts d'une main sur la partie palmaire de la tumeur et les doigts de l'autre main sur la partie du poignet, et qu'on presse alternativement, on perçoit le bruissement des grains par suite de leur frottement au niveau de l'étranglement existant en bissac. Lorsque le tendon est altéré, il se produit une déformation de la main

EVOLUTION. L'évolution est lente (plusieurs années) et peut donner lieu, par une fistule, à un écoulement intarissable de liquide et de grains, et la synovite devient fongueuse.

TRAITEMENT. Curetage, avec injection d'une solution de chlorure de zinc, ou extirpation.

Kyste synovial. — Sur le trajet d'un tendon se produit une petite tumeur arrondie, dure, fluctuante, ne provoquant ni douleur ni changement de couleur à la peau, mais seulement une certaine gêne dans les mouvements.

Son siège habituel est le voisinage des jointures (poignet ou cou-de-pied).

Elle est constituée par un prolongement en cul-de-sac de la synoviale de ces articulations, lequel s'oblitère et se dilate par suite de la sécrétion excessive d'un liquide albumineux, et fait hernie à travers une éraillure des ligaments.

CAUSES. Contusions, entorse, rhumatisme, tension excessive du tendon voisin.

TRAITEMENT. Ecrasement par les deux pouces, puis compression. Extirpation.

SÉRIESCOPIE ou SÉRIOSCOPIE. — Méthode d'examen radiologique consistant à prendre successivement plusieurs films dans des positions déterminées de l'ampoule. On place ensuite ces films sur un négatoscope portant des chariots de translation, auxquels on peut transmettre par une vis des déplacements synchrones et symétriques, de sorte qu'à chaque mouvement une couche différente est mise au point. On a ainsi une infinité de tomographies intéressant toute l'épaisseur de l'organe examiné.

SERINGUES (*fig.* 1770, 1771). — Les seringues autrefois employées pour donner des lavements ont été remplacées par l'*irrigateur* et par le *bock* pour les grandes personnes, par la *poire en caoutchouc* pour les enfants.

Les seringues sont en verre (*fig.* 1771), de façon qu'on puisse en surveiller la propreté, et sont facilement démontables, de façon à être rendues aseptiques par l'ébullition.

Voir, pour les autres variétés, à DENTISTE, HYPODERMIQUE (Injection), INJECTION, INSTILLATION, LARYNX, OREILLE.

SERMAIZE-LES-BAINS (Marne). Station d'eaux minérales froides bicarbonatées calciques, ferrugineuses et sulfatées magnésiennes.

CURE. Boisson.

INDICATIONS. Gravelle, anémie, dyspepsies, diabète.

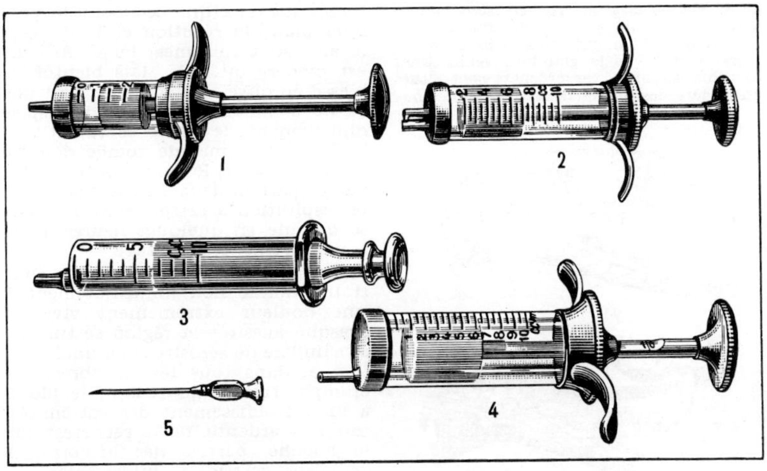

FIG. 1770. — Variétés de seringues.
1 et 2. Pour anesthésie; 3. Pour injections hypodermiques; 4. A embase excentrée; 5. Aiguille.

SÉRODIAGNOSTIC. — V. SANG.

SÉRO-PRÉVENTION ou SÉRO-PROPHYLAXIE. — Injection de sérum de convalescent pratiquée préventivement chez un sujet exposé à la contagion (rougeole), ou d'un sérum immunisant (antitétanique, antidiphtérique).

SÉROSITÉ. — V. SÉREUSES.

SÉROSITÉ (Épanchement de). — Liquide épanché dans les cavités séreuses et ressemblant au sérum du sang, c'est-à-dire fluide, transparent et jaunâtre. La sérosité peut devenir purulente ou hémorragique, suivant que la quantité des globules blancs ou rouges y est très abondante.

L'épanchement de sérosité peut être de cause *mécanique* (œdème) : il est alors seulement séreux, ou *inflammatoire* (exsudat), et alors assez dense et sérofibrineux.

Dans ce dernier cas, il se forme rapidement (24 heures au plus) un caillot qui se rétracte. V. à ASCITE, PLEURÉSIE.

SÉROTHÉRAPIE (de *sérum*, et du gr. *therapeia*, traitement). — Traitement par les injections de sérum. Ce traitement est fondé sur le principe de l'*immunité*. Alors que la vaccinothérapie donne une *immunité active* durable, la sérothérapie agit différemment; elle consiste dans l'injection à un malade du sérum d'un autre sujet, homme ou animal, qui a eu à lutter contre la même maladie et qui a conquis son immunité active; son sérum sanguin contient donc des anticorps. En l'injectant au malade, on lui injecte ces anticorps et on lui donne une *immunité passive*. Cette immunité est conférée instantanément à la suite de l'injection. Par la sérothérapie, on agit donc très rapidement, mais l'immunité passive a sur l'immunité active le désavantage d'être de courte durée.

TECHNIQUE. Le sérum peut être utilisé par la *voie buccale* ou en *applications locales*, par exemple dans des hémorragies, sur des plaies. Mais le plus souvent, on administre le sérum en *injections sous-cutanées, intra-musculaires*, plus rarement par voie *intraveineuse, intrarachidienne;* exceptionnellement par voie *intra-articulaire* (gonococcie).

En France, les divers sérums sont habituellement fournis par l'Institut Pasteur; il faut s'assurer qu'ils ne sont pas périmés en vérifiant la date d'emploi.

Accidents sériques ou Maladie du sérum. — Les accidents sériques tiennent non pas aux anticorps anatoxiques contenus dans le sérum, mais à l'introduction dans l'organisme humain d'une albumine animale étrangère. A ces effets, certains sujets sont plus sensibles que d'autres; tels sont les asthmatiques, les migraineux, les urticariens, les eczémateux, les tuberculeux, les épileptiques; tels sont surtout les sujets ayant eu à subir autrefois une première injection de sérum. V. ANAPHYLAXIE.

SIGNES. Les accidents sont variables, suivant qu'ils se produisent après une ou plusieurs injections. Après une *première injection sous-cutanée,* on constate parfois immédiatement un malaise avec céphalée, nausées, faiblesse du pouls, dyspnée; tout disparaît rapidement.

Puis, six à douze jours plus tard, le corps se couvre d'éléments d'urticaire ou d'éruption du type rougeole ou scarlatine qui peut aussi atteindre les différentes muqueuses. Il existe un prurit intense, de l'insomnie, de l'agitation. On peut noter des arthralgies généralisées, parfois un rhumatisme articulaire aigu avec complications cardiaques, de l'albuminurie massive avec anurie.

COMPLICATIONS. Névrites périphériques, localisées ou généralisées; myélites aiguës avec paraplégie flasque; maladie de Landry, aphasies, sclérose en plaques à type paroxystique et ordinairement transitoire; dans quelques cas, pronostic éloigné réservé.

Quand un *intervalle de treize à quinze jours* s'est écoulé entre la dernière injection et la suivante, les troubles cutanés et articulaires sont plus accentués. Autour du point de la piqûre apparaît, au bout d'une heure, une tuméfaction très douloureuse, suivie généralement d'une éruption d'urticaire. Quelquefois, à cette tuméfaction peut succéder une plaque de gangrène (phénomène d'Arthus). Le *grand choc anaphylactique* peut se produire au bout d'un quart d'heure ou après vingt-quatre à quarante-huit heures. Les signes généraux sont impressionnants; d'emblée, le malade est pris d'angoisse et de suffocation; son pouls devient très rapide et imperceptible; ses extrémités sont glacées; il a parfois des vomissements et une tendance à la syncope. Dans la règle, les accidents s'amendent, et en douze heures le malade peut être complètement guéri.

EVOLUTION. La *guérison* est la règle, mais les *rechutes* sont fréquentes.

Les accidents mortels sont fort rares : œdème de la glotte, œdème aigu du poumon, insuffisance surrénale aiguë, syncope bulbaire, anurie.

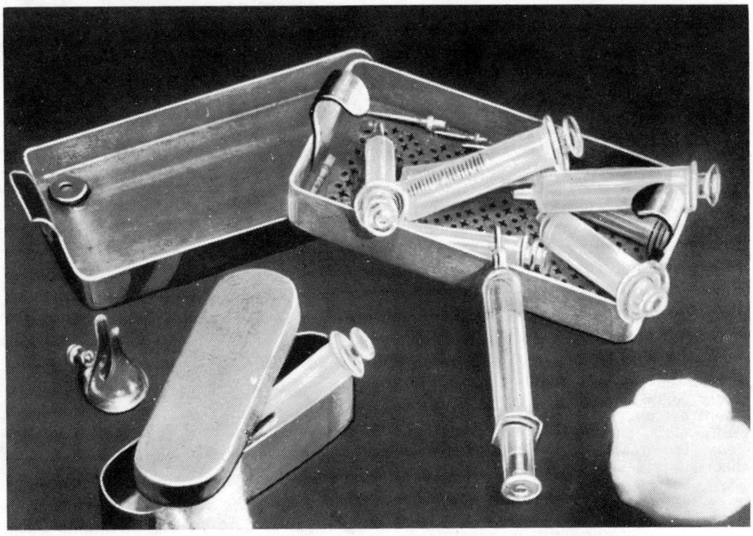

FIG. 1771. — Seringues et boites à stérilisation.
(*Phot. Larousse.*)

PROPHYLAXIE. On emploiera de préférence les sérums purifiés, très riches en unités antitoxiques, bien que ceux-ci ne mettent pas complètement à l'abri des accidents.

L'éphédrine, administrée préventivement, diminue l'intensité des accidents sériques : un comprimé une heure avant l'injection de sérum et ensuite toutes les huit heures jusqu'au quatorzième jour.

Chlorure de calcium : 2 à 4 g par jour.

Skeptophylaxie (Méthode de Besredka). — On fait une série de petites injections préparantes avant de faire la dose thérapeutique. Son but est d'éviter le choc anaphylactique, et en même temps de désensibiliser l'organisme. Avant d'injecter la dose de 20 à 40 cm^3 de sérum, qui pourrait être déchaînante, on injecte sous la peau, plusieurs heures auparavant, 1 à 2 cm^3 du même sérum.

On peut aussi injecter tout d'abord *lentement* 0^{cm^3},25 de sérum sous la peau; une heure après, injecter *lentement* 0^{cm^3},50 sous la peau; après quatre heures, injecter *lentement* la totalité de la dose. On peut enfin, plus simplement, injecter *très lentement* 5 cm^3 sous la peau et, s'il n'y a pas d'incident, le reste de la dose un quart d'heure après.

Les *injections intraveineuses* et *intrarachidiennes* se pratiquent *très lentement* après une heure de préparation, pendant laquelle on aura injecté *sous la peau,* par intervalles d'un quart d'heure, I goutte, V gouttes, puis 1 cm^3 de sérum.

TRAITEMENT. Chez les malades qui semblent sensibilisés, injections intramusculaires d'adrénaline une demi-heure avant d'injecter le sérum.

Injections intraveineuses désensibilisantes de gluconate de calcium, d'hyposulfite de sodium ou de magnésium.

Acide lactique, par cuillerées à soupe d'une solution de 15 g d'acide pour 150 g de sirop. Ephédrine, un comprimé une heure avant l'injection; à continuer toutes les huit heures pendant quinze jours.

Polycamphosulfonates en dragées ou injections.

Opothérapie splénique; insuline; pancréatine.

Salicylate de soude associé au benzoatc dc soude.

Aspirine contre les douleurs; lotions calmantes contre les démangeaisons; injection de camphre et d'éther contre l'hypotension.

Dans les cas graves, injection intraveineuse de novocaïne (1 g dans 500 cm^3 de sérum artificiel).

On utilise surtout actuellement les antihistamiques de synthèse.

SERPENTS. — Les accidents causés par les serpents venimeux sont surtout fréquents aux colonies.

Variétés de serpents. — Tous les serpents venimeux ou non venimeux possèdent des glandes capables de sécréter du venin. Mais, chez les serpents non venimeux, les organes d'inoculation, les crochets, font défaut (*fig.* 1772).

La denture varie d'ailleurs suivant les serpents venimeux considérés; c'est elle qui permet de les répartir en deux grandes familles : les *colubridés* et les *vipéridés.*

Colubridés. — Ils ont une tête généralement peu distincte du reste du corps. Leurs dents venimeuses ou crochets sont cannelées, c'est-à-dire présentent une rainure profonde qui communique à la base avec le canal vecteur de la glande à venin. Chez certains serpents, ces crochets sont situés en arrière des autres dents lisses (*opisthoglyphes*); chez d'autres, au contraire, ils sont situés en avant (*protéroglyphes*). La morsure de ces derniers est plus redoutable.

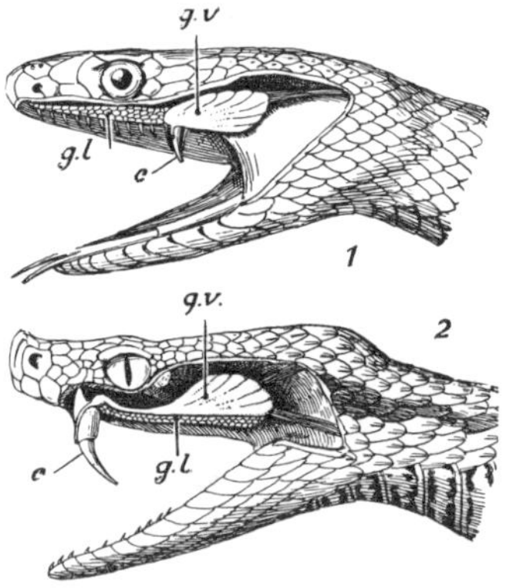

FIG. 1772. — Disposition de l'appareil venimeux.

1. Chez un serpent opisthoglyphe : couleuvre de Montpellier (*Cœlopeltis insignilus*); 2. Chez un serpent solénoglyphe : vipère aspic (*Vipera aspis*) — *g. v.*, glande venimeuse; *g. l.*, glande labiale supérieure; *c*, crochet.

Vipéridés. — Ils présentent une paire de volumineux crochets à venin situés en avant et percés d'un canal complet (*solénoglyphes*) au lieu du sillon des colubridés. Les crochets sont toujours accompagnés de plusieurs dents de complément repliées dans la gencive et qui viennent successivement prendre la place de la dent principale quand celle-ci se brise ou tombe d'elle-même à l'époque de la mue. La tête est triangulaire et élargie à sa partie postérieure.

Après une *morsure de colubridé* (cobra, bungare), ce sont les symptômes nerveux qui occupent le premier plan; la réaction et la douleur locales sont minimes, le gonflement est modéré ou nul. Mais bientôt, le blessé éprouve une sorte de lassitude et de sommeil invincible, il respire difficilement, le pouls se ralentit et s'affaiblit; le malade tombe dans le coma et meurt, le cœur continuant à battre parfois deux heures après que la respiration a cessé. Toute la scène se déroule en quelques heures, deux à six, rarement davantage.

Une *morsure de vipéridé,* au contraire, donne lieu immédiatement à une douleur extrêmement vive, et presque aussitôt la région se tuméfie et s'infiltre de sérosité sanguinolente; il y a, dans tous les membres, des crampes très douloureuses; le blessé a un refroidissement des extrémités, une soif ardente, de la sécheresse de la bouche, parfois des hémorragies oculaires, gastriques, intestinales.

Si le venin est introduit dans une région très vasculaire ou dans une veine, il tue presque fatalement par coagulation en masse et embolie; si, au contraire, les vêtements ont pu exercer une action protectrice, l'absorption sera presque nulle; mais, même dans ces cas, on peut noter un gonflement parfois énorme au lieu de la morsure, qui peut se compliquer de gangrène et de phlegmons dont la réparation est fort longue. La convalescence traîne souvent; les facultés intellectuelles peuvent être diminuées; chez l'enfant, on peut constater un arrêt de développement; une cécité passagère a été signalée; elle s'observe d'ailleurs assez fréquemment, à la suite des morsures des vipéridés, chez les animaux domestiques, qui sont souvent mordus à la tête. Les morsures du cou et de la tête sont plus dangereuses que celles des membres, le gonflement du cou pou-

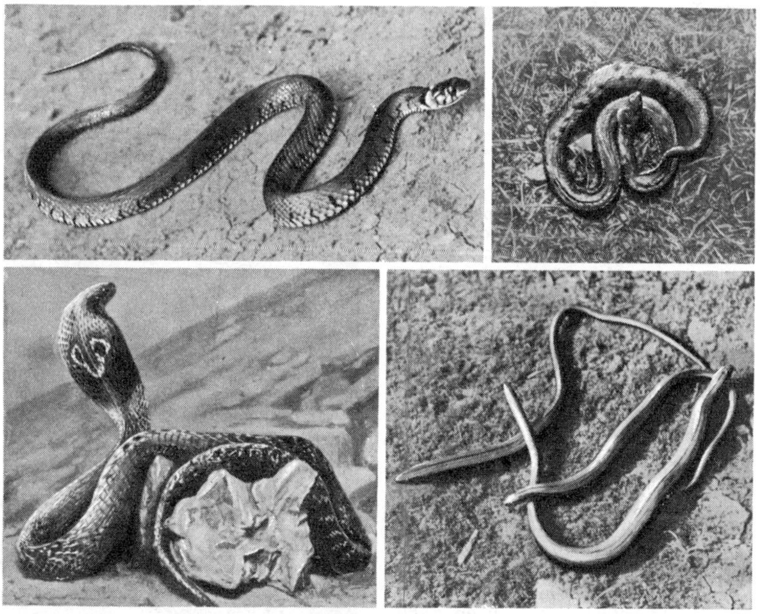

FIG. 1773. — Serpents.

De gauche à droite. *En haut :* Couleuvre à collier (non venimeuse); Type de vipéridé : vipère aspic (venimeuse). *En bas :* Type de colubridé : cobra indien ou serpent à lunettes (venimeux); Orvets (sorte de lézards sans pattes, non venimeux, à ne pas confondre avec les serpents).

(*Phot. R. Noailles, Dechambre, Campion, R. Noailles.*)

vant entraîner rapidement la mort par asphyxie mécanique.

Les serpents cracheurs occasionnent des accidents douloureux, mais peu graves, quand le jet de venin atteint l'œil (kérato-conjonctivite intense).

La gravité de la morsure est naturellement proportionnelle à la quantité de venin inoculée; un reptile qui mord successivement plusieurs personnes se débarrasse chaque fois d'une partie de son venin, et les dernières morsures sont peu à craindre. Une morsure faite à travers des molletières de drap ou de cuir est, aussi, moins redoutable que la blessure faite sur la peau nue. La taille de la victime doit être prise en considération; la mortalité est beaucoup plus grande chez les enfants que chez les adultes mordus.

CAUSES. Le *venin* est un poison normalement élaboré par un organisme animal en état de santé.

Au point de vue chimique, le venin est essentiellement composé d'eau, de sels et de diverses substances albuminoïdes, les unes coagulables, les autres non coagulables par la chaleur. Le chauffage à 80° fait perdre à certains venins leurs propriétés inflammatoires. Le permanganate de potasse, le chlorure de chaux, les hypochlorites alcalins, le chlorure d'or, forment avec tous les venins un précipité insoluble et inoffensif; une injection de permanganate de potasse faite dans le trajet même de l'inoculation peut ainsi enrayer l'envenimation.

Les propriétés toxiques des venins sont dues à une série de poisons que l'on connaît bien depuis les travaux de Phisalix et Bertrand, de Flexner et Noguchi, et surtout de Calmette. Tous les venins ont la propriété de dissoudre les globules rouges et blancs du sang (pouvoir hémolytique); ce pouvoir, très résistant, est détruit par chauffage à 100° pendant une demi-heure. Les venins contiennent en outre de nombreuses toxines (cytolysines) qui détruisent plus ou moins rapidement les cellules des divers organes (foie, reins, etc.); il en est de même envers les microbes, les protozoaires (bactériolysines).

L'autre poison, ou *hémorragine*, est un poison du sang; il coagule et redissout le sang, détruit les parois des vaisseaux; il produit, en outre, de grands désordres inflammatoires locaux.

Tous les venins contiennent à la fois hémorragine et neurotoxine, mais dans des proportions variables : chez les colubridés, il y a prédominance de neurotoxine; chez les vipéridés, au contraire, c'est l'hémorragine qui prédomine.

TRAITEMENT. I. *Ralentir l'absorption du venin.* — Pour ce faire, appliquer une *ligature élastique* entre l'endroit mordu et la racine du membre, de manière à ralentir la circulation, mais non la supprimer; la déplacer de temps en temps, afin de ne pas œdématier trop longtemps la région mordue.

Cette ligature doit être immédiate; elle n'aurait plus sa raison d'être une demi-heure après l'accident.

II. *Enlever ou détruire le venin sur place.* — Après incision des points de pénétration des crochets, faire couler le sang en comprimant la région mordue ou en aspirant par une ventouse, ou à défaut par succion.

Désinfecter la plaie avec une solution de permanganate de potasse ou d'hypochlorite de chaux (à son défaut, de la liqueur de Labarraque ou de l'eau de Javel). Calmette recommande une solution récente d'hypochlorite de chaux à 1/12, diluée au moment de l'emploi dans 5 parties d'eau; on en injecte quelques centimètres cubes dans le trajet même des crochets, puis une dizaine de centimètres cubes répartis en plusieurs piqûres tout autour de la blessure; on lave également la plaie avec de l'eau javellisée à 2 p. 100, et on la recouvre d'un pansement antiseptique (type pansement individuel) imprégné de la même solution.

III. *Sérothérapie antivenimeuse.* — Injection intramusculaire de 10 à 30 cm^3 de sérum, la dose étant d'autant plus élevée que l'envenimation est plus accentuée et que le sujet mordu est de petite taille; l'injection de 30 cm^3 dans les veines sera réservée aux cas graves. V. SÉRUMS THÉRAPEUTIQUES.

TRAITEMENT GÉNÉRAL. Le sujet mordu sera mis au lit, réchauffé par des boules d'eau chaude placées aux extrémités. Boissons stimulantes chaudes et sucrées (vin chaud sucré, thé, café), pour calmer la soif du malade.

En cas de dépression cardiaque, strophantine, caféine, spartéine.

PROPHYLAXIE. Pour éviter les morsures de la vipère, qui en France est le seul serpent à redouter, il importe de connaître ses habitudes.

La vipère n'attaque pas l'homme spontanément. La seule protection d'un vêtement, surtout s'il est épais, est déjà efficace, car le crochet de l'animal s'y essuie et les effets de la morsure sont considérablement atténués. A plus forte raison, les chaussures, d'une part, les molletières, de l'autre, sont-elles des armures impénétrables pour le reptile.

SERPENTAIRE (de Virginie). — Plante (*Aristolochia serpentaria*) de la famille des Aristolochiacées, dont le rhizome contient une essence riche en bornéol et a des propriétés sudorifiques, fébrifuges et antispasmodiques.

Infusion, 20 p. 1 000; poudre, 2 à 8 g.

SERPIGINEUX (du lat. *serpere*, ramper). — Se dit des éruptions de la peau (chancre, ulcères) qui envahissent de nouveaux points à mesure qu'elles guérissent sur d'autres.

SERPOLET. — Plante (*Thymus serpyllum*) de la famille des Labiacées, dont la tige fleurie contient une essence riche en thymol et en pinène; elle est employée comme anthelmintique, excitant et aromatique dans les dyspepsies des neuro-arthritiques, dans les toux quinteuses, la coqueluche, en infusion, à la dose de 10 g par litre d'eau. Entre dans la composition de l'alcoolat vulnéraire.

SERRE-FINE. — Sortes de petites pinces dont les mors se rejoignent sous l'action d'un ressort. On s'en sert pour tenir adhérentes deux parties de peau séparées par une blessure.

SÉRUM ARTIFICIEL. — Par corruption de langage, on donne ce nom à des solutions salines très diluées se rapprochant de la composition du sérum sanguin, de façon à avoir la même pression osmotique que lui, c'est-à-dire de n'attirer ni plus ni moins que lui l'eau des tissus traversés par les vaisseaux, d'être *isotoniques* (du gr. *isos*, égal, et *tonos*, tension) avec le sang. S'il n'en était pas ainsi, des troubles profonds se produiraient dans l'organisme. Cette condition est du moins nécessaire pour les sérums qu'on injecte en grande abondance dans le sang, mais non pour ceux qu'on injecte en petite quantité sous la peau et qui peuvent contenir plus de sels (solution *hypertonique*).

Le sang contenant normalement 6 p. 100 de chlorure de sodium, mais en outre d'autres sels, les sérums isotoniques doivent, d'après Hallion, contenir 7,5 de chlorure de sodium, complété par d'autres sels donnant l'isotonie.

Il est du reste possible d'arriver à celle-ci en diminuant la proportion de chlorure de sodium et en accroissant la proportion d'autres sels, ainsi qu'on le verra dans les formules ci-après.

Sérum chirurgical :

Chlorure de sodium ..	7 grammes.
Eau distillée	993 —

Sérum d'Hayem :

Chlorure de sodium ..	5 grammes.
Sulfate de soude	10 —
Eau distillée	985 —

Sérum de Ringer-Locke :

Chlorure de sodium	8 g.
— de potassium ..	0g,20.
— de calcium	0g,20.
Bicarbonate de soude	1 g.
Eau distillée	1 000 g.
Oxygène	à saturation.

Sérum ou Plasma de Quinton. — Eau de mer puisée au large d'Arcachon, à 10 mètres de profondeur, stérilisée par filtration sur bougie et ramenée à l'isotonie par addition d'eau de source.

Ces deux sérums doivent être filtrés et stérilisés avant d'être employés.

Appareils. — Le meilleur et le plus simple est celui qui agit sur la pesanteur; l'ampoule contenant le liquide est pourvue d'un tube de caoutchouc long de 1m,50, terminé par une aiguille qu'on introduit sous la peau; suivant qu'on élève plus ou moins l'ampoule, la rapidité d'introduction s'accroît. Pour que le liquide sorte de l'ampoule, il est nécessaire qu'il en soit chassé par la pression de l'air, c'est-à-dire qu'il puisse pénétrer par une ouverture pratiquée au-dessus du liquide. On emploie aussi les appareils à pression d'eau par poire de caoutchouc, et plus rarement les seringues. V. aussi figure et texte à HYPODERMIQUE (Injection).

DISPOSITIF DE L'INJECTION. Ordinairement, on fait l'injection dans le *tissu cellulaire sous-cutané*, là où celui-ci est assez lâche pour contenir le liquide (fesses, dos, parties antérieures de l'abdomen et des cuisses).

Dans certains cas, on injecte dans les veines (saphène, pli du coude) en faisant quelquefois préalablement une saignée. On a administré aussi les sérum en lavement de 500 g.

ACTION. Relèvement de la pression artérielle; stimulation de la nutrition dans l'organisme et tonification du système nerveux. Après une demi-heure à 2 ou 3 heures, le malade éprouve une sensation de bien-être; son pouls se relève et se ralentit; il urine abondamment.

INDICATIONS. Dans tous les cas de *collapsus vasculaire*, et en particulier dans les *hémorragies importantes*. Les injections relèvent les forces et, en augmentant la coagulation, arrêtent les hémorragies en nappe. *Maladies infectieuses*, notamment choléra, diarrhées graves, intoxications, septicémie, éclampsie, urémie (formes seulement avec hypotension). Elles agissent sur la dépression et rendent de l'eau à l'organime, qui en a perdu beaucoup.

QUANTITÉ. Elle varie entre 10, 100, 1 000 et même 2 000 g en un quart d'heure. Plus abondante lorsqu'il s'agit de remédier à une perte de liquide (hémorragie, choléra), réduite à 200 ou 500 g dans les maladies infectieuses, et répétée à des intervalles variables suivant les cas et les effets obtenus.

CONTRE-INDICATIONS. Affections du cœur, vieillesse, néphrites aiguës ou chroniques, œdèmes.

SÉRUM SANGUIN. — Liquide jaunâtre que laisse transsuder le caillot après la coagulation du sang (400 g par litre de sang) ; le sérum diffère du plasma par l'absence de fibrinogène. V. COAGULATION, SANG.

SÉRUMS THÉRAPEUTIQUES. — Sérums provenant de la coagulation du sang de divers animaux, du cheval en particulier, tantôt normaux, tantôt immunisés contre les microbes et toxines de diverses maladies, tantôt soumis à des traitements variés : saignées répétées pour provoquer une régénération sanguine, ablation d'organes (thyroïde), etc.

La fabrication de ces divers sérums est soumise à une autorisation gouvernementale (loi du 14 juin 1934), sur avis de l'Académie de médecine et du Conseil supérieur de l'hygiène.

Les animaux doivent être placés dans un établissement soumis à la surveillance d'un vétérinaire qualifié; ils doivent être sains et éprouvés à la malléine ou à la tuberculine, et immunisés contre le tétanos. Le sang recueilli dans les abattoirs ne doit pas être employé pour la préparation des sérums.

En principe, les sérums proviennent de chevaux immunisés par l'injection de toxines microbiennes ou cellulaires, agissant comme *antigène* et produisant les *anticorps* spécifiques de cet antigène. V. IMMUNISATION.

I. Sérums spécifiques. — Parmi les sérums spécifiques, les uns proviennent d'animaux préparés avec un antigène microbien : ce sont les *sérums antimicrobiens;* d'autres proviennent d'animaux préparés avec un antigène toxique : ce sont les *sérums antitoxiques*. Enfin, en présence de certaines maladies dont on ignore l'agent causal, on peut pratiquer la sérothérapie avec du *sérum de convalescent* de ces maladies.

Sérum anticoquelucheux. — On a utilisé le sérum de Bordet. On préfère utiliser aujourd'hui les sérums hyperimmunisés et aussi le *sérum de convalescent* (v. plus loin).

Sérum antidiphtérique. — Sérum antitoxique provenant d'animaux immunisés avec la toxine diphtérique élaborée par *Corynebacterium diphteriae* ou avec les produits de transformation de cette toxine (anatoxine). Action préventive et curative. Existe sous trois formes : liquide, purifiée et desséchée. Le sérum liquide doit renfermer au moins 300 (400, 500 et jusqu'à 1 000) unités antitoxiques, et le sérum purifié de 300 à 1 000 unités antitoxiques par cm^3. V. DIPHTÉRIE.

Sérum antidysentérique. — Antitoxique provenant d'animaux immunisés avec la toxine dysentérique élaborée par *Bacillus dysenteriae* de Shiga ; préventif et curatif. Doit contenir au minimum 200 unités antitoxiques par cm^3. V. DYSENTERIE.

Sérums antigangreneux. — Sérums mono- ou polyvalents provenant de chevaux immunisés avec la toxine élaborée par l'un des cinq germes pathogènes de la gangrène gazeuse : *B. perfringens, B. oedematiens, Vibrio septicus, B. histolyticus* et *B. sporogenes,* ou avec le mélange des diverses toxines, ou encore avec les cultures de ces microbes, non filtrées.

Sérum antiméningococcique. — Sérum antimicrobien provenant d'animaux immunisés avec des cultures de divers types de méningocoques : A, B et C. Voir MÉNINGITE.

Sérum antipesteux. — Sérum antimicrobien provenant d'animaux immunisés avec des cultures de bacilles pesteux. V. PESTE.

Sérum antipneumococcique. — Sérum antimicrobien provenant d'animaux immunisés avec des cultures non filtrées de diverses races (I, II et III) de *Diplococcus pneumoniae.* Il doit contenir au moins 200 U. I. par cm^3. V. PNEUMONIE.

Sérum antistaphylococcique. — Sérum provenant d'animaux immunisés soit avec la toxine staphylococcique élaborée par *Staphylococcus pyogenes,* var. *aureus, citreus* et *albus,* soit avec l'anatoxine correspondante. Il doit contenir au moins 200 U.I. par cm^3.

Sérum antistreptococcique. — Sérum provenant d'animaux immunisés avec des cultures de diverses races de *Streptococcus pyogenes.* Forme liquide, purifiée et concentrée.

Sérum antitétanique. — Sérum antitoxique provenant d'animaux immunisés avec la toxine élaborée par le bacille du tétanos ou avec l'anatoxine. Il existe sous forme de sérum liquide (au moins 300 U. I. par cm^3), de sérum purifié et desséché. V. TÉTANOS.

Sérum antivenimeux. — Sérum antitoxique provenant d'animaux immunisés par l'injection de venin de divers serpents ou de venin modifié (anavenin). Ces sérums ne sont spécifiques que contre les morsures du serpent qui a servi à immuniser l'animal. Il en existe plusieurs types : le sérum antivenimeux ER, contre les vipères d'Europe; le sérum antivenimeux AN, contre les serpents de l'Afrique du Nord; le sérum antivenimeux AO, contre les serpents de l'Afrique occidentale et équatoriale; le sérum antivenimeux C, contre les serpents de l'Inde et de l'Egypte.

Sérum antigonococcique. — Préparé en injectant au cheval des cultures de gonocoques ou du pus blennorragique .

Sérum anticholérique. — Obtenu en immunisant des chevaux avec une toxine cholérique. Peu actif.

Sérum anticolibacillaire. — Provient de chevaux immunisés par les toxines de diverses races de colibacilles.

Sérum antipoliomyélitique. — Préparé en injectant à des animaux de l'émulsion de tissu nerveux de singe mort de poliomyélite. On utilise en France le sérum de Petit, préparé par l'Institut Pasteur.

Sérum antipyogène. — Sérum polyvalent provenant d'un cheval immunisé contre le streptocoque, le staphylocoque, le pyocyanique.

Sérum contre le rhume des foins. — Sérum de cheval immunisé avec une toxalbumine isolée du pollen des graminées. Il existe sec ou liquide. S'emploie en instillations ou en insufflations dans le nez et le cul-de-sac conjonctif.

Sérum antiexanthématique. — Sérum de cheval immunisé avec des produits de broyage d'organes de cobaye infectés par le typhus ou avec des rickettsies de poumons de souris.

Sérum antiphallinique. — Sérum de cheval immunisé avec des extraits de champignons vénéneux (amanites). Voir CHAMPIGNONS.

Sérum anticharbonneux. — Sérum de cheval immunisé avec des cultures de bactéridie charbonneuse. Sérum antimicrobien, préventif et curatif, existant sous deux formes : liquide et desséchée. Doit être employé d'une façon précoce en injections sous-cutanées ou intraveineuses. V. PUSTULE : *Pustule maligne.*

Sérum de convalescent. — Le sérum de convalescents de diverses maladies infectieuses a été employé en injection à titre préventif et curatif dans ces mêmes infections.

Le moment le plus favorable pour prélever le sang est le dixième jour après la convalescence pour la rougeole, la cinquième semaine de la maladie pour la scarlatine, la quatrième semaine pour la coqueluche, le trentième jour pour les oreillons, le quatorzième jour pour la vaccine, après la troisième semaine pour la poliomyélite.

Le sang prélevé aseptiquement est décanté; le sérum est conservé en ampoules à la glacière. L'activité du sérum diminuerait de trois mois (rougeole) à trois ans (poliomyélite) après le prélèvement.

Il existe des centres où l'on peut se procurer du sérum de convalescent : Hôpital Claude-Bernard, Hôpital des Enfants-Malades à Paris, Centre d'immunologie de la Faculté à Bordeaux, Hospice de la Grave à Toulouse.

Les résultats obtenus dans la rougeole ont été : 75 p. 100 de prévention absolue, 20 p. 100 de séro-atténuation et 5 p. 100 d'échecs.

A noter que le sérum d'adulte normal protège le chien contre la *maladie du jeune chien.*

Les *sérums antityphique, antimélitococcique, antituberculeux,* peu efficaces, ont été abandonnés.

II. Sérums non spécifiques. — Le *sérum normal de cheval* est le liquide qui se sépare du caillot après la coagulation spontanée du sang d'un animal sain; le sang est prélevé aseptiquement par saignée à la veine jugulaire. Ce sérum, comme le sérum humain, a des propriétés qu'on applique au traitement des hémorragies de causes générales, telles que l'hémophilie, ou de certains états hémorragipares dans lesquels la coagulation se fait anormalement : purpuras, hémorragies des fièvres éruptives graves, de l'insuffisance hépatique; certaines hémoptysies, certaines métrorragies. L'anémie, la chlorose, peuvent être bien influencées par cette sérothérapie.

Le *sérum de cheval* s'administre par voie buccale, plus rarement sous la peau, à la dose de 20 à 40 cm^3; de simples applications locales (plaies, hémorragies) donnent fréquemment de bons résultats.

Lorsqu'on s'adresse au *sang humain,* tantôt on prendra le sang du sujet lui-même (*autohémothérapie*), tantôt le sang d'un donneur (*hétérohémothérapie*). Il suffit de recueillir du sang dans la veine et de le réintégrer tel quel, séance tenante, ou bien de laisser la coagulation s'effectuer et de réinjecter ultérieurement le sérum; enfin, on peut, après la ponction veineuse, recevoir le sang dans une solution citratée à 10 p. 100 et réinjecter secondairement le plasma incoagulé, après sédimentation des globules (auto- et hétéroplasmothérapie). V. HÉMOTHÉRAPIE.

Sérum antihémorragique (Oliviero). — Sérum préparé aseptiquement sur un cheval ayant subi des saignées successives : l'animal récupère rapidement ses globules rouges, et les propriétés hémostatiques normales de son sérum sont augmentées.

Sérum contre le goitre exophtalmique. — Sérum provenant de chevaux privés de corps thyroïde. S'emploie par la bouche. V. THYROÏDE (Corps) : *Goitre exophtalmique.*

Sérum de Bogomoletz (antiréticulaire et cytotoxique). — L'antigène est préparé avec de la moelle osseuse (vertèbres, côtes,

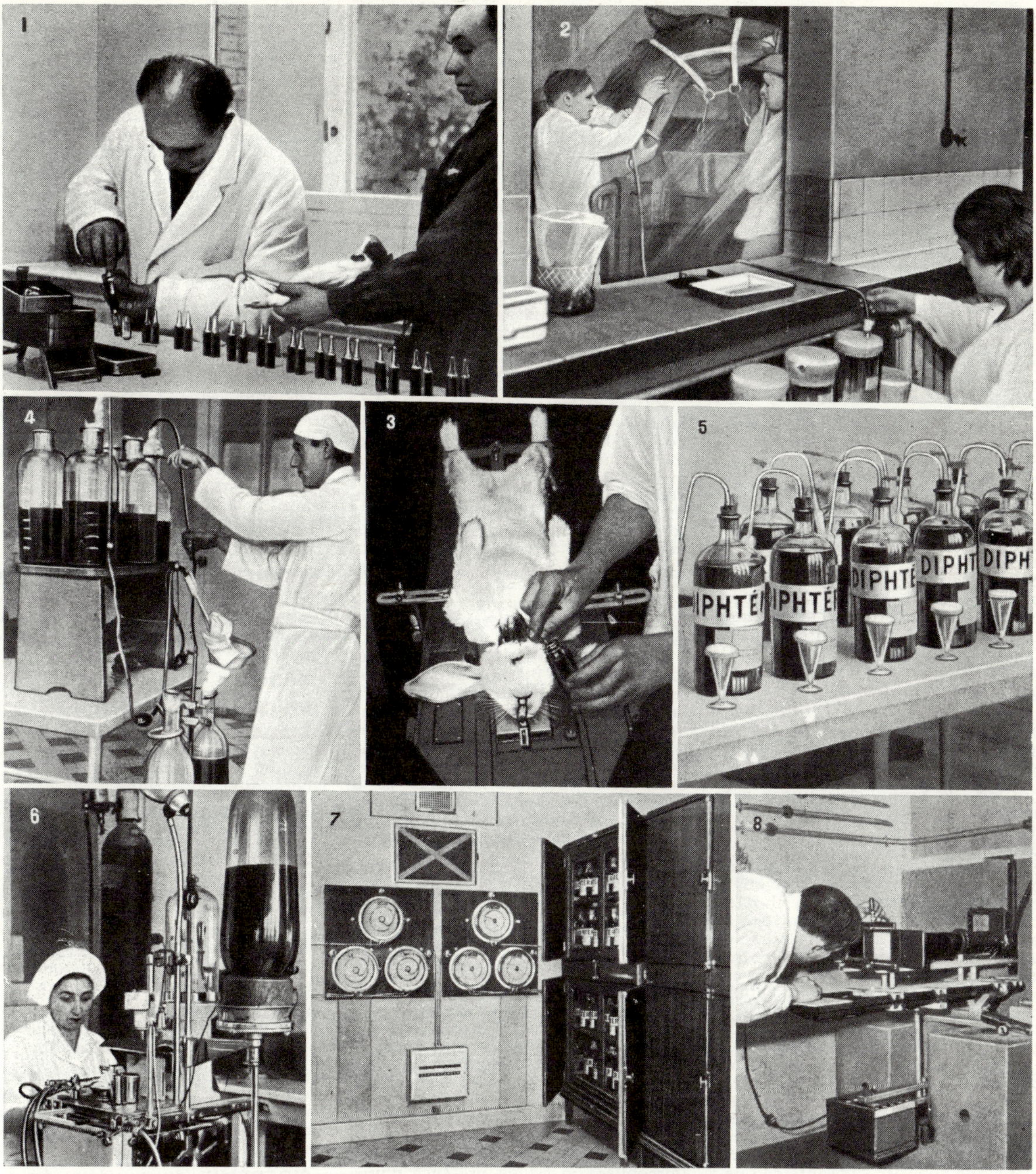

FIG. 1774. — Préparation de sérums à l'Institut Pasteur.

1. Inoculation de variétés de cultures de bacilles à des cobayes; 2. Récolte de sérum sur un cheval derrière une cloison vitrée; 3. Saignée d'un lapin immunisé pour l'obtention du sérum qui renferme des anticorps spécifiques; 4. Préparation du sérum; 5. Titrage du sérum; 6. Bouchage des ampoules; 7. Etuve pour la conservation de l'anatoxine diphtérique; 8. Appareillage d'électrophorèse permettant d'étudier la pureté d'un produit et de déterminer le nombre de constituants dans un mélange et les teneurs relatives, utilisé pour l'étude des protéides du sérum sanguin et des anticorps.

(*Phot. Rollet* [1, 4, 6], *Institut Pasteur* [2, 5, 7], *Fournier* [3, 8].)

sternum) et de la pulpe splénique, prélevées au plus tard dix heures après la mort sur le cadavre d'un sujet n'ayant succombé à aucune maladie infectieuse; après broyage dans l'eau salée et centrifugation, on injecte la valeur de 20 g de tissu au cheval ou à l'âne (5 à 6 injections en une semaine). Huit jours après la dernière injection, on prélève le sang, dont le sérum est mis en ampoules de $0^{cm^3},5$ à 1 cm^3.

Le sérum est utilisé à petites doses (0,05 à 0,30 cm^3 chez l'adulte, 0,01 à 0,10 cm^3 chez l'enfant) à diluer dans dix fois leur volume de sérum physiologique.

De bons effets du sérum ont été observés dans les septicémies à streptocoques et staphylocoques, les ostéomyélites, l'abcès du poumon, les plaies atones, les névrites, le typhus exanthématique, à la phase précoce de l'hypertension artérielle, dans le cancer, comme préventif des métastases et récidives cancéreuses.

SÉSAMOÏDES (du gr. *sêsamon*, sésame, et *eidos*, forme). — Petits os arrondis qui ressemblent à des grains de sésame; ils se développent dans les tendons qui passent auprès de certaines jointures et leur donnent plus de force. Les principaux sont le sésamoïde interne du gros orteil, le sésamoïde externe du gros orteil, celui du long péronier latéral, du jumeau externe. Les individus robustes ont souvent des sésamoïdes dans les tendons avoisinant les articulations métacarpo- et métatarso-phalangiennes.

Parfois, ces sésamoïdes peuvent être divisés en 2, 3 ou 4 fragments.

Ces *divisions congénitales* doivent être distinguées des *fractures* de ces os, qui peuvent reconnaître une cause directe (écrasement du pied) ou indirecte (sauts, chute sur la pointe du pied). Ces fractures se traduisent par une douleur localisée et une impotence fonctionnelle.

Sésamoïdite. — Lésions congestives ou inflammatoires des sésamoïdes; la *patellite* est une sésamoïdite de la rotule.

SIGNES. Douleur progressive localisée, parfois assez vive; gonflement léger; impotence fonctionnelle. La radiographie montre un aspect fragmenté de l'osselet, avec périphérie décalcifiée et d'aspect pommelé.

TRAITEMENT. Extirpation de l'os. Radiothérapie. Repos. Recalcifiants; huile de foie de morue; cure héliomarine.

SESSILE. — Se dit d'une tumeur qui n'est pas unie aux tissus par une partie rétrécie (comme le pétiole d'une feuille).

SÉTON (du lat. *seta,* soie). — Procédé, aujourd'hui à peu près abandonné, qui consistait à provoquer la suppuration en un point plus ou moins éloigné d'une région malade, en introduisant sous la peau (ordinairement à la nuque), avec une aiguille, une longue mèche enduite de cérat. On enlevait chaque jour la partie placée dans la plaie, en la remplaçant par la partie voisine de la mèche.

SEUIL. — Degré limite d'une excitation au-dessous duquel il n'y a plus de sensation.

SEVRAGE. — Substitution *totale* du lait de vache et d'autres substances alimentaires à l'alimentation du nourrisson par le lait de la mère ou de la nourrice.

Quand faut-il sevrer? — Le *sevrage absolu* ne doit pas être fait avant le dixième ou douzième mois, et il est nécessaire qu'il ne s'effectue pas au moment des grandes chaleurs ou d'une poussée dentaire; dès le huitième mois, on peut, dans certains cas, s'aider de lait de vache et de bouillie claire (5 g de farine pour 100 g de lait), puis plus épaisse (10 g pour 100 g de lait).

Si le sevrage ne doit pas être prématuré, il est utile qu'il ne soit pas trop retardé; l'allaitement prolongé est nuisible : 1° à l'enfant, qui ne trouve plus dans le lait tous les aliments nécessaires à sa croissance, notamment une quantité suffisante de sels : aussi sa dentition et sa marche sont-elles retardées; 2° à la mère, que cet allaitement d'une durée excessive fatigue sans nécessité.

La question du nombre de dents a peu d'importance.

Comment faut-il sevrer? — Le meilleur sevrage est celui qui s'opère lentement, progressivement.

Le *sevrage brutal,* même tardif, présente des inconvénients, et l'enfant peut avoir de la diarrhée, des vomissements et de la fièvre.

Il est quelquefois nécessaire de badigeonner le mamelon de teinture de gentiane pour dégoûter l'enfant.

Soins à la mère. — La suppression de la succion suffit en général à tarir rapidement la sécrétion, lorsqu'elle a déjà diminué par le sevrage progressif. Le *lait répandu,* si redouté, n'est pas à craindre.

En cas de brusque cessation de l'allaitement, ou si la mère ne doit pas nourrir, on entoure les seins d'ouate, qu'on maintient sans compression avec un bandage de corps ou une serviette pliée, et on peut les oindre d'huile d'amandes douces matin et soir. Il est utile aussi de diminuer la quantité de boisson et d'aliments pendant quelques jours. Si, malgré cela, les seins restent gonflés, la mère doit, pendant quatre jours, se purger légèrement avec un verre d'eau minérale purgative.

Régime de l'enfant sevré. — L'enfant sevré sera distrait par des promenades au grand air. Le lait restera la base de son alimentation. On donnera quatre repas par jour : deux légers, à 8 heures et à 16 heures, composés de bouillies de féculents, et deux plus substantiels, à 12 et à 19 heures, comprenant des biscottes, des crèmes ou un œuf au lait, une purée de légumes au lait, des pâtes alimentaires.

On peut aussi lui donner du blanc de poulet haché menu, des cervelles et poissons frais vers l'âge de 3 ans, et de temps à autre des gâteaux secs.

Pas d'autre boisson que le lait; ni vin, ni eau rougie, ni cidre, ni bière avant l'âge de 7 ans.

SEXUALITÉ. — La notion de sexe est très complexe. Il existe d'abord des *caractères primaires* qui permettent de reconnaître si un être est mâle ou femelle : ce sont les glandes génitales; si les glandes produisent des éléments petits et mobiles, on a affaire à un mâle; si ces glandes donnent naissance à des éléments gros et immobiles, on est en présence d'une femelle. Puis viennent des caractères *secondaires* anatomiques : ce sont les cornes chez les cervidés, la crinière chez le lion, la coloration chez les oiseaux. Il existe enfin des caractères *tertiaires* ou physiologiques et des caractères *quaternaires* ou psychiques : le psychisme de l'homme n'est pas le même que celui de la femme. V. HORMONES.

Fréquence des sexes. — Les statistiques montrent qu'il naît plus de garçons que de filles, mais comme il meurt beaucoup plus d'enfants mâles, il existe toujours moins d'hommes que de femmes à un moment quelconque.

Détermination du sexe du fœtus. — De nombreux procédés ont été indiqués pour déterminer le sexe du fœtus pendant la grossesse; la plupart sont sans valeur; celui qui semble donner les meilleurs résultats est dû à Dorn et Sugarman; l'injection à un jeune lapin mâle d'urine de femme enceinte détermine une congestion testiculaire en cas de fœtus féminin; il n'est pas modifié en cas de fœtus masculin.

SEXUEL (Cycle). — V. RÈGLES.

SEXUELLES (Hormones). — Voir HORMONES.

SEXUELS (Organes). — V. MASCULINS et FÉMININS (Organes génitaux).

SHOCK. — V. CHOC.

SHUNT. — V. *Supplément.*

SIALAGOGUE (du gr. *sialon,* salive, et *agein,* chasser). — Substances provoquant la sécrétion de la salive : jaborandi et pilocarpine.

SIALOGRAPHIE. — V. *Supplément.*

SIALORRHÉE (du gr. *sialon,* salive, et *rhein,* couler). — Sécrétion exagérée de la salive, pouvant s'élever à 4-5 litres, qu'on observe dans certaines névroses, certaines lésions nerveuses (paralysie labio-glosso-laryngée, paralysie faciale), dans la stomatite mercurielle, au cours de la grossesse.

SIBILANCE (du lat. *sibilare,* siffler). — Bruit sifflant provoqué dans le poumon par une lésion de cet organe.

SIDÉRATION (du lat. *siderare,* frapper d'une influence nuisible). — Anéantissement subit provoqué par certaines maladies, comme l'apoplexie.

SIDÉRÉMIE (du gr. *sidêros,* fer, et *haima,* sang). — Présence normale de fer dans le sang (0g,45 par litre).

SIDÉROSE (du gr. *sidêros,* fer). — Infiltration des tissus par le fer, soit organique, dans le foie par exemple, soit venu de l'extérieur, par des poussières ferriques, dans le poumon des tailleurs de limes, des ouvriers utilisant l'oxyde rouge de fer. V. POUSSIÈRES.

SIÈGE (Accouchement par le). — V. GROSSESSE, ACCOUCHEMENT.

SIÈGE (Bain de). — Bain se prenant dans un récipient de forme spéciale dans lequel le bassin est entouré d'eau, qui peut être, suivant les indications, froide ou chaude. On emploie

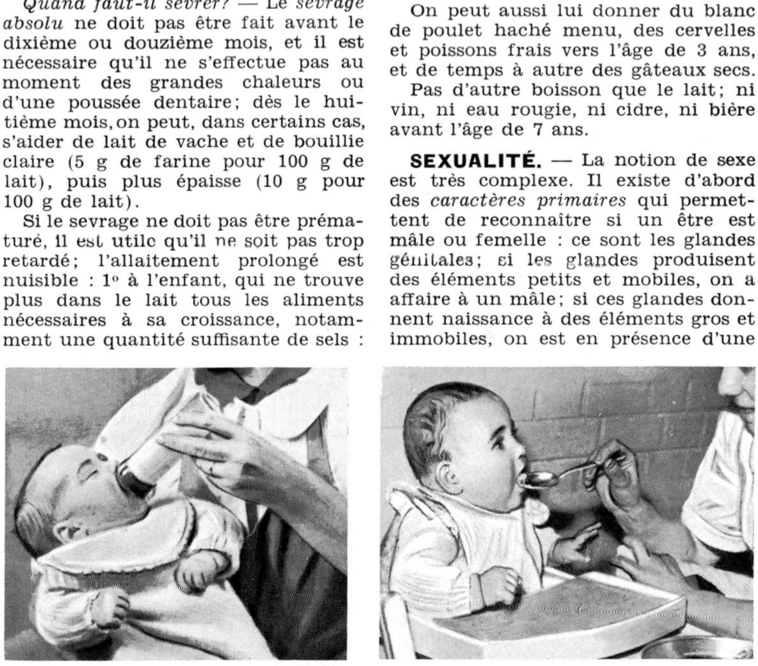

FIG. 1775, 1776. — Sevrage : le lait de vache et les bouillies sont substitués au lait de la mère.

(*Phot. Roy, Delius.*)

quelquefois le bain de siège chaud pour décongestionner la tête dans les maux de tête, mais le bain de pieds est plus souvent utilisé à cet effet.

C'est surtout dans les maladies des *femmes* qu'on fait usage du bain de siège.

I. Chaud. — Il appelle le sang dans le bassin et, par suite, joue le rôle d'un *excitant* (aménorrhées accidentelles, résorption de poussées fluxionnaires et inflammatoires, atténuation des douleurs).

Le bain chaud, à *eau courante,* est particulièrement utilisé dans les stations minérales (Vichy, Aix, Luxeuil), contre les congestions pelviennes.

II. Tiède. — Il est *calmant* (surtout étant prolongé) et diminue les congestions et la douleur (crise hémorroïdaire aiguë).

On peut ajouter à son action en versant dans l'eau une infusion de tilleul, de tête de pavot ou de belladone.

Le bain tiède, à *eau courante,* très sédatif, rend des services dans le prurit vulvaire, les névralgies pelviennes.

III. Froid. — Le bain de siège froid et court (vingt secondes à cinq minutes) est un excitant du système nerveux et un tonique du système musculaire. Prolongé durant dix à vingt minutes, il calme au contraire l'hyperexcitabilité nerveuse.

Le *bain de siège écossais* (chaud, puis froid) calme assez bien les crises gastriques du tabès.

SIESTE. — L'habitude de se reposer étendu et même de dormir après le déjeuner de midi est recommandée par certains médecins coloniaux, déconseillée par d'autres. En fait, il y a lieu de tenir compte du tempérament de chaque individu et de ne pas établir une règle absolue.

SIGMOÏDE (de la lettre grecque majuscule Σ, *sigma,* et *eidos,* forme). — **Cavité sigmoïde.** — Cavité de l'extrémité supérieure du cubitus.

Échancrure sigmoïde. — Echancrure du bord supérieur du maxillaire inférieur.

Valvules sigmoïdes. — Valvules de l'origine de l'aorte, de l'artère pulmonaire et du rectum. V. CŒUR et RECTUM.

Anse sigmoïde du côlon (ou S iliaque). — Portion du gros intestin aboutissant au rectum. V. CÔLON.

SIGMOÏDITE. — Inflammation de l'anse sigmoïde du côlon.

SIGNE. — Phénomène apparent qui permet au médecin de faire le diagnostic d'une affection. Souvent, on nomme le signe du nom de celui qui l'a découvert (signes de Babinski, de Bell, de Kernig, de Koplik, de Lasègue, d'Oliver, de Romberg, de Westphall). V. aux noms propres.

SILICATE DE SOUDE. — Employé comme hypotenseur dans l'artériosclérose, soit en ingestion (comprimés de silicyl), soit en injection intraveineuse (2 cm^3 d'une solution à 5 p. 1 000 tous les deux jours).

SILICATÉ (Appareil). — Bandage qu'on enduit, à l'aide d'un pinceau, de silicate de potasse. La solidification est réalisée en six heures. Pour enlever l'appareil, on place le membre dans de l'eau chaude.

SILICATOSE. — Pneumoconiose causée par l'inhalation de poussières contenant des silicates. V. POUSSIÈRES.

SILICOSE (du lat. *silex, silicis,* silice). — Maladie des poumons consécutive à l'inhalation de poussières de silex. V. POUSSIÈRES.

SILLON. — Rainure située à la surface de certains os ou organes (cerveau) et destinée à loger des vaisseaux.

Sillon scabieux. — Galerie creusée par l'acare femelle dans l'épiderme, où elle dépose ses œufs : ce sillon peut avoir 2 centimètres et plus de longueur; il apparaît sous la forme d'une petite ligne grisâtre ou noirâtre. C'est un des signes caractéristiques de la gale; il siège surtout à la face antérieure du poignet ou entre les doigts. V. GALE.

Sillon unguéal. — Sillon transversal plus ou moins profond de l'ongle apparaissant au cours de maladies fébriles ou de dermatoses; il est dû à une altération de la matrice unguéale (Beau).

SIMAROUBA. — Ecorce de la racine d'un arbre de la famille des Simarubacées (*Simaruba amara*), originaire des Antilles, de la Guyane et du Brésil; elle renferme plusieurs principes amers (quassine, simarubine). Elle est employée comme apéritif, tonique et antidiarrhéique, en infusion (15 g par litre) et en poudre (1 à 4 g), en teinture (1 à 5 g), en vin (50 à 100 g). A hautes doses, elle est purgative, vomitive et diurétique.

SIMPLES. — Plantes utilisées ordinairement sous forme de tisane.

SIMULATION. — Fraude employée pour simuler une maladie par certains individus normaux (soldats, prisonniers, accidentés du travail) ou anormaux (hystériques, dégénérés).

La *simulation des troubles mentaux* se rencontre assez fréquemment chez des individus inculpés de fautes diverses, et désireux de se soustraire à la justice en jouant de leur irresponsabilité. Aussi le diagnostic de la folie vraie et de la folie simulée est-il un problème quelquefois délicat à résoudre pour l'expert.

Les imposteurs simulent tantôt une agitation désordonnée, avec hallucinations, délires (simulation de crise de manie aiguë, de psychose hallucinatoire, de psychose toxique ou épileptique), tantôt des attitudes négatives : mutisme, stupeur, stéréotypie (simulation de crise de mélancolie stuporeuse, de démence précoce), tantôt des attitudes absurdes, extravagantes, incohérentes (simulation de confusion mentale avec phénomènes démentiels).

Devant pareil tableau de simulation, le diagnostic, qui ne s'aidera jamais de moyens brutaux, est avant tout question d'observation patiente et de flair psychiatrique.

L'expert étudiera le passé du sujet, l'origine des troubles, cherchera le motif d'intérêt à la simulation. Le simulateur exagère, est trop absurde, répond d'une manière trop constamment illogique aux questions, se contredit parfois, oublie des signes importants de l'affection qu'il simule, ne sait maintenir son attitude de façon assez continue, montre sa folie et cherche trop évidemment à en persuader l'entourage, contrairement au fou véritable, qui souvent la tait et la dissimule.

Les *pithiatiques* ou *hystériques* peuvent, dans le dessein de se rendre intéressants, ou bien d'exciter la compassion, l'intérêt ou la curiosité et, si l'on peut dire, l'admiration, causer sur eux-mêmes des lésions d'apparence grave et de durée plus ou moins longue.

Enfin, une autre catégorie de simulateurs se rencontre parmi les soldats, les prisonniers, les accidentés du travail. Pendant les guerres, on a signalé, dans toutes les armées, la fréquence des affections simulées ou provoquées : certains individus n'hésitant pas à se mutiler pour éviter le départ au front.

De nombreux procédés sont connus des simulateurs. Ces procédés conduisent souvent à des complications très graves et quelquefois mortelles; nous en signalerons quelques-uns.

L'ingestion d'acide picrique détermine une jaunisse.

En introduisant sous la peau un crin, un fil, une pointe d'alfa, enduits de matières septiques, telles que celles qui proviennent du grattage des dents, des matières fécales, du crottin de chameau, de la terre, etc., on obtient un abcès ou un phlegmon souvent très grave et mutilant.

En frappant sur les articulations avec un mouchoir ou une serviette renfermant du sable ou des petits cailloux, avec une bouteille, on obtient un gonflement facilitant la simulation d'une entorse, d'une hydarthrose.

En introduisant sous la peau un morceau d'acier, on provoque des abcès à répétition jusqu'à ce que le morceau d'acier soit éliminé.

En fumant de l'alfa ou du tabac trempé dans l'huile, on provoque la fièvre, et, en ingurgitant à peine un demi-litre d'eau et, par-dessus, plusieurs boulettes de pain, on obtient un gargouillement qui trompe les médecins à l'auscultation de la poitrine.

En introduisant dans l'œil un morceau de paille, un peu de tabac, un peu de poudre d'ipéca ou de poivre, et en frappant violemment sur l'œil, on provoque de la conjonctivite et de la kératite.

En mettant dans l'œil un peu du pus provenant de l'urètre atteint de blennorragie ancienne ou récente, on provoque une ophtalmie souvent très grave.

Un mélange de savon et d'eau, pris par petites quantités chaque matin, provoque la dysenterie.

En laissant séjourner dans l'oreille de la viande pourrie, des matières fécales, il se produit un écoulement purulent.

En frottant légèrement la peau avec de l'huile de croton, on obtient un eczéma.

En frottant les jointures avec de l'aloès, on simule la gale.

En appliquant sur la tête une certaine quantité de chaux vive que l'on étend d'eau ou bien un mélange d'ail pilé et de pétrole, on simule la pelade.

SIMULIE. — Variété de moucherons (*fig.* 1777) abondants dans tous les pays, et auxquels on attribue une action dans la propagation de la lèpre et de la pellagre.

SINAPISÉS (Bains) et SINAPISMES (du gr. *sinapi,* moutarde). — V. à MOUTARDE.

SINCIPUT. — Sommet de la tête, vertex.

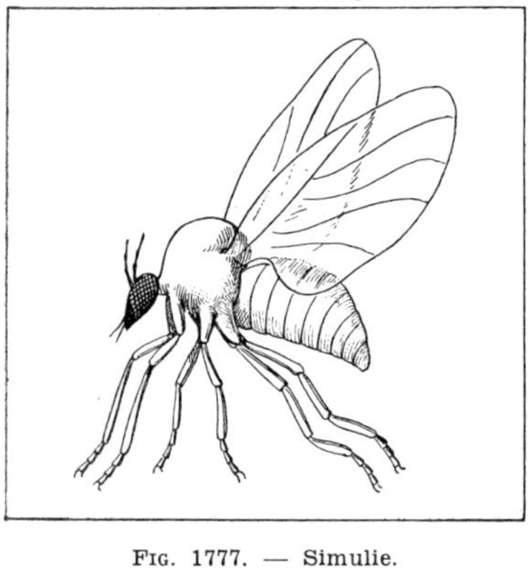

FIG. 1777. — Simulie.

SINISTROCARDIE (du lat. *sinister,* gauche, et du gr. *kardia,* cœur). — Refoulement du cœur vers la gauche, par un épanchement pleural, une tumeur, des adhérences.

SINISTROSE. — Syndrome psychique observé chez les accidentés du travail et caractérisé par une inhibition de la bonne volonté; cette inhibition est développée par une idée fixe, une idée fausse sur la forme de réparation du préjudice qui a été causé au blessé.

Afin de reculer le plus possible la date de consolidation, c'est-à-dire la cessation de paiement du demi-salaire, ou afin d'obtenir une rente à laquelle il croit avoir droit, l'accidenté, depuis longtemps guéri, ne se décide pas à faire, au prix d'un peu de douleur ou simplement de fatigue, le moindre essai de reprise du travail. Il se refuse au plus petit effort.

SINUS. — Ce mot est employé avec divers sens.

Sinus osseux. — Cavités creusées dans l'épaisseur des os *frontal, maxillaire supérieur* et *sphénoïde* (v. au nom de ces os et à NEZ).

Sinus veineux. — Gros canaux veineux, tracés le long des os du crâne, enveloppés par la dure-mère et recevant un grand nombre de veines : sinus caverneux, coronaire, droit, latéral, longitudinal inférieur et supérieur, occipital transverse.

Sinus carotidien. — Dilatation du calibre de la carotide primitive au niveau de sa bifurcation. En arrière se trouve un petit ganglion ou *corpuscule carotidien,* qui reçoit des filets nerveux des plexus voisins.

Si on comprime le cou à ce niveau, on provoque un ralentissement du pouls et un abaissement de la tension minimum. Ce *réflexe sino-carotidien* est exagéré en cas de vagotonie, et inversé en cas de sympathicotonie.

Sinus du cœur. — Première portion du tube cardiaque primitif, qui, en se fusionnant avec la deuxième portion ou *atrium,* formera l'oreillette droite. C'est là que se trouve le *nœud sino-auriculaire,* point d'origine de la contraction cardiaque normale (rythme sinusal). En cas de dérèglement de la cadence du sinus, une arythmie sinusale apparaît.

SINUSCOPIE (de *sinus,* et du gr. *skopein,* examiner). — Examen des sinus des os de la face.

SINUSITE. — Inflammation d'un des sinus de la face, consécutive à celle de la muqueuse nasale. V. NEZ.

SINUSOÏDAL (Courant). — V. à ÉLECTROTHÉRAPIE.

SIPHON. — Le procédé du siphon dit de Weber est employé pour la douche nasale, dont l'emploi ne doit pas être fait sans ordonnance. L'extrémité d'un tube en caoutchouc est placée dans un vase rempli de liquide; on l'amorce en aspirant le liquide à l'autre extrémité placée dans le nez.

Les siphons de Faucher ou de Debove sont utilisés pour le lavage de l'estomac.

SIRADAN (Hautes-Pyrénées). — Station d'eaux sulfatées calciques, magnésiennes et légèrement arsenicales, et d'eaux ferrugineuses.

CURE. Bains, douches.

INDICATIONS. Affections du foie et des voies biliaires; gravelle; goutte; paludisme; métrites; obésité; chlorose; anémie; lymphatisme.

SIROP (bas lat. *sirupus*). — Liquide de consistance visqueuse, formé par une solution concentrée de sucre dans de l'eau, du vin ou du vinaigre. La conservation d'un sirop dépend en partie de son degré de concentration.

Le *sirop de sucre simple* est une solution de sucre (165 g) dans de l'eau distillée (100 g) chauffée jusqu'à l'ébullition.

A ce sirop simple, on peut ajouter divers principes médicamenteux. Leur goût permet de dissimuler, en partie au moins, celui des médicaments ajoutés.

La cuillerée à soupe de sirop représente 20 g, celle à dessert 15 g, celle à café 5 à 6 g.

Sirop d'amandes. — V. ORGEAT.

Sirop antiscorbutique. — V. ANTISCORBUTIQUES.

Sirop de chicorée composé (ou de rhubarbe composé). — Il contient, outre de la racine de chicorée, de la rhubarbe, du santal, de la cannelle, et se donne à la dose de 10 à 50 g pour les adultes, 5 à 20 g pour les enfants.

Sirop des cinq racines apéritives. — Il est fabriqué avec des racines d'ache, d'asperge, de fenouil, de persil et de petit houx; on l'emploie pour donner de l'appétit.

Sirop de Cuisinier. — V. SALSEPAREILLE.

Sirop de Désessartz. — Il contient du vin dans lequel on a fait macérer de l'ipéca et du séné; de l'infusion de coquelicot et du serpolet, du sulfate de magnésie, de l'eau de fleurs d'oranger. Il est calmant, laxatif, et facilite l'expulsion des crachats.

Sirop pectoral. — Sa composition est la suivante : infusion d'espèces pectorales, 120 g; sucre, 200 g; eau de fleurs d'oranger, 5 g; extrait d'opium, 3 cg. On le prend par cuillerées à soupe contre la toux toutes les deux ou trois heures.

Autres sirops. — V. au nom du médicament ou de l'inventeur.

SITIOMANIE (du gr. *sition,* aliments, et *mania,* folie). — Besoin irrésistible de manger, soit continu, soit par accès, observé chez certains aliénés ou dégénérés.

SITIOPHOBIE (du gr. *sition,* aliments, et *phobos,* crainte). — Refus de prendre des aliments, observé chez certains délirants et aliénés (dans la mélancolie, la confusion mentale).

TRAITEMENT. Isolement, hydrothérapie, alitement toute la journée, persuasion par le médecin. Si l'on n'obtient pas de résultat : gavage les yeux

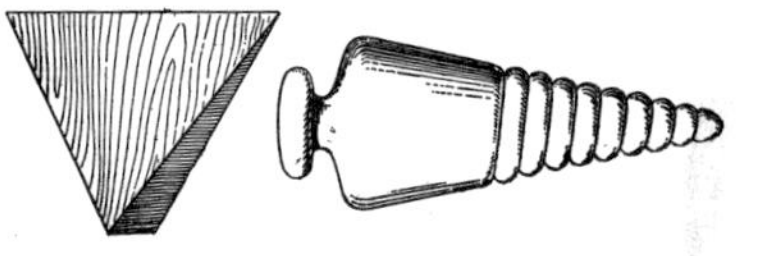

FIG. 1778. — Instruments pour séparer les dents et permettre l'introduction dans la bouche d'aliments ou de médicaments.

bandés, à l'aide d'une sonde introduite soit par la bouche, en séparant les dents au moyen d'instruments en bois (*fig.* 1778), soit dans une narine, par laquelle on fait passer du bouillon, du lait et des œufs.

SKEENE (Glandes de). — Petites glandes qui s'ouvrent par deux petits orifices, de chaque côté du méat urinaire chez la femme.

Elles peuvent être enflammées au cours de la blennorragie (*skeenite*) et causer un abcès urétral douloureux à la miction, qui peut s'ouvrir dans l'urètre ou dans le vagin. Ces glandes constituent en outre des repaires pour le gonocoque et peuvent entretenir une blennorragie chronique.

SKEPTOPHYLAXIE (du gr. *skeptos,* foudre, et *phulassein,* protéger). — Méthode rapide de désensibilisation employée pour prévenir le choc anaphylactique. Elle consiste à injecter, avant l'action déchaînante, une très petite quantité de la substance dangereuse (Besredka).

SKI. — V. HIVER (Sports d').

SKIASCOPIE (du gr. *skia,* ombre, et *skopein,* examiner) **ou KÉRATOSCOPIE.** — Détermination de l'état de la réfraction d'un œil par l'examen des ombres ou des reflets provoqués dans le champ de la pupille par l'éclairage direct à l'ophtalmoscope.

SKODISME (du nom du Dr Skoda). — Accroissement de la sonorité pulmonaire sous les clavicules dans les cas de pleurésie avec épanchement, d'hydrothorax au-dessus de la couche liquide.

SMEGMA (du gr. *smêgma,* savon). — Matière blanchâtre, pâteuse, d'odeur aigre, qui s'accumule au fond du repli du prépuce chez l'homme, entre les petites lèvres et le clitoris chez la femme, et qui, si elle n'est pas enlevée chaque jour par un lavage, peut être l'origine d'une inflammation du prépuce (*balanite*). Elle est formée de débris de cellules, de cristaux graisseux, et contient un bacille spécial (acido-résistant).

SODA-WATER. — Solution de 1 g de bicarbonate de soude dans 650 g d'eau.

SODIUM et SOUDE. — Le sodium est un corps simple métallique. Il est employé en combinaison avec l'oxygène ou associé à du brome, du chlore ou de l'iode.

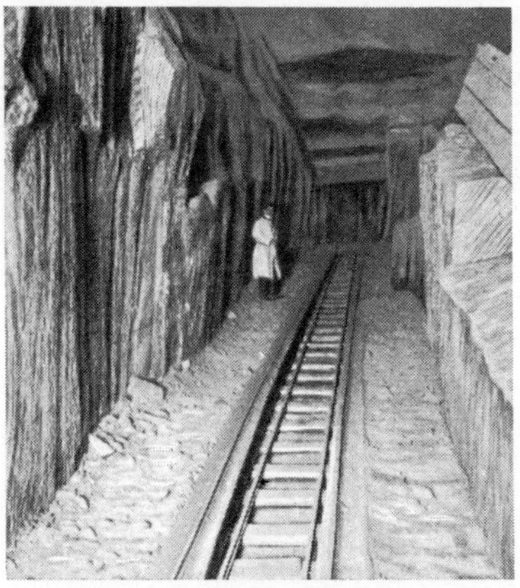

FIG. 1779. — Mine de sel à Wieliczka (Pologne).
(*Phot. J. Boyer.*)

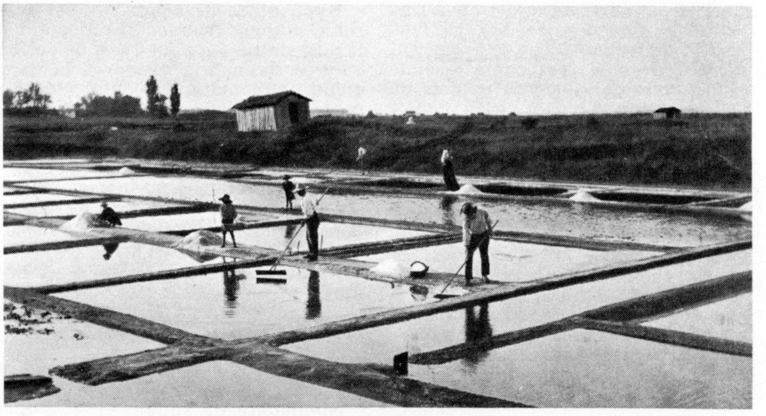

FIG. 1780. — Marais salant sur le littoral ouest de la France.
(*Phot. J. Boyer.*)

Azotite ou Nitrite de sodium. — Cristaux incolores ou faiblement jaunâtres employés comme hypotenseurs (vaso-dilatation) dans l'artériosclérose et l'angine de poitrine; dans l'asthme et le tabès (douleurs viscérales), à la dose de 10 cg par prise, qu'on peut répéter cinq fois dans les vingt-quatre heures.

Bromure de sodium. — Sédatif nerveux utilisé aux doses de 1 à 3 g par la bouche chez l'adulte; de 0g,10 à 0g,20 par année d'âge chez l'enfant.

Chlorure de sodium. — Sous le nom de *sel,* il existe en roche (sel gemme) dans la nature ou en dissolution dans la mer (25 g par litre dans l'Océan, 29 g par litre dans la Méditerranée), dans les *eaux minérales* (v., à ce mot, *Eaux chlorurées*), dans les tissus des végétaux et des animaux, notamment dans le sérum sanguin, où il en existe 0,73 p. 100.

Le sel, condiment indispensable, surtout le *gros sel* ou *sel gris,* mais même le *sel blanc* raffiné, est très souvent souillé par des impuretés.

ACTION PHYSIOLOGIQUE. Le chlorure de sodium joue un rôle important dans la faculté (osmose) qu'ont les liquides de l'organisme de traverser des membranes, particulièrement celles des voies circulatoires. Si la quantité de chlorure de sodium s'accroît dans les vaisseaux sanguins, l'eau des tissus voisins y est attirée, puis éliminée par les reins. Si, au contraire, les tissus contiennent un excès de chlorure de sodium par suite d'une lésion empêchant son élimination, les vaisseaux laissent passer plus de liquide, d'où formation d'œdème.

La quantité de sel contenu dans le sang ne peut être que très temporairement modifiée; aussi, s'il ne lui en est pas fourni par l'alimentation, en emprunte-t-il aux tissus, qui, par suite, sont altérés (albuminurie, hématurie). En faisant absorber beaucoup de chlorure de sodium, on augmente la proportion d'eau dans l'économie, et en diminuant la quantité de chlorure de sodium, on a l'effet contraire. (V. DÉCHLORURÉ [Régime]).

L'absorption de chlorure de sodium est très rapide : l'élimination de la partie non utilisée s'effectue par les urines, puis par la sueur, les larmes, le lait, les matières fécales. On trouvera à URINE (analyse) les modifications apportées par la maladie.

ACTION THÉRAPEUTIQUE. Il *stimule* l'appétit et la nutrition : cure marine; cure d'eaux minérales; sérums artificiels salins. Il favorise la sécrétion du suc gastrique acide et, par suite, est indiqué à la dose de 50 cg dans les dyspepsies avec hypochlorhydrie, contre-indiqué dans celles avec hyperchlorhydrie; il active aussi les autres sécrétions digestives, mais cet effet cesse par l'usage prolongé; il accroît la combustion des albuminoïdes (augmentation de l'urée). Il peut provoquer des vomissements à la dose de 8 à 15 g dans un verre d'eau tiède; il est purgatif à celle de 20 à 60 g dans deux verres d'eau, de préférence gazeuse et alcaline, ou de 30 g dans un demi-litre d'eau en lavement, comme anthelminthique. A l'extérieur, on l'emploie en grand bain (5 kg), en bain d'enfant (500 g à 1 kg), en bain de pieds (125 g). On l'emploie aussi en chirurgie comme topique, pour le lavage des plaies et des séreuses, des fosses nasales. Enfin, les solutions à 10 g p. 100 sont utilisées pour restreindre l'action du nitrate d'argent après les cautérisations opérées sur la conjonctive.

Iodure de sodium. — V. IODURES.

Persulfate de sodium. — Cristaux incolores se décomposant facilement en sulfate, acide sulfanique et oxygène. Oxydant énergique, exerçant sur la nutrition une influence qui se manifeste par l'excitation de l'appétit et l'augmentation du poids. Convient aux tuberculeux, aux neurasthéniques, aux convalescents, à la dose de 0g,10 à 0g,20 en solution.

Sulfure de sodium. — Ce corps, dont les indications sont celles du soufre, s'utilise en bain (40 à 100 g pour un bain) ou en potion (0g,02 à 0g,05 par jour).

Soude (Hydroxyde de sodium). — Substance blanche très caustique, très avide d'eau, avec laquelle on prépare le *savon* médicinal. V. CAUSTIQUES.

Ses sels sont nombreux.

Arséniate de soude. — V. ARSENIC.

Azotate de soude (Nitre ou Salpêtre). — Diurétique très actif, à la dose de 2 à 6 g dans une potion gommeuse, mais pas d'une façon prolongée, car sans cela il peut se produire un affaiblissement avec lenteur du pouls et anémie.

Benzoate de soude. — V. BENZOÏQUE (Acide).

Bicarbonate de soude. — On l'appelle quelquefois *sel de Vichy,* expression impropre, car l'eau de Vichy contient d'autres substances que le bicarbonate de soude.

ACTION et INDICATIONS. *A l'intérieur.* — A petite dose (50 cg à 1 g), il active la sécrétion du suc gastrique, qu'il rend plus acide, et abrège par suite le séjour des aliments dans l'estomac; aussi est-il utilisé sous cette forme et donné *avant* les repas chez les dyspeptiques par insuffisance d'acidité et de suc gastrique (*hypopeptiques*).

A haute dose, au *cours* des repas, il agit comme *alcalin* en neutralisant au contraire l'acidité gastrique excessive des *hyperpeptiques,* et supprime les douleurs qui en sont la conséquence. Mais il ne doit pas, dans ces conditions, être pris d'une façon trop prolongée, car il peut finalement accroître l'hypersécrétion gastrique. Comme *alcalin,* il annihile aussi l'action des divers acides absorbés dans les empoisonnement, accroît la sécrétion *biliaire,* qu'il fluidifie (lithiase biliaire en dehors des crises), active la sécrétion pancréatique.

Il est également *diurétique,* augmente la proportion de l'urée, diminue celle de l'acide urique, et a par suite une action bienfaisante sur la nutrition (diabète arthritique, goutte, rhumatisme chronique, gravelle urique, obésité, uricémie).

A l'extérieur. — Sur la peau, il dissout les matières grasses, gonfle les cellules épidermiques, dont il amène la chute, d'où son emploi dans la séborrhée.

Sur les muqueuses, il dissout le mucus et empêche le développement des micro-organismes qui se multiplient dans les liquides acides, et, par suite, est utilisé pour le lavage de l'estomac et en injections vaginales.

CONTRE-INDICATIONS. Diabète maigre, néphrites, sénilité.

DOSE. *A l'intérieur.* — De 50 cg à 7 ou 8 g par litre sous forme d'eau minérale alcaline naturelle ou artificielle, de pastilles (25 mg par tablette), de bains (500 g par bain). On associe souvent le bicarbonate de soude au benzoate de soude, en cachets de 30 cg chacun (goutte), et à l'antipyrine (diabète).

A l'extérieur. — En poudre ou en solution de 2 à 20 g par litre pour pansement.

Bisulfite de soude. — Sa propriété de dégager en abondance de l'acide sulfurique lorsqu'on y ajoute de l'acide chlorhydrique l'a fait employer comme désinfectant.

Sa solution concentrée fait disparaître les taches produites par le permanganate de potasse.

Borate de soude. — V. à BORIQUE (Acide).

Cacodylate de soude. — V. à ARSENIC.

Carbonate de soude (Cristaux de sous-carbonate de soude). — Bains alcalins (250 g par bain). Fait partie des bains artificiels de Plombières. Pour lotions, 5 à 10 g par litre; en pommade, 1 p. 100 d'excipient.

Le carbonate de soude cristallisé pur, en solution à 10 p. 100, a été préconisé en injections intraveineuses de 10 cm^3, tous les jours ou tous les deux jours, dans le traitement des varices. Mais quelques accidents ont été observés, et il vaut mieux employer d'autres injections sclérosantes moins dangereuses. V. VARICES.

Chlorate de soude. — V. CHLORATE.

Citrate de soude. — Contre le diabète, à la dose de 2 à 10 g. A la dose de 20 à 50 g, avec quantité égale de sirop de limon ou de framboise, dans 250 à 500 g d'eau, il constitue la *limonade purgative* ou *de Rogé,* d'un goût agréable. Pour faciliter la digestion du lait chez les nourrissons, on peut donner une cuillerée à soupe dans le biberon six fois par jour de la potion suivante : citrate de soude, 2^g,50; eau distillée, 150 g.

Le citrate de soude a été employé contre les hémorragies. Alors que les solutions faibles (5 à 10 p. 100) empêchent la coagulation sanguine, les solutions concentrées (30 p. 200) ont des propriétés hémostatiques et sont utilisées dans les hémorragies des cancéreux, des tuberculeux, les métrorragies, hématémèses, hématuries, épistaxis, hémorroïdes.

Le citrate de soude a été employé en injections intraveineuses (5 cm^3 d'une solution à 20 p. 100) comme préventif des phlébites postopératoires, dans le traitement des artérites, des hémorragies rétiniennes, de l'hypertension artérielle, des spasmes cérébraux, de l'angine de poitrine, de l'infarctus du myocarde.

Hypochlorite de soude ou Liqueur de Labarraque (Chlorure de soude liquide) [mélange d'hypochlorate de soude et de chlorure de sodium]. — Désinfectant énergique employé à la dose de 5 à 10 g p. 100 de glycérine en collutoire antiseptique, de 20 à 50 g par litre en lotion et injection vaginale, et en solution de 50 à 100 g par litre pour pansement.

Hypophosphite de soude. — Voir PHOSPHITE.

Hyposulfite de soude. — *A l'intérieur,* employé comme désinfectant à la dose de 1 à 5 g pour 120 g de potion dans la bronchite fétide et la gangrène pulmonaire. Préconisé par Ravaut comme désensibilisant dans les affections cutanées (eczéma, prurigo, urticaire, herpès), soit par la bouche (2 à 4 g par jour), soit en injections sous-cutanées ou intraveineuses (10 cm^3 d'une solution à 20 p. 100).

A l'extérieur, comme désinfectant, en solution de 20 à 50 g par litre.

Perborate de soude. — V. à BORIQUE (Acide).

Salicylate de soude. — V. à SALICYLIQUE (Acide).

Méthylarsinate de soude. — V. à ARSENIC.

Nucléinate de soude. — V. à NUCLÉINIQUE (Acide).

Phosphate de soude. — Purgatif, 30 à 40 g; antidyspeptique, 0,50 à 2 g; antidiabétique, 1 à 5 g.

Sulfate de soude (Sel de Glauber). — Cristaux de goût amer purgeant légèrement à la dose de 10 g dans un demi-verre d'eau de Vichy; énergiquement et sans coliques, après trois ou quatre heures, à la dose de 30 g à 60 g dans deux verres d'eau. A l'inconvénient de provoquer ensuite de la constipation, aussi ne doit-il pas être employé dans la constipation chronique. Son amertume provoque aussi souvent des nausées et même des vomissements. On s'en sert aussi pour les lavements purgatifs :

Sulfate de soude ...... Follicules de séné	15 grammes.
Eau bouillante	500 —

A la dose de 2 à 5 g dans 1 litre d'eau à prendre en trois fois à jeun dans les vingt-quatre heures, il est *diurétique.*

Tartrate de soude. — V. à TARTRIQUE (Acide).

Radio-sodium. — Le radio-sodium, préparé à l'aide du cyclotron et bombardement par neutrons ou deutérons, a surtout été jusqu'ici employé pour l'étude du métabolisme de l'eau et la répartition du sodium dans l'organisme. Il a été utilisé dans le traitement des leucémies. L'injection de radio-sodium produit un effet comparable à une irradiation générale de rayons X.

SODOKU ou SOKOSHO (du japonais *so,* rat, et *doko,* poison; ou *so,* rat, *kô,* mordre, et *shô,* maladie). — Affection provoquée par la morsure d'un rat malade. Parfois, il peut s'agir d'un autre animal (chat, furet, belette). Le sodoku est causé par un spirochète (*Treponema morsus muris*) qu'on trouve dans les ganglions et plus rarement dans le sang, au moment des accès fébriles. Il mesure 2 à 8 μ et a 4 à 6 spires et des flagelles aux extrémités.

SIGNES. L'incubation varie entre quinze et trente jours. Début brutal quand la morsure est déjà cicatrisée. Le malade se plaint d'un léger frisson; puis il se produit une élévation soudaine de la température de 38° à 40°, qui dure de trois à sept jours en moyenne.

Au cours de cette période prodromique, on note un réveil de la morsure déjà complètement cicatrisée : un gonflement, une légère douleur et une coloration en rouge sombre de la cicatrice; parfois, il se forme des vésicules qui finissent par se transformer en gangrène. Simultanément apparaissent un érythème, des papules et des tubercules d'un rouge noirâtre, d'une dimension d'un pois à une paume de la main, sur les membres du même côté que la cicatrice. L'éruption occupe souvent le visage, le tronc et les membres. Les ganglions régionaux sont ordinairement tuméfiés et douloureux.

En même temps, le malade accuse de la douleur dans les muscles du côté atteint, surtout aux membres, de la céphalalgie, des vertiges, des bourdonnements d'oreille, de la photophobie, de l'oppression, de l'anorexie, de la diarrhée ou de la constipation et de la prostration.

Tel accès ne persiste d'ordinaire que peu de jours et disparaît tôt ou tard parfaitement, mais il peut se répéter plusieurs fois, évoluant parfois pendant plusieurs mois, chacun étant séparé par des intervalles d'apyrexie complète durant quelques jours.

Dans les cas graves (10 p. 100), la mort survient, avec troubles visuels, délire et coma. Le foie et la rate ne se gonflent pas; dans l'urine, on constate souvent de l'albumine et des cylindres (Kagawa). Mais la guérison est habituelle (90 p. 100 des cas).

TRAITEMENT. Injections d'arsénobenzènes, mercure.

SODOMIE (de *Sodome*). — Coït anal.

SOIF. — La sensation de la soif est en rapport avec l'excrétion par jour de près de 3 000 g d'eau : par la respiration (330 g), par la sueur (660 g), par l'urine (1 700 g), par les excréments (130 g). Nos tissus étant formés d'eau dans la proportion de 7/10, il est indispensable pour leur entretien que ces pertes soient compensées par l'entrée d'une quantité équivalente de ce liquide; elle s'effectue en premier lieu par les aliments, qui en contiennent une quantité considérable (par 1 000 g : blé 130 g, fromage 370, bœuf 734, carpe 785, fraises 874, salade 940), ce qui permet à certaines personnes de ne pas boire, ou du moins de boire très peu. En revanche, si on ne mange pas, la composition de nos cellules rend indispensable de satisfaire la soif, qui est plus impérieuse que la faim.

La soif résulte souvent : 1° de la façon abusive d'assaisonner les mets (excès du sel, du poivre et d'épices diverses), de les cuire (grillade, rôtis, friture); 2° de l'usage du tabac, qui dessèche la bouche; 3° de l'emploi d'eau insuffisamment fraîche. Les personnes qui prennent l'habitude de ne boire à leur soif qu'à la fin du repas, se contentant de petites gorgées au cours du repas, arrivent très rapidement à réduire la proportion de boisson.

La soif est accrue dans la fièvre et le diabète.

On ne doit jamais boire une grande quantité de liquide, et surtout d'eau glacée, lorsqu'on est en sueur. On s'expose ainsi à une congestion pulmonaire ou cérébrale. Quant aux liquides à boire, voir EAU, ALCOOLISME, LIMONADE.

La *soif pathologique* peut relever de trois syndromes :

Le *diabète insipide,* où la soif s'associe à la polyurie; il y a, dans ce cas, lésion d'un faisceau qui relie le thalamus au lobe postérieur de l'hypophyse. V. CERVEAU;

La *potomanie,* qui s'observe chez les enfants névropathes, pithiatiques mythomanes; ils ont un besoin constant de boire, surtout de l'eau, mais ils peuvent boire tout ce qu'ils trouvent sous la main;

La *dipsomanie,* qui se manifeste par des accès intermittents, irréguliers, au cours desquels le malade est pris d'un besoin irrésistible d'ingérer de grandes quantités de boissons alcoolisées: il se distingue des ivrognes, qui s'enivrent chaque fois qu'ils trouvent l'occasion de boire; on a rattaché la dipsomanie à l'épilepsie ou aux psychoses périodiques.

SOJA. — V. SOYA.

SOLAIRE (Plexus). — Plexus nerveux considérable formé par les nerfs splanchniques, des filets des nerfs diaphragmatiques et par le nerf pneumogastrique droit. Le plexus solaire, parsemé de petits ganglions, est situé autour du tronc cœliaque, au-devant de la partie supérieure de l'aorte

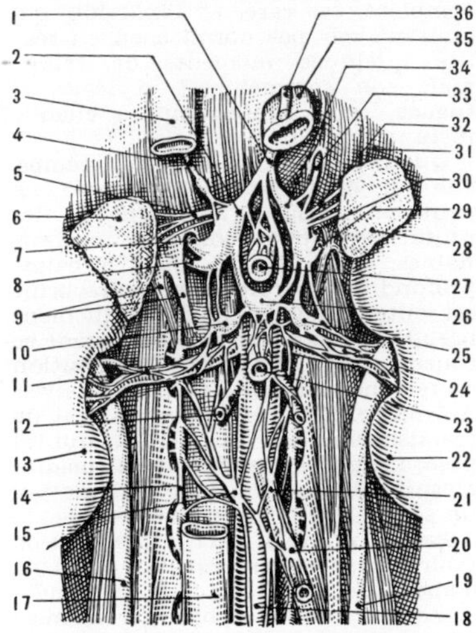

FIG. 1781. — Plexus solaire.

1. Nerf pneumogastrique droit; 2. Ganglion semilunaire droit; 3. Veine cave inférieure; 4. Nerf phrénique droit; 5. Pédicule nerveux surrénal droit; 6. Capsule surrénale droite; 7. Grand splanchnique droit; 8. Petit splanchnique droit; 9. Piliers diaphragmatiques; 10. Ganglion réno-aortique droit; 11. Artère rénale et son plexus; 12. Artère spermatique; 13. Rein droit; 14. Chaîne sympathique lombaire; 15. Plexus mésentérique inférieur; 16. Uretère droit; 17. Veine cave inférieure; 18. Aorte abdominale; 19. Uretère gauche; 20. Ganglion mésentérique inférieur; 21. Artère mésentérique inférieure et son plexus; 22. Rein gauche; 23. Artère mésentérique supérieure et son plexus; 24. Artère rénale et plexus rénal; 25. Ganglion réno-aortique gauche; 26. Ganglion mésentérique supérieur; 27. Tronc cœliaque et son plexus; 28. Surrénale gauche; 29. Petit splanchnique gauche; 30. Grand splanchnique gauche; 31. Diaphragme 32. Pédicule nerveux surrénal gauche; 33. Nerf phrénique gauche; 34. Ganglion semilunaire gauche; 35. Œsophage; 36. Pneumogastrique gauche.

abdominale, qu'il entoure de ses ramifications. Les branches nerveuses du plexus émanent de ganglions plus volumineux, au nombre de deux, les *ganglions semi-lunaires,* en haricot, situés sur la face antérieure du corps de la première vertèbre lombaire, en avant des piliers du diaphragme, audessus du pancréas (*fig.* 1781). De la convexité et de l'extrémité interne de ces ganglions partent les nombreux rameaux qui, en s'enchevêtrant, concourent à former le plexus solaire; ils reçoivent par leur extrémité externe le nerf grand splanchnique; le ganglion semi-lunaire droit reçoit, en outre, le pneumogastrique droit par son extrémité interne. Du plexus solaire lui-même, comme d'un centre, partent de nombreux rameaux nerveux qui accompagnent les artères de la région et forment autant de plexus secondaires, dits *plexus cœliaque, diaphragmatique, rénal,* etc. Le plexus solaire doit être rattaché au système sympathique.

Syndromes solaires. — Les lésions de ce plexus qui préside aux phénomènes vaso-moteurs de l'estomac, de l'intestin, du foie et du pancréas peuvent entraîner des troubles variables.

Dans les *formes aiguës,* on note une douleur épigastrique intense en poignard, au niveau de l'ombilic, suivie de vomissements alimentaires ou bilieux, de diarrhée sanglante.

La mort peut survenir avec refroidissement des extrémités, pouls petit, anémie, collapsus.

Les *formes chroniques* se manifestent par des douleurs abdominales et épigastriques avec paroxysmes et parfois vomissements.

CAUSES. Péritonites aiguës ou chroniques, pancréatites aiguës ou chroniques, ulcère ou cancer de l'estomac, de l'intestin, fièvre typhoïde, dysenterie, tuberculose.

On peut observer des *syndromes solaires réflexes.*

La mort subite peut être déterminée par un traumatisme violent (un coup de poing sur la région épigastrique) ou par l'ingestion d'eau glacée agissant sur l'estomac comme un traumatisme.

Dans l'entérite muco-membraneuse, dans certaines formes de dyspepsie nerveuse avec angoisse, on note les divers signes subjectifs et objectifs du syndrome solaire; c'est ainsi qu'on constate une *douleur* violente au début, continue ou par accès, qui présente son maximum au creux épigastrique. La palpation révèle une sensibilité extrême de toute la région, même des téguments et de l'aorte. La malade ne peut supporter ni corset ni vêtement frôlant la peau.

Les *battements aortiques* sont évidents : l'aorte est dure, tendue, élargie, souvent notablement rejetée sur la gauche. Le palper éveille une douleur plus ou moins vive, s'accompagnant d'angoisse et de nausées.

Il peut exister, en outre, des vertiges, des renvois brûlants, une atonie gastrique, de la diarrhée ou de la constipation, une céphalalgie, des troubles visuels, de la frilosité.

Ces troubles, dus à un excès de tonus du sympathique, peuvent être améliorés par l'ésérine ou la génésérine (1 mg par jour), la diathermie, le port d'une ceinture abdominale.

SOLANINE. — Glucoside toxique existant dans toutes les Solanacées, notamment les fruits de la morelle, de la douce-amère, les germes des pommes de terre, les aubergines et les tomates insuffisamment mûres.

MÉDICAMENT. La solanine se présente sous forme de cristaux blancs très amers et très peu solubles dans l'eau.

INTOXICATION. — Vomissements, coliques, diarrhées, vertiges, *dilatation des pupilles,* mal de tête, rougeur du visage, torpeur et évanouissements, convulsions.

SOLARIUM. — Etablissement permettant aux malades de bénéficier des avantages de l'hélio- et de l'actinothérapie. Le temps d'exposition dépend de la sensibilité du malade et des variations du rayonnement solaire (*fig.* 1782 et p. 990).

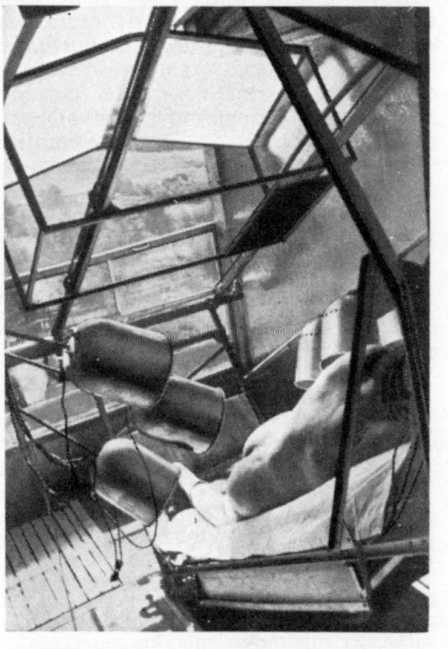

FIG. 1782. — Solarium tournant d'Aix-les-Bains.
(*Phot. G. Brun.*)

INDICATIONS. Celles de l'héliothérapie et de l'actinothérapie.

SOLE. — Poisson maigre, de digestion assez facile, à recommander aux convalescents, à condition qu'il soit d'une parfaite fraîcheur.

SOLÉAIRE (du lat. *solea,* semelle). — Muscle de la jambe, large et épais, situé au-dessous des deux jumeaux. Il prend naissance en haut sur le péroné, le tibia, et sur une *arcade fibreuse* qui les unit l'un à l'autre; il forme un *anneau* qui livre passage aux vaisseaux poplités et au nerf sciatique poplité interne. Les fibres se terminent sur une aponévrose qui fusionne avec celle des jumeaux pour former le *tendon d'Achille,* qui se fixe au calcanéum. Innervé par des rameaux du nerf tibial et du sciatique poplité interne, le soléaire étend le pied sur la jambe et agit puissamment dans la marche et le saut.

SOLEIL. — V. à BAIN : *Bains de lumière,* à LUMIÈRE, PHOTOTHERMOTHÉRAPIE, HÉLIOTHÉRAPIE.

Coup de soleil. — V. INSOLATION.

SOLIDAGO (Verge-d'or). — Plante (*Solidago virga aurea*) de la famille des Synanthérées, renfermant du tanin et du mucilage, et douée de propriétés diurétiques et astringentes. Préconisée dans la cystite, l'entérite muco-membraneuse, sous forme de décoction (30 p. 1 000) et d'alcoolature (2 cuillerées à café).

SOLUTÉ ou SOLUTION (du lat. *solutus,* dissous). — Médicament préparé par dissolution à chaud ou à froid d'une substance dans un véhicule approprié. La solubilité étant moindre à froid qu'à chaud, des cristaux peuvent se former lorsque le liquide se refroidit; il convient de tenir compte de ce fait.

La solubilité dans l'eau peut être accrue par l'adjonction de certaines substances (borax, pour acide borique; iodure, pour iode) ou d'une quantité donnée d'un autre liquide, comme l'alcool, dont le pouvoir dissolvant est plus élevé. On utilise encore comme dissolvants le chloroforme, l'éther, la glycérine et l'huile.

Les *solutés injectables* doivent toujours être stériles.

SOMATIQUE (Signe) [du gr. *soma,* corps]. — Signe fourni par l'examen du corps et que complètent ceux qu'indique le malade.

SOMMEIL. — Suspension momentanée de la conscience et des manifestations de la vie animale, la vie végétative se poursuivant.

Pendant le sommeil, les *respirations* sont plus rares; mais les inspirations sont plus longues, plus profondes, et la quantité d'oxygène absorbée est peu diminuée.

En ce qui concerne la *circulation,* le nombre des pulsations est moins grand (en moyenne de 1/5), mais la dilatation des vaisseaux superficiels entraîne une transpiration plus abondante; le corps doit, par suite, être couvert d'un nombre suffisant de couvertures suivant la saison, mais tout excès de chaleur doit être évité (suppression des lits de plume et des édredons).

La *digestion* s'achève pendant le sommeil, mais son activité est plus faible que dans la journée; d'où l'utilité, notamment pour les vieillards, dont l'estomac est déjà paresseux, de manger peu au dîner, surtout s'ils se mettent rapidement au lit après ce repas.

Le fonctionnement des *reins* s'opère la nuit à peu près comme dans le jour, mais la vessie se laisse dilater plus patiemment chez les adultes, qui peuvent rester 9 heures sans uriner; il n'en est pas de même chez le nourrisson. Le fonctionnement des reins s'opère chez lui la nuit aussi bien que le jour, et l'évacuation de la vessie s'effectue à peu près aux mêmes intervalles.

Quant à l'enfant plus grand, qu'on a couché peu après son repas, il s'agite et se retourne jusqu'à ce qu'on l'ait mis à même d'uriner.

On a constaté que le cerveau pâlit pendant le sommeil et occupe moins de place dans le crâne qu'à l'état de veille; mais, qu'une impression extérieure vienne à se produire, même si elle est trop faible pour provoquer le réveil du dormeur, aussitôt un changement s'effectue dans le volume de la masse cérébrale, par suite de l'afflux temporaire de sang.

Cette même congestion du cerveau s'observe pendant certains songes, qui font travailler les cellules cérébrales. V. aussi à RÊVE.

La physiologie et la neurochirurgie ont permis de préciser que le siège du sommeil, de la perte de la conscience, se trouve dans le diencéphale au voisinage du troisième ventricule. V. CERVEAU.

DURÉE HYGIÉNIQUE DU SOMMEIL. Le temps consacré au sommeil varie suivant l'âge et le sexe : pour un adulte homme, sept à huit heures; pour les femmes, huit à neuf heures; pour les jeunes gens au-dessus de 13 ans, neuf heures; pour les vieillards et les enfants au-dessous de 13 ans, dix heures au maximum.

Les individus *faibles* et *anémiques* et certains *nerveux* auront souvent grand avantage à prolonger la durée du repos nocturne, à faire même des siestes au milieu du jour, à condition qu'une large aération permette aux globules appauvris de leur sang de se revivifier.

Sommeil chez l'enfant. — Les deux tiers de l'existence chez le bébé, la moitié et même plus chez les jeunes enfants, sont consacrés au sommeil.

Plus l'enfant est jeune, plus il a besoin de sommeil. Dans les premiers mois, l'enfant au sein dort après

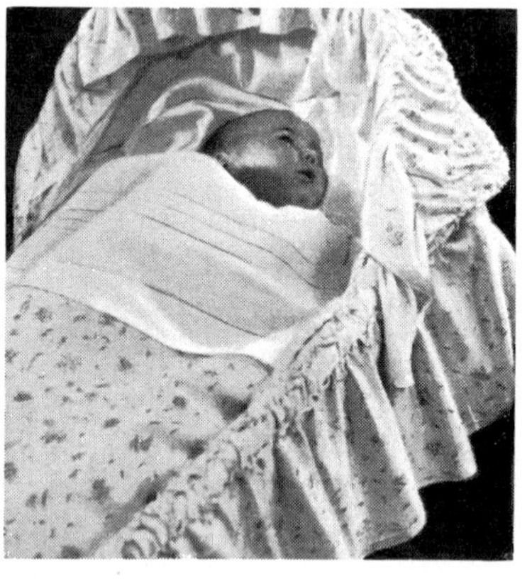

FIG. 1783. — Les deux tiers de l'existence du bébé sont consacrés au sommeil. (*Phot. Larousse.*)

chaque tétée, faisant ainsi cinq ou six sommes dans la journée. Certains enfants délicats, prématurés, ont même tendance à dormir trop longtemps, et il faut les réveiller pour les mettre au sein.

Si l'enfant ne dort pas suffisamment et a de mauvaises nuits, il faut soupçonner quelque maladie, des coliques ou une insuffisance d'alimentation. Souvent, les enfants allaités au biberon ou trop nourris prématurément dorment mal.

L'enfant doit dormir seul dans son lit.

A 6 mois, l'enfant ne fait plus que trois ou quatre sommes d'une heure dans la journée. A 12 mois, il ne dort plus que deux fois par jour. A 2 ans, il se contente d'un somme de deux heures par jour. A 4 ans, l'enfant ne doit plus dormir le jour. Quant au sommeil de la nuit, il doit être prolongé (dix à douze heures).

Pour que le sommeil d'un enfant soit calme, il faut qu'il digère bien et que son alimentation soit rationnelle : il devra peu manger le soir; on rationnera les liquides, qui, pris en abondance, donnent de l'agitation, des sueurs. On interdira le vin, le cidre, la bière, le café, le thé fort.

Un enfant doit se coucher de bonne heure, à 20 h.; il dormira sur le côté droit, avec un traversin ou un oreiller peu épais.

Les veilles prolongées, les soirées, ne conviennent pas aux enfants. C'est une faute que de les conduire au théâtre ou au cinéma avant l'âge de 6 ans; leur imagination est trop excitable et ils rêvent durant plusieurs nuits du spectacle vu une fois.

Absence de sommeil ou Insomnie. — L'insomnie se produit dans une série de circonstances variées.

CAUSES. I. *Maladies.* — Maladies infectieuses fébriles : fièvre typhoïde, rhumatisme articulaire aigu. Grandes crises douloureuses abdominales; névralgies, panaris, prurit.

II. *Intoxications.* — Abus du café, du thé, du tabac, de l'alcool, de la morphine.

III. *Auto-intoxications.* — Diabète, urémie, mal de Bright, insuffisance hépatique, hyperthyroïdie, hypertension.

L'insomnie peut encore être d'origine cérébrale (tumeurs cérébrales, encéphalite) ou d'origine psychique (délire, confusion mentale, schizophrénie, anxiété, états obsédants).

Une insomnie occasionnelle peut survenir par surmenage intensif, physique, intellectuel ou moral, un choc affectif ou émotif.

SIGNES. L'insomnie persistante, complète, est rare, et l'individu qui croit n'avoir pas dormi a eu en réalité quelques moments de repos; mais son sommeil est si léger, si fugace, qu'il s'interrompt à chaque instant et ne délasse point.

Quand l'insomnie dure longtemps, elle est déprimante. Le patient ne peut plus goûter au sommeil; les nuits deviennent longues, interminables, fatigantes, et, dans le calme profond de la nuit, le moindre bruit est entendu, le moindre craquement prend un son déchirant. Le malade se tourne, cherche en vain la position de relâchement qu'il ne peut trouver. Au matin, il se sent dans un état de malaise pénible, d'accablement qui lui pèse, l'engourdit et ternit sa lucidité d'esprit. Aussi, le malade réclame-t-il un soulagement à cet état pénible.

PETITS MOYENS CONTRE L'INSOMNIE. Pour récupérer le sommeil, il convient d'abord de se placer dans les conditions les plus favorables par la mise en pratique des règles hygiéniques indiquées précédemment. On y ajoutera, si cela ne suffit pas, quelques-uns des procédés suivants :

Exercice modéré dans la journée; hydrothérapie tiède. Suppression de tout travail intellectuel fatigant après dîner.

Repas léger le soir (peu de viande et peu ou pas de vin et ni thé ni café), suivi d'une promenade.

Certains breuvages chauds (camomille, tilleul, fleurs d'oranger, laitue) ont un double effet par les principes calmants qu'ils contiennent et la fluxion sanguine que leur absorption provoque vers les organes digestifs. La pomme de reinette a joui longtemps aussi d'une réputation somnifère.

Prendre l'habitude d'aller à la selle avant de se coucher, l'évacuation de l'intestin augmentant en moyenne le volume du poumon de 250 cm³, c'est-à-dire faisant refluer vers le poumon un quart de litre de sang. Pour la même raison, évacuer aussi la vessie.

Si on se réveille la nuit, notamment vers le matin, uriner, et, au besoin, aller à la selle.

Coucher la tête élevée par un ou plusieurs coussins, afin de faciliter la descente vers le cœur du sang veineux.

Traitement. Celui de la cause et des symptômes.

I. *Chez l'adulte.* — Sédatifs (lactucarium, valériane, bromures de sodium ou de strontium), hypnotiques (gardénal, chloral, véronal, somnifène).

Cure thermale à Néris ou Divonne. Electrochoc dans certaines insomnies nerveuses.

II. *Chez le vieillard.* — Le sommeil est naturellement court chez les personnes âgées, mais, s'il est trop diminué, il convient d'examiner les urines (v. reins [maladies] : *Néphrite chronique.*) L'iodure peut être indiqué. Le régime lacto-végétarien, surtout le soir, convient à tout âge. Certains hypnotiques (véronal, sulfonal) ne sont pas contre-indiqués.

III. *Chez l'enfant.* — Instituer une hygiène et une diététique sévères (régime végétarien, pas de viande le soir); hydrothérapie; vie au grand air; bains dans les affections fébriles; traitement spécifique dans la syphilis infantile, et quinine dans le paludisme.

Excès de sommeil ou somnolence. — S'il faut dormir assez, il ne faut pas s'habituer non plus à trop dormir, car le repos excessif déshabitue le muscle à travailler; la graisse se substitue aux fibres et la courbature se produit alors après le moindre travail. L'individu devient obèse par insuffisance de travail, et cette insuffisance d'exercice entraîne l'accroissement de l'obésité. Le sédentaire digère mal, a des somnolences après ses repas, trop abondants le plus souvent, proportionnellement à la dépense faite; malgré cela, ou par suite de cela, souvent il dort mal la nuit. La déchéance intellectuelle ne tarde pas à suivre la déchéance physique.

L'abus du sommeil peut avoir des conséquences fâcheuses chez les personnes âgées, parce que la constipation, origine fréquente de congestions, est le résultat ordinaire du séjour prolongé au lit. Il en est de même pour les obèses, les goutteux, les pléthoriques, les individus à cou court, eux aussi prédisposés aux congestions.

Traitement. On lutte contre l'abus du sommeil par les repas légers, la promenade après les repas, l'usage du thé et du café, les pratiques de l'hydrothérapie (affusion froide, douches), le traitement de la dyspepsie, qui en est souvent l'origine. On a conseillé pour faire fuir le sommeil de songer à des sujets irritants : la colère congestionne le cerveau, et l'effet désiré est obtenu.

La prolongation indéfinie du sommeil, pouvant durer 40 à 150 jours, est souvent difficile à distinguer de la léthargie; elle est toutefois exceptionnelle.

SOMMEIL (Cure de). — V. *Supplément.*

SOMMEIL (Maladie du). — Voir trypanosomiase.

SOMNAMBULISME (du lat. *somnus,* sommeil, et *ambulare,* marcher). — Etat d'automatisme ambulatoire se produisant durant le sommeil.

Le sujet marche sans hésiter, le regard fixe, les pupilles étroites, insensible à ce qu'on peut lui dire; il accomplit les choses dont il a l'habitude, fait des discours. Il voit les obstacles qu'on place sur son chemin et s'en détourne, puis, après un certain temps, se recouche, continue son sommeil, et ne se souvient de rien à son réveil.

Le somnambulisme peut être *spontané* ou *naturel* (hystérie, épilepsie); il peut être *provoqué* (hypnotisme). Dans ce cas, le malade peut commettre des actes graves, dont il perd le souvenir à son réveil, mais dont il pourra se rappeler dans un accès ultérieur. V. hypnotisme.

SOMNIFÈRE (du lat. *somnus,* sommeil, et *ferre,* apporter). — Médicament provoquant le sommeil : chloral, opium, gardénal.

SOMNOLENCE. — Sommeil incomplet. V. à sommeil.

SON. — Enveloppe de grains de blé réduite en fines particules. La décoction est employée comme sédatif en lotion sur le visage chez les femmes à peau délicate et dans les maladies de la peau où on utilise aussi les bains. Pour les lotions, on fait bouillir 200 g de son pendant dix minutes dans 1 litre d'eau; pour les bains, 1 kg dans 5 litres d'eau. On passe ensuite cette bouillie, et on la verse dans le bain. On peut aussi mettre simplement le son dans un petit sac qu'on place dans la baignoire et qu'on exprime de temps en temps.

SON. — Les bruits violents peuvent produire la perforation du tympan. Il convient de tenir compte du déplacement d'air (vent d'un canon).

Les vibrations sonores stimulent l'activité des centres nerveux (musique militaire); en revanche, l'absence de tout bruit, comme au sommet des montagnes, a un effet calmant, mais peut, surtout à la longue, entraîner la tristesse et un affaissement intellectuel et moral chez certains individus.

Un bruit subit et intense (coup de gong) provoque la catalepsie chez les hystériques.

SONDAGE et SONDE. — Le *sondage* est l'action d'introduire une *sonde,* c'est-à-dire un tube cylindrique, dans une cavité qui peut être *naturelle* (nez, œsophage, trompe d'Eustache, conduits lacrymaux, urètre) ou *accidentelle* (plaie, trajet fistuleux).

Sondes pour cavités naturelles (*fig.* 1784). — Tubes cylindriques creux ouverts à leur extrémité supérieure et se terminant à leur extrémité inférieure soit par un cul-de-sac ou bec qui porte une ou deux ouvertures latérales (*yeux*), soit simplement par une ouverture plus petite que celle du sommet.

Sondes urétrales. — Les sondes ordinaires servent à évacuer le liquide contenu dans la vessie. Elles sont en métal, en caoutchouc ou en gomme. Les sondes métalliques ont une courbure spéciale; quant aux sondes molles, il est possible de leur donner également une courbure en introduisant dans leur intérieur une tige métallique ou *mandrin;* mais le plus généralement, on les emploie sans

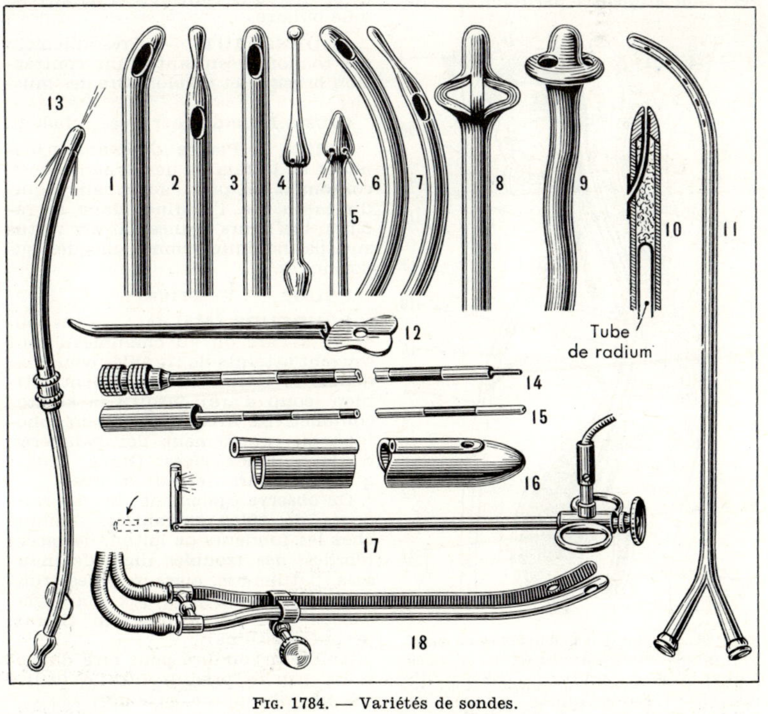

Fig. 1784. — Variétés de sondes.

1. A béquille; 2. Olivaire; 3. De Nélaton; 4. A deux boules; 5. A jet récurrent; 6, 7. En gomme; 8, 9. A demeure; 10. Porte-radium; 11. A double courant; 12. Cannelée; 13. Intra-utérine à jet récurrent; 14. Pour instillation; 15. Diathermique; 16. Rectale porte-radium; 17. Lumineuse exploratrice (section de brides); 18. Intra-utérine dilatatrice.

mandrin. Leur calibre varie suivant le diamètre du canal qu'elles doivent traverser

Les sondes sont utilisées chez l'homme dans le rétrécissement de l'urètre, dans l'hypertrophie de la prostate; pour les deux sexes, dans l'incontinence et la rétention d'urine.

Dans les sondes à *double courant,* le canal intérieur est divisé en deux par une cloison longitudinale et forme ainsi deux conduits parallèles, de façon qu'un liquide injecté d'un côté puisse ressortir par l'autre.

Le sondage ne doit être opéré que par un médecin, tout au moins la première fois, et avec des instruments absolument aseptiques, sous peine de produire une inflammation grave de la vessie.

Pour obtenir cette asepsie, on maintiendra les sondes dans des tubes clos hermétiquement, et dans lesquels un dispositif permet l'arrivée des vapeurs de formol.

Dans certains cas, on laisse la *sonde à demeure,* soit pour rétablir la perméabilité de l'urètre, soit pour drainer et décongestionner la vessie, après la lithotritie ou l'urétrotomie. On emploie aussi la sonde à demeure dans l'infection urinaire, certaines cystites, les rétrécissements très serrés.

Sonde d'Anel. — Tube très fin, destiné à sonder les tuyaux lacrymaux.

Sonde de Belloc. — Instrument destiné à faire le tamponnement des ouvertures postérieures des fosses nasales dans les hémorragies de ces cavités. Il ne peut être employé que par un médecin. V. HÉMORRAGIE : *Saignement de nez.*

Sonde œsophagienne. — On s'en sert pour alimenter par force avec des liquides les individus qui se refusent à prendre de la nourriture (aliénés).

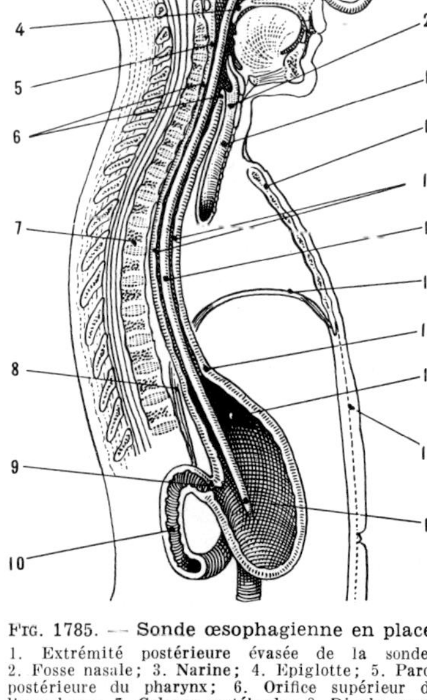

FIG. 1785. — Sonde œsophagienne en place.
1. Extrémité postérieure évasée de la sonde; 2. Fosse nasale; 3. Narine; 4. Epiglotte; 5. Paroi postérieure du pharynx; 6. Orifice supérieur de l'œsophage; 7. Colonne vertébrale; 8. Diaphragme; 9. Pylore; 10. Duodénum; 11. Extrémité antérieure de la sonde; 12. Paroi abdominale; 13. Estomac; 14. Cardia; 15. Diaphragme; 16. Sonde œsophagienne; 17. Œsophage; 18. Sternum; 19. Trachée; 20. Larynx.

La sonde œsophagienne est en caoutchouc épais; son diamètre est de 6 à 8 mm selon le nez du malade; sa longueur est de 50 cm, avec une extrémité antérieure cylindro-conique compacte, pourvue d'un seul œil, et une extrémité postérieure évasée pour recevoir un entonnoir en verre contenant un litre environ. Après aseptisation de la sonde et lubrification avec de l'huile goménolée, on l'introduit dans une narine (*fig.* 1785) et on l'enfonce lentement avec précaution jusqu'à l'orifice postérieur des fosses nasales; la sonde doit alors suivre la paroi postérieure du pharynx pour arriver à l'orifice supérieur de l'œsophage. Parfois, l'introduction est difficile, en raison des contractions du malade.

Les liquides injectés peuvent être du lait, des œufs, du bouillon, de la peptone, du képhir, du jus ou des poudres de viandes, du jus de fruits frais (citron, orange), des médicaments. Le volume du liquide à faire absorber ne doit pas dépasser un litre. On renouvelle l'alimentation deux fois par jour et on peut ainsi maintenir longtemps des malades dans un bon état général.

Sonde d'Einhorn. — Sonde servant au tubage duodénal. V. DUODÉNUM.

SONGES. — V. CAUCHEMARS.

SOPORIFIQUES (du lat. *sopor,* sommeil profond). — V. HYPNOTIQUES.

SORBIER. — Arbre (*Sorbus aucuparia*) de la famille des Rosacées, dont les fruits rouges sont riches en acide malique, en sucres (sorbite, sorbose). On en prépare un sirop doué de propriétés astringentes, diurétiques, antiscorbutiques et antidysentériques.

SORBITOL. — Sucre tiré du sorbier, qui possède de multiples propriétés utilisées dans le traitement des affections de l'appareil digestif. Il augmente la sécrétion des enzymes digestifs, accélère le transit intestinal, et provoque la contraction de la vésicule biliaire.

SOUBRESAUT. — Tressaillement des tendons résultant d'une contraction brusque et involontaire des muscles.

CAUSES. Maladies nerveuses, chaleur.

SOUCI. — Plante (*Calendula officinalis*) de la famille des Synanthérées, contenant un peu d'acide salicylique, du tanin, de l'inuline (dans la racine). Les fleurs jaunes ont des vertus antispasmodiques, emménagogues, sudorifiques.

SOUDE. — V. SODIUM.

SOUDEURS (Mal des). — Les soudeurs à l'arc ou au chalumeau sont souvent atteints de troubles oculaires, depuis le simple éblouissement rétinien (coup d'arc) jusqu'à la kératoconjonctivite avec larmoiement, photophobie, gonflement des paupières, douleurs assez vives. Durée, vingt-quatre à quarante-huit heures.

On observe également chez les soudeurs de tôles galvanisées, comme chez les fondeurs de laiton, des accès fébriles, des troubles digestifs (nausées, flatulences, aigreurs), des troubles respiratoires (toux laryngée, constriction de la base du thorax, dyspnée, asthme).

Enfin, la soudure peut être dangereuse par le produit qu'elle utilise (plomb, phosphore, arsenic).

SOUFFLES. — Bruits anormaux entendus à l'auscultation du cœur, des vaisseaux et des poumons.

Souffles cardiaques. — Bruits anormaux, rappelant le bruit que produit le soufflet dont on se sert pour animer le feu d'une cheminée.

Certains souffles sont *organiques,* c'est-à-dire symptomatiques d'une lésion des orifices du cœur; suivant leur siège (pointe, base du cœur), leur propagation, leur temps de production (diastole, systole), le médecin déduit le siège de la lésion orificielle.

D'autres troubles sont *anorganiques,* c'est-à-dire indépendants de toute altération cardiaque, variant avec les mouvements respiratoires, les changements de position du sujet.

Souffles vasculaires. — Bruits entendus à l'auscultation des vaisseaux du cou ou mentonniers dans les anémies, de l'aorte en cas d'athérome ou d'anévrisme de ce vaisseau.

Souffles pleuro-pulmonaires. — Bruits anormaux perçus à l'auscultation du poumon. Leur timbre est variable.

Le *souffle tubaire,* intense et rude, se perçoit dans la pneumonie et dans le cas de condensation pulmonaire.

Le *souffle pleurétique,* doux, voilé, lointain, s'observe dans les pleurésies.

Le *souffle caverneux,* au contraire, creux, parfois métallique, s'entend dans les cavernes tuberculeuses, les dilatations bronchiques.

Le *souffle amphorique,* à timbre métallique, qui peut être simulé en soufflant dans une cruche vide à goulot étroit, existe dans le pneumothorax ou les vastes cavernes. V. RESPIRATOIRES (Organes) [maladies].

SOUFRE. — Corps simple très répandu dans la nature, soit à l'état libre, soit sous forme de sulfates et de sulfures.

De couleur jaune, sans saveur, il exhale en brûlant une odeur forte et **pénétrante; insoluble** dans l'eau et l'alcool, soluble dans le sulfure de carbone, l'éther, la benzine.

Il en existe plusieurs variétés pharmaceutiques.

Soufre en canons. — Provient de la purification du soufre brut chauffé en pots.

Soufre sublimé. — Obtenu par refroidissement brusque de la vapeur de soufre; usité seulement à l'extérieur, car il renferme de l'acide sulfureux.

Soufre lavé. — Obtenu par lavage de la fleur de soufre avec de l'eau distillée bouillante.

Soufre précipité. — Obtenu par décomposition du sulfure de sodium par l'acide chlorhydrique.

On prescrit habituellement du soufre précipité et lavé.

ACTION et MODE D'EMPLOI. *A l'intérieur.* — Employé comme laxatif et purgatif (2 à 15 g dans du miel en tablettes), notamment dans l'intoxication saturnine, où il facilite l'élimination du plomb sous forme de sulfure; comme sudorifique (2 à 4 g); comme expectorant et modificateur de la muqueuse dans les bronchites chroniques (1 à 4 g en tablettes de 0g,10; en paquets de 0g,10, associé à 0g,01 de kermès).

A l'extérieur. — Employé comme antiparasitaire (gale, phtiriase), comme topique dans nombre de dermatoses (acné, séborrhée), sous forme de lotions, de pâtes ou de pommades.

La *pommade d'Helmerich,* contre la gale, est préparée avec du soufre sublimé (10 g), du carbonate neutre de potassium (5 g), de l'eau distillée (5 g), de l'huile d'œillette (5 g) et de l'axonge (35 g).

On emploie aussi le soufre en fumigations pour la désinfection.

Sulfure d'antimoine, d'arsenic, de calcium, de carbone, de mercure, de sodium. — V. ANTIMOINE, ARSENIC, CALCIUM, CARBONE, MERCURE, SODIUM.

Trisulfure de potassium, Foie de soufre. — Sert pour les bains sulfureux (100 g par bain) et les lotions sulfurées (1 g p. 50 d'eau).

INDICATIONS. Maladies de peau et rhumatisme.

Monosulfure de sodium. — Est employé pour les eaux sulfureuses artificielles ($0^{g},02$ à $0^{g},06$ en solution) et pour les bains de Barèges (40 à 100 g).

Trisulfure de sodium. — Sert pour les bains sulfureux (50 à 125 g pour un bain).

Soufre colloïdal. — INDICATIONS. Absorbé presque complètement dans l'intestin, il s'incorpore à la matière organique des tissus, dont il est un reconstituant énergique dans les divers troubles de la nutrition sulfurée. Employé dans les dystrophies des tissus cartilagineux et tendineux (rhumatismes chroniques), les pharyngites, laryngites, bronchites chroniques, coryzas, les vaginites et métrites, l'artériosclérose, les dermatoses acnéiques et psoriasiques, les convalescences et la chlorose.

MODE D'EMPLOI et DOSES. — *A l'intérieur,* $0^{g},20$ à $0^{g},60$ sous forme de liqueur titrée à $0^{g},20$ par cuillerée à soupe (1 à 3 par jour au milieu des repas). *A l'extérieur,* pommade à 5 p. 100 (émulsion lipoïde de la pseudo-solution aqueuse) dans les arthrites et les dermatoses; sous forme d'onguent nasal dans les coryzas; en ovules à 2 p. 100 dans les vaginites et métrites.

SOULTZMATT (Haut-Rhin). — Station d'eaux minérales bicarbonatées mixtes froides contenant 2 g de sels dont $0^{g},95$ de bicarbonate de soude, $0^{g},75$ de bicarbonate de chaux et de magnésie, $0^{g},019$ de bicarbonate de lithium et 980 cm³ d'acide carbonique.

CURE. Boisson, bains, douches.

INDICATIONS. Affections de l'estomac et du foie, goutte, arthritisme, rhumatisme, névrites.

SOUPIR. — Respiration lente et prolongée provoquée par la douleur, l'ennui ou le plaisir.

SOURCIL. — Poils placés au bord supérieur de l'orbite; ils protègent l'œil contre les poussières et la sueur.

SOURD. — I. Surdité. — Infirmité très fréquente sous sa forme incomplète; elle existerait chez 1 enfant sur 5. Beaucoup d'élèves suivent mal les classes parce qu'ils entendent incomplètement les paroles du maître. Sur 1 000 conscrits, 9 sont refusés pour surdité; dans la vieillesse, cette proportion s'élève beaucoup.

CAUSES. *Inflammations* (otite moyenne suppurée, souvent consécutive à un coryza dans la petite enfance, et laissée sans traitement par suite du stupide préjugé sur l'effet favorable des écoulements d'oreilles, ou survenue comme complications d'oreillons, d'adénoïdite, de fièvres éruptives); *réflexes,* qui entraînent seulement une surdité transitoire, à la suite de vers dans l'intestin ou d'hystérie : *ébranlement* de l'appareil auditif par le bruit ou le déplacement d'air d'une explosion; *traumatisme* (fracture du rocher ou hémorragie labyrinthique); *bruits professionnels* violents, continus ou non (usines métallurgiques, moteurs d'avion, téléphones, chaudronneries, scieries, forges); *changement brusque de pression atmosphérique* (avion, scaphandre); *intoxication* par l'alcool, le plomb, le tabac, la quinine et la streptomycine; *maladies générales* (syphilis, tuberculose); *hérédité, vieillesse* (arthritisme, artériosclérose).

Si le malade a souffert de l'oreille (douleurs avec ou sans écoulement de pus), il s'agit d'une affection inflammatoire. Si, au contraire, il n'en a pas souffert, il y a lieu de différencier la localisation, qui peut être :

1° Le *canal auditif externe,* obstrué par un corps étranger ou un bouchon de cérumen (surdité subite avec bourdonnement à la suite d'introduction d'eau dans l'oreille, dans un bain par exemple);

2° La *trompe d'Eustache* et la *caisse du tympan* (surdité d'abord intermittente succédant à un catarrhe du rhinopharynx, des végétations adénoïdes, des coryzas à répétition, une rhinite hypertrophique ou atrophique, des déviations de la cloison, et constituée par une tubotympanite pouvant aboutir à la sclérose avec formation de bride immobilisant les osselets);

3° La *caisse du tympan,* dont la sclérose est très fréquente. Cette *tympano-sclérose,* ou sclérose de l'organe de transmission, est due soit à un état cicatriciel, consécutif à une otite purulente récidivante, une atticite torpide, soit à un processus d'otite adhésive, de poussée d'otite catarrhale, avec obstruction chronique de la trompe d'Eustache. L'âge, l'artériosclérose, l'hypertension habituelle, contribuent à accentuer cette forme de surdité;

4° Le *labyrinthe,* partie antérieure ou oreille interne. La *labyrinthosclérose* aboutit souvent à l'atrophie de l'organe de Corti, élément essentiel de la perception. Elle reconnaît des causes multiples : traumatismes, fracture du rocher, vieillesse, bruits professionnels violents. Parfois, il existe des troubles circulatoires (spasme, congestion, hémorragies), où la surdité s'associe à des bourdonnements, des troubles de l'équilibre (*vertige de Ménière*).

Dans certains cas, il s'agit d'une névrite du nerf auditif, due à une infection (syphilis, méningite cérébrospinale) ou une intoxication (quinine, alcool, salicylate de soude, streptomycine), ou encore d'une lésion, d'une tumeur des fibres acoustiques intracrâniennes entre les centres cérébraux et l'oreille.

L'*otospongiose* est une dégénérescence osseuse progressive de la paroi interne de la caisse du tympan, au niveau de la fenêtre ovale, sur laquelle s'applique l'étrier; celui-ci étant bloqué, ankylosé dans la fenêtre ovale, il en résulte la suppression de l'accommodation de l'ouïe. Cette otospongiose semble être une dystrophie, due à un trouble endocrinien, frappant les sujets jeunes, fréquente chez la femme, apparaissant à la puberté, s'aggravant à chaque grossesse, et souvent héréditaire.

SIGNES. Le sourd qui dissimule son infirmité parle rarement au ton ordinaire; sa voix est basse ou trop haute. Son regard est fixe et souvent triste.

HYGIÈNE PRÉVENTIVE. Soigner énergiquement les coryzas et les otites de la première enfance dès leur début; pose de radium à l'orifice de la trompe d'Eustache; ablation des végétations. Les spécialistes estiment qu'on ferait disparaître ainsi les trois quarts des surdités. Soigner plus tard, également dès le début, les autres affections de l'oreille. V. aussi OREILLE (maladies) et, plus loin, *Surdi-mutité.*

RENFORCEMENT DES SONS. Les personnes incomplètement sourdes peuvent faire usage de *cornets acoustiques* ou d'*amplificateurs.* V. ces mots.

II. Surdi-mutité. — La surdi-mutité est l'état d'un sujet qui est privé de l'ouïe et dont le mutisme est la conséquence directe de la surdité de naissance ou d'une surdité précoce. Autrement dit, l'enfant sourd-muet ne parle pas non parce que ses organes phonateurs sont mal conformés, mais uniquement parce qu'il n'a pas du tout ou pas suffisamment entendu parler. En effet, la parole est un produit de l'imitation. Tandis que le bébé doué de tous ses sens acquiert progressivement le langage parlé en s'essayant à reproduire les sons vocaux entendus, l'enfant sourd, lui, ne soupçonne même pas l'existence de ces sons. Il ne peut donc les imiter; il reste muet.

Mais « la surdité ne condamne pas seulement l'enfant au silence, elle le voue par surcroît à l'ignorance presque totale ». En général, le bébé normal regarde les choses et les faits qui l'environnent, et fort souvent, en même temps, de la bouche de son entourage, il entend les mots qui les expriment. Il ne tarde pas ainsi à découvrir le sens de ces mots et à acquérir la langue commune. Le petit sourd-muet, lui aussi, regarde les choses et les faits, mais il ne peut y associer les expressions qui les désignent, car il ne les entend pas. Les scènes de la vie quotidienne se déroulent devant ses yeux comme celles d'un film auquel on aurait retranché le titre et le son.

A ce stade, la pensée de l'enfant sourd procède uniquement par rapprochement de souvenirs visuels et demeure enfermée dans le domaine du concret. Par suite, ses idées restent imprécises, rudimentaires, et ses facultés intellectuelles « végètent », car il leur manque cet instrument de développement incomparable qu'est le langage.

Toutefois, la surdité forme une espèce comportant plusieurs variétés.

En dehors des sourds-muets proprement dits, il existe des enfants qui ont conservé une certaine sensibilité auditive. Lorsque celle-ci est suffisante, elle leur permet de percevoir les éléments les plus sonores de la parole et de se constituer un langage rudimentaire, généralement compris par leur entourage immédiat. Ce sont des *demi-sourds.*

Il en est d'autres qui, atteints de surdité entre deux et sept ans, ont parlé dans une mesure plus ou moins large et ont acquis un bagage linguistique plus ou moins important. S'ils ont conservé des restes auditifs notables, leur parole s'est maintenue correcte. Mais, si leur surdité est profonde, leur articulation s'est souvent altérée et ils ont oublié une grande partie de la langue apprise; lorsqu'ils arrivent à l'école spéciale, ils n'ont plus qu'un langage difficilement intelligible. Ce sont des *demi-muets.*

Il existe également des muets non sourds qu'on appelle des *audi-muets.* Chez ces enfants, dont l'appareil auditif est normal, la mutité est due à des troubles cérébraux et s'accompagne généralement de déficience intellectuelle.

Enfin, l'on rencontre des cas, heureusement peu nombreux, où la surdi-mutité coexiste avec la cécité.

STATISTIQUE DÉMOGRAPHIQUE. En France, le premier recensement des sourds-muets remonte à l'année 1851. Le dernier date de 1946; il dénombre une population de 18 683 sourds-muets (soit une proportion de 1 sourd-muet pour 2 168 habitants). Ce chiffre est certainement inférieur à la réalité, étant donné, d'une part, les difficultés du diagnostic de la surdité chez les tout jeunes enfants et, d'autre part, la répugnance de certaines personnes à déclarer une infirmité.

Quoi qu'il en soit, la proportion des sourds-muets a tendance à diminuer, et cette diminution est due, sans conteste, aux progrès de l'hygiène et de la médecine, qui ont réduit le nombre des maladies responsables de la surdité précoce.

La surdi-mutité est inégalement répartie dans les différentes régions de la France. Elle sévit plus particulièrement dans les régions montagneuses. C'est un fait que l'on a constaté depuis longtemps, mais qui est demeuré inexpliqué. On a tout incriminé : la composition géologique du sol, le froid, les eaux potables, le manque d'hygiène, les mariages consanguins (dans les régions où les communications sont difficiles). Toutes ces hypothèses, si ingénieuses soient-elles, n'arrivent cependant pas à expliquer pourquoi certains départements montagneux (par exemple, la Haute-Loire) ont une population sourde-muette inférieure en nombre à celle de départements de plaine.

Les résultats de tous les recensements français et étrangers montrent que la surdi-mutité est plus fréquente dans le sexe masculin que dans le sexe féminin, bien que celui-ci l'emporte en nombre dans la plupart des pays. Pour expliquer cette supériorité numérique des surdi-mutités masculines, on a prétendu que le sexe masculin était plus souvent atteint par les maladies fœtales et par les affections de l'oreille que le sexe féminin. Mais ce n'est là qu'une hypothèse, qui n'a jamais été sérieusement vérifiée.

Sur les 18 683 sourds-muets recensés en 1946, 8 659 ont déclaré exercer une activité professionnelle, soit 46 p. 100 du total. On y relève 6 437 professionnels masculins et 2 222 féminins, ce qui correspond respectivement à 63,7 p. 100 et 25,9 p. 100 de ces effectifs.

Quant à la population scolaire sourde-muette, elle s'élève, en France, à environ 4 000 élèves, répartis entre une cinquantaine d'écoles. Elle représente à peu près 16 p. 100 de la population totale sourde-muette.

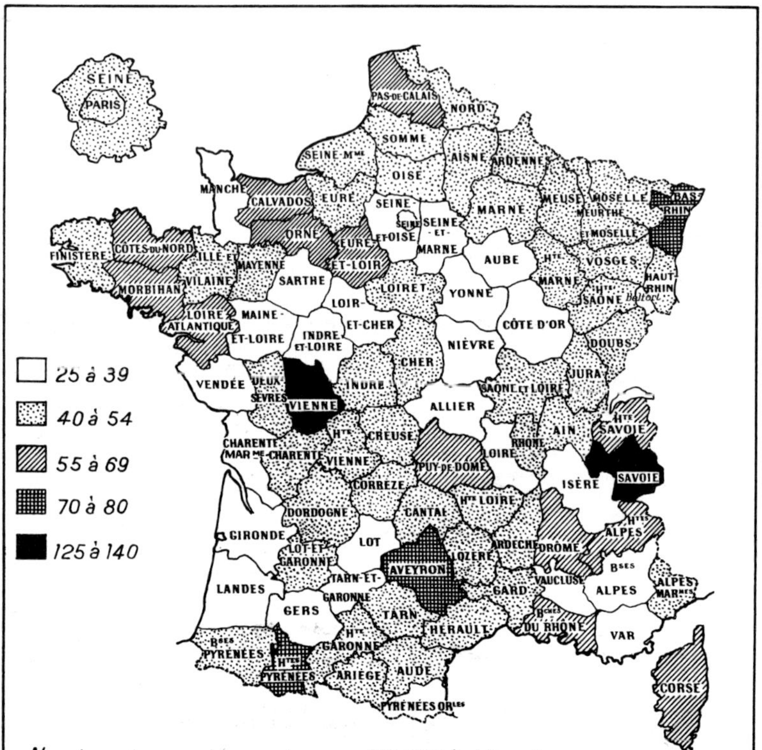

FIG. 1786. — Répartition des sourds-muets en France, par départements, au dernier recensement officiel, le 10 mars 1946. Il était sensiblement le même en 1957.
(Carte dressée par M. Moine, Institut national d'hygiène.)

CAUSES. On peut distinguer les surdités dont l'origine se trouve dans le germen (surdités héréditaires ou géniques) et celles qui résultent d'une atteinte du soma (surdités somatiques).

Les premières sont, dans la grande majorité des cas, des affections recessives et monomériques. On doit leur rattacher les surdités dues à la consanguinité. En effet, puisque, pour la surdi-mutité, il faut une union entre hétérozygotes pour avoir un enfant sourd-muet, un individu hétérozygote a plus de risques de rencontrer un autre hétérozygote parmi les membres de sa famille qui descendent de l'ancêtre commun porteur du gène surdimutique, et, par suite, a plus de risques d'avoir des enfants sourds.

Les surdités somatiques comprennent :

1° Des surdités embryonnaires et fœtales dues à la syphilis, à des maladies infectieuses de la mère au début de la grossesse (à la rubéole en particulier), à des causes de dégénérescence (alcoolisme, tuberculose, absence d'hygiène), à des chocs physiques ou moraux subis par la mère en cours de grossesse (souvent invoqués, ils expliquent rarement à eux seuls la surdité), au facteur Rhésus, à des traumatismes (à l'accouchement) ;

2° Des surdités infantiles provoquées par des affections du cerveau et des méninges, des otites, des maladies infectieuses (broncho-pneumonie, rougeole, scarlatine, oreillons, diphtérie, coqueluche, fièvre typhoïde), des traumatismes (chutes sur la tête), par la streptomycinothérapie (dans certains cas).

TRAITEMENT MÉDICAL. La possibilité de la guérison de la surdité, écrivait en 1860 le Dr Ménière, « doit être reléguée au nombre des desiderata les plus incertains de la science. » C'est, hélas, encore vrai à l'heure actuelle, si l'on excepte la surdité de l'otospongiose, pour laquelle peut intervenir utilement, dans certains cas, l'opération de la fenestration. Mais cette opération ne saurait être envisagée pour les déficiences auditives congénitales ou précoces, car ces déficiences ne sont pas dues à l'évolution d'une otospongiose.

En quoi peut donc consister le traitement médical de la surdi-mutité? Il se réduit à soigner, le cas échéant, la maladie qui a provoqué la surdité, afin d'essayer, en enrayant l'avance morbide, de conserver des restes auditifs en voie de disparition. Malheureusement, l'amélioration qui résulte de son application est en général peu sensible, et l'on conçoit que le Dr Labbé ait pu écrire « qu'il est difficile de parler de traitement de la surdi-mutité ». Aussi est-on contraint de recourir aux seuls moyens qui ont fait la preuve de leur efficacité pour tirer le sourd-muet de son isolement : les procédés pédagogiques.

Conduite à tenir par les parents. — Le devoir des parents qui soupçonnent la surdité chez leur enfant est de consulter un otologiste et, lorsque la surdité a été constatée, de se méfier des charlatans qui affirment la guérir.

Ce qu'il faut à l'enfant sourd ou demi-sourd pour lui ouvrir l'accès de la vie normale, c'est une éducation appropriée à son état physique et mental. (A l'Institution nationale des sourds-muets de Paris, 254, rue Saint-Jacques, fonctionne un service de consultations pédagogiques gratuites où les parents peuvent se renseigner sur tout ce qui concerne cette éducation.)

Mais avant l'admission du petit sourd dans une école spéciale, ses parents pourront beaucoup pour son éducation. Leur tâche consistera à utiliser les circonstances pour que leur enfant acquière des idées et développe ainsi ses facultés intellectuelles. Ils ne perdront pas une occasion de multiplier ses impressions : aux jours de fête, ils l'accompagneront voir les baraques foraines ou le cirque de passage; à l'occasion d'achats, ils le conduiront dans les magasins; aux hasards d'une promenade, ils lui montreront des ouvriers au travail, etc. Ils lui mettront entre les mains des albums de gravures susceptibles de l'intéresser. Ils l'encourageront à dessiner et, si possible, lui enseigneront les premiers éléments de l'écriture. Ils attireront son attention sur leurs lèvres afin de le préparer à la lecture labiale. S'il a parlé quelque peu, ils l'inciteront à répéter les mots ou les petites phrases qu'il prononçait avant sa surdité. S'il a des restes auditifs appréciables, ils lui parleront en approchant leur bouche de son oreille qui entend le mieux. (Le Centre social du sourd-muet, 254, rue Saint-Jacques, Paris [5e], distribue gratuitement une brochure renfermant des conseils sur cette éducation préscolaire.)

Lorsque le petit sourd aura atteint sa quatrième année (ou, au plus tard, sa sixième année), ses parents devront, sans plus attendre, l'envoyer dans une école spéciale.

Procédés pédagogiques. — Ces procédés sont : l'éducation auditive, la démutisation, l'enseignement de la lecture sur les lèvres et de la langue usuelle.

Education auditive. — Avant d'abandonner l'oreille du jeune sourd-muet, il importe de savoir si elle ne peut encore lui rendre des services et, pour cela, il est nécessaire d'abord d'évaluer les restes auditifs qu'elle possède.

Rares sont les sourds-muets qui présentent une surdité absolue des deux oreilles. La grande majorité d'entre eux conservent une certaine sensibilité auditive. Mais, de ce que la plupart des sourds entendent certains sons, il ne faut pas conclure qu'ils arrivent — ou arriveront après éducation — à percevoir la langue parlée. En effet, si l'on prononce un mot à l'oreille d'un sujet, celui-ci, bien qu'il entende « quelque chose », peut être incapable de reconnaître le mot : son oreille perçoit des sons, mais est impuissante à identifier ces sons. On dit alors que le sujet n'a que de l'*audition brute*. En revanche, s'il reconnaît le mot prononcé, on dit qu'il a de l'*audition différenciée*.

Les épreuves à l'aide desquelles s'effectueront l'évaluation des restes auditifs devront donc porter et sur l'audition brute et sur l'audition différenciée. Pour la première, on recherchera si des sons de hauteurs et d'intensités déterminées produisent une impression sonore (délimitation du seuil auditif par l'*audiométrie tonale*). Pour la seconde, on vérifiera si le sujet reconnaît le phonème, la syllabe, le mot ou la phrase qui l'ont impressionné, et l'on établira dans quelles conditions limites a lieu cette reconnaissance (*audiométrie vocale*).

Les renseignements fournis par les différentes épreuves audiométriques permettent de choisir les enfants qui paraissent aptes à bénéficier d'un enseignement auriculaire.

Cet enseignement, qui, jusqu'aux environs de 1930, se faisait à la « voix nue » ou à l'aide de tubes acoustiques, tend maintenant à utiliser de plus en plus les ressources que la technique radio-électrique met à sa disposition sous la forme d'appareils amplificateurs individuels ou collectifs. Il est formé en général, dans les écoles de sourds-muets, de deux courants parallèles : l'un qui comprend des exercices gradués d'après les qualités acoustiques des éléments de la parole, l'autre des exercices sur les caractères morphologiques et syntaxiques de la langue.

Quels sont les effets de cette éducation de l'ouïe? On lui attribue des effets physiques et des effets psychologiques. Quant aux premiers, on suppose que le « massage vibratoire » opéré par les exercices améliore la structure de l'oreille et, par suite, son fonctionnement. Mais c'est là une hypothèse qui n'a pas encore reçu de confirmation scientifique.

Les exercices auriculaires n'accroissent que dans une faible mesure l'audition brute, mais, en revanche, développent considérablement l'audition différenciée. Il y a donc amélioration psychologique certaine. La perception de la parole est meilleure : un sujet qui, à une distance donnée, ne reconnaissait pas au début certains mots, les reconnaît par la suite. Sa faculté auditive s'est développée non pas en puissance, mais en finesse. Elle lui permet de saisir, après un certain temps d'éducation, quantité de nuances qui lui échappaient jusqu'alors. C'est qu'en effet l'oreille n'est pas seule à intervenir dans ce travail de restauration de l'audition verbale. L'articulation et l'intelligence lui apportent une aide nécessaire et importante.

On sait que la parole et l'audition sont étroitement liées. « L'audition verbale évoque la prononciation; elle n'est complète, elle n'est guère possible, qu'à cette condition. Itard... a échoué lorsqu'il a voulu restaurer l'ouïe chez des enfants restés muets. Chez les sourds partiels des écoles spéciales, précédemment initiés à l'articulation, lorsque l'ondulation aérienne se présente à l'oreille, les organes vocaux entrent en jeu sous l'action des grandes ondes syllabiques qui agitent le tympan, et la parole partiellement entendue évoque la prononciation intérieure ou effective avec une tendance continue à l'anticipation de l'activité buccale sur l'activité auditive. » (Marichelle.) L'éducation auditive dépend donc de l'articulation : le sourd partiel n'arrivera à entendre les mots que s'il sait les prononcer.

Conjointement à l'articulation intervient l'intelligence, au sens le plus large du mot. Chez les personnes normales, une phrase entendue dans le bruit ou à une trop grande distance ne l'est pas intégralement. Seuls la silhouette acoustique de cette phrase et ses éléments les plus sonores sont perçus. Par exemple, de la phrase : « Je vais à la gare de l'Est », prononcée dans le bruit, notre oreille ne perçoit qu'une sorte d'esquisse : « *...e ...ai ... à la ...ar ... lè...* » Et si, cependant, nous comprenons : « Je vais à la gare de l'Est », c'est que notre mémoire ajoute à l'impression auditive le complément nécessaire, complément suggéré le plus souvent par les circonstances extérieures. Autrement dit, *la suppléance mentale comble les lacunes de l'audition*. Or, chez les sourds partiels, cette suppléance mentale joue constamment. C'est grâce à elle que le demi-sourd, qui entend les voyelles mais ne perçoit pas toutes les consonnes, arrive à comprendre, dans les limites de son bagage linguistique, ce qu'on prononce à son oreille. On ne peut pas dire qu'il entend réellement : il perçoit certains phonèmes et devine les autres, et, de ce fait, est toujours exposé, plus ou moins, à des confusions. L'intelligence, par l'apport mental qu'elle ajoute aux impressions sensorielles, joue donc un très grand rôle. Plus le sourd partiel sera intelligent, plus son apport psychique sera important et plus il aura de chances de réussir dans son éducation auditive.

En résumé, les résultats de l'éducation de l'ouïe dépendent, d'une part, de la coexistence de restes auditifs suffisants et de la parole acquise; d'autre part, de l'intelligence du sujet.

Démutisation. — Le mutisme du sourd-muet, nous l'avons vu, consiste essentiellement en une ignorance. Ne percevant aucun son, l'enfant sourd n'a pu en imiter aucun et il est resté muet. Mais ses organes phonateurs sont capables d'effectuer les mouvements nécessaires à la production de la parole, et le but de la démutisation est justement de lui enseigner ces mouvements.

Au cours de l'apprentissage de la parole, l'enfant normal apprend à distinguer des sons pour reproduire des mouvements dont il ignore les caractéristiques. Le sourd-muet suit plutôt une marche inverse : il apprend à observer et à exécuter des mouvements pour reproduire des sons dont il ne connaîtra jamais la vraie nature. La

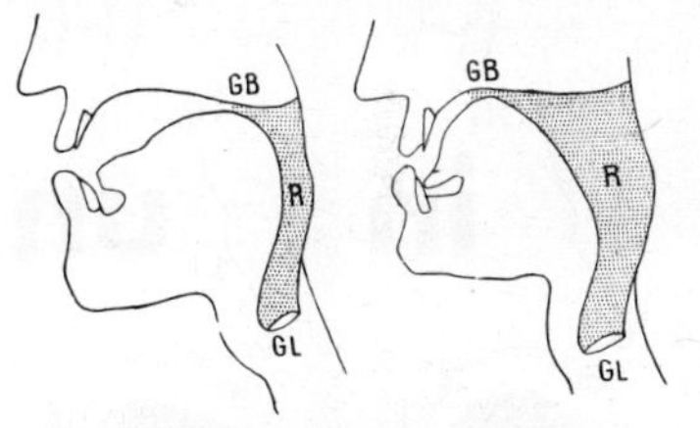

Fig. 1787. — Organes buccaux.
GB. Glotte buccale; GL. Glotte laryngienne; R. Résonateur.

parole est en effet produite par des mouvements de l'appareil vocal, et ces mouvements sont partiellement accessibles au jeune sourd. Il les percevra à l'aide de la vue et du toucher, et il les reproduira, par imitation, en mettant en jeu, en plus de ces deux sens, le sens kinesthésique. C'est grâce à ce dernier que, sous le contrôle de l'ouïe, l'enfant normal peut diriger ses organes phonateurs. Comme ce sens est indépendant de l'ouïe, il est intact chez le petit sourd et lui permet, à lui aussi, d'exécuter et de diriger les mouvements nécessaires à l'émission de la parole.

Cette substitution de deux sens (la vue et le toucher) à un seul (l'ouïe), ou, si l'on veut, l'obligation de recourir, pour l'apprentissage du langage parlé, à deux sortes d'impressions au lieu d'une, rend le phénomène de la parole plus complexe pour le sourd-muet que pour son frère entendant et, par suite, accroît les difficultés de cet apprentissage. Mais il y a pis. L'enfant sourd ne voit qu'une faible partie du jeu des organes phonateurs, et la moins importante (les mouvements des cordes vocales, du voile du palais, de la base et du dos de la langue — régions où se forment la plupart des phonèmes — échappent à sa vue). D'autre part, le toucher ne fournit à cet enfant, sur les actes

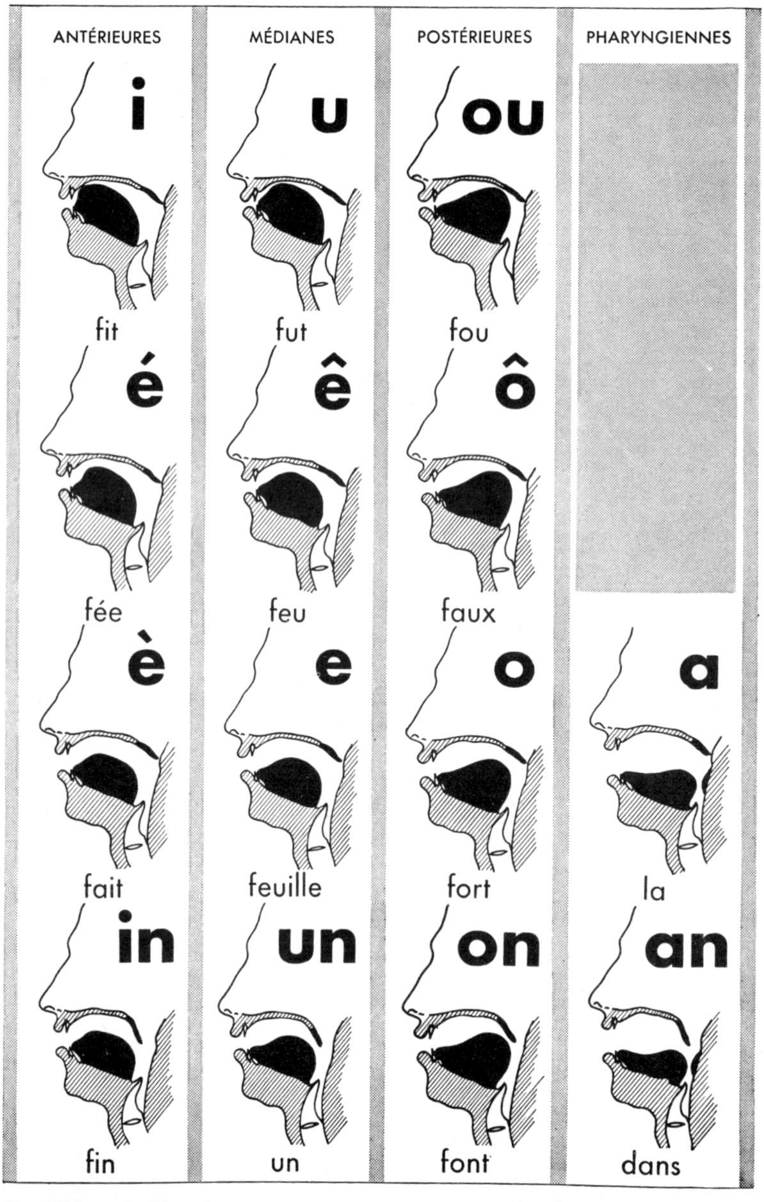

FIG. 1788. — Position des organes phonateurs dans l'émission des voyelles françaises. (D'après des schémas de MM. Fourgon et Gautié.)
Toutes les voyelles s'obtiennent par un resserrement linguo-palatal qui se produit en différents points de la cavité buccale, à l'exception des voyelles *a* et *an*, pour lesquelles la base de la langue et la paroi antérieure du pharynx se rapprochent. *In, un, on, an,* sont des voyelles bucco-nasales (le voile du palais est abaissé). Les autres voyelles sont des buccales (le voile du palais est relevé).

phonateurs et articulatoires, que des renseignements confus ou, tout au moins, qui ne sauraient être comparés, quant au degré de précision, à ceux que procure l'ouïe. Ainsi, tandis que l'enfant entendant bénéficie, pour apprendre à parler, d'impressions auditives complètes et précises, le sourd-muet est contraint de recourir à des images visuelles fort incomplètes et à des sensations tactiles dépourvues de précision.

Malgré ses moyens imparfaits, le jeune sourd apprend à parler, mais ce n'est pas sans un sérieux effort. La démutisation est en effet un travail délicat et de longue haleine. Elle exige de la part de l'enfant une attention soutenue et beaucoup de bonne volonté, et de la part de son professeur, en plus d'une parfaite connaissance du mode de formation des éléments de la parole et de leurs lois d'association, une patience à toute épreuve.

Au cours d'une première période, appelée période préparatoire, l'enfant sourd est astreint à des exercices de gymnastique buccale et de culture de la voix. Les premiers visent à assouplir ses organes et à discipliner son attention. Ils se pratiquent ainsi : le professeur et l'élève, installés devant un miroir, font prendre à la langue et aux lèvres toutes sortes de positions qui sont les ébauches des positions de ces organes dans l'émission de diverses voyelles et consonnes. Quant aux exercices de culture de la voix, ils ont pour objet l'émission ou la correction de la voix (exercices d'émission quand l'enfant est aphone ; exercices de correction quand le son laryngien est de mauvaise qualité : voix nasale, voix de fausset, etc.). La voix étant produite par les cordes vocales, qui sont inaccessibles à la vue, on fait appel au toucher. Le professeur émet un son et fait sentir à l'élève les vibrations qui se produisent à sa gorge. Ce dernier s'exerce à reproduire le phénomène vibratoire qu'il perçoit et s'assure qu'il y arrive en appliquant une main à sa propre gorge. Ainsi, le petit sourd, qui sent d'une main la voix de son professeur et de l'autre sa propre voix, essaie, par tâtonnements, de « mettre au point » son moteur laryngien pour obtenir une émission vocale correcte.

Mais la voix n'est pas la parole. Par suite de mouvements appropriés effectués par la langue, les lèvres et le voile du palais, le son laryngien, en traversant la bouche, s'y transforme, s'y diversifie, pour produire les voyelles et les consonnes. Ces voyelles et ces consonnes se combinent entre elles, en s'influençant réciproquement, pour former des syllabes. Aussi, après la mise au point de la voix, vient l'enseignement des voyelles, des consonnes et de leurs associations. Cet enseignement se pratique devant le miroir — dont nous avons déjà parlé —, de manière que l'élève puisse observer les positions et les mouvements de la langue et des lèvres, particuliers à chacun des phonèmes ou à chacune de leurs associations. De plus, par le toucher, le professeur fait percevoir les effets extérieurs qui accompagnent leur émission (souffle et vibrations solidiennes).

En général, on présente les voyelles et les consonnes dans un mot simple. Par exemple, voulant enseigner *p* et *o*, le professeur montre une gravure représentant un pot et prononce plusieurs fois : « pot », en faisant observer les positions de la langue et des lèvres, et en faisant « toucher » les vibrations et le souffle. Puis il invite l'enfant à répéter. Si celui-ci, après un certain nombre d'essais, n'arrive pas à reproduire les phonèmes ou les reproduit très mal, son professeur décompose alors le mot en ses éléments — en l'occurrence *p* et *o* — et fait observer les caractéristiques de chacun. Au bout d'un certain temps, qui varie suivant l'aptitude des sujets, l'élève parvient à reproduire convenablement *p* et *o*. Aussitôt, on lui fait combiner ces deux phonèmes pour former le mot *pot* et on lui fait associer ce mot à l'idée qu'il représente en montrant la gravure. On opère ainsi pour tous les autres éléments de la parole. (Actuellement, M. Porcher, directeur du laboratoire de phonétique de l'Institut national des sourds-muets de Paris, procède à des essais d'utilisation d'un oscillographe cathodique, à réglage simplifié, pour l'enseignement de la parole. Les premiers résultats laissent prévoir que cet appareil pourra devenir un auxiliaire des moyens classiques de démutisation.)

Dès que l'enfant est en possession de quelques mot, on lui apprend à prononcer de petites phrases composées avec ces mots. Ces petites phrases servent à l'exercer à la syllabation, au rythme et à l'accentuation.

La lecture est enseignée à l'élève sourd en même temps que la parole. Dès qu'une voyelle, une syllabe ou un mot est émis avec la correction désirable, on écrit le ou les caractères graphiques correspondants et on exerce l'enfant à associer les sons aux lettres.

La démutisation terminée, il ne faut pas croire que le professeur n'aura plus à s'occuper de la parole du petit sourd. Le sens kinesthésique étant bien inférieur à l'ouïe pour la conservation de la parole, celle-ci se montre fort instable au début. Le rôle du professeur, après la démutisation, consiste justement à corriger les défauts d'articulation de ses élèves et à les pousser à parler avec la correction relative dont ils sont capables.

L'enseignement de la parole au sourd-muet comprend donc deux périodes :

1° La période de démutisation, qui exige deux à trois ans (selon les aptitudes et l'âge des enfants) et qui est réservée à l'enseignement des éléments phonétiques et de leurs associations, du rythme, de l'accentuation et de l'intonation ;

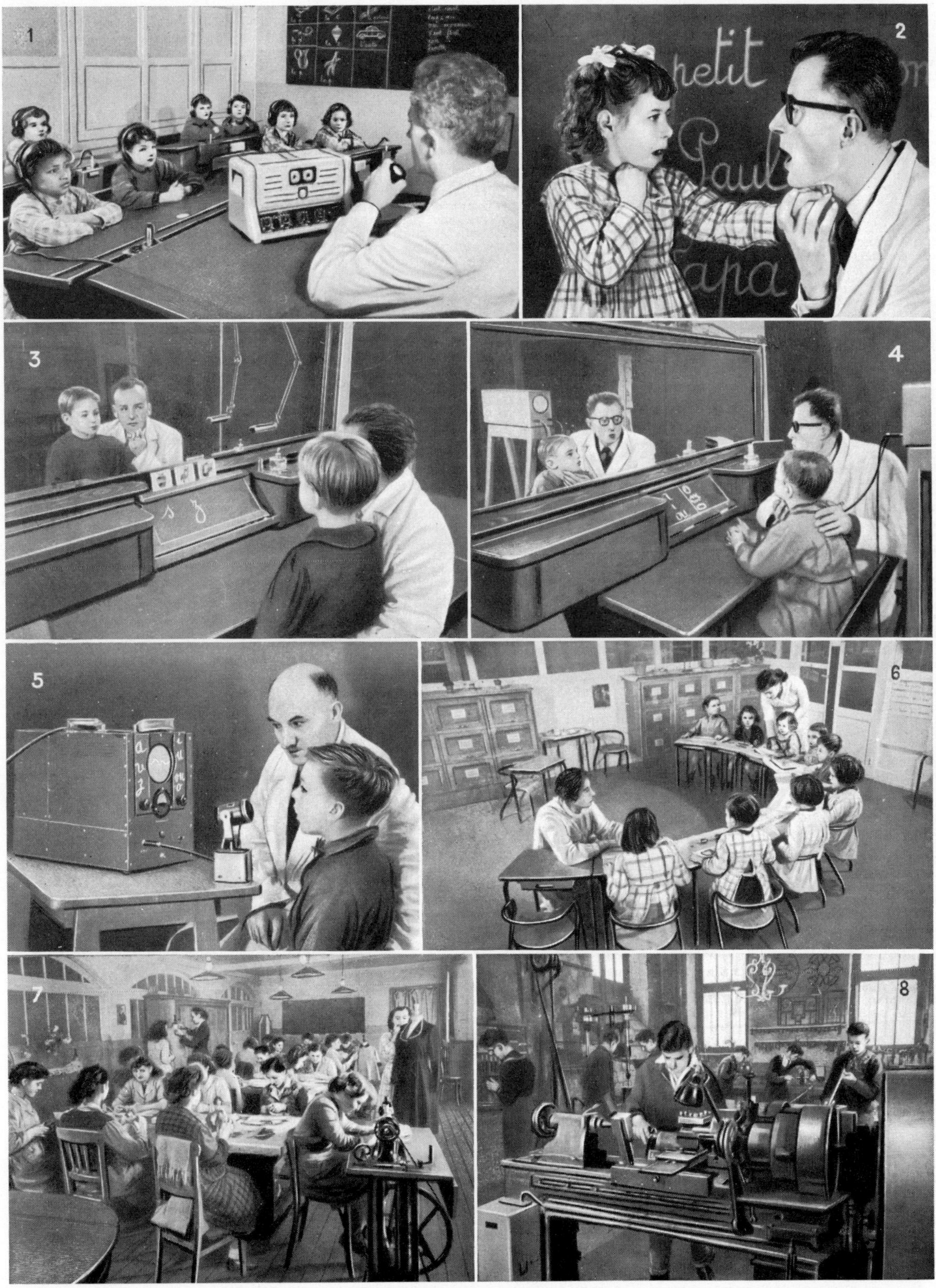

Education des sourds-muets.

1. Classe d'éducation auditive équipée d'un appareil amplificateur collectif; 2. Exercice de démutisation : le professeur émet un son et fait percevoir à l'élève les vibrations qui se produisent à sa gorge et que la fillette s'efforcera de reproduire; 3. Enseignement d'une consonne par les procédés classiques (vue devant le miroir et toucher); 4. Enseignement d'une voyelle devant un miroir, à l'aide d'un oscillographe cathodique muni de laryngophones (l'enfant peut voir ainsi les positions buccales de son professeur et la courbe oscillographique du son émis); 5. Orthophonie à l'aide d'un oscillographe cathodique muni d'un microphone (correction d'une voyelle); 6. Une classe maternelle; 7. Enseignement professionnel : un atelier de couture; 8. Un atelier de forge et serrurerie.

(Doc. Institution nationale des sourds-muets, à Paris. Phot. Larousse.)

2° La période d'orthophonie, qui dure jusqu'à la fin de la scolarité et qui est consacrée au perfectionnement et à la correction de la prononciation (défaillances de l'automatisme articulatoire, perturbations provoquées par la mue de la voix).

Les résultats de la démutisation varient évidemment suivant les sujets, mais il est très rare que le jeune sourd arrive à parler comme l'enfant entendant. Généralement, l'intonation fait défaut au sourd démutisé. Sa parole est monotone et, de plus, manque souvent de clarté. Elle exige, pour être comprise, une attention plus grande que celle qu'on accorde à un entendant. Mais on s'habitue à cette prononciation imparfaite, un peu comme on s'habitue à celle d'un étranger, et presque tous les sourds convenablement démutisés sont compris de leurs proches.

Lecture sur les lèvres. — Il est possible au sourd de comprendre ce qu'on lui dit simplement en regardant la bouche de son interlocuteur, en « lisant sur les lèvres ». Les mouvements que cette bouche exécute lui suggèrent les mots prononcés, et il semble entendre avec les yeux.

La lecture sur les lèvres est un moyen de communication verbale très inférieur à l'audition, car elle ne permet pas de différencier, comme celle-ci, toutes les voyelles et toutes les consonnes. Dans l'audition, les trente-deux signes acoustiques correspondant aux voyelles et aux consonnes françaises évoquent les trente-deux mécanismes moteurs d'articulation : par exemple, si l'on prononce *o*, une oreille normale reconnaîtra cette voyelle sans hésitation. Il n'en est pas de même dans la lecture sur les lèvres. Il n'y a pas trente-deux signes visuels correspondant aux trente-deux phonèmes : la voyelle *o* pourra être confondue par l'œil avec *on, eu, e, un, ou* ou *u*; *p* pourra être confondu avec *b*, car ces deux consonnes présentent sur les lèvres une même image; etc.

Les confusions possibles, déjà nombreuses pour les éléments, le sont encore plus quand on passe aux mots : par exemple, *bâton, bateau, badaud, bandeau, pataud, panneau, manteau, menton,* etc., sont traduits sur les lèvres par des images semblables.

Bien que l'œil ne puisse distinguer tous les éléments de la parole et, même, se montre impuissant à reconnaître au passage tous les mots qui composent une phrase, le sourd arrive à lire sur les lèvres. Comment expliquer ce résultat surprenant? La réponse est simple : c'est la mémoire qui comble au fur et à mesure les lacunes de la lecture labiale en suggérant les mots nécessaires pour compléter la phrase. Il se passe dans la lecture sur les lèvres ce que nous avons indiqué à propos de l'audition partielle : la vue, comme l'ouïe, ne saisit dans une phrase que quelques points de repère, et c'est la suppléance mentale qui fait deviner le reste.

« D'une phrase prononcée, l'enfant sourd perçoit quelques images caractéristiques, sorte de schéma qu'il doit compléter. Or, l'image peut être la même pour plusieurs termes différents; la mémoire les rappelle plus ou moins consciemment à l'esprit de l'élève, à l'exclusion de tout assemblage de sons inconnu. Il s'agit à présent de choisir celui qui convient. Dans une phrase isolée, les mots voisins et reconnus, la construction de la phrase, sont d'un utile secours. Mais l'association des idées abandonne cette forme élémentaire pour devenir plus nuancée dans un texte suivi ou une conversation. Pour trouver la phrase émise parmi celles qui peuvent être tout entières édifiées sur le même schéma, l'enfant a besoin de s'appuyer sur le sens général du morceau, sur l'idée base de la conversation.

« De réelles qualités d'intelligence sont alors nécessaires pour débrouiller l'écheveau. »

La compréhension de la parole lue sur les lèvres résulte donc de l'action combinée de deux facteurs : la perception de l'alphabet labial et la suppléance mentale. Comme nous l'avons vu, l'action du premier est très limitée en raison du grand nombre de confusions possibles dans l'interprétation des images labiales. Le second est de beaucoup le plus important, mais, comme dans l'audition partielle, il ne peut s'exercer que dans les limites du bagage linguistique du jeune sourd : celui-ci ne peut lire sur les lèvres que les mots qu'il connaît, c'est-à-dire ceux qu'il sait prononcer et qu'il a déjà lus au tableau ou dans un livre.

Dans les écoles de sourds-muets, la lecture sur les lèvres revêt trois formes d'inégale importance :

1° La lecture sur les lèvres *idéo-visuelle,* dans laquelle l'image labiale est associée directement à l'idée, mais non au mot (articulé ou écrit), qui n'est pas encore connu. Elle constitue une préparation à l'enseignement ultérieur et elle permet, de bonne heure, de communiquer oralement avec les élèves tout en leur faisant comprendre l'utilité de la parole. (Le professeur prononce, par exemple : « Ferme la porte », et fait connaître à l'élève la signification de cet ordre en l'exécutant. Puis il renouvelle l'ordre, que l'enfant exécute après l'avoir lu sur les lèvres);

2° La lecture sur les lèvres *visuelle-phonétique,* dans laquelle l'élève associe l'image labiale à l'articulation seule. Elle n'occupe qu'une place infime : le professeur ne s'en sert que pour faire répéter un phonème mal prononcé;

3° La lecture sur les lèvres *visuelle-phonétique-idéologique,* dans laquelle le jeune sourd associe l'image labiale au mot articulé et à l'idée. C'est la forme la plus complète de la lecture sur les lèvres. En général, elle ne fait pas l'objet d'un cours méthodique, car elle bénéficie du développement progressif de l'enseignement de la langue et se perfectionne par cet enseignement même. On fait simplement varier les conditions dans lesquelles elle peut s'exercer, c'est-à-dire la vitesse de la parole, la distance, l'éclairage et la position de l'interlocuteur.

Mieux un sourd lit sur les lèvres, mieux il s'intègre au milieu des entendants. Mais cette faculté est en grande partie fonction de l'individu. Les services qu'elle rend varient donc d'un sujet à l'autre. Si certains sujets lisent difficilement sur les lèvres, d'autres, en revanche, se montrent bons lecteurs. Toutefois, le sourd ne parvient jamais — aussi bon lecteur qu'il soit — à faire oublier son infirmité. Il ne peut qu'en atténuer les effets, car la lecture sur les lèvres est impuissante à remplacer intégralement l'audition. Mais si imparfait que soit ce moyen de communication, il offre du moins des avantages pratiques bien supérieurs à ceux de la mimique et de la dactylologie (ignorées du plus grand nombre), ou encore de l'écriture (moyen lent et nécessitant un matériel que l'on n'a pas toujours sous la main).

Enseignement de la langue usuelle. — La surdité mise à part, beaucoup de personnes croient que ce qui différencie le petit muet de l'enfant normal c'est uniquement l'absence de la parole. Une fois que le jeune sourd a été démutisé, il peut donc, pensent-elles, exprimer ses idées comme son camarade entendant de même âge. C'est là une erreur profonde. Le petit sourd, avant son éducation, n'ignore pas seulement les mots, mais encore il ne possède qu'un très petit nombre d'idées, dont certaines d'ailleurs sont fausses et la plupart imprécises.

Aussi « après lui avoir enseigné le mécanisme de la parole, ou si l'on veut la parole physique, il reste à lui apprendre à penser et à traduire sa pensée en mots parlés et écrits : autrement dit, il reste à lui enseigner la parole considérée au point de vue psychologique ».

En réalité, on n'attend pas que la démutisation du petit sourd soit terminée pour commencer l'étude de la langue française. Dès son entrée à l'école, l'enfant est exercé à exprimer par l'écriture ses premiers besoins et ce qu'il voit autour de lui. Mais ce qu'il peut apprendre ainsi jusqu'à la fin de la démutisation n'est qu'une faible partie de ce qu'il doit assimiler pour être en mesure de comprendre et d'employer les formules de la langue commune. C'est, en effet, la langue usuelle qu'il convient d'enseigner au petit sourd, et celle-ci ne comprend pas moins de 5 000 à 7 000 expressions, auxquelles il faut ajouter toute la grammaire pratique.

Qu'est-ce que la langue usuelle? C'est cet ensemble de mots et de phrases dont on se sert presque tous les jours et qui ont trait aux choses et aux faits de la vie courante. C'est grâce à cette langue apprise dans sa famille, avant son entrée à l'école, que l'écolier entendant comprend les explications de son maître et acquiert ainsi des connaissances nouvelles. Tant qu'un enfant est dépourvu de cet instrument d'acquisition des connaissances, « il semble qu'il ne puisse rien étudier du tout. Ce dernier cas est précisément celui du sourd-muet : aussi fut-il longtemps considéré comme inéducable et abandonné à une ignorance absolue. La nature, heureusement, se charge de redresser les erreurs commises par les hommes. Elle démontre tous les jours qu'il est au moins une étude que l'enfant peut faire, même lorsqu'il est dépourvu, au point de départ, de la connaissance du langage usuel : c'est celle de ce langage lui-même. L'enfant doué de tous ses sens ne connaît pas un seul mot au moment où son intelligence s'éveille : il lui suffit cependant d'observer et d'écouter son entourage pour parvenir, en quelques années, à acquérir de sa langue maternelle une connaissance suffisante pour lui permettre de correspondre avec ses semblables d'abord et pour se trouver ensuite en possession d'un instrument d'étude. Son exemple a montré aux maîtres de sourds-muets à la fois la possibilité d'instruire leurs élèves et la voie à suivre pour y parvenir. Pour eux aussi, il s'agit de placer les enfants qui leur sont confiés dans des conditions telles que les choses et les faits se chargent de leur faire comprendre le sens des mots qui composent le langage usuel ».

Le principe directeur de la méthode d'enseignement de la langue usuelle aux sourds-muets est le suivant : faire naître l'idée — ou profiter de l'occasion où elle naît spontanément dans l'esprit du petit sourd — et associer à celle-ci le mot qui l'exprime. (On présente ce mot sous les trois formes qu'il revêt pour l'enfant : lecture sur les lèvres, lecture, et articulation.) S'il est facile de faire naître l'idée pour les objets ou les actes simples de la vie ordinaire, la tâche est plus compliquée quand il s'agit d'idées abstraites. Mais, toujours, on prend comme point de départ l'observation des choses et des faits et, des idées concrètes qui en découlent, on élève graduellement le petit sourd aux idées abstraites. La méthode d'enseignement de la langue aux sourds-muets est donc essentiellement intuitive et directe. Elle est intuitive puisqu'elle se fonde sur l'observation des choses et des faits dont on parle, et elle est directe puisqu'elle n'a recours à aucune langue de traduction ; on associe, sans aucun intermédiaire, le mot à l'idée évoquée dans l'esprit de l'enfant. C'est, au fond, la méthode qui est employée actuellement pour l'enseignement des langues vivantes et que l'on appelle méthode directe. Le professeur de sourds-muets est en effet un véritable professeur de langues vivantes. Mais sa tâche est bien plus difficile, car, si les élèves du professeur de langues vivantes possèdent une première langue et, partant, connaissent par avance les idées qu'ils doivent apprendre à exprimer à l'aide d'une langue nouvelle, les élèves sourds ignorent à la fois les idées et les mots, ce qui oblige leur professeur à créer de toutes pièces une langue dans leur esprit.

Cet enseignement dispose :

a) D'un programme dans lequel sont recueillies, classées et graduées les notions à enseigner (vocabulaire et notions grammaticales de la langue usuelle);

b) De types de leçons et d'exercices qui présentent de la manière la plus favorable ces notions;

c) De moyens pour rappeler à l'esprit de l'élève les choses et les faits nommés dans les leçons.

L'enfant entendant acquiert le langage usuel grâce à un enseignement naturel que la famille donne sans y songer le plus souvent et, par conséquent, sans se préoccuper de suivre un programme. Elle laisse entièrement au hasard le soin de fournir à l'enfant les occasions d'apprendre les mots et les notions grammaticales dont il a besoin. Et, s'il y parvient, c'est en raison de l'abondance et de la variété des circonstances qui l'entourent.

Il en est tout autrement pour le petit sourd qui étudie sa langue maternelle à l'école. Les circonstances sont peu variées dans une classe. Ce sont presque toujours les mêmes événements qui s'y déroulent et, de ce fait, toujours les mêmes expressions qui reviennent. C'est pourquoi, si l'on veut enseigner tous les mots de la langue usuelle et non pas seulement ceux qui se rapportent aux circonstances peu nombreuses de la vie scolaire, il est indispensable d'avoir un programme pour guide. Ce programme permet, en outre, de rédiger plus facilement les leçons et exercices, puisque les expressions du langage usuel y sont classées d'après l'analogie de leur signification et graduées selon leur degré de difficulté et la fréquence de leur emploi.

Ces leçons et exercices revêtent diverses formes qui ont pour but de faciliter au petit sourd la compréhension et l'assimilation de la langue, ainsi que son application.

Quant aux moyens destinés à faire comprendre le sens des mots qui composent les leçons, le professeur en utilise un assez grand nombre. Objets réels, objets en réduction, scènes jouées en présence des élèves ou par les élèves eux-mêmes, sont évidemment les moyens qu'il emploie quand le texte de la leçon s'y prête. Mais, lorsqu'il ne peut placer sous les yeux des enfants les choses et les faits dont il parle — c'est le cas le plus fréquent —, il recourt aux gravures, aux projections fixes ou cinématographiques (il en est ainsi pour les actions relatives, par exemple, aux voyages, au commerce, à l'agriculture, etc.).

Si, pour pouvoir passer en revue toute la langue usuelle contenue dans son programme, le professeur de sourds-muets est obligé de pratiquer un enseignement méthodique, cela n'implique pas qu'il néglige l'enseignement occasionnel, c'est-à-dire celui qui est suscité par le hasard. L'apport de cet enseignement est bien trop précieux pour qu'il le laisse de côté. Le moindre fait nouveau ou le plus petit incident qui se passe sous les yeux de ses élèves constitue, en effet, un sujet de leçon objectif et vivant qu'il s'empresse de recueillir. De plus, il invite fréquemment les enfants à rendre compte des menus faits de leur vie à l'école et en dehors de l'école.

Au fur et à mesure que la langue s'acquiert, le bagage scolaire du sourd démutisé s'enrichit d'éléments d'instruction générale : arithmétique, géographie, histoire, etc.

Quels sont les résultats de l'enseignement de la langue? Ils dépendent, bien entendu, des possibilités intellectuelles de l'élève, mais, comme l'a écrit M. Thollon, à qui la pédagogie des sourds-muets doit tant de travaux remarquables, « lorsque cet enseignement est donné avec soin, il est d'une rare fécondité; il conduit rapidement un enfant sourd à s'assimiler un bagage linguistique suffisant pour lui permettre de comprendre et d'employer spontanément toutes les formules dont il a besoin dans chacune des circonstances où la vie peut le placer... Mais ne demandez pas à nos élèves l'élégance du style, l'absolue propriété des termes, qui sont d'ailleurs si rares parmi les entendants. La langue du sourd-parlant, de même que sa parole, n'est pas un objet d'art, mais un instrument destiné à l'introduire dans la société humaine, dont son infirmité l'avait exclu. »

Enseignement professionnel. — Il ne suffit pas de doter le jeune sourd des instruments de communication indispensables à la vie sociale. Il faut aussi lui donner les moyens de gagner sa vie et lui assurer ainsi un avenir normal. C'est pourquoi, à partir de l'âge de 13 ou 14 ans, les élèves des écoles de sourds-muets reçoivent, en même temps que l'instruction intellectuelle, un enseignement professionnel qui permet à la majorité d'entre eux de devenir des artisans estimés ou des ouvriers qualifiés.

Actuellement, les principaux métiers enseignés dans ces écoles sont les suivants : cordonnier, forgeron-serrurier, horticulteur, menuisier, relieur, tailleur, typographe, couturière, lingère, culottière.

Les élèves filles suivent, en outre, des cours d'enseignement ménager pendant les dernières années de leur scolarité.

SOUS-CLAVIÈRE (Artère). — Artère volumineuse qui prend naissance, à droite sur le tronc brachio-céphalique, à gauche sur la crosse de l'aorte; elle passe entre les deux muscles scalènes et s'engage ensuite au-dessous de la clavicule, où elle devient *artère axillaire*. Elle distribue au cours de son trajet diverses branches : l'artère vertébrale, la thyroïdienne inférieure, la mammaire interne, l'intercostale supérieure, les deux scapulaires et la cervicale profonde.

SOUS-CRÉPITANT (Râle). — Bruit provoqué par le passage de l'air dans les bronches remplies de liquide.

SOUS-CUISSE. — Bandes contournant la cuisse, adjointes à un bandage herniaire, à un bandage de corps ou à un suspensoir pour le maintenir à sa place.

SOUS-CUTANÉ. — Qui est situé ou pratiqué sous la peau. V. PEAU, INJECTION.

SOUS-ÉPINEUX (Muscle). — Muscle aplati et triangulaire allant de la fosse sous-épineuse de l'omoplate au trochiter de l'humérus. Il est recouvert par l'*aponévrose sous-épineuse*, épaisse et résistante, qui lui constitue une loge. Innervé par le nerf sus-scapulaire, il porte l'humérus en dehors.

SOUS-MAXILLAIRE. — Muscle situé sous la mâchoire.

Ganglion nerveux sous-maxillaire. — Petit renflement ovoïde et rougeâtre, situé entre le nerf lingual, qui est au-dessus, et la glande sous-maxillaire, qui est au-dessous. Il appartient au groupe des ganglions sympathiques, comme les ganglions ophtalmique, otique et sphéno-palatin. Il a trois *branches afférentes* ou *racines :* une *sensitive*, provenant du nerf lingual (trijumeau), une *motrice*, venant de la corde du tympan (facial), et une *végétative*, venant du grand sympathique. Ses *branches efférentes* descendent vers la glande sous-maxillaire.

Glande sous-maxillaire. — V. SALIVAIRES (Glandes).

SOUS-ORBITAIRE. — Muscle situé au-dessous de l'orbite.

Canal sous-orbitaire. — Simple gouttière sur la paroi inférieure de l'orbite, qui s'ouvre dans la fosse canine par le trou sous-orbitaire. Il est traversé par l'artère et le nerf (trijumeau) sous-orbitaires.

SOUS-PUBIEN. — Sous le *pubis* (v. ce mot).

Fosse et Trou sous-pubiens. — Dépression et trou existant dans le pubis. V. COXAL (Os).

Hernie sous-pubienne. — Hernie très rare s'effectuant par le trou sous-pubien.

SOUS-SCAPULAIRE (du lat. *scapula*, épaule). — Situé au-dessous de l'épaule.

Muscle sous-scapulaire. — Muscle large et épais, triangulaire, s'étendant de la *fosse sous-scapulaire* à la face antérieure de l'omoplate, au trochin ou petite tubérosité de l'humérus. La mince *aponévrose sous-scapulaire* le sépare du muscle grand dentelé. Innervé par des branches du plexus brachial, ce muscle est adducteur et rotateur en dedans de l'humérus.

SOYA ou SOJA. — Plante herbacée (*Soja hispida*) de la famille des Légumineuses - Papilionacées, originaire de Chine; ses graines sont très riches en matières protéiques (36,63 p. 100) ; elles contiennent aussi des matières grasses (17,60 p. 100), un peu d'amidon (6,40 p. 100), des phosphatides, du sucre, des diastases. On l'a proposé pour le régime alimentaire des diabétiques, en pain débarrassé de son huile.

SPARADRAP (du lat. *spargere*, étendre, et de *drap*). — Tissu de lin ou de coton recouvert, sur une des faces ou sur les deux faces, d'une couche de matière emplastique. Les sparadraps sont communément désignés sous le nom d'*emplâtres*.

Les sparadraps doivent être souples, maniables, suffisamment adhérents; ils doivent être fraîchement préparés.

Les plus connus sont les sparadraps de diachylon, le sparadrap de Vigo, au mercure, celui de Vidal (emplâtre rouge), au minium et au cinabre.

SPARGANOSE (du gr. *spargao*, je gonfle). — Maladie observée en Annam; elle est causée par une larve (*Sparganum*) d'un bothriocéphale (*Diphyllobothrium Mansoni*), qui a besoin pour évoluer d'un hôte intermédiaire, un petit crustacé du genre *Cyclops*. Les indigènes s'appliquent souvent sur l'œil ou les membres une grenouille fraîchement écorchée; ces batraciens étant souvent contaminés par les larves de *Sparganum*, celles-ci s'introduisent dans les tissus, en particulier dans l'œil : d'où exophtalmie, compression nerveuse, tumeurs palpébrales ou sous-conjonctivales contenant les larves.

TRAITEMENT. Compresses humides chaudes. Extirpation des larves. Injections de novarsénobenzol.

SPARTÉINE. — V. GENÊT.

SPASME (du gr. *spasmos*, contraction). — Contraction violente d'un ou de plusieurs muscles. On réserve habituellement ce nom à la contraction des muscles lisses. Le spasme des muscles volontaires se nomme *contracture*.

Le type du spasme est produit par l'introduction accidentelle de liquide dans le larynx, lorsqu'on parle en buvant. Il cesse à la suite de quelques mouvements de déglutition.

Le spasme résulte d'une irritation sur un point quelconque d'un arc réflexe, l'irritation pouvant porter : 1° sur la voie centripète (nerf de la sensibilité), auquel cas le spasme est douloureux comme dans la *névralgie faciale* (nerf trijumeau) ; 2° sur le centre de réflectivité (noyau gris de la moelle ou du bulbe), où la réaction est analogue à la précédente; 3° sur la voie motrice (nerf moteur), auquel cas le spasme est indolore, comme dans le *spasme du nerf facial.* Les troubles convulsifs sont localisés soit dans tout le domaine d'un nerf, soit dans une portion seulement si une des branches du nerf est seule atteinte.

Le spasme est caractérisé par des contractions qui, d'abord, se produisent non dans tout le muscle, mais successivement dans différents faisceaux et même seulement dans quelques fibres (contractions parcellaires) ; puis tout le muscle et plusieurs muscles voisins arrivent à être finalement en contraction.

Spasme de la glotte. — V. LARYNX (maladies).

Spasme de l'œsophage. — V. ŒSOPHAGE (maladies).

Spasme fonctionnel. — V. CRAMPES.

Spasme vasculaire. — Le spasme des vaisseaux, des artères en particulier, peut reconnaître des causes multiples.

CAUSES. I. *Prédisposantes.* — Age avancé, artériosclérose, athérome, hypertension artérielle, hypersympathicotonie (v. SYMPATHIQUE [Système nerveux]).

II. *Déterminantes.* — Intoxications (café, tabac, ergotine, plomb, alcool) ; troubles endocriniens de la surrénale (surrénalome), de l'hypophyse, des parathyroïdes ; troubles nerveux (douleur ou émotion vive) ; hémorragie abondante ; lésions traumatiques des artères.

Le spasme provoque le rétrécissement de l'artère atteinte, l'élévation de la tension artérielle et la baisse du débit sanguin. Le début peut être progressif si le spasme succède à une lésion artérielle antérieure, ou brusque si la cause déclenchante est brutale (émotion, froid).

Si le spasme siège au niveau du cœur, du bulbe, il peut entraîner la mort subite ; s'il siège au cerveau, à l'intestin, et s'il persiste quelques heures, il déterminera de la nécrose ; aux membres, on peut observer de l'œdème, puis de la gangrène. Mais si le spasme est de faible durée, tout revient à la normale.

SIGNES. *Spasme artériel généralisé* (Hypertension paroxystique). — Le type en est fourni par les tumeurs de la surrénale (surrénalome) ; parmi les autres causes plus rares, signalons l'éclampsie, le saturnisme, le tabès, les compressions nerveuses.

La crise peut survenir en pleine santé apparente ou être précédée de céphalée, de troubles digestifs, d'anxiété. Des fourmillements apparaissent aux membres inférieurs, puis des crampes douloureuses et violentes s'étendent rapidement : coliques abdominales, douleurs angineuses, céphalée pesante. Le malade devient pâle, immobile, anxieux ; le masque facial est douloureux et angoissé ; la tension artérielle peut monter de 15 à 30 ; le pouls s'accélère. Au bout de 3 à 5 minutes, les douleurs s'apaisent, le visage se recolore ; le malade a des sueurs abondantes ; il urine et salive abondamment ; il demeure très abattu.

Parfois, on a signalé des vomissements, de l'albuminurie, une poussée d'azotémie et d'hyperglycémie.

Spasme artériel localisé. — Un spasme localisé au cerveau peut déterminer des hémiplégies transitoires ou intermittentes, parfois un ramollissement, ou encore donner de la migraine ophtalmique avec amaurose passagère.

Au niveau de la circulation coronarienne, le spasme provoque une crise douloureuse angineuse.

Dans la circulation abdominale, le spasme peut causer des douleurs abdominales et des troubles du tractus digestif.

Aux membres, le spasme détermine la claudication intermittente, la maladie de Raynaud.

TRAITEMENT. Régime lacto-végétarien et cures de jeûne ; éviter le thé, le café, le gibier, les champignons, l'oseille, les abats.

Séjour à la campagne, dans un endroit calme, loin de la mer, du vent, des hautes altitudes.

Bains carbo-gazeux ; cure de Royat.

Acétylcholine, nitrite d'amyle en inhalations, nitrite de soude, trinitrine ; teinture de gui, d'ail ; benzoate de benzyle ; citrate de soude ; iode, lipiodol ; insuline, opothérapie.

Sédatifs : bromure, valériane, gardénal, papavérine, génésérine.

Radiothérapie du sympathique : ondes courtes, rayons infrarouges ; ionisation au calcium, à l'histamine. Radiothérapie sur la région surrénale ; radiothérapie du sinus carotidien (qui joue un rôle dans la régulation de la tension artérielle).

Traitement chirurgical : sympathectomie périartérielle ou artériectomie ; ablation de la surrénale gauche ou des parathyroïdes, suivant les cas et suivant la cause et le siège.

SPASMODIQUE. — Etat caractérisé par des spasmes : *coliques spasmodiques.*

Démarche spasmodique. — Démarche des malades atteints de paraplégie spasmodique (v. MOELLE ÉPINIÈRE) avec raideur des membres inférieurs, équinisme.

SPASMOPHILIE (du gr. *spasmos*, contraction, et *philos*, ami). — Hyperexcitabilité du système nerveux chez le jeune enfant de 2 à 18 mois.

Il s'agit d'enfants ayant toutes les apparences d'une parfaite santé, un peu pâles et bouffis, en retard pour la marche et les dents, parfois un peu rachitiques.

C'est souvent à la suite d'une maladie fébrile que se manifestent les divers spasmes ; mais parfois il suffit d'une simple colère ou d'un trouble digestif léger pour les déclencher.

Parmi les manifestations de la spasmophilie, on classe :

1° La *tétanie*, généralisée ou localisée. V. TÉTANIE ;

2° Les *convulsions*, localisées à la face ou aux membres. V. CONVULSIONS ;

3° Le *spasme de la glotte*, tantôt grave, tantôt bénin ; tout peut se borner à un gloussement inspiratoire ou à de courtes périodes d'apnée avec pâleur ; l'enfant se « pâme » quelques secondes. V. LARYNX (maladies) : *Spasme de la glotte ;*

4° Le *spasme du sanglot*, dû à des secousses convulsives du diaphragme ;

5° Les *spasmes du tube digestif*, se traduisant par des régurgitations et des vomissements précoces ; l'enfant, affamé, se précipite sur le sein ou le biberon, tète trop vite et, au cours de la tétée, ou immédiatement après, rejette une partie du lait ingéré, du fait d'un spasme stomacal. Le *spasme du pylore* se traduit par des vomissements tardifs et abondants. En cas de *spasme du pharynx*, l'enfant ne peut déglutir et recrache les aliments ;

6° Les *contractures et spasmes des muscles lisses :* on range parmi ces spasmes l'*hippus*, tétanie des muscles ciliaires, la *broncho-tétanie*, avec respiration rapide et difficile, la *tétanie du cœur*, pouvant entraîner la mort subite.

Ces enfants ont souvent des *troubles psychiques :* ils sont émotifs, irritables, coléreux, peureux sans raison ; ils réagissent par des cris, des sursauts ou des soubresauts aux divers bruits, ont souvent des terreurs nocturnes.

L'état spasmophile peut se mettre en évidence par l'excitation mécanique des muscles et des nerfs.

Le *signe du facial* se caractérise par une contraction brève des muscles de la face après percussion d'une des branches du nerf facial. On peut aussi provoquer par percussion la contraction de l'orbiculaire des paupières ; la percussion du sciatique poplité externe détermine la contraction des muscles péroniers latéraux. En appliquant un lien serré autour du bras, l'extrémité du membre supérieur se contracte en « main d'accoucheur ».

On note une *diminution du calcium* sanguin (80-70 mg au lieu de 110), le taux du phosphore se maintenant normal. La réserve alcaline est un peu augmentée.

CAUSES. Hérédité ; terrain nerveux spécial préparé soit par une alimentation défectueuse (lait de vache), soit par le rachitisme, soit par la carence solaire, soit par l'hérédo-syphilis.

TRAITEMENT. Allaitement au sein. Mettre l'enfant au calme, au grand air et au soleil. Rayons ultraviolets. Opothérapie parathyroïdienne. Bromure de sodium ou de calcium. Huile de foie de morue, vitamine D, calcium, fer ; traitement antisyphilitique en cas d'hérédo-syphilis.

SPATULE (*fig.* 1789). — Lame d'acier large et arrondie à une de ses

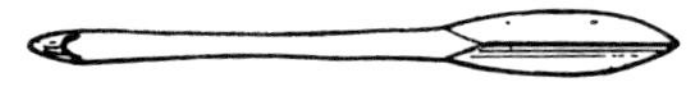

FIG. 1789. — Spatule.

extrémités, dont on se sert pour étendre des pommades sur une région malade.

SPÉCIALISTE (Médecin). — Médecin qui, renonçant à l'exercice de la médecine générale, se consacre exclusivement au diagnostic et au traitement de certaines maladies (ophtalmologie, oto-rhino-laryngologie, psychiatrie, dermato-vénéréologie, gynécologie, obstétrique, cardiologie, rhumatologie, etc.).

SPÉCIALITÉ PHARMACEUTIQUE. — Médicament préparé à l'avance et dosé au poids médicinal, présenté sous un conditionnement particulier portant sa composition, le nom et l'adresse du fabricant, et vendu dans plusieurs officines. Aucune spécialité ne peut être exploitée si elle n'est revêtue du visa du ministre de la Santé publique sur la proposition du *Comité technique des spécialités.*

SPÉCIFIQUE. — Médicament spécifique. — Médicament faisant disparaître un symptôme spécial ou même une maladie. Ainsi, le sulfate de quinine est le spécifique de la fièvre intermittente.

Maladie spécifique. — Maladie déterminée par la même cause et sensible aux mêmes médicaments.

SPECTROSCOPE. — Appareil de physique qui permet d'étudier les raies du spectre solaire.

La spectroscopie est usitée en médecine légale pour l'examen des taches de sang. La tache est dissoute dans 1 ou 2 cm^3 d'eau, et la solution placée devant le spectroscope donne le spectre d'absorption de l'hémoglobine, à savoir deux bandes situées entre les raies D et F. L'addition de sulfhydrate d'ammoniaque réduit l'oxyhémoglobine et le spectre présente une seule bande intermédiaire aux deux précédentes.

SPÉCULUM (mot d'origine latine qui signifie « miroir »). — Instrument destiné à dilater certaines cavités et à en permettre l'examen : du *larynx*, du *nez*, des *oreilles*, du *vagin* (*fig.* 1790). On appelle *fauteuil-* ou *table-spéculum* le meuble sur lequel les femmes s'étendent pour être examinées.

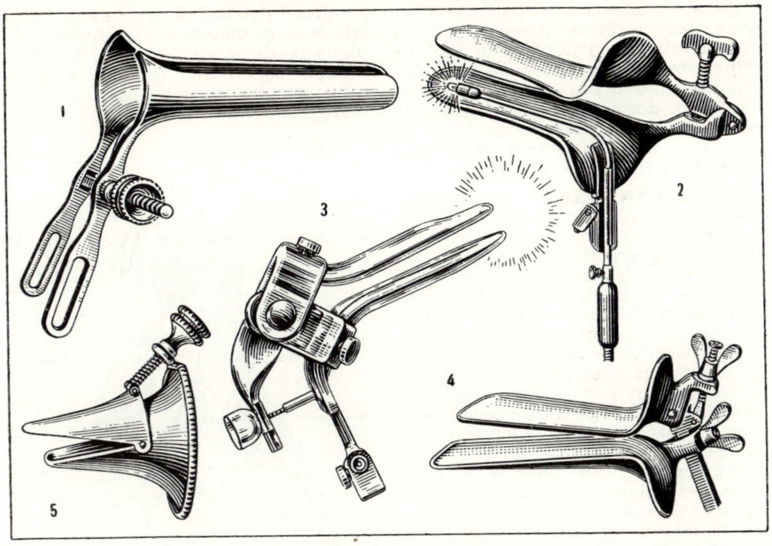

FIG. 1790. — Spéculums.
1. Urétral; 2. Vaginal, éclairant; 3. De Cusco, en matière plastique; 4. Pour gynécologie; 5. Pour nez et oreilles.

SPÉLÉOTOMIE (du gr. *spêlaion*, caverne, et *tomê*, section). — Ouverture chirurgicale d'une caverne pulmonaire tuberculeuse superficielle.

SPÉLONQUE (du lat. *spelunca*, caverne). — Caverne pulmonaire tuberculeuse.

SPERMATIDE. — Dernier stade de la formation des gamètes mâles ou spermatozoïdes.

SPERMATIQUE (Cordon). — Cordon qui s'étend de l'anneau inguinal au testicule et qui est formé par le canal déférent, les vaisseaux sanguins et lymphatiques déférentiels et les nerfs qui l'accompagnent. V. MASCULINS (Organes génitaux).

SPERMATOCYSTITE (du gr. *sperma*, sperme, et *kustis*, vessie). [Syn. de *vésiculite*]. — Inflammation des vésicules séminales.

SPERMATOGENÈSE (du gr. *sperma*, semence, et *genesis*, génération). — Production des spermatozoïdes. V. MASCULINS (Organes génitaux).

SPERMATOGONIE. — Premier stade de la formation des cellules reproductrices mâles ou spermatozoïdes.

SPERMATORRHÉE. — V. MASCULINS (Organes génitaux) [maladies].

SPERMATOZOÏDE (du gr. *sperma*, sperme, *zoon*, animal, et *eidos*, forme). — Cellule mâle. V. MASCULINS (Organes génitaux).

SPERME. — V. MASCULINS (Organes génitaux).

SPERMOCULTURE. — Méthode de diagnostic employée pour la recherche du gonocoque dans le sperme d'individus ayant été atteints de blennorragie.

SPHACÈLE (du gr. *sphakelos*, gangrène). — V. GANGRÈNE.

SPHÉNOÏDE (du gr. *sphên*, coin, et *eidos*, forme). — Os impair médian et symétrique occupant la partie antérieure et moyenne de la base du crâne. Il est situé en arrière de l'ethmoïde, en avant de l'occipital. Il contribue à la fois à former les fosses

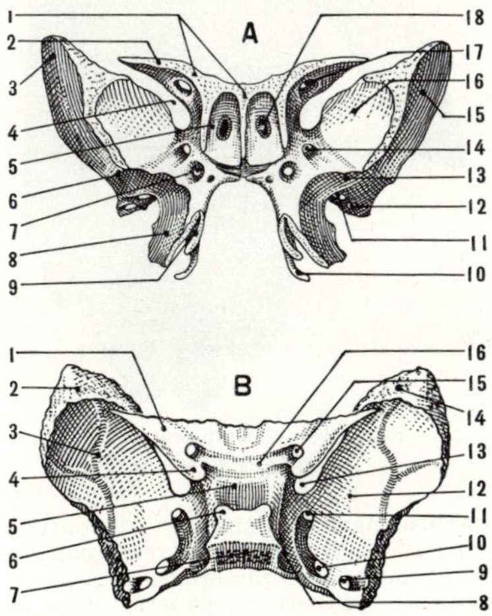

FIG. 1791. — Sphénoïde.
A. FACE ANTÉRIEURE. 1. Articulation avec l'ethmoïde; 2. Petite aile; 3. Grande aile; 4. Fente sphénoïdale; 5. Partie postérieure de la voûte des fosses nasales; 6. Crête sphéno-temporale; 7. Canal vidien; 8. Apophyse ptérygoïde, aile externe; 9. Aile interne; 10. Crochet; 11. Trou ovale; 12. Trou petit rond; 13. Fosse zygomatique; 14. Trou grand rond; 15. Fosse temporale; 16. Face interne ou orbitaire; 17. Trou optique; 18. Orifice du sinus sphénoïdal.
B. FACE SUPÉRIEURE. 1. Petite aile; 2. Grande aile; 3. Sillon de la ménagée moyenne; 4. Apophyse clinoïde antérieure; 5. Fosse pituitaire (selle turcique); 6. Apophyses clinoïdes postérieures; 7. Articulation pour l'occipital; 8. Gouttière caverneuse (carotide interne); 9. Trou petit rond; 10. Trou ovale; 11. Trou grand rond; 12. Face cérébrale; 13. Fente sphénoïdale; 14. Articulation avec le frontal; 15. Trou optique; 16. Gouttière optique.

nasales, les orbites, la bouche et les cavités zygomatiques.

Il est formé d'une partie centrale ou *corps*, ayant de chaque côté des sortes d'*ailes* (*fig.* 1791).

La face supérieure du corps présente la *gouttière optique* pour le chiasma des nerfs optiques, et l'excavation de la *selle turcique* destinée à la glande pituitaire. Elle est limitée à ses quatre angles par quatre saillies ou *apophyses clinoïdes*.

La face inférieure, qui fait partie de la bouche, s'articule avec le vomer et porte deux longs prolongements verticaux : les *apophyses ptérygoïdes*.

De chaque côté sont : 1° les *petites ailes*, à la base desquelles on trouve les trous optiques; 2° les *grandes ailes*, dont le bord interne présente quatre orifices : la *fente sphénoïdale*, livrant passage aux nerfs de la troisième et de la quatrième paire, à la branche ophtalmique du trijumeau, à la sixième paire, à la veine ophtalmique et à une branche de l'artère méningée moyenne; le *trou grand rond* pour le nerf maxillaire supérieur, le *trou ovale* pour le nerf maxillaire inférieur et l'artère petite méningée, le *trou petit rond* pour l'artère méningée moyenne. La face externe de la grande aile constitue une partie de la fosse temporale, et sa face antérieure contribue à former l'orbite.

Le sphénoïde est creusé de deux cavités, ou *sinus sphénoïdaux*, au-dessous de la selle turcique.

SPHÉNO-PALATIN (Ganglion). — Petit renflement grisâtre logé dans la fosse ptérygo-maxillaire, situé au-dessous du nerf maxillaire inférieur; il reçoit trois racines : une *sensitive*, émanant du nerf maxillaire supérieur et du nerf vidien; une *motrice*, venant du facial; une *sympathique*, issue du plexus carotidien.

SPHINCTÉROTOMIE. — V. *Supplément*.

SPHINCTERS (du gr. *sphiggein*, serrer). — Muscles circulaires placés à l'orifice des cavités, dont ils ferment l'ouverture. Ex. : les sphincters de l'anus, le sphincter de la vessie, l'orbiculaire des lèvres.

SPHYGMOGRAPHE (du gr. *sphugmos*, pouls, et *graphein*, écrire). — Instrument enregistreur du pouls et traçant un *sphygmogramme* (v. *fig.* à POULS).

SPHYGMOMANOMÈTRE. — Appareil utilisé pour la mesure de la tension artérielle (*fig.* 1792). V. TENSION.

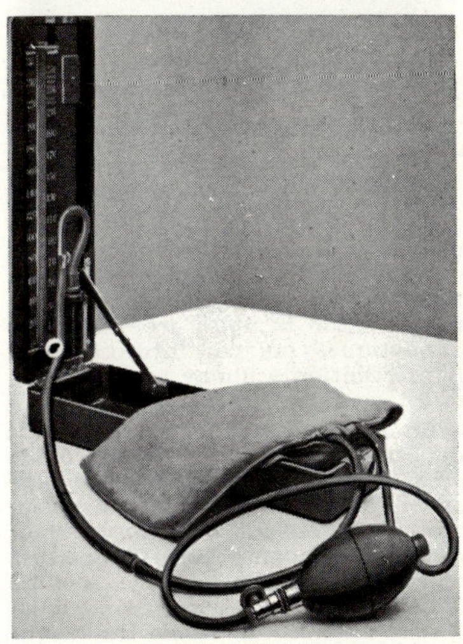

FIG. 1792. — Sphygmomanomètre à mercure.

SPICA (mot lat. signif. *épi*). — Bandage formé par des bandes entrecroisées, figurant ainsi une sorte d'épi. V. BANDAGE.

SPIGÉLIE. — Plante de la famille des Loganiacées (*Spigelia anthelmia, S. marylandica*), dont les tiges et racines contiennent un alcaloïde, la *spigéline*, et sont douées de propriétés excitantes, laxatives et surtout anthelminthiques. Poudre, 50 cg à 2 g; infusion, 15 g pour 300 g d'eau bouillante.

SPINA-BIFIDA (du lat. *spina*, épine, et *bifida*, divisée en deux). — Malformation congénitale due à un arrêt de développement des arcs vertébraux, entraînant une fissure des lames, une bifidité de la ligne épineuse (*fig.* 1793).

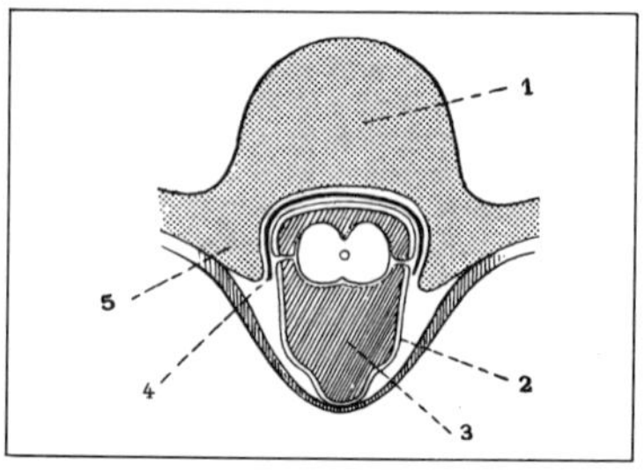

FIG. 1793. — Coupe schématique d'un spina-bifida.
1. Corps vertébral; 2. Arachnoïde; 3. Méningocèle; 4. Dure-mère; 5. Lame vertébrale.

A travers cette fente peut venir faire hernie la moelle épinière et ses enveloppes, formant une tumeur arrondie, fluctuante, en partie au moins réductible, dont le siège est la région lombo-sacrée (*fig.* 1794), quelquefois le cou, très rarement le dos.

La tumeur (méningocèle), qui a l'aspect d'une tomate, est visible dès la naissance. Elle suinte et répand une odeur désagréable. Elle s'accom-

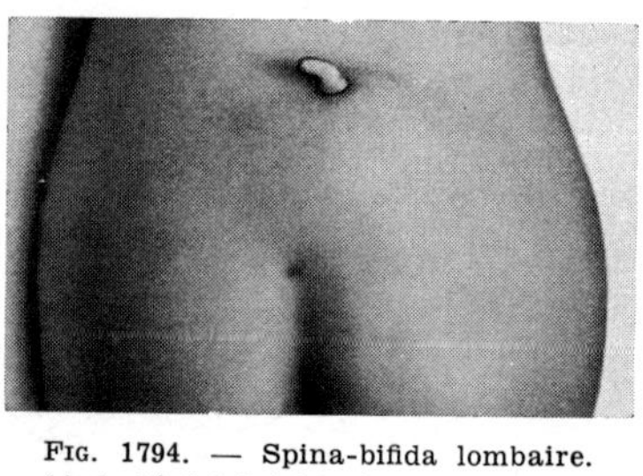

FIG. 1794. — Spina-bifida lombaire.
(*Arch. hôpital Saint-Louis, prof. Gougerot.*)

pagne souvent d'escarre, de pied bot, de paralysie des membres inférieurs. La mort survient rapidement par méningite, par troubles trophiques et paralytiques ou par hydrocéphalie. L'intervention a donné peu de résultats favorables.

En revanche, la forme incomplète de cette malformation (*spina bifida occulta*) est cachée par la peau normalement développée. Elle ne s'accompagne souvent d'aucun trouble; parfois, cependant, elle est associée à d'autres anomalies locales : scoliose lombaire, sacralisation, spondylolisthésis, entorse ou hernie du disque intervertébral, kyste dermoïde.

Dans certains cas, on note des douleurs dues à un épaississement inflammatoire de l'arachnoïde et une radiculite sous-jacente, des troubles sensitifs, des maux perforants plantaires, un développement anormal de poils à la région lombaire.

La radiographie permet de déceler facilement un *spina bifida occulta*.

SPINA-VENTOSA. — Tuméfaction fusiforme par ostéite habituellement tuberculeuse, mais parfois syphilitique ou sporotrichosique, d'un ou plus souvent plusieurs des petits os longs de la main (métacarpiens et phalanges) et du pied (métatarsiens et phalanges), donnant à ces os une apparence soufflée (*ventosa*) [*fig.* 1795]. La peau n'est d'abord pas modifiée et la lésion peut soit se maintenir sans modification, sans rétrograder, soit (cas le plus fréquent) aboutir à une ulcération qui se produit exclusivement sur les faces dorsales ou latérales des doigts, avec issue d'un pus séreux s'écoulant de fongosités molles au travers desquelles on sent l'os à nu. La partie nécrosée peut s'éliminer et la guérison s'opérer, mais souvent les lésions s'étendent au voisinage et entraînent des difformités variables : raccourcissement des doigts ou des

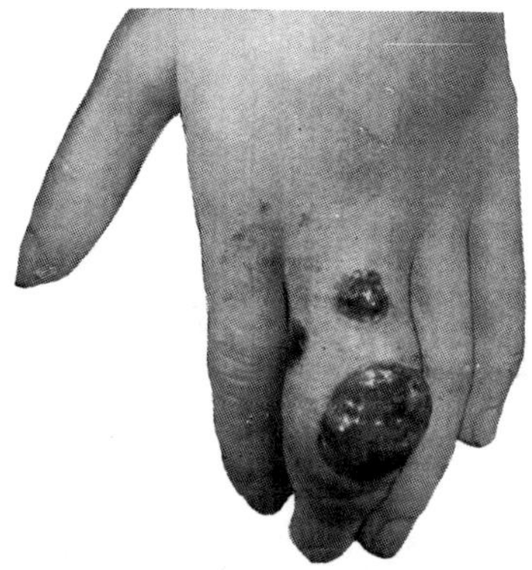

FIG. 1795. — Spina-ventosa.
(*Musée de l'hôpital Saint-Louis.*)

métacarpiens, phalanges flottantes, sans contact avec les autres, luxation et déviation des phalanges. Le spina-ventosa apparaît, en général, dans la petite enfance, avant 5 ans.

TRAITEMENT. I. *Causal.* V. TUBERCULOSE, SYPHILIS, SPOROTRICHOSE.

II. *Local.* — Compression avec des bandelettes d'emplâtre de Vigo, curetage, pointes de feu, injections modificatrices, amputation si le doigt gêne la fonction des doigts voisins.

SPINAL (Nerf) [ou *accessoire* de Willis]. — Nerf crânien de la onzième paire. Né dans le cerveau, de deux noyaux, l'un moteur, l'autre sensitif, ses racines émergent les unes du bulbe près du pneumogastrique, les autres de la partie supérieure de la moelle; ces deux racines se réunissent en un seul tissu nerveux (*fig.* 1796).

Après avoir envoyé des filets anastomotiques aux deux premiers nerfs cervicaux et au ganglion jugulaire du pneumogastrique, le spinal traverse le trou déchiré postérieur et, arrivé à la base du crâne, se divise : 1° en une *branche interne*, qui se jette dans le ganglion plexiforme du pneumogastrique et se distribue aux muscles du pharynx, du larynx et au plexus cardiaque; 2° en une *branche externe*, qui gagne les muscles sterno-cléido-mastoïdien et trapèze, de sorte que,

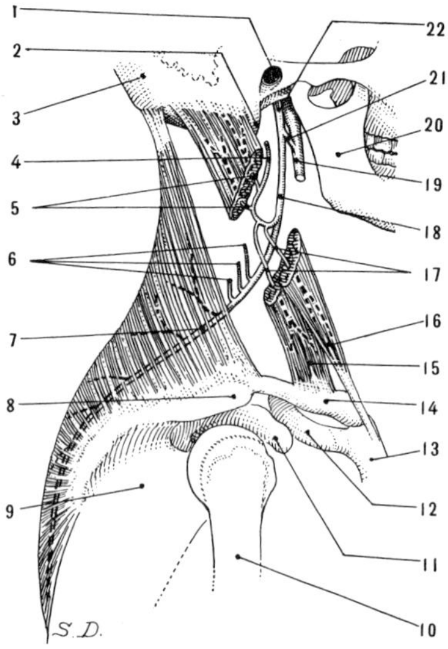

FIG. 1796. — Nerf spinal.
1. Conduit auditif externe; 2. Apophyse mastoïde; 3. Occipital; 4. Anastomose avec le 3e nerf cervical; 5. Nerfs du sterno-cléido-mastoïdien; 6. Anastomoses aux branches cervicales antérieures; 7. Nerf du trapèze; 8. Acromion; 9. Omoplate; 10. Humérus; 11. Apophyse caracoïde; 12. 1re côte; 13. Sternum; 14. Clavicule; 15. Chef claviculaire; 16. Chef sternal; 17. Nerfs du sterno-cléido-mastoïdien; 18. Branche externe du spinal; 19. Nerf pneumogastrique; 20. Maxillaire inférieur; 21. Branche interne du spinal anastomosée au pneumogastrique et innervant les muscles du larynx; 22. Nerf spinal sortant du trou déchiré postérieur.

dans la paralysie du nerf spinal, l'épaule tombe du côté malade, la tête tournée vers la lésion et penchée sur l'épaule opposée.

SPINULOSISME (du lat. *spinulus*, petite épine). — Hyperkératose de l'orifice des follicules pileux, donnant à la peau un aspect râpeux; existe dans certaines kératoses pilaires.

SPIRÉE. — V. ULMAIRE.

SPIRILLE (du gr. *speira*, spirale). — Micro-organisme en forme de filaments allongés et enroulés en hélice.

SPIROCHÉTIDÉS (du gr. *speira*, spirale, et *khaitê*, soie). — Organismes spiralés, à corps grêle et flexible, se déplaçant par mouvements actifs.

On en distingue habituellement trois genres : les *Spirochaeta*, pourvus d'un filament axial; les *Leptospira*, qui n'ont pas de filament axial rigide, mais un corps enroulé en hélice à tours de spire serrés; et les *Treponema*, sans pseudo-fouets et avec extrémité flagellée.

SPIROCHÉTOSES. — Affections causées par des spirochétidés.

Fièvre récurrente. — V. RÉCURRENTE (Fièvre).

Sodoku. — V. ce mot.

Fièvre jaune. — V. JAUNE (Fièvre).

Spirochétose ictéro-hémorragique. — V. LEPTOSPIROSE.

Spirochétose broncho-pulmonaire. — V. POUMONS (maladies).

SPIROLACTONES. — Substances chimiques de synthèse s'opposant à l'action de certaines hormones corticosurrénales. Par ce mécanisme, elles entraînent une augmentation de l'excrétion urinaire avec élimination de sodium. On les emploie dans les œdèmes, dans les cirrhoses du foie et dans certaines formes d'insuffisance cardiaque.

SPIROMÈTRE (du lat. *spirare*, respirer, et du gr. *metron*, mesure). — Appareil destiné à mesurer la capacité

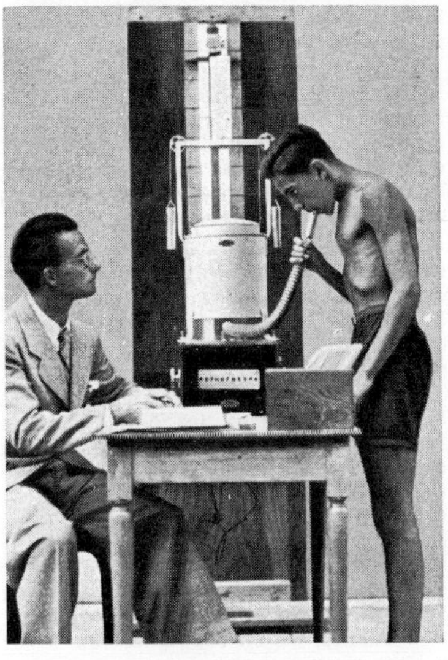

FIG. 1797. — Mesure de la capacité respiratoire au spiromètre.
(Doc. Dir. gén. de la Jeunesse et des Sports.)

pulmonaire, c'est-à-dire le volume d'air expiré et inspiré (*fig.* 1797). La mesure n'est qu'approximative, à cause de l'*air résiduel*, c'est-à-dire l'air qui reste toujours dans le poumon. Elle permet cependant de constater que la capacité pulmonaire augmente avec l'âge et le tour de poitrine. V. RESPIRATOIRES (Organes) : *Respiration.*

SPIROSCOPIE (du lat. *spirare*, respirer, et du gr. *skopein*, examiner). — Examen de la respiration à l'aide d'un appareil, le *spiroscope*, qui mesure le volume d'air expulsé; utilisé surtout dans un dessein d'éducation respiratoire.

SPLANCHNECTOMIE ou SPLANCHNICECTOMIE (du gr. *splagchnon*, viscère et *tomê*, section). — Section d'un nerf splanchnique sur une étendue plus ou moins grande.

SPLANCHNIQUE (du gr. *splagchnon*, viscère). — Qui se rapporte aux viscères.

Nerfs splanchniques. — Branches du nerf sympathique, au nombre de deux de chaque côté.

Le *grand splanchnique* naît des 6e, 7e, 8e et 9e ganglions thoraciques; ses racines s'unissent, sur les côtés de la colonne vertébrale, au-dessous de la plèvre, en un seul tronc, qui entre dans l'abdomen à travers un écartement des fibres du pilier du diaphragme, et aboutit au *ganglion semi-lunaire* correspondant. Le grand splanchnique droit, en se jetant dans la partie externe du ganglion semi-lunaire droit, constitue, avec le pneumogastrique droit, qui se jette à sa partie interne, une anse nerveuse, dont la concavité embrasse le pilier du diaphragme : c'est l'*anse de Wrisberg*. V. figure à SOLAIRE (Plexus).

Le *petit splanchnique* naît des 10e, 11e et 12e ganglions thoraciques; ses racines forment un cordon qui traverse le diaphragme par une ouverture spéciale, située en dehors du grand splanchnique, en dedans du grand sympathique, pénètre dans l'abdomen et se divise en trois rameaux. V. SYMPATHIQUE (Système nerveux).

SPLANCHNOLOGIE. — Partie de l'anatomie dans laquelle on décrit les viscères.

SPLEEN (de l'anglais *spleen*, rate). — V. HYPOCONDRIE.

SPLÉNECTOMIE (du gr. *splên*, rate, et *ektomê*, ablation). — Ablation chirurgicale de la rate.

INDICATIONS. Purpura hémorragique récidivant, tumeurs spléniques, ictère hémolytique, maladie de Banti, maladie de Gaucher.

SPLÉNIQUE (du gr. *splên*, rate). — Qui a trait à la rate. Les *vaisseaux* et les *nerfs spléniques* sont ceux qui se rendent à la rate.

SPLÉNIUS. — Muscle large et mince, situé au-dessous du trapèze et du sterno-cléido-mastoïdien, occupant toute la hauteur de la nuque et de la partie supérieure du dos. Innervé par le grand nerf occipital, ce muscle étend la tête sur la colonne vertébrale, l'incline de côté en tournant aussi la face.

SPLÉNOGRAPHIE (du gr. *splên*, rate, et *graphein*, écrire). — Radiographie de la rate après injection intraveineuse de substances opaques aux rayons X qui s'accumulent dans la rate et le foie.

SPLÉNOMÉGALIE (de *splên*, rate, et *megas, megalos*, grand). — Augmentation de volume de la rate. Voir RATE (maladies).

SPLÉNOPNEUMONIE. — Congestion pulmonaire. V. POUMONS (maladies).

SPONDYLITE (du gr. *spondulos*, vertèbre, et du suffixe *ite*, signifiant une inflammation). — Inflammation aiguë ou chronique des vertèbres et de leur périoste, des articulations vertébrales. C'est une ostéo-arthrite vertébrale. Elle apparaît après une infection aiguë (pneumonie, angines, typhoïde) ou chronique (rhumatisme déformant). Elle aboutit à des exostoses, des adhérences, des ankyloses vertébrales; elle est fréquente chez les sédentaires après la quarantaine.

Spondylite post-traumatique (Maladie de Kümmel-Verneuil). — Déformation vertébrale due le plus souvent à une fracture par compression des corps vertébraux (surtout dorso-lombaires). S'observe principalement chez les hommes, entre 25 et 45 ans; c'est un accident du travail assez fréquent.

SIGNES. Après un traumatisme vertébral direct ou indirect (chute sur l'ischion), le blessé perd parfois connaissance; il ressent une vive douleur dans la région *dorso-lombaire*, quelquefois un craquement; il s'immobilise et même se couche, en proie à une véritable impotence par douleur. Parfois, des douleurs en ceinture traduisent la compression des nerfs rachidiens, ou bien la paralysie, l'exagération des réflexes ou des troubles des sphincters témoignent d'une certaine atteinte de la moelle. Mais tous ces symptômes s'amendent, la douleur disparaît, le malade recouvre l'usage de ses membres inférieurs et devient capable de reprendre des occupations même pénibles.

Après quelques semaines survient la période caractéristique : réapparition des douleurs, qui sont soulagées par la position horizontale. Le malade, debout, semble figé; il présente une gibbosité, ordinairement une cyphose, quelquefois une scoliose, constituée par une déformation angulaire siégeant au point traumatisé, à courbure douce dans les régions sus- et sous-jacentes. La pression, à ce point, réveille la douleur, de même que la pesée sur les épaules.

PRONOSTIC. L'affection est peu grave au point de vue vital; mais, au point

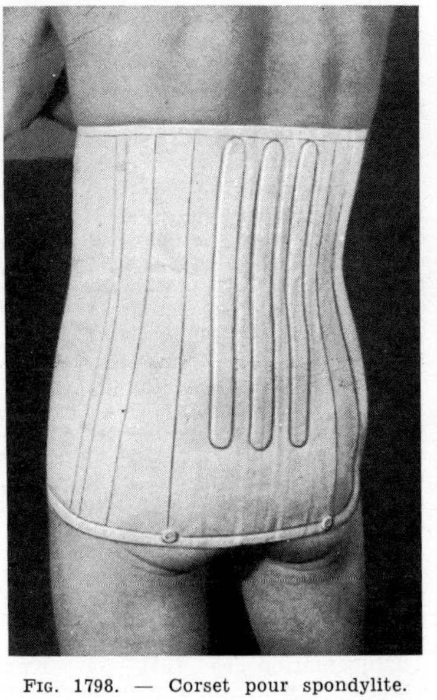

FIG. 1798. — Corset pour spondylite.
(Cl. Wickam.)

de vue fonctionnel, elle laisse souvent une incapacité permanente de 25 à 50 p. 100. Les blessés ne peuvent se passer de corset et doivent abandonner les professions qui les obligeraient à porter des fardeaux.

TRAITEMENT. Immobilisation au lit, port d'un corset plâtré jusqu'à guérison définitive. Les résultats sont d'autant plus rapides que le traitement est plus hâtif.

SPONDYLIZÈME (du gr. *spondulos*, vertèbre, et *izêma*, affaissement). — Affaissement du rachis lombaire par une carie vertébrale, mal de Pott. Le corps de la cinquième lombaire peut venir obstruer le détroit supérieur, et constituer un obstacle à l'accouchement. V. BASSIN.

SPONDYLOLISTHÉSIS (du gr. *spondulos,* vertèbre, et *olisthesis,* glissement). — Glissement du rachis d'arrière en avant, par suite d'une lésion d'un des arcs vertébraux, sur l'une des dernières vertèbres lombaires ou sur la première vertèbre sacrée, constituant une dystocie pelvienne pour l'accouchement.

SPONDYLOLYSE (du gr. *spondulos,* vertèbre, et *lusis,* relâchement).— Dernier degré de spondylolisthésis.

SPONDYLOSE. — Ankylose vertébrale déterminée soit par une ossification des ligaments, soit par une prolifération fibreuse avec disparition de la surface articulaire.

Spondylose rhizomélique. — Voir ARTHRITE.

SPONGIEUX (Tissu) [du gr. *spoggos,* éponge]. — Tissu alvéolaire de l'extrémité des os longs et des os courts.

SPORADIQUES (Maladies) [du gr. *speirein,* disperser]. — Maladies qui n'attaquent qu'un petit nombre d'individus isolément, sans qu'il y ait eu contact entre eux. Leur nom vient de ce qu'elles semblent répandues au hasard, comme des semences.

SPORES (du gr. *spora,* graine). — Corps ovoïde ou sphérique, qui joue un rôle dans la reproduction des champignons et des bactéries. V. BACTÉRIES.

SPORO-AGGLUTINATION. — V. AGGLUTINATION.

SPOROGONIE (du gr. *sporos,* semence, et *gonos,* génération). — Mode de reproduction sexuée des sporozoaires. Elle s'oppose à la *schizogonie,* mode de reproduction asexuée et endogène. La sporogonie de l'hématozoaire du paludisme a lieu dans le tube digestif des moustiques.

SPOROTRICHOSE (du gr. *sporos,* semence, et *thrix,* cheveu). — Mycose due à un champignon, le *Sporotrichum,* dont on connaît plusieurs espèces pathogènes : *Sp. Schencki, Sp. Beurmanni, Sp. Jeanselmei, Sp. Gougeroti.*

CAUSES. Le champignon se rencontre dans la nature sur certains végétaux. On observe souvent la sporotrichose chez des sujets manipulant des légumes, des plantes.

L'inoculation se fait par une écharde végétale. On a invoqué encore la pénétration par le tube digestif ou l'inoculation par piqûres de moustiques.

SIGNES. La sporotrichose se localise plus particulièrement sur la peau, soit dans l'hypoderme, le derme ou l'épiderme. La lésion se présente le plus souvent sous forme de petites nodosités, de *gommes* (v. pl. en couleurs à SÉBORRHÉE), du volume d'une petite noix, franchement hypodermiques et bien limitées, de consistance ferme. De plus, elles sont multiples, au nombre de 5 à 10, pouvant aller jusqu'à 100 et plus. Ces petites tumeurs sont souvent indolores, même à la palpation; les nodosités augmentent progressivement de volume, se ramollissent et s'ulcèrent.

On note alors des fistulettes par où vient sourdre une gouttelette de pus, et qui sont séparées par des ponts étroits de peau rouge violacé. Les cicatrices sont à bords déchiquetés et pigmentés. L'état général est peu atteint, les adénites sont inconsistantes.

Plus rarement, on note de *grands abcès,* uniques ou multiples, sous-cutanés, musculaires ou osseux, des lésions épidermiques, simulant les pityriasis, l'eczéma, les trichophyties.

La sporotrichose peut siéger en dehors de la peau, sur les muqueuses (angines, stomatites, laryngites), sur l'œil (conjonctivites, kératites), à la mamelle, dans les muscles, les ganglions, les os, les articulations, les synoviales, se traduisant par des périostites, des abcès intra-osseux, un spina-ventosa, une hydarthrose, une tumeur blanche, une synovite.

Dans les viscères, on a signalé des orchi-épididymites, des congestions pulmonaires, des pyélo-néphrites. Il est des formes graves, fébriles, cachectisantes et pouvant entraîner la mort.

DIAGNOSTIC. Il se fait par l'ensemencement du pus sur gélose maltosée ou glucosée; quinze jours plus tard apparaît une culture mamelonnée, d'abord blanchâtre, puis brunâtre;

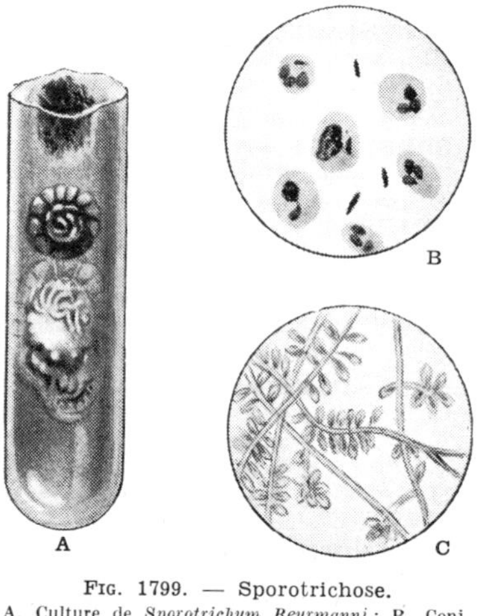

A B C

FIG. 1799. — Sporotrichose.
A. Culture de *Sporotrichum Beurmanni;* B. Conidies et levures de sporotrichums dans le pus d'une gomme (gross. 800 fois); C. Aspect microscopique de *Sporotrichum Beurmanni* en culture (gross. 400 fois).
(*D'après Deschiens.*)

l'examen microscopique montre la présence de filaments très fins, sur lesquels s'implantent çà et là de petites spores, ovoïdes, branchées latéralement (*fig.* 1799).

TRAITEMENT. Iode et iodure de potassium à hautes doses par la bouche ou en injections intramusculaires (lipiodol) ou intraveineuses (solution de Lugol).

SPOROZOAIRE (du gr. *sporos,* semence, et *zoon,* animal). — Protozoaire vivant en parasite dans les cellules, comme l'hématozoaire du paludisme.

SPOROZOÏTE. — Elément fusiforme résultant de la multiplication des zygotes, un des stades de la reproduction sexuée des sporozoaires.

SPORT. — Exercice physique intense, sans but utilitaire immédiat, pratiqué avec idée de lutte (contre des adversaires, « contre la montre », contre des difficultés naturelles).

Tout bénéfice matériel est, en principe, exclu : un métier n'est pas un sport. Le vrai sportif est « amateur ». Il recherche le plaisir de l'activité physique, ses effets hygiéniques, le développement et l'entretien des qualités corporelles et psychiques.

Les activités susceptibles de nuire à la jeune fille ou à la femme sont exclues du sport féminin; les distances à parcourir, les poids des engins, les dimensions des terrains et la durée des parties sont réduits pour les femmes et les adolescents.

Dans le même ordre d'idées sont interdits par les codes sportifs les pratiques de nature à nuire à autrui ou à soi-même : gestes dangereux, port d'objets susceptibles de blesser, doping en vue d'augmenter le rendement d'un athlète dans une épreuve.

Classification. — Plusieurs modes de classifications doivent être considérés quand il s'agit de choisir le ou les sports convenant le mieux à un cas déterminé. Nous pouvons ainsi distinguer :

1° *D'après le théâtre d'action et le le matériel utilisé,* les deux grandes familles du stade : athlétisme et jeux d'équipe; les deux grandes familles de l'eau : natation et sports nautiques; les sports de neige et de glace, les sports de combat, le plus souvent pratiqués en salle; les sports de paume et de raquette, la gymnastique aux agrès, les poids et haltères, la marche, le cyclisme, les sports équestres, le tir à l'arc et aux armes à feu;

2° *Suivant la qualité dominante mise en œuvre,* des sports de force (poids et haltères), de détente (sauts, lancers), d'adresse et de réflexes (tir, escrime, tennis), de vitesse (course de 100 à 400 m), de fond (course de 1 500 m et plus, nage de 400 m et plus), exigeant un puissant débit respiratoire et cardiaque, de grand fond (haute montagne, course de marathon), nécessitant un parfait état des fonctions de nutrition et d'élimination;

3° *Suivant leur tendance psychique,* des sports de *compétition* et des sports de *pleine nature,* animés les uns par la rivalité humaine (vaincre ou surpasser l'adversaire), les autres par la volonté de surmonter des difficultés naturelles (tourisme à pied, à bicyclette, en canoë, à la voile, à ski, alpinisme, spéléologie, etc.); ou encore des *sports individuels* et des *sports d'équipe,* ces derniers développant en plus l'esprit d'entente et le sens social.

Valeur hygiénique. — Un sport suractive les grandes fonctions de l'organisme : respiration, circulation, nutrition et élimination, quand il provoque une dépense de travail considérable par la répétition d'actions énergiques de toute la musculature, ou du moins des muscles les plus volumineux du corps : les dorso-lombaires et les moteurs des membres inférieurs. La puissance respiratoire et cardiaque est cultivée au maximum si le travail par unité de temps est

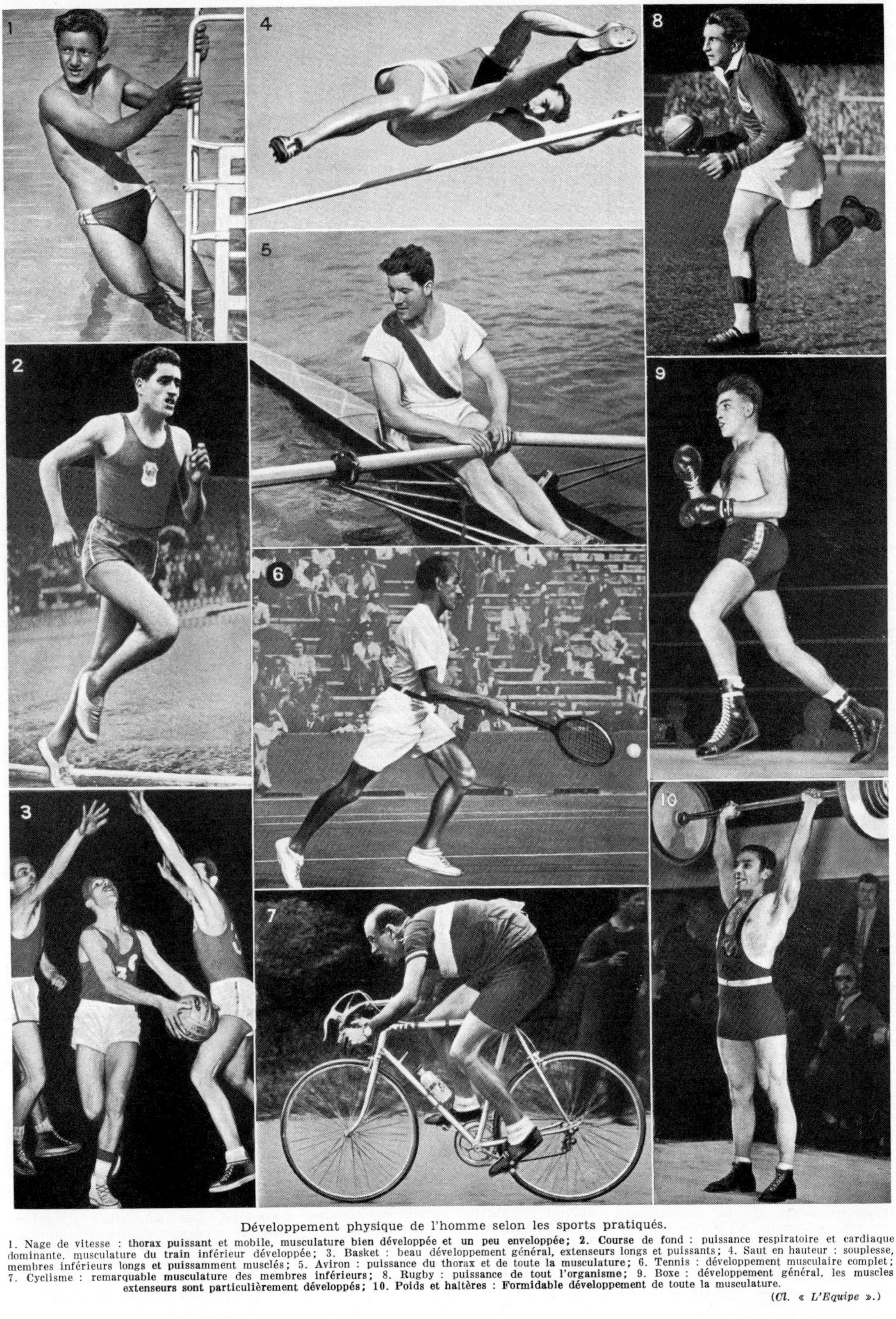

Développement physique de l'homme selon les sports pratiqués.

1. Nage de vitesse : **thorax puissant** et mobile, **musculature bien développée et un peu enveloppée; 2.** Course de fond : puissance respiratoire et cardiaque dominante, musculature **du train inférieur** développée; 3. Basket : beau développement **général, extenseurs** longs et puissants; 4. Saut en hauteur : souplesse, membres inférieurs longs **et puissamment** musclés; 5. Aviron : puissance du thorax et de toute **la musculature;** 6. Tennis : développement musculaire complet; 7. Cyclisme : remarquable **musculature** des membres **inférieurs;** 8. **Rugby** : puissance de **tout l'organisme;** 9. Boxe : développement général, les muscles **extenseurs sont particulièrement développés; 10. Poids et haltères : Formidable développement** de toute la musculature.

(Cl. « L'Equipe ».)

intense (course, nage, aviron, jeux sportifs comportant une succession de courses et de sauts); les capacités vitales les plus élevées sont constatées chez les nageurs (jusqu'à 7 et 8 litres) et chez les nageuses (jusqu'à 6 et 7 litres). Si la dépense d'énergie est moins intense, mais prolongée (marche en montagne), les fonctions de nutrition et d'élimination ont le bénéfice le plus grand.

Moins marquée est la valeur hygiénique des exercices occasionnant des efforts musculaires violents, mais insuffisamment répétés, tels que le saut en hauteur et les levers de poids et haltères lourds, surtout quand la musculature des membres supérieurs y joue le principal rôle, comme dans la gymnastique aux agrès.

Pratique du sport. — Voici quelques indications.

Faire *un peu* de sport une fois tous les deux jours ou deux fois par semaine vaut mieux que beaucoup en une seule fois. Ajouter, suivant les loisirs, une ou deux cures de deux à trois jours chaque trimestre et une cure annuelle de deux à trois semaines, consacrées de préférence aux sports de pleine nature.

La saison froide convient à l'action continue de la course de fond (cross-country), à l'enchaînement des efforts des sports d'équipe tels que le rugby et le football, qui entretiennent la chaleur et l'aptitude au travail; ou encore, le soir, aux sports en salle (sports de combat, poids et haltères, gymnastique aux agrès).

La période moyenne convient aux efforts intenses séparés par des repos (athlétisme), nécessaires au refroidissement du corps et au retour au calme du cœur.

Enfin, les mois les plus chauds conviennent à la natation, à la haute montagne, etc.

Les moments de la journée le plus favorables à la pratique du sport sont deux heures au moins après les principaux repas et une heure avant. En pratique, il faut utiliser les heures disponibles, en allégeant les repas proches s'il y a lieu.

S'exercer de préférence au grand air et en air pur; si la pratique à l'intérieur s'impose, aérer au mieux.

Le vêtement doit être adapté à chaque activité, sans jamais entraver la respiration ou la circulation, ni gêner les mouvements du thorax, ni serrer la ceinture, le cou ou les membres. Se découvrir pour l'effort, se recouvrir ensuite.

Pratiquer en compagnie homogène ou complémentaire si possible, dans une ambiance d'entrain et de gaieté.

Effets bienfaisants. — ***I. Physiques.*** — Pour fournir un effort sportif valable, il faut atteindre d'abord la *condition*, parfait état physique, particulièrement au point de vue de la nutrition et du fonctionnement organique, puis la *forme*, aptitude à donner le rendement maximum dans une épreuve déterminée.

La mise en condition comporte un régime de vie et un *entraînement* (v. ce mot) réguliers; la forme est obtenue par une succession d'efforts gradués.

Le sport invite donc à chercher la santé parfaite, à s'y maintenir, puis à se dépasser soi-même. Il est inutile d'insister sur le bénéfice physique qui résulte de l'entraînement. C'est, à sa plus haute expression, celui de l'*exercice physique*. V. EXERCICE et GYMNASTIQUE.

II. Psychiques. — En faisant constater les résultats de l'entraînement, le sport cultive le respect de soi-même, propage la connaissance et l'observance des règles d'hygiène nécessaires à la bonne condition physique, éloigne de ce qui dégrade l'homme, notamment l'alcoolisme. Il entretient le goût de l'effort et du mouvement, que la sédentarité, les spécialisations professionnelles et parfois un intellectualisme trop accusé tendent à faire perdre. Il donne l'esprit de précision et d'adaptation exacte des moyens au but. Sa pratique intensive et assidue exerce l'énergie et la persévérance, la maîtrise de soi, le courage, l'endurance, le mépris de la douleur.

Les sports et jeux d'équipe cultivent la discipline, l'altruisme, l'esprit social, le sens collectif, au détriment de l'individualisme. L'idée de lutte y est tempérée par l'esprit d'entente et d'action en commun.

Un bienfait particulièrement précieux est l'effet sédatif produit par les sports de pleine nature, par les activités de fond à rythme uniforme, sans « pousser ». A l'opposé sont les sports demandant une grande tension nerveuse, une excitation latente préparant le système neuro-musculaire à des réflexes rapides, tels que l'escrime, la boxe, le tennis et, plus encore, le ping-pong.

Effets nuisibles. — L'émulation sportive a aussi ses dangers. La volonté de vaincre peut inciter, au cours de l'entraînement préparatoire, à aller trop vite, à ne pas graduer suffisamment les efforts, ou à accumuler une quantité de travail dépassant les moyens, d'où le surentraînement.

Produire un effort maximum au cours d'une épreuve est sans inconvénient si la condition est excellente, mais peut en avoir s'il y a lésion ou insuffisance d'un organe. Enfin, il y a danger de surmenage à participer à des épreuves trop nombreuses ou trop rapprochées.

Contrôle de l'intensité. — Un contrôle simple de l'intensité peut être exercé par l'intéressé lui-même ou, mieux, par un témoin ou par l'entraîneur, au moyen de la numération du pouls. Le nombre de pulsations en une minute est pris au repos, puis immédiatement après l'épreuve et jusqu'au retour au calme, qui doit être constaté au bout de trois à quatre minutes dans les débuts de l'entraînement, et deux minutes après l'effort chez le sportif entraîné.

Chez ce dernier, en raison de l'augmentation de l'amplitude respiratoire et de la puissance du cœur, les rythmes respiratoire et cardiaque sont, au repos, inférieurs à ceux du sédentaire : ils s'abaissent respectivement à 10 et 60 environ à la minute au lieu de 15 et 70 en moyenne, ce qui assure au moteur humain une grosse réserve d'accélération.

Contrôle du dosage. — Au cours de la période d'entraînement et ensuite, tant que la *condition* est maintenue, le sommeil doit être calme, profond et prolongé, l'appétit constant, le fonctionnement du tube digestif régulier.

Les troubles du sommeil, de la nutrition ou de l'élimination peuvent être causés par du surentraînement ou par un début de surmenage.

Contre-indications. — Voici les principales affections contre-indiquant le sport de compétition, d'après la Commission médicale du Comité national des sports.

D'une façon absolue et permanente. — *Affections neuro-endocriniennes :* troubles graves du système nerveux végétatif ou endocrinien (thyroïde en particulier), maladie de Basedow, même fruste.

Appareil cardio-vasculaire : toute lésion cardiaque en évolution, exprimée par un déséquilibre de l'hydraulique circulatoire.

Appareil digestif : hernie de faiblesse, ulcération du tube digestif, appendicite chronique, affections aiguës de la vésicule, lithiase biliaire.

Appareil génito-urinaire : lésions tuberculeuses du testicule et de l'épididyme, néphrites aiguës et chroniques, albuminurie.

Appareil respiratoire : crises d'asthme, emphysème pulmonaire, lésions de tuberculose évolutive, antécédents pleurétiques.

Organes des sens : otites aiguës, suppuration de l'oreille, troubles de l'équilibration, vertiges.

Peau et muqueuses : affections graves et incurables des os et articulations, pied bot, myosite évolutive, éventration.

Système nerveux : épilepsie, chorée, tétanie, paralysie, débilité mentale.

Temporairement (jusqu'à cure radicale). — Toutes affections aiguës et leur convalescence, hernie de force, ectopies testiculaires, grossesse, lactation.

Affections permettant le bénéfice d'un exercice modéré, médicalement contrôlé, sans compétition. — Tuberculose ganglionnaire, rachitisme, déviations vertébrales d'attitude, lésions valvulaires bien compensées.

Contrôle médical. — Un médecin est nécessaire pour déceler ces affections, prescrire les interdictions et les ménagements à observer, et aussi pour suivre la pratique des sports de façon qu'elle n'ait que de bienfaisants effets.

Ce contrôle médical est obligatoire. Il est exercé dans les établissements scolaires, dans les associations sportives ou dans des *centres médico-sportifs*, organisés par des groupements d'associations, par des médecins choisis, de préférence, parmi les titulaires d'un diplôme de « médecine appliquée à l'éducation physique et aux sports ».

D'après les directives du bureau médical de la Direction générale de l'éducation physique et des sports, aucun sportif d'âge mineur, aucune sportive quel que soit son âge, ne doit avoir accès aux compétitions s'il n'a obtenu un *certificat médical d'aptitude au sport*.

Les sportifs majeurs ont intérêt à se soumettre au même contrôle, qui comporte, pour chacun, deux examens médico-physiologiques à six mois d'intervalle.

Les sujets ayant éprouvé des défaillances ou donné des signes de malaise au cours de l'entraînement ou de l'effort sportif sont l'objet d'examen supplémentaire. Les résultats de ces examens, inscrits sur des fiches médico-physiologiques, permettent de conseiller sportifs et entraîneurs.

En outre, dans chaque fédération sportive française, un médecin fédéral national et des médecins régionaux orientent les médecins des sociétés et assurent le contrôle des sélections nationales et régionales. Les athlètes sélectionnés sont soumis à des examens statiques et dynamiques particulièrement sévères dans des *centres de surexpertise* interfédéraux.

Enfin, la présence d'un médecin s'impose aux grandes rencontres internationales, nationales et régionales, ainsi qu'à toutes les épreuves comportant des risques graves (combats de boxe par exemple).

Des médecins spécialement qualifiés sont formés, dans les Facultés de médecine, par un *cours d'hygiène sportive*, s'adressant aux étudiants de 5e année, et, dans les Instituts régionaux d'éducation physique, par un *cours supérieur de biologie appliquée à l'éducation physique et aux sports.*

Nécessité du sport. — Dans la société contemporaine, en raison de la sédentarité et de la spécialisation résultant d'une mécanisation de plus en plus poussée, le sport, moyen de développement et d'entretien, a sa place dans l'éducation de l'adolescent et dans la vie de l'adulte, sous peine de déchéance de la personnalité et de la santé.

I. Dans l'éducation. — Le sport est un précieux moyen d'éducation. Les adolescents en état de s'y livrer en tirent des bénéfices dépassant ceux des autres exercices, surtout dans la culture des qualités morales, du caractère, du sens social. Aussi, certains estiment pouvoir faire toute l'éducation physique par un ensemble de sports choisis de façon à satisfaire aux besoins et aux goûts de l'enfant. Pour tous, l'athlétisme et la natation, sports de base, puis un sport d'équipe et un sport de pleine nature — auxquels on pourrait ajouter pour les garçons un sport de combat, pour les filles de la danse rythmique —, seraient les éléments d'une éducation sportive complète, sans spécialisation avant 18 ans.

II. Dans la profession. — Pratiqué soit pendant les pauses du travail, soit dans les moments de loisirs, le sport procure une détente. Son choix doit être tel qu'il complète l'activité professionnelle et pare à ses inconvénients. Ainsi, le travailleur en atmosphère confinée ou malsaine s'exercera au grand air, le surmené cérébral suractivera ses grandes fonctions en évitant de fortes dépenses nerveuses : l'escrime, les échanges rapides de balles du tennis et du ping-pong, ne sont pas pour lui, mais, en revanche, lui conviennent les sports employant surtout la musculature du train inférieur : grands jeux sportifs, aviron, ski, tourisme pédestre ou cycliste, etc.

D'après des expériences déjà faites en France et dans plusieurs pays, un *sport de pause,* judicieusement placé dans la journée de travail, en accroît le rendement, et les indisponibilités diminuent, surtout pour affections nerveuses et affections respiratoires.

Sports suivant l'âge. — La période de dix-huit à trente ans convient à la pratique la plus intense, que le sportif entraîné peut continuer jusqu'à quarante ans environ. Il faut ensuite réduire progressivement l'intensité et la violence des efforts plutôt que leur durée, une activité en rapport avec l'âge devant toujours être maintenue. La diversité des sports permet tous les dosages.

La femme et le sport. — L'activité sportive est bienfaisante pour la femme, à condition de s'abstenir de ce qui peut nuire à l'organisme et au caractère féminins. Lui conviennent particulièrement la natation, les épreuves de vitesse, de détente et d'adresse, ainsi que les sports de pleine nature.

Indications médicales. — De plus en plus, le sport est utilisé comme élément de cure. Dans des stations thermales, dans des centres de rééducation, sont aménagées des pistes de distances et de difficultés progressives, que les sujets en traitement doivent parcourir avec ou sans conditions de temps.

Les sports de pleine nature sont employés à prévenir ou à guérir les affections nerveuses; les jeux d'équipe sont un puissant moyen de rééducation psychique des adolescents, en même temps qu'ils contribuent à leur développement.

La course de vitesse, le saut, le basket-ball et en général les sports comportant de fréquentes extensions symétriques ou alternées sont de nature à prévenir les déformations vertébrales; la natation, dans laquelle les effets de la pesanteur sont équilibrés par ceux de l'immersion, est un moyen préventif et curatif des mêmes anomalies, ainsi que des insuffisances de développement et de mobilité du thorax.

Enfin, après une blessure, un traumatisme, une intervention chirurgicale, une poliomyélite, quand l'appareil neuro-musculaire, ou l'une de ses parties, est lésé de façon telle que l'exercice le plus banal, la marche, est impossible, d'autres sports réputés plus difficiles, la natation, puis le cyclisme, sont employés pour rééduquer progressivement la musculature du tronc et des membres inférieurs, afin de leur rendre l'aptitude à maintenir, à supporter et à mouvoir le poids du corps.

SPRUE (mot hollandais). — Entérite chronique avec selles abondantes, d'aspect graisseux, s'accompagnant de lésions linguales et d'une émaciation prononcée.

Signes. Début insidieux, inappétence, troubles digestifs; diarrhée malodorante, grisâtre ou noirâtre, contenant de nombreux débris alimentaires, surtout graisseux. Langue vernissée, luisante, dépapillée, douloureuse; les muqueuses buccale, pharyngée et œsophagienne sont également enflammées, ce qui entraîne une dysphagie notable. Le ventre est ballonné. Anémie profonde.

Le teint du malade devient blême, la peau sèche et luisante. Son aspect général est apathique, déprimé et anxieux. Il n'y a pas de modifications de la température, du sang ni de l'urine.

Evolution. Lente, avec alternatives de rémissions et de reprises; cachexie progressive; parfois, mort rapide par syncope ou tétanos.

Cause. Obscure. La sprue ne paraît pas due à un microbe ni à un parasite. Elle résulte sans doute d'un défaut d'absorption des vitamines C, D et K et des graisses, du fait de lésions atrophiques de la muqueuse intestinale.

On a rapproché de la sprue la maladie cœliaque, qui s'observe surtout chez l'enfant, parfois chez l'adulte.

Traitement. Régime sans graisses; légumes et fruits frais; lait en poudre et viande; vitamines.

Hépatothérapie; injection intraveineuse de plasma; régime à base de farine de caroube; acide folique.

SPUME (du lat. *spuma,* écume). — Salive contenant de grosses bulles qu'on voit apparaître entre les dents, les lèvres et au fond de la gorge pendant les accès d'épilepsie et d'hystérie, au cours de l'œdème aigu du poumon.

SPUTATION (du lat. *sputare,* cracher). — Action de cracher.

Sputation des aliénés. — Crachement presque continu d'un liquide spumeux qui se produit chez eux par suite de leur état d'agitation, des hallucinations qui les obsèdent et des troubles digestifs qui tiennent en partie à ce ptyalisme chronique.

Traitement. Régime substantiel, psychothérapie et calmants.

SQUAMES (du lat. *squama,* écaille). — Lamelles épidermiques qui sont produites par la desquamation de l'épiderme. Elles sont primitives (icthyose, psoriasis) ou secondaires (rougeole, scarlatine, eczéma, etc.). Suivant leurs caractères, les squames sont dites furfuracées, farineuses, pityriasiques, nacrées.

SQUELETTE (*fig.* 1800, p. 1052, ainsi qu'à CRÂNE, COLONNE VERTÉBRALE et à chaque os). — **Ensemble des os qui constituent la charpente solide du corps. Voir leurs noms sur la figure et à chacun d'eux pour leur description.**

Son poids, chez l'homme de 25 à 30 ans, est de 5 à 6 kg; un plan horizontal, passant par l'ombilic, le divise en deux portions d'un poids égal.

Le squelette se compose de 198 os, ainsi répartis :

Colonne vertébrale		24
Sacrum et coccyx		2
Crâne		8
Face		14
Os hyoïde		1
Côtes et sternum		25
Membres supérieurs	32 + 32 =	64
Membres inférieurs	30 + 30 =	60
		198

Pour les fractures des os, voir FRACTURES.

SQUINE. — Plante (*Smilax china*) de la famille des Liliacées, dont le rhizome est employé comme sudorifique et dépuratif, en infusion à 20 g par litre.

SQUIRRHE (du gr. *skirrhos,* tumeur dure). — Tumeur cancéreuse, dont la dureté est due à l'abondance du tissu conjonctif.

STAPHISAIGRE (Dauphinelle ou Herbe aux poux) [du gr. *staphos,* grappe, et *agria,* sauvage]. — Plante (*Delphinium staphisagria*) de la famille des Renonculacées (v. pl. en couleurs à PLANTES DANGEREUSES), dont les semences, d'odeur forte et désagréable, ont des vertus vomitives et purgatives (poudre 60 cg à 1 g). A l'extérieur, employée en infusé, décocté, ou en poudre incorporée dans une pommade contre les poux.

Intoxication. — Les semences peuvent provoquer des empoisonnements par les alcaloïdes qu'elles renferment : *delphinine, delphinoïdine, delphisine, staphisagrine.*

Signes. Rougeur, inflammation de la peau, engourdissement de la langue, inflammation de la gorge, salivation, nausées, démangeaisons, besoin d'uriner et d'aller à la selle. A dose plus forte, il peut se produire du collapsus avec gêne respiratoire.

Traitement. Faire vomir et purger (v. SOINS IMMÉDIATS), puis faire boire une émulsion d'amandes ou de semences de pavot. Respiration artificielle.

STAPHYLIN (du gr. *staphulê,* luette). — Qui concerne la luette. Exemple : muscles staphylins.

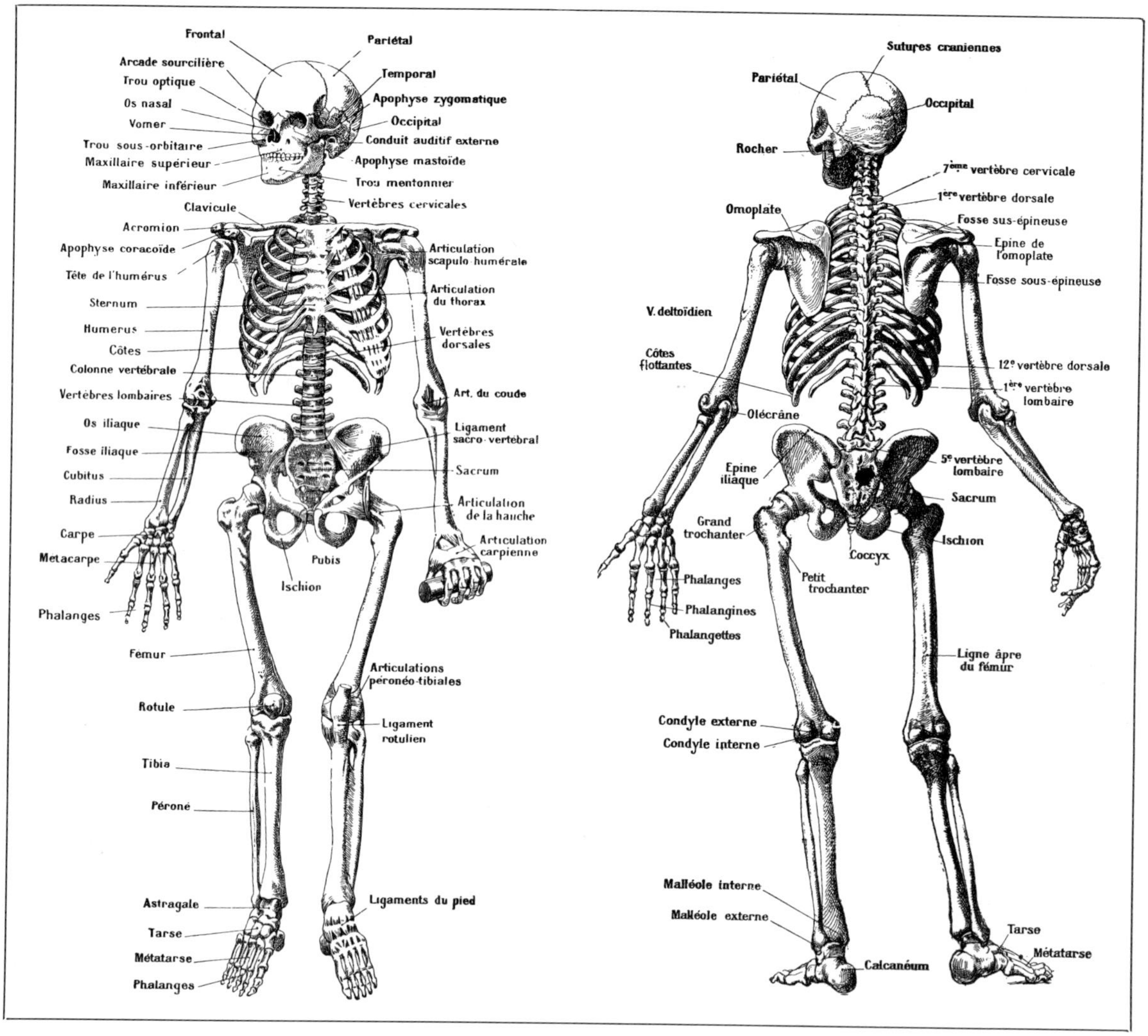

FIG. 1800. — Squelette de l'homme adulte : *à gauche*, vu de face ; *à droite*, vu de dos.

STAPHYLITE. — Inflammation de la luette.

STAPHYLOCOCCIE. — Infection à staphylocoques ; on réserve le mot *staphylococcémie* pour désigner une infection généralisée (septicémie) à staphylocoques.

Le staphylocoque est la cause habituelle de l'impétigo, des furoncles, anthrax, panaris, escarres, abcès tubéreux de l'aisselle, ou bien d'une angine, d'un phlegmon amygdalien, d'une infection utérine, d'une ostéomyélite.

Toutes ces lésions peuvent servir de porte d'entrée au staphylocoque, qui passe dans le sang, ce qu'on peut démontrer par l'hémoculture.

En particulier, un furoncle de la lèvre supérieure ou de l'aile du nez peut être le point de départ d'une *staphylococcie maligne de la face.*

Le microbe peut se disséminer à distance dans les viscères : abcès du rein, de la peau, ostéomyélite, prostatite. Plus rares sont les métastases pleuro-pulmonaires, articulaires, cardiaques, méningées, hépatiques.

ÉVOLUTION. Subaiguë ou aiguë rapide. La mortalité est de 50 p. 100 dans les formes subaiguës, de 90 p. 100 dans les formes aiguës.

Cette évolution a été considérablement modifiée par les thérapeutiques modernes.

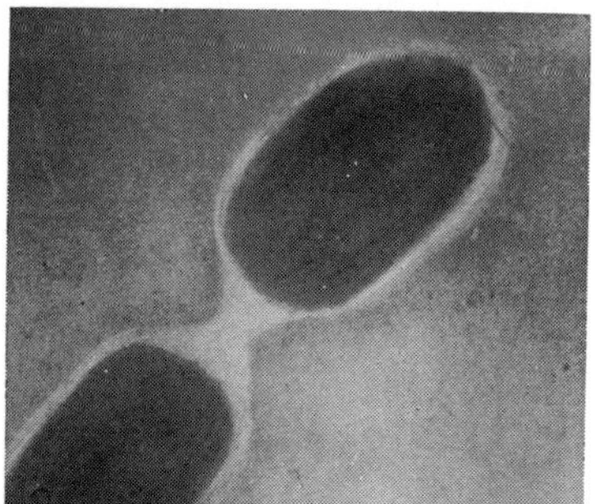

FIG. 1801. — Deux staphylocoques vus au microscope électronique, grossis 35 000 fois.

TRAITEMENT. La staphylococcie reste de toutes les maladies à germes banals celle sur laquelle les antibiotiques ont le moins de prise. En effet, le staphylocoque acquiert très rapidement une résistance aux antibiotiques que l'on emploie contre lui. Actuellement, après un traitement de deux ou trois antibiotiques en association (pénicilline, terramycine, auréomycine, etc.), on choisit les antibiotiques les plus actifs selon le résultat de l'antibiogramme. De toute façon, les doses doivent être importantes, d'emblée maximums, le traitement aux antibiotiques sera prolongé, et cessé brutalement.

Dans les cas où la résistance est globale à tous les antibiotiques connus, on peut employer les anciennes méthodes, la sérothérapie (l'anatoxine staphylococcique est surtout utilisée contre les staphylococcies récidivantes, rebelles, telle la furonculose).

La découverte de nouveaux antibiotiques vient agrandir notre arsenal thérapeutique. La dernière en date est l'oléandromycine (v. *Supplément*), mais jusque-là le staphylocoque a su s'adapter et résister rapidement à tous les traitements.

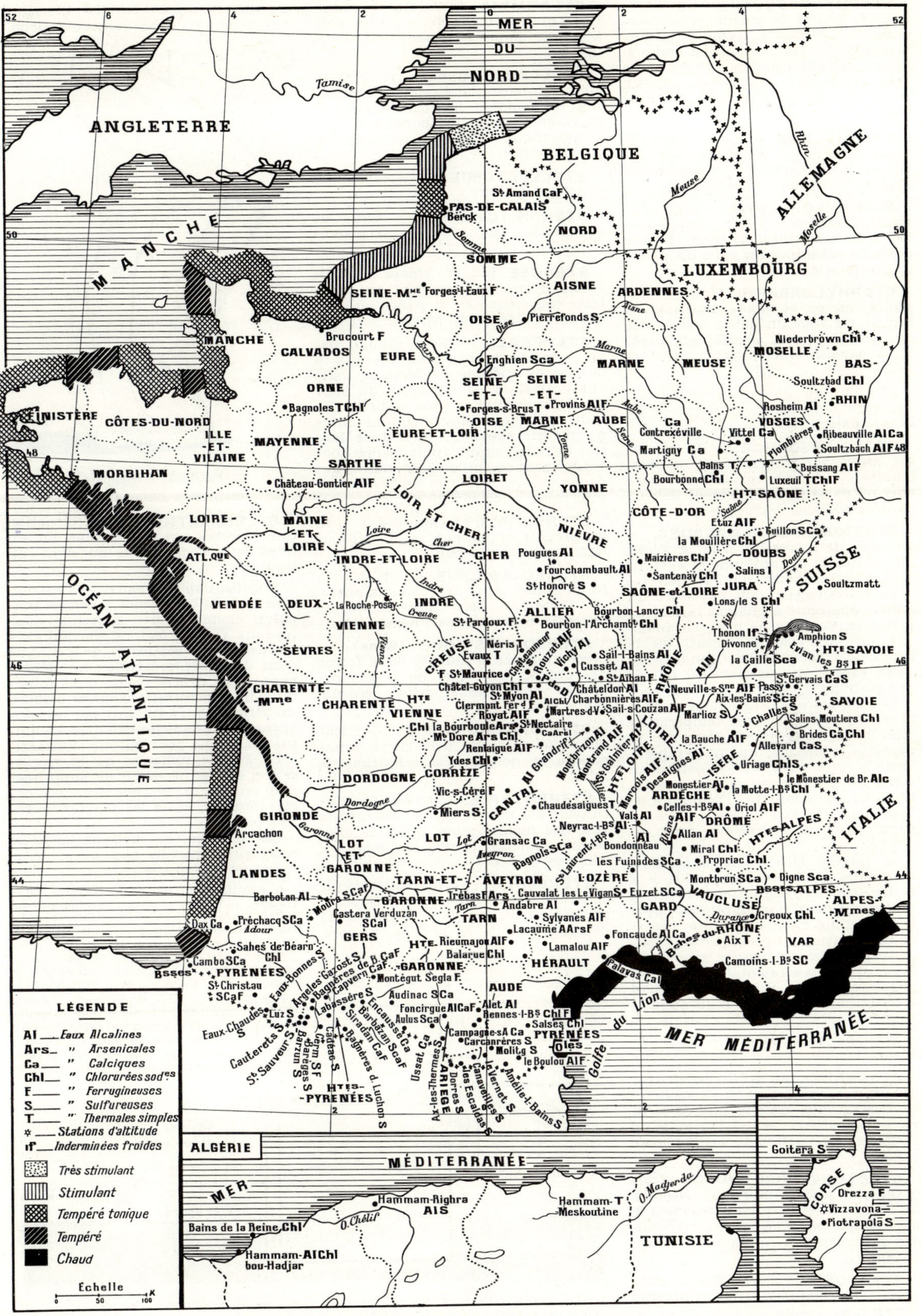

France. — Stations hydro-minérales et stations d'altitude. Variétés de climats marins.

STAPHYLOCOQUE (du gr. *staphulos*, grappe de raisin, et *kokkos*, graine). — Microbe formé de grains arrondis (*fig.* 1801) réunis en amas. Il existe plusieurs familles différentes de staphylocoques : *pyogenes, aureus, albus* et *citreus, septicus*. V. BACTÉRIES.

STAPHYLOME (du gr. *staphulê*, grain de raisin). — Saillie de la cornée en avant ou en arrière. V. à ŒIL (maladies de la cornée).

STAPHYLOPLASTIE (du gr. *staphulê*, luette, et *plassein*, former). — Opération destinée à combler une perte de substance du voile du palais (palatoplastie).

STAPHYLORRAPHIE (du gr. *staphulê*, luette, et *raphê*, suture). — Suture du voile du palais divisé, soit de naissance, soit accidentellement. V. à BOUCHE (maladies) : *Bec-de-lièvre*.

STASE (du gr. *stasis*, arrêt). — Arrêt du sang par ralentissement de la circulation.

STASO-BASOPHOBIE (du gr. *stasis*, arrêt, *basis*, marche, et *phobos*, crainte). — Crainte maladive de marcher ou de se tenir seulement debout (*stasophobie*).

STATIONS POUR MALADES. — Le choix de la localité, pour le séjour au printemps, en automne et surtout en été ou en hiver, d'un malade ou d'un convalescent, doit dépendre du climat approprié à chaque variété de maladies. Ce choix ne peut, en aucun cas, être fixé par le hasard ou le caprice. Il nécessite la connaissance aussi exacte que possible du climat des stations recommandées.

Ce qu'il convient surtout de rechercher, c'est moins une température très élevée, qui enlève l'appétit et déprime le malade, qu'une température le plus *constante* possible au cours d'une même journée, sans variations très grandes dans l'humidité de l'air, dans des pays abrités contre les vents, et particulièrement ceux du nord.

Si, comme dans certaines stations hivernales méditerranéennes, il y a chute assez forte de la température à la fin du jour, l'inconvénient peut être annihilé du moment que l'écart de température est prévu. En tout cas, on évitera les excursions trop éloignées qui exposeraient le soir à des refroidissements. V. aussi AUTOMNE (Stations d'), HIVERNALES (Stations), MER.

Stations thermales. — V. EAUX MINÉRALES.

STÉARRHÉE ou STÉATORRHÉE (du gr. *stear*, graisse, et *rhein*, couler). — Passage des graisses alimentaires dans les matières fécales, par suite de l'insuffisance d'action du suc pancréatique.

STÉATONÉCROSE (du gr. *stear*, graisse, et *nekros*, mort). — Nécrose du tissu adipeux, qui existe surtout dans la graisse de l'épiploon, au cours des pancréatites chroniques. V. PANCRÉAS.

STÉATOSE (du gr. *stear, atos*, graisse). — Transformation graisseuse de certains tissus.

STEGOMYIA. — Variété de moustique qui inocule la *fièvre jaune*. Voir, à ce mot, figure et description de cet insecte.

STELLAIRE (Ganglion). — Ganglion sympathique étoilé dû à la fusion du ganglion cervical inférieur et du premier ganglion thoracique. Voir SYMPATHIQUE (Système nerveux) et INFILTRATION.

STELLECTOMIE. — Ablation du ganglion stellaire.

STÉNON (Canal de). — Canal de la glande parotide. V. SALIVAIRES (Glandes).

STÉNOSE (du gr. *stênos*, étroit). — Rétrécissement anormal ou étroitesse congénitale d'un orifice ou d'un conduit : sténose du pylore.

STEPPAGE. — Nom donné, par analogie au steppage des chevaux, à la marche spéciale de certains individus atteints de paralysie du nerf sciatique poplité externe, dans la névrite alcoolique des membres inférieurs, par exemple; le malade lève très haut les jambes, puis frappe successivement le sol avec la pointe, qui ne se relève que très difficilement, puis par le talon (*fig.* 1802).

STERCORALES (Matières) [du lat. *stercus*, excrément]. — V. FÉCALES (Matières), COPROLOGIE.

STÉRÉO-AGNOSIE (du gr. *stereos*, solide, *a* priv., et *gnôsis*, connaissance). — Perte du sens stéréognostique observée parfois dans l'hémiplégie.

STÉRÉOGNOSTIQUE (Sens). — Perception par le toucher de la forme des objets, ainsi que de leurs propriétés physiques : poids, consistance, etc.

STÉRÉORADIOSCOPIE. — Radioscopie examinée à la vision binoculaire et donnant la sensation de relief.

STÉRÉOTYPIE. — Répétition continuelle des mêmes gestes, des mêmes tics, des mêmes mots, observée chez certains aliénés (confusion mentale, démence précoce).

STÉRÉSOL. — Vernis antiseptique adhérent aux muqueuses et à la peau, utilisable pour les plaies. Il est formé de gomme laque, de benjoin, de tolu, d'acide phénique cristallisé, d'essence de camomille, de saccharine et d'alcool.

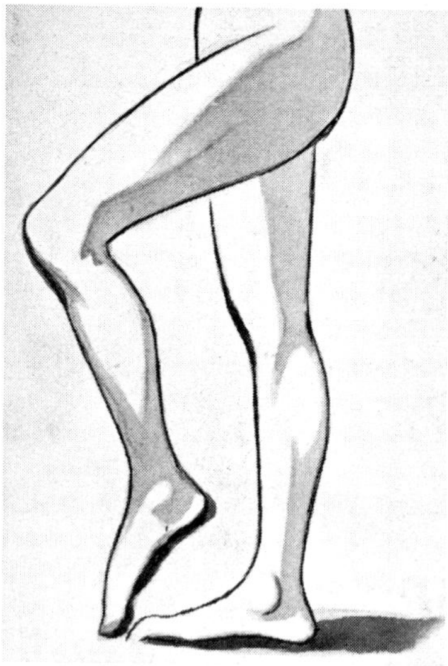

FIG. 1802. — Steppage.

STÉRILISATION. — Destruction des microbes qui se trouvent sur un objet, un instrument, ou dans un liquide.

Stérilisation des eaux. — Destruction de tous les germes nuisibles (bacilles, champignons) contenus dans les eaux. Cette action ne pouvant s'effectuer, dans beaucoup de cas, que dans des eaux préalablement débarrassées des débris végétaux et minéraux, il est nécessaire d'opérer d'abord un *filtrage*, qui, à lui seul, par certains appareils, et dans les conditions habituelles, donne des résultats suffisants.

La grande difficulté de la stérilisation est la nécessité de supprimer non seulement les *microbes visibles* et *invisibles*, mais les *toxines* sécrétées par eux.

Les procédés se divisent en trois catégories : procédés *physiques, mécaniques* et *chimiques*.

I. Stérilisation par les procédés physiques. — ***Par la chaleur, avec ébullition à l'air libre.*** — Il consiste à faire bouillir l'eau pendant 40 minutes, soit de suite, soit à une ou deux reprises.

Ce procédé si simple est le meilleur, à condition que les flacons contenant le liquide soient soigneusement bouchés.

Par la chaleur, sans ébullition. — Il existe plusieurs procédés. On élève, par exemple, l'eau jusqu'à 115°, *sans la faire bouillir*, en la chauffant en vase clos, lui conservant par suite ses qualités de potabilité, en lui laissant ses gaz et ses sels,

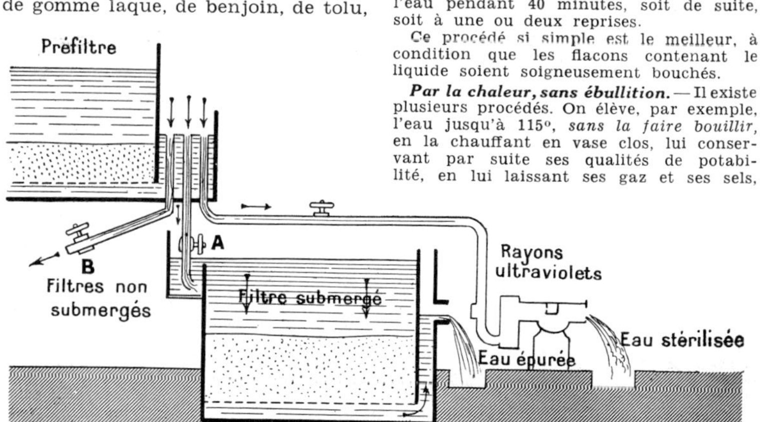

FIG. 1803. — Filtre pourvu d'un stérilisateur à rayons ultraviolets.
(*Doc. Puech-Chabal.*)

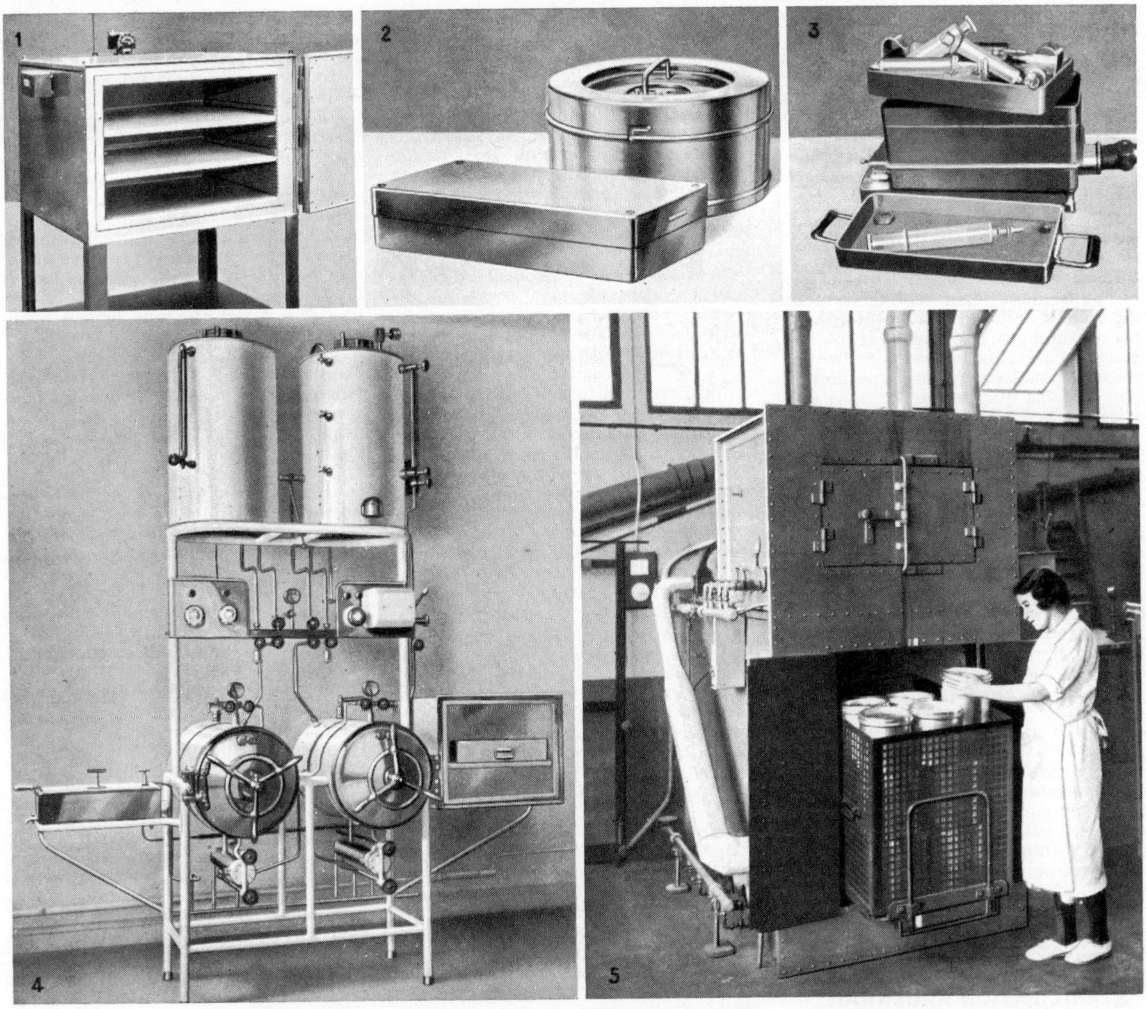

FIG. 1804. — Stérilisation des instruments médicaux, chirurgicaux, et des pansements.
1. Stérilisateur électrique par la chaleur sèche « Poupinel »; 2. Boîtes rectangulaire pour stérilisation des instruments et ronde pour stérilisation des pansements; 3. Stérilisateur portatif pour seringues; 4. Stérilisateur chirurgical électrique par coction avec étuve Poupinel; 5. Etuve pour stérilisation industrielle des boîtes à pansements.
(*Cl. Dechosal* [1], *Flicotteaux* [2, 4], *Larousse* [3], *J. Boyer* [5].)

tout en supprimant toutes les bactéries, d'après l'analyse du laboratoire municipal.

L'eau impure : 1° pénètre (*fig.* 1802, 2) dans un cylindre autour d'un serpentin qui contient de l'eau chauffée par un brûleur à la partie supérieure, dans une chaudière ; 2° s'élève sous l'action de la chaleur que lui communique ce serpentin, va à son tour passer dans la chaudière, d'où elle redescend dans le serpentin, et finalement s'écoule au-dehors après avoir été ainsi stérilisée.

Un système de clapets permet le passage de l'eau de la chaudière dans le serpentin.

Par les rayons ultraviolets. — Les rayons ultraviolets, émis par les vapeurs de mercure sous l'action d'un arc électrique, dans des lampes en quartz fondu, sont extrêmement bactéricides.

En cinq à vingt secondes, les bacilles les plus résistants sont détruits, les toxines tout au moins très atténuées ; cette action semble due au fait que les rayons ultraviolets s'opposent à la nutrition des cellules. La rapidité de destruction s'accroît avec l'augmentation de voltage. Elle est très influencée aussi par la limpidité du liquide.

Si celui-ci, comme les bières, le cidre, le lait, contient des matières colloïdales, la nappe doit être réduite de 60 centimètres à moins d'un centimètre. De ces constatations, il résulte que, au moins pour la stérilisation en grand des eaux, il est nécessaire que l'eau soit préalablement soigneusement *filtrée* (*fig.* 1803).

II. Stérilisation par les procédés mécaniques. — V. FILTRE, EAU.

III. Stérilisation par les procédés chimiques. — ***Par l'ozone.*** — Dans ce procédé (*fig.* 1394, page 822), l'eau doit être préalablement filtrée ou subir d'autres modifications chimiques.

Par l'addition de manganèse. — Il se forme un précipité d'oxyde de manganèse qui entraîne avec lui les matières en suspension, ainsi que les microbes enveloppés d'une gaine de substances colloïdales.

Par l'iode. — V. EAU.

Par la javellisation. — V. EAU.

Par l'emploi du sable et du chlorure de chaux. — Comme le précédent, ce procédé comporte deux opérations distinctes : dégrossissage par le sulfate d'alumine ; filtrage consécutif sur le sable.

On ajoute au coagulant (sulfate d'alumine) du chlorure de chaux et un peu de sulfate ferrique.

L'eau dirigée sur les filtres à sable subit donc, dans ces conditions, une double épuration préalable.

Par l'emploi simultané des permanganates et des halogènes (chlore, brome, iode). — Les permanganates détruisent facilement les *matières organiques solubles* dans des conditions de temps et de doses pratiques, mais ils ont dans les mêmes conditions une action incomplète sur les *germes vivants*. Les halogènes ont une action inverse, d'où l'idée de les associer, ce qui permet une stérilisation complète avec des doses inférieures à celles qui furent jusqu'ici employées pour n'obtenir qu'une stérilisation partielle.

Stérilisation des instruments (bistouris, pinces, cuvettes, etc.). — Il suffit de plonger ces instruments ou ces récipients pendant dix minutes dans de l'eau bouillante contenant 10 p. 100 de lessive de soude. Si l'on n'a à sa disposition que de l'eau simple, l'ébullition devra durer une demi-heure, et les instruments ne devront être plongés dans l'eau que lorsqu'elle sera en ébullition, sans quoi ils s'oxyderaient ; mais, en tout cas, il est nécessaire de les nettoyer très soigneusement avant de procéder à cette stérilisation : 1° par le lavage à grande eau, puis dans de l'eau savonneuse ; 2° par le brossage avec une brosse dure; 3° par le passage dans l'alcool. V. aussi à ASEPSIE.

Stérilisation des mains et de la peau. — Lavage avec de l'eau chaude ayant bouilli et un savon simple ou antiseptique. Brossage soigneux des ongles. On désinfecte aussi la peau des malades à opérer par un badigeonnage à la teinture d'iode ou au mercurochrome.

Stérilisation des pièces de pansement. — Elle s'opère dans des *autoclaves* (*fig.* 1804), où la température détruit tous les germes; puis les pièces de pansement sont soigneusement enfermées dans des flacons ou dans des enveloppes résistantes. En l'absence du pharmacien, on stérilise les pièces de pansement par une ébullition de trois quarts d'heure dans une marmite.

Dans les cas urgents et à la campagne, on peut aussi recourir au fer à repasser : un linge sera repassé soigneusement le premier; il sera laissé en place, et c'est sur ce linge déjà stérile que seront repassés les linges de pansements.

Avant la stérilisation de chaque objet, on passera de nouveau le fer très chaud sur le linge à demeure.

L'opérateur a besoin, pour guider son fer et déposer son linge, de toucher à celui-ci. Il importe donc qu'il ait les mains *aseptiques*.

La précaution indispensable pour assurer la stérilisation est de *ne repasser le linge que mouillé*. Il faut donc l'humecter soigneusement avant de le presser sous le fer chaud. De plus, il importe, quelle que soit l'asepsie des doigts, de ne toucher autant que possible le linge que par ses angles et de toujours donner un coup de fer ensuite sur la place qui vient d'être touchée. Ce linge, en attendant l'usage, sera enfermé dans un récipient quelconque, stérilisé lui-même par flambage.

STÉRILISATION EUGÉNIQUE. — Mesure d'ordre social enlevant la faculté de procréer à tout individu pouvant transmettre une maladie héréditaire.

Cette mesure a été adoptée dans 15 Etats des Etats-Unis (1905), dans 2 Etats du Canada, en Suisse dans le canton de Vaud (1928), au Danemark (1929), en Suède et en Norvège (1934), en Allemagne (1933-1935), en Finlande (1935); des projets existent en Estonie, en Angleterre et en Hollande.

La loi française n'a rien prévu à ce sujet; elle punit sévèrement le crime de castration.

INDICATIONS. Maladies mentales héréditaires : imbécillité congénitale, démence précoce, schizophrénie, folie circulaire, épilepsie héréditaire, chorée de Huntington, cécité congénitale, surdité congénitale, vices de conformation graves et héréditaires, alcoolisme grave.

TECHNIQUE. Chez l'homme, section ou résection d'un fragment des canaux déférents.

Chez la femme, coudure et ligature des trompes et enfouissement des moignons.

STÉRILITÉ. — Inaptitude à procréer des enfants. La stérilité ne doit pas être confondue avec l'impuissance, qui est l'impossibilité d'accomplir l'acte sexuel. Elle peut provenir de l'homme ou de la femme. La proportion des ménages stériles est de 13 à 15 p. 100.

L'homme est responsable dans 30 p. 100 environ des cas, la femme dans 70 p. 100.

CAUSES. *Dans les deux sexes.* — Lésions des glandes génitales, par infection aiguë ou chronique (gonococcie, oreillons, syphilis héréditaire); intoxication saturnine ou alcoolique, troubles de fonctionnement des glandes endocrines (hypophyse, gonades), du métabolisme général; mauvais fonctionnement du foie, obésité, diabète, avitaminoses, troubles de la décalcification.

Chez l'homme. — Absence des testicules (anorchidie); cryptorchidie double, c'est-à-dire ectopie des deux testicules demeurés dans l'abdomen. Les testicules ectopiés sécrètent rarement des spermatozoïdes; hydrocèle volumineux, varicocèle.

Rôle possible du métier : substances chimiques, rayons électriques, action nocive d'une chaleur excessive.

L'examen du sperme portera sur le nombre et la qualité des spermatozoïdes. Parfois, on trouvera une azoospermie (15 p. 100 des cas), due à une oblitération des voies d'excrétion du sperme ou à la suppression de la fabrication des spermatozoïdes par les tubes séminifères.

Chez la femme. — Malformations du vagin, vaginisme; insuffisance de développement de l'utérus, endocervicite chronique, gonococcique ou non; sténose de l'orifice externe du col, rétroflexion et antéflexion utérines, obturation des trompes.

Pour apprécier la perméabilité de la trompe, on peut recourir à l'insufflation tubaire et à l'hystéro-salpingographie.

Enfin, la stérilité féminine entre le onzième et le dix-septième jour du cycle peut être due à un mauvais fonctionnement de l'ovaire, à des troubles de *carence hormonale*.

La femme a fréquemment des troubles menstruels, tels que aménorrhée, dysménorrhée. Parfois, cependant, les règles sont normales, mais il existe souvent un développement insuffisant des organes génitaux internes : le col utérin est long et pointu, le corps est en antéflexion, en angle aigu. Tous ces troubles relèvent d'une insuffisance d'*hormone folliculaire*.

Dans d'autres cas, la stérilité peut être due à l'élimination de l'ovule fécondé, qui se produit au cours de la menstruation, par défaut de *nidation de l'œuf*; ce phénomène doit être attribué à une formation insuffisante de la muqueuse utérine, appelée déciduale, c'est-à-dire au fonctionnement déficitaire du *corps jaune*.

Parfois, enfin, les troubles folliculiniques ou lutéiniques sont sous la dépendance d'un vice de fonctionnement de l'hypophyse.

Pour apprécier si l'ovaire fonctionne correctement, on peut :

1° Etudier la *courbe thermique*. La température rectale prise le matin au réveil est inférieure à 37° dans la première quinzaine du cycle menstruel, puis monte à partir du quinzième jour, et demeure au-dessus de 37° pendant une quinzaine de jours. Chez la femme qui n'a pas d'ovulation, la courbe reste constamment au-dessous de 37°;

2° Pratiquer la *biopsie de la muqueuse utérine* dans les trois jours qui précèdent la menstruation. Elle montre une image des tubes glandulaires, qui varie suivant l'équilibre de la folliculine et de la progestérone au cours du cycle.

La *glaire endocervicale* prélevée du treizième au quinzième jour doit être abondante : son pH est aux environs de 7-8 et les spermatozoïdes doivent y être vivants et mobiles après un rapport.

Enfin, le dosage du prégnandiol dans l'urine montre sa présence abondante quarante-huit heures après l'ovulation, et sa disparition vingt-quatre à quarante-huit heures avant la menstruation.

TRAITEMENT. *Chez l'homme.* — Vitamines A, B, D, E; hormone gonadotrope, hormone mâle. Traitement antisyphilitique. En cas d'oblitération des voies d'excrétion, anastomose entre l'épididyme et le canal déférent.

Chez la femme. — Traitement de la cause. En cas d'endocervicite : sulfamides, pénicilline, électrocoagulation intracervicale. Insufflation tubaire. Intervention chirurgicale en cas d'adhérences péritubaires ou périovariennes, de tuberculose génitale ou d'endométriose. Traitement hormonal judicieusement conduit (folliculine, progestérone, hormone hypophysaire, suivant le cas).

On pourra y adjoindre la vie au grand air, les toniques, les cures thermales aux eaux minérales comme Bagnères-de-Bigorre, Saint-Sauveur, Biarritz, Salies-de-Béarn, Salins, Plombières, Luxeuil.

Fécondation artificielle.

STERNO-CLAVICULAIRE (Articulation). — Articulation du sternum avec la clavicule. Les surfaces articulaires des deux os sont partagées en une partie convexe et une partie concave qui s'emboîtent réciproquement, grâce à un fibrocartilage interposé. Un manchon fibreux et des ligaments renforcent la connexion.

Les mouvements de cette jointure contribuent à la mobilité de l'épaule.

STERNO-CLÉIDO-HYOÏDIEN (Muscle). — Muscle rubané superficiel étendu de la clavicule et du sternum au bord inférieur de l'os hyoïde. Innervé par les trois premiers nerfs cervicaux, il abaisse l'os hyoïde.

STERNO-CLÉIDO-MASTOÏDIEN (Muscle). — Muscle puissant, situé sur les côtés du cou, au-dessous du peaucier. Il s'étend obliquement de la partie antérieure du thorax, où il s'insère par deux chefs — l'un sur le sternum, l'autre sur la clavicule —, à l'apophyse mastoïde, traversant en diagonale la région antéro-latérale du cou. Ce muscle recouvre le paquet vasculo-nerveux du cou, constitué par la carotide primitive, la veine jugulaire interne et le nerf pneumogastrique. Innervé par le spinal et le troisième nerf cervical, ce muscle fléchit la tête sur le rachis en l'inclinant de son côté.

STERNO-THYROÏDIEN (Muscle). — Muscle rubané situé au-dessous du sterno-cléido-mastoïdien, étendu du premier cartilage costal et du sternum à la face externe du cartilage thyroïde. Innervé par le grand hypoglosse, il abaisse le larynx et l'os hyoïde.

STERNUM (du gr. *sternon,* poitrine). — Os plat médian, impair et symétrique, formé de trois parties : une partie supérieure échancrée en *poignée,* une partie moyenne ou *corps,* et une extrémité pointue, l'*appendice xiphoïde;* les premières côtes s'y insèrent en avant par un cartilage et les clavicules s'articulent avec sa partie supérieure. V. SQUELETTE.

Sur sa face antérieure s'insèrent les muscles sterno-cléido-mastoïdien, le grand pectoral et le grand droit de l'abdomen. Sur sa face postérieure

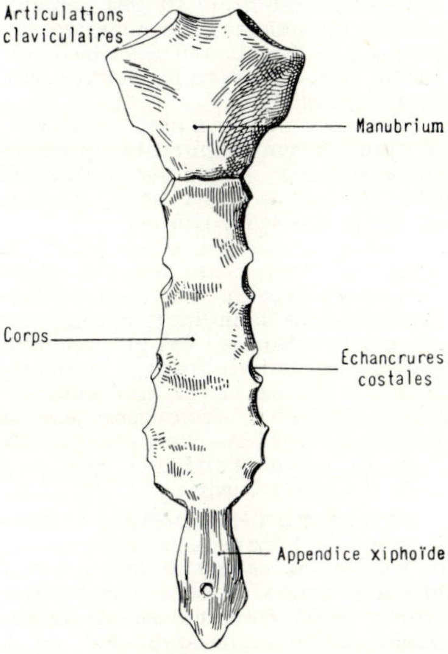

FIG. 1805. — Sternum.

s'insèrent le sterno-cléido-hyoïdien, le sterno-thyroïdien, le diaphragme. Pour les fractures, voir FRACTURES.

STERNUTATOIRES (du lat. *sternutare,* éternuer). — Substances provoquant l'éternuement (poudre de tabac, de marjolaine, de fleurs de muguet, pyrètre officinal, lavande, thym, euphorbe).

STÉROL (du gr. *stereos,* solide). — Alcool solide, cristallisé, d'un blanc brillant, contenant un noyau polycyclique dérivé du phénanthrène.

Les stérols sont très répandus dans la nature, soit dans le règne animal (zoostérols), soit dans le règne végétal (phytostérols). Ces stérols peuvent acquérir par irradiation ultraviolette des propriétés antirachitiques par production de vitamine D.

Stérols animaux. — Cholestérol. — V. ce mot.

Coprostérol. — Existe dans les matières fécales.

Stérols végétaux. — Ergostérol. — Découvert dans l'ergot de seigle.

Stigmastérol. — Isolé de la fève de Calabar (*Physostigma venenosum*) et du soya. S'apparente aux hormones du corps jaune (progestérone).

STERTOR (du lat. *stertor,* ronflement). — Ronflement bruyant s'accompagnant du bruit des râles à grosses bulles provoqués par l'air traversant les mucosités qui se trouvent dans le larynx et le pharynx.

CAUSES. Coma, agonie, paralysie du voile du palais.

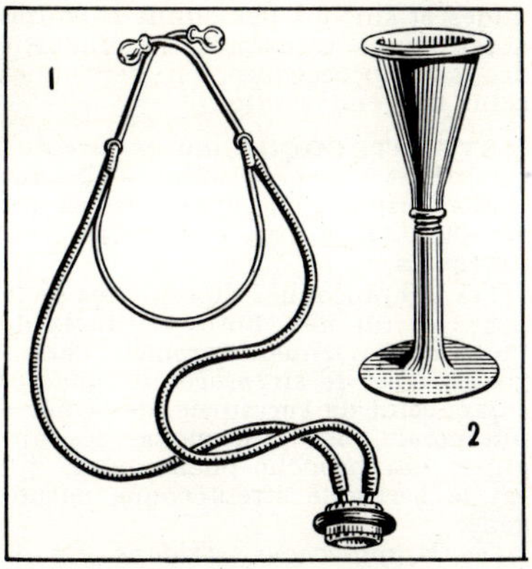

FIG. 1806. — Stéthoscopes.
1. Double; 2. Obstétrical.

STÉTHOSCOPE (du gr. *stêthos,* poitrine, et *skopein,* examiner). — Instrument employé par le médecin pour écouter les bruits qui s'effectuent à l'intérieur du corps, notamment dans le cœur. Il en existe plusieurs variétés (*fig.* 1806, 1807).

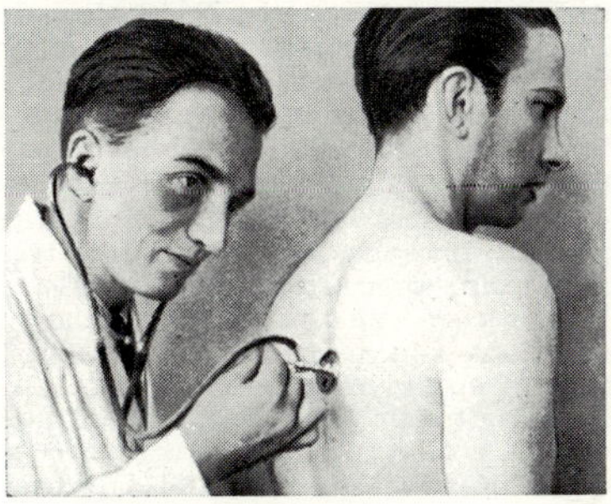

FIG. 1807. — Auscultation à l'aide du stéthoscope.

STIGMATE (du gr. *stizô,* je pique). — Signe permanent d'une affection ou marque laissée par une plaie cicatrisée.

STIGMATES DE MAÏS. — V. MAÏS.

STIGMATISATION. — Psychopathie mystique conditionnée, pour certains auteurs, par des troubles fonctionnels du diencéphale, par des troubles vasculo-sanguins (chez des sujets qui vivent dans un état de carence alimentaire presque complète) et par une constitution imaginative et hyperémotive.

STIMULANTS. — Syn. d'*excitants.*

VARIÉTÉS. Alcool, ammoniaque, nitrite d'amyle, angélique, armoise, arnica, badiane, acide benzoïque, boldo, café, camomille, cannelle, cantharide, coca, éther, kola, matricaire, menthe, poivre, raifort, salsepareille, térébenthine, thé, tolu, vanille, vin.

Contre-stimulants. — Médicaments qui diminuent l'excitation, l'inflammation. Les principaux sont : l'antimoine, l'émétique, l'ipéca, le kermès, l'azotate de potasse, l'acétate de soude.

STIMULINE (du lat. *stimulus,* aiguillon). — Substance de nature hormonale ou non, douée de propriétés excitantes sur les globules blancs ou sur la sécrétion de certaines glandes endocrines.

STOCK-VACCINS. — V. VACCINS.

STOKES-ADAMS (Maladie de). — Pouls lent permanent.

STOMACHIQUES. — Substances facilitant le travail de l'estomac : angélique, badiane, camomille, centaurée, coca, gingembre, gentiane, menthe, romarin, thé.

STOMATITE (du gr. *stoma,* bouche). — Inflammation de la *bouche* (v. ce mot).

STOMATOLOGISTE (du gr. *stoma,* bouche, et *logos,* discours). — Docteur en médecine spécialisé dans les affections de la cavité buccale et des annexes. L'*Ecole française de stomatologie* de Paris donne l'enseignement aux étudiants en médecine en fin de scolarité et aux médecins désireux de posséder ce certificat de spécialité.

STOMATOPLASTIE (du gr. *stoma,* bouche, et *plassein,* former). — Restauration par autoplastie de la cavité buccale.

STOMATORRAGIE (du gr. *stoma,* bouche, et *rhagê,* rupture). — Hémorragie par la bouche.

STOVAÏNE.—Chlorhydrate d'amyléine obtenu synthétiquement par Fourneau. Lamelles brillantes solubles dans l'eau et l'alcool. Anesthésique local, cinq fois moins toxique que la cocaïne.

Employé comme calmant dans les affections douloureuses : à l'intérieur par gouttes (dose 2 à 10 cg) ; en attouchement à l'extérieur (solution à 4 p. 100) ; en injection hypodermique (0,5 p. 100), soit seule, soit associée à d'autres substances, qu'elle rend indolores; en instillation (œil, larynx) ; en pommade (1 à 2 p. 100) ; en suppositoire (2 à 4 cg).

STRABISME (du gr. *strabos,* louche). — V. à ŒIL (troubles de la réfraction).

STRABOMÈTRE (du gr. *strabos,* louche, et *metron,* mesure). — Instrument destiné à mesurer le degré de déviation d'un œil atteint de strabisme (v. figure à ŒIL : *Strabisme*).

STRABOTOMIE (du gr. *strabos,* louche, et *tomê,* section). — Opération qui consiste à couper une partie des tendons des muscles de l'œil, dont la rétraction produit le strabisme, et à les laisser se rattacher en arrière de leur point primitif d'insertion.

STRAMOINE. — Plante herbacée (*Datura stramonium*) de la famille des Solanacées, dont le fruit est hérissé de piquants (pomme épineuse) [v. pl. en couleurs à PLANTES DANGEREUSES]. Les semences contiennent un alcaloïde, la *daturine,* isomère de l'atropine, et un peu de scopolamine; les feuilles renferment un peu d'hyoscyamine. On emploie la racine, les feuilles et les graines comme narcotique et antispasmodique dans les névralgies, l'épilepsie, l'asthme.

DOSES. Ne les accroître que très progressivement.

I. *A l'intérieur.* — Alcoolature, V à XXX gouttes; extrait alcoolique, 1 à 5 cg; poudre de feuilles, 5 à 30 cg.

Les feuilles entrent dans la composition de l'*huile de jusquiame composée*, de la *poudre* et des *cigarettes antiasthmatiques*, dont on brûle une pincée à côté du malade.

II. *A l'extérieur.* — Emplâtre et huile avec l'extrait.

Empoisonnement. — Signes et premiers soins comme pour l'empoisonnement par la belladone. V. BELLADONE.

STRANGULATION. — Constriction du cou suspendant brusquement la respiration.

SIGNES. Congestion du visage présentant un pointillé hémorragique; épanchement sanguin aux conjonctives. Pour le traitement, v. ASPHYXIE.

STRATIGRAPHIE (du lat. *stratus*, étendue, et du gr. *graphein*, écrire). — Méthode de tomographie dans laquelle l'ampoule reste fixe; c'est le sujet examiné que l'on fait tourner d'un angle de 20 à 30° autour d'un axe vertical.

STREPTOBACILLE. — Microbe allongé et disposé en chaînettes. Le bacille de Ducrey (chancre mou) est un streptobacille.

STREPTOCOCCIE. — Infection due au streptocoque. On réserve le nom de *streptococcémie* à l'infection généralisée (septicémie) causée par le streptocoque. Les manifestations de la streptococcie peuvent être variables : érysipèle, lymphangite, abcès, phlegmons, infection puerpérale, phlébite, endocardite.

Le streptocoque peut passer dans le sang par diverses *portes d'entrée* : une plaie cutanée, une piqûre septique ou un avortement, un accouchement, ou bien une complication suppurée consécutive à une angine, une otite, une lésion de la bouche ou des dents, une grippe, une diphtérie, une scarlatine ou une rougeole.

L'organisme se défend par la phagocytose, et l'apparition d'un abcès localisé est un symptôme favorable.

SIGNES. Signes habituels des septicémies : frissons, fièvre élevée à grandes oscillations, pouls rapide, état typhique, grosse rate, albuminurie, anémie, hémorragies, purpura.

Métastases viscérales, pleuro-pulmonaires, arthrite, néphrite aiguë, endocardite ulcéro-végétante, phlébite.

L'hémoculture faite lors d'un accès fébrile montre la présence du streptocoque.

PRONOSTIC. Variable suivant les cas. Il est ordinairement bénin dans les streptococcies simples; il devient très grave dans les streptococcémies. La mortalité peut atteindre 60 p. 100 des cas et même 100 p. 100 en cas d'endocardite. La forme aiguë évolue en quinze jours et se termine le plus souvent par la mort; la forme suraiguë conduit à la mort en trois ou quatre jours dans le délire, puis le coma.

TRAITEMENT. Supprimer si possible le foyer infectant initial : curetage utérin ou hystérectomie; exérèse chirurgicale d'une plaie infectée (mais on risque d'essaimer le microbe). Abcès de fixation. Transfusion sanguine ou immuno-transfusion. Injections intra-artérielles de mercurochrome. Sulfamides et surtout pénicilline à hautes doses, qui a transformé le pronostic des streptococcémies, en particulier celui de l'endocardite.

STREPTOCOQUE (du gr. *streptos*, tortillé, et *kokkos*, graine). — Microcoques disposés en chaînettes, les uns aérobies, les autres anaérobies. Voir BACTÉRIES.

Les streptocoques saprophytes de la gorge et du nez, hôtes normaux de l'homme, deviennent rarement pathogènes. C'est le *streptocoque hémolytique*, celui de l'érysipèle, de la fièvre puerpérale, des phlegmons, des angines, des broncho-pneumonies, qui est le véritable streptocoque pathogène.

Le *streptococcus viridans* est le germe de l'endocardite infectieuse à forme lente.

STREPTOKINASE et STREPTODORNASE. — V. *Supplément*.

STREPTOMYCINE. — Substance antibiotique isolée par Waksman, Schatz et Bugie en 1944, élaborée par certaines souches d'un champignon du groupe des actinomycétales, le *Streptomyces griseus*. Primitivement préparée à l'aide de cultures en surface, la streptomycine s'obtient actuellement à partir des cultures immergées, dont le rendement est supérieur.

Elle se présente sous l'aspect d'une poudre blanche se conservant très bien (sans précaution particulière) à l'état sec, et une quinzaine de jours en solution à la température ordinaire.

La streptomycine, comme la pénicilline, agit sur les germes par une double action : bactériostatique (elle arrête le développement des germes) et bactéricide (elle altère et détruit ceux-ci).

L'importance de cette découverte est considérable, c'est le premier médicament incontestablement actif contre le bacille de la tuberculose; il agit également sur de nombreux germes « Gram négatifs » (le Gram est une méthode de coloration qui permet des différenciations) sur lesquels la pénicilline a peu ou pas d'action. Il a une activité moindre mais réelle sur certains germes « Gram positifs ».

Chez l'homme, la streptomycine s'administre par voie intramusculaire (de 0,30 g à 1,50 g par jour selon l'âge), par voie intrarachidienne (de 1 à 5 cg) dans les méningites, en injection locale (abcès, pleurésie, adénite, etc.). L'administration par voie buccale est généralement inefficace. Ce médicament, d'un maniement délicat, ne peut être administré que par un médecin.

L'activité de la streptomycine au cours de la tuberculose est remarquable. Elle peut, en effet, guérir des formes autrefois réputées fatales (granulie, méningite tuberculeuse) et transformer favorablement l'évolution d'autres formes très graves (pneumonie caséeuse, broncho-pneumonie tuberculeuse).

Un grand nombre de cas de tuberculoses pulmonaires, rénales, laryngées, etc., peuvent bénéficier de la streptomycine, soit seule, soit associée à d'autres antibiotiques (P.A.S., Isoniazide), ce qui permet d'éviter la résistance du bacille aux antibiotiques. Elle est également indiquée dans la chirurgie d'organes tuberculeux comme soins pré- et postopératoires.

De bons résultats sont obtenus dans les infections (septicémies, méningites, pneumopathies, etc.) dues au bacille de Friedlander, au bacille pyocyanique, au *Proteus vulgaris*. Elle est également utilisée dans la colibacillose, la coqueluche, les brucelloses et la tularémie.

En dehors de ces grandes indications, l'effet de la streptomycine n'est pas négligeable sur le gonocoque, le streptocoque, le pneumocoque, etc. Son action est nulle sur les hématozoaires (paludisme), les champignons pathogènes, les ultravirus, et médiocre sur les spirochètes (en particulier celui de la syphilis).

INCIDENTS ET ACCIDENTS. La streptomycine présente parfois quelques inconvénients : certaines infirmières qui la manipulent sont parfois atteintes d'eczéma pénible.

Chez les malades, on constate de temps en temps des manifestations cutanées à type de prurit, d'érythème morbilliforme (simulant la rougeole) ou scarlatiniforme. Ce qui est plus grave, c'est l'atteinte du 8e nerf crânien, ce qui ne se voit que pour des doses élevées et prolongées; elle se manifeste par des vertiges et une diminution de l'audition qui peut aller jusqu'à la surdité.

STREPTOTHRICINE. — Substance antibiotique isolée des cultures de l'*Actinomyces lavendulae*, qui s'est montrée active *in vitro* sur les microbes de la colibacillose, de la typhoïde et de la paratyphoïde, de la mélitococcie, et sur certains champignons pathogènes (blastomyces, achorion). Toxicité non négligeable.

Elle a été employée jusqu'ici *in vivo* en applications locales.

STREPTOTHRIX (du gr. *streptos*, tordu, et *thrix*, cheveu). — Champignon formé d'un mycélium ramifié et se reproduisant par spores ou conidies. Il peut être saprophyte de l'homme, mais il est parfois pathogène, donnant naissance à des affections subaiguës ou chroniques (*streptothricoses*) des os, des muscles, des ganglions ou de la peau, avec abcès, fistules, ulcérations. V. ACTINOMYCOSE, MYCÉTOME.

STRESS. — V. *Supplément*.

STRICTION (du lat. *stringere*, serrer). — Resserrement d'un anneau ou d'un canal.

STRIDOR (du lat. *stridor*, son aigu). — Sorte de cornage respiratoire ressemblant au sanglot existant pendant l'état de veille et se produisant subitement chez certains nourrissons par suite d'un spasme de la glotte ou d'une malformation laryngienne.

STRIDULEUSE (Laryngite) [du lat. *stridulus*, aigu]. — V. à LARYNX (maladies).

STRIÉ (Corps). — V. CERVEAU.

STROMA (gr. *stroma*, tapis). — Trame d'un tissu au sein de laquelle se trouvent les éléments constitutifs de ce tissu.

STRONGLE (*fig.* 1810) [du gr. *strongulos*, cylindrique]. — Ver nématode (*Eustrongylus visceralis*), parasite de différents mammifères et parfois de l'homme; il se loge habituellement

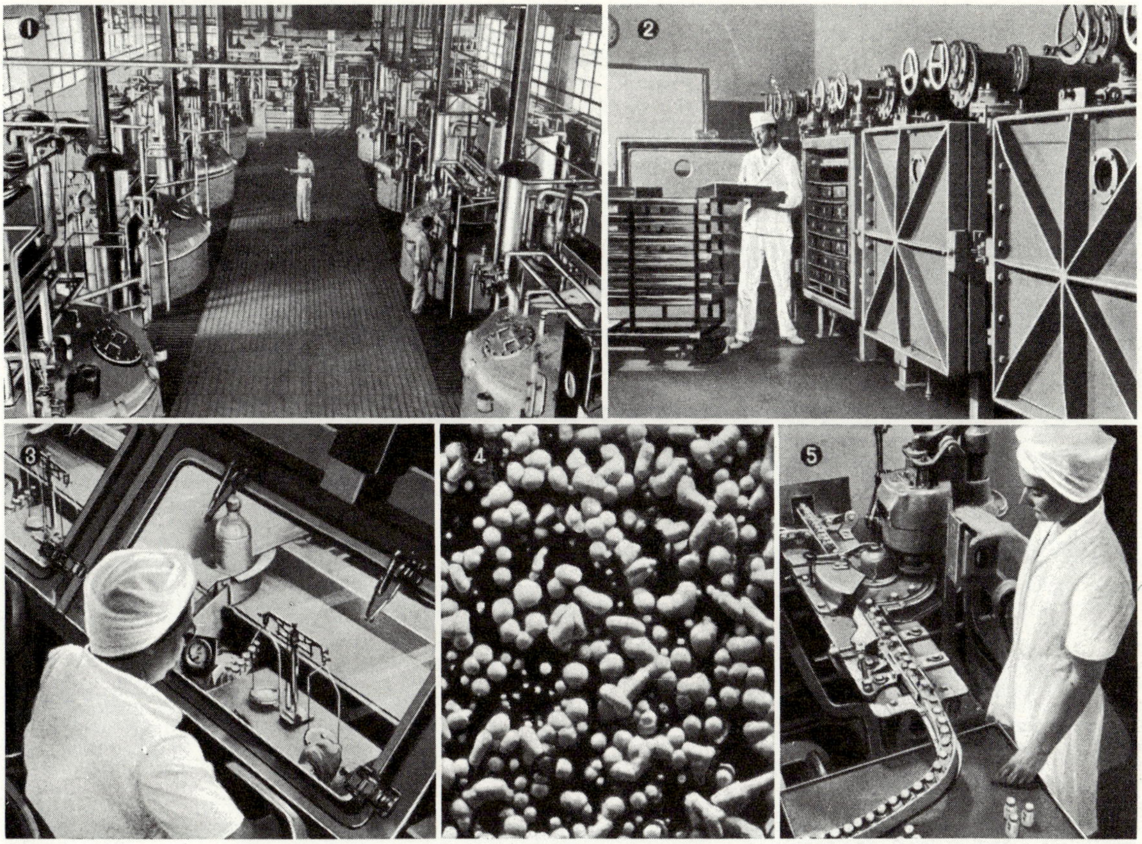

FIG. 1808. — Préparation de la streptomycine.

1. Atelier de fermentation des cultures d'*Actinomyces griseus* dans une usine des Etats-Unis; 2. Etuves pour séchage dans un vide parfait; 3. Pesage automatique de la streptomycine et mise en flacons sous rayons ultraviolets; 4. Culture de la moisissure (*Actinomyces griseus*); 5. Capuchonnage automatique des flacons sous rayons ultraviolets.

(*Phot. J. Boyer* [1, 2, 3, 5], *R. Doisneau* [4].)

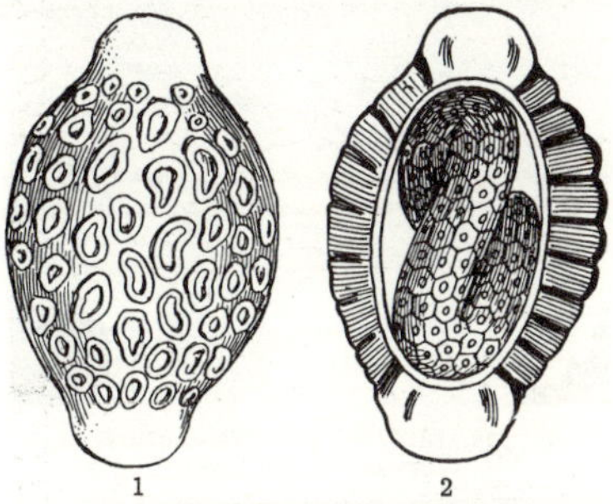

FIG. 1809. — Œuf de strongle.
1. Œuf; 2. Coupe de l'œuf.

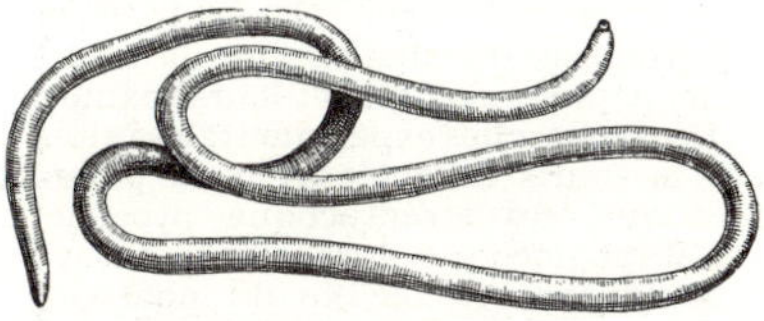

FIG. 1810. — Strongle adulte.

dans le bassinet du rein fortement distendu; il peut ne produire aucun trouble ou traduit sa présence par des urines sanglantes qui contiennent les œufs du parasite.

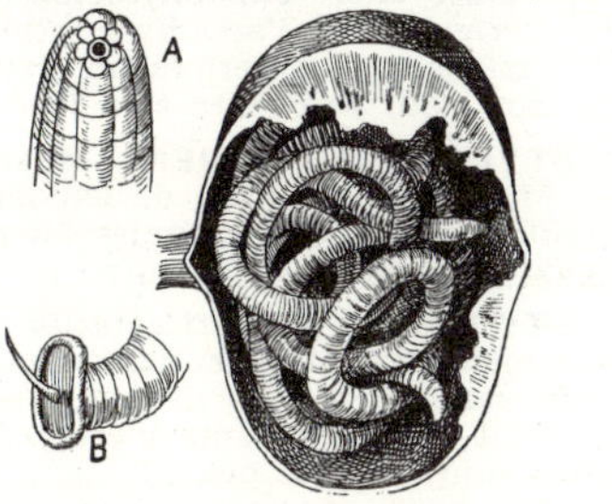

FIG. 1811. — Rein du chien détruit par le strongle géant.
A. Extrémité céphalique; B. Extrémité caudale du mâle.

STRONTIUM. — Métal dont quelques sels sont utilisés.

Bromure de strontium. — Utilisé comme sédatif nerveux aux doses de 1 à 3 g chez l'adulte et 0g,10 à 0g,20 chez l'enfant.

Lactate de strontium. — Employé dans certaines néphrites, en solution à la dose de 2 à 8 g.

Radio-strontium. — Corps émettant de très énergiques particules; il se fixe sur le squelette, comme le calcium et le phosphore. Le lactate de radio-strontium a été employé dans le traitement des métastases osseuses du cancer de la prostate, des sarcomes ostéogéniques, dans la polyglobulie, les leucémies.

STROPHANTUS. — Plante grimpante ligneuse de la famille des Apocynacées. Trois espèces sont officinales : *Strophantus hispidus,* de la Guinée et du Sénégal, *S. kombe,* du centre de l'Afrique, et *S. gratus,* du Gabon et du Cameroun. Les semences à aigrettes des deux premières espèces contiennent un glucoside, la *strophantine; S. gratus* contient de l'*ouabaïne,* de composition voisine. Ces glucosides sont très toxiques.

ACTION. Cardio-tonique, non vasoconstrictrice. Indiqué en cas d'hypertension artérielle, de tachycardie.

DOSES. *Strophantus.* — Teinture de semence, V à XXX gouttes chez l'adulte.

Intrait de plante fraîche stabilisée. — Dose d'*entretien* de la tonicité du cœur, 1 mg par jour pendant dix à quinze jours. Dose *sédative,* 2 mg par jour pendant quatre à cinq jours.

L'intrait se donne sous forme de granule de 1 mg ou de solution dont X gouttes équivalent à 1 mg.

Strophantine. — Granules de 1/10 de milligramme à prendre à raison de 2 à 5 en vingt-quatre heures.

STROPHULUS. — Affection cutanée prurigineuse, appelée encore *prurigo simplex aigu* (*fig.* 1812) et caractérisée par l'apparition de petites papules de prurigo reposant sur base urticarienne et présentant bientôt à leur centre une petite vésicule qui se dessèche vite, donnant lieu à une croûtelette brunâtre. Ces éléments

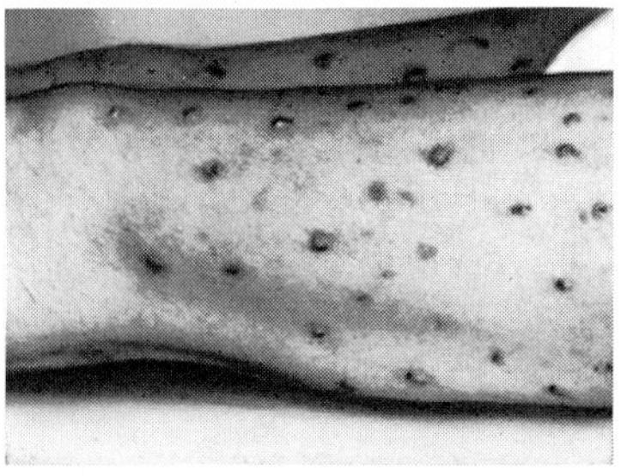

FIG. 1812. — Strophulus.
(*Archives hôpital Saint-Louis.*)

apparaissent dans la première enfance (feux de dents), parfois entre 15 et 25 ans, sous la forme de poussées se répétant chaque jour pendant plusieurs semaines.

TRAITEMENT. Traiter l'état gastrique de l'enfant : régulariser les tétées ou les biberons; lait toujours stérilisé; ne pas donner d'aliment non en rapport avec l'âge; désinfecter le tube intestinal par l'emploi des ferments lactiques, de calomel. Chlorure de calcium, 1 à 4 g par jour; peptone par la bouche, une demi-heure avant les repas.

Localement, lotions vinaigrées ou phéniquées. Applications de pommade au menthol : 1 p. 100. Bains d'amidon.

STRUME. — Syn. de *scrofule* (voir ce mot).

STRUMIPRIVE (Cachexie) [du lat. *struma,* goitre]. — Etat observé après l'extirpation du goitre. Variété de *myxœdème* (v. ce mot).

STRÜMPELL (Signe de). — Contraction du jambier antérieur, observée quand, le malade étant couché sur un plan dur, on lui ordonne de fléchir la jambe, tout en s'opposant à ce mouvement par une pression qu'exerce le médecin sur la cuisse : il en résulte alors un mouvement d'élévation du bord interne du pied et de rotation en dedans (varus). Ce signe s'observe dans l'hémiplégie de l'enfant et de l'adulte, et dans les scléroses combinées.

STRYCHNINE. — Alcaloïde extrait de la noix vomique. V. NOIX VOMIQUE.

STUPÉFIANTS. — Médicaments qui produisent une sorte d'inhibition des centres nerveux. On donne généralement ce nom aux corps toxiques qui, comme la morphine, donnent lieu à l'accoutumance. V. TOXIQUES.

STUPEUR. — Etat d'inertie, d'hébétement, de passivité, que l'on peut rencontrer au cours de diverses psychopathies : démence précoce catatonique, délire aigu alcoolique, mais qui caractérise surtout une des formes de la mélancolie aiguë. Les malades gardent pendant des semaines un état d'immobilité complète, ne réclamant aucune nourriture, concentrés en eux-mêmes, les traits figés dans une expression douloureuse.

STUPIDITÉ. — Véritable état de mort apparente, avec abolition de toute activité psychique consciente, suspension de toute perception extérieure et inertie complète. Succédant souvent à une crise de confusion mentale aiguë agitée, la stupidité peut présenter, au cours de son évolution, de nouveaux épisodes d'agitation.

STYLET (*fig.* 1813). — Tige métallique, en acier ou en argent, avec laquelle on explore l'intérieur d'un canal accidentel (plaie, fistule), ou un canal naturel (ex. canal nasal, pour

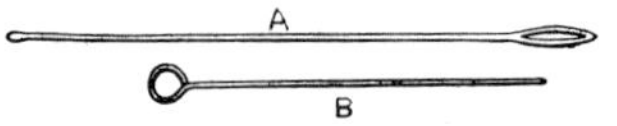

FIG. 1813. — Stylets.
A. Aiguillé; B. D'Anel.

lequel on emploie le *stylet d'Anel*). L'extrémité de certains stylets porte une ouverture : on les appelle *stylets aiguillés.*

STYLOGLOSSE (Muscle). — Il va de l'apophyse styloïde du temporal à la langue, qu'il contribue à former. Il la rétracte en la soulevant et la fait se presser sur le palais pendant la déglutition.

STYLO-HYOÏDIEN (Muscle). — Il s'insère en haut à l'apophyse styloïde et en bas à l'os hyoïde, qu'il élève en le portant en arrière.

STYLOÏDE (Apophyse). — Nom donné à une saillie du temporal, du cubitus et du radius.

STYLO-MASTOÏDIEN (Trou). — Orifice inférieur de l'aqueduc de Fallope placé entre l'apophyse mastoïde et l'origine de l'apophyse styloïde (v. TEMPORAL). Le nerf facial traverse ce trou pour se rendre à la face.

STYLO-PHARYNGIEN (Muscle). — Muscle grêle tendu de l'apophyse styloïde aux parois latérales du pharynx et au cartilage thyroïde.

STYPAGE. — Réfrigération des téguments consistant dans l'emploi d'un tampon imbibé de chlorure de méthyle ou de chlorure d'éthyle, qui est appliqué sur la peau.

STYPTIQUE (gr. *stuptikos*). — Astringent.

STYRAX. — Baume opaque, visqueux, fourni par le *Liquidambar orientalis* (famille des Hamamélidacées) ; excitant externe. Il est employé contre la gale, chez les enfants. Il entre dans la composition de l'alcoolat de Fioravanti, de l'onguent styrax et de l'emplâtre de Vigo.

SUBDELIRIUM. — Délire incomplet dont le malade peut être retiré par l'éveil et des questions précises.

SUBINTRANT (du lat. *subintrare,* s'introduire). — **Accès subintrants.** — Accès se suivant de si près qu'il n'existe pas à proprement parler de rémission.

SUBJECTIF. — Perçu par le sujet, par opposition à *objectif.*

SUBLIMÉ. — Bichlorure de mercure. V. MERCURE.

SUBLINGUALE (Glande). — Voir à SALIVAIRES (Glandes).

SUBLUXATION. — Luxation incomplète.

SUBMATITÉ. — Diminution de la sonorité d'un organe à la percussion.

SUBMERSION. — Cette forme de suicide est la deuxième par ordre de fréquence pour le sexe masculin (25 p. 100 des cas).

La mort résulte de l'invasion brusque de l'eau dans les poumons, où les alvéoles sont distendus par un mélange d'air et de liquide. Les vaisseaux sont comprimés et la circulation pulmonaire barrée, ou bien l'alvéole éclate sous la pression et cette déchirure ouvre des vaisseaux qui seront des voies d'absorption plus intense.

A l'examen d'un *noyé récent,* le corps apparaît refroidi et présente les signes de la « chair de poule », mais les poils sont collés à la peau. Le visage, surtout aux lèvres et aux oreilles, est pâle ou faiblement bleuâtre; les yeux donnent longtemps l'impression de la vie; de la mousse d'un blanc rosé apparaît sur les lèvres et les narines.

TRAITEMENT. V. ASPHYXIE.

SUBTILINE. — Substance antibiotique contenue dans le corps du *Bacillus subtilis,* et qui diffuse dans le milieu de culture (bouillon de viande) où il se développe, communiquant à ce milieu les propriétés de destruction, de lyse, que possède le

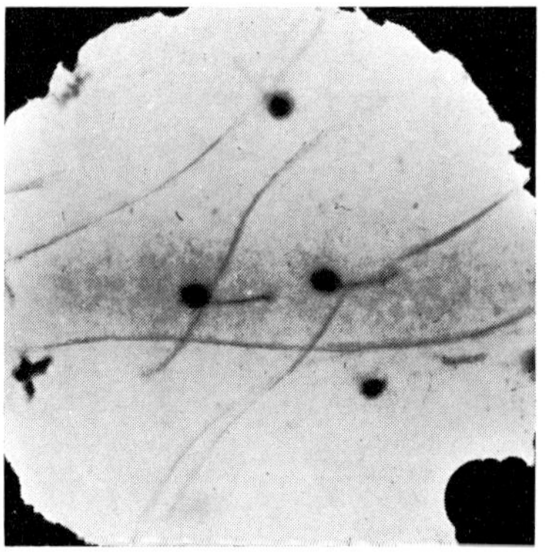

FIG. 1814. — *Bacillus subtilis* (grossi 30 000 fois).

B. subtilis à l'égard de certains microbes, le staphylocoque, le streptocoque, les bacilles typhiques, le colibacille, le gonocoque, le bacille de la tuberculose, du charbon, de la diphtérie, le pneumocoque et leurs toxines.

Des recherches expérimentales faites sur la souris inoculée avec du pneumocoque, du streptocoque pyogène, du staphylocoque doré, sur le cobaye inoculé avec le bacille du charbon, montrèrent que les animaux qui avaient reçu de la subtiline survécurent à l'infection, alors que tous les animaux témoins succombèrent.

SUC. — Nom donné aux liquides destinés à digérer les aliments : *sucs gastriques, pancréatiques.* V. DIGESTION, ESTOMAC, PANCRÉAS.

Suc de viande. — Suc obtenu en soumettant de la viande fraîche hachée à l'action d'une forte presse (25 kg par cm^2).

Sucs végétaux. — Produits liquides existant dans les divers organes des plantes. Pour obtenir un *suc herbacé*, on pile les feuilles ou les tiges des plantes aqueuses dans un mortier, on exprime et on filtre. Les *sucs acides* sont fournis par les fruits (cerise, citron, coing, groseille, mûre) ; l'acidité est fournie par les acides citrique et malique; certains contiennent de la pectine, qui, sous l'influence d'un ferment, se transforme en acide pectique : le liquide se prend en gelée.

SUCCÉDANÉ (du lat. *succedere*, remplacer). — Médicament qui possède des propriétés analogues à un autre et qui peut lui être substitué.

SUCCIN (Ambre jaune). — Résine fossile qu'on trouve dans les terrains à lignite et qui provient de la fossilisation de la résine du *Pitioxylon succinifer* (Conifères).

SUCCUSSION (du lat. *succutere*, secouer). — Mouvement brusque qu'on donne au tronc pendant qu'on applique l'oreille soit sur la poitrine, pour entendre le bruit produit par le mélange de gaz et de liquide dans le thorax (hydropneumothorax), soit au creux épigastrique, pour percevoir le bruit du liquide dans la dilatation de l'estomac.

SUCETTE. — Instrument néfaste que certains parents s'obstinent à donner aux nourrissons « pour les empêcher de crier » et dont l'Académie de médecine a demandé l'interdiction de la fabrication et de la vente. V. figure à TÉTINE.

SUÇOTAGE. — Certains enfants ont la mauvaise habitude de sucer continuellement leurs doigts, en particulier le pouce. A peine ont-ils quitté le sein qu'ils exercent sur le pouce les mêmes mouvements de succion que sur le sein. Ils s'endorment sans retirer le pouce de leur bouche.

Il faut combattre ce vice en enduisant le doigt d'une substance amère (aloès, quinine) que repousse l'enfant.

SUCRE. — Aliment composé d'eau et de carbone. Le sucre de lait ou *lactose* est un excellent diurétique.

Le sucre ordinaire ou *saccharose*, extrait de la betterave ou de la canne à sucre, est classé souvent dans les condiments, parce qu'il est en général absorbé associé à d'autres mets (pâtisseries, confitures, confiseries), à du pain (mie) ou à des boissons (café, sirops), mais c'est au contraire une substance très nutritive. Dose quotidienne : 80 g environ.

Le *saccharose* est remplacé trop souvent dans les sucreries et les confitures par du sucre de raisin, *glucose*, de mauvaise qualité.

V. aussi à SACCHARINE et à URINE (pour le sucre excrété par les reins dans le diabète).

ACTION. Irritante. Les raffineurs de sucre, les confiseurs, peuvent être atteints sur les doigts, les avant-bras, plus rarement les jambes et les pieds, d'éruptions d'eczéma, de furoncles, de lésions des ongles par suite de l'irritation produite par le sucre.

SUDAMINA (du lat. *sudare*, suer). — Vésicules produites par la sueur. Voir SUDATION, SUETTE.

SUDATION et SUEUR. — La quantité d'eau que le corps peut perdre par la sudation naturelle (température élevée, course) ou provoquée (bain de sable, de vapeur sèche ou humide, bain de lumière [photothérapie]), varie entre 1/4 de litre et 1 litre 1/4 par heure, alors que, normalement, elle est de 40 g à l'heure, soit 1 litre à peu près par vingt-quatre heures.

Elle est acide dans les parties à l'air libre, alcaline dans les plis de la peau (aisselle, aine, scrotum, intervalle des orteils).

La sécrétion des glandes sudoripares : 1° Restreint celle du rein et, par suite, diminue son travail lorsque cet organe fonctionne insuffisamment;

2° Favorise la circulation périphérique et, par suite, vient en aide au cœur;

3° Accroît les pertes de chaleur du corps et lui permet de lutter contre les excès de température;

4° A un effet favorable sur le rhumatisme, la goutte, les névralgies;

5° Est tonique, à condition de ne pas être trop prolongée, car alors elle deviendrait déprimante.

La sudation peut : 1° Etre considérablement diminuée (*anhidrose*, du gr. *an* priv., et *hidrôs*, sueur), sous l'action du diabète, de troubles nerveux ou de maladies de la peau (eczéma, impétigo, psoriasis) ;

2° Etre fortement accrue (*hyperhidrose*, du gr. *hyper*, au-delà, et *hidrôs*, sueur), soit d'une façon générale (hérédité, neurasthénie, obésité), tout en étant surtout abondante aux aisselles, aux aines, au front, au cuir chevelu, soit localisée à certains points. V. HYPERHIDROSE.

Un exercice physique violent, la fièvre (notamment la fièvre intermittente, la phtisie et la suette miliaire), en augmentent grandement la quantité. L'absorption de certaines substances dites *sudorifiques* ou *diaphorétiques* a le même résultat. V. aussi à PEAU;

3° Présenter une odeur fétide (voir BROMHIDROSE) ou une couleur anormale (v. CHROMHIDROSE), rouge, bleue, jaune. Quant aux sueurs sanglantes (hématidrose), dues à une hémorragie par les glandes sudoripares de la peau, elles résultent d'un état névropathique ou infectieux.

SUDORIFIQUES. — Plantes et substances ayant la propriété d'accroître la quantité de sueur : bardane, bourrache, genévrier, houx, jaborandi, mélisse, pilocarpine, salsepareille, saponaire, sureau. V. pl. en couleurs.

SUDORIPARES (Glandes). — Voir PEAU.

SUETTE MILIAIRE. — Maladie infectieuse, endémique dans certaines régions (Languedoc, Picardie, Poitou), et pouvant devenir épidémique.

SIGNES. Après une *incubation* de un à six jours et une période d'*invasion* de deux à trois jours apparaissent une céphalée, un malaise général, des frissons, de l'oppression, des vomissements, des quintes de toux; mais souvent d'emblée se produisent des sueurs extrêmement abondantes. Elles sont continues ou surviennent par accès, notamment la nuit, et peuvent précéder de trois jours la fièvre, qui varie entre 40° et 41°. Le malade se plaint en même temps d'accès de suffocation, d'angoisse, d'oppression épigastrique, de palpitations, de tendance à l'évanouissement. La constipation est la règle, les matières sont noires, les saignements de nez sont assez fréquents. Parfois, crampes et convulsions.

Eruption (cinq à huit jours). — Elle débute en général sur le côté du cou, la nuque, les aisselles, la région mammaire. Elle est caractérisée par des petites papules miliaires, se transformant ensuite en vésicules et s'exfoliant à la période terminale de leur évolution; elles surviennent sur une peau rouge. Elles sont surtout abondantes sur le dos et la poitrine. L'éruption est particulièrement rare aux mains et aux membres inférieurs, mais elle s'accompagne presque toujours de l'apparition de vésicules siégeant sur la voûte palatine et à la face interne des joues.

Desquamation. — Elle se fait sous forme d'une poudre imperceptible ou, au contraire, de larges plaques, et dure trois à quatre semaines.

La desquamation s'accompagne, du huitième au quatorzième jour, d'une sécrétion abondante d'urine qui marque le début de la convalescence. Celle-ci est longue et pénible et peut être interrompue par des rechutes (notamment si on reprend trop tôt l'alimentation).

PRONOSTIC. Très variable. Certaines épidémies sont d'une bénignité telle que l'on y compte à peine un décès sur 1 500 malades; d'autres sont si meurtrières que la mort survient dans 35 à 50 et même (épidémie anglaise) dans 80 p. 100 des cas. On signale des décès foudroyants, survenus dans les vingt-quatre ou quarante-huit premières heures; dans d'autres cas, la mort survient au moment même où se manifeste l'éruption.

CAUSE. L'agent pathogène est inconnu; toutes les tentatives d'inoculation ont échoué. Le virus de la suette paraît être un *venin de terre*, et il se peut que les puces des campagnols jouent un rôle dans la contamination.

La maladie apparaît surtout au printemps et en été, par temps humide, de préférence en milieu rural, atteignant surtout les femmes de 20 à 50 ans.

Les *récidives* sont assez fréquentes.

TRAITEMENT. I. *Préventif.* — Isolement des malades, désinfection de la literie, assainissement de la demeure; propreté corporelle des paysans vivant en milieu contaminé.

II. *Hygiénique.* — Régime lacté absolu; ne pas couvrir le malade avec excès.

III. *Curatif.* — Toniques, purgatifs, sulfate de quinine. Ventouses sèches contre l'oppression. Lotions répétées d'eau vinaigrée. Lotion, affusion ou bain froid (25° à 15°) lorsque la fièvre dépasse 41°.

SUFFOCATION. — Genre d'asphyxie violente dans laquelle l'obstacle mécanique, à l'arrivée de l'air, constitue le seul élément morbide, ce qui exclut la pendaison, la strangulation, la submersion.

La suffocation reconnaît des origines diverses suivant le mode d'action, qui peut être : 1° *criminel :* main ou masque obturant la bouche, enveloppement de la tête par une étoffe, un vêtement, introduction (qui peut aussi être accidentelle) d'un corps étranger dans la bouche ou la gorge, enfouissement de la face dans diverses substances ou dans un espace clos, étroit (malle) ; 2° *accidentel :* compression de la poitrine et de l'abdomen dans la foule, sous une voiture, un éboulement; 3° par *maladies,* œdème ou spasme de la glotte, laryngite.

SIGNES. Dans certains cas (individu enfermé dans une malle), la face peut être pâle, mais, d'ordinaire, l'individu, notamment dans la compression thoraco-abdominale, présente un *masque ecchymotique de la face.*

TRAITEMENT. V. ASPHYXIE.

SUFFUSION. — Syn. d'*épanchement* (v. ce mot).

SUGGESTIBILITÉ. — La suggestibilité est une facilité naturelle à recevoir les sollicitations extérieures et à s'y soumettre passivement. C'est dans la démence précoce catatonique que la suggestibilité se rencontre à son degré le plus intense. Ces malades accomplissent en effet tous les actes qu'on leur suggère avec une docilité instinctive, et parfois même répètent indéfiniment le geste qu'on leur a communiqué.

SUGGESTION. — La suggestion est, avec le traitement moral (v. PSYCHOTHÉRAPIE), l'un des meilleurs agents thérapeutiques d'ordre psychique qu'ait à sa disposition le médecin à l'égard des aliénés. Le traitement par la suggestion sera appliqué à l'état de veille ou pendant l'état d'hypnose.

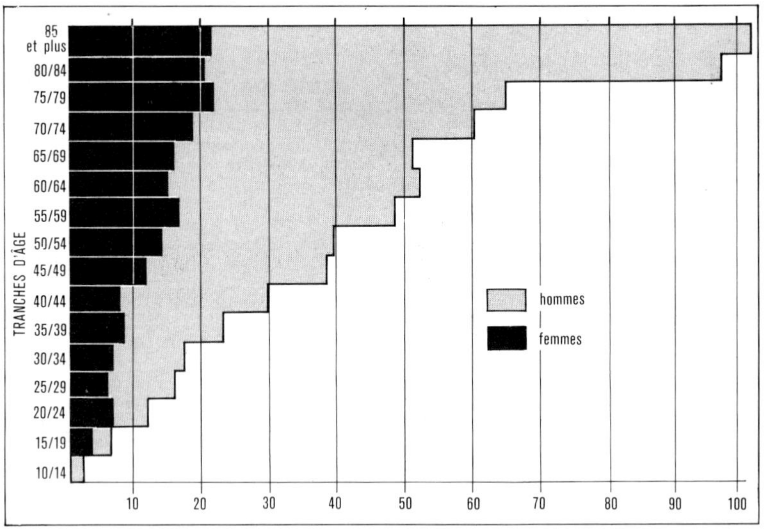

FIG. 1816. — Taux de mortalité par suicide pour 100 000 habitants, en France, en 1968, par tranches d'âge et suivant le sexe (masculin : partie en grisé; féminin : partie en noir).

SUGILLATION (du lat. *sugillare,* meurtrir). — Extravasation sanguine (ecchymose) sous la peau dans certaines affections. V. PURPURA, SCORBUT.

On donne aussi ce nom à des taches qui se produisent sur les cadavres. V. MORT.

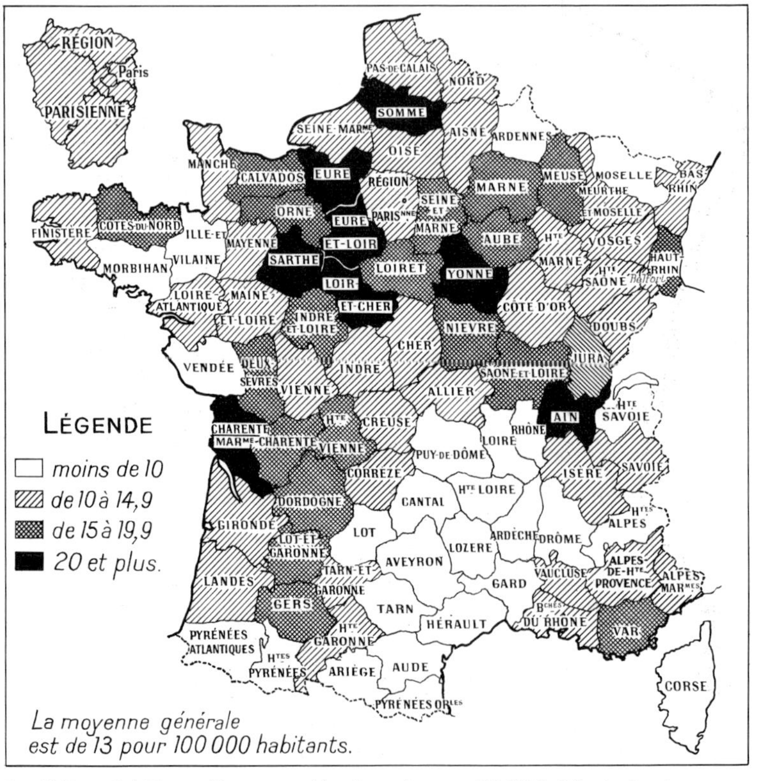

FIG. 1815. — Suicides en France par départements, pour 100 000 habitants des deux sexes et de tous âges en 1947.

(*Doc. Institut national d'hygiène.*)

SUICIDE (du lat. *sui,* soi-même, et *caedere,* tuer). — Mort résultant directement ou indirectement d'un acte, positif ou négatif, accompli par la victime elle-même.

CAUSES. 1° Chez les aliénés, les suicides sont dus soit à des hallucinations, à des conceptions délirantes, soit à un état mélancolique qui est permanent et tenace, soit à une obsession avec anxiété et angoisse, soit à une impulsion brusque et irrésistible. Tous les suicides de cette catégorie sont dénués de motifs ou déterminés par des motifs imaginaires.

2° Un grand nombre de suicides se produisent chez des individus neurasthéniques.

Le suicide est plus répandu dans les villes que dans les campagnes.

Les divorcés des deux sexes se tuent trois fois plus que les personnes mariées.

C'est dans les ménages avec enfant que la plus faible proportion existe.

Les cataclysmes politiques, les guerres, diminuent aussi le nombre des suicides, tandis que les crises économiques les accroissent, qu'elles soient des crises d'appauvrissement ou de prospérité (*fig.* 1815, 1816, 1817).

En France, les dernières statistiques officielles datent de 1947. Depuis cette date, jusqu'en 1951, les statistiques partielles laissent apparaître une augmentation des suicides de l'ordre de 20 p. 100.

MODE D'EXÉCUTION D'APRÈS LE SEXE. L'homme a surtout recours à la pendaison (47 p. 100), à la submersion (25 p. 100), aux armes à feu (14 p. 100), puis à l'asphyxie (5 p. 100), à l'arme blanche (3 1/2 p. 100), à la chute d'un lieu élevé (2 p. 100), au poison (1/2 p. 100), puis à des procédés divers (3 p. 100).

Pour la femme, la pendaison n'est pas le procédé le plus habituel; elle ne vient qu'en seconde ligne (31 p. 100), la première étant occupée par la sub-

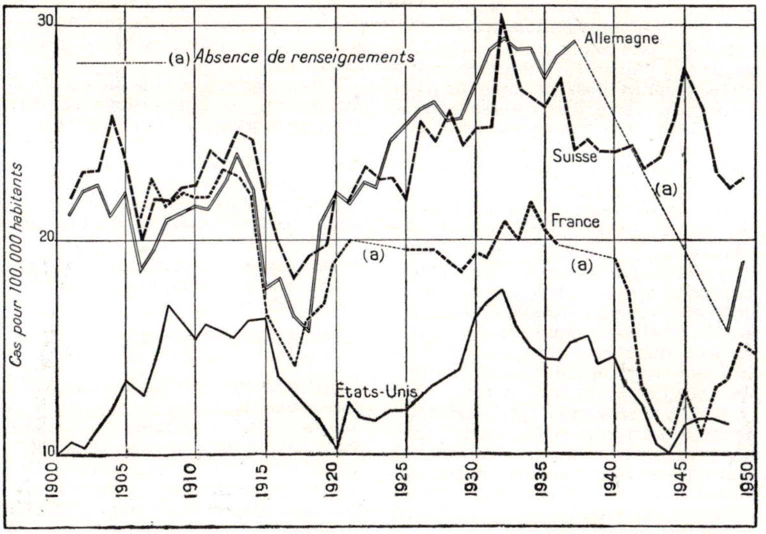

FIG. 1817. — Suicides pour 100 000 habitants en France et divers pays, de 1900 à 1950.
(*Doc. Institut national d'hygiène.*)

mersion, qui est près de deux fois plus fréquente que dans l'autre sexe (42 p. 100) ; il en est de même de l'asphyxie (14 p. 100), du poison (4 p. 100); puis vient l'arme blanche (3 p. 100), la chute d'un lieu élevé (5 p. 100). La mort par les armes à feu est très rare (1 p. 100) ; l'asphyxie par le charbon ou le gaz plus fréquente.

SUIE. — Matière noire pyrogénée provenant de la combustion du bois. Elle est amère, d'odeur désagréable, et contient du charbon, une matière huileuse, de l'acide acétique et du chlorhydrate d'ammoniaque.

Nettoyée et pulvérisée, elle prend le nom de *suie préparée,* qui était employée contre les dartres, la gale, les teignes, et entrait dans la préparation des gouttes amères de Baumé.

SULFAMIDES. — Composés soufrés possédant une action inhibitrice à l'égard de certains microbes, en particulier les cocci.

HISTORIQUE. En février 1935, Domagh publia les résultats surprenants qu'il avait obtenus dans la guérison des streptococcies expérimentales de la souris avec un colorant basique soufré à fonction azoïque, la *sulfamido-chrysoïdine.*

Fin 1935, M. et Mme Tréfouel, Nitti et Bovet montrèrent que l'élément actif de ce médicament était un corps soufré, le *paraminophényl-sulfamide* (1162 F).

Depuis ces recherches fondamentales, plusieurs dizaines de substances, toutes à base de sulfamides, mais spécialisées sous divers noms, apparurent dans le commerce pharmaceutique. Toutes possèdent une activité variable, mais énergique, sur diverses infections bactériennes.

VARIÉTÉS. On trouve dans le commerce de nombreuses variétés de sulfamides.

Produits colorés : Carboxy-sulfamido-chrysoïdine : le *rubiazol* et ses dérivés.

Produits incolores : Paraminophényl-sulfamide (1162 F) : *septoplix, néococcyl, lysococcine, bactéramide.*

Dérivé benzylé : 46 R. P. : *septazine,* et son dérivé soluble 40 R. P. : *soluseptazine.*

Sulfamido-pyridine : 693 MB, *dagénan* et son dérivé soluble, *soludagénan ; sulfapyridine.*

Dérivé aluminique : 402 M, *lysapyrine.*

Paraminophényl - sulfamide - méthylène sulfonate de soude : 109 M, *pulmorex, novamide.*

Paraminobenzène - sulfamido - thiazol : 2090 R. P., sulfathiazol (*thiazomide*), 640 M (*lysothiazol*).

Amino-benzène-sulfonyl-thio-urée : (*fontamide*) 2255 RP; existe également en poudre (*pulvo-fontamide*) ou en solutions injectables (*solufontamide*).

Amino-benzène-sulfonylguanidine : 2275 RP, sulfaguanidine (*ganidan*).

Paraminophénylsulfapyrimidine : sulfadiazine (*adiazine*) et son dérivé méthylé, 2632 RP (*sumédine*).

Parasulfamido-phényl-azo-salicylate de sodium et potassium : G 33.

Des *dérivés sulfonés* ont été étudiés par Fourneau et Tréfouel, le diaminodiphénylsulfone (1538 F), doué de propriétés bactéricides supérieures au sulfamide, mais trop toxique. On a réduit sa nocivité en bloquant la fonction aminée avec un reste acétylé : 1399 F ou *rodilone.*

DOSES. L'action des sulfamides dépend du taux de la concentration des médicaments dans le sang; il est donc indispensable d'atteindre d'emblée une dose élevée. Pour y parvenir, on prescrit en général 7 à 10 g par vingt-quatre heures, à doses fractionnées, pendant quelques jours; puis des doses régressives pendant quinze jours.

Les petites doses données, dès le début, dans des affections bénignes, sont à rejeter. Elles habituent l'organisme au médicament, et les fortes doses employées ultérieurement demeurent sans effet.

Les sulfamides peuvent être employés soit par voie buccale (comprimés de 50 cg) ou rectale, soit en injections intramusculaires ou intraveineuses. La voie intrarachidienne doit être employée avec précaution, et seulement avec le 1162 F. On peut encore utiliser les sulfamides en applications externes (poudre).

MODE D'ACTION. Encore obscur. L'action curative paraît surtout liée à l'arrêt du pouvoir de reproduction des bactéries. Le sulfamide ingéré passe dans le courant sanguin, et de là va imbiber tous les liquides, y compris le liquide céphalo-rachidien (la barrière méningée n'existe pas pour lui). L'élimination se fait essentiellement par les reins.

INDICATIONS. L'action microbicide des sulfamides est surtout nette sur les *cocci :* streptocoque (surtout hémolytique, le *St. viridans* paraissant réfractaire), staphylocoque, pneumocoque, gonocoque, méningocoque, *Brucella melitensis,* accessoirement sur d'autres germes : colibacille, pneumobacille, bacille de Pfeiffer, bacille de la peste, du charbon; dans certaines maladies à virus filtrant (trachome, maladie de Nicolas-Favre).

Les dérivés de la chrysoïdine (*rubiazol*) sont surtout employés dans les infections générales ou locales à pyogènes dues au *streptocoque* ou au *staphylocoque* (érysipèle, infection puerpérale).

Le sulfamide 1162 F, le sulfapyridine, l'adiazine, sont surtout actifs à l'égard du gonocoque et du méningocoque (blennorragie et ses complications, méningite cérébro-spinale), accessoirement contre le pneumocoque, le streptocoque et la plupart des germes pyogènes, le colibacille.

Le sulfathiazol paraît surtout actif dans les *gonococcies,* les *colibacilloses,* les staphylococcies, les pneumococcies.

Le fontamide a été recommandé dans les staphylococcies, les tuberculoses

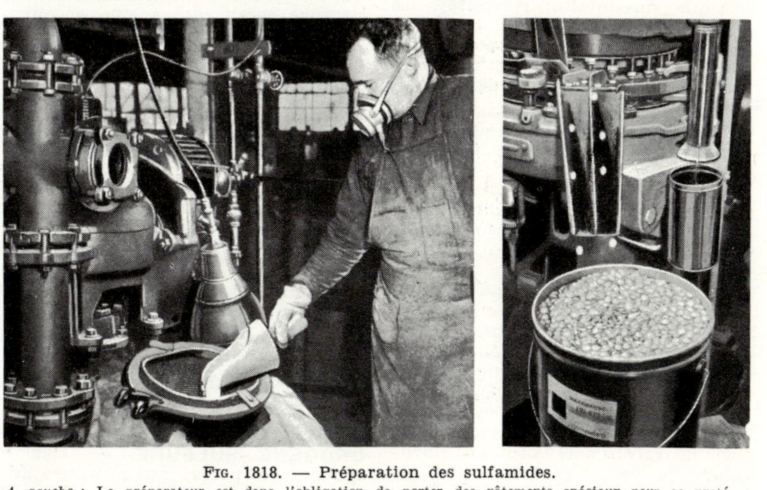

FIG. 1818. — Préparation des sulfamides.
A gauche : Le préparateur est dans l'obligation de porter des vêtements spéciaux pour se protéger des émanations nocives; *à droite :* Machine à fabriquer les comprimés.
(*Phot. U. S. I. S.*)

cutanées, les lésions causées par des champignons.

Le ganidan a été préconisé dans les états diarrhéiques, la dysenterie bacillaire, chez les porteurs de germes typhiques, dans la lymphogranulomatose vénérienne.

L'adiazine paraît supérieur aux autres sulfamides; il est mieux toléré; son élimination est lente.

L'association des sulfamides avec l'iode (solution de Lugol, iodoprotide) donne de bons résultats dans les staphylococcies graves.

Les dérivés sulfonés sont particulièrement actifs contre le *pneumocoque* et le *streptocoque,* et accessoirement contre le gonocoque, le colibacille, les anaérobies et les microbes associés.

En général, en ce qui concerne les *maladies infectieuses,* les sulfamides se sont montrés d'une grande efficacité dans l'*érysipèle,* même chez les sujets entachés de néphrite ou de cirrhose du foie, dans les *infections à méningocoques* (méningites, arthrites, méningococcémies), dans les *pneumonies* et certaines complications pulmonaires de la *rougeole,* dans la *fièvre ondulante,* dans la *pustule maligne.*

Certains composés sulfamidés comme le G 33 se sont montrés très actifs contre le *trachome* (3 g par jour pendant des périodes de trois semaines, entrecoupées de repos).

Les sulfamides ont également été employés avec succès en *applications externes* (poudre ou pommade) dans le traitement des plaies infectées, des plaies de guerre, des ulcères chroniques, de l'ulcère phagédénique, de l'impétigo et des streptococcies cutanées, du sycosis, du chancre mou, des intertrigos infectieux, des eczémas infectés, du pemphigus contagieux.

On les a également utilisés en *gynécologie* en applications locales sur les ulcérations du col utérin; en *oto-rhino-laryngologie,* sous forme de poudre, de pulvérisations, de solutions, ou par voie buccale; dans les coryzas, les rhinites muco-purulentes, les angines, les otites, les sinusites, les méningites otitiques, la thrombophlébite du sinus latéral, les septicémies d'origine otitique.

Dans les lésions osseuses d'origine otitique (mastoïdite, pétrosite), les sulfamides sont inopérants; bien plus, ils masquent souvent le tableau clinique et donnent un aspect trompeur d'amélioration qui retarde l'intervention chirurgicale.

CONTRE-INDICATIONS. Les sulfamides sont contre-indiqués chez les sujets ayant des manifestations allergiques (asthme, urticaire) ou des tares viscérales, hépatiques, rénales et surtout hématiques (anémie, hémogénie).

Les sulfamides ne doivent pas être associés avec l'or, l'arsenic, l'urotropine, la quinine, les opiacés, le pyramidon, l'antipyrine, ni avec des corps contenant du soufre : œufs, sulfate de soude, sulfate de magnésie, qui favorisent la sulfhémoglobinémie.

Certaines associations neutralisent l'effet thérapeutique des sulfamides, comme les extraits glandulaires de foie, de rate, l'adrénaline, la novocaïne.

ACCIDENTS. L'administration des sulfamides doit être prudente; les doses ne doivent être ni trop élevées ni trop longtemps prolongées.

Il est préférable que le malade garde le lit quand il prend des sulfamides à haute dose. Il convient d'absorber un verre d'eau après chaque comprimé, pour éviter les précipitations intra-urinaires; il sera bon de mettre une pincée de bicarbonate de soude dans l'eau.

Une surveillance médicale s'impose, car des accidents multiples ont été signalés :

Accidents d'intolérance ou *d'anaphylaxie,* bénins : choc avec prurit et urticaire; crise nitritoïde, eczéma, céphalée, vertiges, nausées, vomissements, diarrhée, albuminurie. Ces troubles sont fugaces; ils ne nécessitent pas l'arrêt du traitement.

Accidents toxiques, plus tardifs : cyanose des lèvres et des ongles, tantôt bénigne et passagère, tantôt plus grave, due à la présence d'un des pigments sanguins impropres au transport de l'oxygène, la méthémoglobine et la sulfhémoglobine.

On a signalé également de l'asthénie, de l'anémie avec diminution du nombre des hématies, de l'acidose, des œdèmes, des érythèmes rappelant la rougeole ou la scarlatine, de l'urticaire, du purpura, de l'érythème noueux, des polynévrites douloureuses des membres, des paralysies des membres inférieurs (surtout avec les composés sulfonés), des troubles hépatiques (ictère), génito-urinaires (albuminurie, hématurie, anurie transitoire), des altérations passagères de la spermatogenèse, les spermatozoïdes diminuant de nombre et d'activité.

Les accidents graves, mortels, sont rares; ils sont dus à l'agranulocytose.

Les sulfamides, merveilleux bactéricides, ne doivent donc être employés, en raison des accidents toxiques qu'ils peuvent provoquer, que sous surveillance médicale.

SULFAMIDO-RÉSISTANCE. — Résistance des microbes à un traitement sulfamidé. Certaines maladies, comme la blennorragie, qui obéissaient rapidement aux sulfamides (90 p. 100 de guérisons) résistent maintenant à ce même traitement et ne donnent plus que 55 p. 100 de guérisons. Cette résistance serait due à une accoutumance du germe résultant de doses trop faibles prises par les malades, sans avis médical, à des cures trop brèves, au nombre croissant de souches résistantes, à la présence de corps antisulfamides (acide para-aminobenzoïque).

SULFAMIDOTHÉRAPIE. — Traitement par les sulfamides, par voie externe ou interne.

SULFARSÉNOL. — V. ARSENIC.

SULFATES. — V. CUIVRE, FER, MAGNÉSIE, POTASSE, SOUDE, ZINC.

SULFHÉMOGLOBINE. — Hémoglobine modifiée au cours de l'intoxication par l'hydrogène sulfuré ou les sulfamides.

SULFHYDRIQUE (Acide) ou HYDROGÈNE SULFURÉ. — Gaz à odeur d'œuf pourri, qui se trouve notamment en dissolution dans les eaux minérales sulfureuses.

Intoxication (Sulfhydrisme). — Ce gaz toxique peut provoquer la mort par inhalation au taux de 1 à 2 p. 100 dans l'air.

Forme aiguë (Coup de plomb des vidangeurs). — Convulsions et coma suivi de mort en quelques minutes.

Forme lente. — Nausées, vomissements, diarrhée. Céphalée constrictive, vertiges, somnolence, bourdonnements d'oreille, dyspnée, pouls lent; parfois, ictère grave ou lipothymie.

TRAITEMENT. Respiration artificielle, inhalations d'oxygène; injection d'éther, de caféine.

SULFOCARBONISME. — Intoxication par le sulfure de carbone.

SULFONAL. — Hypnotique, à la dose de 50 cg à 1 g en cachets, trois heures avant le moment où l'on désire dormir; à absorber immédiatement après une tisane chaude.

CONTRE-INDICATIONS. Insomnie douloureuse. Maladies du cœur, maladies du rein.

SULFONES. — V. *Supplément.*

SULFURE DE POTASSIUM, DE SODIUM. — V. POTASSE, SOUDE.

SULFUREUSES (Fumigations). — Elles se font avec des eaux sulfureuses naturelles (Eaux-Bonnes, Enghien) ou artificielles. V. à SOUFRE.

SULFUREUX (Acide). — Gaz irritant, incolore, produit dans la combustion du soufre. Employé en fumigations pour assainir et désinfecter (V. DÉSINFECTION). Il existe dans un certain nombre d'eaux minérales. Voir EAUX MINÉRALES : *Eaux sulfureuses.*

Intoxication. — Ce gaz peut causer des accidents dans l'industrie des tissus (blanchiment) ou dans la production du froid.

SIGNES. Irritation des muqueuses respiratoires, toux, dyspnée, bronchite œdémateuse, congestion pulmonaire.

TRAITEMENT. Respiration artificielle, inhalations d'oxygène.

SULFUREUX (Bains). — On emploie pour ces bains du trisulfure de potassium solide (50 à 100 g), que l'on conserve dans un flacon soigneusement bouché jusqu'au moment de s'en servir. On fait dissoudre alors le sulfure dans un litre d'eau chaude, en ayant soin de recouvrir le vase d'un linge pour empêcher l'évaporation jusqu'au moment de verser la solution dans la baignoire; celle-ci devra de même être recouverte d'un drap pour empêcher les vapeurs de se répandre dans les pièces, où elles pourraient altérer les objets métalliques.

SULFURIQUE (Acide). — Nom scientifique de l'huile de vitriol.

A dose forte, caustique; à petite dose, calmant et astringent. *Eau de Rabel* (1 partie d'acide pour 4 d'alcool), à la dose de quelques gouttes à 2 g dans une potion. Limonade sulfurique, 2 g d'acide par litre d'eau.

Empoisonnement. — V. BRÛLURES : *Brûlures par les acides.*

SUMACS. — Arbres ou arbustes pour la plupart exotiques, tous vénéneux, de la famille des Anacardiacées.

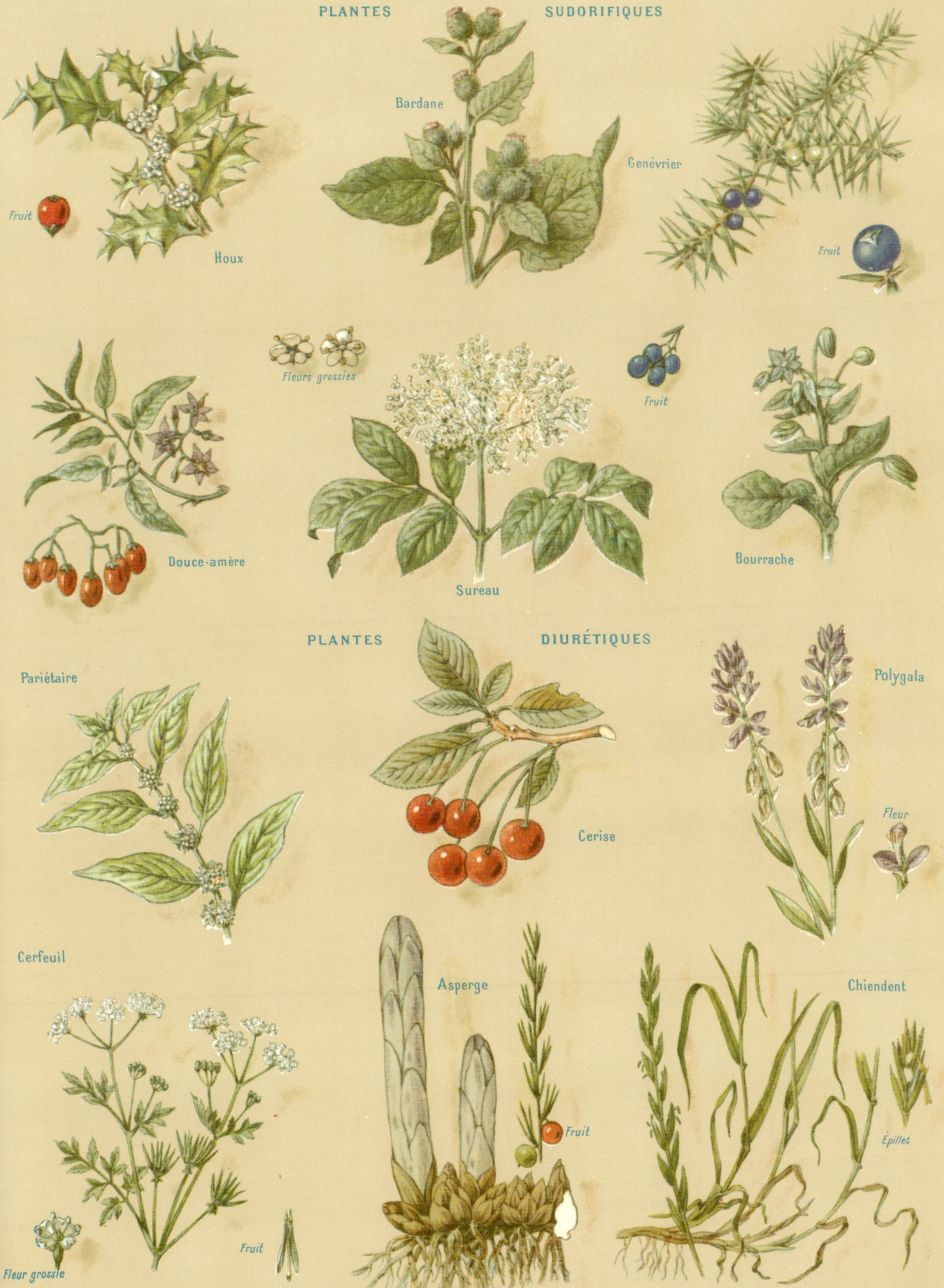

Plantes sudorifiques, diurétiques.

On utilise en teinturerie deux espèces indigènes : le sumac des corroyeurs (*Rhus coriaria*), dont les feuilles broyées sont employées en guise de tan pour la préparation du maroquin; et le sumac des teinturiers (*Rhus cotinus*) ou arbre à perruque, dont les feuilles, l'écorce, les jeunes pousses, sont utilisées pour le tannage et la teinture en jaune.

L'extrait fluide ou teinture d'écorce de racine de *Rhus aromatica* est employé à la dose de V à X gouttes par jour chez les enfants de 2 à 5 ans atteints d'incontinence d'urine.

De nombreuses variétés de *Rhus* sont très vénéneuses. Leurs feuilles contiennent un suc résineux extrêmement âcre et vésicant qui, appliqué sur la peau, l'irrite fortement et y détermine des vésicules, et sur les yeux provoque une ophtalmie intense. Telles sont les espèces américaines *Rhus toxicodendron* et *radicans* (poison ivy), *Rhus venenata* (poison sumac), *Rhus diversiloba* (poison oak).

La sève desséchée de *Rhus vernicifera* (vernis du Japon) fournit une laque qui détermine chez les bûcherons et les ouvriers laqueurs des dermites artificielles qui siègent aux mains, aux avant-bras, à la face et aux organes génitaux externes.

PROPHYLAXIE. Port de gants protecteurs chez les ouvriers ou graissage des mains avant le travail. Lavage et savonnage des mains après le travail.

TRAITEMENT. Laver la peau avec une solution alcoolique d'acétate de plomb. Pulvérisations, pâte de zinc.

SUMBUL. — Ombellifère d'origine persique (*Sumbulus moschatus*) dont la racine, qui contient des résines et une huile volatile, a été employée comme excitant aromatique et comme stimulant du système nerveux, en pilules (5 à 15 cg) ou en teinture (X à XX gouttes) ; son odeur musquée l'a fait entrer dans la parfumerie.

SUPERBAGNÈRES. — Station d'altitude située à 1 800 mètres audessus de Luchon.

INDICATIONS. Malades fatigués, enfants lymphatiques ayant besoin d'être stimulés et fortifiés.

SUPERFÉCONDATION (du lat. *super*, sur, et de *fécondation*). — Fécondation de deux ovules *de la même période d'ovulation* en deux coïts différents. Cela permet, par exemple, la mise au monde par une noire d'un mulâtre et d'un noir, si les fécondations sont dues à un blanc et à un noir.

SUPERFÉTATION (du lat. *super*, sur, et de *fœtus*). — Fécondation successive de deux ovules appartenant *à deux périodes différentes d'ovulation*, produite à un intervalle de plus d'un mois. La deuxième fécondation ne pourrait se faire que durant les quatre premiers mois, avant l'accollement des caduques. On estime que la superfétation n'existe pas dans l'espèce humaine.

SUPERINFECTION ou SURINFECTION. — Nouvelle infection contractée par un sujet déjà infecté et non encore guéri de la première.

SUPINATEURS (Muscles) [du lat. *supinas*, couché à la renverse]. — Muscles de la région externe de l'avant-bras.

Long supinateur. — Muscle allongé qui s'étend du bord externe de l'humérus à la base de l'apophyse styloïde du radius; le nerf radial, qui l'innerve, et les vaisseaux radiaux, l'accompagnent. Il est à la fois fléchisseur de l'avant-bras et supinateur.

Court supinateur. — Il s'étend de l'extrémité inférieure du cubitus et du ligament latéral externe de l'articulation du coude à la face antéro-externe du radius. Innervé par une branche du radial, il fait tourner le radius de dedans en dehors.

SUPINATION. — Mouvement qui place la paume de la main en l'air. V. à PRONATION.

SUPPOSITOIRE (du lat. *supponere*, placer au-dessous). — Cône de suif, de savon, de glycérine ou de beurre de cacao, additionné ou non de médicaments, qu'on introduit dans l'anus pour provoquer une selle ou faire absorber localement un médicament. Certains suppositoires ont la forme d'un œuf ou d'une torpille (*fig.* 1819). Le poids moyen d'un suppositoire est de 3 g pour l'adulte, de 2 g pour l'enfant. On emploie aussi du savon blanc, chez les nourrissons, comme suppositoire.

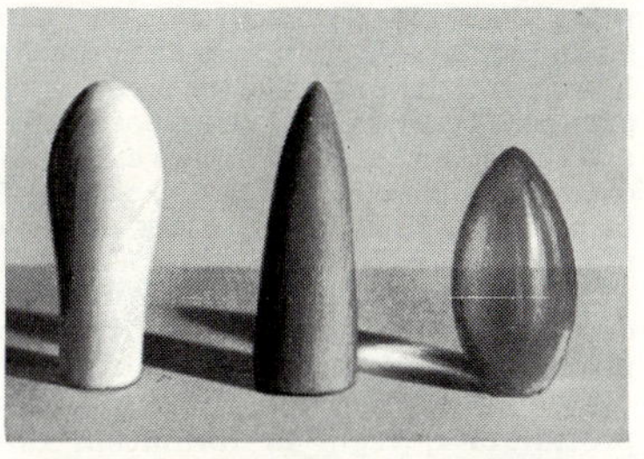

FIG. 1819. — Variétés de suppositoires.
De gauche à droite : Forme torpille, forme obus, forme ovalaire.

SUPPURATION. — Production de pus, consécutive à l'inflammation. V. PUS, ABCÈS, PLAIE, PANSEMENT.

SURALIMENTATION. — Procédé de traitement qui consiste à ajouter à la ration normale une ration supplémentaire dite de guérison, prise soit aux repas, soit dans leur intervalle. Ces aliments doivent être de digestion facile, très nourrissants, sous un petit volume : *lait, œufs, viande crue, féculents, sucre, pâtes, graisses* (huile de foie de morue).

Le choix de l'alimentation et de sa qualité varie suivant l'état de l'individu et ses qualités digestives.

Les périodes de suralimentation ne devront pas être trop longues et seront coupées d'une période de repos. Au besoin, ajouter des digestifs : pepsine, pancréatine.

INDICATIONS. Etat de dénutrition : tuberculose pulmonaire (particulièrement chez les individus jeunes et sans fièvre), neurasthénie, anorexie hystérique, anémie, diabète maigre.

INCONVÉNIENTS. Une alimentation trop abondante peut entraîner des troubles de l'appareil digestif, du foie, des reins, accompagnés des signes de l'intoxication générale, de la dyspepsie, de la congestion hépatique ou cérébrale, de la gravelle, de l'hypertension et de l'artériosclérose; et, ultérieurement, une surcharge graisseuse de l'organisme, de l'obésité.

SURDITÉ. — V. SOURD et SOURD-MUET.

Surdité verbale. — V. APHASIE.

SUREAU — Arbrisseau (*Sambucus nigra*) de la famille des Caprifoliacées, riche en nitrate de potasse, dont on emploie l'écorce, les feuilles, les fleurs et les baies. L'écorce, qui contient de la sambucine et 7 à 8 p. 1 000 de nitre, est douée de vertus diurétiques, sous forme de décoction (deux poignées pour un litre d'eau) ou d'extrait aqueux (0g,50 à 1 g par jour). On peut aussi employer dans l'hydropisie une macération de 10 g d'écorce dans un litre de vin blanc (100 à 200 g par jour).

On utilise les fleurs et les baies de sureau comme sudorifique, comme galactogène et comme topique émollient (infusion à 10 p. 100) ; le suc des baies, sous forme d'extrait (rob de sureau) à la dose de 20 à 30 g, comme laxatif et contre les névralgies. Les fleurs de sureau font partie des espèces purgatives.

On peut substituer au sureau une plante de la même famille, l'hièble (*Sambucus ebulus*).

SURMENAGE. — Troubles causés par un excès de fatigue physique ou intellectuelle. Ils sont dus à l'imprégnation toxique des tissus par les produits du travail organique exagéré, en particulier de l'acide lactique.

Surmenage physique. — V. EXERCICE, ENTRAÎNEMENT, FATIGUE.

Surmenage intellectuel. — Ce surmenage de l'écolier, qui résulte d'une fatigue intellectuelle poussée à l'extrême, est en réalité très rare. Il rend l'enfant plus sensible aux infections, en particulier la tuberculose.

Il convient que le travail scolaire ne puisse entraver la croissance physique régulière de l'enfant. Enfin, il est très important que l'enfant ait l'âge *approprié à sa classe*.

SURRA. — Trypanosomiase des animaux domestiques, causée par *Trypanosoma Evansi*.

SURRÉNALECTOMIE (de *surrénale*, et du gr. *ektomê*, ablation). — Ablation d'une glande surrénale, en cas de tumeur de la glande, de maladie de Buerger, d'hypertension essentielle.

SURRÉNALES (Capsules). — Ce sont deux petits organes glandulaires à sécrétion interne annexés aux reins, dont ils coiffent l'extrémité supérieure (*fig.* 1820).

I. SURRÉNALES (conformation, structure, fonctions et exploration fonctionnelle). — **Structure.** — De couleur jaunâtre et de consistance assez ferme, les surrénales sont deux petites masses aplaties, dont le poids est de 6-7 g environ, et dont la forme, très variable, est, suivant les cas, ovoïde, triangulaire ou en croissant.

Coiffant les reins, appliquées contre la paroi postérieure de cette cavité, immédiatement au-dessous du diaphragme, elles sont placées au-dessus du rein correspondant, de côté et d'autre de la colonne vertébrale et des gros vaisseaux qui en longent les côtés.

La surrénale (*fig.* 1821) comprend une membrane d'enveloppe périphérique, fibreuse et mince, la *capsule,* et une substance, ou *parenchyme,*

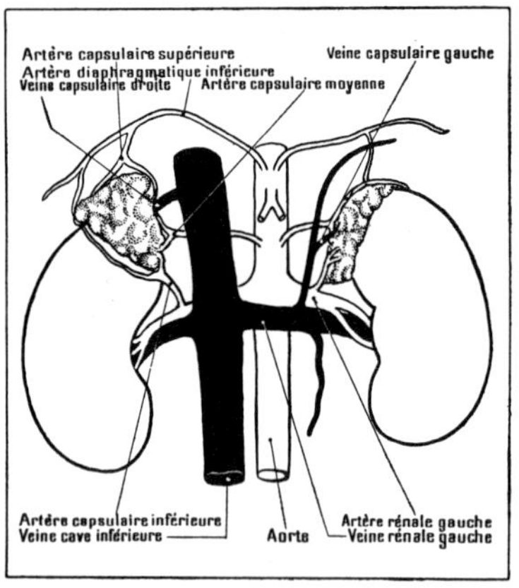

FIG. 1820. — Capsules surrénales.

Emplacement des capsules surrénales et leur vascularisation.

formée de deux parties distinctes : 1° une zone extérieure, périphérique, ferme, jaunâtre, la *zone corticale;* 2° une zone centrale, molle, gris rosé, la *zone médullaire.* Ces deux parties, séparées en deux organes distincts chez certains animaux, ont un rôle physiologique absolument différent.

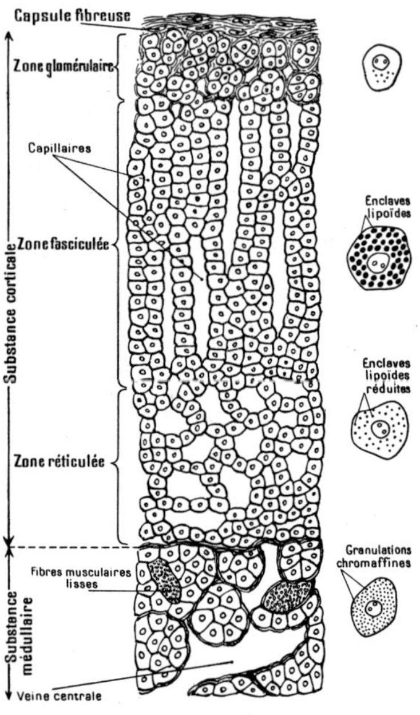

FIG. 1821. — Structure histologique de la substance corticale et de la substance médullaire de la capsule surrénale.

La zone externe ou glomérulaire se présente sous forme d'amas arrondis de cellules. Dans la zone moyenne, ou fasciculée, la plus importante, les cellules sont disposées en cordon épithéliaux. La zone interne du cortex, ou zone réticulée, est faite d'un entrecroisement de travées cellulaires. Les cellules de la substance médullaire sont en cordons formant de larges mailles.

L'ablation totale des deux surrénales provoque chez l'animal la mort en quelques jours avec des signes d'*insuffisance surrénale aiguë.* V. plus loin.

Fonctions. — La *cortico-surrénale,* qui dérive du mésoderme, se divise en trois zones, réticulée, fasciculée et glomérulaire, et est formée de travées de cellules chargées de granulations lipidiques (spongiocytes) ; elle renferme de la choline, du cholestérol, du carotène ou provitamine A, de la vitamine C (acide ascorbique) ; elle est riche en soufre (glutathion).

La glande cortico-surrénale est indispensable à la vie. On en a isolé un très grand nombre d'hormones dérivées des stérols. Ces hormones se groupent en trois catégories de corps dont la composition chimique est voisine, mais dont l'action est très différente, parfois même antagoniste.

Le *premier groupe* est dit « minéraloïde ». Son rôle est indispensable puisqu'il règle la répartition de l'eau et du sel dans l'organisme et empêche leur élimination par le rein. Dans ce groupe, on a pu isoler la corticostérone, qui serait l'hormone définitive, la désoxycorticostérone (D.O.C.A.), qui a été la première hormone utilisée dans la maladie d'Addison (v. plus loin), et l'aldostérone, la plus récemment découverte, qui paraît avoir l'action physiologique la plus importante.

Le *deuxième groupe,* dit « glucido-protidique », règle la formation des glucides à partir des protides et a une action anti-inflammatoire sur le tissu collagène. En font partie la cortisone, principale hormone, l'hydrocortisone.

Le *troisième groupe* a des propriétés androgènes, comme l'hormone testiculaire, l'*adrénostérone.* Ce dernier groupe d'hormones a un rôle anabolique. Ces hormones sont aussi utilisées à titre thérapeutique, et leur synthèse a été réalisée. Aussi sont-elles devenues d'un usage courant tant chez l'homme que chez la femme. On les utilise pour suppléer aux insuffisances de la surrénale, mais aussi et surtout dans le traitement de troubles génitaux.

La *médullo-surrénale* est traversée par une veine centrale accompagnée de capillaires abondants. L'hormone sympathicomimétique sécrétée provoque une élévation de la pression sanguine et une vaso-constriction énergique. V. ADRÉNALINE.

Exploration fonctionnelle. — Elle a subi beaucoup de remaniements du fait de la découverte récente de la genèse des différents composés surrénaux. Citons les dosages classiques : le dosage des 17-cétostéroïdes qui représentent les hormones androgènes; celui des 11-oxystéroïdes. Actuellement, la chromatographie type Dingemanse, la technique de Gornall Mc Donald, la réaction de Porter et Silber sont encore des procédés réservés à des centres spécialisés.

II. SURRÉNALES (maladies). —

Les troubles de fonctionnement des capsules surrénales peuvent être de deux ordres, car ces glandes peuvent réagir aux influences morbides de deux façons, soit par défaut de fonctionnement glandulaire (insuffisance surrénale), qu'on observe surtout dans les inflammations de la glande (voir *Surrénalites*), soit par excès de fonctionnement, qui se manifeste surtout dans les *tumeurs surrénales* (v. plus loin).

Surrénalites aiguës. — Inflammations de la surrénale. Elles s'observent au cours de maladies infectieuses ou de toxi-infections aiguës : diphtérie, grippe, typhoïde, méningococcémie (où l'on a constaté des surrénalites hémorragiques) ; toxicoses de la grossesse, états de choc, brûlures graves étendues. Intoxications diverses : empoisonnements alimentaires par les champignons, intoxication par les gaz suffocants, l'éther, le chloroforme.

Surrénalites chroniques. — S'observent au cours de la tuberculose, de la syphilis, du paludisme.

La *tuberculose* est fréquente; il s'agit de tuberculose fibro- ou ulcéro-caséeuse, qui peut être le substratum de la maladie d'Addison.

La *syphilis,* héréditaire ou acquise, peut retentir sur les surrénales (gommes, sclérose).

SIGNES. Ce sont ceux de l'*insuffisance surrénale.*

Deux symptômes sont particulièrement prédominants : une *asthénie* progressive ou intense d'emblée, une lassitude physique et intellectuelle pouvant aboutir à une prostration et à une apathie complète, et une *hypotension artérielle* (9, 8 et au-dessous), instable, variable d'un moment à l'autre. Souvent, on note la *raie blanche* de Sergent, obtenue en grattant avec le doigt la peau de l'abdomen. Mais la valeur de cette ligne blanche a été niée par d'autres auteurs.

On peut observer aussi des troubles circulatoires, un pouls petit, dépressible, des troubles digestifs (vomissements, diarrhée), des douleurs lombaires ou épigastriques, des troubles cérébraux (somnolence, délire, céphalée). L'amaigrissement, la fonte des masses musculaires, sont habituels.

ÉVOLUTION. Tantôt lente, tantôt aiguë.

Forme lente. — Elle se traduit par un syndrome analogue à celui de la maladie d'Addison (v. plus loin), sans mélanodermie.

Forme aiguë (Syndrome de Sergent et Bernard). — Elle correspond à la diminution brusque ou à la suppression complète des fonctions surrénales.

Elle peut se traduire par des *accidents abdominaux :* douleurs violentes avec vomissements incoercibles, diarrhée, crampes rappelant le choléra. Pouls faible, petit, rapide. Température au-dessous de la normale. Cette forme peut simuler un empoisonnement ou une péritonite.

Parfois, on note des *symptômes nerveux* (encéphalopathie surrénale), se traduisant par des accidents comateux, convulsifs, délirants ou pseudoméningitiques. Dans certains cas, la mort survient subitement, foudroyante, à l'occasion d'un simple mouvement; parfois, elle est précédée de dyspnée et d'angoisse précordiale.

Mais les traitements actuels font envisager le pronostic sous un jour meilleur.

TRAITEMENT. V. *Maladie bronzée d'Addison* (ci-dessous).

Maladie bronzée d'Addison. — Cette affection, caractérisée par une asthénie progressive avec anémie et coloration bronzée des téguments, paraît due à la fois à une insuffisance surrénale lente et à une irritation solaire ou sympathique, qui explique la mélanodermie.

CAUSES. Habituellement, il s'agit d'une tuberculose, souvent bilatérale et primitive, des capsules surrénales (tubercules, caséification, sclérose ou abcès froid) ; plus rarement, d'une syphilis (on a trouvé des tréponèmes dans les capsules surrénales) ou d'un cancer (surrénalite scléreuse).

SIGNES. Il s'agit habituellement de sujets jeunes, de 15 à 30 ans, tuberculeux, qui se plaignent de pertes de forces croissantes, de quelques troubles digestifs et de douleurs vagues. Mais bientôt s'établissent les signes caractéristiques de l'affection : l'*affaiblissement* devient tel, la lassitude est si extrême, que les malades sont incapables du moindre effort physique. Apathiques, ils ne trouvent pas la force de répondre ni de manger.

La force musculaire, recherchée au dynamomètre, s'épuise d'une façon anormalement rapide. Les *troubles gastro-intestinaux* sont constants : non seulement il y a perte complète de l'appétit et constipation habituelle, mais encore des vomissements fréquents, qui se font sans efforts, surviennent d'abord le matin, puis se reproduisent dans la journée, accompagnés de douleurs.

Ces *douleurs névralgiques* siègent spécialement au creux de l'estomac, mais peuvent aussi occuper les flancs ou les reins.

Enfin, le signe le plus caractéristique est la *coloration foncée des téguments* ou *mélanodermie;* la peau prend une teinte gris sépia, sous forme de taches foncées, unies ou avec piqueté marron; cette pigmentation apparaît d'abord au niveau des points exposés à l'air, aux frottements, puis se généralise à tout le corps, en devenant plus foncée, d'un gris brunâtre, bronzée (d'où le nom de « maladie bronzée » donné à l'affection). La pigmentation, encore latente, peut être extériorisée par le moyen d'un sinapisme, de pointes de feu ou d'un petit vésicatoire. Seules, la paume des mains, la plante des pieds et les paupières gardent une coloration normale.

Les muqueuses ne sont pas respectées, la mélanodermie portant aussi sur le palais, la langue et la face interne des joues, où elle dessine des placards irréguliers d'un brun noirâtre.

Il faut enfin signaler quelques troubles circulatoires, tels qu'une sensation continuelle de froid, une hypotension artérielle et une tendance aux évanouissements.

La *radiographie* de la région lombaire montre souvent des calcifications surrénales.

Le *plasma sanguin* révèle une diminution du sodium, du chlore, du glucose, et une augmentation du potassium, de l'urée.

ÉVOLUTION. Elle se faisait vers la mort en moins de deux ans, au cours d'une poussée aiguë de la maladie. Actuellement, l'évolution favorable est la règle chez un malade bien traité, bien suivi, bien surveillé, avec un *traitement hormonal* adapté par le médecin aux circonstances de vie et à l'évolution de la maladie. Mais l'addisonien reste fragile : un traitement insuffisant ou négligé, une maladie intercurrente, une intoxication peuvent le déséquilibrer.

TRAITEMENT. La découverte de nouveaux dérivés de la cortisone permet actuellement un traitement efficace et non dangereux comme l'était le traitement à la D.O.C.A. Cette substance, qui a rendu de grands services, avait l'inconvénient de favoriser la rétention hydro-saline, de donner des accidents de type hypertensif. L'apparition de la cortisone, de l'hydrocortisone et de l'aldostérone permet d'éviter ces accidents. En dehors des poussées aiguës de la maladie, on peut équilibrer un addisonien, soit uniquement par les nouveaux composés, soit par l'association de D.O.C.A. et d'un nouveau corps. Après un traitement d'attaque, il faut naturellement poursuivre indéfiniment le traitement, qui a pour but de pallier l'absence de la sécrétion surrénale. On saura s'aider du sel comme volant régulateur (le sel avant l'ère de la D.O.C.A., était le seul traitement), de la testostérone. A ce traitement médicamenteux, il faut ajouter une règle de vie stricte, évitant en particulier toute fatigue et tout médicament toxique.

Tumeurs surrénales (Surrénalomes). — **Tumeurs bénignes.** — Ce sont les fibromes, kystes, adénomes; elles passent souvent inaperçues.

Tumeurs malignes. — Elles sont primitives ou secondaires à un cancer du voisinage (rein, pancréas, estomac). Ce sont des épithéliomas typiques ou atypiques, souvent bilatéraux, qui essaiment souvent des métastases dans le foie, les poumons, le crâne. Les tumeurs peuvent se développer aux dépens de la médullaire ou de la corticale.

Tumeurs médullo-surrénales. — Elles peuvent dériver des cellules sympathiques embryonnaires (sympathoblastome) ou différenciées (ganglioneurone) ou des cellules endocriniennes (paragangliome).

SIGNES. Crise d'*hypertension artérielle paroxystique* avec maximum dépassant 30 durant quelques minutes à deux ou trois heures, s'accompagnant de constriction douloureuse des membres inférieurs, du thorax, puis de la tête, avec pâleur, angoisse. Ces crises, d'abord espacées, peuvent aboutir ultérieurement à une hypertension permanente.

Tumeurs de la cortico-surrénale. — Elles peuvent demeurer latentes ou se manifester par des troubles génitaux (*syndromes surréno-génitaux*). Ceux-ci affectent divers types.

Pseudo-hermaphrodisme. — Dû ordinairement à une tumeur bénigne de la surrénale. Il s'agit habituellement de filles qui sont prises pour des garçons; un clitoris anormalement développé en impose pour un pénis; le scrotum est vide, mais des bourrelets graisseux peuvent simuler des testicules. Le toucher rectal peut révéler la présence d'une prostate et de vésicules séminales; des poils apparaissent sur l'abdomen, les cuisses, au visage; la voix, le caractère, sont ceux d'un homme.

L'ecoulement menstruel est pris pour une hématurie. Les actes sexuels peuvent donner le change par de fausses érections et éjaculations.

Puberté précoce. — Elle apparaît dans les deux sexes entre trois et cinq ans.

Chez la fillette. — Les organes génitaux externes sont hypertrophiés; la taille augmente et s'accompagne d'obésité et d'hirsutisme; psychisme peu développé.

Chez le garçon. — Même hypertrophie des organes génitaux externes avec obésité et hirsutisme; croissance rapide de la taille et hypertrophie musculaire donnant une image d'un enfant hercule.

EVOLUTION. Vers la cachexie et la mort en 2-3 ans, par développement de la tumeur, souvent maligne secondairement, de la corticale.

Virilisme surrénal. — Affection acquise survenant chez une femme encore jeune, et provoquée par une tumeur maligne de la corticale.

La peau perd sa douceur et se couvre de poils (hirsutisme) : à la lèvre supérieure, au menton, aux joues, aux tempes, entre les seins, entre les omoplates, sur la ligne blanche. Les règles s'arrêtent, la voix devient grave, la force musculaire augmente, le caractère devient violent, batailleur.

La frigidité est de règle; parfois, inversion sexuelle. Obésité avec vergetures pourpres ou rosées; tension artérielle élevée; parfois, diabète; altérations osseuses visibles à la radiographie; troubles mentaux.

EVOLUTION. Au bout d'un an ou deux, l'état général décline rapidement : amaigrissement, cachexie, métastases diverses et mort.

Syndrome de Cushing. — Pour certains auteurs, ce syndrome est dû à une tumeur basophile de l'hypophyse; pour d'autres, il est réalisé par une tumeur cortico-surrénale. Il se traduit par de l'obésité, de l'hirsutisme, une insuffisance génitale (aménorrhée), une ostéoporose vertébrale douloureuse, une hypertension des vergetures.

Ce syndrome survient, en général, chez la femme aux environs de la vingtième année.

SURRÉNALITE. — Inflammation des capsules surrénales. V. SURRÉNALES (Capsules) [maladies].

SURRÉNALOME (ou Epinéphrome). — Tumeur de la glande surrénale. V. SURRÉNALES (Capsules).

SURVIE. — Chance de vivre que possède chaque individu. V. LONGÉVITÉ.

Au cours d'un accident. — Voici les dispositions du Code civil.

ART. 720. — Si plusieurs personnes respectivement appelées à la succession l'une de l'autre périssent dans un même événement, sans qu'on puisse reconnaître laquelle est décédée la première, la présomption de survie est déterminée par les circonstances de fait, et, à leur défaut, par la force de l'âge ou du sexe.

ART. 721. — Si ceux qui ont péri ensemble avaient moins de 15 ans, le plus âgé sera présumé avoir survécu. S'ils étaient tous au-dessus de 60 ans, le moins âgé sera présumé avoir survécu.

ART. 722. — Si ceux qui ont péri ensemble avaient 15 ans accomplis et moins de 60 ans, le mâle est toujours présumé avoir survécu lorsqu'il y a égalité d'âge ou si la différence qui existe n'excède pas une année. S'ils étaient du même sexe, le plus jeune est présumé avoir survécu au plus âgé.

SUS-ÉPINEUX (Muscle). — Muscle triangulaire logé dans la fosse sus-épineuse de l'omoplate et allant de cette fosse au trochiter de l'humérus. Innervé par le nerf sus-scapulaire, il porte le bras en haut et en dedans.

SUSPENSION. — Procédé thérapeutique permettant une traction progressive contrôlée, réglable soit par le malade, soit par le médecin (*fig.* 1822).

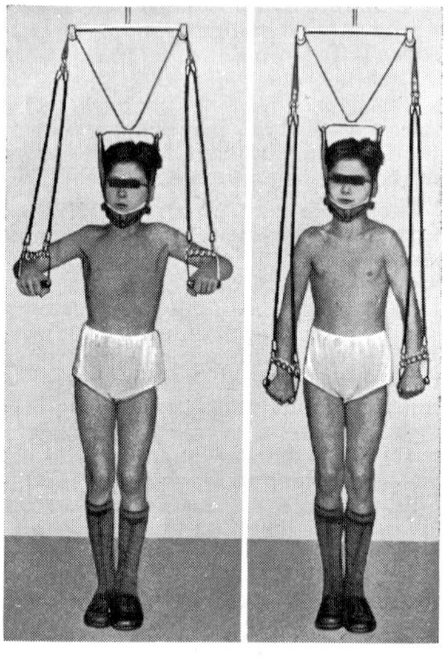

FIG. 1822. — Dispositif de suspension permettant le contrôle de la traction par le malade. Position de repos et en traction. (*Coll. Oblet-Ducroquet.*)

La traction est exercée sur toute la longueur de la colonne vertébrale et peut être utilisée : 1° dans les déformations vertébrales de l'adolescence; 2° dans les affections douloureuses par compression radiculaire ou rhumatisme vertébral.

SUSPENSOIR (*fig.* 1823). — Sorte de poche en toile ou en filet cousue sur une bande de toile formant ceinture.

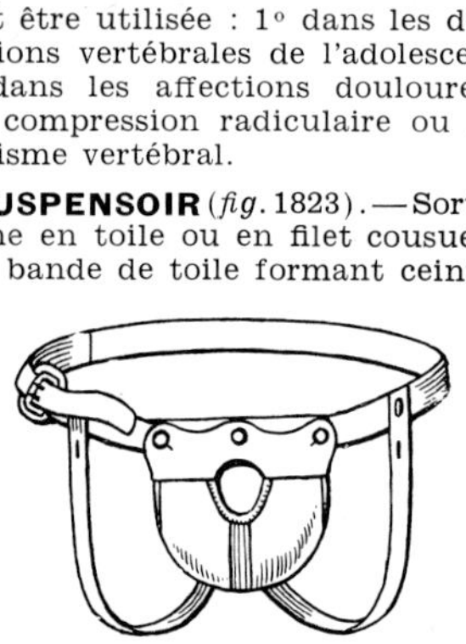

FIG. 1823. — Suspensoir.

Ce petit bandage est destiné à soutenir le scrotum dans les maladies de cet organe et du testicule (v. MASCULINS [Organes génitaux] : *Orchite*), et des veines de la région (v. VARICOCÈLE). Des sous-cuisses peuvent être ajoutées pour assurer le maintien.

SUTURE (du lat. *suo,* je couds). — Réunion de deux parties de peau par des fils (*fig.* 1824), auxquels on fait traverser la peau au moyen d'aiguilles spéciales (*fig.* 1824).

Certaines de ces aiguilles ont leur trou (chas) fermé par une sorte de

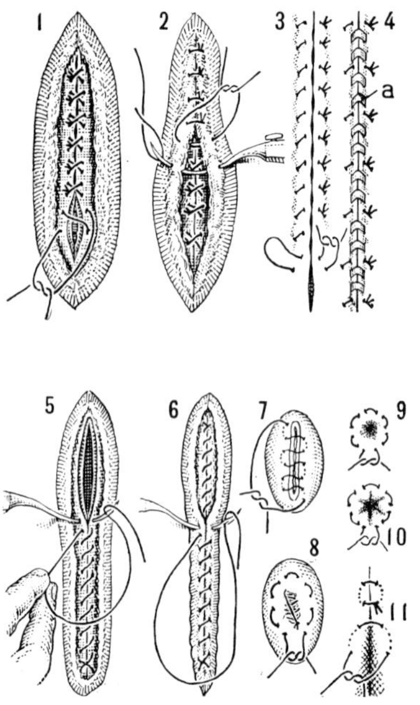

FIG. 1824. — Sutures.
Points séparés pour sutures : 1. Musculaire; 2. Du tissu sous-cutané; 3 et 4. Du tissu cutané, avec agrafes (*a*). Surjets pour sutures : 5. Musculaire; 6. Du tissu sous-cutané; 7. Des intestins (1er surjet); 8. Des intestins (2e surjet); 9. D'une perte de substance; 10. Enfouissement; 11. Enfouissement (points séparés).

loquet, ce qui facilite le passage du fil et son enlèvement, comme dans l'aiguille de Reverdin.

SUTURE (Articulation). — Mode d'articulation des os du crâne et de la face. Elle s'opère par des procédés divers : 1° séries de saillies s'emboîtant dans des trous de l'autre os (articulation du frontal et du sphénoïde); 2° intercalement du bord de l'un dans une fissure de l'autre (articulation de l'ethmoïde dans le maxillaire); 3° accrochage par une apophyse (palatin ou maxillaire); 4° une écaille (temporo-pariétale); 5° adjonction des cellules (ethmoïde avec ses voisins); 6° des chevilles (frontal et apophyse nasale du maxillaire).

SYCOSIS (du gr. *sukon,* figue). — Folliculites suppurées profondes, groupées parfois en nappes indurées dans les régions pilaires (barbe, moustache, cuir chevelu) et causées soit par des microbes pyogènes, soit par des trichophytons. V. TEIGNE.

Le *sycosis simple,* dû ordinairement au staphylocoque doré, débute par des papules autour des poils, de la dimension d'une petite lentille, saillantes, érythémateuses, bien vite centrées par une pustule, à laquelle succède une croûte. Le malade ressent une sensation de forte cuisson.

Le *sycosis sous-narinaire* siège dans la partie de la moustache qui est sous-jacente aux deux narines.

Le *sycosis de la nuque* constitue l'*acné chéloïdienne.*

On a appelé *sycosis lupoïde* une forme infiltrée et inflammatoire avec chute définitive des poils au centre.

TRAITEMENT. Supprimer le rasoir; couper le poil ras ou, mieux, épiler à la pince ou par radiothérapie. Cataplasmes de fécule ou glycérolé d'amidon. Pulvérisations à l'eau de Dalibour.

Pommade au soufre et au tanin. Dans la folliculite décalvante, lotion à l'iode ou au sublimé.

Application de pommades soufrées, à l'ichtyol ou au turbith minéral.

Dans certains cas, il peut être bon de recourir aux cautérisations ignées ou aux scarifications.

Les vaccins, le bactériophage, les sulfamides, la pénicilline, donnent des résultats inconstants.

SYLVANES (Aveyron). — Petite station d'eaux ferrugineuses, bicarbonatées calciques.

CURE. Boisson, bains.

INDICATIONS. Anémie, chlorose, maladies de l'estomac et du foie; affections utérines, névropathies.

SYMBIOSE (du gr. *sun,* avec, et *bios,* vie). — Association de deux ou plusieurs organismes vivant l'un à côté de l'autre sans se nuire, et dans certains cas profitant même du développement de l'autre.

SYMBIOTE. — Bactéries venues de l'extérieur, incluses dans le protoplasme cellulaire et vivant en étroite communauté avec la cellule dans laquelle elles sont enfermées. Des tissus glandulaires (testicules, ovaires, pancréas) peuvent, dans certaines conditions, livrer leurs symbiotes vivants et cultivables. Ces symbiotes joueraient le rôle de vitamines dans l'organisme, et l'adjonction de symbiotes isolés, vivants, à un régime de carence, amènerait rapidement la disparition des troubles morbides.

SYMBLÉPHARON (du gr. *sun,* avec, et *blepharon,* paupière). — V. à ŒIL (maladies des paupières).

SYMPATHECTOMIE. — Excision d'un segment de la chaîne du sympathique, d'un ganglion, ou du réseau péri-artériel, préconisée dans le traitement de certaines douleurs, dans l'angine de poitrine, dans les artérites, les spasmes et l'hypertension artérielle, dans la maladie de Raynaud, dans l'asthme, dans le rhumatisme chronique.

SYMPATHICOLYTIQUE (de *sympathique,* et du gr. *luein,* détruire). — Qui paralyse le système nerveux sympathique.

SYMPATHICOMIMÉTIQUE (de *sympathique,* et du gr. *mimeomai,* ressembler). — Qui imite l'action du sympathique.

SYMPATHICOTHÉRAPIE (de *sympathique,* et du gr. *therapeia,* traitement). — V. RÉFLEXOTHÉRAPIE.

SYMPATHICOTONIE (de *sympathique,* et du gr. *tonos,* ressort). — Constitution caractérisée par une sensibilité spéciale du *système nerveux sympathique* (v. ce mot). La sympathicotonie s'oppose à la *vagotonie.*

SYMPATHIQUE (du gr. *sun,* avec, et *pathos,* affection). — Se dit du trouble d'un organe qui retentit sur un autre organe.

Ophtalmie sympathique. — V. ŒIL (maladies de l'ensemble de l'œil).

SYMPATHIQUE (Système nerveux). — Partie du système nerveux constituée dans le crâne et de chaque côté de la colonne vertébrale par une chaîne de ganglions reliés entre eux par un cordon nerveux et réunis par des filets avec les nerfs rachidiens.

Anatomie. — Dans le crâne, les ganglions géniculé, ophtalmique, otique, sphéno-palatin, sont rattachés au système sympathique. Au cou, il existe *deux ou trois paires de ganglions cervicaux;* au thorax, *douze paires thoraciques;* dans l'abdomen, *cinq paires lombaires;* dans le bassin, *quatre paires sacrées.*

Chaque ganglion sympathique reçoit des *branches afférentes,* provenant soit des nerfs crâniens, soit des nerfs rachidiens, et émet des *branches efférentes,* qui se rendent dans les principaux viscères, en s'anastomosant en plusieurs points pour former des *plexus.*

Sympathique cervical. — Il est représenté par deux ou trois ganglions

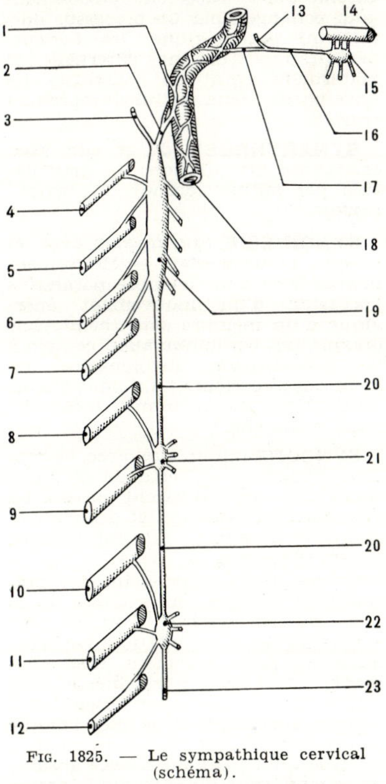

FIG. 1825. — Le sympathique cervical (schéma).

1. Filet carotido-tympanique; 2. Filet crânien antérieur; 3. Filet crânien postérieur; 4 à 11. 1re, 2e, etc., paires cervicales, avec leurs *rami communicantes;* 12. 1re paire dorsale, avec son *ramus communicans;* 13. Rameau crânien du nerf vidien; 14. Nerf maxillaire supérieur; 15. Ganglion sphéno-palatin; 16. Nerf vidien; 17. Rameau carotidien du nerf vidien; 18. Carotide interne avec son plexus carotidien; 19. Ganglion cervical supérieur; 20. Sympathique cervical; 21. Ganglion cervical moyen; 22. Ganglion cervical inférieur; 23. Sympathique thoracique.

reliés par un cordon intermédiaire (*fig.* 1825).

Ganglion cervical supérieur. — C'est le plus volumineux; allongé et fusiforme, long de 2 à 4 cm, il est profondément situé de chaque côté du pharynx, au-devant du muscle grand droit antérieur.

Ganglion moyen. — Inconsistant, il est situé, quand il existe, au-devant de la cinquième ou sixième vertèbre cervicale.

Ganglion cervical inférieur ou étoilé (stellaire). — Plus volumineux que le moyen, il est long de 8 mm environ; il est souvent fusionné avec le premier ganglion dorsal et affecte une forme variable, irrégulièrement arrondie, étoilée ou semi-lunaire. Il est parfois divisé en deux parties, reliées entre elles par des filets nerveux, et profondément situé au-devant de la première articulation costo-vertébrale, dans une fossette, au-dessus et en arrière du dôme pleural.

Chacun des ganglions est relié aux branches antérieures des nerfs cervicaux par des *rami communicantes.*

D'autre part, chaque ganglion émet un certain nombre de branches : du *ganglion cervical supérieur* partent de nombreuses branches anastomotiques pour les nerfs glosso-pharyngien, pneumo-gastrique et hypoglosse; des filets pour le *plexus carotidien,* qui émet le nerf carotico-tympanique et le nerf vidien, puis pour le *plexus caverneux,* d'où partent des filets pour les nerfs moteurs de l'œil, le nerf ophtalmique, le ganglion de Gasser, le ganglion ophtalmique, des filets pour l'hypophyse, les méninges, le pharynx, l'œsophage, le larynx, la thyroïde et le cœur (*nerf cardiaque supérieur*); le *ganglion moyen* émet des branches thyroïdiennes et cardiaques (*nerf cardiaque moyen*); le *ganglion inférieur* émet des branches pour l'artère sous-clavière et ses branches (nerfs vasomoteurs du membre supérieur), une branche ascendante, le *nerf vertébral,* qui accompagne l'artère vertébrale dans le canal des apophyses transverses des vertèbres cervicales, et des rameaux cardiaques (*nerf cardiaque inférieur*).

Les trois nerfs cardiaques s'anastomosent entre eux pour former le *plexus cardiaque* autour du cœur.

Au thorax, les branches efférentes des ganglions forment les *plexus œsophagien, bronchique, pulmonaire;* les *deux grands nerfs splanchniques* et les *deux petits nerfs splanchniques,* qui aboutissent aux *ganglions semi-lunaires,* d'où partent les *plexus solaire* et *rénal* (*fig.* 1826).

Dans l'abdomen, les branches efférentes des ganglions lombaires fournissent le *plexus mésentérique inférieur* et *lombo-aortique.*

Dans le bassin, les branches des ganglions sacrés forment le *plexus hypogastrique.* V. pl. en couleurs, à CERVEAU.

Fonctions. — Le sympathique est un système régulateur de la vie végétative.

Ce système nerveux involontaire ou végétatif se compose de deux systèmes :

1° Le *sympathique vrai,* ci-dessus défini, qui commande spécialement les systèmes vasculaire et pileux, règle le jeu des sphincters, dilate la pupille;

2° Le *parasympathique,* qui comprend une partie céphalo-thoracique, formée par des fibres de plusieurs nerfs crâniens, spécialement du nerf pneumogastrique (ou nerf *vague*), et une partie pelvienne, née de la moelle

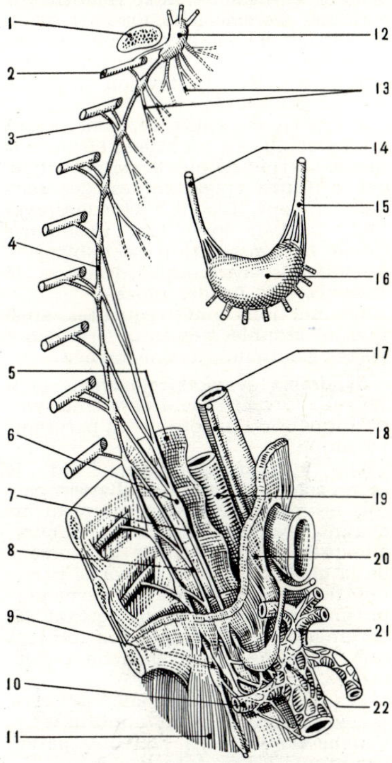

FIG. 1826. — Sympathique thoracique droit et nerfs splanchniques.

1. Coupe de la première côte; 2. Nerfs intercostaux; 3. *Rami communicantes;* 4. Chaîne ganglionnaire thoracique; 5. Colonne vertébrale; 6. Ganglion de Lobstein; 7. Nerf grand splanchnique; 8. Nerf petit splanchnique; 9. Sympathique lombaire; 10. Artère rénale; 11. Psoas; 12. Ganglion cervical inférieur (ou stellaire); 13. Nerfs viscéraux; 14. Grand splanchique; 15. Pneumogastrique droit; 16. Ganglion semi-lunaire droit; 17. Œsophage; 18. Nerf pneumogastrique droit; 19. Aorte; 20. Diaphragme; 21. Tronc cœliaque; 22. Plexus solaire.

sacrée. Il commande les appareils digestif et respiratoire, rétrécit la pupille.

Les fibres de ces deux systèmes, souvent confondues anatomiquement, ont physiologiquement un antagonisme constant. Du maintien de l'équilibre entre leur puissance, leur *tonus,* dépend l'état de santé; de sa rupture naîtra l'état pathologique. Si l'influence de l'un des systèmes prédomine, il sera en hypertonie et l'autre en hypotonie relative, et inversement.

Troubles du système nerveux involontaire. — En clinique, on schématise deux grands syndromes.

Syndrome parasympathicotonique ou vagotonique. — Il exprime l'hypertonie du parasympathique (ou encore l'hypotonie du sympathique).

Les *vagotoniques* ont le visage pâle, le teint mat, des pupilles étroites, des larmes abondantes. Les extrémités, surtout les mains, sont légèrement violacées, moites et froides.

Ils transpirent facilement aux aisselles, aux pieds.

Ils ont fréquemment des angines, du catarrhe nasal ou bronchique. La respiration est entrecoupée de soupirs. Certains éprouvent de l'oppression respiratoire et des accès d'asthme.

Le cœur est irrégulier, le pouls lent, à 60 et au-dessous; il se ralentit encore lors des émotions, avec sensation de vertige, et par la compression des globes oculaires (réflexe oculo-cardiaque exagéré). La tension artérielle est un peu élevée.

L'appétit est conservé, mais, avant qu'il soit apaisé, les sujets éprouvent une sensation de plénitude gastrique, des brûlures épigastriques, des renvois. Souvent, ils sont aérophages, avalant de l'air avec leur abondante salive. La constipation est habituelle, quelquefois entrecoupée de crises de diarrhée à la fin des repas.

Les mictions sont fréquentes, ainsi que les troubles génitaux (éréthisme, pertes séminales, dysménorrhée).

Syndrome sympathicotonique. — Il exprime l'hypertonie du système sympathique (ou l'hypotonie du parasympathique).

Les *sympathicotoniques* ont le faciès coloré, les pupilles dilatées, parfois les yeux saillants. Leur peau est chaude, sèche par absence de sueurs; elle présente souvent le phénomène de la chair de poule (provoqué par le réflexe pilo-moteur). Le dermographisme est accusé : en frottant les téguments avec l'ongle, on obtient une trace rouge ou blanche persistante.

Les sécrétions lacrymale, salivaire, bucco-pharyngée, sont diminuées; la bouche est sèche. Il y a constipation par atonie gastro-intestinale.

Les sujets sont maigres et se plaignent de palpitations, de bouffées de chaleur. Le pouls est rapide, entre 100 et 120, augmentant par paroxysmes et par la compression des globes oculaires. La tension artérielle maximum dépasse un peu la normale.

La température est souvent au-dessus de 37°, s'élevant pour des causes minimes. Ces sympathicotoniques ont souvent du tremblement, de l'insomnie, de la céphalée, une irritabilité spéciale et même des troubles phobiques ou un état anxieux.

— Ainsi schématisés, les deux syndromes précédents, qui furent décrits par Eppinger et Hess, ne sont pas toujours aussi nets. Ils peuvent coexister, s'intriquer même, chez des sujets qui ont à la fois des symptômes de la série vagotonique et de la série sympathicotonique. Ce sont les *neurotoniques*. Ces malades présentent :

Des *signes de sympathicotonie :* bouffées de chaleur, palpitations, douleurs précordiales à type d'angor, tremblement des extrémités, dermographisme accusé;

Des *signes de vagotonie :* digestions lentes avec somnolence, pseudo-asthme.

De constitution émotive, ils ont facilement des troubles vaso-moteurs : rougeur brusque du visage succédant à une pâleur exagérée, érythème pudique de la face antérieure du thorax. Le pouls est instable, s'accélérant au moindre effort.

Souvent, ces sujets sont considérés comme des névropathes, et pourtant ces troubles traduisent un état de déséquilibre du système nerveux végétatif, avec prédominance, suivant les prédispositions individuelles et même suivant le moment, de la vago- ou de la sympathicotonie.

Epreuves biologiques. — Des tests permettent de classer plus rigoureusement les sujets dans l'une ou l'autre série.

1° Le *réflexe oculo-cardiaque,* exagéré chez les vagotoniques, est absent ou inversé chez les sympathicotoniques.

2° Le *réflexe pilo-moteur,* exagéré dans la sympathicotonie, consiste en l'apparition de la chair de poule, spécialement par excitation cutanée au niveau de la nuque.

3° Les *épreuves à l'adrénaline et à l'atropine,* en injections sous-cutanées de 1 mg, donnent des résultats intéressants. L'adrénaline est un excitant du sympathique, l'atropine un paralysant du pneumogastrique. Aussi, leur injection ne détermine aucun trouble, au contraire, chez les vagotoniques. Mais elle exagère les manifestations de la sympathicotonie, notamment la dilatation de la pupille, l'accélération du pouls, qui sont d'une constatation objective facile.

4° *L'épreuve à la pilocarpine,* en injection sous-cutanée de 1 cg, constitue l'épreuve inverse. La pilocarpine, excitant du pneumogastrique, reste sans effet notable chez les sympathicotoniques, mais elle exagère les troubles des vagotoniques, provoquant sudation et salivation, nausées, diarrhée, chute de la tension artérielle.

CAUSES. Ces déséquilibres du système végétatif ont des applications pratiques.

Les *syndromes vagotoniques* s'observent au cours de la crise d'asthme, des crises gastriques du tabès, dans les névroses gastriques, dans l'ulcère de la petite courbure, dans certains troubles menstruels, etc.

Les *syndromes sympathicotoniques* peuvent être globaux ou localisés.

L'atteinte du sympathique cervical peut se produire par : *a*) des syndromes oculaires (pâleur de la face, élargissement de la fente palpébrale, exophtalmie, myosis) en cas d'excitation; l'inverse (en cas de paralysie) constitue le syndrome de Claude Bernard-Horner; *b*) de l'hémiatrophie faciale; *c*) de la migraine.

Celle du sympathique médiastinal se manifeste par des palpitations, des douleurs thoraciques.

L'atteinte du sympathique abdominal semble expliquer les crises douloureuses au cours des péritonites, des pancréatites, des cancers intestinaux, etc.

TRAITEMENT. I. *Des troubles vagotoniques.* — Adrénaline, éphédrine, benzédrine; atropine ou belladone.

II. *Des troubles sympathicotoniques.* — Pilocarpine, ésérine, solanine, yohimbine, tartrate d'ergotamine.

Infiltration du système sympathique. — V. INFILTRATION.

SYMPATHOME. — Tumeur développée aux dépens des cellules embryonnaires dans la chaîne sympathique prévertébrale et médullo-surrénale.

SYMPHYSE (gr. *sumphusis; sun,* avec, et *phusein,* croître). — En anatomie, articulation très faiblement mobile, telle que la symphyse pubienne, le mode d'articulation des vertèbres entre elles, etc.

En pathologie, le mot « symphyse » désigne les adhérences anormales des deux feuillets d'une séreuse. Ex. : *symphyse cardiaque,* adhérence des deux feuillets du péricarde; *symphyse pleurale,* adhérence des deux feuillets de la plèvre.

SYMPHYSÉOTOMIE (de *symphyse,* et du gr. *tomê,* section). — Opération, peu employée aujourd'hui, consistant à sectionner le fibro-cartilage qui unit les deux os du bassin à la partie inférieure du ventre. Elle est indiquée lorsqu'un bassin trop étroit empêche l'accouchement. On préfère actuellement l'opération césarienne.

SYMPTÔME (du gr. *sun,* avec, et *piptein,* tomber). — Trouble causé par une maladie. Il peut être *subjectif,* quand il est perçu par le malade, ou *objectif,* quand il est constaté par le médecin.

SYNAPSE (du gr. *sunaptô,* je lie ensemble). — 1° Lieu de connexion de deux neurones; 2° Stade important de la préméiose, au cours duquel les chromosomes s'accolent étroitement pour échanger, par un processus normal ou pathologique, les facteurs héréditaires d'origine paternelle et maternelle avant de constituer les noyaux de deux cellules reproductrices.

SYNARTHROSE (du gr. *sun,* avec, et *arthron,* articulation). — Articulation par suture (crâne). V. ARTICULATION.

SYNCINÉSIE (du gr. *sun,* avec, et *kinesis,* mouvement). — Mouvement involontaire d'un membre paralysé à l'occasion d'un mouvement énergique d'un membre sain (hémiplégie organique). On donne aussi ce nom à la participation involontaire des membres supérieurs aux mouvements alternatifs des membres inférieurs dans la marche.

SYNCOPE (du gr. *sun,* avec, et *koptein,* couper). — Perte de connaissance avec arrêt apparent ou réel des battements cardiaques et des mouvements respiratoires. Elle est bénigne ou grave suivant les cas.

SIGNES. La syncope peut être précédée de vertiges, de troubles de la vue, de tintements d'oreilles, de sueurs froides. L'individu tombe brusquement (plus rarement graduellement) sur le sol, y gît inerte, sans respiration; le pouls est absent ou à peine perceptible; si on met l'oreille sur sa poitrine, au niveau du cœur, il est rare qu'il y ait un silence absolu; on entend comme des bruits lointains et mal frappés. La face est pâle, décolorée, de même que le reste de la peau; les lèvres sont blanches, les extrémités froides, et la sueur perle sur le front et les tempes.

Lorsque le retour à la vie s'effectue, la face se colore progressivement en rose, les battements du cœur deviennent de plus en plus forts et le malade semble sortir d'un sommeil profond (quelquefois avec une sensation délicieuse).

La syncope peut avoir un effet bienfaisant, comme chez les noyés, où elle évite l'asphyxie; à la suite d'une hémorragie, par son action favorable sur la formation d'un caillot.

CAUSES. La syncope peut être causée par une *émotion* vive, une *indigestion* ou une *douleur* violente (syncope réflexe).

La syncope *anémique* survient après les grandes hémorragies; la syncope *toxique* se produit au début de l'anesthésie chloroformique. Dans les *maladies infectieuses* (typhoïde, diphtérie), la syncope témoigne d'une insuffisance du myocarde ou d'une atteinte bulbaire : c'est un signe grave. La syncope s'observe dans l'affection du cœur et de l'aorte (angine de poitrine, myocardites), dans certaines maladies du *système nerveux* (affection bulbaire, hystérie).

TRAITEMENT. *Agir vite.* Porter le malade au grand air, le coucher à plat, la tête plus basse que les épaules. On doit même, si la syncope se prolonge, faciliter l'afflux du sang vers le cerveau en soulevant le corps par les pieds; ouvrir les vêtements (col, cravate, chemise, gaine). Affusion d'eau au visage; inhalation de vinaigre, d'ammoniaque ou de sels anglais. Application de sinapismes aux jambes. Injection intramusculaire de caféine, d'huile camphrée ou d'éther, de désoxycorticostérone. Tractions rythmées de la langue, respiration artificielle. Dans les syncopes graves, dans la syncope opératoire ou postchloroformique, on peut recourir au *massage du cœur,* soit après résection de la paroi thoracique précordiale, soit après laparotomie, en saisissant le cœur à travers le diaphragme; ce massage doit être mis en œuvre au plus tard cinq minutes après l'arrêt des battements du cœur. Une autre méthode consiste à faire une *injection intracardiaque* de solution d'adrénaline (1 à 2 cm^3 de solution au millième) ou de coramine, en enfonçant une aiguille de 6 à 8 cm dans le quatrième espace intercostal gauche, au ras du sternum.

SYNCYTIUM. — Masse protoplasmique continue, riche en noyaux, tapissant les villosités choriales, et pouvant dégénérer en tumeur (*syncytiome* ou *déciduome*).

SYNDACTYLIE (du gr. *sun,* avec, et *daktulos,* doigt). — Union d'un ou de plusieurs doigts ensemble. V. DOIGTS.

SYNDESMOTOMIE (du gr. *sundesmos,* ligament, et *tomê,* section). — Section des ligaments articulaires.

SYNDROME (du gr. *sun,* avec, et *dromos,* concours). — Association de plusieurs symptômes.

On distingue plusieurs grands syndromes cliniques qui sont composés de l'ensemble des signes répondant à une même cause; ainsi, il existe un *syndrome hémorragique,* dont la cause peut être une rupture de la rate, un accident de grossesse extra-utérine, une plaie artérielle ou toute autre cause d'hémorragie importante. Citons le *syndrome toxique,* le *syndrome infectieux,* le *syndrome du choc traumatique,* etc. Ailleurs, le mot *syndrome* est synonyme de *maladie* ou désigne un ensemble de signes dont la cause est connue ou non.

Syndrome de Cl. Bernard-Horner. — Association du myosis, du rétrécissement de la fente palpébrale et d'énophtalmie. Dû à une lésion du sympathique cervical du même côté.

Syndrome de Brown-Séquard. — V. MOELLE ÉPINIÈRE.

Syndrome de Budd-Chiari. — Voir *Supplément.*

Syndrome de Bywaters. — Choc traumatique d'un type spécial et de haute gravité dû au broiement de masses musculaires importantes. Cette gravité provient d'un blocage du fonctionnement rénal.

Syndrome de Demons-Meigs. — V. *Supplément.*

Syndrome d'Ehlers-Danlos. — Hyperélasticité et fragilité cutanée, pseudo-tumeurs, hypermobilité articulaire.

Syndrome entéro-rénal. — V. COLIBACILLOSE.

Syndrome général de l'adaptation. — V. ADAPTATION, au *Supplément.*

Syndrome de Gougerot-Sjögren. — Diminution ou arrêt de la sécrétion des glandes lacrymales, salivaires, avec kérato-conjonctivite, xérostomie, rhinite, pharyngo-laryngite sèche, polyarthrite.

Syndrome de Heerfordt. — V. *Supplément.*

Syndrome de Klinefelter. — V. *Supplément.*

Syndrome de Klippel-Feil. — Malformation de la colonne cervicale se traduisant par l'absence apparente de cou.

Syndrome de Klippel-Trénaunay. — Nævus étendu à un membre, s'accompagnant d'une hypertrophie osseuse correspondante.

Syndrome de Laurence-Biedl. — Affection congénitale et héréditaire caractérisée par une obésité, une aplasie génitale, une rétinite pigmentaire, une polydactylie et de l'arriération mentale.

Syndrome de Libman-Sachs. — Polyarthrite fébrile, s'accompagnant de manifestations cutanées à type lupus érythémateux, endo-péricardite, parfois pleurésie.

Syndrome de Löffler. — Poussées fluxionnaires du poumon décelables à la radiographie et s'accompagnant d'éosinophilie sanguine.

Syndrome de Sergent-Bernard. — Insuffisance surrénale aiguë. V. SURRÉNALES (Capsules).

SYNÉCHIE (du gr. *sun,* avec, et *ekhein,* tenir). — Adhérence de l'iris à la cornée ou de l'iris au cristallin. V. ŒIL (maladies de l'iris).

SYNERGIE (du gr. *sun,* avec, et *ergon,* travail). — Action simultanée de plusieurs muscles ou organes, à l'état normal ou pathologique, soit volontairement, soit involontairement, en vue du même résultat.

SYNOSTOSE (du gr. *sun,* avec, et *osteon,* os). — Soudure des os, qui débute pour les os du crâne vers quarante-cinq ans, mais peut être retardée ou avancée.

SYNOVECTOMIE. — Opération qui consiste à enlever la capsule et les fongosités que peut contenir une articulation malade, en respectant les extrémités articulaires.

SYNOVIALE, SYNOVIE, SYNOVITE. — V. SÉREUSES et SYNOVIALES.

SYPHILIGRAPHIE (de *syphilis,* et du gr. *graphein,* décrire). — Etude de la syphilis.

SYPHILIS (du gr. *sus,* pourceau, et *philein,* aimer) [vulgairement *vérole*]. — Maladie infectieuse, contagieuse, générale et parfois congénitale, produite par l'introduction dans l'organisme d'un *tréponème pâle* découvert par Schaudinn en 1905.

La transmission se fait surtout par contact direct (par inoculation, d'un sujet malade à un sujet sain). Le point d'inoculation, ou *chancre,* est la porte d'entrée de la maladie.

Évolution. — On peut diviser l'évolution de la syphilis en quatre périodes.

Période primaire. — La syphilis acquise débute par une lésion primitive locale, contagieuse, le *chancre,* accompagnée d'une adénopathie satellite au point d'introduction du virus, après une période d'incubation de vingt-cinq jours en moyenne. Le chancre dure de quatre à six semaines, puis se cicatrise.

Période secondaire. — Apparaissent ensuite les accidents superficiels, disséminés, atteignant surtout la peau et les muqueuses. Ces accidents secondaires, surtout quand ils sont suintants, sont très contagieux. Ils apparaissent en moyenne six semaines après le chancre et peuvent durer de six mois à un an.

Période tertiaire. — Plus tard peuvent survenir d'autres accidents plus localisés, mais plus profonds, plus destructeurs que les précédents. Ces accidents apparaissent après une période plus ou moins longue (de deux à vingt ans après le chancre). *Ils ne sont pratiquement pas contagieux,* et cela les oppose à ceux des périodes précédentes; en revanche, ils sont moins faciles à traiter.

Cette marche est celle de la *syphilis normale;* dans des cas heureusement très rares, les manifestations tertiaires de la maladie apparaissent rapidement : c'est la forme dite *maligne précoce.*

Les lésions tertiaires de la syphilis comprennent les tubercules, les gommes et les scléroses actives et cicatricielles. Ces accidents tardifs peuvent atteindre tous les appareils : système nerveux (tabès), œil, appareil circulatoire (aortite), estomac, foie, reins, os. Ce sont surtout ces accidents tardifs viscéraux qui assombrissent le pronostic de la syphilis. Ils sont devenus beaucoup plus rares avec les traitements actuels. C'est l'insuffisance du traitement qui en est la cause principale.

Paralysie générale. — La paralysie générale est un accident tardif de la syphilis; elle occupe une place à part parmi les manifestations tertiaires par son caractère essentiellement inflammatoire et sa résistance relative aux médicaments antisyphilitiques habituels.

Agent causal. — Le *tréponème pâle* est un spirochète à spires étroites et serrées au nombre de 5 à 14 qui présente un flagelle, parfois bifide, à

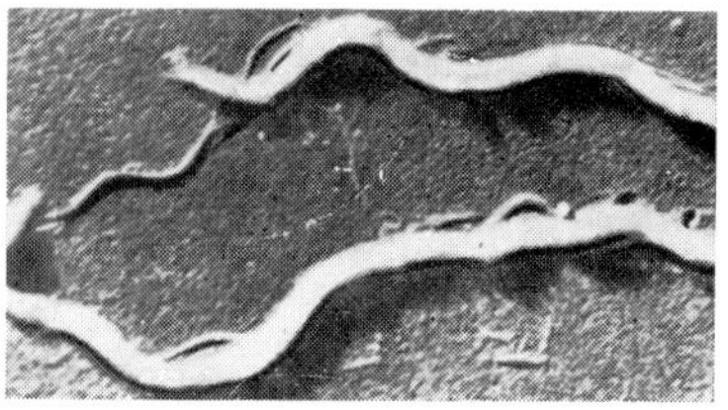

FIG. 1827. — Tréponèmes pâles vus au microscope électronique (grossiss. 30 000).

chaque extrémité (*fig.* 1827). On le trouve en abondance dans les lésions de syphilis acquise récente (lésions cutanées, chancre et éruptions diverses, lésions des muqueuses). On recherche le tréponème vivant à l'*ultramicroscope*, après avoir prélevé un peu de sérosité à la périphérie du chancre, par exemple au moyen d'un vaccinostyle. Le tréponème apparaît comme un filament spiralé mobile et brillant sur fond noir.

Contagiosité. — L'infection se produit par le contact d'une muqueuse ou de la peau légèrement éraillée avec une lésion contenant des tréponèmes. Il s'agit habituellement d'une lésion humide suintante, d'un chancre ou, plus fréquemment, d'une lésion secondaire, *plaque muqueuse,* notamment de la bouche ou de l'anus. Les accidents tertiaires sont, en revanche, peu contagieux.

Le sang et le sérum de syphilitiques porteurs de chancre, d'accidents secondaires, ou même d'une réaction de Wassermann positive dans le sang sans autre manifestation, se sont montrés infectants. Ainsi s'expliquent les syphilis observées après transfusions sanguines, ou après des injections de sérum humain.

Il est exceptionnel de pouvoir démontrer l'infectiosité du lait de femmes syphilitiques et celle du sperme.

La *période d'incubation* est de vingt-six jours en moyenne chez l'homme (quinze à soixante-quinze jours) avant l'apparition du chancre, puis le tréponème se généralise dans l'organisme par voie lymphatique, en forçant les barrières ganglionnaires, et par voie sanguine. La pullulation du tréponème n'a lieu que si l'organisme tout entier est sensibilisé; cette infection se traduit cliniquement par l'explosion des accidents secondaires vers la dixième semaine; elle est déjà réalisée dès le quarantième jour en moyenne après l'inoculation, quinze à vingt jours après l'apparition du chancre, comme en témoigne l'apparition d'une réaction de Wassermann positive.

Une fois l'organisme infecté, la syphilis secondaire évolue par poussées successives, puis spontanément les poussées se calment et une période de latence peut survenir.

La *prostitution* est une des principales sources de contagion. La prostitution libre, clandestine, est la plus redoutable. Les prostituées jeunes, au-dessous de vingt ans, sont les plus contagieuses; les prostituées plus âgées le sont généralement moins, ayant contracté la maladie dans leur adolescence.

Immunité. — Le syphilitique n'est pas immunisé contre son propre virus, puisqu'il présente une série d'accidents secondaires et tertiaires; mais il est habituellement immunisé contre un virus étranger; un syphilitique ne contracte une deuxième fois la syphilis que s'il est guéri de la première.

La réinfection syphilitique est donc possible, quoique rare en pratique.

I. SYPHILIS ACQUISE. — Mode de contamination. — Contamination génitale. — C'est le mode de contamination le plus fréquent. Au cours de rapports sexuels, l'un des partenaires atteint de lésions suintantes (chancre, plaques muqueuses) inocule l'autre partenaire à la faveur d'une érosion, même minime. Un chancre de la verge chez l'homme, de la vulve chez la femme, apparaîtra dans les délais normaux, au point d'inoculation.

Contamination extra-génitale. — Si le chancre des organes génitaux est le plus fréquent, le tréponème peut pénétrer dans l'organisme en un point quelconque de la *peau* (chancre du sein chez les nourrices allaitant un nouveau-né syphilitique, chancre de la joue après baiser) ou des *muqueuses* (chancre de la lèvre, de l'amygdale).

Enfin, si le chancre est unique dans la règle, il existe des chancres multiples, simultanés ou successifs (auto-inoculations ou hétéro-inoculations successives).

Syphilis muettes. — Si un certain nombre de chancres (chancre du col de l'utérus, par exemple) et de syphilis secondaires peuvent passer inaperçus, il semble possible (l'expérimentation a été faite dans ce sens sur le singe, le cobaye, le lapin, la souris) de contracter la syphilis sans chancre ni même de manifestation secondaire (roséole).

Ces faits sont certainement très rares et semblent explicables par une faible quantité de tréponèmes inoculés, l'injection préalable d'un médicament antisyphilitique, une inoculation profonde, etc. On conçoit le danger de ces syphilis, qui ont toutes les chances d'évoluer sans traitement et de n'être révélées qu'à la période tertiaire.

Accident primitif ou Chancre induré. — L'accident primitif, le chancre syphilitique (tabl. LX), a son siège le plus habituel sur les parties génitales, mais il peut apparaître sur un point quelconque du corps (bouche, menton, joue, nez, front, cuir chevelu, doigt, anus, sein, cou), à condition qu'une excoriation de la partie superficielle de la peau ou d'une muqueuse (épiderme, épithélium) permette l'infection.

Après une incubation de dix-huit à vingt-cinq jours, le *chancre de la peau* commence par une rougeur circonscrite qui se transforme vite en papule, parfois garnie de petites squames sèches, mais ne tardant pas à s'éroder, à s'ulcérer, pour prendre les caractères du chancre adulte.

Le *chancre des muqueuses* débute par une tache rouge, parfois prurigineuse, sur laquelle apparaît une érosion minime, une écorchure superficielle rosée ou jaunâtre, de surface lisse et unie, arrondie ou ovalaire, parfois polycyclique, à contours nets, sans bordure saillante, indolore. On voit sourdre une sérosité claire contenant de nombreux tréponèmes.

Ce n'est que vers le huitième jour que le chancre induré prend son aspect typique : ulcération aplatie, parfois saillante, d'un rouge vif, à bords nets, reposant sur une base indurée, épaissie, parfois cartilagineuse, indolore spontanément ou au toucher.

Le chancre adulte s'accompagne toujours d'une *adénopathie* multiple, indolore, apparaissant vers le sixième ou huitième jour. Parmi les ganglions, un ou deux sont plus volumineux, durs, mobiles, non empâtés, et sont entourés d'une pléiade de ganglions plus petits. Cette adénopathie siège au niveau des ganglions qui reçoivent les lymphatiques de la région infectée : région inguinale dans les chancres des organes génitaux et de l'anus; cou si le chancre est à la bouche (lèvres, langue); aisselle s'il siège au sein.

Le chancre syphilitique est souvent unique, mais les chancres multiples sont loin d'être rares.

Habituellement, la grandeur du chancre ne dépasse pas 10 à 15 mm, mais il existe des *chancres nains,* lenticulaires, ou des *chancres géants,* grands comme une pièce de 5 fr. Parfois, le chancre creuse en profondeur, donnant lieu à une ulcération profonde (chancre ulcéreux), ou bien, au contraire, il est tellement superficiel que l'érosion est à peine perceptible et peut passer inaperçue.

Chancre mixte. — Dans certains cas, il y a en même temps inoculation

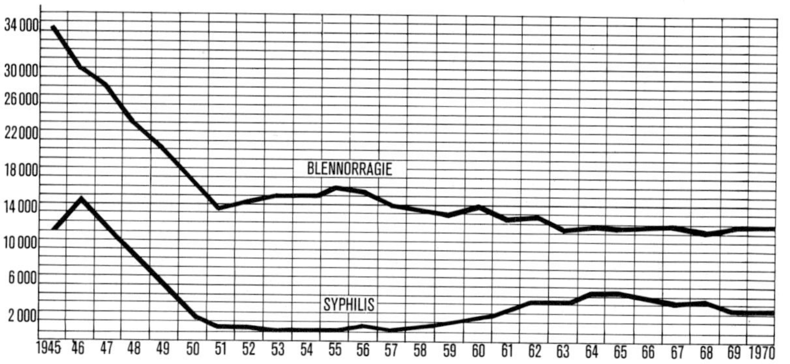

FIG. 1828. — Nombre de cas de blennorragie et de syphilis déclarés en France, de 1945 à 1970.

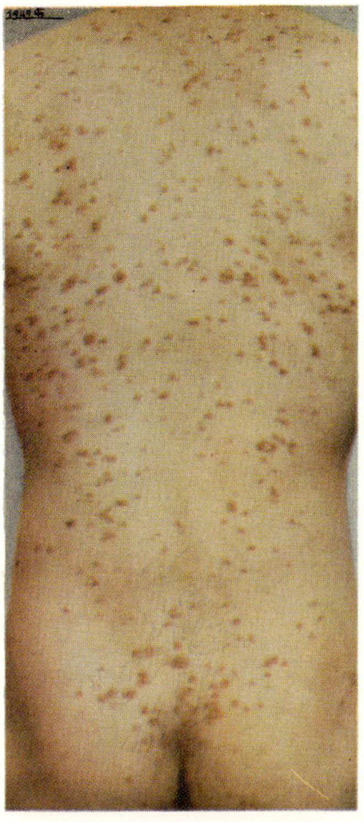

SYPHILIDES PAPULEUSES ACNÉIFORMES

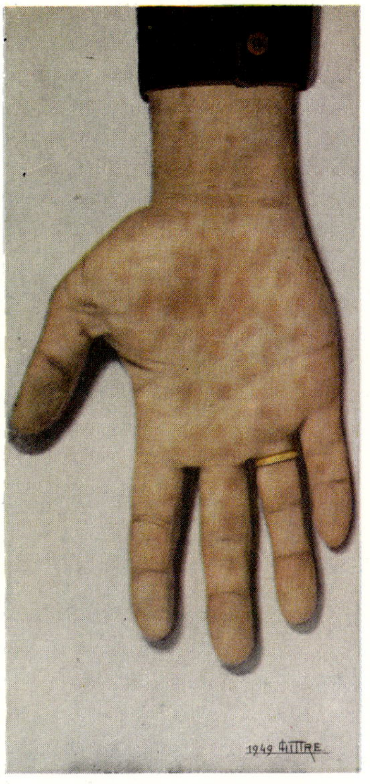

SYPHILIDES PSORIASIFORMES

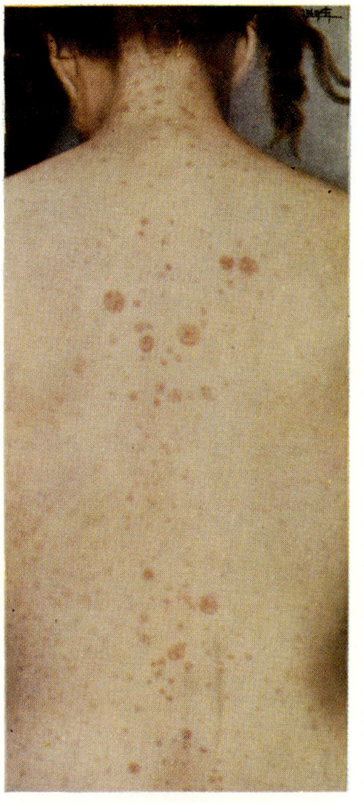

SYPHILIDES PSORIASIFORMES

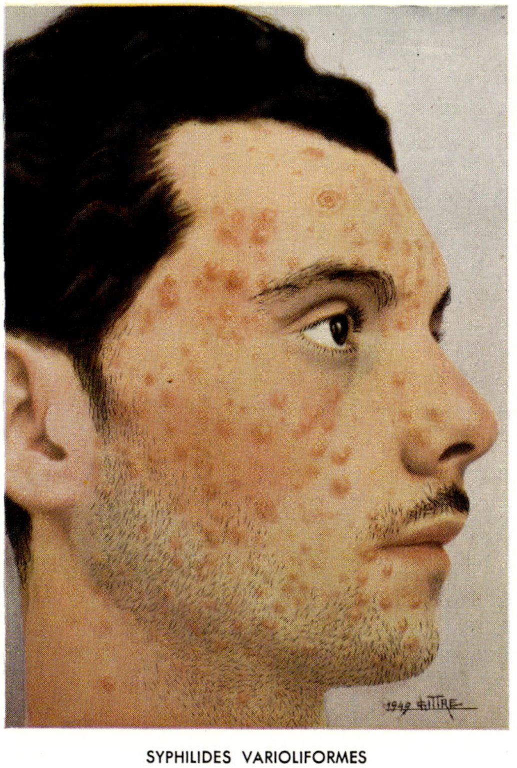

SYPHILIDES VARIOLIFORMES

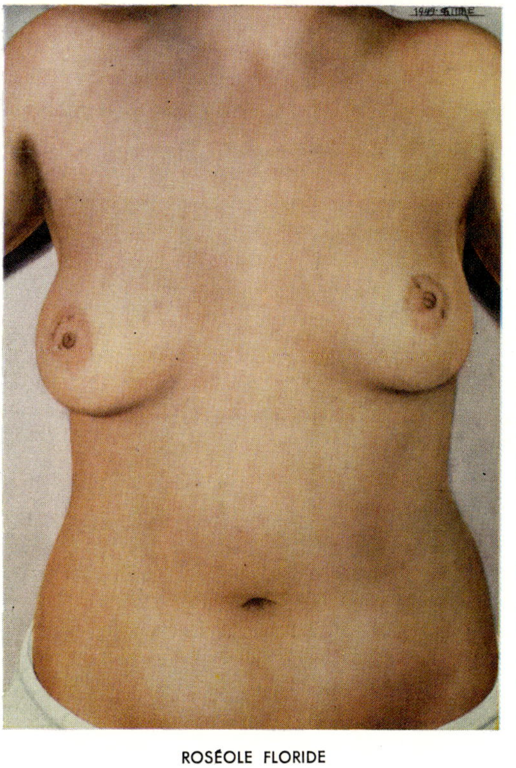

ROSÉOLE FLORIDE

LÉSIONS SYPHILITIQUES

en un point du bacille de Ducrey (chancre mou) et du tréponème. L'inoculation du bacille de Ducrey étant très courte (24 à 48 h), il se développe d'abord une ulcération en cratère, à bords taillés à pic, à sécrétion abondante, comme un chancre mou. Puis, quand l'incubation du tréponème a pris fin, l'ulcération se transforme, devient moins profonde, plus rouge, moins suintante, et sa base s'indure.

COMPLICATIONS. Le chancre syphilitique peut s'accompagner d'un œdème dur du prépuce chez l'homme, des grandes lèvres chez la femme, et de lymphangite. Parfois, il se complique de gangrène et de phagédénisme en surface ou en profondeur.

DIAGNOSTIC. C'est surtout au début que le chancre syphilitique est méconnu et peut être pris pour une simple ulcération traumatique ou un élément d'herpès. Les érosions herpétiques sont polycycliques et microcycliques, ordinairement douloureuses; mais il ne faut pas trop se fier aux caractères cliniques, et, en présence d'une érosion suspecte, le malade doit immédiatement consulter un spécialiste compétent, qui examinera la sérosité à l'ultramicroscope, afin de rechercher la présence ou l'absence de tréponèmes.

Il faut surtout éviter de toucher l'érosion avec une substance caustique quelconque : nitrate d'argent, pommade au calomel, iodoforme. S'il s'agit d'une érosion herpétique, d'un chancre mou au début, ces lésions perdent leurs caractères propres sous l'influence de cette médication intempestive et inutile; la lésion s'indure et le médecin est souvent impuissant à porter un diagnostic. S'il s'agit d'un chancre syphilitique, les tréponèmes fuient vers la profondeur et leur recherche à l'ultramicroscope est négative.

Accidents secondaires. — Les accidents secondaires ne se produisent, en général, que six ou sept semaines après la venue du chancre. Pendant cet intervalle, l'individu est le plus souvent indemne de troubles quelconques; dans la règle, il ne se plaint de rien. Cependant, dans certains cas, on peut observer une température légère pendant une à deux semaines (fièvre d'invasion), une fatigue générale, de la nervosité, surtout des maux de tête ou des douleurs osseuses (tibia), particulièrement pénibles la nuit.

Au cours de ces accidents secondaires, les réactions sérologiques (réaction de Bordet-Wassermann) sont pratiquement toujours positives.

Roséole. — L'éruption initiale est la *roséole*. Elle apparaît vers le quarante-cinquième jour et se présente sous forme de taches sans saillie, de 5 à 10 mm, rosées ou rougeâtres, non squameuses, semées au hasard sur la poitrine, le ventre, le dos, le cou, et y persistant quelques jours ou quelques semaines (v. pl. en couleurs). Elles s'effacent sous la pression du doigt. Elles peuvent passer inaperçues si l'éruption est discrète. Dans certains cas, l'éruption fait saillie au-dessus de la peau (roséole ortiée). La roséole précède habituellement les autres manifestations de la syphilis. Parfois, cependant, elle apparaît de nouveau du sixième au douzième mois de l'infection: c'est la *roséole de retour*, à grands éléments, annulaires ou circinés.

Le diagnostic peut se poser avec les autres roséoles.

Syphilides papuleuses. — Elles surviennent après la roséole. Ce sont des élevures solides, résistantes, régulièrement arrondies, de la largeur d'une grosse lentille, rouge foncé, lisses. Elles siègent de préférence sur le tronc, le front (couronne de Vénus), la nuque, les épaules, les plis de flexion, mais peuvent se rencontrer partout. La face peut aussi être envahie assez fortement pour que la physionomie du malade prenne un aspect qui rappelle le léontiasis lépreux.

Souvent, la papule est recouverte d'une minime squame sèche, ou bien elle est entourée d'une collerette épidermique blanche et fine (*syphilide papulo-squameuse* [tabl. LX, 10]). Parfois, les squames blanchâtres deviennent épaisses, nacrées, stratifiées, comme dans le psoriasis (*syphilides psoriasiformes* [tabl. LX, 13]). Dans certains cas, les papules deviennent saillantes et volumineuses; elles prennent alors le nom de *papules hypertrophiques* (tabl. LX, 7).

La durée de ces lésions est variable suivant les cas et le traitement suivi (trois semaines à plusieurs mois); finalement, la papule s'affaisse, pâlit, est remplacée par une tache brunâtre, qui disparaît à son tour sans laisser de traces. Les récidives sont fréquentes.

Cette éruption papuleuse peut se modifier suivant le siège et suivant les sujets.

A la paume des mains (tabl. LX, 8) ou à la plante des pieds, les syphilides affectent une disposition lenticulaire ou circinée, formant souvent des placards à contours irréguliers, recouverts d'une épaisse couche cornée.

Chez les sujets séborrhéiques, les syphilides apparaissent dans le sillon naso-génien, le creux axillaire, l'ombilic. Parfois, elles simulent l'impétigo (*syphilides impétigineuses*).

Les *syphilides papulo-squameuses circinées* (tabl. LX, 12) apparaissent ordinairement du cinquième au quinzième mois de l'infection. Elles siègent surtout à la face, au menton, vers les commissures des lèvres, où elles forment des courbes et des circinations élégantes, d'une coloration rose bistre, recouvertes de squames sèches et fines.

Dans certains cas, les syphilides se groupent autour des follicules pileux, siégeant surtout sur le tronc et le dos. Cette variété de *syphilides lichénoïdes* ou *acnéiformes* (tabl. LX, 11) évolue lentement et est assez résistante à l'action du traitement.

Parfois, au lieu d'être généralisées, les lésions se groupent autour d'un élément central plus volumineux et forment des bouquets disséminés.

Syphilides ulcéreuses. — Ces syphilides sont rares à la période secondaire. Elles peuvent simuler l'echtyma. Parfois, les ulcérations sont recouvertes d'une croûte large, brunâtre, en écaille d'huître (*rupia syphilitique*) [tabl. LX, 9].

Ces lésions ulcéreuses s'observent surtout dans les formes secondaires graves (v. plus loin).

Syphilides pigmentaires. — Les *syphilides pigmentaires* sont caractérisées par de simples taches grisâtres formant des îlots plus ou moins arrondis ou ovulaires. Elles apparaissent du quatrième au douzième mois, siègent au cou (collier de Vénus), parfois aux aisselles et sur le thorax.

Syphilides des muqueuses ou plaques muqueuses. — Les *syphilides ulcéreuses* des muqueuses (*plaques muqueuses*) se présentent sous deux formes : tantôt elles sont constituées par de simples érosions superficielles, tantôt exhaussées en pastilles. Elles sont en général très petites, ne dépassent pas 5 à 10 millimètres de diamètre et sécrètent un liquide jaune rosé.

Elles siègent sur les lèvres, sur la langue, où elles se présentent sous la forme de plaques dépapillées, sur les joues, les piliers du gosier, le palais et les amygdales. A peu près indolores lorsqu'elles sont isolées, elles deviennent douloureuses lorsqu'elles siègent sur des points exposés à des tiraillements (lèvres, base de la langue) et qu'elles sont irritées par des chicots dentaires, les boissons alcooliques, la fumée de tabac. Dans certains cas, elles gênent la mastication. (V. pl. en couleurs à LANGUE.)

Aux organes génitaux, chez les sujets qui ne prennent pas de soins minutieux de propreté, les plaques muqueuses peuvent constituer d'énormes saillies végétantes, suintantes, dégageant une horrible fétidité.

Autres accidents secondaires. — La phase secondaire peut être marquée par des altérations des *ongles* (onyxis); l'ongle peut être craquelé, décollé; le derme périunguéal est souvent atteint (périonyxis sec, inflammatoire ou ulcéreux).

L'*alopécie* (ou chute des cheveux) est fréquente du 3e au 5e mois de la maladie. Elle se produit par petites places de 2 à 3 cm de diamètre (alopécie en clairières), généralement nombreuses et qui correspondraient à des plaques de roséole passées inaperçues. L'alopécie peut atteindre les sourcils, la barbe, les cils, etc.

L'alopécie syphilitique est transitoire et la repousse des cheveux est constante.

La syphilis secondaire peut atteindre les *ganglions* (polyadénopathie, adénopathie sus-épitrochléenne du coude), la *rate* (splénomégalie), le *rein* (néphrite), le *foie* (hépatite). La *méningite* précoce peut atteindre le syphilitique à la phase secondaire; elle se manifeste parfois par des maux de tête, parfois par une paralysie d'un nerf oculaire. Le plus souvent, le malade ne se plaint de rien et seule la ponction lombaire permet le diagnostic (augmentation du nombre des globules blancs, dits lymphocytes).

Syphilis secondaires graves. — Certaines formes de syphilis secondaires sont particulièrement rebelles au traitement et ont une évolution lente.

Syphilis graves précoces (de Fournier). — Elles comprennent les *syphilides papulo-tuberculeuses,* à grosses papules, saillantes, rouge vif; les *syphilides papuleuses exfoliatrices,* avec desquamation abondante, et les *syphilis nigricantes.*

Syphilis maligne précoce. — Il s'agit d'une forme de syphilis dont les accidents secondaires sont ulcéreux d'emblée. Son point de départ peut être un chancre normal ou bien un chancre ulcéreux phagédénique. La roséole, les plaques muqueuses, font défaut et les accidents apparaissent d'emblée ulcéro-croûteux. Les tréponèmes font habituellement défaut dans les lésions et le Wassermann est souvent négatif, ou il ne devient positif que très tardivement. Le pronostic de cette forme n'est pas grave à proprement parler, car les malades ne présentent le plus souvent ni complications viscérales ni accidents nerveux tardifs.

Accidents tertiaires. — Les accidents tertiaires, beaucoup plus graves que les précédents, ne se produisent pas fatalement; on les constate surtout quand le traitement du début a été nul ou insuffisant. Les individus qui se soignent bien et longtemps n'ont donc que très peu de risques d'être atteints.

La syphilis tertiaire apparaît fréquemment chez des personnes n'ayant eu que des manifestations secondaires *légères* et que la bénignité même de leur affection a incitées à négliger leur traitement.

Les accidents tertiaires peuvent se produire trente et même quarante ans après l'accident primitif, mais ils sont d'autant moins fréquents que le temps écoulé est plus grand; leur maximum répond aux dix premières années; on les observe surtout dans les trois premières années.

CARACTÈRES PARTICULIERS. Les accidents tertiaires sont en général isolés, n'atteignant souvent qu'un organe à la fois : l'aorte, le système nerveux, le foie, etc. Ils ont une action destructive ou sclérosante. Ils progressent d'une façon silencieuse pendant de nombreuses années avant de se manifester. Ils ne sont pas contagieux dans la grande majorité des cas. Ils peuvent guérir complètement, mais nécessitent des traitements souvent longs, réguliers, adaptés à chaque cas.

La prophylaxie de la syphilis et les traitements modernes ont diminué considérablement le nombre des syphilis tertiaires.

Nous étudierons d'abord les deux types principaux de lésions cutanées tertiaires (les gommes et les syphilides tuberculo-ulcéreuses), puis la syphilis viscérale nerveuse.

Gommes. — Les gommes sont des tumeurs circonscrites ou des infiltrats diffus constitués par une formation excessive de cellules incapables d'organisation et aboutissant à la destruction; elles siègent sous la peau, aux jambes en particulier, sur les muqueuses, le voile du palais, la langue. On peut aussi les observer dans les viscères (foie, rate, cerveau).

Après une période de *crudité,* où la gomme est dure, indolore, sans adhérences avec la peau, on note une phase de *ramollissement ;* puis la peau rougit et s'ulcère, donnant issue à un liquide sirupeux, gommeux. L'*ulcération* est arrondie ou circinée, à bords taillés à pic, à fond raviné, anfractueux, jaunâtre tant que le bourbillon persiste, rouge chair musculaire après l'élimination du bourbillon (tabl. LXI, 1, 2).

Cette ulcération va se cicatriser, soit spontanément, soit sous l'influence du traitement, et la *cicatrice,* d'abord rouge, puis brunâtre, prendra ensuite une teinte blanchâtre définitive entourée d'un liséré pigmentaire. Cette cicatrice, déprimée, mince, indélébile, est une pièce à conviction qui permet un diagnostic rétrospectif, 10, 15, 20 ans plus tard.

Les gommes sont habituellement peu nombreuses (2 à 4) ; quand elles sont multiples, elles indiquent souvent une forme grave.

Les gommes sont ordinairement bien délimitées et forment des *tumeurs gommeuses circonscrites;* d'autres, sans limites précises, s'*infiltrent* entre les tissus (*gommes en nappe* et *diffuses*).

On les observe souvent aux membres inférieurs, et nombre d'ulcères de jambes dits variqueux ne sont autre chose que des gommes ulcérées (tabl. LXI, 10).

Syphilides tuberculo-ulcéreuses. — La lésion élémentaire est ici un tubercule, petite tumeur grosse comme une lentille ou un pois, profondément enchâssée dans le derme, qui peut demeurer sèche ou s'ulcérer et se recouvrir d'une croûte.

Ces tubercules peuvent être isolés ou plus souvent groupés en amas, en colliers de perles, en arcades, en cercles. L'évolution est nettement excentrique : le centre de la lésion se cicatrise, alors que les tubercules continuent à progresser à la périphérie (tabl. LXI, 4, 5). Le visage est le siège d'élection de ces lésions tertiaires; le front, le nez, les joues, sont atteints et, dans certains cas, les lésions creusent en profondeur, entraînant une perte de substance du nez, des lèvres, et amenant de véritables mutilations (3).

La paume des mains et la plante des pieds sont souvent atteintes; aux mains, les lésions peuvent revêtir un aspect psoriasiforme (psoriasis palmaire et plantaire syphilitiques); elles sont d'ordinaire unilatérales (tabl. LXI, 7). Les cicatrices de ces lésions tuberculo-ulcéreuses sont également caractéristiques.

A la langue, la syphilis tertiaire peut se manifester par des gommes superficielles ou profondes, des lésions de sclérose (glossite scléreuse) ou des plaques blanchâtres épaisses (leucoplasie). V. LANGUE.

Au voile du palais, les gommes, en se nécrosant, amènent une perforation faisant communiquer les cavités buccale et nasale : la voix est nasonnée, les aliments liquides refluent par le nez. V. PALAIS.

Syphilis viscérale. — Syphilis nerveuse. — La syphilis ne frappe pas seulement la peau et les muqueuses, elle atteint également les viscères et en particulier le système nerveux, et c'est là précisément ce qui fait sa gravité.

La ponction lombaire pratiquée à la période secondaire montre souvent, même en l'absence de tout signe clinique, des altérations du liquide céphalo-rachidien (leucocytose, augmentation de l'albumine). Il est utile, chez les syphilitiques, de pratiquer de temps en temps une ponction lombaire.

Les accidents nerveux graves apparaissent habituellement entre la troisième et la douzième année après le chancre; il y en a de plus précoces et de plus tardifs. Mais, avant la période des grands accidents, le malade peut présenter une série de symptômes dont l'origine est souvent méconnue : des maux de tête, des migraines que rien n'explique, surtout nocturnes, non calmées par les antinévralgiques, une fatigue inexpliquée, étiquetée neurasthénie, avec somnolence le jour, insomnie la nuit, des fourmillements, des engourdissements des membres, des douleurs vagues d'un membre ou d'un côté du corps.

La syphilis peut faire de nombreux infirmes : elle frappe les nerfs optiques et fait des aveugles (névrite optique); elle frappe la moelle, entraînant l'apparition de paraplégies, du tabès ou ataxie locomotrice, de myélites (V. MOELLE ÉPINIÈRE). Les méninges peuvent également être atteintes : méningites aiguës ou chroniques, soit latentes, soit se manifestant par des lésions des nerfs crâniens ou rachidiens.

La syphilis produit parfois des troubles nerveux complexes, telles les lésions de la paralysie générale (qui n'est pas une paralysie), qui se traduit par une déchéance intellectuelle, des troubles de la parole, du tremblement des lèvres, de la langue et des doigts. Il s'y ajoute souvent des signes de méningite syphilitique.

Syphilis du rein, de l'estomac, du foie, de l'aorte, des os. — V. REINS, ESTOMAC, FOIE, AORTE (aortite chronique et anévrisme), OS.

II. SYPHILIS CONGÉNITALE. — La syphilis congénitale a été longtemps considérée à tort comme une cause très fréquente d'un grand nombre de maladies du premier âge. On expliquait ainsi presque toutes les malformations congénitales, certaines maladies des glandes et du système nerveux, sans preuve formelle. Les travaux modernes ont mis la chose au point et ont montré sa rareté relative (moins de 1 p. 100 dans les services hospitaliers pour enfants).

Transmission de la maladie. — La syphilis congénitale est pratiquement toujours transmise de la mère au fœtus, le plus souvent du 5e au 9e mois de la vie intra-utérine. En effet, durant les quatre ou cinq premiers mois, la mère et le fœtus sont séparés par l'épaisseur de la membrane recouvrant les villosités du placenta. Mais à partir du 5e mois, cette membrane s'amincit et les tréponèmes maternels peuvent envahir l'organisme du fœtus. La théorie selon laquelle l'ovule pourrait être contaminé au moment de la fécondation (par un spermatozoïde porteur de tréponèmes) ne repose sur aucune preuve : le tréponème, plus grand que le spermatozoïde, ne peut le parasiter. La contamination au

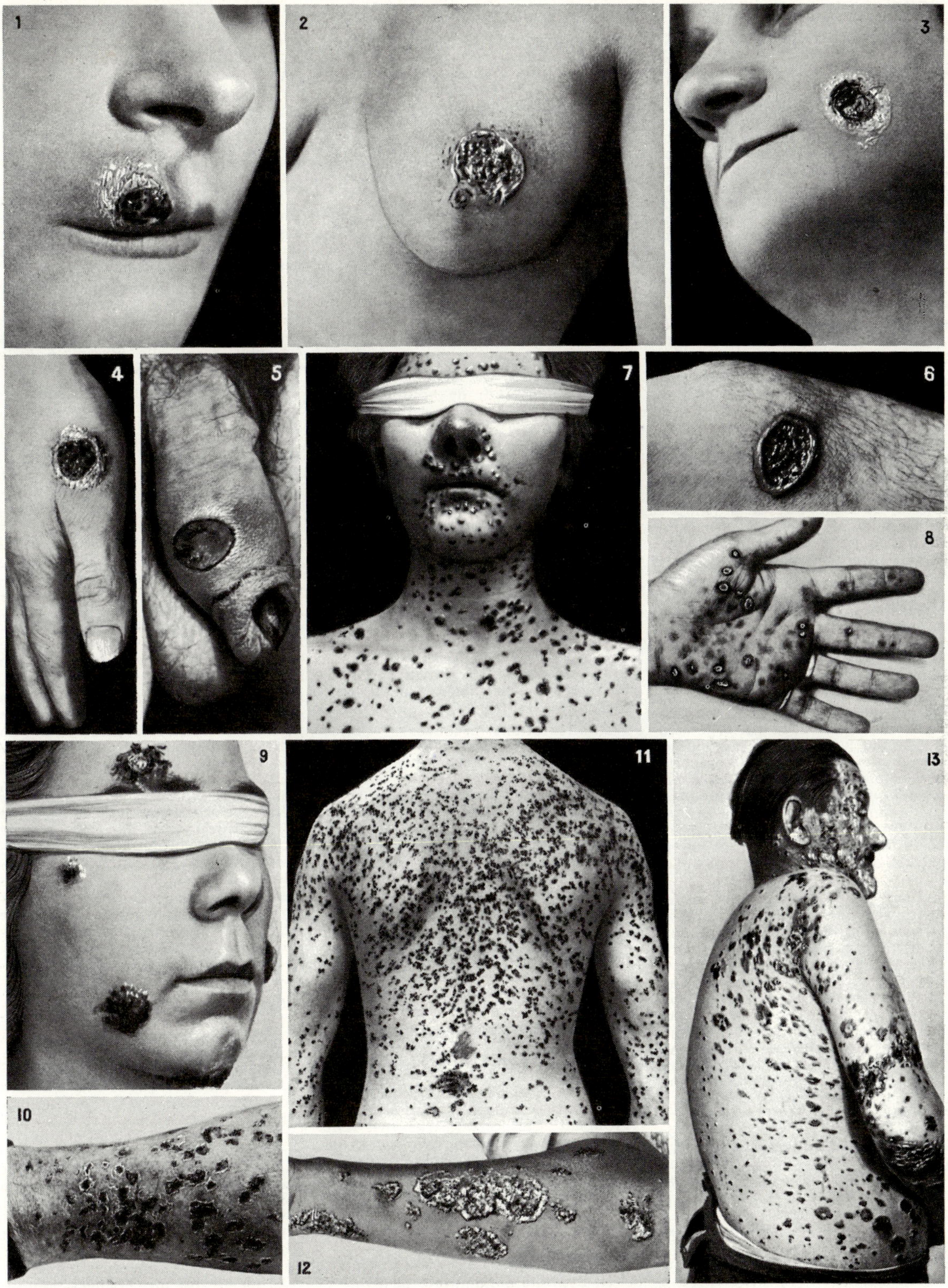

Accidents de la syphilis aux périodes primaire et secondaire.

PÉRIODE PRIMAIRE : 1. Chancre de la lèvre supérieure; 2. Chancre du sein; 3. Chancre de la joue; 4. Chancre professionnel de la main; 5. Chancre de la verge; 6. Chancre géant du genou. — PÉRIODE SECONDAIRE : 7. Syphilides papulo-hypertrophiques; 8. Syphilides palmaires; 9. Syphilides ulcéreuses; 10. Syphilides papulo-squameuses; 11. Syphilides acnéiformes et psoriasiformes; 12. Syphilides circinées; 13. Syphilides psoriasiformes.

(Arch. hôpital Saint-Louis.)

moment de l'accouchement (au contact des voies génitales infectées de la mère) semble être rarissime. Quant à la syphilis de seconde génération, elle n'est pour ainsi dire jamais observée dans la pratique.

Le placenta syphilitique peut être augmenté de volume; il peut atteindre le quart ou le tiers au lieu du sixième du poids de l'enfant. Mais il n'y a pas que la syphilis pour provoquer cette augmentation. Les traitements modernes, la surveillance des femmes enceintes (réaction de Wassermann obligatoire au début de la grossesse) ont considérablement diminué le nombre des syphilis congénitales.

I. Syphilis congénitale précoce. — Elle apparaît au cours des premières semaines de la vie. Elle peut atteindre la peau et les muqueuses, les viscères et les os.

Manifestations cutanéo-muqueuses. — Sur la *peau,* on peut trouver des syphilides maculeuses ou papuleuses, rouges, squameuses. Leur siège de prédilection est la face, autour de la bouche, des paupières, sur les sourcils, où elles peuvent former des croûtes d'aspect impétigineux, les cuisses, les fesses, autour de l'anus et sur les ischions.

Dans les régions où la peau est en contact avec la peau, et où il existe par conséquent toujours un certain degré d'humidité, dans la rainure interfessière, le sillon génito-crural, autour de l'anus, à la vulve, ces syphilides se transforment en plaques saillantes, gris jaunâtre, érosives, humides et suintantes.

Parfois, ces lésions s'ulcèrent, donnant des érosions à la région périanale, sur l'ischion, la vulve, le scrotum, la partie postérieure des cuisses. Elles se creusent comme à l'emporte-pièce, et les bords sont taillés à pic; le fond en est grisâtre et sanieux.

Fréquemment, on observe des *fissures* multiples, saignantes et croûteuses aux commissures des lèvres, qui laissent des *cicatrices* indélébiles.

A la paume des mains et à la plante des pieds, on peut noter dans les premières semaines de la vie un *pemphigus,* ou syphilide papulo-bulleuse, constitué par des taches circulaires, de teinte vineuse, de 2 à 10 mm de diamètre, entourées d'une zone rouge vif. A leur niveau, l'épiderme est soulevé par un liquide d'abord louche, puis purulent, parfois même sanguinolent, très riche en tréponèmes. Isolés ou confluents, ces éléments papulo-bulleux ne tardent pas à s'affaisser, se plisser, se dessécher, et il reste soit des croûtes brunâtres sur des ulcérations, soit des macules violacées, parfois recouvertes de squames persistantes.

Le pronostic du pemphigus syphilitique est des plus graves chez le nouveau-né.

Le pemphigus syphilitique est rare et ne doit pas être confondu avec le pemphigus idiopathique et les autres lésions bulbeuses (pyococcies cutanées).

Sur les *muqueuses,* les lésions, en dehors des lésions périorificielles (condylomes, syphilides papulo-érosives), sont moins caractéristiques. L'atteinte de la muqueuse nasale, en revanche, est spécifique : c'est le *coryza syphilitique ;* il apparaît vers le 10e ou 15e jour de la vie. C'est d'abord un écoulement banal qui devient de plus en plus abondant, épais, séropurulent ou sanguinolent. Les signes d'obstruction sont très marqués, entraînant une gêne notoire à la respiration et à la succion (perte de poids). Le pourtour des narines, la lèvre supérieure sont enflammés, tuméfiés, souvent couverts de croutes épaisses, brunâtres, s'étendant en lésions fissuraires. Ce coryza est rebelle aux traitements locaux habituels; il peut se compliquer d'infection ganglionnaire et à la longue atteindre les os et les cartilages du nez (nez en selle, en pied de marmite). Il ne faudra pas le confondre avec le coryza banal et surtout avec le coryza diphtérique.

Manifestations viscérales. — La plus fréquente est la *splénomégalie* (ou augmentation de volume de la rate). Elle est souvent associée à un gros foie (*hépatomégalie*). Les *ictères* syphilitiques sont rares à côté des autres ictères du nouveau-né (ictère physiologique, ictère par incompatibilité sanguine).

Les *lésions nerveuses* (atteinte d'un nerf crânien — surtout les moteurs oculaires —, surdité, méningites syphilitiques) sont rares et demandent, pour être affirmées, un examen du liquide céphalo-rachidien par ponction lombaire. Un grand nombre de maladies que l'on considérait autrefois comme syphilitiques ne relèvent pas le plus souvent de cette étiologie; il en est ainsi pour l'hydrocéphalie, l'hémorragie méningée, l'hémiplégie cérébrale infantile.

Manifestations osseuses. — Elles sont assez fréquentes et demandent à être dépistées systématiquement par la radiographie, car elles n'ont souvent pas de signes cliniques bien nets. Dans d'autres cas, la maladie peut se révéler brutalement : c'est la *pseudo-paralysie de Parrot.* Elle siège dans deux tiers des cas au membre supérieur et fréquemment à l'extrémité inférieure de l'humérus. Le début est brutal : impotence soudaine d'un membre, qui est inerte, douloureux à la mobilisation et à la palpation. Ce n'est pas une paralysie, mais une ostéochondrite, qu'il faudra différencier d'une paralysie obstétricale, d'une poliomyélite, mais surtout d'une fracture, d'une ostéomyélite. La radiographie montre des lésions caractéristiques. Le traitement permet une régression des lésions.

En pratique, les manifestations de la syphilis congénitale précoce se groupent : dans certains cas, elles sont presque toutes réunies, c'est la *syphilis majeure.* Dans d'autres cas, les lésions cutanées ou muqueuses sont associées à un gros foie ou une grosse rate, à une maladie de Parrot. Dans d'autres cas encore, les signes sont minimes et demandent à être recherchés soigneusement.

II. Syphilis congénitale tardive. — Les lésions réalisées à ce stade ne sont pas diffuses comme dans la syphilis précoce, mais limitées et destructives, assez proches de la syphilis acquise tertiaire de l'adulte. Elle se manifeste lors de la deuxième enfance et même à l'adolescence. Il y a lieu d'étudier les lésions cutanéo-muqueuses, ostéo-articulaires, des organes des sens, du système nerveux, et enfin les cicatrices.

Lésions cutanéo-muqueuses. — Ce sont avant tout les *gommes* (v. ce mot), qui, au niveau du voile du palais, sont susceptibles de donner des perforations si elles ne sont pas traitées intensivement.

Lésions osseuses. — C'est avant tout l'*ostéo-périostite ossifiante,* siégeant surtout sur le tibia, qu'il déforme en fourreau de sabre. Les gommes osseuses peuvent également se voir.

Lésions articulaires. — Le type le plus fréquent est l'*hydarthrose bilatérale chronique,* surtout localisée au genou. L'ostéo-arthrite syphilitique est plus rare; elle ressemble à la tumeur blanche tuberculeuse.

Lésions des organes des sens. — *Œil :* c'est la *kératite interstitielle ;* elle apparaît de 8 à 15 ans. Elle est précédée par une période de larmoiement : la cornée devient opaque, laiteuse, puis rose ou rouge. Au bout de quelques mois, ces opacités diminuent, laissant des taies indélébiles.

Oreilles : on peut voir une surdité très particulière avec atteinte du labyrinthe (labyrinthite syphilitique).

Lésions du système nerveux. — Elles sont rares. La méningite syphilitique est le plus souvent inapparente et découverte par la ponction lombaire. La paraplégie spasmodique, le tabès, la paralysie générale infantile sont très rares.

Cicatrices. — Elles peuvent être cutanées (taches brunes), muqueuses (fissures cicatrisées, perforation du voile du palais) et surtout *dentaires.* Ces dernières n'atteignent pas les dents de lait, mais la seconde dentition; elles siègent sur les incisives médianes supérieures en cas de *dents d'Hutchinson* (v. ce mot); la dent de Mozer est en forme de bourse (rétrécissement de la partie distale des premières molaires).

PRONOSTIC DE LA SYPHILIS CONGÉNITALE. La syphilis congénitale précoce est grave, quoique nettement améliorée par les traitements modernes. La syphilis tardive n'entraîne pratiquement pas de mortalité.

Syphilis et mariage. — Le syphilitique ne pourra se marier avant d'être parfaitement guéri; seul le médecin traitant est apte à pouvoir conseiller le malade. Le mariage sera permis d'autant plus tôt que la maladie aura été soignée précocement et intensivement, et lorsque les réactions sérologiques seront négatives depuis un certain temps. Si les réactions sérologiques restent positives malgré le traitement, la surveillance médicale doit être plus longue et le mariage devra être reculé par prudence.

Le mariage sera déconseillé à tout malade porteur de lésions viscérales, de syphilis nerveuse en particulier.

La loi prévoit un certificat prénuptial délivré après examen de sang. Le médecin fait part à l'intéressé des résultats et ne peut que l'engager à se soigner si cet examen est positif, tout en lui conseillant de reculer son mariage.

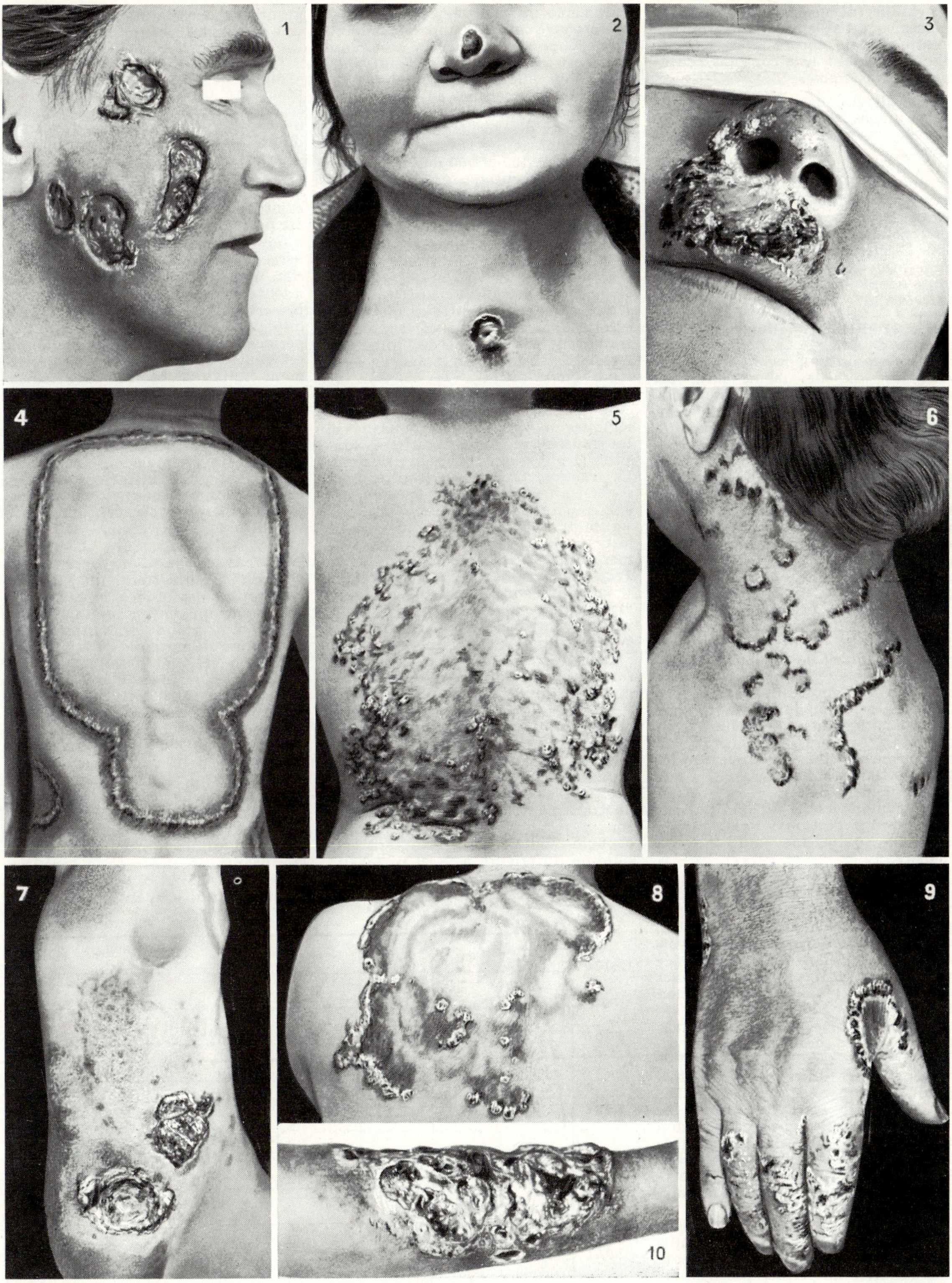

Différents types de syphilides tertiaires.

1. Gomme syphilitique de la joue; 2. Gomme syphilitique du sternum; 3. Syphilides tertiaires de la lèvre supérieure; 4. Syphilides tertiaires tuberculo-squameuses; 5. Syphilides tertiaires du dos; 6. Syphilis tertiaire papulo-squameuse circinée; 7. Syphilides ulcéreuses de la plante du pied; 8. Syphilides tertiaires ulcéro-croûteuses serpigineuses; 9. Syphilides tertiaires de la main; 10. Syphilome tertiaire.

(*Arch. hôpital Saint-Louis.*)

Syphilis et procréation. — Les mêmes conseils s'appliquent à la procréation, mais encore avec plus de rigueur, surtout si le conjoint contaminé est la femme.

Syphilis et grossesse. — La syphilis est une cause (entre de nombreuses autres) d'avortements et surtout d'accouchements prématurés avec fœtus mort et macéré (30 p. 100 des cas).

Toute femme syphilitique doit suivre un traitement intensif dès le début de sa grossesse. Ce traitement, bien conduit, est très efficace tant pour la mère que pour l'enfant. Certains médecins traitent par prudence toute femme enceinte ayant contracté autrefois la syphilis.

III. SYPHILIS (Méthodes de diagnostic de la). — **Le diagnostic du** chancre syphilitique récent étant souvent fort difficile, même pour les spécialistes, il importe, en présence de toute ulcération suspecte de la peau ou des muqueuses, de *rechercher le tréponème à l'ultramicroscope.*

Mais pour que cette recherche puisse être effectuée, il faut que le chancre n'ait pas été cautérisé. Trop souvent, le malade vient consulter après avoir badigeonné son ulcération avec du nitrate d'argent, de la teinture d'iode, après l'avoir recouverte de poudre d'iodoforme ou de pommade au calomel : les tréponèmes, fuyant ces antiseptiques, s'enfoncent dans la profondeur du chancre, et le résultat de l'examen est négatif. On peut dans ce cas retrouver le tréponème dans les ganglions satellites en retirant par ponction une goutte de sérosité. Les tréponèmes pullulent également dans les lésions secondaires (plaques muqueuses). Toutefois, la recherche du tréponème est illusoire en cas de lésions tertiaires cutanées, car il y fait habituellement défaut.

On complétera le diagnostic par l'examen des *réactions sérologiques,* à partir du quinzième jour après le chancre.

La *réaction de Wassermann,* fondée sur la réaction de fixation du complément, découverte par Bordet et appliquée par Wassermann à la syphilis, est d'une technique compliquée (voir WASSERMANN) et ne doit être confiée qu'à des spécialistes instruits, habiles et entraînés. La valeur de la réaction de Wassermann, qui a acquis en syphiligraphie une grande importance, est fonction de celui qui l'a faite.

De plus, le résultat doit en être convenablement interprété. C'est ainsi qu'un Wassermann trouvé positif chez un individu qui est syphilitique ne signifie pas fatalement que la lésion dont il est porteur est d'origine tréponémique, un syphilitique pouvant être atteint de pityriasis rosé, d'herpès circiné, de gale, etc., lésions non syphilitiques.

La réaction de Wassermann peut être positive en dehors de la syphilis (v. WASSERMANN). En outre, une réaction négative ne permet pas d'éliminer la syphilis.

Dans la syphilis, le Wassermann est habituellement positif, mais avec des modalités variables suivant les phases de la maladie.

A la période du chancre, la réaction sanguine est d'abord négative du quinzième au vingtième jour (phase présérologique) ; elle apparaît d'abord faible, progressivement croissante d'intensité; du vingtième au trentième jour, elle devient complètement positive (en moyenne 40 jours après la contamination).

Au cours des accidents secondaires, le pourcentage des réactions positives atteint 98 à 100 p. 100 des cas; aussi, une éruption cutanée qui ne s'accompagne pas d'un Wassermann positif a de grandes chances de n'être pas syphilitique.

Il est souvent utile de contrôler la réaction de Wassermann par d'autres réactions : *réaction de Hecht, réactions de floculation* (*Vernes, Meinicke, Kahn, Kline*). Mais toutes ces méthodes sérologiques sont *qualitatives* et ne traduisent pas le degré de l'infection. Aussi existe-t-il une méthode de *sérologie quantitative : la réaction de Kahn quantitative.*

En réalité, toutes ces réactions sérologiques ne sont pas spécifiques, et si les fausses réactions positives sont rares (1 p. 100 environ), elles existent. La *réaction de Nelson* (v. au *Supplément*), au contraire, est spécifique : elle repose sur le principe que le sérum du malade syphilitique possède la propriété *d'immobiliser* les mouvements du microbe de la syphilis, le *Treponema pallidium,* ce germe étant « cultivé » sur le testicule de lapin vivant. Cette réaction est plus tardivement positive que la réaction de Wassermann.

Dans certains cas, il est utile de faire une ponction lombaire pour examiner le liquide céphalo-rachidien.

Dans les affections nerveuses d'origine syphilitique (méningite, tabès, paralysie générale), l'examen de sang peut être négatif, alors que le liquide céphalo-rachidien donne un résultat positif. D'autre part, il est bon, en fin de traitement, de contrôler la guérison par un examen du liquide céphalo-rachidien : on y dosera l'albumine (inférieure à 0g,30 p. 1 000) ; on comptera le nombre de globules blancs, on fera des réactions sérologiques (Wassermann, Kahn, etc.) et une réaction du benjoin colloïdal.

IV. SYPHILIS (traitement). — La syphilis est une maladie *curable,* mais pour être traitée il faut qu'elle soit reconnue. Aussi est-il indispensable de consulter son médecin au moindre doute (sans pour cela faire de la « syphilophobie ») chaque fois que l'on constate une tache ou un « bouton » sur les organes génitaux, la cavité buccale, chaque fois que l'on est porteur d'une éruption cutanée ou muqueuse anormale.

La *prophylaxie* la plus simple consiste à avoir une vie sexuelle réglée, la fidélité conjugale étant la meilleure préservation, tant pour les conjoints, que pour leurs enfants. Pendant la période contagieuse de la maladie (qui est courte si le malade est correctement traité), le devoir le plus élémentaire du syphilitique est de *s'abstenir de tout rapport sexuel.*

Le traitement de la syphilis, pour être efficace, ne peut être fait que par un médecin : le malade ne peut donc se soigner par lui-même et il se méfiera des réclames et des charlatans. Les moyens thérapeutiques antisyphilitiques s'enrichissent de jour en jour.

Les *antibiotiques,* en particulier la *pénicilline,* permettent une stérilisation rapide des lésions syphilitiques; c'est donc un moyen prophylactique de la plus grande importance. Ces doses sont en moyenne de 1 million à 1 million et demi d'unités par jour pour une période n'excédant pas 15 jours. On utilise soit la pénicilline « G » en solution aqueuse en injection intramusculaire toutes les 2 ou 4 heures, soit la pénicilline-retard, également en injections intramusculaires.

L'auréomycine et la terramycine sont également actives dans la syphilis; la streptomycine est sans action. Les *composés arsenicaux* ont une action stérilisante et cicatrisante incontestable, mais sont exceptionnellement responsables d'accidents; aussi sont-

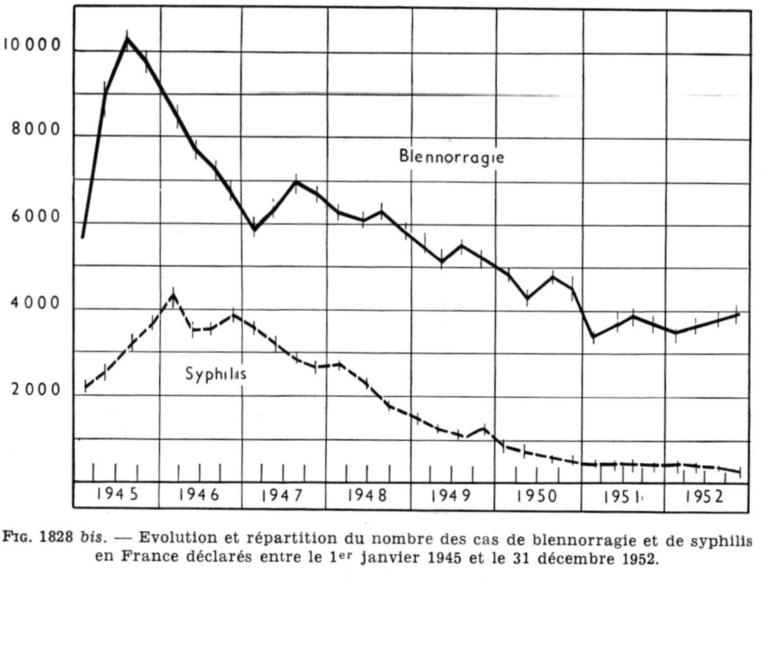

FIG. 1828 *bis.* — Evolution et répartition du nombre des cas de blennorragie et de syphilis en France déclarés entre le 1er janvier 1945 et le 31 décembre 1952.

ils de moins en moins employés au profit de la pénicilline.

Les sels de *bismuth* donnent d'excellents résultats; ils constituent une thérapeutique déjà ancienne qui a fait ses preuves. On s'adresse généralement aux sels liposolubles, les sels hydrosolubles n'étant plus guère employés. La première série de piqûres est généralement de 15 à 20 injections intramusculaires (2 à 3 par semaine), la suivante de 10 à 15 injections. Les séries sont répétées une fois par trimestre pendant de longs mois avec un maximum de 4 ans. Pendant le traitement, les soins dentaires (brossage soigneux des dents matin et soir, détartrage par le dentiste, etc.) sont indispensables, comme dans le traitement au cyanure de mercure; en outre, ces deux produits sont contre-indiqués chez les malades porteurs d'une néphrite.

Le *cyanure de mercure*, en injections intraveineuses prolongées, est employé avec succès dans les syphilis oculaires et cardio-vasculaires.

Quelle que soit la méthode employée, une fois la période de contagiosité passée, le malade doit rester sous surveillance médicale pendant 4 ans, durant lesquels il lui sera fait périodiquement des examens de sang et, si besoin est, de nouvelles séries de piqûres.

Un syphilitique correctement traité au début de sa maladie *guérit pratiquement toujours*. Les accidents tertiaires n'apparaissent que chez des malades qui ne sont pas soignés ou insuffisamment soignés, ou chez ceux qui ignoraient qu'ils avaient la syphilis; même ces accidents tertiaires sont accessibles au traitement prolongé chez les malades dociles.

Chez la *femme enceinte*, le traitement sera très intensif, la pénicilline semblant particulièrement indiquée. Il faut souligner que, traitée avant le 6e mois de la grossesse, la mère a toutes les chances de donner naissance à un enfant sain; même après le 6e mois, les résultats sont bons dans l'ensemble.

Chez le *jeune enfant*, le *nourrisson*, la pénicilline sera faite à doses faibles au début, puis on augmentera progressivement les doses. Le bismuth à doses plus faibles que chez l'adulte est également de mise.

Conclusions. — La syphilis était autrefois une affection redoutable et très répandue. La lutte antisyphilitique et antiblennorragique menée depuis de nombreuses années porte ses fruits (*fig.* 1828 *bis*). On constate de nos jours une nette diminution de la fréquence de cette maladie; les formes graves, les formes tertiaires deviennent plus rares. Cela tient aux faits suivants :

1° Le public est mieux informé des manifestations du début (chancre) et vient consulter précocement le médecin;

2° Les moyens de dépistage sont plus nombreux; les prises de sang, systématiques avant le mariage et pendant la grossesse, permettent de découvrir des syphilis ignorées;

3° Les traitements modernes (antibiotiques, bismuth, etc.) sont beaucoup plus actifs que les traitements anciens (iodure, par exemple). Ils permettent en outre une stérilisation rapide des lésions contagieuses.

Mais si la syphilis n'est plus le fléau d'autrefois, les grands accidents classiques existent encore et souvent par la faute de malades négligents.

SYPHILISATION. — Inoculation expérimentale de la syphilis.

SYPHILOÏDE (de *syphilis*, et du gr. *eidos*, forme). — Nom donné à des éruptions cutanées dont l'aspect est voisin de celles de la syphilis et qui ne sont pas d'origine syphilitique.

SYPHILOME. — Manifestation d'origine syphilitique ayant l'aspect d'une tumeur.

SYPHILOMANIE (de *syphilis*, et du gr. *mania*, folie). — Psychose dans laquelle le malade se croit atteint de syphilis.

SYPHILOPHOBIE (de *syphilis*, et du gr. *phobos*, crainte). — Crainte morbide de contracter la syphilis ou exagération de la gravité de cette maladie.

SYRINGOMYÉLIE (du gr. *surigx*, canal, et *muelos*, moelle). — Voir MOELLE ÉPINIÈRE.

SYSTÈME NERVEUX. — V. CERVEAU et NERFS.

SYSTOLE. — Premier temps de la contraction du *cœur* (v. à ce mot).

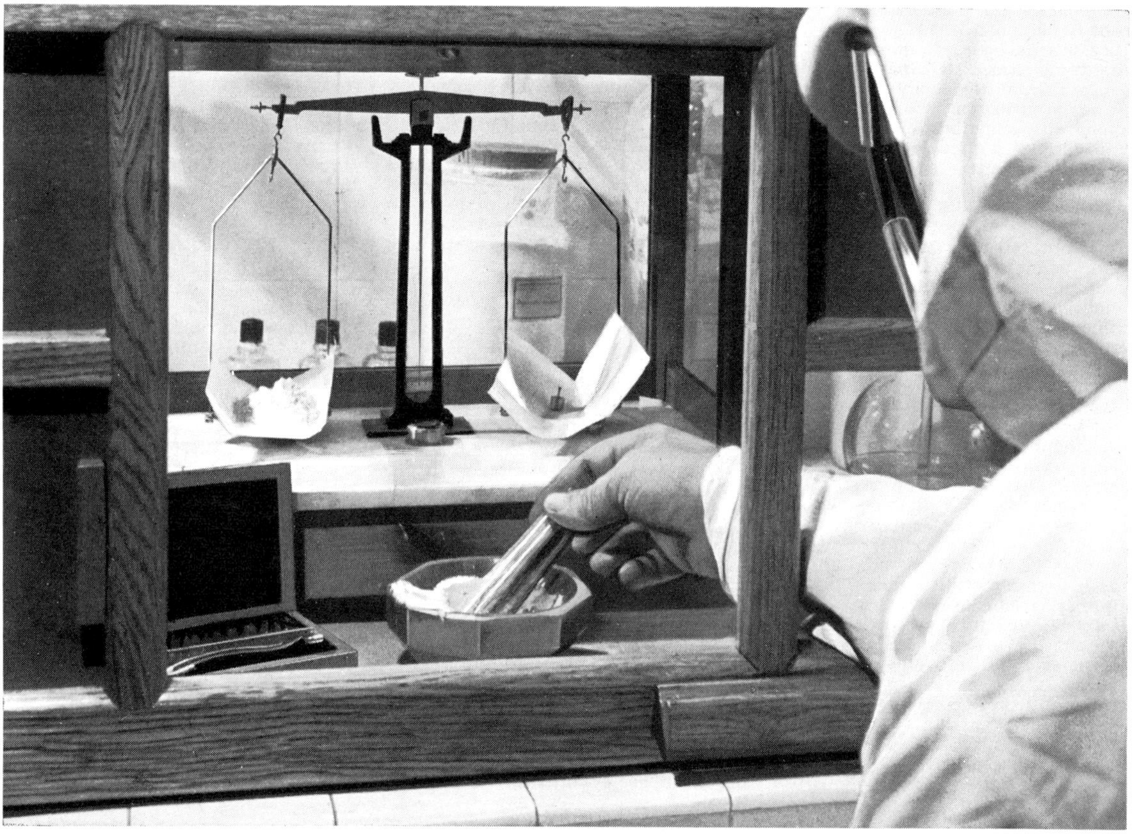

TUBERCULINE. Broyage et pesage de la poudre servant à préparer la tuberculine à l'Institut Pasteur. (*Phot. René-Jacques.*)

T

T (Bandage en). — V. BANDAGE.

TABAC. — Plante de la famille des Solanacées (*Nicotiana tabacum*), originaire d'Amérique et importée en Espagne, puis en France (en 1560), par Jean Nicot. Actuellement, le tabac est cultivé en grand en Flandre, en Artois, en Bretagne, dans quelques départements du Midi, en Algérie, pour les besoins de la Régie, qui importe également des tabacs de Maryland, de Cuba, d'Allemagne, de Hollande, de Turquie.

Le tabac contient un alcaloïde, la *nicotine,* liquide huileux, incolore, mais brunissant à l'air, extrêmement toxique : II gouttes sur la langue d'un chien le tuent en quelques secondes, par paralysie du cœur et du système nerveux. La proportion de nicotine est de 1 à 8 p. 100 dans les tabacs cultivés.

Le tabac a été employé en décocté (10 g par litre), en lavements contre les vers, en lotion contre la gale. Les jus de tabac servent à détruire les parasites externes du bétail ou les insectes des plantes cultivées.

Intoxication (Tabagisme). — **Intoxication aiguë.** — Rare actuellement; peut se produire à la suite d'une ingestion accidentelle ou d'un lavement de tabac.

SIGNES. Brûlure à la gorge, le long de l'œsophage et dans l'estomac. Nausées, vomissements avec sensation de défaillance et de faiblesse. Vertiges, céphalée; convulsions, coma et même mort.

PREMIERS SOINS. Faire vomir en titillant la luette; lavages d'estomac, puis thé fort, grogs chauds. Réchauffer le corps.

Intoxication chronique. — S'observe chez les grands fumeurs, priseurs, chiqueurs et les ouvriers des manufactures de tabac. Le rôle de la nicotine n'est pas exclusif; un grand nombre de corps provenant de la combustion du tabac (pyridine, crésol, oxyde de carbone) sont également toxiques.

SIGNES. Le tabac, comme la morphine, créé un état de besoin. Privé de tabac, le sujet peut éprouver une difficulté à penser, à travailler; il se plaint de céphalée, devient irritable.

Les symptômes toxiques attribués au tabac sont les suivants :

Troubles respiratoires : laryngite avec pharyngite, asthme;

Troubles digestifs : dyspepsie, constipation ou diarrhée selon les susceptibilités et la dose.

Troubles oculaires : amblyopie, névrite rétro-bulbaire, scotome central ou paracentral;

Troubles nerveux : céphalée, amnésie, tremblement;

Troubles cardio-vasculaires : angoisse précordiale, douleurs angineuses rétro-sternales, artériosclérose, claudication intermittente;

Chez les anciens syphilitiques, plaques blanches de *leucoplasie* sur la langue et les joues, qui peuvent dégénérer en cancer.

L'action du tabac dans l'apparition du cancer broncho-pulmonaire est encore discutée. Cependant, il apparaît comme certain que le cancer du poumon est très fréquent chez les grands fumeurs, alors que les non-fumeurs sont très rarement atteints. L'agent actif serait le goudron et non pas la nicotine. Les produits de la combustion du papier à cigarettes pourraient aussi être nocifs.

HYGIÈNE PRÉVENTIVE. Ne pas fumer reste la meilleure méthode. On peut conseiller l'usage de tabac dénicotinisé, de cigarettes à bout filtrant, l'usage du fume-cigarette avec filtre.

TABATIÈRE ANATOMIQUE. — Dépression, existant au métacarpe entre le tendon du long extenseur et celui du court extenseur du pouce, dans laquelle les priseurs placent quelquefois leur tabac pour l'aspirer.

TABÈS ou ATAXIE LOCOMOTRICE. — V. à MOELLE ÉPINIÈRE (maladies).

TABLES. — Les tables, sous leurs diverses formes, intéressent l'hygiéniste et le médecin.

Table-banc (*fig.* 1829). — A l'*école,* comme à la *maison,* l'enfant, si on veut lui éviter des attitudes vicieuses qui peuvent le rendre myope (v. à ŒIL [troubles de la réfraction]), ou bossu (cyphotique, scoliotique) [v. COLONNE VERTÉBRALE (déviations)],

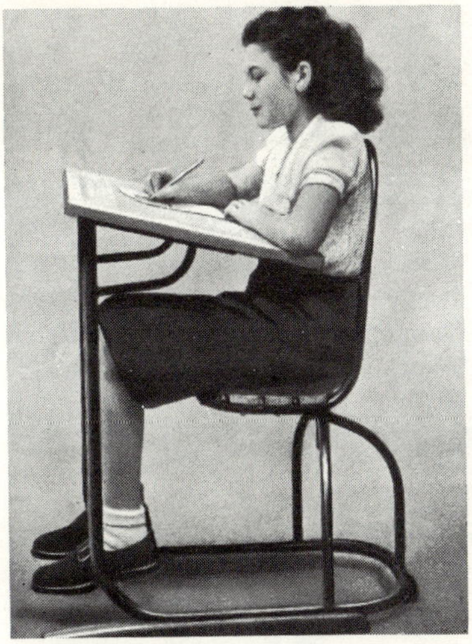

FIG. 1829. — Table de classe avec siège à hauteur réglable maintenant l'enfant dans une position correcte.
(*Doc. Ets Raynal.*)

doit avoir à sa disposition une table-banc appropriée à sa taille. V. ÉCOLE et ÉCOLIER.

Le corps de l'enfant ne doit pas être contourné, mais droit et appuyé sur le siège, sur les deux tiers des cuisses, les deux omoplates étant à la même hauteur.

Table de bureau. — Les personnes qui écrivent ou qui dessinent ont grand avantage à alterner les positions assises et debout et, par conséquent, à faire usage de la table à élévation facultative.

Table de malade. — Le modèle de table représenté dans la figure 1830 est d'un usage commode pour les personnes immo-

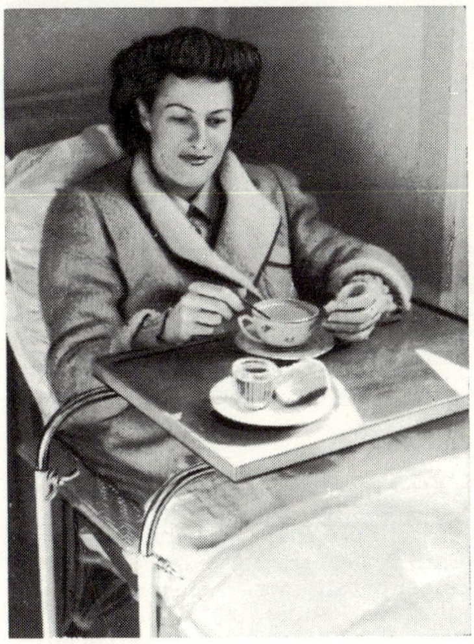

FIG. 1830. — Table de malade.
(*Doc. Ets Köll.*)

bilisées au lit ou dans un fauteuil. Ces tables peuvent être élevées à la hauteur désirée et être inclinées au gré du malade.

Tables d'opération (*fig.* 1831). — Ces différents modèles montrent les dispositions suivant le genre d'opération. Pour procéder à la réparation d'un palais ouvert par un bec-de-lièvre, par exemple, le malade doit être placé la tête en bas. La même position (position de Trendelenburg) doit être donnée également pour les opérations sur le ventre, afin d'empêcher la sortie des intestins par la plaie.

TABLETTE. — Médicament solide formé d'une ou plusieurs substances pharmaceutiques (minérales ou végétales) enrobées dans du sucre et de la gomme arabique ou adragante, transformée en mucilage par l'eau.

TACHES (Macules). — Altération de la coloration cutanée tenant à un trouble de la pigmentation de la peau normale (taches pigmentaires) ou à des dilatations vasculaires. Elles ne forment pas de saillies au-dessus du niveau des téguments.

Taches de rousseur. — V. ÉPHÉLIDES.

Taches de vin. — V. NÆVUS.

Taches bleues ou ombrées. — Taches ardoisées siégeant sur l'abdomen, les cuisses, le dos, non prurigineuses, lenticulaires ou nummulaires, qu'on observe chez les sujets atteints de morpions et qui sont dues à l'action locale du venin du *Phtirius inguinalis*. V. POUX.

Tache bleue mongolique. — Tache siégeant dans la région sacrée et qu'on observe chez les nouveau-nés de race jaune. Elle apparaît dans les premiers jours qui suivent la naissance; son diamètre varie de 2 mm à 5 cm.

Cette tache pâlit à mesure que l'enfant grandit, et disparaît vers 7 à 8 ans.

Taches fauves. — Taches brun clair, anesthésiques, qui s'observent au début de la lèpre (lépride pigmentaire).

Taches hépatiques. — Nævi pigmentaires de coloration brunâtre.

Taches rubis. — Angiomes lenticulaires du thorax s'observant chez des malades atteints de cirrhose du foie.

TACHYCARDIE (du gr. *takhus*, vite, et *kardia*, cœur). — V. CŒUR.

TACHYPHAGIE (du gr. *takhus*, rapide, et *phagein*, manger). — L'habitude de manger très vite entraîne des troubles digestifs et, par voie réflexe, un certain nombre de dermatoses (acné rosacée, eczéma).

TACHYPHYLAXIE (du gr. *takhus*, rapide, et *phulassis*, protection). — Immunisation rapide que procure l'injection intraveineuse d'une quantité très minime de certaines substances.

Les substances en question sont très nombreuses : *extraits organiques* (d'intestin, de testicule, de glande thyroïde, de foie, de corps jaune, de pancréas, de rate, de muscle, de cerveau, d'hypophyse, de poumon), *peptone, arsénobenzol*, etc.

TÆNIAS, TÆNIFUGES. — Voir TÉNIAS, TÉNIFUGES.

TAFFETAS CHIFFON, TAFFETAS GOMMÉ. — Tissus recouverts d'un enduit imperméable. On les emploie pour maintenir son humidité à un pansement.

Le premier, plus souple, ayant moins de tendance à se déchirer, est préférable au second.

TAIE. — Tache sur la cornée. Voir ŒIL (maladies de la cornée) : *Kératites*.

TAILLE DE LA VESSIE. — Opération qui consiste à inciser les tissus soit du périnée (taille périnéale), soit du bas-ventre (taille hypogastrique), afin de faire pénétrer un instrument dans la vessie, de façon à en retirer un calcul. V. VESSIE (maladies).

TAILLE DU CORPS. — La taille varie suivant les régions : 1° dans la région du *Nord-Est*, la taille moyenne est relativement élevée et varie entre 1m,66 et 1m,75; 2° dans le *Centre* de la France, la taille est au contraire assez basse (taille moyenne, 1m,61 à 1m,64) ; 3° en Bretagne, la taille est également basse; 4° dans le *Midi* (Gascogne, Languedoc, Provence), elle est un peu plus élevée.

Des *statistiques de conseils de révision*, il résulte que les hommes au-dessous de 1m,54 sont, pour la France entière, dans la proportion de 30 p. 1 000, les hommes de 1m,73 et au-dessus, de 102 p. 1 000. V. aussi à CROISSANCE.

TALALGIE (du lat. *talus*, talon, et du gr. *algos*, douleur). — Douleur du talon, dont les causes sont la blennorragie, le rhumatisme et la goutte, ou encore une exostose du calcanéum.

La station debout prolongée y prédispose (maladie des sergents de ville). Parfois, la bourse séreuse sous-calcanéenne s'enflamme.

TALC (Silicate de magnésie hydraté ou Craie de Briançon). — Lamelles se transformant en poudre fine, onctueuse au toucher, insoluble dans l'eau et non fermentescible, ce qui lui donne une grande supériorité sur les farines. On l'emploie seul ou mélangé à de la poudre d'amidon et à du bismuth, comme *absorbant* et *isolant*, entre les plis de la peau chez les nourrissons, pour éviter ou calmer les excoriations. Il est utilisé dans la pratique du massage.

Il a été employé aussi comme *antidiarrhéique*, en suspension dans le lait, contre l'entérite tuberculeuse, à la dose de 50 à 100 g et plus chez l'adulte.

FALSIFICATION. L'adjonction de talc aux farines est facilement décelable. Il suffit d'agiter la farine suspecte avec du tétrachlorure de carbone ou du chloroforme : la farine surnage et les matières minérales, plus lourdes, tombent au fond du vase.

TALON. — Extrémité postérieure du pied, formée par l'os calcanéum.

Pour les maladies, voir à PIED.

TAMARINIER. — Plante (*Tamarindus indica*) de la famille des Légumineuses, dont le fruit, le *tamarin*, est une gousse longue de 11 à 13 cm, contenant une pulpe brunâtre et sucrée. Cette pulpe est employée comme laxatif, en conserve, incorporée à du sucre, à la dose de 20 à 50 g, ou en infusion (20 g par litre), dont on prend plusieurs verres.

Dans la spécialité dite *tamar indien*, la pulpe est additionnée de séné et de chocolat.

TAMPONNADE. — Compression brutale du cœur par un épanchement péricardique rapidement constitué. Elle se traduit par un état de choc avec pression veineuse élevée, turgescence des jugulaires, gros foie douloureux et reflux hépato-jugulaire.

TRAITEMENT. En milieu spécialisé le plus souvent : ponction du péricarde, le plus rapidement possible, pour le-

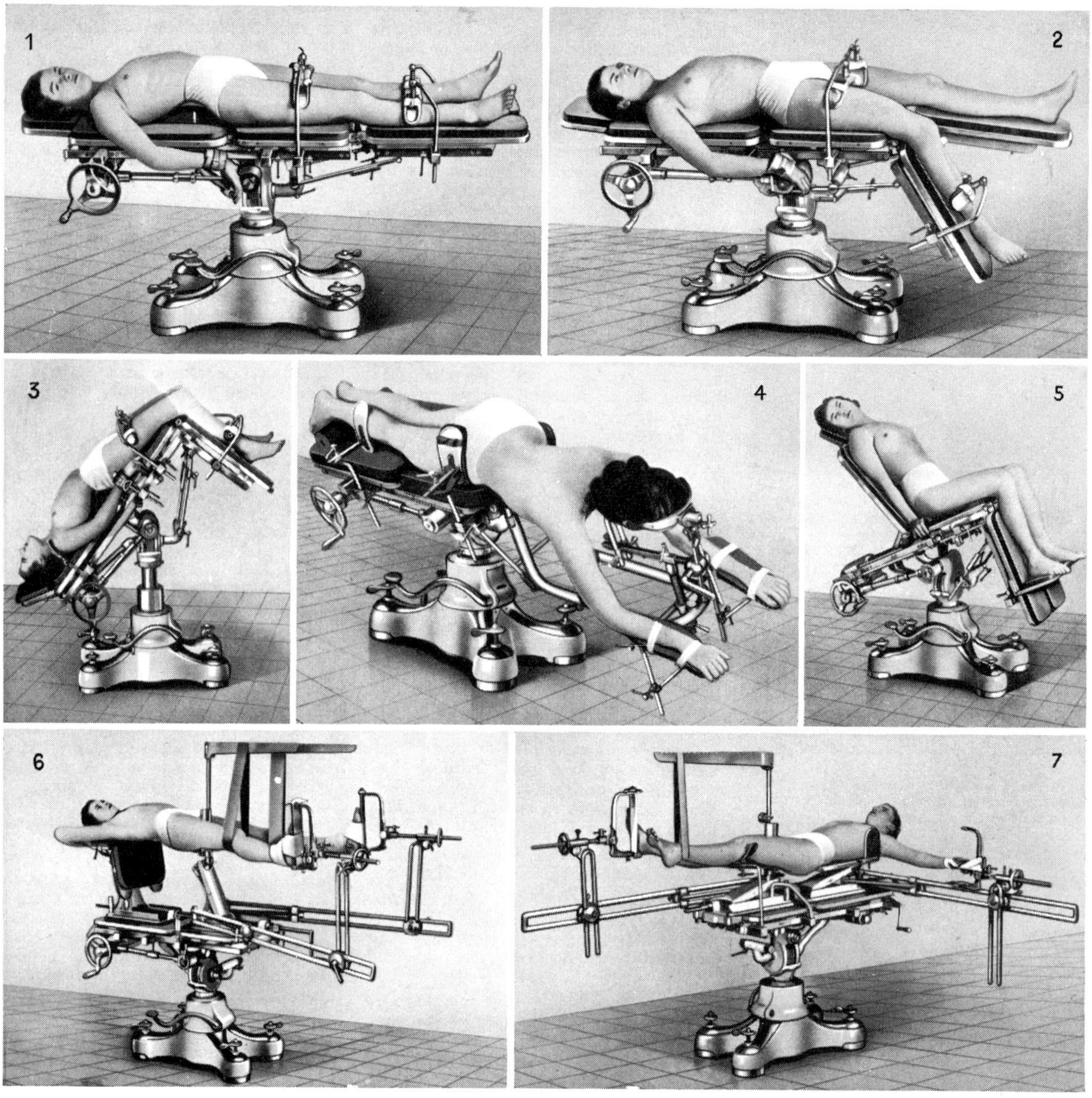

FIG. 1831. — Tables d'opération. Positions diverses.
1. Chirurgie générale ; 2. Position rallonges en ciseaux ; 3. Position de Trendelenburg ; 4. Chirurgie pulmonaire ; 5. Position fauteuil ; 6 et 7. Dispositif orthopédique.

(*Doc. Mathieu et Cie ; Phot. Cayeux et Curet.*)

ver la compression cardiaque, en se préparant à faire face à une syncope brutale.

TAMPONNEMENT. — Obturation d'une cavité (nez, vagin) par des tampons de gaze, d'ouate, pour supprimer une hémorragie en comprimant le vaisseau.

TAN. — Poudre d'écorce de chêne, employée comme astringent à l'extérieur ou à l'intérieur (gargarisme, lavement) : 60 g par litre, ou en nature, pour saupoudrer les excoriations.

TANAISIE. — Plante (*Tanacetum vulgare*) de la famille des Composacées, dont les sommités fleuries contiennent un principe analogue à la santonine et une essence convulsivante. On les emploie contre les ascarides et les oxyures, en poudre, à la dose de 2 à 4 g dans de la marmelade d'orange et en infusion de semences, à 5 p. 100, ou sous forme d'extrait aqueux ($0^g,20$ à $0^g,60$).

TANIN (Acide tannique). — Substance végétale ayant la propriété de précipiter les solutions d'albumine et la faculté de tanner les peaux en donnant du cuir. Le tanin existe dans les feuilles ou le bois d'un grand nombre de plantes, et notamment dans l'écorce du chêne, le cachou, le ratanhia, le noyer, le gland, le sumac, le bouleau, le thé, la rhubarbe, le saule, l'orme, le pin, la fougère mâle, le marronnier d'Inde, l'absinthe, l'arnica, l'ortie.

Le *tanin officinal* (extrait à l'éther) se présente sous forme d'une masse spongieuse, blanc jaunâtre, très astringente au goût et soluble dans l'eau.

PROPRIÉTÉS. Astringentes, antihémoptoïques et antitoxiques (contre les alcaloïdes).

I. *A l'intérieur.* — En lavements, tanin à l'éther, 2 à 5 p. 500 g d'eau. En suppositoires (hémorroïdes, fissures de l'anus), 25 cg avec 10 cg d'opium et 4 g de beurre de cacao.

II. *A l'extérieur.* — En injections, 5 g de tanin à l'éther par litre dans la leucorrhée, 1 g pour 125 g d'infusion de roses de Provins dans la blennorragie ; en glycéré ou pommade contre les gerçures.

INCOMPATIBILITÉS. Sels métalliques, albumine et alcaloïdes.

Le tanin se combine à divers corps. Le *tannate d'albumine* est une poudre jaunâtre, sans goût ni odeur, employée comme astringent non irritant dans la diarrhée infantile, dyspeptique et tuberculeuse (2 g chez l'adulte, 25 cg à 1 g chez l'enfant).

Le *tanin acitolé* est une poudre amorphe gris jaunâtre employée comme astringent dans divers types de diarrhée et de dysenterie; il est lentement décomposé dans l'intestin. Dose : 25 à 60 cg trois fois par jour.

La combinaison du tanin avec l'aldéhyde formique est une poudre rougeâtre, sans goût ni odeur, utilisée *à l'intérieur*, à la dose de 1 à 2 g, en cachets, contre la diarrhée; *à l'extérieur*, en nature ou en pommade, à 10 p. 100, dans les maladies de la peau (eczéma, zona), les brûlures, les démangeaisons des diabétiques, les sueurs excessives des pieds.

Préparations iodotanniques. — On prépare des vins et des sirops où l'iode et le tanin sont associés dans le dessein de combattre le lymphatisme et la scrofule. Ces préparations contiennent 1 g d'iode et 4 g de tanin pour 500 g de sirop ou de vin, dont on donne 20 à 60 g.

TANNATE. — Combinaison de l'acide tannique avec des bases : alumine, bismuth, fer, manganèse, mercure, plomb, zinc. Ces divers sels ont des propriétés astringentes, dessiccatives.

TANNE. — Tumeur formée par la dilatation des glandes sébacées des régions abondantes en duvet et en poils (front, aile du nez, cou).

Les tannes contiennent une matière graisseuse qu'on peut exprimer par la pression. V. à LOUPE.

TAON. — Grosse mouche du genre des insectes diptères (*fig.* 1832), dont la trompe, courte et saillante, renferme six sortes de scies chez la femelle, quatre chez le mâle, avec lesquelles elle perce la peau pour en sucer le sang. Pour le traitement, voir à PIQÛRE.

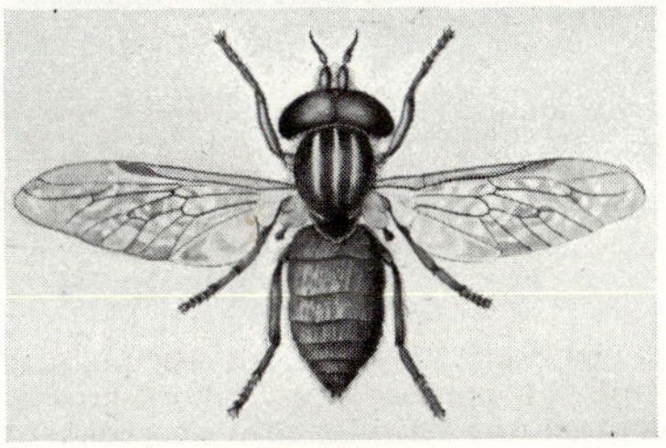

FIG. 1832. — Taon.

TAPIOCA. — Fécule tirée de la racine du manioc (*Jatropha manihot*), de la famille des Euphorbiacées, originaire des Antilles et de l'Amérique du Sud. Cette racine, râpée et lavée, fournit une farine qui, séchée au feu sur des plaques de tôle, constitue le tapioca. On contrefait souvent le tapioca en traitant de la même manière de l'amidon de riz ou de la fécule de pomme de terre.

TARENTULE. — Sorte de grosse araignée du midi de l'Italie (*fig.* 1833), notamment aux environs de Tarente, à la piqûre de laquelle on a attribué des troubles nerveux (tarentulisme) que guérissait la transpiration à la suite d'une danse forcenée.

La piqûre de cette araignée serait mortelle aux Etats-Unis; en Europe, elle ne cause habituellement qu'une douleur assez vive, une enflure assez étendue, quelquefois des douleurs dans les jointures, un certain abattement et de l'anxiété.

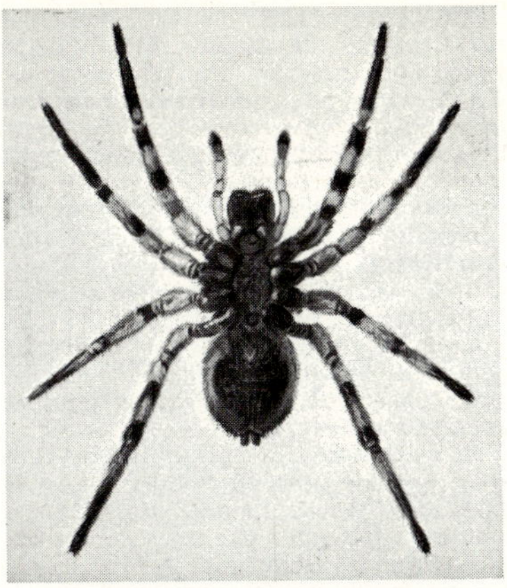

FIG. 1833. — Tarentule.

TRAITEMENT. Faire saigner la plaie; cautériser avec de l'ammoniaque. Faire prendre ensuite des boissons chaudes provoquant la sueur (infusion de jaborandi, 4 g par litre).

TARLATANE. — Sorte de mousseline, c'est-à-dire tissu de coton à mailles très espacées. La tarlatane est employée comme pièce de *pansement*, parce qu'elle s'imprègne bien des solutions ou des poudres antiseptiques, et comme *bande*, parce qu'étant très souple elle s'adapte parfaitement aux parties.

La tarlatane amidonnée renferme un empois qu'on peut enlever par l'ébullition dans beaucoup d'eau; cette ébullition sert, du reste, à rendre la tarlatane aseptique. V. aussi à GAZE.

TARSALGIE. — V. PIED.

TARSE DES PAUPIÈRES. — Fibrocartilage qui constitue le squelette des paupières. A l'intérieur sont enchâssées les glandes de Meibomius, qui sécrètent le sébum et qui peuvent être le siège d'orgelets profonds et de chalazions. V. ŒIL.

TARSE DU PIED (du gr. *tarsos*, claie). — Partie postérieure des pieds, formée de sept os : l'astragale, qui s'articule avec les os de la jambe, le calcanéum, qui forme le talon, puis, en avant, le scaphoïde, le cuboïde et les trois cunéiformes, composant une rangée articulée avec les os du métatarse. V. PIED.

TARSECTOMIE (de *tarse*, et du gr. *ektomê*, ablation). — Ablation d'un ou de plusieurs os du tarse.

TARTRATES. — V. TARTRIQUE (Acide).

TARTRE ANTIMONIÉ ou STIBIÉ. — V. ANTIMOINE.

TARTRE DES DENTS. — Enduit formé de phosphates et de carbonate de chaux associés à des microbes de la salive, et qui se dépose en une croûte dûre et adhérente au collet des dents.

TARTRE DU VIN. — Dépôt formé par le vin dans les tonneaux. Il est constitué par un mélange de bitartrate de potasse, de tartrates de chaux, d'alumine, de fer, de manganèse et de silice, additionné d'un peu de matière colorante dans le vin rouge. V. VIN.

TARTRIQUE (Acide) et TARTRATES. — Cristaux incolores, transparents et durs. On emploie comme rafraîchissant et acidulé la *limonade tartrique*, qui contient par litre d'eau 100 g de sirop tartrique, lequel, lui-même, renferme 1 p. 100 d'acide tartrique.

A l'extérieur, comme antiprurigineux, contre les affections de la peau, en glycérolé à 1 p. 20; en pommade à 5 ou 10 p. 100; en solution, 5 g par litre; en poudre, 1 g, additionné de 25 g de talc et de 25 g d'oxyde de zinc.

INCOMPATIBILITÉS. Sels de plomb, chaux, potasse, eau commune.

Tartrate d'antimoine et de potasse. — V. ANTIMOINE.

Tartrate borico-potassique (Crème de tartre soluble). — *Diurétique* à la dose de 5 à 10 g; *purgatif* à la dose de 15 à 30 g dans un litre d'eau sucrée, à prendre par verres. Préconisé contre l'épilepsie, en solution à 20 p. 300 (3 à 6 cuillerées à soupe par jour dans un demi-verre d'eau).

Tartrate de cuivre et de sodium. — Préparé à la concentration de 1,25 p. 100 de cuivre métal. Solution bleue, neutre, employée en dilution au 1/5 ou au 1/10 dans les pyodermites, les staphylococcies cutanées.

Tartrate ferrico-potassique. — V. FER : *Tartrate de fer.*

Tartrate de magnésie. — Purgatif, 10 à 30 g.

Tartrate de potasse acide (Crème de tartre, Bicarbonate de potasse). — Employé comme *dentifrice* (mélangé avec du carbonate de chaux et de la magnésie), *rafraîchissant* (2 à 4 g), *purgatif* (8 à 30 g).

C'est sa présence dans le raisin et les vins acides qui leur donne un effet laxatif.

Tartrate de potasse neutre (Sel végétal). — Purgatif, 15 à 30 g.

Tartrate de potasse et de soude (Sel de Seignette). — *Diurétique* aux doses de 2 à 4 g; *purgatif* aux doses de 15 à 60 g.

Tartrate de soude. — Purgatif, 10 à 30 g.

TATOUAGE (*fig.* 1834). — Introduction dans les couches profondes de l'épiderme et superficielles du derme de matières colorantes (ordinairement une solution d'encre de Chine), de façon à y produire des dessins durables.

MODE DE PROCÉDER. Le dessin, une fois tracé, le tatoueur trempe des aiguilles fines dans la solution, puis les enfonce dans la peau, de façon que les piqûres soient très rapprochées. On a inventé une aiguille spéciale (*fig.* 1835) qui permet d'obtenir un travail plus régulier. Les grains de noir de fumée se trouvent ainsi implantés dans le tissu. Comme le tatoueur met fréquemment ses aiguilles dans sa bouche, soit pour dissoudre la matière colorante, soit simplement pour les tenir, il peut ainsi inoculer, avec sa salive, la syphilis, la tuberculose et même la morve.

D'autre part, les plaies, étant donné la malpropreté du procédé, peuvent

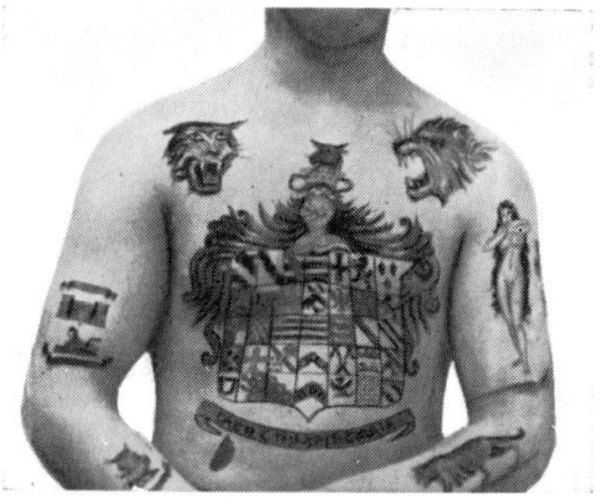

FIG. 1834. — Armes et devise d'un lord anglais tatouées sur son corps.

être le siège de phlegmons, d'abcès, de cicatrices vicieuses. V. CHÉLOÏDE.

TRAITEMENT. Le détatouage est souvent difficile à obtenir. Au prix de cicatrices souvent inesthétiques, divers procédés ont été préconisés. On peut badigeonner le tatouage avec une solution concentrée de tanin,

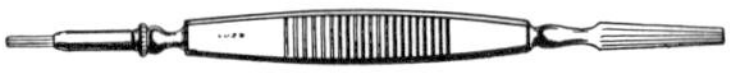

FIG. 1835. — Aiguille à tatouage.

puis passer un crayon de nitrate d'argent; une escarre sèche se forme, enlevant le tatouage. On peut aussi produire des scarifications quadrillées profondes, suivies de cautérisations au phénol pur. Ou encore, après anesthésie locale, on détruit le corps muqueux de la peau par le couteau plat du thermocautère chauffé au blanc.

Applications de neige carbonique. Electrocoagulation.

Tatouage chirurgical. — Il consiste à tatouer de couleurs claires les zones cutanées hyperpigmentées, et de couleurs foncées les zones hypochromiques.

TAURINE et ACIDE TAUROCHOLIQUE (du gr. *tauros*, taureau). — Matière cristallisable de la bile, dans laquelle elle est combinée à l'acide cholalique et constitue l'acide taurocholique. On trouve à l'état normal la taurine dans les matières fécales de l'homme, et à l'état pathologique dans le sang et l'urine.

TAUROCHOLATE DE SOUDE. — Sel de la bile dont il est le principe le plus abondant après l'eau (50 p. 1 000). Il est associé au glycocholate de soude. Ces deux sels, à dose faible, ralentissent le pouls, diminuent la respiration, abaissent la température et la tension artérielle.

TAXIE ou TROPISME. — Influence attractive ou répulsive exercée par certains corps.

TAXIS (du gr. *tassein*, arranger). — Opération qui consiste à presser méthodiquement une hernie pour la faire rentrer dans le ventre. V. HERNIE.

TAYLORISME. — Les principes du système de Taylor (1856-1915) pour l'organisation du travail sont : 1° L'étude des mouvements des ouvriers pendant leur labeur, de façon à supprimer les mouvements inutiles, de combiner la succession des mouvements les plus avantageux, de modifier certaines défectuosités des machines;

2° La sélection des ouvriers suivant l'aptitude de chacun d'eux;

3° L'enseignement des meilleurs procédés de travail;

4° L'institution de primes pour le meilleur rendement.

La critique la plus importante qu'on puisse faire au taylorisme est la possibilité du surmenage, auquel il est facile de remédier par une étude physiologique de la fatigue.

TÉGUMENT. — Revêtement cutané.

TEIGNES (lat. *tinea*). — Affections cryptogamiques du cuir chevelu et accessoirement de la peau glabre.

Les teignes sont au nombre de trois : la *teigne microsporique*, la *teigne trichophytique* et la *teigne favique*.

I. Teigne tondante à petites spores ou microsporique. — Elle est due à des champignons ascomycètes, de la

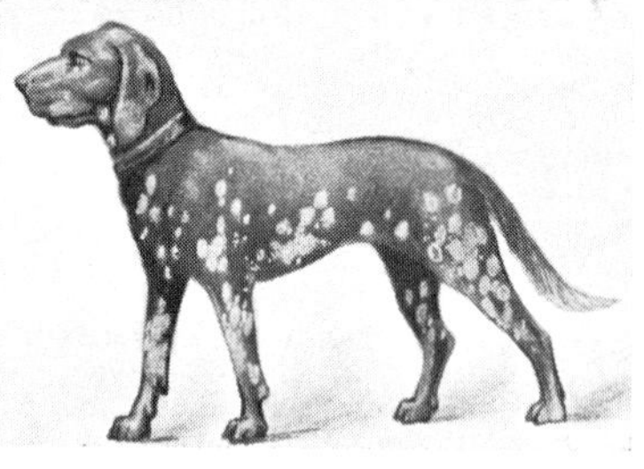

FIG. 1836. — Teigne microsporique du chien (*Microsporon lanosum*).

famille des Gymnoascées, les *microsporons*, dont il existe plusieurs espèces : les uns propres à l'enfant, les autres propres aux divers animaux et qui peuvent infecter l'homme. Les microsporons les plus fréquents sont *M. Audouini*, d'origine humaine, et *M. lanosum*, d'origine animale (*fig.* 1836). Cette teigne est l'apanage des enfants et des adolescents; elle est fort rare après 15 ans; non traitée,

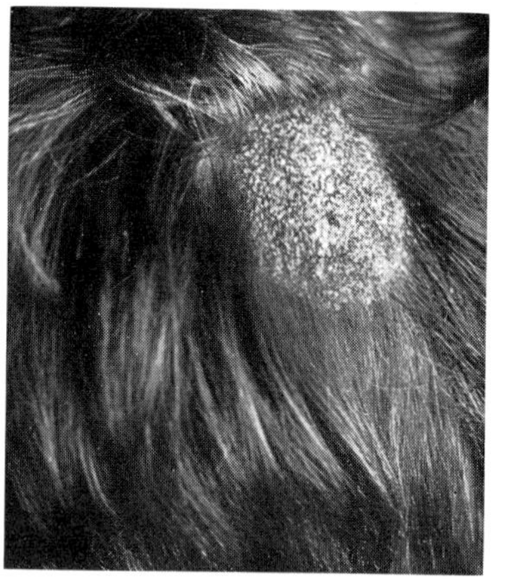

FIG. 1837. — Teigne tondante microsporique. (*Arch. hôpital Saint-Louis.*)

elle disparaît spontanément, sans cicatrices vers cet âge. Elle est extrêmement contagieuse.

Elle est caractérisée par de grandes plaques alopéciques ovalaires (*fig.* 1837), à contour net, d'apparence poussiéreuse, couvertes de squames grisâtres, portant un certain nombre de cheveux, les uns intacts, les autres

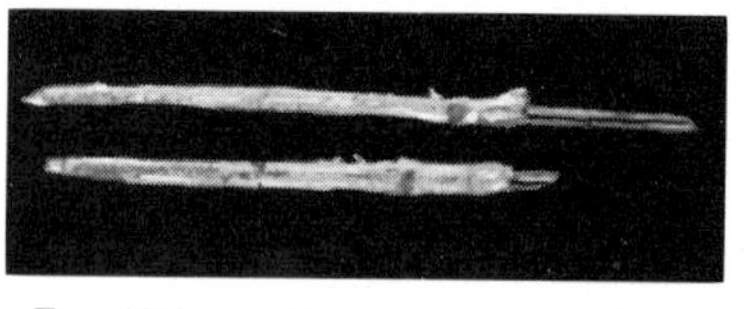

FIG. 1838. — Cheveux microsporiques (très grossis). (*Phot. Sabouraud.*)

cassés court. D'ordinaire, les plaques sont peu nombreuses. D'abord grosses comme une lentille, elles s'accroissent par la périphérie, atteignent 5 cm de

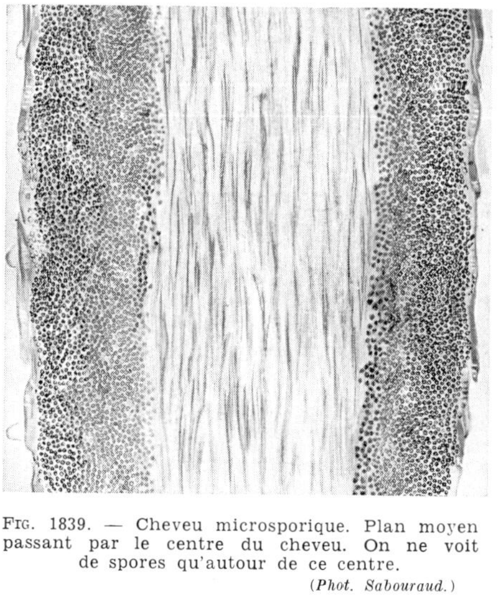

FIG. 1839. — Cheveu microsporique. Plan moyen passant par le centre du cheveu. On ne voit de spores qu'autour de ce centre. (*Phot. Sabouraud.*)

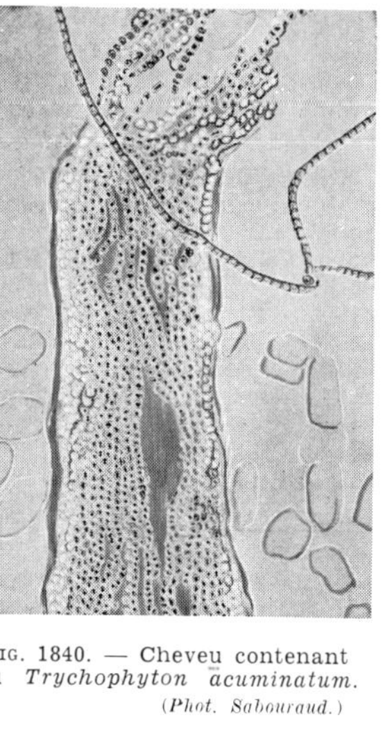

FIG. 1840. — Cheveu contenant du *Trychophyton acuminatum*. (*Phot. Sabouraud.*)

diamètre. Il n'y a jamais de cheveux pris isolément, mais tout le cuir chevelu peut être touché.

Quand on examine un de ces cheveux à la loupe, on voit qu'il est engainé dans un manchon blanc de 4 à 5 mm de hauteur (*fig.* 1838). Vue sous le microscope, après action de la potasse à 40 p. 100, cette gaine se révèle

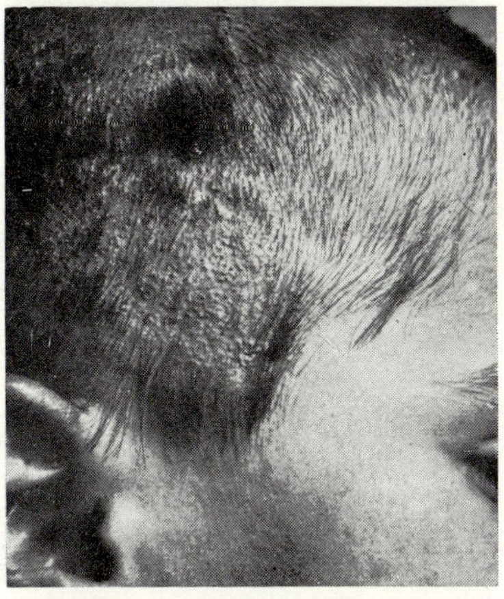

FIG. 1841. — Teigne tondante trichophytique à culture acuminée.
(*Phot. Sabouraud.*)

formée de petites spores à peu près rondes, un peu inégales, de 3 millièmes de millimètre de diamètre environ, qui ne se disposent pas en chaînette et sont franchement *ectothrix* (*fig.* 1839).

A côté des lésions du cuir chevelu, le microsporon peut causer des lésions de la peau glabre (*herpès circiné*), analogues à celles que produisent les trichophytons. V. plus loin.

II. Teigne trichophytique. — Cette teigne est due à des champignons voisins des précédents, les *trichophytons,*

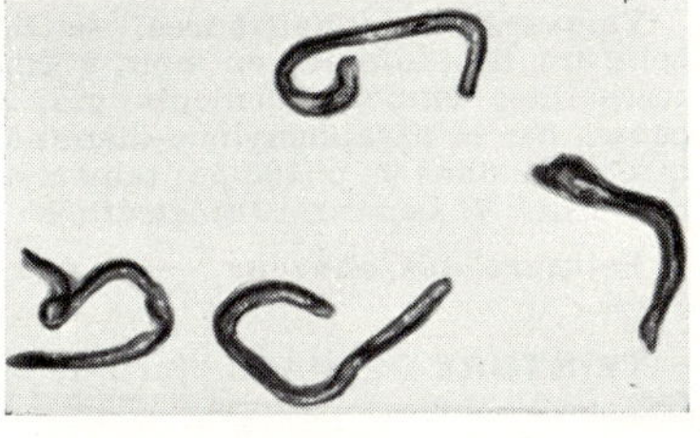

FIG. 1842. — Cheveux de la teigne tondante trichophytique extraits d'une squame-croûte, dans l'épaisseur de laquelle ils sont inclus et couchés.
(*Phot. Sabouraud.*)

qui comprennent de très nombreuses espèces, dont les unes siègent en dehors du poil (ectothrix), les autres à l'intérieur (endothrix).

Trichophyties des régions velues. — ***Trichophyties du cuir chevelu.*** — Divers trichophytons donnent lieu à des teignes tondantes. Une variété, fréquente dans les écoles parisiennes, se traduit par un très grand nombre de toutes petites plaques, d'un gris sale, squameuses, ne comprenant que quelques cheveux chacune (*fig.* 1841).

Ultérieurement, les plaques primitives peuvent se fusionner (*fig.* 1839). On conçoit que ces plaques définitives n'aient pas la régularité de forme de celles de la teigne microsporique. En outre, les cheveux malades, cassés assez court, sont d'ordinaire cachés par une forte quantité de cheveux sains; aussi est-il souvent très difficile de découvrir une teigne tondante scolaire.

Il existe d'autres variétés de trichophytons, comme *T. acuminatum* (*fig.* 1840), *T. violaceum,* etc., qui déterminent des teignes. Dans les teignes à *T. acuminatum,* les plaques malades sont criblées de points noirs qui sont les cheveux malades inclus dans l'épiderme corné et contournés sur eux-mêmes (*fig.* 1842).

Trichophyties de la barbe (*fig.* 1843). — Les lésions sont surtout causées par des trichophytons d'origine animale; il s'agit ici de trichophytons ectothrix (*T. gypseum, T. niveum,* trichophytons à cultures faviformes).

Ces trichophyties de la barbe se compliquent souvent de folliculites suppurées et sont ordinairement cau-

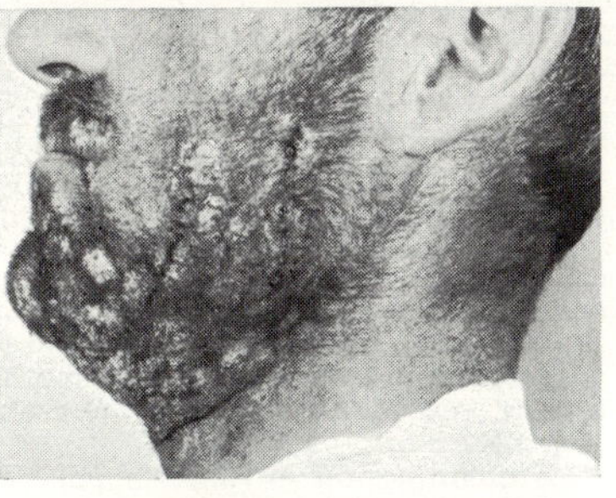

FIG. 1843. — Trichophytie de la barbe.
(*Archives hôpital Saint-Louis.*)

sées par *T. gypseum,* d'origine équine; elles s'observent surtout chez les palefreniers, les équarisseurs, les aides-vétérinaires.

Sycosis trichophytique. — Il est constitué par des pustules situées autour des poils, entourées d'une zone d'infiltration et de rougeur, reposant sur un

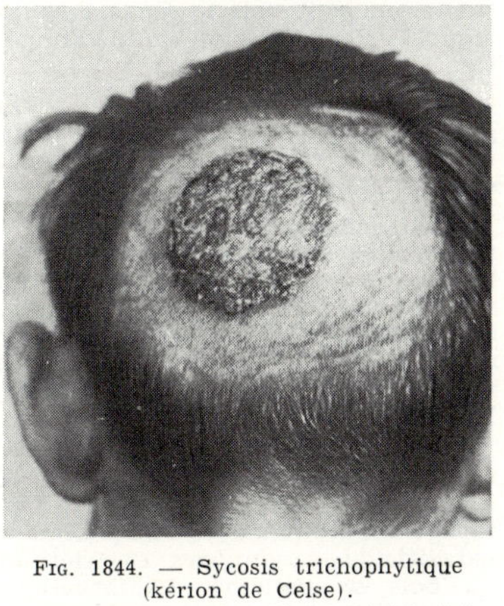

FIG. 1844. — Sycosis trichophytique (kérion de Celse).
(*Archives hôpital Saint-Louis.*)

derme qui se tuméfie rapidement. En s'agglomérant, les pustules forment des gâteaux, des nodosités profondes, faisant une saillie notable au-dessus des téguments. Par la pression, on peut faire sourdre du pus par de nombreux orifices.

Le *cuir chevelu* peut être envahi, surtout chez l'enfant, par *T. gypseum,* d'un rouge violacé, saillant, infiltré, d'où s'écoule du pus (kérion de Celse [*fig.* 1844]).

Trichophyties des parties glabres (*Herpès circiné*). — Ces trichophyties sont dues, comme les précédentes, à

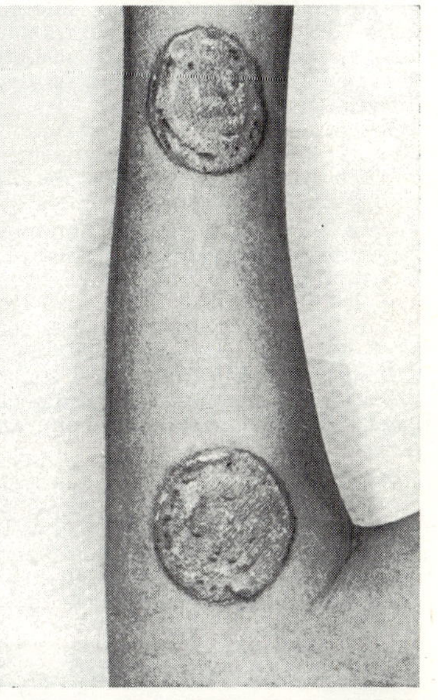

FIG. 1845. — Trichophytie du veau.
(*Archives hôpital Saint-Louis.*)

des trichophytons d'origine animale. Les animaux (chiens, chats, veaux) présentent des plaques privées de poils et contaminent les personnes qui vivent dans leur entourage (*fig.* 1845).

La *trichophytie cutanée* se manifeste par des taches érythémato-squameuses, régulièrement orbiculaires, à contour net et vésiculeux, souvent prurigineuses (v. pl. en couleurs à SÉBORRHÉE). Leur évolution est extrêmement rapide; l'accroissement se fait par la périphérie.

Trichophyties unguéales. — Aux ongles, on peut observer, chez l'adulte et l'enfant, des lésions dues à des trichophytons animaux (*T. acuminatum, T. violaceum*) et caractérisées par un épaississement de l'ongle, en moelle de jonc, et une grande friabilité.

La durée est longue (3 à 5 ans).

TRAITEMENT. I. *Général.* — Toniques chez les sujets lymphatiques, débilités.

II. *Préventif.* — Différent dans les villes et à la campagne. Ici, les teignes, d'origine surtout animale, sont moins contagieuses. Là, la contamination est scolaire et se produit surtout d'enfant à enfant; elle est rapide et fatale.

Tout teigneux doit être isolé et exclu des écoles; sa tête sera hermétiquement recouverte. Tout enfant ayant vécu au contact d'un teigneux reste suspect pendant six semaines.

III. *Local.* — Autrefois, on coupait les cheveux, on épilait autour de chaque plaque, on lavait tous les jours la tête au savon blanc et au sublimé au 1/1 000, et on frictionnait à l'alcool iodé trois fois par semaine. Ce traitement durait environ dix-huit mois, quelquefois plus longtemps.

Grâce à Sabouraud et Noiré, le traitement est réduit à deux mois. On applique en une seule séance sur un point donné du cuir chevelu une somme de rayons X égale à 5 H; quinze jours plus tard, on note une dépilation totale de la région, qui entraînera avec les cheveux sains les cheveux malades. La repousse des cheveux sains commencera dix semaines plus tard. La dose de 5 H ne doit pas être dépassée, sinon l'alopécie sera définitive.

Pratiquement, on est averti que la dose est atteinte par le changement de coloration d'une pastille de platinocyanure de baryum.

Dans le kérion, le sycosis trichophytique, on peut utiliser les pansements à la liqueur de Gram (eau iodo-iodurée), les badigeonnages à l'alcool iodé ou l'injection intraveineuse de liqueur iodo-iodurée.

Dans l'herpès circiné, les lésions unguéales, on emploiera les badigeonnages à l'alcool iodé ou la pommade chrysophanique.

III. Teigne favique ou Favus (v. pl. en couleurs à SÉBORRHÉE et *fig.* 1846). — On désigne sous ce nom toutes les lésions que détermine un champignon du genre *achorion*. Habituellement, chez l'homme, il s'agit de *Achorion*

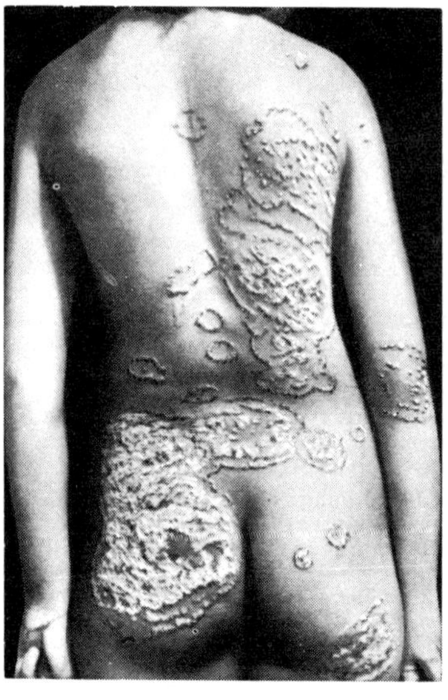

FIG. 1846. — Favus en archipel. (*Archives hôpital Saint-Louis.*)

Schœnleini. Plus rarement, on trouve des achorions d'origine animale : *A. gallinae* (poule), *A. quinckeanum* (souris), *A. gypseum*.

Le favus se développe surtout chez les enfants de 5 à 14 ans, dans les classes pauvres, dans les campagnes, chez les sujets lymphatiques, pâles, vivant dans la saleté. La propagation se fait de l'homme à l'homme par contact direct, par inoculation et par voie indirecte grâce aux vêtements, aux coiffures, aux objets de toilette. Parfois, l'homme se contamine au contact d'animaux (rat, chien, coq, poule, lapin, cheval).

Favus des régions pileuses. — Il attaque d'abord le pourtour du cheveu, où il se manifeste par une petite tache rouge, puis jaune, d'aspect pustuleux. Cette tache présente les caractères suivants : elle s'accroît lentement par sa périphérie; son contour est saillant; son centre est déprimé, à cause de l'adhérence de l'épiderme au poil. Elle constitue alors ce qu'on

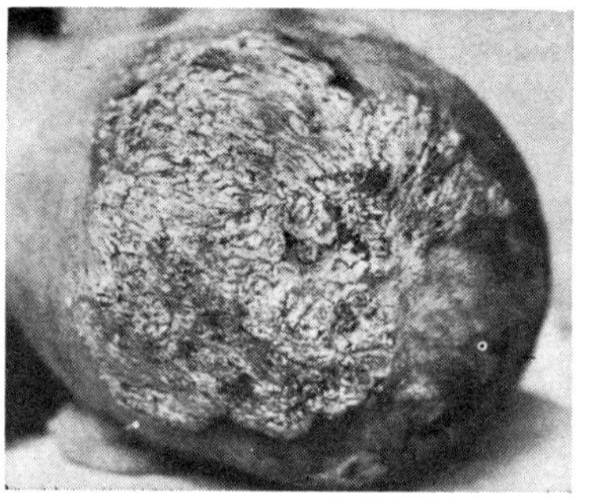

FIG. 1847. — Favus du cuir chevelu. (*Archives hôpital Saint-Louis.*)

nomme le *godet favique*. Ses dimensions varient d'un point à une dizaine de millimètres.

Ces godets sont isolés les uns des autres (*favus urcéolaire*) ou groupés en cercles, en anneaux, en écu (*favus scutiforme*); ils forment des carapaces recouvrant une plus ou moins grande surface du cuir chevelu (*fig.* 1847).

Le champignon envahit le poil, et au microscope on constate un mycélium constitué par des filaments flexueux, se divisant çà et là en bouquets (tarses faviques); les spores sont arrondies, ovales ou irrégulières. Quant au godet, il est constitué par un agglomérat compact de mycélium d'achorion. Le champignon donne sur gélose maltosée des colonies blanchâtres, à centre surélevé, ressemblant à des circonvolutions cérébrales.

A côté de la forme précédente habituelle, on peut voir le *favus pityriasique*. Parfois, la lésion simule l'impétigo (*favus impétigineux*).

Favus des régions glabres. — On peut voir des lésions érythémateuses, furfuracées, ressemblant à l'herpès : c'est le *favus herpeticus*.

Favus des ongles. — Ces localisations rares s'observent surtout chez les faviques qui se grattent et qui s'inoculent le parasite dans la rainure unguéale. L'ongle s'épaissit, se strie, s'exfolie, devient énorme en certains points, mince en d'autres (*fig.* 1848). La durée en est très longue.

TRAITEMENT. I. *Général.* — Toniques.

II. *Local.* — *Au cuir chevelu,* nettoyage des croûtes avec une pommade parasiticide, savonnages et frictions au bois de panama. Radiothérapie (v. plus haut), mais ici cette méthode n'a pas la même efficacité que dans la trichophytie. Il faudra y adjoindre les applications iodées ou chrysophaniques.

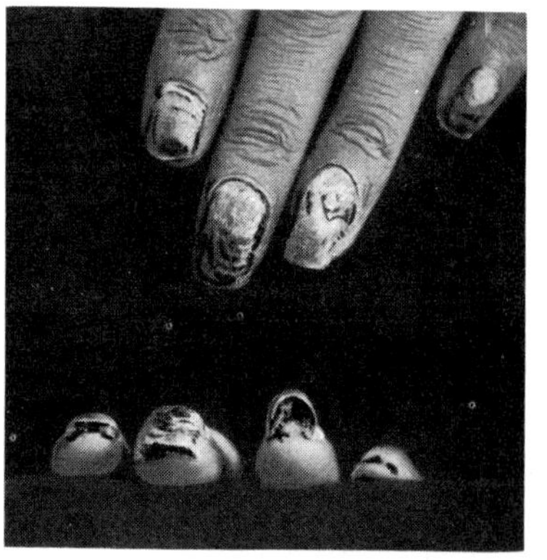

FIG. 1848. — Favus des ongles. (*Archives hôpital Saint-Louis.*)

Sur la *peau glabre* et sur les *ongles*, application de savon noir et d'axonge, badigeonnage à l'alcool iodé.

IV. Teigne amiantacée. — Placard croûteux, squameux, plus ou moins épais, engainant les cheveux et les tenant couchés sur le cuir chevelu. Cette lésion est une fausse teigne et doit être rangée dans les affections streptococciques du cuir chevelu.

TRAITEMENT. Lotions au polysulfure. Pommade soufrée.

TEINTURES. — Liquide formé par la dissolution dans de l'alcool (ordinairement à 70°, quelquefois 60°, 80°, 90°, 95°) soit d'une substance chimique (teinture d'iode), soit de principes actifs d'une matière végétale *sèche* (teinture de gentiane), soit d'une substance animale (teinture de musc). En général, les préparations sont faites de façon à contenir en poids 1 du médicament pour 9 d'alcool. Les *alcoolatures* diffèrent des teintures par l'emploi de *plantes fraîches*. Le nombre des gouttes est de LVI pour 1 g.

Teinture des chaussures. — La teinture des souliers en noir a entraîné des empoisonnements graves causés par la paraphénylène-diamine, qui existe dans 90 p. 100 des teintures ou vernis. V. ANILINE : *Intoxication*.

Teinture des cheveux. — V. CHEVEUX.

TEINTURE DE MARS (Tartrate de fer). — V. FER.

TÉLANGIECTASIE (du gr. *têle*, loin, *aggeion*, vaisseau, et *ektasis*, dilatation). — Dilatation des petits vaisseaux, notamment du nez et des pommettes, ou inflammation locale : affection de la peau, acné, couperose, kératose, lupus.

TRAITEMENT. Galvanocautérisation, électrolyse, neige carbonique.

TÉLÉGONIE (Hérédité par influence). — Influence qui serait exercée par une première fécondation sur les produits des fécondations ultérieures dérivant d'autres procréateurs. Cette théorie est très contestée.

TÉLÉRADIOTHÉRAPIE. — Application thérapeutique de rayons X dont le foyer est éloigné de la région irradiée.

TELLURE. — Métalloïde se rapprochant du sélénium, et se trouvant en grande quantité dans les minerais de fer, de plomb, d'or et d'argent.

Intoxication. — Chez les ouvriers qui manipulent des minerais soumis à haute température dans l'industrie du verre et en sidérurgie.

SIGNES. Odeur alliacée de l'haleine, diminution et arrêt de la sudation, prurit intense, sécheresse de la bouche, somnolence, amaigrissement, anémie.

TÉLOPHASE. — Phase ultime de la caryocinèse pendant laquelle les deux groupes de chromosomes reconstituent le noyau des deux cellules filles.

TEMPE. — Région de la tête entre l'œil et l'oreille. On y sent battre l'artère temporale. Cette artère, dilatée, indurée et flexueuse est un petit signe du brightisme.

TEMPÉRAMENTS. — On distingue depuis Hippocrate les tempéraments bilieux, lymphatique, nerveux et sanguin. Les termes mêmes sont inexacts, mais la classification demeure et correspond à des réalités.

I. Bilieux. — Le sang contenant de la bile, tous les tissus sont imprégnés de sécrétion hépatique. La peau est chaude, sèche, jaune olivâtre, avec souvent des varicosités aux pommettes; les tissus sont durs et maigres, les faisceaux musculaires apparents, les os en relief; par suite, les traits sont anguleux; la respiration et le pouls sont fréquents, le sommeil court, traversé de cauchemars; les gestes sont saccadés. Le caractère est violent, coléreux, dominateur, jaloux. Prédisposition aux troubles digestifs, surtout hépatiques (cholémie familiale).

II. Lymphatiques. — Individus chez lesquels il y a surabondance de tissu conjonctif interstitiel, et souvent de graisse.

La peau est rose, les tissus froids et mous, les muscles détendus; les fonctions, d'une façon générale, sont paresseuses (la respiration, la circulation, la nervosité, sont réduites); le sommeil est lourd et profond; les gestes sont lents; la main est morte et molle; le corps est comme arrondi partout; l'activité est réduite au minimum (apathie, indolence, passivité). Prédisposition à l'asthme, à la scrofule, à la tuberculose, au rachitisme, aux affections catarrhales chroniques.

III. Nerveux. — On distingue :

1° Les *hyposthéniques,* à tension nerveuse diminuée, aux réflexes lents, dont le cœur et les poumons fonctionnent faiblement, au teint pâle, aux traits tombants. Ils sont taciturnes, chagrins, sauvages, portés aux scrupules et aux doutes; exaltés seulement à l'intérieur, concentrés, circonspects, répugnant à l'effort, quoique, au fond, persévérants, tenaces. La neurasthénie les guette;

2° Les *hypersthéniques,* à tension nerveuse accrue, à réflexes brusques, aux gestes rapides et intenses, dont les fonctions pulmonaires et circulatoires sont très développées, à physionomie mobile, aux yeux pétillants; ils ont une très grande activité, mais transitoire, car « ils manquent de fond »; ils sont instables, inconstants, impulsifs, imaginatifs, suggestibles; leur sommeil est agité.

IV. Sanguins. — Leur circulation est très active; la peau est colorée et chaude, les muqueuses rouges, les vaisseaux dilatés, le pouls ample et plein, l'appétit excellent, le sommeil profond et paisible. Leurs gestes sont larges; la main est grasse et chaude. Leur sensibilité est vive, mais superficielle. Leur activité est intense, le mouvement étant un plaisir pour eux.

Prédisposition à l'arthritisme, aux hémorragies.

Tempéraments mixtes. — Combinaison de deux ou trois des tempéraments précédents; ils sont les plus nombreux : *lymphatico-nerveux, lymphatico-sanguin, bilio-nerveux.*

CAUSES. Hérédité de race et hérédité pathologique. Genre d'existence : la vie au grand air produisant le tempérament sanguin, la vie sédentaire le tempérament nerveux ou lymphatique.

TEMPÉRANTS. — Nom donné à des médicaments calmants, parce qu'ils *tempéreraient* la suractivité de la circulation sanguine.

Les boissons acidulées, le nitrate de potasse, sont des types de tempérants.

TEMPÉRATURE. — La température normale intérieure des individus s'apprécie au moyen d'un *thermomètre;* elle varie, suivant le sexe et l'éloignement des repas, entre 36° et 37°5. Anormalement, elle peut s'abaisser au-dessous de 30°, ou s'élever au-dessus de 41°.

La température de la surface du corps est différente selon les régions. Dans une chambre à 12°, on n'a guère que 24° au bout du nez, 27° au menton, 28° sur les joues; la barbe et les cheveux sont à 21° environ, et la température d'un vêtement moyen est de 19°. La peau, sous les vêtements, est à 30°. Si la température extérieure s'élève à 28°, la température de la peau sous les vêtements monte à 33°, et le vêtement, lui-même, à 26°.

On prend la température dans le creux de l'aisselle (température *axillaire*), la bouche (température *buccale*), le rectum (température *rectale*), ou le vagin (température *vaginale*). La température axillaire est inférieure d'un demi-degré à la température rectale.

C'est la température rectale que l'on prend généralement, sauf en cas d'impossibilité. V. THERMOMÈTRE.

La température est variable suivant les moments de la journée. Elle est, en général, même dans les maladies, plus élevée le soir que le matin.

On prend généralement la température le matin, entre 7 h et 8 h, et le soir entre 5 h et 7 h.

On trouvera à FIÈVRE des figures montrant les feuilles spéciales préparées pour y inscrire les températures du matin et du soir, de façon à permettre de constater la courbe formée par les degrés de chaleur suivant les moments.

TEMPORAL. — Qualificatif donné aux organes placés sur les tempes.

Artères temporales. — L'une, superficielle, provient de la carotide externe et se sent un peu en avant du pavillon de l'oreille; elle est quelquefois employée pour le pouls; les deux autres, profondes, naissent de la maxillaire interne et irriguent le muscle temporal.

Fosse temporale. — Dépression placée sur le côté de la tête et constituée par une partie du frontal, du pariétal, du temporal, du sphénoïde et de l'os de la pommette.

Muscle temporal. — Muscle en éventail qui occupe la fosse temporale et s'insère en bas à l'apophyse coronoïde du maxillaire inférieur. Il est recouvert par une aponévrose fibreuse, nacrée, très résistante, l'*aponévrose temporale.* Innervé par les nerfs temporaux profonds, ce muscle est élévateur de la mâchoire inférieure.

Nerfs temporaux. — Les *nerfs temporaux profonds antérieur, moyen* et *postérieur* proviennent du nerf maxillaire inférieur, branche du trijumeau.

Os temporal. — Os pair occupant de chaque côté de la boîte crânienne l'espace compris entre l'occipital, le pariétal et le sphénoïde (*fig.* 1849). Il est formé de trois parties :

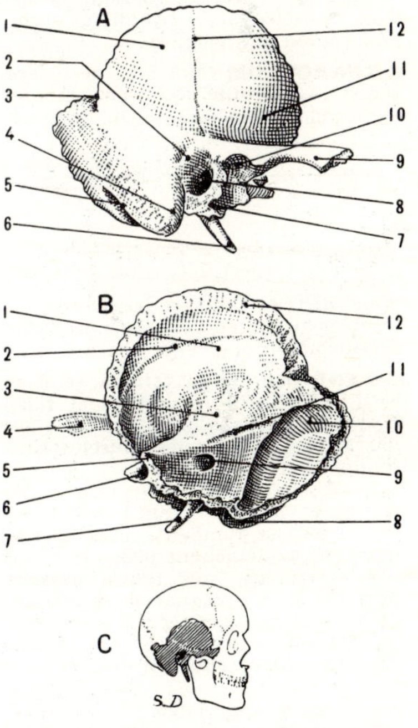

FIG. 1849. — Os temporal.

A. Temporal droit, face externe. — 1. Portion écailleuse; 2. *Spina supra meatum;* 3. Incisure pariétale; 4. Apophyse mastoïde; 5. Incisure digastrique; 6. Apophyse styloïde; 7. Apophyse vaginale; 8. Caisse du tympan; 9. Apophyse zygomatique; 10. Cavité glénoïde (condyle du maxillaire inférieur); 11. Fosse temporale; 12. Sillon de l'artère temporale profonde postérieure.

B. Temporal droit, face interne. — 1. Face endocrânienne; 2. Sillon de l'artère méningée moyenne; 3. Relief du canal semi-circulaire supérieur; 4. Apophyse zygomatique; 5. Sommet du rocher; 6. Canal carotidien; 7. Apophyse styloïde; 8. Apophyse mastoïde; 9. Orifice du conduit auditif interne; 10. Gouttière du sinus latéral; 11. Gouttière du sinus pétreux supérieur; 12. Articulation pour le pariétal.

C. Squelette de la tête : face latérale droite et emplacement de l'os pariétal.

1° L'*écaille,* dont la face externe est convexe et lisse, la face interne concave, et dont le bord inférieur donne naissance à l'apophyse zygomatique, qui s'unit à une saillie de l'os malaire. Cette apophyse se sépare à sa base en deux parties, entre lesquelles se trouve la *cavité glénoïde,* laquelle est destinée à recevoir le condyle du maxillaire inférieur. Sur l'écaille s'insère le muscle temporal; sur l'apophyse zygomatique, le masséter;

2° L'*apophyse mastoïde,* saillie volumineuse, conique, sur laquelle viennent s'insérer le sterno-cléido-mastoïdien, le splénius et le petit complexus. Sa face interne présente une *rainure* pour l'insertion du muscle digastrique. La mastoïde est traversée par le *canal mastoïdien,* qui livre passage aux vaisseaux mastoïdiens;

3° Le *rocher,* sorte de pyramide qui se dirige en avant et en dedans, et contient les organes de l'audition, le canal de Fallope pour le nerf facial, le canal de la carotide interne, le nerf de Jacobson, branche du glosso-pharyngien.

De sa face inférieure se détache une longue apophyse, l'*apophyse styloïde,* où s'insèrent les ligaments stylo-maxillaire et stylo-hyoïdien, et les trois muscles stylo-hyoïdien, stylo-pharyngien et styloglosse.

TENACULUM (mot lat.; de *tenere,* tenir). — Aiguille recourbée, montée sur manche (*fig.* 1850). On l'emploie

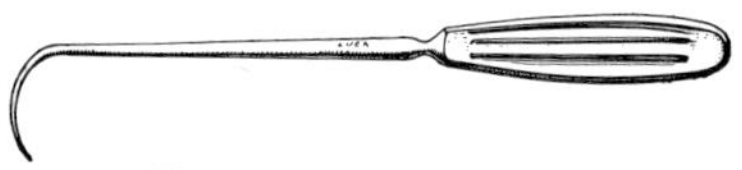

FIG. 1850. — Tenaculum.

pour saisir et soulever les artères rétractées au milieu des tissus, de façon à pouvoir en opérer la ligature.

TENDONS (du gr. *teinein,* tendre). — **I. TENDONS (structure et fonctions).** — Cordons fibreux, d'un blanc nacré, par lesquels les muscles s'insèrent sur les os.

Les fibres se continuent avec le périoste, et leur adhérence à l'os est telle qu'ils se rompent, mais, d'ordinaire, ne se détachent pas.

Les tendons, très longs, passent, notamment au poignet et au cou-de-pied, dans des gouttières des os, complétées en canaux par des arcades fibreuses (ligaments annulaires), où leur glissement est facilité par des membranes synoviales. V. SÉREUSES et SYNOVIALES.

Dans l'intervalle des faisceaux fibreux se trouve du tissu conjonctif contenant des vaisseaux et des nerfs.

II. TENDONS (affections chirurgicales). — **Plaies.** — Elles sont assez fréquentes, particulièrement aux poignets, aux doigts, à la main, sur les tendons des muscles extenseurs.

CAUSES et VARIÉTÉS. Suivant la forme de l'instrument qui produit la blessure, elles peuvent consister dans : 1° de simples *piqûres* (aiguilles, pointe de ciseau); 2° des *coupures* (couteau, fragment de verre), soit incomplètes, c'est-à-dire sans écartement des deux fragments, soit complètes, avec un écartement plus ou moins prononcé; 3° des plaies *contuses* (balle, obus, scie), avec mâchonnement et irrégularités plus ou moins grandes des bouts, séparés entièrement ou non.

SIGNES. Si la section est complète, le muscle ne peut plus exercer son action habituelle et la partie du membre prend une attitude vicieuse.

Lorsque le tendon est superficiel, on sent un intervalle entre les deux bouts.

EVOLUTION et TRAITEMENT. Lorsque la plaie n'est pas infectée par l'instrument ou l'accès de l'air, la guérison s'opère assez rapidement, soit qu'on n'intervienne pas si la section est incomplète (la cicatrisation se produit alors par prolifération du tissu conjonctif, avec quelquefois un certain allongement), soit (ce qui est obligatoire lorsque la section est complète) qu'on suture immédiatement les deux bouts, avec désinfection de la plaie.

Si la plaie est infectée, il peut se produire une synovite purulente. V. à SÉREUSES et SYNOVIALES (maladies des bourses séreuses).

L'adhérence de la cicatrice tendineuse à la peau peut gêner l'action du muscle, qui est naturellement encore plus entravée en cas de non-intervention, par suite du manque de réunion des deux bouts sectionnés.

Rupture. — Les tendons le plus souvent atteints sont : le ligament rotulien, le tendon d'Achille et du triceps fémoral; beaucoup plus rarement, les tendons du biceps (longue partie), du long extenseur du pouce, le tendon du triceps brachial (partie s'insérant à l'olécrâne).

CAUSES. I. *Prédisposantes.* — Lésion antérieure, rhumatismale ou syphilitique; vieillesse.

II. *Occasionnelles.* — Effort musculaire exagéré de gymnastique ou de lutte, et aussi chez les danseuses.

SIGNES. Douleur très vive, survenant brusquement, à l'occasion d'un effort; sensation de craquement; impossibilité du mouvement sous l'action du muscle; dépression au niveau de l'écartement des fragments, souvent, du reste, comblée par un épanchement sanguin.

TRAITEMENT. Suture immédiate.

III. TENDONS (affections médicales). — **Ténosite de la jambe.** — CAUSES. Cette affection résulte de l'emploi de chaussures à talons très hauts.

Dans la marche avec ces chaussures, l'angle du pied sur la jambe est très accru et le membre inférieur ne se tient que sur la tête des métatarsiens. Les orteils se mettent par suite en hyperextension, entraînant une contraction excessive, puis une contracture, des muscles de la région postérieure de la jambe. Lorsque la femme, pour se reposer, se sert dans son intérieur de mules ou de pantoufles sans talon, les muscles de la jambe sont mis à une rude épreuve, à laquelle ils ne peuvent résister. En effet, on fait ainsi passer le pied d'un minimum d'extension à un maximum de flexion.

SIGNES. Au début, cet état se manifeste par un pas court, saccadé, le corps porté en avant; un besoin d'allonger la jambe, dès que la malade est assise, afin de détendre la musculature du membre inférieur.

Puis, la station debout, la marche, deviennent pénibles, parfois très douloureuses, avec sensation de crampes dans la région du mollet. Il existe une certaine turgescence des veines du membre inférieur, du gonflement au niveau du cou-de-pied, et plus particulièrement aux gaines tendineuses postéro-internes, et la malade est obligée de s'aliter.

La douleur suit exactement le trajet des muscles et a son maximum dans les masses profondes de la région postérieure (longs fléchisseurs commun et propre). Les mouvements passifs sont limités par la contracture musculaire plus ou moins accentuée.

COMPLICATIONS. La maladresse de la marche engendre les entorses du genou et du cou-de-pied, les fractures du péroné. On observe aussi des lésions veineuses.

TRAITEMENT. Massage, repos, entraînement à la marche sur souliers à talons normaux.

TÉNESME (du gr. *teinein,* tendre). — Sensation pénible de tension et de constriction soit à l'anus, soit à l'orifice de la vessie, avec envies continuelles et douloureuses d'expulser des matières fécales ou de l'urine.

Pour le *ténesme de l'anus,* V. DYSENTERIE, ENTÉRITE, HÉMORROÏDES; pour le *ténesme de la vessie,* V. VESSIE; pour les deux réunis, V. MASCULINS (Organes génitaux) : *Prostate.*

TENETTE. — Pince de forme spéciale (*fig.* 1851), destinée à saisir les

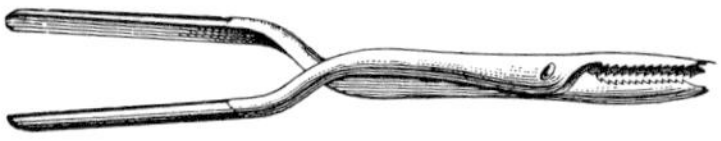

FIG. 1851. — Tenette (casse-pierre).

calculs dans la vessie après l'opération de la *cystotomie.*

TÉNIAS ou TÆNIAS (du gr. *tainia,* plat). — Vers plats et rubanés (cestodes), dont un certain nombre sont

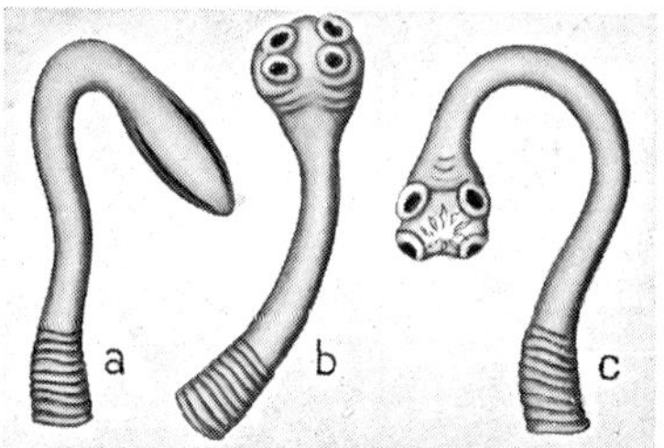

FIG. 1852. — Scolex de divers ténias.
a. De bothriocéphale; *b.* De ténia inerme; *c.* De ténia armé.

parasites de l'homme et des animaux, soit à l'état adulte, soit à l'état larvaire.

TÉNIAS ADULTES. — Les *ténias* se reconnaissent à leur tête, ou *scolex,* munie de quatre ventouses puissantes (*fig.* 1852). Le tronc est formé par une chaîne d'anneaux ou cucurbitains, qui augmentent de dimension à mesure qu'ils s'éloignent du scolex. Chaque anneau renferme les organes mâles et femelles. Le pore génital est placé sur le bord des anneaux.

Ténia solium (Ténia armé, Ver solitaire). — Ce ver, long en général de 2 à 3 m, peut atteindre 8 à 10 m. Sa tête globuleuse présente un rostre court avec une double couronne de vingt-cinq à trente crochets et quatre ventouses saillantes. Le cou est court et grêle. Les anneaux montrent des pores génitaux assez régulièrement alternes et un utérus à sept à dix branches latérales épaisses. Les

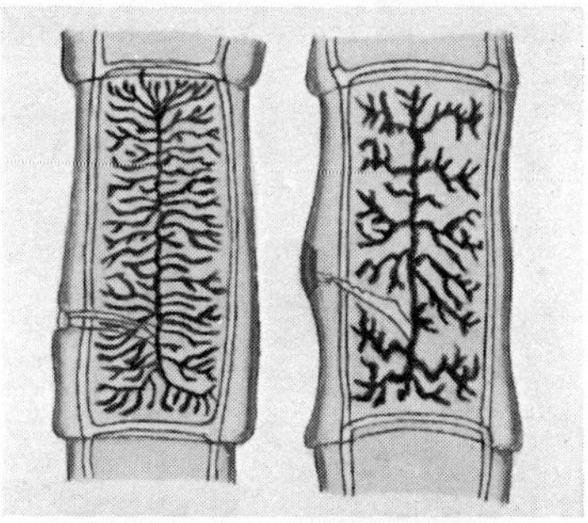

FIG. 1853. — Anneau contenant les organes génitaux chez le ténia inerme (*à gauche*) et chez le ténia armé (*à droite*).

anneaux mûrs se détachent par petits groupes de cinq à six et ne quittent jamais l'intestin d'une façon active comme ceux de *T. saginata;* ils sont évacués à l'extérieur avec les fèces.

Ce ver habite généralement seul dans l'intestin : il crée un état d'immunité qui s'oppose à l'évolution d'un autre ténia. Son hôte intermédiaire est le porc. Il est actuellement très rare en France.

Ses œufs globuleux, de trente à cinquante millièmes de millimètre, sont ingérés avec les matières fécales par le porc; la coque est détruite par les sucs intestinaux; l'embryon, contenu dans l'œuf et qui est déjà tout formé, est ainsi mis en liberté. Cet embryon (*fig.* 1854, F), arrondi, est muni au niveau de sa petite extrémité de six crochets, d'où le nom d'*hexacanthe* qui lui a été donné.

A l'aide de ces crochets, il perfore la tunique de l'estomac ou de l'intestin

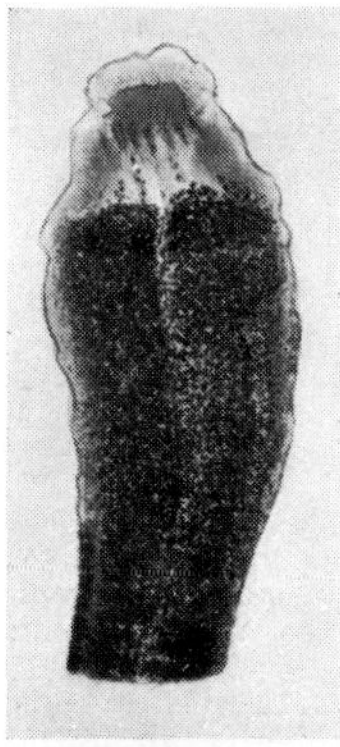

FIG. 1855. — Tête de ténia armé très grossie.
(*Microphot. Vitry.*)

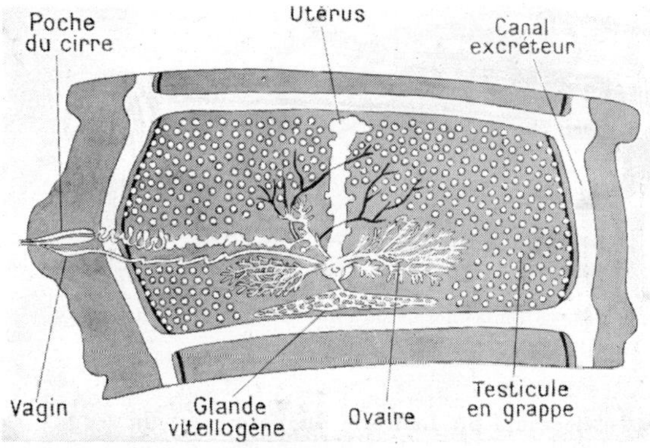

FIG. 1856. — Anneau de ténia armé contenant les organes mâle et femelle.
Le ténia armé possède, en général, de 700 à 1 000 anneaux, le ténia inerme de 1 200 à 2 000.

du porc et chemine soit à travers les tissus, soit dans la cavité des vaisseaux sanguins. Il s'arrête enfin dans le tissu cellulaire des muscles et des

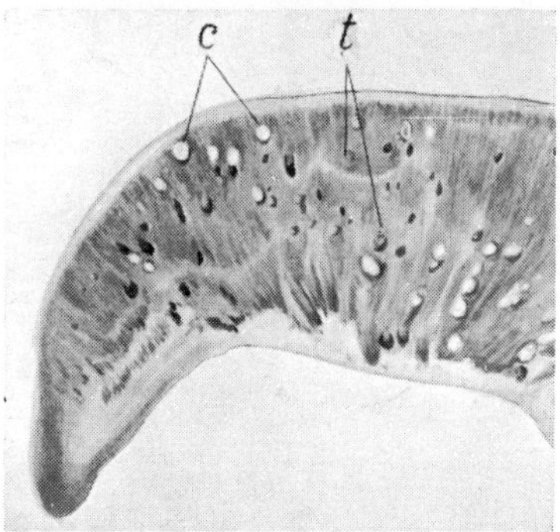

FIG. 1857. — Langue de porc ladre.
c. Cysticerque (vésicule entière) ; *t.* Tête de cysticerque sortie d'une vésicule rompue.

viscères et y acquiert rapidement le volume d'un gros pois, à forme allongée et un peu réniforme (*fig.* 1854, C).

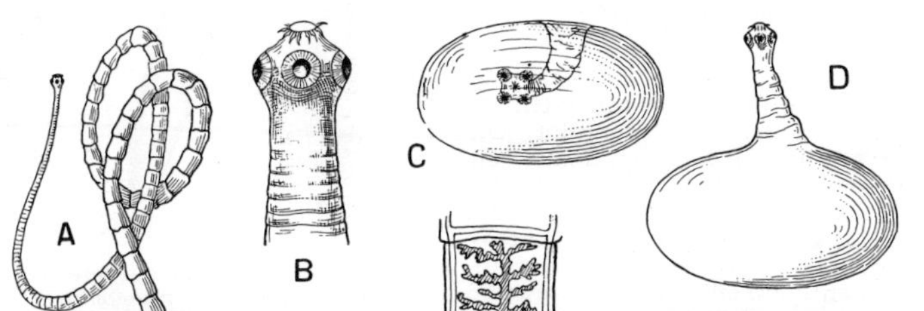

FIG. 1854. — Ténia solium. (*D'après Deschiens.*)
A. Animal adulte; B. Tête grossie avec ses ventouses et ses crochets; C. Cysticerque avec tête invaginée; D. Le même avec tête dévaginée; E. Chair de porc avec cysticerque; F. Œuf contenant un embryon hexacanthe; G. Un anneau mûr.

Fixé dans ces points, l'embryon grossit rapidement, bourgeonne une tête, et, au bout de trois à quatre mois, la larve (*Cysticercus cellulosae*) est arrivée à son complet développement; c'est une vésicule ovoïde de 15 mm de long sur 8 de large, qui est sphérique dans les muscles, mais qui peut devenir irrégulière là où elle peut se développer librement, comme dans le cerveau (*Cysticercus racemosus*).

Le ver peut rester à l'état de cysticerque pendant un temps fort long, immobile dans le tissu cellulaire du porc. C'est seulement après la mort de ce dernier, et lorsque l'homme mange la *chair crue* ou insuffisamment cuite d'un porc ladre, qu'un changement se produit. Parvenu dans l'intestin de l'homme, l'animal dégaine sa tête (0^{mm},5 de large) et son cou de leur enveloppe; le cou s'allonge rapidement et la tête se fixe à l'intestin à l'aide de ses ventouses et de ses

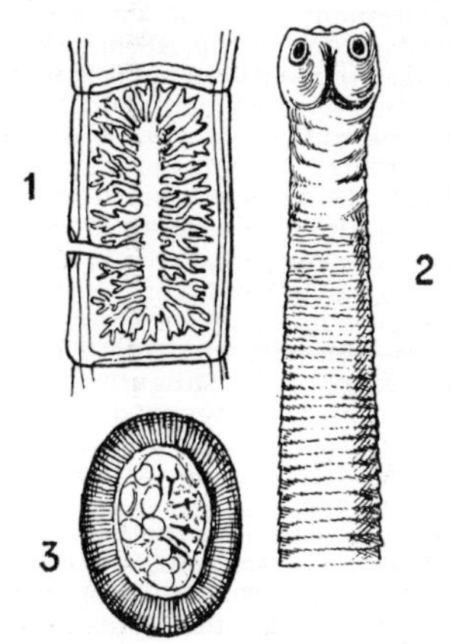

FIG. 1858. — Ténia inerme.
1. Anneau contenant les organes génitaux; 2. Tête; 3. Œuf.

crochets (*fig.* 1854, C). Le ver bourgeonne aussitôt et, au bout de deux à trois mois, l'homme infesté rejette des anneaux mûrs avec ses matières fécales.

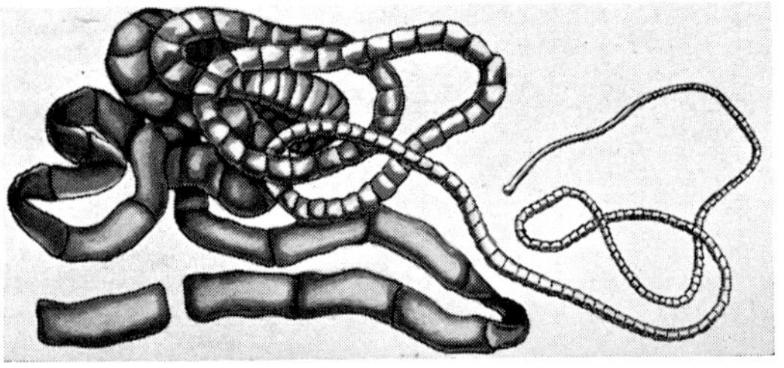

FIG. 1859. — Ténia inerme de l'intestin humain. Un anneau s'est détaché.
Le ténia inerme mesure de 4 à 10 mètres de long.

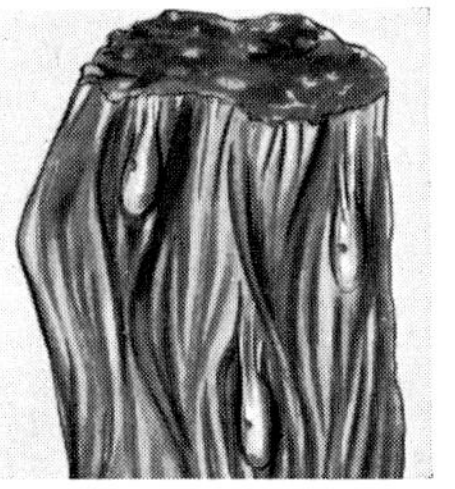

FIG. 1860. — Cysticerques de ténia inerme enkystés dans un muscle de bœuf.

Cysticercose ou Ladrerie du porc. — Quand le porc est très infesté, les cysticerques se trouvent partout; quand il est un peu infesté, il faut les chercher dans les muscles de la langue, du cou et de l'épaule. Souvent, les parasites font saillie à la face inférieure de la langue, et les éleveurs, pour mieux vendre leurs porcs, crèvent les vésicules au moyen d'une épingle (épinglage).

La ladrerie du porc est surtout répandue dans les pays où leur élevage est intensif. *T. solium* est, en revanche, inconnu chez les populations musulmanes et juives, qui ne consomment pas de porc.

Ténia saginata (Ténia inerme). — Ce ténia, long de 4 à 10 m, a une tête fusiforme dépourvue de rostre et de crochets. Son cou est long; les anneaux, globuleux comme des graines de courge (cucurbitains), ont des pores génitaux assez régulièrement alternes, et les ramifications utérines sont plus nombreuses (15 à 30) que dans *T. solium.* Leur nombre atteint environ 2 000 au lieu de 700 à 1 000 pour *T. solium.* Les anneaux mûrs sont très actifs, mobiles, et quittent l'intestin en forçant le sphincter anal, soit dans la journée, soit dans la nuit, et on les trouve desséchés dans le lit ou les vêtements; aussi l'existence de ce ver, contrairement à *T. solium,* est rapidement reconnue (*fig.* 1858, 1859).

Ce ver vit habituellement seul dans l'intestin grêle de l'homme. Il est répandu partout où la viande de bœuf entre dans la consommation de l'homme. Le bœuf est en effet l'hôte intermédiaire de *T. saginata.*

Les œufs du ténia, avalés avec les aliments par le bœuf, sont digérés par le suc gastrique; les embryons hexacanthes sont mis en liberté et sont entraînés par voie sanguine dans le tissu conjonctif adipeux qui entoure les muscles et le cœur (*fig.* 1860). La larve (*Cysticercus bovis*), arrivée à maturité, est analogue à *Cysticercus cellulosae,* mais plus petite. Elle est tuée à 45°, mais souvent la partie centrale d'un rôti de bœuf volumineux n'atteint pas cette température. Ingérée par l'homme, la larve arrive dans l'intestin : le scolex est mis en liberté, se fixe à la muqueuse, bourgeonne et devient adulte en deux à trois mois.

Cysticercose ou Ladrerie du bœuf. — Les cysticerques sont habituellement peu nombreux chez le bœuf; il faut les chercher à la mâchoire, dans les muscles ptérygoïdiens.

Ténia nana (*Hymenolepis murina*). — Le ténia nana (du gr. *nanos,* nain) est un ver plat de 10 à 15 mm de long et constitué par 150 anneaux (*fig.* 1861). Sa tête, sorte de trompe rétractile, est munie de crochets. Il est assez rare dans l'intestin de l'homme, mais quand il s'y trouve il y est en abondance (200) et il donne lieu aux mêmes troubles que les grands ténias;

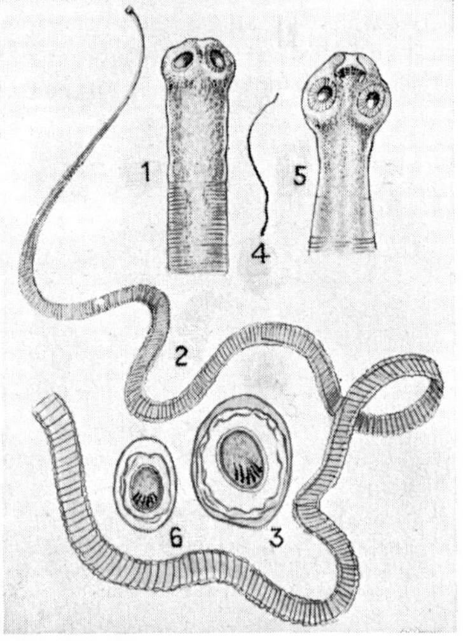

FIG. 1861. — Hymenolepis.
1. Tête d'*Hymenolepis diminuta* (grossie 25 fois); 2. *Hymenolepis diminuta* (grand. natur.); 3. Œuf d'*Hymenolepis diminuta* (grossi 250 fois); 4. *Hymenolepis murina* (grand. natur.); 5. Tête d'*Hymenolepis murina* (grossie 60 fois); 6. Œuf d'*Hymenolepis murina* (grossi 250 fois).
(*D'après Deschiens.*)

son habitat ordinaire est l'intestin du rat, de la souris, du surmulot. On l'observe chez l'enfant, en Italie, en Belgique.

Une espèce voisine : *Hymenolepis diminuta,* vit également dans l'intestin du rat et des souris et a été trouvée accidentellement chez des enfants, en France et en Italie. La larve vit dans le corps de certains insectes qu'on peut trouver dans la farine et dans le pain : l'infestation de l'homme a lieu sans doute par l'ingestion de pain mal cuit.

Dipylidium caninum. — V. DIPYLIDIUM.

Bothriocéphalus latus. — Ce ver, long de 2 à 8 m, a une tête ovoïde avec deux ventouses ou *bothridies.* Ses anneaux, au nombre de trois à quatre mille, sont plus larges que longs; ils présentent en outre une tache noire formée par l'accumulation des œufs dans l'utérus; les pores génitaux sont situés sur la ligne médiane ventrale (*fig.* 1862).

Ce ver vit dans l'intestin grêle de l'homme, du chien, du chat. Les œufs sont rejetés à l'extérieur avec les matières fécales.

Troubles causés par les ténias (Helminthiase). — Chez les adultes vigoureux, les ténias ne donnent lieu

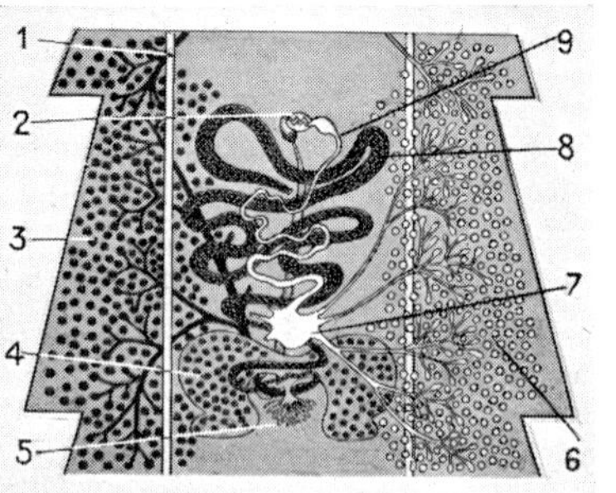

FIG. 1862. — Anneau du bothriocéphale.
1. Canal excréteur; 2. Poche du cirre; 3. Glande vitellogène en grappe; 4. Ovaire; 5. Glande coquillière; 6. Testicule en grappe; 7. Ootype; 8. Utérus gravide; 9. Vagin.

à aucun trouble morbide. Au contraire, chez les nerveux, les enfants, ils produisent des symptômes pouvant simuler une foule de maladies : troubles *gastro-intestinaux,* boulimie ou, au contraire, anorexie, coliques, vomissements, nausées, éructations; *troubles hépatiques* (ictère); *troubles nerveux :* crises épileptiformes, choréiques; méningisme, céphalée, hypocondrie.

La bothriocéphalie peut causer une *anémie* spéciale avec pâleur et faiblesse extrême, œdèmes, hémorragies diverses; le nombre d'hématies peut

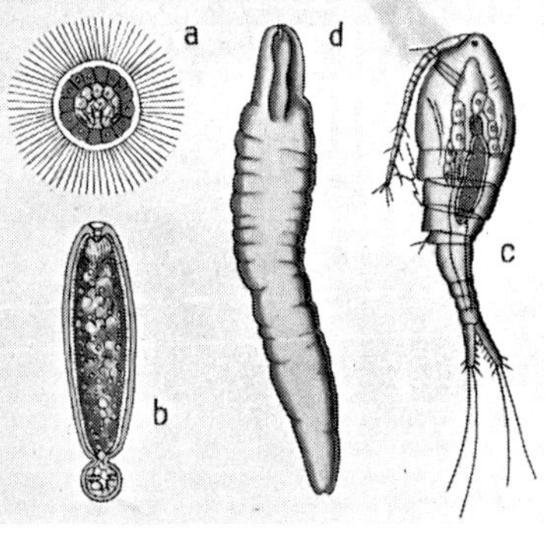

FIG. 1863. — Evolution du bothriocéphale.
a. Coracidie nageuse; *b.* Procercoïde; *c.* Cyclops hébergeant un procercoïde; *d.* Plérocercoïde.

tomber à 2 millions et même à 500 000. Ces troubles seraient dus à une substance lipoïde hémolysante contenue dans les anneaux du ver.

TRAITEMENT. I. *Préventif.* — Eviter d'ingérer des larves en prenant soin de ne manger que des fruits bien cuits et bien lavés. Saisir les viandes suspectes dans les abattoirs.

Cuisson *complète* des viandes, particulièrement de celles du porc, du bœuf et de certains poissons (salmonidés, perche, lotte).

II. *Curatif.* — Pour que le traitement agisse plus efficacement, on doit le faire précéder d'une alimentation spéciale, soit pendant vingt-quatre heures, en mettant le malade au régime lacté absolu, soit en lui faisant absorber presque exclusivement des viandes salées et fumées, des harengs marinés, de l'ail (Pouchet) ; en tout cas, il faudra débarrasser préalablement le rectum par un grand lavement.

La plus simple médication consiste à faire prendre le matin une pâte de semences de potiron dont on a enlevé la coque (25 à 50 g pour les enfants, 60 à 80 g pour les adultes), et à laquelle on ajoute une quantité égale de sucre parfumé par de l'eau de fleur d'oranger. Puis, deux heures après, on purge avec 30 ou 40 g d'huile de ricin.

D'autres médications sont plus actives. On peut faire prendre aux adultes 6 à 8 g d'*extrait éthéré de fougère mâle* fraîchement préparé, sous forme de capsules de 50 cg, additionnées chacune de 5 cg de calomel, qu'on absorbe deux par deux à dix minutes d'intervalle.

Si le ténia n'est pas rendu après trois heures, il faut faire prendre 20 g d'eau-de-vie allemande ou attendre six heures et purger avec un purgatif salin.

On ne fera pas usage, après l'emploi de fougère mâle, d'huile de ricin, qui favoriserait la dissolution et l'absorption de la filicine, produit toxique. V. à FOUGÈRE les signes d'intoxication.

Pour les adultes, on emploie aussi 300 g d'une solution, dans l'eau, de 60 g d'*écorce de racine de grenadier* (obtenue par macération, puis décoction sans ébullition), additionnée de sirop d'écorce d'oranges amères. On l'absorbe en trois ou quatre fois pendant une durée de trois heures et, une heure après, on prend 30 à 40 g d'huile de ricin.

Cette dernière médication ne doit pas être employée chez les enfants, les vieillards, les affaiblis, les femmes enceintes, à cause de son principe actif toxique, la *pelletiérine,* qui est aussi employée à la dose de 0g,30 chez l'adulte, de préférence sous forme de *tannate de pelletiérine*.

Le *thymol* est également un excellent vermifuge. On le prend par cachets de 0g,50 à 1 g, à raison d'un cachet par heure (en tout 4 à 8 g pour un adulte, 1 à 2 g pour l'enfant). Une heure après la dernière dose, avaler un purgatif salin. Ne pas prendre d'alcool (vin, bière), d'huile, de salade pendant le traitement pour éviter les phénomènes d'intoxication.

Avec de bons résultats, on utilise aussi l'*oxyde d'étain* (18 comprimés à 0g,10 par jour pendant huit jours chez l'adulte) et la *quinacrine* (3 comprimés à 0g,10 par jour pendant cinq jours chez l'adulte, et 1/2 à 2 comprimés selon l'âge chez l'enfant).

Précautions spéciales après l'absorption des anthelminthiques. — Au moment de l'expulsion du ténia, le ver peut se rompre, soit parce que le poids de la partie sortie est trop grand et amène sa déchirure, soit parce que l'impression du froid le fait se contracter. La tête reste alors dans l'intestin du malade, et le résultat complet n'est pas obtenu. Pour éviter cet incident, il faut prendre quelques précautions. Le malade doit s'asseoir sur un seau, les fesses baignant dans de l'eau tiède. De cette façon, le ver ne subit pas de tiraillements, et la tiédeur de l'eau ne le fait pas se contracter. Quand l'expulsion est faite, on fait passer un courant d'eau dans le seau pour enlever les matières étrangères et ne conserver que le ténia. On le déroule ensuite doucement avec des baguettes de verre pour pouvoir rechercher la tête, qui forme un petit renflement à l'extrémité de la partie effilée et dont la présence peut seule permettre d'affirmer la guérison.

Après l'absorption des anthelminthiques, le malade doit conserver le lit, car ces médicaments peuvent produire du vertige et des nausées. Cependant, l'oxyde d'étain est très bien toléré et son absorption ne demande aucune précaution spéciale.

III. *Ultérieur.* — Si la tête du ténia n'est pas expulsée, il faut attendre que des anneaux soient de nouveau rejetés par l'anus (c'est-à-dire deux à trois mois).

II. TÉNIAS LARVAIRES. — Les larves de certains ténias peuvent vivre chez l'homme en déterminant des maladies.

Cysticercose ou Ladrerie. — Surtout fréquente en Allemagne, en Amérique du Nord, où l'on consomme beaucoup de porc.

CAUSES. L'agent causal est *Cysticercus cellulosae,* larve de *Taenia solium.*

Le mode d'infestation est variable. Les œufs de ténia sont introduits dans l'estomac soit par l'eau de boisson et des souillures accidentelles des aliments, soit par auto-infection, l'individu porteur d'un ténia, en s'essuyant le fondement, recueillant des œufs sur ses doigts et les absorbant avec ses aliments. Enfin, lorsque le ténia vit dans la partie supérieure de l'intestin, les cucurbitains peuvent remonter dans l'estomac (on en trouve dans les vomissements), où les œufs sont mis en liberté par dissolution de leur enveloppe (ce qui ne se produit pas dans l'intestin). L'embryon, étant mis en liberté, traverse les parois stomacales, passe dans les vaisseaux et va se fixer dans les muscles, le tissu cellulaire, les méninges et le cerveau. Le nombre de ces cysticerques est très variable (1 à 3 000) ; leur dimension est de 8 mm de large sur 15 de long.

SIGNES. *Forme sous-cutanée.* — Les cysticerques peuvent être trouvés partout et forment des tumeurs du volume d'un pois à un haricot, dures, mobiles sous la peau, dont la couleur n'est pas modifiée, saillantes ou non et ordinairement non douloureuses, sauf si elles se trouvent comprimer un nerf.

Quelquefois, cependant, on observe des crampes, de la fatigue et de la douleur dans les muscles.

Quand le parasite meurt, la tumeur se résorbe peu à peu et se calcifie. Dans certains cas, elle peut provoquer la formation d'un abcès par irritation du voisinage.

Forme nerveuse. — La localisation du cysticerque dans le cerveau se manifeste par de la céphalée, des paralysies, des crises épileptiformes, des convulsions, des contractures, des tremblements, des troubles de la parole, de la marche, de l'audition (bourdonnements et surdité), de la vue (inégalité des pupilles, paralysie des muscles de l'œil et même perte complète de la vision). La mort est la terminaison habituelle.

Forme oculaire. — Les cysticerques peuvent se localiser dans une partie de l'œil (conjonctive cornée, chambre antérieure, corps vitré, rétine) ou simplement dans les paupières. La cécité peut en être la conséquence.

PRONOSTIC. Le pronostic est bénin dans la cysticercose musculaire et cutanée ; il est grave dans la cysticercose de l'œil et du cerveau.

TRAITEMENT. I. *Préventif.* — La possibilité de l'introduction de cysticerques impose le lavage des mains aux porteurs de ténias, qui doivent s'en débarrasser au plus tôt.

II. *Curatif.* — Lorsque le cysticerque est dans la peau ou l'œil, il faut employer l'extirpation ou l'électrolyse. On a essayé pour la peau les injections d'extrait éthéré de fougère mâle.

Échinococcose. — Cette affection est causée par la larve de *Taenia echinococcus,* le plus petit des ténias connus, puisqu'il ne mesure que 2 à 5 mm. Ce ver est en grand nombre dans l'intestin du chien. Il est formé de trois ou quatre anneaux ; sa grosseur est celle d'une épingle ; la tête est munie d'une double couronne de quarante crochets et de quatre ventouses. A mesure qu'un des anneaux est parvenu à maturité, il se détache et sort de l'intestin avec les selles. Les anneaux enferment quatre cents à huit cents œufs. Ces œufs tombent sur les substances alimentaires (herbages, légumes, eau de boisson), sont absorbés avec elles par l'homme ou les ruminants, notamment le mouton.

Par suite de l'inclusion d'un fragment de la membrane proligère, d'autres vésicules analogues, dites *vésicules filles,* peuvent se produire sur la surface externe. Elles peuvent donner naissance à des *vésicules petites-filles.*

Échinococcose uniloculaire. — CAUSES. Les œufs du ténia échinocoque proviennent le plus souvent du chien (aliments souillés par les déjections d'un chien infesté, promiscuité avec un chien transportant, avec sa langue ou son museau, des œufs qu'il aura recueillis dans les matières fécales ou à l'anus d'un autre chien).

LOCALISATIONS. Les kystes hydatiques peuvent se développer chez l'homme en des lieux multiples. C'est le foie qui est le plus souvent atteint (69 p. 100 des cas) ; puis viennent les poumons (11 p. 100), les organes du bassin (6 p. 100), la peau et les muscles (8 p. 100), les reins et la rate, le cerveau.

SIGNES. Ces tumeurs peuvent occasionner par compression des troubles graves et même mortels ; elles peuvent entraîner des destructions de tissus très étendues (perforation du diaphragme, des os). Quand la tumeur est perceptible à travers la peau (dans le kyste du foie, par exemple), on peut sentir à la palpation un frémissement spécial (frémissement hydatique). L'examen radiologique donne

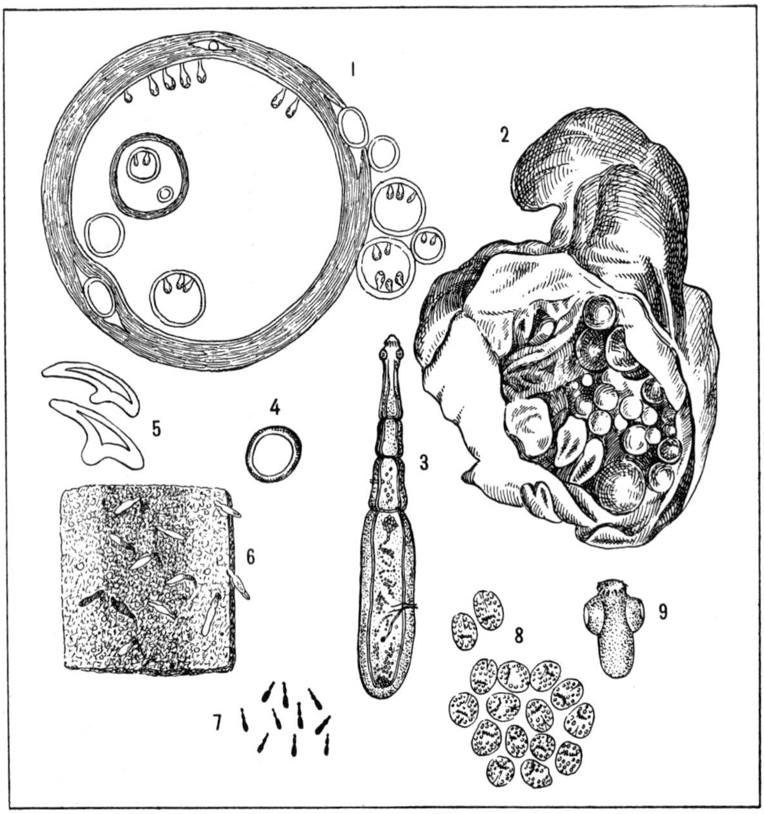

FIG. 1864. — Evolution du kyste hydatique.

1. Kyste hydatique schématique montrant les vésicules filles; 2. Kyste hydatique du rein ouvert montrant les hydatides; 3. Ténia échinocoque, grossi 15 fois; 4. Le même, grandeur naturelle; 5. Crochets; 6. Ténias échinocoques fixés sur la muqueuse intestinale du chien; 7. Œuf de ténia échinocoque; 8. Sable échinocoque, grossi 50 fois; 9. Tête de scolex dévaginée, grossie 100 fois.

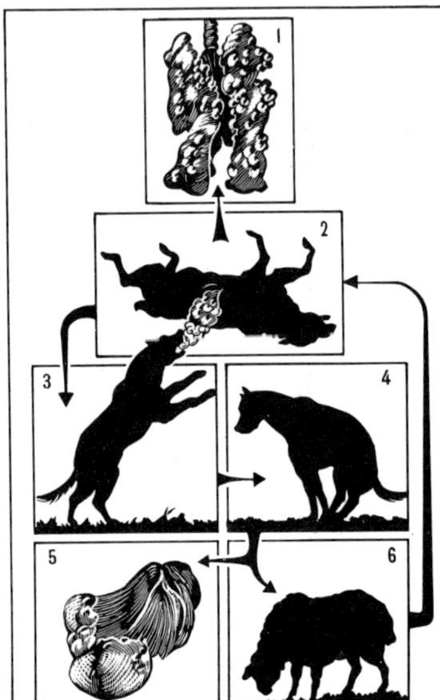

FIG. 1865. — Cycle évolutif de la maladie hydatique.

1. Poumon de mouton farci de kystes hydatiques; 2. Mouton mort porteur de kystes pulmonaires; 3. Chien dévorant les organes contaminés; 4. Chien porteur de ténia et contaminant les herbes de ses déjections; 5. Foie de l'homme contaminé au contact du chien; 6. Mouton se contaminant en mangeant les herbes contaminées par les déjections du chien et devenant infectant à son tour.

(*D'après Martinet.*)

des indications d'une très grande valeur et doit être pratiqué. Les poussées d'urticaire sont fréquentes et l'éosinophilie sanguine est de règle. Le diagnostic peut être confirmé par la recherche de la déviation du complément. Mais une technique plus rapide et aussi fidèle consiste à pratiquer une intradermo-réaction à l'antigène hydatique (réaction de Casoni). La réaction positive se manifeste par un placard ortié circulaire, entouré d'une auréole erythémateuse; elle est soit précoce (moins d'une demi-heure), soit tardive (trois à douze heures).

L'évolution est très lente : des mois ou des années.

TRAITEMENT. I. *Préventif.* — Le chien, chez lequel la première partie de l'évolution s'opère (ténia), s'infestant lui-même par l'absorption des viscères de ruminants remplis de kystes, il est nécessaire que ces viscères soient saisis et incinérés et que l'entrée des abattoirs soit interdite à tout chien sans muselière. Les bouchers, les bergers, sont assez fréquemment atteints, par suite de leur vie commune avec les chiens.

Il faut combattre chez le chien l'habitude de lécher le visage et les mains de son maître, de boire ou manger dans des récipients servant ensuite aux usages domestiques, dans les plats, les assiettes. Il faut l'éloigner des jardins potagers et des tertains de culture maraîchère, pour que ses excréments ne viennent pas souiller les légumes (*fig.* 1865).

II. *Curatif.* — La ponction du kyste est dangereuse; l'ouverture chirurgicale avec marsupialisation de la poche et extirpation totale du kyste est le procédé de choix.

Échinococcose multiloculaire. — Cette affection est causée par un ténia voisin du précédent, qui vit chez le chien à l'état adulte et chez l'homme à l'état larvaire. Il donne lieu à des tumeurs volumineuses, siégeant habituellement dans le foie et creusées de cavités nombreuses (*kyste hydatique alvéolaire*).

Cœnurose. — Affection, rare chez l'homme, causée par la présence dans le cerveau de *Coenurus cerebralis*, larve de *Taenia coenurus*, qui vit à l'état adulte dans l'intestin du chien.

TÉNIFUGES. — Médicaments vermifuges employés contre les ténias. V. FOUGÈRE, GRENADIER, KOUSSO, POTIRON.

TÉNOPLASTIE (du gr. *tenôn*, tendon, et *plassein*, faire). — Introduction, entre deux parties écartées d'un tendon, d'un fragment de tendon d'un chien.

TÉNORRAPHIE (du gr. *tenôn*, tendon, et *raphê*, suture). — Suture des tendons.

TÉNOSITE. — V. TENDONS (maladies).

TÉNOTOME et TÉNOTOMIE (du gr. *tenôn*, tendon, et *tomê*, section). — La ténotomie est une opération qui consiste à couper un tendon ou même un muscle avec le *ténotome* (*fig.* 1866), long bistouri à lame étroite et à extrémité mousse.

INDICATIONS. Contracture ou rétraction musculaire entraînant une difformité (*pied bot*) ou une gêne fonctionnelle (*strabisme, torticolis*).

OPÉRATION. Elle se fait par la méthode sous-cutanée : on introduit le ténotome à plat par une incision faite dans un pli de la peau, puis on le glisse au-dessus ou au-dessous du tendon, jusqu'à ce qu'on soit parvenu à son bord opposé; on retourne alors l'instrument et on sectionne par pression.

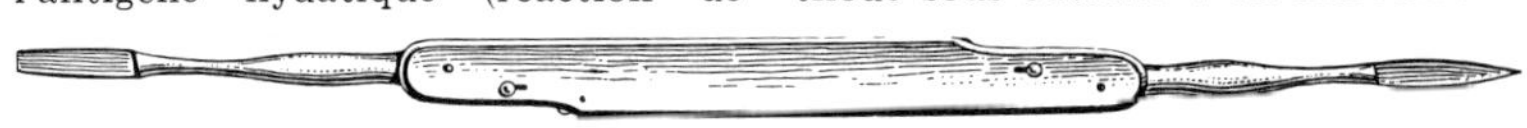

FIG. 1866. — Ténotome double.

TENSEUR. — **Muscle tenseur du fascia lata.** — Muscle de la partie supérieure et externe de la cuisse qui s'insère en haut à l'épine iliaque antérieure et en bas à l'aponévrose externe de la cuisse (fascia lata), qui, elle-même, se termine à la face externe de la jambe sur le tibia. Il tourne la cuisse en dedans et la fléchit.

TENSION ARTÉRIELLE. — Pression sous laquelle le sang circule dans les artères et qui est équilibrée par la tension des parois artérielles. Les expressions de *pression sanguine*, *pression artérielle* ou *tension artérielle* sont synonymes.

Diverses méthodes ont été employées pour mesurer cette tension.

Certaines ne déterminent que la *tension maximum,* c'est-à-dire celle qui correspond à la systole cardiaque; d'autres permettent de mesurer à la fois la tension maximum et la *tension minimum,* c'est-à-dire celle qui correspond à la diastole cardiaque et au repos de l'artère et représente la pression que les parois de ce vaisseau ont à supporter en tout temps.

Parmi les méthodes qui ne donnent que les tensions maximums, le *sphygmomanomètre* de Potain a été abandonné, parce que les chiffres obtenus variaient avec les observateurs.

Les autres méthodes donnent des mensurations plus précises.

Dans la *méthode oscillatoire,* on explore l'artère comprimée dans le point même où cette compression est réalisée, et les indications, qui ne peuvent plus être données par le doigt, sont alors fournies par l'inspection des oscillations que le cours du sang, lors de son rétablissement, communique à une aiguille qui se déplace sur un cadran gradué. Quand on décomprime lentement, la première grande oscillation donne le chiffre de la tension systolique, et la dernière oscillation, longue et ample, indique le chiffre de la tension diastolique. L'appareil type est fourni par l'*oscillomètre de Pachon* (*fig.* 1867).

Dans la *méthode auscultatoire,* les indications sont fournies non plus par la palpation ou la vue, mais par le son, le retour du sang dans le vaisseau comprimé donnant à l'oreille, qui ausculte au moyen d'un dispositif très sensible, une sensation auditive. Lors de la décompression progressive, le premier bruit indique le moment où il faut lire le chiffre de la pression

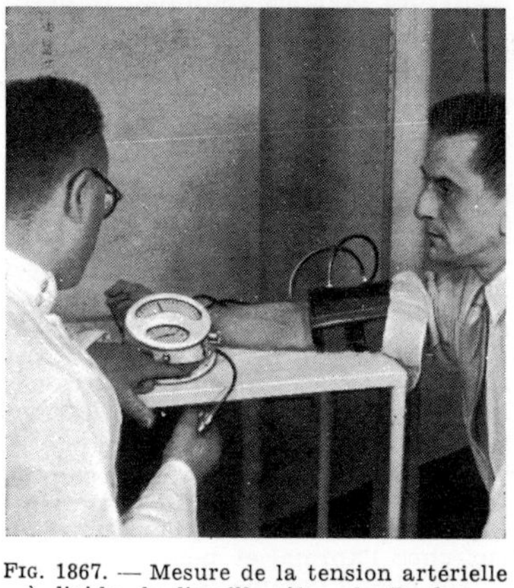

FIG. 1867. — Mesure de la tension artérielle à l'aide de l'oscillomètre de Pachon. (*Phot. Boyer.*)

maximum, et le dernier, qui précède le silence définitif, le chiffre de la tension minimum. Les appareils de ce type sont représentés par le *sphygmomanomètre* de Vaquez (*fig.* 1868) et par le *phono-sphygmomètre* de Lian.

Il n'y a pas de chiffres normaux de tension artérielle, mais des valeurs limites en deçà ou au-delà desquelles, selon qu'il s'agit de la minima ou de la maxima, on considère la tension artérielle comme pathologique. En fait, seul le médecin est apte à juger de l'importance de la mesure de la pression artérielle. La seule crainte de l'hypertension chez certains sujets donne des troubles importants, alors que leurs chiffres tensionnels sont dans les limites de la normale, bien qu'élevés. On peut donner comme chiffres moyens pour un adulte jeune un maximum de 13 à 14, un minimum de 7 à 8 cm de mercure, mais des tensions à 11 et 6 ou à 15 et 9 sont normales. Chez la femme, la tension est

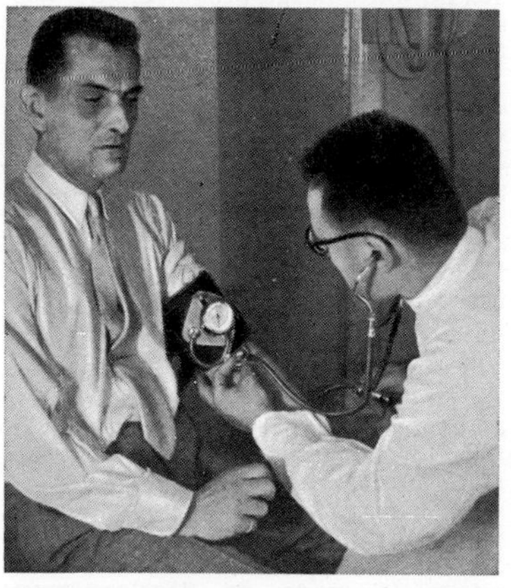

FIG. 1868. — Mesure de la tension artérielle à l'aide du sphygmomanomètre de Vaquez. (*Phot. Boyer.*)

théoriquement un peu plus basse, de même chez l'enfant où elle varie avec l'âge. Enfin ne doivent être considérés comme pathologiques que des chiffres franchement anormaux, retrouvés plusieurs fois, après repos en position couchée prolongé.

La tension maximum s'élève en cas d'excès alimentaires ou d'ingestion de liquide abondant, après des efforts musculaires, des marches rapides, le froid, les émotions, le surmenage intellectuel; elle redevient rapidement normale chez les sujets sains.

Quand les chiffres trouvés sont en dehors de la gamme normale, il y a hypertension ou hypotension. V. HYPERTENSION.

TÉRATOGÈNE. — Se dit de substances ou de procédés susceptibles de provoquer la tératogenèse, c'est-à-dire la formation de monstres, quand ils sont appliqués à des embryons ou absorbés par la mère.

TÉRATOGENÈSE (du gr. *têras, atos,* monstre, et *gennaô,* j'engendre). — Reproduction expérimentale de monstruosités, par actions directes sur l'embryon, afin de déterminer les conditions d'apparition de ces monstruosités.

TÉRATOLOGIE (du gr. *têras, atos,* monstre, et *logos,* discours). — Etude des *monstres* (v. ce mot).

TÉRATOME. — Tumeur complexe, solide et liquide, d'origine congénitale et n'ayant aucun rapport de structure avec les organes ou la région où elle siège (kyste dermoïde, mucoïde).

TÉRÉBENTHINES. — Oléo-résines demi-liquides qui découlent des Conifères et des Térébinthacées; légèrement jaunâtres, de saveur chaude et d'odeur forte, elles sont inflammables. On en connaît quatre espèces différentes.

T. de Chio ou du térébinthe. — Elle est rare et provient de *Pistacia terebinthus,* de la famille des Térébinthacées.

T. de Venise ou du mélèze. — Provient de *Larix europae;* c'est la variété officinale pour les pilules et le sirop. Elle sert à la préparation de l'alcoolat de Fioravanti et de certains emplâtres.

T. des Vosges et d'Alsace. — Provient de *Abies pectinata* (Conifères).

T. de Bordeaux ou du pin. — Provient de *Pinus maritima* (Conifères); c'est la plus commune; elle est réservée à l'extraction de l'essence et à la fabrication de la colophane.

PROPRIÉTÉS, INDICATIONS, MODE D'EMPLOI et DOSES. *A l'intérieur.* — 1 à 4 g en capsules, potions, pilules; 30 à 60 g de sirop à 1/10 comme modificateur des sécrétions dans les bronchites chroniques et fétides, comme balsamique dans les affections de la vessie, la blennorragie.

A l'extérieur. — Employées comme révulsif dans le rhumatisme (40 g de térébenthine, 10 g d'huile d'olive et 20 g de jaune d'œuf).

Essence de térébenthine. — Liquide plus léger que l'eau et d'odeur forte, qui distille lorsqu'on chauffe la térébenthine commune. Le résidu est la colophane. L'essence de térébenthine exposée à l'air et à la lumière absorbe de l'oxygène, qui se transforme en ozone.

PROPRIÉTÉS, INDICATIONS, MODE D'EMPLOI et DOSES. *A l'intérieur.* — 1 à 4 g en capsules ou en sirop (50 à 100 g) dans les maladies de vessie, les empoisonnements par le phosphore, la sciatique. Associée aux perles d'éther, la térébenthine est un dissolvant des calculs hépatiques. On l'emploie aussi en inhalations (eau de térébenthine, 5 à 25 g par litre d'eau) dans les bronchites et les laryngites.

Injectée sous la peau, l'essence de térébenthine détermine du sphacèle et une suppuration aseptique. Cette propriété est utilisée dans la production des abcès de fixation.

A l'extérieur. — En frictions dans les bronchites, les rhumatismes, les névralgies (sciatique), soit seule, soit associée à d'autres substances (alcoolat ou baume de Fioravanti, huile de térébenthine); en bains : 100 g, 300 g par bain, associée à quantité égale d'émulsion aqueuse de savon noir dans de l'eau très chaude (rhumatisme chronique); en lotions pour le cuir chevelu (alcool camphré, 100 g; essence de térébenthine, 15 g; ammoniaque, 5 g).

Comme parasiticide, en lotion sur le pubis, lorsqu'il s'y trouve des poux.

Empoisonnement aigu par térébenthine. — Absorption de doses trop élevées, variables suivant les individus. Séjour prolongé dans des pièces récemment peintes.

SIGNES. Vomissements de matières sentant la térébenthine, congestion ou pâleur du visage, salivation, douleur à la gorge, soif, dilatation gazeuse du ventre, coliques et diarrhée, refroidissement général. Quelquefois, ivresse avec grande excitation, difficulté d'uriner (l'urine a une odeur de violette).

TRAITEMENT. Bains chauds, bouteilles chaudes, boissons mucilagineuses, café.

Terpine (Bihydrate de térébenthène). — Médicament extrait de la térébenthine. Cristaux incolores et sans odeur ni goût.

Facilite l'expulsion des crachats en accroissant et en rendant plus liquides les sécrétions bronchitiques (affections du poumon) ; elle augmente la proportion des urines : d'où son utilité comme diurétique. La terpine est employée à la dose de 10 cg à 1 g en cachets, en pilules, en potion ou en élixir.

Terpinol (Monohydrate de térébenthène). — Liquide huileux incolore, d'odeur spéciale. Mêmes propriétés que la terpine. Employé à la dose de 50 cg à 1 g en capsules de 10 cg.

TÉRÉBRANTE (Douleur) [du lat. *terebrare,* perforer]. — Sensation de percement, de perforation de la région malade.

TERRAMYCINE. — Antibiotique très actif extrait d'un champignon actinomycète (*Streptomyces rimosus*) et découvert en 1950 par Finlay et Coll.

Ce produit s'administre surtout par la bouche, à la dose de 1 à 4 g par jour, sous forme de dragées, par doses fractionnées, à intervalles de 4 à 6 heures. Il existe également de la poudre aromatisée pour les enfants, des ampoules injectables par voie veineuse ou intramusculaire.

Sa toxicité est beaucoup plus faible que celle des autres antibiotiques; en particulier, elle ne provoque pas de troubles rénaux ou sanguins; on constate parfois quelques troubles gastro-intestinaux : nausées, vomissements, diarrhée.

Elle possède un champ d'action antibiotique extrêmement vaste. Elle est active contre les bactéries Gram positif (staphylocoque, streptocoque, pneumocoque, etc.), les bactéries Gram négatif (gonocoque, méningocoque, colibacille, brucella), les spirochètes (de la syphilis, du pian), les rickettsies et même certains virus (pneumonie à virus, lymphogranulomatose inguinale) et parasites (amibes de la dysenterie, toxoplasme). Elle est inactive ou peu active dans la fièvre typhoïde, la tuberculose, le paludisme, etc.

La terramycine est donc utilisée avec succès dans les infections pulmonaires (pneumonie, broncho-pneumonie, pneumonie à virus), les septicémies, la blennorragie, l'amibiase, la fièvre de Malte, la tularémie, etc.

TERREURS NOCTURNES INFANTILES. — Apparition nocturne chez un enfant de 5 à 10 ans de troubles causés vraisemblablement par des hallucinations.

L'enfant, qui s'était normalement endormi, pousse tout à coup un cri de terreur, appelle sa mère, son père. Il se dresse sur son séant en tremblant ou en saisissant les barres de sa couchette; quelquefois, il saute hors de son lit et peut désigner du doigt un objet imaginaire. Tantôt il agit ainsi sans ouvrir les yeux, tantôt il se réveille sans reconnaître personne. La figure est pâle, décomposée, couverte sur le front et les joues d'une sueur froide.

Dans la plupart des cas, l'enfant reprend son sommeil interrompu par un cauchemar terrible.

En général, il n'existe qu'une crise par nuit; cependant, si l'on n'a pas soin de *réveiller complètement* l'enfant et *de le faire uriner,* le cauchemar peut reprendre après quelques instants son cours et la crise suivante peut même être plus violente.

Deux ordres de causes peuvent produire ces terreurs nocturnes :

1° Des *troubles digestifs* (mauvaise alimentation, abus de sucreries, abus des liquides, usage prématuré de boissons alcooliques, de café ou de thé fort) ;

2° Le *tempérament nerveux* du sujet, qui pourra présenter d'autres manifestations de cette diathèse (incontinence d'urine, le spasme de la glotte, la chorée, etc.).

TRAITEMENT. Hygiène sédative. Vie au grand air, hydrothérapie. Bain tiède de tilleul deux heures après le repas léger du soir. Bromures, gardénal. S'abstenir de faire peur à l'enfant.

TEST (mot angl. signif. *épreuve*).— Epreuve pratiquée dans le dessein d'examiner l'aptitude d'un sujet, le fonctionnement d'un organe, les réactions allergiques de la peau.

En *psychiatrie,* et principalement en *neuropsychiatrie infantile,* on utilise de nombreux tests pour déterminer le stade de développement psychomoteur et le niveau intellectuel des enfants. Le plus simple est le test de Gesell, qui s'applique de la naissance à l'âge de trois ans et demi. Il étudie le comportement de l'enfant devant des situations simples. L'étude systématique du comportement permet de dépister les cas anormaux de développement, anomalies dont on peut trouver l'origine et qui souvent peuvent être corrigées ou atténuées.

Des *tests psychotechniques* sont couramment employés chez les agents des chemins de fer employés aux services de sécurité, chez les conducteurs d'automobile, les aviateurs. (V. AVIATION, CHEMIN DE FER.)

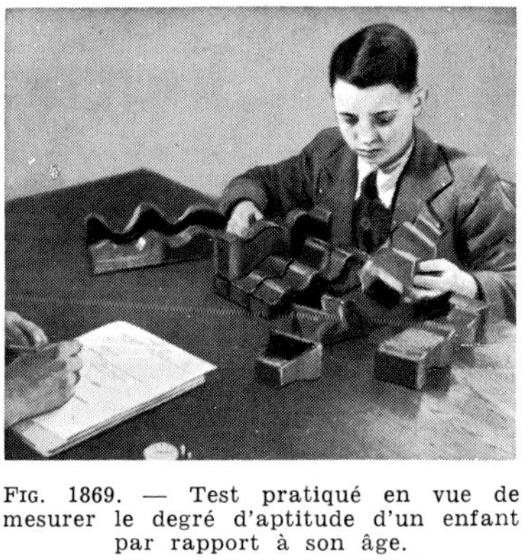

FIG. 1869. — Test pratiqué en vue de mesurer le degré d'aptitude d'un enfant par rapport à son âge.
(*Doc. S. N. C. F. « Notre Métier ».*)

Les principaux *tests cutanés* sont :

L'*épidermo-réaction,* simple application sur la peau de la substance suspecte ;

La *cuti-réaction :* application de la substance suspecte sur la peau après une scarification minime ;

L'*intradermo-réaction :* injection dans le derme d'une goutte de la substance suspecte.

Ces réactions sont dites *négatives* s'il ne se produit aucune modification de la peau, et *positives* si, au bout de vingt-quatre à quarante-huit heures, on observe une réaction nodulaire, urticarienne ou eczémateuse.

Ces tests sont utilisés pour la recherche de la substance nocive, qui détermine une dermatose par exemple.

Tests hépatiques. — V. FOIE (Examens fonctionnels).

TESTICULES. — Glandes séminales mâles situées dans les bourses. V. MASCULINS (Organes génitaux).

Fonctions du testicule. — Sécrétion externe. — Elle est fournie par la *glande de la spermatogenèse,* constituée par les tubes séminifères, et elle aboutit à l'élaboration des cellules de la reproduction, les *spermatozoïdes.* V. MASCULINS (Organes génitaux).

Sécrétion interne. — L'hormone mâle, qui tient sous sa dépendance l'évolution de la sexualité, est due à la *glande interstitielle* ou glande de la *morphogenèse,* représentée par des îlots plus ou moins volumineux de grosses cellules disposées entre les tubes séminifères et renfermant des produits de sécrétion : graisses, granulations, pigments; mais il est possible que les cellules de la lignée spermatique aient aussi une fonction endocrinienne.

Les deux sécrétions peuvent être dissociées. Les rayons X tuent les cellules spermatiques (sécrétion externe), mais respectent les cellules interstitielles (sécrétion interne) ; l'individu soumis à une irradiation trop prolongée peut devenir infécond, mais non impuissant.

On a extrait de l'urine deux hormones mâles, l'*androstérone* et la *testostérone,* dont on a pu effectuer la synthèse, à partir de dérivés du cholestérol. Ces hormones tiennent sous leur dépendance l'ensemble des caractères sexuels : la virilité, l'accroissement des organes génitaux, le développement de l'instinct sexuel, du squelette.

La diminution, puis la disparition de l'instinct sexuel chez le vieillard, comme chez l'animal âgé, correspond à une involution physiologique de la glande interstitielle : ses cellules perdent leurs granulations graisseuses et s'atrophient.

La castration chez l'animal démontre l'action de l'hormone mâle sur la croissance de l'individu et sur le développement génital. Le squelette est allongé, les organes génitaux externes ne se développent plus, la voix devient grêle.

Troubles de la fonction testiculaire. — Hyperfonctionnement génital. — Il constitue le phénomène du rut chez l'animal et peut aussi s'observer chez l'homme.

Cet hyperfonctionnement peut être *constitutionnel* chez certains sujets sanguins, aux yeux brillants, au système pileux abondant, aux organes génitaux très développés. Il peut être acquis à la suite d'absorption d'aphrodisiaques; il est morbide chez certains tuberculeux et chez les convalescents, dont la suractivité génitale contraste avec la déchéance organique.

Assez fréquemment, les troubles hypergénitaux relèvent de lésions de la surrénale (*syndromes surréno-génitaux*).

Insuffisance testiculaire. — Les troubles varient suivant que l'insuffisance est apparue avant ou après la puberté.

A. Castration. — ***Avant la puberté.*** — Le type des castrats prépubères est fourni par les eunuques orientaux, castrés entre 6 et 7 ans. Leur aspect est caractéristique. Très hauts sur jambes (1m,80 à 1m,90), le crâne petit, la figure glabre, sans barbe ni moustaches, obèses pour la plupart, les joues pendantes, les seins volumineux, le bassin élargi, ils ont l'aspect de vieilles femmes.

Après la puberté. — Le squelette, déjà développé, est peu modifié par la castration, les attributs sexuels persistent; les poils tombent très peu, puis repoussent plus courts et plus rares; l'aspect féminin est moins prononcé; l'embonpoint est cependant plus ou moins considérable; les instincts sexuels ne sont pas complètement abolis et les sujets remplissent, en apparence tout au moins, leurs devoirs conjugaux, la sécrétion de glandes génitales annexes remplaçant dans une certaine mesure la sécrétion testiculaire. Leur caractère est calme et tranquille.

B. Cryptorchidie. — En cas d'ectopie testiculaire, on peut observer deux variétés de cryptorchides. Les uns ont conservé l'aspect, les attributs, les caractères des individus normaux, sauf la fécondité; les spermatozoïdes font défaut dans le sperme, mais la glande interstitielle est conservée. Les seconds ont l'apparence de castrats; chez eux, la glande interstitielle fait défaut.

C. Insuffisance testiculaire par lésions du testicule. — Elle est le résultat d'*orchites doubles* avec *atrophie du testicule* (orchites traumatiques, ourliennes, blennorragiques, syphilitiques). La syphilis héréditaire peut atteindre le testicule dès le jeune âge et être une cause importante d'insuffisance testiculaire chez l'enfant. Certaines maladies infectieuses (pneumonie, typhoïde, tuberculose) peuvent affecter la glande interstitielle sans déterminer d'orchite.

Si le sujet a été frappé avant la puberté, il présente les symptômes de l'*infantilisme*.

TRAITEMENT. On utilise surtout la testostérone, sous forme d'acétate ou de propionate de testostérone (10 à 40 mg) en injections. On peut aussi recourir à la voie transcutanée, par frictions avec une solution alcoolique, la voie perlinguale ou l'implantation de comprimés.

L'hormone mâle est indiquée et donne de bons résultats *chez l'homme* en cas de *défaut de développement des organes génitaux :* ectopie testiculaire ou cryptorchidie, retard de la puberté chez les enfants de 7 à 15 ans, eunuchoïdisme chez les sujets de 17 à 25 ans. Chez l'adulte, les injections de testostérone améliorent les manifestations de *sénilité précoce :* fatigue intellectuelle ou corporelle avec insomnie, dépression psychique, neurasthénie, amnésie.

Torsion du testicule. — Elle survient le plus souvent chez l'enfant, sans cause traumatique : le testicule tourne sur lui-même dans le scrotum et entraîne une striction du cordon spermatique avec arrêt de la circulation, responsable de la nécrose rapide du testicule; c'est donc une *extrême urgence chirurgicale.* Cliniquement, elle se traduit par une douleur scrotale brutale et intense irradiant dans l'aine; il n'y a pas de fièvre au début; le scrotum apparaît rapidement tuméfié, rouge et luisant, très douloureux à la palpation qui n'arrive donc pas à percevoir l'épididyme intact. Le tableau simule ainsi une orchiépididymite aiguë : celle-ci est très rare chez l'enfant; aussi, chez lui, le diagnostic de torsion du testicule est-il d'emblée posé. Chez l'adolescent, le diagnostic est parfois plus difficile : l'absence de fièvre au début, les urines claires sont en faveur de la torsion du testicule; de toute façon, dans le doute, mieux vaut opérer que s'abstenir.

TRAITEMENT. Il est chirurgical et urgent. Il comporte plusieurs temps : détorsion du testicule, suivie de sa fixation. Les torsions du testicule étant volontiers bilatérales, le testicule controlatéral sera fixé.

Greffe testiculaire. — V. GREFFE.

TÉTANIE. — Etat caractérisé par des contractures douloureuses survenant par accès et occupant surtout les extrémités des membres. A la base de la tétanie existe un état latent spécial d'hyperexcitabilité anormale des muscles et des nerfs, appelé *spasmophilie.*

L'*hyperexcitabilité mécanique* peut être mise en évidence grâce à plusieurs procédés. Si l'on percute la joue avec le doigt ou un petit marteau à réflexes, au milieu d'une ligne allant de l'apophyse zygomatique à la commissure labiale, on voit apparaître une contraction brusque, en éclair, des divers peauciers de la face, correspondant aux branches du facial inférieur.

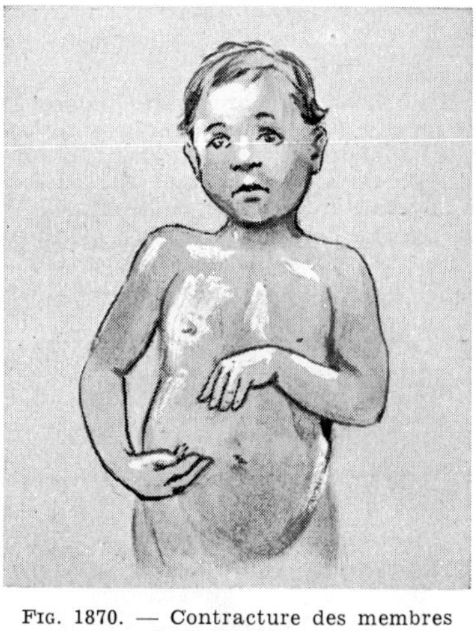

FIG. 1870. — Contracture des membres dans la tétanie.

De même, la percussion pratiquée un peu en dehors de l'angle externe de l'orbite provoque une contraction brusque de l'orbiculaire palpébral et du frontal.

Une compression assez forte du bras, au niveau du nerf médian ou au-dessus de la clavicule, à la hauteur du plexus brachial, fait apparaître des fourmillements dans la main, suivis de contracture.

Dans la spasmophilie, on observe aussi une *hyperexcitabilité électrique des nerfs,* par les courants galvaniques, à l'ouverture du courant positif et négatif, et moins souvent par les courants faradiques.

Sur ce terrain spasmophile peuvent apparaître diverses manifestations, telles que les contractures spontanées des extrémités, le spasme essentiel de la glotte et, enfin, certaines formes de convulsions qui caractérisent la tétanie proprement dite.

SIGNES. Précédées souvent de fourmillements à l'extrémité des membres, de frémissement musculaire et de malaise général, apparaissent des *contractures* spontanées, symétriques des extrémités, prédominant aux mains (*fig.* 1870), aux pieds, mais pouvant s'étendre aux autres muscles des membres. Le pouce est énergiquement entraîné dans l'adduction forcée; les doigts, serrés les uns contre les autres, se fléchissent à demi sur lui; la main, dont la paume se creuse par le rapprochement de ses deux bords externe et interne, affecte alors la forme d'un cône (*main d'accoucheur*) [*fig.* 1871]. Cette forme est la plus habituelle. D'autres fois, l'index, plus fortement fléchi que les autres doigts, se place en partie sous eux; en d'autres cas, la flexion est plus générale et plus complète : le pouce, plié dans la paume de la main, est recouvert par les doigts pliés sur eux-mêmes, et si fortement que les ongles s'impriment sur la peau et que des escarres peuvent être la suite de cette compression longtemps prolongée.

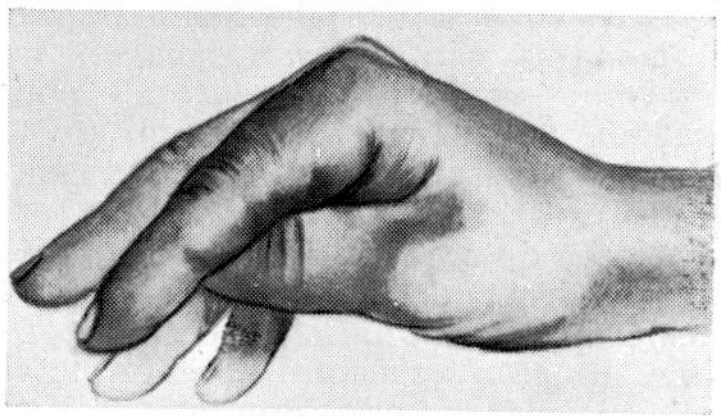

FIG. 1871. — Main d'accoucheur dans la tétanie.

Chez le nourrisson, on observe plus fréquemment le type de la *main à demi fermée :* pouce en adduction recouvert par les doigts, modérément fléchis; ou bien pouce en adduction sous l'index et le médius fléchis, à l'exclusion des autres doigts.

Parfois, enfin, les trois derniers doigts sont à demi fléchis et écartés les uns des autres. On dit alors que l'enfant « fait le crabe ».

Les extrémités inférieures sont le siège de phénomènes analogues; les orteils se fléchissent; la plante du pied se creuse en gouttière et la face dorsale se cambre; le talon est tiré en haut par la contraction des muscles postérieurs de la jambe (pied en varus équin).

La contracture peut d'ailleurs gagner les autres muscles des membres et du corps, mais ce sont là des phénomènes accessoires. A la face, par exemple, on peut noter la contracture de l'orbiculaire des lèvres, *en museau de carpe,* donnant à l'enfant un *aspect boudeur ;* elle peut gagner les muscles dorso-lombaires et ceux des gouttières vertébrales (*opisthotonos*), ceux du cou (*torticolis*).

Les muscles contracturés peuvent être le siège de secousses légères, et il peut se surajouter du tremblement des membres.

L'*accès* dure deux à trois minutes, jusqu'à une heure, deux heures et même davantage; il peut se répéter plusieurs fois par heure ou par jour, et cela pendant des semaines.

L'ensemble de ces accès constitue l'*attaque* de tétanie; un véritable état de *mal tétanique* peut persister plusieurs semaines et même plusieurs mois, avec des périodes de rémission à peine appréciables.

Des convulsions alternent souvent avec les contractures. La forme la plus importante est le *laryngospasme* ou *spasme essentiel de la glotte,* « convulsion interne », localisation de la tétanie sur le larynx. V. LARYNX (maladies).

A côté de ces signes principaux, on peut observer de la dysphagie (spasme des muscles du pharynx), de la rétention d'urine (spasme du sphincter vésical), des crampes douloureuses et, chez l'enfant, des vomissements fréquents, des troubles mentaux (peurs, terreurs nocturnes, hallucinations visuelles).

PRONOSTIC. Il est des *formes bénignes,* où les accès durent quelques minutes et l'attaque une quinzaine de jours; mais les récidives sont fréquentes; dans les *formes graves,* les convulsions peuvent aboutir au coma, et la mort peut survenir par spasme de la glotte.

FORMES CLINIQUES. *Tétanie chirurgicale ou postopératoire.* — Observée après l'extirpation des parathyroïdes au cours de l'ablation du goitre. Cette forme peut guérir spontanément ou passer à l'état chronique. La mort peut survenir par spasme glottique. Cette forme de tétanie n'existe plus avec les techniques opératoires actuelles.

Tétanies spontanées. — Certaines tétanies surviennent, surtout dans les premiers mois de l'année, *chez l'enfant* entre trois mois et trois ans, à l'occasion de maladies variées : rougeole, athrepsie, hérédo-syphilis, rachitisme; *chez l'adulte,* au cours d'affections gastriques (sténose du pylore par ulcère ou cancer) ou intestinales (entérites dysentériformes, sténoses).

D'autres formes sont nettement secondaires à des affections cérébrales ou méningées, à des troubles digestifs, à des infections (fièvre typhoïde, dysenterie, grippe, rougeole, diphtérie, syphilis) ou à des intoxications (alcoolisme, ergotisme, urémie). On peut observer la tétanie aux diverses étapes de la vie génitale de la femme (puberté, grossesse, accouchement, allaitement).

CAUSES. La nature de la tétanie a été connue quand l'ablation des *parathyroïdes* permit de réaliser cliniquement et expérimentalement les accès de contracture symétrique des extrémités, entraînant un trouble du *métabolisme du calcium.* Dans la tétanie, le chiffre du calcium sanguin tombe de 90 à 110 mg par litre à 80 ou 60. On a fait jouer un rôle également à l'*alcalose sanguine,* à la *guanidine,* corps azoté toxique qu'on rencontre en excès dans le sang des tétaniques.

TRAITEMENT. Pendant l'accès : diète, silence et calme absolu; bromure de calcium par cuillerées à café; lavement à l'hydrate de chloral; gardénal.

Chez l'adulte, surtout dans la tétanie postopératoire, hormone parathyroïdienne en injections intramusculaires. Sels de calcium par la bouche ou en injections intraveineuses; vitamine D, ergostérine irradiée, huile de foie de morue simple ou phosphorée. Rayons ultraviolets et héliothérapie.

TÉTANOS (du gr. *teinein,* tendre). — Maladie infectieuse commune aux hommes et aux animaux et provoquée par le bacille de Nicolaïer (*fig.* 1872). Cette affection consiste dans la contracture permanente et douloureuse

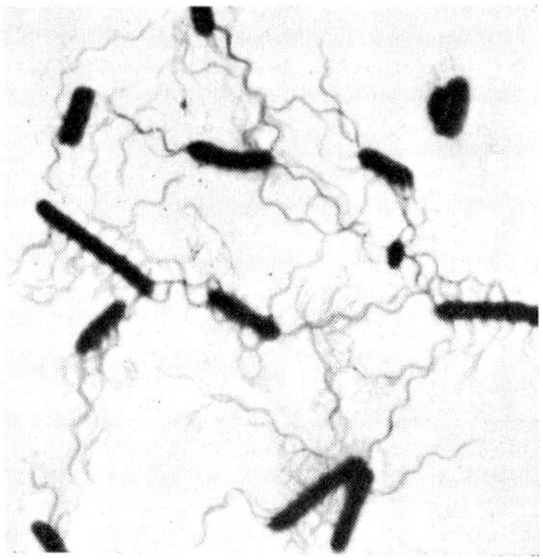

FIG. 1872. — Cils de bactéries tétaniques (gross. 2 000).
(*Phot. Institut Pasteur.*)

des muscles de la mâchoire (trismus) et du cou avec redoublements convulsifs, et dans l'extension des contractures à certains groupes et quelquefois à la totalité des muscles du corps.

CAUSES. I. *Prédisposantes.* — Blessures des extrémités (doigts, orteils); plaies contuses, particulièrement celles par écrasement ou arrachement (morsure de cheval); plaies avec instrument malpropre ou avec introduction de corps étrangers, surtout de terre, dans la plaie; plaies anfractueuses sans contact avec l'air; fractures compliquées; blessures des nerfs. Aussi le tétanos est-il plus fréquent chez les cavaliers, palefreniers, jardiniers.

II. *Déterminantes.* — Le bacille de Nicolaïer a la forme d'une épingle dont la tête est constituée par la spore. Il est anaérobie; aussi se multiplie-t-il surtout dans les plaies fermées et dans celles où des microbes de la suppuration absorbent l'oxygène. Ses spores sont extrêmement résistantes et peuvent sommeiller longtemps jusqu'à ce que les conditions deviennent favorables. Le bacille existe sur la terre, le fumier, dans la boue, notamment sur les routes dans les débris de bouses de vache et de crottin de cheval.

Ces spores sécrètent une toxine qui peut suivre le trajet d'un nerf pour arriver, au bout d'un certain temps, aux cellules de la moelle épinière et du bulbe et s'y fixer. Elle peut parfois être véhiculée par voie sanguine.

Tétanos traumatique ou chirurgical. — 1° *Incubation.* — Le premier accès peut se produire quelques heures seulement après la blessure, notamment après celles par écrasement ou arrachement, les plaies des extrémités (doigts, orteils) ou des lésions comme les gelures (Bérard et Lumière), mais, en général, il est plus tardif (5 à 10 jours).

Du fait de la grande vitalité des spores, un accès peut apparaître à l'occasion d'une intervention sur un foyer traumatique datant de trois semaines à dix mois. Dans d'autres cas, le tétanos tardif s'est produit à l'occasion de mobilisation ou migration spontanée d'esquilles, de corps étrangers dans des plaies partiellement cicatrisées, mais suppurant encore, de fractures compliquées, enfin d'action externe (froid, séance de mécanothérapie).

Pendant la période d'incubation, le

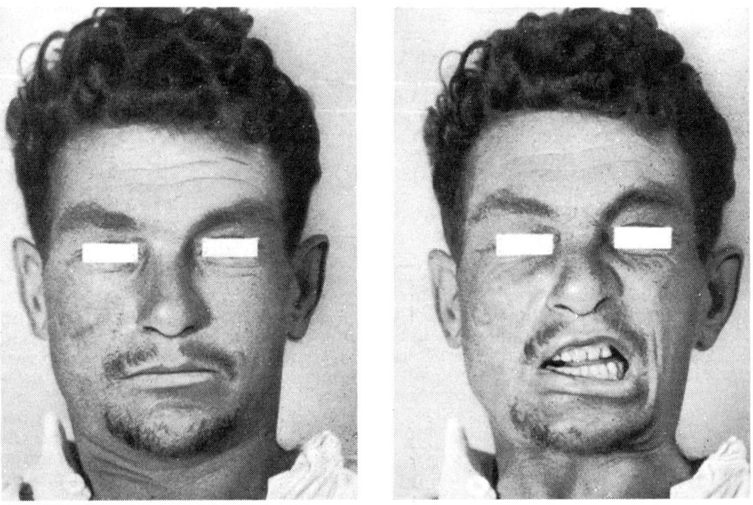

FIG. 1873. — Tétanos. Contracture des mâchoires au cours de la période d'état.
(*Archives hôpital Saint-Louis.*)

malade peut éprouver des malaises, des maux de tête; la plaie prend un mauvais aspect, les bourgeons s'affaissent, le pus devient sanieux et une douleur vive s'y produit.

2° *Etat.* — La contracture débute et peut rester limitée à la mâchoire (*trismus*) : le malade a les dents serrées par une raideur douloureuse des muscles masséters, puis la face est atteinte à son tour : les commissures des lèvres sont tirées, la lèvre supérieure élevée, les paupières très écartées (rire sardonique). Enfin, la contracture peut s'étendre aux muscles extérieurs du tronc et des membres, avec renversement du torse, qui forme un arc de cercle à concavité postérieure, étendu de la tête au talon (*opisthotonos*). Dans d'autres cas, beaucoup plus rares, ce sont les fléchisseurs qui sont atteints : la tête est infléchie sur la poitrine, les genoux touchent le menton, les talons se rapprochent des fesses et les faces antérieures des bras et des avant-bras sont en contact (*emprosthotonos,* ou en boule). Enfin, dans des cas exceptionnels, le corps est incliné latéralement (*pleurosthotonos*), ou encore le tétanos est généralisé à tout le corps.

La contracture est *permanente,* mais s'exagère à certains moments sous l'action d'un contact, d'un bruit, de la vue d'une lumière, et cet accroissement est accompagné d'une douleur très vive. La contracture est alors si intense que les muscles peuvent se briser et même les os.

L'alimentation devient difficile ou impossible à cause de la contracture des mâchoires; la langue peut être mordue; il y a rétention d'urine par spasme du sphincter de la vessie. Le nombre des respirations s'élève à 40, le pouls à 120-180, la température à 40°, 42° et même 44°, avec excrétion de sueurs visqueuses. Quelquefois, la température s'élève encore après la mort.

L'intelligence reste intacte pendant toute la maladie.

Evolution. En dehors de la forme aiguë, qui a fait l'objet de la description, il existe des formes subaiguës et chroniques, où les signes sont atténués, les contractures moins intenses; il existe des rémissions, et la maladie se prolonge alors plusieurs semaines. L'issue fatale, qui est fréquente (80 p. 100), se produit dans les formes subaiguës du quatrième au dixième jour.

On a observé un *tétanos céphalique,* dans lequel, la blessure siégeant sur la face ou le crâne, le trismus se produit seulement du côté de la plaie, le reste du corps restant indemne. Cette forme est habituellement mortelle.

Tétanos du nouveau-né. — Il est dû à l'infection de la plaie ombilicale par le bacille de Nicolaïer. Il survient vers la fin de la première semaine de la vie. Il existe surtout dans les pays où les accouchements sont faits par des matrones ignorant les règles élémentaires de la propreté. On l'observe particulièrement dans les pays chauds.

Il s'annonce par des grincements de mâchoires, des crampes du masséter au moment de la tétée; la déglutition se fait mal par spasme pharyngé; les contractions s'étendent au visage, aux joues, à la bouche, qui se tire aux

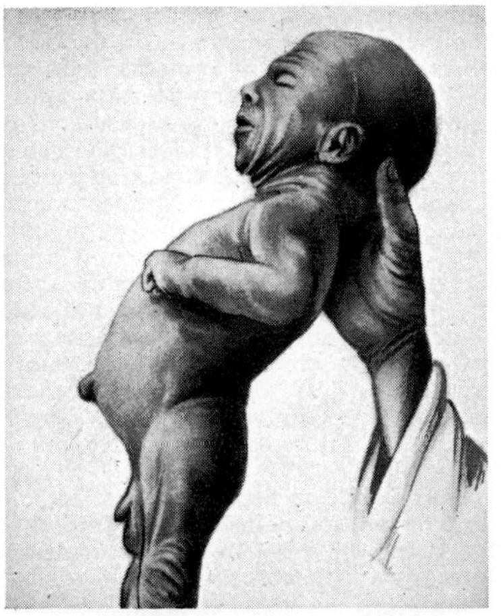

Fig. 1874. — Tétanos du nouveau-né (Apert).

commissures; le front se plisse, la tête se renverse en arrière, le tronc se courbe, les membres se raidissent (*fig.* 1874). La température monte à 39°-40°. La plaie ombilicale est suintante, grisâtre, atone. La mort arrive en hyperthermie, en deux ou trois jours, par l'arrêt des mouvements respiratoires. Certains cas peuvent cependant guérir, surtout avec les traitements actuels.

Traitement. I. *Préventif.* — Asepsie et antisepsie au cours de l'accouchement, de la section du cordon, des opérations chirurgicales. Débridement, mise à plat et épluchage des plaies souillées.

Séroprophylaxie : l'injection de 10 à 20 cm^3 de sérum antitétanique à 300 unités antitoxiques assure une protection durant dix à douze jours après une plaie très souillée, une intervention chirurgicale.

Vaccination par l'injection d'*anatoxine* de Ramon. Elle s'effectue soit isolément, soit associée double (diphtérie, tétanos) ou triple (diphtérie, tétanos, typhoïde et paratyphoïde). Elle est obligatoire chez les écoliers et dans l'armée : 3 injections à quinze jours d'intervalle. V. vaccination.

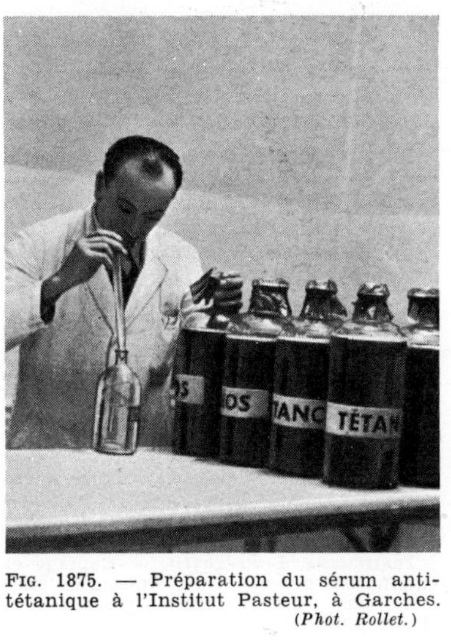

Fig. 1875. — Préparation du sérum antitétanique à l'Institut Pasteur, à Garches. (*Phot. Rollet.*)

II. *Curatif.* — Il est beaucoup plus aléatoire; on pratique d'urgence l'*injection de sérum,* mais à ce stade il ne peut neutraliser la toxine fixée, même à doses fortes. On utilise le sérum purifié à la dose de 200 000 à 300 000 unités, en une injection unique.

Le *traitement chirurgical* est discuté. Il est indiqué devant des lésions patentes, beaucoup plus contestable dans les autres cas.

En revanche, le *traitement symptomatique* est d'un intérêt capital. Il vise à *diminuer les contractures et les paroxysmes :* isolement en chambre obscure, soins réduits au maximum, anesthésie véritable. On utilise à cette fin le rectanol et les barbituriques en injection intraveineuse, le chloral, les bromures, la chlorpromazine, et surtout actuellement les curatisants. Mais il faut reconnaître les dangers de telles méthodes, qui ne peuvent être appliquées en toute sécurité que dans des centres spécialisés, disposant d'équipes de réanimation. Ces produits, en contrepartie, présentent l'énorme avantage de permettre le retour du sommeil, l'alimentation par la bouche en levant les contractures. Dans le cas où l'alimentation est impossible, il faut *lutter contre la déshydratation* par les perfusions de sérum bicarbonaté, salé, glucosé. Il faut *lutter contre l'infection* par les antibiotiques, *contre les complications respiratoires* par le drainage, l'aspiration trachéale, voire la trachéotomie.

Grâce à ces multiples thérapeutiques, le pronostic du tétanos déclaré est devenu moins grave. Il faut cependant répéter la différence complète d'action des traitements préventifs et curatifs, qui laissent, au mieux, un malade fatigué dont la convalescence traîne en longueur. C'est dire l'intérêt de la vaccination, mais elle n'est totalement efficace que si elle est *complète,* comportant les 3 injections, que si elle est *récente* ou entretenue par un *rappel* récent (1 an après la vaccination, puis tous les 3 ans).

Législation. Le *tétanos professionnel* contracté dans les égouts est régi par la loi sur les maladies professionnelles. Délai de responsabilité, trente jours.

TÊTE (conformation et structure). — V. à muscles la figure en couleurs des muscles de la tête. Pour le *cerveau,* v. à ce mot.

I. TÊTE (affections chirurgicales). — Contusion. — V. bosse.

Plaie. — 1° *Raser* très soigneusement et aussi largement que possible les cheveux en rapport avec la solution de continuité, notamment sur les lambeaux; 2° *Nettoyer* la peau au savon avec un morceau de gaze ou d'ouate aseptique, puis laver avec de l'alcool à 90°. Panser à plat.

II. TÊTE (Mal de). — V. céphalée.

TÉTÉE. — La manière habituelle de faire téter les nourrissons, soit au sein, soit au biberon, couchés sur le dos, est dangereuse.

Certains ont préconisé la méthode physiologique *orthostatique fractionnée,* qui consiste à faire téter l'enfant en lui tenant le thorax droit, de telle sorte qu'il tende le cou et propulse le menton à chaque succion (*fig.* 1876), à la manière du petit veau.

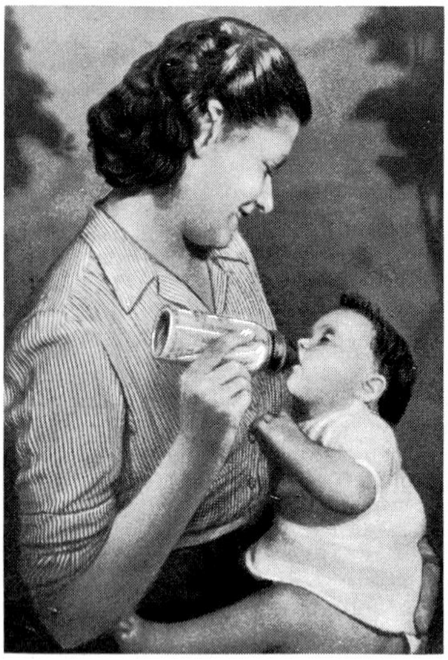

FIG. 1876. — Tétée orthostatique.
(*Phot. R. Nadau.*)

Fractionner la tétée, c'est retirer le biberon de la bouche toutes les quatre ou cinq succions pour y laisser rentrer l'air et faire reposer l'enfant.

Ne jamais coucher l'enfant la tétée terminée, mais continuer à le tenir debout et le promener sans le secouer pendant dix à douze minutes pour qu'il *échappe son air*.

La tétée orthostatique fractionnée guérit la glossoptôse congénitale et le menton fuyant; elle prévient l'apparition de la glossoptôse acquise par pression du sein ou du biberon sur la mandibule, très fragile au début de la vie.

TÉTERELLE. — V. BOUT DE SEIN.

Téterelle bi-aspiratrice. — Téterelle qui a pour but de permettre l'aspiration du lait par la mère elle-même.

On applique l'ampoule de verre sphérique (*fig.* 1877) sur le sein; la tétine est mise dans la bouche du nouveau-né, et la mère prend dans la

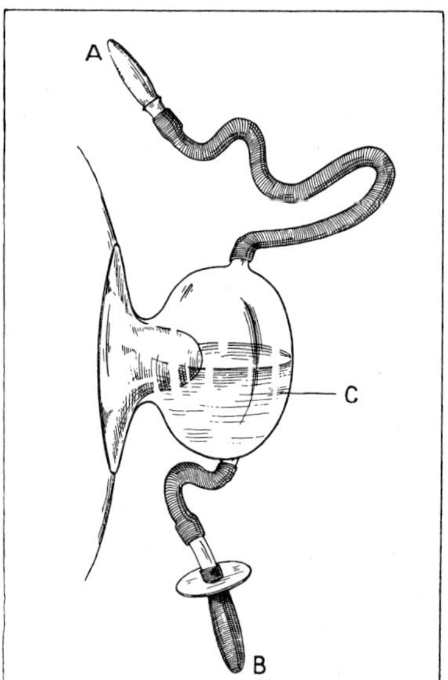

FIG. 1877. — Téterelle bi-aspiratrice.
A. Téterelle de la mère; B. Téterelle de l'enfant; C. Réservoir à lait.

sienne l'embout de porcelaine; puis, comprimant fortement entre les deux doigts le tube qui se rend à la bouche de l'enfant, elle aspire : le lait jaillit dans l'ampoule de verre, dont il remplit la partie inférieure; lorsqu'il y en a une quantité suffisante, la mère cesse d'aspirer, écarte légèrement les doigts qui comprimaient le tube, et le lait, entraîné par son poids, descend dans la tétine perforée de petits trous faits à l'emporte-pièce, et de là dans la bouche de l'enfant, qui n'a à exécuter qu'un mouvement de déglutition. Lorsque le lait a été avalé, la mère comprime de nouveau le tube, aspire, remplit de nouveau en partie l'ampoule, etc.

Après chaque repas de l'enfant, on doit laver soigneusement l'ampoule, les tubes, la téterelle en les écouvillonnant à l'intérieur.

TÉTINE. — Sorte de mamelon artificiel en caoutchouc qui coiffe la fiole en verre servant de biberon. Dans

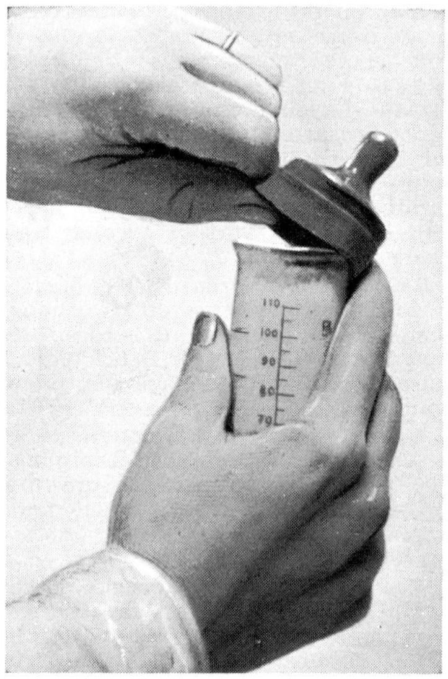

FIG. 1878. — Adaptation de la tétine au biberon sans toucher la partie qui sera sucée par l'enfant.
(*Phot. Roy.*)

l'intervalle des tétées, la tétine doit être, comme le flacon d'ailleurs, laissée en permanence jusqu'au prochain repas dans de l'eau ayant bouilli.

TÉTRACHLORÉTHANE. — Solvant puissant des matières organiques, en particulier de l'acétate de cellulose, du soufre, du caoutchouc. Employé dans le nacrage des perles artificielles, l'industrie du caoutchouc, du soufre, des vernis, des films cinématographiques. Corps très toxique.

Intoxication professionnelle. — Elle est régie par la loi sur les maladies professionnelles. Délai de responsabilité, un an.

SIGNES. Troubles digestifs : nausées, vomissements, ictère bénin ou grave, cirrhose du foie. Polynévrites des extrémités avec fourmillements et engourdissements.

TRAITEMENT. I. *Préventif.* — Captage et élimination des vapeurs toxiques. Eloignement des ouvriers ayant présenté des signes d'intolérance.

II. *Curatif.* — Injections d'extrait hépatique; strychnine et électrothérapie en cas de polynévrite.

TÉTRACHLORURE DE CARBONE. — V. CARBONE.

TÉTRAGÈNE. — Microcoque constitué par quatre éléments, entourés par une capsule.

Ces microbes existent fréquemment à l'état de saprophytes dans les cavités buccale et nasale, mais peuvent devenir virulents, et déterminer des septicémies, simulant la grippe, la pneumonie, la paratyphoïde.

TÉTRAÏODE. — Poudre bleue cristalline soluble dans l'eau, se décomposant par la chaleur en émettant des vapeurs d'iode; ses solutions aqueuses sont opaques aux rayons X; elles sont utilisées pour la radiographie de la vésicule biliaire (cholécystographie).

TÉTRALOGIE DE FALLOT. — V. CŒUR.

TÉTRAMITRAL. — V. TRINITRINE.

THALAMIQUE (Syndrome). — V. OPTIQUE : *Couche optique.*

THALASSOTHÉRAPIE (du gr. *thalassa*, mer, et *therapeia*, traitement). — V. à MER.

THALIDOMIDE. — Substance utilisée pour ses propriétés tranquillisantes, et qui s'est révélée pourvue d'un pouvoir tératogène désastreux lorsqu'elle était prise par des femmes enceintes dans les premières semaines de la grossesse. (Tous les médicaments qui en contenaient ont été retirés des pharmacies, et un contrôle nouveau est effectué sur les médicaments pour s'assurer de leur innocuité dans ce domaine.)

THALLIUM. — Métal découvert dans les résidus de fabrication de l'acide sulfurique.

Certains sels de thallium (acétate) avaient été préconisés contre les troubles digestifs, mais ils entraînent une alopécie généralisée. Une pommade à l'acétate de thallium peut être employée avec prudence contre l'hypertrichose des joues, mais l'alopécie s'étend souvent aux sourcils et aux cils.

On a employé l'action épilatoire de l'acétate de thallium comme traitement des teignes, chez les enfants de 1 à 14 ans. La dose uniforme donnée en une seule fois est de 8 mg par kilogramme de poids du malade. 15 à 20 jours après l'absorption de cette dose, les cheveux tombent complètement; la repousse commence au bout d'un mois; elle est complète au bout de trois mois. Cette méthode a été employée à l'étranger pour remplacer la radiothérapie.

Mais le thallium est un médicament dangereux qu'il faut surveiller de près en raison des accidents possibles; l'application de pommades à 2 ou 3 p. 100 sur des surfaces étendues a pu déterminer de l'albuminurie, des douleurs musculaires et abdominales, des polynévrites périphériques très douloureuses, des paralysies, une paraplégie, une névrite optique.

THÉ. — Plante (*Thea chinensis*) de la famille des Ternstrœmiacées. L'infusion des feuilles (5 à 10 g par litre) est excitante et digestive. Le principe actif est la théine (identique à la caféine) et la théophylline, isomère de la théobromine. Elles contiennent, en outre, du tanin, de l'acide gallique et une proportion assez forte d'oxalate de potasse (2 à 3 p. 100). V. CAFÉINE.

La *fleur de thé* contient environ 2 g p. 100 de caféine et une notable quantité de manganèse et de fer.

Le thé est employé en infusion (5 à 10 p. 1 000) comme stimulant, stomachique, et souvent comme boisson d'agrément.

INCOMPATIBILITÉS. Eau de chaux, sels de fer, vases métalliques non étamés et non argentés.

INDICATIONS. La fleur et la feuille de thé sont indiquées dans les indigestions, les diarrhées, chez les dyspeptiques, dans les moments d'affaissement.

CONTRE-INDICATIONS. Névropathies cardiaques, à cause de l'excitation excessive, goutte et lithiase rénale, en raison de l'abondance de l'oxalate.

Théisme. — L'abus du thé provoque des palpitations (extra-systoles), des accès de fausse angine de poitrine, des troubles nerveux (tremblement, céphalée, mouvements convulsifs, tendances syncopales, insomnie), des troubles mentaux (abattement, anxiété).

Thé de bœuf. — Bouillon pour convalescents.

MODE DE PRÉPARATION. Hacher finement 500 g de bœuf maigre, ajouter son poids d'eau froide, chauffer jusqu'à ébullition pendant une minute, puis passer en exprimant.

Thé d'Europe. — V. VÉRONIQUE.

Thé de la Grèce. — V. SAUGE.

Thé du Paraguay. — V. MATÉ.

Thé Saint-Germain. — V. SÉNÉ.

Thé suisse. — Tisane stimulante, constituée par des *feuilles* de sommités d'absinthe, de bétoine, d'hysope, de lierre terrestre, de mille-feuille, d'origan, de pervenche, de romarin, de sauge, de thym, de véronique; *fleurs* d'arnica, de pied-de-chat, de scabieuse, de tussilage, en parties égales. En prendre une cuillerée à café pour une tasse d'eau, en infusion.

THÉBAÏQUE (Extrait). — V. OPIUM.

THÉNAR (du gr. *thenar,* paume de la main). — Saillie formée à la partie antérieure et extérieure de la main par les muscles spéciaux du pouce (adducteur, court fléchisseur, opposant et court abducteur).

THÉOBROMINE (Diméthylxanthine). — Substance contenue dans le cacao, le kola, à côté de la caféine, qui, par réduction, peut se transformer en théobromine. Cristaux incolores, doués des mêmes propriétés que la caféine, mais moins toxiques. Diurétique énergique.

DOSES. 1 à 2 g par jour en cachets de 50 cg contre les œdèmes des cardiaques et des brightiques.

THÉOPHYLLINE (Diméthyldioxypurine). — Isomère de la théobromine; se rencontre dans le thé, à côté de la caféine. Insoluble dans l'eau, mais peut être solubilisé par l'éthylène-diamine (aminophylline).

Peu toxique. Agit sur le cœur, le rein et le système nerveux central; stimule le muscle cardiaque, dilate les coronaires, accroît la diurèse, dilate les bronches, agit sur le centre respiratoire.

DOSES. Par la bouche, 30 à 80 cg par vingt-quatre heures par doses de 10 à 20 cg. Injections intramusculaires ($0^{g},35$) ou intraveineuses ($0^{g},25$) ; suppositoires (35 à 40 cg).

INDICATIONS. Infarctus du myocarde, colique hépatique, angine de poitrine, insuffisance cardiaque, dyspnée de Cheyne-Stokes, asthme; accessoirement, comas toxiques par les barbituriques, anurie postopératoire.

THÉRAPEUTIQUE (du gr. *therapeuein,* guérir). — Partie de la médecine qui indique les moyens à employer pour guérir les maladies.

Les modes de traitement peuvent chercher à modifier soit les manifestations de la maladie (*thérapeutique symptomatique*), soit ses causes (*thérapeutique étiologique*), soit le mécanisme mis en œuvre par ces causes pour troubler la santé (*thérapeutique pathogénique*), soit le fonctionnement des organes (*thérapeutique physiologique*).

Agents thérapeutiques. — Il en existe plusieurs variétés :

1° Les agents psychiques (*psychothérapie,* traitement de l'esprit), qui *remontent* le malade, le mettent en confiance sur l'issue de sa maladie. Les médicaments eux-mêmes ont d'ailleurs leur coefficient psychique (nouveauté, vogue, goût, odeur) ;

2° Les agents physiques (*physiothérapie*) : gymnastique, massage, mobilisation, mécanothérapie, électricité, lumière, chaleur, radio- et radiumthérapie;

3° Les eaux minérales (*crénothérapie*) ;

4° Les climats (*climatothérapie*) ;

5° Les régimes (*diététique*), c'est-à-dire la variété des aliments à prendre, leur mode de cuisson et de préparation, de façon à rendre agréable un régime exclusif ou privé de condiments (régime lacté, déchloruré, viande crue, nouilles, etc.) ;

6° Les médicaments chimiques (*chimiothérapie*), c'est-à-dire les médicaments empruntés aux substances minérales;

7° Les médicaments végétaux (*phytothérapie*), y compris les principes qu'on en retire (ex : digitale et digitaline) ;

8° Les médicaments endocriniens (*opothérapie*) : extraits thyroïdiens, hypophysaires, ovariens, et le principe actif des glandes surrénales, l'*adrénaline ;*

9° Les médications utilisant les microbes et leurs toxines (*vaccinothérapie, sérothérapie*).

THÉRIAQUE. — Électuaire composé d'une soixantaine de drogues; peu employé aujourd'hui. Actuellement, c'est avant tout une préparation calmante contenant 25 mg d'extrait d'opium par 4 g.

THERMALES (Eaux) [du gr. *thermê,* chaleur). — Eaux minérales dont la température est supérieure à 25°. V. EAUX MINÉRALES.

THERMALISME. — Utilisation des propriétés des eaux minérales et aménagement des stations thermales.

THERMOCAUTÈRE. — Appareil servant à faire des cautérisations ignées.

THERMO-ESTHÉSIE (du gr. *thermê,* chaleur, et *aisthêsis,* sensibilité). — Sensibilité à la chaleur; elle peut être modifiée soit simultanément avec les autres sensibilités, soit isolément (syringomyélie).

THERMO-ESTHÉSIOMÈTRE. — Instrument destiné à mesurer la sensibilité à la chaleur. Il est constitué par un récipient dont on peut élever à volonté la température et auquel est adjoint un thermomètre.

THERMOGENÈSE (du gr. *thermê,* chaleur, et *gennaô,* j'engendre). — Action développant la température de l'organisme.

THERMOLABILE (du gr. *thermos,* chaud, et du lat. *labilis,* changeant). — Se dit des substances qui sont détruites par la chaleur. Ainsi, l'alexine, ou complément qui existe dans tout sérum normal et annihile un antigène, est elle-même détruite par une température de 55°.

THERMOMÈTRE (du gr. *thermê,* chaleur, et *metron,* mesure). — Instrument qui marque les changements de température.

Thermomètre médical (*fig.* 1879). — Cet instrument est indispensable à toutes les familles, particulièrement à celles qui comptent de jeunes enfants,

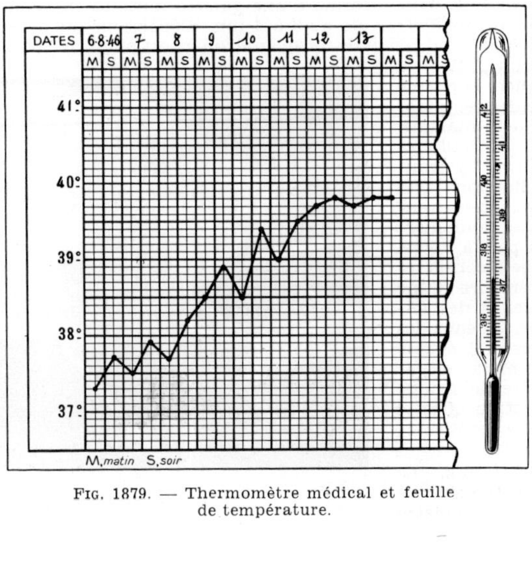

FIG. 1879. — Thermomètre médical et feuille de température.

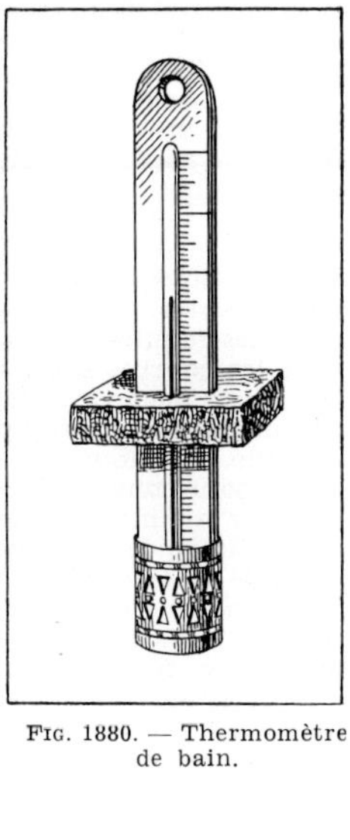

FIG. 1880. — Thermomètre de bain.

Il permet aux parents d'appeler le médecin *en temps utile,* et il les rassure, d'autre part, en cas de maladies imaginaires.

Le pouls est loin de donner des indications aussi importantes; un exercice physique ou une émotion suffisent à l'accroître notablement. Dans certaines affections, il existe, en outre, une dissociation entre la température et le pouls. Des individus atteints de grippe, notamment, ont des pouls presque normaux, avec une température élevée.

La température normale du corps varie entre 36°5 et 37°5; la fièvre

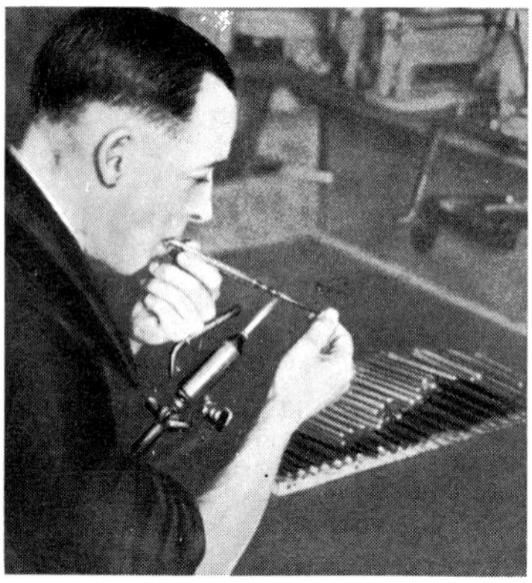

FIG. 1881. — Une phase de la fabrication d'un thermomètre médical : soudure de la tige avec l'enveloppe et étirage du réservoir.
(*Doc. Pharmacie centrale de l'armée.*)

commence donc à 38°; une température inférieure à 36° indique un refroidissement anormal du corps; au-dessous de 32° chez l'adulte, de 23° chez le nouveau-né, la mort est certaine.

DESCRIPTION et MANIEMENT. Les thermomètres employés sont dits *à maxima,* c'est-à-dire qu'ils indiquent le point maximum où s'est élevé le mercure sous l'action de la chaleur.

Pour faire descendre la colonne de mercure avant de faire usage du thermomètre, on prend l'extrémité supérieure de l'instrument entre l'index et le pouce, et on le secoue une ou deux fois jusqu'à ce que la colonne de mercure soit aux environs de 36°.

FEUILLE DE TEMPÉRATURE. Il y a grand intérêt à marquer sur une feuille de papier la série des températures depuis le début de la maladie. Le médecin traitant, et particulièrement le médecin consultant, y trouveront souvent des indications très intéressantes. Certains papetiers vendent des feuilles préparées pour marquer les courbes suivies par la fièvre. On aurait même avantage à conserver les indications de température d'une maladie, au moins de celles des enfants, pour pouvoir, le cas échéant, les montrer au médecin lorsqu'il soigne une récidive de la même maladie (par exemple : fièvre intermittente, grippe ou même une autre affection chez le même individu). Pour les feuilles et les courbes fébriles, v. FIÈVRE.

VARIATIONS DE TEMPÉRATURE. Le maximum de température est observé dans le *tétanos,* où le thermomètre peut atteindre 43° et même 44°; dans la fièvre jaune, 42°5; le paludisme et la fièvre typhoïde, 42°5 à 42°8. Le minimum est observé dans le choléra, 34° et même 33°. Les membres paralysés ont une température inférieure de 1° à 2° à celle du membre actif correspondant.

Thermomètre de bain et d'eau chaude. — Ce thermomètre est à alcool et sa graduation s'élève jusqu'à 100°. Il est placé sur une planchette en bois et ne diffère du thermomètre non médical que par son introduction dans un morceau de liège qui lui permet de flotter sur l'eau (*fig.* 1880).

Les thermomètres médicaux, ayant comme maximum 44°, se casseraient inévitablement si on essayait de les plonger dans l'eau chaude.

Pour ne pas commettre d'erreur, il faut savoir que les thermomètres de bain ne descendent pas instantanément dès qu'on les a retirés du liquide, le verre restant chaud un certain temps. Il est donc nécessaire, avant chaque examen de l'eau, de tremper le thermomètre dans l'eau froide et de vérifier si l'alcool est descendu au-dessous de 20°.

Lorsqu'il s'agit de prendre la température d'un bain, on aura soin de brasser l'eau pour rendre la chaleur uniforme, et de promener le thermomètre en différents sens pour avoir le degré moyen exact.

THERMOPHORE (*fig.* 1882). — Appareil formé d'un réseau de fil métallique fin et malléable placé à l'in-

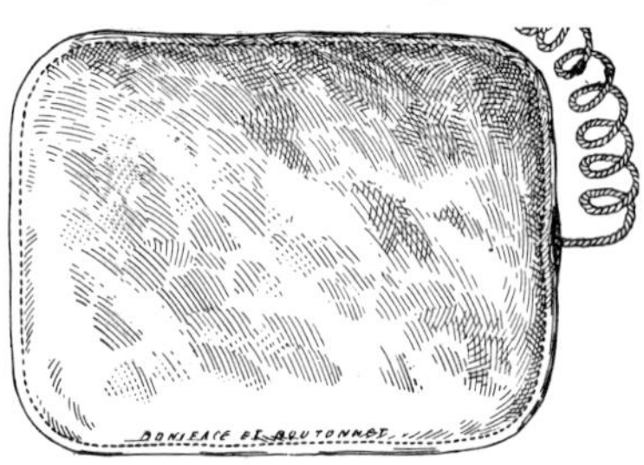

FIG. 1882. — Thermophore ou cataplasme électrique.

térieur d'une étoffe d'amiante. Il a la forme d'une galette plate et très souple de 3 à 4 mm d'épaisseur, de 0m,40 sur 0m,30 environ et du poids de 200 g. Il est entouré d'une enveloppe de soie et peut prendre la forme de toutes les régions du corps. C'est, en résumé, une résistance électrique qui s'échauffe sous l'action des courants de 110 à 220 volts et donne une chaleur douce, continue, uniforme et sèche.

INDICATIONS. Douleurs de l'estomac, de l'intestin, de l'utérus et de ses annexes; rhumatisme, névralgie.

THERMOSTABILE. — Contrairement aux substances thermolabiles, celles qui sont thermostabiles résistent à une température de 60°. Tel est le cas des anticorps et de leur variété, les précipitines.

THERMOTHÉRAPIE (du gr. *thermê,* chaleur, et *therapeia,* traitement). — Traitement par la chaleur. V. PHOTOTHERMOTHÉRAPIE, HÉLIOTHÉRAPIE.

THÉVÉTINE. — V. *Supplément.*

THIÉMIE (du gr. *theion,* soufre, et *haima,* sang). — Teneur du sang en soufre.

THIOL. — Carbure sulfoné non saturé contenu dans les huiles lourdes provenant de la distillation des pétroles de Galicie ou du Caucase. Mêmes propriétés et usages que l'ichtyol.

THIOSÉMIECARBAZONE. — Voir *Supplément.*

THIOSINAMINE (Allyle sulfo-urée). — Dérivé de l'essence de moutarde. Poudre incolore, à odeur d'ail ou de poireau, soluble dans l'alcool et l'éther, et aussi dans l'eau grâce à l'addition d'antipyrine ou de salicylate de soude (*fibrolysine*). Elle a la propriété de ramollir et de résorber les tissus de cicatrice.

MODE D'EMPLOI. En cachets (5 à 25 cg), en applications locales et en injection sous-cutanée, à la dose de 1 à 3 cg tous les jours, puis tous les deux jours, sous forme d'une solution contenant 1 g de thiosinamine, 2 g de glycérine et 10 g d'eau distillée.

INDICATIONS. Chéloïde, lupus, sclérodermie, rétrécissements cicatriciels de l'œsophage et du pylore, rhumatisme chronique avec raideur et déformation. Employée avec succès, associée à du salicylate de soude, contre les crises gastriques, rectales, vésicales ou laryngées.

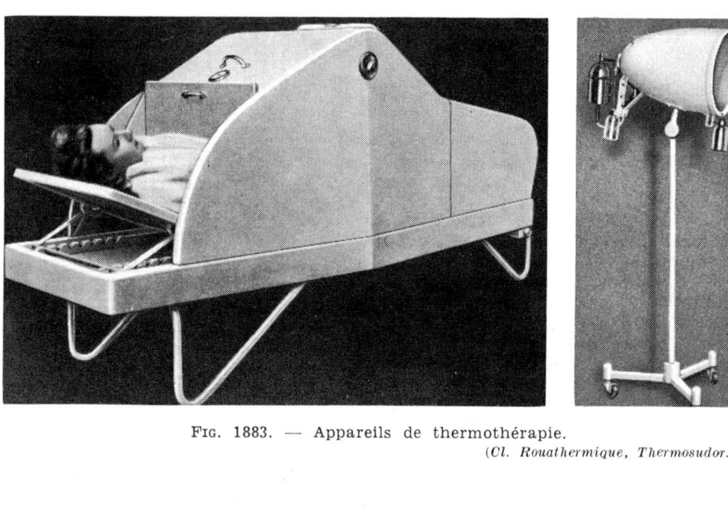

FIG. 1883. — Appareils de thermothérapie.
(*Cl. Rouathermique, Thermosudor.*)

CONTRE-INDICATIONS. Cancer, dont la généralisation semble être activée. Tuberculose.

THIO-URÉE, THIO-URACILE. — Composés soufrés synthétiques utilisés comme médicaments antithyroïdiens. V. THYROÏDE (Corps) : *Goitre.*

THLASPI (Bourse à pasteur). — Plante des champs contenant un alcaloïde, la bursine, et du tanin en forte proportion. Astringent employé contre les hémorragies.

THOMSEN (Maladie de). — Maladie caractérisée par l'existence d'une raideur musculaire spéciale, à l'occasion d'un mouvement *volontaire,* qu'elle retarde : par exemple, les actions d'ouvrir la main, de se mettre en marche, de soulever les paupières, s'effectuent, mais après une sorte de contraction s'opposant à l'action, et qui devient de plus en plus courte à mesure qu'on répète le mouvement.

CAUSES. Hérédité; les accès se produisent souvent à l'occasion d'une émotion, de la fatigue et du froid.

TRAITEMENT. Gymnastique, massages, électrothérapie (peu efficaces). Injections de sels de quinine.

THON. — On a observé des cas d'*intoxication* collective survenue cinq à vingt minutes après l'ingestion de *thon frais,* sans odeur désagréable.

SIGNES. Vaso-dilatation de la face, qui devient rouge-violet; sensation de chaleur et céphalée vive; parfois, vomissements, urticaire, malaise avec angoisse et lipothymie. Pas de diarrhée. Durée, trente minutes à trois heures.

Ces troubles paraissent causés par l'*histamine;* ils rappellent en effet le *choc histaminique* expérimental.

Il s'agit donc d'accidents causés par le thon, non pas de nature anaphylactique, mais toxique, dus à la présence d'histamine libre dans la chair de thon.

Le traitement réside dans l'emploi d'agents antihistaminiques.

THONON (Haute-Savoie, sur les bords du lac de Genève). — Petite station d'eaux minérales froides *bicarbonatées* faibles (0g,30 de bicarbonate de chaux, 0g,12 de bicarbonate de magnésie, 0g,03 de bicarbonate de soude) et *balsamiques.*

CURE. Boisson, bains.

ACTION. Digestive. Diurétique.

INDICATIONS. Dyspepsies acides. Dilatation et atonie de l'estomac. Gravelle urique. Goutte. Catarrhe des voies rénales et hépatiques.

CONTRE-INDICATIONS. Hypertension artérielle. Ulcère de l'estomac.

Thonon est également une *station climatique* pour les anémiques, les neurasthéniques, les asthéniques, les convalescents.

THORACECTOMIE ou THORACOPLASTIE. — Excision de plusieurs côtes pratiquée en deux ou plusieurs temps, de façon à amener la cicatrisation, par une compression énergique et permanente, des lésions pulmonaires.

L'opération peut être partielle, haute ou basse, mais toujours large, et comprendre au moins la section de 4 à 5 côtes.

INDICATIONS. *Pleurésies purulentes anciennes, lésions tuberculeuses strictement unilatérales* et avec *tendance fibreuse, sujets résistants,* entre 10 et 50 ans, ne présentant ni fièvre élevée ni complications bacillaires extra-pulmonaires. *Pyopneumothorax tuberculeux grave* récidivant, rebelle au lavage pleural et à l'oléothorax; *perforation pulmonaire avec fistule pleurobronchique.*

RÉSULTATS. La mortalité opératoire est de 13 à 18 p. 100. Si l'on envisage les résultats éloignés, on constate un tiers de guérison, un tiers d'améliorations durables, un tiers d'échecs.

THORACENTÈSE (du gr. *thôrax, thôrakos,* poitrine, et *keintein,* percer). — Opération ayant pour but de retirer de la plèvre un liquide anormal. Elle consiste à faire pénétrer, à travers un espace intercostal, jusque dans la plèvre, un tube métallique pointu à une extrémité et dont l'autre est en rapport par un tuyau de caoutchouc avec un récipient plus bas situé dans lequel on recueille le liquide contenu dans la poitrine d'une personne atteinte de pleurésie. V. POUMON et PLÈVRE (maladies) et ASPIRATION.

THORAX ou POITRINE (*fig.* 1884). — Cavité entourée en arrière par les vertèbres, sur les côtés par les côtes et les muscles intercostaux, les omoplates, en avant par le sternum, en haut par la clavicule, en bas par le diaphragme, qui la sépare du ventre. Elle contient les poumons, le cœur, les gros vaisseaux, l'œsophage, la trachée-artère.

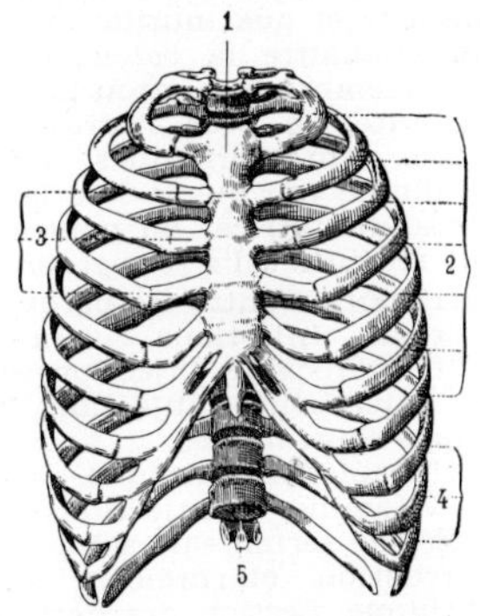

FIG. 1884. — Cage thoracique.
1. Sternum; 2. Vraies côtes; 3. Cartilages costaux; 4. Fausses côtes; 5. Colonne vertébrale.

Abcès des parois du thorax. — **Abcès chauds circonscrits.** — Ils naissent sur place ou viennent de l'aisselle ou du sein; le pus se dirige vers la peau et les abcès ont l'évolution ordinaire. V. ABCÈS.

Ceux qui proviennent de la couche cellulaire placée sous le petit pectoral peuvent, dans certains cas, venir s'ouvrir dans la plèvre; d'autre part, des abcès profonds (plèvre, médiastin) peuvent se diriger vers la peau, d'où formation d'une collection constituée par deux poches réunies par un trajet à travers les parois. Ces deux variétés d'abcès, dits en bouton de chemise, présentent une certaine gravité et doivent être évacués au plus tôt pour éviter des délabrements.

Abcès chauds non circonscrits (Phlegmons diffus). — Ils peuvent s'étendre à une grande partie de la paroi du tronc et doivent, eux aussi, être traités énergiquement.

Abcès froids tuberculeux. CAUSES. Ostéite des côtes, du sternum, quelquefois des vertèbres. Dans certains cas, ils sont consécutifs à la tuberculose de la plèvre ou du poumon. La quantité de pus varie entre 80 et 100 g, mais peut atteindre 1 litre.

SIGNES. *Abcès sus-costal.* — Au début, petite tumeur siégeant au voisinage du sternum, de forme ovoïde, dont la direction suit celle d'une côte, avec laquelle elle fait corps. Peu à peu, elle devient fluctuante dans toute son étendue; elle n'est douloureuse qu'au point où la côte est altérée; mais à ce niveau la pression est très pénible. La respiration et la toux ne la modifient pas.

Abcès sous-costal. — Il ne se manifeste que par une douleur sourde jusqu'au moment où, traversant l'espace intercostal, il vient faire saillie sous la peau, diminuant à l'inspiration, se gonflant à l'expiration et pendant la toux.

TRAITEMENT. Ponctions répétées suivies d'injections d'éther iodoformé, ou extirpation.

Contusion. — **Contusion du thorax seul.** — Ecchymose se produisant rapidement, mais non progressive. Douleur vive au point atteint, qu'accroît le mouvement respiratoire, ce qui amène l'individu à retenir sa respiration, d'où un certain degré de dyspnée.

TRAITEMENT. Bandage de corps immobilisant le thorax, ventouses, injection de morphine si la douleur est très vive.

Contusion intéressant les poumons et la plèvre (très rare). — La rupture du poumon ne se produit qu'à l'occasion d'un traumatisme très violent et très brusque (coup de pied de cheval). Le plus habituellement, en effet, le poumon se vide d'air et s'affaisse, à moins que l'effort fait inconsciemment par le blessé n'ait fermé la glotte et empêché ainsi l'évacuation de l'air.

SIGNES. Suivant l'importance de la lésion du poumon et de la plèvre, douleur et léger crachement de sang ou dyspnée par hémothorax, pneumonie ou pleurésie traumatique. Masque ecchymotique de la face.

TRAITEMENT. Mis à part les traitements symptomatiques (tonicardiaques, transfusions, lutte contre la toux), deux gestes indispensables : 1° arrêter l'hémorragie si elle persiste, au besoin par l'exploration chirurgicale, ponctionner le sang; 2° exsuffler l'air qui est dans la plèvre pour ramener le poumon à la paroi et supprimer toutes possibilités de pleurésie purulente, qui est la complication tardive la plus grave.

Fracture du thorax. — V. FRACTURES.

Déformations du thorax. — Elles peuvent être congénitales ou acquises.

Déformations congénitales. — Le thorax peut présenter en avant une dépression cupuliforme (*thorax en entonnoir*), ou bien le sternum peut proéminer (*thorax en carène*). Ces déformations sont souvent d'origine rachitique.

Déformations acquises. — On les observe au cours du rachitisme, des déformations rachidiennes (scoliose, cyphose), de la syringomyélie, de l'emphysème pulmonaire (thorax en tonneau), des pleurésies.

THORENC (Alpes-Maritimes). — Station d'*altitude* moyenne (1 277 m), près de Grasse.

INDICATIONS. Pré-tuberculose, scrofule, bronchites chroniques, surmenage physique et intellectuel, neurasthénie, lymphatisme, convalescence, anémie.

CONTRE-INDICATIONS. Albuminurie, tuberculose avancée, artériosclérose, affections cardiaques.

THORIUM. — Corps radio-actif qu'on trouve dans les sables aurifères.

Le *thorium X,* sous forme de bromure en solution isotonique, s'emploie en injections intramusculaires d'une ampoule de 5 cm^3 (100 à 300 microgrammes par injection). Le produit perdant très vite son efficacité, on doit recevoir l'ampoule fraîche à la date fixée pour l'injection.

Utilisé avec succès dans les rhumatismes chroniques, la spondylose rhizomélique, le rhumatisme psoriasique, la blennorragie, la goutte traînante. On l'a aussi employé dans les anémies, les leucémies, les infections et, en dermatologie, dans des affections plus ou moins rebelles (prurits invétérés, lichens, eczémas, psoriasis, lupus érythémateux).

L'*oxyde de thorium,* poudre blanche insoluble dans l'eau, a été employé sous forme de pâte à base d'oxyde de thorium et de sulfate de plomb pour le traitement du lupus ou des cancers de la peau.

En raison de son opacité aux rayons X, on a utilisé une suspension colloïdale à 25 p. 100 d'oxyde de thorium (thorotrast) en injection intraveineuse pour l'exploration des artères (V. ARTÉRIOGRAPHIE) ou pour l'exploration des viscères (foie, rate), dont les détails et contours deviennent visibles.

Mais ces explorations ne sont pas exemptes de danger (choc, collapsus, thromboses des veines et sinus, altérations des viscères).

Des accidents (atteinte des organes hématopoïétiques, nécrose du maxillaire, cancer et gangrènes tardives) limitent l'emploi du thorium.

THORN (Test de). — V. *Supplément.*

THRILL (mot anglais signifiant *frémissement*). — Frémissement spécial qu'on perçoit au niveau des anévrismes.

THROMBECTOMIE (du gr. *thrombos,* caillot, et *ektomê,* ablation). — Incision d'une veine thrombosée et ablation du caillot qui l'obture.

THROMBINE. — Ferment du sang qui est produit par la prothrombine au contact du calcium et de la thromboplastine; cette thrombine transforme le fibronogène soluble en fibrine insoluble ou caillot. On a pu l'obtenir sous forme de poudre blanche cristalline, qui peut s'administrer par voie sous-cutanée dans tous les états hémorragiques. La voie intraveineuse est toxique.

THROMBO-ANGÉITE OBLITÉRANTE (Maladie de Buerger). — Affection rare en France, frappant surtout les israélites de certaines régions de l'Europe centrale.

C'est une affection chronique, à début inflammatoire aigu, frappant de thrombose oblitérante, par poussées successives, les artères et les veines des extrémités. Elle apparaît chez des sujets jeunes, grands fumeurs, ordinairement du sexe masculin, non syphilitiques et sans lésions artérielles viscérales, caractères qui la distinguent de l'artérite syphilitique et de l'artérite sénile.

SIGNES. Douleurs spontanées survenant la nuit au repos *à la chaleur* (caractère qui la distingue du syndrome de Raynaud).

Pâleur du membre en position horizontale, prenant une coloration rosée en position déclive et redevenant d'une pâleur d'albâtre caractéristique si l'on fait exécuter dans cette position une série de mouvements d'extension et de flexion.

Ces symptômes sont suivis à plus ou moins brève échéance de troubles trophiques sans caractères spéciaux (phlyctènes, fissures, ulcérations, onyxis, maux perforants), avec recrudescence des douleurs, qui, à elles seules, peuvent commander l'amputation. L'affection progresse pendant de nombreuses années, avec des périodes d'exacerbation et de rémission, et aboutit presque inévitablement à la gangrène et aux mutilations.

Pour connaître la *valeur circulatoire* du membre, et partant la gravité de l'artérite, on peut s'adresser aux injections intradermiques d'*histamine,* afin de voir quelle sera la réaction vaso-dilatatrice; on pourra également recourir à l'*artériographie.*

TRAITEMENT. Contre les paroxysmes douloureux, injections intra-artérielles de novocaïne, injections d'acécoline papavérinée, injection intradermique d'histamine.

Opothérapie folliculinique, pancréatique. Vitamine B. Injections intraveineuses de sérum salé à 5 p. 100.

Intervention chirurgicale sur le sympathique. Section des nerfs périphériques. Suppression totale du tabac. Amputation en cas de gangrène.

THROMBO-ÉLASTOGRAPHIE. — Méthode permettant de déterminer à la fois le temps de coagulation du sang *in vitro* et les qualités d'élasticité du caillot formé. (Elle est fondée sur l'enregistrement des mouvements d'un cylindre plongé dans le sang, celui-ci étant dans un récipient auquel on communique des mouvements alternatifs autour de son axe vertical; le cylindre est entraîné dès que le sang se coagule, et d'autant plus fortement que le caillot est plus résistant; la thrombo-élastographie est employée dans le diagnostic des troubles de la coagulation sanguine et dans la surveillance de leur traitement.)

THROMBOLYSE. — Méthode thérapeutique médicale destinée à dissoudre dans un vaisseau le caillot résultant d'une embolie ou d'une thrombose récentes. La thrombolyse, par la streptokinase, produit le plus actif, nécessite une surveillance étroite.

THROMBOPÉNIE. — Diminution du nombre des plaquettes sanguines.

THROMBO-PHLÉBITE. — Phlébite causée par une thrombose septique. La thrombo-phlébite des sinus de la dure-mère peut compliquer une otite et une mastoïdite aiguë; elle se traduit par de gros accès de fièvre hectique, comme dans les pyohémies.

THROMBOSE (du gr. *thrombos,* caillot). — Formation de caillots dans les vaisseaux pendant la vie, à la suite d'une lésion de l'endothélium vasculaire, due à des causes multiples : traumatisme, ligature chirurgicale, athérome, anévrisme, phlébite, infections microbiennes (streptocoque, bacille de Koch), toxines. Accessoirement interviennent, comme facteur favorisant, le ralentissement de la circulation et des modifications de la constitution du sang (augmentation du nombre des plaquettes du fibrinogène). V. THROMBUS.

THROMBUS. — Caillot formé dans les vaisseaux ou dans le cœur pendant la vie.

Son aspect peut être variable.

Le *thrombus rouge,* rare, véritable caillot de coagulation, peut être volumineux. Il est formé d'un réseau

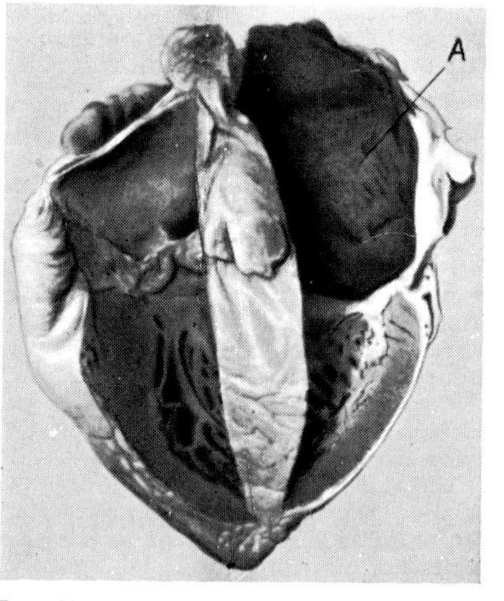

FIG. 1885. — Volumineux thrombus (A) obstruant la presque totalité de l'oreillette droite.

fibrineux enserrant dans ses mailles tous les éléments du sang.

Le *thrombus blanc,* plus petit, siège dans les capillaires ou les artères athéromateuses; c'est une petite masse grisâtre formée de leucocytes, de plaquettes sanguines et de quelques filaments de fibrine.

Le *thrombus mixte,* le plus fréquent, blanc et rouge, se forme surtout dans le gros tronc veineux, dans la *phlegmatia alba dolens.*

Le plus souvent, le thrombus s'organise, est envahi par le tissu fibreux, adhère à la paroi du vaisseau, qu'il épaissit; quand il est volumineux, il peut obstruer la lumière du vaisseau, et la circulation se rétablit par des anastomoses de néo-vaisseaux.

Mais, parfois, le thrombus se ramollit; certains fragments peuvent se détacher, émigrer dans un vaisseau et causer une embolie.

THYM. — Petite plante (*Thymus vulgaris*) de la famille des Labiacées, qui contient une essence renfermant du thymol et du pinène. L'ensemble de cette plante fleurie est employé en infusion (10 g p. 100) comme antispasmodique, notamment dans la coqueluche, à la dose de cinq à dix cuillerées par jour, suivant l'âge de l'enfant, et chez l'adulte dans la dyspepsie des neuro-arthritiques. Entre dans la composition de l'alcoolat vulnéraire.

Thymol test. — Examen fonctionnel explorant l'activité hépatique. (V. FOIE.)

THYMOL. — Se présente sous forme de cristaux incolores, à odeur de thym. Il est employé *à l'extérieur* comme antiseptique buccal (solution à 1 à 5 g par litre) en inhalations contre la bronchite fétide, la gangrène pulmonaire, la coqueluche. *A l'intérieur,* on l'emploie comme antiseptique de l'estomac et de l'intestin, comme vermifuge (contre les ascarides, ankylostomes, oxyures, ténias), à la dose de 1 à 2 g en potion par vingt-quatre heures, ou en lavement (2 à 4 g pour 150 g d'eau). Il est employé aussi comme dentifrice et comme gargarisme.

On conseille de ne prendre pendant cette médication ni alcool ni huile.

INTOXICATION. Donné à la dose de 2 g en une seule fois, il peut produire une cuisson dans l'estomac, des nausées et, à plus haute dose, de la diarrhée, de la surdité, des bourdonnements, le ralentissement de la respiration, l'accélération, puis le ralentissement du pouls, et du refroidissement général.

THYMECTOMIE (du gr. *thumos,* thymus, et *ektomê,* ablation). — Ablation totale ou partielle du thymus.

THYMINIQUE (Acide) ou SOLUROL. — Poudre brune dissolvant une quantité égale d'acide urique.

THYMUS. — Organe glandulaire d'existence transitoire situé, chez le jeune enfant, dans le médiastin antérieur (*fig.* 1886).

I. THYMUS (structure et fonctions). — **Structure.** — Le thymus existe à la naissance. Il est alors double (*fig.* 1887) et augmente de volume (ses deux parties venant au contact) jusqu'à l'âge de 2 ans, où il présente

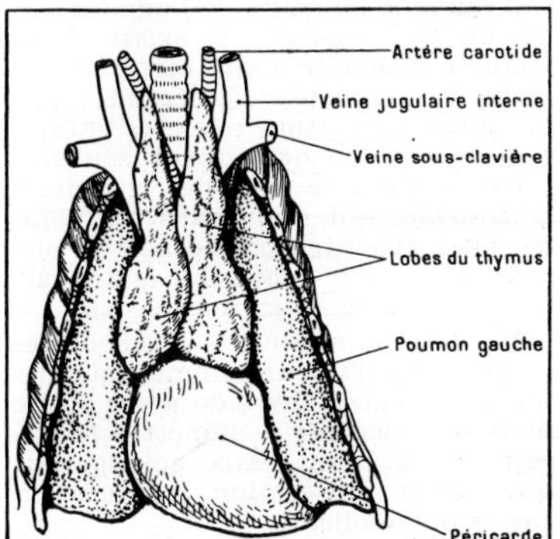

FIG. 1886. — Thymus.

son développement maximum. C'est alors un organe assez volumineux, haut de 4 à 5 cm, d'un blanc grisâtre, de surface un peu irrégulière, lobulée. Bilobé, il présente la forme d'une pyramide quadrangulaire à sommet bifurqué, les deux cornes supérieures se prolongeant dans le cou (*thymus cervical*) au-devant de la trachée, tandis que le *thymus thoracique,* beaucoup plus important, est logé dans le médiastin antérieur, derrière la poignée du sternum, entre les deux poumons

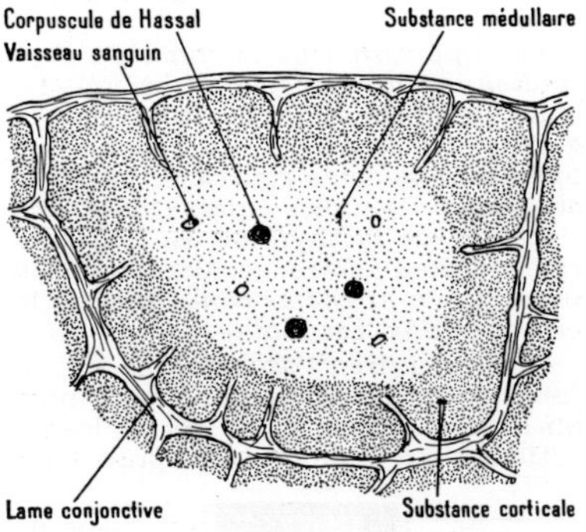

FIG. 1887. — Structure du thymus. Coupe d'un lobule.

et au-devant des gros vaisseaux de la base du cœur, reposant par sa base sur le péricarde.

Le thymus est formé de deux *zones,* l'une *corticale,* sombre, cloisonnée par des travées conjonctives qui contiennent de petites cellules étoilées (thymocytes), et l'autre, centrale, *médullaire,* plus claire, contenant des éléments plus volumineux, en particulier des corps concentriques caractéristiques, les *corpuscules de Hassal.*

Le *poids* moyen du thymus est de 11 g chez le nouveau-né, 18 g à 5 ans, 23 g à 10 ans, 33 g à 15 ans; à partir de cet âge, le thymus s'atrophie, mais ne disparaît jamais complètement, et on peut retrouver quelques vestiges lobulaires et ces corpuscules de Hassal dans un tissu graisseux qui marque la place du thymus, même chez le vieillard (involution thymique); une involution pathologique peut s'observer dans des troubles de nutrition et au cours de maladies infectieuses.

Fonctions. — Le thymus est un organe lymphoïde, hématopoïétique (formateur de globules rouges), et une *glande* à sécrétion interne, dont l'extirpation chez l'animal détermine des troubles variés.

Le thymus exerce une action sur la croissance et le développement du squelette, sur la nutrition générale, sur les glandes génitales, et il a un rôle hypotenseur sur la tension artérielle. Son altération chez l'animal cause un retard sur la croissance, une réduction de la taille, une perte de poids et un retard considérable dans le développement des organes génitaux.

II. THYMUS (maladies). — **Hypertrophie thymique.** — On peut parler d'hypertrophie du thymus quand le poids de l'organe est deux fois plus élevé que le poids moyen. Chez le nouveau-né, cette hyperplasie peut être congénitale, constitutionnelle, ou coexister avec une tuméfaction des ganglions (*état thymicolymphatique acquis*).

Chez l'enfant, on peut observer une hypertrophie à la suite d'infections ou d'auto-intoxications (syphilis, tuberculose), parfois sans cause apparente. Elle se caractérise par des troubles respiratoires et circulatoires. L'enfant présente du cornage, du tirage et, de temps en temps, des accès de suffocation avec cyanose de la face. Ces troubles sont exigus dans certaines positions, comme le décubitus dorsal ou l'hypertension de la tête. Ils peuvent s'expliquer par la compression exercée par le thymus hypertrophié sur la trachée, les gros vaisseaux et les nerfs du cou.

Chez l'adulte, les thymus pesant plus de 20 à 25 g ne sont pas rares; l'hyperplasie vraie (au-delà de 35 g) se rencontre en cas de troubles endocriniens tels que l'hypofonctionnement des surrénales et des glandes génitales, l'hyperfonctionnement de l'hypophyse, de la thyroïde et de la parathyroïde (goitre simple ou exophtalmique, myxœdème, acromégalie).

TRAITEMENT. Radiothérapie du thymus ou thymectomie partielle.

Mort subite. — *Chez le nouveau-né ou l'enfant en bas âge,* on peut noter des accidents syncopaux, survenant la nuit, sans symptôme prémonitoire; l'enfant est trouvé mort dans son berceau; à l'autopsie, on constate une hypertrophie du thymus.

Chez des enfants plus âgés ou chez l'adulte, la mort thymique survient d'une façon aussi imprévue, sans cause appréciable, à la suite d'une émotion, d'un bain chaud ou froid.

Pendant l'anesthésie, chez un sujet généralement jeune, survient au milieu ou à la fin de l'opération, parfois quelques heures après, une syncope cardiaque mortelle que rien ne pouvait faire prévoir. Cette syncope est indépendante du choix de l'anesthésique (éther, chloroforme, chlorure d'éthyle) et de la dose employée.

A l'autopsie, on note un thymus augmenté de volume (30 à 40 g), hypertrophié, ou tout au moins dont l'involution fait défaut.

Le mécanisme de la mort est encore obscur. On invoque une compression du nerf pneumogastrique ou une action toxique de la sécrétion thymique.

Hypoplasie thymique. — L'atrophie du thymus entraînerait chez l'enfant des troubles psychiques; à l'autopsie d'un grand nombre d'enfants idiots, on a noté l'absence du thymus.

Maladies inflammatoires. — La *thymite aiguë* est rare et est consécutive à une maladie inflammatoire du voisinage ou à une maladie infectieuse, une fièvre éruptive.

Le thymus peut aussi présenter des *lésions chroniques,* tuberculeuses ou syphilitiques.

III. THYMUS (médicament). — Le thymus frais, l'extrait thymique sec, les tablettes de thymus desséché, sont employés contre le rachitisme, la débilité congénitale, l'athrepsie.

THYROÏDE (Corps). — Organe glandulaire situé à la partie antérieure et inférieure du cou (*fig.* 1888 et 1889).

I. THYROÏDE (conformation et fonctions). — **Conformation.** — De surface lisse, de couleur rouge jaunâtre et d'un poids moyen de 25 g, le corps thyroïde a la forme d'un croissant, dont la concavité, dirigée en haut, s'applique sur la partie supérieure de la trachée et les côtés du larynx. Trois parties forment le croissant thyroïdien : les *deux lobes latéraux* en représentent les deux cornes

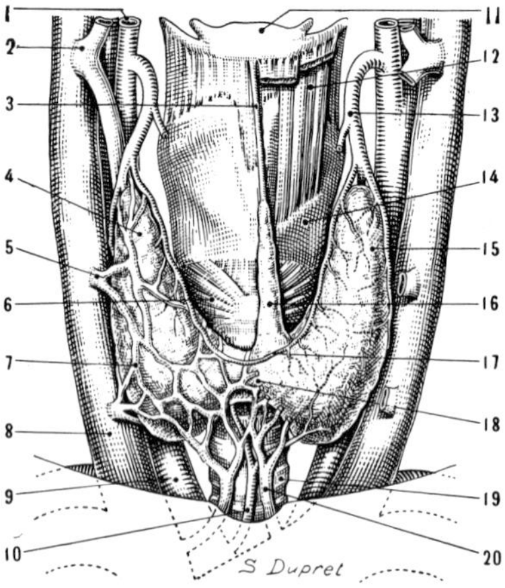

Fig. 1888. — Glande thyroïde, face antérieure.

1. Carotide externe; 2. Tronc veineux; 3. Tractus thyréoglosse; 4. Lobe thyroïdien droit; 5. Veine thyroïdienne moyenne; 6. Muscle crico-thyroïdien; 7. Réseau veineux thyroïdien; 8. Jugulaire interne; 9. Carotide primitive; 10. Artère thyroïdienne de Neubauer; 11. Os hyoïde; 12. Muscle thyro-hyoïdien; 13. Artère thyroïdienne supérieure; 14. Cartilage thyroïde; 15. Lobe thyroïdien gauche; 16. Pyramide de Lalouette; 17. Anastomose artérielle; 18. Isthme thyroïdien; 19. Trachée; 20. Veines thyroïdiennes inférieures.

renflées; l'*isthme* en constitue la partie moyenne; c'est une languette transversale qui réunit la base des deux lobes; de son bord supérieur se détache un mince prolongement vertical, la *pyramide de Lalouette*.

Le corps thyroïde, adhérant à la trachée, sur laquelle il est en outre appliqué par des plans fibreux, l'accompagne dans ses mouvements.

Il est recouvert en avant par la peau et les muscles superficiels du cou (sterno-cléido-mastoïdien, sterno-hyoïdien et sterno-thyroïdien). Les lobes latéraux, accolés par leur face interne aux flancs de la trachée et de l'œsophage, sont appliqués par leur face postérieure sur les muscles prévertébraux et en rapport avec les gros vaisseaux du cou (carotide et veine jugulaire interne, contenus avec le pneumogastrique dans une gaine fibreuse commune).

Enfin, au voisinage du corps thyroïde se trouvent de petits amas glandulaires de structure identique, les *thyroïdes accessoires,* parfois très éloignées de la glande principale; puis, d'autre part, annexés aux lobes latéraux, quatre petits corpuscules particuliers, les *parathyroïdes.*

Fonctions. — Le corps thyroïde, constitué par un amas de vésicules sécrétantes unies par du tissu conjonctif, forme une glande close très vasculaire, sans canal d'excrétion, dont les produits sont entraînés par le sang. Cette sécrétion, contenue dans la cavité des vésicules, est épaisse, jaunâtre : c'est la *substance colloïde;* elle est constituée par différents produits, dont le plus important est une substance iodée (*iodothyrine*). A côté de cette *fonction iodée,* contrôlant le métabolisme général, il existerait une *fonction phosphorée,* présidant à la thermogenèse, et une *fonction soufrée,* dont dépendrait la nutrition de la peau et du système pileux.

La *suppression de la fonction thyroïdienne* provoque, comme on l'a constaté après l'ablation totale de la glande, les accidents du *myxœdème opératoire* (œdème généralisé, arrêt de croissance, troubles intellectuels). Si l'absence de la thyroïde est congénitale au lieu d'être accidentelle, elle produit le *myxœdème congénital* ou le *crétinisme* (v. ces mots).

Au contraire, l'*exagération de la fonction thyroïdienne* amène, comme on a pu le constater en cas de médication thyroïdienne trop prolongée,

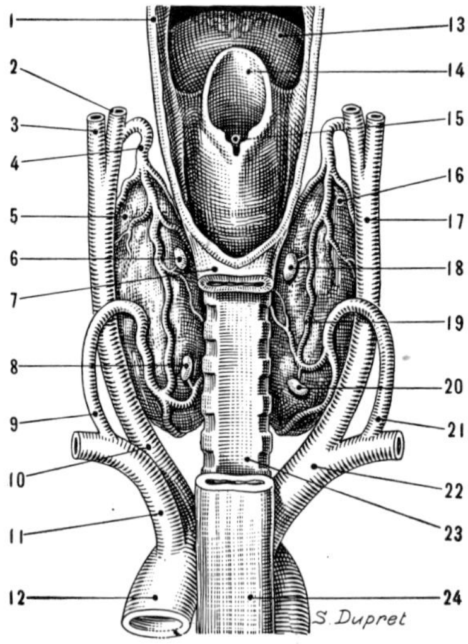

Fig. 1889. — Glande thyroïde (vue postérieure) avec les parathyroïdes.

1. Paroi pharyngienne postérieure; 2. Carotide externe; 3. Carotide interne; 4. Artère thyroïdienne supérieure; 5. Lobe thyroïdien gauche; 6. Parathyroïde supérieure gauche; 7. Œsophage sectionné; 8. Parathyroïde inférieure gauche; 9. Artère thyroïdienne inférieure gauche; 10. Carotide primitive gauche; 11. Sous-clavière gauche; 12. Aorte; 13. Langue; 14. Epiglotte; 15. Larynx; 16. Lobe thyroïdien droit; 17. Carotide primitive droite; 18. Parathyroïde supérieure droite; 19. Anastomose artérielle postérieure; 20. Parathyroïde inférieure droite; 21. Artère thyroïdienne inférieure droite; 22. Tronc artériel brachio-céphalique; 23. Trachée; 24. Œsophage.

les troubles du *thyroïdisme,* troubles qui sont les mêmes que ceux du *goitre exophtalmique* (v. plus loin).

II. THYROÏDE (maladies). — Inflammations.

— La *thyroïdite* est l'inflammation de la thyroïde saine; la *strumite,* celle de la glande atteinte de goitre.

Thyroïdite simple. — Elle s'observe surtout chez la femme entre 20 et 40 ans, à la suite de traumatisme, de refroidissement et surtout d'infections (typhoïde, pneumonie, fièvre puerpérale, scarlatine, paludisme, oreillons, rhumatisme).

Signes. Douleurs lancinantes au niveau du corps thyroïde, gonflement, empâtement diffus de la glande. Dyspnée avec accès de suffocation, toux quinteuse, dysphagie, aphonie.

Evolution. Variable. La résolution est la règle dans les oreillons et la grippe. La suppuration survient plus souvent à la suite de la pneumonie, de la fièvre typhoïde, de la fièvre puerpérale. L'ouverture de l'abcès se fait au dehors ou dans la trachée et l'œsophage.

Traitement. Compresses chaudes sur la thyroïde. Antibiotiques. Ouverture chirurgicale de l'abcès. Trachéotomie en cas de suffocation.

Thyroïdite parasitaire. — Affection aiguë ou chronique due à un trypanosome, *Trypanosoma Cruzi,* découvert par Chagas, et atteignant surtout les jeunes enfants; elle est transmise par la piqûre d'un hémiptère, le *Conorhinus* (*Triatoma*) *megistus,* qui niche dans les fentes des fenêtres et des murailles. Observée surtout au Brésil.

La *forme aiguë* s'observe surtout chez les enfants au-dessous d'un an : tuméfaction du corps thyroïde, fièvre continue à 40°; parfois, augmentation de volume des ganglions, du foie et de la rate. Elle se termine habituellement par la mort en 10 à 30 jours ou passe parfois à l'état chronique.

La *forme chronique* atteint les enfants plus âgés, plus résistants, et se traduit par des signes de myxœdème, des troubles intellectuels et de l'infantilisme.

Tumeurs. — Les *tumeurs malignes* (cancer) sont rares; au contraire, les *tumeurs bénignes* (goitre) sont très fréquentes.

Goitre (*fig.* 1890). — Tumeur bénigne du corps thyroïde, caractérisée par son hypertrophie avec fréquentes modifications anatomiques du tissu glandulaire.

Lésions. Variables; elles peuvent porter sur la totalité de la glande (tumeur diffuse) ou être circonscrites (tumeur partielle). Le tissu du goitre peut avoir l'aspect du tissu thyroïdien normal (goitre parenchymateux) ou présenter diverses dégénérescences (colloïde ou gélatineuse, fibreuse, kystique, vasculaire).

Causes. I. *Prédisposantes.* — Plus fréquent chez la femme, où il apparaît surtout au cours de l'adolescence ou de la grossesse; il existe d'une façon endémique dans certaines régions montagneuses. L'hérédité semble jouer un certain rôle. Les enfants des goitreux le deviennent souvent; souvent aussi ce sont des crétins, le *crétinisme,* qui sévit dans les zones les plus atteintes par le goitre, présentant en effet avec celui-ci des rapports étroits. V. crétinisme.

II. *Déterminantes.* — Inconnues. L'hypothèse d'une inflammation chronique du corps thyroïde a été émise, mais on s'accorde à admettre le rôle capital de l'eau (eaux goitrigènes), qui exerce une action modificatrice sur le métabolisme.

La distribution géographique des eaux goitrigènes montre que le district le plus infecté est le massif alpin. On observe aussi des goitres dans les Pyrénées, les Ardennes, les Vosges et le Jura.

En ce qui concerne les régions montagneuses, il convient de noter que le goitre sévit avec moins d'intensité dans la zone culminante que sur les versants et les plaines limitrophes.

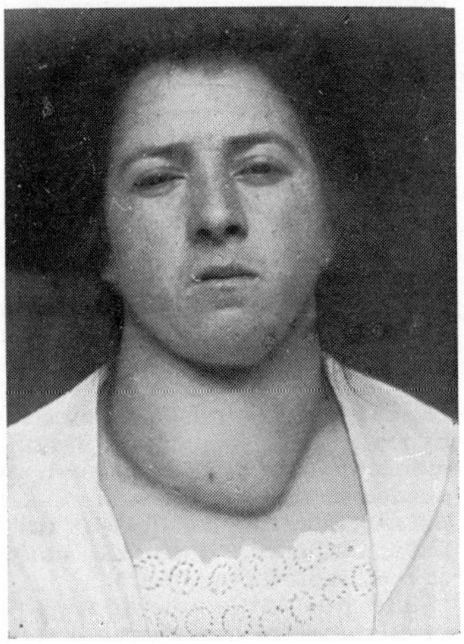

Fig. 1890. — Goitre simple.
(*Collection du Dr Bircher, d'Aarau [Suisse].*)

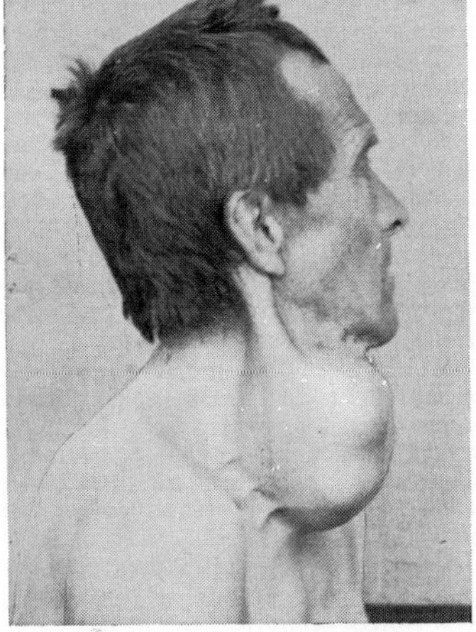

Fig. 1891. — Goitre carcinomateux (vue de côté).

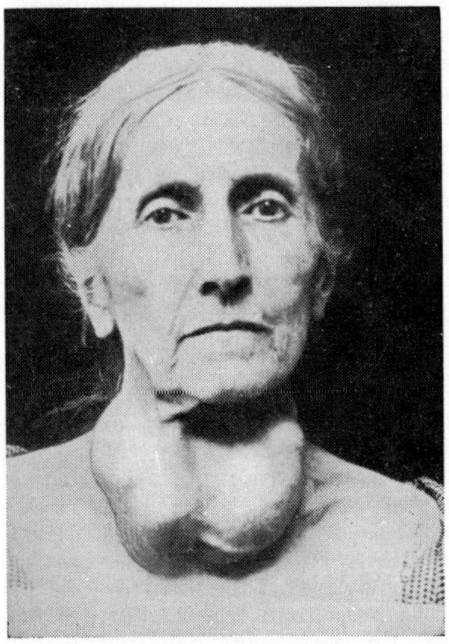

Fig. 1892. — Goitre sporadique.
(*Collection du Dr Mayet.*)

Signes. Le goitre forme au-devant du cou une saillie de volume variable (*fig.* 1890). Si l'hypertrophie est totale, c'est un élargissement en masse de la base du cou. Si elle est partielle, elle forme au niveau d'un des lobes une saillie latérale. Au palper, la tumeur, souvent élastique, est parfois très dure ou, au contraire, molle et tremblotante.

Le *goitre banal* est en général bien supporté et ne constitue qu'une difformité. Des complications sont possibles, mais très rares : infection du corps thyroïde goitreux ou strumite, dyspnée, troubles de la voix sont exceptionnels, hémorragie intragoitreuse. En fait, tout goitre qui se complique doit être soupçonné de dégénérescence cancéreuse, car le goitre banal est caractérisé par l'absence de troubles fonctionnels.

Une évolution particulière : l'addition à un goitre banal de signes de dysfonctionnement glandulaire. Souvent de petits signes de myxœdème sont associés dès le début. Parfois apparaît une véritable maladie de Basedow, soit spontanément, soit à la suite d'un traitement iodé.

Traitement. Pas d'intervention chirurgicale. Extrait thyroïdien. L'iode à petites doses est rarement néfaste.

Tuberculose du corps thyroïde. — Elle peut revêtir un aspect atrophique ou au contraire hypertrophique et donner lieu à une tumeur d'une dureté ligneuse simulant le cancer. Elle peut déterminer enfin une dysthyroïdie donnant naissance à un *syndrome de Basedow* (v. plus loin).

Syphilis du corps thyroïde. — Chez l'enfant, l'hérédo-syphilis peut déterminer une sclérose thyroïdienne qui est la cause d'un certain nombre de myxœdèmes congénitaux ou acquis.

La syphilis acquise peut causer des lésions thyroïdiennes, soit en période secondaire, soit en période tertiaire (gomme, sclérogomme). Cliniquement, elle peut donner naissance au myxœdème ou au contraire au syndrome de Basedow.

Syndromes d'insuffisance thyroïdienne. — Myxœdème. — V. myxœdème.

Crétinisme. — V. ce mot.

Hypothyroïdie. — On a rattaché à l'hypothyroïdie un ensemble de petits signes qui se manifestent aux différents âges.

Chez l'*adulte,* on note une tendance à l'obésité; les cheveux sont rares et grisonnent de bonne heure; les sourcils sont peu marqués, surtout à la partie externe; la taille est petite, le teint cyanosé; les engelures sont fréquentes; la peau est sèche, squameuse, froide; au point de vue fonctionnel, il existe une diminution du métabolisme basal; le pouls est ralenti, la tension artérielle abaissée. On note une tendance à la constipation atonique, des douleurs musculaires, articulaires, des craquements (rhumatisme chronique bénin); la fatigue, l'indolence, l'apathie, sont plus ou moins marquées; la sénilité précoce est fréquente.

L'homme présente un affaiblissement de la fonction sexuelle.

La femme a des retards, une insuffisance, une suspension momentanée ou une suppression des règles; il existe parfois des métrorragies; la stérilité est fréquente.

Les troubles de cet ordre sont souvent plus accentués le matin, lorsqu'il fait froid ou pendant la période cataméniale.

Le corps thyroïde est souvent à peine décelable par la vue ou le toucher.

Le *nourrisson* est petit, somnolent, sans vivacité, refroidi; il tête difficilement; il a de la difficulté à tenir sa tête, à marcher, à s'asseoir; on note un retard du système pileux ou de l'évolution dentaire, du langage et de l'intelligence. La voix est faible et enrouée.

L'*enfant* a une taille inférieure à la normale; il est obèse, chétif, frileux, constipé, sans appétit; la deuxième dentition est retardée; les cheveux sont rares et de mauvais aspect. L'abdomen distendu, les hernies inguinales ou ombilicales, sont fréquentes. Ce sont des sujets mous, apathiques, indolents, maladroits, tristes, apprenant mal.

A la *puberté,* on note chez les garçons une cryptorchidie uni- ou bilatérale, de l'insuffisance testiculaire, avec absence des caractères sexuels secondaires. Chez les filles, absence des règles, développement insuffisant du système pileux, des mamelles, de l'appareil génital externe : en somme, on note un infantilisme.

Le traitement thyroïdien est le *test* thérapeutique de ces signes, qui doivent disparaître ou du moins s'atténuer sous son influence.

Syndrome d'hyperfonctionnement thyroïdien. — Hyperthyroïdie. — On rattache certains symptômes à l'hyperthyroïdie. Les *adultes* sont ordinairement grands ou élancés, minces, aux sourcils accusés, à la chevelure abondante. L'œil est vif, brillant, parfois animé de mouvements nystagmiformes, en légère exophtalmie; le visage est animé, rose; la juvénilité persiste assez longtemps; les extrémités sont chaudes, rosées; la peau est congestive, parfois prurigineuse. L'appétit est très marqué; l'intestin fonctionne normalement. Parfois, il existe des spasmes intestinaux. Le métabolisme basal est accru. On note aussi des bouffées de chaleur. Les sujets sont nerveux, un peu fébriles dans leurs actes, à pouls rapide, émotifs, parfois angoissés; les palpitations et les phénomènes congestifs et sécrétoires sont fréquents sous l'influence des émotions, même légères. L'hyperesthésie générale est très marquée. En résumé, il s'agit de sujets exubérants, doués d'une vive intelligence.

Le corps thyroïde est augmenté de volume; il se congestionne facilement; sa région est hyperesthésiée.

Les *enfants* sont précoces au point de vue de la taille, de l'évolution dentaire, de l'intelligence, de la marche. Ils sont nerveux et émotifs. La nuit, leur sommeil est agité; parfois, on note du somnambulisme. Le jour, ils sont turbulents, impatients, surexcités, coléreux, sujets à des crises de fou rire ou de larmes.

Goitre exophtalmique ou Maladie de Basedow. (On dit souvent hyperthyroïdie pour désigner cette maladie, dont le substratum physio-pathologique est l'hyperfonctionnement du corps thyroïde.) — Affection caractérisée par l'existence d'un goitre, la saillie des globes oculaires (*fig.* 1893), la fréquence des battements cardiaques et un tremblement particulier.

SIGNES. Le goitre, rarement gros, augmente par poussées successives, pendant lesquelles les troubles circulatoires sont plus marqués.

Les battements cardiaques, très fréquents (100 à 120 par minute, atteignant même 150-180 après des excitations), sont souvent perçus par les malades sous forme de palpitations très pénibles.

La saillie des yeux, brillants et largement ouverts, donne au visage un air un peu égaré, furieux.

Le tremblement, plus marqué au niveau de la tête et des mains, est léger et rapide; le meilleur moyen de

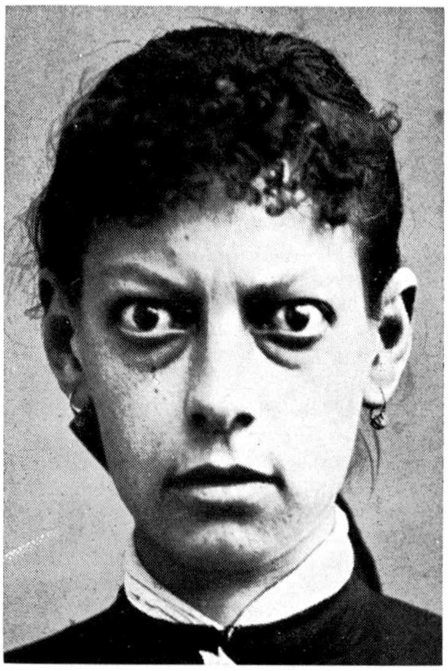

FIG. 1893. — Goitre exophtalmique.
Publié par Gilles de La Tourette (*Nouv. Icon. Salp.*) *Phot. par A. Londe (collection Charcot)*.

le sentir est de mettre les mains sur les épaules du malade debout; les jambes sont quelquefois faibles et se dérobent; crampes, parfois convulsions et paralysies.

Névralgies fréquentes, sensations de chaleur intolérables avec sueurs abondantes. Troubles digestifs, douleurs d'estomac, surtout crises de diarrhée.

Insomnie, cauchemars. Enfin, modifications profondes du caractère, qui devient agité et irritable; parfois délire.

Les troubles génitaux sont constants (frigidité, impuissance chez l'homme, dysménorrhée chez la femme).

La fièvre est rare. L'amaigrissement est constant, parfois intense (10 à 20 kg), lié à une exagération des combustions.

On peut mesurer le taux de ces combustions organiques au moyen des échanges respiratoires (V. MÉTABOLISME BASAL). Chez les basedowiens, on note une augmentation de 25 à 30 p. 100 sur les 40 calories-heure normales, mais elle peut atteindre 100 p. 100 et davantage. Cette recherche fournit des renseignements importants pour le dépistage des formes frustes et pour la surveillance du traitement.

D'autres *examens complémentaires* sont nécessaires dans certains cas : dosage de l'iode sanguin, hyperiodémie provoquée, dosage du cholestérol sanguin (qui est abaissé) et surtout épreuve de fixation de l'iode radio-actif au niveau de la glande. (V. au *Supplément* ISOTOPES RADIO-ACTIFS.)

EVOLUTION. Rarement aiguë, souvent très capricieuse, par poussées successives. La guérison est fréquente; cependant, le malade peut mourir de tuberculose pulmonaire ou d'accidents cardiaques (tachycardie paroxystique).

CAUSES. La maladie de Basedow peut être la séquelle d'une maladie infectieuse (thyroïdite aiguë, fièvre typhoïde, oreillons, rhumatisme articulaire aigu) ou chronique (syphilis, tuberculose). Parfois, elle est apparue à la suite d'un traumatisme crânien (chute sur la tête) ou après des émotions vives, des chagrins répétés ou prolongés. Dans certains cas, on voit survenir des signes de basedowisme chez des malades déjà porteurs de goitre simple, par exemple après un traitement par l'iode : ce sont des *goitres basedowifiés*.

L'ingestion en quantité excessive du corps thyroïde, une opothérapie thyroïdienne trop prolongée, peuvent également causer un syndrome basedowien passager.

La cause intime de la maladie de Basedow est encore discutée.

Le traitement comporte l'iode et les antithyroïdiens de synthèse. L'*iode* est donné sous forme de solution de Lugol, de teinture d'iode, de diiodotyrosine en cures très prolongées. Son action est lente, parfois insuffisante dans les formes sévères; par contre, il s'agit d'un traitement sans danger et agissant bien sur l'exophtalmie (en bloquant la sécrétion d'hormone thyréotrope qui est en partie responsable de ce signe). Les *antithyroïdiens de synthèse* sont le propyl-thio-uracile, la mercaptothiazoline, le benzyl et le méthyl-thio-uracile et le méthyl-mercapto-imidazol. Ils agissent très rapidement, mais exposent à des accidents, non pas tant sanguins ou hépatiques qu'oculaires (aggravation de l'exophtalmie par libération de thyréostimuline; la thyroxine à faible dose freine cette action).

Le *traitement chirurgical* ne peut être pratiqué que chez un sujet préparé par le repos, le lugol. Seules doivent être opérées les formes graves n'ayant pas cédé au traitement médical, les formes cardiaques, les cancers thyroïdiens.

Il fait courir le risque de crise thyroïdienne aiguë, évitée par une bonne préparation, de séquelles à type d'exophtalmie et d'hypothyroïdie, tous risques qui en limitent les indications aux cas où la chirurgie est indispensable. La thyroïdectomie subtotale évite de léser les glandes paratyroïdes.

Le traitement par l'*iode radioactif* (v. au *Supplément* ISOTOPES RADIO-ACTIFS), fondé sur l'avidité des cellules thyroïdiennes pathologiques en iode, permet une radiothérapie élective qui a grossièrement les mêmes indications que l'intervention. Ses risques paraissent moins importants.

En fait, la maladie de Basedow est due à un dysfonctionnement de l'axe hypophyso - thyroïdien. L'hypophyse sécrète trop d'hormone thyréotrope, c'est-à-dire excitante de la glande thyroïde : certains troubles, telle l'exophtalmie vraie, sont dus à cette hormone, alors que d'autres troubles, telle l'augmentation du métabolisme, sont dus à la thyroxine elle-même. La cause même de l'hypersécrétion hypophysaire serait une lésion du diencéphale (région du cerveau située au-dessus de l'hypophyse).

TRAITEMENT. Actuellement existent trois méthodes : médicale, chirurgicale et radiothérapique.

Quel que soit le procédé employé, le sujet doit être mis au repos complet et prolongé, physique, moral et intellectuel. Le médecin saura aider ce repos par l'éloignement du milieu habituel, tant familial que professionnel, par la prescription des sédatifs nervins adéquats (barbituriques, bromures, etc.).

Instabilité thyroïdienne. — Déséquilibre des fonctions internes de la glande thyroïde; elle résulte de l'association en proportions variables, chez un même sujet, des signes d'hypothyroïdie et d'hyperthyroïdie. Le traitement opothérapique doit être manié avec prudence dans ces cas : ce sont les réactions hyperthyroïdiennes qui règlent les doses, car l'opothérapie thyroïdienne, employée à doses excessives, risque de dépasser le but.

III. THYROÏDE (médicament). — EMPLOI THÉRAPEUTIQUE. Glande fraîche de mouton ou plutôt glande desséchée. V. OPOTHÉRAPIE.

Thyroïdisme. — Intoxication par le traitement. La médication thyroïdienne doit être surveillée de très près, car son activité est très grande. La saturation de l'organisme se manifeste par l'accélération du pouls (130-160), de l'amaigrissement, de la courbature et des douleurs dans les lombes, des vertiges, de l'insomnie, des maux de tête, de l'agitation et, dans les cas graves, par une crise d'épilepsie avec perte de connaissance.

Thyroxine (Tétraiodoparahydroxyphényltyrosine). — Poudre blanche, renfermant 65 p. 100 d'iode, extraite de la glande thyroïde. Obtenue par voie synthétique, elle possède à faible dose (2 à 5 mg) toutes les propriétés des extraits opothérapiques thyroïdiens, dont l'activité n'est pas toujours égale. Elle s'administre par voie buccale ou par voie sous-cutanée. Il faut être très prudent dans son emploi, en raison des accidents possibles (amaigrissement, troubles digestifs, fièvre, tremblement, tachycardie).

THYROÏDECTOMIE (du gr. *thureos*, bouclier, et *ektomê*, ablation). — Extirpation de la glande thyroïde.

Cette opération peut entraîner des hémorragies et de la suffocation (on remédie à cette dernière par la trachéotomie), une raucité de la voix et de l'aphonie par lésions des nerfs récurrents.

Quant à la cachexie strumiprive, elle ne se produit plus depuis qu'on laisse un fragment de tissu thyroïdien et les parathyroïdes. Lorsque cependant, dans le cas de cancer, on est obligé de recourir à une thyroïdectomie totale, on combattra les troubles produits par l'insuffisance thyroïdienne en donnant au malade des préparations thyroïdiennes. V. THYROÏDE (Corps).

THYROÏDITE. — V. THYROÏDE (Corps) [maladies].

TIBIA. — Os long, pair (v. *fig.* à JAMBE), situé à la partie antéro-interne de la jambe, en dedans du péroné, avec lequel il s'articule à ses deux extrémités. Il transmet au tarse le poids du corps. De forme triangulaire, sa face interne donne attache à la *patte d'oie* (tendons des muscles demi-tendineux, couturier et droit interne) ; sa face postérieure présente

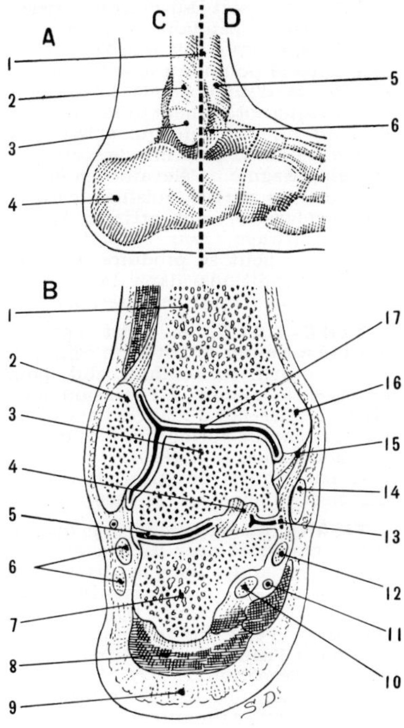

FIG. 1894. — Articulation tibio-tarsienne.
A. Situation de l'articulation et plan de la coupe : 1. Ligne de section du coup de pied ; 2. Péroné ; 3. Malléole externe ; 4. Calcanéum ; 5. Astragale ; 6. Tibia ; C. Segment postérieur de la coupe ; D. Segment antérieur.
B. Coupe frontale de l'articulation tibio-tarsienne droite (segment postérieur de la coupe C) : 1. Tibia ; 2. Malléole externe (péroné) ; 3. Astragale ; 4. Ligament calcanéo-astragalien interosseux ; 5. Ligament astragalien externe ; 6. Tendons péroniers latéraux ; 7. Calcanéum ; 8. Muscles plantaires ; 9. Talon ; 10. Fléchisseur du gros orteil ; 11. Artère plantaire ; 12. Fléchisseur commun des orteils ; 13. Articulation calcanéo-astragalienne interne ; 14. Jambier antérieur ; 15. Ligament latéral interne ; 16. Malléole interne ; 17. Interligne de l'articulation tibio-tarsienne.

une crête rugueuse ou *ligne oblique* et donne insertion aux muscles poplité, soléaire, jambier postérieur et fléchisseur commun des orteils. Son extrémité supérieure, renflée, offre deux surfaces articulaires, les *cavités glénoïdes,* séparées par une saillie, l'*épine,* et destinées à s'articuler avec les condyles fémoraux ; ces deux cavités glénoïdes sont supportées par deux masses volumineuses, les *tubérosités* ou *condyles* du tibia. L'extrémité inférieure présente deux surfaces articulaires, l'une à la face inférieure pour la poulie de l'astragale, l'autre à la face externe pour l'extrémité inférieure du péroné. Sa face interne se prolonge en bas en une apophyse volumineuse, la *malléole interne,* qui s'articule avec la face interne de l'astragale.

Pour les fractures, v. FRACTURES.

Tibia en lame de sabre. — Voir SYPHILIS.

TIBIO-TARSIENNE (Articulation). — Articulation (*fig.* 1894) du cou-de-pied, en forme de trochlée, réunissant, du côté du pied, l'astragale en forme de poulie et, du côté de la jambe, le tibia et le péroné, solidement articulés entre eux et formant une sorte de mortaise. Les surfaces articulaires sont unies par une *capsule* et deux forts *ligaments latéraux :* 1° le *ligament latéral interne,* qui va de la malléole interne à l'astragale, au calcanéum et au scaphoïde ; 2° le *ligament latéral externe,* avec trois faisceaux qui partent de la malléole externe pour se fixer au calcanéum et à l'astragale. Une *synoviale* tapisse la face interne de la capsule et les surfaces articulaires. Les mouvements les plus importants sont la flexion et l'extension.

Pour les luxations, v. LUXATION.

TIC. — Mouvement brusque, spasmodique, qui se répète en l'absence de tout but fonctionnel, en dehors de la volonté ou même malgré elle.

Fréquent dans la plupart des maladies mentales, le tic peut être soit une simple impulsion psychique (obsession du mouvement), soit une impulsion psycho-motrice consciente, mais non obsédante, soit enfin une impulsion motrice pure.

Les tics sont dus encore : 1° à des irritations locales : gerçures, fissures des lèvres, eczéma de la face, troubles de la dentition (tics de la bouche), rhumes de cerveau répétés (tics du nez), chicot dentaire (tic de la langue) ; 2° au port d'une coiffure ne tenant pas sur la tête (tic du hochement de la tête), d'un col trop étroit, d'un vêtement trop serré ; 3° à des états mentaux : fatigue, démence, etc.

SIGNES. Le tic n'est jamais, comme le spasme, tout à fait identique à lui-même d'un moment à l'autre.

La rapidité et l'intensité des contractions, de même que la durée des interruptions, sont très variables, mais ces dernières existent toujours et sont d'autant plus prolongées que l'accès a été plus long et plus violent. Son intensité est particulièrement grande lorsqu'il a été retardé par la volonté.

Le plus ordinairement, le tic a le caractère convulsif, mais il peut prendre celui d'une contracture.

Les tics ont pour siège ordinaire la *tête* et le *cou,* et il est rare, lorsqu'un tic se produit sur un point du corps, qu'il ne s'accompagne pas de grimaces ; les plus fréquents pour la *face* consistent dans la *fermeture des paupières,* répétée plusieurs fois de suite (*nictation*), ou, au contraire, l'*écarquillement* répété des paupières ; certains strabismes enfantins sont des tics ; puis les *contractions de la bouche* et de ses annexes (ouverture et fermeture brusques, rire spécial, sifflement, mouvements des lèvres en dehors, pincement et mordillement des lèvres, etc.).

Circonstances aggravant les tics. — Les émotions, les ennuis, les contrariétés, les spectacles inattendus, le contact inopiné d'un individu, peuvent provoquer des accès violents et plus ou moins prolongés.

COMPLICATIONS. Les malades peuvent avoir des crises de *tics respiratoires* consistant dans des inspirations ou expirations brusques ou des arrêts complets de la respiration ; de *toux convulsive,* de *déglutition* de salive ou d'air (v. AÉROPHAGIE). Ils peuvent laisser échapper de temps en temps des *exclamations* sans rapport avec la phrase, ou des *mots généralement grossiers :* c'est la *coprolalie* (du gr. *kopros,* sale, et *lalein,* parler).

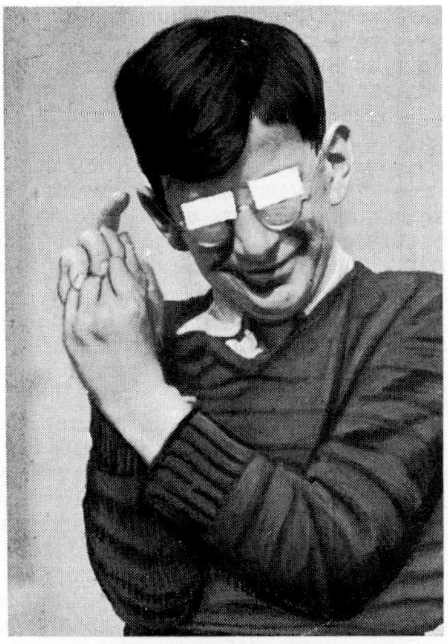

FIG. 1895. — Jeune garçon atteint d'un tic consistant à étreindre son annulaire gauche dans la main droite avec accompagnement de grimaces.
(*Arch. hôpital Saint-Louis.*)

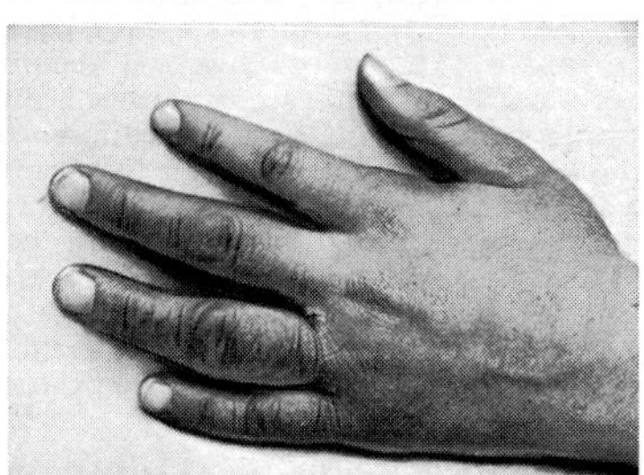

FIG. 1896. — Main gauche du sujet ci-dessus dont l'annulaire est déformé par les étreintes de la main droite.
(*Arch. hôpital Saint-Louis.*)

Dans d'autres cas, ils répètent, comme un écho, des paroles prononcées devant eux : *écholalie* (de *écho,* et du gr. *lalein,* parler), ou des mouvements et des gestes faits en leur présence : *échokinésie* (du gr. *kinesis,* mouvement).

Les enfants atteints de tics sont souvent volontaires, désobéissants ; leur caractère est bizarre et ils ne peuvent concentrer leur attention sur un sujet donné; aussi font-ils de mauvaises études et, plus tard, incapables de continuer le même métier, errent-ils de l'un à l'autre.

Il n'est pas rare non plus de trouver chez eux des idées fixes, des obsessions, des peurs sans motif (peur de s'évanouir, de mourir, de traverser des espaces vides), la folie du doute.

TRAITEMENT. Immobilisation des mouvements pendant un temps progressivement croissant. Régularisation de tous les gestes en remplaçant les mouvements involontaires incorrects et intempestifs par des mouvements voulus, corrects, opportuns. Il convient aussi d'utiliser l'aptitude naturelle à exécuter des mouvements symétriques des deux côtés du corps et à faire contrôler les mouvements par le malade lui-même se regardant agir dans un miroir.

L'éducation de la volonté joue un rôle prédominant (v. PSYCHOTHÉRAPIE). L'isolement et l'alitement sont nécessaires dans certains cas.

Le massage, la mécanothérapie, les douches tièdes, l'électricité (cette dernière à dose simplement mentale), peuvent aider le traitement. Il en est de même du gardénal, du chloral, du bromure de potassium, des opiacés.

Eviter aux malades les fortes émotions et, dans les formes où il existe des idées fixes, les surveiller de près, car le suicide est loin d'être exceptionnel.

Tic douloureux de la face. — Névralgie faciale caractérisée par des crises douloureuses avec contraction involontaire des muscles de la région atteinte.

TICK-FEVER. — V. FIÈVRE.

TIERCE (Fièvre). — V. PALUDISME.

TILLEUL. — Arbre (*Tilia sylvestris, T. platyphylla*) de la famille des Tiliacées (v. pl. en couleurs à CALMANTES [Plantes]). Les fleurs, souvent accompagnées des bractées, contiennent une huile volatile, du tanin, du sucre, de la gomme, et sont employées comme calmant, antispasmodique et sudorifique, sous forme d'infusion (10 g par litre), de bain (500 g). V. aussi ANTISPASMODIQUES. On prépare encore une eau distillée, employée comme excipient agréable des potions. Les graines renferment une huile non siccative.

TINTEMENT. — **Tintement d'oreilles.** — V. BOURDONNEMENT.

Tintement métallique. — Petits bruits à timbre sonore et métallique qu'on entend à l'auscultation du poumon en cas de pneumothorax.

TIQUE. — Nom donné à divers acariens du genre *Ixodes, Rhipicephalus, Dermacentor, Amblyomma, Argas, Ornithodorus, Trombidium,* pouvant piquer l'homme et les animaux et leur transmettre des maladies, soit par l'intermédiaire des *Rickettsies* (fièvres exanthématiques du Japon, des montagnes rocheuses, fièvre boutonneuse, etc.), soit par l'intermédiaire de spirochètes (fièvre récurrente).

La tique de nos pays, tique des chiens ou ricin (*Ixodes ricinus*) [*fig.* 1898], est ainsi nommée parce que, repue, elle ressemble à un grain de

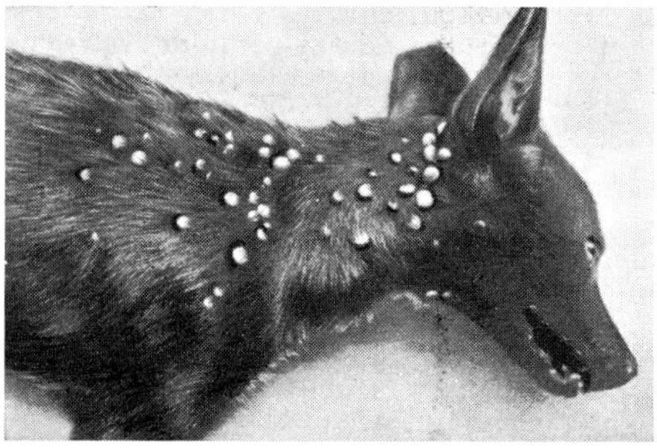

FIG. 1897. — Tiques fixées par leur rostre sur la peau d'un chien pour sucer son sang.

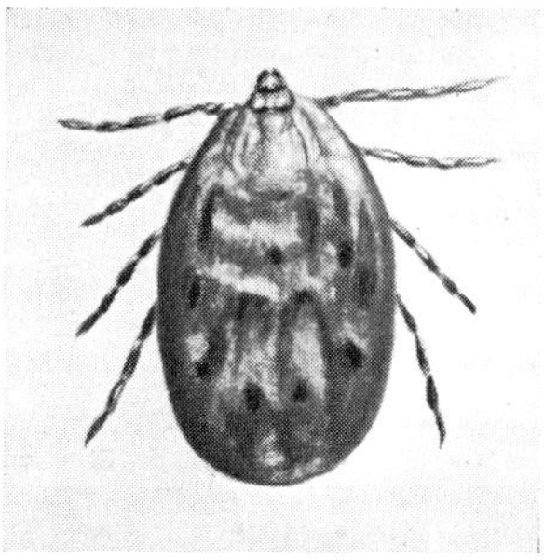

FIG. 1898. — Tique du chien (très grossie).

ricin. La femelle, qui seule est parasite, mesure à jeun 4 mm de long sur 3 de large; elle est aplatie et de couleur jaune-brun. La tête est armée de mandibules tranchantes, avec lesquelles l'ixode coupe la peau pour y introduire son rostre, et d'un dard, avec lequel il suce le sang, sans du reste produire une grande douleur, probablement parce qu'il n'y a pas émission de venin. La tique se tient sur les plantes et attend au passage les mammifères domestiques ou sauvages (chien de chasse, sanglier, chevreuil, cerf, bœuf, mouton, cheval), sur la peau desquels elle vit pendant plusieurs semaines, fortement fixée par son rostre. Son ventre peut prendre un volume décuple de la normale.

On est exposé à rencontrer cet hôte incommode dans les bois de pins.

La piqûre des tiques sur de jeunes animaux peut déterminer une paralysie du train postérieur; chez l'enfant, on a observé des troubles digestifs, de la cécité, une paralysie des centres respiratoirs pouvant entraîner la mort.

PROPHYLAXIE. La destruction des tiques est souvent difficile. Suppression des vieux bois, des niches à chien mal entretenues; désinfection à l'anhydride sulfureux, à la chloropicrine; badigeonnages au pétrole, à l'essence de térébenthine, au crésyl; pulvérisations de D.D.T. Frictionner les chiens avec des lotions à base de benzine ou de pétrole.

TRAITEMENT. Ne pas essayer d'arracher la tique, sa tête restant souvent dans la plaie; l'inflammation est alors plus vive et plus persistante. Pour la faire tomber en entier, il suffit de la toucher avec une goutte d'essence de térébenthine, de benzine ou de pétrole.

TIRAGE. — Dépression qui se produit soit au-dessus du sternum (tirage sus-sternal), soit au-dessous (tirage sous-sternal), pendant les fortes inspirations, chaque fois que l'entrée de l'air dans le poumon est entravée par l'existence d'un obstacle (membrane diphtérique notamment). Cette dépression est due au vide qui existe à ce moment dans la poitrine, de sorte que, le diaphragme s'élevant pour le combler, les parties voisines, c'est-à-dire l'épigastre, sont attirées à l'intérieur (*tirage sous-sternal*). Une dépression peut se produire dans les mêmes conditions dans la fossette sus-sternale (*tirage sus-sternal*).

TIRE-LAIT. — Petit appareil destiné à aspirer le lait d'un sein, soit pour nourrir un enfant, soit pour dégorger la glande à l'occasion d'un abcès. Le tire-lait à main est constitué par une cupule surmontée d'une poire en caoutchouc (*fig.* 1899).

Il existe aussi des tire-lait actionnés électriquement (*fig.* 1900).

TISANE (du gr. *ptisanê*, orge mondé, tisane employée chez les Anciens). — Boisson produite par la dissolution des principes médicamenteux de plantes (feuille, fleur, tige, racine), soit dans l'eau froide (macération), soit dans l'eau chaude (infusion, digestion, décoction).

Les principales tisanes sont adoucissantes ou calmantes, amères ou apéritives, antispasmodiques, astringentes, dépuratives, digestives et stomachiques, diurétiques, laxatives, pectorales, rafraîchissantes, sudorifiques.

TISSU. — Substratum anatomique des divers organes.

Tissu conjonctif. — V. CONJONCTIF.

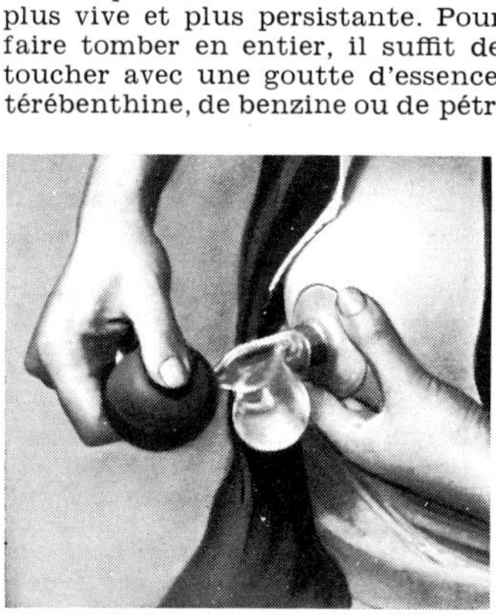

FIG. 1899. — Tire-lait à main.

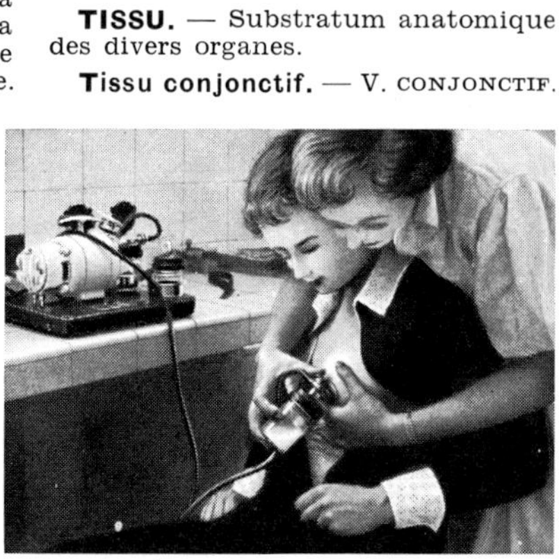

FIG. 1900. — Tire-lait électrique.

(*Phot. Rollet.*)

Tissu réticulo-endothélial. — Ensemble des éléments conjonctifs disséminés dans les organes, en particulier les organes hématopoïétiques, les histiocytes, les cellules réticulaires de la pulpe de la rate, des ganglions et du tissu lymphatique du foie, de la moelle osseuse, des surrénales, de l'hypophyse. Tous ces éléments ont pour caractère commun de s'imprégner des grains de certains colorants injectés dans les veines : encre de Chine, électrargol, bleu de Prusse.

La fonction essentielle de ce tissu est la production de monocytes, par transformation des monoblastes ou des histiocytes.

Certaines maladies infectieuses (tuberculose, syphilis, variole, typhoïde, mononucléose infectieuse) provoquent une réaction inflammatoire du tissu réticulo-endothélial. D'autres affections chroniques, autrefois mal classées, semblent dues à une atteinte de ce tissu. V. RÉTICULO-ENDOTHÉLIOSES.

TITANE. — Métal assez répandu dans la nature; il jouit de propriétés antifermentescibles. Divers sels ont été employés en médecine; le salicylate agit comme laxatif et désinfectant à la dose de 1 à 2 g par jour. En pommade, l'oxyde, le borate et le salicylate de titane donnent de bons résultats dans les eczémas secs peu suintants, les démangeaisons.

TITILLATION DE LA LUETTE. — Chatouillement de la luette avec l'extrémité d'un doigt ou avec une plume, de façon à provoquer le vomissement.

TITILLOMANIE (du lat. *titillare,* chatouiller, et du gr. *mania,* manie). — Manie de se gratter.

TOCOLOGIE (du gr. *tokos,* accouchement, et *logos,* traité). — Traité des accouchements.

TOCOPHÉROL. — Vitamine E.

TODD (Potion de). — V. à POTION.

TOILETTE. — **Toilette de la femme.** — Lotions et injections aseptiques ou antiseptiques faites dans les parties féminines après un accouchement. Les solutions les plus employées sont celles d'eau boriquée et d'eau bouillie ou les solutions de liqueur de Labarraque. V. ACCOUCHEMENT.

Toilette chez l'enfant. — Les soins de toilette ne doivent jamais être négligés chez l'enfant, car ils importent à sa santé. On voit trop d'enfants malpropres et mal tenus, la tête couverte de crasse et de poux.

La première toilette sera faite dès la naissance. V. NOUVEAU-NÉ.

Plus tard, il faut changer l'enfant aussi souvent qu'il se mouille et avoir toujours sous la main des couches sèches, qu'on fait chauffer devant le feu en hiver.

On lavera et on brossera avec une brosse fine, tous les jours, la tête de l'enfant. Si la crasse résiste aux lavages d'eau tiède, on ajoutera un peu de savon ou de vaseline.

Les yeux et les oreilles seront soigneusement nettoyés. Quand les enfants ne prendront pas de bains, on leur fera tous les matins des lotions

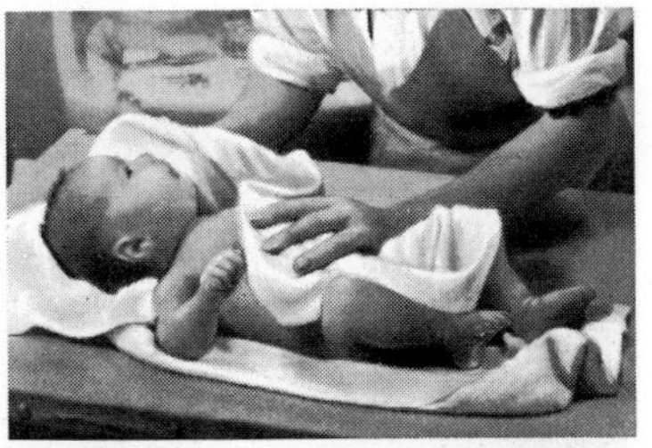

FIG. 1901. — Toilette de l'enfant.
(*Phot. A. Roy.*)

tièdes sur tout le corps, dans tous les plis; après essuyage, on saupoudrera de talc. V. LAVAGE DU CORPS.

Quand les enfants sont plus grands, il devient nécessaire de leur brosser les dents avec une brosse dure, chargée de poudre dentifrice.

On veillera aussi à la propreté des ongles.

Les cheveux seront peignés au peigne fin et brossés.

Quand l'enfant est malade, quelle que soit la gravité de son état, on redoublera de soins de propreté. Les bains tièdes peuvent toujours être donnés sans inconvénients; on changera les draps et le linge de corps aussi souvent que cela est nécessaire. On nettoiera fréquemment à l'eau tiède le visage, les mains, les parties génitales. On ne négligera pas les soins de la bouche, de la gorge et du nez.

TOISE. — Appareil destiné à mesurer la taille (*fig.* 1902).

La taille sera prise debout, sans chaussures, le corps droit et d'aplomb, les bras tombant le long du corps, les

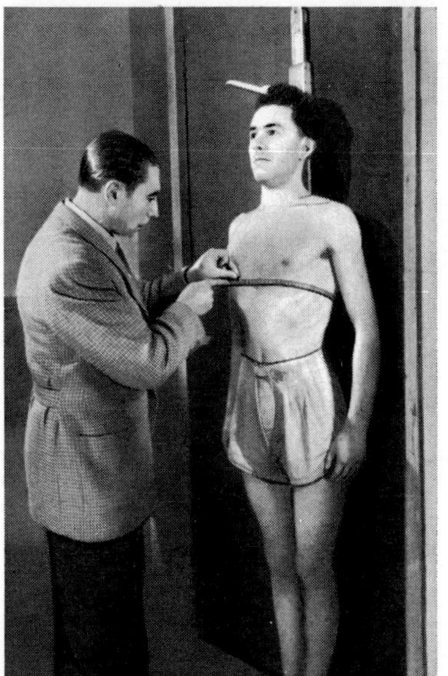

FIG. 1902. — Mesure de la taille à la toise et du périmètre thoracique.
(*Phot. Labophot.*)

talons rapprochés, la pointe des pieds écartée, la tête droite, le regard fixé devant soi. Il faut que la tige transversale de la toise porte bien sur le dos de la tête.

La taille, dans les écoles, devrait être prise régulièrement tous les six mois (octobre-avril) : 1° de façon à voir si la croissance a été normale; 2° afin de permettre, si elle a été trop faible ou trop forte, de donner les indications nécessaires; 3° pour approprier la table à la taille.

TOKELAU (nom d'une île de l'Océanie). — Variété de teigne (teigne imbriquée) existant à l'île Tokelau, en Indochine et en Malaisie.

SIGNES. Eruption provoquant de grandes démangeaisons. Taches, puis papules rouges, formant des demi-cercles couverts de squames, adhérentes par un de leurs bords.

TRAITEMENT. Frictions à l'alcool iodé salicylique; pommade chrysophanique, bains sulfureux.

TOLBUTAMIDE. — Substance chimique de synthèse, appartenant au groupe des sulfamides, qui possède la propriété de faire baisser le taux de sucre dans le sang, et que l'on emploie dans le traitement du diabète.

TOLÉRANCE. — Défaut de réaction de l'organisme à l'égard d'un agent plus ou moins toxique. Cette tolérance varie suivant le tempérament du sujet; une même dose de médicament, supportée sans accident par un sujet, entraîne des troubles chez un autre individu. V. INTOLÉRANCE.

Au cours de certaines maladies ou intoxications (éclampsie, tétanos, barbiturisme), les malades tolèrent des doses de strychnine, de chloral, que ne supporterait pas un sujet normal.

Le pouvoir d'élimination par les reins joue un grand rôle; lorsqu'il est entravé, l'intoxication se produit. Les enfants supportent proportionnellement mieux certains médicaments que les adultes.

La dose à donner aux femmes doit, en général, être inférieure, même à égalité de poids.

Les vieillards, par le fonctionnement souvent insuffisant de leurs reins, sont plus susceptibles à l'action toxique des médicaments et doivent en prendre de moindres doses que lorsqu'ils étaient plus jeunes.

TOLU (Baume de). — Résine brun clair obtenue par incisions de l'écorce d'un arbre de Colombie, *Myroxylon balsamum,* de la famille des Légumineuses. V. BAUME.

TOMATE. — Fruit d'une plante (*Solanum lycopersicon*), de la famille des Solanacées, riche en sels acides (citrates, tartrates, malates), en carotène et en vitamine C. Mais, contrairement à une opinion répandue, on y trouve à peine une trace d'oxalate.

TOMOGRAPHIE (du gr. *tomos,* section, et *graphein,* écrire). — Nouvelle méthode de radiologie permettant d'obtenir des *radiographies en coupes minces* de l'organisme.

Cette méthode a été utilisée dans l'exploration du poumon; elle permet de préciser certaines images imprécises sur la radiographie ordinaire et elle rend de grands services dans l'étude des lésions tuberculeuses, des cavernes, du pneumothorax, des abcès, du cancer du poumon, de la dilatation des bronches.

TONICITÉ ou TONUS MUSCULAIRE (du gr. *tonos,* tension). — Degré de tension permanent des muscles. Tant que les muscles sont en communication avec la moelle, ils se contrebalancent exactement; mais si l'influence de la moelle cesse, les muscles du côté opposé à la paralysie ou leurs antagonistes se raccourcissent *sans qu'il y ait contraction.*

Une *convulsion tonique* consiste en contractions durables déterminant une rigidité presque continue; elle s'oppose à la *convulsion clonique.*

TONIQUES. — Médicaments qui accroissent la vitalité, la force de l'individu, en activant la respiration et la circulation, l'assimilation nutritive.

Cette médication est : 1° *hygiénique* (viande rouge, viande crue, jus de viande, hydrothérapie, exercice progressif au grand air) ; 2° *thérapeutique* (fer, quinquina, phosphate de chaux, coca, kola, arsenic).

TONSILLES. — Syn. : *amygdales* (v. ce mot à PHARYNX).

TOPHUS (*fig.* 1903). — Nodule plus ou moins volumineux constitué par des dépôts uratiques, chez les hyperuricémiques, les goutteux, et siégeant

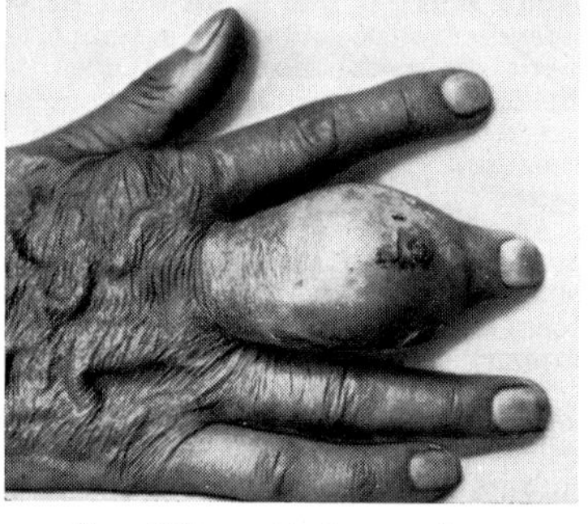

FIG. 1903. — Tophus goutteux.
(*Arch. hôpital Saint-Louis.*)

surtout au pavillon de l'oreille, au gros orteil, aux coudes, aux doigts, dans les cartilages articulaires (genoux, doigts, orteils).

TOPINAMBOUR. — Plante (*Hélianthus tuberosus*) de la famille des Composacées, dont la souche en tubercules contient une pulpe blanche riche en substances hydrocarbonées (15 à 16 p. 100). Elle a le goût de fond d'artichaut, dont elle a aussi la composition.

TOPIQUES (du gr. *topos,* lieu). — Médicaments externes : cataplasme, emplâtre, onguent, vésicatoire.

TOPOALGIE (du gr. *topos,* lieu, et *algos,* douleur). — Douleur fixe, mais non en rapport avec une région déterminée et dont se plaignent les neurasthéniques.

TORMENTILLE. — Petite plante des bois (*Tormentilla erecta*), de la famille des Rosacées (pl. en couleurs à APÉRITIVES [Plantes]), dont le rhizome, riche en tanin, est employé comme astringent, sous forme de décoction (10 à 20 g par litre), de poudre (2 à 4 g en cachets), d'extrait mou (1 à 2 g), dans les diarrhées chroniques, chez les tuberculeux.

La décoction concentrée de racine de tormentille (100 g par litre) a été préconisée contre la leucorrhée des jeunes filles lymphatiques.

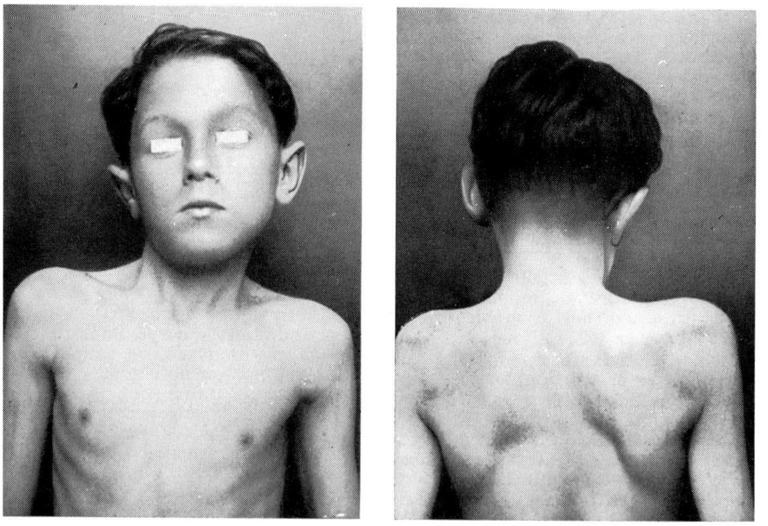

FIG. 1904. — Torticolis.
(*Arch. hôpital Saint-Louis.*)

TORPEUR. — Engourdissement rendant insensible.

TORTICOLIS (du lat. *tortum collum,* cou tordu). — Syndrome aigu ou chronique caractérisé par une inclinaison de la tête sur le cou, vicieuse et involontaire, permanente ou intermittente, en général douloureuse, et s'accompagnant parfois de contractions toniques, cloniques ou tonicocloniques. Les causes en sont multiples : musculaires, osseuses, nerveuses, psychiques.

SIGNES. Dans sa forme la plus banale, le torticolis du sterno-cléido-mastoïdien, quatre signes attirent surtout l'attention : l'attitude vicieuse de la tête, la saillie du sterno-cléido-mastoïdien, la scoliose compensatrice et l'absence de douleurs et de troubles fonctionnels.

L'attitude vicieuse de la tête est plus ou moins impossible à corriger. La tête est en flexion, à droite le plus souvent, inclinée sur l'épaule droite, le menton dirigé vers l'épaule gauche.

Si l'on essaie de corriger la position vicieuse, on sent une *corde* dure et rigide, faisant une saillie notable à l'extérieur, très accessible à la palpation, causée par le muscle sterno-cléido-mastoïdien.

L'inclinaison anormale du cou entraîne des déformations secondaires du rachis par compensation et détermine une *scoliose* à concavité droite pour la partie supérieure et gauche pour la partie inférieure. D'autre part, l'épaule droite est attirée en haut par le muscle rétracté et l'épaule gauche s'affaisse. On peut même voir la moitié droite du thorax se projeter en avant et la moitié gauche en arrière.

On note, en général, une *absence de douleur* dans tous les mouvements, actifs ou passifs.

FORMES CLINIQUES. On a coutume de diviser les torticolis en trois grands groupes : le torticolis aigu; le torticolis chronique; le torticolis spasmodique.

I. Torticolis aigu ou rhumatismal. — Le malade, issu d'une famille d'arthritiques, ressent d'abord quelques élancements douloureux avec gêne fonctionnelle dans les divers mouvements de la tête. Rapidement, la douleur atteint son paroxysme, et c'est elle qui immobilise la tête en position vicieuse. La palpation du cou est douloureuse dans l'ensemble, et tout particulièrement au niveau des apophyses cervicales transverses. La guérison est rapide.

Cette fluxion rhumatismale peut faire partie d'un tableau d'ensemble d'une crise articulaire aiguë ou être le seul symptôme, et il est fort probable que ce sont les petites articulations des apophyses articulaires qui sont touchées, les muscles sous-jacents présentant la contracture de défense habituelle. Mais on peut avoir affaire à une véritable spondylite aiguë, soit rhumatismale, soit ébertienne, soit gonococcique.

Le pronostic est bénin. Traiter l'affection causale par crainte des récidives fréquentes et surtout pour éviter la chronicité.

II. Torticolis chronique. — La forme la plus habituelle est le torticolis du sterno-cléido-mastoïdien, caractérisé, nous l'avons vu, par l'attitude vicieuse de la tête, la saillie du sterno-cléido-mastoïdien, la scoliose compensatrice et l'absence de douleurs et de troubles fonctionnels (*fig.* 1905, 1).

Le torticolis peut porter sur un autre muscle du cou, tel le *trapèze.* Ici, la tête sera en extension simple ou compliquée d'inclinaison latérale et de rotation. L'épaule du côté malade pourra être légèrement surélevée. La saillie du trapèze, très sensible au toucher, se décèlera parfois aussi à la simple inspection, la nuque du côté malade paraissant plus volumineuse que du côté sain (*fig.* 1905, 2).

Plus rares sont les torticolis du *splenius,* du *peaucier* (*fig.* 1905, 3 et 4).

La rétraction tendineuse du torticolis est due à une myosite interstitielle fibreuse, qui peut reconnaître une origine congénitale ou acquise.

Le *torticolis chronique congénital* est en rapport avec des anomalies osseuses visibles à la radiographie ou

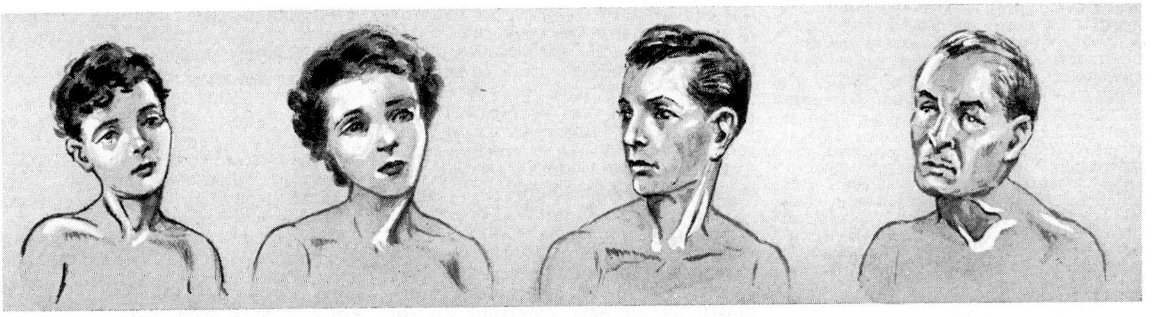

FIG. 1905. — Torticolis.

Par contracture du sterno-mastoïdien droit. Par contracture du trapèze droit. Par contracture du splénius droit et du sterno-mastoïdien gauche. Par contracture du sterno-mastoïdien et du peaucier du côté gauche.

avec une rétraction du muscle sterno-mastoïdien, un arrêt de développement du muscle, un traumatisme obstétrical. L'attitude est permanente, indolore, irréductible.

Le *torticolis acquis* permanent peut reconnaître diverses causes.

Origine cutanée ou cicatricielle. — Cicatrice vicieuse du cou par brûlure, ou phlegmon, ou abcès froid.

Origine musculaire. — Rétraction fibreuse du sterno-mastoïdien par myosite suppurée, abcès, gommes, adénite suppurée.

Le muscle est dur, tendu, saillant, inextensible, avec déformation permanente, persistant pendant le sommeil.

Origine osseuse ou articulaire. — Contracture des muscles du cou dans le mal de Pott sous-occipital, spondylite rhumatismale, luxation vertébrale. Le torticolis est douloureux, fixe, avec douleur provoquée à la pression du rachis; les lésions sont visibles à la radiographie.

Origine oculaire. — Certaines anomalies de vision (astigmatisme, diplopie, amblyopie).

Origine auriculaire. — Otites suppurées moyennes par atteinte vestibulaire ou position vicieuse de la tête, trop longtemps maintenue.

On a décrit un torticolis lié à une infection spontanée ou postopératoire du naso-pharynx et accompagné d'une luxation-rotation de l'atlas (maladie de Grisel). La cause peut être une *lésion des centres nerveux :* tumeur cérébelleuse ou juxtacérébelleuse.

III. Torticolis spasmodique ou mental. — Ce torticolis est intermittent, avec accès paroxystiques, survenant tantôt à heure fixe, tantôt après un mouvement déterminé, une émotion. Il ne se produit pas quand la tête est soutenue, ni pendant le sommeil. La déviation de la tête se fait lentement, sans secousses; la réduction est facile, indolore, sans effort.

CAUSES. La pathogénie du torticolis est obscure et l'on discute encore pour savoir s'il reconnaît une origine nerveuse périphérique (nerf spinal), causée par des lésions du rachis cervical qui intéressent les racines voisines, ou bien une origine nerveuse centrale (corps strié, cervelet).

TRAITEMENT MÉDICAL. *Antispasmodiques.* — Hyoscine, hyosciamine, bromhydrate de scopolamine ou de cicutine, morphine, belladone, chloral, gardénal, chlorure de calcium.

Agents physiques. — Massages, électrothérapie, mécanothérapie, hydro- et héliothérapie.

Enfin, pour lutter contre la cause si fréquente, le rhumatisme, on pourra essayer le salicylate, le soufre, les bains thermo-lumineux, la radiothérapie, la psychothérapie. Cure thermale : Lamalou.

TRAITEMENT CHIRURGICAL. Ténotomie et port d'un appareil orthopédique (*fig.* 1906), surtout pour les torticolis par rétraction, ou bien

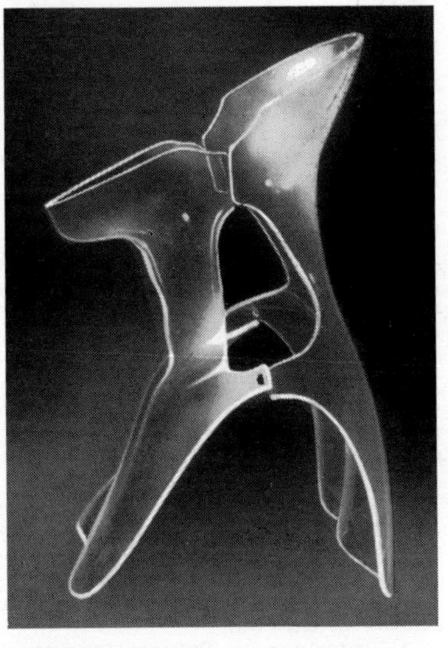

FIG. 1906. — Appareil orthopédique en résine acrylique pour le traitement du torticolis. (*Cl. Ets Schaffner.*)

libération des tissus fibreux et des adhérences. En cas de torticolis spasmodique, la résection du nerf spinal peut être inefficace.

L'opération de Mackensie (section intrarachidienne de la racine médullaire du spinal) donne des résultats.

TOUCHER. — Le sens du toucher est très important, parce qu'il donne à l'homme le sentiment de son existence. D'après certains physiologistes, il y aurait sur la peau des « points de pression », situés au milieu de « déserts », qui ne seraient pas sensibles à la pression.

On admet, généralement, que le toucher est un sens physique, que chaque contact comprime la peau, les cellules et les filaments des neurones, et qu'à chaque pression un courant nerveux est transmis au cerveau. Les nerfs de la sensibilité se terminent dans la peau par des renflements plus ou moins ovalaires, qui ont une localisation différente, suivant le rôle qui leur est dévolu. Les uns, corpuscules de *Vater* ou de *Pacini,* qui ont 2 à 3 mm sur les nerfs collatéraux des doigts (*fig.* 1907), sont placés dans le tissu cellulaire sous-cutané et semblent donner la sensation de la *pression.* D'autres, corpuscules de *Meissner,* beaucoup plus petits, se trouvent dans certaines papilles du derme; à la pulpe des doigts, des lèvres, de la langue, on les rencontre dans une papille sur quatre, mais, dans d'autres régions, ils sont beaucoup plus rares; ce sont les organes du *tact* proprement dit. Enfin, une troisième variété, corpuscules *intra-épidermiques,* est logée dans les intervalles des cellules épidermiques, notamment aux paupières, au dos de la main, à la pommette; ces derniers corpuscules semblent chargés de donner la sensation de la *température.*

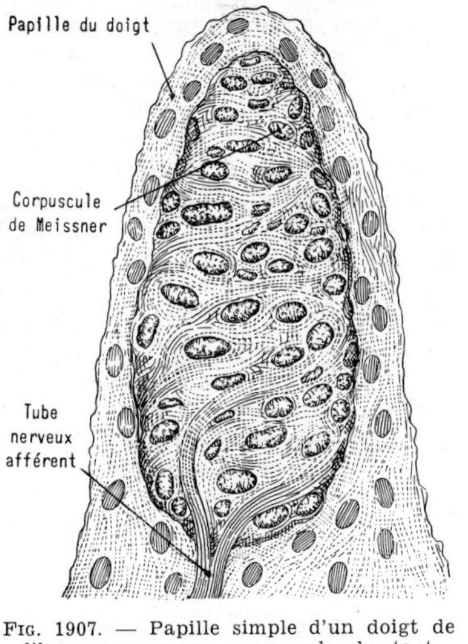

FIG. 1907. — Papille simple d'un doigt de l'homme avec un corpuscule du tact (onde Meissner).

Sens de la douleur. — Deux théories physiologiques sont en présence pour expliquer la transmission de la douleur. D'après l'une, il y aurait des nerfs différents pour les sensations tactiles et les sensations douloureuses; d'après l'autre, qui paraît plus juste, il n'y aurait qu'une sorte de nerfs, et la douleur serait le résultat d'une excitation très forte des nerfs sensitifs, quels qu'ils soient.

Sens du lieu et localisation. — Le sens du lieu est la faculté de distinguer l'un de l'autre deux contacts voisins. On applique les deux branches du compas (V. ESTHÉSIOMÈTRE) sur une partie de la peau dénudée de poils, et l'on cherche quel est l'écart minimum indispensable pour que le sujet en perçoive les deux pointes séparément. Cet écart varie suivant les régions du corps. Par exemple, sur la pointe de la langue, le sujet perçoit les deux à 1 mm de distance; sur le nez, à 7 mm; sur la joue, à 11 mm; sur la jambe, à 40 mm; et sur la cuisse, il faut écarter les branches du compas à 70 mm pour que les deux contacts soient perçus. On remarque que dans le sens transversal du membre la sensibilité est plus fine que dans le sens longitudinal. Il faut d'ailleurs tenir compte des différences individuelles, de l'influence de l'exercice, de la température.

Sens du temps. — Il faut distinguer la perception sensible du temps de la notion abstraite du temps, résultant d'un processus intellectuel complexe.

La perception sensible des durées brèves (secondes) résulte, semble-t-il, des sensations intérieures, tandis que la perception des durées moyennes (quelques quarts d'heure) provient de l'ensemble des sensations organiques et de leur rythme.

Sens thermique. — Les sensations de chaud et de froid sont très relatives et susceptibles seulement de variations intensives. Elles ne sont discernables que dans certaines limites (+ 60° à — 4°). Dans les régions extrêmes, il n'y a qu'une sensation de brûlure. C'est autour de 40° que les sensations sont le plus délicates.

Sens musculaire. — Le sens musculaire est le sentiment de la contraction de nos muscles et de l'intensité de cette contraction.

TOUR DE REINS. — V. LUMBAGO.

TOURNESOL. — Matière tinctoriale bleutée provenant de divers lichens et servant à préparer la teinture de tournesol.

Employée comme réactif ou pour obtenir les papiers de tournesol par immersion et dessiccation.

TOURNIOLE. — V. PANARIS.

TOUX (du lat. *tussis*). — Acte réflexe consistant en une secousse expiratoire brusque qui a pour but de rejeter les produits étrangers que peut renfermer l'arbre respiratoire. Son point de départ siège surtout au niveau du nerf laryngé supérieur.

La toux peut présenter diverses variétés.

Toux banales. — Toux sèche. — Une toux brève et superficielle s'observe au début des affections respiratoires (tuberculose, pleurésie), dans les lésions nasales, laryngées, chez les névropathes, dans certaines affections abdominales.

Toux grasse. — Elle s'accompagne d'une expectoration abondante et s'observe dans les bronchites et la période de maturité.

Toux rauque. — On l'observe dans les laryngites et les trachéo-bronchites.

Toux quinteuse. — Composée par une seule inspiration suivie d'une série de secousses expiratoires; elle existe en cas de pénétration de particules alimentaires ou de corps étrangers dans le larynx.

Toux caractéristiques. — Toux de la coqueluche. — Elle est formée d'une série de saccades expiratoires régulières et prolongées, terminée par une inspiration sifflante et bruyante, analogue au chant du coq (reprise), puis bientôt suivie d'une nouvelle série de saccades expiratoires, et ainsi de suite, quatre à cinq fois. Elle s'accompagne souvent de vomissements.

Toux coqueluchoïde. — Voisine de la précédente, mais les secousses expiratoires sont moins régulières et la reprise n'est pas sifflante. Elle s'observe en cas de compression médiastinale du nerf récurrent ou du pneumogastrique : chez l'enfant, il s'agit habituellement d'une adénopathie trachéo-bronchique.

Cette toux existe chez les cardiaques et est l'indice d'une défaillance proche du myocarde. Elle doit donc faire redoubler de précautions et de prudence. On évitera de la mettre sur le compte d'un rhume banal et, puisqu'elle annonce une insuffisance cardiaque débutante, on instituera un traitement énergique qui retardera l'évolution de l'asystolie.

Toux de compression. — Explosible, profonde et creuse, à timbre caverneux; elle existe en cas de compression trachéale ou bronchique (tumeur du médiastin, anévrisme de l'aorte).

Toux émétisante. — Toux des tuberculeux : le malade tousse parce qu'il a mangé, et vomit parce qu'il a toussé.

Toux éteinte. — On l'observe dans le croup chez l'enfant et dans les laryngites intenses ou ulcéreuses de l'adulte.

Toux hystérique. — Sèche, bruyante, elle survient par accès, à intervalles égaux; elle ne s'accompagne d'aucune dyspnée et cesse pendant le sommeil; elle peut coexister avec des crises nerveuses.

TRAITEMENT CAUSAL. Traiter l'affection du nez, de la gorge, de l'oreille, des bronches, des poumons, des organes abdominaux. V. TUBERCULOSE, COQUELUCHE, ADÉNOPATHIE, RESPIRATOIRES (Organes) [maladies].

TRAITEMENT SYMPTOMATIQUE. *A l'extérieur.* — Inhalations avec la teinture de benjoin et d'eucalyptus, cataplasmes sinapisés, compresses humides sur les régions antérieures du thorax et du cou.

A l'intérieur. — Préparations opiacées, belladonées, aconit, antipyrine, valériane, æthone.

TOXALBUMINE. — Matière albuminoïde toxique, extraite notamment des bactéries.

TOXÉMIE (du gr. *toxikon*, poison, et *haima*, sang). — Présence d'une substance toxique dans le sang.

TOXICITÉ. — Puissance toxique d'une substance. Elle est variable avec la forme d'absorption (absorption par la bouche ou en injection sous-cutanée), l'éloignement d'un repas, la taille et le poids de l'individu, son âge, l'état d'affaiblissement dans lequel il se trouve, les substances avec lesquelles le poison est pris. V. à EMPOISONNEMENT et à TOLÉRANCE.

TOXICODERMIE (du gr. *toxikon*, poison, et *derma*, peau). — Dermatose d'origine toxique.

TOXICOLOGIE (du gr. *toxikon*, poison, et *logos*, traité). — Etude et recherche des poisons.

TOXICOMANIE (du gr. *toxikon*, poison, et *mania*, folie). — Intoxication chronique de l'organisme par des poisons divers (alcool, morphine, cocaïne). Certains sujets sont toxicomanes par *impulsion;* chez d'autres, la douleur, le chagrin, la volupté, ont créé une toxicomanie par *habitude*. Cette habitude conditionne un besoin et entraîne des troubles nerveux de plus en plus graves, aboutissant à des crises d'excitation, d'hallucination, de délire, voisines de la folie.

Le sevrage du poison, brusque ou même progressif, est pénible, voire dangereux, et les résultats rarement durables.

TOXICOSE. — V. *Supplément*.

TOXINES. — Poisons solubles sécrétés par les champignons, les microbes et les protozoaires et qu'on recueille par filtration des bouillons de culture (*exotoxine*) ou en broyant les bacilles avec des substances inertes (*endotoxine*). Ce sont des substances albuminoïdes (*toxalbumine*) assez analogues à des ferments, actives à dose très faible, détruites par la chaleur, associées souvent à une quantité déterminée d'une substance antagoniste, l'*antitoxine* (v. aussi à BACTÉRIES). Les toxines suffisent souvent à produire la lésion attribuée au microbe (formation de fausses membranes par la toxine diphtérique).

TOXIQUES. — Substances qui, introduites (*toxiques exogènes*) ou formées dans l'organisme (*toxiques endogènes*), sont capables de troubler ou d'abolir la vie des éléments anatomiques, en modifiant directement ou indirectement le milieu liquide qui les contient.

Les *toxiques endogènes* se divisent en : 1° *toxiques hétérogènes,* dus aux parasites et particulièrement aux microbes existant normalement ou anormalement dans notre corps; 2° *toxiques autogènes,* substances résultant de la vie même des cellules, mais qui doivent en être éliminées, sous peine de gêner ou d'arrêter leur activité. V. à AUTO-INTOXICATION.

Les *toxiques exogènes* sont les uns *habituels*, les autres *accidentels*.

Les toxiques exogènes *habituels* sont contenus dans nos aliments et nos boissons (excès de sels de potassium, les alcools, notamment ceux qui sont dits supérieurs). V. ALCOOLISME.

Les toxiques *accidentels* sont le plomb, les champignons, l'acide salicylique, employé comme conservateur, les germes de pommes de terre (v. SOLANINE), les œufs de certains poissons, les huîtres, les moules, les viandes malsaines, l'air confiné, l'oxyde de carbone du gaz d'éclairage, le tabac, la morphine, la cocaïne, les poisons (V. EMPOISONNEMENT), les venins.

Législation concernant les substances toxiques. — Les scandales, toujours plus nombreux, auxquels donne lieu l'usage des substances toxiques et des stupéfiants, et l'insuffisance de la loi du 19 juillet 1845 pour la répression de ces abus, ont amené le législateur à édicter des mesures spéciales et à voter, le *12 juillet 1916,* une loi dont les principaux

TABLEAU A
(Produits toxiques.)

Aconit (feuille, racine).
Aconitine et ses sels.
Adrénaline.
Apomorphine et ses sels.
Arécoline et ses sels.
Arsenic (composés minéraux de l').
Arsenic métalloïdique.
Atropine et ses sels.
Belladone (feuille, racine).
Bromoforme.
Brucine et ses sels.
Cantharides entières (poudre).
Cantharides et ses sels.
Carbone (oxychlorure de) [phosgène].
Carbone (sulfure de).
Carbone (tétrachlorure de).
Chloro-diméthyl-amino-méthyl-pyrimidine, sauf les préparations visées au tableau C (section I).
Chloro-éthane (Tétra-) [tétrachlorure d'acétylène].
Chloroforme.
Chloropicrine.
Ciguë (fruit).
Colchicine et ses sels.
Colchique (semence).
Conine et ses sels.
Convallatoxine.
Coque du Levant.
Cortisone.
Croton (huile de).
Curare et curarines.
Cyanhydrique (acide).
Cyanures métalliques.
Digitale (feuille).
Digitales (hétérosides des).
Digitaline.
Dioxycoumarinylacétique (ester éthylique de l'acide) et ses sels.
Duboisine et ses sels.
Emétique.
Ergot de seigle.
Ergot de seigle (alcaloïde de l').
Esérine et ses sels.
Ethylène (oxyde d').
Fève de Calabar.
Fève de Saint-Ignace.
Fluoracétates (Mono-) alcalins.
Homatropine et ses sels.
Hormone corticotrope ACTH.
Hydrastine.
Hydrastinine et ses sels.
Hyoscyamine et ses sels.
Isodianisyl-éthanolamine et ses sels.
Jûniperus phoenicea (feuille, essence).
Jusquiame (feuille, semence).
Mercure (benzoate de).
Mercure (bichlorure de).
Mercure (bi-iodure de).
Mercure (Chlorure de méthoxy-éthyl-).
Mercure (nitrates de).
Mercure (oxycyanure de).
Mercure (oxydes de).
Mercure (Silicate de méthoxy-éthyl-).
Mercuriels (Composés organo-) destinés à la désinfection des semences.
Méthyl-bis-chlorethylamine et ses sels.
Méthyle (bromure de), sauf extincteurs d'incendie.
Méthylène dihydroxycoumarine.
Méthylnonylcétone.
Morpholyléthylmorphine.
Nicotine et ses sels, sauf les poudres visées au tableau C (section I).
Noix vomique.
Oléandrine.
Opium (alcaloïdes de l'), leurs sels et leurs dérivés, autres que ceux nommément désignés au tableau B (section I).
Pavot (capsule sèche).
Phosphate (Tétra-) d'hexa-éthyle.
Phosphate (Pyro-) de tétra-éthyle.
Phosphate (Thio-) de di-éthyle et paranitrophényle, sauf les préparations pulvérulentes ou pâteuses visées au tableau C (section I).
Phosphore blanc.
Phosphorées (pâtes), sauf les préparations visées au tableau C (section I).
Phosphure de calcium.
Phosphure de zinc.
Picrotoxine.
Pilocarpine et ses sels.
Plomb tétra-éthyle, sauf les préparations en contenant au maximum 0,35 p. 100.
Quassine.
Radio-éléments :
De la série de l'uranium et du radium ;
De la série de l'actinium ;
De la série du thorium et leurs sels, à l'exclusion des eaux naturelles radio-actives et des boues naturelles radio-actives.
Produits intermédiaires aux résidus radio-actifs de la préparation de ces sels.
Radio-éléments artificiels :
Préparations de toutes natures rendues radio-actives par incorporation de radio-éléments, d'eaux ou de boues naturelles radio-actives ou par tous autres procédés.
Rue (feuille, essence).
Sabine (feuille, essence).
Scopolamine et ses sels.
Sélénites et séléniates métalliques.
Stramoine (feuille).
Strophantine.
Strophantine G (ouabaïne).
Strophantus.
Strychnine et ses sels.
Tétra-éthyl-thio-urane (disulfuré de).
Thallium (sels de).
Trinitroglycérine (nitroglycérine).
Vératrine et ses sels.
Yohimbine et ses sels.

détails d'exécution sont fixés par *décret ministériel en date du 14 septembre 1916.*

Loi du 12 juillet 1916. — ARTICLE PREMIER. — Les contraventions aux règlements d'administration publique sur la vente, l'achat et l'emploi des substances vénéneuses sont punies d'une amende de cent à trois mille francs (100 à 3 000 fr) et d'un emprisonnement de six jours à deux mois, ou de l'une de ces deux peines seulement.

ART. 2. — Seront punis d'un emprisonnement de trois mois à deux ans et d'une amende de mille à dix mille francs (1 000 à 10 000 fr), ou de l'une de ces deux peines seulement, ceux qui auront contrevenu aux dispositions de ces règlements concernant les stupéfiants tels que : opium brut et officinal, extraits d'opium ; morphine et autres alcaloïdes de l'opium (à l'exception de la codéïne), de leurs sels et de leurs dérivés ; cocaïne, ses sels et ses dérivés ; haschisch et ses préparations.

Seront punis des mêmes peines ceux qui auront usé en société desdites substances ou en auront facilité à autrui l'usage à titre onéreux ou à titre gratuit soit en procurant dans ce dessein un local, soit par tout autre moyen.

Les tribunaux pourront, en outre, prononcer la peine de l'interdiction des droits civiques pendant une durée d'un à cinq ans.

ART. 3. — Seront punis des peines prévues en l'article 2 :

Ceux qui, au moyen d'ordonnances fictives, se seront fait délivrer ou auront tenté de se faire délivrer l'une des substances vénéneuses visées audit article ;

Ceux qui, sciemment, auront, sur la présentation de ces ordonnances, délivré lesdites substances, ainsi que les personnes qui auront été trouvées porteurs, sans motif légitime, de l'une de ces mêmes substances.

ART. 5. — Les peines seront portées au double, en cas de récidive, dans les conditions de l'article 58 du Code pénal.

Les lois des 19 juillet 1845 et 12 juillet 1916 ont été complétées par la loi du 20 décembre 1933, le décret-loi du 29 juillet 1939, le décret du 19 novembre 1948 et l'arrêté du 15 novembre 1951.

Les principales dispositions sont les suivantes :

Les substances vénéneuses sont, en ce qui concerne l'importation, l'achat, la vente, la détention et l'emploi, soumises à des régimes distincts, selon qu'elles sont classées dans les tableaux A (produits toxiques), B (produits stupéfiants), ou C (produits dangereux), annexés aux décrets.

Quiconque veut faire le commerce d'une ou plusieurs substances classées au tableau A ou exercer une industrie qui en nécessite l'emploi est tenu d'en faire préalablement la déclaration devant le maire de la commune dans laquelle est situé son établissement ; à Paris et dans le ressort de la préfecture de police, la déclaration doit être faite à ladite préfecture.

Il est interdit de détenir en vue de la vente, de vendre, de livrer, d'expédier ou de faire circuler ces substances autrement que renfermées dans des enveloppes ou récipients portant inscrit le nom desdites substances, tel qu'il figure dans le tableau annexé au décret.

Cette inscription doit être faite en caractères noirs très apparents sur une étiquette rouge-orangé, fixée de telle sorte qu'elle ne puisse être involontairement détachée.

L'inscription ci-dessus visée doit être accompagnée de la mention « *Poison* » sur une bande de même couleur faisant le tour de l'enveloppe ou du récipient.

Les pharmaciens ne peuvent délivrer lesdites substances, pour l'usage de la médecine humaine ou vétérinaire, que sur la

TABLEAU B
(Produits stupéfiants.)

Opium brut.
Poudre d'opium.
Extrait d'opium.
Extraits de pavot.
Morphine et ses sels.
Diacétylmorphine et ses sels.
Benzoylmorphines et leurs sels.
Hydroco-oxycodéinone et ses sels.
Dihydro-oxycodéinone et ses sels.
Dihydromorphinone et ses sels.
Dihydromorphine et ses sels.
N. oxymorphine.
Composés N. oxymorphiniques.
Composés morphiniques à azote pentavalent.
Thébaïne.
Feuilles de coca.
Cocaïne brute.
Ecgonine.
Cocaïne et ses sels.
Chanvre indien.
Résine de chanvre indien.
Extrait et teinture de chanvre indien.
Diméthylacétyldihydrothébaïne et ses sels.
Diméthylamino-diphényl-heptanone et ses sels.
Ether éthylique de l'acide méthyl-phényl-pipéridine carbonique et ses sels.
Bêta-hydroxy-alpha-bêta-diphényléthylamine et ses sels.
Méthyldihydromorphinone et ses sels.
Ethyl cétone (hydroxyphényl-3)-4 méthyl-1 pipéridyl-4 et ses sels.
Ester éthylique de l'acide méthyl-1 méta-hydro-xyphényl-4 pipéridine carboxylique-4 et ses sels.
Alpha-diméthyl-1,3 phényl-4 propionoxy-4 pipéridine et ses sels.
Bêta-diméthyl-1,3 phényl-4 propionoxy-4 pipéridine et ses sels.
Diphényl-4,4 méthyl-5 diméthylamino-6 hexanone-3 et ses sels.
Diméthylamino-6 diphényl-4,4 heptanol-3 et ses sels.
Diméthylamino-6 diphényl-4,4 acétoxy-3 heptane et ses sels.
Morpholine-6 diphényl-4,4 heptanone-3 et ses sels.
Bêta-méthyl-1 éthyl-3 phényl-4 propionoxy-4 pipéridine et ses sels.
Acétyldihydrocodéine.
Dihydrocodéine.
Hydroxy-3-N-méthylmorphinone.

TABLEAU C
(Produits dangereux.)

Acétique (acide), sauf les préparations en contenant au maximum 20 p. 100.
Adonis vernalis.
Allyle (isothiocyanate d') [essence de moutarde synthétique].
Aminobenzène (aniline) et ses dérivés chlorés, nitrosés, nitrés, sulfonés.
Aminotoluènes (toluidines et leurs dérivés chlorés, nitrosés, nitrés, sulfonés).
Aminoxylènes (xylidines) et leurs dérivés chlorés, nitrosés, nitrés, sulfonés.
Aminodiphényle (Di-) [benzidine].
Aminophénols.
Aminorésorcines.
Aminophénols (Di-).
Aminorésorcines (Di).
Aminosalicylique (Acide para-).
Ammoniaque, sauf les préparations contenant au maximum 5 p. 100 de gaz ammoniac dissous.
Anémone pulsatille.
Anesthésiques locaux inscrits au tableau C (section II).
Anthracène (huile d'), sauf les préparations en contenant au maximum 85 p. 100.
Antimoine (chlorure d').
Argent (nitrate d') [azote d'].
Arsenic (composés organiques de l').
Baryum (sels de), sauf le sulfate.
Brome, sauf les préparations en contenant au maximum 2 p. 100.
Butylique tertiaire trichloré (alcool).
Carbazol (dérivés nitrés du).
Chénopodium (essence de).
Chloral hydraté.
Chloralose (glucochloral).
Chloramine T.
Chlorates métalliques.
Chlorhydrique (acide), sauf les préparations en contenant au maximum 5 p. 100.
Chloro-amylènes.
Chlorodiméthylamino méthyl pyrimidine (préparations contenant au maximum 0,1 p. 100 de).
Chloro-éthane (Alpha di-) [chlorure d'éthylidène].
Chloro-éthane (Alpha tri-) [méthylchloroforme].
Chloro-éthane (Bêta di-) [chlorure d'éthylène], sauf les préparations en contenant au maximum 5 p. 100.
Chloro-éthane (Hexa-), sauf les préparations en contenant au maximum 5 p. 100.
Chloro-éthane (Penta-).
Chloro-éthylène (Alpha di-) [dichlorure d'acétylidène], sauf les préparations en contenant au maximum 5 p. 100.
Chloro-éthylène (Bêta di-) [dichlorure d'acétylène), sauf les préparations en contenant au maximum 5 p. 100.
Chloro-éthylène (Mono-) [chlorure de vinyle monomère].
Chloro-éthylène (Tétra-) [éthylène perchloré], sauf les préparations en contenant au maximum 5 p. 100.
Chloro-éthylène (Tri-), sauf les préparations en contenant au maximum 5 p. 100.
Chlorométhane (Di-) [chlorure de méthylène], sauf les préparations en contenant au maximum 5 p. 100.
Chromates (Bi-) alcalins.
Chromique (acide).
Coloquinte.
Créosote, sauf les préparations en contenant au maximum 3 p. 100.
Crésylols (crésols) et crésylates, sauf les préparations en contenant au maximum 5 p. 100.
Crésols (dérivés nitrés des) et leurs sels alcalins.
Dibenzylméthylamine et ses sels.
Dichlorodiphényltrichloro-éthane (ou D.D.T.), sauf les préparations en contenant au maximum 25 p. 100.
Emétine et ses sels.
Ephédrine et ses sels.
Euphorbe.
Fluorhydrique (acide).
Fluorures métalliques.
Fluosilicate de baryum.
Fluosilicates métalliques solubles.
Fluosilicates métalliques insolubles, sauf les préparations en contenant au maximum 25 p. 100.
Folliculine et ses sels.
Folliculine (Dihydro-) et ses sels.
Formaldéhyde (formol), sauf les préparations en contenant au maximum 5 p. 100.
Gaïacol.
Gomme gutte.
Hexachlorocyclohexane (ou H.C.H.) et ses dérivés scufrés, sauf les préparations en contenant au maximum 50 p. 100.
Hydroquinone, sauf les préparations en contenant au maximum 2 p. 100.
Iode.
Ipéca.
Lobélie.
Lobéline et ses sels.
Malonylurée (dérivés de la) et leurs sels inscrits au tableau C (section II).
Mercure.
Mercure (protochlorure de) [calomel].
Mercure (proto-iodure de).
Mercure (sulfate de).
Mercure (sulfocyanure de).
Métaldéhyde, sauf les préparations en contenant au maximum 5 p. 100.
Morelle noire.
Naphtol bêta.
Naphtylamines.
Naphtyl thio-urée (Alpha-).
Nicotinées (poudres) pour poudrages contenant au maximum 3 p. 100 de nicotine.
Nitrique (acide) [acide azotique], sauf les préparations en contenant au maximum 2 p. 100.
Nitrite d'amyle.
Nitrites métalliques (azotites métalliques).
Nitrobenzène (essence de mirbane), sauf les préparations en contenant au maximum 5 p. 100.
Nitroprussiates (nitroferricyanures alcalins).
Œstrogènes de synthèse.
Oxalates alcalins.
Oxalique (acide).
Pelletiérine et ses sels.
Peroxyde d'hydrogène (eau oxygénée), sauf les dilutions stabilisées en contenant moins de 40 p. 100.
Phénol et phénates, sauf les préparations en contenant au maximum 5 p. 100.
Phénols (Dinitro-) et phénates dinitrés.
Phénylaminopropane et ses sels.
Phénylènediamine (Méta- et Para-), leurs dérivés substitués et leurs sels.
Phénylhydrazine.
Phénylisopropylamine et ses sels.
Phénylméthylaminopropane et ses sels.
Phosphate (Thio-) de di-éthyle et paranitrophényle sous formes pulvérulentes ou pâteuses.
Phosphorées (pâtes) dont la concentration est au maximum de 1 p. 100 en phosphore.
Phosphore (sesquisulfure de).
Phosphorique (acide ortho-), sauf les préparations en contenant au maximum 10 p. 100.
Picrique (acide), sauf les préparations en contenant au maximum 1 p. 100.
Plomb (acétate de).
Plomb (sous-acétate de) liquide.
Plomb (carbonate basique de) [céruse].
Plomb (iodure de).
Plomb (nitrate de) [azotate de].
Plomb (protoxyde de) [litharge].
Plomb (sels de) non dénommés.
Podophylle (résine).
Potasse caustique (hydroxyde de potassium).
Potasse (lessive de), sauf les préparations contenant au maximum 3 p. 100 de potasse.
Pyridine.
Pyrogallol, sauf les préparations en contenant au maximum 1 p. 100.
Résorcine.
Santonine.
Scille rouge, sauf les préparations contenant moins de 5 p. 100 de scille en poudre.
Soude caustique (hydroxyde de sodium).
Soude (lessive de), sauf les préparations contenant au maximum 3 p. 100 de soude.
Spartéine et ses sels.
Streptomycine.
Sulfamides (produits benzéniques sulfurés à groupement) et dérivés azoïques colorés ou non (sulfamides, colorants azoïques, etc.).
Sulfocarbonates alcalins.
Sulfureux (anhydride), sauf les préparations en contenant au maximum 10 p. 100.
Sulfurique (acide), sauf les préparations en contenant au maximum 2 p. 100.
Thiodiphénylamine (phénothiazine), sauf les préparations en contenant au maximum 50 p. 100.
Thioglycolique (acide) et ses sels.
Toluylènediamine (Méta- et Para-) et leurs sels.
Trioxyméthylène, sauf les préparations en contenant au maximum 5 p. 100.
Vitamine D.
Xanthates et alkylxanthates alcalins.
Zinc (acétate de).
Zinc (chlorure de).
Zinc (sulfate de).
Zinc (sulfophénate de).

prescription d'un médecin ou d'un vétérinaire.

Toutefois, ils peuvent délivrer, sur la prescription d'un chirurgien-dentiste ou d'une sage-femme diplômée, celles desdites substances dont la liste est fixée par arrêté du ministre de la Santé publique.

Le pharmacien ne peut exécuter à nouveau, sauf indication contraire du médecin, les ordonnances prescrivant les toxiques du tableau A, à l'exception des médicaments destinés à être appliqués sur la peau.

Le pharmacien doit inscrire l'ordonnance sur un registre spécial, coté et paraphé par le maire ou le commissaire de police, et qui doit être conservé dix ans, en mentionnant le nom et l'adresse de l'auteur de la prescription, le renouvellement éventuel de l'ordonnance.

Le médecin ne peut délivrer les substances inscrites au tableau B que sur un *carnet à souches* délivré par l'Ordre des médecins (décret du 28 août 1945) ; il doit dater et signer l'ordonnance, écrire en toutes lettres doses et quantités, et ne doit pas prescrire pour plus de sept jours. Le médecin doit, en outre, porter sur l'ordonnance et la souche du carnet le nom et l'adresse du malade à qui la prescription est destinée (*fig.* 1908).

Il est interdit aux pharmaciens de renouveler aucune ordonnance prescrivant des substances du tableau B, soit en nature, soit sous forme de solutions destinées à des injections sous-cutanées.

La même interdiction s'applique aux ordonnances prescrivant des poudres composées à base de cocaïne, de ses sels ou de ses dérivés et renfermant ces substances dans une proportion égale ou supérieure au centième, ainsi qu'aux ordonnances prescrivant des préparations destinées à être absorbées par la voie stomacale et contenant, à une dose quelconque, des substances du tableau B.

Les pharmaciens peuvent délivrer aux médecins, aux vétérinaires, aux chirurgiens-dentistes et aux sages-femmes les substances du tableau B nécessaires à l'exercice de leur profession.

Les pharmaciens ne peuvent délivrer ces substances qu'à des praticiens domiciliés dans la commune ou dans des communes contiguës, lorsque celles-ci sont dépourvues d'officine.

Les substances du tableau C ne peuvent être délivrées au public que sur ordonnance, qui ne peut être renouvelée qu'après un délai déterminé par le mode d'administration indiqué sur la prescription par son auteur. L'inscription doit se faire sur le registre spécial, comme pour les produits du tableau A.

Quiconque détient, en vue de la vente, des substances inscrites au tableau C est tenu de les placer dans ses magasins de manière qu'elles soient séparées des substances non dangereuses, et notamment des produits destinés à l'alimentation de l'homme ou des animaux.

Lesdites substances doivent être renfermées dans des récipients ou enveloppes portant le nom de la substance, tel qu'il figure au tableau C. Cette inscription doit être faite en caractères noirs très apparents sur une étiquette verte. Elle doit être accompagnée de la mention « dangereux » inscrite en caractères noirs très apparents sur une étiquette de couleur verte faisant le tour de l'enveloppe ou du récipient.

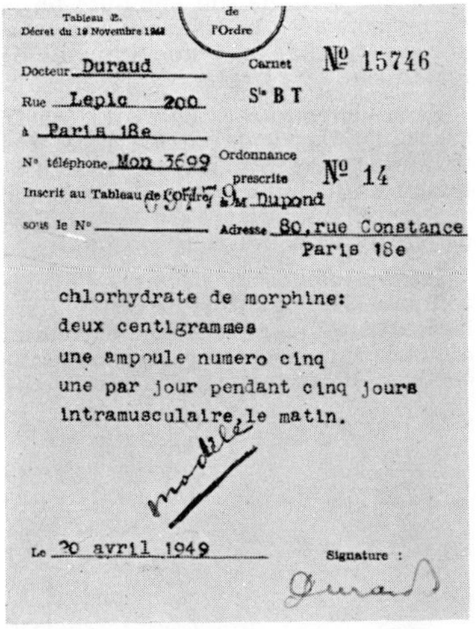
Tableau B. Décret du 19 Novembre 1948
de l'Ordre
Docteur Duraud — Carnet № 15746
Rue Lepic 200 — Sie B T
à Paris 18e
N° téléphone Mon 3699 — Ordonnance prescrite № 14
Inscrit au Tableau de l'Ordre 03479 — M Dupond
sous le N° — Adresse 80, rue Constance Paris 18e

chlorhydrate de morphine:
deux centigrammes
une ampoule numero cinq
une par jour pendant cinq jours
intramusculaire, le matin.

modèle

Le 30 avril 1949 — Signature :

FIG. 1908. — Modèle de fiche extraite d'un carnet à souches délivré par l'Ordre des médecins et sur laquelle le médecin doit obligatoirement délivrer les substances inscrites au tableau B des substances vénéneuses.

Ces substances ne peuvent être délivrées aux acheteurs que contenues dans des récipients ou enveloppes portant, outre le nom de la substance, le nom et l'adresse du vendeur, et entourées d'une bande verte.

TOXOPLASMA. — V. *Supplément.*

TOXOPLASMOSE. — V. *Suppl.*

TRACHÉAL. — Qui a trait à la trachée.

Injections trachéales. — Injections faites à l'intérieur de la trachée, soit pour faire un pansement local, soit pour introduire dans le poumon une substance médicamenteuse.

L'injection peut être pratiquée par

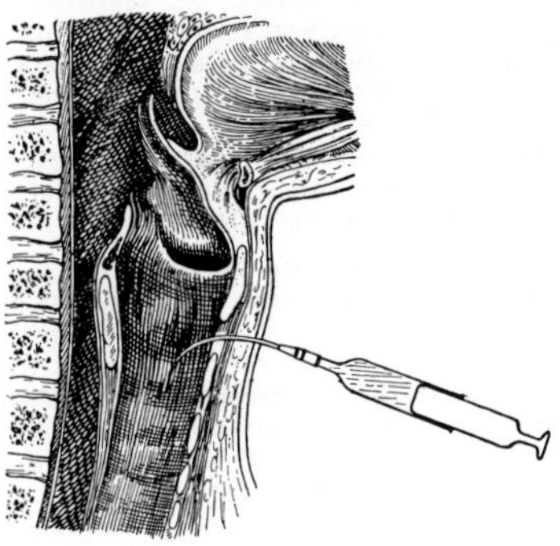

FIG. 1909. — Injection trachéale (Rosenthal).

les voies naturelles (à travers la glotte) ou en passant entre le cartilage cricoïde et le cartilage thyroïde, à travers la peau (*fig.* 1909).

INDICATIONS. *Laryngites* aiguës ou chroniques : injections d'huile goménolée ou eucalyptolée à 5 p. 100, d'huile résorcinée à 1 p. 100.

Affections broncho-pulmonaires : injections quotidiennes d'antibiotiques. On peut aussi injecter par voie intratrachéale du lipiodol dans un dessein thérapeutique ou diagnostique. V. RESPIRATOIRES (Organes).

TRACHÉE-ARTÈRE (du gr. *trakhus*, âpre). — Canal commençant au larynx et se divisant pour former les deux *bronches;* il sert au passage de l'air pendant l'inspiration et l'expiration.

I. TRACHÉE-ARTÈRE (structure et fonctions) [*fig.* 1910]. — Elle a la forme d'un cylindre comprimé sur les côtés et aplati en arrière. Sa longueur est de 12 cm sur 2 cm de largeur. La trachée est constituée par la superposition de seize à vingt anneaux cartilagineux en fer à cheval ouverts en arrière, où ils sont remplacés par des fibres lisses que peuvent comprimer légèrement les aliments passant en arrière dans l'œsophage (sensation d'étouffement). L'intérieur de la tra-

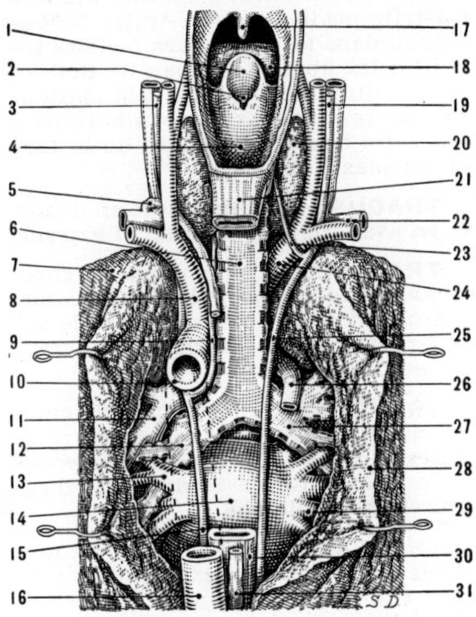

FIG. 1910. — Trachée et bronches, vue postérieure.

1. Epiglotte; 2. Orifice supérieur du larynx; 3. Nerf pneumogastrique gauche; 4. Pharynx; 5. Canal thoracique; 6. Trachée; 7. Poumon gauche; 8. Carotide primitive gauche; 9. Nerf récurrent gauche; 10. Aorte; 11. Artère pulmonaire gauche; 12. Bronche gauche; 13. Veines pulmonaires gauches; 14. Oreillette du cœur; 15. Nerf pneumogastrique gauche; 16. Aorte; 17. Luette; 18. Langue; 19. Nerf pneumogastrique droit; 20. Lobe thyroïdien gauche; 21. Œsophage; 22. Vaisseaux sous-claviers; 23. Nerf récurrent droit; 24. Carotide primitive droite; 25. Nerf pneumogastrique droit; 26. Grande veine azygos; 27. Bronche droite; 28. Poumon droit; 29. Veines pulmonaires droites; 30. Œsophage; 31. Canal thoracique.

chée est tapissé de cils vibratiles qui repoussent de bas en haut les sécrétions (crachats).

Ses vaisseaux viennent des artères et veines thyroïdiennes; ses nerfs, des récurrents.

A l'état normal, le calibre de la trachée est plus grand que le calibre réuni des deux bronches.

II. TRACHÉE-ARTÈRE (affections chirurgicales). — **Corps étrangers liquides.** — CAUSES ET SIGNES. S'il s'agit d'une boisson avalée de travers (en parlant, par exemple), une toux plus ou moins convulsive l'expulse d'ordinaire assez facilement. Plus grave est l'entrée dans la trachée d'une collection de pus, comme celle d'un abcès rétropharyngien (v. PHARYNX). Si la toux ne suffit pas à rejeter le pus et qu'il y ait asphyxie, il faut recourir à la respiration artificielle. V. ASPHYXIE.

Corps étrangers solides. — CAUSES. I. *Déterminantes.* — Les corps étrangers solides peuvent pénétrer dans la trachée : 1° *par les voies naturelles* (bouche ou nez) en traversant le larynx, soit immédiatement, soit après y avoir fait un séjour plus ou moins prolongé : noyaux ou pépins de fruit, grains de blé ou de café, haricots ou lentilles, brins de paille, fragments de verre, de porcelaine ou de fer, épingles, aiguilles, arêtes de poisson, plumes; 2° *par les voies artificielles* (très rare) : canules trachéales, corps pointus pénétrant de l'œsophage dans les bronches.

II. *Prédisposantes.* — Enfance et vieillesse, lésion du pharynx, sommeil, aspiration brusque, volontaire ou involontaire, au cours du rire et du bâillement, au cours de jeux d'enfants.

SIGNES. La forme et le volume du corps étranger jouent un rôle important; s'ils sont irréguliers, ils se fixent aux parois; s'ils sont gros, à la partie supérieure de la trachée. Ils sont souvent mobiles; la fermeture de la glotte, chaque fois qu'ils s'en rapprochent, empêche seule leur expulsion. Un accès de suffocation et une toux convulsive marquent leur entrée dans la trachée, puis ces accès se produisent d'une façon intermittente, tantôt spontanément, tantôt à l'occasion d'un effort (toux, parole, mouvement).

COMPLICATIONS. Abcès et œdème du larynx, bronchite chronique, emphysème pulmonaire, pneumonie, gangrène et hémorragie pulmonaire.

TRAITEMENT. Essayer l'expulsion spontanée en renversant le sujet la tête en bas, mais les chances sont faibles et il n'y a pas lieu d'insister; si la gêne respiratoire est forte, la trachéotomie s'impose. L'accès de suffocation et la gêne respiratoire ultérieure sont proportionnés au volume de l'objet et à sa mobilité.

La *bronchoscopie* (v. ŒSOPHAGOSCOPIE) peut rendre les plus grands services en permettant l'extraction du corps étranger, mais elle ne peut être exécutée que par un spécialiste expérimenté.

Fractures et plaies. — CAUSES. Elles sont surtout fréquentes entre 14 et 20 ans et s'observent en général au point de réunion avec le larynx ou entre deux anneaux. Elles se produisent sous l'action d'une pression directe exercée d'avant en arrière, aplatissant la trachée sur la colonne vertébrale.

Le trait de la fracture est d'ordinaire transversal avec écartement des deux bouts fracturés, d'où tendance rapide à l'asphyxie.

SIGNES. Douleurs, gêne respiratoire, toux, crachements de sang.

TRAITEMENT. Repos absolu; assurer l'accès de l'air par la trachéotomie, le tubage.

Rétrécissement. — CAUSES. Rétraction du tissu cicatriciel succédant à une ulcération traumatique (corps étranger), syphilitique ou tuberculeuse, ou à une inflammation chronique de la trachée. Les lésions syphilitiques ont leur siège le plus habituel à sa partie inférieure. Compression par une tumeur extérieure.

TRAITEMENT. Dilatation par des bougies.

III. TRACHÉE-ARTÈRE (affections médicales). — **Trachéite aiguë.** — V. à RESPIRATOIRES (Organes) : *Bronchite.*

Trachéite chronique. — CAUSES. Bronchite aiguë ou chronique, maladies du nez et du pharynx, laryngites aiguës et chroniques.

SIGNES. Toux rauque (son de chaudron fêlé), modification de la voix, dont le timbre est affaibli et rauque, sensation pénible au niveau de la trachée. D'autre part, le médecin ne perçoit aucun signe anormal dans la poitrine, qui n'est pas ou plus intéressée.

Ozène trachéal. — Cette lésion succède à l'ozène nasal (v. NEZ [maladies]) et se caractérise par l'expulsion de crachats fétides ne venant pas du nez, car ils sont rejetés après qu'un lavage a débarrassé cette cavité de ses mucosités.

Trachéite hémorragique. — Les petits crachements de sang qui se produisent dans cette forme font craindre une tuberculose pulmonaire, mais l'examen radiologique pulmonaire est négatif et l'examen au laryngoscope montre la coloration rouge des espaces intercartilagineux de la partie supérieure de la trachée.

TRAITEMENT. Inhalation de vapeur de menthol, d'eucalyptol.

TRACHÉITE. — Inflammation de la trachée. V. ci-dessus et à RESPIRATOIRES (Organes).

TRACHÉOSCOPIE (du gr. *trakheia,* trachée, et *skopein,* examiner). — Le dispositif est le même que celui de la

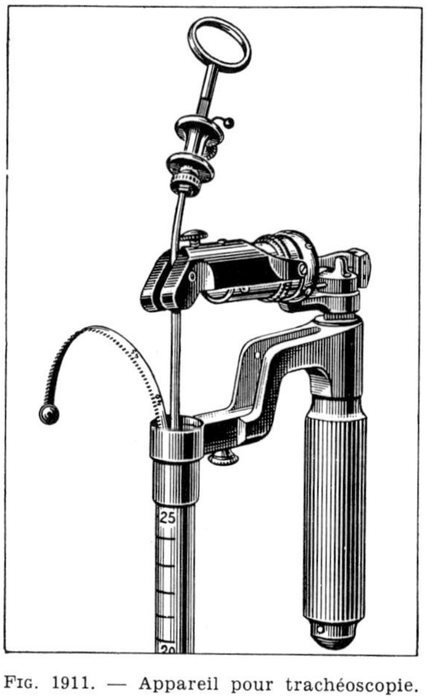

FIG. 1911. — Appareil pour trachéoscopie.

laryngoscopie (v. à LARYNX) et surtout de la bronchoscopie. V. ŒSOPHAGE : *Œsophagoscopie.*

TRACHÉOTOMIE (du gr. *trakheia,* trachée, et *tomê,* section). — Opération qui consiste à faire une boutonnière dans la partie supérieure de la trachée, au-dessous du larynx, de façon à permettre par cette voie la respiration qui ne peut s'effectuer normalement par suite de l'existence d'un obstacle (fausses membranes de la diphtérie, tumeur). Une canule en argent, par laquelle l'air entre et sort, est introduite dans l'ouverture. Voir DIPHTÉRIE.

TRACHOME (du gr. *trakhus,* raboteux). — Conjonctivite granuleuse endémique causée par *Rickettsia trachomatis* dans les pays chauds. V. ŒIL (maladies de la conjonctive).

TRACTIONS. — Pour les tractions rythmées de la langue, v. ASPHYXIE.

TRACTOTOMIE (du lat. *tractus,* action de tirer, et du gr. *tomê,* section). — Section chirurgicale de fibres nerveuses dans leur trajet intra-encéphalique ou bulbaire. C'est ainsi qu'on a sectionné la racine descendante du trijumeau dans son trajet bulbospinal, dans les névralgies faciales rebelles; les fibres du ruban de Reil au niveau du mésencéphale, à la hauteur du tubercule quadrijumeau antérieur, dans des douleurs rebelles de la face et du plexus brachial.

TRAGUS. — Saillie placée en dehors et en avant de l'orifice auditif externe.

TRAMITE. — Inflammation chronique de la trame pulmonaire, ordinairement tuberculeuse et visible sur la radiographie pulmonaire sous forme d'un réseau.

TRANCHÉES. — Coliques violentes ou douleurs qui se produisent dans l'utérus chez des nouvelles accouchées, par suite de la difficulté d'expulser des caillots.

TRANSAMINASES. — Groupe d'enzymes : les mieux connues sont les transaminases glutamique-oxaloacétique (T. G. O.) et glutamique-pyruvique (T. G. P.). Leur dosage est précieux au cours de deux affections.

Au cours de l'*hépatite virale,* les T. G. O. et les T. G. P. sont augmentées; leur élévation maximale correspond à l'installation de l'ictère; elles se normalisent, ensuite, en un mois environ. Au cours de l'*infarctus du myocarde,* la T. G. O. augmente fortement dès le deuxième jour de l'accident, puis se normalise en six à dix jours.

TRANSFUSION. — Injection, dans les vaisseaux d'un être humain (*récepteur*), de sang frais ou conservé, prélevé sur un autre sujet (*donneur*).

La *quantité* de sang à injecter varie suivant les cas : 100 à 200 g (petites transfusions) ou 400 à 600 g (transfusions massives).

Technique. — On peut injecter du *sang pur,* à l'aide de seringues spéciales paraffinées, ou du *sang citraté* incoagulable.

Il est des cas urgents où il est nécessaire d'avoir sous la main du sang humain citraté et *conservé* en glacière à + 2°. Ce sang doit être réchauffé à 37-38° avant l'emploi.

Sang pur. — La *seringue de Jubé,* de 10 cm³, est aspirante et foulante, sans soupape; elle a un corps de pompe avec deux tubulures latérales, auxquelles se fixeront deux tubes de caoutchouc, munis chacun d'une aiguille : par l'un arrivera le sang du donneur, par l'autre il passera dans la veine du receveur. Le piston a une rigole permettant, suivant l'orientation donnée, d'aspirer dans un sens et de refouler dans l'autre. Donneur et receveur sont étendus côte à côte.

La *seringue de Tzanck* (*fig.* 1914, 2) pivote autour d'un robinet à trois voies qui termine son embout; on la réunit soit avec le donneur, soit avec le receveur, soit avec une ampoule de sérum salé ou citraté.

Sang citraté. — Le sang rendu incoagulable par le citrate n'est pas toxique et présente les propriétés biologiques du sang pur. On emploie ordinairement 4 cm³ de la solution de citrate de soude à 10 p. 100.

Instrumentation de Bécart. — Elle se compose d'une aiguille de gros calibre légèrement incurvée à son extrémité mousse, d'un petit trocart pour le récepteur, et d'une ampoule graduée de

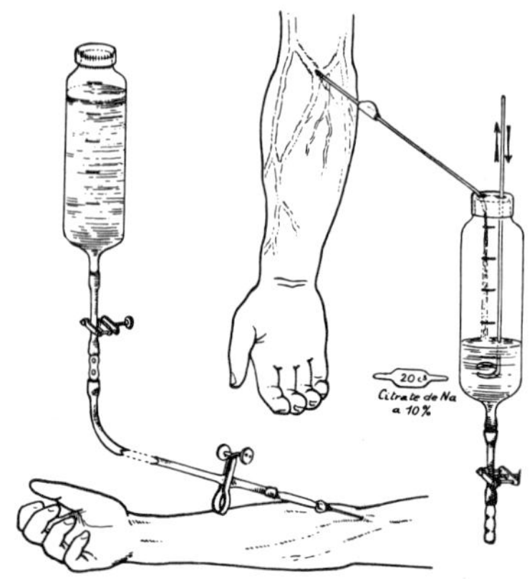

FIG. 1912. — Transfusion du sang citraté, méthode de Bécart.

500 cm³ qu'on adapte au trocart à l'aide d'un tube de caoutchouc muni d'un ajutage en verre rodé.

Le sang du donneur est recueilli par ponction veineuse et collecté dans l'ampoule contenant le citrate, le caoutchouc étant serré avec une pince souple. Un aide mélange sang et citrate avec un agitateur. On ponctionne la veine du receveur; on adapte à l'aiguille l'embout de caoutchouc de l'ampoule, qu'on élève progressivement à 60 cm³ (*fig.* 1912).

Instrumentation de Weill. — La prise de sang est faite avec une aiguille de Vernes de 20 à 25 dixièmes de millimètre; le sang est recueilli dans une capsule de porcelaine stérilisée à l'autoclave, où l'on a préalablement versé une ampoule de 10 cm³ d'une solution d'eau citratée au dixième. On injecte le sang citraté dans la veine du coude

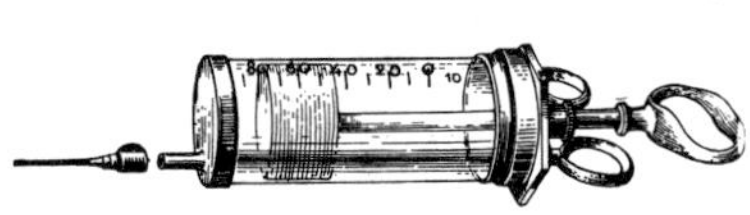

FIG. 1913. — Seringue de Weill.

du receveur avec une seringue de 100 cm³ pourvue d'un piston d'argent bien rodé et d'anneaux de prise. L'aiguille s'adapte non au centre, mais excentriquement (*fig.* 1913), permettant l'injection jusqu'à la dernière goutte, sans que l'introduction d'air dans la veine soit possible.

Lieu de l'injection. — *Chez l'adulte.* — L'injection du sang se fait le plus habituellement dans une des veines du pli du coude.

Chez le jeune enfant. — L'injection se pratique à petites doses dans les veines du crâne (veines épicrâniennes ou sinus longitudinal, en passant à travers la grande fontanelle).

Accidents. — La transfusion est parfois suivie d'accidents qui peuvent se diviser en trois groupes.

Accidents immédiats légers. — **Ils** sont fréquents, mais sans gravité, et il faut les connaître pour ne pas s'alarmer à tort. Ce sont des frissons, de l'excitation psychique, de la dyspnée avec angoisse respiratoire, de la cyanose de la face et du tronc, des nausées, des coliques, etc. La plupart de ces phénomènes disparaissent rapidement et peuvent être facilement expliqués par les réactions vaso-motrices intenses que provoque la pénétration du sang transfusé. C'est pourquoi il faut faire la transfusion lentement, afin de permettre au système vaso-moteur de s'adapter sans surprise au nouveau régime circulatoire.

Accidents immédiats graves. — Heureusement rares, ces accidents sont réellement très graves, au point, si l'on n'interrompt pas la transfusion, d'être suivis de la mort du patient en quelques instants. Ils consistent en fourmillements douloureux dans les membres, sensation de plénitude de la tête, oppression précordiale, douleurs lombaires puis abdominales « excruciantes », cyanose de la face, dyspnée, ralentissement du pouls, syncope. Si l'on continue malgré ces signes, le blessé présente tout à coup de la mydriase, quelques mouvements respiratoires rapides, et succombe sans que la respiration artificielle, pratiquée aussitôt, puisse le ranimer. C'est en somme le tableau du choc colloïdoclasique.

Les connaissances actuelles des groupes sanguins rendent ces accidents exceptionnels.

Accidents tardifs. — Les uns sont légers et fugaces. Ce sont des céphalées, de la fièvre, du prurit, de l'urticaire, des érythèmes, des œdèmes localisés. Ils ont une origine colloïdoclasique.

Les autres, graves, résultent de l'hétérogénéité sanguine et se caractérisent par une *hémoglobinurie* plus ou moins intense et prolongée, suivie parfois d'anurie mortelle, plus souvent d'albuminurie, de cylindrurie, d'oligurie, d'une crise d'urémie convulsive, d'œdèmes de la face et des membres. Dans certains cas, grippe, œdème aigu du poumon.

CAUSES. Certains de ces *accidents* sont d'ordre *mécanique* (pénétration de l'air dans les veines, dilatation aiguë du cœur), d'ordre *anaphylactique* (très rares), d'ordre *humoral.* Ces derniers, les plus importants, résultent de l'incompatibilité de deux sangs, celui du donneur et celui du receveur, en raison de l'action agglutinante et hémolytique d'un sang sur l'autre.

Choix du donneur. — Ce choix est délicat, mais indispensable. Afin d'éviter les accidents, le donneur de sang sera d'un *groupe sanguin* compatible avec celui du receveur. V. SANG.

Indications. — *Grandes hémorragies.* — La transfusion remplace une partie du sang perdu par du sang homogène, qui ravitaille en oxygène le système nerveux; elle arrête les hémorragies inaccessibles grâce à son puissant pouvoir hémostatique; enfin, elle donne un coup de fouet énergique à l'hématopoïèse, même chez certains blessés infectés (Jeanbreau).

Il n'est pas douteux que les injections salines (sérum artificiel) ont d'excellents effets dans les hémorragies moyennes; mais, dans les grandes hémorragies, la mort arrive malgré le sérum. Dans ces cas, la transfusion est une nécessité absolue et constitue l'unique chance de salut.

Choc. — Le choc peut être le résultat d'un des processus suivants : ébranlement nerveux, anémie par hémorragie, septicémie, intoxication.

La transfusion du sang est indiquée dans le choc parce que, dans cet état, il y a : hypotension artérielle; réduction du volume du sang circulant; acidose, c'est-à-dire désoxydation du sang et viscosité sanguine accrue.

Or, la transfusion de sang apporte aux centres nerveux le liquide nourricier dont ils sont privés, et aux tissus une quantité importante d'oxygène que chaque globule sanguin véhicule avec lui; elle met en mouvement la masse sanguine jusque-là immobile dans les capillaires.

Si l'on voulait comparer l'efficacité de transfusion du sang à celle des vieux moyens, on pourrait dire que les injections salines, de caféine, d'huile camphrée, sont à la transfusion de sang ce que le gargarisme d'eau boriquée est au sérum de Roux, en cas de diphtérie.

La transfusion est indiquée chaque fois que la teneur artérielle maximum est basse, au-dessous de 90 mm.

Soins pré- et postopératoires. — Les indications sont multiples, quotidiennes : goitre toxique, exophtalmique, fibrome anémié, cancer anémié, ulcère ou cancer d'estomac anémié ou affaibli, opérations abdominales graves. Tous les malades qui sont à la veille de subir un traumatisme chirurgical important, toutes les opérations qui laissent prévoir un choc possible, un degré d'anémie assez marqué, toutes les opérations biliaires pouvant faire craindre des hémorragies postopératoires, par non-coagulabilité du sang, doivent être traités d'abord par une transfusion de sang avant l'opération; la transfusion sera répétée le soir même ou le lendemain.

Infections aiguës. — Septicémies chirurgicales à streptocoques ou à staphylocoques; infection puerpérale; grippe maligne; diphtérie maligne; fièvre typhoïde grave; néphrites et suppurations urinaires.

Dans les cas de septicémies, on recourra avec avantage à l'*immuno-transfusion,* qui consiste à injecter aux malades infectés une certaine quantité de sang étranger préalablement immunisé. On commence par injecter au donneur, tous les quinze jours pendant deux à trois mois, une dose de vaccin microbien pour provoquer dans son sang des anticorps spécifiques; puis, une heure avant la transfusion, on injecte dans les veines du donneur une dose de vaccin contenant 100 millions de corps microbiens. Pour que cette méthode soit pratique, il faut avoir des donneurs préparés d'avance.

Infections chroniques. — Tuberculoses chirurgicales ou pulmonaires; cancer.

Intoxications. — L'intoxication peut être exogène (*empoisonnement aigu* par les champignons, l'oxyde de carbone, le gaz d'éclairage, le mercure, le benzol, le nitrobenzol, les barbituriques, la morphine, etc.) ou endogène (urémie, éclampsie puerpérale, vomissements incoercibles de la grossesse, acidose, etc.). Si le traitement habituel échoue, il faut, *sans attendre,* pratiquer une saignée abondante, suivie d'une transfusion égale de sang pur ou citraté. Ne pas attendre que le sujet soit moribond avant de commencer cette opération; plus on attendra et moins le succès sera assuré.

Dans l'*intoxication aiguë par oxyde de carbone,* il n'y a pas perte de sang réelle, il y a néanmoins une réduction de la capacité respiratoire du sang. Il est donc rationnel de substituer aux globules altérés des globules normaux : les faits l'ont prouvé.

Dans l'*éclampsie puerpérale* et dans l'*urémie,* il faut faire une saignée copieuse avant de faire la transfusion de sang.

En cas d'*acidose,* il est bon de faire absorber au futur donneur, pendant vingt-quatre heures, une dose élevée d'alcalins. L'action modificatrice et neutralisante du sang ainsi injecté sera alors plus efficace.

Accidents consécutifs à l'irradiation. — A la suite de la curiethérapie et de la rœntgenthérapie pénétrante, on observe quelquefois des accidents d'anémie grave et de toxémie. Ces accidents disparaissent si l'on fait la transfusion du sang.

Goitres toxiques. — Qu'il s'agisse de tétanie postopératoire, qu'il s'agisse d'accidents toxiques survenus au cours du goitre exophtalmique ou au cours des goitres ordinaires, ces accidents sont conjurés par la transfusion de sang.

Affections hémorragiques. — Elles constituent une des indications les plus impératives de la transfusion de sang. Les accidents de l'*hémophilie,* amenant parfois le malade à un état exsangue, sont justiciables de la transfusion de sang, qui agit à la fois comme hémostatique et comme agent de lutte contre l'anémie aiguë.

Dans l'*hémogénie,* à l'inverse de l'hémophilie, la transfusion de sang semble donner de moins beaux résultats dans la lutte contre les accidents hémorragiques; ceux-ci semblent influencés au mieux par les injections sous-cutanées de sérum ou de sang complet, que ces malades supportent à merveille. La transfusion du sang, en revanche, retrouve tous ses droits dans le traitement d'entretien de ces malades.

Le *syndrome hémorragique* des intoxications, notamment arsenicales (arsénobenzols), est conjuré parfois avec rapidité par les transfusions de sang; mais, pour cela, il faut intervenir précocement et ne pas attendre, pour pratiquer cette opération, que les symptômes aient pris une allure

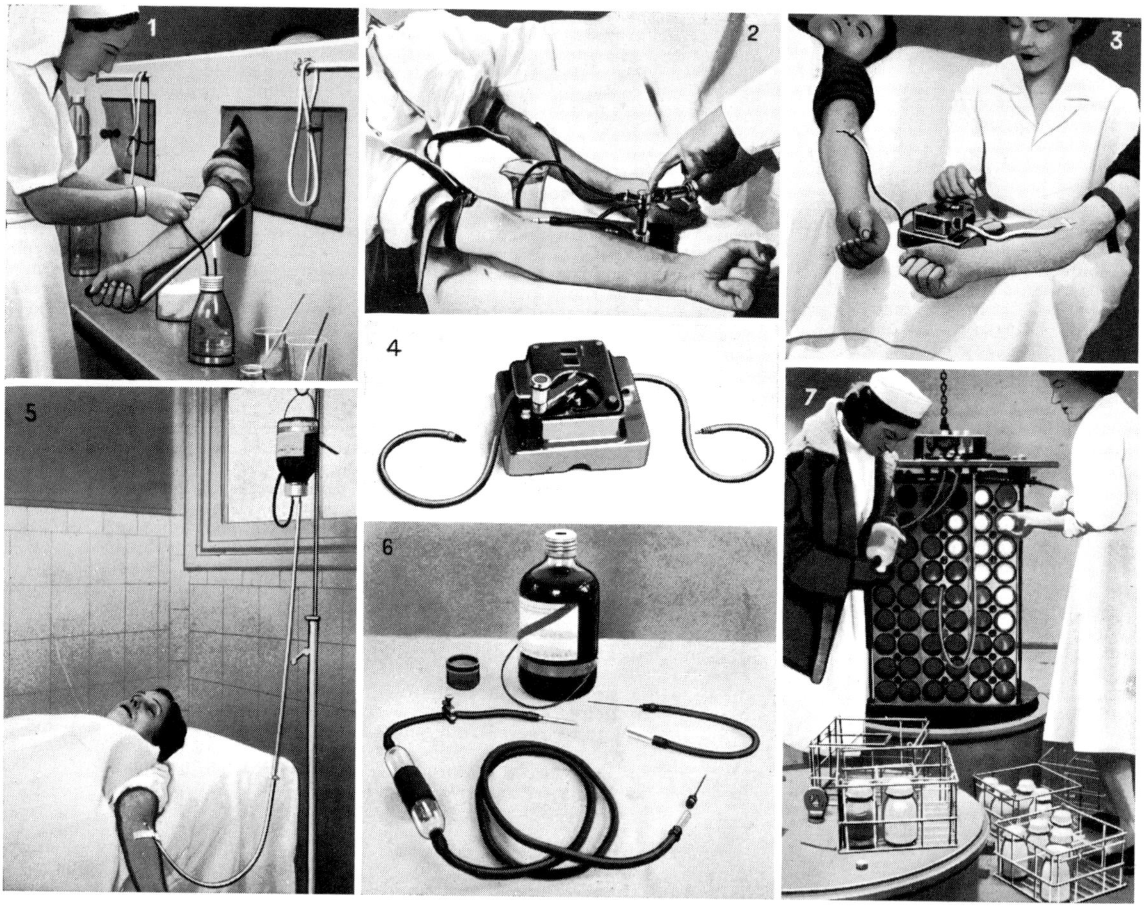

FIG. 1914. — Transfusion sanguine.

1. Prise de sang; 2. Transfusion au moyen de la seringue de Tzanck; 3. Transfusion avec l'appareil de Henry et Jouvelet; 4. Détail de l'appareil de Henry et Jouvelet; 5. Transfusion de sang conservé; 6. Matériel pour administration de sang conservé (flacon avec nom du donneur, groupe sanguin et facteur Rhésus, tubulure, aiguille, etc.); 7. Conservation en chambre froide à — 40° C du sang à transfuser.

(*Doc. Centre militaire de Transfusion sanguine, hôpital Percy; phot. Rollet* [1, 2, 3, 4, 5, 7] *et Centre chirurgical de Saint-Germain-en-Laye* [6].)

inquiétante et telle que tout traitement soit inèfficace.

Chez les *hépatiques* (lithiase, cirrhose), lorsqu'on veut essayer de parer aux hémorragies opératoires, on mettra le plus de chances de son côté en pratiquant une transfusion avant l'acte chirurgical. La transfusion associée à l'opothérapie hépatique constitue la meilleure méthode de traitement médical de ces malades.

Les *anémies* sont encore une indication des plus fréquentes et des plus formelles. Les anémies graves sont justiciables du traitement par les transfusions répétées. La répétition de la transfusion est commandée par le fléchissement du taux globulaire et par la baisse de l'état général du malade. Les intervalles qui sépareront les transfusions sont ainsi éminemment variables avec les malades. La répétition de la transfusion n'a jamais sensibilisé les malades et n'a jamais provoqué d'accident. Les doses de sang injectées chaque fois varient entre 150 et 400 g et dépendent de l'état du malade.

Les anémies de la convalescence des maladies infectieuses (rhumatisme articulaire aigu notamment, fièvre typhoïde) sont améliorées le plus souvent par une transfusion unique.

Chez la femme enceinte, la transfusion sanguine est à conseiller dans les diverses hémorragies gravidiques (délivrance, *placenta praevia*, avortements), le choc obstétrical, l'anémie gravidique, les grossesses extra-utérines.

Les *anémies et hémorragies du nouveau-né et de l'enfant* sont efficacement combattues par la transfusion du sang de la mère.

Exsanguino-transfusion. — Dans certains cas, on a été amené à pratiquer une *exsanguino-transfusion*, en effectuant une saignée presque complète du malade, et en remplaçant le sang pathologique par du sang normal.

Cette substitution sanguine a été employée chez l'adulte dans les intoxications aiguës, les néphrites anuriques, certaines leucémies.

Elle est surtout indiquée dans la *maladie hémolytique des nouveau-nés*, qui s'observe chez des enfants engendrés par un père à facteur Rhésus positif et une mère à facteur Rhésus négatif. L'exsanguino-transfusion, qui consiste à remplacer chez le nouveau-né les globules rouges Rhésus positif par des globules Rhésus négatif, doit être pratiquée le plus tôt possible après la naissance.

TRANSILLUMINATION. — Procédé pour connaître l'état des sinus de la face. Dans une pièce obscure, on place dans la bouche du malade une petite lampe électrique sur laquelle il referme ses lèvres.

Le sinus maxillaire intact s'éclaire, celui qui est rempli de pus reste sombre. En outre, le malade, les paupières fermées, a du côté sain une perception lumineuse qui n'existe pas du côté malade.

Pour le sinus frontal, on place la lampe au niveau de l'angle interne de l'œil, et le même phénomène de transparence se produit du côté sain. V. aussi à NEZ (maladies des sinus et de l'ethmoïde).

TRANSPLANTATION. — V. CHIRURGIE, GREFFE, TESTICULES.

TRANSPORTS (Mal des). — Les enfants et même les grandes personnes sont souvent incommodés en automobile ou en chemin de fer. Ils sont pâles, sont pris de transpirations, de vertiges, de nausées et de vomissements.

TRAITEMENT. I. *Préventif.* — Vie calme, régulière; alimentation peu abondante, pauvre en graisses, sans excitants; ni café ni alcool; belladone, gardénal, passiflore.

II. *Curatif.* — Dès les premiers malaises, coucher le malade et lui conseiller de fermer les yeux. Arrêter la voiture si possible. Mettre quelques gouttes d'alcool de menthe ou d'adrénaline sur un morceau de sucre. En cas de vomissements, belladone, atropine, par la bouche ou en suppositoires.

TRANSSUDAT (du lat. *trans,* à travers, et *sudare,* suer). — Suintement liquide au niveau de la peau, d'une muqueuse, d'une séreuse.

TRAPÈZE (du gr. *trapeza,* table). — Muscle large triangulaire, situé superficiellement à la région postérieure du tronc (*fig.* 1915). Il s'insère d'un côté à la ligne courbe supérieure de

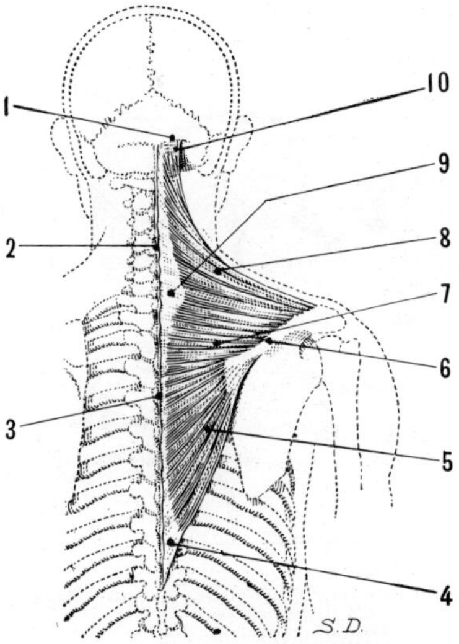

FIG. 1915. — Muscle trapèze.

1. Ligne courbe occipitale supérieure; 2. Apophyses épineuses cervicales; 3. Apophyses épineuses dorsales; 4. Aponévrose inférieure; 5. Faisceaux musculaires inférieurs; 6. Epine de l'omoplate; 7. Faisceaux musculaires moyens; 8. Faisceau musculaire supérieur; 9. Aponévrose moyenne; 10. Aponévrose supérieure.

l'occipital, au ligament cervical postérieur, aux apophyses de la septième vertèbre cervicale et des dix premières vertèbres dorsales; de l'autre, à l'épine de l'omoplate, à l'acromion et au bord postérieur de la clavicule.

Innervé par une branche du spinal et par un rameau du plexus cervical, ce muscle élève le moignon de l'épaule, en rapprochant l'omoplate du rachis.

TRAPÈZE et TRAPÉZOÏDE. — Petits os de la deuxième rangée du carpe, s'articulant d'une part avec le scaphoïde, de l'autre avec les premier et deuxième métacarpiens.

TRAUMATICINE (du gr. *trauma,* plaie). — Solution au 1/10 de gutta-percha dans du chloroforme, qui, par évaporation du chloroforme, laisse une pellicule mince protectrice.

Utilisée dans les maladies de peau et, comme le collodion, sur les écorchures et les brûlures.

On peut lui incorporer des substances actives, comme l'acide chrysophanique. Cette traumaticine chrysophanique est employée en badigeonnages contre le psoriasis.

TRAUMATISME (du gr. *trauma,* blessure). — Blessure.

TRAUMATOL (Iodocrésyl). — Poudre fine, rouge-violet, inodore, inaltérable, succédané de l'iodoforme, contenant plus de moitié d'iode.

TRAVAIL (Accidents du). — V. à ACCIDENTS et à SINISTROSE.

TRAYEURS (Nodule des). — V. NODULE.

TRÈFLE D'EAU. — V. MÉNYANTHE.

TRÉMATODES (du gr. *trematodes,* troué). — Vers plats pourvus de ventouses, dont certains sont parasites de l'homme et des animaux. V. DOUVES, BILHARZIOSE.

TREMBLEMENT. — Oscillations involontaires, uniformes, rythmiques et de peu d'étendue de la tête, d'un ou plusieurs membres, ou même du corps tout entier, rendant difficile, sinon impossible, l'exécution de mouvements volontaires. Le tremblement peut être transitoire ou continu. Les oscillations varient entre quatre à cinq et huit à neuf par seconde. Elles peuvent se produire pendant le repos ou seulement pendant les mouvements, ou dans les deux cas.

CAUSES. Les tremblements peuvent s'observer sous l'influence de phénomènes physiologiques (émotions, froid) ou plus souvent au cours de maladies diverses, et leurs modalités particulières aident souvent au diagnostic de la maladie causale.

Affections nerveuses. — Dans la *paralysie agitante,* le tremblement est uni, puis bilatéral, surtout marqué aux membres supérieurs : le pouce se met sur la face externe de l'index, comme dans l'acte de rouler une cigarette. Ce tremblement existe au repos, s'exagère avant le mouvement et disparaît pendant son exécution.

Dans la *sclérose en plaques,* le tremblement est intentionnel et se manifeste par des oscillations progressivement croissantes à l'approche du but.

La *maladie de Friedreich* s'accompagne également d'un tremblement intentionnel, compliqué d'ataxie.

Dans la *paralysie générale,* on note un tremblement rapide, généralisé, mais de faible amplitude et surtout appréciable à la langue et aux lèvres.

Le *goitre exophtalmique* comporte un tremblement constitué par de petites oscillations rapides, très visibles aux extrémités.

Dans les *névroses,* l'*hystérie* peut simuler tous les tremblements; les *neurasthéniques,* les *épileptiques,* les *hémiplégiques,* présentent parfois du tremblement.

Intoxications et infections. — Le tremblement *alcoolique* est surtout visible au niveau des doigts écartés, agités de secousses brèves et rapides.

Le *tremblement mercuriel* ressemble au précédent, mais est parfois intentionnel. Dans l'intoxication par le plomb, le tabac, la morphine, le thé, le café, l'arsenic, le sulfure de carbone, dans la fièvre typhoïde, on peut noter un léger tremblement des doigts à petites oscillations.

Tremblement sénile et héréditaire. — Les vieillards ont souvent un tremblement à oscillations lentes de la tête, des lèvres et des membres supérieurs, existant au repos et pendant les mouvements.

Certains sujets dégénérés ou à hérédité névropathique présentent parfois un tremblement analogue, mais d'apparition précoce.

TRAITEMENT. Solanine en granules de $0^{g},01$ (1 à 5 par jour), hyoscine, hyoscyamine (1/2 mg), bromure, opium, hypnotiques.

TRÉPAN et TRÉPANATION (du gr. *trupanon,* tarière). — Opération qui consiste à faire une ouverture sur la paroi du crâne avec une sorte de vilebrequin appelé *trépan* (*fig.* 1916, 1917), afin de donner issue à du pus ou d'aller à la recherche d'une tumeur. (V. FRACTURES : *Fracture du crâne.*

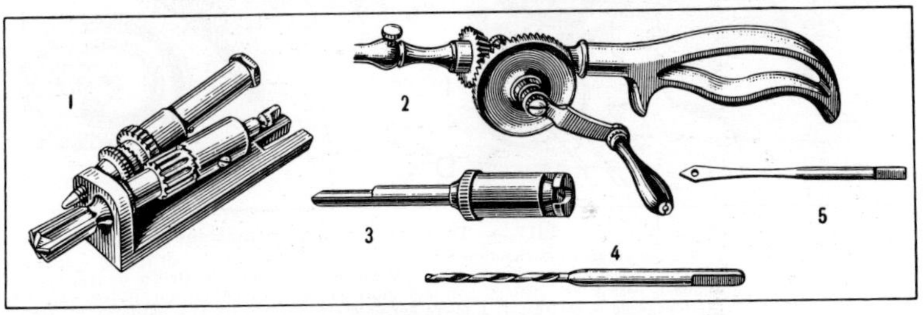

FIG. 1916. — Appareillage pour trépanation.

1. Butée automatique pour trépan électrique; 2. Perforateur à manivelle; 3. Mandrin porte-vis; 4. Mèche hélicoïdale; 5. Foret.

TRÉPIDATION ÉPILEPTOÏDE (Clonus du pied). — Quand on met brusquement le pied en flexion dorsale, la jambe étant un peu fléchie sur la cuisse, on voit une série de secousses rapides de flexion et d'extension se produire au niveau du pied, pendant un certain temps. Ce phénomène s'observe en cas de dégénérescence de la voie pyramidale, dans les paraplégies spasmodiques, l'hémiplégie, etc.

TRÉPONÈMES (du gr. *trepo,* je tourne). — Micro-organismes spiralés, appartenant à la famille des spirochétidés, dont certaines espèces sont parasites ou commensales de l'homme. Le nombre de tours de spires varie suivant l'espèce (3 à 30); les tours sont réguliers ou non, serrés ou lâches; leur extrémité pointue présente parfois un prolongement grêle.

Voici les principales espèces de tréponèmes.

Treponema pallidum, long de 13 à 14 μ, étroit, à spires régulières et serrées; agent causal de la syphilis.

Tr. recurrentis, le plus anciennement connu, découvert par Obermeïer; il provoque

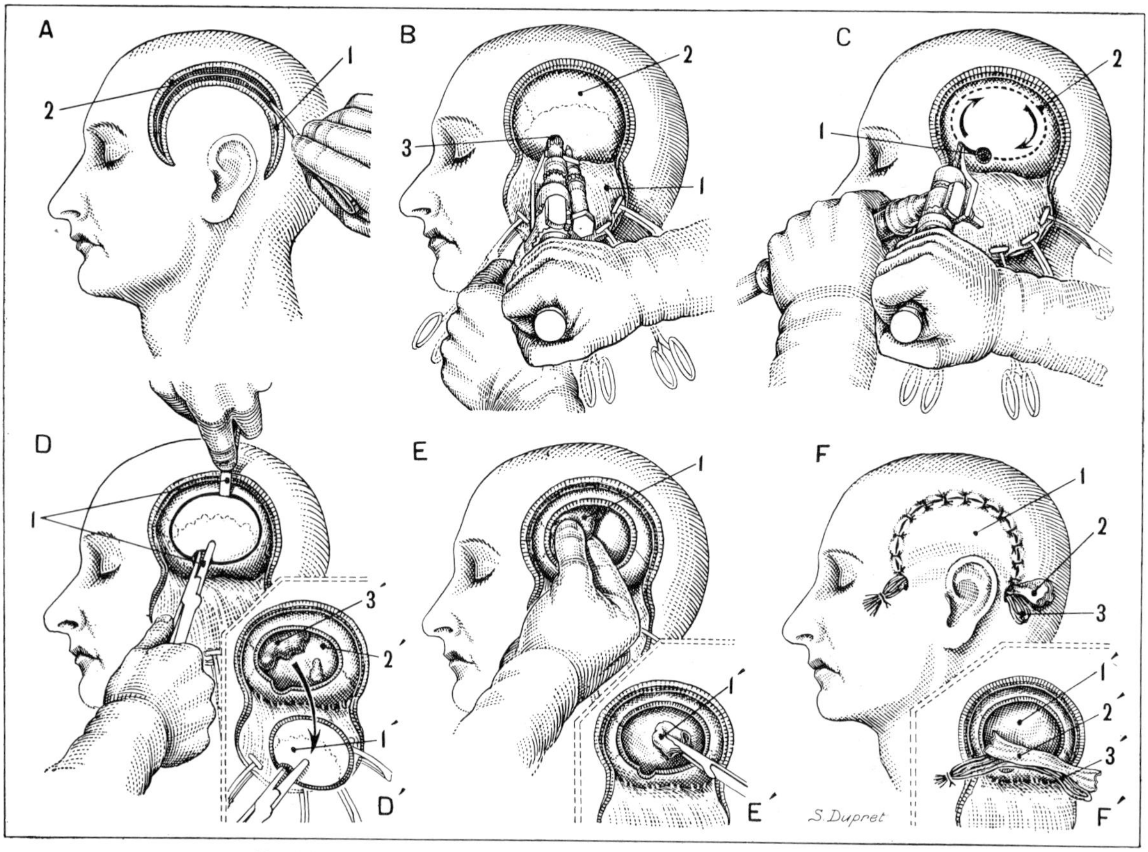

FIG. 1917. — **Trépanation pour hématome traumatique extra-dure-mérien.**

A. Tracé d'incision : 1. Section cutanée; 2. Section musculaire. — B. Trépanation au trépan électrique : 1. Lambeau cutanéo-musculaire; 2. Surface osseuse; 3. Orifice de trépanation. — C. Lambeau osseux découpé à la mèche électrique : 1. Orifice de trépanation; 2. Trajet de la section osseuse. — D et D′. Découverte de la lésion : 1. Le lambeau osseux est soulevé par une pince et une rugine faisant levier; 1′. Le lambeau osseux est enlevé; 2′. Dure-mère; 3′. Gros hématome. — E et E′. Nettoyage de la cavité : 1. L'opérateur enlève à la main les gros caillots; 1′. Détersion à la compresse montée. — F et F′. Fermeture de la plaie : 1. Lambeau cutanéo-musculaire suturé; 2. Mèche; 3. Faisceau de crins; 1′. Dure-mère; 2′. Mèche; 3′. Faisceau de crins.

chez l'homme la *fièvre récurrente européenne* et est transmis par les poux.

Tr. Duttoni, qui est l'agent de la fièvre

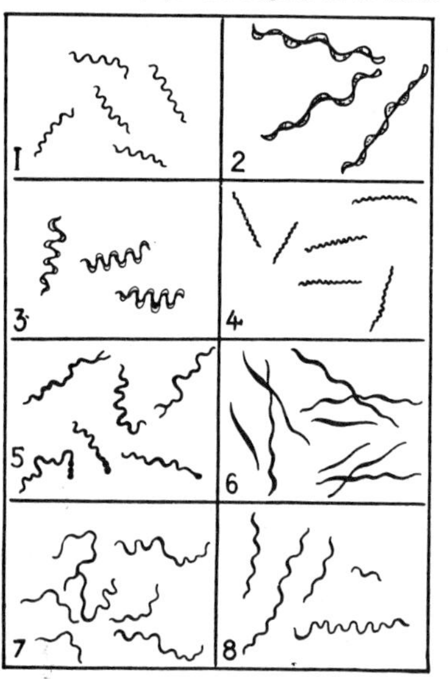

FIG. 1918. — Tréponèmes parasites de l'homme.

1. *Treponema morsus muris;* 2. *Tr. refringens;* 3. Tr. du cancer ulcéré; 4. *Tr. dentium;* 5. *Tr. bronchialis;* 6. Tr. de Vincent; 7. Tr. saprophyte du méat de l'homme; 8. Tr. saprophyte de l'urine.

des tiques (tick-fever) dans l'Ouganda, le Congo.

Tr. Novyi, qui produit la fièvre récurrente américaine.

Tr. venezuelense, qui détermine une fièvre récurrente en Colombie et au Venezuela.

Tr. Carteri, qui produit la fièvre récurrente de l'Inde, et *Sp. berbera* celle du nord de l'Afrique. Tous ces spirochètes sont transmis par les piqûres d'acariens appartenant au genre *Ornithodorus.*

Tr. icteroides, isolé par Noguchi en 1919, et qui serait l'agent de la fièvre jaune transmis par le moustique *Stegomia calopus.* Noguchi a réussi à le cultiver et à transmettre la maladie au cobaye.

Tr. pertenue, long de 7 à 20 μ, ressemblant au tréponème de la syphilis, mais à spires plus irrégulières ; agent causal du pian.

Tr. ictero-hemorragiae, agent de l'ictère hémorragique (V. LEPTOSPIROSE) et hébergé par les rats et les souris.

Tr. Vincenti, associé souvent à un bacille fusiforme (qui pour certains auteurs ne serait qu'une phase de l'évolution du spirochète) ; il se rencontre dans l'angine de Vincent, les fausses membranes de la pourriture d'hôpital, l'ulcère phagédénique des pays chauds, la balanite érosive circinée.

Tr. bronchialis, trouvé par Castellani dans les crachats de malades atteints de la bronchite sanglante. V. SPIROCHÉTOSE.

Tr. morsus muris, agent du sodoku, transmis par la morsure des rats et aussi par celle des chats.

Tr. hebdomadis, agent de la fièvre de 7 jours au Japon, transmis par la morsure du campagnol (*Microtus Montebelli*).

Tr. bilio-hemoglobinuriae, découvert en 1922 par Blanchard et Lefrou dans le sang des malades atteints de fièvre bilieuse hématurique. Ces auteurs le considèrent comme l'agent causal de cette affection qui sévit surtout sur la côte d'Afrique et qui a été longtemps considérée comme une complication du paludisme.

Tr. buccale, saprophyte habituel de la salive et du tartre dentaire.

Tr. dentium, à spires serrées, qui res-

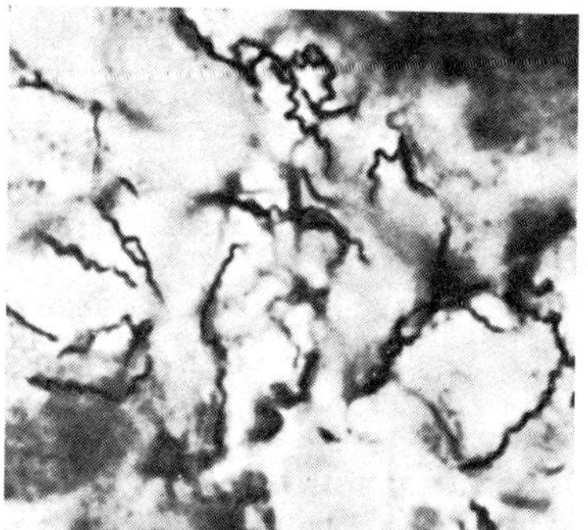

FIG. 1919. — Tréponème pallidum dans un foie d'hérédo-syphilitique (coupe) [gross[t] 1 850 fois].

(*Phot. Institut Pasteur.*)

semble beaucoup au tréponème de la syphilis : il est plus court, plus mince, et ses spires sont moins nombreuses. Il habite dans le tartre et la carie dentaires.

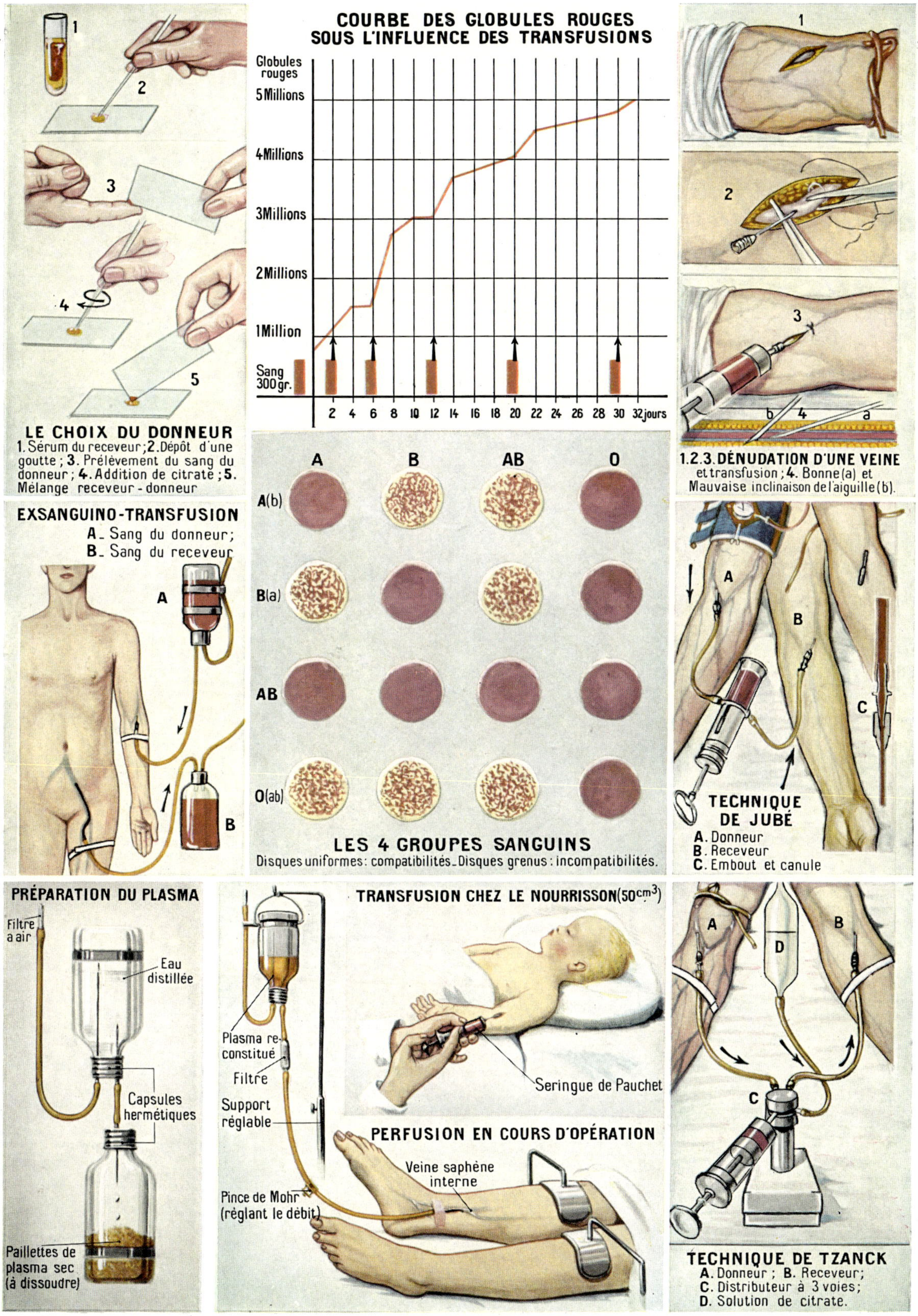

Technique de la transfusion sanguine.

Dr H.-K. Wagner del.

Tr. pseudo-pallidum, qui a été rencontré dans des cancers ulcérés.

Tr. argentinense, trouvé dans le sang et le liquide du quatrième ventricule de malades atteints de sclérose en plaques. V. MOELLE ÉPINIÈRE.

Tr. dysenteriae, agent causal de la dysenterie spirillaire (Le Dantec).

Tr. balanitidis, trouvé dans le pus des balanites et balanoposthites.

Tr. refringens, trouvé en compagnie de l'agent de la syphilis dans une foule de lésions des organes génitaux externes.

Beaucoup de ces tréponèmes peuvent être cultivés par la méthode de Noguchi : ensemencement dans un milieu gélose-ascite ou hydrocèle plus un fragment de tissu frais, testicule ou rein de lapin, le tout recouvert d'une colonne d'huile de vaseline stérilisée.

La réaction de fixation du complément ne permet pas de distinguer les diverses espèces. Cette réaction est positive dans la syphilis, le pian, la spirochétose ictéro-hémorragique.

TRICEPS. — Muscles comprenant trois chefs ou faisceaux. On distingue le *triceps brachial* et le *triceps sural.*

Triceps brachial. — Muscle de la région postérieure du bras, formé de trois portions : le *long triceps,* qui s'insère sur l'omoplate au-dessous de la cavité glénoïde; le *vaste externe* et le *vaste interne,* qui prennent naissance à la face postérieure de l'humérus. Ces trois portions se réunissent pour former un tendon épais et résistant qui s'insère au dos de l'olécrâne. Innervé par le radial, ce muscle est extenseur de l'avant-bras sur le bras.

Triceps sural. — Muscle de la région postérieure de la jambe, constituant la saillie du mollet.

Il est formé du *soléaire* et des deux *jumeaux* en dessous, et va du tibia au calcanéum, auquel il s'attache par le *tendon d'Achille.* Sa contraction étend le pied. (V. pl. en couleurs à MUSCLES.) Innervés par le sciatique poplité interne et le tibial postérieur, ces muscles étendent le pied sur la jambe et agissent puissamment dans la marche et le saut.

TRICHIASIS (du gr. *thrix, trikhos,* poil). — Maladie des cils, qui se dirigent vers le globe oculaire et l'irritent. Cette déviation peut être partielle ou générale; elle atteint surtout les cils de la paupière inférieure.

CAUSES. Blépharites.

TRAITEMENT. Celui de la blépharite, puis renversement des cils et extirpation des bulbes des poils ou excision de la peau du bord des paupières. V. ŒIL (maladies des paupières).

TRICHINE (*fig.* 1920 à 1922). — Ver nématode qui, à l'état adulte, vit dans le tube digestif de l'homme, du porc,

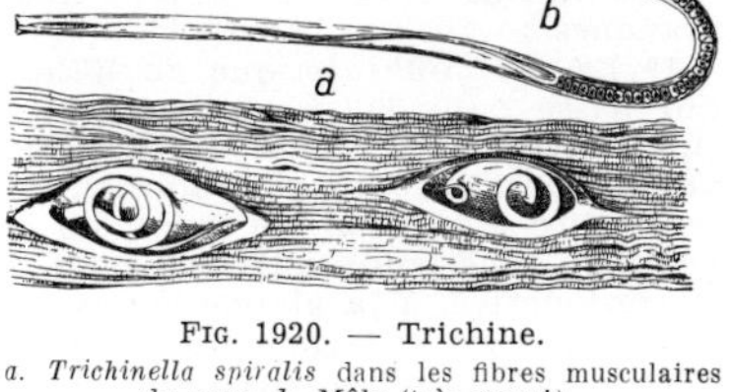

FIG. 1920. — Trichine.
a. Trichinella spiralis dans les fibres musculaires du porc; *b.* Mâle (très grossi).

des rats, des lapins et des carnivores. La transmission à l'homme se fait en général par la viande de porc et particulièrement des porcs allemands ou américains. La maladie produite par la multiplication de ce ver, la *trichinose,* est particulièrement fréquente en Allemagne, en Roumanie, parce que le porc y est souvent mangé cru ou peu cuit.

Dans ces pays, l'examen trichinoscopique systématique est pratiqué sur toutes les carcasses de porc dans les abattoirs. La trichine est disséminée par le rat, qui s'infecte en mangeant des débris de viande de porc trichiné et contamine à son tour, par ses excréments et son cadavre, de nombreux porcs.

La trichine (*Trichinella spiralis*) est un ver cylindrique extrêmement petit : le mâle est long de $1^{mm},5$, la femellle de 3 mm. Elle s'accouple dans l'intestin (d'où le mâle est bientôt expulsé avec les fèces) et dépose ses œufs dans l'épaisseur de la muqueuse; 10 à 15 000 larves de 200 μ de long prennent ainsi naissance dans l'espace d'un mois. Les larves se disséminent dans l'organisme par la voie lymphatique ou la veine porte. On trouve jusqu'à 90 larves dans 1/4 de cm^3 de sang. De là, ces larves pénètrent entre les

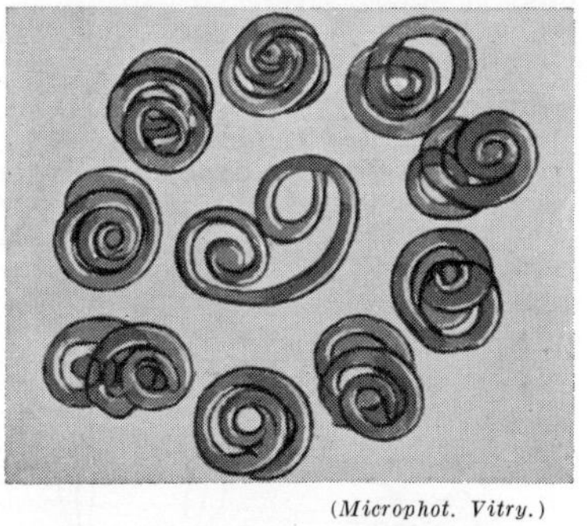

(*Microphot. Vitry.*)
FIG. 1921. — Trichines en spirale.

cellules musculaires. Le séjour des larves dans le sang y provoque des troubles : les globules rouges augmentent d'abord, puis diminuent, d'où un état d'anémie. Les lymphocytes, au contraire, suivent une courbe inverse; ils diminuent, puis augmentent. Beaucoup de ces larves restent, d'ailleurs, un certain temps dans l'intestin.

Après s'être nourries aux dépens des muscles, les larves entrent en repos après un mois ou deux.

Elles s'enroulent sur elles-mêmes, s'entourent d'une sorte de coque et restent immobiles jusqu'à ce que cette coque, ayant été avalée par un autre animal, se détruise. Alors, dans ce nouvel hôte, le développement s'achève et la femelle pond ses œufs, et le cycle recommence.

La trichine peut entraîner des microbes avec elle, ce qui explique certaines complications qu'on observe au cours de la trichinose, notamment des furoncles.

Trichinose. — Dans une première période correspondant à la présence de la trichine dans l'intestin, on note des coliques et une diarrhée cholériforme; puis, après passage du parasite dans la circulation, on observe une fièvre continue, un état de faiblesse prononcée, des douleurs rhumatoïdes diverses, une tension douloureuse des muscles, une gêne de la mastication, de la déglutition, de la respiration.

Vers la troisième semaine, les larves commencent à s'enkyster dans les muscles (*fig.* 1920, 1922), le malade devient cachectique, la face est souvent œdématiée, ainsi que le ventre et

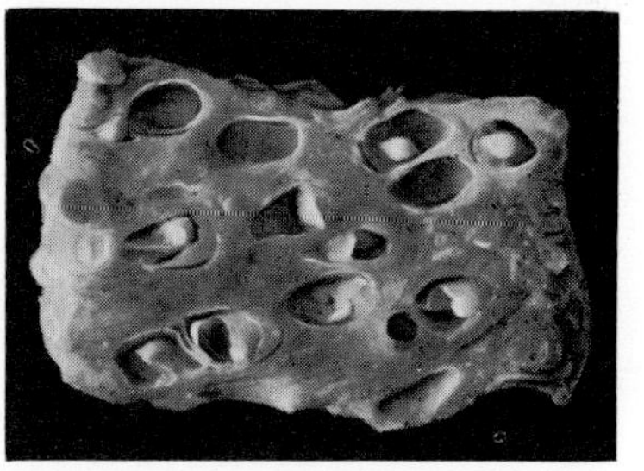

FIG. 1922. — Trichines enkystées dans un muscle de porc.
(*Phot. d'Aguilar.*)

les membres. Parfois, il existe du prurit, des éruptions miliaires. La mort peut survenir entre la deuxième et la septième semaine par cachexie ou par complications pulmonaires. La guérison peut cependant s'observer. Le sang présente toujours une éosinophilie notable.

DIAGNOSTIC. L'intradermoréaction (réaction d'hypersensibilité cutanée) à l'antigène trichinien permet de faire le diagnostic.

La réaction est du type précoce (moins d'une demi-heure) ou du type tardif (trois à douze heures); elle consiste en un placard ortié circulaire de $0^{cm},6$ à 3 cm de diamètre, entourée d'une auréole érythémateuse.

TRAITEMENT. Vermifuges, thymol. Quand les embryons sont fixés dans les muscles, il n'y a rien à faire.

HYGIÈNE PRÉVENTIVE. Il suffit que la viande de porc soit portée à une température de 60°, aussi bien au centre qu'à la périphérie. Sa couleur doit être blanche.

Restreindre l'infestation des porcs en faisant la chasse aux rats dans les porcheries; ne jamais faire manger aux porcs des débris provenant de leurs congénères.

TRICHLORACÉTIQUE (Acide). — Cristaux incolores très solubles dans l'eau, employés comme caustique en solution à 1/100 en badigeonnage dans les angines et les maladies du larynx et des fosses nasales, ou en frictions du cuir chevelu dans la pelade.

TRICHLORÉTHYLÈNE (Éthylène trichloré). — Hydrocarbure halogène de la série grasse, ininflammable, employé parfois comme anesthésique, mais surtout utilisé dans l'industrie comme solvant (goudrons, résine, caoutchouc, nitrocellulose), comme agent de nettoyage (dégraissage des os, peaux, cuir, pièces métalliques, réparation de vernis, de dissolution de caoutchouc, nettoyage à sec des étoffes, lavage des cheveux) et comme agent d'extraction des graisses, des huiles.

Intoxication. — Les vapeurs toxiques pénètrent dans l'organisme par la voie respiratoire et peuvent déterminer une intoxication aiguë : tendance au sommeil, collapsus, coma, mort.

Si le malade ne succombe pas, asthénie profonde, cyanose, hypotension, vomissements.

Mais ce produit détermine surtout des *accidents tardifs,* graves et même mortels, apparaissant même si l'intoxication avait paru légère et peu nette.

Ce peuvent être des accidents apoplectiformes, parfois mortels; des troubles cardiaques : pouls lent, arythmique, hypotendu; une anesthésie faciale par paralysie du trijumeau; des lésions du nerf optique.

Certains ouvriers aimant l'odeur du produit et recherchant la sensation d'enivrement qu'il cause deviennent toxicomanes.

LÉGISLATION. La loi sur les maladies professionnelles indemnise les affections suivantes causées par le trichloréthylène : dermites chroniques ou récidivantes (10 à 30 p. 100 d'invalidité), brûlures, accidents aigus encéphalitiques. Délai de responsabilité, trente jours.

TRICHLORONAPHTALÈNE. — Dérivé chloré de la naphtaline, employé dans l'industrie, en raison de ses propriétés isolantes et de son pouvoir diélectrique, dans la fabrication des condensateurs, des lubrifiants, des vernis, des pâtes à polir.

Intoxication. — Ces corps déterminent des lésions de la peau : prurit, érythème, eczéma aigu, mais surtout une inflammation du follicule pileux du type acné pustuleuse dans les cas aigus, acné-comédon dans les cas chroniques, avec kératose pilaire et pigmentation brunâtre de la peau.

TRAITEMENT. Symptomatique.

TRICHOCÉPHALE (du gr. *thrix, thrikos,* cheveu). — Ver fin (3 à 4 mm de long sur 1/10 de mm d'épaisseur) qui habite le gros intestin (cæcum et appendice) [*fig.* 1923].

Il se fixe dans la muqueuse intestinale et se nourrit de sang, ce qui explique les troubles qu'il produit.

Sa fréquence dans l'intestin est très grande; il se voit surtout chez les mineurs. L'homme s'infeste en avalant

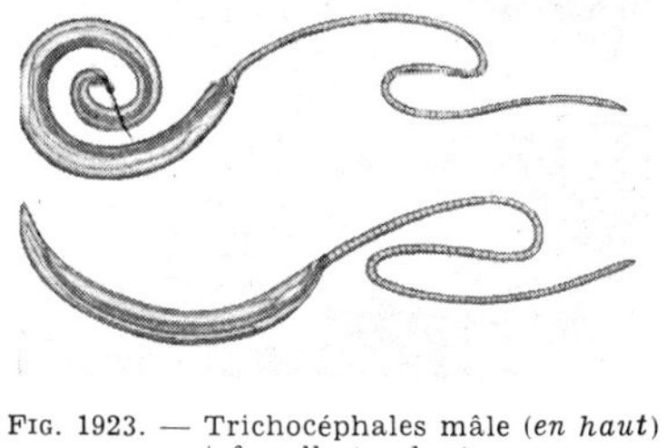

FIG. 1923. — Trichocéphales mâle (*en haut*) et femelle (*en bas*).

des œufs de ce ver contenus dans de l'eau de boisson, des aliments crus, ou en portant à la bouche des mains souillées de matières fécales.

Trichocéphalose. — Les trichocéphales jouent un rôle dans l'étiologie de la fièvre typhoïde, du choléra, de la dysenterie, de l'appendicite (Metchnikov, Guiart), en permettant l'inoculation des microbes dans la profondeur des tissus. Ils peuvent aussi occasionner divers troubles : *troubles nerveux :* céphalée, convulsions; *troubles digestifs :* diarrhée, ténesme, dysenterie; *anémie pernicieuse :* palpitations, vertiges; le nombre des globules rouges peut tomber à 600 000.

DIAGNOSTIC. Il se fait par l'examen des selles et la recherche des œufs du parasite.

TRAITEMENT. Anthelminthiques. Cachets de 1 g de thymol deux à trois fois par jour, pendant trois ou quatre jours, puis purgation saline. Le malade, pendant cette médication, ne doit absorber ni alcool, ni vin, ni huile. Essence de *chenopodium.* Latex frais de *Ficus glabrata* (higueron de Colombie).

TRICHOCLASIE (du gr. *thrix,* cheveu, et *klasis,* fracture). — Fracture du cheveu, qui se casse et se raccourcit sans lésion préalable apparente.

TRICHOCLASTIE (du gr. *thrix,* cheveu, et *klastos,* brisé). — Nom générique des différents tics qui consistent à arracher ou briser les cils, les sourcils, les poils ou les cheveux.

TRICHODECTE. — Pou à corps large et aplati, vivant en parasite sur les animaux domestiques (mouton, cheval, chien, chèvre).

TRICHOGLOSSIE (du gr. *thrix,* cheveu, et *glossâ,* langue). — Etat pathologique de la langue, qui semble couverte de longs poils, alors qu'il y a, en réalité, simple allongement de la gaine épithéliale des papilles linguales.

TRICHOMONAS (*fig.* 1924) [du gr. *thrix,* cheveu, et *monas,* monade]. —

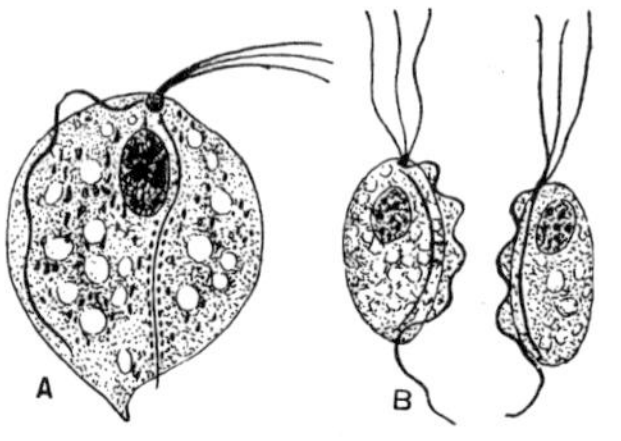

FIG. 1924. — *Trichomonas vaginalis* (A). *Trichomonas intestinalis* (B).

Protozoaire pourvu de 3 ou 4 flagelles et d'une membrane ondulante.

On les a constatés dans le pus des vaginites (*T. vaginalis*), dans le gros intestin (*T. intestinalis*). Quand ils sont nombreux dans le tube digestif, ils peuvent déterminer de la diarrhée dysentériforme.

TRAITEMENT. Lavements iodés à 1 p. 1 000 et essence de térébenthine par la bouche ou en lavement (2 à 4 g). Ovules à base de yatren, et carbasone.

TRICHOMYCOSE (du gr. *thrix,* cheveu, et *mukês,* champignon). — Maladie des poils produite par des champignons. V. POIL.

TRICHOPHOBIE (du gr. *thrix,* cheveu, et *phobos,* crainte). — Crainte de toucher des objets velus ou crainte pour les femmes d'avoir des moustaches et de la barbe.

TRICHOPHYTIE (du gr. *thrix,* cheveu, et *phuton,* végétal). — Teigne causée par un *trichophyton.*

TRICHOPTILOSE (du gr. *thrix,* cheveu, et *ptilon,* plume). — Lésion des cheveux, qui deviennent secs et ternes et se fendent à leur extrémité ou dans la longueur.

CAUSES. Mêmes causes que la trichorrhexie.

TRICHORRHEXIE NOUEUSE (du gr. *thrix,* cheveu, et *rhêxis,* rupture). — Gonflement des poils et des cheveux en un ou plusieurs points de leur longueur. Il en résulte l'apparence de nodosités blanches au niveau desquelles le poil éclate et se rompt.

Il s'agit d'une altération du poil par abus des savonnages, des teintures, des frisures (Sabouraud).

TRAITEMENT. Couper les poils au-dessus de la lésion, les maintenir graissés et renoncer aux savonnages, etc.

TRICHOTILLOMANIE (du gr. *thrix,* cheveu, *tillein,* épiler, et *mania,* folie). — Tic qui pousse les sujets à tirailler ou à s'arracher les poils du cuir chevelu, des sourcils, de la barbe, de l'aisselle, du pubis, qui sont parfois le siège de démangeaisons.

TRAITEMENT. Application d'une toile caoutchoutée sur la région du prurit.

TRICUSPIDE (du lat. *tres,* trois, et *cuspis,* pointe). — **Valvule tricuspide.** — Valvule séparant l'oreillette droite du ventricule droit. En réalité, elle présente non trois pointes, mais quatre, dont une plus petite. V. à CŒUR.

TRIGÉMINÉ (du lat. *tres,* trois, et *geminatus,* double). — Le *pouls trigéminé* est caractérisé par des séries de trois pulsations séparées entre elles par un repos.

TRIGONE (du gr. *treis,* trois, et *gônia,* angle). — **Trigone cérébral.** — Lame de substance blanche placée au-dessous du corps calleux et de la cloison transparente des ventricules latéraux, au-dessus du troisième ventricule, dont elle constitue la voûte. Elle est tapissée par la toile choroïdienne. Voir CERVEAU.

Trigone vésical. — V. VESSIE.

TRIJUMEAU. — Nerf de la cinquième paire crânienne (*fig.* 1925 à 1929). Il vient du bord externe de la protubérance annulaire par deux racines, l'une motrice, l'autre sensitive, qui, dans l'épaisseur du bulbe, sont en rapport avec les noyaux d'origine des nerfs auditif, facial, hypoglosse, glosso-pharyngien, pneumo-gastrique, spinal. Le trijumeau se dirige vers le bord supérieur du rocher, forme, par sa partie sensitive, un renflement volumineux, gris jaunâtre, le *ganglion de Gasser,* couché sur la face antérieure du rocher, et d'où partent trois branches :

1° Le *nerf ophtalmique de Willis,* qui passe dans la paroi externe du sinus caverneux et se divise en nerfs *nasal, frontal* et *lacrymal,* donnant la sensibilité à la peau du front, de la paupière supérieure, à l'aile du nez, à la conjonctive, à la glande lacrymale et à la partie antérieure de la muqueuse pituitaire, et, avec une branche du nerf oculo-moteur commun et une du sympathique, forme le *ganglion ophtalmique,* d'où partent les nerfs ciliaires pour l'iris et le muscle ciliaire.

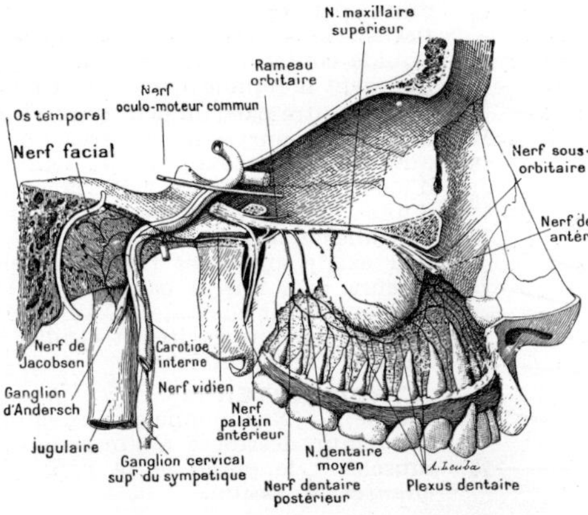

FIG. 1925. — Trijumeau : nerfs vidien et dentaire.

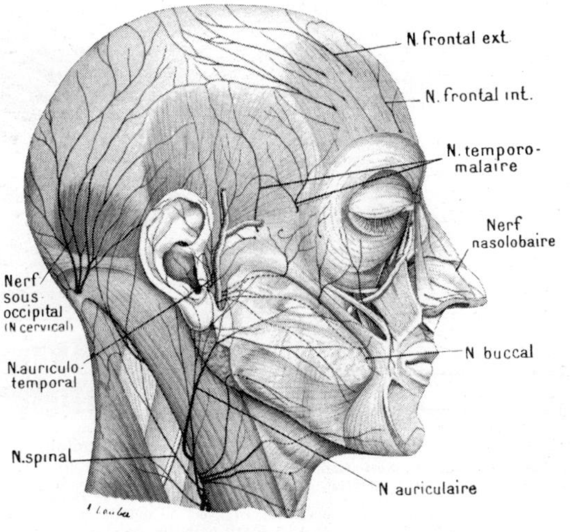

(D'après Frohse.)

FIG. 1926. — Trijumeau : nerfs superficiels de la peau.

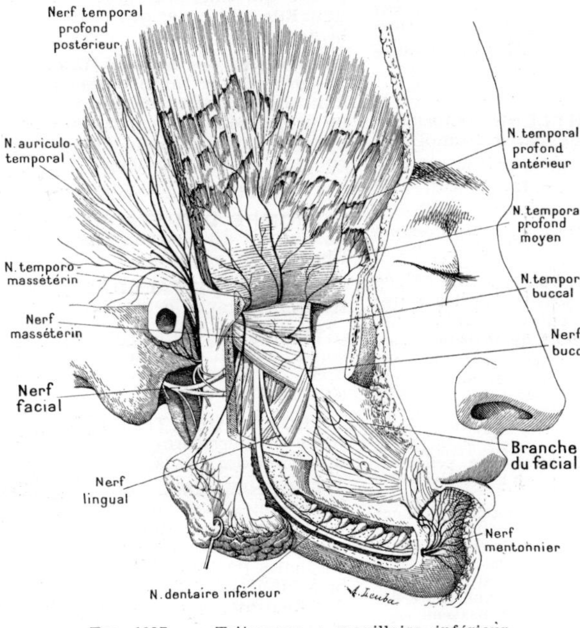

FIG. 1927. — Trijumeau : maxillaire inférieur.

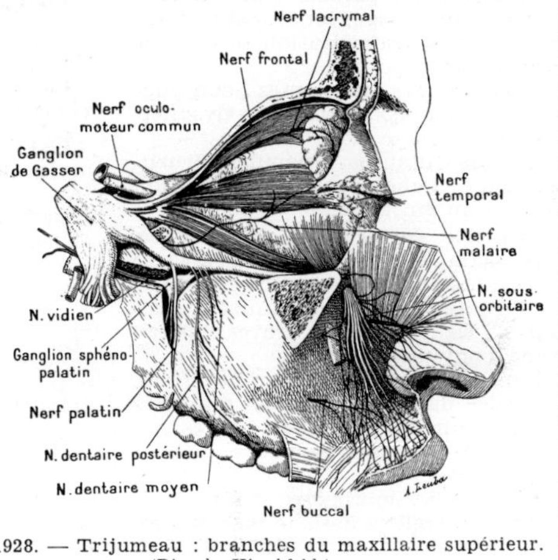

FIG. 1928. — Trijumeau : branches du maxillaire supérieur.
(D'après Hirschfeld.)

Ce ganglion ophtalmique est l'homologue des deux autres ganglions, le *ganglion sphéno-palatin,* annexé au nerf maxillaire supérieur, et le *ganglion otique,* annexé au nerf maxillaire inférieur;

2° Le *nerf maxillaire supérieur,* qui passe par le trou grand rond, le canal et le trou sous-orbitaires, et se rend, après s'être anastomosé avec le facial, à la peau de la paupière inférieure, de la joue, de la lèvre supérieure, aux dents et aux gencives de la mâchoire supérieure, à la muqueuse de la partie postérieure des fosses nasales, du voile et de la voûte du palais;

3° Le *nerf maxillaire inférieur* (réunion de la partie motrice avec des filets sensitifs), qui passe par le trou ovale, se rend à la muqueuse de la langue (deux tiers antérieurs), aux glandes salivaires, aux dents et aux gencives de la mâchoire inférieure, à la lèvre inférieure, au menton, au pavillon de l'oreille. La partie motrice se rend au muscle interne du marteau et aux muscles élévateur et abaisseur de la mâchoire inférieure et tenseur du voile du palais.

TRINITRINE (Nitroglycérine). — Liquide huileux, incolore, lourd, de goût sucré, dont les effets sont voisins de ceux du nitrite d'amyle.

Médicament antispasmodique, antinévralgique, employé dans l'hypertension artérielle, au début de l'angine de poitrine, dans la gêne respiratoire des personnes atteintes d'affections de l'aorte, dans le vertige, les névralgies chez les anémiques.

MODE D'EMPLOI et DOSES. La trinitrine prise par la bouche agit au bout de trois minutes, et son action se prolonge pendant vingt-cinq minutes. On doit la prendre à faible dose à la fois; de V à X gouttes seulement de la solution à 1 p. 100 en potion, pastilles ou injection hypodermique (un cm³ équivalant à III gouttes).

Le tétranitrate d'érythrol, ou *tétranitrol,* est un liquide huileux, qui agit comme la trinitrine; son action hypotensive est plus tardive, mais plus prolongée. Il provoque parfois de violents maux de tête. Doses : 5 à 10 mg en comprimés dans l'angine de poitrine et l'hypertension artérielle.

TRINITROTOLUÈNE (Poudre de). — Explosif utilisé dans le chargement des obus, la fabrication des détonateurs et fusées.

Les ouvriers qui manipulent ce corps sont exposés à des troubles toxiques qui n'apparaissent bien souvent qu'après une longue période de latence, parfois plusieurs mois après la cessation du travail.

Intoxication. — Poison du foie et du sang : nausées, vomissements bilieux, perte d'appétit, constipation, ictère apparaissant ordinairement après trois mois de latence, parfois plus tardivement, pouvant revêtir l'allure d'un ictère grave; ascite.

Anémie en général modérée, mais

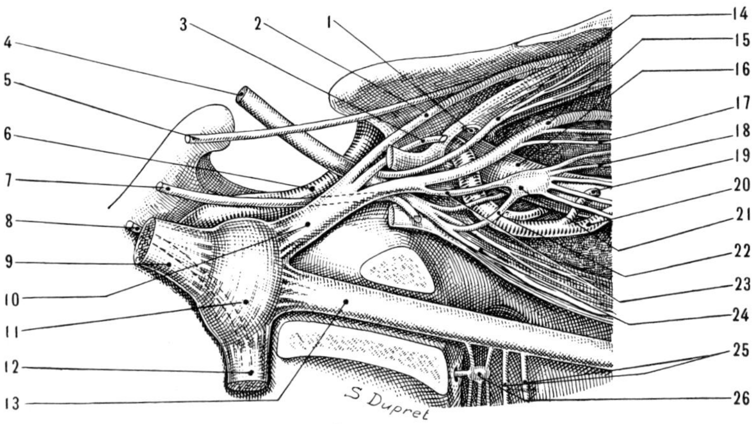

FIG. 1929. — Ganglion ophtalmique droit.

1. Trou optique; 2. Nerf frontal; 3. Nerf lacrymal; 4. Nerf moteur oculaire commun; 5. Nerf pathétique; 6. Carotide interne; 7. Nerf moteur oculaire externe; 8. Racine motrice du trijumeau; 9. Racine sensitive du trijumeau; 10. Nerf ophtalmique; 11. Ganglion de Gasser; 12. Nerf maxillaire inférieur; 13. Nerf maxillaire supérieur; 14. Nerf du muscle droit supérieur; 15. Nerf nasal; 16. Nerf optique; 17. Nerfs ciliaires longs; 18. Nerfs ciliaires courts; 19. Artère du nerf optique; 20. Artère ophtalmique; 21. Ganglion ophtalmique droit (face externe); 22. Racine courte du ganglion ophtalmique droit; 23. Racine longue du ganglion ophtalmique droit; 24. Nerfs du muscle droit inférieur; 25. Nerfs dentaires supérieurs; 26. Ganglion sphéno-palatin et nerfs palatins.

pouvant devenir grave (1 million d'hématies) : syncopes, vertiges, bouffées congestives ou pâleur, légère teinte bleuâtre du visage, lenteur du pouls, palpitations, transpiration des mains et des pieds.

Irritation des muqueuses : conjonctivite, coryza, épistaxis, toux, dyspnée, cyanose.

Lésions cutanées : papules, prurit, érythème, lichénification. Coloration de la peau en jaune.

Troubles cérébraux : somnolence, dépression, lassitude, perte passagère de la mémoire, légers troubles visuels; parfois, névrites périphériques transitoires. Dans les cas graves, délire, coma, convulsions.

L'*intoxication professionnelle* est comprise dans la loi sur les maladies professionnelles (dérivés nitrés et chloro-nitrés des carbures benzéniques).

TRAITEMENT PRÉVENTIF. Ventilation active des ateliers dans le jour et surtout la nuit, où le travail doit être interrompu. Ne pas travailler à jeun; repas chaud à midi; mise à la disposition des ouvrières de boissons saines, interdiction d'alcool. Vêtements de travail, gants, coiffe servant exclusivement à l'atelier. Lavage fréquent de ces vêtements. Bains annexés aux ateliers.

TRIORTHOCRÉSYLPHOSPHATE. — Produit toxique à dose minime, employé dans la fabrication de caoutchoucs artificiels. Des huiles en contenant une petite quantité ont pu être utilisées comme huile de salade ou de friture, et occasionner des accidents graves.

SIGNES. Troubles digestifs, nausées, vomissements, diarrhée, céphalée, vertiges, insomnie. Puis, tardivement (15-20 jours plus tard), crampes dans les mollets, sensation de froid, polynévrite des membres inférieurs (steppage, difficulté des mouvements des pieds et des orteils) et parfois des mains. Ces troubles peuvent être définitifs, ce qui fait supposer une atteinte possible des cellules des cornes antérieures de la moelle.

TRIOXYMÉTHYLÈNE (Triformol). — V. DÉSINFECTION par le formol.

TRISMUS (du gr. *trizo,* je grince). — Constriction des mâchoires. Voir MÂCHOIRES.

TRISOMIE 21. — V. *Supplément* (TRISOMIE).

TRISTESSE. — La tristesse exerce une action paralysante sur les muscles volontaires, entraîne de la faiblesse, un sentiment de fatigue.

L'homme triste va lentement, il chancelle, il se traîne les bras ballants, sa voix est faible, sans éclat, par suite de la faiblesse des muscles expirateurs et du larynx; volontiers, il reste inerte, affaissé, muet.

La nuque s'incline, le visage s'allonge, la mâchoire inférieure peut être pendante, les yeux sont agrandis par la paralysie des orbiculaires.

D'autre part, les vaso-moteurs amènent la contraction des petits vaisseaux, d'où la pâleur; le relâchement des traits, causé par la mollesse des muscles, donne une impression d'amaigrissement si rapide qu'il ne peut s'expliquer que par une usure des tissus, non suivie d'une compensation.

Il y a diminution des sécrétions; la bouche est sèche, la langue visqueuse, le goût amer; la sécrétion lactée, chez les nourrices, est diminuée ou supprimée. Les larmes sont, au contraire, l'effet d'une excitation temporaire.

L'anémie du cerveau se manifeste par l'inertie intellectuelle, la fatigue mentale, le dégoût du travail, l'insomnie.

D'autre part, l'appétit disparaît et, par suite, toutes les fonctions s'opèrent mal. Il importe donc de s'efforcer de distraire le malade, de façon à l'obliger à réagir, sous peine de voir se produire de l'anémie, de la neurasthénie et des troubles mentaux graves, pouvant quelquefois aboutir au suicide.

TROCART (*fig.* 1930). — Sorte de poinçon cylindrique dont l'extrémité

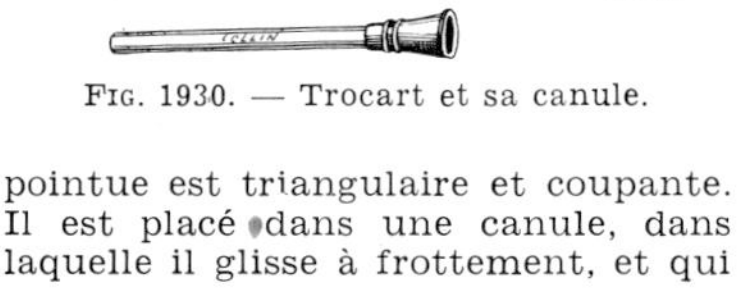

FIG. 1930. — Trocart et sa canule.

pointue est triangulaire et coupante. Il est placé dans une canule, dans laquelle il glisse à frottement, et qui pénètre avec lui dans la plaie produite par sa pénétration dans les tissus. On s'en sert pour évacuer le liquide contenu dans une cavité, notamment le liquide d'*ascite* (v. ce mot).

Et, d'autre part, on peut se servir de la canule pour faire pénétrer un liquide modificateur (de la teinture d'iode, par exemple) dans la cavité d'une *hydrocèle* (v. à MASCULINS [Organes génitaux]).

Il existe aussi des trocarts explorateurs, très fins, à canal capillaire, employés pour constater si un liquide existe dans une cavité, et étudier sa nature. V. à ASPIRATION.

TROCHANTER (du gr. *trokhaô,* je tourne). — Nom donné à deux saillies du fémur destinées à l'insertion de muscles : le *grand* et le *petit trochanter.* V. FÉMUR.

TROCHLÉE (du lat. *trochlea,* poulie). — Articulation en forme de poulie qui existe au coude et au genou. Elle ne permet que l'extension et la flexion.

TROÈNE. — Arbuste (*Ligustrum vulgare*) de la famille des Oléacées, dont les feuilles et les fleurs jouissent de propriétés astringentes et sont indiquées en infusions contre les diarrhées et les métrorrhées.

TROMBIDIUM. — V. ROUGET.

TROMPE D'EUSTACHE. — Conduit allant du pharynx à la caisse du tympan. V. OREILLE.

TROMPE DE FALLOPE. — V. FÉMININS (Organes génitaux).

TRONC. — Partie principale : 1° du corps, auquel s'articulent les membres; 2° d'une artère, d'une veine, d'un nerf.

TROPHIQUE (Troubles) [du gr. *trophê,* nourriture]. — Troubles de nutrition des tissus.

TROPHŒDÈME (du gr. *trophê,* nutrition, et *oidêma,* grossissement). — Œdème blanc, dur, incolore, occupant de préférence un ou plusieurs segments de l'un ou des deux membres inférieurs (*fig.* 1931), quelquefois des membres supérieurs, notamment les mains, parfois aussi le visage. Cet

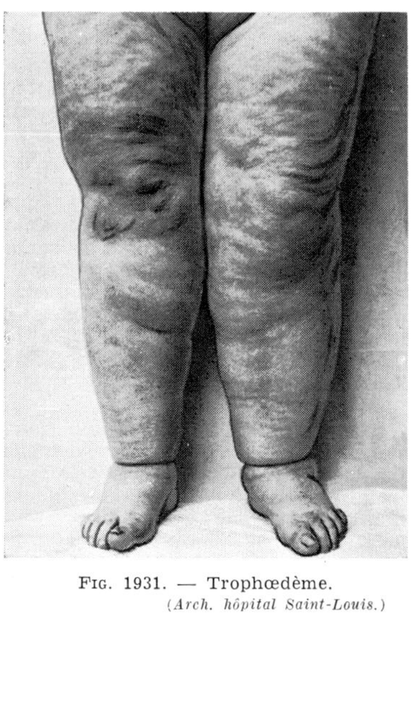

FIG. 1931. — Trophœdème.
(*Arch. hôpital Saint-Louis.*)

œdème devient chronique et fibreux, sans phénomènes inflammatoires, et persiste la vie entière, sans préjudice notable pour la santé. Début parfois marqué par des douleurs névralgiques, des crampes. Affection congénitale ou acquise, parfois héréditaire en dominance.

Le tissu conjonctif est seul lésé; les os et les muscles restent intacts.

CAUSE. Inconnue. On a parfois noté la coexistence d'un *spina bifida occulta*.

TRAITEMENT. Opothérapie thyroïdienne ou ovarienne; massage et compression; drainage filiforme; sympathectomie péri-artérielle.

TROPHONÉVROSE (du gr. *trophê*, nourriture, et de *névrose*).— Atrophie consécutive à un trouble de nutrition des tissus par lésions des nerfs de la région.

Trophonévrose faciale. — V. FACIALE (Hématrophie).

TROPIQUES. — L'Européen qui succombe en arrivant dans les zones tropicales est victime des insectes transmetteurs des maladies (paludisme, fièvre jaune, trypanosomiase), de l'eau contaminée qu'il absorbe (dysenterie, choléra, bilharziose, etc.), des aliments toxiques ou altérés qu'il ingère. Le climat n'intervient qu'indirectement, en favorisant par sa température la multiplication d'agents vecteurs de maladies.

Les troubles digestifs sont fréquents : le foie est hypertrophié, les vomissements sont bilieux, les débacles biliaires alternent avec la constipation; le pouls est plus rapide et la tension artérielle est diminuée; les palpitations sont fréquentes; l'élimination rénale est diminuée. L'activité intellectuelle, la force musculaire, sont réduites; il y a tendance à la neurasthénie; le sommeil est troublé.

Maladies tropicales. — Les principales sont le paludisme, les parasitoses intestinales (dysenterie amibienne, diarrhée de Cochinchine, ankylostomiase), les épidémies de peste, de choléra, de fièvre jaune, les fièvres récurrentes, les bilharzioses, les filarioses, la trypanosomiase, la dengue, de nombreuses dermatoses, le pian, l'éléphantiasis, les leishmanioses, les ulcères phagédéniques, etc. V. au nom de chaque maladie.

TROU. — Synonyme d'*orifice*.

La *base du crâne* présente un grand nombre de *trous* par lesquels passent des vaisseaux et des nerfs. Certains trous, comme le *trou pariétal*, le *trou orbitaire interne*, le *trou ethmoïdal*, le *trou de Vésale*, le *trou petit rond*, le *trou condylien postérieur*, le *trou mastoïdien*, ne livrent passage qu'à de petits vaisseaux et à des rameaux nerveux.

Les trous les plus importants sont :

Le *trou grand rond*, par lequel passe le nerf maxillaire supérieur;

Le *trou déchiré antérieur*, pour le nerf vidien;

Le *trou occipital*, pour le bulbe rachidien et ses enveloppes, les artères vertébrales et spinales, les nerfs spinaux, les racines ascendantes de l'hypoglosse;

Le *trou condylien antérieur*, pour le nerf grand hypoglosse et une artériole méningée;

Le *trou stylo-mastoïdien*, pour le nerf facial, les vaisseaux stylo-mastoïdiens;

Le *trou déchiré postérieur*, qui livre passage aux trois nerfs glosso-pharyngien, pneumogastrique et spinal, au sinus pétreux inférieur, à la veine jugulaire interne et à une artériole méningée. Une lésion de cet orifice (fracture du crâne) entraîne une paralysie des trois nerfs : paralysie unilatérale du voile du palais, du larynx, du pharynx, du trapèze et du sterno-mastoïdien (syndrome de Vernet-Collet).

TROUBLES MENSTRUELS. — V. à RÈGLES.

TROUSSE MÉDICALE D'URGENCE. — Elle doit contenir une pince à artère, une paire de ciseaux, une seringue en verre et une aiguille.

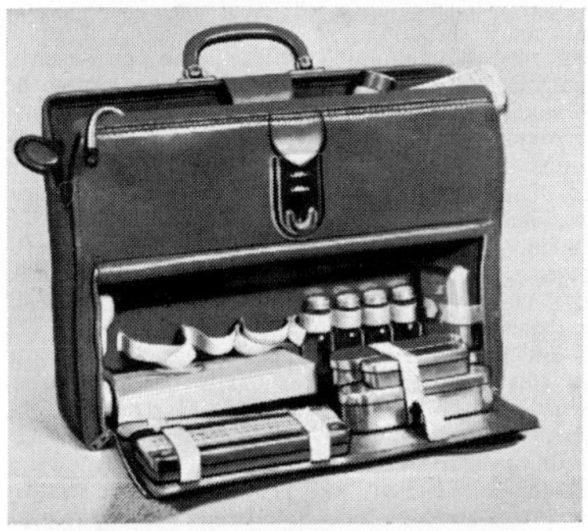

FIG. 1932. — Trousse médicale complète pouvant contenir appareil à tension, boîtes à instruments et à compresses, flacons, etc. (*Doc. La Trousse du praticien, phot. Mardyks.*)

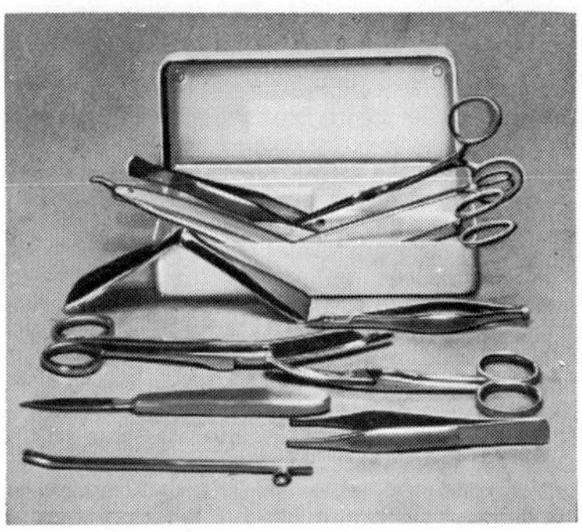

FIG. 1933. — Boîte à instruments.

On peut y ajouter, pour un voyage dans les pays dépourvus de médecins, une aiguille de Reverdin, qui permet de suturer facilement une blessure de la peau.

TROUSSEAU (Vin de). — V. DIGITALE.

TRYPAFLAVINE (Chlorhydrate du chlorométhylate de diamino-acridine). — Antiseptique très puissant employé en solution au 1/1 000 pour le lavage des plaies infectées; comme antiseptique des voies urinaires (3 pilules de 5 mg par jour); en injections intraveineuses dans les infections graves streptococciques et staphylococciques, les affections urinaires et intestinales, les fièvres typhoïdes graves.

TRYPAN (Bleu, Rouge). — Colorant azoïque dérivé de la benzidine, employé en injections intraveineuses (1 à 2 cm^3 de la solution à 1 p. 100) dans les trypanosomiases humaines et animales. Le *bleu trypan* a été également utilisé dans la maladie de Parkinson, l'herpès récidivant.

TRYPANOSOMES (du gr. *trupanoson*, tarière, et *soma*, corps). — Protozoaires à corps fusiforme effilé contenant deux masses chromatiques; un fouet ou flagelle s'accolant au corps produit la membrane ondulante et se termine par une extrémité libre (*fig.* 1934).

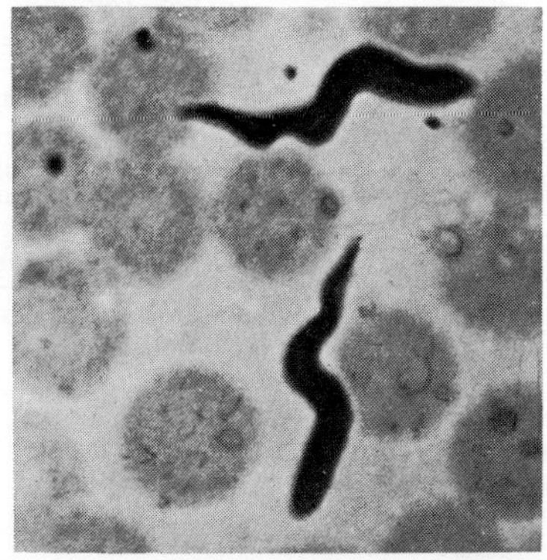

FIG. 1934. — Deux trypanosomes observés parmi les globules rouges du sang d'un homme atteint de la maladie du sommeil. (Grossis 800 fois environ.)

Les trypanosomes sont des parasites de l'homme et des mammifères; ils existent dans les différents liquides de l'organisme (sang, lymphe, liquide céphalo-rachidien).

TRYPANOSOMIASES. — Les affections causées par les trypanosomes s'observent à la fois chez les animaux et chez l'homme.

I. Trypanosomiases animales. — Il en existe plusieurs types :

La *surra*, dans l'Inde, qui est causée par *Trypanosoma Evansi;*

La *nagana*, due au *Tr. Brucei*, qui atteint le cheval, l'âne, le bœuf, le chien, dans l'Afrique centrale et l'Afrique du Sud;

Le *debab* algérien, qui frappe surtout le chameau; il est dû au *Tr. soudanense;*

Le *mal de Caderas*, qui atteint les équidés de l'Amérique du Sud; il est dû au *Tr. equinum;*

La *souma*, qui frappe les équidés et les bovidés en Afrique équatoriale; elle est causée par *Tr. Cazalboni;*

La *dourine* ou mal du coït des équidés, due au *Tr. equiperdum*, qui sévit surtout en Algérie, mais peut exister en Europe.

II. Trypanosomiases humaines. — Maladie du sommeil. — Cette grave trypanosomiase sévit surtout sur la race noire et est répandue dans tout l'Ouest africain, depuis le Sénégal, au nord, jusqu'à Mossamédès, au sud. Elle sévit en haute Guinée, au Soudan, en Haute-Volta, dans la Côte-d'Ivoire, au Dahomey, au Niger et au Togo, et surtout au Cameroun. Elle existe dans tout le bassin du Congo

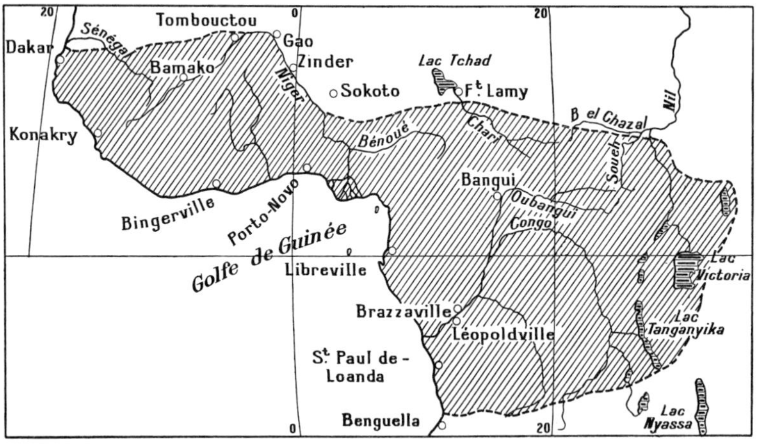

FIG. 1935. — Aire de dispersion de *Glossina palpalis* en Afrique équatoriale.

(*fig.* 1935), l'Oubangui, une partie du Tchad, et s'est avancée peu à peu à travers le continent noir jusqu'à l'Ouganda et les régions des grands lacs, où elle a exercé de grands ravages. En Afrique occidentale, il existe environ 27 500 trypanosomés, pour une population de 14 millions d'indigènes habitant en régions endémiques.

Aux Antilles, la maladie du sommeil a été importée successivement par la traite et par l'émigration noire, mais elle s'est éteinte sur place.

CAUSES. La maladie du sommeil est due à la pénétration dans le sang et le

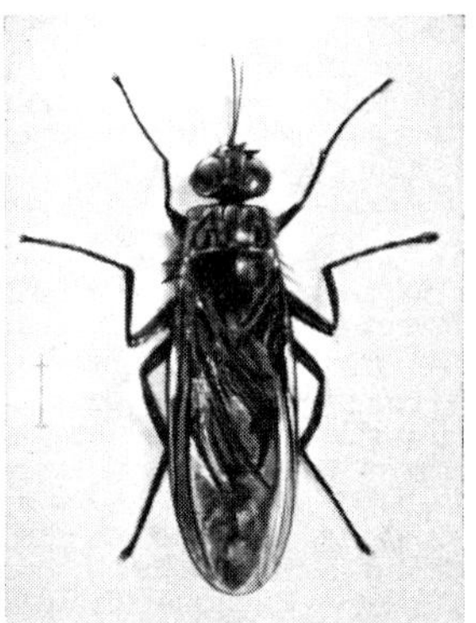

FIG. 1936. — Mouche tsé-tsé.
(*Phot. Vergiat.*)

liquide céphalo-rachidien de deux trypanosomes : *T. Gambiense,* observé dans le Congo français, l'Ouganda, et *T. Rhodeniense,* trouvé en Rhodésie et à l'extrémité sud du lac Nyassa.

Ces deux protozoaires sont transmis à l'homme par des piqûres de mouches tsé-tsé, *Glossina palpalis* (*fig.* 1936 et 1937) pour *T. Gambiense,* et *G. morsitans* pour *T. Rhodeniense.* La dissection de mouches infestées montre de nombreux trypanosomes dans l'intestin et les glandes salivaires.

Les tsé-tsé sont des mouches d'un brun sombre ou d'un gris brunâtre mesurant 7 mm à 12 mm de long de la tête à l'extrémité de l'abdomen. Le genre *Glossina* se distingue de la mouche commune par les ailes et par la trompe. Les ailes sont très longues et, quand elles sont fermées, elles dépassent considérablement l'abdomen en arrière. Lorsque l'insecte est au repos, il entrecroise ses ailes à plat, l'une sur l'autre, comme les deux branches d'une paire de ciseaux. Chez les autres mouches, au contraire, les ailes restent divergentes ou viennent simplement au contact l'une de l'autre en formant un angle comme le toit d'une maison.

La trompe des glossines est très proéminente, aussi longue que le thorax, et émerge du sommet de la tête engainée par les palpes, ce qui la rend épaisse et forte.

La tsé-tsé ne pond pas des œufs comme la plupart des diptères : elle est *pupipare,* c'est-à-dire que la larve sort directement du corps de la mère. La *larve* a une couleur jaunâtre et est pourvue d'un capuchon noir à l'un des pôles. Aussitôt expulsée de l'abdomen de la mère, la larve rampe avec vivacité pour chercher un coin pour se cacher. Dès qu'elle a trouvé un lieu favorable (sable, humus, écorce des arbres, mousse, gaines des feuilles), elle commence à changer de couleur et, en quelques heures, se transforme en une forte *pupe* ou *nymphe,* noir de jais. Les pontes se produisent tous les 8 à 10 jours, ce qui représente environ 8 à 10 pontes pendant la vie de chaque femelle, soit trois mois environ. La durée de la nymphose est de trente-trois jours à 25° ; les pupes ne résistent pas à une température de 35°.

Ces faits ont une grande importance prophylactique, car la pupe est la phase de l'évolution de la mouche où l'insecte peut être le plus facilement atteint.

La tsé-tsé pique toujours pendant le jour, et sa voracité augmente avec la température. Elle semble attirée par le noir : elle pique plus volontiers les Noirs que les Européens, et les personnes habillées en foncé (missionnaires en soutane) que celles qui sont habillées en blanc. Elle attaque toujours dans les parties les moins bien défendues : l'homme dans le dos, sur la nuque, entre les épaules, sur les poignets; le bœuf et le cheval dans le dos, sous le ventre et aux jambes; le chien sur la tête.

Quand la glossine est à jeun, elle vole avec une extrême vitesse et il est presque impossible de la distinguer dans l'espace. Aussi ne peut-on la voir que juste au moment où elle se pose. Elle arrive sans qu'on l'entende et se pose sans qu'on la sente.

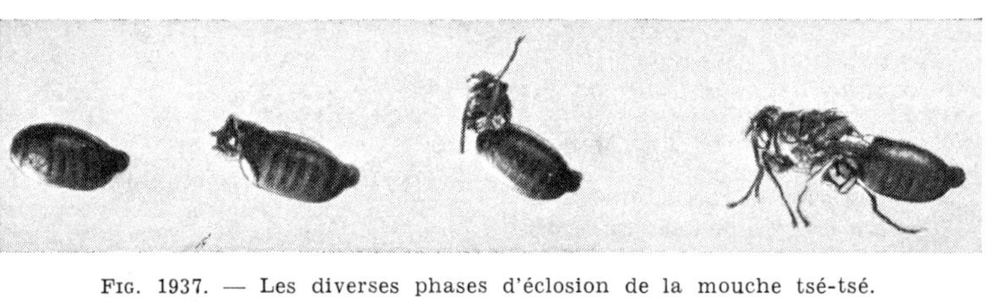

FIG. 1937. — Les diverses phases d'éclosion de la mouche tsé-tsé.

Pour piquer, elle se place dans une position presque verticale, la tête en bas, l'abdomen en l'air, comme le fait également le moustique qui transmet le paludisme, l'*anophèle.* Rapidement, elle relève ses palpes maxillaires et enfonce verticalement sa trompe dans la peau. Dès qu'elle a commencé à sucer, elle joue des ailes en produisant un bruit rappelant celui des abeilles, puis, quand son appétit s'est un peu calmé, elle cesse le mouvement des ailes et suce en silence jusqu'à ce que son abdomen soit distendu par le sang aspiré; elle se gorge d'environ deux fois son poids de sang. A ce moment, alourdie, elle est presque incapable de prendre son vol; elle tombe par terre ou se pose sur un buisson pour digérer en paix. La scène de gavage a duré de vingt à trente secondes. Au bout de vingt-quatre à quarante-huit heures, elle peut recommencer à piquer.

La tsé-tsé n'est pas facile à prendre à la main, surtout pendant le jour, car elle est très agile et très remuante; mais le matin et le soir, au lever et au coucher du soleil, elle se laisse aborder facilement et on peut la prendre avec un filet à papillons.

SIGNES. Dans une *première période,* la maladie se caractérise surtout par des poussées irrégulières de fièvre, que l'on prenait autrefois pour du paludisme. Souvent, les malades, à ce stade de l'affection, ne présentent aucun symptôme accusé et paraissent en bonne santé.

Certains malades présentent cependant de la bouffissure de la face et des paupières, des maux de tête extrêmement violents et une augmentation de volume des glandes du cou. L'intelligence est moins vive, la mémoire est moins précise; il existe souvent des troubles mentaux : délire, folie, mélancolie. Parfois, le maladie se déclare, chez un sujet en apparence sain, par un accès de manie aiguë, avec impulsions homicides : l'individu, conduit en prison ou enchaîné, tombe dans un état comateux qui nécessite son transfert à l'hôpital. On observe alors peu à peu l'établissement de tous les symptômes caractéristiques de la maladie du sommeil.

Dans la *deuxième période,* le sommeil est le signe caractéristique de la maladie.

Au début, ce n'est pas un sommeil véritable, mais plutôt de la somnolence. Le malade, après son repas de midi, dort deux heures, puis se réveille et peut vaquer à son travail. Cette somnolence n'est pas profonde, car il suffit d'appeler le sujet par son nom pour qu'immédiatement il se réveille.

Après un certain laps de temps, un second accès de sommeil survient le soir avant dîner, puis peu à peu le sommeil de l'après-midi se réunit au sommeil du soir, et bientôt le malade dort 20 heures sur 24. Le malade gît dans un coin de sa case, indifférent à tout ce qui se passe autour de lui. Son sommeil est alors profond; on peut même promener dans la chambre le

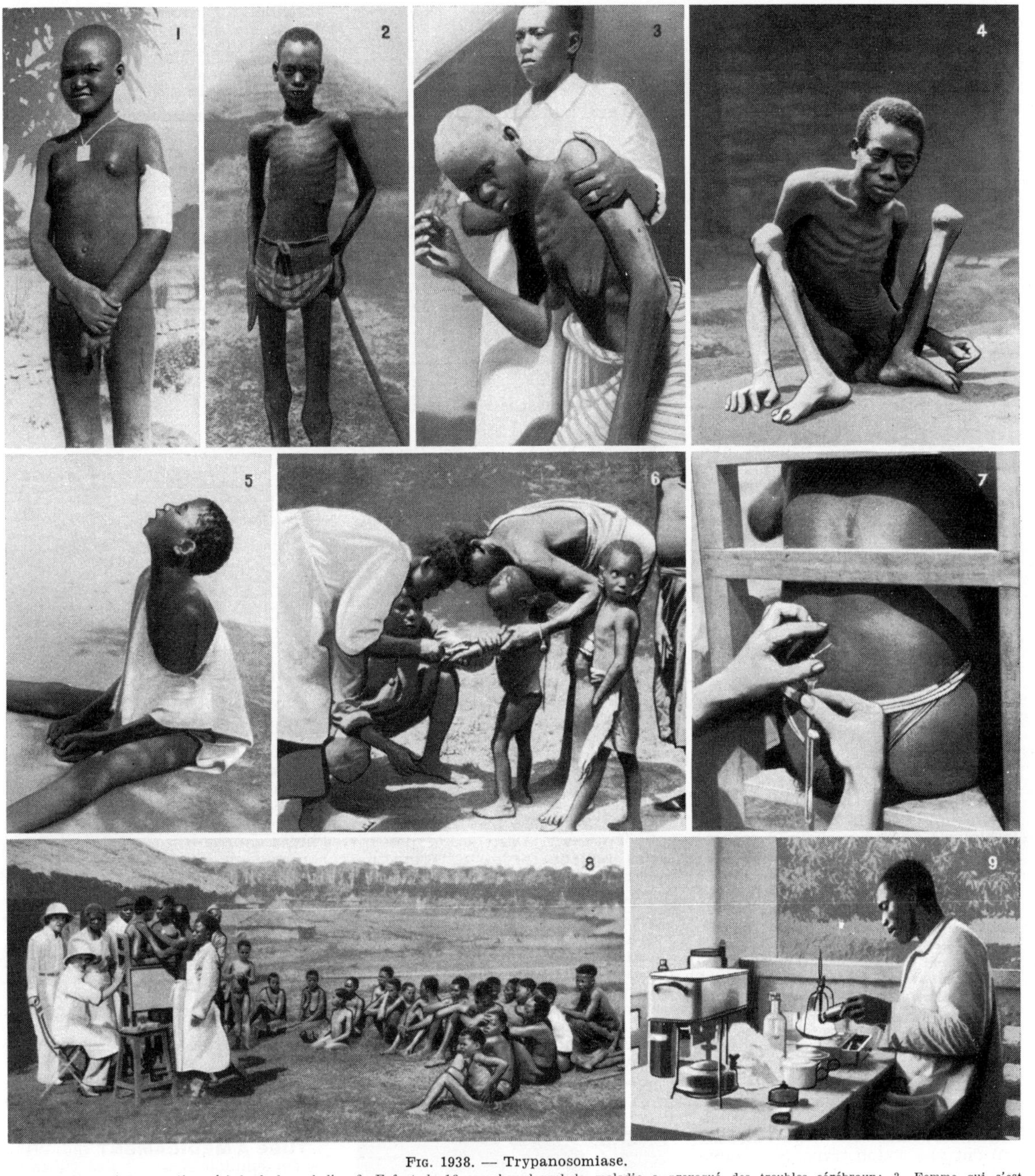

FIG. 1938. — Trypanosomiase.

1. Jeune femme à la première période de la maladie; 2. Enfant de 13 ans chez lequel la maladie a provoqué des troubles cérébraux; 3. Femme qui s'est soustraite à toute visite médicale et se trouve à la dernière période de la maladie; 4. Adulte à une phase avancée; 5. Adolescent atteint de méningo-encéphalite à la phase ultime de la maladie, dans une attitude typique, peu avant sa mort; 6. Inoculation de sérum à un jeune indigène du Congo; 7. Ponction lombaire; 8. Dépistage de la maladie en Oubangui; 9. Préparation du traitement curatif.

(*Phot. Boyer* [1, 3, 5]; *ministère de la France d'Outre-mer* [2, 9]; *Vergiat* [4, 7, 8]; *Wide World* [6].)

lit sur lequel il repose sans qu'il se réveille. Pour le tirer de son sommeil léthargique, il faut le secouer. Alors, il soulève péniblement ses paupières bouffies et pendantes, il regarde et répond par monosyllabes aux questions qu'on lui pose. Si, à ce moment, on lui donne à manger, le malade oublie quelquefois d'avaler et s'endort le morceau dans la bouche.

Progressivement, à la *période terminale,* le sommeil s'étend sur les 24 heures, et à mesure qu'il s'allonge il devient aussi plus profond : ce n'est plus du sommeil, c'est du coma. Il devient bientôt impossible de nourrir le malade, qui meurt de dépérissement, dans un état squelettique (*fig.* 1938).

La période de sommeil ne dépasse guère 6 mois : elle atteint rarement 1 an; la mort est la terminaison fatale : le malade s'éteint doucement, à moins qu'une attaque convulsive, tétaniforme ou épileptiforme, ne vienne mettre fin à cette lente agonie. Chez les malheureux indigènes, isolés et privés de tout secours, le moribond, dans cette période comateuse, qui peut durer 8 à 10 jours, est souvent assailli par une nuée de fourmis, qui le dévorent pour ainsi dire vivant.

PROPHYLAXIE. *Destruction du réservoir du virus humain.* — Le dépistage des malades a été rendu possible par le recensement et le rassemblement de tous les habitants d'une région, qui ont été examinés médicalement. Une ponction lombaire est faite

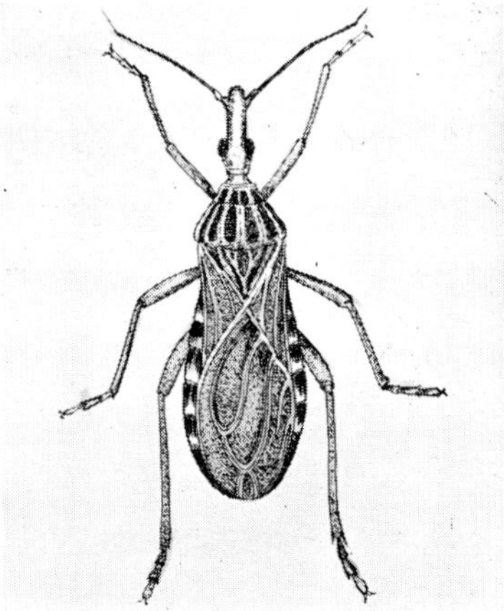

FIG. 1939. — *Triatoma Rhodnius.*

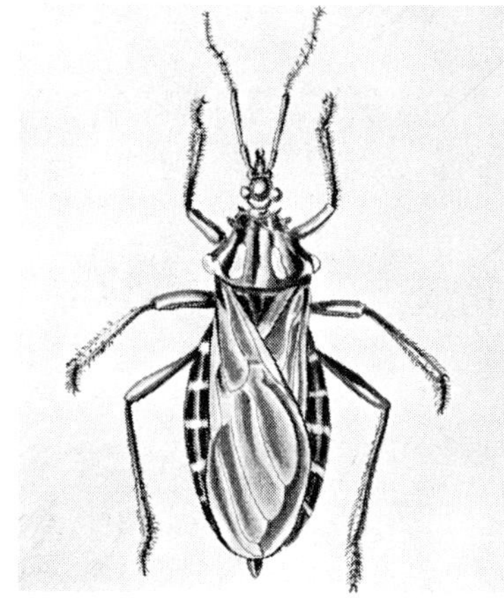

FIG. 1940. — *Panstrongylus megistus.*

à tous les trypanosomés dépistés, afin de préciser le stade de la maladie, lymphatico-sanguine ou encéphalo-méningée; tous ces malades sont inscrits sur des fiches; ils reçoivent aussitôt la première injection de leur traitement, et sont pris en charge par des équipes de traitement du groupe mobile qui passe à intervalles réguliers pour assurer la continuité du traitement. Les malades qui ont atteint la deuxième période (encéphalo-méningée) sont dirigés sur des centres de traitement ou *hypnoseries.*

Ce dépistage, qui, grâce aux équipes mobiles, ne s'interrompt jamais, et la chimio-prophylaxie ont permis de lutter efficacement contre le virus.

Lutte contre la mouche tsé-tsé. — Assainissement des gîtes à glossines, afin de les éloigner de l'homme ou de les détruire. Cette lutte est fondée sur la biologie de la mouche, qui recherche l'ombre et l'humidité. Pièges, élevages d'insectes, cultures de plantes qui combattent la tsé-tsé.

TRAITEMENT. La plupart des médicaments employés autrefois (dérivés de la benzidine [trypanrot, trypaflavine], arsenicaux [atoxyl, arsénobenzènes, stovarsol], antimoniaux [émétique, stibényl]) ont été abandonnés depuis qu'on a découvert des médicaments plus actifs, tels que le moranyl ou germanine, complexe uréique, qui rend les plus grands services au cours de la première période de la maladie; les dérivés de la guanidine (pentamidine, lomédine), en injections intramusculaires ou intraveineuses, qui ont une action trypanocide puissante et rapide sur les parasites du sang et du suc ganglionnaire, mais qui sont inefficaces quand les trypanosomes ont gagné les centres nerveux; la tryparsamide, médicament de choix dans les formes nerveuses, qui a complètement modifié l'aspect des hypnoseries et fait disparaître ces malades émaciés, grabataires, agités d'un perpétuel tremblement.

Il est indiqué d'employer simultanément des injections de divers médicaments; l'action thérapeutique est ainsi multipliée.

Trypanosomiase américaine (Maladie de Chagas). — Elle sévit en Amérique centrale et en Amérique du Sud, surtout chez l'enfant.

Elle est causée par *Tr. Cruzi* et transmise par la piqûre de certains réduvidés (*Triatoma Rhodnius* [*fig.* 1939], *Rhodnius prolixus, Panstrongylus megistus* [*fig.* 1940]). Des mammifères du groupe des tatous semblent servir de réservoirs de virus.

SIGNES. Fièvre rémittente avec œdèmes précoces, pouvant persister à l'état chronique, simulant le myxœdème; thyroïde hypertrophiée avec insuffisance thyroïdienne. Adénopathie généralisée, gros foie, grosse rate. Troubles cardiaques (myocardite), nerveux (méningo-encéphalite), oculaires.

ÉVOLUTION. Aiguë et grave chez les jeunes enfants; mais les formes chroniques ne sont pas rares.

TRAITEMENT. Longtemps inconnu; actuellement, des dérivés quinoléiques en injections intramusculaires agissent sur *Tr. Cruzi.*

PROPHYLAXIE. Destruction des insectes vecteurs de virus. Protection avec une moustiquaire.

TRYPARSAMIDE. — Poudre incolore qui dérive des arsénobenzènes. Employée en injections intraveineuses dans la maladie du sommeil ($1^{g},5$ à 2 g par semaine), elle a été conseillée également dans la syphilis nerveuse. Comme tous les arsenicaux pentavalents, la tryparsamide peut causer des accidents oculaires (atrophie du nerf optique).

TRYPSINE. — Ferment pancréatique qui peptonise les matières albuminoïdes au cours de la digestion intestinale (*fig.* 1941).

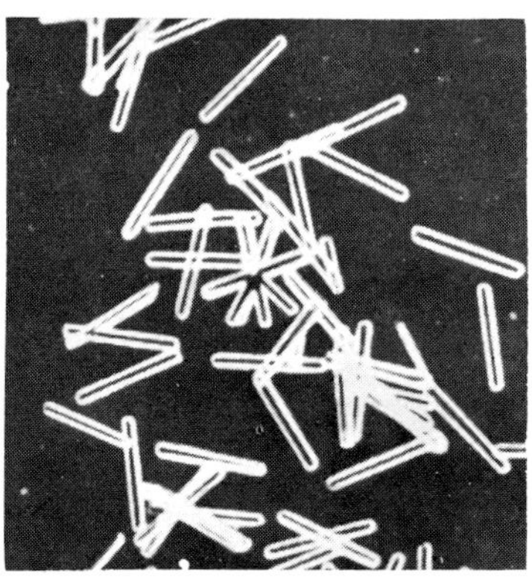

FIG. 1941. — Cristaux de trypsine.

TSÉ-TSÉ. — Mouche (glossine) qui inocule la maladie du sommeil. — V. TRYPANOSOMIASES.

TUB. — Récipient en zinc (*fig.* 1942) ou en caoutchouc qui permet de faire des ablutions complètes. Le tub en caoutchouc, très commode à emporter en voyage, doit être utilisé d'une façon continue, sinon il se produit des coupures au niveau des plis.

TUBAGE. — Introduction par un médecin d'un tube dans le larynx, pour faciliter la respiration chez les diphtériques (fig. 1942).

MODE D'INTRODUCTION. L'instrument ayant été stérilisé par l'eau bouillante, l'enfant, roulé dans une couverture, est tenu par un premier aide, tandis que le second, placé derrière le premier, maintient la tête de l'opéré absolument droite devant l'opérateur. Le médecin sent les points de repère (épiglotte et cartilage aryténoïde) avec l'index gauche introduit dans la bouche, puis il conduit le long de cet index le tube jusqu'à l'orifice supérieur du larynx, où il pénètre tout naturellement si la glotte est ouverte, par une pression douce si elle est fermée. L'opération est délicate, mais rendue facile si l'enfant est bien maintenu. (V. DIPHTÉRIE.)

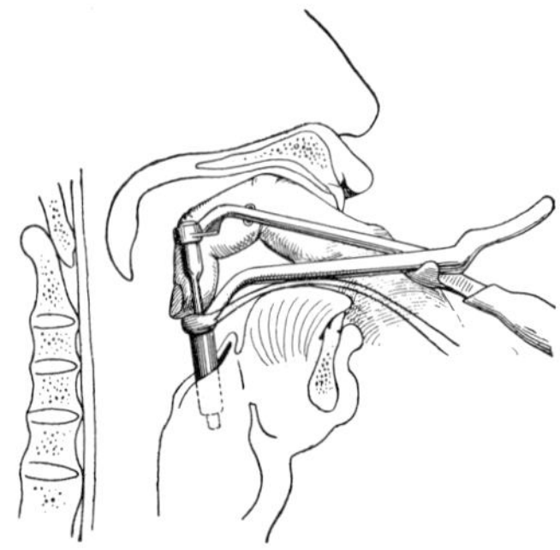

FIG. 1942. — Tubage du larynx.

Tubage duodénal. — V. DUODÉNUM.

TUBAIRE (du lat. *tuba,* trompe). — Qui a trait à la trompe de Fallope.

Grossesse tubaire. — Grossesse extra-utérine se développant dans une trompe.

TUBE À MÉDICAMENT (*fig.* 1943). — On emploie souvent des tubes en étain analogues aux tubes à couleur pour contenir les médicaments à base de vaseline et autres excipients gras.

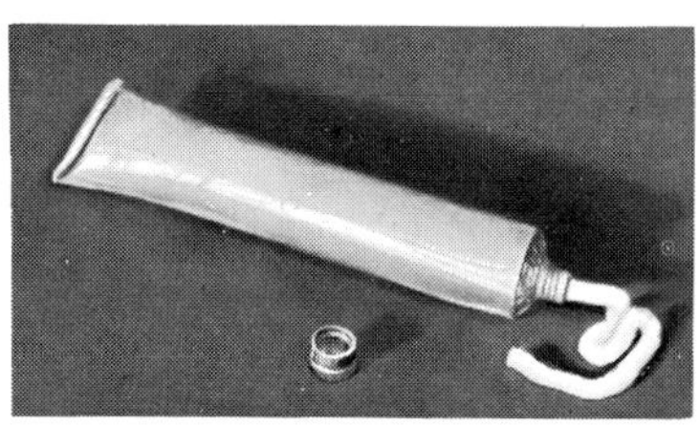

FIG. 1943. — Tube à médicament.

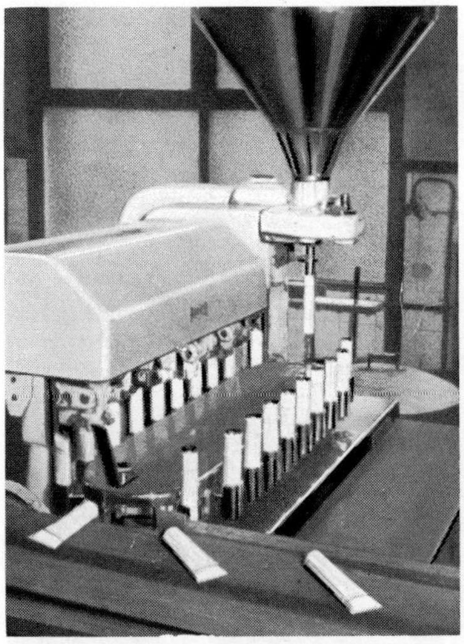

FIG. 1944. — Machine automatique pour le remplissage des tubes de pommade. (*Cl. Decouflé.*)

TUBERCULE (du lat. *tuber*, excroissance). — Lésion cutanée, saillante, de la grosseur d'un pois, enchâssée dans le derme et disparaissant en laissant une cicatrice. S'observe dans la syphilis tertiaire, la lèpre, la tuberculose cutanée.

Le mot *tubercule*, au sens dermatologique du mot, ne signifie donc pas toujours « lésion due au bacille de Koch ».

En revanche, au sens anatomopathologique, on entend par tubercule un amas de follicules tuberculeux dus au bacille de Koch. Voir TUBERCULOSE.

Tubercule anatomique. — V. TUBERCULOSE : *Tuberculose de la peau.*

TUBERCULIDES. — Lésions cutanées semblant avoir un rapport étroit avec la tuberculose, bien que l'on n'y trouve point d'ordinaire le bacille de Koch.

Ces *tuberculides* ont une évolution différente de celles des tuberculoses cutanées. Elles sont souvent disséminées, apparaissant par poussées successives, sans fièvre, sans troubles généraux; leur distribution est souvent symétrique et elles tendent à la guérison spontanée. Elles revêtent des formes diverses qu'on peut observer simultanément sur le même sujet. Certaines siègent dans la peau, d'autres dans l'hypoderme.

Tuberculides cutanées. — **Tuberculides lichénoïdes** (*Lichen scrofulosorum*). — Petites papules situées au niveau des follicules pileux et groupées en amas aux lombes et aux flancs. Evolution chronique avec récidive.

Tuberculides papulo-nécrotiques. — Petites élevures violacées surmontées d'une vésico-pustule, évoluant par poussées successives et siégeant aux mains et aux pieds, aux doigts et à la face (*fig.* 1945).

A la face, on observe souvent une variété décrite sous le nom d'*acnitis*, de *folliclis*, caractérisée par des nodules miliaires indolores qui peuvent se résorber ou suppurer en laissant après eux une minime cicatrice (*fig.* 1946).

Tuberculides lupoïdes ou Sarcoïdes cutanés. — Il en existe plusieurs types : les *lupoïdes miliaires disséminées :* éruption d'élevures hémisphériques, siégeant à la face, aux épaules, aux poignets, pouvant durer des mois et des années, s'effaçant ensuite sans suppuration ou laissant une mince cicatrice atrophique;

Les *lupoïdes en placards :* noyaux plus volumineux, violacés, peu nombreux, occupant les mêmes sièges que les lupoïdes miliaires. Sur le nez des femmes ayant dépassé la quarantaine, on observe parfois une variété de cette forme, présentant des dilatations vasculaires assez marquées, c'est l'*angiolupoïde ;*

Le *granulome annulaire,* caractérisé par des élevures ou tubercules groupés en anneaux, en bague, qui s'observe surtout aux mains, aux doigts, au poignet, aux chevilles, aux coudes; il se rapproche des sarcoïdes.

Tuberculides érythémateuses. — Elles sont représentées par des *engelures,* le *lupus pernio,* le *lupus érythémateux.*

Tuberculides sous-cutanées. — Il en existe plusieurs types : l'*érythème induré de Bazin* et les *sarcoïdes sous-cutanés,* nodosités indolores, siégeant surtout à la région de l'épaule, des flancs, des côtes, et recouvertes par une peau normale ou violacée.

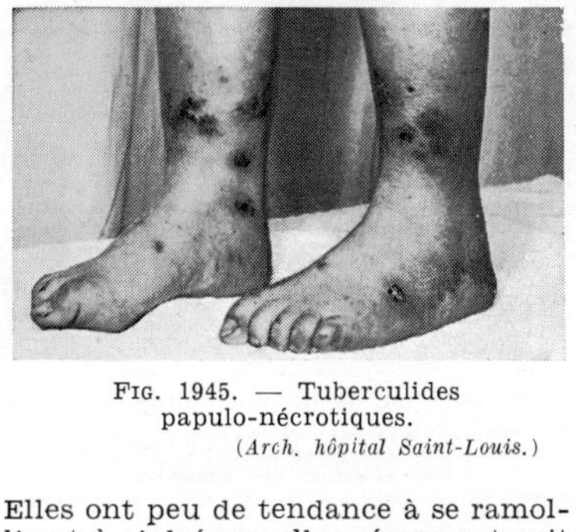

FIG. 1945. — Tuberculides papulo-nécrotiques. (*Arch. hôpital Saint-Louis.*)

Elles ont peu de tendance à se ramollir et à s'ulcérer; elles régressent soit spontanément, soit sous l'influence du traitement.

NATURE. Leur origine tuberculeuse a été soutenue en se fondant sur la coïncidence fréquente des tuberculides avec d'autres lésions tuberculeuses ganglionnaires, osseuses ou viscérales. Le bacille de Koch y est rarement trouvé, et l'inoculation aux animaux est rarement positive; on l'a cependant constaté dans le *lichen scrofulosorum,* l'érythème induré, le lupus érythémateux.

Les injections de tuberculine donnent souvent une réaction positive, locale et générale.

Ces tuberculides peuvent être considérées comme étant causées par l'ultra-virus tuberculeux.

Dans d'autres cas, des lésions analogues aux tuberculides ont été reconnues de nature lépreuse ou syphilitique.

Les tuberculides constituent donc un syndrome dû à des infections diverses; aussi Darier a-t-il proposé de les appeler *tuberculoïdes.*

TRAITEMENT. Injections sous-cutanées de tuberculine à doses progressivement croissantes. Injections de novarsénobenzènes, de mercure, en cas de syphilis.

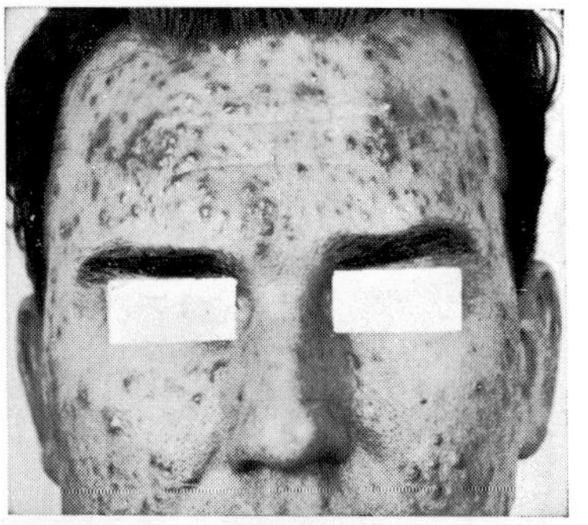

FIG. 1946. — Acnitis. (*Arch. hôpital Saint-Louis.*)

TUBERCULINE. — Substance extraite des cultures de bacilles tuberculeux et employée surtout pour le diagnostic et parfois pour le traitement de la tuberculose. (V. pl. en couleurs.)

La *tuberculine brute* se prépare à partir d'une culture de 6 à 8 semaines de bacilles tuberculeux humains et bovins en bouillon de bœuf glycériné, peptoné et alcalinisé; cette culture est stérilisée, filtrée et réduite au dixième de son volume. On obtient ainsi un liquide brunâtre et sirupeux qui se conserve pendant des années en petits flacons de verre brun.

L'Institut Pasteur prépare plusieurs tuberculines pour l'exploration de la sensibilité tuberculinique chez l'homme (V. TUBERCULINO-DIAGNOSTIC) :

la *tuberculine brute,* pour les cuti-réactions;

la *tuberculine purifiée,* présentée à l'état de poudre lyophilisée soluble et titrée à 3-10 ou 50 Unités pour $0^{cm^3},1$ pour intradermo-réaction (elle remplace la tuberculine brute diluée au 1/1000, au 1/500, au 1/100 que l'on utilisait autrefois) ;

la *tuberculine en pommade,* pour timbre;

la *tuberculine concentrée,* pour percuti-réaction.

La tuberculine ne contient pas de bacilles de Koch, puisqu'elle est filtrée; elle ne risque donc pas de provoquer de tuberculose et le tuberculino-diagnostic est une épreuve anodine.

Elle ne provoque aucune réaction chez l'homme ou l'animal sain; mais chez les sujets tuberculinisés (par ce terme, il faut entendre les sujets ayant fait leur primo-infection tuberculeuse), elle provoque des réactions qui traduisent une modification du terrain bacillisé ou *allergie.* Cette allergie, qui résulte d'une première atteinte de la tuberculose, se manifeste par une réaction positive à la tuberculine.

TUBERCULINO-DIAGNOSTIC (v. pl. en couleurs). — La tuberculine, mise au contact des téguments de l'homme ou des animaux ayant subi une atteinte tuberculeuse, même minime, provoque une réaction locale (rougeur de la peau). Cette réaction, bien codifiée, est utilisée couramment à des fins diagnostiques. Chez

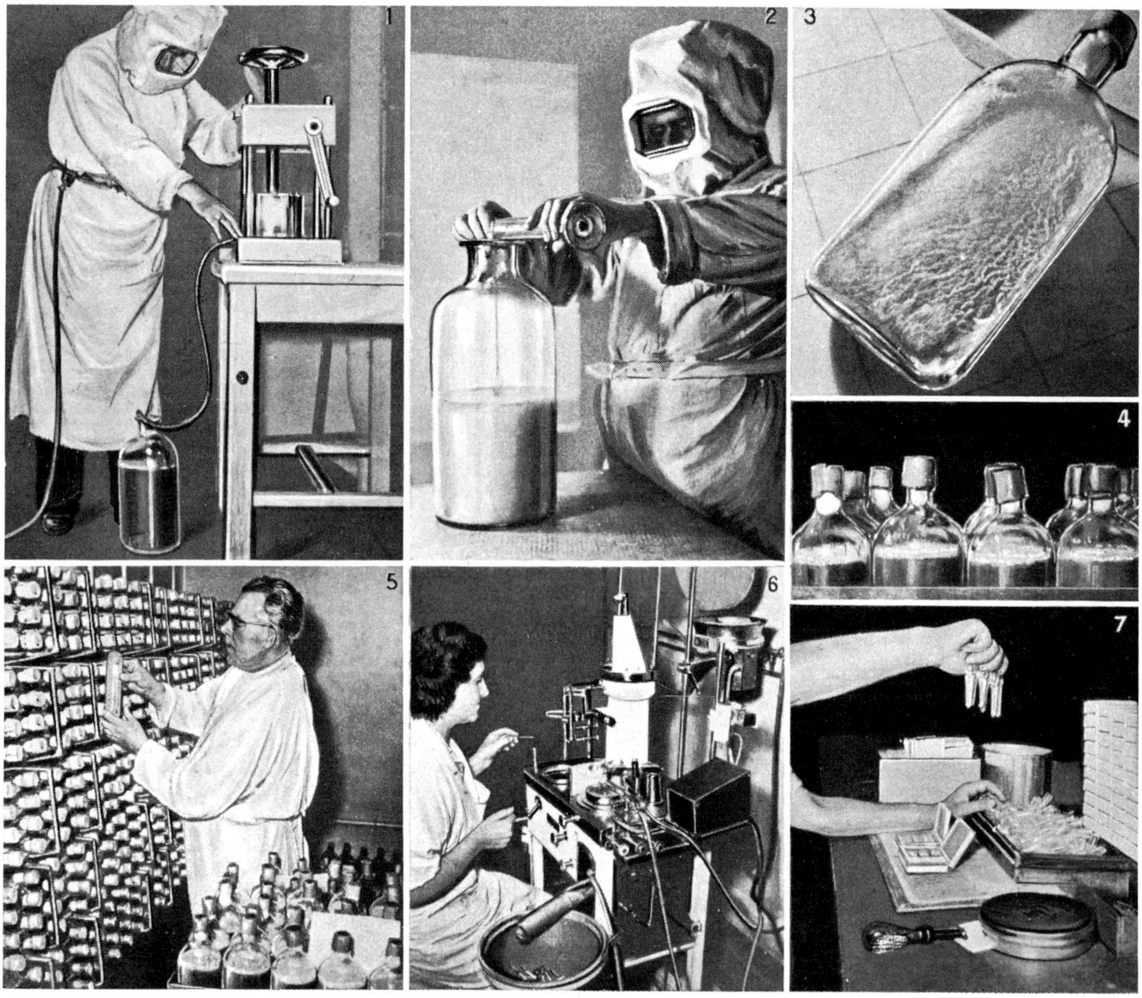

FIG. 1947. — Préparation de la tuberculine à l'Institut Pasteur.
1, 2. En raison de la virulence du produit, les opérateurs sont protégés par une cagoule alimentée par air comprimé ; 3, 4. Culture de bacilles tuberculeux sur milieu de Sauton servant à la préparation ; 5. Mise en chambre chaude des préparations ; 6. Mise en ampoules et fermeture au chalumeau par machine automatique ; 7. Sélection des ampoules.
(*Phot. Fournier* [1, 4, 5, 6, 7] ; *René Jacques* [2, 3].)

l'homme, quatre méthodes sont préconisées.

Cuti-réaction ou Réaction de von Pirquet. — On fait à la face antéro-externe du bras, sur une peau saine, deux scarifications linéaires de 1 cm de long et distantes de 5 cm. La scarification supérieure sert de témoin, et sur l'inférieure on dépose une goutte de tuberculine brute, qu'on laisse sécher 5 minutes. La lecture se fait au bout de 2 ou 3 jours : la cuti est négative si l'on a peine à retrouver les deux petites scarifications peu visibles de la cuti et du témoin. La cuti est positive si elle est le siège d'une papule rouge de 5 à 10 mm de diamètre, saillante à la palpation. Parfois, en cas de réaction importante, la papule est plus étendue, épaisse, phlycténulaire, entourée d'une large auréole rose.

Percuti-réaction. — Après décapage de la peau (au milieu de la face antérieure du thorax) avec de l'éther, on dépose une goutte de tuberculine concentrée, que l'on fait pénétrer sur 2 ou 3 cm² par friction douce avec la pulpe de l'index. La lecture se fait du 2e au 5e jour. En cas de réaction positive, on constate une éruption de

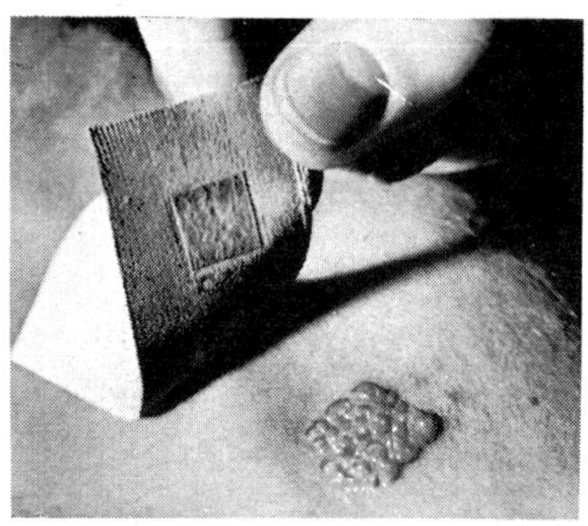

FIG. 1948. — Timbre tuberculinique.
(*Phot. U. S. I. S.*)

petites papules sur la zone imprégnée de tuberculine. La peau est normale en cas de réaction négative.

Timbre tuberculinique ou « Patch ». — Cette méthode consiste à coller sur la peau un morceau de papier ou d'adhésif imprégné de tuberculine. Le timbre est laissé 48 heures et la lecture, identique à celle de la percuti, s'effectue 48 heures après avoir retiré le timbre (*fig.* 1948).

Le timbre et la percuti sont surtout employés chez l'enfant au-dessous de 12 ans.

Intradermo-réaction ou Réaction de Mantoux. — Elle est la plus sensible et sert souvent à préciser l'une des trois réactions précédentes lorsqu'elle est douteuse.

Elle consiste à introduire dans l'épaisseur de la peau, à l'aide d'une aiguille fine, à la face antérieure de l'avant-bras le plus souvent, 0cm³,1 de tuberculine purifiée préparée par l'Institut Pasteur en solution plus ou moins concentrée selon les cas (3, 10 ou 50 Unités internationales). La lecture se fait au bout de 3 jours et les réactions sont identiques à celles de la cuti-réaction.

SIGNIFICATION. Une réaction tuberculinique positive permet d'affirmer que le sujet a subi une contamination tuberculeuse, même minime; une réaction tuberculinique négative, qu'il est indemne. Mais il convient de bien interpréter ces faits : une réaction positive signifie que le sujet est « tuberculinisé », sans pour cela devenir obligatoirement « tuberculeux ». Avant la primo-infection, le sujet ne réagissait pas; il était « anergique ». Après, il réagit « autrement » : il est devenu « allergique ». (Bariety et Brouet.) En moyenne et dans les centres urbains, les sujets « virent » leur cuti entre 12 et 20 ans. La sensibilité tuberculinique peut disparaître au cours de certaines maladies infectieuses (rougeole), dans la vieillesse et même d'une façon apparemment contradictoire au cours de certaines tuberculoses graves (granulie).

TUBERCULINOTHÉRAPIE. — Emploi thérapeutique de la tuberculine à doses progressivement croissantes et très prudentes (réactions locales et générales). Cette utilisation tend à être moins employée depuis la découverte des antibiotiques (streptomycine, P.A.S., etc.).

TUBERCULOME. — V. *Supplément.*

TUBERCULOSE. — Maladie résultant de la formation, dans l'organisme, de *tubercules,* c'est-à-dire de productions anatomiques anormales, dans lesquelles on trouve des bacilles de Koch. Elle est contagieuse de l'homme à l'homme, des animaux à l'homme et de l'homme aux animaux.

EVOLUTION. La tuberculose évolue en trois phases. La première correspond à la pénétration du bacille dans l'organisme; c'est la phase de *primo-infection,* souvent silencieuse, si l'infection est faible; le bacille produit au point d'inoculation un nodule ou *chancre,* avec réaction des ganglions voisins. Si l'infection est massive, la mort peut survenir par méningite, pneumonie caséeuse, granulie.

La deuxième phase est celle de la dissémination, par l'intermédiaire du sang, des bacilles qui ont pénétré dans l'organisme; les manifestations sont variées : elles peuvent être bénignes (poussées de fièvre dite de croissance, entérites) ou plus sérieuses (pleurésies, péritonites, méningites, poussées rhumatismales, états typhoïdes, érythèmes noueux, congestions pulmonaires qualifiées grippales et qui sont en réalité de nature tuberculeuse). Ces divers troubles peuvent guérir définitivement, le terrain du sujet ayant résisté à l'infection tuberculeuse et surmonté la généralisation. Mais, parfois, les bacilles se cantonnent silencieusement en certains organes pour se réveiller plus tard, quand les défenses naturelles de l'organisme fléchiront, pour provoquer des lésions évolutives.

Ces *lésions évolutives* constituent la troisième phase et se traduisent par des lésions tuberculeuses variées : le plus souvent, une tuberculose pulmonaire, mais, parfois, une tuberculose extra-pulmonaire, rénale, ganglionnaire, osseuse, articulaire, cutanée, linguale, intestinale, etc.

Agent causal. — C'est un bacille découvert par R. Koch en 1882, petit bâtonnet de 3 à 4 millièmes de millimètre de long, fin, court (*fig.* 1949, 1949 *bis*), qui existe en abondance dans les expectorations (crachats), les déjections (urines et matières fécales), le pus, le lait, la viande des animaux

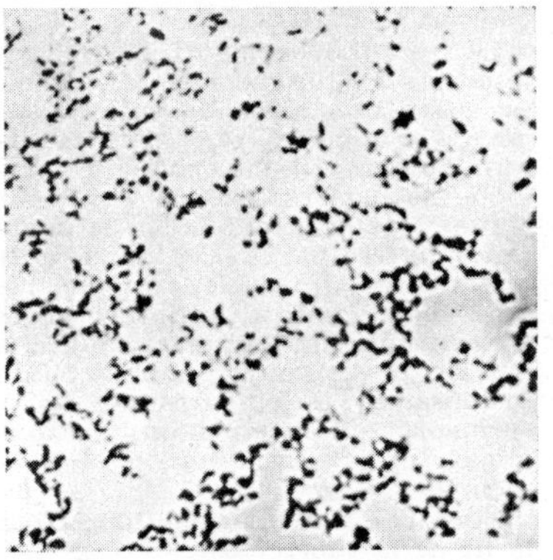

FIG. 1949. — Culture de bacilles de Koch vue au microscope ordinaire.
(*Phot. U. S. I. S.*)

tuberculeux. Un seul crachat en contient des millions, de sorte qu'il peut contaminer des milliers de personnes.

Le bacille existe également dans le sang des malades atteints de granulie ou même de tuberculose chronique à forme torpide. On le met en évidence dans les tissus ou les crachats en le colorant par les couleurs d'aniline (fuchsine de Ziehl) par contact prolongé. On lave ensuite la préparation avec un acide dilué : tout se décolore, sauf les bacilles de Koch, qui sont ainsi différenciés (bacilles acido-résistants).

La résistance du bacille de Koch est très grande : desséché, il garde fort longtemps ses propriétés nocives, surtout à basse température et dans l'*obscurité.* Il n'est détruit ni par la

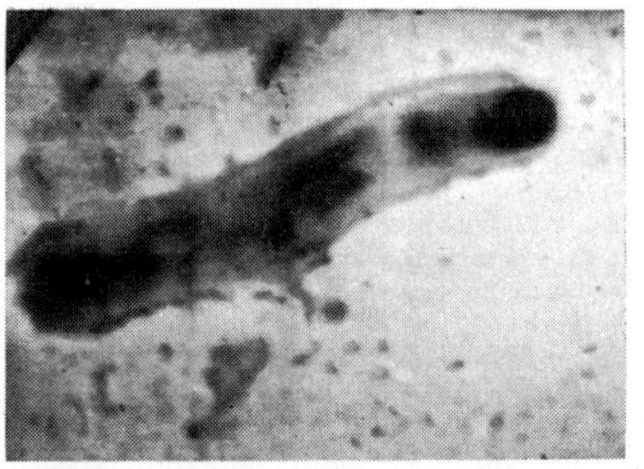

FIG. 1949*bis*. — Bacille de Koch grossi 30 000 fois au microscope électronique.
(*Phot. Dr Gautrelet.*)

putréfaction, ni par le séjour dans l'air, ni par le froid. La chaleur humide lui est nuisible; il ne résiste pas à la vapeur chaude : il est tué par cinq minutes d'ébullition.

La *lumière solaire* et les sources lumineuses riches en rayons chimiques diminuent sa virulence : deux heures d'exposition au soleil la font presque disparaître, mais pour tuer le bacille de Koch plusieurs jours consécutifs d'exposition sont nécessaires. Les rayons ultraviolets tuent le bacille tuberculeux en 15 à 20 minutes.

Tuberculoses animales. — Chez les *bovidés,* la tuberculose est très fréquente : tuberculose du poumon (pommelière), du péritoine, des mamelles. Les deux bacilles humain et bovin semblent être des variétés d'un même bacille, tous deux pathogènes pour l'homme, d'où le danger pour l'homme de consommer du lait cru ou de la viande d'une vache tuberculeuse.

Chez le *porc,* la tuberculose est relativement rare en France (2,5 p. 100). Les *moutons,* les *chèvres,* les *brebis,* le *cheval,* l'*âne,* sont plus réfractaires à la tuberculose.

La tuberculose du *chien* et du *chat* est fréquente (5 à 10 p. 100), ainsi que celle des *oiseaux.* La tuberculose aviaire paraît due, au moins chez certains d'entre eux, à un bacille spécial. On l'observe surtout chez les *gallinacés* (poules, pigeons, dindons), chez les *perroquets.* On peut contracter la maladie en les faisant manger dans sa propre bouche.

I. TUBERCULOSE PULMONAIRE.

Lésions. — Les lésions provoquées par les bacilles se présentent sous deux formes : les *tubercules isolés* ou *granulations,* petits grains durs sail-

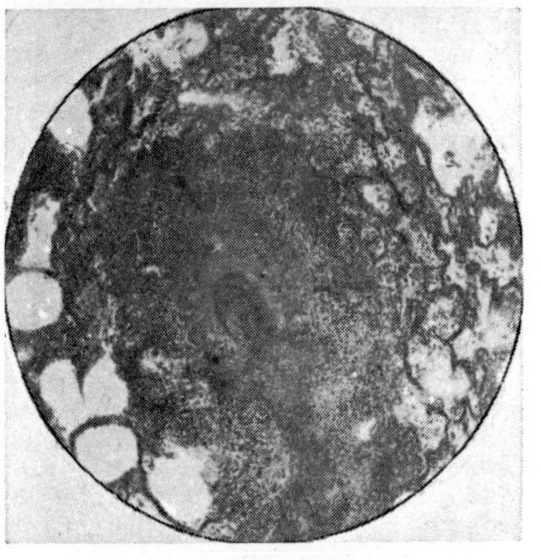

FIG. 1950. — Follicule tuberculeux vu au microscope. Au centre, masse caséifiée entourée de cellules épithéloïdes ; à la périphérie, alvéoles pulmonaires.
(*Microphot. Vitry.*)

lants, d'abord transparents, plus tard jaunes et opaques; les *tubercules infiltrés* ou *conglomérés,* formés par la réunion des précédents en une masse arrondie. Les tubercules contiennent une grande quantité de bacilles de Koch.

Pour Metchnikov et Borrel, le tubercule représente une réaction de défense de l'organisme; il est formé d'une réunion de phagocytes qui constituent la cellule géante qu'on trouve au centre et celles qui l'entourent. Le tubercule peut évoluer de deux façons : 1° il peut se *caséifier* (*fig.* 1950); les cellules qui le composent perdent toute apparence d'élément défini et forment une masse opaque; c'est le processus destructeur et ulcératif, car cette masse se ramollit et se transforme en pus, laissant une cavité ou *caverne* après son évacuation; 2° il peut se *scléroser,* se transformer en un nodule dur de tissu fibreux avec englobement ou résorption de la matière caséeuse; c'est le processus de cicatrisation et de guérison.

La fixation initiale du bacille de Koch se fait au niveau du poumon, non pas au niveau du sommet, mais dans la partie supérieure du lobe inférieur, au niveau des bords ou au voisinage des scissures. Ce chancre d'inoculation passe le plus souvent inaperçu; c'est une trouvaille d'autopsie ou une trouvaille radiologique.

De cette lésion initiale, les bacilles gagnent les ganglions du hile par voie lymphatique.

Chez le nourrisson, l'adénopathie hilaire est suivie d'une généralisation du bacille rapidement mortelle quand les contages sont intenses et répétés; au contraire, si le contage a été minime, les lésions peuvent s'arrêter.

Quand l'infection tuberculeuse est plus tardive, l'adénopathie trachéo-bronchique domine la scène. C'est un véritable réservoir de virus, d'où les bacilles peuvent à nouveau gagner le poumon, soit par voie bronchique (broncho-pneumonie), soit par voie sanguine (granulie).

Ces lésions de deuxième infection peuvent aussi s'immobiliser, s'enkyster et constituer dans le poumon des foyers de tuberculose latente.

Au-dessous de 18 ans, on trouve des lésions tuberculeuses du poumon dans 17 p. 100 des autopsies; 13 p. 100 de ces lésions tuberculeuses ont provoqué la mort. Chez l'adulte, on trouve dans 97 p. 100 des lésions tuberculeuses, dont 28 p. 100 ont été mortelles.

La tuberculose de l'adulte est due habituellement au réveil d'une tuberculose latente. V. plus loin.

Origine. — Comment devient-on tuberculeux?

Par *hérédité* ou par *contagion.*

Il est certain que le bacille tuberculeux est capable de traverser le placenta et de passer ainsi de la mère tuberculeuse au nouveau-né, mais cela est extrêmement rare. L'infection du nourrisson relève le plus souvent de la *contagion postnatale* en milieu familial.

La *contagion* représente le facteur étiologique le plus important de l'infection tuberculeuse.

La tuberculose se contracte surtout *directement,* par l'intermédiaire des crachats humains, par les fines particules de salive riches en bacilles (gouttelettes de Flügge) que les tuberculeux cavitaires émettent en toussant, en parlant. La mère tuberculeuse qui embrasse son enfant est dangereuse pour lui; elle a le devoir de se séparer de son nouveau-né, malgré le chagrin qu'elle peut en ressentir, car la plupart des tuberculoses se contractent dès l'enfance et sont souvent d'origine maternelle.

La contagion de l'animal à l'homme peut aussi être directe : vachers, vétérinaires, personnes cohabitant avec des animaux tuberculeux (v. plus haut).

La contagion peut être *indirecte,* par les linges souillés de crachats, les poussières contenant des crachats desséchés, les mouches friandes de crachats. Les aliments provenant d'animaux tuberculeux, le lait non bouilli surtout, peuvent être des agents de transmission.

La voie digestive, si elle est moins fréquente que la voie respiratoire, ne doit pas être ignorée. Le bacille de Koch, déposé dans la bouche, pénètre à travers la muqueuse par de petites ulcérations; souvent, il se localise aux *amygdales* et de là progresse dans les ganglions du cou, du thorax, des bronches et arrive au poumon.

Il peut aussi se localiser dans l'intestin en causant une *entérite tuberculeuse.* V. INTESTIN.

Le *terrain* joue un rôle de grande importance. Normalement, l'homme est assez résistant à la tuberculose, mais, dès que cette résistance du terrain fléchit, la tuberculose se développe facilement. Or, de nombreux facteurs peuvent diminuer la résistance du terrain : ce sont les maladies infectieuses (rougeole, grippe), la grossesse, le diabète, les intoxications (saturnisme, alcoolisme), le taudis, la misère physiologique (alimentation insuffisante), les épreuves morales, le surmenage intellectuel ou physique (plaisir, sport), les traumatismes thoraciques.

Tous ces facteurs débilitants font le lit de la tuberculose.

Fréquence. — La tuberculose peut apparaître chez le nourrisson et à la première enfance (*primo-infection*). A partir de 15 ans, la tuberculose revêt l'aspect de la tuberculose de *réinfection,* sauf chez les sujets dont la cuti-réaction est demeurée négative.

La *contagion humaine,* de beaucoup la plus fréquente, s'observe chez les garçons d'amphithéâtre, les médecins, les infirmiers et infirmières, les blanchisseurs et blanchisseuses, dans les professions à poussières (tailleurs de pierre, sculpteurs, polisseurs, démolisseurs), chez les boulangers, chez les instituteurs, qui vivent dans un local dont les conditions sont fréquemment contraires à l'hygiène, et clos trop longuement par rapport au nombre d'élèves qui contaminent l'air de la classe.

Évolution. — La tuberculose pulmonaire évolue en trois stades.

La *période primaire* (*primo-infection*) correspond à la fixation du bacille de Koch chez le sujet jeune. Cette phase latente se traduit par un *chancre d'inoculation* pulmonaire, parfois visible à la radiographie, surtout à la base pulmonaire droite, du côté de la plèvre. Ce chancre s'accompagne d'une adénopathie trachéo-bronchique de volume variable. Cette *tuberculose de primo-infection* évolue durant un temps allant d'un an à deux ans, et peut guérir, laissant comme traces des petits nodules calcifiés; ou bien elle se généralise, entraînant la mort du nourrisson.

Quand la guérison survient, elle peut être définitive. Parfois, la tuberculose se réveille au bout d'un certain temps; cette *tuberculose de réinfection* se traduit chez l'enfant par des localisations osseuses, articulaires ou ganglionnaires, les plus précoces; puis survient la tuberculose des séreuses : pleurésie, péritonite, péricardite; enfin, plus tardivement, vers 5 à 6 ans, une tuberculose pulmonaire qui se différencie de celle de l'adulte par la fréquence des formes pneumoniques, ulcéro-caséeuses, et la rareté des formes fibreuses.

La cuti- ou l'intradermo-réaction à la tuberculine, jusque-là négative (*phase anté-allergique*), devient alors positive, indiquant que l'enfant présente en un point quelconque de son organisme des bacilles tuberculeux vivants (*phase allergique*).

La *période secondaire,* qui peut s'étendre sur plusieurs années, correspond au sommeil des bacilles dans le poumon et les ganglions. A part la cuti-réaction positive, rien ne permet de dire que le sujet est tuberculeux.

Parfois, cependant, il se fait des *essaimages de bacilles,* qui déterminent soit des formes graves (broncho-pneumonie caséeuse des noirs transplantés en Europe, ou méningite), soit des formes bénignes (état grippal passager avec ou sans congestion pulmonaire, érythème noueux, typho-bacillose, pleurésie, péritonite, kérato-conjonctivite phlycténulaire, adénite tuberculeuse).

Cependant, beaucoup de sujets allergiques restent durant toute leur vie indemnes de manifestation tuberculeuse clinique, ce qui démontre la guérison spontanée de la tuberculose-infection.

La *période tertiaire* correspond à la tuberculose commune : c'est la *tuberculose-maladie,* qui se traduit par les signes énumérés plus loin; l'infection a été tranformée en maladie, soit par des surinfections exogènes, soit par un des facteurs énumérés plus haut, affaiblissant la résistance de l'organisme.

On a insisté aussi sur le rôle des glandes à sécrétion interne : la tuberculose serait rare chez les goitreux, fréquente chez les hyperthyroïdiens (goitre exophtalmique).

Une *respiration insuffisante* favorise également la surinfection tuberculeuse.

L'obstruction des fosses nasales (hypertrophie des cornets, déviation de la cloison) entraîne un développement insuffisant du thorax (en carène ou en tablier), un développement moindre du poumon et de la capacité respiratoire. Certaines constitutions prédisposent à la tuberculose : les personnes qui ont les cheveux roux, blond vénitien, les omoplates saillantes, dont la poitrine est étroite (c'est-à-dire dont le tour du corps au niveau des mamelons est inférieur à la moitié de la taille + 2 cm) et qui présentent une dépression au-dessous des clavicules.

L'hypertrophie des amygdales, les végétations adénoïdes, ont une action non douteuse, en obligeant l'enfant à garder la bouche ouverte et en servant de terrain d'arrêt pour les bacilles.

C'est l'*ensemble des manifestations résultant de la première rencontre de l'homme et du bacille de Koch.* Actuellement, son dépistage clinique et radiologique permet la mise en route d'un traitement dont l'efficacité empêche l'évolution, parfois grave, d'autrefois.

La primo-infection a lieu le plus souvent chez le grand enfant. Deux cas peuvent se présenter :

1° *La primo-infection est complètement inapparente* et ne mérite pas le terme de maladie. Elle est découverte soit dans les suites d'une maladie d'autre origine, soit dans l'entourage d'un tuberculeux connu, soit dans une collectivité. Dans tous ces cas, ce sont les épreuves à la tuberculine, positives, suivies de clichés radiographiques, qui font le diagnostic;

2° *La primo-infection réalise une véritable maladie.* Le signe essentiel est la fièvre intense ou discrète. L'âge, la découverte d'un contaminateur dans la famille, à l'école, à l'interrogatoire,

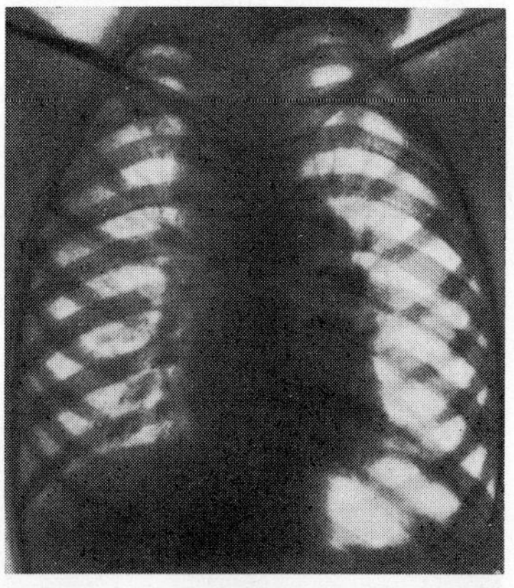

FIG. 1951. — Adénopathie hilaire gauche.

orientent le diagnostic. Les épreuves à la tuberculine (v. à TUBERCULINE) apportent la certitude quand on retrouve la notion du virage récent de la cuti-réaction (qui est devenue récemment positive alors qu'elle était négative auparavant) ou une réaction phlycténulaire. Ces épreuves peuvent être négatives les premiers jours. La radiologie précise l'existence d'un chancre d'inoculation, petite image arrondie pulmonaire, l'existence d'une adénopathie trachéo-bronchique.

Il faudra s'assurer, par un bilan complet, de l'absence d'autres lésions tuberculeuses.

L'évolution est en général favorable, grâce au traitement qui est devenu presque systématique dans cette forme, mais les réactions à la tuberculine resteront positives, affirmant que le sujet a fait sa « primo-infection » sans ce que cela implique de gravité.

Des *complications* sont possibles : passage rapide à une tuberculose ulcéro-caséeuse (v. plus loin), surtout épituberculoses dues à des phénomènes associés, pouvant donner des images radiologiques plus importantes, mais de bon pronostic; enfin tuberculoses ganglionnaire, méningée, rénale, osseuse, plus graves. En fait, le traitement antibiotique a considérablement réduit ces cas.

Formes spéciales : la *typhobacillose de Landouzy,* qui s'accompagne de fièvre continue en plateau, de splénomégalie, mais il n'existe pas d'autres signes de la fièvre typhoïde, l'évolution est stoppée par les antibiotiques.

Forme associée à un érythème noueux qui donne l'alarme, à une *kérato-conjonctive phlycténulaire.*

Formes du nourrisson, plus graves, où le diagnostic est donné par la réaction à la tuberculine. Le traitement évite la mort qui était la règle autrefois.

Forme du vacciné par le B. C. G., dont l'évolution est bénigne.

Tuberculose pulmonaire en dehors de la primo-infection. — Elle peut être due à une réinfection ou à la reprise évolutive d'un foyer contemporain de la primo-infection et souvent inapparent à cette date. *Elle peut être aiguë,* donnant alors les tableaux dramatiques de la *granulation* de la *pneumonie tuberculeuse,* heureusement rapidement curable à l'heure actuelle par les antibiotiques.

Elle peut être chronique, donnant d'abord un *infiltrat,* un *tuberculome,* qui sont de nature à évoluer vers la *tuberculose ulcéro-caséeuse.*

Tuberculose ulcéro-caséeuse. — Elle est la plus fréquente chez l'adulte.

Le début peut être brutal, marqué soit par une hémoptysie survenant en pleine santé apparente, soit par une pleurésie séro-fibrineuse, soit par un épisode pulmonaire aigu, pris pour une pneumonie ou une bronchopneumonie grippale.

Mais, le plus souvent, le début est insidieux; on note un fléchissement de la santé, une perte de l'appétit, une légère élévation fébrile le soir.

La pâleur jaunâtre du visage s'accentue et l'existence de palpitations fait croire souvent à de la simple chlorose, surtout chez la femme, dont les règles disparaissent assez fréquemment ou s'accompagnent de fièvre.

La radiographie montre au début des taches ou marbrures confluentes

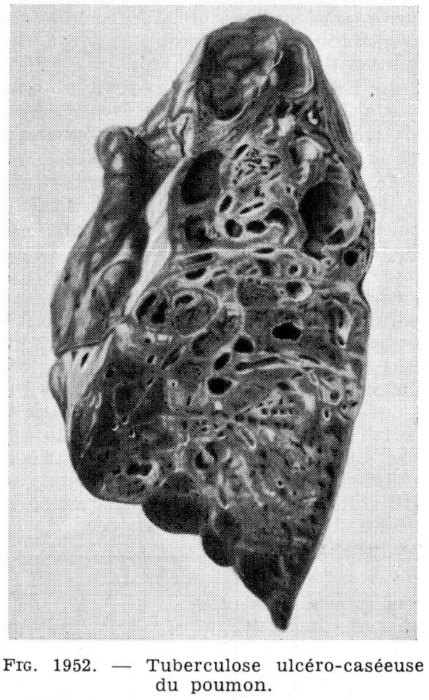

FIG. 1952. — Tuberculose ulcéro-caséeuse du poumon.

autour du hile, vers l'aisselle, et une diminution de transparence du sommet.

L'*élévation thermique* est fréquente dès cette période, elle est peu élevée, s'accompagne de sueurs plus ou moins abondantes.

Il faut chercher systématiquement la fièvre quand on soupçonne la tuberculose; on prendra pendant une semaine la température trois fois par jour, une élévation régulière à 38° doit attirer l'attention. Il en est de même d'une élévation après un exercice physique, une marche.

L'*amaigrissement* est fréquent au début de la tuberculose; cependant, il existe des tuberculeux obèses et à aspect floride. Le malade se fatigue au moindre effort physique ou intellectuel.

La perte d'appétit, la dyspepsie, font des progrès, ainsi que la dépression physique et morale. L'urine est abondante et contient une grande quantité de phosphates (traduisant la *déminéralisation* de l'organisme) et quelquefois de l'albumine.

La *toux* est plus ou moins fréquente, *avec prédominance la nuit,* quelquefois coqueluchoïde, lorsque les ganglions trachéo-bronchiques sont très volumineux (adénopathie). Elle est sèche; l'expectoration est insignifiante ou provoque des vomissements (*toux émétisante*). Des points de côté se produisent parfois : ils ont leur siège vers les sommets du poumon; la voix peut être enrouée.

Les *hémoptysies* peuvent se renouveler plus ou moins souvent, accompagnées d'une recrudescence des signes généraux et de fièvre; elles surviennent souvent chez la femme au moment des règles. Quand elles sont abondantes, chez les alcooliques par exemple, elles sont l'indice d'une tuberculose grave, à marche rapide.

L'essoufflement, la gêne de la respiration, sont en rapport avec la fréquence des battements du cœur, l'étendue des lésions et l'existence d'un certain degré de bronchite, en apparence banale.

Les crachats contiennent des bacilles.

La radiographie montre alors des opacités plus ou moins étendues.

Période d'état (ou de *ramollissement*). — La toux s'accroît, avec expulsion de *crachats* muco-purulents, puis formés d'une masse épaisse et opaque nageant dans un liquide clair (crachats dits *nummulaires*). Ces matières sont des débris du tissu pulmonaire (fibres élastiques) avec des globules de pus et une abondance plus ou moins grande de bacilles tuberculeux, que le microscope permet de déceler; mais plusieurs examens sont souvent nécessaires.

L'*oppression* augmente; il en est de même souvent des *points de côté,* dus à un certain degré de pleurésie sèche au niveau des lésions. Les *crachements de sang* sont plus rares.

L'état général s'altère rapidement, les joues se creusent, les tempes sont rouges, notamment au moment de l'accentuation de la fièvre, qui ne dépasse guère 38° (*fig.* 1953), mais peut atteindre 40° et 41°; elle est irrégulière, et ses ascensions, qui sont dues souvent à une émotion, de la fatigue, un effort de toux, s'accompagnent d'un pouls à 120 et de sueurs profuses la nuit. La tension artérielle est habituellement abaissée.

Ces sueurs et la toux provoquent l'insomnie, qui contribue grandement à l'affaiblissement du malade.

Les troubles des autres fonctions progressent également et la diarrhée atteste que les aliments sont mal digérés ou que la tuberculose s'est étendue à l'intestin.

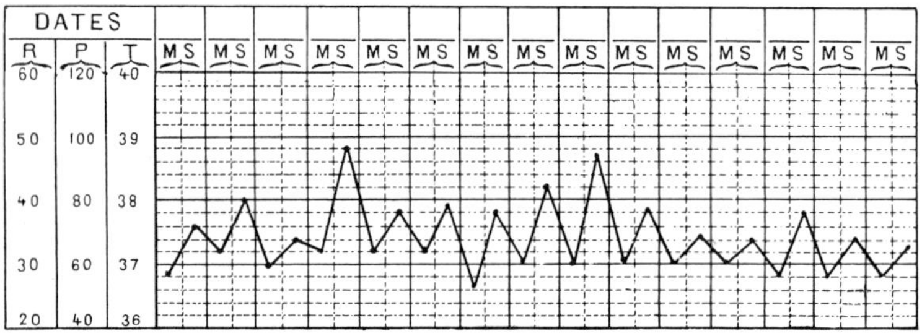

FIG. 1953. — Fièvre tuberculeuse légère.

Cette période a une durée très variable : en moyenne quatre à cinq mois; suivant les individus, elle peut être plus courte ou beaucoup plus longue.

La *phase des cavernes* (*fig.* 1954) répond à la fonte de la masse tuberculeuse, qui, après avoir remplacé le

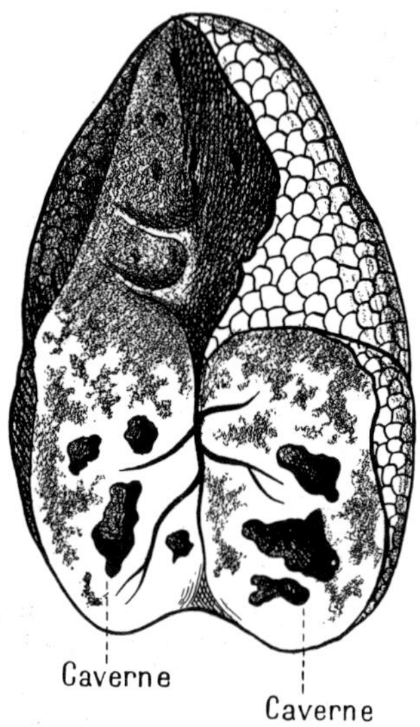

FIG. 1954. — Tuberculose pulmonaire (3e période : phase des cavernes).

tissu sain, se ramollit et se transforme en pus. La toux est incessante jour et nuit, souvent par quintes et très pénible. Les crachats, très abondants, surtout le matin et après un changement de position, sont constitués par une purée verdâtre, visqueuse, d'odeur fade. L'oppression s'accroît encore; les hémoptysies peuvent être de plus d'un litre de sang. La fièvre est surtout marquée de six heures du soir au milieu de la nuit, avec oscillations plus ou moins grandes et quelquefois, au contraire, rémission le soir (*fig.* 1955 et 1956).

Les sueurs sont très abondantes, l'amaigrissement extrême, aussi la consomption (*phtisis,* en grec) est-elle à son maximum; la gêne apportée à la déglutition par une laryngite tuberculeuse augmente encore la difficulté de l'alimentation. Le visage et les extrémités deviennent bleuâtres, les membres inférieurs sont enflés (œdème cachectique ou *phlegmatia alba dolens*).

ÉVOLUTION. La tuberculose chronique est une maladie à poussées successives entrecoupées de rémissions souvent fort longues. Surtout dans les premières années de l'infection, ces rémissions sont si complètes qu'elles peuvent en imposer pour une guérison. La température redevient normale, l'état général se relève. Puis, de nouveaux foyers peuvent apparaître et la maladie reprend son cours.

COMPLICATIONS. Des complications pulmonaires : pneumothorax total ou partiel, atélectasie, dilatation des bronches (V. RESPIRATOIRES [Organes]), peuvent venir aggraver le pronostic. En outre, des localisations nouvelles viscérales sont fréquentes et semblent hâter la marche, même des tuberculoses les plus chroniques. Parmi les plus fréquentes, on relève l'entérite tuberculeuse, la méningite tuberculeuse, dont l'allure clinique est si spéciale, les ulcérations tuberculeuses de l'amygdale, de la langue, du voile du palais, du larynx, les pleurésies, le pneumothorax.

Infiltrat pulmonaire. — V. *Supplément.*

Tuberculome. — V. *Supplément.*

Tuberculose pulmonaire fibreuse. — Cette forme, très lente, se caractérise par la tendance fibreuse du tubercule, qui l'emporte sur sa tendance caséeuse; les lésions ulcéreuses s'entourent au fur et à mesure de leur développement d'un tissu fibreux qui les enkyste, les étouffe et envahit avec elles le parenchyme pulmonaire.

Début insidieux par une dyspnée d'effort, de la fatigue, de l'anorexie, de l'amaigrissement; parfois, c'est une hémoptysie ou une pleurésie qui est le signal d'alarme.

Expectoration d'abord minime, puis plus abondante, purulente, contenant

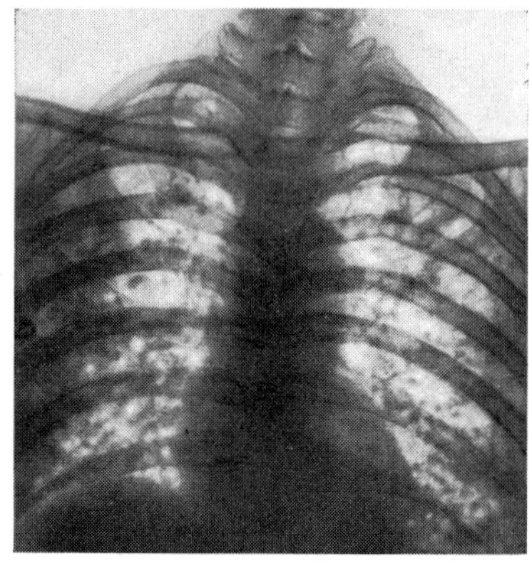

FIG. 1957. — Tuberculose pulmonaire fibreuse.

rarement du bacille de Koch. Dyspnée, cyanose par réduction du champ de l'hématose. Les malades présentent des doigts hippocratiques; ils maigrissent; la fièvre s'installe. Les hémoptysies se répètent à des intervalles variables et ne sont pas particulièrement inquiétantes. La tension artérielle est ici normale ou même élevée, contrairement à ce qui se voit dans la forme précédente, où elle est toujours abaissée.

La radiographie montre des ganglions crétacés et des ombres bronchovasculaires en bandes opaques.

La mort peut survenir au bout de quinze à vingt ans, par un épisode

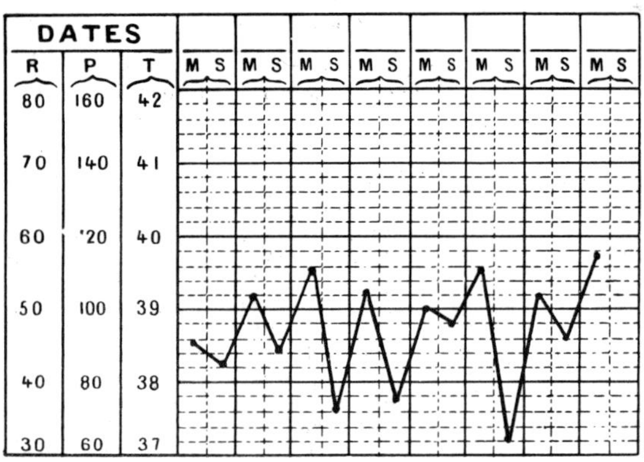

FIG. 1955. — Fièvre tuberculeuse à rémission le soir.

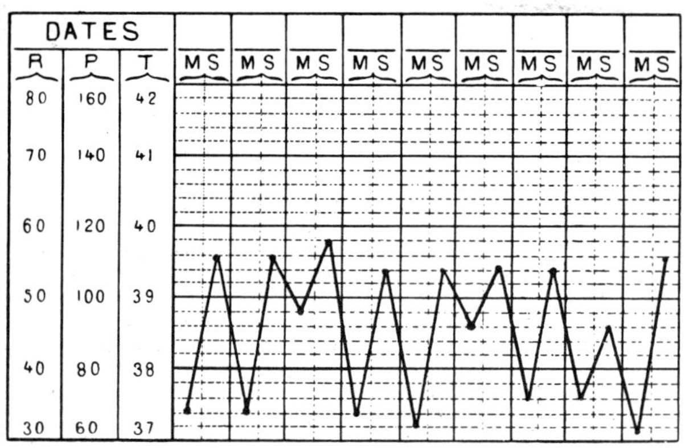

FIG. 1956. — Fièvre tuberculeuse à rémission le matin.

aigu : granulie, pneumonie ou broncho-pneumonie caséeuse; ou par défaillance cardiaque.

A côté de cette forme fibreuse extensive, il existe des formes localisées, de préférence au sommet du poumon (scléroses apexiennes), qui ne donnent souvent lieu à aucun trouble et qui sont de simples trouvailles d'autopsie. Ce sont là des reliquats de lésions guéries résultant de la première infection.

Parfois, cependant, ces foyers latents se réveillent, les malades présentent une fièvre légère, ils maigrissent, ont de l'inappétence, de la toux, de l'expectoration, parfois des hémoptysies. Puis tout rentre dans l'ordre jusqu'à la prochaine alerte.

Tuberculoses aiguës. — Pneumonie caséeuse. — Elle frappe surtout les adolescents et peut être favorisée par une maladie infectieuse ou la grossesse. Elle débute brutalement, comme la pneumonie franche, par un frisson, un point de côté, de la dyspnée, une fièvre à 39°-40°, mais l'adynamie est plus profonde, la fièvre moins régulière. Les signes d'auscultation siègent au sommet, à la base ou dans l'aisselle. L'expectoration est rouillée, puis rapidement muco-purulente et contenant parfois des bacilles de Koch dès le début. Au neuvième jour, la défervescence brusque ne se produit pas; la maladie continue et s'aggrave même; la fièvre persiste, irrégulière; le pouls est très fréquent. Les signes d'auscultation deviennent ceux de la tuberculose; l'expectoration renferme des bacilles de Koch en abondance. L'amaigrissement est rapide, la perte d'appétit presque complète, l'affaiblissement extrême.

ÉVOLUTION. L'oppression, la cyanose, vont en croissant; les crachats deviennent purulents. Il se produit une fièvre hectique, des hémoptysies, de la diarrhée, des œdèmes, de l'albuminurie, et le malade est emporté en quatre à cinq semaines. Parfois, l'évolution est foudroyante avec asystolie.

Cette évolution, constamment fatale, a été considérablement modifiée par la streptomycine, qui guérit aujourd'hui un grand nombre de ces malades.

Broncho-pneumonie tuberculeuse (Phtisie galopante). — Forme aiguë diffuse, frappant souvent les adolescents ou des sujets non encore tuberculisés; elle est fréquente chez les campagnards transplantés depuis peu à la ville.

Début brusque, mais non brutal, par un point de côté, une fièvre élevée, une altération de l'état général. L'auscultation révèle l'existence de plusieurs foyers; la radiographie montre de nombreuses taches en mie de pain, en nid d'abeilles. Les crachats renferment des bacilles. Sueurs abondantes.

La mort survient en quelques mois par asphyxie, à moins qu'une complication (hémoptysie foudroyante, granulie, pneumothorax spontané) n'emporte le malade. Parfois, cette forme présente des rémissions qui prolongent la maladie, ou bien elle évolue vers une tuberculose chronique. Là, encore, les antibiotiques actuels ont considérablement amélioré le pronostic.

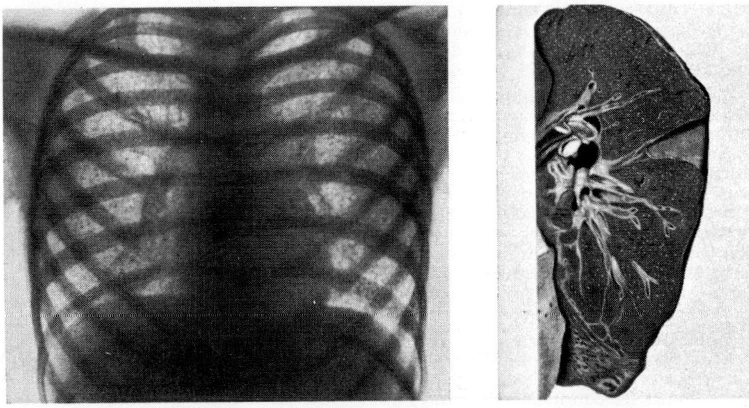

FIG. 1958. — Granulie.
A gauche : traduction radiologique des granulations miliaires; *à droite :* leur image anatomo-pathologique.

Granulie. — Dans cette forme, le follicule tuberculeux n'atteint pas le stade de tubercule; il existe à l'état de granulation. L'origine est hématogène, le bacille de Koch étant charrié dans l'organisme par voie sanguine.

Elle frappe ordinairement des adolescents, soit en primo-infection, soit en réinfection.

SIGNES. Le début est insidieux comme celui de la *fièvre typhoïde :* courbature, mal de tête, insomnie, oppression et accélération du cœur, *amaigrissement* rapide.

A la *phase d'état,* les troubles sont ceux de la fièvre thyphoïde : la fièvre est élevée, le ventre est douloureux, mais la langue reste souvent humide; les vomissements sont plus fréquents et la diarrhée plus rare. La stupeur est moins concentrée, la peau est hyperesthésiée. On ne trouve pas de taches rosées, comme dans la fièvre typhoïde, et la séro-agglutination est négative avec les bacilles typhiques.

La radiographie montre un fin granité noyé dans une trame réticulée.

L'*évolution* était toujours très grave.

Dans la *forme suffocante,* qui survient chez les jeunes, le malade a une dyspnée intense, avec accès paroxystiques et cyanose. L'expectoration, nulle ou peu abondante, ne contient pas de bacilles. Fièvre, 39-40°. Mort rapide en quinze jours, par asphyxie aiguë.

Chez les sujets atteints de tuberculose fibreuse, on peut noter la *forme catarrhale,* avec signes de bronchite, toux, expectoration purulente, fièvre élevée, dyspnée. Evolution rapide vers la cyanose et l'asphyxie en quatre à cinq semaines; terminaison possible par méningite ou asystolie.

Parfois, la *plèvre* est touchée; la pleurésie est peu abondante, bilatérale, souvent hémorragique; le péritoine peut aussi être atteint. Evolution vers la symphyse ou vers la guérison. Mais, dans certains cas, une granulie généralisée ou méningée emporte le malade.

On peut observer chez certains malades une forme atténuée, non fébrile, avec signes fonctionnels discrets, sans bacilles de Koch dans les crachats, mais coexistant avec l'image radiographique de la granulie. Cette *granulie froide,* rare, peut rétrocéder complètement au bout de plusieurs années; mais elle peut aussi évoluer lentement et régulièrement vers la chronicité, ou bien aboutir à une poussée granulique aiguë ou à une méningite mortelle.

Aujourd'hui, devant toute granulie, il faut rechercher une extension tuberculeuse aux méninges par les examens du liquide céphalo-rachidien et du fond de l'œil. Puis, sans tarder, on instituera un traitement par la streptomycine, qui, sur une granulie pulmonaire simple, conduit à la guérison dans un très grand nombre de cas.

Formes localisées. — La tuberculose peut se localiser à un *lobe* du poumon (*lobite*), de préférence dans le lobe supérieur droit, ou dans un lobe surnuméraire, le lobe azygos; elle peut encore se localiser autour des *scissures* pulmonaires (*scissurites*).

Tuberculose du vieillard. — Elle affecte ordinairement les allures d'une tuberculose de l'adulte, mais à marche plus lente, plus torpide; ou bien, elle revêt la forme d'une vieille bronchite chronique, et seul l'examen des crachats révèle la nature tuberculeuse de la bronchite. Malgré sa lenteur évolutive, cette tuberculose est grave par son extension possible et parce qu'elle constitue un foyer de contagion.

Dans certains cas, une poussée aiguë granulique vient compliquer une vieille tuberculose scléreuse.

Maladies associées. — La *grippe* peut causer chez les tuberculeux pulmonaires des complications aiguës et aggraver les lésions préexistantes.

La *syphilis* peut influencer fâcheusement une tuberculose évolutive ou réveiller une tuberculose latente.

L'*asthme* peut marquer le début d'une tuberculose évolutive; une tuberculose fibreuse peut déclencher une crise d'asthme en jouant le rôle d'épine irritative.

Le *diabète* aggrave singulièrement la tuberculose, qui survient surtout au cours du diabète grave avec dénutrition. Une fièvre modérée et de l'amaigrissement sont souvent les premiers signes d'alarme; l'évolution est rapide; la mort survient en douze à dix-huit mois chez plus de 80 p. 100 des malades.

L'*alcoolisme* est également un facteur d'aggravation de la tuberculose en affaiblissant la résistance de l'organisme.

Tuberculose conjugale. — Malgré la multiplicité des sources de contagion, cette contagion tuberculeuse est rare entre époux et ne se produit d'ordinaire qu'après une longue cohabitation; et quand elle se produit, la tuberculose évolue habituellement sous une forme bénigne. Ce fait s'explique par l'immunité que des surinfections faibles et répétées confèrent à l'égard des contaminations légères de la vie courante.

Tuberculose et mariage. — Dans quelles conditions un *homme*, ancien tuberculeux, peut-il se marier? Lorsqu'il réunit les conditions suivantes :

1° Absence complète de tout signe clinique de tuberculose; maintien du poids ou progression du poids; température toujours au-dessous de 37°, en particulier après toute fatigue, tout effort;

2° Absence complète de toute expectoration et surtout absence de tout bacille; ne pas se contenter de l'examen direct, mais pratiquer une recherche après homogénéisation des crachats; pratiquer si nécessaire une inoculation au cobaye;

3° Absence de toute tuberculose génitale ou urinaire.

Les tuberculoses osseuses, ganglionnaires, articulaires, cutanées, guéries depuis plus de deux ans, ne sont pas une contre-indication au mariage.

Dans quelles conditions une *femme*, ancienne tuberculeuse, peut-elle se marier? Mêmes indications que les précédentes; mais il faut être encore plus sévère, en raison du rôle important que peut jouer la grossesse.

Tuberculose et grossesse. — Dans certains cas rares, la grossesse n'influence pas ou peu l'évolution de la tuberculose, surtout s'il s'agit de forme scléreuse. Mais la forme ulcéro-caséeuse, d'abord torpide dans les premiers mois de la grossesse, est nettement aggravée dans les dernières semaines, et surtout après l'accouchement, où les évolutions sont souvent rapides. La grossesse favorise également la généralisation de la tuberculose.

Les antibiotiques donnés systématiquement aux tuberculeuses en fin de grossesse évitent tous ces dangers.

Les enfants de mère tuberculeuse sont ordinairement normaux, mais ils sont menacés de contamination rapide, d'où l'intérêt de séparer rapidement ces enfants de leur mère (Ravina).

Diagnostic de la tuberculose pulmonaire. — Les méthodes cliniques (auscultation, percussion) sont ordinairement insuffisantes pour dépister la tuberculose pulmonaire au début, et il faut toujours recourir à la radiographie, qui fournit des renseignements plus précis que la simple radioscopie.

Examen radiographique. — La radiographie montre des images différentes suivant la variété de tuberculose, et qui ont été indiquées au cours de la description des diverses formes.

Quand l'examen radiologique ordinaire ne révèle aucune lésion appréciable, on peut recourir à la radiographie pulmonaire après *injection intrabronchique de lipiodol,* ou à la méthode d'examen en coupe connue sous le nom de *tomographie*.

Tuberculino-diagnostic. — V. TUBERCULINE.

Examen des crachats (*fig.* 1959, 1960). — La constatation du bacille de Koch dans l'expectoration constitue l'élément le plus important du diagnostic, le signe de certitude. La présence du bacille de Koch dans les crachats est relativement précoce, même dans les crachats muqueux ne renfermant que de minces parcelles purulentes.

Mais il ne suffit pas de l'examen rapide d'un crachat étalé sur lame. Il faut chercher avec patience. Il faut répéter l'examen. Il faut, en cas d'insuccès, pratiquer l'homogénéisation ou l'étuvation des crachats.

Albumino-réaction. — On peut rechercher aussi l'albumine dans le filtrat de crachats triturés avec une égale quantité d'eau distillée; cette réaction est constamment positive dans la tuberculose, quel qu'en soit le degré. V. ALBUMINO-RÉACTION.

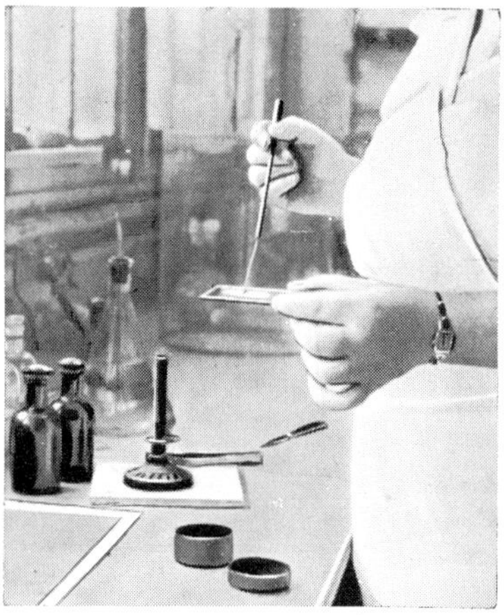

FIG. 1959. — Recherche du bacille de Koch par l'examen des crachats. Etalement d'un crachat sur une lame.

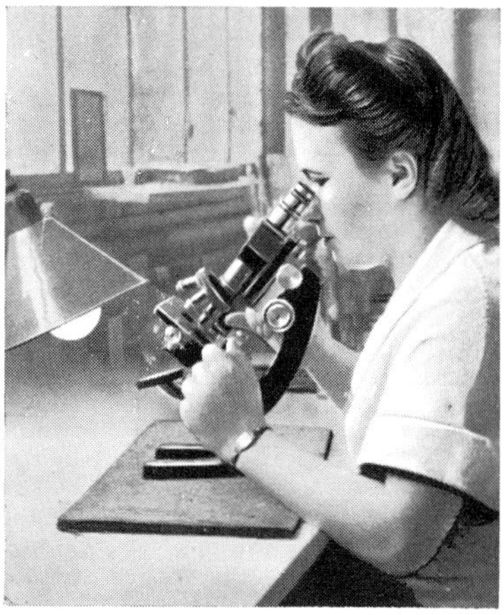

FIG. 1960. — Examen d'un crachat au microscope, après coloration, en vue de la recherche du bacille de Koch.

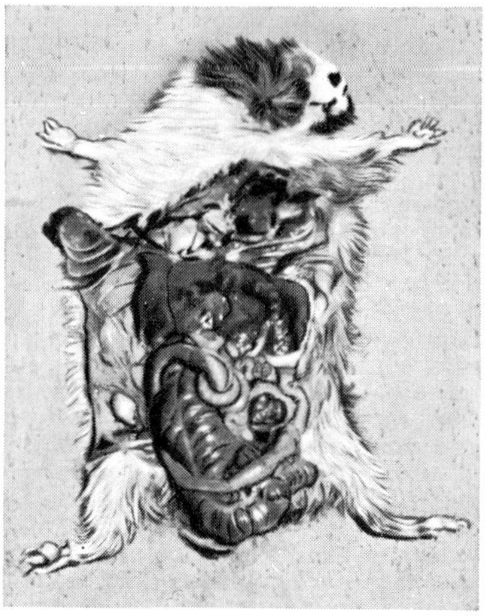

FIG. 1961. — Dissection d'un cobaye auquel a été inoculée la tuberculose. (Phot. Rollet.)

Le bacille de Koch peut également être recherché dans les urines et dans les selles.

Inoculation au cobaye (*fig.* 1961). — L'inoculation de produits tuberculeux au cobaye entraîne la mort de l'animal en six à douze semaines par généralisation de l'infection aux viscères et aux ganglions.

Culture. — On peut ensemencer les produits à examiner sur milieux spéciaux, et dans un délai de cinq à six semaines poussent des colonies de bacilles tuberculeux (*fig.* 1962).

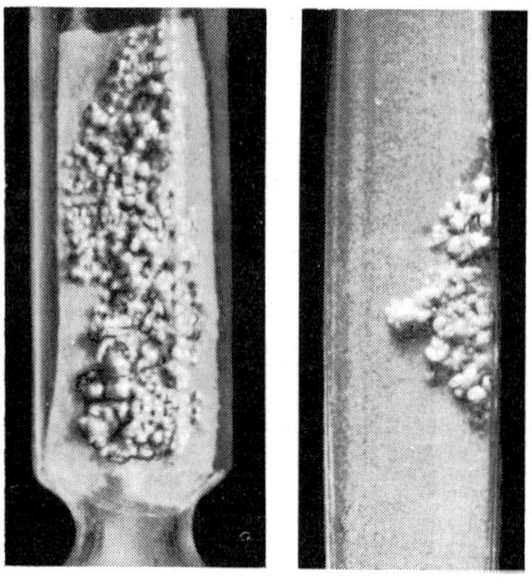

FIG. 1962. — Culture de bacilles de Koch sur fécule de pomme de terre (*à gauche*) et sur milieu de Lowenstein (*à droite*). (Phot. Rollet et Arch. hôpital Saint-Louis.)

Examens du sang. — La *déviation du complément* n'a plus qu'un intérêt théorique.

La *réaction de Vernes* est une séro-floculation.

En cas de présence de bacilles dans le sang, on peut recourir à l'*hémoculture* sur des milieux spéciaux à l'œuf.

PRONOSTIC. La fréquence des lésions tuberculeuses cicatrisées trouvées à l'autopsie de sujets morts d'une autre affection permet d'affirmer que la tuberculose pulmonaire est curable. Souvent même, elle ne se traduit par aucune manifestation clinique, à part une cuti-réaction positive.

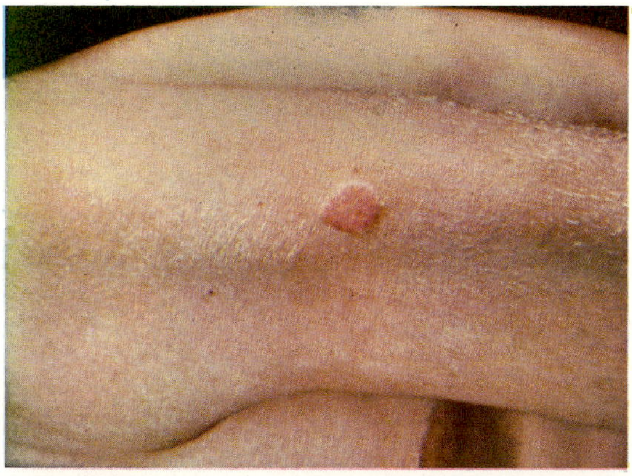

Cuti-réaction à la tuberculine fortement positive.

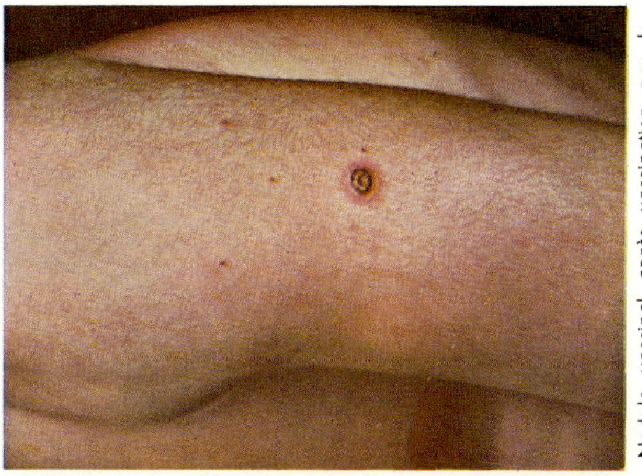

Nodule vaccinal après vaccination par le B. C. G. à la 10e semaine (technique intradermique). Ce nodule disparaît ultérieurement.

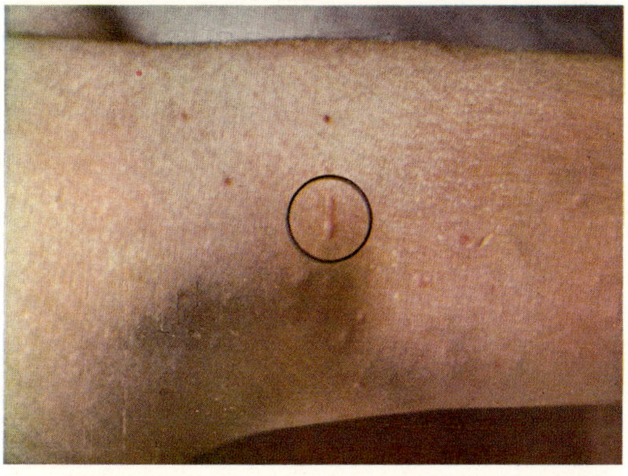

Cuti-réaction à la tuberculine faiblement positive.

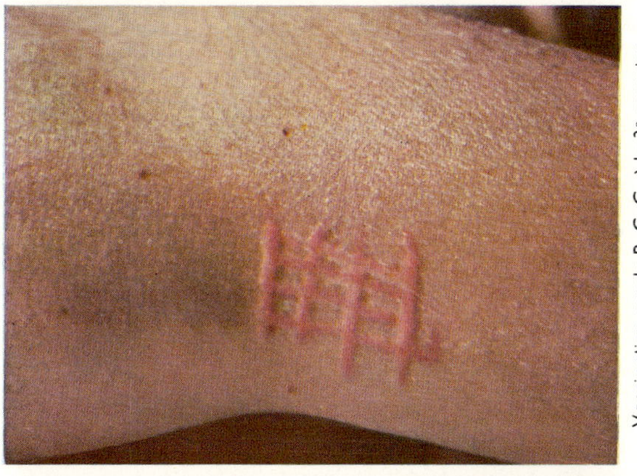

Vaccination par le B. C. G. à la 3e semaine (technique par scarification). La trace disparaît ultérieurement.

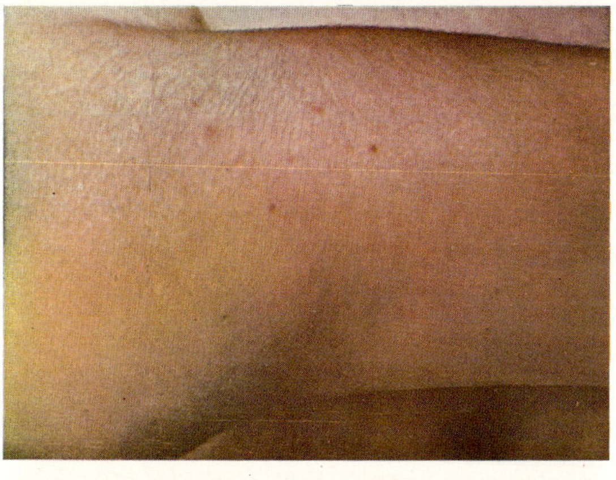

Cuti-réaction à la tuberculine (réaction négative).

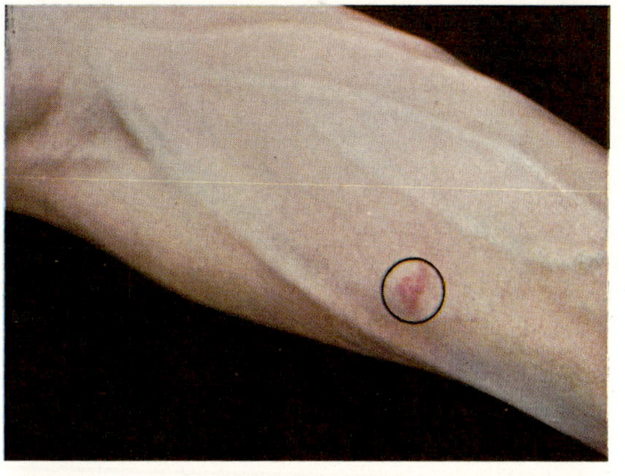

Intradermo-réaction à la tuberculine positive.

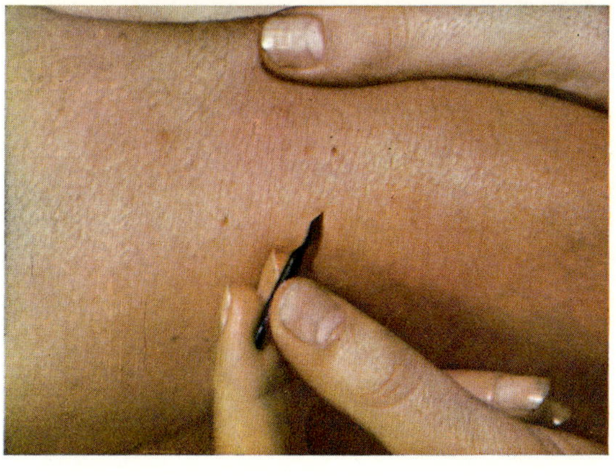

Technique de la scarification.

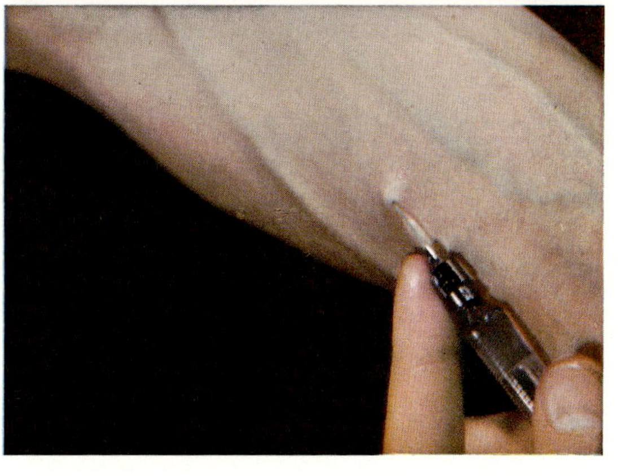

Technique de l'intradermo-réaction

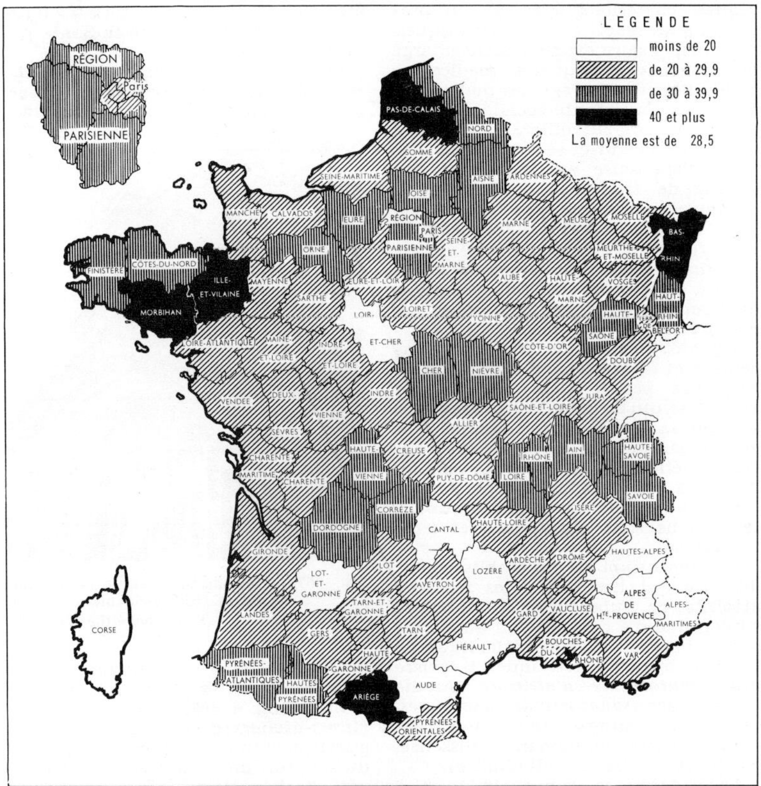

FIG. 1963. — Mortalité par tuberculose (toutes formes) en France pour 100 000 habitants en 1956. Décès reportés au domicile habituel du décédé.
(Carte dressée par M. Moine, Institut national d'hygiène.)

Une lésion tuberculeuse au début peut donc guérir si le malade se soigne et suit une cure prolongée.

Mais, quand la tuberculose est évolutive, elle devient une maladie grave, surtout chez le nourrisson et chez l'adulte entre 20 et 40 ans.

Le pronostic varie d'ailleurs suivant les formes; les formes aiguës sont les plus graves, les formes fibreuses les plus bénignes. L'atteinte d'autres viscères, comme le rein, le foie, le tube digestif, le larynx, les méninges, aggrave singulièrement le pronostic.

Le diabète, l'alcoolisme, la grossesse et la puerpéralité aggravent la tuberculose (v. plus haut).

Mortalité. — La mortalité par tuberculose pulmonaire en fonction du sexe et de l'âge diminue un peu au-dessous de 50 ans dans les deux sexes, et il meurt environ 2,5 fois plus d'hommes que de femmes (*fig.* 1964).

Les statistiques de mortalité montrent qu'au début du siècle la tuberculose emportait chaque année, en France, près de 100 000 personnes.

Grâce à la lutte antituberculeuse entreprise dans tous les pays, la mortalité par tuberculose est partout en décroissance : le taux des décès était de 220 pour 100 000 habitants en 1906, de 120 en 1936, de 14,2 en 1956, de 7 pour 100 000 habitants en 1971. L'évolution est parallèle dans les autres pays développés (*fig.* 1965). Actuellement, la mortalité par tuberculose est de 1 à 1,5 au Danemark, aux Pays-Bas et aux Etats-Unis.

I. Traitement prophylactique. — La *lutte antituberculeuse* doit être intensifiée. Dans beaucoup de pays étrangers, la *déclaration* de la tuberculose est obligatoire. En France, elle est toujours facultative. L'Académie de médecine a réclamé à plusieurs reprises la déclaration obligatoire.

Pour lutter contre le *bacille d'origine humaine,* il faut faire l'éducation des tousseurs et leur interdire de cracher ailleurs que dans un crachoir.

Les crachoirs des lieux publics, les crachoirs d'appartement ou de poche,

FIG. 1964 *(ci-dessous).* — Répartition des décès par tuberculose pulmonaire, en fonction du sexe et de l'âge, de 1930 à 1964.

FIG. 1965 *(ci-contre).* — Mortalité par tuberculose (toutes formes) pour 100 000 habitants, dans divers pays depuis 1910.
(Doc. Institut national d'hygiène.)

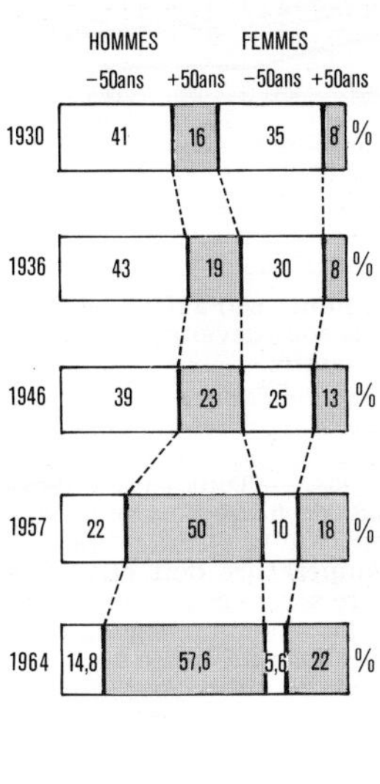

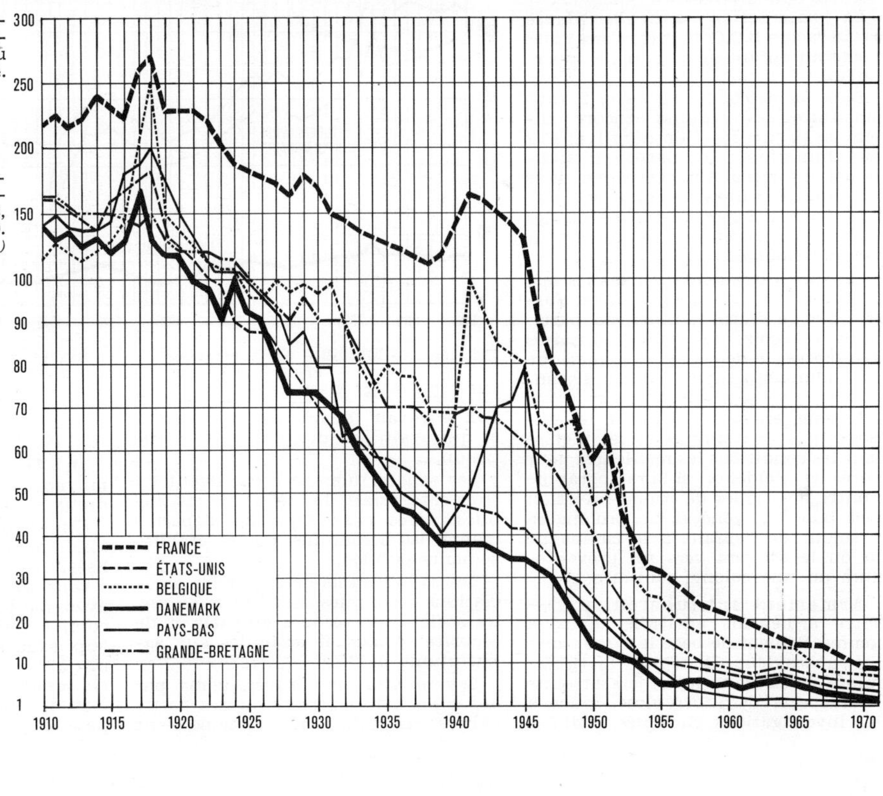

seront stérilisés par la chaleur ou les antiseptiques (crésyline, crésylol sodique [4 p. 100] et surtout l'eau de Javel). Le balayage à sec doit être interdit.

La désinfection sera faite au cours de la maladie et après le départ du malade de la chambre qu'il occupait.

La lutte contre le *bacille d'origine animale* consistera surtout dans la prophylaxie de la tuberculose du bœuf (hygiène des étables, épreuve de la tuberculine, isolement et élimination des animaux tuberculeux). Les *viandes* sont rarement dangereuses, puisqu'elles sont mangées cuites. En revanche, le *lait* est très dangereux. La présence d'une seule vache tuberculeuse dans une étable peut contaminer tout le lait provenant du mélange; il faut donc faire bouillir le lait. Malgré cela, le lait tuberculeux bouilli offrirait encore un certain danger du fait des toxines qu'il renferme.

Défense du terrain. — Il faut combattre les facteurs qui diminuent la résistance de l'organisme, lutter contre le taudis, la sous-alimentation, si fréquente pendant les guerres et dans l'après-guerre, accompagnée souvent de surmenage, quel qu'il soit (physique, intellectuel, génital); lutter contre l'alcoolisme. Il convient de favoriser l'éducation physique, les sports de plein air; d'intensifier les œuvres d'enfants à la montagne, les colonies de vacances.

Protection de l'enfance. — Le nouveau-né doit être séparé du foyer tuberculeux dès sa naissance, surtout si c'est la mère qui est tuberculeuse. C'est le but que s'est assigné l'*Œuvre de placement familial des tout-petits,* qui comporte les rouages suivants : dépistage des parents tuberculeux, création de crèches d'observation et de centres de placement.

La *vaccination antituberculeuse* par le vaccin B.C.G. doit être pratiquée chez tout enfant né de parents tuberculeux.

Dans la deuxième enfance, il faut soustraire les enfants encore indemnes (à cuti-réaction négative) aux contaminations; le placement individuel et familial à la campagne, dans des familles saines, tel qu'il est pratiqué par l'*Œuvre Grancher* ou les œuvres similaires, est éminemment recommandable.

On surveillera l'enfant dans les milieux qu'il fréquente et où il est susceptible de se contaminer, en particulier à l'école; des visites sanitaires fréquentes, le dépistage systématique par radiophotographie, sont indispensables.

Il faut, en outre, dépister les enfants déjà contaminés et les mettre dans les conditions les meilleures pour éviter les accidents; si la radiographie montre des signes de primo-infection avec bon état général, on prolongera le séjour de l'enfant à la campagne ou on le dirigera vers un préventorium ou une colonie sanitaire.

Armement antituberculeux. — Notre armement antituberculeux a comme élément de base le *dispensaire antituberculeux.* Il dépiste la tuberculose et examine les sujets atteints ou suspects de tuberculose, grâce à des investigations cliniques, radiologiques, bactériologiques, ou en pratiquant les réactions tuberculiniques.

Le dispensaire est également chargé de mener des enquêtes médico-sociales dans l'entourage des malades et suspects; l'assistante sociale attachée au dispensaire surveillera le malade à domicile, si celui-ci se soigne chez lui.

Le dispensaire est, en outre, un organe de triage et de placement, d'orientation des malades vers les services spécialisés et les établissements de cure.

Enfin, le dispensaire a comme attribution d'effectuer les réinsufflations de pneumothorax artificiels chez les malades non hospitalisés.

Un autre centre de triage, de placement et de traitement d'urgence est constitué par le *Centre hospitalier spécialisé,* qui dirigera les tuberculeux, suivant la forme de la maladie, soit vers le sanatorium, si le malade peut être amélioré ou guéri, soit vers les hôpitaux ou hospices départementaux, cantonaux ou communaux, si les lésions sont chroniques et irrémédiables.

Le *sanatorium* est un établissement de cure qui hospitalise les malades atteints de tuberculose pulmonaire susceptible d'être guérie ou améliorée par la mise en œuvre méthodique de la cure hygiéno-diététique. Il existe des *sanatoriums d'altitude* ou *de plaine,* des *sanatoriums maritimes,* destinés aux sujets atteints de tuberculose extra-pulmonaire (osseuse, ostéo-articulaire, ganglionnaire).

Le *sanatorium suburbain* tend à remplacer l'hôpital-sanatorium, où l'on envoyait les malades incurables, et qui avait pris une mauvaise réputation.

Les sanatoriums se répartissent en trois catégories : les *sanatoriums publics,* gérés par l'Etat, les départements, les communes ou les établissements publics;

Les *sanatoriums* gérés par les associations reconnues *d'utilité publique,* les sociétés de secours mutuels et de sécurité sociale, et assimilés aux sanatoriums publics;

Les *sanatoriums privés,* gérés par des collectivités privées ou des particuliers; ces établissements ne peuvent être ouverts sans une autorisation délivrée par le ministre de la Santé publique.

On a construit quelques *logements-sanatoriums,* destinés à la cure libre de tuberculeux vivant avec leur famille, sous la surveillance d'infirmières résidentes.

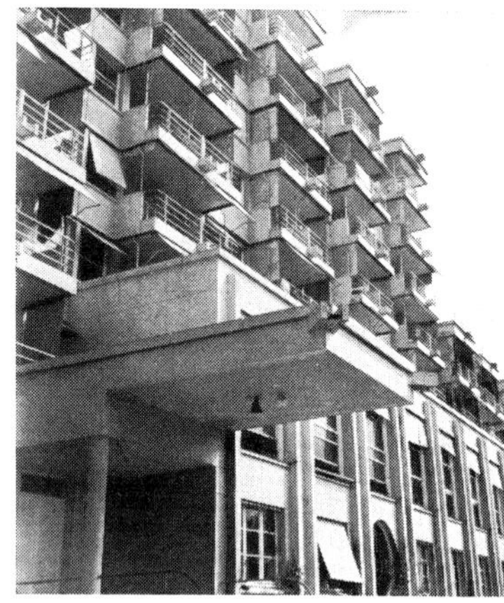

FIG. 1967. — Balcons de cure d'un sanatorium de Passy (Haute-Savoie).
(Phot. France-Illustration.)

Enfin, on a créé quelques *sanatoriums-ateliers,* destinés à consolider la guérison clinique du malade sortant du sanatorium, de le réadapter au travail, de le reclasser au point de vue social, en lui apprenant un métier : reliure, vannerie, coupe, couture, horlogerie, travail du bois, jardinage.

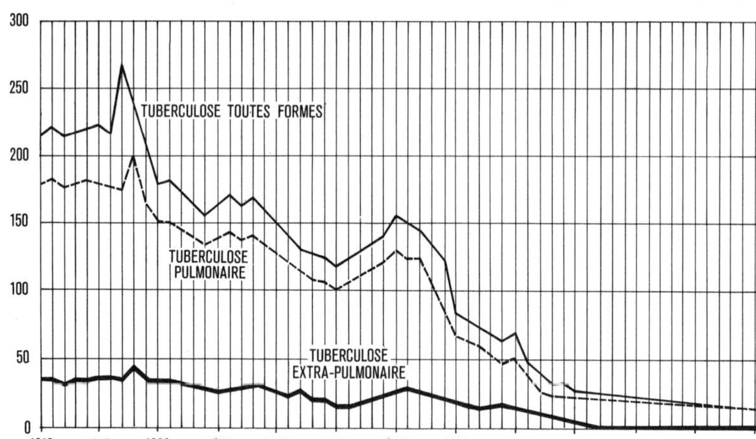

FIG. 1966. — Mortalité par tuberculose (toutes formes, pulmonaire et extra-pulmonaire) en France depuis 1910, pour 100 000 habitants.

II. Traitement curatif. — **Les moyens.** — Ils sont devenus très nombreux et très actifs.

Cure hygiéno-diététique. — Elle reste fondamentale malgré les progrès réalisés.

Cure de repos. — Tout tuberculeux atteignant 38° de fièvre doit se mettre complètement au lit. Tout tuberculeux sans température doit être soumis à une cure sévère et *de préférence en sanatorium.* Voici un exemple de cure de repos : lever à 8 h; de 8 h à 9 h, petit déjeuner et ablutions; de 9 h à 11 h, chaise longue; de 11 h à 12 h, promenade (terrain plat); à 12 h 30, déjeuner, de 14 h à 16 h, chaise longue et cure de silence; de 16 h à 17 h, promenade; de 17 h à 19 h, chaise longue; à 19 h 30, dîner; à 21 h, coucher.

Pas de reprise de travail avant dix-huit mois (tuberculoses graves) : deux heures de travail par jour au début, puis demi-journée (avec cure de repos l'après-midi), plein temps après plusieurs mois.

Alimentation. — Pas de suralimentation abusive, mais une alimentation normale et variée.

Climat. — Il faut éviter la mer, les régions exposées aux vents, les régions chaudes et humides. Quant au choix de l'altitude ou de la plaine, il est souvent secondaire, adjuvant : en principe, l'altitude a une action stimulante et la plaine une action sédative.

La *cure sanatoriale* a une valeur éducative, thérapeutique et prophylactique. La *cure libre* ne doit être envisagée que comme le prolongement de la cure sanatoriale.

Traitements généraux. — Ces traitements, destinés à remonter l'état général, sont secondaires, comparativement à la cure de repos. On conseille les vitamines C et D, le calcium.

Antibiotiques antituberculeux. — Ils sont devenus de plus en plus nombreux et efficaces :

La *streptomycine,* à la dose de 1 g à 1g,5 par jour au début, puis à la dose de 1 g tous les deux jours. Son action est certaine, elle éteint rapidement les phénomènes aigus (fièvre, expectoration, amaigrissement), mais son utilisation seule entraîne rapidement une résistance au traitement. Des intolérances sont possibles, non pas tant cutanées que sensorielles, donnant une surdité, des troubles de l'équilibre, tous inconvénients qui peuvent être définitifs et imposent donc au cours du traitement une surveillance minutieuse de l'oreille. L'acide panthoténique éviterait ces accidents. La dihydrostreptomycine serait mieux tolérée que le streptomycine et elle a la même action;

L'*isoniazide,* de découverte encore récente, a bouleversé le pronostic de la tuberculose. Très actif, peu coûteux, il calme lui aussi très rapidement les phénomènes aigus. En général, il est bien toléré, mais peut donner des troubles psychiques et surtout des polynévrites qui imposent quand elles apparaissent la cessation du traitement;

Le *para-amino-salicylate de sodium ou de calcium* est le troisième grand médicaments de la tuberculose.

Citons l'utilisation récente de deux médicaments antituberculeux très actifs : la *rifampicine* et l'*éthionamide*.

En général, on utilise soit les trois antibiotiques associés, soit deux dont l'un est le P.A.S., en réservant le troisième pour une éventuelle poussée ultérieure.

Collapsothérapie médicale. — Elle comprend le *pneumothorax intrapleural,* le *pneumopéritoine* et vise à affaisser les cavernes, à permettre l'accolement de leurs parois et surtout à mettre une partie du poumon au repos en le comprimant. Le *pneumothorax* réalise cette compression par l'insufflation d'air entre les deux feuillets de la plèvre. Il entraîne parfois des incidents et quelquefois des accidents à type d'épanchement intra-pleural; bénins quand ils sont séro-fibrineux, plus graves quand ils sont purulents, la possibilité de tels épanchements a fait restreindre les indications du pneumothorax, maintenant que nous disposons d'autres armes efficaces.

Le *pneumopéritoine,* sans danger, est encore très utilisé.

Quant à la *phrénicectomie,* elle est abandonnée.

Collapsothérapie chirurgicale. — *Pneumothorax extra-pleural.* — En cas d'adhérences pleurales empêchant le pneumothorax intra-pleural, on peut décoller chirurgicalement le feuillet pariétal de la plèvre et insuffler la cavité artificielle ainsi créée comme un pneumothorax ordinaire.

Il existe plusieurs variantes du pneumothorax extra-pleural :

Le *décollement extra-musculo-périosté :* il est plus externe, réalisant sur le poumon une couverture constituée par les muscles intercostaux et e périoste de la face interne des côtes;

Le *plombage aux billes de résine acrylique :* opération qui consiste à remplir temporairement la poche du décollement par des billes de résine acrylique. Cette technique remplace maintenant l'*apicolyse* avec plombage paraffiné.

Les *indications du pneumothorax extra-pleural* sont celles du pneumothorax intra-pleural, lorsque ce dernier est irréalisable.

Thoracoplastie. — C'est la résection chirurgicale d'un certain nombre des premières côtes, permettant de réaliser l'affaissement du poumon. On pratique actuellement des thoracoplasties partielles portant électivement sur les côtes en regard des lésions. L'intervention se fait le plus souvent en deux temps opératoires, à 3 semaines d'intervalle, en retirant trois côtes à chaque temps.

Exérèses. — Ce sont des ablations chirurgicales d'une partie d'un poumon (*exérèse segmentaire* ou *lobaire*) ou d'un poumon entier (*pneumonectomie*). Ces interventions sont devenues réalisables depuis les progrès de la chirurgie, les procédés modernes d'anesthésie, les antibiotiques administrés pré- et postopératoirement.

Pneumonectomie et décortication pleurale. — En cas de perforation pleuro-pulmonaire, on peut enlever chirurgicalement en bloc la plèvre et le poumon.

Apicolyse ou opération de Semb. — C'est la section chirurgicale des ligaments suspenseurs de la plèvre qui amarrent l'extrémité supéro-interne du poumon. Cette intervention, le plus souvent associée à la thoracoplastie, permet un affaissement vertical du poumon.

Drainage endo-cavitaire. — Il consiste à introduire un drain directement dans le poumon, grâce à un repérage radiologique soigneux. On aspire ensuite le contenu de la caverne les jours suivants (trois fois par jour pendant deux heures), avec une trompe à eau ou une pompe à moteur électrique. On suit la régression de la cavité à la radio, le tissu pulmonaire repoussant la sonde, qui revient d'elle-même.

Spéléotomie. — Elle consiste non seulement en une ouverture et un drainage de la caverne, mais, de plus, en une mise à plat et une destruction des lésions tuberculeuses autour de la caverne.

Les indications. — Elles sont impossibles à schématiser, car en matière de tuberculose on a trop souvent affaire à des cas particuliers.

La *primo-infection* est diversement traitée selon son degré. Les formes cliniquement apparentes sont l'indication de la cure hygiéno-diététique et du traitement antibiotique associé. Les formes réduites au virage de cuti-réaction posent plus de problèmes. Le repos est toujours indiqué. Le jeune âge, ou au contraire l'âge relativement tardif, le mauvais état général font associer les antibiotiques. En fait, le traitement systématique de toutes les primo-infections a de nombreux avantages.

Quant aux *traitements de la tuberculose chronique* et en particulier *ulcéro-caséeuse,* leurs indications sont complexes. Le traitement médical est toujours indiqué. L'association d'une collapsothérapie, d'une exérèse doit tenir compte de l'évolutivité, de l'état du côté opposé et du terrain.

Résultats. — Ils sont bons dans l'ensemble et, si l'on considère la mortalité d'autrefois, on se rend compte que la tuberculose est de moins en moins un fléau social.

II. TUBERCULOSES PULMONAIRES (Fausses ou Pseudo-). — Certaines maladies du poumon peuvent simuler la tuberculose (pseudo-tuberculose), mais l'examen des crachats montre l'absence du bacille de Koch. C'est ainsi que les pneumoconioses (v. POUSSIÈRES), les mycoses pulmonaires (v. RESPIRATOIRES [organes]) ressemblent cliniquement et radiologiquement à la tuberculose.

III. TUBERCULOSE DE LA LANGUE. — V. LANGUE.

IV. TUBERCULOSE DE LA PEAU. — Les lésions cutanées dues au bacille de Koch se présentent sous des formes cliniques variables; elles se distinguent des *tuberculides* par deux signes principaux : la présence constante, en plus ou moins grand nombre, du bacille tuberculeux dans les lésions, et l'inoculation positive au cobaye, qui devient tuberculeux en trois semaines environ.

Chancre tuberculeux. — Lésion de primo-infection se développant au point où le bacille de Koch a été inoculé chez un sujet indemne. C'est une ulcération chancriforme ou une pustule acnéiforme, s'accompagnant d'un gros ganglion, qui finit par se ramollir et suppurer.

TRAITEMENT. Exérèse chirurgicale au bistouri électrique ou par l'électrocoagulation. Cautérisation au chlorure de zinc, antibiotiques.

Ulcère tuberculeux. — Lésion primitivement ulcéreuse de la peau ou des muqueuses, siégeant le plus souvent au niveau de la bouche, du pharynx, du larynx et de l'anus. Les malades sont habituellement des tuberculeux avérés, et l'ulcère provient

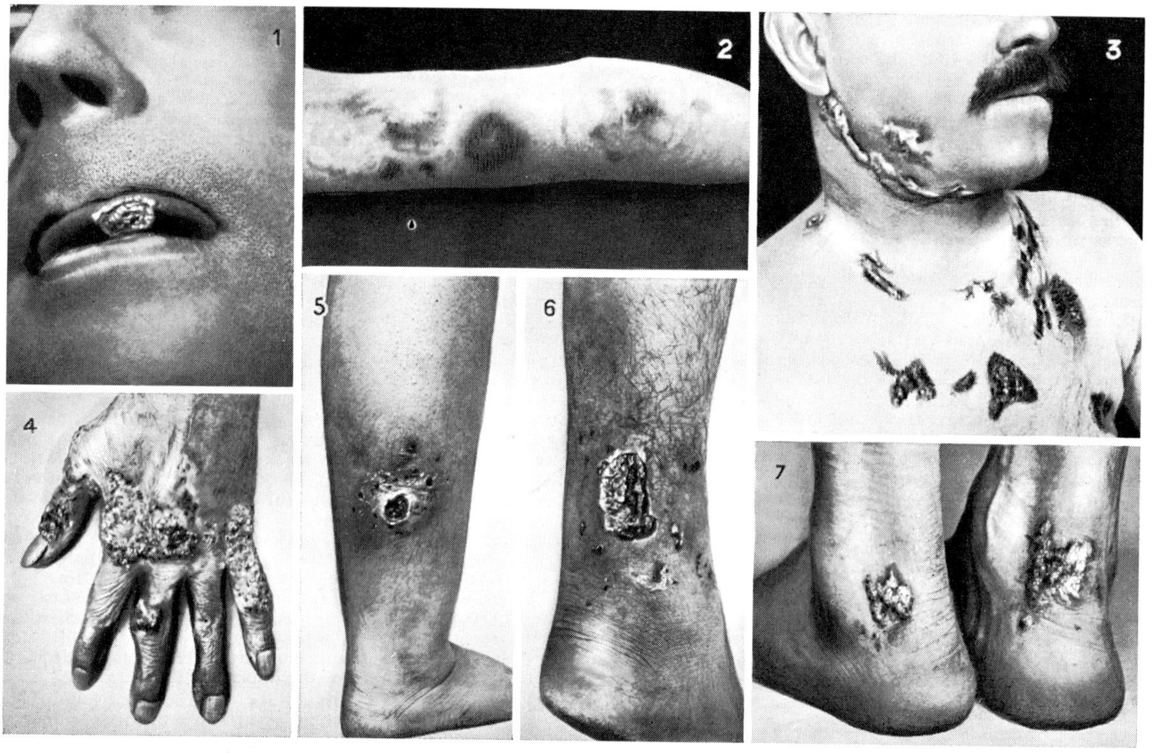

FIG. 1968. — Tuberculose de la langue et de la peau.
1. Ulcération tuberculeuse de la langue; 2. Gomme tuberculeuse du bras; 3. Tuberculose cutanée et adénopathie cervicale; 4. Tuberculose verruqueuse de la main; 5. Tuberculose ulcéreuse de la jambe; 6. Gomme tuberculeuse ulcérée; 7. Tuberculose verruqueuse du pied.
(*Arch. hôpital Saint-Louis.*)

d'une auto-inoculation d'une érosion ou d'une plaie minime par des bacilles de crachats ou des matières fécales.

SIGNES. Ulcération à bords taillés à pic, souvent décollés, à fond sanieux, parfois parsemée de saillies jaunâtres, miliaires, entourée d'une auréole inflammatoire.

Ces lésions sont souvent très douloureuses.

TRAITEMENT. Cautérisation avec de l'acide lactique pur au 1/10, du permanganate de potasse (1 p. 50), du bleu de méthylène (1 p. 50). Injections intramusculaires d'éther benzyl-cinnamique. Antibiotiques.

Gommes tuberculeuses. — Se rencontrent surtout chez des sujets atteints de tuberculose viscérale, osseuse ou ganglionnaire, en particulier au cou (écrouelles), au thorax, sur les membres.

SIGNES. Nodosité sous-cutanée de la grosseur d'un pois à une noisette, à laquelle la peau adhère précocement en formant une teinte lie-de-vin (*fig.* 1968); les nodosités se ramollissent, se perforent en plusieurs points, formant des clapiers, d'où il s'échappe un pus grumeleux, mal lié. Les différents pertuis peuvent se confondre; il se constitue alors une grande ulcération à fond saignant et blafard, atone, fongueux (*fig.* 1968, 6); la suppuration est froide, chronique, durant des mois et des années.

La cicatrice qui succède à la gomme est irrégulière, vascularisée, souvent à type de chéloïde. Elle peut devenir le point de départ d'un lupus au niveau du cou.

TRAITEMENT. Héliothérapie, radiothérapie. Ponction suivie d'injection modificatrice (éther iodoformé ou gaïacolé). Cautérisation au chlorure de zinc. Injections de tuberculine. Antibiotiques.

Tuberculose verruqueuse. — Souvent produite par une inoculation externe professionnelle (infirmiers, vétérinaires) ou une auto-intoxication chez un tuberculeux par les crachats ou les déjections. Siège surtout à la face dorsale des mains et des doigts, aux coudes, aux genoux, à la région fessière et anale (*fig.* 1968, 4 et 7).

SIGNES. Plaque arrondie ou serpigineuse, infiltrée, brunâtre, violacée, présentant à la périphérie des pustulettes, des croutelles, et au centre un aspect papillomateux, verruqueux, corné. La pression fait sourdre des gouttelettes de pus.

La durée est très longue; le centre s'affaisse peu à peu, devient cicatriciel, et les bords peuvent s'étendre (forme serpigineuse). La cicatrice est plane, blanche ou violacée, souvent adhérente.

Tubercule anatomique. — Cette variété de tuberculose verruqueuse s'observe chez les médecins, les étudiants, les infirmiers, au niveau des doigts, de la face dorsale de la main, par inoculation externe, piqûre au cours d'une autopsie ou souillure d'une érosion.

SIGNES. Saillie papuleuse, rouge, dure, douloureuse, surmontée d'une zone cornée. Puis la lésion s'étend en surface et en profondeur et prend l'aspect d'un papillome corné, reposant sur une base violacée et douloureuse.

L'infection tuberculeuse virulente peut gagner les lymphatiques du bras (ganglions du coude et de l'aisselle) et même déterminer une tuberculose viscérale.

TRAITEMENT. Ablation chirurgicale, quand elle est possible. Destruction par le curetage et le thermocautère, et radiothérapie.

Toutes les formes de tuberculose cutanée peuvent être traitées par la méthode de Charpy-Fanielle : vitamine D_2 et calcium. V. LUPUS.

Lupus tuberculeux. — V. LUPUS.

V. TUBERCULOSE OSTÉO-ARTICULAIRE. — V. OS : *Ostéite tuberculeuse,* POTT (Mal de), COXALGIE.

VI. TUBERCULOSE GANGLIONNAIRE. — La tuberculose peut atteindre les chaînes ganglionnaires cervicales axillaires et inguinales. Au début, les ganglions sont durs et mobiles, puis survient une phase de ramollissement avec adhérence des ganglions aux plans voisins. Une fistulisation peut ultérieurement se produire avec élimination de pus tuberculeux. Cette fistulisation cicatrise en laissant une marque indélébile : ce sont, au cou, les écrouelles.

VII. TUBERCULOSE DE L'INTESTIN. — V. INTESTIN.

VIII. TUBERCULOSE DU LARYNX. — V. LARYNX.

IX. TUBERCULOSE DES MÉNINGES. — V. MÉNINGITE.

X. TUBERCULOSE DU REIN, DE LA VESSIE. — V. REINS, VESSIE.

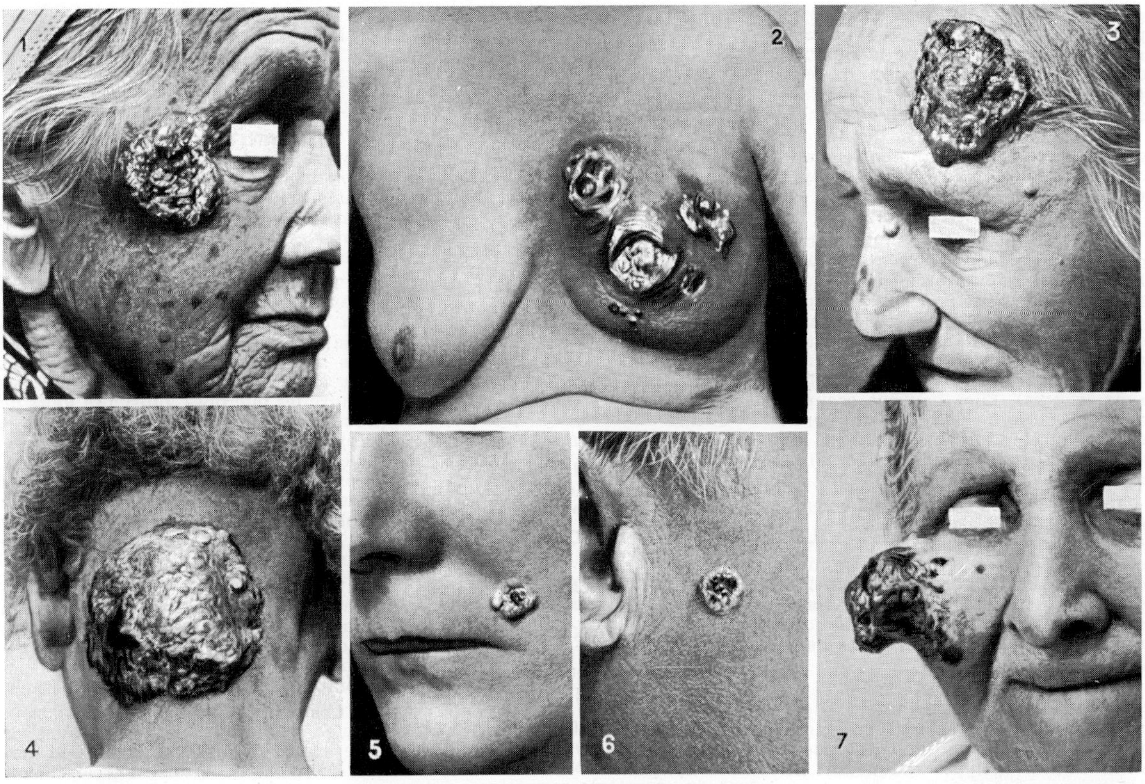

FIG. 1969. — Divers types de tumeurs de la peau.
1. Forme ulcéreuse d'un épithélioma cutané; 2. Tumeur du sein ulcérée; 3. Forme bourgeonnante d'un épithélioma cutané; 4. Epithélioma de la nuque; 5. Epithélioma baso-cellulaire; 6. *Ulcus rodens;* 7. Corne cutanée.
(*Arch. hôpital Saint-Louis.*)

TUBÉROSITÉ. — Saillie osseuse sur laquelle s'insèrent des muscles et des ligaments.

TULARÉMIE. — Maladie des rongeurs sauvages, due au *Bacterium tularense,* transmissible à l'homme, soit directement, par contact avec un animal malade, soit indirectement, par un parasite (taon, puce, pou, tique).

CAUSES. D'abord signalée aux Etats-Unis (Californie), cette affection a été observée en Russie, en Norvège, en Europe centrale et dans les départements de l'est de la France. Les animaux infectés sont surtout le lièvre, le lapin, le faisan, la perdrix, la caille, le sanglier, la souris, le rat d'eau.

Cette maladie professionnelle s'observe chez les chasseurs, les trappeurs, les tanneurs, les marchands de gibier et de peaux de lièvre, les cuisinières.

Le microbe pénètre ordinairement par une érosion de la peau des doigts, ou parfois par voie buccale ou oculaire, ou par voie digestive (ingestion de viande contaminée).

SIGNES. *Incubation* silencieuse de trois jours. Puis *début* brusque avec frissons, fièvre, céphalée, vomissements.

Le *chancre d'inoculation* siège surtout aux doigts; c'est d'abord une papule qui s'ulcère et s'accompagne de *ganglions* régionaux (épitrochlée, aisselle) qui peuvent disparaître en six semaines ou suppurer.

Une *fièvre* de 39-40° persiste pendant trois semaines, avec frissons, sueurs, amaigrissement et asthénie.

L'inoculation peut se faire par l'*œil;* une *conjonctivite* apparaît, avec adénopathie voisine. Parfois, les *ganglions* existent seuls, sans porte d'entrée visible. Enfin, il existe des *formes fébriles,* sans autres symptômes, simulant la fièvre typhoïde.

COMPLICATIONS. Rares : bronchites, pleurésies, péritonite, péricardite.

EVOLUTION. Habituelle vers la guérison. Mortalité de 4 p. 100.

Le *diagnostic* se fait par l'inoculation du sang ou du pus à la souris ou au cobaye, par la séro-agglutination ou l'intradermo-réaction.

TRAITEMENT. I. *Symptomatique.* — Incision du bubon, quand il est mûr.

II. *Curatif.*— Streptomycine, sérum de convalescent.

III. *Préventif.* — Surveiller l'importation du gibier provenant de pays infectés (Europe centrale) ; manipuler les animaux morts avec des gants de caoutchouc.

Déclaration obligatoire.

TULLE GRAS. — Tulle imbibé d'un mélange de vaseline, cire, huile de ricin et baume du Pérou, et stérilisé. Il a l'avantage de ne pas adhérer aux plaies et de faciliter leur cicatrisation par l'adjonction de vitamines.

TUMÉFACTION (du lat. *tumor,* tumeur, et *facere,* faire). — Accroissement de volume d'une région.

TUMÉNOL. — Composé sulfoné préparé avec les huiles minérales riches en carbures non saturés, obtenues par distillation de schistes bitumineux. Employé comme l'ichtyol en topique (pommade ou lotion) contre les dermatoses prurigineuses, les brûlures.

TUMEUR. — Masse constituée par un tissu de formation nouvelle, ayant tendance à persister ou à s'accroître. Elle est due à l'activité *anormale* de certains éléments d'un ou plusieurs des tissus entrant dans la composition de l'organisme adulte ou embryonnaire et constitue, en somme, une sorte de monstruosité desdits tissus. Dans certains cas, la tumeur contient du liquide.

CAUSES. I. *Déterminantes.* — Encore inconnues. V. CANCER.

II. *Prédisposantes.* — Les coups, les chocs, sont signalés fréquemment. Il en est de même des irritations répétées, notamment la fumée de tabac, le frottement de la pipe (cancroïde des lèvres et de la langue), la suie (épithélioma des ramoneurs). L'hérédité n'est nullement fatale.

VARIÉTÉS. Les tumeurs se divisent en *bénignes,* gênantes seulement par leur volume et les troubles de compression qu'elles entraînent, et en *malignes,* à marche plus progressive et à tendance ulcérative, qui provoquent des hémorragies et, après ablation, récidivent, soit à la même place, soit dans les ganglions voisins, ou enfin se généralisent. Malheureusement, cette distinction n'est pas absolue et, dans certains cas, rares il est vrai, des tumeurs primitivement bénignes peuvent devenir malignes. La gravité peut aussi dépendre du siège, notamment au point de vue de la rapidité de l'évolution. La combinaison de deux tumeurs de nature différente est fréquente (fibro-myxome, lipo-angiome).

Les tumeurs peuvent se développer aux dépens de tissus différents : tissu conjonctif, musculaire, nerveux, épithélial.

Tissu conjonctif. — Fibrome. — Tumeur ordinairement blanchâtre, dure, encapsulée, par conséquent bien limitée, qui refoule et même use les tissus voisins, mais ne les envahit pas et contient généralement peu de vaisseaux. Les sièges habituels de ces tumeurs sont l'utérus (v. FÉMININS [Organes génitaux]) et le nasopharynx (v. NEZ). Elles peuvent occuper aussi la gaine des nerfs (neurofibromatose). Elles sont constituées par les fibres du tissu conjonctif et sont bénignes.

Lipome. — La tumeur est constituée par de la graisse et partagée en lobules par des fibres lâches de tissu conjonctif qui forment, en outre, une capsule à l'extérieur. Son évolution est lente. Le lipome est fréquent au-dessous de la peau et tout à fait bénin. Quelquefois, il se complique d'angiome.

Myxome. — Tumeur, rare à l'état pur, formée par des cellules étoilées unies entre elles par leur prolongement et noyées dans une substance à demi liquide (polypes muqueux). Le *myxo-sarcome* est plus fréquent.

Enchondrome ou Chondrome. — V. ces mots.

Ostéome. — Tumeur très dure, s'accroissant progressivement en l'absence de tout processus inflammatoire, et gênante seulement par la compression des organes voisins. Ces tumeurs sont bénignes, car elles ne récidivent ni ne se généralisent. On les observe de préférence sur les os du crâne, de la colonne vertébrale, et aux membres, quelquefois dans les muscles.

Angiome. — V. ce mot.

Lymphangiome. — V. ce mot.

Lymphadénome ou Lymphome. — Tumeur constituée par des mailles remplies de cellules rondes comme les ganglions lymphatiques. Ces tumeurs se développent d'ailleurs aux dépens des ganglions (notamment au cou, à l'oreille, à l'aine) ou des tissus analogues (amygdales, rate). Ce sont des tumeurs malignes qui se généralisent.

Sarcome. — V. ce mot.

Tissu musculaire. — Myome. — Tumeur pouvant provenir des fibres lisses, *léiomyome;* elle est alors souvent combinée avec des fibromes (*fibromyomes* de l'utérus). Le myome est arrondi, lisse, entouré d'une capsule et ne récidive ni ne se généralise. Les myomes à fibres striées sont exceptionnels.

Tissu nerveux. — Ces tumeurs peuvent être formées : 1° par des fibres nerveuses (*névrome*), mais sont très rares à l'état pur; 2° par le développement de la névroglie (*gliome*); 3° par des cellules nerveuses et de la nevroglie (*neurogliome*), également très rares. V. à CERVEAU (maladies) : *Tumeurs cérébrales.*

Épithélium. — Les tumeurs d'origine épithéliale sont les unes bénignes (adénome, papillome), les autres malignes (épithélioma).

Adénome. — Cette tumeur est produite par le développement exagéré de l'épithélium d'une glande; bien encapsulée, elle est, par suite, bénigne, et a son siège de préférence au sein, à la glande thyroïde, au col de l'utérus (polypes du col).

Papillome. — Tumeur formée par l'hypertrophie des papilles recouvertes d'épithélium. A la peau, le papillome constitue le *condylome,* la *verrue;* sur les muqueuses, il a la forme d'un chou-fleur et se rencontre surtout au larynx et dans la vessie. C'est une tumeur bénigne.

Épithélioma. — V. ce mot.

Kyste. — V. ce mot.

TUMEUR BLANCHE. — V. à ARTICULATIONS (maladies) : *Arthrite tuberculeuse,* et COXALGIE.

TUMEUR ÉRECTILE. — V. ANGIOME et NÆVUS.

TUMEUR SALIVAIRE. — V. à SALIVAIRES (Glandes) [maladies].

TURBITH. — Nom donné anciennement à diverses substances généralement irritantes ou purgatives.

Turbith minéral. — V. MERCURE.

Turbith végétal. — Plante (*Ipomoeta turpethum*) de la famille des Convolvulacées, dont les racines jouissent de propriétés purgatives, drastiques, et entrent dans la composition de l'eau-de-vie allemande. Purgatif peu employé. Infusion, 4 à 8 g par litre. Poudre, 0g,25 à 1 g en cachet.

TURBOT. — V. POISSONS.

TURGESCENCE (du gr. *turgere,* gonfler). — Gonflement local par engorgement des tissus par les liquides non collectés de l'organisme (sang, lymphe). La région en turgescence est tendue, élastique.

TUSSILAGE (Pas-d'âne). — Plante (*Tussilago farfara*) de la famille des Synanthérées, dont les fleurs sont employées comme béchiques en infusion (50 g par litre). Elles calment la toux, facilitent l'expectoration dans les catarrhes aigus des voies respiratoires. Elles entrent dans les espèces pectorales et dans les espèces vulnéraires du Codex.

TYDÆUS MOLESTUS. — Acarien aveugle, de couleur rosée (*fig.* 1970), dont la femelle (parasite le plus fréquent) est longue de 250 à 360 millièmes de millimètre, suivant qu'elle

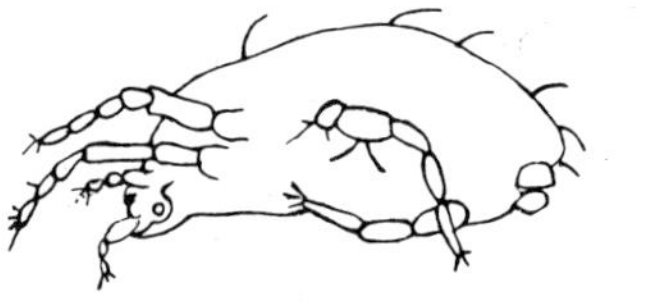

FIG. 1970. — Tydæus molestus (grossi 80 fois). (D'après Moniez.)

est ou non remplie d'embryons. Il abonde dans les champs, sur l'herbe et les arbustes, de juillet à octobre, et peut s'attacher à l'homme, sur lequel il provoque des ampoules persistant 5 à 6 jours.

TYLOSIS. — V. DURILLON.

TYMPAN (du gr. *tumpanon,* tambour). — V. OREILLE (description).

TYMPANITE. — Gonflement du ventre par des gaz contenus ordinairement dans l'intestin (occlusion intestinale) ou quelquefois dans le péritoine. (Ce nom provient de ce que, sous le choc du doigt, le ventre, très tendu, résonne comme un tambour.)

TYNDALLISATION (de Tyndall, physicien anglais, né en 1820, mort en 1893). — Procédé spécial de stérilisation qui consiste à chauffer à 58° les liquides organiques, notamment les sérums dans lesquels on veut détruire les microbes, plusieurs jours de suite pendant deux heures chaque fois. Cette température tue les bactéries, mais non les spores; cependant, comme entre les cuissons les spores se transforment en bactéries, celles-ci sont détruites à leur tour. Ce procédé a l'avantage sur l'ébullition de peu modifier la composition chimique.

TYPHIQUE (du gr. *tuphos,* stupeur). — **Etat typhique.** — Nom donné à la dépression physique et morale observée dans la fièvre typhoïde et le typhus, et employé par comparaison dans d'autres affections.

Lésions typhiques. — Altérations qu'on observe dans les plaques de Peyer et les follicules clos de la dernière partie de l'intestin grêle, l'*iléon,* dans la fièvre typhoïde. Ces organes sont infiltrés, bourrés de leucocytes et de bacilles d'Eberth. V. TYPHOÏDES (Fièvres).

TYPHLITE et PÉRITYPHLITE. — — V. à CÆCUM (maladies).

TYPHLOGRAPHIE (du gr. *tuphlos,* aveugle, et *graphein,* écrire). — Voir AVEUGLE.

TYPHLOSTOMIE (du gr. *tuphlos,* cæcum, et *stoma,* bouche). — Ouverture faite au cæcum pour créer un anus artificiel.

TYPHO-BACILLOSE. — V. TUBERCULOSE.

TYPHOÏDES (Fièvres) [du gr. *tuphos,* stupeur, et *eidos,* forme]. — Maladies infectieuses fébriles causées par le bacille d'Eberth (*fièvre typhoïde* proprement dite) et les bacilles paratyphiques (*fièvres paratyphoïdes*).

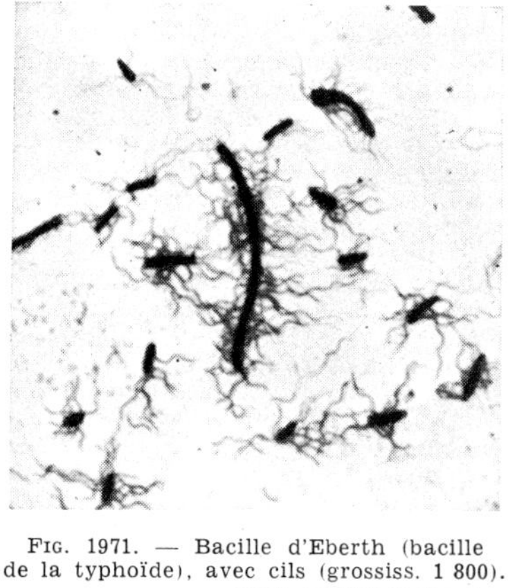

FIG. 1971. — Bacille d'Eberth (bacille de la typhoïde), avec cils (grossiss. 1 800). (*Phot. Institut Pasteur.*)

Causes déterminantes. — Ces infections typho-paratyphiques sont dues à des bacilles mobiles, à Gram négatif, ne fermentant ni le lactose ni le saccharose, et constituant le groupe *Salmonella*. On distingue le *bacille d'Eberth*, agent de la fièvre typhoïde, et les *bacilles paratyphiques A, B, C*, agents des paratyphoïdes.

Ces divers bacilles sont des bâtonnets longs de 2 à 4 millièmes de millimètre, aux extrémités arrondies, très mobiles, grâce à des cils très allongés, insérés sur toute la longueur du corps (*fig.* 1971).

Ils se différencient les uns des autres par les caractères de leurs cultures sur milieux spéciaux (gélose glucosée au rouge neutre, gélose au sous-acétate de plomb). Avec la gélose lactosée tournesolée, la culture reste bleue avec le bacille d'Eberth et les paratyphiques; elle rougit avec le colibacille. Le bacille d'Eberth ne donne pas de spores; sa résistance est donc assez faible; un chauffage au bain-marie à 55° le tue à coup sûr en une demi-heure. La lumière solaire le tue également rapidement.

Les bacilles typho-paratyphiques pénètrent ordinairement dans l'organisme par les voies digestives, par l'intestin, et on les trouve au niveau des plaques de Peyer, des ganglions mésentériques, de la rate; la bile en renferme également, et les bacilles peuvent pénétrer dans la circulation sanguine, déterminant une septicémie.

Les bacilles se rencontrent en abondance dans les excreta des typhiques, en particulier dans les matières fécales et dans l'urine (*1 cm³ d'urine peut contenir plus de 150 millions de bacilles et 1 g de matière fécale de 50 à 200 millions de microbes*). On les rencontre également dans les vomissements et dans l'expectoration des typhiques.

Ces bacilles peuvent végéter dans l'organisme humain presque indéfiniment après la guérison de la fièvre typhoïde et être rejetés au-dehors par les fèces et par les urines. Ils peuvent même se rencontrer chez des sujets n'ayant jamais eu de fièvre typhoïde ou de paratyphoïde.

Cette notion de *porteurs de germes* est de la plus haute importance dans la transmission des infections typhiques et paratyphiques.

Les *porteurs sains* sont très nombreux, mais il semble que les bacilles soient chez eux d'une virulence très atténuée et constituent simplement des saprophytes aptes, dans certaines conditions, à devenir pathogènes, mais de faible contagiosité. Il est même possible que la présence de ces bacilles dans leur intestin leur donne une certaine immunité.

Les *porteurs malades* peuvent malheureusement conserver très longtemps, plusieurs années, des *salmonella,* qui sèment la maladie dans l'entourage. Ces microbes existent surtout dans les matières fécales, et un porteur chronique peut évacuer par jour 120 milliards de *salmonella;* ils existent également dans les urines, dans le pus des suppurations tardives et prolongées des os longs, qu'on observe à la suite des infections typhiques.

Parmi les porteurs de germes de salmonella, il est admis que les femmes prédominent de beaucoup sur les hommes. Formant seulement un cinquième des malades atteints de maladies typhoïdes, elles constituent les quatre cinquièmes des porteurs chroniques. Plus de la moitié des femmes malades continuent, longtemps après la guérison, à éliminer des bacilles. Cette observation est très importante au point de vue de la contamination alimentaire, les femmes étant plus particulièrement chargées du soin de la préparation de la nourriture. C'est parmi les cuisinières, les bonnes à tout faire et les ménagères qu'on trouve le plus fréquemment l'origine des contagions. On comprend l'utilité de la surveillance des mains chez ces personnes. Une cuisinière, porteur de germes, a en dix ans contaminé sept familles, provoquant trente-six cas de fièvre typhoïde.

Mode de transmission. — Les salmonella se transmettent d'homme à homme, par l'intermédiaire des excreta virulents des typhiques, des convalescents ou des porteurs de germes; ils se transmettent également à distance, disséminés par différents véhicules.

Transmission à l'entourage des malades. — La transmission s'effectue à l'entourage du malade, au personnel féminin, surtout quand les personnes qui s'occupent des malades manipulent les aliments sans se laver les mains et préparent les repas de la famille. On trouve du bacille d'Eberth dans le dépôt sous-unguéal des typhiques et de ceux qui les soignent. La fièvre typhoïde est la *maladie des mains sales*.

Transmission à distance. — La contamination se fait le plus ordinairement par l'*eau de boisson,* les puits et les conduites d'eau étant mis en communication avec les fosses d'aisances par quelques fissures ou même pollués directement par le rejet des matières fécales dans les rivières.

On a également observé des épidémies par des produits fabriqués avec une eau polluée : eau de Seltz, limonades, glaces, cidre.

Les *légumes,* les *fruits consommés crus,* provenant de cultures maraîchères (épandage), peuvent être contaminés.

De nombreux cas d'infections typho-paratyphiques ont été causés par les *huîtres* ou autres *coquillages* (moules, clovisses ou palourdes, violets). La cause principale de la contamination des huîtres est l'ouverture d'égouts et de latrines à proximité des parcs d'élevage. Un contact de quatre jours des huîtres avec une eau contaminée suffit pour qu'elles contiennent des salmonella; celles-ci ne disparaissent que six à huit jours après que les huîtres ont été transférées dans l'eau pure. Les huîtres peuvent aussi être souillées au marché même, par l'eau dans laquelle on les met à rafraîchir.

Le *lait* est fréquemment souillé, soit par l'eau polluée qui a servi à laver les récipients ou qui lui a été additionnée frauduleusement, soit par des laitiers porteurs de germes manipulant le lait avec des mains sales.

Des *aliments divers* (crèmes, gâteaux à la crème, beurre, fromage, viandes, charcuterie [galantine, pâtés], pain), consommés crus ou manipulés après cuisson par des mains sales ou contaminés par des *mouches,* ont été la source d'épidémies.

Causes prédisposantes. *Sexe.* — Les fièvres typhoïdes et paratyphoïdes sont cinq fois plus fréquentes chez l'homme que chez la femme.

Age. — Elles s'observent surtout entre 15 et 25 ans, en particulier entre 20 et 24 ans; elles sont exceptionnelles chez le nourrisson, croissant de fréquence avec l'âge et décroissant après 30 ans; elles deviennent très rares chez le vieillard.

Immunité. — Les individus guéris d'une fièvre typhoïde possèdent contre cette maladie une immunité prolongée, mais ils ne sont jamais immunisés contre les fièvres paratyphoïdes A et B; de même, la paratyphoïde A n'immunise pas contre la paratyphoïde B, et réciproquement.

Climat, Saisons. — Les fièvres typhoïdes et paratyphoïdes sont plus fréquentes dans les pays chauds; elles apparaissent surtout en juillet-août, la queue de l'épidémie pouvant se prolonger jusqu'en novembre.

Hygiène générale. — Les infections typho-paratyphoïdes s'observent surtout dans les agglomérations peu soucieuses de l'hygiène; l'encombrement, la malpropreté, le voisinage des tas de fumier près des maisons, comme il arrive trop souvent à la campagne, favorisent son apparition. Certaines professions sont particulièrement exposées à la contagion : celles d'infirmières, de médecins, de blanchisseurs.

Les infections typho-paratyphoïdes évoluent habituellement sous le mode endémo-épidémique dans les centres urbains ou d'épidémies d'importation dans les campagnes.

Fièvre typhoïde. — Lésions. La lésion caractéristique de la fièvre typhoïde consiste dans la tuméfaction, la nécrose et l'ulcération des plaques de Peyer, et des follicules clos de l'intestin grêle (*fig.* 1972, 1973), ulcération qui peut aboutir à la perforation intestinale. Les autres organes : foie, rate, estomac, cœur, reins, présentent des lésions inflammatoires banales.

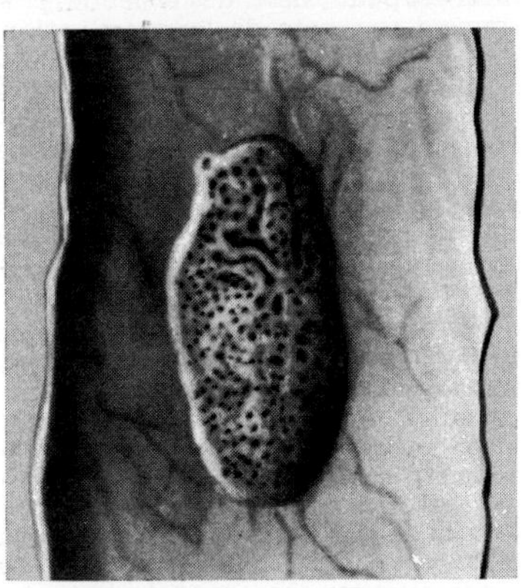

Fig. 1972. — Plaque de Peyer au stade de la tuméfaction, dans l'intestin grêle.

Forme normale de l'adulte. — ***Début.*** — Il peut être brusque avec frissons et céphalée. Mais, habituellement, il est lent et insidieux. Souvent, pendant plusieurs jours et même quelquefois une ou deux semaines, on observe des douleurs vagues dans les membres, de la perte d'appétit, des vertiges, des saignements de nez, des maux de tête, des douleurs dans les muscles et, surtout, un sentiment de lassitude générale qu'on ne sait à quoi attribuer.

Des frissons marquent d'ordinaire le début, puis la fièvre apparaît et s'accroît graduellement. Le malade se plaint de torticolis et de violentes douleurs de tête et de nuque; il entend des bourdonnements dans les oreilles et ne peut se tenir debout sans être pris de vertige; l'abdomen est sensible, surtout dans la fosse iliaque droite; le malade tousse un peu. La langue est pâteuse, et les nuits se passent sans sommeil. La diarrhée peut exister dès le début; plus souvent, on note de la constipation.

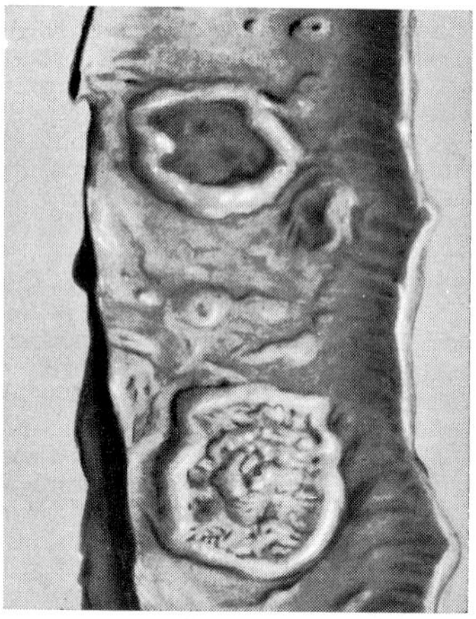

FIG. 1973. — Plaques de Peyer aux stades de tuméfaction (*en haut*) et d'ulcération (*en bas*), dans l'intestin grêle.

Parfois, certains symptômes marquent le début de la maladie : signes pulmonaires simulant une pneumonie (pneumo-typhoïde), une pleurésie (pleuro-typhus), une méningite aiguë (méningo-typhus), des douleurs articulaires vives (arthro-typhus), ou une crise d'appendicite, une paraplégie, etc.

Période d'état. — Vers le septième ou huitième jour, l'aspect du typhique est caractéristique. La prostration et la stupeur sont toujours très marquées; le malade reste inerte, sur le dos, somnolent, le regard vague et sans pensée; ses lèvres tremblotent, quelquefois aussi les autres muscles de la face; il a parfois des mouvements automatiques, cherchant à saisir des objets imaginaires suspendus en l'air ou à ramener ses couvertures sur lui (carphologie). Il a souvent du délire, du reste assez calme. On peut aussi noter de la surdité.

Les troubles digestifs sont très accentués. La langue est sèche, *rôtie,* un peu noircie par du mucus desséché; les bords et la pointe restent rouges. Elle tremblote lorsqu'on demande au malade de la sortir, et celui-ci a toujours soif.

Il existe parfois des ulcérations pharyngées sur le pilier antérieur.

Les selles, toujours liquides, de couleur ocre jaune, répandent une très mauvaise odeur; elles sont assez fréquentes (8 à 15 par 24 heures). Le ventre, souvent très gonflé, est douloureux quand on le presse; dans la fosse iliaque droite, on provoque alors du gargouillement. Parfois, la constipation remplace la diarrhée.

La rate est toujours augmentée de volume.

On aperçoit sur le ventre et quelquefois sur le dos, la poitrine et les cuisses, de petites *taches rosées,* de la grandeur d'une petite lentille, qui s'effacent sous la pression du doigt et disparaissent définitivement après deux ou trois semaines.

La température s'est élevée progressivement à 39-40° et se maintient élevée; elle continue *en plateau* (*fig.* 1974), avec des oscillations légères l'abaissant le matin vers 39°1 ou 39°3.

Le pouls est souvent moins fréquent que ne le comporterait la température (dissociation); la pression artérielle est abaissée. Le sang montre une leucopénie et une mononucléose. Les urines sont brun rougeâtre; elles contiennent souvent de l'albumine.

Période de défervescence. — Elle se fait brusquement ou, plus souvent, graduellement; la température descend en échelons; en même temps, les urines deviennent abondantes. L'indifférence du malade diminue, la vie revient, l'appétit renaît, la diarrhée disparaît et le malade entre en convalescence au bout de trois semaines, amaigri, affaibli considérablement et anémié; il a la pâleur et le faciès d'un inanitié. La langue, humide, est recouverte d'un léger enduit saburral. Une poussée de croissance s'observe fréquemment.

Les cheveux tombent souvent vers le soixante-quinzième jour après le début de la maladie, mais repoussent ensuite.

Formes atténuées. — Certaines typhoïdes légères ou *typhoïdettes* simulent un simple embarras gastrique; mais l'hémoculture et une séro-agglutination montrent qu'il s'agit bien de typhoïde.

Dans la *forme ambulatoire,* les signes sont au début si légers que le malade peut rester levé et même vaquer à ses occupations. Mais fréquemment, après douze ou quinze jours, l'état s'aggrave et on peut noter une hémorragie ou une perforation intestinale mortelle.

Formes graves. — Suivant les cas, on note une *forme ataxo-adynamique,* caractérisée par une exagération des signes nerveux, du délire, des hallucinations suivies de prostration, une température très élevée (41°5); une *forme cholérique,* avec diarrhée profuse, incoercible, qui déshydrate le malade; une *forme hémorragique,* avec purpura, hémorragies de la bouche, de l'estomac, de l'intestin, etc.

Toutes ces formes sont rapidement mortelles.

Formes suivant l'âge. — Chez le *nourrisson,* le tableau peut simuler une gastro-entérite.

Chez l'*enfant de six à douze ans,* le début est plus brusque; il est marqué par des vomissements, une douleur dans le bas-ventre à droite; la fièvre s'élève très rapidement vers son maximum; les taches rosées lenticulaires sont moins constantes que chez l'adulte. La stupeur et la prostration font souvent défaut et sont remplacées par des signes méningés.

Chez le *vieillard,* la typhoïde est plutôt rare, mais elle est grave et se caractérise par une adynamie extrême.

COMPLICATIONS. Elles sont innombrables.

I. *Digestives.* — Ce sont les plus graves.

L'*hémorragie intestinale* se produit du quatorzième au vingt et unième jour, soit une fois, soit plusieurs fois dans une journée, et dans certains cas, plusieurs jours de suite; elle se traduit par l'expulsion de sang plus ou moins noir par l'anus (*méléna*) et la chute brusque de la température, suivie, en quelques heures, d'une nouvelle ascension de la fièvre.

La *perforation intestinale,* par ulcération des plaques de Peyer, aux environs du point de réunion des deux dernières parties de l'intestin grêle, l'iléon et le cæcum, s'accompagne d'une péritonite, qui peut être précédée par une hémorragie intestinale; elle peut être latente, mais peut aussi se révéler par ses signes habituels (vomissements, hoquets, ballonnement du ventre). Le diagnostic en est le plus souvent très difficile; il repose sur une chute thermique, une accélération du pouls et surtout une défense de la paroi abdominale dans la fosse iliaque droite.

L'*angiocholécystite* (infection de la vésicule et des canaux biliaires par le bacille d'Eberth) se traduit par de l'ictère et par une tuméfaction douloureuse dans la région vésiculaire.

II. *Respiratoires.* — Bronchite aiguë, congestions pulmonaires, bronchopneumonie, laryngite, pleurésie.

III. *Cardio-vasculaires.* — Myocardite, endocardite, péricardite, phlébite des membres inférieurs, artérite.

IV. *Rénales.* — Néphrite aiguë, pyélite.

V. *Nerveuses.* — Méningites, paralysies, troubles mentaux.

On peut observer vers la troisième semaine d'une fièvre typhoïde hyperthermique une *encéphalite,* avec troubles de la conscience, tonus musculaire, myoclonies, crises d'épilepsie. La mort est fréquente.

VI. *Ostéo-articulaires.* — Ostéite du tibia, du sternum, des côtes, au cours de la convalescence, arthrites simples ou suppurées, myosite.

VII. *Cutanées.* — Escarre fessière, abcès, furonculose, purpura.

ÉVOLUTION. La *guérison* définitive représente l'évolution habituelle de la fièvre typhoïde. Il existe des *formes abortives,* qui durent dix à quinze jours, des *formes moyennes,* qui se terminent en trois semaines, des *formes prolongées* et des *formes à rechutes* (5 p. 100); les rechutes apparaissent du sixième au quinzième jour après la disparition de la fièvre et durent une à trois semaines.

La *mort* s'observe suivant les cas dans 7 à 26 p. 100 de ceux-ci : en moyenne, dans 14 p. 100 des cas chez l'adulte, 8 p. 100 dans la deuxième enfance, 70 p. 100 chez le nourrisson.

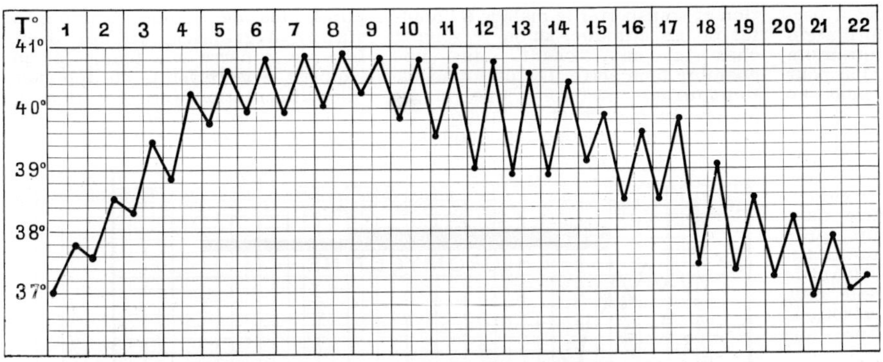

FIG. 1974. — Courbe de la fièvre typhoïde (forme simple). [D'après Wunderlich.] La température s'élève progressivement et se maintient élevée, et continue *en plateau* avec de légères oscillations l'abaissant le matin.

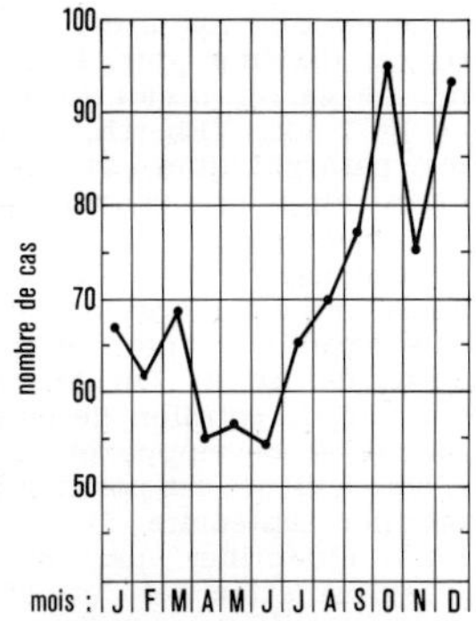

FIG. 1975. — Fièvre typhoïde. Variations saisonnières. Noter le maximum de fréquence en été et en automne, comme dans toutes les maladies transmissibles par voie digestive.

Elle survient vers le troisième septénaire. Rarement subite, et attribuée dans ce cas à la myocardite ou à l'insuffisance surrénale aiguë, elle s'observe dans les formes graves compliquées d'escarre, de broncho-pneumonie, d'accidents nerveux ataxo-adynamiques, d'hémorragies, de perforation intestinale.

La guérison peut être incomplète et des *séquelles* peuvent persister : infections biliaires, suppurations osseuses, albumine, troubles nerveux, amnésie.

PRONOSTIC. Il varie suivant les *épidémies ;* certaines sont plus graves que d'autres.

La fièvre typhoïde causée par les *huîtres* est particulièrement sérieuse.

Les *tares antérieures* sont une cause défavorable : l'obésité élève notablement la mortalité; l'alcoolisme, les affections cardiaques mal compensées, la tuberculose, dont l'évolution est accélérée, le paludisme, assombrissent le pronostic.

Chez la *femme enceinte,* la typhoïde détermine l'avortement ou l'accouchement prématuré. La mortalité de la mère est de 10 p. 100 environ; quant au fœtus, il est expulsé mort dans la plupart des cas; ce n'est guère qu'à partir du huitième mois que l'enfant peut naître vivant et survivre.

Le pronostic de la fièvre typhoïde est aujourd'hui considérablement modifié par l'utilisation de la chloromycétine. Avec cet antibiotique, on obtient habituellement en quelques jours une chute thermique aux environs de 37°, et les complications sont beaucoup plus rares.

Fièvre paratyphoïde. — On en connaît trois variétés causées par les bacilles paratyphiques A, B et C. La paratyphoïde B paraît la plus fréquente.

SIGNES. Le début s'effectue quelquefois par des vomissements, de la diarrhée, des sueurs. Dans d'autres cas, notamment chez des enfants, la fièvre apparaît brusquement et dépasse 40°, avec abattement, agitation, mais elle est de courte durée.

Les phénomènes nerveux (prostration, stupeur) font souvent défaut; les troubles abdominaux sont identiques à ceux de la typhoïde; les taches rosées lenticulaires existent dans 60 p. 100 des cas.

FORMES. Chaque variété de bacille paratyphique donne un aspect particulier à la maladie. Le paratyphique A donne l'apparence d'une typhoïde ordinaire avec complications broncho-pulmonaires et rechutes fréquentes. Le paratyphique B donne les signes précédents ou ceux de la dysenterie ou du choléra nostras avec diarrhée abondante et sanguinolente.

On retrouve ici les *formes atténuées* et les *formes sévères* (ataxo-adyna-

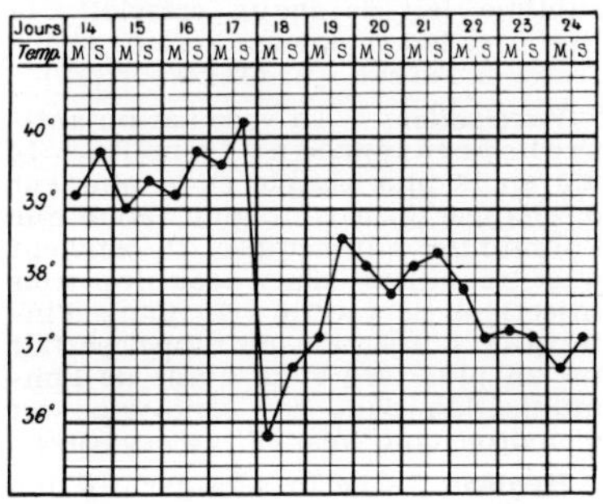

FIG. 1976. — Fièvre typhoïde. Modification de la température après une perforation intestinale.

miques, hémorragiques) de la fièvre typhoïde.

COMPLICATIONS. Des complications intestinales (hémorragies, perforation), cardio-vasculaires, pleuro-pulmonaires, nerveuses et rénales peuvent s'observer comme dans la typhoïde.

Mais, en général, elles sont moins graves.

ÉVOLUTION. La mortalité des paratyphoïdes est quatre à cinq fois plus faible que dans la typhoïde. Elle relève des mêmes causes. Elle est plus faible pour la para A que pour la para B.

Il existe parfois des rechutes et des séquelles comme dans la typhoïde.

DIAGNOSTIC. Les infections typhiques et paratyphiques, au début tout au moins, peuvent être difficilement distinguées d'états présentant des signes analogues : tuberculose généralisée, granulie, typho-bacillose, angine avec prostration, septicémie colibacillaire, appendicite, fièvre paratyphoïde (v. plus loin), typhus exanthématique, psittacose, fièvre de Malte et fièvre récurrente.

Une série de moyens de laboratoire permet de faire ou, du moins, aide à confirmer le diagnostic.

Sérodiagnostic de Widal. — Cette méthode consiste à ajouter quelques gouttes de sérum ou même de sang du malade suspect de cette maladie à une culture de salmonella. Après quelques heures, si le malade est réellement un typhique ou un paratyphique, la culture perd son trouble uniforme, devient granuleuse et finit par se clarifier complètement; les microbes se sont amassés au fond du tube pour y former un précipité de petits grumeaux blanchâtres. On n'arrive pas à résoudre complètement ces grumeaux en agitant le tube.

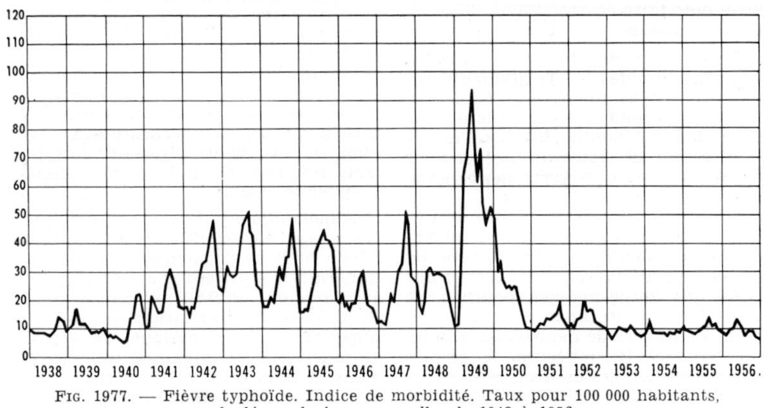

FIG. 1977. — Fièvre typhoïde. Indice de morbidité. Taux pour 100 000 habitants, calculé sur la base annuelle, de 1948 à 1956.

Le sérodiagnostic est positif à partir du dixième jour. L'agglutination n'a de valeur qu'au taux minimum de 1/50 pour l'Eberth, de 1/100 pour les paratyphiques, et six mois au moins après une vaccination.

Hémoculture. — Ce procédé consiste à aspirer 10 à 20 cm^3 de sang de la veine du bras du malade avec une aiguille en platine (v. à SANG : *Prise de sang*). On les verse dans 500 cm^3 de bouillon de culture, où le bacille se développe et se multiplie. L'hémoculture est positive pendant le premier septénaire. Il ne reste plus qu'à l'identifier par les réactions d'agglutination et la culture sur diverses géloses.

Recherche du bacille dans les fèces. — On ensemence les matières fécales dans des boîtes de Petri, contenant de la gélose lactosée tournesolée, de coloration bleue. Les cultures de colibacille, ayant une réaction acide, font virer le tournesol au rouge; les cultures de bacilles d'Eberth n'ayant pas cette propriété, la gélose tournesolée conserve sa coloration bleue. Ce procédé est long et délicat; en pratique, il n'est guère utilisé que pour la prophylaxie, en vue de dépister les porteurs de bacilles.

On peut aussi rechercher le bacille d'Eberth dans la bile extraite de l'estomac par tubage trois heures après l'ingestion de 250 cm^3 d'huile d'olive stérilisée; on peut également le trouver dans l'urine, dans les crachats.

Diazo-réaction d'Ehrlich. — Verser dans un verre :

1° 2 cm^3 de la solution suivante :

Acide sulfanilique à saturation..	5 g;
— chlorhydrique	50 cm^3;
Eau distillée....................	950 g;

2° II gouttes de la solution suivante :

Nitrite de soude................	0,25 cg;
Eau distillée	50 g;

3° 2 cm^3 d'urine du malade;

4° Quelques gouttes d'ammoniaque.

Agiter le tout.

Si le malade est un typhique, la mousse surnageant le liquide prend une teinte *rouge* ou rose intense; s'il ne l'est pas, le liquide devient jaune ou jaune-brun. Cette réaction existe depuis le cinquième jour de la maladie. Elle a été observée dans d'autres maladies, notamment la rougeole, la grippe, la granulie. Mais elle est tellement fréquente dans la fièvre typhoïde que son absence du cinquième au quinzième jour d'une affection fébrile doit faire écarter l'hypothèse de fièvre typhoïde.

Traitement des fièvres typhoïdes et paratyphoïdes. — Traitement préventif. — En période d'épidémie, n'utiliser comme boissons que du thé léger, de l'eau bouillie, filtrée ou minérale. Eviter de boire du lait cru, de manger des légumes verts, des salades, des coquillages.

Les communes devront être approvisionnées en eau potable. On luttera contre les mouches, on nettoyera les fosses à purin, les aliments seront mis dans des garde-manger pourvus de toiles métalliques fines.

On s'efforcera de dépister et d'isoler précocement les porteurs de germes par des recherches de bacilles dans les selles. Une fois la fièvre typhoïde reconnue, il faut en faire la déclaration et transporter le malade à l'hôpital ou en clinique, sinon le soigner chez lui en *l'isolant* dans une chambre bien aérée. Les personnes de l'entourage porteront une blouse auprès du malade et se laveront les mains, en entrant dans la chambre et en en sortant, avec une solution de sulfate de cuivre à 12 g par litre d'eau.

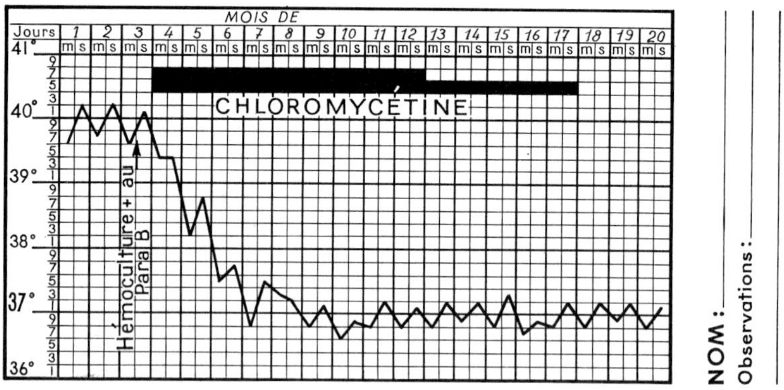

FIG. 1978. — Action de la chloromycétine sur la température au cours d'une typhoïde de gravité moyenne.

Les matières fécales et les urines seront reçues dans un vase contenant un désinfectant (sulfate de cuivre, sublimé, lait de chaux, crésylol) ; la literie et les vêtements seront désinfectés à l'étuve. (V. DÉSINFECTION.)

Vaccination. — La vaccination antityphoparatyphique constitue le moyen le plus simple et le plus sûr d'échapper à la contagion. Pour que l'immunité soit acquise, il convient que les sujets aient reçu les trois injections de vaccin à 15 jours d'intervalle. L'injection de rappel se fait un an plus tard et la durée de l'immunisation dans ces conditions est d'environ cinq ans. (V. VACCINATION.)

Hygiène. — Le lit sera garni d'une toile imperméable et, à la hauteur du siège, d'une alaise, qui sera changée fréquemment.

Il faut porter une attention particulière aux soins du siège, pour éviter les escarres sacrées : on variera la position du malade dans le lit, on le placera sur le côté ou sur le ventre. La toilette sera faite soigneusement, surtout au niveau des régions souillées par les matières et par l'urine, qui seront abondamment poudrées au talc. Toutes les déjections seront immédiatement désinfectées. Les soins de bouche seront faits matin et soir : lavage de bouche avec de l'eau bouillie ou bicarbonatée, brossage des dents.

La pièce devra être aussi nue que possible, à une température aux environs de 18°, aérée plusieurs fois par jour, en évitant que l'air froid vienne frapper le malade.

Alimentation. — Elle n'a plus, depuis les découvertes modernes, l'importance capitale de naguère. D'une façon générale il convient d'éviter le jeûne prolongé qui affaiblit, et de s'abstenir de toute suralimentation qui est mal supportée par le malade. Le régime liquide est recommandé au début, mais il faut qu'il soit nutritif : lait surtout, mais aussi farines lactées, crèmes de riz ou d'avoine, légumes en purée, jus de viande, bouillon de viande dégraissée, jaunes d'œuf. Lorsque la fièvre sera tombée et que l'appétit sera revenu, on reprendra une alimentation variée et riche en viande. On évitera cependant la fermentation intestinale jusqu'à la guérison complète en ne consommant ni pain ni féculents.

Surveillance. — La température sera prise matin et soir et inscrite sur une feuille spéciale. On notera le nombre des selles, leurs caractères (liquides, claires ou, au contraire, noirâtres). La tension artérielle sera prise fréquemment, le cœur et l'abdomen seront examinés régulièrement par le médecin.

Traitement curatif. — Il est dominé actuellement par la *chloromycétine.* La dose usuelle est de 2 à 3 g chez l'adulte, donnée en 4 ou 6 prises sous forme de comprimés à avaler avec un peu d'eau. Il existe également des poudres aromatisées et des suppositoires à la chloromycétine. L'administration du médicament est poursuivie pendant dix à quinze jours, pour éviter les rechutes. Sous l'influence de ce produit, la température tombe en 2 à 5 jours, mais son action doit être surveillée par un médecin. L'auréomycine et la streptomycine ne sont dans la typhoïde que des antibiotiques de complément, parfois utilisés dans les formes graves.

Le sérum de convalescent est trop pauvre en anti-endotoxine. En revanche, l'utilisation de CO^2-globuline de convalescent et le sérum hyperimmunisé tiré du lapin permettent certains espoirs.

La cortisone a été utilisée avec succès dans certains cas particulièrement graves, soit seule, soit associée à la chloromycétine.

Une vessie de glace (recouverte d'une flanelle et placée sur l'abdomen préalablement talqué) est une sage mesure. En revanche, les bains froids sont pratiquement abandonnés.

Résultats du traitement. — La forme commune de la fièvre typhoïde (surtout chez l'enfant) guérit très rapidement sous l'influence de la chloromycétine : la température tombe en 2 à 5 jours en moyenne (v. *fig.* 1978), alors qu'elle dure normalement trois semaines et parfois deux ou trois mois. Des rechutes peuvent survenir tardivement; elles sont généralement facilement curables par une nouvelle cure de chloromycétine.

Les formes graves ou compliquées de la fièvre typhoïde restent menaçantes et demandent des soins particuliers :

la forme *grave ataxo-adynamique* demande de faibles doses de chloromycétine, auxquelles on adjoindra de l'auréomycine et de la streptomycine. La cortisone, les transfusions de plasma ou de sang permettent dans certains cas de transformer des situations désespérées;

l'*hémorragie intestinale* demande l'immobilisation, la réduction des liquides ingérés et la réfrigération abdominale. Parfois, de petites transfusions sont nécessaires;

la *perforation intestinale* demande l'adjonction d'auréomycine et de streptomycine à la chloromycétine. L'intervention chirurgicale peut être nécessaire;

le *collapsus vasculaire* commande les tonicardiaques et la perfusion de sérum;

la *pleurésie*, la *méningite*, l'*arthrite*, l'*ostéite*, sont généralement sensibles à la chloromycétine, au besoin associée à la streptomycine.

Résultats. — Les traitements modernes ont permis de réduire considérablement le pourcentage de la mortalité de la fièvre typhoïde (de 2 à 3 p. 100 au lieu de 15 p. 100).

TYPHUS EXANTHÉMATIQUE (ou pétéchial). — Maladie infectieuse ayant des points de ressemblance à la fois avec la fièvre typhoïde et avec les fièvres éruptives comme la rougeole.

On distingue deux formes de typhus exanthématique :

Typhus exanthématique épidémique (Typhus historique). — Maladie de malpropreté et de misère qui se transmet par les poux. Elle s'observe en Europe orientale (Baltique, Prusse, Galicie, Bohême, Russie), en Afrique du Nord, en Asie et en Amérique.

L'agent pathogène est un coccobacille de 1 μ de long découvert par Ricketts en 1910 (*Rickettsia Prowazcki*) et ne cultivant qu'à l'intérieur de cellules, forme de transition entre les bactéries et les virus.

Le *pou* (*fig.* 1979) est l'agent transmetteur de la maladie, ce qui explique

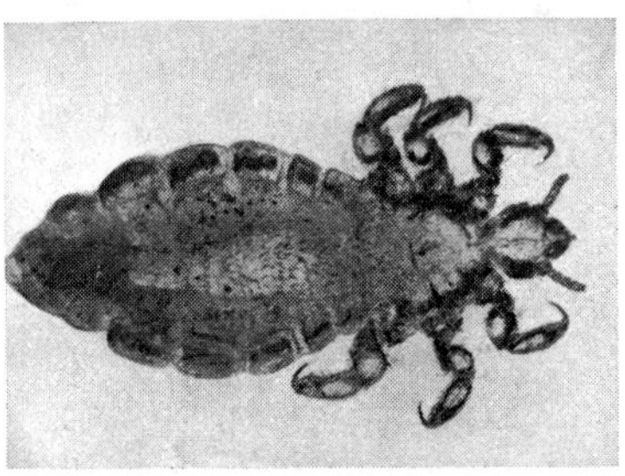

FIG. 1979. — Pou (très grossi), grand propagateur du typhus exanthématique.

les cas de contagion directe et indirecte; les rickettsies se conservent dans les crottes; la contagion ne se fait pas par piqûre.

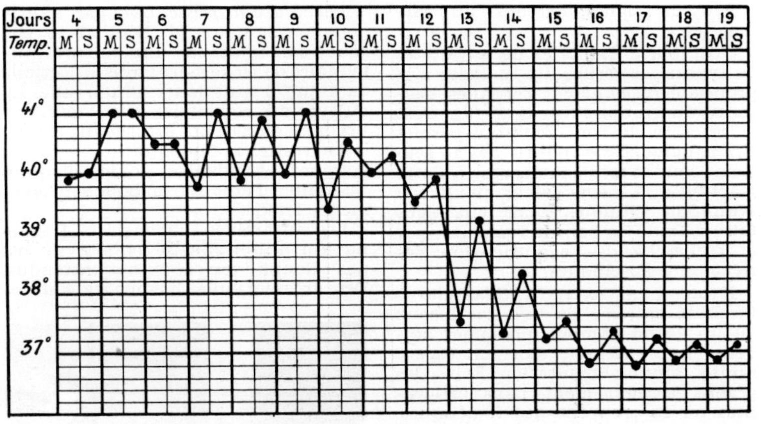

FIG. 1980. — Typhus. (Température d'après Thoinot.)

Le virus est inoculable au singe et au cobaye. Avec ce virus, la souris et le rat ne font que des maladies inapparentes.

Pour que la transmission de la maladie s'effectue, il faut que le virus soit puisé dans le sang du malade, qui est infectant depuis l'incubation (deux jours avant les manifestations cliniques) jusqu'au deuxième jour de la convalescence. Le chimpanzé a pu être infecté par l'inoculation du sang d'un malade (Nicolle). Le typhus exanthématique est donc une septicémie.

Une première atteinte confère l'immunité.

SIGNES. I. *Incubation.* — La période d'incubation a une durée très variable, en moyenne 10 à 12 jours. Pendant les derniers jours, le malade est las, souffre de maux de tête, et a souvent une sensation de vertige.

II. *Invasion* (trois à quatre jours). — Les troubles précédents s'accentuent, un violent frisson se produit avec fièvre élevée (*fig.* 1980), pouls à 120°, agitation, insomnie complète, douleurs le long de la colonne vertébrale; la prostration est rapide et intense; le malade est constipé, mais ne souffre pas du ventre. La face est congestionnée, rouge sombre; les conjonctives sont injectées.

La langue présente un signe très spécial : le malade, lorsqu'on lui demande de la montrer, a, malgré ses efforts, grand-peine à la sortir de la bouche et ne peut lui faire dépasser les arcades dentaires. Elle est comme collée au palais. Quelquefois, il y a aussi une légère contracture des muscles masséters, qui empêche l'écartement des dents et qui s'accompagne d'un certain embarras de la parole (Remlinger).

III. *Eruption.* — Elle apparaît du troisième au cinquième jour, d'abord au-devant de l'aisselle ou aux flancs, puis au ventre, et se généralise à tout le corps en 48 heures, sauf au visage. Elle est constituée par des taches d'abord rosées, peu saillantes et s'effaçant par la pression, qui, dès le deuxième jour, s'assombrissent, puis deviennent jaunâtres et, vers le huitième ou le dixième jour, prennent l'aspect d'ecchymose, d'où le nom de *pétéchial* donné aussi au typhus.

L'évolution des taches n'est pas toujours complète et peut s'arrêter à un des stades. L'abondance de l'éruption, sa couleur et la rapidité de son passage à la teinte purpurine sont en raison directe de la gravité du cas. C'est au *dos* que l'éruption a toujours son maximum d'éclat, et c'est là qu'il faut chercher dans les cas douteux; mais cette éruption peut elle-même manquer.

Vers le huitième jour, les douleurs de tête disparaissent, mais elles sont remplacées par un délire fixe, triste, incohérent. Enfin, le malade tombe dans un état de torpeur complet avec hébétement de la face.

La fièvre reste élevée, la langue sèche, *rôtie*, les lèvres et les gencives fuligineuses. Ce n'est que vers le treizième ou le quatorzième jour, dans les cas favorables, que la situation s'améliore subitement après une nuit où le malade a dormi paisiblement.

La langue redevient humide, la fièvre tombe progressivement, le malade sue et urine abondamment, et la convalescence marche rapidement.

COMPLICATIONS. Broncho-pneumonie, phlébite, escarre sacrée, polynévrites, méningite, paralysies.

EVOLUTION. La mortalité varie entre 7 et 40 p. 100.

Typhus exanthématique murin. — Cette forme plus bénigne sévit dans le monde entier.

L'agent pathogène est également une rickettsie (*Rickettsia Mooseri*), qui, plus fréquemment que le virus historique, provoque chez le cobaye mâle inoculé par voie péritonéale un exsudat au niveau de la vaginale, et ainsi un grossissement du scrotum; cette souche est pathogène pour le rat et la souris.

La *puce* est l'agent transmetteur de la maladie et le *rat* représente le réservoir de virus; la contamination se fait par les crottes de puce et par les aliments souillés par les urines de rats infectés.

Une première atteinte confère également l'immunité.

SIGNES. Forme bénigne non mortelle, caractérisée par une fièvre brusque, qui dure dix jours, et une éruption généralisée d'éléments lenticulaires, maculo-papuleux.

Peu de signes nerveux ou cardiaques.

Diagnostic. Dans les deux variétés de typhus, le sérum des malades a la propriété d'*agglutiner* certaines bactéries du groupe *Proteus X-19* : c'est la réaction de Weil-Félix qui permet un *sérodiagnostic,* positif dès le septième jour et même rétrospectif. Cette réaction a la même valeur qu'un bon symptôme clinique, mais elle peut faire défaut. On peut la remplacer par la recherche de l'agglutination des rickettsies spécifiques.

Hygiène préventive. I. *Générale.* — Propreté extrême de tous les locaux où un grand nombre d'hommes doivent vivre ensemble dans un espace limité. Bonne alimentation. Eviter les grands rassemblements dans les localités où se trouvent des faméliques. Aération complète.

II. *Spéciale.* — 1° Extermination soigneuse, au moment même où l'on constate le typhus chez un sujet, de tous les parasites qu'il peut héberger sur sa peau, dans ses poils et cheveux. Poudrage au D.D.T. ou pulvérisation de D.D.T. dissous dans l'essence. Voir poux.

2° Désinfection rigoureuse de tous les vêtements du typhique, qui doivent être recueillis avec les précautions d'usage et de façon qu'ils ne puissent rien contaminer autour d'eux jusqu'à la désinfection.

3° Désinfection rigoureuse de tous les locaux habités par le typhique.

4° Isolement rigoureux du malade et désinfection de tout ce qui peut émaner de lui pendant sa maladie.

Pour la désinfection des vêtements, étuvage à sec à 90° pendant quatre-vingt-dix minutes; autoclavage en atmosphère humide; anhydride sulfureux. Le virus typhique conserve sa virulence dans les déjections sèches des parasites, mais les crottes humidifiées perdent rapidement leur virulence. Le simple lavage peut donc servir à détruire le virus.

Le personnel en contact avec le malade (médecins, infirmiers) devra prendre les précautions habituelles et être vacciné.

Vaccination préventive par l'antigène pulmonaire de Durand et Giroud, constitué par une culture pulmonaire de rickettsies : trois injections de 1 cm³ à huit jours d'intervalle. La culture des rickettsies dans l'œuf embryonné a aussi été utilisée (fig. 1981).

Traitement. Alimentation modérée, boissons abondantes, tonicardiaques. Surveiller l'état de la bouche. Lavements froids.

Les sulfamides sont inactifs. L'acide paraminobenzoïque (4 à 8 g) n'a pas donné les résultats attendus. Des antibiotiques comme la chloro-

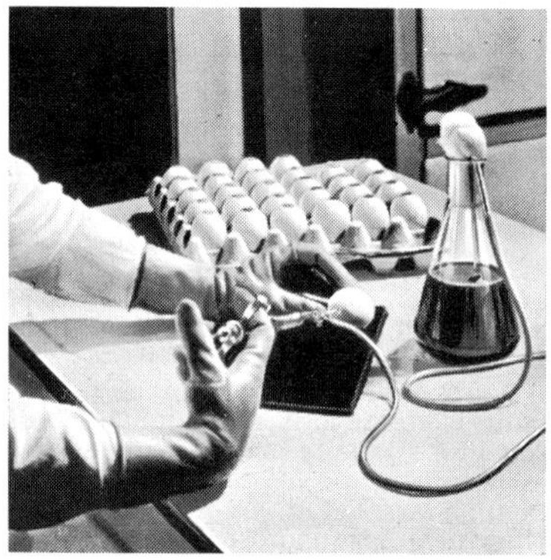

Fig. 1981. — Culture du virus du typhus sur des œufs embryonnés en vue de la préparation du vaccin.
(*Phot. U. S. I. S.*)

mycétine sont très actifs. Le sérum de convalescents a surtout une action préventive.

TYROGLYPHES. — Acariens allongés armés d'un suçoir conique et de pinces. Certains sont des parasites accidentels de l'homme.

Tyroglyphus farinae vit sur les vieux fromages et le blé importé de certaines régions.

Tyroglyphus siro (*fig.* 1982) vit également sur les vieux fromages, la farine, les gousses de vanille. Ingéré avec du « fromage mité », il provoque du catarrhe stomacal et intestinal.

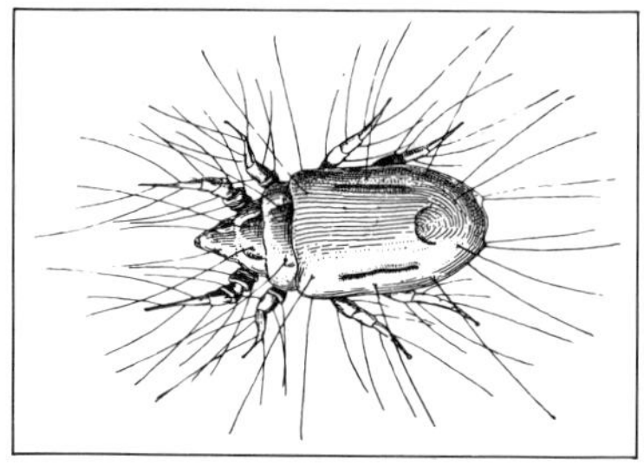

Fig. 1982. — *Tyroglyphus siro.*

TYROSINE. — Acide aminé de la série cyclique qui se forme au cours de la décomposition des matières albuminoïdes par les acides ou les bases, ou par la putréfaction, ou encore à la suite de la digestion par le suc pancréatique; on le trouve par suite dans l'intestin de l'homme. Il existe dans l'urine sous forme de cristaux chez les typhiques, les varioliques, et dans certaines affections du foie. La tyrosine est très soluble dans l'eau.

TYROTHRICINE. — Substance antibiotique isolée par Dubos d'un bacille sporulé tellurique,

Bacillus brevis. — Cette poudre blanche, insoluble dans l'eau, soluble dans l'alcool, conserve ses propriétés à la température ordinaire; c'est un mélange de deux polypeptides : la *gramicidine* et la *tyrocidine.* Son action est bactériostatique, bactéricide et bactériolytique; elle s'exerce contre certains microbes, comme le pneumocoque, le streptocoque et le staphylocoque, à la condition de la mettre au contact de l'agent infectant.

La tyrothricine ne doit donc jamais être employée en injections, mais sous forme de poudre (mélangée à l'oxyde de zinc), de pommades, de collutoires, de solutions alcooliques de 1 à 2 p. 100.

Indications. Plaies des téguments et dermatoses microbiennes, ulcères chroniques, folliculites, ecthyma, sycosis, stomatite et gingivites à fusospirilles, infections nasales et rhinopharyngées, sinusites, otites.

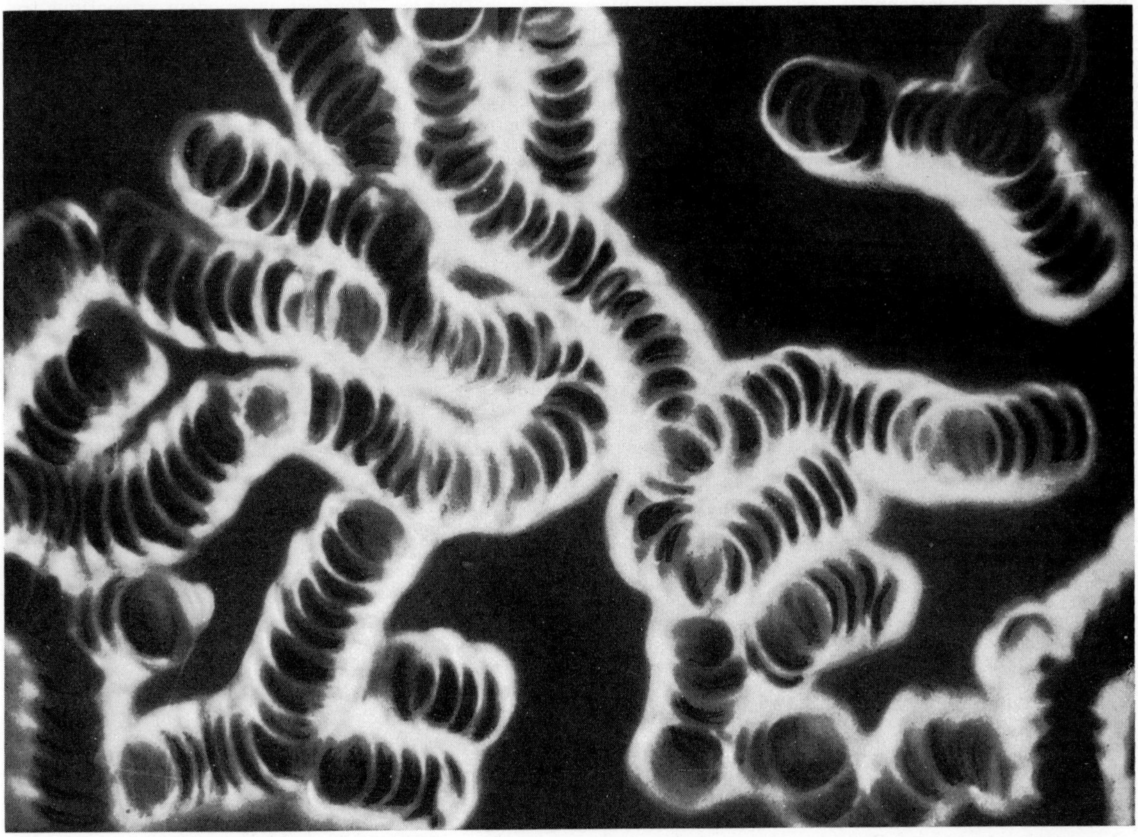

ULTRAMICROSCOPE. Globules rouges en piles de monnaie vus à l'ultramicroscope. *(Phot. Institut Pasteur.)*

ULCÉRATION. — Perte de substance de la peau ou des muqueuses résultant d'un processus pathologique de destruction moléculaire ou d'une gangrène. Les ulcérations s'opposent aux plaies, qui dérivent directement d'un traumatisme.

Les ulcérations peuvent être superficielles (exulcérations) ou plus ou moins profondes, à forme arrondie, irrégulière ou polycyclique, à bords nets ou flous, taillés à pic ou décollés; le fond peut être rouge violacé ou jaunâtre. Les ulcérations peuvent laisser suinter une sécrétion séreuse, purulente ou hémorragique, qui peut se dessécher en formant une croûte.

L'ulcération peut se développer sur une peau ou une muqueuse saines ou, au contraire, apparaître sur un infiltrat tuberculeux, syphilitique, ou sur une tumeur (cancer).

Les ulcérations de la peau peuvent reconnaître des *causes* multiples :

Mécaniques : Traumatismes répétés (instruments professionnels, chaussures, bandages mal appliqués); certaines ulcérations peuvent être provoquées par des simulateurs;

Physiques : Brûlures, gelures, rayons X;

Chimiques : Ulcérations arsenicales, professionnelles, sur les mains, la face, les organes génitaux;

Microbiennes : Ulcérations du chancre mou, de la syphilis, de la blennorragie, de la tuberculose, de la morve.

Les *ulcérations des muqueuses* siègent surtout à la muqueuse buccale et génitale. On peut trouver à la *langue* et sur les *muqueuses des joues* de petites ulcérations, les unes traumatiques (ulcérations du frein des coquelucheux, ulcération par morsure de la langue des épileptiques), les autres infectieuses : aphtes, herpès, stomatite ulcéro-membraneuse, syphilis, tuberculose, actinomycose, leucoplasie, cancer. V. BOUCHE et LANGUE.

Aux *muqueuses génitales,* on peut trouver des ulcérations traumatiques et infectieuses dues à l'herpès, la syphilis, le chancre mou, la blennorragie.

TRAITEMENT. Celui de l'affection causale.

ULCÈRE. — On réserve ce nom aux ulcérations chroniques ayant une tendance marquée à persister longtemps ou indéfiniment.

Ulcère de jambe. — Affection très fréquente qui reconnaît des causes multiples.

SIGNES. L'*ulcère simple,* dit *variqueux,* siège de préférence sur le tiers inférieur des jambes, à la face interne, au-dessus de la malléole, plus souvent à gauche qu'à droite, unique et parfois multiple par réunion de plusieurs ulcères; il a une configuration ovalaire ou polycyclique; il peut atteindre 15 à 20 cm de diamètre et peut parfois avoir une disposition annulaire. Son fond est

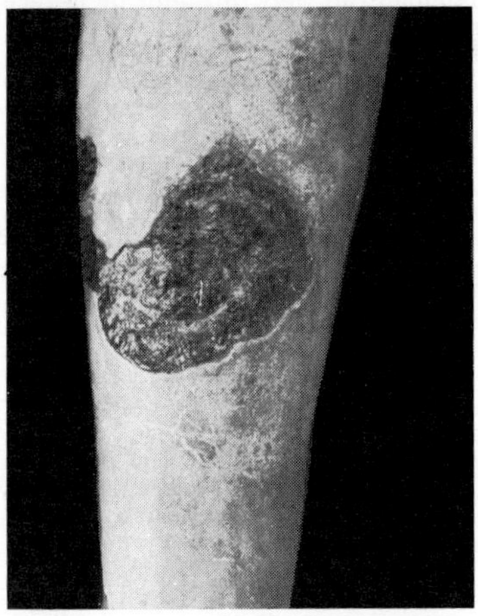

FIG. 1983. — Ulcère variqueux. *(Arch. hôpital Saint-Louis.)*

congestif, violacé, bourgeonnant, sanguinolent, et, quand il n'est pas nettoyé, il est souvent recouvert de pus sanieux et fétide. Les bords sont adhérents et en pente douce ou, au contraire, taillés à pic, en falaise, épaissis, calleux. La sensibilité est diminuée sur l'ulcère et à son pourtour. Celui-ci peut être normal, érythémateux ou pigmenté, brunâtre; les tissus du voisinage peuvent être mous, œdémateux; ils sont souvent infiltrés, durs, calleux. Les ganglions inguinaux sont souvent engorgés. Les ongles du pied sont ternes, épais, stratifiés, les poils abondants, l'hyperhidrose fréquente.

L'ulcère de la jambe est uni- ou bilatéral.

Les varices sont fréquentes, surtout profondes; rarement, on note de gros cordons sinueux sous-cutanés.

Causes. L'ulcère de la jambe s'observe surtout entre 35 et 65 ans, dans les professions fatigantes exigeant la station debout ou chez les femmes qui ont eu de nombreuses grossesses, chez les diabétiques.

Les varices jouent un rôle prédisposant, en modifiant la résistance du terrain; on a incriminé aussi une névrite variqueuse, une artérite; les malades sont souvent des athéromateux, des scléreux.

L'ulcère débute à la suite d'une plaie, d'une ecchymose, d'une rupture variqueuse, d'un eczéma, d'une fistule d'impétigo ou d'ecthyma streptococcique.

Le streptocoque est souvent la cause de l'ulcère de jambe, véritable chancre streptococcique chronique. Mais les infections chroniques, syphilis, tuberculose, peuvent également déterminer des ulcérations analogues. L'ulcère de jambe est l'aboutissant de processus différents (ecthyma, syphilis, tuberculose, mycose, lèpre, etc.) sur une jambe variqueuse mal nourrie.

Diagnostic. Certaines *ulcérations gommeuses* (syphilitiques, tuberculeuses) peuvent simuler l'ulcère de jambe dit variqueux. L'ulcère syphilitique siège n'importe où et non spécialement au tiers inférieur de la face interne du tibia; les lésions sont multiples. Sa configuration est polycyclique; les bords sont tracés au compas, curvilignes, taillés à pic et non relevés en bourrelet.

Mais, parfois, les signes sont moins nettement marqués et, devant l'ulcère simple de jambe, le plus typique, il faut toujours penser à la syphilis, faire une réaction de Wassermann, qui est souvent positive; le traitement antisyphilitique amène fréquemment la guérison.

Traitement. I. *Médical.* — Repos horizontal, avec le pied légèrement levé. Pansements humides avec du sérum artificiel. Quand la plaie est détergée, pansements secs avec des poudres : aristol, sous-carbonate de fer, poudre d'aluminium ou de magnésium, après nettoyage à l'éther. Application d'une pâte ichtyolée ou d'une crème de Dalibour, puis d'une compresse de gaze stérile et d'une bande élastique partant des orteils et remontant au-dessus du genou; les pansements ne sont renouvelés que tous les deux jours.

En cas d'ulcération atone, on peut faire des cautérisations au nitrate d'argent, au chlorure de zinc. Dans les anciens ulcères à bords scléreux, petites incisions radiales de 1 mm de profondeur sur les bords de l'ulcère.

Emplâtres, pâtes vitaminées et à l'huile de foie de morue, insuline en injections ou en pommade. Ionisation, rayons X, douches d'air chaud.

Injections d'une solution de novocaïne à 1 p. 100 dans l'artère fémorale. Sympathectomie périartérielle de la fémorale.

II. *Chirurgical.* — Greffes superficielles. Excision des varices ou, mieux, injections sclérosantes.

III. *De la cause.* — En particulier, traitement antisyphilitique; tuberculinothérapie en cas d'ulcères tuberculeux, etc.

Ulcère phagédénique des pays chauds. — Affection caractérisée par des ulcérations à extension rapide siégeant le plus souvent aux membres inférieurs, sur le dos du pied, parfois aux mains (ulcère annamite, malgache).

On y trouve la présence habituelle de l'association fuso-spirillaire, comme dans la pourriture d'hôpital, et souvent du staphylocoque doré. La syphilis est parfois en cause, car le Wassermann est souvent positif.

Dans la forme grave, l'ulcère est en cupule; ses bords sont durs, son fond rempli de tissus sphacélés; l'ulcération détruit tous les tissus sous-jacents (tendons, articulations, os) et peut même provoquer la mort. Dans la forme légère, il s'agit d'un ulcère atone, grisâtre, recouvert de fausses membranes n'aboutissant que très lentement à l'épidermisation.

L'ulcère s'observe chez les sujets surmenés, misérables, paludéens, chez ceux qui travaillent pieds nus dans l'eau, dans les rizières. Le point de départ est une excoriation, une plaie, une pustule d'ecthyma.

Prophylaxie. Porter des bandes molletières autour des jambes pour éviter le contact avec la terre; isoler les individus infectés.

Traitement. Repos; antisepsie locale; lotions au chlorure de zinc; air chaud; poudre de novarsénobenzol, de stovarsol, de sulfamides; tyrothricine en lotions ou pommade. Curetage suivi d'enfumage iodé ou de lavage au liquide de Dakin.

Ulcère de l'estomac, du duodénum. — V. estomac, duodénum.

Ulcère vénérien adénogène. — V. bubon.

Ulcère peptique. — Ulcère survenant après une gastro-entérostomie ou une gastrectomie pratiquée pour ulcère de l'estomac ou du duodénum. Cet ulcère, qui siège sur la nouvelle bouche ou à son voisinage, paraît dû à l'action du suc gastrique.

Ulcère putride. — V. pourriture d'hôpital.

Ulcère tuberculeux. — V. tuberculose.

Ulcère de la vulve. — V. féminins (Organes génitaux).

ULMAIRE (Reine-des-prés). — Plante (*Spiraea ulmaria*) de la famille des Rosacées, abondante dans les prés humides. Sa racine, qui contient du tanin et de l'essence, était employée comme diurétique et astringente. La fleur est d'une odeur aromatique très agréable; elle contient une huile essentielle composée d'aldéhyde salicylique, de salicylate de méthyle et de vanilline, qui n'existent plus dans la plante sèche. La fleur est employée en alcoolature (1 à 2 cuillerées à café), en infusions (20 à 50 g par litre), comme tonique, diurétique et sudorifique. Elle constitue un excellent adjuvant du rhumatisme articulaire aigu.

ULTRAMICROSCOPE (Condensateur parabolique à fond noir). — Combinaison optique permettant de voir non seulement les éléments mi-

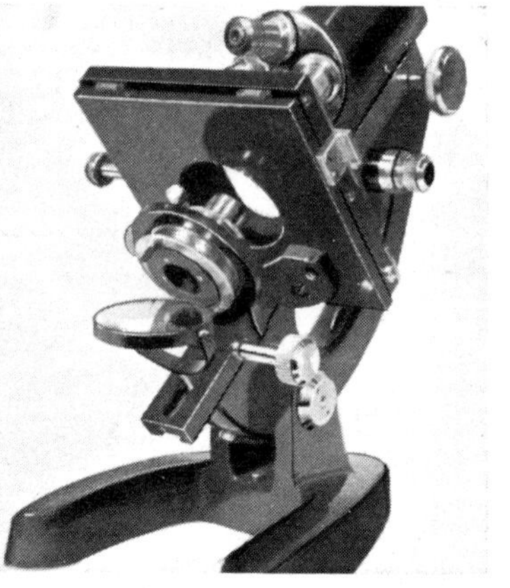

Fig. 1984. — Ultramicroscope.
(*Cl. Ets B. B. T.*)

croscopiques, mais encore les objets ou particules ultramicroscopiques (mesurant un millionième de millimètre), avec leur forme et leurs mou-

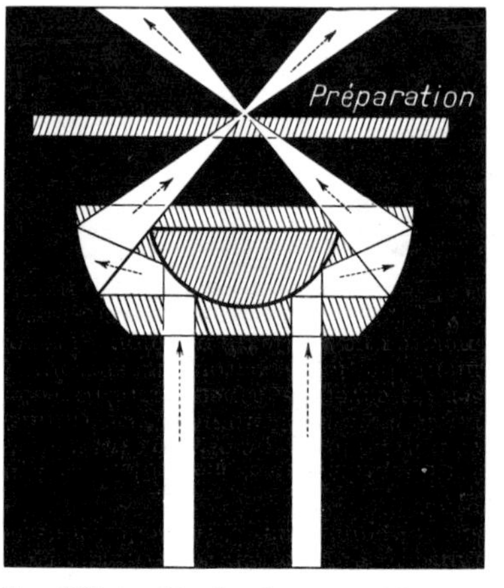

Fig. 1985. — Marche des rayons dans un condensateur à fond noir.

Les rayons venant du miroir du microscope subissent deux réflexions sur des surfaces sphériques argentées en convergeant la lumière en un seul point sur la préparation. Seuls les rayons diffractés sur les particules de la préparation sont dirigés vers l'œil de l'observateur; les autres passent à côté de l'objectif. L'objet apparaît donc violemment éclairé sur un fond noir.

(*Doc. Ets B. B. T.*)

vements tels qu'ils sont dans la nature, c'est-à-dire *vivants*.

Dans le microscope ordinaire, au contraire, on est le plus souvent obligé de tuer les microbes, de les colorer pour les rendre visibles. De plus, certains micro-organismes comme le tréponème de la syphilis se colorent mal et sont presque invisibles au microscope ordinaire; ils apparaissent, au contraire, mobiles et très visibles à l'ultramicroscope.

Cet instrument est établi sur la propriété que possèdent certains objets éclairés de diffracter la lumière dans

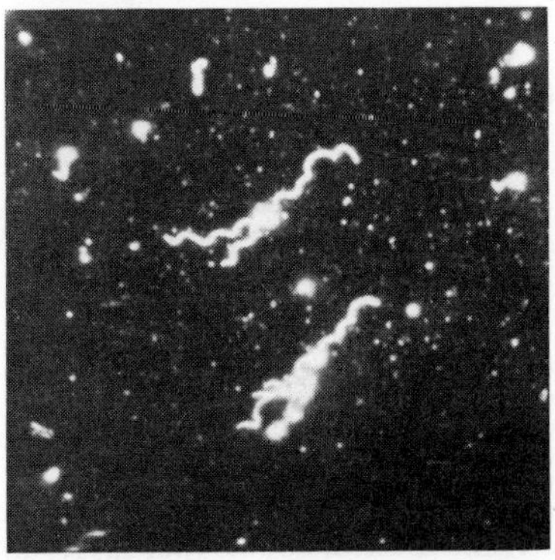

FIG. 1986. — Tréponèmes vus à l'ultramicroscope.
(*Doc. Institut Pasteur.*)

tous les sens et, par suite, de se comporter comme de véritables foyers lumineux.

Il en résulte que les objets éclairés apparaissent lumineux et brillants sur fond noir (*fig.* 1986).

Ce dispositif est surtout employé pour la recherche des tréponèmes; on peut aussi l'utiliser dans l'examen des sécrétions (urines, lait), des colloïdes, qui se présentent sous la forme de fines granulations.

ULTRA-SONS. — Vibrations analogues aux vibrations sonores, mais d'une fréquence dépassant les possibilités de perception de notre oreille.

APPLICATIONS. L'extrême rapidité des excitations produit des effets perturbateurs sur les cellules vivantes, permettant déjà la stérilisation à froid de divers liquides, en particulier du lait, qui se trouve en outre homogénéisé.

La concentration des ultra-sons sur un point provoque une destruction localisée. Il est déjà possible, par ce procédé, d'envisager le traitement de lésions profondes à travers les téguments intacts.

En biologie, la réflexion des ultrasons fait comprendre le vol sans heurt des oiseaux de nuit dans l'obscurité complète, ainsi que bien des curiosités de la vie des insectes.

En thérapeutique, l'ultra-sonothérapie a donné expérimentalement des résultats dans le traitement de névralgies, d'ankyloses fibreuses, d'arthrites, de cellulites, ainsi que dans le traitement de l'asthme.

ULTRAVIOLETS (Rayons). — V. RAYONS ULTRAVIOLETS.

ULTRA-VIRUS (Virus filtrant). — Germes spécifiques non cultivables sur les milieux habituels, de dimensions si faibles qu'ils ne peuvent être vus avec un microscope optique et qu'ils traversent les filtres microbiens ordinaires; leur taille varie de 10 à 300 mμ; ils ne peuvent se multiplier qu'en milieu cellulaire, soit dans les cultures microbiennes, soit dans l'organisme animal.

Actuellement, cependant, on a pu obtenir leur image, soit avec le micro-

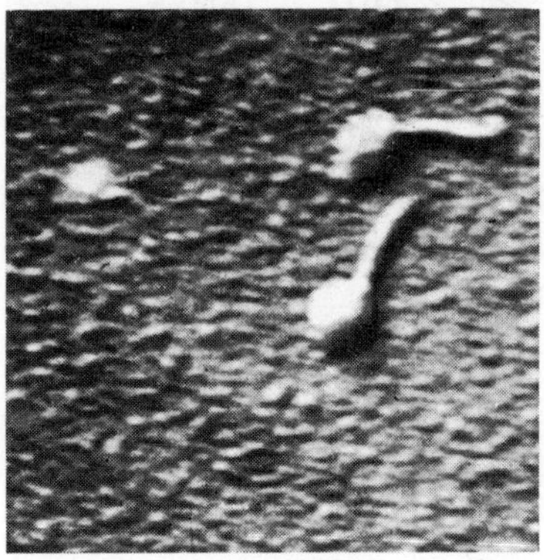

FIG. 1989. — Bactériophages *subtilis* grossis 55 000 fois au microscope électronique.
(*Doc. Institut Pasteur.*)

scope électronique, soit par la microphotographie en lumière ultraviolette. Tel est le cas du bactériophage avec le microscope électronique (*fig.* 1989).

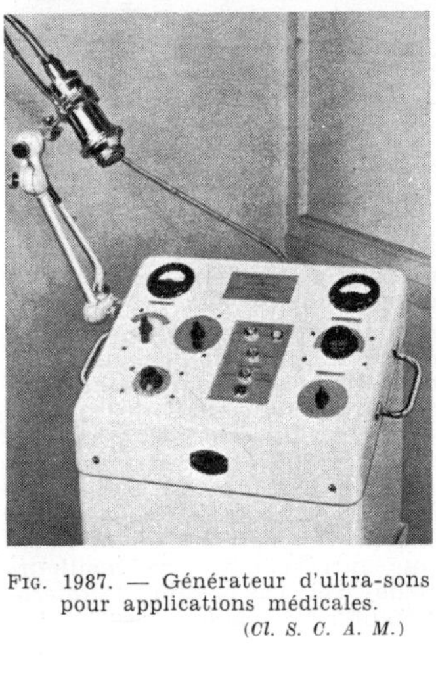

FIG. 1987. — Générateur d'ultra-sons pour applications médicales.
(*Cl. S. C. A. M.*)

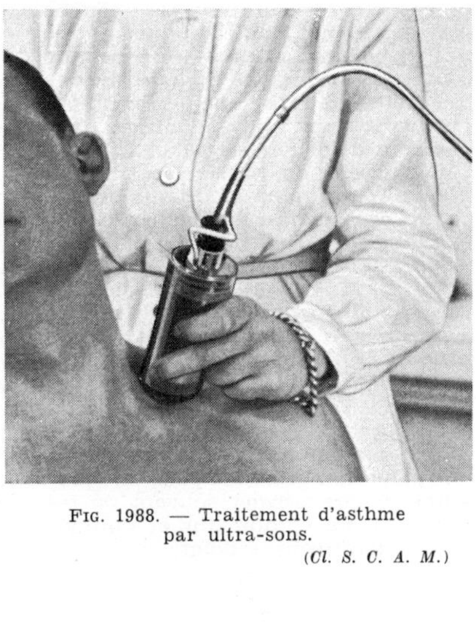

FIG. 1988. — Traitement d'asthme par ultra-sons.
(*Cl. S. C. A. M.*)

Ces ultra-virus peuvent être classés en deux catégories : tantôt il s'agit de filtrats de cultures de microbes connus, qui se montrent pathogènes ou vaccinants, comme le bacille tuberculeux, le bacille dysentérique de

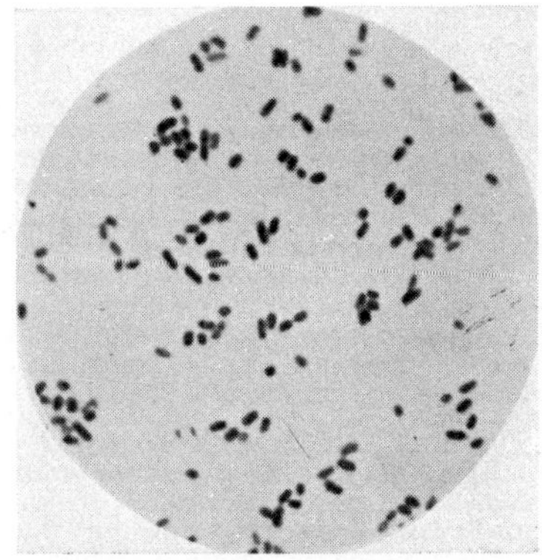

FIG. 1990. — Bacille dysentérique de Shiga (grossiss. 1 800).
(*Doc. Institut Pasteur.*)

Shiga (*fig.* 1990), le bacille typhique, le bacille pesteux, le spirochète de la syphilis; tantôt il s'agit de filtrats pathogènes dont le microbe est introuvable et inconnu : c'est le cas de multiples maladies de plantes et d'animaux.

Chez l'homme, il existe un grand nombre de maladies à virus filtrants : l'herpès, la varicelle, le zona, la vaccine, la variole, la dengue, la poliomyélite aiguë, l'encéphalite léthargique, la fièvre aphteuse, la rage, le *molluscum contagiosum*, la grippe, les verrues. (V. *Supplément*.)

UNCIFORME (du lat. *uncus*, crochet). — Apophyse de l'ethmoïde qui s'articule avec le cornet inférieur.

UNCINARIOSE. — Syn. d'*ankylostomiase* (v. ce mot).

UNGUÉALE (Matrice) [du lat. *unguis*, ongle]. — Repli de la peau

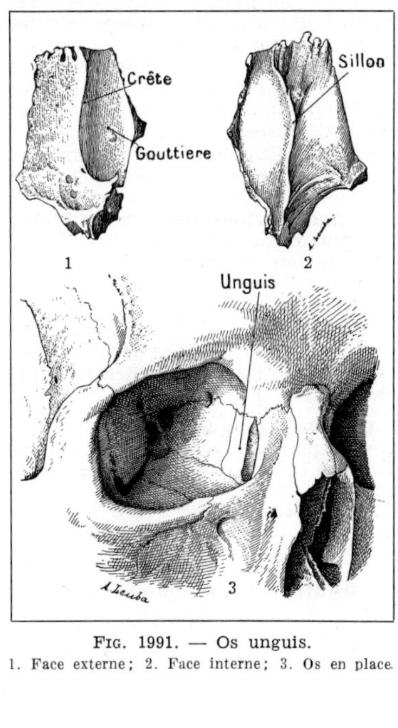

FIG. 1991. — Os unguis.
1. Face externe; 2. Face interne; 3. Os en place.

dans lequel s'enfonce l'extrémité postérieure de l'ongle et aux dépens duquel il vit.

UNGUIS (Os). — Petit os mince comparé à un ongle (en lat. *unguis*), placé à l'intérieur de l'orbite, où il contribue à former la gouttière lacrymale et le canal nasal qui conduit les larmes dans le nez (*fig.* 1991).

UPAS. — Poison très violent dont les indigènes des archipels des Moluques et de la Sonde enduisent leurs flèches. Il provient soit du suc extrait par l'incision d'une Urticacée, *Antiaris toxicaria* (upas antiar), soit de l'écorce de la racine d'une liane d'une Logoniacée, *Strychnos Tieute* (upas tieuté), dont les graines sont plus riches en strychnine que la noix vomique.

URANOPLASTIE (du gr. *ouranos*, palais, et *plassein*, forme). — Opération ayant pour but d'obturer une perforation de la voûte palatine à l'aide d'un lambeau emprunté aux parties molles du voisinage.

URATES. — Les *urates*, produits incomplets de la combustion des matières azotées de l'organisme, sont les sels formés par l'acide *urique* avec l'ammoniaque ou la chaux (calculs de la *vessie*), avec la *soude* (tophus de la *goutte*). Tous ces sels, et en outre des urates de magnésie et de potasse, se trouvent dans l'urine. Ils existent aussi dans le sang et la sueur.

URÉE (Carbamide). — Gros cristaux solubles dans l'eau, qui se décomposent en carbonate d'ammoniaque sous l'influence d'un ferment soluble, l'*uréase*, sécrété par certaines bactéries, comme le *Micrococcus ureae*, ferment ammoniacal des urines, le *Proteus vulgaris*, et divers champignons. V. URINE : *Analyse des éléments normaux de l'urine.*

L'urée possède des propriétés diurétiques.

Le foie semble jouer un grand rôle dans sa formation. L'urée est recueillie par le sang, traverse le filtre rénal et forme un élément important de l'urine. Elle existe aussi dans la sueur, l'humeur aqueuse et vitrée de l'œil, le liquide amniotique et celui des hydropisies.

L'urée existe dans le sérum sanguin, qui en renferme en moyenne $0^{g},3$; la teneur augmente au moment de la digestion, surtout des albuminoïdes. La teneur du sérum en urée a une signification importante au point de vue du pronostic de l'azotémie.

Le liquide céphalo-rachidien renferme en moyenne $0^{g},3$ à $0^{g},5$ d'urée à l'état normal ; la présence d'urée en excès a la même signification que l'azotémie.

Urée symétrique. — Produit complexe (moranyl, germanine) employé dans les trypanosomiases humaines et animales. Utilisé également dans les dermatoses bulleuses ; une injection de 50 cg à 1 g par semaine. A employer avec prudence.

URÉMIE (du gr. *ouron*, urine, et *haima*, sang). — Maladie provoquée par l'accumulation de l'urée dans le sang. V. à REINS (maladies).

URÉOMÈTRE (de *urée*, et du gr. *metron*, mesure). — Appareil servant à mesurer la quantité d'urée existant dans l'*urine* (v. ce mot).

URETÈRE (gr. *ourêtêr*). — Canal cylindrique conduisant de chaque côté l'urine des reins à la vessie (*fig.* 1992).

L'uretère est constitué par trois couches : la couche externe, blanche, fibreuse et élastique ; la couche

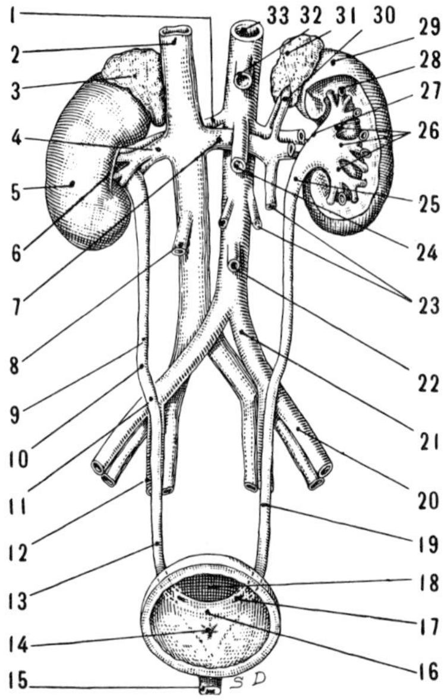

FIG. 1992. — Reins, uretères, vessie.

1. Artère rénale droite ; 2. Veine cave inférieure ; 3. Capsule surrénale droite ; 4. Veine rénale droite ; 5. Rein droit ; 6. Hile du rein droit ; 7. Veine rénale gauche ; 8. Artère et veine génitales droites ; 9. Uretère pelvien ; 10. Coude marginal ; 11. Uretère iliaque ; 12. Artère iliaque interne ; 13. Uretère abdominal ; 14. Orifice urétral ; 15. Urètre ; 16. Trigone de Lieutaud ; 17. Orifice vésical de l'uretère ; 18. Bas-fond de la vessie ; 19. Uretère gauche ; 20. Artère iliaque externe ; 21. Artère iliaque primitive gauche ; 22. Artère mésentérique inférieure ; 23. Artère et veine génitales gauches ; 24. Artère mésentérique supérieure ; 25. Col de l'uretère ; 26. Les trois grands calices ; 27. Bassinet ; 28. Calices ouverts ; 29. Rein gauche ; 30. Veine surrénale ; 31. Capsule surrénale gauche ; 32. Tronc cœliaque ; 33. Aorte abdominale.

moyenne, musculaire, formée en dehors de fibres circulaires, en dedans de fibres longitudinales ; la couche interne, formée d'une muqueuse très mince. La longueur de l'uretère est de 27 cm. Il se continue en haut avec le bassinet du rein par une partie évasée, l'infundibulum, puis se dirige obliquement de dehors en dedans jusqu'à l'articulation du sacrum et de l'os iliaque, passant en avant du muscle psoas, des artères iliaques primitive et externe, puis entrant dans le petit bassin ; enfin, il arrive à la partie postérieure et inférieure de la vessie, traverse obliquement ses parois, et s'ouvre à l'un des angles postérieurs du trigone vésical par un orifice étroit, le *méat urétéral*.

EXAMEN DE L'URETÈRE. A l'état normal, l'uretère n'est pas perceptible, mais, lorsqu'il est accru de volume, une palpation profonde chez une personne maigre permet souvent de reconnaître un cordon dur et douloureux roulant sous le doigt.

Cystoscopie. — La cystoscopie (voir VESSIE) renseigne sur les caractères de l'embouchure des uretères dans la vessie, sur la présence d'ulcérations autour de ces orifices, qui indiquent souvent une lésion rénale.

Le cathétérisme urétéral a été rendu pratique par l'adaptation au cystoscope de Nietze (v. VESSIE) de l'*onglet*

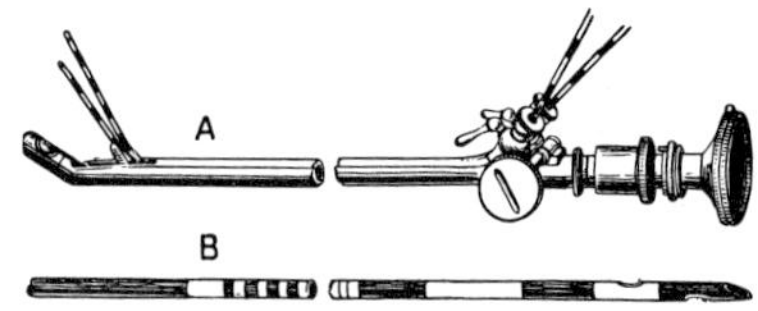

FIG. 1993. — Cathétérisme urétéral.
A. Cystoscope à cathétérisme double ; B. Sondes urétérales.

d'Albarran situé près de l'objectif. Cet onglet, qu'on peut mobiliser à l'aide d'une petite roue placée près de l'oculaire, permet de diriger les sondes vers le méat urétéral sous le contrôle de la vue. Grâce au cystoscope à cathétérisme urétéral double (*fig.* 1993), on peut introduire simultanément les deux sondes urétérales à droite et à gauche. Ces sondes sont en gomme ; elles ont 75 cm de long et sont graduées de centimètre en centimètre sur toute leur longueur, de façon à connaître leur degré de pénétration dans l'uretère.

Le cathétérisme urétéral renseigne d'abord sur le *degré de perméabilité de l'uretère.* L'arrêt de la sonde en un

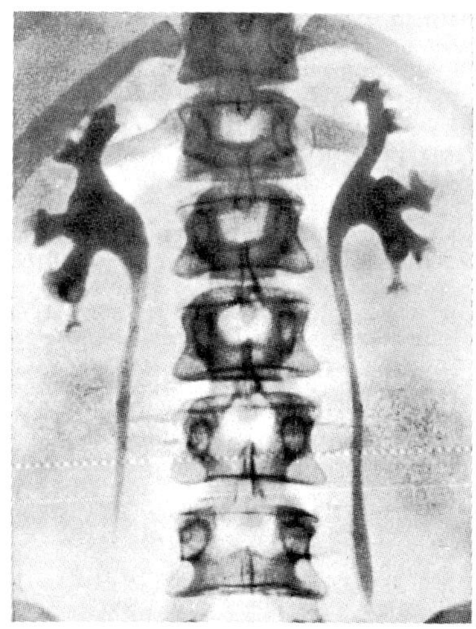

FIG. 1994. — Urographie intraveineuse. Voies urinaires normales.

point quelconque du canal permet de diagnostiquer un rétrécissement ou un calcul.

Enfin, il permet surtout le drainage du rein et la séparation des urines. Il est dangereux dans les infections urinaires, où il fait courir le risque de remonter une infection des voies urinaires basses dans les cavités rénales. Il servait à opacifier les cavités par l'injection de substances opaques. Actuellement, on préfère, quand l'urographie intraveineuse (la meilleure méthode) n'est pas possible, l'urétéropyélographie rétrograde, c'est-à-dire l'opacification de l'uretère et des cavités rénales par une sonde qui ne remonte pas dans le rein, mais bouche seulement l'extrémité vésicale de l'uretère.

URETÈRE (maladies). — **Calculs** — Les calculs de l'uretère proviennent des reins. Le calcul rénal emprunte obligatoirement l'uretère pour gagner la vessie et l'extérieur. Au cours de son trajet urétéral, il peut soit cheminer plus ou moins rapidement, soit s'arrêter en chemin et obstruer l'uretère : c'est dans ce cas que l'on parle de calcul urétéral. Cette localisation

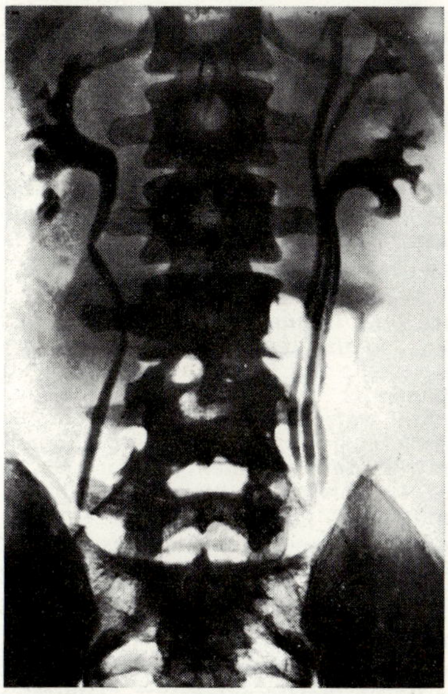

FIG. 1995. — Urographie intraveineuse. Anomalie rénale : trois bassinets et trois uretères du côté gauche.
(Doc. Laboratoires Guerbet.)

de la lithiase est grave, car elle constitue un obstacle à l'écoulement normal de l'urine, d'un côté.

SIGNES. Le plus banal est la *colique néphrétique ;* elle est due à la distension des cavités rénales et urétérales par le calcul lui-même et par l'urine accumulée au-dessus de lui. C'est une crise douloureuse paroxystique de la région lombaire, dans laquelle la douleur irradie vers le bas (vers l'aine, les organes génitaux externes, la cuisse). A ces douleurs s'associent souvent une hématurie, un peu de fièvre, et surtout l'agitation. La colique néphrétique apparaît aussi bien quand le calcul est immobilisé dans l'uretère que lorsqu'il est expulsé rapidement (souvent alors, l'expulsion est marquée par une série de petites coliques néphrétiques). Ailleurs, la douleur est plus discrète, iliaque, vésicale, pelvienne. Enfin un calcul urétéral peut être totalement indolore.

Le diagnostic repose sur le cliché sans préparation qui montre le calcul si celui-ci est opaque, sur l'urographie qui peut montrer le calcul ou mettre en évidence l'absence d'injection d'un rein. S'il persiste un doute, la cystoscopie, le cathétérisme urétéral et l'urétéro-pyélographie rétrograde devront être employés pour préciser les indications thérapeutiques. L'évolution, en effet, est grave; le rein susjacent peut se dilater, cesser de fonctionner et mourir progressivement. Une complication particulière, l'*anurie par calcul urétéral,* pose de redoutables problèmes, car il faut rétablir rapidement la diurèse.

TRAITEMENT. Il vise à éliminer le calcul, soit en facilitant sa descente (antispasmodiques), soit par l'intervention chirurgicale (urétérotomie).

Fistules. — Congénitales ou acquises, dues à une périurétérite calculeuse ou à une plaie.

TRAITEMENT. Sonde à demeure ou urétrectomie.

Plaies, Contusions, Ruptures. — TRAITEMENT. Suture.

Urétérite. — L'inflammation de l'uretère accompagne habituellement la pyélite et est due le plus souvent au colibacille; elle peut être aiguë ou chronique, tuberculeuse. (V. TUBERCULOSE : *Tuberculose rénale.*)

CAUSES. Calcul, plaie, mais habituellement propagation d'une lésion septique de la vessie. L'épaississement des parois qui en résulte a pour conséquence un rétrécissement plus ou moins limité du conduit avec dilatation de la partie du canal placée audessus.

SIGNES. Très obscurs; douleur à la pression, sensation du cordon urétéral.

TRAITEMENT. Antibiotiques. Urétérotomie externe ou interne.

URÉTÉRO-COLOSTOMIE ou -ENTÉROSTOMIE. — Opération abouchant l'uretère dans l'intestin.

URÉTÉRO-LITHIASE (du g. *lithos,* pierre). — Calcul dans l'uretère.

URÉTHANE (Carbamate d'éthyle). — Cristaux blancs inodores. Hypnotique à la dose de 50 cg à 2 g, en potions ou cachets. Médicament infidèle.

L'uréthane facilite la dissolution dans l'eau du chlorhydrate de quinine (sclérose des varices). Elle exerce une certaine action inhibitrice sur le développement de quelques tumeurs comme le cancer du sein.

Elle diminue le nombre des leucocytes; aussi a-t-elle été employée dans la leucémie.

URÉTRALGIE (du gr. *ourêthra,* urètre, et *algos,* douleur). — Douleur dans l'urètre sans manifestations inflammatoires.

CAUSES. Calcul de la vessie, maladies de la prostate, rétrécissement de l'urètre. Pour cette dernière affection, v. URÈTRE (maladies).

URÈTRE (gr. *ourêthra,* dérivé de *ourein,* uriner). — Canal allant de la vessie au méat urinaire.

I. URÈTRE (conformation). — La conformation de l'urètre est différente dans les deux sexes.

Disposition chez l'homme (*figure* 1996). — L'urètre est formé : 1° d'une partie postérieure *fixe,* qui, sur une longueur de $2^{cm},5$, est entourée par la *prostate* (v. MASCULINS [Organes génitaux]), laquelle le sépare du rectum, puis est constituée par une couche de fibres musculaires (la région *membraneuse,* $1^{cm},5$).

2° D'une partie antérieure *mobile,* région *spongieuse* formée de tissu érectile, placée dans le sillon des corps caverneux, qu'elle dépasse à son extrémité postérieure, où elle forme un renflement ovoïde, le *bulbe,* et à son extrémité antérieure, où elle constitue le *gland.* Voir PÉNIS.

Cette partie peut notablement augmenter de dimension.

Au niveau de la prostate s'ouvrent les canaux de cette glande et ceux des canaux spermatiques. V. MASCULINS (Organes génitaux) : *Testicules.*

A l'état ordinaire, les parois de l'urètre sont accolées; elles s'écartent au moment du passage de l'urine; le

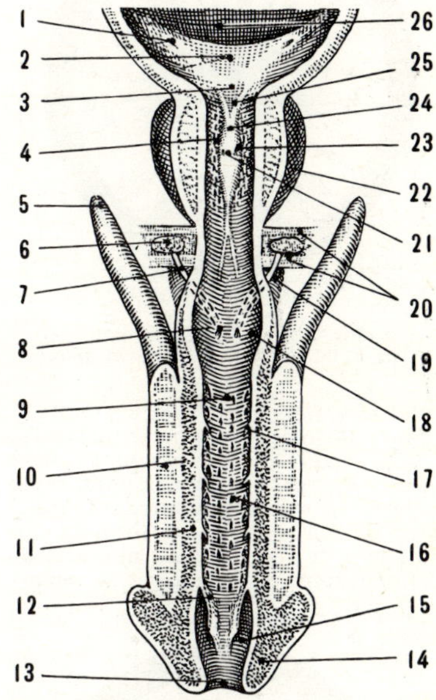

FIG. 1996. — Coupe de l'urètre chez l'homme, avec ses annexes.

1. Fond de la vessie; 2. Orifices urétéraux; 3. Col de la vessie; 4. Rigoles latérales du *veru* avec les orifices glandulaires prostatiques postérieurs; 5. Racine du corps caverneux; 6. Glande de Cooper; 7. Conduit excréteur de la glande de Cooper; 8. Orifice du conduit excréteur de la glande de Cooper; 9. Face inférieure de l'urètre; 10. Zone d'accolement du corps caverneux; 11. Corps spongieux de l'urètre; 12. Valvule de Guérin coupée par le milieu; 13. Méat urinaire; 14. Gland; 15. Fosse naviculaire; 16. Petites lacunes de Morgagni; 17. Grandes lacunes de Morgagni; 18. Cul-de-sac du bulbe de l'urètre; 19. Bulbe de l'urètre; 20. Aponévrose périnéale moyenne; 21. Orifice de l'utricule prostatique; 22. Prostate; 23. Orifices des canaux éjaculateurs; 24. *Veru montanum ;* 25. Frein du véru; 26. Trigone de Lieutaud.

diamètre du canal varie, suivant les points, entre 6 et 11 mm.

En arrière de l'ouverture de l'urètre ou méat, peu dilatable (7 mm), se trouve une partie élargie, la *fosse naviculaire* ($9^{mm},5$) [*fig.* 1996], puis le canal diminue de diamètre (9 mm) jusqu'au point de réunion du bulbe et de la région membraneuse, point le plus étroit (8 mm), puis se dilate de nouveau (9 mm), pour se rétrécir au niveau du début de la prostate, et se dilater jusqu'à l'orifice de la vessie.

Le canal peut se dilater, notamment sur certains points, sous l'action des calculs qui s'y enclavent.

Le canal de l'urètre présente trois courbures différentes : au niveau de la prostate, au-dessous de l'arcade pubienne, au niveau de la partie libre ou verge.

Structure. — L'urètre est constitué : 1° par des fibres *musculaires* disposées en deux couches, l'une externe circulaire, l'autre interne longitudinale. Les contractions involontaires de ces fibres peuvent empêcher le passage de l'urine, mais cet arrêt se produit surtout au niveau de la région membraneuse, où la couche musculaire est beaucoup plus abondante et se trouve doublée par des fibres circulaires *striées*, c'est-à-dire sous l'action de la volonté (sphincter urétral) ;

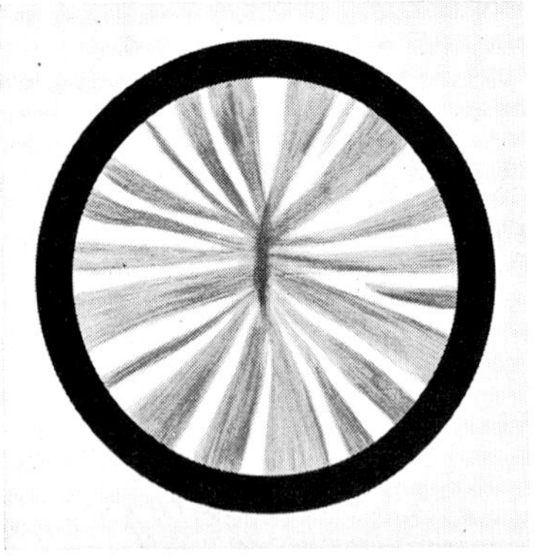

FIG. 1997. — Urètre normal, vu à l'urétroscope. Stries et plis.

2° Par une couche *muqueuse* très mince ($0^{mm},5$) se continuant avec celle de la vessie, et contenant beaucoup de fibres élastiques formant des mailles qui s'écartent au moment de l'allongement de l'urètre et se resserrent pendant la flaccidité de la verge, où la muqueuse fait des plis qui s'effacent au moment de la dilatation produite par la miction (*fig.* 1998, 1999).

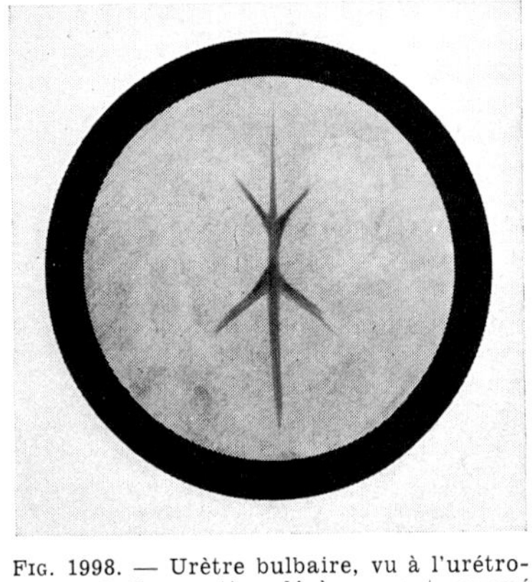

FIG. 1998. — Urètre bulbaire, vu à l'urétroscope. Inflammation légère ayant amené la disparition des plis et des stries.

La paroi du canal est formée par un épithélium pavimenteux. Tout le long de l'urètre, sauf au niveau de la partie prostatique, se trouvent des glandes en grappe, ayant jusqu'à 1 mm de long. On observe aussi à l'intérieur du canal des dépressions (*lacunes de Morgagni*), qui deviennent plus prononcées avec l'âge; il en existe une, en arrière du méat, qui souvent est très profonde (*valvule de Guérin*).

Disposition chez la femme. — L'urètre n'a, chez la femme, que $5^{cm},5$; placé au-devant du vagin et s'ouvrant dans le vestibule des organes génitaux, il est exclusivement membraneux et, par suite, très dilatable.

Sa structure est la même que chez l'homme (couches musculaire et muqueuse, glandes en grappe).

II. URÈTRE (maladies). — **Urétrite.** — Inflammation de l'urètre, aiguë ou chronique; elle est ordinairement due à la blennorragie. Mais il existe des urétrites microbiennes non gonococciques, dues, par exemple, au colibacille, au tétragène, etc.

D'autres urétrites peuvent reconnaître une cause irritative, d'origine externe (abus de la bicyclette, cathétérisme septique ou aseptique maladroit, sonde à demeure, calculs urétraux, injections trop caustiques) ou interne (moutarde, mets épicés, crustacés, bière, alcools, médicaments, cantharide).

Certaines urétrites ont été observées au cours des maladies infectieuses : rhumatisme, syphilis, fièvre typhoïde, oreillons, paludisme, au cours de la goutte et du diabète.

Calcul. — CAUSE. Concrétion pierreuse (*fig.* 2000), soit sortie de la vessie et enclavée dans l'urètre, soit formée sur place; ce dernier cas est très rare. Age : enfance, 10 à 12 ans; plus rarement, 30 à 40 ans. Souvent, le calcul se trouve dans la fosse naviculaire, mais aussi dans la partie prostatique ou derrière un rétrécissement.

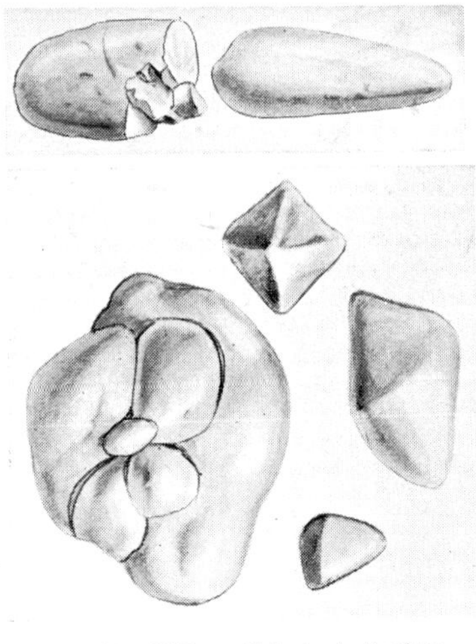

FIG. 1999, 2000. — Calculs de l'urètre.

SIGNES. Douleur aiguë, envies d'uriner fréquentes, avec quelquefois rétention d'urine ou arrêt brusque et temporaire, si le calcul sort à ce moment de la vessie.

TRAITEMENT. Extraire au moyen de la pince de Collin (*fig.* 2001) si le calcul est dans la partie antérieure. Sinon, refoulement dans la vessie ou taille périnéale.

Corps étrangers. — Ordinairement introduits par le méat (sondes ou bougies) ou dans un but lubrique. S'ils restent un certain temps dans le canal, ils s'incrustent de sels calcaires.

TRAITEMENT. V. CALCUL.

Fistule. — Ouverture accidentelle de l'urètre, cette ouverture pouvant se produire en différents points de son trajet; il en existe plusieurs variétés.

Fistules chez l'homme. — Ce sont les plus fréquentes; elles se divisent en : *a*) fistules *urétro-périnéales,* qui s'ouvrent sur le périnée par une ou plusieurs ouvertures, terminaisons d'un trajet fistuleux plus ou moins long, et qui ont pour cause, en général, un rétrécissement de l'urètre, un abcès urineux ou un vice de conformation (v. plus loin) ;

b) Fistules *urétro-scrotales,* qui ont eur ouverture sur le scrotum et ont la même origine que les précédentes;

c) Fistules *urétro-péniennes,* qui s'ouvrent sur le trajet de la verge (en général au-dessous de celle-ci) et sont dues ordinairement à une plaie ou à un chancre;

d) Fistules *urétro-rectales* (très rares), produites par les abcès de la prostate ou du rectum.

SIGNES. Ecoulement de l'urine par le ou les orifices anormaux de l'urètre; si cette ouverture est large, il ne sort rien par le méat urinaire. Dans le cas de fistule urétro-rectale, l'urine s'écoule en partie ou en totalité par l'anus.

TRAITEMENT. Celui du rétrécissement de l'urètre, s'il existe un rétrécissement, et, en tout cas, rétablissement du passage régulier de l'urine, puis opération chirurgicale avivant les bords du trajet, de façon à en assurer la cicatrisation.

Fistules chez la femme. — CAUSES. Accouchement difficile, passage d'un calcul.

SIGNES. L'urine s'écoule par le vagin.

TRAITEMENT. Opération chirurgicale.

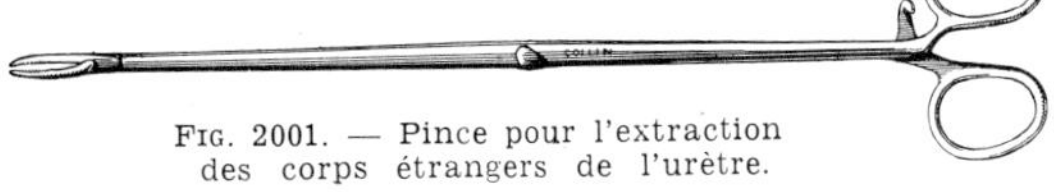

FIG. 2001. — Pince pour l'extraction des corps étrangers de l'urètre.

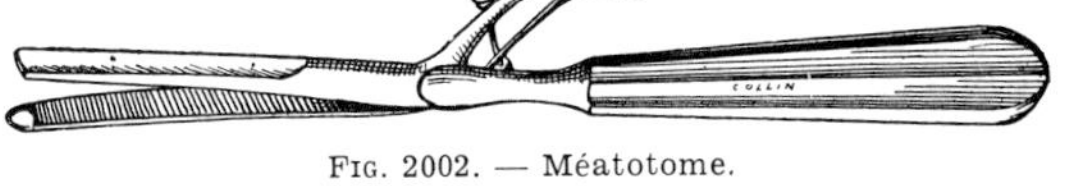

FIG. 2002. — Méatotome.

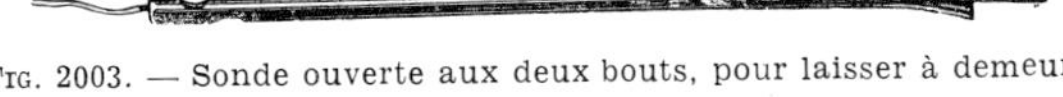

FIG. 2003. — Sonde ouverte aux deux bouts, pour laisser à demeure.

Rupture de l'urètre. — CAUSES. La région *périnéo-bulbaire* est celle qui se rompt le plus souvent : chute à califourchon sur une surface étroite, allongée et dure, qui comprime le canal contre les os placés au-dessus (symphyse du pubis et arcades ischio-pubiennes).

La *partie pénienne* de l'urètre se rompt beaucoup plus rarement, à l'occasion d'un rapport maladroit ou pendant l'érection violente qui accompagne la blennorragie.

Quant à la région *prostatique et membraneuse,* sa rupture, qui est exceptionnelle, ne se produit que dans les fractures du bassin.

SIGNES. La rupture de la région *pénienne* n'intéresse d'ordinaire que le corps spongieux; son enveloppe extérieure fibreuse résiste, avec formation d'une collection sanguine (hématome) et écoulement de quelques gouttes de sang par le méat, dû à une légère déchirure de la muqueuse du canal. L'hématome se résorbe en quelques jours et tout rentre dans l'ordre.

Beaucoup plus sérieuse est la rupture de la région *périnéo-bulbaire,* qui peut comprendre l'enveloppe fibreuse, le corps spongieux, la muqueuse du canal. La douleur au périnée est d'abord très vive, puis lui succède une sensation d'engourdissement avec tension pénible. L'hémorragie est immédiate; elle peut être abondante, mais souvent s'arrête d'elle-même, des caillots obstruant la plaie. Gonflement du périnée par l'hématome et ecchymoses de la peau s'étendant au scrotum et à la vulve, mais s'arrêtant en arrière à la ligne bi-ischiatique.

Rétention d'urine due au spasme de l'urètre membraneux; suivant l'importance de la rupture, elle dure de quelques heures à deux jours.

Dans la rupture de l'*urètre postérieur,* les signes sont analogues, mais l'hémorragie est souvent minime, le sang allant vers la vessie. L'ecchymose est périanale et n'atteint pas le périnée.

TRAITEMENT. Pour la rupture pénienne, application de compresses froides ou très chaudes. Repos.

Dans les ruptures périnéo-bulbaires, cystostomie et, ultérieurement, réfection du canal urétral.

Tumeurs. — Elles sont rares. Celles qu'on observe sont surtout des *polypes* siégeant au pourtour du méat urinaire chez la femme vers 35 à 40 ans; la blennorragie semble être une cause prédisposante.

SIGNES. Douleur à la fin de la miction, pendant la marche et les relations vénériennes. Quelquefois, légère hémorragie à la fin également de la miction, dont le jet peut être déformé et dévié si les tumeurs sont volumineuses.

TRAITEMENT. Destruction par le thermocautère ou par l'électrocoagulation.

Rétrécissement de l'urètre. — Diminution du calibre de l'urètre (*fig.* 2004, 2005).

CAUSES et SIÈGE. Le rétrécissement peut être *temporaire* et se produire sous l'effet d'un spasme des fibres lisses de la couche musculaire ou des fibres striées de la région membraneuse, à l'occasion, par exemple, du passage d'une sonde. Mais, le plus souvent, il est *permanent* et résulte soit d'une *cicatrice,* à la suite ordinairement d'un traumatisme, soit d'une *inflammation* antérieure de nature blennorragique, le plus souvent chronique, soit encore d'une injection irritante ou du séjour d'un corps étranger.

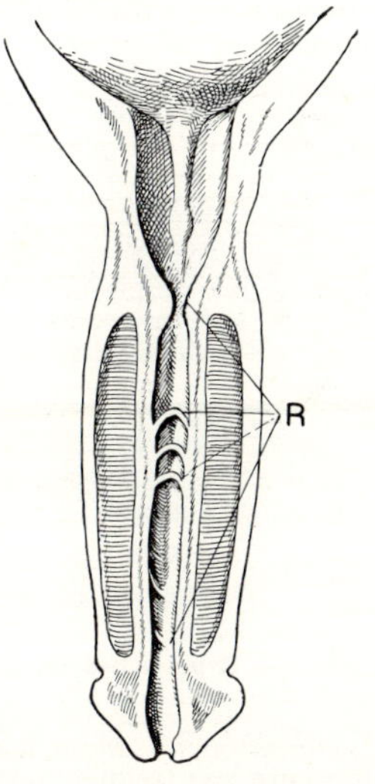

FIG. 2004. — Rétrécissement de l'urètre.
R. Points de rétrécissement.

Les rétrécissements blennorragiques sont de beaucoup les plus fréquents.

Les rétrécissements dus à des cicatrices rétractiles sont toujours uniques. Ils sont produits soit par un *chancre,* et avoisinent alors l'ouverture du méat, soit par une *rupture* du canal dans un rapport vénérien, et sont placés en avant des bourses, soit par une *chute sur le périnée,* où ils ont leur siège.

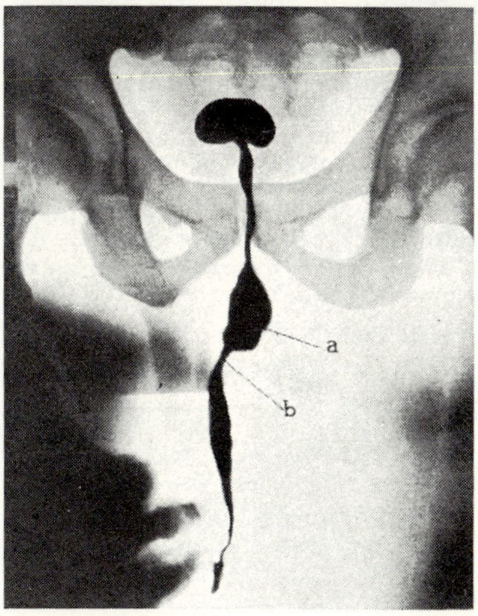

FIG. 2005. — Rétrécissement de l'urètre.
On distingue une forte dilatation (*a*) au-dessus d'un rétrécissement (*b*) formant obstacle.
(*Col. du Dr Tissot.*)

L'inflammation provoque une exsudation dans la profondeur de la muqueuse urétrale qui porte les fibres élastiques (chargées de son extension et de son retrait), lesquelles sont remplacées par un tissu fibreux épais et rétractile, d'où la diminution progressive du calibre de l'urètre dans les différents points où l'irritation a particulièrement été localisée : orifice extérieur, extrémités de la fosse naviculaire, partie antérieure de la région spongieuse, surtout point de réunion du bulbe et de la région membraneuse.

Quand le rétrécissement inflammatoire est unique, il a son siège le plus habituellement assez près de la vessie; mais, dans le cas ordinaire, il en existe deux, trois et même davantage, espacés dans les points précédents.

DATE D'APPARITION et DIMENSIONS. Le rétrécissement cicatriciel se produit quelques semaines après l'accident; le rétrécissement inflammatoire, un à vingt ans après la blennorragie.

La longueur du rétrécissement varie de quelques millimètres à un ou deux centimètres, et sa forme affecte celle d'un manchon plus ou moins complet. C'est dans la partie spongieuse qu'on observe les plus longs.

La lumière du canal rétréci peut ne pas se trouver au centre, mais sur un des côtés du canal, une des parois étant plus épaisse.

SIGNES. Le jet est modifié dans sa *forme* (bifurqué, aplati en éventail, en vrille), dans son *volume* (filiforme, goutte à goutte), dans sa *force de projection* (impossibilité d'uriner horizontalement sur un mur, action d'uriner sur ses bottes), dans la *rapidité d'émission,* qui oblige le malade à s'attarder dans les urinoirs. Il se produit une *incontinence spéciale* (urine s'écoulant sur la chemise) après la terminaison de la miction.

Le résultat de cette difficulté d'uriner est une hypertrophie de la couche musculaire de la vessie, qui augmente d'énergie pour expulser l'urine, d'où :

1° La *sensation d'efforts* existant pendant *toute la durée* de la miction; l'effort qui se produit seulement à la fin de la miction est plus spécial à la cystite et celui du début à l'hypertrophie de la prostate;

2° La *fréquence des mictions;*

3° La *rétention,* si, à l'occasion d'un repas trop abondant ou d'une grande absorption de boissons, d'un refroidissement ou simplement de l'obligation où l'on s'est trouvé d'attendre longtemps avant d'uriner, le besoin d'uriner ne peut plus être satisfait. V. à URINE : *Rétention.*

En général, on arrive à la vaincre assez rapidement, mais le malade est toujours sous la menace d'une nouvelle crise, et le traitement s'impose d'urgence.

Quelquefois, il y a *incontinence* (v. à URINE : *Incontinence*) pendant la journée, puis, plus tard, la nuit, l'urine s'accumulant au-dessus du rétrécissement, puis s'échappant continuellement par regorgement.

COMPLICATIONS : *Cystite* (v. VESSIE). Infiltration d'urine, abcès urineux, fistules urinaires.

EVOLUTION. Les récidives sont fréquentes.

TRAITEMENT. Dilatation par des *bougies* (v. figure à ce mot), introduites seulement par un médecin, sous peine d'accidents graves.

Les séances de dilatation doivent être plus ou moins répétées, suivant l'étroitesse du rétrécissement : d'où l'avantage de suivre le traitement dès l'apparition des premiers signes.

Elles sont d'autant moins faciles à pratiquer que la lésion est plus ancienne, les bougies fines, moins rigides, ayant plus de difficulté à trouver le passage.

Au début, on emploie des bougies en gomme, puis des bougies en métal, qui, possédant des courbures appropriées au canal, passent assez facilement. On les laisse le temps de maintenir l'élargissement obtenu, puis on introduit immédiatement un numéro plus élevé, de sorte qu'à chaque séance on gagne du terrain, à condition que les séances soient suffisamment rapprochées.

Les difficultés du passage de la bougie viennent, en dehors de la petitesse même de l'orifice subsistant, qui oblige à employer des sondes ou des bougies très fines qui ont tendance à se pelotonner au-devant de l'obstacle, de la position souvent latérale du rétrécissement, d'où la possibilité de fausse route, de l'existence de plusieurs rétrécissements successifs et de spasme du canal, empêchant la progression de l'instrument.

Dans certains cas, on peut être obligé de laisser une sonde à demeure (*fig.* 2003).

Lorsque le rétrécissement ne peut être dilaté, on est obligé d'avoir recours à l'*urétrotomie* interne ou à l'électrolyse.

Vices de conformation. — Ce sont des lésions existant à la naissance.

Rétrécissement congénital du méat. — Le méat doit laisser pénétrer une bougie 18 à 20. S'il est trop étroit, il est nécessaire, pour permettre la miction, de l'agrandir, grâce au méatotome (*fig.* 2002), qu'on introduit dans l'urètre jusqu'à 2 cm de profondeur; on l'ouvre alors, et la lame inférieure fend la lèvre, qu'on dilate ensuite.

Épispadias (du gr. *epi,* au-dessus, et *spaô,* je divise). — Ouverture anormale du méat urinaire *au-dessus* de l'urètre, au niveau du gland, au dos de la verge ou, cas le plus fréquent, au-dessous du pubis; cette dernière variété entraîne souvent une incontinence d'urine.

L'ouverture peut être réduite à un simple pertuis constituant une ouverture anormale, supplémentaire du méat, qui subsiste et par lequel s'effectue le passage de la plus grande partie des urines, ou être constituée par l'écartement des corps caverneux de la verge (*fig.* 2006); la partie supérieure de l'urètre ayant disparu, le méat, dans ce cas, n'existe pas.

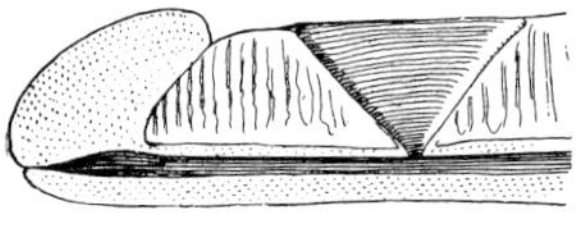

FIG. 2006. — Epispadias (figure demi-schématique).

TRAITEMENT. Opération chirurgicale restaurant le canal et créant un méat à son extrémité.

Hypospadias (du gr. *hupo,* sous, et *spaô,* je divise). — Ouverture anormale du méat urinaire sur la paroi inférieure de l'urètre, à une distance plus ou moins grande de l'extrémité du gland. Cette anomalie est plus fréquente que l'épispadias. On en observe un cas environ sur 3 000 individus.

Il en existe trois variétés.

Hypospadias du gland (*fig.* 2007). — L'ouverture du méat est soit sur les côtés du frein, soit à la place du frein (avec incurvation du gland à concavité inférieure, cas fréquent) [1], soit à la base du gland, avec existence ou non d'un deuxième méat à son sommet (2).

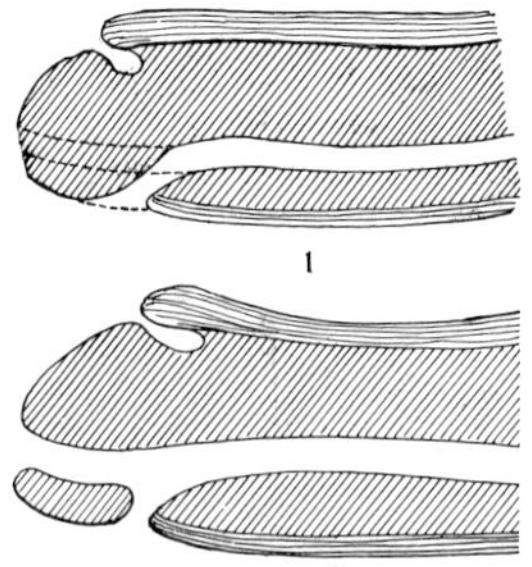

FIG. 2007. — Hypospadias du gland.

Hypospadias pénien. — L'ouverture est entre la base du gland et l'angle que forme le pénis avec le scrotum. Il peut exister un second méat au sommet du gland, à l'extrémité de l'urètre.

Hypospadias scrotal. — Le scrotum, qui simule un peu les grandes lèvres du vagin, est séparé en deux moitiés circonscrivant une fente ressemblant à une vulve. La verge a l'apparence d'un clitoris très développé; aussi ces individus sont-ils classés, par erreur, parmi les femmes.

SIGNES. L'émission d'urine est gênée, le jet étant dirigé en bas; dans l'hypospadias scrotal, la position accroupie s'impose pour la miction. Les relations sexuelles et la fécondation sont difficiles et même impossibles.

TRAITEMENT. Opération chirurgicale, restaurant le canal et le méat.

URÉTRECTOMIE (du gr. *ourêthra,* urètre, et *ektomê,* ablation). — Résection d'une partie plus ou moins longue d'un urètre rétréci.

URÉTRITE. — V. URÈTRE (maladies).

URÉTROCÈLE (du gr. *ourêthra,* urètre, et *kêlê,* hernie). — Hernie d'une portion de l'urètre dans le vagin.

URÉTROPLASTIE (du gr. *ourêthra,* urètre, et *plassein,* former). — Restauration d'une perte de substance de l'urètre.

URÉTRORRAGIE (du gr. *ourêthra,* urètre, et *regnumi,* je romps). — Hémorragie urétrale.

URÉTRORRAPHIE (du gr. *ourêthra,* urètre, et *raphê,* suture). — Suture d'une plaie de l'urètre.

URÉTROSCOPIE (du gr. *ourêthra,* urètre, et *skopein,* examiner). — Examen de l'urètre à travers un tube urétroscopique (*fig.* 2008), à l'aide de la lumière, soit réfléchie par un *miroir frontal,* soit constituée par une lampe adaptée extérieurement à l'extrémité postérieure du tube, soit, disposition généralement adoptée actuellement, donnée à l'intérieur même du tube par une lampe minuscule à incandescence placée à l'extrémité d'une ligne qui parcourt toute la longueur du tube : tel est le cas dans l'urétroscope de Luys, au manche duquel est adaptée en outre une loupe, qui agrandit l'image et lui donne du relief.

URÉTROSTOMIE (du gr. *ourêthra,* urètre, et *stoma,* bouche). — Méat contre nature ouvert au niveau du périnée sur l'urètre pour laisser passer l'urine en cas de rétrécissement infranchissable du canal urinaire.

URÉTROTOMIE (du gr. *ourêthra,* urètre, et *tomê,* coupure). — Incision de l'urètre, qui peut se faire à l'intérieur du canal (*urétrotomie interne*) ou de dehors en dedans (*urétrotomie externe*).

L'*urétrotomie interne* est mise en usage lorsque la dilatation du canal par des bougies n'est pas possible (rétrécissement très étroit, par un tissu très épais, fausse route, rétention d'urine, fièvre). Elle se fait avec l'urétrotome de Maisonneuve (*fig.* 2009), qui est composé d'une *bougie* filiforme terminée par une douille d'acier à pas de vis, à laquelle on adapte une *sonde cannelée,* dont la courbure est celle de l'urètre; dans la cannelure de cette sonde, on glisse une tige métallique portant une lame triangulaire, mousse à son sommet, tranchante sur ses bords, qui coupe la partie rétrécie. On introduit la bougie, qui se replie dans la vessie pendant que la sonde traverse le canal, puis, la lame coupante ayant fait son office, on retire le tout.

Après avoir retiré l'urétrotome, on introduit une sonde à demeure, qui permet l'écoulement de l'urine et les soins (lavages antiseptiques). Après un temps variable (quinze à dix-huit jours), on fait la dilatation avec des bougies.

L'*urétrotomie externe* est employée pour enlever un calcul enclavé dans le canal ou couper un rétrécissement infranchissable (*fig.* 2010).

URIAGE (Isère). — Station d'eaux chlorurées sodiques, sulfureuses, à 28°,3. Débit quotidien : 400 000 litres. Cette eau, isotonique au sérum sanguin, peut être employée en injections intramusculaires ou intraveineuses.

ACTION. Reconstituante générale et anti-infectieuse.

CURE. Boisson, bains, pulvérisations, injections vaginales, douches filiformes et nasales.

INDICATIONS. Maladies de la peau : eczémas, furonculose, parakératoses, psoriasis; lymphatisme; syphilis; maladies des femmes; stérilité; rhumatisme; coryza; pharyngites.

CONTRE-INDICATIONS. Affections aiguës. Maladies du foie, des reins, de la vessie. Affections chroniques du cœur et des gros vaisseaux. Tuberculose pulmonaire.

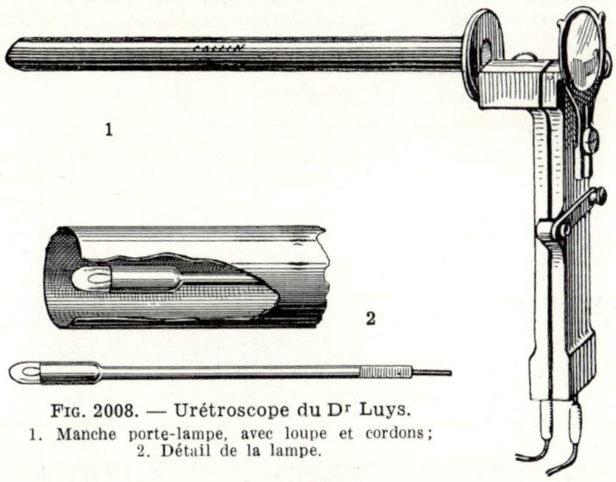

FIG. 2008. — Urétroscope du Dr Luys.
1. Manche porte-lampe, avec loupe et cordons; 2. Détail de la lampe.

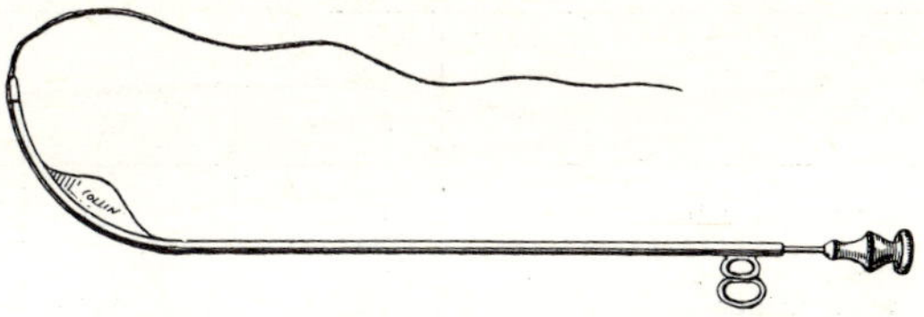

FIG. 2009. — Urétrotome interne de Maisonneuve.

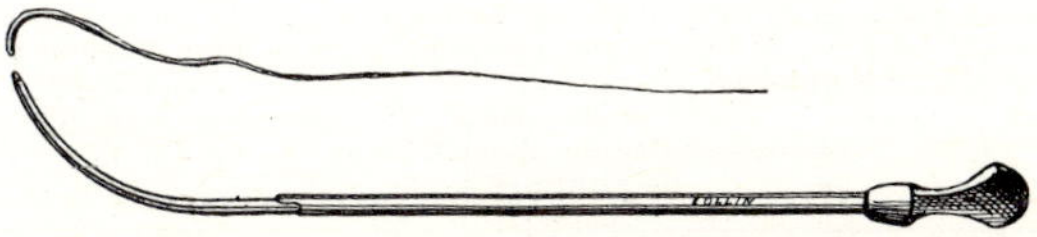

FIG. 2010. — Urétrotomie externe : conducteur de Syme.

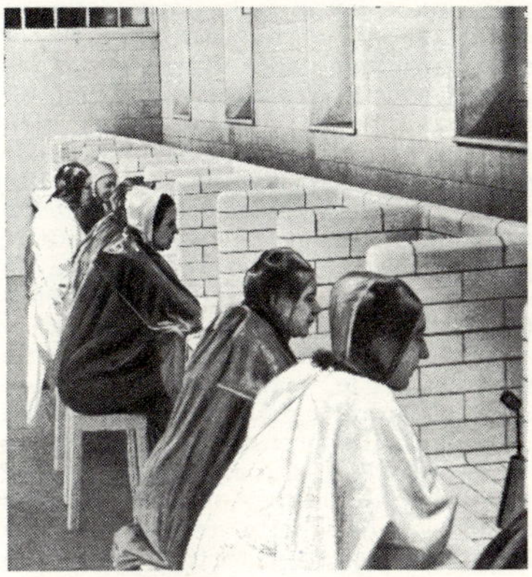

FIG. 2011. — Uriage.
Une salle de pulvérisations.

URINAIRES. — Appareil urinaire. — V. à REINS, URETÈRE, URÈTRE, VESSIE.

Fistules urinaires. — Certaines sont communes aux deux sexes, d'autres spéciales à chacun d'eux.

Fistules communes aux deux sexes. — 1° *Ombilicales,* rares et ordinairement congénitales; 2° *hypogastriques,* au bas-ventre, succédant à une opération sur la vessie; 3° *intestinales,* à la suite d'un calcul du rein ou de l'urètre.

Fistules spéciales à l'homme. — V. à URÈTRE et à VESSIE.

Fistules spéciales à la femme. — V. à FÉMININS (Organes génitaux), URÈTRE, VESSIE.

URINAL. — On donne ce nom : 1° à des *bassins* de lit (*fig.* 2012) destinés à recevoir les urines; 2° à des *appareils* (*fig.* 2013) permettant aux personnes atteintes d'incontinence d'urine d'uriner sans souiller leurs vêtements. Il en existe des variétés diverses pour les deux sexes et pour le jour et la nuit. Ces appareils doivent être tenus dans un grand état de propreté.

URINE. — L'urine est un liquide excrémentiel, séparé du sang par les reins, d'où il passe dans les uretères, puis dans la vessie, où il séjourne un temps variable suivant les individus et surtout suivant les moments de la journée et l'abondance des boissons absorbées.

La sécrétion urinaire ne se fait pas d'une façon uniforme, mais présente au cours de la journée des variations suivant l'état de santé et de maladie. A l'état normal, il y a deux maximums après les repas. Chez les cardiaques, l'excrétion par le rein a une prédominance nocturne, par suite probablement de la faiblesse de la pression artérielle dans la position debout, tandis que le cœur reprend plus de force chez l'individu couché; dans les affections hépatiques, il y a retard dans l'excrétion (opsiurie), par suite de l'hypertension dans la veine porte.

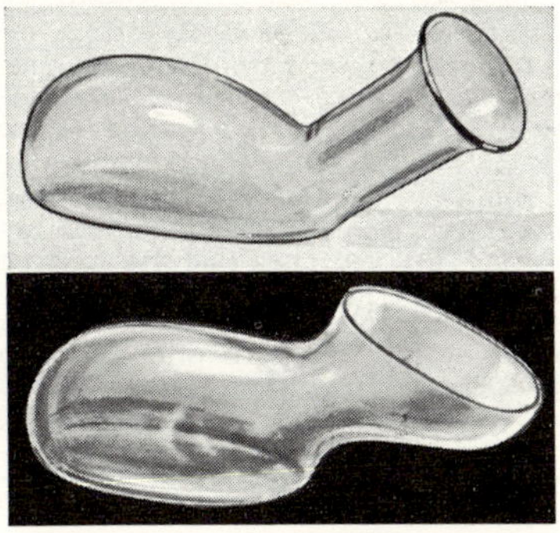

FIG. 2012. — Urinaux.
En haut, pour hommes; *en bas,* pour femmes.

Son expulsion par l'urètre se fait en général assez rapidement après les repas, et plus fréquemment lorsque la vessie est comprimée par l'utérus, dans la grossesse, ou par le rectum gonflé par les matières fécales, ou encore sous l'action d'une excitation nerveuse (besoin répété d'uriner chez les candidats à un examen). Certaines maladies ou intoxications accroissent notablement les mictions : cystite, mal de Bright.

I. URINE (caractères généraux à l'état normal et à l'état pathologique). — Volume. — I. A L'ÉTAT NORMAL. En vingt-quatre heures, l'urination est de 1 litre chez la femme, 1^{l},1/4 à 1^{l},1/2 chez l'homme (on élimine en moyenne 20 cm^3 par vingt-quatre heures pour chaque kg de poids du corps). La quantité de nourriture et surtout de boisson, et inversement de sueurs, fait varier ce volume. Il convient aussi de tenir compte du plus ou moins d'exercice. Une altération ne peut donc être affirmée que si, en dehors de ces causes, le chiffre, pendant quelques jours, tombe à moins de 800 g ou dépasse 1 500 g. En proportion de leur taille, les enfants émettent beaucoup plus d'urine que les adultes. La quantité d'urine émise en vingt-quatre heures est ordinairement, mais non toujours, supérieure à celle des liquides ingérés; on sait, en effet, que tous nos aliments contiennent une très grande proportion d'eau.

II. PENDANT LES MALADIES. *Diminution des urines* sous l'action de la *fièvre.* A la fin des maladies mortelles, l'affaiblissement graduel des fonctions diminue l'urination. La quantité des urines est souvent accrue, au contraire, pendant la convalescence.

Toutes les causes de ralentissement de la circulation rénale diminuent la diurèse, alors que les reins peuvent être intacts. Ainsi, les affections cardiaques et en particulier l'asystolie, en diminuant le flux rénal, diminuent la diurèse : l'eau s'accumule dans l'organisme (œdème), et l'augmentation de la masse sanguine ainsi réalisée retentit à son tour sur le cœur, qu'elle fatigue. Cela explique l'usage, dans ces cas, du régime sans sel et des diurétiques.

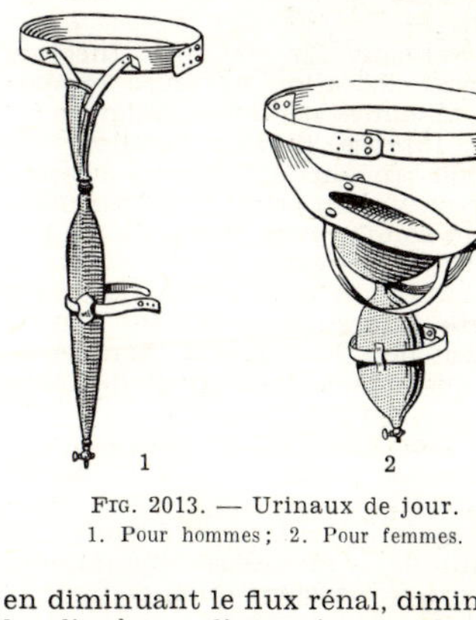

FIG. 2013. — Urinaux de jour.
1. Pour hommes; 2. Pour femmes.

Enfin, les lésions rénales peuvent diminuer la quantité d'urines (néphrites aiguës) ou l'augmenter (mal de Bright).

COMPOSITION MOYENNE DES URINES PAR 24 HEURES PAR RAPPORT A 1 KILO DE POIDS

	ENFANT					HOMME	FEMME
	2 ans.	6 ans.	10 ans.	12 ans.	16 ans.		
Volumes des urines	46 cm^3	34 cm^3	32 cm^3	29 cm^3	20 cm^3	17 cm^3 3	17 cm^3 6
Urée	$0^{g},78$	$0^{g},72$	$0^{g},66$	$0^{g},56$	$0^{g},38$	$0^{g},346$	$0^{g},335$
Acide urique	$0^{g},013$	$0^{g},014$	$0^{g},013$	$0^{g},013$	$0^{g},010$	$0^{g},0086$	$0^{g},009$
Acide phosphorique	$0^{g},10$	$0^{g},073$	$0^{g},066$	$0^{g},058$	$0^{g},038$	$0^{g},037$	$0^{g},035$
Chlorure	$0^{g},22$	$0^{g},25$	$0^{g},30$	$0^{g},25$	$0^{g},20$	$0^{g},16$	$0^{g},17$

Pour avoir le chiffre total, par 24 heures, on n'a qu'à multiplier par le poids de l'individu. Ainsi, un garçon de 2 ans pesant 12 kilos (la fille ne pesant que $11^{kg},400$) aura comme volume d'urine .... 46 cm^3 × 12 = 552 cm^3 d'urine.

Comme quantité d'urée .... $0^{g},78$ × 12 = $9^{g},36$

— d'acide urique .... $0^{g},013$ × 12 = $0^{g},156$

— d'acide phosphorique .... $0^{g},10$ × 12 = $1^{g},20$

— de chlorure .... $0^{g},22$ × 12 = $2^{g},64$

Augmentation des urines (*polyurie*) : 1° par la quantité d'*eau seulement* (hystérie, épilepsie, excès alcooliques, refroidissement brusque) ; 2° avec présence d'albumine ou de sucre (albuminurie ou diabète).

Action des médicaments. — *Augmentation* par diurétiques (azotate de potasse, caféine, théobromine, digitale, scille). *Diminution* par les sels de fer et de cuivre, et surtout l'arsenic, la cantharide.

Densité. — I. A L'ÉTAT NORMAL. En moyenne, elle varie entre 1 018 et 1 022, mais, étant liée au volume des urines, elle peut diminuer si la proportion de boisson est accrue, augmenter en cas de sueurs abondantes.

II. PENDANT LES MALADIES. La densité diminue dans la polyurie insipide, dans les urines nerveuses. Elle est accrue en cas de diabète, de fièvre, d'asystolie.

Couleur. — I. A L'ÉTAT NORMAL. Jaune (plus ou moins intense suivant la quantité de boisson et le séjour plus ou moins prolongé dans la vessie). Elle est très claire tout de suite après les repas, par suite de l'élimination de l'eau des boissons; elle fonce quelques heures après, sous l'action de la digestion, et aussi le matin.

II. PENDANT LES MALADIES. Incolore (diabète, excitation nerveuse temporaire, maladies nerveuses, migraine) ; jaune intense (fièvre) ; couleur de bouillon (néphrite aiguë) ; acajou, jaune-orangé ou brun verdâtre (maladies du foie) ; rouge (sang, dans l'hématurie) ; noire (lorsque le sang a subi une certaine fermentation) ; violette à la surface (lorsque l'urine contient de l'indigotine) ; blanchâtre, graisseuse (dans l'hématurie des pays chauds). V. REINS (maladies).

III. PAR L'ACTION DE MÉDICAMENTS. Noire (acide phénique, salol) ; jaune, pouvant tacher le linge (séné, rhubarbe, safran, santonine, acide chrysophanique) ; rougeâtre (pyramidon, antipyrine) ; verdâtre (bleu de méthylène).

Consistance, aspect et dépôt. — I. A L'ÉTAT NORMAL. Liquide, transparente à l'émission; mais, après un certain temps, elle devient louche, par suite de la précipitation de flocons de matières organiques et d'une petite quantité de phosphate ou d'urate de soude.

II. PENDANT LES MALADIES. Visqueuse, si elle renferme du pus (maladies de vessie). Toute urine mousse lorsqu'on l'agite dans un vase; mais cette mousse est plus persistante lorsque l'urine est alcaline ou qu'elle contient de l'albumine.

Le *dépôt* peut être formé de substances diverses, en suspension dans l'urine (v. plus loin). S'il disparaît par la chaleur, il était dû à l'insuffisance d'eau par rapport à la quantité de sels solubles.

Si le dépôt est *jaune rouge*, il est dû à des cristaux d'acide urique et d'urates (arthritisme, notamment goutte et gravelle) ; s'il est *blanchâtre*, il est dû à des phosphates ammoniaco-magnésiens dans une urine renfermant du pus, ou simplement alcaline.

Concrétions et calculs. — Ils peuvent être formés par les sels des dépôts et indiquent la *gravelle* (v. ce mot).

Odeur. — L'urine fraîche normale, acide, n'est pas odorante chez le nourrisson, l'est peu chez l'adulte lorsque l'abondance est grande (anémie, néphrite chronique, émotions). Son odeur devient d'autant plus marquée qu'elle est plus chargée, notamment pendant les fièvres.

La fermentation de l'urée sous l'influence des microbes lui donne l'odeur ammoniacale qu'elle prend à la longue ou dès l'émission, lorsque ces microbes se sont introduits dans la vessie, à la suite, par exemple, de sondages ou d'une cystite; s'il y a suppuration, l'odeur devient fétide dès l'émission. L'albuminurie lui donne une odeur fade qui tantôt rappelle celle du bouillon de veau, tantôt celle du bouillon aigre (Monin) ; quelquefois, elle a le parfum du benjoin, par suite de la présence d'acide benzoïque; elle prend chez les diabétiques celui de pomme reinette, de violette, de foin coupé ou d'alcool, par formation d'aldéhyde, ou celui du vin, par formation d'acétone.

Les substances absorbées lui donnent une odeur piquante (ail), alliacée (phosphore), de violette (térébenthine), de jacinthe (terpine), de géranium (goménol), d'urine de chat (valériane et pensée sauvage), fétide (asperge et choux). Cette dernière disparaît, du reste, si l'on verse dans l'urine quelques gouttes d'une solution concentrée de permanganate de potasse. L'absence d'odeur de l'urine après absorption de térébenthine ou d'asperge doit faire craindre une maladie des reins.

Réaction. — I. A L'ÉTAT NORMAL. La réaction est acide : cette acidité augmente par l'alimentation carnée, pendant le jeûne et la fièvre; elle est diminuée dans l'hyperchlorhydrie et sous l'influence de l'alimentation végétale. On constate cette acidité en trempant un morceau de papier *bleu* de tournesol dans une urine émise depuis *peu de temps*, car cette acidité disparaît progressivement, surtout s'il fait chaud, et l'urine devient neutre, puis alcaline. Le phosphate acide de soude qui donnait la première réaction est dominé par la formation d'un alcalin bleuissant le papier *rouge* de tournesol, le carbonate d'ammoniaque, par suite de la fermentation de l'urée; l'urine prend alors une odeur ammoniacale. Cette alcalinité peut se produire chez des personnes absorbant beaucoup de fruits renfermant de l'acide citrique ou tartrique éliminé sous forme de bicarbonate de potasse ou de soude. Il en est de même si l'on prend en abondance des eaux alcalines (Vals, Vichy).

Enfin, l'alcalinité peut apparaître : 1° à la suite d'exercices très actifs et assez prolongés, par suite de l'élimination d'une forte proportion de phosphate de soude; 2° à la suite de bains.

II. PENDANT LES MALADIES. L'urine peut être alcaline dès l'émission, notamment dans la *cystite*.

Toxicité. — L'urine normale est toxique, d'où les phénomènes d'infection qui succèdent rapidement à son irruption dans un tissu où les bacilles existaient déjà. V. plus loin.

Le tableau ci-dessus donne la composition moyenne des urines pour vingt-quatre heures, par rapport à 1 kg de poids, chez l'enfant et chez l'adulte.

II. URINE (Analyse de l'). — La quantité des substances éliminées va en diminuant de l'enfance à l'âge adulte, où elle tombe, pour l'urée et l'acide phosphorique, à moins de moitié de ce qu'elle était à 2 ans; le rapport de l'acide urique à l'urée monte de 1 à 60 à 2 ans, de 1 à 40 chez l'adulte.

RÈGLE GÉNÉRALE. L'examen doit porter sur une urine récemment émise. La quantité à remettre au pharmacien peut être de 150 à 200 g, mais il est nécessaire de lui faire connaître la quantité totale émise en vingt-quatre heures, en recueillant dans un bocal gradué tout ce qui est produit entre une heure donnée et la même heure le lendemain. *Il est bien entendu que les procédés indiqués ci-après ne donnent que des résultats approximatifs et ont besoin d'être contrôlés par un médecin ou par un pharmacien.*

Analyse des éléments normaux de l'urine. — Les uns sont de nature organique : *urée, acide urique;* les autres, de nature minérale, *chlorures* et *phosphates.*

Urée. — QUANTITÉ. L'urée est le résidu de la désassimilation *complète* des matières albuminoïdes ; la quantité éliminée varie suivant la quantité d'albumine ingérée, l'organisme évacuant autant d'azote qu'il en reçoit, et cet azote étant rendu dans la proportion de 50 p. 100 sous forme d'urée. Le chiffre moyen normal par kg de poids corporel est chez le nourrisson au sein de 0,30 ; il s'élève de 0,40 à 1 g chez le bébé nourri au lait de vache, puis de 3 ans à 16 ans s'abaisse de 0,78 à 0,38, pour se fixer à 0,34-0,40 chez l'adulte et s'abaisser à 0,25-0,20 chez le vieillard.

La proportion d'urée éliminée en vingt-quatre heures est de 26 g (22 g chez la femme) avec une alimentation mixte, mais cette quantité est considérablement influencée par le régime, puisqu'un sujet nourri avec des légumes verts peut n'excréter que 15 g et un gros mangeur de viande ou de légumineuses 60 g et plus.

L'exercice musculaire n'a pas grande influence, car ce sont les hydrocarbonés qui sont surtout brûlés pendant qu'on s'y livre.

L'urée est rendue même pendant le jeûne, ce qui démontre qu'elle peut provenir directement de la désassimilation des tissus. Le foie a un rôle important dans la création de l'urée.

VARIATIONS PATHOLOGIQUES. L'élimination de l'urée étant avant tout fonction de l'importance de la ration azotée, on en tiendra compte avant d'admettre qu'il existe une hyper- ou une hypo-azoturie pathologique. C'est ainsi que la constatation habituelle d'une élimination excessive d'urée dans le diabète s'explique souvent par la polyphagie ordinaire du malade.

Dans les maladies fébriles, il y a une augmentation considérable de l'excrétion

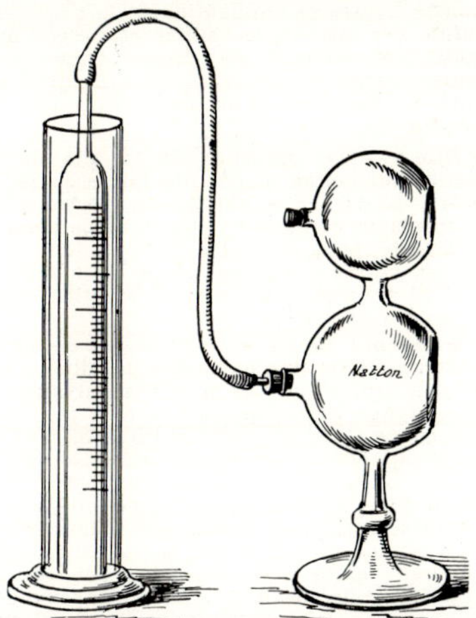

FIG. 2014. — Uréomètre de Natton.

uréique, qui va quelquefois jusqu'à 80 g par vingt-quatre heures, pour s'abaisser ensuite et revenir à la normale ou même légèrement au-dessous lors de la convalescence.

Dans les affections hépatiques, on observera une hyperazoturie dans les états congestifs, dans la cirrhose hypertrophique alcoolique et dans l'ictère catarrhal. Mais s'il existe une profonde déchéance ou une destruction de la cellule hépatique, c'est au contraire une hypo-azoturie qui se manifestera, et qu'on observe en effet dans l'atrophie jaune aiguë du foie et dans certains empoisonnements (phosphore, arsenic).

Dans l'emphysème, les affections cardiaques, les anémies, l'urée diminue par ralentissement des oxydations.

Dans les néphrites chroniques, enfin, on observera aussi une diminution de l'urée urinaire, mais celle-ci n'est alors qu'une apparence, la production uréique restant la même et se trouvant retenue dans l'organisme. Le dosage de l'urée dans l'urine ne peut donc renseigner sur l'état de perméabilité rénale au cours des néphrites.

Dans le diabète, l'élimination d'urée est ordinairement exagérée.

DOSAGE. Le dosage de l'urée dans l'urine est fondé sur la propriété que possède l'hypobromite de sodium de décomposer l'urée en azote, eau et acide carbonique. De nombreux appareils ou *uréomètres* (*fig.* 2014) permettent de mesurer le volume d'azote mis en liberté; on en déduit la quantité d'urée entrée en réaction.

Constante uréo-sécrétoire d'Ambard. — V. AMBARD.

Corps puriques. — L'acide urique et les différents corps puriques (purines) proviennent de la désintégration des nucléo-albumines alimentaires et tissulaires et des corps puriques introduits en nature dans l'alimentation.

L'adulte élimine 40 cg à 1 g de purines, dont 30 à 80 cg d'acide urique par vingt-quatre heures. Le régime alimentaire imprime de grandes variations au taux de l'excrétion des purines : 0^{g},45 d'acide urique avec une alimentation végétale, et 2 g avec une alimentation fortement carnée.

VARIATIONS PATHOLOGIQUES. Le chiffre de l'acide urique est *accru* dans les maladies fébriles avec gêne respiratoire (pneumonie, pleurésie), en cas d'insuffisance hépatique, de cirrhose atrophique, le foie devant normalement transformer l'acide urique en urée, dans la leucémie (parfois 5 g par vingt-quatre heures), par suite de la destruction des leucocytes. Dans la diathèse urique (goutte, gravelle), l'excrétion urique se fait très irrégulièrement : faible dans certaines périodes, exagérée en d'autres. L'excrétion urique est *diminuée* dans le diabète sucré, la scarlatine grave, le rhumatisme articulaire aigu, le saturnisme chronique.

DOSAGE. L'urine étant préalablement filtrée, ajouter 1 p. 100 d'acide chlorhydrique fumant, puis laisser reposer dans une pièce fraîche. Les cristaux se forment et il ne reste plus qu'à les peser après lavage, puis séchage.

Ces cristaux sont inodores, lisses, blancs, transparents, souvent groupés en forme de rosaces. V. aussi à CALCUL, GOITRE, GRAVELLE, REINS, VESSIE.

Chlorures. — QUANTITÉ. La quantité de chlorures rejetés par les urines est proportionnelle à la quantité absorbée.

La quantité éliminée par vingt-quatre heures est de 0^{g},16 (homme) à 0^{g},17 (femme) par kg de poids, soit 12 g par jour. Ce chiffre est abaissé à 3^{g},6 par le régime exclusif du lait, qui ne contient que peu de chlorure de sodium. L'élimination par 24 heures est d'environ 12 g, mais elle varie avec l'alimentation.

VARIATIONS PATHOLOGIQUES. Au cours des maladies aiguës, dans la pneumonie, les chlorures urinaires sont notablement abaissés dès le début de l'affection. Il existe alors une véritable imperméabilité rénale aux chlorures, ainsi qu'au cours de certaines néphrites, où elle dicte une diététique spéciale. (V. DÉCHLORURÉ [Régime].) Lorsque la rétention cesse, il se produit une véritable décharge chlorurée, qui est d'un pronostic favorable (crise) ; au contraire, la persistance de l'achlorurie est d'un très fâcheux pronostic.

DOSAGE. On se sert d'une solution de nitrate d'argent, qui précipite les chlorures sous forme de chlorure d'argent insoluble. On opère le dosage soit par incinération, soit directement, avec, comme indicateur, ou le chromate neutre de potasse ou le sulfocyanate de potassium et l'alun de fer.

Phosphates et acide phosphorique. — QUANTITÉ. La quantité d'acide phosphorique contenue dans l'urine sous forme de phosphates (principalement de soude) est de 0^{g},037 par kg en vingt-quatre heures, ce qui donne environ 3 g chez l'homme et 2^{g},50 chez la femme. Le jeûne diminue ce chiffre.

Lorsque l'urine devient alcaline, qu'elle fermente, elle laisse précipiter des phosphates ammoniaco-magnésiens et ammoniaco-sodiques. Il ne faut donc pas prendre ce dépôt de phosphate pour une hyperphosphaturie ; on ne doit conclure à une élimination exagérée de phosphates que si le dosage de l'acide phosphorique total donne un chiffre tel que l'apport de cet élément à l'urée se trouve notablement augmenté.

VARIATIONS PATHOLOGIQUES. L'hyperphosphaturie est habituelle au début de la tuberculose pulmonaire, dans le rhumatisme. Une hyperphosphaturie s'observe dans les affections fébriles, au cours des néphrites qui s'accompagnent de rétention chlorurée.

DOSAGE. Précipiter les phosphates par une liqueur titrée d'azote d'urane, qui donne naissance à un phosphate insoluble d'urane. Lorsque l'acide phosphorique a été complètement saturé, le liquide devient rouge par l'adjonction de ferrocyanure de potassium.

Sulfates. — Le taux d'élimination des sulfates est normalement de 3 g par vingt-quatre heures, mais il varie avec l'alimentation ; la connaissance de ces variations n'a pas d'utilité pratique.

Acide oxalique. — L'oxalate de chaux se trouve dans l'urine à la dose de 0^{g},02, et sa quantité varie avec l'absorption de certains légumes riches en acide oxalique.

Chaux et magnésie. — Le taux d'élimination de la chaux (0^{g},30) et de la magnésie (0^{g},60) s'élève dans la grossesse, les maladies nerveuses, le rachitisme et l'ostéomalacie.

Azote total. — L'azote, qui entre dans la constitution de l'urée, de l'acide urique, de l'acide hippurique, de la créatinine, de la xanthine et de ses dérivés, se trouve normalement dans l'urine à la dose de 12 à 15 g par vingt-quatre heures. Son dosage se fait par le procédé de Kjeldahl, fondé sur la transformation en sulfate d'ammoniaque des corps azotés organiques quand on les chauffe avec de l'acide sulfurique concentré. La détermination de l'azote total est surtout utile pour l'établissement des rapports urologiques.

Rapports urologiques. — On accorde une certaine importance aux rapports que présentent entre eux les divers constituants de l'urine. En effet, s'il est utile de connaître la *quantité* d'un corps excrété, il est plus utile encore de connaître dans quelle *proportion* il a été éliminé vis-à-vis d'un élément normalement contenu dans l'urine. Ces rapports peuvent ainsi fournir des indications sur le fonctionnement de la nutrition générale.

On considère habituellement les rapports suivants :

1° *Rapport azoturique, ou rapport d'utilisation azotée.*

C'est le rapport de l'azote de l'urée à l'azote total. La molécule albuminoïde subissant dans l'organisme une série de dégradations successives qui aboutissent à l'urée, plus le travail de nutrition sera parfait, moins il y aura de termes intermédiaires. Le rapport $\frac{\text{azote de l'urée}}{\text{azote total}}$ ou $\frac{AzU}{AzT}$ tendra donc à se rapprocher de l'unité. Ce rapport renseigne sur la *qualité* du travail fourni par l'organisme ; il est en général de $\frac{85}{100}$ à $\frac{90}{100}$, soit de 0,85 à 0,90. Il s'abaisse dans toutes les maladies qui s'accompagnent d'un ralentissement de la nutrition et également dans la tuberculose et la scarlatine. Lorsqu'il descend au-dessous de 0,70, il implique un pronostic d'une extrême gravité. Ce rapport augmente par l'exercice et dans la glycosurie ;

2° *Rapport de l'urée aux matières fixes (coefficient de Bouchard).*

Ce rapport $\frac{\text{urée}}{\text{extrait}}$ est normalement voisin de $\frac{50}{100} = 0,50$. Il donne des renseignements de même ordre que le précédent;

3° *Rapport de l'acide urique à l'urée.*

Généralement voisin de $\frac{1}{40} = 0,025$. L'augmentation de ce rapport indique une destruction plus grande des nucléo-albumines, comme dans la leucémie, ou bien un mauvais fonctionnement de la cellule hépatique. Son abaissement fera songer à une rétention possible de l'acide urique par suite de sa fixation dans l'organisme;

4° *Rapport de l'acide phosphorique à l'urée et à l'azote total.*

Normal : $\frac{P^2O^5}{\text{urée}} = \frac{1}{10} = 0,10$. Ce rapport est d'une constance remarquable (Yvon); quand il s'élève notablement, on peut conclure à la phosphaturie.

Le rapport $\frac{P^2O^5}{\text{azote total}}$ = normalement $\frac{18}{100} = 0,18$ et a la même signification;

5° *Rapport des éléments minéraux aux matières fixes.*

Son augmentation peut aider au diagnostic précoce de la tuberculose; il augmente également dans le diabète (A. Robin).

Normal : $\frac{\text{cendres}}{\text{extrait}} = \frac{30}{100} = 0,30$.

Analyse des éléments anormaux de l'urine (c'est-à-dire n'existant qu'en cas de maladie). — L'analyse peut être soit *qualitative,* c'est-à-dire indiquer seulement l'existence de la substance anormale, soit *quantitative* et indiquer la proportion de cette substance dans l'urine.

Albumine. — Il y a lieu de distinguer quatre variétés d'albumine urinaire :

I. Matières albuminoïdes de l'urine normale, substances mucoïdes ou pseudo-mucine, provenant du mucus sécrété par les glandes, non précipitable par les acides et la chaleur;

II. Albumine vraie, dont la présence dans l'urine constitue l'albuminurie proprement dite; c'est un mélange de sérine et de globuline, précipitant par les acides et la chaleur;

III. Albumoses ou protéoses, non précipitables, qui se rencontrent chez les sujets porteurs de grandes suppurations, ou de lésions du tube digestif (ulcère, cancer), ou atteints d'affections fébriles (scarlatine, pneumonie, etc.);

IV. Matières albuminoïdes des urines sanguinolentes ou purulentes, partiellement précipitables par la chaleur et les acides. V. ALBUMINURIE.

L'albumine doit être distinguée du *mucus,* produit de sécrétion naturelle de la vessie; celui-ci est précipité par l'acide acétique, mais ne se redissout pas dans un excès d'acide, contrairement à l'albumine.

ANALYSE QUALITATIVE. 1° Filtrer l'urine à travers un papier filtre; 2° la verser dans un tube et chauffer la partie supérieure du liquide jusqu'à ébullition; 3° s'il se forme un coagulum blanchâtre, verser goutte à goutte dans le tube de l'acide acétique (le coagulum persistera s'il est constitué par de l'albumine); dans le cas contraire, le trouble est produit par des phosphates qui se dissolvent.

L'albumine, qui s'était coagulée par la chaleur, forme un albuminate avec l'acide acétique, mais il faut éviter de mettre trop d'acide, car un excès dissoudrait l'albumine et la ferait disparaître.

Un autre procédé consiste à verser l'urine filtrée dans un verre à pied, puis de faire glisser très doucement et très lentement sur la paroi de ce verre de l'acide azotique. Cet acide, dont la densité est de 1,42, se place au fond du vase, et, au niveau de son point de réunion avec l'urine, il se forme un anneau d'albumine coagulée; un peu plus haut se forme un diaphragme d'acide urique, qu'il ne faut pas confondre avec le diaphragme d'albumine.

ANALYSE QUANTITATIVE. Pour avoir la *quantité* d'albumine, on emploie le tube d'Esbach, dans lequel on verse l'urine jusqu'à la marque U tracée sur le verre, puis du réactif d'Esbach jusqu'à la marque R; on renverse alors une douzaine de fois le tube, préalablement bouché, et on le pose bien droit sur son fond dans un porte-tube. Après vingt-quatre heures, on vérifie sur l'échelle la hauteur atteinte par le dépôt d'albumine, laquelle échelle donne le nombre de grammes. L'albumine se tassant, les divisions sont de plus en plus rapprochées.

Le *réactif d'Esbach* est la dissolution à chaud, dans 90 g d'eau, de 1 g d'acide picrique et 2 g d'acide citrique; puis, après refroidissement, on ajoute la quantité nécessaire d'eau pour faire 100 g.

On peut aussi faire chauffer le tube sur une lampe à alcool : le dépôt s'effectue alors immédiatement et l'approximation est peu différente.

Les dosages plus précis se font par pesée. On prélève 50 ou 100 cm³ d'urine que l'on additionne de 4 à 5 p. 100 de chlorure de sodium pur et de 1 à 2 cm³ d'acide acétique dilué au dixième; puis on porte à l'ébullition pendant quelques minutes. Le coagulum est recueilli sur un filtre soigneusement taré. On lave et on pèse après dessiccation.

Sucre (*Glycose* ou sucre analogue à celui du raisin). — Le sucre peut exister temporairement dans l'urine (*glycosurie transitoire*), notamment après les repas. Il est donc utile de faire l'analyse sur des urines recueillies chacune dans des flacons à des heures différentes. V. DIABÈTE, GLYCOSURIE.

ANALYSE QUALITATIVE. *Réaction de Fehling.* — 1° Filtrer l'urine à travers un papier filtre; 2° verser dans un tube 3 à 4 cm³ de liqueur cupro-potassique de Fehling; 3° chauffer ce liquide, qui doit rester *bleu* et limpide par l'ébullition s'il n'est pas altéré; 4° verser sur le liquide l'urine à analyser, en la laissant glisser le long des parois du tube, de façon qu'elle ne se mélange pas avec la liqueur de Fehling, mais surnage. Si, à la surface de séparation, il se forme un précipité jaune, orangé, puis rouge, de protoxyde de cuivre, il existe du sucre dans l'urine.

Cependant, surtout lorsque la quantité est faible, il faut se défier de quelques causes d'erreur :

1° Le précipité est produit par la présence d'acide urique et d'urates (souvent très abondants chez les diabétiques par suite du régime), qui réduisent aussi, quoique plus faiblement, la liqueur de Fehling.

On supprimera d'abord le dépôt que peuvent contenir les urines et qui est formé par ces urates et l'on y ajoutera du sous-acétate de plomb; puis, l'acide urique étant précipité, on filtre;

2° L'urine des individus ayant absorbé du chloral ou du chloroforme réduit la liqueur de Fehling;

3° La réduction ne s'effectue pas si l'urine est albumineuse; il est donc nécessaire d'enlever cette albumine préalablement en la coagulant par la chaleur.

DOSAGE. Le dosage est habituellement effectué par un pharmacien, auquel on fera parvenir *un mélange* des urines de vingt-quatre heures et l'indication de la *quantité totale* des urines recueillies et pesées ou mesurées pendant ce même temps. Il importe surtout, en effet, de connaître le chiffre de glycosurie par vingt-quatre heures.

Bile. — La présence de la bile dans l'urine lui donne une teinte jaune ou verdâtre. Si la teinte est jaune, on acidifie l'urine avec quelques gouttes d'acide chlorhydrique, puis on agite avec du chloroforme, qui se colore en jaune. Si la teinte est verte, agiter l'urine avec de l'éther, qui se colore en vert.

Pigments biliaires. — Pour les déceler, on transforme par oxydation la bilirubine en biliverdine par les procédés suivants :

Si, ayant versé dans un verre à pied du réactif de Gmelin (acide nitrique nitreux), on y fait couler lentement de l'urine ictérique, on voit se former au point de réunion de l'acide avec l'urine une *zone verdâtre* surmontée d'anneaux : bleus, violets, jaunes, puis tout finit par se confondre en une teinte orangée. Pour rendre la réaction plus nette, il est avantageux de diluer auparavant l'urine en lui ajoutant une quantité d'eau suffisante pour la ramener à la teinte d'une urine normale.

Grimbert recommande de verser dans 10 cm³ d'urine filtrée 5 cm³ d'une solution de chlorure de baryum à 10 p. 100. Le précipité formé est filtré, lavé à l'eau distillée, et on l'entraîne avec 5 cm³ d'alcool à 90° renfermant 5 p. 100 de son volume d'acide chlorhydrique. On porte le tube à essai au bain-marie bouillant pendant 1 minute. Le précipité dépose au fond du tube et le liquide surnageant se présente soit incolore (s'il n'y a pas de pigments biliaires), soit vert ou brunâtre (s'il y a des pigments biliaires).

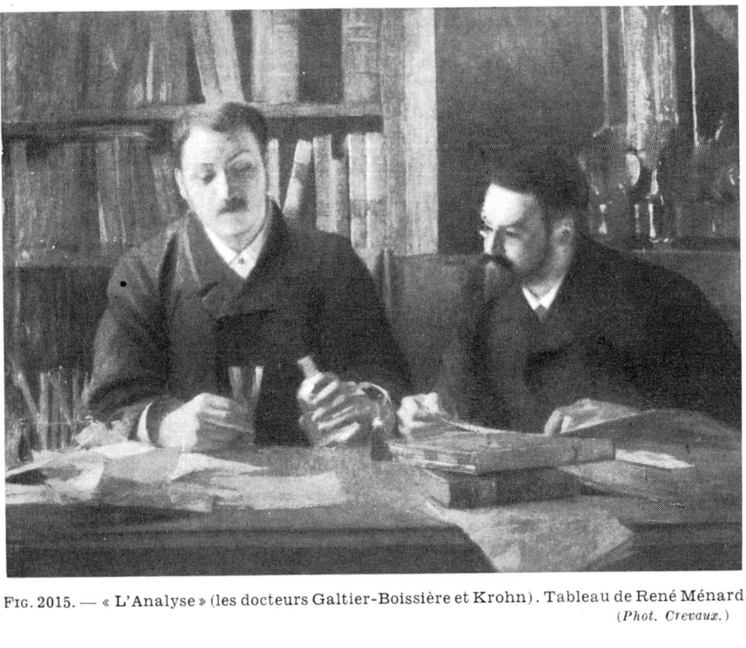

FIG. 2015. — « L'Analyse » (les docteurs Galtier-Boissière et Krohn). Tableau de René Ménard. (*Phot. Crevaux.*)

Acides biliaires. — *Réaction de Hay.* — Elle est fondée sur la façon différente dont se comporte la fleur de soufre jetée à la surface de l'urine, selon qu'elle contient ou non de la bile.

Réaction de Pettenkoffer. — Verser dans l'urine non albumineuse X gouttes d'une solution de sucre au 1/5, puis faire couler un petit filet d'acide sulfurique concentré. Une coloration violette, puis pourpre, indique une réaction positive.

Indican (Urine bleue). — L'indican (indoxysulfate de potassium) existe à l'état de traces dans l'urine normale, mais dans certains cas cette substance apparait sous forme d'une pellicule irisée bleu violacé à la surface du liquide ou au fond du vase qui le renferme. Lorsque la quantité d'indican est forte, l'urine, après fermentation, peut devenir bleue.

Son élimination exagérée traduit soit une alimentation trop carnée, soit des fermentations intestinales au cours des diarrhées, soit un léger degré d'insuffisance hépatique.

ANALYSE QUALITATIVE. Déféquer l'urine en l'additionnant au 1/10 de son volume de sous-acétate de plomb. Faire bouillir avec 10 g d'acide chlorhydrique pour 90 d'urine: il se produit une coloration violette qui donne cette teinte au chloroforme, si l'on en ajoute après refroidissement.

Urobiline. — Elle provient de la bilirubine par un processus réducteur.

Pour la déceler dans l'urine, on ajoute à celle-ci son volume d'alcool éthylique à 95°, puis une pincée d'acétate de zinc en cristaux. On verse dans le liquide clarifié 1/10 du volume de chloroforme; celui-ci est teinté par l'urobiline en rose-vert fluorescent.

L'urobiline existe normalement dans l'urine à l'état de traces. Elle s'observe en quantité notable dans les *ictères* légers d'origine hépatique ou les ictères hémolytiques, dans la cholémie, dans l'insuffisance hépatique, dans certains troubles intestinaux.

L'urobiline a une double origine. Elle se forme : 1° dans l'intestin, aux dépens des pigments biliaires réduits en urobiline; 2° dans le sang, aux dépens de l'hémoglobine par l'hémolyse intravasculaire physiologique.

Acétone. — L'acétonurie s'observe dans le diabète, dans l'acétonémie dyspeptique des enfants, dans l'inanition, après la chloroformisation, au cours de certaines infections et dans l'intoxication alcoolique aiguë. V. ACIDOSE.

Réaction de Lieben. — 1° Ajouter à l'urine suspecte d'acétonurie 1/3 de son volume de lessive de soude; 2° filtrer au-dessus d'un tube à essai; 3° verser goutte à goutte la solution iodo-iodurée faible de Gram jusqu'à ce que cette solution forme une couche de 1 cm de hauteur au-dessus de l'urine.

Si l'urine contient plus de 0g,50 d'acétone par litre, il se forme à la limite de séparation des deux liquides un disque blanchâtre constitué par un précipité d'iodoforme. Ce disque augmente d'épaisseur (plusieurs millimètres) suivant la quantité d'acétone.

Si l'urine est normale (moins de 0g,50), il n'y a pas de disque.

Acide diacétique. — Cet acide ne se rencontre que dans les urines des diabétiques. Quand sa présence est continue et que sa qualité s'accroit progressivement, on doit redouter l'apparition du coma. V. ACIDOSE.

Réaction de Legal. — Ajouter à l'urine dans le tube à essai quelques gouttes de

Solution de nitroprussiate de soude au 1/10 .... }
Acide acétique .... } ãã 10 cm³;

2° Verser goutte à goutte de l'ammoniaque à la surface de l'urine. Il se forme à la limite de séparation des deux liquides un disque violet plus ou moins épais et foncé suivant la quantité d'acide diacétique, mais cette teinte décèle aussi l'acétone.

Réaction de Gerhardt. — Ajouter à l'urine dans le tube à essai 1/10 de son volume de protochlorure de fer officinal; il apparait un précipité qui se dissout en

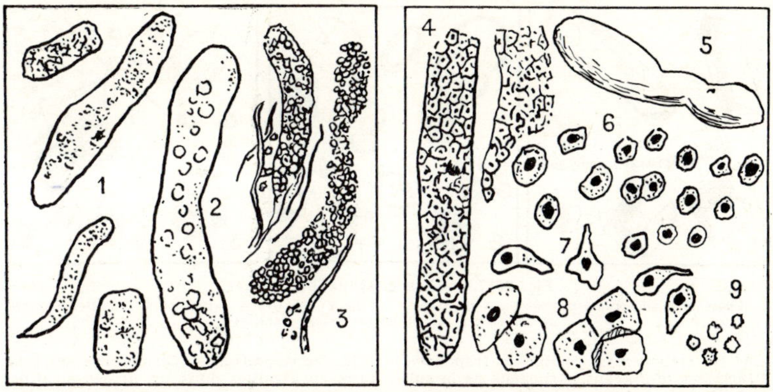

FIG. 2016. — Eléments que l'on peut observer au cours de l'examen au microscope du culot de centrifugation de l'urine.

1. Cylindres granuleux; 2. Cylindres graisseux; 3. Cylindres hématiques; 4. Cylindres épithéliaux; 5. Cylindres hyalins; 6. Cellules épithéliales rénales; 7. Cellules du bassinet; 8. Cellules de la vessie; 9. Hématies.

donnant une coloration rouge porto s'il y a peu d'acide diacétique et rouge bordeaux s'il y en a abondamment.

Le malade ne doit avoir pris ni antipyrine ni salicylate de soude, qui donnent des réactions analogues.

Pus. — L'urine purulente est plus ou moins trouble; mais un trouble analogue peut être dû à la présence de *phosphates* (éclaircissement avec un acide) ou d'*urates* précipités (éclaircissement par la chaleur), ou encore à la *putréfaction.*

Réaction. — L'urine purulente ne se clarifie ni par la chaleur ni par l'acide acétique; l'addition d'ammoniaque la rend sirupeuse et filante.

Examen microscopique. — L'urine étant centrifugée, on examine une goutte du dépôt au microscope et l'on voit des globules de pus, c'est-à-dire des leucocytes dégénérés à noyaux indistincts et colorables.

Sang. — Les urines sanglantes sont rosées, rouges ou noires. Mais les petites hémorragies ne sont pas visibles; seul le microscope peut les déceler.

Réaction. — Ajouter à 5 cm³ d'urine II gouttes de teinture fraiche de gaïac, puis 4 cm³ d'éther ozonisé contenant en dissolution de l'eau oxygénée. Une coloration bleue se produit au niveau inférieur de l'éther.

Réaction de Meyer. — Ajouter à 10 cm³ d'urine 1 cm³ de la solution de Meyer (phénolphtaléine, 2 g; potasse caustique, 20 g; eau, 100 cm³; ajouter 10 g de zinc en poudre, faire bouillir et filtrer); ajouter ensuite V gouttes d'eau oxygénée : on note immédiatement une coloration rouge plus ou moins intense.

Examen spectroscopique. — Il permet de déterminer sûrement la présence d'oxyhémoglobine.

Recherche des médicaments éliminés par l'urine. — *Antipyrine.* — Coloration rouge avec le perchlorure de fer.

Brome (bromures). — Ajouter à l'urine de l'acide azotique et faire bouillir; ajouter, après refroidissement, du chloroforme; celui-ci se dépose au fond, coloré en brun.

Copahu, Santal. — Chauffer avec de l'acide chlorhydrique : coloration rouge.

Iode (iodures). — Ajouter de l'acide azotique et du chloroforme : celui-ci se dépose, coloré en violet.

Morphine. — Le réactif de Frœde (molybdate de soude, 0g,10; acide sulfurique, 10 g) donne une coloration violette.

Phénols (salol). — Coloration violette avec le perchlorure de fer au 1/10; coloration rouge avec le réactif de Millon (mercure, 20 g; acide azotique, 40 g); chauffer.

Pyramidon. — Coloration violette avec le perchlorure de fer.

Quinine. — Coloration rouge avec l'ammoniaque et le ferrocyanure de potassium. Cette recherche permet de vérifier si les militaires paludéens absorbent bien leur ration journalière de quinine.

Salicylates et Acide salicylique. — Coloration violette avec le perchlorure de fer.

Santonine, Rhubarbe, Séné. — L'ammoniaque colore l'urine en rouge.

Diazo-réaction d'Ehrlich. — V. TYPHOÏDES (Fièvres).

Examen microscopique des urines. — L'examen microscopique des urines, du culot de centrifugation d'une urine fraiche et acide, peut révéler la présence d'éléments divers (*fig.* 2016) :

1° De *cellules granuleuses,* qui représentent des cellules desquamées de tubes urinifères enflammés et indiquant une néphrite aiguë ou subaiguë;

2° De *cellules épithéliales,* provenant de la vessie, de l'urètre ou du vagin. Suivant leur origine, le microscope décèle des formes différentes : pavimenteuses pour le vagin, polygonales pour la vessie. On peut aussi trouver de grandes cellules spéciales, dites *cellules cancéreuses,* dans les tumeurs du bassinet ou de la vessie;

3° De *globules blancs,* qui, mélangés avec les deux substances précédentes, peuvent former des filaments blancs et sont les résidus d'une blennorragie;

4° De *cylindres,* qui se sont moulés dans les tubes urinaires. Ils se différencient au microscope en :

a) *Cylindres hyalins* ou *muqueux,* homogènes, transparents, indiquant une altération superficielle légère des reins (néphrite chronique). Souvent même, ils n'ont aucune signification pathologique. Ce sont des éléments de transsudation comme l'albumine;

b) *Cylindres granuleux,* masses de granulations fines, parfois graisseuses (cylindres graisseux), qu'on observe dans les néphrites aiguës ou subaiguës, dans les dégénérescences du rein;

c) *Cylindres épithéliaux,* fournis par des amas de cellules des tubes collecteurs et liés à une affection aiguë du rein ou du bassinet;

d) *Cylindres colloïdes, réfringents, jaunes,* amorphes, qui s'observent dans la néphrite chronique;

e) *Cylindres d'origine sanguine : hématiques* (*fig.* 2016, 3), constitués par des globules rouges et indiquant une hémorragie rénale; *fibrineux,* opaques, provenant également d'une hémorragie rénale; *leucocytiques,* formés de globules blancs agglomérés en cas de néphrite aiguë ou de pyélite suppurée;

5° De *sperme,* contenant des spermatozoïdes plus ou moins bien développés;

6° De *sang,* au complet avec des globules rouges nombreux;

7° De *pus.* V. plus haut;

8° De *bacilles,* en particulier le colibacille et le *bacille de Koch,* dont la recherche est importante pour confirmer le diagnostic de la tuberculose rénale. L'examen direct sur lame est souvent négatif : l'inoculation de l'urine au cobaye constitue la meilleure méthode;

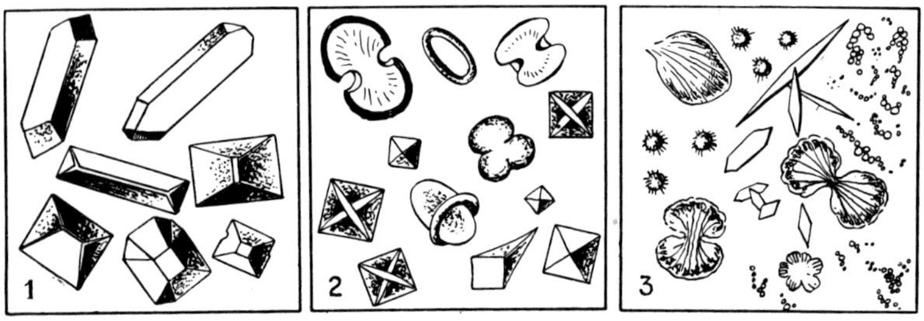

FIG. 2017. — Les cristaux des urines.
1. Phosphates ammoniaco-magnésiens; 2. Oxalate de chaux; 3. Urates (granulations, masses étoilées, gerbes en éventail ou en raquettes, aiguilles).

9° De *tréponèmes*, comme le *tréponème d'Inada* et *Ido*, agent pathogène de la spirochétose ictéro-hémorragique, et qu'on trouve dans l'urine vers le huitième jour;

10° De *parasites*, comme des fragments de *Taenia echinococcus* (membranes, crochets), provenant d'un kyste hydatique des voies urinaires; des *microfilaires*, (V. FILAIRE), agents de l'hématochylurie tropicale; des œufs de *Schistosomum hematobium*, volumineux ovoïdes avec un éperon terminal qu'on note dans la bilharziose urinaire ou hématurie d'Egypte.

Recherche de la glycosurie alimentaire. — Normalement, le sucre ingéré est emmagasiné dans le foie sous forme de glycogène; s'il passe dans l'urine, c'est que le foie est insuffisant. V. DIABÈTE.

Elimination rénale provoquée. — Pour étudier le degré de la perméabilité rénale, on a employé diverses méthodes : celle de la *phloridzine*, du bleu de *méthylène*, la *phénolsulfonaphtaléine*. V. REINS (fonctions).

Sédiments et calculs minéraux. — Ces substances sont les suivantes.

Phosphates (*fig.* 2017, 1). — I. *De chaux.* — Il se dépose dans les urines faiblement acides en formant un dépôt blanchâtre, notamment chez les personnes soumises au régime lacté ou qui boivent des eaux alcalines. Les cristaux sont groupés d'ordinaire en étoiles ou forment des rosaces. Ce phosphate peut déposer aussi à l'état amorphe.

II. *De magnésie.* — On observe ces cristaux en aiguilles dans les urines alcalines d'individus atteints de cystite ou de fermentation urinaire.

III. *Ammoniaco-magnésien.* — Les cristaux sont volumineux, en forme de diamant ou de cercueil. On les observe fréquemment, et ils existent dans toutes les urines après qu'elles ont subi la fermentation ammoniacale. Si celle-ci se produit à l'intérieur de la vessie, ces cristaux forment des calculs dans son intérieur et l'irritent.

Carbonate et sulfate de chaux. — Cristaux assez exceptionnels dans l'urine.

Oxalate de chaux (*fig.* 2017, 2). — Cristaux très brillants, caractéristiques, à angles accusés, en forme d'enveloppes à lettre ou de losanges. Ils peuvent provenir : 1° de l'alimentation (oseille) ; 2° de médicaments (rhubarbe) ; 3° d'un état maladif (dyspepsie, respiration insuffisante, convalescence de maladies aiguës, dépression nerveuse). La possibilité de formation de calculs rend cette constatation très importante.

Acide urique et Urates (*fig.* 2017, 3). — Les sédiments d'acide urique sont colorés en jaune tirant plus ou moins sur le brun, suivant qu'ils sont accompagnés d'urates, notamment d'urate de soude, parfois d'urate d'ammoniaque.

Ces cristaux se déposent dans les vases de nuit, et le malade les constate; ils s'attachent si fortement au fond des vases que ceux-ci sont difficiles à nettoyer.

Les sédiments d'acide urique peuvent constituer des calculs. V. VESSIE.

III. URINE (Incontinence d'). —

CAUSES et SIGNES. L'incontinence d'urine est l'écoulement *involontaire* de l'urine par le canal de l'urètre. Il en existe trois variétés.

Incontinence vraie. — L'urine s'écoule goutte à goutte, au fur et à mesure de la sécrétion par les reins, fait que démontre le résultat négatif du sondage. Cette incontinence est due à une paralysie du sphincter, c'est-à-dire du muscle qui ferme la vessie; elle est la conséquence d'une maladie du cerveau ou de la moelle, de l'aliénation mentale, de la fièvre typhoïde, de l'ivresse.

L'incontinence se produit aussi à la suite de la distension du col par un calcul ou lorsque sa contractilité a été forcée par une distension excessive au cours d'une lithotritie, ou encore qu'il a été fortement comprimé et dilacéré pendant un accouchement.

Enfin, la présence d'un calcul dans la vessie ou l'existence d'un cancer de cette poche peuvent irriter les parois au point de les amener à se contracter à mesure que l'urine y arrive par les uretères.

TRAITEMENT. Celui de la cause.

Incontinence par regorgement. — CAUSES et SIGNES. L'urine s'écoule encore goutte à goutte, mais le sondage donne issue à une quantité considérable de liquide. La vessie étant remplie au maximum d'urine et surdistendue laisse échapper à mesure ce qu'elle ne peut plus contenir. La perte d'urine qui se produit à la suite de secousses de rire ou de toux a une origine analogue, la résistance du

RÉSUMÉ DE L'EXAMEN CLINIQUE D'UNE URINE
(d'après Fleig et Pasturaud).

I. — La réaction de l'urine est *alcaline*.			
L'acidifier par quelques gouttes d'acide acétique. Si l'on obtient ainsi un précipité soluble dans les carbonates alcalins =			MUCINE ou NUCLÉO-ALBUMINES.
II. — La réaction de l'urine est *acide*.			
1. *Chaleur. Acide azotique* Réactif d'Esbach.	A. Précipité *insoluble* dans acide acétique =		ALBUMINE.
	B. Nouvelle urine + sulfate de magnésie à saturation	a) précipité =	GLOBULINE.
		b) pas de précipité =	SÉRINE.
	C. Précipité par *réactif d'Esbach* — soluble à chaud. Réaction du biuret : coloration *rose* =		PEPTONE.
2. *Sous-nitrate de bismuth alcalin. Potasse.*	*Coloration noire à chaud* —		GLUCOSE.
Liqueur de Fehling	*Réduction immédiate à chaud* =		GLUCOSE.
	Réduction *très lente, inconstante*	a) coloration *rouge* avec du perchlorure de fer =	ACÉTONE.
		b) rien avec le perchlorure de fer =	CHLORAL.
3. *Acide azotique fumant* : anneaux de Gmelin =			PIGMENTS BILIAIRES.
4. *Acide azotique + chloroforme*	a) coloration *violette* =		IODURES ALCALINS.
	b) — *brune* =		BROMURES ALCALINS.
5. *Acide chlorhydrique + chloroforme + eau oxygénée*	a) — *bleue* =		INDICAN.
	b) — *rose* =		SCATOL.
6. *Perchlorure de fer*	a) — *violette*, après addition d'acide chlorhydrique =		ACIDE SALICYLIQUE.
	b) — *rouge*, par la réduction de la liqueur de Fehling =		ANTIPYRINE.
III. — Il existe un *dépôt*.			
1. *Ammoniaque + urine = Liquide sirupeux et filant* =			PUS.
2. Une goutte du dépôt sous le microscope	a) Cristaux =	1. *Phosphate ammoniaco-magnésien.* 2. *Acide urique.*	
	b) Poudre amorphe = *Urates.*		
	c) Autres éléments =	*Cylindres, cellules épithéliales, globules blancs, globules de pus, microbes.*	

sphincter de la vessie étant vaincue occasionnellement. Cet état est ordinairement provoqué par une hypertrophie de la prostate (v. MASCULINS [Organes génitaux]), quelquefois aussi par une paralysie de la vessie.

TRAITEMENT. Comme ci-dessus.

Incontinence intermittente ou essentielle (*Enuresis nocturna*). — L'urine s'écoule toujours involontairement, mais en jet et, par suite, en quantité notable. Cette évacuation a lieu plus fréquemment la nuit, mais quelquefois aussi le jour. On constate ce trouble surtout dans la deuxième enfance.

CAUSES. Encore obscures : on a insisté sur l'*hérédité neuro-arthritique* chargée de ces enfants, qui présentent souvent des convulsions, de l'hypersomnie, des végétations adénoïdes, des polypes du nez, des stigmates divers de dégénérescence.

On a incriminé l'*hérédo-syphilis*, ainsi que l'*hyperexcitabilité du système nerveux végétatif* pelvien (parasympathique), une modification de l'état humoral du sujet et des *sécrétions endocrines*, des malformations lombo-sacrées de la colonne vertébrale, révélées par la radiographie (*spina bifida occulta*).

Enfin, il existe des incontinences *réflexes* par lésions locales de l'appareil urinaire : rétrécissement du méat, lésions ou spasme du sphincter, phimosis, épispadias, hypospadias, vulvovaginite, prolapsus rectal, fissure anale, oxyures. Toutes ces causes doivent être recherchées, afin de les traiter en conséquence.

Quelquefois, on a observé l'incontinence intermittente chez des ataxiques ou chez des paralytiques généraux.

SIGNES. Chez l'*enfant*, l'incontinence se produit à intervalles plus ou moins éloignés (une, deux ou trois fois par semaine ou par mois, ou, au contraire, chaque nuit, et deux ou trois fois chaque nuit). Elle a lieu pendant le sommeil, qui est très *profond*. La miction vide en entier la vessie; souvent, le sommeil continue; parfois, l'enfant est réveillé par la sensation d'humidité qui en résulte. En général, la miction est volontaire dans la journée; cependant, elle peut être involontaire quand l'enfant est distrait par le jeu; dans certains cas, le besoin est rapidement si puissant que l'enfant doit uriner immédiatement ou ne peut attendre qu'un temps très court. Il est rare que l'incontinence intermittente soit complète à la fois le jour et la nuit.

Cette névrose urinaire, qui fait le désespoir de l'entourage, persiste souvent jusqu'à la puberté, avec des rémissions plus ou moins longues, en dépit de tout traitement. Pour réussir contre cette infirmité dégoûtante, il faut associer le traitement hygiénique au traitement médicamenteux.

TRAITEMENT. Supprimer toute cause d'irritation et de mauvais sommeil : prurits, parasitoses cutanées, oxyurose, balanite, phimosis.

Réduire les apports liquides : aliments riches en eau, potages, légumes verts, fruits; supprimer toute boisson après 16 h. Pas même la contenance d'une cuiller ou d'un verre au goûter, comme au dîner, en expliquant à l'enfant les raisons de cette prescription.

Refaire l'éducation du fonctionnement vésical; obliger l'enfant à commander à sa vessie, comme il commande à son sphincter anal, par la régularité d'un horaire fixe.

L'enfant n'urinera qu'à heures fixes, toujours les mêmes : au réveil, avant le déjeuner de midi, à 14 h ou avant la classe de l'après-midi, à 17 h et à 20 h. La nuit (parallèlement à la suppression des liquides), réveiller l'enfant à 23 h et même aussi à 2 h du matin, en ne se contentant pas d'une miction dans un demi-sommeil; faire lever l'enfant.

Ne relâcher le traitement que lorsque le lit sera resté sec pendant un mois. Supprimer alors le réveil de 23 h et de 2 h du matin, en avertissant l'enfant qu'au moindre accident un nouveau traitement de trente jours sera institué.

Traitement médical accessoire. Toniques, sulfate de benzédrine, strychnine, acide phosphorique, calcium, arsenic, iode, vitamine D.

Calmants du système végétatif : gardénal, belladone, vitamine B, éphédrine.

Opothérapie thyroïdienne, surrénale, anti-hypophysaire. Chez la femme, injections d'hormones ovariennes.

Quand ces diverses médications ont échoué, on peut recourir aux *injections épidurales* de sérum artificiel (10 à 15 cm^3), de lipiodol.

En dehors même de lésions urinaires nettes, le cathétérisme urétral, la dilatation de l'urètre, les instillations de nitrate d'argent, ont donné parfois de bons résultats.

Résection des lames vertébrales et des brides fibreuses en cas de besoin.

Ablation des végétations adénoïdes.

Electrothérapie : courants faradiques, diathermie.

Sympathicothérapie : cautérisation de la partie antérieure des fosses nasales; cette méthode agit sans doute beaucoup par *suggestion*, d'ailleurs non négligeable, surtout chez l'enfant.

IV. URINE (Rétention d'). — Elle peut être complète ou incomplète et coïncider, dans certains cas, avec l'incontinence.

CAUSES. 1° *Impossibilité de la contraction de la vessie* (rare). — Paralysie de la moitié inférieure du corps (paraplégie) due à une maladie du cerveau ou de la moelle épinière (tabès) au cours de fièvres graves (fièvres éruptives, fièvre typhoïde, typhus, érysipèle, diphtérie); surdistension de la vessie lorsqu'on a résisté longtemps au besoin d'uriner; diminution de la contractilité de la vessie chez les accouchées par compression de la vessie et lassitude générale.

2° *Obstacles matériels à la sortie de l'urine.* — Calcul ou caillot de sang dans la vessie; rétrécissement de l'urètre (cas fréquent), se produisant soit au cours d'une blennorragie, par suite du gonflement inflammatoire qui s'accuse subitement après une fatigue ou un excès quelconque, soit après une blennorragie, par retrait graduel du tissu cicatriciel dû à cette maladie, soit, enfin, à la suite d'une blessure de l'urètre et surtout d'une hypertrophie de la prostate (cas le plus ordinaire); grossesse, tumeur de l'utérus, hernie de la vessie.

SIGNES. *Rétention complète.* — Besoins d'uriner continuels qui, malgré des efforts assez violents pour provoquer l'évacuation de matières fécales et même des hernies, ne sont pas suivis d'effet. Le malade éprouve une sensation de plénitude au périnée, des douleurs sourdes dans le bas-ventre, qui augmentent lorsqu'il est debout ou qu'il marche et qui s'atténuent un peu si, étant couché, il fléchit les cuisses et incline le corps en avant, de façon à relâcher les muscles de l'abdomen. En tâtant celui-ci, on sent une tumeur qui remonte plus ou moins haut. Il est indispensable d'agir, car la mort serait la suite fatale de cet état après un temps variable, mais qui ne peut se prolonger longtemps. Dans nombre de cas, l'obstacle est forcé par l'urine, qui s'écoule goutte à goutte (*incontinence par regorgement* [v. précédemment]).

Rétention incomplète. — Cet état est spécial aux vieillards. Les troubles se réduisent le plus souvent à des envies d'uriner plus fréquentes, surtout la nuit, avec, quelquefois, *difficulté* d'obtenir un résultat; mais, dans certains cas, sous l'influence d'un excès vénérien, d'une fatigue, d'un refroidissement, cette difficulté devient une *impossibilité*, avec tous les signes de la rétention complète. Dans d'autres cas, l'évacuation de l'urine s'effectue, mais elle est incomplète. Les vieillards qui, urinant fréquemment la nuit, n'éprouvent pas après la miction un soulagement complet, qui ressentent au niveau du périnée une sensation de poids et dont les urines sont troubles, surtout si les organes digestifs fonctionnent mal et s'ils souffrent d'un malaise général et sont atteints d'une fièvre faible, mais continue, doivent se faire sonder. Alors qu'ils croyaient uriner normalement, ils seront étonnés de voir la quantité d'urine qui sortira de la sonde, bien que venant récemment d'uriner. La quantité d'urine est souvent considérablement accrue (2^l,1/2 à 3 litres par vingt-quatre heures). Cette obligation s'imposera encore davantage s'ils urinent quelquefois involontairement (*incontinence par regorgement*).

TRAITEMENT. *Rétention d'origine nerveuse.* — Vie au grand air avec hydrothérapie, bains chauds prolongés. Antispasmodiques (opium, belladone, bromures). Lavements d'eau chaude.

Rétention par obstacle mécanique. — Cathétérisme.

Le sondage doit être effectué d'une façon absolument aseptique et toujours la première fois par un médecin.

Si un malade dont le canal a été exploré par un médecin peut parfaitement, après avoir reçu les indications nécessaires, se sonder lui-même, il est imprudent de procéder à cette opération à l'aveuglette. Le résultat est la formation de *fausses routes*, c'est-à-dire de blessures de l'urètre pouvant avoir les plus graves conséquences par elles-mêmes et par la difficulté, sinon l'impossibilité, où elles mettent ensuite le médecin d'obtenir l'évacuation de l'urine. La ponction de la vessie peut devenir nécessaire dans ces conditions. Il est souvent imprudent d'évacuer complètement d'un seul coup une vessie extrêmement distendue; une hémorragie (hématurie), de la fièvre, un évanouissement, peuvent être la suite d'une évacuation trop grande d'urine.

URINEUX, URINEUSE. — Qui a trait à l'urine.

Abcès urineux. — Collection de pus ayant une odeur urineuse, soit qu'elle renferme réellement de l'urine, par suite d'une communication avec l'urètre ou la vessie, soit que le foyer ne soit séparé du canal urinaire que par l'épaisseur de la muqueuse.

L'abcès urineux peut s'observer au cours d'un rétrécissement de l'urètre, des inflammations blennorragiques du canal; il peut être l'aboutissant d'une infection qui se propage de dedans en dehors de l'urètre vers les tissus péri-urétraux; le passage de l'urine à travers une fissure urétrale n'est nullement nécessaire.

SIGNES. L'abcès urineux évolue d'une façon aiguë ou chronique.

L'*abcès aigu* forme une tumeur au périnée, avec parfois des plaques gangreneuses ayant souvent leur siège près de l'anus (ces plaques s'ouvrent en donnant issue à une quantité fétide de pus mêlé d'urine). Le pus peut aussi s'écouler par l'urètre. L'abcès peut enfin se terminer par infiltration urineuse, fièvre intense, avec affaissement général.

Dans la *forme chronique*, les mêmes symptômes se produisent, mais après une période pendant laquelle la tumeur du périnée, allongée, dure, s'accroît lentement.

TRAITEMENT. I. *De la forme aiguë.* — Incision hâtive, grands lavages antiseptiques.

II. *De la forme chronique.* — Grands bains, cataplasmes.

Empoisonnement urineux et Fièvre urineuse. — Troubles auxquels sont exposés les individus atteints d'une des maladies des voies urinaires, vessie et urètre en particulier.

SIGNES. L'infection urineuse se traduit essentiellement par la *fièvre*.

Dans la *forme aiguë*, un frisson avec claquement des dents, tremblement, ouvre la scène; les extrémités se refroidissent, puis des bouffées de chaleur surviennent; la peau est sèche et chaude. Enfin apparaît le stade de sueur. La température s'élève à 39°, 40°, 41° lors de l'accès, mais en vingt-quatre heures, parfois en quelques heures, le thermomètre est redescendu à 37°.

D'autres fois, l'accès se répète les jours suivants, séparé par des intervalles apyrétiques (*fièvre intermittente*); dans la *forme rémittente*, la courbe ne redescend pas à la normale. La langue est sèche et rouge (langue de perroquet); la salive est rare et acide, et le muguet s'ensemence facilement; les vomissements et la diarrhée sont fréquents. Les urines sont rares.

On peut observer des complications : phlegmons urineux, abcès sous-cutanés, musculaires, articulaires. Chez les vieux urinaires dont les reins sont insuffisants, la mort survient en quinze à vingt jours.

Dans la *forme chronique*, les troubles digestifs toxiques tiennent le premier rang; l'amaigrissement est rapide; la peau se sèche et jaunit. Cette cachexie urinaire, s'accompagnant d'urines troubles, de frissons, peut persister pendant six, douze, quinze mois et plus.

CAUSES. L'infection urineuse apparaît habituellement à la suite de manœuvres chirurgicales sur l'urètre et la vessie : cathétérisme, urétrotomie interne, lithotritie. Des fermentations microbiennes se développent en un point lésé des voies urinaires, constituant le point de départ d'une véritable septicémie urinaire. Les microbes en cause sont surtout le colibacille, puis les streptocoques et les staphylocoques.

TRAITEMENT. I. *Préventif.* — Asepsie des mains et des instruments.

II. *Curatif.* — Tenir le malade au chaud; infusions chaudes, purgations, régime lacté, eau de Vichy, sulfate de quinine, sulfamides, pénicilline, streptomycine.

Infiltration urineuse. — La rupture des canaux de l'urine peut s'effectuer en un point quelconque de l'appareil urinaire : rein, uretère, vessie, provoquant une péritonite; mais il sera question ici seulement de l'infiltration dans le tissu cellulaire du périnée, consécutive à une lésion de l'urètre.

CAUSES. Rupture traumatique de l'urètre chez un individu à urines saines; plus souvent, infection péri-urétrale chez des malades atteints d'un rétrécissement avec urines septiques.

SIGNES. *Infiltration d'origine traumatique.* — Début assez brusque, tuméfaction du périnée, des bourses, du prépuce. Frissons répétés.

Infiltration d'urine chez le rétréci. — Début insidieux. Fièvre, langue sèche. Le périnée est tuméfié, infiltré d'un œdème mou, puis il s'endolorit et s'indure; la peau se teinte de rouge cuivré; des phlyctènes se soulèvent, s'emplissent d'un liquide brunâtre. La verge et le prépuce peuvent aussi être œdématiés et montrer des taches gangreneuses. Etat général mauvais. Peau recouverte d'une sueur froide; pouls petit, soif vive. Evolution grave. mortelle chez les vieux urinaires.

TRAITEMENT. Incisions du périnée au thermocautère, cystotomie. Lavages antiseptiques. Antibiotiques.

URIQUE. — **Acide urique.** — Trihydroxypurine; par sa constitution, ce corps est donc proche de la caféine, de la théobromine et de la théophylline, qui sont des dioxypurines.

L'acide urique provient de la désintégration de corps protéiques appelés *nucléoprotéides.*

L'acide urique de l'organisme a une double origine : *exogène* et *endogène.*

Origine exogène : elle est alimentaire; les corps particulièrement riches en purines sont les viscères (foie, tripes, rognons, ris de veau, cervelle), puis viennent la chair musculaire (viande, poisson), certains légumes secs (lentilles, pois), ou verts (épinards).

Origine endogène : l'acide urique se forme aux dépens des nucléoprotéides des tissus.

L'acide urique est éliminé par les urines. V. URINE.

L'acide urique existe normalement dans le *sang* (45 à 50 mg par litre de plasma).

Suivant la composition du milieu sanguin, et selon la concentration des urates, ceux-ci peuvent se précipiter dans l'organisme, et l'expression la plus typique de cette précipitation est le *tophus goutteux,* qui contient en moyenne 63 p. 100 d'acide urique et 10 p. 100 de cholestérol.

Diathèse urique. — V. GOUTTE.

UROBILINE. — V. URINE.

UROFORMINE (Urotropine). — Combinaison d'aldéhyde formique et d'ammoniaque (hexaméthylène tétramine). Cristaux blancs, solubles dans l'eau, et se décomposant en ses corps constituants dans l'organisme, d'où son action antiseptique, bactéricide et légèrement diurétique.

Employée contre les infections générales (fièvre typhoïde), les infections des voies biliaires et des voies urinaires, les infections du système nerveux central (*encéphalite épidémique*). Utilisée en cachets de 0g,5 (2 à 4 cachets par jour), en solution ou en potion, ou encore en injection intraveineuse.

INTOXICATION. L'absorption de hautes doses d'urotropine peut causer des hématuries, de l'albuminurie, des douleurs vésicales, du ténesme, des troubles digestifs, de l'arthrite sèche; contre-indiquée dans les néphrites.

UROGRAPHIE. — Radiographie du rein après injection intraveineuse d'un produit iodé (ténébryl, uroselectan), opaque aux rayons X; ce produit est éliminé rapidement par le rein, dont les cavités sont rendues visibles. Pour que les images soient plus nettes, Colliez a préconisé la compression énergique de l'abdomen du malade au moyen d'un ballon pneumatique et d'une forte sangle; la compression des uretères amène ainsi une stase durable du produit opaque dans les cavités du rein. L'urographie permet d'apprécier la valeur fonctionnelle du rein, la situation du rein, la morphologie de l'arbre urinaire (dilatation, rétrécissement, obstruction), la localisation de corps étrangers (calculs). [V. *fig.* 1994, 1995.]

L'urographie peut donc rendre des services dans l'étude des malformations du rein, des hydro- et pyonéphroses, des pyélo-néphrites, de la tuberculose et des tumeurs du rein.

UROLOGIE. — Partie de la médecine qui s'occupe de l'étude des maladies des voies urinaires.

URONÉPHROSE. — V. à REINS (maladies) : *Hydronéphrose.*

UROTROPINE. — V. UROFORMINE.

URTICAIRE (du lat. *urtica*, ortie). — Dermatose caractérisée par la production transitoire, sur la peau, d'élevures prurigineuses ressemblant à des piqûres d'orties (saillies ortiées).

SIGNES. (V. pl. en couleurs à URTICAIRE.) Chez un prédisposé, à la suite d'ingestion de certaines substances alimentaires ou médicamenteuses, apparaît brusquement en un point une sensation aiguë de prurit, de brûlure. En ce point se développent les éléments d'urticaire. Leur développement se fait d'autant mieux que le sujet se gratte violemment. L'élément urticarien est une élevure saillante légèrement déprimée au centre, de

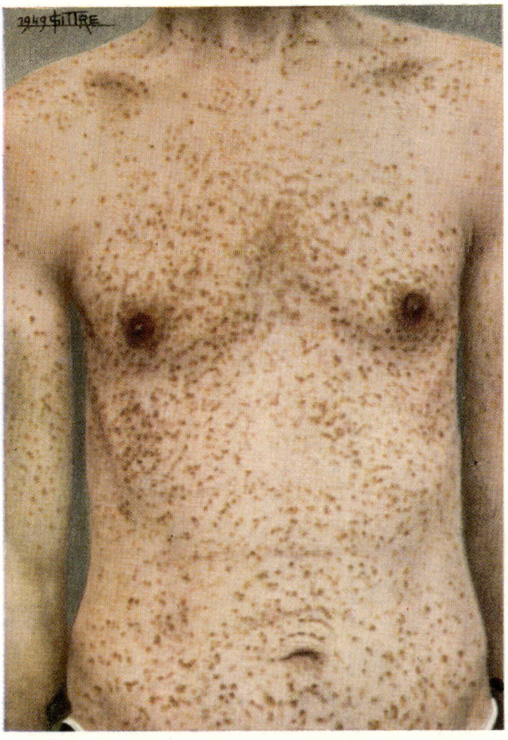

URTICAIRE PIGMENTAIRE

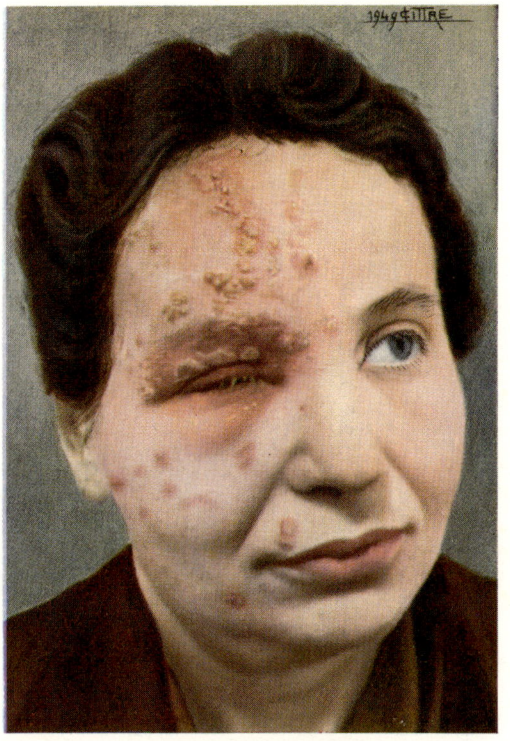

ZONA OPHTALMIQUE

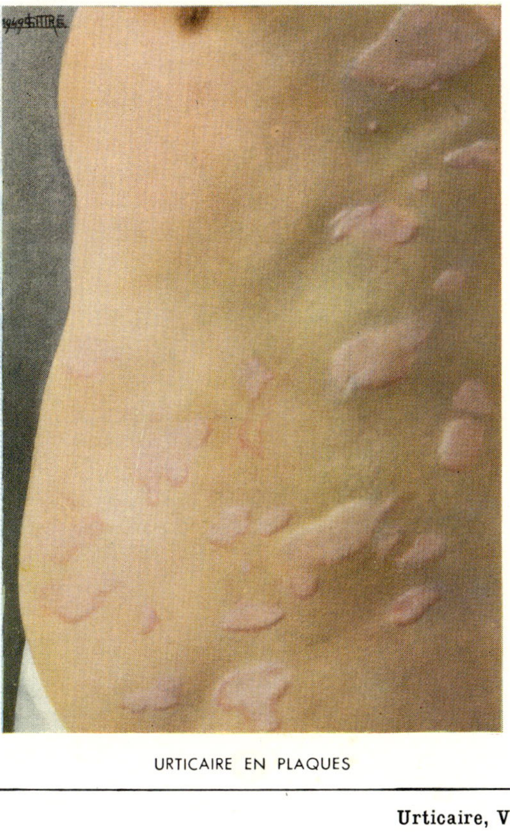

URTICAIRE EN PLAQUES

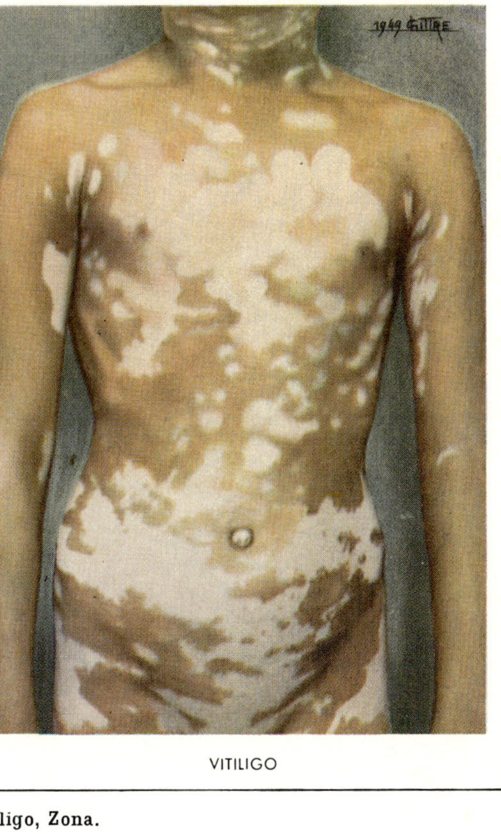

VITILIGO

Urticaire, Vitiligo, Zona.

coloration rose clair, ou d'un blanc opalin avec aréole rose. Les éléments sont plus ou moins étendus; ils peuvent prendre l'aspect de tache (*urticaire maculeuse*) ou reproduire des dessins sinueux (*urticaire gyratée*); quelquefois, les élevures sont très saillantes : c'est l'*urticaire tubéreuse* ou *géante*. Dans certains cas, la papule urticarienne peut être surmontée d'une vésicule (*urticaire vésiculeuse*). L'urticaire peut, dès son début, s'accompagner de fièvre (*fièvre ortiée*) et d'une série de symptômes généraux parfois très intenses.

L'éruption urticarienne peut siéger sur tout le corps. Quand elle est très étendue, le sujet est martyrisé par la violence du prurit.

Evolution. La durée n'est souvent que de quelques heures; cependant, des poussées successives peuvent se répéter pendant plusieurs jours.

On discute sur l'existence possible de poussées urticariennes sur les muqueuses pouvant alterner avec l'éruption cutanée.

Certains sujets peuvent présenter, pendant des mois ou des années, des poussées répétées à courts intervalles. Cette forme chronique peut donner lieu à de véritables lésions cutanées (papules de prurigo) et à un éréthisme nerveux qui peut affecter sérieusement l'état général.

Causes. L'urticaire est une réaction cutanée qui semble due à la libération d'un composé chimique voisin de l'histamine. La libération de cette substance peut être provoquée par des excitations externes ou par l'introduction de divers allergènes par voie digestive ou respiratoire.

I. *Causes externes*. — Contact de certaines plantes (ortie, thuya, *rhus toxicodendron*, lierre, géranium, carotte) et de certains insectes (chenilles, araignées, punaises).

II. *Causes internes*. — Aliments : fraises, coquillages, crustacés, poisson, gibier, charcuterie, conserves, œufs, fromages, certains vins, chocolat, café, thé, farines, parfois lait, pain.

Médicaments : antipyrine, quinine, santal, arnica, térébenthine, iodures, bromures, opium, cocaïne, jusquiame, arsénobenzènes, chloral, barbituriques, santonine, ipéca, insuline, injections de sérum, transfusion.

Maladies infectieuses : paludisme, fièvre typhoïde, hérédo-syphilis.

Affections parasitaires : kyste hydatique, ascaris.

Agents physiques : froid, rayons ultraviolets, rayons X, soleil.

L'urticaire offre des relations intimes avec l'anaphylaxie et les états de choc. Il s'apparente avec l'asthme, la migraine, l'eczéma. Dans la crise d'urticaire, les phénomènes cutanés sont précédés ou accompagnés de tous les signes de la crise hémoclasique.

Le déséquilibre vago-sympathique et les troubles vaso-moteurs qui en résultent peuvent expliquer l'*urticaire émotive*, l'*urticaire d'effort*.

Mais, dans un certain nombre de cas, la cause de l'urticaire échappe absolument.

Traitement. Dans les formes aiguës, purgation, diète sévère durant un ou deux jours, poudrages.

Suppression de la cause, quand elle est connue. Contre la démangeaison, lotions d'eau vinaigrée, lotions phéniquée, salicylée, poudre d'amidon, de talc.

Antihistaminiques de synthèse (2339, 2786 et 3277 RP), par la bouche ou en injections.

Désensibilisation progressive du malade. Faire ingérer ou injecter au malade des doses minimes de la substance nocive pendant les heures qui précèdent le repas. Prendre 0g,50 de peptone en cachets une heure avant le repas.

Autohémothérapie, trois injections de 10 cm³ de sang par semaine, associées ou non aux injections intraveineuses d'hyposulfite de soude à 20 p. 100 ou de bromure de strontium ou de sodium à 10 p. 100.

Chlorure de calcium (3 g par jour), en potion. Injection sous-cutanée d'adrénaline ou de pilocarpine. Tartrate d'ergotamine, 2 à 3 comprimés de 1 mg par jour. Protoxalate de fer, 3 à 8 g par jour en cachets de 50 cg. Huile de paraffine, une cuillerée à café au début ou à la fin des repas. Lobéline, 5 mg à 1 cg.

Dérivés cortisoniques. Leur action est souvent spectaculaire, qu'ils soient prescrits en usage externe ou interne. Le traitement doit être prolongé et surtout diminué progressivement. En effet, la cessation brutale amène souvent une rechute.

Urticaire géante. — V. Quincke (Maladie de).

Urticaire factice. — On a rapproché de l'urticaire le fait que l'on peut observer chez certains sujets et qui porte le nom de *dermographisme*.

On considère le dermographisme comme un stigmate de nervosisme; on l'observe chez des hystériques, des épileptiques, des idiots, des intoxiqués, des saturnins, des alcooliques.

Traitement. Hygiénique.

Urticaire pigmentaire. — Affection différente de l'urticaire vraie et caractérisée par des taches de grandeur variable et de coloration bistre, distribuées sur le tégument (tronc, membres). Ces taches ont la propriété de se congestionner et de devenir urticariennes sous l'influence du grattage.

L'évolution se fait par poussées, et la maladie peut durer plusieurs années sans altérer l'état général.

Cause. Obscure. Cette affection s'apparente aux *nœvi;* elle peut être héréditaire.

Traitement. Radiothérapie, photothérapie, électrolyse (peu efficaces). La neige carbonique peut atténuer les taches pigmentaires.

USSAT (Ariège). — Station d'eaux sulfatées calciques, bicarbonatées, magnésiennes, de 30° à 36° (1 400 m³ par jour).

Action. Sédative.

Cure. Bains.

Indications. Chorée, goitre exophtalmique, neurasthénie, névralgies, tachycardies, fausses angines de poitrine.

USSON (Ariège). — Station d'eaux sulfurées sodiques, arsenicales, silicatées, de 19° à 27°, très radio-actives.

Cure. Boisson, gargarismes, bains, douches générales ou locales, pulvérisations.

Indications. Dermatoses chroniques et subaiguës, ulcères variqueux, plaies atones, affections chroniques des voies respiratoires.

UTÉRUS. — V. à féminins (Organes génitaux).

UVA-URSI. — V. arbousier.

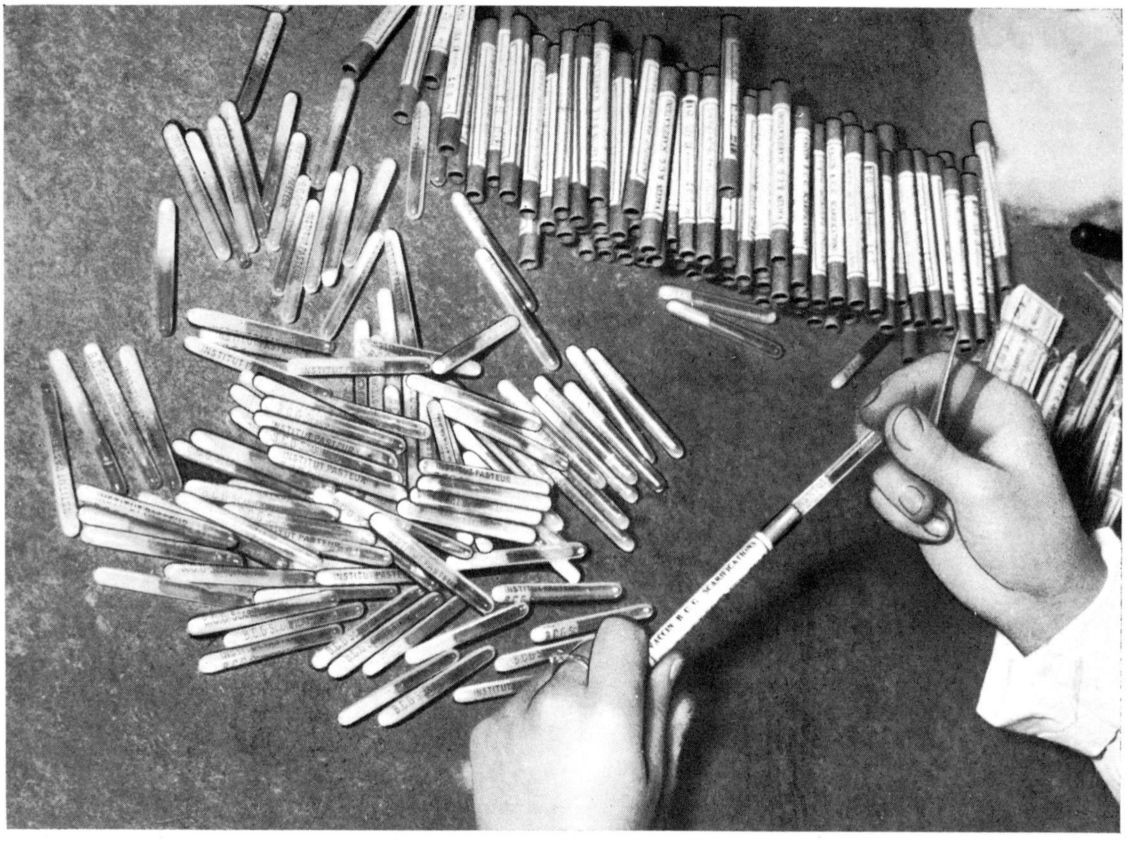

VACCINS. Conditionnement des tubes de vaccin B. C. G. à l'Institut Pasteur. (*Phot. René-Jacques.*)

V

VACCANCES (Colonies de). — Voir ÉCOLIER.

VACCINS. — Substance qui, introduite dans l'organisme, détermine la formation d'anticorps capables de s'opposer à l'infection de cet organisme par un germe infectieux donné.

On distingue deux sortes de vaccins :

les *vaccins préventifs,* qui se proposent de créer un état réfractaire contre une maladie immunisante; ils créent, en effet, une *immunité* (v. ce mot) active, non immédiate (puisqu'elle met une quinzaine de jours à se constituer et souvent plus), durable (puisqu'elle persiste une ou plusieurs années selon les cas). En pratique, ils ne sont utilisés que contre les maladies graves, fréquentes dans un territoire donné. Leur utilisation systématique a entraîné la disparition presque complète de la variole, du tétanos et de la diphtérie; grâce à eux, la poliomyélite, la tuberculose et la typhoïde sont en nette régression;

les *vaccins curatifs,* qui sont employés dans la vaccinothérapie et se proposent de faciliter la guérison d'une maladie déjà déclarée et souvent non immunisante; l'emploi des antibiotiques a réduit leurs indications.

Nature des vaccins. — Les vaccins sont préparés à partir de germes vivants atténués, de germes tués ou de toxines auxquelles on a fait perdre leur pouvoir pathogène en conservant leur pouvoir antigénique (anatoxines).

Les *vaccins vivants atténués.* — Les germes atténués vont déterminer une maladie très bénigne, voire inapparente, mais laissant une immunité solide. Tels sont les vaccins anticharbonneux et antirabique de Pasteur, antipesteux de Girard, antityphique de Blanc et Laigret, antiamaril (contre la fièvre jaune) de Dakar, et le B. C. G. Pour la vaccination antivariolique, l'atténuation tient au fait qu'il s'agit d'une autre maladie, la vaccine, dont la gravité est très faible par rapport à celle de la variole et qui a, avec cette maladie, une immunité croisée (lorsqu'on a l'une des deux, on ne peut pas avoir l'autre).

Les *vaccins utilisant des germes tués.* — Ils sont très nombreux. Divers procédés permettent de tuer les microbes : la chaleur, le froid, l'éther, l'iode, le fluorure de sodium, l'acide phénique, l'action combinée de la chaleur et d'un antiseptique. Les vaccins contre la typhoïde, le choléra, la peste (vaccin de l'Institut Pasteur), le typhus (vaccin de Durand et Giroud), la polyomyélite (vaccin de Salk ou de Lépine) appartiennent à cette catégorie.

Les *anatoxines.* — Ce sont des vaccins employés contre la diphtérie, le tétanos. Elles peuvent être aussi injectées au cheval, entraînant la formation d'anticorps; on utilise ensuite le sérum de l'animal (en injections) contre des affections déclarées ou à titre préventif (diphtérie, tétanos, botulisme).

Préparation des vaccins. — Celle-ci permet de distinguer les vaccins suivants.

Les *vaccins antiviraux.* — Le vaccin antivariolique consiste en l'inoculation de la vaccine; c'est un vaccin vivant, spontanément atténué. Les autres vaccins antiviraux sont différents du précédent car ils utilisent un matériel très toxique, qu'il est nécessaire d'atténuer; ils sont préparés à partir de cultures sur œufs embryonnés ou sur cellules émulsionnées, broyées dans l'eau isotonique, atténuées enfin par des procédés physiques ou chimiques divers. Ainsi sont les vaccins antirabique, antiamaril, antityphique, antigrippal, antipoliomyélitique.

Les *vaccins antibactériens.* — Ils sont préparés à partir de cultures pures, desquelles les germes sont sé-

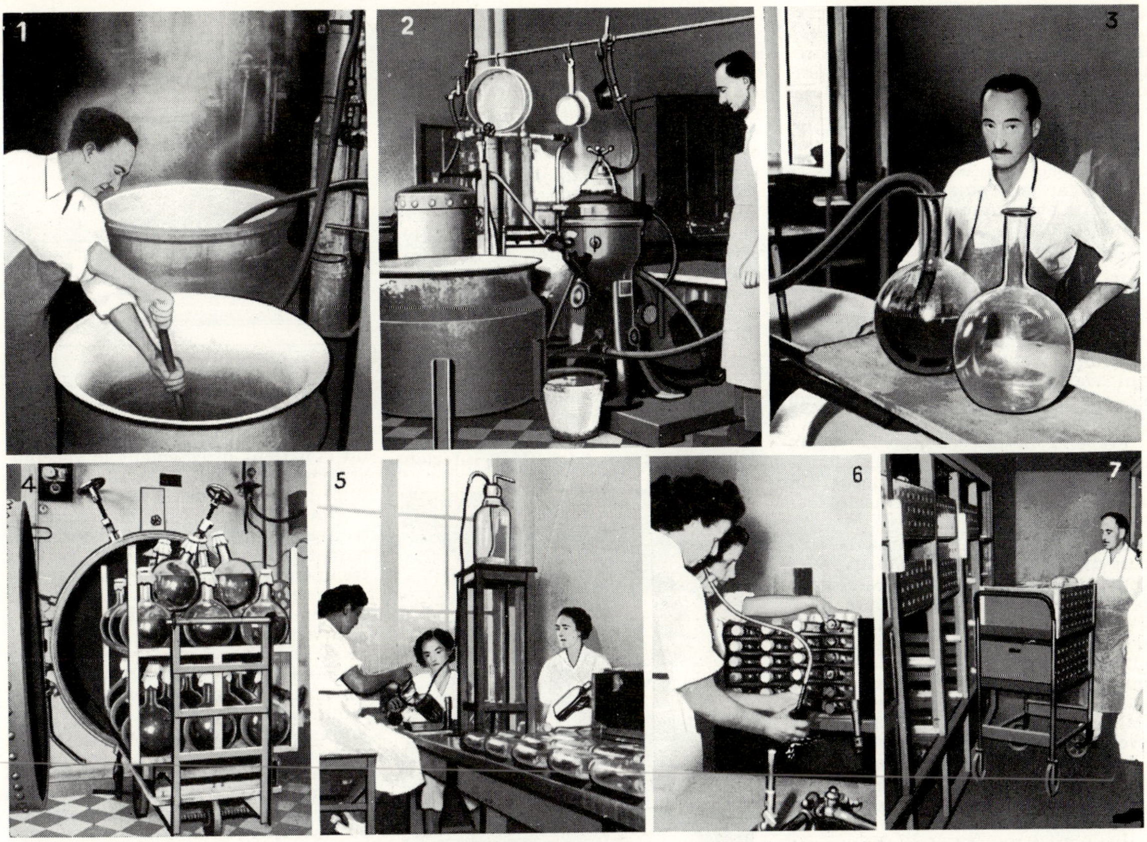

FIG. 2018. — Préparation des vaccins à l'Institut Pasteur.

1. Préparation des bouillons de culture; 2. Filtration des bouillons; 3. Remplissage des ballons de bouillons; 4. Les ballons de bouillons vont être introduits dans l'autoclave; 5. Préparation des ballons d'ensemencement; 6. Ensemencement du T. A. B. (bacilles typhique et paratyphique A et B); 7. Chambre froide de conservation.

(*Phot. Fournier.*)

parés, puis tués ou atténués. Ainsi sont les vaccins anticoquelucheux, antipesteux, antistaphylococcique, antityphoparathyphoïdique A et B et le B. C. G. (vaccin vivant atténué, obtenu à partir du bacille tuberculeux).

Les *vaccins mixtes* (*ou polyvalents*). — Ils sont faits à partir d'un mélange de vaccins. Ainsi, le vaccin D. T. est un mélange d'anatoxines antitétanique et antidiphtérique. L'utilisation des vaccins mixtes permet d'éviter la multiplication des injections vaccinales. En particulier, les vaccins associés sont utilisés par les voyageurs se rendant dans les contrées lointaines et désireux d'éviter toute difficulté avec les services de contrôle sanitaire aux frontières.

Le *stock-vaccin*. — Il est préparé avec différentes souches d'un même microbe.

L'*autovaccin*. — Il utilise des germes qui sont prélevés sur le malade lui-même.

Enfin, les vaccins sont en général préparés en solution aqueuse, mais parfois en solution huileuse (*lipovaccin*).

Voie d'administration des vaccins. — Elle est le plus souvent *sous-cutanée;* dans quelques cas sont utilisées la voie *buccale* (vaccin antipoliomyélitique buccal), la voie *cutanée* (vaccine, fièvre jaune, B. C. G. par scarification) et, exceptionnellement, la voie *muqueuse* (B. C. G., par ex.).

La vaccination n'assure qu'une certaine immunité et ne protège pas toujours complètement contre des germes virulents et très nombreux. Le sujet vacciné doit donc prendre des précautions d'hygiène lorsqu'il est en contact avec un malade.

Certains vaccins (typhus exanthématique, choléra) ont une durée d'immunisation courte et nécessitent de nombreuses injections de rappel lorsque les sujets se trouvent dans une région où la maladie sévit à l'état endémique. D'autres vaccins, au contraire, ont une durée d'action beaucoup plus longue (vaccine, fièvre jaune).

Contre-indications aux vaccinations. — Elles sont rares; quelques vaccins peuvent cependant être mal supportés et déterminer parfois des accidents d'intolérance graves. Aussi doit-on, au préalable, examiner les individus à vacciner.

Les *maladies aiguës*, les *maladies chroniques graves* (cardiopathies, hémopathies) contre-indiquent les vaccinations.

La *protéinurie solitaire permanente* est une contre-indication aux vaccinations contre la variole, la coqueluche, la typhoïde et la diphtérie. Par contre, il faut vacciner par vaccin antipoliomyélitique vivant, par B.C.G. et par anatoxine tétanique.

En cas d'*allergie* (après s'être assuré du diagnostic), il faut vacciner par vaccin antipoliomyélitique buccal, B. C. G. et vaccine (sauf s'il existe un eczéma évolutif). Mais pour la diphtérie, le tétanos, la coqueluche, il faut tâter la réaction aux vaccins en faisant des tests intradermiques avec des doses minimales.

Au cours de la *grossesse,* on évitera l'emploi des vaccins vivants pendant les premiers mois.

Les *traitements cortisoniques* en cours contre-indiquent les vaccins vivants.

Les *traitements immunodépresseurs* et l'*hypogamma-globulinémie* rendent les vaccins inefficaces ou dangereux.

VACCINATION (du lat. *vacca*, vache). — Méthode qui consiste à immuniser l'organisme par inoculation ou ingestion d'un vaccin.

L'idée de la vaccination est extrêmement ancienne. On connaissait le fait de se préserver contre les intoxications en faisant pénétrer dans l'organisme, à toutes petites doses, la substance toxique, de façon à permettre à l'organisme de s'y habituer. Mithridate se préservait contre beaucoup de poisons par une sorte d'accoutumance, entre autres par du sang de canards qui avaient ingéré une série de poisons. Les chevaux et les montagnards de Styrie peuvent résister à des quantités énormes d'arsenic, parce que leur sol en contient. Les morphinomanes peuvent résister à des doses qui tueraient un autre individu. Les éleveurs d'abeilles, les chasseurs de serpents, se sont vaccinés par suite d'une inoculation lente et progressive qui se fait au cours de leur métier. Ces faits empiriques faisaient prévoir la possibilité de transporter ces idées dans le domaine scientifique.

Vaccination variolique. — Jenner démontra que le cow-pox de la vache est inoculable à l'homme, que le cow-pox de l'homme est transmissible d'homme à homme, et que les sujets qui avaient été atteints de cow-pox ne contractaient pas la variole au cours des épidémies.

Préparation du vaccin. — Le vaccin humain est actuellement abandonné en raison de ses dangers (syphilis). On se sert habituellement du vaccin prélevé sur la génisse.

Les génisses qui servent à la culture du vaccin ont de 5 à 8 mois; elles sont d'abord mises en observation pendant une dizaine de jours dans une étable d'isolement, puis transportées à l'Institut, où elles subissent l'inoculation d'une semence vaccinale purifiée et de virulence éprouvée. La culture se fait sur les parois abdominales et thoraciques. Il existe deux procédés d'ensemencement :

1° Les incisions sont faites verticalement et ont environ 2 cm de longueur; elles sont placées par rangées horizontales et distantes l'une de l'autre de 4 cm. Chaque rangée est placée en quinconce au-dessous de la rangée précédente, ce qui permet de récolter chaque pustule sans blesser les pustules voisines. La récolte se fait à la lancette ou au grattoir;

2° Les incisions multiples produites par le scarificateur à plusieurs lames sont plus longues et plus rapprochées, étant destinées à une culture intense pour le vaccin de conserve qui se récolte à la curette.

En règle générale, les pustules peuvent servir aux vaccinations directes dès le quatrième jour. Elles sont utilisables les quatrième, cinquième et sixième jours. Les pustules du sixième jour sont surtout employées pour la préparation de conserve (pulpe vaccinale).

Pour la vaccination directe, la pustule vaccinale est saisie à la base par une pince (dite pince Chambon) ; le vaccinateur enlève la croûte, nettoie la surface, puis, avec une lancette, enlève par un léger grattage une gouttelette de pulpe, composée des éléments solides et liquides de la pustule. Cette matière est inoculée à l'enfant ou à l'homme avec un vaccinostyle aseptique.

Mais il n'est souvent pas possible de faire directement les inoculations de la génisse à l'individu à vacciner, et on a alors recours au vaccin de conserve, qui est préparé de la façon suivante : tout le tissu d'une pustule est enlevé par le grattage ou par curetage et mélangé en parties égales avec de la glycérine chimiquement pure; on a ainsi la pulpe vaccinale *glycérinée liquide.*

Naturellement, cette préparation doit être faite dans des conditions d'asepsie parfaite du champ de culture et des instruments employés. Le vaccin est introduit ensuite dans des tubes préalablement stérilisés et fermés au chalumeau par effilement des extrémités.

La pulpe vaccinale glycérinée a été reconnue comme la semence la plus parfaite pour produire sur les génisses les éruptions les plus pures. La glycérine détruit, en effet, la flore microbienne qui abonde dans le vaccin animal (staphylocoques, *B. subtilis, B. mesentericus,* etc.)

Ce vaccin glycériné n'a cependant pas une durée indéfinie, et il est prudent de ne pas faire usage de celui ayant plus d'un mois.

Opération. — On fait au bras, au niveau de son tiers supérieur en dehors (au point d'insertion inférieur

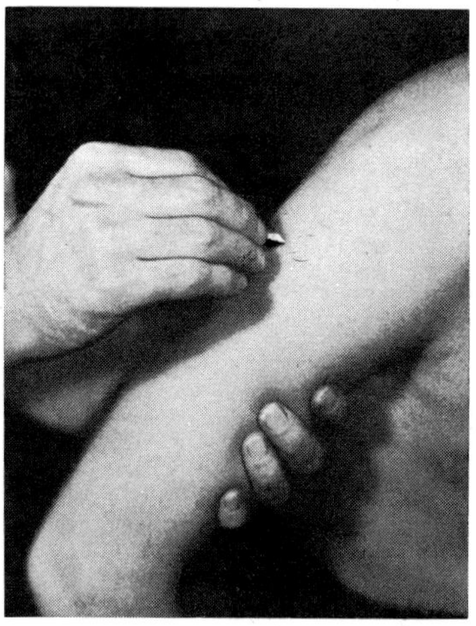

FIG. 2019. — Vaccination au bras.

du deltoïde), ou à la région externe de la jambe ou de la cuisse, ou au niveau de la malléole externe, une scarification assez discrète pour faire perler le sang et non pour faire saigner. Cette scarification est destinée à introduire dans la partie superficielle de la peau une petite quantité de vaccin (*fig.* 2019). Celui-ci doit être employé immédiatement après avoir été pris à la génisse ou extrait du tube en verre.

Les incisions sont si légères qu'elles ne doivent pas entraîner l'issue du sang. Préalablement à la vaccination, on lavera soigneusement la partie qui doit être inoculée avec un peu d'alcool ou d'éther.

Ces petites plaies sèchent après une dizaine de minutes, et on peut alors les préserver contre les frottements par une application de collodion ou par un carré de gutta-percha.

Instruments. — Autrefois, on employait exclusivement une lancette d'un modèle spécial et qui présentait dans ce dessein une petite rainure destinée à recevoir le vaccin.

Aujourd'hui, on l'emploie encore, mais, comme il est nécessaire de l'antiseptiser entre chaque vaccination faite à un individu différent, on lui a substitué des sortes de plumes, ou *vaccinostyles* (*fig.* 2020), qui, ayant une valeur minime, peuvent être jetées après l'opération. On introduit la plume dans un porte-vaccinostyle

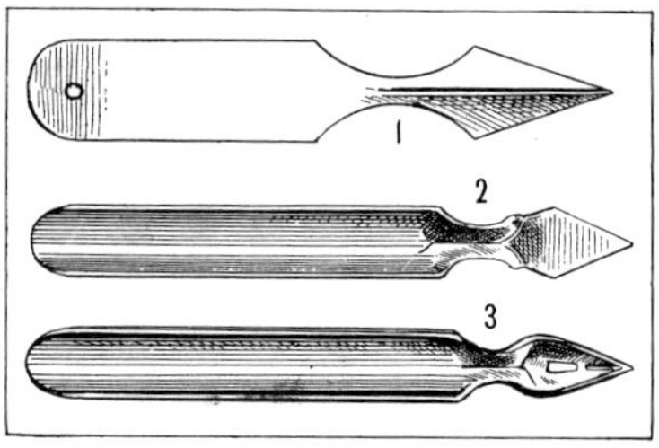

FIG. 2020. — Instruments pour la vaccination.
1. Lancette; 2, 3. Vaccinostyles.

ou l'on tient directement le vaccinostyle entre le pouce et l'index pour faire l'inoculation du vaccin.

A la partie supérieure de la figure se trouve une petite cupule en verre sur laquelle on verse le vaccin pour y tremper le vaccinostyle.

Première vaccination. — A quel âge doit-on procéder à la première vaccination? En général, à moins d'épidémie, on attend que l'enfant ait six semaines à deux mois; à cet âge, l'évolution des dents n'est pas encore commencée, la peau est presque toujours saine; le moment est donc favorable.

Dans les maternités, les enfants ne restant que huit à dix jours, on est obligé de profiter de leur présence, et, au moment de l'opération, il s'en trouve qui n'ont que deux à six jours, quelquefois même c'est le jour de leur naissance qu'elle a lieu. L'expérience montre que cette vaccination hâtive n'a aucun inconvénient.

Evolution, accidents. — V. VACCINE.

LÉGISLATION. La vaccination antivariolique est obligatoire pour les enfants au cours de la première année de la vie, ainsi que la revaccination au cours de la onzième et de la vingt et unième année.

Vaccination antidiphtérique. — Voir ANATOXINE, DIPHTÉRIE.

Vaccination antitétanique. — Voir ANATOXINE, TÉTANOS.

LÉGISLATION. La vaccination antidiphtérique-antitétanique a été rendue obligatoire pour les enfants âgés de douze à dix-huit mois.

Vaccination antityphique. — On l'associe habituellement à la vaccination antiparatyphique (vaccin (T. A. B.) ou même à deux autres vaccinations : c'est la *vaccination antityphoparatyphoïdique-antidiphtérique-antitétanique* (D.T.T.A.B.). On fait trois injections à trois semaines d'intervalle, la première de 1 cm³, les autres de 2 cm³ de vaccin. Pour les jeunes enfants, la dose du vaccin sera diminuée de moitié.

Le lieu d'élection de l'injection est le tissu cellulaire de la fosse sus-épineuse.

Une *injection de rappel* de 2 cm³, faite un an après la vaccination, augmente considérablement le degré de l'immunité acquise.

Ces mélanges de vaccin sont bien tolérés; les réactions sont à peine plus

TABLEAU SYNOPTIQUE DES VACCINATIONS À PRATIQUER CHEZ L'ENFANT

ÂGE	VARIANTE A		VARIANTE B	
	VACCINS ET RAPPELS	MALADIES	VACCINS ET RAPPELS	MALADIES
Premiers jours	B. C. G.	Tuberculose	B. C. G.	Tuberculose
3 mois	D. T. Coq.	Diphtérie + Tétanos + Coqueluche	Coq.	Coqueluche
7 mois	Antipoliomyélitique	Poliomyélite	D. T. Polio.	Diphtérie + Tétanos + Poliomyélite
9 mois	Antimorbilleux	Rougeole	Antimorbilleux	Rougeole
10 à 12 mois	B. C. G. *(enfants non vaccinés)*	Tuberculose	B. C. G. *(enfants non vaccinés)*	Tuberculose
1 an	Antivariolique	Variole	Antivariolique	Variole
15 à 17 mois	*Rappel* D. T. Coq.	Diphtérie + Tétanos + Coqueluche	*Rappel* Coq.	Coqueluche
19 à 21 mois	*Rappel* antipoliomyélitique	Poliomyélite	*Rappel* D. T. Polio.	Diphtérie + Tétanos + Poliomyélite
2 ans	*A partir de cet âge, il n'existe plus de variantes pour les vaccinations*			

ÂGE	VACCINS ET RAPPELS	MALADIES
2 ans	B. C. G. *(enfants non vaccinés)*	Tuberculose
A partir de 2 ans	T. A. B. *(pour les enfants vivant dans une région où la maladie sévit à l'état endémique)*	Typhoïde + Paratyphoïdes A et B
6 ans	B. C. G. *(enfants non vaccinés ou redevenus anergiques : cuti négative)* *Rappel* D. T. Polio	Tuberculose Diphtérie + Tétanos + Poliomyélite
10 ans	*Revaccination* antivariolique	Variole
11 ans	*Rappel* D. T. Polio	Diphtérie + Tétanos + Poliomyélite
16 ans	*Rappel* D. T. Polio	Diphtérie + Tétanos + Poliomyélite
De 6 à 20 ans	*Revaccination* B. C. G. *si cuti négative*	Tuberculose
20 ans	*Revaccination* antivariolique	Variole

La loi fait obligation de vacciner contre la variole, la diphtérie, le tétanos, la poliomyélite et la tuberculose : les vaccins associés ont pour but de réduire le nombre d'injections.

La vaccination par le B. C. G. chez le nourrisson est préférable, car la mortalité par tuberculose à cet âge n'est pas nulle, malgré les antibiotiques; elle s'impose chez les nouveau-nés vivant dans l'entourage d'un tuberculeux.

La nécessité de protéger le nourrisson contre la *coqueluche* le plus tôt possible impose la vaccination à trois mois (parfois dès l'âge de deux mois).

La *variante A* a pour inconvénient de faire vacciner trop tôt les nourrissons contre la diphtérie et le tétanos, à une époque où les nourrissons s'immunisent mal contre ces affections.

La *vaccination antivariolique* était pratiquée jadis à six mois; il est préférable de la pratiquer à un an, sauf en cas d'épidémie.

La *vaccination contre la rubéole* est conseillée, vers l'âge de 13-14 ans, chez les filles réceptives.

Ce tableau est, bien sûr, idéal; dans la pratique, des épidémies, des maladies intercurrentes, des voyages à l'étranger peuvent imposer des retards, des vaccinations ou injections de rappel qui ne peuvent être résumés dans un tableau.

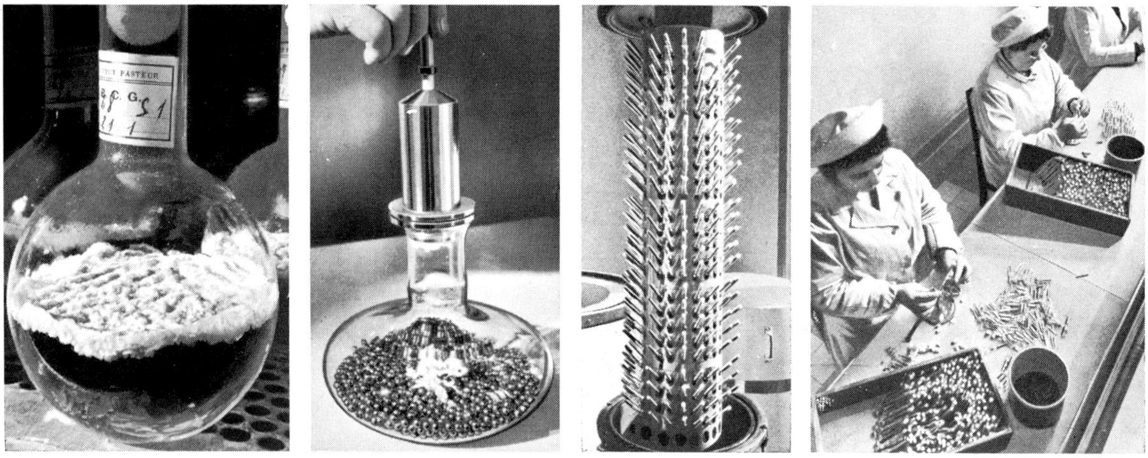

FIG. 2021. — Quelques phases de la préparation du vaccin B. C. G. à l'Institut Pasteur.
1. Culture de B. C. G. sur milieu de Sauton; 2. Après filtration et passage dans un centrifugeur, le résidu, versé dans un flacon, est broyé par des billes d'acier et transformé en une émulsion homogène; 3. Dessiccation de l'émulsion par le vide et le froid (lyophilisation); 4. Soudage des ampoules.
(*Phot. René-Jacques.*)

sensibles que celles qui sont provoquées par chaque vaccin utilisé isolément.

VACCINATION ANTITUBERCULEUSE PAR LE B.C.G. (v. pl. en couleurs). — Ce vaccin est une émulsion de bacilles vivants d'origine bovine, atténués et privés de toute propriété tuberculigène (c'est-à-dire ne pouvant provoquer une tuberculose).

Calmette et Guérin cultivèrent du bacille bovin de la souche Nocard, en séries ininterrompues, sur un milieu de culture contenant de la pomme de terre et de la bile de bœuf. Après 230 cultures successives (réalisées en 13 ans), ce bacille se modifia et devint inoffensif pour toutes les espèces animales (1924). Or, en injectant de 50 à 100 mg de ce bacille vivant, on produit chez les jeunes bovins une immunité assez solide pour qu'ils supportent trois mois plus tard, *sans trouble*, l'injection intraveineuse de 5 mg de bacille bovin *virulent*, tandis que cette dose tue les témoins par granulie aiguë en 6 à 8 semaines. Des expériences analogues ont été faites avec des résultats comparables sur les cobayes, souris, singes, moutons, etc.

L'*innocuité* du B.C.G. a été démontrée en pratique vétérinaire et par divers expérimentateurs français et étrangers.

Il ne faut pas demander au B.C.G. plus qu'il ne peut donner. Il réalise chez un sujet vierge de toute infection tuberculeuse antérieure une véritable primo-infection, mais qui a l'avantage d'être toujours bénigne, se traduisant par un simple virage des réactions tuberculiniques (cuti par exemple). Chez les sujets vaccinés correctement, il est certain que le pourcentage des tuberculoses est *beaucoup* plus faible que chez les sujets non vaccinés; mais l'immunité que donne le B.C.G. n'est pas complète, et il est indéniable que certains sujets deviendront tuberculeux malgré le B.C.G. Le B.C.G. est, parmi les moyens de lutte que nous possédons contre la tuberculose, *un des plus logiques,* puisque dans un grand nombre de cas il empêche la maladie de se déclarer.

La loi du 5 janvier 1950 a rendu cette vaccination obligatoire pour certaines catégories de la population : sujets de moins de 25 ans à cuti négative, enfants fréquentant les établissements d'enseignement et d'éducation, crèches, pouponnières, etc., étudiants (en médecine, art dentaire, etc.), personnel des hôpitaux, militaires, enfin tous sujets exposés aux risques de contamination tuberculeuse.

Précautions. — Une vaccination correcte par le B.C.G. exige certaines précautions :

1° L'*isolement* de tout contact tuberculeux six semaines avant la vaccination et six à huit semaines après (c'est-à-dire que pendant cette période il faut éviter que le sujet soit en rapport avec un tuberculeux, pulmonaire en particulier) :

2° Les *épreuves tuberculiniques préalables* (v. TUBERCULINO-DIAGNOSTIC). Après les six premières semaines d'« isolement », il convient de faire une cuti à la tuberculine, et, 3 ou 4 jours après, si celle-ci est négative, une intradermo-réaction à 50 Unités internationales. On peut également faire d'emblée une intradermo-réaction à 10 Unités.

Ces épreuves sont capitales, car il convient de ne vacciner que les sujets dont les épreuves tuberculiniques sont *négatives;* le cas contraire rend les résultats de la vaccination ininterprétables et sans intérêt, mais n'est pas dangereux.

Technique de la vaccination. — *Vaccination buccale.* — Elle est réservée au nourrisson dans les 10 premiers jours de son existence; on fait absorber à l'enfant, dans un peu de lait tiède, une demi-heure avant un repas, une ampoule contenant 10 mg de B.C.G., les 3e, 5e et 7e jours de la vie.

Malheureusement, cette méthode relativement simple est souvent inefficace, et donc de plus en plus abandonnée;

Vaccination sous-cutanée. — Elle provoque souvent un petit abcès froid et est à rejeter.

Vaccination par scarifications. — Elle est très répandue en France. On fait sur le bras, la cuisse ou le dos du pied, 4 à 10 traits de scarification de 1 à 2 cm de long, selon l'âge, à travers II à IV gouttes de B.C.G. (après avoir bien secoué l'ampoule). Les scarifications sont faites en croix, formant ainsi une sorte de grille, et doivent saigner légèrement. On attend cinq minutes et on applique sur les scarifications une compresse imbibée avec le reste de l'ampoule de B.C.G.; puis on fixe par un leucoplaste.

3 à 4 semaines plus tard, les scarifications forment de petits bourrelets rouges, qui disparaissent complètement 2 à 5 mois après, laissant parfois une fine cicatrice linéaire.

Vaccination intradermique. — C'est la méthode qui permet d'obtenir le plus grand nombre de « virages » des épreuves tuberculiniques.

L'injection se fait généralement sur la face externe du bras. La dose de vaccination est de 1/10 de cm³. L'injection doit être strictement intradermique et doit provoquer l'apparition immédiate d'une papule de 8 mm de diamètre environ, qui disparaît en une demi-heure.

Au bout de trois semaines, il se forme un nodule rouge violacé de 6 à 8 mm de diamètre, indolore, qui peut persister ainsi sans modification pendant un mois et demi, deux mois, puis disparaître en laissant une zone déprimée. Dans d'autres cas, le nodule se recouvre d'une croutelle. Le plus fréquemment, une à deux semaines après son apparition, le nodule s'ulcère légèrement, suinte un peu et met deux à huit semaines à cicatriser.

Contrôle de la réussite de la vaccination. — L'immunité relative que provoque le B.C.G. n'est ni durable ni obtenue d'emblée dans 100 p. 100 des cas. Six semaines à deux mois après la vaccination, il convient de refaire une réaction cutanée à la tuberculine. Si celle-ci est positive, on la contrôlera une à deux fois par an, quitte à revacciner si elle redevient négative (ce qui arrive souvent au bout de 5 ans).

Si elle est d'emblée négative (ce qui arrive dans 1 à 10 p. 100 des cas pour la vaccination intradermique ou par scarifications), on la répètera chaque mois pendant 2 ou 3 mois, et, s'il y a confirmation de la négativité, on revaccinera.

INCIDENTS. Parfois, la réaction locale est plus intense et persiste plus longtemps qu'il n'a été décrit plus haut. Le seul incident notable est l'apparition (dans un nombre infime de cas) d'un petit ganglion, qui peut persister longtemps et qui disparaîtra sans laisser de trace. Ces incidents sont sans aucun danger et *la vaccination ne produit aucune perturbation de l'état général.*

D'autre part, l'Institut Pasteur de Paris, qui prépare le B.C.G., dispose de moyens de contrôle qui rendent impensable actuellement une erreur de préparation.

CONTRE-INDICATIONS. En dehors des sujets à réaction tuberculiniques négatives, qui sont écartés, il n'existe que des contre-indications temporaires à la vaccination : mauvais état général, lésions infectieuses de la peau (furonculose, impétigo, eczéma, etc.), existence d'une maladie infectieuse (rougeole, coqueluche, scarlatine, etc.). On attendra que l'état soit redevenu normal pour vacciner.

Durée de conservation du vaccin. — Les doses de B.C.G. n'étant utilisables que pendant les 15 jours qui suivent leur préparation, il faut demander le vaccin à l'Institut Pasteur, en précisant le moment de son utilisation et le mode de vaccination (buccale, par scarifications, intradermique); le vaccin est envoyé gratuitement par retour du courrier.

Notons enfin qu'il existe une technique moderne de congélation-dessiccation du B.C.G. qui permet de garder le vaccin pendant une année (d'où son exportation dans les contrées lointaines).

VACCINE. — Maladie bénigne infectieuse, contagieuse, inoculable, déterminée par l'inoculation d'un *vaccin*, c'est-à-dire du virus (*fig.* 2022, 2023) provenant de la vaccine naturelle observée chez le cheval ou la vache.

Vaccines animales. — Certaines vaccines animales sont naturelles, telles le *horse-pox* et le *cow-pox :* elles diffèrent par quelques points de la vaccine humaine. D'autres vaccines animales sont expérimentales ou provoquées, comme celles de la génisse,

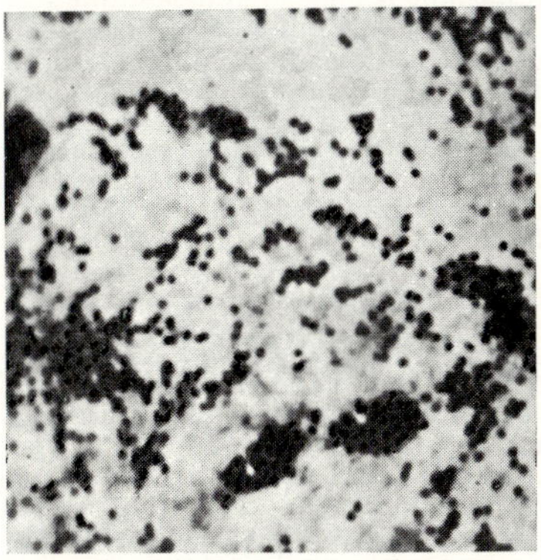

FIG. 2022. — Corpuscules du virus de la vaccine (grossiss. 2 000).
(*Phot. Institut Pasteur.*)

de l'âne, du lapin, du chien, du singe, de la chèvre, etc.

Horse-pox. — Vaccine spontanée du cheval (*grease* de Jenner). C'est une éruption localisée à la muqueuse

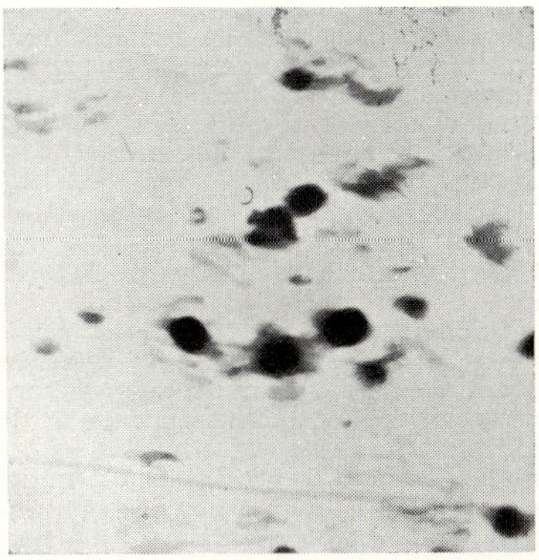

FIG. 2023. — Virus de la vaccine vus au microscope électronique (grossiss. 20 000).
(*Phot. Institut Pasteur.*)

buccale (*fig.* 911) ou génitale, formée de vésicules qui suppurent et laissent de petites ulcérations lenticulaires. Parfois, l'éruption est généralisée. L'inoculation du horse-pox à la vache donne le cow-pox, et à l'homme le man-pox; elle procure l'immunité

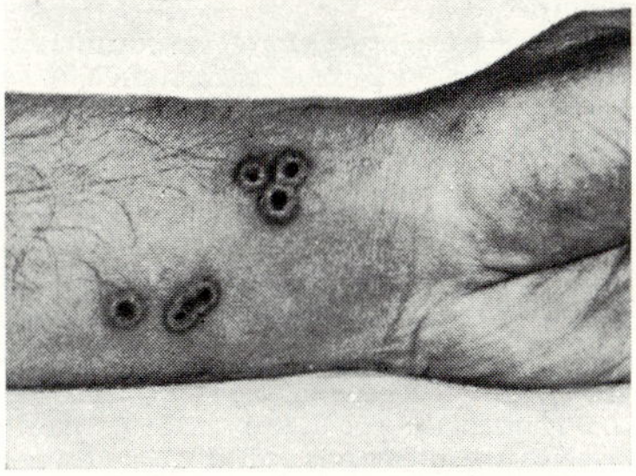

FIG. 2024. — Vaccine accidentelle.
(*Arch. hôpital Saint-Louis.*)

complète contre une nouvelle inoculation de ces maladies et contre la variole.

Cow-pox. — Vaccine spontanée de la vache ou consécutive à une contagion accidentelle du horse-pox. S'observe moins souvent qu'autrefois, surtout au printemps et en automne, au Danemark, en Hollande, en Prusse.

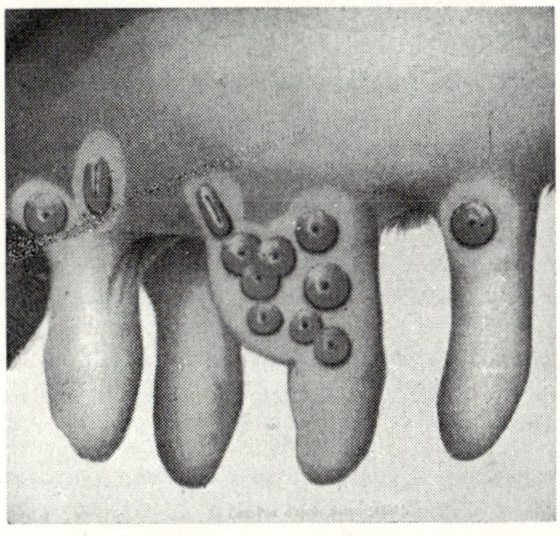

FIG. 2025. — Cow-pox sur le pis de la vache.
(D'après les documents de l'Institut de la rue Ballu.)

Cow-pox inoculé. — C'est la *vaccine* proprement dite; elle diffère de l'autre en ce que les pustules sont ombiliquées, comme dans tout vaccin transmis. C'est en partant de ce cow-pox qu'on prépare actuellement les pulpes glycérinées qui servent à vacciner l'homme. On emploie pour cela des génisses de quatre à six mois.

Vaccine humaine. — La vaccine humaine, inoculée soit de bras à bras, soit de génisse à homme, soit avec de la pulpe glycérinée de vaccin bovin, présente des caractères différents selon qu'il s'agit d'une première vaccination ou d'une revaccination (voir planche en couleurs à VARIOLE).

Primo-vaccination. — Après l'inoculation du vaccin, il existe une période d'inoculation latente de trois jours environ.

A la fin du troisième jour, on note sur chaque point d'inoculation

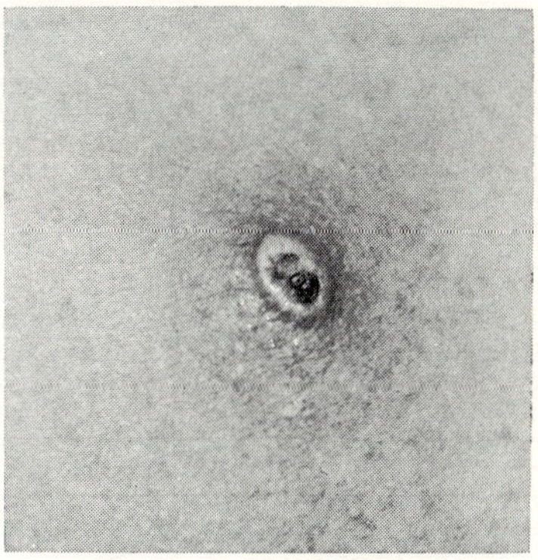

FIG. 2026. — Pustules vaccinales dans la vaccination contre la variole.
(*Phot. Institut Pasteur.*)

une tache (*macule*) rouge, qui le lendemain devient saillante (*papule*), le cinquième jour se transforme en *vésicule* transparente, puis opaline, qui devient circulaire et se creuse en son centre (s'ombilique). Le sixième jour, la lésion vaccinale présente deux parties distinctes, une périphérique, une centrale. La zone périphérique est tout d'abord un mince liséré rouge. Mais, au huitième jour, cette simple bordure érythémateuse devient brusquement et d'un seul coup une aréole inflammatoire, atteignant l'apogée de sa formation au dixième jour. La partie centrale, encore appelée *papille,* est d'abord constituée par une vésicule devenant ensuite une pustule ombiliquée (*fig.* 2026). Les ganglions du voisinage s'engorgent et deviennent douloureux.

L'évolution de cette éruption vaccinale s'accompagne de symptômes généraux plus ou moins marqués, mais constants : l'élévation de la température, dont le maximum se fait au moment de la poussée subite aréolaire, des modifications de la formule sanguine (augmentation du nombre des mononucléaires), de l'anorexie, de l'insomnie, sont généralement notées.

Revaccination. — A ce tableau s'oppose nettement celui des lésions revaccinales.

Chez l'individu qui *vient d'être vacciné,* les nouvelles inoculations de vaccin n'aboutissent plus à une différenciation entre l'élément central papillaire et l'élément périphérique aréolaire. Elles se résument en une simple papule débutant dans les six premières heures après l'inoculation, atteignant son acmé en vingt-quatre heures et entrant bientôt en régression pour achever son cycle en deux à quatre jours. C'est le type de *réaction précoce* décrit par Pirquet.

Si la revaccination est effectuée chez un individu *vacciné depuis plus longtemps,* la réaction obtenue se différencie bien en ces deux éléments essentiels : papille et aréole, mais toutes les phases évolutives sont accélérées. La phase de latence est raccourcie; dès le troisième jour, la papule est formée; l'aréole apparaît plus vite et atteint précocement son maximum (sixième, septième jour). La papille est rapidement arrêtée dans son évolution au stade vésiculeux, ou bien la pustulation est à peine indiquée. Ainsi est réalisé le type de *réaction accélérée.*

Ces faits prouvent donc que l'individu immunisé conserve une aptitude à réagir envers le vaccin; il a acquis des dispositions nouvelles pour réagir selon un mode nouveau à l'égard d'une nouvelle dose de virus vaccinal (allergie).

Il ne s'agit donc pas de *fausses vaccines,* comme on l'a dit, mais de réactions vaccinales vraies, traduisant un état particulier d'un sujet déjà immunisé. Ces réactions revaccinales se différencient des réactions primovaccinales par les points suivants : différence dans le temps d'évolution; différence dans l'aspect objectif; absence de symptômes généraux.

COMPLICATIONS. *Vaccine généralisée* (Fièvre vaccinale). — Eruption plus ou moins abondante d'éléments de vaccine apparaissant vers le septième ou le huitième jour; cette généralisation est parfois grave et peut entraîner la mort de l'enfant.

L'*encéphalite* est la complication la plus grave, mais elle est heureusement rarissime. Elle a été signalée surtout en Angleterre, en Hollande, dix jours après la première vaccination, chez des enfants vaccinés tardivement, de cinq à quatorze ans.

SIGNES. Début brusque, avec fièvre (40°, 41°), parfois céphalée, convulsions avec torpeur, somnolence; paralysies oculaires ou hémiplégies.

EVOLUTION. Vers le coma et la mort (50 p. 100 des cas), ou vers la guérison complète ou avec séquelles (cécité, idiotie).

CAUSES. Encore obscures. Attribuée par Netter au virus vaccinal, en particulier au neurovaccin (obtenu dans certains instituts par passage sur le cerveau du lapin). D'autres considèrent cette complication comme une encéphalite épidémique réveillée par la vaccination.

PROPHYLAXIE. Pratiquer la première vaccination dans les deux premiers mois de la vie, à une époque où l'encéphalite est inconnue. Vacciner en faisant une scarification minime.

TRAITEMENT. Injection de sérum de sujet sain vacciné en même temps que le malade. Ponction lombaire.

Cette complication extrêmement rare (21 cas en trois ans) ne saurait être un obstacle à la vaccination jennérienne.

NATURE. La vaccine est un virus filtrant, du type neurotrope. En France, on admet que ce virus est différent de celui de la variole, car on n'a jamais pu transformer la variole en vaccine par passage sur l'animal; ou bien l'éruption provoquée par l'inoculation de la variole s'éteint, ou bien elle reste la variole et ne ressemble nullement à une éruption vaccinale.

A l'étranger, au contraire (Allemagne, Suisse, Angleterre), on admet l'identité de la variole et de la vaccine.

RÉCEPTIVITÉ. La réceptivité originelle pour la vaccine est presque absolue. Certains nouveau-nés sont réfractaires au début, du fait de la variole ou de la vaccination de la mère pendant la grossesse. Un nourrisson est d'ailleurs à peu près immunisé jusqu'à trois mois pour toutes les maladies. On peut aussi, mais rarement, rencontrer un état réfractaire chez des adultes.

La réceptivité à la primo-vaccination ne s'éteint jamais complètement, même dans l'extrême vieillesse; mais les résultats positifs diminuent avec le progrès de l'âge : 70 à 80 p. 100 de succès durant la période scolaire, 60 à 65 p. 100 après vingt ans.

IMMUNITÉ. L'immunité naturelle est donc rare; l'immunité acquise peut être créée par la variole ou par la vaccine.

Pour une première vaccination, l'action préservatrice commence à se manifester entre le cinquième et le septième jour, pour atteindre son maximum du onzième au treizième jour.

L'immunité dure en moyenne de sept à dix ans, mais elle peut s'éteindre au bout de un à trois ans; des enfants de deux à trois ans ont pu être revaccinés avec succès.

L'immunité acquise par une variole antérieure n'est pas indéfinie; elle est cependant plus durable que celle qui est fournie par la vaccine.

Quand la variole se manifeste chez des sujets en pleine éruption vaccinale (en temps d'épidémie), elle est plus ou moins modifiée ou atténuée.

VACCINELLE. — Forme atténuée de la vaccine chez les individus vaccinés antérieurement. V. ci-dessus.

VACCINIFÈRE. — Enfant ou génisse portant des vésicules de vaccin inoculable. V. VACCINE.

VACCINIFORME. — Eruption ayant l'aspect de la vaccine.

VACCINOSTYLE. — Sorte de plume servant à vacciner. V. VACCINATION.

VACCINOTHÉRAPIE (de *vaccin,* et du gr. *therapeia,* traitement). — Emploi des vaccins pour le traitement des maladies.

La vaccinothérapie consiste dans l'absorption ou l'injection de microbes ou de produits microbiens destinés à produire la formation d'anticorps, et à conférer à l'organisme une immunité active.

La vaccinothérapie peut être *préventive,* c'est-à-dire dirigée contre une affection ultérieure. Elle peut être *curative,* c'est-à-dire dirigée contre une maladie infectieuse en évolution.

MODE D'ACTION. Les microbes pathogènes déterminent, dans l'organisme qu'ils infectent, des réactions de défense caractérisées en partie par la formation d'anticorps spécifiques, c'est-à-dire de substances capables de détruire ces microbes, et ceux-ci de préférence aux autres. Quand on injecte à un sujet des bacilles, on fait appel au pouvoir défensif de son organisme; on le force à augmenter sa résistance, à intensifier ses moyens de lutte; l'effet est lent à se produire, mais il est plus énergique et plus durable, et la protection ou immunité réalisée est *active,* puisque l'organisme l'acquiert par ses propres efforts de réaction.

TECHNIQUE. Ce sont les injections sous-cutanées ou intramusculaires qui sont le plus employées. Les injections intraveineuses peuvent être dangereuses.

L'injection sous-cutanée se fait habituellement dans les régions sous-épineuses et sous-claviculaires, l'insertion deltoïdienne de la face externe du bras, la région sus-fessière, à deux travers de doigt au-dessous de la crête iliaque.

Bien agiter l'ampoule avant de s'en servir, afin d'homogénéiser le liquide.

Certains vaccins peuvent être employés par voie buccale, mais les résultats obtenus sont inconstants.

ACCIDENTS. L'injection peut donner lieu à des réactions locales et générales. Comme réaction locale, mentionnons la douleur au point d'inoculation (voie sous-cutanée), avec rougeur et tuméfaction pouvant durer deux à trois jours; quelquefois, aussi, les ganglions correspondants peuvent se tuméfier et devenir douloureux. La réaction générale est plus ou moins accentuée suivant la voie d'injection; elle consiste en fièvre à 39°, céphalée, malaise, courbature générale, d'une durée de douze à vingt-quatre heures. Quand on emploie des doses trop fortes d'emblée ou la voie intraveineuse, les accidents s'accusent et peuvent devenir dramatiques : malaises intenses, frissons, état syncopal, fièvre élevée, etc., mais ils sont généralement de courte durée. Ces réactions rentrent dans le cadre du choc hémoclasique. Enfin, on peut aussi observer des accidents rénaux (albuminurie, hématurie, urémie) et pulmonaires (poussée aiguë de tuberculose), parfois même un choc vaccinal mortel, rappelant le choc anaphylactique.

INDICATIONS. La vaccinothérapie préventive (maladies typhiques, diphtérie, etc.) peut être employée sans danger chez tout sujet bien portant.

Il peut être utile de vacciner les nourrissons en temps d'épidémie : quelques gouttes suffisent. Chez la femme, il est préférable d'ajourner la vaccination pendant la période menstruelle; la grossesse ne constitue pas, par elle-même, une contre-indication, lorsque l'état général est bon et que les reins fonctionnent bien.

On peut vacciner les nourrices sans inconvénients pour elles et leurs nourrissons. L'âge n'est pas une contre-indication; mais un examen minutieux des organes sera pratiqué toutes les fois qu'il s'agira de vacciner les personnes âgées. Quant aux enfants, ils tolèrent la vaccination d'autant mieux qu'ils sont plus jeunes; les réactions sont chez eux exceptionnelles, et la douleur locale souvent nulle.

CONTRE-INDICATIONS. I. *Temporaires*. — Surmenage, affections aiguës (angine, diphtérie, rougeole, scarlatine), intoxication aiguë (alcoolisme).

II. *Permanentes*. — Tuberculose sous toutes ses formes et dans toutes ses localisations, pleurésies chroniques, lésions rénales (examiner systématiquement les urines) ; lésions cardiaques mal compensées, affections graves du foie ou des poumons, insuffisance surrénale, hypotension artérielle.

VACHE (Tuberculose de la). — La tuberculose peut atteindre la vache aux poumons, aux intestins et aux mamelles; il y a donc intérêt à faire bouillir le lait de vache pendant cinq minutes à 100°.

VAGABONDS (Maladie des). — V. POUX.

VAGIN, VAGINISME, VAGINITE. — V. à FÉMININS (Organes génitaux).

VAGINALITE. — Inflammation aiguë ou chronique de la vaginale, enveloppe séreuse du testicule. V. MASCULINS (Organes génitaux).

VAGOTONIE (de *vague*, et du lat. *tonus*, ressort). — Sensibilité spéciale du système nerveux régi par le nerf vague ou pneumogastrique, entraînant un certain nombre de troubles (V. SYMPATHIQUE [Système nerveux]). La vagotonie s'oppose à la *sympathicotonie*.

VAGUE (Nerf). — V. PNEUMOGASTRIQUE (Nerf).

VAISSEAUX LYMPHATIQUES, SANGUINS. — V. CŒUR.

VALÉRIANE (Herbe aux chats). — Plante (*Valeriana officinalis*) de la famille des Valérianacées, dont le rhizome contient de l'acide valérianique et malique, une huile essentielle renfermant du pinène, du terpinéol, du bornéol, sous forme d'esters; ceux-ci, qui ne se trouvent que dans la plante fraîche, sont les seuls corps actifs antispasmodiques. L'acide valérianique, qui n'existe que dans la plante sèche, est à peu près sans action.

La valériane est employée comme antispasmodique dans les névroses, la neurasthénie, dans tous les cas d'hyperexcitabilité psychique et sensorielle, d'éréthisme cardio-vasculaire.

Les préparations de plante sèche (poudre, infusion, extrait fluide, teinture) sont abandonnées au profit des préparations de plante fraîche (énergétène) ou stabilisée (intrait).

Energétène de valériane. — Deux à six cuillerées à café par jour dans de l'eau sucrée. Pour les enfants, 1 g (XXXVI gouttes) par année d'âge.

Intrait de valériane (sans odeur). — 20 à 60 cg par jour en cachets, pilules ou solution titrée à 10 cg par cuillerée à café. Pour les enfants, 1 à 2 cg par année d'âge.

VALÉRIANIQUE (Acide). — Liquide incolore, huileux, extrait du rhizome sec de la valériane. On lui attribue des propriétés antispasmodiques (II à VI gouttes). Employé surtout sous forme de sels : *valérianates de zinc, d'ammonium*, qui semblent n'agir comme antispasmodiques et antinévralgiques que lorsqu'ils sont associés aux préparations (intrait) de valériane : 10 à 50 cg en cachets.

Le *valérianate de fer* a été prescrit dans l'anémie, en pilules de 10 à 50 cg.

VALÉTUDINAIRE (du lat. *valetudo*, santé). — Syn. de *malade*.

VALGUS (mot latin). — Déviation d'un membre ou d'un segment de membre en dehors : *pied bot valgus, genu valgum*.

VALS (Ardèche). — Station d'eaux minérales froides (13° à 16°), bicarbonatées sodiques, ferrugineuses et arsenicales.

CURE. Boisson, bains, douches, inhalations.

ACTION. Apéritive, digestive, excitante; action sur la sécrétion et la motilité gastrique, sur la sécrétion biliaire, sur la diurèse.

INDICATIONS. Dyspepsie et atonie gastrique; lithiase biliaire et congestions du foie; lithiase rénale. Diabète arthritique. Goutte. Rhumatisme chronique. Obésité. Maladies de la peau. Paludisme ancien et anémies paludéennes.

CONTRE-INDICATIONS. Ulcère et cancer de l'estomac. Diarrhée chronique chez les tuberculeux. Néphrites. Etats congestifs. Tuberculose pulmonaire.

VALVULES. — Replis placés dans le cœur et les vaisseaux. Ils sont destinés à fermer les orifices et à empêcher le retour du sang en arrière. Voir CŒUR.

VALVULOTOMIE. — V. *Supplément*.

VANILLE. — Plante grimpante (*Vanilla planifolia, V. aromatica, V. viridiflora*) originaire des Antilles et de l'Amérique centrale, de la famille des Orchidacées. Son fruit (silique), sans odeur à l'état vert, devient odorant par dessiccation. Il renferme de la *vanilline*.

La vanille entre dans la composition de l'élixir de Garus et sert à aromatiser les chocolats, les crèmes, des liqueurs.

La vanilline a le même usage et est employée pour masquer la saveur de divers médicaments.

Intoxication (Vanillisme). — I. ALIMENTAIRE. — Rare. Peut s'observer à la suite d'absorption de glaces, crèmes à la vanille : diarrhée cholériforme, vomissements, crampes.

II. PROFESSIONNELLE. — Les ouvriers qui manipulent la vanille sont, dans certains cas, atteints de démangeaisons aux mains et au visage, avec éruption papuleuse, gonflement et desquamation de la peau; de blépharite chronique et de rhume de cerveau. Ces troubles ont été attribués à un acare existant sur la plante.

On a aussi observé des maux de tête, des vertiges, des hallucinations, de l'angoisse, des palpitations, des troubles gastro-intestinaux, des douleurs dans les muscles et dans la vessie. Absorbée en trop grande quantité, la vanille peut provoquer des vomissements, des crampes du mollet et un refroidissement général.

VAPEUR (Bains de). — V. à BAIN.

VAPEURS. — Troubles tenant à une affection nerveuse, associée ou non à une maladie d'estomac.

Vapeurs industrielles. — Il existe plusieurs variétés de vapeurs nuisibles pouvant produire des altérations de la santé : vapeurs de chlore, d'oxychlorure de carbone, d'hydrogène sulfuré, d'anhydride sulfureux, d'oxyde azotique et de peroxyde d'azote, d'hydrogène phosphoré, d'hydrogène arsénié, d'oxyde de carbone, d'anhydride carbonique, de gaz d'éclairage, d'acide azotique (vapeurs nitreuses) et sulfurique, de sulfure de carbone, de térébenthine.

Vapeurs médicamenteuses. — On donne ce nom aux substances qu'entraîne l'eau en ébullition lorsqu'on les y a fait bouillir. Ces vapeurs sont surtout employées dans les maladies de la gorge, du nez, du larynx, de l'oreille, quelquefois aussi pour celles de l'utérus et les ulcères.

On emploie à cet effet la térébenthine, les plantes de la famille des Labiacées et des Solanacées. Le dispositif varie suivant la région sur laquelle on veut faire parvenir les vapeurs.

VAPORISATEUR. — Appareil destiné à répandre des vapeurs. L'appareil de chauffage peut être une lampe à alcool ou un bec Bunsen. Pour le fonctionnement, V. PULVÉRISATEUR.

VARECH. — Le varech ou goémon est formé par les algues qu'on trouve sur les côtes. Il contient des iodures et des bromures alcalins qu'on retire en même temps que de la soude par incinération. Les bains de varech sont employés contre le lymphatisme. Voir FUCUS CRISPUS, MOUSSE DE CORSE, LAMINAIRE.

VARICES. — Dilatation excessive et permanente d'une ou de plusieurs veines (*fig.* 2027 à 2029). Elle peut être limitée à une des parties de la circonférence de la veine (dilatation *ampullaire latérale*), ou à toute cette circonférence (*circonférentielle*), ou

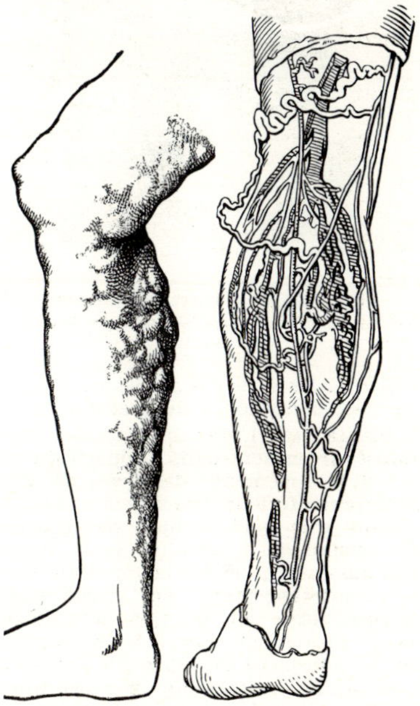

FIG. 2027. — Varices.
1. Varices sur une jambe (vue extérieure) ; 2. Ecorché montrant des varices profondes et superficielles de la jambe.

étendue à une longueur assez grande (*cylindroïde*) avec allongement obligeant la veine à se replier sur elle-même, ce qui lui donne une apparence serpentine.

Les parois sont épaissies par hypertrophie du tissu conjonctif de la membrane moyenne de la veine; le développement anormal de ce tissu se produit bientôt dans la peau, le tissu sous-cutané et les muscles voisins, qui sont, eux aussi, épaissis; la peau est fréquemment atteinte consécutivement de dermite ou d'ulcérations chroniques (*ulcère variqueux*).

VARIÉTÉS. Les varices se produisent le plus fréquemment aux jambes et aux cuisses (*varices proprement dites*), dans les veines de la région anale, les veines hémorroïdales (*hémorroïdes*), dans les veines spermatiques (*varicocèle*), dans les veines de la vulve et du vagin, dans les veines de la vessie. Elles peuvent donc se produire aussi bien sous une muqueuse que sous la peau.

Varices des jambes (*fig.* 2027, 2028). — Elles ont pour siège les veines superficielles et profondes des jambes,

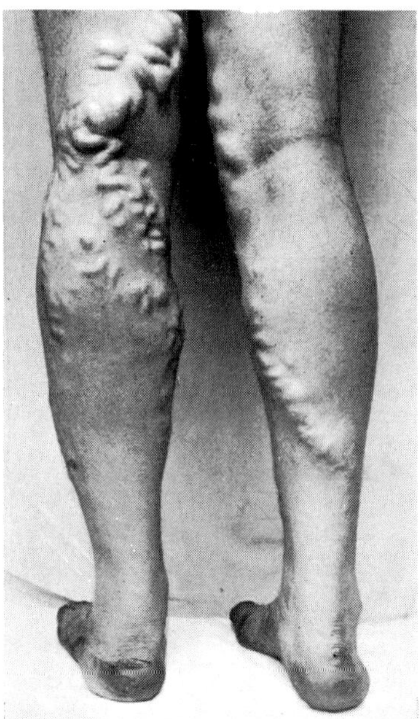

FIG. 2028. — Varices des jambes. (*Arch. hôpital Saint-Louis.*)

séparées les unes des autres par l'aponévrose d'enveloppe du membre.

MÉCANISME. L'état des valvules veineuses intervient dans l'apparition et le développement des varices du membre inférieur. Les sujets qui possèdent une valvule bien développée au niveau de la réunion de la veine iliaque externe et de la fémorale deviennent rarement des variqueux. Quand cette valvule fait défaut, le sang reflue facilement vers l'extrémité du membre, et c'est alors que l'on voit une saphène distendue avec des dilatations ampullaires au niveau de la partie moyenne de la cuisse et au niveau de la crosse de la saphène (*fig.* 2027, 2). A la palpation, on sent une tension considérable au niveau de ces vaisseaux.

Ces phénomènes, qui existent en l'absence de valvules, peuvent également se produire lorsque les valvules sont forcées.

La *station debout*, immobile, prédispose aux varices et aggrave celles qui existent déjà; il se produit en effet une pesée sur les valvules de haut en bas, une dilatation à l'excès du tube veineux et, par suite, de l'anneau sur lequel les valves s'insèrent, au point que les bords libres de celles-ci, tiraillés par l'élargissement de l'anneau, cessent de pouvoir arriver au contact dans le centre de l'orifice, devenu trop béant.

La *marche* favorise la circulation veineuse du membre inférieur, par suite de la contraction et du relâchement alternatif des muscles. Sous l'influence de la contraction des muscles, les veines, comprimées latéralement, expulsent une partie de leur contenu; elles ne peuvent, à cause des valvules, se vider dans la périphérie; elles se vident donc dans la direction du cœur. C'est pourquoi la marche modérée est conseillée aux variqueux.

L'*effort* est un agent de production des varices. Quand on exécute un effort, le tronc se raidit; le thorax se contracte en expiration forcée, glotte fermée; la paroi abdominale se contracte aussi, exerçant sur le contenu du ventre une pression souvent considérable. Le système veineux cave, comprimé de ce fait, tend à expulser vers la périphérie le sang qu'il contient. Jusqu'à la racine de la cuisse, le sang ne trouve aucune barrière valvulaire; il vient donc buter en bas contre la valvule fémorale supérieure, ou, si elle est insuffisante, contre celles qui sont au-dessous, contre la valvule ostiale de la saphène interne, notamment. Au-dessus de la première valvule qui résiste, la pression, dans ces conditions, devient parfois énorme. Au-dessous, le sang est arrêté dans son cours ascendant par la seule valvule. Du nouveau sang continuant d'arriver par les artères, les veines se distendent progressivement jusqu'à ce que leur pression soit devenue suffisante pour soulever la valvule, c'est-à-dire égale à celle que l'effort fait peser sur cette valvule de haut en bas. En outre, l'effort est pour les varices une cause particulièrement pernicieuse d'accroissement; ce dernier fait tient à des suppressions de barrages valvulaires.

Un *lien circulaire compresseur* sur les veines d'un membre entraîne une dilatation des veines au-dessous du lien, jusqu'à ce que la pression du sang atteigne un taux suffisant pour franchir le barrage posé.

Les veines profondes, à cause de la résistance des tissus à la force compressive, sont moins fortement comprimées que les superficielles; elles le sont d'autant moins qu'elles sont plus profondes, mais les veines superficielles bénéficient de la perméabilité des veines profondes grâce aux veines communicantes, qui permettent au sang, devant la compression d'une saphène, de trouver une voie dérivatrice. Par là se trouve diminué l'inconvénient des jarretières (Hallion).

CAUSES. Elles sont multiples :

1° Difficulté qu'a le sang de vaincre la pesanteur pour remonter au cœur; aussi, les varices sont-elles fréquentes chez les sujets de grande taille;

2° Gêne qu'apporte au cours du sang la compression des veines du ventre, soit par l'intestin distendu par la *constipation*, soit par l'utérus pendant les grossesses, ou par une tumeur abdominale;

3° Emploi de jarretières, qui compriment le membre et par suite les vaisseaux au-dessus et surtout au-dessous du genou;

4° Immobilisation debout prolongée, comme on l'observe dans certaines professions (blanchisseuses, typographes, gardiens de la paix, menuisiers). En revanche, les varices sont plutôt rares chez les professionnels de la marche, les facteurs ruraux;

5° Emploi de chaufferette, qui congestionne les jambes;

6° Prédisposition particulière de certains sujets;

7° Phlébite antérieure.

SIGNES. La lésion est caractérisée par l'apparition de saillies bleuâtres qui soulèvent la peau sur le trajet des veines : parfois, il existe un ou deux cordons irréguliers à bosselures molles, dépressibles, réductibles sous la pression du doigt; on peut trouver des masses énormes qui augmentent beaucoup le volume du membre déformé, recouvert de tumeurs qui ressemblent à des sangsues, à des serpents entrelacés sous les téguments; ces amas sont de consistance pâteuse, mollasse, mais leur réduction n'est que partielle; on sent des portions dures produites par les parois épaissies. Le volume des varices est variable : il s'accroît après les efforts, les fatigues de la journée, et s'accompagne d'une enflure du pied qui disparaît d'ordinaire après le repos au lit.

Ces varices, dites *superficielles*, sont précédées par des varices des veines

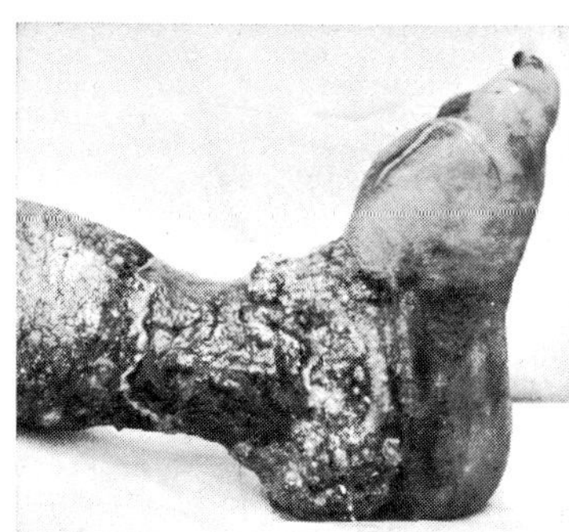

FIG. 2029. — Ulcère variqueux. (*Arch. hôpital Saint-Louis.*)

profondes du membre inférieur qu'atteste principalement la lourdeur de la jambe après une station debout prolongée, quelquefois aussi par des crampes.

Lorsque les varices sont très développées, la moindre fatigue entraîne de l'engourdissement et une douleur plus ou moins intense. La peau est empâtée; il se produit de l'œdème; les tissus infiltrés prennent une teinte

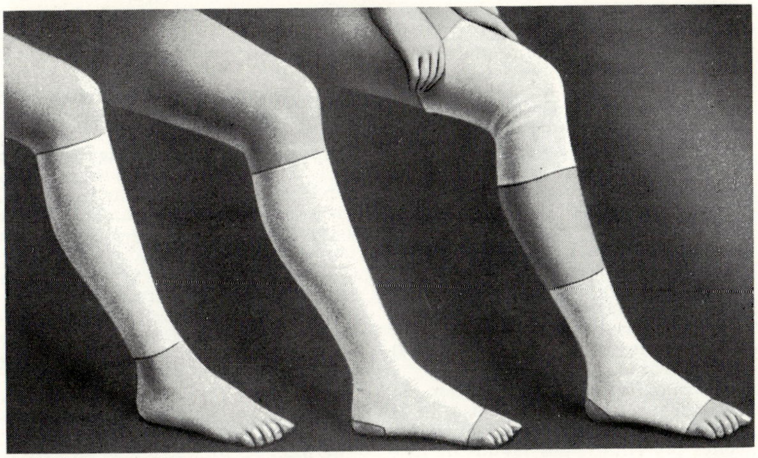

FIG. 2030. — Trois modèles de bas à varices.

(*Doc. E^ts Drapier.*)

violacée et adhérent à la varice. La mauvaise nutrition de la région entraîne, sous l'action d'un choc ou même d'un simple frottement, la production d'un *ulcère,* annoncé par la couleur noire de la peau à ce niveau (*fig.* 2029). L'ouverture cutanée s'accompagne souvent d'une hémorragie, assez facile, du reste, à arrêter par la compression. On observe aussi des phlébites et quelquefois un phlegmon.

COMPLICATIONS. Rupture, phlébite, eczéma, ulcère.

TRAITEMENT. I. *Préventif.* — Faire usage de jarretelles. Suppression de tout lien constrictif. Tenir le moins souvent possible les genoux pliés et faciliter la circulation dans les jambes en les étendant dans une position telle que les pieds soient très élevés. Élevation des jambes en l'air quand cela est possible (le matin, au réveil). Marche modérée. Suppression de la station debout prolongée. Bains tièdes (36°).

Massages superficiels de bas en haut. La nuit, donner une situation déclive aux jambes, en glissant un coussin sous la partie inférieure du matelas ou en plaçant les pieds sur un coussin de crin recouvert de toile caoutchoutée.

II. *Palliatif.* — Comprimer la jambe, à l'aide de la bande Velpeau ou de bas à varices, depuis les orteils jusqu'au-dessus du siège des varices.

Le bas doit être mis au lit, le sujet restant couché sur le dos et élevant verticalement la jambe en l'air. Dans cette position, le sang abandonne les veines variqueuses; un pétrissage général de la jambe, dans cette position, pratiqué par une tierce personne, achèvera de décongestionner le réseau vasculaire. Ce n'est qu'à ce moment que le bas sera mis, en le déroulant progressivement de l'envers à l'endroit.

Les bas à varices sont faits en tissu élastique; ils peuvent être limités à la jambe ou remonter à la cuisse (*fig.* 2030). Ils n'entourent pas, en général, les doigts de pieds ni le talon, et, s'ils sont complets, peuvent être formés de trois parties : jambière, genouillère, cuissard. Leur souplesse doit être telle qu'après huit jours on n'ait plus conscience de les porter. On doit les enlever la nuit. Pour les mesures, indiquer avec le plus grand soin l'âge, le sexe, l'usage, en donnant la

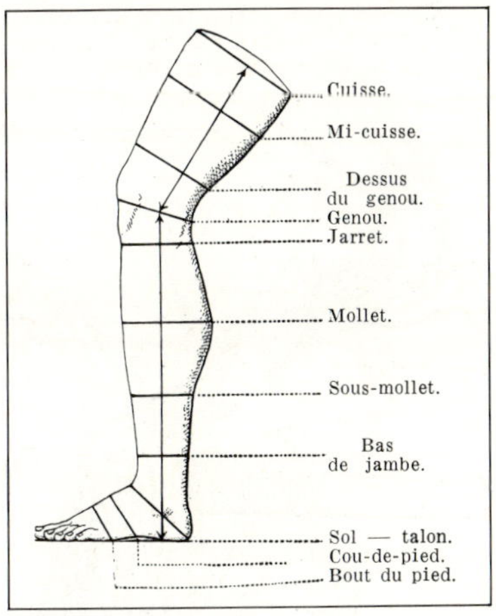

FIG. 2031. — Mesures à prendre pour la confection d'un bas à varices.

hauteur et les circonférences correspondant aux lignes de la figure 2031;

III. *Médicamenteux.* — Intrait d'hamamelis, d'hydrastis, de marron d'Inde, de cupressus, de viburnum.

Dans les varices douloureuses avec œdème, *cures thermales* (Bagnoles-de-l'Orne, La Léchère, Salies-de-Béarn, Luxeuil, Barbotan).

IV. *Curatif.* — Ablation chirurgicale du paquet variqueux. Les résultats postopératoires sont très variables et les récidives possibles.

Injections sclérosantes intravariqueuses avec une solution de salicylate de soude à 30 et 40 p. 100; on injecte 2 à 5 cm³ dans les veines, deux fois par semaine s'il n'y a pas de réaction. On emploie aussi le chlorhydrate neutre de quinine et d'urée (40 cg pour 3 cm³ d'eau), le biiodure de mercure (1 cg par centimètre cube), la glycérine chromée.

Les résultats sont ordinairement satisfaisants. Les lourdeurs, les pesanteurs dans le membre malade, la fatigue à la marche, dans la montée des escaliers, disparaissent après l'oblitération des veines. Quand les varices sont compliquées par l'apparition d'un ulcère, l'obturation de la veine qui aboutit au territoire de l'ulcère amène en même temps la guérison de celui-ci.

Incidents : Petite syncope émotive plus fréquente chez les hommes que chez les femmes.

Indications : Varices assez volumineuses et localisées, entraînant des troubles fonctionnels (douleurs, impotence) ou une déformation inesthétique. Les résultats seront d'autant meilleurs que l'œdème sera faible et que les paquets variqueux ne seront ni trop nombreux ni trop étendus.

Contre-indications : A déconseiller chez les hypertendus, les cardiaques, les albuminuriques, les diabétiques, les cirrhotiques, les femmes enceintes, chez les malades atteints d'artérite ou chez ceux qui ont eu une phlébite profonde.

Varices lymphatiques. — Dilatation acquise des lymphatiques de la peau ou des muqueuses, déterminée par une oblitération lymphatique en amont (canaliculaire ou ganglionnaire), sous l'influence de la tuberculose, de la syphilis, de l'érysipèle à répétition et, dans les pays chauds, de la filariose.

TRAITEMENT. Compression, opération chirurgicale. V. aussi LYMPHANGIECTASIE.

Varices œsophagiennes. — V. *Supplément.*

VARICELLE (Petite vérole volante). — Maladie infectieuse bénigne, distincte de la variole; la vaccine **n'a aucune action sur elle.** La varicelle ne protège pas contre la variole, ni la variole contre la varicelle. Contagieuse et épidémique, elle est très fréquente dans le jeune âge et rare au contraire après dix ans; elle est exceptionnelle chez le nouveau-né. Elle confère l'immunité.

CAUSE. L'agent de la varicelle est inconnu; c'est un virus filtrant comme celui de la variole. Il serait, pour certains auteurs, identique à celui du zona; on a observé, en effet, un certain nombre de zonas consécutifs à la varicelle, et inversement.

La *contagiosité* de la varicelle est moindre que celle de la variole. La transmission semble assurée par un contact direct. La varicelle ne paraît pas contagieuse pendant la période d'incubation. Elle peut se manifester selon le mode sporadique ou épidémique.

SIGNES. *Incubation.* — Elle dure environ quatorze à dix-huit jours.

Invasion. — Elle peut manquer ou durer vingt-quatre heures, se traduisant par une légère fièvre.

Eruption. — Elle est parfois précédée d'un *rash* scarlatiniforme comme dans la variole. L'élément caractéristique est une petite vésicule située à fleur de peau, souvent ombiliquée au centre et succédant à une tache rougeâtre passagère, du volume d'une tête d'épingle ou d'un pois, à contenu clair, puis trouble, se desséchant rapidement ou se recouvrant d'une croûte noire, qui tombe au bout de huit jours en laissant quelquefois, surtout après grattage, une petite cicatrice (*fig.* 2032 et planche en couleurs à VARIOLE).

L'éruption est discrète, mais toutes les parties du corps peuvent être atteintes : face, membres, tronc, cuir

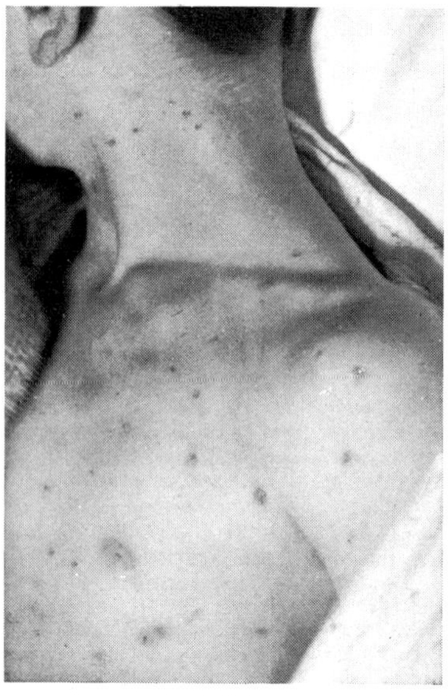

FIG. 2032. — Varicelle.
(*Phot. Larousse.*)

chevelu, et même la muqueuse de la bouche, des conjonctives, de la vulve.

L'éruption se fait par poussées successives qui durent trois à quatre jours; aussi trouve-t-on, en un même point du corps, des éléments à tous les stades d'évolution : macules, vésicules claires, troubles, desséchées, contrairement à ce qu'on observe dans la variole, où tous les éléments sont de même âge.

FORMES RARES. Varicelle uniquement *maculo-papuleuse,* sans vésicules.

Varicelle *ulcéreuse, gangreneuse,* avec suppuration, sphacèle, phagédénisme, stomatite, phlegmon.

Varicelle *hémorragique :* les vésicules contiennent du sang noir, et des hémorragies du nez et du rein peuvent survenir; spasme glottique.

COMPLICATIONS. Néphrite fugace de la convalescence; rhumatisme, arthrite suppurée, myosite et synovite suppurée, vulvite, encéphalite bénigne.

PRONOSTIC. Bénin; la guérison est de règle. La mort s'observe à l'hôpital, dans les crèches, par broncho-pneumonie, suppuration et gangrène de la peau.

TRAITEMENT. Isolement; garder le lit, puis simplement la chambre dès la chute de la fièvre. Empêcher le grattage en appliquant de la poudre d'amidon sur les pustules et en baignant le malade. Lavages fréquents de la bouche et de la vulve. Léger purgatif. La désinfection est inutile. L'enfant rentrera en classe au bout de seize jours.

VARICOCÈLE (du lat. *varix,* varice, et *kêlê,* tumeur). — Tumeur variqueuse (*fig.* 2033) formée par la dilatation permanente : 1° des veines du cordon spermatique, c'est-à-dire des veines qui, dans les bourses, vont du testicule à la veine iliaque, placée dans l'intérieur du bassin; 2° des veines du scrotum (*cirsocèle*) ; 3° plus rarement, des veines du ligament large, chez la femme (*varicocèle tubo-ovarien*).

CAUSES PRÉDISPOSANTES. Constipation, d'où plus de fréquence à gauche, par suite de la compression que le gros intestin exerce sur la veine iliaque. Compression due à un bandage herniaire mal posé.

Tumeur du rein, comprimant les veines spermatiques au point de leur réunion avec la veine rénale, d'où dilatation des veines placées en amont. Ce varicocèle peut siéger à droite. Il est alors révélateur.

SIGNES. Le varicocèle du cordon est une tumeur mollasse, pâteuse, donnant la sensation d'un paquet de ficelles présentant des nœuds de distance en distance et s'étendant de la partie supérieure du testicule jusqu'au trajet inguinal.

La situation horizontale et le froid diminuent le volume des veines, qu'augmentent la position verticale et la chaleur. Sensation de pesanteur, quelquefois même douleur, notamment après une station prolongée.

COMPLICATIONS. L'atrophie du testicule par suite de compression et de tiraillement est assez rare. L'impuissance qu'on observe est due fréquemment à la persuasion qu'on en a; les

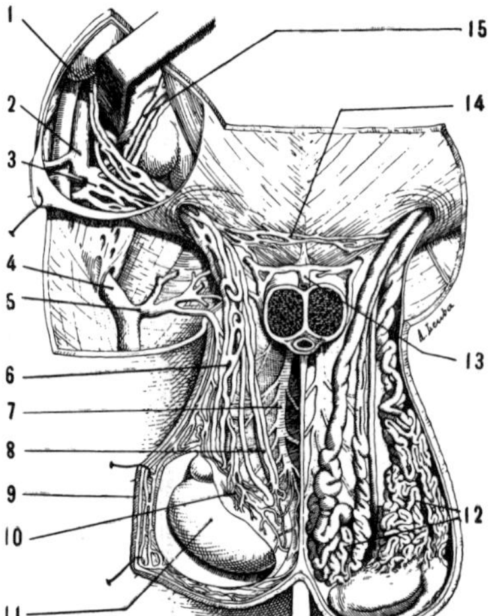

FIG. 2033. — Varicocèle.
(*Arch. hôpital Saint-Louis.*)

1. Veine spermatique; 2. Veine iliaque externe; 3. Veines funiculaires; 4. Veine saphène interne; 5. Veine honteuse externe; 6. Plexus pampiniforme; 7. Veine de la cloison; 8. Veines funiculaires; 9. Scrotum; 10. Veine de l'épididyme; 11. Testicule; 12. Varices; 13. Veine dorsale; 14. Veine antérieure prépubienne; 15. Veine épigastrique.

sujets atteints de cette infirmité étant souvent plus préoccupés que de raison de ses conséquences et devenant en général neurasthéniques.

TRAITEMENT. Eviter la constipation, pratiquer des affusions froides locales et employer un suspensoir bien fait. Réséquer une partie de la peau du scrotum, plus rarement des veines; l'opération doit être restreinte aux cas très douloureux, ou lorsque le volume de la tumeur rend le travail difficile.

VARIOLE. — Maladie infectieuse épidémique et contagieuse qui constitua un fléau redoutable jusqu'à l'époque où la vaccination fut découverte. Elle se voit encore chez les sujets qui n'ont pas été vaccinés ou dont la vaccination, trop ancienne, ne confère plus l'immunité. La contagion se fait par le virus contenu dans les pustules et par les croûtes qui leur succèdent. *Une première atteinte immunise,* tout au moins dans la généralité des cas (Louis XV l'eut deux fois).

CAUSE. Inconnue; il s'agit sans doute d'un virus filtrant, qui existe dans le sang, les vésicules, les pustules, les croûtes. Ce germe est très résistant. Il est inoculable à la cornée du lapin.

SYMPTÔMES. 1° *Période d'incubation.* — Elle dure de dix à douze jours; elle est, en général, silencieuse.

2° *Période d'invasion.* — Elle éclate brusquement et se traduit par des convulsions chez l'enfant, un frisson violent, une température à 41°, de la céphalée, une rachialgie lombaire, une douleur épigastrique, des vomissements, de la constipation, de l'anorexie.

Cette période dure de deux à quatre jours. Quelquefois, on observe à ce moment l'apparition d'un *rash,* c'est-à-dire une éruption prémonitoire, de type variable, morbilliforme, scarlatiniforme, ou purpurique dans les varioles hémorragiques. La fin de la période d'invasion est indiquée par une chute de la température.

3° *Période d'éruption.* — L'éruption débute par la face, envahit le tronc et les membres. Elle est complète en trente-six heures. L'élément éruptif est formé au début par une *macule* érythémateuse avec élevure centrale, la *papule.* Bientôt, la papule fait place à une *vésicule* pleine de liquide transparent. Vers le troisième jour, le liquide se trouble et la *pustule* variolique est constituée (*fig.* 2034). L'élément est saillant, dur au toucher, enchâssé dans le derme, entouré d'une base rouge. La plupart des pustules sont ombiliquées, déprimées à leur centre. L'éruption des muqueuses (*énanthème*) apparaît en même temps que l'éruption cutanée (*exanthème*). Elle est constituée par des papules qui se déchirent en laissant de petites ulcérations superficielles. L'énanthème envahit la bouche, le pharynx, etc.

Le sang montre une mononucléose et une myélocytose.

Dans les varioles *discrètes,* typiques, les phénomènes généraux s'atténuent dès le début de l'éruption, et l'amélioration persiste jusqu'à la suppuration.

4° *Période de suppuration* (v. pl. en couleurs à VARIOLE). — Débute vers le huitième jour. Les pustules du visage se rompent, la face est tuméfiée, les paupières gonflées; la fièvre reparaît, élevée, ainsi que les symptômes du début. Mais, souvent, par le traitement, la période de suppuration se réduit au minimum et les pustules se dessèchent sans se rompre.

5° *Période de dessiccation.* — Les pustules se recouvrent d'une croûte qui tombe vite pour être remplacée par une autre. Cette période dure quinze jours environ. Ensuite se fait la desquamation. A la place des élé-

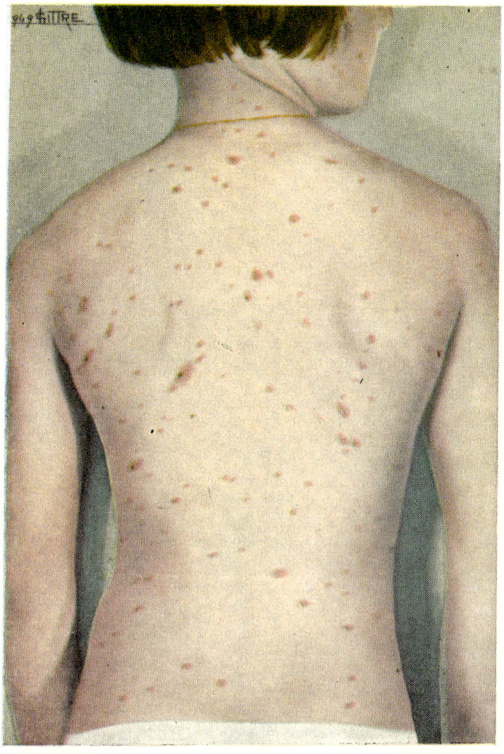

VARICELLE

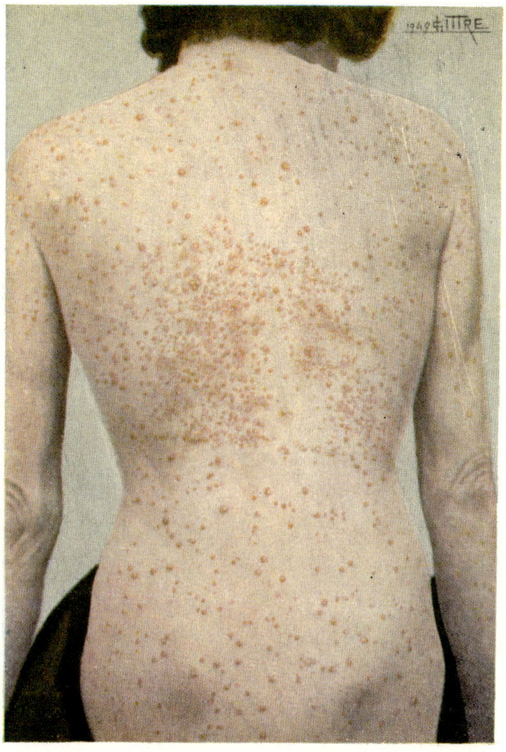

VARIOLE CONFLUENTE

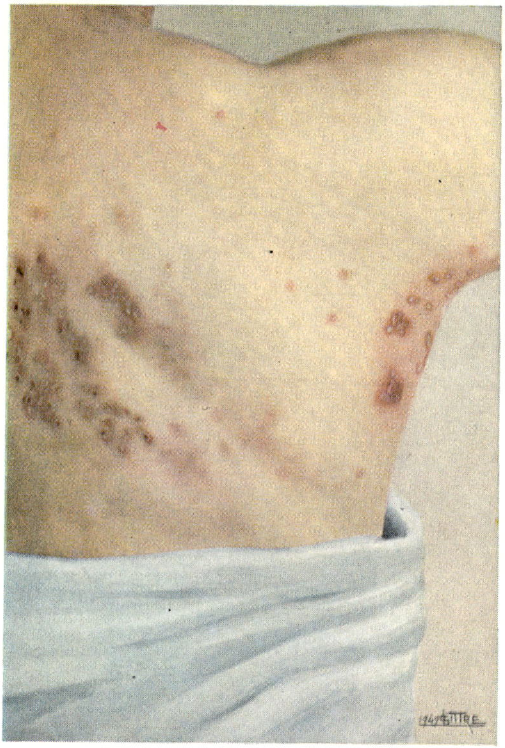

ZONA INTERCOSTAL

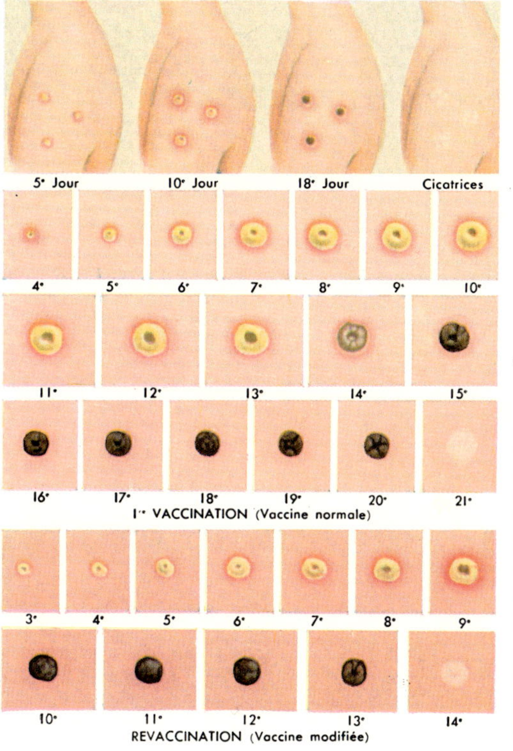

VACCINE

Vaccine, Varicelle, Variole, Zona.

ments éruptifs, il subsiste une tache déprimée, blanche : c'est une cicatrice indélébile, caractéristique (visage grêlé). Les ulcérations des muqueuses se cicatrisent sans laisser de trace.

Variétés de formes. — On peut observer une série d'aspects spéciaux. Quand les pustules sont extrêmement

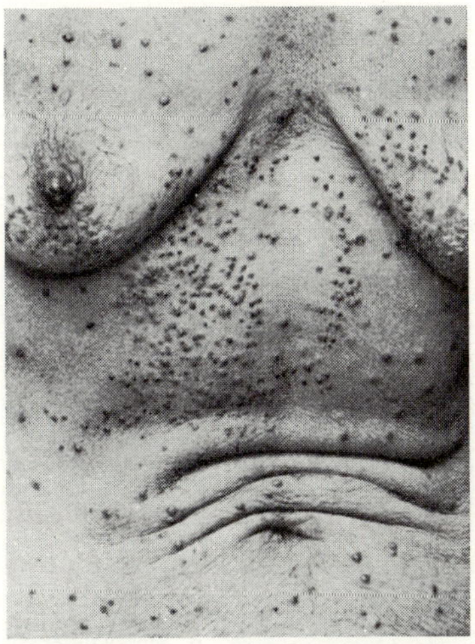

FIG. 2034. — Variole confluente.
(*Arch. hôpital Saint-Louis.*)

nombreuses, empiétant les unes sur les autres, c'est la *variole confluente* (*fig.* 2034), d'un pronostic redoutable.

La variole est dite *discrète* quand il y a de larges intervalles de peau saine entre les pustules.

La *variole hémorragique* est d'un pronostic presque toujours mortel. Elle frappe les débilités. Elle est caractérisée par des « rashes » purpuriques et des hémorragies multiples. La variole peut devenir hémorragique à toutes les périodes.

La variole peut s'arrêter dans son évolution, ne pas arriver à la suppuration : c'est une forme atténuée ou *varioloïde*.

La *variole congénitale* est réalisée quand les enfants naissent contagionnés par la mère. L'éruption apparaît souvent quelques jours après la naissance; cette forme évolue avec de l'hypothermie et souvent avec de l'ictère.

COMPLICATIONS. Des éléments éruptifs peuvent se localiser sur la glotte, entraînant un *œdème de la glotte* avec suffocation; sur l'œil, causant une *panophtalmie* qui débute par la conjonctive pour s'étendre à la cornée, à l'iris.

Des suppurations multiples de la peau, une broncho-pneumonie, une myocardite, une néphrite, une otite, une phlébite, une paraplégie, peuvent venir assombrir le pronostic.

PRONOSTIC. La *guérison* est de règle dans les formes bénignes, qui évoluent chez les sujets antérieurement vaccinés.

La *mort* survient dans les formes graves, ataxo-adynamiques, hémorragiques, dans les varioles confluentes.

La variole est particulièrement grave chez la femme enceinte; elle provoque l'avortement à partir du troisième mois. Plus la grossesse est avancée, plus elle a de risques d'être interrompue : la mère succombe fréquemment et l'enfant meurt souvent quelques heures ou quelques jours après sa naissance.

Les infections et intoxications antérieures (scarlatine, typhoïde, tuberculose, alcoolisme, diabète) aggravent le pronostic.

On peut noter des *séquelles* de la maladie : cicatrices défigurantes, lésions oculaires graves avec cécité, troubles nerveux, rénaux ou cardiaques.

CONTAGION et PROPHYLAXIE. La variole est contagieuse depuis le début jusqu'à la chute des croûtes. La contagion de la variole peut être *directe* par transmission interhumaine. Les cadavres des varioleux sont également dangereux; on a observé des cas de contagion parmi les personnes qui ont participé aux funérailles de varioleux, chez les désinfecteurs, les employés des pompes funèbres.

La transmission peut se faire *indirectement* par des personnes vivant au contact des varioleux, le virus demeurant dans les cheveux, la barbe, les plis des vêtements. Les animaux séjournant près d'un varioleux, les objets infectés en contact avec lui, les moyens de transport en commun, sont autant de causes de propagation.

En présence d'un cas de variole, faire la déclaration exigée par la loi de 1902 et pratiquer la désinfection des linges, des vêtements souillés, des déjections, des locaux.

L'entourage devra être vacciné ou revacciné dans le plus bref délai.

Tout malade suspect de variole doit être isolé rigoureusement jusqu'à la complète chute des croûtes. Il ne doit être soigné que par des personnes nouvellement revaccinées.

TRAITEMENT. Repos au lit pendant la période fébrile; alimentation liquide : lait, bouillons, grogs; acétate d'ammoniaque, quinine ou antipyrine; xylol, V à XX gouttes dans un peu de lait.

Placer le malade dans une *atmosphère rouge* (papier et rideaux rouges aux fenêtres, lampes électriques rouges) : la lumière rouge a une action heureuse sur la cicatrisation des pustules.

Badigeonner la peau et nettoyer la muqueuse du nez à l'huile goménolée, la muqueuse buccale à l'huile eucalyptolée et au bleu de méthylène; grands lavages de bouche au bicarbonate de soude. Instiller sous les paupières quelques gouttes d'une solution concentrée de bleu de méthylène à 10 p. 100.

Les sulfamides, en comprimés ou en injections, hâtent la cicatrisation des pustules et la guérison de la variole.

Dans les formes compliquées, pénicilline, bains froids ou tièdes; contre les hémorragies, chlorure de calcium, sérum de cheval; contre la défaillance cardiaque, huile camphrée, digitale.

La variole est une maladie qui devrait complètement disparaître si chaque individu se soumettait toujours aux vaccinations et revaccinations ordonnées par la loi.

VARIOLISATION. — Opération préservant de la variole grave, employée autrefois avant la découverte de la vaccine et qui est encore en usage dans certains pays (Chine). Elle consistait dans l'inoculation au bras, par deux piqûres superficielles, d'une solution faite en transportant dans de l'eau la pointe d'une lancette chargée de pus variolique desséché.

Les résultats de l'inoculation étaient assez favorables; l'éruption, relative-

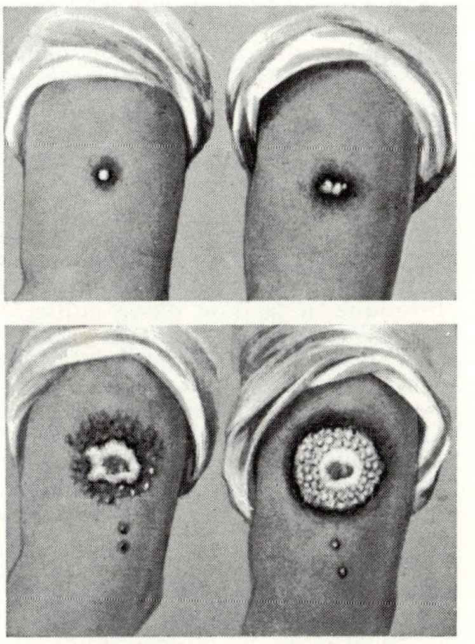

FIG. 2035. — Variolisation.

ment peu importante (*fig.* 2035), se limitait en général au bras, et le visage était préservé.

Une papule apparaît le deuxième jour, elle se pustulise vers le cinquième; la pustule s'ombilique vers le dixième jour; la croûte se forme et laisse une cicatrice très apparente. Phénomènes généraux (fièvre, céphalée) plus ou moins marqués.

Cette variole légère conférait une immunité durable. Mais, parfois, au lieu d'une variole légère, survenait une variole grave, mortelle, ou frappant les malades de cécité. La variolisation est donc une méthode dangereuse; elle est actuellement interdite.

VARIOLOÏDE. — Forme très atténuée de la variole, mais qui peut donner à des individus non vaccinés la vraie variole. Elle se produit chez des personnes qui n'ont pas été vaccinées depuis longtemps.

SIGNES. La fièvre disparaît très vite; l'éruption est limitée à quelques bulles très espacées qui ne se transforment pas en pustules.

TRAITEMENT. Bains.

VARIQUEUX (Ulcère). — V. ULCÈRE et VARICES.

VARUS (mot latin). — Déviation d'un membre ou d'un segment de membre en dedans : *pied bot varus, coxa vara*.

VASCULAIRE (du lat. *vasculum*, vaisseau). — **Système vasculaire.** — V. CŒUR et VAISSEAUX.

Tumeur vasculaire. — V. ÉRECTILE, ANGIOME et NÆVUS.

VASELINE ou PÉTROLÉINE. — Mélange d'huiles lourdes et de paraffines, résidu de la distillation du pétrole d'Amérique.

Cette substance est neutre, insipide, insoluble dans l'eau, molle et onctueuse, fondant à 40°. Il en existe de trois couleurs dans le commerce : blonde, blanche et brune (impure). La plus recommandable est la vaseline blonde. La vaseline ne s'altère pas comme l'axonge, les cérats; elle ne rancit pas; elle est généralement bien tolérée par la peau; cependant, chez des sujets à peau susceptible, et quand elle est impure, elle peut donner lieu à des éruptions.

Elle est employée en dermatologie dans la confection des pommades et des pâtes.

Vaseline liquide (Huile de vaseline). — Résidu de la distillation des pétroles du Caucase, pauvres en paraffine.

Elle a été employée comme l'huile de paraffine, à l'intérieur comme laxatif mécanique contre la constipation chronique, à la dose d'une cuillerée à soupe, *une heure avant le premier repas*. Elle infiltre les matières fécales et les maintient en état de consistance molle, lubrifie à la fois celles-ci et la surface de l'intestin.

La vaseline est expulsée telle quelle, sans subir l'action des sucs digestifs et sans être absorbée par les parois intestinales.

Comme laxatif, l'huile de vaseline est indiquée chez les hémorroïdaires, les prostatiques, les entérocolitiques, les hépatiques, les dyspeptiques, les typhiques, les tuberculeux.

On a aussi employé, à tort, l'huile de vaseline comme excipient de certaines injections (huile camphrée, huile grise, huile au calomel).

Ces injections peuvent déterminer des tuméfactions arrondies (vaselinomes) ressemblant à des tumeurs ou à des gommes et pouvant s'enflammer. Ces vaselinomes doivent être enlevés chirurgicalement aussitôt que possible; en cas d'impossibilité, électrolyse négative, ionisation ou radiothérapie prudente.

VASO-CONSTRICTION. — Diminution du calibre d'un vaisseau par contraction de ses fibres musculaires.

VASO-DILATATION. — Augmentation de volume d'un vaisseau par relâchement de ses fibres musculaires.

VASO-MOTEUR (du lat. *vas*, vaisseau, et *motor*, moteur). — **Nerfs vaso-moteurs.** — Filets nerveux produisant la contraction et le relâchement de la couche musculaire des vaisseaux et, par suite, l'accélération ou le ralentissement du mouvement sanguin dans une partie ou la totalité du corps. Suivant leur action, ces nerfs sont dits *vaso-constricteurs* ou *vaso-dilatateurs*.

Ces nerfs ont deux origines, les ganglions sympathiques et la moelle épinière. L'action a une origine réflexe, l'excitation pouvant partir de la périphérie (froid) ou des centres nerveux (émotion).

Médicaments vasculaires. — Certains médicaments agissent sur les fibres des vaisseaux, les faisant se contracter ou se relâcher.

Médicaments vaso-constricteurs. — Tels sont l'ergotine, l'adrénaline (voir SURRÉNALES [Capsules]), l'extrait de posthypophyse, l'hydrastis, l'hamamelis, le cupressus, le marron d'Inde.

INDICATIONS. Ces médicaments vaso-constricteurs sont surtout employés pour exciter la contraction des fibres lisses, de l'utérus en particulier, et comme modificateurs de la circulation veineuse.

Médicaments vaso-dilatateurs. — A côté des anciens médicaments, tels que le nitrite d'amyle, la trinitrine, le nitrite de soude, le benzoate de benzyle, la yohimbine, la papavérine, de nombreux vaso-dilatateurs ont vu le jour : l'acétylcholine (acécoline), le méthylacétylcholine (2 cg en injection sous-cutanée) ;

Les extraits musculaires ou viscéraux (pancréas, foie, rate, reins, cœur), qui ont des propriétés vaso-dilatatrices et hypotensives;

Les acides aminés (histidine, tryptophane et histamine), en injections sous-cutanées ou intramusculaires;

La vagotonine (extrait pancréatique), en injection sous-cutanée de 2 cg par jour pendant vingt jours;

Le gaz carbonique, en injection très lente sous-cutanée de 250 à 500 cm^3, et même 1 litre par jour;

Le cholalate de soude, en injection sous-cutanée de 5 à 10 cg par jour;

L'alcool octylique, en injection intraveineuse de 10 à 20 cm^3 de la solution d'octanol tous les deux jours pendant dix à quinze jours;

Le chlorhydrate de benzyl-imidazoline (priscol), en comprimés de 25 cg, 3 à 6 par jour;

L'acide nicotinique, 5 à 12 cg.

Certains vaso-dilatateurs sont des sympathicolytiques, c'est-à-dire qu'ils agissent en paralysant le système nerveux sympathique, comme le prosympal (15 à 20 cg), le dacorène (15 à 20 cg).

Certains de ces médicaments déterminent des *accidents d'intolérance* : céphalée, nausées, rougeur intense du visage, bouffées de chaleur, lipothymies.

INDICATIONS. Hypertension artérielle, affections cardio-vasculaires avec élément spasmodique (angine de poitrine névrosique, tabagique ou caféique), claudication intermittente, maladie de Raynaud, palpitations, artérites, engelures.

VEAU. — V. VIANDE.

Bouillon de veau. — Ce bouillon passe pour plus léger que le bouillon de bœuf; il est en tout cas moins nutritif.

VECTOCARDIOGRAPHIE. — Technique permettant de suivre directement sur l'écran d'un tube de télévision le comportement des charges électriques au niveau du cœur. Ses relations avec l'électrocardiographie sont d'ordre purement géométrique : les électrocardiogrammes ne sont en effet que des projections linéaires sur une droite (dite axe de la dérivation électrocardiographique) du phénomène électrique tridimensionnel dont le cœur est le siège.

PRINCIPE. En explorant le champ électrique créé par une pile au sein d'un conducteur volumétrique homogène (cristallisoir contenant de l'eau salée), il est possible de parvenir à

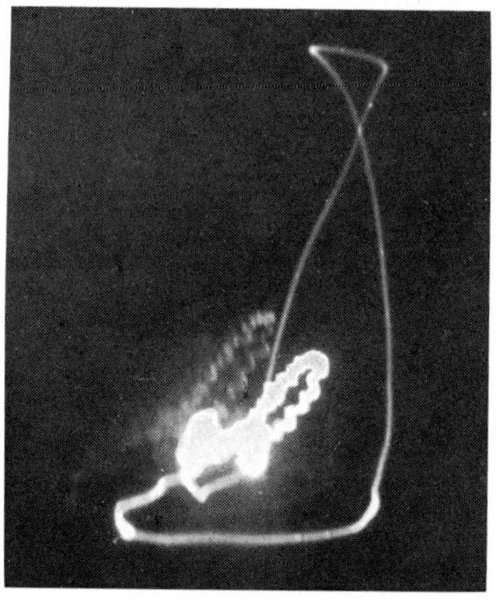

FIG. 2037. — Boucle lumineuse apparaissant sur l'écran du tube cathodique et correspondant à l'activité électrique du cœur.

suivre sur l'écran d'un tube cathodique tous les déplacements qu'on peut être amené à imprimer à l'électrode reliée au pôle moins de la pile. Si l'on remplace la cuve à électrolyte et sa source électrique par un sujet (homme ou animal), on constate l'apparition de boucles lumineuses (pouvant être photographiées) et correspondant à l'activité électrique du cœur : boucle P : oreillettes; boucles QRS et T : ventricules (*fig.* 2036, 2037). Le cœur déploie dans le tronc du sujet les manifestations de son activité électrique. Pour avoir une représen-

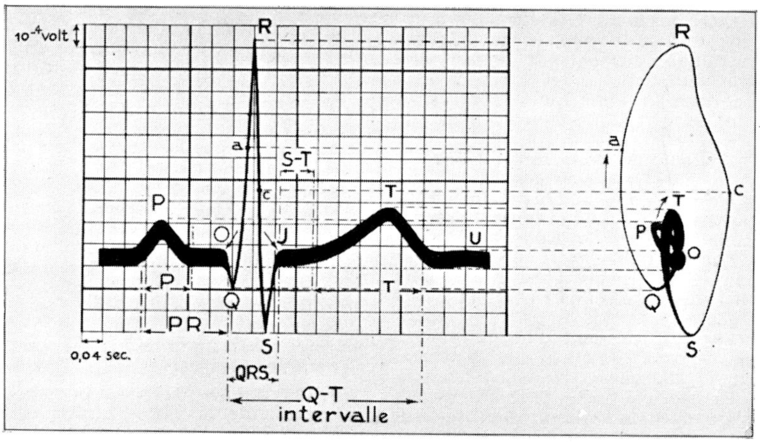

FIG. 2036. — Electrocardiogramme normal avec sa correspondance vectorielle.

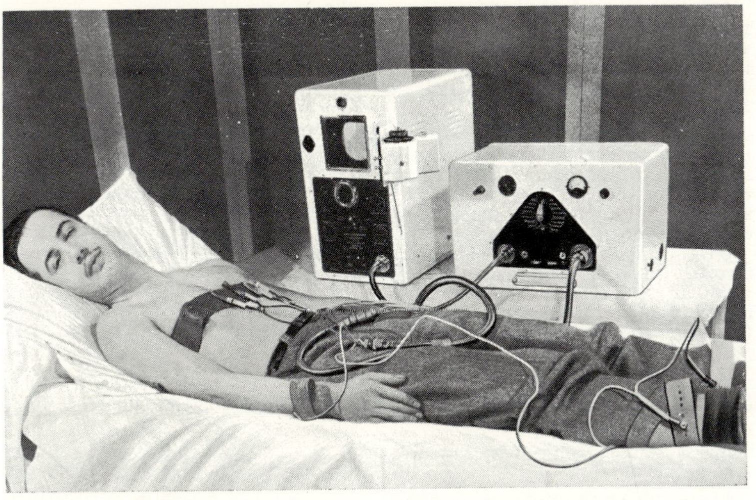

FIG. 2038. — Dispositif d'enregistrement d'un vectocardiogramme.
(*Doc. E^ts Gallus.*)

tation facile à interpréter, on effectue deux photographies du phénomène : une de face (vectogramme frontal) et une de profil (vectogramme sagittal). L'enregistrement a lieu à l'aide du cardiovectographe de J.-B. Milovanovich (*fig.* 2038).

RÉSULTATS. Représentant le processus bio-électrique lui-même, dans ce qu'il a d'accessible, on conçoit que la vectocardiographie marque un progrès considérable par rapport aux procédés classiques d'exploration (v. ÉLECTROCARDIOGRAPHIE), qui n'en donnaient forcément qu'une image incomplète et parcellaire. La vectocardiographie ne saurait, certes, donner autre chose que l'électrocardiographie, mais, par son essence même, elle permet de voir mieux et plus facilement. Ses solutions sont immédiates, notamment toutes les fois qu'il s'agit de résoudre des problèmes liés à une notion de topographie cardiaque : origine des extrasystoles ventriculaires, hypertrophies, situation et étendue de l'infarctus du myocarde et de ses séquelles, ainsi que la solution pratique du problème de bloc de branches.

VÉGÉTALINE. — Beurre végétal, de bonne conservation, obtenu avec de l'huile de coco ou de coprah, traitée par le charbon pour la purifier.

VÉGÉTARISME. — Doctrine proscrivant comme aliment toute chair animale et n'admettant, par suite, que les végétaux et les produits du règne animal (lait, beurre, miel, etc.).

VÉGÉTATIONS. — Excroissances développées aux dépens des papilles de la peau ou des muqueuses, plus ou moins saillantes, coniques, filiformes ou en choux-fleurs. La couche cornée qui revêt les végétations peut être normale, amincie ou épaissie; les verrues rentrent dans ce dernier groupe.

Végétations vénériennes (condylomes acuminés, crêtes-de-coq, choux-fleurs). — Excroissances rosées ou grisâtres, affectant les organes génitaux et les plis voisins; chez l'homme, elles siègent surtout au gland ou au filet; chez la femme, à la vulve, aux plis génitaux ou à l'anus.

Au début, ce sont de simples grains rosés, qui, en grandissant, forment des prolongements filiformes pouvant atteindre plusieurs centimètres. Ces végétations sont sessiles ou pédiculées. Chez les femmes qui se négligent, en cas de blennorragie ou de grossesse, elles arrivent à former d'énormes masses mamelonnées, grosses comme le poing, d'un rouge vif, suintantes et fétides.

Ces végétations sont contagieuses et auto-inoculables. La macération de l'épiderme, sous l'influence des sécrétions, favorise leur apparition. On a découvert des spirochètes dans ces végétations.

TRAITEMENT. Soins hygiéniques, attouchements à l'acide chromique, au crayon de nitrate d'argent. Ablation à la curette, galvanocautérisation, radiothérapie, électrocoagulation. Application locale d'une émulsion au tiers dans une huile minérale de résine de podophyllin. Nettoyage au bout de cinq heures, au savon et à l'eau, et poudrage au talc, sinon il se produirait une inflammation de la muqueuse avec prurit.

Végétations adénoïdes. — V. NEZ.

VÉGÉTAUX (Aliments). — Les aliments d'origine végétale se différencient des aliments d'origine animale par la prédominance des glucides (matières amylacées, sucres) et des lipides (graines, fruits oléagineux) sur les substances azotées de nature protéique.

La paroi cellulaire des végétaux, formée de *cellulose*, est inattaquable par les sucs digestifs de l'homme, sauf pour les légumes et fruits à l'état jeune. Cette cellulose, gonflée par l'eau, excite les mouvements péristaltiques de l'intestin et facilite le travail intestinal; mais elle peut être transformée par les microbes intestinaux en gaz, qui distendent l'intestin.

Les végétaux sont pauvres en lipides (sauf les fruits oléagineux : amandes, noix, noisettes, fèves, haricots, soya, arachides), mais riches en sels minéraux, en provitamines et en vitamines.

Les aliments végétaux peuvent être divisés en plusieurs catégories :

Les *céréales* (blé ou froment, seigle, orge, avoine, riz, maïs, millet, sarrasin), dont les graines réduites en farine peuvent servir à faire du pain ou des galettes;

Les *légumes* secs ou farineux et les légumes herbacés. V. LÉGUMES;

Les *fruits*, qui sont d'excellents aliments riches en vitamines. V. FRUITS.

Altération des aliments végétaux. — Les moisissures qui recouvrent les fruits (fruits, groseilles, oranges) peuvent produire certains troubles. Il en est de même de celles qu'on observe sur les confitures et les sirops de fruits. Les pommes de terre germées, les artichauts mangés longtemps après leur cuisson, provoquent aussi des diarrhées.

Les maladies du seigle et du maïs peuvent produire des maladies graves (ergotisme, pellagre). Beaucoup plus fréquents sont les empoisonnements par les champignons.

VÉHICULE. — Excipient liquide.

VEINES. — Canaux élastiques qui portent le sang noir au cœur après l'avoir reçu des capillaires et des lymphatiques.

Leur intérieur présente de distance en distance des sortes de replis en forme de nid de pigeon, les *valvules*, qui empêchent le retour du sang en arrière. Ces valvules sont particulièrement nombreuses dans le membre inférieur, où la pesanteur gêne la circulation. Les veines s'affaissent quand on les sectionne en travers. Elles sont de plus en plus volumineuses et de moins en moins nombreuses à mesure qu'elles approchent du cœur.

Les veines profondes suivent un trajet analogue à celui des artères; celles des viscères sont en nombre égal à ces vaisseaux, celles des membres en nombre double; en revanche, les superficielles ou sous-cutanées sont isolées. V. au nom de chaque veine.

Pour les maladies des veines, v. HÉMORRAGIE, PHLÉBITE, VARICES.

VEINOGRAPHIE. — V. PHLÉBOGRAPHIE, au *Supplément*.

VELLEMINFROY (Haute-Saône). — Petite station d'eau sulfatée calcique, magnésienne et sodique, radioactive.

CURE. Boisson au domicile du malade.

ACTION. Cholagogue, diurétique et laxative.

INDICATIONS. Affections du foie, cholestérinémie, gravelle, arthritisme, goutte, rhumatisme chronique, paludisme.

VÉNÉNEUSES (Plantes). — Voir PLANTES DANGEREUSES.

VÉNÉNEUSES (Substances). — V. TOXIQUES.

VÉNÉRIENNES (Maladies). — Voir BLENNORRAGIE, CHANCRE MOU, SYPHILIS.

VENIMEUX (Animaux). — La fonction venimeuse existe dans une grande partie de la série animale; le venin existe chez tous les invertébrés et chez un très grand nombre de vertébrés : poissons, batraciens, reptiles et quelques mammifères.

Les principaux animaux venimeux sont les serpents, les scorpions, un grand nombre d'araignées, certains insectes piqueurs (abeilles, guêpes), les tiques, certains cœlentérés (méduses, actinies), certains poissons (vive, scorpène, thalassophryne, synancée).

VENIN. — On désigne sous ce nom tout poison sécrété normalement par un organisme animal, quel qu'en soit le lieu de production, et quelque usage apparent qu'en puisse faire l'animal (Mme Phisalix). V. SERPENTS.

Emploi des venins en thérapeutique. — **Abeille.** — Le venin d'abeille a une composition complexe; il contient un poison stupéfiant, un poison convulsivant, un poison hémolytique.

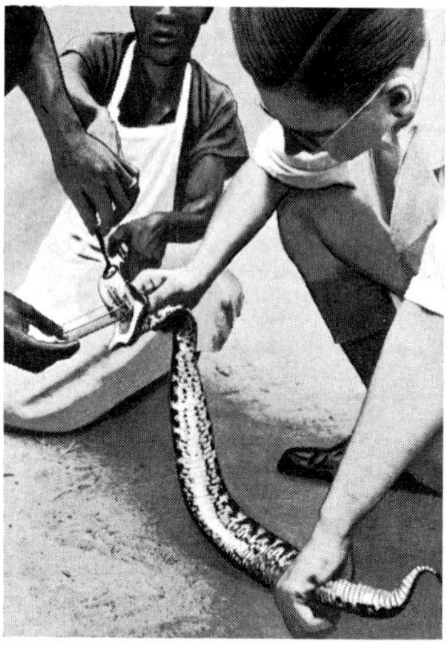

FIG. 2039. — Prise de venin sur un serpent à l'Institut Pasteur de Brazzaville.
(*Phot. Ministère de la France d'Outre-mer.*)

Les piqûres d'abeilles exerçant une influence heureuse sur le rhumatisme chronique, on a cherché à utiliser la partie active de ce venin en le débarrassant des substances qui déterminent des réactions inflammatoires.

On utilise en injections intramusculaires une solution chlorurée de venin ou *apivène* (trois injections de 1 cm^3 par semaine) ou des injections intradermiques (1/10 ou 1/20 de cm^3 par piqûre), qui ont donné de bons résultats dans le rhumatisme chronique, les arthrites, les névrites, les sciatiques, les lumbagos, les zonas.

Cobra. — Le venin du cobra-capel (*Naja tripudians*) ou serpent à lunettes a également une composition complexe (neurotoxine, substance hémorragipare).

Le venin de cobra purifié (cobratoxine) a une action nette sur les douleurs et les spasmes; Taguet l'a employé avec succès en injections sous-cutanées ou intradermiques dans les douleurs de la maladie de Raynaud, de l'aortite, de la sciatique, des névralgies faciales, du zona, du cancer, soit localement, soit dans la région deltoïdienne. La dose moyenne à injecter est de 2 1/2 unités-souris, l'*unité-souris* étant la quantité minimum de cobratoxine nécessaire et suffisante pour tuer 25 g de souris.

Le vaccin de cobra purifié, en solution hypertonique, a été essayé avec succès dans le *rhume des foins*, en instillations et en pulvérisations.

Crapaud. — Le venin de crapaud (*Bufo vulgaris*), qui contient de nombreux principes (bufoténine, bufotaline, bufotoxine), exerce une action tonicardiaque, vaso-constrictive, hémostatique et analgésique. Il active la sécrétion des glandes endocrines et excite le sympathique.

C'est un puissant modificateur du terrain, qu'on a préconisé dans diverses affections : cancer, tuberculose, maladies microbiennes, maladies du foie, hémorragies, algies.

L'injection de venin de crapaud (une unité-souris) a été employée comme ocytocique; ce venin diminue l'intensité des douleurs de l'accouchement et les espaces; l'utérus est relâché entre les contractions, comme avec la morphine.

Vipère. — Le venin de vipère d'Europe (*Vipera aspis*) est employé comme calmant des douleurs rebelles (sciatique), en pommade à 2 p. 1 000 de venin sec.

Le venin d'une espèce asiatique, la vipère Daboia (daboïne), doué de propriétés vaso-constrictives, est utilisé en applications locales dans les hémorragies en nappe, dans les épistaxis.

VENTOUSE. — Petit récipient en verre dont l'entrée doit être moins large que le fond (*fig.* 2040). De simples verres à boire ou des pots à pommade peuvent, au besoin, en tenir lieu. Il existe des ventouses en caoutchouc, des ventouses dans lesquelles

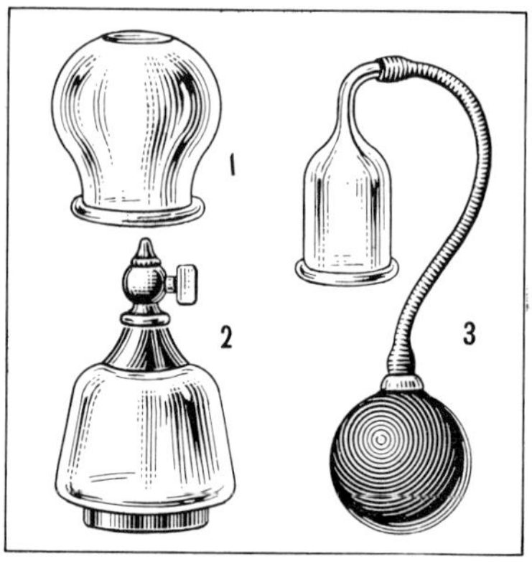

FIG. 2040. — Ventouses.
1. En verre (modèle ordinaire) 2. En verre avec ajutage pouvant s'adapter à une pompe aspiratrice; 3. Pour furoncles.

on fait le vide avec une pompe (*fig.* 2041), des ventouses spéciales s'adaptant à telle ou telle région du corps (botte de Junod pour les membres).

Ces ventouses sont employées pour opérer une révulsion (ventouses sèches) ou une saignée (ventouses scarifiées).

Application de ventouses sèches. — Le malade est assis sur le bord du lit ou couché sur le côté. Les ventouses sont placées à proximité du malade. De la main gauche, on tient à l'extrémité d'une tige de métal un tampon d'ouate imbibé d'alcool et enflammé. Chaque ventouse, tenue de la main droite, est rapidement présentée à la flamme, puis appliquée sur le dos du malade, où elle adhère par suite du vide relatif créé par la chaleur. Ce procédé permet d'éviter les brûlures, et, pour une infirmière qualifiée, la pose est ainsi très rapide. Les ventouses doivent être maintenues pendant huit à dix minutes; pendant ce temps, on recouvrira d'un tissu léger de laine la région, qui est ordinairement la poitrine ou le dos.

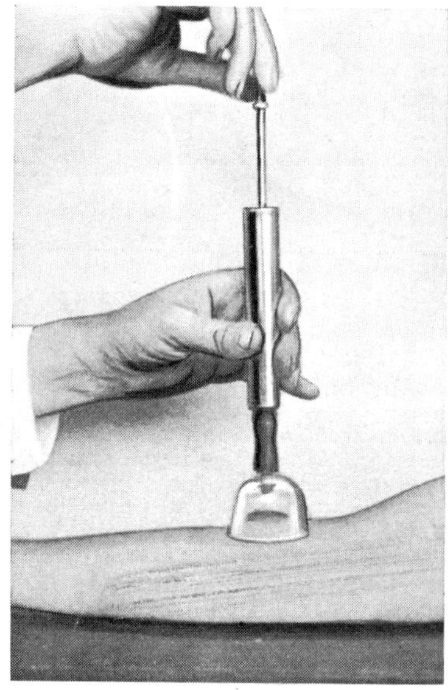

FIG. 2041. — Pose d'une ventouse pneumatique.

Une tache bleuâtre, une *ecchymose*, suite de l'extravasation sanguine, persiste pendant quelques jours.

On enlève la ventouse en déprimant la peau d'un côté pendant qu'on incline la ventouse de l'autre.

Quelques incidents peuvent se produire au cours de l'application. La ventouse peut ne pas s'appliquer parce que le vide a été incomplètement réalisé, ou en raison de la maigreur du sujet, de la convexité de la région, de la pilosité de la peau.

Des *brûlures* cutanées peuvent être la conséquence d'un chauffage défectueux.

INDICATIONS. Affections pulmonaires aiguës, congestions hépatiques, néphrites aiguës, péricardites, névralgies.

Application de ventouses scarifiées. — Après avoir procédé comme il vient d'être dit, on fait de petites incisions superficielles sur chacune des ecchymoses avec un bistouri ou un instrument spécial, le *scarificateur;* puis on applique de nouveau les ventouses, qui se remplissent de sang (environ 30 g) ; on applique ensuite un pansement sec. Les cicatrices des scarifications sont indélébiles.

INDICATIONS. Congestion pulmonaire, péricardite, congestion hépatique, néphrite aiguë. On peut aussi de cette façon recueillir du sérum pour la recherche de l'urée et de la réaction de Wassermann, mais dans ce cas la saignée est préférable.

VENTRE. — V. ABDOMEN.

Ventre en bateau. — Disposition telle que le ventre est déprimé, le bord du thorax et du bassin faisant saillie autour. C'est le signe d'un amaigrissement extrême, qu'on observe dans les grandes cachexies (tuberculose, méningite tuberculeuse, par exemple).

Ventre en besace. — La peau du ventre étant relâchée par des grossesses antérieures ou par une obésité extrême vient retomber sur les cuisses.

Ventre de batracien. — Elargissement des parties latérales du ventre des malades ayant eu une ascite ancienne.

VENTRICULE. — Ce mot désigne soit les *ventricules du cœur*, soit ceux du *cerveau*.

VENTRICULOGRAPHIE. — Exploration radiographique des ventricules cérébraux. Les ventricules sont rendus visibles aux rayons X par injection d'air, soit par voie lombaire (méthode la plus courante), soit par voie ventriculaire après trépanation et ponction de la corne occipitale du ventricule.

Cette méthode peut montrer des déformations des ventricules cérébraux, permettant ainsi de localiser une lésion cérébrale (une tumeur, par exemple).

Ce procédé d'investigation est couramment utilisé en neuro-chirurgie (v. *fig.* 614 à ENCÉPHALOGRAPHIE).

VER. — Classe d'animaux dont plusieurs intéressent la médecine. V. COPROLOGIE, FILAIRE, LOMBRIC, OXYURE VERMICULAIRE, TÉNIAS, TRICHINE, TRICHOCÉPHALE.

Nom donné à tort aux larves d'insectes. V. MOUCHES.

VÉRATRINE. — V. ELLÉBORE.

VERBIGÉRATION (du lat. *verbum*, parole, et *gerere*, porter). — Stéréotypie de langage qui s'observe chez les déments précoces et consiste en l'énonciation monotone de mots sans aucun lien logique.

VERDUNISATION. — Procédé de purification des eaux créé en 1916 par Ph. Bunau-Varilla à Verdun, et qui consiste dans l'emploi de très faibles doses de chlore (1/10 de mg par litre d'eau limpide), dans l'automatisme du mélange par un système hydraulique d'amorçage et de désamorçage et dans le brassage énergique de l'eau, dès l'introduction du chlore.

Cette méthode est simple et efficace. Les frais de premier établissement et les frais d'exploitation sont minimes et en font un procédé extrêmement économique, adopté par de nombreuses villes.

VERGE. — V. PÉNIS.

VERGETURES. — Lésions ordinairement multiples, indélébiles, de la peau, consistant dans des stries allongées, ordinairement parallèles, tranchant par leur couleur d'abord violacée, puis nacrée, avec le reste de l'épiderme; leur largeur varie entre 2 à 5 mm et 2 à 3 cm; leur longueur est très diverse. Quant à leur direction, elle est perpendiculaire au sens de la tension maximum de la peau; chez la femme enceinte, les vergetures du ventre, d'abord parallèles à l'aine, se redressent peu à peu en s'approchant de la ligne blanche, de façon à lui devenir à son tour parallèles; au sein, elles semblent se diriger vers le mamelon. Les points où on les observe encore sont la région des trochanters, la cuisse, les épaules, le dos, les reins, les fesses, la face externe des bras. A mesure que le temps s'écoule, les vergetures se plissent et se flétrissent; à leur niveau, la peau se déprime facilement.

CAUSES. Amincissement de la peau par étirement avec rupture du réseau de fibres élastiques constituant la trame du derme, à la suite de la distension lente ou progressive de la peau. Les distensions *lentes* sont la conséquence : 1° de l'engraissement, notamment de celui qui accompagne la grossesse ou de cette grossesse seule; 2° de l'ascite, de l'anasarque, d'une pleurésie, des tumeurs de l'abdomen; 3° de la croissance (notamment de celle qui se produit si rapidement à l'occasion des affections fébriles), avec vergetures perpendiculaires à l'axe du corps, notamment au-dessus du genou et aux malléoles; 4° de certaines affections nerveuses chez des prédisposés.

Les distensions *brusques* sont produites par des coups.

TRAITEMENT. Uniquement préventif : bandages, ceintures, corsets de grossesse.

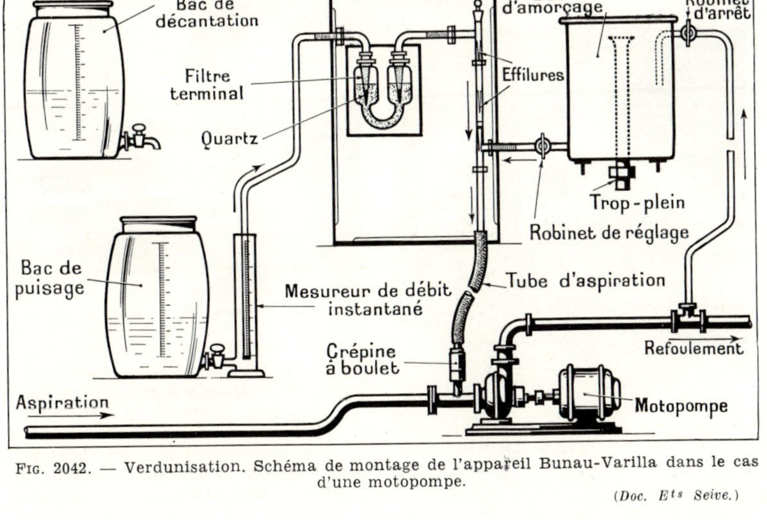

FIG. 2042. — Verdunisation. Schéma de montage de l'appareil Bunau-Varilla dans le cas d'une motopompe.

(*Doc. Ets Seive.*)

VERMICULAIRE. — **Appendice vermiculaire** (ou du cæcum). — Voir APPENDICE.

Mouvement vermiculaire. — Contraction successive des diverses parties de l'intestin, ressemblant aux mouvements des vers.

VERMIFUGES. — Médicaments destinés à provoquer l'expulsion des vers intestinaux. Ex. : semen-contra, santonine, mousse de Corse, tanaisie, fougère mâle; écorce de racine de grenadier, kousso, graine de courge, thymol, huile de chénopode, calomel. V. ces mots et LOMBRIC, ASCARIDE, TÉNIAS, OXYURE VERMICULAIRE.

VERMINEUSES. — Les maladies vermineuses sont celles qui sont produites par les diverses variétés de vers (oxyures, ténias).

VERNET-LES-BAINS (Pyr.-Orientales). — Station d'eaux sulfurées sodiques, hyperthermales (32°-66°), très radio-actives.

La station est organisée comme station hivernale. Il existe un sanatorium antituberculeux à 700 m (sanatorium du Canigou).

CURE. Boisson, bains, douches, sudations, inhalations, pulvérisations.

INDICATIONS. Rhumatismes. Angines, laryngites et bronchites chroniques. Maladies de la peau. Dyspepsie gastro-intestinale. Affections utérines. Névropathie; surmenage.

CONTRE-INDICATIONS. Etats fébriles et congestifs, tuberculose pulmonaire.

VERNIS. — Préparations liquides employées en dermatologie et obtenues par dissolution dans l'alcool de résines diverses (gomme laque, benjoin, baume de tolu, succin) auxquelles on incorpore des substances médicamenteuses variées. Appliqués sur la peau ou les muqueuses, les vernis y laissent, par évaporation de l'alcool, une mince pellicule solide très adhérente.

Le *baume du commandeur* est un exemple de vernis.

Vernis cellulosique. — Peinture à base de nitro- et d'acéto-cellulose dissoutes dans des solvants complexes et souvent secrets. La manipulation des vernis cellulosiques peut entraîner des troubles toxiques, en rapport avec leurs composants.

Vernis à ongles. — Il donne un eczéma de contact : eczéma palpébral, si la femme a l'habitude de se frotter les yeux avec le dos de la main et les ongles; eczéma du menton (appuyé sur les mains repliées), du cou (mise en place du col, d'un vêtement), des oreilles, du nez, où les ongles laqués peuvent venir au contact. Parfois, on note des lésions bulleuses. La cuti-réaction au vernis est positive.

VÉROLE. — V. SYPHILIS.

Petite vérole. — V. VARIOLE.

Petite vérole volante. — V. VARICELLE.

VÉRONAL (Diéthylmalonylurée). — Hypnotique appartenant au groupe des barbituriques et présentant les mêmes dangers d'intoxication. V. BARBITURIQUES, MALONYLURÉE.

VÉRONIQUES. — La véronique officinale (thé d'Europe) est une plante herbacée des bois de la famille des Scrofulariacées (*Veronica officinalis*) ; elle est amère et aromatique, et légèrement excitante en infusion théiforme à 10 p. 1 000. Les feuilles et sommités sèches font partie des *espèces vulnéraires*.

La Cressonnée (*Veronica Beccabunga*) passe pour antiscorbutique et diurétique.

VERRE. — Pour la capacité, v. MESURES.

Pour la correction de la réfraction oculaire, v. ŒIL.

VERRE (Fibre de). — Il en existe deux types : un type continu, la *soie de verre* ou *sillione;* un type discontinu, la *laine de verre ou verranne.*

La préparation de la fibre de verre donne naissance à des poussières et à des filaments dc verre.

L'inhalation et l'ingestion de ces poussières sont pratiquement sans danger.

La laine provoque un prurit désagréable au niveau des membres supérieurs et du cou, avec quelques rougeurs sur les avant-bras, le cou et le thorax. Ces troubles cessent par le changement de vêtements et la toilette (douches sans frictions).

La sensibilité particulière de la peau peut nécessiter le changement de travail.

PROTECTION. Captation des poussières, ventilation des ateliers; port de sous-vêtements de travail en laine, de vêtements de dessus amples. Interdiction de toute alimentation pendant le travail.

Souffleurs de verre. — Le soufflage du verre, par l'effort qu'il nécessite, provoque l'*emphysème pulmonaire* (v. RESPIRATOIRES [Organes] : *Maladies*), la *hernie* et la *dilatation de l'orifice du canal de Sténon,* canal d'excrétion de la glande salivaire, la parotide, avec formation d'une tumeur de la joue (joue dite *cassée*) ; l'*hypermétropie* et des *cataractes* fréquentes (10 à 25 p. 100 suivant l'âge), surtout à l'œil gauche, par la fatigue de l'accommodation sous l'action de l'intensité de la lumière et de la chaleur des foyers.

MESURES PRÉVENTIVES. Emploi des appareils opérant lc soufflage mécanique.

VERRUES. — Excroissances cutanées dues à une hypertrophie des papilles de la peau.

Verrues vulgaires. — Elevures saillantes, parfois pédiculées, grandes comme une tête d'épingle ou un pois, de coloration grisâtre.

La surface des verrues est irrégulière, rugueuse, constituée par une série de saillies séparées par des dépressions profondes. En se réunissant entre elles, les verrues peuvent déterminer des surfaces bourgeonnantes (*fig.* 2043). Elles persistent longtemps et tendent à se propager comme par réinoculation. Souvent, une série d'éléments secondaires sont groupés autour de l'élément primitif : la *verrue mère.*

Le siège habituel est la face dorsale des mains et des doigts, en particulier autour des ongles. Elles peuvent se voir au visage, au cuir chevelu, aux organes génitaux. Les verrues ne provoquent des douleurs que si elles sont crevassées et enflammées.

La *contagiosité* et l'*auto-inoculation* des verrues sont hors de doute,

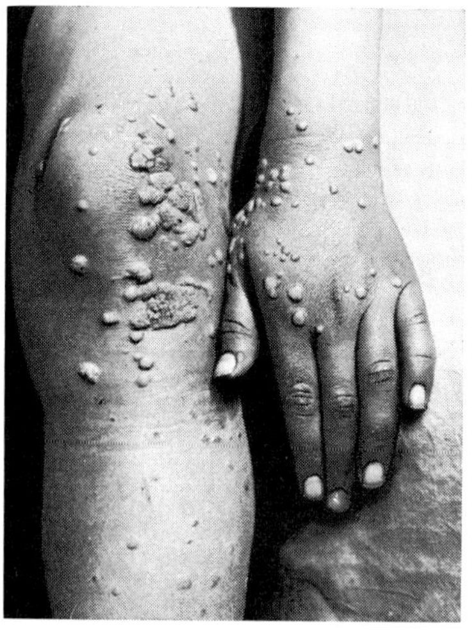

FIG. 2043. — Verrues vulgaires.
(*Arch. hôpital Saint-Louis.*)

car la période d'incubation exige de trois semaines à trois mois.

Le microbe qui existe dans les verrues est un *virus filtrant.*

Les *frottements,* les *érosions accidentelles,* le *grattage,* suffisent à provoquer le développement de verrues nouvelles en placards ou en séries linéaires dans le voisinage de la verrue initiale (verrue mère).

Verrues plantaires. — Hypertrophie des papilles de la peau de la plante, siégeant aux points d'appui du pied : talon et tête des premier, troisième ou cinquième métatarsiens. Epaississement corné, blanc jaunâtre, pénétrant dans l'épaisseur de la peau, sous forme d'un cône blanc central. Douleur spontanée et provoquée par la pression; parfois, complications inflammatoires, lymphangite.

Verrues planes juvéniles. — Petites papules épidermiques de 3 mm de diamètre, aplaties, peu saillantes,

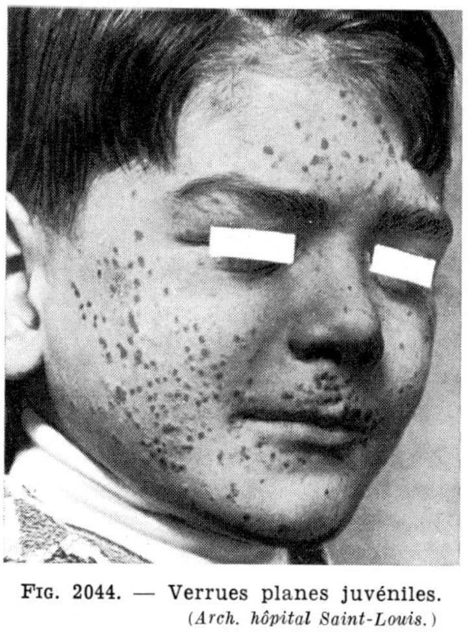

FIG. 2044. — Verrues planes juvéniles.
(*Arch. hôpital Saint-Louis.*)

à contours arrondis ou polygonaux, de coloration jaune rosé, non prurigineuses (*fig.* 2044).

Elles existent surtout à la face, aux joues, au front, au menton, au nombre d'une dizaine à plusieurs centaines.

Verrues séniles ou Verrues séborrhéiques. — Elevures arrondies ou ovalaires, recouvertes d'un enduit corné, de coloration grisâtre ou noirâtre. Sous cet enduit, on trouve une surface mamelonnée, gaufrée. Les verrues séniles siègent surtout sur le dos (*fig.* 2045), le cou, les épaules, le front, les joues, le dos des mains. Elles se

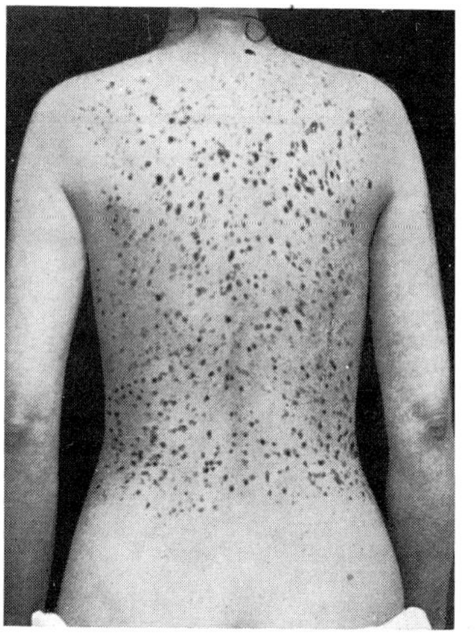

FIG. 2045. — Verrues séborrhéiques du tronc (forme éruptive).
(*Arch. hôpital Saint-Louis.*)

développent surtout à partir de la quarantaine et augmentent avec l'âge.

TRAITEMENT. *Verrues vulgaires et plantaires.* — Electrolyse négative,

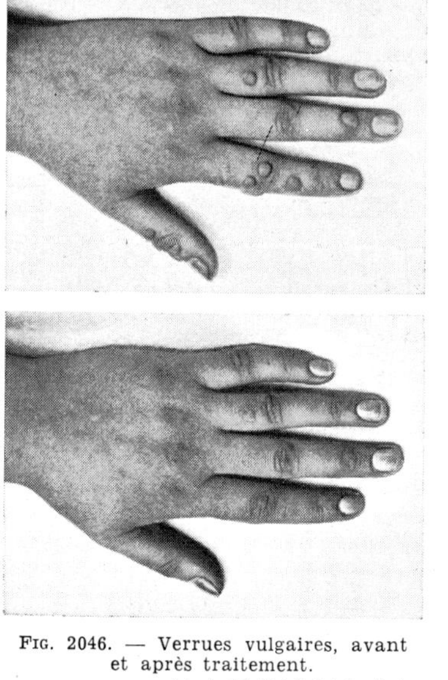

FIG. 2046. — Verrues vulgaires, avant et après traitement.
(*Arch. hôpital Saint-Louis.*)

diathermocoagulation, cryothérapie, radiothérapie prudente (une dose de 1 400 r), ionisation au magnésium (électrode imbibée de sulfate de magnésium sous la plante du pied, reliée au pôle + ; électrode indifférente sur le dos du pied, reliée au pôle —; 8 à 10 mA pendant vingt minutes, quinze à vingt séances quotidiennes).

Cautérisations chimiques : acide nitrique (dangereux), collodion salicylique, latex d'euphorbe ou de grande chélidoine, teinture de thuya à 1 p. 30 dans la vaseline.

Dans certains cas, il suffit de toucher la verrue mère pour voir les autres disparaître.

Traitement interne, magnésie, teinture de tuya.

On a signalé des cas où les verrues ont disparu par suggestion.

Verrues planes juvéniles. — Pommade salicylée, radiothérapie, magnésie. Suggestion.

Verrues séniles. — Galvanocautérisation ou curetage. Cryothérapie.

VERRUGA DU PÉROU (Maladie de Carrion). — Maladie infectieuse inoculable, se produisant après une incubation de douze à quarante jours et caractérisée par une fièvre irrégulière, avec anémie, parfois grave, une éruption cutanée miliaire verruqueuse, avec des tumeurs granulomateuses, des verrucomes très vascularisés, très prurigineux, disparaissant après plusieurs mois sans laisser de cicatrices. Parfois, atteinte des muqueuses : œil, bouche, tube digestif, voies respiratoires.

La mort survient dans 5 p. 100 des cas normaux et dans 10 à 40 p. 100 des cas graves (forme septicémique, fièvre de Oroya).

Due à un germe, *Bartonella bacilliformis,* qu'on trouve dans les hématies, et transmise par des diptères du genre *Phlebotomus,* surtout *P. Noguchii,* l'infection confère une immunité définitive.

TRAITEMENT. Sérum de convalescents, vitamine B, radiothérapie des verrucomes.

VERRUQUEUX. — Se dit des lésions caractérisées par des excroissances arrondies, petites et dures, analogues aux verrues.

Tuberculose verruqueuse. — Voir TUBERCULOSE : *Tuberculose de la peau.*

VERSION. — Opération par laquelle l'accoucheur modifie la situation de l'enfant dans l'utérus lorsque celui-ci n'est pas dans une position favorable pour l'accouchement.

Dans la version par *manœuvres externes,* l'action des mains s'exerce sur l'abdomen; elle doit être effectuée dès le huitième ou neuvième mois de la grossesse, la position étant ensuite maintenue par un bandage. On comprend d'après cela l'utilité de consulter un accoucheur dès le huitième mois.

Dans la version par *manœuvres internes,* la main est introduite dans l'utérus, et par conséquent seulement au moment de l'accouchement.

VERT-DE-GRIS ou VERDET (Empoisonnement par le). — V. CUIVRE : *Sulfate de cuivre.*

VERTÈBRES. — Os constituant la colonne vertébrale. V. COLONNE VERTÉBRALE.

Artère vertébrale. — Branche ascendante de la sous-clavière, qui s'engage dans le trou de la base de l'apophyse transverse de la sixième vertèbre cervicale, puis traverse tous les trous des apophyses transverses, accompagnée de deux veines. Elle traverse ensuite la dure-mère et s'unit avec celle du côté opposé pour former le *tronc basilaire,* qui se divise ensuite en deux branches, les *cérébrales postérieures* droite et gauche.

Déviation vertébrale. — V. COLONNE VERTÉBRALE.

Inflammation vertébrale. — Voir SPONDYLOSE.

Tuberculose vertébrale. — V. POTT (Mal de).

Entorse vertébrale. — Partielle, sans déplacement des vertèbres, elle se guérit facilement; totale, entraînant une contusion interne de la moelle, elle est rapidement mortelle et heureusement très rare.

TRAITEMENT. Immobilisation.

Fracture des vertèbres. — V. FRACTURES.

Luxation des vertèbres. — Elle se produit au niveau des cinq dernières vertèbres cervicales, à l'occasion de la flexion ou de la rotation de la tête. La luxation est curable par réduction, s'il n'existe pas de lésion de la moelle épinière.

VERTEX. — Sommet du crâne compris entre les deux oreilles.

VERTIGE (du lat. *vertere,* tourner). — Sensation subjective erronée, en vertu de laquelle le malade croit tourner alors qu'il est immobile, ou voir tourner les objets environnants alors qu'ils sont fixes. Quand le vertige est très accentué, il peut déterminer la chute du sujet, s'il est debout. Il peut s'accompagner de nausées, de vomissements, de nystagmus.

CAUSES. I. *Physiologiques.* — Changement brusque d'attitude, de direction, de mouvements, ascension rapide sur un lieu élevé, fait de regarder en bas. Parfois, le déplacement en chemin de fer, en tramway, suffit à donner le vertige à certains sujets.

II. *Pathologiques.* — 1° *Affections auriculaires.* — Le vertige auriculaire s'observe à la suite de lésions de l'*oreille externe* (bouchon de cérumen), d'*otite moyenne* ou d'*otite labyrinthique* (traumatisme, syphilis, tabès) ; il s'agit alors, le plus souvent, d'une hémorragie du labyrinthe. La forme suraiguë, apoplectiforme, porte le nom de vertige de Ménière (voir OREILLE, p. 810). Ce vertige auriculaire s'accompagne toujours de bourdonnements et de sifflements d'oreille perçus par le malade, de surdité uni- ou bilatérale. Il convient toujours, dans ces cas, de s'adresser à un spécialiste, qui examinera l'oreille externe, moyenne ou interne.

Le traitement variera suivant les cas : ablation du bouchon de cérumen, paracentèse du tympan. Bromure, antipyrine; traitement antisyphilitique. Ponction lombaire.

2° *Affections du cœur et des vaisseaux.* — L'*hypertension artérielle,* liée ou non à une néphrite chronique, à l'athérome cérébral, est la principale cause des vertiges chez les gens âgés; la tension artérielle doit donc toujours être mesurée dans ces cas. Insuffisance et rétrécissement aortiques; pouls lent permanent.

3° *Affections nerveuses.* — *Tumeur cérébrale* (examen du fond de l'œil, ponction lombaire) ; *tumeur cérébelleuse* (démarche ébrieuse) ; *sclérose en plaques, paralysie cérébrale, syphilis cérébrale.*

Epilepsie, hystérie, neurasthénie, migraines, surmenage intellectuel.

4° *Affections oculaires.* — Vices de réfraction. V. ŒIL.

5° *Intoxications.* — a) *Intoxications externes :* alcool, tabac, oxyde de carbone, quinine, salicylate de soude.

b) *Auto-intoxications :* diabète, goutte, urémie, inanition, ménopause, chlorose.

6° *Affections digestives.* — Dyspepsies, ptôses abdominales, constipation, indigestion.

TRAITEMENT. I. *Symptomatique.* — Quinine à petites doses, adrénaline, atropine, bromure de potassium, injections de pilocarpine.

II. *De la cause.*

Vertige paralysant de Gerlier. — Affection décrite dans le pays de Gex, le canton de Genève, au Japon, surtout chez les personnes en contact avec les bovidés (bergers, trayeurs).

Elle est caractérisée par des accès passagers de paralysie des muscles de l'œil, de la nuque, des membres supérieurs, par des troubles visuels et par des douleurs vertébrales. Les accès peuvent se répéter pendant un à cinq mois. L'intelligence et l'état général ne sont pas atteints. Cette affection a été assimilée à l'encéphalite épidémique.

La guérison s'obtient ordinairement par le repos et l'hydrothérapie.

VERVEINE (V. pl. en couleurs à DIGESTIVES [Plantes]). — Plantes de la famille des Verbénacées.

La verveine officinale (*Verbena officinalis*) est employée comme antinévralgique et fébrifuge (en infusion, 15 p. 100; extrait fluide de plante stabilisée, une à deux cuillerées à café par jour).

La décoction de feuilles dans du vinaigre est employée à la campagne en applications locales sur des points douloureux.

La verveine odorante (*V. triphylla*) est un arbrisseau cultivé dont les feuilles exhalent, quand on les froisse, une odeur citronnée agréable; leur infusé (5 g par litre) a des propriétés stomachiques, excitantes et antispasmodiques. Son essence sert à parfumer les pommades, à désodoriser l'iodoforme.

VÉSANIE. — Synonyme de *folie.*

VÉSICAL. — Qui a trait à la vessie.

VÉSICANTS. — Substances qui font naître des phlyctènes sur la peau : cantharides, ammoniaque, huile de croton, thapsia.

VÉSICATOIRE. — Emplâtre fait avec la poudre de cantharides ou le principe immédiat retiré de ces insectes, la *cantharidine,* dans le dessein de provoquer le soulèvement de l'épiderme par de la sérosité, c'est-à-dire une phlyctène (*ampoule*).

La *mouche de Milan* est une petite rondelle de taffetas noir de 4 cm de diamètre, recouverte d'un mélange à base de cantharide.

APPLICATION. La peau étant nettoyée, on chauffe légèrement le vésicatoire, on l'applique et on le fixe à l'aide d'un bandage. On le laisse deux heures chez les petits enfants, quatre heures chez les plus grands, huit heures chez l'adulte.

INCIDENTS et ACCIDENTS. Ulcérations douloureuses chez les enfants et les cachectiques. Intoxication cantharidienne (néphrite, cystite). Infection de la plaie (érysipèle, lymphangite, furoncles).

INDICATIONS. Médication tombée en défaveur, après une vogue prolongée. Elle possède cependant une action dérivative et sédative des douleurs. Indiquée dans la tuberculose pulmonaire à poussées congestives, les pleurésies, la péricardite, les névralgies, l'hydarthrose.

CONTRE-INDICATIONS. Albuminurie, diabète, cachexie, diphtérie, agitation, œdème des membres.

VÉSICO-PÉRINÉALE (Fistule). — V. à VESSIE.

VÉSICO-PROSTATIQUE. — Artère vésico-prostatique. — Branche de l'artère vésicale se rendant à la prostate.

Plexus vésico-prostatique. — Abondant plexus veineux placé sur les côtés du col de la vessie et de la prostate, et recevant les veines de cette région.

VÉSICO-RECTALE, VÉSICO-UTÉRINE, VÉSICO-UTÉRO-VAGINALE, VÉSICO-VAGINALE (Fistules). — V. VESSIE.

VÉSICULE (du lat. *vesicula,* diminutif de *vesica,* vessie). — Lésion élémentaire de la peau consistant en petits soulèvements épidermiques, circonscrits, arrondis ou acuminés contenant une sérosité transparente. Leur grosseur varie de celle d'une tête d'épingle à celle d'un petit pois; elles peuvent être imperceptibles ou bien volumineuses.

Parmi les dermatoses vésiculaires, on peut citer : l'eczéma, la dyshidrose, l'herpès, le zona, la varicelle, les sudamina. Dans la variole, le stade vésiculeux est fugace et se transforme rapidement en pustule.

VÉSICULE BILIAIRE. — Réservoir membraneux piriforme, placé dans une dépression de la face inférieure du lobe droit du foie et destiné à contenir la bile pendant l'intervalle des digestions (*fig.* 724 et 2047).

La partie inférieure ou *fond* déborde le foie en avant et se trouve enveloppée complètement par le péritoine, qui recouvre seulement la partie moyenne appliquée sur le foie. La partie supérieure ou *col* est séparée du reste par un étranglement, et se trouve contournée en S. Le col se continue par le *canal cystique,* qui aboutit au canal cholédoque, constitué par la fusion des canaux cystique et hépatique. La bile passe dans la vésicule par ce canal cystique, entre les digestions, et y repasse ensuite pendant celles-ci pour se rendre par le canal cholédoque dans l'intestin.

La vésicule est constituée par une couche musculaire, doublée à l'intérieur par une muqueuse.

Fonctions. — La bile, qui s'écoule de manière intermittente dans l'intestin pendant la période digestive, s'accumule dans la vésicule dans les intervalles. Elle y subit un travail de

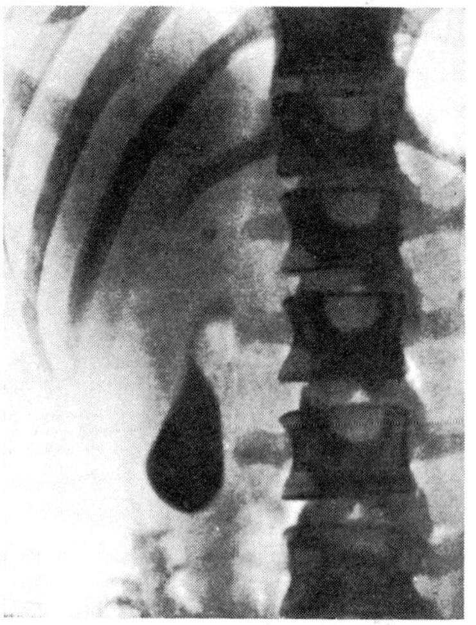

FIG. 2047. — Image radiographique de la vésicule biliaire.

concentration, qui modifie son aspect et sa composition, si bien qu'on peut distinguer la bile A ou hépatique et la bile B ou vésiculaire.

En dehors de ses deux fonctions de réservoir et de concentration, la vésicule a une fonction de contraction; la pénétration du chyme dans le duodénum provoque en effet la contraction vésiculaire et le relâchement du sphincter d'Oddi.

L'inflammation de la vésicule, ou *cholécystite,* accompagne souvent l'inflammation des canaux biliaires, ou *angiocholite,* mais les deux processus peuvent être indépendants.

Exploration de la vésicule. — La vésicule normale est accessible à la palpation à l'intersection des fausses côtes droites et du bord externe du muscle grand droit (point vésiculaire). Mais la vésicule peut être anormalement grosse et descendre dans l'abdomen, ou, au contraire, être petite, rétractée sous le foie et échapper à toute exploration directe; parfois, la recherche du signe de Murphy donnera des renseignements : si on enfonce profondément les doigts sous le rebord costal droit, au-dessous du foie, le malade est incapable de faire une inspiration complète.

L'*examen radiologique* direct avec ou sans insufflation colique, la cholécystographie et le tubage duodénal fourniront des renseignements importants sur l'état de la vésicule et la présence de calculs (*fig.* 735). L'existence dans la bile B, retirée par tubage, d'éléments cellulaires anormaux, de leucocytes, de calculins macro- ou microscopiques parle en faveur d'une cholécystite lithiasique; une bile B, trouble, riche en microbes, en leucocytes dégénérés, en cellules épithéliales desquamées, indique plutôt une cholécystite suppurée. V. CHOLÉCYSTITE.

VÉSICULE SÉMINALE. — V. MASCULINS (Organes génitaux).

VESSIE (lat. *vesica*). — La vessie est un réservoir musculo-membraneux (*fig.* 2048 à 2053 et à URETÈRE, *fig.* 1992) placé entre les *uretères,* qui lui apportent l'urine excrétée par les reins, et l'*urètre,* par lequel elle expulse cette urine au dehors à des intervalles plus ou moins éloignés.

I. VESSIE (structure et fonctions). — CONFORMATION EXTÉRIEURE. La forme

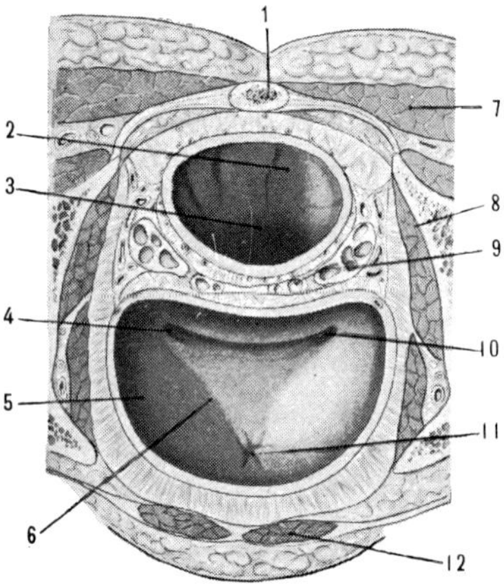

FIG. 2048. — Vessie et rectum (coupe transversale à hauteur du coccyx).
[*D'après Testut et Jacob.*]
1. Coccyx; 2. Ampoule du rectum; 3. Anus; 4. Orifice de l'uretère droit; 5. Vessie; 6. Trigone vésical; 7. Muscle grand fessier; 8. Bassin; 9. Canal déférent; 10. Orifice de l'uretère gauche; 11. Orifice de l'urètre; 12. Grand muscle droit de l'abdomen.

de la vessie et ses dimensions sont très variables. Située dans le petit bassin, où elle est maintenue par des ligaments ayant une grande laxité,

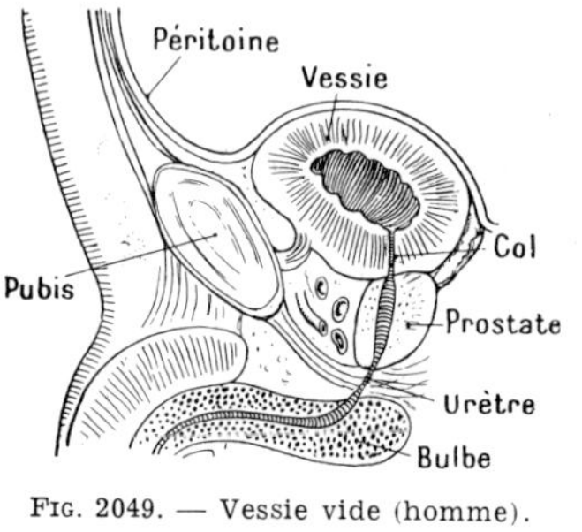

FIG. 2049. — Vessie vide (homme).

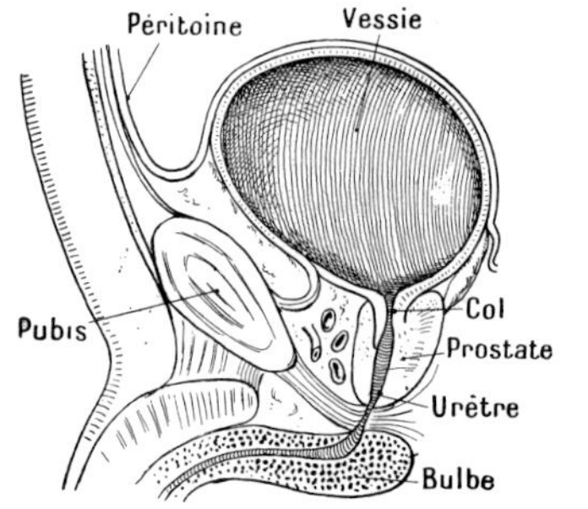

FIG. 2050. — Vessie pleine (homme).

lorsqu'elle est complètement vide (*fig.* 2049), elle n'a pas plus de 3 cm et se dissimule alors derrière la symphyse du pubis; mais, étant pleine (*fig.* 2050), elle peut remonter jusqu'à peu de distance de l'ombilic, et sa paroi postérieure répond chez l'homme au rectum, chez la femme au vagin et à une partie de l'utérus (voir *fig.* 677 et 678 à FÉMININS [Organes génitaux]).

Le péritoine recouvre sa face postérieure et la partie supérieure de ses faces latérales en formant des culs-

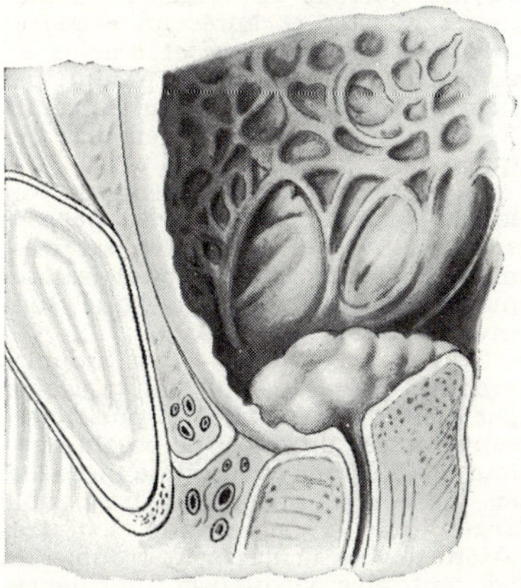

FIG. 2051. — Vessie à colonnes et cellules chez un vieillard.

de-sac qui la séparent en arrière du rectum (cul-de-sac de Douglas); et, sur les côtés, des parois latérales de l'excavation pelvienne.

CONFORMATION INTÉRIEURE. La vessie est tapissée par une muqueuse qui, lorsqu'elle est rétractée, forme des plis disparaissant par la distension; souvent, il existe en outre chez les vieillards, et surtout chez les personnes ayant de l'hypertrophie de la prostate, des saillies provoquées par le développement progressif de la couche mus-

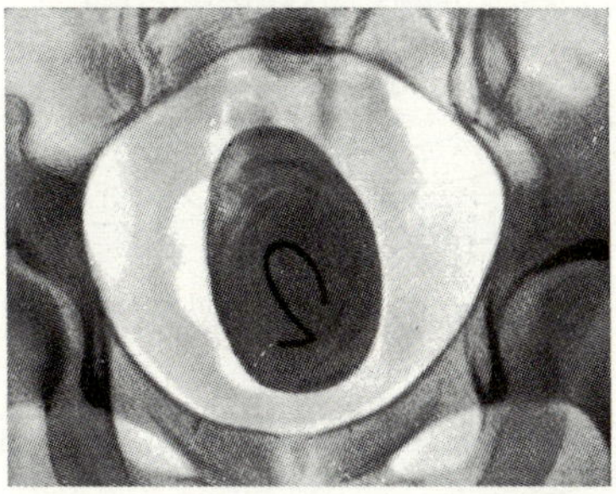

FIG. 2052. — Radiographie de la vessie.
Un gros calcul en forme d'œuf s'est constitué par des dépôts de sels de chaux autour d'un corps étranger, que l'on voit au centre.
(*Coll. du Dr Tissot.*)

culaire placée immédiatement sous la muqueuse, couche formée de faisceaux aplatis et rubanés, fréquemment anastomosés entre eux et qui constituent des sortes de *colonnes* (*fig.* 2051).

Les saillies sont entrecroisées en tous sens et délimitent des dépressions ou *cellules* dans lesquelles peuvent se loger des calculs et des corps étrangers. En dehors de cette couche musculaire se trouve une couche de fibres circulaires recouvertes elles-mêmes par des fibres longitudinales.

Ces muscles sont formés de fibres lisses sur lesquelles la volonté n'a pas d'action. La vessie renferme de nombreux vaisseaux, notamment un très riche réseau de veines.

Au niveau de la base de la surface intérieure (*fig.* 2048), on voit trois orifices : en haut et en arrière, les deux orifices des *uretères,* entre lesquels s'étend un bourrelet transversal, et, en bas et en avant, l'orifice de l'*urètre.* Ces trois orifices limitent une surface triangulaire ordinairement lisse et unie, même chez les personnes ayant

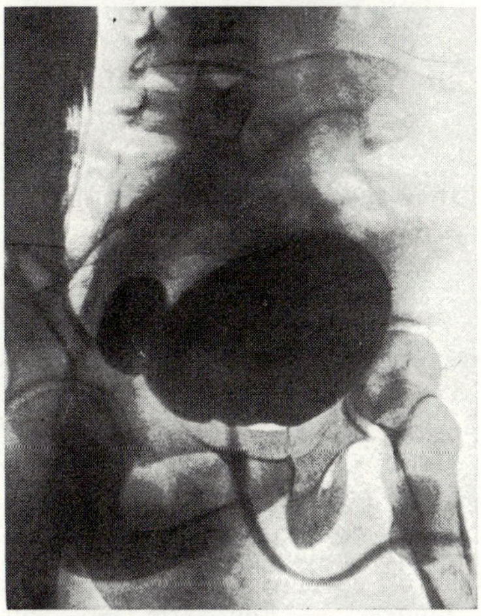

FIG. 2053. — Cystographie.
Radiographie de la vessie après remplissage de l'organe par un liquide opaque aux rayons X. On remarque à gauche la présence d'un diverticule.
(*Coll. du Dr Tissot.*)

une vessie à colonnes ou à cellules : cette surface est appelée le *trigone* de la vessie.

Les orifices des uretères ont la forme de deux petites fentes taillées en biseau, n'ayant que 3 à 5 mm de long. Ils s'arrondissent et font saillie dans la vessie au moment de lancer l'urine qu'ils contiennent.

L'orifice de l'urètre ou col de la vessie a la forme d'une fente transversale dont la lèvre inférieure peut s'hypertrophier chez les vieillards et gêner l'expulsion de l'urine et l'introduction d'une sonde. En arrière du trigone, la vessie présente une excavation, le *bas-fond,* qui est particulièrement déprimée chez les vieillards ayant de l'hypertrophie de la prostate; l'urine qui s'y trouve est mal évacuée et y stagne. Là aussi vont se loger corps étrangers et calculs.

CAPACITÉ DE LA VESSIE. La moyenne à l'état sain est de 250 g chez l'homme, un peu plus chez la femme, ce qui veut dire que le besoin d'uriner se produit lorsque la vessie contient cette quantité; mais il y a des différences de tolérance très grandes entre les individus. Dans les inflammations de la vessie, l'expulsion s'effectue quelquefois dès qu'il existe quelques grammes de liquide dans la poche; chez les hypertrophiés de la prostate, au contraire, la vessie peut contenir plusieurs litres de liquide.

II. VESSIE (exploration). — L'examen de la vessie se fait par l'*inspection,* mais seulement lorsqu'elle est distendue par de l'urine, des liquides ou du gaz injectés. Elle fait saillie alors au-dessus du pubis, lorsque la paroi de l'abdomen est relâchée (amaigrissement, vieillesse, affections nerveuses) ou lorsqu'elle est entièrement distendue et se rapproche de l'ombilic. On perçoit alors à la *palpation* une tumeur globuleuse.

Le *sondage vésical* permet de préciser s'il existe un résidu vésical après miction, qui indiquerait l'existence d'un obstacle à l'émission des urines situé en aval de la vessie, sur l'urètre ou au col de la vessie (maladie de col ou hypertrophie de la prostate).

La *radiographie* (*fig.* 2052) donne des indications dans le cas de calculs ou de corps étrangers.

La *cystographie,* après remplissage

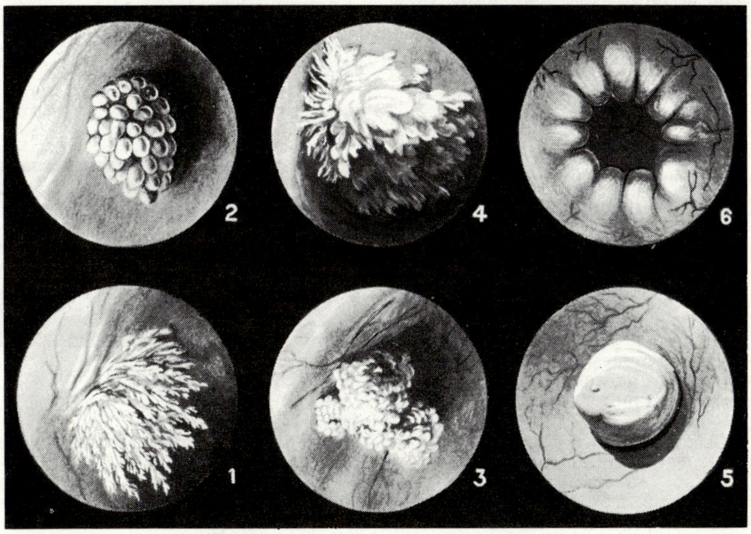

FIG. 2054. — Examen de l'intérieur de la vessie à l'aide du cystoscope.
1, 2, 3, 4. Tumeurs de la vessie de diverses formes; 5. Vue d'un calcul de la vessie; 6. Orifice d'un diverticule.
(*D'après Marion et Heitz-Boyer.*)

de la vessie avec un liquide opaque aux rayons X, permet de dessiner la forme de la vessie et de reconnaître une malformation (diverticule) [*fig.* 2053].

Mais c'est surtout la *cystoscopie* qui renseigne sur l'état de la vessie. Le cystoscope (*fig.* 617, p. 378) est un tube métallique ayant la forme d'une sonde béquille, renfermant à l'extrémité vésicale une lampe de 4 volts, contenue dans une ampoule de verre. Un oculaire situé à l'orifice externe du tube permet de voir l'image de la vessie. Normalement, la muqueuse vésicale apparaît lisse, jaune orangé, régulière, avec quelques arborisations vasculaires. Celles-ci sont augmentées en cas de cystite. On peut noter, dans les cas pathologiques, des *ulcérations* de forme et d'aspect variables (syphilitiques, tuberculeuses, cancéreuses), la présence de productions anormales : *végétations, papillomes, calculs, corps étrangers* (*fig.* 2054).

III. VESSIE (affections chirurgicales). — **Calculs de la vessie** (*fig.* 2055 à 2058). — CAUSES. Les calculs sont les uns *primitifs*, les autres *secondaires*.

1° Les calculs primitifs viennent du rein. Ils résultent d'un état général de l'organisme dans lequel, les combustions s'opérant d'une façon insuffisante, les matières albuminoïdes, au

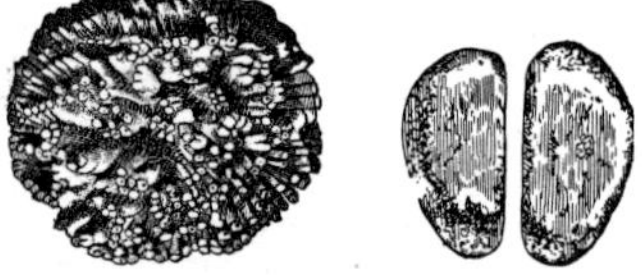

FIG. 2055, 2056. — *A gauche :* Calcul vésical coralliforme d'oxalate de chaux. (Grandeur naturelle.) D'après Ziegler. *A droite :* Calculs jumeaux de phosphate de chaux.

lieu de se transformer en urée, sont désassimilées sous forme d'acide urique et d'urates. Leur origine est celle de la *diathèse arthritique,* excès d'alimentation azotée par rapport à l'exercice; mais la diathèse phosphatique peut donner lieu aussi à des calculs primitifs.

2° Les calculs *secondaires* (les plus fréquents) succèdent à une infection de la vessie ou à une stagnation de l'urine (rétrécissement de l'urètre, hypertrophie de la prostate) : des fermentations microbiennes décomposent l'urée en carbonate d'ammoniaque.

Age et sexe. — Les calculs se produisent d'ordinaire chez les personnes âgées ayant une table abondante et une vie sédentaire. On les observe aussi dans le jeune âge. Ils sont rares chez les femmes, par suite de la conformation de leur urètre, qui leur permet d'expulser facilement les petits calculs.

DESCRIPTION DES CALCULS. — *Nombre.* — Généralement unique chez l'enfant; en nombre variable chez l'adulte : 2, 3 ou 4, mais on en a observé exceptionnellement jusqu'à 300 et 490.

Volume et poids. — Le volume est d'autant plus restreint que les calculs sont plus nombreux : en général de 3 à 4 cm; le poids peut, dans des cas heureusement rares, s'élever jusqu'à 1 500 g.

Forme. — Les calculs sont ovalaires, aplatis et lisses ou à facettes, par suite du frottement de l'un contre l'autre, mais quelquefois garnis d'aspérités

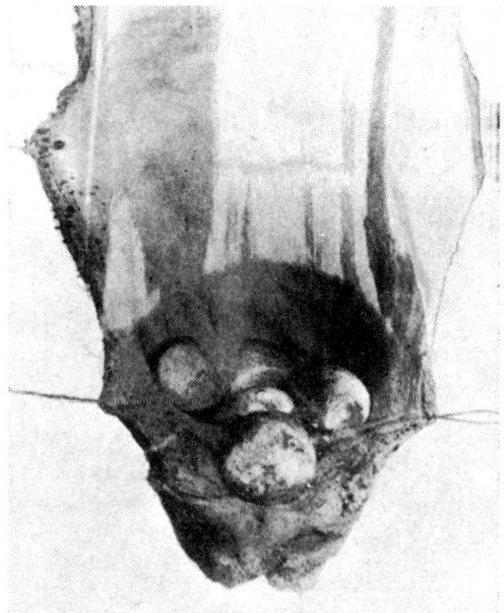

FIG. 2057. — Calculs vésicaux multiples. (*Coll. du prof. Guyon.*)

plus ou moins aiguës leur donnant l'apparence d'un corail (*fig.* 2055) ou du fruit du mûrier (calculs mûraux).

Couleur. — Elle varie avec leur composition : fauve (acide urique); gris (urate d'ammoniaque); blanc (phosphate et carbonate de chaux et d'ammoniaque); gris jaunâtre (cystine). A la coupe, certains, formés de couches de différents sels, peuvent présenter des teintes variables du noyau à la superficie.

Consistance. — Elle aussi dépend de la composition : durs s'ils sont formés d'urates, très durs s'ils renferment de l'oxalate de chaux, ils sont friables, au contraire, si les concrétions sont dues au phosphate de chaux.

Fréquence. — Les calculs les plus communs sont ceux qui sont formés d'urates, puis ceux qui sont composés de phosphates, puis les mixtes.

Siège. — Le bas-fond de la vessie, de préférence du côté droit, le rectum soulevant le côté gauche de la vessie.

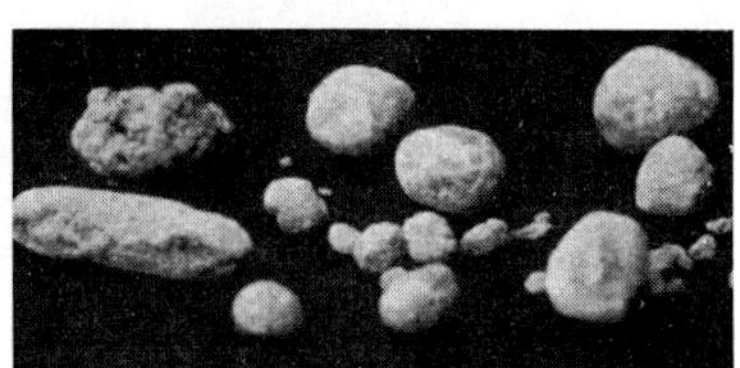

FIG. 2058. — Calculs vésicaux recueillis à Vittel.

Mobilité. — Mobiles, à moins d'être très volumineux ou d'être *enchatonnés* dans une dépression, une cellule de la vessie, ou d'avoir un prolongement dans l'urètre.

SIGNES. Ils diffèrent suivant que le calcul est primitif et que la vessie est *aseptique,* ou que le calcul est secondaire et la vessie *infectée.*

1° *Vessie aseptique.* — Le malade a quelquefois expulsé antérieurement du sable par les urines. Ce qui l'amène chez le médecin, ce sont : 1° des *douleurs* assez intenses, notamment à l'occasion de la marche, de l'équitation ou d'une course en voiture, et qui s'accompagnent d'un *besoin intense d'uriner* qui se répète à courts intervalles; 2° l'existence de *sang* dans l'urine, surtout en rendant les dernières gouttes et après un exercice; 3° l'*arrêt brusque du jet d'urine* au cours de la miction, arrêt produit par l'obturation de l'urètre par le calcul. Ce signe est particulièrement fréquent chez l'enfant.

La *cystoscopie* met à même de voir le ou les calculs. La *radiographie* (*fig.* 2052) rend aussi des services; mais les calculs d'urates ou d'oxalates purs (sans couche phosphatique) sont invisibles aux rayons X.

2° *Vessie infectée.* — Les troubles produits par le calcul sont masqués par ceux de la *cystite* (v. plus loin), souvent très intenses. Le besoin douloureux d'uriner est presque incessant et toute exploration est impossible avant que l'inflammation soit très atténuée. Les urines sont troubles et peuvent être visqueuses, purulentes et fétides.

PREMIERS SOINS. Eaux de Contrexéville, de Vals, de Vittel, de Vichy.

TRAITEMENT. 1° *Lithotritie* (*fig.* 2059 à 2061). — Broiement du calcul à l'intérieur de la vessie chaque fois qu'il

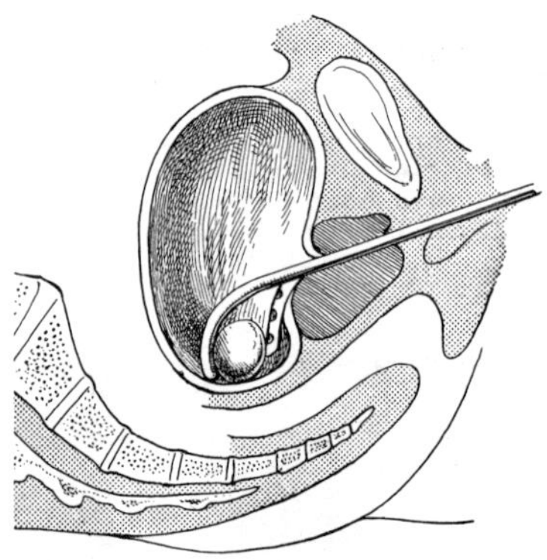

FIG. 2059. — Prise d'un calcul dans le fond de la vessie avec le lithotriteur.

n'est ni trop dur ni trop volumineux. Il est alors réduit à l'état de sable, qui s'évacue par l'urètre.

2° *Taille.* — Ouverture de la vessie et extraction du calcul avec des pinces lorsque les calculs uriques ou oxaliques ont plus de 5 cm, qu'ils résistent au broiement, que la vessie

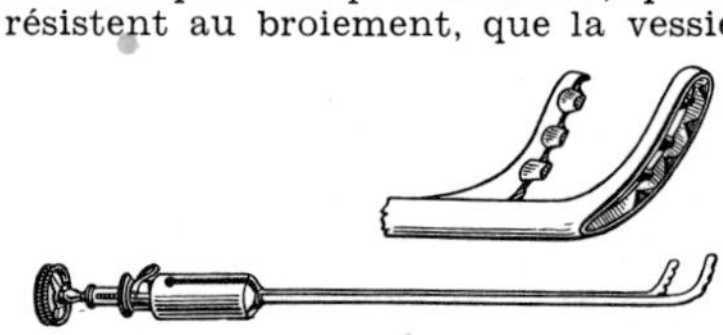

FIG. 2060. — Lithotriteur avec détail du mors.

est trop douloureuse pour permettre l'introduction du lithotriteur, qu'elle est infectée ou que le canal de l'urètre (enfant) est trop étroit pour permettre le passage de l'instrument.

Corps étrangers de la vessie. — CAUSES. Ils peuvent être la conséquence : 1° d'un traumatisme (balle, éclat de fonte, débris d'os voisin, fragment de vêtement) ; 2° d'une ulcération faisant communiquer la vessie avec l'intestin (pépins de fruit, vers intestinaux) ou avec un kyste hydatique ou dermoïde ; 3° de l'introduc-

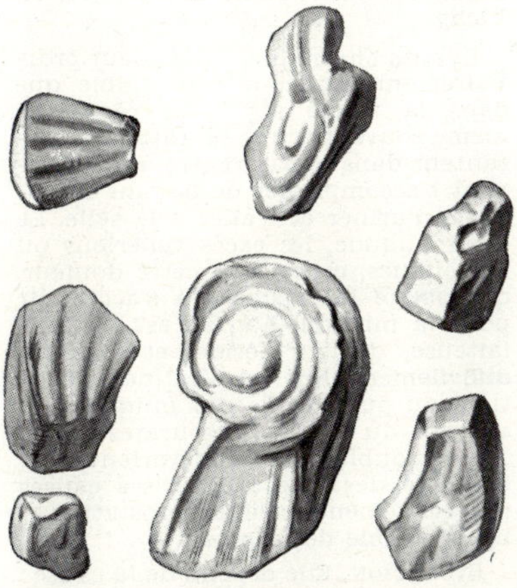

FIG. 2061. — Calcul de la vessie fragmenté par une seule prise du lithotriteur, les fragments devant être repris et broyés à nouveau pour pouvoir être aspirés.

tion par l'urètre d'une bougie de gomme dont une partie s'est brisée ou, chez la femme, d'objets dans un but lascif.

SIGNES. Si l'objet est petit et mousse, il s'enrobe de sels et se trans-

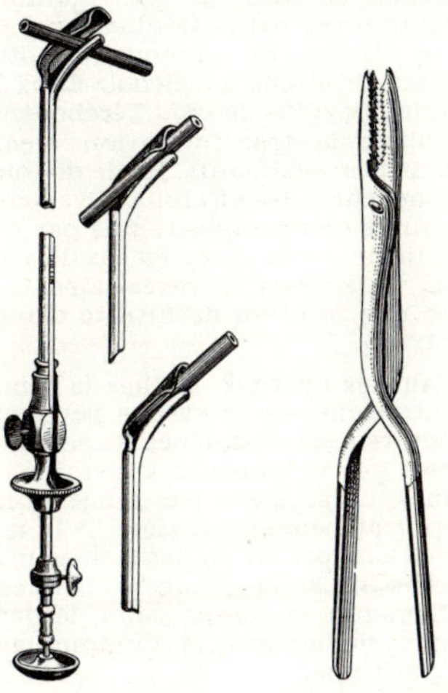

FIG. 2062. — Extraction des corps étrangers de la vessie chez l'homme.
A gauche : pinces et technique de l'utilisation des mors ; *à droite :* tenette (casse-pierre).

forme en calculs (cas le plus fréquent) ; s'il est volumineux, il provoque des contractions de la vessie, des besoins d'uriner, et son évacuation doit être rapide. L'exploration permet de constater l'existence d'un corps *mou,* ce qui le distingue des calculs.

TRAITEMENT. Extraction par les voies naturelles au moyen de pinces diverses (*fig.* 2062) ou par l'ouverture de la vessie (taille).

Fistules vésicales. — Il existe plusieurs variétés de ces fistules urinaires, allant de la vessie à un organe voisin.

Fistule vésico-périnéale. — Elle s'étend de la vessie au périnée. Pour celle de la femme, v. *fig.* 681 à FÉMININS (Organes génitaux). On l'observe aussi chez l'homme.

CAUSES. Taille ou abcès.

TRAITEMENT. Avivement et suture.

Fistule vésico-rectale. — Canal très court dans la cloison vésico-rectale. V. *fig.* 681 à FÉMININS (Organes génitaux).

CAUSES. Abcès de la cloison, corps étranger venant du rectum ou de la vessie (calcul), ponction de la vessie, taille.

TRAITEMENT. Cautérisation au galvanocautère si l'orifice est étroit, ou avivement des bords de la plaie et suture.

Fistule vésico-utérine. — Canal produit par une escarre consécutive à un accouchement laborieux comprimant la vessie : l'urine s'écoule par le vagin.

TRAITEMENT. Après s'être fait un chemin dans l'utérus, on avive et suture la plaie.

Fistule vésico-utéro-vaginale. — L'ouverture de la vessie a lieu au point de jonction de l'utérus et du vagin. Elle est due comme la précédente à un accouchement difficile et est beaucoup plus fréquente. Même traitement.

Fistule vésico-vaginale. — Accouchement difficile, calcul de la vessie, pessaire longtemps conservé dans le vagin. Même traitement.

Hernie. — Elle se fait ordinairement par l'anneau inguinal et peut être soit primitive chez les vieillards, par atonie des tissus, soit secondaire à une hernie intestinale.

SIGNES. Tumeur augmentant entre les mictions. Elle est mate, se réduit sans gargouillement, et sa pression produit des besoins d'uriner.

COMPLICATIONS. Distension des uretères et des reins.

TRAITEMENT. Bandage, si la hernie est réductible ; opération dans le cas contraire.

Plaies. — Elles sont dues généralement à des armes à feu, soit que la balle pénètre directement dans la vessie, soit qu'elle y fasse entrer une esquille osseuse.

SIGNES. Le blessé est pâle, prostré, et s'évanouit souvent. Lorsqu'il est revenu à lui, il éprouve des besoins incessants d'uriner ; le liquide est mélangé à du sang. Si l'orifice de la plaie est très petit, l'urine s'écoule dans le tissu cellulaire voisin ou dans le péritoine, et l'intoxication urinaire évolue en un temps variable, avec formation, dans certains cas, d'un abcès urineux.

Exstrophie (du gr. *ex,* hors, et *strophê,* renversement). — Malformation se produisant surtout chez les garçons (90 p. 100). Elle résulte du non-développement de la paroi antérieure de la vessie et de la partie correspondante de l'abdomen. Dans la forme complète la plus habituelle, on trouve au-dessous de l'ombilic une tumeur rouge, humide, mamelonnée, du volume d'une noix à une orange, en partie seulement réductible par la pression. On voit les deux orifices des uretères lancer rythmiquement de l'urine, qui coule sur sa surface et sur la peau, laquelle, irritée par ce liquide, s'excorie.

L'ombilic est absent ou déformé, les muscles et le pubis sont écartés les uns des autres. Chez l'homme, la verge et l'urètre sont absents ou atrophiés ; chez la femme, l'urètre est nul, et souvent les organes génitaux (clitoris, vagin, utérus) sont séparés en deux.

TRAITEMENT. Port d'un urinal et opération chirurgicale.

Diverticule. — Cavité développée aux dépens de la vessie elle-même par refoulement de la muqueuse ; congé-

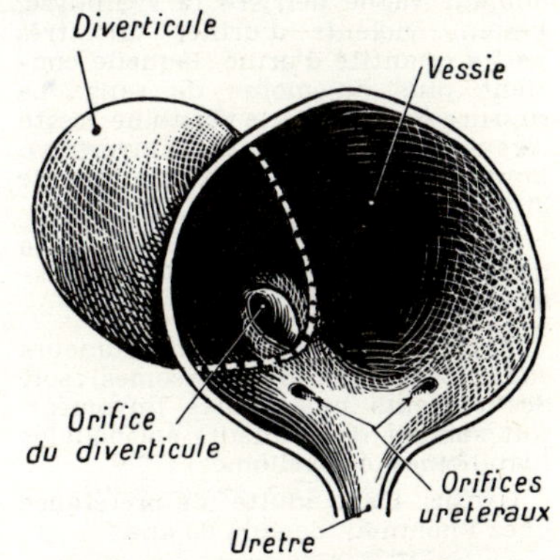

FIG. 2063. — Diverticule de la vessie.

nitale ou acquise. Le volume est variable (d'une noix à un melon) [*fig.* 2063].

SIGNES. Urines troubles ; miction en deux temps.

La cystoscopie permettra le diagnostic, ainsi que la cystographie.

TRAITEMENT. Lavages fréquents du diverticule sous le contrôle de la vue par le cystoscope. Ablation chirurgicale du diverticule et suture de la vessie.

Prolapsus (Cystocèle de la vessie) [du gr. *kustis,* vessie, et *kêlê,* hernie]. — La partie inférieure de la paroi

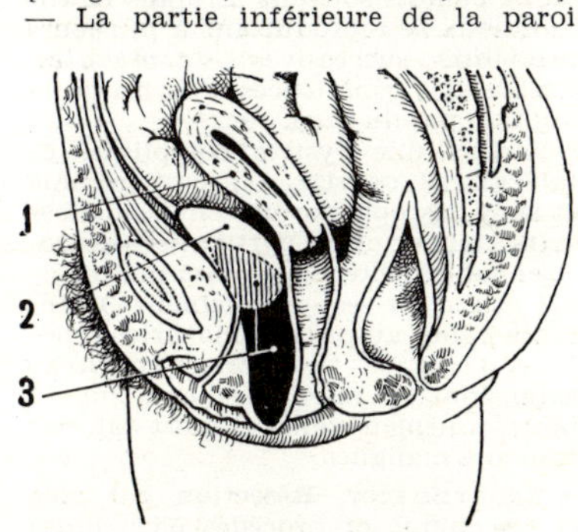

FIG. 2064. — Cystocèle.
1. Utérus ; 2. Vessie normale ; 3. Cystocèle.

antérieure du vagin s'affaisse et la vessie finit par faire issue hors de la vulve (*fig.* 2064).

SIGNES. Tiraillements dans les aines, sensation de poids compliquée de douleurs à irradiations variables ; envies fréquentes d'uriner ; urines brûlantes à la fin de la miction ; incontinence d'urine due à un degré plus ou moins accentué de cystite; troubles digestifs.

Au début, on sent la vessie déprimer le vagin; plus tard, une tumeur molle, fluctuante, arrondie, rosée, apparaît à la vulve.

TRAITEMENT. Bandage ou opération chirurgicale.

Rupture. — Déchirure de la vessie sans communication avec l'extérieur.

CAUSES. Effort ou choc violent sans qu'une grande distension du réservoir par de l'urine soit nécessaire. La rupture peut s'effectuer dans la partie couverte par le péritoine ou dans la région au-dessous.

SIGNES. Sensation de déchirure, puis douleur vague derrière la symphyse, besoins violents d'uriner une très petite quantité d'urine, laquelle contient plus ou moins de sang. La rupture se fait dans le péritoine; cette séreuse s'enflamme (v. PÉRITONITE). Souvent, on assiste aux troubles de l'infiltration urineuse.

TRAITEMENT. Laparotomie et suture de la vessie le plus rapidement possible.

Tumeurs. — Ce sont soit des tumeurs conjonctives (fibromes, sarcomes), soit des tumeurs musculaires (myomes), soit surtout des tumeurs épithéliales (papillomes, épithéliomes).

CAUSES. L'âge adulte (de préférence chez l'homme), de 40 à 60 ans.

LÉSIONS. Les tumeurs primitives siègent au fond de la vessie, au pourtour des orifices des uretères; elles sont d'ordinaire multiples et ont un volume variant d'un grain de blé à une orange. Elles naissent sur la muqueuse et font saillie dans la cavité vésicale, à laquelle elles sont unies par une base large et très mince (pédiculée). La maladie reste, en général, localisée à l'organe.

SIGNES. *Hématuries spontanées,* pouvant se produire à toute heure et s'interrompant de même pour disparaître pendant des mois et des années; *abondantes,* formées de sang rouge ou de caillots souvent arrondis et volumineux se reproduisant à plusieurs mictions successives; *terminales,* c'est-à-dire constituées à la fin de la miction par du sang pur.

Parfois une cystite complique ce tableau. (V. CYSTITE.) La cystographie et la cystoscopie permettent de classer cette tumeur et en particulier de préciser son caractère bénin ou malin.

L'*évolution* est totalement différente : tout au plus, hématuries répétées dans les tumeurs bénignes; extension et retentissement sur le fonctionnement rénal et mort dans les tumeurs malignes.

TRAITEMENT. Résection par voie endoscopique et procédés électriques dans les tumeurs bénignes (étincelage, électrocoagulation).

Les tumeurs malignes imposent la cystectomie, c'est-à-dire l'ablation de la vessie. De nouveaux procédés chirurgicaux permettent de créer une nouvelle vessie en utilisant un segment d'intestin (cystoplastie). Quand la tumeur n'est pas extirpable, dérivation des urines en abouchant les uretères à la peau, ou dans l'intestin et radiothérapie ou curiethérapie.

IV. VESSIE (affections médicales). — Inflammation ou Cystite (du gr. *kustis,* vessie, et du suffixe *ite,* indiquant l'inflammation). — Inflammation d'origine microbienne de la paroi de la vessie, la muqueuse étant seulement atteinte dans beaucoup de cas, puis plus tard la couche musculaire. Elle peut être soit totale, soit localisée au col, aiguë, chronique d'emblée ou après une phase aiguë. Elle est beaucoup plus fréquente chez l'homme que chez la femme, à cause de la facilité d'évacuation de la vessie donnée à celle-ci par la brièveté et l'extensibilité plus grande de son urètre.

CAUSES PRÉDISPOSANTES. 1° *Gêne dans l'évacuation de l'urine.* — Elle a pour conséquence la congestion de la muqueuse, puis la chute de l'épithélium protecteur. Les microbes, s'il en existe dans la cavité, peuvent alors se développer dans les couches profondes de la muqueuse; *rétention d'urine,* par suite de rétrécissement de l'urètre, de prostatite, d'hypertrophie de la prostate, d'atonie de la vessie, par maladie de la moelle épinière.

2° *Congestion de la vessie.* — Se produit à la suite d'hyperémie des organes voisins (règles excessives ou supprimées, rapports vénériens répétés, métrite, déviation de l'utérus, excès de boisson), de tumeurs de la vessie, d'évacuation trop rapide, après rétention d'urine, de compression au cours de la grossesse ou de l'accouchement.

3° *Calculs, corps étrangers, traumatismes.* — Refroidissement local ou général.

CAUSES DÉTERMINANTES. Microbes venant de l'urètre (gonocoque dans la blennorragie) ou des uretères, par propagation de l'inflammation de ces conduits.

Inoculation de bacilles se trouvant dans l'urètre (colibacille, streptocoque, staphylocoque), à la suite d'un sondage fait avec un instrument non aseptique ou devenu septique par le contact avec un urètre, lui-même renfermant des microbes.

Cystite aiguë. — SIGNES. *Douleur* dans le bas-ventre, irradiant vers les aines, le périnée et l'anus, avec *besoins incessants d'uriner,* surtout dans la journée et après une marche ou une fatigue, mais aussi la nuit. Pendant l'émission des urines, le malade éprouve la sensation d'un fer rouge à la partie profonde et à l'extrémité de la verge. En recevant dans un verre l'urine de la seconde moitié de la miction, on y constate un dépôt abondant formée de mucus et de pus mélangés à une quantité variable de sang, qui peut être rejeté sous forme de caillots.

L'hématurie est en général peu abondante; elle se produit à la fin de la miction, sous forme de gouttes rosées ou complètement formées de sang. La quantité d'urine est souvent accrue, 1 800 à 2 000 g au lieu de 1 200 g.

Des *besoins fréquents d'aller à la selle* viennent souvent compliquer la situation. Le malade est agité et peut éprouver des troubles digestifs (nausées, vomissements, hoquets).

La fièvre n'existe que lorsque l'infection a envahi les reins.

TRAITEMENT. Sulfamides, antibiotiques. Bains prolongés, sangsues, lavements chauds prolongés, lavements laudanisés ou au chloral, ou avec 1 g d'antipyrine; suppositoires belladonés, térébenthine en capsules; instillation de V à XXX gouttes d'une solution de nitrate d'argent (contenant 1 à 5 g de ce sel p. 100 g d'eau). Eaux de Vals, Contrexéville, Vittel, Vichy.

Cystite chronique. — Douleur ordinairement beaucoup plus faible que dans la forme aiguë, se réduisant même souvent à une sensation de pesanteur dans le bas-ventre, mais pouvant s'accompagner de besoins incessants d'uriner et d'aller à la selle. Le froid humide, les excès vénériens ou alcooliques, exaspèrent cette douleur, qui oblige les malades à s'accroupir pour la miction. L'*urine* est trouble, laiteuse, d'odeur fétide, et s'évacue difficilement. Elle est alcaline et contient du pus, des flocons muqueux et souvent du sang et des urates.

Les troubles généraux varient avec la durée de l'affection et ses causes (rétrécissement, calculs, prostatite et hypertrophie de la prostate).

ÉVOLUTION. Elle dépend de la cause : l'enlèvement d'un calcul, la suppression d'un rétrécissement, font rapidement disparaître la cystite.

COMPLICATIONS. L'infection du rein (pyélo-néphrite purulente) succède aux cystites aiguës très étendues, notamment aux cystites chroniques prolongées.

TRAITEMENT PRÉVENTIF. Ne jamais se retenir d'uriner quand le besoin s'en fait sentir. Climat sec et chaud; pas d'alcool, de café, de thé, d'aliments échauffants; bains fréquents, régime lacté, tisane de chiendent, lotions froides, frictions à l'alcool. Eaux minérales (v. plus haut). Térébenthine.

Contre la transformation alcaline des urines, acidifiants. Huile de foie de morue chez les affaiblis. Evacuation régulière (deux à quatre fois par jour) de l'urine par la sonde en cas de rétention. Injections intravésicales tièdes avec une solution de nitrate d'argent au 1/500.

Fausses cystites. I. Chez la femme. — Les signes de la cystite peuvent se produire sous l'influence de causes diverses : 1° certaines modifications des urines, notamment par l'ingestion de bière fraîchement brassée; 2° la menstruation, par la congestion générale du bassin; 3° la grossesse, par les tiraillements, la compression, le déplacement de la vessie; 4° l'inflammation du péritoine.

II. Dans les deux sexes. — ***Les maladies du col.*** — Il s'agit de lésions de l'orifice urétral de la vessie. Elles entraînent des troubles de la miction et en particulier une rétention vésicale d'urine. Cette rétention est responsable des autres troubles : cystite par stase, dilatation des voies urinaires sus-jacentes avec danger d'hydronéphrose et d'atteinte rénale.

III. Chez l'homme. — Il peut s'agir de l'existence d'un lobe prostatique médian, d'une sclérose cervicale, d'une barre interurétérale. Leur diagnostic et leur thérapeutique sont affaire d'endoscopie.

Tuberculose. — La tuberculose vésicale fait partie du tableau de la tuberculose rénale, dont elle est souvent le signe d'alarme.

SIGNES. Ce sont essentiellement des signes de cystite qui associent les brûlures à la miction, l'envie fréquente d'uriner et la pyurie, c'est-à-dire des urines contenant du pus. Le diagnostic est celui de la tuberculose rénale : présence de B.K. dans les urines, urographie intraveineuse. (V. REINS : *Tuberculose rénale.*) La cystoscopie montrerait des lésions uniquement muqueuses intéressant le trigone et les orifices urétéraux. La tuberculose rénale reste le problème principal.

ÉVOLUTION. La cystite guérit sous l'influence du traitement antibiotique, mais elle est à l'origine d'une complication grave, la diminution du volume utile de la vessie. Cette « petite vessie » fait obstacle à l'écoulement de l'urine et retentit sur les reins sus-jacents, pouvant entraîner leur destruction en dehors de tout processus tuberculeux.

TRAITEMENT. *Général.* (V. REINS [*Tuberculose rénale*].) *Local.* Ablation de la vessie et création d'une nouvelle vessie à partir d'un segment intestinal quand existe une « petite vessie ».

V. VESSIE (troubles de fonctionnement d'origine nerveuse). — CAUSES. 1° *Maladies de la moelle épinière :* fracture du rachis, abcès par congestion, paralysie générale, sclérose en plaques, tabès; 2° *Maladies du cerveau :* neurasthénie, hypochondrie, psychasthénie; 3° *Lésions de voisinage :* congestion pelvienne, métrite, ovarite, salpingite, opération sur les organes du petit bassin.

SIGNES. 1° *Lésions de la moelle.* — Si la lésion (fracture ou compression) siège au-dessus de la première vertèbre lombaire, c'est-à-dire au point de la moelle chargé de présider au relâchement du sphincter, il y a rétention d'urine. Si elle siège au-dessous, le centre chargé de la contraction du sphincter est atteint et il y a incontinence. Rétention et incontinence sont transitoires ou permanentes, suivant la nature de la lésion.

Dans les maladies de la moelle, la rétention ou l'incontinence sont incomplètes, et des douleurs peuvent se produire au moment de la miction.

2° *Lésions cérébrales.* — On observe souvent des envies incessantes d'uriner (30, 40 fois par jour), avec ce caractère que si l'individu est distrait ou endormi elles redeviennent normales, la vessie ayant la capacité ordinaire. On observe aussi quelquefois de la rétention incomplète due à la gêne qu'éprouvent beaucoup de personnes à uriner devant quelqu'un. Les spasmes sont très fréquents; les névralgies par suggestion mentale ne sont pas rares.

3° *Lésions de voisinage.* — Envies fréquentes d'uriner : les urines sont, du reste, claires.

TRAITEMENT. Dans les *lésions de la moelle, sondage aseptique ;* dans les *lésions cérébrales,* rééducation de la volonté, psychothérapie. Quant aux troubles consécutifs aux *lésions de voisinage,* ils sont temporaires et disparaissent avec leur cause.

VESSIE À GLACE. — Pour appliquer de la glace sur une région que l'on désire refroidir dans le dessein de la décongestionner ou de calmer la douleur, on emploie une vessie de porc ou une vessie en caoutchouc dont la disposition varie suivant l'organe à refroidir.

PRÉCAUTIONS. Lorsque l'application doit être prolongée, il est nécessaire d'interposer 4 ou 5 épaisseurs de

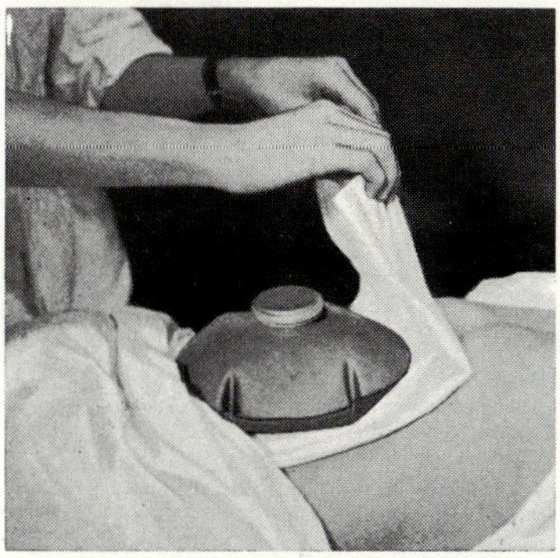

FIG. 2065. — Vessie à glace.

toile ou une flanelle entre la peau et la vessie à glace et de veiller à empêcher la formation d'une escarre (*fig.* 2065).

VÊTEMENT. — Le but du vêtement est : 1° de maintenir la température propre du corps contre les pertes de calorique en hiver, contre l'excès de la chaleur extérieure en été, contre l'action du vent et de la pluie en toute saison; 2° de protéger le corps contre les poussières de l'air, contre le frottement des objets.

Le vêtement doit remplir les conditions suivantes :

1° *Etre ample,* pour rendre faciles les mouvements et permettre l'agrandissement de la poitrine, nécessaire à la respiration, et celle des autres parties du corps, sous l'action de la digestion, du travail des muscles et de l'affluence plus ou moins grande du sang dans la peau : la couche d'air interposée entre le vêtement et la peau étant mauvaise conductrice de la chaleur est protectrice de la température du corps. Cette ampleur ne doit cependant pas être excessive en hiver, car elle permettrait un trop rapide renouvellement de l'air interposé et, par suite, un refroidissement continu de la peau, agréable seulement pendant les chaleurs. Il est particulièrement utile que les vêtements ne soient pas trop serrés au cou (col), à la taille (ceinture, corset) et autour des membres (manches étroites, jarretières de culotte de golf) ;

2° *Etre perméable,* de façon à laisser s'effectuer les échanges gazeux (absorption d'oxygène et dégagement d'acide carbonique) et l'évaporation de la sueur qui s'opèrent à la surface de la peau;

3° *Etre mou et léger,* c'est-à-dire contenir une assez grande quantité d'air et faciliter les échanges gazeux tout en étant suffisamment *épais* suivant la saison, de façon à limiter au nécessaire cette circulation d'air.

VÉTIVER. — Graminée (*Vetiveria zizanioides*) des Indes dont la racine fibreuse contient une essence excitante, à odeur forte, qui est surtout utilisée pour préserver les vêtements de la vermine.

VIABILITÉ. — Il est souvent d'un intérêt capital, au point de vue juridique, de savoir si un enfant est né viable. Seul un enfant né vivant et viable acquiert la personnalité. Un enfant mort-né n'a jamais existé juridiquement parlant, quoique la mort ait pu survenir seulement pendant l'accouchement et qu'il ait vécu d'une vie intra-utérine normale. N'est pas non plus considéré comme une personne l'enfant né vivant mais inapte à la vie (enfants monstrueux qui meurent dès que le cordon est coupé, prématurés dont le développement n'est pas assez avancé pour leur permettre de vivre).

Un enfant qui n'est pas né viable, eût-il vécu un certain temps, ne peut recueillir une succession ni recevoir une donation; en matière civile, il n'est pas tenu compte de sa naissance.

Au contraire, en droit criminel, le fait que l'enfant non viable ait respiré acquiert une grande importance. La mère accusée d'infanticide prétend souvent pour se défendre que son enfant est venu au monde mort. C'est au médecin expert à déterminer si l'enfant a respiré et s'il était né viable.

VIANDE. — Aliment fourni par la chair musculaire des animaux; on réserve le nom d'*abats* aux autres organes.

La *chair musculaire* des animaux fournit des aliments azotés sous forme de protides, qui représentent près de 1/5 du poids de la viande (myo-albumine, globuline, leucomaïnes). Les lipides sont en proportion variable et les glucides ne représentent qu'un demi p. 100, sous la forme de glycogène. La viande est pauvre en calcium, mais riche en phosphore, et renferme des vitamines A, B_1, B_2 et surtout C.

On distingue les *viandes de boucherie,* subdivisées en *viandes rouges* (bœuf, mouton, cheval, porc, chèvre) et *viandes blanches* (veau, agneau, chevreau), et les viandes d'*animaux de basse-cour* (volailles, lapins, etc.), les *viandes noires* (canard, oie, gibier) étant mises à part.

Les viandes blanches sont plus digestibles que les viandes rouges et noires, mais plus riches en noyaux cellulaires; elles doivent être proscrites du régime des goutteux et des malades atteints de troubles de l'oxydation des purines. Les viandes noires ou faisandées, celles qui proviennent de gibier surmené ou forcé à la course, sont douées d'une certaine toxicité et sont dangereuses pour les uricémiques, les hépatiques, les hypertendus.

La *valeur nutritive* de la viande varie suivant les diverses parties d'un même animal, et d'un animal à l'autre. Aussi a-t-on établi pour la viande des *catégories* (*fig.* 2066 et suiv.).

La *qualité* d'une viande dépend de multiples facteurs; l'*âge :* chez un animal âgé, les fibres musculaires sont dures et pauvres en suc; la chair des animaux trop jeunes est flasque, gélatineuse, indigeste.

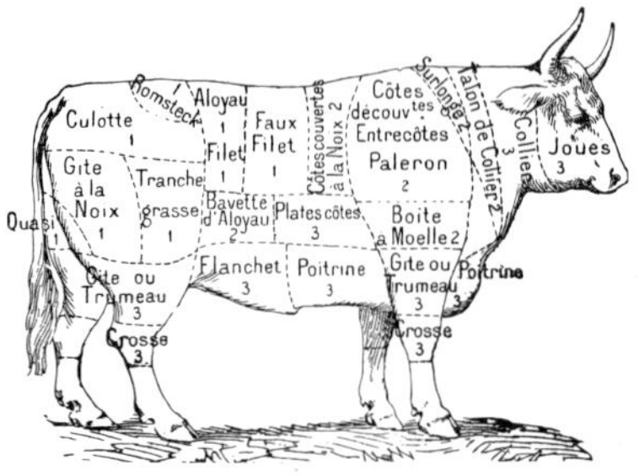

FIG. 2066. — Bœuf de boucherie.
(Les numéros indiquent les qualités de viande.)

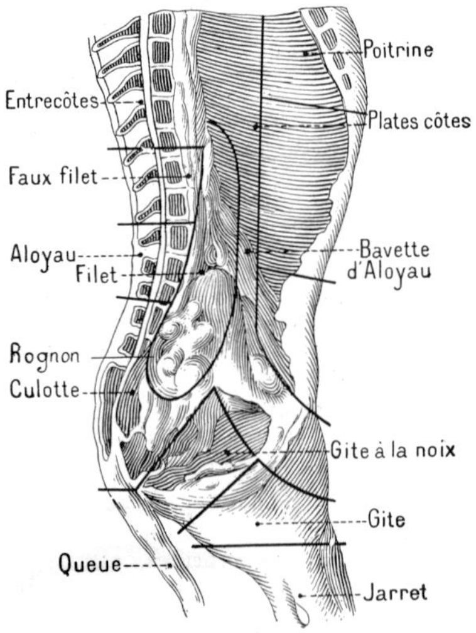

FIG. 2067. — Quartier de bœuf (boucherie).

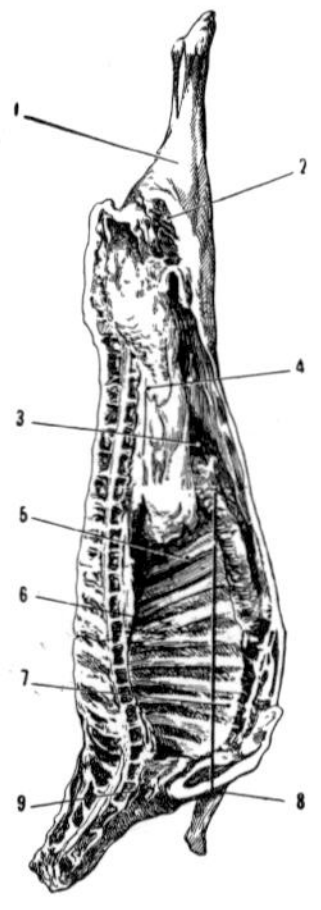

FIG. 2069. — Mouton (boucherie).
1. Gigot; 2. Noix de gigot; 3. Flanchet; 4. Filet; 5. Côtelettes de noix; 6. Côtelettes couvertes; 7. Poitrine; 8. Epaule; 9. Collet.

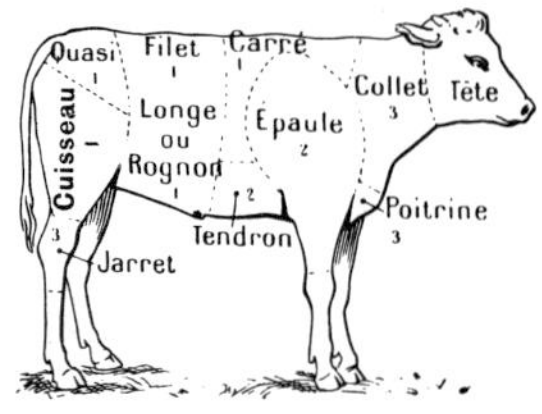

FIG. 2068. — Veau de boucherie.
(Les numéros indiquent les qualités de viande.)

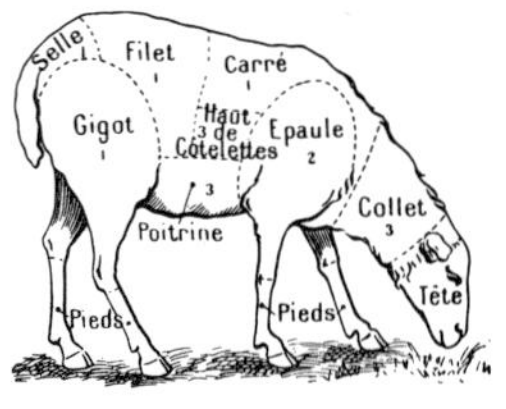

FIG. 2070. — Mouton de boucherie.
(Les numéros indiquent les qualités de viande.)

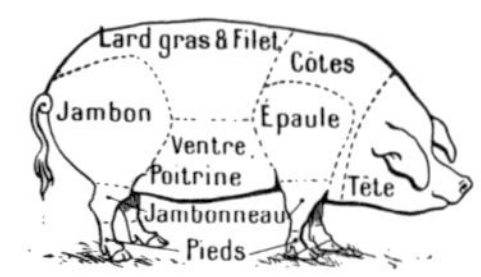

FIG. 2071. — Porc (charcuterie)

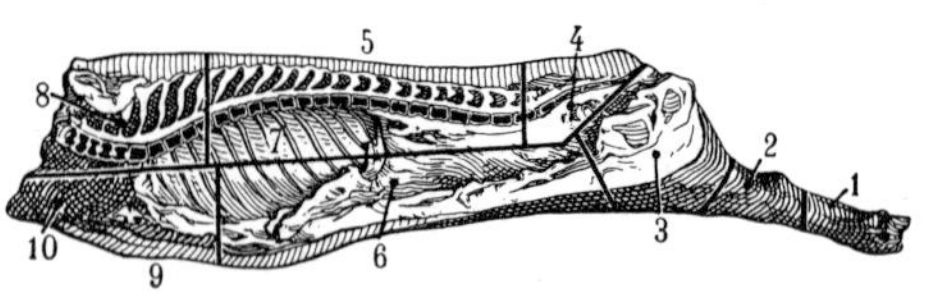

FIG. 2072. — Porc (charcuterie).
1. Pied; 2. Jambonneau; 3. Jambon; 4. Samorie; 5. Filet; 6. Poitrine; 7. Côtes; 8. Echine ou échinée; 9. Plates côtes; 10. Gorge.

L'*activité sexuelle :* elle épuise l'organisme et donne à la viande une odeur particulière; on estime davantage la chair des animaux châtrés.

La *nourriture,* l'*état de santé* et le *surmenage* dû au travail jouent également un rôle.

Chez les animaux de première qualité (bœuf châtré de 4 à 8 ans), les muscles sont épais, fermes et élastiques; le grain de la viande, qui correspond à la section des fibres musculaires, est fin; le suc est rouge vif, légèrement acide. L'infiltration du tissu musculaire par la graisse donne à la viande un aspect marbré ou persillé; la graisse superficielle est ferme, blanche ou légèrement jaunâtre.

Les animaux de deuxième qualité (bœuf de 8 à 10 ans, vache au-dessous de 5 ans) ont des muscles moins épais; le persillage est moins abondant.

Les animaux de troisième qualité (animaux âgés et fatigués par le travail ou la reproduction) ont une chair épaisse, moins ferme, de couleur foncée, sans graisse.

Viande crue. — Aliment reconstituant qui se digère trois fois plus vite que la viande cuite, même saignante. Elle est particulièrement indiquée chez les anémiques, les tuberculeux, et dans certaines diarrhées.

On choisira la viande de cheval ou de mouton de préférence à celle de bœuf, en raison du ténia.

Les viandes, pour être consommées crues, doivent être débarrassées de la trame fibreuse (aponévrose, tendon, fibres élastiques et conjonctives) et pulpées : de la sorte, chaque petite particule de fibre musculaire peut être attaquée immédiatement par les sucs digestifs. La *pulpe* de viande crue s'obtient en raclant la surface d'un morceau de viande avec un couteau mousse. On pile les filaments ainsi obtenus dans un mortier; on étale le produit sur un tamis à purée, puis on l'écrase avec une cuiller. Le résultat doit être une pulpe sans grumeaux. Cette préparation sera faite *au moment du repas,* car la pulpe s'altère facilement.

Un morceau de tranche de 250 à 280 g donne environ 200 g de pulpe. Sa valeur nutritive et antituberculeuse sera d'autant plus grande qu'elle provient de viande plus fraîchement coupée à un animal récemment tué.

MODE D'INGESTION. Avaler la boulette, de la grosseur d'une amande, en nature, salée ou roulée dans du sucre en poudre; ou bien la prendre en tartine simple entre deux tranches de pain; ou encore mélangée à de la confiture. La limite est donnée par la bonne volonté du malade, car 100 et même 200 g ne surchargent pas l'estomac, dont on peut, au besoin, augmenter le pouvoir digestif par de la pepsine. La pulpe sera donnée comme *complément* à l'heure des repas et comme *supplément* entre eux. On interrompra s'il y a dégoût, et surtout en cas de diarrhée, et on remplacera temporairement par du jus de viande ou de la poudre desséchée de viande, administrée délayée dans du lait, des potages, des purées de légumes, ou mélangée à des confitures, à du sucre en poudre, à du chocolat, à des sirops.

Viandes conservées. — Le froid sec est un procédé de conservation qui ne modifie aucune des propriétés physiques, chimiques, biologiques, hygiéniques, des viandes soumises à son action.

Deux types existent :

1° La viande *réfrigérée,* qui est conservée à une température voisine de 0°,5 après un séjour de trois semaines en chambres froides. C'est une viande fraîche, identique à la viande récemment abattue, mais plus savoureuse et pouvant se garder deux ou trois jours à l'air libre;

2° La viande *congelée,* qui a subi un abaissement de température au centre du quartier de — 5°. C'est une viande également identique à la viande fraîche, dont la durée de conservation est de six mois. Elle doit être décongelée dans un milieu aéré, avant d'être mise en vente.

Ces viandes peuvent être transportées pendant quatre à six jours, sans autre précaution qu'un isolement thermique avec de la paille ou de la

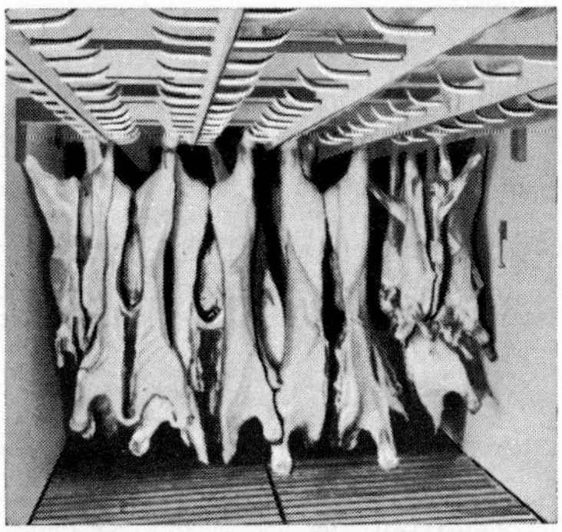

FIG. 2073. — Intérieur d'un wagon réfrigérant pour le transport de la viande. (*Doc. S. T. E. F.*)

tourbe dans un wagon ou une voiture. Le transport s'effectue à grande distance et pendant une durée égale à celle de leur conservation, dans des bateaux ou wagons aménagés en chambres frigorifiques.

La viande frigorifiée s'altère moins vite à l'air libre que la viande fraîche, et elle est plus économique.

Abats. — Les abats, de composition chimique variable, ont une grande valeur nutritive, et leur teneur en vitamines est élevée. Ils sont très altérables et demandent à être consommés très frais. En raison des parasitoses fréquentes, dangereuses pour l'homme, une surveillance stricte s'impose.

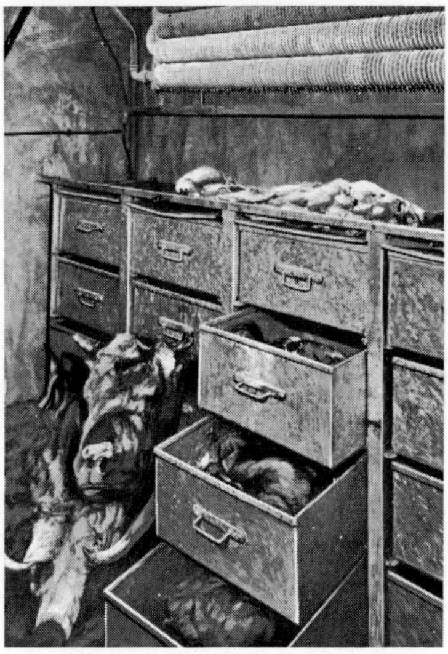

FIG. 2074. — Chambre frigorifique pour la conservation des abats. (*Doc. S. A. T. A. M.*)

Les *abats rouges* peuvent être consommés directement, tels le cœur, la langue, le foie, les reins ou rognons, la cervelle et la moelle, riches en graisses phosphorées, le thymus ou ris de veau, riche en nucléoprotides, les poumons ou mou, la rate.

Les *abats blancs* nécessitent, avant d'être consommés, une préparation (nettoyage et blanchiment) : ce sont l'estomac ou panse, les intestins ou tripes, le museau, les mamelles.

Le sang, surtout de porc, est utilisé sous forme de boudin; il contient 18 g de protides, 1 g de lipides, 27 mg de phosphore, 8 mg de calcium, 52 mg de fer.

Ces divers abats sont également employés dans la charcuterie.

La tête, les pieds de veau et de porc, sont peu nutritifs et de digestion difficile.

La plupart des abats, en particulier le foie et les reins, sont riches en vitamines A, B_1 et B_2, E et K; ils contiennent peu de vitamines C; le foie renferme une quantité notable de vitamines D.

Certains abats, comme le foie des mammifères, le rognon de bœuf, de porc, le gésier de poulet, renferment le *facteur hématopoïétique* de Whipple. Quant au *principe anti-anémique* de Castle, il se trouve dans la paroi stomacale, mais il est détruit par le chauffage de la muqueuse à 60° pendant une demi-heure; il a donc disparu quand on consomme les tripes à la mode de Caen ou le gras-double à la Lyonnaise.

Viandes malsaines. — L'ingestion de certaines viandes peut occasionner des troubles plus ou moins graves.

Viandes odorantes. — On désigne sous le nom de *viandes odorantes* les viandes à odeur anormale. L'odeur peut être physiologique, comme on le constate, par exemple, chez le bouc, le verrat, le porc cryptorchide; l'odeur peut être encore d'origine alimentaire (tourteaux altérés, fenugrec, absinthe, ail), ou médicamenteuse (ammoniaque, assa fœtida, éther, camphre), ou pathologique : odeur excrémentitielle, urineuse, etc. Dans ces différents cas, le dernier excepté, la chair, plus ou moins désagréable à consommer, n'est point malsaine, et il sera sage, avant de rejeter les cadavres, de les placer en observation pendant 24 à 48 heures, certaines odeurs pouvant disparaître durant ce délai.

Ne semble pas très dangereuse la viande provenant d'*animaux empoisonnés* par l'arsenic, le cyanure de potassium, le mercure, le plomb, l'opium (laudanum), la strychnine, car ces toxiques vont s'accumuler presque exclusivement dans les différents organes (foie, cerveau, rate, reins, mamelles), mais il convient cependant de s'en abstenir.

Viandes en dégénérescence graisseuse. — *Muscles gras, dégénérescence graisseuse du muscle, sclérose musculaire,* sont des expressions, très impropres d'ailleurs, se rapportant à une altération du muscle connue, chez l'homme, sous le nom de *dystrophie musculaire* ou de *myopathie primitive progressive.* Cette lésion, dont on ignore d'ailleurs la cause, n'est pas très rare dans l'espèce bovine, surtout chez les jeunes; on la rencontre aussi chez le cheval. Elle est caractérisée par la disparition, dans telle ou telle région, de tout ou partie du tissu musculaire, qui est remplacé par de la graisse, par du tissu adipeux (v. pl. en couleurs).

Il n'y a rien là de comparable au *persillé* que l'on rencontre dans les muscles d'un animal en bon état de graisse. Dans le persillé, les fibres musculaires sont intactes, et la graisse infiltre seulement le tissu conjonctif.

Dans le cas de myopathie progressive, les muscles envahis sont transformés en suif et ne peuvent être utilisés que comme suif; mais la viande des régions indemnes est parfaitement saine et il n'y a lieu de faire peser sur elle aucune suspicion.

Viandes fermentées (Viandes fiévreuses, Viandes malades, Viandes à fermentation acide). — Il s'agit d'une altération profonde des muscles, qui est surtout évidente au niveau des régions charnues volumineuses et que l'on reconnaît aux caractères suivants : muscles mous, flasques, spongieux, de coloration terne, brun lavé, rosissant à l'air très vite, comme on peut s'en assurer en pratiquant une coupe fraîche.

Mais cette coloration rosée s'observe le plus souvent à la partie centrale du muscle, la périphérie prenant plus ou moins vite une teinte grise (lisière). La section offre alors dans son ensemble l'aspect d'une tranche de rosbif cuit à point, d'où le nom de « muscle cuit » que l'on donne encore à cette altération (v. pl. en couleurs).

Ces régions exhalent une odeur anormale (alliacée, chloroformée, aigrelette), difficile à définir.

La viande fiévreuse, enfin, est juteuse, et c'est là un caractère macroscopique des plus importants. La sérosité qui exsude est un peu louche, teintée par l'hémoglobine en rouge pâle; à la moindre pression, elle ruisselle sur la tranche, remplit et déborde les sillons tracés par le couteau.

Dans tous les cas, les *viandes fermentées* pourront présenter, ajoutées à leurs lésions propres, les caractéristiques des *viandes saigneuses* (caillots plus ou moins mous et diffluents dans les gros vaisseaux, réplétion des capillaires, qui donnent au tissu conjonctif, à la graisse, une teinte rose plus ou moins vive; coloration foncée des muscles) ou les caractéristiques des *viandes septicémiques* (congestion suivie d'hémorragie se traduisant par des pétéchies ou des ecchymoses dans le tissu conjonctif et dans le muscle); elles pourront encore présenter à la fois les lésions des viandes saigneuses et celles des viandes septicémiques.

Et cela s'explique, car les *viandes fermentées* proviennent très souvent d'animaux malades, souffrant d'affections aiguës en général et sacrifiés *in extremis,* d'où les noms de « viandes malades », « viandes fiévreuses », bien que la seule élévation de la température interne soit insuffisante pour imprimer aux muscles les stigmates des *viandes fermentées.*

Les viandes fiévreuses sont-elles nocives? Un fait seulement est certain : l'état physique de ces viandes (humidité, autolyse de la fibre) favorise hautement la pullulation des germes. Le danger dépendra de la qualité et de la quantité des germes qu'elles cultiveront. D'une manière générale, les viandes fiévreuses évoluent rapidement vers la putréfaction. C'est à la culture, à leur surface, des germes tombés avec les poussières, c'est à la putréfaction qu'il faut rapporter les « lisières », la coloration grise que ces viandes présentent à leur périphérie.

Viandes putréfiées. — Il y a des degrés dans la putréfaction. Les caractères tardifs de la *putréfaction verte* sont connus de tout le monde : odeur infecte; teintes livides (pour le muscle) ou verdâtres (pour le conjonctif ou la graisse); flaccidité, mollesse; crépitation; écoulement de sanies. La putréfaction est une fermentation microbienne; elle est déterminée par des microbes (des anaérobies principalement) et facilitée par toutes les causes qui favorisent la pullulation des microbes : conditions optimums de chaleur et d'humidité.

Par suite, on s'opposera à la putréfaction ou on la retardera en protégeant les viandes contre les souillures extérieures ou en empêchant les germes de s'y développer, soit par des moyens physiques (dessiccation, refroidissement), soit par des moyens chimiques (antiseptiques). Sur ces bases reposent les divers *procédés de conservation des viandes.* Les plus communément utilisés sont la stérilisation par la chaleur, suivie de l'enrobage (pâtés, conserves, etc.); le froid, le fumage, le salage, le marinage.

Les viandes putréfiées sont-elles dangereuses? Non, dans la majorité des cas. Exemple : innocuité des *viandes faisandées,* qui ne sont autres que des *viandes putréfiées.*

Les accidents, quand ils se produisent, paraissent bien être déterminés par des microbes (*proteus vulgaris, colibacille virulent*), et l'on s'accorde aujourd'hui à reconnaître que les *ptomaïnes,* auxquelles on attribuait naguère le rôle principal, n'y sont pour rien.

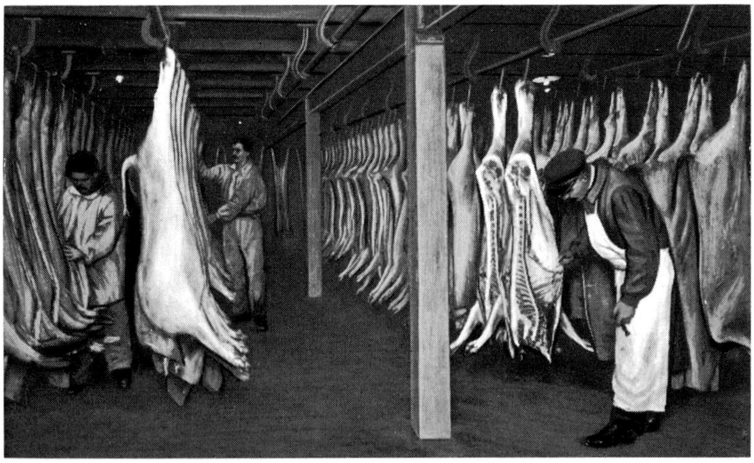

FIG. 2075. — Inspection des viandes par les vétérinaires aux abattoirs d'Aubervilliers. (*Phot. J. Boyer.*)

PROPHYLAXIE. Les viandes que nous venons de passer en revue sont plus ou moins anormales; elles ne sont que rarement malsaines. L'aspect d'une viande n'est aucunement en rapport avec le danger qu'elle peut recéler.

La prophylaxie des infections causées par l'ingestion des viandes peut être résumée de la façon suivante. Aucune viande fraîche ne pourra être colportée ou mise en vente si elle n'est revêtue d'une estampille officielle indiquant le lieu et la date de l'inspection. Aucune inspection ne pourra être pratiquée en dehors des abattoirs. Cette inspection devra, dans tous les cas, comporter d'abord l'examen des animaux sur pied, ensuite l'examen de tous les organes et viscères, l'examen du tube digestif en particulier. Les diagnostics douteux seront complétés au laboratoire, et les viandes, durant ce temps, consignées au frigorifique. Corollaires : vastes abattoirs régionaux bien agencés; inspecteurs suffisamment nombreux et qualifiés.

Les viandes estampillées auront la libre pratique sur tout le territoire. Les viandes stérilisées à l'abattoir seront vendues dans des étaux spéciaux étroitement surveillés.

Viandes d'animaux atteints de maladies microbiennes. — Les maladies microbiennes des animaux sont très nombreuses et nous n'avons pas l'intention de les passer en revue; nous envisagerons seulement les affections inscrites dans la loi sanitaire (21 juin 1898).

Parmi ces lésions, les plus caractéristiques sont reproduites dans la planche en couleurs due à M. Nicolet.

La loi sanitaire de 1898 interdit de livrer à la consommation la chair d'animaux abattus comme atteints de la peste bovine, de la morve ou farcin, du charbon, du rouget et de la rage. Elle autorise, sous conditions, la vente pour la boucherie des animaux sacrifiés comme atteints de péripneumonie contagieuse, de pneumo-entérite infectieuse ou de tuberculose. A cette dernière liste sont ajoutées, en fait, la fièvre aphteuse et la clavelée.

Les raisons de cette réglementation sont variées. L'interdiction absolue pour cause de *peste bovine* s'explique par le danger de contagion que ferait courir, aux animaux réceptifs, le colportage de ces viandes.

L'interdiction absolue pour cause de *charbon symptomatique* est basée sur ce que la chair des malades sacrifiés *in extremis* se conserve en général fort mal.

Dans les formes graves de *péripneumonie contagieuse*, de *fièvre aphteuse*, de *clavelée*, les grandes fonctions sont profondément troublées, et ces désordres peuvent imprimer au muscle certains stigmates (viandes saigneuses, septicémiques, fermentées); c'est pourquoi ces viandes *anormales* sont alors retirées de la consommation.

L'interdiction absolue ou relative touchant la rage, la morve, le charbon bactéridien, la tuberculose, le rouget et la pneumo-entérite chez le porc repose sur la sensibilité de l'espèce humaine à ces maladies. L'homme est sensible à ces infections, mais toutes ne l'exposent pas à des risques d'égale gravité. Est-il possible de reconnaître à l'examen du muscle ces maladies plus ou moins redoutables? La chair, la viande, présente-t-elle des lésions spécifiques, des lésions propres à chacune de ces affections? Non, l'examen du muscle ne permet pas de les reconnaître. Cependant, l'apparence saigneuse d'une viande (caractère que des causes variées produisent) doit faire songer au charbon ou au rouget, mais le diagnostic n'en peut être porté qu'au laboratoire.

Heureusement pour le consommateur, ces maladies, le plus souvent, impriment leurs stigmates en d'autres régions de l'organisme, ce qui permet de les dépister.

Rage. — Rien, sur le cadavre, ne permet à l'œil nu de reconnaître la rage.

Les muscles d'animaux enragés peuvent être ingérés impunément; la proscription qui les atteint s'explique par le danger que ferait courir la manipulation des parties virulentes du cadavre.

Les herbivores et les porcs mordus par des animaux enragés peuvent être livrés à la boucherie dans les 8 jours qui suivent la morsure. Passé ce délai, ils ne pourront plus être vendus, car ils pourraient être dangereux par suite de l'arrivée et de la culture du virus dans les centres nerveux, alors qu'aucun symptôme n'accuserait encore ce danger. Mais comme, d'autre part, toutes les morsures virulentes ne sont pas suivies de rage, le propriétaire reprend la libre disposition de ses animaux après trois mois.

Morve. — En ce qui concerne les animaux de boucherie, elle est observée chez les seuls équidés (cheval, âne, mulet). Les muscles ne sont lésés qu'exceptionnellement. Les lésions peuvent être rencontrées sur la peau (lymphangites, ulcères, *farcin*) et sur les divers organes, mais particulièrement dans le poumon (foyers de pneumonie de volume variable : tête d'épingle, pois, noisette) et sur les premières voies respiratoires : cavités nasales, trachée, où elles se traduisent par une inflammation exsudative et nécrosante des tissus.

Charbon bactéridien ou Sang de rate. — Peut être observé spontanément chez tous nos animaux de boucherie. Le muscle présente les caractères des viandes saigneuses.

Tuberculose. — Très fréquente chez le bœuf, la tuberculose, qui n'est pas exceptionnelle chez le porc, s'observe très rarement chez le mouton et le cheval. On la rencontre assez souvent chez les oiseaux de basse-cour. Dans tous les cas, il s'agit d'un même microbe (bacille de Koch), plus ou moins bien acclimaté chez l'espèce animale considérée, et ce microbe est pathogène pour l'homme.

Le bacille de Koch pénètre dans l'organisme de l'homme et des animaux par trois voies principales : par le poumon (avec les poussières), par l'intestin (avec les aliments), par les amygdales (poussières et aliments).

Quand une infection ou une intoxication, quelle qu'elle soit, est susceptible d'emprunter l'intestin pour pénétrer dans l'organisme, il faut toujours, pour réaliser par ce moyen l'infection ou l'intoxication, une quantité de microbes ou de poison beaucoup plus considérable que celle qui eût suffi à entraîner, par une autre voie, des lésions de même ordre. La tuberculose ne fait point exception à la règle. Quelques bacilles circulant d'aventure dans l'intestin pourront laisser l'organisme totalement indifférent; un nombre plus grand de bacilles ou des ingestions répétées de bacilles tuberculiseront, au contraire, l'organisme. C'est pour ce dernier motif que le lait des vaches tuberculeuses peut présenter, pour les nourrissons surtout, un danger considérable, et cela quand bien même la mamelle ne montrerait que des lésions spécifiques insignifiantes ou paraîtrait n'en point contenir.

Du fait des viandes, le péril est infiniment moindre. En dehors des cas, très rares, où le muscle accuse des lésions spécifiques, on s'accorde aujourd'hui à reconnaître que, même chez les sujets atteints de tuberculose généralisée, le muscle ne contient pas de bacilles ou n'en contient pas assez pour transmettre la maladie par les voies digestives. Seules, en cette matière, les lésions sont dangereuses; on les rencontre exceptionnellement dans les muscles; elles siègent habituellement dans les divers organes ou viscères (poumons, foie, rate, intestin, ganglions) et sur les séreuses (péritoine, plèvre, péricarde), où un œil exercé les reconnaît sans difficulté (v. pl. en couleurs). L'inspection des viandes en matière de tuberculose est réglementée (arrêté du 11 février 1909).

Rouget. — Spécial au porc. L'homme n'est cependant pas réfractaire à cette affection, mais il n'a jamais été contaminé par des porcs malades ou par l'ingestion de muscles de malades. Les accidents, très exceptionnels, rapportés chez l'homme furent observés à la suite d'inoculations accidentelles de virus au cours de vaccinations. Dans ces conditions, l'interdiction absolue qui frappe les muscles d'animaux sacrifiés au cours de la maladie n'apparaît pas pleinement justifiée.

Pneumo-entérite du porc. — Cette étiquette groupe deux affections : la peste et la septicémie. Elles s'accompagnent très fréquemment de la présence dans le sang, partant dans les muscles, de microbes appartenant aux paratyphiques, c'est-à-dire aux agents des intoxications alimentaires. Or, d'autre part, la règle, dans ces affections, est que le muscle ne présente aucune altération : constatation troublante au point de vue des dangers auxquels ces viandes exposent le consommateur. Les auteurs ne voient à ce problème qu'une solution : l'analyse bactériologique de la viande. C'est difficile à appliquer en pratique. D'ailleurs, l'expérience de tous les jours montre que le danger n'est pas aussi menaçant qu'on pourrait le croire; ensuite, on trouve souvent, dans ce cas, des lésions de l'intestin, qui se traduisent par une inflammation ulcérative, lésions faciles à percevoir par conséquent, et faciles aussi à trouver, car elles siègent habituellement au niveau du cæcum et du gros intestin. Il suffira donc d'examiner cette partie du tube digestif pour prévenir tout accident. Cela ne veut pas dire qu'il soit indiqué d'envoyer alors le cadavre au charnier! On se bornera sagement à stériliser les muscles en les faisant cuire ou en les salant profondément. La planche en couleurs représente l'un des principaux types des lésions que ces maladies impriment au gros intestin du porc.

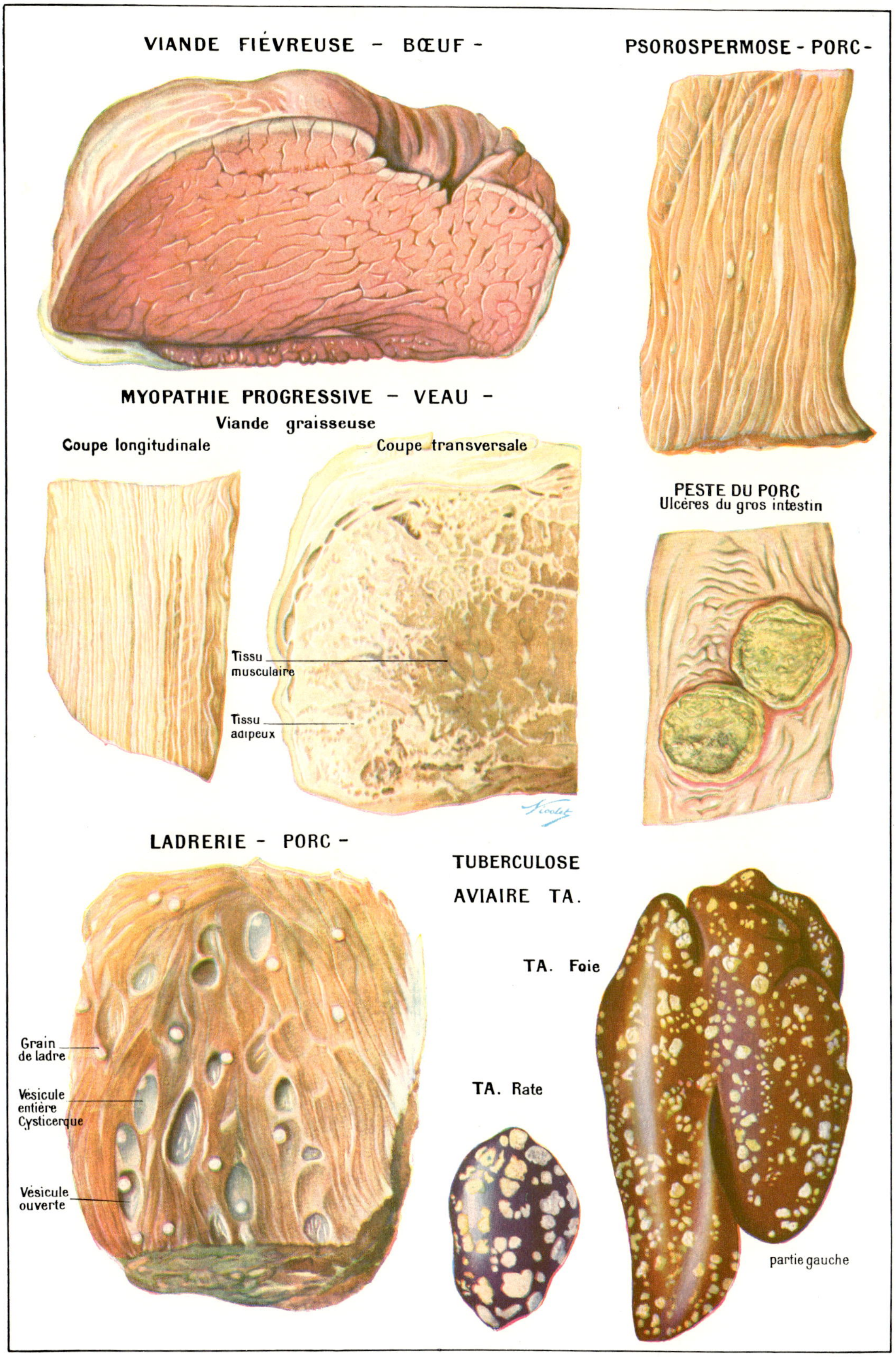

Viandes malsaines.

Viandes parasitées. — Les parasites qu'on peut rencontrer dans la viande (nous ne parlons pas des viscères) sont relativement peu nombreux. Ils siègent les uns dans le tissu conjonctif, les autres dans la fibre même.

Les parasites du tissu conjonctif se présentent sous forme de kystes de volume variable, pouvant atteindre la grosseur du poing. Ce sont : chez toutes les espèces de mammifères, l'*échinocoque ;* un cœnure, *Coenurus serialis,* chez le lapin ; des cysticerques chez le bœuf et le porc, *Cysticercus bovis* chez le premier, *Cysticercus cellulosae* chez le porc et le chien. Voir TÉNIAS et pl. en couleurs.

Les parasites de la fibre musculaire sont les sarcosporidies et la trichine. Les *sarcosporidies* (*Sarcocystis Miescheri,* chez le porc ; *S. tenella,* chez les herbivores) se présentent le plus souvent sous forme de fines stries ou de nodules ovoïdes grisâtres, parallèles à la direction des fibres ; la planche en couleurs montre un muscle de porc atteint de sarcosporidiose, ou, comme on dit plus habituellement, de *psorospermose.* Chez le mouton, le parasite apparaît fréquemment sous forme de kyste blanchâtre assez volumineux, de la grosseur d'un grain de blé à celle d'un haricot ; et les muscles contiennent parfois une quantité prodigieuse de ces kystes. Les sarcosporidies des animaux sont-elles dangereuses pour l'homme? C'est un point qui n'est pas encore élucidé ; il convient néanmoins de rejeter ces viandes quand les parasites y sont en nombre élevé, d'autant que ces lésions se calcifient assez rapidement et rendent alors la viande immangeable.

La *trichinose* est causée par la présence de larves de trichine (habituellement enkystées au moment de l'examen) dans les fibres musculaires. Cette affection peut atteindre toutes les espèces de mammifères, mais on ne l'observe guère, spontanément, que chez le rat, le porc et l'homme. Le porc s'infecte en mangeant le rat, et l'homme en mangeant le porc.

VIBICES. — Taches purpuriques se présentant sous forme de sillons, de raies ou de stries.

VIBRATIONS THORACIQUES. — Frémissement que la main appliquée sur la paroi thoracique perçoit quand le sujet compte à haute voix.

Ces vibrations sont abolies dans les épanchements liquides ou gazeux de la plèvre. Elles sont augmentées en cas de densification du parenchyme pulmonaire (tuberculose pulmonaire, pneumonie).

VIBRION (Bactérie courbe). — **Vibrion septique.** — Bacille de la gangrène gazeuse.

Vibrion cholérique. — Bacille du choléra (*fig.* 2076). V. BACTÉRIES.

VIBRISSES. — Poils de l'orifice des narines.

VIBURNUM PRUNIFOLIUM. — Plante de la famille des Caprifoliacées, dont l'écorce, qui contient de la *viburnine,* de l'acide valérianique et du tanin, jouit de propriétés toniques du système nerveux. Employée comme sédatif utérin et antidysménorrhéique, dans les menaces d'avortement, et comme diurétique.

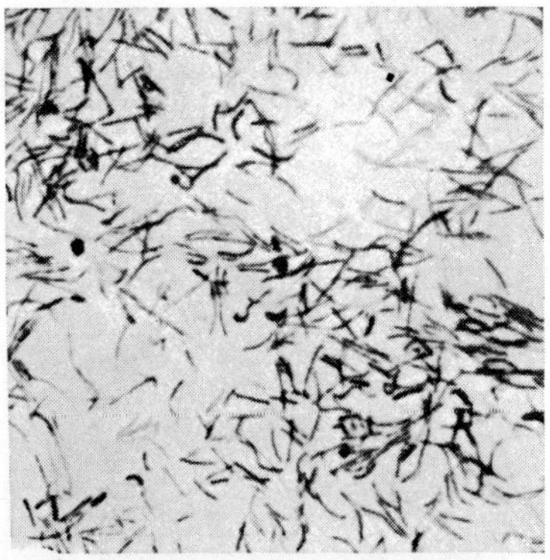

FIG. 2076. — Vibrions cholériques.
(*Phot d'Aguilar.*)

MODE D'EMPLOI et DOSES. X à XX gouttes par jour d'*extrait fluide* (chez les filles de 12 à 15 ans). Contre les menaces d'avortement, une demi-cuillerée à café trois à quatre fois par jour et pendant huit jours à partir du quatrième jour avant l'époque habituelle des règles.

VICHY (Allier). — Ville d'eaux bicarbonatées sodiques fortes contenant en abondance de l'*acide carbonique* libre (500 à 1 000 cm^3 par litre) ; la température de ces eaux varie de 14° (source des Célestins) à 16° (source Mesdames) et à 42° (source Grande-Grille).

Ces sources contiennent, en outre, du bicarbonate de potasse, de magnésie, de chaux, de l'arséniate de soude (Grande-Grille), de la lithine (Célestins), du bicarbonate de fer (Lardy et Mesdames).

CURE. Boisson, douches, bains, inhalations.

INDICATIONS. Arthritisme. Lithiase biliaire et rénale, congestion hépatique liée aux troubles digestifs, à l'alcoolisme, à la pléthore abdominale, chez les obèses. Ictère catarrhal, angiocholite, gastrite hypopeptique, albumine légère des goutteux et graveleux. Diabète chez les sujets non amaigris à gros foie.

Certaines maladies de la peau (prurigo, urticaire, couperose, etc.). Alcoolisme et morphinisme. Rhumatisme chronique. Anémie des convalescents, des paludéens.

CONTRE-INDICATIONS. Cancer, ulcères gastriques ou duodénaux, maladies fébriles, tuberculose évolutive, maladies cardio-vasculaires et rénales, affections du système nerveux, phlébites, hémorragies, apoplexie, péritonite, mal de Bright, cirrhose hépatique, calculs du cholédoque.

VIC-SUR-CÈRE (Cantal). — Petite station d'eaux minérales bicarbonatées mixtes et ferrugineuses froides (12°), chlorurées, arséniées et gazeuses (800 cm^3 de gaz carbonique libre par litre).

CURE. Boisson, douches.

INDICATIONS. Anémie, goutte, lithiase, dyspepsie avec constipation et obésité, paludisme.

CONTRE-INDICATIONS. Cardiopathies insuffisamment compensées. Artériosclérose à forte tension artérielle.

VIE. — La vie est l'ensemble des fonctions qui résistent à la mort.

Le chiffre moyen de la durée de la vie va toujours en croissant grâce aux progrès de la médecine et de l'hygiène, et par suite de la diminution des maladies, notamment chez l'enfant. Elle est passée de 43 ans, en 1853, à 48 ans 6 mois en 1891, 50 ans en 1910, et à 65 ans en 1951.

Vie des tissus en dehors de l'organisme. — On croyait jusqu'ici qu'un amas de cellules vivantes, qu'un tissu séparé de l'organisme auquel il appartient, était voué à une mort fatale et que la vieillesse et la mort étaient la terminaison nécessaire de la vie des tissus en dehors de l'organisme.

De petits fragments de tissu conjonctif provenant de la peau, du cœur, des muscles, du péritoine de fœtus de poulets, âgés de 14 à 20 jours, et placés dans un milieu de culture formé de trois parties de plasma sanguin (sang débarrassé de ses globules) et de deux parties d'eau distillée, prolifèrent, en s'entourant de nouvelles cellules, et les cellules néoformées demeurèrent actives pendant quelque temps. Quand leur activité faiblissait, on les lavait pendant quelques minutes dans la solution de Ringer (chlorure de sodium, 9 g ; chlorure de calcium, 0g,25 ; chlorure de potassium, 0g,42 ; eau, 1 000 g) et on les plaçait dans un milieu de culture neuf.

Des fragments de cœur de fœtus de poulet conservèrent leurs pulsations en dehors de l'organisme pendant plusieurs mois. Quand les contractions avaient diminué de nombre et d'intensité ou disparu, on pouvait les ramener à leur état normal par un lavage et un passage.

Ces expériences permettent de conclure qu'avec une technique encore plus perfectionnée il sera possible de conserver des tissus séparés de l'organisme à l'état de vie permanente. V. aussi à GREFFE.

VIEILLESSE. — On fixe le début de la vieillesse à 60 ans, mais cette phase de déchéance progressive de l'organisme varie considérablement avec le genre de vie. Le vrai secret pour prolonger la vie, c'est de la ménager.

MANIFESTATIONS DE LA VIEILLESSE. Certaines modifications se produisent du reste beaucoup plus tôt : dès 30 ans, diminution de la souplesse de la peau, rides aux tempes, disparition d'une partie des cheveux, qui, plus tard, vers 40 ans en moyenne, commencent à blanchir, puis tombent progressivement.

Les dents s'usent peu à peu ; les yeux deviennent presbytes, et un arc peut se former autour de la cornée ; le cristallin peut devenir opaque (V. ŒIL : *Cataracte*). La voix s'affaiblit, quelquefois elle devient cassée ; l'oreille devient dure ; la respiration est moins active, les vésicules pulmonaires ayant perdu de leur élasticité, d'où une diminution de la nutrition et, par suite, de la température du corps, qui, à partir de 60 ans, s'abaisse à 36°, et, après 80, descend souvent à 35°.

Dès 50 ans, le besoin de sommeil devient moindre, et six heures, plus tard cinq, suffisent au vieillard sans qu'il soit fatigué.

Il dort davantage à la campagne, surtout s'il fait de l'exercice, s'il jardine ou travaille aux champs.

La taille s'abaisse peu à peu à partir de 50 ans, par suite de l'affaiblissement des disques intervertébraux, auquel peut s'ajouter une certaine courbure de la colonne vertébrale (cyphose de la vieillesse).

La perte de la taille est de 7 cm chez l'homme et 6cm,5 chez la femme.

L'homme commence à perdre du poids de 45 à 50 ans, alors que la femme, au contraire, augmente de poids et ne commence à en perdre

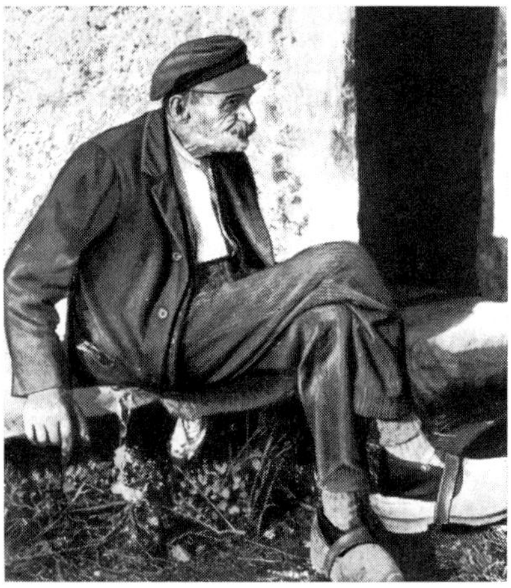

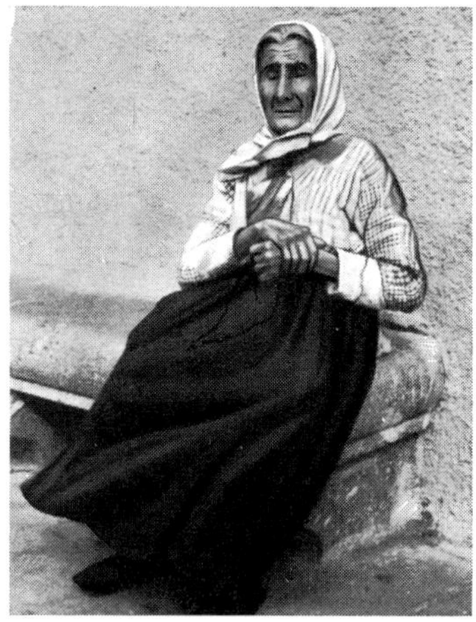

FIG. 2077. — Types de vieillards.

(*Phot. Sélection.*)

qu'à partir de 60 ans. La perte totale de poids pour l'homme est de 9 kg, celle de la femme de 8^{kg},500. V. aussi à POIDS.

CAUSES. A l'époque de la vieillesse, les cellules de nos tissus, qui jouent un rôle actif (par exemple, celles qui produisent les sucs digestifs, celles qui président à l'excrétion de l'urine), s'atrophient, écrasées par le développement surabondant de la trame conjonctive, c'est-à-dire du tissu destiné à relier simplement les éléments actifs. Cette trame, plus serrée, est aussi plus dure. Une telle évolution se produit principalement dans les artères (artériosclérose), d'où l'aphorisme très juste : « **On a l'âge de ses artères.** » Le durcissement et, par suite, la fragilité des vaisseaux qui portent le sang dans tout l'organisme ont fatalement une grande influence sur la santé.

HYGIÈNE. La moyenne de la vie, qui ne dépassait pas dix-huit ans au temps des Césars, vingt-cinq ans au siècle de Louis XIV, atteint aujourd'hui soixante-cinq ans en France et s'accroîtra vraisemblablement grâce aux progrès de l'hygiène et de la médecine préventive. V. MORTALITÉ.

Parmi les facteurs de sénescence, il faut faire une place à part à l'hérédité, au climat, à l'altitude, au genre de vie et de travail, aux infections antérieures, qui peuvent conduire à une vieillesse prématurée.

Il est important de se peser régulièrement et de suivre un régime alimentaire bien compris. V. HYGIÈNE.

PROPHYLAXIE. La vieillesse coïncide avec la « retraite », c'est-à-dire la cessation de la vie active; or, si l'individu doit, à cette période de la vie, diminuer la dose de fatigue intellectuelle et physique, il est dangereux pour lui de changer complètement son mode d'existence.

L'inactivité entraîne la *constipation*, les *mauvaises digestions*, la *congestion cérébrale*, la *neurasthénie* et leurs conséquences.

L'exercice s'impose à cet âge, notamment la marche, le jardinage, la bicyclette, mais sans atteindre la fatigue. On se gardera de rester trop longtemps au lit, où la position horizontale prolongée est nuisible, même lorsqu'on est malade : aussi doit-on fréquemment faire asseoir le vieillard dans ce cas, pour empêcher la congestion hypostatique des poumons.

Les hormones génitales (en ingestion ou en injection) peuvent remplacer la greffe testiculaire de Voronoff.

VIGNE. — Plante (*Vitis vinifera*) de la famille des Ampélidacées. Les feuilles de vigne contiennent de l'acide tartrique et malique, de la quercétine, du tanin, des oxalates, du phosphate et du sulfate de calcium. Les feuilles de vigne rouge ont été vantées en infusion contre les hémorragies utérines et lors de la ménopause.

La sève, qui s'écoule en avril, lors de la taille (pleurs de la vigne) est un remède populaire contre l'ophtalmie. V. aussi RAISIN.

VILLARD-DE-LANS. — Chef-lieu de canton de l'Isère, à 1 050 m d'altitume. Station climatique d'été et d'hiver. Sports d'hiver.

CURE. Vie au grand air, cure solaire, cure d'exercices.

INDICATIONS. Enfants anémiques, lymphatiques, délicats; insuffisants respiratoires, opérés de végétations, asthmatiques, rachitiques, convalescents de pleurésie, ganglionnaires, surmenés intellectuels scolaires.

CONTRE-INDICATIONS. Tuberculoses pulmonaire et chirurgicale, adénopathies suppurées, abcès froids, maladies fébriles ou nécessitant le séjour au lit.

Le certificat de non-tuberculose et de non-contagiosité est exigé.

VILLOSITÉS. — Saillies de la muqueuse de l'intestin.

VIN. — Boisson alcoolique résultant de la fermentation alcoolique du suc de raisin sous l'action de *Saccharomyces* existant sur son enveloppe (*fig.* 2078).

Les raisins mûrs sont mis en cuve et on en exprime le suc (*moût*). Parfois, avant le foulage, on procède à l'égrappage ou à l'épépinage. La fermentation s'établit au bout de quelques jours; des bulles d'acide carbonique se dégagent en soulevant des débris du fruit et une écume, qui constituent à la surface du liquide une croûte (*chapeau*). Après soutirage dans des tonneaux, le vin continue à fermenter pendant plusieurs mois, provoquant le dépôt de débris, de sels, de matière colorante (*lie*).

Le vin dépouillé de sa lie est ensuite collé.

Le vin de bonne qualité doit être limpide, transparent, de teinte nette, en donnant au palais ni goût acide ni goût d'amertume. Son parfum est peu spiritueux; aussi, en frottant entre les mains quelques gouttes de vin, celles-ci ne doivent pas donner une odeur d'alcool.

Les vins contiennent, en proportions variables, de l'eau (800 à 900 g par litre), de l'alcool (90 à 150 g par litre), du sucre (2 à 30 g par litre).

L'*extrait sec* (résidu du vin après évaporation à 100°) est formé pour les 2/3 de glycérine, d'acides malique, acétique et succinique, de tanin, de bitartrate et de sulfate de potasse, de

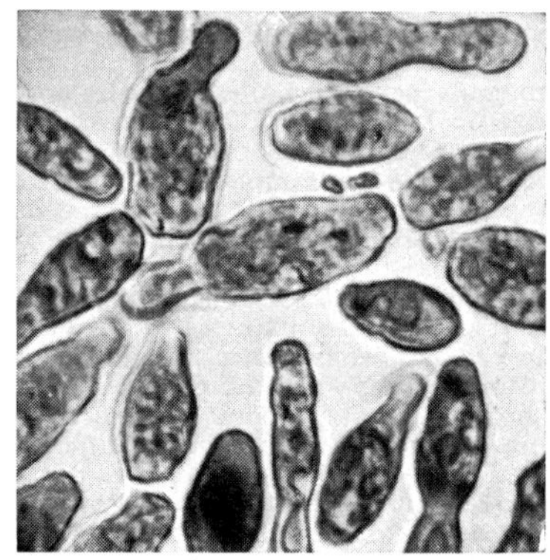

FIG. 2078. — *Saccharomyces*.
(*Phot. Institut Pasteur.*)

malate et de chlorure de calcium; pour 1/3 de matières colorantes, albuminoïdes, de gommes, etc.

La quantité d'extrait se mesure avec l'œnobaromètre de Houdart. En voici la proportion par litre pour les vins ordinaires :

Vin blanc ordinaire........	12 g à 20 g
Vin rouge ordinaire........	15 g à 30 g
Vin de coupage............	18 g à 19 g
Vin sucré..................	30 g à 150 g

L'*arôme* ou *bouquet* particulier à chaque vin est dû à des huiles essentielles.

Action physiologique. — Le vin est un stimulant à petites doses, un narcotique à hautes doses. Pris en quantité modérée, le vin augmente la chaleur, stimule la circulation et la digestion.

Le vin est une *boisson alimentaire* tonique. Il fournit par litre 530 calories, alors que le lait en fournit 690, le cidre 250, la bière 264, le café 95, le thé 20, et que la viande maigre fournit 2 000 calories par kilo.

L'observation courante montre que le vin ajouté en quantité modérée à la ration alimentaire augmente le rendement musculaire et diminue la fatigue. C'est ainsi que si on l'incorpore à la ration d'avoine et de son du cheval, on constate non seulement une augmentation de poids des animaux, mais aussi un accroissement du rendement énergétique, qui peut atteindre 15 à 20 p. 100. On a utilisé un semblable procédé depuis longtemps sur le terrain des compétitions hippiques.

Le vin est une *boisson vivante,* grâce aux vitamines qu'il contient; ce sont surtout la vitamine B_2, dite d'utilisation nutritive, et la vitamine B_3, facteur d'utilisation cellulaire, puissant stimulant du fonctionnement de toutes les cellules. Enfin, des diastases, analogues à celles de nos sucs digestifs, accumulées dans le raisin, se retrouvent en partie dans le vin.

Le vin est doué d'une *radio-activité* qu'on a pu mesurer; les vins blancs sont plus radio-actifs que les rouges.

Le vin est un *agent antiseptique;* 1 cm^3 de vin blanc tue 99 p. 100 des bacilles typhiques, des microbes du choléra et du colibacille dans une quantité égale de culture. Aussi est-il indiqué d'accompagner de vin blanc la dégustation d'huîtres ou de coquillages divers. On emploie aussi le vin pour couper les eaux de boisson douteuses; le mélange d'eau et de vin effectué 12 heures avant le repas pour les vins rouges et 6 heures pour les vins blancs suffit pour rendre la boisson inoffensive au point de vue microbien. Cette action bactériostatique du vin tient à ses constituants, en particulier à ses acides, à l'alcool, à l'acide sulfureux, au tanin, à la glycérine, aux éthers.

Le vin exerce une action préservatrice dans les *intoxications* par certains alcaloïdes, comme la spartéine et la strychnine.

Le vin, pris à doses modérées, n'empêche pas de devenir vieux; au contraire, le pourcentage de la longévité est plus élevé dans les communes vinicoles.

En résumé, l'usage modéré du vin naturel n'est pas dangereux pour l'homme, à la condition de l'utiliser à doses fractionnées au cours des repas, en dehors de toute période de vacuité stomacale. La teneur en alcool du vin consommé, soit pur, soit additionné d'eau, doit égaler au maximum 10 p. 100; la quantité totale de vin absorbée dans les 24 heures ne devra pas représenter en alcool une quantité supérieure à 1 g par kilo de poids du sujet. Il faut d'ailleurs tenir compte des conditions de vie et du sexe du sujet. La consommation maximum de vin peut être fixée chez la femme à un demi-litre par jour, et chez l'homme à trois quarts de litre; les travailleurs et les soldats pourront en absorber 1 litre.

L'usage inconsidéré du vin aboutit au *vinisme,* très différent d'ailleurs de l'alcoolisme, dû à l'abus des produits de distillation et surtout des liqueurs à base d'essences. On a prétendu qu'un litre de vin était aussi nocif que le grand verre d'eau-de-vie qu'il contient. C'est une grande erreur physiologique; la même quantité d'alcool sera en effet d'autant moins active qu'elle sera diluée dans une plus grande quantité d'eau; il est, de plus, vraisemblable que dans les nombreux constituants du vin, en particulier les vitamines B, il existe un antidote de l'alcool.

L'observation courante et les statistiques montrent que dans les pays de vin l'alcoolisme est exceptionnel et que, lorsqu'il existe, il n'est presque jamais dû au vin lui-même. Chez l'ouvrier du vin, l'aliénation mentale n'est pas plus fréquente que dans les autres professions.

INDICATIONS et CONTRE-INDICATIONS. Au point de vue de l'*appétit,* le vin joue le rôle d'excitant psychique; il favorise la sécrétion salivaire et provoque la sécrétion d'un suc gastrique abondant, riche en acide chlorhydrique et en pepsine.

Le vin est donc indiqué dans les hypochlorhydries; il est contre-indiqué dans les hyperchlorhydries, l'ulcère de l'estomac et du duodénum.

Le vin active les sécrétions intestinales, provoque les contractions de l'intestin, combat la stase et l'infection. Il est donc permis dans les constipations simples, dans les colibacilloses. Il est contre-indiqué dans les colites muco-membraneuses, ulcéreuses, hémorragiques, dans la tuberculose intestinale.

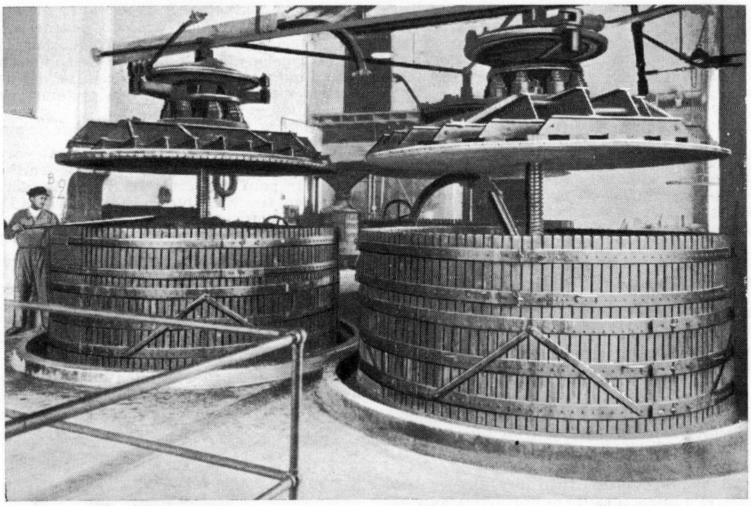

FIG. 2079. — Pressoirs puissants pour exprimer le jus des raisins.
(*Doc. Rémy Martin.*)

En raison de son pouvoir antitoxique, le vin est indiqué dans certaines *toxi-infections,* comme la grippe.

Le vin jouit de propriétés *anaphylactiques;* chez une malade atteinte d'urticaire par anaphylaxie aux fraises, Weissenbach a pu supprimer l'urticaire en conseillant d'écraser les fraises dans du vin et de les laisser en contact pendant 15 minutes.

Les vins rouges sont plus toniques, les blancs plus digestibles et plus diurétiques, à cause de leur abondance en tartrates, ce qui les rend précieux pour les goutteux et les arthritiques.

Les vins vieux deviennent plus digestibles; aussi conviennent-ils aux convalescents, aux anémiques, dont les sucs digestifs sont faibles. Quant aux vins mousseux, on les utilise avec succès, à cause de leur acide carbonique, dans les vomissements.

Le vin est contre-indiqué chez les enfants jusqu'à 13 ans, chez les nerveux agités, chez les hypertendus, chez les uricémiques, chez les malades atteints de maladies de foie et des reins.

Variétés hygiéniques d'après fabrication. — Le mode de fabrication (vin de presse ou vin de cuve) influe notablement sur les qualités hygiéniques d'un vin. Sa couleur n'a qu'une importance très secondaire, car on verra que si la plus grande quantité des vins sont faits d'après une des méthodes, un certain nombre proviennent de l'autre.

Vins de presse. — Les *vins de presse* sont uniquement le produit de la fermentation de pur jus de raisin complètement séparé de l'enveloppe et des pépins, ainsi que des pédoncules et pédicelles (rafle). On les obtient en *foulant* et *pressant* les raisins *immédiatement* après la vendange et en soutirant aussitôt; la fermentation s'accomplit dans les tonneaux. Ces vins sont généralement blancs, même fabriqués avec des raisins rouges, car la matière colorante contenue dans les pellicules n'a pas eu le temps d'être dissoute par l'alcool avant le soutirage. Dans les vins rosés (*vins paillets* du Midi), fabriqués aussi avec des raisins rouges, la couleur tient à un commencement de dissolution.

Tous ces vins ont pour caractère de renfermer moins de sels minéraux et de matières azotées que les vins de cuve. Pour cette raison, ils sont généralement *plus légers* et *plus digestibles;* ils produisent aussi des effets plus rapides sur l'organisme, particulièrement sur le système nerveux, dont ils sont un *stimulant* énergique. Mais ils sont moins nutritifs et leur action est de plus courte durée, car leurs éléments sont plus rapidement assimilés ou excrétés par les muqueuses et les voies urinaires. Ils contiennent plus d'alcool (0°,5 à 1°) que les vins cuvés faits avec les mêmes raisins, mais moins d'acides et de matières tanniques.

Les vins de presse se divisent en quatre catégories :

1° Les *vins secs* (chablis), contenant moins de 3 g de sucre par litre, à saveur vive, franche, astringente; les bourgognes, contiennent de 7° à 10° d'alcool; les bordeaux, de 11° à 12°;

2° Les *vins doux* (graves), contenant plus de 3 g de sucre, à saveur douce;

3° Les *vins liquoreux,* qui sont des vins doux, mais plus riches en sucre et en alcool; ils sont obtenus naturellement avec des raisins très sucrés de certaines espèces méridionales, mais le plus souvent avec une addition préalable d'alcool, destiné à arrêter la fermentation et à empêcher la transformation plus complète du sucre : tels sont les vins de Xérès, Samos, Marsala, Malaga, Madère, Lunel, Banyuls. La quantité d'alcool varie de 17° (malaga, banyuls) à 23° et 25° (marsala);

4° Les *vins mousseux* (champagne, anjou), qui contiennent en dissolution de très fortes proportions d'acide carbonique, sous une pression de 3 à 6 atmosphères, obtenue en mettant dans des bouteilles épaisses et bien bouchées du moût de raisin qui a déjà subi un commencement de fermentation; l'acide carbonique, qui continue à se former, se dissout dans le vin et s'y accumule en raison de la pression à laquelle il a été soumis. Parfois, on ajoute du sucre au moment du soufrage.

Vins de cuve. — Dans les vins de cuve, le jus de raisin reste mélangé avec les pellicules, les grains, les rafles (pédoncules et pédicelles), avec lesquels il a été simplement foulé, et la fermentation s'opère dans de vastes récipients en bois, en maçonnerie ou en verre, où ils séjournent ensemble de vingt-quatre heures à deux mois.

Les rafles et les pellicules (les marcs) ne sont pressés qu'après l'achèvement de la fermentation.

En fermentant au contact des marcs, ces vins leur empruntent, outre la couleur pour les raisins rouges, des huiles essentielles, des sels minéraux, des matières azotées et pectiques. Ils ont une composition plus complexe que les vins de presse, partant des propriétés différentes. Leur saveur est plus astringente; ils sont moins digestibles; leur action est plus lente, mais plus prolongée. Ce sont des stimulants plus toniques et plus nutritifs qui agissent moins sur les nerfs et plus sur les muscles et les organes de la digestion. Leur excrétion est toujours plus lente, parfois difficile. Leurs propriétés spéciales sont en raison de leur teneur en principes solubles. Comme celle-ci dépend de la macération des marcs, il en résulte que plus les moûts demeurent en contact avec eux plus les caractères spéciaux s'accentuent.

La coloration diffère suivant la nature des raisins mis en cuve :

1° *Vins gris* ou *rosés*, obtenus après une fermentation de vingt-quatre à trente-six heures en cuve, se rapprochant des vins de presse, mais moins excitants et plus toniques que les vins blancs de cette catégorie ;

2° *Vins rouges* proprement dits, soutirés après trois à quinze jours, et *vins blancs* (du Jura et de la Drôme), qui, étant fabriqués avec des raisins blancs par le procédé de la cuve, ne diffèrent pas, comme composition et propriétés organoleptiques, des vins rouges et sont, au contraire, très dissemblables des vins blancs de presse ;

3° *Vins de macération*, bleus ou noirs (vin noir du Roussillon ; gros vins du Midi, pour les coupages ; gros vins d'Espagne), extraits de la cuve après trois semaines ou deux mois, très chargés en couleur, en sels, en tanin, en albuminoïdes. Très toniques, mais peu digestibles et peu agréables les premières années, à cause des principes astringents dont ils se dépouillent à la longue.

Vins artificiels. — Ils sont fabriqués soit avec des *raisins secs* provenant de la Grèce ou de la Turquie, soit avec du *vin de seconde cuvée*, en faisant fermenter sur les marcs, après le décuvage du vin, du sucre cristallisé, dans la proportion de 1^{kg},700 de sucre par hectolitre d'eau et par degré d'alcool désiré. Ce dernier produit diffère beaucoup plus que le premier du vin naturel, qu'il sert surtout à falsifier par d'habiles coupages.

Vin sans alcool. — Jus de raisin frais, non fermenté, stérilisé par la chaleur pour empêcher toute fermentation ultérieure (pasteurisation). Le vin est envoyé dans des fûts stérilisés et emmagasiné dans des caves de température ne dépassant pas 10°.

Vins médicinaux. — Les vins officinaux du Codex sont des préparations qui résultent de l'action du vin sur une ou plusieurs substances médicamenteuses contenant des principes solubles dans ce véhicule. On emploie pour ces préparations soit du vin *blanc*, soit du vin *rouge* contenant environ 10 p. 100 d'alcool, soit des vins *muscats* contenant de 13 à 15 p. 100 d'alcool, soit des vins dits de *liqueur* (malaga, madère, etc.) contenant un minimum de 15 p. 100 d'alcool. On les prépare par macération en vase clos. Quelques-uns sont préparés par solution à froid ou par simple mélange. Ils doivent être conservés en lieu frais et dans des bouteilles entièrement remplies et bien bouchées.

Les vins officinaux les plus connus sont le *vin aromatique* (composé d'alcoolature vulnéraire, 125 g, et de vin rouge, 875 g), employé pour l'usage externe ; les *vins de coca, de kola, de Colombo, de gentiane, de quinquina*, le *vin créosoté*, le *vin iodo-tannique phosphaté* (v. IODE). Certains vins médicamenteux sont très actifs, en particulier ceux qui contiennent de la digitale, de la scille (vin de Trousseau, vin de la Charité), le vin d'opium composé (laudanum).

Hygiène des vins. — Le vin a trois âges, dit Berget : la jeunesse, où il faut l'élever ; la maturité, où il faut le boire ; la décrépitude, qu'il faut prévenir et soigner.

En tout cas, la durée d'un vin n'est pas indéfinie ; seuls les grands vins rouges des meilleurs crus, fabriqués dans les meilleures années, peuvent durer près de vingt ans. Pour les autres, la limite varie de trois à quinze ans. Elle est double pour les vins rouges. Passé ce temps, ces vins sont pour ainsi dire faisandés, avec toutes les conséquences hygiéniques qu'entraine cette altération.

Opérations accessoires. — *Collage.* — Pour clarifier le vin, en faisant déposer les lies, on emploie le *collage*, c'est-à-dire qu'on introduit dans le vin, par chaque hectolitre, soit une matière gélatineuse (2 à 3 g de gélatine ordinaire ou de colle de poisson pour les vins blancs), soit une matière albumineuse (2 ou 3 blancs d'œufs frais battus en neige) avec un peu de sel, qui se coagule en entrainant les substances en suspension dans le liquide. Cette action mécanique et chimique est facilitée par le remuement du vin avec divers systèmes de pompes.

Le collage diminue la quantité de tanin et de matières colorantes.

Soufrage. — On emploie l'acide sulfureux : 1° pour conserver les fûts ; 2° pour décolorer les vins blancs faits avec des raisins rouges ; mais les sulfites de chaux et de soude ne doivent pas être employés en excès, sous peine de donner naissance à de l'acide sulfurique. La dose maximum doit être de 45 cg d'acide sulfureux libre ou combiné par litre. Le marchand n'a pas intérêt, du reste, à trop forcer la dose, car le vin prend souvent alors un goût désagréable (décret 1913).

Altérations naturelles des vins. — *Vins plats.* — Le goût *plat*, peu plaisant, que présentent certains vins, tient à l'action d'un

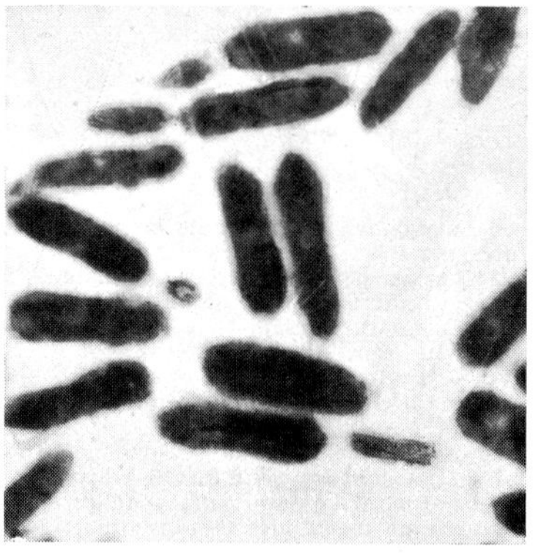

FIG. 2080. — *Mycoderma vini.*
(*Phot. Institut Pasteur.*)

champignon, *Mycoderma vini* (*fig.* 2080), qui forme à leur surface des productions blanchâtres.

Une partie de l'alcool de ces vins, qui sont déjà d'un degré faible, a été transformée en eau et en acide carbonique.

Ce n'est pas là une altération très grave, mais *Mycoderma vini* est fréquemment accompagné et suivi de l'apparition d'un autre champignon qui provoque le piquage des vins.

Vins piqués. — Le piquage des vins, qui deviennent acides, aigres, se produit sous

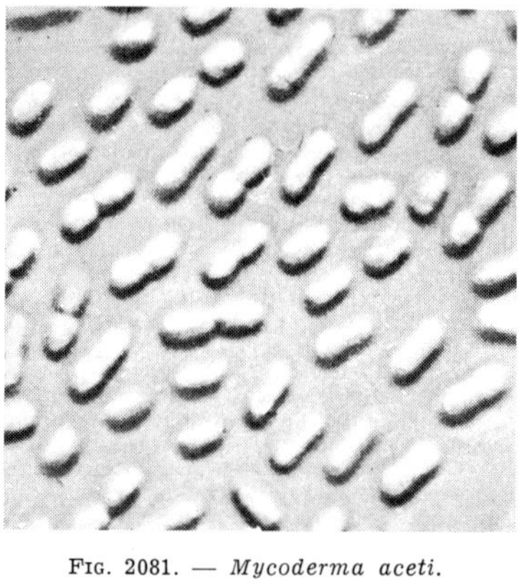

FIG. 2081. — *Mycoderma aceti.*
(*Phot. Institut Pasteur.*)

l'action de *Mycoderma aceti* (*fig.* 2081), d'où transformation du liquide en vinaigre.

Ce mycoderme, qui a besoin, pour naitre et vivre, du contact de l'air et apparait dans les fûts mal remplis, se nourrit de phosphates alcalins, de matières azotées et de sels ammoniacaux. Il brûle, c'est-à-dire oxyde l'alcool et le transforme en acide acétique, puis brûle cet acide lui-même en donnant lieu à de l'acide carbonique et à de l'eau.

Outre l'odeur caractéristique et les petites taches blanchâtres (*fleurs*) que l'on observe à la surface du liquide, le piquage se reconnait à la mousse blanche qui apparait également à la surface lorsqu'on y ajoute une pincée de carbonate de soude.

Il se forme dans ces vins des acétates et des propionates de potasse en quantité d'autant plus grande que, pour masquer et combattre l'acidité du vin, certains marchands y ajoutent de la potasse caustique. L'acétate et le propionate de potasse sont encore plus toxiques que le sulfate de potasse dû au surplâtrage.

Pousse et tourne. — Ces deux altérations se manifestent : 1° par la modification du goût, qui est fade et désagréable, et de la couleur, qui est louche et noirâtre ; 2° par les filaments soyeux qu'on voit s'allonger dans le vin quand on l'agite ; 3° par la formation (dans le cas de pousse seulement) d'acide carbonique, qui fait mousser le vin à la sortie du tonneau.

La cause de cet état réside dans la multiplication d'une bactérie anaérobie du genre *vibrion*, formant des filaments articulés de 1/1 000 de mm de large. Elle prend naissance dans les vins faibles en alcool et en acidité ou provenant de raisins avariés.

Graisse. — Les vins graisseux sont toujours des vins blancs trop pauvres en tanin ; ils ont une consistance filante, huileuse ; leur couleur est louche et leur goût plat et fade. Les bactéries anaérobies qui produisent la graisse sont formées de globules disposés en chapelet.

Amertume. — Cette altération, qui atteint particulièrement les grands vins de Bourgogne et qui s'accompagne d'une

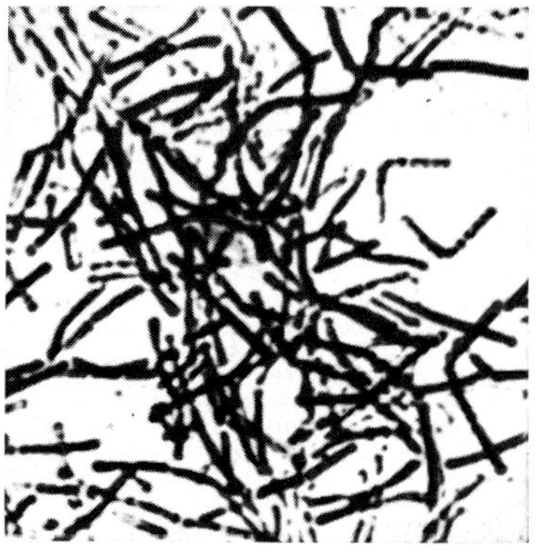

FIG. 2082. — Bactéries causant l'amertume du vin.

diminution de la couleur, est due à des bactéries formant des branchages rameux de 1/1 000 à 3/1 000 de mm.

TRAITEMENT DES ALTÉRATIONS. *Pasteurisation.* — Le traitement préventif de la plupart des altérations a été découvert par Pasteur. Il consiste à détruire par la chaleur les ferments parasites décrits précédemment à l'occasion de chacune des maladies du vin, en les portant au moyen d'appareils spéciaux à une température maximum de 70°. Ce procédé, qui peut être employé même pour les vins en bouteille (au bain-marie), a en outre l'avantage de vieillir les vins et de leur permettre de supporter les trépidations de longs voyages et le séjour dans les pays chauds.

Falsification. — La falsification est une conséquence du mode de vente des vins.

Les falsifications que l'on fait subir au vin ont deux buts principaux : 1° la conservation du vin ; 2° le désir de masquer l'addition d'eau opérée par certains marchands de vin en gros et souvent, après eux, par le marchand au détail.

Mouillage. — Le *mouillage*, c'est-à-dire l'addition d'eau au vin, peut se produire soit au cours de la fabrication (*vin de seconde cuvée*), où le moût restant après le soutirage est arrosé d'eau sucrée et remis à fermenter, soit une fois la fabrication terminée. Cette pratique offre un triple danger : 1° l'eau peut être de mauvaise qualité; 2° le vendeur, pour dissimuler son acte, relève artificiellement le degré alcoolique du vin mouillé en y ajoutant de l'alcool industriel : il le *suralcoolise;* 3° il y ajoute des colorants artificiels pour en relever la couleur affaiblie par l'eau.

MOYEN DE DÉCELER LE MOUILLAGE. Si l'on jette une goutte de vin mouillé sur un morceau de toile, il se forme un cercle plus clair autour de la tache.

Cette falsification, se compliquant souvent d'addition d'alcool et de colorants artificiels, se décèle par le changement du rapport qui doit exister normalement entre l'alcool en volume et l'acidité totale du vin.

Vinage. — Le mot *vinage* vient de ce qu'autrefois cette suralcoolisation s'opérait en mélangeant un vin d'un faible degré alcoolique à un vin très chargé en alcool. Cette façon de procéder a pour vrai nom *coupage*, et c'est à tort qu'on conserve le terme de « vinage » à la suralcoolisation.

Le vinage est, du reste, toléré par la loi jusqu'à concurrence de 5 litres d'alcool pour 1 hectolitre de vin. Cette tolérance a pour but de permettre la conservation et le transport au loin des vins qui, contenant seulement 6 et 7 p. 100 d'alcool, s'altèrent facilement et ne pourraient être consommés que sur place. En moyenne, 34 000 hectolitres d'alcool sont employés pour le vinage.

MOYEN DE DÉCELER LE VINAGE. Lorsque la densité d'un vin est inférieure à 0,985, il a été alcoolisé. Le rapport du poids de l'alcool à celui de l'extrait est au maximum de 6,5 pour les vins blancs, 4,5 pour les vins rouges, c'est-à-dire que le poids de l'alcool est au maximum quatre fois et demi celui de l'extrait *réduit*, c'est-à-dire diminué du nombre de grammes moins un donné pour les dosages du sucre et du sulfate de potasse.

Coupage. — Le *coupage* lui-même n'est souvent qu'un vinage au deuxième degré, le vin employé pour accroître le degré alcoolique ayant été lui-même additionné d'alcool dans le pays d'origine. Les vins d'Espagne et d'Italie, très employés pour cet office avant les dernières lois douanières, renfermaient souvent une grande quantité d'alcool industriel allemand de très mauvaise qualité.

Les droits étant les mêmes pour les vins jusqu'à 12°, le marchand de gros a avantage à vendre des vins atteignant exactement ce degré. Les services de répression des fraudes effectuent des contrôles périodiques chez les détaillants pour vérifier l'absence de coupages frauduleux. Pour satisfaire à la fois leur intérêt et leur clientèle, marchands de gros et marchands au détail ont recours trop souvent à l'alcool industriel, dont le prix est minime, et qui donne au vin un goût qui ne déplait pas à certains consommateurs, surtout à ceux qui boivent devant le comptoir du débitant.

Un des buts du coupage est souvent de colorer le vin par adjonction d'un vin de haute couleur, dit *vin teinturier*.

Sucrage. — Le *sucrage* peut remplacer le vinage (vin de seconde cuvée), et, en fait, le remplace souvent, le résultat étant identique, par suite de la transformation du sucre en alcool. Le sucre employé à cet effet est ordinairement du sirop de fécule, qui donne naissance à des alcools nuisibles, ou du glucose souvent impur. Les *faux* vins de liqueur, si communs maintenant dans le commerce, sont aussi fabriqués par ces procédés.

MOYEN DE DÉCELER LE SUCRAGE. Si, dans une solution de *saccharose*, on verse quelques gouttes d'un sel de cobalt et qu'on ajoute au liquide un léger excès d'hydrate de soude, la solution prend une belle couleur violet améthyste, assez foncée et persistante. Cette réaction est sensible pour une solution contenant 5 dg de *saccharose* pour 1 000 g d'eau.

Le même essai avec une solution de glucose donne une coloration bleu d'azur, pâlissant peu à peu et devenant finalement vert sale.

Un liquide contenant les deux sucres donne la réaction de coloration de la saccharose, qui se maintient très nette, même si dans 100 parties de glucose il y en a 9 de glucose et 1 de saccharose.

La présence de la glycérine ne masque pas la réaction ; elle donne, avec le cobalt et la soude, une coloration verdâtre.

Les liquides complexes doivent être au préalable traités par l'acétate basique de plomb, afin de les débarrasser des gommes, dextrines, acide tartrique, tartrates, qui peuvent diminuer l'intensité de la coloration.

Plâtrage. — Les acides, particulièrement l'acide sulfurique et l'acide chlorhydrique, ont la propriété de rendre la fermentation normale plus complète, d'aviver la couleur, de faciliter la clarification du vin et sa conservation ; mais, leur introduction directe présentant des dangers, certains fabricants ajoutent au vin du sulfate de chaux (plâtrage) ou du chlorure de sodium (salage), substances qui existent naturellement dans le vin, mais en petite quantité (20 à 60 cg de sulfate et 30 à 60 cg de chlorure de sodium par litre).

Au contact du bitartrate de potasse, le plâtre se décompose en donnant naissance à des sulfates acides de potasse et de magnésie qui restent dissous dans le vin, et à un tartrate de chaux qui se dépose dans les lies. Les sulfates acides de potasse et de magnésie sont des sels amers et purgatifs qui non seulement donnent au vin une âpreté particulière, mais produisent à la longue des effets débilitants sur les organes digestifs (Berget).

Ils ont aussi une action nuisible sur les reins et le foie (Lancereaux) ; c'est pourquoi une loi de 1884 a fixé à 2 g par litre le maximum de tolérance pour cette substance. Cette loi a considérablement réduit le plâtrage, qui a été remplacé en grande partie par le phosphatage, le tartrage et le tannisage, procédés considérés comme inoffensifs.

MOYEN DE DÉCELER LE PLÂTRAGE. Pour le reconnaître, préparer une solution titrée composée de 1g,40 de chlorure de baryum et 25 g d'acide chlorhydrique, auxquels on ajoute une quantité suffisante d'eau pour remplir une bouteille de 250 g. Verser alors dans un verre ordinaire un verre à liqueur de vin et un demi-verre à liqueur de la solution. Puis, après 24 heures, filtrer le tout sur du noir animal. Si le liquide clair ainsi obtenu donne un dépôt blanchâtre lorsqu'on y ajoute une pincée de chlorure de baryum, la quantité de plâtre est supérieure à 2 g, c'est-à-dire à la dose tolérée.

Salage. — Pour le salage, on additionne le vin de chlorure de sodium ; la loi du 16 mars 1891 a réduit le maximum à 1 g par litre.

MOYEN DE DÉCELER LE SALAGE. Le dosage du sel est donné rapidement par le procédé Dujardin. Décolorer d'abord le vin en l'agitant avec son volume de noir animal pur, puis le filtrer, l'additionner de quelques gouttes de chlorate de potasse, qui donnent une teinte jaune clair, et neutraliser avec du bicarbonate de soude. Ensuite, on verse goutte à goutte avec la burette graduée une solution titrée de nitrate d'argent, à raison de 2g,906 par litre, jusqu'à ce que la teinte jaune verdâtre passe au rouge brique sale La graduation du tube donne directement la quantité de sel contenue dans le vin soumis à l'essai.

Coloration artificielle. — L'emploi de colorants artificiels est une des falsifications les plus fréquentes, parce que le public croit, à tort, que la couleur des vins a une grande importance, et les marchands sont ainsi amenés à colorer non seulement les vins mouillés, mais même les vins naturels de teinte claire.

Les colorants sont empruntés soit aux dérivés de la houille : fuchsine, violet d'aniline, soit à des produits d'animaux : cochenille, soit à des végétaux : campêche, rose trémière, phytolaque, baies de sureau et de myrtilles (ces deux derniers sont les plus inoffensifs), soit, enfin, à des mélanges de différents colorants, comme le *rouge viticole* ou la *teinture bordelaise*.

La loi du 11 juillet 1891 a interdit toute addition de matières colorantes, mais la surveillance est difficile.

MOYEN DE DÉCELER LA COLORATION ARTIFICIELLE. Procédé de M. Pagnoul : 5 cm³ de liqueur savonneuse neutre, additionnée de 5 cm³ d'eau distillée et de X à XX gouttes du vin soupçonné, donnent les colorations suivantes.

Vin naturel....	Très légère teinte grisâtre.
Substances chimiques.	
Fuchsine	Rose intense.
Cérasine	Rouge cerise.
Orcéine	Rouge violacé.
Violet d'aniline.	Violet bleuâtre.
Substances animales et végétales.	
Cochenille	Rouge.
Campêche . ..	Rouge-violet.
Hièble	Vert bleuâtre faible.
Phytolacca	Rose violacé.
Rose trémière..	Vert bleuâtre.
Sureau	Brun verdâtre faible.

Acides borique et salicylique. — Ces deux acides étaient employés pour conserver le vin et arrêter toute fermentation ultérieure ; leur usage est absolument interdit.

MOYEN DE DÉCELER LE SALICYLAGE (adjonction d'acide salicylique). Cette falsification est destinée à assurer la conservation du vin et à lui permettre de voyager. Certains marchands, notamment d'Algérie, emploient assez fréquemment ce procédé, interdit à cause de son action nuisible sur la santé.

On décèle l'acide salicylique de la façon suivante :

Dans un tube muni d'un robinet à sa partie inférieure ou, à défaut, d'un simple bouchon, on verse jusqu'à moitié le vin à analyser, auquel on ajoute II gouttes d'acide chlorhydrique. On verse ensuite une quantité d'éther égale à la moitié du vin ; puis, après avoir agité le tout, on laisse reposer le mélange verticalement. Lorsque l'éther est remonté au-dessus du vin, on ouvre le robinet, ou on enlève à moitié le bouchon, de façon à laisser couler le vin et à ne conserver que l'éther. On ajoute alors à celui-ci un volume double d'eau distillée, avec laquelle on l'agite pour le laver, et, lorsque l'éther est de nouveau remonté au-dessus, on évacue cette eau comme on a fait pour le vin.

L'éther est ensuite versé dans un petit verre, qui est trempé dans de l'eau assez chaude pour être supportable à la main ; il s'évapore alors en laissant des cristaux d'acide salicylique qui, redissous dans de l'eau, donnent avec II ou III gouttes de perchlorure de fer une coloration violette.

Bouquets artificiels. — Les vins mouillés ont perdu leur bouquet naturel; pour leur donner un parfum, on y ajoute des éthers artificiels ou *huiles de vin*, qui sont fabriqués en faisant agir de l'alcool sur des corps gras (huile de coco et de ricin). Il en existe deux sortes : *huile de vin française* et *huile de vin allemande ;* cette dernière est deux fois plus toxique que la première, mais, en revanche, parfume une quantité double de vin. Ces substances sont très nuisibles.

VINAIGRE. — Liquide acide, produit par la fermentation de l'alcool sous l'action d'un champignon, *Mycoderma aceti* (*fig.* 2081) ; il renferme 7 à 8 p. 100 d'acide acétique.

Le vinaigre de vin contient en outre les acides organiques libres (malique, citrique, succinique, tartrique) qui existent dans le *vin* (v. ce mot), à la dose de 3 g par litre, du bitartrate de potasse (3 g) et une matière colorante (absente dans celui qui est fait avec du vin blanc, *vinaigre blanc*). Le vinaigre est soumis à l'ébullition pour détruire le *Mycoderma aceti*, qui provoquerait des fermentations nuisibles dans le tube digestif. On l'emploie comme condiment et comme médicament.

Vinaigre alimentaire. — Le vinaigre le plus employé est fabriqué actuellement avec des solutions alcooliques et non avec le vin.

Le vinaigre facilite la digestion des viandes (marinade) et donne du goût aux légumes fades (salades); mais l'abus, en exagérant l'acidité du suc gastrique, amène des troubles stomacaux. De bonne qualité, il est limpide, nettement acide, mais n'agace pas les dents et n'irrite pas la gorge; lorsque ces propriétés lui font défaut, il est falsifié par l'addition d'acides chlorhydrique, nitrique ou sulfurique.

L'abus de ce condiment provoque des dyspepsies.

Vinaigres pharmaceutiques. — Il en existe quatre variétés. — **Vinaigre officinal.** — V. ACÉTIQUE (Acide).

Vinaigres stimulants. — Employés en inhalations ou à la dose de quelques gouttes dans de l'eau, à l'occasion des syncopes : *vinaigre ordinaire, vinaigre aromatique anglais* (acide acétique cristallisable, 100 g; camphre, 10 g; essence de cannelle, de girofle, de lavande, 20 cg de chaque); ou comme stimulants de l'appétit : limonade au vinaigre (sirop de sucre, 100 g; vinaigre blanc, 30 g; eau, 1 000 g).

Vinaigres antiseptiques et de toilette. — Employés en lotions externes : *vinaigre des quatre voleurs* (absinthe, sauge, romarin, menthe, rue, lavande, 15 g de chaque; cannelle, girofle, ail, 2 g de chaque; camphre, 4 g; acide acétique, 15 g, et vinaigre blanc, 1 000 g); *vinaigre salicylique* (acide salicylique, parfums, vinaigre et alcool).

Vinaigres dissolvants de médicaments. — Vinaigre de camphre, de colchique, de digitale, de scille.

Empoisonnement. — SIGNES. Odeur de vinaigre de l'haleine, douleur dans le ventre, vomissements.

PREMIERS SOINS. Magnésie en abondance, lait, huile, gruau.

VINCENT (Angine de). — V. à PHARYNX (maladies).

VIOL. — Acte par lequel un homme abuse d'une femme par violence ou par ruse. Le viol est puni de la peine des travaux forcés à temps et des travaux forcés à perpétuité s'il existe des circonstances aggravantes (art. 332 et 333 du Code pénal).

Il existe trois éléments : 1° un rapport sexuel normal et illicite; 2° l'emploi de la violence ou du moins l'absence de consentement de la femme; 3° l'intention criminelle de l'homme. Par le premier élément, il se distingue nettement de l'attentat à la pudeur. Pour que le deuxième élément existe, la violence physique n'est pas indispensable; la violence morale, l'intimidation, suffisent. Le viol existe quand un individu abuse d'une femme pendant son sommeil, naturel ou provoqué par des narcotiques.

L'intention criminelle constitue le troisième élément indispensable. Si l'auteur a agi sans connaissance, croyant que la résistance de la femme n'avait aucun caractère sérieux et n'excluait pas son consentement, le viol n'existe pas.

VIOLET DE GENTIANE. — Chlorure de pararosaniline penta- ou hexaméthylée. Cette substance colorante s'emploie comme bactéricide en injection intraveineuse à 1 p. 100 (5 à 10 cm^3) contre les septicémies et, en Extrême-Orient, pour lutter contre la douve et la filariose.

Par la bouche, le violet de gentiane est employé contre les vers intestinaux, en particulier contre les oxyures.

Comme antiseptique externe, on l'utilise en solutés alcooliques et en pommades à 1 p. 100.

VIOLET DE MÉTHYLE (Cristal violet). — Corps voisin du précédent, soluble dans 20 p. 100 d'eau ou d'alcool, employé comme antiseptique dans les streptococcies cutanées, seul ou associé au vert brillant et à l'éosine (50 cg $\overline{aa}$ pour 50 g $\overline{aa}$ d'eau et d'alcool).

Utilisé également contre les oxyures.

VIOLETTE. — Plante de la famille des Violacées (v. pl. en couleurs à CALMANTES [Plantes]).

La racine de violette odorante jouit de propriétés émétisantes en décoction et ses fleurs sont béchiques. Elles font partie des fleurs pectorales.

VIPÈRES. — Reptiles ophidiens solénoglyphes dont il existe trois espèces en France : la Vipère commune ou aspic (*Vipera aspis*), la Peliade (*Vipera pelias*) et la Vipère des sables (*Vipera ammodytes*). V. SERPENTS et VENIN.

VIPÉRINE. — Plante (*Echium vulgare*) de la famille des Borraginacées, douée comme la bourrache et la buglosse, auxquelles on la substitue souvent, de propriétés sudorifiques, diurétiques, béchiques et rafraîchissantes.

VIRAGE DE CUTI-RÉACTION. — On emploie ce terme quand la cutiréaction devient positive soit spontanément au cours d'une primo-infection tuberculeuse, soit artificiellement après vaccination par le B. C. G.

VIRILISME. — Dystrophie féminine caractérisée par une hypertrichose des lèvres, du menton, des joues (femmes à barbe), avec embonpoint exagéré, troubles génitaux, diminution ou disparition des règles, hypertrophie du clitoris, atrophie des seins, développement musculaire. Ces troubles sont causés par une tumeur pouvant siéger dans une glande endocrine, soit la cortico-surrénale (voir HIRSUTISME.), soit l'ovaire (arrhénoblastomes), soit l'épiphyse ou glande pinéale.

VIRULENCE. — Propriété en vertu de laquelle certains micro-organismes déterminent, quand ils sont introduits dans l'organisme, des troubles plus ou moins graves.

La virulence des microbes peut être exaltée au cours de certaines épidémies (grippe, toux), suivant la plus ou moins grande résistance individuelle.

VIRUS. — Agent d'infection dont le microbe est inconnu. Ex. : virus rabique, virus variolique, etc.

Virus filtrant. — V. ULTRA-VIRUS.

Virus sensibilisé. — Besredka a proposé une méthode de vaccination par *virus sensibilisés*.

Les microbes mis en contact avec le sérum d'un animal vacciné s'imprègnent de ce sérum et perdent leurs moyens de défense. Ils ne peuvent plus résister aux phagocytes et sont dits *sensibilisés*. Pour ne pas cependant trop atténuer leur action, on évite un excès de sérum en les lavant à l'eau salée avant de les injecter.

Ce procédé a été préconisé comme mode de vaccination dans la fièvre typhoïde.

VISAGE. — V. FACE et PHYSIONOMIE.

VISCÈRES. — Organes renfermés dans la tête, le thorax et l'abdomen.

VISCOSIMÉTRIE. — Etude de la viscosité de certains liquides comme le lait, le sang.

VISION. — V. ŒIL.

VITAMINE. — Principe qui, à doses infinitésimales, est indispensable au développement, à l'entretien et au fonctionnement de l'organisme, et dont l'absence cause des troubles et des lésions caractéristiques.

Le mot a été créé par Funck en 1913, qui l'appliquait au *facteur antinévritique*, amine indispensable à la vie, dont il venait de démontrer l'existence dans le son de riz.

L'étude des vitamines est fondée sur les expériences biologiques faites sur les animaux : rat, souris ou pigeon, plus rarement cobaye ou lapin. On a soumis ces animaux à un régime alimentaire bien étudié et équilibré, *carencé*, c'est-à-dire privé d'une vitamine déterminée. On a ainsi obtenu des troubles causés par l'absence de cette vitamine, une *avitaminose*, caractérisée par des symptômes qui n'apparaissent qu'en l'absence d'une vitamine déterminée et qui ne guérissent que par l'apport de cette vitamine.

On a pu ainsi déterminer un certain nombre de vitamines désignées par des lettres A, B, C, D, E, etc., et, dans un même groupe, on a pu morceler les vitamines connues primitivement, B_1, B_2, B_3, B_4, etc.

Il semble que les vitamines sont élaborées primitivement par certaines bactéries du sol; les plantes assimilent ces vitamines; les herbivores les trouvent dans les plantes; le cycle se poursuivant, l'homme les absorbe dans les plantes et les animaux et les emmagasine dans les glandes, le cœur, le foie, les reins.

Au point de vue *chimique*, les vitamines peuvent appartenir à des corps très différents les uns des autres; on a actuellement identifié et pu reproduire par synthèse les principales d'entre elles, ce qui a facilité les essais thérapeutiques.

Certaines vitamines sont solubles dans les lipides (liposolubles), comme les vitamines A, D, E, K; les autres sont solubles dans l'eau (hydrosolubles), telles les vitamines B, PP, C.

Les vitamines se rapprochent par beaucoup de points des *hormones* sé-

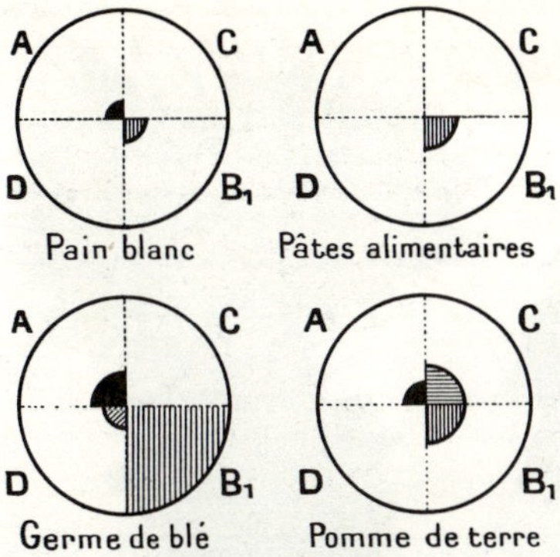

FIG. 2083. — Vitamines des féculents.

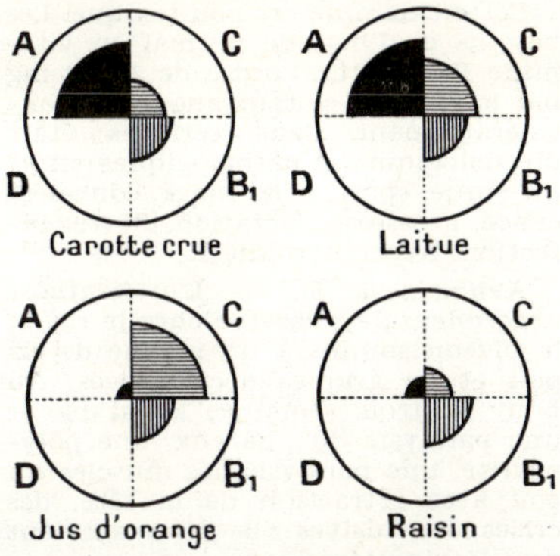

FIG. 2084. — Vitamines des légumes et des fruits.

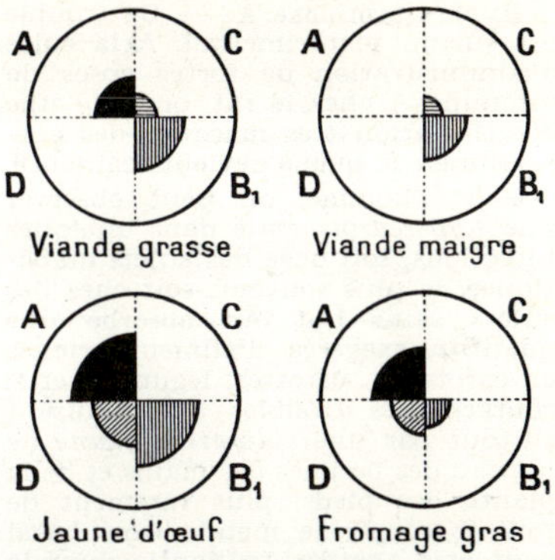

FIG. 2085. — Vitamines des aliments albuminoïdes.

crétées par les glandes endocrines; comme elles, elles agissent en *quantités infinitésimales*. Leurs effets peuvent parfois être voisins ou identiques (vitamine B et insuline, vitamine D et parathyroïde). Certaines glandes à sécrétion interne sont riches en vitamines (foie en vitamine A, corticosurrénale en vitamines A et C). Certaines avitaminoses peuvent être combattues par des hormones; inversement, certaines vitamines s'opposent aux effets de la sécrétion des glandes endocrines.

L'action des vitamines est *spécifique;* c'est telle vitamine qui guérit tel symptôme et non une autre.

En matière de traitement vitaminique, il faut savoir qu'il y a des cas où les vitamines n'agissent pas (*vitamino-résistance*). La dose devra être suffisante et suffisamment prolongée; certains troubles digestifs (entérite), une insuffisance hépatique, une perturbation endocrinienne, peuvent entraîner des vitamino-résistances.

On a cru longtemps que les vitamines étaient détruites par la chaleur et que la simple préparation culinaire ou la stérilisation des conserves privaient notre régime de vitamines. Il n'en est rien. A part la vitamine C, toutes les vitamines sont très résistantes à la chaleur. La dessiccation des fruits et des légumes fait disparaître C, mais respecte relativement A, B_1, B_2. Le fumage, excellente pratique de conservation des poissons, conserve A et D. La fermentation lactique (choucroute) conserve C. Une congélation totale et rapide conserve toutes les vitamines.

Vitamine A. — Cette vitamine, soluble dans les corps gras, existe dans les huiles des foies de poisson (flétan, esturgeon, turbot, morue), les huiles de corps de poisson (saumon, colin, hareng), la chair de l'anguille, les foies d'agneau et de veau, le jaune d'œuf, le beurre d'été, les fromages (gruyère, parmesan), la crème, les rognons de mouton et d'agneau.

Les végétaux fournissent la vitamine A à l'état de *provitamine A,* le *carotène,* qui est transformé en vitamine A dans le foie. Le carotène est un hydrocarbure qui se trouve dans les parties jaunes, vertes et rouges de certains végétaux : persil, chou-fleur, pissenlit, épinard, piment rouge, laitue, petits pois, tomate, courge, carotte.

La vitamine A résiste assez bien à l'action de la chaleur et du froid.

Chez l'animal, on trouve le carotène dans le foie, le sérum, la moelle, le corps jaune et les ovaires, la corticale des surrénales, le testicule.

PROPRIÉTÉS. La vitamine A assure la croissance des jeunes; elle maintient la résistance aux infections; elle conserve l'intégrité des tissus de revêtement de la cornée, et permet le fonctionnement normal de l'œil.

Le besoin quotidien de l'homme en vitamine A est de $1^{mg},5$.

Avitaminose A. — En cas de carence expérimentale de cette vitamine, on constate une bouffissure des paupières, de la *xérophtalmie* (*fig.* 2086),

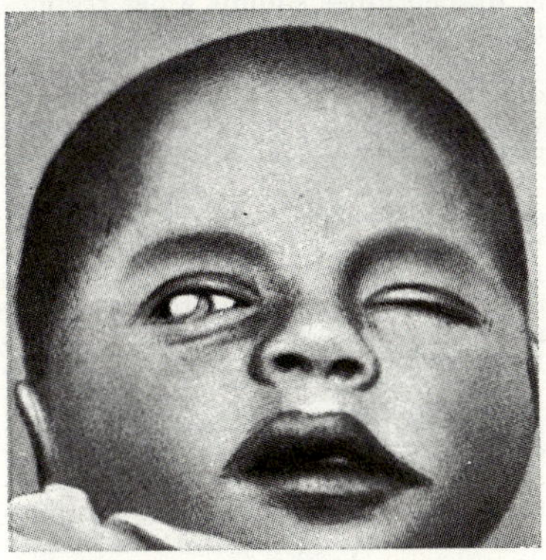

FIG. 2086. — Xérophtalmie (*avitaminose A*). (*Cl. Bull. Société d'hygiène alimentaire.*)

c'est-à-dire une sécheresse et une opacité de la cornée, qui ne tarde pas à s'ulcérer; les cellules épithéliales des divers tissus deviennent cornées; la peau devient sèche; la muqueuse du vagin se kératinise; on note des altérations des muqueuses digestives et respiratoires. La carence totale expérimentale entraîne la mort de l'animal.

Chez l'homme, les troubles observés sont ordinairement frustes; ils se traduisent surtout par un trouble visuel précoce, l'*héméralopie :* le malade cesse de voir dès que la nuit tombe; cette diminution de la sensibilité rétinienne est due au retard de régénération du pourpre visuel; il existe en outre de la sécheresse de la peau, des migraines, des troubles digestifs (perte de l'appétit, diarrhées), parfois des calculs de la vessie.

Ces troubles sont dus à l'insuffisance de la ration alimentaire en vitamine A ou à l'ingestion d'une trop grande quantité de glucides par rapport aux protides et aux lipides.

Ces troubles disparaissent par ingestion d'huile de foie de morue ou de flétan, de lait crémeux, de beurre ou de légumes verts contenant le carotène.

INDICATIONS THÉRAPEUTIQUES. La vitamine A est indiquée dans les cas de carence alimentaire, se traduisant par la xérophtalmie, l'héméralopie, la sécheresse de la peau, les retards de croissance. Elle est également indiquée chez l'enfant, en cas d'insuffisance de développement, de rachitisme (associée à la vitamine D), dans les retards de l'éruption dentaire, l'adénoïdisme, les adénopathies, les caries dentaires à marche rapide.

Chez l'adulte, la vitamine A est indiquée dans la grossesse, dans certaines infections (fièvre puerpérale, typhoïde), dans les états de moindre résistance, dans les lésions tuberculeuses (adénopathies suppurées, fistules tuberculeuses, tuberculose laryngo-pharyngée), les plaies atones, dans certaines dermatoses : acné, prurit, kraurosis, leucoplasie, ichtyose, hyperkératose, parakératose, eczéma séborrhéique, dans les lésions traumatiques et les brûlures de la cornée, la conjonctivite phlycténulaire, dans les recto-colites hémorragiques, en lavements huileux; accessoirement dans les entéro-colites, les colibacilloses, les états d'amaigrissement, les convalescences, les anémies.

Dans l'hypertension artérielle, la vitamine A à hautes doses (200 000 unités par jour) par la bouche a donné de bons résultats.

La vitamine A s'administre soit sous forme d'huile de foie de poisson (morue, flétan, thon) en ingestion, soit en injections intramusculaires de vitamine pure, en suppositoires, en ovules gras.

En raison de son *action locale* analgésique, cicatrisante et antiprurigineuse, la vitamine A est aussi employée en pommades, en tulle gras dans les plaies atones, les ulcères variqueux, les escarres, les eczémas, les psoriasis, les prurigos, dans les brûlures. On a aussi traité localement les kératites, les taies cornéennes, par le carotène ou l'huile de foie de poisson.

Hypervitaminose A. — Ce trouble est surtout expérimental. A la suite d'administration de fortes doses de vitamine A chez le rat, on note une kératinisation très marquée des épithéliums; la queue devient écailleuse.

Chez l'homme, on peut observer une *hypercarotinémie* dans quelques infections, soit chez des sujets diabétiques, le plus souvent, soit chez des sujets sains qui ont absorbé une quantité exagérée d'aliments riches en carotène : carottes, légumes verts, courges. Ces troubles se traduisent surtout par une *coloration jaune* de la peau des paumes des mains et de la plante des pieds, plus rarement de tout le corps; le métabolisme basal peut être abaissé. La xanthachromie s'efface rapidement sous l'action des rayons ultraviolets.

Vitamine B. — La vitamine B a été individualisée dès 1911 par Funck à partir de la levure de bière ou du son de riz. Mais, dans ces dernières années, ce groupe a été dissocié et comprend actuellement un certain nombre de vitamines B. Les mieux connues sont les vitamines B_1, B_2 et PP.

On a également décrit une vitamine B_3, facteur de croissance du pigeon; B_4, facteur de croissance du rat et du poulet; B_5, facteur de croissance du pigeon et du rat; B_6 (adermine), qui empêche la pellagre du rat (lésions de la peau avec ulcérations des pattes et du museau) et qui serait également utile pour le chien.

Vitamine B_1 (Aneurine ou Thiamine). — Cette *vitamine antinévritique* intervient dans la croissance; elle favorise la digestion et l'assimilation et préside à l'utilisation des féculents.

Elle est surtout abondante dans la levure de bière, les germes de grains (blé, orge, seigle), les polissures du riz, les extraits de malt, les oranges et le rognon de porc. Viennent ensuite les cœurs d'agneau, de mouton, le jaune d'œuf, le rognon et le foie de bœuf, les lentilles, les pois, les tomates, les épinards, les châtaignes, les laitues, les choux, les carottes, la cervelle de mouton, le lait, les pruneaux, les figues, les abricots.

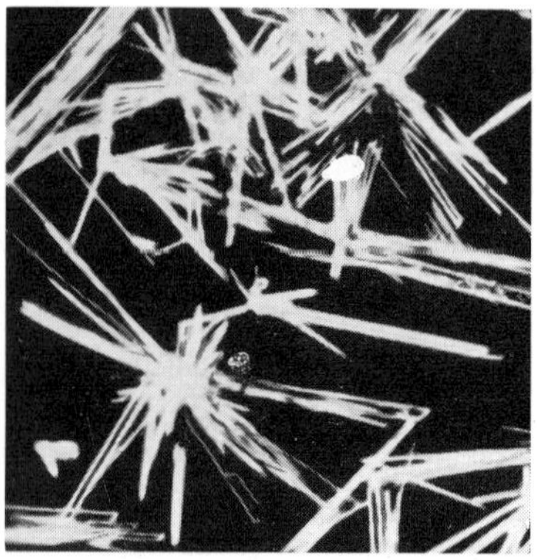

FIG. 2087. — Cristaux de vitamine B_1.

La vitamine B_1 joue un rôle capital dans le métabolisme des glucides; elle stimule en outre les sécrétions glandulaires internes et externes.

Cette thiamine est peu toxique. Les besoins de l'homme normal en vitamine B_1 sont de l'ordre de 1 à 2 mg par jour; mais ce taux augmente considérablement dans certains états physiologiques et pathologiques (effort physique, sport, surmenage, convalescence, grossesse, lactation, fièvre, infection, hyperthyroïdie).

Avitaminose B_1. — L'*avitaminose expérimentale* s'observe chez le rat et le pigeon soumis à un régime de riz poli et de graines décortiquées. Au bout de trois semaines apparaissent une paralysie du pharynx, une polynévrite, une paralysie des muscles du cou avec rétraction de la tête, des crises convulsives; la mort survient vers le vingtième jour.

La *grande avitaminose B* est fournie par le tableau du *béribéri,* qu'on observe en Extrême-Orient, avec ses troubles digestifs, cardiaques, polynévritiques, et ses œdèmes localisés aux membres inférieurs (*fig.* 2097). Le traitement vitaminique fait disparaître rapidement ces troubles.

En Europe, on a signalé un *béribéri infantile* chez des nourrissons à partir du sixième ou huitième mois, chez les jeunes enfants nourris avec des graines trop blutées ou des pâtes; on note de l'anorexie, de la constipation alternant avec de la diarrhée, du météorisme.

A des degrés moindres, l'avitaminose B_1 s'observe assez fréquemment chez des grands enfants et des adultes qui abusent des farineux et des sucreries (pâtisseries), chez les hépatiques et dyspeptiques soumis à des régimes trop exclusifs.

L'avitaminose B_1 joue un rôle dans diverses polynévrites : alcoolique, gravidique, diabétique, pellagreuse, urémique; dans certaines algies.

INDICATIONS. L'aneurine est indiquée dans les diverses polynévrites (béribéri, polynévrite alcoolique, etc.), dans la sclérose en plaques, la chorée, les diverses névralgies (intercostale, crurale, sciatique), les douleurs du zona, les douleurs fulgurantes du tabès, la poliomyélite, la maladie de Parkinson, la surdité, les bourdonnements d'oreille, la tachycardie, l'acrocyanose, les troubles cardiaques des diabétiques, des alcooliques, des femmes enceintes, etc.

Elle est aussi indiquée dans les troubles digestifs dus à un régime trop riche en glucides, dans le diabète sucré (combiné avec l'insuline), dans les intoxications de la femme enceinte, les vomissements incoercibles de la grossesse, les auto-intoxications des nourrissons, les troubles alimentaires, la spasmophilie, dans certaines dermatoses, la furonculose, le zona, l'eczéma, le psoriasis, les ulcères torpides.

L'aneurine peut être employée en comprimés par voie buccale ou en injections intramusculaires ou intraveineuses, aux doses moyennes de 5 à 10 mg, de 20 mg et plus chez les surmenés, dans les algies.

Vitamine B_2. — La vitamine B_2 est un complexe formé de nombreux éléments ayant une activité vitaminique. A côté de la *lactoflavine,* on trouve la *riboflavine* ou provitamine B_2, le *facteur PP,* la *pyridoxine* ou vitamine B_6, l'*acide pantothénique,* l'*acide para-aminobenzoïque,* la *biotine,* ou vitamine H, l'*acide folique.*

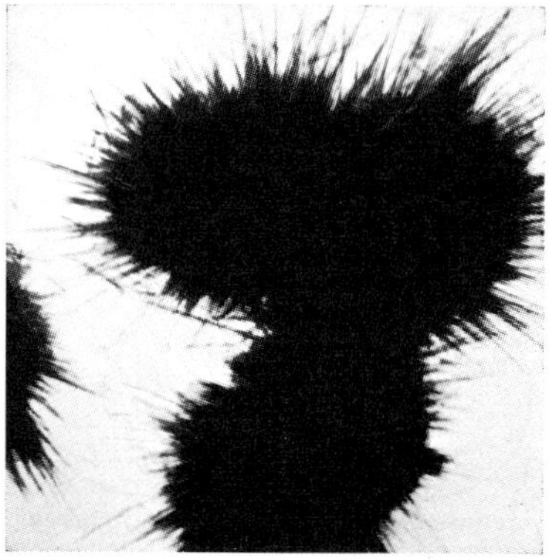

FIG. 2088. — Cristaux de vitamine B_2.

Lactoflavine. — Cette vitamine, soluble dans l'eau, cristallise en aiguilles jaune-orangé à fluorescence verte; on l'a isolée du petit-lait; 1 g de lactoflavine pure a pu être obtenu en partant de 10 000 litres de lait. Elle existe dans la levure de bière, les foies de bœuf, de veau, les rognons de veau, de bœuf, le soya, le porc, le germe de grain de blé, le jaune d'œuf, l'aubergine, le chou-fleur, les feuilles de navet, de betterave, les fromages, les noisettes, les noix, les pruneaux, les lentilles, les pois secs, les haricots secs, les châtaignes, les amandes, les épinards, les petits pois.

Le besoin quotidien, chez l'homme, est de $1^{mg},5$.

PROPRIÉTÉS. La lactoflavine est combinée dans l'organisme avec l'acide phosphorique et certaines albumines; elle préside à l'utilisation des sucres; elle est nécessaire à la vie de diverses cellules : système nerveux, appareil respiratoire, rétine; elle existe à l'état libre dans le lait, l'urine et la rétine. Elle semble jouer un rôle, à cause de sa fluorescence, dans la vision de lumière crépusculaire, favorisant la vue dans la demi-obscurité. Elle intervient aussi dans les oxydations de l'organisme.

Avitaminose B_2. — Expérimentalement, la lactoflavine retarde la croissance du rat. Chez l'homme, la carence B_2 n'existe pas à l'état pur; le manque de B_2 est certain dans la pellagre et le béribéri; son insuffisance provoque un affaiblissement général, une perte de poids, de l'atrophie musculaire, des troubles nerveux et digestifs, une insuffisance d'absorption des graisses, des lésions de chéilite avec fissures des lèvres.

INDICATIONS. Défaut de développement des nourrissons, asthénie, amaigrissement, chéilite, rhagades de la peau, stomatite, glossite, perlèche.

Conjonctivites, vascularisation de la conjonctive et de la cornée, iritis, kératite, héméralopie, photophobie.

Colites et entéro-colites, sprue, stéatorrhée, crampes musculaires, migraines.

DOSES. 2 à 20 mg pendant trois à cinq jours, par la bouche ou en injections.

Autres vitamines B. — La *vitamine B_4* (adénine) s'oppose à l'évolution du syndrome agranulocytaire.

La *vitamine B_6* (adermine, pyridoxine) existe dans les levures, les céréales, les légumes verts, les muscles, les viscères, le lait, le jaune d'œuf.

Son action est régulatrice du métabolisme des tissus, du foie, du système nerveux et de la peau.

Elle est indiquée dans les troubles du métabolisme neuro-musculaire, la maladie de Parkinson, la sclérose cérébrale des petits enfants, les névrites, la myasthénie.

Dose. 5 à 10 cg par voie buccale ou en injections trois fois par semaine.

L'*acide pantothénique,* très répandu dans les règnes animal et végétal, est indispensable à la formation et au fonctionnement normal des tissus.

Il est indiqué dans les maladies du foie, l'hépatite infectieuse, les maladies inflammatoires des voies respiratoires, les inflammations chroniques gastro-intestinales, les dermatoses, les troubles du développement et de la pigmentation du système pileux.

La *biotine* (vitamine H) existe surtout dans le jaune d'œuf, dans la levure, le son de riz, certains organes animaux (foie, rein, cervelle). Elle paraît stimuler la synthèse des lipides dans le foie; son action est annihilée par l'albumine du blanc d'œuf (avidine).

Des signes d'*avitaminose H* peuvent apparaître à la suite d'absorption exagérée d'œufs de poule crus. On a constaté des symptômes rappelant l'acrodynie, une coloration rosée ou cendrée de la peau, une dermatite squameuse, des lésions de la langue, des nausées, des paresthésies.

Les besoins quotidiens sont évalués à $0^{mg},01$.

Vitamine B_{12}. — C'est un produit extrait du foie de bœuf par purification poussée. Ce principe antiperni-

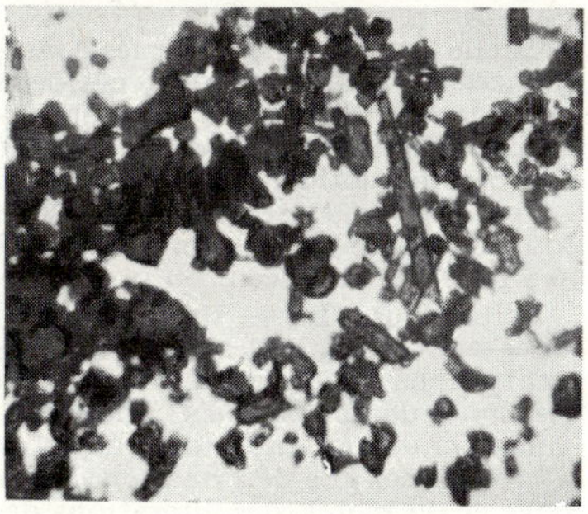

Fig. 2089. — Cristaux de vitamine B_{12}.

cieux à dose infime (10 à 50 γ) parvient à guérir certaines anémies, et notamment la maladie de Biermer.

Vitamine B_{15}. — Vitamine récemment découverte et dont les propriétés sont mal connues.

Vitamine PP. — Cette vitamine est l'amide de l'acide nicotinique (pyridine carbonique) ou provitamine PP.

La vitamine PP (*pellagra preventing*) empêche et guérit la pellagre humaine et la *black tongue* (langue noire) du chien. Au point de vue chimique, c'est l'acide nicotinique (pyridine carbonique) ou son amide. Cette vitamine existe en grande quantité dans la levure, les germes de blé, les polissures de riz, les choux, le jus de tomate, le foie, la viande maigre, le petit-lait.

Les besoins de l'homme en amide nicotinique sont de $0^{g},5$ à 1 g par jour.

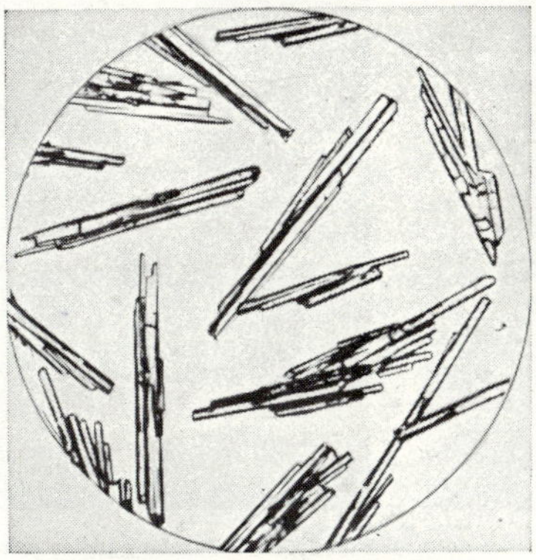

Fig. 2090. — Cristaux de vitamine PP.

Le travail musculaire entraîne des besoins supplémentaires en cette vitamine (le double de la normale).

Propriétés. La vitamine PP constitue un vecteur de l'hydrogène dans le sang et joue un rôle important dans la respiration cellulaire. Elle augmente la motricité et la sécrétion gastriques; elle joue un rôle protecteur des globules du sang; elle accélère la croissance et est indispensable au fonctionnement normal du système nerveux central.

Avitaminose PP. — La carence totale détermine la *pellagre,* maladie de misère résultant de régime alimen-

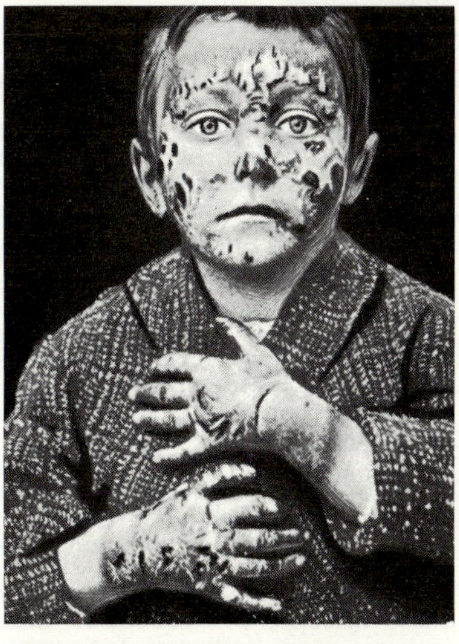

Fig. 2091. — Masque pellagreux et érythème pellagreux du dos des mains (avitaminose PP). [D'après Roberts.]
(*Doc. Inst. d'hygiène alimentaire.*)

taire trop riche en maïs et insuffisant en viande, et se traduisant par un érythème spécial des parties découvertes, des troubles mentaux, nerveux, digestifs, et une porphyrinurie (*fig.* 2091, 2092).

Mais le plus souvent les troubles sont frustes; ce sont soit des troubles digestifs (dyspepsies avec langue saburrale, aphtes, fissures commissurales, perlèche), soit des troubles nerveux ou mentaux, soit des lésions cutanées (érythèmes, pigmentation des parties exposées au soleil).

Indications thérapeutiques. *Pellagre,* défaut de croissance des enfants; fatigue de la grossesse, asthénie.

Psychoses atypiques; troubles mentaux des alcooliques.

Intoxication par les barbituriques, le plomb, les arsénobenzènes, les sels d'or; intolérance aux sulfamides.

Entéro-colite, rectite hémorragique, sprue, ictère grave, aphtes buccaux, stomatites.

Dermatoses solaires s'accompagnant de porphyrinurie : hydroa vacciniforme, lupus érythémateux, éphé-

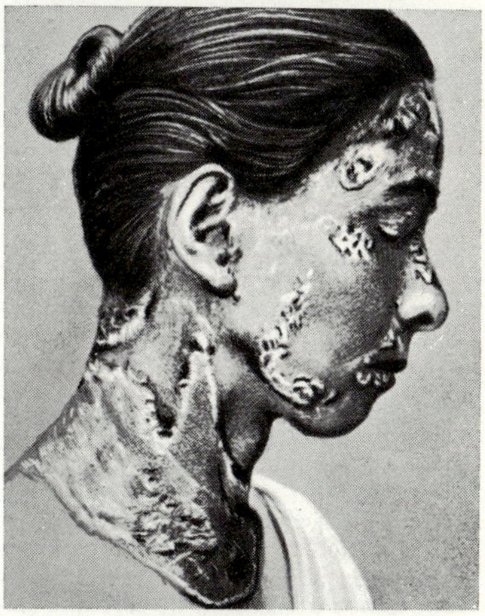

Fig. 2092. — Masque pellagreux et collier de Casal (avitaminose PP). [D'après Lucien Merk.]
(*Doc. Inst. d'hygiène alimentaire.*)

lides, xeroderma pigmentosum, lichen plan, radiodermite, mal des rayons, acrodynie.

Doses. 30 à 60 cg par jour; 50 cg à 1 g dans les psychoses, le mal des rayons, les porphyrinuries, en comprimés ou en injections.

Vitamine C (Acide ascorbique). — La vitamine C, antiscorbutique, se trouve dans le poivron, le persil, le cassis, le chou-fleur, le cresson, les

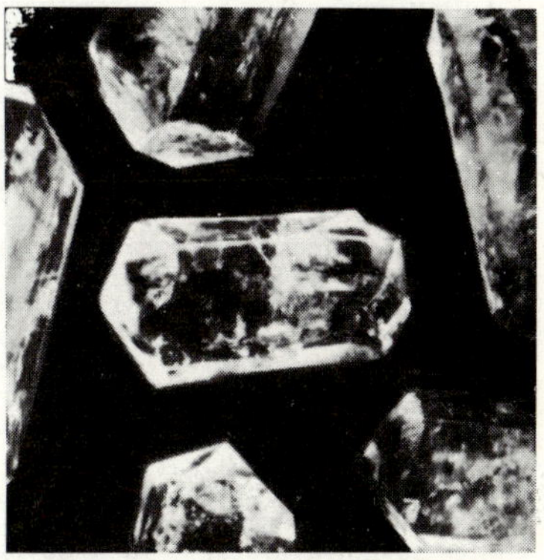

Fig. 2093. — Cristaux de vitamine C.

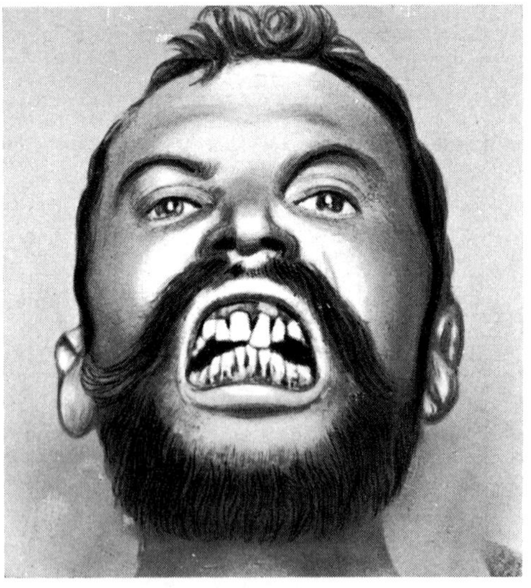

FIG. 2094. — Gingivite scorbutique due à l'avitaminose C.
(*Doc. Inst. d'hygiène alimentaire.*)

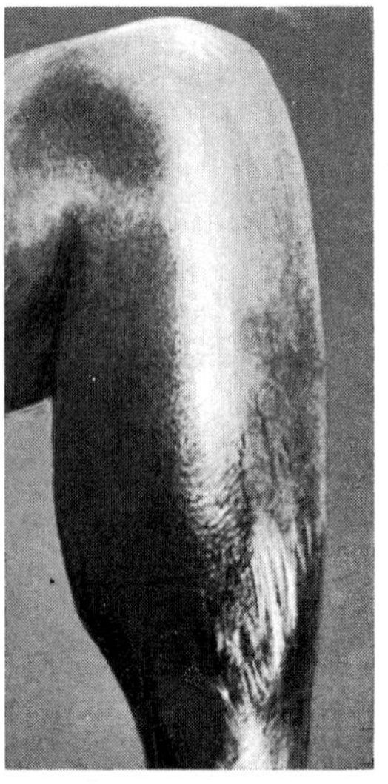

FIG. 2095. — Jambe gonflée par hémorragie profonde (avitaminose C). [D'après Salle.]
(*Doc. Inst. d'hygiène alimentaire.*)

choux, le rutabaga, le jus de citron, d'orange, le céleri, le pissenlit, la fraise des bois, la banane, la mûre, les cynorrhodons, la groseille, la framboise, le lait, la tomate, l'épinard, le navet, la laitue, l'asperge verte, les foies de mouton, de porc, de veau et de bœuf.

L'acide ascorbique a été extrait du jus d'orange, du chou et du poivron; il a été obtenu par synthèse; c'est un glucide qui se présente sous forme de cristaux incolores, solubles dans l'eau.

PROPRIÉTÉS. La vitamine C intervient dans l'utilisation de certains aliments, favorise le développement des os et des dents, du cristallin, assure l'intégrité des capillaires et du sang, stimule la croissance; elle fait baisser la tension, diminue le sucre du sang, excite la fonction de l'ovaire et de la surrénale, stimule la résistance de l'organisme.

Les besoins de l'organisme en vitamine C sont plus considérables que pour les autres vitamines : 50 mg par jour. L'acide ascorbique se trouve en grande quantité dans l'hypophyse antérieure, le cortex de la surrénale, en plus petite quantité dans le corps jaune de l'ovaire, la surrénale médullaire, la parathyroïde.

Avitaminose C. — L'avitaminose totale est représentée par le *scorbut,* qu'on observait autrefois chez les navigateurs et les explorateurs, nourris exclusivement de farines et de conserves. Le scorbut des nourrissons (*maladie de Barlow*) reconnaît la même origine.

Dans les formes frustes, on note de l'inappétence, de l'asthénie, des troubles digestifs, de la gêne ou du retard dans la marche, de l'anémie, des hémorragies des gencives ou de l'intestin.

INDICATIONS THÉRAPEUTIQUES. *Scorbut.*

Maladies hémorragipares (purpura, hémophilie, hémogénie, métrorragies, colites hémorragiques) : 10 à 50 cg en injections intraveineuses.

Maladies osseuses (fractures) ou *dentaires* (carie, pyorrhée, gingivite).

Maladies infectieuses (diphtérie, infections gastro-intestinales, ulcère gastrique, colites, diarrhée infantile, agranulocytose).

Pigmentation cutanée dans la maladie d'Addison, choc anaphylactique, coryza spasmodique, maladie du sérum, surmenage physique, grossesse.

L'association vitamine C et vitamine A à hautes doses peut donner des succès dans les pyodermites, eczémas microbiens, angines, rhinites, sinusites, conjonctivites, urétrites non gonococciques, métrites.

DOSES. 5 à 20 cg par jour par la bouche ou en injections intramusculaires ou intraveineuses. 50 cg à 1 g dans les maladies infectieuses.

Vitamine P. — On a distingué de la vitamine C un autre principe actif existant dans le paprika (piment), le jus de citron, la *vitamine P,* vitamine de perméabilité capillaire.

Cette vitamine (citrine ou hespéridine) est une flavone hydrosoluble; elle diminue la *perméabilité des capillaires* et joue un rôle dans certains *états hémorragiques,* certains purpuras, dans les ascites cirrhotiques.

DOSES. 50 mg à 1 g en injections intraveineuses.

Vitamine D. — La vitamine D, antirachitique, se trouve surtout dans les huiles de foie de poissons (thon, maquereau, flétan, morue, saumon, lamproie), la chair de l'anguille et du thon, la graisse extraite des cosses de cacao insolées; accessoirement, dans le jaune d'œuf, le beurre, le saumon, les sardines à l'huile, le hareng, les foies de porc et de bœuf, d'agneau et de veau.

Les aliments végétaux ne renferment pratiquement pas de vitamines D (sauf le cacao), mais plusieurs acquièrent une notable activité par irradiation ultraviolette.

La vitamine D est peu altérable; elle résiste à la chaleur; elle est insoluble dans l'eau et soluble dans les graisses.

On connaît plusieurs vitamines D : la D_1 ou mélange impur, la D_2 ou *calciférol,* dérivant des stérols végétaux, en particulier de l'*ergostérol,* alcool mono-atomique extrait de l'ergot de seigle irradié par les rayons ultraviolets; la vitamine D_3, dérivant des stérols animaux (huile de foie de poissons de mer) : l'huile de foie de morue en contient 15 000 unités p. 100, l'huile de flétan 150 000 unités p. 100, et l'huile de thon 3 millions d'unités p. 100.

Les vitamines D_4 et D_5 sont moins connues.

PROPRIÉTÉS. La vitamine D intervient dans l'ossification, c'est-à-dire dans l'utilisation du phosphore et de la chaux; elle élève le taux du calcium et du phosphore dans le sang.

La vitamine D, comme toutes les vitamines, n'est qu'un facteur d'utilisation et non un aliment de base; elle prévient ou corrige les anomalies de la calcification dans la mesure où elles relèvent d'un mauvais équilibre calcium-phospore dans le régime,

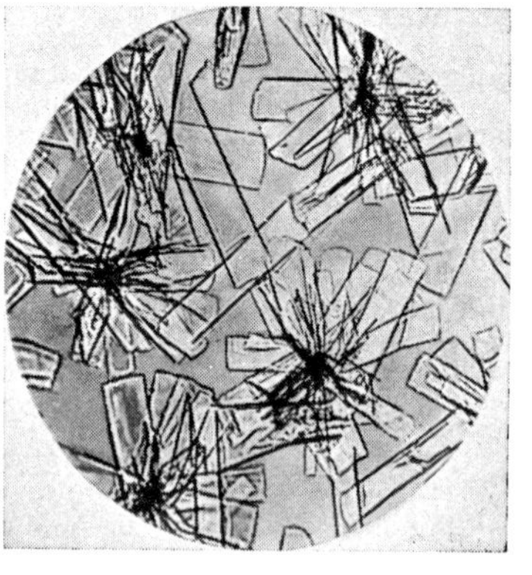

FIG. 2096. — Cristaux de vitamine D_2.

mais elle est sans action sur les conséquences de l'insuffisance de ces deux corps dans le régime, et ne peut corriger la carence en apports minéraux.

Le besoin quotidien varie avec l'âge : 2 γ pour un enfant élevé au sein, 10 γ pour un enfant élevé au biberon, et 2 à 10 γ pour un adolescent ou un adulte.

Avitaminose D. — Un régime carencé en vitamine D a causé expérimentalement chez le chien et le rat des signes de *rachitisme.* On note également chez l'enfant des troubles de la croissance, une déformation des os longs et du rachis, des altérations des dents, quand la vitamine D vient à manquer; ce rachitisme infantile est favorisé par une alimentation artificielle, l'absence de lumière, et des troubles du métabolisme du calcium et du phosphore.

Quand la déficience n'est que partielle, on note la prédisposition à la *carie dentaire,* un manque de vigueur, une croissance difficile, une certaine courbure des os des membres, la prédisposition aux fractures : on a vu se produire, dans les collèges ou écoles, des fractures lorsque, sous l'influence des restrictions alimentaires de la guerre, on dût substituer au beurre certains produits de remplacement.

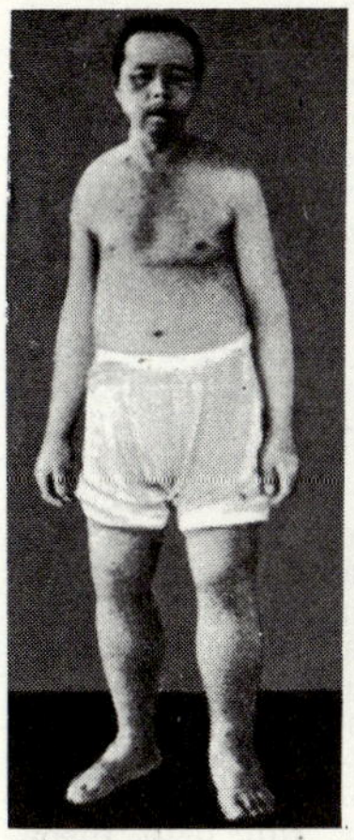

FIG. 2097. — Forme œdémateuse du béribéri (avitaminose B_1). [D'après Fraser et Funk.]

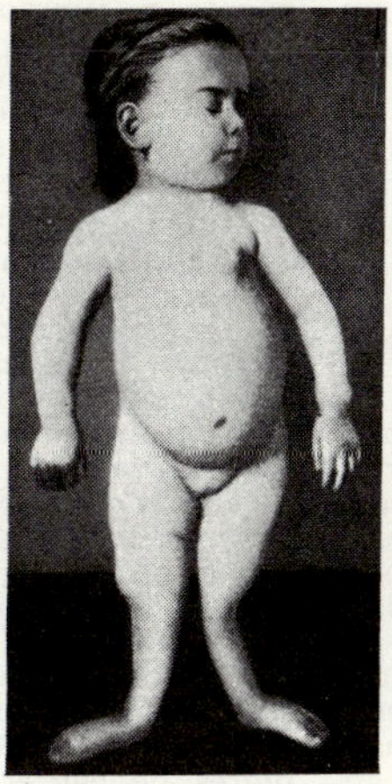

FIG. 2098. — Enfant rachitique (avitaminose D). [D'après Moro.]

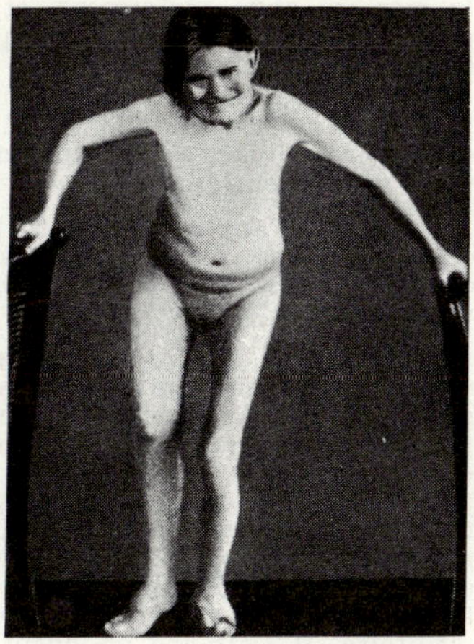

FIG. 2099. — Femme atteinte d'ostéomalacie (avitaminose D). [D'après Stepp et Gyorgyi.]

(*Doc. Inst. d'hygiène alimentaire.*)

L'avitaminose D peut également revêtir le tableau de la *tétanie* infantile avec spasmophilie, la tétanie de l'adulte associée à l'ostéomalacie, l'*ostéomalacie* de la femme au cours de la grossesse et de l'allaitement, qui appauvrissent l'organisme en vitamine D, en chaux et en phosphates.

INDICATIONS. Rachitisme. Troubles dus à l'hypocalcémie : tétanie, spasmophilie, ostéomalacie, ostéoporose, maladie osseuse de Paget et de Recklinghausen, fractures, développement dentaire tardif, décalcification dentaire.

De fortes doses de vitamine D sont utilisées dans le traitement du *lupus tuberculeux* (*fig.* 2100).

DOSES. La vitamine D s'administre en solution huileuse (5 mg pour 10 cm^3, soit 20 γ par goutte ou une dose massive de 15 mg en une seule fois) ou en solution alcoolique, en suppositoire, en lavement ou en injection intramusculaire.

Hypervitaminose D. — De trop fortes doses de vitamine D peuvent causer des troubles du métabolisme phospho-calcique : hypercalcémie et calciurie, hyperphosphorémie, troubles digestifs, nerveux, cardio-vasculaires, rénaux; anémie, anorexie, amaigrissement, albuminurie, hypertension, parfois stupeur, état comateux.

Les solutions alcooliques semblent plus dangereuses que les solutions huileuses, notamment les huiles de foie de poissons, mieux supportées.

On peut éviter des troubles en donnant en même temps de la vitamine A.

Vitamine E. — La vitamine E, dite *de reproduction* ou *de fécondité*, se rencontre dans les graines de coton, de maïs, l'arachide, le riz, le cresson, la laitue, le placenta, la chair musculaire, le pancréas, la rate, le jaune d'œuf, le foie.

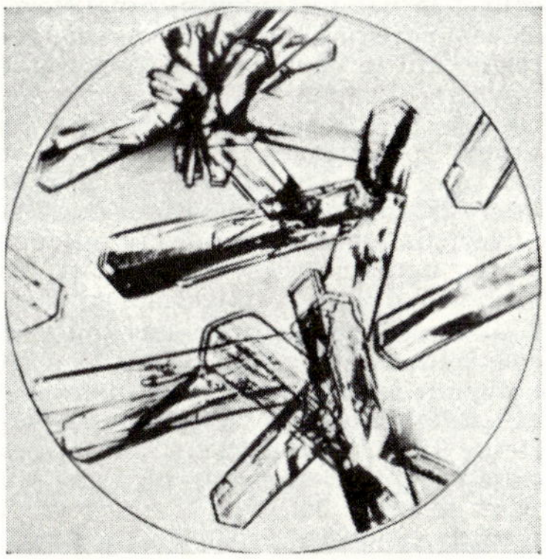

FIG. 2101. — Cristaux de vitamine E.

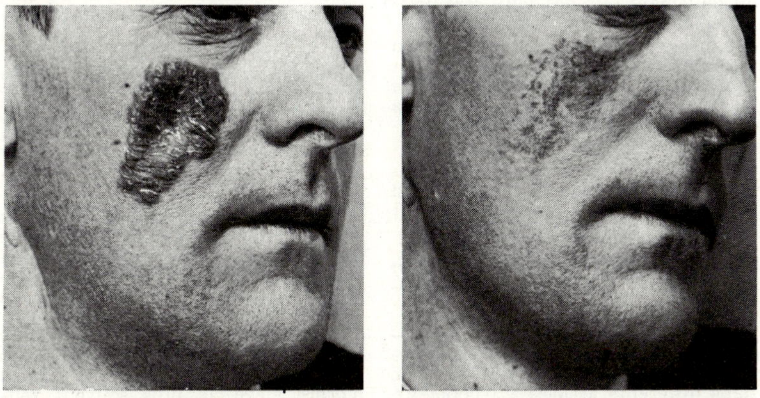

FIG. 2100. — Lupus tuberculeux avant et après traitement par fortes doses de vitamine D.

(*Arch. hôpital Saint-Louis.*)

La vitamine E est soluble dans l'huile; elle est stable à la chaleur; elle est très oxydable et s'altère par les rayons ultraviolets.

PROPRIÉTÉS. Elle joue un rôle capital dans la reproduction et dans les fonctions nerveuses et musculaires.

Le besoin quotidien chez l'homme est de 1 mg.

Avitaminose E. — Les rates fécondées soumises à un régime carencé en vitamine E ne peuvent mettre bas des petits normaux; elles *avortent*, ou les fœtus sont résorbés au cours de la gestation. Chez le mâle, on note une atrophie testiculaire et l'arrêt de la spermatogenèse avec stérilité.

D'autre part, la carence en vitamine E détermine chez le rat des *lésions nerveuses* du segment dorsolombaire de la moelle (cordons postérieurs et racines, puis cordons antérieurs et cordons latéraux), rappelant celles du tabès, de l'atrophie musculaire progressive et de la sclérose latérale amyotrophique.

INDICATIONS. Troubles du développement des glandes génitales et de la spermatogenèse; certaines impuissances; menaces d'avortement et avortement habituel; stérilité; prurit vulvaire; kraurosis; dystrophie du nourrisson; dégénérescences nerveuse et musculaire; sclérose latérale amyotrophique; tabès; maladie de Dupuytren; angine de poitrine.

DOSES. 3 à 10 cg par la bouche ou en injections.

Vitamine K. — Découverte par Dam, qui constata, au cours d'expériences sur le poulet soumis à un régime pauvre en graisses, que l'animal avait une tendance aux hémorragies, pouvant entraîner la mort.

Cette tendance aux hémorragies paraît due à la diminution du pouvoir de coagulation, par manque d'un facteur coagulant, la *prothrombine*, dans le sang.

La vitamine K (*Koagulations-Vitamin*) élève rapidement le taux de la prothrombine dans le sang. Cette vitamine K existe surtout dans les feuilles vertes, plus rarement dans les fruits; on la rencontre dans le chou, l'épinard, les tomates, les feuilles de châtaignier, les pousses d'avoine et l'orge germée, l'huile de soya. Elle existe également dans la farine de poissons putréfiés et dans le foie de porc.

Le besoin quotidien chez l'homme est de 1 mg.

Avitaminose K. — On a pu réaliser une avitaminose K expérimentale chez le rat en créant une fistule biliaire.

Chez l'homme, on l'observe au cours des *ictères par rétention*, de certaines *hépatites graves*, avec hémorragies, dans certaines affections intestinales comme la *sprue*, dans la *rétinite hémorragique* des cardio-rénaux.

Mais la principale manifestation de l'avitaminose K est la *diathèse hémorragique des nouveau-nés* (méléna, hémorragies intracrâniennes, céphalématome, hémorragies gastriques, ombilicales, rénales, vaginales, cutanées), où le taux de prothrombine est parfois considérablement diminué.

INDICATIONS. Diathèse hémorragique du nouveau-né; hémorragies diverses, médicales et chirurgicales; préparation aux interventions sanglantes.

Troubles digestifs : co'ites ulcéreuses, ictère par occlusion, cirrhose hépatique. Purpura, épistaxis; troubles de la coagulation sanguine.

DOSES. 1 à 5 cg par la bouche ou en injections.

VITILIGO. — Affection cutanée dans laquelle la pigmentation alterne avec des zones d'achromie. Son origine est, en règle, inconnue. On l'attribue rarement à la syphilis ou à un mauvais fonctionnement thyroïdien.

VITRÉ (Corps). — V. ŒIL.

VITRÉE (Humeur). — V. ŒIL.

VITRIOL (Acide sulfurique). — Le *vitriol blanc* est du sulfate de zinc; le *vitriol vert,* du sulfate de fer; le *vitriol bleu,* du sulfate de cuivre. Voir SULFURIQUE (Acide).

VITRO-PRESSION. — La couleur jaune du nodule du lupus est souvent masquée par la rougeur diffuse de toute la région malade. On la met en évidence en anémiant la peau par la traction avec le doigt ou par la pression avec une lame de verre. Ce signe peut parfois permettre le diagnostic entre le tubercule lupide et syphilitique; mais il est infidèle, les mêmes constatations pouvant être faites dans les deux cas.

VITTEL (Vosges). — Station d'eaux minérales bicarbonatées, sulfatées calciques, sodiques, magnésiennes, froides.

La *Grande Source* est diurétique, la *source Hépar* (sulfate de chaux et de magnésie) est cholagogue, laxative et diurétique.

CURE. Boisson, bains, douches.

INDICATIONS. *Grande Source.* — Goutte, lithiase urique, phosphatique ou oxalique; albuminuries, pyélite, cystite, hypertension artérielle, arthritisme.

Source Hépar. — Lithiase biliaire, congestion hépatique, troubles intestinaux.

CONTRE-INDICATIONS. Affections aiguës, cancer, hyperchlorhydrie, cirrhose du foie, néphrite.

VIVE. — Poisson (*fig.* 2102) de la famille des Percoïdes, qui passe une partie de sa vie dans le sable de la mer; sa chair est délicate et fort

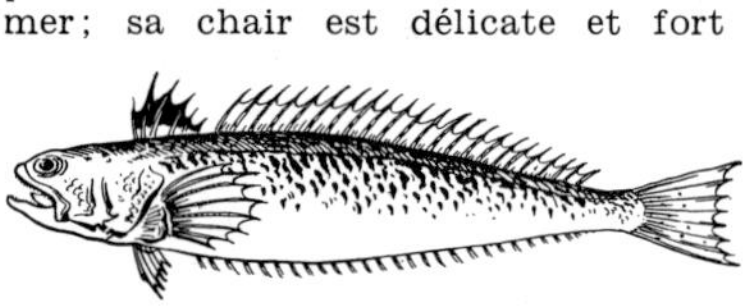

FIG. 2102. — Vive.

appréciée. Elle possède de chaque côté de la tête, sur l'opercule (partie qui recouvre les branchies), un aiguillon percé d'un canal qui, à sa base, est en communication avec une glande à venin dont le contenu se rend dans l'aiguillon.

Blessures par les vives. — CAUSES. C'est en marchant sur ces poissons les pieds nus, ou en cherchant à les prendre avec la main, que les accidents ont lieu.

SIGNES. Ils se produisent très rapidement : une douleur très forte se fait sentir immédiatement après la piqûre; le membre enfle rapidement, et un phlegmon plus ou moins étendu est la suite de la blessure.

TRAITEMENT. Le premier soin à prendre doit être d'élargir la plaie et de la faire saigner. Applications d'essence de térébenthine.

VOIES. — Canaux ou conduits parcourus par des gaz, des liquides ou des solides. Ex. : voies respiratoires; voies urinaires.

VOILE DU PALAIS. — Partie mobile du palais formant la partie postérieure et inférieure des fosses nasales en haut, la partie postérieure et supérieure de la bouche en bas. Il est constitué par des muscles tapissés à la partie inférieure par la muqueuse buccale, qui, à ce niveau, contient des glandes nombreuses, et à la partie supérieure par la muqueuse pituitaire. Il s'attache en avant au bord postérieur de la voûte du palais, et son bord inférieur, qui est libre au-dessus de la langue, se prolonge au milieu par une partie rétrécie, pendante, la *luette.* Ses bords se continuent en avant avec la langue, en arrière avec le pharynx, de chaque côté par deux replis, les *piliers antérieurs* et *postérieurs,* qui circonscrivent une loge triangulaire à base inférieure dans laquelle est placée l'amygdale : les deux piliers antérieurs bornent l'orifice de l'isthme du gosier; les deux postérieurs, plus rapprochés que les précédents, bornent l'orifice faisant communiquer l'arrière-cavité des fosses nasales avec le pharynx.

Les muscles qui constituent le voile sont : le palatostaphylin, qui l'élève, et les péristaphylins interne et externe, qui le tendent. Les glosso-staphylins forment les piliers antérieurs, les pharyngo-staphylins les piliers postérieurs. Ses artères et ses veines sont nombreuses; les premières viennent des palatines et de la pharyngienne, les secondes se rendent à la jugulaire. Ses nerfs sont des branches du glosso-pharyngien.

ACTION. Le voile du palais joue un rôle important dans la déglutition en poussant en arrière le bol alimentaire et en fermant par les piliers postérieurs l'orifice conduisant aux fosses nasales postérieures au moment du passage de ce bol dans le pharynx. Il modifie en outre les sons. V. LARYNX.

Paralysie. — Elle peut atteindre à la fois la sensibilité et le mouvement, ou seulement l'un des deux, être limitée à l'un des côtés ou à la totalité.

CAUSES. Maladies du cerveau, du bulbe ou du glosso-pharyngien. C'est la manifestation la plus fréquente de la paralysie diphtérique. V. aussi à PARALYSIE : *Paralysie labio-glosso-pharyngée.*

Tumeurs. — Assez rares; les plus fréquentes sont les angiomes. V. aussi à BOUCHE.

VOIX. — V. LARYNX.

VOLKMANN (Maladie de). — Voir CONTRACTURE : *Contracture ischémique.*

VOLONTÉ (Maladies de la). — Les troubles de la volonté sont fréquents, et il y a déjà été fait allusion dans différents articles : ALCOOLISME, ALIÉNATION MENTALE, ÉPILEPSIE, FOLIE, GROSSESSE, HYPNOTISME, HYSTÉRIE, MÉNOPAUSE, OPIUM (morphinisme), NEURASTHÉNIE. On ne trouvera donc ici que des renseignements généraux sur l'*affaiblissement de la volonté,* et particulièrement sur une de ses variétés, la *maladie du scrupule.*

Affaiblissement et Abolition de la volonté (Aboulie). — L'*affaiblissement par défaut d'impulsion* est la caractéristique des apathiques, des indifférents, auxquels on peut ajouter les irrésolus, dont les déterminations sont si variées et si contradictoires qu'elles n'ont aucun résultat. Les muscles, les organes de mouvement, sont intacts; l'intelligence peut être parfaite, mais la sensation excitatrice est trop faible pour exercer une action sur la volonté. Les influences dépressives, notamment les intoxications (morphinisme), sont les causes ordinaires de cet état, qui peut disparaître, toutefois, sous l'action d'une vive émotion morale.

Dans d'autres cas, l'affaiblissement de la volonté est dû à un sentiment de crainte sans motif raisonnable : peur de traverser une rue ou une place (*agoraphobie*), hésitation continuelle (*folie du doute*), vérification incessante d'actes antérieurs par crainte d'erreurs d'orthographe, de perte d'une clef, d'oubli de fermeture d'un meuble, de malpropreté des mains.

Le malade peut avoir la perception très nette de la détermination à prendre, mais être dans l'impossibilité de *vouloir* les moyens nécessaires à sa réalisation. Tel est le cas des individus débordés par le flux incoercible de leurs idées, avec affaiblissement corrélatif du pouvoir de les diriger, l'attention volontaire étant insuffisante.

L'*impulsion morbide* est le dénouement d'une obsession transformée en *idée fixe.* Elle peut, dans certains cas, être instantanée (épilepsie), mais, le plus souvent, ne s'effectue qu'après de longs mois et seulement sous l'action d'une cause occasionnelle fortuite. Dans cette variété de malades rentrent les individus qui marchent des heures entières sans s'arrêter, sans regarder autour d'eux, comme des appareils mécaniques que l'on a remontés; les hystériques, qui éprouvent le besoin à certains moments d'aller vociférer dans un endroit solitaire; les personnes obligées à de continuels calculs (arithmomanie) ou à la recherche du nom des passants (onomatomanie); enfin, les obsédés du suicide ou du crime, qui sollicitent eux-mêmes leur entrée dans les asiles, où ils recouvrent immédiatement le calme en se sentant protégés contre eux-mêmes.

Des formes incomplètes (tics, lubies, bizarreries, petites manies) relient, par des transitions presque insensibles, l'état sain à ces formes de troubles de la volonté.

Maladie du scrupule. — La maladie du « scrupule » est plus fréquente chez les femmes que chez les hommes, chez les personnes aisées que dans la clientèle d'hôpital, et entre 20 et 40 ans.

VARIÉTÉS D'OBSESSIONS. — *Obsession du sacrilège.* — Elle est constituée par l'association de deux pensées : l'une d'ordre élevé, le plus souvent religieuse, et en tout cas infiniment vénérable aux yeux du sujet : Dieu, l'âme, les enfants, l'église, l'hostie ; et l'autre basse, répugnante, ignoble : les excréments, les organes génitaux, les paroles grossières. Ex. : scrupule d'avoir voué ses enfants au démon.

Obsession du crime. — Impulsion au vol, à l'assassinat, au viol, au suicide.

Obsession du remords d'un sacrilège ou d'un crime. — Remords d'une faute religieuse : confession insuffisante, action de mâcher l'hostie, d'avoir mal fait la prière, remords de crimes dont le malade a eu l'impulsion ou dont il a simplement entendu parler.

Obsession de honte morale. — Mécontentement de son esprit, de sa volonté, de son intelligence, de son caractère, des actes dont on est ou non responsable. Obsession qu'on est atteint de folie. Ce qui distingue le scrupuleux du mélancolique, c'est que celui-ci est *convaincu* de sa déchéance, alors que le scrupuleux est loin de croire complètement tout ce qu'il dit ou pense à ce sujet.

Obsession de honte physique. — Mécontentement de son corps en général, de son embonpoint, de la rougeur de son visage, de ses formes féminines, de la gaucherie avec laquelle on tient ses bras, ses jambes ; honte des parties génitales, avec, comme conséquence, le refus de manger, de se montrer, de sortir dans la rue, la peur de ne plus être aimé, même dans l'enfance, d'être lourd, d'avoir les mains sales, de faire des bruits inconvenants, de perdre ses urines.

Obsession hypocondriaque. — Les scrupuleux ont moins la crainte de la maladie elle-même que de provoquer cette maladie par une faute personnelle.

Caractères communs. Les idées des scrupuleux sont des troubles de la volonté : elles portent toujours sur des actes personnels. Ces actes sont non seulement toujours mauvais, mais les plus mauvais qu'ils peuvent imaginer. Les obsessions s'accompagnent de doute, d'interrogation, d'hésitation, de comparaison, d'expiation, de promesse, de serment.

Hygiène préventive. Eviter les mariages entre familles de même profession (universitaires, magistrats, etc.).

Chez les enfants prédisposés par l'hérédité, développer l'adresse manuelle, habituer à l'action libre, aux exercices, même dangereux, donnant confiance en soi, faire vivre avec des camarades, empêcher les rêveries. Voir aussi psychothérapie.

Traitement. Les scrupuleux souvent ne savent ni travailler seuls ni s'amuser seuls : ils n'ont aucune personnalité, mais sont des reflets d'autres individus, qu'ils répètent consciemment ou inconsciemment.

Le premier caractère de leur volonté est l'indécision : ils ne mettent pas à exécution leur idée fixe, parce que leur résolution est trop faible pour renverser le moindre obstacle, que leur idée elle-même est imprécise. Il en résulte que le médecin doit chercher : 1° à prendre la direction complète de l'esprit du malade ; 2° à réduire cette domination au minimum et à apprendre peu à peu au malade à s'en passer. Pour obtenir ce résultat, on peut employer la suggestion et une gymnastique de l'attention, notamment par l'étude du piano, du dessin, à des heures données et en faisant des choses assez difficiles pour contraindre la pensée à un travail précis ; on doit aussi chercher à diminuer la fatigue de la pensée par une simplification de la vie du malade.

VOLVULUS (du lat. *volvere*, rouler). — Torsion d'une anse intestinale autour de son mésentère, d'où résultent un arrêt des matières fécales et des symptômes d'occlusion intestinale. V. intestin.

VOMER. — Petit os impair, mince et quadrilatère, constituant la partie postérieure de la cloison nasale. Son bord supérieur forme une gouttière pour le bec du sphénoïde ; son bord inférieur se loge dans une rainure située au point de réunion des deux os maxillaires et des deux palatins ; le bord placé en avant s'articule en haut avec la lame de l'ethmoïde, en bas avec le cartilage de la cloison ; le bord postérieur libre forme la séparation des deux fosses nasales du côté du pharynx.

VOMIQUE. — La vomique est le rejet brusque par les bronches d'une collection liquide presque toujours purulente, passée par effraction dans ces canaux de l'air.

Causes. Quand la vomique est d'*origine pulmonaire,* la collection qui tend à s'évacuer par les bronches peut être un abcès ou un kyste hydatique du poumon. Dans les *vomiques d'origine pleurale,* le pus, qui provient presque toujours d'une pleurésie purulente enkystée, le plus souvent interlobaire, s'est frayé un chemin à travers le poumon jusqu'aux bronches. Il en est de même des vomiques, très rares, provenant d'un abcès du médiastin, ou des *vomiques d'origine abdominale,* provenant d'un kyste hydatique ou d'un abcès hépatique, périnéphrétique ou sous-néphrétique.

Signes. Tantôt précédée de fétidité de l'haleine, de toux avec oppression, tantôt sans rien qui l'annonce, la vomique se produit soudainement. Pris tout à coup d'une douleur thoracique atroce, le malade, au milieu d'une quinte de toux convulsive avec angoisse respiratoire, rejette à flots par la bouche et les narines une quantité de pus. La mort peut survenir à ce moment par syncope ou asphyxie. La vomique est suivie d'un grand soulagement avec chute de la température, mais elle a tendance à se reproduire. Elle peut, d'ailleurs, surtout en cas de collection minime, ne se traduire que par une expectoration très abondante (*vomique fragmentée*). V. aussi à respiratoires (Organes).

Traitement. 1° *Au moment de la vomique.* — Oxygène, huile camphrée, éther.

2° *Après la vomique.* — Soutenir l'état général, antisepsie bronchique par les balsamiques, mais surtout *traitement de la cause* de la vomique.

VOMIQUIER (Fausse angusture). — Arbre de la famille des Loganiacées (*Strychnos nux vomica*), dont l'écorce a parfois causé des accidents mortels et dont les semences contiennent deux alcaloïdes toxiques : la strychnine et la brucine. V. noix vomique.

VOMISSEMENT. — Rejet brusque par la bouche : 1° d'une quantité plus ou moins grande des substances contenues dans l'estomac : aliment ou mucus (*vomissement alimentaire ou muqueux*) ; 2° de la bile déversée dans ce viscère (*vomissement bilieux*) par le pylore ; 3° du sang provenant de la rupture des vaisseaux de l'estomac ou de la déglutition du sang provenant du nez, de la bouche ou de l'œsophage (*vomissement de sang* ou *hématémèse*) [v. hémorragie]. Parfois, le vomissement est *fécaloïde,* brunâtre, d'odeur nauséabonde.

Le vomissement doit être distingué de la *régurgitation,* reflux du contenu de l'estomac en petite quantité dans la bouche, sans effort ni expulsion au-dehors. Il se produit surtout chez les nourrissons.

Le terme de *pituite* désigne les vomissements de mucus qui se produisent notamment au réveil chez les alcooliques. Ils sont constitués par un mélange de salive et de sécrétion de l'œsophage par suite de l'irritation de ce conduit.

Mécanisme du vomissement. Au début survient une grande inspiration, la glotte fermée, d'où aspiration d'air par l'œsophage dans l'ouverture supérieure de l'estomac, le cardia, qui est béant. Le diaphragme et les muscles abdominaux se contractent et compriment alors le viscère, qui expulse son contenu par des contractions antipéristaltiques, c'est-à-dire inverses de celles qui font progresser normalement les aliments. Il en est de même dans l'œsophage.

A leur arrivée dans le pharynx, la glotte se ferme pour empêcher le passage des matières dans le larynx, et l'ouverture postérieure des fosses nasales est également obstruée comme au moment de la déglutition, mais quelquefois cette occlusion s'opère incomplètement et les matières peuvent être rejetées par le nez ou entrer dans les voies respiratoires.

Causes. *Chez l'adulte.* — Le vomissement peut s'observer :

1° Au cours d'*affections aiguës,* au début de diverses maladies fébriles (pneumonie, érysipèle), au cours d'affections abdominales douloureuses (appendicite, colique néphrétique ou hépatique, péritonite, occlusion intestinale), dans la méningite aiguë ; au cours d'une indigestion ou après un vomitif, un empoisonnement ; après l'anesthésie chloroformique ;

2° *Dans les maladies de l'appareil digestif :* gastrite alcoolique, hystérique, ulcère ou cancer de l'estomac, sténose du pylore, obstruction intestinale (vomissements fécaloïdes) ; le vomissement est le plus souvent précédé de douleurs stomacales ;

3° *En dehors des affections gastriques :* dans l'*urémie,* dans la *migraine,* dans les *maladies nerveuses* (tabès, tumeur cérébrale, méningite) ; ils s'effectuent alors sans douleur, sans nausées ni efforts.

Chez la femme enceinte. — Les vomissements constituent un symptôme habituel pendant les premiers mois de la grossesse.

Chez le nourrisson. — Les vomissements peuvent être dus à une malformation de l'estomac (rétrécissement du cardia ou du pylore. C'est d'un traitement chirurgical que relèvent de tels malades.

Certains nourrissons « vomisseurs » rejettent dès les premiers jours de la vie, copieusement et fréquemment, le lait de vache ou de femme. Ces vomissements habituels disparaissent avec un régime alimentaire épais, obtenu en épaississant le lait des biberons avec certains mucilages extraits de la graine de caroube. Parfois, les vomissements sont incoercibles et explosifs; ils sont dus le plus souvent à un *spasme total de l'estomac;* ils sont précoces, en jet, après chaque repas, et s'accompagnent d'autres signes de spasmophilie; ou bien tardifs et abondants, en cas de *spasme du pylore.*

Chez l'enfant. — Les vomissements peuvent apparaître comme chez l'adulte au cours d'*affections aiguës,* d'*affections subaiguës* ou *chroniques* (coqueluche, adénopathie trachéobronchique, méningite tuberculeuse, appendicite chronique, convalescence de la diphtérie [pronostic grave], vers intestinaux).

Certains vomissements sont spéciaux à l'enfance : *vomissements acétonémiques* ou *cycliques.* Ils s'observent chez des enfants de souche arthritique; le premier accès apparaît ordinairement entre la première et la sixième année, jamais après 12 ans. Pendant deux à huit jours, l'enfant a des vomissements incoercibles, alimentaires ou bilieux, qui débutent brusquement; l'haleine a une odeur acétonique et l'urine contient de l'acétone. Pas de douleurs abdominales. La durée de l'accès varie entre quelques heures et trois ou quatre jours. La crise se reproduit plusieurs fois par an; la guérison est habituelle. Ces vomissements périodiques paraissent sous la dépendance de l'uricémie ou de l'arthritisme, ou sont dus à une appendicite chronique.

TRAITEMENT. I. *Symptomatique.* — Repos au lit; diète, fragments de glace ou boissons gazeuses glacées; vessie de glace ou compresses chaudes sur l'estomac; eau chloroformée, 100 g par jour; éther, V à XX gouttes; potion de Rivière; antinauséeux. (V. *Suppl.*)

II. *Suivant la cause.* — Dans les *crises douloureuses abdominales* (coliques hépatiques, néphrétiques, appendiculaires, péritonite, occlusion), diète, morphine, intervention chirurgicale.

Chez la femme enceinte, il faut traiter la cause, si on la trouve: redresser une rétroversion, soigner une aérophagie, une ptôse.

On a conseillé en cas de *dyspepsie pure* le repos au lit et la diète hydrique, puis lactée pendant trois jours, puis une réalimentation graduelle légère; 2 cuillerées à soupe par jour de bromure de sodium (20 g p. 300). En cas d'*aérophagie,* même alimentation; 5 cuillerées à soupe par jour de potion au carbonate de bismuth (10 g p. 300).

En cas de *dilatation atonique de l'estomac,* ceinture avec ou sans pelote ou, mieux, bande de crêpe Velpeau, fortement serrée et étalée en éventail au-dessus du pubis. Les lavements et les laxatifs doivent être évités.

Avec cette méthode, Leven estime qu'on ne doit plus recourir à l'*avortement thérapeutique,* qu'on conseillait dans les cas graves où l'on notait une rapidité de la chute de poids (300 g par jour), la faiblesse et l'irrégularité du pouls.

Dans les *affections nerveuses,* traitement de la cause : celui de la syphilis en cas du vomissement du tabès; psychothérapie, suggestion, dans les vomissements hystériques.

En cas de *vomissements acétonémiques,* diète hydrique, eau sucrée, lavements d'eau salée chaude, bains à 36°; bicarbonate de soude, 20 à 50 cg cinq fois par jour; dans l'intervalle des crises, régime végétarien sans graisses ni œufs.

Dans les *vomissements des nourrissons,* en cas de mauvaise hygiène alimentaire, bien régler les tétées; citrate de soude, 5 g pour 300 g d'eau, une cuillerée à café dans chaque biberon. Régime alimentaire épais.

En cas de gastrospasme, alimentation bien réglée; belladone ou atropine; chlorure de calcium, gardénal; lavage de l'estomac; traitement syphilitique, intervention chirurgicale suivant les cas.

VOMITIFS. — Le plus simple consiste à chatouiller la luette avec une plume, ou du bout des doigts.

Les vomitifs peuvent s'administrer par la bouche (ipéca, émétique [V. ANTIMOINE], sulfate de cuivre) ou par injection sous-cutanée (apomorphine).

La médication vomitive est actuellement très rarement utilisée. Elle provoque une dépression très forte et souvent la diarrhée. Dans les empoisonnements, on ne doit y avoir recours que si le *lavage de l'estomac* ne peut pas être opéré.

Antivomitif. — V. VOMISSEMENT, POTION : *Potion de Rivière.*

VOMITO NEGRO. — V. JAUNE (Fièvre).

VUE. — V. ŒIL.

VULNÉRAIRE. — Substance propre à guérir les blessures.

Alcoolat vulnéraire (Eau d'arquebuse). — Liquide limpide, incolore, obtenu par macération dans l'alcool à 60° et distillation de nombreuses plantes : feuilles fraîches d'absinthe, d'angélique, de basilic, de calament, de fenouil, d'hysope, de marjolaine, de mélisse, de menthe, d'origan, de romarin, de rue, de sarriette, de sauge, de serpolet, de thym, de sommités de lavande et d'hypericum.

Eau vulnéraire. — Hydrolat obtenu en distillant dans l'eau les mêmes plantes que pour l'alcoolat.

Espèces vulnéraires. — Fleurs et sommités d'absinthe, de bétoine, de calament, de chamædrys, d'hysope, de lierre terrestre, d'origan, de pervenche, de romarin, de sauge, de scolopendre, de scordium, de thym, de véronique, d'arnica, de pied-de-chat, de tussilage, en parties égales. En tisane par infusion (10 g par litre).

Baume vulnéraire. — Mélange de vin, d'huile et d'eau-de-vie dans lequel on fait macérer les plantes vulnéraires.

VULTUEUX (du lat. *vultus,* visage). — Visage congestionné et bouffi.

VULVAIRE (Prurit). — V. PRURIT.

VULVE, VULVITE, VULVO-VAGINITE. — V. à FÉMININS (Organes génitaux).

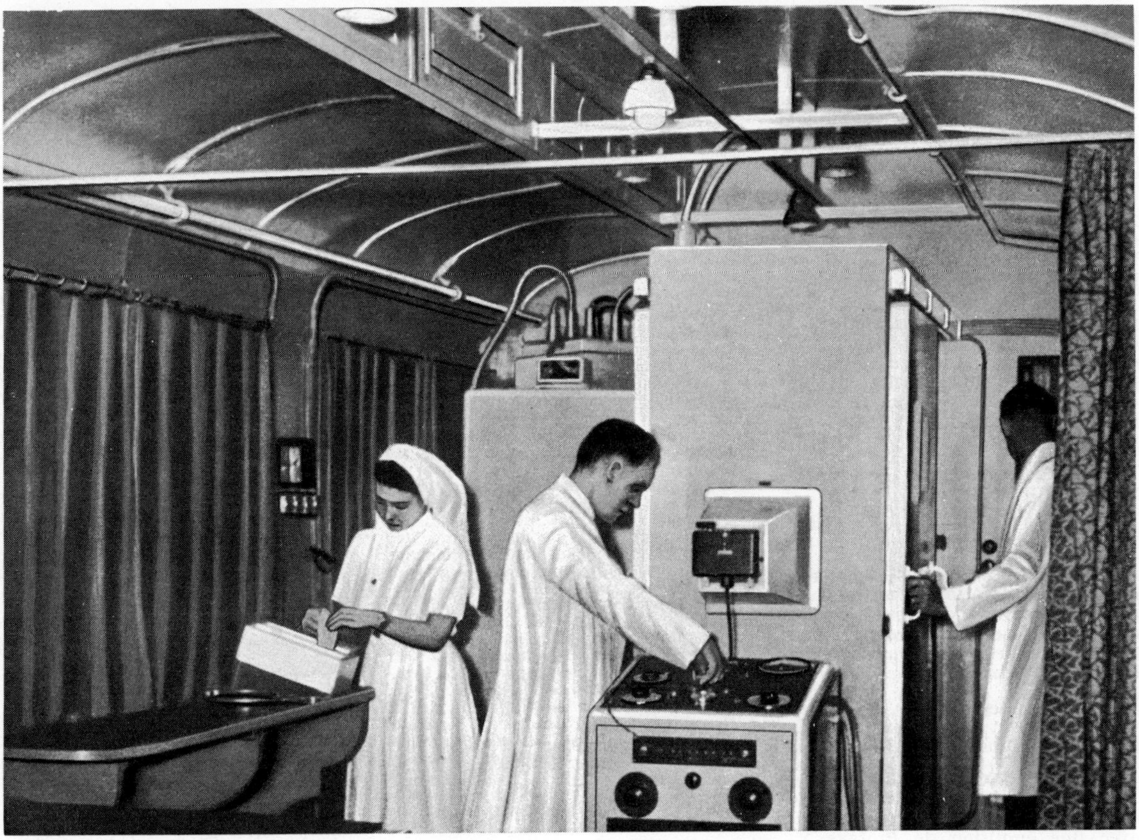

WAGON RADIOLOGIQUE DE LA S. N. C. F. (*Cl. « Notre Métier »*.)

W

WASSERMANN (Réaction de). — Wassermann a appliqué au diagnostic de la syphilis la méthode générale de Bordet et Gengou de la *déviation du complément*. Comme *antigène,* il a employé un extrait aqueux ou alcoolique de foie d'enfant hérédo-syphilitique, broyé et desséché. Cet extrait de foie, qui contient de nombreux tréponèmes, remplace la culture de spirochètes, difficile à obtenir.

L'*ambocepteur* ou *sensibilisatrice* (qui est l'inconnue de la réaction) sera le sérum du malade suspect.

A côté de cette réaction de Wassermann type, il existe de nombreuses variantes. Nous ne signalerons que la *réaction de Hecht,* peut-être plus sensible que le Wassermann, et dans laquelle on opère sur le sérum frais, non chauffé à 55°.

En réalité, l'hypothèse qui a été le point de départ de la réaction de Wassermann a été reconnue fausse; cette réaction n'a rien à voir avec les réactions dites d'immunité (anticorps spécifiques, agglutinines, bactériolysines, etc.).

Ces dernières sont spécifiques, c'est-à-dire qu'elles traduisent la réaction élective d'un organisme contre un germe infectant (ou des germes du même groupe).

A côté de l'extrait alcoolique de foie d'hérédo-syphilitique, on a obtenu d'excellents résultats avec des extraits alcooliques de foie normal, de cœur de bœuf, de cœur de cobaye. Des composés exclusivement chimiques comme les savons, la cholestérine (antigène de Desmoulières), les sels biliaires, les glyco- et taurocholates de soude, jouissent également dans certaines conditions de propriétés antigéniques.

La réaction de Wassermann n'est donc pas une réaction biologique spécifique : c'est une réaction physicochimique.

NOTATION. La commission de la S.D.N. a conseillé d'employer la notation suivante : — négatif, ± douteux, + faiblement positif, ++ positif, +++ très fortement positif.

Valeur de la réaction. — La réaction de Wassermann n'est pas une réaction spécifique de la syphilis; on peut observer des réactions positives, ordinairement passagères, au cours de diverses affections : pian, paludisme, trypanosomiases, kala-azar, pellagre, béribéri, fièvre récurrente, sodoku, lèpre, typhus, scarlatine, rougeole, oreillons, diabète sucré, tuberculose, lupus érythémateux, tumeurs malignes, sclérodermie, mononucléose infectieuse, angine de Vincent, éclampsie, leucémie lymphatique, chancre mou, lymphogranulomatose inguinale, au cours de la grossesse, de la menstruation, de l'ictère.

En présence d'un Wassermann positif chez un sujet d'apparence sain, le médecin doit donc pratiquer un examen clinique et radiographique complet du système cardio-vasculaire, faire une ponction lombaire. Des réactions devront être faites *en série* dans différents laboratoires durant plusieurs mois, certaines réactions positives tendant spontanément à devenir négatives au bout de trois mois.

Ceci posé, la réaction de Wassermann conserve dans la syphilis une haute valeur diagnostique, à la condition de savoir l'interpréter. Dans tous les cas, un résultat négatif ne signifie rien, et, en dernière analyse, quand la clinique et le laboratoire sont en désaccord, c'est le laboratoire qui doit céder le pas à la clinique.

Dans la syphilis, le Wassermann ne devient positif que 15 à 20 jours après l'apparition du chancre; il devient d'ordinaire rapidement négatif si le chancre a été régulièrement soigné; quand le traitement a été commencé en période secondaire, le Wassermann devient négatif au bout de 2 à 6 mois de traitement, et du 6e au 10e mois en période tertiaire. V. SYPHILIS.

Cependant, il peut arriver qu'après guérison apparente de tout accident syphilitique la réaction de Wassermann reste positive durant des années.

On appelle *Wassermann irréductibles* ces réactions restant indéfiniment positives après la disparition de toutes manifestations de syphilis, et malgré un traitement intensif, régulier et prolongé. La cause de cette persistance de la positivité est encore inconnue.

Dans ces cas, le malade doit continuer un traitement d'entretien prolongé, et le mariage ne sera permis que le plus tard possible (5e ou 6e année).

Les diverses méthodes employées pour négativer ces Wassermann irréductibles (autohémothérapie, huile soufrée, peptone ou sérum de cheval, pyrétothérapie, hyposulfite de sodium, radiothérapie de la rate) demeurent le plus souvent sans résultats.

WEBER (Compas de). — V. ESTHÉSIOMÈTRE.

WEBER (Douche de). — Injection nasale faite avec un siphon.

WEBER (Épreuve du diapason de). — Les vibrations d'un diapason placé sur le milieu du front sont perçues plus fortement du côté sain, si l'oreille *interne* est lésée; du côté malade, si c'est l'oreille *moyenne*.

WEEKS (Bacille de). — Bacille très fin, agent de la conjonctivite aiguë contagieuse. V. ŒIL (maladies).

WEIL-FÉLIX (Réaction de). — Agglutination du sérum des malades atteints de typhus exanthématique avec une émulsion de *Proteus* X_{19}. V. TYPHUS.

WERLHOF (Maladie de). — Voir PURPURA, dont cette maladie est une variété hémorragique.

WHARTON (Canal de). — Canal de la glande sous-maxillaire. V. SALIVAIRES (Glandes).

WHIPPLE (Méthode de). — Ingestion de foie dans les anémies, dans le dessein d'obtenir une régénération des globules rouges et de l'hémoglobine.

Le *foie de veau* peut être administré de diverses façons : foie cru ou aromatisé au citron, avec du bouillon chaud, de la sauce tomate, de la confiture, en boulettes sautées. Même cuit, le foie ne perd pas son principe antianémique.

Extraits secs. — Il existe dans le commerce des extraits de foie de veau. Ils ont l'avantage d'être faciles à faire accepter; on ajoute chaque jour, matin et soir, à un potage le contenu d'un tube d'extrait sec correspondant à 125 g de foie de veau frais.

Extraits glycérinés. — Les extraits glycérinés se conservent mieux; ils sont très faciles à faire absorber, mais ne paraissent pas aussi efficaces que les extraits totaux secs. La plupart des présentations se font sous forme d'ampoules de 10 cm^3, qui correspondent à 125 g de foie frais.

L'administration quotidienne est de 150 à 200 g de foie de veau par jour. Chez l'enfant, les doses seront adaptées au poids : environ 40 g par 10 kg de poids.

On peut répartir la dose quotidienne entre les deux repas. On se trouvera bien de changer le mode d'administration. On peut alterner le foie de veau nature cuit ou cru avec de l'extrait sec.

Actuellement, les extraits hépatiques prescrits dans les anémies graves sont des extraits injectables, dont on peut donner des doses beaucoup plus importantes. Par purification poussée, on a obtenu un principe antianémique efficace à doses infimes. Voir VITAMINE : *Vitamine* B_{12}.

Parmi les *fruits*, Whipple a remarqué que les plus actifs ne sont pas les framboises, qui pourtant contiennent beaucoup de fer, mais les pêches, les abricots et les prunes; le raisin et les pommes sont moins actifs; l'état sec ne paraît pas altérer ces propriétés.

WHISKY. — Boisson distillée anglaise provenant de la fermentation de l'orge ou du seigle; elle contient 60 à 75 p. 100 d'alcool.

WINTER. — Ecorce de *Drimys Winteri*, plante de la famille des Magnoliacées, douée de propriétés toniques et stimulantes; elle entre dans la composition des vins diurétiques (vin de scille composé).

WINTERGREEN (Essence de). — Huile volatile obtenue par distillation du palommier (*Gaultheria procumbens*), plante de la famille des Ericacées; elle contient un hydrocarbure (gaulthérilène) et du salicylate de méthyle. V. SALICYLIQUE (Acide).

WIRSUNG (Canal de). — Canal du pancréas. V. PANCRÉAS et DIGESTION.

WOOD (Lumière de). — Rayonnement formé de radiations lumineuses situées à la limite du spectre visible au début de l'ultraviolet et dans la région du « gris lavande ». On l'obtient en filtrant le rayonnement ultraviolet d'une lampe à vapeur de mercure à l'aide d'un écran constitué par un verre rendu opaque au moyen d'une certaine proportion d'oxyde de nickel et transparent à la raie de longueur d'onde 3,650 angströms. La composition du verre donnant la meilleure transparence ultraviolette est formée d'oxydes de silicium (50 p. 100), de potassium (16 p. 100), de baryum (25 p. 100), de nickel (9 p . 100).

WORMIENS (Os). — Petits os supplémentaires (*fig.* 2103) placés

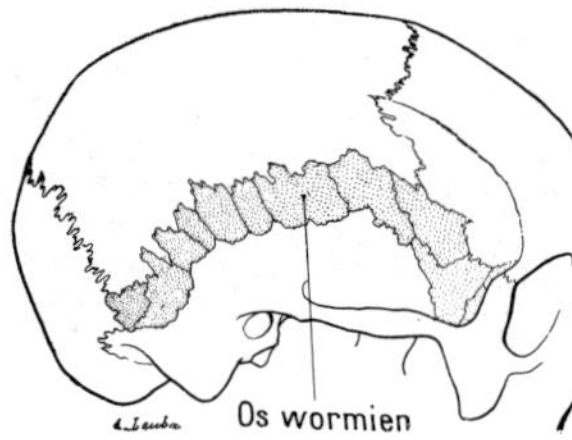

FIG. 2103. — Os wormiens.

d'ordinaire aux angles des sutures des os du crâne.

WRISBERG (Nerf de). — Partie du nerf facial.

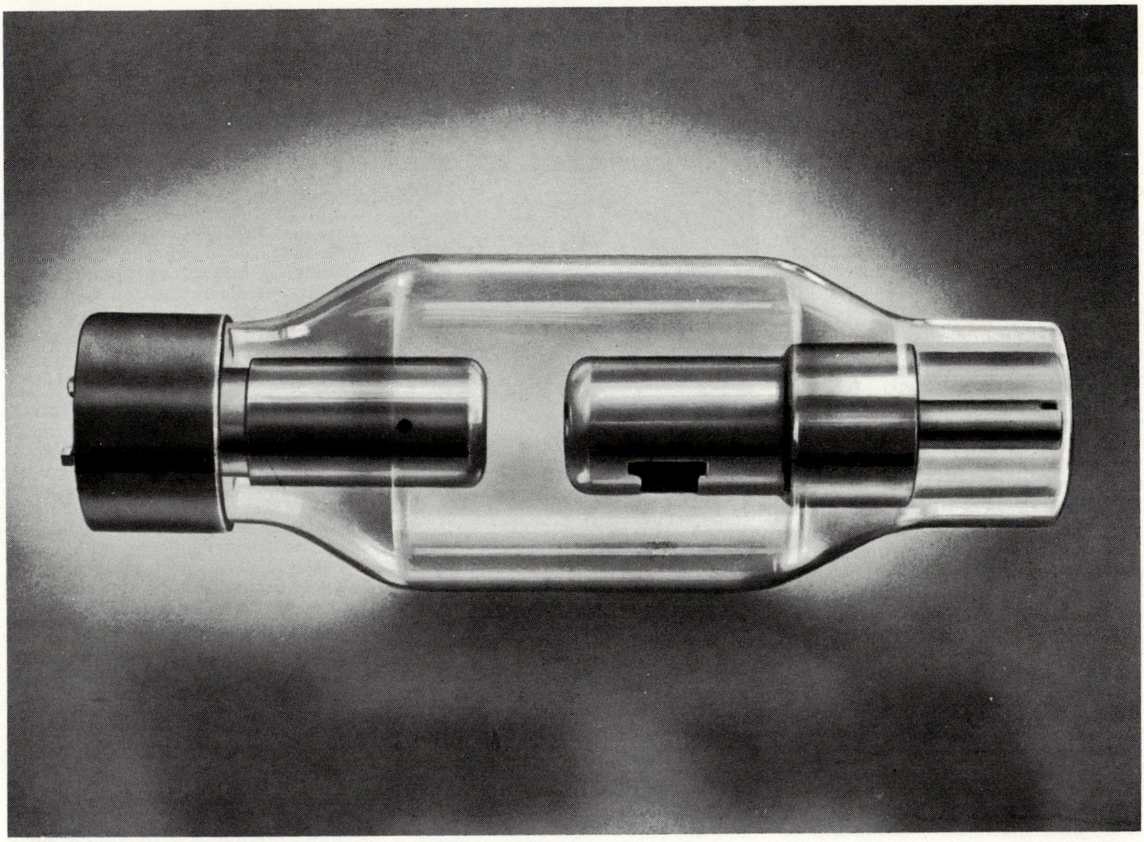

RAYONS X. Tube à fenêtre de béryllium utilisé en rœntgenthérapie. (*Cl. C. G. R.*)

X

X (Rayons). — Voir RADIOLOGIE.

XANTHÉLASMA. (du gr. *xanthos*, jaune). — Petites taches jaunes plus ou moins foncées ou peu saillantes, à contours bien nets, occupant symétriquement les paupières près de l'angle interne de l'œil (*fig.* 2104 et pl. en couleurs à ŒIL).

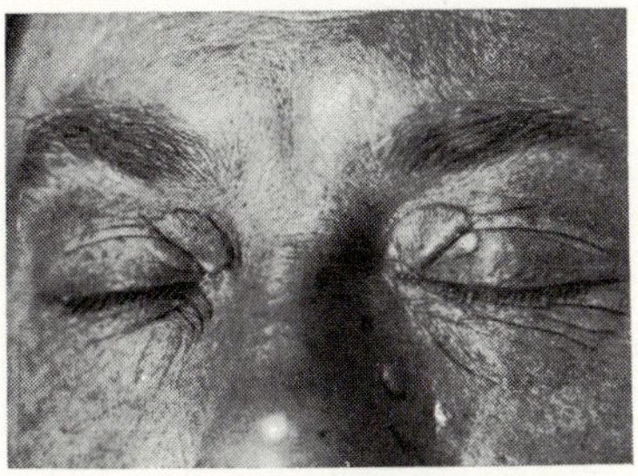

FIG. 2104. — Xanthélasma.
(*Arch. hôpital Saint-Louis.*)

les plaques, absolument indolores, peuvent n'exister qu'aux paupières, surtout chez les femmes et les vieillards; elles peuvent s'observer en même temps que d'autres lésions de xanthome. La cause est celle du xanthome

TRAITEMENT. Cautérisation au galvanocautère. V. XANTHOME.

XANTHINE (du gr. *xanthos*, jaune). — Produit dérivé de l'urée qu'on trouve dans l'urine, certains calculs, le cerveau, le foie, les muscles, le pancréas, la rate.

XANTHOMATOSE. — Imprégnation du tissu réticulo-endothélial par des lipides en excès. Cette imprégnation peut être localisée comme dans le xanthélasma et le xanthome; elle peut être diffuse, à évolution chronique (lipoïdose des diabétiques), lente (maladie de Gaucher, maladie de Schüller-Christian) ou rapide (maladie de Niemann-Pick).

XANTHOME. — Affection cutanée caractérisée par l'existence de petites tumeurs saillantes ou aplaties de coloration jaunâtre. Le xanthome se présente sous différentes formes.

Xanthome plan des paupières ou Xanthélasma. — V. XANTHÉLASMA.

Xanthome éruptif tubéreux. — Elevures papuleuses, grosses comme une tête d'épingle ou une fève, de consistance ferme ou molle, évoluant par poussées successives à tout âge. Quelquefois, les éléments sont prurigineux et douloureux. Ils se disposent avec une certaine symétrie sur les coudes, les genoux, les doigts, les épaules, les fesses, le cuir chevelu (*fig.* 2105). Ils peuvent persister indéfiniment ou disparaître par résorption.

Xanthome congénital. — Tumeurs occupant surtout les coudes et les genoux. Elles apparaissent dès la naissance ou au cours du premier mois de la vie.

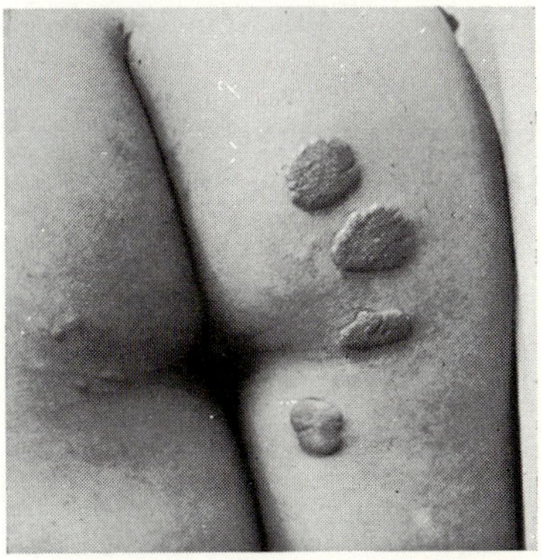

FIG. 2105. — Xanthome tubéreux.
(*Arch. hôpital Saint-Louis.*)

CAUSES. On connaissait depuis longtemps les rapports du xanthome avec le diabète ou la glycosurie, et avec les ictères chroniques et les affections du foie. La cholestérine se dépose en certains points du corps : à la peau, elle forme le xanthome; dans l'œil, elle détermine l'arc sénile de la cornée et la rétinite; dans les parois artérielles, elle crée l'athérome, ou bien elle concrète en calculs biliaires dans la vésicule.

TRAITEMENT. Cautérisation, ablation chirurgicale. Ingestion prolongée de capsules d'essence de térébenthine. Régime hypocholestérinique : viandes rôties et grillées, légumes verts, lait écrémé, fruits et sucre.

Pseudo-xanthome élastique. — V. ELASTORRHEXIE.

XANTHOPSIE (du gr. *xanthos*, jaune, et *opsis*, vue). — Trouble de la vision provoqué par l'ictère et dans lequel tous les objets semblent uniformément colorés en jaune. Ce symptôme est observé aussi dans l'intoxication par la santonine. V. FOIE et SEMEN-CONTRA : *Santonine*.

XERODERMA PIGMENTOSUM (du gr. *xeros*, sec, et *derma*, peau). — Maladie congénitale et familiale de la peau, apparaissant au cours de la première enfance et résultant d'une sensibilité anormale de la peau aux rayons lumineux (ultraviolets).

Elle affecte les régions découvertes (face, cou, mains, avant-bras, quelquefois jambes).

Elle débute ordinairement au printemps. Après un érythème solaire, la peau se couvre de taches lenticulaires, pigmentaires, se dessèche, desquame, et de fines ulcérations vasculaires et des taches blanches atrophiques apparaissent; il en résulte un aspect bariolé caractéristique. Les téguments s'atrophient, se rétractent, entraînant de l'ectropion, un amincissement du nez et des oreilles, un rétrécissement de l'orifice buccal.

Vers l'âge de 8 à 10 ans apparaissent, sur ce fond bariolé, des saillies verruqueuses sèches, des épithéliomes

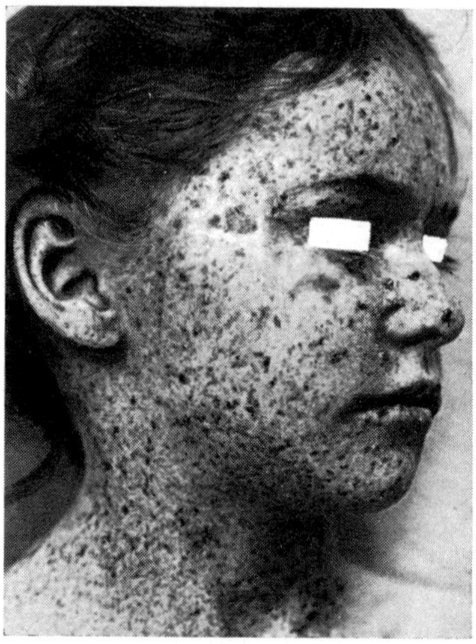

FIG. 2106. — Xeroderma pigmentosum. (*Arch. hôpital Saint-Louis.*)

de types divers, fongueux ou ulcéreux, par transformation maligne des lésions verruqueuses (*fig.* 2106).

Cette affection est donc une affection précancéreuse. Ces tumeurs peuvent guérir; habituellement, les épithéliomes deviennent mutilants et amènent par généralisation la mort avant 12 ans. Certains sujets peuvent vivre jusqu'à 40 ans.

TRAITEMENT. I. *Palliatif*. — Eviter la lumière solaire, enduire la peau de pâtes protectrices additionnées de sels de quinine ou d'esculine; vitamine PP.

II. *Curatif*. — Destruction des tumeurs à mesure qu'elles apparaissent (neige carbonique, galvanocautère, électrolyse, rayons X et radium prudemment maniés).

XÉRODERMIE (du gr. *xeros*, sec, et *derma*, peau). — Peau sèche avec desquamation poudreuse qui constitue le premier degré de l'ichtyose.

XÉROFORME (Bismuth tribromophénol). — Poudre jaune, à odeur de phénol, employée : 1° *à l'intérieur*, comme antiseptique intestinal dans certaines diarrhées, notamment celle du choléra, à la dose de 4 à 6 g en cachets; 2° *à l'extérieur*, pour le pansement des ulcérations de la peau et des chancres, en pommade avec de la vaseline au 1/10.

XÉROPHTALMIE (du gr. *xeros*, sec, et *ophtalmos*, œil). — V. XÉROSIS.

XÉROSIS. — Sécheresse et rétraction de la conjonctive, qui est blanc mat et ridée autour de la cornée; la sécrétion de la glande lacrymale ne se produit plus et la cornée peut s'opacifier. V. aussi à ŒIL.

Cette affection dépend de lésions oculaires cicatricielles profondes ou d'avitaminose A.

TRAITEMENT. Lotions fréquentes de la conjonctive. Vitamine A.

XIPHOÏDE (du gr. *xiphos*, épée, et *eidos*, ressemblance).

Appendice xiphoïde. — Partie terminale inférieure du sternum.

XIPHOPAGE (du gr. *xiphos*, épée, et *pageis*, réuni). — V. MONSTRES.

XYLÈNE ou XYLOL (Diméthylbenzine). — Sous-produit de la distillation des goudrons de bois ou de houille. Liquide très mobile, à odeur pénétrante, préconisé à l'extérieur contre la phtiriase, la séborrhée; à l'intérieur (L à LXX gouttes) dans la variole (affaissement des pustules, atténuation, arrêt ou suppression de la suppuration, et, par suite, des cicatrices).

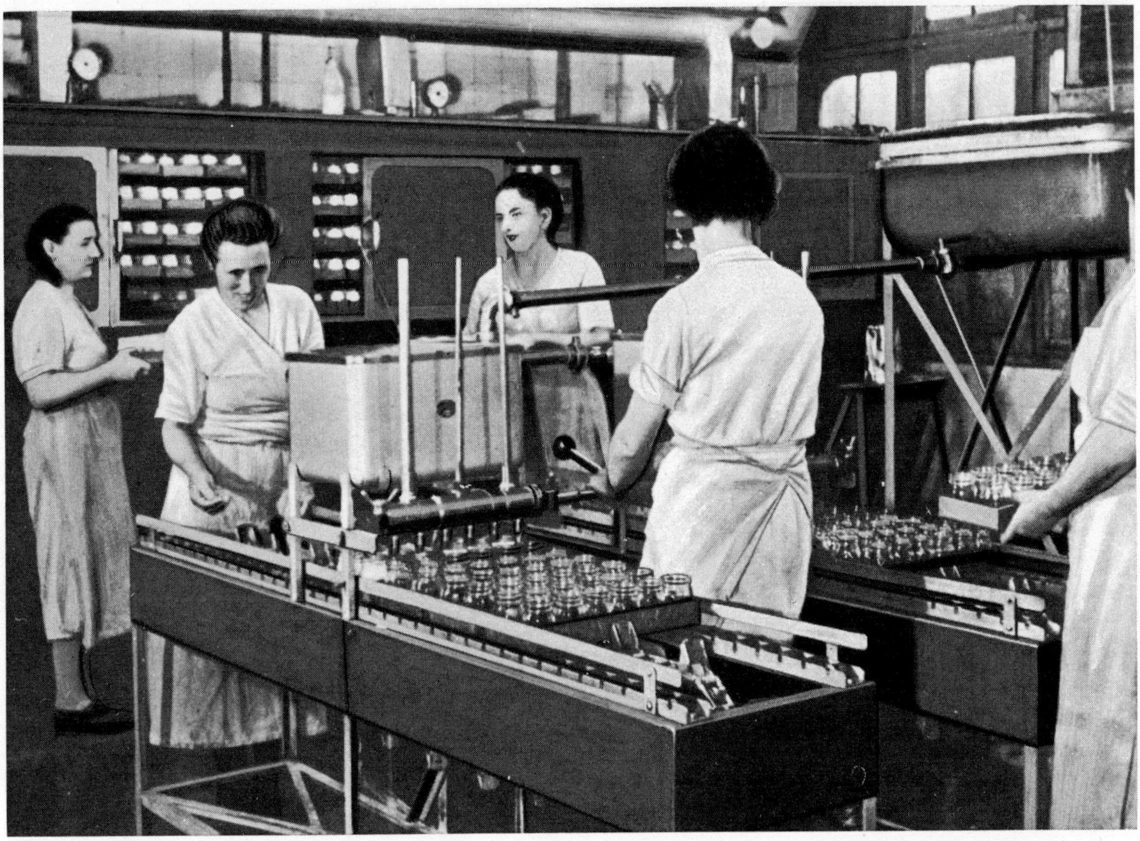

FABRICATION ET MISE EN POTS DU YAOURT (*Doc. Laiterie parisienne, phot. Ronzel.*)

Y

YACHTING. — L'hygiène du yachtman est, en ce qui concerne le vêtement, la même que celle du marin : costume de laine, surtout imperméable, et suroît contre les pluies et les paquets de mer sont indispensables.

L'air humide pénètre dans l'intérieur du bateau et imbibe d'eau matelas et couvertures : on doit donc profiter de toutes les occasions de beau temps pour aérer le plus largement possible cette partie du navire et exposer au soleil la literie.

On a conseillé le yachting aux tuberculeux, aux neurasthéniques, qui peuvent, dans certains cas, en bénéficier, mais auxquels la monotonie de la vie sur un bateau, lorsque les escales sont rares, peut aussi être nuisible.

YAGÉ. — Liane de l'Équateur et de la Colombie, de la famille des Malpighiacées. Utilisée par les indigènes pour se procurer une ivresse avec hallucinations.

Contient un alcaloïde qui, à doses faibles, détermine une euphorie avec augmentation de la mémoire et des facultés intellectuelles, et une alacrité musculaire voisine de celle des caféiques. A doses toxiques, provoque de l'incoordination motrice, des convulsions; jouit de propriétés anesthésiques locales égales à celles de la novocaïne.

YAOURT. — V. LAIT.

YAWS (nom anglais). — V. PIAN.

YÈBLE. — V. HIÈBLE.

YERSIN (Bacille de). — Bacille de la peste découvert par le médecin français Yersin. V. PESTE.

YEUX D'ÉCREVISSE. — Concrétions blanches à base de carbonate et de phosphate de chaux en forme de boule qu'on trouve dans l'estomac des écrevisses au moment où se renouvelle leur carapace calcaire, dite *test*.

Les yeux d'écrevisse étaient employés autrefois en poudre comme absorbant dans les maladies d'estomac; ils sont remplacés actuellement par leurs constituants chimiques.

YLANG-YLANG. — Arbre de la famille des Anonacées (*Unona odorata*), qui croît à Madagascar, en Indochine, aux Antilles, etc., dont les fleurs donnent une huile volatile d'une grande suavité, employée en parfumerie.

YOGOURT. — Syn. de *yaourt*. V. LAIT.

YOHIMBINE. — Alcaloïde extrait de l'écorce du yohimbe (*Corynanthe yohimbe*), de la famille des Rubiacées, originaire de l'Afrique occidentale et doué de propriétés paralysantes du système sympathique, et vaso-dilatatrices.

Employée surtout sous forme de chlorhydrate, dans les troubles de la circulation, l'hypertension artérielle, les engelures, la maladie de Raynaud, l'exophtalmie des basedowiens, la constipation atonique, le prurit anovulvaire, l'yohimbine jouit encore de propriétés aphrodisiaques chez l'homme, emménagogues et galactogènes chez la femme.

DOSES. 5 à 20 mg par la bouche ou en injections.

YPÉRITE. — Gaz de combat vésicant déterminant des accidents caustiques de la peau et des muqueuses.

Certains dérivés de l'ypérite ont des propriétés toxiques pour les cellules en voie de division. On utilise cette propriété dans le traitement des *leucémies* et de certains processus *cancéreux,* en particulier ganglionnaires.

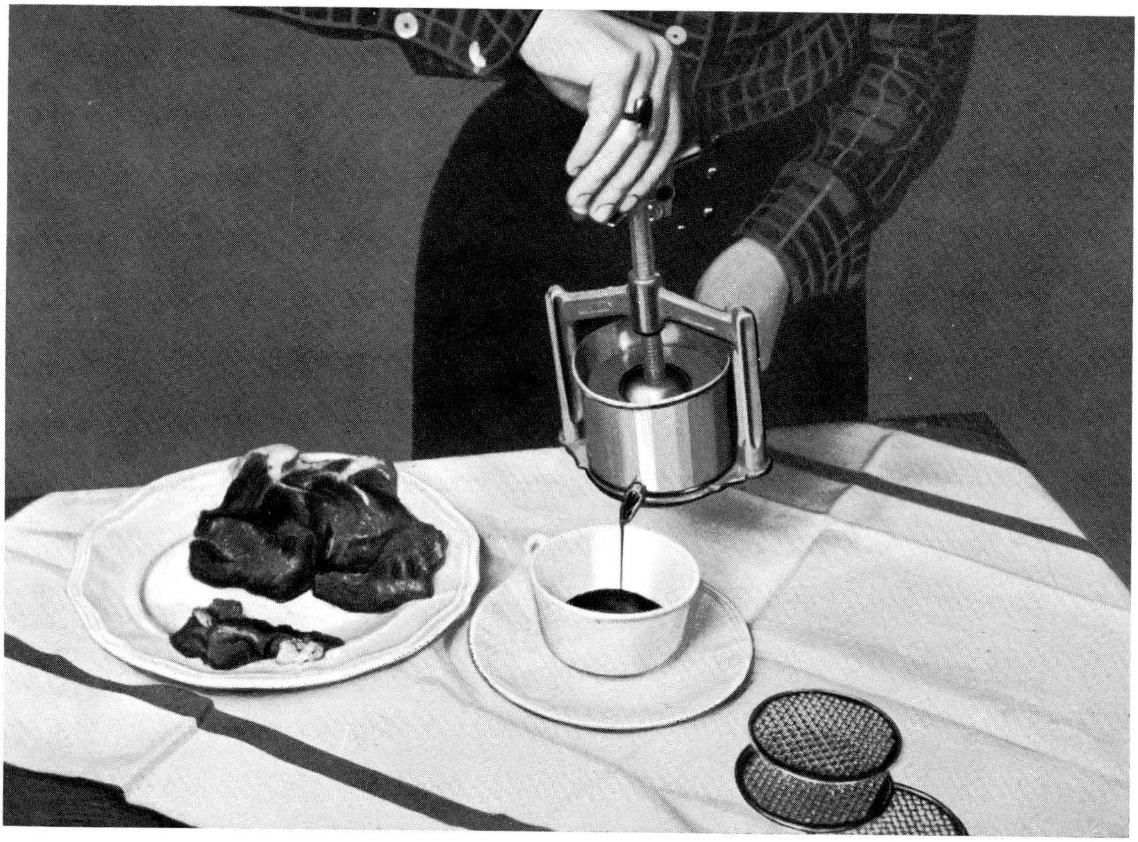

ZOMOTHÉRAPIE. Préparation du jus de viande. *(Doc. Dehillerin.)*

Z

ZÉISME (du lat. *zea,* maïs). — Troubles dus à l'ingestion de maïs.

ZINC. — Métal non dangereux par lui-même, mais par ses impuretés (plomb). V. FONDEURS (Fièvre des).

Certains de ses sels sont toxiques ou caustiques.

Acétate de zinc. — Employé presque exclusivement à l'extérieur en collyre (0g,1 à 0g,5 p. 100 d'eau), ou en injection (0g,5 à 2 g p. 100 d'eau).

Chlorure de zinc. — Il constitue l'élément actif du *caustique,* dit *pâte de Canquoin,* dans lequel il est associé à de l'oxyde de zinc, de la farine de froment et de l'eau.

On l'emploie aussi en solution comme caustique et sclérogène dans le traitement du chancre mou, des ulcérations du col utérin, dans les tuberculoses locales.

Oxyde de zinc (Blanc de zinc). — ACTION. *A l'intérieur.* — Antispasmodique contre l'épilepsie, la chorée, les névralgies : pilules de Méglin, qui contiennent chacune 5 cg d'oxyde de zinc, 5 cg de jusquiame et 5 cg de valériane; on en donne 2 à 4 par jour.

A l'extérieur. — Employé comme astringent et siccatif sous forme d'emplâtre, de glycérolé, de liniment, de pommade (contenant 1 g d'oxyde p. 10 d'excipient) ou de poudre (1 g d'oxyde p. 3 g de poudre d'amidon), contre les maladies de la peau (eczéma, engelures, impétigo, prurit vulvaire, urticaire).

Incompatibilités. — Acides et sels acides.

Peroxyde de zinc (Ectogan). — V. PEROXYDE.

Phosphure de zinc. — V. à PHOSPHURE.

Sulfate de zinc (Vitriol blanc). — MODE D'EMPLOI et USAGES. Collyre contre les conjonctivites (10 cg p. 100 g d'eau de roses. Il forme aussi la base des collyres dits *eaux de Provence, de l'épicier, de la duchesse d'Angoulême* (mais la dose est plus forte : 50 cg p. 110 g), de l'*eau quadruple de Raspail.*

Rarement employé à l'intérieur comme vomitif et antispasmodique. Utilisé sous forme de poudre pour la conservation des cadavres (sciure, 50 g; sulfate de zinc, 20 g; lavande, 1 g).

Incompatibilités. — Alcalis et bicarbonates, sels de plomb, de baryte et de chaux, lait, tanin.

Empoisonnement. — CAUSES. Les sels de zinc sont employés, en dehors de la pharmacie, pour la peinture et la photographie; d'autre part, l'*eau pluviale* attaque les seaux en zinc; mais les accidents les plus nombreux viennent de méprises (sulfate et chlorure de zinc ingérés accidentellement).

SIGNES. Saveur styptique, vomissements incessants, sensation de brûlure et de constriction au niveau du pharynx et de l'épigastre. Diarrhée, dyspnée, petitesse du pouls, ralentissement du cœur, faiblesse musculaire, convulsions. Mort par collapsus cardiaque en dix à douze heures.

TRAITEMENT. Carbonate de soude ou de potasse en grande quantité, dissous dans de l'eau chaude. Lait et œufs avec de l'eau tiède. Thé fort, cataplasme sur le ventre, lavement de l'estomac.

ZOMOTHÉRAPIE (du gr. *zomos,* jus de viande, et *therapeia,* thérapeutique). — Médication par le jus de viande ou plasma musculaire, préconisée dans le traitement de la tuberculose et les états consomptifs (anémie, chlorose, atrophie infantile, surmenage, débilité sénile, neurasthénie, etc.). V. JUS.

ZONA (mot latin). — Syndrome caractérisé : 1° par une éruption de vésicules d'herpès localisée à un seul côté du corps et disposée suivant le trajet d'un nerf; 2° par des phénomènes généraux et fébriles donnant à cette affection l'allure d'une maladie aiguë et infectieuse. Il récidive rarement et confère l'immunité.

SIGNES. Le zona peut siéger en différents points; le plus souvent, il se trouve sur le trajet des nerfs intercostaux; il est unilatéral et unique, occupant de préférence le troisième, quatrième ou cinquième espace intercostal.

Zona intercostal. — Après avoir éprouvé un certain malaise général, des frissons, de la fièvre, des douleurs névralgiques intercostales, le malade remarque (*fig.* 2107) sur un des côtés de la poitrine des plaques érythémateuses ovales, à grand diamètre horizontal ou oblique, dans le sens des espaces intercostaux, séparées par des intervalles de peau saine. Sur chaque plaque se forment rapidement des vésicules contenant un liquide citrin et durant de quatre à huit jours environ. L'éruption s'arrête assez exactement à la ligne médiane, mais souvent un petit groupe de vésicules débordent cette ligne. Les vésicules peuvent se réunir pour constituer des bulles. Elles peuvent aussi devenir purulentes et former des pustules; en se desséchant, elles se recouvrent d'une croûtelle dont la chute est accompa-

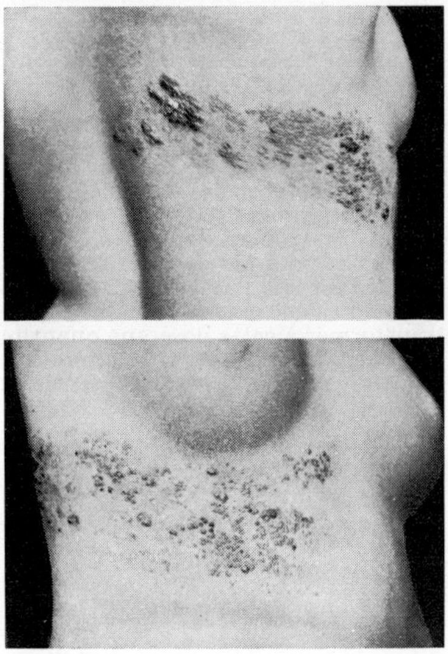

FIG. 2107. — Zona hémithoracique.
(*Arch. hôpital Saint-Louis.*)

gnée de cicatrices blanchâtres souvent indélébiles. Parfois, il se forme des ulcérations très douloureuses dont la cicatrisation est très lente. Les vésicules offrent quelquefois un aspect purpurique (*zona hémorragique*). Chez les débilités, les diabétiques, elles peuvent donner des escarres noirâtres (*zona gangreneux*).

L'éruption du zona s'accompagne d'une douleur vive, avec sensation de cuisson, de brûlure fort pénible (feu sacré, feu de Saint-Antoine). Elle est augmentée par les frottements et la pression. Cette douleur disparaît à la fin de l'éruption; cependant, chez les vieillards, elle peut durer fort longtemps sous forme de douleurs névralgiques très tenaces et particulièrement intenses. Il existe toujours une inflammation des ganglions dans le territoire atteint.

La fièvre, la céphalée et les troubles gastro-intestinaux sont des signes constants au cours du zona.

L'évolution se fait en une quinzaine de jours. Les croûtes laissent à leur place des macules brunâtres qui sont remplacées par des cicatrices blanches présentant une anesthésie complète.

Autres formes. — Le zona peut siéger à la face. Dans le territoire de la branche ophtalmique du trijumeau, c'est le *zona ophtalmique* (*fig.* 2108 et pl. en couleurs, à URTICAIRE), qui est caractérisé par des douleurs circumorbitaires et des vésicules sur le front, empiétant même sur le cuir chevelu et sur la conjonctive et la muqueuse nasale. Ce zona est très grave; il s'accompagne de phénomènes douloureux extrêmement violents et de lésions oculaires trophiques, pouvant entraîner la perforation de la

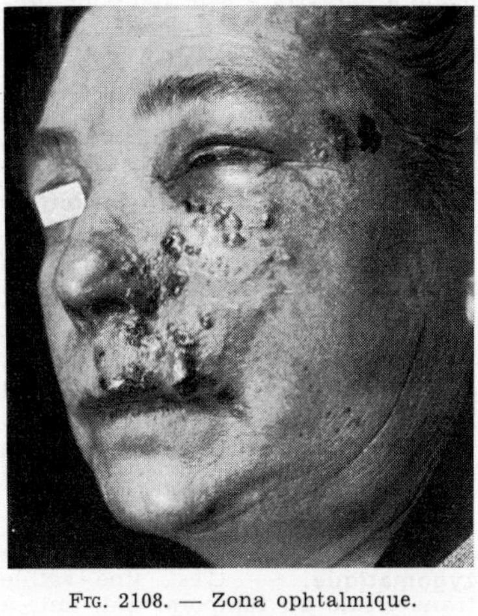

FIG. 2108. — Zona ophtalmique.
(*Arch. hôpital Saint-Louis.*)

cornée et la fonte purulente de l'œil. Des paralysies oculaires peuvent compliquer cette variété de zona.

Plus rares sont le *zona du maxillaire supérieur* et le *zona du maxillaire inférieur;* dans le premier cas, on peut voir des vésicules d'herpès sur le voile du palais et la voûte palatine; dans le deuxième cas, une éruption sur la langue. Ces zonas s'accompagnent parfois de paralysie faciale.

Au cou, on peut noter un *zona occipito-cervical,* suivant les branches ascendantes du plexus cervical superficiel (cuir chevelu, nuque, oreille), ou un *zona cervico-brachial,* suivant les branches descendantes du plexus cervical superficiel (épaule, partie supérieure du bras [*fig.* 2109]).

Au membre supérieur, le zona est rare et disposé en traînées parallèles à l'axe du membre (*fig.* 2110).

On peut observer un zona à la partie supérieure de l'abdomen (*zona*

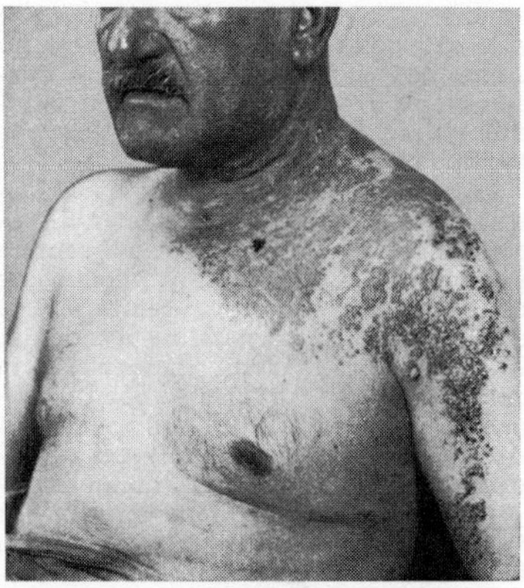

FIG. 2109. — Zona cervico-brachial.
(*Arch. hôpital Saint-Louis.*)

dorso-abdominal), à la région inguinale et lombaire (*zona lombo-inguinal*), fessière (*zona sacro-ischiatique*), aux membres inférieurs (*zona lombo-fémoral et fémoral*).

Certains zonas s'accompagnent de *vésicules aberrantes,* à distance de l'éruption régionale. Parfois, le zona se généralise à une moitié du corps, ou dans des régions symétriques bilatérales (zona en ceinture autour du thorax).

COMPLICATIONS. Paralysies oculaires; paralysie faciale accompagnant le zona du trijumeau ou d'autres régions : c'est une paralysie flasque durant quelques jours ou quelques semaines et se terminant par la guérison.

Méningite fugace et discrète, parfois seulement décelable par la ponction lombaire, qui montre une lymphocytose du liquide céphalo-rachidien.

Névralgies rebelles, atrophies musculaires, causalgies, dues à des troubles du sympathique.

CAUSES. Le zona survient à tout âge, surtout entre 15 et 30 ans, plutôt au printemps. Souvent, il existe de véritables petites épidémies, parfois conjugales.

Le zona apparaît à la convalescence des maladies infectieuses (fièvre typhoïde, rougeole, pneumonie), chez

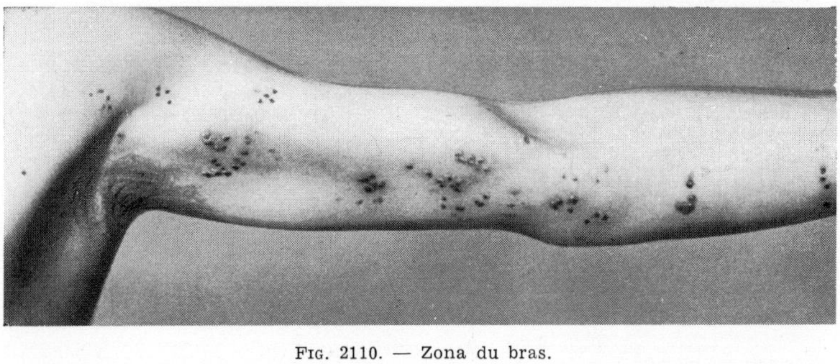

FIG. 2110. — Zona du bras.
(*Arch. hôpital Saint-Louis.*)

les tuberculeux, les syphilitiques. Il est fréquent dans le diabète, le rhumatisme, l'urémie, certaines intoxications (oxyde de carbone, arsenic) ; on l'observe assez souvent chez les syphilitiques traités par les arsénobenzènes.

NATURE. Les lésions du zona siègent essentiellement dans les ganglions spinaux postérieurs (hémorragies, lésions de dégénérescence) ; elles ressemblent à celles de certaines maladies infectieuses comme la rage, le typhus exanthématique.

La nature même de l'agent infectieux est encore discutée ; on n'a jusqu'ici trouvé aucun microbe. Il semble s'agir d'un virus filtrant, voisin de celui de l'herpès et de l'encéphalite épidémique. Il est possible d'inoculer le liquide des vésicules du zona à la cornée du lapin, mais beaucoup plus rarement que celui des vésicules d'herpès, et on n'a jamais pu reproduire le zona expérimentalement.

Certains auteurs (Netter) admettent l'identité du virus du zona et de celui de la varicelle ; on a observé, dans certains cas, des varicelles apparaissant quinze jours environ après un zona chez des individus différents ayant été en rapport avec les varicelleux, et, inversement, des zonas apparaissant à la suite de varicelle. Dans la varicelle, le virus est charrié par le sang et provoque une éruption généralisée ; dans le zona, il se fixe au niveau des ganglions spinaux et, se propageant aux nerfs afférents et dans le territoire innervé par ces nerfs, cause des lésions cutanées analogues à celles de la varicelle.

Cette identité des deux affections, zona et varicelle, est loin d'être admise par tous les auteurs.

PRONOSTIC. Habituellement bénin ; seul le zona ophtalmique est grave en raison de la possibilité de lésions oculaires.

TRAITEMENT. Sulfamides. Protéger les vésicules pour empêcher qu'elles ne s'infectent (talc, oxyde de zinc). Se garder des cataplasmes, des pansements humides, qui favorisent l'infection, l'ulcération et les cicatrices.

Contre la douleur : aspirine, antihistaminiques de synthèse, autohémothérapie, injections sous-cutanées de vaccin antistaphylococcique, injections intradermiques d'histamine, injections intraveineuses de salicylate de soude, de gluconate de calcium, de novarsénobenzol, de novocaïne, de vitamine B_1 à hautes doses (50 cg par jour).

Contre les séquelles douloureuses : rayons ultraviolets et infrarouges, radiothérapie, diathermie, ionisation salicylée ; section chirurgicale du ganglion postérieur ou du sympathique ; infiltration.

Dans le *zona ophtalmique,* pommade à l'argyrol à 5 p. 100 pour prévenir la kératite ; collyre à l'atropine à 1 p. 100 en cas d'iritis.

ZOOPSIE (du gr. *zoon,* animal, et *opsis,* vue). — Hallucination visuelle chez certains intoxiqués (alcooliques), qui ont des visions d'animaux.

ZOSTER (Herpès). — Synonyme de *zona* (v. ce mot).

ZOSTÉRIFORME. — Ressemblant au zona. Des éruptions zostériformes peuvent s'observer au cours des névrites, des lésions des racines nerveuses, du tabès et de la paralysie générale. Elles diffèrent du zona vrai parce qu'elles sont bilatérales, qu'elles durent longtemps ; elles ne s'accompagnent pas d'adénopathies régionales et ne laissent pas de cicatrices.

ZYGOMATIQUE (du gr. *zugôma,* objet servant à unir). — **Apophyse zygomatique.** — C'est une saillie transversale du temporal qui, unie à une saillie de l'os de la pommette (malaire), forme l'*arcade zygomatique.*

Fosse zygomatique. — La fosse zygomatique, ou fosse ptérygo-maxillaire, est constituée en haut par la partie zygomatique de la grande aile du sphénoïde, en dedans par le fond de l'apophyse ptérygoïde, en avant par la tubérosité du maxillaire supérieur. La paroi externe de cette fosse est formée par la face interne de la branche montante du maxillaire inférieur.

Muscles grand et petit zygomatiques. — Muscles qui vont de l'os malaire à l'angle des lèvres, qu'ils relèvent.

ZYGOTE (du gr. *zugoo,* j'unis). — 1° Œuf fécondé produit par l'union des gamètes dans la reproduction par sporogonie de l'hématozoaire du paludisme.

2° En génétique, œuf fécondé et formé par la réunion de deux noyaux, c'est-à-dire de deux jeux de chromosomes indissolublement liés, l'un d'origine paternelle, l'autre d'origine maternelle.

ZYMASE (du gr. *zumê,* ferment). — Les zymases sont des ferments solubles. Ex. : diastase, pancréatine.

ZYMOGÈNES (du gr. *zumê,* ferment, et *gennan,* engendrer). — Les substances zymogènes sont celles qui, subissant certaines transformations, deviennent des ferments solubles ou *zymases.*

ZYMOTHÉRAPIE (du gr. *zumê,* ferment, et *therapeia,* traitement). — L'action des ferments a été déjà indiquée aux mots DIASTASE, FERMENT, LEVURE, PEPSINE, PANCRÉATINE. Ces ferments ont pour caractères : 1° de former des espèces très variées ; 2° d'agir à des doses extrêmement faibles, et de transformer à cette dose une quantité presque indéfinie de la matière sur laquelle chacun d'eux agit spécialement.

SÉCURITÉ SOCIALE

Depuis 1967, la quasi-totalité de la population de la France bénéficie de la sécurité sociale, mais, du fait des modalités historiques du développement de cette institution, coexistent d'assez nombreux régimes, dont les uns sont des régimes de base obligatoires, d'autres des régimes complémentaires obligatoires, d'autres, enfin, des régimes complémentaires facultatifs.

On distingue traditionnellement trois branches de sécurité sociale : les *assurances sociales* (maladie, maternité, invalidité, vieillesse et décès), les *accidents du travail et les maladies professionnelles*, les *prestations familiales*. En principe, les salariés des professions non agricoles sont rattachés au régime général de Sécurité sociale (sauf les mineurs, les agents titulaires de la S. N. C. F. et de la R. A. T. P. et les militaires de carrière, qui sont intégralement couverts par un régime spécial). Toutefois, dans certaines professions une partie des risques sont couverts par un régime spécial partiel. Les salariés agricoles sont rattachés à la Mutualité sociale agricole. Les travailleurs indépendants des professions non agricoles sont rattachés à divers régimes spéciaux pour la maladie et la maternité d'une part, l'invalidité et la vieillesse d'autre part, ainsi qu'à un régime particulier au sein du régime général pour les prestations familiales. Les exploitants agricoles, ainsi que les membres de leur famille majeurs et non salariés sont rattachés à un régime spécial pour la maladie et la maternité, à un régime particulier au sein de la Mutualité sociale agricole pour l'invalidité, la vieillesse et les prestations familiales, ainsi qu'à un système d'assurance obligatoire contre les accidents du travail. Signalons enfin l'existence de systèmes obligatoires ou facultatifs de protection complémentaire fonctionnant dans un cadre professionnel ou interprofessionnel, notamment en matière d'assurance vieillesse et décès.

Les personnes résidant en France et qui n'entrent pas — ou plus — dans le champ d'application d'un régime obligatoire de sécurité sociale (soit à titre personnel, soit à titre d'ayant droit) peuvent soit s'affilier à un régime volontaire de sécurité sociale, soit contracter une assurance auprès d'une compagnie du droit commun (assurance mutuelle, assurance privée ou assurance nationalisée).

Les sociétés mutualistes sont ouvertes à tous les habitants; les mutualistes déjà affiliés à un régime obligatoire perçoivent alors des compléments aux prestations versées par ce dernier (parfois par l'intermédiaire de la société mutualiste elle-même), sans que cependant, en principe, la somme des prestations légales et des prestations complémentaires puisse atteindre — en matière de maladie et de maternité — le coût même des dépenses engagées par les intéressés.

ASSURANCES SOCIALES. — Assurance maladie. — Les personnes qui cotisent à l'un ou l'autre des régimes de sécurité sociale évoqués ci-dessus perçoivent, pour elles-mêmes et pour leurs ayants droit, les prestations de l'assurance maladie dès lors qu'elles remplissent certaines conditions.

Seules les prestations du régime général des salariés et les conditions d'ouverture des droits à ces prestations sont exposées ci-dessous; on notera, cependant, que les indications données sont, à peu de nuances près, applicables au régime de Mutualité sociale des salariés agricoles.

a) **Prestations en espèces.** — Les salariés qui doivent interrompre leur activité professionnelle — sur prescription médicale — peuvent prétendre à des indemnités journalières. En principe, le montant de l'indemnité journalière est égal à la moitié du gain journalier de base, qui est lui-même égal au trentième du salaire sur lequel il a été cotisé au cours du mois précédant l'arrêt du travail; après 30 jours d'arrêt du travail continu, le montant de l'indemnité journalière est porté aux deux tiers du gain journalier de base, dès lors que l'assuré a la charge d'au moins 3 enfants.

Les trois premiers jours d'arrêt de travail constituent le « délai de carence », pendant lequel aucune indemnité journalière n'est due.

En cas d'hospitalisation d'un assuré ayant moins de 2 enfants à charge, le montant des indemnités journalières est réduit.

En règle générale, un même assuré ne peut pas bénéficier de plus de 360 indemnités journalières au cours d'une même période de 3 années. Toutefois, à la suite d'un examen conjoint du malade par son médecin traitant et par le médecin conseil de la caisse, l'assuré peut être admis à bénéficier des indemnités journalières pendant une période continue de 3 années, calculée de date à date pour chaque affection (un nouveau délai de 3 années peut être ouvert dès l'instant où la reprise du travail a été continue pendant au moins 1 an).

b) **Prestations en nature.** — Les assurés et leurs ayants droit peuvent prétendre aux prestations en nature sans limitation de durée dès lors que sont remplies les conditions d'ouverture des droits.

Les prestations en nature sont constituées soit par la prise en charge directe du coût des soins, traitements et examens nécessaires (on dit alors qu'il y a « tiers payant »), soit par le remboursement (total ou partiel suivant le cas) des dépenses effectuées par l'assuré pour le règlement de ces soins, traitements et examens. Dans l'un et l'autre cas, l'assuré doit généralement supporter la charge d'une fraction du coût des soins, traitements et examens : c'est le « ticket modérateur », dont le montant varie suivant la nature des soins, traitements et examens et représente 10 à 30 p. 100 du tarif de responsabilité de la caisse de sécurité sociale; dans divers cas, le ticket modérateur est réduit ou supprimé : traitement prolongé, thérapeutique coûteuse, acte ou série d'actes affectés d'un coefficient égal ou supérieur à 50, etc. Certains assurés sont toujours et en tout état de cause dispensés du ticket modérateur, pour eux-mêmes (pensionnés de guerre, pensionnés d'invalidité ou pensionnés de vieillesse, lorsque cette pension a été substituée à une pension d'invalidité) ou pour eux-mêmes ainsi que pour leurs ayants droit (rentiers des accidents du travail remplissant les conditions requises pour cette exonération).

1. *Frais médicaux constitués par les honoraires des médecins, chirurgiens et auxiliaires médicaux* (infirmiers, masseurs-kinésithérapeutes et pédicures). — Le malade a le libre choix de son praticien et de son auxiliaire médical lorsque le recours à ce dernier a été prescrit par le médecin traitant (sauf dans les établissements de soins, où diverses restrictions directes ou indirectes sont de règle). D'une manière générale, les médecins et auxiliaires médicaux notent sur une « feuille de maladie » la nature et la quantité des actes dispensés, mais — en vue d'assurer le respect du secret professionnel — chacun de ces actes est désigné par un indicatif suivi d'une lettre clef et d'un coefficient. C'est ainsi, par exemple, que la « nomenclature des actes professionnels » précise : la lettre C correspond à la consultation à son cabinet d'un médecin de médecine générale (omnipraticien), d'un chirurgien-dentiste ou d'une sage-femme (le médecin des hôpitaux utilise l'indicatif C 3), la lettre V correspond à la visite du praticien au domicile du malade (les visites de nuit sont indiquées V N et les visites du dimanche et des jours fériés V D) qui ne peut se déplacer en raison de son état de santé.

En général, le malade règle directement les honoraires dus au praticien et à l'auxiliaire médical et — sur présentation des feuilles de maladie et des ordonnances et justification de l'ouverture des droits — demande ensuite à l'organisme de sécurité sociale de lui verser les prestations correspondantes, qui sont égales à 75 p. 100 (90 p. 100 dans les départements du Bas-Rhin, du Haut-Rhin et de la Moselle, où les cotisations ouvrières sont plus élevées) du montant des honoraires tel qu'il est fixé par le tarif de responsabilité des caisses (100 p. 100 lorsqu'il y a dispense du ticket modérateur) ; ce tarif est différent suivant que le praticien (ou l'auxiliaire médical) est conventionné (les honoraires demandés sont égaux aux honoraires fixés par le tarif de responsabilité, sauf dans les cas prévus par la réglementation ou les conventions où un dépassement est légalement autorisé) ou non (le tarif de responsabilité est nettement inférieur au précédent, même dans les cas où les honoraires effectivement demandés ne sont pas supérieurs au tarif conventionnel).

Lorsque la résidence du malade et le domicile professionnel du praticien ne sont pas situés dans la même agglomération et lorsque la distance qui les sépare est au moins égale à 1 ou 2 kilomètres (selon la région), les frais de déplacement du praticien sont remboursés sur la base d'une indemnité horo-kilométrique s'ajoutant à la valeur propre de l'acte; toutefois, la caisse peut limiter le montant de son remboursement lorsque le malade n'a pas fait appel au praticien (omnipraticien ou spécialiste) le plus proche de son domicile.

2. *Soins et prothèse dentaires.* — La prise en charge des soins dentaires s'effectue dans les mêmes conditions que celles des frais médicaux, les actes accomplis étant inscrits sur une « feuille de soins et prothèse dentaires ». L'assuré a le choix de son praticien et peut s'adresser soit à un chirurgien-dentiste (soins inscrits en D), soit à un médecin stomatologiste (soins en K), ce dernier pouvant seul, le cas échéant, prescrire un arrêt de travail ouvrant droit aux indemnités journalières. Les appareils de prothèse dentaire (fixes ou mobiles) peuvent être pris en charge après accord écrit préalable formel de la caisse.

3. *Frais pharmaceutiques.* — Les frais pharmaceutiques couverts par l'assurance maladie comprennent les médicaments, les pansements et accessoires (bandes, compresses, coton hydrophile, gaze, aiguilles, gouttières, seringues, thermomètres médicaux, etc.), ainsi que les analyses et recherches biologiques. On distingue, parmi les médicaments, les remèdes magistraux (préparations par le pharmacien selon les indications données par le médecin), tous remboursables, les spécialités pharmaceutiques, les produits sous cachet, les sérums et vaccins, remboursables seulement s'ils figurent sur une liste spéciale et lorsque l'assuré colle sur l'ordonnance la vignette que comporte leur conditionnement. En principe, les frais des vaccinations préventives ne sont pris en charge que si l'assuré n'a pas pu bénéficier des vaccinations gratuites.

Les médicaments reconnus comme irremplaçables et particulièrement coûteux supportent (sauf exonération) un ticket modérateur de 10 p. 100, les autres médicaments un ticket modérateur de 30 p. 100. Le médecin est tenu, dans toutes ses prescriptions, d'observer la plus stricte économie compatible avec l'efficacité du traitement. En principe, il ne peut ordonner de spécialités correspondant à un traitement d'une durée supérieure à 15 jours; dans les cas exceptionnels où un renouvellement lui paraît nécessaire, il ne peut spécifier qu'un seul renouvellement pour une durée au plus égale à 15 jours. Toutefois, ces dispositions restrictives ne sont pas applicables lorsqu'il s'agit de spécialités prescrites à des malades atteints d'affections chroniques ou d'affections exigeant des soins continus sur une assez longue période; l'ordonnance doit alors spécifier le motif qui justifie un traitement prolongé.

Les frais d'analyses et de recherches biologiques prescrites par le médecin et effectuées dans les laboratoires agréés sont remboursés sous déduction (sauf exonération) d'un ticket modérateur de 30 p. 100.

4. *Appareils d'orthopédie et de prothèse.* — Les appareils orthopédiques, ceintures, bandages, lunettes, ainsi que leur système d'attaches et accessoires sont remboursés sous déduction (sauf exonération) d'un ticket modérateur de 30 p. 100. Toutefois, la prise en charge de certains appareils est soumise à la formalité de l'entente préalable; il en est de même en cas de réparation ou de renouvellement. Le montant du remboursement est fixé en fonction du tarif de responsabilité des caisses; lorsque l'assuré ou son ayant droit choisit un appareil d'un coût supérieur, il supporte, outre le ticket modérateur, la différence entre le prix effectivement payé et celui qui est retenu au tarif de responsabilité.

5. *Frais d'hospitalisation.* — Les frais d'hospitalisation sont pris en charge lorsque l'état ou la situation du malade l'exige (sur le vu de l'attestation du médecin traitant ou du médecin de l'hôpital), dès lors qu'il s'agit soit d'un établissement public, soit d'un établissement privé agréé par le ministère de la Santé publique. En général, le montant du ticket modérateur (sauf exonération) est de 20 p. 100. Dans les établissements publics et les hôpitaux privés assimilés, l'assuré ne règle que l'éventuel ticket modérateur; il y a tiers payant. Dans les cliniques ouvertes auprès des hôpitaux publics, les frais d'hospitalisation proprement dits font également l'objet du tiers payant, mais les honoraires des praticiens choisis par l'assuré leur sont versés par ce dernier, qui en demande le remboursement à la caisse.

Lorsque l'assuré ou l'ayant droit se fait hospitaliser ou traiter dans un établissement privé agréé, il doit — sauf urgence — solliciter l'accord préalable de sa caisse (à défaut de réponse dans les 8 jours, l'acceptation de la Sécurité sociale est considérée comme acquise); une demande de prolongation — soumise aux mêmes conditions — doit, le cas échéant, être faite tous les 20 jours. Les modalités de prise en charge varient suivant qu'il s'agit d'un établissement conventionné ou d'un établissement non conventionné.

Si l'état de l'assuré ou de son ayant droit nécessite un séjour dans un établissement de lutte antituberculeuse, une maison de repos ou de convalescence, une maison d'enfants à caractère sanitaire, une colonie sanitaire temporaire pour enfants, un institut médico-pédagogique ou un établissement de rééducation et de réadaptation professionnelles, l'accord écrit préalable formel de la caisse est indispensable, le tarif de responsabilité de cet organisme déterminant le montant de la prise en charge de frais de séjour et d'intervention.

6. *Cures thermales.* — Les frais de surveillance médicale des cures thermales ainsi que les frais de traitement dans les établissements thermaux exposés par les assurés sociaux et leurs ayants droit sont pris en charge après accord écrit préalable formel de la caisse et si la cure a été suivie pendant toute la période prévue (18 à 21 jours), à moins que l'interruption soit due à une prescription médicale ou à un cas de force majeure. Les frais de séjour et les frais de transport ne peuvent être pris en charge (au titre des prestations supplémentaires) que si l'assuré remplit certaines conditions de ressources. Il en est de même pour les indemnités journalières.

7. *Frais de déplacement.* — Des frais de transport, des frais de repas et d'hôtel, ainsi qu'une indemnité compensatrice de perte de salaire peuvent être versés lorsque le malade quitte sa commune de résidence en vue d'une hospitalisation, d'un traitement, d'un appareillage, d'une rééducation ou d'un contrôle médical.

8. *Bénéficiaires des prestations en nature.* — L'assuré qui remplit les conditions d'ouverture des droits bénéficie des prestations en nature et des prestations en espèces.

Les ayants droit de cet assuré qui ne peuvent prétendre aux prestations en nature pour leur propre compte (parce que non assujettis personnellement à un régime obligatoire de sécurité sociale) peuvent également bénéficier des prestations en nature sur le compte de l'assuré : le conjoint légal, les enfants à charge et certains autres membres de la famille. Sont considérés comme à charge : les enfants de moins de 16 ans (légitimes, naturels, reconnus ou non, adoptifs, pupilles de la nation, recueillis) ; les enfants de moins de 18 ans placés en apprentissage; les enfants de moins de 20 ans qui font des études dans un établissement public ou privé (lorsqu'un enfant atteint son vingtième anniversaire au cours d'une année scolaire, il conserve sa qualité d'ayant droit jusqu'au 30 septembre suivant) ; les enfants de moins de 20 ans qui sont — par suite d'infirmité ou de maladies chroniques — dans l'impossibilité permanente de se livrer à un travail salarié (au-delà de leur vingtième anniversaire, les enfants à charge ne peuvent plus bénéficier des prestations obligatoires, mais les organismes de sécurité sociale peuvent éventuellement leur verser les prestations maladie au titre des prestations supplémentaires lorsque leur règlement le prévoit et dans les conditions précisées par celui-ci) ; les autres membres de la famille (enfants de plus de 16, 18 ou 20 ans; ascendants; frères, sœurs, oncles et tantes, neveux et nièces), lorsqu'ils vivent sous le toit de l'assuré et se consacrent exclusivement aux travaux du ménage ainsi qu'à l'éducation d'au moins 2 enfants de moins de 14 ans.

Les titulaires d'une pension d'invalidité, d'une pension ou d'une rente de vieillesse ou d'une rente R. O. P., ainsi que les titulaires d'une rente de l'assurance contre les accidents du travail ou les maladies professionnelles lorsque l'incapacité permanente de travail est au moins égale à 66,66 p. 100, ont droit et ouvrent droit aux prestations en nature de l'assurance maladie; ce bénéfice est maintenu au conjoint du pensionné ou du rentier qui perçoit une pension de réversion du chef de son époux décédé. Le titulaire d'une pension d'invalidité ou d'une pension de vieillesse substituée à une pension d'invalidité est exonéré du ticket modérateur; il en est de même du titulaire d'une rente pour incapacité permanente de l'assurance contre les accidents du travail, mais l'exonération bénéficie alors également aux ayants droit.

9. *Conditions d'ouverture des droits.* — Les conditions d'ouverture des droits s'apprécient, en ce qui concerne les prestations en nature, à la date des soins dont la prise en charge est demandée (cependant, lorsqu'un traitement comporte des actes qui doivent être effectués postérieurement à la prescription médicale et pendant une période d'assez longue durée, l'ouverture des droits s'apprécie à la date de la prescription; en cas d'hospitalisation, les droits sont ouverts une fois pour toutes jusqu'à l'expiration de la période de validité de la prise en charge) et, en ce qui concerne les prestations en espèces, au premier jour de chaque interruption de travail.

Pour avoir droit ou pour ouvrir droit aux prestations en nature, l'assuré doit justifier, au moment de l'appréciation des droits, avoir occupé un emploi salarié pendant au moins 200 heures au cours du trimestre civil ou des 3 mois précédant cette appréciation ou pendant au moins 120 heures au cours du mois civil ou du mois précédant cette même appréciation. Certaines périodes d'inactivité professionnelle sont assimilées à des périodes de travail salarié : chômage involontaire constaté (secouru ou non), indemnisation par la Sécurité sociale, stage de formation ou cours de perfectionnement non rémunérés suivis dans le cadre de l'éducation ouvrière ou de la promotion sociale, etc.

Le droit aux prestations se perd un mois après la date à laquelle l'assuré cesse de remplir les conditions d'assujettissement; ce délai est porté à 6 mois pour les membres de la famille de l'assuré ou du retraité décédé. Les assurés âgés de moins de 25 ans nouvellement assurés ont droit et ouvrent droit aux prestations en nature pour les soins dispensés pendant le trimestre de leur immatriculation et pendant le trimestre suivant, dès lors qu'ils justifient de 60 heures de travail salarié ou assimilé.

Pour bénéficier des prestations en espèces pendant 6 mois au maximum, l'assuré doit pouvoir justifier d'au moins 200 heures de travail salarié au cours du trimestre civil ou des 3 mois précédant la date de l'arrêt du travail. La prolongation au-delà de 6 mois du service de ces prestations n'est possible que si l'assuré justifie, au premier jour du mois précédant le mois au cours duquel se situe l'arrêt de travail, de 12 mois d'immatriculation et, au jour de l'arrêt du travail, d'au moins 800 heures de travail salarié au cours des 4 trimestres civils ou des 12 mois précédents, dont au moins 200 heures au cours du premier de ces trimestres ou des trois premiers de ces mois.

10. *Bulletins d'information et ententes préalables.* — L'assuré est tenu d'aviser la caisse lorsque son médecin lui prescrit certains soins au moyen d'un bulletin d'information spéciale.

D'autres soins et traitements ne peuvent être pris en charge (sauf s'ils présentent un caractère d'urgence) que s'ils ont fait l'objet d'une demande préalable; en principe, l'accord de la caisse peut généralement être tenu pour acquis si elle n'a pas fait connaître son refus dans les 10 jours. Les bulletins d'information et les demandes d'entente préalable ont pour objet de permettre un éventuel contrôle médical.

11. *Obligations des malades.* — En principe, le malade ne peut quitter la circonscription de la caisse sans autorisation préalable de celle-ci. Lorsqu'un arrêt de travail est prescrit, il ne peut se livrer à aucun travail, rémunéré ou pas, sans prescription médicale; il ne peut quitter son domicile (seulement entre 10 et 16 heures) que si le médecin le prescrit dans une fin thérapeutique sur la feuille de maladie.

Assurance maternité. — La femme personnellement assurée, la conjointe légitime (même séparée de corps) d'un assuré et la fille considérée comme enfant à charge d'un assuré peuvent seules bénéficier de l'assurance maternité. Les indemnités journalières peuvent être versées à la femme assurée personnellement pendant une période maximale de 14 semaines (6 avant l'accouchement, 8 après).

Depuis le 1er janvier 1971, le montant de l'indemnité journalière a cessé de correspondre à celui de l'assurance maladie; à la suite d'un accord entre les syndicats ouvriers et patronaux, un décret l'a fixé à 90 p. 100 du gain journalier de base. L'assurance maternité couvre les frais médicaux, pharmaceutiques, d'appareils et d'hospitalisation relatifs à la grossesse, à l'accouchement et à ses suites. Ces prestations ne supportent aucun ticket modérateur. Cependant, en cas d'hospitalisation d'une durée supérieure à 12 jours, un ticket modérateur de 20 p. 100 est appliqué à partir du 13e jour. La future maman doit se soumettre à 4 examens prénataux (avant la fin des 3e, 6e et 8e mois, puis dans la première quinzaine du 9e mois). Un examen postnatal est prévu dans les 4 premières semaines suivant la naissance.

Des primes d'allaitement ou des bons de lait sont également attribués lorsque l'enfant est soumis aux examens médicaux préventifs légaux.

L'ouverture des droits est subordonnée à la justification par l'assuré sur le compte duquel les prestations sont versées des conditions suivantes : 1° 10 mois d'immatriculation à la date présumée de l'accouchement; 2° 200 heures de travail salarié pendant le trimestre civil ou les 3 mois précédant le début du 9e mois avant la date présumée de l'accouchement, ou bien 120 heures au cours du mois civil ou du mois précédant cette même date.

Assurances maladie maternité des travailleurs non salariés des professions non agricoles. — La loi prévoit deux sortes de prestations : 1° des prestations communes à l'ensemble des groupes professionnels et obligatoirement servies dès que les cotisations ont été acquittées; 2° des prestations supplémentaires propres à un ou plusieurs groupes professionnels. Les prestations du premier groupe sont accordées à l'assuré, à son conjoint, à ses enfants ou aux autres membres de sa famille à charge : ce sont les frais de médecine générale et spéciale; les frais pharmaceutiques, d'orthopédie et de prothèse; les frais d'analyse et d'examens de laboratoire, les frais chirurgicaux et d'hospitalisation; seuls les enfants de moins de 16 ans (20 ans si infirmes) peuvent prétendre aux frais de vaccinations obligatoires et aux frais de soins et prothèses dentaires.

Assurance invalidité. — L'assuré de moins de 60 ans présentant une invalidité réduisant d'au moins les deux tiers sa capacité de travail ou de gain qui justifie avoir effectué un travail salarié (ou s'être trouvé dans une situation assimilée) pendant au moins 800 heures au cours des 4 trimestres civils ou des 12 mois précédant l'arrêt de travail suivi d'invalidité (ou la constatation de l'invalidité résultant de l'usure prématurée de l'organisme), dont 200 heures au moins au cours du premier de ces trimestres civils ou des trois premiers mois, peut prétendre à une pension d'invalidité, égale à 30 p. 100 du salaire de base calculé en fonction des cotisations versées au cours des 10 dernières années d'activité (ou s'il n'y en a pas 10, depuis l'immatriculation pendant la période d'activité salariée). Ce montant est porté à 40 p. 100 lorsque l'invalide est absolument incapable d'exercer une profession quelconque. Une majoration est versée lorsque l'invalide est dans l'obligation d'avoir recours à l'assistance d'une tierce personne pour effectuer les actes ordinaires de la vie. La pension, dont le montant est revalorisé annuellement, peut éventuellement être révisée, suspendue ou supprimée.

Assurance contre les accidents du travail et les maladies professionnelles. — V. pp. 6 et 664.

Prestations familiales. — 1. *Allocations familiales proprement dites.* Elles sont versées aux familles ayant au moins 2 enfants à charge (légitimes, naturels, recueillis âgés de moins de 10 ans ou, en cas d'apprentissage, de moins de 18 ans et, en cas de prolongation des études, de moins de 20 ans; ce dernier âge est retenu pour les enfants infirmes ou atteints d'une maladie chronique et pour les jeunes filles s'occupant exclusivement d'au moins 2 enfants de moins de 14 ans vivant sous le toit de l'allocataire) lorsque le chef de famille exerce une activité professionnelle suffisante ou se trouve dans une situation assimilée. Pour 2 enfants à charge, le montant mensuel de ces allocations est égal à 22 p. 100 d'une base mensuelle de calcul fixée par décret pour la région parisienne (des abattements de 1, 2, 3 ou 4 p. 100 lui sont applicables en province) ; pour 3 enfants, il est égal à 59 p. 100; pour 4 enfants à 96 p. 100; pour chaque enfant en sus de 4, la majoration est de 33 p. 100. Les familles ayant au moins 3 enfants à charge bénéficient d'un supplément de 9 p. 100 pour chaque enfant de plus de 9 ans à partir du second; le supplément est porté à 15 p. 100 lorsque l'enfant a plus de 15 ans.

2. *Allocation de salaire unique.* — Lorsque le conjoint du chef de famille n'exerce pas une activité professionnelle notable et que le revenu fiscal mensuel du ménage est inférieur à 4 000 francs (5 500 francs avant déduction), une allocation dite de salaire unique est versée. Le montant de cette allocation est égal à 20 p. 100 d'une base mensuelle spéciale pour un enfant âgé de moins de 5 ans et de plus de 2 ans (le service de cette allocation est subordonné à certaines conditions), à 40 p. 100 pour 2 enfants de plus de 2 ans, à 50 p. 100 lorsqu'un enfant unique à charge ou l'un des deux enfants a moins de 2 ans, à 50 p. 100 pour 3 enfants et davantage. Ces montants sont doublés lorsque le revenu fiscal mensuel du ménage est inférieur à 1 000 francs (1 300 francs avant déduction). L'allocation de salaire unique s'ajoute aux allocations familiales et est subordonnée à une condition d'activité professionnelle du chef de famille.

3. *Allocations prénatales.* — Aucune condition d'activité professionnelle n'est exigée. La future mère doit déclarer sa grossesse avant l'expiration du 3e mois et se soumettre à divers examens prénataux. Le montant mensuel des allocations prénatales — qui peuvent être versées pendant les 9 mois de la durée de la grossesse — est égal à 22 p. 100 de la base mensuelle servant au calcul des allocations familiales proprement dites.

4. *Allocation de maternité.* — Cette allocation est versée — sans justification d'activité professionnelle — pour la naissance en France d'un enfant de nationalité française (celle-ci peut être acquise dans les 3 mois de la naissance), viable, légitime ou reconnu. Toute première naissance remplissant ces conditions survenue avant le 25e anniversaire de la mère ou dans les deux premières années du mariage y ouvre droit. La naissance d'un enfant ultérieur y ouvre également droit si elle survient dans les 3 années d'une précédente naissance. Le montant de l'allocation est égal à 2 fois la base mensuelle fixée pour les allocations familiales applicables au chef-lieu du département.

Le salarié chef d'une famille où survient une naissance peut prétendre à 3 jours de congés payés à prendre dans une période de 15 jours entourant la naissance. Il s'agit d'une prestation familiale versée par l'employeur, qui se fait ensuite rembourser par la Caisse d'allocations familiales.

5. *Allocation d'éducation spécialisée pour les mineurs et infirmes.* — Cette allocation mensuelle (versée pendant 12 mois, son attribution pouvant cependant être renouvelée) est égale à 50 p. 100 de la base mensuelle de calcul des allocations familiales proprement dites. Elle est versée aux chefs de famille qui placent dans un établissement (public ou privé agréé) un enfant de moins de 20 ans atteint d'une infirmité sérieuse justifiant une éducation ou une formation professionnelle spécialement adaptées, s'ils exercent une activité professionnelle (la femme seule ayant un ou plusieurs enfants à charge peut y prétendre même si elle n'exerce pas une telle activité).

6. *Allocation logement.* — Les familles bénéficiant des prestations familiales et les jeunes ménages (pendant les deux premières années du mariage) peuvent prétendre à cette allocation s'ils disposent d'un logement répondant à des normes minimales de salubrité et de peuplement et s'ils affectent à ce logement une fraction suffisante de leurs ressources.

Assurance décès. — Cette assurance garantit le paiement d'un capital décès aux ayants droit de l'assuré. Ce capital est dû quelle que soit la cause du décès. En sont bénéficiaires, en priorité, les personnes qui étaient au jour du décès à la charge totale, effective et permanente de l'assuré, même si elles n'avaient aucun lien de parenté avec celui-ci. A défaut de bénéficiaires prioritaires, sont habilités à percevoir le capital décès dans l'ordre suivant : le conjoint, les descendants, les ascendants. Les bénéficiaires prioritaires doivent se prévaloir du droit de priorité dans le mois suivant le décès. Il faut que l'assuré ait occupé un emploi salarié ou assimilé pendant au moins 100 heures au cours du trimestre civil ou des 3 mois de date à date, ou 120 heures au cours du mois précédant la date du décès, et n'ait pas cessé d'être assuré à cette date depuis plus d'un mois. Chaque journée au cours de laquelle l'assuré bénéficie soit des indemnités journalières au titre de la maladie, de la maternité ou des accidents de travail, soit de la pension d'invalidité ou d'une rente accident du travail correspondant à une incapacité permanente d'au moins 66 p. 100, est assimilée à 6 heures de travail salarié pour l'ouverture du droit au capital décès. Ce capital décès est égal à 90 fois le gain journalier de base, qui est déterminé, compte tenu du salaire soumis à cotisation, dans la limite du plafond.

La retraite Sécurité sociale. — Elle peut être une pension, une rente ou une allocation.

Les *pensions* et *rentes* dépendent des cotisations versées et sont servies quel que soit le montant des ressources des bénéficiaires. Elles ne peuvent pas être modifiées pour tenir compte des périodes d'assurance accomplies après leur attribution.

Les allocations sont d'un montant uniforme, qui n'est pas lié aux cotisations versées; elles ne peuvent se cumuler ni avec les pensions ni avec les rentes. Elles ne sont servies qu'aux personnes dont les ressources sont limitées. Il peut s'agir d'allocation aux vieux travailleurs salariés ou d'allocation aux mères de famille; pour prétendre à cette dernière il faut être épouse, veuve ou divorcée d'un salarié (les mères célibataires n'y ont donc pas droit).

Droits des conjoints survivants. — Une personne âgée de moins de 60 ans et atteinte d'une incapacité permanente de travail peut obtenir une pension de veuve ou de veuf si son conjoint bénéficiait d'une pension d'invalidité avant son décès à 60 ans (ou de vieillesse, après 60 ans). Une personne âgée d'au moins 65 ans (ou du moins 60 ans, mais inapte au travail) peut obtenir une pension de réversion ou un secours viager si le mariage a été contracté au moins deux ans avant l'entrée en jouissance de la prestation de vieillesse du conjoint, ou quatre ans au moins avant le décès du conjoint. Pour la pension de réversion, les ressources ne doivent pas être supérieures au montant du S. M. I. C. en vigueur au 1er janvier de l'année au cours de laquelle est survenu le décès. En ce qui concerne le secours viager, le montant annuel des ressources ne doit pas dépasser un maximum.

Le contentieux. — Pour régler les litiges soulevés par l'application des législations de Sécurité sociale, des juridictions spéciales ont été créées. Il convient cependant de distinguer les litiges d'ordre médical qui portent sur l'état de santé du malade, ou le taux d'I. P. P. en cas d'accident du travail, et les litiges d'ordre administratif, portant sur l'interprétation de la loi.

Les litiges d'ordre médical. — La réclamation contre la décision de la caisse doit être présentée dans le délai d'un mois à compter de la date de la notification de cette décision. Les décisions d'ordre médical prises par les caisses en matière d'assurance maladie, maternité et accidents du travail sont réglées, en ce qui concerne le remboursement des soins et l'attribution d'indemnités journalières, par un expert nommé d'un commun accord entre le médecin traitant et le médecin conseil de la caisse. L'avis de l'expert est sans appel. Les contestations relatives aux pensions d'invalidité, aux taux d'I. P. P., à l'attribution d'une retraite pour inaptitude au travail doivent être portées devant une commission régionale. L'assuré peut contester la décision prise par cette dernière et faire appel.

Les litiges d'ordre administratif. — Ils sont soumis à la Commission de recours gracieux, composée d'administrateurs de la caisse. L'intéressé doit adresser sa réclamation par écrit dans le délai de deux mois qui suit la notification de la décision de la caisse. Il peut faire appel.

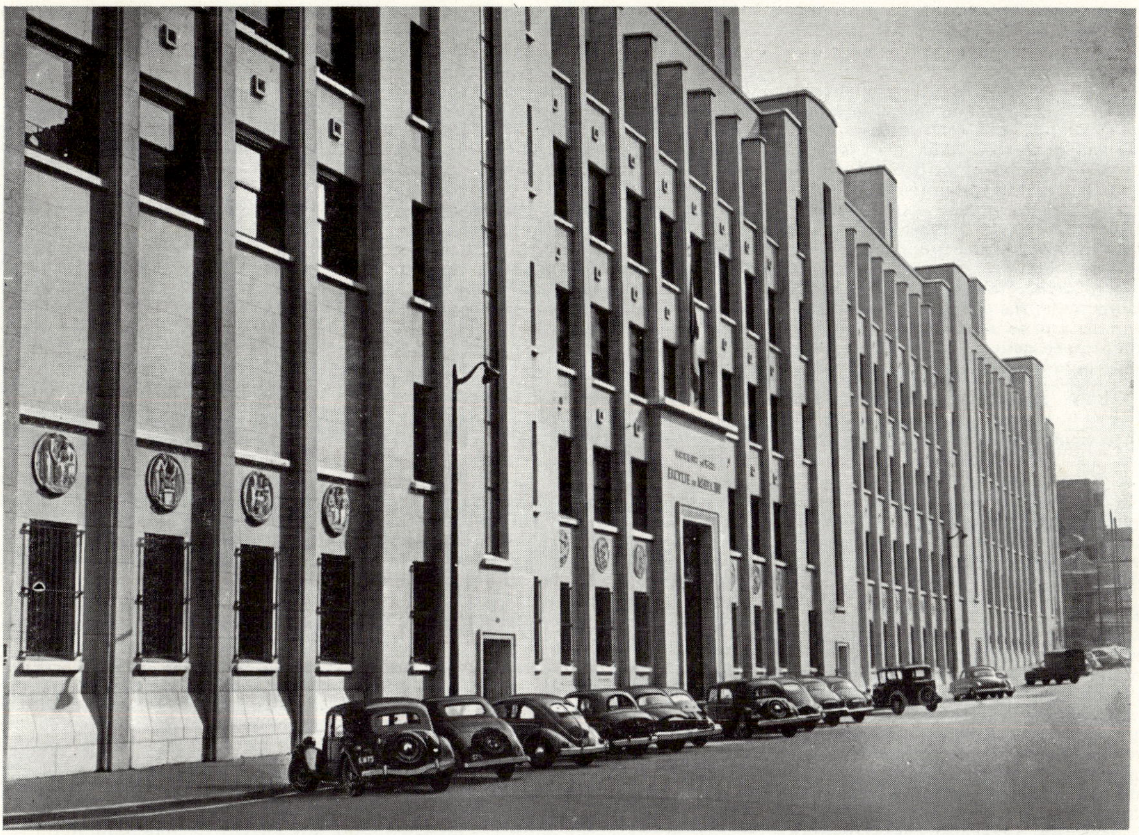

LA NOUVELLE FACULTÉ DE MÉDECINE DE PARIS (*Phot. Larousse.*)

SUPPLÉMENT

(Les articles précédés d'un astérisque complètent ceux qui sont déjà traités dans l'ouvrage.)

A

ACCIDENTS D'AUTOMOBILE. — Leur fréquence est élevée : ils sont responsables chaque année de 10 000 morts et de 20 000 blessés.

Ils provoquent, par la chute en avant, des lésions du crâne, de la face, du thorax et des membres inférieurs; par la chute en arrière, ils sont responsables de lésions du rachis.

Les ceintures de sécurité et l'appuitête visent respectivement à éviter ces deux conséquences.

Les mesures prises concernant la limitation de vitesse, la responsabilité des conducteurs en état d'ivresse, le port obligatoire de la ceinture de sécurité en dehors des agglomérations, devraient réduire conséquences et fréquence des accidents d'automobile.

ACÉTAZOLAMIDE. — Sulfamide diurétique, qui agit dans l'organisme comme inhibiteur de l'anhydrase carbonique, c'est-à-dire de l'enzyme qui permet l'hydratation ou la déshydratation de l'acide carbonique. Ce diurétique, dont l'action est donc très spéciale, est sans toxicité générale aux doses thérapeutiques; il peut entraîner quelques troubles digestifs et nerveux sans gravité.

***A.C.T.H.** (*adreno-cortico-trophic-hormone*). — Hormone sécrétée par le lobe antérieur de l'hypophyse. Son action s'exerce sur le cortex surrénal, dont elle maintient l'activité selon les besoins de l'organisme, besoins essentiellement variables avec les agressions dont celui-ci peut être l'objet.

Cette substance a été isolée en 1943 par Li, Evans et Simpson d'une part, Sayers, White et Long d'autre part. D'autres procédés d'extraction ont été mis au point par la suite, et aujourd'hui sa fabrication sur le plan industriel en permet une utilisation thérapeutique étendue.

L'action des corps adrénocorticotropes livrés à l'utilisation clinique s'étend essentiellement à la sécrétion par la surrénale des glycocorticoïdes (cortisone en particulier), mais aussi partiellement à la sécrétion des minéralocorticoïdes. Ce fait est important, car il peut être la cause de rétention aqueuse au cours de l'utilisation thérapeutique de l'A.C.T.H. D'autres incidents ou accidents proviennent de l'hypersécrétion de cortisone due à l'A.C.T.H. introduite dans l'organisme (v. CORTICOÏDES SURRÉNAUX au *Suppl.*).

Ce mode d'action de l'A.C.T.H. en explique l'emploi.

Pour que l'A.C.T.H. soit efficace, il faut que la glande surrénale soit normale, capable de répondre aux incitations dont elle est l'objet. On s'en assure préalablement par la pratique du test de Thorn (v. ce mot au *Supplément*).

Si la surrénale est normale, on peut théoriquement employer indifféremment l'A.C.T.H. ou la cortisone, avec cette réserve toutefois qu'un traitement prolongé à l'A.C.T.H. peut entraîner un véritable épuisement surrénal.

L'indication théorique évidente de l'A.C.T.H. est l'insuffisance sécrétoire de l'hypophyse antérieure : hypopituitarisme antérieur. Mais, avec les produits actuellement utilisés, il peut se constituer dans l'organisme des anticorps antihormones. Aussi préfère-t-on dans ces cas utiliser directement l'hormone périphérique, c'est-à-dire la cortisone.

L'A.C.T.H. trouve donc ses indications majeures dans des affections où son action se confond schématiquement avec celle de la cortisone (v. ce mot au *Supplément*).

MODES D'ADMINISTRATION ET DOSES. L'A. C. T. H. est administrée par injections intramusculaires aux doses de 20 à 150 mg par 24 heures, à raison de 4 injections quotidiennes.

La méthode des perfusions intraveineuses a permis d'obtenir des résultats identiques, sinon meilleurs, avec des doses beaucoup moindres.

ADAPTATION. — Maladies de l'adaptation. — Théorie due au Canadien Selye, destinée à expliquer le mécanisme de certaines maladies. Les maladies ont souvent une cause extrinsèque; elles sont dues à une agression venant de l'extérieur (intoxication, infection, choc, etc.) [v. STRESS, au *Supplément*]. Cette agression détermine dans l'organisme des réactions de défense, d'adaptation (v., plus loin, *Syndrome général de l'adaptation*). Mais une agression relativement minime peut provoquer une réaction de défense disproportionnée et durable : cette « adaptation » fâcheuse va constituer à elle seule toute la maladie. Prenons un exemple expérimental : en injectant dans la patte d'un rat une goutte de formol ou de moutarde, on s'attendrait à provoquer une réaction locale minime; en réalité, on détermine une réaction intense de toute la patte avec formation d'arthrites très douloureuses (maladie d'adaptation). Mais si le rat reçoit en même temps de la cortisone, la maladie d'adaptation n'apparaît pas et tout se résume à une réaction locale minime.

D'après Selye, les maladies d'adaptation atteignent le système conjonctif en particulier. C'est pourquoi les maladies du *collagène* (v. *Supplément*), telles que le rhumatisme, le lupus érythémateux, la périarthrite noueuse, etc., font partie des maladies d'adaptation.

Les maladies d'adaptation sont justiciables du traitement par la cortisone.

Soulignons pour terminer que cette conception des maladies d'adaptation n'est pas admise par de nombreux auteurs.

Syndrome général de l'adaptation. — Théorie imaginée par l'Américain Selye. Elle peut se résumer ainsi : toute *agression*, toute cause de maladie va provoquer dans l'organisme toute une série de déséquilibres, de réactions dont la nature n'est pas spéciale à l'agression. Par l'intermédiaire du système nerveux et endocrinien, l'organisme va « s'adapter » ou non; cette adaptation passe par plusieurs étapes : une *phase d'alarme*, une *phase de résistance*, qui peut durer de quelques heures à toute la vie, et enfin une *phase d'épuisement*, qui apparaît lorsque l'organisme a épuisé toute sa capacité d'adaptation. Cette théorie a donné lieu a de nombreuses controverses. Un exemple typique de syndrome général d'adaptation est le choc postopératoire, qui en est une manifestation aiguë; pour Selye, de nombreuses maladies seraient des manifestations aiguës, subaiguës ou chroniques de ce syndrome. (Il admet même que ces maladies représentent au moins la moitié de la pathologie.)

***AGGLUTININES. — Agglutinines froides.** — Réaction de laboratoire pratiquée sur le sang, dont la posivité est fréquente dans les maladies à virus (pneumonie à virus en particulier, ictère hémolytique). Dans ce cas, le sérum du malade possède la propriété d'agglutiner (de réunir en amas) ses propres globules rouges lorsque la température s'abaisse au-dessous de 5°, avec réversibilité de cette agglutination au-dessus de cette température.

Agglutinines anti-Rhésus. — Agglutinines qui apparaissent dans le sang des sujets « Rhésus négatifs » (Rh—) à l'occasion d'une transfusion, et chez les femmes à l'occasion d'une grossesse si le fœtus est Rh+. Dans le cas des femmes enceintes dont le groupe est Rh—, on peut rechercher la formation d'agglutinines anti-Rh au cours de la grossesse, ce qui permet de prendre les mesures nécessaires à la naissance.

***ALLERGIE (Maladies de l').** — Les affections dues à une sensibilisation, ou maladies allergiques, sont très nombreuses. On peut les considérer comme des accidents anaphylactiques (v. ce mot); néanmoins, on réserve généralement ce terme aux *accidents violents* tels qu'on les observe en expérimentation animale ou chez l'homme après injection de sérum.

Il convient de distinguer (Pasteur Vallery-Radot) les maladies de l'*allergie humorale* des maladies de l'*allergie tissulaire*.

Maladies de l'allergie humorale (anticorps en circulation dans le sang). — Elles se manifestent brusquement (sous forme de *crise*) à la suite d'un contact court et récent avec la cause déclenchante (antigène), souvent à doses infinitésimales; leurs manifestations sont brèves et elles disparaissent sans laisser de traces : c'est la crise d'asthme allergique, le rhume des foins, l'urticaire, etc.

Elles sont souvent *héréditaires ;* dans une même famille, par exemple, l'un sera asthmatique, l'autre migraineux, le troisième aura de l'urticaire. L'antigène responsable (aliment, corps chimique, pollen, poils d'animaux, etc.), pur ou dilué, mis au contact de la peau préalablement scarifiée (*cuti-réaction*), donne au bout de 10 à 30 minutes une enflure rouge, comparable à une petite plaque d'urticaire. On peut obtenir le même résultat en pratiquant une *intradermo-réaction* (v. ce mot), mais les réactions peuvent être violentes (choc); aussi, convient-il de n'injecter que des dilutions d'antigène à des taux extrêmement faibles.

Maladies de l'allergie tissulaire. (anticorps uniquement localisés dans les cellules). — Elles apparaissent progressivement, à la suite de contacts souvent répétés ou prolongés, et durent longtemps : c'est le cas de l'eczéma des mains des ménagères, par exemple au contact de l'eau de Javel.

La substance responsable appliquée sur la peau (*épidermo-réaction*) donne au bout de 1 à 3 jours une rougeur localisée en cas de réaction positive. En revanche, la cuti-réaction et l'intradermo-réaction précédemment décrites sont négatives.

Principales maladies de l'allergie (pour plus de détails, v. aux différentes maladies). — Il faut se souvenir que l'allergie n'est pas l'unique responsable de ces manifestations.

Asthme bronchique. — Un tiers seulement des cas sont d'origine allergique. La poussière de maison, les plumes de volailles (contenues dans les oreillers, par exemple) sont fréquemment en cause; les poils d'animaux (cas d'individus faisant des crises au contact de telle ou telle race de chien ou de chat), le pollen, les aliments peuvent également donner des crises.

Rhume des foins (v. à FOINS). — C'est souvent le pollen des graminées qui est l'agent déclenchant (d'où son apparition en mai, juin, juillet). Parmi les graminées responsables, citons la fléole des prés, le pâturin des prés, le dactyle, le blé, le maïs, etc. Le pollen de certains arbres (troène, peuplier, marronnier) et de certaines fleurs à parfum peuvent être les agents responsables.

L'urticaire. — L'antigène est souvent un aliment : fraise, crustacé, coquillage, œuf, etc.

Œdème de Quincke. — V. QUINCKE.

Migraine. — Les migraines allergiques sont rares. Elles sont dues à un spasme des artères cérébrales déclenché par un aliment (œuf, chocolat), un parfum, etc.

Eczéma. — Certains sont d'origine allergique.

Eczéma par allergie humorale. — La cause en est souvent un aliment (lait, œuf, etc.), et l'hérédité est fréquente.

Eczéma par allergie tissulaire. — Il est dû à des contacts souvent répétés entre la peau et la substance responsable (dermite par contact). Il est fréquemment *professionnel :* coiffeurs utilisant des teintures à base de paraphénylènediamine, ébénistes manipulant certains bois, etc. Les fards, les savons, les vêtements, les fourrures, les plantes, etc., peuvent le provoquer.

Citons encore certaines *conjonctivites*, des *prurits, purpuras, néphrites, arthrites*, etc., qui sont d'origine allergique.

TRAITEMENTS. On tentera d'empêcher le malade d'être en contact avec la cause déclenchante : s'il fait des crises d'asthme au voisinage des chevaux par exemple, il évitera ces animaux; si c'est un produit de beauté, un aliment qui est responsable d'un eczéma, il faudra s'en abstenir. Dans certains cas, le port d'un système protecteur évitera les manifestations : masque respiratoire filtrant l'air, port de gants de caoutchouc (eczéma des ménagères), etc.

Les méthodes dites de *désensibilisation spécifique* permettent d'éviter certaines manifestations allergiques. Aussi, on injectera, en piqûres sous-cutanées ou intradermiques, des doses infinitésimales croissantes d'extrait de pollen à tel malade atteint d'un rhume des foins; tel autre sensibilisé à l'œuf ingérera tous les jours des doses progressives et infimes au début de cet aliment, jusqu'à ce qu'il puisse le supporter. Parfois, la prise d'une petite quantité de l'aliment nocif ou de peptone, une heure avant le repas, permet d'éviter les manifestations. Dans d'autres cas, on tentera de *modifier l'organisme* pour faire disparaître cette sensibilisation anormale, d'où l'intérêt de l'auto-hémothérapie, l'auto-sérothérapie, des injections d'hyposulfite de magnésium, de gluconate de calcium, de la fièvre artificielle, la saignée, des injections de peptone, de lait, etc.

Les *antihistaminiques* (v. ce mot) *de synthèse* préviennent ou améliorent considérablement un grand nombre de maladies allergiques telles que l'œdème de Quincke, le rhume des foins.

Enfin, la *cortisone* et l'*A.C.T.H.* ont une action remarquable, mais temporaire. Toutefois, ces médications peuvent être dangereuses et doivent être réservées aux manifestations allergiques graves ou particulièrement pénibles (état de mal asthmatique, par exemple).

AMNIOCENTÈSE. — Prélèvement du liquide amniotique par ponction; elle permet l'analyse de celui-ci. Elle est indiquée lorsque l'on suspecte certaines fœtopathies et permet parfois de poser l'indication d'un accouchement prématuré (dans l'incompatibilité rhésus, p. ex.).

AMPHÉTAMINE. — Groupe de corps chimiques de formule voisine, doués d'une action excitante importante sur le système nerveux central et plus accessoirement sur le sympathique, provoquant une stimulation de l'activité physique et intellectuelle. Il convient de ne pas abuser de ces médicaments, qui ne doivent être prescrits que par un médecin.

A doses croissantes, ils sont utilisés dans la narcolepsie, la maladie de Parkinson après encéphalite, certains états dépressifs, etc. Ces médicaments doivent être maniés avec prudence, car ils peuvent créer de l'insomnie, des palpitations, une surexcitation nerveuse.

En outre, ce sont des contrepoisons (à doses fortes) des intoxications aiguës (coma) par les barbituriques; chez les obèses, ils permettent de freiner l'appétit.

AMPHOTÉRICINE B. — Antibiotique antifongique administré par voie veineuse. Son action toxique sur le rein nécessite une stricte surveillance de l'urée sanguine lors de son emploi.

Il est spécialement indiqué dans le traitement des mycoses profondes (torulose, histioplasmose, etc.).

ANGIOCARDIOGRAPHIE. — Méthode d'opacification du cœur et de ses vaisseaux (qui normalement sont peu visibles aux rayons X) par injection d'un liquide de contraste opaque qui se mélange au sang.

Après avoir déterminé qu'il n'existe aucune contre-indication à la méthode (insuffisance rénale ou hépatique, intolérance à l'iode), on installe le patient dans la salle de radiographie prévue à cet effet. Le liquide à injecter est un composé organo-iodé s'éliminant rapidement par le rein. L'injection intraveineuse se fait au moyen d'une seringue spéciale, soit en piquant directement dans une veine du pli du coude, soit par l'intermédiaire d'un cathéter (petite sonde introduite dans la veine et poussée jusqu'au ventricule droit). Dès le début de l'injection, on déclenche l'appareil radiographique. Celui-ci, grâce à un système de cassettes escamotables, est capable de prendre 2 à 10 clichés par seconde.

Après injection du produit de contraste, le sang s'opacifie et, en circulant dans les cavités cardiaques et les gros vaisseaux du cœur (qui normalement se superposent), il permet d'obtenir, par la radiographie en série, des images très intéressantes de la silhouette cardio-vasculaire (*fig.* 1).

Ce mode d'examen, souvent associé au *cathétérisme du cœur* (v. *Supplément*), est employé fréquemment pour étudier les malformations congénitales complexes avant de décider une intervention chirurgicale. Il est utilisé également pour certaines cardiopathies acquises, certaines maladies de l'aorte (anévrisme, sténose) et même en pneumologie (opacification des artères pulmonaires).

ANTIALDOSTÉRONE. — Les substances inhibitrices de l'aldostérone forment cette classe. Elles comprennent les spironolactones et le triamtérène, et sont utilisées dans le traitement des œdèmes où il existe une hypersécrétion d'aldostérone.

ANTIBIOGRAMME. — Méthode de laboratoire permettant de préciser le degré de résistance ou de sensibilité des microbes pathogènes (prélevés dans du pus, des crachats, par exemple) à l'égard de tel ou tel antibiotique. Le procédé consiste à étudier la croissance ou l'inhibition de ces microbes pathogènes ensemencés sur des milieux de culture appropriés auxquels on a incorporé des doses croissantes d'antibiotiques.

L'antibiogramme permet donc *a priori* de choisir l'antibiotique ou une association d'antibiotiques nécessaire à la guérison.

ANTICOAGULANTS. — Les médications *anticoagulantes* sont de deux types : l'héparine et les substances qui s'opposent à la formation de prothrombine (dérivés du dicoumarol, phénindione et substances voisines). Ils diminuent la coagulabilité du sang circulant et empêchent ainsi la formation de caillots dans les vaisseaux. Ils sont surtout utilisés contre les *phlébites*, dont ils ont transformé le traitement et le pronostic; contre les *artérites* et dans l'*infarctus du myocarde*. En revanche, ils peuvent causer des accidents à type d'hémorragie, ce qui impose une surveillance minutieuse des malades traités. Cette surveillance doit comprendre la recherche d'hémorragies gingivales, cutanées (pétéchies), d'urines sanglantes, et des examens de laboratoire dont les deux principaux sont le *taux de prothrombine* et le *test de résistance à l'héparine*.

L'*héparine* agit rapidement, fugacement, et les injections doivent être répétées plusieurs fois dans la journée. Les accidents dus à l'héparine sont rapidement jugulés par l'injection de protamine.

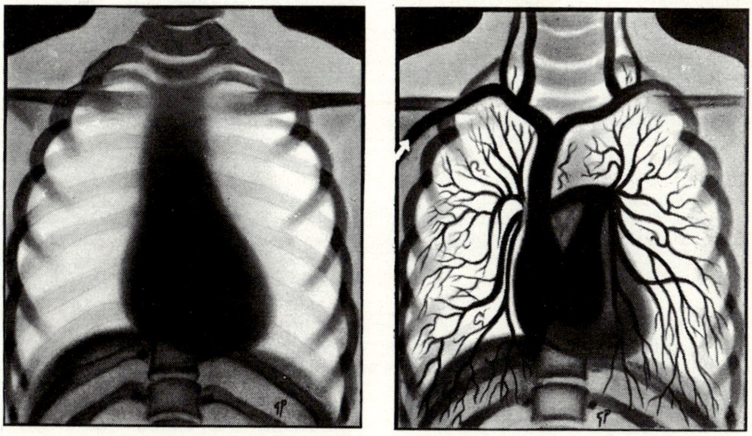

FIG. 1. — Angiocardiographie.

A gauche, radiographie thoracique ordinaire. *A droite,* angiocardiographie : la veine cave supérieure, l'oreillette et le ventricule droits, l'artère pulmonaire et ses branches sont devenus visibles (aspect demi-schématique grâce à l'injection du produit iodé de contraste qui se mélange au sang).

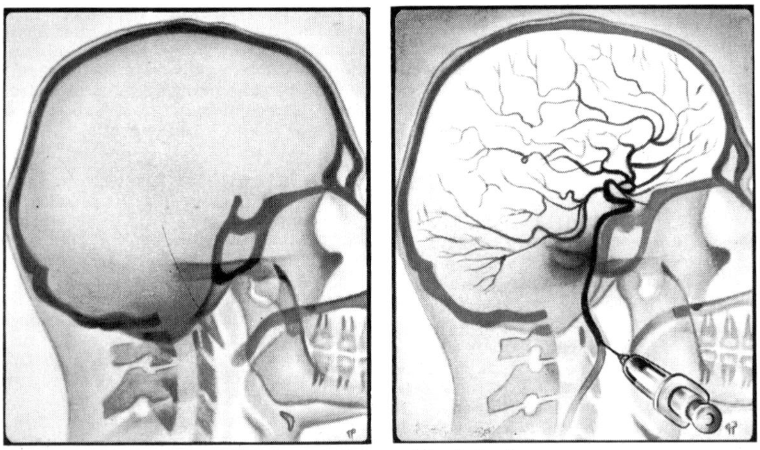

FIG. 2. — Artériographie cérébrale.
A gauche, radiographie du crâne, de profil. *A droite,* après artériographie, les vaisseaux du cerveau deviennent visibles et dessinent une arborisation.

L'*éthyldicoumarol,* principal dérivé du dicoumarol, agit avec retard, de façon prolongée; il est administré par voie orale. En revanche, son antidote, la vitamine K, n'agit qu'avec un certain retard.

Le *phénindione* possède les mêmes propriétés que les dérivés du dicoumarol.

ANTIFUNGIQUES. — Se dit des médicaments destinés à lutter contre les affections mycosiques. Ils ont suscité de nouvelles recherches du fait de l'augmentation du nombre des mycoses, due à l'usage des antibiotiques. L'*alcool iodé-salicylé* reste le traitement classique des mycoses cutanées. Certains *acides gras,* les *benzothiazols* et surtout la *nystatine,* de découverte récente, sont employés localement et par voie générale contre les moniliases, les infections à *Candida albicans* (muguet) et les autres mycoses.

Plus récemment se sont ajoutés par voie générale la *griséofulvine* et, par voie locale, le *tolnaftate,* actifs contre les mycoses de la peau, des ongles et des poils, dues aux *Microsporum, Epidermophyton* et *Trichophyton.*

ANTILEUCÉMIQUES. — Se dit de substances chimiques qui sont capables de bloquer les mitoses et sont employées dans le traitement des leucoses ou leucémies. La plupart sont très toxiques et ne doivent être pris que sous surveillance clinique et hématologique répétée. Ils permettent des sédations, mais ne guérissent pas les leucoses. Il faut citer l'aminoptérine, la méchlorétamine, la mercaptopurine, le triéthylènemélamine et le 1-4-diméthane-sulfonyloxybutane.

ANTIMÉTABOLITE. — Médicament antinéoplasique qui lèse les chromosomes en inhibant la synthèse de leurs acides nucléiques. Il en existe trois classes : les antagonistes de l'acide folique dominés par l'améthoptérine ; les antagonistes de l'adénine dominés par la mercapto-6-purine; les antagonistes de la thymine dominés par le fluoro-5-uracile.

ANTIMITOTIQUE. — Médicament antinéoplasique dont le mécanisme d'action se rapproche de celui des radiations ionisantes.

ANTINAUSÉEUX. — Se dit de médicaments capables d'agir sur le centre du vomissement et qui ont été employés au début contre les malaises des voyages (mal de mer, mal des transports), puis au cours de divers états pathologiques, ainsi que contre les nausées et vomissements de la grossesse. Les premiers produits employés étaient des dérivés de la théophylline et des antihistaminiques. Certains neuroleptiques possèdent une grande activité antinauséeuse, notamment la *chlorpromazine* et surtout l'*halopéridol.* Plus récemment se sont ajoutés le *métoclopramide* (v. *Suppl.*) et la *métopimazine* (puissant inhibiteur du nerf pneumogastrique).

***ARTÉRIOGRAPHIE.** — **Artériographie cérébrale.** — Introduction, dans la carotide interne, d'un composé iodé organique soluble et opaque aux rayons X, permettant d'obtenir par la radiographie une image des vaisseaux du cerveau.

TECHNIQUE. Le malade étant allongé sur le dos, on ponctionne à l'aide d'une aiguille la carotide interne à la base du cou (la dénudation artérielle étant rarement nécessaire). Puis on injecte très rapidement la solution opaque aux rayons X et l'on prend immédiatement des radiographies en série, au besoin de face et de profil. Au moment de l'injection, le malade accuse une sensation de chaleur dans la tête et la face, qui est sans danger.

RÉSULTATS. Les radiographies montrent (*fig.* 2) l'arborisation des vaisseaux du cerveau. En cas de tumeur, d'hématome cérébral, l'arborisation est déformée, refoulée, permettant un repérage précis en vue d'une intervention chirurgicale. Les malformations vasculaires (anévrisme, angiome) donnent également des images caractéristiques (dilatation du calibre d'une artère ou peloton vasculaire anormal).

AUTISME. — Trouble psychique caractérisé par un repli excessif du sujet sur lui-même. De plus en plus indifférent à la réalité extérieure, le sujet *autistique* perd le contact avec son entourage, pour ne plus réagir qu'aux sollicitations de son univers intérieur, celles de ses propres désirs. Ce trouble peut apparaître chez des individus de tous âges et accompagner des dérèglements psychotiques importants, en particulier la schizophrénie, dont il est une manifestation. Chez l'enfant, il a été cliniquement individualisé par Léo Kanner, qui le décrit en trois points principaux : isolement important, trouble du langage, besoin impérieux que tout reste inchangé (objets, lieux, personnes, etc.). Il est à noter que ces enfants, malgré les apparences, ne présentent pas d'atteinte de leurs capacités intellectuelles.

B

B. A. L. (syn. *Dithiol - 2. 3. dimercaptopropanol ou British-Anti-Lewisite*). — Corps chimique utilisé dans les intoxications par certains métaux lourd (arsenic, mercure, antimoine, or, bismuth, chrome, nickel, cadmium) et dans les intoxications par les gaz de combat. Il donne de bons résultats dans les érythrodermies et les agranulocytoses provoquées par l'arsenic ou l'or, les néphrites mercurielles. L'efficacité est d'autant plus grande que le traitement est plus précoce.

BÉANCE CERVICO-ISTHMIQUE. — Ouverture trop grande de l'orifice interne du col de l'utérus. Son origine est souvent traumatique : accouchement difficile, avortement provoqué, dilatation du col forcée ou trop rapide, etc.

TRAITEMENT. Justifié en cas de menace d'interruption de grossesse; il s'agit du *cerclage du col,* intervention simple : un fil de Nylon convenablement serré est passé autour de l'isthme utérin; en fin de grossesse, le fil sera sectionné.

BENZIODARONE. — Dérivé de la coumarine utilisé comme vaso-dilatateur coronarien. Son action lente et prolongée justifie son emploi dans le traitement de fond de l'angor. Il est utilisé aussi comme uricosurique dans le traitement de la goutte.

BIGUANIDES. — Substances dérivées de la guanidine, utilisées dans le traitement du diabète gras, où elles sont actives par voie buccale.

Les principales biguanides sont la *phényl-éthyl-biguanide* (phenformine) et la *diméthyl-biguanide.* Les biguanides peuvent être associées aux sulfamides antidiabétiques, mais en cas de diabète maigre avec acidose, tous ces corps doivent céder la place à l'insuline.

BOMBE À CORPS RADIO-ACTIFS ARTIFICIELS. — Ce sont des appareils qui renferment des substances radio-actives destinées à émettre des radiations X et gamma, capables de détruire à distance certaines tumeurs malignes. La plus connue est la bombe au *cobalt**, mais il en existe d'autres où l'isotope radio-actif n'est pas le cobalt. L'intérêt de telles bombes réside dans leur puissance, qu'aucun appareil à rayons X n'atteint, comparable à celle du radium, dont on connaît la rareté (il n'existe que 1^{kg},500 de radium dans le monde, alors que l'usine d'Oak Ridge a déjà fourni l'équivalent de 100 kg de radium en isotopes).

BRIDE. — **Bride abdominale.** — Adhérence généralement allongée en forme de cordon ou de voile reliant deux points du péritoine.

Les brides peuvent avoir une origine infectieuse, comme celles qui succèdent à une péritonite tuberculeuse, une salpingite ou une cholécystite; mais le plus souvent, elles sont secondaires à une intervention chirurgicale. Dans ce cas, on admet qu'elles se sont formées par organisation fibreuse d'un caillot sanguin.

Les brides sont souvent parfaitement tolérées pendant de nombreuses années. Elles peuvent être responsables de douleurs abdominales variées et rebelles. Dans certains cas, elles peuvent freiner ou même arrêter le cheminement des matières et des gaz. Plus rarement, elles réalisent de véritables occlusions de l'intestin grêle ou du gros intestin; une telle éventualité commande une intervention chirurgicale d'urgence.

TRAITEMENT. Il doit être d'abord préventif : anti-infectieux en cas de cholécystite, de colite, par exemple; soins minutieux au cours des interventions chirurgicales. Contre les brides douloureuses, la physiothérapie est indiquée (diathermie, ondes courtes); dans d'autres cas, section chirurgicale.

BRIDE. — **Bride pleurale.** — Adhérence qui apparaît entre le poumon et la cage thoracique lors de l'établissement d'un pneumothorax artificiel. Ces brides peuvent être supprimées par « section de bride », sous contrôle de pleuroscopie. La restriction considérable de l'usage du pneumothorax a supprimé cet inconvénient, et, par suite, rendu désuète la technique en question.

C

CALCITONINE. — Hormone d'origine thyroïdienne; elle est hypocalcémiante. Son action, indépendante de celle de la parathormone, serait principalement d'inhiber la résorption osseuse.

CANDICIDINE. — Substance antifungique, c'est-à-dire capable de guérir certaines affections (mycoses) dues à des champignons inférieurs. Cette substance a une action marquée contre les infections expérimentales de la souris, causées par le *Candida albicans* et d'autres actinomycètes. Son application sur l'homme est à l'étude.

CARDIOBALLISTOGRAPHIE. — Représentation graphique des mouvements imprimés au corps par les mouvements du cœur (systoles) et le passage du sang à travers le système vasculaire.

Le principe est dû à Gordon, qui, en 1887, remarqua que le corps était animé de mouvements très faibles, rythmés sur le pouls, faciles à mettre en évidence lorsque l'on croise une jambe sur l'autre. Plaçant le sujet sur une balance sensible, il notait des déplacements rythmiques de l'index à chaque systole. Actuellement, il existe divers types de ballistographes : table oscillante portée par des ressorts sur laquelle le sujet est couché (Star), et qui peut être pourvue d'un système d'amortissement à huile (Nikerson). Dans le ballistographe de Dock, le patient repose sur une table fixe, une barre posée sur les tibias. Les mouvements de la barre sont captés et amplifiés. L'enregistrement se fait soit par un système photo-électrique, soit par un système électromagnétique.

Le ballistocardiogramme (l'enregistrement graphique) est constitué par une série d'ondes positives et négatives qu'il a été convenu d'appeler H, I, J, K, L, M, N, O. La signification de chacune de ces ondes est encore à l'étude. Néanmoins, les enregistrements sont intéressants dans un certain nombre de maladies du cœur, comme l'angine de poitrine, l'infarctus du myocarde, l'insuffisance cardiaque, l'hypertension. Enfin, il semble possible qu'on puisse calculer un jour, grâce au ballistocardiogramme, le débit du cœur.

CARDIOMYOPATHIE. — Maladie atteignant le muscle cardiaque, dont l'origine et la symptomatologie ne sont pas univoques. On distingue actuellement deux grandes variétés de cardiomyopathies :

1° les *cardiomyopathies obstructives*, où il existe une hypertrophie de la cloison interventriculaire, responsable d'une augmentation des pressions dans le ventricule gauche; essoufflement, douleurs précordiales, syncopes en sont les signes principaux;

2° les *cardiomyopathies non obstructives*, où il existe une dilatation des cavités cardiaques, rapidement responsable d'insuffisance cardiaque irréversible.

***CATHÉTÉRISME.** — **Cathétérisme du cœur.** — Méthode d'exploration instrumentale destinée à étudier les pressions et à prélever des échantillons de sang au niveau de certaines cavités du cœur ou des gros vaisseaux.

TECHNIQUE. Après préparation (administration de narcotiques, parfois, chez l'enfant, sous anesthésie générale), le sujet est placé dans une pièce spécialement conçue à cet effet, comprenant un poste de radiologie. On anesthésie la peau, puis on introduit dans une veine du pli du coude une sonde très fine qui est poussée très progressivement sous contrôle de la radioscopie. La sonde atteint la veine cave supérieure (v. pl. en couleurs à CŒUR [organe] : *Cœur droit*), l'oreillette droite, le ventricule droit, l'artère pulmonaire. A chaque position de la sonde, on peut faire un prélèvement de sang pour dosage de l'oxygène et mesure de la pression. En cas de communication anormale intracardiaque, la sonde peut passer dans le cœur gauche, permettant une étude précise de la malformation.

Le cathétérisme du cœur, souvent associé à l'*angiocardiographie* (v. *Supplément*), est fréquemment utilisé en cardiologie. Il permet d'établir un diagnostic précis et de prévoir les résultats d'une intervention chirurgicale éventuelle (cardiopathie congénitale, rétrécissement mitral, etc.).

CÉPHALOSPORINES. — Antibiotiques semi-synthétiques doués d'une activité bactéricide puissante et d'un large spectre (nombreuses espèces microbiennes sensibles). Les céphalosporines ont un noyau chimique assez voisin de celui des pénicillines, mais il n'existe pas d'allergie croisée (on peut donc les employer chez les sujets allergiques à la pénicilline).

Parmi elles, citons la *céphaloridine*, employée en injections intramusculaires ou en perfusions, et la *céphalexine*, active par voie buccale. On les emploie dans les infections sévères (staphylococcies, méningites, infections respiratoires, urinaires, génitales) et dans les cas de résistance aux autres antibiotiques.

CHÉLATEURS. — Corps qui se combinent avec des ions positifs multivalents (calcium, plomb, mercure, fer, cuivre) pour former des complexes stables. Ces composés ont une structure en anneau dans laquelle l'ion métallique capté perd ses propriétés toxiques; ils sont solubles et excrétés rapidement par le rein. L'hémoglobine est un exemple de fer chélaté par quatre noyaux pyrroliques. On utilise les chélateurs dans les intoxications par les métaux lourds et surtout dans le saturnisme. Le plus employé est le composé calcique du sel disodique de l'acide éthylènediaminetétra-acétique (E.D.T.A.), administré par voie intraveineuse.

CHIROPRAXIE (du gr. *kheir*, main, et *praktikos*, agissant). — Méthode de traitement empirique consistant dans des manipulations prudentes de la colonne vertébrale (tractions, extensions, torsions, etc.). Ces manipulations corrigeraient théoriquement des déplacements vertébraux minimes, permettant des résultats appréciables surtout dans les douleurs d'origine rachidienne (certaines sciatiques, névralgies). La chiropraxie peut être dangereuse lorsqu'elle est faite sans précaution, en particulier sans contrôle radiographique préalable. Enfin, signalons qu'il existe des tables spéciales permettant des élongations de la colonne vertébrale.

CHLORPROMAZINE. — Substance chimique synthétique dérivée de la 10-phéniotazine, très utilisée en psychiatrie et comme neuroleptique. Ses principales actions sont :

l'*action potentialisatrice* (elle renforce l'action de certains médicaments), qui est à la base de l'utilisation des mélanges « lytiques » utilisés en hibernation artificielle;

l'*action antiémétique,* neutralisant l'apomorphine;

une légère *action hypotensive* et une action complexe sur le système neuro-végétatif.

Utilisée dans les cures de sommeil et dans l'hibernation à fortes doses, elle nécessite la surveillance médicale. Utilisée à petites doses, son action est plus douce et permet d'atténuer les phénomènes d'ordre émotionnel et anxieux.

***CHOLANGIOGRAPHIE.** — DIFFÉRENTES TECHNIQUES. *Pendant l'intervention chirurgicale (cholangiographie peropératoire) ou au cours d'une cœlioscopie.* — On introduit une aiguille dans la vésicule ou dans le canal cholédoque. Par l'intermédiaire de cette aiguille, on injecte un produit iodé soluble dans l'eau, sous pression mesurée. On prend alors des radiographies en série jusqu'à ce que le produit iodé passe dans le duodénum (*fig.* 3).

Après l'intervention. — On peut utiliser la même technique par l'intermédiaire du drain placé dans la vésicule au cours de l'opération (cholangiographie postopératoire).

En dehors d'une intervention chirurgicale, il existe des produits iodés injectables par voie intraveineuse qui s'éliminent rapidement par les voies biliaires, permettant leur « visualisation » (opacification) sur les radiographies prises au bout d'un certain temps.

INTÉRÊT. La cholangiographie permet de déceler, de situer et de dénommer les calculs biliaires, facilitant grandement l'intervention chirurgicale éventuelle. En effet, ce produit iodé de contraste contourne les calculs en opacifiant les voies biliaires, formant ainsi une ou plusieurs images claires sur un fond sombre (*fig.* 3). La cholangiographie permet en outre d'étudier la forme des voies biliaires et le mode d'écoulement de la bile hors du foie.

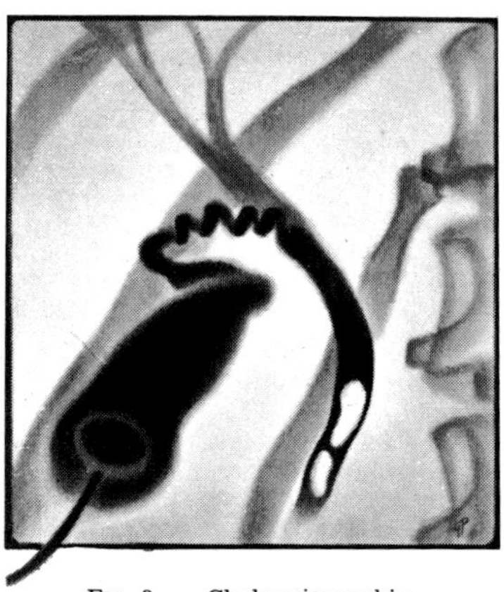

FIG. 3. — Cholangiographie.
Les voies biliaires (vésicule, cystique et canal cholédoque) sont devenues opaques par introduction d'un produit iodé. On note la présence de deux calculs au niveau du canal cholédoque (taches claires en forme de haricot).

La cholangiographie per- et postopératoire est souvent associée à la *manométrie biliaire* (v. *Supplément*) : c'est ce qu'on appelle la radiomanométrie biliaire.

CISTERNOGRAPHIE (du lat. *cisterna,* citerne, et du gr. *graphein,* écrire). — Méthode de diagnostic voisine de l'encéphalographie gazeuse, permettant de rendre radiologiquement visible la base du cerveau et d'étudier la circulation du liquide céphalo-rachidien.

La technique consiste à introduire 20 ou 40 cm³ d'air dans les espaces sous-arachnoïdiens par ponction lombaire ou sous-occipitale et à suivre son trajet intracrânien par la prise de radiographies en série. L'air est dirigé dans les petits lacs ou citernes de la base du cerveau grâce à des positions adéquates de la tête du patient. Ainsi deviennent visibles les contours de l'hypophyse (intérêt en cas de tumeur) et possible l'étude de la circulation du liquide céphalo-rachidien (blocage dans certaines méningites tuberculeuses).

COBALT RADIO-ACTIF. V. BOMBE À CORPS RADIO-ACTIFS ARTIFICIELS. (*Suppl.*)

***CŒUR.** — **Cœur pulmonaire aigu.** — Dilatation soudaine des cavités droites du cœur, secondaire à une obstruction brutale et massive de l'artère pulmonaire ou d'une de ses branches, presque toujours due à une embolie pulmonaire (au cours d'une phlébite, d'une maladie de cœur).

L'affection se manifeste généralement de la façon suivante :

Au cours d'une phlébite, par exemple, un caillot se détache et le sujet est brusquement pris d'une douleur violente et intense dans la poitrine. Cette douleur est accompagnée d'un état de choc : le pouls est faible et très rapide, l'essoufflement intense, la tension artérielle basse. On note des signes d'insuffisance ventriculaire droite : dilatation des veines jugulaires; le foie est gros. L'électrocardiogramme est caractéristique et permet d'écarter l'hypothèse d'un infarctus du myocarde. La mort peut survenir plus ou moins rapidement (quelques secondes à plusieurs jours), mais la guérison est assez fréquente si le malade surmonte l'état de choc et l'insuffisance cardiaque.

Le traitement est celui de l'embolie pulmonaire : morphine et oxygène contre le choc, parfois ouabaïne, médication anticoagulante (héparine).

Cœur pulmonaire chronique. — Complication *rare* des tousseurs chroniques (bronchite chronique, emphysème, pneumoconioses, etc.), se manifestant par une défaillance du ventricule droit. La maladie se manifeste par un essoufflement intense à l'effort, une cyanose des lèvres et des extrémités, un gros foie douloureux, une augmentation de la silhouette du ventricule droit et de l'artère pulmonaire à la radioscopie du cœur, et une surcharge du ventricule droit à l'électrocardiogramme.

Dans cette maladie, il convient d'éviter les efforts et de traiter l'infection ou la surinfection pulmonaire.

CŒUR OUVERT (Chirurgie à). — Nouvelles méthodes chirurgicales qui permettent les interventions sur les cavités cardiaques ouvertes et exsangues. Ces interventions ne sont possibles que grâce à l'arrêt de la circulation intracardiaque.

Deux procédés différents sont actuellement employés.

1° *Hypothermie avec clampage des gros vaisseaux.* On abaisse d'abord la température centrale du malade aux environs de 29° à 30° par un bain à 0°. On dispose ainsi d'une période de 6 à 10 minutes pendant laquelle l'arrêt de la circulation générale est possible sans lésion irréversible des centres nerveux (à la température normale, l'arrêt de la circulation cérébrale entraîne très rapidement des lésions graves). Puis, on clampe (on pince) les gros vaisseaux de la base du cœur. En fin d'intervention, la température est ramenée à la normale après qu'on a rétabli la circulation.

L'inconvénient majeur reste la brièveté nécessaire du temps opératoire cardiaque : en effet, quelles que soient les découvertes peropératoires, le chirurgien doit y faire face en un maximum de 10 minutes.

2° *Circulation extra-corporéale.* Les premières interventions furent réalisées grâce à la circulation croisée : un donneur de même groupe sanguin reçoit le sang veineux du malade, lui rend un sang oxygéné qui est injecté à l'aide d'une pompe. Actuellement, la circulation extra-corporéale est réalisée par une pompe et un oxygénateur artificiel (cœur-poumon artificiel). Le sang noir est recueilli dans les veines caves; il est oxygéné, puis réinjecté dans une artère sous-clavière. La circulation coronarienne, qui sert à l'irrigation propre du muscle cardiaque, est ainsi assurée : l'orifice des coronaires est situé au-dessus des valvules sigmoïdes aortiques, qui sont occluses par la tension artérielle régnant dans la grande circulation et qui est maintenue par la pompe.

Cette méthode ne peut être utilisée pour les interventions sur l'orifice aortique, ni en cas d'insuffisance aortique.

Ces procédés permettent la fermeture des communications inter-auriculaires (C. I. A.), interventriculaires (C. I. V.), le traitement chirurgical des tétralogies de Fallot, des rétrécissements pulmonaires qui ne répondent pas aux indications des interventions cardiaques classiques. (V. CŒUR.)

En fait, l'ère de la chirurgie à cœur ouvert n'est qu'à son début; elle nécessite des opérateurs expérimentés, un matériel onéreux. Les pompes sont à l'heure actuelle peu nombreuses et ne permettent en général que d'opérer des enfants et non pas des adultes.

L'évolution de la technique permettra peut-être d'étendre les indications de cette chirurgie, en particulier aux lésions cardiaques acquises.

COLLAGÈNE. — Substance capable de fournir de la colle par cuisson.

Le tissu conjonctif (qui forme le derme, les aponévroses, les tendons, etc.) contient des fibres collagènes qui, par cuisson, se transforment en colle, en gélatine. On désigne, à la suite des travaux de Selye, sous le nom de « maladies du collagène » ou *collagénose*, une liste d'affections touchant d'une façon élective le tissu conjonctif de l'organisme; elle groupe la sclérodermie, le lupus érythémateux, la périartérite noueuse, la dermatomyosite, la maladie du sérum, le rhumatisme articulaire aigu, la polyarthrite chronique inflammatoire, etc. Cette liste s'allonge de jour en jour, mais sa réalité scientifique est très discutée. D'après Selye, les maladies du collagène font partie du groupe des *maladies d'adaptation* (v. ADAPTATION et CORTICOÏDES, au *Supplément*).

COMMISSUROTOMIE ou **VALVULOTOMIE.** — Méthode chirurgicale permettant d'élargir certains orifices cardiaques (valvules mitrales et pulmonaires) lorsque ceux-ci sont rétrécis (par exemple, dans le rétrécissement mitral).

Commissurotomie mitrale (*fig.* 4). — Imaginée en 1902 par sir Lauder Brunton, ce n'est que grâce à une longue expérimentation sur l'animal (Allen, 1925) et grâce aux progrès de la technique chirurgicale et de l'anesthésie que cette intervention fut mise au point par Brock (1948), pour traiter la maladie de cœur nommée rétrécissement mitral.

Après ouverture du thorax par voie antérieure (3e espace intercostal), le chirurgien injecte de la novocaïne dans le péricarde, puis l'incise; il saisit alors l'auricule gauche (qui est une sorte de petite poche communiquant avec l'oreillette gauche) et isole celle-ci en la pinçant à sa base grâce à une pince nommée *clamp*. Il peut alors couper l'extrémité de l'auricule sans faire saigner, introduire son doigt dans l'orifice ainsi créé et pénétrer dans le cœur en lâchant le clamp (la brèche étant bouchée par le doigt). Le doigt chemine alors dans l'oreillette et arrive sur la valvule mitrale. Dans le rétrécissement mitral, l'orifice est si serré qu'il admet à peine l'extrémité de l'index; l'acte chirurgical consiste *à forcer, à élargir* cet orifice. Si la valvule est souple, le chirurgien engage son doigt en pressant progressivement (*fig.* 4, A); si la valvule est calcifiée, il remplace son doigt par un instrument qui, en s'écartant, fait céder les ponts fibreux et calcifiés et élargit l'orifice (*fig.* 4, C et C'). Une fois l'orifice mitral suffisamment élargi, le chirurgien retire son doigt, la brèche d'entrée étant fermée immédiatement grâce à un fil placé dans l'auricule et serré comme les cordonnets d'une bourse (*fig.* 4, B).

Cette intervention chirurgicale demande le concours d'un personnel entraîné et nombreux. Elle donne des résultats favorables dans les deux tiers ou les trois quarts des cas de rétrécissements mitraux opérables, et l'état d'un grand nombre de malades est remarquablement amélioré.

Il faut savoir que tous les cas de rétrécissement mitral ne sont pas à opérer, et la discrimination doit être faite soigneusement.

Commissurotomie ou **valvulotomie pulmonaire.** — Intervention chirurgicale analogue à la précédente, mais portant sur le cœur droit et la valvule pulmonaire. Elle est surtout indiquée dans la malformation congénitale nommée *trilogie de Fallot* (comportant un rétrécissement de la valvule pulmonaire en dôme), mais aussi dans la tétralogie de Fallot (v. CŒUR : *Maladies congénitales*), bien qu'on lui préfère souvent l'opération de Blalock (v. CŒUR [Traitement chirurgical des maladies du]).

CONGESTION CÉRÉBRALE. — Terme populaire assez vague désignant souvent une hémiplégie d'installation rapide (v. HÉMIPLÉGIE) ou une hémorragie méningée (v. MÉNINGÉES [Hémorragies]).

CORTICOÏDES SURRÉNAUX (et leurs dérivés). — Les méthodes physico-chimiques ont permis, à partir des produits élaborés par la glande surrénale, d'isoler de nombreux corps, les *corticoïdes* surrénaux.

Selon leurs actions, on les groupe en *minéralo*-corticoïdes, en *gluco*- et *protéino*-corticoïdes et en *androgènes*. (V. SURRÉNALES.)

A ces composés naturels sont venus s'ajouter les dérivés artificiellement fabriqués et d'action voisine.

Dans le groupe des minéralo-corticoïdes, à côté de la corticostérone et de la D.O.C.A. sont venues s'ajouter l'aldostérone et la fluorohydrocortisone,

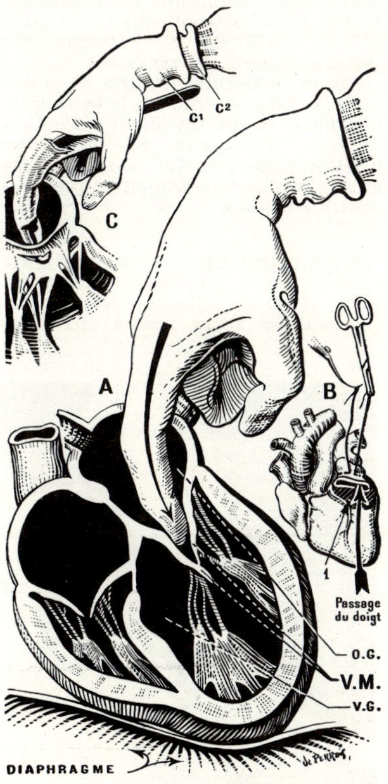

FIG. 4. — Commissurotomie ou valvulotomie mitrale.

A. *Forçage simplement au doigt* : O. G. Oreillette gauche; V. G. Ventricule gauche; V. M. Valvules mitrales. — B. Figure montrant le passage du doigt par l'auricule gauche dont la pointe (1) a été réséquée. En arrière de cette section une suture a été préparée (point de « surjet »). Le doigt sorti, l'auricule est refermée comme une bourse. — C. Forçage au couteau à commissurotomie placé entre deux gants C^1 et C^2.

qui se sont révélées plus actives. L'aldostérone produit la rétention du sodium et l'excrétion du potassium, assurant la survie des animaux surrénalectomisés; de même action que les autres hormones de son groupe, elle paraît la plus active. La fluorohydrocortisone a, en même temps qu'un effet minéral, une action anti-inflammatoire proche de celle de la cortisone.

Dans le groupe des glucido- et protéino-corticoïdes, la *cortisone* conserve son importance, puisqu'elle reste l'hormone physiologique. A côté d'elle, moins intéressante, l'*hydrocortisone* n'est qu'un intermédiaire métabolique; beaucoup plus importante est la *delta-cortisone*, qui, sur le plan pharmaceutique, présente de nombreux avantages.

ACCIDENTS. L'utilisation pratique de la cortisone ne saurait se faire sans contrôle médical, car des accidents peuvent survenir, qu'il faut savoir prévoir ou prévenir.

L'utilisation excessive de cortisone par l'organisme peut entraîner la constitution d'un véritable syndrome d'hypercorticisme, comme celui de la maladie de Cushing, avec obésité, hypertension, vergetures, ostéoporose et parfois diabète.

La rétention hydrosaline est un accident plus particulièrement à redouter avec l'A.C.T.H., mais aussi avec la cortisone. L'apparition d'œdème doit être prévenue par un strict régime sans sel.

Des accidents psychiques à type d'excitation ou de dépression ont été observés. Ils incitent à manier très prudemment la cortisone chez des malades à passé psychiatrique.

La cortisone favorise l'infection, aussi faut-il prendre de rigoureuses précautions d'asepsie dans la pratique des injections. Il faut aussi prévoir ce rôle quand on prescrit l'A.C.T.H. ou la cortisone à des malades chez qui une infection latente ou une surinfection sont à redouter.

Enfin, dans certains cas, la cortisone a pu favoriser des phénomènes de thrombo-embolies.

Tous ces accidents nécessitent la surveillance rigoureuse des malades traités et quelquefois l'adjonction à la cortisone d'antibiotiques à fortes doses ou d'anticoagulants.

La *delta-cortisone* a une action légèrement différente. Son action anti-inflammatoire est plus intense. Elle a l'avantage d'apporter moins de modifications à l'équilibre hydrominéral et par conséquent d'exiger un régime désodé moins strict.

La delta-cortisone présente, outre l'intérêt de ne pas trop exposer aux accidents de rétention hydrochlorurée, la possibilité d'une administration buccale qui la fera préférer le plus souvent.

Enfin, le *21-hydroxy-prégnandione* est un corticoïde sans effet surrénal et à action hypnotique utilisable en pré-anesthésie.

UTILISATIONS THÉRAPEUTIQUES. — 1° La *maladie d'Addison*, où ces hormones administrées à doses convenables et indéfiniment suppléent à l'insuffisance des glandes surrénales. (V. SURRÉNALES.)

2° Les *maladies du collagène.* — Ce groupe assez nouveau rassemble les affections dans lesquelles un des stigmates anatomiques principaux est une atteinte du tissu conjonctif, d'un type superposable aux lésions du processus inflammatoire. Et ici, l'A.C.T.H., la cortisone et la delta-cortisone seront utilisées pour leurs propriétés anti-inflammatoires.

Le rhumatisme articulaire aigu, ou maladie de Bouillaud, est une affection qui a grandement bénéficié de l'introduction en thérapeutique de l'A.C.T.H., de la cortisone et de la delta-cortisone.

L'action de ces hormones est en effet totale sur les arthralgies et sur les signes généraux, dont l'amélioration est en quelques jours manifeste. Les signes biologiques, vitesse de sédimentation et taux du fibrinogène, reviennent progressivement à la normale en un temps plus ou moins long.

D'autres affections entrent dans le cadre des maladies du collagène, mais elles sont rares; les indications de l'hormonothérapie n'y sont pas systématisées et les résultats y sont incertains.

Les hémopathies graves bénéficient de la cortisone, de l'A.C.T.H. et de la delta-cortisone, mais là encore amélioration ne veut pas dire guérison. Ce sont toutefois des adjuvants thérapeutiques précieux, d'autant plus que leur mode d'action diffère de celui des transfusions et des antifoliques. Cortisone et A.C.T.H. peuvent être efficaces là où d'autres médications ont échoué. On utilise plus fréquemment ces produits chez l'enfant que chez l'adulte.

Dans les leucémies lymphoïdes et la maladie de Hodgkin, les résultats de la cortisonothérapie sont inconstants et transitoires.

Les maladies allergiques peuvent, dans certains cas, bénéficier de l'A.C.T.H., de la cortisone ou de la delta-cortisone, mais, là encore, l'amélioration obtenue n'est pas toujours définitive.

L'action transitoire peut cependant être fort utile dans certains états de mal asthmatique par exemple, dans certaines érythrodermies médicamenteuses, dans certains eczémas par sensibilisation, dans la maladie sérique, puisque, alors, le cas que l'on veut traiter est transitoire en lui-même ou dans son intensité.

Dans la goutte, l'A.C.T.H. et la cortisone peuvent être utilisées comme uricosuriques, à côté des traitements classiques comme le colchique et des traitements modernes comme le bénémide.

CRANIOSTÉNOSE. — C'est la suture prématurée d'une ou de plusieurs sutures crâniennes. Elle se produit avant la naissance (craniosténose *congénitale*) ou après celle-ci (craniosténose *acquise*). Elle est souvent responsable de signes neurologiques ou oculaires, dus à la compression des structures cérébrales. Dans ces cas, elle peut bénéficier d'une intervention chirurgicale décompressive.

CURARISANTS. — Type de médicaments dont l'action est comparable à celle du curare et dont l'emploi s'est considérablement généralisé ces dernières années.

Les curares naturels sont des poisons de flèche utilisés pour la chasse par les Indiens de l'Amérique du Sud. Ils produisent une paralysie complète touchant tous les muscles striés, respectant le cœur et entraînant la mort par la paralysie des muscles respiratoires.

En fait, ils agissent au niveau de la plaque motrice, c'est-à-dire de l'union nerf-muscle, réalisant une véritable déconnection du muscle, qui est incapable de répondre aux ordres du système nerveux (représentés par les influx nerveux).

Parmi les curarisants de synthèse, certains agissent comme les curares naturels en s'opposant à la formation de l'acétylcholine au niveau de la plaque motrice (l'acétylcholine est la substance qui permet le passage de l'influx du nerf au muscle). Ils sont dits curari-mimétiques. D'autres, au contraire, agissent comme l'acétylcholine, inondent la plaque motrice et empêchent l'action des faibles doses d'acétylcholine sécrétées par les terminaisons nerveuses. Ainsi les mécanismes d'action peuvent être très différents et deux curarisants peuvent être antagonistes.

Les curarisants d'action brève sont utilisés en anesthésie, où ils permettent une résolution musculaire rapide. Les curarisants d'action lente sont utilisés comme antispasmodiques. L'une de leurs applications les plus spectaculaires est le traitement du tétanos déclaré. (V. TÉTANOS.)

Citons la D-tubocurarine, la gallamine, le décaméthonium, le benzoquinonium et la succinylcholine, d'action rapide; l'auxopéran et l'isocurine, d'action prolongée. Tous sont toxiques et ne doivent être employés que sous contrôle médical.

CYCLOSÉRINE. — Nouvel antibiotique actif contre le bacille de Koch. Il est actuellement réservé aux tuberculoses ayant résisté aux trois antibiotiques classiques (isoniazide, streptomycine et P.A.S.), et il serait particulièrement actif dans les infections urinaires.

D

DÉFIBRILLATION. — Procédé permettant la suppression des contractions désordonnées des fibres musculaires du cœur (qui constituent la fibrillation) et de rétablir un fonctionnement cardiaque normal. La fibrillation, assez bien supportée au niveau des oreillettes (elle entraîne une arythmie), est au contraire très grave au niveau des ventricules, précédant de peu la mort si elle n'est pas très rapidement réduite.

La suppression de la fibrillation auriculaire peut être obtenue par la prescription de quinidine à dose croissante jusqu'au retour à un rythme normal, ou par l'utilisation d'un bref courant électrique fourni par un condensateur spécial (choc électrique par défibrillateur).

La défibrillation ventriculaire ne peut être réduite que par choc électrique, l'appareil étant placé directement sur la peau du thorax (au cours d'un infarctus du myocarde, par exemple) ou directement sur le myocarde (lors d'une opération sur le cœur).

DEXTROMORAMIDE. — Analgésique de découverte récente. Il est très puissant et comparable à la morphine pour l'intensité de son action. Atoxique, il semble ne pas créer d'accoutumance ni de besoin. Il est utilisé contre les syndromes douloureux; il permet de pratiquer sans douleurs de petits actes chirurgicaux. Associé à un anesthésique, il permet de diminuer la dose de celui-ci et de garder le malade conscient.

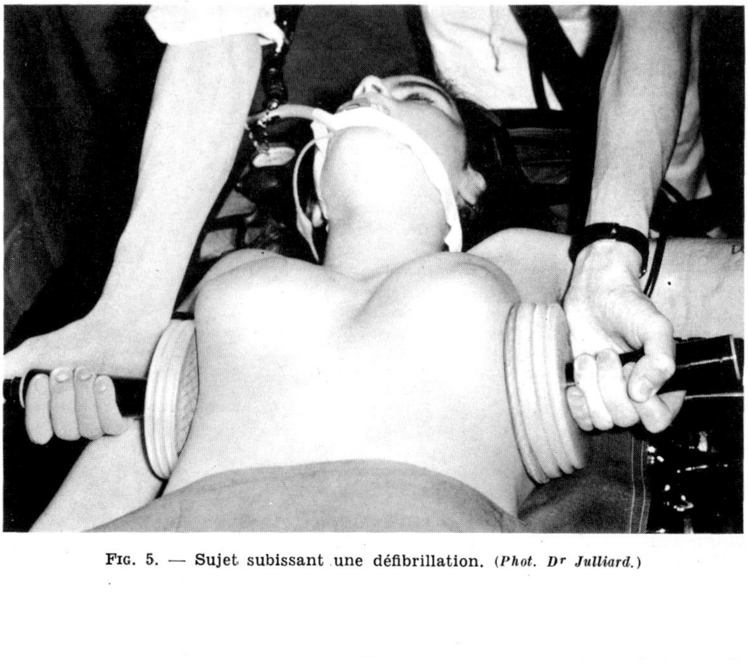

FIG. 5. — Sujet subissant une défibrillation. (*Phot. Dr Julliard.*)

DIALYSE PÉRITONÉALE. — Méthode d' « épuration extrarénale » (v. *Supplément*) destinée à suppléer temporairement aux fonctions des reins au moyen d'une irrigation continue établie à travers la cavité péritonéale.

TECHNIQUE. Au moyen d'un trocart, on introduit une sonde en matière plastique dans le flanc gauche de l'abdomen, et une autre sonde dans le flanc droit. Un liquide de lavage (dont la composition est voisine de celle du sérum moins l'urée) entre par une sonde et sort par l'autre. Le liquide, en traversant la cavité abdominale, se charge en urée (le péritoine tient lieu de membrane semi-perméable) et en débarrasse l'organisme.

INDICATIONS. V. ÉPURATION EXTRARÉNALE, au *Supplément*.

DISOPYRAMIDE. — Médicament antiarythmique utilisé dans le traitement des extrasystoles, des tachycardies paroxystiques (maladie de Bouveret) ; il prévient également les rechutes d'arythmie complète par fibrillation auriculaire, et de flutter auriculaire après régularisation par choc électrique externe ou autre méthode.

CONTRE-INDICATIONS. Anomalies graves de la conduction auriculo-ventriculaire.

DISULFIRAME (ou tétraéthylthiourame disulfure). — Médication utilisée dans les cures de désintoxication alcoolique chez les sujets désirant *volontairement* leur désintoxication et prévenus des effets de la drogue. Les résultats sont excellents, mais ils dépendent de la sincérité du désir du malade de se débarrasser de sa toxicomanie. Le traitement doit être surveillé par un médecin et n'être prescrit que sur un organisme relativement sain. Après sevrage de toute boisson alcoolisée pendant 2 à 5 jours, on fait absorber quotidiennement au malade sa dose de disulfirame. Puis on provoque matin et soir une réaction à l'aide d'une petite dose de vin (un demi-verre au maximum) ; dès l'ingestion du vin, il se produit un choc disulfirame-alcool : sensation de chaleur localisée à la face, larmoiement, maux de tête, gêne respiratoire, nausées, vomissements. Le malaise dure peu de temps et il est très supportable.

Ce choc alcool-antabuse sera renouvelé plusieurs jours de suite, de façon à créer un *réflexe conditionné* (v. *Supplément*). Puis le sujet continuera à absorber chaque jour sa dose de disulfirame (c'est le seul acte volontaire qu'il aura à faire) pendant des mois. Il saura que s'il cède à son vice il s'expose à des inconvénients pénibles.

Après ce sevrage volontaire, les troubles psychiques engendrés par l'alcool disparaissent, l'état général s'améliore, le poids augmente.

DOPAMINE. — Acide aminé dont la concentration serait diminuée dans les noyaux gris centraux chez certains *parkinsoniens*.

La L. Dopa. — C'est un acide aminé naturel qui précède la synthèse physiologique de dopamine.

Son administration chez le parkinsonien permet d'obtenir une augmentation du taux de dopamine (notamment dans les structures nerveuses qui en manquent).

C'est un médicament récent, qui n'est prescrit qu'en milieu spécialisé ; en effet, la L. Dopa. a des *effets secondaires* importants, qui limitent son emploi : anorexie, nausées, vomissements, hypotension, troubles psychiques, mouvements anormaux involontaires plus tardivement ; ses *contre-indications* sont donc précises.

La L. Dopa. améliore nettement l'akinésie ainsi que la rigidité, mais son action sur le tremblement parkinsonien est plus faible, plus tardive. Elle peut être employée dans la maladie et les syndromes parkinsoniens (sauf ceux qui sont provoqués par les neuroleptiques).

Son intérêt réside dans la collaboration des recherches biochimiques, pharmacologiques et neurophysiologiques sur les structures du système nerveux ; ces recherches, associées, permettent de progresser dans la connaissance de la physiopathologie et dans le traitement de nombreux désordres neurologiques considérés jusqu'à présent comme incurables.

DYSGÉNÉSIE GONADIQUE. — Anomalie de développement des glandes sexuelles, due à une aberration chromosomique : elle a pour conséquence un état intersexué.

DYSGLOBULINÉMIE. — Anomalie qualitative ou quantitative des globulines du plasma.

DYSKINÉSIE et DYSTONIE BILIAIRE. — Gêne non organique de l'écoulement de la bile, provoquant des manifestations douloureuses, en dehors de toute cause inflammatoire ou calculeuse.

On distingue l'atonie, ou l'hypotonie, et l'hypertonie biliaire.

Atonie ou hypotonie biliaire. — Elle est caractérisée par une vésicule molle, pas ou peu capable de se contracter.

SIGNES. Le malade se plaint de pesanteur sous le foie ; on note des nausées, parfois des vomissements ; il y a une intolérance alimentaire fréquente (surtout pour les graisses), des migraines.

Le tubage duodénal (v. DUODÉNUM : *Modes d'exploration*) ramène une bile très foncée (presque noire) et abondante.

La radiographie après préparation (v. CHOLÉCYSTOGRAPHIE) montre une grosse vésicule, se vidant mal après repas gras.

TRAITEMENT. Tubages duodénaux. Cholagogues.

Hypertonie biliaire. — C'est une perturbation spasmodique soit au niveau du canal cystique, soit au sphincter d'Oddi. Cette hypertonie entraîne fréquemment de véritables crises de coliques hépatiques, avec douleurs dans la partie supérieure droite de l'abdomen et vomissements bilieux.

Le tubage duodénal, en cas d'hypertonie du cystique, provoque des douleurs vésiculaires, et la bile B s'écoule en petite quantité et épisodiquement ; en cas d'hypertonie du sphincter d'Oddi, on note un allongement du « temps de l'Oddi fermé » (v. DUODÉNUM : *Modes d'exploration*).

La manométrie biliaire (v. *Supplément*) montre une augmentation des pressions au cours des interventions chirurgicales.

TRAITEMENT. C'est avant tout les médicaments antispasmodiques des voies biliaires du genre atropine. L'ablation chirurgicale de la vésicule ne donne souvent pas de bons résultats. Pour l'hypertonie du sphincter d'Oddi, certains chirurgiens pratiquent la sphinctérotomie ou section du sphincter.

ÉLECTROMYOGRAMME. — C'est la représentation graphique des variations de potentiel électrique et des courants se produisant dans les muscles au repos et lors de la contraction musculaire. Ce sont des électrodes, placées sur la peau en regard d'un groupe musculaire, qui enregistrent ces différences. L'électromyogramme est très utile pour préciser l'origine de certaines amyotrophies (lésion du nerf ou lésion du muscle, particularités de certaines atteintes neurogènes) et pour le diagnostic de certaines tétanies.

DYSLEXIE. — Difficulté dans l'apprentissage de la lecture, caractérisée par la confusion ou l'inversion des lettres au-delà des délais normaux ; elle est toujours associée à une dysorthographie.

E

ÉLECTROPHORÈSE DES PROTIDES. — Procédé utilisé en médecine pour analyser les différents protides contenus dans les liquides organiques (sérum, ascite, liquide céphalo-rachidien). Le principe repose sur la migration de vitesse différente des molécules protidiques lorsque celles-ci sont mises dans un champ électrique (elles se déplacent du pôle positif vers le pôle négatif). Les plus rapides sont les albumines, puis viennent les alpha-, les bêta-, et les gamma-globulines. Par la méthode de Tiselius ou la méthode dite « sur papier », on peut calculer le pourcentage de ces divers protides. En moyenne, il existe dans le sérum humain : 55 p. 100 d'albumine, 12,5 p. 100 d'alpha-globulines, 12,5 p. 100 de bêta-globulines, 20 p. 100 de gamma-globulines. Les variations ne peuvent être interprétées que par un médecin.

Ces études électrophorétiques sont intéressantes en cas d'hypoprotidémie (néphrose lipoïdique, amylose) et d'hyperprotidémie (septicémie, maladie d'Osler, kala-azar, paludisme, ictère infectieux, cirrhose, myélome)

De plus, ce procédé a permis d'isoler la gamma-globuline (v. *Supplément*) utilisée en thérapeutique.

ÉONISME. — Désir et besoin que ressentent certains individus du sexe masculin à se vêtir de costumes féminins (comme l'aurait fait le chevalier d'Eon).

ÉPURATION EXTRARÉNALE. — Moyen artificiel destiné à se substituer momentanément aux fonctions rénales insuffisantes.

PRINCIPE. Normalement, le rein élimine en moyenne, par 24 heures, un litre et demi d'urine, permettant le rejet hors de l'organisme de 20 à 30 g d'urée. Si l'élimination de l'urine s'arrête (anurie), comme on le voit à la suite de néphrite grave infectieuse (septicémie *post abortum*) ou toxique (intoxication par le mercure), l'urée s'élève progressivement pour atteindre 1, 2, 3, 4, 5, 6 grammes et plus. La réparation des lésions rénales va exiger un délai de 12 à 15 jours, délai qui, bien souvent, est trop long pour l'organisme profondément intoxiqué par l'urée : aussi, la mort survient prématurément. Les méthodes d'épuration extrarénales permettent de gagner du temps, d'arriver à ce 12ᵉ ou 15ᵉ jour où les reins reprendront leurs fonctions (retour de l'élimination urinaire). Elles permettent de soustraire une partie de l'urée en excès et de rétablir l'équilibre de l'eau et des sels minéraux de l'organisme.

Différentes méthodes. — **Exsanguino-transfusion.** — Le principe consiste à remplacer le sang pathologique, contenant de l'urée et les autres substances de déchet, par du sang normal. On saigne donc le sujet et on injecte du sang normal exactement groupé, de telle manière que la masse sanguine du sujet demeure inchangée (v. pl. en couleurs à TRANSFUSION). La quantité de sang nécessaire est de 5 à 10 litres, nécessitant 13 à 25 donneurs de sang.

Dialyse péritonéale. — V. *Supplément.*

Perfusion intestinale. — V. *Supplément.*

Ces méthodes d'épuration extrarénales nécessitent un centre spécialisé et un personnel entraîné.

INDICATIONS. Ce sont les insuffisances rénales aiguës, graves, avec anurie : *néphrite toxique* (mercure, tétrachlorure de carbone, chlorate de soude, etc.) ; *hépato-néphrite,* au cours de septicémie après avortement, par exemple; *néphrites post-transfusionnelles ;* etc.

ÉRYTHROMYCINE. — Antibiotique tiré à partir des cultures de *Streptomyces erythreus.* Les doses habituelles sont de 1ᵍ,50 à 2 g par 24 heures, sous forme de capsules glutinisées à absorber en dehors des repas en quatre prises. L'érythromycine est généralement bien tolérée, mais provoque parfois quelques manifestations digestives (nausées, diarrhée). Elle possède une action remarquable sur de nombreux microbes : des germes gram positifs (en particulier le staphylocoque, le pneumocoque, le streptocoque) et d'autres germes comme le gonocoque, les brucella, le bacille de Bordet-Gengou, etc.

F

FENESTRATION. — Opération chirurgicale destinée au traitement de la surdité par otospongiose (voir OREILLE : *Maladie de la caisse du tympan*). Elle consiste à trépaner le canal semi-circulaire externe du labyrinthe et à pratiquer une petite fenêtre (v. SURDITÉ [chirurgie de la], *Suppl.*).

FRAMYCÉTINE. — Antibiotique extrait du *Streptomyces decaris.* Il est actif contre de nombreux germes, en particulier le staphylocoque, le bacille pyocyanique, le bacille proteus et même le bacille de Koch.

G

GAMMA-GLOBULINE. — Substance organique contenue dans le sang et pourvue de la plupart des anticorps. Le sang contient divers protides (albumines) qui se divisent en deux groupes : la serine et les globulines. La gamma-globuline est une fraction de globuline qui peut être isolée par électrophorèse (v. *Supplément*). Cette gamma-globuline contient la majorité des anticorps et a donc le pouvoir d'immuniser contre certaines infections à virus (rougeole, oreillons, etc.). Mais ce pouvoir n'est que *préventif* et *temporaire ;* la gamma-globuline n'a pas de propriété curative. Elle agit en quelque sorte comme une « séroprophylaxie » perfectionnée.

Elle doit être injectée par voie souscutanée ou intramusculaire (jamais par voie intraveineuse), juste après le contact avec un malade contagieux, ou au début de la période d'incubation, ou encore en période d'épidémie.

C'est dans la rougeole, la rubéole, les ictères infectieux ou hépatites à virus, et même, semble-t-il, la poliomyélite, que la gamma-globuline trouve ses indications les plus nettes.

GANGLIOPLÉGIQUE. — Médicament capable de diminuer ou d'inhiber la transmission de l'influx nerveux au niveau des ganglions des systèmes sympathique et parasympathique.

Les ganglioplégiques provoquent une chute de la tension artérielle et une vaso-dilatation qui peut aller jusqu'à la vasoplégie (c'est-à-dire que le relâchement des fibres musculaires des vaisseaux sanguins est tel que le sang peut être à la merci de la pesanteur) ; enfin, ils lèvent certains spasmes.

Les ganglioplégiques sont nombreux; ce sont pour la plupart des dérivés du méthonium. Citons : le tétraéthylammonium, le pentaméthonium, l'hexaméthonium, la pendiomide, l'arfonad, etc. Ces produits doivent être administrés avec précaution (le malade étant allongé pendant et après l'injection).

INDICATIONS. Les ganglioplégiques sont surtout utilisés dans l'hypertension artérielle et l'arthrite des membres inférieurs, mais également dans la maladie de Raynaud, l'embolie pulmonaire, l'asthme, le ramollissement cérébral, l'éclampsie, le glaucome, ainsi que dans l'hypotension contrôlée (v. *Supplément*).

GENTAMYCINE. — Antibiotique extrait d'un champignon ascomycète du genre *Micromonospora,* et doué d'une large activité bactériostatique et bactéricide à la fois sur les germes Gram⁻, sur les germes Gram⁺ et sur les rickettsies. Il est très bien toléré.

GENTISATE DE SODIUM. — C'est le sel de sodium de l'acide dihydroxy 2-5 benzoïque. Ce produit a les mêmes indications que le salicylate de soude, dont il serait le « principe actif » après oxydation dans l'organisme. Il n'entraîne pas les troubles habituels de la médication salicylée (pas de bourdonnements d'oreille, ni de troubles gastriques, ni de vertiges) et il est le plus souvent parfaitement toléré. On l'utilise surtout dans le rhumatisme articulaire aigu, à la dose de 10 à 20 g par la bouche, en 8 ou 10 prises. On peut l'utiliser également par voie veineuse.

***GRIPPE (Vaccination contre la).** — Le vaccin contre la grippe est un virus cultivé sur œuf et inactivé par procédé chimique. Il comporte plusieurs souches, prises dans les agents des épidémies les plus récentes (le virus subit en effet des variations d'année en année, et l'immunité produite par un virus ancien n'existe pas pour une souche plus récente), suivant les recommandations de l'O. M. S. Une seule injection suffit pour protéger le sujet pendant l'hiver. Si l'injection est faite à la fin de septembre, il peut être utile d'en faire une seconde au printemps en cas d'épidémie.

La vaccination antigrippale est surtout indiquée pour les personnels médicaux et hospitaliers, pour les sujets déficients, pour les vieillards. La vaccination des sujets sains est souhaitable. Seule l'allergie aux protéines de l'œuf est une contre-indication.

H

HÉMATOCRITE. — C'est le pourcentage de volume sanguin occupé par les hématies. Il est calculé sur du sang capillaire recueilli dans un microtube. Il est abaissé, après une phase de latence, dans les syndromes hémorragiques et dans les déshydratations extracellulaires.

HIBERNATION ARTIFICIELLE (syn. *hypothermie provoquée, réfrigération totale*). — Méthode visant à limiter ou à abolir les réactions de l'organisme envers l' « agression » (choc, traumatisme, etc.), en le plaçant dans un état voisin de l'animal hibernant.

PRINCIPE. Lorsqu'un individu, par exemple, a été victime d'un grave accident, son organisme réagit d'une façon particulière : chute de la tension artérielle, de la température, concentration sanguine, etc.; c'est ce qu'on appelle le « choc ». C'est en quelque sorte une réaction de défense de l'organisme. Si le choc est modéré, les troubles s'estompent et peu à peu tout rentre dans l'ordre. Si, au contraire, le choc est intense, la réaction peut dépasser la résistance de l'organisme et la mort survient.

Or, si le sujet est rendu incapable de réagir, si son organisme est « mis en veilleuse », à l'état de « vie ralentie », par abaissement de la température centrale comme l'animal hibernant (marmotte, hérisson), il devient insensible aux agressions, qu'elles soient traumatiques, infectieuses ou toxiques.

TECHNIQUE. Elle consiste à administrer des *neuroplégiques* (v. *Supplément*), puis à y associer ou non, dans un deuxième temps, l'hypothermie provoquée.

Ces neuroplégiques, par leur action sympathicolytique, parasympathicolytique, antispasmodique, hypnotique, antialgique, etc., empêchent toute réaction du système nerveux neurovégétatif.

On associe généralement (Laborit et Huguenard) plusieurs neuroplégiques à faibles doses (« cocktail lytique »), que l'on injecte progressivement par voie veineuse. Ces drogues abaissent déjà à elles seules la température centrale, mais on peut encore augmenter l'hypothermie par l'application de vessies de glace sur le corps ou l'emploi d'un réfrigérateur (*fig.* 6).

D'autres auteurs se servent de l'anesthésie générale pour bloquer le système thermo-régulateur, et y associent la réfrigération. Le malade « hiberné » est calme, indifférent et insensible. Sa température est à 33°, 34°; sa tension artérielle est basse, sa respiration et son rythme cardiaque ralentis; ses sécrétions sont diminuées, ses urines peu abondantes; il ne doit pas frissonner. Il restera ainsi sous hibernation pendant plusieurs jours s'il le faut (pour franchir le « cap difficile »), simplement recouvert d'un drap, jusqu'à la période dite de réchauffement.

APPLICATIONS. Cette technique, appliquée à bon escient, a permis de faire face à des situations désespérées. En chirurgie, elle est indiquée chez les malades dont l'organisme risque de ne pouvoir supporter l'opération (vieillards, cancéreux, malades épuisés par une longue maladie) ; les interventions longues et difficiles (neurochirurgie, chirurgie du cœur, du poumon, de l'abdomen) bénéficient de cette méthode, ainsi que les chocs postopératoires.

Les applications médicales semblent pleines d'avenir. On l'a proposée dans l'infarctus du myocarde, le tétanos, l'élevage des prématurés, l'intoxication par oxyde de carbone, les septicémies, les syndromes toxi-infectieux des nourrissons, et même dans certaines démences, où elle réaliserait une véritable « lobotomie frontale médicamenteuse ».

HISTOCOMPATIBILITÉ. — Ce terme désigne les rapports entre les tissus d'un donneur et ceux d'un receveur, tels qu'une greffe d'organe du premier sujet au second puisse réussir. (V. GREFFE, *problèmes immunologiques.*)

HYALURONIDASE. — C'est un enzyme (ferment) que l'on trouve dans des milieux biologiques fort différents (venin de serpent et d'araignée, extraits de sangsue, testicules, cultures microbiennes).

Il a le pouvoir de dépolymériser (modifier) l'acide hyaluronique qui entre dans la composition du tissu conjonctif (comme la peau).

Cette substance extraite de sources diverses a une activité mucolytique (elle diminue la viscosité, elle fluidifie certains milieux organiques) et un pouvoir de diffusion (ainsi, elle augmente considérablement la vitesse de résorption du sérum injecté par voie sous-cutanée).

L'hyaluronidase des spermatozoïdes aurait une action fluidifiante sur la gelée entourant l'œuf à féconder (son absence expliquerait certaines stérilités masculines). Médicalement, elle est utilisée en anesthésie locale pour les perfusions sous-cutanées de sérum ou de plasma, pour l'administration d'antibiotiques injectables, dans certains cas de stérilité.

HYDANTOÏNE. — Corps chimique (combinaison d'urée et d'acide glucosique) dont les dérivés sont utilisés dans l'*épilepsie ;* ils sont souvent associés au gardénal. Parmi les dérivés le plus utilisés, nous citerons les suivants :

Diphénylhydantoïne (Dihydan). — La dose est de 30 cg par jour, par prises fractionnées chez l'adulte.

Ethylphénylméthylhydantoïne (Mésantoïne sédantoïnal). — Elle est particulièrement indiquée dans l'épilepsie localisée.

La dose moyenne est de 20 à 60 cg chez l'adulte et de 10 à 40 cg chez l'enfant de plus de 5 ans, par prises fractionnées.

Diméthyldithiohydantoïne (Thiomédan). — C'est un bon antiépileptique à la dose de 60 à 80 cg par jour.

Phényléthylhydantoïne. — Sédatif et hypnotique à la dose de 25 à 50 cg.

***HYPERTENSION.** — **Hypertension portale.** — Augmentation de la tension veineuse dans la veine porte, due soit à une obstruction de la circulation au niveau du foie (cirrhose du foie), soit à un blocage de la circulation au niveau de la veine porte elle-même (phlébite de la veine porte, rétrécissement congénital de la veine porte).

De nombreux médecins considèrent que l'hypertension portale est respon-

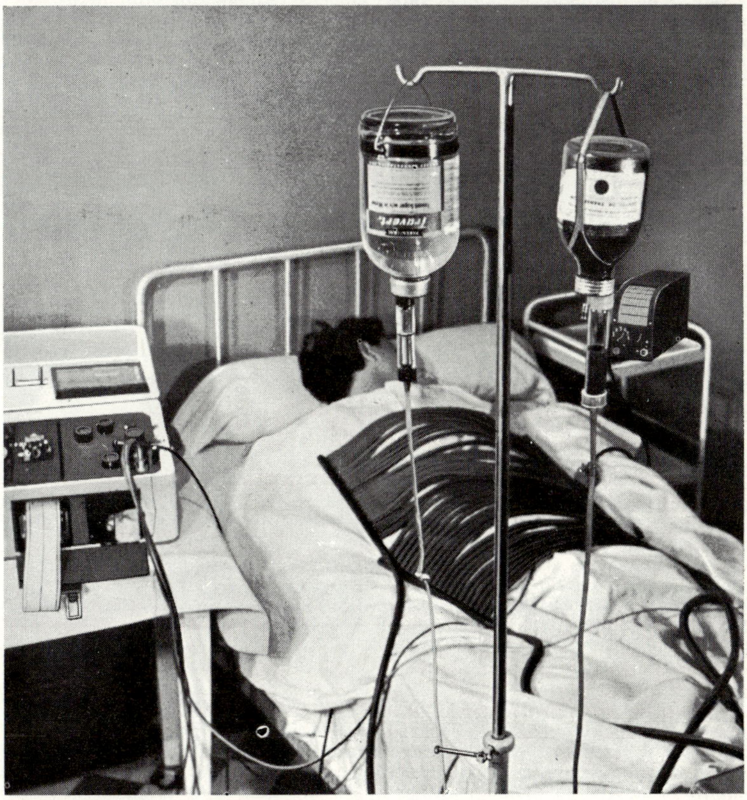

FIG. 6. — Hibernation artificielle.

Sang et cocktail lytique (dans les flacons au premier plan) sont administrés au malade par perfusion tandis qu'un liquide refroidissant, fourni par un réfrigérateur, placé au pied du lit, circule dans des tubes de caoutchouc recouvrant le corps. Des appareils enregistrent la pression artérielle et l'activité électrique du cœur. (*Phot. Marquis, Magnum.*)

sable des varices œsophagiennes, des hématémèses (vomissements de sang par la bouche), de l'ascite, symptômes que l'on observe dans la cirrhose du foie et dans la maladie de Banti.

Les anastomoses *porto-caves* (voir *Supplément*) sont destinées à lutter contre l'hypertension portale.

***HYPOTENSION.** — **Hypotension contrôlée.** — Méthode utilisée en chirurgie pour réduire au maximum les pertes de sang au cours des opérations, grâce à une chute provoquée de la tension artérielle.

Pour obtenir cette hypotension (aux environs de 8 pour la maximum), on utilise :

l'*artériectomie,* qui est une saignée massive de 1/2 à 1 litre de sang avant l'intervention. Cette saignée entraîne une chute de la tension artérielle et une vaso-constriction, d'où limitation de l'hémorragie. Le sang prélevé est retransfusé à la fin de l'opération;

la *rachianesthésie* haute;

les *ganglioplégiques* surtout (v. *Supplément*). Ces médicaments (pentaméthonium, hexaméthonium, arfonad), par la chute de la tension artérielle et la vaso-dilatation qu'ils provoquent, rendent le sang à la merci de la pesanteur.

Selon la position donnée à l'organisme, la masse sanguine sera mobilisée des régions surélevées vers les régions déclives. Ainsi, en surélevant la tête et en inclinant les jambes vers le bas (l'inverse est dangereux), la moitié supérieure du corps sera privée d'une grande partie de son sang et les interventions habituellement hémorragiques (gastrectomie, chirurgie pulmonaire, tumeur cérébrale, etc.) pourront être réalisées avec une perte sanguine minime.

I

IMMUNODÉPRESSEUR. — Se dit d'un traitement ou d'un médicament permettant d'atténuer ou même de supprimer les réactions immunitaires de l'organisme provoquées par un antigène.

Lors d'une transplantation d'organe, le greffon joue le rôle d'antigène et entraîne chez le sujet greffé des réactions immunitaires de défense qui aboutissent à son rejet. Pour les empêcher, on a d'abord employé la radiothérapie à haute dose; actuellement on utilise certains médicaments : corticoïdes (qui empêchent la réaction antigène-anticorps), azathioprine, actinomycine C, mercaptopurine, méthotrexate, sérum antilymphocytaire.

IMMUNOÉLECTROPHORÈSE. — Electrophorèse qui effectue la séparation des constituants d'un mélange antigénique dans un gel soumis à un champ électrique. Le mélange antigénique est incorporé dans le gel, au milieu de la plaque, puis soumis à un champ électrique qui sépare ainsi les antigènes suivant leurs propriétés électrochimiques; ensuite, l'immunsérum correspondant est versé dans les rainures latérales; les anticorps vont diffuser et rencontrer séparément les divers antigènes, formant autant d'arcs de précipitation qu'il y a d'antigènes différents.

IMMUNOGLOBULINE. — Globuline plasmatique douée de propriétés immunitaires et ayant, notamment, une fonction d'anticorps dans l'organisme. Les immunoglobulines sont pour la plupart identifiées, à l'électrophorèse, dans la fraction des gammaglobulines; ce sont des glycoprotéines dont la structure moléculaire est actuellement bien définie; elles sont subdivisées en cinq classes : immunoglobulines G, A, M, D et E.

IMMUNOLOGIE. — Science étudiant la résistance de l'organisme vivant à l'agression microbienne et, par extension, les réactions de l'organisme à tout élément antigénique.

IMMUNSÉRUM. — C'est le sérum d'un animal immunisé activement contre un antigène donné.

INDOMÉTACINE. — Substance anti-inflammatoire utilisée dans le traitement de la spondylarthrite ankylosante, l'accès de goutte, l'arthrose, le rhumatisme psoriasiques.

Elle est contre-indiquée chez les anciens ulcéreux.

INFILTRAT PULMONAIRE. — Opacité radiologique pulmonaire assez peu étendue, généralement unique, non excavée (non creuse), d'opacité peu dense, à contours flous (*fig.* 7).

Cette image radiologique peut avoir des causes nombreuses, mais la plus fréquente est la tuberculose. L'infiltrat, dans ce cas, se projette souvent sous ou derrière la clavicule; il est ou

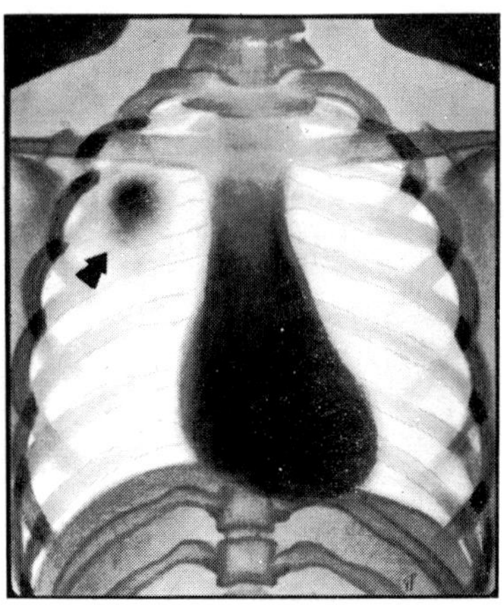

FIG. 7. — **Radiographie d'un infiltrat pulmonaire.**

On note sous la clavicule droite la présence d'une petite opacité arrondie.

rond (type Assman) ou « en nébuleuse ». Le malade accuse souvent un peu de fièvre, de la toux, une perte de poids, rarement des hémoptysies. Il y a parfois des bacilles de Koch dans les crachats ou dans le liquide du tubage gastrique; la cuti-réaction à la tuberculine est toujours positive.

L'infiltrat tuberculeux est souvent découvert au cours d'un examen radiologique systématique (au cours d'un examen médical de la sécurité sociale ou de médecine du travail, par exemple), en l'absence de toute manifestation; c'est pourquoi tout individu devrait passer chaque année un examen radioscopique des poumons, car le diagnostic de tuberculose est alors fait à une période précoce et la maladie est facilement curable.

Infiltrat pulmonaire labile non tuberculeux. — Opacité pulmonaire visible à la radiographie, pouvant simuler la tuberculose et disparaissant plus ou moins rapidement sans laisser de trace (on dit qu'elle est labile). Ces images radiologiques se rencontrent au cours de maladies différentes comme le syndrome de Löffler, les pneumonies à virus.

ISONIAZIDE (ou hydrazide de l'acide isonicotinique) [Rimifon]. — Composé chimique cristallisable dont l'action sur le bacille de Koch le classe parmi les grands antibiotiques antituberculeux. Ce médicament n'est pratiquement pas toxique aux doses usuelles, qui sont de 3 à 10 mg par kilo de poids corporel. Il est cependant déconseillé aux épileptiques.

L'isoniazide est généralement employée par voie buccale en trois prises par 24 heures. Elle peut être également injectée localement ou en perfusion intraveineuse lente.

On l'utilise contre la *tuberculose* sous toutes ses formes, associée à la streptomycine ou au P.A.S., permettant ainsi d'éviter certaines résistances du bacille de Koch aux antibiotiques.

Dans la *lèpre,* l'isoniazide donne d'excellents résultats; on l'emploie seule ou associée aux sulfones. Les lépromes, notamment, sont particulièrement sensibles au traitement, les nerfs hypertrophiés (cubital) retrouvent leur volume normal, les lésions des muqueuses guérissent.

ISOPRÉNALINE. — Sympathomimétique utilisé dans le traitement des spasmes bronchiques (par voie pulmonaire, en pulvérisation ou en aérosol) et dans le traitement du pouls lent permanent (tablettes perlinguales).

ISOTOPES RADIO-ACTIFS. — **Définition.** — La définition d'un *isotope radio-actif* exige un rappel préalable de la définition de l'isotope.

Un isotope (du gr. *isos,* égal, et *topos,* lieu) ne se définit que dans la pluralité. Sont isotopes des atomes d'un même élément dont les propriétés chimiques sont identiques, mais dont les propriétés physiques diffèrent. En termes plus « nucléaires », sont isotopes des atomes de mêmes charges électriques, mais de masses atomiques différentes.

Tous les isotopes ne sont pas radioactifs; la plupart sont stables : les éléments naturels sont d'ailleurs constitués par des mélanges d'isotopes stables. La radio-activité d'un isotope suppose en effet un état énergétique instable du noyau : l'atome est alors « excité » et ne peut revenir à son état d'équilibre qu'en se libérant d'un excès d'énergie, sous forme d'une émission corpusculaire nucléaire (rayon α = noyau d'hélium; rayon β = électron) ou (et) d'émissions électromagnétiques (rayon γ = photon). Ce sont ces émissions de radiations ionisantes qui sont utilisées en biologie et en médecine.

La détection de cette radio-activité se fera au moyen de divers appareils de mesure : chambre d'ionisation, compteur de Geiger-Muller, compteur à scintillation (*fig.* 10).

Production. — La découverte de la radio-activité artificielle en 1934 par F. Joliot et I. Joliot-Curie a permis de développer très largement la production des isotopes radio-actifs. Ils peuvent être fabriqués par diverses réactions nucléaires provoquées par les particules émises par les grands accélérateurs modernes : cyclotron, synchrotron, bêtatron. La connaissance de la désintégration en chaîne de l'uranium, utilisée dans les piles atomiques, a rendu possible la fabrication massive de nombreux isotopes radio-actifs (*fig.* 8).

Pour le médecin, ces isotopes représentent soit un moyen de recherche, d'expérimentation ou de diagnostic, soit un agent thérapeutique.

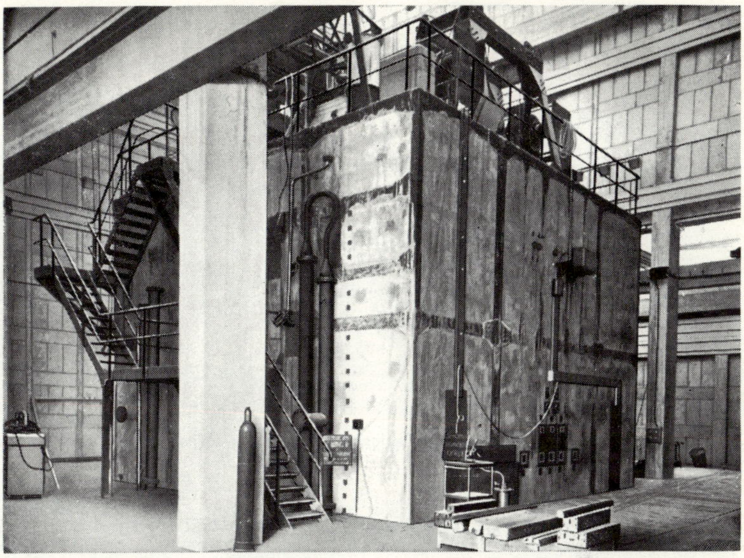

FIG. 8. — La pile atomique de Saclay de 1 000 kW, permettant de préparer la plupart des produits radio-actifs utilisés en médecine. (*Phot. Commissariat à l'Energie atomique.*)

Applications biologiques des isotopes radio-actifs. — Utiliser un radio-élément comme agent marqué, c'est exploiter sa propriété d'être à tout instant repérable, localisable, bien qu'il se comporte exactement comme la forme naturelle du même élément. Suivre la destinée de l'isotope marqué par sa radio-activité permet d'acquérir des connaissances sur le sort de l'isotope naturel. On voit immédiatement les possibilités de recherche qu'offre cette faculté de reconnaître et de suivre un élément isolé, ou la molécule dont il fait partie, au milieu des millions d'éléments ou de molécules semblables ou au travers des réactions biochimiques dans lesquelles il se trouve engagé.

Voici un exemple : les méthodes classiques de la biologie ne permettaient pas de résoudre ce problème en apparence simple : le calcium introduit dans l'organisme par voie intrarectale sous forme de suppositoire franchit-il rapidement la barrière intestinale et a-t-il un métabolisme semblable à celui du calcium absorbé par voie intraveineuse ou par voie buccale? L'utilisation du calcium marqué a permis de résoudre le problème en montrant que seule une faible fraction du calcium radio-actif du suppositoire passe dans le sang, le reste demeurant dans le rectum jusqu'à ce qu'il soit éliminé par voie fécale.

Un autre exemple : l'iode est pour la thyroïde la matière première indispensable que celle-ci puise dans le sang et avec laquelle elle fabrique l'hormone thyroïdienne. Mais les quantités pondérables d'iode mises en jeu sont minimes.

Il y avait impossibilité technique et théorique à suivre quantitativement le métabolisme de l'iode par les moyens chimiques et à utiliser son étude comme test de fonctionnement thyroïdien.

Grâce à l'iode radio-actif, au contraire, ce problème devenait aisé à aborder. On peut, à l'aide d'un compteur de Geiger-Muller disposé en regard de la thyroïde, mesurer après ingestion ou injection la vitesse de fixation du radio-iode par la thyroïde et obtenir un renseignement direct sur son fonctionnement : une thyroïde hyperactive fixe beaucoup d'iode et le fixe rapidement, alors que celle d'un myxœdémateux, d'un hypothyroïdien n'en fixe au contraire pratiquement pas (*fig.* 9).

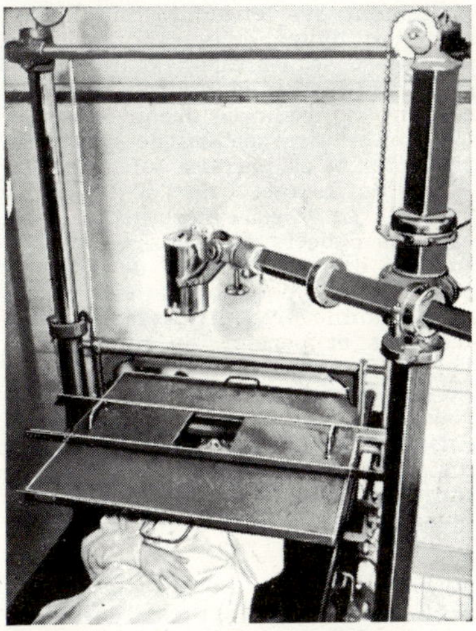

FIG. 9. — Table d'examen pour mesure de fixation de l'iode 131 au niveau de la thyroïde (avec compteur de Geiger-Muller).

En ce qui concerne les molécules et les substances composées, cette méthode de recherche par les isotopes radio-actifs a permis de marquer et de suivre diverses molécules entrant dans la composition de médicaments (morphine, pénicilline), de produits biologiques (hormones), de toxines microbiennes, de virus, de bactéries.

Les méthodes isotopiques permettent d'aborder des phénomènes plus délicats : tout d'abord ceux des *échanges biologiques entre les différentes humeurs de l'organisme* : plasma, liquides intra- et extra-cellulaires. Mais c'est peut-être dans les *études métaboliques* que les méthodes isotopiques ont permis les progrès le plus considérables.

Etudier un métabolisme, c'est étudier les réactions chimiques qui surviennent au sein d'un organisme vivant.

Les isotopes radio-actifs ont complètement renouvelé et transformé cette étude, non seulement parce qu'ils marquent les molécules naturelles, mais aussi parce qu'ils permettent de marquer plusieurs atomes dans une même molécule.

Le métabolisme des constituants les plus importants de l'organisme (acides aminés, protéines, glucose, phospholipides, lipides) a pu ainsi être étudié chez des animaux intacts et chez des hommes normaux ou pathologiques.

Applications thérapeutiques des isotopes radio-actifs. — Les propriétés thérapeutiques des radio-éléments artificiels n'ont rien de mystérieux. Leur rayonnement, comme celui des radio-éléments naturels, tel le radium, et comme les rayons X, provoquent dans les substances qu'ils traversent des phénomènes d'ionisation. Ceux-ci, à leur tour, déterminent une suite de phénomènes chimiques et biologiques qui détruisent les cellules ou arrêtent leur multiplication, surtout s'il s'agit de cellules tumorales, qui sont beaucoup plus radiosensibles que les cellules saines.

L'intérêt thérapeutique des radio-éléments artificiels est donc lié non à un nouveau mode d'action sur la cellule malade, mais à de nouvelles techniques permettant de délivrer au mieux les radiations ionisantes aux tissus tumoraux.

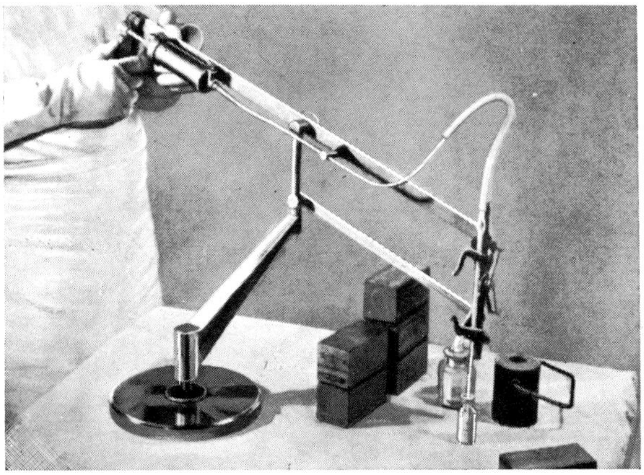

FIG. 10. — Pipette destinée à la manipulation à distance des corps radio-actifs.

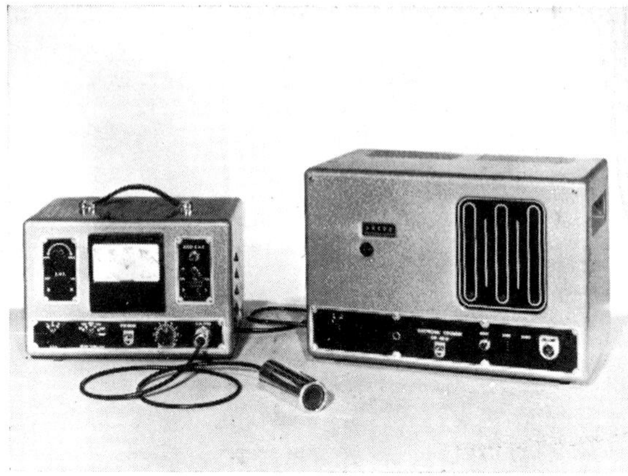

FIG. 11. — Equipement de détection et de comptage de rayonnement radio-actif à tube de Geiger-Muller. (*Doc. Philips Industrie.*)

Parmi les quelque mille isotopes que l'on sait fabriquer, il faut choisir ceux dont les caractères sont convenables pour la thérapeutique, tant par leur radiation bêta ou gamma que par leur période (temps nécessaire pour que la radio-activité initiale soit diminuée de moitié), qui doit ne pas être trop courte (plus de 24 heures) ni trop longue (pas plus de quelques semaines).

Trois groupes d'isotopes répondent de façon plus ou moins satisfaisante à ces conditions.

Le *premier groupe correspond à ceux dont les propriétés chimiques sont telles qu'introduits dans l'organisme ils se fixent dans la zone à irradier.*

L'iode radio-actif ^{131}I (de période 8,0 jours) en est certainement le meilleur exemple. Il est largement utilisé dans le traitement de l'hyperthyroïdie, où il représente un procédé thérapeutique très actif et comportant moins de risques que la chirurgie ou la chimiothérapie. Une dose convenable aboutit à une destruction diffuse mais limitée qui ramène l'activité fonctionnelle au voisinage de la valeur normale. Cette méthode autorise également de grands espoirs pour le traitement du cancer du corps thyroïde, bien que la capacité de fixation du tissu néoplasique soit beaucoup moins grande que celle du tissu sain.

A côté de l'iode, citons encore, dans ce premier groupe d'isotopes, le *strontium radio-actif,* dont les propriétés chimiques sont voisines de celles du calcium et qui se concentre dans les os, et le *gallium,* encore en étude expérimentale, mais dont il semble que l'on puisse escompter des résultats dans le traitement de certaines tumeurs osseuses.

Un vaste champ d'investigation commence enfin à peine à être exploré, celui des *molécules radio-actives.* En effet, si l'on découvrait des substances chimiques que leur métabolisme conduit électivement dans les tissus tumoraux, on pourrait remplacer dans les molécules un ou plusieurs atomes stables par leur isotope radio-actif, qui serait ainsi par cette voie amené au niveau de son objectif. Il n'y a encore que peu d'exemples d'application chimique de cette méthode. Citons celui du *phénodiol,* pour les tumeurs de la vésicule biliaire.

Un deuxième groupe d'isotopes correspond à ceux dont la fixation n'est accentuée dans les tissus malades que du fait de l'accélération du métabolisme de ces tissus.

Un exemple type est représenté par le *phosphore radio-actif* (P^{32}, période de 14 jours). Introduit sous forme de phosphate dans l'organisme, il pénètre dans les cellules, où il est transformé principalement en phosphatides et en acides nucléiques.

Il est notablement utilisé dans le traitement des leucémies, où il présente au moins deux avantages par rapport à la rœntgenthérapie classique : sa facilité d'administration (le contenu d'un simple flacon remplace les nombreuses séances de rœntgenthérapie) et sa parfaite tolérance. Le « mal des rayons » ne s'observe plus avec lui. Le P^{32} est encore utilisé dans certains cancers généralisés, enfin et surtout dans la *maladie de Vaquez,* c'est-à-dire la polyglobulie essentielle, où il donne ses plus remarquables résultats et permet, en ralentissant l'activité des tissus hématopoïétiques, de ramener le nombre des globules rouges à la normale.

Dans ce groupe, on peut rapprocher du phosphore radio-actif *l'arsenic,* qui a été également préconisé dans les leucémies et dans certaines affections malignes de la peau (mycosis fongoïde).

Le troisième groupe est représenté par des substances dont la localisation est déterminée par les propriétés physiques. Il s'agit principalement des *colloïdes radio-actifs.* Selon la dimension des particules colloïdales, la fixation, après injection intraveineuse, prédomine dans la moelle osseuse, la rate ou le foie.

Quand les particules colloïdales ont des dimensions qui dépassent une centaine de millimicrons, leur passage à travers les séreuses est très lent. Introduit dans un épanchement péritonéal ou pleural, le colloïde radio-actif y demeure et ne diffuse que très lentement à travers la plèvre et le péritoine. Cette méthode permet le traitement de certaines lésions de la plèvre ou du péritoine dont l'état pourrait paraître désespéré.

Cette lenteur de diffusion se retrouve après injection dans une tumeur, ce qui apporte une possibilité d'irradiation intense après infiltration *in situ* par colloïde radio-actif. Plusieurs colloïdes ont été préconisés et utilisés. Les propriétés chimiques n'intervenant pas dans la répartition, seules doivent présider au choix des considérations physiques et économiques. C'est à l'heure actuelle l'*or colloïdal radio-actif* qui est le plus employé, parce qu'il se prépare aisément en grande quantité et que le radio-or a une période (2,7 jours) et un rayonnement convenables.

Enfin, il est une série d'applications thérapeutiques des radio-éléments artificiels qui relève des méthodes classiques de la radiothérapie, et où l'on n'exploite que leurs avantages techniques.

Parmi ces radio-éléments utilisés comme sources de radiations exogènes, il faut en considérer de deux types :

a) les *émetteurs de radiations gamma,* c'est-à-dire de radiation électromagnétique très pénétrante, comparable à celle du radium.

Le plus employé parmi eux est le *cobalt*^{60}. La qualité de ses radiations, sa vie longue (sa période est de 5 ans), ses qualités mécaniques permettant de l'utiliser sous des formes variées (aiguilles, billes, pâte, poudre, liquide) et de remplacer ainsi parfaitement le radium.

En haute activité (plusieurs milliers de curies), le cobalt^{60} est utilisé dans des bombes d'irradiation à distance (télécobalthérapie). Ces appareils peuvent remplacer la plupart des générateurs à rayons X actuellement utilisés.

D'autres isotopes que le cobalt sont utilisés pour leur émission gamma; citons, par exemple, le *césium* et le *tantale ;*

b) les *émetteurs de radiations bêta,* qui sont utilisés pour irradier très intensément de minces couches de tissu, par exemple lorsqu'il existe un cancer superficiel que l'on désire détruire sans atteindre les tissus situés à plus de quelques millimètres au-dessous des téguments. Les émetteurs bêta énergétiques ont des parcours dans les tissus qui ne dépassent en moyenne pas 4 à 5 mm. Le *strontium radio-actif*, produit de fission dont la période est de 22 ans, émet, conjointement avec l'*yttrium*, qui apparaît lors de sa désintégration, des radiations bêta de grande énergie. Il semble actuellement le radio-élément le plus convenable pour la fabrication de tels applicateurs.

Conclusion. — Ainsi, vingt ans après la découverte de la radio-activité artificielle, les isotopes révèlent sans cesse de nouvelles possibilités d'utilisation qui intéressent la médecine dans tous ses domaines et dans toutes ses disciplines.

L

LASER. — Générateur de rayons lumineux formés de vibrations se faisant en phase (en même temps). La lumière ainsi produite est donc d'une seule couleur, et l'énergie transportée par le rayonnement peut être concentrée en un point dans des proportions très supérieures à celles de la lumière normale. Le laser a de nombreuses applications en recherche scientifique et technique, mais aussi en médecine et en biologie.

LIPOCAÏQUE (Facteur ou Hormone). — Substance sécrétée par les îlots de Langerhans du pancréas, qui intervient dans la régulation du taux des graisses dans le sang (lipémie). Le facteur lipocaïque est utilisé contre les surcharges graisseuses du foie, du tissu cellulaire et même des artères (il diminue le taux du cholestérol sanguin et s'opposerait à l'artériosclérose) ; il est également employé dans la néphrose lipoïdique.

LITHIUM. — Les sels de lithium sont utilisés en psychiatrie comme stabilisateurs du psychisme des malades, notamment de leur humeur. Leur effet curatif est sensible dans les états d'agitation maniaque de la psychose maniaco-dépressive; pris sans interruption, les sels de lithium préviennent les rechutes ou les nouveaux accès maniaques aussi bien que dépressifs : ils représentent donc un progrès dans le traitement pharmacologique des déséquilibres mentaux.

La toxicité rénale des sels de lithium nécessite l'exploration de la fonction rénale avant traitement et la surveillance de leur taux sanguin (lithémie), qui ne doit pas être trop élevé.

M

MACROLIDES. — Antibiotiques représentés essentiellement par l'érythromycine, et qui présentent une activité nette sur les germes gram positifs (y compris ceux qui sécrètent de la pénicillinase) et sur les germes gram négatifs (sauf le pseudomonas et le protéus). Ils sont utilisés seulement par voie parentérale, car ils ne sont pas résorbés par le tube digestif. Leur élimination est essentiellement urinaire, sous forme libre active.

MAGNAMYCINE. — Antibiotique obtenu à partir des cultures de *Streptomyces Halstedii*. Peu toxique aux doses usuelles (2 à 3 g), il provoque parfois quelques troubles digestifs (nausées, vomissements, diarrhée). Actif contre de nombreuses bactéries : staphylocoque, streptocoque, pneumocoque, bacille diphtérique et bacille de Bordet-Gengou, gonocoque, etc., il arrête le développement de certains virus (lymphogranulomatose, ornithose, psittacose), d'un grand nombre de rickettsies et de certains protozoaires. Il permet d'obtenir de nombreuses guérisons dans des cas d'infections résistant à la pénicilline et même à l'auréomycine et à la terramycine. Lorsque les microbes sont résistants à la magnamycine, ils le sont également à l'érythromycine (résistance croisée).

***MALADIE.** — **Maladie de l'adaptation.** — V. ADAPTATION, au *Supplément*.

Maladie de l'allergie. — V. ALLERGIE, au *Supplément*.

Maladie de Gaucher. — Xanthomatose familiale, atteignant surtout la femme et due à une infiltration du tissu réticulo-endothélial par une variété de lipides, les cérébrosides.

SIGNES. Grosse rate infiltrée de lipides avec souvent gros foie et gros ganglions; pigmentation de la peau, d'un gris jaunâtre; hémorragies; douleurs osseuses avec aspect pommelé du tissu osseux sur la radiographie; parfois, anémie et leucopénie légères. Le myélogramme montre de grandes cellules rondes, à petit noyau, à protoplasma clair.

ÉVOLUTION. Lente (début dans l'enfance) ; peut durer vingt-cinq ans.

TRAITEMENT. Amélioration passagère par ablation de la rate.

Maladie périodique. — Curieuse affection dont la cause est encore mystérieuse. Elle est caractérisée par des crises de courte durée faites de trois symptômes qui peuvent se succéder ou s'associer : des douleurs articulaires (genou et cheville surtout) simulant un rhumatisme aigu, de la fièvre ressemblant souvent à un accès de paludisme, des crises douloureuses abdominales à début brusque évoquant une perforation d'organe. Les crises se répètent souvent à intervalles très irréguliers, pendant de nombreuses années, avec possibilité de complications rénales (néphrite, néphrose lipoïdique). De nombreux cas familiaux ont été signalés.

La cause de cette maladie est absolument inconnue. Le traitement est des plus décevants; aucune médication, même la cortisone, ne parvient à modifier le cours de cette maladie.

MANOMÉTRIE BILIAIRE. — Mesure de la pression existant dans les voies biliaires (vésicule biliaire, canal cystique, canal cholédoque) par l'intermédiaire d'une aiguille (pendant l'opération) ou d'un drain (après l'opération) relié à un manomètre.

Les différentes pressions enregistrées permettent de savoir s'il y a gêne ou non à l'écoulement de la bile (par spasme, calcul, etc.).

Cette technique est souvent associée à la cholangiographie : c'est ce qu'on appelle la radiomanométrie biliaire.

***MASSAGE.** — **Massage cardiaque.** — Procédé manuel permettant, en cas d'arrêt du cœur, de faire réapparaître ses battements spontanés.

Le *massage cardiaque interne* ne peut se pratiquer qu'après ouverture de la poitrine (massage direct).

Le *massage cardiaque externe*, au contraire, ne nécessitant aucune intervention, peut être exécuté en toutes circonstances. Il consiste à comprimer rythmiquement le cœur contre les vertèbres en appliquant une pression suffisante sur le sternum. Les mains étant placées l'une sur l'autre à la partie basse de cet os, on effectue des pressions régulières (70 à la minute) avec le talon de la main qui est appliquée sur le sujet. Le massage, pour être efficace, doit permettre la perception du pouls. Il doit être continué jusqu'à la réapparition des battements spontanés, ce qui, pour être vérifié, nécessite de brèves interruptions de la manœuvre.

Chez le petit enfant, pour éviter des fractures, le massage doit être exécuté avec douceur, entre deux doigts placés de chaque côté du sternum.

Une méthode de respiration artificielle (bouche à bouche) doit souvent être pratiquée en même temps, en cas d'arrêt respiratoire.

Lorsque le cœur est en fibrillation, la méthode est inefficace, et il faut au préalable procéder à un choc électrique (v. DÉFIBRILLATION, *Suppl.*), ce qui ne peut être fait qu'en milieu hospitalier.

MATELAS. — **Matelas alternant.** — Matelas pneumatique formé de plusieurs cylindres de plastique, gonflés et dégonflés alternativement, qui permet la prévention et le traitement des escarres chez les sujets couchés (en décubitus*). Les matelas alternants sont formés de deux séries de cylindres (pairs et impairs) reliés à une pompe qui gonfle une série toutes les deux à trois minutes, dégonfle l'autre et *vice versa*. Aussi les points d'appui sont-ils changés régulièrement. Il s'ensuit, d'une part, que tous les points portants sont la moitié du temps déchargés complètement et, d'autre part, un effet de massage qui active la circulation locale, sans que le sujet ait à faire le moindre déplacement actif (impossible ou douloureux selon les cas).

MÉDIASTINOGRAPHIE GAZEUSE. — Insufflation d'air à l'aide d'une aiguille dans le tissu cellulo-graisseux qui matelasse et sépare entre eux les organes compris entre la face postérieure du sternum en avant, la

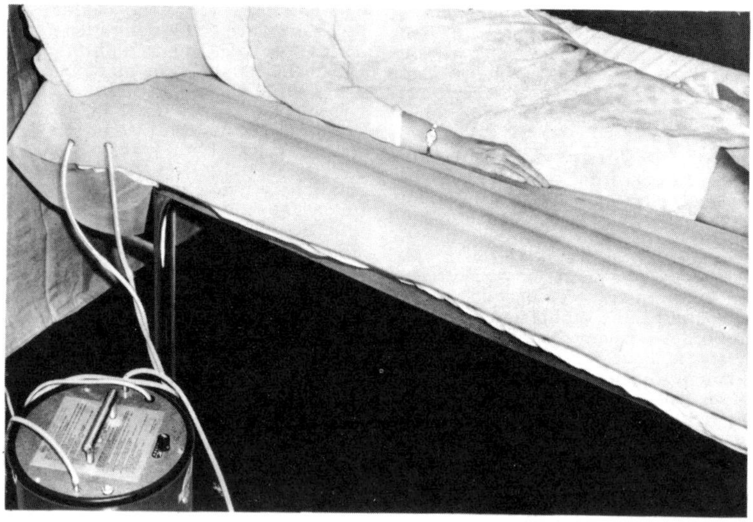

FIG. 12. — Matelas alternant. (*Phot. Dr Julliard.*)

face antérieure de la colonne vertébrale dorsale en arrière, les plèvres latéralement, la base du cou en haut, le diaphragme en bas. Utilisé en vue d'établir un diagnostic, il a pour effet d'accentuer le contraste radiologique autour des ombres normales (cœur, gros vaisseaux, plèvres, lobes pulmonaires) ou pathologiques (anévrisme de l'aorte, ganglions, maladies du poumon, etc.), de les dissocier entre elles, de préciser leurs rapports réciproques et de faire apparaître certains détails anatomiques inaccessibles à l'exploration radiologique ordinaire.

MÉTOCLOPRAMIDE. — Régulateur du fonctionnement du tube digestif, agissant sur l'estomac et l'intestin grêle, dont il accroît le péristaltisme. On l'emploie contre les nausées, vomissements, ballonnements, digestions difficiles.

MONITEUR. — Appareil de surveillance automatique des malades.

Les moniteurs enregistrent les différents phénomènes physiologiques (respiration, pouls, activité électrique du cœur et du cerveau [électrocardiogramme, électro-encéphalogramme], débit sanguin, etc.). Ils permettent à tout instant de contrôler l'état actuel du malade et son comportement précédent. Certains appareils sont munis de dispositifs électroniques qui donnent l'alarme lorsque certaines limites fixées d'avance sont dépassées et même, pour certains d'entre eux, d'appareillages instaurant automatiquement le traitement nécessaire, par exemple, défibrillation ou entraînement par stimulateur.

MONITORING. — Surveillance des malades à l'aide d'un moniteur.

MYÉLOGRAPHIE. — Ce terme a deux sens :

1° Etude de la moelle osseuse par trépanation ou ponction d'un os superficiel tel que le sternum;

2° Radiographie de la moelle épinière après injection dans l'espace sous-arachnoïdien de substances de contrastes iodées ou d'air (myélographie gazeuse).

N

NELSON (Test de). — Méthode de sérodiagnostic de la syphilis, découverte par Nelson en 1949. Elle repose sur le principe que le *sérum* des syphilitiques possède la propriété d'*immobiliser* les mouvements du microbe de la syphilis, le *Treponema pallidum,* ce germe étant « cultivé » sur testicule de lapin vivant.

La technique est délicate et coûteuse; elle doit être confiée à un laboratoire compétent. Le test de Nelson est *spécifique* de la syphilis, ce qui l'oppose aux réactions sérologiques (v. WASSERMANN [Réaction de]). Une réponse positive affirme la syphilis récente ou ancienne; cependant, dans les syphilis très récentes, le test de Nelson peut être temporairement négatif. La persistance d'un test de Nelson positif chez un syphilitique récent, et à plus forte raison une reprise de la positivité, fait penser que la maladie n'a pas été jugulée et qu'il y a lieu d'entreprendre un traitement plus énergique. La négativité du test de Nelson chez un syphilitique traité est un bon critère de guérison.

NÉOMYCINE. — Antibiotique découvert en 1949 par Waksman et isolé à partir de *Streptomyces fradiae.* Son action est assez comparable à celle de la streptomycine sur les bactéries digestives et le bacille tuberculeux.

Malheureusement, la néomycine est assez toxique en injections intramusculaires (accidents rénaux, surdité), ce qui a fait à peu près abandonner son emploi par cette voie.

Par la bouche, la néomycine n'est pas absorbée par la muqueuse digestive et peut être employée dans le traitement des infections intestinales et comme médicament pré-opératoire dans la chirurgie du tube digestif.

Dans les infections cutanées, la néomycine en pommade et en solution donne de très bons résultats.

NEUROLEPTIQUE. — Le médicament neuroleptique doit :

1° Créer l'indifférence sans effet narcotique réel;

2° Agir sur l'agitation et l'agressivité;

3° Réduire certaines psychoses aiguës ou chroniques;

4° Entraîner des modifications neurovégétatives et extra-pyramidales;

5° Avoir une action sous-corticale;

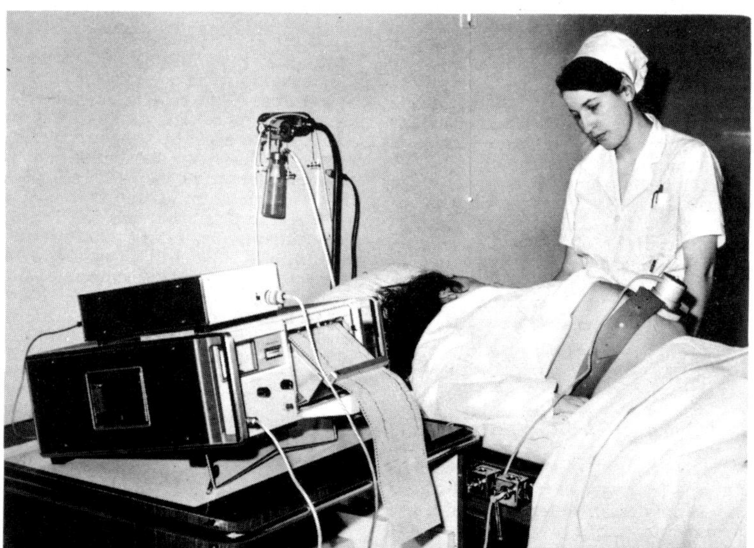

FIG. 13. — Accouchement sous surveillance par monitoring. (*Phot. Dr Crimail.*)

6° Neutraliser l'action des psychopathogènes (mescaline) [*Delay*].

Les drogues de ce type sont donc employées dans le traitement des syndromes psychiques, soit sévères (neuro-psychiatrie), soit plus discrets (troubles psychiques chez les non-aliénés).

Les principaux neuroleptiques sont :
les alcaloïdes de *Rauwolfia* (réserpine, réserpidine) ;
les dérivés de la 10-phénothiazine (chlorpromazine, prochlorpérazine, acépromazine, méthopromazine, promazine et lévopromazine), qui sont également neuroplégiques. (V. *Supplément.*)

Grâce à ces médicaments, donnés en général à doses filées, on peut espérer pouvoir calmer les psychopathes et leur procurer une vie sociale acceptable.

NEUROPLÉGIQUE (du gr. *neuron*, nerf, et de *plessein*, frapper). — Médicament capable de freiner ou d'inhiber le système neuro-végétatif, c'est-à-dire capable de diminuer, de mettre au repos un certain nombre de fonctions dites végétatives (respiration, excrétion, circulation, régulation thermique, digestion).

En réalité, il n'existe pas de neuroplégique parfait : les uns agissent davantage sur le système sympathique, les autres sur le système parasympathique, d'autres enfin ont une action sur le système nerveux central. Aussi est-on souvent obligé d'associer plusieurs de ces drogues, dont l'action se complète, se « potentialise » (c'est-à-dire se renforce) ; c'est ce qu'on appelle le « cocktail lytique » (du gr. *luein*, dissoudre) [Laborit et Huguenard].

Parmi les neuroplégiques les plus employés, citons les *dérivés de la phénothiazine*.

D'autres produits ont une action assez proche, ce sont :
les *sels de méthonium* (qui sont des *ganglioplégiques* [v. *Supplément*]) ;
la *procaïne* ou *novocaïne ;*
le *sulfate de spartéine ;*
les *barbituriques;* etc.

Ces médicaments sont utilisés entre autres dans l'hibernation artificielle (v. *Supplément*).

NEUROPSYCHIATRIE INFANTILE. — La psychiatrie infantile a acquis ces dernières années son autonomie du fait qu'elle est différente de celle des adultes, qu'en particulier elle offre un terrain favorable au traitement préventif, et du fait que le comportement mental de l'enfant s'est révélé indissociable de la pathologie. (Ainsi des troubles de l'appétit, l'énurésie, etc., sont parfois dus à des « soucis » de l'enfant, même très jeune, soucis déterminés par exemple par le changement fréquent de foyer.)

Les neuropsychiatres disposent, pour l'examen mental de l'enfant, de son interrogatoire (description de sa vie à l'intérieur du foyer, de l'école, etc.), de l'interrogatoire des parents (milieu familial), de l'observation de l'enfant, si possible en dehors de la famille, de l'étude du travail scolaire (cahiers), de dessins libres ou imposés, des tests (v. ce mot) de niveau mental, d'affectivité (le test de Rorschach est le principal : il s'agit toujours, en fournissant à l'enfant un matériel donné [taches d'encre, images imprécises, fables et phrases à compléter], d'étudier ses réponses, ses interprétations, sa façon d'imaginer).

Le champ de la neuropsychiatrie infantile est très étendu, puisqu'il comprend les maladies mentales proprement dites, mais aussi l'étude des petits troubles du comportement (déficit scolaire, mensonge, fugues, petits délits, incompatibilité d'humeur avec les parents).

Cet aspect de la question peut être envisagé sous la forme de son traitement préventif et prend alors le nom d'hygiène mentale de l'enfance. C'est un ensemble de règles qui permettent le développement normal de l'esprit de l'enfant et doivent être connues des parents, des éducateurs, comme des médecins.

NOVOBIOCINE. — Antibiotique d'origine fungique dont l'intérêt réside dans son efficacité contre les staphylocoques. Doses journalières : 1 à 2 g.

NYSTATINE. — Antibiotique et antifungique (v. ce mot au *Suppl.*) produit par une culture de *Streptomyces Nourcei*. La nystatine est employée en pommades contre les mycoses cutanées, et en dragées contre les mycoses intestinales et viscérales.

O

ODDI (Sphincter d'). — Fibres musculaires circulaires situées à l'orifice duodénal du canal cholédoque, fermant celui-ci. Ce sphincter peut être enflammé (oddite) ou scléreux, cause de coliques hépatiques ou même d'ictère par rétention. L'opération qui consiste à couper ce sphincter s'appelle la sphinctérotomie.

Les spasmes du sphincter d'Oddi sont parfois très douloureux; ils cèdent à la belladone et aux tubages duodénaux.

OLÉANDOMYCINE. — Antibiotique actif par la voie buccale, extrait des cultures de *Streptomyces antibioticus.*

Son spectre d'activité porte sur les germes gram positif (streptocoques, staphylocoques, pneumocoques, bacille diphtérique, charbon) et gram négatif (méningocoques, gonocoques, brucelloses), et sur certains virus et spirochètes. Les germes qui lui sont résistants le sont aussi à la spiramycine et à l'érythromycine (résistance croisée).

ORNITHOSE. — Maladie infectieuse due à la transmission occasionnelle à l'homme d'un virus voisin de la psittacose, qui atteint différentes espèces d'oiseaux et avant tout les *pigeons.*

L'ornithose humaine semble assez répandue et est responsable d'un grand nombre de *pneumonies à virus* (v. *Supplément*).

La transmission se ferait par inhalation accidentelle des poussières de déjections de pigeons véhiculées par le vent.

SIGNES. Le début est marqué par un état de malaise vague avec fièvre légère; puis s'installe une toux pénible et rebelle qui donne à la maladie une note particulière. La température s'élève à 39° ou 40°. L'auscultation des poumons est souvent normale ou permet d'entendre quelques râles « bulleux ».

Dans d'autres cas, la maladie se présente comme une grippe, une typhoïde ou une pneumonie. La radiographie des poumons est assez caractéristique, montrant une ombre à point de départ hilaire, s'étendant à la périphérie du champ pulmonaire.

La maladie guérit en trois à cinq semaines sans laisser de trace. L'auréomycine et la terramycine donnent des résultats favorables et rapides.

*** OVULATION (Induction de l').** — Certaines stérilités féminines ont pour origine des troubles de l'ovulation; trois médicaments ont une efficacité prouvée contre ces troubles; ce sont des inducteurs de l'ovulation :
Le cyclofénil, qui, en raison de son innocuité, peut être prescrit en premier pendant un ou plusieurs cycles menstruels;
Le clomifène, actif chez des malades dont la sécrétion œstrogénique et la fonction hypophysaire sont normales;
Les gonadotrophines, indiquées dans les carences hypophysaires ou dans les hypogonadismes avec sécrétion œstrogénique nettement insuffisante.
L'emploi de ces deux dernières substances est réservé aux spécialistes, sous surveillance stricte, en raison des risques d'hyperstimulation.
Les perspectives d'avenir, en matière d'induction de l'ovulation, sont représentées par les transmetteurs nerveux hypothalamiques — ils règlent la sécrétion et la libération antéhypophysaire de gonadostimulines —, dont la synthèse a été récemment effectuée.

OXAZOLIDINE. — Corps chimique dont les dérivés sont utilisés dans l'épilepsie à type d'absence (petit mal); ils sont souvent associés à de petites doses de gardénal. Parmi les dérivés, citons :

1° Le *triméthadione*. La dose moyenne est de 90 cg chez l'adulte, en trois prises.

INCIDENTS. Photophobie et éruptions cutanées.

ACCIDENTS. Ce sont les désordres sanguins, qui peuvent aller jusqu'à l'agranulocytose. Il est donc indispensable de surveiller régulièrement le sang au cours du traitement;

2° La *paradione*. La dose est d'environ 1 g par jour chez l'adulte.

Les incidents et accidents précédemment cités pour le triméthadione peuvent se voir, mais semblent beaucoup plus rares.

P

PARAMÉDICALES (Professions). — Se dit des professions dont les membres concourent, avec le corps médical, aux activités relatives à la santé. Il existe une douzaine de professions paramédicales : ce sont les infirmiers (ères), les masseurs kinésithérapeutes, les pédicures, les audioprothésistes, les orthophonistes, les orthoptistes, les opticiens-lunettiers, les laborantins (es), les manipulateurs d'électroradiologie, les ergothérapeutes, les puéricultrices, les aides anesthésistes. Un Conseil supérieur des professions paramédicales a été créé par décret du 14 septembre 1973, afin d'harmoniser les modalités d'enseignement et d'exercice de toutes ces professions.

Les professions de chirurgien-dentiste, de sage-femme et de vétérinaire ne sont pas des professions paramédicales : ce sont des *professions à compétence limitée,* qui ont leurs propres réglementations.

***PERFUSION.** — **Perfusion intestinale.** — Méthode d'*épuration extrarénale* (v. *Supplément*) destinée à suppléer temporairement aux fonctions des reins, en utilisant la paroi intestinale comme voie d'excrétion.

TECHNIQUE. On introduit par une narine une longue sonde dans le tube digestif jusqu'à l'extrémité inférieure du duodénum. Par cette sonde, on fait passer un liquide de perfusion dont la composition varie selon les cas. Le malade est couché sur un lit comportant un matelas troué, dans lequel s'encastre au niveau du siège un entonnoir permettant d'évacuer les liquides qui sortent par le rectum; ces liquides se trouvent chargés des substances nocives à l'organisme (urée, potassium, par exemple) et que le rein malade ne peut, momentanément, excréter.

La perfusion intestinale ne peut se faire que dans un centre hospitalier spécialisé.

INDICATIONS. V. ÉPURATION EXTRA-RÉNALE, au *Supplément.*

PÉRICARDECTOMIE. — V. CŒUR (*Chirurgie du*).

PÉRIVISCÉRITE DIGESTIVE. — Troubles abdominaux provoqués par des adhérences du péritoine. Les causes sont nombreuses : affection du tube digestif (ulcère de l'estomac, cholécystite, appendicite, etc.), tuberculose (péritonite tuberculeuse), suites d'interventions chirurgicales (adhérences apparues après ablation d'organe : hystérectomie, gastrectomie, appendicectomie, etc.).

La périviscérite digestive peut être silencieuse ou se révéler par des symptômes fort divers : ballonnement abdominal, occlusion, douleurs abdominales, syndrome infectieux atténué.

TRAITEMENT. Il est d'abord préventif, en évitant le plus possible de créer des adhérences lors des interventions chirurgicales; il peut être, selon les cas, anti-infectieux (antibiotiques), physiothérapique (diathermie, ondes courtes, etc.), chirurgical (en cas d'occlusion sur bride, par exemple) ; parfois, on a pu conseiller l'A. C. T. H. ou la cortisone.

PHÉNOTHIAZINE. — Corps chimique doué de la propriété de détruire certains vers parasites de l'homme, notamment les oxyures. On l'utilise en comprimés, à la dose de 2 à 4 g par jour chez l'adulte et de $0^{g},50$ à 1 g chez l'enfant de plus de 4 ans, pendant trois jours.

Dérivés de la phénothiazine. — Ils sont nombreux et doués de propriétés remarquables. Citons :

des antihistaminiques de synthèse, comme le *prométhiazine,* utilisé dans les maladies allergiques à la dose de $0^{g},05$ à $0^{g},10$ par jour chez l'adulte. Ce corps a encore une action hypnotique et antialgique; le *thiazinamium,* antiallergique puissant à la dose de $0^{g},60$ à $1^{g},20$ par jour;

des antiparkinsoniens, qui, comme le nom l'indique, sont utilisés dans la maladie de Parkinson;

un neuroplégique et neuroleptique (v. *Supplément*), la *chlorpromazine,* employée dans l'hibernation artificielle (v. *Supplément*), mais également dans les états anxieux, psychasthénies, insomnies, vomissements, prurits, névralgies.

Les doses varient entre 25 et 100 mg par jour, selon les cas et la tolérance du sujet.

PHÉNYLBUTAZONE. — Dérivé pyrazolé dont la synthèse a été réalisée en 1949 par H. Stenzl et qui est utilisé en rhumatologie. Le produit se prend généralement en comprimés par la bouche, en injections intramusculaires lentes et profondes, ou en suppositoires; il ne peut être prescrit que par un médecin, car il produit parfois des intolérances : œdèmes, nausées, éruptions cutanées, modifications de la formule sanguine, hémorragies. Il est contre-indiqué chez les individus porteurs d'une tare sanguine, hépatique, rénale ou digestive. Son efficacité est certaine dans les formes aiguës de la goutte et dans la périarthrite scapulo-humérale (rhumatisme de l'épaule). Les résultats sont bons dans d'autres rhumatismes : spondylarthrite ankylosante, polyarthrite chronique évolutive, etc.

PHÉNYLCÉTONURIE. — Affection héréditaire due à une anomalie enzymatique empêchant la dégradation d'un acide aminé, la phénylalanine. Cette maladie peut se détecter dès la naissance par la recherche dans les urines de l'acide phénylpyruvique et par le dosage dans le sang de la phénylalanine. Non traitée, elle aboutit à une arriération mentale profonde. Le traitement consiste à établir un régime sans phénylalanine (lait spécial pour le nourrisson, régime spécial, surtout glucidique, lipidique et fruité ensuite).

PHLÉBOGRAPHIE (syn. *veinographie*). — Procédé d'investigation permettant l'opacification aux rayons X des veines (des membres inférieurs surtout), grâce à un produit de contraste injecté dans celles-ci (*fig.* 1478).

PLASMAPHÉRÈSE. — Soustraction du plasma sanguin, suivie de réintégration des éléments figurés (hématies, leucocytes, etc.) après lavage.

PLEIN TEMPS. — Méthode de travail hospitalier qui a pour caractéristique essentielle la présence du personnel médical à l'hôpital, non seulement le matin comme actuellement, mais aussi l'après-midi. Elle serait de nature à diminuer le temps d'hospitalisation de chaque malade, donc le nombre de lits nécessaires pour une même communauté.

PLEUROSCOPE. — Système optique comparable à un cytoscope et utilisé en pleuroscopie (v. ci-dessous).

PLEUROSCOPIE. — Procédé d'endoscopie qui, au moyen d'un système optique (nommé pleuroscope) introduit dans la cavité pleurale après pneumothorax, permet d'observer la périphérie du poumon, certains vaisseaux, et, au besoin, de couper des brides pulmonaires.

La pleuroscopie simple est une intervention bénigne entraînant rarement d'incident.

PNEUMONECTOMIE. — Intervention chirurgicale consistant en l'ablation d'un poumon entier (pneumonectomie totale) ou partielle (pneumonectomie lobaire ou segmentaire).

Cette opération est devenue relativement courante depuis les progrès de l'anesthésie et de la réanimation.

Elle est pratiquée dans certains cas de tuberculose pulmonaire, abcès et cancer du poumon, dilatation des bronches.

***PNEUMONIE.** — **Pneumonie à virus** (syn. *pneumonie atypique*). — Maladie infectieuse pulmonaire sans gravité dont l'allure radiologique et clinique évoque un peu la pneumonie; cependant, elle n'est pas due au pneumocoque, mais à un *virus.*

Il existe un grand nombre de virus capables de provoquer des pneumonies atypiques; les uns sont connus : rickettsies (fièvre Q), virus de la grippe, de l'ornithose (v. *Supplément*), etc.; les autres ne sont pas encore identifiées (pneumonie atypique primitive).

SIGNES CLINIQUES. La maladie débute souvent assez brusquement, à la manière d'une grippe; parfois, elle se manifeste uniquement par un peu de fièvre. Puis la toux s'installe, sèche, pénible et rebelle. L'auscultation des poumons révèle quelques râles de bronchite, parfois des râles bulleux. L'évolution est capricieuse, mais se fait toujours en trois à six semaines vers la guérison.

SIGNES RADIOLOGIQUES. La radiographie pulmonaire montre des images importantes : taches floconneuses, opacités en bandes ou arrondies. Ces images se modifient fréquemment, pour disparaître ensuite : on dit qu'elles sont labiles.

SIGNES BIOLOGIQUES. La sérologie syphilitique (réaction de Bordet-Wassermann) est souvent transitoirement positive, ainsi que la réaction des agglutinines froides (v. *Supplément*).

Pour différencier entre elles les différentes pneumonies à virus connus, il existe divers procédés de laboratoire : inoculation de l'expectoration à des animaux, réaction de déviation du complément, etc.

TRAITEMENT. L'auréomycine, la magnamycine, la terramycine permettent d'abréger la maladie. La pénicilline et les sulfamides ont peu ou pas d'action.

PNEUMOPATHIE (du gr. *pneumôn*, poumon, et *pathos*, maladie). — Terme général désignant toute affection du poumon.

Pneumopathie bulleuse. — Pneumopathie caractérisée par l'apparition, au décours d'une infection pulmonaire aiguë, d'une image pulmonaire faite d'abord d'un jeu d'ombres et de clartés, se résolvant en une volumineuse bulle qui persiste des mois et des années, alors que le syndrome infectieux a depuis longtemps disparu, et qui aboutit finalement à la résorption totale (Pr Debré et collaborateurs).

Cette maladie atteint les enfants et surtout les nourrissons. La poche gazeuse, ou bulle, développée en plein poumon atteint parfois des dimensions considérables, refoulant le médiastin et le diaphragme; elle est souvent parfaitement tolérée. On invoque pour la formation de cette bulle la présence d'une valve bronchique laissant passer l'air à l'inspiration et se fermant à l'expiration.

TRAITEMENT. Il consiste à donner des antibiotiques contre l'infection pulmonaire. Une fois la bulle stabilisée, il convient de la surveiller régulièrement à la radio.

***POLIOMYÉLITE (Vaccination contre la).** — L'application généralisée de la vaccination a fait reculer la morbidité et la mortalité dans d'importantes proportions.

Vaccins employés. — Le vaccin tué, mis au point en France par Lépine, correspond au vaccin américain Salk. Il s'administre par voie sous-cutanée et peut être associé aux autres vaccins faits aux enfants (contre la diphtérie, le tétanos, la coqueluche). Le vaccin atténué, type Sabin, est actif par voie buccale (sur un sucre ou dans un peu d'eau).

Rythme des administrations. — Qu'il soit tué ou atténué, le vaccin doit être administré trois fois, à un mois d'intervalle dans la première année; un premier rappel est fait l'année suivante, un deuxième rappel deux ans après le premier, un troisième rappel trois ans après le deuxième. Ensuite il est bon de faire des rappels tous les cinq ans. Une vaccination commencée avec l'un des vaccins peut être poursuivie avec l'autre.

PORTO-CAVE (Dérivation ou Anastomose). — Opération chirurgicale consistant à dériver le sang du système porte dans le système cave inférieur, pour lutter contre l'hypertension portale (v. *Supplément*).

L'intervention consiste à aboucher la veine sphénique dans la veine rénale gauche, ou la veine porte dans la veine cave inférieure. Cette opération est indiquée dans la maladie de Banti et certaines cirrhoses.

PREDNISONE. — Glucocorticoïde utilisé comme anti-inflammatoire et dans certaines affections malignes. Il peut être responsable d'accidents parfois redoutables : œdème, hypertension, diabète, syndrome de Cushing, iatrogène, fractures osseuses, troubles digestifs dominés par l'ulcère duodénal, neuropsychiques (excitation), inhibition hypophysaire en cas d'utilisation prolongée, aggravation de maladies infectieuses (tuberculose, infections à virus neurotropes : varicelle, zona, herpès).

PROBÉNÉCIDE. — Dérivé chimique de l'acide benzoïque, utilisé sous forme de comprimés dans la goutte chronique et provoquant une diminution de l'acide urique dans le sang et une augmentation dans l'urine.

PROSTIGMINE. — Alcaloïde de synthèse ayant une action stimulante sur le système nerveux régi par le nerf pneumogastrique. Elle est utilisée dans les atonies intestinales (en particulier la constipation postopératoire), les rétentions d'urine, certains retards de règles. Elle donne d'excellents résultats dans la myasthénie; enfin, c'est l'antidote du curare.

Les doses sont de 1/2 mg en injections sous-cutanées, à renouveler éventuellement 4 à 5 fois dans la journée.

PROTAMINE. — Antidote de l'héparine. On utilise le sulfate de protamine en injection intraveineuse lente. Ce produit neutralise immédiatement l'action anticoagulante de l'héparine, d'où son utilité lorsque cette dernière provoque des hémorragies. La dose à injecter doit être la même que la dernière quantité d'héparine qui a été administrée.

***PROTIDE** (syn. *substance quaternaire, albumine, matière albuminoïde, protéine, protéide*). — Nom générique donné aux substances organiques contenant de l'azote.

Généralités. — V. ALBUMINE.

Protides alimentaires. — V. ALIMENTS.

Protides sanguins. — Il y a 70 à 90 g de protides par litre de plasma sanguin (sang privé de ses globules). Ils sont constitués par la fibrine, la sérumalbumine et la sérumglobuline.

Le fibrinogène existe à un taux de 4 g p. 100 environ; il se forme dans le foie et il est un facteur de la coagulation du sang.

La sérumalbumine est également formée dans le foie; son taux est de 45 g par litre. Elle est très diminuée dans les insuffisances hépatiques graves.

La sérumglobuline proviendrait de la moelle osseuse, de la rate et du système réticulo-endothélial; son taux est de 35 g p. 100.

L'électrophorèse (v. *Supplément*) permet de fractionner la sérumglobuline en globulines alpha, bêta et gamma.

Métabolisme des protides dans l'organisme. — Les protides alimentaires une fois ingérés vont subir une dégradation au cours de la digestion. Dans le tube digestif, les protides vont se disloquer sous l'influence des diastases, dites protéolytiques, et être réduits en acides aminés. Seuls ces acides aminés vont être admis à franchir la « barrière » intestinale; de là, ils vont passer dans la veine porte et se répandre dans l'organisme.

Ces acides aminés dont le sang s'est enrichi vont servir à l'édification de protides spécifiques de l'organisme, afin de réparer l'usure des tissus chez l'adulte et assurer la formation de nouveaux tissus lors de la croissance de l'enfant (c'est ce qu'on appelle l'*anabolisme protidique*); d'autre part, l'organisme ne faisant pas de réserve azotée, tout le surplus va fournir de l'énergie, comme pour les lipides et les glucides.

L'usure inéluctable des cellules va entraîner une dégradation des protides cellulaires (*catabolisme protidique*). De ce côté, il va y avoir également formation d'acides aminés, qui vont passer dans le sang.

Les tissus organiques sont donc en perpétuel remaniement : les protides qui les constituent se désintègrent et se reconstituent à partir d'acides aminés d'origine alimentaire et aussi à partir d'acides aminés provenant de la désintégration d'autres tissus.

Mais le catabolisme protidique ne s'arrête pas aux acides aminés; en effet, ceux-ci, qu'ils soient d'origine tissulaire ou alimentaire, sont tôt ou tard désintégrés selon un mécanisme complexe, pour finalement produire du gaz carbonique, de l'eau et les déchets azotés de l'urine (urée, sels ammoniacaux).

Déficiences protidiques de l'organisme. — Ces déficiences peuvent avoir plusieurs causes, suivant qu'elles sont produites :

1° Par une *perte protidique* importante, comme on le voit à la suite d'hémorragie abondante, de brûlures étendues, de choc traumatique, d'albuminurie massive (néphrose lipoïdique), d'épanchements péritonéaux fréquemment ponctionnés (cirrhose avec ascite);

2° Par la *destruction* (catabolisme) *par l'organisme* de grandes quantités de protides tissulaires : états infectieux avec fièvre élevée, cachexie, suites d'interventions chirurgicales;

3° Par une *utilisation défectueuse de protides alimentaires* : insuffisance hépatique grave;

4° Par un *apport protidique insuffisant* : anorexie mentale, carence, dénutrition postopératoire.

Ces états de déficience protidique nécessitent souvent une thérapeutique de remplacement.

Les protides en thérapeutique. — **Régime hyperprotidique.** — Mis en valeur par Patek et Post, il est surtout indiqué dans les cirrhoses du foie. Il comporte l'ingestion de fortes quantités d'aliments riches en protides : viandes, lait, poisson, fromage, etc.

La quantité de protides à ingérer chaque jour varie de 120 à 200 g selon les auteurs. L'apport protidique alimentaire est souvent complété par des préparations concentrées plus facilement absorbables : hydrolysats de protides (caséine), lait hyperprotéiné ou caséine préalablement digérée.

Les régimes hyperprotidiques sont, en outre, généralement riches en glucides et pauvres en lipides.

Protides injectables. — La voie intraveineuse est la voie de choix des cas aigus (hémorragies, brûlures, choc chirurgical, etc.). On utilise :

1° Le sang total (transfusion) ;

2° Le plasma ;

3° Les hydrolysats de protéine. C'est une solution d'eau distillée contenant des protides transformés en *polypeptides* (v. ce mot) sous l'action de ferments spéciaux (enzymes). Pour la préparation de ces hydrolysats, on peut utiliser la caséine, le plasma de sang de bœuf, etc.

Préparations protidiques concentrées ingérables. — Elles sont utilisées dans les déficiences protidiques chroniques : cirrhose, néphrose lipoïdique, carence, dénutrition, etc.

On utilise souvent des protides du lait sous forme concentrée (mélange de caséine, lactalbumine, lactoglobuline) ou des poudres de protides tissulaires (muscles) ou plasmatiques modifiés par hydrolyse; la dose journalière est de 10 à 60 g.

Les acides aminés tels que la méthionine et la choline sont fréquemment utilisés dans les insuffisances hépatiques, à la dose de 2 à 4 g par jour, en ampoules ou en comprimés.

PSYCHOSOMATIQUE. — Se dit des rapports entre l'esprit ou le moral (le psychisme) et le corps (en gr. *sôma*). La médecine psychosomatique est l'étude des relations de cause à effet entre les troubles mentaux (de toute nature) et les troubles ou lésions de l'organisme. Cette attitude trouve ses bases scientifiques dans les découvertes physiologiques des cinquante dernières années : entre le cortex cérébral (lié à l'activité psychique) et les systèmes sympathique et parasympathique (qui règlent le fonctionnement des organes) se trouvent étagés dans les éléments du tronc cérébral (bulbe rachidien, protubérance annulaire, diencéphale) une série de centres nerveux qui contrôlent l'ensemble des fonctions organiques, et qui sont en rapport avec les étages sus-jacents. Il en résulte que l'individu constitue un tout et qu'il existe une intrication de tous les aspects physiologiques avec pratiquement tous les phénomènes psychologiques.

Parmi les principaux symptômes fonctionnels dont l'aspect psychosomatique peut être mis en évidence, citons : au niveau de l'appareil circulatoire, les palpitations, les bouffées de chaleur; au niveau de l'appareil digestif, les dyspepsies, les nausées, parfois les vomissements, certaines diarrhées ou constipations, etc.; au niveau de l'appareil génital, la dysménorrhée, la frigidité, etc.; au niveau de l'appareil respiratoire, l'asthme, la dyspnée; au niveau du système nerveux lui-même, les céphalées, les migraines, etc. Si un organe est constitutionnellement fragile ou prédisposé, les symptômes s'accumuleront sur lui, aboutissant à la névrose d'organe.

Plus lourdes de conséquences sont les lésions que des désordres psychosomatiques prolongés peuvent provoquer, et certaines sont désormais classiques : citons les ulcères de l'estomac ou du duodénum, la recto-colite hémorragique, l'angine de poitrine ou l'hypertension artérielle et leurs conséquences, l'infarctus du myocarde, et même la tuberculose pulmonaire, qui peut se développer à la suite d'un gros chagrin, d'une dépression, d'une déception.

Le traitement des troubles psychosomatiques comporte donc une importante partie de psychothérapie et l'emploi des psychotropes*, mais il ne doit pas exclure la surveillance et le traitement du terrain et de toutes les anomalies organiques afin d'éviter l'installation de lésions.

PSYCHOTROPES. — Se dit des substances naturelles ou synthétiques ayant une action sur les fonctions mentales (le psychisme).

Historique. — Certaines plantes ou extraits de plantes sont connus depuis l'Antiquité pour leurs propriétés thérapeutiques. Citons : la mandragore, réputée calmante et aphrodisiaque; l'ellébore, qu'on croyait capable de guérir la folie; l'opium, employé depuis les temps les plus reculés en Chine; le rauwolfia de l'Inde, le coca des Amérindiens, le haschisch des Arabes. Le début du XXe s. voit la découverte des barbituriques (1903); les amphétamines, découvertes en 1938, sont employées par les combattants de la Seconde Guerre mondiale pour reculer les limites de la fatigue. En 1950, on utilise la mescaline, puis le L. S. D. 25 pour le diagnostic des affections psychiatriques. En 1952, la chlorpromazine est introduite en thérapeutique; c'est un neuroleptique majeur et un thymoleptique qui marque le tournant décisif dans l'apparition des psychotropes. La découverte, en 1957, de l'imipramine et de l'iproniazide, antidépresseurs majeurs, devait fournir les éléments de base de la dernière catégorie de psychotropes, les thymoanaleptiques.

Classification. — Les psychotropes peuvent être classés suivant leur action, selon qu'ils stimulent ou apaisent, et suivant qu'ils agissent sur la vigilance ou sur l'humeur. Toutefois, il est impossible de faire une classification chimique, car des produits de formule différente peuvent avoir des actions identiques.

• Les *psycholeptiques* (sédatifs) se divisent en *hypnotiques* (réduisant la vigilance) et en *thymoleptiques* (sédatifs de l'humeur, de l'angoisse). Les hypnotiques comprennent les classiques bromures, le groupe des barbituriques (à action brève, moyenne ou longue) et de nombreux médicaments nouveaux, tels la mécloqualone, le glutéthimide, etc. Les thymoleptiques comprennent les tranquillisants (procalmadiol, diazépines, etc.) et les neuroleptiques (chlorpromazine, butyrophénones), substances très actives non seulement sur l'humeur, qu'ils apaisent, mais aussi sur l'ensemble du système nerveux, y compris le système neuro-végétatif, qu'ils « déconnectent », rendant le sujet indifférent à son angoisse et à ses souffrances. La plupart des neuroleptiques sont d'ailleurs des tranquillisants à faible dose.

• Les *psychotoniques* ou *psychoanaleptiques* (remontants) se divisent en *nooanaleptiques*, stimulants de la vigilance, et *thymoanaleptiques* (antidépresseurs), remontants de l'humeur. Le café, le thé, le kola sont des nooanaleptiques connus de tout temps; c'étaient les seuls psychotoniques connus jusqu'en 1938. A cette époque sont venues s'y ajouter les amphétamines, très actives pour lutter contre le sommeil et la fatigue, mais dont l'emploi doit être surveillé. Les thymoanaleptiques ou antidépresseurs comprennent, d'une part, les inhibiteurs de la monoaminooxydase (I. M. A. O.) et, d'autre part, les dérivés de l'imipramine. Leur efficacité est remarquable dans les traitements psychiatriques.

• Les *psychodysleptiques*, enfin, constituent un groupe à part de psychotropes : ils modifient le psychisme, faisant apparaître des hallucinations et des dérèglements divers. S'ils n'ont que peu d'applications thérapeutiques, ils sont utiles pour certains diagnostics psychiatriques. Citons parmi eux la mescaline et le L. S. D. 25, dont l'emploi (maintenant strictement réglementé) a pu conduire à des toxicomanies.

Emploi des psychotropes. — Les hypnotiques et les tranquillisants permettent de supprimer ou d'atténuer de nombreux troubles fonctionnels rencontrés en médecine courante. Les psychotoniques peuvent également rendre des services dans ces cas, et, en outre, à titre exceptionnel, ils peuvent être employés par des sujets bien portants pour retarder le sommeil (combattants, aviateurs, étudiants), mais ces emplois ne sont pas sans dangers. Ils sont d'ailleurs interdits dans les compétitions sportives. Les neuroleptiques et les thymoanaleptiques apportent au traitement des névroses et des psychoses des éléments d'une efficacité jamais atteinte précédemment : les névroses d'angoisse, les dépressions, les accès maniaques ou mélancoliques et même les schizophrénies ont été radicalement transformés depuis leur apparition.

R

RADIOMANOMÉTRIE BILIAIRE. — Association de la *cholangiographie* et de la *manométrie biliaire* (v. ces mots au *Supplément*) au cours ou après une intervention chirurgicale portant sur les voies biliaires.

RAUBASINE. — Alcaloïde extrait de *Rauwolfia serpentina*, doué de propriétés sympatholytiques puissantes. La raubasine est un vaso-dilatateur employé contre les artérites, les coronarites et dans l'hypertension artérielle. Dans cette dernière, elle agit notamment sur la pression minima (ou diastolique), à l'opposé de la plupart des autres hypotenseurs, qui n'agissent en général que sur la pression maxima (ou systolique).

RAUWOLFIA SERPENTINA. — Plante de la famille des apocynées, dont les alcaloïdes, de découverte récente, sont utilisés comme hypotenseurs et sédatifs centraux dans l'agitation et les psychoses. (V. RÉSERPINE et RAUBASINE.)

RÉADAPTATION FONCTIONNELLE. — C'est l'ensemble des moyens qui permettent d'assurer la réinsertion d'un blessé ou d'un malade dans la famille, la société, et son reclassement dans la vie professionnelle.

Elle se fait grâce à des moyens médicaux, psychologiques, et grâce au réentraînement au travail.

Elle est une étape qui se situe après les soins médicaux ou chirurgicaux et la rééducation motrice, mais avant la reprise définitive du travail.

RÉCEPTEURS (alpha et bêta). — Structures peu connues, situées dans les cellules effectrices des différents organes (cœur, bronches, p. ex.), au niveau de la terminaison des filets sympathiques : elles réagissent aux catécholamines par une réponse spécifique. La théorie d'Ahlquist (1948) suggère l'existence de deux variétés de récepteurs sympathiques : alpha et bêta; elle a été confirmée par la synthèse et l'utilisation pharmacologique de produits activant ou inhibant chacun des deux types de récepteurs.

Dans l'organisme, ces récepteurs ne sont pas distribués de façon homogène : les alpha-récepteurs sont seuls présents dans la peau et la paroi des vaisseaux; les bêta-récepteurs sont seuls présents dans le cœur et les bronches; partout ailleurs, les deux types de récepteurs sont associés.

Pharmacologiquement, l'effet bêta a été étudié grâce à l'isoprénaline, bêta-stimulant strict, ce qui a permis par la suite l'individualisation des drogues bêta-bloquantes : *la stimulation des récepteurs bêta a une action dépressive dans tout l'organisme, sauf au niveau du cœur, où la bêta-stimulation est excitatrice;* elle est responsable : d'une augmentation du débit cardiaque avec accroissement de la consommation d'oxygène, d'une vaso-constriction modérée des coronaires.

Les drogues bêta-bloquantes. — Elles s'opposent à l'action des catécholamines en se fixant sur les bêta-récepteurs; rarement pures, leurs effets secondaires sont surtout visibles au niveau du cœur : diminution de la force de contraction, de l'automatisme sinusal, augmentation de la période réfractaire. Ces effets permettent de dégager les principales indications et contre-indications des drogues bêta-bloquantes.

INDICATIONS. Insuffisance coronarienne, tachycardie sinusale, extrasystoles auriculaires, cardiomyopathies obstructives, hypertension artérielle, hyperthyroïdie (elles s'opposeraient à l'action myocardique des hormones thyroïdiennes).

CONTRE-INDICATIONS. Elles sont la conséquence directe de leur efficacité; l'insuffisance cardiaque (en dehors d'une hyperthyroïdie), les troubles de la conduction auriculo-ventriculaire, l'asthme et les broncho-pneumopathies chroniques, l'ulcère gastro-duodénal, l'association aux I. M. A. O. et à l'imipramine sont des contre-indications absolues.

POSOLOGIE. Adaptée de façon progressive, la dose quotidienne est fixée en fonction de l'amélioration des signes fonctionnels de l'affection traitée et du ralentissement du rythme cardiaque : celui-ci ne doit pas être inférieur à 65 par minute.

PRINCIPALES DROGUES BÊTA-BLOQUANTES. Ce sont : le Propranolol, l'Alprénolol, le Pindolol.

***RÉFLEXE.** — **Réflexe conditionné ou conditionnel.** — C'est un réflexe développé à la suite d'une *éducation préalable,* pour lequel intervient une *liaison occasionnelle* entre l'*excitation* et la *réaction.*

EXEMPLE EXPLICATIF. La vue d'un morceau de viande (excitation) provoque chez le chien une sécrétion salivaire (réaction). Pendant plusieurs jours, on fait entendre un son de cloche (liaison occasionnelle) à cet animal avant de lui présenter la viande. Au bout d'un certain temps, le chien va saliver dès qu'il entendra la cloche, sans que la viande lui soit présentée : le réflexe conditionnel est créé. C'est en étudiant le déclenchement des sécrétions digestives que le savant russe Pavlov fut amené à découvrir les réflexes conditionnés.

Chez l'homme, l'odeur d'un mets appétissant provoque une sécrétion de salive, d'où l'expression populaire : l'eau vient à la bouche; cela est un réflexe conditionné acquis et non un réflexe inné.

Mais le mécanisme des réflexes conditionnés peut se compliquer à l'extrême, au moyen de toute une série de relais; on comprend ainsi que certains gestes, certaines manières d'agir se ramènent en définitive à des combinaisons de réflexes conditionnés.

RÉFLEXOGRAMME. — **Réflexogramme achilléen.** — Enregistrement graphique du mouvement du pied lors de la percussion du tendon d'Achille avec un marteau à réflexe.

Le dispositif est formé d'une bâtisse en forme de fer à cheval au milieu duquel on peut placer le pied. Sur l'un des deux grands côtés se trouve une source lumineuse, et, en face, sur l'autre, une cellule photo-électrique. La plante du pied est placée au ras du flux lumineux, et son déplacement lors de la percussion du tendon d'Achille, interceptant la lumière émise, crée au niveau de la cellule une impulsion électrique. Cette impulsion est amplifiée et enregistrée sur papier millimétré.

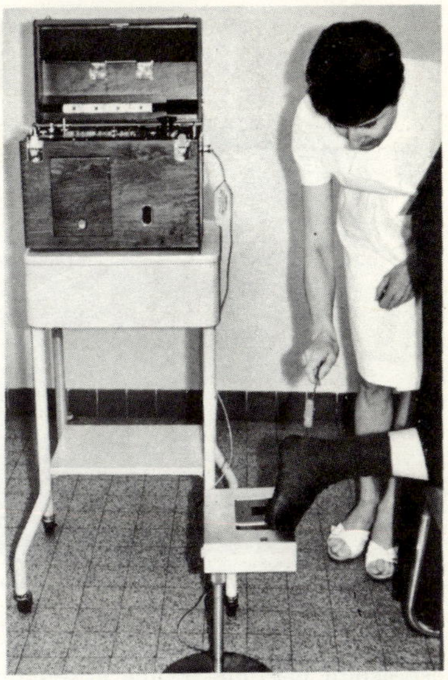

FIG. 14. — Réflexogramme achilléen. (*Phot. Tissot.*)

Le réflexogramme est une méthode d'exploration de la fonction thyroïdienne. Le temps de réponse, normalement de 260 à 360 ms, est allongé dans l'hypothyroïdie et raccourci dans l'hyperthyroïdie. Il permet, en outre, de contrôler l'effet des traitements de ces deux types d'anomalies.

REIN ARTIFICIEL. — Appareil destiné à suppléer temporairement aux fonctions des reins.

PRINCIPE. On utilise une membrane semi-perméable (Cellophane), qui sépare d'un côté le sang à épurer, de l'autre un sérum artificiel (liquide de dialyse) qui a une composition aussi voisine que possible de celle du sang normal. Que se passe-t-il théoriquement? La composition chimique du sang a tendance à s'équilibrer (à devenir identique) avec celle du liquide de dialyse; si bien que si le sang contient trop d'urée, par exemple, celle-ci passera au travers de la membrane semi-perméable et ira se mélanger au liquide de dialyse (hémodialyse). Les éléments normaux du sang n'auront pas tendance à se modifier, car les uns (électrolytes) sont dans les mêmes proportions que ceux du liquide de dialyse, les autres (molécules protéiques) sont arrêtés par la membrane de cellophane. Ainsi, le sang s'épurera de son urée, par exemple, sans modification notable de sa composition.

En réalité, si le principe est simple, la réalisation est beaucoup plus délicate; elle nécessite des appareils coûteux, encore peu nombreux, un personnel entraîné.

RÉALISATIONS. *Type appareil de Kolff.* — Le sang est prélevé à l'artère radiale et parvient à un tube de Cellophane de 40 mètres de long. Ce tube est enroulé sur un cylindre qui tourne en trempant dans un bain de dialyse; à la sortie du tube, le sang épuré

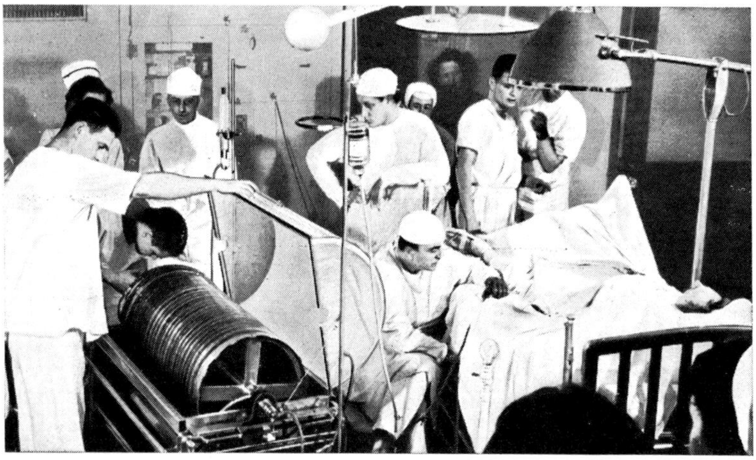

FIG. 15. — Rein artificiel de Kolff.

est aspiré par une pompe et rendu à l'organisme par la veine humérale (*fig.* 15).

Hémodialyse fractionnée. — Le sang est recueilli dans des flacons, puis épuré, puis réinjecté.

INDICATIONS. V. ÉPURATION EXTRA-RÉNALE, au *Supplément*.

RELAXATION. — Méthode tendant à faire disparaître la tension nerveuse, l'anxiété, en obtenant du sujet une décontraction, un relâchement musculaire par une éducation, un entraînement progressif.

Il existe diverses techniques de relaxation. Le sujet étant allongé, on lui apprend en quelque sorte à se détendre pendant de courtes séances renouvelées plusieurs fois par semaine. A la longue, on constate un changement de comportement du sujet lorsqu'il est en face d'une émotion, et il n'a plus les réactions exagérées qu'il avait avant le traitement.

INDICATIONS. Etat de fatigue, insomnie, inquiétudes, troubles sexuels, tics, bégaiement, tremblement émotif, certains troubles endocriniens (hyperthyroïdie), cardio-vasculaires (hypertension), digestifs (spasmes fonctionnels), etc.

RÉSERPINE. — Alcaloïde tiré de la *Rauwolfia serpentina.*

Elle est utilisée comme neuro- et psycho-sédatif; à petites doses, elle diminue l'émotivité sans altérer la conscience, crée un apaisement nettement ressenti par le malade. Elle a de plus une action hypotensive. Elle est utilisée à fortes doses, en psychiatrie, associée ou non aux autres neuroleptiques.

RÉSINE CATIONIQUE. — Produit chimique de synthèse administré par la bouche et capable de se charger de cations (comme le sodium, le potassium, le calcium) au cours de son trajet dans le tube digestif. Les cations ainsi fixés sur la « résine » sont éliminés avec elle par les selles.

Les résines sont le plus souvent utilisées pour réaliser une élimination du sodium, lorsqu'il y a rétention d'eau dans l'organisme (œdèmes) sans lésion rénale : insuffisance cardiaque, cirrhose.

RESPIRATEUR ARTIFICIEL. — Appareil destiné à permettre la survie des sujets dont le centre bulbaire de la respiration ne fonctionne plus normalement.

A l'opposé du poumon d'acier, qui agit par des modifications des pressions extérieures (v. POUMON D'ACIER), le respirateur artificiel est constitué grossièrement par une pompe aspirante et foulante qui envoie puis aspire l'air qui sert à la respiration. Il est branché sur le circuit pulmonaire par une canule de trachéotomie et envoie dans les bronches de l'oxygène humidifié. Son rythme « respiratoire » est constant et n'a pas à être accordé avec celui du malade, dont tout contrôle de la respiration est aboli, alors que le rythme du poumon d'acier doit être accordé avec celui du malade, qui conserve un centre respiratoire normal, mais dont les muscles respiratoires sont paralysés.

Les respirateurs artificiels, dont le principal est celui d'Engström, sont employés dans la poliomyélite et les intoxications graves.

RÉTROPNEUMOPÉRITOINE. — Procédé permettant de mettre en évidence à la radio certains viscères abdominaux (normalement peu ou pas visibles), par création d'une atmosphère gazeuse.

La technique consiste à injecter 600 à 1 200 cm³ d'oxygène sous pression dans les espaces rétropéritonéaux, par l'intermédiaire d'une aiguille enfoncée au ras de la pointe du coccyx. Le gaz remonte devant la colonne vertébrale, dessinant les contours des reins, des capsules surrénales, de la rate et même du foie, rendant ainsi possible l'étude de ces organes.

ROLITÉTRACYCLINE. — *Tétracycline* (v. *Supplément*) dont la solution est injectable par voie intraveineuse.

***ROUGEOLE (Vaccination contre la).** — Le vaccin contre la rougeole doit permettre de supprimer d'une part les quelques cas encore mortels (environ 1 cas sur 1 750) et, d'autre part, l'absentéisme scolaire de quinze jours qui était presque fatal jusqu'alors. Le vaccin lyophilisé, dû à l'Américain Schwartz, s'administre en une seule injection vers le 9ᵉ mois pour les nourrissons, et à tout âge pour les enfants qui n'ont pas eu la rougeole. Il est contre-indiqué en cas d'allergie aux œufs ou après injection récente de gamma-globulines.

***RUBÉOLE (Vaccination contre la).** — La rubéole n'est pas grave pour le sujet atteint, mais, chez la femme enceinte de moins de quatre mois, elle provoque d'effroyables malformations du fœtus. La vaccination apporte donc une solution à ce grave problème. Il faut souhaiter que toutes les petites filles soient vaccinées (dès l'âge de la maternelle, à défaut plus tard). Les femmes qui n'ont pas la certitude d'avoir eu la rubéole (certitude qui ne peut être obtenue que par un examen sérologique) ont intérêt à se faire vacciner avant toute grossesse. Il importe qu'aucune grossesse ne puisse commencer dans les deux mois suivant la vaccination. En cas de grossesse, la vaccination est formellement contre-indiquée.

RUBÉOLE CONGÉNITALE (Prophylaxie). — La conduite à tenir pour prévoir les risques de rubéole congénitale peut être plus ou moins facile.

Dans un premier cas, la solution peut être simple : si l'on dispose déjà d'un examen sérologique antérieur ou fait en début de grossesse prouvant l'existence d'une immunité antérieure, la femme enceinte peut être rassurée : elle est considérée comme réfractaire. De même, en cas de contage *très* récent et si l'on ignore l'état sérologique, on demandera un sérodiagnostic pour préciser le taux des anticorps antirubéoleux. Si le test est positif, on peut affirmer que les anticorps sont antérieurs au contage, donc que l'immunisation est certaine (en effet, les anticorps neutralisants n'apparaissent que quinze jours après le début de l'infection virale) ; cependant, en attendant les résultats, on peut prescrire des gamma-globulines si l'on pense que la femme est réceptive.

Dans un deuxième cas, la solution est plus difficile, car l'on ignore la date précise du contage. Seule une élévation franche du taux des anticorps à deux réactions sérologiques séparées de quinze jours permettra d'affirmer qu'il s'agissait bien d'une rubéole.

Surtout, il faut compter sur l'extension récente de la *vaccination antirubéolique,* dont on préconise l'application systématique chez les jeunes filles vers 14-15 ans; il reste toutefois des inconnues sur la durée de l'immunité conférée par cette vaccination encore à l'étude.

S

SHUNT (mot angl. signif. *dérivation*). — On désigne sous ce nom un changement de direction du courant sanguin, qui n'emprunte plus la circulation habituelle.

Dans de nombreuses malformations congénitales du cœur, une partie du courant sanguin se trouve déviée de son trajet normal.

Lorsqu'une certaine quantité de sang veineux se trouve mélangé au sang artériel du fait du shunt, les téguments se cyanosent : c'est la *maladie bleue*.

Les shunts peuvent être créés chirurgicalement par abouchement de deux vaisseaux l'un dans l'autre (voir *fig.* 363 et PORTO-CAVE [Dérivation], au *Supplément*).

SIALOGRAPHIE (du gr. *sialon*, salive, et *graphein*, écrire). — Méthode de diagnostic radiographique permettant d'opacifier les canaux (et leurs ramifications) des glandes salivaires, grâce à l'introduction d'une huile iodée opaque aux rayons X (*fig.* 16).

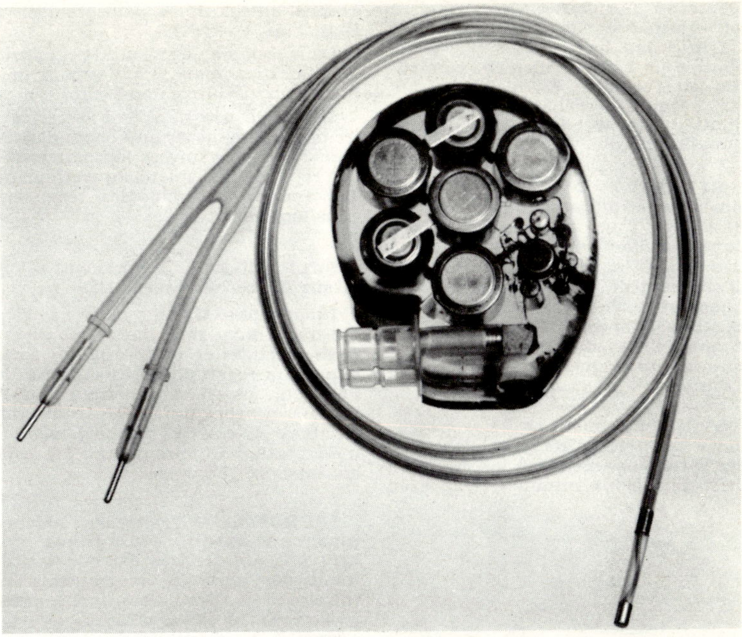

FIG. 17. — Stimulateur cardiaque. (*Phot. Medtronic.*)

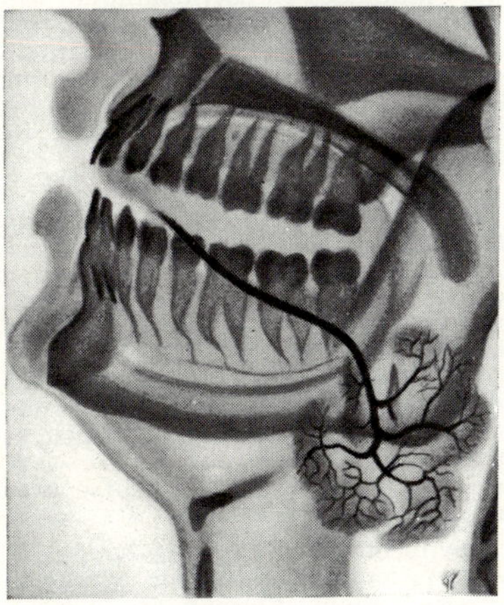

FIG. 16. — Sialographie : glande sous-maxillaire.

SOMATHORMONE. — Appelée également hormone de croissance, elle est produite par le lobe antérieur de l'hypophyse. La somathormone a une action qui s'exerce à la fois sur le développement et la morphogenèse, mais aussi sur les divers métabolismes de l'organisme; elle est indispensable à la croissance.

***SOMMEIL.** — **Cure de sommeil.** — Cette forme de traitement semble remonter aux travaux du Russe Andreev en 1943 et a été établie à partir de ceux du grand physiologiste Pavlov. Elle est fondée sur la conception que l'individu est un tout, que le psychisme et le soma (le corps) sont de même essence (théorie cortico-viscérale).

La cure de sommeil, mettant au repos les cellules du système nerveux supérieur (cerveau), permettrait dans de nombreux cas de supprimer les zones d'excitabilité anormales et d'empêcher la transmission de cette excitation aux différents organes ou viscères. D'où son application dans un vaste domaine, dont les limites se précisent peu à peu et qui comprend des maladies fort différentes : les ulcères de l'estomac, certaines névralgies rebelles, l'hypertension artérielle, l'artérite, etc.

La cure ne peut être menée que par un médecin entouré d'un personnel compétent et dans des locaux appropriés. Il faut d'abord faire disparaître le bruit, créer un certain confort et une atmosphère de bien-être pour les malades.

Après un examen judicieux, on règle minutieusement l'horaire du malade : heures des repas, 18 à 19 heures de sommeil en trois fois, grâce, au début, à de petites doses d'hypnotiques. La durée du traitement par le sommeil varie de quelques jours à deux ou trois semaines.

CONTRE-INDICATIONS. Les alcooliques, les néphrétiques, les cachectiques ne peuvent subir cette cure.

SPHINCTÉROTOMIE. — Section d'un sphincter au bistouri. Terme généralement réservé à la section du sphincter d'Oddi (situé à l'extrémité inférieure du canal cholédoque), dans la lumière élargie duquel on peut placer un drain (drain transpapillaire).

SPIRAMYCINE. — Antibiotique extrait de *Streptomyces ambofaciens*, de découverte française. Il doit être prescrit par voie buccale à la dose de 3 à 4 g par jour. Son spectre d'activité est très étendu et il est actif contre le staphylocoque; atoxique, il n'entraîne pas d'accidents intestinaux comme le font les autres antibiotiques pris par voie orale.

SPLÉNOPORTOGRAPHIE. — Examen radiographique après opacification de la rate et, par son intermédiaire, du système veineux porte. Le produit opaque est injecté dans la rate par voie transcutanée. Cet examen a un gros intérêt dans la pathologie du système porte et en particulier dans l'hypertension portale. (V. FOIE.)

STIMULATEUR. — **Stimulateur cardiaque.** — Appareil, dit encore PACE-MAKER, destiné à assurer de façon régulière la contraction des ventricules dans les cas de pouls lent permanent (v. POULS).

L'appareil consiste en un générateur d'impulsions électriques. Il est placé dans les muscles de la paroi abdominale ou thoracique. Des électrodes, placées au contact du cœur et reliées au stimulateur par des fils, transmettent les impulsions, entraînant ainsi le cœur. Les électrodes peuvent être implantées dans le myocarde (voie épicardomyocardique) après ouverture de la poitrine, ou être introduites à l'aide d'une sonde dans la veine jugulaire externe et poussées jusqu'au ventricule droit (méthode endocavitaire). Une intervention chirurgicale importante est nécessaire dans le premier procédé, alors qu'elle est insignifiante dans le second.

Les piles au mercure du stimulateur doivent être changées tous les deux ou trois ans. Munis de cet appareillage, les malades ayant une maladie de Stokes-Adams peuvent mener une vie normale.

STREPTOKINASE et STREPTODORNASE. — Ferments extraits des cultures de streptocoques hémolytiques. La streptokinase détruit les caillots de fibrine, la streptodornase fluidifie les exsudats; d'où leur utilisation locale dans les hémothorax, les pleurésies purulentes, les pleurésies séro-fibrineuses cloisonnées.

L'injection locale est suivie d'une poussée de fièvre facilement combattue par l'aspirine. En règle générale, on pratique l'évacuation du liquide fluidifié 24 à 48 heures après l'injection du produit.

STRESS. — Mot très utilisé en Amérique et intraduisible en français, désignant toute réponse non spécifique de l'organisme à n'importe quelle demande à laquelle il doit faire face. Il convient de parler d'*agression* uniquement dans le cas de phénomènes pénibles ou nocifs. Les « stresses », d'après le Canadien Selye, sont capables de provoquer des *maladies de l'adaptation* (v. *Supplément*).

STRIPPER (mot angl.). — Instrument permettant de faire l'ablation des varices des membres inférieurs au prix d'incisions minimes. L'appareil

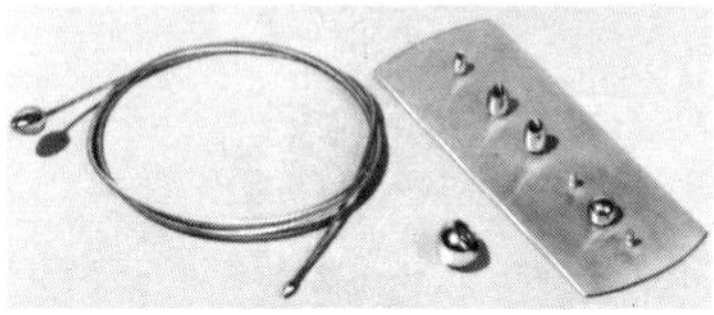

FIG. 18. — Stripper avec platine porte-olives. (*Phot. Lauros.*)

ressemble à un câble de frein de bicyclette, avec un dispositif d'attache à une extrémité. Introduit dans la veine par une petite incision, attaché à l'autre extrémité de celle-ci par une deuxième petite incision, il en permet l'extraction par traction longitudinale, la veine se trouvant comme « dépouillée » : c'est le *stripping*. Un bandage serré du membre empêche le saignement des collatérales.

SULFAMIDES HYPOGLYCÉMIANTS. — La découverte de corps chimiques de la série des *sulfamides*, capables d'abaisser la teneur du sang en sucre, a permis de transformer la vie de certains diabétiques. En effet, ces corps, à l'opposé de l'insuline, sont actifs par voie buccale. Ils peuvent être employés dans le diabète gras ou simple, dans les formes où le régime est insuffisant à maintenir l'équilibre. Les autres indications sont l'affaire du spécialiste et le passage du traitement insulinique au traitement oral doit être pratiqué avec prudence et sous contrôle médical strict. Les sulfamides hypoglycémiants ne dispensent pas du régime. Ils ne peuvent être employés dans les diabètes graves, avec corps cétoniques dans les urines.

SULFONES. — Composés chimiques synthétisés par Fourneau et Tréfouël en France et Buttle à Londres en 1937. Ces substances antibiotiques sont utilisées soit sous forme de « sulfone mère » ou *diamino-diphénylsulfone*, soit sous forme de dérivés de cette sulfone mère.

Les sulfones sont surtout utilisées dans la thérapeutique antituberculeuse et antilépreuse. Dans la tuberculose, les résultats sont intéressants, quoique inférieurs à ceux des autres grands antibiotiques (streptomycine, isoniazide, P. A. S.).

Dans la lèpre, les résultats sont très satisfaisants, mais le traitement doit être poursuivi très longtemps.

Il semble que ce soient les formes les plus graves et les plus contagieuses, c'est-à-dire les formes lépromateuses, qui répondent le mieux au traitement. Les formes tuberculoïdes réagissent plus lentement.

SULPIRIDE. — Médicament régulateur du cerveau végétatif.

INDICATIONS. Maladie ulcéreuse gastro-duodénale; migraines dites *digestives;* vertiges de toute origine; états dépressifs réactionnels, instabilité de l'humeur, psychasténie, états d'inhibition névrotiques; en pédiatrie, troubles divers du comportement : inadaptation scolaire, instabilité psycho-motrice, énurésie.

***SURDITÉ. — Traitement chirurgical de la surdité.** — De grands progrès ont été réalisés dans le traitement des surdités de transmission (atteintes de l'oreille moyenne), grâce à l'emploi d'un microscope spécial adapté à la chirurgie de l'oreille et grâce aux antibiotiques qui permettent de réaliser des interventions impensables avant leur apparition. La fenestration (v. *Suppl.*) n'est plus pratiquée que dans de rares cas. On agit maintenant sur les osselets de l'oreille moyenne (notamment sur l'étrier) et sur la membrane du tympan.

L'*étrier* (v. OREILLE, anatomie et physiologie, oreille moyenne) a sa platine soudée au pourtour de la fenêtre ovale dans l'otospongiose; il peut être détérioré par les processus infectieux au cours des otites suppurées. Dans l'otospongiose, on a d'abord réalisé la mobilisation de l'étrier, qui consiste à sectionner ses adhérences avec le pourtour de la fenêtre ovale. L'audition était recouvrée. Mais l'intervention était suivie d'un nouveau processus de soudure et les résultats, bien qu'encourageants, ne duraient guère plus de quelques mois. Pour remédier à cet inconvénient, on interpose maintenant un fin greffon de veine entre l'étrier et la fenêtre, ou on enlève complètement l'osselet, que l'on remplace par une platine en matière plastique (Teflon). On peut combiner les deux méthodes (prothèse + greffe de veine).

Dans les cas d'otite chronique, l'étrier peut être partiellement détruit : on emploie des techniques analogues si les autres osselets sont conservés.

L'*enclume* et le *marteau* sont déplacés et lésés au cours des otites chroniques : on peut, après suppression des foyers infectieux, les remettre en place, les fixer, faire des repositions de l'enclume (ou même du marteau) directement sur l'étrier. Les gains en audition, sans être parfaits, peuvent être très appréciables.

La *membrane du tympan* est détruite au cours des otites chroniques : on peut la reconstituer par greffe d'un lambeau conjonctif ou cutané. Cette intervention (la myringoplastie) peut être accompagnée d'une re-

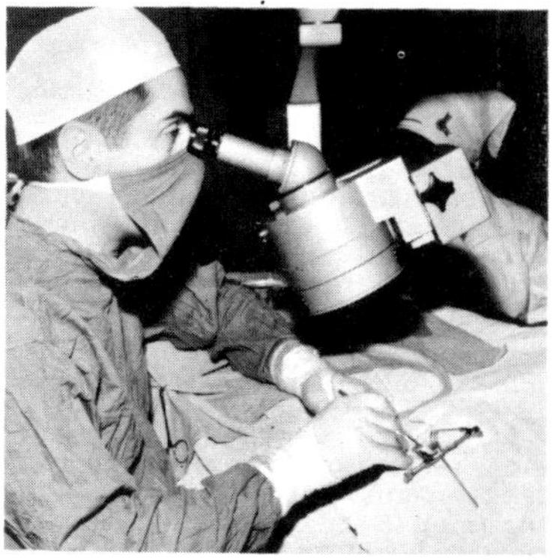

FIG. 19. — Microscope opératoire utilisé au cours d'une opération à l'oreille. (*Phot. Larousse.*)

constitution partielle ou complète de la chaîne des osselets (tympanoplastie) comme ci-dessus et, naturellement, après suppression totale des phénomènes infectieux.

Les *obstructions de la trompe d'Eustache* sont également cause de surdité par anomalie de pressions dans la caisse du tympan. On les traite par paracentèse (états aigus) ou par drainage transtympanique (un petit drain étant laissé en place à travers la membrane). Toutes ces interventions ne peuvent être tentées que si les mesures audiométriques ont montré l'existence d'une réserve de perception par l'oreille interne.

***SYNDROME. — Syndrome de Budd-Chiari.** — Maladie provoquée par une thrombose (formation d'un caillot sanguin) des veines sus-hépatiques. Il en résulte un arrêt de la circulation sanguine à la sortie du foie, d'où constitution plus ou moins rapide d'un foie énorme et d'une ascite. C'est une affection très rare et très grave. L'anastomose porto-cave (v. *Supplément*) a été tentée avec succès.

Syndrome de Demons-Meigs. — Association d'une tumeur ovarienne (classiquement, fibrome de l'ovaire), d'une ascite, d'un épanchement liquidien dans la plèvre (pleurésie).

En l'absence de traitement, l'abondance liquidienne dans le péritoine et la plèvre conduisent à des ponctions répétées, et la mort se produit à la longue dans la cachexie. L'ablation chirurgicale de la tumeur ovarienne entraîne la guérison.

Syndrome de Heerfordt (ou fièvre uvéo-parotidienne subchronique). — Affection caractérisée par des lésions inflammatoires d'une partie de l'œil et des glandes parotides. Elle débute par des troubles de l'état général, avec sueurs, douleurs articulaires, lassitude. Apparaissent ensuite une parotidite bilatérale et des petits nodules indolores de la taille d'une tête d'épingle sur la conjonctive ou sur l'iris. L'affection peut se compliquer de glaucome, de paralysie faciale ou d'autres nerfs crâniens. La fièvre est inconstante et les signes généraux peuvent persister longtemps. La maladie dure de quelques jours à quelques mois et se termine toujours par la guérison.

Syndrome de Klinefelter. — C'est une insuffisance testiculaire très particulière associant :

une atrophie plus ou moins importante des testicules;

une absence ou une réduction du nombre des spermatozoïdes dans le sperme (stérilité), les érections et les éjaculations étant normales;

une augmentation de volume des glandes mammaires, qui deviennent comparables à de petites mamelles (gynécomastie).

Le syndrome de Klinefelter résulte de la présence dans la formule chromosomique d'un chromosome X supplémentaire (44 autosomes + XXY au lieu de 44 autosomes + XY).

Syndrome de Turner. — Atteignant le sexe féminin, il est caractérisé par une petite taille, un aspect infantile sans caractères sexuels secondaires, une absence de développement des seins et des malformations diverses (brièveté du thorax, cou d'aspect palmé, avant-bras déjetés en dehors [*cubitus valgus*]). Les ovaires sont atrophiques et les règles absentes.

Le syndrome de Turner est en rapport avec une anomalie de la formule chromosomique (absence d'un chromosome sexuel X : la formule chromosomique féminine normale étant 44 autosomes + XX, celle du syndrome de Turner est 44 autosomes + X).

T

TÉTRACYCLINE. — Antibiotique de la série oxytétracycline et chlortétracyline, elle a un spectre très étendu et est active par voie buccale. Elle peut être à l'origine de troubles digestifs; les vitamines B et les ferments lactiques évitent ces troubles et sont souvent associés dès le début du traitement.

THALASSÉMIE. — Terme regroupant des anémies héréditaires, transmises selon le mode dominant et ayant en commun la présence d'une hémoglobine de type fœtal (ou hémoglobine F) dans les hématies. Elles sont plus fréquentes chez les sujets originaires du Bassin méditerranéen. La forme majeure, homozygote, ou maladie de Cooley, est une maladie grave. Les formes mineures et minimes sont compatibles avec une vie prolongée.

THÉVÉTINE. — Tonicardiaque extrait du *Thevetia neriifolia* et utilisé sous forme de glucoside cristallisé.

Elle est utilisée dans l'insuffisance cardiaque légère (œdèmes des chevilles, dyspnée) ou importante (asystolie).

THIOSÉMICARBAZONE. — Composé chimique découvert par Gehrard Domagk, doué d'une certaine activité contre le bacille de la tuberculose et contre le bacille de Hansen (lèpre).

Dans la lèpre, ce corps donne des résultats indiscutables, comparables à ceux des *sulfones* (v. *Supplément*). Le produit ne peut être administré que par un médecin, car il peut occasionner certains troubles digestifs (douleurs gastriques, pertes de l'appétit), des conjonctivites, des éruptions cutanées, des anémies et des modifications de la formule sanguine.

THORN (Test de). — Méthode de laboratoire permettant d'étudier le fonctionnement de la glande surrénale. Le principe consiste à doser l'acide urique urinaire et à compter le nombre des globules blancs dits éosinophiles juste avant et 4 heures après une injection de 25 mg d'A. C. T. H. Normalement, l'A. C. T. H. stimule la glande surrénale, qui provoque au bout de 4 heures :

une augmentation du taux de l'acide urique urinaire;

une chute du nombre des éosinophiles supérieure à 50 p. 100.

Dans la maladie d'Addison, par exemple, il n'y a pas ou peu de variation.

TOXICOSE. — Terme qui désigne les différents états toxi-infectieux du nouveau-né et de l'enfant, et dont les mécanismes physio-pathologiques ont été progressivement mis en évidence, permettant l'application de thérapeutiques qui ont transformé le pronostic de ces affections redoutables. (V. CHOLÉRA INFANTILE et NOUVEAU-NÉ [*Syndrome toxi-infectieux du*].)

La *toxicose* est due essentiellement à l'action des toxines microbiennes sur le système neuro-végétatif et sur le système nerveux central du nourrisson; l'infection peut avoir son point de départ dans l'intestin (entérocolite aiguë), dans le rhino-pharynx, provoquant une otite, ou être d'emblée générale. La diffusion des toxines dans un organisme sans défense (pas d'immunité acquise, équilibre neuro-végétatif instable) permet leur action nocive sur les centres nerveux et sur les nerfs sympathiques, d'où vomissements, diarrhée, abattement et impossibilité de nourrir l'enfant. Il en résulte une déshydratation et un amaigrissement rapides qui aggravent les phénomènes précédents, réalisant un cercle vicieux.

Il faut lutter contre l'état infectieux par les antibiotiques convenables, souvent associés, lutter contre la déshydratation par injections ou perfusions de sérums salés ou sucrés selon la concentration ionique du plasma, lutter contre l'abattement et le collapsus cardio-vasculaire par les hormones cortico-surrénales (corticoïdes), rétablir l'équilibre thermique (les mécanismes thermorégulateurs sont également inhibés), et lutter contre d'éventuelles complications pulmonaires (oxygénothérapie). Les résultats obtenus sont remarquables et ont fait tomber la mortalité, même chez les très jeunes enfants, à des taux infimes.

TOXOPLASMA. — Protozoaire découvert en 1909 chez l'animal par Ch. Nicolle et L. Manceaux. Il est capable de provoquer chez l'homme une maladie nommée *toxoplasmose.*

TOXOPLASMOSE. — Maladie très rare, due au toxoplasma, provoquant le plus souvent chez le nouveau-né (parfois le fœtus), le nourrisson et rarement chez l'enfant une encéphalite caractérisée par : une hydrocéphalie (augmentation du volume de la tête par accumulation du liquide céphalo-rachidien), des convulsions, une choriorétinite (placards blanchâtres très particuliers visibles dans le fond des yeux), des dépôts calcaires intracérébraux visibles sur la radio du crâne. La maladie peut être fatale ou laisser des lésions définitives. Il existe des formes légères et même inapparentes de la maladie, surtout chez l'adulte.

TRANQUILLISANTS. — Se dit de nouveaux médicaments entrant dans le cadre des *neuroleptiques.* (V. *Supplément.*)

TRIAMTÉRÈNE. — Diurétique dont l'action sur la diurèse est proche de celle des *spirolactones* (v. ce mot).

TRICHOMYCINE. — Médicament actif contre le trichomonas et les candidoses.

TRISOMIE. — Anomalie génétique caractérisée par la présence, chez un individu, de trois chromosomes d'une sorte donnée, les autres chromosomes étant normalement groupés par paires : le sujet possède 2 n + 1 chromosomes.

Le mongolisme est dû à la trisomie 21 : présence de 3 chromosomes 21.

TUBERCULOME. — Manifestation, le plus souvent silencieuse, de la tuberculose pulmonaire, se traduisant radiologiquement par une petite opacité ronde ou ovalaire, franchement opaque et dense, bien limitée (ces derniers caractères l'opposant à l'infiltrat).

Cette image radiologique est souvent découverte lors d'un examen systématique, rarement à l'occasion d'un amaigrissement, d'une toux, d'une hémoptysie.

TRAITEMENT. (V. TUBERCULOSE.)

TYMPANOPLASTIE. — Intervention chirurgicale de reconstitution de l'oreille moyenne, à visée fonctionnelle, après lésions traumatiques ou infectieuses le plus souvent.

U

***ULTRAVIRUS** (virus filtrant). — HISTORIQUE. Ivanowsky, en 1892, puis Beijerinck, en 1898, découvrent qu'une certaine maladie du tabac, la mosaïque, est due à un agent infectieux extrêmement petit, capable de traverser la paroi de porcelaine d'un filtre (bougie de Chamberland). Les années suivantes, divers chercheurs découvrent que d'autres micro-organismes ont la même propriété, comme ceux qui sont responsables de la fièvre aphteuse, de la fièvre jaune. Les filtrages faits sur membranes de collodion permettent de constater (Levaditi, 1923) que les virus sont de tailles différentes. Les filtrages sur membranes graduées permettent à Elford

(1931) d'évaluer approximativement la taille des virus en fonction de la taille des pores de ces membranes. A partir de 1937, on utilise les applications de l'ultracentrifugation pour calculer avec une assez grande précision la taille, le poids, la densité des virus.

En 1935, Stanley démontre que la mosaïque du tabac peut être réduite à l'état d'un produit chimique pur et cristallisable. A la suite de cette découverte s'est posé le problème de la constitution intime des virus : les virus sont-ils des organismes vivants inférieurs ou des corps chimiques complexes, assimilables à de grosses molécules ?

Depuis 1939, le microscope électronique permet de préciser de mieux en mieux la taille et la forme des virus. Depuis 1940, les techniques de culture, de vaccination, les réactions sérologiques se sont multipliées.

Caractères généraux. — Les virus sont des micro-organismes extrêmement *petits*, ils sont plus gros, cependant, que les molécules simples (eau, sels, acides aminés).

Leur taille, à quelques exceptions près, est inférieure à 200/1 000 de millième de millimètre, donc notoirement plus petite que la plupart des bactéries. Ils sont donc invisibles au microscope ordinaire. En revanche, on obtient leur image (*fig.* 1989) grâce au microscope électronique (*fig.* 1147); ce dernier permet des grossissements qui vont de 3 000 à 50 000 diamètres multipliés par l'agrandissement du cliché (2 à 5 fois).

Bien qu'un grand nombre de virus soient doués d'une grande résistance dans les milieux extérieurs, ils ne s'y reproduisent pas. Contrairement aux bactéries, ils sont incapables de se multiplier sur une nature morte, comme sur un bouillon de culture stérile, par exemple. Leur multiplication n'a lieu qu'au sein de *cellules vivantes*.

Un autre caractère important des virus est leur *spécificité* : dans la nature, tel virus n'infecte en général que telle catégorie d'êtres vivants et souvent, chez cet être vivant, qu'un ou plusieurs organes déterminés.

Enfin, les virus sont capables de se *modifier* dans les conditions naturelles ou expérimentales. Ainsi, le virus utilisé pour la vaccination contre la fièvre jaune, bien qu'étant un descendant d'un virus mortel pris sur un malade mourant, ne rend pas malade; c'est parce qu'il a été « muté » par des moyens de laboratoire (passage en série sur embryons de poulet). Il semble probable que le virus de la grippe dans la nature subisse des mutations dans le sens de l'atténuation ou de la virulence, expliquant ainsi l'éclosion des épidémies et leur disparition.

Etude des virus au laboratoire. — Elle se fait par de multiples moyens. On peut *inoculer* des animaux sensibles par voie intracérébrale, intramusculaire, intranerveuse, etc., selon les cas. C'est ainsi que le singe est sensible au virus de la variole, de la poliomyélite, que l'herpès détermine une kératite sur la cornée du lapin.

On peut *cultiver* (faire reproduire) les virus au moyen d'artifices spéciaux, puisqu'ils sont incapables de se multiplier sur les milieux usuels. On peut pratiquer des *passages* en série sur des animaux sensibles, afin de conserver la souche. La culture sur embryon de poulet (selon des méthodes dérivées de celle de Carrel) est un excellent milieu pour le développement du virus. On préfère souvent la culture sur *œuf* de poule incubé : on dispose une petite quantité de virus sur la membrane chorio-allantoïde de l'œuf et, au bout de 48 heures d'étuve, on constate sur cette membrane la présence de petites pustules blanchâtres.

Les méthodes de laboratoire permettent également de conserver le virus en ampoules (par exemple, par dessiccation du virus à l'état congelé) et d'évaluer la virulence de telle ou telle souche de virus. Les techniques sérologiques (neutralisation, déviation du complément, hémo-agglutination) sont utilisées pour le diagnostic (au moyen de sérum des malades ou des individus présumés infectés) ou pour le contrôle de l'immunité (après vaccination ou épidémie).

Immunisation. — La grande majorité des infections à virus ne se contractent qu'une fois (oreillons, rougeole, poliomyélite, etc.). C'est parce qu'après la maladie il apparaît dans le sang des anticorps (substances protectrices), qui atteignent leur plein développement en deux ou trois semaines. L'organisme continue à produire des anticorps à un rythme plus lent, longtemps après la guérison, souvent même durant la vie entière (après une rougeole, une fièvre jaune, etc.).

Dans la grippe, au contraire, l'immunité est moins complète et moins durable, car les anticorps disparaissent rapidement après la guérison.

Infections inapparentes ou sub-cliniques. — Au cours des épidémies, tous les individus ne sont pas atteints et un grand nombre font des infections sub-cliniques. On appelle *infection sub-clinique* celle où le sujet ne présente aucun signe visible de la maladie. Lorsqu'il y a un cas de poliomyélite dans une famille, l'examen approfondi des autres enfants révèle couramment qu'ils sont porteurs de virus dans leurs intestins, sans éprouver aucune paralysie. Ces infections inapparentes semblent extrêmement fréquentes et expliquent certaines immunités dites spontanées.

Différentes maladies à virus chez l'homme. — On peut citer l'encéphalite épidémique, la rage, la poliomyélite, la méningite lymphocytaire curable (due au virus chorioméningitique), la myalgie épidémique (due au virus cosackie), l'herpès, la varicelle, le zona, la variole, la vaccine, la fièvre jaune (due au virus amaril), la dengue, la psittacose, l'ornithose, la lymphogranulomatose inguinale, la maladie de la griffe du chat, la pneumonie à virus, la grippe, la mononucléose infectieuse, les oreillons, la rougeole, la rubéole, l'hépatite épidémique, les verrues vulgaires, le *molluscum contagiosum*.

V

VALVULOTOMIE. — V. COMMISSUROTOMIE (*Suppl.*).

***VARICES. — Varices œsophagiennes.** — Dilatation des veines de la partie inférieure de l'œsophage. Ce symptôme a comme cause l'hypertension portale (v. *Supplément*) et se rencontre au cours des cirrhoses et de la maladie de Banti. Ces varices peuvent être mises en évidence grâce à une technique radiologique spéciale de l'œsophage, qui est rendu opaque par de la baryte de consistance crémeuse. On admet généralement que c'est la rupture d'une varice œsophagienne qui est responsable des hématémèses au cours des cirrhoses.

VÉRATRUM. — Groupe de plantes dont les divers types (*Veratrum viride, sabadilla, album*) contiennent des alcaloïdes d'actions pharmaceutiques importantes. Ces alcaloïdes, les *protovératrines*, sont sédatifs du système nerveux central, hypotenseurs, antithermiques et antipyrétiques.

VIOMYCINE. — Antibiotique actif contre le bacille de Koch, extrait des cultures de *Streptomyces puniceus* et *floridus*. Il est actif contre les B. K. résistants à l'isoniazide et à la streptomycine, mais est toxique pour le rein.

TABLE DES PLANCHES EN COULEURS

ANATOMIE HUMAINE : fascicule amovible de 8 transparents en couleurs.

— édition 1975 —

IMPRIMERIE HÉRISSEY. — ÉVREUX. — Octobre 1974. — Dépôt légal 1974-4e. — No 15724. — No de série Éditeur 6961.
IMPRIMÉ EN FRANCE *(Printed in France)*. — 08 500 C-1-75.

LA GRANDE ENCYCLOPÉDIE LAROUSSE

l'instrument unique de formation intellectuelle pour les jeunes, de recyclage et de promotion sociale dans la vie professionnelle, d'ouverture sur le monde d'aujourd'hui et de demain.

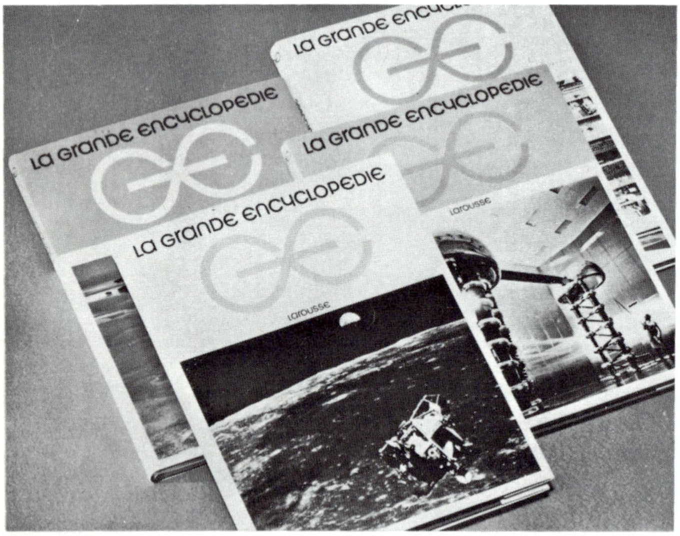

moderne :
toutes les réponses qu'attend l'homme d'aujourd'hui ;

complète :
8 000 problèmes,
400 000 sujets traités ;

pratique :
articles-dossiers par ordre alphabétique ;

attrayante :
15 000 illustrations en couleurs.

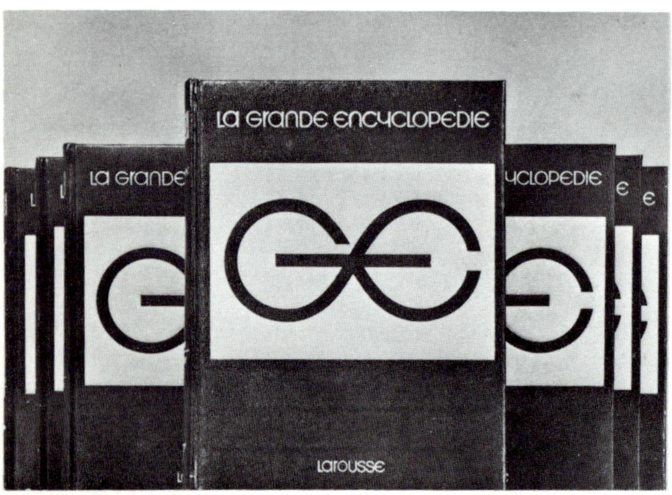

2 présentations :

LES LIVRES MENSUELS, une formule originale qui réunit les avantages d'un vrai livre et d'un fascicule, d'un prix accessible à tous (60 volumes mensuels, 23 x 30 cm, reliés pleine toile, sous jaquette, environ 200 pages chacun) ;

L'ÉDITION DE LUXE : en 20 volumes de bibliothèque, reliure Skivertex, fers dorés, environ 640 pages chacun, parution trimestrielle.

GRANDS DICTIONNAIRES ET ENCYCLOPEDIES LAROUSSE

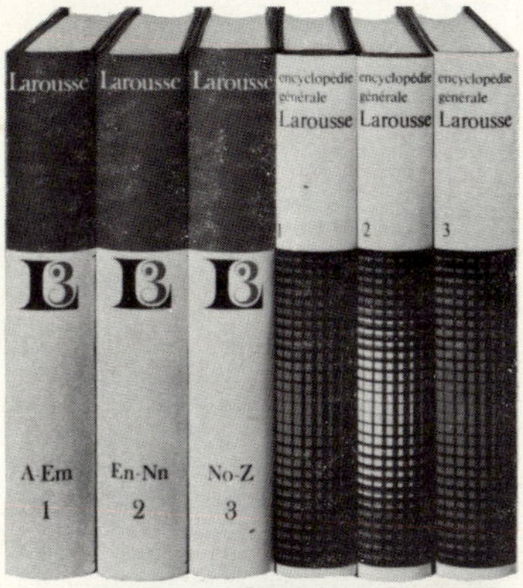

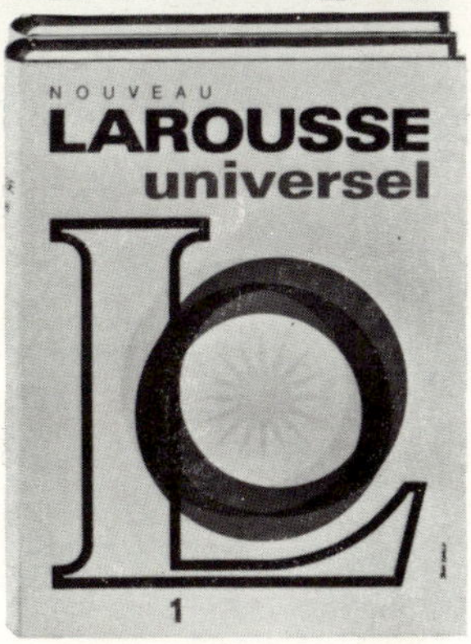

GRAND LAROUSSE ENCYCLOPÉDIQUE
en 10 volumes + 1 supplément

Cette œuvre monumentale, établie avec la collaboration de 700 spécialistes internationaux, est à la fois l'encyclopédie par ordre alphabétique la plus complète (165 270 articles) et le plus riche dictionnaire de la langue française (450 000 acceptions de mots).

Reliés (21 x 27 cm) sous jaquette, 11 264 pages, 33 398 illustrations et 1 058 cartes en noir, 314 pages en couleurs, bibliographie dans chaque volume.

GRAND LAROUSSE DE LA LANGUE FRANÇAISE
en 6 volumes

Pour utiliser à fond toutes les ressources de la langue française, Larousse a créé ce dictionnaire qui réunit, en un seul ouvrage, tout sur les mots, la grammaire, la linguistique moderne. A la fois un dictionnaire complet de la langue et une encyclopédie générale de grammaire et de linguistique.

Reliés (21 x 27 cm) sous jaquette, 70 000 articles, 5 000 pages. Traité de lexicologie au début de l'ouvrage. (En souscription.)

NOUVEAU LAROUSSE UNIVERSEL
en 2 volumes

Pour un prix accessible à tous les budgets, un dictionnaire encyclopédique entièrement nouveau qui présente des synthèses "texte-illustration" pour tous les grands sujets.

1 800 pages, 5 000 illustrations en noir, 198 pages hors texte en couleurs.

ENCYCLOPÉDIE GÉNÉRALE LAROUSSE
en 3 volumes

Encyclopédie moderne complète, "l'Encyclopédie générale Larousse", permet d'acquérir facilement toutes les connaissances générales et pratiques indispensables : Géographie, Histoire, Grammaire, Littérature, Philosophie, Mathématiques, Physique, Chimie, Sciences naturelles, Industries et sciences appliquées, Droit, Sciences économiques et commerciales, Sténographie, Anglais commercial...

3 000 pages très illustrées en couleurs, index dans chaque volume.

LAROUSSE TROIS VOLUMES EN COULEURS

Enrichi de plans, de tableaux de synthèse visuelle, de regroupements de mots par "familles", le célèbre "L 3" est le seul grand dictionnaire encyclopédique illustré en couleurs à chaque page.

3 252 pages illustrées en couleurs.

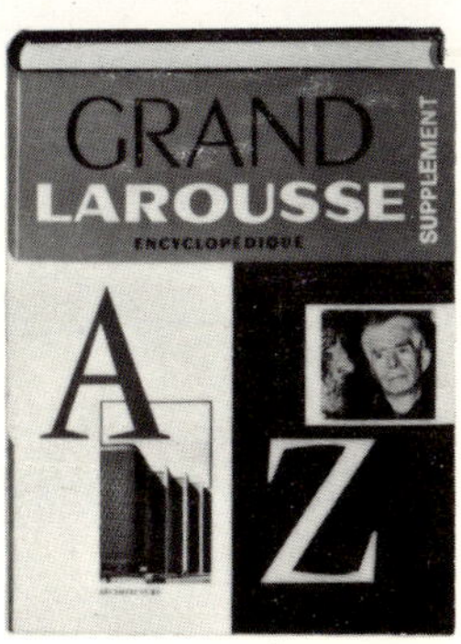

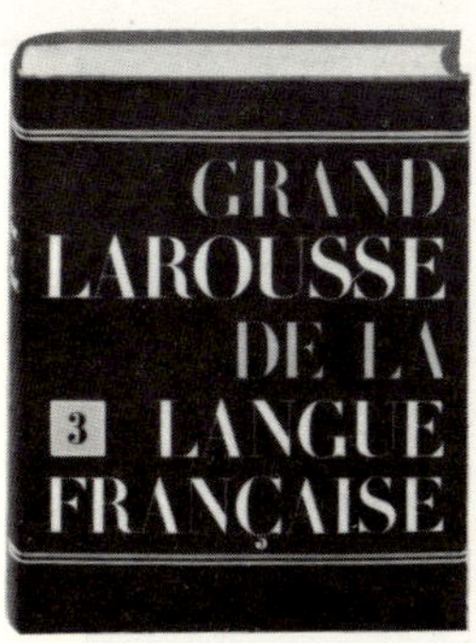

Les trois ouvrages ci-dessus sont reliés (23 x 30 cm) sous jaquette.

Très larges facilités de paiement.

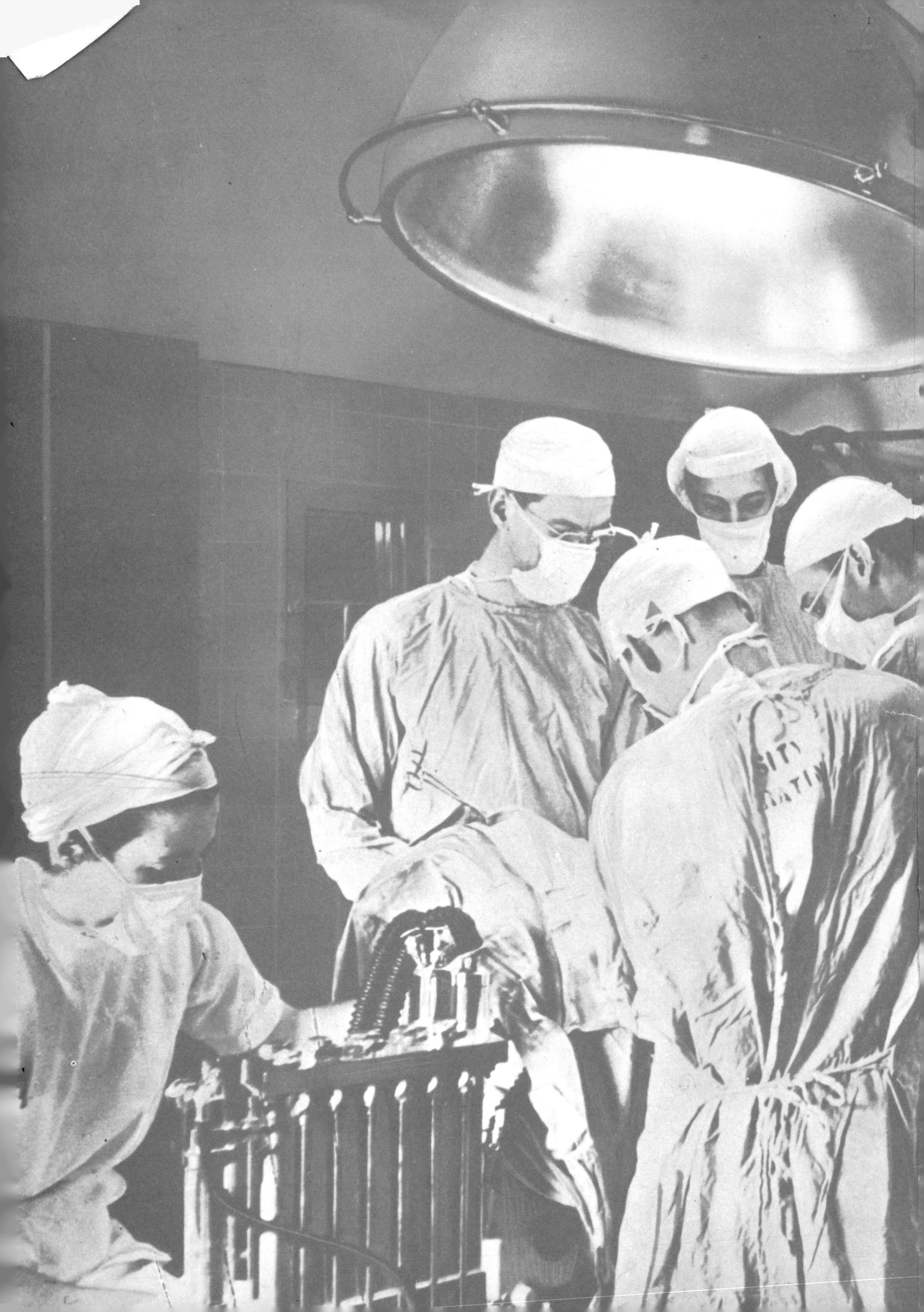